ROSEN
MEDICINA DE EMERGÊNCIA
Conceitos e Prática Médica

ROSEN
Medicina de Emergência
Conceitos e Prática Médica

Tradução da 9ª edição

Editor-Chefe

Ron M. Walls, MD
Executive Vice President and Chief Operating Officer, Brigham Health; Neskey Family Professor of Emergency Medicine, Harvard Medical School, Boston, Massachusetts

Editores Seniores

Robert S. Hockberger, MD
Emeritus Professor of Emergency Medicine, David Geffen School of Medicine at UCLA; Chair Emeritus, Department of Emergency Medicine, Harbor-UCLA Medical Center, Los Angeles, California

Marianne Gausche-Hill, MD, FACEP, FAAP, FAEMS
Medical Director, Los Angeles County EMS Agency; Professor of Clinical Medicine and Pediatrics, David Geffen School of Medicine at UCLA; EMS Fellowship Director, Department of Emergency Medicine, Harbor-UCLA Medical Center, Torrance, California

Editores

Katherine Bakes, MD
Associate Professor, Department of Emergency Medicine, University of Colorado School of Medicine; Clinical Director of Community Affairs, Director, At-Risk Intervention and Mentoring (AIM), Denver Health; Denver, Colorado

Jill Marjorie Baren, MD, MBE, FACEP, FAAP
Professor and Chair, Emergency Medicine, Perelman School of Medicine; Chief, Emergency Services, University of Pennsylvania Health System, Philadelphia, Pennsylvania

Timothy B. Erickson, MD, FACEP, FACMT, FAACT
Chief, Division of Medical Toxicology, Department of Emergency Medicine, Brigham and Women's Hospital; Harvard Medical School, Boston, Massachusetts; Faculty, Harvard Humanitarian Initiative, Cambridge, Massachusetts

Andy S. Jagoda, MD
Professor and Chair, Department of Emergency Medicine, Icahn School of Medicine at Mount Sinai; Professor and Chair, Emergency Medicine, Mount Sinai School of Medicine, New York, New York

Amy H. Kaji, MD, PhD
Associate Professor, Emergency Medicine, David Geffen School of Medicine at UCLA; Vice Chair of Academic Affairs, Department of Emergency Medicine, Harbor-UCLA, Los Angeles, California

Michael VanRooyen, MD, MPH
Chairman, Emergency Medicine, Brigham and Women's Hospital Professor, Department of Emergency Medicine, Harvard Medical School; Boston, Massachusetts; Director, Harvard Humanitarian Initiative, Harvard University, Cambridge, Massachusetts

Richard D. Zane, MD, FAAEM
The George B. Boedecker Professor and Chair, Department of Emergency Medicine, University of Colorado School of Medicine; Executive Director, Emergency Services, University of Colorado Health, Aurora, Colorado

© 2019 Elsevier Editora Ltda.

Todos os direitos reservados e protegidos pela Lei 9.610 de 19/02/1998.

Nenhuma parte deste livro, sem autorização prévia por escrito da editora, poderá ser reproduzida ou transmitida sejam quais forem os meios empregados: eletrônicos, mecânicos, fotográficos, gravação ou quaisquer outros.

ISBN: 978-85-352-9112-4
ISBN versão eletrônica: 978-85-352-9113-1

ROSEN'S EMERGENCY MEDICINE: CONCEPTS AND CLINICAL PRACTICE, NINTH EDITION
Copyright © 2018 by Elsevier, Inc. All rights reserved.

This translation of Rosen's Emergency Medicine: Concepts and Clinical Practice 9th Edition, edited by Ron Walls, Robert S. Hockberger, Marianne Gausche-Hill was undertaken by Elsevier Editora Ltda. and is published by arrangement with Elsevier Inc.

Esta tradução de Rosen Medicina de Emergência: Conceitos e Prática Médica, 9ª Edição, editada por Ron Walls, Robert S. Hockberger, Marianne Gausche-Hill foi produzida por Elsevier Editora Ltda. e publicada em conjunto com Elsevier Inc.
ISBN: 978-0-323-35479-0

Capa
Luciana Mello & Monika Meyer

Editoração Eletrônica
Thomson Digital

Elsevier Editora Ltda.
Conhecimento sem Fronteiras

Rua da Assembleia, nº 100 – 6º andar – Sala 601
20011-904 – Centro – Rio de Janeiro – RJ

Av. Dr. Chucri Zaidan, 296 - 23º andar
04583-110 – Brooklin – São Paulo – SP

Serviço de Atendimento ao Cliente
0800 026 53 40
atendimento1@elsevier.com

Consulte nosso catálogo completo, os últimos lançamentos e os serviços exclusivos no site www.elsevier.com.br

---

NOTA

Esta tradução foi produzida por Elsevier Brasil Ltda. sob sua exclusiva responsabilidade. Médicos e pesquisadores devem sempre fundamentar-se em sua experiência e no próprio conhecimento para avaliar e empregar quaisquer informações, métodos, substâncias ou experimentos descritos nesta publicação. Devido ao rápido avanço nas ciências médicas, particularmente, os diagnósticos e a posologia de medicamentos precisam ser verificados de maneira independente. Para todos os efeitos legais, a Editora, os autores, os editores ou colaboradores relacionados a esta tradução não assumem responsabilidade por qualquer dano/ou prejuízo causado a pessoas ou propriedades envolvendo responsabilidade pelo produto, negligência ou outros, ou advindos de qualquer uso ou aplicação de quaisquer métodos, produtos, instruções ou ideias contidos no conteúdo aqui publicado.

CIP-BRASIL. CATALOGAÇÃO NA PUBLICAÇÃO
SINDICATO NACIONAL DOS EDITORES DE LIVROS, RJ

R722

Rosen - medicina de emergência : conceitos e prática médica / editor Ron M. Walls ; [organização] Robert S. Hockberger, Marianne Gausche-Hill ; tradução Andrea Adelcorso, Andréa Favano, Luiz Frazão Filho. - 9. ed. - Rio de Janeiro : Elsevier, 2019.

il.

Tradução de: Rosen's emergency medicine : concepts and clinical practice
Inclui bibliografia e índice
ISBN 978-85-352-9112-4

1. Medicina de emergência. 2. Emergências médicas. I. Walls, Ron M. II. Hockberger, Robert S. III. Gausche-Hill, Marianne. IV. Adelcorso, Andrea. V. Favano, Andréa. VI. Frazão Filho, Luiz.

19-55484   CDD: 616.025
            CDU: 616-083.98

Leandra Felix da Cruz - Bibliotecária - CRB-7/6135

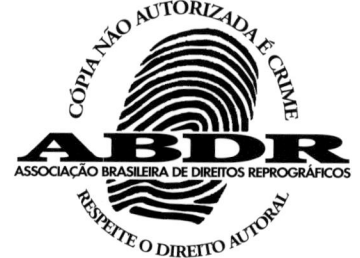

Revisão Científica

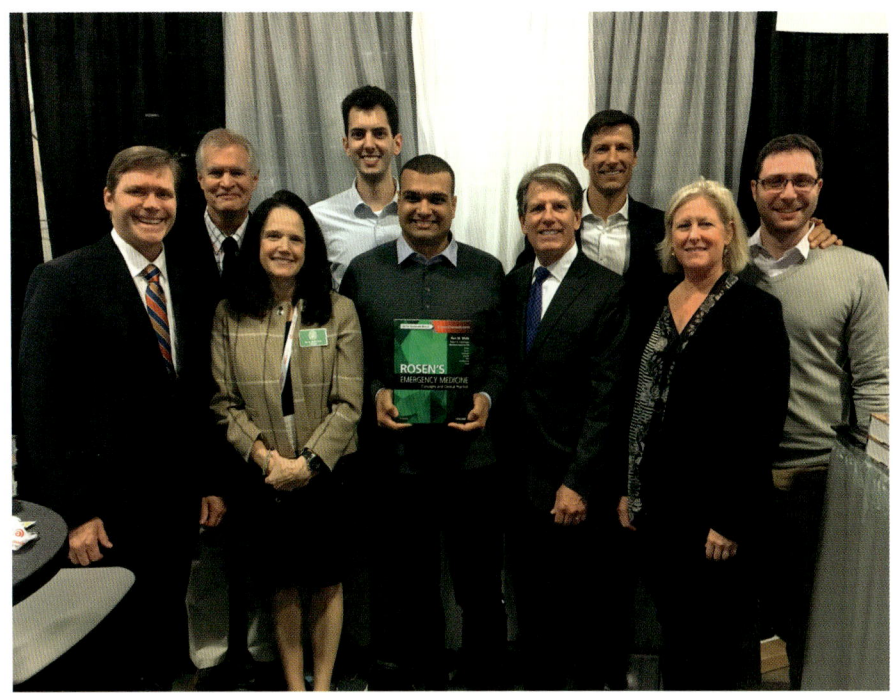

Revisor-Chefe

Francisco Garcia Soriano
Professor Associado da Disciplina de Emergências Clínicas do Departamento de Clínica Médica da Universidade de São Paulo (USP)

Revisores Científicos

Diego Amoroso
Médico Residente em Medicina de Emergência no Hospital das Clínicas da Faculdade de Medicina da Universidade de São Paulo (HC-FMUSP)
Diretor da Associação Brasileira de Medicina de Áreas Remotas e Esportes de Aventura

Eric Sabatini Regueira
Médico Residente em Medicina de Emergência no Hospital das Clínicas da Faculdade de Medicina da Universidade de São Paulo

Pedro Perez Barbieri
Médico Residente em Medicina de Emergência no Hospital das Clínicas da Faculdade de Medicina da Universidade de São Paulo

Daniel Rodrigues Ribeiro
Médico Residente em Medicina de Emergência no Hospital das Clínicas da Faculdade de Medicina da Universidade de São Paulo

João Alfredo Lenzi Miori
Médico Residente em Medicina de Emergência pela Universidade Federal de São Paulo

Bruno Marques
Médico Residente em Medicina de Emergência no Hospital das Clínicas da Faculdade de Medicina da Universidade de São Paulo

Sonia de Souza Rogeri
Médica Residente em Medicina de Emergência pela Universidade Federal de São Paulo

Revisão Científica

Annelise P. Bispos Wanderley
Médico Residente em Medicina de Emergência no Hospital das Clínicas da Faculdade de Medicina da Universidade de São Paulo

Nicole Pinheiro Moreira
Médica Residente em Medicina de Emergência pela Escola de Saúde Pública do Ceará

Lucas Certain
Médico Residente em Medicina de Emergência no Hospital das Clínicas da Faculdade de Medicina da Universidade de São Paulo.
Pós-graduação em Urgência e Emergência pelo Hospital Israelita Albert Einstein

Hamilton Rocha Júnior
Médico Residente em Medicina de Emergência no Hospital de Clínicas da Faculdade de Ciências Médicas da Universidade Estadual de Campinas

Luan KucKo
Médico Residente em Medicina de Emergência pela Universidade Federal de São Paulo

Amanda Bertolo Merki
Médica titulada em Clínica Médica pela Sociedade Brasileira de Clínica Médica
Médica Residente em Medicina de Emergência no Hospital das Clínicas da Faculdade de Medicina da Universidade de São Paulo

Aleocidio Sette Balzanelo
Médico Residente em Medicina de Emergência pela Universidade Federal de São Paulo
Pós-graduação em Urgência e Emergência pelo Instituto de Ensino dos Hospital Israelita Albert Einstein

Christian Kazuo Akuta
Médico Residente em Medicina de Emergência no Hospital de Clínicas da Faculdade de Ciências Médicas da Universidade Estadual de Campinas

Juliana Maria Ramos de Souza
Médica Residente em Medicina de Emergência no Hospital Santa Marcelina

Diógenes Araújo Portela
Médico Residente em Medicina de Emergência no Hospital das Clínicas da Faculdade de Medicina da Universidade de São Paulo

Caio Nogueira
Médico Residente em Medicina de Emergência no Hospital das Clínicas da Universidade Federal de Minas Gerais

Victor Paro da Cunha
Médico Residente em Medicina de Emergência no Hospital das Clínicas da Faculdade de Medicina da Universidade de São Paulo

Clécio Francisco Gonçalves
Médico Residente em Medicina de Emergência no Hospital das Clínicas da Faculdade de Medicina da Universidade de São Paulo

Karina Turaça
Médica Residente em Medicina de Emergência no Hospital das Clínicas da Faculdade de Medicina da Universidade de São Paulo

Klícia Duarte Amorim
Médica Residente em Medicina de Emergência no Hospital das Clínicas da Faculdade de Medicina da Universidade de São Paulo

Geovane Wiebelling
Médico Residente em Medicina de Emergência no Hospital das Clínicas da Faculdade de Medicina da Universidade de São Paulo

Larissa Tortato Furtado
Médica Residente em Medicina de Emergência no Hospital das Clínicas da Faculdade de Medicina da Universidade de São Paulo

Yago Henrique Padovan Chio
Médico Residente em Medicina de Emergência no Hospital das Clínicas da Faculdade de Medicina da Universidade de São Paulo

Patricia Yumi Barbosa
Médica Residente em Medicina de Emergência pela Universidade Federal de São Paulo

Caroline Chandler Pedrozo
Médica Residente em Medicina de Emergência no Hospital de Clínicas de Porto Alegre

Rodrigo Passarella Muniz
Médico Residente em Medicina de Emergência no Hospital das Clínicas da Faculdade de Medicina da Universidade de São Paulo

Braian Valério Cassiano de Castro
Médico Residente em Medicina de Emergência no Hospital das Clínicas da Faculdade de Medicina da Universidade de São Paulo

Rodolfo Avelino de Souza
Médico Residente em Medicina de Emergência no Hospital das Clínicas da Faculdade de Medicina da Universidade de São Paulo

Nathália Toffolo dos Santos Borges
Médica Residente em Medicina de Emergência pela Universidade Federal de São Paulo

Mariana Theozzo Padovani
Médica Residente em Medicina de Emergência pela Universidade Federal de São Paulo

Felipe Liger Moreira
Médico Residente em Medicina de Emergência no Hospital das Clínicas da Faculdade de Medicina da Universidade de São Paulo

Tradução

Andrea Adelcorso

Andréa Favano

Angela Nishikaku

Beatriz Carvalho

Denise Rodrigues

Edianez Victoria

Eliseanne Nopper

Felipe Gazza Romão

Fernanda Zogaib

Fernando Diniz Mundim

Flor de Letras Editorial

Karina Carvalho

Letícia Carrão

Luiz Frazão Filho

Luiz Queiroz

Marcella de Melo

Marcio Luis Acencio

Maria Cristina Motta Schimmelpfeng

Maria Eugênia Lauritos

Maria Helena Lucatelli

Mariana Moura

Mariana Villanova Vieira

Mariangela Pinheiro

Marina Santiago de Mello

Renata Medeiros

Renata Scavone

Sheila Silveira Recepute

Soraya Imon de Oliveira

Sueli Basile

Tatiana Ferreira Robaina

Vanessa Fernandes Bordon

Vilma Varga

Yasmin Orlando

Agradecimentos

À minha esposa Barb, obrigado pelo amor infinito, apoio e paciência e por ser minha conselheira mais próxima e mais confiável. Aos meus filhos, Andrew, Blake e Alexa, obrigado por terem feito minha vida tão completa, que posso saborear plenamente a alegria e o privilégio de ajudar os outros. A David e Sharon Neskey, obrigado pela sua visão e generosidade no apoio a mim e à nossa especialidade. Aos meus colegas do Birgham and Women's Hospital e do Departamento de Medicina de Emergência da Harvard Medical School, obrigado pela constante inspiração para conduzir rumo à excelência. A Peter Rosen e John Marx, obrigado por mostrar o caminho com tão extraordinária determinação e clareza. E a Bob, Marianne e nossos excelentes editores, vocês são a melhor equipe que se poderia esperar. Obrigado por trazerem tanto brilho, energia e compromisso para tornar esta edição tão especial.

RMW

A Peter, por sua inspiração e orientação ao longo dos anos; a John, por compartilhar sua amizade e compromisso com a excelência; a Ron, por sua liderança e visão renovada para a "bíblia" da Medicina de Emergência; a Marianne, por sua criatividade e infinito entusiasmo; a Amy, Andy, Jill, Katie, Mike, Tim e Rich, por sua disposição em adicionar essa carga de amor às suas vidas já ocupadas; a Kate e Dee, por sua vigilância e profissionalismo; e a Patty, por trazer cor e significado para minha vida.

RSH

Eu gostaria de agradecer à minha família pela compreensão contínua do meu trabalho para melhorar os cuidados de emergência. Meu marido David e nossos três filhos, Katie, Jeremiah e Sarah, fornecem o amor, a alegria e o encorajamento que facilitam a participação em empreendimentos tão importantes quanto este valioso texto. Finalmente, gostaria de agradecer aos Drs. Ron Walls, Robert Hockberger e a todos os editores associados por sua inacreditável liderança na criação de um livro verdadeiramente do mais alto nível.

MGH

Eu gostaria de agradecer à minha maravilhosa família, Peter, Sam, Jessie e Avery, que sacrificou seu tempo comigo para a publicação deste texto. Gostaria também de agradecer aos meus mentores, incluindo Marianne Gausche-Hill e Bob Hockberger, por seu constante apoio e encorajamento positivo. E, finalmente, agradeço a Ron Walls, meu querido amigo e principal mentor, que me deu atenção e me inspirou desde a faculdade de medicina. De muitas maneiras, o meu sucesso pertence mais a ele do que a mim. Sou-lhe eternamente grata por tudo.

KB

Para sempre serei grata ao meu marido Kenneth e aos meus dois filhos, Noah e Andrew, por seu interminável amor e sua tolerância com as minhas longas horas e a paixão pelo trabalho. Amo muito todos vocês. Mamãe e papai — obrigada pelo excelente início de vida e por continuarem me dizendo como estão orgulhosos. Isso faz a diferença, não importa quantos anos você tenha. Tenho uma profunda apreciação por meus colegas autores e editores que enriqueceram o meu conhecimento de medicina de emergência e fortaleceram minha prática médica por intermédio de suas extraordinárias contribuições para este livro.

JMB

Agradeço a Valerie, Camille, Isabelle, Celeste, Julian e a meus pais. Também agradeço a meus mentores e colegas nas áreas de Medicina de Emergência, Toxicologia, Medicina de Áreas Remotas e Saúde Global e Humanitária, em especial a Paracelso e Alice Hamilton.

TBE

A todos os professores, residentes e funcionários do Departamento de Medicina de Emergência do Hospital Mount Sinai — seu compromisso com a excelência em cuidados clínicos, o ensino e a pesquisa me inspira todos os dias. A Silvana, minha esposa e colega mais próxima, por seu apoio e por manter-me focado nas coisas importantes da vida. A Ron, por ser um mentor durante toda a minha carreira; e a John, cuja memória vive para sempre.

ASJ

Como editor de seção pela primeira vez, agradeço a Ron, Bob e Marianne por sua incrível monitoria e paciência comigo, e a Dee e Kate pela orientação editorial. Esta foi uma tremenda experiência e oportunidade de aprendizagem. Obrigado!

AHK

Com amor e gratidão à minha família, sempre paciente e sempre solidária. E especialmente à minha filha, Isabella VanRooyen, que está se esforçando por uma carreira em medicina. Que ela tenha a sorte que eu tive de encontrar colegas maravilhosos, mentores inspiradores e pacientes generosos que a levem a ter uma carreira gratificante em uma área que ela ama.

MV

É uma lição de humildade e um privilégio ser associado a este texto e aos que iniciaram tudo — Rosen, Marx, Walls e Hockberger —, os fundadores da nossa disciplina.

RDZ

Colaboradores

Gallane Abraham, MD
Assistant Professor, Emergency Medicine, Icahn School of Medicine at Mount Sinai, New York, New York

Michael K. Abraham, MD, MS
Clinical Assistant Professor, Emergency Medicine, University of Maryland School of Medicine, Baltimore, Maryland
Attending Physician, Emergency Medicine, Upper Chesapeake Health System, Bel Air, Maryland

Saadia Akhtar, MD
Associate Dean for Graduate Medical Education and Residency Program Director, Department of Emergency Medicine, Mount Sinai Beth Israel, New York, New York

Steven E. Aks, DO
Director, The Toxikon Consortium, Department of Emergency Medicine, Cook County Health and Hospitals System
Professor of Emergency Medicine, Department of Emergency Medicine, Rush University, Chicago, Illinois

James T. Amsterdam, DMD, MD, MMM, FACEP, FACPE
Senior Vice-President/Chief Medical Officer, Administration, Saint Vincent Hospital Allegheny Health Network, Erie, Pennsylvania; Professor of Clinical Emergency Medicine, Department of Emergency Medicine, Penn State University College of Medicine, Hershey, Pennsylvania; Adjunct Professor of Emergency Medicine, Department of Emergency Medicine, Drexel University College of Medicine, Philadelphia, Pennsylvania

Felix K. Ankel, MD
Vice President, Health Professional Education, HealthPartners, Bloomington, Minnesota; Professor, Emergency Medicine, University of Minnesota, Minneapolis, Minnesota

Robert T. Arntfield, MD, FRCPC, FCCP, RDMS
Assistant Professor, Division of Emergency Medicine and Critical Care Medicine, Western University; Attending Physician, Emergency Medicine, Critical Care Medicine and Trauma, London Health Sciences Centre, London, Ontario, Canada

Tom P. Aufderheide, MD
Professor of Emergency Medicine, Department of Emergency Medicine, Medical College of Wisconsin, Milwaukee, Wisconsin

Katherine Bakes, MD
Associate Professor, Department of Emergency Medicine, University of Colorado School of Medicine; Clinical Director of Community Affairs, Director, At-Risk Intervention and Mentoring (AIM), Denver Health; Denver, Colorado

Aaron N. Barksdale, MD
Assistant Professor, Emergency Medicine, University of Nebraska Medical Center, Omaha, Nebraska

Christopher W. Baugh, MD, MBA
Director of Observation Medicine, Emergency Medicine, Brigham and Women's Hospital, Boston, Massachusetts

Bruce M. Becker, MD, MPH, FACEP
Professor, Emergency Medicine and Behavioral and Social Science, Warren Alpert School of Medicine, Brown University, Providence, Rhode Island

Rachel R. Bengtzen, MD
Assistant Professor, Emergency Medicine and Family Medicine (Sports Medicine), Oregon Health and Science University, Portland, Oregon

Rachel Berkowitz, MD
Attending Physician, Department of Emergency Medicine, Kaiser Permanente South San Francisco Medical Center, San Francisco, California

Kristin Berona, MD
Assistant Professor of Emergency Medicine, LAC USC Medical Center, Keck School of Medicine, Los Angeles, California

Marian E. Betz, MD, MPH
Associate Professor, Department of Emergency Medicine, University of Colorado School of Medicine, Aurora, Colorado

Michelle H. Biros, MD, MS
Professor, Emergency Medicine, University of Minnesota Medical School; Attending Physician, Emergency Medicine, Hennepin County Medical Center, Minneapolis, Minnesota

Robert A. Bitterman, MD, JD
President, Bitterman Health Law Consulting Group, Sarasota, Florida

Thomas H. Blackwell, MD
Assistant Dean, Longitudinal Clinical Education, University of South Carolina School of Medicine Greenville; Professor, Department of Emergency Medicine, Greenville Health System, Greenville, South Carolina

Frederick C. Blum, BA, MD
Associate Professor, Departments of Pediatrics and Emergency Medicine, West Virginia University School of Medicine, Morgantown, West Virginia

Ira J. Blumen, MD, FACEP
Professor, Department of Medicine, Section of Emergency Medicine, University of Chicago; Medical and Program Director, University of Chicago Aeromedical Network (UCanada), University of Chicago Medicine, Chicago, Illinois

Edward B. Bolgiano, MD
Assistant Professor, Department of Emergency Medicine, University of Maryland School of Medicine, Baltimore, Maryland

Michael C. Bond, MD
Associate Professor, Emergency Medicine, University of Maryland School of Medicine, Baltimore, Maryland

Kelly Bookman, MD
Associate Professor, Emergency Medicine, University of Colorado, Denver, Colorado

Joelle Borhart, MD
Assistant Professor, Emergency Medicine, Georgetown University, Washington, DC

William J. Brady, MD
Professor of Emergency Medicine, Department of Emergency Medicine; Professor of Medicine, Department of Medicine, University of Virginia, Charlottesville, Virginia

Sabina A. Braithwaite, MPH
Associate Professor, Division of Emergency Medicine; Program Director, EMS Fellowship, Washington University in St. Louis School of Medicine, St. Louis, Missouri

Leah Bright, DO
Assistant Professor, Emergency Medicine Department, Johns Hopkins Medical Institute, Baltimore, Maryland

Aaron Brody, MD
Assistant Professor, Emergency Medicine, Wayne State University, Detroit, Michigan

Calvin A. Brown, III, MD
Assistant Professor of Emergency Medicine, Director of Faculty Affairs, Harvard Medical School; Attending Physician, Department of Emergency Medicine, Brigham and Women's Hospital, Boston, Massachusetts

James E. Brown, MD, MMM
Chair, Department of Emergency Medicine, Wright State University Boonshoft School of Medicine, Dayton, Ohio

Jennie Alison Buchanan, MD
Attending Physician, Emergency Medicine, Denver Health and Hospital Authority; Staff Physician, Medical Toxicology, Rocky Mountain Poison and Drug Center, Denver, Colorado; Associate Professor, Emergency Medicine, University of Colorado School of Medicine, Aurora, Colorado

Jeffrey Bullard-Berent, MD
Professor, Departments of Emergency Medicine and Pediatrics, University of New Mexico, Albuquerque, New Mexico

E. Bradshaw Bunney, MD, FACEP
Associate Professor, Residency Director, Emergency Medicine, University of Illinois at Chicago, Chicago, Illinois

Michael J. Burns, MD
Clinical Professor, Departments of Emergency Medicine and Medicine, Division of Infectious Diseases, University of California Irvine School of Medicine, Irvine, California; Attending Physician, Department of Emergency Medicine, University of California Irvine Medical Center, Orange, California

John H. Burton, MD
Chair, Professor of Emergency Medicine, Department of Emergency Medicine, Carilion Clinic, Roanoke, Virginia

Katharine Carroll Button, BA, BS, MS, MD
Clinical Fellow, Pediatric Emergency Medicine, Boston Children's Hospital, Boston, Massachusetts

Richard L. Byyny, MD, MSc
Associate Professor, Emergency Medicine, Denver Health Medical Center, Denver, Colorado; Assistant Professor, Emergency Medicine, University of Colorado, Aurora, Colorado

John D. Cahill, MD
Senior Attending in Emergency Medicine, Infectious Disease, Global Health Fellowship Director, Emergency Medicine, St. Luke's Roosevelt Hospital Center, New York, New York; Senior Lecturer, International Health and Tropical Medicine, The Royal College of Surgeons, Dublin, Ireland

Andrea Carlson, MD
Assistant Residency Director, Director of Toxicology, Emergency Medicine, Advocate Christ Hospital, Oak Lawn, Illinois

Jeffrey M. Caterino, MD, MPH
Associate Professor, Departments of Emergency and Internal Medicine, The Ohio State University, Columbus, Ohio

Andrew K. Chang, MD, MS
Vincent P. Verdile, MD Endowed Chair in Emergency Medicine, Professor of Emergency Medicine, Vice Chair of Research and Academic Affairs, Department of Emergency Medicine, Albany Medical College, Albany, New York

Jennifer C. Chen, MD, MPH
Emergency Medicine, Harbor-UCLA Medical Center, Torrance, California; Clinical Assistant Professor of Medicine, School of Medicine, David Geffen School of Medicine at UCLA, Los Angeles, California

Rachel L. Chin, MD
Professor of Emergency Medicine, Department of Emergency Medicine, UCSF School of Medicine, San Francisco General Hospital, San Francisco, California

Esther K. Choo, MD, MPH
Assistant Professor, Emergency Medicine, Warren Alpert Medical School, School of Public Health, Brown University, Providence, Rhode Island

Richard F. Clark, MD
Professor, Emergency Medicine, UCSD School of Medicine; Director, Division of Medical Toxicology, UCSD Medical Center; Medical Director, San Diego Division, California Poison Control System, San Diego, California

Ilene Claudius, MD
Associate Professor, Emergency Medicine, University of South Carolina Keck School of Medicine, Los Angeles, California

Wendy C. Coates, MD
Professor of Clinical Medicine, David Geffen School of Medicine, University of California, Los Angeles, Los Angeles, California
Senior Faculty/Education Specialist, Emergency Medicine, Harbor-UCLA Medical Center, Torrance, California

Jon B. Cole, MD
Medical Director, Minnesota Poison Control System
Faculty, Emergency Physician, Department of Emergency Medicine, Hennepin County Medical Center; Associate Professor of Emergency Medicine, Department of Emergency Medicine, University of Minnesota, Minneapolis, Minnesota

Michael Alan Cole, MD
Assistant Professor, Emergency Medicine, University of Michigan Medical School, Ann Arbor, Michigan

Christopher B. Colwell, MD
Chief of Emergency Medicine, Zuckerberg San Francisco General Hospital and Trauma Center; Professor and Vice-Chair, Department of Emergency Medicine, UCSF School of Medicine, San Francisco, California

Robert Cooper, MD
Assistant Professor of Emergency Medicine, Medical Director Ohio State University Health Plan, The Ohio State University, Columbus, Ohio

Zara Cooper, MD, MSc
Associate Surgeon, Division of Trauma, Burns and Surgical Critical Care, Department of Surgery, Brigham and Women's Hospital; Assistant Professor of Surgery, Harvard Medical School, Boston, Massachusetts

Randolph J. Cordle, MD
Medical Director, Division of Pediatric Emergency Medicine, Emergency Medicine, Carolinas Medical Center, Levine Children's Hospital, Charlotte, North Carolina

Brian Niall Corwell, MD
Assistant Professor, Department of Emergency Medicine and Department of Orthopaedics, University of Maryland School of Medicine, Baltimore, Maryland

Todd J. Crocco, MD, FACEP
Chief Business Development Officer, WVU Health Sciences Center; Professor, Department of Emergency Medicine, West Virginia University, Morgantown, West Virginia

Shawn M. D'Andrea, MD, MPH
Instructor of Emergency Medicine, Emergency Medicine, Harvard Medical School; Attending Physician, Emergency Medicine, Brigham and Women's Hospital, Boston, Massachusetts

Daniel F. Danzl, MD
Professor and Chair, Department of Emergency Medicine, ICAR, Zürich, Switzerland; Clinical Professor, Department of Emergency Medicine, Stanford University Medical Center, Stanford, California

Mohamud R. Daya, MD, MS
Professor of Emergency Medicine Department of Emergency Medicine, Oregon Health and Science University, Portland, Oregon

Robert A. De Lorenzo, MD, MSM, MSCI
Professor, Department of Emergency Medicine, University of Texas Health Science Center at San Antonio, San Antonio, Texas; Professor, Department of Military and Emergency Medicine, Uniformed Services University of the Health Sciences, Bethesda, Maryland

Ken Deitch, DO
Research Director, Department of Emergency Medicine, Albert Einstein Medical Center, Philadelphia, Pennsylvania

Robert W. Derlet, MD
Professor, Emergency Department, University of California, Davis, School of Medicine, Sacramento, California

Shoma Desai, MD
Assistant Professor, Department of Emergency Medicine, LAC + USC Medical Center, Los Angeles, California

Valerie A. Dobiesz, MD, MPH, FACEP
Director of External Programs: STRATUS Center for Medical Simulation, Brigham and Women's Hospital; Harvard Humanitarian Initiative, Harvard Medical School, Boston, Massachusetts

Alan A. Dupré, MD
Assistant Professor, Department of Emergency Medicine, Boonshoft School of Medicine, Wright State University, Dayton, Ohio

Joshua Samuel Easter, MD, MSc
Assistant Professor, Emergency Medicine, University of Virginia, Charlottesville, Virginia; Physician, Emergency Medicine, Bon Secours St. Mary's Hospital, Richmond, Virginia

Wesley P. Eilbert, MD
Associate Professor of Clinical Emergency Medicine, Department of Emergency Medicine, University of Illinois, College of Medicine, Chicago, Illinois

Matthew Emery, MD, FACEP
Assistant Professor, Associate Director for Academic Affairs, Department of Emergency Medicine, Lead Clerkship Director, Fourth-Year Elective in Emergency Medicine, Department of Emergency Medicine, Michigan State University College of Human Medicine; Educational Assistant for Simulation, Emergency Medicine, Grand Rapids Medical Education Partners, Grand Rapids, Michigan

Timothy B. Erickson, MD, FACEP, FACMT, FAACT
Chief, Division of Medical Toxicology, Department of Emergency Medicine, Brigham and Women's Hospital; Harvard Medical School, Boston, Massachusetts; Faculty, Harvard Humanitarian Initiative, Cambridge, Massachusetts

Madonna Fernández-Frackelton, MD
Program Director, Emergency Medicine, Harbor-UCLA Medical Center, Torrance, California; Professor of Medicine, David Geffen School of Medicine, UCLA, Los Angeles, California

John T. Finnell, MD, MSc
Associate Professor of Clinical Emergency Medicine, Indiana University, Indianapolis, Indiana

Charles J. Fox, MD, FACS
Chief, Vascular Surgery, Department of Surgery, Denver Health Medical Center; Associate Professor of Surgery, Department of Surgery, University of Colorado School of Medicine, Denver, Colorado

Benjamin W. Friedman, MD, MS
Associate Professor, Emergency Medicine, Albert Einstein College of Medicine; Attending Physician, Emergency Medicine, Montefiore Medical Center, Bronx, New York

Joel M. Geiderman, MD, FACEP
Professor of Medicine, Department of Medicine, Division of Emergency Medicine, David Geffen School of Medicine at UCLA; Co-Chairman and Professor of Emergency Medicine, Department of Emergency Medicine, Cedars-Sinai Medical Center, Los Angeles, California; Medical Director, Beverly Hills Fire Department, California

Nicholas Genes, MD, PhD
Associate Professor, Department of Emergency Medicine, Icahn School of Medicine at Mount Sinai, New York, New York

Carl A. Germann, MD, FACEP
Associate Professor, Emergency Medicine, Tufts University School of Medicine, Boston, Massachusetts; Attending Physician, Emergency Department, Maine Medical Center, Portland, Maine

Jonathan M. Glauser, MD, MBA, FACEP
Professor, Emergency Medicine, Case Western Reserve University; Faculty, Emergency Medicine Residency, MetroHealth Medical Center, Cleveland, Ohio

Steven A. Godwin, MD, FACEP
Professor and Chair, Emergency Medicine, Assistant Dean, Simulation Education, University of Florida COM-Jacksonville, Jacksonville, Florida

Scott A. Goldberg, MD, MPH
Director of Emergency Medical Services, Brigham and Women's Hospital; Instructor of Emergency Medicine, Harvard Medical School, Boston, Massachusetts

Jeffrey M. Goodloe, MD, NRP, FACEP
Professor and EMS Section Chief, Director, Oklahoma Center for Prehospital and Disaster Medicine Department of Emergency Medicine, University of Oklahoma School of Community Medicine—Tulsa; Oklahoma Medical Director, Medical Control Board EMS System for Metropolitan Oklahoma City and Tulsa, Tulsa, Oklahoma

Eric Goralnick, MD, MS
Medical Director, Emergency Preparedness, Brigham and Women's Healthcare; Assistant Professor, Emergency Medicine, Harvard Medical School; Instructor, Department of Health Policy and Management, Harvard TH Chan School of Public Health, Boston, Massachusetts

Diane L. Gorgas, MD
Professor, Department of Emergency Medicine, The Ohio State University; Executive Director, Office of Global Health, The Ohio State University, Columbus, Ohio

Louis Graff, IV, MD, FACEP, FACP
Professor of Traumatology and Emergency Medicine, Emergency Medicine, University of Connecticut School of Medicine, Farmington, Connecticut; Medical Director of Quality, Performance Improvement, Associate Director of Emergency Medicine, Emergency Medicine, Hospital of Central Connecticut, New Britain, Connecticut

Thomas J. Green, MSc, MD
Clinical Assistant Professor, Department of Emergency Medicine, University of British Columbia, Vancouver, British Columbia, Canada

Eric A. Gross, MD
Clinical Professor of Emergency Medicine, Quality Director, Department of Emergency Medicine, University of California, Davis, Sacramento, California

Phillip F. Gruber, MD
Assistant Professor of Clinical Emergency Medicine, LAC USC Department of Emergency Medicine, Keck School of Medicine of USC, Los Angeles, California

Kama Guluma, MD
Clinical Professor, Department of Emergency Medicine, University of California San Diego, San Diego, California

Leon Gussow, MD
Lecturer, Emergency Medicine, University of Illinois
Instructor, Emergency Medicine, Rush Medical College, Chicago, Illinois

Joshua Guttman, MD, FRCPC, FAAEM
Assistant Professor, Department of Emergency Medicine, Long Island Jewish Medical Center, Hofstra-Northwell School of Medicine, New Hyde Park, New York

Elizabeth J. Haines, DO
Assistant Professor, Emergency Medicine and Pediatrics, New York University School of Medicine, New York, New York

N. Stuart Harris, MD, MFA, FRCP Edinburgh
Chief, Division of Wilderness Medicine, Fellowship Director, MGH Wilderness Medicine Fellowship, Department of Emergency Medicine, Massachusetts General Hospital; Associate Professor, Emergency Medicine, Harvard Medical School, Boston, Massachusetts

Danielle Hart, MD
Associate Program Director and Director of Simulation, Department of Emergency Medicine, Hennepin County Medical Center, Minneapolis, Minnesota

Benjamin W. Hatten, MD, MPH
Assistant Professor, Emergency Medicine, University of Colorado–School of Medicine, Aurora, Colorado; Medical Toxicologist, Rocky Mountain Poison and Drug Center, Denver Health Medical Center, Denver, Colorado

Jag S. Heer, MD
Associate Professor of Clinical Medicine, David Geffen School of Medicine at University of California at Los Angeles, Los Angeles, California; Attending Faculty Physician, Department of Emergency Medicine, Kern Medical Center, Bakersfield, California

Carlton E. Heine, MD, PhD
Clinical Associate Professor, Elson S. Floyd College of Medicine, Washington State University, Spokane Academic Center, Spokane, Washington

Jason D. Heiner, MD
Clinical Assistant Professor, Division of Emergency Medicine, University of Washington, Seattle, Washington

Robert G. Hendrickson, MD
Professor, Department of Emergency Medicine, Oregon Health and Science University; Program Director, Fellowship in Medical Toxicology, Oregon Health and Science University; Associate Medical Director, Medical Toxicologist, Oregon Poison Center, Portland, Oregon

H. Gene Hern, Jr, MD, MS
Vice Chair, Education, Emergency Medicine, Alameda Health System—Highland Hospital, Oakland, California; Association Clinical Professor, University of California, San Francisco, California

Jamie M. Hess, MD
Director of Medical Student Education, Emergency Department, University of Wisconsin School of Medicine and Public Health, Madison, Wisconsin

Christopher M. Hicks, MD, MEd, FRCPC
Staff Emergency Physician, Trauma Team Leader, Department of Emergency Medicine, St. Michael's Hospital; Assistant Professor, Department of Medicine, University of Toronto, Toronto, Ontario, Canada

Robert S. Hockberger, MD
Emeritus Professor of Emergency Medicine, David Geffen School of Medicine at UCLA; Chair Emeritus, Department of Emergency Medicine, Harbor-UCLA Medical Center, Los Angeles, California

Robert S. Hoffman, MD, FAACT, FACMT, FRCP Edinburgh
Professor, Emergency Medicine and Medicine, New York University School of Medicine; Attending Physician, Department of Emergency Medicine, Bellevue Hospital Center, New York, New York

Christopher Hogrefe, MD
Assistant Professor, Departments of Medicine, Emergency Medicine, and Orthopaedic Surgery, Northwestern University Feinberg School of Medicine, Chicago, Illinois

Jeffrey A. Holmes, MD
Attending Physician, Emergency Department, Maine Medical Center, Portland, Maine

Jason A. Hoppe, DO
Associate Professor, Emergency Medicine, University of Colorado School of Medicine, Aurora, Colorado

Timothy Horeczko, MD, MSCR
Department of Emergency Medicine, Harbor-UCLA Medical Center, Torrance, California

Christopher Hoyte, MD
Fellowship Director, Associate Medical Director, Rocky Mountain Poison and Drug Center; Director, Medical Toxicology Clinic, Section of Medical Toxicology, Department of Emergency Medicine, University of Colorado School of Medicine, Denver, Colorado

Daniel Hryhorczuk, MD, MPH
Director, Environmental Health, Center for Global Health, University of Illinois College of Medicine, Chicago, Illinois

Margaret G. Huang, MD
Clinical Instructor, Department of Pediatric Emergency Medicine, Rady Children's Hospital, UC San Diego Medical Center, San Diego, California; Clinical Instructor, Department of Pediatric Emergency Medicine, Rady Children's Hospital, UC San Diego Medical Center, San Diego, California

Robert David Huang, MD
Clinical Ultrasound Fellowship Director, Associate Director of Clinical Ultrasound, Assistant Residency Program Director, Clinical Instructor, University of Michigan Health System, Ann Arbor, Michigan

J. Stephen Huff, MD
Professor of Emergency Medicine and Neurology, Department of Emergency Medicine, University of Virginia, Charlottesville, Virginia

Christopher L. Hunter, MD, PhD
Clinical Assistant Professor, Emergency Medicine, University of Central Florida College of Medicine; Attending Physician, Emergency Medicine, Orlando Regional Medical Center; Associate EMS Medical Director, Health Services, Orange County, Orlando, Florida

Alson S. Inaba, MD, FAAP
Associate Professor of Pediatrics, Department of Pediatrics, University of Hawaii John A. Burns School of Medicine; PEM Attending Physician, Emergency Department, Kpaiolani Medical Center for Women and Children; Course Director, Pediatric Advanced Life Support, The Queen's Medical Center, Honolulu, Hawaii; PEM Attending Physician, Emergency Medicine Physicians (EMP), Canton, Ohio

Kenneth V. Iserson, MD, MBA
Professor Emeritus, Emergency Medicine, The University of Arizona, Tucson, Arizona

Janetta L. Iwanicki, BA, MD
Medical Toxicology, Attending Physician, Department of Medical Toxicology, Rocky Mountain Poison and Drug Center; Emergency Medicine Attending Physician, Department of Emergency Medicine, Denver Health, Denver, Colorado; Assistant Professor, Department of Emergency Medicine, University of Colorado School of Medicine, Aurora, Colorado

Andy S. Jagoda, MD
Professor and Chair, Department of Emergency Medicine, Icahn School of Medicine at Mount Sinai; Professor and Chair, Emergency Medicine, Mount Sinai School of Medicine, New York, New York

Timothy G. Janz, MD
Professor, Department of Emergency Medicine, Wright State University—Boonshoft School of Medicine; Professor, Pulmonary/Critical Care Division, Department of Internal Medicine, Wright State University—Boonshoft School of Medicine, Dayton, Ohio

Alan E. Jones, MD
Professor and Chair, Department of Emergency Medicine, University of Mississippi School of Medicine, Jackson, Mississippi

Emily Martin Jones, MD
Assistant Professor, Departments of Medicine and Orthopaedic Surgery, Northwestern University Feinberg School of Medicine, Chicago, Illinois

Nicholas J. Jouriles, MD
Professor and Chair, Department of Emergency Medicine, Northeast Ohio Medical University, Rootstown, Ohio; Chair, Department of Emergency Medicine, Cleveland Clinic Akron, GeneralAkron, Ohio; Past President, American College of Emergency Physicians, Dallas, Texas

Amy H. Kaji, MD, PhD
Associate Professor, Emergency Medicine, David Geffen School of Medicine at UCLA; Vice Chair of Academic Affairs, Department of Emergency Medicine, Harbor-UCLA, Long Beach, California

Tarina Lee Kang, MD
Associate Professor of Emergency Medicine, LAC USC Medical Center, Keck School of Medicine, Los Angeles, California

Julius (Jay) A. Kaplan, MD, FACEP
Immediate Past-President, American College of Emergency Physicians; Vice Chair, Department of Emergency Medicine, Ochsner Health System, New Orleans, Louisiana

Dan Katz, MD, DTMH
Attending Physician and Medical Director of Academic Affairs, Department of Emergency Medicine, Cedars-Sinai Medical Center; Assistant Professor of Clinical Medicine, Department of Medicine, Division of Emergency Medicine, David Geffen School of Medicine at UCLA, Los Angeles, California

Stephanie Kayden, MD, MPH
Chief, Division of International Emergency Medicine and Humanitarian Programs, Department of Emergency Medicine, Brigham and Women's Hospital, Harvard Medical School, Boston, Massachusetts

Ryan D. Kearney, MD
Fellow, Emergency Medicine, Seattle Children's Hospital, Seattle, Washington

Matthew P. Kelly, MD
Assistant Professor, Department of Emergency Medicine, University of Pennsylvania, Philadelphia, Pennsylvania

Hyung T. Kim, MD
Associate Professor of Clinical Emergency Medicine, Department of Emergency Medicine, University of Southern California, Los Angeles, Los Angeles, California

Heidi Harbison Kimberly, MD, FACEP
Chief, Division of Emergency Ultrasound, Brigham and Women's Hospital; Assistant Professor of Emergency Medicine, Department of Emergency Medicine, Harvard Medical School, Boston, Massachusetts

Jeffrey A. Kline, MD
Professor and Vice Chair of Research, Department of Emergency Medicine, Indiana University School of Medicine, Indianapolis, Indiana

Kristi L. Koenig, MD, FACEP, FIFEM, FAEMS
Professor of Emergency Medicine and Public Health, Director, Center for Disaster Medical Sciences, Founding Director, EMS & International Disaster Medical Sciences Fellowship, Director of Public Health Preparedness, University of California, Irvine School of Medicine, Irvine, California; EMS Medical Director, County of San Diego Health & Human Services Agency, San Diego, California

Joshua M. Kosowsky, MD
Attending Physician, Department of Emergency Medicine, Brigham and Women's Hospital; Assistant Professor, Department of Emergency Medicine, Harvard Medical School, Boston, Massachusetts

Michael C. Kurz, MD, MS, FACEP
Associate Professor, Department of Emergency Medicine, University of Alabama School of Medicine, Birmingham, Alabama

Thomas Kwiatkowski, MD
Assistant Dean and Professor, Emergency Medicine Basic Sciences, Hofstra Northwell School of Medicine, Hempstead, New York; Attending Physician, Emergency Medicine, Long Island Jewish Medical Center, New Hyde Park, New York; Attending Physician, Emergency Medicine, North Shore University Hospital, Manhasset, New York

Nicole Lazarciuc, MD, MPH
Assistant Clinical Professor, Mount Sinai Icahn School of Medicine, New York, New York

Andrew W. Lee, MD
Associate Vice Chair, Operations; Assistant Professor, Department of Emergency Medicine, University of Wisconsin, Madison, Wisconsin

Christopher C. Lee, MD
Assistant Professor, Stony Brook University, Stony Brook, New York

Jeffrey E. Lee, MD
Assistant Professor, Program Director, Ophthalmology, UC San Diego, San Diego, California

Charles Lei, MD
Assistant Professor of Emergency Medicine, Department of Emergency Medicine, Vanderbilt University Medical Center, Nashville, Tennessee

Michael D. Levine, MD
Department of Emergency Medicine, Division of Medical Toxicology, Assistant Professor, Department of Emergency Medicine, Section of Medical Toxicology, University of Southern California, Los Angeles, California

Phillip D. Levy, MD, MPH
Professor and Associate Chair for Research, Department of Emergency Medicine, Wayne State University, Detroit, Michigan

Christopher S. Lim, MD
Assistant Professor, Department of Emergency Medicine, Rush University Medical Center, Chicago, Illinois

Daniel Lindberg, MD
Associate Professor, Emergency Medicine and Pediatrics, University of Colorado, Denver, Colorado

Judith A. Linden, MD
Associate Professor and Vice Chair for Education, Emergency Medicine, Boston University, Boston Medical Center, Boston, Massachusetts

Ari M. Lipsky, MD, PhD
Attending Physician, Emergency Department, Clear Lake Regional Medical Center, Webster, Texas; Research Director, Emergency Medicine, Rambam Health Care Campus, Haifa, Israel

Mark D. Lo, MD
Department of Pediatric Emergency Medicine, Seattle Children's Hospital, Seattle, Washington

Sharon E. Mace, MD, FACEP, FAAP
Professor of Emergency Medicine, Cleveland Clinical Lerner College of Medicine at Case Western Reserve University, Cleveland, Ohio

Gerald E. Maloney, Jr, DO
Attending Physician, Emergency Medicine, MetroHealth Medical Center; Assistant Professor, Emergency Medicine, Case Western Reserve University, Cleveland, Ohio

Patrick J. Maloney, MD
Medical Director, Pediatric Emergency Services, Emergency Medicine, Mission Hospital, Asheville, North Carolina

Rebekah Mannix, MD, MPH
Assistant Professor, Pediatrics, Harvard Medical School; Attending Physician, Emergency Medicine, Boston Children's Hospital, Boston, Massachusetts

Catherine A. Marco, MD
Professor, Emergency Medicine, Wright State University Boonshoft School of Medicine; Attending Physician, Emergency Medicine, Miami Valley Hospital, Dayton, Ohio

Marc L. Martel, MD
Faculty, Department of Emergency Medicine, Hennepin County Medical Center; Associate Professor, Department of Emergency Medicine, University of Minnesota, Minneapolis, Minnesota

Ryanne J. Mayersak, MS, MD
Assistant Professor, Assistant Residency Director, Department of Emergency Medicine, Oregon Health & Science University, Portland, Oregon

Maryann Mazer-Amirshahi, PharmD, MD, MPH
Assistant Professor, Emergency Medicine, MedStar Washington Hospital Center; Assistant Professor of Emergency Medicine, Georgetown University School of Medicine, Washington, DC

Maureen McCollough, MD, MPH
Associate Professor of Emergency Medicine, USC Keck School of Medicine, Department of Emergency Medicine, Oliveview-UCLA Medical Center, Sylmar, California

Taylor McCormick, MD, MS
Emergency Medicine Physician, Denver Health Medical Center, Denver, Colorado; Instructor, Department of Emergency Medicine, University of Colorado School of Medicine, Aurora, Colorado

Michael T. McCurdy, MD
Associate Professor, Departments of Medicine (Division of Pulmonary and Critical Care) and Emergency Medicine, University of Maryland School of Medicine, Baltimore, Maryland

Nathanael J. McKeown, DO
Assistant Professor, Department of Emergency Medicine, Oregon Health and Science University; Attending Physician, Department of Emergency Medicine, Portland VA Medical Center, Portland, Oregon

Jeffry McKinzie, MD
Assistant Professor, Emergency Medicine; Assistant Professor, Pediatrics, Vanderbilt University, Nashville, Tennessee

Kemedy K. McQuillen, MD
Attending Physician, Emergency Medicine, St. Mary's Regional Medical Center, Lewiston, Maine

Timothy J. Meehan, MD, MPH
Assistant Clinical Professor, Emergency Medicine and Medical Toxicology, University of Illinois Hospital and Health Science System, Chicago, Illinois

David A. Meguerdichian, MD
Instructor of Emergency Medicine, Harvard Medical School; Brigham and Women's Hospital, Boston, Massachusetts

Frantz R. Melio, MD
Director of Physician Outreach and Strategic Development, University of New Mexico Medical Group, University of New Mexico Health System, Albuquerque, New Mexico

Felipe Teran Merino, MD
Academic Chief Resident, Instructor, Department of Emergency Medicine, Icahn School of Medicine at Mount Sinai, New York, New York

William J. Meurer, MD, MS
Associate Professor, Department of Emergency Medicine, Associate Professor, Department of Neurology, University of Michigan, Ann Arbor, Michigan

Nathan W. Mick, MD
Director, Pediatric Emergency Medicine, Department of Emergency Medicine, Maine Medical Center, Portland, Maine

James R. Miner, MD
Chief of Emergency Medicine, Hennepin County Medical Center; Professor of Emergency Medicine, University of Minnesota, Minneapolis, Minnesota

Alicia B. Minns, MD
Assistant Clinical Professor of Emergency Medicine, Emergency Medicine, UCSD, San Diego, California

Jessica Monas, MD
Clinical Assistant Professor, Emergency Medicine, University of Arizona College of Medicine, Phoenix, Arizona

Andrew A. Monte, MD
Associate Professor, Department of Emergency Medicine, University of Colorado School of Medicine, Aurora, Colorado

Gregory P. Moore, MD, JD
Faculty Emergency Medicine Residency, Madigan Army Medical Center, Tacoma, Washington

Gregory J. Moran, MD
Professor, Department of Clinical Emergency and Medicine, David Geffen School of Medicine at UCLA, Los Angeles, California; Department of Emergency Medicine and Division of Infectious Diseases, Olive View-UCLA Medical Center, Sylmar, California

Raveendra S. Morchi, MD
Associate Professor in Emergency Medicine, Department of Emergency Medicine, Harbor- UCLA Medical Center, Torrance, California

Robert L. Muelleman, MD
Professor and Chair, Department of Emergency Medicine, University of Nebraska Medical Center, Omaha, Nebraska

Brittany Lee Murray, MD
Assistant Professor, Division of Pediatric Emergency Medicine, Emory University School of Medicine, Atlanta, Georgia; Honorary Lecturer, Emergency Medicine Department, Muhimbili University of Health and Allied Sciences, Dares Salaam, Tanzania

Mark B. Mycyk, MD
Attending Physician, Emergency Medicine, Cook County Hospital; Research Director, Toxikon Consortium, Chicago, Illinois

Joshua Nagler, MD, MHPEd
Assistant Professor, Pediatrics and Emergency Medicine, Harvard Medical School; Fellowship Director, Division of Emergency Medicine, Boston Children's Hospital, Boston, Massachusetts

Sidhant Nagrani, MD
Director of Residency Simulation, Emergency Medicine, Emory School of Medicine, Atlanta, Georgia

Anthony M. Napoli, MD
Associate Professor of Emergency Medicine, Department of Emergency Medicine, The Warren Alpert Medical School at Brown University, Providence, Rhode Island

Lewis S. Nelson, MD
Professor and Chair, Department of Emergency Medicine, New Jersey Poison Information and Education System, Rutgers New Jersey Medical School, Newark, New Jersey

Michael E. Nelson, MD, MS
Attending Physician, Emergency Medicine, NorthShore University Health System, Evanston, Illinois; Attending Physician, Emergency Medicine, Toxicology, Cook County Hospital Stroger), Chicago, Illinois

Robert W. Neumar, MD, PhD
Professor and Chair, Department of Emergency Medicine, University of Michigan Health System, Ann Arbor, Michigan

Kim Newton, MD
Associate Professor, Emergency Medicine, USC, Keck School of Medicine, Los Angeles, California

Thomas Nguyen, MD
Associate Program Director, Emergency Medicine, Mount Sinai Beth Israel, New York, New York

James R. Nichols, III, DO
Assistant Professor, Assistant Director of Emergency Ultrasound, Emergency Medicine, University of Mississippi Medical Center, Jackson, Mississippi

James T. Niemann, MD
Professor of Medicine, UCLA School of Medicine, Department of Emergency Medicine, Harbor-UCLA Medical Center, Torrance, California

Jenna K. Nikolaides, MD, MA
Medical Toxicology Fellow, Toxikon Consortium, Chicago, Illinois

Kimberly Nordstrom, MD, JD
Medical Director, Psychiatric Emergency Services, Department of Psychiatry, Denver Health Medical Center, Denver, Colorado; Assistant Professor, Department of Psychiatry, University of Colorado Anschutz Medical Campus, Aurora, Colorado

Richard M. Nowak, MD, MBA
Emergency Medicine, Henry Ford Health System; Professor, Emergency Medicine, Wayne State Medical School, Detroit, Michigan; Clinical Associate Professor, Emergency Medicine, University of Michigan Medical School, Ann Arbor, Michigan

John F. O'Brien, BS, MD
Attending Physician, Department of Emergency Medicine, Orlando Regional Medical Center; Associate Clinical Professor, Department of Emergency Medicine, University of Central Florida, Orlando, Florida; Associate Clinical Professor, Department of Surgery, University of Florida, Gainesville, Florida

Adedamola A. Ogunniyi, MD
Faculty, Department of Emergency Medicine, Director, Process, Quality Improvement Program, Harbor-UCLA Medical Center, Torrance, California

Kelly P. O'Keefe, MD
Program Director, Emergency Medicine, University of South Florida-Tampa General Hospital, Tampa, Florida

Edward Joseph Otten, MD
Professor of Emergency Medicine, Pediatrics, Director, Division of Toxicology, University of Cincinnati College of Medicine, Cincinnati, Ohio

Leslie C. Oyama, MD
Associate Clinical Professor, Emergency Medicine, University of California, San Diego, San Diego, California

Patricia Padlipsky, MD, MS
Associate Clinical Professor of Pediatrics, David Geffen School of Medicine, University of California at Los Angeles, Los Angeles, California; Director, Pediatric Emergency Department, Harbor-UCLA Medical Center, Torrance, California

Daniel J. Pallin, MD, MPH
Research Director, Department of Emergency Medicine, Brigham, Women's Hospital; Assistant Professor, Department of Emergency Medicine, Harvard Medical School, Boston, Massachusetts

Linda Papa, MD, MSc
Director of Academic Clinical Research, Professor of Emergency Medicine, Orlando Regional Medical Center; Professor, Department of Medicine, University of Central Florida, Orlando, Florida; Adjunct Professor, Emergency Medicine, University of Florida, Gainesville, Florida; Adjunct Professor, Neurology, Neurosurgery, McGill University, Montreal, Quebec, Canada

Ram Parekh, BA, MD
Assistant Professor, Emergency Department, Icahn School of Medicine at Mount Sinai, New York, New York; Attending Physician, Emergency Department, Elmhurst Hospital Center, Elmhurst, New York

Asad E. Patanwala, PharmD
Associate Professor, Pharmacy Practice, Science, The University of Arizona, Tucson, Arizona

David A. Peak, MD
Assistant Residency Director, Harvard Affiliated Emergency Medicine Residency, Emergency Medicine, Massachusetts General Hospital; Assistant Professor, Emergency Medicine (Surgery), Harvard Medical School, Boston, Massachusetts

Ryan Anthony Pedigo, MD
Director of Undergraduate Medical Education, Department of Emergency Medicine, Harbor-UCLA Medical Center, Torrance, California; Assistant Professor of Medicine, David Geffen School of Medicine at UCLA, Los Angeles, California

Debra Perina, MD
Professor, Division Director, Prehospital Care, Regional Quality Director, Emergency Medicine, University of Virginia, Charlottesville, Virginia

Andrew D. Perron, MD
Professor, Residency Program Director, Department of Emergency Medicine, Maine Medical Center, Portland, Maine

Shawna J. Perry, MD
Associate Professor, Emergency Medicine, University of Florida College of Medicine-Jacksonville, Jacksonville, Florida; Honorary Associate Professor, CPQI, Department of Industrial Engineering, University of Wisconsin-Madison, Madison, Wisconsin

Michael A. Peterson, MD
Assistant Professor, Department of Medicine, David Geffen School of Medicine at UCLA, Los Angeles, California; Director, Adult Emergency Department, Department of Emergency Medicine, Harbor-UCLA Medical Center, Torrance, California

James A. Pfaff, MD
Assistant Professor, Department of Military and Emergency Medicine, Uniformed Services University of the Health Sciences, Bethesda, Maryland; Department of Emergency Medicine, San Antonio Military Medical Center, Staff Physician, San Antonio Uniformed Services Health Education Consortium, San Antonio Military Medical Centers, Fort Sam Houston, Texas

Camiron L. Pfennig, MD, MHPE
Associate Professor, Emergency Medicine, University of South Carolina Greenville; Residency Program Director, Emergency Medicine, Greenville Health System, Greenville, South Carolina

Melissa Platt, MD
Associate Professor, Emergency Medicine, University of Louisville, Louisville, Kentucky

Charles V. Pollack, Jr., MA, MD
Professor, Emergency Medicine, Sidney Kimmel College of Medicine; Associate Provost, Associate Dean for Continuing Medical Education, Thomas Jefferson University, Philadelphia, Pennsylvania

Trevor R. Pour, BA, MD
Assistant Residency Program Director, Department of Emergency Medicine, Mount Sinai Hospital, New York, New York

Timothy G. Price, MD
Associate Professor, Emergency Medicine, University of Louisville, Louisville, Kentucky

Michael A. Puskarich, MD
Associate Professor, Research Director, University of Mississippi Medical Center, Jackson, Mississippi; Emergency Medicine, Carolinas Medical Center, Charlotte, North Carolina

Tammie E. Quest, MD
Professor, Emory University School of Medicine, Department of Emergency Medicine; Director, Emory Palliative Care Center; Chief, Department of Veterans Affairs, Hospice and Palliative Medicine, Atlanta, Georgia

Elaine Rabin, MD
Icahn School of Medicine at Mount Sinai, New York, New York

Ali S. Raja, MD, MBA, MPH
Vice Chairman, Department of Emergency Medicine, Massachusetts General Hospital; Associate Professor of Emergency Medicine and Radiology, Harvard Medical School, Boston, Massachusetts

Rama B. Rao, MD
Assistant Professor, Chief, Division of Medical Toxicology, Department of Emergency Medicine, New York Presbyterian Hospital, Weill Cornell Medicine, New York, New York

Neha P. Raukar, MD, MS
Assistant Professor, Emergency Medicine, Warren Alpert Medical School of Brown University; Attending Physician, Emergency Medicine, Rhode Island-Miriam Hospital; Director, Emergency Medicine, Center for Sports Medicine, Providence, Rhode Island

Robert F. Reardon, MD
Professor, Department of Emergency Medicine, University of Minnesota; Faculty Physician, Department of Emergency Medicine, Hennepin County Medical Center, Minneapolis, Minnesota

David B. Richards, MD, FACEP
Assistant Professor, Department of Emergency Medicine, University of Colorado School of Medicine; Director, Medical Student and Intern Clerkship, Department of Emergency Medicine, Denver Health Medical Center, Denver, Colorado

Ralph J. Riviello, MD, MS
Professor and Vice Chair of Clinical Operations, Emergency Medicine, Drexel University College of Medicine; Medical Director, Philadelphia Sexual Assault Response Center, Philadelphia, Pennsylvania

Daniel W. Robinson, MD
Assistant Professor of Medicine, Section of Emergency Medicine, Department of Medicine, University of Chicago Medicine and Biological Sciences, Chicago, Illinois

Howard Rodenberg, MD, MPH
Emergency Physician, Stormont-Vail HealthCare, Topeka, Kansas; Physician Advisor, Clinical Documentation Improvement, Baptist Health of Northeast Florida, Jacksonville, Florida

Chad E. Roline, MD
Department of Emergency Medicine, North Memorial Health Care, Robbinsdale, Minnesota

Genie E. Roosevelt, MD, MPH
Associate Professor, Emergency Medicine, Denver Health Medical Center, Denver, Colorado

Emily Rose, MD
Assistant Professor of Clinical Emergency Medicine, Department of Emergency Medicine, LA County + USC Medical Center, Keck School of Medicine of the University of Southern California, Los Angeles, California

Gabriel Rose, DO
Clinical Instructor, Department of Emergency Medicine, Mount Sinai St. Luke's-Mount Sinai West Hospitals, New York, New York

Nicholas G.W. Rose, MD, PhD, FRCPC, Dip Sports Med (CASEM)
Clinical Assistant Professor, Department of Emergency Medicine, University of British Columbia, Vancouver, British Columbia, Canada

Tony Rosen, MD, MPH
Instructor in Medicine, Division of Emergency Medicine, Weill Cornell Medical College, New York, New York

Anne-Michelle Ruha, MD
Fellowship Director, Medical Toxicology, Banner Good Samaritan Medical Center, Phoenix, Arizona

Christopher S. Russi, DO
Chair, Division of Community Emergency Medicine, Department of Emergency Medicine; Assistant Professor of Emergency Medicine, Mayo Clinic, Rochester, Minnesota

Bisan A. Salhi, MD
Assistant Professor, Emergency Medicine, Emory University, Atlanta, Georgia

Arthur B. Sanders, MD, MHA
Professor, Emergency Medicine, University of Arizona, Tucson, Arizona

Genevieve Santillanes, MD
Assistant Professor, Emergency Medicine, Keck School of Medicine of the University of Southern California, Los Angeles, California

Richard J. Scarfone, MD
Associate Professor, Pediatrics, Perelman School of Medicine at the University of Pennsylvania; Attending Physician, Division of Emergency Medicine, Children's Hospital of Philadelphia, Philadelphia, Pennsylvania

Carl H. Schultz, MD, FACEP
Professor of Emergency Medicine and Public Health, Director of Research, Center for Disaster Medical Sciences; Director, EMS and Disaster Medical Sciences Fellowship, University of California Irvine School of Medicine, Irvine, California; Director, Disaster Medical Services, Department of Emergency Medicine, University of California Irvine Medical Center, Orange, California

Jeremiah D. Schuur, MD, MHS
Chief, Division of Health Policy Translation, Department of Emergency Medicine; Vice Chair, Quality and Safety Clinical Affairs, Department of Emergency Medicine, Brigham and Women's Hospital; Assistant Professor, Department of Emergency Medicine, Harvard Medical School, Boston, Massachusetts

Halden F. Scott, MD
Assistant Professor, Pediatrics and Emergency Medicine, University of Colorado School of Medicine; Attending Physician, Section of Emergency Medicine, Children's Hospital Colorado, Aurora, Colorado

Raghu Seethala, MD
Instructor, Emergency Medicine, Harvard Medical School Emergency Medicine, Brigham and Women's Hospital, Boston, Massachusetts

Jeffrey A. Seiden, MD
Associate Medical Director, Pediatric Emergency Medicine, CHOP at Virtua, Voorhees, New Jersey

Todd A. Seigel, MD
Staff Physician, Emergency Medicine and Critical Care Medicine, Kaiser Permanente, Oakland Medical Center, Oakland, California

Rachel Semmons, MD
Associate Education Director, Senior Emergency Medicine Clerkship Director, Associate Fellowship Director EMS Fellowship, Emergency Medicine, University of South Florida; Associate Department Director, Emergency Medicine, Tampa General Hospital, Tampa, Florida

Joseph Sexton, MD, FACEP
Attending Physician, Emergency Medicine, Lehigh Valley Health Network, Allentown, Pennsylvania

Nathan I. Shapiro, MD, MPH
Vice Chairman of Emergency Medicine Research, Department of Emergency Medicine, Beth Israel Deaconess Medical Center, Boston, Massachusetts

Dag Shapshak, MD
Associate Professor, Department of Emergency Medicine, University of Alabama, Birmingham, Birmingham, Alabama

Peter Shearer, MD
Medical Director, Emergency Medicine, Mount Sinai Hospital, New York, New York

Sanjay N. Shewakramani, MD
Assistant Professor, Department of Emergency Medicine, University of Cincinnati, Cincinnati, Ohio

Lee W. Shockley, MD, MBA
Attending Emergency Physician, Emergency Medicine, CarePoint; Professor, Emergency Medicine, The University of Colorado School of Medicine, Denver, Colorado

Jan M. Shoenberger, MD
Residency Director, Emergency Medicine, Los Angeles County + USC Medical Center; Associate Professor of Clinical Emergency Medicine, Emergency Medicine, Keck School of Medicine of USC, Los Angeles, California

Barry C. Simon, MD
Chairman, Department of Emergency Medicine, Highland General Hospital; Professor of Emergency Medicine, University of California San Francisco, San Francisco, California

Adam J. Singer, MD
Professor and Vice Chairman, Emergency Medicine, Stonybrook University, Stony Brook, New York

Aaron B. Skolnik, MD
Assistant Medical Director, Banner Good Samaritan Poison and Drug Information Center, Department of Medical Toxicology, Banner-University Medical Center Phoenix; Clinical Assistant Professor, Department of Emergency Medicine, University of Arizona College of Medicine-Phoenix, Phoenix, Arizona

Corey M. Slovis, MD
Chairman, Emergency Medicine, Vanderbilt University Medical Center; Medical Director, Nashville Fire Department; Medical Director, Nashville International Airport, Nashville, Tennessee

Clay Smith, MD
Assistant Professor of Emergency Medicine, Internal Medicine, and Pediatrics, Emergency Medicine, Vanderbilt University Medical Center, Nashville, Tennessee

Kurt A. Smith, MD, FACEP
Assistant Professor, Emergency Medicine, Vanderbilt University, Nashville, Tennessee

David C. Snow, MD, MSc
Assistant Residency Director, Assistant Professor of Emergency Medicine, Emergency Medicine, University of Illinois at Chicago, Chicago, Illinois

Peter E. Sokolove, MD
Professor and Chair, Department of Emergency Medicine, University of California San Francisco School of Medicine, San Francisco, California; Sacramento

David M. Somand, MD
Assistant Professor, Department of Emergency Medicine, University of Michigan Hospital, Ann Arbor, Michigan

Benjamin Squire, MD, MPH
Clinical Instructor of Medicine, David Geffen School of Medicine at UCLA, Department of Emergency Medicine, Harbor-UCLA Medical Center, Torrance, California

Stephen C. Stanfield, M.Arch, MD
Emergency Medicine, Regions Hospital, St. Paul, Minnesota

Dana A. Stearns, MD
Associate Physician, Department of Emergency Medicine, Massachusetts General Hospital; Assistant Professor of Emergency Medicine, Associate Advisory Dean, William Bosworth Castle Society, Harvard Medical School, Boston, Massachusetts

Michael E. Stern, MD
Assistant Professor of Clinical Medicine, Division of Emergency Medicine, Weill Cornell Medical Center, New York, New York

Brian A. Stettler, MD
Assistant Professor of Clinical Medicine, Division of Emergency Medicine, University of Cincinnati, Cincinnati, Ohio

Michael B. Stone, MD
Chief, Division of Emergency Ultrasound, Emergency Medicine, Brigham and Women's Hospital, Boston, Massachusetts

Reuben J. Strayer, MD
Department of Emergency Medicine, Icahn School of Medicine at Mount Sinai, NYU School of Medicine, New York, New York

Amita Sudhir, MD
Assistant Professor, Emergency Medicine, University of Virginia, Charlottesville, Virginia

Ramin R. Tabatabai, MD
Assistant Professor of Clinical Emergency Medicine, Keck School of Medicine of the University of Southern California; Assistant Program Director, Department of Emergency Medicine, LAC + USC Medical Center, Los Angeles, California

Morsal Tahouni, MD
Assistant Medical Director, Department of Emergency Medicine, Boston Medical Center; Assistant Professor of Medicine, Department of Emergency Medicine, Boston University School of Medicine, Boston, Massachusetts

Sukhjit S. Takhar, MD
Instructor, Medicine (Emergency Medicine), Harvard Medical School; Attending Physician, Emergency Medicine, Brigham and Women's Hospital, Boston, Massachusetts

Nelson Tang, MD, FACEP
Associate Professor, Emergency Medicine, Johns Hopkins University School of Medicine; Director, Division of Special Operations, Johns Hopkins Medical Institutions; Chief Medical Officer, Center for Law Enforcement Medicine, Baltimore, Maryland

Todd Andrew Taylor, MD
Assistant Professor, Emergency Medicine, Emory University School of Medicine, Atlanta, Georgia

James L. Thea, MD
Associate Professor of Emergency Medicine, Emergency Medicine, Boston University School of Medicine, Boston, Massachusetts

Jillian L. Theobald, MD, PhD
Assistant Professor, Department of Emergency Medicine, Medical College of Wisconsin, Milwaukee, Wisconsin

Molly E.W. Thiessen, MD
Assistant Emergency Ultrasound Director, Emergency Medicine, Denver Health Medical Center, Denver, Colorado; Assistant Professor, Emergency Medicine, University of Colorado School of Medicine, Aurora, Colorado

J. Jeremy Thomas, MD
Associate Professor, Medical Director, University Emergency Department, Emergency Medicine, University of Alabama at Birmingham, Birmingham, Alabama

Stephen H. Thomas, MD, MPH
Professor and Chair, Hamad Medical Corporation, Department of Emergency Medicine; Chief of Service, Hamad General Hospital Emergency Department, Weill Cornell Medical College in Qatar, Doha, Qatar

Trevonne M. Thompson, MD, FACEP, FACMT
Associate Professor, Emergency Medicine and Medical Toxicology, Director, Division of Medical Toxicology, Department of Emergency Medicine, University of Illinois at Chicago, Chicago, Illinois

Carrie D. Tibbles, MD
Associate Director, Graduate Medical Education, Beth Israel Deaconess Medical Center; Associate Program Director, Harvard Affiliated Emergency Medicine Residency; Assistant Professor of Medicine, Harvard Medical School, Boston, Massachusetts

Glenn F. Tokarski, MD
Emergency Medicine, Henry Ford Hospital, Detroit, Michigan

Veronica Vasquez, MD
Assistant Professor, Department of Emergency Medicine, University of Southern California, LAC + USC Medical Center, Los Angeles, California

David A. Wacker, MD, PhD
Assistant Professor, Department of Medicine (Division of Pulmonary, Allergy, Critical Care, and Sleep Medicine), University of Minnesota Medical School, Minneapolis, Minnesota

Laura Walker, MD
Clinical Instructor, Emergency Medicine, Mayo Medical School, Rochester, Minnesota

Ron M. Walls, MD
Executive Vice President and Chief Operating Officer, Brigham Health; Neskey Family Professor of Emergency Medicine, Harvard Medical School, Boston, Massachusetts

George Sam Wang, MD
Assistant Professor of Pediatrics, Department of Pediatrics, Section of Emergency Medicine and Medical Toxicology, Children's Hospital Colorado, University of Colorado Anschutz Medical Campus, Aurora, Colorado

Matthew A. Waxman, MD, DTM and H
Associate Clinical Professor, Department of Emergency Medicine and Department of Medicine, Olive View-UCLA Medical Center, Los Angeles, California

Robert L. Wears, MD, MS, PhD
Professor, Emergency Medicine, University of Florida, Jacksonville, Florida; Visiting Professor, Clinical Safety Research Unit, Imperial College London, London, England

Lori Weichenthal, MD
Professor of Clinical Emergency Medicine, Emergency Medicine, UCSF Fresno, Fresno, California

Katherine Welker, MD, MPH
Attending Physician, Department of Emergency Medicine, San Diego, California; Toxicology Fellowship, Toxikon Consortium, Cook County Hospital, Chicago, Illinois

Matthew A. Wheatley, MD
Assistant Professor, Emergency Medicine, Emory University School of Medicine, Atlanta, Georgia

John M. Wightman, MD, MA, FACEP
Director, Human Research Protection Program, 711th Human Performance Wing, Air Force Research Laboratory, Wright-Patterson Air Force Base, Ohio; Adjunct Professor, Department of Military and Emergency Medicine, F. Edward Hébert School of Medicine, Uniformed Services University, Bethesda, Maryland; Clinical Professor, Department of Emergency Medicine, Boonshoft School of Medicine, Wright State University, Dayton, Ohio

David T. Williams, MD
Attending Staff Physician, Department of Emergency Medicine, Maui Memorial Medical Center, Wailuku, Hawaii

Craig A. Williamson, MD
Assistant Professor, Neurosurgery, Assistant Professor, Neurology, University of Michigan, Ann Arbor, Michigan

Matthew D. Wilson, MD
Attending Physician, Emergency Medicine, Washington Hospital Center; Assistant Professor of Emergency Medicine, Georgetown University School of Medicine, Washington, DC

Adria Ottoboni Winter, MD
Assistant Clinical Professor, Department of Emergency Medicine, Kern Medical/UCLA, Bakersfield, California

Allan B. Wolfson, MD, FACEP, FACP
Professor of Emergency Medicine, Vice Chair for Education, Department of Emergency Medicine, University of Pittsburgh, Pittsburgh, Pennsylvania

Andrea W. Wu, MD, MMM, FACEP
Core Faculty, Department of Emergency Medicine; Director, Adult Emergency Department, Harbor-UCLA Medical Center, Torrance, California

Donald M. Yealy, MD
Professor and Chair, Emergency Medicine, University of Pittsburgh, Pittsburgh, Pennsylvania

Ken Zafren, MD, FAAEM, FACEP, FAWM
Emergency Programs Medical Director, State of Alaska, Anchorage, Alaska; Clinical Professor, Department of Emergency Medicine, Stanford University Medical Center, Stanford, California; Staff Emergency Physician, Alaska Native Medical Center, Anchorage, Alaska

Brian J. Zink, MD
Professor and Chair, Emergency Medicine, Alpert Medical School of Brown University; Physician-in-Chief, Emergency Medicine, Rhode Island, Newport and The Miriam Hospitals, Providence, Rhode Island

Leslie S. Zun, MD, MBA
Professor and Chair, Emergency Medicine, Rosalind Franklin University of Medicine and Science-Chicago Medical School, North Chicago, Illinois; System Chair, Emergency Medicine, Sinai Health System, Chicago, Illinois

Prefácio à Nona Edição

Quando começamos a planejar esta nona edição, desafiamo-nos a fazer melhoras substanciais e significativas em um livro que se tornou o padrão confiável em nossa área de atuação. Com amplas e rápidas mudanças ocorrendo no âmbito dos cuidados de saúde e ciências da informação, reconhecemos que a relevância não é acidental ou um conceito passivo. Para avançar em relevância e consolidar o livro como uma referência definitiva em nossa especialidade, deliberada e cuidadosamente fizemos mudanças arrojadas que tornaram o livro, de uma só vez, inovador, diretivo e atual de um modo nunca antes ousado.

Primeiro, criamos uma função substancialmente aumentada para os nossos editores, o que exigiu muito mais tempo, criatividade e energia. Isso nos ajudou a constituir uma equipe de editores substancialmente diferente, uma mistura perfeitamente equilibrada entre aqueles com grande experiência em edições anteriores e aqueles que trazem novas ideias e desafiam nossos pressupostos. Ron Walls foi convidado para ser o editor-chefe com Bob Hockberger em sua função de longa data como editor sênior. Marianne Gausche-Hill, uma médica emergencista acadêmica altamente respeitada, que atuou como editora em quatro edições anteriores, completou o nosso corpo de editores seniores. O Dr. Andy Jagoda retornou como editor acompanhado por seis novos e brilhantes editores de programas acadêmicos do país — os Drs. Katherine Bakes, Jill Baren, Timothy Erickson, Amy Kaji, Michael VanRooyen e Richard Zane. Essa equipe editorial dinâmica e inovadora redirecionou substancialmente o modelo do nosso texto, preservando o que melhor serviu aos nossos leitores nas edições anteriores, como discussões bem escritas sobre a base fisiopatológica de doenças e lesões, ao mesmo tempo em que tomou direções totalmente novas, oferecendo recomendações sucintas e claras para diagnóstico e tratamento.

Determinamos, coletivamente, que todas as referências anteriores a 2010 estão há tempo suficiente no domínio público para que não mais necessitem de citação. A exceção infrequente a isso é para diretrizes que foram emitidas em 2007, ou depois, e não foram reeditadas ou suplantadas desde então. A estrita adesão à nossa política de referência exigiu que os autores fornecessem diligentemente atualizações detalhadas e bem pesquisadas sobre o conteúdo de seu capítulo, com base apenas na literatura médica mais recente e relevante. Nos casos em que a literatura é controversa ou pouco clara, usamos a experiência combinada e a perícia de nossos autores e editores para apresentar análises convincentes de opções diagnósticas e terapêuticas, fazer recomendações específicas e dar ao leitor indicações claras das condutas preferidas. Isso torna o livro muito mais imediatamente relevante para os médicos emergencistas. Reconhecemos que a medicina de emergência é praticada por médicos especializados em emergência, outros médicos, residentes e outros estagiários e uma variedade de profissionais não médicos, por isso tomamos o cuidado de assegurar que estamos abordando todos esses grupos com as mesmas informações e recomendações concisas e da mais alta qualidade.

Revisamos a contagem das páginas para cada capítulo, ajustando as alocações onde indicado, e adicionamos novos capítulos sobre vários tópicos importantes. Nós nos concentramos novamente na consistência e na redundância, aprimorando a primeira e minimizando a última. Mudamos alguns capítulos para acesso *on-line*, o que nos permite adicionar novos tópicos de interesse, como terapia medicamentosa para pacientes idosos, e fornecer uma rica variedade de vídeos e imagens dinâmicas, especialmente em ultrassom de emergência. Expandimos e reorganizamos substancialmente a seção de medicina de emergência pediátrica, introduzindo capítulos pediátricos sobre manejo de vias aéreas, sedação para procedimentos e terapia medicamentosa. Introduzimos material novo e significativo sobre emergências na gestante, no paciente com câncer e em uma variedade de outras condições clínicas de grande importância. E, em todos os casos possíveis, insistimos na adesão aos requisitos de referência e redação, foco nas informações diretivas relevantes e uso adequado de prosa e ilustrações para fornecer o equilíbrio perfeito de profundidade, amplitude e acessibilidade imediata.

Estamos muito orgulhosos do resultado, um *Rosen* diferente e mais legível, preservando a seriedade conquistada por mais de 30 anos como o livro mais importante de nossa especialidade, abraçando a era moderna da prática e pesquisa de medicina de emergência e uma geração totalmente nova de residentes e médicos. Àqueles que possuíam edições anteriores, agradecemos por sua lealdade ao longo de tantos anos e esperamos recompensá-los com um companheiro significativamente aprimorado e útil para o seu aprendizado e prática contínuos desta grande especialidade. Aos nossos novos leitores, damos as boas-vidas e agradecemos por nos inspirar a fazer mudanças significativas em uma parte icônica e atemporal de nossa herança acadêmica.

Ron M. Walls
Robert S. Hockberger
Marianne Gausche-Hill

Como Este Livro Médico Deve Ser Visto pelo Médico Praticante e Sistema Judicial

Os editores e autores deste texto acreditam fortemente que a complexa prática da medicina, os caprichos das doenças humanas, a imprevisibilidade das condições patológicas e as funções, disfunções e respostas do corpo humano não podem ser definidos, explicados ou rigidamente categorizados por qualquer documento escrito. *Portanto não é o objetivo nem a intenção de nosso livro servir como uma fonte impositiva sobre qualquer condição médica, plano de tratamento ou intervenção clínica, nem nosso livro-texto deve ser usado para definir rigorosamente um padrão de cuidado que deve ser praticado por todos os médicos.*

Nossa palavra escrita fornece ao médico um banco de dados referenciado pela literatura e um guia clínico razoável, combinado com sugestões práticas de profissionais experientes. Oferecemos uma fonte de referência geral e roteiro clínico sobre uma variedade de condições e procedimentos que podem confrontar os médicos emergencistas com experiência em medicina de emergência. Este texto não pode substituir o julgamento do médico nem descrever todas as aberrações possíveis, *nuances*, cenário clínico ou apresentação, e tampouco pode definir padrões rígidos para ações ou procedimentos clínicos. *Toda consulta médica deve ser individualizaa, e todo paciente deve ser abordado caso a caso.* Nenhuma interação médica complexa pode ser reduzida à palavra escrita. Os tratamentos, procedimentos e condições médicas descritos neste texto não constituem a experiência total ou toda a base de conhecimento que se espera que seja possuída por todos os emergencistas. Finalmente, muitas das complicações e resultados adversos descritos associados à implementação ou à retenção de intervenções médicas e cirúrgicas complexas podem ocorrer, mesmo quando todos os aspectos da intervenção estavam de acordo com o padrão esperado ou tenham sido realizados corretamente.

Os editores e autores de Rosen Medicina de Emergência:
Conceitos e Prática Médica, Nona Edição

Sumário

PARTE I
Conceitos Clínicos Fundamentais, 1

SEÇÃO UM Princípios do Manejo do Paciente Crítico, 3

CAPÍTULO 1	Vias Aéreas, 3	Calvin A. Brown, III | Ron M. Walls
CAPÍTULO 2	Ventilação Mecânica e Suporte Ventilatório Não Invasivo, 25	Todd A. Seigel
CAPÍTULO 3	Manejo da Dor, 34	James R. Miner | John H. Burton
CAPÍTULO 4	Sedação e Analgesia para Procedimentos, 52	Steven A. Godwin
CAPÍTULO 5	Monitorando o Paciente na Emergência, 62	Anthony M. Napoli | Ken Deitch
CAPÍTULO 6	Choque, 68	Michael A. Puskarich | Alan E. Jones
CAPÍTULO 7	Ressuscitação Cerebral, 77	Craig A. Williamson | William J. Meurer
CAPÍTULO 8	Ressuscitação do Adulto, 85	Michael C. Kurz | Robert W. Neumar

SEÇÃO DOIS Sinais, Sintomas e Apresentações, 97

- CHAPTER 9 Fever in the Adult Patient, 97
  Frederick C. Blum | Michelle H. Biros
- CHAPTER 10 Weakness, 103
  Raveendra S. Morchi
- CHAPTER 11 Cyanosis, 108
  Madonna Fernández-Frackelton
- CAPÍTULO 12 Síncope, 115
  Robert A. De Lorenzo
- CAPÍTULO 13 Rebaixamento do Nível de Consciência e Coma, 123
  Charles Lei | Clay Smith
- CHAPTER 14 Confusion, 132
  J. Stephen Huff
- CAPÍTULO 15 Convulsões, 138
  Charles V. Pollack, Jr. | Felipe Teran Merino
- CAPÍTULO 16 Tontura e Vertigem, 145
  Andrew K. Chang
- CAPÍTULO 17 Cefaleia, 153
  Christopher S. Russi | Laura Walker
- CHAPTER 18 Diplopia, 160
  Kama Guluma
- CHAPTER 19 Red and Painful Eye, 169
  Alan A. Dupré | John M. Wightman
- CHAPTER 20 Sore Throat, 184
  Amy H. Kaji
- CHAPTER 21 Hemoptysis, 190
  Calvin A. Brown, III
- CAPÍTULO 22 Dispneia, 195
  Sabina A. Braithwaite | Debra Perina
- CAPÍTULO 23 Dor Torácica, 204
  James E. Brown
- CAPÍTULO 24 Dor Abdominal, 213
  Kurt A. Smith
- CHAPTER 25 Jaundice, 224
  Todd Andrew Taylor | Matthew A. Wheatley
- CHAPTER 26 Nausea and Vomiting, 230
  Joshua Guttman
- CHAPTER 27 Gastrointestinal Bleeding, 242
  David A. Meguerdichian | Eric Goralnick
- CHAPTER 28 Diarrhea, 249
  Nicole Lazarciuc
- CHAPTER 29 Constipation, 257
  Jan M. Shoenberger
- CHAPTER 30 Acute Pelvic Pain, 262
  Ari M. Lipsky | Danielle Hart
- CHAPTER 31 Vaginal Bleeding, 270
  Joelle Borhart
- CAPÍTULO 32 Dor nas Costas, 275
  Brian Niall Corwell

PARTE II
Trauma, 285

SEÇÃO UM Conceitos Gerais e Lesões em Sistemas, 287

- CAPÍTULO 33 Politrauma, 287
  Eric A. Gross | Marc L. Martel
- CAPÍTULO 34 Trauma Cranioencefálico, 301
  Linda Papa | Scott A. Goldberg
- CAPÍTULO 35 Trauma Facial, 330
  Ryanne J. Mayersak
- CAPÍTULO 36 Lesões da Coluna Vertebral, 345
  Amy H. Kaji | Robert S. Hockberger

Conteúdo disponível, em inglês, exclusivamente no site expertconsult.inkling.com

CHAPTER 37	Neck, *372*		**SEÇÃO QUATRO**	Violência e Abuso, *737*
	*Ilene Claudius	Kim Newton*		
CAPÍTULO 38	Trauma Torácico, *382*		**CAPÍTULO 58**	Agressão Sexual, *737*
	Ali S. Raja			*Judith A. Linden	Ralph J. Riviello*
CAPÍTULO 39	Trauma Abdominal, *404*		**CAPÍTULO 59**	Violência Doméstica, *758*
	*James R. Nichols, III	Michael A. Puskarich*			*Esther K. Choo	Judith A. Linden*

PARTE III
Medicina e Cirurgia, *769*

CHAPTER 40	Genitourinary System, *419*			
	Sanjay N. Shewakramani			
CHAPTER 41	Peripheral Vascular Injury, *435*			
	Ali S. Raja			
SEÇÃO DOIS	Lesões Ortopédicas, *445*		**SEÇÃO UM**	Transtornos da Cabeça e do Pescoço, *771*
CAPÍTULO 42	Princípios Gerais das Lesões Ortopédicas, *445*		**CHAPTER 60**	Oral Medicine, *771*
	*Joel M. Geiderman	Dan Katz*			*Ryan Anthony Pedigo	James T. Amsterdam*
CHAPTER 43	Hand, *464*		**CHAPTER 61**	Ophthalmology, *790*
	*Dana A. Stearns	David A. Peak*			*Kama Guluma	Jeffrey E. Lee*
CHAPTER 44	Wrist and Forearm, *508*		**CHAPTER 62**	Otolaryngology, *820*
	*David T. Williams	Hyung T. Kim*			*James A. Pfaff	Gregory P. Moore*
CHAPTER 45	Humerus and Elbow, *530*		**SEÇÃO DOIS**	Sistema Pulmonar, *833*
	Kelly Bookman			
CHAPTER 46	Shoulder, *549*		**CAPÍTULO 63**	Asma, *833*
	*Rachel R. Bengtzen	Mohamud R. Daya*			*Richard M. Nowak	Glenn F. Tokarski*
CAPÍTULO 47	Dor Musculoesquelética nas Costas, *569*		**CAPÍTULO 64**	Doença Pulmonar Obstrutiva Crônica, *848*
	*Amita Sudhir	Debra Perina*			*Ramin R. Tabatabai	Phillip F. Gruber*
CAPÍTULO 48	Trauma Pélvico, *577*		**CAPÍTULO 65**	Infecções do Trato Respiratório Superior, *857*
	*Michael C. Bond	Michael K. Abraham*			*Frantz R. Melio*
CAPÍTULO 49	Femur and Hip, *593*		**CAPÍTULO 66**	Pneumonia, *871*
	*Michael K. Abraham	Michael C. Bond*			*Gregory J. Moran	Matthew A. Waxman*
CHAPTER 50	Knee and Lower Leg, *614*		**CAPÍTULO 67**	Doença Pleural, *881*
	Daniel J. Pallin			*Joshua M. Kosowsky	Heidi Harbison Kimberly*
CHAPTER 51	Ankle and Foot, *634*			
	*Nicholas G.W. Rose	Thomas J. Green*		**SEÇÃO TRÊS**	Sistema Cardíaco, *891*
SEÇÃO TRÊS	Lesões de Tecido Mole, *659*		**CAPÍTULO 68**	Síndrome Coronariana Aguda, *891*
				*J. Jeremy Thomas	William J. Brady*
CAPÍTULO 52	Princípios do Tratamento de Feridas, *659*		**CAPÍTULO 69**	Arritmias, *929*
	*Barry C. Simon	H. Gene Hern, Jr.*			*Donald M. Yealy	Joshua M. Kosowsky*
CAPÍTULO 53	Corpos Estranhos, *674*		**CHAPTER 70**	Implantable Cardiac Devices, *959*
	*Stephen H. Thomas	Jeffrey M. Goodloe*			*Benjamin Squire	James T. Niemann*
CAPÍTULO 54	Mordidas de Mamíferos, *690*		**CAPÍTULO 71**	Insuficiência Cardíaca, *971*
	Wesley P. Eilbert			*John F. O'Brien	Christopher L. Hunter*
CAPÍTULO 55	Lesões por Animais Peçonhentos, *698*		**CAPÍTULO 72**	Doenças Pericárdicas e Miocárdicas, *987*
	Edward Joseph Otten			*Nicholas J. Jouriles*
CAPÍTULO 56	Queimaduras Térmicas, *715*		**CHAPTER 73**	Infective Endocarditis, Rheumatic Fever, and Valvular Heart Disease, *1000*
	*Adam J. Singer	Christopher C. Lee*			*Joshua M. Kosowsky	Sukhjit S. Takhar*
CHAPTER 57	Chemical Injuries, *724*			
	Michael D. Levine			

Conteúdo disponível, em inglês, exclusivamente no site expertconsult.inkling.com

SEÇÃO QUATRO Sistema Vascular, 1007

CAPÍTULO 74 Hipertensão, 1007
Phillip D. Levy | Aaron Brody

CAPÍTULO 75 Dissecção de Aorta, 1021
Felix K. Ankel | Stephen C. Stanfield

CAPÍTULO 76 Aneurisma Aórtico Abdominal, 1027
Christopher B. Colwell | Charles J. Fox

CAPÍTULO 77 Doença Arteriovascular Periférica, 1036
Tom P. Aufderheide

CAPÍTULO 78 Tromboembolismo Pulmonar e Trombose Venosa Profunda, 1051
Jeffrey A. Kline

SEÇÃO CINCO Sistema Gastrintestinal, 1067

CAPÍTULO 79 Esôfago, Estômago e Duodeno, 1067
Andrew W. Lee | Jamie M. Hess

CAPÍTULO 80 Alterações do Fígado e do Trato Biliar, 1083
Elizabeth J. Haines | Leslie C. Oyama

CAPÍTULO 81 Pâncreas, 1104
Rachel Berkowitz | Gabriel Rose

CHAPTER 82 Disorders of the Small Intestine, 1112
Chad E. Roline | Robert F. Reardon

CAPÍTULO 83 Apendicite Aguda, 1121
Michael Alan Cole | Robert David Huang

CAPÍTULO 84 Gastroenterite, 1129
Thomas Nguyen | Saadia Akhtar

CAPÍTULO 85 Alterações do Intestino Grosso, 1150
Michael A. Peterson | Andrea W. Wu

CAPÍTULO 86 Desordens Anorretais, 1166
Wendy C. Coates

SEÇÃO SEIS Sistemas Geniturinário e Ginecológico, 1179

CAPÍTULO 87 Insuficiência Renal, 1179
Allan B. Wolfson

CAPÍTULO 88 Doenças Sexualmente Transmissíveis, 1197
Jeffry McKinzie

CAPÍTULO 89 Transtornos Urológicos Selecionados, 1209
Carl A. Germann | Jeffrey A. Holmes

CAPÍTULO 90 Transtornos Ginecológicos Selecionados, 1232
Trevor R. Pour | Carrie D. Tibbles

SEÇÃO SETE Neurologia, 1241

CAPÍTULO 91 Acidente Vascular Encefálico, 1241
Todd J. Crocco | William J. Meurer

CAPÍTULO 92 Convulsões, 1256
Elaine Rabin | Andy S. Jagoda

CAPÍTULO 93 Transtornos de Cefaleia, 1265
Thomas Kwiatkowski | Benjamin W. Friedman

CAPÍTULO 94 Delirium e Demência, 1278
Gallane Abraham | Lesli S. Zun

CHAPTER 95 Brain and Cranial Nerve Disorders, 1289
Brian A. Stettler

CHAPTER 96 Spinal Cord Disorders, 1298
Andrew D. Perron | J. Stephen Huff

CHAPTER 97 Peripheral Nerve Disorders, 1307
David C. Snow | E. Bradshaw Bunney

CHAPTER 98 Neuromuscular Disorders, 1321
Peter Shearer

CAPÍTULO 99 Infecções do Sistema Nervoso Central, 1328
David M. Somand | William J. Meurer

SEÇÃO OITO Doenças Psiquiátricas e Transtornos Comportamentais, 1341

CAPÍTULO 100 Transtornos do Pensamento, 1341
Matthew P. Kelly | Dag Shapshak

CAPÍTULO 101 Transtornos do Humor, 1346
Leslie S. Zun | Kimberly Nordstrom

CAPÍTULO 102 Transtornos de Ansiedade, 1353
Leslie S. Zun | Kimberly Nordstrom

CHAPTER 103 Somatoform Disorders, 1358
Adria Ottoboni Winter

CHAPTER 104 Factitious Disorders and Malingering, 1361
Jag S. Heer

CAPÍTULO 105 Suicídio, 1366
Marian E. Betz | Jeffrey M. Caterino

SEÇÃO NOVE Doenças Imunológicas e Inflamatórias, 1375

CAPÍTULO 106 Artrite, 1375
Nicholas Genes

CHAPTER 107 Tendinopathy and Bursitis, 1392
Christopher Hogrefe | Emily Martin Jones

CHAPTER 108 Systemic Lupus Erythematosus and the Vasculitides, 1417
Robert T. Arntfield | Christopher M. Hicks

CAPÍTULO 109 Alergia, Hipersensibilidade e Anafilaxia, 1418
Aaron N. Barksdale | Robert L. Muelleman

CAPÍTULO 110 Apresentações Dermatológicas, 1430
Catherine A. Marco

SEÇÃO DEZ Hematologia e Oncologia, 1455

CAPÍTULO 111 Sangue e Hemocomponentes, 1455
Matthew Emery

CAPÍTULO 112 Anemia e Policitemia, 1463
Timothy G. Janz | Alan A. Dupré

Conteúdo disponível, em inglês, exclusivamente no site expertconsult.inkling.com

| CHAPTER 113 | White Blood Cell Disorders, 1480
Timothy G. Janz | Alan A. Dupré

| CAPÍTULO 114 | Distúrbios da Hemostasia, 1485
Alan A. Duprè | Timothy G. Janz

| CHAPTER 115 | Selected Oncologic Emergencies, 1497
Michael T. McCurdy | David A. Wacker

SEÇÃO ONZE Metabolismo e Endocrinologia, 1509

| CAPÍTULO 116 | Distúrbios Acidobásicos, 1509
Reuben J. Strayer

| CAPÍTULO 117 | Distúrbios Eletrolíticos, 1516
Camiron L. Pfennig | Corey M. Slovis

| CAPÍTULO 118 | Diabetes Melito e Distúrbios da Homeostase da Glicose, 1533
Gerald E. Maloney, JR | Jonathan M. Glauser

| CHAPTER 119 | Rhabdomyolysis, 1548
Ram Parekh

| CHAPTER 120 | Thyroid and Adrenal Disorders, 1557
Molly E.W. Thiessen

SEÇÃO DOZE Doenças Infecciosas, 1573

| CAPÍTULO 121 | Bactérias, 1573
Madonna Fernández-Frackelton

| CAPÍTULO 122 | Viroses, 1598
Raghu Seethala | Sukhjit S. Takhar

| CHAPTER 123 | Rabies, 1619
Jeffrey Bullard-Berent

| CAPÍTULO 124 | Infecção pelo HIV e AIDS, 1626
Sukhjit S. Takhar | Rachel L. Chinoria

| CHAPTER 125 | Parasites, 1639
Bruce M. Becker | John D. Cahill

| CHAPTER 126 | Tickborne Illnesses, 1657
Edward B. Bolgiano | Joseph Sexton

| CAPÍTULO 127 | Tuberculose, 1682
Peter E. Sokolove | Robert W. Derlet

| CHAPTER 128 | Bone and Joint Infections, 1693
Neha P. Raukar | Brian J. Zink

| CAPÍTULO 129 | Infecções Cutâneas, 1710
Daniel J. Pallin

| CAPÍTULO 130 | Sepse, 1723
Nathan I. Shapiro | Alan E. Jones

PARTE IV

Ambiente e Toxicologia, 1733

SEÇÃO UM Ambiente, 1735

| CHAPTER 131 | Frostbite and Nonfreezing Cold Injuries, 1735
Ken Zafren | Daniel F. Danzl

| CHAPTER 132 | Accidental Hypothermia, 1754
Ken Zafren | Daniel F. Danzl

| CHAPTER 133 | Heat Illness, 1755
Melissa Platt | Timothy G. Price

| CHAPTER 134 | Lightning and Electrical Injuries, 1772
Kelly P. O'Keefe | Rachel Semmons

| CHAPTER 135 | Scuba Diving and Dysbarism, 1773
Richard L. Byyny | Lee W. Shockley

| CHAPTER 136 | High-Altitude Medicine, 1800
N. Stuart Harris

| CHAPTER 137 | Drowning, 1801
David B. Richards

| CHAPTER 138 | Radiation Injuries, 1805
Daniel Hryhorczuk | Jillian L. Theobald

SEÇÃO DOIS Toxicologia, 1813

| CAPÍTULO 139 | Abordagem do Paciente Intoxicado, 1813
Timothy J. Meehan

| CAPÍTULO 140 | Abuso de Substâncias, 1823
Alicia B. Minns | Richard F. Clark

| CHAPTER 141 | Toxic Alcohols, 1829
Michael E. Nelson

| CAPÍTULO 142 | Doença Relacionada ao Álcool, 1838
John T. Finnell

| CHAPTER 143 | Acetaminophen, 1852
Robert G. Hendrickson | Nathanael J. McKeown

| CHAPTER 144 | Aspirin and Nonsteroidal Agents, 1858
Benjamin W. Hatten

| CHAPTER 145 | Anticholinergics, 1863
Andrew A. Monte | Jason A. Hoppe

| CHAPTER 146 | Antidepressants, 1868
Michael D. Levine | Anne-Michelle Ruha

| CHAPTER 147 | Cardiovascular Drugs, 1876
Jon B. Cole

| CHAPTER 148 | Caustics, 1890
Christopher Hoyte

| CAPÍTULO 149 | Cocaína e Outros Simpaticomiméticos, 1895
Rama B. Rao | Robert S. Hoffman | Timothy B. Erickson

| CHAPTER 150 | Hallucinogens, 1904
Janetta L. Iwanicki

| CHAPTER 151 | Iron and Heavy Metals, 1912
Jillian L. Theobald | Mark B. Mycyk

| CHAPTER 152 | Hydrocarbons, 1921
George Sam Wang | Jennie Alison Buchanan

| CHAPTER 153 | Inhaled Toxins, 1926
Lewis S. Nelson | Robert S. Hoffman

Conteúdo disponível, em inglês, exclusivamente no site expertconsult.inkling.com

| CHAPTER 154 | Lithium, *1934*
Jillian L. Theobald	Steven E. Aks
CHAPTER 155	Antipsychotics, *1937*
Aaron B. Skolnik	Jessica Monas
CHAPTER 156	Opioids, *1943*
Jenna K. Nikolaides	Trevonne M. Thompson
CHAPTER 157	Pesticides, *1947*
Katherine Welker	Trevonne M. Thompson
CHAPTER 158	Plants, Mushrooms, and Herbal Medications, *1957*
Christopher S. Lim	Steven E. Aks
CHAPTER 159	Sedative Hypnotics, *1974*
Leon Gussow	Andrea Carlson

PARTE V
Populações Especiais, *1983*

SEÇÃO UM O Paciente Pediátrico, *1985*

| CAPÍTULO 160 | A Abordagem Geral para o Paciente Pediátrico, *1985*
Margaret G. Huang	Genevieve Santillanes
CAPÍTULO 161	Manejo da Via Sérea do Paciente Pediátrico, *1994*
Josua Nagler	Nathan W. Mick
CAPÍTULO 162	Sedação e Analgesia para Procedimentos no Paciente Pediátrico, *2005*
Sharon E. Mace
CAPÍTULO 163	Ressuscitação Pediátrica, *2020*
Joshua Samuel Easter	Halden F. Scott
CAPÍTULO 164	Ressuscitação Neonatal, *2032*
Ryan D. Kearney	Mark D. Lo
CAPÍTULO 165	Trauma Pediátrico, *2042*
Brittany Lee Murray	Randolph J. Cordle
CAPÍTULO 166	Febre Pediátrica, *2058*
Nathan W. Mick
CAPÍTULO 167	Emergências Respiratórias Pediátricas: Obstrução e Infecções das Vias Aéreas Superiores, *2069*
Emily Rose
CAPÍTULO 168	Emergências Respiratórias Pediátricas: Obstrução da Vias Aéreas Inferiores, *2081*
Richard J. Scarfone	Jefrey A. Seiden
CAPÍTULO 169	Emergências Respiratórias Pediátricas: Doenças Pulmonares, *2090*
Genie E. Roosevelt
CHAPTER 170	Cardiac Disorders, *2099*
Timothy Horeczko	Alson S. Inaba
CAPÍTULO 171	Distúrbios Gastrointestinais, *2126*
Patrick J. Maloney
CAPÍTULO 172	Doença Diarreica Infecciosa e Desidratação, *2145*
Patricia Padlipsky	Taylor McCormick
CAPÍTULO 173	Distúrbios Renais e do Trato Genitourinário, *2163*
Maureen McCollough	Emily Rose
CHAPTER 174	Neurologic Disorders, *2182*
Katharine Carroll Button	Rebekah Mannix
CHAPTER 175	Musculoskeletal Disorders, *2201*
Kemedy K. McQuillen
CAPÍTULO 176	Terapia Farmacológica para o Paciente Pediátrico, *2218*
Maryann Mazer-Amirshahi	Matthew D. Wilson
CHAPTER 177	Child Abuse, *2224*
Daniel Lindberg

SEÇÃO DOIS A Paciente Grávida, *2237*

| CAPÍTULO 178 | Complicações Graves da Gravidez, *2237*
Bisan A. Salhi	Sidhant Nagrani
CAPÍTULO 179	Emergências Médicas Comórbidas Durante a Gravidez, *2259*
Diane L. Gorgas	Robert Cooper
CHAPTER 180	Drug Therapy in Pregnancy, *2277*
Valerie A. Dobiesz	Daniel W. Robinson
CHAPTER 181	Labor and Delivery and Their Complications, *2296*
Veronica Vasquez	Shoma Desai
CAPÍTULO 182	Trauma na Gravidez, *2313*
Valerie A. Dobiesz	Daniel W. Robinson

SEÇÃO TRÊS O Paciente Geriátrico, *2323*

| CAPÍTULO 183 | Abordagem do Paciente Geriátrico, *2323*
Jennifer C. Chen |
| --- | --- |
| CAPÍTULO 184 | Trauma Geriátrico, *2328*
Jeremiah D. Schuur | Zara Cooper |
| CHAPTER 185 | Drug Therapy in the Geriatric Patient, *2334*
Asad E. Patanwala | Arthur B. Sanders |
| CHAPTER 186 | Abuse and Neglect of the Geriatric Patient, *2341*
Tony Rosen | Michael E. Stern |

SEÇÃO QUATRO Circunstâncias Clínicas Especiais, *2349*

| CHAPTER 187 | The Immunocompromised Patient, *2349*
Michael J. Burns |
| --- | --- |
| CHAPTER 188 | The Solid Organ Transplant Patient, *2363*
Kristin Berona | Tarina Lee Kang |
| CHAPTER 189 | The Combative and Difficult Patient, *2375*
Jason D. Heiner | Gregory P. Moore |

Conteúdo disponível, em inglês, exclusivamente no site expertconsult.inkling.com

PARTE VI
Serviços Médicos de Emergência e Preparação para Desastres, 2387

Chapter 190   Emergency Medical Services: Overview and Ground Transport, 2389
Thomas H. Blackwell

Chapter 191   Air Medical Transport, 2405
Ira J. Blumen | Howard Rodenberg

Chapter 192   Disaster Preparedness, 2406
Carl H. Schultz | Kristi L. Koenig

Chapter 193   Weapons of Mass Destruction, 2418
Carl H. Schultz | Kristi L. Koenig

Índice remissivo, *I-1*

Conteúdo disponível, em inglês, exclusivamente no site expertconsult.inkling.com

PARTE I

Conceitos Clínicos Fundamentais

SEÇÃO UM
Princípios do Manejo do Paciente Crítico

CAPÍTULO 1
Vias Aéreas

Calvin A. Brown, III | Ron M. Walls

PRINCÍPIOS

Introdução

O manejo das vias aéreas é a pedra angular da ressuscitação e é uma habilidade definidora para a especialidade da medicina de emergência. O emergencista possui responsabilidade primária no manejo das vias aéreas, e todas as técnicas das vias aéreas estão no domínio da medicina de emergência. Embora a sequência rápida de intubação (SRI) seja o método mais comum para a intubação traqueal na emergência, o manejo das vias aéreas na emergência inclui várias técnicas de intubação e dispositivos, abordagens para as vias aéreas difíceis e técnicas de resgate quando a intubação falha.

Anatomia, Fisiologia e Fisiopatologia

A decisão de intubação deve basear-se em uma avaliação cuidadosa do paciente e avaliação da apresentação clínica em relação a três critérios essenciais: (1) falha na manutenção ou proteção das vias aéreas; (2) falha de ventilação ou oxigenação; e (3) o curso clínico antecipado do paciente e a probabilidade de deterioração.

Falha na Manutenção ou Proteção das Vias Aéreas

Uma via aérea patente é essencial para ventilação e oxigenação adequadas. Se um paciente não for capaz de manter uma via aérea patente, ela deve ser estabelecida usando manobras de via aérea, como o reposicionamento, elevação do mento, tração da mandíbula ou inserção de uma via aérea oral ou nasal. Do mesmo modo, o paciente deve ser capaz de proteger contra a aspiração de conteúdo gástrico, que traz morbidade e mortalidade significativas. Historicamente, a presença de um reflexo de engasgo foi defendida como um indicador confiável da capacidade do paciente de proteger as vias aéreas, mas foi comprovado que não é confiável porque o reflexo de engasgo está ausente em 12% a 25% dos adultos normais e não há evidências de que sua presença ou ausência corresponda a reflexos protetores das vias aéreas ou preveja a necessidade de intubação. A capacidade do paciente de engolir ou de manipular secreções é um indicador mais confiável da proteção das vias aéreas. A abordagem recomendada é avaliar o nível de consciência do paciente, a capacidade de fonar em resposta a comandos ou quando questionado, que fornece informações sobre a integridade da via aérea superior e nível de consciência e a capacidade de gerenciar suas próprias secreções (p. ex., coleção de secreções na orofaringe, ausência de deglutição espontânea ou com comando). Em geral, um paciente que requer uma manobra para estabelecer uma via aérea patente ou que tolere facilmente uma via aérea oral requer intubação para a proteção das vias aéreas, a menos que haja uma condição temporária ou prontamente reversível, como uma intoxicação por opioides.

Falha de Ventilação ou Oxigenação

A troca de gás, tanto a oxigenação como a remoção de dióxido de carbono, são necessárias para as funções vitais dos órgãos. A falha ventilatória que não é reversível por meios clínicos ou hipoxemia persistente apesar da suplementação oxigenada máxima é uma indicação primária para a intubação. Esta avaliação é clínica e inclui uma análise do estado geral do paciente, saturação de oxigênio por oximetria de pulso e padrão ventilatório. A capnografia contínua também pode ser útil, mas não é essencial se as leituras de oximetria forem confiáveis. A Gasometria Arterial (GA) geralmente não é necessária para determinar a necessidade de intubação do paciente. Na maioria dos casos, a avaliação clínica, incluindo oximetria de pulso com ou sem capnografia, e observação de melhora ou deterioração na condição clínica do paciente conduzem a uma decisão correta. Os resultados da GA raramente são úteis, consomem muito tempo e podem ser enganosos, causando uma falsa sensação de segurança e atraso na intubação de um paciente em deterioração. Se forem obtidos, devem ser interpretados cuidadosamente no contexto do estado clínico do paciente. Os pacientes que estão clinicamente melhorando, apesar de alterações graves ou aparentemente piores na GA, podem não requerer intubação, enquanto que um asmático rapidamente fadigado pode requerê-la, mesmo que os valores de GA estejam moderadamente alterados.

A necessidade de ventilação mecânica prolongada geralmente exige intubação. Um dispositivo de máscara externa, pressão positiva contínua nas vias aéreas (CPAP) e pressão positiva em dois níveis (BLPAP) têm sido usados com sucesso para gerenciar pacientes com exacerbações de doença pulmonar obstrutiva crônica (DPOC) e insuficiência cardíaca congestiva, evitando a necessidade de intubação (Cap. 2), mas, apesar desses avanços, muitos pacientes que precisam de ventilação assistida ou pressão positiva para melhorar a oxigenação requerem intubação.[1,2]

Curso Clínico Antecipado

Certas condições indicam a necessidade de intubação, mesmo sem uma ameaça imediata à permeabilidade das vias aéreas ou adequação da ventilação e oxigenação. Essas condições são caracterizadas por uma probabilidade moderada a alta de deterioração previsível das vias aéreas ou a necessidade de intubação para facilitar a avaliação e o tratamento do paciente. A intubação pode ser indicada relativamente cedo no decorrer de certas intoxicações. Embora o paciente inicialmente possa estar protegendo as vias aéreas e trocando gás adequadamente, a intubação é aconselhável para a proteção contra a forte probabilidade de deterioração clínica, que pode ocorrer após a fase inicial do tratamento, quando o paciente não é mais observado de perto. Um paciente que tenha sofrido lesões traumáticas múltiplas pode necessitar de intubação, mesmo que ele esteja ventilando normalmente por via aérea e tenha níveis adequados de oxigênio. Por exemplo, um paciente politraumatizado com hipotensão, fratura exposta do fêmur e dor abdominal difusa necessita de intubação precoce, mesmo que ele esteja inicialmente acordado e alerta, sem lesão das vias aéreas ou hipoxemia. A ressuscitação ativa, o controle da dor, a necessidade de procedimentos invasivos e exames de imagem fora do departamento de emergência (DE) e o inevitável gerenciamento operacional ditam a necessidade de um controle precoce das vias aéreas. Além disso, um paciente com trauma penetrante no pescoço pode ter uma via aérea patente e uma troca gasosa adequada. No entanto, a intubação precoce é aconselhável quando há evidências de lesão vascular ou de lesão direta de vias aéreas, pois esses pacientes tendem a se deteriorar, e o aumento da hemorragia ou edema cervical comprometerão as vias aéreas e prejudicarão tentativas posteriores de intubação.

O traço comum entre essas indicações para intubação é o curso clínico esperado. Em cada caso, pode-se antecipar que eventos futuros possam comprometer a capacidade do paciente de manter e proteger as vias aéreas, ou a capacidade de oxigenar e ventilar, e esperar até que isso ocorra pode resultar em uma via aérea difícil.

Identificação da Via Aérea Difícil

Na maioria dos pacientes, a intubação é tecnicamente fácil e direta. Embora os primeiros registros observacionais baseados no DE tenham relatado taxas de cricotireoidostomia de cerca de 1% para todas as intubações, estudos mais recentes mostraram uma taxa menor, inferior a 0,5%.[3] Como seria de esperar com uma população de doentes não selecionada e não programada, a taxa de cricotireoidostomia DE é maior do que na sala de cirurgia, o que ocorre em aproximadamente 1 em 200 a 2000 casos de anestesia geral eletiva.[4] A ventilação com bolsa-máscara (BMV) é difícil em aproximadamente 1 em cada 50 pacientes com anestesia geral e é impossível em aproximadamente 1 em 600 pacientes. A BMV é difícil, no entanto, em até um terço dos pacientes nos quais ocorre falha de intubação, e a BMV difícil torna a probabilidade de intubação difícil quatro vezes maior e a probabilidade de intubação impossível 12 vezes maior. A combinação de falha de intubação, BMV e oxigenação na prática de anestesia eletiva é estimada como extremamente rara, aproximadamente 1 em 30.000 pacientes com anestesia eletiva.[4] Estes números não podem ser extrapolados para populações de pacientes DE que estão gravemente doentes ou feridos e para quem a intubação é urgente e inevitável. Embora a seleção de pacientes não possa ocorrer, como em uma consulta pré-anestésica, a análise pré-intubação de fatores que predizem intubação difícil fornece ao profissional as informações necessárias para formular um plano seguro e eficaz de intubação.

A avaliação de pré-intubação deve avaliar o paciente quanto a possível intubação difícil e BMV difícil, colocação e ventilação com um dispositivo extraglótico (DEG, ver discussão posterior) e cricotireoidostomia. O conhecimento de todos os quatro domínios é crucial para o planejamento bem-sucedido. Um paciente que exibe características óbvias de vias aéreas difíceis é altamente preditivo de uma intubação desafiadora, embora o emergencista deva estar sempre pronto para uma via aérea difícil, pois algumas vias aéreas difíceis podem não ser identificadas por uma avaliação à beira do leito.[5]

A dificuldade das vias aéreas existe em um espectro e é contextual para a experiência, o ambiente e o arsenal de dispositivos do provedor. As vias aéreas previstas como difíceis quando se utiliza um laringoscópio tradicional podem não se mostrar difíceis quando um videolaringoscópio é usado. Alguns pacientes podem ter uma única razão anatômica ou fisiopatológica para a dificuldade da via aérea, enquanto outros podem ter várias características de via aérea difícil. Embora os dois grupos de pacientes representem desafios potenciais de intubação, o último grupo provavelmente teria cruzado um limiar além do qual o bloqueio neuromuscular seria evitado, porque pode resultar em uma condição de via aérea falha chamada de "não intubo e não ventilo". Nesses casos, uma abordagem preferencial incluiria anestesia tópica, sedação parenteral e intubação sem o uso de um agente bloqueador neuromuscular (ABNM). Ocasionalmente, a SRI continua a ser o método preferido, apesar de uma avaliação pertinente à beira do leito, quando faz parte de uma abordagem planejada para a via aérea difícil. Isso pode incluir o uso de um esquema de duplo preparo, no qual uma abordagem de resgate, como a cricotireoidostomia, é preparada simultaneamente no caso de falha na intubação. Independentemente dos resultados de uma avaliação reconfortante à beira do leito quanto à dificuldade nas vias aéreas, desafios significativos podem ser encontrados com a intubação e a ventilação com bolsa-máscara, e o médico deve estar preparado para uma dificuldade imprevista.

Laringoscopia Direta Difícil: LEMON

A visualização glótica é fundamental no gerenciamento de vias aéreas de emergência. Com a laringoscopia direta (LD), se as pregas vocais puderem ser vistas (Classificação de Cormack e Lehane [CL] grau I ou II; Fig. 1.1), a chance de sucesso na intubação é alta. No entanto, quando a abertura glótica não pode ser visualizada (CL grau III ou IV), o sucesso da intubação é menos provável. Poucos dos marcadores de vias aéreas difíceis, que se acredita terem limitado o acesso ao LD, foram cientificamente validados, mas aplicá-los em combinação pode fornecer uma avaliação razoável da dificuldade antecipada das vias aéreas. A videolaringoscopia, por outro lado, raramente deixa de fornecer visualização laríngea adequada, portanto, a caracterização de preditores de videolaringoscopia difíceis pode não ser possível. Como na LD, visualizações adequadas são altamente correlacionadas com o sucesso da intubação, embora a força dessa associação possa depender do dispositivo usado e da experiência do operador.[3,6,7] Se LD ou videolaringoscopia é planejada, um processo de triagem padrão para dificuldade deve ser realizado com cada paciente. Nossa abordagem recomendada usa o mnemônico LEMON (Quadro 1.1).

L-Look Externally — Inspeção externa. Primeiro o paciente deve ser examinado em relação a indicadores externos

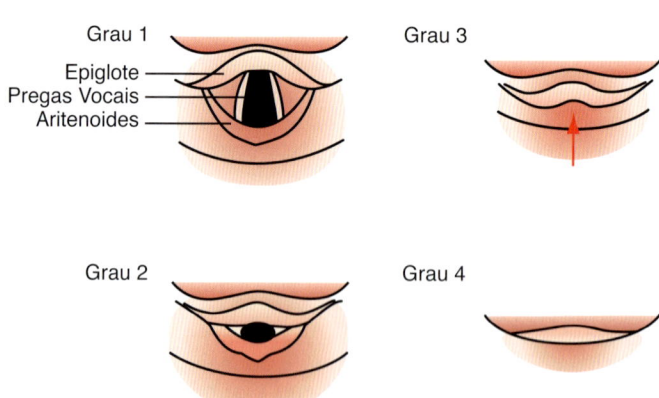

Fig. 1.1. Sistema de classificação de Cormack e Lehane para visão glótica. (Modificado de Walls RM, Murphy MF, editors: Manual of emergency airway management, ed 4, Philadelphia, 2012, Lippincott, Williams & Wilkins; com permissão.)

QUADRO 1.1

Mnemônico *LEMON* para Avaliação da Laringoscopia Direta Difícil

Look externally- Inspeção externa para sinais de intubação difícil (por avaliação subjetiva)
Evaluate- Avalie a regra 3-3-2
Mallampati- Escala Mallampati
Obstruction or obesity- Obstrução ou obesidade
Neck mobility- Mobilidade do pescoço

Adaptado com permissão de The Difficult Airway Course: Emergency and Walls RM, Murphy MF, eds: Manual of Emergency Airway Management, 4th ed. Philadelphia: Lippincott, Williams & Wilkins; 2012.

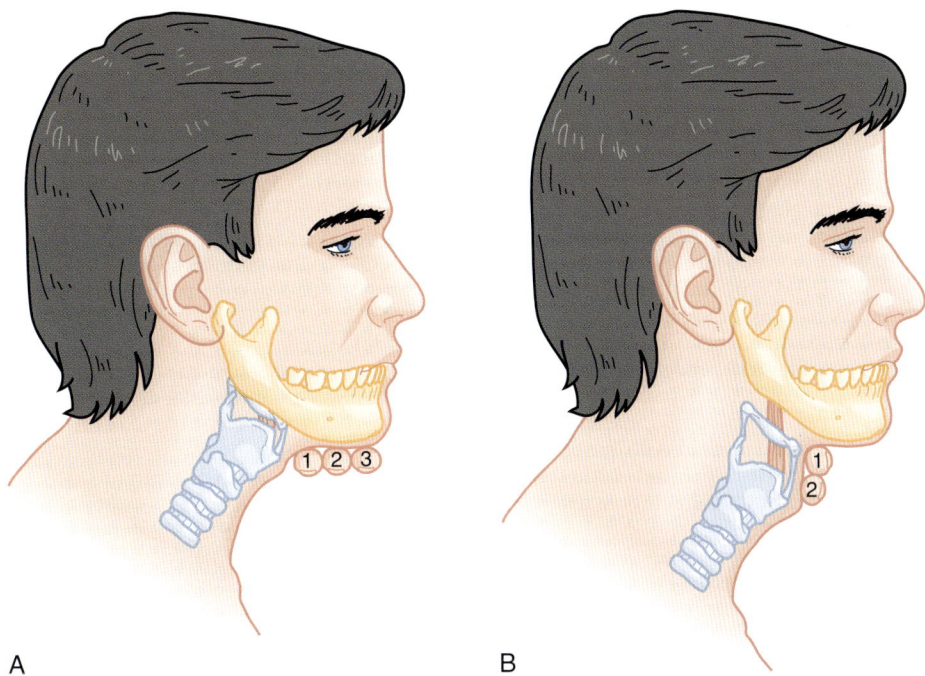

Fig. 1.2. Dois passos finais da regra 3-3-2. A, Três dedos são colocados ao longo do assoalho da boca, começando no mento. B, Dois dedos são colocados na proeminência laríngea (pomo de Adão). (Modificado de Murphy MF, Walls RM: Identification of difficult and failed airways. In Walls RM, Murphy MF, editors: Manual of emergency airway management, ed 4, Philadelphia, 2012, Lippincott, Williams & Wilkins; the 3-3-2 rule copyright © 2012 by The difficult airway course: emergency; and Lippincott Williams & Wilkins, publishers, Manual of emergency airway management.)

de intubação difícil, que são determinados com base simplesmente na impressão clínica do intubador ou na avaliação subjetiva inicial. Por exemplo, um paciente combativo com a face gravemente ferida e ensanguentada, imobilizado com um colar cervical em uma prancha rígida, deveria (corretamente) levantar a suspeita imediata de intubação difícil. O julgamento clínico subjetivo pode ser altamente específico, mas insensível e, portanto, deve ser aumentado por outras avaliações, independentemente da via aérea parecer desafiadora ou não.

E – **Evaluate – Avalie a regra 3-3-2.** O segundo passo na avaliação da via aérea difícil é avaliar a geometria das vias aéreas do paciente para determinar a adequação para LD. A visualização glótica com um laringoscópio direto necessita que a boca se abra adequadamente, que o espaço submandibular seja adequado para acomodar a língua, e que a laringe esteja posicionada suficientemente baixa no pescoço para ser acessível. Estas relações têm sido exploradas em vários estudos por medidas externas de abertura da boca, tamanho da orofaringe, movimento do pescoço e distância tireomentoniana. A regra 3-3-2 é um resumo eficaz dessas avaliações.[8] A regra 3-3-2 exige que o paciente seja capaz de colocar três dos seus próprios dedos entre os incisivos abertos, três de seus próprios dedos ao longo do assoalho da mandíbula começando no mento e dois dedos, a partir da proeminência laríngea, até a parte inferior do queixo (Fig. 1.2). É impossível intubar um paciente que apresenta a mandíbula retraída e laringe muito anterior utilizando LD porque o operador não pode deslocar adequadamente a língua e superar o ângulo agudo para uma visão direta da abertura glótica.

M – **Mallampati Scale – Escala Mallampati.** O acesso oral é avaliado com a escala de Mallampati (Fig. 1.3). A visibilidade da faringe oral varia desde a visualização completa, incluindo os pilares amigdalianos (classe I), até nenhuma visualização, com a língua pressionada contra o palato duro (classe IV). As classes I e II predizem acesso oral adequado, a classe III prediz dificuldade moderada e a classe IV prediz um alto grau de dificuldade. Uma

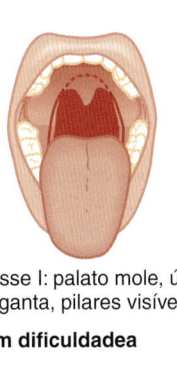

Classe I: palato mole, úvula, garganta, pilares visíveis
Sem dificuldadea

Classe II: palato mole, úvula, fauces visíveis
Sem dificuldade

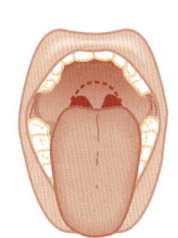

Classe III: palato mole, base da úvula visível
Dificuldade moderada

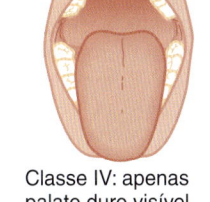

Classe IV: apenas palato duro visível
Grande dificuldade

Fig. 1.3. A escala de Mallampati, classes I a IV, avalia o acesso oral para intubação. (De Whitten CE: Anyone can intubate, ed 4, San Diego, CA, 2004; com permissão.)

metanálise confirmou que o escore de Mallampati de quatro classes funciona bem como um preditor de laringoscopia difícil (e, não tanto, de intubação difícil), mas o escore de Mallampati sozinho não é uma ferramenta de avaliação suficiente, pois exige que um paciente acordado cumpra a avaliação da maneira como foi originalmente descrita. Quase 50% dos pacientes com DE não podem realizar essa avaliação voluntariamente, mas é possível improvisar usando uma lâmina de laringoscópio direto como depressor de língua em pacientes rebaixados ou não cooperativos.[9]

O – Obstruction or Obesity - **Obstrução ou Obesidade.** A obstrução da via aérea superior (supraglótica) pode tornar a visualização da glote, ou a própria intubação, mecanicamente impossível. Condições como epiglotite, câncer de cabeça e pescoço, angina de Ludwig, hematoma no pescoço, inchaço da glote ou pólipos glóticos podem comprometer a laringoscopia, a passagem do tubo endotraqueal (TET), BMV, ou todos os três. Examine o paciente em busca de obstrução das vias aéreas e avalie a voz do sua voz para atender a esta etapa de avaliação. Embora a obesidade sozinha possa não ser um marcador independente de laringoscopia direta difícil, ela provavelmente contribui para desafios em outras áreas do manejo das vias aéreas. No entanto, os pacientes obesos geralmente são mais difíceis de serem intubados do que os não obesos e deve-se estar preparado para isso e para a dessaturação mais rápida da oxi-hemoglobina e maior dificuldade com a ventilação usando BMV ou um DEG (ver adiante).

N – Neck Mobility – **Mobilidade do Pescoço.** A mobilidade do pescoço é desejável para qualquer técnica de intubação e é essencial para posicionar o paciente para LD ideal. A mobilidade do pescoço é avaliada pela flexão e extensão da cabeça e do pescoço do paciente através de uma ampla gama de movimentos. A extensão do pescoço é o movimento mais importante, mas colocar o paciente na posição olfativa fornece a visão laríngea ideal por LD.[10] Pequenas limitações do movimento não prejudicam seriamente a LD, mas a perda grave do movimento, como pode ocorrer na espondilite anquilosante ou na artrite reumatoide, por exemplo, pode tornar a LD impossível. A imobilização da coluna cervical em pacientes com trauma reduz artificialmente a mobilidade da coluna cervical, mas a LD ainda é altamente bem-sucedida neste grupo de pacientes.[7]

Um mnemônico semelhante, LEMONS, foi descrito, com o "S" referindo-se à saturação de oxigênio do paciente. Embora não seja um contribuinte direto para a dificuldade com a LD, uma baixa saturação de oxigênio, no início, resultará em um período mais curto de apneia segura, um tempo truncado para realizar a laringoscopia e a colocação bem-sucedida do tubo endotraqueal. Como observado, a identificação de uma intubação difícil não impede o uso de uma técnica de SRI. A determinação crucial é se o emergencista julga que o paciente tem uma probabilidade razoável de sucesso na intubação, apesar das dificuldades identificadas, e que a ventilação com BMV ou DEG será bem-sucedida caso a intubação falhe (para avaliação do sucesso da BMV e dos DEG, veja os Quadros 1.2 e 1.3).

Ventilação Bolsa-Máscara Difícil: MOANS

Atributos de BMV difíceis foram amplamente validados e podem ser resumidos com o mnemônico MOANS (Quadro 1.2).
- *M*ask seal - Comprometimento ou dificuldade de vedar a máscara
- *O*bstruction or Obesity - Obstrução (particularmente obstrução supraglótica, mas pode estar presente em qualquer parte da via aérea) ou Obesidade (devido a tecidos redundantes das vias aéreas superiores, peso da parede torácica e resistência da massa abdominal)
- *A*dvanced *A*ge - Idade avançada (melhor julgada pela aparência fisiológica do paciente, mas o risco é maior com idade acima de 55 anos)
- "*N*o teeth" - Pacientes desdentados, que interferem de forma independente na vedação da máscara
- *S*tiffness - Rigidez ou resistência à ventilação (p. ex., asma, DPOC, edema pulmonar, doença pulmonar restritiva, gravidez a termo) - podem contribuir para o aumento da dificuldade com a BMV.

A dificuldade com a BMV nos pacientes desdentados é a base do conselho frequentemente citado para pacientes com dentaduras: "dentes fora para intubação, dentes dentro para ventilação". Outra abordagem envolve colocar a máscara dentro do lábio inferior do paciente. Isso pode limitar o vazamento de ar em pacientes sem dentes e elimina o risco de aspiração associado a próteses dentárias ou gaze enrolada (Fig. 1.4).[11] A BMV difícil não é incomum, mas, com a técnica adequada, geralmente é bem-sucedida. Uma revisão por Kheterpal *et al.* de mais de 50.000 pacientes submetidos à anestesia eletiva descobriu que a BMV impossível é excepcionalmente rara (0,2%) e está associada a alterações cervicais secundárias à radioterapia, presença de barba, sexo masculino, história de apneia do sono, e via aérea de classe III ou IV de Mallampati.[11a] A BMV impossível foi cinco vezes mais provável se um desses fatores estivesse presente e 25 vezes mais provável com quatro ou mais.

Posicionamento Difícil de Dispositivo Extraglótico: RODS

Colocação de um DEG, como uma máscara laríngea (LM), Combitube, ou dispositivo de via aérea superior semelhante, muitas vezes pode converter um "não intubo, não ventilo" em "não intubo, mas ventilo", que permite tempo para o resgate de uma via aérea falha (veja a próxima seção). A dificuldade em obter o posicionamento e ventilação com um DEG pode ser prevista pelo mnemônico RODS. Felizmente, se o emergencista já realizou as avaliações LEMON e MOANS, apenas o D para anatomia distorcida continua a ser avaliado (Quadro 1.3). As DEGs são colocadas às cegas e possuem uma estrutura de máscara ou balão que, quando inflada, obstrui a orofaringe proximalmente e a entrada esofágica distalmente, permitindo a ventilação indireta. A anatomia distorcida das vias aéreas superiores pode resultar em uma má vedação e ventilação ineficaz.

Cricotireoidostomia Difícil: SMART

A cricotireoidostomia difícil pode ser antecipada sempre que houver acesso limitado ao pescoço anterior ou pontos de referência

> **QUADRO 1.2**
>
> **Mnemônico *MOANS* para Avaliação da Ventilação Bolsa-Máscara Difícil**
>
> *M*ask seal- Selo da máscara
> *O*bstruction or obesity- Obstrução ou obesidade
> *A*ged- Idade
> *N*o teeth- Sem dentes
> *S*tiffness- Rigidez (resistência à ventilação)

Adaptado com permissão de The Difficult Airway Course: Emergency and Walls RM, Murphy MF, eds: Manual of Emergency Airway Management, 4th ed. Philadelphia: Lippincott, Williams & Wilkins; 2012.

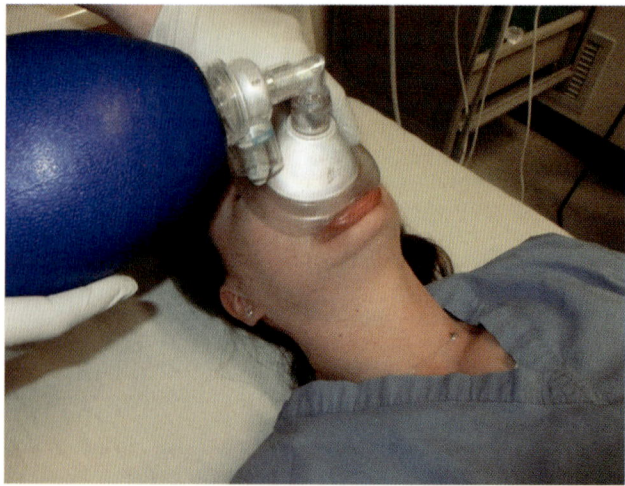

Fig. 1.4. A ventilação em pacientes desdentados pode ser realizada colocando a borda inferior da máscara no interior do lábio inferior do paciente para melhorar a vedação. (Cortesia do Dr. Tobias Barker)

QUADRO 1.3

Mnemônico *RODS* para Avaliação do Posicionamento Difícil do Dispositivo Extraglótico

Restricted - Abertura restrita da boca
Obstruction or obesity- Obstrução ou obesidade
Distorted- Anatomia distorcida
Stiffness- Rigidez (resistência à ventilação)

Adaptado com permissão do The Difficult Airway Course: Emergency and Walls RM, Murphy MF, eds: Manual of Emergency Airway Management, 4th ed. Philadelphia: Lippincott, Williams & Wilkins; 2012.

QUADRO 1.4

Mnemônico *SMART* para Avaliação da Cricotireoidostomia Difícil

Surgery- Cirurgia
Mass- Massa (abcesso, hematoma)
Access/anatomy problems- Acesso/problemas anatômicos (obesidade, edema)
Radiation- Radiação
Tumor- Tumor

Adaptado com permissão do The Difficult Airway Course: Emergency and Walls RM, Murphy MF, eds: Manual of Emergency Airway Management, 4th ed. Philadelphia: Lippincott, Williams & Wilkins; 2012.

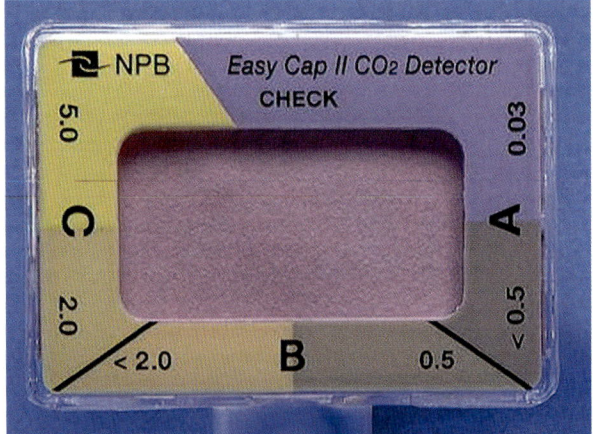

Fig. 1.5. Detector de CO_2 de final de exalação antes da aplicação. O indicador está roxo, o que indica falha na detecção de CO_2. Esta também é a aparência quando o esôfago é intubado.

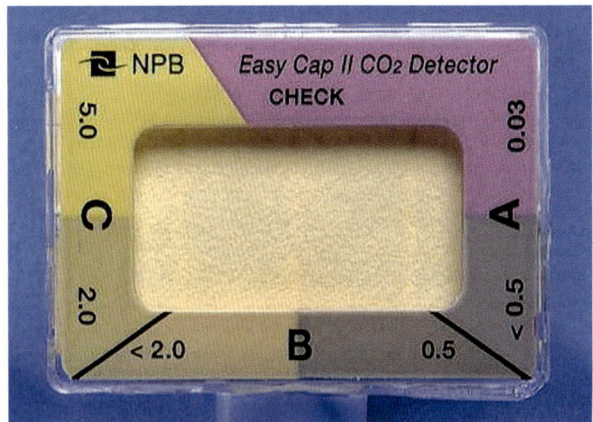

Fig. 1.6. A detecção positiva de CO_2 torna o indicador amarelo, indicando o posicionamento traqueal do tubo.

laríngeos obscurecidos e pode ser lembrado pelo mnemônico SMART (Quadro 1.4). Cirurgia prévia, hematoma, tumor, abscesso, cicatrização (a partir de radioterapia ou lesão prévia), trauma local, obesidade, edema ou enfisema subcutâneo têm o potencial de tornar a cricotireoidostomia mais difícil. Realize um exame dos pontos de referência necessários para realizar a cricotireoidostomia como parte da avaliação pré-intubação de via aérea difícil do paciente. O ultrassom Point-of-Care tem sido usado à beira do leito para localizar a membrana cricotireóidea, permitindo que o emergencista marque a localização na superfície do pescoço em casos de alto risco. O emergencista não deve evitar a realização de uma cricotireoidostomia de resgate quando indicada, mesmo na presença de dificuldade prevista.

Graduação e Incidência da Dificuldade de Intubação

O grau real de intubação é altamente subjetivo e a quantificação é um desafio. O sistema CL é o sistema mais amplamente utilizado para classificação de uma visão laringoscópica da glote, que classifica a laringoscopia de acordo com a extensão em que estruturas laríngeas e glóticas podem ser vistas (Fig. 1.1). Na laringoscopia de grau 1, toda ou quase toda a abertura glótica é vista; no grau 2, o laringoscopista visualiza apenas uma porção da glote (cartilagens aritenoides isoladas ou cartilagens aritenoides e parte das pregas vocais); no grau 3, apenas a epiglote é visualizada; e no grau 4, nem mesmo a epiglote é visível.

Menos de 1% dos pacientes estáveis submetidos a LD durante a anestesia eletiva produzem uma laringoscopia de grau 4, um achado associado a uma intubação extremamente difícil. A laringoscopia de grau 3, que representa intubação muito difícil, é encontrada em menos de 5% dos pacientes. A laringoscopia de grau 2, que ocorre em 10% a 30% dos pacientes, pode ser subdividida em grau 2a, na qual as aritenoides e uma porção das pregas vocais são vistas, e grau 2b, no qual apenas as aritenoides são vistas. A falha de intubação ocorre em 67% dos casos de grau 2b, mas em apenas 4% dos casos de grau 2a. Fora da sala de cirurgia, a taxa de dificuldade pode ser maior. Em uma revisão recente de intubações de emergência em pacientes adultos, até 10% foram considerados difíceis (nota 3 ou 4 CL direta ou mais de três tentativas necessárias).[12] A incidência de intubações difíceis na DE é desconhecida, mas é provavelmente muito maior. Aproximadamente 80% de todas as laringoscopias de grau 2 são de grau 2a; o resto é de grau 2b. O sucesso da intubação na primeira tentativa cai significativamente à medida que a visão glótica passa de uma nota 2a para 2b; no entanto, uma visão de grau 1 está associada a praticamente 100% de sucesso na intubação. Um sistema alternativo, PAG (porcentagem de abertura glótica), também foi proposto e validado, mas não tem sido amplamente utilizado ou estudado. A incidência de intubação difícil e seus preditores baseiam-se amplamente no uso de LD convencional e não são aplicáveis à videolaringoscopia.

Confirmação do Posicionamento do Tubo Endotraqueal

Imediatamente após a intubação, o intubador deve aplicar um dispositivo de detecção de dióxido de carbono de final de exalação ($EtCO_2$) ao TET e avaliá-lo através de seis ventilações manuais. Detectores colorimétricos $EtCO_2$ descartáveis são altamente confiáveis, convenientes e fáceis de interpretar, indicando detecção adequada de CO_2 por mudança de cor (Figs. 1.5 e 1.6) e determinando intubação traqueal e esofágica em pacientes com circulação espontânea. A persistência do CO_2 detectado após seis respirações manuais indica que o tubo está dentro da via aérea, embora não necessariamente dentro da traqueia. O CO_2 é detectado com o tubo no brônquio fonte principal, na traqueia ou no espaço supraglótico. Correlação da detecção de $EtCO_2$ com as marcações de profundidade do TET, particularmente importante em pacientes pediátricos, confirma a colocação traqueal. Raramente, a BMV antes da intubação ou ingestão de bebidas carbonatadas pode levar à liberação de CO_2 do estômago após a intubação esofágica, causando uma falsa indicação transitória de intubação traqueal. A lavagem deste fenômeno ocorre universalmente dentro de seis respirações.

Embora a medição colorimétrica da $EtCO_2$ seja altamente sensível e específica para a detecção da intubação esofágica, é necessária cautela para os pacientes em parada cardiorrespiratória. Trocas gasosas insuficientes podem impedir a detecção de CO_2 no ar exalado, mesmo quando o tubo é colocado corretamente dentro da traqueia. Em pacientes em parada cardiorrespiratória, um nível de CO_2 maior que 2%, que é o limiar de mudança de cor nos capnógrafos colorimétricos, deve ser considerado uma evidência definitiva do correto posicionamento do TET. Mas a ausência desse CO_2 não pode ser usada de maneira confiável como indicador de intubação esofágica. Diretrizes recentes de ressuscitação sugeriram a medição quantitativa contínua do $EtCO_2$ durante a parada cardiorrespiratória para avaliar a eficácia da ressuscitação cardiopulmonar.[13] Esta circunstância ocorre em aproximadamente 25% a 40% dos pacientes com parada cardiorrespiratória intubados. Em todos os outros pacientes, a ausência de detecção de CO_2 indica falha na intubação da traqueia, e a reintubação rápida é indicada.

Quando a detecção de $EtCO_2$ não é possível, a posição do tubo traqueal pode ser confirmada com outras técnicas. Uma abordagem envolve ultrassom Point-of-Care. Em estudos com pacientes vivos e em cadáveres, a ultrassonografia realizada sobre a membrana cricotireóidea ou traqueia superior confirmou com precisão a posição do TET na traqueia, especialmente durante a intubação.[14,15]

Outro método de confirmação da colocação do tubo é a técnica de aspiração, baseada nas diferenças anatômicas entre a traqueia e o esôfago. O esôfago é uma estrutura muscular sem suporte dentro de suas paredes e, portanto, é colapsável quando a pressão negativa é aplicada. A traqueia é mantida patente por anéis cartilaginosos e, portanto, é menos provável que colapse quando a pressão negativa é aplicada. A aspiração vigorosa de ar através do TET com o balonete do TET deflacionado resulta na oclusão dos orifícios do TET pelas paredes moles do esôfago, enquanto que a aspiração após o posicionamento traqueal do tubo é fácil e rápida.

Dispositivos de aspiração tipo bulbos ou seringas podem ser usados em pacientes com parada cardiorrespiratória que não tenham CO_2 detectável. Embora tais dispositivos sejam altamente confiáveis na detecção da intubação esofágica (sensibilidade > 95%), os falso-positivos, nos quais um tubo traqueal corretamente colocado é incorretamente identificado como esofágico, podem ocorrer em até 25% dos pacientes com parada cardiorrespiratória. Dispositivos de aspiração podem ser úteis no ambiente extra-hospitalar quando a iluminação deficiente dificulta a determinação colorimétrica da $EtCO_2$. Eles também são bons dispositivos de reserva quando a parada cardiorrespiratória prejudica as tentativas de avaliar o posicionamento com $EtCO_2$. A detecção de CO_2 expirado é mais confiável e é o padrão para confirmação da colocação traqueal de um TET e para detecção precoce de intubação esofágica acidental. Dispositivos de aspiração têm um papel valioso, mas secundário. Além disso, um bougie pode ser colocado através do centro de um TET para corroborar ainda mais a localização do tubo. Um bougie que pode ser passado profundamente pelo tubo, com pouca ou nenhuma resistência, sugere uma intubação esofágica porque o bougie provavelmente passou além do tubo e para o estômago. Se o TET estiver na traqueia, a ponta do bougie ficará presa após apenas alguns centímetros, provavelmente no brônquio principal direito, e uma vibração do contato com os anéis traqueais anteriores pode ser transmitida às pontas dos dedos do operador.

Consequentemente, a detecção de $EtCO_2$, com técnica de aspiração, bougie ou ultrassonografia como suporte, deve ser considerada o principal meio de confirmação da colocação do TET. Meios secundários incluem achados do exame físico, oximetria e radiografia. O examinador deve auscultar ambos os campos pulmonares e a área epigástrica. A oximetria de pulso é indicada como uma técnica de monitoramento em todos os pacientes críticos, não apenas naqueles que necessitam de intubação. A oximetria é útil na detecção de intubação esofágica, mas pode não mostrar uma saturação de oxigênio decrescente por vários minutos após uma intubação malsucedida por causa do reservatório de oxigênio (pré-oxigenação) criado no paciente antes da intubação. Embora a radiografia de tórax seja universalmente recomendada após a colocação do TET, seu objetivo principal é garantir que o tubo esteja bem posicionado abaixo das pregas vocais e acima da carina. Uma única radiografia de tórax anteroposterior não é suficiente para detectar a intubação esofágica, embora a intubação esofágica possa ser detectada se o TET estiver claramente fora da sombra aérea da traqueia. Nos casos em que a dúvida persiste, um endoscópio de fibra óptica pode ser passado pelo TET para identificar os anéis traqueais, outro padrão ouro para confirmação da colocação traqueal.

MANEJO

Tomada de Decisão

Algoritmos para o manejo de vias aéreas de emergência foram desenvolvidos e fornecem um guia útil para o planejamento da intubação e resgate em caso de falha de intubação. O algoritmo assume que a decisão de intubar foi feita e descreve tal abordagem. A abordagem baseia-se em duas determinações fundamentais que devem ser feitas antes do início do manejo ativo das vias aéreas (Fig. 1.7). A primeira determinação é se o paciente está em parada cardiorrespiratória ou em estado de quase parada e provavelmente não responde à laringoscopia direta. Tal paciente — agônico,

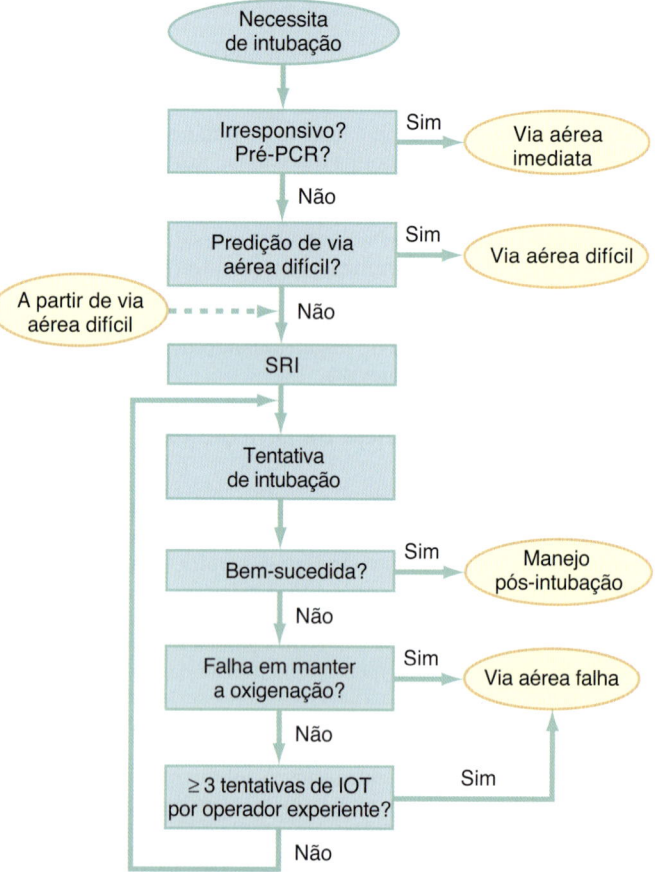

Fig. 1.7. Algoritmo central de manejo de vias aéreas na emergência. *IOT*, Intubação Orotraqueal; *SRI*, Sequência Rápida de Intubação; *PCR*, parada cardiorrespiratória. (Modificado de Walls RM: The emergency airway algorithms. In Walls RM, Murphy MF, editors: Manual of emergency airway management, ed 4, Philadelphia, 2012, Lippincott, Williams & Wilkins; copyright © 2012, The difficult airway course: emergency; and Lippincott, Williams & Wilkins, publishers.)

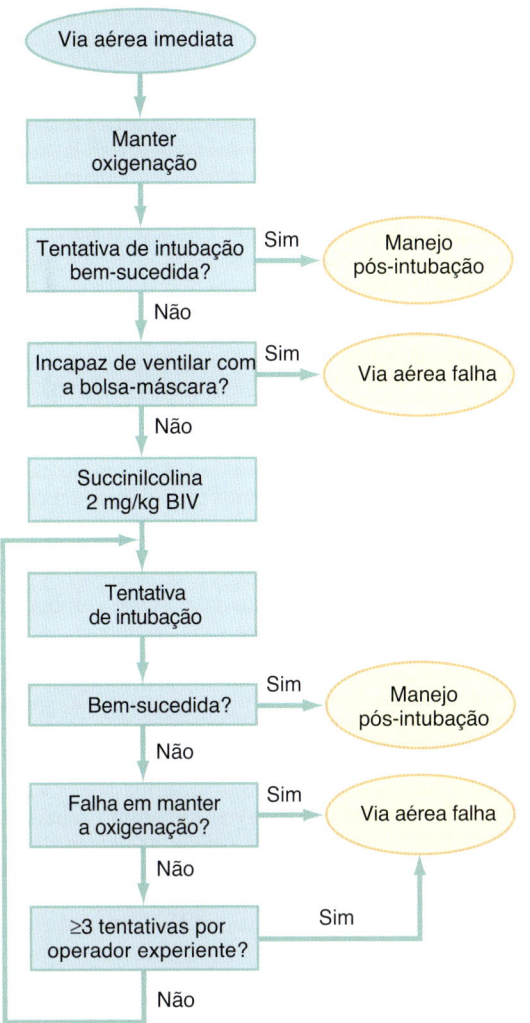

Fig. 1.8. Algoritmo de via aérea imediata. *BIV*, bólus intravenoso. (Modificado de Walls RM: The emergency airway algorithms. In Walls RM, Murphy MF, editors: Manual of emergency airway management, ed 4, Philadelphia, 2012, Lippincott,Williams & Wilkins; copyright © 2012, The difficult airway course: emergency; and Lippincott, Williams & Wilkins, publishers.)

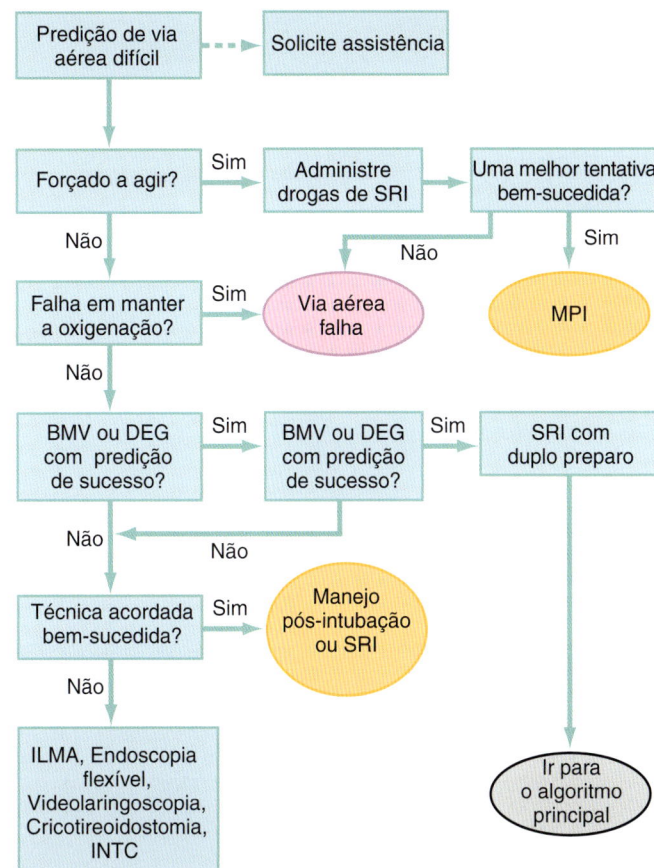

Fig. 1.9. Algoritmo de via aérea difícil. *BMV*, ventilação bolsa-máscara; *INTC*, intubação nasotraqueal às cegas; *LD*, laringoscopia direta; *DEG*, dispositivo extraglótico; *ILMA*, máscara laríngea de intubação; *MPI*, manejo pós-intubação; *SRI*, sequência rápida de intubação. (Modificado de The emergency airway algorithms. In Walls RM, Murphy MF, editors: Manual of emergency airway management, ed 4, Philadelphia, 2012, Lippincott, Williams & Wilkins; copyright © 2012, The difficult airway course: emergency; and Lippincott, Williams & Wilkins, publishers.)

próximo à morte, em colapso circulatório — é considerado um paciente com via aérea imediata para fins de manejo das vias aéreas na emergência e é tratado usando o algoritmo de via aérea imediata com uma tentativa imediata de intubação sem uso de drogas; isso pode ser complementado por uma única dose alta de succinilcolina, se a tentativa de intubação falhar e o paciente não estiver suficientemente relaxado (Fig. 1.8). Se uma via aérea imediata não estiver presente, uma decisão sobre se o paciente representa uma intubação difícil, conforme determinado pelas avaliações LEMON, MOANS, RODS e SMART, é feita e, em caso afirmativo, o algoritmo de via aérea difícil é usado (Fig. 1.9).

Para pacientes que necessitam de intubação de emergência, mas que não têm uma via aérea imediata nem uma via aérea difícil, a SRI está indicada. A SRI fornece o método mais seguro e mais rápido de atingir a intubação nesses pacientes.[3,16] Após a administração de drogas SRI, as tentativas de intubação são repetidas até que o paciente seja intubado ou uma intubação malsucedida seja identificada. Se mais de uma tentativa de intubação for necessária, a saturação de oxigênio é monitorada continuamente e, se a saturação cair para 90% ou menos, a BMV é realizada até que a saturação seja recuperada para outra tentativa. Se a saturação de oxigênio continuar a cair, apesar do uso ideal de BMV ou DEG, existe uma via aérea falha. Isso se refere a um cenário de "não intubo, não ventilo". Uma via aérea falha também é definida como três tentativas malsucedidas de laringoscopia, porque tentativas subsequentes de laringoscopia pelo mesmo médico, provavelmente, não serão bem-sucedidas. As três tentativas fracassadas de laringoscopia são definidas como tentativas de um médico experiente, utilizando o melhor posicionamento e técnica possível do paciente. Três tentativas de um médico estagiário usando um laringoscópio direto podem não contar, necessariamente, como as melhores tentativas se um emergencista experiente estiver disponível ou a videolaringoscopia ainda não tiver sido tentada. Além disso, se o emergencista verificar, após uma única tentativa, que a intubação será impossível (p. ex., visão laringoscópica grau 4 com LD, apesar do posicionamento ideal do paciente e uso de manipulação externa da laringe) e nenhum dispositivo alternativo (p. ex., videolaringoscópio, intubação com ML) estiver disponível, uma via aérea falha está presente. A via aérea falha é gerenciada de acordo com o algoritmo de vias aéreas com falha (Fig. 1.10).

Via Aérea Difícil

A percepção de uma via aérea difícil é relativa, e muitas intubações de emergência podem ser consideradas difíceis. A decisão de tratar a via aérea como uma via aérea de emergência típica ou usar o algoritmo de via aérea difícil baseia-se no grau de dificuldade percebida, na experiência do operador, nos dispositivos de vias aéreas disponíveis e nas circunstâncias individuais do caso. As avaliações LEMON, MOANS, RODS e SMART fornecem uma estrutura sistemática para auxiliar na identificação da via aérea potencialmente difícil.

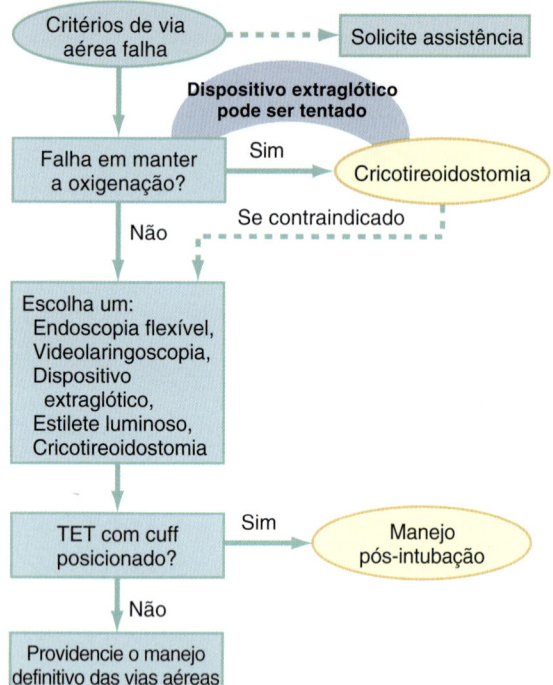

Fig. 1.10. Algoritmo de via aérea falha. *TET*, tubo endotraqueal. (Modificado de Walls RM: The emergency airway algorithms. In Walls RM, Murphy MF, editors: Manual of emergency airway management, ed 4, Philadelphia, 2012, Lippincott, Williams & Wilkins; copyright © 2012, The difficult airway course: emergency; and Lippincott, Williams & Wilkins, publishers.)

Quando a avaliação de pré-intubação identifica uma via aérea potencialmente difícil (Fig. 1.9), a abordagem baseia-se na premissa de que os ABNMs geralmente não devem ser usados, a menos que o emergencista acredite que (1) a intubação será bem-sucedida e que (2) a oxigenação pode ser mantida via BMV ou DEG se o paciente dessaturar durante uma tentativa de intubação malsucedida. A única exceção a essa recomendação ocorre no cenário forçado a agir.

Um cenário forçado a agir permite a SRI, mesmo em uma situação de via aérea altamente difícil, na qual o operador não está confiante no sucesso da laringoscopia ou na manutenção da oxigenação. Isso geralmente ocorre no cenário de um paciente em rápida deterioração, com uma via aérea obviamente difícil e uma suposta trajetória clínica de parada iminente. Embora isso ainda não seja uma situação de via aérea imediata, o operador é forçado a agir, ou seja, há uma necessidade de agir imediatamente para intubar antes que a intubação orotraqueal se torne rapidamente impossível ou o paciente sofra uma parada. O paciente mantém tônus muscular e esforço voluntário (incluindo o comportamento combativo induzido por hipóxia) suficientes para requerer a administração de drogas antes que a intubação possa ser tentada. Considere um paciente agitado com anafilaxia ou angioedema em rápida evolução, um paciente com obesidade mórbida em estado de mal asmático, ou um paciente em unidade de terapia intensiva (UTI) com extubação inadvertida ou prematura, insuficiência respiratória e via aérea difícil. Dentro de segundos a minutos, talvez antes que uma avaliação completa das vias aéreas possa ser realizada ou preparações possam ser feitas para uma abordagem alternativa de vias aéreas (p. ex., endoscopia flexível), a rápida deterioração do paciente sinaliza uma parada respiratória iminente. Esta é uma situação única na qual o operador pode ser obrigado a proceder com a melhor chance de proteger a via aérea pela administração rápida das drogas de SRI, apesar da dificuldade óbvia nas vias aéreas, e tentar intubação antes que o problema das vias aéreas evolua ao ponto em que a intubação se torne impossível ou seu atraso cause uma parada secundária a hipóxia. Se a laringoscopia falhar, os medicamentos da SRI otimizariam as condições do paciente para a cricotireoidostomia ou a inserção de um dispositivo de vias aéreas alternativo, dependendo do julgamento do operador.

Portanto, no algoritmo de via aérea difícil, a primeira determinação é se o operador é forçado a agir. Em caso afirmativo, drogas da SRI são administradas, uma melhor tentativa de laringoscopia é realizada e, se a intubação não for bem-sucedida, a via aérea é considerada falha, e o operador se move imediatamente para o algoritmo de via aérea falha. Na maioria das situações de via aérea difícil, no entanto, o operador não é forçado a agir, e o primeiro passo é garantir que a oxigenação seja suficiente para permitir uma abordagem planejada e ordenada do manejo das vias aéreas. Se a oxigenação for inadequada e não puder se tornar adequada pela suplementação com BMV, a via aérea deve ser considerada uma via aérea falha. Embora a oxigenação inadequada deva ser definida caso a caso, a saturação de oxigenação abaixo de 90% é o limite aceito, porque representa o ponto no qual a hemoglobina sofre uma mudança conformacional, libera oxigênio mais rapidamente e aumenta o seu ritmo de dessaturação. A saturação de oxihemoglobina em meados de 80, se mantida estável, pode ser considerada adequada em algumas circunstâncias, particularmente se o paciente for cronicamente hipoxêmico. Quando a oxigenação é inadequada ou está caindo, o algoritmo de via aérea falha deve ser usado porque o alto grau de dificuldade de intubação previsto, combinado com a falha em manter a saturação de oxigênio, é análogo ao cenário de "não intubo, não ventilo".

Quando a oxigenação é adequada, entretanto, a próxima consideração é se a SRI é apropriada, com base na avaliação do operador da probabilidade de (1) ventilação bem-sucedida com a BMV ou DEG, caso a intubação não seja bem sucedida, e (2) a probabilidade de intubação bem-sucedida por laringoscopia. Se o operador julgar que a laringoscopia tem probabilidade de sucesso e estiver confiante de que ele pode oxigenar o paciente se a intubação falhar, a SRI é realizada. Nesses casos, um duplo preparo pode ser usado no qual a SRI é planejada e as preparações para a cricotireoidostomia ou outra técnica de resgate são realizadas simultaneamente. Se o operador não tiver certeza do sucesso da intubação pela SRI e o tempo permitir, uma técnica acordada pode ser usada. Nesse contexto, "acordado" significa que o paciente continua a respirar e, embora sedação e analgesia por via intravenosa possam ser administradas, pode cooperar com os seus cuidadores. O paciente é preparado aplicando anestesia tópica com lidocaína atomizada ou nebulizada, idealmente precedida por um agente secante como o glicopirrolato. Doses tituladas de um agente sedativo e um analgésico (ou cetamina, que fornece ambas as ações) podem ser necessárias para o paciente tolerar o procedimento. Uma vez que isto seja realizado, vários dispositivos diferentes podem ser usados para tentar a visualização glótica, embora os broncoscópios flexíveis e videolaringoscópios sejam preferíveis. Se a glote for adequadamente visualizada, o paciente pode ser intubado naquele momento ou, em uma situação de via aérea difícil estável, o emergencista pode prosseguir com a SRI planejada, agora com certeza do sucesso da intubação. Se a laringoscopia acordada não for bem sucedida, o paciente pode ser intubado com qualquer uma das várias técnicas mostradas no último quadro da Fig. 1.9. Para cada um desses métodos, o paciente continua respirando, mas é sedado e anestesiado de forma variável. A escolha do método depende da experiência e preferência do emergencista, da disponibilidade de dispositivos e das características do paciente.

Via Aérea Falha

O manejo da via aérea falha é ditado pelo fato de o paciente poder ser oxigenado. Se a oxigenação adequada não puder ser mantida com a BMV de resgate, a técnica de resgate em primeiro lugar é a cricotireoidostomia (Fig. 1.10). Múltiplas tentativas de outros métodos no contexto da falta de oxigenação apenas atrasam a cricotireoidostomia e colocam o paciente em risco aumentado de lesão cerebral hipóxica. Entretanto, se um dispositivo alternativo (isto é, um DEG como uma ML ou Combitube) estiver prontamente disponível e o operador julgar que é um dispositivo apropriado para a anatomia do paciente, uma única tentativa pode ser feita para usá-lo simultaneamente com a preparação para a cricotireoidostomia, desde que o início deste procedimento não seja retardado. Se for notado de que o DEG está sendo eficaz e a oxigenação está melhorando, a cricotireoidostomia pode esperar; no entanto, o operador deve reavaliar constantemente a função do DEG e o estado de oxigenação. Se o DEG falhar, a cricotireoidostomia deve começar sem demora.

Se a oxigenação adequada for possível, várias opções estão disponíveis para a via aérea falha. Em quase todos os casos, a cricotireoidostomia é a técnica de resgate definitiva para a via aérea falha, se o tempo não permitir outras abordagens (ou seja, a manutenção da oxigenação) ou se elas falharem. A diferença fundamental na filosofia entre as via aérea difícil e via aérea falha é que a via aérea difícil é planejada, e o objetivo é colocar uma via aérea definitiva (TET com cuff) na traqueia. A via aérea falha não é planejada, e o objetivo é alcançar uma via aérea que forneça oxigenação adequada para evitar a lesão cerebral hipóxica. Alguns dispositivos usados na via aérea falha (p. ex., DEGs) são temporários e não fornecem proteção definitiva das vias aéreas.

Métodos de Intubação

Embora muitas técnicas estejam disponíveis para a intubação do paciente de emergência, quatro métodos são os mais comuns, sendo a SRI a abordagem mais frequente.[3,16]

Sequência Rápida de Intubação

A SRI é a pedra angular do manejo moderno das vias aéreas de emergência e é definida como a administração quase simultânea de um potente agente sedativo (indução) e ABNM, geralmente succinilcolina ou rocurônio, com a finalidade de intubação traqueal. Essa abordagem fornece condições ótimas de intubação e há muito acredita-se que minimiza o risco de aspiração do conteúdo gástrico. Uma revisão sistemática da literatura em 2007 não conseguiu provar que a SRI resulta em uma menor incidência de aspiração do que outras técnicas, mas os autores observaram corretamente que praticamente nenhum estudo foi concebido para medir este desfecho preciso. A SRI é, no entanto, a técnica mais utilizada para intubação de emergência de pacientes sem preditores de via aérea difícil identificáveis, com dados recentes de registro mostrando que ela é usada em 85% de todas as intubações de emergência.[3,16]

O conceito central da SRI é levar o paciente do ponto de partida (p. ex., consciente, respirando espontaneamente) para um estado de inconsciência com completa paralisia neuromuscular e, em seguida, atingir a intubação sem ventilação assistida interposta. Acredita-se que o risco de aspiração do conteúdo gástrico seja significativamente maior em pacientes que não fizeram jejum antes da indução. A aplicação de ventilação com pressão positiva pode fazer que o ar passe para o estômago, resultando em distensão gástrica e provavelmente aumentando o risco de regurgitação e aspiração. O objetivo da SRI é evitar a ventilação com pressão positiva até que o TET seja colocado corretamente na traqueia, com o cuff inflado. Isso requer uma fase de pré-oxigenação, durante a qual os gases alveolares mistos (principalmente nitrogênio) dentro da capacidade residual funcional dos pulmões são substituídos por oxigênio, permitindo pelo menos vários minutos de apneia (ver discussão posterior) em um adulto normal antes da dessaturação de oxigênio para menos de 90% (Fig. 1.11).

O uso da SRI também facilita a intubação endotraqueal bem-sucedida, causando relaxamento completo da musculatura do paciente, permitindo melhor acesso à via aérea. Finalmente, a SRI permite o controle farmacológico das respostas fisiológicas à laringoscopia e intubação, mitigando potenciais efeitos adversos. Esses efeitos incluem outras elevações da pressão intracraniana (PIC) em resposta ao procedimento e à descarga simpática resultante da laringoscopia (Quadro 1.5). A SRI é uma série de etapas discretas e cada etapa deve ser planejada (Quadro 1.6).

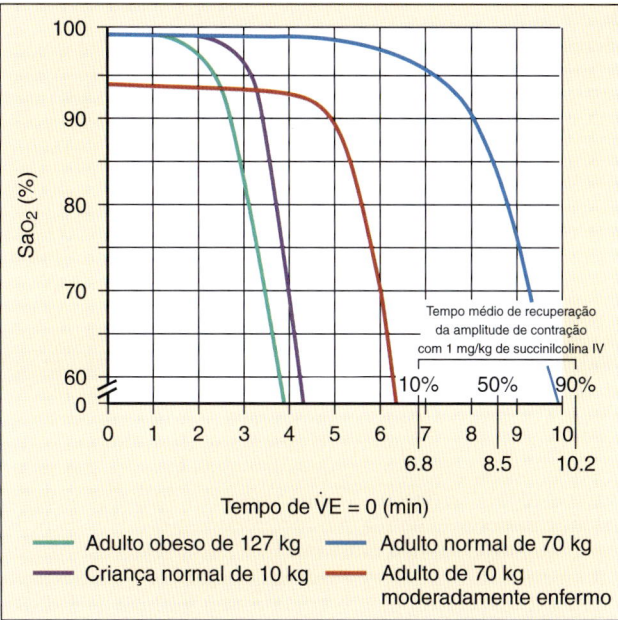

Fig. 1.11. Tempo de dessaturação para pacientes apneicos, totalmente pré-oxigenados. Crianças, pacientes com comorbidade e pacientes obesos dessaturam muito mais rapidamente que adultos normais saudáveis. O quadro no lado inferior direito do gráfico mostra o tempo até a recuperação da succinilcolina, que em quase todos os casos excede o tempo seguro de apneia. Observe também o declínio abrupto da saturação de oxigênio de 90% para 0% para todos os grupos. VE, volume expirado. (Modificado de Benumof JL, Dagg R, Benumof R: Critical hemoglobin desaturation will occur before return to unparalyzed state following 1 mg/kg intravenous succinylcholine. Anesthesiology 87:979–982,1997.)

QUADRO 1.5

Agentes de Pré-Tratamento para Sequência Rápida de Intubação[a]

Doença reativa das vias aéreas: Albuterol, 2,5 mg, por nebulizador. Se o tempo não permitir a nebulização do albuterol, administre lidocaína 1,5 mg/kg IV.
Doença cardiovascular: Fentanil, 3 µg/kg, para atenuar a descarga simpática
Elevação da PIC: Fentanil, 3 µg/kg, para atenuar a descarga simpática e aumento da PIC

PIC, pressão intracraniana
[a]Administrado dois a três minutos antes da indução e paralisia.

QUADRO 1.6

Os Sete Ps da Sequência Rápida de Intubação

1. **P**reparação
2. **P**ré-oxigenação
3. **P**ré-tratamento
4. **P**aralisia com indução
5. **P**osicionamento
6. **P**assagem do tubo
7. **P**ós-intubação (Manejo)

Preparação. Na fase inicial, o paciente é avaliado quanto à dificuldade de intubação, a menos que isso já tenha sido feito, e a intubação é planejada, incluindo a determinação de dosagens e sequências de drogas, tamanho do tubo e tipo, lâmina e tamanho do laringoscópio. Drogas são aspiradas e identificadas. Todo o equipamento necessário é montado. Todos os pacientes necessitam de monitoramento contínuo cardíaco e oximetria de pulso. Pelo menos um e, preferencialmente, dois acessos venosos de boa qualidade devem ser estabelecidas. A redundância é sempre desejável em caso de falha de equipamento ou de acesso venoso. Mais importante ainda, um plano de resgate para falha de intubação deve ser desenvolvido neste momento e dado a conhecer aos membros apropriados da equipe de ressuscitação.

Pré-oxigenação. A administração de oxigênio a 100% por 3 minutos com volume corrente normal e respirando espontaneamente em um adulto saudável, estabelece um reservatório de oxigênio adequado para permitir 6 a 8 minutos de apneia segura antes que ocorra a dessaturação de oxigênio abaixo de 90% (Fig. 1.11). A pré-oxigenação adicional não melhora a pressão arterial de oxigênio. O tempo até a dessaturação para menos de 90% em crianças, adultos obesos, gestantes tardias e pacientes que estão gravemente doentes ou feridos é consideravelmente menor. O tempo de dessaturação também é reduzido se o paciente não inspirar 100% de oxigênio. No entanto, a pré-oxigenação adequada geralmente pode ser obtida, mesmo em pacientes do ED, para permitir minutos de apneia antes que haja dessaturação de oxigênio para menos de 90%. A pré-oxigenação também é essencial para a abordagem sem ventilação com pressão positiva da SRI. Se o tempo for insuficiente para uma fase completa de pré-oxigenação de 3 minutos, oito respirações com toda a capacidade vital e com oxigênio de alto fluxo podem atingir saturações de oxigênio e tempos de apneia que correspondem ou excedem aqueles obtidos com a pré-oxigenação tradicional. O tempo de dessaturação em pacientes obesos pode ser prolongado pela pré-oxigenação com o paciente com a cabeceira elevada e mantendo oxigênio suplementar (via cânula nasal com fluxo de 5-15 L/min) após paralisia motora e durante a laringoscopia até o TET ser colocado com sucesso. Em pacientes obesos, aumenta o tempo de dessaturação para 95% de 3,5 a 5,3 minutos.[17,18] Essa chamada oxigenação apneica tira proveito de um princípio fisiológico denominado fluxo de massa aventilatória.[19] Mesmo que os pacientes estejam paralisados durante a SRI, a circulação é inalterada. A difusão constante do oxigênio alveolar na circulação pulmonar cria um gradiente natural para baixo, promovendo o movimento passivo de oxigênio das vias aéreas superiores do paciente para os sítios de trocas gasosas dos pulmões. Monitores de saturação de oxigênio permitem a detecção precoce da dessaturação durante a laringoscopia, mas a pré-oxigenação continua sendo um passo essencial na SRI.

Pré-tratamento. Durante esta fase, os medicamentos são administrados 3 minutos antes da administração de succinilcolina e do agente de indução para mitigar os efeitos fisiológicos adversos da laringoscopia e intubação de acordo com a situação clínica do paciente. As abordagens de pré-tratamento evoluíram ao longo do tempo. Reavaliações periódicas da literatura disponível reduziram a abordagem de pré-tratamento ao essencial, com foco na otimização da fisiologia do paciente antes de qualquer tentativa de intubação. Práticas mais antigas, como o uso rotineiro de atropina para intubação de crianças pequenas, foram largamente abandonadas.

A intubação é intensamente estimulante e resulta em uma descarga simpática ou resposta simpática reflexa à laringoscopia (RSRL). Em pacientes que sofrem de uma emergência hipertensiva, a simpatólise com fentanil (3 mcg/kg IV) administrada 3 minutos antes da SRI pode otimizar a hemodinâmica do paciente atenuando picos na pressão arterial e forças de cisalhamento, ambas consideradas indesejáveis em pacientes com elevações de pressão intracraniana (PIC), doenças da aorta, síndromes coronarianas agudas e emergências neurovasculares.

Pacientes com doença reativa das vias aéreas podem apresentar piora da mecânica pulmonar após a intubação como resultado de broncoespasmo. Existe controvérsia sobre se a lidocaína (1,5 mg/kg IV) confere qualquer benefício adicional, além do albuterol, e deve ser considerada opcional na melhor das hipóteses. Os pacientes asmáticos que foram intubados no DE por estado de mal asmático receberam albuterol antes da intubação, e é improvável nesses pacientes que a lidocaína tenha qualquer efeito protetor aditivo e, portanto, não é recomendada. O papel da lidocaína está cada vez com menos espaço no manejo das vias aéreas de emergência e pode desaparecer completamente no futuro próximo (Quadro 1.5).

Paralisia Com Indução. Nesta fase, um potente agente sedativo é administrado em bólus intravenoso (IV) em uma dose capaz de produzir inconsciência rapidamente. Isto é imediatamente seguido pela administração rápida de uma dose de intubação de um ABNM, ou succinilcolina na dose de 1,5 mg/kg IV ou rocurônio, 1 mg/kg. É comum esperar 45 segundos a partir do momento em que a succinilcolina é administrada e 60 segundos a partir do momento em que o rocurônio é administrado para permitir a ocorrência de paralisia suficiente. Os resultados de duas grandes metanálises revelaram que as condições de intubação fornecidas por cada droga são equivalentes, desde que o rocurônio seja dosado entre 1 e 1,2 mg/kg IV.

Posicionamento. O paciente deve ser posicionado para intubação quando se tornar inconsciente. Normalmente, o posicionamento envolve a extensão da cabeça, muitas vezes com flexão do pescoço ao corpo. Embora a extensão simples possa ser adequada, a posição do cheirador com extensão da coluna cervical e elevação da cabeça é ideal se LD for usada.[10] A manobra de Sellick – aplicação de firmeza, pressão para trás sobre a cartilagem cricoide com o objetivo de obstruir o esôfago cervical e reduzir o risco de aspiração – havia sido recomendada para minimizar o risco de regurgitação passiva e, portanto, aspiração, mas não é mais recomendada. A manobra de Sellick é incorretamente aplicada por uma variedade de operadores, dificultando a laringoscopia ou a intubação em alguns pacientes, e a aspiração geralmente ocorre, apesar do uso da manobra de Sellick. Em muitos pacientes, o esôfago cervical é posicionado lateralmente ao anel cricoide, em uma relação que é agravada pela pressão posterior, raramente resultando em obstrução esofágica. Consequentemente, não recomendamos o uso rotineiro da manobra de Sellick, e ela deve ser considerada opcional, aplicada seletivamente e liberada ou modificada precocemente se a visão laríngea estiver ruim ou se a passagem do tubo for difícil. Após a administração de um agente de indução e ABNM, embora o paciente fique inconsciente e apneico, a BMV não deve ser iniciada a menos que a saturação de oxigênio caia para 90%.

Colocação do Tubo. Aproximadamente 45 a 60 segundos após a administração do ABNM, o paciente está relaxado o suficiente para permitir a laringoscopia. Isso é avaliado com mais facilidade movendo a mandíbula para testar a mobilidade e a ausência de tônus muscular. Coloque o TET durante a visualização glótica com o laringoscópio. Confirme o posicionamento, conforme descrito anteriormente. Se a primeira tentativa não der certo, mas a saturação de oxigênio permanecer alta, não será necessário ventilar o paciente com a bolsa-máscara entre as tentativas de intubação. Se a saturação de oxigênio se aproximar de 90%, o paciente pode ser ventilado por meio de uma bolsa-máscara entre as tentativas de restabelecer o reservatório de oxigênio.

Manejo da Pós-intubação. Após a confirmação da colocação do tubo pela $EtCO_2$, obtenha uma radiografia de tórax para confirmar que não houve intubação seletiva e para avaliar os pulmões. Se disponível, coloque o paciente em capnografia contínua. Em geral, os ABNMs de ação prolongada (p. ex., pancurônio, vecurônio) são evitados; o foco está no manejo ideal, utilizando analgésicos opioides e agentes sedativos para facilitar a ventilação mecânica. Uma dose adequada de um benzodiazepínico (p. ex., midazolam 0,1-0,2 mg/kg IV) e analgésico opioide (p. ex., fentanil, 3-5 μg/kg IV ou morfina, 0,2-0,3 mg/kg IV) é administrada para melhorar o conforto do paciente e diminuir a resposta simpática ao TET. A infusão de propofol (5-50 μg/kg/min IV) com analgesia suplementar é um método eficaz para o manejo de pacientes intubados que não apresentam hipotensão ou sangramento contínuo e é especialmente útil para o manejo de emergências neurológicas, pois sua duração clínica é muito curta (< 5 minutos), permitindo exames neurológicos frequentes. Um ABNM é adicionado somente

TABELA 1.1

Exemplo de Sequência Rápida de Intubação usando Etomidato e Succinilcolina

TEMPO	PASSO
Zero menos 10 min	Preparação
Zero menos 5 min	Pré-oxigenação – oxigênio a 100% por 3 min ou 8 respirações com toda capacidade vital
Zero menos 3 min	Pré-tratamento – conforme indicação
Zero	Paralisia com indução • Etomidato, 0,3 mg/kg • Succinilcolina, 1,5 mg/kg
Zero mais 30 s	Posicionamento – manobra de Sellick opcional
Zero mais 45 s	Passagem • Laringoscopia e intubação • Confirmação do dióxido de carbono de final de exalação
Zero mais 2 min	Manejo pós-intubação • Sedação e analgesia, conforme indicado • Iniciar ventilação mecânica • ABNM somente se necessário após sedação adequada, analgesia

ABNM, Agente bloqueador neuromuscular.

se o uso apropriado de sedação e analgesia falharem em controlar o paciente adequadamente ou quando a ventilação for desafiadora devido à atividade muscular. A Tabela 1.1 apresenta um exemplo de protocolo de SRI usando etomidato e succinilcolina. Zero refere-se ao tempo em que o agente de indução e a succinilcolina são administrados.

Sequência Prolongada de Intubação

A sequência prolongada de intubação (SPI) é uma nova técnica proposta para maximizar a pré-oxigenação na preparação para a intubação.[20] Agitação, delírio e confusão podem tornar as tentativas de pré-oxigenação desafiadoras, quando não impossíveis, se um paciente for incapaz de cumprir os modos convencionais de oxigenação suplementar, como uma máscara facial ou BL-PAP. O SPI considera a pré-oxigenação como um procedimento e usa doses dissociativas de cetamina (1 mg/kg IV) para conseguir isso como sedação para procedimento. Um pequeno estudo observacional multicêntrico, baseado em DE e UTI, mostrou saturações de oxigênio pós-SPI significativamente maiores do que os níveis pré-SPI. Além disso, não houve resultados adversos ou dessaturações notados quando a intubação acabou ocorrendo nesta série de casos limitada. Mais investigação é necessária para determinar as possíveis indicações e segurança da SPI quando realizada em várias configurações de DE.

Intubação Nasotraqueal às Cegas

Historicamente, a intubação nasotraqueal às cegas (INTC) foi usada extensivamente no cenário de DE e fora do hospital, mas caiu em desuso em grande parte devido à superioridade da SRI. O sucesso da intubação pré-hospitalar entre a SRI e o INTC favorece a SRI, e os estudos de DE mostraram que a SRI é superior.[3,16]

No pronto-socorro, o INTC raramente, ou nunca, deve ser usado e é reservado para pacientes nos quais a presença de um tipo estrito de via aérea difícil onde a SRI é indesejável ou contraindicada, e alternativas (p. ex., endoscópio flexível) não estão disponíveis. Uma revisão de quase 9.000 intubações no DE mostrou que a intubação nasal foi usada em apenas 5% das intubações realizadas entre 1997 e 2002.[16] Um registro atual de mais de 17.500 intubações de adultos no DE entre 2002 e 2012 revelou que agora é menos de 0,5%.[3]

Intubação Oral Acordada

A intubação oral acordada é uma técnica na qual agentes sedativos e anestésicos tópicos são administrados para permitir o manejo de uma via aérea difícil sem o bloqueio neuromuscular. A sedação e a analgesia são obtidas de maneira análoga à dos procedimentos dolorosos no DE. Anestesia tópica pode ser obtida por spray, nebulização ou bloqueio de nervo com anestesia local. Vários agentes sedativos podem ser usados, mas a cetamina, que fornece anestesia dissociativa, analgesia, manutenção dos reflexos de proteção das vias aéreas e depressão respiratória mínima, é frequentemente a melhor escolha (ver adiante, "Agentes Farmacológicos"). Alíquotas de cetamina na dose de 0,5 mg/kg IV, tituladas para o nível desejado de sedação e tolerância a procedimentos, são um método eficaz. A dexmedetomidina (Precedex), um bloqueador de receptor alfa de ação central, tem sido usada com sucesso, isoladamente ou em combinação com benzodiazepínicos, para avaliação das vias aéreas acordado.[21] Uma dose típica é de 1 mg/kg IV infundida durante 5 a 10 minutos. Depois que o paciente é sedado e a anestesia tópica foi alcançada, videolaringoscopia direta suave ou laringoscopia com endoscópio flexível são realizadas para determinar se a glote é visível e a intubação é possível. Se a glote estiver visível, o paciente pode ser intubado durante a laringoscopia inicial ou o operador, confiante de que a glote pode ser visualizada, pode optar por realizar a SRI para se beneficiar do pré-tratamento, indução e paralisia, como pode ser o caso em um paciente com lesão em sistema nervoso central.

A intubação oral acordada é distinta da prática de intubação oral com um agente sedativo ou opioide para obter a intubação sem bloqueio neuromuscular. Esta última técnica pode ser referida como intubação apenas com sedação ou, paradoxalmente, SRI não paralítica. As condições de intubação e o sucesso na primeira tentativa, mesmo com anestesia profunda, são significativamente inferiores às alcançadas quando o bloqueio neuromuscular é usado.[3] Em geral, a técnica de administração de um potente agente sedativo para amenizar as respostas do paciente e permitir a intubação na ausência de bloqueio neuromuscular é desaconselhável e inapropriada para a intubação endotraqueal na emergência, a menos que seja realizada como parte de uma intubação acordada, durante a qual são usadas quantidades menores de sedação.

Intubação Oral sem Agentes Farmacológicos

O paciente em parada cardiorrespiratória ou pré-parada cardiorrespiratória pode não necessitar de agentes farmacológicos para intubação, mas mesmo um paciente parado pode reter tônus muscular suficiente para dificultar a intubação. Se a glote não for adequadamente visualizada, a administração de uma única dose de succinilcolina pode facilitar a laringoscopia (ver anteriormente, "Tomada de Decisão"). As taxas de sucesso para intubação de pacientes inconscientes que não respondem são variáveis, mas se aproximam daquelas obtidas com SRI, presumivelmente porque o paciente está em um estado fisiológico semelhante (ou seja, relaxamento muscular, falta de capacidade de reagir à laringoscopia ou inserção do tubo).[3,16] Isso não se aplica a pacientes que estão inconscientes por causa de catástrofes neurológicas ou traumas e àqueles que tiveram uma overdose ou outras causas clínicas de coma que necessitam de um agente de indução e são intubados com SRI padrão (veja anteriormente).

Agentes Farmacológicos

Agentes Bloqueadores Neuromusculares

Os ABNMs são compostos de amônia quaternária altamente solúveis em água que imitam o grupo de amônio quaternário na molécula de acetilcolina (ACh). Sua solubilidade em água explica por que eles não atravessam facilmente a barreira hematoencefálica ou a placenta. Os ABNMs são divididos em duas classes principais, agentes despolarizantes e não despolarizantes. O agente despolarizante succinilcolina exerce seus efeitos ligando-se não competitivamente aos receptores de ACh na placa motora terminal, causando despolarização sustentada do miócito, ao mesmo tempo em que evita que os potenciais transmembrana se restituam, resistindo a uma posterior estimulação da ACh. A outra classe principal de ABNM compreende os agentes competitivos, ou não despolarizantes, que se ligam competitivamente aos receptores ACh, impedindo o acesso pela ACh e prevenindo a atividade muscular. Os agentes competitivos são de dois tipos farmacologicamente distintos, agentes baseados em esteroides (compostos aminoesteroides) e benzilisoquinolinas. Cada um desses tipos químicos básicos tem propriedades distintas, mas apenas compostos aminoesteroides são usados no DE.

Succinilcolina. A succinilcolina é uma combinação de duas moléculas de ACh. A succinilcolina é rapidamente hidrolisada pela pseudocolinesterase plasmática à succinilmonocolina, que é um ABNM fraco, e depois ao ácido succínico e colina, que não têm atividade de ABNM. A pseudocolinesterase não está presente na placa motora e exerce seus efeitos sistemicamente antes que a succinilcolina atinja o receptor de ACh. Apenas uma pequena quantidade de succinilcolina administrada sobrevive para alcançar a placa motora terminal. A succinilcolina fica ativa na placa motora terminal até que ela se difunda. A diminuição da atividade da pseudocolinesterase plasmática pode aumentar a quantidade de succinilcolina atingindo a placa motora terminal, prolongando o bloqueio da succinilcolina, mas isso é pouco significativo no cenário de emergência, pois o prolongamento da ação raramente é significativo, atingindo apenas 23 minutos, no máximo.

Usos e Dosagem. A succinilcolina é rapidamente ativa, tipicamente produzindo condições de intubação dentro de 45 segundos da administração por administração rápida em bólus IV. A duração clínica de ação antes da respiração espontânea é de 6 a 10 minutos (Fig. 1.11). A recuperação completa da função neuromuscular normal ocorre em 15 minutos. A combinação de início rápido, confiabilidade, curto tempo de ação e ausência de efeitos colaterais graves frequentes mantiveram a succinilcolina como a droga de escolha para a maioria das intubações no DE. A tendência temporal de vigilância das práticas de intubação no DE sugeriu que a succinilcolina está sendo lentamente substituída pelo rocurônio.[3] A utilização de um NMBA competitivo ou não despolarizante para SRI pode ser desejável quando a succinilcolina é contraindicada e em alguns outros contextos. A dose adequada de succinilcolina para o manejo das vias aéreas de emergência é de 1,5 mg/kg IV. Embora a dose efetiva na qual a paralisia é alcançada em 95% dos pacientes (DE_{95}) para a paralisia de succinilcolina seja muito menor (0,3 mg/kg), o início da paralisia muscular é excessivamente longo nessas doses mais baixas e não é compatível com intubação de emergência. Excelentes condições de intubação são melhor alcançadas quando a succinilcolina é administrada na dose de 1,5 mg/kg. Vários estudos confirmaram que a dose de succinilcolina é baseada no peso corporal total do paciente (PCT) e não é ajustada (para baixo), independentemente do grau de obesidade.[22]

Efeitos Cardiovasculares. Como análogo de ACh, a succinilcolina liga-se aos receptores de ACh em todo o corpo, não apenas na placa motora terminal. É difícil separar os efeitos da succinilcolina no coração causados pela estimulação muscarínica cardíaca direta daqueles causados pela estimulação dos gânglios autonômicos pela succinilcolina e daqueles efeitos induzidos pelas respostas autonômicas à laringoscopia e intubação. A succinilcolina pode ser um cronotrópico negativo, especialmente em crianças, e bradicardia sinusal pode ocorrer após a administração de succinilcolina. A bradicardia sinusal é tratada com atropina, se necessário, mas geralmente é autolimitada. Alguns pediatras recomendam o pré-tratamento com atropina para crianças menores de 1 ano, mas não há evidências de benefícios, e não concordamos com essa recomendação. Adultos podem desenvolver bradicardia após a administração de uma segunda dose de succinilcolina. Outras disritmias cardíacas, incluindo fibrilação ventricular e assistolia, têm sido relatadas com a succinilcolina, mas é impossível distinguir os efeitos do próprio fármaco daqueles causados pela intensa estimulação vagal e liberação de catecolaminas que acompanham a laringoscopia e a intubação. Além disso, muitas dessas complicações catastróficas ocorrem em pacientes gravemente enfermos, confundindo ainda mais as tentativas de identificar se a doença ou qualquer droga ou procedimento em particular é a causa.

Fasciculações. A ação despolarizante da succinilcolina resulta em contrações musculares finas e caóticas por todo o corpo, por vários segundos, durante o início da paralisia em mais de 90% dos pacientes. A dor muscular ocorre em aproximadamente 50% dos pacientes que recebem succinilcolina. Embora se tenha pensado que as dores musculares são reduzidas ou abolidas pela administração prévia de uma dose defasciculante de um ABNM competitivo, a evidência não é conclusiva. O uso de 1,5 mg/kg de succinilcolina resulta em menos fasciculação e menos mialgia do que ocorre com 1 mg/kg.

Hipercalemia. A succinilcolina tem sido associada à hipercalemia fatal grave quando administrada em pacientes com condições clínicas predisponentes específicas (Tabela 1.2). O mecanismo pelo qual a hipercalemia grave ocorre está relacionado com a regulação positiva do receptor na membrana muscular pós-sináptica. Quando um músculo é privado de estimulação da ACh por vários dias, ocorre a suprarregulação, causando um aumento na densidade do receptor e uma mudança de subtipos de receptores na superfície do músculo. Os receptores ACh são principalmente canais iônicos K^+, e pacientes em risco podem ter um efluxo maciço imediato de potássio, à medida que esses receptores recém-recrutados são despolarizados pela succinilcolina. Isso ocorre predominantemente no local da lesão, mas também pode ocorrer em tecidos distantes do insulto original.[23] Embora a hipercalemia ocorra em questão de minutos após a administração de succinilcolina e possa ser grave ou fatal, a vulnerabilidade do paciente à hipercalemia induzida pela succinilcolina começa no terceiro dia, mas não se torna significativa até mais de cinco dias após o evento de dano ou queimadura, porque a suprarregulação das subunidades de proteínas dos receptores leva tempo para se desenvolver.

A succinilcolina continua sendo o agente de escolha para SRI no queimado agudo, trauma, acidente vascular cerebral e lesão medular se a intubação ocorrer antes de 5 dias do início da condição. Se houver dúvida sobre o tempo de início, a succinilcolina deve ser substituída por um ABNM competitivo, geralmente rocurônio. Distúrbios neuromusculares degenerativos, síndromes de desnervação ou miopatias primárias (p. ex., esclerose múltipla, esclerose lateral amiotrófica, distrofia muscular de Duchenne) podem ser particularmente preocupantes, porque o risco se inicia no aparecimento da doença e continua indefinidamente, independentemente da aparente estabilidade dos sintomas. Em pacientes com desnervação causada por uma lesão discreta súbita ou insulto isquêmico (p. ex., acidente vascular encefálico, lesão da medula espinhal), os receptores regulados eventualmente regridem e o paciente pode receber com segurança succinilcolina a partir de 6 meses após o insulto original. A liberação de potássio não ocorre de forma significativa na população em geral. A succinilcolina não é contraindicada na insuficiência renal, mas provavelmente não deve ser usada em pacientes com hipercalemia conhecida ou

TABELA 1.2

Condições Associadas à Hipercalemia após Administração de Succinilcolina

CONDIÇÃO	PERÍODO DE PREOCUPAÇÃO
Queimaduras > 10% ASC	> 5 dias até a cura
Lesão por esmagamento	> 5 dias até a cura
Denervação (AVE, lesão medular)	> 5 dias até 6 m após a lesão
Doença neuromuscular (ELA, EM, DM)	Indefinido
Sepse intra-abdominal	> 5 dias até a resolução

ELA, Esclerose lateral amiotrófica; *ASC*, área de superfície corporal; *DM*, distrofia muscular; *EM*, esclerose múltipla.

presumida (geralmente no cenário de diálise perdida), suficiente para se manifestar no eletrocardiograma (ECG). O tratamento da hipercalemia induzida pela succinilcolina é o mesmo de qualquer outra emergência hipercalêmica.

Espasmo do Masseter. A succinilcolina raramente tem sido relatada como causadora de espasmos de masseter, principalmente em crianças e adultos jovens. O significado clínico deste fenômeno não é claro, mas a administração de um ABNM competitivo termina o espasmo. Espasmo persistente grave deve levantar suspeita de hipertermia maligna.

Hipertermia maligna. A succinilcolina tem sido associada à hipertermia maligna, uma síndrome de rápido aumento de temperatura e rabdomiólise. A hipertermia maligna ocorre em indivíduos geneticamente predispostos que recebem certos agentes anestésicos voláteis ou succinilcolina. A condição é extremamente rara e não foi relatada no contexto da intubação no DE. O tratamento consiste na cessação de quaisquer potenciais agentes agressores, administração de dantrolene (1 a 2,5 mg/kg EV a cada 5 minutos, a uma dose máxima de 10 mg/kg IV) e tentativas de reduzir a temperatura corporal por meios externos.

Agentes Competitivos. Os ABNMs competitivos são classificados de acordo com sua estrutura química. Os agentes aminoesteroides incluem pancurônio, vecurônio e rocurônio. O vecurônio não libera histamina nem apresenta bloqueio muscarínico cardíaco e é um excelente agente para a manutenção do bloqueio neuromuscular quando isso é desejável. O rocurônio é o melhor agente para uso em SRI quando a succinilcolina é contraindicada. Em um estudo de intubação no DE realizado com rocurônio ou succinilcolina, o sucesso da primeira passagem foi independente do uso do ABNM.[24]

Rocurônio. Quando um paciente tem uma contraindicação à succinilcolina, o brometo de rocurônio é o agente paralítico de escolha. Na dose de 1 a 1,2 mg/kg IV, o rocurônio atinge condições de intubação semelhantes às da succinilcolina, dura cerca de 50 minutos e tem sido usado com sucesso no DE.[3] A paralisia do nível de intubação pode levar 15 a 20 segundos a mais do que com a succinilcolina, e o operador deve esperar 60 segundos antes de tentar a intubação quando o rocurônio é usado. Não há contraindicações absolutas ao rocurônio. No DE, dosagem em pacientes com obesidade mórbida deve ser baseada em PCT. Embora condições adequadas de intubação possam ser obtidas quando o peso corporal ideal (PCI) é utilizado, esse conceito é pertinente apenas para o anestesiologista, que pode estar titulando o bloqueio neuromuscular a um curto tempo anestésico. A paralisia será de duração suficiente, independentemente de qual regime de dosagem baseado em peso seja usado, e o emergencista precisará manejar as vias aéreas com sucesso antes que as respirações espontâneas retornem. O potencial de piores condições de intubação usando dosagem com base no PCI torna essa abordagem indesejável. No entanto, no subgrupo de pacientes graves que necessitam de exames neurológicos frequentes e seriados, a duração mais prolongada da paralisia com rocurônio pode torná-lo menos desejável do que a succinilcolina para uso rotineiro.

Paralisia após Intubação. Após a intubação, a paralisia prolongada pode ser desejada para otimizar a ventilação mecânica; no entanto, o manejo atual é baseado no uso de sedação profunda e analgesia, com paralisia neuromuscular usada apenas quando necessário para manter o controle ventilatório. Se o bloqueio neuromuscular for necessário, o vecurônio (0,1 mg/kg IV) pode ser administrado, mas o bloqueio neuromuscular em longo prazo não deve ser realizado sem garantir sedação e analgesia adequada do paciente e um meio de assegurar que ambas sejam adequadas. Paralisia prolongada sem sedação adequada ocorre em até 20% dos pacientes após SRI no DE.[25] Uma dose sedativa de um benzodiazepínico, como o midazolam (0,1 mg/kg IV), combinada com um analgésico opioide, como fentanil (3 a 5µg/kg IV) ou morfina (0,2 a 0,3 mg/kg IV), é necessário para melhorar o conforto do paciente e diminuir a resposta simpática ao TET. Uma estratégia sedativa com propofol (0,1 mg/kg/min IV) é comum, especialmente em pacientes com traumatismo cranioencefálico, devido ao seu benéfico perfil neuroprotetor e à rápida resolução da anestesia que permite reavaliações neurológicas frequentes. Com o devido cuidado para obter sedação e analgesia ideais, o uso contínuo de um ABNM geralmente não é necessário.

Agentes de indução

Um paciente com qualquer grau de responsividade clínica, incluindo reatividade a estímulos nocivos, deve receber um agente sedativo ou de indução no momento da administração de qualquer ABNM. Pacientes profundamente inconscientes e sem resposta podem necessitar apenas de uma dose reduzida de um agente de indução se o estado inconsciente for causado por drogas ou álcool, que são eles próprios agentes anestésicos gerais. Pacientes que estão inconscientes por causa de uma injúria no sistema nervoso central devem receber uma dose de indução completa de um agente apropriado para atenuar as respostas adversas à manipulação das vias aéreas. Os agentes de indução também potenciam o efeito do ABNM e melhoram as condições de intubação, porque a intubação é frequentemente iniciada na ascensão da paralisia, e os efeitos de relaxamento do agente de indução são aditivos aos do ABNM.

Etomidato. O etomidato é um derivado do imidazol que está em uso desde 1972. Seu perfil de atividade é semelhante ao do tiopental, com rápido início de ação, rápido pico de ação e breve duração, mas é notável pela ausência de efeitos adversos hemodinâmicos. Emergencistas têm alta confiança no etomidato e, na última década, o escolheram para mais de 90% de todas as intubações no DE.[3] A dose de indução é de 0,3 mg/kg IV. Como o etomidato é capaz de diminuir a PIC, o fluxo sanguíneo cerebral (FSC) e a taxa metabólica cerebral sem afetar adversamente a pressão arterial sistêmica média e a pressão de perfusão cerebral (PPC), ele é um excelente agente de indução para pacientes com PIC elevada, mesmo em casos de instabilidade hemodinâmica. O etomidato pode causar mioclonia breve, mas isso não tem significado clínico quando administrado para SRI. Foi demonstrado que uma dose única de etomidato reduz transitoriamente os níveis séricos de cortisol e neutraliza a resposta adrenal ao hormônio adrenocorticotrófico (ACTH) inibindo reversivelmente a 11β-hidroxilase, uma enzima sintética chave na via dos glicocorticoides. Desde a descoberta deste mecanismo, muito debate tem surgido sobre o impacto do etomidato na sobrevida em pacientes com sepse. Dados de estudos retrospectivos são conflitantes, mas uma metanálise recente de 18 estudos prospectivos observacionais e controlados não demonstrou efeito de mortalidade de uma dose única de etomidato em pacientes sépticos.[26,27] Estudos randomizados prospectivos observaram internações indiferenciadas na UTI e aquelas especificamente envolvendo indivíduos com choque séptico e mostraram que doses únicas de etomidato não têm efeito sobre o desfecho.[28] Ironicamente, grande parte da crítica original ao etomidato surgiu da hipótese de que a resposta adrenocortical à corticotropina exógena prediz o desfecho em pacientes com choque séptico, uma teoria que desde então foi desacreditada.[28] O estudo mais abrangente sobre o papel dos corticosteroides exógenos no choque séptico não mostrou qualquer benefício, levantando dúvidas sobre qualquer possível efeito de mortalidade de uma dose única de etomidato. Na pendência de um ensaio clínico randomizado, prospectivo e adequadamente construído, não há evidências suficientes para apoiar a recomendação de que o etomidato seja evitado em pacientes com choque séptico. De fato, o perfil hemodinâmico superior do etomidato faz dele uma excelente escolha nesses e em outros pacientes instáveis.

Cetamina. A cetamina, um derivado da fenciclidina, tem sido amplamente utilizada como agente anestésico geral desde 1970. Após uma dose IV de 1 a 2 mg/kg, a cetamina produz perda de consciência em 30 segundos, atinge o pico em aproximadamente 1 minuto e tem duração clínica de 10 a 15 minutos. Como agente anestésico dissociativo, a cetamina induz um estado cataléptico em vez de um verdadeiro estado inconsciente. O paciente tem anestesia profunda, mas pode ter os olhos abertos. Os reflexos de proteção das vias aéreas e o drive ventilatório geralmente são preservados.

Os principais usos da cetamina no manejo de vias aéreas de emergência são como um agente sedativo para intubação acordada (p. ex., broncoscópio flexível) e como agente de indução durante a SRI para pacientes com asma aguda grave ou instabilidade hemodinâmica. Por causa de seu perfil hemodinâmico superior, a cetamina é uma excelente alternativa ao etomidato para um paciente hemodinamicamente instável, como um paciente com sepse ou politraumatismo. Embora a evidência humana comparativa esteja ausente, a cetamina provavelmente tem menos propensão a exacerbar a instabilidade hemodinâmica do que qualquer outro agente, mesmo o etomidato. No entanto, todos os agentes de indução sedativos, incluindo a cetamina, podem provocar hipotensão adicional ou colapso cardiovascular em pacientes com choque refratário profundo ou aqueles com contratilidade miocárdica deprimida e depleção de catecolaminas. Nestas configurações, as doses são reduzidas para 50% ou 25% da dose habitual. Em pacientes com estado de mal asmático, etomidato, propofol ou outro agente de indução pode ser usado, com a notável exceção do tiopental sódico, que libera histamina. A cetamina tem alguns efeitos broncodilatadores e também pode causar liberação de catecolaminas, por isso pode ser útil para intubação e administração intermitente como parte da sedação para ventilação mecânica em pacientes com asma grave, embora nenhum estudo de desfecho tenha demonstrado claramente sua superioridade.

Existe controvérsia em relação ao uso de cetamina em pacientes com PIC elevada, pois pode aumentar a taxa metabólica cerebral, PIC e FSC. A evidência de que a cetamina pode causar danos dessa maneira é conflitante, no entanto, e pode ser superada em pacientes com trauma por causa de seu perfil hemodinâmico favorável geral.[29] A cetamina não parece ser prejudicial em crianças quando administrada nas doses utilizadas em procedimentos a pacientes com conhecida PIC elevada e pode, na verdade, diminuir a PIC.

Por poder causar liberação de catecolaminas e aumentar a pressão arterial, a cetamina deve ser evitada em pacientes com lesão cerebral traumática (LCT) com pressão arterial elevada. No entanto, recomendamos o uso de cetamina ou etomidato durante a SRI para indução de pacientes com LCT e hipotensão ou fatores de risco para hipotensão. A cetamina pode produzir fenômenos de emergência desagradáveis, especialmente sonhos perturbadores ou assustadores nas primeiras 3 horas após o despertar. Essas reações, que são mais proeminentes em adultos do que em crianças, em mulheres do que em homens, em pacientes que recebem doses maiores e em certos tipos de personalidade, podem ser mitigadas pela administração de benzodiazepínicos.[30] Os pacientes submetidos a SRI com cetamina devem receber um benzodiazepínico (p. ex., lorazepam, 0,05 mg/kg ou midazolam, 0,1 mg/kg) como parte do tratamento pós-intubação.

Propofol. O propofol é um alquilfenol altamente lipofílico com atividade de estimulação do receptor do ácido γ-aminobutírico (GABA). Seu uso primário no cenário de emergência tem sido a sedação pós-intubação em pacientes com lesão neurológica; no entanto, tem sido cada vez mais utilizado como agente indutor durante a SRI.[3] Ele reduz a PIC, o uso de oxigênio cerebral e é indicado para pacientes com PIC elevada causada por uma emergência clínica ou traumática. Devido à propensão do propofol em causar hipotensão por meio de vasodilatação e depressão direta do miocárdio, a dose é reduzida ou o medicamento é completamente evitado em pacientes com comprometimento hemodinâmico. A dose usual de indução de propofol é de 1,5 mg/kg IV, mas dosagens reduzidas devem ser usadas em pacientes idosos, com comprometimento hemodinâmico ou reserva cardiovascular deficiente. Propofol é entregue em um veículo de óleo de soja e lecitina e não deve ser usado para pacientes com alergias a essas substâncias. Embora o propofol tenha sido tradicionalmente evitado em pacientes com alergia ao ovo, é provável que seja seguro, a menos que exista uma história de anafilaxia para a proteína do ovo. O propofol causa dor no local de administração em até 60% dos pacientes. O uso de uma veia proximal (antecubital) em vez de um local de injeção venosa distal é a medida preventiva mais importante. O tratamento prévio com lidocaína IV, a administração concomitante de lidocaína misturada com propofol e o tratamento prévio com opioides ou cetamina demonstraram limitar essa reação adversa comum.[31]

Outros Agentes de Indução. Dada a ampla aceitação e familiaridade com etomidato, propofol e cetamina, outras classes de drogas, como barbitúricos e benzodiazepínicos, são pouco utilizadas como agentes indutores da SRI. Na América do Norte, quase todas as intubações de emergência são realizadas com um desses três agentes.[3] Barbitúricos de ação rápida, como o tiopental, são altamente lipossolúveis e atravessam rapidamente a barreira hematoencefálica, agindo no complexo neuroinibitório do receptor GABA para deprimir a atividade do sistema nervoso central. O último fabricante norte-americano de tiopental sódico parou a produção, e as importações para os Estados Unidos estão severamente restritas, mas ainda estão em uso em algumas áreas fora da América do Norte. Dos benzodiazepínicos, apenas o midazolam é usado como um agente de indução, um papel pelo qual é inferior a outros agentes mais comumente usados, como etomidato e propofol. A dose usual de indução para o midazolam é de 0,2 a 0,3 mg/kg IV. Na dose de 0,3 mg/kg IV, o midazolam produz perda de consciência em cerca de 30 segundos (mas pode levar até 120 segundos) e tem duração clínica de 15 a 20 minutos. O midazolam é um inotrópico negativo e deve ser usado com cautela em pacientes com comprometimento hemodinâmico e em idosos, para os quais a dose pode ser reduzida para 0,1 ou 0,05 mg/kg. O início da atividade é mais lento nestas doses reduzidas.

Dexmedetomidina (Precedex) ganhou popularidade como agente único, ou em combinação com benzodiazepínicos, para sedação durante procedimentos e intubação acordada.[21] A dose de ataque típica é de 1 mg/kg IV durante 5 a 10 minutos. Em níveis terapêuticos, tem um efeito mínimo no *drive* respiratório ou nos reflexos de proteção das vias aéreas, mas seu uso é limitado pela bradicardia e hipotensão. Ele não foi estudado como um agente de indução durante a SRI, e sua demora para atingir o estado de equilíbrio provavelmente o impediria de ser eficaz nessa situação.

Circunstâncias Clínicas Especiais

Esta seção discutirá vários cenários clínicos específicos que frequentemente justificam a modificação do plano de manejo das vias aéreas. O manejo da via aérea pediátrica é discutido no Capítulo 161.

Estado de Mal Asmático

A SRI é a técnica recomendada para intubação de um paciente em estado de mal asmático. Considerações de via aérea difíceis são complexas em um paciente asmático devido à parada respiratória iminente e à incapacidade do paciente de tolerar tentativas de intubação acordada. Quando uma via aérea difícil é identificada, a preparação da intubação deve começar cedo, para que os métodos de intubação acordada, como a intubação com endoscópio flexível, possam ser mantidos como opções. Mesmo quando uma via aérea difícil é identificada em um paciente asmático, a SRI geralmente é o método de intubação de escolha. A ventilação com a BMV ou DEG pode ser difícil devido à alta resistência das vias aéreas, e a técnica deve ser otimizada com o uso de baixo volume corrente e frequência respiratória, com alto de fluxo inspiratório. A redução da frequência respiratória para permitir uma expiração adequada, mesmo à custa da retenção de CO_2, é recomendada para evitar o desenvolvimento de auto-PEEP, conhecido como aprisionamento de ar, que pode comprometer a ventilação e causar barotrauma.

O paciente asmático tem as vias aéreas altamente reativas, e medidas devem ser tomadas para minimizar qualquer broncoespasmo adicional que possa ocorrer durante a intubação. Acredita-se que a broncoconstrição que ocorre com a colocação do TET seja neuralmente mediada, e os anestésicos locais, particularmente a lidocaína, têm sido estudados como uma maneira de diminuir esse reflexo das vias aéreas. Anteriormente, havíamos recomendado a lidocaína para suprimir o broncoespasmo e a tosse que ocorrem em resposta à manipulação das vias aéreas em pacientes asmáticos, mas não aconteceram estudos de qualidade em humanos que apoiassem esses efeitos benéficos, particularmente em pacientes que receberam β2-agonista. Os β-agonistas inalatórios de alta dose, como o salbutamol, proporcionam proteção máxima contra o broncoespasmo reativo durante a intubação e são indicados para asmáticos com ou sem broncoespasmo ativo. A cetamina tem propriedades broncodilatadoras e pode mitigar o broncoespasmo em pacientes que não são intubados e em pacientes que já estão intubados e não estão melhorando com a ventilação mecânica. Embora os estudos até o momento tenham sido limitados, a cetamina também é um agente de indução possível para a intubação de emergência de pacientes com estado de mal asmático (Tabela 1.3).

Consequências Hemodinâmicas da Intubação

A laringoscopia e a intubação são estímulos potentes para a liberação reflexa de catecolaminas. Esta RSRL produz um aumento modesto na pressão arterial e frequência cardíaca e causa pouca ou nenhuma consequência em pacientes saudáveis. A RSRL é de significância clínica importante em duas situações: elevação aguda da PIC e certas doenças cardiovasculares (p. ex., hemorragia intracerebral, hemorragia subaracnóidea, dissecção aórtica ou aneurisma, doença cardíaca isquêmica). Nessas situações, a liberação de catecolaminas, o aumento da demanda miocárdica de oxigênio e o consequente aumento da pressão arterial média e da frequência cardíaca podem produzir efeitos deletérios. Os opioides sintéticos (p. ex., fentanila) e os agentes bloqueadores β-adrenérgicos (p. ex., esmolol) são capazes de atenuar o RSRL e estabilizar a frequência cardíaca e a pressão arterial durante a intubação. Em pacientes com risco de elevação aguda da pressão arterial, a administração de fentanila (3 μg/kg) durante a fase de pré-tratamento da SRI atenua a frequência cardíaca e o aumento da pressão arterial. A dose simpatolítica completa da fentanila é muito maior, mas limitar a dose minimiza a probabilidade de precipitar ou agravar a hipoventilação. Como a fentanila reduz o tônus simpático, não deve ser administrado a pacientes com comprometimento hemodinâmico (p. ex., sangramento, depleção de volume, sepse). A administração de 3 μg/kg é mais segura do que as doses maiores e pode ser complementada com um adicional de 3 μg/kg imediatamente após a intubação, se um maior bloqueio simpático for desejado ou se a hipertensão e a taquicardia persistirem. A fentanila deve ser administrada durante 60 segundos para evitar a hipoventilação ou a apneia.

Elevação da Pressão Intracraniana

Quando a PIC encontra-se elevada como resultado de traumatismo cranioencefálico ou patologia intracraniana aguda catastrófica, há duas considerações – manter a PPC (evitando hipotensão excessiva) e minimizar os surtos supranormais na pressão arterial média (PAM), que podem aumentar a PIC. Normalmente, a autorregulação cerebrovascular mantém um FSC constante em uma ampla faixa de pressões sanguíneas sistêmicas, mas essa ação pode ser perdida em condições que elevam a PIC. A manutenção da PAM sistêmica a 100 mmHg ou superior mantém a PPC e reduz a probabilidade de lesão secundária. Portanto, o agente indutor da SRI para um paciente com suspeita de elevação da PIC deve ser selecionado e dosado para minimizar a probabilidade de exacerbação da hipotensão. Em pacientes com elevação da PIC suspeitada ou documentada, o controle da RSRL é desejável para evitar elevação adicional da PIC. O fentanil (3 μg/kg) administrado como medicamento pré-tratamento é a melhor escolha para esse fim no cenário da emergência.

Embora evidências tenham sugerido um reflexo independente que aumente a PIC em resposta à laringoscopia e intubação, e a lidocaína IV fosse anteriormente recomendada para esse fim, as evidências são fracas e nenhuma outra foi encontrada. Portanto, não recomendamos mais a lidocaína nesse cenário. Da mesma forma, a RSRL e a resposta da PIC à intubação tornam a intubação nasotraqueal às cegas desaconselhável para pacientes com lesão cerebral.

Em pacientes no departamento de emergência que podem ter elevação da PIC, o emergencista deve escolher um agente de indução que equilibre um efeito favorável sobre a dinâmica cerebral e a PIC com um perfil hemodinâmico sistêmico estável. Recomendamos o etomidato, embora o propofol também seja uma boa opção quando não há comprometimento hemodinâmico (Tabela 1.4).

Hipotensão e Choque

Em pacientes graves, os agentes de indução têm o potencial de exacerbar a hipotensão preexistente e, em alguns casos, precipitar o colapso circulatório. A parada cardiorrespiratória durante a intubação, normalmente em atividade elétrica sem pulso (AESP), é uma complicação em até 4% das SRI de emergência.[3] Os fatores de risco nas populações do DE incluem idade avançada (> 70 anos), DPOC e choque na chegada.[32-34] Em pacientes com choque grave, todos os agentes de indução têm o potencial de exacerbar a hipotensão. A SRI com risco de choque depende de três princípios básicos de manejo – ressuscitação volêmica antes da indução (se o tempo permitir), administração de agente de indução com dose reduzida e pré-tratamento com agentes vasopressores no período peri-intubação (Tabela 1.5).

Se o tempo permitir, pacientes com hipotensão devem receber bólus de fluidos isotônicos ou concentrados de hemácias (CH) para maximizar a pré-carga, aumentar a pressão arterial e permitir mais opções farmacológicas durante a SRI. O cloridrato de fenilefrina (Neosynephrine; 50-100 μg em bólus IV) administrado antes do agente de indução pode limitar os efeitos hipotensores. Além disso, a seleção do agente de indução deve ser limitada apenas ao etomidato ou à cetamina, e a dose deve ser reduzida em 50%. A atenção a esses detalhes pode reduzir a incidência de eventos cardiovasculares adversos no período peri-intubação.

TABELA 1.3
Sequência Rápida de Intubação para Estado de Mal Asmático

TEMPO	PASSO
Zero menos 10 min	Preparação
Zero menos 5 min	Pré-oxigenação (quanto possível) • nebulização com albuterol contínuo • oxigênio a 100% por 3 min ou oito respirações com toda capacidade vital ou fluxo de oxigênio mais alto possível
Zero menos 3 min	Pré-tratamento – albuterol, 2,5 mg nebulizado ou lidocaína, 1,5 mg/kg[a]
Zero	Paralisia com indução • Cetamina, 1,5 mg/kg • Succinilcolina, 1,5 mg/kg
Zero mais 30 s	Posicionamento
Zero mais 45 s	Passagem • Laringoscopia com intubação • Confirmação do dióxido de carbono de final de exalação
Zero mais 2 min	Manejo pós-intubação • Sedação e analgesia • ABNM somente se necessário após sedação adequada, analgesia • Nebulização in-line com albuterol • Cetamina adicional, conforme indicado

ABNM, Agente bloqueador neuromuscular.
[a]Apenas se já não foi pré-tratado com β-agonistas.

TABELA 1.4
Sequência Rápida de Intubação por Elevação da Pressão Intracraniana

TEMPO	PASSO
Zero menos 10 min	Preparação
Zero menos 5 min	Pré-oxigenação (quanto possível) – oxigênio a 100% por 3 min ou oito respirações com toda capacidade vital
Zero menos 3 min	Pré-tratamento – fentanil, 3 µg/kg (lentamente)
Zero	Paralisia com indução • Etomidato, 0,3 mg/kg • Succinilcolina, 1,5 mg/kg[a]
Zero mais 30 s	Posicionamento
Zero mais 45 s	Passagem • Laringoscopia com intubação • Confirmação do dióxido de carbono de final de exalação
Zero mais 2 min	Manejo pós-intubação – sedação e analgesia; considerar propofol para permitir reexame frequente ABNM somente se necessário após sedação adequada, analgesia

ABNM, Agente bloqueador neuromuscular.
[a]Substituição possível por rocurônio, 1 mg/kg.

TABELA 1.5
Sequência Rápida de Intubação para Hipotensão e Choque

TEMPO	PASSO
Zero menos 10 min	Preparação – bólus de fluidos isotônicos ou hemoderivados
Zero menos 5 min	Pré-oxigenação (quanto possível) – oxigênio a 100% por 3 min ou oito respirações com toda capacidade vital
Zero menos 3 min	Pré-tratamento – Cloridrato de fenilefrina (Neosynephrine), 50 a 100 µg de bólus IV (se ainda estiver hipotenso após FIV ou sangue)
Zero	Paralisia com indução • Cetamina, 0,5 a 0,75 mg/kg OU Etomidato, 0,1 a 0,15 mg/kg • Succinilcolina, 1,5 mg/kg IV
Zero mais 30 s	Posicionamento
Zero mais 45 s	Passagem • Laringoscopia com intubação • Confirmação do dióxido de carbono de final de exalação
Zero mais 2 min	Manejo pós-intubação – continuação da ressuscitação volêmica

Coluna Cervical Potencialmente Lesada

Historicamente, a maioria dos pacientes com suspeita de lesão contusa da coluna cervical era intubada por via oral por laringoscopia direta com imobilização da coluna cervical em linha, seja como intubação acordada ou com bloqueio neuromuscular. No entanto, com essa abordagem, a visibilidade glótica pode ser inadequada e uma força de elevação excessiva é necessária. Os pacientes com fraturas conhecidas da coluna cervical são manejados de forma ideal com um broncoscópio flexível para minimizar o movimento da coluna cervical; no entanto, no cenário de emergência, um videolaringoscópio deve ser usado e, se não estiver disponível, um laringoscópio direto também pode ser usado. Um videolaringoscópio fornece melhor visibilidade laríngea, sem força de levantamento excessiva ou movimento da coluna cervical, e tem maiores taxas de sucesso de intubação quando comparado com a laringoscopia direta convencional.

A máscara laríngea de intubação (ILMA) também pode resultar em menos movimento da coluna cervical durante a intubação do que a laringoscopia direta, embora a necessidade de dispositivos de intubação às cegas tenha diminuído com o advento da videolaringoscopia.[3] Outros dispositivos também se mostraram promissores para a intubação segura de pacientes com lesão da coluna cervical. Um estudo com fluoroscópico em que a intubação com o estilete óptico de Shikani (EOS; Clarus Medical, Minneapolis) foi comparado com LD mostrou significativamente menos movimento da coluna cervical com o EOS, mas um tempo de intubação ligeiramente maior (28 vs. 17 segundos). Estiletes rígidos com vídeo, como o Sistema de Vídeo Clarus (SVC), também são ferramentas eficazes para pacientes com colares cervicais.[35] O Airtraq e o Pentax Airway Scope são dispositivos curvos de intubação que possuem um canal para o TET integrado e uma lente de visualização ou um monitor de vídeo para facilitar a intubação. Ambos os dispositivos apresentam altos níveis de sucesso de intubação e movimento mínimo da coluna cervical em comparação com a laringoscopia direta. Na ausência de um mecanismo traumático coexistente ou de um exame neurológico que indique lesão medular, a imobilização da coluna cervical para intubação de pacientes com trauma penetrante da cabeça e pescoço é raramente indicada. Não está comprovado se pacientes com ferimentos por armas de fogo na cabeça ou no pescoço possuem risco de exacerbação da lesão da medula cervical durante a intubação, e não há relato que tal paciente, com ou sem evidência clínica de lesão medular, tenha sido prejudicado pela intubação. Além disso, a imobilização da coluna cervical em pacientes com lesões cervicais penetrantes pode ser prejudicial. Uma grande revisão retrospectiva de mais de 45.000 pacientes traumatizados com lesões penetrantes descobriu que aqueles nos quais os colares cervicais pré-hospitalares foram aplicados tinham duas a três vezes mais chances de morrer. Atrasos no transporte, avaliação do paciente e dificuldade somada para procedimentos de via aérea foram postulados como potenciais contribuintes.[36]

Técnicas e Dispositivos de Vias Aéreas

Laringoscopia Direta Versus Laringoscopia por Vídeo

As limitações inerentes da LD tornam menos possível a visualização glótica quando comparada aos instrumentos de vídeo.[6,37] Os videolaringoscópios oferecem a capacidade de visualizar a glote sem criar uma linha direta de visão, tornando irrelevantes muitos dos problemas que complicam a LD. Embora a LD continue a ser uma técnica aceitável para a intubação traqueal, há evidências crescentes da clara superioridade dos dispositivos de vídeo modernos, e a LD é cada vez mais relegada ao papel de um dispositivo de reserva.[3]

Videolaringoscópios

Os laringoscópios modernos incorporam imagens de vídeo em lâminas de laringoscópio especialmente projetadas para fornecer uma visualização glótica superior à de um laringoscópio direto, sem a necessidade de criar um eixo visual linear através da boca. Os videolaringoscópios podem ser separados em dois grandes grupos baseados na forma – aqueles que usam a geometria do laringoscópio tradicional complementada por um dispositivo de visualização de vídeo (que também pode ser usado como laringoscópio direto) e aqueles com lâminas especialmente curvadas ou anguladas, projetados especificamente para uso em um sistema de vídeo e que não são adequados para LD. Este sistema de classificação é importante porque a mecânica da intubação e o sucesso diferem entre os dois grupos. No entanto, independentemente do tipo, os videolaringoscópios fornecem visibilidade superior da glote e maior sucesso na primeira tentativa, quando comparados aos laringoscópios diretos, particularmente quando a via aérea é difícil ou quando um operador não especialista está realizando a intubação.[6,7,37,38]

Para a intubação rotineira de vias aéreas não difíceis por intubadores experientes, as taxas de sucesso com laringoscopia direta geralmente podem coincidir com aquelas obtidas com um videolaringoscópio.[7] Como as intubações de emergência são, por definição, críticas e não podem ser reagendadas, e como a experiência dos operadores variam entre si e as vias aéreas são frequentemente difíceis, a videolaringoscopia é a modalidade de primeira escolha para intubações de emergência.

O sistema de videolaringoscópio GlideScope (GVL; Verathon, Seattle) usa uma lâmina Macintosh modificada com uma ponta estreita, angulada e alongada, envolvendo uma câmera posicionada proximalmente para fornecer uma visão grande angular da glote e da anatomia circundante, mesmo em pacientes com vias aéreas difíceis. As imagens de vídeo são transmitidas para um monitor de alta resolução que pode gravar imagens estáticas e clipes de vídeo. Os tamanhos de alça e lâmina variam para recém-nascidos a adultos obesos. O GlideScope Ranger é uma versão ultraportátil do dispositivo, projetada para uso em ambiente pré-hospitalar. Uma grande série de casos de intubações pré-hospitalares mostrou que o Ranger reduz significativamente o número de tentativas necessárias para intubar, em comparação com o LD.[39] O GlideScope Cobalt é um sistema projetado para um único uso, sem a necessidade de limpeza (Fig. 1.12). Consiste na inserção de um dispositivo de vídeo flexível que cabe dentro de uma lâmina descartável, única e transparente chamada *stat* e vem em tamanhos comparáveis aos do GlideScope padrão. O volume adicional criado pela stat pode dificultar a manobra em pacientes de emergência e reduzir o sucesso da intubação em comparação com a lâmina GVL padrão.[40] Os cabos da nova geração GlideScope são feitos de titânio leve, com um perfil lateral mais estreito (Fig. 1.13). A colocação da câmera distalmente ao longo da lâmina para criar um campo de visão essencialmente neutraliza o potencial obstrutivo da língua, portanto, a laringoscopia com o GlideScope e a maioria das outras videolaringoscopias hiperanguladas é realizada com a introdução da lâmina na linha média da boca e avanço ao redor da língua, com muito pouco levantamento. Um fio-guia próprio, rígido e pré-moldado está disponível para uso com o GlideScope, ou um fio-guia maleável pode ser moldado para se adequar à curva acentuada da lâmina do GlideScope. O fio-guia rígido tem menos probabilidade de se deformar durante as tentativas de intubação e permite ao operador um melhor controle do TET na tela de vídeo. Qualquer fio-guia pode ser usado, e os dados são conflitantes em relação à vantagem fornecida por um fio-guia rígido; no entanto, um estudo baseado no DE sugeriu que o sucesso da intubação é maior com o fio-guia rígido comparado com um fio-guia maleável padrão.[41,42] Quando comparado com a LD, o GlideScope fornece uma visão glótica equivalente ou superior e tem uma taxa de sucesso de intubação muito alta.[7] Preditores tradicionais de laringoscopia direta difícil provavelmente não se aplicam em videolaringoscopia porque a maioria é baseada em limitações de se criar uma linha de visão direta, que não faz parte da videolaringoscopia.[43]

Embora a visão seja universalmente melhor com todos os videolaringoscópios, o impacto do GlideScope sobre o sucesso na primeira passagem tem sido menos evidente. Uma grande metanálise recente de mais de 12 estudos mostrou que o GVL é superior na obtenção de visão glótica total, mas, para laringoscopistas experientes, o sucesso na primeira tentativa não foi superior à laringoscopia convencional.[7] Em pacientes no DE, o GVL foi associado a uma taxa de sucesso na primeira tentativa mais baixa do que a LD, embora os grupos não tenham sido pareados.[3] No entanto, estudos observacionais unicêntricos no DE demonstraram que o GlideScope é superior à LD para intubação de pacientes no DE, e o sucesso aumentou com o tempo.[37,44] O GlideScope causa menos movimento da coluna cervical do que a LD convencional e proporciona melhor exposição glótica em pacientes com precauções rigorosas na coluna cervical. O videolaringoscópio C-MAC (Fig. 1.14; Endos-

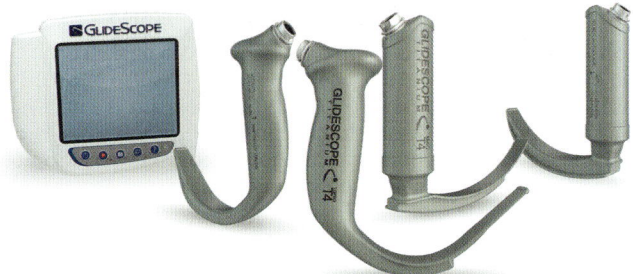

Fig. 1.13. Os cabos do GlideScope Titanium incorporam elementos de vídeo semelhantes em uma lâmina de titânio leve com um perfil lateral mais estreito. A conexão com a exibição de vídeo é feita por um cabo USB. (Cortesia Verathon, Seattle.)

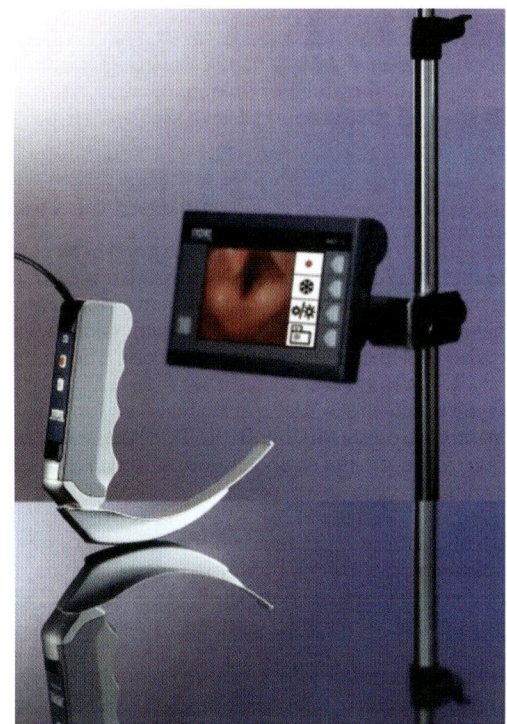

Fig. 1.14. O videolaringoscópio C-MAC (Karl Storz Endoscopy, Tuttlingen, Alemanha) usa um chip de vídeo integrado CMOS (semicondutor de metal-oxido complementar) para capturar uma imagem de vídeo próximo da ponta distal de uma lâmina de laringoscópio convencional. A imagem é transmitida para uma tela de vídeo, onde é visualizada pelo intubador. (De Walls RM, Murphy MF, eds: Manual of emergency airway management, ed 4, Philadelphia, 2012, Lippincott, Williams & Wilkins; com permissão.)

Fig. 1.12. O Sistema GlideScope Cobalt usa um display digital de alta resolução, inclui Stats (bainhas de lâmina) de uso único que cobrem o bastão de vídeo e pode gravar imagens estáticas e clipes de vídeo por meio de dispositivos de armazenamento internos e removíveis. (Cortesia Verathon, Seattle.)

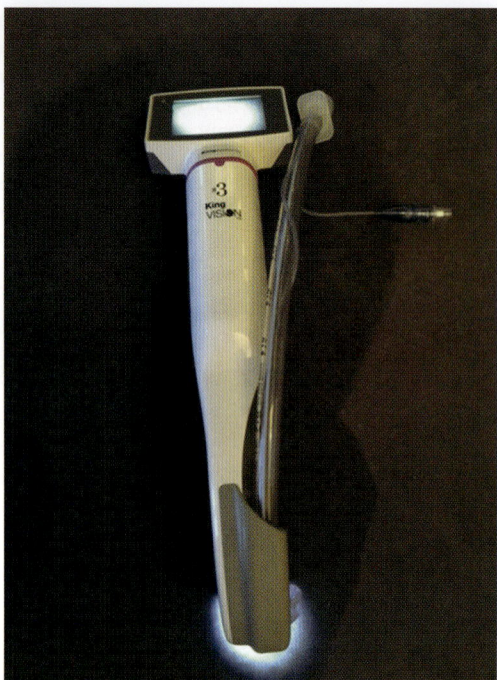

Fig. 1.15. O videolaringoscópio King Vision integra uma lâmina de vídeo curva de uso único acoplada a um monitor montado no topo do cabo. As lâminas vêm em duas versões, aquelas com canais para o tubo endotraqueal, para avançar o tubo endotraqueal, e aquelas sem. (Cortesia Calvin A. Brown III, MD.)

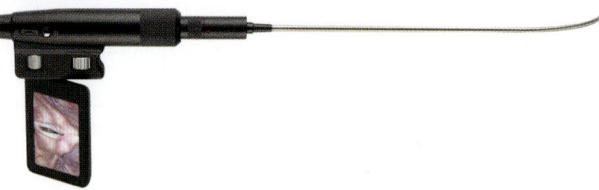

Fig. 1.16. O sistema de vídeo Clarus incorpora um estilete curvo que contém uma câmera de vídeo com chip CMOS circundado por uma bainha de metal protetora maleável, mas rígida. As imagens são exibidas em uma tela de vídeo anexada ao cabo. A tela pode girar para melhor visualização, à medida que o estilete é inserido na boca. (Cortesia Clarus Medical, Minneapolis.)

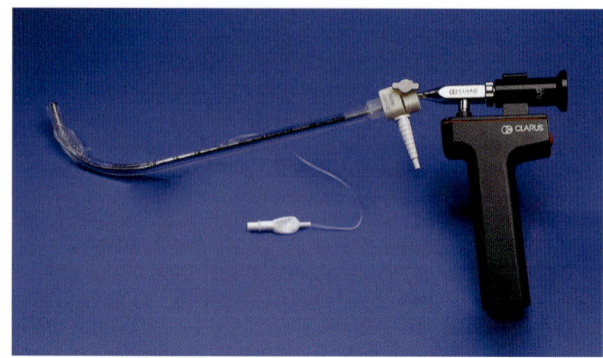

Fig. 1.17. O estilete óptico Shikani (EOS) com tubo endotraqueal montado. A ocular e a bateria estão à direita. (Cortesia Clarus Medical, Minneapolis, MN.)

copia Karl Storz, Tuttlingen, Alemanha) incorpora um chip de vídeo semicondutor de metal-óxido complementar (CMOS) em uma série de lâminas de laringoscópio para melhorar a visibilidade glótica. As imagens são exibidas em um monitor de alta resolução, com recursos de gravação de imagem e vídeo. A lâmina C-MAC de formato tradicional pode ser usada como um laringoscópio direto por um estagiário, enquanto um supervisor observa o monitor de vídeo, fornecendo uma excelente ferramenta para o ensino de LD. Uma comparação direta, baseada no DE, com o C-MAC e o GVL sugeriu que eles têm um desempenho semelhante durante a intubação de emergência.[45] Comparado com a LD, o C-MAC fornece melhor visualização da entrada da glote, taxas mais altas de sucesso na primeira tentativa e supera a LD quando no resgate de uma primeira tentativa falha usando a LD.[3,6,46]

O videolaringoscópio King Vision (King Systems, Noblesville, IN) é um dispositivo leve de uso único, com uma tela removível (e reutilizável) que fica sobre uma lâmina de vídeo descartável (Fig. 1.15). Existem dois tipos de lâminas, uma com um canal integrado para o tubo e outra sem; este último requer que o operador coloque o TET manualmente. Na simulação de via aérea difícil utilizando cadáveres, o King Vision resulta em taxas de sucesso mais elevadas e colocação mais rápida do tubo em comparação com a LD.[47] O McGrath Series 5 é um videolaringoscópio sem fio com cabo e tela integrada.

Existem vários outros modelos de videolaringoscópios com vários tamanhos e características, como bainhas descartáveis ou lâminas, e em diferentes faixas de preço.[48,49] A avaliação individual desses dispositivos é importante na seleção do melhor videolaringoscópio para prática individual ou em grupo. Em 2012, os videolaringoscópios foram escolhidos como o primeiro dispositivo para o manejo das vias aéreas em quase 40% de todas as intubações.[3] No geral, a videolaringoscopia oferece a promessa de transformar a laringoscopia e tem o potencial de tornar a LD obsoleta.

Fibra Óptica e Estiletes de Intubação por Vídeo

Diversas fibras ópticas semirrígidas e estiletes de intubação por vídeo também estão disponíveis. A EOS é o mais estudado deles, embora um dispositivo de vídeo mais recente (Clarus Video System, Clarus Medical, Minneapolis; Figs. 1.16 e 1.17) baseado nos mesmos princípios, provavelmente funcionará tão bem ou melhor que seu antecessor de fibra óptica. A TET é colocada sobre um estilete semirrígido, consistindo de uma bainha de metal com um sistema de aquisição de imagens de vídeo posicionado distalmente, em seguida é avançada pela boca e sobre a língua na linha mediana, então na traqueia sob visualização de fibra ótica ou vídeo. A EOS parece causar menos movimento da coluna cervical do que a laringoscopia convencional durante a intubação com a estabilização em linha (Fig. 1.16). Uma versão menor, o Levitan Scope (Clarus Medical), usa um estilete de fibra ótica iluminada por diodo emissor de luz (LED) para facilitar a intubação por laringoscopia direta. O dispositivo é recomendado pelo fabricante para facilitar o sucesso na primeira tentativa quando a LD fornece uma visão limitada da glote. No único estudo que comparou o Levitan Scope com o bougie, entretanto, os dois dispositivos obtiveram sucesso semelhante.

Endoscópios Flexíves para Intubação

A intubação com um endoscópio flexível é uma opção importante para certas vias aéreas difíceis, particularmente naquelas com anatomia das vias aéreas superiores distorcida, como angioedema ou trauma cervical anterior contuso. Esses endoscópios há muito dependiam da tecnologia da fibra ótica, mas isso foi amplamente substituído por sistemas de vídeo miniaturizados e de alta qualidade (Fig. 1.18). Após a preparação adequada do paciente, o endoscópio é passado através das pregas vocais sob visualização contínua, servindo como um introdutor para um TET, que é então colocado através da glote. Exame com endoscópico flexível também é usado para avaliação das vias aéreas para determinar se a intubação é necessária, como para pacientes com inalação de fumaça ou epiglotite. A intubação de pacientes com obesidade mórbida, aqueles com anatomia distorcida das vias aéreas (p. ex., lesão anterior penetrante ou contusa) ou com deformidade fixa da coluna cervical pode ser obtida com o endoscópio flexível com anestesia tópica e sedação criteriosa, preservando, assim, a capacidade do paciente de respirar até que a intubação tenha sido alcançada. Os endoscópios também foram usados com sucesso para intubar por meio de uma ILMA, e os sistemas de vídeo provavelmente também funcionariam bem nessa aplicação.

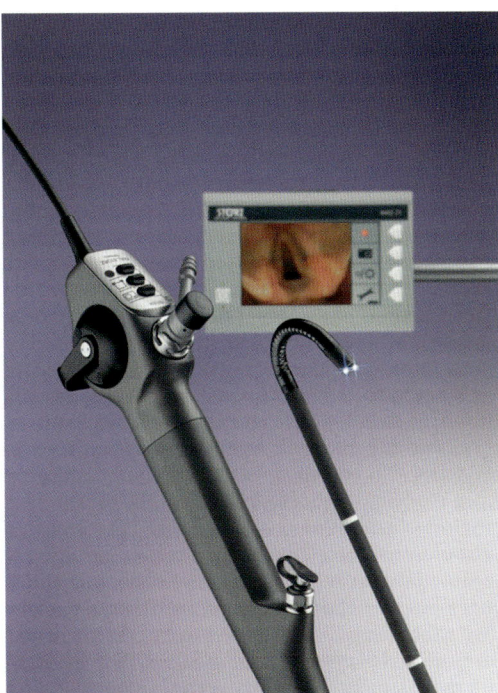

Fig. 1.18. Novos broncoscópios flexíveis de vídeo agora estão disponíveis e integram-se totalmente com o visor de alta resolução C-MAC. (Cortesia Karl Storz Endoscopy, Tuttlingen, Alemanha.)

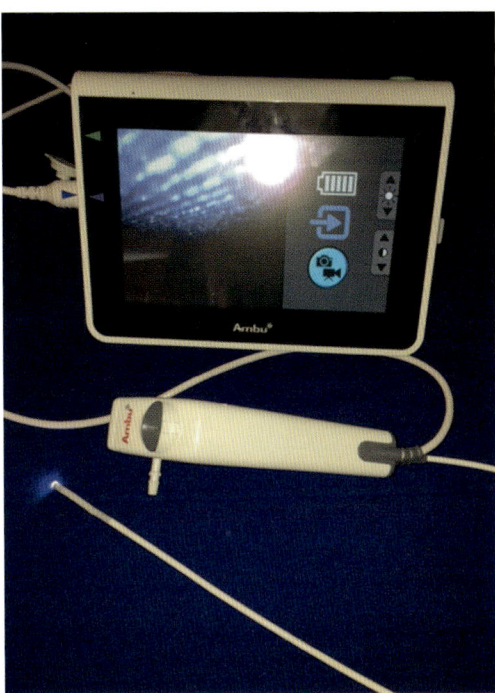

Fig. 1.19. O Ambu aScope é um novo broncoscópio flexível de vídeo totalmente descartável com uma porta de sucção integrada e um canal de trabalho para aspiração e instilação de anestésico local. As imagens das vias aéreas são visualizadas através de um monitor digital reutilizável. (Cortesia Calvin A. Brown III, MD.)

Existe uma curva de aprendizado significativa para intubação com endoscópio flexível, e a proficiência com este dispositivo requer treinamento e prática. Felizmente, o exame endoscópico das vias aéreas superiores ao nível das pregas vocais é um conjunto de habilidades semelhante ao necessário para manobrar o endoscópio através das pregas vocais para intubar. Este é um método alternativo importante para obter experiência real com a inserção e manipulação do endoscópio. Apenas cerca de 1% dos pacientes com DE são tratados com um broncoscópio flexível, o que possivelmente reflete a relutância em selecionar este instrumento se o operador não se sentir suficientemente treinado ou competente. As intubações com broncoscópio flexível são o método de escolha para a maioria dos pacientes com obstrução das vias aéreas superiores.[3] O papel da intubação endoscópica flexível no DE provavelmente se expandirá à medida que a obesidade aumenta na população e, cada vez mais, as vias aéreas difíceis são tratadas na emergência, sem alternativas. A transição da tecnologia de fibra ótica para CMOS tornará esses endoscópios flexíveis mais duráveis e menos propensos ao embaçamento, ambos atributos desejáveis para a intubação de emergência. Embora o custo necessário para comprar e manter um endoscópio flexível possa ser uma barreira para alguns departamentos de emergência, os videoscópios flexíveis descartáveis, como o Ambu aScope (Ambu, Columbia, MD), oferecem uma opção menos onerosa (Fig. 1.19). Os emergencistas devem ter acesso imediato a endoscópios flexíveis e devem adquirir treinamento e prática regular em seu uso.

Dispositivos Extraglóticos

Máscara laríngea. As MLs incluem coletivamente um número de dispositivos de máscara de silicone ovoides comercialmente disponíveis, projetadas para selar acima da glote e permitir a ventilação através de um canal central com um dispositivo bolsa-máscara padrão. Existem vários modelos disponíveis e os atributos diferem entre os modelos, mas as taxas de uso e sucesso são muito semelhantes. O mais utilizado é a ML original. Modelos reutilizáveis, descartáveis, formatos convencionais e utilizados para intubação são oferecidas por vários fabricantes. A máscara é inserida às cegas na faringe e depois inflada, proporcionando uma vedação que permite a ventilação da traqueia com mínima insuflação gástrica. Na anestesia eletiva, a ML tem uma taxa de sucesso de inserção extremamente alta e taxa de complicações baixa, incluindo uma baixa incidência de aspiração traqueal. As avaliações da inserção da ML por pessoal experiente e inexperiente consistentemente mostraram facilidade de inserção, altas taxas de sucesso de inserção e ventilação bem-sucedida. A ML pode ser uma alternativa viável à intubação endotraqueal para tratamento intra-hospitalar ou extra-hospitalar de parada cardiorrespiratória, particularmente quando os socorristas forem inexperientes em manejo de vias aéreas. No mínimo, o dispositivo pode desempenhar um papel temporário igual ou superior à BMV até que o manejo definitivo das vias aéreas possa ser alcançado. A LMA Supreme (Teleflex Inc., Morrisville, Carolina do Norte) é uma ML mais robusta com um tubo angulado rígido, semelhante a uma ILMA. Ele oferece um canal para sonda orogástrica e pressões de vedação mais altas que a ML padrão. Esta provavelmente é a melhor versão para uso geral no DE.

Uma ML não inflável, o i-gel (Intersurgical, Berkshire, Inglaterra), possui um gel viscoso e não requer insuflação (Fig. 1.20). Está disponível em vários tamanhos para adultos e pacientes pediátricos. O dispositivo é colocado às cegas e as profundidades de inserção estão marcadas na lateral do dispositivo. Possui um mordedor integrado e canal para passagem de uma sonda orogástrica. A experiência inicial com o dispositivo, mesmo com usuários iniciantes minimamente treinados, tem sido promissora, com altas taxas de sucesso de inserção e menores tempos de inserção quando comparados com a ML ou tubo laríngeo.[50]

A ILMA é projetada para facilitar a intubação através da máscara após a colocação correta (Fig. 1.21). Difere da ML de duas formas principais. Primeiro, a máscara é presa a um tubo de ventilação de aço inoxidável rígido, curvado quase em ângulo reto, e a máscara incorpora um elevador epiglótico em sua extremidade distal. A colocação da ILMA resulta em ventilação bem-sucedida em quase 100% dos casos e intubação subsequente com 95% de sucesso. A ILMA também pode ser usada para ventilação e intubação em pacientes obesos, com altas taxas de sucesso semelhantes. A ILMA possui um TET especial e haste estabilizadora para remover

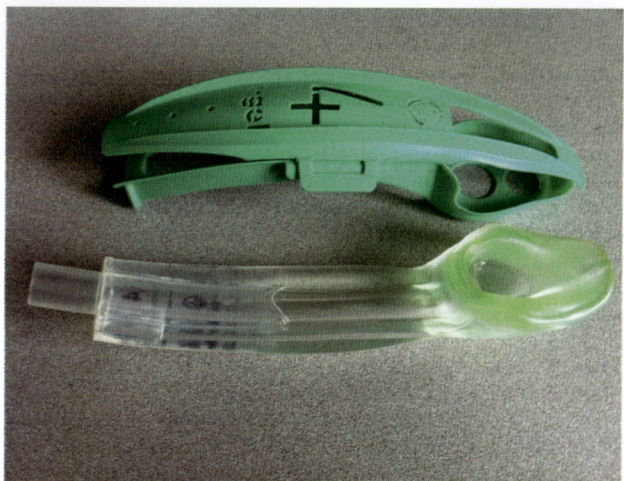

Fig. 1.20. A máscara laríngea i-gel (Intersurgical, Berkshire, Inglaterra) não possui um balão inflável e está disponível em tamanhos desde bebês até adultos. (Cortesia Dr. Calvin A. Brown, III.)

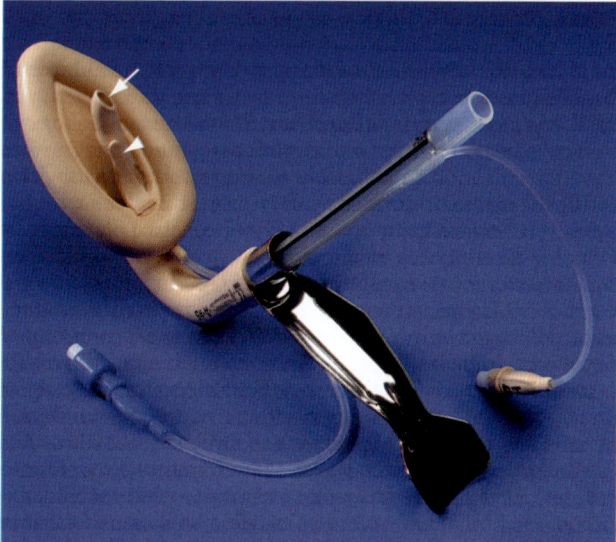

Fig. 1.21. A máscara laríngea de intubação é modificada para facilitar a inserção de um tubo endotraqueal após a colocação e a ventilação terem sido alcançadas. O elevador da epiglote (*ponta de seta*) levanta a epiglote para permitir a passagem do tubo endotraqueal especial (*seta*).

a máscara sobre o TET após a intubação ter sido realizada, mas a intubação pode ser comparativamente bem-sucedida com um TET convencional de policloreto de vinila (PVC).

A ILMA é um dispositivo melhor do que a ML padrão para uso no DE porque facilita a ventilação de resgate e intubação. A intubação através da ILMA é favoravelmente comparada em termos de sucesso com LD e é superior nas mãos de intubadores inexperientes. Quando a ILMA é colocada, a intubação pode ser realizada às cegas, guiada por um estilete luminoso ou por um endoscópio de fibra óptica. A ILMA vem apenas nos tamanhos 3, 4 e 5 e, portanto, não é adequada para uso em pacientes com peso inferior a 30 kg. Para pacientes menores, a ML padrão, que tem tamanhos abaixo do tamanho 1 (infantil), deve ser usada. A intubação pode ser alcançada através da ML padrão, mas a taxa de sucesso é significativamente menor do que com a ILMA. Com o crescimento da experiência com a ML e a ILMA, é provável que haja uma progressiva adoção da ML como técnica primária de manejo das vias aéreas pelos socorristas em ambiente extra-hospitalar, e a ILMA vem ganhando atenção como um dispositivo primário de resgate no DE. Dispositivos do tipo ML mais recentes, como a Ambu air-Q e a Aura-I, podem atuar como MLs padrões para ventilação e oxigenação, mas também podem facilitar a intubação às cegas com tubos endotraqueais adultos comuns. Ambos funcionam bem intubando uma via aérea difícil, especialmente quando combinados com endoscopia flexível.[51]

No DE, o uso primário da ML ou ILMA é como uma técnica de resgate para fornecer uma via aérea temporária quando a intubação falhou, a ventilação com bolsa-máscara é efetiva, o paciente foi paralisado e pode requerer ventilação prolongada ou necessitar de manejo imediato da via aérea. Em tais casos, a ML é um dos diversos dispositivos aceitáveis. No "não intubo, não ventilo", cricotireoidostomia é indicada, mas uma ILMA pode ser colocada rapidamente na tentativa de conseguir ventilação (convertendo a situação em "não intubo, mas ventilo"), desde que isso seja feito paralelamente ao preparo para cricotireoidostomia e não atrase o início de uma via aérea cirúrgica. A ML padrão também possui a vantagem de poder fornecer ventilação em posições não convencionais, como quando o paciente está em decúbito lateral. No ambiente extra-hospitalar, onde as preocupações com o posicionamento esofágico dos TETs têm posto em foco os métodos usados para o manejo das vias aéreas, a ML e o Combitube oferecem excelentes características de posicionamento e ventilação e podem ser preferíveis à intubação endotraqueal neste cenário, especialmente quando a intubação é relativamente raramente executada.[53] Se o paciente estiver em uma posição difícil em termos de acesso à intubação, a ML pode facilitar uma ventilação mais rápida.

Outros Dispositivos Extraglóticos. Além das MLs, que ficam acima da glote, existem vários outros tipos de DEGs. Estes são inseridos às cegas posteriormente e além da entrada laríngea para fornecer oxigenação e ventilação através de aberturas laterais, enquanto o balão proximal oclui a faringe ao distal, do esôfago. Por causa de seu posicionamento atrás da laringe, esses são frequentemente chamados de dispositivos retroglóticos. O protótipo desses dispositivos é o Combitube esofagotraqueal. O Combitube é um tubo de duplo lúmen de plástico com um lúmen funcionando como via aérea após a inserção do esôfago e o outro lúmen funcionando como uma via aérea traqueal. O tubo é colocado às cegas no esôfago e os balões proximais e distais são inflados sequencialmente através de diferentes válvulas. Os balões impedem a fuga de gases ventilatórios para cima, através da faringe, ou para baixo, através do esôfago. O tubo é colocado no esôfago, como planejado, quase 100% das vezes, mas ambos os lúmens são patentes, então a ventilação ainda é possível se o tubo tiver sido colocado inadvertidamente na traqueia. Ele vem em dois tamanhos e é usado apenas em pacientes com mais de 1,20 metros.

O tubo laríngeo King (King LT; King Systems) tem uma única válvula através da qual balões distais e proximais de baixa pressão são inflados simultaneamente (Fig. 1.22). O balão distal, quando posicionado corretamente, obstrui o esôfago cervical, e o balão proximal maior obstrui a hipofaringe, prevenindo a regurgitação do ar. Uma versão mais nova do King LT tem um canal posterior que aceita uma sonda nasogástrica, que pode ser passada através do dispositivo para o estômago para aspiração do conteúdo gástrico. O King LT é descartável, colocado rapidamente, fácil de usar por operadores de vários níveis de habilidade e possui pressões de vedação semelhantes às das MLs padrão.[52] Todos os dispositivos extraglóticos podem ser deixados com segurança por 4 horas sem danos por pressão na mucosa. Outro dispositivo, o Rusch Easy Tube (Teleflex, Morrisville, Carolina do Norte), é semelhante em conceito e aparência ao Combitube, mas está disponível em 41 Fr e em um tamanho menor de 28 Fr para pacientes menores. Todos os dispositivos retroglóticos são os principais substitutos da intubação endotraqueal para pessoal não treinado em intubação endotraqueal, mas também são usados por operadores avançados de vias aéreas como forma de oxigenar e ventilar pacientes durante cenários de via aérea imediata e de via aérea falha. Esses dispositivos devem ser considerados medidas temporárias, não protegem contra aspiração e devem ser trocados por uma via aérea definitiva o mais rápido possível.

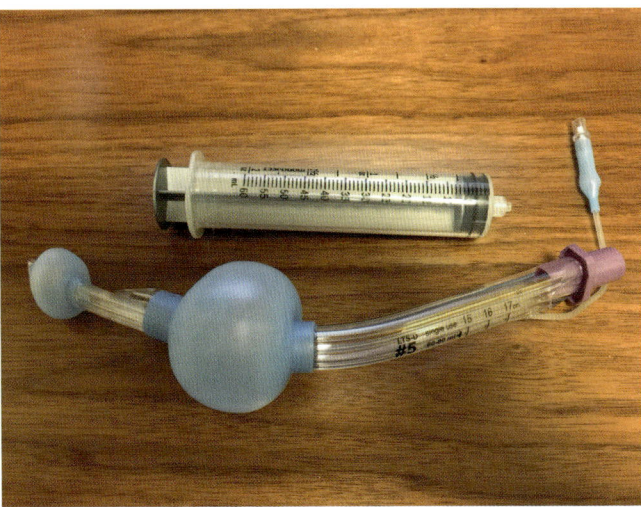

Fig. 1.22. Tubo laríngeo King incorpora dois cuffs, mas insufla-se com um único bólus de ar. Há um canal na parte posterior para a passagem de uma sonda orogástrica. Está disponível em vários tamanhos adultos e pediátricos.

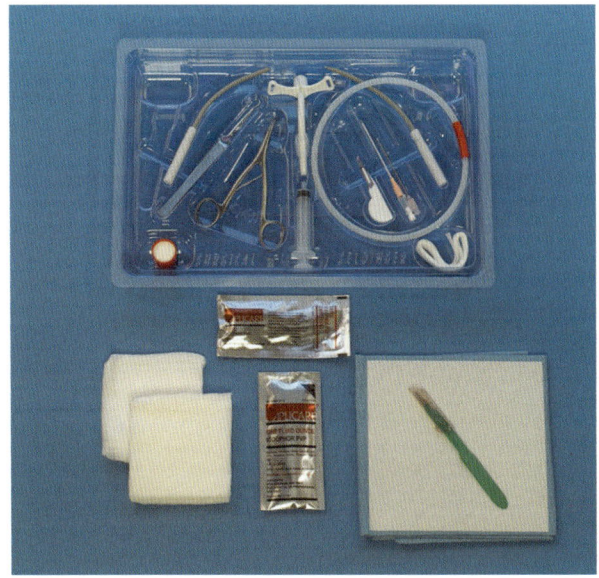

Fig. 1.23. Kit de cricotireoidostomia universal Melker. (Cortesia Cook Critical Care, Bloomington, IN.)

Manejo Cirúrgico da Via Aérea

Cricotireoidostomia por Agulha Com Ventilação Transtraqueal à Jato

Com o advento de novos dispositivos de vias aéreas, especialmente videolaringoscópios, o manejo cirúrgico das vias aéreas, que sempre foi distintamente incomum, é ainda menos necessário frequentemente.[3] A cricotireoidostomia por agulha, que envolve a inserção de uma agulha grande (idealmente, um catéter grande projetado para essa finalidade) através da membrana cricotireóidea dentro da via aérea para ventilação transtraqueal, pode ter um papel limitado no manejo das vias aéreas pediátricas (Cap. 161). No entanto, raramente, ou nunca, é a escolha certa para uma emergência envolvendo vias aéreas em adultos e aqui não será mais discutida.

Cricotireoidostomia

A cricotireoidostomia é a criação de uma abertura na membrana cricotireóidea através da qual uma cânula, geralmente um tubo de traqueostomia com cuff, é inserido para permitir a ventilação. As técnicas e suas variações foram bem descritas em outras circunstâncias.[53] Quando o manejo cirúrgico da via aérea é necessário, a cricotireoidostomia é o procedimento de escolha no cenário de emergência, onde é mais rápido, mais simples e com maior probabilidade de sucesso do que a traqueotomia.

A cricotireoidostomia é indicada quando a intubação oral ou nasal é impossível ou falha e quando o BMV ou o DEG não conseguem manter a saturação de oxigênio adequada (cenário "não intubo, não ventilo"). Grandes séries de casos prévios estabeleceram que a incidência de cricotireoidostomia é de aproximadamente 1% de todas as intubações no DE, com as taxas mais altas encontradas em pacientes vítimas de trauma.[16] O mais recente levantamento de intubações em DE sugeriu que a taxa de cricotireoidostomia de resgate – uma via aérea cirúrgica realizada após outra técnica ter sido tentada primeiro – reduziu e agora é de aproximadamente 0,3%. A cricotireoidostomia é relativamente contraindicada por anatomia cervical distorcida, infecção cervical preexistente e coagulopatia; no entanto, essas contraindicações são relativas, e o estabelecimento da via aérea tem prioridade sobre todas as outras considerações. O procedimento deve ser evitado em bebês e crianças pequenas, nas quais as limitações anatômicas o tornam extremamente difícil. Estudos sugeriram que, aproximadamente, cinco cricotireoidostomias praticadas em um simulador ou modelo animal são suficientes para atingir pelo menos uma capacidade básica com o procedimento, embora os intervalos de treinamento para manutenção de habilidades não tenham sido bem definidos.

Diversos kits comerciais e dispositivos são usados para executar a cricotireoidostomia percutânea. A cricotireoidostomia percutânea com a técnica de Seldinger parece comparável à cricotireoidostomia aberta formal em termos de facilidade de aprendizado e taxas de sucesso. Os pacientes com pontos de referência evidentes são os melhores candidatos para este procedimento, porque a obesidade do paciente ou a anatomia alterada podem levar à colocação do tubo paratraqueal. Em pacientes com pontos de referência incerto ou para operadores iniciantes, a cricotireoidostomia aberta padrão pode ter mais sucesso. A cricotireoidostomia assistida por um bougie, durante a qual um bougie é colocado através da incisão cricóide e usado como um guia para a colocação de TET, também pode melhorar o sucesso das vias aéreas cirúrgicas para profissionais inexperientes. A segurança e a eficácia dos muitos kits e dispositivos de cricotireoidostomia não foram claramente estabelecidas. Apenas dois conjuntos de cricotireoidostomia percutânea atualmente no mercado têm a capacidade de colocar um tubo de traqueostomia com cuff. Um se trata de um conjunto dedicado de cricotireoidostomia de Seldinger; o outro é um conjunto combinado que possui todo o equipamento necessário para uma cricotireoidostomia percutânea de Seldinger ou cricotireoidostomia cirúrgica padrão (kit de cricotireoidostomia universal Melker; Cook Critical Care, Bloomington, IN; Fig. 1.23).

DESFECHO

A Fase II do estudo National Emergency Airway Registry (NEAR II) de quase 9000 intubações de emergência relatou que a maioria dos pacientes foi intubada na emergência usando SRI, com taxas de sucesso geral de 96%.[16] O sistema de classificação NEAR caracteriza as ocorrências potencialmente adversas durante a intubação como eventos adversos. No estudo NEAR, a taxa global de eventos adversos foi de 12%, sendo intubação esofágica ou seletiva reconhecida e hipotensão as mais comuns.[7] A fase III do projeto NEAR relatou mais de 17.500 intubações de adultos em um período de 11 anos (2002 a 2012).[3] Este último relatório multicêntrico revelou que o sucesso na primeira tentativa foi de 83%. No entanto, ao longo da coleta de dados, isso aumentou significativamente de 80% nos primeiros 3 anos para 86% nos últimos 3 anos. Emergencistas manejaram 95% de todos os pacientes e 99% foram intubados com sucesso em três tentativas. As taxas de eventos adversos (12%) foram idênticas às do NEAR II, com intubação esofágica reconhecida e hipotensão com necessidade de fluidos IV sendo os mais comuns. A incidência de cricotireoidostomia caiu de 0,9% para 0,5%. Nenhum estudo avaliou o resultado em longo prazo de pacientes intubados no DE.

CONCEITOS-CHAVE

- Antecipar a evolução clínica da condição do paciente e avaliar a probabilidade de deterioração é crucial para a decisão de intubar, especialmente se o paciente for deixar o DE por um período de tempo (p. ex., transferência entre setores, testes diagnósticos).
- A avaliação do paciente, quanto à possível dificuldade de intubação, ventilação com bolsa-máscara (BMV), ventilação com dispositivo extraglótico (DEG) e cricotireoidostomia é uma etapa essencial antes da administração de bloqueadores neuromusculares. Os mnemônicos *LEMON, MOANS, RODS* e *SMART* podem auxiliar.
- Na ausência de um paciente com via aérea imediata (agônico, não responsivo à laringoscopia) ou via aérea difícil, a sequência rápida de intubação (SRI) é o método de escolha para manejar via aérea em pacientes no DE.
- A confirmação do posicionamento do tubo usando o CO_2 de final de exalação ($EtCO_2$) é essencial após a intubação; a falha em detectar quantidade adequada de CO_2 exalado é evidência de intubação esofágica até que se prove o contrário.
- A videolaringoscopia transformou a intubação, eliminando muitas das barreiras anatômicas tradicionais à laringoscopia direta. Profissionais responsáveis pelo manejo de vias aéreas na emergência devem fazer a transição do manejo de rotina das vias aéreas da laringoscopia direta para a videolaringoscopia.
- A cricotireoidostomia é indicada na situação de via aérea falha de "não intubo e não oxigeno", deve ser realizada sem hesitação, uma vez que esta tenha sido identificada. Atrasos podem aumentar a probabilidade ou gravidade da lesão hipóxica no paciente.
- O manejo de vias aéreas de emergência está evoluindo, e os intubadores contemporâneos devem estar cientes dessas mudanças fundamentais. A videolaringoscopia está substituindo a laringoscopia direta como a ferramenta de escolha para o manejo de vias aéreas na emergência. O etomidato é usado em mais de 90% de todos os SRIs, e o uso de rocurônio vem aumentando. Os DEGs, como as máscaras laríngeas, estão em constante evolução, oferecendo opções adicionais para a oxigenação de resgate da via aérea falha.

As referências para este capítulo podem ser encontradas on-line, acessando o site do Expert Consult.

CAPÍTULO 2
Ventilação Mecânica e Suporte Ventilatório Não Invasivo

Todd A. Seigel

PERSPECTIVA

Ventilação invasiva e não invasiva são componentes essenciais no manejo de pacientes críticos. Alguns pacientes necessitam de suporte para insuficiência respiratória ou como parte do manejo abrangente de doenças graves, enquanto outros pacientes necessitam de assistência principalmente para proteção das vias aéreas. As razões para iniciar o suporte ventilatório são variadas e influenciarão a estratégia de ventilação, hemodinâmica, estratégia de sedação e subsequente evolução clínica.

A decisão de intubar é discutida no Capítulo 1 e em outros capítulos ao longo deste texto no contexto de condições individuais. Este capítulo descreve as modalidades e técnicas de ventilação mecânica não invasiva e invasiva.

PRINCÍPIOS DA VENTILAÇÃO MECÂNICA

Fisiologia da Respiração com Pressão Positiva

A respiração espontânea em pacientes normais é baseada no início da pressão intratorácica negativa. É mediada pela contração e relaxamento do diafragma em conjunto com os músculos intercostais. A contração do diafragma e dos músculos intercostais aumenta o volume intratorácico, criando pressão negativa na cavidade torácica e causando inalação, enquanto o relaxamento do diafragma e o recuo da parede torácica diminuem o volume intratorácico, o que aumenta a pressão na cavidade torácica e resulta em exalação passiva. A quantidade de força necessária para gerar inspiração adequada é influenciada pelo trabalho da respiração; quando o trabalho de respiração aumenta, os pacientes podem ser incapazes de gerar força negativa suficiente para sustentar a respiração bem sucedida e necessitarão de suporte ventilatório. Ao contrário da respiração espontânea, a ventilação mecânica invasiva e não invasiva baseia-se no fornecimento de ar umidificado com pressão positiva. A quantidade de pressão positiva necessária para uma ventilação adequada depende do esforço respiratório do paciente, variando de assistência leve a suporte completo. A inalação ocorre dirigindo o ar para os pulmões sob pressão positiva; o ar é exalado passivamente quando a parede torácica recua.

A transição da respiração com pressão negativa para a respiração com pressão positiva afeta a fisiologia cardiovascular e pulmonar e pode ter consequências clínicas significativas. Mudanças de pressão na cavidade torácica afetam diretamente as pressões nas câmaras do coração. Durante a inspiração espontânea, a diminuição da pressão intratorácica aumenta o retorno venoso e a pré-carga. O débito cardíaco é aumentado e há um aumento do gradiente de pressão entre o ventrículo esquerdo e a aorta. Com o início da ventilação com pressão positiva (VPP), ocorre o inverso – o retorno venoso é diminuído, o débito cardíaco cai e há um gradiente de pressão diminuído entre o ventrículo esquerdo e aorta. Hipotensão relativa pode ocorrer após o suporte ventilatório ter sido iniciado, e isso pode ser exagerado em pacientes com hipovolemia clínica ou estados de vasodilatação.

Ventilação Mecânica Invasiva: Variável de Controle e Modo Ventilador

As principais considerações sobre o início da ventilação mecânica referem-se ao modo como cada respiração deve ser administrada. Isso inclui como a respiração é definida, o tamanho, a duração, a frequência da respiração e o grau de interação que o paciente tem com o ventilador.

Como o ventilador define uma respiração é chamado de variável de controle. O ventilador pode dar respirações com base na entrega de uma pressão definida ou um volume definido, referido como ventilação controlada por pressão (VCP) e ventilação controlada por volume (VCV), respectivamente. A quantidade de tempo durante a qual a respiração é fornecida é definida como o tempo inspiratório, e a velocidade na qual o ar viaja através do circuito é definida como taxa de fluxo inspiratório.

Na VCP, uma quantidade de pressão é aplicada à via aérea para expandir os pulmões por um período de tempo especificado. Durante a VCP, a pressão alvo e o tempo inspiratório são definidos pelo provedor, enquanto o volume corrente e a taxa de fluxo inspiratório variam como funções da complacência pulmonar dinâmica e resistência das vias aéreas. A capacidade de controlar a pressão aplicada aos pulmões é particularmente útil para evitar o barotrauma, que é descrito em mais detalhe abaixo. Além disso, como o fluxo inspiratório não é fixo, a VCP pode melhorar a sincronia do ventilador em pacientes intubados com uma alto drive respiratório. Uma desvantagem significativa da VCP é que, como o volume corrente altera com mudanças agudas na complacência pulmonar, ele não pode ser garantido nem limitado. A VCP oferece vantagens sobre o VCV em condições clínicas nas quais o controle da pressão das vias aéreas é estritamente obrigatório. Isso inclui pacientes com potencial para desenvolver hiperinsuflação dinâmica e pressão positiva expiratória final intrínseca (PEEPi), como pacientes com asma grave ou insuficiência respiratória causada por doença pulmonar obstrutiva crônica (DPOC).

Em VCV, a respiração é definida pela entrega de um volume corrente aos pulmões. O volume inspiratório e a taxa de fluxo são definidos pelo provedor, e a inalação termina quando um volume corrente pré-ajustado tiver sido entregue. O tempo inspiratório é uma função da taxa de fluxo definida. Pressão pulmonar – pressões inspiratórias de pico (PPIs) e pressões alveolares inspiratórias finais – varia com base na complacência pulmonar e no volume corrente estabelecido. O principal benefício do uso da VCV é a capacidade de controlar o volume corrente e a ventilação minuto, mas a VCV pode causar elevação súbita nas pressões de pico quando a complacência do sistema respiratório é baixa. Clinicamente, a baixa complacência do sistema respiratório ocorre em condições que aumentam a rigidez pulmonar ou da parede torácica, incluindo edema pulmonar, síndrome do desconforto respiratório agudo (SDRA), pneumotórax e obesidade.

A escolha entre ventilação com ciclo de pressão ou ventilação com ciclo a volume é impulsionada pela indicação subjacente de ventilação mecânica. A ventilação com ciclo a volume deve ser usada quando o

TABELA 2.1

Recursos do Controle de Pressão *versus* Controle de Volume

	PARÂMETROS AJUSTADOS	PARÂMETROS VARIÁVEIS	IMPLICAÇÕES CLÍNICAS	CONDIÇÕES CLÍNICAS
Ventilação controlada por pressão (PCV)	Pressão alvo, tempo inspiratório, FR, PEEP	Volume corrente, taxa de fluxo inspiratório	Controla a pressão das vias aéreas, mas o volume corrente se torna uma função da complacência pulmonar (sem volume corrente garantido ou ventilação minuto). Permite a estimativa da pressão alveolar inspiratória final com base nos ajustes do ventilador. Fluxo inspiratório variável útil para pacientes com alto drive respiratório	Asma severa, DPOC, toxicidade por salicilato
Ventilação controlada por volume (VCV)	Volume corrente, FR, padrão de fluxo inspiratório, tempo inspiratório	PPI, pressão alveolar final-inspiratória	Entrega garantida de volume corrente, mas pode resultar em pressões pulmonares altas ou prejudiciais. A pressão alveolar final inspiratória não pode ser estimada de forma confiável e deve ser medida (pressão de platô).	SDRA, obesidade, queimaduras graves

SDRA, Síndrome do Desconforto Respiratório Agudo; *DPOC*, Doença Pulmonar Obstrutiva Crônica; *PPI*, Pico de Pressão Inspiratória; *PEEP*, Pressão Expiratória Final Positiva; FR; Frequência Respiratória.

controle estrito de volume corrente é obrigatório. Especificamente, isso inclui pacientes com SDRA conhecida, nos quais se comprovou que as estratégias de baixo volume corrente reduzem a mortalidade. Além disso, os pacientes com diminuição da complacência da parede torácica devem ser colocados no VCV para garantir que o volume corrente adequado seja administrado. Isso inclui pacientes com obesidade mórbida ou queimaduras graves da parede torácica. Por outro lado, em condições nas quais o controle rigoroso da pressão das vias aéreas é desejado, a ventilação com ciclo a pressão deve ser usada. Como detalhado anteriormente, isso ocorre mais frequentemente em pacientes com asma ou DPOC. Além disso, como o fluxo inspiratório não é limitado na ventilação com ciclo de pressão, essa estratégia pode ser preferida à ventilação com ciclo volumétrico em pacientes com drive respiratório alto, como pacientes com overdose de salicilatos. Para pacientes que não exigem controle rigoroso de pressão ou volume, uma mecânica de ventilação similar pode geralmente ser obtida com a ventilação ciclada a pressão ou com ciclo a volume (Tabela 2.1).

Ventiladores mais novos podem fornecer respirações que combinam as estratégias de volume e pressão, conhecidas como ventilação com controle duplo. Um método comum de controle duplo de ventilação é o controle de volume regulado por pressão (CVRP). Uma variação do controle de volume, o CVRP é ajustado para fornecer um volume corrente específico enquanto simultaneamente minimiza a pressão nas vias aéreas. Ao contrário do controle rigoroso de volume, a pressão é medida e modulada pelo ventilador a cada respiração para garantir a entrega do volume corrente pré-definido. Além disso, um limite de pressão é definido e o ventilador dispara um alarme quando essa pressão é excedida. Teoricamente, isso combina as vantagens do controle de pressão e volume para garantir a entrega de um volume corrente específico enquanto a pressão das vias aéreas é monitorada. Dito isso, como o ventilador está configurado para fornecer um volume corrente específico, as desvantagens da ventilação com ciclo volumétrico persistem. Além disso, elevações na pressão das vias aéreas ainda são possíveis e devem ser abordadas se ocorrerem alterações agudas na complacência do sistema respiratório. Este modo de ventilação não foi especificamente estudado, mas provavelmente não oferece vantagem significativa em relação à ventilação tradicional com ciclos de pressão ou volume, particularmente se parâmetros estritos de pressão das vias aéreas são desejados.

O termo *modo de ventilação* refere-se especificamente à quantidade de suporte respiratório fornecida pelo ventilador. Os modos mais comuns de ventilação podem ser categorizados com base na frequência com que o ventilador iniciará a respiração para o paciente e pode ser dividido amplamente em ventilação mecânica contínua (VMC), ventilação mecânica intermitente (VMI) e ventilação espontânea contínua (VEC). VMC e VMI destinam-se a fornecer aos pacientes um número mínimo específico de respirações prefixadas, conforme definido pelo ventilador, e podem ser administrados por meio de métodos de controle de pressão ou volume. Por outro lado, na VEC, nenhuma respiração mandatória é fornecida a um paciente; o tamanho e a frequência das respirações são ajustados pelo esforço do paciente e são aumentados com a pressão aplicada na via aérea. Estes métodos são comparados na Tabela 2.2. Outros modos de ventilação mais complexos incluem ventilação assistida proporcional (VAP) e ventilação com liberação de pressão das vias aéreas (VLPVA), embora geralmente não sejam utilizados no departamento de emergência (DE).

A VMC destina-se a fornecer suporte ventilatório completo para pacientes com pouca ou nenhuma atividade respiratória espontânea, com fornecimento contínuo de respirações pré-determinadas. No entanto, se um paciente gerar pressão negativa, representando esforço respiratório, na VCM, essa respiração será assistida pelo ventilador. Por esse motivo, a VCM também é chamada de ventilação assistida-controlada (A/C). Neste modo, os pacientes podem desencadear uma respiração de qualquer maneira, mas sempre receberão pelo menos o número de respirações pré-definido. Notavelmente, quando um paciente inicia uma respiração, a respiração assistida que ele recebe é a respiração com volume total definida no ventilador. Para a promoção da sincronia do ventilador, uma respiração espontânea iniciada pelo paciente terá prioridade sobre uma respiração predefinida, o que significa que se o ventilador estiver configurado para administrar 12 respirações/min, uma respiração é fornecida a cada 5 segundos na ausência de esforço inspiratório espontâneo. Quando o paciente faz um esforço espontâneo, o ventilador fornece uma respiração adicional e o temporizador é reiniciado por mais 5 segundos. A ventilação A/C é o modo inicial mais útil de ventilação mecânica em pacientes no DE, porque muitos pacientes são inicialmente paralisados e sedados e não interagem com o ventilador. Um dos maiores desafios com a ventilação A/C, no entanto, é que as respirações iniciadas pelo paciente não são proporcionais ao esforço do paciente; quando o esforço inspiratório é detectado, uma respiração completa é fornecida. Clinicamente, isso requer sedação adequada dos pacientes quando ventilados no modo A/C para evitar esforços respiratórios espontâneos que resultarão em hiperventilação, aprisionamento de ar, hipotensão e má sincronia com o ventilador.

A ventilação mandatória intermitente sincronizada (SIMV) fornece suporte ventilatório intermitente aos pacientes, fornecendo respirações obrigatórias e espontâneas. Na SIMV, uma respiração mandatória é dada a uma taxa predefinida, mas a respiração é sincronizada o máximo possível com o esforço espontâneo do paciente. Semelhante ao A/C, o paciente receberá pelo menos o número mínimo de respirações mandatórias predefinidas; se o paciente não fornecer algum esforço, o número predefinido de respirações será dado. Se um paciente tiver uma taxa de respiração espontânea menor que a frequência definida, o ventilador fornecerá o número predefinido de respirações completas, mas entregará o maior número possível em sincronia com o esforço do paciente. Nestes cenários, há pouca diferença entre A/C e SIMV. Se um paciente tiver uma taxa de respiração espontânea maior do que a taxa predefinida, o paciente receberá todas as respirações completas predefinidas

TABELA 2.2
Selecionando a Estratégia do Ventilador: Recursos de Opções Potenciais

MODO	PARÂMETROS AJUSTADOS PELO PROVEDOR	CENÁRIO CLÍNICO
VENTILAÇÃO MECÂNICA CONTÍNUA (VMC)		
Assistida-controlada (A/C)	Controle por pressão ou volume, FR	Paciente paralisado ou profundamente sedado, pacientes sedados com esforço respiratório espontâneo intermitente; pode levar a hiperventilação
VENTILAÇÃO MANDATÓRIA INTERMITENTE (VMI)		
Ventilação Mandatória Intermitente Sincronizada (SIMV)	Controle por pressão ou volume, FR Frequência de backup	Pacientes com esforço respiratório espontâneo regular, mas pobre; se usado em pacientes profundamente sedados, a FR deve ser maior
VENTILAÇÃO ESPONTÂNEA CONTÍNUA (VEC)		
Ventilação com Suporte Pressórico (VSP)	Nível de suporte de pressão, PEEP	Respiração espontânea de pacientes com bom esforço respiratório, requerendo suporte ventilatório mínimo
Pressão Positiva Contínua nas Vias Aéreas (CPAP)	Nível de CPAP	Alerta, pacientes respirando espontaneamente com causas imediatamente reversíveis de desconforto respiratório; DPOC e EPCA são indicações clássicas para ventilação não invasiva
Pressão Positiva em Dois Níveis nas Vias Aéreas (BL-PAP)	IPAP E EPAP	Similar a CPAP

ECPA, Edema Pulmonar Cardiogênico Agudo; *DPOC*, Doença Pulmonar Obstrutiva Crônica; *EPAP*, Pressão Positiva Expiratória das Vias Aéreas; *IPAP*, Pressão Positiva Inspiratória das Vias Aéreas; *PEEP*, Pressão Expiratória Final Positiva; *FR*, Frequência Respiratória.

na frequência definida, mas as respirações adicionais geradas pelo paciente estarão em um volume determinado por seu esforço respiratório. Respirações adicionais podem ser dadas via suporte de pressão (ver adiante). A SIMV é útil para pacientes que estão sedados, mas que têm esforços respiratórios fracos, e combate alguns dos desafios do uso da A/C em pacientes acordados. O fornecimento de respirações extras de acordo com o esforço respiratório do paciente atenua os efeitos do aprisionamento aéreo e da hiperventilação e pode promover o conforto do paciente.

A VEC, em contraste com a A/C ou com a SIMV, fornece uma respiração apenas com gatilho iniciado pelo paciente. Em um ventilador, a única maneira de eliminar a entrega obrigatória de respirações predefinidas é via ventilação com suporte pressórico (VSP); portanto, VEC e VSP são essencialmente os mesmos para pacientes que permanecem intubados sem esforço respiratório espontâneo intrínseco. A VSP é projetada para apoiar o esforço respiratório espontâneo dos pacientes, administrando uma pressão aplicada nas vias aéreas no momento do disparo da respiração. A quantidade de pressão necessária para suportar uma respiração completa é variável e depende da capacidade do paciente de superar o trabalho de respiração. Quando o fluxo inspiratório para, sinalizando o final da inalação, o suporte pressórico cessa e a expiração é permitida espontaneamente. O nível de suporte de pressão é o único parâmetro determinado pelas configurações do ventilador; fluxo inspiratório, tempo inspiratório e volume corrente são determinados pelo esforço do paciente. Esse modo de ventilação se assemelha mais à respiração espontânea normal e, por esse motivo, promove o controle e o conforto do paciente. No DE, a VSP é raramente usada para pacientes intubados porque a maioria dos pacientes que necessitam de intubação é incapaz de respirar de forma espontânea e eficaz e pode ter falhado o suporte não invasivo antes da intubação. A VSP pode revelar-se mais útil em pacientes acordados e interativos que foram intubados para proteção temporária das vias aéreas e não para insuficiência respiratória. Se a VSP for usada, um monitoramento cuidadoso e alarmes de ventilação são necessários para garantir contra a hipoventilação ou apneia não detectadas.

Pressão Expiratória Final Positiva

Independentemente do modo ventilatório escolhido, a PEEP é frequentemente usada durante a ventilação mecânica invasiva. A PEEP refere-se à manutenção da pressão positiva nas vias aéreas após a conclusão da expiração passiva. Durante a insuficiência respiratória aguda, os volumes pulmonares são tipicamente diminuídos; a aplicação da PEEP aumenta a capacidade residual funcional (CRF), melhora a oxigenação e diminui o *shunt* intrapulmonar. O uso da PEEP também reduz as porções de pulmão não aerado que podem contribuir para o desenvolvimento de lesão pulmonar induzida por ventilador. Notavelmente, a PEEP aumenta as pressões intrapulmonares e intratorácicas e pode afetar a fisiologia pulmonar e cardiovascular. Potenciais efeitos adversos da PEEP incluem diminuição do débito cardíaco, superdistensão pulmonar e pneumotórax.

A PEEP aplicada deve ser especificamente diferenciada da PEEP intrínseca (PEEPi ou auto-PEEP), que pode resultar da ventilação assistida inadequada quando não é permitido o tempo adequado entre as respirações para a exalação completa. Isso será discutido mais tarde.

Técnicas Não Invasivas

Ventilação não invasiva com pressão positiva (VNIPP) é a entrega de VEC por meio de máscara selada em vez de tubo endotraqueal. Assim como com o VSP, o ventilador é ajustado para fornecer um nível de pressão definido quando o paciente respira; o fluxo inspiratório e o tempo inspiratório são completamente mediados pelo paciente. Os tipos mais comuns de ventilação não invasiva no DE são pressão positiva contínua nas vias aéreas (CPAP) e pressão positiva em dois níveis nas vias aéreas (BL-PAP). BiPAP, um termo comumente usado para o BL-PAP, é o nome proprietário de um dispositivo portátil que usa esse método de ventilação não invasiva, em vez de um termo para a própria ventilação (Philips Respironics, Murrysville, PA). O CPAP fornece pressão positiva constante durante todo o ciclo respiratório, enquanto o BL-PAP alterna entre pressão mais alta durante a inspiração (IPAP) e menor pressão durante a expiração (EPAP). Embora, estritamente falando, o CPAP aplique pressão positiva nas vias aéreas durante a inspiração, a quantidade de assistência inspiratória é mínima. Por outro lado, assim como na ventilação mecânica invasiva, o IPAP aumenta o esforço respiratório do paciente diminuindo o trabalho de respiração durante a inspiração, enquanto o EPAP age como PEEP para manter a CRF e o recrutamento alveolar. Notavelmente, embora os PEEP, CPAP e EPAP representem pressão positiva nas vias aéreas no final da expiração, a PEEP, por convenção, refere-se à pressão aplicada durante a ventilação mecânica invasiva, enquanto o CPAP é a aplicação de pressão positiva (invasiva ou não invasiva) durante a respiração espontânea. Os termos são usados ocasionalmente de forma intercambiável.

GERENCIAMENTO

Tomada de Decisão: Ventilação Não Invasiva Versus Invasiva

A decisão de intubar traz implicações significativas para os pacientes, incluindo complicações potencialmente fatais relacionadas ao manejo das vias aéreas e complicações subsequentes relacionadas aos cuidados na unidade de terapia intensiva (UTI). A VNIPP é uma opção atraente para pacientes que necessitam de assistência ventilatória com condições potencialmente reversíveis quando a intubação traqueal não é imediatamente necessária ou como um complemento terapêutico para pacientes com diretivas "não intubar".[2] Em pacientes apropriadamente selecionados, a VNIPP elimina a intubação em mais de 50% dos casos e melhora a sobrevida. As contraindicações relativas incluem diminuição do nível de consciência, reduzido drive respiratório, aumento de secreções, instabilidade hemodinâmica e condições, como traumatismo facial, que impediriam uma vedação adequada da máscara. Embora a necessidade de intubação de emergência seja geralmente uma contraindicação ao tratamento com ventilação não invasiva, foi demonstrado que a ventilação não invasiva melhora a pré-oxigenação antes da intubação, quando comparada aos métodos padrões de fornecimento de oxigênio.[3,4] Se a VNIPP for iniciada, os pacientes devem ser reavaliados frequentemente para o progresso da terapia, tolerância do modo de suporte e quaisquer sinais de deterioração clínica que indiquem necessidade de intubação.

Os pacientes com maior probabilidade de responder à VNIPP no DE são aqueles com causas mais facilmente reversíveis de desconforto respiratório, como exacerbação da DPOC ou edema pulmonar cardiogênico, no qual a fadiga é um fator importante. Evidência robusta tem apoiado o uso de VNIPP para ambas as condições. Em pacientes com exacerbações agudas de DPOC, a VNIPP diminui a necessidade de intubação subsequente com um número necessário para tratar (NNT) de 4, diminui o tempo de permanência hospitalar e melhora a mortalidade (NNT = 10) quando comparado com a terapia padrão.[5] A falha do tratamento, definida como uma necessidade subsequente de intubação, é prevista por um escore de escala de coma de Glasgow menor que 11, pH arterial sustentado menor que 7,25 e taquipneia maior que 35 ciclos/min.[3] Um grande estudo recente confirmou achados prévios em relação ao benefício da VNIPP em relação à ventilação invasiva, mas destacou a necessidade de seleção apropriada de pacientes, pois um teste fracassado de VNIPP foi associado a maior mortalidade quando comparado a pacientes que receberam intubação imediata.[6]

Em pacientes com edema pulmonar cardiogênico agudo (EPCA), a VNIPP reduz o trabalho respiratório, melhorando simultaneamente o débito cardíaco. A aplicação de VNIPP causa elevações na pressão intratorácica que diminuem a pressão de ejeção do ventrículo esquerdo (VE) e a pressão transmural do VE, o que resulta em redução da pós-carga. Além disso, diminuições na pré-carga do VD podem melhorar a complacência do VE por interdependência ventricular. Em comparação com a terapia padrão, vários estudos e várias metanálises confirmaram uma menor necessidade de intubação, bem como diminuição da mortalidade em pacientes com EPCA tratados com VNIPP. Benefícios foram encontrados independentemente se os pacientes receberam CPAP ou BL-PAP e, apesar de sugestões de dados clínicos precoces, nenhum aumento da taxa de infarto agudo do miocárdio ocorreu em pacientes que receberam qualquer forma de VNIPP.[7-9] Embora qualquer uma das modalidades possa ser usada, um estudo recente baseado no DE sugeriu melhora clínica mais rápida com o BL-PAP.[10] Preditores específicos de falha da VNIPP em pacientes com insuficiência cardíaca congestiva (ICC) não foram sistematicamente examinados.

Evidências sobre o uso de VNIPP em outros pacientes com comprometimento respiratório, incluindo asma e pneumonia, são limitadas. Vários pequenos estudos sugeriram que a VNIPP pode ser benéfica para pacientes com exacerbações agudas de asma, melhorando a função pulmonar, diminuindo as necessidades de broncodilatador e encurtando o tempo de permanência hospitalar, sugerindo um potencial papel para a VNIPP nesses pacientes.[11,12] Estudos falharam em estabelecer um papel definitivo para a VNIPP na pneumonia, e a presença de pneumonia mostrou-se um fator de risco independente para a falha da ventilação não invasiva.[13] Em um recente estudo de VNIPP para pneumonia, aumento da frequência cardíaca e diminuição da razão PaO_2/FiO_2 após 1 hora de terapia previram falha da VNIPP. Além disso, a duração da VNIPP antes da intubação foi associada à mortalidade intra-hospitalar, sugerindo que a intubação precoce é preferível para pacientes que não melhoram rapidamente a terapia não invasiva.[14]

Abordagem das Configurações Iniciais do Ventilador

Ventilação Não Invasiva

As configurações iniciais para a ventilação não invasiva devem ser determinadas pela quantidade de assistência ventilatória exigida pelo paciente, bem como pelo conforto do paciente e pela cooperação com a terapia. A primeira consideração no uso da VNIPP é fornecer suporte na forma da CPAP ou BL-PAP. Como descrito anteriormente, não há benefício claro de um sobre o outro. O suporte pode ser fornecido por uma máscara facial completa (oronasal) ou máscara nasal; essa escolha é determinada pelo conforto do paciente, pela capacidade do paciente de cooperar e pela necessidade de o paciente tossir ou falar de forma eficaz. Notavelmente, máscaras nasais têm sido associadas com maior taxa de fuga e diminuição do conforto do paciente.[3] Portanto, eu recomendo uma máscara facial como o primeiro método para pacientes iniciantes. O suporte inspiratório (IPAP) é iniciado a 10 cm H_2O e o suporte expiratório (EPAP), a 5 cm H_2O. A subsequente titulação destes parâmetros baseia-se na resposta clínica do doente, particularmente na tolerância à pressão, na frequência respiratória e na saturação da oxihemoglobina. Embora a análise de gases sanguíneos seja confirmatória, melhorias na condição clínica do paciente podem ser observadas pela diminuição do trabalho respiratório, boa sincronia paciente-ventilador e relato do paciente. Se necessário, EPAP e IPAP podem ser ajustados de 1 a 2 cm H_2O de cada vez com base na resposta clínica. Se o trabalho da respiração permanecer inalterado, aumentos na IPAP podem reduzir a hipercarbia, aumentando o volume corrente e a ventilação minuto, e o aumento da EPAP pode melhorar a oxigenação, combatendo atelectasias e promovendo o recrutamento alveolar. IPAP superior a 20 cm H_2O deve ser evitado, pois pode ser desconfortável e causar insuflação gástrica.

Ventilação Mecânica do Paciente Intubado

Para o paciente intubado, os ajustes iniciais do ventilador devem facilitar a ventilação, melhorando as trocas gasosas, promovendo a sincronia do ventilador e minimizando o potencial de complicações. Para um paciente apneico ou paralisado, é necessário suporte ventilatório completo; portanto, A/C é o modo recomendado de ventilação inicial para pacientes da emergência. As configurações necessárias específicas dependem se o paciente está recebendo VCP ou VCV, mas os princípios subjacentes à seleção de configurações são semelhantes. Os ajustes iniciais razoáveis do ventilador devem fornecer um volume corrente de 6 a 8 mL/kg de peso corporal ideal estimado (PCI) a uma taxa de 12 a 14 ciclos/min. Se a VCV for usada, o volume corrente pode ser ajustado diretamente e, se a VCP for usada, o volume corrente é determinado ajustando a pressão-alvo a ser entregue. Independentemente do VCV ou VCP, os alvos iniciais de pressão não devem exceder 30 cm H_2O. O FiO_2 inicial deve ser ajustado em 1, mas em geral pode ser ajustado rapidamente para manter uma saturação de oxigênio de 90% ou mais. A PEEP é dada rotineiramente e é definida inicialmente em 5 cm H_2O.[1] Configurações para condições clínicas específicas, como estado asmático, serão discutidas mais adiante.

Manejo Contínuo

A ventilação mecânica requer monitoramento e ajuste regular para garantir a troca gasosa adequada, a entrega segura do volume corrente desejado e a prevenção de barotrauma e distúrbio ácido-base. As alterações nas configurações do ventilador são guiadas dinamicamente por vários fatores, incluindo oximetria de pulso, medida da concentração final expiratória de dióxido de carbono ($EtCO_2$), pressões de ventilação e níveis dos gases no sangue. Para a adequação da ventilação a ser monitorada, a capnografia deve ser usada e a gasometria arterial deve ser medida 15 a 20 minutos após o início do suporte ventilatório para correlacionar a $EtCO_2$ com a PCO_2. Notavelmente, os níveis de gás no sangue venoso geralmente se correlacionam bem com o pH das amostras arteriais, embora essa correlação possa não ser confiável em pacientes gravemente enfermos.[15]

A correlação da PCO_2 entre amostras venosas e arteriais é menos confiável.[16,17] Embora haja variação na concordância entre os valores de capnografia e de gasometria sanguínea, a capnografia geralmente se correlaciona bem com o PCO_2 das amostras arteriais e deve ser usada para ajuste do ventilador após a correlação inicial ter sido estabelecida. Dados recentes confirmaram a importância da capnografia contínua, demonstrando uma diminuição no uso de gases sanguíneos e economias de custo significativas e resultantes.[18] Se a capnografia é difícil de realizar ou não é correlacionada, a determinação dos gases no sangue arterial continua a ser o teste definitivo para avaliar PaO_2 e PCO_2. A ventilação por minuto pode ser alterada posteriormente ajustando o volume corrente ou a frequência respiratória. Para evitar a toxicidade do oxigênio, o FiO_2 deve ser reduzido o mais cedo possível ao nível mais baixo que ofereça saturação de oxigênio aceitável (> 90%). Em muitos casos, aumentos na PEEP permitirão melhor oxigenação para uma dada FiO_2, mas podem piorar a hipotensão ou aumentar a pressão intratorácica.

Além de manter a troca gasosa adequada, deve-se tomar cuidado para garantir que a pressão no circuito do ventilador (incluindo os pulmões) seja apropriada. As duas principais medidas de pressão durante a ventilação mecânica são o PPI e a pressão de platô (Pplat). O PPI mede a quantidade máxima de pressão no circuito do ventilador durante um ciclo de respiração. Isso reflete complacência pulmonar e resistência das vias aéreas, incluindo resistência no próprio circuito. Na VCP, o PPI é a soma do alvo de pressão definido e PEEP porque os limites de pressão são predefinidos. Nesse caso, a PPI também reflete a quantidade máxima de pressão nos alvéolos, um importante determinante no desenvolvimento de lesão pulmonar induzida por ventilador (LPIV). Na VCV, o PPI pode ser muito influenciado pela resistência das vias aéreas e, portanto, não reflete a pressão alveolar máxima. Em vez disso, a pressão alveolar máxima é determinada no ventilador ao final da inspiração por meio de uma pausa inspiratória. No final da inspiração, o fluxo no circuito é interrompido; portanto, não há pressão de resistência no circuito. O Pplat é medido nesse momento, portanto, representa a pressão alveolar máxima inspiratória final na VCV.

Aumentos agudos na pressão medida indicam aumento da resistência das vias aéreas ou mudanças na complacência do sistema respiratório (p. ex., aqueles associados ao pneumotórax) e podem indicar deterioração clínica potencialmente perigosa. Notavelmente, mudanças agudas na resistência ou complacência que são vistas diretamente na VCV como pressão aumentada se manifestariam como uma diminuição aguda no volume corrente se o paciente estivesse na VCP (onde a pressão foi previamente definida). Diminuições na pressão pulmonar, inversamente, indicam diminuição da resistência ou diminuição do fluxo de ar no circuito ventilatório e devem induzir a investigação do circuito do ventilador quanto a vazamentos. Quedas grandes ou repentinas da pressão sugerem desconexão do circuito do ventilador ou extubação não intencional. Para pacientes com insuficiência respiratória subjacente secundária ao aumento da resistência das vias aéreas, como na asma ou DPOC, diminuições mais graduais no PPI estão associadas à melhora clínica.

Sedação e Analgesia do Paciente Ventilado

Além do manejo específico do ventilador, as considerações no cuidado do paciente intubado incluem analgesia e sedação, paralisia neuromuscular potencial e manejo de secreções. Após a intubação, os objetivos primários do atendimento no DE são a ventilação efetiva e o conforto do paciente. A intubação, a ventilação mecânica e a paralisia são uma causa importante de dor e ansiedade para os pacientes, e a analgesia e a sedação são necessárias para promover o conforto do paciente e a sincronia paciente-ventilador. Ao iniciar a sedação (ver adiante), esta deve ser titulada para objetivos terapêuticos e de conforto, evitando a sedação excessiva ou a sedação insuficiente. O nível desejado de sedação será diferente com base na tolerância do paciente e no cenário clínico; assumindo que o conforto é mantido, a sedação mais leve pode ser útil em pacientes que requerem exames neurológicos seriados, enquanto a sedação profunda é necessária para qualquer paciente que esteja paralisado. Várias escalas clínicas, incluindo a Escala de Agitação-Sedação de Richmond (RASS), foram estabelecidas e validadas para este propósito. A sedação deve ser mantida no escore RASS no nível mais alto no qual o paciente esteja confortável (entre 0 e -5) e deve ser acessada em série. Qualquer paciente paralisado deve permanecer profundamente sedado (Tabela 2.3). Dados recentes baseados no DE demonstraram que o uso de rocurônio durante a sequência rápida de intubação (SRI) está associado ao aumento do tempo para sedação adequada, bem como à diminuição da dose total de sedação, quando comparados a pacientes intubados com succinilcolina.[19,20] Isso é provável porque os médicos de emergência atribuem erroneamente a incapacidade do paciente de se mover ou responder à sedação adequada, e não à paralisia. Quando o rocurônio é usado para a SRI, a sedação adicional deve ser imediatamente administrada após confirmação da intubação.

Após a SRI, os agentes bloqueadores neuromusculares (ABNMs) adicionais geralmente devem ser usados somente quando a má sincronia do ventilador interfere na sedação e analgesia da ventilação. Isso pode ser particularmente verdadeiro em pacientes com SDRA, nos quais o uso de ABNMs tem sido associado a menor duração da ventilação e melhora da mortalidade.[21] Com adequada sedação e analgesia, no entanto, o bloqueio neuromuscular geralmente não é necessário. Se necessário, doses únicas de agentes de ação mais longa, como rocurônio e vecurônio, devem ser usadas; note

TABELA 2.3
Escala de Agitação-Sedação de Richmond (RASS)

ESCALA	TERMO	DESCRIÇÃO
+4	Combativo	Combate evidente, violento, perigo imediato para a equipe
+3	Muito agitado	Puxa ou remove o(s) tubo(s) ou cateter(es), agressivo
+2	Agitado	Movimento não proposital frequente, combate o ventilador
+1	Inquieto	Ansioso, mas não realiza movimentos agressivos ou vigorosos
0	Calmo	Alerta e calmo
−1	Sonolento	Não está totalmente alerta, mas tem despertar sustentado (> 10 s)
−2	Sedação Leve	Acorda brevemente com o contato visual para a voz (< 10 s)
−3	Sedação Moderada	Movimento ou abertura dos olhos para voz, mas sem contato visual
−4	Sedação Profunda	Nenhuma resposta à voz, mas movimento ou abertura dos olhos com estimulação física
−5	Insustentável	Nenhuma resposta à voz ou estimulação física

Adaptado de Ely EW, et al., Monitoring sedation status over time in ICU patients: reliability and validity of the Richmond Agitation-Sedation Scale (RASS). *JAMA*, 2003;289: 2983-2991.

que a insuficiência hepática ou renal pode aumentar a duração da paralisia.

A analgesia é alcançada por doses generosas de medicamentos opioides; o fentanil e a morfina continuam sendo os agentes mais utilizados para analgesia em pacientes críticos.[22] Os opioides estão associados à depressão respiratória dose-dependente, um efeito colateral que pode ser particularmente benéfico para pacientes com dissincronia ventilatória. A morfina e o fentanil podem ser usados para analgesia, embora os requisitos de dosagem variem com base na tolerância e no metabolismo do fármaco. A sedação e a analgesia devem, portanto, ser tituladas com uma escala padrão de sedação, como discutido anteriormente. Notavelmente, o metabólito ativo da morfina (morfina-6-glicuronídeo) é eliminado por via renal e tem efeitos sedativos potentes. Por esse motivo, o fentanil pode ser preferido em pacientes com insuficiência renal. O remifentanil é um opiáceo de ação ultracurta que é metabolizado por esterases plasmáticas não específicas. O metabolismo previsível e a meia-vida curta do remifentanil fizeram dele uma escolha para a analgesia, e estudos demonstraram diminuição do tempo de ventilação com remifentanil comparado com opiáceos de ação mais longa quando usados para analgesia na UTI.[23]

A sedação após a intubação pode ser realizada por meio de múltiplas modalidades farmacológicas. Na UTI, os benzodiazepínicos continuam sendo uma opção comum para sedação, sendo o lorazepam e o midazolam os agentes mais utilizados.[24] Embora os dados referentes à sedação pós-intubação no DE sejam limitados, um grande estudo retrospectivo descobriu que menos de 50% de todos os pacientes com DE receberam alguma sedação após a SRI no DE. Quando a sedação foi administrada, os benzodiazepínicos foram os agentes mais comuns utilizados.[25]

As benzodiazepinas exercem efeitos clínicos dependentes da dose ligando-se aos receptores do ácido γ-aminobutírico (GABA), produzindo primeiro ansiólise e, depois, sedação e hipnose.[26] Os benzodiazepínicos também causam depressão respiratória, que é potencializada pela administração concomitante de opioides. Portanto, um regime de sedação de opioides e benzodiazepínicos pode melhorar a dessincronia do ventilador, ao mesmo tempo em que proporciona efeitos ansiolíticos e amnésicos. Os benzodiazepínicos podem ser administrados em bólus repetidos ou por infusão contínua, embora, em pacientes gravemente enfermos, os benzodiazepínicos tenham farmacocinética alterada que resulta em acúmulo de tecido e sedação prolongada. Isto é particularmente verdadeiro em pacientes obesos e pacientes com insuficiência renal ou hepática. Por essa razão, a sedação com benzodiazepínicos deve ser testada com a administração intermitente em bólus antes que uma infusão contínua seja usada.

O propofol é lipofílico e a capacidade do fármaco de penetrar rapidamente na barreira hematoencefálica e de se distribuir nos tecidos periféricos é responsável pela rapidez e curta duração de seu efeito clínico.[24] Semelhante às benzodiazepinas, o propofol liga-se ao receptor GABA para induzir a sedação. Ao contrário dos benzodiazepínicos, a depuração do propofol é minimamente afetada em pacientes gravemente enfermos. Além disso, o propofol pode precipitar a hipotensão aumentando a capacitância venosa, efeito colateral exagerado em pacientes hipovolêmicos. Assim, o propofol deve ser administrado em infusão e não em bólus, iniciado em doses baixas (0,1 mg/kg/min) e titulado até o nível desejado de sedação. Em comparação com os benzodiazepínicos, foi demonstrado que as infusões contínuas de propofol diminuem a duração da ventilação mecânica, sugerindo que o propofol pode conferir benefícios quando comparado com os benzodiazepínicos no regime de sedação para pacientes sob ventilação mecânica.

Outros medicamentos para a sedação de pacientes ventilados no DE incluem dexmedetomidina e haloperidol. A dexmedetomidina é um agonista α_2 de ação central, com propriedades sedativas e analgésicas, amplamente diferenciada de outros agentes sedativos por um impacto insignificante no *drive* respiratório, mesmo com a administração simultânea de opioides. É administrado como dose de ataque, seguido por uma infusão contínua, e pode precipitar bradicardia e hipertensão relativa. Estudos demonstraram que a dexmedetomidina é benéfica na facilitação do uso de ventilação não invasiva, bem como intubações acordadas com fibra óptica.[27,28] Quando a dexmedetomidina foi comparada com uma infusão contínua de midazolam, várias avaliações multicêntricas grandes demonstraram que a dexmedetomidina foi associada a um menor tempo de ventilação mecânica, bem como diminuição do *delirium* associado à sedação.[29] Embora não tenha sido sistematicamente estudada em pacientes ventilados no DE, a dexmedetomidina surgiu como uma estratégia alternativa de sedação para pacientes graves e pode ser considerada uma alternativa às modalidades tradicionais em ambientes clínicos nos quais a agitação ou a ansiedade limitam os objetivos terapêuticos.

O haloperidol, comumente usado como sedativo para pacientes agitados, também pode ser usado como um complemento aos regimes tradicionais de sedação em pacientes sob ventilação mecânica. O haloperidol pode ser particularmente útil para pacientes que permanecem agitados após receberem grandes doses de outros medicamentos sedativos, especialmente porque isso não afeta a hemodinâmica. Notavelmente, no entanto, o haloperidol não possui propriedades analgésicas ou amnésticas e não pode ser usado como uma modalidade terapêutica única para sedação em pacientes gravemente doentes.

Outras considerações do DE no cuidado do paciente ventilado incluem o manejo de secreções e medidas para reduzir o desenvolvimento de pneumonia associada à ventilação mecânica (PAV). O manejo das secreções é obtido por aspiração endotraqueal regular, reconhecendo um equilíbrio entre a depuração de secreções e a interrupção da ventilação. Além disso, um tubo nasogástrico ou orogástrico deve ser colocado para descompressão gastrointestinal. Finalmente, evidências demonstraram benefício na prevenção da PAV em manter o paciente em posição semi-recumbente, elevando a cabeceira da cama. Dados limitados sugeriram que o uso dos chamados pacotes de cuidados com PAV, incluindo a elevação da cabeceira do leito, diminuiu a incidência de PAV na UTI; isso pode justificar um estudo mais aprofundado para determinar o benefício no DE.[30] Uma meta-análise também demonstrou uma diminuição na incidência de PAV com aspiração contínua de secreções subglóticas. Isso é feito por meio de um tubo endotraqueal especializado usado para esse fim e, embora não seja utilizado rotineiramente no DE, essa técnica pode ser uma orientação para futuras investigações.[31]

Complicações

Embora iniciado como uma intervenção que salva vidas, a VPP acarreta o risco de complicações significativas. Como destacado anteriormente, o início da VPP e a pressão intratorácica elevada podem estar associados à hipotensão relativa, e quaisquer alterações subsequentes nas pressões alveolares respiratórias finais ou na PEEP durante o tratamento da ventilação podem ter consequências hemodinâmicas.

A VPP também tem um impacto direto nos pulmões. Seja entregue como um volume fixo ou pressão fixa, a VPP invasiva força a distensão pulmonar e pode ser prejudicial. Lesões de volume pulmonar elevado ou pressão pulmonar são conhecidas como volutrauma e barotrauma, respectivamente, e contribuem para o desenvolvimento da LPIV. A LPIV é mitigada limitando o alongamento patológico nos alvéolos; estudos têm sustentado que as pressões alveolares inspiratórias finais são 30 a 32 cm H_2O, embora isso continue a ser pesquisado ativamente. O barotrauma também pode manifestar-se abertamente com pneumotórax ou pneumomediastino, mas isso é relativamente incomum.

Outra complicação potencial da VPP é o desenvolvimento da iPEEP (auto-PEEP). Particularmente problemático em pacientes com doença pulmonar obstrutiva, a iPEEP é o acúmulo de volume expiratório final e pressão expiratória final que ocorre quando a exalação não pode ser totalmente completada. Em pacientes com doença pulmonar obstrutiva, o fluxo expiratório é limitado por obstrução das pequenas vias aéreas e diminuição do recolhimento elástico. O tempo necessário para a expiração completa pode ser significativamente maior do que o normal e, em pacientes que recebem ventilação mecânica, a expiração pode não estar completa

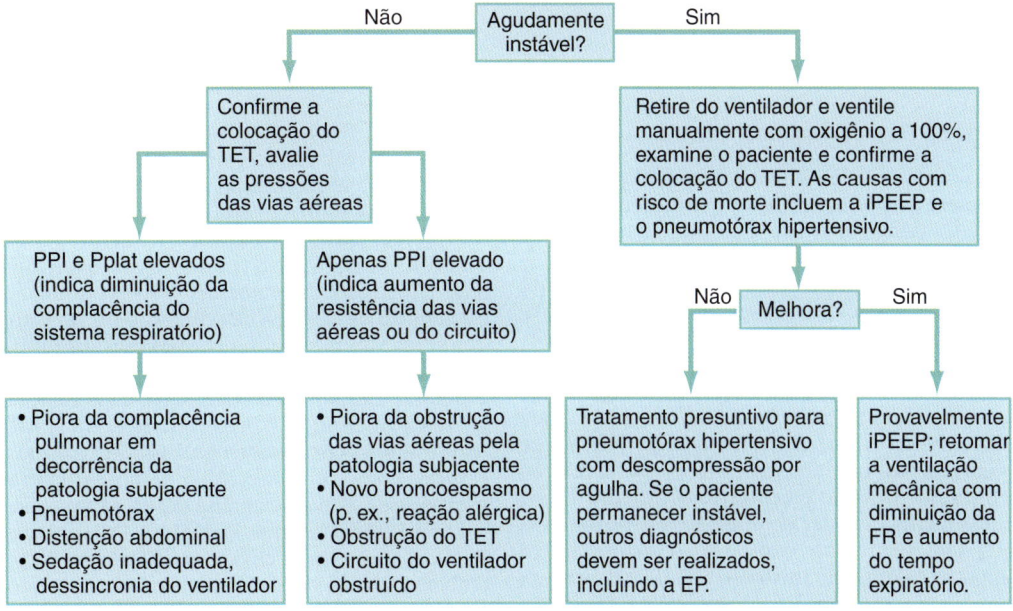

Fig. 2.1. Algoritmo para avaliação do paciente em desconforto na ventilação mecânica.

antes da próxima respiração fornecida. Esse fenômeno, denominado "empilhamento de ar", resulta em hiperinsuflação dinâmica. A iPEEP resulta em PPIs inesperadamente altas, dificuldade na ventilação, hipotensão e potencial colapso circulatório. A dificuldade de ventilação causada pela iPEEP pode ser melhorada diminuindo-se a frequência respiratória ou o tempo inspiratório, o que facilita o aumento do tempo de expiração.

Solução de Problemas do Ventilador

Quando a condição de um paciente se deteriora repentinamente durante a ventilação mecânica, uma abordagem sistemática deve ser aplicada para avaliar condições de risco de vida (Fig. 2.1). O primeiro passo na avaliação do paciente ventilado, que tem uma alteração no estado clínico, é avaliar os sinais vitais. Pacientes com comprometimento hemodinâmico agudo ou hipóxia aguda devem ser removidos do ventilador e ventilados manualmente com oxigênio a 100%. O pneumotórax hipertensivo, a iPEEP aumentada e a extubação acidental são as que mais ameaçam a vida nessa situação e devem ser prontamente abordadas. Enquanto o paciente é ventilado, o tórax deve ser examinado para garantir sons respiratórios bilaterais. Alterações nos sons respiratórios podem indicar pneumotórax ou migração do tubo endotraqueal. O exame clínico, a saturação de oxigênio e a monitorização da $EtCO_2$ podem ser usados como substitutos para a inserção do tubo, mas a suspeita de extubação inadvertida deve levar à visualização direta. A hipotensão aguda pode ser precipitada por elevações extremas da pressão intratorácica; o comprometimento da iPEEP melhorará uma vez que o paciente tenha sido desconectado do ventilador, enquanto a hipotensão de um pneumotórax hipertensivo não será aliviada. Se a condição do paciente permanecer instável após ter sido desconectada do circuito do ventilador, um pneumotórax hipertensivo deve ser tratado presuntivamente com descompressão com agulha e eventual colocação de dreno torácico. Embora improvável, é possível que um paciente consiga sustentar pneumotóraxes bilaterais, e isso deve ser considerado. Se o paciente permanecer instável após a descompressão torácica, as fontes para descompensação não relacionada ao ventilador são buscadas.

O desconforto agudo sem alterações hemodinâmicas pode ser precipitado por múltiplos fatores, mecânicos e fisiológicos (Tabela 2.4). A avaliação inicial deve começar pela confirmação da posição e obstrução do tubo endotraqueal antes que outros diagnósticos sejam investigados, incluindo a avaliação do balão

TABELA 2.4

Solução de Problemas no Ventilador: Causas Potenciais de Desconforto Respiratório Agudo

COM COMPROMETIMENTO HEMODINÂMICO: INTERROMPA IMEDIATAMENTE A VENTILAÇÃO MECÂNICA

Pressão expiratória final positiva intrínseca aumentada (iPEEP)
Pneumotórax hipertensivo
Embolia pulmonar maciça

SEM COMPROMETIMENTO HEMODINÂMICO: BUSCA POR CAUSA SUBJACENTE

MECÂNICO	FISIOLÓGICO
Migração de tubo endotraqueal para o brônquio	Piora da complacência pulmonar
Obstrução do tubo endotraqueal	Piora da obstrução das vias aéreas
Vazamento do *cuff* do tubo endotraqueal	Distensão abdominal
Extubação inadvertida	Embolia pulmonar
Descontinuidade no circuito do ventilador	Dor ou sedação inadequada

traqueal. Uma vez que a colocação do tubo tenha sido confirmada, o próximo passo na avaliação das causas de distúrbios relacionadas ao ventilador deve se concentrar nas pressões das vias aéreas. Diminuições agudas no PPI indicam descontinuidade no circuito do ventilador, que pode incluir extubação inadvertida. Pacientes com PPI aumentada podem ser considerados em duas categorias – aqueles com aumentos concomitantes de Pplat e aqueles com Pplat inalterado. Se tanto o PPI quanto o Pplat aumentarem de forma aguda, isso sugere uma diminuição da complacência do sistema respiratório. A PPI elevada com Pplat inalterada indica problemas com aumento da resistência das vias aéreas nos pulmões ou no circuito do ventilador. Condições específicas que causam diminuição da complacência do sistema respiratório ou aumento da resistência das vias aéreas estão detalhadas na Fig. 2.1.

Circunstâncias Clínicas Especiais

Embora generalizações possam ser feitas com relação ao manejo ventilatório no departamento de emergência, certas circunstâncias clínicas merecem uma discussão específica.

Exacerbação Aguda da Doença Pulmonar Obstrutiva Crônica

As estratégias para o manejo de pacientes com DPOC entubados se concentram em melhorar as trocas gasosas enquanto se minimiza a iPEEP. A redução da iPEEP é alcançada diminuindo a resistência das vias aéreas com broncodilatadores e corticosteróides, bem como garantindo tempo expiratório adequado durante a ventilação mecânica. O tempo expiratório adequado é alcançado diminuindo a frequência respiratória, o volume corrente e o tempo inspiratório. A oxigenação adequada (saturação de 90%) é obtida enquanto se minimiza o barotrauma, reduzindo deliberadamente a ventilação por minuto, a chamada hipercapnia permissiva. Nenhum dado sugeriu a vantagem do VCP sobre o VCV, e qualquer um dos métodos pode ser usado. A relação ideal entre o tempo inspiratório e expiratório (relação I/E) é variável, mas inicialmente deve ser definida como 1:4. Estudos em asmáticos sugerem que tempos expiratórios maiores que 4 segundos têm impacto mínimo no fluxo aéreo. A iPEEP também pode resultar em má sincronia paciente-ventilador, causando troca de gases inadequada. Ao contrário dos pacientes com asma aguda (ver abaixo), a PEEP aplicada deve ser usada em pacientes com DPOC; pode ser definida inicialmente em 5 cm H_2O.[32] Inicialmente, sedação profunda e analgesia (ou às vezes paralisia) são necessárias para evitar a assincronia do ventilador e permitir a ventilação efetiva. Os corticosteroides são frequentemente indicados (Cap. 64). As ABNMs são evitadas, se possível, porque os pacientes que recebem ambos os ABNMs e corticosteróides estão em maior risco de polimiopatia da doença crítica e subsequente aumento de mortalidade.

Estado Asmático

Preocupações na ventilação do asmático agudo geralmente são semelhantes às dos pacientes com DPOC, com pequenas diferenças notáveis. Na asma aguda, a insuficiência respiratória é resultado da obstrução das vias aéreas e da inflamação das vias aéreas. Além disso, ao contrário da DPOC, a obstrução das vias aéreas é muito menos dinâmica e ocorre predominantemente nas grandes vias aéreas. Além disso, alterações inflamatórias agudas em todo o pulmão contribuem para a diminuição da complacência pulmonar, que tem impacto direto nas pressões pulmonares durante a ventilação. As estratégias devem se concentrar em baixas taxas respiratórias, com ênfase na maximização do tempo expiratório. O uso da PEEP tem sido debatido e é amplamente pensado para contribuir para o aumento da pressão pulmonar. Embora nenhum estudo tenha apoiado de forma definitiva a VCV em relação a VCP, a diminuição da complacência pulmonar e o potencial da iPEEP podem dificultar a entrega de volumes correntes adequados com a VCP. Isso é especialmente problemático para pacientes com acidose respiratória aguda grave, para quem a ventilação adequada é essencial. As recomendações para os ajustes do ventilador incluem VCV com volumes correntes de 6 a 8 mL/kg PCI, frequência respiratória de 10 a 15 ciclos/min e pouco (5 cm H_2O) ou sem PEEP. Diminuição do tempo inspiratório permite maior tempo expiratório e, na VCV, é atingido pelo aumento do fluxo inspiratório. O aumento na taxa de fluxo inspiratório, no entanto, aumentará as pressões das vias aéreas, enfatizando a interação entre o tempo inspiratório, o volume corrente e a pressão das vias aéreas.

Síndrome da Insuficiência Respiratória Aguda

A SDRA representa um espectro de doença pulmonar inflamatória caracterizada por edema pulmonar não cardiogênico heterogêneo, hipóxia e consolidação pulmonar difusa. A gravidade da SDRA é classificada como leve, moderada ou grave e é definida pela razão entre a concentração arterial de oxigênio e a fração de oxigênio inspirado (PaO_2/FiO_2). Notavelmente, essa definição foi refinada em 2012, e o termo lesão pulmonar aguda foi eliminado.[33] SDRA pode ser causada por insulto pulmonar ou extrapulmonar, incluindo LPIV. Dados epidemiológicos recentes de coortes de pacientes do DE com sepse sugeriram que, embora a SDRA seja incomum na apresentação inicial ao DE, o desenvolvimento da SDRA após a admissão do DE não é.[34-36] O impacto da ventilação na emergência sobre o desenvolvimento de lesão pulmonar ou SDRA não é claro.[37] No entanto, o desenvolvimento de LPIV tem sido associado com a hiperdistensão pulmonar e a lesão alveolar, e a atenção à estratégia de ventilação no DE é justificada. Estudos confirmaram que volumes correntes diminuídos são de claro benefício no tratamento de pacientes com SDRA. A maioria dos estudos que examinaram estratégias de ventilação de baixo volume corrente, incluindo o ensaio de referência ARDSnet em 2000, usou volumes correntes de 6 a 7 mL/kg baseados no PCI, embora estudos com 7 mL/kg não tenham demonstrado diferença na mortalidade. Uma metanálise desses dados concluiu que volumes correntes menores que 7 mL/kg e Pplat com menos de 31 cm H_2O conferem benefício em pacientes com SDRA, embora trabalhos mais recentes tenham sugerido que a ventilação com baixo volume corrente pode melhorar o desfecho em pacientes sem lesão pulmonar, incluindo a parada da progressão para SDRA.[37-40] O nível de PEEP em pacientes com SDRA continua sendo ativamente pesquisado e, embora níveis mais elevados de PEEP tenham demonstrado melhorar a oxigenação, eles não reduziram a mortalidade.[41] Portanto, em pacientes com SDRA ($PaO_2/FiO_2 < 300$), uma estratégia de baixa ventilação deve ser usada. Os ajustes iniciais do ventilador devem ser ciclados por volume, com volumes correntes baseados em 6 mL/kg de PCI. Embora não tenha havido estudos específicos examinando estratégias de ventilação para pacientes com DE sem evidência de SDRA, estudos de outras populações sugeriram benefício de ventilação protetora pulmonar para todos os pacientes; recomendo esta estratégia para todos os pacientes que recebem ventilação mecânica no DE. Dito isto, apesar do benefício potencial, dados observacionais recentes sugeriram que a adesão às estratégias de ventilação protetora do pulmão no DE é de pouco mais de 50%.[36]

DESFECHOS

Devido à heterogeneidade de estratégias de ventilação e razões clínicas para insuficiência respiratória, nenhum estudo demonstrou a superioridade de um método de ventilação sobre outro; considerações no início da ventilação mecânica são individualizadas e reavaliadas em série. No entanto, certas conclusões sobre os desfechos podem ser feitas. Os dados indicaram claramente a eficácia da VNIPP na prevenção da intubação para pacientes com DPOC e EPCAIP, e esses benefícios resultaram em diminuição da admissão na UTI e diminuição da mortalidade. Além disso, volumes e pressões alveolares aumentados demonstraram contribuir para a LPIV e aumentar a mortalidade em pacientes com SDRA. Embora o benefício da ventilação com volume corrente diminuído na prevenção de lesão pulmonar em pacientes com pulmões normais não tenha sido comprovado, dados recentes sugerem que estratégias de ventilação mecânica na emergência podem melhorar o curso clínico subsequente de pacientes gravemente enfermos.

Finalmente, embora o tratamento de pacientes ventilados mecanicamente geralmente se estenda além do DE, atrasos na admissão na UTI podem ter implicações significativas no manejo da emergência do paciente ventilado em estado crítico, porque o papel dos emergencistas se estende além da estabilização aguda em direção ao manejo clínico contínuo.[42] Além disso, quando os tempos de admissão são longos, os pacientes intubados apenas para proteção das vias aéreas podem ser candidatos à extubação no setor de emergência se a injúria inicial tiver sido revertida.

CONCEITOS-CHAVE

- Não houve diferenças demonstradas nos resultados entre o BiPAP e o CPAP. Após a seleção apropriada do paciente, inicie a VNIPP com um ajuste de pressão inspiratória de 10 cm de água e pressão expiratória de 5 cm de água e avalie com frequência a tolerância e a necessidade de se ajustar para cima ou para baixo.
- A ventilação controlada por pressão (CP) fornece respirações a uma pressão predeterminada, o que pode resultar em uma entrega de baixo volume, enquanto o volume controlado (VC) fornece um volume inspiratório predeterminado, o que pode levar a pressões excessivas. A ventilação mandatória contínua (VMC) fornece um número e volume de respirações por minuto necessários, enquanto a ventilação mandatória intermitente sincronizada (SIMV) sincroniza respirações mandatórias com respirações espontâneas.
- O suporte ventilatório não invasivo é frequentemente adequado para a reversão da insuficiência respiratória iminente e deve ser considerado como a terapia de primeira linha para pacientes com exacerbações de doença pulmonar obstrutiva crônica e edema pulmonar cardiogênico agudo nos quais a intubação imediata não é necessária. Quando a ventilação não invasiva é tentada para pacientes com pneumonia, deve ser abandonado em favor da intubação com ventilação mecânica com pressão positiva, a menos que o paciente esteja claramente melhorando. O uso prolongado de ventilação não invasiva, que acaba por falhar, está associado a piores resultados para os pacientes do que quando a intubação é realizada mais cedo.
- A ventilação mecânica invasiva não é desprovida de consequências e requer um gerenciamento dinâmico e contínuo. Após a intubação, a análise dos gases sanguíneos deve ser realizada para confirmar a ventilação adequada e fornecer correlação com o monitoramento não invasivo da saturação da oxi-hemoglobina e da concentração final expiratória de CO_2. Além disso, a pressão positiva pode ter consequências hemodinâmicas adversas. Pressões pulmonares elevadas podem ser deletérias e a pressão de platô deve ser mantida abaixo de 30 cm H_2O, sempre que possível, ajustando as configurações do ventilador. A elevação progressiva das pressões de ventilação leva em consideração a obstrução do circuito do ventilador, obstrução em qualquer ponto da via aérea, piora do broncoespasmo, intubação de brônquio fonte, pneumotórax hipertensivo ou hemotórax, aumento da resistência da parede torácica (de um dispositivo constritor ou parede torácica intrínseca) ou rigidez (como de altas doses de fentanil). De repente, as pressões de ventilação reduzidas são frequentemente acompanhadas pelo aumento da hipoxemia e indicam vazamento do circuito do ventilador ou conexão defeituosa, vazamento do manguito do tubo endotraqueal, extubação acidental ou intubação esofágica.
- A Escala de Agitação-Sedação de Richmond (RASS) ou um sistema de pontuação semelhante deve ser usado para controlar a sedação e analgesia do paciente ventilado mecanicamente para evitar o uso desnecessário de bloqueio neuromuscular prolongado. Quando a RASS é usada, uma pontuação alvo de -2 a 0 evita sedação excessiva ou insuficiente.

As referências para este capítulo podem ser encontradas on-line no website Expert Consult associado à obra.

CAPÍTULO 3
Manejo da Dor

James R. Miner | John H. Burton

PRINCÍPIOS

Introdução e Importância

As queixas relacionadas à dor representam a principal causa de preocupação em até 70% dos pacientes que se apresentam ao departamento de emergência (DE).[1] A dor não controlada deverá ser considerada como uma emergência médica. O grau estimado de dor experimentado pelo paciente deverá ter um papel na determinação da acuidade geral desse paciente e na urgência da terapia. Estimativas de dor usando escalas derivadas tanto do provedor quanto do paciente deverão ser obtidas e registradas para determinar não só a presença da dor, mas a resposta à terapia para a dor. Embora a dor possa estar presente em uma ampla variedade de situações físicas e psicossociais, ela está tipicamente presente no contexto da lesão de tecidos. Portanto, a dor pode ser assumida como presente em pacientes com doença ou lesão fisicamente aparente, mesmo naqueles que não podem comunicar eficazmente seu estado. Termos importantes relacionados a práticas analgésicas são apresentados no Quadro 3.1.

Uma grande variedade de opções estão disponíveis para o tratamento eficaz da dor. Apesar da disponibilidade de tratamentos para terapia de dor aguda e crônica, o tratamento da dor pode ser difícil, sendo, com frequência, um dos aspectos mais desafiadores e frustrantes da prática da medicina de emergência.[1-9]

As percepções dos pacientes sobre seus cuidados no DE são altamente influenciadas pelo tratamento da dor. A satisfação com os cuidados de emergência geralmente depende das técnicas e do tempo oportuno da analgesia, assim como dos planos de alta para alívio da dor. Em todas as interações com um paciente sob dor, é preciso chegar a um equilíbrio entre alívio do paciente em sofrimento e diagnóstico e tratamento da condição médica subjacente.

Um crescente corpo de evidência tem suportado à importância do manejo da dor como um aspecto central para o tratamento de uma doença. A dor não aliviada está associada com uma variedade de desfechos fisiológicos potencialmente negativos que incluem aumento da descarga simpática, da resistência vascular periférica, do consumo miocárdico de oxigênio e da produção de dióxido de carbono. Outros efeitos adversos da dor não aliviada incluem hipercoagulabilidade, decréscimo da motilidade gástrica e disfunção imune. A dor aguda pobremente tratada pode promover o desenvolvimento de síndromes de dor crônica e sintomas vegetativos, assim como aumentar a necessidade de manejo da dor durante qualquer período de recuperação.[10-12] A dor durante procedimentos médicos seriados pode aumentar se a analgesia bem-sucedida não for fornecida durante os procedimentos iniciais.[8-13] É também provável que a experiência de dor de um paciente aumente sua habilidade de perceber a dor vinda de estímulos similares no futuro.[14]

Como uma afirmação da importância reconhecida do manejo da dor em cuidados de saúde, o Center for Medicare and Medicaid Services e o The Joint Commission para credenciamento de organizações de cuidados de saúde exige que os hospitais desenvolvam esforços de melhoria de qualidade relacionados ao manejo da dor aguda, além de programas abrangentes para medição, documentação e tratamento da dor.[8,13]

Anatomia, Fisiologia e Fisiopatologia

Geralmente, a dor pode ser descrita pelos termos *nociceptiva* e *neuropática*. A dor nociceptiva resulta da ativação dos neurônios sensoriais que sinalizam dor (nociceptores) em resposta a estímulos nocivos. A dor neuropática resulta de alterações processadas por sinais no sistema nervoso central (SNC). A dor neuropática é usualmente descrita como sensação de queimação, de formigamento ou penetrante e inclui neuropatias e desaferentação. Tanto as dores nociceptivas quanto as neuropáticas envolvem sensibilização periférica e central com uma série complexa de mediadores para sensibilizar nociceptores periféricos e perpetuar sinais talâmicos (Fig. 3.1). Em cada nível no processo fisiológico de produção ou transmissão de dor, intervenções e oportunidades terapêuticas deverão ser consideradas para alterar o processo com o objetivo de melhorar a experiência de dor do paciente.

Vias de Condução da Dor

A percepção de dor pode ser dividida em quatro processos separados (Fig. 3.1): detecção da dor (transdução), transmissão da dor, modulação da dor e expressão da dor (percepção).

Detecção da Dor

O sistema somatossensorial é responsável pela detecção da dor, assim como das sensações táctil, proprioceptiva e térmica. Os receptores responsáveis pela detecção da dor são chamados *nociceptores*. Os nociceptores incluem os nervos sensoriais, que são capazes de detectar estimulação mecânica, térmica ou química. Vários subtipos diferentes de nociceptores estão presentes em tecidos cutâneos incluindo mecanorreceptores, nociceptores polimodais (PMNs) e uma variedade de termorreceptores.

O limiar de ativação de um nociceptor pode ser modulado – aumentado ou diminuído – por uma variedade de mediadores químicos, incluindo prostaglandina, monofosfato cíclico de adenosina, leucotrienos, bradicininas, serotonina, substância P, tromboxanos, fator de ativação de plaquetas e endorfinas. Essa alteração em limiares de ativação de nociceptores é denominada de *sensibilização periférica*. Pontos de gatilho, por exemplo, são áreas de estimulação sensorial de baixo nível frequentes ou constantes (p. ex., tecido de cicatriz ou articulação degenerativa) que desenvolveram sensibilização periférica de nociceptores que percebem a dor de estímulos de estímulos inócuos ou não.

Transmissão de Informações

Fibras de Nervos Periféricos. Todos os neurônios sensoriais são compostos de um corpo celular localizado nos gânglios da raiz dorsal. Os gânglios da raiz dorsal estão ligados por fibras de axônios neurais com receptores sensoriais localizados em vários sítios do corpo, incluindo dermátomos (entrada cutânea), esclerótomos (entrada dos ossos) e miótomos (entrada dos músculos). As áreas discretas cobertas por cada nervo fornecem um mapa sensorial da superfície do corpo.

As fibras dos nervos periféricos podem ser classificadas pelo papel de cada grupo de fibras (Tabela 3.1). As fibras A-δ e C são responsáveis pela transmissão da dor. As fibras A-δ transmitem a dor inicial, aguda; as fibras C, por outro lado, transmitem a dor obtusa, dolorida ou ardente. A dor transmitida pelas fibras A-δ persiste somente enquanto o estímulo inicial faz efeito, enquanto a dor transmitida pelas fibras C persiste por mais tempo que o dos estímulos iniciais, rendendo uma experiência sensorial prolongada da dor. A concentração relativa de tipos de fibras nervosas, tanto C quanto A-δ, varia por tecido corporal.

Transmissão da Dor

Corno Dorsal. O corno dorsal é a substância cinza do aspecto posterior da medula espinal (Fig. 3.2). O corno dorsal atua como um sistema de integração no qual a entrada sensorial é filtrada, atenuada ou amplificada antes de ser retransmitida para outros segmentos espinais ou para o córtex.

O corno dorsal é um centro de processamento para entrada de informações e está extensivamente envolvido na modulação de entradas nociceptivas. Aferentes das áreas visceral, muscular, óssea e cutânea convergem no corno dorsal e provavelmente respondem pelas transmissões cutâneas associadas aos estímulos dolorosos das vísceras, dos músculos ou dos ossos.

A diferenciação entre estímulos inócuos e entrada de nociceptores ocorre no corno dorsal por estímulos recebidos em células conhecidas como neurônios de ampla faixa dinâmica (NAFDs). Os NAFDs recebem entradas de modulação de uma variedade de vias químicas, tais como opioides, substância P ou fatores inflamatórios. Essas células também recebem entradas moduladoras de vias neuronais eferentes e aferentes.

Dor Visceral. A quantidade e o tipo de estímulo que produzem dor variam entre as estruturas viscerais. O miocárdio, por exemplo, é sensível à isquemia, mas não à estimulação mecânica. No intestino, os tecidos podem ser lesionados, esmagados ou queimados sem dor; porém, a tração ou distensão produz sensações de dor nessa área.

A qualidade da dor visceral é única da dor somática. A dor somática é inicialmente aguda, depois se torna em queimação ou latejante em sua natureza, enquanto a resposta é modulada. Em contraste, a dor visceral tende a começar mal localizada, obtusa e dolorida, com ativação autonômica pronunciada. Essas sensações podem então se desenvolver para dor aguda, localizada e referida.

QUADRO 3.1
Definições de Termos Relacionados com a Analgesia

Alodinia – dor causada por um estímulo que normalmente não provoca dor.
Amnéstico – um agente que suprime a formação de memórias.
Anestesia local – cria uma área de insensibilidade à dor por injeção de um agente anestésico local.
Analgesia – alívio da dor.
Hipnótico – agente que promove o início do sono.
Narcótico – termo com implicações legais, descrevendo agentes opioides junto com várias drogas depressivas de abuso.
Nociceptor – receptor que é sensível e responsável pela transmissão de estímulos de dor.
Estímulo nocivo – estímulo prejudicial ou potencialmente prejudicial e que resulta em sensação de dor.
Opiáceo – derivativo de alcaloide de ópio de ocorrência natural que adere aos receptores de opiáceos e produz efeitos similares àqueles das endorfinas endógenas.
Opioide – derivado do alcaloide do ópio semissintético ou que ocorre naturalmente (incluindo todos os opiáceos) e que adere aos receptores de opiáceos e produz efeitos similares aos das endorfinas endógenas.
Dor – experiência sensorial e emocional desagradável que surge de dano real ou potencial aos tecidos ou é descrita em termos de tal dano.
Sedação procedural – indução farmacológica de um estado de sedação ou dissociação com amnésia para controle da dor durante um procedimento doloroso.
Sedativo – agente que reduz o nível de alerta de um paciente.

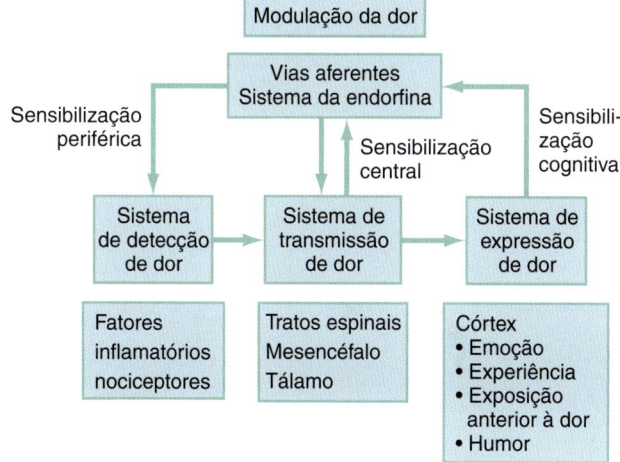

Fig. 3.1. O algoritmo do sistema da dor.

TABELA 3.1
Fibras de Nervos Periféricos

FIBRA	FUNÇÃO	MIELINA	DIÂMETRO MÉDIO (mm)	TRATO ASCENDENTE	VELOCIDADE CONDUÇÃO (m/s)
A–α	Motora de músculo esquelético	Profunda	12–20	Coluna dorsal ipsilateral	70–120
A–β	Leve toque e pressão	Superficial	5–15	Trato espinotalâmico contralateral	30–70
A–γ	Motora	Superficial	6–8	Coluna dorsal ipsilateral	15–30
A–δ	Dor aguda (mecanorreceptores, termorreceptores, PMNs)	Superficial	1–4	Trato espinotalâmico contralateral	12–30
B	Simpático		1–3	Pré-ganglônico	3–15
C	Dor ardente duradoura	Superficial	0,5–1,5	Trato espinotalâmico contralateral	0,5–2

Adaptado de Paris PM, Uram M, Ginsburg MJ: Physiological mechanisms of pain. Em Paris PM, Stewart RD, editores: Pain management in emergency medicine, Norwalk, CT, 1988, Appleton & Lange.

Essa progressão se deve, provavelmente, às proporções variáveis das fibras A para as fibras C, que são 1:10 em nervos viscerais e 1:2 em nervos cutâneos.

Com frequência, a dor visceral produz dor referida. Por exemplo, a dor periumbilical é geralmente associada à apendicite. Essa sensação de dor referida ocorre devido a aferentes viscerais que suprem o intestino delgado e viajam através dos gânglios celíacos e os nervos esplâncnicos e penetram a medula espinal em T10. Essa entrada sensibiliza o corno dorsal em T10, levando à sensibilização de todos os neurônios nociceptivos do corno dorsal e, por fim, levando à percepção de dor no dermátomo de T10. Conforme a apendicite progride, a dor se localiza no quadrante inferior direito à medida que a inflamação se estende para o peritônio parietal com o mesmo suprimento nervoso que o dermátomo subjacente.

Tratos Ascendentes Associados à Dor. As fibras que carregam os impulsos da dor saem do corno dorsal e ascendem pela medula espinal até o cérebro. As vias predominantes para a condução da dor pela medula espinal são os tratos espinotalâmico, espinomesencefálico e espinorreticular localizados no aspecto anterolateral da medula espinal (Fig. 3.3; Fig. 3.2).

Modulação da Dor

Os impulsos dos nociceptores são modulados por tratos descendentes na medula espinal. As duas vias descendentes primárias parecem ser a serotoninérgica e a noradrenérgica. Essas vias se originam no mesencéfalo (substância cinza periaquedutal e *locus ceruleus*) e na medula (núcleo magno da rafe e núcleo reticular gigantocelular) e são transmitidas para a medula espinal via funículo dorsolateral.

A estimulação elétrica das vias descendentes produz analgesia comparável àquela produzida com opioides. A estimulação do tálamo também pode produzir analgesia. As entradas nesse sistema se originam do córtex frontal, do sistema límbico, do hipotálamo, do sistema reticular, do *locus ceruleus* e da medula espinal. Neurotransmissores múltiplos estão envolvidos nessas vias, incluindo serotonina, norepinefrina e a substância P. Acredita-se que a ativação desse sistema é responsável por efeitos como estimulação por placebo, acupuntura e de unidades de neuroestimulação elétrica transcutânea (TENS), assim como da tolerância à dor associada ao estresse.

Sensibilização Central

A sensibilização central envolve a amplificação de sinais nociceptivos. A sensibilização central é mediada por várias substâncias, tais como óxido nítrico, glutamato, substância P, aspartato, prostaglandinas, leucotrienos, norepinefrina e serotonina. Ela pode ocorrer na presença de dor crônica ou pode ser o resultado de dano em qualquer ponto ao longo do sistema de transmissão da dor. A sensibilização central é descrita no cenário de condições traumáticas e degenerativas da medula espinal e do tronco encefálico e pode estar associada a derrames talâmicos, esclerose múltipla, doença de Parkinson, formação de Arnold-Chiari e estenose cervical.

Expressão da Dor

A transdução, transmissão e modulação de estímulos de dor desenvolvem a percepção da experiência emocional subjetiva da dor. Muitos fatores, além da estimulação de nociceptores, influenciam a percepção final de dor. Os processos cognitivos discretos e as vias envolvidas na interpretação e experiência de estímulos dolorosos ainda permanecem um mistério e são afetados por fatores como expectativas culturais, personalidade, experiências e estado emocional subjacente. Muitos desses fatores e, portanto, a percepção de dor subsequente, podem ser significativamente influenciados por intervenções farmacológicas e não farmacológicas.

Para fármacos como óxido nitroso e opioides em doses baixas, a maior parte do efeito analgésico está mais na interpretação cognitiva e na reação emocional à dor que na transmissão do estímulo da dor. Técnicas não invasivas (p. ex., distração, hipnose) podem limitar as percepções de dor e aumentar a tolerância. Alterações

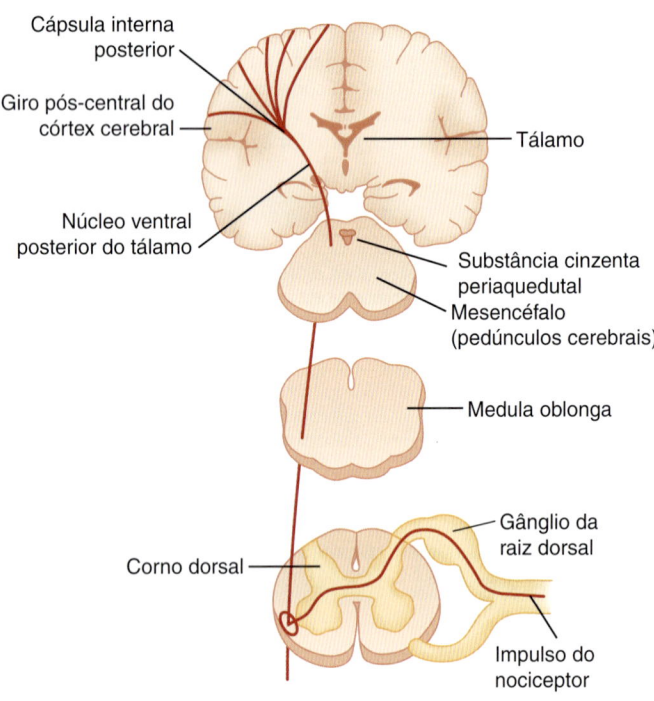

Fig. 3.2. Tratos espinais.

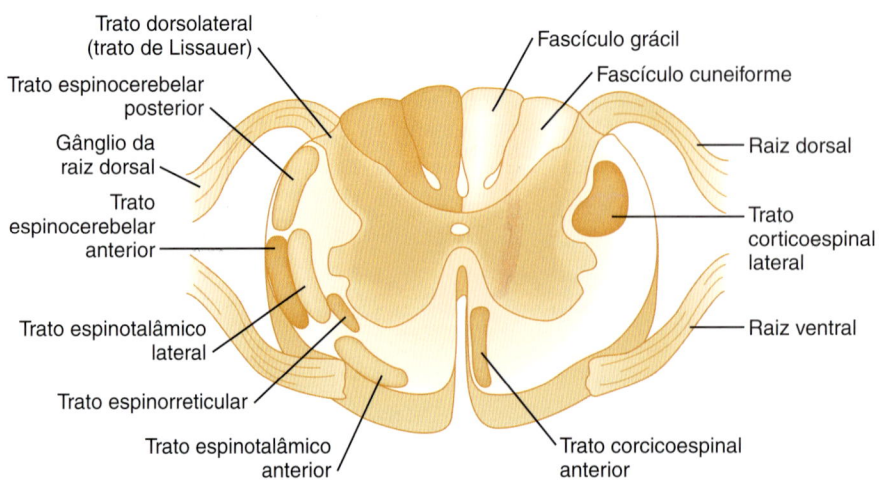

Fig. 3.3. Medula espinal.

sobre como uma pessoa sente a dor, com base em experimentações anteriores e comportamentos aprendidos, são conhecidas como sensibilização cognitiva.

Respostas Reflexas à Dor

Há dois tipos de respostas reflexas às entradas nociceptoras: segmentar espinal (ou suprassegmentar) e cortical. Os reflexos espinais são gerados pela transmissão de impulsos nociceptivos do corno dorsal para neurônios motores e autônomos na medula espinal, provocando uma faixa de respostas que incluem: taquicardia, vasoconstrição, íleo paralítico e espasmo muscular (Quadro 3.2). Os reflexos suprassegmentares são transmitidos por tratos ascendentes para o tronco encefálico, hipotálamo e córtex, onde reflexos de retirada e respostas autônomas ocorrem em conexão com respostas conscientes. As respostas reflexas autônomas à dor são variáveis e não podem ser usadas para quantificar a dor em um indivíduo.

Sistema de Endorfina

O sistema de endorfina é um sistema neuroendócrino que serve para modular respostas à dor e ao estresse. O sistema de endorfina consiste em neurônios amplamente difusos que produzem três tipos de opioides – beta-endorfinas, met- e leu-encefalinas, e dinorfinas. Esses opioides atuam como neurotransmissores e neuromoduladores em três classes principais de receptores – mu, delta e kappa – e produzem analgesia assim como contrariam a resposta ao estresse (Tabela 3.2).

Em circunstâncias normais, o sistema de endorfinas serve para reduzir a dor e o estresse depois que a pessoa tenha lidado adequadamente com os estímulos nocivos incitantes. Esse sistema de endorfinas é, normalmente, um sistema responsivo e pode ter efeito aumentado ou diminuído para produzir a resposta apropriada a um episódio doloroso. Como outros sistemas neuroendócrinos, aumentar a estimulação por endorfinas produz inibição de *feedback* em seus próprios níveis de circulação. Durante períodos prolongados de dor com altos níveis de estimulação, o sistema pode se tornar menos responsivo e menos eficaz na modulação da resposta à dor.

Como suas contrapartes endógenas, os opiatos atuam em receptores químicos para produzir analgesia e reações adversas indesejáveis. Como essas drogas são administradas durante um período prolongado, eles inibem o sistema endógeno de endorfinas, aliviando a resposta à dor e ao estresse e reduzindo o efeito total da endorfina. Na medida que essas drogas são retiradas, os efeitos normais do sistema de endorfina são retomados.

Dor Aguda *Versus* Crônica

A dor aguda está geralmente associada a uma condição patológica identificável e serve a uma função adaptativa ao alertar o indivíduo da existência de uma doença ou lesão. Essa sequência motivará a pessoa a cessar a atividade que está causando a dor, procurar a causa, buscar ajuda e evitar o estímulo no futuro.

A dor aguda se torna crônica quando o padrão de dor persiste, de forma alterada ou inalterada, depois que o insulto fisiológico original tenha sido aparentemente resolvido. Toda dor crônica começa como dor aguda, mas somente pequenos subconjuntos de pacientes sob dor aguda desenvolvem dor crônica (Tabela 3.3). A transição fisiológica de dor aguda para crônica é um processo complexo, com componentes fisiológicos e psicossociais. Em muitos casos, o desenvolvimento de dor crônica está provavelmente relacionado com o tratamento da dor aguda.

A dor aguda serve a um propósito importante, pois estimula a pessoa a proteger a área lesionada e buscar ajuda. Além disso, os fatores neuroquímicos que contribuem para o reconhecimento da dor aguda geralmente iniciarão e apoiarão o recrutamento de mecanismos de reparo tecidual. À medida que a lesão cicatriza, essas respostas adaptativas podem se tornar desadaptativas se a dor persistir, pois esse ciclo pode levar a uma amplitude de movimento reduzida, função reduzida da área e, por fim, susceptibilidade aumentada a lesões e à dor. A dor também causa uma resposta ao estresse que é inicialmente adaptativa face à lesão. Uma resposta prolongada ao estresse, porém, causa um sistema imune prejudicado, estado hipercoagulável, transtornos do sono, ansiedade e depressão.

A dor crônica é muito comum. Um grande número de pacientes sob dor crônica são vistos no DE. Pode ser difícil determinar o ponto no qual uma resposta adaptativa à dor se torna desajustada, e quando ocorre a progressão de dor aguda para dor crônica.

QUADRO 3.2

Respostas Reflexas à Dor

TÔNUS SIMPÁTICO AUMENTADO
Vasoconstrição produzindo resistência periférica aumentada.
Débito cardíaco aumentado resultante de volume de bombeamento e frequência cardíaca aumentada.
Pressão cardíaca aumentada.
Frequência metabólica e consumo de oxigênio aumentados.
Tônus gástrico e esvaziamento gástrico reduzidos (podendo progredir para íleo).
Tônus do trato urinário reduzido (podendo levar à retenção urinária).

RESPOSTAS ENDÓCRINAS
Produção reduzida de insulina.
Níveis aumentados de cortisol.
Níveis aumentados de hormônio antidiurético.
Níveis aumentados de hormônio de crescimento.
Níveis aumentados de renina, angiotensina II e de aldosterona.
Níveis aumentados de glucagon.
Níveis aumentados de catecolamina.

RESPOSTAS RESPIRATÓRIAS
Hiperventilação

RESPOSTAS CORTICAIS
Ansiedade e medo

TABELA 3.2

Receptores de Opioides

CLASSE DE RECEPTOR DE OPIOIDE	EFEITOS	ENDORFINA ENDÓGENA ASSOCIADA
Mu 1	Euforia, analgesia supraespinal, confusão, tontura, náusea, baixo potencial de adição	Endorfina beta
Mu 2	Depressão respiratória, efeitos CV e GI, miose, retenção urinária	Endorfina beta
Delta	Analgesia espinal, Depressão CV, demanda reduzida de oxigênio para o cérebro e para o miocárdio	Encefalina
Kappa	Analgesia espinal, disforia, efeitos psicomiméticos, feedback de inibição de sistema de endorfina	Dinorfina, endorfina beta
Epsilon	Hormônio	Endorfina beta
Gama	Disforia, efeitos psicomiméticos	Endorfina beta

CV, Cardiovascular; *GI*, gastrointestinal.

TABELA 3.3

Dor Aguda *Versus* Crônica

PARÂMETRO	DOR AGUDA	DOR CRÔNICA
Fator incitante	Doença associada presente e recuperação esperada	Doença associada não identificável ou sem expectativa de melhora; recuperação imprevisível ou não esperada.
Relação com cicatrização	Dor melhora à medida que a lesão cicatriza; limitação de atividade devido à dor ajuda a cicatrização	Não se espera melhora nem na dor nem na lesão; a dor pode limitar atividades que poderiam melhorar o quadro.
Efeitos psicossociais	Limitada à reação ao estresse agudo.	Efeitos negativos são aspectos proeminentes da doença
Tratamento	Analgésicos, imobilização	Os aspectos psicossociais devem ser tratados; o papel dos analgésicos é muito pequeno.

MANEJO

Tomada de Decisão

Avaliação da Dor

O reconhecimento preciso precoce e a avaliação da dor de um paciente são os aspectos mais importantes do tratamento eficaz da dor aguda. Quando a dor for inadequadamente tratada, a avaliação incorreta será, muito provavelmente, a raiz do problema.

O grau no qual uma pessoa vivencia uma dor é uma interação complexa e subjetiva entre o estímulo físico e o estado cognitivo e emocional do paciente. É evidente, porém, que o grau de dor que um paciente percebe não é diretamente determinado pelo grau da lesão fisiológica. Pacientes no DE com lesões relativamente idênticas podem experienciar e demonstrar intensidades de dor completamente diferentes.[5,6,15] Portanto, tratamentos de dor, necessidades analgésicas e a maneira na qual um paciente descreve a dor não podem ser descritas uniformemente com base na natureza da lesão de um paciente.

A avaliação de dor depende da habilidade do paciente em comunicar a natureza da experiência dolorosa ao emergencista e da habilidade do emergencista em obter essas informações. Infelizmente, não há teste objetivo ou índice fisiológico para medir a dor confiavelmente. Observações objetivas, tais como hipertensão, diaforese ou taquicardia, não se correlacionam satisfatoriamente com o grau de dor presente. Uma vez que a dor não pode ser medida objetivamente, a avaliação do emergencista depende da comunicação com o paciente – verbal e não verbal. Barreiras à comunicação entre pacientes e emergencistas, incluindo as diferenças linguísticas, socioeconômicas e culturais, limitam a habilidade de se avaliar a dor de modo eficaz.

Oligoanalgesia

Uma vez que o tratamento eficaz se baseia na avaliação de dor, pacientes com dificuldade de comunicação estão em particular risco de subtratamento de suas dores (oligoanalgesia). Os grupos em risco particular para oligoanalgesia incluem infantes e crianças, pacientes cujo contexto cultural e linguístico difere significativamente daquele do emergencista responsável pelo tratamento e pacientes com atraso do desenvolvimento, prejuízo cognitivo, sob estresse emocional grave ou portadores de doença mental.

Existem uma variedade de razões pelas quais os pacientes não recebem analgesia adequada dos provedores de cuidados de saúde. Isso inclui a avaliação ineficaz da dor, concepções incorretas sobre a segurança e a eficácia de vários tratamentos e o efeito de intervenções analgésicas na avaliação de um paciente. No DE, pode ocorrer atraso significativo em promover controle adequado para a dor.[2,6,16,17] Além disso, quando são usados opioides, eles são geralmente administrados em doses subterapêuticas.[4,8,13,18,19]

Medição da Dor

O uso de escalas de classificação numéricas usando um escore verbal de 0 a 10 ("nada" a "pior imaginável") estão sempre presentes no DE e em outros cenários nos quais a dor é tratada ou invocada (Fig. 3.4). Escalas visuais análogas, usualmente consistindo em uma linha reta de 10 cm com âncoras em cada extremidade, são usadas com frequência em pesquisa para fornecer dados contínuos para análise. Essas escalas oferecem pouca vantagem prática sobre relatórios verbais no cenário clínico. A avaliação de rotina de escala de dor verbal ou visual encoraja os emergencistas a se comunicarem com os pacientes para acessar suas dores e avaliar suas respostas às tentativas de intervenção analgésica.

As crianças requerem técnicas de comunicação alternativas para reconhecer e relatar a dor. As escalas de dor FACES foram desenvolvidas para crianças até 7 anos de idade. Esta escala tem uma série de faces cartonadas expressando uma faixa de emoções, desde felicidade até angústia grave. A criança é solicitada a apontar a face que corresponde a como ela está se sentindo. A escala de dor FACES e outras semelhantes requerem menos de uma referência abstrata do que numérica e escalas verbais e são úteis na avaliação de dor para crianças pequenas e adultos com cognição prejudicada.

Em crianças pré-verbais podem ser usadas escalas derivadas de observadores. Isso inclui escalas como a Escala de Dor Pediátrica Verbal Precoce e Pré-Verbal Modificada (M-PEPPS), Escala de Dor do Hospital de Crianças do Leste de Ontário (CHEOPS) e escala CRIES para neonatos. Essas escalas usam um sistema de classificação para critérios observados que é reprodutível entre observadores treinados, tornando-as úteis para pesquisa. Essas escalas parecem ter pouca utilidade clínica quando comparadas com a impressão geral dos emergencistas ou dos pais sobre a dor da criança.

Os escores de dor ganharam aceitação como a medição mais precisa e confiável para avaliar a dor de um paciente e a resposta ao tratamento da dor. O tratamento da dor deverá ser direcionado para o objetivo de reduzir o escore de dor, (p. ex., em 50%, abaixo de 4/10 ou referido como leve/moderado ou intenso) em vez de uma dose analgésica específica (máxima).

Grupos de Tratamento

A abordagem aos pacientes em dor deverá começar com a caracterização da dor desses pacientes em quatro grupos únicos de tratamento: (1) dor crônica; (2) dor recorrente; (3) dor crônica de malignidade e dor neuropática; e (4) dor aguda. A terapia para outros grupos diferentes desses e sob dor aguda deverá se concentrar em uma abordagem multidisciplinar de longo prazo que inclua o emergencista e o DE como parte da estratégia abrangente em andamento do paciente (Quadro 3.3). Pacientes em dor aguda e crônica apresentam causas fisiológicas diferentes e por isso exigem

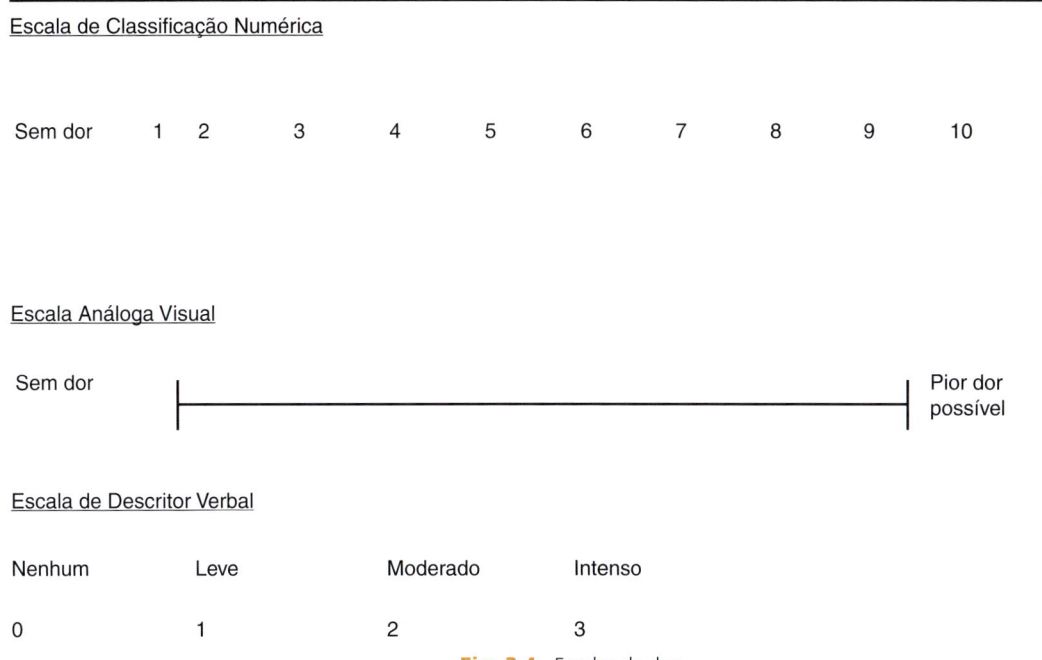

Fig. 3.4. Escalas de dor.

QUADRO 3.3

Agentes Analgésicos Ambulatoriais Comuns por Tipo de Dor

DOR AGUDA
1. Acetaminofeno
2. Medicamentos anti-inflamatórios não esteroidais (AINEs)
3. Opioides usados em combinação com AINEs e acetaminofeno
4. Oxicodona
5. Hidrocodona

DOR CRÔNICA
1. AINEs
2. Tramadol
3. Opioides usados em combinação com AINEs e acetaminofeno[a,b]
4. Oxicodona, preparação de ação prolongada ou para dor incidental
5. Antidepressivos tricíclicos

DOR NEUROPÁTICA
1. Gabapentina
2. Antidepressivos tricíclicos
3. Carbamazepina

[a]Várias formulações combinadas de opioides e acetaminofeno estão disponíveis.
[b]O tratamento crônico com opioides deverá ser conduzido pelo médico assistente ambulatorial.

---

abordagens de tratamento diferentes com base em seu sítio específico e mecanismo de ação (Fig. 3.5).

Dor Crônica. A avaliação de dor na ausência de lesão física aguda ou evidente requer habilidade substancial de comunicação da parte do emergencista e do paciente. Muitos pacientes com dor crônica desenvolvem experiências, algumas adaptativas e outras desadaptativas, ao descreverem suas dores e interação com emergencistas para receberem tratamento para dor. Muitos comportamentos, como exagerar sintomas ou tentar manipular os provedores, são desenvolvidos ao redor das expectativas do paciente para obter a terapia para dor ou o alívio da dor. Esses comportamentos, combinados com os efeitos psicossociais negativos e o senso de futilidade associados à dor crônica, podem complicar o processo de avaliação e os cuidados de pacientes com dor crônica.

A avaliação de dor crônica pode representar algumas das situações mais desafiadoras para se obter uma história clínica precisa. Pacientes enfrentando dificuldades em descrever suas dores deverão ser encorajados com perguntas detalhadas sobre a dor, combinadas com exemplos múltiplos, comparações e declarações resumidas para facilitar a comunicação precisa. Garantir ao paciente que as perguntas visam ajudar a compreender e permitir o tratamento de sintomas o mais efetivamente possível pode facilitar o desenvolvimento de um objetivo comum e ajudar a estabelecer a confiança necessária para desenvolver uma estratégia de tratamento eficaz.

Os pacientes sob dor crônica podem se apresentar com exacerbação de sua dor crônica no ambiente da terapia em andamento ou sob dor crônica não tratada devido a uma falha ou falta de cuidados crônicos. Esses cenários exigem abordagens de tratamento diferentes. Para pacientes sob dor crônica com exacerbação em suas dores excedendo o controle da dor de sua estratégia de tratamento usual, o tratamento pode ser abordado de maneira similar àquele adotado para dor aguda. Para esses pacientes, o objetivo deverá ser controlar a exacerbação e retornar o paciente para sua função de base.

Muitos pacientes sob dor crônica estão em programas de tratamento abrangentes, cuja maioria envolve o chamado contrato com respeito à provisão de tratamento para sua dor. Para esses pacientes, uma revisão do plano de manejo da dor nos registros médicos, ou um contato com o provedor de cuidados de saúde que tipicamente administra o plano de tratamento do paciente, é um elemento crítico na determinação da melhor estratégia em curto prazo no DE.

Os pacientes sob dor crônica que apresentam uma falha em seu tratamento de base ou aqueles que nunca estabeleceram um tratamento apropriado para dor crônica requerem uma abordagem que trate da necessidade de se estabelecer um plano de tratamento consistente para dor crônica. Pacientes sem plano de tratamento em andamento deverão ter um plano básico de tratamento para dor crônica introduzido durante sua consulta ao DE. Isso deverá consistir em acetaminofeno, se não for contraindicado, e um anti-inflamatória não esteroidal (AINE), se tolerado. Tramadol poderá ser útil em certos casos. Os adjuvantes apropriados para

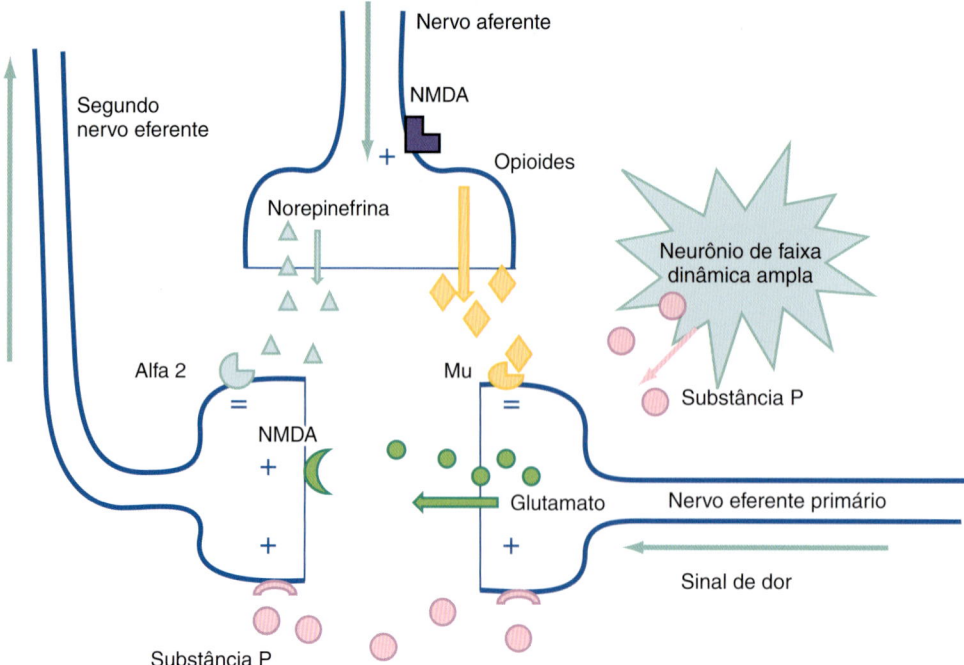

Fig. 3.5. Neurotransmissores e receptores no gânglio da raiz dorsal. *Mu,* receptor de opioide; *NMDA,* N-metil-D-aspartato.

dor neuropática ou central podem ser adicionados, se apropriado. Opioides para dor crônica, seja para um paciente já em um plano de tratamento ou sem plano de tratamento, raramente são indicados nos cuidados no DE do paciente sob dor crônica, com exceção daqueles que estão sob cuidados por causa de dor relacionada com malignidade avançada (veja a seguir). Os opioides não deverão ser nem administrados nem prescritos, a menos que sua necessidade seja verificada com o médico responsável pelo plano de tratamento de dor crônica do paciente. Em geral, os opioides para manejo de dor crônica são de domínio dos provedores em centros ambulatoriais de dor ou médicos da atenção primária que acompanharão a terapia, resposta e conformidade do paciente. Existe frequentemente a dificuldade de comunicação com o paciente que pode ter recebido opioides em muitos DEs, incluindo aquele atualmente sendo visitado; o estabelecimento de uma política departamental dá poder aos emergencistas de administrarem ou prescreverem opioides para síndromes de dor crônica sem julgar o paciente.

Dor Recorrente. A dor recorrente é um subconjunto da dor crônica; o termo descreve pacientes com sintomas de episódios repetidos de dor similar. A dor recorrente pode incluir transtornos como dorsalgia, síndrome da dor miofascial, síndrome da enxaqueca, anemia falciforme e doença inflamatória intestinal. A abordagem ao tratamento da dor recorrente no DE incorpora elementos do tratamento de dor aguda e de dor crônica, e a prevenção de episódios de dor recorrente devem ser considerados como parte da estratégia de tratamento. Essas terapias podem integrar abordagens não farmacológicas, como fisioterapia para dorsalgia, além do uso de medicamentos preventivos.

Dor Crônica da Malignidade. A dor crônica da malignidade é abordada diferentemente de outras causas de dor crônica. A dor crônica maligna é similar à dor aguda em sua relação à estimulação nociceptiva em andamento e similar à dor crônica em sua duração e efeitos psicocomportamentais. Os fármacos usados, em sua maioria, são similares àqueles usados para dor aguda. Os efeitos psicossociais da dor da malignidade devem ser abordados como parte de uma estratégia eficaz de tratamento.

Pacientes com alteração significativa no padrão de sua dor crônica causada por câncer ou por doença terminal, assim como outros pacientes que sofrem de dores crônicas, deverão ser avaliados para um novo processo que explique essas dores. Os opioides, especialmente os de ação prolongada ou de preparação transdérmica, deverão ser usados liberalmente para trazer alívio à dor para pacientes com doenças terminais.

Dor Neuropática. *Síndrome de dor regional complexa* (SDRC) é um termo que inclui a dor neuropática mantida mais simpaticamente. A SDRC tipo 1 (geralmente referida como distrofia simpática reflexa) se desenvolve após uma lesão e segue tipicamente a distribuição de um nervo periférico. Ela está associada à hiperalgesia, alodinia, alterações no fluxo sanguíneo da pele e disfunção simpática. Essa síndrome se desenvolve durante as fases de cura e de recuperação de lesões dolorosas agudas e é geralmente descrita como sensação de queimação e de formigamento na área da lesão prévia, mas não em uma distribuição de nervos específicos; ela está mais provavelmente relacionada a um estímulo doloroso em andamento levando ao desenvolvimento de modulação autossustentável do sistema de transmissão da dor. A SDRC tipo 2, geralmente referida como causalgia, está associada à dor em queimação e alodinia na distribuição de um nervo lesionado, sem associação com sintomas simpáticos. Os opioides são ineficazes na prevenção de SDRC após a ocorrência de uma lesão. Clonidina, antagonistas receptores de N-metil-d-aspartato e agonistas de receptores de ácido γ-aminobutírico (emergencista) são mais efetivos no tratamento de SDRC que os opioides. Em geral, a gabapentina é considerada como agente de primeira linha, com a pregabalina usada para pacientes que não podem tolerar seus efeitos sedativos.[20]

Os antidepressivos exercem efeitos sobre a dor neuropática que parecem ser distintos dos efeitos do humor. Para pacientes sob dor crônica que se acredita não estar relacionada a origens centrais ou neuropáticas, outros antidepressivos, tais como os inibidores seletivos de recaptação de serotonina, podem ser mais seguros e mais eficazes.

Vários anticonvulsivantes, incluindo gabapentina, fenitoína, carbamazepina e ácido valproico são descritos para dor neuropática com propriedades lancinantes ou de queimação. A carbamazepina é usada mais frequentemente para neuralgia do trigêmeo, neuralgia pós-herpética e neuropatia diabética. A gabapentina é descrita para os dois tipos de SDRC, neuralgia pós-herpética e neuropatia diabética.

Dor Aguda. O tratamento sintomático da dor deverá ser iniciado imediatamente, titulado a um nível aceitável de alívio e

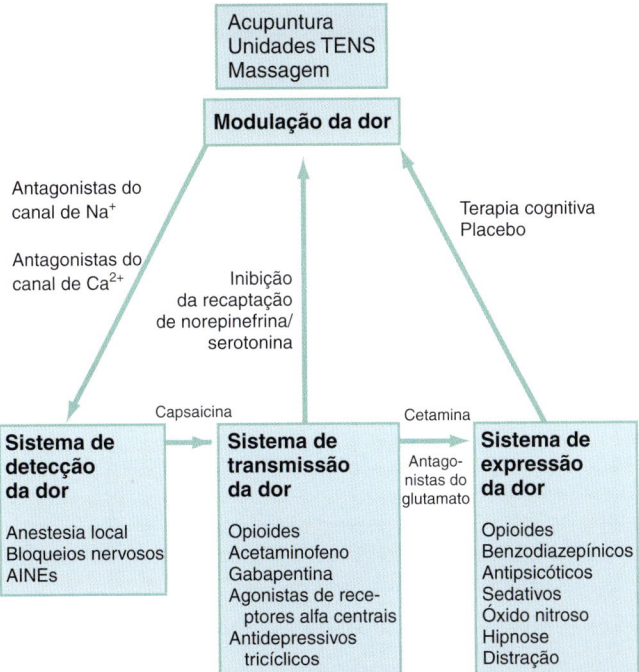

Fig. 3.6. Algoritmo de sítios para o tratamento da dor. *AINE,* medicamento anti-inflamatório não esteroidal; *TENS,* neuroestimulação elétrica transcutânea.

continuado enquanto se procede à investigação da causa. A Figura 3.6 apresenta uma abordagem comum à dor aguda no ambiente do DE, começando na triagem com a avaliação do tipo e intensidade da dor e progredindo para a avaliação clínica, com as sugestões terapêuticas.

Quando a causa da dor aguda é incerta, o alívio imediato da dor ocorre em paralelo aos esforços iniciais de se estabelecer o diagnóstico. Não é apropriado retardar o uso de analgésicos até que o diagnóstico tenha sido estabelecido. Não há evidência de que a administração de doses adequadas de analgesia com opioides para estabelecer conforto ao paciente prejudique a habilidade do emergencista de diagnosticar a causa de um quadro de dor aguda. Pelo contrário, a administração de analgesia pode intensificar a precisão do exame físico e da avaliação do paciente.

Terapia Farmacológica

Agentes Opioides Analgésicos

Em 1680, Sydenham escreveu que "Entre os remédios que Deus Todo-Poderoso concedeu ao homem para aliviar seus sofrimentos, nenhum foi tão universal e eficaz quanto o ópio". Séculos mais tarde, essa afirmação ainda é verdadeira, com opioides titulados sendo considerados como a base terapêutica para a dor aguda intensa.

Os efeitos benéficos dos opioides têm sido bem documentados há séculos, assim como sua toxicidade e seu potencial para abuso. Infelizmente, os opioides são, com frequência, mal utilizados na prática clínica. Preocupações quanto à toxicidade ou dependência dos opioides e a má compreensão da farmacocinética desses fármacos tem levado à dosagem inadequada e a intervalos de dosagem excessivamente infrequentes. A segurança do uso em curto prazo de opioides para dor aguda, em termos de toxicidade e probabilidade de causar dependência futura, já está estabelecida. Os opioides são os agentes de primeira linha no manejo de dor aguda intensa (Tabela 3.4). Essa segurança não está, entretanto, bem estabelecida em relação ao tratamento de dor leve ou moderada. A eficácia dos opioides em relação à dos analgésicos não opioides e uma comparação similar de potenciais efeitos adversos, incluindo o potencial para abuso, argumentam contra seu uso no tratamento da dor leve e para limites precisos no seu uso para dor moderada. Para prevenir o uso exagerado e o mau uso de opioides, a quantidade e a potência desses opioides prescritos deverão ser o mais compatível possível com a duração antecipada da dor intensa, e o paciente deverá ser transicionado da analgesia com o opioide na primeira oportunidade mais apropriada. Para a maioria dos episódios de dor aguda de curta duração, como uma fratura, 3 a 5 dias de analgesia com opioides são suficientes, dependendo do acompanhamento do paciente em ambulatório.

Mecanismo de Ação e Efeitos Tóxicos. Os opioides aderem a receptores específicos do sistema de endorfinas localizados por todo o sistema nervoso. Esses receptores suprimem a detecção da dor perifericamente, modificam a percepção da dor na medula espinal e no tálamo e alteram a percepção de dor ao nível do córtex. São vários os receptores de endorfina definidos (Tabela 3.2). As ações peculiares dos opioides são determinadas pelas propriedades específicas de adesão do agente aos vários receptores.

Os efeitos colaterais podem limitar o sucesso da terapia com opioides, particularmente no cenário de tratamento agudo. A ocorrência de efeitos adversos varia entre os pacientes individualmente e os agentes opioides. A tolerância a muitos efeitos colaterais se desenvolve logo após o início da terapia.

O efeito colateral mais comum dos opioides é a constipação. Ela é atribuída à adesão de opiatos aos receptores localizados no antro do estômago e intestino delgado proximal. Pode ser antecipada com o uso prolongado de opioides (mais de alguns dias). Um laxante ativo como sena, lactulose ou bisacodil deverá ser prescrito, conforme o necessário.

Náusea e vômito podem ocorrer com a administração de opioides, especialmente em pacientes que nunca ingeriram esses fármacos. Com frequência, é difícil diferenciar se a náusea e os vômitos são causados pelo opioide ou pela dor aguda para a qual ele é administrado. A coadministração rotineira de um antiemético com o opioide, que já foi uma prática universal, não é necessária. Náusea e vômito no contexto de dor aguda persistente após administração de um opioide pode requerer um opioide adicional e um antiemético, como prometazina, proclorperazina ou ondansetrona.

As alergias mediadas por imunoglobulinas são raras para a morfina e outros opioides. Muitos pacientes sofrerão prurido leve no tronco e na face após a administração parenteral. Esse efeito colateral está relacionado à liberação de histamina por receptores opioides nos mastócitos e não constitui uma alergia. Em graus variados, os opioides desestabilizam os mastócitos de maneira dose-dependente, causando liberação da histamina e resultando em urticária, prurido e hipotensão ortostática. Essa reação pode aparecer como urticária localizada acompanhando a topografia de uma veia após administração intravenosa (IV) de um opioide, especialmente morfina. Raramente, pode-se observar broncoespasmo em pacientes com doença reativa das vias aéreas ou atopia. Em geral, esse efeito desaparece rapidamente, sem necessidade de tratamento, embora os sintomas possam ser controlados com a administração de um anti-histamínico.

A sedação e a depressão respiratória podem ocorrer com a administração de opioides para dor aguda. Esses fármacos reduzem a sensibilidade medular ao dióxido de carbono, resultando em depressão respiratória. A combinação de opioides com outros agentes sedativos, como os benzodiazepínicos, aumentará a probabilidade de sua ocorrência. Pacientes com disfunção hepática ou renal subjacente estão também em risco aumentado por causa de sua inabilidade em eliminar os opiáceos normalmente, resultando no acúmulo de metabólitos ativos e risco mais alto de sedação ou depressão respiratória.

A dor é um estimulante muito eficaz do drive respiratório, tornando rara a depressão respiratória no contexto da dor aguda intensa. O medo desta complicação não deve impedir o emergencista de tratar a dor adequadamente, embora o monitoramento de pacientes recebendo doses significativas de narcóticos seja recomendado. Deve-se notar que pacientes que anteriormente tenham tolerado certa dose de um opioide podem desenvolver depressão respiratória se a fonte de dor aguda for removida, tal como por anestesia local ou redução e estabilização de uma fratura. A depressão respiratória

TABELA 3.4

Analgésicos Opioides

AGENTE ANALGÉSICO	DOSE INICIAL PARENTERAL	DOSE INICIAL ORAL	DURAÇÃO DA AÇÃO	DOSE EQUIPOTENTE IV	DOSE EQUIPOTENTE VO	COMENTÁRIOS
Morfina	0,1 mg/kg	0,5 mg/kg	3-4 h	10 mg	50 mg	Opioide padrão para comparação
Hidromorfona	0,015 mg/kg	0,075 mg/kg	2-4 h	1,5 mg	7,5 mg	Metabólitos inativos vantajosos para pacientes com doença renal ou hepática.
Metadona	0,1 mg/kg	0,2 mg/kg	4-8 h	10 mg	20 mg	Usado para terapia de adição a opioides e dor crônica; meia-vida mais longa que a duração da ação.
Fentanila	1,5 µg/kg	3 µg/kg	0,5-1,5 h	100 µg	NA	Absorção da dose oral por via transmucosa em vez de ingestão; metabólitos inativos; adesivos transcutâneos usados para dor crônica.
Oxicodona	0,1 mg/kg	0,15 mg/kg	3-4 h	10 mg	15 mg	Biodisponibilidade excelente, sendo um agente oral efetivo para dor aguda.
Codeína	1,3 mg/kg	2,5 mg/kg	2-4 h	130 mg	200 mg	O efeito colateral à proporção da analgesia é indesejável; efeitos periféricos pronunciados – constipação, náusea e vômito, supressão da tosse.
Hidrocodona	NA	5-15 mg	3-4 h	NA	30 mg	Comumente usada em preparações com acetaminofeno; mais potente que a codeína.
Meperidina	0,75 mg/kg	3 mg/kg	2-3 h	75 mg	300 mg	O metabólito tóxico normeperidina se acumula em doses habituais; em geral, não deve ser usada para analgesia aguda.
Oximorfona	0,01 mg/kg	0,1mg/kg (VR)	3-4 h	1 mg	10 mg	Dosagem retal mais previsível que a de outros agentes.
Alfentanila	10-20 µg/kg	NA	8-12 min	1 mg	NA	Curta duração devido à redistribuição; duração da ação aumenta com tamanho da dose.
Sufentanila	0,1 µg/kg	NA	1-1,5 h	10 µg	NA	Efeitos colaterais cardiovasculares mínimos
Remifentanila	0,5-1 µg/kg	NA	4-6 min	50 µg	NA	Usado como infusão contínua
Nalbufina	0,4 mg/kg	0,1 mg/kg	3-4 h	40 mg	NA	Efeito misto agonista-antagonista; depressão respiratória reduzida em relação a outros opioides; efeito analgésico limitado; usada durante período perinatal.

IV, Intravenoso; *NA,* não se aplica; *VO,* via oral; *VR,* via retal.

transitória por opioides geralmente responde ao simples estímulo verbal ou tátil e, raramente, exige intervenções mais agressivas.

A tolerância e a dependência física são efeitos comuns do uso prolongado de opioides. A dependência física é definida como a ocorrência de uma síndrome de abstinência após cessação abrupta da medicação, redução rápida da dose ou administração de um antagonista. A tolerância é um fenômeno que ocorre após exposição prolongada a opioides e se caracteriza pela diminuição de seu efeito com o passar do tempo. As consequências do uso prolongado normalmente esperadas deverão ser consideradas no planejamento de sua utilização por períodos estendidos e não representam vício. Pacientes que precisam de tratamento prolongado com opioides (mais de 5-10 dias com dosagem regular) precisarão de redução das doses à medida que seu quadro doloroso melhore, para evitar a abstinência. A negligência em considerar essa questão logo no início no tratamento de um paciente pode levar a dificuldades com o término seguro e tolerável do tratamento.

O vício é um risco potencial associado ao uso prolongado de opioides e geralmente limita seu uso. O termo vício se refere a uma doença neurobiológica com muitos fatores influenciando seu desenvolvimento e manifestações. Ele se caracteriza pelo uso compulsivo de uma droga, pelo uso continuado apesar dos danos e a fissura. O termo *pseudo*vício descreve comportamentos que podem ocorrer quando a dor do paciente é subtratada. Pacientes sob dor não aliviada podem se tornar concentrados em obter mais medicamentos e, de outra maneira, darem a impressão de se engajarem em comportamentos inadequados de busca de drogas. Comportamentos como o uso de drogas ilícitas e fraude podem ocorrer nos esforços do paciente em obter alívio (Quadro 3.4). O pseudovício também pode ser diferenciado do vício verdadeiro porque ele se resolve quando a dor é efetivamente tratada.

QUADRO 3.4

Comportamentos de Dependência

COMPORTAMENTOS TIPICAMENTE ESPECÍFICOS DE DEPENDÊNCIA

- Injetar formulações orais.
- Abuso concomitante de álcool ou drogas ilícitas.
- Venda ou desvio de fármacos com prescrição médica.
- Falsificação de prescrição.
- Obtenção de drogas de fontes não medicinais.
- Aumento repetido de doses.
- Consultas repetidas a outros DEs sem informar o médico que prescreveu a droga.
- Deterioração de função no trabalho ou social relacionada ao uso da droga.
- Resistência repetida a mudanças na terapia, apesar da evidência dos efeitos adversos.

COMPORTAMENTOS MENOS ESPECÍFICOS DE DEPENDÊNCIA

- Reclamação agressiva sobre a necessidade de mais medicamento.
- Estoque de drogas durante períodos de sintomas reduzidos.
- Solicitação de drogas específicas.
- Aquisição aberta de drogas de outras fontes medicinais.
- Aumento de dose ocasional ou sem concordância.
- Uso não aprovado de uma droga para tratar outro sintoma.
- Resistência à mudança na terapia associada a efeitos colaterais toleráveis, com expressão de ansiedade relacionada ao retorno de sintomas intensos.

DE, Departamento de Emergência.

Comportamento de busca por drogas. Alguns pacientes simulam ou exageram a dor para receberem opioides, a fim de abusarem dos medicamentos ou vendê-los para terceiros, o que se define como desvio. O desvio e o abuso de opioides são problemas crescentes, e o rápido crescimento no número de prescrições vem desempenhando papel significativo no aumento dos seus índices.[21-25] Em reconhecimento a esta situação, muitos estados desenvolveram programas de monitoramento de prescrições que permitem a troca de informações entre os profissionais para detectar prescrições frequentes de opioides.[26-33] Estes programas são efetivos na redução do número de prescrições fornecidas, desde que os profissionais considerem esses dados como uma prática rotineira e integrada aos cuidados do paciente. Alguns estados exigem consulta aos registros antes de serem prescritos opioides, mas os DEs podem ser dispensados dessa exigência por questões de fluxo de pacientes.

A impressão do médico sobre comportamentos que se acredita estarem associados à busca por drogas está relacionada à redução no tratamento da dor do paciente (Quadro 3.3).[34] Infelizmente, as percepções do prescritor são geralmente complicadas por diferenças entre ele e o paciente quanto a fatores como classe socioeconômica, origem étnica e racial e idade, tornando-os fontes frequentes de vieses no tratamento da dor. Deve-se tomar cuidado ao reconhecer esses fatores e considerar seu impacto nas decisões de tratamento. A avaliação completa do comportamento de busca por drogas para um paciente inclui revisão de registros médicos, registros de prescrições e contato com outros provedores de cuidado (p. ex., hospitais, médicos de cuidados primários), conforme disponíveis e apropriados. A menos que haja confirmação através dessas avaliações, um paciente com dor aguda aparente, como a de uma lesão nova, deverá receber o benefício da dúvida e ser tratado para uma dor legítima. Pacientes em condições crônicas que possam causar dor aguda, tais como cáries dentárias, algumas síndromes gastrointestinais (GI) ou dorsalgia de longa duração, deverão receber a oferta de abordagens alternativas para o tratamento da dor, tais como bloqueio regional, analgesia não opioide ou tratamento sintomático com agentes antiespasmódicos até que possam retornar aos cuidados de seus provedores usuais de cuidado.

Profissionais da atenção primária, especialistas em dor crônica e outros deverão observar o que foi pactuado com o paciente, os detalhes de prescrição e os padrões de possível comportamento não terapêutico de busca por drogas no registro médico, usando termos e descrições objetivos. Pacientes com episódios repetitivos de busca por drogas podem se beneficiar de uma revisão multidisciplinar a fim de estabelecer recomendações específicas para seus cuidados ao se apresentarem a qualquer outro profissional que não seja seu provedor de cuidados primários para a dor. Pacientes que não aderem ao seu plano de tratamento e aqueles conhecidos por abusarem ou desviarem medicamentos opioides não deverão receber prescrições destas drogas no DE.

Administração do Controle da Dor. O objetivo da administração de opioides é obter analgesia efetiva com o mínimo de reações adversas. Seus efeitos variam amplamente entre os indivíduos e não existe teto para sua potência. Também não há dose padrão, fixa ou relacionada ao peso que produzirá, consistentemente, um determinado efeito clínico. A dose correta que um paciente em particular exige em um dado tempo só pode ser precisada pela avaliação repetida do grau de alívio de dor e das reações adversas. O uso dos opioides exige, portanto, titulação com base em avaliações frequentes e precisas (Fig. 3.7). O meio mais efetivo e seguro de atingir o alívio da dor é usar uma titulação IV cautelosa.

A via intramuscular (IM) de administração tem várias desvantagens e não é aconselhada para o tratamento de dor aguda (Quadro 3.5). A limitação principal dessa via é sua incapacidade de titular doses específicas para os efeitos desejados do tratamento de modo efetivo. O tempo para se atingir o alívio significativo da dor com uma injeção IM varia substancialmente para cada paciente e não oferece vantagem terapêutica sobre uma estratégia de dosagem de medicação oral.

> **QUADRO 3.5**
>
> **Desvantagens da Administração Intramuscular de Opioides**
>
> Dor na injeção.
> Início retardado da ação.
> Inabilidade de se prever o efeito terapêutico.
> Inabilidade de se titular a dosagem.
> Variação diurna no nível atingido.
> O estado da doença pode afetar o nível atingido.
> Nível dependente do sitio da injeção intramuscular.

A maioria dos pacientes sob dor leve a moderada é mais bem tratada com opioides por via oral (VO). Se a dor for intensa, ou se for antecipado que o tratamento exigirá várias doses de um agente, será preferível a via IV. Caso um acesso IV não possa ser estabelecido e o paciente não possa tolerar medicamentos VO, a via subcutânea (SC) será preferível à via IM. A injeção SC é menos dolorida que a IM, com início semelhante de alívio da dor.

Os opioides podem ser administrados por via oral transmucosa ou mucosa intranasal. A buprenorfina pode ser administrada via sublingual, enquanto a fentanila está disponível em uma matriz adocicada e impregnada chamada Fentanyl Oralet® (citrato de fentanila transmucoso VO). Fentanila nasal, butorfanol e sufentanila também produzem efeitos clínicos rápidos via absorção pela mucosa nasal.

O uso ótimo de opioides IV exige a administração de uma dose de impregnação inicial seguida de avaliação do efeito analgésico. Doses frequentes repetidas (a cada 5-15 minutos) deverão ser realizadas até se alcançar a analgesia, seguida de doses a intervalos regulares pra prevenir o retorno de desconforto significativo (Fig. 3.7).

Agentes Específicos

Morfina. A morfina IV é quase sempre a primeira escolha para o tratamento de dor aguda e intensa em pacientes no DE. Esse é o agente analgésico opioide com o qual se comparam todos os demais. Quando administrada via IV, a morfina atinge o pico de ação dentro de 15 a 20 minutos, com meia-vida de 1,5 a 2 horas em adultos jovens sadios e um pouco mais em adultos mais velhos. Sua ação dura de 3 a 4 horas. Uma dose de impregnação inicial apropriada para dor aguda e intensa é de 0,1 a 0,15 mg/kg IV do peso corporal ideal, aumentada por doses repetidas de aproximadamente metade da dose inicial a cada 5 a 15 minutos, dependendo da intensidade da dor e da resposta do paciente.

A morfina também é eficaz por administração oral; entretanto, só 20% da dose da substância ingerida atingirão os tecidos após o metabolismo da primeira passagem, exigindo um ajuste de dose de aproximadamente cinco vezes aquele de uma dose IV equipotente. A crença antiga de que a morfina causa mais espasmo dos músculos lisos que os outros opioides, tornando-a, portanto, inadequada para o tratamento de pacientes com cólica renal ou biliar, já foi amplamente desacreditada.

A morfina é metabolizada principalmente pela conjugação hepática nas posições 3 e 6. A forma 3-conjugada (normorfina) não tem atividade analgésica opioide e tem sido raramente associada a reações adversas do SNC (p. ex., tremores, mioclonia, delirium, convulsões). Esse risco é maior em pacientes idosos e naqueles com insuficiência renal, embora isso não seja um problema no DE. O metabólito 6-conjugado é um forte agonista dos receptores mu e delta. Esta forma desempenha um papel importante na eficácia e duração dos efeitos clínicos.

Meperidina. A meperidina (Demerol®), embora amplamente usada antes, apresenta várias desvantagens se comparada à morfina e outros opioides parenterais. Esse fármaco não tem indicação para uso no DE e muitos hospitais o removeram de seus formulários. Ela não deverá ser administrada ou prescrita no DE. Sua maior desvantagem é o fato de ser metabolizada pelo sistema do citocromo P450 no metabólito ativo normeperidina. Este pode

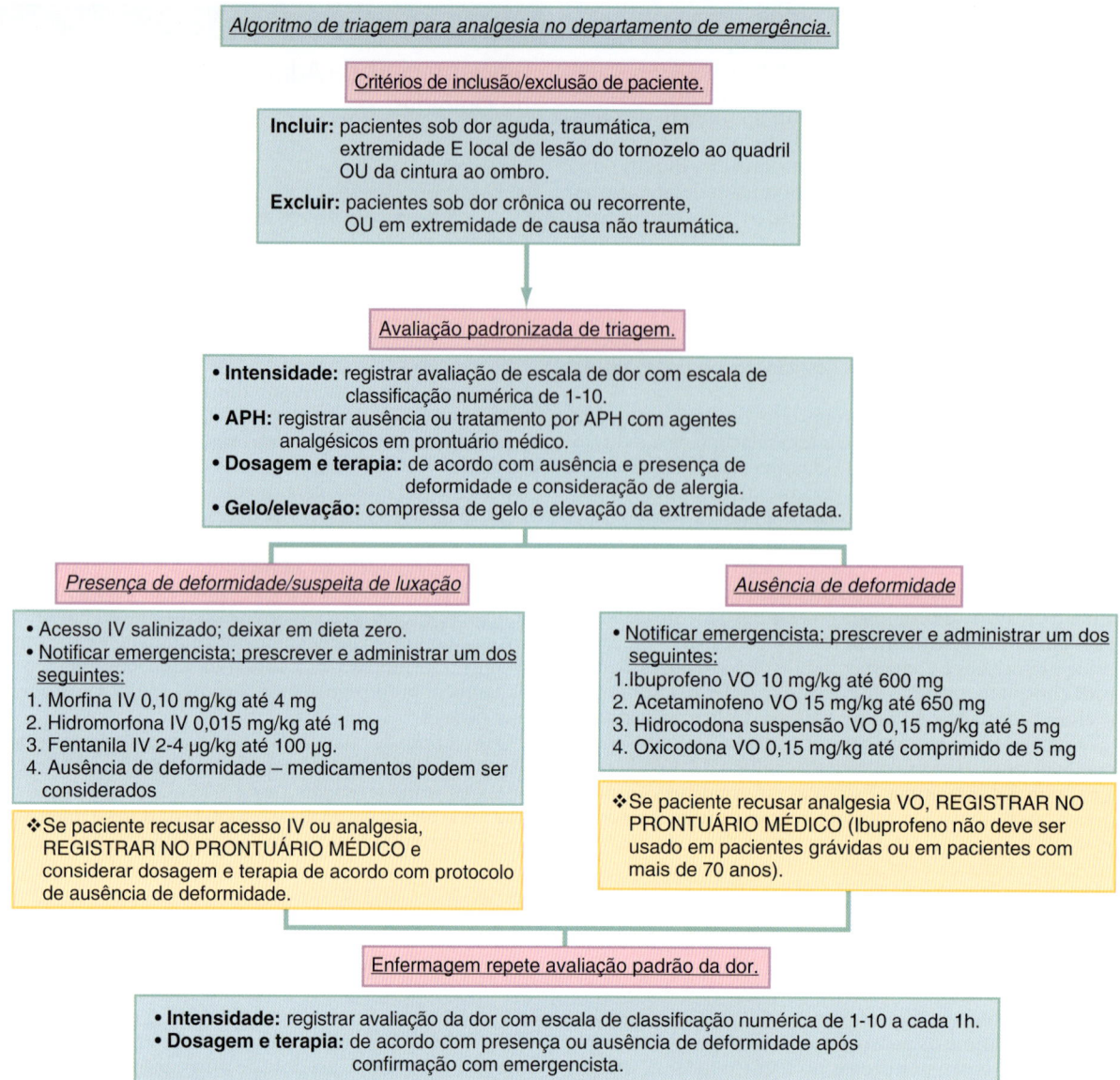

Fig. 3.7. Algoritmo de analgesia de triagem do Departamento de Emergência. *APH,* Atendimento Pré-Hospitalar.

causar toxicidade no SNC em doses terapêuticas de meperidina. A normeperidina tem meia-vida de 12 a 16 horas e bloqueia os receptores muscarínicos, resultando em efeitos anticolinérgicos significativos, incluindo agitação e delirium. Esses efeitos podem levar a convulsões, alucinações e psicose, à medida que o metabólito se acumula. Portanto, a meperidina nunca é a droga de primeira linha para qualquer condição e não deverá ser usada ou prescrita no DE para o tratamento da dor.

Hidromorfona. A hidromorfona é um derivativo semissintético da morfina e um analgésico potente, cada vez mais usado no tratamento de dor aguda no DE.[18,35-37] Essa substância é o metabólito P450 da hidrocodona, sendo aproximadamente sete vezes mais potente que a morfina, com duração similar de ação. Embora 7 mg de morfina sejam grosseiramente equivalentes a 1 mg de hidromorfona, a equipe de enfermagem tem menos resistência em administrar poucos miligramas de hidromorfona a pacientes com dor aguda que doses mais altas equipotentes de morfina. Portanto, todo cuidado deverá ser tomado para não administrá-la em excesso, dada a propensão da equipe em acreditar que doses repetidas de 1 a 2 mg de hidromorfona sejam relativamente benignas.

Prurido, náusea e vômito podem ocorrer menos frequentemente com a administração de hidromorfona que com morfina em doses equianalgésicas. Ela é conjugada primariamente no fígado para hidromorfona-3-glicuronida (H3G), um metabólito inativo, e excretada através do sistema renal. Como resultado, é mais bem tolerada que a morfina, particularmente em pacientes idosos e naqueles com disfunção hepática. Pessoas com insuficiência renal podem ter algum risco de neurotoxicidade após exposição prolongada devido ao acúmulo de H3G. Pacientes alérgicos à morfina não apresentam reatividade cruzada consistente com hidromorfona.

Ela pode ser administrada via IV, SC, VR (via retal) ou VO.

Fentanila. Fentanil® é um opioide sintético altamente lipofílico que produz analgesia em 1 a 2 minutos após infusão IV. O fármaco se redistribui rapidamente e sua ação terapêutica dura aproximadamente 30 a 60 minutos.

A fentanila é metabolizada pelo sistema P450 em metabólitos inativos. O acúmulo da substância e a toxicidade podem ocorrer após a saturação do tecido seguindo uma infusão prolongada, mas essa ocorrência é improvável durante a terapia aguda. A curta duração de sua ação torna-a altamente titulável e ideal para uso em pacientes que exigem exames em série, tais como pacientes com trauma e possível lesão craniana oculta.

A fentanila causa menos liberação de histamina que a morfina e está associada a menos efeitos periféricos em dose equianalgésica. Este fármaco é uma escolha excelente para tratamento da dor em pacientes com doença pulmonar associada a broncoespasmo ou história de prurido associado a opioides, estando mais frequentemente associado à depressão respiratória que a morfina. Pacientes que recebem infusões de fentanila devem ser monitorados com observação direta suplementada com oximetria de pulso.

O uso da fentanila no DE está associado a uma incidência muito baixa (1,1%) de complicações graves. Doses altas ou repetidas dessa substância podem produzir rigidez muscular. Esta reação adversa, também chamada de síndrome da rigidez torácica, geralmente ocorre com doses anestésicas superiores a 15 μg/kg, mas também já foi descrita durante o uso para sedação procedural: ela pode ser tão intensa a ponto de interferir na respiração. O tórax rígido atribuído à fentanila é extremamente raro nas doses normalmente usadas para analgesia aguda. Quando observado, geralmente responde à naloxona, mas o bloqueio neuromuscular pode ser necessário se a reversão com este antagonista não for bem-sucedida.

Fentanila pode ser administrada por via IV, transmucosa ou transdérmica. A forma nebulizada ou intranasal já foi descrita para o tratamento de dor aguda em pacientes sem acesso IV nas doses de 3 mcg/kg.[38]

Oxicodona. Oxicodona é um agonista opioide forte que é altamente biodisponível na forma oral. A substância é amplamente comercializada em combinação com acetaminofeno ou aspirina, assim como isolada, e também disponível em formulações VO de ação prolongada. A oxicodona para dor aguda deverá ser prescrita na forma não combinada – isto é, oxicodona pura – para permitir um equilíbrio entre esse fármaco e um medicamento não opioide. A administração básica de um medicamento não opioide, suplementada por doses tituladas de oxicodona, atingirá o efeito ótimo com os menores efeitos colaterais. Sua biodisponibilidade é muito mais alta que a dos demais opioides. Ela é rápida e eficientemente absorvida, o que pode ser um fator causal de seu alto potencial de abuso.

A oxicodona não está disponível na forma parenteral nos EUA, embora estudos tenham demonstrado que sua forma IV seja equianalgésica à morfina. Da mesma forma que com outros opioides, seus efeitos analgésicos da dose-dependente. Uma dose de 15 mg do fármaco tem eficácia similar a dose de 10 mg da morfina IV. O início da ação da oxicodona VO é de aproximadamente 20 a 30 minutos.

A oxicodona sofre metabolismo hepático em oximorfona, um forte agonista opioide que responde principalmente por seus efeitos analgésicos. Semelhante à codeína, cerca de 10% dos pacientes não metabolizam a oxicodona satisfatoriamente e são incapazes de gerar o metabólito funcional, a oximorfona. Esse defeito no metabolismo os torna incapazes de atingir alívio da dor clinicamente significativo com estratégias de dosagem típicas, e estas pessoas podem precisar de doses muito grandes para obter analgesia. Esse efeito também pode ser causado por agentes que competem com a oxicodona pelo metabolismo do CYP2D6, tais como neurolépticos, antidepressivos tricíclicos e inibidores seletivos da recaptação da serotonina. Casos de síndrome serotoninérgica já foram descritos quando os inibidores de reabsorção de serotonina e a oxicodona são administrados juntos, provavelmente devido a esta interação metabólica.

Hidrocodona. A hidrocodona é metabolizada no fígado para hidromorfona e sua administração é tipicamente por via oral. Ela fornece maior alívio da dor quando combinada com acetaminofeno ou AINEs do que a administração isolada de qualquer componente. As combinações com hidrocodona são menos efetivas que as combinações oxicodona-acetaminofeno. Os efeitos de analgesia clínica duram, em geral, quatro horas, com dosagem típica de 5 a 20 mg. Assim como com a oxicodona, a hidrocodona deverá ser prescrita na forma pura, não como formulação combinada, para permitir a titulação individual dos analgésicos opioide e não opioide.

Codeína. A codeína é um agonista opioide fraco, geralmente prescrito em combinação com acetaminofeno, mas exerce pouco, se algum, papel no tratamento ambulatorial moderno da dor. Acredita-se que a codeína exerça seus efeitos através do metabolismo em morfina e outros metabólitos hepáticos ativos.

Cerca de 10% da população metaboliza a codeína de modo insatisfatório. O efeito desse traço genético é uma redução dos metabólitos analgésicos ativos e um aumento dos efeitos colaterais prejudiciais como náusea, constipação e prurido. Embora historicamente prescrita para dor leve a moderada, a codeína é uma escolha ruim para analgesia devido a sua tendência em causar reações adversas, especialmente náusea, cólicas e constipação, em doses que fornecem analgesia mínima. Apesar de suas características de receptor fraco de opioides, o abuso da codeína tem ocorrido amplamente.

Metadona. A metadona tem várias características peculiares que a distinguem de outros opioides. Ela não tem metabólitos ativos ou neurotóxicos conhecidos e possui alta biodisponibilidade. Além de ser uma forte agonista dos receptores opioides, a metadona também tem antagonista de N-metil-d-aspartato e a recaptação da serotonina que a distingue, tendo uma meia-vida de eliminação lenta de 27 horas devido a sua lipofilicidade e distribuição tecidual. Essa liberação lenta de metadona é a base para seu uso na terapia de manutenção, dado que isso pode retardar o início dos sintomas de abstinência do opioide por até 24 horas. A duração dos efeitos analgésicos dessa substância é de 6 a 8 horas. A discrepância entre a duração da ação da analgesia e a duração da prevenção dos sintomas de abstinência se deve à eliminação bifásica do fármaco e à sua redistribuição.

Naloxona. A naloxona é um antagonista opioide que reverte os efeitos desta classe e é usada no cenário de episódios adversos induzidos por essas substâncias, tais como a overdose por opioides. Ela pode precipitar a abstinência fisiológica em pacientes dependentes. A ação da naloxona dura cerca de 45 minutos, o que é um tempo mais curto que a maioria dos opioides, e todo cuidado deve ser tomado para monitorar a recorrência de reações adversas após esse período. Ela pode ser administrada IV, IM, SC ou via tubo endotraqueal, mas a aplicação é tipicamente feita em doses tituladas de 0,2 mg IV até que se observe a reversão de qualquer efeito adverso dos opioides. No cenário de reações adversas do tratamento com opioides, geralmente depressão respiratória, a titulação cuidadosa permite que a menor dose possível seja administrada, de modo que a sua ação não anule o efeito analgésico do opioide. Autoinjetores com 0,4 mg de naloxona estão disponíveis para pacientes ambulatoriais a fim de prevenir complicações da overdose. Resultados iniciais da distribuição desses autoinjetores para pacientes dependentes de opioides demonstraram que eles são efetivos na sua prevenção.

Tramadol. O tramadol é um analgésico oral sintético que é um agonista fraco do receptor mu, com algumas qualidades de recaptação de serotonina e norepinefrina. Acredita-se que suas propriedades analgésicas sejam principalmente devidas à sua atividade agonista dos receptores mu. A analgesia induzida pelo tramadol é parcialmente revertida pela naloxona, sugerindo que outras propriedades desempenhem um papel em seus efeitos terapêuticos. Tramadol, como agonista mu seletivo sem efeitos de agonista kappa, não deveria causar dependência fisiológica, embora o uso desse fármaco esteja associado ao abuso. Ele deverá ser usado com cautela em pacientes viciados em opioides.

O tramadol é metabolizado no fígado pelo sistema do citocromo P450. Um de seus metabólitos, M1, tem maior afinidade pelo receptor mu que o tramadol e tem meia-vida de eliminação de nove horas. Esse fármaco parece ter efeitos nos receptores de norepinefrina, de serotonina e GABA e na recaptação dos neurotransmissores. Essas propriedades podem servir para ativar as vias descendentes de modulação da dor.

Se comparado com os opioides tradicionais, o tramadol em dose baixa tem um perfil mais favorável de efeitos colaterais e pode apresentar risco menor de dependência com o uso crônico. Seus efeitos colaterais mais comuns são: náusea, vômito, tontura, hipotensão ortostática e sedação. Esses efeitos adversos são observados em até 17% dos pacientes que usam o medicamento para dor crônica, com índices ligeiramente mais baixos em pacientes recebendo versões de liberação controlada. O tramadol reduz o limiar convulsivo e, portanto, provoca convulsões isoladas em pacientes selecionados. O uso da substância com outros medicamentos serotoninérgicos (p. ex., inibidores seletivos de recaptação de serotonina, inibidores da monoamina oxidase, inibidores da recaptação de norepinefrina e serotonina) está associado à síndrome serotoninérgica.

O tramadol é efetivo em doses baixas. Em doses crescentes, está associado a náusea e vômito, limitando seu uso a doses menores e criando, efetivamente, um teto terapêutico a seu uso clínico. Tramadol, 37,5 mg, combinado com acetaminofeno, 325 mg, parece ter eficácia similar à hidrocodona, 5 mg, combinada com acetaminofeno, 325 mg. Como acontece com hidrocodona e oxicodona, tramadol deverá ser prescrito na forma pura, permitindo ajuste preciso da dosagem independente de outros agentes.

Tapentadol. Tapentadol é um agonista de receptores opioides mu e inibidor da recaptação da norepinefrina. Acredita-se que essa substância controle a dor aguda por ambas as vias. Ele tem eficácia similar à oxicodona para tratamento da dor aguda, com náusea e vômito menos frequentes. Seu duplo mecanismo de ação o torna um fármaco potencialmente efetivo para uso em dor crônica, embora ele não tenha sido estudado para essa finalidade.

Agentes Analgésicos Agonistas-Antagonistas de Opioides.

O grupo agonista-antagonista de opioides foi sintetizado em uma tentativa de fornecer analgesia com pouca ou nenhuma depressão respiratória ou potencial de abuso. Acredita-se que a analgesia fornecida por esses agentes seja causada pela ação agonista nos receptores kappa, enquanto o teto para a depressão respiratória é criado pelo antagonismo dos receptores mu. Os agentes agonistas-antagonistas apresentam índices de abuso similares àqueles para opioides padrão e um efeito de teto para sua analgesia que limita seu uso. A aplicação clínica desses fármacos é, tipicamente, em situações nas quais a analgesia necessária é breve e limitada e a depressão respiratória é a principal preocupação adversa, tal como no período perinatal.

A nalbufina é um agonista-antagonista de uso comum. Sua meia-vida é de 3,5 horas e os efeitos da disfunção renal ou hepática no metabolismo não são completamente conhecidos. A dose parenteral terapêutica usual é de 10 mg, que tem eficácia analgésica similar à da morfina, 10 mg. Como acontece com todos os outros opioides, a dose deve ser individualizada para o paciente específico e suas necessidades clínicas.

Uso de Opioides para Dor Abdominal Aguda.

Historicamente, o tratamento da dor não era fornecido aos pacientes com dores abdominais para evitar confundir o diagnóstico. Essas recomendações datam da virada do Século XX, precedendo as modernas técnicas diagnósticas, e não têm lugar nos cuidados de emergência modernos. Vários estudos já confirmaram a segurança de fornecer analgesia efetiva com opioides a pacientes com dores abdominais não diagnosticadas.

Agentes Analgésicos Não Opioides

Acetaminofeno (Paracetamol).

O acetaminofeno é o agente de primeira linha para o tratamento de dor aguda e crônica e a opção farmacológica mais segura para dor em crianças e adultos. Esse fármaco possui alto índice terapêutico e não apresenta interações medicamentosas significativas, se comparado a outros medicamentos para tratamento da dor.

Embora o paracetamol esteja em uso desde os anos de 1880, seu mecanismo farmacológico de ação ainda é ignorado. Ele possui sabida atividade analgésica e antipirética, sem efeitos anti-inflamatórios periféricos conhecidos. Sua atividade pode ser devida à inibição da prostaglandina endoperoxida H_2 sintase e de uma isoenzima da ciclo-oxigenase centralmente. Ele também pode afetar a ativação da beta-endorfina centralmente. As ações analgésicas do acetaminofeno são comparáveis, em magnitude, àquelas dos AINEs. Os efeitos analgésicos da combinação do acetaminofeno com um AINE são aditivos.

O paracetamol é metabolizado no fígado principalmente pela conjugação a um sulfato ou glicuronídeo. Uma via menor para o metabolismo oxidativo do acetaminofeno produz o metabólito tóxico N-acetil-p-benzoquinonaimina (NAPQI). Esse metabólito exige glutationa para detoxificação e eliminação. A toxicidade hepática pode ocorrer quando as vias da glutationa ficam sobrecarregadas por aumento de NAPQI ou redução nos níveis de glutationa. Essa toxicidade é rara com ingestões inferiores a 10 g em um período de 24 horas, a menos que exista doença hepática subjacente ou uso concomitante de álcool. Nesses casos, doses terapêuticas podem causar hepatotoxicidade clínica.

Em geral, o paracetamol é bem tolerado quando usado em doses terapêuticas. Raramente são reportadas erupções cutâneas leves, assim como supressão da medula óssea manifestada por neutropenia, trombocitopenia e agranulocitose. Seu uso está associado a várias interações medicamentosas importantes. Muitos anticonvulsivantes, incluindo fenitoína, barbitúricos e carbamazepina, induzem enzimas hepáticas microssômicas. A conversão aumentada de acetaminofeno em seu metabólito tóxico pode ocorrer em pacientes recebendo anticonvulsivantes, mas isso raramente tem significância clínica no contexto das doses usuais para tratamento de dor.

Embora incomuns, interações medicamentosas resultando em aumento do índice normalizado internacional (INR, do inglês *International Normalized Ratio*) foram informadas para pacientes recebendo acetaminofeno e warfarina, particularmente entre pacientes tomando altas doses de acetaminofeno (> 9.100 mg/semana). O uso crônico de paracetamol deverá ser evitado em pacientes com doença hepática ou renal. A insuficiência renal pode piorar com o uso desse fármaco, mas o mecanismo é desconhecido. Pacientes com histórico de hipersensibilidade a salicilatos caracterizada por urticária têm reatividade cruzada de 11% com o acetaminofeno, e o agente deverá ser usado com cautela nesse grupo.

Para analgesia leve e redução da febre, paracetamol é o agente de primeira linha e a primeira escolha para uso em combinação com outros fármacos, geralmente opioides, no tratamento de pacientes com dores mais intensas. A dose recomendada de acetaminofeno para um adulto é de 650 a 1.000 mg cada 4 a 6 horas, sem exceder 4.000 mg/dia.

Medicamentos Anti-inflamatórios Não Esteroidais

Os AINEs inibem a ciclo-oxigenase (COX) e, como resultado, a síntese da prostaglandina, um mediador chave de inflamação. O efeito analgésico dos AINEs é mediado perifericamente pela redução dos níveis de prostaglandina e pelo aumento efetivo do limiar de ativação dos nociceptores. Os AINEs possuem efeitos sinérgicos com os opioides e podem reduzir a quantidade de opioides necessários para atingir o alívio da dor.

Duas isoenzimas COX mediam a síntese da prostaglandina. A COX-1 está presente em todas as células e desempenha um papel importante nas funções homeostáticas. A COX-2 é induzida por lesão ou inflamação e gera prostaglandinas como parte do processo inflamatório. AINEs não seletivos inibem tanto a COX-1 quanto a COX-2, o que resulta em múltiplos efeitos benéficos (p. ex., redução de inflamação, dor, febre), mas também em alguns efeitos indesejáveis importantes.

Como um grupo, e por causa de seu uso comum, os AINEs são responsáveis por reações adversas medicamentosas mais graves que qualquer outra classe de analgésicos. Os principais efeitos colaterais dos AINEs são: hemorragias gastrointestinais (GI), insuficiência renal, anafilaxia e disfunção plaquetária. A maioria dessas reações adversas ocorre em pacientes que recebem AINEs para condições crônicas. Estima-se que mais de 100.000 internações hospitalares e aproximadamente 16.500 óbitos por ano devidos a sangramentos GI estejam relacionados ao uso de AINEs para osteoartrite e artrite reumatoide. Uma pesquisa estimou que para cada 100.000 pessoas recebendo AINEs, existem 300 mortes relacionadas ao trato GI, 5 relacionadas ao fígado, 4 relacionadas aos rins e algumas associadas à insuficiência cardíaca congestiva.

A cicatrização e o reparo de osso e cartilagem durante o uso de AINEs é uma preocupação em pacientes com fraturas agudas. Existe evidência limitada sugerindo que as prostaglandinas promovem a formação óssea e que os AINEs podem inibir o processo. Essa questão não foi completamente investigada ou estabelecida por meio de estudos apropriadamente conduzidos. Não existe evidência humana de que o uso em curto prazo de AINEs para analgesia após uma fratura seja prejudicial à cicatrização.

A COX também promove a produção de prostaciclina, um vasodilatador que aumenta a perfusão da mucosa GI. No estômago, a

COX-1 aumenta a produção de bicarbonato e de muco, importante para proteger o revestimento da mucosa. A inibição da COX-1 compromete essas funções protetoras, predispondo os pacientes a ulcerações e sangramento, que são então exacerbados por disfunção plaquetária concomitante induzida por AINEs.

COX-1 e COX-2 afetam o sistema cardiovascular por meio da produção de prostaciclina endotelial (vasodilatadora) e de tromboxano (agregação de plaquetas). A inibição de COX-1 causa a atividade antiplaquetária que pode ser cardioprotetora ao inibir a produção de tromboxano mais que a prostaciclina. A inibição de COX-2 inibe a produção de prostaciclina mais que o tromboxano e pode produzir efeitos protrombóticos, aumentando o risco de eventos cardiovasculares. No caso de inibidores de COX não seletivos, esses dois efeitos parecem se equilibrar mutuamente, resultando em poucas alterações no risco cardiovascular em estudos desses fármacos. No caso de inibidores seletivos de COX-2, isso pode resultar em aumento no risco cardiovascular e tem limitado o uso desses agentes.

A prostaglandina produzida por COX-1 causa vasodilatação renal que mantém o fluxo do sangue renal e a taxa de filtração glomerular (TFG). A inibição de COX-1, especialmente em pacientes com depleção de volume, pode resultar em TFG reduzida e insuficiência renal aguda. Podem se seguir a retenção de sódio e de água, hipertensão, hipercalemia e insuficiência renal aguda, especialmente em pacientes com insuficiência cardíaca congestiva.

A reação adversa mais comum dos AINEs é a lesão da mucosa GI. Em pacientes recebendo esses fármacos em uso contínuo por um ano, descobriu-se que entre 10% e 60% dessa população desenvolverão dor abdominal, dispepsia ou náusea e entre 2% a 4% desenvolverão úlceras sintomáticas. Os fatores de risco incluem: idade, uso concomitante de warfarina ou corticosteroides, insuficiência cardíaca congestiva, diabetes e doença de artéria coronária. Existe evidência de que agentes citoprotetores como misoprostol e inibidores da bomba de prótons reduzem esse risco. O risco relativo para reações adversas GI variam com os diversos AINEs e as estratégias de tratamento (Tabela 3.5).

Interações Medicamentosas com Medicamentos Anti-inflamatórios Não Esteroidais

Aspirina. Os AINEs podem prejudicar o efeito cardioprotetor da aspirina, embora as evidências disponíveis sejam obscuras e o uso diário da aspirina para profilaxia cardíaca não deva deter a prescrição de um AINE para dor aguda ou inflamação.

Anticoagulantes Orais. Os efeitos antiplaquetários dos AINEs se somam às propriedades anticoagulantes da warfarina, compondo o risco de complicações significativas de sangramento, especialmente de úlceras GI. Além disso, os AINEs deslocam a warfarina ligada à proteína e causam aumentos subsequentes nos tempos de protrombina a uma dose constante de warfarina. O uso de AINEs é geralmente evitado em pacientes que estejam recebendo warfarina.

Inibidores da Enzima de Conversão da Angiotensina. O uso concomitante de AINEs com inibidores da enzima de conversão da angiotensina (IECA) pode prejudicar a função renal e os efeitos anti-hipertensivos dos IECAs.

Diuréticos. Pacientes que estão recebendo diuréticos estão em maior risco de desenvolverem insuficiência renal devido ao fluxo sanguíneo renal reduzido mediado pelo AINE. Além disso, a resposta natriurética aos diuréticos depende, em parte, da vasodilatação mediada pela prostaglandina.

Glicocorticoides. Pacientes recebendo corticosteroides estão em maior risco de doença ulcerosa. Em geral, os AINEs deverão ser evitados em pacientes sob tratamento concomitante com glicocorticoides, a menos que supervisionados de perto por um médico.

Lítio. Os AINEs reforçam a reabsorção do lítio e podem reduzir diretamente a excreção dessa substância, levando ao aumento nos níveis de lítio. Sintomas centrais (p. ex., sonolência, confusão, vertigem, convulsões, tremores), disritmias cardíacas e ampliação da QRS são alertas da toxicidade por lítio. A dosagem dessa substância deverá ser reduzida quando um AINE for prescrito.

TABELA 3.5

Risco de Efeitos Gastrointestinais Graves de Medicamentos Anti-inflamatórios Não Esteroidais Não Seletivos (AINEs)

AINE	RISCO RELATIVO DE TOXICIDADE GI GRAVE
Inibidor de COX-2	0,6
Ibuprofeno	1
Diclofenaco	1,8
Sulindaco	2,1
Naproxeno	2,2
Indometacina	2,4
Tolmetina	3
Piroxicam	3,8
Cetoprofeno	4,2
Cetorolaco	24,7
REDUÇÃO DE RISCO QUANDO ADICIONADO AO IBUPROFENO	
Inibidor da bomba de próton	0,09
Misoprostol	0,57

GI, Gastrointestinal.

Seleção de Inibidor Não Seletivo da Ciclo-Oxigenase. Os AINEs combinam analgesia e efeitos anti-inflamatórios com baixo potencial de abuso e muitos efeitos colaterais diferentes, se comparados com os agentes opioides. Os AINEs orais podem ser tão eficazes quanto os opioides orais para dor leve a moderada, e os parenterais oferecem pouca vantagem sobre as formas VO. Pacientes diferentes respondem de maneira diferente aos efeitos benéficos e às reações adversas dos diferentes AINEs. Portanto, alguma experimentação individual pode ser necessária para se determinar a melhor escolha de um anti-inflamatório para um paciente em particular. Nenhum AINE em especial já provou ser superior para nenhuma indicação. A seleção do fármaco deverá depender da disponibilidade, do perfil de efeitos colaterais, da conveniência e do custo. Os pacientes em risco de reações adversas para estes medicamentos estão listados no Quadro 3.6.

Cerotolaco de Trometamina. Cerotolaco foi o primeiro agente analgésico não opioide disponível para uso parenteral nos EUA. Para o tratamento de dor aguda, cerotolaco raramente é indicado para o paciente capaz de receber medicamentos orais, dado que 60 mg de cerotolaco administrados via IM não são superiores aos 800 mg de ibuprofeno oral. Além disso, os agentes anti-inflamatórios podem ser administrados a uma fração do custo das vias parenterais. A principal indicação para o uso de cerotolaco é o tratamento precoce de cólica renal (acompanhado por uma dose inicial de morfina IV), por causa da dificuldade, em pacientes com cólica, de receber e tolerar medicamentos por via oral.

Ibuprofeno. O ibuprofeno é o agente mais amplamente usado na classe dos AINEs. Ele está disponível sem prescrição médica em várias preparações, incluindo comprimidos, suspensão líquida e supositórios. Trata-se de uma substância rapidamente absorvida pelo trato gastrointestinal superior e que tem interação mínima com outros medicamentos. A dose analgésica para adultos é de 400 mg. Nenhum AINE é mais eficaz como analgésico do que ibuprofeno.

Relaxantes Musculoesqueléticos. Estes relaxantes têm sido defendidos como um adjunto aos analgésicos no tratamento de dores musculoesqueléticas com um componente de espasmo, principalmente a dor nas costas. Apesar do uso comum de relaxantes musculoesqueléticos, poucos dados existem dando suporte

> **QUADRO 3.6**
>
> **Pacientes em Risco para Reações Adversas Durante Terapia com Medicamentos Anti-inflamatórios Não Esteroidais (AINEs)**
>
> 1. Pacientes com desidratação, hipovolemia ou com função renal prejudicada estão em maior risco de redução da função renal.
> 2. Pacientes com doença do fígado ou insuficiência cardíaca congestiva – em especial aqueles já recebendo IECA, BRAs ou diuréticos – nos quais as condições hepáticas ou cardíacas podem piorar.
> 3. Pacientes idosos têm risco aumentado para episódios GI e renais.
> 4. Pacientes com asma e hipersensibilidade conhecida à aspirina estão em risco aumentado para broncoespasmo.
> 5. Mulheres no terceiro trimestre da gestação – AINEs podem prolongar a gestação ou fechar o ducto arterioso prematuramente.
> 6. Pacientes que usam tabaco ou etanol com história de gastrite ou doença de úlcera péptica estão em risco aumentado de sangramento de úlcera péptica ou GI.

IECA, inibidor da enzima de conversão da angiotensina; *BRA*, bloqueador do receptor da angiotensina II; *GI*, gastrointestinal.

ao papel desses fármacos no tratamento da dor. Estudos demonstraram que os relaxantes musculares, como a ciclobenzaprina, são indistinguíveis do ibuprofeno em termos de efeito analgésico, mas possuem um perfil aumentado de efeitos colaterais.

Os relaxantes musculoesqueléticos não deverão ser usados no tratamento de dor musculoesquelética aguda como substitutos para doses apropriadas de analgésicos efetivos, a menos que haja alto grau de ansiedade acompanhando a dor. Os benzodiazepínicos não são recomendados para o tratamento de rotina de dor musculoesquelética. Em pacientes que exibem espasmo muscular significativo com ansiedade, benzodiazepínicos, como diazepam 5 mg três vezes ao dia, ou lorazepam 1mg duas vezes ao dia, podem ser um adjunto terapêutico eficaz. Esses medicamentos possuem propriedades hipnóticas, ansiolíticas, antiepilépticas e antiespasmódicas. O relaxamento muscular com esses agentes se deve, provavelmente, à inibição pré-sináptica mediada por GABA ao nível da medula espinal.

Misturas de Óxido Nitroso-Oxigênio. As propriedades analgésicas e anestésicas do óxido nitroso foram descobertas há mais de 200 anos e são uma das formas originais de analgesia controlada pelo paciente. As misturas de óxido nitroso-oxigênio podem ser usadas no DE ou no cenário ambulatorial para reduzir a ansiedade em pacientes e tratar situações de dor leve a moderada. Uma mistura de óxido nitroso e oxigênio na proporção de 50:50 é segura quando autoadministrada pelo paciente.

O óxido nitroso e o oxigênio administrados por máscara nasal têm sido usado há muito tempo por dentistas para o tratamento de dor e de ansiedade. A experiência em medicina de emergência com misturas de óxido nitroso-oxigênio é maior na proporção de 50:50 com a máscara manual autoadministrada.

O mecanismo de analgesia e ansiólise com óxido nitroso ainda não foi totalmente delineado. A natureza de seu efeito analgésico parece ser similar àquele dos opioides de baixa dose, embora alguns dos efeitos ansiolíticos do óxido nitroso pareçam ter mais em comum com os benzodiazepínicos do que os opioides. Já foi postulado que o óxido nitroso exerce um efeito sobre os receptores de GABA.

Em geral, as preparações nitrosas são administradas em um sistema de dois tanques, com uma mistura de óxido nitroso-oxigênio de proporção fixa enviada ao paciente por meio de uma válvula de demanda ativada com inalação através de uma máscara facial ou oral. Uma pressão negativa de 3 a 5 cm H_2O deve ser produzida na máscara ou no bocal para ativar o fluxo de gás, limitando o uso desses dispositivos em crianças muito pequenas. Com o paciente segurando a máscara na face, ele pode titular a dose até um nível efetivo. Em 10% a 15% dos pacientes, o óxido nitroso não é eficaz.

Ele é muito mais potente como ansiolítico do que como agente analgésico e pode ser suplementado com outros analgésicos.

O óxido nitroso é um antagonista de folato e estritamente contraindicado em gestantes. Sistemas avançados de varredores são necessários para permitir o uso seguro de óxido nitroso no DE para evitar acúmulo e toxicidade em prestadores de cuidados de saúde, especialmente se gestantes. Misturas de óxido nitroso-oxigênio são relativas ou absolutamente contraindicadas em pacientes com nível reduzido de consciência e incapazes de seguir instruções. Pacientes com doença pulmonar obstrutiva crônica intensa que retêm CO_2 deverão receber misturas de óxido nitroso-oxigênio cuidadosamente, dado que a mistura contém 50% de oxigênio, o que pode predispor à hipercapnia. Uma vez que o óxido nitroso se dispersa para as cavidades do corpo, ele pode piorar um quadro de pneumotórax ou de obstrução intestinal.

Efeitos colaterais menores de misturas nitrosas de gás analgésico já foram informadas em 5% a 50% dos pacientes. A reação adversa mais comum é a tontura, com parestesias e náusea informadas menos frequentemente. Não há efeitos hemodinâmicos adversos documentados com as formas autoadministradas deste agente. Os efeitos colaterais atribuídos ao óxido nitroso geralmente se resolvem em alguns minutos após a suspensão do medicamento.

Cetamina. Cetamina é um fármaco que tem sido usado tipicamente como anestésico dissociativo para sedação em procedimentos; ele é um dos fármacos mais efetivos e amplamente usados para anestesia com este fim no mundo todo. A cetamina também tem sido avaliada para uso como analgésico em dose baixa.[39-41] Este fármaco em dose baixa demonstrou ser similar à morfina em seu efeito analgésico quando usado isoladamente e como aditivo aos opioides quando usado em conjunto com eles nas doses de 0,1 a 0,3 mg/kg IV (1/10 a 1/3 de uma dose típica usada para sedação dissociativa).

Os principais efeitos colaterais da cetamina são: disforia, vômitos e hipersalivação. O fármaco parece ser eficaz através do receptor da *N*-metil-D-aspartato, uma via diferente dos opioides, acetaminofeno ou AINEs, dando a ele potencial para aumentar a analgesia quando outros agentes são limitados por suas reações adversas. É provável que o uso de cetamina em dose baixa como um analgésico poderá, provavelmente, aumentar seu papel e a segurança seja mais explorada.

Anestesia Local

Mecanismo de Ação. Os nervos periféricos são responsáveis por transmitir informações de dor dos receptores da dor para a medula espinal. Cada fibra consiste em um axônio cercado por uma cobertura denominada de célula de Schwann. Um axônio mielinizado é aquele coberto pela projeção de uma célula de Schwann que se embrulha ela mesma muitas vezes ao redor do axônio; daí o termo bainha de mielina.

Os anestésicos locais são muito mais efetivos ao penetrar fibras não mielinizadas ou levemente mielinizadas do que aquelas fortemente mielinizadas. Essa diferença explica o achado de que agentes anestésicos locais fornecem bloqueio sensorial sem efeitos nos neurônios motores (Tabela 3.1).

Os agentes anestésicos locais bloqueiam reversivelmente os canais de sódio das membranas lipídicas e evitam o influxo de íons de sódio para o axônio, bloqueando a despolarização e o potencial de ação do nervo. Após a injeção de um anestésico local, tampões de tecido aumentam o pH da solução envolvendo o agente, transformando grande parte da forma acídica solúvel em água para sua forma não iônica solúvel em gordura. A fase do fármaco solúvel em lipídios é capaz de penetrar a membrana de lipídio do axônio, onde ela então ioniza e penetra o canal de sódio, bloqueando a capacidade deste em penetrar a célula.

Classes de Agentes Anestésicos Locais. Os agentes anestésicos locais são compostos químicos que consistem em um grupo aromático e de amina separados por um éster (p. ex., procaína, cloroprocaína, tetracaína) ou por uma cadeia intermediária de

TABELA 3.6

Características de Agentes Anestésicos Locais Comuns

AGENTE	POTÊNCIA (SOLUBILIDADE DE LIPÍDIOS)	DURAÇÃO DA AÇÃO (min)	INÍCIO	COMENTÁRIOS
Procaína	1	60-90	Lento	Soluções a 0,5%-2% são usadas em infiltrações e bloqueios
Tetracaína	8	180-600	Lento	Tópica para uso oftálmico
Lidocaína	3	90-200	Rápido	O agente de uso mais comum; 1,5 vezes mais tóxico que a procaína
Mepivacaína	2,4	120-240	Muito rápido	Menos potente e menos tóxico que a lidocaína
Bupivacaína	8	180-600	Intermediário	Agente de ação prolongada usado em infiltração e bloqueios
Etidocaína	6	180-600	Rápido	Duas vezes mais tóxico que a lidocaína; usado principalmente em epidurais

Adaptado de Paris PM, Weiss LD: Narcotic analgesics: the pure agonists. Em Paris PM, Stewart RD, editores: Pain management in emergency medicine, Nrwalk, CT, 1988, Appleton & Lange.

amido (p. ex., lidocaína, mepivacaína, prilocaína, bupivacaína e etidocaína). Os ésteres são instáveis em solução e são metabolizados no corpo pela enzima do plasma colinesterase. Os amidos, após absorção no corpo, são destruídos pelas enzimas no fígado. As principais considerações no uso clínico desses agentes são: potência, duração da anestesia e velocidade de latência (Tabela 3.6). A solubilidade do lipídio de um agente determina sua potência. Anestésicos locais menos potentes devem ser administrados em formas mais concentradas e em doses maiores para atingir efeito equivalente.

A duração de ação do agente anestésico é determinada por sua afinidade de ligação de proteína à proteína no canal de sódio. A velocidade de latência de qualquer agente anestésico local está diretamente relacionada à sua difusão através dos tecidos até o nervo, como determinado por seu pk_a (constante de dissociação) – o pH no qual 50% são ionizados. Após a injeção, o agente anestésico está em duas formas, ionizado e não ionizado. Somente a forma não ionizada da substância se difunde nos nervos. Portanto, soluções com pk_a baixo possuem início mais rápido de efeito anestésico.

O pH baixo do tecido (5 ou 6) em tecido infectado ao redor atrasa o início da anestesia local em casos tais como incisão de abscesso e drenagem, por manter mais do agente em estado ionizado. O início da ação pode ser acelerado pela alcalinização da solução que carrega o medicamento, o que também reduz seu efeito irritante (dor) na injeção. Isso pode ser feito clinicamente adicionando-se solução de bicarbonato de sódio ao anestésico na proporção determinada pelo pK_a do agente. Agentes anestésicos, exceto a cocaína, são vasodilatadores, os quais tendem a encurtar a duração da anestesia. A injeção das soluções em tecidos vasculares não só encurta a duração da anestesia, mas também aumenta a absorção sistêmica e a chance de toxicidade sistêmica quando doses maiores são usadas. Portanto, a epinefrina é adicionada com frequência a soluções anestésicas locais.

Reações Alérgicas. Alergias reais a anestésicos locais são raras. Quando uma alergia a anestésicos locais é informada, a substância ofensora é, quase sempre, um dos conservantes usados. Uma vez que os agentes de amido e os agentes de ésteres de amino não exercem reação cruzada e usam conservantes diferentes, um paciente pode receber um medicamento de outra classe se a história de alergia for coerente com um grupo anestésico específico. Naqueles pacientes que informam serem alérgicos a todos os agentes anestésicos do grupo "-caína" e acredita-se que a alergia seja legítima, a difenidramina pode ser usada como agente alternativo. A difenidramina pode ser usada com 1 mL de uma ampola de 50 mg/mL diluída em soro fisiológico para 5 ou 10 mL (solução a 1%-0,5%) para infiltração local ou bloqueio neural. Essa substância pode causar toxicidade direta ao tecido e deverá ser evitada em áreas com circulação colateral insatisfatória.

TABELA 3.7

Diretrizes para Doses Máximas de Agentes de Anestesia Local mais Comuns[a]

AGENTE	SEM EPINEFRINA (mg/kg)	COM EPINEFRINA (mg/kg)
Lidocaína HCl[b]	3-5	7
Mepivacaína HCl	8	7[c]
Bupivacaína HCl[d]	1,5	3

[a]Todas as doses máximas deverão ser reduzidas 20% a 25% em pacientes muito jovens, idosos e muito doentes.
[b]Um nível de lidocaína de 0,5 a 2 g/mL pode ser atingido para cada 100 mg de lidocaína infiltrada para bloqueios.
[c]A epinefrina contribui com a toxicidade cardíaca potencial deste fármaco.
[d]Não deve ser usada para bloqueios pudendos ou anestesia regional IV; não recomendada para crianças antes de 12 anos;
Adaptado de Stewart RD: Local anestesia. Em Paris PM, Stewart RD, editores: Pain management in emergency medicine, Norwalk, CT, 1988, Appleton & Lange.

Toxicidade Local e Sistêmica

Toxicidade Local. Dependendo da concentração, os agentes anestésicos locais podem ser diretamente tóxicos ao tecido. Além disso, é possível que o uso de um vasoconstritor em uma solução anestésica possa produzir uma redução em fluxo sanguíneo que poderia aumentar o tempo de cicatrização do ferimento e sua vulnerabilidade à infecção. Entretanto, esse conceito nunca foi formalmente demonstrado.

Toxicidade Sistêmica. A toxicidade sistêmica de anestésicos locais ocorre quando uma quantidade suficiente do fármaco se acumula no corpo levando ao bloqueio de canais de sódio no coração ou no cérebro. Existe uma progressão clínica relacionada à dose da toxicidade anestésica local, desde sintomas neurológicos sutis até convulsões e colapso cardiovascular.

Todos os anestésicos locais produzem toxicidade sistêmica a uma concentração suficientemente elevada no sangue ou SNC. Cada anestésico local tem uma faixa de segurança terapêutica além da qual, a toxicidade sistêmica tem mais probabilidade de ocorrer (Tabela 3.7). A superdosagem de anestésicos locais pode ocorrer mais usualmente em pacientes com grandes ferimentos e naqueles com baixo índice de massa corporal.

Os agentes anestésicos mais lipofílicos (p. ex., etidocaína, bupivacaína) são mais cardiotóxicos. A toxicidade cardíaca também pode ocorrer se anestésicos contendo epinefrina forem injetados inadvertidamente por via intravenosa. Cuidados especiais deverão ser exercidos em crianças e durante bloqueios conhecidos por produzirem altos níveis sanguíneos do agente anestésico (p. ex., intercostal). Em pacientes pediátricos, a dose máxima do agente deverá ser calculada antes da administração.

Uma ampla variedade de sintomas pode ser experimentada da toxicidade anestésica local, incluindo: tontura, cefaleia, zumbido, parestesias, espasmo muscular e confusão. Além disso, a benzocaína foi associada à metemoglobinemia. O grau no qual os sintomas do SNC são experimentados está diretamente relacionado ao nível sanguíneo do anestésico local.

A toxicidade no SNC pelos agentes anestésicos pode resultar em convulsões. Uma progressão clínica típica geralmente começa com parestesias periorais, disartria e uma informação de zumbido ou fenômeno auditivo similar. Esses eventos podem ser seguidos por um nível reduzido de consciência que progride para a confusão, convulsões e coma. Agentes mais potentes, de ação mais prolongada (p. ex., bupivacaína, etidocaína) têm mais probabilidade que a lidocaína de causar sintomas centrais em níveis sanguíneos mais baixos. Convulsões induzidas por anestésicos locais deverão ser tratadas com benzodiazepínicos IV e podem ser refratárias à dosagem normal de medicamentos neurolépticos.

Os agentes anestésicos locais também exercem efeitos diretos sobre a automaticidade, condutividade e contratilidade cardíacas, assim como sobre o tônus vascular. O tratamento do colapso cardiovascular causado por níveis tóxicos desses agentes deverá seguir diretrizes padronizadas cardíacas avançadas de suporte à vida. A menos que a superdosagem seja maciça, a toxicidade deverá ter vida relativamente curta, dada a redistribuição dos agentes lipofílicos.

Redução da Dor da Injeção de Anestésico Local.
Muitas técnicas podem ser usadas para reduzir a dor da injeção de anestésico (Quadro 3.7). A distração por métodos manuais, tais como arranhar, agitar levemente ou puncionar a pele repetitivamente durante a punção da agulha ou a injeção reduz o desconforto experimentado durante a injeção de anestésico local. Injetar o agente lentamente é o método principal para reduzir a dor da injeção. Injetar nas bordas de um ferimento é menos dolorido que a injeção através da pele intacta. Aquecer o anestésico e a aplicação de um agente anestésico tópico também pode reduzir a sensação inicial associada à injeção da agulha.

A adição de bicarbonato de sódio à lidocaína antes da injeção reduz a dor da injeção anestésica. Uma solução padrão de bicarbonato de sódio (8,4% em 50 mL) pode ser adicionada a uma seringa contendo lidocaína na proporção de 1:10 (ou seja, 1 mL de bicarbonato para 10 mL de lidocaína, ou 0,5 mL para 5 mL). Lidocaína tamponada pode ser estocada no DE e é válida por até uma semana.

Anestesia Tópica

Em geral, os anestésicos tópicos se apresentam em dois tipos: aqueles que podem ser aplicados à pele intacta e aqueles usados na pele aberta. Os agentes tópicos são especialmente úteis em pacientes pediátricos intimidados por agulhas. Esses agentes podem ajudar a diminuir a intensidade de estímulos superficiais. O longo tempo de aplicação e analgesia limitada são as principais desvantagens dessas estratégias. Em alguns pacientes, porém, a estratégia de se aplicar o anestésico tópico e retardar o procedimento até que a dor tenha diminuído pode ser uma ferramenta efetiva no controle da dor e da resposta a intervenções subsequentes.

Anestésicos Tópicos Aplicados à Pele Intacta
Mistura Eutética de Anestésicos Locais. Uma mistura eutética de anestésicos locais (MEAL) é uma mistura de lidocaína e prilocaína em uma mistura oleosa alcalina na qual os anestésicos estão primariamente em sua forma não ionizada. Esse formato permite a difusão através da pele intacta. O termo "eutético" se refere a misturas que resultam em um ponto de fusão mais alto que aquele de qualquer agente isolado.

Para uso clínico, uma MEAL deverá ser aplicada à área desejada com um curativo de oclusão 30 a 60 minutos antes da realização do procedimento. Aquecendo-se a MEAL por 20 minutos melhorar-se-á a analgesia, mas isso será menos eficaz que a aplicação de rotina de 60 minutos, com ou sem calor. A duração da ação após a aplicação de 60 minutos é de 1 a 5 horas.

Indicações para uso de MEAL incluem: venopunção, punção arterial, punção lombar ou artrocentese quando um atraso de 30 a 50 minutos na execução do procedimento não é um impedimento. MEAL pode ser aplicada em triagem, especialmente para pacientes pediátricos, com uma IV iniciada mais tarde no DE com pouca ou nenhuma dor.

Cloreto de Etila e Fluorometano em Aerossol. Estes agentes em aerossol são usados às vezes para analgesia superficial. Os agentes evaporam rapidamente e resfriam a pele, fornecendo anestesia local breve (menos de 1 minuto) devido à sensação. A anestesia induzida é breve. Qualquer injeção ou incisão deverá ser feita imediatamente após a aplicação do agente.

Agentes Aplicados a Superfícies da Mucosa
Cocaína. A cocaína é peculiar entre os agentes anestésicos locais, dado que se trata de um vasoconstritor potente, além de ser um anestésico que pode ser aplicado a superfícies mucosas. A cocaína é frequentemente usada no nariz, para o qual uma solução a 4% (40 mg/mL) fornece anestesia rápida para o tratamento de epistaxe e outros procedimentos nasais. Embora a dose máxima segura seja desconhecida, a aplicação típica para adultos não é superior a 200 mg. A cocaína não deverá ser usada em pacientes com doença de artéria coronária conhecida, devido ao potencial para vasoconstrição dessas artérias.

Lidocaína. Ambas as soluções de lidocaína a 2% e 4% estão disponíveis em matriz viscosa para uso em superfícies mucosas. A lidocaína em gel pode ser usada em procedimentos nasais, incluindo na passagem de tubos nasogástricos e tubos de lavagem gástrica. Ela também pode ser usada para anestesia uretral durante colocação do cateter de Foley. Para ser efetiva, a preparação de lidocaína em gel deve ser injetada na uretra com uma seringa com cateter na ponta e ficar em contato com a área por 5 a 20 minutos. A lidocaína em aerossol (4% ou 10%) é útil para anestesia de via aérea superior, incluindo uso intranasal para inserção de tubo nasogástrico.

Tetracaína. A tetracaína é um éster potente usado para anestesia de superfície da córnea. Ela causa ardor quando colocada no olho, mas somente por 10 a 15 segundos, após o que ocorre anestesia corneana excelente.

Benzocaína. Quase insolúvel em água, a benzocaína permanece nas mucosas da boca e é comumente usada para fornecer analgesia superficial para procedimentos orais e dor.

Agentes Aplicados à Pele Aberta: Lidocaína, Epinefrina e Tetracaína.
A combinação de lidocaína, epinefrina e tetracaína, 5 a 10 mL, pode ser aplicada a um ferimento aberto usando algodão esterilizado, o qual é então coberto e mantido no local por 10 a 20 minutos. A anestesia já foi descrita em cerca de 85% dos casos de ferimentos do couro cabeludo e da face e em menor porcentagem em ferimentos das extremidades. A aplicação da solução às mucosas (olho, intranasal) pode resultar em níveis sanguíneos tóxicos de tetracaína e deverá ser evitada.

QUADRO 3.7

Técnicas para Reduzir a Dor da Injeção

- Tamponamento dos agentes anestésicos locais.
- Contrairritação.
- Aplicação mais lenta da injeção.
- Uso de anestésicos tópicos.
- Aquecimento da solução.
- Técnicas de distração.

Intervenções Não Farmacológicas

Neuroestimulação Elétrica Transcutânea

Os sistemas de neuroestimulação elétrica transcutânea (TENS) usam a estimulação elétrica para induzir a analgesia, provavelmente através da ativação de vias sensoriais descendentes e da modulação de sinais nociceptivos ao nível da medula espinal (Figs. 3.5 e 3.6). As unidades TENS incluem um gerador de pulso, um amplificador e eletrodos. Estudos demonstraram vários graus de eficácia. Esses dispositivos são raramente indicados para uso no DE.

Hipnose

A indução da hipnose permite aos pacientes desviar a concentração dos estímulos que produzem dor e ansiedade para outras imagens e sentimentos. A hipnose pode ser usada como adjunto a intervenções farmacológicas ou como um substituto. Ela pode ser induzida somente durante pequenas intervenções da parte do provedor de cuidados de saúde. Em geral, a hipnose não é prática no DE devido às restrições de tempo e barulho ambiental, que causam distração.

Analgesia Ambulatorial

Provedores de cuidados de saúde ambulatoriais encontram, com frequência, pacientes sob condições de dor. Esses pacientes obtêm alívio mais rapidamente quando os medicamentos para a dor são iniciados pelo ambulatório, embora o controle da dor nesse ambiente seja um desafio de se executar adequadamente.

O ambiente ambulatorial é menos controlado que o DE e as informações sobre as condições subjacentes de um paciente são mais limitadas, dificultando a administração segura de medicamentos para a dor. Como no DE, estabelecer comunicação positiva com o paciente fornecendo reconforto e calma e usando movimentos apropriados e manuseio cuidadoso, incluindo imobilização, são os primeiros passos aos quais se pode adicionar o suporte farmacológico. A dor pode ser avaliada no ambulatório usando várias escalas de classificação numéricas e verbais, o mesmo que ocorreria no DE.

Protocolos para administração de fentanila e de morfina estão disponíveis na maioria dos sistemas de serviços médicos de emergência e estão geralmente limitados à terapia de dose única antes da obtenção de pedidos do médico de controle clínico. A morfina, 0,1 mg/kg, é segura para uso ambulatorial e deverá ser considerada como agente de primeira linha para dor intensa, como o é no DE. Não há diferença no valor relativo de usar fentanila ou morfina como agente inicial para tratamento de dor pré-hospital.

RESULTADOS: PARÂMETROS FINAIS DE TRATAMENTO

A dor é uma experiência subjetiva. No DE, o tratamento da dor aguda deverá especificar a dose inicial, com a dose de repetição e o intervalo determinados por meio de um parâmetro final específico desejado, tal como a redução da dor medida por uma ferramenta de avaliação padronizada (Fig. 3.7). Um parâmetro final razoável é atingir alívio suficiente da dor para que o paciente seja capaz de cochilar ou conduzir uma conversação normal com os provedores ou os membros da família.

CONCEITOS-CHAVE

- A dor aguda é uma condição urgente para o paciente. Ele deverá ser rapidamente avaliado, tratado e reavaliado em conjunto com avaliações diagnósticas (Fig. 3.7).
- A terapia para dor aguda é diferente daquela para dor crônica (Quadro 3.3). O tratamento para dor crônica deverá ser conduzido em consulta com o(s) provedor(es) responsável(eis) pelo tratamento do paciente em longo prazo. Em geral, agentes analgésicos opioides não deverão ser administrados no DE ou prescritos para terapia ambulatorial para pacientes sob dor crônica a menos que o plano seja aprovado pelo provedor responsável de cuidados ambulatoriais.
- Analgésicos opioides IV titulados são a principal abordagem terapêutica para o tratamento de dor aguda moderada e intensa. Quando o acesso intravenoso não é indicado ou não atingível, a administração SC é preferível à via IM (Quadro 3.5).
- Oxicodona oral, com início de ação similar àquele dos opioides IM ou SC, pode ser usada para dor moderada quando a via IV não puder ser usada. A oxicodona e outros opioides orais deverão ser administrados e prescritos como preparação isolada, e não como parte de uma combinação.
- O tratamento ambulatorial com opioides deverá ser confinado ao período de dor aguda. A maioria das prescrições de opioides do DE para lesão aguda (p. ex., queimadura, fratura) deverá ser por 3 a 5 dias, após a qual o paciente é transferido para a analgesia não opioide ou reavaliado ambulatorialmente.
- O acetaminofeno e os AINEs deverão ser adicionados à terapia para dor, quando não contraindicados. Seus efeitos analgésicos são aditivos àqueles dos opioides e um ao outro.
- Morfina, fentanila e hidromorfona são os agentes opioides parenterais preferidos no DE. A meperidina não deverá ser usada.
- Não há evidência de suporte ao conceito de que o diagnóstico baseado nos achados do exame físico será prejudicado pelos opioides administrados para dor a fim de dar conforto razoável ao paciente.
- Não há validade na crença de que a morfina causa mais espasmo de músculos lisos que os outros opioides. A morfina é segura e apropriada para pacientes com cólica biliar ou renal aguda.
- Pacientes conhecidos por desviarem ou abusarem de opioides não deverão receber prescrições para usá-los ambulatorialmente. Pacientes com síndrome de dor crônica ou aqueles com quadros crônicos que possam causar dor aguda (p. ex., cárie dentária) deverão receber opções alternativas de tratamento para dor e os opioides deverão, em geral, ser evitados.
- Anestésicos tópicos e locais podem ser usados para tratamento de dor associada à maioria dos procedimentos no DE e deverão ser considerados para uso em quadros dolorosos isolados.
- Um pH baixo (5 ou 6) em tecido infectado prejudica a eficácia da anestesia local.

As referências para este capítulo podem ser encontradas on-line no website Expert Consult associado à obra.

CAPÍTULO 4
Sedação e Analgesia para Procedimentos

Steven A. Godwin

PRINCÍPIOS

Introdução

A realização de procedimentos diagnósticos e terapêuticos é comum no atendimento de emergência. Muitas dessas intervenções estão geralmente associadas ao controle da dor e da ansiedade. A sedação e analgesia para procedimentos (SAP) é uma habilidade fundamental para emergencistas e faz parte do treinamento básico de residentes em medicina de emergência.[1,2] Embora o estresse emocional seja mais evidente em crianças, pacientes de todas as idades exigem tratamento dedicado ao controle da dor e da ansiedade no departamento de emergência (DE).[1,3] Este capítulo se concentrará principalmente na SAP para a população adulta; o Capítulo 162 fornecerá orientação específica para SAP em crianças.

A SAP melhora a qualidade dos cuidados ao paciente e sua satisfação pelo alívio da dor e da ansiedade, facilitando que a realização de procedimentos terapêuticos e/ou diagnósticos necessários seja bem-sucedida.[4-12] Esses casos incluem: redução de fratura ou de articulação, incisão e drenagem de abscessos, cardioversão, drenagem de tórax, punção lombar, sutura de ferimentos complexos e estudos de imagem em pacientes não colaborativos.

Muitos dos agentes usados para a SAP tem a propriedade de causar depressão respiratória, cardiovascular e/ou do sistema nervoso central (SNC). A The Joint Commission (TJC), o Centers for Medicare and Medicaid Services (CMS), o American College of Emergency Physicians (ACEP) e a American Society of Anesthesiologists (ASA) [NT. nos EUA] entraram em um consenso sobre esta prática e criaram diretrizes baseadas em evidências sobre o uso da SAP[1,13,14] (Quadro 4.1). Embora em algumas instituições ainda exista a controvérsia sobre credenciar e supervisionar a SAP fora do centro cirúrgico, o advento dessas diretrizes levou a SAP a se tornar um procedimento comum no DE. A adoção da SAP como procedimento padrão no DE tem sido cada vez mais reforçada pela disponibilidade de medicamentos de curta ação e mais eficazes e de dispositivos de monitorização não invasiva.

Com a ampla variedade de populações distintas de pacientes e a necessidade de realização de procedimentos, a habilidade de individualizar a SAP para cada situação única é necessária. Isso pode ser obtido através da compreensão detalhada na avaliação do paciente antes do procedimento e na execução de protocolos delineando os recursos necessários, como os profissionais envolvidos e suas funções, os suprimentos e os equipamentos a serem utilizados, medicamentos específicos usados (incluindo suas vias de administração, dosagens, efeitos, interações e complicações), consideração por populações especiais de pacientes, monitorização do mesmo, recuperação e critérios de alta.

Terminologia

Os termos a seguir são importantes para compreender os conceitos apresentados neste capítulo:

Ansiólise é um estado de apreensão reduzida sobre uma situação em particular na qual o nível de consciência do paciente não se altera.
Analgesia se refere ao alívio da dor sem a alteração intencional do estado mental, tal como ocorre na sedação. Um estado mental alterado pode ser um efeito secundário dos medicamentos administrados para essa finalidade.
Dissociação é um estado cataléptico, semelhante a um transe, induzido por um agente como cetamina e é caracterizado por analgesia profunda e amnésia. Reflexos protetores e funções cardiopulmonares permanecem preservadas. A sedação é uma redução controlada de consciência ambiental.
Sedação e analgesia para procedimentos é a técnica de administrar um sedativo ou agente dissociativo, geralmente junto com um analgésico, para induzir um estado que permite ao paciente tolerar procedimentos dolorosos enquanto mantém adequadamente a função cardiorrespiratória espontânea. O procedimento visa resultar em um estado de consciência reduzido, mas que permita ao paciente manter a oxigenação e o controle das vias aéreas de maneira independente e contínua. Os medicamentos, doses e técnicas usados não visam produzir a perda dos reflexos de proteção da via aérea.

Em 2001, a TJC adotou a definição da ASA para sedação e analgesia que fora criada para descrever a escala de sedação e de analgesia (Fig. 4.1). Apesar de tratar-se de uma escala, a ASA dividiu a SAP em quatro subgrupos distintos – sedação mínima, sedação moderada, sedação profunda e anestesia geral. E então uma quinta categoria, sedação dissociativa, foi adicionada[15] (Tabela 4.1). Essa nova nomenclatura é mais intuitiva, transparente e lógica.

Sedação mínima (ansiólise) é um estado induzido por medicamento em que o paciente responde normalmente a comandos verbais. Embora as funções cognitivas e a coordenação possam estar prejudicadas, as funções cardiopulmonares não estão afetadas.
Sedação moderada e analgesia (anteriormente chamada de sedação consciente) se refere à depressão do estado de consciência, induzida por medicamento, durante a qual os pacientes respondem a comandos verbais isolados ou acompanhados por leve estimulação tátil. O reflexo de retirada ao estímulo doloroso não é considerado uma resposta consciente. Não há necessidade de intervenções para manutenção da patência das vias áreas, e a ventilação espontânea é adequada, assim como a função cardiovascular.
Sedação dissociativa é um estado cataléptico, semelhante a um transe, induzido pela cetamina. Esse estado se caracteriza por analgesia profunda e amnésia, enquanto reflexos protetores de vias aéreas, respiração espontânea e estabilidade cardiopulmonar são mantidas.
Sedação profunda e analgesia descreve um estado de depressão do nível de consciência, induzido por medicamento durante o qual os pacientes não podem acordar facilmente, mas apresentam resposta após estimulações repetidas e/ou dolorosas. A habilidade de manter a função ventilatória de modo independente pode estar prejudicada; sendo assim, os pacientes podem necessitar de assistência para manutenção da patência das vias aéreas além de suporte ventilatório. A função cardiovascular geralmente encontra-se preservada.
Anestesia geral é o estado de perda de consciência induzido por medicamento, durante o qual os pacientes não acordam, mesmo com estímulo doloroso. A habilidade de manter a função

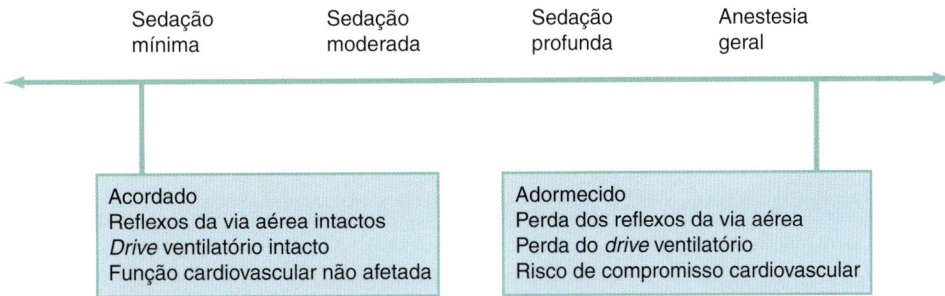

Fig. 4.1. Representação esquemática da escala de sedação. À medida que doses crescentes de agentes não dissociativos são administradas, os pacientes se movem ao longo da escala de sedação, experimentando um declínio progressivo em seu nível de consciência e um risco aumentado de episódios respiratórios e cardiovasculares adversos. Se a administração do medicamento continuar, o paciente atingirá, por fim, um estado de anestesia geral, com perda dos reflexos protetores da via aérea e *drive* ventilatório. A transição de um nível de sedação para o próximo é geralmente difícil de prever e varia de paciente para paciente.

TABELA 4.1
Definição de Níveis de Sedação e de Analgesia

PARÂMETRO	SEDAÇÃO MÍNIMA (ANSIÓLISE)	SEDAÇÃO MODERADA E ANALGESIA (SEDAÇÃO CONSCIENTE)	SEDAÇÃO PROFUNDA E ANALGESIA	SEDAÇÃO DISSOCIATIVA	ANESTESIA GERAL
Responsividade	Resposta normal à estimulação verbal	Resposta intencional à estimulação tátil ou verbal	Resposta intencional à estimulação repetida ou dolorosa	Insustentável, mesmo com estímulo doloroso	Insustentável, mesmo com estímulo doloroso.
Via aérea	Não afetada	Intervenção não necessária	Intervenção pode ser necessária	Intervenção pode ser necessária	Intervenção geralmente necessária
Ventilação espontânea	Não afetada	Adequada	Pode ser inadequada	Adequada	Frequentemente inadequada
Função cardiovascular	Não afetada	Geralmente mantida	Geralmente mantida	Elevada	Pode ser prejudicada

QUADRO 4.1
Declaração do American College of Emergency Physicians sobre a Política de Sedação no Pronto-Socorro[a]

O American College of Emergency Physicians recomenda:
- Os emergencistas que receberam o treinamento adequado e possuem as habilidades necessárias para fornecerem com segurança a sedação em procedimentos deverão ser elegíveis ao credenciamento para realizar sedação em procedimento em todos os níveis.
- A decisão de fornecer sedação e a escolha dos agentes farmacológicos a serem utilizados deverá ser individualizada para cada paciente pelo emergencista e não deverá ser restrita.
- Espera-se que os emergencistas e os profissionais que lidam com emergência estejam familiarizados com os agentes farmacêuticos que usam e que estejam preparados para lidar com suas complicações.
- Para minimizar as complicações, os medicamentos e as dosagens adequadas devem ser escolhidos e administrados em ambiente controlado e a avaliação do paciente deverá ser feita antes, durante e depois de sua administração.
- As diretrizes institucionais e departamentais relacionadas à sedação de pacientes deverão incluir credenciamento e verificação da competência dos provedores, seleção e preparação de pacientes, consentimento informado, equipamento e exigências de monitoramento, treinamento dos profissionais e verificação da competência, critérios para a alta e melhoria contínua da qualidade.

[a]January 2011. Adaptado de American Society of Anesthesiologists Committee: Practice guidelines for preoperative fasting and the use of pharmacologic agents to reduce the risk of pulmonary aspiration: application to healthy patients undergoing elective procedures: an updated report by the American Society of Anesthesiologists Committee on Standards and Practice Parameters. Anesthesiology 114:495–511, 2011.

ventilatória de maneira independente geralmente está prejudicada. Com frequência, os pacientes precisam de assistência para manter a via aérea pérvia e a ventilação com pressão positiva pode ser necessária, já que a capacidade de manter a ventilação espontânea se encontra inibida bem como a função neuromuscular. A função cardiovascular também pode estar prejudicada.

A progressão da sedação mínima para a anestesia geral é uma escala dinâmica que não tem separação distinta entre seus estágios. A transição de um nível de sedação para o seguinte é, em geral, difícil de predizer e varia de paciente para paciente. A escala de sedação não é específica para cada medicamento, e os níveis de sedação leve a anestesia geral podem ser atingidos, em teoria, com todos os agentes de SAP. Por isso, recomenda-se que os emergencistas que administram SAP estejam aptos para tratar pacientes que atinjam um nível maior de sedação do que que o pretendido inicialmente.

Manejo

Tomada de Decisão

A realização de um procedimento com sedação exige uma avaliação criteriosa das condições do paciente, que podem aumentar ou diminuir a eficácia da sedação. Essas condições incluem: avaliação

TABELA 4.2
Classificação do Status Físico da Sociedade Americana de Anestesiologistas

CLASSE	DESCRIÇÃO	EXEMPLOS	RISCO DE SEDAÇÃO
I	Paciente normal e saudável	Sem comorbidades	Mínimo
II	Doença sistêmica leve sem limitações funcionais	Asma leve, diabetes controlada	Baixo
III	Doença sistêmica grave com limitações funcionais	Pneumonia, epilepsia mal controlada	Intermediário
IV	Doença sistêmica grave incapacitante	Cardiopatia avançada, insuficiência renal, sepse	Alta
V	Paciente moribundo que pode não sobreviver sem o procedimento	Choque séptico, trauma intenso	Extremamente alto

do paciente, considerando o estado de jejum antes da realização do procedimento, a necessidade de profissionais treinados, de suprimentos, equipamentos, e monitorização do paciente e de sua recuperação após o procedimento.

Avaliação do Paciente. Embora nenhum estudo baseado em resultados tenha demonstrado um benefício nítido da avaliação pré-sedação além de sinais vitais, estado mental, avaliação cardiopulmonar e de via aérea, diretrizes sugeriram que pode haver risco aumentado de reações adversas em subgrupos selecionados de pacientes. Esses subgrupos incluem pacientes nos extremos da idade, pacientes com anatomia facial ou cervical difícil, ou qualquer outra razão para potencial necessidade de proceder com intubação ou dificuldade de ventilação com bolsa-válvula-máscara, além de pacientes com quadros decorrentes da doença de base. O estado físico geral de um paciente é convencionalmente categorizado de acordo com o Sistema de Classificação da ASA (Tabela 4.2).[16]

A maioria das diretrizes exige que a história e o exame físico sejam realizados e documentados antes da SAP. Não há estudos que suportem a necessidade de exames diagnósticos como rotina, além do que já seria indicado para avaliação do status atual do paciente, incluindo suas comorbidades.

A idade do paciente, a doença atual ou a condição para a qual se pretende conduzir a SAP, as comorbidades, o passado médico envolvendo SAP em outras situações, como anestesia geral, alergias medicamentosas e uso contínuo de medicamentos, além de tabagismo, uso de drogas e álcool, devem ser revisados e levados em consideração. Um exame físico direcionado focaliza os sinais vitais, aparelho cardiopulmonar, e uma avaliação das vias aéreas prevendo o grau de dificuldade na necessidade de ter que fornecer ventilação bolsa-válvula-máscara ou proceder com a intubação orotraqueal.

Uma discussão incluindo os riscos, benefícios e efeitos colaterais potenciais da SAP deverá ser feita com os pacientes e suas famílias antes do procedimento. É preferível obter consentimento informado, a menos que isso não seja possível por questões relacionadas à condição clínica do paciente ou acesso ao responsável legal dele. Nem todo paciente é um bom candidato para a SAP no DE. Portanto, a seleção do paciente é importante para a segurança da sedação. Dependendo das circunstâncias clínicas, um paciente com via aérea difícil ou classificação ASA de III ou IV pode exigir suporte de recursos clínicos complementares. Esses recursos podem incluir suporte complementar de enfermagem ou de médicos com experiência em sedação para procedimentos, incluindo emergencistas e/ou um anestesiologista. Às vezes, pode até ser recomendável realizar o procedimento em circunstâncias mais controladas, como no centro cirúrgico com anestesia.

Jejum Pré-procedimento. A evidência dando suporte à prática de jejum pré-procedimento em SAP tem sido extrapolada de pacientes submetidos à anestesia geral. Até o momento, não há estudos publicados demonstrando aumento no risco de aspiração após uma refeição líquida ou sólida, nem estudos mostrando benefício de jejum antes da SAP.[17-20] Apesar da ausência de literatura apoiar essa prática e de seu inevitável impacto negativo sobre a assertividade dos cuidados e de diagnóstico do paciente, a discordância ainda existe sobre como essas diretrizes devem ser implementadas em cada hospital.[18]

Atualmente, para pacientes sadios submetidos a procedimentos eletivos, a ASA recomenda um período de duas horas após a ingestão de líquidos claros, quatro horas após a ingestão de leite materno e seis horas após ingestão de outros líquidos (p. ex., leite de mamadeira, leite não humano) ou sólidos antes da SAP. E o mais importante, as sedações em caráter de emergência são notadas como exclusão das exigências de jejum dentro do quadro dessas mesmas diretrizes.[13] Os dados obtidos dos estudos descrevendo casos nos quais os pacientes receberam sedação ao nível de anestesia geral, seguida de manipulação da via aérea durante a intubação ou extubação, não são generalizáveis para o ambiente do DE. Nesse ambiente, a SAP tenta evitar essas duas situações específicas.

Em 2013, a ACEP endossou uma recomendação de nível B – definida pelo nível de evidência classificada igualando a um grau moderado de certeza – sobre afirmação de jejum pré-procedimento. A entidade declarou que os médicos não deveriam retardar a sedação para o procedimento em adultos ou pacientes pediátricos no DE com base no tempo de jejum. A recomendação observou também que o jejum pré-procedimento para qualquer duração não tinha demonstrado redução no risco de êmese ou aspiração durante a SAP.[1] A ingestão de alimentos não deveria, portanto, ser considerada como contraindicação para administração de SAP no DE. Os médicos deverão considerar as circunstâncias únicas, clínicas e fisiológicas de cada paciente individualmente para identificar desafios específicos para as necessidades daquele indivíduo.

Equipe. A TJC e a maioria das políticas institucionais já sugeriram que os provedores de SAP deverão ter treinamento adequado para administrar os agentes de modo eficaz e seguro. Isso inclui a habilidade em avaliar o risco, dose e administração adequada de medicamentos, monitorizar a resposta do paciente aos medicamentos administrados e administrar todas as possíveis complicações.[1,8,21-24] Isso geralmente implica que a SAP no DE deverá ser supervisionada por um emergencista ou por outro médico treinado e credenciado para este fim. É também recomendado que um profissional qualificado para o suporte (p. ex., enfermeira, fisioterapeuta) esteja presente para a monitorização contínua do paciente. Essa pessoa deverá se concentrar no estado do paciente e não participar do procedimento. Ele ou ela também deverá ser capaz de reconhecer e responder às complicações da SAP. Embora seja aceitável que eles possam também ajudar com tarefas minimamente interrompíveis, eles não deverão ter outras responsabilidades primárias que possam interferir na monitorização e na documentação necessária para obtenção do nível planejado de sedação desde o início do procedimento até a conclusão da fase de recuperação.

Suprimentos e Equipamento. A SAP pode desencadear uma reação alérgica, sedação exagerada, depressão respiratória ou, mais raramente, parada cardiorrespiratória. A incidência dessas complicações depende do tipo de paciente, dos medicamentos utilizados, da dosagem administrada e da sensibilidade do paciente ao fármaco escolhido. Consequentemente, os equipamentos escolhidos devem estar prontamente disponíveis e serem apropriados para monitorizar o paciente a qualquer momento, tratar complicações

> **QUADRO 4.2**
>
> **Equipamento para Sedação Procedural e Analgesia**
>
> Fonte de oxigênio de fluxo alto
> Aspirador
> Equipamento para administração de via aérea
>   Oxímetro de pulso
>   Monitor de ECG, desfibrilador, marca-passo transcutâneo
>   Monitor de pressão arterial
>   Capnografia[a]
> Equipamento para acesso vascular
> Agentes de reversão
> Fármacos de reanimação
> Profissionais treinados

ECG, eletrocardiograma.
[a]Capnografia tem recomendação de nível B pelo American College of Emergency Physicians para uso como adjunto à oximetria de pulso e avaliação clínica para detectar a hipoventilação e a apneia mais precocemente que a oximetria de pulso e/ou a avaliação clínica isolada em pacientes submetidos à sedação para procedimento e analgesia no DE. Ela também é recomendada pela American Society of Anesthesiologists para monitorar a presença de dióxido de carbono exalado durante a sedação de moderada a profunda, além da observação de sinais clínicos qualitativos de ventilação adequada.

da via aérea, reações alérgicas, superdosagem medicamentosa, dar suporte em caso de parada respiratória ou cardiorrespiratória. O equipamento de suporte inclui dispositivos para oferta de oxigênio, aspiração e monitorização do paciente, equipamentos básicos e avançados para suporte ventilatório e obtenção de via aérea, um desfibrilador, medicamentos para suporte avançado à vida, agentes de reversão ou de resgate e equipamento para obtenção de acesso vascular (Quadro 4.2).

Na maioria dos casos, os agentes usados para a SAP em pacientes adultos deverão ser administrados pela via intravenosa (IV). Quase todos os adultos submetidos à SAP no DE deverão, portanto, ter um acesso IV obtido antes do procedimento. Essa necessidade em crianças é menos evidente e depende da presença de comorbidades, escolha da droga e via para a sua administração. Nas crianças, se o procedimento for demorado, ou se forem necessárias múltiplas doses, um acesso IV deverá ser fortemente considerado.

A exigência do uso de oxigênio suplementar e seus benefícios durante a SAP não foram bem estudados e permanecem parcialmente obscuros.[25] O oxigênio suplementar pode prevenir a hipoxemia em muitos pacientes; entretanto, a depressão respiratória nesses pacientes pode não ser detectada caso o paciente mantenha sua saturação de oxigênio em níveis normais. Isso pode retardar o reconhecimento do comprometimento respiratório e da hipercarbia quando a capnografia for utilizada. Por outro lado, a hipercarbia transitória não é prejudicial e a manutenção da saturação adequada de oxigênio é muito mais importante. O uso de capnografia elimina essa questão, pois o status ventilatório é exibido continuamente. Recomenda-se, portanto, que oxigênio suplementar seja utilizado enquanto se administra SAP a um paciente no DE.

Dispositivos e Técnicas de Monitoramento. O aspecto mais importante de monitorização durante a SAP é a observação visual e a avaliação do paciente. A habilidade do paciente em acompanhar comandos em resposta a níveis variados de estímulo é útil para quantificar o nível de consciência. Além disso, a frequência ventilatória do paciente pode ser rapidamente avaliada por observação direta, embora a profundidade de respiração ou volume corrente seja, na verdade, mais difícil de estimar clinicamente. Outros componentes de monitorização, que deverão ser documentados, incluem frequência respiratória, frequência cardíaca, pressão arterial, saturação de oxigênio e ritmo cardíaco e capnometria.[26-28] A oximetria de pulso é uma modalidade de monitorização confiável e importante, usada em conjunto com a observação contínua do paciente e de sua resposta aos medicamentos e procedimentos.

Embora não haja evidência baseada de que a monitorização cardíaca durante a SAP tenha algum benefício, ela certamente não é prejudicial, está disponível rotineiramente e pode vir a ser um benéfico em certos casos. Recomenda-se a monitorização eletrocardiográfica contínua em pacientes idosos, em pacientes com doença cardiovascular, hipertensão ou arritmias. Em pacientes jovens e sadios, sem comorbidades, isso pode ser substituído, com segurança, por oximetria de pulso contínua, que também exibe a frequência cardíaca, mas, na maioria dos casos, monitores capazes de mostrar frequência cardíaca, pressão arterial e oximetria de pulso facilitarão a monitorização do ritmo cardíaco sem dificuldade.

A capnometria ou capnografia mede a pressão parcial de dióxido de carbono (CO_2) de final de exalação e demonstrou detectar casos de ventilação inadequada antes da avaliação clínica ou detecção de hipoxemia pela oximetria.[29-33] As evidências demonstraram que o uso da capnografia pode reduzir significativamente episódios hipoxêmicos durante procedimentos.[31] Em julho de 2011, a ASA atualizou seus padrões para sedação em procedimentos incluindo a capnografia durante a sedação moderada ou profunda, com o objetivo de avaliar a adequação à ventilação juntamente com a observação contínua de sinais clínicos qualitativos.[34,35] Em 2014, a ACEP endossou uma recomendação de nível B de que a capnografia pode ser usada como adjunto à oximetria de pulso e avaliação clínica para detectar hipoventilação e apneia mais cedo do que a oximetria de pulso e/ou avaliação clínica isolada em pacientes submetidos à sedação durante procedimentos e analgesia no DE.[1]

Recomenda-se que a capnografia contínua seja utilizada quando a sedação profunda for planejada, pois a depressão respiratória é comum em pacientes submetidos a esse tipo de sedação. Embora opcional, quando somente a sedação leve é planejada, a capnografia pode reforçar a segurança do paciente permitindo ao observador reconhecer a supersedação não intencional e a depressão da frequência ou do volume respiratórios mais rapidamente.

O índice biespectral (BIS) é monitorizado através de um dispositivo não invasivo anexo à testa do paciente e determina o nível de sedação via medições eletroencefalográficas do lobo frontal. Ele vem sendo usado no centro cirúrgico como uma medida objetiva de profundidade de sedação. Estudos criaram a hipótese de que seu uso pode ser benéfico em prevenir a sedação exagerada em SAP e em reduzir o tempo de permanência até a alta. Estudos realizados no DE utilizando o BIS em SAP para discriminar entre níveis leves a moderados e entre moderados a profundos de sedação não demonstraram vantagem, e nem ele demonstrou ser preditor de pacientes sedados ao ponto de anestesia geral diferenciando-se daqueles com graus menores de sedação. A monitorização por BIS ainda tem de demonstrar um papel benéfico para que a medicina de emergência passe a usá-lo como monitorização de SAP de rotina. Estudos futuros, combinados com o avanço da tecnologia atual, poderão definir melhor seu papel.

Ao transportar pacientes para fora do DE para procedimentos diagnósticos exigindo SAP, esforços deverão ser mantidos para fornecer o mesmo nível de monitorização durante o transporte e durante o procedimento como o que seria aplicado dentro do departamento.

O risco mais alto de reações adversas graves ocorre geralmente dentro de 5 a 20 minutos após a última dose do medicamento IV e do término dos procedimentos, quando o paciente permanece sedado, mas não está mais recebendo o estímulo doloroso. Da mesma forma, pacientes sendo submetidos a procedimentos prolongados nos quais a sedação mais profunda é desejada para reduzir movimentos (p. ex., a investigação por imagens de ressonância magnética [RM]) também estão em risco aumentado. Os pacientes deverão ser monitorizados de perto nesses momentos e mantidos em observação até a ocorrência da recuperação clínica.

Recuperação. A monitorização como parte da rotina da SAP deverá ser mantida até que os pacientes estejam acordados espontaneamente e sejam capazes de atuar com independência. Pacientes sonolentos não deverão ser deixados sem assistência, e medidas apropriadas deverão ser tomadas para evitar quedas.

Recuperação Pós-procedimento e Alta. Antes da alta, as funções cognitiva e motora básicas deverão estar normalizadas. O paciente deverá ser capaz de seguir comandos, falar claramente e andar ou sentar-se sem assistência no caso de bebês e crianças. Os sinais vitais e o status respiratório deverão estar de volta ao basal e dentro dos limites normais. A dor residual deverá ser tratada. A náusea deverá ser mínima e o vômito, se presente, deverá ser tratado. É preferível que todos os pacientes, incluindo os adultos, sejam encaminhados para casa com um adulto responsável, mas, se isso não for possível, o paciente deverá permanecer no DE até que o estado basal tenha sido alcançado.[36,37]

Os pacientes deverão ser aconselhados a não dirigir ou praticar outras atividades perigosas por 12 a 24 horas. Apesar da duração clínica curta da maioria dos agentes usados, alguns pacientes podem exibir sinais sutis de déficits cognitivos e sonolência leve. É, portanto, preferível que eles permaneçam em casa, na companhia de um adulto responsável, por aproximadamente 4 a 8 horas. Para crianças, uma brincadeira leve em casa poderá ser realizada, mas atividades como andar de bicicleta, natação ou outra atividade motora complexa não deverão ser realizadas até o dia seguinte. Um antiemético e dieta progressiva, iniciando com alimentos mais leves, ajudarão na presença de náuseas ou vômitos. As instruções de alta deverão também abranger a queixa que for manifestada, e todos os pacientes deverão ser instruídos a voltar imediatamente se qualquer sintoma respiratório ou de confusão aparecer.

Terapia Farmacológica

Em agentes selecionados, são considerados os efeitos desejados, os riscos e os benefícios e a logística de administração de cada situação. Infelizmente, o agente ideal não existe. Ele precisaria fornecer analgesia, ansiólise, amnésia e sonolência. Ele precisaria ter início e fim rápidos, com resultados previsíveis e sem efeitos adversos.

O médico deverá ter compreensão clara do propósito e das prioridades da SAP de modo que possa associá-la ao procedimento a ser executado. Quando o procedimento for desconfortável, porém indolor (p. ex., endoscopia), o objetivo final pode ser apenas a sedação, e agentes como benzodiazepínicos, barbitúricos, etomidato ou propofol são, às vezes, usados isoladamente. Esses agentes não fornecem alívio da dor e não deverão ser usados como agente único quando o tratamento da dor também for desejado. Agentes analgésicos como opioides ou óxido nitroso são, com frequência, adicionados a um agente sedativo para fornecer analgesia em procedimentos dolorosos. Por outro lado, a cetamina, como agente dissociativo, pode ser uma excelente escolha de medicamento a ser usado sem associação, para procedimentos dolorosos ou com manipulação em crianças e também para algumas aplicações em adultos (p. ex., redução de fratura). Em geral, uma combinação de agentes analgésicos e sedativos é necessária. Entretanto, todo cuidado é indicado, pois seus efeitos colaterais são frequentemente potencializados.

Os agentes específicos para SAP e recomendações de dosagem para pacientes adultos são fornecidos na Tabela 4.3. Seus benefícios e reações adversas são fornecidos na Tabela 4.4. Agentes individuais são discutidos em mais detalhes nas seções a seguir.

Vias de Administração. A decisão sobre a melhor via de administração deverá ser determinada pelo procedimento e exigências de cada paciente. Em geral, a titulação IV até obter o nível desejado de sedação e analgesia produz resultados mais rápidos, mais seguros e mais previsíveis. Fármacos administrados por via intramuscular (IM), oral, transmucosa, intranasal ou retal apresentam, em geral, início de ação mais lento, são difíceis de titular, apresentam resultados imprevisíveis e podem levar à sedação prolongada. Essas vias raramente são usadas para SAP em adultos. Em pacientes pediátricos, porém, os benefícios da administração IV de medicamentos podem ser superados pela dificuldade e angústia do paciente na obtenção do acesso IV. Nessa situação, os medicamentos administrados pelas vias alternativas podem ser preferidos (Cap. 162). Por exemplo, a cetamina mostrou fornecer resultados coerentes e previsíveis em crianças quando medicadas, via IM.[8,38] O uso de óxido nitroso é limitado a pacientes pediátricos e em circunstâncias especiais e não é discutido totalmente neste capí-

TABELA 4.3

Sedação Procedural e Agentes de Analgesia – Doses Iniciais Recomendadas para Adultos

AGENTE	CLASSE	EFEITO PRINCIPAL	VIA DE ADMINISTRAÇÃO	DOSE INICIAL USUAL
Fentanila	Opioide	Analgesia	Intravenosa	1 μg/kg
Morfina	Opioide	Analgesia	Intravenosa	0,1 mg/kg
Midazolam	Benzodiazepínicos	Sedação, amnésia	Intravenosa	0,05 mg/kg
Metohexital	Barbitúricos	Sedação, amnésia	Intravenosa	1 mg/kg
Pentobarbital	Barbitúricos	Sedação	Intravenosa	2 mg/kg
		Amnésia	Intramuscular	4 mg/kg
Cetamina	Derivado de penciclidina	Dissociação, analgesia, sedação, amnésia	Intravenosa Intramuscular	1-2 mg/kg 4,5 mg/kg
Etomidato	Derivado de imidazol	Sedação, amnésia	Intravenosa	0,1 mg/kg
Propofol	Derivado de alcilfenol	Sedação, amnésia, antiemético	Intravenosa	0,5 mg/kg
Cetofol	Associação de cetamina-propofol	Sedação, dissociação, amnésia, analgesia	Intravenosa	Cetamina-propofol: proporção 1:1 Dose inicial de 0,075 mL/Kg corresponde a 0,75 mg/kg durante 15-30 s.; a seguir, repetir se necessário com meia dose com 0,375 mg/kg após 1-3 min. para atingir sedação desejada.
Alfentanil	Análogo de Opioide	Analgesia	Intravenosa	3-8 μg/kg durante 3 min, a seguir 3 μg/kg q5-20 min.
Remifentanil	Receptor μ (mu)-opioide semissintético	Analgesia	Intravenosa	Infusão de 0,1-0,15 μg/kg/min Bólus suplementares: aumentar 1-2-μg/kg
Dexmedetomidina	Agonista α_2-Adrenérgico	Analgesia, sedação	Intravenosa	1 μg/kg durante 10 min., a seguir 0,2-0,7 μg/kg/h

TABELA 4.4
Sedação Procedural e Agentes de Analgesia – Benefícios e Reações Adversas

AGENTE	VIA(S) DE ADMINISTRAÇÃO	INÍCIO (MIN)	DURAÇÃO (MIN)	VANTAGENS	REAÇÕES ADVERSAS
Fentanila	Intravenosa, transmucosa	1-2 10-30	30-40 60-120	Início rápido Curta duração ↓ Liberação de histamina Efeitos CV mínimos	Depressão respiratória Síndrome do tórax rígido
Morfina	Intravenosa	10	240-360	Duração prolongada	Hipotensão Depressão respiratória
Midazolam	Intravenosa, Intramuscular, oral, Retal, intranasal	1-2 10-15 15-30 10-30 10-15	30-60 60-120 60-90 60-90 45-60	Início rápido Curta duração Fácil de titular Vias múltiplas de administração	Depressão respiratória
Metohexital	Intravenosa, retal	< 1 5-10	4,7 20-60	Início rápido Curta duração Reflexos da via aérea mantidos	Depressão respiratória Apneia Hipotensão
Pentobarbital	Intravenosa	1-2	30-60	Início rápido Reflexos da via aérea mantidos	Depressão respiratória Apneia Hipotensão Recuperação prolongada
Cetamina	Intravenosa, Intramuscular, oral, Retal, intranasal	1 5 30-45 5-10 5-10	15 15-30 120-240 15-30 30-120	Reflexos da via aérea mantidos Sem depressão respiratória Previsível	Fenômenos de emergência Êmese Laringoespasmo ↑PIC e ↑PIO
Etomidato	Intravenosa	< 1	5-10	Início rápido Curta duração Efeitos CV mínimos Neuroprotetor	Depressão respiratória Mioclonias Supressão suprarrenal
Propofol	Intravenosa	< 1	8-10	Início rápido Curta duração Antiemético Neuroprotetor	Depressão respiratória Hipotensão Dor no local da injeção
Cetofol	Intravenosa	1-3	10-15	Início rápido Redução na dosagem de repetição Redução na êmese	Agitação na recuperação Depressão respiratória FC aumentado
Alfentanil	Intravenosa	Imediato	10-15	Início rápido Curta duração Efeitos CV mínimos	Depressão respiratória que pode ser aumentada quando em associação com propofol
Remifentanil	Intravenosa	3-6	5-10	Início rápido Curta duração Efeitos CV mínimos	Depressão respiratória
Dexmedetomidina	Intravenosa	10-15 após infusão da dosagem inicial	Meia-vida 5-8; 2-h eliminação final	Início rápido Curta duração Efeitos ventilatórios mínimos	Bradicardia Hipotensão

CV, Cardiovascular; *FC*, frequência cardíaca; *PIC*, pressão intracraniana; *PIO*, pressão intraocular.

tulo. Ele tem um comportamento previsível quando usado como agente inalador único de SAP em crianças, mas é também usado frequentemente como analgésico adjunto a um agente de sedação.[39]

Os medicamentos deverão ser administrados em bólus IV lento titulado para minimizar a hipotensão ou a depressão respiratória em muitas situações. É importante permitir o tempo adequado entre as doses para atingir e avaliar o efeito de pico antes da administração de uma dose adicional. Doses adicionais mais baixas deverão ser escolhidas para pacientes sensíveis ou quando estão sendo administrados fármacos de várias classes. A cetamina é considerada uma exceção porque, diferentemente dos outros agentes descritos, ela possui um limiar de resposta, em vez de uma escala de resposta adicional à dose já administrada. Doses menores de cetamina causam analgesia e desorientação. A dissociação ocorre quando um limiar de dosagem de 1 a 1,5 mg/kg IV em pacientes adultos ou de 1,5 a 2 mg/kg em pacientes pediátricos e mais jovens é atingido. Doses mais altas não demonstraram reforçar ou atenuar a sedação.

Opioides. Os opioides parenterais são frequentemente usados como analgésicos antes da execução de procedimentos dolorosos. Para a SAP, um opioide raramente é eficiente se utilizado como agente único, e a maioria dos emergencistas combina um opioide com um agente sedativo-amnésico para equilibrar sedação-amnésia e analgesia com a menor probabilidade de depressão respiratória. Um método preferido para estabelecer analgesia adequada para um procedimento doloroso quando se usam agentes combinados é tratar primeiramente a dor e, na sequência de medicamentos, introduzir o ansiolítico para a sedação. Os opioides mais comumente usados no PS para a SAP são o Fentanila e a morfina. Esses fármacos são frequentemente combinados com benzodiazepínicos como midazolam para sedação moderada e são usados em doses menores para fornecer analgesia durante sedação profunda com etomidato ou propofol. Historicamente, a meperidina foi usada para SAP, mas não é mais recomendada porque convulsões são usualmente associadas ao acúmulo de seu metabólito de ação prolongada, a normeperidina.

Fentanila. Fentanila apresenta muitas vantagens como agente analgésico para SAP, dado seu rápido início de ação, atividade de curta duração, a não liberação de histamina e perfil cardiovascular favorável.[40,41] Esse fármaco cruza rapidamente a barreira hematoencefálica e produz analgesia em até 90 segundos. Os níveis séricos declinam rapidamente das concentrações de pico por conta da absorção extensa nos tecidos seguida pelo metabolismo hepático. Sua ação dura de 30 a 40 minutos; a depressão respiratória com uma única dose de Fentanila IV é de 5 a 15 minutos após a injeção. Essas propriedades permitem a titulação de doses pequenas múltiplas para o efeito clínico desejado. Uma vez que Fentanila cria prontamente um reservatório no tecido adiposo, grandes doses acumuladas podem resultar em duração progressivamente prolongada de seu efeito. Geralmente, isso não ocorre em doses inferiores a 10 µg/kg. Para a sedação profunda, uma única dose de 1 a 2 µg/kg de Fentanila é geralmente administrada antes do agente de sedação. Depois de obtido o adequado alívio da dor, uma dose menor de um agente sedativo pode então ser adicionada e titulada para o efeito. Dessa maneira a depressão respiratória pode ser minimizada. Para a sedação moderada, Fentanila pode ser titulado, junto com um agente sedativo como midazolam, dependendo do emergencista julgar que o efeito mais sedativo (midazolam) ou analgésico (Fentanila) seja necessário. A dosagem deverá começar em 1 µg/kg e ser lentamente titulada para cima cada 1 a 2 minutos, até se atingir o nível desejado de analgesia. A analgesia suficiente para procedimentos dolorosos mediante sedação moderada geralmente é atingida com doses de 2 a 3 µg/kg e mediante sedação profunda com 1 a 2 µg/kg. Doses menores deverão ser usadas em pacientes mais idosos ou quando outros depressores do SNC tenham sido administrados previamente (p. ex., etanol).

A depressão respiratória é mais provável em doses mais altas, quando o fármaco é administrado rapidamente ou quando ele é combinado com outros depressores do SNC, como benzodiazepínicos ou álcool. Outros efeitos colaterais podem incluir vômitos e prurido, embora esses sejam menos comuns que outros opioides. A hipotensão e a bradicardia são raras, mas podem ocorrer com doses altas. Essas reações adversas podem ser revertidas rapidamente por naloxona. A rigidez da parede torácica e o espasmo glótico, que podem dificultar a ventilação, são complicações peculiares observadas com doses altas (anestésicas) de Fentanila não usadas para SAP e quando administradas rapidamente (em geral mais de 7 µg/kg). Na situação rara de rigidez da parede torácica, os sintomas podem não ser confiavelmente antagonizados por naloxona e podem necessitar de bloqueio neuromuscular e intubação para permitir a ventilação adequada.

Morfina. A morfina é pouco solúvel em lipídios e penetra a barreira hematoencefálica mais lentamente após pequenos bólus. Um período de 10 a 30 minutos é exigido antes que seus efeitos sejam observados, embora, quando usada para SAP, a morfina se desempenha de maneira similar ao Fentanila, com tempos de recuperação compráveis. Uma dosagem inicial geral de 0,1mg/kg é geralmente usada e então titulada para o efeito desejado, assim como para o Fentanila. A morfina libera muito mais histamina e, portanto, tem mais probabilidade de produzir hipotensão, especialmente em pacientes dependentes de pré-carga. Esse fato, combinado com seu tempo lento de início de pico, torna esse opioide o ideal para uso na SAP. Ele tem potencial similar aos outros opioides para produzir depressão respiratória, especialmente quando usado com outros depressores do SNC, como os benzodiazepínicos. A morfina sofre metabolismo hepático para um metabólito ativo, seguido de excreção renal. A insuficiência de um ou outro sistema orgânico pode levar à meia-vida sérica aumentada.

Benzodiazepínicos. Os benzodiazepínicos são medicamentos amnésicos, hipnóticos e ansiolíticos potentes. Eles também possuem propriedades anticonvulsivantes e relaxantes musculares, mas não têm efeitos analgésicos. Por causa disso, eles são usualmente coadministrados com um agente analgésico, como fentanila ou morfina. A administração pode ser via IV, IM, oral (VO), intranasal (IN) ou via retal (VR), mas a via IV é sempre virtualmente usada para a SAP em adultos. Midazolam é o agente mais usado por conta de sua farmacocinética favorável.

Midazolam. Este agente tem muitas vantagens para a SAP, dado seu início rápido de ação e sua curta duração, se comparado com o de outros benzodiazepínicos. Suas propriedades amnésicas mais fortes são uma vantagem a mais sobre os outros benzodiazepínicos. A dose inicial IV é de 0,05 mg/kg e as crianças podem precisar de doses levemente mais altas. A sedação começa geralmente dentro de 1 a 2 minutos e a ação dura entre 30 a 60 minutos. As alternativas a via IV são frequentemente usadas em crianças incluindo as vias IM, PR, IN e VO. Midazolam mostrou ser um agente extremamente seguro e efetivo para SAP, tanto isolado ou quando usado em combinação com fentanila.[40,41]

Os efeitos colaterais incluem hipoventilação dependente da dose e hipoxemia. Apneia e hipotensão são incomuns, mas ocorrem mais frequentemente com doses altas ou quando outros depressores do SNC, como os opioides, são usados. Cefaleia, náusea, vômitos, tosse e soluços podem ocorrer, embora sejam raros. Doses mais baixas deverão ser usadas quando outros agentes, tais como analgésicos, são administrados concomitantemente ou administrados à adultos mais idosos. Os efeitos prolongados podem ser observados na população geriátrica ou naqueles com disfunção hepática por conta de metabolismo hepático reduzido na primeira passagem do fármaco pelo fígado. Midazolam é altamente lipofílico e seus efeitos podem ser significativamente aumentados em pacientes obesos, resultando em meia-vida plasmática aumentada em até 8 horas com doses altas ou repetidas. Usuários crônicos de álcool sem hepatopatia podem precisar de doses relativamente altas de midazolam para atingir os mesmos efeitos clínicos como resultado da tolerância cruzada.

Barbitúricos. Estes agentes também são hipnóticos potentes, com efeitos amnésicos e anticonvulsivantes. Eles não possuem propriedades analgésicas. Portanto, os barbitúricos, como pentobarbital, tiopental e metohexital, têm sido usados mais frequentemente para procedimentos curtos e indolores. O metohexital tem sido combinado com um analgésico para uso em procedimentos ortopédicos. Entretanto, uma vez que esses agentes foram substituídos por outros agentes de curta ação mais bem tolerados e tituláveis, não se recomenda o uso de rotina de barbitúricos para SAP em adultos; consultar o Capítulo 162 para uma discussão de suas indicações em crianças.

Cetamina. A cetamina é um agente bem estudado, seguro e previsível para uso na população pediátrica na realização de SAP[8,11,42] e vem ganhando cada vez mais popularidade para uso em adultos para SAP nos EUA.[40,43] Trata-se de um derivado da fenciclidina, uma droga ilícita, e é classificada como agente dissociativo. Ela causa ruptura entre os sistemas talamoneocortical e límbico, impedindo os centros mais altos de perceberem estímulos visuais, sonoros ou dolorosos. Por causa disso, a cetamina leva à analgesia profunda, amnésia e catalepsia. Ela não produz inconsciência, mas sim um estado semelhante ao de um transe. Com frequência, os pacientes sofrem nistagmo, movimentos giratórios dos olhos e movimentos aleatórios das extremidades, não relacionados aos estímulos dolorosos. Os pais que observam um procedimento no qual a cetamina é aplicada, podem ficar perturbados ao observarem estes efeitos e deverão ser advertidos.

A cetamina tem várias vantagens sobre outros agentes de SAP. O mais notável é seu profundo efeito analgésico e manutenção do sistema respiratório. Os reflexos protetores da via aérea como tosse, deglutição e tônus muscular da língua e da faringe são preservados e levemente reforçados. Seu uso leva ao bloqueio da reabsorção das catecolaminas, e a pressão arterial é geralmente bem suportada. Ela também induz o relaxamento dos músculos lisos dos brônquios e é bem tolerada em pacientes com doença reativa de vias aéreas. Tem início e término rápidos e é previsível quando administrada por via IV ou IM. Após a administração, ela é rapidamente distribuída e absorvida pelos tecidos cerebrais. Os efeitos são mantidos até que o fármaco se redistribua para os tecidos periféricos e seja metabolizado pelo fígado. Como resultado, doses de repetições são bem toleradas em procedimentos mais longos. Entretanto, os emergencistas deverão estar alertas de que isso pode levar a períodos de recuperação mais longos e maior incidência de vômitos.

A cetamina pode ser administrada por várias vias, mas é feita quase que exclusivamente por via IV em adultos. Após uma dose IV de 1 a 2 mg/kg, um estado dissociativo resulta em aproximadamente 1 minuto, com duração de ação de aproximadamente 15 minutos. Em geral, a recuperação completa exige 1 a 2 horas. Resultados catalépticos similares podem ser observados com a administração IM de 4 a 5 mg/kg em aproximadamente 5 minutos, com efeitos durante 15 a 30 minutos. Para sedação pediátrica, a cetamina é geralmente administrada por via IV ou IM, mas também pode ser dada via VO, VR ou IN. Essas outras vias são usadas com menos frequência por conta do início variável de sua ação, do término lento e dos resultados menos previsíveis.

O efeito colateral mais comum observado com a cetamina é o fenômeno da emergência. Isso ocorre em cerca de 15% dos pacientes e é, tipicamente, uma reação leve. O paciente acorda com sonhos vívidos desagradáveis ou alucinações, ou informa acordar à noite por conta de sonhos ruins durante vários dias após a administração de cetamina. Menos de 1% a 2% de pacientes apresentam agitação de emergência significativa. Isso é visto geralmente em pacientes femininas, adolescentes ou adultas e naquelas com transtornos psiquiátricos subjacentes. Essa ocorrência rara, especialmente em crianças, não deverá limitar o uso de cetamina quando indicado. Foi sugerido anteriormente a administração concomitante com midazolam para diminuir essa reação, mas estudos falharam em endossar essa prática, e as atualizações da diretriz de prática clínica mais recente não recomendam essa prática em crianças.[1,7,44,45] O uso concomitante de rotina de um benzodiazepínico na administração de sedação com cetamina não é, portanto, recomendado, a menos que seja julgado benéfico para controle da ansiedade antes do procedimento. Os benzodiazepínicos são úteis para tratar o fenômeno de emergência, se ele ocorrer durante a fase de recuperação. A êmese é o efeito colateral mais comum, e a administração concomitante de um benzodiazepínico e um antiemético demonstrou reduzir sua incidência. Outros efeitos colaterais observados com o uso de cetamina durante a sedação incluem: apneia transitória e laringoespasmo.[46] Esses efeitos também são raros, mas foram sugeridos como sendo mais comuns com administração IV rápida ou com doses maiores. As doses administradas lentamente, à taxa de 0,5 mg/kg/min., podem limitar ainda mais esses episódios. A cetamina também estimula as secreções traqueobrônquicas e salivares. Em qualquer paciente que será submetido ao exame da via aérea (p. ex., laringoscopia por fibra ótica), pré-tratamento com glicopirrolato, 0,01 mg/kg administrado 10 minutos antes da cetamina, pode ser benéfico. Uma vez que os reflexos da via aérea são mantidos, este efeito em geral não é uma preocupação em outros pacientes. O pré-tratamento profilático com anticolinérgicos é desnecessário e essa prática não é mais recomendada.[8,47] Náusea e vômito após a recuperação também são observados com frequência, mas em geral, têm vida curta e respondem satisfatoriamente a antieméticos típicos, como o ondansetrona.

Por conta do potencial para hipertensão e taquicardia mediadas por catecolaminas, a cetamina também deverá ser evitada naquelas pessoas com doença cardiovascular ou coronariana significativas. A cetamina também aumenta a pressão intraocular e deverá ser evitada naqueles com lesões abertas do globo ocular. Essa substância também é contraindicada em pacientes com psicose, mesmo quando bem controlada.

Sedativos-Hipnóticos

Etmoidato. Etmoidato é um agente sedativo-hipnótico de curta ação, que estruturalmente não tem relação com outros agentes de SAP e não apresenta propriedades analgésicas. Seu uso cursa com sedação profunda de início muito rápido além de hipnose, ao reforçar a neurotransmissão nos receptores de ácido γ-aminobutírico (GABA). O etomidato tem sido utilizado para sedação profunda por conta de seu início rápido, ação de curta duração e, o mais importante, efeitos mínimos sobre as funções respiratória e cardiovascular.[42,48,49]

Após administração IV, a sedação ocorre em aproximadamente 1 minuto e os pacientes se recuperam em 5 a 10 minutos. O etomidato induz a sedação profunda que chega às margens da anestesia geral se utilizado em doses maiores, e pode ser mais difícil de titular que os outros sedativos-hipnóticos. O fármaco é geralmente administrado via IV, com dose inicial de 0,1 mg/kg aplicada lentamente durante 1 a 2 minutos. Doses complementares de 0,05 a 0,1 mg/kg podem ser administradas cada 2 a 3 minutos até que o nível desejado de sedação tenha sido obtido. Doses iniciais menores deverão ser consideradas quando etomidato for combinado com agentes analgésicos ou administrado a idosos. Por conta de seu efeito irrisório ao sistema cardiovascular e sua natureza neuroprotetora, ele é uma excelente escolha para pacientes com a probabilidade de desenvolver instabilidade hemodinâmica ou aumento da pressão intracraniana.

As reações adversas que podem limitar sua utilidade incluem: apneia, depressão respiratória, mioclonias, náuseas, vômitos e supressão da glândula suprarrenal.[50-52] Esses efeitos colaterais são mais comuns com a administração IV rápida, quando doses maiores são usadas, e em idosos. A mioclonia é o efeito colateral mais comum, sendo tipicamente descrita como leve e de curta duração, mas, às vezes, pode ser suficientemente intensa para interferir no procedimento. Embora a depressão respiratória seja rara e geralmente temporária, alguns pacientes podem precisar de curtos períodos de suporte ventilatório através da ventilação assistida. Vômitos tem pouca probabilidade de ocorrer com as doses utilizadas no DE. O etomidato suprime a função da suprarrenal inibindo a atividade da 11-β-hidroxilase. Embora exista algum debate, não há relevância clínica se uma única dose para sedação for administrada.[51,53]

Propofol. Propofol é outro sedativo-hipnótico de ação ultrarrápida, estruturalmente não relacionado a outros fármacos de SAP e sem propriedades analgésicas. Ele tem início extremamente rápido, ação de curta duração e eficácia previsível na indução de sedação profunda.[1]

A sedação desaparece completa e rapidamente, permitindo que sua titulação seja feita em doses maiores e sua recuperação com alta ocorram precocemente. O propofol também possui potentes propriedades antieméticas e reduz a pressão intracraniana. Por conta dessas propriedades, ele é um agente altamente desejado e amplamente utilizado para sedação profunda no PS. Entretanto, ele não fornece analgesia e deverá ser precedido por um opioide para procedimentos dolorosos. Como ocorre com todos os agentes sedativos, a adição de um opioide pode aumentar o risco para sedação mais profunda que a esperada, depressão respiratória, apneia e hipotensão, e então, nesta condição, doses iniciais menores são recomendadas.

Propofol é administrado com dose IV em bólus inicial de 0,5 a 1 mg/kg que é então titulado cada 1 a 3 minutos por alíquotas de 0,25 a 0,5 mg/kg até o nível desejado de sedação. As crianças podem exigir doses ajustadas pelo peso, levemente mais altas que os adultos. O início da sedação ocorre em menos de 1 minuto e o paciente se recupera em 10 minutos. Para procedimentos com duração mais longa, bólus adicionais de 0,5 mg/kg podem ser administrados, ou uma infusão contínua de 3 a 6 mg/kg/hora pode ser titulada para o nível desejado de sedação. Doses menores deverão ser usadas quando se tratar de pacientes idosos ou quando propofol tiver de ser administrado a pacientes pré-tratados com analgésicos.

As reações adversas incluem: depressão respiratória dose-dependente, apneia, hipotensão e dor na administração. Outros agentes, como os opioides, podem intensificar esses efeitos. Na maioria dos

---

[1]Referências 3,4,7,9,21,43,54 e 55

casos, a apneia é temporária e os pacientes não sofrerão redução significativa em seus níveis de oxiemoglobina antes de recuperarem plenamente sua função respiratória. Isso ressalta o valor da administração do oxigênio suplementar durante a sedação. Se a saturação de oxigênio atingir valores inferiores a 90%, o paciente poderá necessitar de ventilação assistida por um breve período. O propofol resulta, em geral, em uma redução transitória nas pressões arteriais sistólica e diastólica, que raramente precisa de administração de fluidos e é bem tolerada por pacientes sadios. O efeito hipotensivo é exagerado em pacientes idosos e naqueles com hipovolemia, e a dose inicial de propofol deverá ser reduzida para 0,25 a 0,5 mg/kg nesses pacientes. A dor associada à administração de propofol ocorre na maioria dos pacientes e pode ser reduzida com pequenas infusões de lidocaína antes da administração. Apesar dessas preocupações, o propofol demonstrou ser confiável e seguro quando usado com monitorização adequada no DE.

Cetamina com Propofol.

É comum combinar cetamina com propofol (conhecido como cetofol) para SAP; embora originariamente estudado em crianças, seu uso foi expandido aos adultos. Acredita-se que os dois agentes completamente diferentes tenham efeitos sinérgicos e que, desta forma, equilibram os déficits um do outro ao reduzirem a dose total de propofol. A cetamina fornece os efeitos analgésicos que o propofol não tem. Além disso, os efeitos estimuladores cardiorrespiratórios da cetamina oferecem um equilíbrio à depressão respiratória e hipotensão causados pelo propofol. Além disso, vômito e alucinações no período de recuperação da cetamina são potencialmente diminuídos pelos efeitos antieméticos e hipnóticos do propofol.[2]

Em vários estudos recentes, cetofol não mostrou ser clinicamente superior a qualquer outro agente utilizado isoladamente em relação à depressão respiratória ou complicações da via aérea.[41,44,57] Observou-se benefício estatisticamente significativo na satisfação médica, na qualidade da sedação e nos episódios de vômitos, que foram menores, porém, sem diferença significativa no tempo de recuperação. Pacientes tratados com cetofol necessitam menos de novas doses, devido aos efeitos estendidos da cetamina para manter um grau adequado de sedação. Embora o uso dessa combinação seja extremamente popular, ela não pode ser atualmente recomendada como superior ao propofol, propofol mais fentanila ou cetamina, com ou sem ondansetron.

Agentes de Ação Ultrarrápida.

Os relatórios e estudos envolvendo agentes como alfentanil e remifentanil em SAP no DE são limitados. Alfentanil é um análogo de ação ultrarrápida da fentanila que foi descrito para SAP no DE.[59] Esse agente foi utilizado em anestesia, considerado seguro e efetivo quando adicionado ao propofol para SAP no DE. Os emergencistas devem estar atentos para os pacientes que recebem alfentanil, pois estes podem necessitar de maior suporte ventilatório durante a SAP no DE e podem apresentar períodos de recuperação mais longos.[59] Embora alfentanil seja seguro quando adicionado ao propofol, a combinação não mostrou fornecer benefício adicional.

Remifentanil é um éster derivado de fentanila com propriedades sedativas, analgésicas e de ação ultrarrápida. Tradicionalmente utilizado em anestesia geral para sedação e analgesia, esse agente foi descrito em relatórios breves para SAP no DE.[60,61] Ele tem a vantagem peculiar de ser metabolizado por esterases presentes em tecidos intersticiais e nas hemácias e, portanto, seu metabolismo é independente da disfunção hepática ou renal. Ele pode cursar com significativa depressão respiratória, mas o paciente ainda é geralmente responsivo a comandos verbais.

A dexmedetomidina é um agente sedativo com o uso mais recente no DE. Até o momento, a literatura que suporta o uso desse fármaco no DE tem sido limitada a poucos relatos pela população que recebeu SAP no DE.[62] Ele atua como agonista α-adrenérgico altamente seletivo com propriedades ansiolíticas e analgésicas. A dexmedetomidina induz o sono natural para criar seus efeitos sedativos. Esse fármaco tem sido administrado principalmente através de infusão e tem sido usado com segurança e sucesso ao facilitar a intubação por fibra óptica, procedimentos gastrointestinais (GI) e cardioversões. Outros relatos feitos em unidades de terapia intensiva (UTI) demonstraram seu uso como o agente sedativo preferido para pacientes sob ventilação mecânica. Ele pode ser considerado para sedação em pacientes que se mostrem resistentes às doses usuais de benzodiazepínicos.

Agentes de Reversão e de Resgate.

A titulação cuidadosa das doses de medicamentos para se obter nível desejado de sedação é, geralmente, o objetivo na SAP. Às vezes, porém, níveis de sedação mais profundos e não esperados podem ser atingidos podendo resultar em depressão respiratória ou apneia. Aqui podem ser exigidos: reposicionamento da via aérea, oxigênio suplementar e ventilação com bolsa-válvula-máscara. Se esses períodos forem prolongados, a reversão parcial ou completa de agentes como opioides ou benzodiazepínicos pode ser necessária. A reversão eletiva de SAP após conclusão do procedimento não é recomendada.

Naloxona. Naloxona é um antagonista competitivo de opioides e tem sido efetivamente usado para a reversão de depressão respiratória induzida por estes agentes durante a SAP. Ela tem início rápido de ação e meia-vida média plasmática de aproximadamente 45 minutos, embora seus efeitos clínicos durem somente de 15 a 30 minutos. Em geral, não se observa um novo período de sedação em pacientes que tenham recebido opioides de ação rápida, como fentanila ou morfina em doses recomendadas para SAP. Entretanto, esses pacientes deverão ser observados durante pelo menos uma hora após a administração de naloxona. É especialmente importante atentar para pacientes que tenham recebido grandes doses de fentanila, já que a redistribuição deste fármaco pode resultar na recorrência da sedação.

Naloxona pode ser administrada via IV, IM, subcutânea ou endotraqueal, mas é quase universalmente feita por via IV. A menor dose necessária para restaurar o esforço respiratório deverá ser usada porque a reversão do efeito depressor respiratório do opioide é combinado pela reversão da analgesia. A dosagem inicial depende do paciente e dos objetivos específicos desejados. Para reversão parcial, doses tituladas de 0,1 a 0,2 mg podem ser usadas cada 1 a 2 minutos até a obtenção do efeito desejado. A reversão completa quase nunca é desejável e exige doses de 1 a 2 mg. Doses similares podem ser usadas para crianças. Em pacientes dependentes de opioides, essas doses podem precipitar um estado de abstinência aguda. Doses iniciais menores deverão ser consideradas. Grandes doses de naloxona também podem tornar mais difícil controlar a dor no pós-procedimento. O uso de naloxona tem pouco risco, e apesar de raros, edema pulmonar, convulsão e arritmias já foram relatados.

Flumazenil. Flumazenil é um antagonista competitivo dos benzodiazepínicos. Embora este fármaco reverta o efeito da sedação realizada com benzodiazepínicos, ele não é tão eficaz na reversão da depressão respiratória. Em geral, quando ocorre a sedação exagerada, o breve suporte da ventilação permite ao paciente recuperar a respiração espontânea sem a necessidade de reversão. Flumazenil tem início rápido de ação em 1 a 2 minutos, atinge seu pico em 5 a 10 minutos e sua duração é variável para cada indivíduo, mas com a média de 30 a 90 minutos. A monitorização contínua do paciente deve ser assegurada quando flumazenil for usado para reverter a depressão respiratória associada a benzodiazepínicos de duração mais prolongada, já que a ressedação é provável. Flumazenil também mostrou-se efetivo em tratar o excitamento paradoxal em crianças.

Flumazenil é geralmente titulado em doses de 0,1 a 0,2 mg IV cada 1 a 2 minutos até o efeito desejado. A dose máxima de 1 mg geralmente é suficiente. Em geral, as doses pediátricas comuns usadas são de 0,02 mg/kg, com o máximo de 0,2 mg. Cautela extrema deverá ser aplicada em pacientes com dependência de benzodiazepínicos ou histórico de convulsões, já que o uso de flumazenil pode precipitar um quadro de estado epiléptico potencialmente fatal e refratário ao tratamento comum. A reversão de rotina não é recomendada.

---

[2]Referências 7, 41, 44, 45 e 56-58.

TABELA 4.5
Estratégias de Seleção de Medicamentos para Adultos

TIPO DE PROCEDIMENTO	EXEMPLOS	RECOMENDAÇÃO	ALTERNATIVAS	COMENTÁRIOS
Indolor	Imagens radiológicas	Midazolam (intravenoso)	Propofol (intravenoso)	Midazolam tem comprovação e segurança consideráveis.
Dor fraca, ansiedade alta	Punção de Cateter Central Punção lombar	Midazolam (intravenoso)	Propofol (intravenoso) Cetamina (intravenosa)	A analgesia pode ser atingida frequentemente com agentes locais ou tópicos.
Dor forte, ansiedade alta	Redução de fratura ou de articulação Drenagem de abscesso Desbridamento de queimadura Cardioversão Drenagem de Tórax	Midazolam + fentanila (intravenoso) Propofol + fentanila (intravenoso) Cetamina (Intravenosa, intramuscular)	Etomidato + fentanila (intravenoso) Propofol + cetamina (intravenoso)	Há muito mais dados que comprovam a segurança de fentanila e midazolam, embora outras escolhas também tenham comprovação significativa.

Seleção e Administração do Medicamento

Ao escolher uma estratégia para SAP, é importante considerar o tipo de procedimento a ser realizado (doloroso ou não), sua duração, o objetivo a ser alcançado (ansiólise *vs.* imobilidade) e se a sedação pode precisar ser prolongada (Tabela 4.5). A necessidade de acesso IV, em geral, é uma questão somente em crianças pequenas. Adjuntos planejados como anestesia tópica, local ou regional também podem ser considerados. Fatores do paciente, incluindo idade, medicamentos, uso de álcool e drogas ilícitas e comorbidades devem ser considerados no momento de escolha do agente e da dose inicial. Procedimentos necessitando de sedação podem ser divididos em três categorias – procedimentos indolores exigindo imobilização (p. ex., TC, RIM); procedimentos pouco dolorosos, mas de alta ansiedade (p. ex., suturas, punção lombar) e procedimentos altamente dolorosos e de alta ansiedade (p. ex., redução de fratura ou de articulação, drenagem de tórax, drenagem de abscesso, cardioversão).

Para procedimentos rápidos e indolores que exijam imobilização total, midazolam e propofol IV são escolhas excelentes e etomidato é uma alternativa razoável. Para procedimentos mais demorados, midazolam VR ou propofol IV são uma escolha razoável.

Para procedimentos rápidos e pouco dolorosos exigindo sedação mínima a moderada, e quando anestésicos tópicos ou locais podem ser utilizados (p. ex., redução de luxação glenoumeral para a qual a lidocaína intra-articular será usada), midazolam é uma escolha confiável e segura. Propofol IV, precedido por uma dose modesta de fentanila, é uma escolha excelente para procedimentos rápidos e dolorosos que exigem sedação profunda (p. ex., cardioversão, redução de articulação, ou outros procedimentos altamente dolorosos). A cetamina pelas vias IV e IM tem sido extensivamente estudada em crianças e é altamente eficaz, com grande margem de segurança para crianças e adultos. O mesmo se pode dizer de midazolam IV mais fentanila nas populações adulta e pediátrica.

CONCEITOS-CHAVE

- A SAP segura e eficaz exige habilidades e conhecimento de alto nível, protocolos sólidos e monitoramento do paciente.
- Os pacientes deverão receber alta e serem liberados na companhia de um adulto responsável e permanecer com um adulto responsável por 4 a 8 horas após a recuperação e a alta.
- Propofol é o agente escolhido para a sedação profunda no PS, mas exige suplementação com um analgésico opioide quando um procedimento doloroso for planejado.
- A falta de jejum no pré-procedimento não é contraindicação à sedação no caso de um quadro de emergência e/ou sensível ao tempo.
- A oximetria de pulso é obrigatória durante a sedação, e o CO_2 de final de exalação deverá ser monitorizado se a sedação moderada ou profunda for o objetivo. O oxigênio deverá ser administrado a pacientes submetidos à sedação em procedimentos.

As referências para este capítulo podem ser encontradas on-line no website Expert Consult associado à obra.

CAPÍTULO 5
Monitorando o Paciente na Emergência

Anthony M. Napoli | Ken Deitch

Este capítulo se concentra nas seguintes modalidades de monitorização: aferição não invasiva de pressão arterial, oximetria de pulso e uso de medição do dióxido de carbono de final de exalação (ET_{CO2}). A monitorização fetal após trauma e a monitorização da função cerebral são também discutidos brevemente.

AFERIÇÃO DA PRESSÃO ARTERIAL

Princípios

A aferição da pressão arterial pelo esfigmomanômetro é o método mais comum de aferição da pressão arterial de maneira não invasiva pela aferição indireta das pressões sistólica, diastólica, arterial média e de pulso. A pressão de pulso é importante porque assemelha-se fielmente ao volume sistólico, quando leva-se em conta a complacência e resistência arterial. Em uma determinada complacência arterial (C), o volume sistólico (SV) está associado a alterações correspondentes na pressão de pulso: $C = SV/PP$. Portanto, a pressão arterial representa, intimamente, a interação do débito cardíaco e resistência vascular sistêmica total, tornando-a uma importante ferramenta de triagem e possivelmente de monitorização em pacientes no Departamento de Emergência (DE).

Tomada de Decisão

A monitorização da pressão arterial permanece como uma medida padrão e uma importante e constante medida de alterações na adaptação fisiológica ao estresse e serve como uma medida dinâmica e de prognóstico singular de resultados adversos em pacientes clínicos e cirúrgicos. Por exemplo, pacientes que se apresentam ao PS com sepse têm seis vezes mais probabilidade de progredirem para um choque séptico se tiverem mesmo um único episódio de hipotensão.[1] Resultados semelhantes foram demonstrados em pacientes com trauma, para os quais a hipotensão aparentemente isolada está associada ao aumento da mortalidade.[2]

Dispositivos e Técnicas

A aferição tradicional da pressão arterial por esfigmomanometria pode ser obtida através de Doppler, palpação, ausculta e métodos oscilométricos. Embora a palpação só permita a determinação da pressão sistólica, ela é útil em ambientes barulhentos (tais como no transporte de serviços médicos de emergência [SME]) onde a aferição por meios não invasivos pode ser difícil. O Doppler é particularmente útil na identificação da presença de um pulso sistólico em pacientes hipotensos ou em extremidades com fluxo interno (p. ex., aterosclerose) ou externo (p. ex., síndrome compartimental) limitado. A ausculta, também conhecida como aferição manual de pressão arterial, permanece como um método de aferição da pressão arterial comum, geralmente confiável e reprodutível por mais de 100 anos, desde sua descoberta. Esse método consiste na colocação do estetoscópio na fossa antecubital, inflando-se o manguito do esfigmomanômetro, e então desinflando-o lentamente enquanto se observa a pressão na qual a ausculta do pulso retorna (pressão arterial sistólica) e quando ela desaparece (pressão arterial diastólica). Em geral, a ausculta subestima a pressão arterial sistólica e superestima a pressão diastólica. Embora a acurácia tenha melhorado com a padronização da tecnologia, essa técnica está, às vezes, propensa a uma significativa inacurácia. A qualidade do dispositivo, tamanho do manguito, posicionamento do corpo, posição do braço e relaxamento são todos componentes da técnica de aferição que podem afetar a acurácia. Circunstâncias clínicas como obesidade, arritmias e extremos de idade (crianças muito jovens e adultos muito idosos) também podem afetar a acurácia.

A facilidade de uso da aferição oscilométrica da pressão arterial torna essa modalidade ideal para a monitorização não invasiva no DE. A técnica oscilométrica mede oscilações na pressão durante a desinsuflação do manguito; o ponto máximo de oscilação representa a pressão arterial média. Esse é o método não invasivo mais comum de se aferir a pressão arterial no DE, sendo usualmente chamado de pressão arterial automática. Esse método tem várias vantagens sobre a ausculta, incluindo menos susceptibilidade a ruídos, menor uso de recursos e intervalos regulares de aferição, e a colocação específica de um transdutor sobre a artéria se torna desnecessária. Comparações entre a ausculta e aferição oscilométrica com aferição intra-arterial obtiveram concordância relativamente satisfatória, com as pressões automatizadas superestimando levemente as pressões sistólicas manuais com precisão moderada em pacientes hemodinamicamente estáveis.

Outros métodos de fornecer monitorização contínua e não invasiva da pressão arterial geralmente recorrem a compressão parcial da artéria radial ou contrapressão de enchimento arterial e oferecem resultados comparáveis àqueles de um cateter arterial, com o benefício de mobilidade adicionada. Monitores de pressão arterial não invasiva, contínuos e mais recentes têm a vantagem de fornecer medidas hemodinâmicas adicionais avançadas, tais como volume sistólico e débito cardíaco,[3] o que pode ser benéfico em pacientes criticamente doentes.

O padrão ouro e método mais preciso de aferição da pressão arterial continua sendo o cateter intra-arterial. Entretanto, esse método é invasivo e demorado, além de ter o risco, não frequente, embora real, de lesão arterial ou trombose. Situações comuns nas quais a monitorização arterial invasiva pode ser benéfica incluem: (1) instabilidade hemodinâmica persistente ou recorrente, (2) monitorização de condições ou de tratamentos que resultam em grandes mudanças de fluido ou da pressão arterial, (3) realização frequente de exames com uso de sangue arterial e (4) imprecisões esperadas no manejo da pressão arterial não invasiva (p. ex., por causa de obesidade ou arritmias).

OXIMETRIA DE PULSO

Princípios

A oximetria de pulso é amplamente usada para monitorização de pacientes no cenário extra-hospitalar e no DE. Ela fornece uma avaliação em tempo real da saturação de oxigênio e uma percepção objetiva nas alterações dinâmicas na fisiologia do paciente, assim como a eficácia das intervenções relacionadas à oxigenação. Desde sua adoção disseminada há quase 35 anos, ela é considerada hoje como o quinto sinal vital.

Tomada de Decisão

O uso da oximetria de pulso no DE foi adaptado da prática da anestesiologia, que demonstrou episódios menos frequentes e mais curtos de dessaturação e de reconhecimento mais precoce de hipóxia durante ou após a anestesia. No DE, a oximetria de pulso é amplamente usada para a triagem inicial de pacientes ou na monitorização e tratamento de pacientes que estejam sedados ou criticamente doentes, particularmente com insuficiência respiratória ou durante intubação endotraqueal. Neste último caso, a oximetria de pulso mostrou reduzir a frequência de episódios hipóxicos. Os valores de saturação de oxigênio arterial (Sao_2) em ou inferiores a 96% demonstraram ser 100% sensíveis para a detecção de hipóxia (pressão parcial de oxigênio arterial [Pao_2] < 70 torr), embora esse valor de corte possa ser diferente em pacientes com doença pulmonar obstrutiva.

Dispositivos e Técnicas

A oximetria de pulso se baseia na premissa de que a concentração de uma substância absorvida pode ser determinada se o comprimento de onda característico dessa substância, a intensidade da luz transmitida através dessa substância e a distância de transmissão são conhecidos (Lei de Beer-Lambert). Os dispositivos de oximetria de pulso usam dois diodos de emissão de luz (LEDs) que emitem luz a comprimentos de onda característicos da oxiemoglobina e desoxiemoglobina (660 e 940 nm). Esses comprimentos de onda são absorvidos a taxas diferentes dependendo das condições clínicas, e a diferença fracionária entre os dois comprimentos de onda é medida e refletida na oximetria de pulso. Devido às características de absorção do tecido, sangue arterial e sangue venoso serem estáticos durante um ciclo cardíaco, as alterações batimento a batimento que ocorrem no sangue pulsátil podem ser isoladas e os componentes estáticos podem ser filtrados através da medição da luz transmitida várias centenas de vezes por segundo. As medições podem ser feitas nas orelhas ou nos dedos, embora os dedos sejam geralmente melhores em pacientes com perfusão ruim.

A oximetria de pulso mede a porcentagem de hemoglobina arterial que está em estado de oxiemoglobina. Isso reflete a quantidade de oxigênio que a hemoglobina está carreando como porcentagem do máximo que ela pode carregar; isso é usualmente conhecido como a saturação de oxigênio conforme medida pela oximetria de pulso (Spo_2). A oximetria de pulso não mede a Pao_2; entretanto, o oxigênio ligado à hemoglobina representa o maior reservatório de oxigênio no sangue. A compreensão da curva de dissociação da oxiemoglobina e da relação entre Sao_2 e Pao_2 torna possível avançar a capacidade de monitorização usando esse monitor contínuo e não invasivo para substituir as retiradas intermitentes de sangue arterial. Embora a correlação entre as duas medidas seja satisfatória, sua relação não é linear. Os oxímetros de pulso são geralmente precisos entre saturação de 80% e 100%, mas alterações maiores em Spo_2 podem ocorrer com pequenas alterações em Pao_2 em pacientes hipóxicos. Inferior a essa faixa, o papel é invertido e grandes alterações em Pao_2 podem ocorrer com pequenas alterações em Spo_2. A oximetria de pulso mantém sua utilidade porque, na faixa não hipóxica, a relação geralmente é linear e, uma vez na presença de hipóxia clinicamente importante, não há resposta clínica significativamente diferente a uma leitura de oxímetro de pulso de 85% ou 65%. Dessa forma, a oximetria de pulso é a ferramenta ideal para triagem e monitorização contínua.

A oximetria de pulso tem várias limitações clínicas importantes. Pelo seu *design*, os oxímetros de pulso medem somente dois comprimentos de onda. Nestes dois comprimentos de onda, os oxímetros de pulso tradicionais são incapazes de distinguir oxiemoglobina e desoxiemoglobina de duas dis-hemoglobinemias importantes: metemoglobina (MetHb) e carboxiemoglobina (COHb). Os oxímetros de CO de comprimentos de onda múltiplos hoje disponíveis podem distinguir os quatro comprimentos de onda.[4] No cenário de uma exposição significativa de MetHb ou COHb, o oxímetro de pulso lerá níveis falsamente elevados de Sao_2, mesmo a exposições relativamente altas, porque ele não pode distinguir hemoglobina oxigenada ou desoxigenada dessas outras dis--hemoglobinemias. Em pacientes com alta carga tabágica, os níveis de COHb de 3% a 15% podem ser comuns, mas isso tem pouco impacto na Spo_2 informada. O artefato de sinal é provavelmente a limitação técnica mais comum para adequar a medição. Outras limitações incluem estados de baixa perfusão, que levam a um baixo componente pulsátil e acurácia de medição subsequente prejudicada, luz ambiente, pigmentação profunda da pele, azul de metileno e esmalte das unhas. A média de sinais limita o impacto de artefatos de movimento e melhora sua acurácia.

A determinação da Spo_2 pode evitar a necessidade de exames de sangue arteriais invasivos e repetidos para determinar a saturação de oxigênio (e de Pao_2 até certo grau), mas não fornece adequadamente o conhecimento do pH ou da pressão parcial de dióxido de carbono ($Paco_2$). Esses dois últimos dados podem ser obtidos através de exames de sangue venoso e uso de capnografia contínua. Mais importante, a Spo_2 não ajuda na determinação da adequação à ventilação quando um quadro de hipercapnia pode preceder a hipóxia e o oxigênio suplementar pode mascarar a hipoventilação. Este é um dos muitos usos da medição da $EtCO_2$.

MONITORIZAÇÃO DE DIÓXIDO DE CARBONO DE EXALAÇÃO FINAL

Princípios

A capnografia é o registro gráfico, representado como um formato de onda, ou capnograma, das concentrações instantâneas de CO_2 em gases respirados durante um ciclo respiratório. A medição quase instantânea do padrão de cada respiração e concentração de dióxido de carbono exalado permite ao emergencista determinar o status ventilatório básico e acompanhar as alterações com o tempo. A capnometria é definida como a medição quantitativa do $EtCO_2$ exibido como um número sem uma onda associada. Detectores colorimétricos usam escalas coloridas para estimar faixas de $EtCO_2$, mas não são suficientemente precisos para fornecer medições quantitativas corretas. Seu uso é, portanto, limitado para a confirmação de colocação de tubo endotraqueal correto (TET) e sua localização contínua na traqueia. A capnografia tem ampla aplicação no DE durante os procedimentos com sedação e monitorização de pacientes intubados ou criticamente doentes, e é usada também no cenário extra-hospitalar para monitorar pacientes intubados e sedados.

Os monitores de CO_2 são configurados como "laterais" (*sidestream*) ou "convencionais" (*mainstream*), dependendo da localização do detector ou sensor fotoelétrico. Dispositivos convencionais medem CO_2 diretamente da via aérea, com o sensor anexo diretamente ao TET. Dispositivos laterais, mais usados por profissionais dos SME e no DE, aspiram uma amostra de gás através do tubo para um sensor localizado dentro do monitor e são usados para pacientes intubados e não intubados. Eles são leves e podem ser integrados em uma cânula nasal-oral que simultaneamente mede CO_2 e oferece oxigênio de baixo fluxo, permitindo oferta contínua de oxigênio durante a sedação em procedimentos e analgesia.

Detectores colorimétricos de CO_2 usam papéis-filtro sensíveis ao pH impregnados com púrpura de metacresol, que muda de cor de púrpura (< 4 mmHg CO_2) para bronze (4-15 mmHg CO_2) e para amarelo (> 20 mmHg CO_2) dependendo da concentração de CO_2 (Cap. 1). O indicador, acomodado em uma caixa plástica, é inserido entre o TET e a bolsa do ventilador e detecta alterações a cada respiração.

Anatomia e Fisiopatologia

Embora as concentrações de CO_2 possam ser exibidas continuamente durante todo o ciclo respiratório – por convenção, somente a concentração máxima de CO_2 ao final de cada exalação –, o $EtCO_2$ é usualmente exibido. Em pacientes com função cardiopulmonar normal, existe uma correlação íntima entre CO_2 alveolar ($PAco_2$) e CO_2 arterial ($Paco_2$). O $EtCO_2$ é, em geral, 2 a 5 mmHg inferior a $Paco_2$ por causa da diluição dos gases do final da exalação pelo gás presente no espaço morto fisiologicamente. As condições que afetam as proporções entre ventilação-perfusão (incluindo embolia pulmonar), parada cardíaca, hipovolemia, doença pulmonar obstrutiva e posição em decúbito lateral podem ampliar o gradiente de

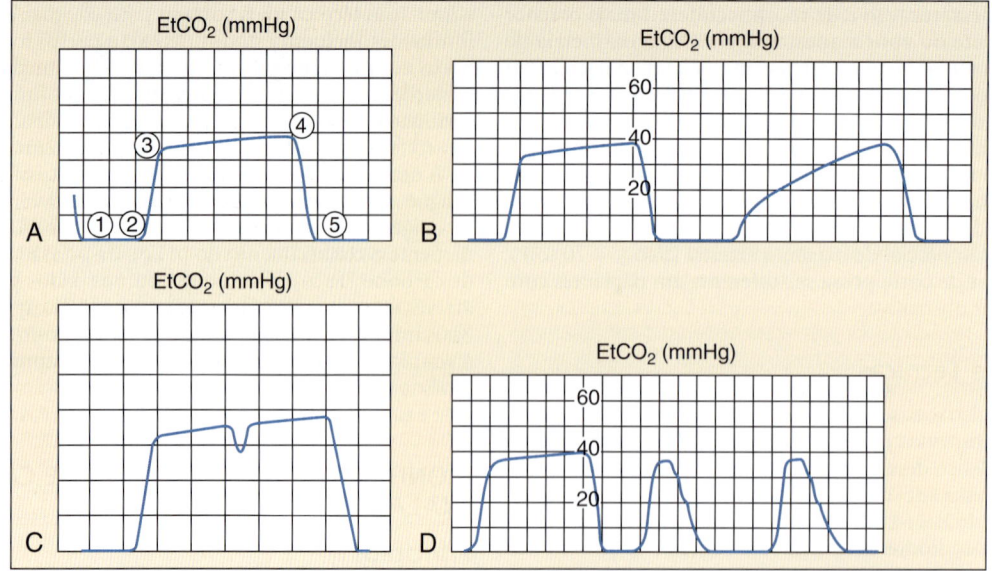

Fig. 5.1. A, Quatro fases de um capnograma normal. *1-2,* A porção livre de dióxido de carbono do ciclo respiratório. *2-3,* a rápida inflexão superior da curva representando a transição da inspiração para a expiração e a mistura de espaço morto e gás alveolar. *3-4,* o platô alveolar representando o gás alveolar rico em dióxido de carbono e com tendência a subir suavemente com o esvaziamento irregular dos alvéolos. *4-5,* a descida respiratória, que é uma queda quase vertical para a base. Consulte o texto para a explicação. *EtCO₂,* dióxido de carbono de final de exalação.

Pa-$EtCO_2$. Vários estudos, porém, demonstraram alta concordância entre $EtCO_2$ e $Paco_2$ em adultos asmáticos e em crianças com desconforto respiratório moderado a grave por bronquiolite, asma e pneumonia. A análise da forma do capnograma pode levar a informações diagnósticas valiosas.

Um capnograma normal tem quatro fases (Fig. 5.1A):
1. A fase 1-2 representa uma porção do ciclo respiratório livre de CO_2. Geralmente, essa é a fase inspiratória, embora possa representar apneia ou uma desconexão do dispositivo do paciente. A elevação dessa linha de base acima de zero implica na reinalação de CO_2, como também em um espaço morto aumentado no circuito ou contaminação do sensor.
2. A fase 2-3, a rápida elevação da curva, representa a transição da inspiração para a expiração e a mistura do espaço morto e do gás alveolar. O prolongamento da fase 2-3 (Fig. 5.1B) ocorre com a obstrução para o fluxo de gás expiratório (p. ex., doença pulmonar obstrutiva, broncoespasmo, TET acotovelado) ou vazamentos no circuito respiratório.
3. Na fase 3-4, o platô alveolar, representa a predominância do gás alveolar rico em CO_2 no fluxo expiratório e tende a se inclinar suavemente para cima com o esvaziamento irregular dos alvéolos. O Ponto 4 (o $EtCO_2$) representa a concentração máxima de CO_2 em cada respiração e é o número que aparece no monitor. A inclinação desta fase pode ser aumentada pelos mesmos fatores obstrutivos que aumentam a inclinação da fase 2-3 e é também uma variação fisiológica normal na gravidez. Um declive no platô indica um esforço respiratório espontâneo durante a ventilação mecânica, como na hipóxia, hipercarbia ou anestesia inadequada (Fig. 5.1C).
4. Fase 4-5, a descida inspiratória, é uma queda praticamente vertical para a linha de base. Essa inclinação pode ser prolongada e se misturar com a fase expiratória em vazamentos do cuff do tubo endotraqueal (Fig. 5.1D). Padrões respiratórios anormais que se mostram rápidos ou caóticos limitam a utilidade da monitorização do $EtCO_2$ porque padrões característicos dos formatos de onda são difíceis de discernir.

Manejo

A capnografia é usada no DE para pacientes intubados e não intubados. Para pacientes intubados, ela fornece informações sobre a função respiratória e configurações do ventilador mecânico e dá notificação imediata de uma extubação acidental. Após a intubação, uma onda contendo todas as quatro fases indica que o tubo endotraqueal se localiza após as cordas vocais e não está obstruído. Em pacientes que não estejam em parada cardíaca, o $EtCO_2$ colorimétrico qualitativo ou a capnografia quantitativa fornecem sensibilidade e especificidade próximos a 100% para posicionamento endotraqueal. Por outro lado, o uso de sinais clínicos para verificação do posicionamento do tubo endotraqueal não é confiável, com alta taxa de resultados falso-positivos. O $EtCO_2$ pode ajudar a monitorar a posição do tubo continuamente na traqueia durante o transporte e é um padrão aceito de cuidados pela American Society of Anesthesiology e outras organizações. Durante uma parada cardíaca, a $EtCO_2$ reflete o grau de fluxo sanguíneo pulmonar pois a ventilação alveolar e o metabolismo basal são constantes, dessa forma ele pode ser usado para avaliar a eficácia da reanimação cardiopulmonar (RCP) e retorno a circulação espontânea (Cap. 8).[5,6]

Além do uso em reanimação, a capnografia também pode ser usada para monitorar pacientes com convulsões ativas e manter níveis apropriados de $EtCO_2$ em pacientes com pressão intracraniana elevada. Junto com a visualização dos anéis traqueais na broncoscopia, a capnografia é o outro padrão ouro usado para confirmar a intubação traqueal (Cap. 1).

Capnografia em Pacientes com Respiração Espontânea

Avaliação Rápida de Pacientes Criticamente Doentes. A via aérea, a respiração e a avaliação circulatória de pacientes criticamente doentes podem ser rapidamente determinadas por meio do uso dos valores de $EtCO_2$ e do capnograma. A presença de um capnograma normal denota uma via aérea patente e respiração espontânea, e níveis normais de $EtCO_2$ indicam ventilação e perfusão adequadas. Diferentemente da oximetria de pulso e da eletrocardiografia, a medição capnográfica se baseia na via aérea e, portanto, não é passível de artefato de movimento. Ela também fornece leituras confiáveis em estados de má perfusão. A capnografia é a única modalidade precisa e confiável de monitorização da ventilação em pacientes com convulsões ativas generalizadas. Dados capnográficos (capnograma, $EtCO_2$, frequência respiratória) podem ser usados para diferenciar pacientes com convulsões ativas e apneia (onda plana, ausência de leituras de $EtCO_2$, ausência de movimentos da parede torácica), ventilação ineficaz com volume corrente baixo (capnogramas pequenos, $EtCO_2$ baixo) e ventilação efetiva (capnograma normal, $EtCO_2$ normal).

A capnografia também pode detectar rapidamente complicações da via aérea comum, respiratória e do sistema nervoso central associadas a agentes neurais usados em terrorismo químico, incluindo apneia, obstrução das vias aéreas superiores, laringoespasmo, broncoespasmo e insuficiência respiratória.[5]

Avaliação e Medição de Resposta ao Tratamento em Pacientes com Angústia Respiratória Aguda.

A capnografia fornece monitorização dinâmica do status ventilatório em pacientes com angústia respiratória aguda, devido a asma, bronquiolite, doença pulmonar obstrutiva crônica (DPOC), insuficiência cardíaca congestiva e fibrose cística. Através da medição do $EtCO_2$ e da frequência respiratória em cada respiração, a capnografia fornece um *feedback* instantâneo do estado clínico do paciente. A frequência respiratória é medida diretamente da via aérea via uma cânula nasal-oral, fornecendo uma leitura mais confiável que a monitorização respiratória por impedância. Na obstrução das vias aéreas superiores e no laringoespasmo, por exemplo, a monitorização por impedância detecta movimento da parede torácica, interpreta esse movimento como uma respiração válida e exibe uma frequência respiratória, mesmo que o paciente não esteja ventilando. Por outro lado, a capnografia não detecta ventilação e mostra um capnograma de linha plana.

O broncoespasmo, na doença pulmonar obstrutiva, leva a uma inclinação ascendente do platô expiratório do capnograma (Fig. 5.2, *painel central*). Alterações no $EtCO_2$ com o tempo e a inclinação dessa fase do capnograma demonstraram boa correlação com medidas espirométricas (volume expiratório forçado em 1 segundo [VEF1] e a taxa do pico de fluxo expiratório [PFE]). A capnografia tem a vantagem de ser independente de esforço, gênero, idade e altura e é uma medida objetiva útil em pacientes asmáticos que são incapazes de cooperar com a espirometria (p. ex., crianças mais novas, pacientes com ventilação, pacientes com angústia respiratória aguda). A capnografia também pode ser usada para se distinguir entre doenças pulmonares obstrutivas e restritivas. Padrões capnográficos característicos associados a doença pulmonar restritiva e obstrutiva são mostrados na Figura 5.2 (*painel inferior*). Um estudo piloto recente demonstrou promessa precoce em uma abordagem algorítmica computadorizada para a classificação de formas em formato de ondas diferenciando insuficiência cardíaca congestiva e DPOC com alto grau de sensibilidade e especificidade.[7]

Durante Sedação para Procedimentos e Analgesia.

A capnografia também pode detectar os eventos adversos relacionados a via aérea e respiração associados à sedação para procedimentos e à analgesia (Cap. 4). A apneia central e obstrutiva pode ser quase que instantaneamente detectada pela capnografia. Capnografia é o indicador mais precoce de comprometimento de via aérea ou respiração e mostra um $EtCO_2$ anormalmente alto ou baixo de 5 a 240 segundos antes que a oximetria de pulso detecte uma queda na saturação de oxiemoglobina, especialmente em pacientes recebendo oxigênio suplementar. Um $EtCO_2$ baixo – isto é, hipoventilação hipopneica – é observado usualmente com agentes sedativo-hipnóticos (especialmente propofol) e durante a sedação profunda, representando respiração com volume corrente baixo (o espaço morto da via aérea permanece constante, mas o volume corrente diminui), e não deverá ser confundido com hiperventilação.

O uso de capnografia durante a sedação para procedimentos em adultos e crianças está associado a índices significativamente mais baixos de hipóxia. O reconhecimento precoce da depressão respiratória permite intervenções precoces na via aérea e resulta em índices mais baixos de hipóxia em pacientes sendo submetidos à sedação para procedimentos (Cap. 4).

Avaliação Rápida de Pacientes Obnubilados ou Inconscientes.

Pacientes obnubilados ou inconscientes, com ou sem agitação psicomotora, incluem aqueles com intoxicação alcoólica, superdosagem medicamentosa intencional ou não intencional, pacientes em estado pós-ictal e pacientes agitados tratados com benzodiazepínicos que possam ter depressão respiratória, ventilação prejudicada e hipóxia. A capnografia pode diferenciar entre pacientes em estado pós-ictal com ventilação efetiva e aqueles com ventilação ineficaz, assim como fornecer monitorização contínua dos padrões ventilatórios com o tempo, para identificar pacientes em risco de depressão ventilatória e insuficiência respiratória.[8,9]

Avaliação Rápida de Pacientes com Doença Grave.

Isso inclui aqueles com sepse, cetoacidose diabética e desidratação. Além de seus usos estabelecidos para avaliação de ventilação e perfusão, a capnografia é uma ferramenta valiosa para avaliar o status metabólico. Estudos demonstraram uma correlação linear positiva entre os níveis de $EtCO_2$ e de íons de bicarbonato sérico (HCO_3^-) naqueles pacientes com diabetes e gastroenterite: o $EtCO_2$ pode ser usado como indicador de acidose metabólica nesses pacientes (Figs. 5.3 e 5.4). À medida que um paciente se torna acidótico, o nível de HCO_3^- diminui e um quadro de alcalose respiratória compensatória se desenvolve, com aumento na ventilação minuto e redução resultante no $EtCO_2$. Quanto mais acidótico o paciente estiver, mais baixo o HCO_3^-; quanto mais alta a frequência respiratória, mais baixo o $EtCO_2$. Além disso, o $EtCO_2$ pode ser usado para distinguir diabéticos com cetoacidose (acidose metabólica, taquipneia compensatória, $EtCO_2$ baixo) daqueles sem cetoacidose (não acidóticos, com frequência respiratória normal, com $EtCO_2$ normal). Uma associação similar entre $EtCO_2$ e HCO_3^- foi demonstrada em crianças com gastroenterite. O $EtCO_2$, entretanto, pode não ser útil no tratamento de outros distúrbios metabólicos como

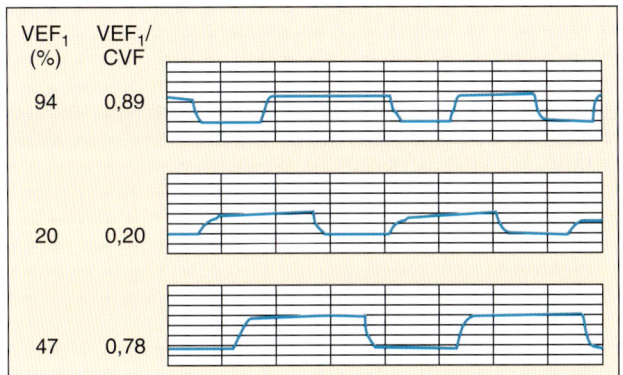

Fig. 5.2. Formato de um capnograma em pessoas normais (*painel superior*), pacientes com broncoespasmo e naqueles com doença pulmonar obstrutiva e restritiva (*painel inferior*). VEF_1, volume expiratório forçado em 1 segundo; CVF, capacidade vital forçada.

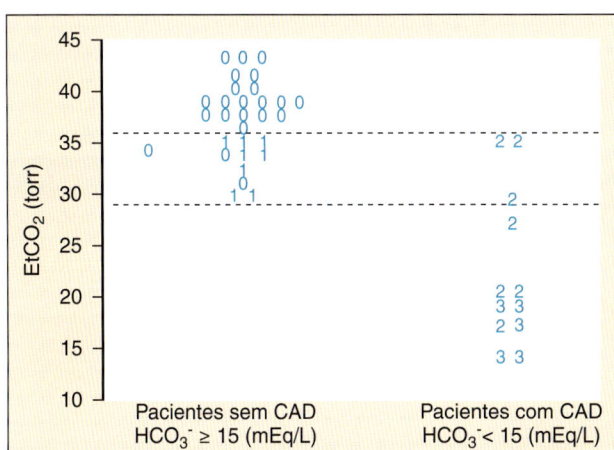

Fig. 5.3. Valor preditivo de dióxido de carbono de final de exalação ($EtCO_2$) em detectar acidose metabólica em diabéticos. CAD, cetoacidose diabética, HCO_3^-, íon bicarbonato.

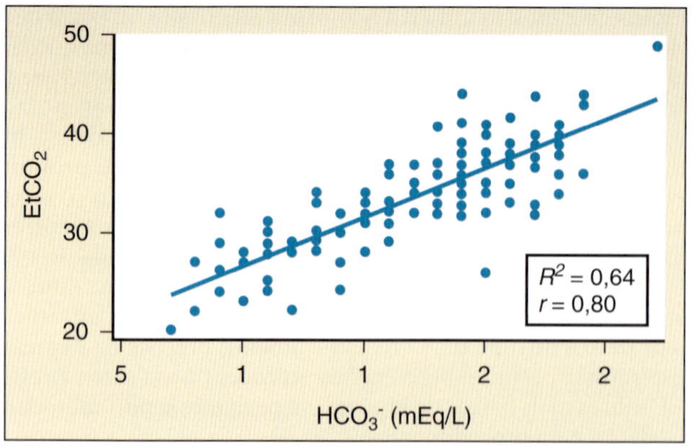

Fig. 5.4. Correlação de dióxido de carbono de final de exalação (EtCO$_2$)/ íon bicarbonato sérico (HCO$_3^-$) em gastroenterite; *r*, coeficiente de correlação; R^2, coeficiente de determinação para análise multivariada.

a sepse e não demonstrou ser um parâmetro final útil para reanimação em terapia dirigida por metas para sepse.

MONITORIZAÇÃO DA FUNÇÃO CEREBRAL

Princípios

O índice biespectral (BIS) é usado para monitorar, analisar e processar o eletroencefalograma de um paciente durante a sedação para produzir um número único, o escore BIS. Esse número sem unidade vale de 0 a 100, é usado como indicador da profundidade da sedação, com 0 representando o silêncio eletroencefalográfico e 100 um adulto totalmente acordado. A monitorização BIS tem sido estudada no DE na tentativa de se objetivar parâmetros de sedação titulando para um escore BIS alvo. Entretanto, a evidência de sua habilidade para refletir a confiabilidade na profundidade da sedação é conflitante. E o mais importante, o limiar além do qual ocorre o comprometimento ventilatório não foi determinado, limitando ainda mais a utilidade da monitorização BIS de rotina para sedação no DE. A monitorização BIS distingue confiavelmente pacientes submetidos à sedação para procedimentos e analgesia que foram sedados até o ponto de anestesia geral daqueles com graus menores de sedação, mas não discrimina sedação leve a moderada de sedação moderada a profunda. O uso da monitorização BIS durante a sedação para procedimentos é discutido no Capítulo 4.

Outra tecnologia que monitora a função cerebral é a oximetria cerebral. A oxigenação do tecido cerebral (ou seja, a saturação de oxigênio regional [rSo$_2$]) é medida por monitorização por espectroscopia quase infravermelha do componente de sinal não pulsátil, refletindo a circulação de tecido da vasculatura cerebral. Essa tecnologia foi estudada principalmente no ambiente cirúrgico. Ela não funciona como um dispositivo de alerta precoce e seu uso no DE é limitado.

MONITORIZAÇÃO FETAL

Princípios

Uma porcentagem pequena, porém significativa, de todas as gestações (6%-7%) são complicadas por lesões traumáticas e/ou acidentais. O trauma representa a principal causa não obstétrica de óbito e carrega um índice de mortalidade de 6% a 7%.[10] A maioria das lesões traumáticas resulta de acidentes automotivos, mas assaltos, abuso doméstico e quedas também são comuns. As contrações uterinas ocorrem em quase 50% das pacientes, embora o trabalho de parto prematuro e o parto prematuro sejam menos comuns – 5% a 15% e 1% a 2% do tempo, respectivamente. Entretanto, as complicações periparto e o nascimento prematuro são difíceis de prever após um trauma. Como resultado, as recomendações da Eastern Association for the Surgery of Trauma incluem monitorização cardiotocográfica por um mínimo de seis horas após o trauma em pacientes com gestação de mais de 20 semanas. Além do exame físico seriado, a monitorização fetal permite a identificação de contrações uterinas e alterações de frequência cardíaca não reconfortantes.

Embora o melhor período de monitorização ainda não tenha sido determinado, a monitorização adicional é recomendada quando anormalidades são identificadas ou quando achados no exame seriado a justifiquem. Em geral, emergencistas não monitoram em busca de achados cardiotocográficos e, como resultado, gestações a termo ou quase-termo são transferidas para esse tipo de monitorização. A ultrassonografia à beira do leito no DE está mais usualmente disponível e pode demonstrar frequência cardíaca e movimento fetal. Entretanto, a ultrassonografia exige exames intermitentes, tem habilidade limitada para detectar batimento cardíaco fetal e não consegue medir contrações uterinas. A monitorização fetal contínua no terceiro trimestre de uma gestação após um trauma é tipicamente obtida por admissão ou observação pelo serviço obstétrico.

Monitorando Alarmes e Limites

A monitorização contínua de sinais vitais, com limiares de alarmes que notificam a equipe sobre alterações nas condições fisiológicas, tornou-se parte rotineira dos cuidados no DE. Embora esses alarmes sejam projetados para serem altamente sensíveis, sua falta de especificidade tem o potencial de dessensibilizar a equipe e reduzir a eficácia do alarme na identificação de alterações importantes na condição clínica (ou seja, alarmes de incômodo). A monitorização contínua em populações de pacientes selecionados, tais como aquelas com dor torácica de baixo risco, tem utilidade limitada, com menos de 1% dos alarmes resultando em mudança no tratamento clínico. Uma abordagem baseada em uma equipe multidisciplinar que se concentre na identificação da melhor aplicação possível da monitorização, padronizando limites de alarmes e a resposta da equipe e usando tecnologia de alarmes aperfeiçoada, tem o potencial de melhorar a segurança do paciente e reforçar a eficiência e a satisfação do local de trabalho.[11]

CONCEITOS-CHAVE

- As modalidades de monitorização, quando usadas apropriadamente, auxiliam a identificar a eficácia das intervenções, prever a deterioração, acompanhar o curso clínico do paciente e informar a tomada de decisão clínica.
- Os monitores de pressão arterial não invasivos permanecem como padrão para a aferição contínua da alteração dinâmica. Um único episódio de hipotensão é preditivo de comprometimento hemodinâmico subsequente. Apesar da precisão e da confiança geralmente elevadas dos dispositivos de monitorização da pressão arterial, às vezes a aferição manual da pressão arterial pode ser necessária para se verificar alterações súbitas em aferições de pressão arterial ou quando as leituras flutuam rapidamente, sugerindo imprecisão do dispositivo automatizado.
- Devido à relação não linear da curva de dissociação de oxiemoglobina, os oxímetros de pulso são úteis para triagem e monitorização de pacientes, mas não são uma medida precisa para Pao$_2$ em pacientes hipóxicos e, por isso, deverão ser usados com cautela.
- No caso de exposição à MetHb ou COHb, a leitura da oximetria de pulso pode estar falsamente elevada, de modo que um oxímetro de CO é necessário para distinguir sangue oxigenado de desoxigenado de outras dishemoglobinemias.

(Continua)

CONCEITOS-CHAVE—(Cont.)

- A capnografia complementa a oximetria fornecendo informações úteis sobre condições de doença e resposta à terapia. Ela está altamente correlacionada ao débito cardíaco e, portanto, é um bom indicador da adequação da reanimação cardiopulmonar em vitimas de parada cardíaca.

- A capnografia também é útil em pacientes com respiração espontânea. Ela pode ser um bom indicador de perfusão, de resposta ventilatória à terapia em pacientes com angústia respiratória, adequação da ventilação durante sedação para procedimentos e avaliação com respostas rápidas à terapia em pacientes com distúrbios metabólicos.

As referências para este capítulo podem ser encontradas online acessando-se o website Expert Consult.

CAPÍTULO 6
Choque

Michael A. Puskarich | Alan E. Jones

PRINCÍPIOS

Informações Gerais e Importância

Em termos filosóficos, o choque pode ser visto como a transição entre a vida e a morte. Seja ele resultante de hemorragia, sepse ou insuficiência cardíaca, as taxas de mortalidade ultrapassam 20%.[1,2] No vocabulário científico, o choque resulta da falência generalizada do sistema circulatório em oxigenar e nutrir o corpo adequadamente. No nível celular, o choque altera a transferência de energia mitocondrial e provoca a produção e o acúmulo de substâncias químicas tóxicas. O emergencista identifica o choque conectando a impressão clínica qualitativa, sintetizada a partir da história da doença atual do paciente, idade, condições de saúde e aspecto geral, com os dados quantitativos, incluindo sinais vitais, exames laboratoriais, diurese e medidas da oxigenação sistêmica. Quando a impressão clínica e os dados quantitativos sugerem hipoperfusão difusa dos órgãos, usa-se a ressuscitação de emergência para restaurar a oxigenação tecidual e a oferta de substratos para evitar a deterioração em um círculo vicioso de inflamação sistêmica, disfunção orgânica e óbito. A anafilaxia e seu tratamento são discutidos no Capítulo 109.

Por anos, o choque foi classificado em quatro grandes categorias baseadas na descrição de 1934 de Blalock – hematológico, vasogênico, cardiogênico e neurológico. Este esquema de organização básico continua a ser útil hoje para as discussões de fisiopatologia. Para discussões sobre o manejo, um sistema baseado na resposta ao tratamento requisitado é mais útil clinicamente. O Quadro 6.1 descreve cinco categorias de choque que, em geral, têm mecanismos e tratamentos específicos. A epidemiologia do choque no contexto do departamento de emergência (DE) é diversificada e está em evolução. Choque traumático, cardiogênico ou séptico são diagnosticados em menos de 3% dos pacientes no DE. Nosso entendimento sobre as respostas metabólica, sistêmica e inflamatória que ocorrem em todos os tipos de choque circulatório e sobre a fisiopatologia específica das principais causas de choque têm levado a dramáticos aumentos na identificação e tratamento precoces desses estados, resultando em melhora dos desfechos.

Anatomia, Fisiologia e Fisiopatologia

No nível subcelular, o choque afeta primeiro as mitocôndrias. As mitocôndrias funcionam na tensão de oxigênio mais baixa no corpo, mas consomem quase todo o oxigênio utilizado por ele. Mais de 95% da energia química aeróbica vem da combustão mitocondrial dos substratos combustíveis (gorduras, carboidratos, cetonas), além do oxigênio transformado em dióxido de carbono (CO_2) e água. As mitocôndrias, portanto, são denominadas os canários da mina de carvão porque são afetadas primeiro em condições de perfusão tecidual inadequada. Quando as mitocôndrias têm oxigênio inadequado, a célula catabolisa combustíveis em lactato, que se acumula e difunde no sangue. No contexto de hipóxia, as mitocôndrias não conseguem fornecer energia suficiente para manter os processos celulares e, em certo ponto, uma série irreversível de cascatas intracelulares leva à disfunção celular, falência de órgãos e, finalmente, ao óbito.

Causas Específicas

Choque Hemorrágico

O choque hemorrágico resulta de uma redução rápida do volume sanguíneo intravascular por qualquer causa. A hemorragia rápida geralmente causa aumento da força de contração do coração e da frequência cardíaca (FC), seguido por ativação dos barorreceptores e de vasoconstrição periférica. Tipicamente, um discreto aumento inicial da pressão arterial (PA) diastólica com estreitamento da pressão de pulso evolui para diminuição do enchimento ventricular e do débito cardíaco, causando uma redução da PA sistólica. Essa resposta varia consideravelmente com as condições cardiopulmonares, a idade e a presença de medicações vasoativas. As respostas da FC e da PA são, portanto, notoriamente variáveis na hemorragia, de modo que não se pode tirar uma conclusão definitiva à beira do leito a respeito da presença, ausência ou do grau de choque hemorrágico pela simples avaliação da FC e da PA.

Mesmo antes que o débito cardíaco comece a diminuir, o fluxo sanguíneo é direcionado para longe dos órgãos e tecidos não críticos, e suas células produzem e liberam ácido lático. Consequentemente, a acidemia costuma preceder qualquer diminuição significativa do débito cardíaco. No entanto, o sangue contém íons de bicarbonato que tamponam o pH sanguíneo, mantendo-o quase neutro, mesmo com o acúmulo de ácido lático. O déficit de base – quantidade de base forte que teria que ser acrescentada a 1 L de sangue para normalizar o pH – representa um índice do quanto a corrente sanguínea mergulhou em sua reserva. Um déficit de base normal é mais positivo do que −2 mEq/L. O déficit de base do sangue arterial e venoso pode ser tornar mais negativo cedo na hemorragia, até mesmo enquanto o pH sanguíneo e a PA permanecem normais. O déficit de base, portanto, representa de modo bruto o desfecho fisiológico que distingue a perda de sangue trivial da hemorragia clinicamente significativa. Além do tamponamento químico, o corpo responde a pequenas reduções do pH arterial ativando quimiorreceptores do tronco encefálico, que aumentam a ventilação minuto, levando à redução da pressão parcial de dióxido de carbono no sangue arterial ($PaCO_2$), fornecendo um meio adicional de compensar a acidose em evolução.

Com a perda progressiva de sangue, os reflexos cardiovasculares já não conseguem sustentar o enchimento adequado da vasculatura e sobrevém franca hipotensão. A hipotensão arterial é, em geral e arbitrariamente, definida como uma PA abaixo de 90 mmHg. Geralmente coincidentes com o desenvolvimento de hipotensão, os mecanismos compensatórios de tamponamento químicos e respiratórios ficam sobrecarregados, resultando em acidose. O eixo hipotálamo-hipófise-adrenomedular é ativado, liberando hormônios do estresse e induzindo glicogenólise, lipólise e leve hipocalemia. Portanto, em pacientes normais no DE, a hemorragia traumática significativa geralmente causará concentração arterial de lactato acima de 4 mmol/L, $PaCO_2$ abaixo de 35 mmHg, leve hiperglicemia (150-170 mg/dL) e leve hipocalemia (3,5-3,7 mEq/L). Embora a hipotensão hemorrágica reduza a perfusão pulmonar, a hipoxemia arterial não deve ser atribuída simplesmente à perda de sangue, mas deve incitar a investigação de aspiração, obstrução de vias aéreas, consolidação alveolar ou lesão pulmonar.

> **QUADRO 6.1**
>
> ## Cinco Categorias de Choque de Acordo com o Tratamento Primário das Causas e Problemas
>
> **PRIMARIAMENTE INFUSÃO DE VOLUME**
> Choque hemorrágico
>   Traumático
>   Gastrointestinal
>   Cavidade corporal
> Hipovolemia
>   Perdas gastrointestinais
>   Desidratação por perdas insensíveis
>   Sequestro do terceiro espaço por inflamação
>
> **INFUSÃO DE VOLUME E SUPORTE VASOPRESSOR**
> Choque séptico
> Choque anafilático
> Choque neurogênico central
> Overdose de drogas
>
> **MELHORA DA FUNÇÃO DE BOMBA POR INFUSÃO DE SUPORTE INOTRÓPICO OU REVERSÃO DA CAUSA DE DISFUNÇÃO DA BOMBA**
> Isquemia do miocárdio
>   Trombose arterial coronariana
>   Hipotensão arterial com hipoxemia
> Cardiomiopatia
>   Miocardite aguda
>   Doenças crônicas do músculo cardíaco (isquêmica, diabética, infiltrativa, endocrinológica, congênita)
> Distúrbios do ritmo cardíaco
>   Fibrilação atrial com resposta ventricular rápida
>   Taquicardia ventricular
>   Taquicardia supraventricular
>
> Choque séptico com falência miocárdica (choque hipodinâmico)
> Overdose de drogas inotrópicas negativas
>   Betabloqueador
>   Antagonista dos canais de cálcio
> Lesão cardíaca estrutural
>   Traumática (p. ex., prolapso de valva mitral)
>   Ruptura do septo interventricular
>   Ruptura de músculo papilar
>
> **ALÍVIO IMEDIATO DA OBSTRUÇÃO AO DÉBITO CARDÍACO**
> Embolia pulmonar
> Tamponamento cardíaco
> Pneumotórax hipertensivo
> Disfunção valvar
>   Trombose aguda de prótese valvar
>   Estenose aórtica crítica
> Cardiopatias congênitas em recém-nascido (p. ex., fechamento do ducto arterial patente, com coarctação aórtica crítica)
> Estenose subaórtica idiopática crítica (cardiomiopatia hipertrófica obstrutiva)
>
> **ANTÍDOTOS ESPECÍFICOS DEVIDO A INTOXICAÇÕES CELULARES OU MITOCONDRIAIS**
> Monóxido de carbono
> Metemoglobinemia
> Sulfato de hidrogênio
> Cianeto

A segunda fase da lesão de órgãos por choque hemorrágico ocorre durante a ressuscitação. A fase aguda da hemorragia inicia a cascata inflamatória, e a ressuscitação libera esses mediadores inflamatórios voláteis no corpo, induzindo lesão orgânica. Durante a ressuscitação, os neutrófilos se tornam mais agressivos, ligando-se ao endotélio pulmonar e causando extravazamento capilar que caracteriza a síndrome do desconforto respiratório agudo (SDRA). São liberadas citocinas inflamatórias, causando dano celular adicional, combinado com a microisquemia persistente em numerosos órgãos devido ao desequilíbrio entre a vasodilatação pelo óxido nítrico (ON) e a vasoconstrição pelas endotelinas. O fígado demonstra lesão centrolobular, demonstrada clinicamente por níveis elevados de transaminases, enquanto que o rim pode manifestar espasmo agudo das arteríolas pré-glomerulares, com consequente necrose tubular aguda. Um conjunto cada vez maior de evidências tem sugerido que a ressuscitação da hemorragia exerce maior lesão no coração do que a agressão hipotensiva real.

Choque Séptico

Embora historicamente apresentado como o arquétipo do choque vasogênico ou distributivo, na realidade, o curso clínico do choque séptico é muito mais complexo e varia com a evolução da doença, tendo graus variáveis de depleção do volume intravascular, vasodilatação periférica e de comprometimento da função cardíaca. O choque séptico pode ser produzido por infecção por qualquer micróbio, embora, na metade ou mais dos casos, nenhum organismo seja identificado. Um mediador bem conhecido de sepse é o lipopolissacarídeo (LPS), contido na membrana celular externa de bactérias gram-negativas; entretanto, atualmente, organismos gram-positivos são a causa primária de sepse em pacientes hospitalizados, indicando que a fisiopatologia da sepse não pode ser explicada simplesmente pela resposta ao LPS.

O choque séptico frequentemente causa três efeitos importantes que precisam ser abordados durante a ressuscitação – hipovolemia, depressão cardiovascular e indução de inflamação sistêmica. O choque séptico produz hipovolemia relativa e absoluta, reduzindo o enchimento ventricular direito. A hipovolemia absoluta é resultante da perda de volume gastrointestinal, taquipneia, sudorese e diminuição da ingestão de líquidos durante o desenvolvimento da doença. Hipovolemia relativa adicional decorre do aumento da capacitância venosa, juntamente com aumento do extravazamento capilar e consequente perda do volume intravascular para o terceiro espaço. O choque séptico causa depressão miocárdica direta. Medidas da contratilidade cardíaca têm mostrado que a função mecânica torna-se comprometida precocemente na evolução do choque séptico, mesmo nos estágios hiperdinâmicos. Mediadores circulantes, lesão celular miocárdica inflamatória e desarranjo do metabolismo interagem sinergicamente para lesar o coração durante o choque séptico, e citocinas específicas (mais notavelmente o fator de necrose tumoral alfa [TNF-α] e a interleucina-1 beta (IL-1β), superprodução de ON pela óxido nítrico sintase induzível (iNOS), e possivelmente comprometimento da fosforilação oxidativa mitocondrial, desempenham todos o seu papel. Semelhantemente ao choque hemorrágico, a inflamação sistêmica causa vazamento capilar nos pulmões, resultando em SDRA. A inflamação sistêmica generalizada provavelmente desempenha um papel no desenvolvimento e persistência da falência múltipla de órgãos e sistemas na sepse por meio da disfunção microvascular e mitocondrial. Até o momento, ensaios clínicos não demonstraram a efetividade de terapias anti-inflamatórias específicas ou gerais na atenuação dessa resposta, e o tratamento do choque séptico depende primariamente da reversão do choque, de cuidados de suporte e do controle da fonte.

Choque Cardiogênico

O choque cardiogênico ocorre quando mais de 40% do miocárdio se torna disfuncional devido à isquemia, inflamação, toxinas ou lesão imune. De outro modo, o choque cardiogênico produz essencialmente as mesmas alterações circulatórias e metabólicas observadas no choque hemorrágico. Sem dúvida, o comprometimento da função cardíaca basal pode contribuir para o desenvolvimento do choque circulatório secundário à infecção, hemorragia ou overdose de drogas vasodilatadoras. No entanto, quando o choque resulta de uma causa puramente cardíaca, a disfunção grave do ventrículo esquerdo ficará evidente na ecocardiografia já no início da evolução. Os pacientes com disfunção subjacente grave são muito mais propensos a ter uma causa cardiogênica de choque do que os pacientes com disfunção ventricular esquerda normal ou moderada.

Choque Neurogênico

O choque neurogênico resulta da interrupção do estímulo simpático e parassimpático da medula espinhal para o coração e vasculatura periférica, tipicamente decorrente de lesão traumática aguda. Tradicionalmente, tem sido descrito como vasodilatação periférica juntamente com bradicardia. No entanto, na realidade, os pacientes no DE com choque por lesão medular aguda manifestam uma variedade de frequências cardíacas e resistência vascular periférica, provavelmente pela localização variável da lesão e o equilíbrio entre o tônus eferente simpático e parassimpático interrompido.[3] Como resultado, nenhuma apresentação isolada resume adequadamente os pacientes com choque neurogênico. É provável que as consequências fisiopatológicas a jusante da perfusão persistentemente comprometida simulem aquelas do choque cardiogênico e hemorrágico.

MANEJO

Tomada de Decisão

Os pacientes que se apresentam no DE em choque frequentemente não têm uma causa óbvia. O rápido reconhecimento do choque requer a integração de informações da história imediata e do exame físico, e é fortemente sustentado pela presença de uma piora do déficit de base ou da acidose lática. Em geral, os pacientes com choque exibem uma resposta ao estresse; têm uma aparência doente, são astênicos, pálidos, frequentemente sudoréticos, geralmente taquipneicos e seguidamente têm pulso fraco e rápido (Quadro 6.2). Em todos os pacientes com choque, a FC, a PA e a saturação de oxi-hemoglobina são continuamente monitoradas. A FC pode estar normal ou baixa no choque, especialmente nos casos complicados por medicamentos prescritos que deprimem a FC. A PA pode ser inicialmente normal por causa dos reflexos adrenérgicos. A medida não invasiva da PA pode ser imprecisa em estados hipotensivos graves, e a introdução de um acesso para monitorar a pressão arterial melhora a capacidade de acompanhar a resposta dinâmica à terapia, o que é particularmente importante se forem administrados medicamentos vasoativos. A PA e a FC se correlacionam mal com o índice cardíaco (IC) no choque e costumam subestimar a gravidade da hipoperfusão sistêmica. Além disso, crianças com choque hipovolêmico frequentemente demonstram uma PA normal até que se deterioram rapidamente.

A diurese oferece um excelente indicador de perfusão de órgãos vitais e é facilmente verificada com a introdução de uma sonda Foley. A medida da diurese, no entanto, requer 30 a 60 minutos para determinar precisamente se é normal (> 1 mL/kg/h), reduzida (0,5-1 mL/kg/h) ou intensamente reduzida (< 0,5 mL/kg/h) e tem o seu uso limitado em pacientes com doença renal preexistente. A concentração arterial ou venosa de lactato e o déficit de base proporcionam avaliação precisa do estado de perfusão global. Uma concentração de lactato acima de 4 mM ou um déficit de base mais negativo que –4 mEq/L indica insuficiência circulatória grave suficiente para causar falência múltipla de órgãos subsequentes.[4] Uma tendência decrescente da concentração sérica de lactato ou uma tendência ascendente do déficit de base, com melhora correspondente dos sinais vitais e do débito urinário, dimensiona confiavelmente a adequação da ressuscitação e o prognóstico no choque por qualquer causa. Uma concentração crescente de lactato (ou hipotensão refratária com piora do déficit de base), apesar de ressuscitação em andamento, exige medidas mais intensivas. Uma vez descobertos os critérios empíricos para choque circulatório, a etapa seguinte é considerar a causa do choque. A Figura 6.1 mostra uma sequência potencial de decisões para ajudar a chegar a um diagnóstico em um paciente com choque indiferenciado.

A história, os sinais vitais e o exame físico documentados por prestadores de atendimento pré-hospitalar podem ser úteis na avaliação e manejo no DE. Os pacientes com hipotensão pré-hospitalar, tenha ela origem clínica ou traumática, têm taxa de mortalidade intra-hospitalar até quatro vezes maior do que os pacientes sem hipotensão.[5]

Ao exame físico, mucosas secas sugerem desidratação, enquanto que distensão venosa jugular sugere insuficiência cardíaca congestiva ou sobrecarga ventricular direita por embolia pulmonar (EP). Bulhas cardíacas abafadas com distensão venosa jugular sugerem tamponamento cardíaco, enquanto que um sopro sistólico metálico e intenso indica ruptura aguda de um músculo papilar ou do septo interventricular. Roncos difusos sugerem broncospasmo, insuficiência cardíaca ou EP. Dor à palpação abdominal pode indicar peritonite, perfuração intestinal ou trauma oculto. A presença de fezes melanóticas no exame retal indica hemorragia gastrointestinal. O exame neurológico documenta responsividade, cognição e a presença de qualquer déficit focal e pode ser um meio de avaliar clinicamente a perfusão dos órgãos-alvo. Nas crianças, a documentação deve incluir a resposta aos pais, adequação do choro, simetria das caretas, simetria dos movimentos das extremidades e tônus motor.

Dados laboratoriais, radiográficos e outros auxiliares podem ser úteis para avaliar a perfusão tecidual e de órgãos vitais e diagnosticar lesões por trauma, encontrar a fonte de infecção com sepse ou identificar a causa da insuficiência cardíaca. Radiografia do tórax, eletrocardiograma, glicemia capilar, hemograma completo, análise da urina, níveis séricos dos eletrólitos e testes de função renal e hepática são indicados para a maioria dos pacientes com suspeita de choque. O resultado da gasometria arterial fornece o déficit de base e permite correlação das tensões gasosas arteriais (PaO_2 e $PaCO_2$) com as medidas por oximetria de pulso e capnografia. A dosagem do nível sérico de lactato é realizada o mais cedo possível em pacientes com suspeita de choque; concentrações venosas ou arteriais de lactato podem ser usadas. Se for usado o nível de lactato venoso periférico, o tempo, temperatura de armazenamento e uso de torniquete não tem efeito significativo se a dosagem for feita dentro de 15 minutos após a obtenção da amostra. A ultrassonografia cardíaca e abdominal à beira do leito pode rastrear um volume venoso central inadequado, hemoperitônio oculto, aneurisma aórtico abdominal, insuficiência ventricular esquerda e tamponamento cardíaco. Um protocolo sistemático de ultrassonografia pode melhorar significativamente a capacidade do emergencista de diagnosticar precisamente a causa do choque indiferenciado

---

QUADRO 6.2

Critérios Empíricos para Diagnóstico de Choque Circulatório[a]

- Aparência doente ou alteração do estado mental
- Frequência cardíaca > 100 batimentos/min
- Frequência respiratória > 20 respirações/min ou $PaCO_2$ < 32 mmHg
- Déficit de base arterial < –4 mEq/L ou nível de lactato > 4 mM/L
- Diurese < 0,5 mL/kg/h
- Hipotensão arterial > 30 min de duração, contínua

[a]Independentemente da causa, quatro critérios devem ser preenchidos.

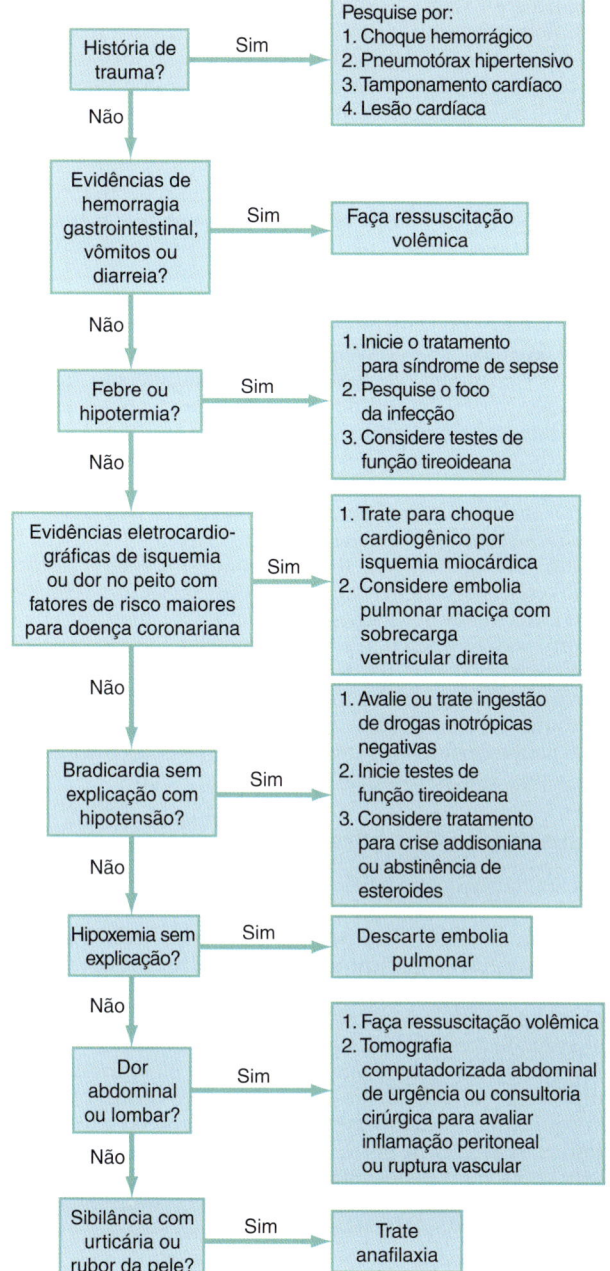

Fig. 6.1. Fluxograma para classificar choque indiferenciado.

QUADRO 6.3

Definições e Critérios para Choque Séptico, Hemorrágico e Cardiogênico

CHOQUE SÉPTICO
Síndrome da Resposta Inflamatória Sistêmica (SRIS)
Dois ou mais dos seguintes:
1. Temperatura > 38 °C ou < 36 °C
2. Frequência cardíaca > 90 batimentos/min
3. Frequência respiratória > 20 respirações/min ou $PaCO_2$ < 32 mmHg
4. Contagem de leucócitos > 12.000/mm^3, < 4.000/mm^3 ou > 10% de bastonetes

Sepse Grave
SRIS com infecção suspeita ou confirmada associada a disfunção orgânica ou hipotensão; a disfunção orgânica pode incluir presença de acidose lática, oligúria e/ou alteração do estado mental.

Choque Séptico
SRIS com infecção suspeita ou confirmada com hipotensão, apesar de reposição volêmica adequada, necessitando de suporte com vasopressor; o choque séptico ainda deve ser diagnosticado se a terapia com vasopressor tiver normalizado a pressão arterial.

CHOQUE HEMORRÁGICO
Hemorragia Simples
Suspeita de sangramento com pulso < 100 batimentos/min, frequência respiratória normal, pressão arterial normal e déficit de base normal

Hemorragia com Hipoperfusão
Suspeita de sangramento com déficit de base < −4 mEq/L *ou* pulso persistentemente > 100 batimentos/min

Choque Hemorrágico
Suspeita de sangramento com pelo menos quatro critérios relacionados no Quadro 6.2

CHOQUE CARDIOGÊNICO
Insuficiência Cardíaca
Evidência clínica de comprometimento do fluxo anterógrado ao coração, incluindo presença de dispneia, taquicardia, edema pulmonar, edema periférico e/ou cianose

Choque Cardiogênico
Insuficiência cardíaca mais quatro critérios relacionados no Quadro 6.2

---

em pacientes no DE, e o achado de função ventricular esquerda hiperdinâmica, em pacientes com choque indiferenciado, sugere fortemente sepse.[6,7]

As definições de consenso de choque mostram o espectro de hipoperfusão para as três causas comuns de choque (Quadro 6.3):
1. *Choque hemorrágico.* O American College of Surgeons dividiu o choque hemorrágico em quatro estágios, dependendo da intensidade da perda de sangue e da resposta fisiológica a essa perda, mas tais divisões arbitrárias têm pouco valor e não refletem precisamente o grau de hemorragia na prática clínica.[8] Uma abordagem mais útil define o choque hemorrágico como estando presente quando a hipoperfusão sistêmica se manifesta como acidose lática ou aumento do déficit de base com disfunção orgânica concomitante.
2. *Choque séptico.* As definições de consenso internacionais distinguem o choque séptico de suas condições precursoras – síndrome da resposta inflamatória sistêmica (SRIS), sepse e sepse grave.[9] A SRIS costuma ser precursora do choque, mas os critérios inespecíficos para SRIS são encontrados em uma grande variedade de condições, muitas das quais são benignas, de modo que o contexto clínico é vital para compreender a significância dessas variações fisiológicas. Embora uma definição de consenso de choque exija hipotensão persistente após ressuscitação volêmica, o início do tratamento para sepse grave diagnosticada empiricamente ou choque séptico não deve aguardar o início da hipotensão. A incorporação de um indicador de hipoperfusão tecidual (Quadro 6.4) na avaliação clínica pode melhorar a identificação da hipoperfusão, particularmente em casos sutis.[10]
3. *Choque cardiogênico.* Deve-se pensar em choque cardiogênico sempre que insuficiência cardíaca (isquêmica, tóxica ou obstrutiva) cause hipoperfusão sistêmica que se manifeste como acidose lática com disfunção orgânica.

O Quadro 6.5 apresenta a abordagem geral de tratamento para essas três causas comuns de choque.

QUADRO 6.4

Variáveis Indicando Hipoperfusão Tecidual

Hipotensão
Taquicardia
Débito cardíaco baixo
Pele escura ou moteada
Atraso no preenchimento capilar
Alteração do estado mental
Diurese baixa
Saturação venosa central de oxigênio baixa
Nível de lactato elevado

QUADRO 6.5

Diretrizes de Manejo Clínico para Três Causas Comuns de Choque

CHOQUE HEMORRÁGICO
- Garantir ventilação e oxigenação adequadas
- Oferecer controle imediato da hemorragia quando possível (p. ex., tração para fraturas de ossos longos, pressão direta) e pedir consultoria urgente conforme indicado para hemorragia incontrolável.
- Iniciar infusão criteriosa de solução cristaloide isotônica (10-20 mL/kg).
- Com evidência de má perfusão de órgãos e atraso antecipado de 30 min para o controle de hemorragia, inicie a infusão de concentrado de hemácias (5-10 mL/kg).
- Com suspeita de hemorragia maciça, a transfusão imediata de concentrado de hemácias pode ser preferível como reposição volêmica inicial.
- Trate arritmias concomitantes (p. ex., fibrilação atrial com cardioversão sincronizada).

CHOQUE CARDIOGÊNICO
- Amenize o aumento do trabalho respiratório; ofereça oxigênio e pressão expiratória final positiva (PEEP) para edema pulmonar.
- Comece vasopressor ou suporte inotrópico; norepinefrina (0,5 µg/min) e dobutamina (5 µg/kg/min) são agentes empíricos comuns.
- Procure reverter o insulto (p. ex., trombólise, angioplastia transluminal percutânea).
- Considere a contrapulsação com balão intra-aórtico para choque refratário.

CHOQUE SÉPTICO
- Garanta a oxigenação adequada; o trabalho respiratório.
- Administre 20 mL/kg de cristaloide ou 5 mL/kg de coloide (albumina) e titule a infusão com base nos índices dinâmicos, na responsividade ao volume e/ou no débito urinário.
- Inicie terapia antimicrobiana; tente drenagem cirúrgica ou debridamento.
- Inicie infusão de concentrado de hemácias para nível de hemoglobina < 7 g/dL.
Se a restauração de volume não melhorar a perfusão dos órgãos, inicie suporte vasopressor com norepinefrina, infundida na taxa de 0,5 µg/min.

Monitoramento do Estado Perfusional

Os pacientes com insuficiência cardíaca ou insuficiência renal podem se beneficiar de um controle mais estrito das variáveis dinâmicas de responsividade volêmica que podem ser medidas através de um acesso arterial (p. ex., variação do volume sistólico ou índice de volume sistólico) ou de um acesso venoso central (pressão venosa central [PVC]).[11] Um cateter triplo lúmen permite a medida precisa da PVC, embora a utilidade clínica dessa medida seja controversa. No entanto, um cateter triplo lúmen também permite a infusão segura de vasopressores em pacientes hipotensos não responsivos a um bólus inicial de fluidos, bem como infusão simultânea mais rápida de fluidos e antibióticos intravenosos (IV) em pacientes com acesso IV limitado. Em crianças, um cateter duplo lúmen 3 ou 5 Fr pode ser instalado na veia femoral com poucas complicações. Se não for possível obter um acesso venoso adequado, periférico ou central, de forma rápida nos pacientes em choque, deve-se estabelecer um acesso intraósseo (IO), pois é fácil de ser obtido e pode oferecer um método temporário de realizar reposição volêmica e administrar medicamentos para adultos e crianças. No entanto, o acesso IO deve ser considerado uma ponte para o acesso IV definitivo devido ao risco de complicações com o uso prolongado no contexto intra-hospitalar. Se forem administradas medicações vasoativas, serão necessários cateteres periféricos IV adicionais para infusão de cristaloides e outros tratamentos. Muitos pacientes com doença renal ou câncer têm cateteres de demora instalados. Nos pacientes com critérios empíricos para choque, esse cateter deve ser usado para o acesso IV, a menos que já tenha sido estabelecido um acesso satisfatório em algum outro local anatômico. Nos departamentos de emergência, onde a prática padrão é não usar essas vias a pedido de outros médicos da emergência, devem ser desenvolvidas uma política hospitalar específica e sessões de treinamento para fazer uma exceção no caso de choque circulatório. Em geral, a falha em administrar fluidos rapidamente e em quantidade suficiente supera as considerações sobre a preservação do acesso para terapias futuras.

Ressuscitação Quantitativa

A ressuscitação quantitativa, também chamada terapia dirigida para objetivos, ressuscitação dirigida para objetivos ou otimização hemodinâmica, foi descrita pela primeira vez em 1988 e refere-se à prática de ressuscitar pacientes tendo como alvo desfechos fisiológicos predefinidos, indicando que a perfusão sistêmica e a função de órgãos vitais tenham sido restauradas. Desde então, muitos estudos têm avaliado a eficácia de tal abordagem terapêutica do choque e têm confirmado seu benefício na redução da mortalidade. Por muitos anos, na unidade de terapia intensiva (UTI), os médicos têm confiado no uso do cateter arterial pulmonar para ajudar a otimizar os índices de enchimento do ventrículo esquerdo, mas faltam dados que sustentem a eficácia dessa prática em desfechos centrados no paciente, como, por exemplo, a mortalidade. Não há evidências suficientes para apoiar o uso de cateteres arteriais pulmonares em pacientes no DE, e sua taxa significativa de complicações, no contexto de benefício incerto ou inexistente, nos leva a ser contra seu uso rotineiro.

A depuração do lactato se refere às medições seriadas do nível do lactato venoso ou arterial e é calculada de acordo com a seguinte fórmula:

$$([Lactato_{inicial} - lactato_{tardio}] / lactato_{inicial}) \times 100$$

A depuração de lactato tem se mostrado equivalente à saturação venosa central de oxigênio como um desfecho de ressuscitação precoce do choque séptico.[12] As medidas da depuração de lactato são facilmente obtidas do sangue venoso periférico e são o desfecho preferido de ressuscitação. Se a concentração de lactato não tiver diminuído de 10% a 20% em 2 horas após o início da ressuscitação, medidas adicionais serão tomadas para melhorar a perfusão sistêmica. A ressuscitação deve continuar até que a concentração de lactato caia abaixo de 2 mM/L.[13]

As medidas da saturação venosa mista de oxigênio ($S\overline{v}O_2$) refletem o balanço entre a oferta de oxigênio e o consumo de oxigênio. A $S\overline{v}O_2$ pode ser usada como substituta para IC – visar a uma $S\overline{v}O_2$ de 65% é equivalente a alcançar um IC de 2,5-3,5 L/min/m^2 – como desfecho terapêutico nos pacientes em estado crítico. Embora $S\overline{v}O_2$ demande o uso de um cateter arterial pulmonar, a saturação venosa central de oxigênio ($Sc\overline{v}O_2$) obtida da circulação central se mostra paralela às alterações ou tendências ao longo do tempo e é o método preferível à colocação de cateter arterial pulmonar no DE.

Metanálises mostram que a ressuscitação quantitativa, que incorpora múltiplos índices do status circulatório e de oxigenação, reduz significativamente a mortalidade e a morbidade em pacientes no DE com sepse grave ou choque séptico quando instituída o mais cedo possível no curso da doença. Nessa abordagem, os pacientes são ressuscitados precocemente, nas primeiras 6 horas, a fim de atingir a normalização dos marcadores de status de volume, perfusão e oferta adequada de oxigênio (Fig. 6-2). A primeira descrição de uma estratégia de ressuscitação quantitativa baseada no DE tinha como alvo desfechos de volume específico, perfusão e oferta de oxigênio e foi denominada terapia precoce dirigida para objetivos (TPDO).[14] Recentemente, três grandes ensaios clínicos multicêntricos não demonstraram vantagem em relação à mortalidade para pacientes que receberam as intervenções fisiológicas complexas e invasivas associadas à TPDO, em comparação com a ressuscitação volêmica apropriada e terapias direcionadas que constituem o cuidado usual atual do choque.[11,15,16] Os pacientes nesses estudos receberam 2 a 4 L de reposição volêmica inicial e administração de antibióticos relativamente rápida, sugerindo que o reconhecimento, início da terapia com fluidos e antibióticos de maneira precoce, juntamente com monitoramento próximo e cuidado atencioso, podem ser mais importantes do que o uso de medidas invasivas para atingir as metas específicas de ressuscitação sugeridas por estudos mais antigos.

Farmacologia

Reposição Volêmica

A maioria dos pacientes com choque pode ser inteiramente ressuscitada com acesso venoso periférico estabelecido com pelo menos dois cateteres de calibre 18 G. O objetivo na reposição volêmica é um volume diastólico final do ventrículo esquerdo discretamente elevado, o que é difícil de medir no DE. Historicamente, a PVC tem sido usada para estimar a pressão de enchimento do ventrículo direito e é usada em alguns algoritmos de ressuscitação quantitativa. No entanto, a medida da PVC não reflete precisamente o volume diastólico final do ventrículo esquerdo, e a PVC prediz mal a resposta hemodinâmica a um desafio hídrico. Desse modo, a avaliação da responsividade aos fluidos e à ressuscitação volêmica não deve se basear unicamente na PVC. Uma abordagem melhor incluiria o uso da resposta clínica à ressuscitação volêmica, como aumentos do débito urinário, da PA e diminuição das concentrações de lactato, isoladamente ou em combinação com as medidas da PVC. Nos pacientes nos quais a reposição volêmica pode estar associada a um risco mais alto de dano (p. ex., insuficiência cardíaca sistólica grave), o uso de variáveis dinâmicas de responsividade a fluidos que podem ser medidas de um acesso arterial (p. ex., variação do volume sistólico, índice de volume sistólico, elevação passiva de membros inferiores) pode ser mais benéfico do que fluidos em bólus empiricamente, mas seu uso no DE não tem sido estudado.

Cristaloides. O tratamento padrão para choque hemorrágico historicamente consistia em infundir rapidamente vários litros de cristaloides isotônicos em adultos ou três bólus sucessivos de 20 ml/kg em crianças. Estudos recentes têm endossado o conceito de ressuscitação postergada ou hipotensiva permissiva para choque hemorrágico (Cap. 33). Nenhum estudo até o momento demonstrou benefício em sobrevida de um tipo de cristaloide em relação a outro; portanto, a escolha de fluidos pode ser menos importante do que o monitoramento rigoroso para verificar se a perfusão tecidual é adequada. Embora um único estudo australiano tenha sugerido uma associação entre o uso de soluções ricas em cloreto e subsequente disfunção renal em pacientes de UTI, as soluções do estudo incluíam coloides, bem como cristaloides, e não foram randomizadas, de modo que não se justifica qualquer inferência causal.[17] Solução salina normal ou solução de Ringer lactato podem ser usadas para reposição de volume durante a ressuscitação, sem evidência que claramente apoie o uso de um mais do que o outro.

Consequentemente, a escolha da solução cristaloide pode ser baseada em preferências institucionais, departamentais ou individuais. O volume inicial de reposição consiste na infusão rápida de 20 a 25 mL por quilograma de cristaloide isotônico.

Coloides e Solução Salina Hipertônica. Os coloides, incluindo a albumina, têm sido usados em pacientes com hemorragia, mas com um considerável custo e sem efeito sobre a morbidade ou a mortalidade. Os coloides oferecem a vantagem teórica de uma alta pressão osmótica, o que deve ajudar a manter o volume intravascular normal. Na reposição volêmica, quando feita a comparação entre o tratamento inicial com solução salina hipertônica ou solução salina hipertônica mais dextrano e a solução salina normal, não foi demonstrada uma sobrevida superior em 28 dias.[18]

No contexto de choque séptico, a reposição volêmica inicial deve consistir em bólus sequenciais de cristaloide isotônico IV desde que o paciente continue a demonstrar uma resposta hemodinâmica positiva à carga hídrica. Hipotensão persistente, apesar de 30 mL/kg de líquido IV, indica a necessidade de adicionar vasopressores à ressuscitação (ver abaixo). Se os pacientes precisarem de grandes volume de cristaloides (> 4 L), recomendamos acrescentar bólus de 5 a 10 mL/kg de um coloide natural (p. ex., albumina), em vez de apenas adicionar cristaloide isotônico, até que a responsividade ao volume seja alcançada.[19] Não recomendamos o uso de coloides sintéticos, como o hidroxietilamido, que recentemente demonstraram estar associados a um risco mais alto de insuficiência renal.[20] A infusão de substitutos do sangue à base de hemoglobina como alternativas ao concentrado de hemácias (CH) para ressuscitação do choque hemorrágico tem sido extensamente estudada e se associa a um aumento significativo do risco de óbito e infarto do miocárdio; nossa recomendação é contra o seu uso.

Hemoderivados. No contexto de hemorragia ou de um nível de hemoglobina criticamente baixo (< 7 g/dL), se os critérios para choque persistirem, apesar da infusão de cristaloide (Quadro 6.2), recomendamos a transfusão de concentrados de hemácias (1-2 unidades em adultos ou 5-10 mL/kg em crianças). O sangue com provas cruzadas completamente compatíveis é o mais seguro e sempre preferível, a menos que a necessidade do paciente seja considerada suficientemente urgente para justificar o uso de sangue tipo-específico ou até mesmo sem provas cruzadas. O uso deste último, geralmente, é confinado a pacientes com choque hemorrágico com hipotensão arterial grave e persistente e hemorragia maciça ou não controlada. O sangue O-negativo é usado em mulheres em idade fértil, e o sangue O-positivo é usado em todos os outros pacientes (Cap. 111). Se os pacientes precisarem de mais do que 2 unidades de concentrado de hemácias para a hemorragia, recomendamos uma ressuscitação balanceada usando concentrado de hemácias, plasma fresco-congelado e plaquetas em uma proporção de 1:1:1, o que se associa a melhor hemostasia e menos óbitos por exsanguinação em 24 horas.[1]

Continua controverso o valor alvo da hemoglobina para os pacientes com choque séptico dentro da janela de ressuscitação aguda, geralmente definida como as primeiras 6 horas após a apresentação. Recentemente um grande ensaio clínico randomizado controlado (ECRC) em pacientes de UTI com choque séptico encontrou taxas semelhantes de eventos isquêmicos, uso de suporte de vida e mortalidade em 90 dias entre pacientes transfundidos em um limiar de 7g/dL, em comparação com 9 g/dL.[6] Desse modo, recomendamos a transfusão de concentrados de hemácias em um limiar de 7 g/dL em pacientes com choque séptico, a menos que existam contraindicações específicas ou que os pacientes recusem a transfusão.

Vasopressores

O principal objetivo do suporte com vasopressores é aumentar o débito cardíaco e a oferta de oxigênio para os órgãos vitais quando a ressuscitação com cristaloides sozinha não é adequada. Para reduzir o potencial de dano aos membros por extravasamento de uma injeção IV periférica, as medicações vasoativas são administradas idealmente através de um cateter venoso central, embora nem sempre isso seja viável no cenário agudo. Os pacientes com

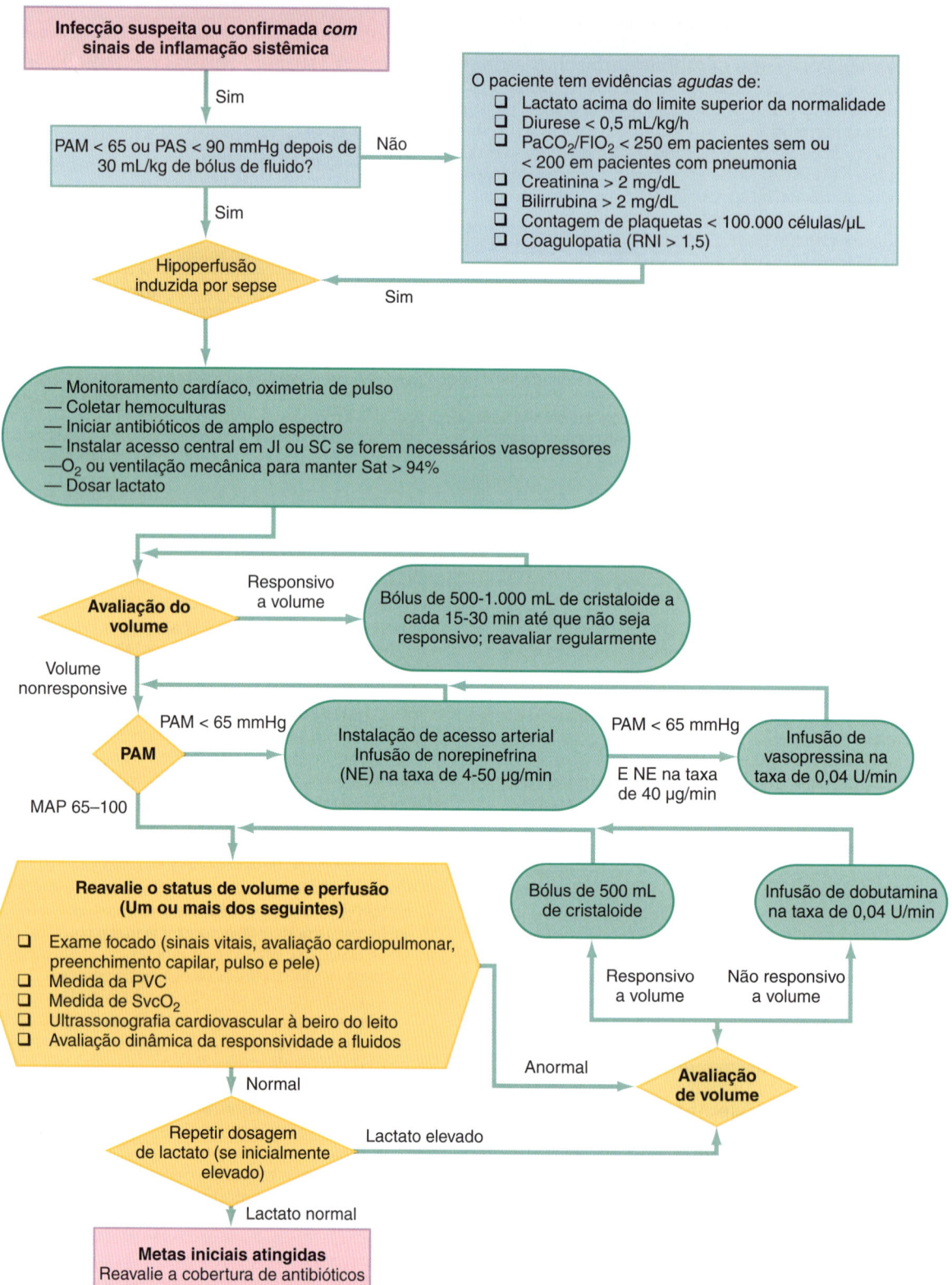

Fig. 6.2. Fluxograma descrevendo um exemplo de estratégia formalizada de ressuscitação. Esta figura ilustra o direcionamento sequencial da pré-carga, pós-carga, do suprimento de oxigênio e correspondência de demanda para hipoperfusão induzida por sepse. O protocolo descreve parâmetros hemodinâmicos e fisiológicos específicos que o emergencista deve procurar atingir nas primeiras 6 horas de atendimento. Este protocolo é focado na ressuscitação e deve ser usado em conjunto com o cuidado clínico padrão para pacientes com suspeita de infecção, como estudos diagnósticos apropriados, para determinar o foco da infecção e agentes antimicrobianos apropriados para tratar a infecção. *JI*, jugular interna, *PAM*, pressão arterial média, $PaCO_2$, pressão parcial de dióxido de carbono arterial; *Sat*, saturação de oxigênio periférica; *PAS*, pressão arterial sistólica; *SC*, subclávia; $ScvO_2$, saturação venosa central de oxigênio;

choque séptico que permanecerem hipotensos depois de um bólus de fluidos de 30 mL/kg, geralmente requerem suporte com vasopressor. Vários ensaios clínicos randomizados e uma metanálise têm sugerido que a norepinefrina (5-30 μg/min) é associada a melhora da eficácia e a taxas mais baixas de efeitos adversos, tornando a norepinefrina o vasopressor de escolha para correção da hipotensão no choque séptico.[7] Nos pacientes que permanecem em choque após bólus iniciais de cristaloides, a norepinefrina deve ser iniciada em uma taxa de 0,05 μg/kg/min e titulada em intervalos de 3 a 5 minutos até que a pressão arterial média fique acima de 65 mmHg ou que a PA sistólica esteja acima de 90 mmHg. Não existem dados claros referentes a uma dose máxima absoluta, mas, em geral, há pouco ou nenhum efeito pressor adicional, uma vez que a dose de 30 μg/min tenha sido atingida. A vasopressina pode ser adicionada como segundo agente vasopressor quando a norepinefrina atingir a dose máxima de 30 μg/min. A vasopressina deve ser administrada em uma taxa fixa de 0,03 a 0,04 unidades/min e não deve ser titulada. Uma vez que o paciente demonstre melhora hemodinâmica durante um período de pelo menos 6 horas, pode ser realizada uma tentativa de suspender a vasopressina. Exceto nos casos de uma permanência prolongada no DE, os vasopressores não serão descontinuados até que o paciente esteja na UTI. Após o início do vasopressor, os pacientes, particularmente aqueles que precisam de titulação ascendente rápida ou alta da dose de vasopressor, devem ser reavaliados quanto à sua responsividade a bólus adicionais de fluidos através do uso de variáveis dinâmicas ou bólus empíricos de 500 mL, com atenção cuidadosa à resposta clínica. O suporte vasopressor, juntamente com a terapia cristaloide, é continuado até que o paciente consiga manter as pressões sanguíneas listadas sem suporte de vasopressor, o que pode ser testado à beira do leito pelo desmame do agente vasopressor em uma taxa de 2 a 3 μg/min a cada 5 a 10 minutos.

Inotrópicos

A dobutamina também pode ser usada com a norepinefrina para aumentar o débito cardíaco e manter a oferta adequada de oxigênio no choque cardiogênico e séptico. No contexto do choque cardiogênico, a dobutamina pode ser indicada por alguma combinação de hipotensão, extremidades frias, pouca diurese e elevado nível de lactato. No contexto do choque séptico, se o nível do lactato não diminuir pelo menos 10% e/ou a $Sc\overline{v}O_2$ medida não atingir 70%, apesar da reposição volêmica e da administração de vasopressor (ver tópico anterior), a dobutamina pode ser adicionada em uma dose de 2 μg/kg/min e titulada a cada 5 a 10 minutos, até um máximo de 20 μg/kg/min. Devido à estimulação dos receptores beta periféricos vasodilatadores, a dobutamina tem o potencial de diminuir a PA, portanto, é necessária muita atenção à resposta individual do paciente. Se for necessário no choque séptico o suporte simultâneo inotrópico e para PA, a epinefrina isoladamente, em dose inicial de 0,2 μg/kg/min, fornece resultados e taxas de eventos adversos semelhantes às da combinação de norepinefrina e dobutamina. Quando a norepinefrina é o primeiro pressor iniciado e está indicado um inotrópico, recomendamos acrescentar a dobutamina, com a capacidade de titular cada agente individualmente. No entanto, é aceitável como alternativa descontinuar a norepinefrina e iniciar a infusão de epinefrina para fornecer suporte vasopressor e inotrópico por meio de um único agente.

Terapia Antimicrobiana

O tratamento da infecção com terapia antimicrobiana e, quando necessária, drenagem cirúrgica (ver adiante, "Controle da Fonte") deve ser instituído assim que possível nos casos de choque séptico.[10] As evidências atuais não apoiam uma determinação de tempo absoluto para a administração, mas, quando choque séptico é a hipótese diagnóstica no DE, recomendamos iniciar antibióticos apropriados assim que possível depois de feito o diagnóstico, idealmente dentro do período de 4 horas depois da admissão no DE. Quando não há foco de infecção identificado em um paciente com choque séptico presumido, uma penicilina semissintética com um inibidor da β-lactamase, em combinação com uma fluoroquinolona e vancomicina, é uma escolha empírica racional. Um desses regimes incluiria piperacilina-tazobactam, 4,5 g IV a cada 6 horas, mais levofloxacino, 750 mg IV a cada 12 horas, e vancomicina, 30 mg/kg (dose máxima de 2 g) dada a cada 12 horas, ajustada conforme apropriado para os níveis mínimos e insuficiência renal.

Os pacientes com neutropenia e síndrome de sepse apresentam risco particular de sepse progressiva, falência de órgãos e óbito. Pode-se suspeitar de neutropenia em pacientes que tenham passado recentemente por quimioterapia, e esses pacientes geralmente sabem que são neutropênicos. A administração de antimicrobianos é particularmente urgente para esses pacientes e deve ocorrer rapidamente depois de coletado material para hemoculturas, paralelamente com a administração de cristaloides. As considerações de antibióticos para o paciente neutropênico são discutidas no Capítulo 115. Os pacientes em quimioterapia com sepse representam um desafio especial porque a fisiopatologia pode ser complicada por anemia, trombocitopenia, desidratação por vômitos e efeitos da terapia adjuvante com esteroides. Os pacientes em quimioterapia frequentemente têm cateteres de demora, o que os predispõe a causas mais incomuns de sepse, incluindo bactérias gram-positivas e fungos (Caps. 115 e 187).

Corticosteroides

Não há evidência de terapia com corticosteroides com altas doses e curta duração em pacientes não selecionados com choque séptico. A maioria das diretrizes atuais recomenda que seja administrada hidrocortisona em baixa dose somente em pacientes recebendo reposição crônica de esteroides e em pacientes com choque refratário, apesar do suporte adequado de fluidos e vasopressores adequado. Até isso tem suporte mínimo, se é que existe, de evidências científicas. Já não se considera que os testes de estimulação com corticotropina tenham algum valor.

Casos Especiais

A terapia trombolítica sistêmica é indicada em pacientes com choque por embolia pulmonar (Cap. 78) sem contraindicações.[21] Os tratamentos específicos para choque decorrente de intoxicação por medicamentos vasoativos e outras toxinas são discutidos nos capítulos relevantes neste texto.

Dispositivos e Procedimentos

Ventilação

A intubação em sequência rápida é o método preferido de controle das vias aéreas na maioria dos pacientes com choque refratário (Cap. 1). A hipoperfusão tecidual leva a aumento da fadiga dos músculos respiratórios, e comumente sobrevém insuficiência respiratória em pacientes com choque persistente. A intubação previne a aspiração, aumenta a oxigenação, trata a insuficiência respiratória aguda, oferece tratamento inicial para acidemia metabólica ou hipercárbica e protege o paciente que será enviado para um ambiente não controlado (p. ex., para exames). A intubação também reduz o trabalho respiratório, o qual, no paciente com hipoperfusão, exacerba ainda mais a acidemia lática. O uso forçado dos músculos respiratórios acessórios pode aumentar o consumo de oxigênio em 50% a 100% e diminui o fluxo sanguíneo cerebral em 50%. O mais importante é que, se o paciente tiver aumento da resistência das vias aéreas (p. ex., broncoespasmo com anafilaxia) ou diminuição da complacência pulmonar (p. ex., edema pulmonar, SDRA), uma pressão intratorácica mais negativa precisa ser gerada para preencher os pulmões a cada inspiração. Um maior efeito de sucção também é exercido no ventrículo esquerdo, impedindo sua capacidade de ejetar e aumentando a pós-carga funcional. A ventilação com pressão positiva remove essa impedância e pode melhorar a função ventricular e o débito cardíaco em até 30%. O uso de etomidato para pacientes com choque séptico é discutido no Capítulo 1.

Controle da Fonte

O controle da hemorragia continua a ser o pilar do tratamento do choque hemorrágico, e as evidências continuam a dar suporte à cirurgia imediata quando o controle vascular direto não pode ser obtido de outra forma (Caps. 33 e 41). Sangramento gastrointestinal pode precisar de endoscopia urgente, muitas vezes no DE ou na UTI, e ruptura aórtica necessita de consultoria de emergência de um cirurgião vascular. No choque séptico relacionado a um abscesso, infecção agressiva (p. ex., fasciíte necrosante) (Cap. 129) ou ferida (p. ex., síndrome do choque tóxico) (Cap. 130), a remoção do estímulo infeccioso por intervenção cirúrgica deve prosseguir assim que possível.

Balão Intra-aórtico e Intervenção Coronária Percutânea

O uso da contrapulsação com balão intra-aórtico e da intervenção coronária percutânea em pacientes selecionados com choque cardiogênico ou emergências cardiovasculares agudas é discutido no Capítulo 68.

Pericardiocentese e Trombectomia

O choque causado por obstrução mecânica pode ser manejado com intervenção direta. Grandes derrames pericárdicos agudos devem ser manejados com pericardiocentese. A trombectomia cirúrgica para embolia pulmonar maciça raramente é realizada. Trombólise direta por meio de radiologia intervencionista, no entanto, vem ganhando aceitação como opção terapêutica em pacientes com choque, particularmente se os trombolíticos sistêmicos estiverem contraindicados.

DESFECHOS

Os desfechos para os pacientes com choque variam com a causa subjacente do estado de choque e o status pré-mórbido ou comórbido do paciente. Os desfechos têm melhorado progressivamente, com ênfase no diagnóstico e tratamento precoces. Em geral, hipotensão persistente (choque refratário) está associada a piores desfechos. Os pacientes que atendem às definições de consenso para choque hemorrágico têm taxa de mortalidade de aproximadamente 20%,[1] enquanto elas excedem 40% nos choque séptico e cardiogênico.[2]

CONCEITOS-CHAVE

- O choque circulatório pode ocorrer com pressão arterial normal, e nem todos os pacientes com hipotensão arterial têm choque circulatório.
- Um déficit de base mais negativo do que −4 mEq/L ou um nível de lactato sérico acima de 4 mmol/L justifica um diagnóstico presumível de choque.
- A diurese é um índice confiável da perfusão de órgãos vitais em pacientes com suspeita de choque. O débito urinário normal é de 1 mL/kg/h. Uma diurese abaixo de 0,5 mL/kg/h indica hipoperfusão renal grave.
- Uma combinação de piora do déficit de base, aumento do nível de lactato e baixo débito urinário, representa piora ou persistência do choque circulatório.
- O início precoce da reposição volêmica, com suporte pressor conforme a necessidade, e terapia antimicrobiana apropriada melhoram os desfechos em pacientes com choque séptico.
- O uso de desfechos fisiológicos definidos para medir a perfusão sistêmica durante a ressuscitação (ressuscitação quantitativa) melhora os desfechos para pacientes no DE com choque.

As referências para este capítulo podem ser encontradas on-line no website Expert Consult associado à obra.

CAPÍTULO 7
Ressuscitação Cerebral

Craig A. Williamson | William J. Meurer

PRINCÍPIOS

Introdução

Apesar de reconhecermos o papel dominante do cérebro na determinação da qualidade de vida, a capacidade de intervenção da medicina moderna para reverter a lesão neuronal continua limitada. Consequentemente, as técnicas modernas de ressuscitação cerebral estão voltadas para restauração da homeostase e para a mitigação dos efeitos de lesões cerebrais secundárias. A lesão hipóxico-isquêmica após parada cardíaca pode ser vista como um modelo de doença isquêmica global e os avanços recentes na compreensão dos seus mecanismos fisiopatológicos levaram a melhorias nos prognósticos neurológicos. Embora a lesão hipóxico-isquêmica represente uma forma pura de isquemia cerebral, sua patologia subjacente tem uma sobreposição significativa com outras lesões cerebrais, tais como: acidente vascular cerebral e lesão cerebral traumática. Assim, muitos dos princípios fisiológicos da ressuscitação cerebral após a parada cardíaca são aplicáveis a estas condições. Este capítulo, portanto, revisa a fisiopatologia da lesão cerebral isquêmica e discute terapias para melhorar a recuperação neurológica após parada cardíaca e em outras doenças neurológicas críticas nais quais a isquemia cerebral pode ocorrer.

Anatomia, Fisiologia e Fisiopatologia

O cérebro humano consiste em 10 bilhões de neurônios, cada um com múltiplas conexões com outras células, totalizando cerca de 500 trilhões sinapses. Embora o cérebro constitua apenas 2% do peso corporal, recebe 15% do débito cardíaco e representa 20% do uso total de oxigênio do corpo. Embora o cérebro não realize trabalho mecânico ou secretor, o gasto energético ocorre com a síntese dos constituintes celulares (p. ex., estima-se que 2000 mitocôndrias sejam reproduzidas a cada dia, por cada célula) e de substâncias neurotransmissoras, além do transporte axoplasmático dessas substâncias e bombeamento transmembrana de íons.

Quando o cérebro é privado de fluxo sanguíneo adequado, a isquemia resultante é caracterizada por uma série desordenada de respostas fisiológicas e celulares interligadas que resultam em morte celular neuronal (Fig. 7.1).[1] Embora esta complexa cascata de eventos possa ser desencadeada por períodos de apenas alguns minutos de isquemia, a morte neuronal resultante geralmente acontece após algumas horas ou dias. Além disso, a biologia da morte das células cerebrais após a isquemia cerebral global segue o padrão de morte celular cerebral tardio que ocorre no acidente vascular cerebral, na lesão cerebral traumática e em outras formas de lesões cerebrais hipóxicas ou tóxicas, com pequenas variações. Aumentar a compreensão da resposta do cérebro às lesões entre o momento do insulto e a morte celular neuronal, eventualmente, permitirá a criação de mais terapias específicas de ressuscitação cerebral.

Pressão Intracraniana Elevada

A pressão intracraniana (PIC) é um fator importante a ser considerado na lesão cerebral isquêmica, porque a isquemia cerebral pode causar diretamente elevação da PIC. Isso ocorre porque a falha na fosforilação oxidativa esgota as reservas de adenosina trifosfato (ATP), o que resulta em uma incapacidade de manter os gradientes osmóticos ativamente. O aumento da osmolaridade intracelular leva à entrada de água, provocando edema citotóxico que, geralmente, atinge seu pico em 48 a 72 horas após a lesão. Por diminuir a pressão de perfusão cerebral (PPC), a PIC elevada também é um contribuinte importante para a lesão cerebral secundária. Esta relação é discutida com mais detalhes abaixo; informações adicionais sobre o manejo da PIC estão contidas nas seções de farmacologia, dispositivos e técnicas.

Para entender a fisiopatologia da PIC elevada, deve-se notar que o crânio é uma estrutura rígida, cujos conteúdos relativamente não compressíveis incluem o cérebro (~80%), sangue (~10%) e líquor cefalorraquidiano (LCR ~10%). De acordo com a hipótese de Monro-Kellie, qualquer adição ao volume de um desses componentes — por exemplo, aumento do volume cerebral devido a edema — deve ser compensado por uma redução no volume dos outros componentes ou a PIC aumentará.

Normalmente, a compensação ao aumento do volume intracraniano é inicialmente realizada deslocando o LCR do espaço subaracnóideo intracraniano para o espaço subaracnóideo espinhal. Aproximadamente dois terços do volume sanguíneo cerebral estão contidos nas veias cerebrais e nos seios durais. Esta capacitância venosa pode ser reduzida ainda mais para acomodar o aumento do volume intracraniano. Infelizmente, esses mecanismos às vezes são rapidamente esgotados, resultando em menor acomodação e um aumento significativo na PIC. Isto pode ocorrer rapidamente com uma lesão cerebral aguda ou lentamente com lesões sólidas, tais como tumores.

Em seus estágios finais, a hipertensão intracraniana não controlada resulta em herniação inferior das tonsilas cerebelares através do forame magno, comprimindo, assim, os centros cardiorrespiratórios no bulbo. Antes ou simultaneamente a isso, a PIC elevada pode agravar a lesão isquêmica através da redução do fluxo sanguíneo cerebral. A PPC é igual à pressão arterial média (PAM) menos a PIC. À medida que a PIC aumenta, a PPC diminui, o que é compensado por vasodilatação arteriolar cerebral. Infelizmente, esta vasodilatação pode aumentar o volume sanguíneo cerebral, o que pode aumentar a PIC e reduzir a PPC. Este ciclo vicioso é um dos principais fatores deflagradores para os períodos prolongados de elevação refratária da PIC conhecidos como platô ou ondas A de Lundberg.

MANEJO

Tomada de Decisão

O manejo padrão do dano cerebral isquêmico envolve a restauração do fluxo de sangue cerebral (FSC) e prevenção de lesão secundária. A maioria dos tratamentos não foi estudada em ensaios clínicos controlados, prospectivos e randomizados, mas é apoiada por experiência clínica e dados experimentais limitados. Embora as propostas de terapias neuroprotetoras experimentais sejam geralmente destinadas a intervenções moleculares específicas na fisiopatologia das lesões cerebrais isquêmicas, até agora nenhuma delas provou ser eficaz em ensaios clínicos. No caso de lesão isquêmica após parada cardíaca, a revisão mais completa e a diretriz sobre o cuidado de pacientes com síndrome pós-parada cardíaca vem do International Liaison Committe on Resuscitation e seus órgãos constituintes, com o apoio da American College of Emergency Physicians, da Society for Academic Emergency Medcine, da Society of Critical Care Medicine, e da Neurocritical Care Society. Melhorias no cuidado pós-parada cardíaca, através de uma abordagem multissistêmica inclusiva, pode aumentar a probabilidade de uma recuperação significativa nesses pacientes. A implementação de protocolos padronizados para cuidados pós-reanimação que incluam muitos ou todos os seguintes componentes demonstrou aumento na sobrevida, com um desfecho neurológico favorável de até 30% em estudos repetidos de antes e depois (embora mal controlados).[3,4]

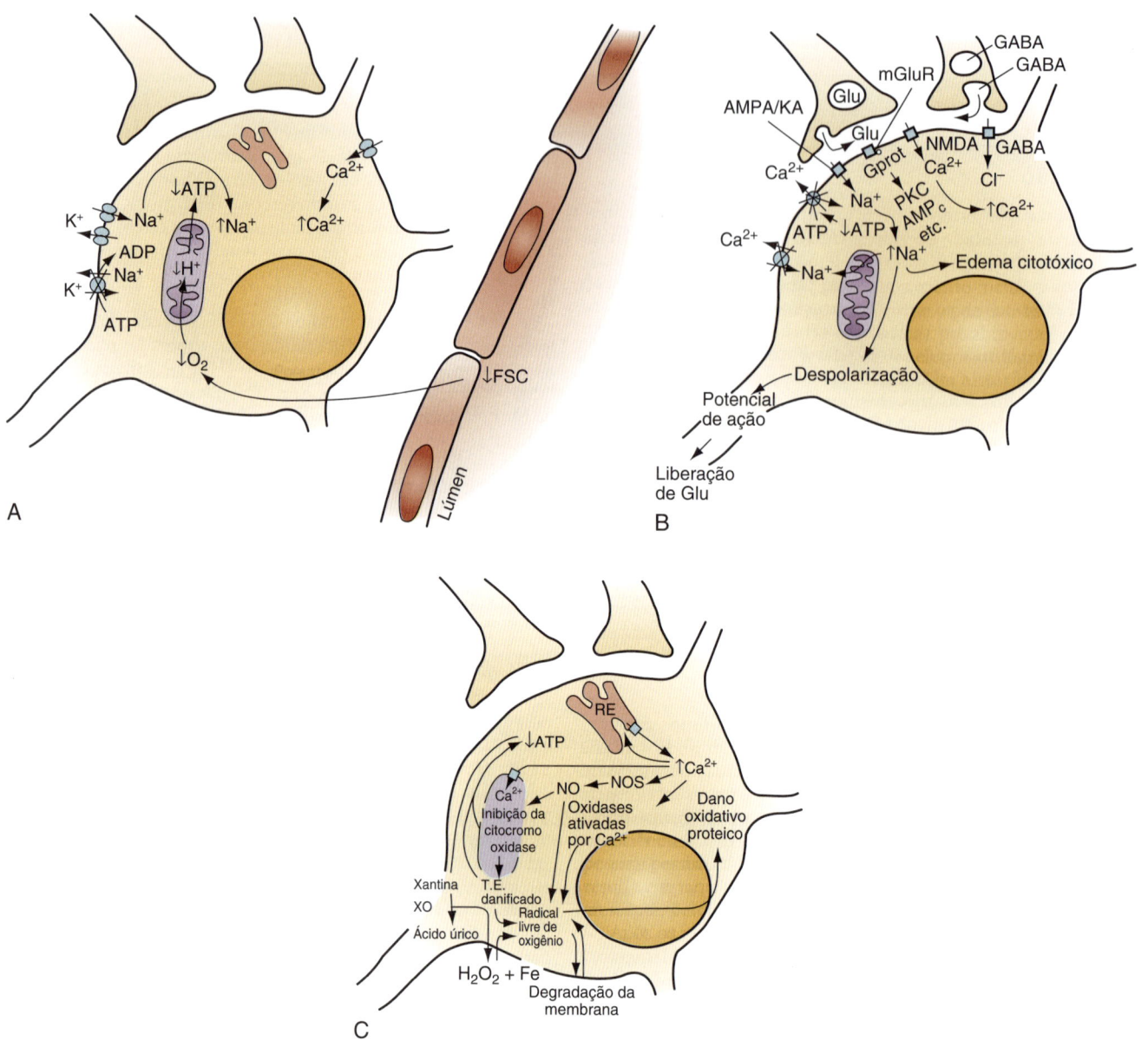

Fig. 7.1. Sinopse dos eventos que contribuem para a cascata da morte celular dos neurônios após a isquemia. **A**, Fluxo cerebral diminuído (FSC) e conteúdo de oxigênio arterial durante a isquemia causam diminuição da produção de adenosina trifosfato (ATP), falha do efluxo de potássio através da bomba de íons dependente de ATP, e influxo de sódio (Na^+) e cálcio (Ca^{2+}) através de canais iônicos dependentes de voltagem. *ADP*, adenosina difosfato. **B**, O influxo de Na^+ causa despolarização e liberação de glutamato (Glu), abrindo canais de cátions via receptor de Glu α-amino-3-hidroxi-5-metil-4-isoxazolpropionato (AMPA) e receptor cainato (KA) e exacerbando o influxo de Na^+ intracelular. O aumento da concentração de Na^+ ($[Na^+]i$) leva ao edema citotóxico. Canais N-metil-D-aspartato (NMDA) mediado por glu permitem influxo de Ca^{2+} intracelular. insuficiente déficit de ATP causa falha nas bombas de Ca^{2+} dependentes de energia, e a alta $[Na^+]i$ previne a remoção de Ca^{2+} pela bomba Na^+/Ca^{2+}. A liberação de ácido γ-aminobutírico (GABA) pode atenuar as alterações excitatórias abrindo um canal controlado por Cl^-. **C**, Aumento da $[Ca^{2+}]i$ é amplificado pela liberação induzida de Ca^{2+} a partir do retículo endoplasmático (RE). Mitocôndrias podem ser lesadas tentando minimizar o aumento da $[Ca^{2+}]i$, resultando em falha metabólica adicional e diminuição do ATP. O Ca^{2+} ativa a óxido nítrico sintase (NOS), transformando-a em óxido nítrico (NO), que é amplificado pela ativação do NO da NOS. O NO contribui para a formação de radicais livres de oxigênio prejudiciais e inibe a função da citocromo oxidase mitocondrial. A degradação de ATP para xantina e, em seguida, ácido úrico pela xantina oxidase (XO) produz peróxido de hidrogênio (H_2O_2), que reage com o ferro para formar perigosos radicais de oxigênio. Os radicais livres mede oxigênio reagem com lipídios na membrana celular, o que leva à degradação da membrana e mais radicais livres. Os radicais livres de oxigênio também podem danificar as proteínas.

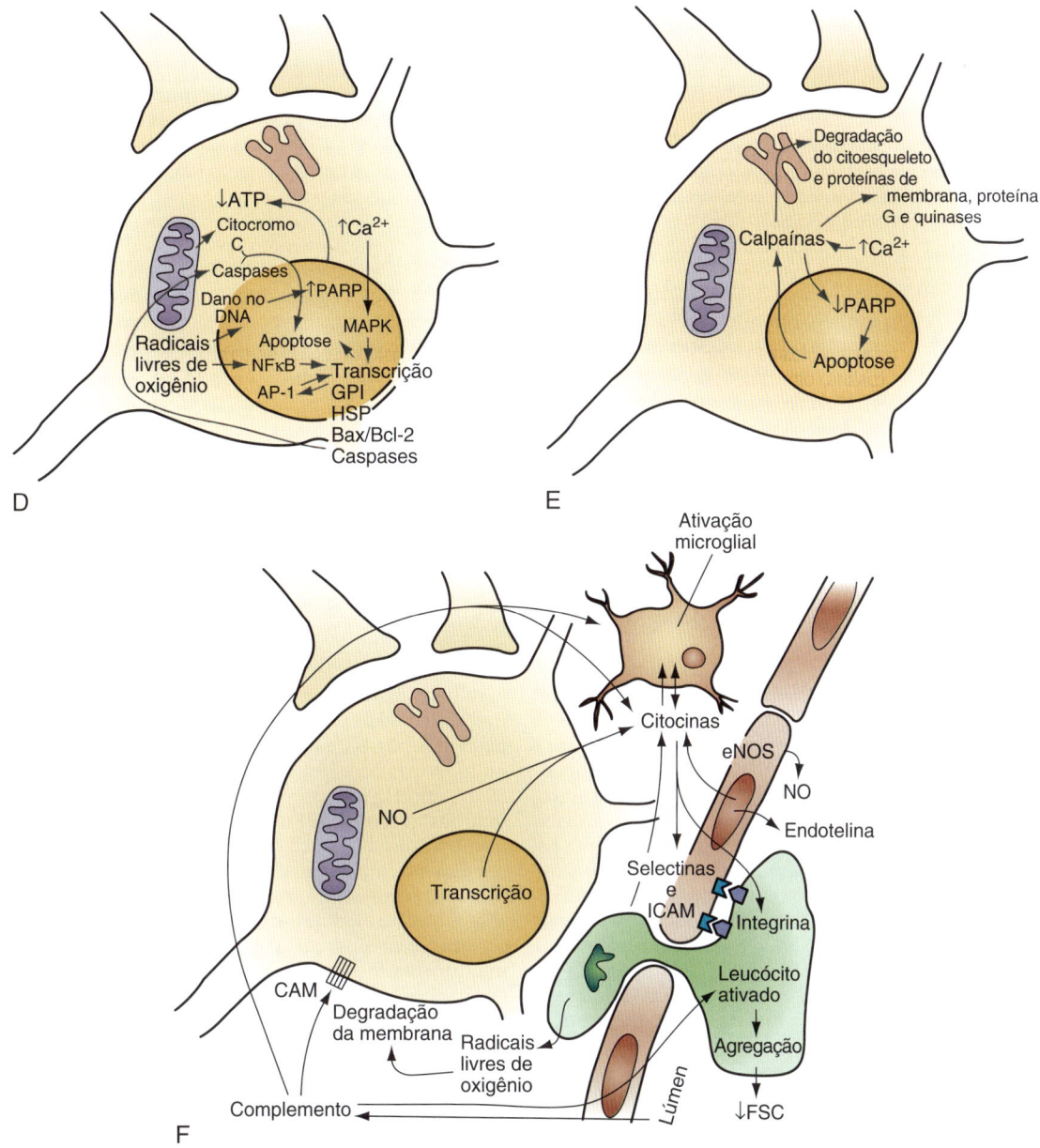

Fig. 7.1 (Cont.) D. O Ca^{2+} também ativa os fatores de transcrição cinase, como a proteína quinase ativada por mitógeno (MAPK). Os radicais de oxigênio acionam o fator nuclear κB (NFκB), outro fator de transcrição. Muitos genes, incluindo genes precoces imediatos (GPIs), genes da proteína de choque térmico (HSP), genes para caspases e os sistemas Bax/Bcl-2 são ativados. Os produtos de GPIs incluem o AP-1, outro fator de transcrição. Liberação mitocondrial do citocromo c, caspases existentes e recém-formadas, e outros fatores desencadeiam a apoptose. O DNA é danificado por radicais livres de oxigênio e por endonucleases formadas na apoptose. Danos no DNA ativam a poli (ADP-ribose) polimerase (PARP), que depleta ainda os estoques de ATP. **E**, Ca^{2+} e apoptose ativam calpaínas, proteases que degradam uma variedade de elementos estruturais (p.ex., proteínas do citoesqueleto e da membrana), elementos de sinalização (p.ex., proteínas G, quinases) e PARP. **F**, A transcrição e o NO contribuem para a expressão neuronal de citocinas, quimiocinas e fatores de crescimento. Esses sinais intercelulares ativam o complemento, as células epiteliais, leucócitos e microglia. O complemento pode amplificar os sinais quimiotáticos, ativar diretamente a microglia ou causar dano celular pela criação de um complexo de ataque à membrana (CAM). Integrinas leucocitárias, selectinas de células epiteliais e moléculas de adesão intercelular (ICAMs) permitem a demarginação. Leucócitos ativados causam dano neuronal pela liberação de oxidantes potentes e proteases. A resistência cerebrovascular pode ser afetada pela liberação epitelial de NO e endotelina e pela agregação de leucócitos. *ADP*, adenosina difosfato; *Concentração de $[Ca^{2+}]i$*, concentração de Ca^{2+}; *AMPc*, adenosina de monofosfato cíclico; *eNOS*, óxido nítrico sintetase endotelial; *T.E.*, tráfego enzimático; *mGluR*, receptor de glutamato metabotrópico; *PKC*, proteína quinase C.

Farmacologia, Dispositivos e Técnicas

Ressuscitação Cardiopulmonar

Em caso de parada cardíaca, o retorno da circulação espontânea é a primeira prioridade na ressuscitação cerebral. O grau de lesão cerebral após parada cardíaca depende da duração da isquemia cerebral completa (tempo de inatividade ou tempo antes do início de ressuscitação cardiopulmonar [RCP]) e da duração da isquemia parcial que ocorre durante a RCP e que pode ocorrer do choque cardiogênico anterior ou posterior ao período de parada cardíaca. Eventos que ocorrem após a restauração do fluxo (p.ex., hipóxia transitória, hipotensão) também podem exacerbar danos cerebrais nesse período de tempo dinâmico e importante da ressuscitação precoce. Evidência clínica extensiva sobre taxas de alta hospitalar e recuperação neurológica suporta o conceito de que o sucesso na ressuscitação é inversamente proporcional à duração da parada cardíaca. Embora a duração da parada geralmente influencie o desfecho na população dos pacientes com parada cardíaca súbita, ela não pode ser usada de forma confiável para prever o desfecho de pacientes, individualmente. As técnicas modernas de ressuscitação cerebral se concentram em evitar lesão cerebral secundária, que também afeta o desfecho. O desfecho neurológico dos sobreviventes é influenciado pela idade do paciente, comorbidade e outras características individuais.

A eficácia da RCP externa na geração de perfusão cerebral é um tanto controversa. O débito cardíaco durante uma RCP externa de alta qualidade foi previamente estimado como apenas 20% a 30% do débito normal, porém, estudos mais recentes, têm sugerido que débitos cardíacos mais elevados são possíveis na prática clínica e, sem dúvida, uma RCP efetiva é essencial para a recuperação neurológica após parada cardíaca.

Reperfusão

Com insultos cerebrovasculares devidos a mecanismos embólicos ou trombóticos, ensaios clínicos randomizados mostraram um benefício da revascularização em acidente vascular cerebral isquêmico. Isso é discutido em detalhes no Capítulo 91.

Otimizando a Perfusão e a Oxigenação. A manutenção da oferta cerebral de oxigênio é o principal pilar da terapia após a lesão cerebral isquêmica. A oferta de oxigênio requer uma PPC suficientemente elevada, resistência cerebrovascular suficientemente baixa (RCV) e uma adequada saturação de oxigênio no sangue.

A hipotensão pode reduzir perigosamente o fluxo sanguíneo cerebral (FSC) e está associado a pior desfecho após parada cardíaca e lesão cerebral traumática (TCE). Normalmente, uma mudança na pressão arterial sistêmica desencadeia mudanças correspondentes na RCV, mediada por vasodilatação ou vasoconstrição arterial cerebral. Essa capacidade, denominada autoregulação cerebral, funciona para manter um constante FSC em uma ampla variação de pressões arteriais. A autorregulação muitas vezes é perdida no cérebro lesionado e, como resultado, a perfusão do tecido isquêmico torna-se passivamente dependente da PPC. Consequentemente, a hipotensão pode comprometer o FSC e resultar em dano cerebral adicional significativo. Portanto, baixas pressões arteriais devem ser rapidamente normalizadas, com administração de volume intravascular e uso de vasopressores, conforme necessário. Na ausência de dados de ensaios clínicos prospectivos para orientar a tomada de decisões, as atuais recomendações para pacientes com parada cardíaca são de manter uma PAM de 65 a 100 mmHg. Hipertensão induzida, uma vez usada para aumentar o PPC, atualmente não é uma terapia indicada devido a preocupações relacionadas com a ruptura da barreira hematoencefálica e piora do edema vasogênico.

As metas de pressão arterial diferem fundamentalmente na hemorragia intraparenquimatosa ou acidente vascular encefálico hemorrágico (AVEh), na qual a pressão arterial geralmente já está elevada na apresentação incial devido a uma resposta fisiológica. Hipertensão é um fator de risco conhecido para a expansão do hematoma, mas a pressão arterial desejada nesses pacientes continua controversa devido à incerteza quanto à perfusão do tecido cerebral ao redor do hematoma (penumbra isquêmica). Um grande ensaio clínico controlado, randomizado e multicêntrico demonstrou que a rápida redução da pressão arterial sistólica (PAS) para menos de 140 mmHg é segura e pode garantir um benefício pequeno, mas significativo nos desfechos neurológicos.[5] Consequentemente, endossamos a administração imediata de anti-hipertensivos intravenosos visando manter uma PAS inferior a 140 mmHg. Assim como em outras condições onde existe o risco de lesão isquêmica secundária, a hipotensão deve ser diligentemente evitada, não permitindo que o PAM desça abaixo de 65 mmHg.

A RVC é um determinante importante do FSC e pode ser afetada por hiperventilação e permeabilidade microvascular. Embora a circulação cerebral possa perder a capacidade de se adaptar às mudanças da pressão sanguínea após a isquemia, uma capacidade atenuada de resposta aos níveis de dióxido de carbono e de oxigênio no sangue arterial estão geralmente presentes.[3] O dióxido de carbono é um potente agente vasoativo e a diminuição da pressão parcial do dióxido de carbono arterial ($PaCO_2$) por hiperventilação resulta em uma redução rápida do FSC de 2% para cada diminuição de 1 mmHg na $PaCO_2$. Uma vez que reduções no FSC diminuem o volume total de sangue cerebral, a hiperventilação rapidamente reduz a PIC. A hiperventilação induzida pode interromper transitoriamente a herniação do tronco encefálico na presença de uma PIC criticamente elevada até que uma terapia alternativa possa ser iniciada. No entanto, a vasoconstrição e o aumento da RVC causados pela hiperventilação podem levar a reduções perigosas no FSC, resultando em isquemia cerebral.[4] Recomendamos restringir o uso da hiperventilação induzida para o tratamento em curto prazo de herniações cerebrais iminentes que ameaçam a vida e de hipertensão intracraniana grave refratária a outras medidas, como a terapia osmótica. Hiperventilação crônica ou profilática não deve ser utilizada. O tratamento específico para PIC elevada é descrito na próxima seção. Em geral, a estratégia ventilatória para manter uma $PaCO_2$ de 35 a 40 mmHg é segura e apropriada, e a hiperventilação inadvertida deve ser evitada.

A saturação de oxigênio arterial normal após lesão cerebral isquêmica é um objetivo primário. O cérebro lesionado pode não ser capaz de compensar a hipóxia aumentando o FSC, e o aporte cerebral de oxigênio pode diminuir rapidamente à medida que a concentração sanguínea diminui. Hiperoxia secundária ao uso de altas concentrações de oxigênio, no entanto, também mostrou um aumento da lesão cerebral oxidativa em modelos animais de parada cardíaca e ressuscitação, e está associada ao aumento da mortalidade em pacientes com acidente vascular cerebral[5] e em pacientes pós-parada cardíaca.[9] Níveis normais de oxigenação ou hiperoxia leve (pressão parcial arterial de oxigênio, PaO_2, de 80-120 mmHg com porcentagem de saturação de oxihemoglobina mantida acima de 95) devem ser mantidos por meio do uso da fração inspirada de oxigênio (FiO_2) mais baixa possível. Uma vez que hipóxia, hipocapnia e hipercapnia devem ser evitadas, a ventilação controlada é apropriada no período após a ressuscitação, com sedação e bloqueadores musculares, se necessário. A oximetria contínua e capnografia, correlacionadas com gasometria arterial intermitente, fornecerá as informações necessárias para otimização dos parâmetros de ventilação.

Pressão Intracraniana Elevada

A presença de hipertensão intracraniana é sugerida por certos achados de imagem e características clínicas. Os sinais relevantes na tomografia computadorizada (TC) incluem cisternas basais obliteradas, apagamento difuso dos sulcos e perda difusa de diferenciação entre as substâncias cinzenta e branca, embora a PIC possa elevar-se sem qualquer desses achados. As características clínicas sugestivas incluem papiledema, paralisia bilateral do sexto par craniano e nova paralisia do terceiro par craniano em um paciente comatoso. O diagnóstico definitivo requer colocação de monitorização invasiva da PIC. A decisão de colocar um monitor de PIC deve ser guiada pela neurocirurgia sempre que a interconsulta a ela estiver disponível. A maioria dos dados sobre o manejo de PIC elevada é derivada da literatura sobre TCE, uma condição em que a elevação da PIC geralmente ocorre. Embora falte o apoio de ensaios clínicos controlados e randomizados, a Brain Trauma Foundation publicou diretrizes sobre a monitorização da PIC, que recomendamos seguir em pacientes com TCE sempre que possível. Essas diretrizes exigem a monitorização de PIC em todos os pacientes com tomografia computadorizada anormal de cérebro e TCE grave, definido como uma pontuação na escala de coma de Glasgow de 3 a 8. A monitorização da PIC é considerada apropriada, mesmo na presença de uma TC de crânio normal quando estiverem presentes dois dos seguintes: (1) idade superior a 40 anos; (2) posturas motoras de descerebração ou decorticação unilaterais ou bilaterais; e (3) PAS menor que 90 mmHg.

As diretrizes não estão disponíveis para a monitorização da PIC em outras condições envolvendo lesão cerebral isquêmica, como acidente vascular cerebral, onde geralmente não é indicado. Em particular, o impacto clínico da hipertensão intracraniana devida à lesão cerebral anóxica após parada cardíaca não é clara e não foi estudada em ensaios clínicos prospectivos. Quando se desenvolve um edema citotóxico suficientemente grave para causar elevação da PIC, isso indica um prognóstico muito ruim. Consequentemente, a monitorização invasiva da PIC não é recomendada no manejo de lesão isquêmica após parada cardíaca.[2]

Tratamento médico. O tratamento médico para PIC elevada, da mesma forma, não foi provado eficaz em estudos de ensaios clínicos controlados e randomizados, e os protocolos de tratamento baseiam-se principalmente em experiências clínicas e opinião de especialistas. Para assegurar uma perfusão cerebral adequada, a PAM deve ser mantida acima de 65 mmHg em todos pacientes com risco de elevação de PIC, e a PPC deve permanecer de 50 a 70 mmHg quando a monitorização da PIC estiver disponível. Apesar do limiar exato para o tratamento PIC não ser claro e poder variar individualmente entre pacientes, uma PIC superior a 20 mmHg foi associada a piores resultados neurológicos e deve indicar o início do tratamento. Embora existam muitas e, às vezes, divergentes recomendações para o tratamento médico inicial dos pacientes com PIC elevada, sugerimos o seguinte:

1. Posicione o paciente com a cabeça elevada, levantando a metade superior da cama ou da maca até 30 graus.
2. Mantenha uma posição neutra da cabeça e do pescoço para evitar a compressão venosa jugular.
3. Trate a febre. Administrar agentes antipiréticos (p. ex., acetaminofeno em supositórios, 1000 mg a cada 6 horas) e usar compressas refrigeradas se necessário, visando uma temperatura igual ou inferior a 37 °C.
4. Minimize gatilhos para aumento da PIC.

Isto é conseguido tratando e evitando a dor. Nós recomendamos doses tituladas de um opioide hemodinamicamente estável, tal como fentanil 25 a 50 μg a cada 5 minutos, conforme necessário. Também deve ser evitada a tosse ou a resistência à ventilação mecânica; isto é melhor conseguido através da sedação e analgesia adequadas para permitir a ventilação mecânica, conforme descrito nos Capítulos 1 e 2. O propofol é nosso agente sedativo de escolha para este propósito, porque diminui a atividade metabólica cerebral e, portanto, o FSC, e, rapidamente, é eliminado do organismo, permitindo a avaliação neurológica, conforme necessário. O propofol pode causar ou contribuir para a hipotensão, que geralmente é evitada por ajuste de dose.

5. Iniciar a terapia osmolar.

Terapia osmolar com manitol ou solução salina hipertônica pode drenar água através de uma barreira hematoencefálica intacta e, desse modo, reduzir a PIC. Manitol, 0,5 a 1 g/kg é administrado a cada 6 horas, até uma osmolalidade sérica de 320 mOsm/kg. Tratar com 30 mL de solução salina a 23,4% parece ser, pelo menos, tão eficaz quanto o manitol na diminuição rápida da PIC e reversão da herniação, embora um acesso venoso central seja necessário para uma administração segura. De 30 a 60 mL podem ser administrados a cada 6 horas, até um valor máximo de sódio sérico de 160 meq/L. Por ser um diurético potente, o manitol é preferido em casos de sobrecarga volêmica, enquanto a solução salina hipertônica pode ser utilizada para a ressuscitação de pacientes hipovolêmicos.

6. Tratar casos de elevação da PIC refratária às terapias anteriores.

Coma induzido com um barbitúrico irá diminuir ainda mais o FSC e reduzirá a PIC. O Fenobarbital é iniciado com uma dose de ataque de 10 mg/kg durante 1 hora, seguido por uma infusão contínua de 0,5 a 5 mg/kg/h, titulado para obter o padrão eletroencefalográfico de surto e supressão. A administração de barbitúricos é frequentemente acompanhada de hipotensão, que muitas vezes requer vasopressores para manter adequada PPC.

7. A hipotermia leve induzida é uma opção adicional em casos altamente refratários.

Os dispositivos de resfriamento endovascular ou externos devem ser usados para uma temperatura alvo de 32° a 36 °C, titulada para alcançar o controle da PIC. Uma vez atingida a hipotermia, o reaquecimento rápido deve ser evitado, porque isso pode precipitar uma significativa elevação da PIC.

Tratamento cirúrgico. Opções cirúrgicas para o manejo da elevação refratária da PIC incluem craniectomia descompressiva e evacuação de hematoma intracraniano, quando presente, e deve ser guiada por orientação da neurocirúrgia. No caso de edema citotóxico importante após acidente vascular cerebral acometendo artéria cerebral média, há um benefício da hemicraniectomia descompressiva precoce (< 36 horas) em pacientes com menos de 60 anos.[6] Uma craniectomia bifrontal é tipicamente usada para tratar a elevação refratária da PIC em TCE. Com base em um ensaio clínico controlado e randomizado recente que notou piores desfechos nos pacientes com TCE tratados com craniectomia muito precoce, recomendamos que a craniectomia seja reservada para pacientes em que o manejo clínico falhou ou, como um procedimento urgente para salvar vidas, quando a herniação cerebral estiver presente nesta população.[6a]

Manutenção da Temperatura Corporal

A hipertermia (ou febre) exacerba lesões cerebrais e piora o desfecho neurológico.[17] A temperatura corporal elevada aumenta a demanda metabólica cerebral de 8% a 13%/°C, aumenta a liberação do glutamato, aumenta a produção de radicais livres de oxigênio e aumenta a degradação da barreira hematoencefálica e citoesquelética, com aumento do edema vasogênico. A temperatura do corpo deve ser monitorada em pacientes ressuscitados da isquemia cerebral e medidas devem ser iniciadas para evitar aumentos de temperatura no período pós-isquêmico. Em geral, todas as temperaturas acima de 38 °C devem ser tratadas de forma agressiva com acetaminofeno e resfriamento externo. A indução de hipotermia terapêutica emergiu como uma terapia para pacientes comatosos sobreviventes de lesão hipóxico-isquêmica após parada cardíaca.

Hipotermia Leve Ressuscitante

Há mais de 50 anos, a hipotermia foi inicialmente reivindicada como retentora de um efeito protetor na isquemia cerebral difusa e focal. O mecanismo neuroprotetor está ligado a uma redução da liberação de glutamato, da demanda metabólica, da formação de radicais livres e da produção de citocinas inflamatórias. Sinalização celular e respostas genéticas a lesões celulares também são afetadas e a hipotermia pode também proteger o cérebro da morte programada das células neuronais.

A hipotermia leve (32-34 °C) é mais fácil de alcançar, possui menos efeitos adversos do que temperaturas mais baixas e tem sido consistentemente demonstrada como detentora de efeito neuroprotetor em modelos experimentais de isquemia cerebral. Dois ensaios clínicos multicêntricos, prospectivos, controlados e randomizados de hipotermia leve mostraram marcantes melhorias no desfecho neurológico em pacientes comatosos sobreviventes de parada cardíaca extra-hospitalar (Tabela 7.1).[18,19] Nestes ensaios, o número necessário para tratar para ter um paciente adicional com um bom desfecho neurológico foi de apenas sete. Diretrizes baseadas em evidências recomendam o resfriamento de pacientes adultos inconscientes após parada cardíaca a 33 °C durante 12 a 24 horas.[7] Os estudos recentes em adultos e crianças compararam hipotermia terapêutica de 33 °C com o "controle direcionado de temperatura"(CDT) de 36 °C.[8,9] A segurança e eficácia do CDT *versus* a hipotermia terapêutica não foram diferentes. Existe forte evidência biológica dos ensaios clínicos anteriores e modelos animais que a temperatura de 33 °C fornece uma melhor neuroproteção. O ensaio clínico do CDT não forneceu provas de que um alvo de temperatura era mais fácil ou mais seguro que o outro. A maioria dos pacientes incluídos nestes estudos teve a RCP iniciada imediata e provavelmente apresentou insultos neurológicos menos graves do que pacientes com parada cardíaca reanimados fora da Europa. Dada a natureza evolutiva das evidências nessa área, recomendamos protocolos que se reduzam a temperatura para um alvo de 33 °C; contudo, emergencistas devem trabalhar com seus colegas intensivistas para desenvolver protocolos locais. Um dispositivo de controle de temperatura, externo ou endovascular, com um sensor de temperatura com feedback é necessário, independentemente do alvo de temperatura escolhido.

O método ideal de resfriamento dos pacientes reanimados de uma parada cardíaca não foi estabelecido (Cap. 8). Experimentos com animais e recomendações de diretrizes têm sugerido que o resfriamento deve ser iniciado tão cedo e rapidamente quanto possível. O resfriamento pode começar durante a fase de ressus-

TABELA 7.1

Resultados Clínicos em Ensaios Clínicos Controlados Randomizados de Hipotermia em Sobreviventes de Parada Cardíaca Comatosos

ENSAIO CLÍNICO	HIPOTERMIA, N(%)	NORMOTERMIA, N(%)	P
Yenari et al.[a]	137	138	
• Bom desfecho neurológico[b]	75 (55)	54 (39)	$P < 0,01$
• Morte	56 (41)	76 (55)	$P = 0,02$
Bernard et al.[c]	43	34	
• Bom desfecho neurológico[d]	21 (49)	9 (26)	$P = 0,05$
• Morte	22 (51)	23 (68)	$P = 0,14$

[a]Dados de: Mild therapeutic hypothermia to improve the neurologic outcome after cardiac arrest. N Engl J Med 346(8):549–556, 2002.
[b]Bom desfecho neurológico é definido aqui como a recuperação sem *deficits* neurológicos ou incapacidade moderada, mas vivendo de forma independente e trabalhando pelo menos meio período por 6 meses.
[c]Dados de Bernard S.A., *et al.*: Treatment of comatose survivors of out-of-hospital cardiac arrest with induced hypothermia. N Engl J Med. 346:557–563, 2002.
[d]Bom desfecho neurológico é definido aqui como a recuperação com *deficit* moderado, mínimo ou nenhum *deficit* neurológico na alta hospitalar e volta para casa ou para a unidade de reabilitação aguda.

QUADRO 7.1

Protocolo Sumarizado para Hipotermia Induzida após Parada Cardíaca

- Para acesso a uma ampla variedade de protocolos detalhados de cuidados pós-parada cardíaca e hipotermia coletados pela Universidade da Pensilvânia, veja www.med.upenn.edu/resuscitation/hypothermia/protocols.shtml.
- A hipotermia é mais efetiva quando parte de um programa abrangente e institucional de cuidados intensivos pós-parada cardíaca que começa no departamento de emergência (DE) e continua na unidade de terapia intensiva (UTI) e na recuperação e reabilitação.
- Ressuscitação precoce, excelente ressuscitação cardiopulmonar (RCP), rápido retorno da circulação espontânea (RCE) e transporte rápido para o local de cuidado definitivo são fundamentais. A importância do resfriamento pré-hospitalar não é comprovada, mas se o resfriamento é iniciado por serviços médicos de emergência (SME), o transporte deve ser realizado para uma instituição capaz de manter hipotermia à chegada e evitar qualquer reaquecimento precoce (mesmo que transitório).

PROTOCOLO BASE[a]

- Avaliar os adultos sobreviventes de parada cardíaca, seguindo os critérios institucionais para indicação adequada de hipotermia induzida.
- Comece o resfriamento através da infusão rápida de 2 L de solução salina intravenosa fria (4 °C) imediatamente após a chegada ou RCE.
- Exponha o paciente; evite o aquecimento externo — sem cobertores e sem aquecimento do circuito do ventilador.
- Coloque um cateter urinário sensível à temperatura e um termômetro esofágico. (O monitoramento redundante permite a conexão do termômetro esofágico ao dispositivo de resfriamento e a conexão da sonda sensível à vesical com o sistema de monitorização do paciente.)
- Iniciar o resfriamento definitivo com dispositivos endovasculares de controle de temperatura à taxa máxima para atingir a temperatura de 33 °C.
- Evitar o tremor com sedação e bloqueadores musculares não despolarizantes — administração em bólus no DE e em bólus ou infusão contínua na UTI.
- Evite hipotensão e hipóxia.
- A maior parte da avaliação diagnóstica no DE, se necessária, deve seguir o início do resfriamento. (Em pacientes com infarto agudo do miocárdio [IAM] que estão indo para a intervenção coronária primária, o resfriamento não deve atrasar o tempo porta-balão. O resfriamento é iniciado no DE, se houver tempo antes que o serviço de hemodinâmica esteja pronto; caso contrário, o resfriamento é iniciado na hemodinâmica.)
- Admitir à UTI.
- Monitorização eletroencefalográfica contínua para o estado de mal epiléptico não convulsivo é recomendado. Trate convulsões, se presente.
- Gerenciar os gases no sangue arterial de forma consistente (pode escolher entre o pH ou alfa como parâmetro fixo).
- 24 horas após o início do resfriamento, iniciar o reaquecimento para um alvo temperatura de 36,5 °C a uma taxa de 0,15 °C/h.
- Suspenda os bloqueadores musculares no início do aquecimento. Controle tremores com sedação, narcóticos e contra-aquecimento corporal externo.
- Reduza a sedação conforme tolerado, enquanto o reaquecimento avança.
- Interrompa o dispositivo de controle de temperatura endovascular após 48 horas (pode-se usar o dispositivo para manter a normotermia após o reaquecimento completo até que o mesmo seja removido).
- Remover ou reduzir a sedação para permitir a avaliação neurológica antes de 72 horas para possibilitar a melhor avaliação prognóstica possível nesse marco temporal; a consulta de um neurologista é recomendada.

[a]Protocolo modificado da Universidade de Michigan.

citação pré-hospitalar e pode até ser iniciado antes do retorno da circulação espontânea. Nos ensaios clínicos positivos, a hipotermia de 33 °C ± 1 °C foi alcançada em 2 ou 8 horas após o retorno da circulação espontânea e foi mantida por 12 ou 24 horas. Permite-se que os pacientes sejam reaquecidos de forma passiva ou com uma combinação de formas passiva e ativa. A hipertermia rebote é comum com o reaquecimeto passivo e deve ser evitada.

Os ensaios clínicos de hipotermia leve em adultos e crianças com lesão cerebral traumática geralmente são pequenos e mostram resultados variáveis, mas grandes ensaios clínicos multicêntricos que avaliam o uso de hipotermia leve como neuroprotetor ou como tratamento para elevação da PIC, estão em andamento. Hipotermia terapêutica após acidente vascular encefálico isquêmico não tem um benefício comprovado e não recomendamos seu uso (Quadro 7.1).

Evitar a Hiperglicemia

A hiperglicemia pós-isquêmica tem efeitos prejudiciais sobre o FSC, o metabolismo, a formação de edema e sobre o desfecho neurológico. Hiperglicemia após a isquemia cerebral está fortemente associada a piores resultados em diabéticos e não diabéticos. Como o cérebro é um consumidor obrigatório de glicose, a ressuscitação cerebral deve balancear a prevenção da hiperglicemia com disponibilidade adequada de glicose cerebral. Estudos de microdiálise cerebral em humanos mostraram que o controle de glicose rígido (< 120 mg/dL) está associado à hipoglicemia cerebral e níveis elevados de lactato, que, por sua vez, estão associados ao aumento da mortalidade.[20] As recomendações atuais para controle glicêmico, após parada cardíaca, são para evitar hipoglicemia e atingir um nível de glicose no sangue inferior a 180 mg/dL. Isto geralmente pode ser alcançado pela administração subcutânea de insulina, embora, às vezes, uma infusão contínua de insulina intravenosa seja necessária.[10] Um ensaio clínico multicêntrico sobre a terapia com insulina em AVC isquêmico agudo está em andamento.

Manejo de Convulsões

Embora a prevenção de convulsões não tenha sido demonstrada como benéfica para a recuperação neurológica, as convulsões não são, claramente, desejáveis no período pós-isquêmico. As convulsões podem resultar de isquemia cerebral global e podem exacerbar lesões cerebrais subjacentes. A atividade convulsiva pode aumentar o metabolismo cerebral em 300% a 400%, piorando o desequilíbrio entre a oferta e a demanda de oxigênio, com maior insuficiência metabólica, perda neuronal e piora do desfecho neurológico. Quando presente, convulsões prolongadas ou estado de mal epiléptico após a parada cardíaca estão fortemente, embora não invariavelmente, associadas a um desfecho neurológico ruim. Estado de mal epiléptico não convulsivo foi relatado após parada cardíaca; consequentemente, a monitorização eletroencefalográfica contínua é frequentemente usada em pacientes comatosos sobreviventes, e recomendamos seu uso para pacientes que estão paralisados enquanto recebem hipotermia terapêutica.[21] Os achados eletroencefalográficos demonstraram prever de forma confiável o desfecho neurológico após parada cardíaca e, no futuro, a monitorização eletroencefalográfica poderá ser um componente central nos algoritmos de avaliação prognóstica.[11]

Nós não recomendamos o uso profilático de drogas anticonvulsivante em pacientes reanimados de parada cardíaca, mas as convulsões devem ser rapidamente e efetivamente tratadas. Lorazepam, 0,1 mg/kg, com uma velocidade de infusão máxima de 2 mg/min, é o agente de escolha de primeira linha para abortar convulsões e deve ser seguido por tratamento de longo prazo com uma droga antiepiléptica. Fenitoína, levetiracetam e ácido valproico são opções igualmente eficientes com base nos dados atuais. Todos estes estão disponíveis em formulações IV. O tratamento é iniciado com doses de ataque idênticas de 20 mg/kg. Na hemorragia intraparenquimatosa, o uso profilático de anticonvulsivantes tem sido associado a piores desfechos neurológicos, e concordamos com as diretrizes atuais que não recomendam seu uso rotineiro.[12] No TCE, a profilaxia com fenitoína reduz convulsões durante os primeiros 7 dias, mas não além, e não foi demonstrado melhorar o prognóstico. Há dados limitados que sugerem que a profilaxia com levetiracetam pode ser melhor tolerada do que com fenitoína, então, 7 dias de levetiracetam, 500 mg de duas vezes ao dia, é a nossa droga de escolha para profilaxia em pacientes com TCE.[13]

DESFECHOS

A isquemia cerebral é uma condição frequentemente fatal e de alta morbidade, mas o prognóstico para suas vítimas não é universalmente ruim. Um crescente número de dados está fornecendo estimativas mais completas e precisas dos desfechos funcionais e da qualidade de vida dos sobreviventes, e os resultados são melhores do que muitos emergencistas presumem.

No entanto, a identificação de indicadores prognósticos confiáveis de lesão cerebral grave é dificultada pela profecia de autorrealização, na qual o aconselhamento dado a famílias de pacientes com um mau prognóstico presumido leva à retirada de tratamentos que sustentam a vida dos mesmos, parecendo, assim, confirmar o mau prognóstico. Há uma significativa variação individual e institucional na implementação das ordens de "Não ressuscitar" (NR) e da retirada antecipada de suporte de vida, e essas variações podem afetar profundamente nossa compreensão dos prognósticos. Em um estudo importante, usando um grande conjunto de dados de pacientes com AVEh, a implementação de ordens de NR dentro de 24 horas foi fortemente associada à mortalidade, independentemente de outros fatores de risco conhecidos.[14] Consequentemente, as orientações recentes na AVEh enfatizam a importância de evitar a implementação de ordens de NR no primeiro dia da admissão hospitalar.[15] Prognóstico no TCE, que afeta desproporcionalmente mais jovens adultos, pode ser particularmente difícil e há exemplos de bons desfechos, apesar de casos com um curso de internação hospitalar prolongada e numerosos indicadores de mau prognóstico.[16]

Por outro lado, sobreviver com incapacidade significativa também pode ser um resultado trágico e a ponderação disso pode levar emergencistas e familiares a considerar a retirada de medidas de suporte de vida. Isso pode explicar, em parte, o niilismo comum entre emergencistas que tratam pacientes com parada cardíaca. Isso pode existir, em parte, pelo fato de que a maioria dos sobreviventes de parada cardíaca está comatosa no momento da admissão e sem achados prognósticos precoces sugerindo quais pacientes terão um desfecho favorável. A diretriz mais recente da American Academy of Neurology (AAN) (2006) para prognóstico após parada cardíaca é baseada em dados da era pré-hipotermia terapêutica. Essas diretrizes identificaram seis fatores que foram confiáveis em prever desfechos ruins — reflexo pupilar ausente, reflexo corneopalpebral ausente ou resposta motora ausente após 72 horas; enolase específica neuronal (EEN) superior a 33 μm/L; estado de mal epiléptico mioclônico dentro de 24 horas; e potenciais evocados somatossensitivos bilateralmente ausentes. Dados mais recentes de pacientes submetidos à hipotermia terapêutica leve lançaram dúvidas sobre a confiabilidade de vários desses fatores. Em particular, níveis de EEN e respostas motoras em 72 horas tiveram um valor preditivo ruim nesses pacientes. Além disso, uma maior taxa de falso positivo foi associada à ausência de reflexo córneo-palpebral após 72 horas e início precoce do estado de mal epiléptico mioclônico. Novos ensaios clínicos e metanálises são necessários para esclarecer indicadores confiáveis de prognóstico.

Apesar do trabalho continuado para identificar um marcador radiológico capaz de predizer o desfecho após parada cardíaca, não há um papel bem estabelecido para a realização precoce de ressonância magnética ou TC em sobreviventes de parada cardíaca. Num futuro próximo, os biomarcadores sanguíneos de lesão cerebral poderão identificar o potencial de recuperação neurológica precocemente e ajudarão a orientar a terapia. Até o surgimento de marcadores precoces e confiáveis de prognóstico, o emergencista deve considerar a maioria dos sobreviventes de parada cardíaca como tendo uma chance significativa de recuperação total (14%-55%); contudo, pacientes com coma grave (resposta motora somada à resposta de tronco cerebral na Escala FOUR abaixo de 4 na ausência de sedativos e bloqueadores musculares) dentro de 6 horas da reanimação têm menor probabilidade de recuperação (5%-10%).

RESUMO

O conhecimento rapidamente crescente sobre a fisiopatologia da lesão cerebral pós-isquêmica estimulou a busca por terapias efetivas de ressuscitação cerebral. As terapias recentemente comprovadas, como a hipotermia terapêutica, continuarão a ser estudadas e melhorarão os desfechos de pacientes com lesão cerebral isquêmica em anos futuros. Embora trabalhos experimentais tenham sugerido muitas terapias potencialmente promissoras de ressuscitação cerebral, a atenção também deve ser voltada para determinar os benefícios das terapias-padrão já existentes. Devido à complexidade e interligação das cascatas fisiopatológicas que ocorrem após isquemia cerebral, é provável que uma abordagem terapêutica multifacetada voltada para os mediadores de lesões cerebrais secundárias, em vez de um único agente farmacológico, seja necessária para reduzir o dano neurológico após parada cardíaca.

É crucial que o emergencista reconheça quando o paciente ressuscitado de lesão isquêmica está, ao contrário da sua aparência externa, em um estágio dinâmico de lesão cerebral. Atualmente, os pacientes devem ser protegidos contra lesão cerebral adicional causada por hipotensão, hipoperfusão, elevação de PIC, hipóxia, hipertermia, hipoglicemia, hiperglicemia e convulsões. Os pacientes sobreviventes comatosos de parada cardíaca fora do hospital devem, também, se submeterem à hipotermia terapêutica ou ao controle direcionado de temperatura. No futuro, a ressuscitação cerebral também pode envolver outras intervenções farmacológicas específicas para interromper o processo pelo qual células cerebrais morrem, lentamente, após lesão cerebral isquêmica.

CONCEITOS-CHAVE

- A lesão neuronal é um processo dinâmico que continua por horas ou dias depois de um insulto isquêmico cerebral.
- Hipotensão e hipoperfusão devem ser evitadas mantendo PAM > 65 mmHg e PPC de 50-70 mmHg.
  - Oxigenação normal ou hiperóxia leve, com PaO_2 de 80-120 mmHg e saturações de oxihemoglobina acima de 95, deve ser mantida. A hipóxia e a hiperóxia significativas devem ser evitadas.
  - A elevação da PIC pode agravar ainda mais a lesão cerebral isquêmica. O manejo inicial deve incluir a otimização do posicionamento do paciente e proporcionar analgesia e sedação adequadas. O manejo deve então ser escalonado de forma gradual para incluir terapia hipertônica, sedação profunda com barbitúricos, hipotermia e cirurgia, conforme necessária.
  - A hiperventilação diminui o fluxo sanguíneo cerebral e deve ser evitada visando um $PaCO_2$ de 35-40 mmHg. No evento de herniação cerebral potencialmente grave ou elevação significativa da PIC, a hiperventilação terapêutica é apropriada apenas em curto prazo de intervenção até que se passe para uma terapia mais definitiva (ou seja, craniectomia).
- A hiperglicemia piora o desfecho neurológico. Insulina subcutânea ou IV deve ser usada para manter um nível de glicemia < 180 mg/dL.
- Quando presente, as convulsões devem ser abortadas prontamente usando lorazepam IV, seguido de tratamento com fenitoína, ácido valproico ou levetiracetam IV, com uma dose de ataque inicial de 20 mg/kg. A administração profilática de drogas antiepilépticas não é recomendada, exceto nos 7 dias imediatamente após o TCE. Levetiracetam, 500 mg duas vezes ao dia, é o agente farmacológico preferido.
- A febre é um mediador importante da lesão cerebral secundária e todas as temperaturas > 38 °C devem ser tratadas prontamente com acetaminofeno e resfriamento externo.
- Os pacientes comatosos sobreviventes de parada cardíaca fora do hospital devem ser rapidamente resfriados no DE, mantido em um alvo constante de 33° a 36 °C em um ambiente de UTI por 24 horas após a ressuscitação e receber medidas para prevenir a hipertermia, após esse período.

As referências para este capítulo podem ser encontradas on-line no website Expert Consult associado à obra.

CAPÍTULO 8
Ressuscitação do Adulto

Michael C. Kurz | Robert W. Neumar

PRINCÍPIOS

Introdução

Estima-se que a parada cardiorrespiratória no ambiente extra-hospitalar acometa aproximadamente 326.000 pacientes por ano nos Estados Unidos da América (uma incidência anual estimada de 100/100.000).[1] Destes, aproximadamente 176.000 são tratados pelo atendimento pré-hospitalar (APH).[1] A maioria das paradas cardiorrespiratórias ocorridas em ambiente extra-hospitalares e tratadas pelo APH ocorrem em casa (70%) e não são testemunhadas (50%).[2] A proporção de pacientes com parada cardiorrespiratória tratados pelo APH com ritmo inicial de fibrilação ventricular (FV) diminuiu ao longo do tempo para aproximadamente 20%.[1,2] Além disso, o número de pacientes que recebem ressuscitação cardiopulmonar (RCP) por socorrista leigo permanece baixo, em torno de 45%.[1,2] Os desfibriladores externos automáticos (DEAs) são aplicados por socorristas leigos em apenas 1% das paradas cardiorrespiratórias em domicílio e em 8% das paradas cardiorrespiratórias ocorridas em locais públicos.[2]

Os dados epidemiológicos mais recentes a partir de registros de parada cardiorrespiratória indicaram que a taxa de sobrevivência à alta hospitalar para parada cardiorrespiratória extra-hospitalar tratada pelo APH é de cerca de 11%.[2] No entanto, tem sido relatada uma enorme variabilidade regional na sobrevivência à alta hospitalar após parada cardiorrespiratória tratada pelo APH, variando entre 3% a 17%. Para o grupo de pacientes que atingem o retorno da circulação espontânea (RCE) em tempo suficiente para serem admitidos no hospital, existe uma variabilidade interinstitucional significativa na sobrevida, variando de 19% a 59%. Dos pacientes que sobreviveram até a alta hospitalar, independente do nível neurológico na admissão, 78% têm boa função neurológica (categoria de desempenho cerebral de 1 ou 2).[2] Para os pacientes comatosos pós-parada cardíaca, que satisfazem os critérios de inclusão no estudo para manejo da hipotermia terapêutica (HT), relata-se uma taxa de sobrevida com boa função neurológica de aproximadamente 50%.[3] Todo o sistema de cuidados afeta os resultados dos pacientes, e a variabilidade nos resultados em todo o país provavelmente reflete a variabilidade local e regional do bom funcionamento dos sistemas.

Anatomia, Fisiologia e Fisiopatologia

A compreensão das causas de base da parada cardiorrespiratória ajuda a direcionar a terapia e o teste diagnóstico durante a ressuscitação e no período imediato pós-parada cardíaca (Tabela 8.1). A parada cardiorrespiratória causada por FV ou taquicardia ventricular sem pulso (TVSP) geralmente tem uma origem cardíaca primária. A doença arterial coronariana é uma condição patológica comum encontrada em pacientes que tiveram parada cardiorrespiratória extra-hospitalar, e vários estudos observacionais demonstraram taxas de doença comparáveis àqueles pacientes submetidos à angiografia coronariana clinicamente indicada.[4,5] Menos comuns são as síndromes hereditárias associadas à morte cardíaca súbita devido a disritmias ventriculares, incluindo cardiomiopatia hipertrófica, síndrome de Brugada, síndrome do QT longo, síndrome do QT curto, taquicardia ventricular polimórfica catecolaminérgica e cardiomiopatia arritmogênica do ventrículo direito.[1] A atividade elétrica sem pulso (AESP) e a assistolia também podem ocorrer como ritmos de apresentação em pacientes com uma causa cardíaca de parada. Esses ritmos podem ocorrer em resposta à insuficiência respiratória secundária à disfunção cardíaca ou à deterioração da FV ou TVSP quando a parada cardiorrespiratória é prolongada, ou podem desenvolver-se em resposta a tratamentos de ressuscitação, como a desfibrilação.

A insuficiência respiratória primária geralmente causa no início hipertensão e taquicardia, seguida por hipotensão e bradicardia e progredindo para AESP, FV ou assistolia. O choque obstrutivo (p. ex., pneumotórax hipertensivo, tamponamento cardíaco) e hipovolemia geralmente se manifestam no início com taquicardia e hipotensão, progredindo da bradicardia para AESP, mas também podem deteriorar para FV ou assistolia.

Outras causas menos comuns de parada cardiorrespiratória incluem distúrbios eletrolíticos, toxicidade por drogas e eletrocussão. A causa metabólica mais comum de parada cardiorrespiratória é a hipercalemia, que geralmente é observada em pacientes com insuficiência renal. A hipercalemia resulta em alargamento progressivo do complexo QRS, que pode se deteriorar para TVSP, FV, assistolia ou AESP. Outras anormalidades eletrolíticas (p. ex., hipomagnesemia, hipermagnesemia, hipocalemia) podem levar a disritmias significativas, mas a frequência com que causam parada cardiorrespiratória não foi documentada e provavelmente deve ser muito baixa. A parada cardiorrespiratória por toxicidade de drogas tem características específicas, dependendo da síndrome tóxica em questão. A terapia específica direcionada à toxicidade da droga é essencial, mas pode não ser imediatamente eficaz, e esforços prolongados de ressuscitação envolvendo um método que forneça uma perfusão adequada pode ser necessário. A eletrocussão causa parada cardiorrespiratória através de disritmias primárias ou apneia. A corrente alternada na faixa de 100 mA a 1 A (rede elétrica domiciliar e indústria leve) geralmente causa FV, enquanto correntes superiores a 10 A (indústria pesada ou infraestrutura de transmissão elétrica) podem causar assistolia ventricular. O raio produz uma enorme corrente de eletrocussão direta que pode resultar em assistolia e apneia prolongada (Cap. 134).

A parada cardiorrespiratória induzida por hipotermia pode se manifestar com qualquer ritmo eletrocardiográfico, e a ressuscitação bem-sucedida depende do reaquecimento rápido, que geralmente requer medidas invasivas (p. ex., reaquecimento intravascular, lavagem peritoneal ou torácica, ou oxigenação por membrana extracorpórea com desvio artério-venoso [AV-ECMO]; Cap. 132). Uma vez que a circulação for restaurada, os pacientes devem ser aquecidos de 32° a 34 °C (90° a 93 °F) para pacientes sem contraindicações para o manejo da temperatura alvo após a parada cardiorrespiratória.[6] O afogamento é uma forma de asfixia que geralmente resulta em parada bradiassistólica. Devido ao afogamento geralmente estar acompanhado por hipotermia, a vítima pode beneficiar-se dos esforços de ressuscitação prolongados, similares aos esforços de ressuscitação para hipotermia.

MANEJO

Tomada de Decisão

A maioria dos casos de parada cardiorrespiratória atendidos no departamento de emergência (DE) ocorre inicialmente fora do hospital. Um número crescente de primeiros socorristas, prestadores de atendimento não tradicionais (p. ex., professores, atendentes de voo) e locais públicos (p. ex., aeroportos, cassinos, arenas esportivas,

TABELA 8.1
Causas Comuns de Parada Cardiorrespiratória Não Traumática

GERAL	ESPECÍFICA	DOENÇA OU AGENTE
Cardíaca		Doença arterial coronariana Cardiomiopatias Anormalidades estruturais Disfunção valvar
Respiratória	Hipoventilação	Disfunção do SNC Doença neuromuscular Encefalopatias tóxicas e metabólicas
	Obstrução de via aérea superior	Disfunção do SNC Corpo estranho Infecção Trauma Neoplasia
	Disfunção pulmonar	Asma, DPOC Edema pulmonar Tromboembolia pulmonar Pneumonia
Circulatória	Obstrução mecânica	Pneumotórax hipertensivo Tamponamento cardíaco Tromboembolia pulmonar
	Hipovolemia	Hemorragia
	Tônus vascular	Sepse Neurogênico
Metabólica	Anormalidades eletrolíticas	Hipocalemia ou Hipercalemia Hipermagnesemia Hipomagnesemia Hipocalcemia
Tóxica	Medicações prescritas	Antiarrítmicos Beta-bloqueadores Digitálicos Bloqueadores de canal de cálcio Antidepressivos tricíclicos
	Abuso de Drogas	Cocaína Heroína
	Toxinas	Monóxido de carbono Cianeto
Ambiental		Eletrocussão por relâmpago Hipotermia ou hipertermia Afogamento ou quase afogamento

SNC, sistema nervoso central; DPOC, doença pulmonar obstrutiva crônica.

escolas) está sendo equipado com DEAs. Quando combinado com campanhas regionais e estaduais para melhorar as taxas de RCP por socorristas leigos, incluindo a RCP só com as mãos[7] e a RCP orientada por atendente telefônico treinado,[8] elevadas taxas de ressuscitação foram alcançadas em comunidades onde os órgãos públicos provedores competentes sentem-se capacitados a responder dentro dos primeiros minutos da parada.[9] É improvável que programas que falharam na melhora das taxas de RCP por socorristas leigos ou pelo uso de DEA dentro dessa janela de tempo crítica obtenham taxas de sobrevivência aumentadas.

Unidades de suporte de vida avançado com quadro de paramédicos geralmente têm ordens permanentes para seguir protocolos avançados de ressuscitação cardíaca. Em casos de parada cardiorrespiratória refratária a medidas pré-hospitalares avançadas realizadas adequadamente, o paciente pode ser declarado morto no local, caso os protocolos apropriados tenham sido seguidos dentro dos parâmetros do sistema.[10] No entanto, se estratégias avançadas de ressuscitação hospitalar, como a ressuscitação cardiopulmonar extracorpórea (RCPEC) e a intervenção coronária percutânea (ICP) estiverem disponíveis durante a RCP mecânica, o transporte para um centro geral de ressuscitação pode ser ainda garantido.[11,12] Nos sistemas em que os pacientes são transportados em parada cardiorrespiratória, a RCP mecânica tem o potencial para resultar em uma compressão torácica de melhor qualidade durante o transporte e é provável que seja mais segura para os profissionais do APH.[13]

No departamento de emergêngia, o manejo da parada cardiorrespiratória ocorre em um esforço orquestrado por uma equipe de saúde liderada por um emergencista que pode monitorar a eficácia e a resposta às intervenções terapêuticas. Muitas vezes, é difícil determinar a causa da parada cardiorrespiratória inicialmente. Embora um diagnóstico diferencial possa ser formulado com base na história, no exame físico e no ritmo eletrocardiográfico na chegada do paciente, informações importantes usualmente não estão disponíveis ou não são confiáveis. O diagnóstico diferencial pode potencialmente ser limitado pela idade do paciente, doenças de base e medicamentos, quando conhecidos.

Anamnese e Exame Físico

As informações da história a partir da família, espectadores e funcionários do APH fornecem informações importantes sobre causa e prognóstico. As informações sobre o evento incluem se a parada foi presenciada, o tempo de parada, o que o paciente estava fazendo (p. ex., comendo, exercitando-se, trauma), possibilidade de ingestão de drogas, tempo de RCP inicial, ritmo eletrocardiográfico inicial e intervenções dos profissionais do APH. Um histórico médico pregresso importante inclui: o estado de saúde basal, doença cardíaca, pulmonar ou renal prévia, malignidade, hemorragia, infecção, fatores de risco para doença arterial coronariana e tromboembolismo pulmonar. Se possível, também devem ser obtidas as alergias e os medicamentos usados pelo paciente.

O exame físico de um paciente com parada cardiorrespiratória é necessariamente focado em alguns objetivos principais: (1) assegurar a adequação da manutenção e ventilação das vias aéreas; (2) confirmar o diagnóstico de parada cardiorrespiratória; (3) encontrar evidências da causa; e (4) monitorizar as complicações das intervenções terapêuticas. Esse exame ocorre em ordem decrescente de importância, simultaneamente às intervenções terapêuticas, e é repetido com frequência para avaliar a resposta à terapia e a ocorrência de complicações (Tabela 8.2).

A parada cardiopulmonar é definida pela tríade de inconsciência, apneia e ausência de pulso. O pulso é palpado em uma grande artéria (carótida ou femoral). Se houver alguma dúvida quanto ao diagnóstico da ausência de pulso, a RCP deve ser iniciada. Com o início súbito da parada cardiorrespiratória, como na FV, a perda de consciência ocorre em 15 segundos, embora as respirações agonais possam persistir por vários minutos. A parada respiratória primária resulta em taquicardia transitória e hipertensão devido à hipóxia crescente, perda de consciência, bradicardia e ausência de pulso.

Após os minutos iniciais da parada cardiorrespiratória, o exame físico pode fornecer pouca evidência da duração da parada. As pupilas dilatam dentro de 1 minuto, mas se contraem se a RCP for iniciada imediatamente e executada eficazmente. O livedo reticular e o rigor *mortis* desenvolvem-se após horas de parada cardiorrespiratória. A temperatura é um preditor não confiável da duração na parada cardiorrespiratória, porque não diminui significativamente durante as primeiras horas de parada. A hipotermia moderada a severa pode causar parada cardiorrespiratória ou ser causada por parada prolongada.

Monitorização

A monitorização tradicional durante a RCP tem se baseado na avaliação do eletrocardiograma (ECG) em uma ou mais derivações e na palpação do pulso da artéria carótida ou femoral. Embora a falta de pulso palpável durante a RCP possa indicar um fluxo sanguíneo inadequado, o grau do fluxo não pode ser estimado com precisão na presença de pulso palpável, porque as pressões geradas durante a RCP podem ser transmitidas igualmente às vasculaturas venosas e arteriais. Ademais, o fluxo sanguíneo miocárdico não depende da pressão arterial palpada durante as compressões torácicas (RCP sístole), mas sim da diferença entre as pressões aórtica e atrial direita durante o relaxamento (RCP diástole), que é definida como a pressão

TABELA 8.2
Achados no Exame Físico[a]

EXAME FÍSICO	ANORMALIDADES	CAUSAS POSSÍVEIS
Geral	Palidez	Hemorragia
	Frio	Hipotermia
Via aérea	Secreções, vômito ou sangue	Aspiração
		Obstrução de via aérea
	Resistência à ventilação com pressão positiva	Pneumotórax hipertensivo
		Obstrução de via aérea
		Broncoespasmo
Pescoço	Distensão venosa jugular	Pneumotórax hipertensivo
		Tamponamento cardíaco
		Tromboembolismo pulmonar
	Desvio traqueal	Pneumotórax hipertensivo
Tórax	Cicatriz de esternotomia mediana	Doença cardíaca de base
Pulmões	Murmúrio vesicular unilateral	Pneumotórax hipertensivo
		Intubação do ramo brônquico direito
		Aspiração
	Murmúrio vesicular diminuído ou ausente ou sem expansão torácica	Intubação esofágica
		Obstrução de via áerea
		Broncoespasmo severo
	Sibilos	Aspiração
		Broncoespasmo
		Edema pulmonar
	Estertores	Aspiração
		Edema pulmonar
		Pneumonia
Coração	Bulhas cardíacas diminuídas	Hipovolemia
		Tamponamento cardíaco
		Pneumotórax hipertensivo
		Tromboembolismo pulmonar
Abdome	Distendido e maciço	Ruptura de aneurisma de aorta abdominal ou ruptura de gravidez ectópica
	Distendido, timpânico	
	Insuflação gástrica	Intubação esofágica
Reto	Sangue, melena	Hemorragia gastrointestinal
Extremidades	Pulsos assimétricos	Dissecção aórtica
	Derivação ou fístula arteriovenosa	Hipercalemia
Pele	Marcas de agulha ou abscessos	Abuso de drogas intravenosas
	Queimaduras	Inalação de fumaça
		Eletrocussão

[a]Indica a causa potencial da parada cardiorrespiratória e complicações da terapia.

de perfusão coronariana (PPC). A monitorização eletrocardiográfica durante a parada cardiorrespiratória indica a presença ou a ausência de atividade elétrica, mas não a atividade mecânica. Embora essas duas modalidades de monitoramento possam ser melhor atingidas em determinadas circunstâncias, elas não fornecem informações confiáveis sobre a eficácia da RCP e intervenções ou prognósticos.

Infelizmente, nenhuma técnica de monitorização ideal fornece todas as informações que podem ser desejadas durante a ressuscitação, e as modalidades discutidas abaixo podem ser desafiadoras para utilização durante a RCP. Uma breve visão geral é fornecida através do monitoramento da PPC, do dióxido de carbono de final de expiração (EtCO$_2$) e da saturação venosa central de oxigênio (Scvo$_2$), que, se disponível, pode ser usado para detectar RCP inadequada com alta especificidade (Tabela 8.3). Além disso, várias dessas técnicas são úteis no período imediato pós-parada cardíaca.

Pressão Arterial e Pressão de Perfusão Coronária

A ressuscitação bem-sucedida da parada cardiorrespiratória depende da geração adequada da PPC durante a RCP, que tem sido diretamente correlacionada com o fluxo sanguíneo miocárdico. Estudos em animais e humanos indicaram que uma PPC mínima de 15 mmHg é necessária para alcançar o RCE, se as tentativas iniciais de desfibrilação tiverem falhado. Infelizmente, a monitorização da PPC é raramente viável em ressuscitações no DE de pacientes com parada cardiorrespiratória, porque requer um cateter de pressão arterial invasiva e cateter venoso central, ambos colocados adequadamente para fornecer leituras simultâneas.

A monitorização da pressão arterial invasiva sozinha pode ser útil para guiar a ressuscitação e deve ser usada quando um cateter de pressão arterial invasiva já estiver colocado. Quando o pessoal adequado estiver disponível, é frequentemente possível canular a artéria femoral durante a RCP, especialmente guiado por ultrassonografia. Estudos em humanos mostraram que as pressões diastólicas da artéria radial ou femoral refletem de forma confiável a pressões diastólicas da aorta durante a RCP. Em um estudo realizado no departamento de emergência, todos os pacientes que alcançaram RCE tiveram pressão diastólica durante a RCP que atingiu ou ultrapassou 17 mmHg. A dosagem dos esforços de ressuscitação baseada na pressão arterial diastólica é menos confiável do que na PPC,

TABELA 8.3

Indicadores de Fluxo Sanguíneo Inadequado Durante a Ressuscitação Cardiopulmonar

TÉCNICA DE MONITORAMENTO	INDICADOR
Pulso carotídeo ou femoral	Não palpável
PPC	<15 mmHg
Pressão arterial diastólica	<20 a 25 mmHg
PET_{CO2}	<10 mmHg
S_{CVO2}	<40%

PPC, pressão de perfusão coronária; PET_{CO2}, pressão parcial de CO_2 de final de exalação; $Scvo_2$, saturação venosa central de oxigênio.

porque a RCP inadequada (p. ex., apoiar-se sobre o tórax durante a diástole na RCP e hiperventilação) pode causar elevações indetectáveis na pressão atrial direita, reduzindo a perfusão coronária.

Apesar dessas limitações, é razoável modular os esforços de ressuscitação para obter uma pressão arterial diastólica de 20 a 25 mmHg ou mais, quando a monitorização da pressão arterial invasiva estiver disponível.[14,15] A monitorização da pressão arterial invasiva durante a RCP também pode ser útil para distinguir AESP com ou sem contração cardíaca mecânica, detectar RCE e auxiliar no monitoramento de gasometria arterial seriada. Embora os cateteres venoso central e arterial sejam geralmente colocados na fase de cuidados pós-parada cardíaca, de 10% a 20% dos pacientes que alcançam inicialmente o RCE irão evoluir para outra parada, tornando essas modalidades úteis durante a ressuscitação subsequente do paciente.[16]

Dióxido de Carbono de Final de Exalação

A pressão parcial de CO_2 no ar exalado ao final da expiração (PET_{CO2}) pode ser um indicador confiável do débito cardíaco durante a RCP. Isso é medido de forma mais confiável através da análise do formato das ondas na capnografia após a intubação endotraqueal. O PET_{CO2} depende da produção de CO_2, da ventilação alveolar e do fluxo sanguíneo pulmonar (isto é, do débito cardíaco), e correlaciona-se bem com a PPC e a pressão de perfusão cerebral durante a RCP. Portanto, quando a ventilação por minuto é mantida constante (um objetivo desejável, mas muitas vezes não atingido) e nenhum CO_2 exógeno é introduzido (p. ex., com a administração de bicarbonato de sódio [$NaHCO_3$]), somente o aumento do débito cardíaco durante RCP e RCE aumentam significativamente PET_{CO2}. A ressuscitação após a parada cardiorrespiratória provavelmente irá falhar, se os valores de PET_{CO2} de 10 mmHg ou mais não forem alcançados. Desse modo, valores menores que 10 mmHg devem levar o médico a melhorar a qualidade da RCP, melhorando a taxa de compressão, a profundidade ou o retorno do tórax.

O monitoramento do PET_{CO2} também pode auxiliar no diagnóstico e tratamento da AESP. Pacientes com quadro de AESP e com atividade cardíaca mecânica podem ter um fluxo pulsátil que simplesmente não pode ser detectado pela palpação do pulso. Nesses casos, os níveis de PET_{CO2} podem estar elevados, mesmo sem compressões. O uso de ultrassom cardíaco nesses casos pode identificar a atividade cardíaca correspondente. Nesses casos, é indicada a expansão volêmica ou o uso de vasopressores e inotrópicos. O monitoramento do PET_{CO2} também é útil para a detecção rápida do sucesso da descompressão do pneumotórax hipertensivo, na pericardiocentese por tamponamento cardíaco e na reposição de fluidos para hipovolemia. O RCE provoca aumentos imediatos e significativos no PET_{CO2}. Portanto, a monitorização do PET_{CO2} pode detectar RCE a qualquer momento durante o ciclo de compressão torácica, fornecendo orientação valiosa para as terapias farmacológicas e minimizando a necessidade de checar o pulso quando ritmos organizados são detectados (Fig. 8.1).

Finalmente, a monitorização da PET_{CO2} é valiosa em pacientes após o RCE para monitorar o posicionamento do tubo endotraqueal (recomenda-se a capnografia quantitativa com formato de onda), mensurar a ventilação por minuto para evitar hiperventilação e detectar deterioração hemodinâmica súbita.

Saturação Venosa Central de Oxigênio

A saturação venosa central de oxigênio, $Scvo_2$, quando disponível, fornece um método adicional para monitorar a adequação das medidas de ressuscitação. A saturação venosa mista de oxigênio na artéria pulmonar (Svo_2) representa o oxigênio remanescente no sangue após o consumo sistêmico. Estudos mostraram uma estreita correlação entre $Scvo_2$ e Svo_2 durante a RCP. Por conta do consumo de oxigênio permanecer relativamente constante durante a RCP, assim como a saturação arterial de oxigênio (Sao_2) e a hemoglobina, mudanças na $Scvo_2$ refletem mudanças no fornecimento de oxigênio por meio de mudanças no débito cardíaco.

Embora sejam mais comumente utilizados no ambiente da unidade de terapia intensiva (UTI), os cateteres de oximetria multilumem $Scvo_2$ são colocados da mesma maneira que os cateteres venosos centrais comuns e podem ser usados para monitorar $Scvo_2$ continuamente em tempo real. Os valores de $Scvo_2$ normalmente variam de 60% a 80%. Durante a parada cardiorrespiratória e a RCP, esses valores variam de 25% a 35%, indicando um aumento enorme da extração de oxigênio dos tecidos devido à inadequação do fornecimento de oxigênio durante a RCP. A falha em atingir um $Scvo_2$ de 40% ou mais durante a RCP teve um valor preditivo negativo para o RCE de quase 100%. O $Scvo_2$ também ajuda a detectar o RCE rapidamente, sem a interrupção das compressões torácicas, porque o RCE resultará em um rápido aumento na $Scvo_2$ à medida que o fornecimento de oxigênio para os tecidos aumenta drasticamente. A monitoração do $Scvo_2$ também é útil no período pós-parada cardíaca para otimização hemodinâmica e para o reconhecimento de qualquer deterioração súbita na condição clínica do paciente.

TERAPIA FARMACOLÓGICA

A terapia farmacológica durante a RCP aumenta a proporção de pacientes que atingem o RCE.[17] No entanto, ainda se aguarda um ensaio clínico prospectivo randomizado controlado com placebo que tenha sido adequadamente conduzido para determinar se a terapia farmacológica durante a RCP melhora a sobrevida em longo prazo ou o desfecho neurológico. Portanto, o foco principal do suporte de vida avançado continua sendo a desfibrilação precoce e a RCP de alta qualidade, guiadas pelo monitoramento fisiológico.

Para a ressuscitação em andamento de ritmos de parada que não respondem à RCP e desfibrilação, o acesso intravenoso (IV) ou intraósseo (IO) deve ser obtido para que a terapia vasopressora (comumente, adrenalina 1 mg por via IV ou IO) possa ser administrada e repetida a cada 3 a 5 minutos. A administração simultânea de adrenalina e vasopressina não melhora o resultado relativo à epinefrina sozinha, independentemente do ritmo de apresentação. Quando a monitorização da pressão arterial invasiva estiver disponível, é razoável titular a terapia com vasopressores durante a RCP para obter uma PPC maior que 15 mmHg ou pressão arterial diastólica maior que 20 a 25 mmHg.

Para FV ou TVSP refratária, os antiarrítmicos podem ser administrados até a dose de ataque máxima. A amiodarona (300 mg IV) é o único agente antiarrítmico que mostrou melhorar a taxa de conversão de FV para um ritmo de perfusão.

Outros medicamentos que podem ser valiosos em casos especiais incluem o sulfato de magnésio em "torsades de pointes" e hipomagnesemia, o cloreto de cálcio em hipercalcemia, $NaHCO_3$ em intoxicação por antidepressivos tricíclicos e dextrose a 50% em água em hipoglicemia documentada.[6] A administração rotineira de atropina, fora do cenário de bradicardia, não é benéfica.

DISPOSITIVOS E TÉCNICAS

Ecocardiografia

A principal utilidade da ecocardiografia é diagnóstica, especialmente em pacientes com AESP. A ecocardiografia distingue a atividade cardíaca organizada sem pulso que resulta ou não em contração

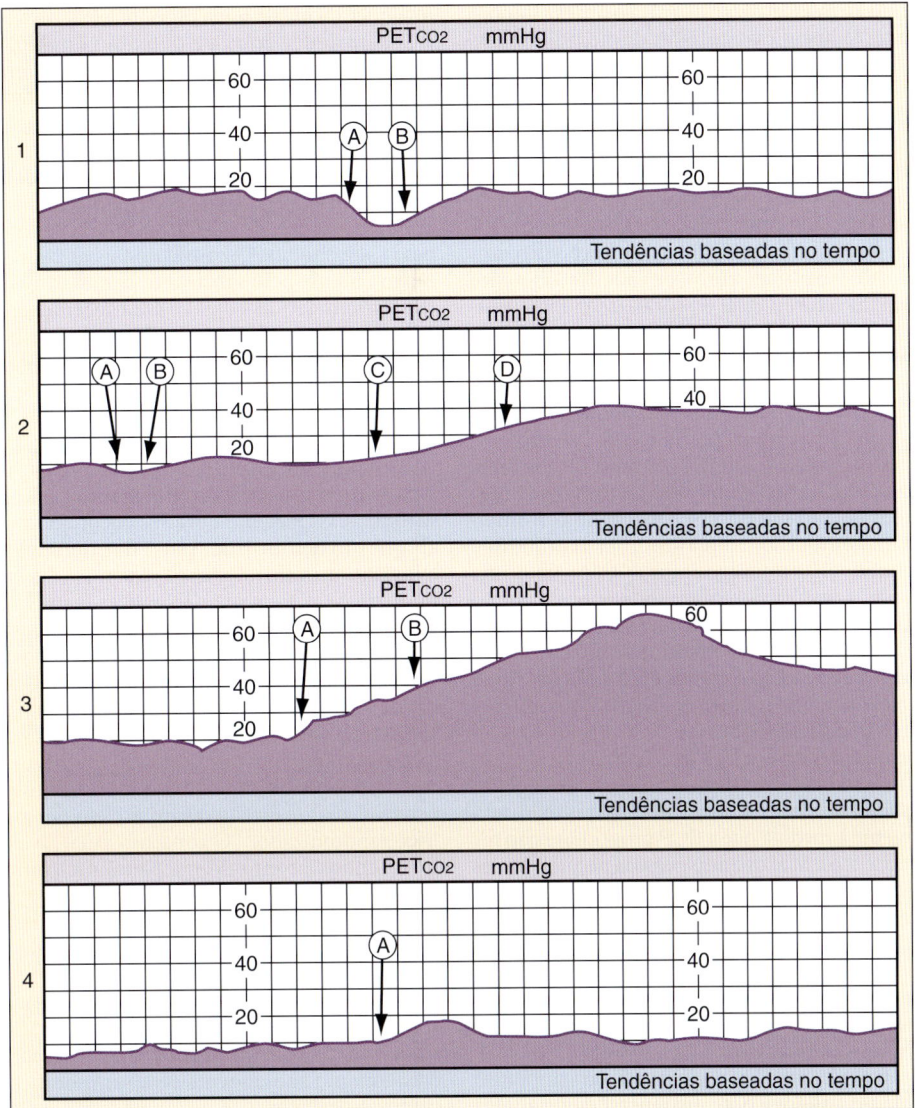

Fig. 8.1. Traçados de capnograma da pressão parcial de dióxido de carbono de final de exalação (PET_{CO2}) durante a ressuscitação cardiopulmonar humana (RCP). **1**, Efeito da fadiga do socorrista é mostrado no ponto A. O ponto B mostra o efeito da mudança para um novo socorrista. **2**, Paciente com dissociação pseudoeletromecânica. No ponto A, o paciente está sem pulso, mas tem um valor persistente da PET_{CO2} de 20 mmHg sem RCP; no ponto B, a RCP é reiniciada; no ponto C, é iniciada a infusão de dopamina; e no ponto D, a RCP é interrompida e um pulso é palpado. **3**, Um aumento repentino na PET_{CO2} (ponto A) anuncia o retorno da circulação espontânea; os pulsos são palpados no ponto B. **4**, O ponto A mostra um aumento transitório na PET_{CO2}, tal como ocorre durante a administração em bólus de bicarbonato de sódio.

mecânica cardíaca. Também pode colaborar no diagnóstico de causas mecânicas da AESP, como pneumotórax hipertensivo, tamponamento cardíaco e tromboembolismo pulmonar. A ecocardiografia também é útil na orientação da pericardiocentese. No período pós-parada cardíaca, a ecocardiografia comprovou ser valiosa na avaliação da disfunção miocárdica e na determinação da necessidade de assistência mecânica ao coração em insuficiência.[18]

Testes Laboratoriais

A amostragem sanguínea arterial e venosa intermitente para análise química ou gasosa é de uso limitado durante a RCP. Os achados típicos de gasometria durante a RCP demonstram acidose respiratória venosa e alcalose respiratória arterial. A Sao_2 é geralmente maior que 94% durante a RCP e tem pouco valor na titulação da terapia de ressuscitação, exceto no caso de embolia pulmonar maciça ou intubação esofágica não reconhecida. Embora a $Scvo_2$ indique a adequação da RCP, uma única medida pode não ser tão útil quanto a contínua monitorização oximétrica da $Scvo_2$.

Outros testes laboratoriais geralmente não estão disponíveis durante a RCP a tempo de orientar a terapia, mas podem servir para confirmar o diagnóstico após a ressuscitação bem-sucedida. Os níveis séricos de eletrólitos podem ser solicitados para descartar hipercalcemia, hipocalcemia, hipomagnesemia, hipercalcemia e hipocalcemia; entretanto, a terapia empírica deve ser iniciada imediatamente se existir uma forte suspeita clínica. Os níveis de hemoglobina podem indicar hemorragia, mas o valor inicial da hemoglobina pode ser normal, mesmo na hemorragia exsanguinante aguda, devido à falta de equilíbrio rápido do compartimento vascular e intersticial.

Ressuscitação

A restauração da função cardíaca adequada é o fator definidor do RCE, mas a restauração da boa função neurológica é o fator definidor de uma ressuscitação bem-sucedida. A probabilidade de atingir esses dois objetivos diminui a cada minuto que o paciente permanece em parada cardiorrespiratória. Embora muitas intervenções sejam específicas para o ritmo eletrocardiográfico apresentado, a maioria das modalidades terapêuticas e técnicas de monitoramento é utilizada em todos os ritmos, tornando os algoritmos separados redundantes.

As intervenções devem ser realizadas rápida e eficientemente para maximizar as chances de um bom desfecho neurológico. A qualidade da RCP talvez seja o componente menos apreciado do esforço de ressuscitação. Medidas importantes de qualidade de desempenho incluem: a taxa de compressão (100-120 compressões/min), a profundidade de compressão (5-6 cm), a fração de compressão torácica (isto é, RCP realizada em 80 de cada 100 segundos do intervalo sem pulso), o retorno total do tórax (sem apoio residual entre as compressões) e a taxa de ventilação (10 ventilações/min).[14] Além disso, a hiperventilação tem se mostrado comum e mais de 10 ventilações/min são desnecessárias e reduzem o débito cardíaco durante a RCP.[14] Atualmente é recomendada uma razão compressão/ventilação de 30:2 para os profissionais de saúde em todos os cenários de ressuscitação de adultos até que uma via aérea avançada tenha sido estabelecida.[14] Uma vez que uma via aérea avançada esteja assegurada, a RCP deve ser realizada continuamente, sem pausa para ventilação, enquanto uma ventilação é fornecida a cada 6 segundos (10 ventilações/min).[15] Como indicado anteriormente, se o PET_{CO2} for útil como um indicador do débito cardíaco durante a RCP, a ventilação minuto deve ser relativamente constante. Embora evidências recentes tenham sugerido que a RCP apenas com compressão torácica não é menos eficaz do que a RCP tradicional quando realizada por socorristas leigos no ambiente extra-hospitalar, os profissionais treinados que estão dispostos e são capazes de fornecer ventilações devem fazê-la.[19] Embora a captação de oxigênio dos pulmões seja baixa durante a RCP, o oxigênio remanescente da capacidade residual funcional do pulmão será consumido continuamente à medida que a RCP progride, se não for reabastecido. A exceção a isto existe quando pessoas despreparadas estão presentes para fornecer compressões, ventilação e outras medidas de ressuscitação. A intubação deve ser realizada somente quando pessoal capacitado estiver disponível e sem interrupção das compressões torácicas. O uso de dispositivos supraglóticos das vias aéreas pode ser uma alternativa benéfica para o manejo das vias aéreas na fase extra-hospitalar da ressuscitação para minimizar as interrupções das compressões torácicas.

Além de monitorar parâmetros específicos de desempenho da RCP, o monitoramento fisiológico, se disponível, pode ajudar a otimizar a qualidade da RCP para cada paciente (Tabela 8.3). Se a inadequação da RCP for reconhecida no início da ressuscitação, apesar da terapia otimizada, o médico responsável poderá considerar medidas mais invasivas, como a RCPEC ou a angiografia coronariana e a ICP com compressões torácicas contínuas, se essas modalidades estiverem prontamente disponíveis, e se houver um potencial significativo de sobrevivência com boa função neurológica. Entretanto, após uma parada cardiorrespiratória prolongada, indicações claras de que a RCP está inadequada (com base em técnicas apropriadas de monitoramento) podem ser um fator contribuidor na decisão de cessar os esforços de ressuscitação. A Fig. 8.2 descreve um algoritmo para o manejo da parada cardiorrespiratória. As intervenções específicas para cada ritmo são discutidas nas seções seguintes.

Desfibrilação

A FV e a TVSP são tratadas de forma idêntica, porque geralmente são causadas pelos mesmos mecanismos e respondem às mesmas intervenções. Os desfibriladores monofásicos tradicionais foram quase completamente substituídos por desfibriladores bifásicos. Com a desfibrilação bifásica, a energia necessária para a desfibrilação bem-sucedida, o chamado "limiar de desfibrilação", é menor do que com a desfibrilação monofásica. A forma de onda bifásica aumenta a probabilidade de sucesso inicial da desfibrilação e diminui a probabilidade de disfunção miocárdica pós-choque elétrico. Apesar das vantagens documentadas do menor limiar de desfibrilação e da redução da lesão miocárdica com o uso de desfibrilação bifásica, os dados são atualmente inadequados para concluir que qualquer forma de onda específica (bifásica ou monofásica) é superior a qualquer outra na obtenção do RCE ou na sobrevida até a alta hospitalar. Novas tecnologias de desfibrilação tem estimulado uma reavaliação das ótimas estratégias de desfibrilação. O consenso atual sugere que a estratégia mais efetiva é aplicar choques únicos em níveis ótimos de energia, com mínimas pausas na RCP.[15] Isso é facilitado pela colocação das pás de desfibrilação no início da sequência de ressuscitação, deste modo, não exigindo uma pausa enquanto as pás de desfibrilação e o gel condutor são colocados para cada choque. Os profissionais de saúde devem usar a energia recomendada pelo fabricante para desfibriladores bifásicos, pois elas variam de 120 a 360 J e são específicas para cada aparelho.[15] A energia recomendada para uma única desfibrilação monofásica é de 360 J.[16] Não há evidências de que o uso de energias mais altas ou desfibrilação externa sequencial dupla — simultaneamente desfibrilando a partir de dois aparelhos separados, não conectados — no cenário de FV refratária melhore a sobrevida para alta hospitalar.[20]

Um paciente que desenvolve FV ou TVSP, enquanto conectado em um monitor cardíaco, pode permanecer consciente por 15 a 30 segundos. O paciente deve ser encorajado a tossir vigorosamente até que um desfibrilador esteja disponível. Esta manobra pela tosse tem demonstrado manter os pacientes conscientes por até 1 minuto ou mais. Se o paciente não estiver respondendo, as compressões torácicas devem ser iniciadas imediatamente e continuadas até que um desfibrilador esteja disponível. A desfibrilação sem RCP prévia tem maior probabilidade de resultar em RCE quando aplicada nos primeiros 2 minutos de parada cardiorrespiratória. Entretanto, além desse intervalo, não houve diferença demonstrada nos desfechos com um breve período (30 a 60 segundos), em comparação com um período mais longo (180 segundos) de RCP, antes da primeira análise do ritmo cardíaco em um grande estudo multicêntrico randomizado.[21] O consenso atual favorece a aplicação de um único choque com mínima pausa nas compressões torácicas.[15] A desfibrilação é seguida imediatamente pela retomada das compressões torácicas por 2 minutos, antes de uma checagem do ritmo e desfibrilação adicional, quando apropriado.[14]

A terapia para FV refratária e TVSP inclui uma RCP de alta qualidade, a administração de vasopressores e agentes antiarrítmicos e aplicação de choques repetidos. Se um paciente for desfibrilado e o ritmo sem pulso resultante for diferente, como AESP ou assistolia, o tratamento subsequente deve ser modificado para abordar esses ritmos específicos.

Atividade Elétrica Sem Pulso

A AESP é definida como atividade elétrica coordenada do coração [diferente de taquicardia ventricular (TV) ou FV] sem pulso palpável. Esse grupo de disritmias inclui a dissociação eletromecânica (DEM), na qual não ocorrem contrações miocárdicas, e a pseudo-DEM, na qual as contrações miocárdicas ocorrem, mas de forma inadequada, e nenhum pulso pode ser palpado. Embora a distinção entre DEM e pseudo-DEM possa ser útil na determinação da causa e na orientação do tratamento, na maioria dos casos de AESP primária existe uma progressão natural a partir da hipotensão para pseudo-DEM e depois para DEM.

A DEM verdadeira é o resultado de uma desordem primária da ligação eletromecânica em células miocárdicas. Frequentemente está associada à automaticidade e condução anormais, resultando em bradicardia e em complexo QRS largo. Embora o mecanismo de desligamento não seja claro, ele geralmente está associado à depleção de energia miocárdica global e acidose resultante de isquemia ou hipóxia. A DEM verdadeira, tipicamente, ocorre depois de desfibrilação após FV prolongada e está associada a hipercalemia, hipotermia e intoxicação por drogas.

A pseudo-DEM causada por disfunção miocárdica global é um estado transitório na progressão para DEM e tem a mesma causa. Uma causa cardíaca adicional da pseudo-DEM é o rompimento do músculo papilar e da parede do miocárdio, na qual o ventrículo continua a se contrair, mas o fluxo resultante é muito diminuído. A pseudo-DEM também pode ser causada por taquicardia supraventricular primária. Causas extracardíacas adicionais de pseudo-DEM

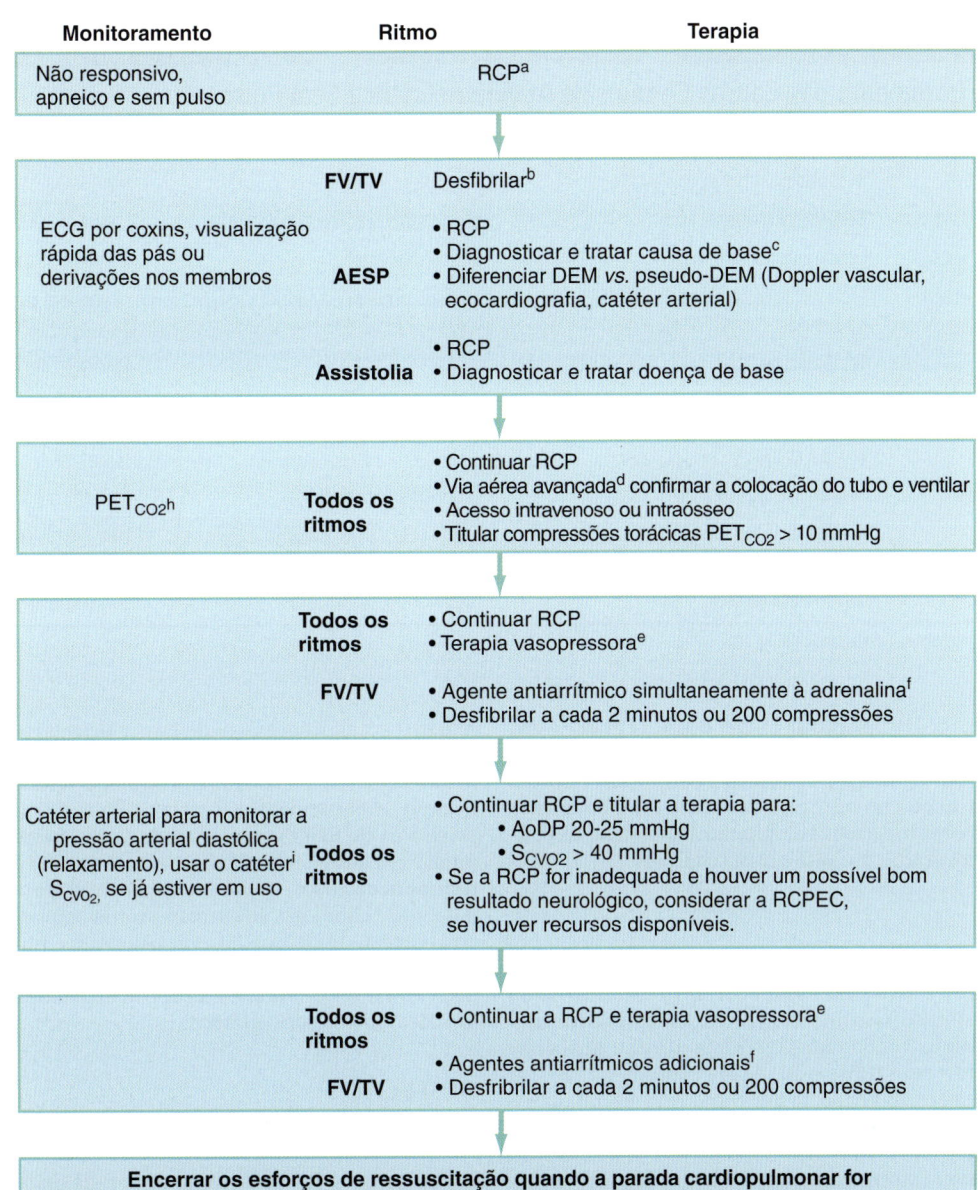

Fig. 8.2. Algoritmo do tratamento de emergência da parada cardiorrespiratória. [a]Se a parada for testemunhada e sabidamente de curta duração, a avaliação imediata do ritmo e a desfibrilação ou fibrilação ventricular/taquicardia ventricular (FV/TV) precederão a ressuscitação cardiopulmonar (RCP). [b]A desfibrilação bifásica deve usar energia recomendada pelo fabricante versus desfibrilação monofásica (360 J). [c]Ver Tabela 8.4. [d]Intubação endotraqueal ou via aérea supraglótica, quando viável, com interrupção mínima nas compressões torácicas. [e]Adrenalina, dose inicial de 1 mg IV ou IO. Repetir a cada 3 a 5 minutos. Doses subsequentes podem ser aumentadas até 0,1 mg/kg. Uma alternativa à adrenalina é a vasopressina, 40 U, via IV push. A dose de 40 U pode ser repetida uma vez em 3 minutos, seguida pela administração de adrenalina a cada 3 a 5 minutos. [f]Amiodarona, 300 mg via IV push, seguida por 150 mg a cada 30 minutos. A lidocaína é uma alternativa antiarrítmica, se a amiodarona não estiver disponível. Pode ser administrado o sulfato de magnésio, 1 a 2 g via IV push em "Torsades de pointes" ou hipomagnesemia conhecida. [h]Alterações na pressão parcial do dióxido de carbono de final de exalação (PET_{CO_2}) podem não ser preditivas de fluxo sanguíneo miocárdico no contexto da terapia com altas doses de vasopressores. [i]O monitoramento invasivo deve ser realizado apenas se houver pessoal adequado disponível e se isso não atrasar as intervenções terapêuticas. *AoDP*, pressão diastólica aórtica; *ECG*, eletrocardiograma; DEM, dissociação eletromecânica; *AESP*, atividade elétrica sem pulso; *$Scvo_2$*, saturação venosa central de oxigênio.

incluem: hipovolemia, pneumotórax hipertensivo, tamponamento cardíaco e embolia pulmonar maciça. A pseudo-DEM de origem extracardíaca tem, na maioria das vezes, taquicardia com complexo estreito inicialmente, que pode progredir para bradicardia, com anormalidades de condução e alargamento do QRS.

O tratamento da AESP requer todas as medidas gerais de ressuscitação, incluindo RCP, intubação com ventilação assistida, acesso IV e administração repetida de vasopressores. A avaliação inicial também deve incluir a ultrassonografia vascular com Doppler, a ecocardiografia ou a monitorização com PET_{CO_2} para distinguir a DEM da pseudo-DEM. Isso é importante porque o aporte de volume ou a infusão contínua de vasopressor, que não é normalmente usada na ressuscitação cardíaca de rotina, pode ser útil em casos de pseudo-DEM. Em contraste, o uso rotineiro de atropina durante a AESP, previamente um pilar da terapia medicamentosa, não é indicada. AESP de provável origem de uma taquicardia supraventricular (TSV) deve ser imediatamente cardiovertida. Essas intervenções sozinhas são geralmente inadequadas, a menos que a causa subjacente da AESP seja a parada respiratória primária ou TSV. A ressuscitação bem-sucedida de pacientes com AESP depende do

TABELA 8.4
Diagnóstico e Tratamento das Causas Comuns de Atividade Elétrica Sem Pulso

CAUSA	DIAGNÓSTICO	TERAPIA PALIATIVA	TERAPIA DEFINITIVA
Hipovolemia	Responde à infusão de volume	Infusão de volume	Hemostasia se houver hemorragia
Hipóxia	Resposta à oxigenação	Oxigenação/ventilação assistida	Tratar causa de base
Tamponamento cardíaco	Ecocardiograma; distensão venosa jugular	Pericardiocentese	Toracotomia e pericardiotomia
Pneumotórax hipertensivo	Murmúrios vesiculares assimétricos, desvio traqueal	Toracostomia por agulha	Drenagem torácica
Hipotermia	Temperatura retal		Lavagem peritoneal ou torácica quente, ECMO venoarterial
Tromboembolismo pulmonar	Fatores de risco ou evidências de trombose venosa profunda	ECMO venoarterial	Terapia lítica, embolectomia pulmonar
Overdose por Drogas	História de ingestão de drogas	Específica para a droga	Específica para a droga
Hipercalemia	História de insuficiência renal ou nível elevado de potássio sérico	Cloreto de cálcio, insulina e glicose, bicarbonato de sódio	Hemodiálise
Acidose	Gasometria arterial	Hiperventilação, bicarbonato de sódio	Tratar causa de base

ECMO, oxigenação por membrana extracorpórea.

diagnóstico rápido e do tratamento da causa de base. O exame físico pode fornecer pistas valiosas para a causa subjacente (Tabela 8.4). Na hipóxia e na hipovolemia, o diagnóstico é baseado na resposta à terapia empírica, enquanto outras causas como tamponamento cardíaco, pneumotórax hipertensivo e hipotermia podem ser definitivamente diagnosticadas durante a ressuscitação.

Assistolia

A assistolia representa a cessação completa da atividade elétrica miocárdica. Embora a assistolia possa ocorrer precocemente na parada cardiorrespiratória como consequência da bradicardia progressiva, a assistolia geralmente representa o ritmo final após uma parada cardiorrespiratória prolongada causada por FV ou por AESP. Devido à possibilidade de um ritmo organizado ou FV apresentar-se como assistolia em uma única derivação — se o vetor do ritmo for completamente perpendicular ao vetor da derivação —, a assistolia deve ser confirmada, em pelo menos, duas derivações dos membros. Embora a assistolia possa ser difícil de distinguir da FV extremamente fina, o choque de rotina da assistolia não demonstrou melhorar a sobrevida.

O tratamento da assistolia requer medidas gerais de ressuscitação, incluindo a RCP, intubação com ventilação assistida, acesso IV e a administração repetida de vasopressores. Evidências disponíveis indicaram que a administração rotineira de atropina não é benéfica. Pesquisas extensivas mostraram que a assistolia no ambiente extra-hospitalar raramente responde a marca-passo. Para ser eficaz, o marca-passo deve ser iniciado dentro de alguns minutos após a parada cardiorrespiratória.

Ressuscitação Cardiopulmonar Extracorpórea

Apesar da falta de evidências de estudos randomizados, o uso da RCPEC ou ECMO venoarterial como uma terapia de resgate da parada cardiorrespiratória intra-hospitalar refratária em pacientes adultos e pediátricos é uma prática bem estabelecida em muitos centros especializados. Estudos observacionais e estudos de caso-controle têm sugerido benefício em pacientes selecionados com parada cardiorrespiratória extra-hospitalar refratária, relatando taxas de sobrevida com boa função neurológica variando de 11% a 33%.[11,22-24] O acesso arterial e venoso em tempo oportuno, a colocação de cânulas e o início do suporte da RCPEC é fundamental para o sucesso. Quando utilizada, a RCPEC é mais bem sucedida quando o fluxo é iniciado dentro de 60 minutos após o início da parada cardiorrespiratória.[22] Os sobreviventes normalmente requerem de 2 a 5 dias antes de poderem ser desmamados com sucesso do suporte da ECMO.[22] Complicações comuns incluem: coagulopatia, hemorragia, isquemia de membro, lesão vascular, terapia de substituição renal e acidente vascular cerebral. A implementação de um programa de RCPEC para parada cardiorrespiratória extra-hospitalar refratária é dispendiosa, tanto financeiramente como em termos de recursos, e requer uma quantidade significativa de treinamento e coordenação entre os profissionais do APH, médicos de emergência, determinadas especialidades e funcionários de UTIs para obtenção de sucesso. Mais pesquisas são necessárias para determinar a viabilidade e proposta de valor da implementação fora de centros especializados.

DESFECHOS

Cuidados Pós-Parada Cardíaca

A ressuscitação de uma vítima de parada cardiorrespiratória não termina com o RCE. O manejo inclui diagnóstico rápido, tratamento dos distúrbios que causaram a parada e tratamento das complicações da isquemia global prolongada. O manejo simultâneo dessas duas entidades torna o atendimento de um paciente pós-parada cardíaca particularmente desafiador. Um programa abrangente e direcionado aos objetivos dos cuidados pós-parada cardíaca é necessário para otimizar a sobrevida e a recuperação neurológica.[25]

Manejo da Hipotermia Terapêutica

O manejo da hipotermia terapêutica (HT) em sobreviventes comatosos de parada cardiorrespiratória mostrou melhorar a sobrevida e o resultado funcional em dois ensaios clínicos prospectivos randomizados de tamanho modesto. Esses estudos registraram apenas sobreviventes comatosos de parada cardiorrespiratória testemunhada no ambiente extra-hospitalar e que tinham um ritmo inicial de FV. O tempo para atingir a temperatura alvo (< 34 °C ou 93,2 °F) variou de menos de 2 horas a uma média de 8 horas (intervalo interquartil, 4-16 horas), sugerindo uma ampla janela terapêutica. A HT foi mantida por 12 a 24 horas, seguida de reaquecimento gradual durante 12 a 24 horas. Um grande estudo clínico randomizado, multicêntrico e internacional de HT pós-parada cardíaca incluiu todos os ritmos de apresentação, exceto a assistolia não testemunhada, e constatou que os resultados com uma temperatura alvo de 33 °C (91,4 °F) não eram superiores àqueles com uma temperatura alvo de 36 °C (96,8 °F).[3] Neste estudo, a temperatura alvo foi mantida por 28 horas, seguida de reaquecimento gradual a

0,5 °C (32,9 °F)/h e, então, de manutenção da temperatura abaixo de 37,5 °C (99,5 °F) por 72 horas pós-RCE. Embora esses parâmetros forneçam diretrizes dentro das quais o HT é eficaz, dados pré-clínicos e clínicos adicionais são necessários para determinar o método ideal de controle de temperatura, o tempo para alcançar a temperatura alvo, a temperatura alvo, a duração da terapia e a taxa de reaquecimento. Recomendamos que os emergencistas forneçam HT para pacientes adultos comatosos que atingem o RCE após a parada cardiorrespiratória, independentemente do ritmo cardíaco apresentado (chocável *versus* não chocável) e localização (parada cardiorrespiratória extra-hospitalar *versus* parada cardiorrespiratória intra-hospitalar). Além disso, emergencistas devem selecionar e manter a HT em uma temperatura constante entre 32 °C e 36 °C (89,6° e 96,8 °F) por 24 horas após atingir a temperatura alvo.[25]

Embora não haja contraindicações absolutas, as contraindicações relativas podem incluir outra razão óbvia para coma (p. ex., intoxicação por drogas, estado de mal epiléptico), doença terminal conhecida e um estado preexistente de ordem de não reanimar. Em cada um dos dois ensaios randomizados com HT, as taxas de complicações, incluindo sangramento, não foram estatisticamente diferentes entre os grupos. Especificamente, a terapia trombolítica não impede o uso de hipotermia.

Quando a decisão é tomada para tratar o paciente comatoso pós-parada cardíaca com HT, os esforços para alcançar e manter a temperatura alvo devem começar no departamento de emergência, quando possível. No entanto, o resfriamento pré-hospitalar após RCE usando soro fisiológico em baixa temperatura não mostrou melhorar os resultados em dois estudos clínicos prospectivos randomizados.[26,27] No departamento de emergência, os métodos práticos para induzir hipotermia rapidamente incluem compressas com saco de gelo (aplicadas no pescoço, áreas inguinais e axila), resfriamento por ventilador na pele exposta úmida, cobertores frios embaixo e em cima do paciente e desabilitação do ventilador dos circuitos de aquecimento. A infusão rápida IV de volumes limitados (1 a 2 L) de soro fisiológico a 4 °C (39,2 °F) facilita a indução de hipotermia, mas medidas adicionais são necessárias para manter a hipotermia.

Nenhuma estratégia ou dispositivo de resfriamento demonstrou resultados clínicos excepcionais.[28] Vários dispositivos de resfriamento de superfície automatizados estão agora disponíveis e usam pás no tórax e coxa, além de informações contínuas de temperatura vindas de transdutores de temperatura na bexiga ou no esôfago. Embora sejam mais invasivos, os sistemas de resfriamento endovascular automatizados também estão disponíveis, e estes exigem a colocação de um cateter venoso central e oferecem um controle mais rigoroso da temperatura alvo (desvio padrão [DP] geralmente < 0,3 °C [32,5 °F]).[29]

Os tremores, que, por sua vez, inibem o resfriamento, podem ser evitados com sedação e bloqueio neuromuscular. Se o bloqueio neuromuscular é continuado durante a fase de manutenção da hipotermia terapêutica, o monitoramento eletroencefalográfico contínuo é fortemente encorajado para detectar convulsões, uma ocorrência comum em pacientes pós-parada cardíaca (5% a 20%).[25] A temperatura alvo corporal é melhor monitorada por um cateter de bexiga sensível à temperatura ou transdutor de temperatura esofágico. Embora a duração ótima da hipotermia pós-parada cardíaca seja desconhecida e possa estar relacionada com o tempo total de isquemia,[30] as temperaturas alvo são normalmente mantidas ativamente por, pelo menos, 24 horas, seguidas por um reaquecimento gradual de 12 a 16 horas.[25] A hipotermia de pós-parada cardíaca é também discutida no Capítulo 7.

Angiografia Coronariana e Intervenção Coronária Percutânea Primária

Uma preocupação imediata em um sobrevivente comatoso de parada cardiorrespiratória é se o paciente tem uma síndrome coronariana aguda (SCA). Diagnosticar SCA em um paciente inconsciente após parada cardiorrespiratória apresenta um desafio único. Um ECG padrão de 12 derivações deve ser obtido assim que possível após o RCE, com derivações adicionais no lado direito e/ou posteriores, conforme indicado. Em um estudo, 50% dos pacientes que obtiveram RCE após parada cardiorrespiratória extra-hospitalar apresentaram oclusão coronariana aguda no cateterismo cardíaco; mais de 10% deles não apresentavam elevação do segmento ST. Estudos subsequentes relataram que a ICP imediata e bem-sucedida está associada à melhora da sobrevida hospitalar em pacientes pós-parada cardíaca, com ou sem elevação do segmento ST.[31]

A ICP imediata é indicada para pacientes pós-RCE com infarto agudo do miocárdio com elevação do segmento ST (IAMST) e deve progredir por meio de sistemas de cuidado estabelecidos.[9,25] Pacientes que tiveram parada cardiorrespiratória extra-hospitalar estão no início frequentemente em coma, mas isso não deve ser uma contra-indicação para se considerar a angiografia imediata e ICP. Embora o início da HT não deva atrasar a ICP, muitas vezes pode ser realizada simultaneamente e em conjunto com a cardiologia intervencionista.[25] Quando há uma forte suspeita clínica de SCA sem IAMST demonstrada em um ECG, a angiografia pós-RCE e a ICP rápidas, quando indicadas, têm sido associadas à melhora da sobrevida até a alta hospitalar, quando uma causa não-cardíaca para parada cardiorrespiratória extra-hospitalar não é óbvia.[32]

Quando a ICP é indicada, mas não está disponível, a transferência de pacientes pós-parada cardíaca para um centro com capacidade para ICP ou terapia fibrinolítica deve ser considerada. Os critérios de exclusão relativos para a terapia fibrinolítica exclusiva para o paciente pós-parada cardíaca incluem a evidência de trauma significativo decorrente de RCP, como pneumotórax, tórax instável ou contusão pulmonar com hemorragia. Os efeitos da HT na eficácia e complicações da terapia fibrinolítica em pacientes pós-parada cardíaca não foram formalmente estudados. No entanto, um ensaio inicial randomizado de HT em que os fibrinolíticos foram administrados a aproximadamente 50% dos indivíduos inscritos não demonstrou aumento nas complicações em comparação com os controles.

Embora o período imediato pós-parada cardíaca seja caracterizado por um estado de hipocoagulabilidade, ele é rapidamente substituído por um estado de hipercoagulabilidade por até 72 horas, à medida que o pico de proteína C ativada pós-RCE diminui.[33] A dupla terapia com anticoagulante e antiplaquetário (aspirina e um inibidor P2Y12) devem ser fortemente consideradas para pacientes pós-parada cardíaca com diagnóstico ou suspeita de SCA, na ausência de contraindicações.[34,35] Evidências clínicas recentes sugerem que o ticagrelor resulta em inibição plaquetária mais eficaz do que o clopidogrel em pacientes pós-parada cardíaca tratados com HT.[36] Não há benefício comprovado da terapia antiarrítmica profilática ou da infusão contínua de um medicamento antiarrítmico que tenha sido associado à restauração de um ritmo estável durante a RCP. Terapias concomitantes (p. ex., nitratos, betabloqueadores) são melhor realizadas em conjunto com um monitoramento hemodinâmico cuidadoso. Se indicado, preparações IV de nitratos e beta-bloqueadores de curta duração (p. ex., esmolol) devem ser usados porque eles têm uma curta duração de ação e são facilmente titulados. Em pacientes com novo bloqueio de ramo esquerdo, bloqueio de ramo direito com hemibloqueio anterior ou posterior esquerdo, bloqueio de segundo grau tipo II ou bloqueio de terceiro grau, deve-se aplicar eletrodos de estimulação transtorácica, caso sejam necessários para o tratamento dos ritmos bradicárdicos. A colocação de um marca-passo transvenoso pode ser considerada, mas é menos comum com o uso crescente e comprovadamente eficaz da estimulação cardíaca transtorácica.

O inadequado fornecimento de oxigênio (D_{O_2}) faz com que algumas células utilizem o metabolismo anaeróbico, resultando no aumento da produção de lactato (disóxia). Os esforços contínuos de ressuscitação visam otimizar o D_{O_2} para previnir subsequente falência múltipla dos órgãos e parada recorrente. Todavia, a pressão parcial de oxigênio arterial supranormal (> 300 mmHg) pode exacerbar a lesão cerebral oxidativa durante os primeiros minutos até horas após a parada cardiorrespiratória. Portanto, a fração de oxigênio inspirado (F_{IO_2}) pode ser titulada até a concentração mínima necessária para manter uma saturação arterial de oxi-hemoglobina em torno de 94%. Este nível de oxigenação evita a hiperóxia prejudicial, enquanto garante o fornecimento de oxigênio apropriado.[37]

Os níveis séricos de lactato fornecem uma medida indireta se o D_{O_2} está adequado para prevenir o metabolismo anaeróbico.

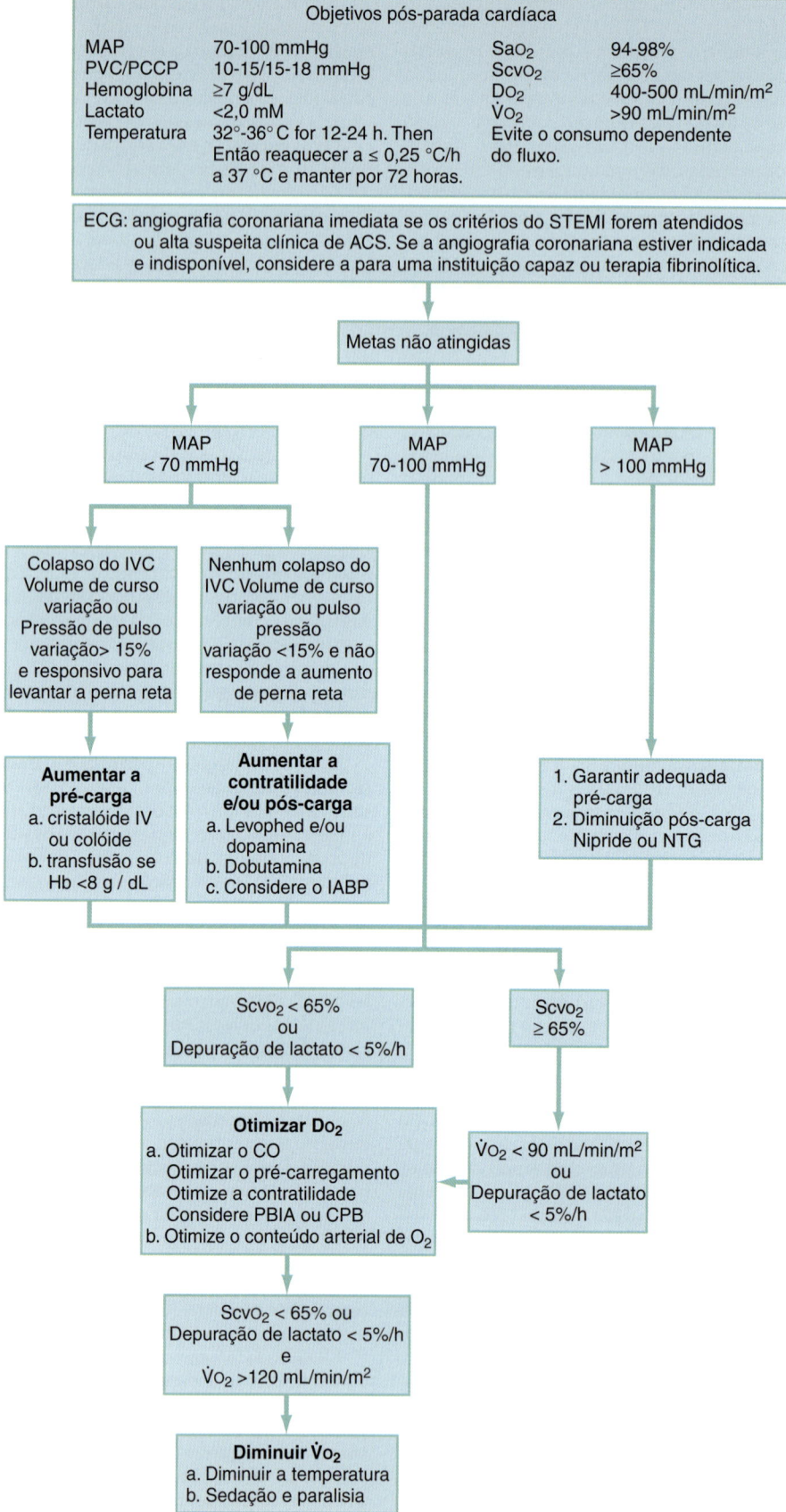

Fig. 8.3. Algoritmo de tratamento de postagens dirigido por metas. Um controle de temperatura direcionada hipotermia (HTTM) é indicado para sobreviventes em coma de parada cardíaca presenciada que apresentaram ritmo de fibrilação ventricular presente. Pode também ser eficaz em pacientes ressuscitados de outros procedimentos. Contraindicações relativas incluem sangramento descontrolado, coagulopatia preexistente ou outra razão óbvia para o coma (por p. ex., overdose, situação epilética), doença terminal conhecida e estado preexistente Manejo de não reanimação. [b]Iniciação do HTTM não é uma contraindicação a terapia trombolítica. *CEC*, circulação extracorpórea; *PVC*, pressão venosa central; DO_2, fornecimento de oxigênio; *ECG*, eletrocardiograma; Hemoglobina; *PBIA*, pulsação do balão intra-aórtico; *MAP*, pressão arterial média; Infarto do miocárdio; *NTG*, nitroglicerina; *PCCP*, pressão em cunha capilar pulmonar; *PTCA*, angioplastia coronária transluminal percutânea; SaO_2, saturação arterial de oxigênio; $ScvO_2$, saturação venosa central de oxigênio; VO_2, oxigênio consumido

Um único valor de lactato é quase universalmente elevado após a ressuscitação de uma parada cardiorrespiratória. A detecção da produção contínua de lactato exige o monitoramento dos níveis de lactato em série. O D_{O_2} insuficiente também causa um aumento da extração de oxigênio, resultando no decréscimo da saturação venosa mista de oxigênio (Svo_2). A Svo_2 baixa, associada a níveis de lactato persistentemente elevados são indicativos de um D_{O_2} inadequado. Pacientes com duração prolongada de RCP e aqueles que receberam terapia com altas doses de vasopressores durante a RCP podem desenvolver deficiência na extração tecidual de oxigênio. Nesses pacientes, a Svo_2 é extremamente alta (hiperóxia venosa) na presença de D_{O_2} inadequado e provavelmente representa um estado de *shunt* sistêmico grave, resultando em um aumento no fluxo sanguíneo não nutritivo. Os níveis de lactato nesses casos são persistentemente elevados. O tratamento inclui a redução cuidadosa de qualquer infusão contínua de vasopressores e a administração agressiva de volume. O uso de terapia vasodilatadora guiada para recrutar leitos vasculares de tecido hipoperfundidos, bem como a consideração de um adjunto mecânico como o balão intra-aórtico ou AV-ECMO, também pode ser necessária nessa situação.

O uso combinado de parâmetros hemodinâmicos e metabólicos para orientar a ressuscitação no departamento de emergência mostrou melhorar o desfecho de pacientes em choque séptico. Como a condição de pós-parada cardíaca representa um estado complexo de choque cardiovascular, o uso de tal terapia dirigida para objetivos é inerentemente valiosa para reduzir as incompatibilidades de fornecimento e consumo de oxigênio que não podem ser determinados através de um simples exame físico e de sinais vitais.

O uso da terapia dirigida para objetivos hemodinâmicos é relativamente direto e pode ser frequentemente realizado por meios não invasivos. A ultrassonografia à beira do leito pode ser usada para visualizar o ventrículo esquerdo em tempo real, permitindo a avaliação direta do índice cardíaco e da função da parede miocárdica. Ademais, em pacientes sob ventilação mecânica, a responsividade ao volume também pode ser avaliada confiavelmente através da mensuração do colapso da veia cava inferior[38,39] ou pelo teste de elevação passiva da perna.[40] Essas medidas dinâmicas não invasivas podem guiar a expansão volêmica para maximizar a pré-carga sem induzir edema pulmonar.

Quando as medidas ultrassonográficas não estão disponíveis, a colocação de um cateter venoso central supra-diafragmático pode ser usada para fornecer maior contexto clínico para o choque intratável. Se a $Scvo_2$, um confiável substituto para Svo_2, estiver muito baixa (< 65%), mas os valores de hemoglobina e Sao_2 estiverem normais, o débito cardíaco é insuficiente. Embora a pressão venosa central (PVC) tenha limitações em certos estágios de doença (p. ex., hipertensão pulmonar), uma PVC menor que 8 mmHg pode ser geralmente considerada responsiva a fluidos, e o aumento da PVC para níveis entre 10 e 15 mmHg garante a pré-carga adequada na maioria dos pacientes. Se o volume intravascular estiver adequado e o paciente tiver uma pressão arterial média de pelo menos 65 mmHg, as metas de ressuscitação não atendidas devem prontamente levar à terapia com um agente inotrópico, como a dobutamina, enquanto as estratégias de reperfusão ou adjuvantes mecânicos são considerados.

A resposta às intervenções de otimização do D_{O_2} pode ser monitorada pela medida contínua ou seriada da $Scvo_2$ e dos níveis seriados de lactato. Um aumento na $Scvo_2$ em conjunto com uma diminuição nos níveis de lactato indica melhora do D_{O_2}. Um nível inalterado da $Scvo_2$ indica a necessidade de continuar aumentando o fornecimento. Níveis de lactato persistentemente elevados e $Scvo_2$ baixo, apesar do suporte farmacológico máximo e do manejo do volume, sinalizam a necessidade de intervenções adicionais para otimizar o D_{O_2}. Similarmente, em pacientes com hiperóxia venosa e níveis elevados de lactato, a combinação desses achados indica disfunção microvascular grave, que também leva ao acúmulo de défice de oxigênio que é incompatível com a vida. Se o défice de oxigênio continuar a se acumular, o paciente terá um risco maior de desenvolver falência múltipla de órgãos ou morte. A Fig. 8.3 fornece um guia dirigido para objetivos para cuidar do paciente pós-parada cardíaca.

Protocolos e sistemas hospitalares podem ser projetados para assegurar a transferência imediata de pacientes pós-parada cardíaca do departamento de emergência para o laboratório de cateterismo cardíaco ou para uma UTI, onde o monitoramento intensivo pode guiar a terapia subsequente a fim de alcançar resultados ótimos para os pacientes. A menos que a pronta transferência para a UTI não seja antecipada e alcançada, cuidados abrangentes pós-parada cardíaca devem ser iniciados no departamento de emergência.

CONCEITOS-CHAVE

- A qualidade da RCP é fundamental para a ressuscitação bem-sucedida da parada cardiorrespiratória. Padrões de excelência importantes da RCP de qualidade incluem: a taxa de compressão entre 100 e 120 compressões/min, a profundidade de compressão de 5 a 6 cm, a fração de compressão torácica de 80% ou mais, retorno total do tórax e a taxa de ventilação de 10 respirações/min.
- O restabelecimento da função cardíaca adequada é o fator definidor do RCE. A restauração da boa função neurológica é o fator definidor de uma ressuscitação bem-sucedida.
- A ressuscitação de uma vítima de parada cardiorrespiratória não termina com o RCE. O diagnóstico rápido e o manejo adequado das condições patológicas que precipitaram e resultaram da parada, assim como cuidados pós-parada cardíaca dirigidos para objetivos, podem melhorar o resultado.
- A ICP imediata é indicada para pacientes com infarto agudo do miocárdio com demonstração de elevação do segmento ST após RCE, independentemente do estado neurológico.
- O manejo da hipotermia terapêutica (32° a 36 °C [89,6° a 96,8 °F] por 24 horas) é a primeira e única intervenção pós-RCE que demonstrou melhorar a sobrevida e o desfecho funcional de sobreviventes comatosos de parada cardiorrespiratória.

As referências para este capítulo podem ser encontradas on-line no website Expert Consult associado à obra.

SEÇÃO DOIS
Sinais, Sintomas e Apresentações

CAPÍTULO 9

Fever in the Adult Patient

Frederick C. Blum | Michelle H. Biros

Conteúdo disponível on-line em inglês.

CAPÍTULO 10
Weakness

Raveendra S. Morchi

Conteúdo disponível on-line em inglês.

CAPÍTULO 11
Cyanosis
Madonna Fernández-Frackelton

Conteúdo disponível on-line em inglês.

CAPÍTULO 12
Síncope

Robert A. De Lorenzo

VISÃO GERAL

Síncope é a perda da consciência repentina e transitória acompanhada da perda do tônus postural. Trata-se de uma complicação admitida com frequência no departamento de emergência (DE). Apesar da melhor compreensão de seus riscos e prognósticos, não há ainda um consenso quanto ao método diagnóstico e acompanhamento. Isto se deve em parte ao variado número de causas de síncope, à falta de estudos diagnósticos definitivos disponíveis, e por confusão e falta de terminologia padrão para descrever a desordem. A acurácia diagnóstica depende amplamente de um resumo dos fatores de risco e sintomas relatados pelo paciente, com relevância limitada dos exames físico e complementares.

Epidemiologia

Na população em geral, a prevalência de síncope é de aproximadamente 19%, sendo que apenas metade destes consulta um médico para avaliação. A síncope é responsável por até 3% das visitas ao DE. Pacientes com síncope que se apresentam ao DE parecem ter maior probabilidade de uma causa subjacente grave comparado àqueles que se apresentam em situação ambulatorial. A taxa de admissão é variável entre os DEs, com quase 50% dos pacientes admitidos em internação ou em unidade de observação.[1] Pessoas com 65 anos ou mais respondem por 80% dessas admissões. A taxa de mortalidade em um mês depende da causa de síncope e condições de comorbidade e pode se aproximar de 5%.[1] Até 15% das crianças apresentam ao menos um episódio de síncope.

Os fatores de risco para síncope incluem doença cerebrovascular, medicações cardíacas e hipertensão. A maioria das causas de síncope é benigna e tem prognósticos favoráveis. Pacientes com doença cardiovascular prévia e síncope de qualquer causa têm maior risco de mortalidade em curto e em longo prazo. A causa cardíaca é responsável por mais de um terço da taxa de mortalidade de 7,6% em pacientes com histórico cardíaco e um ano após o episódio de síncope. Idade, insuficiência cardíaca congestiva e doença arterial coronariana são grandes preditores de mortalidade em pacientes com síncope.[2] Por outro lado, não há aumento do risco de morbimortalidade cardiovascular associada a síncope neuralmente mediada (vasovagal), ortostática ou relacionada a medicação. A recorrência de síncope pode ser de até 50% e não está relacionada com idade nem gênero.

As causas benignas de síncope predominam entre adolescentes e adultos. Faltam estudos prospectivos em crianças, porém sugere-se que nessa faixa etária as taxas de mortalidade sejam extremamente baixas. Trauma significativo pode resultar de síncope e contribui para aumentar o risco de morbimortalidade, particularmente em idosos. Por ano, estima-se que os custos médicos norte-americanos com síncope sejam de $2.4 bilhões.

Fisiopatologia

A via final comum que resulta em síncope é a disfunção de ambos os hemisférios cerebrais ou do tronco cerebral (sistema de ativação reticular), geralmente originada de hipoperfusão aguda. A redução do fluxo sanguíneo pode ser regional (vasoconstrição cerebral) ou sistêmica (hipotensão). A perda de consciência leva à perda do tônus postural, resultando no episódio de síncope. Distúrbios menos graves podem levar a sensações de pré-síncope (quase síncope) ou tontura. Portanto, pré-síncope e síncope podem ser consideradas uma sequência com causas, mecanismos e resultados comuns.[3] Por definição, síncope é transitória; e por essa razão, a causa da disfunção do sistema nervoso central (SNC) também deve ser transitória. Causas persistentes de disfunção significativa do SNC podem resultar em coma ou depressão do nível de consciência (Cap. 13).

Hipoperfusão resulta da redução de aproximadamente 35% ou mais do fluxo sanguíneo cerebral que geralmente leva à perda de consciência, e qualquer mecanismo que afete negativamente os elementos de perfusão (p. ex., débito cardíaco, resistência vascular sistêmica, volume sanguíneo, resistência vascular periférica) podem causar ou contribuir para síncope. As três principais causas de síncope podem ser divididas nas classificações: neuralmente (ou reflexo) mediada, hipotensão ortostática e síncope cardiovascular. Causas de perda transitória de consciência que não se enquadram nas principais classificações de síncope presumivelmente operam sob mecanismos diferentes; estes incluem convulsões, hipoglicemia, certas toxinas e distúrbios metabólicos, hiperventilação, condições neurológicas primárias, e distúrbios psiquiátricos.

MÉTODO DIAGNÓSTICO

Considerações diferenciais

As potenciais causas de síncope são numerosas e podem ser categorizadas de acordo com seu mecanismo originário (Quadro 12.1). A primeira consideração diagnóstica diferencial é distinguir a síncope de outras causas de uma aparente perda súbita de consciência, especialmente a convulsão e distúrbios incomuns como a cataplexia. Quando a síncope é estabelecida como diagnóstico, as causas com maior risco de vida, primariamente de origem cardiovascular, são consideradas primeiro. As principais causas graves de síncope são arritmias, disfunção do miocárdio e súbita interrupção do fluxo de saída do ventrículo direito por embolia pulmonar. A doença cerebrovascular, principalmente a hemorragia subaracnóidea, é menos frequente, porém igualmente grave. Anormalidades tóxicas e metabólicas podem induzir síncope através de alterações na pressão sanguínea ou do ritmo cardíaco. Lesões da estrutura cardíaca, como estenose aórtica severa, também podem causar perda de consciência súbita. A dissecção da aorta torácica raramente resulta em síncope.

Achados significativos

A maioria dos casos de síncope origina-se de causas benignas, portanto a avaliação concentra-se em identificar os casos de patologia grave. O histórico do paciente, particularmente a configuração de síncope (p. ex., pós-micção, punção venosa), posição do paciente (p. ex., sentado, em pé), episódios anteriores e a presença ou ausência de sintomas pródromos são essenciais para separar o episódio de síncope de causa benigna e grave. Pacientes jovens e saudáveis com síncope claramente benigna, ocorrendo em uma configuração compatível e precedido de sintomas prodrômicos, conforme revelados

QUADRO 12.1
Etiologias de Síncope e Perda Transitória da Consciência

HIPOPERFUSÃO SISTÊMICA RESULTANDO EM DISFUNÇÃO DO SNC

Sistema Cardiovascular
Obstrução do fluxo de saída
Estenose de mitral, aórtica ou pulmonar
Cardiomiopatia hipertrófica
Mixoma atrial
Embolia pulmonar
Hipertensão pulmonar
Tamponamento cardíaco
Doença cardíaca congênita

Redução do Débito Cardíaco
Taquicardia
    Taquicardia supraventricular
    Taquicardia ventricular
    Fibrilação ventricular
    Síndrome de Wolff-Parkinson-White
    "Torsades de pointes"
Bradicardia
    Doença do nó sinusal
    Bloqueio AV de segundo grau e de terceiro grau
    Síndrome do QT longo
    Síndrome de Brugada
    Mau funcionamento do marca-passo
    Mau funcionamento do cardioversor desfibrilador implantável

Outras Doenças Cardiovasculares
Dissecção aórtica
Infarto do miocárdio
Cardiomiopatia

Neuralmente mediada (neurocardiogênica)
Síncope Reflexa (vasovagal)
    Emocional
    Dor
    Instrumentação cirúrgica
    Manobra de Valsalva – pressão intratorácica elevada, levantamento de peso; tosse, espirro

Situacional
    Sensibilidade do seio carotídeo (gravata, síncope de barbear)
    Pós-exercício
    Gastrointestinal – deglutição, vômito, defecação
    Pós-micção

Ortostática
Depleção de volume
    Anemia – Hemorragia
Falha autonômica primária
Falha autonômica secundária
Induzida por droga

HIPOPERFUSÃO FOCAL DE ESTRUTURAS DO SNC
Doença cerebrovascular
Hiperventilação
Síndrome do roubo subclávio
Hemorragia subaracnóide
Enxaqueca por oclusão da artéria basilar
Síncope cerebral

DISFUNÇÃO DO SNC COM PERFUSÃO CEREBRAL NORMAL
Hipoglicemia
Hipoxemia – Asfixia
Convulsão
Narcolepsia
Psicogênica
    Transtorno de ansiedade
    Distúrbio de aprendizagem
    Distúrbio de somatização
    Síndrome do pânico
    Criança em apneia
Tóxica
    Drogas
    Monóxido de carbono
    Outros agentes
Causas indeterminadas

AV, atrioventricular; *SNC*, sistema nervoso central.

---

pelo histórico, exigem pouco mais que um exame físico para anemia ou outros fatores benignos exacerbantes. Todos os demais pacientes exigem avaliação diagnóstica adicional. O escopo diagnóstico do eletrocardiograma (ECG) é geralmente baixo; entretanto, é amplamente recomendado em todos os outros casos (veja adiante) e tem como vantagens adicionais ser não invasivo e relativamente barato. A clínica (histórico e exame físico) pode sozinha sugerir o diagnóstico em 45% dos casos. Para a grande parcela restante, entretanto, o diagnóstico preciso de síncope pode não ser realizado no DE.

Sintomas

Geralmente, os sintomas podem sugerir o diagnóstico de síncope, embora a importância dada ao histórico diminua em pacientes idosos e naqueles que não se lembram com clareza dos eventos que levaram à perda de consciência. Solicita-se ao paciente que descreva o caráter do evento de síncope. Nesse histórico, testemunhas podem ajudar a complementar e corroborar com a lembrança incompleta do paciente. Características chave incluem o ritmo de início (gradual ou abrupta), posição no início dos sintomas (p. ex., em pé, sentado, decúbito dorsal), a duração e a taxa de recuperação. O início abrupto, com o indivíduo sentado ou em posição supina e com duração de mais de alguns segundos é, geralmente, atribuído a causas graves de síncope, na maioria cardíaca, mas faltam dados sólidos. Da mesma forma, a síncope incompleta ou quase síncope pode ser percebida como menos grave, mas a mortalidade parece ser semelhante.[3] O método diagnóstico para a pré-síncope é, portanto, o mesmo para a síncope.

Histórico adicional dos eventos prévios à síncope são úteis. A ocorrência durante exercício extenuante e exposição prolongada ao estresse térmico sugere ortostasia. A miríade de mecanismos que podem mediar uma resposta neurocardiogênica, incluindo eventos emocionais significativos, micção, alimentação, movimentos intestinais, êmese e motivação ou manipulação do pescoço que possa estimular o seio carotídeo deve ser checado. A ocorrência em decúbito dorsal ou a presença de palpitações agudas é relativamente específica de síncope de origem cardíaca. Geralmente, as convulsões são precedidas por um estado de aura e sucedidas por estado pós-ictal típico.

Eventos que ocorrem durante o episódio de síncope não costumam esclarecer a causa. Movimentos tônico-clônicos, relacionados com inadequada perfusão cerebral, podem ocorrer em qualquer forma de síncope, incluindo causas neuralmente mediadas benignas e devem ser diferenciadas de causas de atividade prolongada com subsequente depressão de consciência pós-ictus observada em convulsões (Cap. 92). O trauma por uma queda, ainda que importante investigar, pode distrair o examinador da avaliação para a síncope subjacente que causou a lesão.

Os eventos pós-síncope devem ser indagados. Os sintomas consistentes com um estado pós-ictal são característicos das convulsões. Sinais vitais iniciais e monitoramento cardíaco fora do serviço hospitalar podem fornecer pistas às arritmias cardíacas primárias.

Os sintomas associados podem oferecer pistas importantes. Dor no peito e dispneia podem sugerir isquemia do miocárdio, dissecção aórtica ou embolia pulmonar. Diaforese e tontura são não específicos, mas se forem proeminentes e acompanhados de uma visão embaçada, podem sugerir causa ortostática ou neuralmente mediada. Língua mordida e incontinência urinária ou fecal sugerem convulsões.

A história médica pregressa é crítica na estratificação do risco.[2] Insuficiência cardíaca congestiva é um fator determinante do aumento da mortalidade em longo prazo no conjunto de síncope.[2] Doença arterial coronariana ou cerebrovascular prévias, diabetes, hipertensão e outras doenças crônicas significativas também parecem aumentar o risco de mortalidade após a síncope.

Certas medicações estabelecem boa associação com síncope (Quadro 12.2). Fármacos prolongadores do intervalo QT, betabloqueadores, insulina e hipoglicêmicos orais, em particular, merecem atenção por causa da probabilidade de haver repetição do episódio de síncope se não houver cuidadosa monitoração medicamentosa.

Sinais

O exame físico foca principalmente os elementos que afetam os sistemas cardiovascular e neurológico. Achados específicos estão detalhados na Tabela 12.1. Sinais de ortostasia devem ser buscados em todos os casos que sugerem esse mecanismo. A massagem carotídea é segura e ocasionalmente reveladora; ela é indicada em pacientes com histórico sugestivo de hipersensibilidade do seio carotídeo. O exame retal para sangue visível ou melena é recomendado se houver suspeita de anemia ou hemorragia gastrointestinal.

QUADRO 12.2
Medicações que Podem Induzir Síncope

Agentes cardiovasculares
Betabloqueadores
Vasodilatadores – betabloqueadores, bloqueadores do canal de cálcio, nitratos, hidralazina, inibidores da ECA, bloqueadores de receptores de angiotensina, fenotiazinas, inibidores da fosfodiesterase
Diuréticos
Anti-hipertensivos centrais (p. ex., clonidina, metildopa)
Outros anti-hipertensivos (p. ex., guanetidina)
Fármacos prolongadores do intervalo QT (p. ex., amiodarona, disopiramida, flaincenía, procainamida, quinidina, sotalol)
Outros antiarrítmicos
Fármacos psicoativos
Anticonvulsivantes (p. ex., carbamazepina, fenitoína)
Fármacos antiparkinsonianos
Depressores do SNC (p. ex., barbitúricos, benzodiazepínicos)
Inibidores da monoamina oxidase
Antidepressivos
Analgésicos narcóticos
Anti-histamínicos sedativos e não sedativos
Inibidores da cholinesterase (p. ex., donepezil, tacrina, galantamine)
Drogas com outros mecanismos
Drogas de abuso (p. ex., *cannabis*, cocaína, álcool, heroína)
Digitálicos
Insulina e hipoglicêmicos orais
Fármacos neuropáticos (vincristina)
AINES
Bromocriptina

TABELA 12.1
Exame Físico Direcionado em Síncope

LOCAL	ACHADOS CRUCIAIS	SIGNIFICADO
Sinais vitais	Frequência e ritmo do pulso	Taquicardia, bradicardia, outras arritmias
	Frequência respiratória e profundidade	Taquipneia sugere hipóxia, hiperventilação ou embolia pulmonar
	Pressão arterial	Choque pode causar diminuição da perfusão cerebral; hipovolemia ou uso de medicação podem levar a hipotensão ortostática
	Temperatura	Febre originada de sepse pode causar depleção de volume e hipotensão ortostática
Pele	Coloração, diaforese	Sinais de diminuição da perfusão orgânica
Cabeça, olhos, orelhas, nariz e garganta	Sensibilidade e deformidade	Sinais de trauma
	Papiledema	Aumento da pressão intracranial, traumatismo craniano
	Respiração	Cetonas originada de cetoacidose
Pescoço	Pulsação audível (sons de Korotkoff)	Identificar a presença de doença cerebrovascular
	Distensão da veia jugular	Insuficiência cardíaca direita por isquemia miocárdica, tamponamento, embolismo pulmonar
Pulmões	Respiração, crepitações, sibilos	Infecção, insuficiência cardíaca esquerda por isquemia do miocádio, raramente embolia pulmonar
Coração	Murmúrio sistólico	Estenose aórtica, cardiomiopatia hipertrófica
	Fricção	Pericardite, tamponamento
Abdome	Massa pulsátil	Aneurisma da aorta abdominal
Reto	Fezes com sangue visível ou melena	Anemia, hemorragia gastrointestinal
Pelve	Sangramento uterino, Sensibilidade adrenal	Anemia, gravidez ectópica, hipovolemia
Extremidades	Simetria de pulso em extremidades superiores	Síndrome do Roubo da Subclávia, dissecção de aorta toráxica
Neurológico	Estado mental, achados neurológicos focais	Convulsão, AVC ou outra doença neurológica primária

Exames Complementares

O principal diagnóstico complementar na avaliação de síncope é o ECG de 12 derivações (Tabela 12.2). Seu rendimento diagnóstico total é de 2% a 9%.[4] Em pacientes com menos de 40 anos sem evidência de doença cardiovascular, o rendimento é muito menor. Ele é necessário em todos os casos de síncope, exceto em jovens saudáveis com histórico e avaliação demonstrando síncope claramente benigna e neuralmente mediada (vasovagal). Arritmias, pré-excitações, um PR encurtado ou intervalo QT corrigido prolongado podem ser identificados no ECG de 12 derivações. Monitoramento com ECG no DE pode também identificar arritmias transitórias. Bloqueio de ramo direito em associação com elevação de seguimento ST nas derivações V1 a V3 sugerem Síndrome de Brugada. Isquemia ou hipertrofia cardíaca podem ser reveladas. Um ECG mostrando padrão de strain ventricular pode sugerir embolia pulmonar, enquanto elevação difusa de seguimento ST ou alternância de onda T ajudam a diagnosticar pericardite ou tamponamento pericárdico.

Exames de sangue e urina de rotina têm limitada utilidade na avaliação de síncope e geralmente não são indicados. Quando sugeridos pela anamnese e achados do exame físico, entretanto, a escolha pelo hemograma completo, níveis de eletrólitos e glicose no soro, triagem de drogas na urina e teste de gravidez podem identificar ou excluir algumas causas incomuns de síncope (ver Tabela 12.2). A radiografia torácica, ultrassom pulmonar portátil, com ou sem dosagem de peptídeos natriuréticos tipo B (BNP) sérico são requeridos se a insuficiência cardíaca for uma suspeita ou já for conhecida pelo histórico. Excetuando-se convulsão e hemorragia intracraniana, eventos neurológicos primários raramente são a causa da aparente síncope. A tomografia computadorizada craniana é indicada somente quando a hemorragia intracerebral for uma suspeita com base em síncope abrupta acompanhada de dor de cabeça, particularmente de início súbito, ou na presença de anormalidades no exame neurológico.[4]

Em pacientes saudáveis com histórico confiável, em que há suspeita de arritmia benigna, tal como taquicardia supraventricular ou fibrilação atrial episódicas, o Holter ambulatorial ou o monitoramento prolongado por ECG podem ser úteis. Nos pacientes com doença cardíaca significativa subjacente ou quando uma significativa arritmia é a possível causa de síncope, o monitoramento contínuo, ecocardiograma ou teste de estresse cardiovascular podem ser úteis no paciente internado ou em observação no DE. Dependendo dos resultados da avaliação inicial, estudos eletrofisiológicos ou exames de imagem da artéria coronária podem ser indicados. O eletroencefalograma é útil apenas quando há suspeita de um episódio convulsivo. O teste de inclinação ortostática (tilt test), apesar de não ter uso frequente nos Estados Unidos, pode ter valor diagnóstico em idosos e crianças, pacientes em que há possível suspeita de hipotensão ortostática crônica. Os sinais ortostáticos vitais, apesar de não confiáveis na avaliação do estado de volume, podem ser úteis quando mudanças de posição são acompanhadas por típicos sintomas pré-síncope e por um significativo aumento da frequência cardíaca ou pela queda da pressão arterial. Um esquema das principais estratégias diagnósticas para síncope é mostrado na Figura 12.1.

DIAGNÓSTICO

Os diagnósticos críticos a considerar estão listados no Quadro 12.3. As causas emergenciais de síncope mudam com frequência e estão incluídas no Quadro 12.1. Muitas outras causas, tais como neuralmente mediada e síncope associada a reflexo, têm mecanismos benignos. Após estabilização e avaliação, as características clínicas ligadas ao seu início e à recuperação podem sugerir a causa (Tabela 12.3). Uma abordagem lógica para anamnese, exame físico e testes diagnósticos é mostrada na Figura 12.2. A ênfase é em estratificação do risco porque o risco de mortalidade em curto prazo na síncope está relacionado principalmente à doença estrutural cardíaca, insuficiência cardíaca e arritmias.

CONDUTA EMPÍRICA

Síncope é definida como um evento transitório, portanto, a maior parte dos pacientes apresentam-se assintomáticos. Pacientes com sinais vitais significativamente anormais, síncope recorrente ou sintomas associados de outra natureza, tais como: dor no peito, hipotensão, dor abdominal ou nas costas, ou falta de ar, devem passar por rápida avaliação.

TABELA 12.2
Estudos Auxiliares em Síncope

ESTUDO	INDICAÇÃO
ECG de 12 derivações	Exame de triagem para a maioria dos pacientes; arritmia cardíaca, anormalidade de condução, isquemia, cardiomiopatia
Sinais vitais de ortostasia	Hipotensão ortostática ou bradicardia
Hemograma	Anemia
Eletrólitos, soro	Anormalidade metabólica
Glicose, soro ou sangue total	Hipoglicemia
D-dímero, soro	Embolia pulmonar
Biomarcadores cardíacos, soro	Infarto do miocárdio
Peptídeo natriurético tipo B (PNB), soro	Insuficiência cardíaca congestiva
Prolactina, soro	Convulsão
β-hCG	Gravidez
Testes toxicológicos	Síncope relacionada a droga
Gasometria arterial	Distúrbio ácido-base, hipoxemia
Raio-x de tórax	Dissecção da aorta torácica, insuficiência cardíaca congestiva
TC cranial ou RM	Convulsão de início novo ou focal, trauma, hemorragia intracraniana
Ecocardiograma	Obstrução do fluxo cardíaco, tamponamento, dissecção torácica
Teste de ventilação-perfusão	Embolia pulmonar
Angiografia pulmonar por TC	Embolia pulmonar, dissecção da aorta torácica
Ultrassom abdominal ou TC	Aneurisma da aorta abdominal
Ultrassom pélvico	Gravidez ectópica
TESTES USUALMENTE REALIZADOS COMO PARTE DA AVALIAÇÃO DO PACIENTE, INTERNADO OU NÃO	
Monitoramento prolongado do ECG	Arritmia
Ecocardiograma	Insuficência cardíaca, cardiomiopatia, doença valvular cardíaca
ECG sob exercício e estresse químico	Isquemia do miocárdio
Exames de imagem das artérias coronárias	Isquemia do miocárdio
Estudo eletrofisiológico	Arritmia
Ultrassom carotídeo	AVC, AIT
Teste da mesa inclinada	Hipotensão ortostática
Eletroencefalograma	Convulsões

TC, tomografia computadorizada; *ECG*, eletrocardiograma; *β-hCG*, gonadotrofina coriônica humana; *RM*, ressonância magnética; *AIT*, ataque isquêmico transitório.

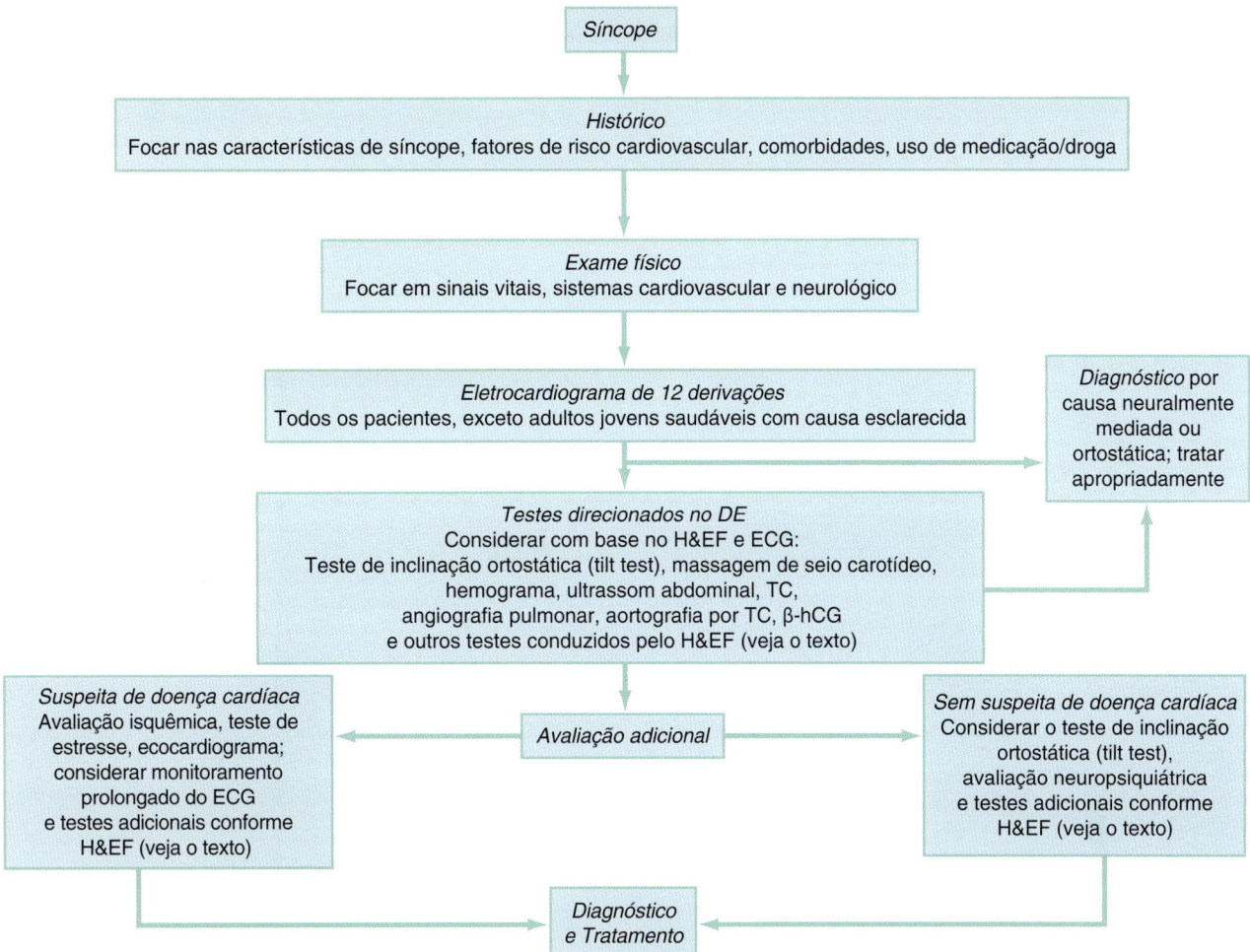

Fig. 12.1. Algoritmo para o manejo de pacientes com síncope. *TC*, tomografia computadorizada; *ECG*, eletrocardiograma; *β-hCG*, gonadotrofina coriônica humana; *H&EF*, histórico e exame físico.

QUADRO 12.3

Diagnósticos Críticos a se Considerar na Síncope

Infarto do miocárdio
Disritmias com risco de vida
Dissecção da aorta torácica
Grave estenose aórtica
Cardiomiopatia hipertrófica
Tamponamento pericárdico
Aneurisma da aorta abdominal
Embolia pulmonar maciça
Hemorragia subaracnóidea
Acidente vascular cerebral
Distúrbios tóxico-metabólicos
Hipovolemia grave ou hemorragia
Rompimento de gravidez ectópica
Sepse

Pacientes com diagnóstico crítico são estabilizados no DE e admitidos na Unidade de Tratamento Intensivo (UTI) ou outra unidade hospitalar apropriada. Aqueles com diagnósticos emergenciais são tipicamente admitidos em unidades de processamento ou, em casos especiais, unidades de observação no DE capazes de acelerarem estratégias de estratificação de risco cardiovascular, como um teste de estresse cardíaco. Pacientes com diagnósticos não emergenciais podem ser tratados ambulatorialmente, geralmente em um serviço de atenção primária. Múltiplos protocolos e regras de decisão são propostas para auxiliar na estratificação do risco e, embora os estudos de derivação mostrem-se promissores, nenhum teve desempenho aceitável em testes rigorosos de validação.[5-9] As regras preditivas existentes não devem ser estritamente aplicadas porque falham ao não mostrar, em curto prazo, sensibilidade, especificidade ou prognóstico superiores quando comparadas ao julgamento clínico do emergencista (avaliação subjetiva).[2,10,11] No entanto, as regras preditivas fornecem uma estrutura de trabalho útil ao estimar os riscos de curto e médio prazos e podem ajudar a tomada de decisão clínica (Quadro 12.4).

A internação é necessária em pacientes com dor no peito, falta de ar inexplicada, histórico de insuficiência cardíaca congestiva ou doenças valvares significativas.[6] Pacientes com evidência eletrocardiográfica de arritmia ventricular, isquemia, prolongamento significativo do intervalo QT ou novo bloqueio dos ramos do feixe de His são geralmente admitidos.[11] Emergencistas devem considerar monitorar pacientes com qualquer uma das seguintes indicações: idade superior a 65 anos, doença cardíaca congênita ou cardiovascular preexistente, histórico familiar de morte súbita, comorbidades graves, diabetes, ou síncope de esforço.

A avaliação de síncope no DE é geralmente inconclusiva. Após a anamnese, o exame físico e o ECG de 12 derivações, mais de 50% dos pacientes não têm um diagnóstico definitivo.[11] Um método algorítmico por etapas pode melhorar a acurácia diagnóstica. Homens com menos de 45 anos ou mulheres com menos de 55 anos sem sintomas, sinais, ou achados eletrocardiográficos preocupantes têm geralmente risco muito baixo de resultados adversos e podem ser tratados a nível ambulatorial. A taxa de recorrência enquanto dirigem é menor que 1%, e a mortalidade em longo

TABELA 12.3

Características Clínicas de Causas Comuns e Graves de Síncope

CAUSA	INÍCIO E RECUPERAÇÃO	CARACTERÍSTICAS
Arritmia	Tipicamente, de início abrupto e recuperação rápida	Apresentação clássica e incomum; histórico cardíaco, fatores de risco para DAC são mais comuns em idosos; implantado marca-passo ou cardioversor-desfibrilador
Obstrução de fluxo cardíaco	Esforço provoca sintomas abruptos; recuperação rápida com descanso	Murmúrios nem sempre audíveis; válvulas mecânicas requerem monitoramento próximo
Infarto do miocárdio	Esforço ou descanso; recuperação geralmente incompleta com dor no peito persistente	Histórico cardíaco, fatores de risco para DAC; dor no peito e falta de ar comum, mas geralmente ausente em diabéticos e idosos
Embolia pulmonar	Início abrupto; recuperação geralmente incompleta com dispneia persistente	Dor no peito, dispneia, estados de hipercoagulação, TVP, gravidez
Dissecção de aorta torácica	Espontâneo; recuperação geralmente incompleta com persistente dor no peito ou na região superior das costas	Dilacerante dor no peito; aasociada a hipertensão, síndrome de Marfan, necrose cística da média
Aneurisma da aorta abdominal	Espontâneo; recuperação geralmente incompleta, com dor abdominal persistente	Dor abdominal ou lombar; associada a doença vascular periférica
Tamponamento pericárdico	Trauma torácico penetrante ou câncer torácico	Tríade de Beck (hipotensão, distensão da veia jugular e abafamento das bulhas cardíacas)
Anomalia da artéria coronária esquerda	Início com exercício, manobra de Valsalva	A artéria coronária esquerda é uma ramificação da artéria pulmonar; geralmente detectada na infância
Hemorragia subaracnóidea	Início rápido; evento sentinela pode resolver	Achados neurológicos focais; "Thunderclap Headache" (dor de cabeça trovoada) — pior dor de cabeça; rigidez nucal
Insuficiência vertebrobasilar	Alteração de postura ou movimento do pescoço	Sintomas geralmente associados: vertigem, náusea, disfagia, disartria, visão embaçada
Hipovolemia	Hemorragia, êmese, estresse térmico, desidratação; início gradual	Hipotensão ortostática
Anemia	Hemorragia, muitas vezes oculta ou gradual de fonte menstrual ou gastrointestinal; deficiência de ferro ou diminuição da produção de hemácias	Hipotensão ortostática geralmente associada
Hipoglicemia	Início gradual; recuperação espontânea incompleta	Diabete, ingestão de hipoglicêmicos ou injeção de insulina; diaforese, confusão, ansiedade
Hipoxemia	Geralmente de início gradual; recuperação espontânea se circunstância asfixiante é revertida	Monóxido de carbono, gás natural, gás de esgoto, mistura de água sanitária e amoníaco
Hematoma subdural	Início com ou após trauma (pode ser comum em pacientes de alto risco)	Idosos, alcoólatras, pacientes que fazem uso de anticoagulantes têm grande risco
Embolia gasosa	Durante mergulho	Tratamento chave com oxigênio hiperbárico
Hipertensão pulmonar	Associado a infarto do miocárdio ou embolia pulmonar	Fatores de risco para infarto do miocárdio ou embolia pulmonar
Síncope por droga	Medicação associada a síncope	Considere uso alternativo ou ilícito de drogas; idosos têm maior risco devido ao uso concomitante de muitas medicações, interações medicamentosas
Rompimento de gravidez ectópica	Geralmente paciente desconhece estado de gravidez	Dor abdominal, sensibilidade anormal; teste β-hCG positivo
Sepse	Pródromos de infecção evidente ou insidiosa	Febre, marcadores de infecção
Convulsão	Início abrupto ou com aura; típico pós-ictus	História Pregressa
Sensibilidade do seio carotídeo	Sensibilidade do seio carotídeo; início e recuperação rápidos	Barbear, gravata, movimento súbito do pescoço; massagem carotídea pode provocar sintomas
Reflexo de síncope	Estimulação gastrointestinal, genitourinária ou torácica	Micção, defecação, tosse, alimentação, ingestão, levantamento de peso
Neuralmente mediada (vasovagal)	Emoção e dor são gatilhos comuns; postura correta; início gradual; rápida recuperação em decúbito dorsal	Pródromo de tontura, visão embaçada ou acinzentada, náusea, sudorese comum
Hiperventilação	Emoção, dor; início gradual; paciente geralmente não reconhece respiração rápida	Formigamento perioral, espasmos carpopedais, extremidades dormentes
Narcolepsia	Geralmente espontâneo	Histórico conhecido

(Continua)

TABELA 12.3

Características Clínicas de Causas Comuns e Graves de Síncope (Cont.)

CAUSA	INÍCIO E RECUPERAÇÃO	CARACTERÍSTICAS
Enxaqueca por oclusão da artéria basilar	Gatilhos específicos geralmente conhecidos pelo paciente	Pródromo visual geralmente ausente; mais comum em mulheres jovens; vertigem e náusea são comuns
Neuralgia do trigêmeo ou glossofaríngeo	Início súbito; gatilhos específicos geralmente conhecidos pelo paciente	Dor lancinante em localização característica
Roubo subclávio	Braço afetado em movimento	Síndrome do desfiladeiro torácico
Psicogênico	Variável	Ansiedade ou histórico psiquiátrico; diagnóstico examinando padrões sintomáticos e excluindo causa orgânica
Prender a respiração	Prender a respiração intencionalmente	Geralmente bebês e crianças
Convulsão atônica ou Ataque com queda (Drop Attack)	Imprevisível	Síncope não verdadeira – sem perda de consciência; geralmente idosos; perda de tônus muscular, ataxia, vertigem

DAC, doença arterial coronariana; TVP, trombose venosa profunda; hCG, gonadotrofina coriônica humana; DVJ, distensão da veia jugular; AIT, ataque isquêmico transitório.

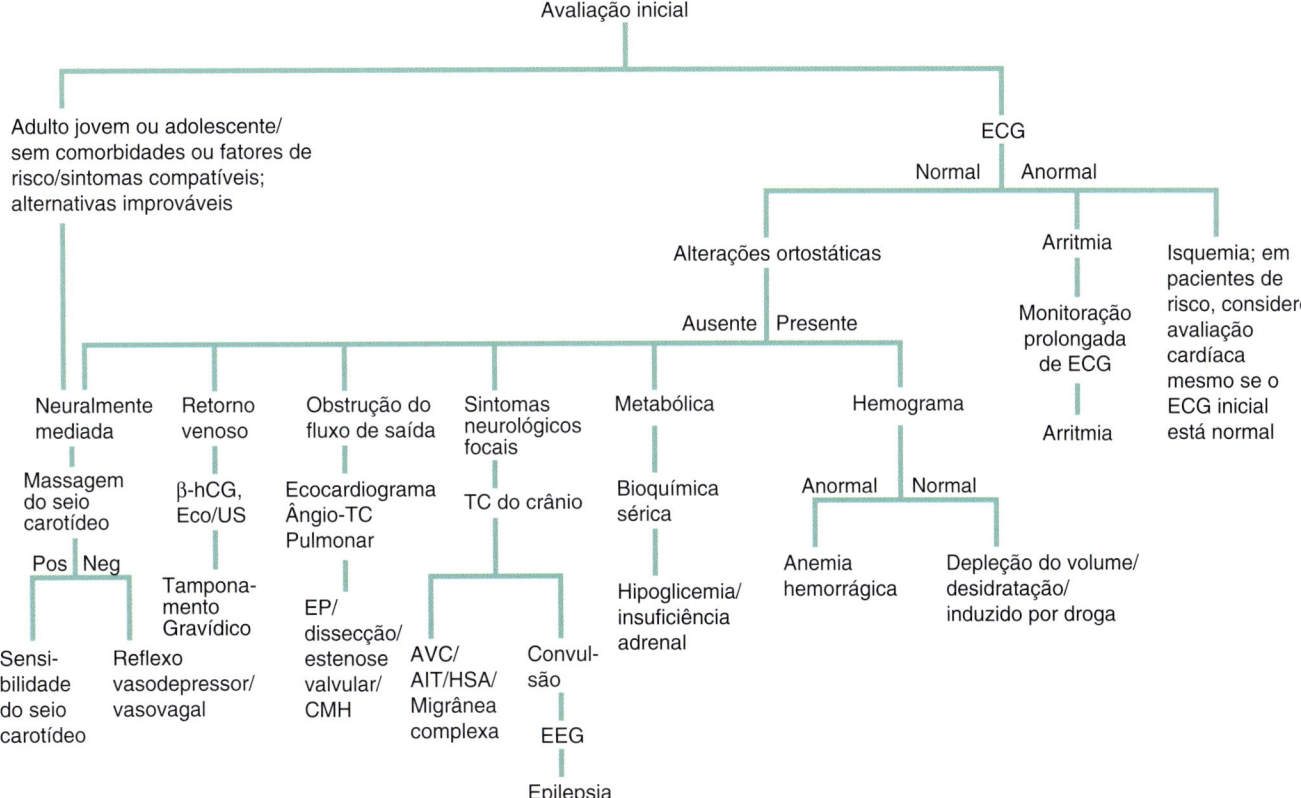

Fig. 12.2. Algoritmo para diagnóstico de síncope. β-hCG, gonadotrofina coriônica humana; ângioTC, angiografia por tomografia computadorizada; EEG, eletroencefalograma; CMH, cardiomiopatia hipertrófica; Neg, negativo; EP, embolia pulmonar; Pos, positivo; HAS, hemorragia subaracnóidea; AIT, ataque isquêmico transitório; US, ultrassom.

QUADRO 12.4

Seleção de Marcadores Potenciais com Aumento de Risco em Curto Prazo[a]

Idade > 65 anos
Síncope de esforço
Gênero masculino
Síncope durante posição supina
Histórico de insuficiência cardíaca congestiva
Dispneia ou falta de ar
Histórico de doença cardiovascular ou arritmia grave

Hipotensão – PAS < 90 mmHg
Histórico de doença cardíaca estrutural
ECG anormal
Histórico familiar de morte súbita precoce (< 50 anos)
Anemia com hematócrito < 30% ou hemoglobina < 90 g/L
Síncope sem pródromo

[a]Identificado a partir de regras preditivas propostas e diretrizes publicadas. Os marcadores não se saíram suficientemente bem em estudos rigorosos de validação para serem recomendados como indicadores de risco em curto prazo conclusivos, no entanto, eles podem informar a tomada de decisão clínica. Veja o texto.

prazo é comparável aos grupos por idade e gênero, assim, pacientes dispensados geralmente não devem ser impedidos dessa atividade. O risco envolvido com outras atividades, tais como trabalhar em alturas, não foi estudado.

CONCEITOS-CHAVE

1. A fisiopatologia de síncope é a disfunção de ambos hemisférios cerebrais ou do tronco encefálico (sistema de ativação reticular), geralmente devido a hipoperfusão aguda. O fluxo sanguíneo reduzido pode ser regional (vasoconstrição cerebral) ou sistêmico (hipotensão). A perda de consciência resulta em perda do tônus postural, culminando em um episódio de síncope.
2. Pré-síncope (quase síncope) ou tontura são sintomas menos severos e podem ser considerados em sequência com a síncope com causas, mecanismos e resultados em comum.
3. As potenciais causas da síncope mudam com frequência. O primeiro diagnóstico diferencial a ser considerado é distinguir síncope de outras causas com aparente perda de consciência súbita, especialmente convulsão e distúrbios incomuns como cataplexia.
4. Muitos casos de síncope surgem de causas benignas, assim o histórico é amplamente focado em identificar casos de patologia severa. O histórico médico, particularmente de doença cardiovascular e insuficiência cardíaca, é um fator chave em determinar o risco futuro de morbimortalidade.
5. O exame físico da síncope é focado principalmente nos elementos que afetam os sistemas cardiovascular e neurológico.
6. O principal método diagnóstico auxiliar na avaliação de síncope é o ECG de 12 derivações. Ele deve ser obtido em quase todos os pacientes. Estudos sugerem um rendimento diagnóstico total de 2% a 9%.
7. Exames hematológicos, bioquímicos, de urina, e de imagem têm utilidade limitada na avaliação de síncope e geralmente não são indicados, a menos que tenham indicação por fatores específicos no histórico ou exame físico.
8. Predisposição à síncope pode ser identificada através de fatores que sugiram risco de mortalidade em curto prazo. Regras de predisposição e escore de sistemas ainda não foram validados ou não se mostraram ser melhores que a avaliação médica e não devem ser utilizados sozinhos.
9. Hospitalização é necessária para pacientes com dor no peito, falta de ar inexplicável, histórico de insuficiência cardíaca congestiva, doença valvular cardíaca significativa ou achados graves no ECG. A internação é recomendada em pacientes com fatores de risco que indiquem aumento de mortalidade em curto prazo.
10. Homens com menos de 45 e mulheres com menos de 55 anos sem sintomas, sinais, ou achados de eletrocardiograma preocupantes são geralmente de muito baixo risco e podem ser tratados em esquema ambulatorial.

As referências para este capítulo podem ser encontradas on-line no website Expert Consult associado à obra.

CAPÍTULO 13
Rebaixamento do Nível de Consciência e Coma

Charles Lei | Clay Smith

PERSPECTIVA

O coma é definido como um estado de alerta profundamente diminuído, semelhante ao sono. Os pacientes comatosos exibem comportamentos reflexos variáveis e não podem ser despertados com estímulos externos. Os pacientes estuporosos ou letárgicos têm um nível de percepção diminuído e também podem ter um nível de consciência reduzido, mas esses pacientes podem ser despertados com estímulos externos.

Epidemiologia

A depressão da consciência é comumente encontrada na prática diária da medicina de emergência, afetando pacientes de todas as idades. Os pacientes podem apresentar um amplo espectro de gravidade, variando de sonolência a franca obnubilação. A maioria dos casos é resultado de um distúrbio metabólico, geralmente distúrbio da glicose, ou overdose de drogas ou efeito adverso, mas outras causas comuns incluem lesão cerebral traumática, infecção sistêmica ou do sistema nervoso central (SNC), AVC isquêmico ou hemorrágico, massa intracraniana e, raramente, doença psiquiátrica. Pacientes com rebaixamento do nível de consciência representam verdadeiras emergências, porque o diagnóstico diferencial inclui causas potencialmente fatais, que devem ser rapidamente diagnosticadas e, se possível, revertidas. Uma compreensão da fisiopatologia e da neuroanatomia relevante facilita nossa compreensão de como a consciência é afetada no contexto de uma doença (Fig. 13.1).

Fisiopatologia

Consciência refere-se à percepção do eu e da sua relação com o ambiente e consiste em alerta e percepção. Para manter a consciência normal, o cérebro requer um fluxo constante de informações sensoriais e a capacidade de processar essas informações. Dados visuais, auditivos, olfativos, gustativos, viscerais e somatossensoriais são sintetizados e interpretados pelo cérebro simultaneamente. A interrupção desse fluxo de informações ou a incapacidade de processá-lo pode levar ao rebaixamento do nível de consciência. Isso pode ocorrer no nível cortical ou subcortical, e a apresentação clínica varia consideravelmente dependendo da localização do insulto.

A consciência depende da função cortical intacta. O córtex é responsável pelo conteúdo da consciência ou percepção. Enquanto isso, o alerta é iniciado pelas estruturas subcorticais, incluindo os núcleos do tronco encefálico, tálamo, prosencéfalo basal, hipotálamo e, mais notavelmente, o sistema reticular ativador ascendente (SRAA). Os neurônios do SRAA estão localizados predominantemente na ponte e mesencéfalo, conectam-se ao tálamo e se projetam para o córtex. Consequentemente, danos ao tronco encefálico dorsal, tálamo ou projeções axonais ao córtex, ou lesões extensas aos córtices bilaterais, podem resultar em rebaixamento do nível de consciência ou coma.

ABORDAGEM DIAGNÓSTICA

Considerações Diferenciais

O diagnóstico diferencial do rebaixamento do nível de consciência e coma é amplo (Tabela 13.1) e pode envolver disfunção em qualquer área do cérebro, desde o córtex até o tronco encefálico. Pode ser o resultado de um insulto global que causa uma disfunção neuronal cortical intensa ou uma pequena lesão em uma área crítica do tronco encefálico responsável pelo estado de alerta. A maioria dos casos tem causas tóxicas, metabólicas ou infecciosas; destes, as intoxicações são as mais comuns. As doenças cerebrais estruturais são responsáveis pelo restante dos casos. As causas comuns, amplamente reversíveis, de rebaixamento do nível de consciência e coma, juntamente com seus achados clínicos e tratamento de emergência, estão listados na Tabela 13.1.

É necessária uma consideração especial para populações específicas de pacientes. Os pacientes idosos, frequentemente, tomam vários medicamentos e estão sujeitos a overdose acidental, interações medicamentosas e reações adversas a medicamentos. Infecções aparentemente menores, como uma infecção do trato urinário, infecção do trato respiratório superior ou gastroenterite viral, podem causar rebaixamento do nível de consciência ou coma. Além disso, os pacientes imunocomprometidos são suscetíveis a infecções oportunistas que são incomuns na população geral de pacientes. O imunocomprometimento pode resultar da síndrome da imunodeficiência adquirida (SIDA) ou pode ser observado em pacientes que recebem quimioterapia ou agentes biológicos (p. ex., para doença reumatológica ou doença inflamatória intestinal). Causas psicogênicas de coma são incomuns, e recomenda-se cautela ao fazer este diagnóstico.

Na prática, a causa do coma frequentemente fica aparente a partir da história e do exame físico, mas manter um diagnóstico diferencial inicial amplo pode impedir a conclusão prematura, que poderia levar a um erro de diagnóstico. Embora o diagnóstico diferencial seja amplo em um paciente em estado de coma indiferenciado, uma história cuidadosa e pistas fornecidas pelo exame físico levarão frequentemente a uma pequena lista de possibilidades, a uma avaliação focada e ao rápido início do tratamento.

Achados Fundamentais

Sintomas

É improvável que um paciente com rebaixamento do nível de consciência forneça uma história confiável. As informações relativas à história extraídas de fontes alternativas, como testemunhas, familiares, amigos, equipe dos serviços de atendimento pré-hospitalar (APH) ou policial, geralmente orientam a avaliação diagnóstica. Deve-se estabelecer a evolução temporal da alteração do nível de consciência do paciente. Um início abrupto do coma sugere um acidente vascular cerebral, convulsão, evento cardíaco ou envenenamento, enquanto que um início mais gradual dos sintomas sugere um processo infeccioso, distúrbio metabólico ou massa intracraniana em expansão. A equipe do APH é treinada para coletar informações no local e pode fornecer detalhes valiosos sobre as circunstâncias que cercam a condição do paciente, como a presença de frascos de remédio vazios, bilhete de suicídio ou possibilidade de exposições ambientais.

Os membros da família ou cuidadores podem ter informações em relação aos sintomas recentes do paciente, que podem oferecer importantes pistas diagnósticas. Por exemplo, uma cefaleia precedente, violenta e de início súbito, sugere uma hemorragia intracraniana, trombose do seio venoso cerebral ou dissecção da artéria cervical; uma febre ou infecção prévia pode sugerir encefalite; ou um histórico de depressão pode sugerir uma overdose de drogas

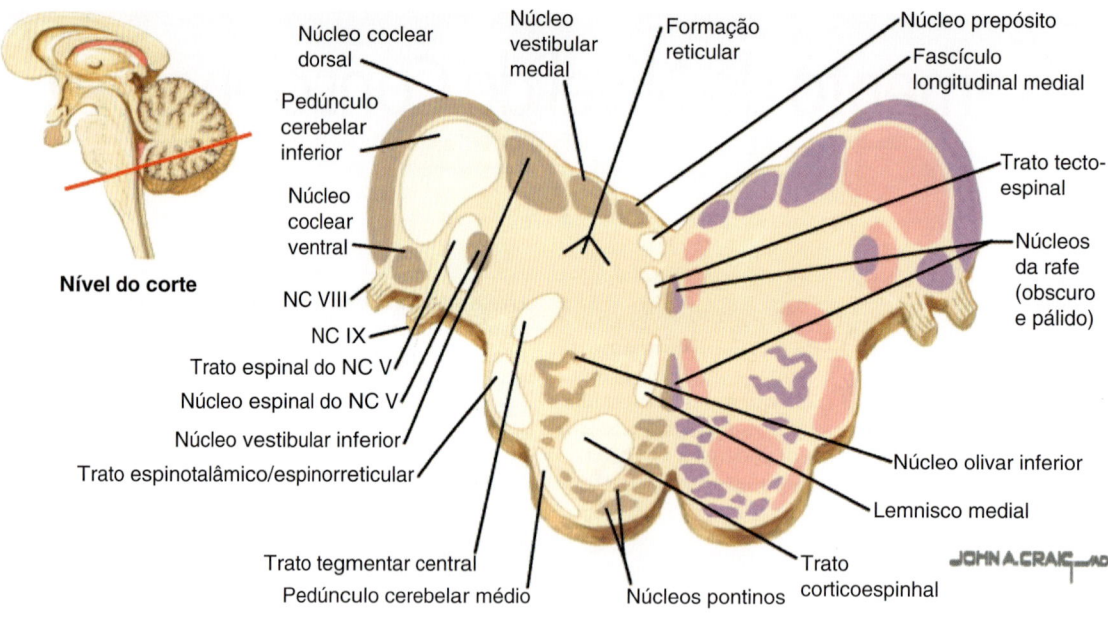

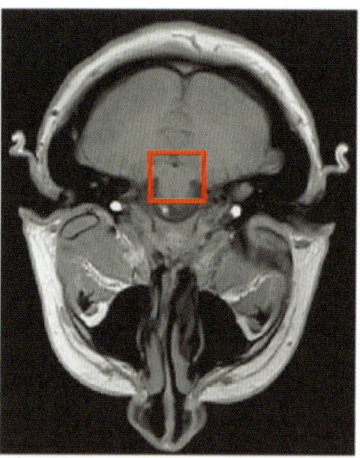

Fig. 13.1. Anatomia relevante mostrando o sistema reticular ativador ascendente e estruturas adjacentes importantes para a vigília. *NC*, nervo craniano. (Em www.netterimages.com. © 2010 Elsevier Inc. Todos os direitos reservados.)

ou efeitos adversos de medicamentos psicotrópicos. O histórico de medicação do paciente deve ser cuidadosamente analisado quanto a quaisquer mudanças recentes em seu regime ou dosagem da medicação. Um histórico de consumo de medicações sem prescrição ou alternativas também deve ser obtido.

O paciente pode ter consigo informações adicionais, como um cartão na carteira contendo uma lista de condições médicas e/ou medicamentos ou uma pulseira ou colar com um alerta médico. Se o paciente puder ser identificado de forma confiável por um membro da família ou por um cartão de identificação com foto, o prontuário médico pode ser acessado para obter um histórico médico adicional. Além disso, a farmácia do paciente pode ser contatada para obter uma lista precisa dos medicamentos.

Sinais

Após a instituição das medidas necessárias para estabilização, o paciente deve ser avaliado sistematicamente, começando com uma avaliação dos sinais vitais, incluindo a saturação de oxigênio e o nível de glicose no sangue. Uma temperatura elevada sugere infecção, mas também é vista em algumas condições médicas e intoxicações por fármacos (p. ex., salicilatos); observa-se uma temperatura mais baixa nos casos de exposição ambiental, mas também em condições médicas, como sepse e hipotireoidismo. A hipotensão com rebaixamento do nível de consciência indica choque, com hipoperfusão cerebral resultante. A hipertensão pode ser um sinal de intoxicação (p. ex., com cocaína ou fenciclidina) ou abstinência (p. ex., de álcool ou opiáceos), infarto cerebral ou do tronco encefálico, hemorragia subaracnóidea, síndrome de encefalopatia posterior reversível (PRES) ou pressão intracraniana (PIC) elevada. A combinação de hipertensão e bradicardia, conhecida como reflexo de Cushing, sugere elevação severa da PIC. A bradicardia também pode ser resultado de uma anormalidade da condução miocárdica, isquemia cardíaca ou overdose de medicamentos como betabloqueadores, bloqueadores dos canais de cálcio, digitálicos ou clonidina. Muitas condições médicas podem causar taquicardia e estado mental alterado, incluindo sepse, medicamentos com efeitos estimulantes ou anticolinérgicos, anemia grave, hipovolemia, tireotoxicose e lesão cerebral estrutural aguda.

As alterações na frequência, padrão ou profundidade respiratória são, geralmente, causadas por anormalidades primárias no SNC e distúrbios tóxicos ou metabólicos. A respiração de Kussmaul

TABELA 13.1
Diagnósticos Críticos e Emergentes do Coma

DIAGNÓSTICO	CAUSA	ACHADOS	TRATAMENTO	COMENTÁRIOS
METABÓLICO				
Diagnósticos críticos	Hipoglicemia	Diaforese, bomba de insulina	SG 50%, 50 ml	
	Hiperglicemia (CAD, EHH)	Taquipneia, náusea, vômito, dor abdominal, desidratação	Solução isotônica, insulina	
	Beribéri	Hipotermia, hipotensão	Tiamina, 100 mg IV	
	Crise adrenal	Fraqueza, perda de peso, hipotensão, hiperpigmentação	Repleção de volume com SG 5% + SF 0,9% corrija hipoglicemia; hidrocortisona, 100 mg IV	Espere que haja hipercalemia também
	Apoplexia hipofisária	Cefaleia súbita, deficiência visual, disfunção multi-hormonal	Tratar distúrbios eletrolíticos; hidrocortisona, 100 mg IV	Pode apresentar adenoma hipofisário; consulte a neurocirurgia
	Sepse	Critérios de SRIS, perfusão periférica inadequada, delírio	Solução isotônica, antibióticos adequados, controle da fonte infecciosa	
Diagnósticos Emergentes	Encefalopatia de Wernicke	Paralisia do NC III ou VI, nistagmo, resposta pupilar lenta, anisocoria, instabilidade da marcha, neuropatia periférica	Reposição de tiamina	Frequentemente observada em pacientes alcoólatras ou gravemente desnutridos; raramente em hiperêmese gravídica
	Hiponatremia	Confusão progressiva, cefaleia, anorexia, convulsão	Restrição de água livre, solução salina hipertônica se estiver convulsionando	Efeito colateral de muitos medicamentos
	Hiperamonemia	Letargia, irritabilidade, vômito, convulsão, má alimentação	Monitorar a ingestão de proteínas, hemodiálise	Vista na doença hepática, erro inato de metabolismo, ou como efeito colateral do ácido valproico ou cirurgia bariátrica
	Hipercalcemia	Letargia, poliúria, LRA, constipação	Solução isotônica	Causa nefrogênica; DI; suspeite de malignidade
	Uremia	Náusea, vômito, anorexia, fadiga, hálito de amônia	Tratar hipercalemia, hemodiálise	Verificar o ECG quanto a alterações de hipercalemia
	Encefalopatia hepática	*Fetor hepaticus*, asterixis, ascite, estigmas da cirrose	Lactulose	Descartar sepse, sangramento GI, PBE
	Crise tireotóxica	Febre, taquicardia, sudorese, diarreia	Solução isotônica; propranolol 1 mg IV; propiltiouracil 600 mg VO	Pode precisar tratar a insuficiência adrenal
	Coma mixedematoso	Lentidão, ganho de peso, edema, depressão, perda de cabelo, constipação	Tiroxina, 500 μg IV; hidrocortisona, 100 mg IV	Pode ser precipitado por doença aguda
	Insolação	Hiperpirexia (> 41,1 °C [106 °F]), rubor, atividades no calor, desidratação	Solução isotônica, resfriamento evaporativo	Também em idosos com comorbidades incapazes de buscar ambiente fresco
	Edema cerebral por altitude elevada	Subida rápida, cefaleia, confusão, psicose	Descida rápida da altitude, oxigênio hiperbárico; dexametasona 10 mg IV	Mais comum acima de 3500 m
TÓXICO				
Diagnósticos críticos	Agentes hipoglicemiantes	Idoso com piora da função renal, overdose intencional	SG 50%, 50 ml; octreotida, 50-100 μg IV 8/8h se a hipoglicemia for refratária	Overdose letal é frequente em crianças mesmo com apenas um comprimido; interne esses pacientes, jovens ou idosos
	Opioides	Estupor, apneia, miose, marcas de agulha	Naloxona, 0,4 mg IV, até 10 mg IV	Procure por *patches* de fentanil na pele

(Continua)

TABELA 13.1 (Cont.)
Diagnósticos Críticos e Emergentes do Coma

DIAGNÓSTICO	CAUSA	ACHADOS	TRATAMENTO	COMENTÁRIOS
	Asfixiantes simples	Tontura repentina, colapso, síncope	Oxigênio a 100%	Tanque de CO_2 com vazamento em espaço fechado (p. ex., câmara frigorífica); nitrogênio, hélio ou gás argônio, também
	Monóxido de carbono	Combustão de combustível em espaço fechado, cefaleia, confusão, mal-estar, náusea	Oxigênio a 100%, oxigênio hiperbárico de acordo com a toxicologia	Várias pessoas podem ser afetadas simultaneamente; considere oxigênio hiperbárico, especialmente durante a gravidez
	Hipóxia histotóxica	Confusão, convulsão, colapso, o sulfeto de hidrogênio tem cheiro de ovos podres, o cianeto (cheiro de amêndoa amarga) pode resultar da combustão de plásticos	Oxigênio a 100%; hidroxicobalamina, 70 mg/kg (ou 5g) IV para cianeto	Considere o cianeto em qualquer incêndio em casa ou em um carro
	Metemoglobinemia	Uso de medicamentos, como anestésicos tópicos ou dapsona, cianose, oximetria de pulso a 85%	Oxigênio a 100%; azul de metileno, 1 a 2 mg/kg IV	Também pode resultar de diarreia grave em crianças
Diagnósticos Emergentes	Sedativos	Álcool, benzodiazepínicos e muitos outros podem ser a causa	Suporte	Evitar flumazenil
	Álcoois tóxicos	Náuseas, vômitos, intoxicação, ânion-gap alargado precocemente e então acidose, insuficiência renal	Fomepizol, ataque de 15 mg/kg IV; corrija distúrbios eletrolíticos; solução isotônica, 500 ml/h	Consultar nefrologia e toxicologia para considerar a hemodiálise
	Inalantes	Muitas vezes jovens, com tintas nas mãos e/ou rosto, diplopia, fala arrastada, arritmia cardíaca	Verifique o ECG e monitore continuamente via aérea definitiva se houver edema de lábios ou língua	Os inalantes podem estar frios, podem causar queimadura por frio e edema nas membranas mucosas e mãos
	Psicotrópicos	Hipotensão, QRS alargado	Bicarbonato de sódio em altas doses para overdose de antidepressivos tricíclicos	
	Anticonvulsivantes	Confusão, fala arrastada, níveis séricos de medicamentos elevados	Medidas de suporte	Pode ocorrer hiperamonemia com o uso de ácido valproico
	Anticolinérgicos	Hiperpirexia, dilatação pupilar, retenção urinária, alucinações visuais	Piridostigmina é raramente usada; benzodiazepínicos podem ajudar na agitação severa	
	Clonidina	Bradicardia, hipotensão, sonolência	Naloxona até 10 mg IV, depois, infusão de 2-4 mg/h	
	Betabloqueadores	Bradicardia, hipotensão, hipoglicemia, convulsão	Glucagon, 5 mg IV; epinefrina 1-4 μg/min; atropina 0,5 mg IV; transcutânea ou marca-passo transvenoso	Discuta a infusão lipídica IV com a equipe de toxicologia
	Salicilatos	Náuseas, vômitos, zumbido, delírio, hiperpneia, acidose metabólica com ânion-gap aumentado com alcalose respiratória mista	SG 5% com bicarbonato de sódio a 150 mEq/l; corrija a hipocalemia; considere a hemodiálise	Pode vir do óleo de gualtéria ou outra fonte que não a aspirina
	Síndrome neuroléptica maligna	Hiperpirexia, rigidez muscular, delírio, instabilidade autonômica	Resfriamento, solução isotônica, benzodiazepínicos	Bloqueio neuromuscular com agente não despolarizante, se for grave
	Síndrome serotoninérgica	Múltiplos agentes serotoninérgicos, hipertensão, taquicardia, hiperreflexia, rigidez muscular, tremor, náusea, diarreia	Solução isotônica; verifique CK; ciproeptadina 12 mg VO; benzodiazepínicos	Bloqueio neuromuscular com agente não despolarizante, se for grave

TABELA 13.1 (Cont.)
Diagnósticos Críticos e Emergentes do Coma

DIAGNÓSTICO	CAUSA	ACHADOS	TRATAMENTO	COMENTÁRIOS
ESTRUTURAL				
Diagnósticos críticos	Hemorragia	Cefaleia; hipertensão; início súbito; déficits neurológicos	TC sem contraste, reversão da anticoagulação	Consultar neurocirurgia precoce para possível drenagem
	Infarto cortical	Déficits neurológicos unilaterais súbitos	TC sem contraste para descartar hemorragia, consulta com neurologista, considerar tPA e remoção do coágulo intra-arterial.	Contraindicações quanto ao tPA devem ser excluídas; tPA, 0,9 mg/kg IV, não exceder dose total de 90 mg; administrar 10% da dose total como bólus IV inicial durante 1 min e o restante infundido durante 60 min
	Infarto cerebelar	Vertigem súbita; náusea; ataxia; disartria	Considere tPA como acima	Consulta com a neurocirurgia se houver edema grave para considerar craniectomia descompressiva

LRA, lesão renal aguda; CK, creatina quinase; NC, nervo craniano; CO_2, dióxido de carbono; LCR, líquido cefalorraquidiano; TC, tomografia computadorizada; SG 50%, Solução Glicosada a 50%; SG 5%, Solução Glicosada a 5%; SF 0,9%, soro fisiológico a 0,9%; AD, água destilada; DI, diabetes insipidus; CAD, cetoacidose diabética; ECG, eletrocardiograma; EEG, eletroencefalograma; DVE, derivação ventricular externa; GI, gastrointestinal; EHH, estado hiperglicêmico hiperosmolar; PIC, pressão intracraniana; IV, intravenoso; VRM, venografia por ressonância magnética; VO, via oral; de 8/8 horas; PBE, peritonite bacteriana espontânea; SRIS, síndrome de resposta inflamatória sistêmica; tPA, ativador do plasminogênio tecidual.

---

consiste em respirações profundas e trabalhosas e pode ser observada em pacientes com acidose metabólica grave, particularmente em cetoacidose diabética. A respiração de Cheyne-Stokes, um padrão cíclico de respiração em que episódios de aumento e diminuição graduais da frequência respiratória são separados por breves períodos apneicos, está associada a acidente vascular cerebral e insuficiência cardíaca.

Após uma avaliação dos sinais vitais do paciente, é realizado um exame físico completo, da cabeça aos pés. A cabeça deve ser inspecionada em busca de sinais de trauma, como laceração do couro cabeludo ou hematoma, equimose periorbital (olhos de guaxinim), equimose retroauricular (sinal da Battle), hemotímpano ou otorreia ou rinorreia com saída de líquido cefalorraquidiano (LCR). A hidratação das membranas mucosas orais e a quantidade de secreções salivares fornecem informações sobre o estado da volemia do paciente e podem indicar uma síndrome decorrente de intoxicação. A laceração ou contusão da língua sugere uma convulsão recente.

A coluna cervical do paciente é imobilizada se houver suspeita de lesão no pescoço. A presença de meningismo levanta suspeita de meningite, hemorragia subaracnóidea e lesões expansivas do SNC. O estridor indica obstrução das grandes vias aéreas e geralmente é causado por infecção, anafilaxia, trauma ou aspiração de corpo estranho. Bócio em um paciente com estado mental alterado sugere coma mixedematoso subjacente ou tempestade tireoidiana.

O sistema cardiovascular é avaliado quanto a distúrbios de frequência ou ritmo, sopros e sinais de depleção de volume ou sobrecarga. Sons pulmonares anormais, retrações e comprometimentos nos movimentos da parede torácica indicam uma causa pulmonar para a depressão da consciência. O exame do abdome pode revelar ascite ou hepatoesplenomegalia, sugerindo uma causa hepática para o coma ou uma massa pulsátil indicando a presença de um aneurisma aórtico abdominal. A distensão da bexiga e a diminuição dos ruídos intestinais sugerem uma síndrome tóxica anticolinérgica. Deve-se realizar um exame retal para avaliar sangramento gastrointestinal e retenção de corpos estranhos.

O paciente deve estar totalmente despido para avaliar a pele quanto a marcas de agulha, *patches* de medicamentos, erupções cutâneas e/ou sinais de trauma ou infecção. A presença de icterícia, eritema palmar, aranhas vasculares ou cabeça de medusa em um paciente com estado mental alterado deve aumentar a preocupação com encefalopatia hepática. Petéquias ou púrpura podem ser observadas em pacientes com meningococcemia, púrpura trombocitopênica trombótica, coagulação intravascular disseminada ou vasculite. Odores incomuns que emanam do paciente podem fornecer pistas diagnósticas adicionais.

Os principais objetivos do exame neurológico são determinar a profundidade do coma, identificar déficits lateralizantes e avaliar a disfunção do tronco encefálico. O exame deve proceder sistematicamente e incluir uma avaliação do nível de consciência do paciente, nervos cranianos, reflexos do tronco encefálico e respostas motoras. O nível de consciência do paciente deve ser avaliado com estímulos de intensidade crescente. Estímulos auditivos, como um chamado verbal ou um som alto, podem ser usados primeiro. Se o paciente não apresentar resposta aos estímulos auditivos, estímulos dolorosos podem ser aplicados, como fricção do esterno, compressão do leito ungueal ou pressão na face medial da crista supraorbitária ou aspecto posterior do ramo mandibular.

O nível de consciência também pode ser avaliado usando uma escala de coma. As duas escalas mais utilizadas são a Escala de Coma de Glasgow (ECG; Tabela 13.2) e a Escala FOUR (Full Outline of UnResponsivneness) (Tabela 13.3).[1] Embora originalmente desenvolvida para pacientes com lesão cerebral traumática, a ECG é comumente aplicada a todos os pacientes que apresentam estado mental alterado. A ECG tem limitações consideráveis, porque não leva em conta anormalidades na função do tronco encefálico e pode não detectar mudanças sutis no exame neurológico. A escala FOUR foi validada em uma variedade de contextos clínicos e tem maior confiabilidade interavaliadores do que a ECG. A escala FOUR incorpora uma avaliação mais detalhada dos reflexos do tronco encefálico e tem maior valor preditivo do que a ECG em pacientes intubados e com aqueles com escores na ECG muito baixos.[2,3] A utilidade de ambas as escalas de coma pode ser maximizada, informando os escores de cada elemento e a pontuação total.

Os nervos cranianos são testados, com especial atenção aos olhos. O tamanho, a reatividade e a simetria das pupilas podem fornecer importantes pistas diagnósticas. Pupilas puntiformes que estão minimamente reativas ou não reativas à luz podem ser um resultado de danos à ponte, geralmente por hemorragia ou infarto. A dilatação pupilar com perda de reatividade pupilar em um paciente comatoso deve aumentar a preocupação com a probabilidade de ser uma massa intracraniana em expansão com herniação

TABELA 13.2
Escala de Coma de Glasgow

PARÂMETRO	CLASSIFICAÇÃO	PONTUAÇÃO
ABERTURA OCULAR		
Abertura ocular antes da estimulação	Espontânea	4
Abertura ocular após comando de voz	Ao som	3
Abertura ocular após estimulação dolorosa	À dor	2
Em momento nenhum os olhos se abrem, sem fator de interferência	Sem resposta	1
Olhos fechados devido a fator local	Não testável (NT)	NT
MELHOR RESPOSTA VERBAL		
Responde corretamente o nome, local e data	Orientado	5
Desorientado, mas se comunica de forma coerente	Confuso	4
Palavras isoladas inteligíveis	Palavras inapropriadas	3
Apenas gemidos ou grunhidos	Sons incompreensíveis	2
Ausência de resposta verbal, sem fator de interferência	Sem resposta	1
Fator que interfere na comunicação	NT	NT
MELHOR RESPOSTA MOTORA		
Obedece a ordens com 2 ações	Obedece a comandos	6
Move a mão pelo corpo ou acima do nível da clavícula em resposta ao estímulo	Localiza dor	5
Flexiona rapidamente o braço ao nível do cotovelo, padrão predominante não anormal	Retirada à dor	4
Flexiona o cotovelo com adução do antebraço sobre o braço, padrão predominante claramente anormal	Flexão em resposta à dor	3
Estende o cotovelo com abdução do antebraço	Extensão em resposta à dor	2
Ausência de movimentos nos braços ou pernas, sem fator de interferência	Sem resposta	1
Paralisado ou outro fator limitante	NT	NT

Modificado de Teasdale G, Jennett B: Assessment of coma and impaired consciousness. A practical scale. Lancet 2:81–84, 1974.

TABELA 13.3
Escala Full Outline of UnResponsiveness (FOUR)

RESPOSTA	PONTUAÇÃO
RESPOSTA OCULAR	
Pálpebras abertas espontaneamente ou pelo médico, acompanha com o olhar, ou pisca ao comando	4
Pálpebras abertas, mas não acompanha com o olhar	3
Pálpebras fechadas, mas abrem com estímulo de voz alta	2
Pálpebras fechadas, mas abrem com estímulo doloroso	1
Pálpebras permanecem fechadas após estímulo doloroso	0
RESPOSTA MOTORA	
Faz sinal de OK com as mãos, fecha o punho, ou "sinal de paz"	4
Localiza a dor	3
Flexão em resposta à dor	2
Extensão em resposta à dor	1
Sem respostas à dor ou mioclonias generalizadas	0
RESPOSTAS DO TRONCO ENCEFÁLICO	
Reflexos pupilares e corneanos presentes	4
Uma pupila dilatada e fixa	3
Reflexos pupilares ou corneanos ausentes	2
Reflexos pupilares e corneanos ausentes	1
Reflexos pupilares, corneanos e de tosse ausentes	0
RESPIRAÇÃO	
Não intubado, padrão respiratório regular	4
Não intubado, padrão respiratório de Cheyne-Stokes	3
Não intubado, respiração irregular	2
Respira acima da frequência do ventilador	1
Apneia ou respira na frequência do ventilador	0

transtentorial, resultando na compressão do nervo oculomotor com lesão no mesencéfalo. Drogas e outras toxinas também podem causar miose (p. ex., opioides, clonidina, organofosforados) ou midríase (p. ex., anfetaminas, antidepressivos tricíclicos). Pupilas fixas, de tamanho médio, podem ser vistas em lesões graves do mesencéfalo e podem ser o primeiro sinal de morte cerebral.

A posição e o movimento dos olhos também são notados. O desvio forçado dos olhos, geralmente no plano horizontal, pode indicar uma lesão pontina hemisférica ipsilateral ou contralateral.

Convulsões também podem causar desvio ocular horizontal, normalmente na direção contrária ao lobo cerebral que contém o foco da convulsão. O olhar horizontalmente desconjuntado pode ser visto em pacientes sedados, sonolentos ou intoxicados e naqueles com distúrbios metabólicos. O olhar desconjugado no plano vertical, também conhecido como desvio oblíquo, sugere fortemente uma lesão no cerebelo ou tronco encefálico. Movimentos oculares oscilantes, espontâneos e conjugados indicam disfunção bi-hemisférica e tronco encefálico relativamente intacto. O nistagmo em um paciente que não responde pode ser um sinal de estado de mal epiléptico não convulsivo (EMENC), disfunção do tronco encefálico ou overdose (p. ex., de anticonvulsivantes, lítio, cetamina, etanol, fenciclidina).

Um exame fundoscópico pode fornecer informações diagnósticas adicionais. A presença de hemorragia sub-hialoídea deve levantar suspeita de hemorragia subaracnóidea aneurismática. O papiledema e hemorragias retinianas estão associados ao aumento da PIC e hipertensão maligna. Há relatos de que a medida por ultrassom do diâmetro da bainha do nervo óptico pode prever, com precisão, a presença de PIC elevada.[4]

A função do tronco encefálico é avaliada pelos vários reflexos do tronco encefálico, incluindo o reflexo óculo-cefálico (olhos de boneca), reflexo óculo-vestibular (prova calórica), reflexo corneano e reflexo de engasgo. Desde que não haja suspeita de lesão da coluna cervical, o reflexo óculo-cefálico é testado girando-se a cabeça de um lado para o outro no plano horizontal. Em um paciente com um tronco encefálico funcionando normalmente, os olhos se moverão em uma direção oposta ao movimento da cabeça e parecerão manter a fixação visual em um único ponto no espaço. Deve-se suspeitar de disfunção do tronco encefálico se os olhos permanecerem na posição média em relação às órbitas ósseas e se moverem junto com a cabeça. Os pacientes conscientes geralmente conseguem suprimir o reflexo óculo-cefálico. A prova calórica do reflexo óculo-vestibular é um teste mais sensível para a disfunção do tronco encefálico e não pode ser resistida voluntariamente. Depois que o cerúmen impactado e perfuração da membrana timpânica tiverem sido excluídos, a cabeça do paciente é elevada a 30 graus acima do plano horizontal e água gelada é infundida no canal auditivo externo. Em um paciente comatoso com tronco encefálico intacto, o estímulo resulta em desvio conjugado sustentado dos olhos em direção à orelha irrigada. A ausência de resposta à irrigação deve levantar suspeita de disfunção do tronco encefálico. Em resposta à prova calórica, os pacientes conscientes reagem não apenas com o desvio tônico dos olhos em direção à orelha estimulada, mas também com nistagmo (com a fase rápida para longe do lado da irrigação), vertigem grave, náusea e vômito. A presença de nistagmo é sugestiva de vigília e ausência de resposta psicogênica.

O reflexo corneano é testado tocando-se suavemente a borda da córnea com um fio de algodão e observando-se se há piscar dos olhos. O reflexo de engasgo é induzido pela estimulação da faringe posterior e observando-se a elevação brusca do palato mole e a contração bilateral dos músculos faríngeos. Como o reflexo de engasgo é simetricamente diminuído ou ausente em um subgrupo de indivíduos normais, o teste é mais informativo quando a resposta é assimétrica.

A função motora é avaliada pela observação de quaisquer movimentos espontâneos e pelo teste das respostas motoras aos comandos verbais e estímulos nocivos. Movimentos propositais devem ser diferenciados da atividade reflexa. Exemplos de movimentos intencionais incluem obedecer a comandos e localizar ou se afastar de estímulos dolorosos. As respostas reflexas incluem postura decorticada, caracterizada por adução dos ombros e flexão dos cotovelos, punhos e dedos, e postura descerebrada, que consiste na adução do ombro, extensão do cotovelo e pronação do antebraço. Embora geralmente associados a lesões cerebrais focais, os reflexos posturais também podem ser observados em condições sistêmicas que afetam o SNC, como distúrbios tóxicos e metabólicos.

O tônus muscular, avaliado pela manipulação passiva das extremidades, geralmente diminui em doenças cerebrais estruturais, mas não é afetado na maioria das condições metabólicas. A rigidez muscular generalizada ocorre em pacientes com síndrome neuroléptica maligna e hipertermia maligna. A mioclonia pode ser um sinal de EMENC, disfunção hepática ou renal ou insuficiência respiratória hipercárbica.

Exames Auxiliares

A avaliação laboratorial de um paciente com rebaixamento do nível de consciência deve começar com a medição, à beira do leito, do nível de glicose sérica para confirmar ou excluir a hipoglicemia. Um perfil metabólico abrangente deve ser realizado para identificar acidose metabólica, disfunção renal ou hepática e qualquer transtorno eletrolítico, como hiponatremia ou hipercalcemia. Em um paciente com acidose metabólica, um ânion-gap aumentado sugere uma possível cetose (p. ex., em consequência de diabetes, cetoacidose alcoólica, inanição), acidose láctica (p. ex., em consequência de sepse, hipoperfusão, intoxicação por cianeto), uremia ou intoxicação (p. ex., com metanol, etilenoglicol, salicilatos). O ânion-gap no contexto do envenenamento é discutido no Capítulo 139. Um hemograma completo pode revelar anemia grave ou trombocitopenia, mas isso não explicaria o estado mental deprimido, a não ser como causa de hemorragia intracraniana ou hipotensão grave. Embora uma contagem elevada de leucócitos possa ser um marcador de infecção, ela é inespecífica e raramente ajuda a discernir a causa do estado mental alterado. Uma contagem anormalmente baixa de leucócitos, no entanto, sugere um estado imunocomprometido e deve levantar suspeita de infecção ou malignidade. Um tempo elevado de protrombina ou de tromboplastina parcial pode ser observado em discrasias sanguíneas, doença hepática e uso de anticoagulantes.

O exame de urina tipo I pode fornecer informações diagnósticas valiosas. Uma alta densidade da urina sugere desidratação. É possível observar glicosúria na cetoacidose diabética e no estado hiperglicêmico hiperosmolar. A detecção de glóbulos brancos, esterase leucocitária e nitritos na urina indica uma infecção do trato urinário. A presença de cristais de oxalato de cálcio está associada à ingestão de etilenoglicol.

Os níveis séricos de salicilato e paracetamol devem ser determinados se houver suspeita de toxicidade, como no caso de uma insuficiência hepática ou acidose com ânion-gap aumentado sem causa aparente. Outros exames toxicológicos, como o nível sérico de etanol e o exame de urina para drogas, provavelmente não afetam o manejo agudo de um paciente com depressão da consciência. A gasometria sanguínea pode ser usada para avaliar rapidamente o equilíbrio ácido-base e identificar hipóxia ou hipercarbia. A co-oximetria deve ser incluída se houver suspeita de envenenamento por monóxido de carbono ou metemoglobinemia. Devido à sua baixa sensibilidade e especificidade, o nível sérico de amônia tem pouca utilidade na avaliação do estado mental alterado. As concentrações de amônia podem estar elevadas em uma variedade de condições não hepáticas, como a toxicidade por ácido valproico e erros inatos do metabolismo, e podem estar normais em pacientes com encefalopatia hepática. Estudos da função tireoidiana podem ajudar a confirmar coma mixedematoso ou tireotoxicose. Culturas de sangue e urina devem ser coletadas se houver suspeita de quadro infeccioso. Deve-se fazer uma análise do LCR se houver suspeita de acometimento do SNC, como infecção ou hemorragia. A neuroimagem deve ser feita antes da punção lombar para excluir uma lesão intracraniana em massa.

A tomografia computadorizada (TC) sem contraste do cérebro, devido à sua ampla disponibilidade e rápida aquisição, é a modalidade de imagem escolhida para a avaliação inicial de um paciente com rebaixamento do nível de consciência. Ela deve ser feita em pacientes com história de traumatismo craniano, naqueles com suspeita de doença cerebral estrutural e naqueles nos quais o diagnóstico não é identificado por outros meios. A TC de crânio sem contraste pode identificar hemorragia intracraniana, hidrocefalia, edema cerebral ou massa expansiva, e pode revelar sinais de acidente vascular cerebral isquêmico ou elevação da PIC. Deve-se realizar a angiografia por TC (ATC) da cabeça e pescoço, caso haja suspeita de disfunção do tronco encefálico durante o exame neurológico. Ela pode fornecer informações valiosas sobre a vasculatura cerebral e auxiliar no diagnóstico de um aneurisma intracraniano, malformação arteriovenosa, trombose venosa cerebral e estenose ou oclusão da artéria basilar ou vertebral.

Devido ao artefato ósseo, a TC tem utilidade limitada na visualização da fossa posterior. Em comparação, a ressonância nuclear magnética (RNM) do cérebro é melhor para identificar lesões estruturais nesta região. A RM também oferece maior diferenciação anatômica das estruturas corticais e do tronco encefálico e é superior à TC para detecção precoce do acidente vascular cerebral isquêmico, visualização do sistema arterial e identificação de processos infecciosos, inflamatórios e neoplásicos. No entanto, a RNM é menos prática que a TC, devido ao custo, acessibilidade e tempo necessário para adquirir cada imagem, o que limita a capacidade de monitorar e acessar um paciente gravemente doente.

A radiografia de tórax pode identificar pneumonia, pneumotórax, tumor ou corpo estranho e pode revelar sinais de dissecção da aorta ou insuficiência cardíaca congestiva.

Um eletrocardiograma pode diagnosticar isquemia cardíaca, bloqueio de condução ou arritmia. Pode, também, fornecer evidências que corroborem uma anormalidade eletrolítica (potássio ou cálcio), ingestão de medicamentos (antidepressivos tricíclicos), hipotermia ou lesão cerebral estrutural.

O eletroencefalograma (EEG) deve ser realizado para avaliar a presença de EMENC, que pode se manifestar de novo e se apresentar com coma ou persistir após a cessação das convulsões.[5] Um EEG

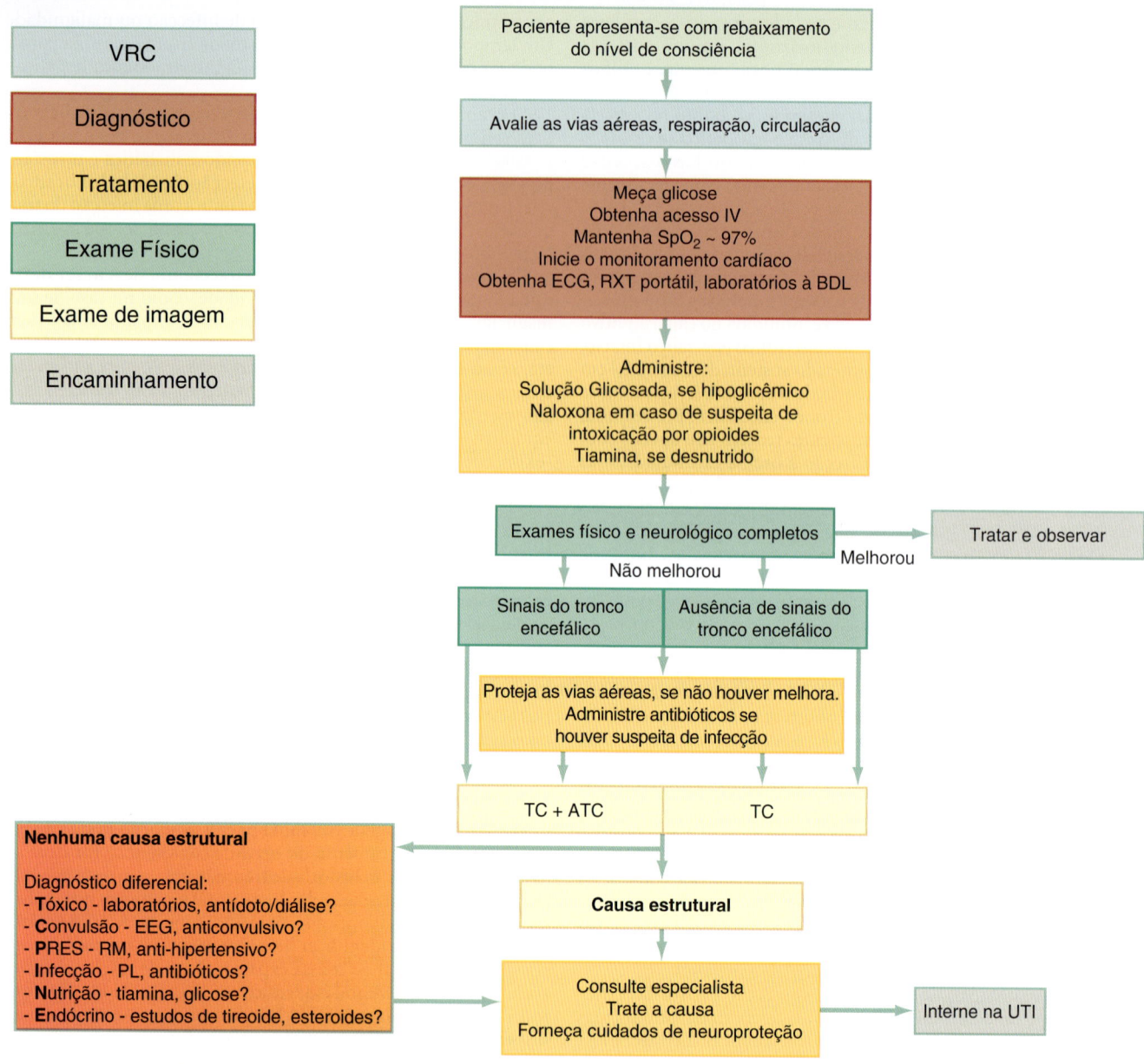

Fig. 13.2. Algoritmo para diagnóstico e abordagem de manejo para rebaixamento do nível de consciência e coma. *ABC*, vias aéreas, respiração, circulação; *TC*, tomografia computadorizada; *ATC*, angiografia por tomografia computadorizada; *RXT*, Radiografia torácica; *ECG*, eletrocardiograma; *EEG*, eletroencefalograma; *UTI*, unidade de terapia intensiva; *IV*, intravenosa; *PL*, punção lombar; *RNM*, ressonância nuclear magnética; *BDL*, beira do leito; *PRES*, síndrome de encefalopatia posterior reversível; SpO_2, saturação de oxigênio.

também é indicado em pacientes convulsivos que tenham recebido medicamentos sedativos ou bloqueadores neuromusculares para avaliar a atividade convulsiva em curso (Cap. 92).

ALGORITMO DE DIAGNÓSTICO

Os diagnósticos críticos e emergentes que requerem consideração, avaliação e tratamento imediatos estão listados na Tabela 13.1. Informações provenientes da história, do exame físico e da bateria inicial de testes orientam a direção da aquisição de imagens e exames adicionais. A neuroimagem é realizada em seguida, mas não antes do tratamento de causas emergentes, como hipoglicemia ou toxicidade por opioides. Uma abordagem algorítmica ao diagnóstico e tratamento de pacientes com rebaixamento do nível de consciência é apresentada na Figura 13.2. Essa abordagem permite que a avaliação diagnóstica e a intervenção terapêutica prossigam em paralelo.

MANEJO EMPÍRICO

O manejo de pacientes comatosos deve começar imediatamente na chegada, antes que um diagnóstico definitivo seja estabelecido. O manejo prioriza a oxigenação e a perfusão enquanto a avaliação diagnóstica é iniciada. Todos os sinais vitais, incluindo oximetria de pulso, devem ser obtidos. Deve-se ter cuidado para evitar hipóxia e hiperóxia, porque ambos são nocivos.[6] Buscar uma saturação de oxigênio de 96% é aceitável e evita ambos os extremos. O acesso intravenoso (IV) é estabelecido e a monitorização cardíaca é iniciada. A rápida obtenção dos níveis de glicose à beira do leito é indicada, e a hipoglicemia, se presente, deve ser tratada imediatamente. O tratamento rápido da hipoglicemia levará à reversão do coma devido à neuroglicopenia. Uma prova terapêutica com naloxona levará a uma rápida reversão da toxicidade por opiáceos, bem como de várias outras overdoses de medicamentos (Cap. 156). Recomendamos a administração de uma dose inicial de naloxona,

QUADRO 13.1

Princípios da Ressuscitação Neuroprotetora

- Cabeceira elevada a 30° se não houver suspeita de lesão da coluna torácica.
- Evite laços ou colarinhos apertados ao redor do pescoço.
- Evite hipóxia e hiperóxia.
- Manter o CO_2 de final de exalação a 35 cm H_2O.
- Evite a hipotensão.
- Evite a hipertermia.
- Prevenir e tratar a atividade convulsiva.

CO_2, Dióxido de carbono; H_2O, água.

0,4 mg IV, e aumentar até 10 mg IV, se necessário. A reversão efetiva com naloxona pode evitar a necessidade de intubação traqueal nesses pacientes. Em pacientes desnutridos caquéticos, mulheres com hiperêmese gravídica, alcoólatras ou outros pacientes com suspeita de deficiência de tiamina, recomenda-se administração empírica de 100 mg de tiamina IV.

Se os esforços iniciais de manejo não resultarem em melhora imediata, deve-se reavaliar a capacidade do paciente de proteger e manter uma via aérea patente. A impossibilidade de oxigenar, ventilar ou proteger as vias aéreas são indicações para intubação. Os escores da ECG correlacionam-se inversamente com o risco de aspiração, mas a ECG sozinha não prevê com precisão quais pacientes manterão os reflexos de proteção das vias aéreas. Pacientes com escore de ECG maior que 8 não podem ser considerados seguros ou sem risco de aspiração.[7] Leve em consideração a história, o exame e a habilidade dos profissionais que futuramente cuidarão do paciente para realizar uma intervenção de via aérea com sucesso, caso seja necessário, ao tomar a decisão de intubar ou não. Recomendamos a intubação endotraqueal na maioria dos pacientes com coma e escore ECG de 8 ou menos e para qualquer paciente que não seja capaz de sustentar a automanutenção e proteção das vias aéreas.

Antes da intubação, um exame neurológico detalhado é realizado, com atenção especial ao avaliar a função do tronco encefálico. Uma vez que a via aérea tenha sido reavaliada e protegida conforme necessário, recomendamos tratar pacientes com coma indiferenciado e suspeita clínica de meningite (ou seja, febre, outros sinais de infecção, sepse, erupção cutânea) empiricamente com ceftriaxona, 2000 mg IV, antes da TC. Outros antibióticos, como a vancomicina, podem ser adicionados se as taxas locais de resistência ao pneumococo forem altas, se houver cateter venoso de longa permanência ou se houver suspeita de um patógeno adquirido no hospital. Se houver suspeita de encefalite, o aciclovir empírico, 800 mg IV, é recomendado.

Se a TC ou ATC da cabeça for diagnóstica, notifique a especialidade adequada (neurocirurgia ou neurologia) e providencie um tratamento definitivo. Em todos os pacientes com lesão cerebral de qualquer tipo, especialmente aqueles com sinais de herniação, princípios gerais de cuidados de neuroproteção são recomendados (Quadro 13.1; Cap. 7).

Se a TC ou a ATC da cabeça não for diagnóstica, determine se há outras condições emergentes que poderiam ser tratadas e potencialmente revertidas. O diagnóstico diferencial está listado na Fig. 13.2 e pode ser facilmente lembrado usando o termo mnemônico apresentado.

Uma vez que a avaliação diagnóstica inicial tenha sido concluída e o manejo inicial esteja em andamento, a maioria dos pacientes necessitará de tratamento definitivo em uma unidade de terapia intensiva. A disposição dependerá do que for descoberto durante a avaliação. Os pacientes com anormalidade estrutural nos exames de imagem que necessitem de intervenção neurocirúrgica devem ser rapidamente transferidos para um estabelecimento com capacidade neurocirúrgica, caso esta não esteja disponível no local inicial.

Muitos pacientes com causas tóxicas ou metabólicas (p. ex., overdose de opioides, hipoglicemia) de rebaixamento do nível de consciência podem ser rapidamente tratados e estabilizados no departamento de emergência, e alguns podem receber alta hospitalar com segurança após um período de observação. Os pacientes com intoxicação por álcool ou drogas recreativas e nenhuma outra causa discernível para o rebaixamento do nível de consciência podem receber alta quando clinicamente sóbrios. A maioria dos pacientes, mesmo que o nível de consciência melhore acentuadamente com o tratamento inicial, necessitará de internação no hospital ou na unidade de observação.

CONCEITOS-CHAVE

- A consciência consiste em alerta (subcortical) e percepção (cortical).
- Danos ao tronco encefálico dorsal, tálamo ou projeções axonais ao córtex, ou lesões extensas aos córtices bilaterais, podem resultar em rebaixamento do nível de consciência ou coma.
- Causas tóxicas, metabólicas e infecciosas de coma constituem 65% dos casos; destas, as intoxicações são as mais comuns. As doenças cerebrais estruturais compõem a maioria dos 35% restantes dos casos.
- Um início abrupto do coma sugere um acidente vascular cerebral, convulsão, evento cardíaco ou envenenamento.
- É improvável que um paciente com rebaixamento do nível de consciência forneça um histórico confiável. As informações a respeito da história devem ser obtidas de outras fontes disponíveis, como o serviço de APH e a família.
- O exame neurológico inclui uma avaliação do nível de consciência, nervos cranianos, reflexos do tronco encefálico e respostas motoras.
- Pupilas puntiformes podem representar um infarto pontino ou intoxicação por opioides, clonidina ou medicamentos colinérgicos.
- Hipoglicemia e hipóxia são duas causas de coma facilmente identificadas e reversíveis.
- Uma prova terapêutica com naloxona levará a uma rápida reversão da toxicidade por opioides e outras overdoses por medicamentos.
- Deve-se suspeitar de estado de mal epiléptico não convulsivo nos casos de coma de causa indeterminada; seu diagnóstico é feito por EEG.
- A maioria dos pacientes em coma necessitará de cuidados intensivos. Transfira os pacientes se a causa do coma não for tratável no estabelecimento atual (p. ex., lesão estrutural que exija neurocirurgia).

As referências para este capítulo podem ser encontradas on-line no website Expert Consult associado à obra.

CAPÍTULO 14
Confusion

J. Stephen Huff

Conteúdo disponível on-line em inglês.

CAPÍTULO 15
Convulsões

Charles V. Pollack, Jr. | Felipe Teran Merino

PERSPECTIVA

Convulsões são episódios de excitação neuronal anormal e, geralmente, são uma manifestação de um processo subjacente. O objetivo do médico de emergência é diferenciar uma convulsão de uma condição que mimetiza convulsão e identificar causas que sejam reversíveis. A epilepsia é definida como convulsões recorrentes não provocadas, causadas por um distúrbio cerebral adquirido ou geneticamente determinado; não é um termo apropriado para convulsões que ocorrem de forma intermitente ou previsível após um insulto conhecido, como intoxicação por álcool e abstinência.[1] O estado de mal epiléptico é caracterizado por convulsões que duram mais de 5 minutos, ou por convulsões recorrentes, sem retorno ao estado mental inicial.[2]

As crises convulsivas generalizadas são, frequentemente, autolimitadas, mas, se mantidas, requerem tratamento imediato para minimizar as complicações. A atividade de crise não convulsiva e o estado de mal epiléptico não convulsivo podem ser relativamente obscuros em sua apresentação e devem ser suspeitados em pacientes com comportamento alterado ou coma de causa indeterminada.[3]

Epidemiologia

Mais de 10% da população dos EUA sofrerá pelo menos uma convulsão durante sua vida; no entanto, apenas 3% serão diagnosticados com epilepsia. Álcool e outras intoxicações e patologias do sistema nervoso central, como tumores, acidente vascular cerebral, trauma ou infecção, são causas comuns de convulsões em adultos.

As convulsões são classificadas com base na causa (primária ou secundária), efeito sobre a atividade mental e a atividade motora. As convulsões primárias não são provocadas e não estão vinculadas a um evento incitante. As convulsões secundárias podem ser causadas por trauma, doença, intoxicações e envenenamentos, transtornos metabólicos e tumores cerebrais.[4,5] Uma convulsão generalizada é definida como atividade neuronal anormal em ambos os hemisférios cerebrais, o que resulta em uma alteração no nível de consciência. As convulsões generalizadas podem ser divididas em tônico-clônicas, de ausência, atônicas e mioclônicas. As convulsões focais geralmente envolvem um hemisfério cerebral, preservando, dessa maneira, a consciência, embora essas convulsões possam progredir e causar um sensório alterado. Algumas convulsões são impossíveis de classificar por causa da descrição inadequada ou imprecisa da atividade ictal.[2,6]

As crises convulsivas são caracterizadas por movimentos motores descontrolados e rítmicos e podem afetar parte ou todo o corpo. Pacientes com crises não convulsivas podem manifestar automatismos, confusão, estado mental alterado, comportamento anormal ou coma.

O estado de mal epiléptico foi classicamente definido como pelo menos 30 minutos de convulsões persistentes ou uma série de convulsões recorrentes sem retorno intermediário à consciência plena. O critério do tempo foi encurtado para 5 minutos, com o reconhecimento de que a duração da atividade convulsiva está relacionada ao desfecho e que a probabilidade de atingir a cessação das convulsões com tratamentos típicos diminui com a duração ictal.[2,4] As causas comuns para o estado de mal epiléptico em adultos são exibidas no Quadro 15.1. Veja o Capítulo 92 para uma discussão mais detalhada sobre convulsões.

Fisiopatologia

As convulsões ocorrem quando a atividade elétrica aumentada e anormal dos neurônios desencadeadores ativa os neurônios adjacentes e se propaga através de um processo denominado *recrutamento*, seguindo vias contíguas ou estendendo-se ao longo de diversos circuitos integrados, que são profundos e podem cruzar a linha média. Quando o impulso anormal se estende abaixo do córtex, em direção a estruturas mais profundas, o sistema de ativação reticular no tronco encefálico pode ser afetado, alterando a consciência. Nas convulsões generalizadas, o foco geralmente é subcortical e na linha média, o que explica a perda imediata de consciência e o envolvimento bilateral.

Convulsões, tipicamente, são autolimitadas; em algum momento, a hiperpolarização diminui e as rajadas de descargas elétricas do foco terminam. Essa interrupção pode estar relacionada à inibição reflexa, exaustão neuronal ou alteração do equilíbrio local de neurotransmissores entre a acetilcolina excitatória e o ácido gama-aminobutírico (GABA) inibitório.

As convulsões focais podem representar um processo fisiopatológico semelhante, no qual ocorre menos recrutamento e a atividade ictal não cruza a linha média. Devido ao foco mais limitado de atividade anormal, a atividade motora convulsiva pode não ser a manifestação clínica predominante. O Capítulo 92 apresenta uma discussão adicional a respeito da fisiopatologia das convulsões.

ABORDAGEM DIAGNÓSTICA

Considerações Diferenciais

Como o diagnóstico de convulsão tem consequências importantes para o paciente — incluindo perda de privilégios de condução de veículos e exposição a medicamentos potencialmente tóxicos —, a primeira tarefa de diagnóstico no departamento de emergência (DE) é determinar se o paciente realmente sofreu uma convulsão.[7] Uma vez que haja suspeita de convulsão, deve haver uma busca por fatores precipitantes subjacentes. Convulsões de início recente ou uma mudança nos padrões de convulsões em epilépticos podem ser a manifestação primária de graves doenças subjacentes e devem instigar a realização de uma avaliação mais específica. Os diagnósticos diferenciais a serem considerados na avaliação da convulsão estão listados no Quadro 15.2. As convulsões neurogênicas devem ser diferenciadas das condições que mimetizam convulsões, que incluem síncope, disritmia, enxaqueca, postura descerebrada por pressão intracraniana aumentada, reações distônicas a substâncias, tétano, envenenamento por estricnina e eventos psicogênicos.

A síncope, incluindo a síncope vasovagal simples, pode estar associada a movimentos espasmódicos ocasionais ou até mesmo a uma convulsão breve e mais generalizada que pode ser erroneamente diagnosticada como uma convulsão. Este evento é chamado de síncope convulsiva. A atividade mioclônica é breve (geralmente

QUADRO 15.1

Causas do Estado de Mal Epiléptico em Adultos

DISTÚRBIOS METABÓLICOS
Encefalopatia hepática
Hipocalcemia
Hipoglicemia ou hiperglicemia
Hiponatremia
Uremia

PROCESSOS INFECCIOSOS
Abscesso no sistema nervoso central
Encefalite
Meningite

SÍNDROMES DE ABSTINÊNCIA
Álcool
Medicamentos antiepilépticos
Baclofeno
Barbitúricos
Benzodiazepínicos

LESÕES DO SISTEMA NERVOSO CENTRAL
Hidrocefalia aguda
Anóxia ou insulto hipoxêmico
Malformações arteriovenosas
Metástases cerebrais
Acidente vascular cerebral
Eclâmpsia
Traumatismo craniano: agudo e remoto
Hemorragia intracerebral
Neoplasia
Leucoencefalopatia posterior reversível

INTOXICAÇÃO
Bupropiona
Cânfora
Clozapina
Ciclosporina
Flumazenil
Fluoroquinolonas
Imipenem
Isoniazida
Chumbo
Lidocaína
Lítio
MDMA
Metronidazol
Canabinoides sintéticos
Teofilina
Antidepressivos tricíclicos

QUADRO 15.2

Considerações Diferenciais para uma Convulsão ou Evento Semelhante a Convulsão

Os seguintes diagnósticos podem ter apresentações que podem ser difíceis de diferenciar da atividade convulsiva:

CARDÍACO
Síncope vasodepressora (vagal)
Síncope ortostática
Síncope cardiogênica

NEUROLÓGICO
Acidente vascular cerebral, ataque isquêmico transitório
Enxaqueca atípica
Distúrbios do movimento
Lesões expansivas

TOXICOLÓGICO
Intoxicação, embriaguez
Sedação excessiva, analgesia excessiva
Sintomas extrapiramidais

METABÓLICO
Hipoglicemia, hiperglicemia
Tireotoxicose
Delirium tremens

INFECCIOSO
Infecções do SNC
Tétano

PSIQUIÁTRICO
Pseudoconvulsão
Ataques de pânico
Cataplexia

---

alguns segundos) e a recuperação se dá como em qualquer outro evento sincopal, sem qualquer estado mental alterado ou confusão pós-ictal. Movimentos tônico-clônicos generalizados e prolongados (mais de alguns segundos), mordidas na língua ou amnésia pós-ictal são raros com a síncope convulsiva e deve-se presumir que representem uma convulsão generalizada não sincopal. Quando colocada no contexto de quando e onde o evento ocorreu, duração do evento, tipo de movimentos, e presença ou ausência de um estado pós-ictal, a síncope convulsiva geralmente é facilmente diferenciada da convulsão.

A enxaqueca com uma aura pode ser confundida com crises não convulsivas. Isso é agravado pela descoberta de que muitos pacientes com enxaqueca têm eletroencefalogramas (EEGs) anormais. A enxaqueca basilar pode resultar em perda de consciência, tornando a diferenciação ainda mais difícil. Esses pacientes quase sempre terão histórico de enxaqueca, muitas vezes com apresentação semelhante. Quando o evento é o primeiro sofrido pelo paciente, a diferenciação pode ser difícil, e presume-se que o evento seja uma convulsão até que seja excluída por avaliação e teste adicionais.

As convulsões psicogênicas (pseudoconvulsões) são eventos funcionais com uma apresentação clínica que imita as convulsões neurogênicas. Não há alteração correspondente na atividade eletroencefalográfica. Esses eventos são, frequentemente, reações de conversão e não estão sob o controle consciente do paciente. Até 30% dos pacientes encaminhados para clínicas especializadas em epilepsia para avaliações acabam sendo diagnosticados com convulsões psicogênicas, muitas vezes com um atraso de muitos anos até que o diagnóstico correto seja feito. As convulsões psicogênicas geralmente duram mais que os eventos neurogênicos, e geralmente há um período pós-ictal breve ou ausente. Os pacientes, muitas vezes, conseguem relembrar os eventos durante as crises psicogênicas, o que seria diagnóstico, pois isso não é possível nas convulsões generalizadas neurogênicas. As convulsões psicogênicas se manifestam classicamente por impulsos pélvicos e movimento da cabeça de um lado para o outro. Evitar estímulos nocivos ou desviar o olhar do examinador também sugerem que um evento é de origem psicogênica. Em exames laboratoriais, os pacientes com crises psicogênicas não apresentam acidose metabólica, o que é quase universal naqueles com crises convulsivas generalizadas.

Achados Fundamentais

O histórico e os achados físicos podem ser úteis para diferenciar a convulsão de outras condições médicas agudas. Amnésia retrógrada, mordidas laterais na língua e incontinência urinária são sugestivos de um evento neurogênico, mas não são específicos e também já foram relatados em convulsões psicogênicas. Os pacientes podem sentir uma aura, que é, em essência, uma convulsão focal que geralmente se generaliza. As auras são clinicamente definidas pela área do cérebro envolvida. Alguns exemplos incluem alterações na sensação, desregulação autonômica, como sudorese e eritema, afasia, sensação de déjà vu, automatismos, como estalar os lábios, engolir repetidamente, pronunciar sequências verbais ou mexer nas roupas.

Sintomas

A obtenção da história do paciente com convulsão é orientada por duas perguntas principais. Primeiro: "O incidente foi realmente uma convulsão?" Isso é importante devido ao amplo diagnóstico diferencial para convulsões (Quadro 15.2) e à frequência de descrições imprecisas, por parte de leigos, de atividades que se assemelham a convulsões. Em geral, os eventos ictais têm cinco propriedades:

1. Início abrupto: A história deve se concentrar em qualquer evidência de uma aura.
2. Breve duração: As convulsões raramente duram mais que 90 a 120 segundos, embora os espectadores possam superestimar a duração. O estado de mal epiléptico é a exceção importante.
3. Alteração da consciência: As convulsões generalizadas se manifestam pela perda de consciência; as convulsões focais são frequentemente acompanhadas por uma alteração na consciência.
4. Atividade sem propósito: Automatismos e movimentos tônico-clônicos não direcionados são comuns em eventos ictais. Os movimentos tônico-clônicos são rítmicos e, geralmente, não envolvem agitação da cabeça.
5. Estado pós-ictal: Este é um estado de confusão aguda que normalmente ocorre com todos os tipos de convulsões, exceto a focal e a de ausência. Esse intervalo representa a transição do estado ictal para o estado mental basal do paciente. Pode durar de minutos a horas, dependendo de qual região específica do cérebro desencadeou a convulsão, da duração da crise, a idade e o uso de um medicamento antiepiléptico (MAE).

A segunda pergunta para direcionar a história é: "Este paciente tem um histórico de convulsões?" Se houver uma história documentada de convulsões, a avaliação do DE pode se limitar a identificar os fatores precipitantes e obter um nível dos MAEs, quando disponível. A história deve se concentrar em fatores clínicos conhecidos por diminuir o limiar convulsivo, como doença ou trauma recente, uso de drogas ou álcool, privação de sono, possíveis interações medicamentosas adversas com MAEs, não adesão ao uso dos medicamentos, mudança recente nos regimes de dosagem dos anticonvulsivantes ou alterações no padrão ou características ictais.

Sinais

As alterações fisiológicas associadas à atividade ictal convulsiva incluem hipertensão, taquicardia e taquipneia por estimulação simpática. Esses sinais geralmente se resolvem rapidamente após a cessação da atividade convulsiva. Com convulsões mais prolongadas, lesões da musculatura esquelética, acidose láctica e, raramente, rabdomiólise podem surgir. Descargas autonômicas e envolvimento da musculatura bulbar podem resultar em incontinência urinária ou fecal, vômitos (com risco de aspiração), mordedura da língua e comprometimento das vias aéreas. Todos esses sinais são úteis como discriminadores na avaliação diferencial de crises semelhantes a convulsões, embora a presença ou ausência desses achados não confirme nem exclua a ocorrência de convulsões. Deve-se procurar por evidências de lesão física.

Após a cessação da atividade convulsiva, os sinais vitais em repouso são avaliados. Febre e infecção subjacente podem causar convulsões, embora possa haver uma elevação de temperatura de baixo grau imediatamente após uma crise convulsiva generalizada. Taquipneia, taquicardia ou pressão arterial anormal que persiste além do período pós-ictal imediato podem indicar exposição tóxica, hipóxia ou lesão do sistema nervoso central. Achados físicos pertinentes podem incluir rigidez da nuca, estigmas de abuso de substâncias, linfadenopatia sugestiva de doença pelo vírus da imunodeficiência humana (HIV) ou malignidade, características dismórficas ou lesões na pele. O exame também deve se concentrar em possíveis sequelas adversas de crises convulsivas, como traumatismo craniano, lesão na boca e língua, luxação posterior do ombro ou dor nas costas.

Por fim, um exame neurológico completo é realizado. Um déficit focal persistente após uma convulsão (p. ex., paralisia de Todd), muitas vezes indica a origem focal do evento, mas também pode ser evidência de um AVC subjacente. Hiperreflexia e um sinal de Babinski positivo que se resolvem são indicações de que ocorreu uma convulsão. O paciente deve ser cuidadosamente examinado quanto a sinais de estado epiléptico convulsivo ou não convulsivo sutil contínuo, especialmente quando há prolongada depressão pós-ictal da consciência.

Exames Auxiliares

Exames Laboratoriais

O nível de glicose sérica deve ser determinado em todos os pacientes em convulsão ou pós-ictais; as mulheres em idade reprodutiva devem realizar exame de gravidez. Se o diagnóstico de convulsão for incerto, é possível detectar acidose láctica por até 1 hora após a resolução da convulsão. O sangue colhido no local da crise deve ser enviado para o laboratório, juntamente com o sangue colhido na chegada ao DE, se possível. A presença, na primeira amostra, de uma acidose láctica que se resolve no exame feito no DE corrobora um diagnóstico de convulsão. Pacientes com uma mudança significativa no padrão de convulsão (p. ex., um aumento substancial na frequência das crises, apesar da adesão à medicação) ou com um exame neurológico anormal devem ser submetidos a uma avaliação laboratorial mais completa. O nível sérico de sódio é o eletrólito mais importante a ser avaliado. A dosagem dos níveis de medicamentos é um exame apropriado em pacientes que estão tomando ou que se acredita estarem tomando MAEs. Os pacientes febris devem ser avaliados quanto à origem da febre, incluindo a consideração de punção lombar.

Para os adultos com doença clínica (p. ex., aqueles com diabetes, câncer ou doença hepática ou aqueles que tomam medicamentos que possam afetar os níveis de eletrólitos séricos) e pacientes com uma primeira convulsão ou mudança substancial no padrão de convulsões, a medição dos níveis de eletrólitos séricos, incluindo cálcio e magnésio, é indicada. Testes de função hepática podem ser úteis se a história ou o exame físico sugerir doença hepática. As triagens toxicológicas dirigidas devem ser realizadas se houver suspeita de abuso de substâncias (particularmente cocaína, anfetaminas e outros agentes simpatomiméticos) ou uso supraterapêutico de aspirina ou acetaminofen. Muitos testes de triagem de abuso de drogas não detectam agentes como os canabinoides sintéticos, que podem causar convulsões.[8] A cefaleia pode ser uma característica do estado pós-natal do paciente, mas, do contrário, a presença de febre e cefaleia ou início súbito de cefaleia é uma indicação para tomografia computadorizada (TC), punção lombar ou ambas.

Estudos de Imagem

Uma TC craniana emergencial é indicada quando há suspeita, baseada em aspectos clínicos, de lesão estrutural grave, incluindo a presença de um novo déficit focal, persistência do estado mental alterado, febre, trauma recente, cefaleia persistente, história de câncer, uso de anticoagulante, suspeita ou história conhecida de síndrome da imunodeficiência adquirida (AIDS), idade superior a 40 anos e convulsão parcial complexa.[2,9] Se a ressonância magnética (RM) estiver prontamente disponível, ela pode ser usada no lugar da TC na maioria dos pacientes; a ressonância magnética é mais sensível que a TC e fornece informações diagnósticas e prognósticas adicionais úteis. É improvável, no entanto, que a TC não detecte uma lesão substancial no SNC. A RM talvez seja mais útil em pacientes com uma TC normal, mas com convulsões recorrentes ou anormalidades eletroencefalográficas focais.[9]

No paciente totalmente recuperado sem cefaleia e com estado mental normal e achados no exame neurológico que tiveram uma única convulsão breve, uma TC de crânio pode ser realizada no DE ou em uma consulta de acompanhamento, a critério do médico responsável pelo caso.

A literatura sobre TC de crânio para primeiras convulsões não febris em crianças é inconclusiva.[8] A neuroimagem de emergência é indicada para crianças com comorbidades médicas ou cirúrgicas ou em casos de convulsões focais em crianças menores de 3 anos, discutidas no Capítulo 174.[2]

Eletroencefalograma

A realização de um EEG é, muitas vezes, logisticamente complicada no DE, mas pode ser inestimável para pacientes em que o diagnóstico é incerto ou que permanecem alterados. O EEG é útil para diagnosticar o estado epiléptico não convulsivo, monitorar a atividade convulsiva após a intubação e o bloqueio neuromuscular e ajudar a diferenciar as convulsões de outras apresentações não neurológicas.

ALGORITMO DE DIAGNÓSTICO

Em pacientes com suspeita de convulsão, o primeiro passo é determinar se a história do paciente ou do(s) espectador(es) corrobora o diagnóstico. Algumas das causas críticas de convulsões com tratamentos especializados incluem eclâmpsia, ingestão tóxica (p. ex., isoniazida, antidepressivos tricíclicos), hipoglicemia, hiponatremia e aumento da pressão intracraniana. O Quadro 15.3 apresenta os diagnósticos críticos e emergenciais que devem ser considerados; a Fig. 15.1 apresenta um algoritmo de diagnóstico.

Se o paciente tiver um histórico de convulsões, devem-se fazer perguntas direcionadas para caracterizar o tipo de convulsão. Informações a respeito do início, presença de aura, tipo de convulsão e duração dos períodos ictais e pós-ictais são fundamentais para determinar se a convulsão é semelhante às convulsões anteriores. Se a convulsão parecer típica para o paciente, o médico de emergência deve identificar se o paciente está tomando um MAE e indagar sobre possíveis fatores desencadeantes que possam reduzir o limiar convulsivo, como privação de sono, infecções e medicações. Se o paciente estiver tomando um MAE para o qual um nível sérico possa ser medido (p. ex., fenitoína, carbamazepina, ácido valproico) e considerado subterapêutico, então uma medicação adicional pode ser administrada por via intravenosa (IV) ou oral (VO). O paciente pode, então, receber alta, com avaliação ambulatorial contínua com o neurologista ou o médico da atenção primária.

Se o paciente não tem histórico de convulsões prévias, a abordagem diagnóstica é direcionada para avaliar possíveis precipitantes, como ingestões tóxicas, histórico de imunossupressão, gravidez ou traumatismo craniano. Glicemia capilar, exame de gravidez nas mulheres e nível sérico de sódio são os exames laboratoriais mais

úteis. Um ECG pode identificar alterações características causadas por algumas ingestões tóxicas e evidências de risco de disritmias (p. ex., vias acessórias, QTc prolongado). Uma paciente obviamente grávida pode aumentar a suspeita de eclâmpsia, mas a condição pode ocorrer até 8 semanas após o parto. Uma TC de crânio pode identificar lesões traumáticas e atraumáticas ou sinais de aumento da pressão intracraniana.

Os pacientes que chegam ao DE com atividade convulsiva em curso ou que sofrem convulsões recorrentes sem se recuperarem do período pós-ictal estão em estado de mal epiléptico. Esses pacientes, geralmente, requerem uma avaliação metabólica completa, hemograma completo e tomografia computadorizada de crânio. Até 15% dos pacientes tratados com sucesso para estado de mal epiléptico convulsivo permanecem em estado de mal epiléptico não convulsivo; portanto, deve haver um limiar baixo para que se realize um EEG à beira do leito, especialmente se o período pós-ictal for prolongado ou se forem notados automatismos.

MANEJO EMPÍRICO

Manejo Pré-Hospitalar

O tratamento pré-hospitalar do paciente com convulsões concentra-se no reconhecimento e no tratamento imediatos de hipóxia, hipotensão e hipoglicemia. Simultaneamente, o paciente deve ser protegido contra lesões e, se possível, colocado em decúbito lateral para reduzir o risco de aspiração. Grandes revisões retrospectivas e consensos de especialistas não defendem o uso rotineiro de imobilização da coluna cervical, a menos que haja alta suspeita de traumatismo craniano e cervical.[1] Os dispositivos de vias aéreas nasofaríngeas podem otimizar a oxigenação.

Como a maioria das convulsões é de curta duração e autolimitada, geralmente é necessária pouca intervenção. Os pacientes que ainda estão convulsionando no momento da chegada do serviço de emergência médica (SEM) levantam a suspeita de estarem em estado epiléptico e a prioridade deve ser a administração rápida de um benzodiazepínico. Estudos bem desenhados demonstraram a eficácia e segurança da administração precoce de benzodiazepínicos durante o atendimento pré-hospitalar.[10,11] O midazolam por via intramuscular (IM) pode ser administrado rapidamente; há evidências de que é superior ao lorazepam IV em adultos e não inferior em crianças.[11] Com base na facilidade de administração e no resultado comparável ao lorazepam IV, recomendamos o midazolam IM como a intervenção de primeira linha no manejo de campo do estado de mal epiléptico (Tabela 15.1 para dosagem). Não recomendamos o uso de diazepam retal no manejo do estado de mal epiléptico porque a absorção é errática e não tão confiável quanto outras rotas.

Manejo no Departamento de Emergência

Os pacientes que estão ativamente convulsionando no DE devem ser colocados em um leito monitorado. O manejo se concentra, simultaneamente, na identificação de causas reversíveis, como hipóxia e hipoglicemia, e no início do tratamento farmacológico. Veja a Tabela 15.1 e a Fig. 15.2.

Para o paciente em convulsão, garantir a perfusão e a oxigenação do sistema nervoso central (SNC) é a prioridade. As vias aéreas orofaríngeas são contraindicadas porque podem induzir engasgos e vômitos e podem danificar os dentes ou a língua. O oxigênio pode ser administrado para suplementar a oxigenação imediata e em preparação para uma possível intubação de sequência rápida. A sucção deve estar disponível, mas deve ser usada com cuidado.

O lorazepam é o tratamento de primeira linha, a menos que não haja acesso vascular. Nesse caso, recomendamos o midazolam IM.[12,13] Se o paciente continuar a convulsionar, apesar da terapia inicial com lorazepam, devem ser administrados medicamentos de segunda linha. Estes incluem a fenitoína, 20 mg/kg IV (a uma taxa máxima de 50 mg/min para evitar hipotensão e arritmias), fosfenitoína (um pró-fármaco de fenitoína solúvel em água) a 20 equivalentes de fenitoína (PE)/kg IM ou IV (taxa máxima de

---

QUADRO 15.3

Diagnósticos Críticos e Emergenciais a Serem Considerados em um Paciente com Convulsão

DIAGNÓSTICOS CRÍTICOS
Estado de mal epiléptico, não importa a causa
Estado de mal epiléptico não convulsivo
Convulsões com tratamentos especializados
- Eclâmpsia
- Ingestão tóxica (p. ex., isoniazida [INH], antidepressivos tricíclicos)
- Hipoglicemia
- Hiponatremia
- Pressão intracraniana aumentada

DIAGNÓSTICOS EMERGENCIAIS
Infecção
Convulsões pós-traumáticas
Imitações graves da atividade convulsiva (p. ex., síncope cardiogênica)

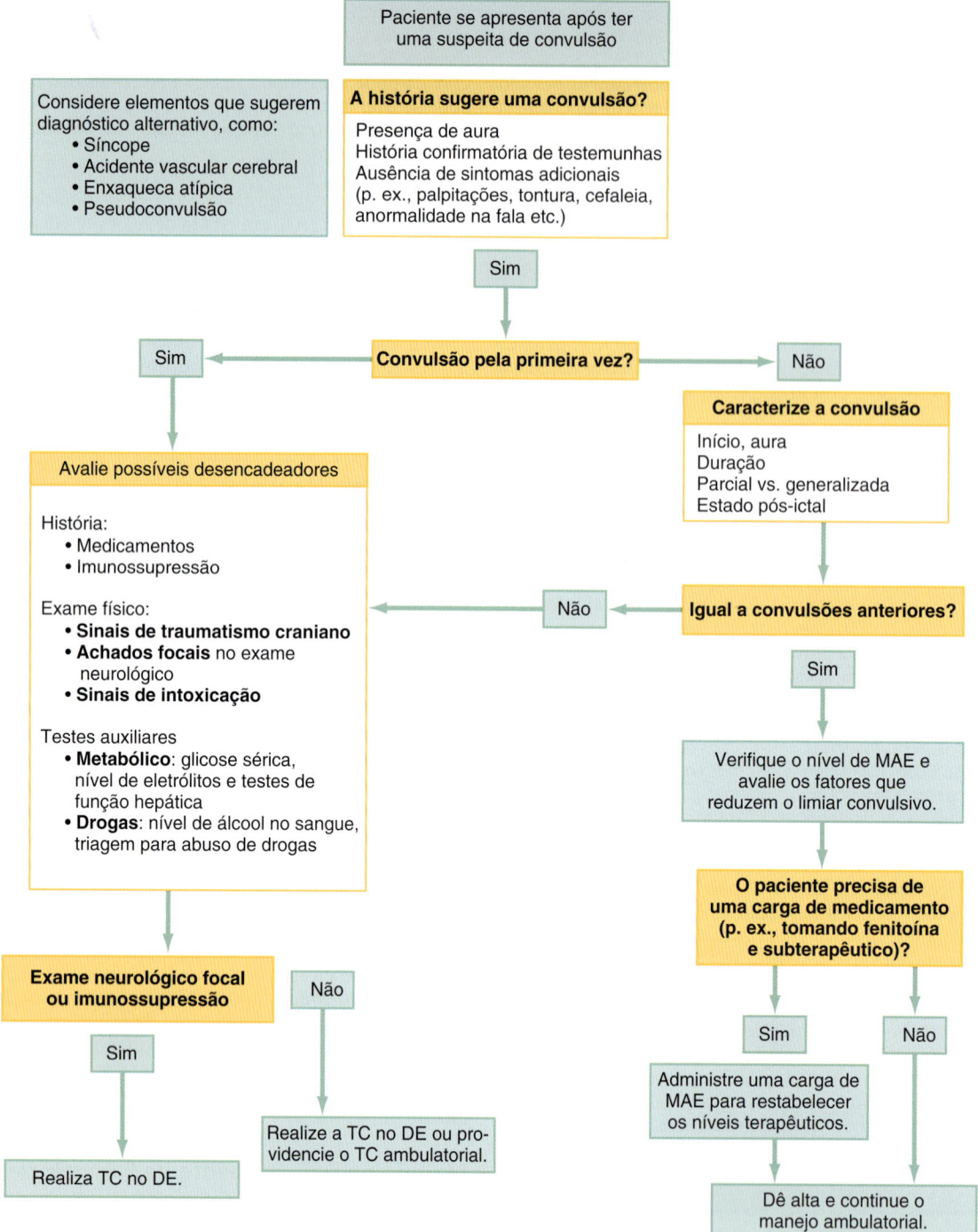

Fig. 15.1. Algoritmo de diagnóstico para o paciente com convulsão no departamento de emergência. *MAE*, medicamento antiepiléptico; *TC*, tomografia computadorizada.

150 mg/min) e ácido valproico, 20 a 40 mg/kg IV, administrados a uma taxa de 3 a 6 mg/kg/min. Se as convulsões continuarem, uma dose adicional de meia-carga de fenitoína, fosfenitoína ou ácido valproico pode ser administrada.[13] Embora existam evidências limitadas, o levetiracetam IV, em bólus de 1.000 a 3.000 mg por 15 minutos em adultos, e 20 a 60 mg/kg, a uma taxa de 2 a 5 mg/kg/min 20 a 60 mg/min por 15 minutos em crianças, já foi recomendado.[12,13]

Se a atividade convulsiva continuar, deve-se fazer uma reavaliação cuidadosa para identificar processos subjacentes reversíveis, como sangramento, overdose de drogas e anormalidades metabólicas que poderiam não ter sido detectadas até o momento. Indica-se que se façam preparações para a intubação endotraqueal e a administração de terapias de terceira linha. Concomitantemente, síndromes convulsivas específicas devem ser consideradas em pacientes de risco. Por exemplo, a overdose de isoniazida pode causar convulsões prolongadas refratárias aos benzodiazepínicos e precisa de piridoxina para interromper as convulsões. Nas pacientes do sexo feminino em idade fértil e que estão convulsionando, a eclâmpsia pode ser a causa, e magnésio IV é o tratamento apropriado. As convulsões da eclâmpsia refratária ao magnésio podem responder a benzodiazepínicos ou barbitúricos, com ou sem fenitoína. Crianças e pacientes psiquiátricos com risco de intoxicação hídrica podem estar hiponatrêmicos e necessitam de terapia com solução salina hipertônica.

As terapias de terceira linha para o estado de mal epiléptico incluem pentobarbital, 5 mg/kg IV a uma taxa de 1 a 5mg/kg/h e então uma infusão de 0,5 a 3 mg/kg/h conforme necessário, feno-

TABELA 15.1

Medicamentos Usados no Tratamento de Interrupção da Atividade Convulsiva em Curso no Departamento de Emergência

MEDICAMENTO	DOSE ADULTA	DOSE INFANTIL	COMENTÁRIOS
TRATAMENTO INICIAL			
Diazepam	5 mg IV, até um máximo de 20 mg ou 10-20 mg VR	0,2 a 0,5 mg/kg IV/ET ou 0,5 a 1 mg/kg VR (máx. 20 mg)	Pode repetir em 10 min; monitorar o estado respiratório.
Lorazepam	2 mg IV a 2 mg/min, até um máximo de 10 mg	0,05-0,1 mg/kg IV (máx. 2 mg)	Benzodiazepínico IV de escolha; pode repetir em 10 min; monitorar o estado respiratório.
Midazolam	5 mg, até um máximo de 10 mg; IV, IM, IN	0,2 mg/kg IV, IM, IN (máx., 5 mg)	Benzodiazepínico IM de escolha; pode repetir em 10 min; monitorar o estado respiratório.
TRATAMENTO DE SEGUNDA LINHA			
Fenitoína	Infusão IV de 20 mg/kg a 50 mg/min (25 mg/min em pacientes com histórico cardíaco)	Infusão IV de 20 mg/kg a uma taxa de 1 mg/kg/min	Pode causar hipotensão e disritmia; pode-se administrar mais 5 a 10 mg/kg 10 minutos após a dose de impregnação
Fosfenitoína	Infusão IV de 20 PE/kg a 150 mg/min ou 20 PE/kg IM	20 PE/kg IV a uma taxa de 3 mg PE/kg/min	Pode-se administrar mais 5 PE/kg 10 min após a dose de impregnação.
Ácido valproico	20-40 mg/kg IV a infusão de 3-6 mg/kg/min	20-40 mg/kg IV a 1,5-3 mg/kg/min infusão	Pode-se administrar uma dose adicional de 20 mg/kg 10 min após a dose de impregnação.
Levetiracetam	1.000-3.000 mg por 15 min	20-60 mg/kg a uma taxa de 2-5 mg/kg/min	Os dados de eficácia e segurança são provenientes de pequenos estudos.
TRATAMENTOS DE TERCEIRA LINHA			
Pentobarbital	Dose de impregnação IV de 5-15 mg/kg, a 50 mg/min, depois infusão de 0,5 a 5 mg/kg/h, conforme necessário	Dose de impregnação de 5-15 mg/kg a uma taxa máxima de 50 mg/min	Titular para EEG; intubação e suporte hemodinâmico são necessários
Fenobarbital	20 mg/kg IV a 50-100 mg/min	20 mg/kg IV a 50-100 mg/min	A intubação é necessária; pode-se dar 5 a 10 mg/kg adicionais 10 min após a dose de impregnação
Midazolam	Dose de impregnação IV de 0,2 mg/kg, depois 0,05 a 2 mg/kg/h	Dose de impregnação IV de 0,2 mg/kg, depois 0,05 a 2 mg/kg/h	Titular para EEG; monitorar o estado respiratório
Infusão de propofol	Dose de impregnação IV 1-2 mg/kg; comece com 1 a 2 mg/kg/h e aumente a taxa em 0,3 a 0,6 mg/kg/h a cada 5 minutos	Dose de impregnação IV de 1 a 2 mg/kg; comece com 1 a 2 mg/kg/h e aumente a taxa em 0,3 a 0,6 mg/kg/h a cada 5 minutos	A intubação é necessária; usar com precaução em doses > 4,8 mg/kg/h

EEG, Eletroencefalograma; ET endotraqueal; IM, intramuscular; IV, intravenosa; IN, intranasal; VR, via retal. Tratamentos de segunda e terceira linha adaptados de Brophy GM, Bell R, Claassen J, et al; Neurocritical Care Society Status Epilepticus Guideline Writing Committee: guidelines for the evaluation and management of status epilepticus. Neurocrit Care 17:3–23, 2012.

barbital, 20mg/kg IV a 50 a 75 mg/min, midazolam, 0,2 mg/kg e, em seguida, 0,1 a 0,4 mg/kg/h, ou propofol, 2 mg/kg IV de 2 a 5 mg/kg/h e depois uma infusão de 5 a 10 mg/kg/h, conforme necessário. Pacientes em estado de mal epiléptico devem ser internados em unidade de terapia intensiva e receber monitoramento eletroencefalográfico contínuo, o que será fundamental para a titulação da dose de sedação para a cessação da crise.

Seguimento

O seguimento apropriado de um paciente que se apresenta ao DE com uma convulsão ou história de uma convulsão recente deve ser individualizada de acordo com a doença subjacente, probabilidade de recorrência, indicações para terapia farmacológica de manutenção e normas estaduais de notificação.

Os pacientes podem receber alta e ir para casa com um encaminhamento precoce para um neurologista caso apresentem um exame neurológico normal sem comorbidades médicas significativas nem doença cerebral estrutural conhecida; não necessitarem usar um MAE; não necessitarem de mais do que uma dose de um benzodiazepínico no departamento de emergência e terem recursos suficientes para seguir de forma confiável as instruções de acompanhamento.[14] Quando o diagnóstico é incerto e é improvável que haja um acompanhamento rigoroso, deve-se considerar uma observação mais longa ou a internação para observação.

Os pacientes que recebem alta do DE devem receber orientações que são específicas de cada estado a respeito dos privilégios de condução de automóveis, alertar sobre atividades potencialmente perigosas (p. ex., nadar, subir escadas e alturas, operar máquinas) e informações para acompanhamento imediato com um neurologista.

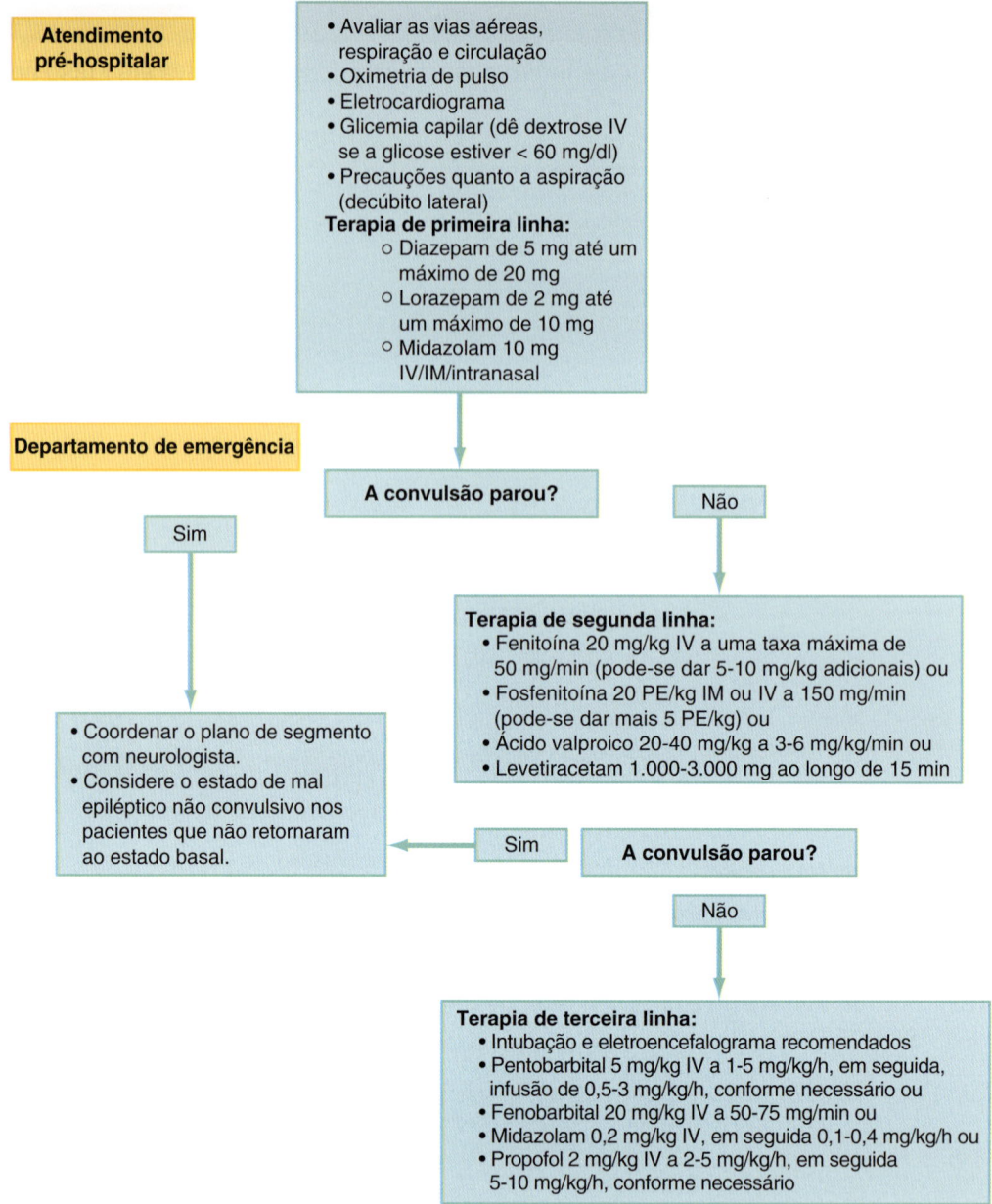

Fig. 15.2. Algoritmo de manejo para estado de mal epiléptico.

CONCEITOS-CHAVE

- A diferenciação entre convulsões e outras causas de alteração do estado mental ou atividade motora anormal nem sempre é simples e pode exigir a síntese da história, exame físico, resultados laboratoriais e dados de exames de imagem.
- Começando fora do contexto hospitalar, os pacientes com possível atividade convulsiva devem ser protegidos contra lesões e avaliados quanto à hipoglicemia.
- O estado de mal epiléptico é definido como convulsões que duram mais de 5 minutos ou convulsões repetidas enquanto ainda se está no período pós-ictal.
- A terapia primária de cessação de convulsões no contexto do DE inclui o lorazepam; se o diazepam estiver sendo usado no estado de mal epiléptico, ele deve ser imediatamente seguido por uma dose de carga de fenitoína, fosfenitoína ou ácido valproico.
- A neuroimagem é recomendada para pacientes com convulsões que apresentam traumatismo craniano, estado mental persistentemente anormal, anormalidade neurológica focal ou infecção por HIV.
- O estado de mal epiléptico não convulsivo deve ser considerado nos pacientes com estado pós-ictal prolongado ou coma inexplicável.
- Pacientes com convulsão pela primeira vez que não têm patologia cerebral estrutural conhecida, níveis séricos normais de glicose e sódio e exame neurológico normal podem receber alta do departamento de emergência com o acompanhamento ambulatorial adequado.

As referências para este capítulo podem ser encontradas on-line no website Expert Consult associado à obra.

CAPÍTULO 16
Tontura e Vertigem

Andrew K. Chang

PERSPECTIVA

A tontura é um sintoma neurológico extremamente comum, porém complexo, que reflete uma perturbação da percepção do equilíbrio normal e da orientação espacial. Os pacientes usam o termo *tontura* para descrever uma variedade de experiências, incluindo sensações de movimento, fraqueza, sensação de desfalecimento, instabilidade, transtornos emocionais e depressão. A tontura é classificada em vertigem, pré-síncope, desequilíbrio e tontura inespecífica. Vertigem é uma ilusão de movimento, tipicamente descrita como se a sala estivesse girando; pré-síncope é sentir-se fraco ou prestes a desmaiar; desequilíbrio é uma sensação de instabilidade ao caminhar; e, geralmente, acredita-se que a tontura inespecífica esteja relacionada a um distúrbio polissensorial com um componente de ansiedade. A síndrome vestibular aguda é usada para descrever uma condição clínica em que a tontura se desenvolve de forma aguda, é constante, persiste por mais de um dia e é acompanhada por náusea ou vômito, marcha instável, nistagmo e intolerância ao movimento da cabeça.

Embora causas comuns de tontura (como vertigem posicional paroxística benigna [VPPB] e neurite vestibular) possam ser rapidamente diagnosticadas pela história e por exames diagnósticos específicos, um diagnóstico preciso nem sempre é possível, mesmo após exames de imagem e consulta com neurologista. Embora um estudo tenha mostrado que menos de um em cada 500 pacientes liberados com diagnóstico de tontura ou vertigem apresentou um evento vascular grave no mês após a alta, outro estudo constatou que os pacientes que receberam alta do departamento de emergência (DE) com diagnóstico de tontura ou vertigem tinham um risco duas vezes maior de um evento vascular, como acidente vascular cerebral, em seguimento de 3 anos.[1,2] Assim, o desafio para o médico de emergência é distinguir entre o paciente com um distúrbio subjacente perigoso dos muitos outros que têm causas benignas.

Fisiopatologia

A manutenção do equilíbrio e percepção do corpo em relação ao seu entorno depende da interação dos sistemas visual, proprioceptivo e vestibular. As informações provenientes destes três sistemas são conectadas ao cerebelo por meio dos núcleos vestibulares no tronco encefálico. Qualquer doença que cause uma incompatibilidade de informações de qualquer um desses dois sistemas pode dar origem a sintomas de vertigem.

O aparelho vestibular ajuda a manter a posição da cabeça e estabilizar o movimento da cabeça. Está alojado na orelha interna, ou labirinto, que fica embutido na porção petrosa do osso temporal. O aparelho vestibular consiste em três canais semicirculares e duas estruturas otolíticas (o utrículo e o sáculo). Os canais semicirculares e o utrículo estão conectados entre si e contêm endolinfa. Os canais semicirculares fornecem informações sobre movimento e momento angular, enquanto o utrículo (via otólitos, que são partículas de carbonato de cálcio ligadas às células ciliadas) fornece informações sobre inclinação da cabeça e aceleração linear.

Os canais semicirculares são estruturas pareadas (orelhas esquerda e direita) que normalmente respondem ao movimento de maneira simétrica. Com a doença da orelha interna, a descarga de repouso ou a descarga estimulada pelo movimento pode ser alterada em uma orelha. Essa alteração produz respostas assimétricas e resulta na percepção de vertigem. Por exemplo, otólitos em movimento livre que estão localizados inadequadamente dentro dos canais semicirculares, como na VPPB, podem produzir vertigem posicional à medida que os otólitos se movem sob a influência da gravidade e sinalizam de forma inadequada que a cabeça está virando quando, na verdade, não está.

Os impulsos deixam o aparelho vestibular pela parte vestibular do nervo acústico (nervo craniano VIII [NC]), entram no tronco encefálico logo abaixo da ponte, anteriores ao cerebelo, e seguem para os quatro núcleos vestibulares do tronco encefálico e para o cerebelo. A partir daí, os impulsos percorrem dois caminhos que contribuem para as manifestações clínicas da vertigem: (1) o fascículo longitudinal medial (FML) e (2) o trato vestibuloespinal, que se conecta aos neurônios motores que suprem os músculos das extremidades. Em indivíduos com sistemas vestibulares saudáveis, essas conexões permitem que os olhos compensem o movimento do corpo em diferentes direções e mantenham um eixo visual estável em relação ao ambiente. No entanto, os pacientes com aparelho vestibular defeituoso podem dar passos em falso ou outros movimentos do corpo, o que é diferente da ataxia verdadeira, pois eles tentam corrigir uma mudança imaginária na posição. As conexões entre os núcleos vestibulares e o sistema autônomo são responsáveis pela transpiração, náuseas e vômitos que comumente acompanham um ataque de vertigem. As conexões entre os núcleos vestibulares e o cerebelo são responsáveis pela influência moduladora desse órgão na atividade motora.

O nistagmo ocorre quando a informação vestibular sincronizada se torna desequilibrada. Tipicamente, resulta de doença vestibular unilateral, que causa estimulação assimétrica dos músculos retos medial e lateral do olho. Esta atividade sem oposição provoca um movimento lento dos olhos para o lado do estímulo, independentemente da direção do desvio dos olhos. Então, o córtex cerebral corrige esses movimentos oculares e rapidamente traz os olhos de volta para a linha média, apenas para que o processo se repita. Por convenção, a direção do nistagmo é caracterizada pela direção do componente "cortical" rápido.

A pré-síncope se deve à redução global do fluxo sanguíneo para o cérebro. Como as pessoas se levantam das posições supina e sentada frequentemente ao longo do dia, um complicado reflexo neural evoluiu de tal forma que o sistema nervoso central (SNC) produz um estímulo que causa vasoconstrição e, portanto, preserva o fluxo sanguíneo para o cérebro quando estamos de pé. Quando o reflexo falha ou sofre alguma interferência (p. ex., hipotensão ortostática, síndrome vasovagal e fatores ambientais), ocorre palidez, náusea, pernas fracas, diaforese e redução do campo visual.

O desequilíbrio ocorre devido a uma ruptura entre as entradas sensoriais e as saídas motoras, e isso geralmente resulta em uma marcha instável. O desequilíbrio é, geralmente, uma doença de adultos mais velhos, porque há um declínio relacionado à idade na capacidade do SNC de processar informações sensoriais, bem como um declínio no controle dos reflexos posturais. O desequilíbrio costuma ser exacerbado por ambientes desconhecidos, terreno irregular ou pouca iluminação. A espondilose cervical é uma causa comum e leva à mielopatia da medula espinal. Os pacientes têm uma propriocepção inadequada nas pernas, o que leva a uma marcha rígida.

TABELA 16.1

Fisiopatologia das Causas Selecionadas da Vertigem Periférica

DIAGNÓSTICO	FISIOPATOLOGIA
Vertigem posicional paroxística benigna (VPPB)	Otólitos inapropriadamente deslocados do utrículo para os canais semicirculares (posterior >> horizontal > anterior)
Neurite vestibular e labirintite	Inflamação (possivelmente viral) do nervo vestibular
Doença de Ménière	Hidropsia endolinfática (endolinfa em excesso na orelha interna)
Fístula perilinfática	Abertura anormal entre a orelha média e interna

QUADRO 16.1

Causas da Vertigem

CAUSAS PERIFÉRICAS
Vertigem posicional paroxística benigna (VPPB)
Neurite (ou neuronite) vestibular/labirintite
Doença de Ménière
Corpo estranho no canal auditivo
Otite média aguda
Fístula perilinfática
Trauma (concussão do labirinto)
Enjoo de movimento
Neuroma acústico

CAUSAS CENTRAIS
Insuficiência da artéria basilar vertebral
Hemorragia ou infarto cerebelar
Tumor
Enxaqueca vestibular
Esclerose múltipla
Lesão pós-traumática (fratura do osso temporal, síndrome pós-concussiva)
Infecção (encefalite, meningite, abscesso cerebral)
Epilepsia do lobo temporal
Síndrome do roubo subclávio

O mecanismo de tontura não específica ainda é mal compreendido, mas acredita-se que seja resultado da integração central prejudicada dos sinais sensoriais. Os pacientes às vezes têm dificuldade em descrever sua tontura e estão, frequentemente, em estado de hipervigilância. Seu exagero nas reações às mudanças normais pode induzir estresse psicológico. A Tabela 16.1 lista a fisiopatologia de causas selecionadas de vertigem periférica.

ABORDAGEM DIAGNÓSTICA

Considerações Diferenciais

O diagnóstico diferencial para vertigem periférica e central está resumido no Quadro 16.1. A Tabela 16.2 traz informações mais detalhadas sobre causas selecionadas. Uma abordagem baseada em sintomas para categorizar a tontura identifica quatro categorias: (1) vertigem, (2) pré-síncope, (3) desequilíbrio e (4) tontura inespecífica. Infelizmente, essa abordagem é imprecisa e novos sistemas de categorização já foram propostos. Um dos sistemas utiliza três categorias gerais: (1) tontura grave aguda (p. ex., neurite vestibular, acidente vascular cerebral), (2) ataques recorrentes de tontura (p. ex., doença de Ménière, ataque isquêmico transitório (AIT) e (3) tontura posicional recorrente (p. ex., VPPB, tumor cerebelar, esclerose múltipla). Outro sistema usa uma abordagem de "momento e gatilhos", resultando em quatro categorias: (1) síndrome vestibular aguda (p. ex., neurite vestibular, acidente vascular cerebelar), (2) síndrome vestibular episódica espontânea (p. ex., doença de Ménière, insuficiência vertebrobasilar [IVB]), (3) síndrome vestibular episódica desencadeada (p. ex., VPPB) e (4) síndrome vestibular crônica (p. ex., tontura polissensorial, síndromes psiquiátricas, lesões da fossa posterior).[3] Nenhuma dessas abordagens foi validada prospectivamente ou sistematicamente estudada como um paradigma de diagnóstico, mas elas fornecem uma forma alternativa de pensar sobre tontura e vertigem.

Se o paciente tem vertigem verdadeira, então a causa é uma lesão periférica, como uma lesão no sistema vestibular, ou um processo central, como doença cerebrovascular ou neoplasia. Essa distinção é importante porque os distúrbios periféricos geralmente são benignos, enquanto os distúrbios centrais geralmente têm sérias consequências. O Quadro 16.1 lista as causas de vertigem periférica e central. A Tabela 16.3 resume as diferentes características da vertigem periférica e central.

Achados Fundamentais

Sintomas

A vertigem é descrita como se o ambiente estivesse girando; entretanto, qualquer sensação de desorientação no espaço ou sensação de movimento pode se qualificar como vertigem. A vertigem geralmente está associada a algum grau de náusea, vômito, palidez e transpiração. A vertigem periférica não está associada a uma mudança no estado mental ou síncope. Uma sensação de desequilíbrio muitas vezes acompanha a vertigem, e isso pode ser difícil de distinguir de verdadeira instabilidade, desequilíbrio ou ataxia, cujos achados indicam uma maior probabilidade de um processo central.

O tempo de início e a duração da vertigem são importantes pistas para a causa. Por exemplo, a vertigem episódica produzida principalmente por uma mudança na posição e com duração inferior a um minuto sugere VPPB. Um paciente com VPPB muitas vezes pensa que sua vertigem é constante, porque toda vez que move a cabeça, ele sente vertigem. Ao descobrir quanto tempo dura cada episódio *específico* de vertigem, o médico será levado ao diagnóstico correto de VPPB. A síndrome vestibular aguda tem um ponto de corte arbitrário de vertigem contínua de pelo menos 1 dia, em parte para ajudar a diferenciar a síndrome vestibular aguda dos ataques da doença de Ménière ou da enxaqueca vestibular prolongada.

A presença de sintomas auditivos sugere uma causa periférica da vertigem, geralmente do lado da perturbação de órgão-alvo. O neuroma acústico, que raramente causa vertigem, geralmente está associado à perda auditiva unilateral progressiva, tipicamente com duração de vários meses. A perda auditiva, a vertigem e o zumbido formam a tríade característica da doença de Ménière. A labirintite diferencia-se da neurite vestibular pelo fato de que a primeira está associada à perda auditiva.

Uma lesão na cabeça pode causar vertigem ocasionalmente devido à lesão intracerebral e, mais comumente, à concussão do labirinto. A lesão cervical pode causar vertigem pela dissecção da artéria vertebral, resultando em isquemia da circulação posterior.

Sintomas neurológicos associados, como desequilíbrio, disartria ou dormência, aumentam a probabilidade de AIT e acidente vascular cerebral. Embora a maioria dos pacientes com tontura/vertigem isoladas não tenha AIT ou acidente vascular cerebral, eles podem ser os únicos sintomas iniciais de sangramentos cerebelares e da circulação posterior, AITs e infarto. Nesses casos, o exame diagnóstico é direcionado pela avaliação do risco com base na história e no exame físico.[4] Idade mais avançada, sexo masculino, hipertensão, doença coronariana, diabetes e fibrilação atrial colocam os pacientes em risco mais elevado de AIT e acidente vascular cerebral. Muitos medicamentos (como aminoglicosídeos, anticonvulsivantes, álcoois, quinina, quinidina e minociclina) têm vestibulotoxicidade direta.

TABELA 16.2
Causas Selecionadas de Vertigem Periférica e Central

CAUSA	HISTÓRIA	SINTOMAS ASSOCIADOS	FÍSICO
PERIFÉRICA			
1. Vertigem posicional paroxística benigna (VPPB)	Episódios de curta duração (tipicamente menos de 30 segundos), posicionais e fatigáveis; mais frequentemente em idosos.	Náusea, vômitos	Certas posições podem precipitar vertigem. Resultado positivo no teste de Hallpike (canal semicircular posterior) ou no teste de rolamento em supino (canal horizontal).
2. Neurite vestibular/labirintite	A vertigem pode se desenvolver subitamente ou evoluir ao longo de várias horas, geralmente aumentando em intensidade por horas, depois diminuindo gradualmente ao longo de vários dias, mas pode durar semanas. Pode piorar com a mudança posicional. Às vezes, uma história de infecção viral precede o ataque inicial. A maior incidência é encontrada na terceira e quinta décadas.	Náuseas, vômitos	O nistagmo espontâneo que bate para o lado oposto ao lado da lesão pode estar presente nas primeiras horas. Teste de impulso da cabeça positivo. A audição é normal na neurite vestibular; perda auditiva na labirintite.
3. Doença de Ménière	Episódios recorrentes de vertigem rotacional severa geralmente durando horas. Início geralmente abrupto. Os ataques podem ocorrer em salvas. Remissões longas sem sintomas.	Náusea, vômitos, zumbido, perda auditiva (perda auditiva é necessária para o diagnóstico)	O nistagmo posicional não está presente; perda auditiva
CENTRAL			
1. Distúrbios vasculares			
A. Insuficiência vertebrobasilar (IVB)	Deve ser considerada em qualquer paciente de idade avançada com vertigem de início recente isolada sem causa óbvia. Mais provável com história de aterosclerose. Pode ocorrer com trauma cervical. Pode ser precedido por um episódio que geralmente dura minutos.	Muitas vezes, dor de cabeça; geralmente, sintomas neurológicos, incluindo disartria, ataxia, fraqueza, dormência, visão dupla; zumbido e perda auditiva incomuns, mas possíveis	Déficits neurológicos costumam estar presentes, mas inicialmente o exame neurológico pode ser normal.
B. Hemorragia cerebelar	Início súbito de sintomas graves.	Dor de cabeça, vômitos, ataxia	Sinais de toxicidade. Dismetria, ataxia verdadeira. Pode haver paralisia do sexto nervo craniano ipsilateral.
C. Oclusão da artéria cerebelar inferior posterior (síndrome de Wallenberg)	Vertigem associada a queixas neurológicas significativas.	Náusea, vômitos, perda da sensação de dor e temperatura, ataxia, rouquidão	Perda da sensação de dor e temperatura no lado da face ipsilateral à lesão e no lado oposto do corpo, paralisia do palato faringe e laringe. Síndrome de Horner (ptose ipsilateral, miose e sudorese facial diminuída).
2. Traumatismo cranioencefálico	Os sintomas começam com o traumatismo cranioencefálico ou logo após. Sintomas posicionais são o tipo mais comum após o trauma. Sintomas autolimitados que podem persistir de semanas a meses.	Náusea geralmente leve	Ocasionalmente, fratura da base do crânio.
3. Enxaqueca vestibular	As crises de vertigem podem ocorrer durante a cefaleia (em um estudo de 33 pacientes, 24% sempre tinham cefaleia com vertigem e 67% tinham cefaleia às vezes com vertigem), mas ocorrem frequentemente durante o intervalo sem cefaleia. A maioria dos pacientes tem história familiar de enxaqueca. A síndrome geralmente começa na adolescência.	Desequilíbrio, intolerância ao movimento da cabeça, fotofobia, fonofobia, oscilopsia	Não há presença de sinais neurológicos ou otológicos residuais após o ataque.
4. Esclerose múltipla	A vertigem é o sintoma de apresentação em 7% a 10% e aparece no curso da doença em um terço. O início pode ser grave. O início da doença geralmente se dá entre os 20 e 40 anos. Muitas vezes, história de outros ataques com diferentes sinais ou sintomas neurológicos.	Náuseas e vômitos, que podem ser graves	Podem ter nistagmo horizontal, rotatório ou vertical. O nistagmo pode persistir após os sintomas vertiginosos terem diminuído. Oftalmoplegia internuclear (OIN) altamente sugestiva de esclerose múltipla. A OIN é diagnosticada quando, com movimento ocular, o olho adutor apresenta pouco ou nenhum movimento, enquanto o olho abdutor se move normalmente.

TABELA 16.3
Características da Vertigem Periférica e Central

CARACTERÍSTICAS	PERIFÉRICA	CENTRAL
Início	Súbito	Gradual ou súbito
Intensidade	Grave inicialmente, costuma diminuir ao longo do tempo	Leve na maioria, mas pode ser grave no acidente vascular cerebral e esclerose múltipla
Duração	Episódios intermitentes com duração de segundos a menos de um minuto para VPPB; contínua e durando horas a dias na neurite vestibular	Geralmente semanas, meses (contínua), mas podem ser de segundos a minutos com causas vasculares, como AIT da circulação posterior
Direção do nistagmo	Usualmente torcional e para cima (fase rápida batendo em direção à testa) na VPPB clássica de canal posterior; horizontal na VPPB de canal horizontal; horizontal-torcional na neurite vestibular/labirintite	Puramente vertical, espontâneo e puramente torcional, com mudança de direção no olhar lateral, para baixo (fase rápida bate em direção ao nariz)
Efeito da posição da cabeça	Provoca vertigem (VPPB); piora a vertigem (neurite vestibular)	Em geral, pouca alteração, mas pode piorar com a mudança de posição da cabeça
Achados neurológicos associados	Nenhum	Geralmente presentes
Achados auditivos associados	Podem estar presentes, incluindo zumbido (doença de Ménière) e perda auditiva (labirintite)	Raramente

VPPB, Vertigem posicional paroxística benigna; *AIT*, ataque isquêmico transitório.

Exame Físico

Sinais Vitais. Os sinais vitais, incluindo alterações ortostáticas, podem ser a chave para identificar uma etiologia cardiovascular ou efeito de medicamentos como causa da tontura. Quando se suspeita de síndrome do roubo da subclávia, que também pode causar IVB, o pulso e a pressão arterial devem ser verificados em ambos os lados.

Cabeça e Pescoço. Os sopros da artéria carótida ou vertebral sugerem aterosclerose e risco de AIT ou acidente vascular cerebral. A artéria vertebral pode ser auscultada na região supraclavicular.

Fluido na orelha média, como resultado de uma infecção da orelha média, pode causar vertigem leve, assim como a oclusão das tubas auditivas associada a uma infecção do trato respiratório superior ou barotrauma de descida. Um tímpano perfurado ou com cicatriz pode indicar uma fístula perilinfática, especialmente se a história inclui trauma prévio.

O exame dos olhos é crucial na avaliação de um paciente com vertigem. Anormalidades pupilares podem indicar comprometimento do terceiro nervo craniano ou do trato simpático descendente. O papiledema sugere aumento da pressão intracraniana. Anormalidades do movimento extraocular relativamente sutis podem ser a única pista para uma hemorragia cerebelar. A paralisia do sexto nervo craniano ipsilateral à hemorragia pode resultar da compressão precoce do tronco encefálico pelo hematoma em expansão. A oftalmoplegia internuclear, que indica patologia do tronco encefálico, é reconhecida quando os olhos estão em uma posição normal em linha reta para frente, mas, com o movimento ocular, o olho adutor (NC III) é fraco ou não mostra qualquer movimento, enquanto o olho abdutor (NC VI) se move normalmente (embora, muitas vezes, exibindo um nistagmo grosseiro). Este achado indica uma interrupção do FLM no lado que demonstra a fraqueza do terceiro nervo craniano e é praticamente patognomônico de esclerose múltipla.

O nistagmo anormal é o sinal primordial da doença da orelha interna e a principal evidência objetiva da função vestibular anormal. O nistagmo posicional, induzido pela mudança na posição da cabeça, sugere fortemente um distúrbio vestibular orgânico, tipicamente VPPB. Observar as características do nistagmo pode ajudar a diferenciar causas periféricas benignas de causas centrais graves (Tabela 16.3). As causas centrais do nistagmo são mais prováveis quando o padrão do nistagmo é puramente vertical, para baixo (fase rápida em direção ao nariz), não fatigável, com mudança de direção com o olhar ou torcional puro espontâneo. A gravidade do nistagmo está diretamente relacionada ao grau de hipofunção vestibular aguda que ocorre. O nistagmo espontâneo geralmente ocorre em casos graves. Em casos leves, a assimetria vestibular é menos proeminente, de modo que o nistagmo espontâneo pode ser sutil ou presente apenas nas primeiras horas. Depois disso, só pode ser detectado quando o paciente olha para o lado oposto da orelha danificada ou quando o examinador realiza um teste de impulso da cabeça.

Exame Neurológico. A presença de déficits nos nervos cranianos sugere uma lesão que ocupa espaço no tronco encefálico ou no ângulo cerebelopontino, tal como um neuroma acústico, que raramente pode se manifestar com vertigem.

A função cerebelar é testada de várias maneiras. A dismetria é a incapacidade de interromper um movimento muscular no ponto desejado e deve ser avaliada pedindo-se que o paciente leve um dedo até outro dedo ou o dedo até o nariz. A disdiadococinesia (incapacidade de realizar movimentos musculares coordenados regularmente) é avaliada com movimentos alternados rápidos.

A marcha avalia a ataxia, que, quando é de início recente e relativamente súbito, sugere hemorragia cerebelar ou infarto na distribuição da artéria cerebelar inferior posterior ou da artéria cerebelar superior. A ataxia que é lentamente progressiva sugere distúrbios cerebelares crônicos. A verdadeira ataxia pode ser difícil de discernir da instabilidade que ocorre quando um paciente com vertigem significativa tenta caminhar, embora outros achados (como nistagmo e dismetria) possam ajudar a reduzir o diagnóstico diferencial. Esse exame é realizado quando o paciente está sentado e em pé, porque a ataxia troncular, que é vista nas lesões cerebelares da linha média, pode se tornar óbvia somente quando o paciente tem que se sentar, ficar em pé ou andar sem ajuda. Qualquer anormalidade acentuada (p. ex., quedas consistentes ou uma marcha extremamente anormal) deve sugerir uma lesão central, especialmente em um paciente cujos sintomas vertiginosos tenham diminuído. Pacientes com lesão vestibular periférica aguda geralmente conseguem ficar de pé, embora provavelmente eles se virem para o lado da lesão. Pacientes com vertigem central geralmente não conseguem ficar em pé sem apoio. As principais características de uma marcha cerebelar são uma base ampla, instabilidade, irregularidade dos passos, tremor do tronco e balanço de um lado para o outro. A instabilidade é mais proeminente quando se levantam rapidamente de uma posição sentada, se viram depressa ou param subitamente enquanto caminham. Os pacientes com ataxia de marcha também não conseguem realizar a marcha calcanhar-dedos dos pés.

Teste posicional. O teste posicional pode confirmar o diagnóstico de VPPB. O teste de Hallpike, também conhecido como *teste de*

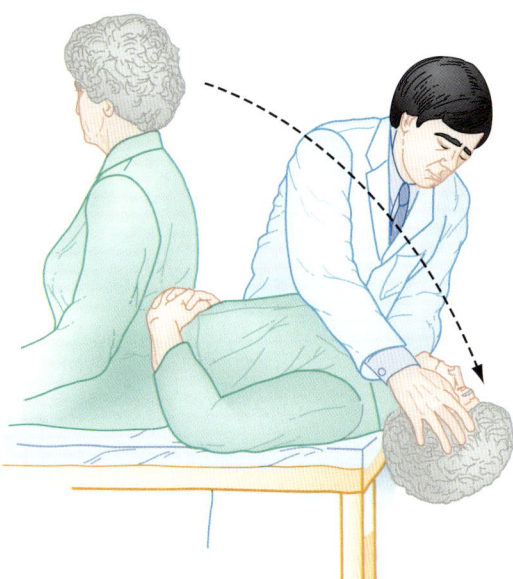

Fig. 16.1. Teste de vertigem posicional e nistagmo.

> **QUADRO 16.2**
>
> **Achados Clássicos Durante o Teste de Hallpike na Vertigem Posicional Paroxística Benigna no Canal Posterior**
>
> Latência (demora no nistagmo e na vertigem, uma vez que esteja na posição de cabeça pendurada) de aproximadamente 3 a 10 segundos, embora a demora possa levar até 30 segundos em raras ocasiões
> Reprodução de sintomas de vertigem na posição de cabeça pendurada
> Nistagmo para cima (fase rápida em direção à testa) e torcional (geralmente na direção da orelha que está para baixo)
> Vertigem e nistagmo aumentam na posição de cabeça pendurada e, em seguida, se resolvem lentamente durante 5 a 30 segundos
> Nistagmo e vertigem podem reverter a direção quando o paciente retorna à posição sentada
> Nistagmo e vertigem diminuem com testes repetidos (fatigabilidade)

Dix-Hallpike ou *teste de Nylen-Barany*, confirma o diagnóstico de VPPB do canal posterior, que é a variante mais comum da VPPB.[5] Esse teste deve ser reservado para os pacientes com suspeita de vertigem posicional e deve-se ter cautela ao realizá-lo em pacientes com síndrome vestibular aguda (tontura aguda e constante, náusea ou vômito, marcha instável, nistagmo e intolerância ao movimento da cabeça que duram mais de um dia), cujo principal diagnóstico diferencial inclui neurite vestibular e acidente vascular cerebral.[6] Algumas evidências indicam que testes provocativos podem levar a um agravamento não específico dos sintomas nesses pacientes, o que poderia ser mal interpretado como diagnóstico de um distúrbio periférico antes que o AVC tenha sido adequadamente excluído. Assim, se um paciente estiver sentindo vertigem durante a anamnese e não tiver ocorrido movimento prévio imediato da cabeça, então o teste de Hallpike não deve ser realizado porque esta história é inconsistente com VPPB, que requer movimento da cabeça para provocar os sintomas.

O teste de Hallpike é realizado com o paciente sentado. O examinador vira a cabeça do paciente 45 graus para um lado e, em seguida, move o paciente da posição sentada verticalmente para a posição supina com a cabeça pendendo por sobre a borda da maca (Fig. 16.1). O paciente é questionado sobre a ocorrência de vertigem e os olhos são observados em busca de nistagmo após um período de latência da ordem de alguns segundos. Em um paciente com VPPB clássica de canal posterior, o nistagmo geralmente dura de 5 a 30 segundos e é um nistagmo misto para cima (a fase rápida bate em direção à testa) e torcional ipsilateral (o polo superior do olho bate em direção à orelha que está para baixo). O paciente é então levado de volta para a posição sentada, e o teste é repetido com a cabeça virada 45° para o outro lado. Os achados estão resumidos no Quadro 16.2.

Em geral, se o paciente apresentar VPPB de canal posterior, apenas um deve ser positivo durante o teste de Hallpike, embora seja teoricamente possível ter otólitos inadequadamente localizados nos canais semicirculares posteriores direito e esquerdo. Supondo-se que o envolvimento seja unilateral, a orelha que está para baixo indica o lado envolvido, que é o lado com que se deve começar quando se realiza o tratamento com a manobra curativa de Epley à beira do leito. Se o paciente pré-identificar o lado que causa os sintomas, testamos o lado oposto primeiro, e isso deve resultar em um teste de Hallpike negativo. Em seguida, testamos o outro lado e, se positivo, damos continuidade e completamos a manobra de Epley. (O primeiro passo da manobra de Epley é a primeira parte do teste de Hallpike, que envolve girar a cabeça em 45° para o lado envolvido e depois colocar o paciente com a cabeça pendendo sobre a borda da maca.)

Se o teste de Hallpike for negativo ou parecer positivo bilateralmente, pode-se usar o teste de rolamento em supino (*supine roll test*) para testar a variante de canal horizontal da VPPB.[7,8] O paciente começa na posição supina e, ao contrário do teste de Hallpike, a cabeça não precisa pender sobre a borda da maca. A cabeça é girada em 90° para cada lado. Com um teste positivo, o paciente terá a reprodução dos sintomas e um nistagmo horizontal com a cabeça virada em qualquer direção. O lado envolvido é aquele com sintomas mais intensos e nistagmo mais acentuado. Observe que o nistagmo mudará de direção, mas isso se deve a uma mudança na posição da cabeça e não a uma mudança na direção do olhar e, portanto, não causa preocupação quanto a uma causa central de vertigem. É possível encontrar um vídeo de um caso envolvendo tentativas fracassadas da manobra do churrasco (*barbecue roll*) para tratar VPPB horizontal, seguida de conversão para VPPB do canal posterior após uma manobra de Gufoni (que resultou em cura usando a manobra de Epley) em www.youtube.com/watch?v=iOJOArGmepM.

O impulso da cabeça, ou teste do impulso cefálico, é usado para diagnosticar neurite vestibular e labirintite. O médico fica de frente para o paciente e coloca ambas as mãos nas laterais da cabeça do paciente. O paciente olha para o nariz do examinador enquanto o examinador rapidamente vira a cabeça do paciente aproximadamente 10° para um lado. Normalmente, os olhos do paciente devem manter o foco no nariz do examinador. Se houver um problema com o nervo vestibular, os olhos se moverão temporariamente junto com a cabeça. Ocorrerá um movimento sacádico corretivo, no qual os olhos se moverão de volta para a linha média. Caso um movimento sacádico seja observado, isso denota um resultado positivo no teste de impulso da cabeça e indica disfunção do nervo vestibular. Em geral, um teste de impulso de cabeça positivo indica uma causa periférica benigna de vertigem, como a neurite vestibular. A cabeça deve ser virada rapidamente, caso contrário, pode haver um teste falso-negativo, levando a uma suspeita incorreta de uma causa central.

HINTS. HINTS (*H*ead *I*mpulse test, *N*ystagmus, *T*est of *S*kew, ou teste de impulso da cabeça, nistagmo, teste do desvio oblíquo) é um exame oculomotor à beira do leito que foi proposto como uma forma de diferenciar a vertigem central da periférica em pacientes com síndrome vestibular aguda. A maioria desses pacientes será diagnosticada com neurite vestibular, mas o exame HINTS pode ajudar a identificar a minoria que está sofrendo de acidente vascular cerebral ou outras causas centrais de vertigem.

A primeira parte do HINTS é o teste do impulso da cabeça e, como descrito anteriormente, o movimento sacádico corretivo indica um teste positivo e é mais tranquilizador para neurite vestibular. A segunda parte (nistagmo) refere-se a uma mudança de direção do nistagmo no olhar excêntrico. Por exemplo, quando o paciente olha para a esquerda, o componente rápido bate à esquerda; e quando o paciente olha para a direita, o componente rápido bate à direita. Este nistagmo com mudança de direção pode indicar um acidente vascular cerebral em um paciente com síndrome vestibular aguda. A terceira parte (teste do desvio) refere-se ao desalinhamento ocular

TABELA 16.4

Diferenciando Vertigem Posicional Paroxística Benigna de Neurite Vestibular/Labirintite

	VERTIGEM POSICIONAL PAROXÍSTICA BENIGNA	NEURITE VESTIBULAR/LABIRINTITE
Idade	Mais comum em idosos	Mais comum em pacientes mais jovens
Perda auditiva	Nenhuma	Nenhuma na neurite vestibular; perda auditiva na labirintite
Frequência dos sintomas	Episódica (ocorre com certos movimentos da cabeça)	Constante
Teste de Hallpike	Positivo geralmente de um lado apenas, com nistagmo para cima e torcional e reprodução dos sintomas de vertigem	Os sintomas podem ser agravados na posição de cabeça pendente (*Nota*: É aconselhável não administrar o teste de Hallpike em um paciente com uma história clínica consistente com neurite vestibular ou labirintite).
Teste do impulso da cabeça	Negativo (*Nota*: É aconselhável não administrar o teste de impulso da cabeça em um paciente com uma história clínica consistente com VPPB).	Positivo (movimento sacádico corretivo observado)
Manobra de Epley	Altamente eficaz	Ineficaz
Recorrência	Frequente	Rara (2% a 11%)

VPPB, Vertigem posicional paroxística benigna

vertical durante o teste de oclusão alternada, e sua presença é sugestiva de AVC de tronco encefálico.[9] O uso do teste HINTS requer experiência e prática, e deve ser usado somente em pacientes com um primeiro episódio de vertigem constante causado por síndrome vestibular aguda, conforme foi exigido nos estudos clínicos que envolviam o teste HINTS. Por exemplo, aplicar o teste do impulso da cabeça em um paciente que está tonto devido à VPPB resultaria em um teste negativo e poderia fazer que o médico da emergência concluísse incorretamente que a tontura do paciente poderia ser consequência de uma causa central de vertigem. Em geral, a realização do teste de Hallpike e do exame HINTS no mesmo paciente não é apropriada. Em vez disso, a VPPB e a síndrome vestibular aguda devem ser distinguidas uma da outra pela história e pela presença de nistagmo espontâneo.

Exames Auxiliares

A maioria dos exames laboratoriais de rotina não é útil na avaliação de um paciente com vertigem, exceto por um teste de glicemia capilar. Hemogramas e análises bioquímicas do sangue são úteis se a tontura for descrita como sensação de desfalecimento. Um eletrocardiograma pode avaliar quanto a disritmia ou isquemia miocárdica como causa potencial.

Exame Radiológico. A vertigem aguda por si só não justifica a realização de uma tomografia computadorizada (TC) ou ressonância magnética (RM) de urgência em todos os pacientes, particularmente naqueles em que um quadro claro de vertigem periférica emerge, como na VPPB. A avaliação dos fatores de risco pode ser útil para decidir quais pacientes justificam a aquisição de imagens: idade avançada, sexo masculino, hipertensão, doença arterial coronariana, diabetes e fibrilação atrial colocam os pacientes em risco mais elevado de causas mais graves de tontura e vertigem.

Se houver suspeita de hemorragia cerebelar, infarto cerebelar, ou outras lesões centrais, a TC ou a RM de emergência do cérebro é indicada. A RM, quando disponível, tornou-se a modalidade diagnóstica de escolha para lesões da fossa posterior (cerebelo, medula e ponte), bem como para causas raras de vertigem, incluindo neuroma acústico e esclerose múltipla.

ALGORITMO DE DIAGNÓSTICO

A maioria dos casos de vertigem é de origem periférica e geralmente não é potencialmente fatal. A VPPB e a neurite vestibular são, provavelmente, as causas periféricas mais comuns de vertigem encontradas na emergência. No entanto, elas são diagnosticadas e tratadas de maneira muito diferente. A Tabela 16.4 ajuda a diferenciar esses dois diagnósticos (Fig. 16.2).

MANEJO EMPÍRICO

O manejo é baseado em um diagnóstico preciso que distingue as causas centrais graves da vertigem das causas periféricas menos graves. Qualquer sugestão de hemorragia cerebelar justifica a aquisição imediata de imagens com TC ou RM e consultas com neurocirurgião. A IVB deve ser considerada em qualquer paciente com idade avançada ou com alto risco de doença cerebrovascular que apresente vertigem isolada e de início recente sem uma causa óbvia. Devido à possibilidade de progressão da IVB de início recente nas primeiras 24 a 72 horas, a internação hospitalar ou em unidade de observação e a possibilidade de uma angiografia por ressonância magnética (ARM) precoce são razoáveis, mesmo em pacientes estáveis. Sintomas que se alteram ou progridem rapidamente sugerem oclusão iminente da circulação posterior. Se a TC ou RM excluírem hemorragia como fonte dos sintomas do paciente, uma consulta neurológica imediata, exames de imagem adicionais (como angiografia) e, possivelmente, medicamentos anticoagulantes são indicados.

Manobras de reposicionamento canalicular, como a manobra de Epley, são extremamente eficazes no tratamento da VPPB, inclusive no contexto da DE.[10] A manobra de Epley, utilizada para tratar a VPPB do canal semicircular posterior, envolve de quatro a cinco rotações sequenciais da cabeça, mantendo cada posição por aproximadamente 30 segundos ou até que o nistagmo e a vertigem se resolvam, conforme demonstrado na Figura 16.3. A falha da manobra de Epley geralmente se dá por um destes dois problemas: primeiro, a cabeça é levantada muito alto durante o terceiro passo da manobra de Epley, na qual o paciente rola de lado e olha para o chão. Segundo, a manobra de Epley é, muitas vezes, inadequadamente aplicada a um paciente com neurite vestibular, que é diferente da VPPB (Tabela 16.4).

A "manobra do churrasco" (*barbecue roll*, em inglês) é uma manobra simples que pode ser usada para tratar a variante de canal horizontal da VPPB, que é diagnosticada pelo teste de rolamento em supino. O paciente fica deitado na maca com a cabeça virada 90° para o lado envolvido. A cabeça é então rotacionada em intervalos de 45° na direção oposta ao lado envolvido (cada virada é mantida por aproximadamente 30 segundos ou até que o nistagmo e a vertigem se resolvam). Por fim, o paciente precisará se posicionar de bruços. A manobra estará completa quando a cabeça retornar à posição inicial original. A manobra de Gufoni é um tratamento alternativo para a variante de canal horizontal (http://careguides-videos.med.umich.edu/media/Gufoni+Left+Horizontal-Geotropic/1_3sii1rw8/20345631).

Duas diretrizes práticas relativamente recentes foram publicadas e incluíam informações sobre o uso de medicamentos para o tratamento da VPPB. Uma não encontrou evidências que corroborassem a recomendação de qualquer medicação no tratamento de rotina

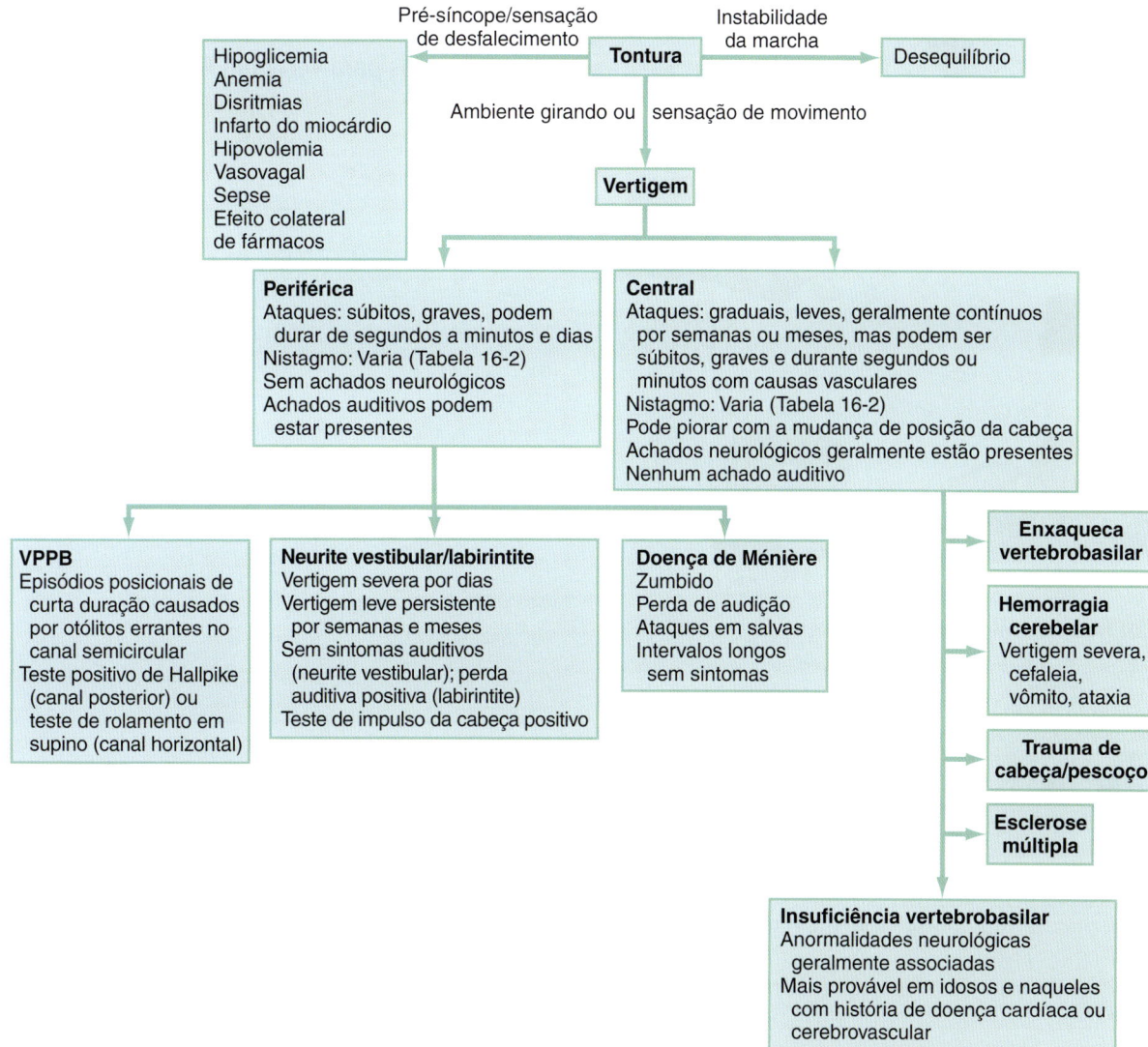

Fig. 16.2. Algoritmo de diagnóstico para tontura e vertigem. *VPPB*, Vertigem posicional paroxística benigna.

da VPPB.[11] A outra concluiu que os médicos não devem tratar rotineiramente a VPPB com medicamentos supressores da função vestibular.[12] No entanto, ambas as diretrizes eram de sociedades de especialidades, cujos pacientes geralmente apresentam formas crônicas e provavelmente mais brandas de VPPB do que os pacientes que desenvolvem VPPB aguda e chegam ao departamento de emergência. Para os pacientes no DE que estão ativamente vomitando ou não conseguem tolerar manobras de reposicionamento canalicular e para aqueles com outras causas de vertigem aguda (como a neurite vestibular), é razoável a administração de supressores vestibulares.

A maioria dos supressores vestibulares é de medicamentos antieméticos (Tabela 16.5), que não apenas suprimem as náuseas e os vômitos, mas também diminuem a sensação de vertigem. Embora a prometazina (Phenergan®) seja, provavelmente, o supressor vestibular parenteral mais eficaz, a Food and Drug Administration (FDA) impôs uma advertência de segurança ao uso intravenoso da prometazina, e agora recomenda-se que seja administrada somente nas formas intramusculares ou orais.[13] Ensaios usando vários agentes, incluindo dimenidrinato, lorazepam e droperidol tiveram resultados mistos. Recomendamos a ondansetrona intravenosa como a medicação intravenosa de primeira linha para vertigem sintomática. Os pacientes com vertigem e vômitos intratáveis que não respondem a antieméticos podem receber benzodiazepínicos intravenosos, como 1 a 2 mg de lorazepam intravenoso. No entanto, não se recomenda dar alta aos pacientes com benzodiazepínicos orais, especialmente aqueles com neurite vestibular e labirintite, porque esses pacientes passam por um processo de habituação vestibular, no qual o sistema vestibular aprende a adaptar-se à divergência de informações que recebe, e os benzodiazepínicos podem interferir neste processo.

A meclizina (Antivert®), 25 mg a cada 4-6 horas, pode ser administrada no DE, embora o seu tempo de início seja de aproximadamente 1 hora. Como ela pode exacerbar os sintomas em pacientes com tipos não vertiginosos de tontura, deve ser reservada para pacientes com VPPB nos quais houve falha da manobra de Epley ou para pacientes que têm um diagnóstico alternativo de vertigem periférica, como neurite vestibular. A escopolamina transdérmica apresentou resultados decepcionantes para o tratamento da vertigem periférica, mas pode ser considerada uma opção de terceira linha.

Acredita-se que a neurite vestibular, que é a inflamação do oitavo nervo craniano, tenha um mecanismo semelhante à paralisia de Bell.[14] Os pacientes geralmente apresentam vertigem grave por um a dois dias, com resolução gradual ao longo de semanas a meses. O nistagmo pode ser espontâneo durante as primeiras horas de sintomas, e os pacientes terão um teste de impulso da cabeça positivo. Embora as evidências sejam fracas, os corticosteroides possivelmente são úteis com o uso de um regime de redução gradual de metilprednisolona por 22 dias, começando com uma dose de 100 mg a cada manhã.[15] Antivirais, como o valaciclovir, não são úteis no tratamento da neurite vestibular. Até que se tenha certeza, recomendamos o tratamento com esteroides com prednisona (ou metilprednisolona) com redução gradual ao longo de 2 a 3 semanas, embora a tomada de decisão compartilhada com o paciente seja uma alternativa aceitável.

Alguns casos de doença de Ménière já foram tratados com sucesso com vasodilatação e terapia diurética. Dietas com baixo

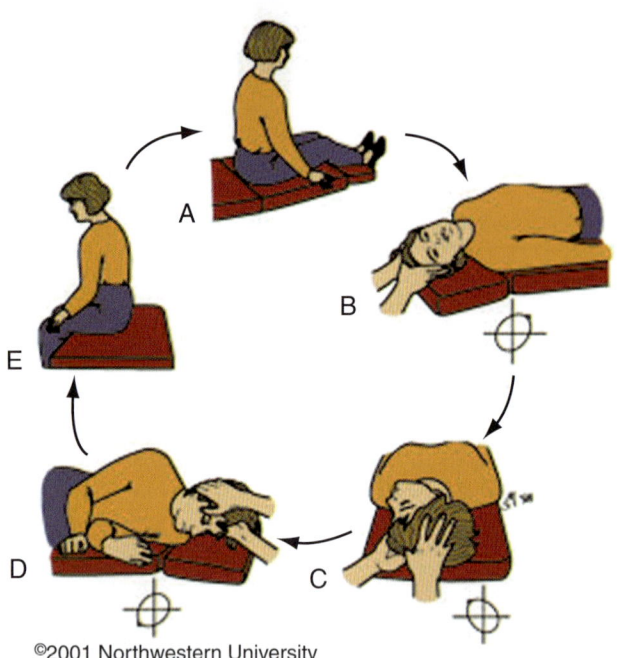

Fig. 16.3. A a E, A manobra de Epley para vertigem periférica paroxística benigna, também conhecida como *reposicionamento de partículas* ou *procedimento de reposicionamento canalicular*. (Imagem usada com permissão de Timothy C. Hain, Professor de Neurologia da Feinberg School of Medicine, Northwestern University, www.dizziness-and-balance.com/disorders/bppv/bppv.html.)

TABELA 16.5
Medicamentos para Vertigem Aguda

FÁRMACO	DOSAGEM INICIAL USUAL	AÇÃO ANTIEMÉTICA
Prometazina (Phenergan®)	25 mg IM, PO, PR (advertência de segurança para administração IV)	Moderado
Ondansetrona (Zofran®)	4 mg IV, SL/PO, IM	Proeminente
Dimenidrinato (Dramamine®)	50 mg IM, IV, PO	Moderada
Proclorperazina (Compazine®)	10 mg IV, IM, PO, PR	Proeminente
Droperidol (Inapsina®)	2,5 mg IM (advertência de segurança para administração IV)	Proeminente
Metoclopramida (Reglan®)	10 mg IV, IM, PO	Proeminente
Lorazepam (Ativan®)	1 mg IV, IM, PO	Branda
Diazepam (Valium®)	2,5 a 5, mg IV, IM, PO	Branda
Meclizina (Antivert®)	25 mg PO	Branda
Escopolamina (Transderm-Scop®)	0,2 mg em adesivo transdérmico, IM, PO	Moderado

IM, Intramuscular; *IV*, intravenoso; *PO*, per os (oral); *PR*, pelo reto; *SL*, sublingual.

teor de sódio e cafeína e cessação do tabagismo também têm sido úteis. No entanto, o diagnóstico da doença de Ménière exige a documentação da perda auditiva, portanto, esse não é um diagnóstico que pode ser tipicamente feito durante uma consulta de emergência.

SEGMENTO

A IVB documentada ou suspeita, ou a hemorragia ou infarto cerebelar, requer avaliação diagnóstica, tratamento e, geralmente, hospitalização. Em pacientes com idade acima de 55 anos com fatores de risco vasculares, a internação para observação e exame de imagem da vasculatura cerebral deve ser considerada se o diagnóstico não for certo. A maioria dos pacientes mais jovens com causas periféricas para vertigem pode receber alta do DE após o controle dos sintomas. Alguns pacientes com vertigem periférica podem apresentar sintomas muito graves (p. ex., vômitos intratáveis, incapacidade de deambular), apesar das medicações, que necessitam de internação hospitalar para hidratação venosa, supressores vestibulares e antieméticos. A reavaliação dos achados do exame neurológico e a resposta ao tratamento são importantes para garantir que a vertigem não seja de origem central. Pacientes com alta hospitalar devem receber cuidados primários, acompanhamento neurológico ou otorrinolaringológico, particularmente se os sintomas não melhorarem significativamente dentro de 72 horas ou se estiverem piorando apesar do tratamento sintomático.

CONCEITOS-CHAVE

1. Queixas neurológicas associadas, como desequilíbrio, disartria ou dormência, aumentam a probabilidade de ataque isquêmico transitório (AIT) ou AVC como causa da tontura/vertigem de um paciente.
2. A vertigem posicional paroxística benigna (VPPB) requer movimento da cabeça para provocar sintomas. Consequentemente, o teste de Hallpike *não* deve ser realizado se o paciente estiver ativamente sintomático durante a anamnese (e o paciente não tiver movido a cabeça recentemente), porque tal história é inconsistente com a VPPB.
3. Ao realizar o teste de Hallpike, a cabeça deve ser virada 45° para o lado antes de colocar o paciente de volta na posição em que sua cabeça fica pendurada sobre a maca.
4. Um teste de Hallpike positivo deve provocar a melhora do nistagmo para cima.
5. A manobra de Epley é utilizada para o tratamento da VPPB do canal semicircular posterior, que é o subtipo mais comum de VPPB.
6. As causas centrais do nistagmo são mais prováveis quando o padrão do nistagmo é puramente vertical, para baixo (fase rápida em direção ao nariz), não fatigável, com mudança de direção com o olhar ou torcional puro espontâneo.
7. A presença de sintomas auditivos sugere uma causa periférica para a vertigem.
8. A síndrome vestibular aguda é diagnosticada quando a tontura se desenvolve de forma aguda; é constante e acompanhada de náusea ou vômito, marcha instável, nistagmo e intolerância ao movimento da cabeça; e persiste por mais de um dia.
9. A lesão cervical pode causar vertigem pela dissecção da artéria vertebral, resultando em isquemia da circulação posterior.
10. O nistagmo anormal é o sinal primordial da doença da orelha interna e a principal evidência objetiva da função vestibular anormal.
11. *HINTS* (*H*ead *I*mpulse test, *N*ystagmus, *T*est of *S*kew, ou teste de impulso da cabeça, nistagmo, teste do desvio oblíquo) é um exame oculomotor à beira do leito que foi proposto como uma forma de diferenciar a vertigem central da periférica em pacientes com um primeiro episódio de vertigem constante por síndrome vestibular aguda.
12. A meclizina (Antivert®) tem um tempo de início de aproximadamente 1 hora.
13. Não prescreva benzodiazepínicos a pacientes com neurite vestibular ou labirintite que estejam recebendo alta hospitalar. Tais medicamentos podem interferir no processo de reabilitação vestibular

As referências para este capítulo podem ser encontradas on-line no website Expert Consult associado à obra.

CAPÍTULO 17
Cefaleia

Christopher S. Russi | Laura Walker

PERSPECTIVA

A cefaleia está consistentemente entre as principais razões para visita ao departamento de emergência (DE). A maioria dos pacientes que têm uma queixa primária de cefaleia não tem uma etiologia grave para o problema. As etiologias primárias de cefaleia mais comuns são benignas, como a cefaleia tensional e a enxaqueca. Uma minoria das cefaleias será secundária a uma condição clínica ou cirúrgica subjacente; um paciente pode apresentar cefaleia devido a uma doença grave e potencialmente fatal, exigindo diagnóstico e tratamento imediatos. A baixa incidência de doenças graves pode criar um fenômeno de "agulha no palheiro", e a cefaleia é desproporcionalmente representada nos processos de negligência na medicina de emergência, apesar do uso excessivo e generalizado de exames de imagem para condições de cefaleia benigna. Embora represente apenas 0,5% a 6% das apresentações de cefaleia aguda ao departamento de emergência, a causa potencialmente fatal mais importante e mais comumente encontrada de cefaleia súbita grave é a hemorragia subaracnóidea (HSA).[1] Infelizmente, este diagnostico não é realizado na apresentação inicial em 25% das vezes.[2] As outras causas significativas e potencialmente fatais de cefaleia ocorrem com menos frequência. Como é o caso da HSA, esses outros distúrbios graves (isto é, meningite, intoxicação por monóxido de carbono, arterite temporal, glaucoma agudo de ângulo fechado, hemorragia intracraniana [HeIC], trombose venosa cerebral e aumento da pressão intracraniana) podem estar relacionados a elementos da anamnese e achados de exame físico específicos que facilitam seu diagnóstico.

Fisiopatologia

O parênquima cerebral não tem sensibilidade dolorosa. As áreas na cabeça sensíveis a dor incluem as meninges, as artérias e veias que vascularizam o cérebro e os vários tecidos que revestem as cavidades intracranianas. A capacidade do paciente para localizar de forma específica a cefaleia costuma ser baixa. Grande parte da dor associada à cefaleia, particularmente na cefaleia vascular e na enxaqueca, é mediada pelo quinto nervo craniano. Este estímulo doloroso pode gerar aferência para o núcleo e, então, irradiar através de vários ramos do quinto nervo craniano para áreas não diretamente envolvidas. Uma inflamação em uma estrutura específica (p. ex., abscesso periapical, sinusite ou nevralgia do trigêmeo) é muito mais fácil de localizar do que a dor relativamente difusa que pode ser gerada por cefaleia tensional ou tracional. Dores na cabeça e no pescoço podem se sobrepor facilmente. Elas devem ser pensadas como uma unidade quando se consideram as queixas de cefaleia.

ABORDAGEM DIAGNÓSTICA

Considerações sobre Diagnósticos Diferenciais

O diagnóstico diferencial da cefaleia é complexo devido ao grande número de potenciais etiologias e à natureza difusa de muitos tipos de dor na região da cabeça e pescoço (Tabela 17.1). Na avaliação do paciente com uma queixa primária de cefaleia, a principal prioridade é excluir as causas com morbidade e mortalidade significativas: HSA, HeIC, meningite, encefalite e lesões expansivas. O monóxido de carbono é uma toxina exógena, cujos efeitos podem ser revertidos removendo-se o paciente da fonte e administrando-se oxigênio. A intoxicação por monóxido de carbono é um raro exemplo de cefaleia em que intervenções relativamente simples podem melhorar rapidamente uma situação crítica; entretanto, retornar o paciente ao ambiente envenenado sem um diagnóstico pode ser letal (Cap. 153).

Achados Fundamentais

Os achados físicos podem ser mínimos ou inespecíficos, mesmo nas causas graves de cefaleia, portanto, a anamnese é a parte essencial da avaliação (Tabela 17.2).

1. Determine o *padrão e o início* da dor. Os pacientes podem lembrar-se de sentir dores de cabeça frequentes e recorrentes semelhantes àquelas que sentem durante a consulta atual no departamento de emergência; uma variação acentuada no padrão da cefaleia pode sinalizar um problema novo ou grave. Um início rápido e grave da cefaleia em trovoada tem sido associado a causas graves e justifica a forte consideração de uma etiologia cerebrovascular.[3] Não se deve basear-se somente em um início lento da cefaleia para descartar uma causa potencialmente fatal e, muitas vezes, não é possível determinar a natureza de seu início se a cefaleia tiver surgido durante o sono.

    Quase todos os estudos que tratam de hemorragia subaracnóidea relatam que os pacientes passaram de um estado sem dor para uma dor severa em segundos ou minutos. A cefaleia em trovoada é comum nas apresentações agudas da HSA, mas não é altamente específica. Se o paciente com cefaleia moderada ou grave puder indicar a atividade precisa em que ele ou ela estava envolvido no momento do início da cefaleia, a ocorrência súbita justifica a consideração da HSA. O questionamento cuidadoso sobre o início da cefaleia pode levar ao diagnóstico correto de HSA, mesmo que a dor esteja melhorando no momento da avaliação.

2. A atividade do *paciente no momento do início da dor* pode ser útil. Cefaleias que surgem durante o esforço têm relação com hemorragia intracraniana.[4] Além disso, embora a síndrome da cefaleia pós-coito seja bem conhecida, o coito também é reconhecido como atividade associada à HSA, portanto, um padrão de cefaleia pós-coito prévia é fundamental, assim como entender se a cefaleia atual se encaixa nesse padrão. As cefaleias pós-coito requerem a mesma avaliação na apresentação inicial que qualquer outra cefaleia relacionada ao esforço.

3. Se houver um histórico de traumatismo cranioencefálico, o diagnóstico diferencial muda acentuadamente para hematoma epidural e subdural, HSA traumática ou hemorragia intraparenquimatosa, fratura craniana e traumas cranianos fechados, como concussão e lesão axonal difusa.

4. A *intensidade da* cefaleia é difícil de quantificar objetivamente. Quase todos os pacientes que chegam ao DE consideram suas dores de cabeça graves. O uso de uma escala de dor com explicação apropriada pode ajudar a diferenciar os pacientes inicialmente, mas tem mais valor no monitoramento de sua

TABELA 17.1

Etiologias da Cefaleia e Espectro Associado da Gravidade da Doença por Sistema

SISTEMA DE ÓRGÃOS	CRÍTICO	EMERGENCIAL	NÃO EMERGENCIAL
SNC, neurológico, vasos	HSA Dissecção carotídea Trombose do seio venoso	Falha de derivação Cefaleias por tração Tumor ou massa Hematoma subdural Síndrome de vasoconstrição cerebral reversível	Enxaqueca, vários tipos Cefaleia vascular, vários tipos Nevralgia do trigêmeo Pós-traumático (concussão) Dor de cabeça pós-PL
Tóxico/metabólico, ambiental	Intoxicação por monóxido de carbono	Mal da montanha	
Doença vascular do colágeno	Arterite temporal		
Ocular/ Otorrino		Glaucoma	Sinusite Problemas dentários Doença da ATM
Musculoesquelético			Cefaleia tensional Distensão cervical
Alergia			Cefaleia em salvas ou induzida por histamina
Doença infecciosa	Meningite bacteriana Encefalite	Abscesso cerebral	Cefaleias febris, fonte não neurológica
Pulmonar ou oxigênio		Cefaleia anóxica Anemia	
Cardiovascular		Crise hipertensiva	Hipertensão (raro)
Inespecífico		Pré-eclâmpsia HII	Cefaleias dependentes de esforço ou pós-coito

SNC, sistema nervoso central; *OTO*, ouvido, nariz e garganta; *HII*, hipertensão intracraniana idiopática; *PL*, punção lombar; *HSA*, hemorragia subaracnóidea; *ATM*, articulação temporomandibular.

TABELA 17.2

Sinais e Sintomas de Várias Etiologias de Cefaleia

SINTOMA	ACHADO	POSSÍVEL DIAGNÓSTICO
Início súbito da dor	"Trovoada" com qualquer rebaixamento do nível de consciência, qualquer achado focal positivo, meningismo ou dor intratável	HSA, dissecção da artéria cervical, trombose venosa cerebral
Início súbito da dor	Episódios recorrentes de cefaleia em trovoada podem estar associados a sintomas semelhantes a AVE	Síndrome de vasoconstrição cerebral reversível
"A pior dor de cabeça da minha vida"	Associada a início súbito	HSA, dissecção da artéria cervical, trombose venosa cerebral
Pré-síncope ou síncope	Associada a início súbito	HSA, dissecção da artéria cervical, trombose venosa cerebral
Aumenta com o movimento da mandíbula	Cliques ou estalos; dor com movimento da mandíbula	Doença da ATM
Dor facial	Dor fulminante em região frontal e área do seio maxilar; congestão nasal	Pressão sinusal ou infecção dentária
Dor frontal e/ou na região temporal	Artérias temporais dolorosas	Arterite temporal
Dor periorbital ou retro-orbital	Início súbito com lacrimejo	Arterite temporal ou glaucoma agudo de ângulo fechado

HSA, hemorragia subaracnóidea; *ATM*, articulação temporomandibular

resposta ao tratamento. A resolução rápida da dor no DE, seja pelo tempo ou pelo tratamento, não deve ser usada para descartar causas graves de cefaleia.[5]

5. A característica da dor (p. ex., latejante, pressão), embora às vezes seja útil, pode não ser adequada para diferenciar um tipo de cefaleia de outro.
6. A *localização da cefaleia* no início e a medida que a dor progride é útil quando o paciente consegue identificar uma área específica. É certamente útil direcionar o exame para avaliar fatores contribuintes que sejam externamente visíveis, como um processo infeccioso. A dor unilateral é mais sugestiva de enxaqueca ou processo inflamatório localizado no crânio (p. ex., seios da face) ou partes moles. A cefaleia tensional geralmente começa na base do crânio e pode se estender por toda a cabeça, seguindo a aponeurose occipital-frontal. A arterite temporal, a doença da articulação temporomandibular (ATM), infecções dentárias e sinusites frequentemente apresentam uma área de desconforto altamente localizada. Meningite, encefalite, HSA e até mesmo a enxaqueca severa, embora de natureza intensa, costumam ser mais difusas em sua localização.

QUADRO 17.1

Causas Emergenciais de Cefaleia e Fatores de Risco Associados

1. Intoxicação por monóxido de carbono
   a. Respira em espaços fechados ou limitados com exaustão de motor ou ventilação de equipamentos de aquecimento
   b. Vários membros da família com os mesmos sintomas
   c. É inverno e o paciente trabalha perto de máquinas ou equipamentos que produzem monóxido de carbono (p. ex., fornos)
2. Meningite, encefalite, abscesso
   a. História de sinusite ou otite ou procedimento cirúrgico recente
   b. Estado imunocomprometido
   c. Debilitação geral com diminuição da função do sistema imunológico
   d. Doença febril aguda – qualquer tipo
   e. Extremos de idade
   f. Condições de moradia com espaço restrito (p. ex., quartéis militares, dormitórios universitários)
   g. Falta de imunização prévia
3. Arterite temporal
   a. Idade > 50 anos
   b. Mulheres mais frequentemente que homens (4:1)
   c. História de outras doenças vasculares do colágeno (p. ex., lúpus sistêmico)
   d. Meningite crônica prévia
   e. Doença crônica anterior, como tuberculose, infecção parasitária ou fúngica
4. Glaucoma – de ângulo fechado
   a. Não está associado a algum padrão usual ou costumeiro de cefaleia
   b. História de glaucoma prévio
   c. Idade > 30 anos
   d. História de dor que piora em ambiente escuro
5. Pressão intracraniana aumentada
   a. História de hipertensão intracraniana benigna prévia
   b. Presença de derivação do líquido cefalorraquidiano (LCR)
   c. História de anormalidades congênitas do cérebro ou do crânio
   d. Gênero feminino
   e. Obesidade
6. Trombose do seio venoso cerebral
   a. Gênero feminino
   b. Gravidez, periparto, terapia de reposição hormonal ou uso de contraceptivos orais
   c. Condições pró-trombóticas
7. Síndrome da vasoconstrição cerebral reversível
   a. Dor súbita e episódica grave, com ou sem achados neurológicos focais ou convulsões
   b. Episódios recorrentes durante um período de até várias semanas
   c. Exposição a fármacos adrenérgicos ou serotoninérgicos
   d. Pós-parto
8. Hemorragia intracraniana (HeIC)
   a. Hemorragia subaracnoide (HSA)
      i. Dor súbita e intensa; "pior dor de cabeça da vida"
      ii. Dor severa aguda após relação sexual ou esforço
      iii. História de HSA ou aneurisma cerebral
      iv. História de doença renal policística
      v. História familiar de HSA
      vi. Hipertensão – severa
      vii. Lesões vasculares prévias em outras áreas do corpo
      viii. Paciente jovem e de meia-idade
   b. Hematoma subdural
      i. História de dependência de álcool com ou sem trauma
      ii. Uso atual de anticoagulação
   c. Hematoma epidural
      i. Lesão traumática
      ii. Nível de consciência preservado, seguido por alteração aguda do nível de consciência ou sonolência
      iii. Anisocoria no exame físico

---

7. *Fatores exacerbadores ou atenuantes* podem ser importantes. Os pacientes cujas cefaleias melhoram rapidamente quando são removidos de seu ambiente ou que voltam a ocorrer cada vez que são expostos a um ambiente específico (p. ex., oficina em porão) podem ter intoxicação por monóxido de carbono. A maioria das outras causas graves de cefaleia não é aliviada ou resolvida rapidamente quando os pacientes chegam ao DE. Infecções intracranianas, infecções dentárias e outras causas regionais de cefaleia tendem a não melhorar ou atenuar antes que o tratamento seja administrado.

8. *Sintomas associados e fatores de risco* podem estar relacionados à gravidade da cefaleia, mas raramente apontam para causas específicas (Quadro 17.1). Náuseas e vômitos são sintomas inespecíficos observados em cefaleias primárias e secundárias, mas são raros em cefaleias tensionais simples. Cefaleia por enxaqueca, aumento da pressão intracraniana, arterite temporal e glaucoma podem se manifestar com náusea e vômito severos, assim como algumas infecções virais sistêmicas com cefaleia. Tais fatores podem apontar para a intensidade do desconforto, mas não são específicos para estabelecer o diagnóstico. Pacientes imunocomprometidos são mais suscetíveis a causas infecciosas incomuns de cefaleia, que podem se apresentar com sintomatologia enganosamente frustrada. Toxoplasmose, meningite criptocócica e abscesso são muito raros, mas podem ser observados em pacientes com histórico de vírus da imunodeficiência humana (HIV) ou outro estado de imunocomprometimento. Este subconjunto de pacientes pode ter uma infecção grave do sistema nervoso central sem os sinais ou sintomas típicos de doença sistêmica (p. ex., febre e meningismo).

   Outra população especial a ser contemplada é a mulher gestante e no período periparto, nas quais a pré-eclâmpsia, a hipertensão intracraniana idiopática (HII) e a síndrome vascular cerebral reversível devem ser consideradas, bem como as causas ainda mais graves de cefaleia, que incluem trombose venosa cerebral, apoplexia hipofisária, dissecção da artéria cervical e acidente vascular encefálico.[5-7]

   Pacientes em uso de medicamentos contendo estrogênio também apresentam risco mais elevado de eventos trombóticos, como trombose de seio cavernoso, e isso deve ser levado em consideração no diagnóstico diferencial.

9. Uma *história prévia de cefaleia*, embora útil, não exclui problemas graves atuais. Uma consideração importante é a associação entre enxaquecas e acidente vascular encefálico, com atenção particular à dissecção de carótida.[8] Avaliações prévias quanto a doenças graves podem ser úteis para orientar a avaliação atual. Visitas anteriores ao DE ou ambulatório, tomografia computadorizada (TC), ressonância magnética (RM) e outras formas de exames podem corroborar, ou ajudar a descartar, um diagnóstico específico. Os pacientes com enxaqueca, cefaleias em salvas e cefaleias tensionais tendem a ter padrões recorrentes estereotipados. A adesão a esses padrões também é útil para decidir o grau com que os sintomas de um paciente irão se aprofundar.

Sinais

Há sinais que podem ser obtidos no exame físico e que podem ser de grande valia. Por exemplo, déficits de movimentos extraoculares localizados nos nervos cranianos (NCs) III, IV e VI podem indicar a presença de aumento de pressão intracraniana devido a lesão expansiva ou hipertensão intracraniana idiopática. Quando a cefaleia está associada a um olho vermelho intenso, esse achado deve levar à consideração de um glaucoma agudo de ângulo fechado e a uma investigação mais aprofundada com o exame da pressão intraocular. Qualquer déficit neurológico focal encontrado durante o exame, independente da sutileza, justifica uma investigação mais minuciosa. Nem todos os sinais associados à cefaleia contribuem muito para a determinação final do diagnóstico, mas podem servir como pistas para que se leve em consideração um processo intracraniano grave. Náuseas e vômitos são frequentemente associados à enxaqueca, mas também estão associados à tumor intracraniano, glaucoma agudo de ângulo fechado, sangramento intracraniano e intoxicação por monóxido de carbono. Outros achados de exame físico associados a várias formas de cefaleia estão listados na Tabela 17.3.

Exames Complementares

A maioria dos pacientes com cefaleia não requer exames adicionais (Tabela 17.4). Os exames avançados de imagem devem ser indicados para a doença específica de interesse no diagnóstico diferencial e não como um processo padrão na investigação da cefaleia em geral. Por exemplo, uma TC de crânio não é indicada para cefaleia tensional

TABELA 17.3
Sinais e Sintomas Associados a Diferentes Etiologias de Cefaleia

SINAL	ACHADO	POSSÍVEIS DIAGNÓSTICOS
Aparência geral	Alterações não focais do nível de consciência	Meningite, encefalite, HSA, hematoma subdural, anóxia, aumento da pressão intracraniana, intoxicação por monóxido de carbono
	Alterações do nível de consciência com achados focais	Hemorragia intraparenquimatosa, herniação transtentorial, acidente vascular encefálico
	Náuseas severas, vômitos	Aumento da pressão intracraniana, glaucoma agudo de ângulo fechado, HSA, intoxicação por monóxido de carbono
Sinais vitais	Hipertensão com frequência cardíaca normal ou bradicardia	Aumento da pressão intracraniana, HSA, herniação transtentorial, hemorragia intraparenquimatosa, pré-eclâmpsia, síndrome da vasoconstrição cerebral reversível
	Taquicardia	Anóxia, anemia, cefaleia febril, cefaleia por esforço ou pós-coito
	Febre	Cefaleia febril, meningite, encefalite
COONG	Artérias temporais dolorosas	Arterite temporal
	Aumento da pressão intraocular	Glaucoma agudo de ângulo fechado
	Perda de pulsações venosas na fundoscopia ou papiledema	Aumento da pressão intracraniana, lesões expansivas, hemorragia sub-hialoide, HSA, trombose venosa cerebral
	Olho vermelho agudo (sufusão ciliar severa) e pupilas pouco reativas	Glaucoma agudo de ângulo fechado
Neurológico	Pupila midriática com paralisia do terceiro nervo	Cone de pressão tentorial, efeito de massa (aneurisma, sangramento, abscesso ou tumor)
	Déficit sensorial ou motor lateralizado	Acidente vascular encefálico, hematoma subdural, hematoma epidural, enxaqueca hemiplégica ou anestésica (rara), síndrome de vasoconstrição cerebral reversível, trombose venosa central
	Déficits de equilíbrio e coordenação	Dissecção da artéria cervical, hemorragia cerebelar aguda, cerebelite aguda (principalmente crianças), intoxicação química de vários tipos
	Déficits da motricidade extraocular (NC III, IV e VI)	Lesão expansiva, neuropraxia (cefaleia pós-traumática), HII

NC, nervo craniano; COONG, cabeça, olhos, orelhas, nariz e garganta; HII, hipertensão intracraniana idiopática; HSA, hemorragia subaracnóidea.

TABELA 17.4
Achados Diagnósticos em Causas Emergenciais de Cefaleia

EXAME	ACHADO	DIAGNÓSTICO
Velocidade de hemossedimentação (VHS)	Elevação significativa	Arterite temporal
Eletrocardiograma (ECG)	Alterações inespecíficas do segmento ST/onda T	HSA Aumento da pressão intracraniana
Hemograma completo (HC)	Anemia grave	Anóxia
Tomografia computadorizada (TC): Cabeça	Aumento do tamanho ventricular Sangue no espaço subaracnóideo Sangue no espaço epidural ou subdural Sangramento no parênquima cerebral Áreas de fluxo vascular diminuído Lesão estrutural expansiva	Aumento da pressão intracraniana HSA Hematoma epidural ou subdural Hemorragia intraparenquimatosa Infarto isquêmico Cefaleia por tração secundária ao efeito de massa
Análise da punção lombar (PL) e líquido cefalorraquidiano (LCR)	Pressão de abertura aumentada	HII Lesão expansiva Falha de derivação Meningite criptocócica
	Proteína aumentada Aumento de HEs Aumento de LEs Coloração de Gram positiva Glicose diminuída	Tumor ou outras lesões estruturais, infecção HSA Infecção Infecção Infecção

HII, hipertensão intracraniana idiopática; HE, hemácias; HSA, hemorragia subaracnóidea; LE, leucócitos.

ou enxaqueca recorrente, e pode não ser suficiente para avaliar uma possível trombose venosa cerebral ou um AVC da circulação posterior. Demonstrou-se que uma tomografia computadorizada realizada até 6 horas após o início da cefaleia é suficientemente sensível para excluir o diagnóstico de HSA quando se usa um tomógrafo de terceira geração. Fora dessa janela, a sensibilidade diminui e exames adicionais devem ser realizados para uma avaliação apropriada de uma possível HSA.[9]

A punção lombar (PL) com a medida da pressão de abertura e da análise do líquido cefalorraquidiano (LCR) é indicada na avaliação de um processo infeccioso, como meningite ou encefalite, hipertensão intracraniana idiopática ou HSA. Embora as evidências sejam escassas, acredita-se amplamente que a PL pode aumentar a probabilidade de herniação em certos casos com pressão intracraniana elevada causada por uma lesão expansiva. Esta é a gênese da máxima comum "TC antes da PL", quando uma lesão expansiva ou abscesso é uma probabilidade. Na verdade, essa preocupação provavelmente é equivocada, e o argumento convincente para que se faça primeiro uma TC nesses pacientes é que esse exame pode fornecer o diagnóstico e fazer com que a PL não seja mais necessária.

ALGORITMO DE DIAGNÓSTICO

Os principais elementos da história da doença atual, da história mórbida pregressa e do exame são usados para reduzir os possíveis diagnósticos diferenciais e escolher a via diagnóstica apropriada. A Figura 17.1 descreve o algoritmo de diagnóstico para avaliação de pacientes com cefaleia.

Se ficar claro na avaliação que o diagnóstico é um distúrbio de cefaleia primária (p. ex., enxaqueca) ou de menor gravidade e início gradual (p. ex., cefaleia tensional típica) com exame neurológico normal, então administra-se o tratamento sintomático, sem a necessidade de avaliação diagnóstica adicional.

Se a história ou os achados do exame forem claramente indicativos de uma etiologia específica (p. ex., glaucoma agudo de ângulo fechado), então o exame direcionado é indicado — neste caso, a determinação da pressão intraocular.

Os casos em que há elementos altamente preocupantes na história do paciente, mas não há um diagnóstico definitivo, são os mais complexos em termos de escolha da avaliação apropriada. Entre as indicações de pacientes com maior risco de causa grave de cefaleia que são candidatos a avaliações mais abrangentes estão (1) cefaleia de início súbito, (2) descrição da cefaleia pelo paciente como "a pior que já senti", (3) alteração do nível de consciência, (4) meningismo, (5) febre inexplicada, (6) déficit neurológico focal durante o exame, (7) sintomas refratários ao tratamento adequado ou piorando apesar do tratamento, (8) cefaleia que se inicia durante o esforço, (9) história de imunossupressão ou (10) estado de gravidez ou periparto. Nesses pacientes que podem estar gravemente doentes, a TC de crânio é indicada, e uma PL costuma ser necessária para aqueles nos quais o exame de imagem não revela a etiologia de seus sintomas.

A avaliação sequencial da condição do paciente e a análise dos dados complementares confirmarão um diagnóstico em andamento ou desencadearão uma reconsideração dos diferenciais, incluindo condições mais graves (Tabela 17.5).

MANEJO EMPÍRICO

A cefaleia, embora seja uma queixa principal frequente, é um sintoma inespecífico. A velocidade e a intensidade da avaliação inicial e do tratamento são orientadas pela apresentação e pelo nível de

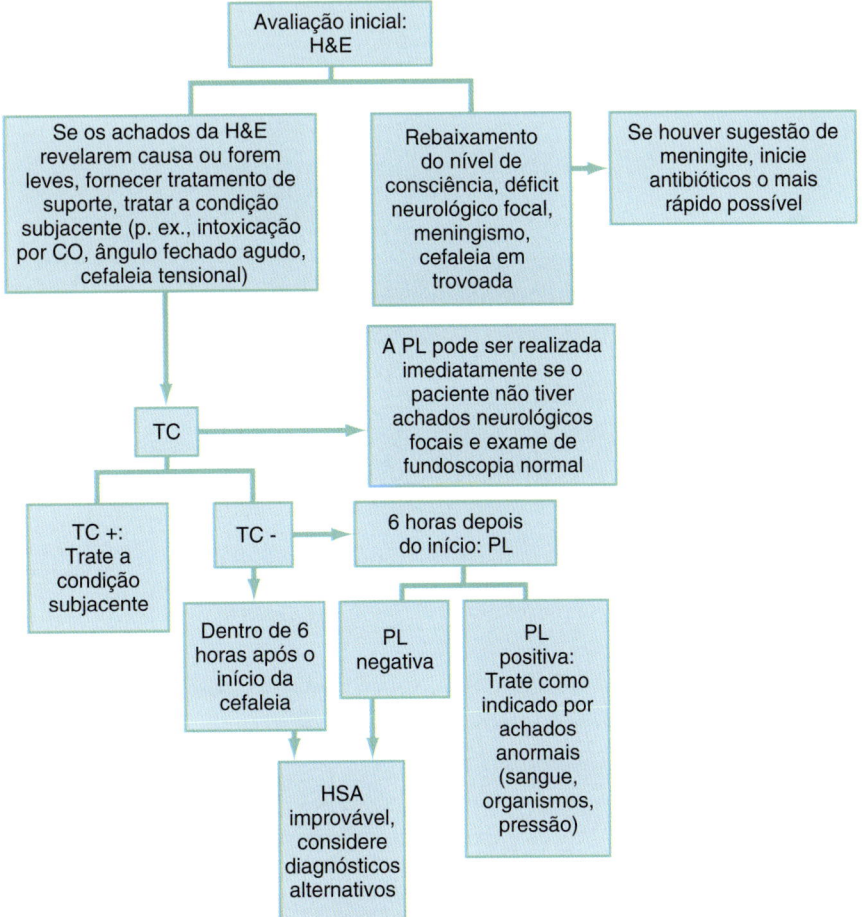

Fig. 17.1. Algoritmo de avaliação para apresentação de cefaleia. *CO*, monóxido de carbono; *TC*, tomografia computadorizada; *H&E*, história e exame físico; *CF*, cefaleia; *PL*, punção lombar; *HSA*, hemorragia subaracnóidea.

TABELA 17.5

Causas e Diferenciação de Doenças Potencialmente Catastróficas que se Manifestam com Cefaleia Não Traumática

ENTIDADES PATOLÓGICAS	HISTÓRIA DA DOR	SINTOMAS ASSOCIADOS	HISTÓRIA SUGESTIVA	PREVALÊNCIA
Intoxicação por monóxido de carbono	Dor latejante geralmente gradual, sutil, vaga, não localizada	Pode sumir e aparecer conforme o indivíduo sai e entra na área envolvida de monóxido de carbono; latejamento pode variar consideravelmente	Exposição à exaustão de motor, sistemas de aquecimento antigos ou defeituosos, mais comuns nos meses de inverno	Raro
Hemorragia subaracnóidea (HSA)	Início repentino, "trovoada", latejamento forte	Sintomas variáveis; pode apresentar-se desde relativamente assintomático até com estado mental alterado ou déficit neurológico focal	História de doença renal policística; história de HAS	Incomum
Meningite, encefalite, abscesso	Gradual; à medida que os sintomas gerais aumentam, a cefaleia aumenta. Dor não localizada	Rebaixamento do nível de consciência e irritabilidade proeminentes. Com abscesso, achados neurológicos focais podem estar presentes	Infecção recente, cirurgia facial ou dentária recente ou outra cirurgia otorrinolaringológica, não imunizado	Incomum
Arterite temporal	A dor costuma se desenvolver em algumas horas, de leve a grave, quase sempre localizada na(s) área(s) temporal(ais)	Diminuição da acuidade visual, náuseas, vômitos podem ser intensos e confundir o diagnóstico	Idade acima de 50 anos; outras doenças vasculares do colágeno ou doenças inflamatórias	Incomum
Glaucoma agudo de ângulo fechado	De início súbito	Náusea, vômito, diminuição da acuidade visual	História de glaucoma; história de piora da dor em ambientes escuros	Raro
Síndromes de pressão intracraniana aumentada	Gradual, vaga, não localizada	Vômitos, diminuição do nível de consciência	História de derivação do LCR ou anormalidade cerebral ou craniana congênita	Incomum

LCR, líquido cefalorraquidiano; OTO, ouvido, nariz e garganta; HTN, hipertensão.

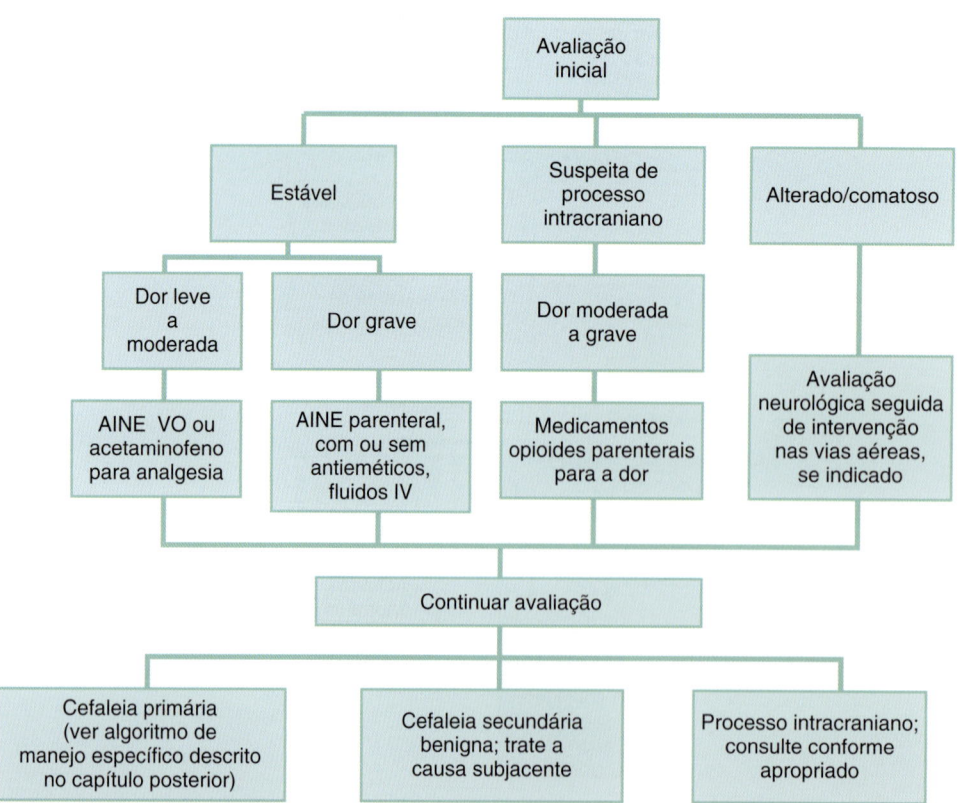

Fig. 17.2. Algoritmo de manejo. *IV*, intravenosa; *AINE*, medicamento anti-inflamatório não esteroide; *VO*, per os (via oral).

consciência do paciente. A Figura 17.2 representa um algoritmo de tratamento com manejo imediato até que se conclua uma avaliação diagnóstica completa.

Para fins da avaliação inicial, a cefaleia pode ser dividida em duas categorias: (1) acompanhada de alteração do nível de consciência e (2) sem alteração do nível de consciência. Sempre que o nível de consciência de um paciente está prejudicado, parte-se do pressuposto, inicialmente, de que o parênquima cerebral está comprometido. Os princípios da ressuscitação cerebral contemplam as sete principais causas de lesão cerebral em desenvolvimento: (1) falta de substrato (glicose, oxigênio), (2) edema cerebral, (3) lesão intracraniana expansiva, (4) toxinas endógenas ou exógenas, (6) isquemia, ou (7) pressão intracraniana elevada.

A dor é mitigada o mais rápido possível. A medicação para a dor escolhida depende do diagnóstico preliminar da cefaleia do paciente. Para cefaleia leve a moderada não específica, uma medicação anti-inflamatória não esteroide oral é apropriada em doses analgésicas (p. ex., 500 mg de naproxeno). Os opioides não são o tratamento de primeira linha para todos os tipos de cefaleia, exceto quando se acredita que haja HeIC (incluindo HSA) presente.

Além do alívio sintomático da dor, o tratamento empírico não antecede os estudos diagnósticos na maioria dos casos, pois o tratamento deve ser direcionado para a causa específica da cefaleia. Uma exceção significativa a isso é quando a meningite bacteriana é uma hipótese. O tratamento da meningite bacteriana deve ser instituído rapidamente, e antibióticos empíricos devem ser administrados o mais rápido possível e antes que os resultados estejam disponíveis para confirmar o diagnóstico.

Encaminhamento

Os pacientes em que se acredita não terem uma causa grave de cefaleia necessitando hospitalização, mas não receberam um diagnóstico específico, recebem cuidados apropriados para retorno e recomendações para o seguimento. Alguns pacientes se beneficiam da manutenção de um diário de cefaleia para facilitar a avaliação ambulatorial posterior.

CONCEITOS-CHAVE

- Quando um paciente com uma cefaleia já conhecida se apresenta com uma mudança no padrão da dor, avalie quanto a possíveis causas graves.
- O exame físico no paciente com cefaleia é focado nos nervos cranianos (NCs) II, III, IV e VI.
- A medicação opioide quase nunca é o analgésico de escolha para a cefaleia. A cefaleia simples é tratada com medicação analgésica não esteroide, e terapias antienxaqueca específicas são usadas para enxaqueca.
- A maioria dos pacientes com cefaleia não necessita de neuroimagem. Quando obtida, a neuroimagem deve ser direcionada aos elementos específicos do diagnóstico diferencial de interesse.
- O diagnóstico diferencial de cefaleia súbita grave inclui hemorragia subaracnóidea ou outra hemorragia intracraniana (HeIC), trombose venosa cerebral e dissecção de artéria cervical.
- Nos pacientes nos quais existe a preocupação quanto a hemorragia subaracnóidea (HSA), uma TC de crânio sem alterações, obtida com um tomógrafo de alta resolução dentro de 6 horas após o início, é suficiente para descartar HSA. Os pacientes fora desta janela necessitam de punção lombar (PL) para alcançar a sensibilidade apropriada na avaliação.
- Antibióticos devem ser administrados antes da realização da PL, quando houver suspeita de meningite bacteriana.

As referências para este capítulo podem ser encontradas on-line no website Expert Consult associado à obra.

CAPÍTULO 18
Diplopia

Kama Guluma

Conteúdo disponível on-line em inglês.

CAPÍTULO 19
Red and Painful Eye

Alan A. Dupré | John M. Wightman

Conteúdo disponível on-line em inglês.

CAPÍTULO 20
Sore Throat

Amy H. Kaji

Conteúdo disponível on-line em inglês.

CAPÍTULO 21
Hemoptysis

Calvin A. Brown, III

Conteúdo disponível on-line em inglês.

CAPÍTULO 22
Dispneia

Sabina A. Braithwaite | Debra Perina

VISÃO GERAL

Dispneia é o termo aplicado à sensação de falta de ar e à reação do paciente a essa sensação. É uma situação conscientemente inconfortável que manifesta-se como "fome de ar". Dispneia é geralmente mal definida pelos pacientes, os quais podem descrever a sensação como falta de ar, aperto no peito ou dificuldade respiratória. Dispneia resulta de várias condições, de caráter não emergencial até ameaçadora à vida. Nem a gravidade clínica nem a percepção do paciente se correlacionam bem com a severidade da patologia subjacente e pode estar relacionada a emoções, influências comportamentais e culturais, e estímulos externos.[1]

Os termos a seguir podem ser usados na avaliação do paciente dispneico:

Taquipneia: Uma frequência respiratória maior que a normal. A frequência normal é de 44 ipm em recém-nascidos e de 14 a 18 ipm em adultos.
Hiperpneia: Volume por minuto maior que o normal para atender requisitos metabólicos.
Hiperventilação: Uma ventilação por minuto (determinada por frequência respiratória e volume corrente) que exceda a demanda metabólica. A gasometria do sangue arterial tem como característica uma pressão parcial de oxigênio (Po_2) normal com uma alcalose respiratória descompensada (pressão parcial de dióxido de carbono [PCO_2] baixa e pH elevado).
Dispneia de esforço: Dispneia provocada por esforço físico ou exercício. É geralmente quantificada em termos simples, como o número de escadas ou o número de blocos que o paciente consegue tolerar antes do aparecimento da dispneia.
Ortopneia: Dispneia em posição reclinada. Geralmente mede-se o número de travesseiros que o paciente usa para dormir (p.ex, ortopneia de dois travesseiros).
Dispneia paroxística noturna: início de dispneia súbita que ocorre enquanto se deita à noite, geralmente relacionada à presença de insuficiência cardíaca congestiva.

Epidemiologia

Dispneia é uma queixa muito comum em pacientes de todas as idades que se apresentam no departamento de emergência (DE). As causas são de amplo espectro, de condições benignas, autolimitadas à patologia crítica que pode produzir mortalidade em curto e longo prazos.[2,3]

Fisiopatologia

Os atuais mecanismos responsáveis pela dispneia estão começando a ser especificamente descritos. A respiração normal é controlada tanto centralmente pelo centro de controle respiratório no bulbo quanto perifericamente por quimiorreceptores localizados próximos aos corpos carotídeos, mas há inúmeros sensores que afetam a sensação de dispneia, incluindo receptores de estiramento pulmonar e mecanorreceptores no diafragma e músculos esqueléticos.[4]

Desequilíbrios entre esses receptores podem ser percebidos como dispneia e podem se manifestar como um aumento do esforço respiratório, devido ao aumento da resistência ou diminuição da complacência pulmonar na asma ou na doença pulmonar obstrutiva crônica (DPOC). Em outra possibilidade, os desequilíbrios desses receptores podem também se manifestar como aumento da frequência respiratória — por exemplo, resultante de hipóxia grave, acidose ou estímulo de ação central (toxinas, eventos do sistema nervoso central).[5]

MÉTODO DIAGNÓSTICO

Considerações Diagnósticas Diferenciais

A dispneia é subjetiva e tem muitas potenciais causas diferentes. Seu diagnóstico diferencial pode ser dividido em causas agudas e crônicas, das quais muitas são de causa pulmonar. Outras possibilidades são causas cardíacas, metabólicas, infecciosas, neuromusculares, traumáticas e hematológicas (Tabela 22.1).

Achados principais

Sintomas

As descrições de dispneia pelo paciente variam significativamente e geralmente se correlacionam muito pouco com a severidade, apesar da queixa de dispneia sozinha ter risco de mortalidade.

Duração da Dispneia. Dispneia crônica ou progressiva geralmente denota doença primária cardíaca ou pulmonar.[6] Dispneia aguda pode ser resultado de exacerbação da asma; infecção; embolia pulmonar; disfunção cardíaca intermitente; causas psicogênicas; ou inalação de irritantes, alérgenos ou corpos estranhos.

Início da Dispneia. Para dispneia de início súbito deve-se considerar embolia pulmonar (EP) ou pneumotórax espontâneo. Dispneia que se constrói lentamente ao longo de algumas horas ou dias pode representar uma crise de asma ou DPOC; pneumonia; embolia pulmonar pequena e recorrente; insuficiência cardíaca congestiva; ou malignidade.

Mudança de Posição. Ortopneia pode ser resultante de insuficiência cardíaca esquerda, DPOC ou distúrbios neuromusculares. A ortopneia é um dos primeiros sintomas observado em pacientes com fraqueza diafragmática por doença neuromuscular.[7] Dispneia paroxística noturna é mais comum em pacientes com insuficiência cardíaca esquerda, mas também aparece na DPOC.[6] Dispneia de esforço geralmente está associada a DPOC, mas também pode ser observada em reserva cardíaca pobre e aumento de volume abdominal. Aumento de volume abdominal causado por ascite, obesidade ou gravidez leva à elevação do diafragma, o que reduz o espaço para ventilação e causa dispneia.

Ansiedade ou medo exacerbado, particularmente se precede o início da dispneia, pode apontar para síndrome do pânico ou dispneia psicogênica, porém devemos primeiro considerar as causas orgânicas. EP ou infarto do miocárdio podem causar apenas dispneia ou associada com dor no peito, principalmente se a dor é constante, maçante ou visceral.[8] Dor aguda que piora com

TABELA 22.1
Diagnóstico Diferencial de Dispneia Aguda

ORIGEM	DIAGNÓSTICO CRÍTICO	DIAGNÓSTICO EMERGENCIAL	DIAGNÓSTICO NÃO EMERGENCIAL
Pulmonar	Obstrução da via aérea Embolia pulmonar Edema não-cardiogênico Anafilaxia Falha de ventilação	Pneumotórax espontâneo Asma Cor pulmonale Aspiração Pneumonia (escore PAC > 70)	Efusão pleural Neoplasia Pneumonia (escore PAC ≤ 70) DPOC
Cardíaca	Edema pulmonar Infarto do miocárdio Tamponamento cardíaco	Pericardite	Doença cardíaca congênita Doença valvular cardíaca Cardiomiopatia
ASSOCIADA PRIMARIAMENTE COM ESFORÇO RESPIRATÓRIO NORMAL OU AUMENTADO			
Abdominal		Interferência mecânica Hipotensão, sepse por extravasamento de conteúdo visceral, obstrução intestinal, processo inflamatório ou infeccioso	Gravidez Ascite, obesidade
Psicogênica			Síndrome de hiperventilação Somatizações Síndrome do pânico
Metabólica ou endócrina	Ingestão de tóxicos CAD	Insuficiência renal Anormalidades eletrolíticas Acidose metabólica	Febre Doença da tireoide
Infecciosa	Epiglotite	Pneumonia (escore PAC > 70)	Pneumonia (escore PAC ≤ 70)
Traumática	Pneumotórax hipertensivo Tamponamento cardíaco Fratura de costela	Pneumotórax simples, hemotórax Ruptura diafragmática Lesão neurológica	Fraturas de costela
Hematológica	Intoxicação por monóxido de carbono e cianeto Síndrome torácica aguda	Anemia	
ASSOCIADO PRIMARIAMENTE COM ESFORÇO RESPIRATÓRIO REDUZIDO			
Neuromuscular	AVC, trauma intracraniano Intoxicação por organofosforado	Esclerose múltipla Síndrome de Guillain-Barré Paralisia do carrapato	ELA Polimiosite Porfiria

ELA, Esclerose lateral amiotrófica; *PAC*, pneumonia adquirida na comunidade; *DPOC*, doença pulmonar obstrutiva crônica; *AVC*, acidente cerebrovascular; *CAD*, cetoacidose diabética.

respiração profunda, mas não pelo movimento, pode indicar efusão pleural, pleurisia ou irritação pleural devido à pneumonia ou EP. Pneumotórax espontâneo também pode produzir dor aguda com respiração profunda que não piora com o movimento.

Sinais

Os sinais físicos de pacientes dispneicos podem ser consistentes com doenças específicas (Tabela 22.2). Por exemplo, febre sugere uma causa infecciosa; sonolência ou obnubilação podem indicar hipercapnia; agitação pode estar associada à hipóxia; e trauma pode produzir dispneia por várias lesões. Os achados físicos encontrados em doenças específicas também podem ser agrupados de acordo com os padrões apresentados (Tabela 22.3). Alguns achados melhoraram o valor preditivo para patologias específicas quando associados a exames laboratoriais em ferramentas validadas de estratificação de risco.[9-11]

Exames complementares

Os achados específicos obtidos pela anamnese e pelo exame físico devem ser usados para determinar quais exames complementares serão necessários (Tabela 22.4). A saturação de oxigênio determinada por monitor ou o uso seletivo da gasometria arterial quando a oximetria não está disponível são úteis na determinação do grau de hipóxia e da necessidade de oxigênio suplementar ou ventilação assistida. Em pacientes com valores anormais, uma gasometria venosa (HGV) é uma alternativa menos dolorosa que a gasometria arterial para determinar o pH.[12] Para hipercapnia arterial, quando comparada, a HGV é menos confiável para Pco_2, ainda que uma Pco_2 venosa normal tenha um valor preditivo negativo alto, e valores maiores que 45 mmHg são altamente sensíveis em indicar hipercapnia arterial.[13,14] A gasometria arterial mais invasiva é útil quando uma Pco_2 ou Po_2 precisa é importante. Uma fonte adicional de acesso rápido ao estado ventilatório é o capnógrafo não invasivo em forma de onda. Os valores de concentração final expiratória de dióxido de carbono ($EtCO_2$) estão bem correlacionados ao dióxido de carbono (CO_2) arterial, e a forma do capnograma pode ser útil na avaliação da adequação das ventilações, assim como as causas subjacentes da dispneia (Cap. 5).[15] Um eletrocardiograma pode ser útil se os achados de anamnese e exame físico sugerirem insuficiência cardíaca, doença cardíaca isquêmica, arritmia ou hipertensão pulmonar. O ultrassom de cabeceira é útil para acessar rapidamente múltiplos parâmetros que podem objetivar e guiar a terapia. Por exemplo, com o ultrassom torácico se pode rapidamente visualizar efusão pleural, edema pulmonar com linhas B, pneumotórax quando os sinais "sandy beach" e "comet tail" estão ausentes, disfunção cardíaca pela avaliação da contratilidade do miocárdio e estimativa da fração de ejeção (FE) ou efusão e tamponamento pericárdico.[16,17] O ultrassom abdominal pode acessar o volume

TABELA 22.2

Principais Achados no Exame Físico

SINAL	ACHADO FÍSICO	DIAGNÓSTICOS A CONSIDERAR
Sinais vitais	Taquipneia	Pneumonia, pneumotórax
	Hipopneia	Lesão intracraniana, ingestão de droga ou toxina
	Taquicardia	EP, lesão torácica traumática
	Hipotensão	Pneumotórax hipertensivo
	Febre	Pneumonia, EP
Estado geral	Caquexia, perda de peso	Malignidade, distúrbio imunológico adquirido, infecção micobacteriana
	Obesidade	Hipoventilação, apneia do sono, EP
	Gravidez	EP
	Tórax em barril	DPOC
	Posição de "Sniffing"	Epiglotite
	Posição de "Tripoding"	DPOC ou asma com desconforto grave
	Lesão traumática	Pneumotórax (simples, hipertensivo), fraturas de costela, lesão diafragmática, tórax instável, hemotórax, contusão pulmonar
Pele e unhas	Manchas ou odor de cigarro	DPOC, malignidade, infecção
	Baqueteamento digital	Hipóxia crônica, shunts intracardíacos ou anomalias pulmonares vasculares
	Pele ou conjuntiva pálida	Anemia
	Perda de massa muscular	Doença neuromuscular
	Contusão	Parede torácica: fraturas de costela; pneumotórax
	Difusa: trombocitopenia, uso crônico de esteroides, antigoagulação	
	Enfisema subcutâneo	Fraturas de costela, pneumotórax, ruptura traqueobrônquica
	Urticária, erupção cutânea	Reação alérgica, infecção, doença transmitida por carrapato
Pescoço	Estridor	Edema ou infecção das vias aéreas superiores, corpo estranho, lesão traumática, anafilaxia
	DVJ	Pneumotórax hipertensivo, DPOC ou exacerbação da asma, sobrecarga hídrica ou ICC, EP, tamponamento cardíaco
Exame pulmonar	Sibilos	ICC, anafilaxia
	Broncoespasmo	
	Estertores	ICC, pneumonia, EP
	Diminuição unilateral	Pneumotórax, efusão pleural, consolidação, fratura de costela ou contusão, contusão pulmonar
	Hemoptise	Malignidade, infecção, distúrbio hemorrágico, ICC
	Expectoração	Infecção (viral, bacteriana)
	Atrito pleural	Pleurisia
	Padrão respiratório anormal (p. ex., respiração de Cheyne-Stokes)	Lesão intracraniana
Exame torácico	Crepitação ou dor à palpação	Fratura de costela
	Enfisema subcutâneo	Pneumotórax, ruptura traquebrônquica
	Assincronia toracoabdominal	Lesão diafragmática com herniação; trauma cervical da medula espinhal
	Segmento instável	Tórax instável (*flail chest*), contusão pulmonar
Exame cardíaco	Murmúrio	EP
	Galope em S_3 ou S_4	EP
	Acentuação de S_2	EP
	abafamento de bulhas cardíacas	Tamponamento cardíaco, efusão pericárdica
Extremidades	Sensibilidade da panturrilha, sinal de Homans	EP
	Edema	ICC
Exame neurológico	Déficit focal (motor, sensitivo, cognitivo)	AVC, hemorragia intracraniana causando anormalidade do controle respiratório central; se de longa data, risco de pneumonia aspirativa
	Déficits simétricos	Doença neuromuscular
	Fraqueza generalizada	Anormalidade metabólica ou eletrolítica (hipocalcemia, hipomagnesemia, hipofosfatemia), anemia
	Hiporreflexia	Hipermagnesemia
	Fraqueza ascendente	Síndrome de Guillain-Barré

ICC, insuficiência cardíaca congestiva; *DPOC*, doença pulmonar obstrutiva crônica; *DVJ*, distensão venosa jugular; *EP*, embolia pulmonar.

TABELA 22.3

Tabela Diagnóstica: Doenças que Geralmente Causam Dispneia

DOENÇA	ANAMNESE (DISPNEIA)	SINTOMAS ASSOCIADOS	SINAIS E ACHADOS FÍSICOS	TESTES
Embolia pulmonar	HDA: início abrupto, dor pleurítica, imobilidade (viagem, cirurgia recente) HMP: malignidade, TVP, EP, hipercoagulabilidade, contraceptivo oral, obesidade	Diaforese, dispneia de esforço	Taquicardia, taquipneia, febre baixa	Oximetria de pulso, gasometria arterial, (gradiante A-a), dímero D ECG (arritmia, sobrecarga ventricular direita) RX (sinal de Westermark, corcova ou giba de Hampton), TC espiral, MRV Angiografia pulmonar Ultrassom positivo para TVP
Pneumonia	Febre, tosse produtiva, dor no peito	Anorexia, calafrios, náusea, vômito, dispneia de esforço, tosse	Febre, taquicardia, taquipneia, crepitações ou respiração reduzida	RX, contagem de glóbulos brancos, cultura do escarro e do sangue
Bacteriana	HS: tabagismo			Oximetria de pulso Capnografia em forma de onda se o estado mental estiver alterado; gasometria arterial se a capnografia estiver indisponível e houver suspeita de desequilíbro ácido-base ou hipercapnia
Viral	Exposição (p. ex., influenza, varicela)			
Oportunista	Baixa imunidade, quimioterapia			
Fúngica ou parasitária	Exposição (p. ex., pássaros), início assintomático	Febre esporádica, tosse não produtiva		
Pneumotórax	Início abrupto; Trauma, dor no peito, homens magros são propensos a ter pneumotórax	Dor no peito localizada	Dimuição dos sons respiratórios, enfisema subcutâneo, instabilidade ou feridas na parede torácica	RX: pneumotórax, fraturas de costela, hemotórax Ultrassom: pneumotórax, efusão pleural
Simples				Ultrassom: positivo para pneumotórax
Hipertensivo	Descompensação de pneumotórax simples	Diaforese	JVD, desvio de traqueia, abafamento de bulhas cardíacas, colapso cardiovascular	Diagnóstico clínico: requer imediata descompressão. Pode se verificar via ultrassom de cabeceira
DPOC ou asma	Tabagismo, má aderência, sintomas de ITRS, mudança brusca do clima AP: alergias ambientais HF: asma	Dispneia, diaforese	Retrações, uso de musculatura acessória, posicionado com as mãos sobre os joelhos, cianose Capnografia padrão "barbatana de tubarão"	RX: descartar infiltrado, pneumotórax, atelectasia (tampão mucoso) Ultrassom: distinguir de insuficiência cardíaca Capnografia em forma de onda
Maligna	Perda de peso, tabaco ou outra exposição ocupacional	Disfagia	Hemoptise	RX, TC torácica: massa, adenopatia hilar, atelectasia focal
Sobrecarga de fluido	Início gradual; dieta inadequada ou má aderência, dor no peito AP: IAM recente, diabete, ICC	Piora da ortopneia, DPN	TVJ, edema periférico, galope em S_3 ou S_4, nova arritmia cardíaca, refluxo hepatojugular	RX e/ou ultrassom: efusão pleural, edema intersticial, linhas B de Kerley, cardiomegalia ECG: isquemia, arritmia BNP
Anafilaxia	Início abrupto, exposição à alérgino	Disfagia	Edema oral, roncos, sibilos, urticária	

A-a, Alvéolo-arterial; BNP, peptídeo natriurético tipo B; ICC, insuficiência cardíaca congestiva; DPOC, doença pulmonar obstrutiva crônica; TC, tomografia computadorizada; RX, raio-x do tórax; TVP, trombose venosa profunda; ECG, electrocardiograma; AP: antecedente pessoal; HF, histórico familiar; TVJ, turgência venosa jugular; IAM, infarto agudo do miocárdio; MRV, venografia por ressonância magnética; EP, embolia pulmonar; DPN, dispneia paroxística noturna; HS, história social; ITRS, infecção do trato respiratório superior.

TABELA 22.4
Exames Complementares no Paciente Dispneico

CATEGORIA	EXAME	ACHADOS E POTENCIAIS DIAGNÓSTICOS
Laboratorial	Oximetria de pulso, gasometria arterial Capnografia em forma de onda	Hipóxia, hiperventilação (fraqueza muscular, evento intracraniano) Retenção de CO_2 (DPOC, apneia do sono), padrão pulmonar obstrutivo ou restritivo Acidose metabólica *versus* respiratória (CAD, intoxicação) Gradiente A-a (EP) Carboxihemoglobina elevada (lesão inalatória ou intoxicação por CO)
	Hemograma	Contagem de glóbulos brancos Alto: infecção, reação de estresse aguda, malignidade hematológica Baixo: neutropenia, sepse Hb, Ht: anemia, policitemia Esfregaço: Hb anormal (p. ex., em forma de foice), inclusões Plaquetas: trombocitopenia (toxicidade medular) Bioquímica Ur, Cr: insuficiência renal aguda ou crônica K, Mg, P: baixos níveis levam à fraqueza muscular Glicose: CAD Dímero D: distúrbio de hemostasia BNP: insuficiência cardíaca, EP Troponina: isquemia cardíaca ou infarto
Cardíaca	ECG	Isquemia, arritmia, $S_1Q_3T_3$ (EP), sobrecarga ventricular direita
	Ecocardiograma	Hipertensão pulmonar, doenças valvares Movimento de parede anormal relacionado à isquemia, *shunts* intracardíacos
Radiológico	Radiografia torácica	Estruturas ósseas: fraturas, lesões líticas, pectus, cifoescoliose Massa: malignidade, lesão cavitária, infiltrado, corpo estranho Diafragma: eventração, elevação do hemidiafragma, hérnia intestinal Mediastino: adenopatia (infecção, sarcoide), ar Silhueta cardíaca: aumentada (cardiomiopatia, sobrecarga de fluido) Tecido mole: ar subcutâneo Parênquima pulmonar: bolhas, pneumotórax, efusões (sangue, infecciosa), edema intersticial, consolidação local, broncogramas aéreos, corcova ou giba de Hampton, sinal de Westermark
	Doppler venoso	EP
	Angiografia pulmonar	EP, intervenção (trombólise)
	TC	Lesão em massa, adenopatia, trauma, EP
	RM	EP, lesões ósseas ou de tecido mole, anormalidade vascular
	Radiografia do tecido mole do pescoço	Epiglotite, corpo estranho
	Ultrassom	Pneumotórax, efusão pleural, disfunção cardíaca, efusão pericárdica
Fibra óptica	Broncoscopia	Lesão em massa, corpo estranho Intervenção (stenting, biópsia)
	Laringoscopia	Lesão em massa, edema, epiglotite, corpo estranho

A-a, Alveolar-arterial; *BNP*, peptídeo natriurético tipo B; *Ur*, ureia; *CO*, monóxido de carbono; CO_2, dióxido de carbono; *DPOC*, doença pulmonar obstrutiva crônica; *Cr*, creatinina; *TC*, tomografia computadorizada; *CAD*, cetoacidose diabética; *ECG*, electrocardiograma; *Ht*, hematócrito; *Hb*, hemoglobina; *K*, potássio; *Mg*, magnésio; *RM*, ressonância magnética; *EP*, embolia pulmonar; *P*, fósforo; *WBC*, contagem de glóbulos brancos.

intravascular pela quantificação do tamanho e compressibilidade da veia cava inferior.[18] O ultrassom das extremidades pode revelar trombose venosa profunda.[19]

Os eletrólitos do soro podem confirmar acidose metabólica ou uma causa menos comum, tal como hipocalemia, hipofosfatemia ou hipocalcemia. Um hemograma completo pode identificar anemia severa ou trombocitopenia associada à sepse. A contagem leucocitária não é suficientemente sensível ou específica para ser de valor discriminatório.

Uma maior disponibilidade de biomarcadores específicos de sangue relevantes, para avaliação da dispneia na emergência, fornece melhor suporte à decisão imediata e ao prognóstico de curto e longo prazos.[20,21] Estes incluem marcadores cardíacos e dosagem de dímero D, que são úteis na busca de causas, tais como isquemia cardíaca ou doença venosa tromboembólica. A análise do peptídeo natriurético do tipo B (BNP) acrescenta valor tanto diagnóstico como prognóstico para causas graves de dispneia, incluindo insuficiência cardíaca, EP e doença cardíaca isquêmica.[22]

Se há suspeita de tromboembolismo, o teste do dímero D, acompanhado ou não de angiografia torácica por tomografia computadorizada, doppler venoso ou, raramente, cintilografia de ventilação-perfusão, é realizado em pacientes pré-selecionados baseado na decisão clínica.[23] Se a dispneia é considerada de origem da via aérea superior, laringoscopia direta ou por fibra óptica ou uma radiografia lateral de tecido mole do pescoço pode ser útil.

DIAGNÓSTICO

O alcance e a diversidade de condições fisiopatológicas que resultam em dispneia dificultam um simples método algorítmico. O primeiro ponto é determinar se a dispneia é primariamente de origem cardiopulmonar ou tóxico-metabólica. Após avaliação inicial, estabilização e alívio dos sintomas em pacientes críticos, os achados de anamnese, exame físico e exames complementares são confrontados para encontrar padrões de doença que resultem em dispneia. Este processo é atualizado periodicamente assim que novas informações tornam-se disponíveis. A Tabela 22.3 apresenta padrões reconhecíveis de doença para condições que geralmente resultam em dispneia, juntamente com sintomas específicos associados.

Diagnósticos Críticos

Vários diagnósticos críticos devem ser prontamente considerados para determinar as melhores opções de tratamento para estabilizar o paciente. O pneumotórax hipertensivo é um condição crítica diagnosticada pela anamnese e pelo exame físico. Se o paciente dispneico não tem sons respiratórios de um lado, hiper-ressonância ipisilateral, desconforto respiratório grave, hipotensão e dessaturação de oxigênio, a imediata descompressão de um presumível pneumotórax hipertensivo é indicada. A distensão venosa jugular pode ou não ser aparente e sua ausência não exclui a condição. O ultrassom de cabeceira pode confirmar pneumotórax em casos menos óbvios. Se a dispneia e o estridor indicam obstrução de via aérea superior, a avaliação precoce e definitiva, e a intervenção ocorrem no DE ou centro cirúrgico. A obstrução completa por um corpo estranho requer a manobra de Heimlich até que a obstrução seja aliviada ou o paciente esteja inconsciente, seguida rapidamente pela laringoscopia direta para remoção do corpo estranho. A insuficiência cardíaca e o edema pulmonar podem produzir dispneia e insuficiência respiratória e exigem intervenção imediata para suporte ventilatório e troca gasosa, se necessário. Uma significativa dispneia e sibilos na anafilaxia exigem uso imediato de adrenalina parenteral além de medidas de suporte. Exacerbações broncoespásticas graves de asma em qualquer idade podem rapidamente levar à insuficiência respiratória e parada cardiorrespiratória e devem receber vigorosa atenção, incluindo contínua ou frequente administração de um aerosol beta-agonista e terapia com esteroide.[24] O ultrassom também pode ter um benefício ao distinguir rapidamente entre DPOC e insuficiência cardíaca, bem como outras patologias.[25,26] Como mencionado antes, a capnografia em forma de onda é um complemento valioso para avaliar a severidade e determinar a causa do desconforto respiratório. A anticoagulação preventiva ou até trombolíticos podem ser apropriados em pacientes com suspeita de EP significativa mesmo antes do teste diagnóstico.

Diagnósticos Emergenciais

As exacerbações da asma e da DPOC podem resultar em dispneia acentuada com broncoespasmo e diminuição do volume respiratório.[27] O início de dispneia súbita com redução da saturação de oxigênio no ar ambiente acompanhada de dor torácica aguda pode representar EP. A dispneia acompanhada por diminuição dos sons respiratórios e timpanismo à percussão de um lado é observada em pneumotórax espontâneo. A dispneia associada a diminuição do esforço respiratório pode representar um processo neuromuscular, tais como esclerose múltipla, síndrome de Guillain-Barré ou miastenia grave. Estertores unilaterais, tosse, febre e dispneia geralmente indicam pneumonia.

A Figura 22.1 fornece um algoritmo para avaliação e estabilização de um paciente dispneico. A divisão inicial é baseada no grau de esforço respiratório associado aos sintomas. A maioria dos diagnósticos críticos é considerada primeiro, e uma intervenção apropriada é escolhida.

Todos os pacientes com dispneia, independentemente da possível causa, devem ser prontamente avaliados na área de tratamento. Leituras de oximetria de pulso devem ser obtidas, e o paciente, colocado em um monitor cardíaco. Se a oximetria de pulso resultante for menor que 94% em ar ambiente, oxigênio suplementar por cateter nasal ou máscara deve ser considerado, dependendo do grau de dessaturação. Nos pacientes com sonolência ou obnubilação, a hipercapnia e a insuficiência respiratória devem ser consideradas como etiologias possíveis. Se necessário, a ventilação deve ser assistida manual ou mecanicamente, não invasivamente em curto prazo, ou com o paciente traquealmente entubado para proteção das vias aéreas na ventilação prolongada.[28]

Diminuição do estado de alerta mental, incapacidade de falar palavras de mais uma sílaba, ou certos tipos de posicionamento corporal sinalizam a presença de desconforto respiratório significativo e a necessidade de intervenção rápida. Depois que a via aérea foi garantida, a rápida avaliação da aparência do paciente e de seus sinais vitais podem ajudar a determinar a necessidade de melhor estabilização e a causa de dispneia pode ser melhor investigada.

Manejo empírico

O algoritmo de manejo para dispneia (Fig. 22.2) descreve o método de tratamento para a maioria das doenças identificadas. Pacientes instáveis ou com diagnósticos críticos devem ser estabilizados e podem exigir admissão em unidades de tratamento intensivo. Pacientes da emergência que melhoraram com o manejo no DE podem ser admitidos em uma unidade de cuidado intermediário. Pacientes diagnosticados em condições de urgência com perigo de piora progressiva sem tratamento apropriado ou pacientes com comorbidades graves, tais como diabetes, imunossupressão ou câncer, também podem exigir admissão para observação e tratamento.

A maior parte dos pacientes em categorias de não urgência podem ser tratados como pacientes ambulatoriais se houver um acompanhamento médico. Se a dispneia persiste apesar da terapia e nenhuma causa definitiva foi apontada, o curso preferencial de ação é a hospitalização para observação e avaliação contínua. Se nenhum diagnóstico definitivo pode ser obtido e os sintomas diminuírem, o paciente pode receber alta com um acompanhamento médico e instruções para retorno se os sintomas retornarem.

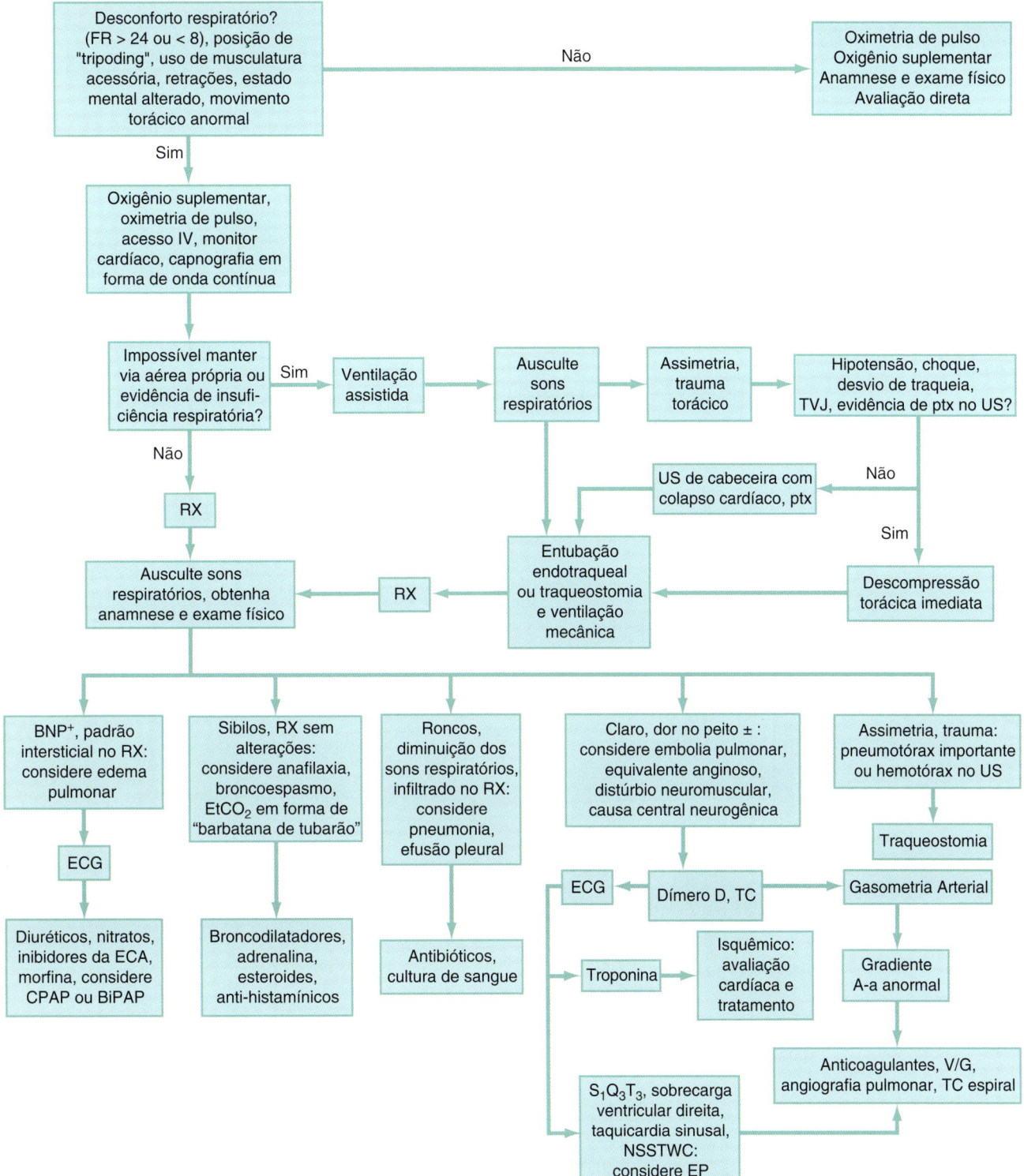

Fig. 22.1. Avaliação rápida e estabilização do paciente dispneico. *A-a*, arterial-alveolar; *ECA*, enzima conversora de angiotensina; *BiPAP*, pressão positiva nas vias aéreas de 2 níveis; *BNP*, peptídeo natriurético tipo B; *CPAP*, pressão positiva contínua nas vias aéreas; *TC*, tomografia computadorizada; *RX*, raio-x do tórax; *ECG*, eletrocardiograma; *EtCO₂*, concentração final expiratória de dióxido de carbono; *IV*, intravenosa; *TVJ*, turgência venosa jugular; *NSSTWC*, alterações não específicas em segmento ST (no ECG); *EP*, embolia pulmonar; *ptx*, pneumotórax; *FR*, frequência respiratória; *V/Q*, relação ventilação-perfusão; *US*, ultrassom.

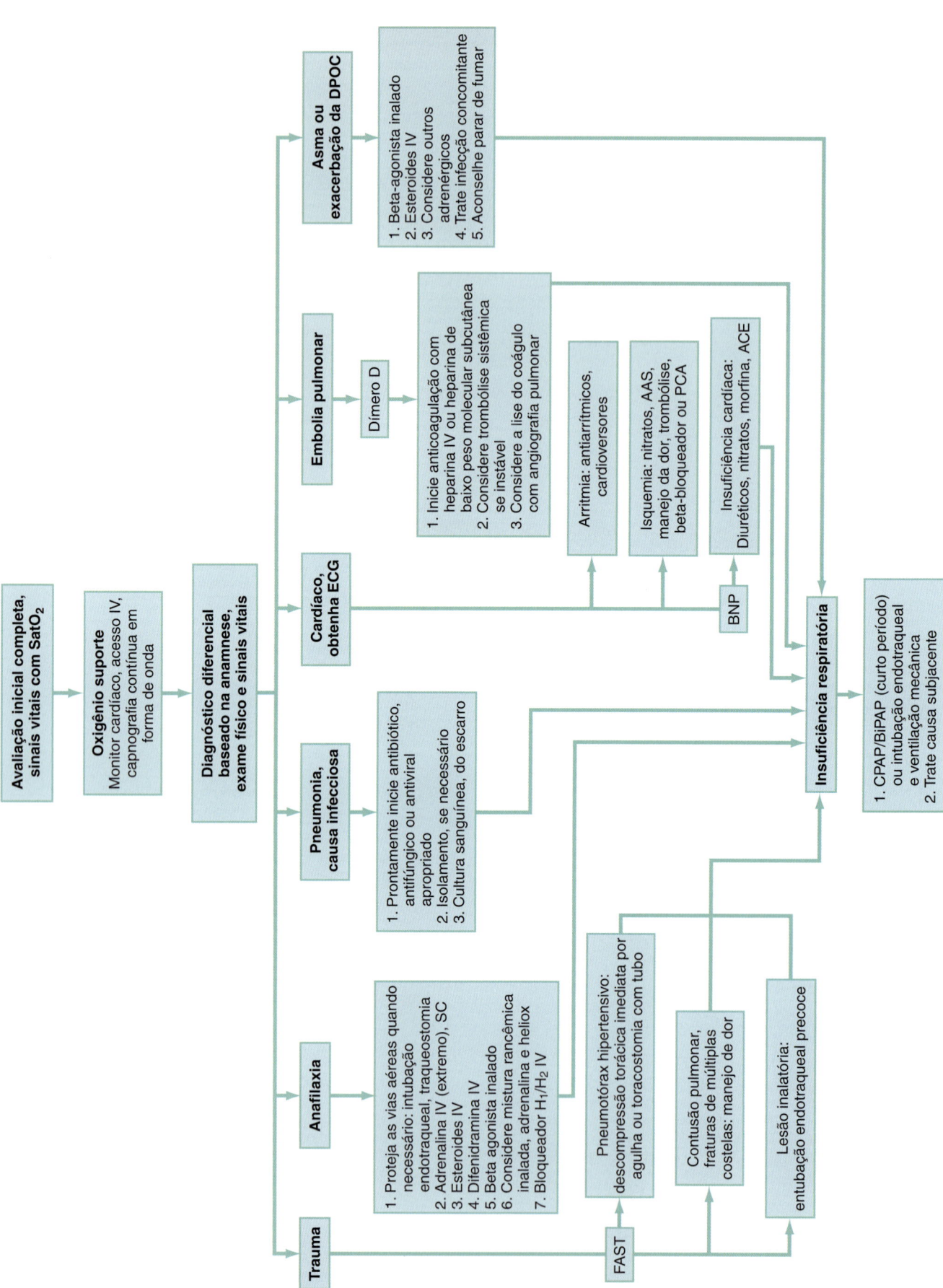

Fig. 22.2. Protocolo clínico para o departamento de emergência (ED) na conduta de dispneia. *ECA*, enzima conversora de angiotensina; *AAS*, ácido acetilsalílico; *BNP*, peptídeo natriurético tipo B; *DPOC*, doença pulmonar obstrutiva crônica; *CPAP/BiPAP*, pressão positiva contínua nas vias aéreas/pressão positiva nas vias aéreas em 2 níveis; *ECG*, eletrocardiograma; *FAST*, avaliação ecográfica focada para o trauma; *IV*, intravenoso; *PCA*, analgesia controlada por paciente; $SatO_2$, saturação de oxigênio arterial; *SC*, subcutâneo.

CONCEITOS-CHAVE

- Dispneia resulta de várias condições, desde aquelas não emergenciais até as que ameaçam a vida. Nem a severidade clínica nem a percepção do paciente estão bem correlacionadas com a gravidade da patologia subjacente.
- Dispneia é subjetiva e os diagnósticos diferenciais podem ser divididos em causas agudas e crônicas, das quais a maioria é pulmonar. Outras causas incluem: cardíaca, metabólica, infecciosa, neuromuscular, traumática e hematológica.
- Dispneia crônica ou progressiva geralmente denota doença primária cardíaca ou pulmonar. Dispneia aguda pode sugerir exacerbação de asma; infecção; embolia pulmonar; disfunção cardíaca intermitente; causas psicogênicas; ou inalação de irritantes, alérgenos ou corpos estranhos.
- Todos os pacientes que apresentam dispneia, independente da possível causa, devem ser prontamente avaliados na área de tratamento. Devem ser realizadas leituras de oximetria de pulso e colocar o paciente em local com monitor cardíaco.
- Se a oximetria de pulso estiver abaixo de 95% no ar ambiente, o paciente deve receber oxigenação via cateter nasal ou máscara, dependendo do grau de dessaturação.
- Se necessário, a respiração deve ser assistida com ventilação manual ou mecânica, mesmo que não invasiva por um curto período, ou com o paciente entubado para proteção das vias aéreas na ventilação prolongada.
- Pacientes instáveis ou com diagnóstico crítico devem ser estabilizados e encaminhados para a unidade de tratamento intensivo. Pacientes da emergência que melhoraram no DE podem ser admitidos em unidade de tratamento intermediário. A maior parte dos pacientes não emergenciais pode ser tratada fora do ambiente hospitalar desde que acompanhamento médico tenha sido providenciado.

As referências para este capítulo podem ser encontradas on-line no website Expert Consult associado à obra.

CAPÍTULO 23
Dor Torácica

James E. Brown

PERSPECTIVA

Aproximadamente 6 milhões de pacientes procuram o departamento de emergência (DE) a cada ano com queixas de dor torácica, constituindo 9% de todos os pacientes vistos em DEs nos Estados Unidos.[1] De 1999 a 2008, o número total de pacientes de DEs com queixas não traumáticas aumentou 22%, enquanto que a porcentagem de pacientes com dor torácica diminuiu discretamente.[2] A dor torácica é um sintoma causado por várias doenças potencialmente letais, bem como doenças sem risco para a vida e tem amplo diagnóstico diferencial. Este é complicado por frequente falta de associação entre a intensidade dos sintomas e sinais e a gravidade da patologia subjacente.

Epidemiologia

A epidemiologia dos diagnósticos críticos causadores de dor torácica varia amplamente. Síndrome coronariana aguda (SCA), dissecção da aorta, tromboembolismo pulmonar (TEP), pneumotórax, pericardite com tamponamento e ruptura esofágica são causas potencialmente catastróficas de dor torácica. Elas são discutidas nos capítulos relevantes do texto. Dor torácica atípica ou de causa a esclarecer é uma apresentação diária, virtualmente em todos os DEs — sejam eles grandes ou pequenos, universitários ou comunitários, urbanos, suburbanos ou rurais.

Fisiopatologia

As fibras aferentes do coração, pulmões, grandes vasos e esôfago entram nos mesmos gânglios torácicos dorsais. Por meio dessas fibras viscerais, cada órgão produz uma mesma dor de qualidade e localização indistinta. A qualidade da dor torácica visceral varia amplamente e é descrita como "em queimação", "surda", "pontadas" ou "pressão". Como os segmentos torácicos sobrepõem três segmentos acima e abaixo do nível, a doença com uma origem torácica pode produzir dor em qualquer ponto desde a mandíbula até o epigástrio. A irradiação da dor é causada por fibras aferentes somáticas que fazem sinapse nos mesmos gânglios da raiz dorsal que as vísceras torácicas. Essa estimulação pode confundir o sistema nervoso central do paciente, que percebe erradamente a dor como originada nos membros superiores, ombros ou pescoço.

ABORDAGEM DIAGNÓSTICA

Considerações Diferenciais

Em razão da natureza indistinta da dor visceral, o diagnóstico diferencial de dor torácica é amplo e inclui muitos dos diagnósticos mais críticos em medicina e muitas patologias não emergenciais (Tabela 23.1).

Estabilização e Avaliação Rápidas

Todos os pacientes, exceto aqueles com óbvias causas benignas de dor torácica, passam por eletrocardiograma assim que possível depois de relatarem sua dor. O eletrocardiograma (ECG) deve ser avaliado para a possibilidade de infarto agudo do miocárdio (IAM), pelo emergencista, prontamente depois de ser realizado. Os pacientes com achados eletrocardiográficos positivos e aqueles considerados de alto risco são triados diretamente para a área de tratamento e monitorados.

Na avaliação clínica do paciente, as perguntas iniciais são "Devo intervir agora?" e "Quais as possibilidades potencialmente letais neste paciente?" As respostas geralmente ficam aparentes em alguns minutos depois da avaliação do aspecto do paciente, ECG e sinais vitais. Se um paciente tem dor torácica unilateral, desconforto respiratório, choque e redução ou ausência unilateral do murmúrio vesicular, será necessária a punção descompressiva com agulha de emergência ou a drenagem de tórax. Além disso, os pacientes com alterações importantes dos sinais vitais requerem estabilização clínica enquanto pesquisa-se uma causa precipitante. Os pacientes com desconforto respiratório exigem pronta intervenção e levam o emergencista a considerar uma causa mais séria para a dor (Fig. 23.1; Cap. 22).

Abordam-se as alterações sintomáticas dos sinais vitais. Se os sinais vitais estiverem estáveis, realiza-se uma anamnese e um exame físico focados. Muitos pacientes também precisam de uma radiografia do tórax para avaliar a dor torácica. Se houver suspeita de isquemia do miocárdio, aspirina e nitroglicerina são apropriadas. Os pacientes com dor, achados sugestivos de dissecção aórtica e hipertensão significativa são candidatos à redução imediata da pressão arterial (Cap. 75). Os pacientes com baixa voltagem no ECG, supradesnivelamento difuso do segmento ST, turgência jugular ao exame e sinais de choque devem ser avaliados por meio de ecocardiograma *point of care* para pesquisa de tamponamento cardíaco.

Achados principais

A natureza ampla e complexa da dor torácica desafia a aplicação de um algoritmo simples. É essencial que seja realizada uma abordagem organizada do paciente com dor torácica, dessa forma, assegurando que todas as causas sejam avaliadas apropriadamente. A história e o exame físico são essenciais para o diagnóstico. Informações pertinentes para o diagnóstico diferencial são obtidos pela história direcionada, exame físico e ECG em 80% a 90% dos pacientes.

História

Pede-se ao paciente para descrever o caráter da dor ou desconforto. Descrições como "aperto", "esmagamento" ou "pressão" levam o emergencista a suspeitar de uma síndrome isquêmica cardíaca, embora a isquemia cardíaca também possa ser caracterizada como um desconforto inespecífico, tal como "distensão abdominal" ou "má digestão". Dor "lacerante" irradiando da porção anterior para a posterior do tórax ou vice-versa é a descrição clássica na dissecção aórtica. Dor em pontada ou "em facada" é vista mais nos diagnósticos pulmonares e musculoesqueléticos. Nos pacientes que relatam um tipo "em queimação" ou "má digestão" para a dor, inicialmente se pode pensar que tenham alguma patologia gastrointestinal, mas devido à natureza visceral da dor torácica, os pacientes com todas as causas de dor podem relatar qualquer uma das descrições precedentes. Deve-se mencionar que os descritores podem variar entre os grupos étnicos; por exemplo, "aguda" pode significar "intensa".

Informações sobre as atividades realizadas pelo paciente quando a dor se iniciou podem ser úteis. Dor ocorrida durante esforço físico

TABELA 23.1

Diagnóstico Diferencial de Dor Torácica

SISTEMA	DIAGNÓSTICOS CRÍTICOS	DIAGNÓSTICOS DE EMERGÊNCIA	DIAGNÓSTICOS SEM EMERGÊNCIA
Cardiovascular	Infarto agudo do miocárdio Isquemia coronariana aguda Dissecção aórtica Tamponamento cardíaco	Angina instável Espasmo coronariano Angina de Prinzmetal Pericardite ou miocardite induzida por cocaína	Valvopatia cardíaca Estenose aórtica Prolapso da valva mitral Miocardiopatia hipertrófica
Pulmonar	Tromboembolismo pulmonar Pneumotórax hipertensivo	Pneumotórax Mediastinite	Pneumonia Pleurite, tumor, pneumomediastino
Gastrointestinal	Ruptura do esôfago (síndrome de Boerhaave)	Laceração esofágica (Mallory-Weiss) Colecistite Pancreatite	Espasmo esofágico Refluxo esofágico Úlcera péptica, Cólica biliar
Musculoesquelético			Distensão muscular, fratura costal, artrite, tumor, costocondrite, dor inespecífica na parede torácica
Neurológico			Compressão de raiz espinal, desfiladeiro torácico, herpes zoster, neuralgia pós-herpética
Outro			Causa psicológica, hiperventilação

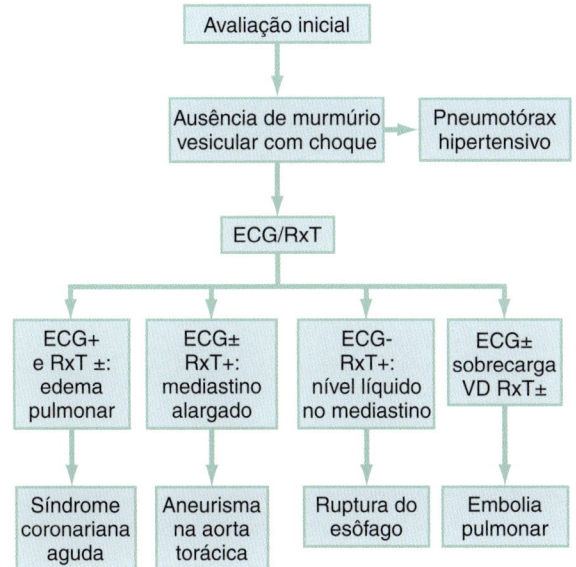

Fig. 23.1. Avaliação inicial de diagnósticos críticos. *RxT*, estudo por RX de tórax; *ECG*, eletrocardiograma; *VD*, ventrículo direito.

sugere síndrome coronariana isquêmica, enquanto que dor com piora progressiva, mesmo em repouso, sugere IAM. Dor de início súbito é mais típica de dissecção da aorta, TEP ou pneumotórax. Dor depois das refeições é mais indicativa de uma causa gastrointestinal.

A intensidade da dor é comumente quantificada com uma escala de dor de 1 a 10. Documentam-se a intensidade da dor e suas alterações no início, no pico de dor, no momento do exame e depois da intervenção.

Descreve-se a localização do desconforto. A dor localizada em pequena área tem mais probabilidade de ter origem somática, e não visceral. A dor localizada na periferia do tórax tem mais probabilidade de ter uma causa pulmonar, e não cardíaca. Dor torácica inferior ou abdominal alta pode ter origem cardíaca ou gastrointestinal.

Qualquer descrição de irradiação da dor deve ser anotada. Dor transtorácica, que atravessa até o dorso, deve sugerir dissecção aórtica ou causas gastrointestinais, especialmente pancreatite, colecistite ou úlcera posterior. Isquemia miocárdica de parede inferoposterior também pode se manifestar primariamente como dorsalgia. A irradiação para os membros superiores, o pescoço ou a mandíbula aumenta a probabilidade de isquemia cardíaca. Dor localizada primariamente no dorso, especialmente dor interescapular que migra para a base do pescoço, sugere dissecção aórtica.

A duração da dor é mais um fator importante na história. Dor que dura alguns segundos ou minutos raramente tem origem cardíaca. A dor após esforço físico, mas que desaparece com alguns minutos de repouso, pode ser uma manifestação de isquemia cardíaca. Dor que é máxima desde seu início pode ser causada por dissecção aórtica. Dor que não é intensa e persiste ao longo do transcorrer de dias tem menos probabilidade de ser séria do que a dor que é intensa ou tem evolução incerta ou flutuante.

O emergencista deve considerar fatores que agravem ou amenizem o quadro. A dor que piora com o esforço físico e melhora com o repouso provavelmente está relacionada com isquemia coronariana. A dor relacionada com as refeições é mais sugestiva de uma causa gastrointestinal. A dor que piora com a respiração é vista mais frequentemente com causas do parênquima pulmonar, da vasculatura pulmonar, pericárdicas e musculoesqueléticas.

Outros sintomas associados podem sugerir a natureza visceral da dor (Tabela 23.2). Diaforese se associa incomumente à dor somática, a menos que seja intensa, como nas fraturas costais; portanto, a presença de diaforese deve levar a uma busca de uma causa séria ou visceral e reduz a chance de uma causa da parede torácica. Hemoptise, um sinal clássico de TEP, raramente é vista. Pré-síncope e síncope sugerem probabilidade mais alta de uma causa cardiovascular ou TEP. Dispneia é vista em doença cardiovascular e pulmonar. Náuseas e vômitos podem ser vistos em patologias cardiovasculares e gastrointestinais.

A história de episódios prévios de dor torácica e diagnósticos anteriores podem facilitar o processo do diagnóstico, mas o emergencista não deve permitir que um diagnóstico prévio estabeleça um viés e o engane. História prévia de exames cardíacos, como teste de esforço, ecocardiografia ou angiografia, pode ser útil para determinar se o episódio atual é sugestivo de doença cardíaca. De modo semelhante, pacientes com pneumotórax espontâneo ou TEP prévios têm risco aumentado de recorrência.

A presença de fatores de risco para uma doença em particular tem valor principal como marcador epidemiológico para grandes estudos populacionais (Quadro 23.1). No DE, a presença de fatores de risco em um determinado paciente sem doença estabelecida tem efeito mínimo ou nenhum sobre a probabilidade clínica (probabilidade pré-teste) de um processo de doença específico.

Exame Físico

Achados específicos podem ser encontrados em várias causas de dor torácica (Tabela 23.3).

TABELA 23.2
Sintomas Significativos de Dor Torácica

SINTOMA	ACHADOS	DIAGNÓSTICO
Dor	Intensa, esmagamento, pressão, subesternal, por esforço físico, irradiação para a mandíbula, pescoço, ombro, membro superior	IM agudo, isquemia coronariana, angina instável, espasmo coronário
	Lacerante, intensa, irradiação para o dorso ou ali localizada, máxima no início, pode migrar para a parte superior do dorso ou o pescoço	Dissecção aórtica
	Pleurítica	Ruptura do esôfago, pneumotórax, colecistite, pericardite, miocardite
	Indigestão ou queimação	IM agudo, isquemia coronariana, ruptura do esôfago, angina instável, espasmo coronariano, laceração esofágica, colecistite
Síncope ou pré-síncope associada		Dissecção aórtica, TEP, IAM, pericardite, miocardite
Dispneia associada (falta de ar, dispneia aos esforços, DPN, ortopneia)		IAM, isquemia coronariana, TEP, pneumotórax hipertensivo, pneumotórax, angina instável, pericardite
Hemoptise associada		TEP
Náuseas e vômitos associados		Ruptura esofágica, IAM, isquemia coronariana, angina instável, espasmo coronariano, laceração esofágica, colecistite

IAM, infarto agudo do miocárdio; T*EP*, tromboembolismo pulmonar; *DPN*, dispneia paroxística noturna.[3,4]

QUADRO 23.1
Fatores de Risco Associados a Causas Potencialmente Catastróficas de Dor Torácica

Síndromes coronarianas agudas
    Idade
- Homens > 33 anos
- Mulheres > 40 anos

Diabetes melito
Hipertensão
Tabagismo ou possível exposição passiva
Níveis elevados de colesterol (lipoproteína de baixa densidade [LDL]) ou triglicerídeos
Estilo de vida sedentário
Obesidade
Pós-menopausa
Hipertrofia do ventrículo esquerdo
Uso abusivo de cocaína
Tromboembolismo pulmonar
    Imobilização prolongada
    Cirurgia > 30 min nos últimos 3 meses
    Trombose venosa profunda ou embolia pulmonar prévia
    Gravidez ou gravidez recente
    Trauma pélvico ou de extremidade inferior
    Contraceptivos orais com tabagismo
    Insuficiência cardíaca congestiva
    Doença pulmonar obstrutiva crônica
    Obesidade
    Antecedentes pessoais ou familiares de hipercoagulabilidade
Dissecção da aorta
    Hipertensão
    Doença congênita da aorta ou da valva aórtica
    Doença aórtica inflamatória
    Doença do tecido conjuntivo
    Gravidez
    Arteriosclerose
    Tabagismo
Pericardite ou miocardite
    Infecção
    Doença autoimune (p. ex., lúpus eritematoso sistêmico)
    Febre reumática aguda
    Recente infarto do miocárdio ou cirurgia cardíaca
    Doença maligna
    Radioterapia do mediastino
    Uremia
    Drogas
    Pericardite prévia
Pneumotórax
    Pneumotórax prévio
    Manobra de Valsalva
    Doença pulmonar crônica
    Tabagismo

Estudos Subsidiários

Os dois exames mais comumente realizados em pacientes com dor torácica são a radiografia de tórax e o eletrocardiograma com 12 derivações (Tabela 23.4). O eletrocardiograma deve ser realizado em até 10 minutos da chegada em todos os pacientes com dor torácica ou potencial equivalente de angina nos quais isquemia miocárdica seja uma possibilidade.[3,4] Isso inclui, geralmente, todos os pacientes masculinos com 33 anos ou mais e os pacientes femininos com mais de 39 anos que relatem dor da região umbilical à mandíbula, a menos que fique prontamente aparente uma causa não cardíaca. A realização rápida do ECG facilita o diagnóstico de IAM e agiliza o tempo porta-tratamento preconizado pelo National Heart, Lung, and Blood Institute, incluindo: tempo porta-agulha e tempo porta-balão no IAM. Paciente com um novo padrão de lesão no ECG (Tabela 23.5) ou novas alterações eletrocardiográficas isquêmicas deve receber uma terapia apropriada instituída nesse momento (Fig. 23.2; Cap. 68). Um ECG mostrando padrão de sobrecarga ventricular direita,

TABELA 23.3
Achados Principais no Exame Físico

SINAL	ACHADO	DIAGNÓSTICOS
Aspecto	Desconforto respiratório agudo	TEP, pneumotórax hipertensivo, IAM, pneumotórax
	Diaforese	IAM, dissecção aórtica, isquemia coronária, TEP, ruptura do esôfago, angina instável, colecistite, úlcera péptica perfurada
Sinais vitais	Hipotensão	Pneumotórax hipertensivo, TEP, IAM, dissecção aórtica (tardia), isquemia coronária, ruptura do esôfago, pericardite, miocardite
	Taquicardia	IAM, TEP, dissecção aórtica, isquemia coronária, pneumotórax hipertensivo, ruptura do esôfago, espasmo coronário, pericardite, miocardite, mediastinite, colecistite, laceração esofágica (Mallory-Weiss)
	Bradicardia	IAM, isquemia coronária, angina instável
	Hipertensão	IAM, isquemia coronária, dissecção aórtica (inicial)
	Febre	TEP, ruptura do esôfago, pericardite, miocardite, mediastinite, colecistite
	Hipoxemia	TEP, pneumotórax hipertensivo, pneumotórax
Exame cardiovascular	Diferença significativa da pressão arterial entre as extremidades superiores	Dissecção aórtica
	Pressão de pulso estreita	Pericardite (com derrame)
	Sopro novo	IAM, dissecção aórtica, isquemia coronária
	Ritmo de galope em três ou quatro tempos	IAM, isquemia coronária
	Atrito pericárdico	Pericardite
	Som crepitante sistólico audível ao exame (sinal de Hamman)	Ruptura do esôfago, mediastinite
	Estase jugular	IAM, isquemia coronária, pneumotórax hipertensivo, TEP, pericardite
Exame pulmonar	Diminuição ou ausência unilateral de murmúrio vesicular	Pneumotórax hipertensivo, pneumotórax
	Atrito pleural	TEP
	Enfisema subcutâneo	Pneumotórax hipertensivo, ruptura do esôfago, pneumotórax, mediastinite
	Estertores	IAM, isquemia coronária, angina instável
Exame abdominal	Dor à palpação epigástrica	Ruptura do esôfago, laceração esofágica, colecistite, pancreatite
	Dor à palpação do quadrante superior esquerdo	Pancreatite
	Dor à palpação do quadrante superior direito	Colecistite
Exame das extremidades	Edema unilateral na perna, calor, dor espontânea, dor à palpação ou eritema	TEP
Exame neurológico	Déficit Neurológico focal	Dissecção aórtica
	Acidente vascular encefálico	IAM
	Isquemia coronária	Dissecção aórtica, espasmo coronário

IAM, infarto agudo do miocárdio; *TEP*, tromboembolismo pulmonar.

TABELA 23.4
Exames Subsidiários dos Pacientes com Dor Torácica

EXAME	ACHADO	DIAGNÓSTICO
ECG	Lesão nova	IAM, dissecção aórtica
	Isquemia nova	Isquemia coronária, espasmo coronário
	Sobrecarga VD	TEP
	Elevação difusa do segmento ST	Pericardite
RxT	Pneumotórax com desvio do mediastino	Pneumotórax hipertensivo
	Mediastino alargado	Dissecção aórtica
	Pneumotórax	Ruptura do esôfago, pneumotórax
	Derrame pleural	Ruptura do esôfago
	Aumento da silhueta cardíaca	Pericardite
	Pneumodiastino	Ruptura do esôfago, mediastinite
Gasometria arterial	Hipoxemia, gradiente A-a elevado	TEP
Angio-TC ou cintilografia de ventilação-perfusão	Alta probabilidade de qualquer positivo em pacientes com alta suspeita clínica	TEP

A-a, alveolar-arterial; *TC*, tomografia computadorizada; *RxT*, radiografia do tórax; *ECG*, eletrocardiograma; *IAM*, infarto agudo do miocárdio; T*EP*, tromboembolismo pulmonar; *VD*, ventricular direita.

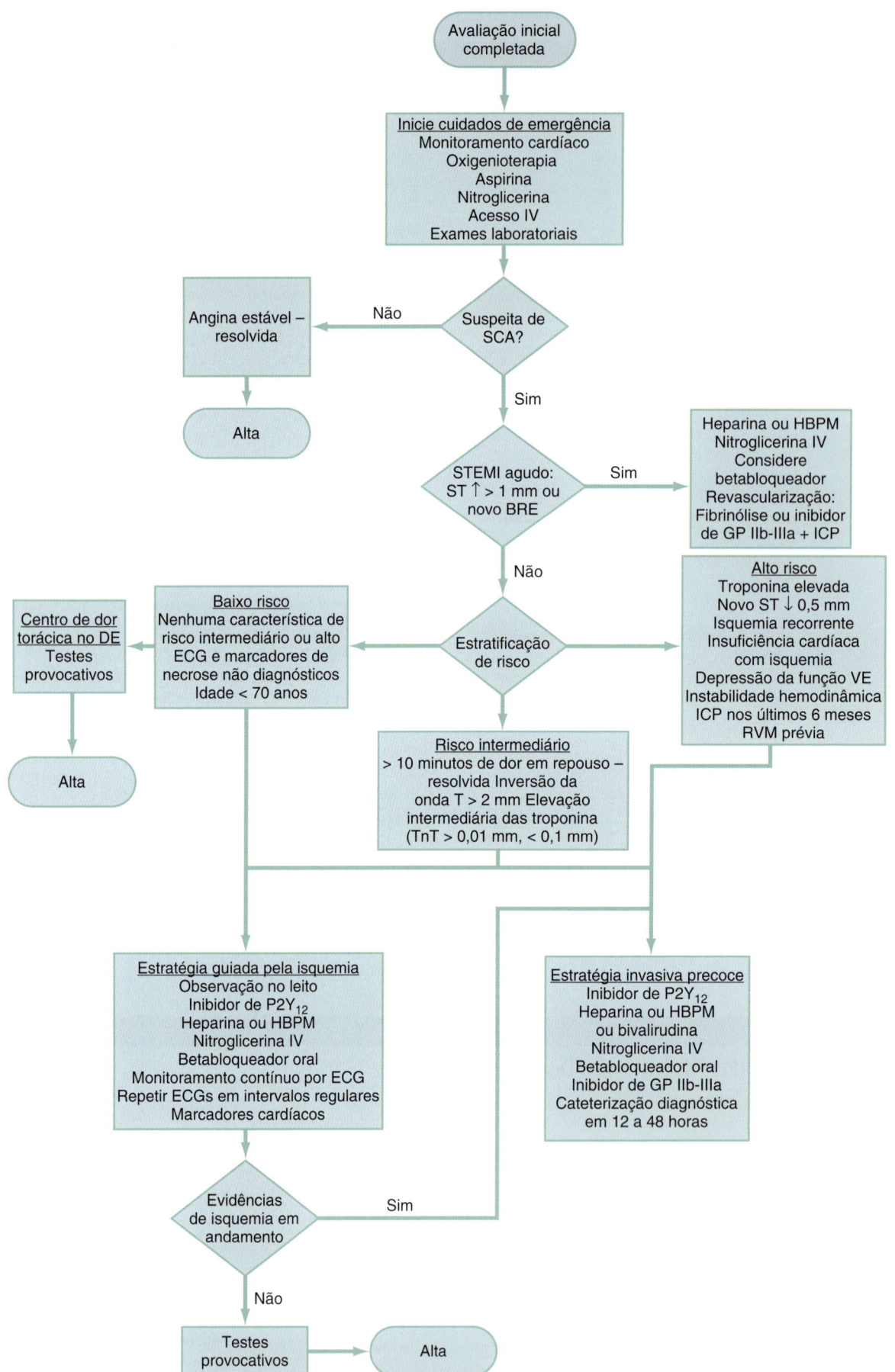

Fig. 23.2. Diretrizes clínicas para manejo no departamento de emergência de origem isquêmica no miocárdio. *SCA*, Síndrome coronariana aguda; *RVM*, revascularização cirúrgica do miocárdio; *ECG*, eletrocardiograma; *DE*, departamento de emergência; *GP*, glicoproteína; *IV*, via intravenosa; *BRE*, bloqueio de ramo esquerdo; *HBPM*, heparina com baixo peso molecular; *VE*, ventricular esquerda; *ICP*, intervenção coronária percutânea; *STEMI*, infarto do miocárdio com elevação do segmento ST. (Adaptada de Amsterdam EA, Brindis RG et al: 2014 AHA/ACC Guideline for the management of patients with non-ST-elevation acute coronary syndromes: a report of the American College of Cardiology/American Heart Association Task Force on Practice Guidelines. Circulation 2014; 130: e 344.)

no contexto apropriado, deve levantar a suspeita clínica de TEP.[5] Supradesnivelamento difuso do segmento ST ajuda a confirmar o diagnóstico de pericardite.[6]

Realiza-se radiografia do tórax para pacientes com uma causa possivelmente séria de dor torácica. Pneumotórax, pneumonia, empiema e derrame pleural são diagnosticados com precisão nesse momento. A presença de mediastino alargado ou botão aórtico mal definido aumenta a suspeita clínica de dissecção aórtica aguda. Derrame pleural, enfisema subcutâneo ou nível líquido no mediastino podem ser vistos no paciente com ruptura de esôfago. Um aumento da silhueta cardíaca pode indicar pericardite ou miocardiopatia.

O pneumomediastino é visto na ruptura esofágica e na mediastinite. O dímero D sérico pode ajudar a discriminar os pacientes com TEP daqueles com uma possível causa gastrointestinal. Baixo nível de dímero D em pacientes em alta probabilidade pré-teste de TEP efetivamente exclui o diagnóstico.[7] Os pacientes com baixa probabilidade pré-teste que preencham certos critérios definidos não precisam de mais exames (Cap. 78).

Os pacientes com alta probabilidade pré-teste para TEP devem ser encaminhados para imagens diagnósticas.[8] Alta probabilidade pré-teste justifica o início de terapia de anticoagulação (heparina ou heparina com baixo peso molecular) no DE antes do estudo por imagem na ausência de contraindicação.[9]

Os pacientes com suspeita de dissecção da aorta torácica podem ser avaliados por tomografia computadorizada (TC), angiografia, ecocardiograma transesofágico ou ressonância magnética. A seleção da modalidade de imagem depende da condição clínica do paciente e da disponibilidade do exame.

A tomografia computadorizada pode descartar todas as causas potencialmente letais de dor torácica. Embora SCA, TEP e dissecção torácica (o chamado descarte triplo) sejam as causas mais comumente discutidas, pneumotórax, mediastinite e derrames pericárdicos também são diagnosticados com TC.

Os exames laboratoriais são úteis na avaliação de SCA. Um nível elevado de troponina no contexto clínico correto é sinônimo de IAM e está imerso na definição universal de IM. As troponinas (I e T), quando elevadas, identificam pacientes com SCA que têm o mais alto risco para um desfecho adverso. A sensibilidade para IAM em até 4 horas é de aproximadamente 50%, elevando-se para quase 100% em 12 horas. A creatina fosfoquinase (CPK) e a CK-MB são usadas somente se não houver disponibilidade da determinação do nível de troponina.

TABELA 23.5
Achados Eletrocardiográficos na Dor Torácica Isquêmica

	ACHADOS
Infarto do miocárdio clássico	Supradesnivelamento do segmento ST (> 1 mm) em derivações contíguas; novo BRE Ondas Q com duração > 0,04 s
Infarto subendocárdico	Inversão da onda T ou infradesnivelamento do segmento ST em derivações concordantes
Angina instável	Mais frequentemente normal ou alterações inespecíficas; pode-se ver inversão da onda T
Pericardite	Supradesnivelamento difuso do segmento ST; infradesnivelamento do segmento PR

BRE, bloqueio do ramo esquerdo.

TABELA PARA DIAGNÓSTICO

Depois que o paciente é estabilizado e se completa a avaliação, os achados são cruzados com os padrões clássicos e atípicos das sete doenças potencialmente críticas causadoras de dor torácica. Esse processo é continuamente realizado enquanto o paciente é avaliado e se monitora a resposta à terapia. Qualquer inconsistência dos achados com os diagnósticos primários necessita de uma revisão rápida dos achados principais e potenciais diagnósticos (Tabela 23.6).

MANEJO EMPÍRICO

O manejo da SCA é discutido no Capítulo 68. A Figura 23.3 delineia a abordagem do tratamento nos diagnósticos não cardíacos críticos. Os pacientes com diagnósticos críticos, em geral, são admitidos à unidade de terapia intensiva. Os pacientes com diagnóstico de

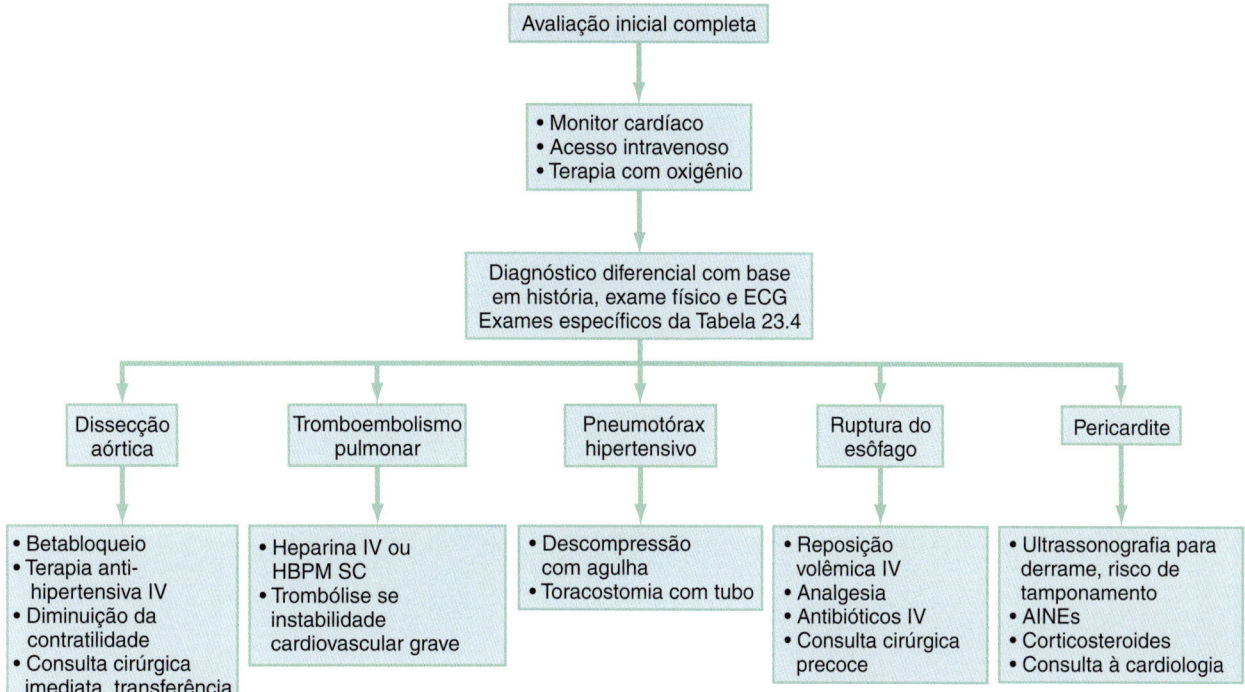

Fig. 23.3. Diretrizes clínicas para manejo de dor torácica de origens não miocárdicas potencialmente catastróficas no departamento de emergência. *ECG*, Eletrocardiograma; *IV*, via intravenosa; *HBPM*, heparina com baixo peso molecular; *AINEs*, anti-inflamatórios não esteroides; *SC*, via subcutânea; *US*, ultrassonografia.

TABELA 23.6
Causas e Diferenciação de Doença Potencialmente Catastrófica Manifestando-se com Dor ou Desconforto Central no Tórax

	HISTÓRIA DE DOR	SINTOMAS ASSOCIADOS	HISTÓRIA DE APOIO	PREVALÊNCIA NO DEPARTAMENTO DE EMERGÊNCIA	EXAME FÍSICO	EXAMES ÚTEIS	ASPECTOS ATÍPICOS OU ADICIONAIS
Infarto do miocárdio	O desconforto geralmente tem intensidade moderada a grande e a instalação é rápida. Pode ser mais "pressão" do que dor. Geralmente retrosternal, pode irradiar para o pescoço, mandíbula, ambos os braços, parte superior do dorso, epigástrio e lados do tórax (esquerdo mais do que o direito). Dura mais do que 15-30 min e não é aliviado por NTG.	Diaforese, náuseas, vômitos, dispneia	Pode ser precipitado por estresse emocional ou esforço físico. Pode aparecer ao acordar. Muitas vezes, desencadeia-se um padrão de dor prodrômica. Antecedentes de IAM ou angina. Idade > 40 anos, fatores de risco positivos e gênero masculino aumentam a possibilidade.	Comum	Pacientes estão ansiosos e desconfortáveis. A pressão arterial geralmente está elevada, mas se veem hipotensão e normotensão. Os pacientes podem estar diaforéticos e mostrar perfusão periférica reduzida. Não há achados de exame físico diagnósticos para IAM, embora B_3 e B_4 à ausculta e um sopro novo deem apoio.	Alterações do ECG (ondas Q novas ou alterações do segmento ST-onda T) ocorrem em 80% dos pacientes. CPK-MB e troponina são úteis se elevadas, mas podem estar normais.	A dor pode ser relatada como "má digestão" ou "incapaz de descrever". Outras apresentações típicas incluem alteração do estado mental, acidente vascular encefálico, padrão de angina sem dor prolongada, fadiga intensa, síncope. Os idosos têm fraqueza, insuficiência cardíaca congestiva ou aperto no peito. 25% dos IAMs não fatais não são reconhecidos pelo paciente. A dor pode estar resolvida no momento da avaliação.
Angina instável	Alterações no padrão de angina preexistente, com dor mais intensa, prolongada ou frequente (angina em crescendo). A dor geralmente dura > 10 min. Angina em repouso com duração de 15-20 min ou angina de início recente (duração < 2 meses) aos esforços mínimos. O padrão de alteração da dor é importante em dimensionar o risco para IAM. Respostas imprevisíveis a NTG e repouso.	Muitas vezes mínimos. Pode haver diaforese, náuseas, dispneia com a dor. Padrão crescente de dispneia aos esforços.	Não claramente relacionada a fatores precipitantes. Pode ser uma diminuição da atividade física que inicie a dor. Antecedentes de IAM ou angina. Idade acima de 40 anos, presença de fatores de risco e gênero masculino aumentam a probabilidade.	Comum	Achados inespecíficos de natureza transitória; pode ter achados cardíacos semelhantes aos do IAM, especialmente diaforese intermitente.	Muitas vezes, não há alterações no ECG ou de enzimas. A angina variante (de Prinzmetal) tem dor episódica, em repouso, muitas vezes intensa, com elevação proeminente do segmento ST.	Pode não se apresentar com dor. É essencial a história completa. Menos de 15% dos pacientes hospitalizados por angina instável prosseguem para IAM. Pode responder à NTG. Pode manifestar-se de modo semelhante ao infarto sem onda Q.
Dissecção aórtica	90% dos pacientes têm dor torácica intensa com início rápido, que é máxima no começo. Irradia-se anteriormente no tórax e vai à área interescapular do dorso ou ao abdome. A dor costuma ter uma sensação "lacerante" e pode migrar.	Possíveis complicações neurológicas de acidente vascular encefálico, neuropatia periférica, paresia ou paraplegia, isquemia abdominal e de extremidades.	Mediana da idade de 59 anos. História de hipertensão em 70%-90% dos pacientes, proporção de 3:1 de homens para mulheres. Síndrome de Marfan e valvas aórticas bicúspides congênitas têm aumento da incidência.	Rara.	Muitas vezes, má perfusão periférica com PA elevada. Em 50%-60% dos casos, há diminuição assimétrica ou ausência de pulsos periféricos; 50% das dissecções proximais causam insuficiência aórtica. Outras oclusões vasculares — coronárias (1%-2%), mesentéricas, renais e medulares. Atrito pericárdico recente ou sopro de insuficiência aórtica dão apoio ao diagnóstico.	ECG geralmente mostra hipertrofia do ventrículo esquerdo, alterações inespecíficas. A radiografia do tórax mostra silhueta aórtica anormal (90%). A angiografia aórtica tem acurácia de diagnóstico de 95%-99%. O ecocardiograma transesofágico, TC e RM são mais úteis na triagem.	É raro os pacientes não terem dor. Podem ter complicações neurológicas. Os achados do exame físico podem ser mínimos. A dissecção para artérias coronárias pode simular IAM. Aneurismas da aorta ascendente são mais comumente abordados cirurgicamente. Os da aorta descendente geralmente são manejados clinicamente.

Tromboembolismo pulmonar	Dor é mais frequentemente pleurítica e lateral. Dor central é mais compatível com embolia maciça. Tem início abrupto e é máxima no começo. Pode ser episódica ou intermitente.	Dispneia e apreensão podem ter um papel proeminente, às vezes mais do que a dor. Tosse acompanha cerca de 50% dos casos. Ocorre hemoptise em < 20%. Pode ocorrer dor semelhante à da angina em 5%.	Muitas vezes, ocorreu algum período de imobilização (pós-operatório). Gravidez, contraceptivos orais, doença cardíaca e câncer são todos fatores de risco. TVP ou TEP prévia é o maior fator de risco.	Incomum em pacientes ambulatoriais, mas comum nos serviços com altos volumes de idosos ou de pacientes complexos do ponto de vista médico.	Os pacientes estão ansiosos e costumam ter frequência respiratória > 16 respirações/min. Taquicardia, estertores inspiratórios e hiperfonese de bulha pulmonar são comuns. Febre, flebite e diaforese são vistas em 30%-40% dos pacientes. Sibilância e cianose periférica são menos comuns.	A gasometria arterial mostra PO_2 < 80 mmHg em 90%. Gradiente A-a alargado é útil. A radiografia do tórax geralmente é normal, embora 40% mostrem certa perda de volume, oligoemia ou sinais de consolidação causados por infarto pulmonar. Cintilografia de perfusão pulmonar descarta, se verdadeiramente negativa.	Os pacientes podem ter dispneia com ou sem broncospasmo. A taxa de mortalidade aguda é de 10%. Os êmbolos geralmente vêm da extremidade inferior acima do joelho, da próstata ou do plexo venoso pélvico, do lado direito do coração. Pode ser causa sutil de exacerbação de DPOC.
Pneumotórax	A dor geralmente é aguda no início. Mais frequente ser pleurítica e lateral, mas pode ocorrer dor central em grande pneumotórax.	A dispneia tem papel proeminente. Ocorrem hipotensão e alteração do estado mental no pneumotórax hipertensivo.	Trauma torácico, episódio prévio ou tipo corporal astênico.	Infrequente	Diminuição do murmúrio vesicular, hipertimpanismo à percussão. Turgência Jugular ocorre no pneumotórax hipertensivo.	RX de tórax é definitivo. Incidências inspiratória e expiratória podem melhorar o contraste entre ar e parênquima pulmonar. O pneumotórax hipertensivo deve ser diagnosticado ao exame físico.	Pode ser sutil em DPOC, asma, fibrose cística. Pode ser complicado por pneumomediastino.
Ruptura do esôfago	A dor geralmente é precedida por vômitos e tem início abrupto. A dor é persistente e não melhora, localizada ao longo do esôfago e aumenta com a deglutição e a flexão do pescoço.	Diaforese, dispneia (tardia), choque.	Indivíduo mais idoso com conhecidos problemas gastrointestinais. História de êmese violenta, corpo estranho, ingestão de cáustico, trauma contuso, alcoolismo, doença esofágica.	Rara.	Sinais de consolidação pulmonar, enfisema subcutâneo podem estar presentes.	RX do tórax geralmente tem ar no mediastino, derrame pleural no lado esquerdo, pneumotórax ou um mediastino alargado. O pH do derrame pleural é < 6. Diagnóstico apoiado por esofagograma com contraste hidrossolúvel ou esofagoscopia.	Paciente pode estar em estado de choque. Essa entidade é muitas vezes considerada tardiamente no processo de diagnóstico diferencial.
Pericardite	Dor surda e recorrente não relacionada com exercícios ou refeições, ou pode ser aguda, penetrante e do tipo pleurítico, que não muda com movimento da parede torácica. Pode ser intensa. Não aliviada por NTG.	Dispneia, diaforese	A dor costuma piorar em posição supina, mas melhora na posição sentada. Costuma ser precedida por doença viral ou doença subjacente (LES ou uremia).	Rara. Tamponamento e uma complicação ainda mais rara.	Atrito pode ser ouvido, muitas vezes migratório, dependente da posição (50% dos pacientes).	Padrão de ECG típico para elevação do segmento ST em todas as derivações precordiais. Velocidade de hemossedimentação pode estar elevada.	Mais comum em pessoas com 20 a 50 anos. Pode ter associação com taquicardias, arritmias ventriculares. É mais comum ser idiopática (80%). Tratada com aspirina, AINEs.

A-a, alveolar-arterial; *IAM*, infarto agudo do miocárdio; *PA*, pressão arterial; *CPK-MB*, isoforma da creatina fosfoquinase; *DPOC*, doença pulmonar obstrutiva crônica; *TC*, tomografia computadorizada; *TVP*, trombose venosa profunda; *ECG*, eletrocardiograma; *RM*, ressonância magnética; *AINE*, anti-inflamatório não esteroide; *NTG*, nitroglicerina; *TEP*, tromboembolismo pulmonar; PO_2, pressão parcial de oxigênio; *LES*, lúpus eritematoso sistêmico.

emergência tipicamente são internados, mais frequentemente em unidades com monitorização contínua. Os pacientes com diagnósticos sem emergência geralmente são tratados ambulatorialmente. Em certos casos, é necessário internação hospitalar, particularmente quando os pacientes têm comorbidades.

Frequentemente, não se estabelece um diagnóstico definitivo. Qualquer paciente com quase qualquer tipo de dor torácica pode estar tendo isquemia coronariana, TEP ou dissecção aórtica. Quando não emerge um padrão claro que permita que o emergencista faça um diagnóstico alternativo confiantemente ou se o padrão de sintomas claramente não for compatível com um transtorno sério, como isquemia coronariana, o melhor curso pode ser a continuação da avaliação, hospitalização ou admissão para observação.

CONCEITOS-CHAVE

- O pneumotórax hipertensivo é um diagnóstico clínico, tratado com descompressão por agulha, seguido por toracostomia com tubo.
- Os pacientes com suspeita de SCA são estratificados em risco pela história, ECG e níveis de troponina. Aqueles com infarto do miocárdio com elevação do segmento ST (STEMI) passam por fibrinólise ou angioplastia coronariana transluminal percutânea (PTCA). Aqueles com infarto do miocárdio sem supradesnivelamento do segmento ST (NSTEMI) não precisam de PTCA imediata. Aqueles com um ECG e nível de troponina não diagnósticos são manejados com observação.
- A dissecção torácica é diagnosticada com angiotomografia computadorizada. O manejo inicial da dissecção é com controle urgente da frequência cardíaca, seguido por redução da pressão arterial. A continuação do manejo, clínico ou cirúrgico, depende da localização da dissecção.
- O tromboembolismo pulmonar é diagnosticado usando uma combinação do nível sérico de dímero D e imagens radiológicas, geralmente angiotomografia computadorizada. Pacientes com baixa probabilidade pré-teste e nível normal do dímero D não têm TEP como causa da dor torácica.
- Os pacientes com derrames pericárdicos devem ser avaliados por ecocardiograma para investigar tamponamento cardíaco. Aqueles com sinais de choque podem precisar de pericardiocentese de emergência.

As referências para este capítulo podem ser encontradas online, acessando o site do Expert Consult.

CAPÍTULO 24
Dor Abdominal

Kurt A. Smith

PERSPECTIVA

A dor abdominal, frequentemente, é um desafio diagnóstico. Pode ser difícil para o paciente expressar a natureza e a qualidade de sua dor. Os achados do exame físico são variáveis e podem ser enganadores. A localização e a intensidade da dor podem mudar com o tempo. O que parecem ser sintomas benignos podem representar uma condição ameaçadora à vida; ao contrário, pacientes com sintomas intensos podem portar um diagnóstico relativamente benigno.

Epidemiologia

A dor abdominal consiste em uma queixa extremamente comum no departamento de emergência (DE) e é frequentemente um sintoma de um processo benigno. Em certas populações de pacientes, entretanto, a proporção entre causas graves e causas benignas é muito maior que no adulto jovem saudável comum. Esses pacientes requerem uma investigação mais cuidadosa para distúrbios potencialmente fatais, disfarçados em dor abdominal rotineira, que necessitam, geralmente, de exames de imagem avançada ou observação prolongada. O Quadro 24.1 identifica os pacientes com maior risco de doenças graves quando se apresentam com dor abdominal.

Pacientes idosos com dor abdominal aguda apresentam maior probabilidade de ter um processo grave como causa da dor. Condições como apendicite, diverticulite, aneurisma abdominal roto e isquemia mesentérica são mais comuns nessa população, podendo se manifestar de forma atípica e apresentar rápida progressão. A baixa acurácia diagnóstica, aliada à maior probabilidade de doença grave, resulta na alta mortalidade desse grupo.

As apresentações no paciente imunodeprimido podem ser altamente variáveis e sutis. Sintomatologia desproporcionalmente leve, achados físicos atípicos (como inexistência de dor à palpação focal), ou achados laboratoriais enganadores (p. ex., transaminases elevadas, contagens elevadas ou reduzidas de leucócitos) podem confundir o estabelecimento do diagnóstico.

Pacientes com cirurgia bariátrica prévia apresentam particularmente riscos de aderências, hérnias internas e deiscência de anastomose. A avaliação desses pacientes, em geral, requer interconsulta com um cirurgião bariátrico.

Dor abdominal em mulheres envolve diagnóstico diferencial mais amplo, que inclui o sistema reprodutor, requerendo, portanto, avaliação diagnóstica mais ampla. Os órgãos pélvicos podem ser a origem da doença, tanto na paciente grávida quanto na não grávida. A dor abdominal no contexto de um teste de gravidez positivo justifica atenção especial para gestação ectópica ou apresentação atípica de doenças rotineiras, especialmente apendicite. Durante a gestação, o útero torna-se um órgão mais abdominal que pélvico, e pode deslocar os órgãos intraperitoneais, acrescentando maior complexidade à avaliação dessas pacientes. A gestação também acrescenta consideração de possível lesão ao feto ao escolher as modalidades apropriadas de imagem.

Fisiopatologia

Doenças nos tratos gastrointestinal e geniturinário permanecem como as causas mais comum de dor abdominal. Entretanto, é importante a avaliação da história e do exame físico completos do paciente, pois a dor abdominal também pode surgir de uma grande variedade de causas extra-abdominais, particularmente doenças do tórax e raízes de nervos espinhais, ou distúrbios sistêmicos, como a cetoacidose diabética. A dor abdominal pode ser percebida através de uma ou mais das três vias distintas de dor: visceral, somática e referida.

A dor visceral resulta da estimulação de nervos autonômicos que inervam o peritônio visceral circundando órgãos internos, e é geralmente a manifestação inicial de um processo de doença. A distensão de órgãos cavitários por fluido ou gás e dilatação capsular de órgãos sólidos por edema, sangue, massas ou abscessos são os estímulos mais comuns. Esse desconforto é mal caracterizado e difícil de localizar. Se o órgão envolvido apresentar peristaltismo, a dor frequentemente é descrita como intermitente, em cólicas. Em geral, a dor visceral é sentida na região do abdome que se correlaciona ao segmento somático embrionário, conforme segue:

- Estruturas do *intestino anterior* (estômago, duodeno, fígado, vesícula biliar e pâncreas) estão associadas a dor abdominal superior.
- Estruturas derivadas do *intestino médio* (intestino delgado, cólon proximal e apêndice) estão associadas a dor periumbilical.
- Estruturas do *intestino posterior* (cólon distal e trato geniturinário) estão associadas a *dor abdominal inferior*.

A dor visceral é difusa e pode ser percebida em um local distante do processo real de doença. A localização ocorre com a extensão da doença além das vísceras, o que permite o envolvimento da sensação somática e torna a localização do processo patológico mais confiável. Um exemplo clássico é a dor periumbilical (visceral) inicial da apendicite. Quando o peritônio parietal se torna envolvido, a dor (somática) localiza-se no quadrante inferior direito do abdome.

A *dor somática* ocorre com a irritação do peritônio parietal e pode ser causada por infecção, irritação química, lesão, hemorragia, ou outro processo inflamatório. A sensação é conduzida pelos nervos nociceptivos periféricos da área. A Figura 24.1 ilustra alguns locais típicos de dor, correspondendo a doenças específicas. A dor somática frequentemente é descrita como intensa e constante.

A *dor referida* é definida como aquela sentida longe de sua origem, porque fibras nervosas aferentes periféricas de vários órgãos internos entram na medula espinhal através de raízes nervosas que também carreiam fibras de outras localidades, como ilustrado na Figura 24.2. Isso confunde a interpretação da localização do estímulo nocivo pelo cérebro. Tanto a dor visceral quanto a somática podem se manifestar como dor referida. O conhecimento da fisiopatologia da dor referida amplia o diagnóstico diferencial para incluir áreas anatômicas adjacentes: o tórax para dor abdominal superior, e a pelve e retroperitônio para dor abdominal inferior. Exemplos de dor referida são dor epigástrica associada a infarto do miocárdio inferior, dor no ombro associada a sangue livre peritoneal causando irritação do diafragma, dor que se origina nos quadris sendo sentida como dor pélvica, e pneumonia de lobo inferior causando dor abdominal superior. Finalmente, alguns distúrbios metabólicos e "toxíndromes" podem se manifestar com dor abdominal.

QUADRO 24.1

Pacientes com Maior Risco de Doenças Graves Associadas

Idade superior a 60 anos
Cirurgia abdominal prévia, incluindo cirurgia para obesidade
História de doença intestinal inflamatória
Instrumentação recente (p. ex., colonoscopia com biopsia)
Doença maligna abdominal/pélvica/retroperitoneal conhecida
Quimioterapia em curso
Imunodeprimidos, incluindo o uso de doses baixas de prednisona
Febre, calafrios, sintomas sistêmicos
Mulheres em idade reprodutiva
Imigrantes recentes
Déficit cognitivo ou de linguagem

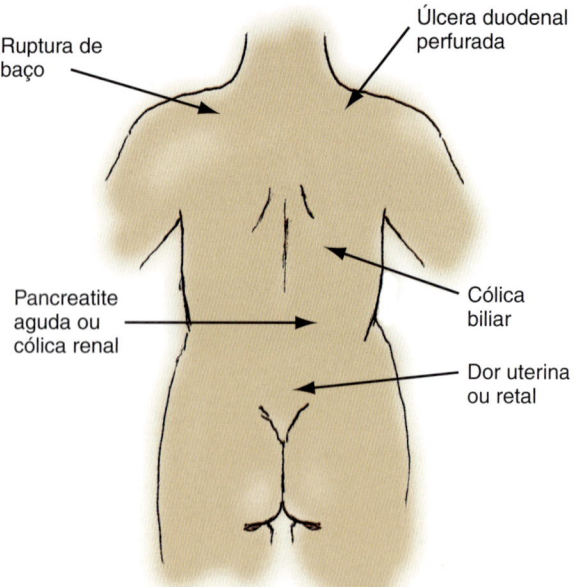

Fig. 24.2. Localizações comuns de dor abdominal referida.

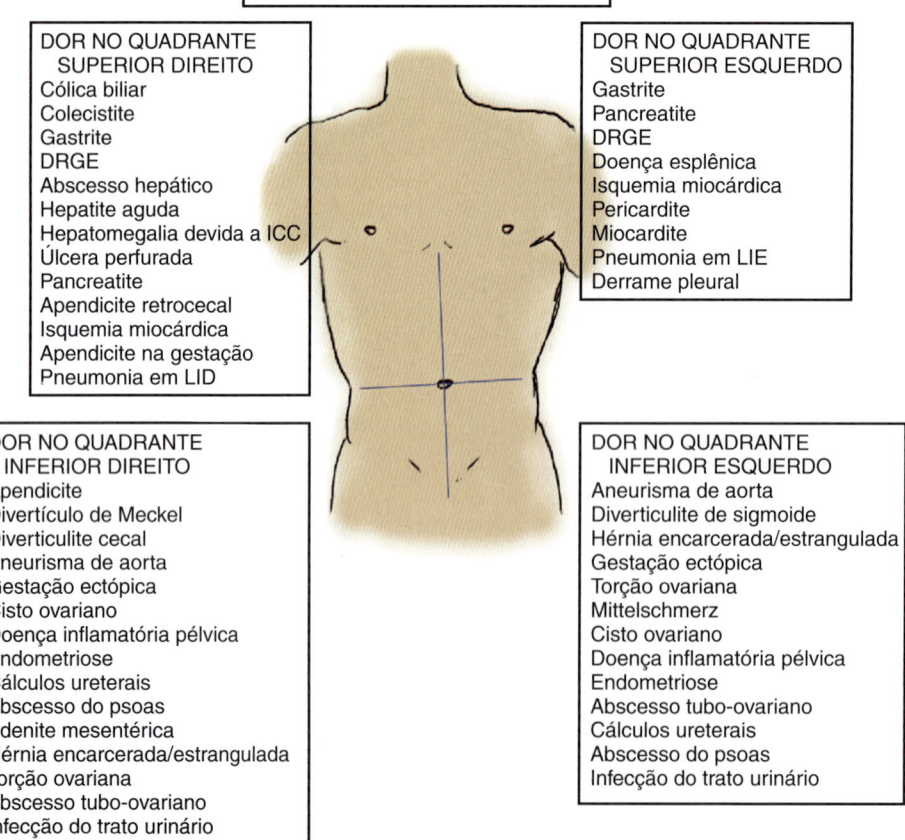

Fig. 24.1. Diagnóstico diferencial de dor abdominal aguda pela localização. *ICC*, Insuficiência cardíaca congestiva; *DRGE*, doença do refluxo gastroesofágico; *LIE*, lobo inferior esquerdo; *LID*, lobo inferior direito.

ABORDAGEM DIAGNÓSTICA

Considerações para o Diagnóstico Diferencial

O diagnóstico diferencial de dor abdominal divide-se entre causas abdominopélvicas (intraperitoneal, retroperitoneal e pelve) (p. ex., apendicite, colecistite, pancreatite) e não abdominopélvicas (p. ex., pneumonia, infarto do miocárdio, cetoacidose, intoxicações, dor na parede abdominal). A Tabela 24.1 lista causas importantes de dor abdominal não traumática, potencialmente fatais. Esse grupo representa os principais distúrbios associados ao comprometimento hemodinâmico, e para os quais a intervenção terapêutica precoce é fundamental. As condições urgentes mais comuns que causam dor abdominal estão listadas na Tabela 24.2.

Avaliação e Estabilização Rápidas

Embora a maioria dos pacientes com dor abdominal não apresente instabilidade hemodinâmica, os pacientes com sinais vitais alterados requerem avaliação e ressuscitação imediatas. Pacientes idosos e imunodeprimidos podem se apresentar com sinais vitais normais apesar das etiologias potencialmente fatais e, portanto, exigem atenção especial. Sinais de depleção volêmica indicam a necessidade de reposição, que pode ser por via oral ou parenteral. A instabilidade hemodinâmica causada por condições como aneurisma roto de aorta abdominal, hemorragia gastrointestinal maciça, gravidez ectópica rota, ruptura de baço e pancreatite hemorrágica podem requerer reposição de sangue ou seus derivados.

A ultrassonografia à beira do leito pode ser usada para avaliar rapidamente a presença de líquido livre intraperitoneal, estado volêmico e presença de patologia aórtica. A avaliação por ultrassom faz parte do exame físico inicial e pode ser valiosa para direcionar o tratamento e encaminhamento do paciente. A interconsulta cirúrgica precoce é indicada quando for identificada hemorragia intra-abdominal (comprometimento hemodinâmico associado a evidências de líquido livre intraperitoneal no ultrassom), suspeita de aneurisma roto de aorta ou pneumoperitônio.

Achados Principais

Sintomas

Uma história cuidadosa e objetiva é essencial para determinar a origem da dor abdominal. Diferenças linguísticas e culturais podem influenciar a comunicação exata e a compreensão mútua; portanto, o uso de um intérprete médico apropriado é um componente-chave essencial da avaliação do paciente que fala outro idioma.

Em geral, início abrupto, sintomas progressivos e dor intensa, especialmente se acompanhada por náuseas, vômitos ou diaforese, sugerem uma causa grave subjacente. A localização e a migração também são componentes úteis da história da dor, pois podem evidenciar processos específicos. A dor difusa, particularmente em cólicas, que migra e tem períodos de sintomas mínimos ou inexistentes, geralmente não é cirúrgica. Entretanto, a dor sem localização definida pode representar o componente visceral inicial de um processo cirúrgico, por isso a progressão dos sintomas é um dado importante. A dor em cólicas é indicativa de distensão de cavidades viscerais, e a duração e o momento da cólica podem dar indicações de qual o órgão responsável, como apresentado na Figura 24.3.

A intensidade e a natureza descritiva da dor são subjetivas, mas algumas descrições são clássicas; por exemplo:
- A dor difusa, intensa, em cólicas, associada a fortes náuseas na obstrução intestinal
- A "dor desproporcional ao exame" (i.e., dor acentuada, não facilmente reproduzida à palpação), observada em pacientes com isquemia mesentérica
- A irradiação da dor epigástrica para a região interescapular, quase invariavelmente acompanhada por náuseas e vômitos associados a pancreatite aguda

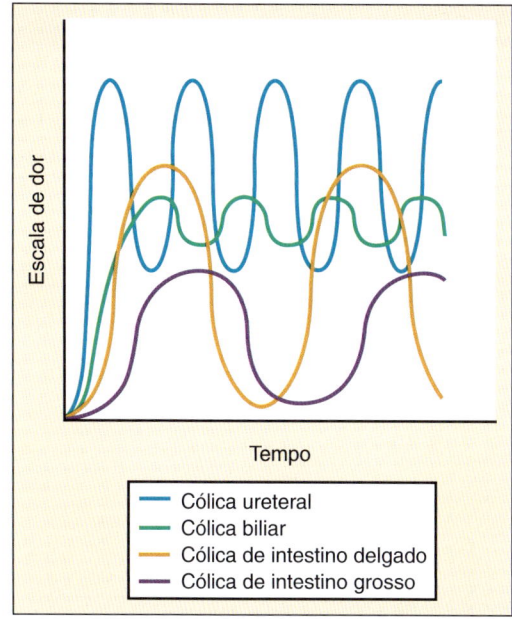

Fig. 24.3. Características da dor abdominal em cólicas.

- A irradiação da dor para o ombro esquerdo ou dor apenas no ombro esquerdo associada a doença esplênica, irritação diafragmática ou líquido livre intraperitoneal
- O início da dor associada a síncope observada no aneurisma roto de aorta ou gravidez ectópica rota
- Uma revisão completa do histórico e tratamentos médicos prévios do paciente frequentemente fornece informações fundamentais. O histórico de estado imunodeprimido ou uso de medicamentos imunossupressores pode apontar para uma causa infecciosa. Já um paciente submetido a tratamento anticoagulante ou recebendo fármacos anti-inflamatórios não esteroidais (AINEs) pode apontar para hemorragia gastrointestinal. Por outro lado, diabéticos podem apresentar dor abdominal como característica de cetoacidose. Um paciente submetido a tratamento crônico com opioides pode apresentar constipação ou mesmo obstrução intestinal. Ainda, um paciente com cirurgia abdominal prévia pode ter aderências com obstrução. Por fim, doença intestinal inflamatória pode levar a fístula, perfuração ou abscesso.

Sinais

A avaliação objetiva começa com a determinação dos sinais vitais. Taquicardia e hipotensão significativas são indicativas de que podem estar presentes hipovolemia ou sepse. Já a taquipneia na ausência de hipoxemia pode ser indicação de acidose metabólica por sepse ou necrose visceral, ou simplesmente reação a dor induzida por catecolaminas. Ainda, a elevação da temperatura está associada a infecções intra-abdominais. Porém, embora importantes, os sinais vitais podem ser enganadores, e devem ser interpretados no contexto de toda a apresentação clínica. A taquicardia pode se desenvolver tardiamente por várias razões na hipovolemia. A temperatura frequentemente é normal nos pacientes idosos com infecções intraperitoneais comprovadas por laparotomia, e pacientes com sepse também podem demonstrar hipotermia.

O exame abdominal completo é parte essencial da avaliação de dor abdominal. Isso requer posicionamento supino adequado do paciente e exposição do abdome. O exame começa com a inspeção de quaisquer sinais de trauma, contusão ou lesões de pele. Solicitar ao paciente que localize a área de máxima sensibilidade apontando com um dedo, e então examinar cada quadrante do abdome individualmente, examinando a área referida por último.

A dor à palpação de um quadrante geralmente corresponde à localização do órgão acometido, que direcionará a avaliação

TABELA 24.1
Causas Emergenciais de Dor Abdominal

CAUSA	EPIDEMIOLOGIA	ETIOLOGIA	APRESENTAÇÃO	EXAME FÍSICO	FERRAMENTAS ÚTEIS
Gestação ectópica rota	Ocorre em mulheres em idade reprodutiva. Nenhum método de contracepção previne a gestação ectópica. Aproximadamente 1 em cada 100 gravidezes	Fatores de risco incluem não caucasianas, história de DST ou DIP, tratamento para infertilidade, dispositivo contraceptivo intrauterino aplicado no último ano, ligadura tubária e gestação ectópica prévia.	Dor aguda grave, localizada no lado afetado. Dor abdominal mais difusa com hemorragia intraperitoneal. Sinais de choque podem estar presentes. Dor na linha média tende a não ser gestação ectópica.	Choque ou evidências de peritonite podem estar presentes. Dor à palpação abdominal lateralizada. Dor à palpação localizada em anexos ou presente à movimentação cervical aumenta a probabilidade de gestação ectópica. Sangramento vaginal não precisa estar presente.	O exame β-hCG é necessário em todas as mulheres em idade reprodutiva (10 a 55 anos de idade); combinado à ultrassonografia, preferencialmente transvaginal no início da gestação, em geral é diagnóstico. O protocolo FAST é útil na avaliação de líquido livre nas pacientes com choque ou peritonite.
Aneurisma roto abdominal ou com sangramento	A incidência aumenta com o avanço da idade. Mais frequente em homens. Os fatores de risco incluem HTN, DM, tabagismo, DPOC e DAC	A causa exata não está determinada. Os fatores contributivos incluem aterosclerose, predisposição genética, HTN; doença do tecido conjuntivo, trauma e infecção.	Em geral o paciente é assintomático até a ruptura. Dor aguda no dorso e região epigástrica está frequentemente associada a (ou é seguida por) síncope ou sinais de choque. A dor pode irradiar para o dorso, região inguinal ou testículos.	Os sinais vitais podem estar normais (em 70%) a gravemente alterados. A palpação de uma massa pulsátil é geralmente possível em aneurismas iguais ou maiores que 5 cm. O exame clínico pode ser não específico. Podem ser sopros evidentes ou assimetria dos pulsos femorais.	Exames de imagens abdominais simples estão anormais em 80% dos casos. O ultrassom pode definir diâmetro e comprimento, mas pode ser limitado pela obesidade e gases intestinais. O protocolo FAST pode ser útil na avaliação de sangramento, pela procura de líquido livre. A TC helicoidal é o exame de escolha em pacientes estáveis.
Isquemia mesentérica	Ocorre mais comumente em idosos com doença CV, ICC, arritmias cardíacas, DM, sepse e desidratação. A mortalidade é de 70%. A trombose venosa mesentérica está associada a estados de hipercoagulabilidade, inflamação hematológica e trauma.	20% a 30% das lesões não são obstrutivas. As causas de isquemia são multifatoriais, incluindo hipotensão transitória na presença de lesão aterosclerótica preexistente. As causas arteriais obstrutivas (65%) são secundárias a êmbolos (75%) ou trombose arterial aguda (25%).	A dor pode ser grave e em cólicas, iniciando-se na região periumbilical, e então se torna difusa. Geralmente associada a vômitos e diarreia. Algumas vezes é pós-prandial, ex., "angina mesentérica ou abdominal".	Os resultados do exame precoce podem ser extremamente benignos na presença de isquemia grave. Sons intestinais geralmente ainda estão presentes. O exame retal é útil porque pode estar presente sangramento discreto com sangue oculto nas fezes.	Frequentemente está presente leucocitose acentuada. São vistas elevações dos níveis de amilase e creatinoquinase. Na presença de infarto, observa-se frequentemente acidose metabólica causada por acidemia láctica. Radiografias simples têm benefício limitado. TC, RM e angiografia são precisos em graus variados.
Obstrução intestinal	Picos na infância e em idosos. Mais comum se houver história de cirurgia abdominal prévia.	Aderências, carcinoma, hérnias, abscessos, vólvulos e infartos. A obstrução leva a vômitos, retenção de líquidos em "terceiro espaço" ou estrangulamento e necrose intestinais.	Dor abdominal difusa em cólicas, associada a vômitos.	Os sinais vitais usualmente estão normais, a menos que tenha ocorrido desidratação ou estrangulamento do intestino. Distensão abdominal, ruídos hidroaéreos aumentados e dor à palpação difusa. Sinais peritoneais locais indicam estrangulamento.	Leucocitose sugere estrangulamento. Os eletrólitos podem estar anormais se associados a vômitos ou sintomas prolongados. Radiografias e TC abdominais são úteis no diagnóstico.
Perfuração de vísceras	A incidência aumenta com o avanço da idade. É comum história de úlcera péptica ou doença diverticular.	Mais frequentemente uma úlcera duodenal que corrói através da serosa. Perfurações de divertículos colônicos, intestino grosso e vesícula biliar são raras. O extravasamento de conteúdo intestinal causa peritonite.	É comum o início agudo de dor epigástrica. Vômitos ocorrem em 50%. Febre pode se desenvolver mais tardiamente. A dor pode se localizar com a separação omental da peritonite. Podem estar presentes choque hemorrágico ou séptico.	Febre, em geral de baixo grau, é comum; piora com o tempo. Taquicardia também é comum. O exame abdominal revela defesa muscular e descompressão brusca dolorosa difusamente. "Abdome em tábua" está presente em estágios tardios. Ruídos hidroaéreos estão reduzidos.	Geralmente há leucocitose devida a peritonite. A amilase pode estar elevada; os resultados dos TFH são variáveis. Radiografias na posição ortostática revelam ar livre em 70% a 80% dos casos com úlceras perfuradas.

TABELA 24.1

Causas Emergenciais de Dor Abdominal *(Cont.)*

CAUSA	EPIDEMIOLOGIA	ETIOLOGIA	APRESENTAÇÃO	EXAME FÍSICO	FERRAMENTAS ÚTEIS
Hemorragia gastrointestinal maciça	Mais comum em idosos, com idade de 40 a 70 anos	História de úlcera péptica, gastrite ou doença hepática; história de hemorragia GI prévia. Menos frequentemente causada por laceração de Mallory-Weiss, que pode ocorrer comumente na transição esofagogástrica, mas raramente causa hemorragia grave.	Náuseas e vômitos ocorrem com frequência com hemorragia GI superior, com marcas de borra de café ou hematêmese; hemorragia GI inferior é associada a desconforto mal localizado e sangue vermelho vivo pelo reto; trânsito lento pode levar a melena.	Dor abdominal não focal; grandes hemorragias podem resultar em taquicardia e hipotensão com perda de sangue significativa. Hemoglobina/hematócrito estão raramente anormais nas hemorragias abundantes, agudas.	Pesquisa de sangue oculto nas fezes ou estômago se houver dúvida de sangramento; hemorragias maciças podem requerer interconsulta emergencial com gastroenterologista, ou intervenção cirúrgica.
Pancreatite aguda	Idade de pico é a adulta; raro em crianças e idosos. Preponderância em homens. Abuso de álcool e doença do trato biliar são fatores de risco.	Álcool, cálculos biliares, hiperlipidemia, hipercalcemia ou colangiopancreatografia retrógrada endoscópica (CPRE) que cause lesão, saponificação e necrose pancreáticas. SDRA, sepse, hemorragia e falência renal são secundárias.	Início agudo de dor epigástrica que irradia para o meio das costas. Náuseas e vômitos são comuns. A dor é desproporcional aos achados clínicos. A reposição adequada de volume é importante na terapia inicial.	É comum febre baixa. O paciente pode estar hipotenso ou taquipneico. Alguma dor epigástrica geralmente está presente. Como o pâncreas é um órgão retroperitoneal, defesa muscular ou descompressão brusca dolorosa não estão presentes a menos que a condição seja grave. Equimoses nos flancos ou periumbilicais podem ser vistas se o processo for hemorrágico.	A lipase sérica é o teste de escolha. O exame por ultrassom pode mostrar edema, pseudocistos ou doença do trato biliar. A TC pode mostrar abscessos, necrose, hemorragia ou pseudocistos. Recomenda-se o ultrassom para avaliação de cálculos biliares, enquanto a TC é recomendada se houver suspeita de pancreatite aguda grave.

β-hCG, Gonadotrofina coriônica humana beta; *CV*, cardiovascular; *DAC*, Doença arterial coronariana; *DIP*, Doença inflamatória pélvica; *DM*, Diabetes melito; *DPOC*, Doença pulmonar obstrutiva crônica; *DST*, Doenças sexualmente transmissíveis; *FAST*, avaliação ultrassonográfica direcionada para o trauma; *GI*, gastrointestinal; *HTN*, Hipertensão; *ICC*, Insuficiência cardíaca congestiva; *RM*, Ressonância magnética; *SDRA*, Síndrome do desconforto respiratório agudo; *TC*, Tomografia computadorizada; *TFH*, Testes de função hepática.

TABELA 24.2

Causas Urgentes de Dor Abdominal

DISTÚRBIO OU CONDIÇÃO CAUSATIVA	EPIDEMIOLOGIA	ETIOLOGIA	APRESENTAÇÃO	EXAME FÍSICO	EXAMES ÚTEIS
Inflamação gástrica, esofágica ou duodenal.	Ocorre em todas as faixas etárias.	Causada por hipersecreção gástrica, rompimento das barreiras mucoprotetoras, infecção ou fontes exógenas.	A dor é epigástrica, irradiada ou localizada, associada a certos alimentos. A dor pode ser queimação. Em alguns casos, exacerba na posição supina.	Dor epigástrica sem defesa muscular ou descompressão brusca dolorosa. Perfuração ou hemorragia levam a achados clínicos mais graves.	Casos não complicados são tratados com antiácidos ou bloqueadores histamínicos H_2 antes que exames invasivos sejam feitos. A esofagogastroduodenoscopia é valiosa no diagnóstico e biópsia. Exame para *Helicobacter pylori* com espécimes de sangue ou de biópsia. Se houver suspeita de perfuração, obtém-se radiografia inicial torácica em ortostase para descartar pneumoperitônio. TC pode ser benéfica.

(Continua)

TABELA 24.2
Causas Urgentes de Dor Abdominal (Cont.)

DISTÚRBIO OU CONDIÇÃO CAUSATIVA	EPIDEMIOLOGIA	ETIOLOGIA	APRESENTAÇÃO	EXAME FÍSICO	EXAMES ÚTEIS
Apendicite aguda	Pico etário na adolescência e idade adulta jovem; menos comum em crianças e idosos. Taxa de perfuração maior em mulheres, crianças e idosos, e na gestação. Taxa de mortalidade é de 0,1%, mas aumenta para 2% a 6% se houver perfuração.	A obstrução do lúmen do apêndice leva a edema, isquemia, infecção e perfuração.	Dor epigástrica ou periumbilical que migra para QID em 8 a 12 horas (50% a 60%). Apresentações mais tardias estão associadas a maiores taxas de perfuração. Dor, febre baixa (15%) e anorexia (80%) são comuns; vômitos são menos comuns (50% a 70%).	Temperatura média de 38 °C. Temperaturas mais altas estão associadas a perfuração. Dor à palpação de QID (90% a 95%) com descompressão brusca dolorosa (40% a 70%) está presente na maioria dos casos. Dor ao toque retal em 30%.	A contagem de leucócitos é inespecífica e pode estar normal ou elevada. Se elevada, pode ou não mostrar desvio à esquerda. A urinálise pode mostrar piúria estéril. A TC é sensível e específica. O US pode ter uso naqueles com biótipo físico normais (não obesos), mulheres, gestantes e crianças com dor no QID.
Doença do trato biliar	Pico de idade entre 35 e 60 anos; improvável em pacientes com idade inferior a 20 anos. Proporção de mulheres para homens é de 3:1. Fatores de risco incluem multiparidade, obesidade, ingestão de álcool e uso de pílulas anticoncepcionais.	A migração de cálculos biliares causa cólica biliar. A impactação de um cálculo no ducto cístico ou no ducto colédoco leva a colecistite ou colangite.	Dor em cólicas no QSD, que irradia-se para a área subescapular direita. História prévia de dor é comum. Pode apresentar náuseas ou dor pós-prandial. A duração mais longa da dor favorece o diagnóstico de colecistite ou colangite.	A temperatura é normal na cólica biliar, e elevada na colecistite e na colangite. Dor no QSD, descompressão brusca dolorosa e icterícia (menos comum) podem estar presentes.	Há leucocitose na colecistite e na colangite. A lipase e os testes de função hepática podem ajudar a diferenciá-las de gastrite ou úlcera. O US mostra espessamento da parede, líquido pericolecístico, cálculos ou dilatação de ducto. A cintilografia hepatobiliar evidencia a função da vesícula biliar.
Cólica ureteral	Idade média para o primeiro episódio é 30 a 40 anos de idade, primariamente em homens. É comum história prévia ou familiar de cálculos.	História familiar, gota, infecção por *Proteus*. Acidose tubular renal e cistinúria também levam a formação de cálculos.	Início agudo de dor no flanco, irradiando para a região inguinal. Náuseas, vômitos e palidez são comuns. Os pacientes usualmente contorcem-se de dor.	Os sinais vitais estão, em geral, normais. Dor à percussão do ACV, com exame abdominal benigno.	A urinálise em geral mostra hematúria. A TC sem contraste é sensível e específica. O US com líquido em bólus é útil no diagnóstico.
Diverticulite	A incidência aumenta com o avanço da idade, afeta homens mais que mulheres. Recorrências são comuns.	Divertículo colônico pode se tornar infectado ou perfurado ou causa colite local. Da infecção ou do edema resultam: obstrução, peritonite, abscessos ou fístulas.	Mudança na frequência ou consistência das fezes é comumente relatada. Dor no QIE é comum. Associada a febre, náuseas e vômitos; pode ser visto sangramento retal.	Febre geralmente baixa. Dor no QIE sem descompressão brusca dolorosa é comum. Fezes podem conter sangue.	Resultados normais na maioria dos testes. Radiografias simples não são indicadas. TC é diagnóstica, mas o diagnóstico pode ser feito frequentemente pela clínica, sem imagem.
Gastroenterite aguda	Sazonal. Diagnóstico diferencial mais comum de apendicite. Pode ser vista em vários membros da família. História de viagem ou imunossupressão. Doença GI mais comum nos Estados Unidos.	Geralmente viral. Considerar causas parasitárias ou bacterianas invasivas nos casos prolongados, em viajantes ou pacientes imunodeprimidos.	Dor em geral de difícil localização, intermitente, em cólicas, e difusa. A diarreia é o elemento chave no diagnóstico; usualmente em grande volume, aquosa. Náuseas e vômitos geralmente iniciam-se antes da dor.	Exame abdominal usualmente não específico sem sinais peritoneais. Diarreia aquosa ou ausência de fezes observada no exame retal. Febre usualmente presente.	Geralmente tratamento sintomático com antieméticos e reposição volêmica. Fezes heme-positivas podem ser um indício de patógenos invasivos. A chave é não usar isso como um diagnóstico "pré-definido" e ignorar uma doença mais séria.
Constipação e obstipação	Mais comuns em mulheres, nos extremos de idade e em pacientes em uso de narcóticos.	Idiopática ou hipocinesia secundária a estados patológicos (baixa motilidade) ou fontes exógenas (dieta, medicamentos).	Dor abdominal; mudança nos hábitos intestinais.	Variável, não específico sem sinais peritoneais. Exame retal pode revelar fezes firmes ou impactadas.	Radiografias podem mostrar grandes quantidades de fezes. Este é um diagnóstico de exclusão.

ACV, Ângulo costo-vertebral; *GI*, Gastrointestinal; *QID*, Quadrante inferior direito; *QIE*, Quadrante inferior esquerdo; *QSD*, Quadrante superior direito; *TC*, Tomografia computadorizada; *US*, Ultrassonografia.

(Fig. 24.1). Algumas doenças podem se manifestar com dor não exclusiva a um quadrante específico, como a dor suprapúbica em uma infecção do trato urinário ou dor epigástrica mediana de uma úlcera gástrica. Embora a maioria dos pacientes com apendicite comprovada apresente dor à palpação abdominal de quadrante inferior direito, alguns pacientes, particularmente os idosos, os imunodeprimidos e as mulheres com gestação avançada, podem não apresentá-la.

O toque retal tem uso limitado na avaliação da dor abdominal, exceto quando houver suspeita de hemorragia gastrointestinal (a qual usualmente não está associada a dor), prostatite ou doença perirretal. A principal utilidade do exame retal é a detecção de melena ou hematoquezia, fissuras ou fístulas anais, impactação fecal, ou segmento retal vazio associado a obstrução intestinal. O exame retal não parece aumentar a acurácia diagnóstica para nenhuma causa de dor abdominal, incluindo apendicite.

Para as pacientes do sexo feminino, a avaliação abdominal deve incluir um exame pélvico quando houver dor ou sensibilidade abaixo da cicatriz umbilical. Os achados ao exame pélvico ajudam a diferenciar entre origem abdominal ou pélvica, orientando, dessa forma, a escolha do exame de imagem a ser solicitado. O ultrassom pélvico é superior à tomografia computadorizada (TC) na avaliação de doenças uterinas e ovarianas, enquanto a TC é superior para avaliação de doenças intra-abdominais. Embora o exame pélvico possa guiar a escolha inicial da modalidade de imagem, é comum a sobreposição nos achados ao exame. Por exemplo, um paciente com dor à palpação de quadrante inferior pode apresentar sensibilidade tanto em anexo direito quanto no ponto de McBurney, sendo necessário excluir o diagnóstico de apendicite e doenças tubárias ou ovarianas. A hipótese diagnóstica mais provável orientará a escolha e a ordem dos exames de imagens a serem solicitados.

Na maioria dos pacientes do gênero masculino com dor abdominal, é importante o exame urogenital. Doenças como prostatite, orquite e epididimite comumente causam dor abdominal. A torção testicular é notoriamente subdiagnosticada como causa de dor abdominal inferior em adolescentes e homens jovens. Além disso, as hérnias inguinais são mais comuns em homens, com a possibilidade de estrangulamento ou encarceramento no canal inguinal.

Tendo em vista a natureza progressiva da dor abdominal, avaliações repetidas são úteis. Essa é uma prática comum quando há suspeita de apendicite, e tem melhorado a precisão diagnóstica nos pacientes com apresentações atípicas.

Exames Complementares

A urinálise e os exames para gravidez talvez sejam os exames laboratoriais adjuvantes disponíveis que mais compensem em termos de tempo e custo. Os resultados da urinálise são interpretados no contexto do quadro clínico do paciente. Piúria, com ou sem bacteriúria, frequentemente pode confirmar o diagnóstico de infecção do trato urinário, mas também está presente em várias outras condições, como apendicite. De forma similar, a hematúria está presente na maioria dos pacientes com nefrolitíase, mas também pode ser observada na cistite, condição muito menos grave, ou trombose da veia renal, um distúrbio bem mais preocupante.

O hemograma completo, em geral, é útil na avaliação de pacientes com dor abdominal. Deste, o leucograma é a subdivisão mais valorizada, apesar da falta de acurácia diagnóstica. O leucograma raramente contribui para o diagnóstico correto de um paciente com dor abdominal e frequentemente é enganador. Apesar da associação de contagem elevada de leucócitos com muitos processos inflamatórios e infecciosos, o leucograma não é suficientemente sensível nem específico para ser considerado um teste discriminatório para ajudar a estabelecer ou excluir uma causa específica para a dor. O exame apresenta valores dentro da variação normal em uma grande porcentagem de pacientes com doenças (cirúrgicas) graves e pode estar elevado nos pacientes com condições benignas, incluindo gastroenterite. Entretanto, o hemograma não é inteiramente inútil. Contagem reduzida de leucócitos pode indicar imunossupressão, hematócrito reduzido pode indicar perda sanguínea, e trombocitopenia pode identificar pacientes com sepse, etilismo ou outros distúrbios. Os eletrólitos séricos, mesmo na presença de êmese ou diarreia prolongada, frequentemente estão normais, mas perdas excessivas de eletrólitos nos vômitos e diarreia podem levar a alcalose de contração por perda excessiva de cloreto e potássio, indicando a necessidade de reposição do volume, se isso não for clinicamente óbvio de outra forma. Determinações de glicemia, *anion gap* e cetonas séricas são úteis para identificar cetoacidose diabética. Finalmente, os eletrólitos séricos são adjuntos úteis na avaliação do paciente, mas raramente fornecem um diagnóstico.

A avaliação de enzimas hepáticas e fatores de coagulação são úteis somente em um pequeno subgrupo de pacientes com suspeita de doença hepática. Se houver suspeita de pancreatite, o exame diagnóstico mais útil é a lipase sérica elevada, pelo menos, ao dobro do valor normal. A amilase sérica não é tão confiável quanto a lipase sérica, e não é mais usada para o diagnóstico de pancreatite aguda. Os níveis séricos de lactato estão elevados nos estados que levam à redução na perfusão de tecidos ou órgãos, como a sepse. O lactato frequentemente eleva-se tardiamente na isquemia intestinal, portanto, o nível normal de lactato não pode ser usado para excluir a doença.[1]

A radiografia simples do abdome tem utilidade limitada na avaliação da dor abdominal aguda, e deve ser realizada somente quando houver suspeita de obstrução intestinal ou corpo estranho radiopaco e não houver intenção de se obter uma TC. Para suspeita de víscera perfurada, a radiografia do tórax na posição ortostática é um melhor estudo que a radiografia abdominal para avaliar rapidamente a presença de pneumoperitônio, mas o papel primário da radiografia do tórax é excluir ou diagnosticar uma causa intratorácica da apresentação do paciente. A TC do abdome tem-se mostrado o exame de imagem de escolha na dor abdominal não obstétrica e não biliar, e deve ser a primeira modalidade solicitada quando se requer imagem. A TC visualiza tanto estruturas intraperitoneais quanto retroperitoneais e tem maior grau de acurácia. Quando houver suspeita de doença reprodutiva feminina ou biliar, o ultrassom é uma modalidade superior.

A TC apresenta grande utilidade nos pacientes idosos, por várias razões. O idoso com dor abdominal tem uma probabilidade significativamente maior de requerer cirurgia, e apresenta mortalidade maior quando comparado ao adulto jovem. Além disso, a avaliação de dor abdominal em idosos frequentemente é mais desafiadora por causa das dificuldades na aquisição da história, dos achados do exame físico não confiáveis ou variáveis (incluindo sinais vitais), das alterações fisiológicas relacionadas à idade e das condições comórbidas. Na população idosa, os resultados da TC mudam as decisões de seguimento ou o manejo em uma proporção significativa de pacientes.

Os avanços tecnológicos têm melhorado a aquisição e a resolução das imagens, e vários estudos mostraram que o contraste intravenoso (IV) sozinho é adequado na avaliação da maioria dos processos patológicos de que se tenha suspeita, como doenças de órgãos sólidos ou da parede intestinal. A TC com contraste apenas IV também se mostrou sensível e específica para confirmação ou exclusão de apendicite aguda. A ausência do contraste oral nesses pacientes pode diminuir significativamente o tempo de encaminhamento e melhorar a satisfação do paciente; entretanto, a sensibilidade e a especificidade de todos os estudos por TC tendem a aumentar com a adição de diferentes meios de contraste. Na busca por apendicite, por exemplo, vários estudos mostram que o contraste oral e IV aumentam a sensibilidade e a especificidade, ainda que ligeiramente, em relação à TC sem contraste.[2] O contraste oral é mais útil na avaliação de ulceração, perfuração ou doença intestinal inflamatória; e o contraste IV é útil na determinação de inflamação e aumento da vascularização. Os protocolos utilizados tendem a ser específicos para os aparelhos disponíveis em cada instituição e de acordo com a preferência do radiologista, mas devem ser ajustados para a obtenção do diagnóstico preciso em tempo adequado.

Controvérsias também existem em relação à exposição do paciente à radiação. Vários estudos tentam quantificar a exposição

TABELA 24.3
Usos Comuns do Ultrassom à Beira do Leito na Dor Abdominal em Emergências e Urgências

REGIÃO	USO
EMERGÊNCIAS	
Pélvica	Identificação de gestação ectópica com ou sem hemorragia
Aórtica	Mensuração do diâmetro transversal da aorta abdominal para determinar a presença de aneurisma de aorta abdominal
FAST	Detecção de líquido livre intraperitoneal indicando hemorragia, pus ou extrusão de conteúdos intestinais
URGÊNCIAS	
Pélvica	Identificação de gestação intrauterina ou torção ovariana.
Biliar/QSD	Cálculos biliares ou ducto colédoco dilatado, que podem ser indícios da presença de coledocolitíase Líquido pericolecístico ou espessamento da parede da vesícula biliar, que podem ser indicativos de colecistite
Renal	Hidronefrose indicando possível uropatia obstrutiva
FAST	Líquido livre intraperitoneal indicando ascite ou hemorragia
Cardíaca	Distensão ou colapso da veia cava inferior, como indicador do estado volêmico

FAST, Avaliação focalizada com sonografia para trauma; *QSD*, Quadrante superior direito.

---

de radiação associada à TC, mas na realidade há variação na dosagem entre os diferentes tipos de protocolos de imagem e modalidades de TC. Estudos estimam que uma TC abdominal com contraste IV produza uma dose de 10 a 50 milisievert (mSv), o suficiente para aumentar o risco estimado de câncer para 1 em 470 durante a vida de uma mulher de 20 anos de idade. Embora os pacientes possam se sentir mais seguros quando a TC faz parte de sua avaliação diagnóstica, eles em geral conhecem muito pouco sobre a dose de radiação envolvida.[4] A TC é um adjunto importante na avaliação diagnóstica, mas a decisão de usá-la deve ser ponderada cuidadosamente levando-se em consideração história, achados do exame físico, idade e gênero do paciente. Em particular, em pacientes com história de dor abdominal crônica não especificada, com várias TCs anteriores e diagnósticos alternativos, a observação pode trazer mais benefícios do que outra TC.

As ultrassonografias transabdominal e transvaginal à beira do leito vêm surgindo como adjuntos extremamente úteis, reduzindo o tempo para diagnóstico de condições abdominopélvicas que apresentam risco de morte. Indicações úteis são mostradas na Tabela 24.3. Os resultados dos exames ultrassonográficos são dependentes do operador, e o diagnóstico falso pode ocorrer por falha na detecção ou identificação da patologia, identificação incorreta de anatomia normal como sendo patológica, ou interpretação exagerada de achados identificados corretamente (p. ex., a mera presença de cálculos biliares não confirma que a colelitíase seja a causa da dor).

ALGORITMO DIAGNÓSTICO

Diagnóstico de Emergência

As considerações sobre o diagnóstico diferencial de dor abdominal incluem um número significante de entidades que ameaçam a vida ou os órgãos, particularmente no cenário de um paciente hemodinamicamente instável ou com aparência toxêmica. A Figura 24.4 mostra um algoritmo diagnóstico para avaliação inicial. Pacientes gravemente doentes requerem ressuscitação imediata e avaliação rápida para condições potencialmente fatais. Devem-se conduzir história e exame físico direcionados, e o paciente deve ser admitido em uma área monitorizada, bem equipada para cuidados emergenciais, controle das vias aéreas, acesso IV rápido e administração de fluidos. Somente então os recursos diagnósticos apropriados devem ser iniciados (avaliação ultrassonográfica direcionada para trauma [FAST]; avaliação da aorta por ultrassom; e exames radiográficos, eletrocardiográficos e laboratoriais).

A Tabela 24.1 lista as causas emergenciais que devem ser consideradas na dor abdominal, a fim de facilitar o diagnóstico e o tratamento precoces apropriados.

Mulheres em idade reprodutiva com dor abdominal devem ser submetidas a um teste de gravidez como parte da avaliação inicial e, nos casos de gestação sabida ou com resultado positivo no teste urinário ou sérico associados a dor abdominal no primeiro trimestre, a hipótese diagnóstica principal deve ser de gestação ectópica até prova em contrário. Se estiverem presentes evidências de hemorragia, devem-se priorizar consulta obstétrica precoce e ultrassonografia diagnóstica. A ultrassonografia transabdominal à beira do leito pode identificar líquido livre intraperitoneal durante avaliação de choque, o qual, em geral, é evidência suficiente para justificar a intervenção cirúrgica no contexto de um teste de gravidez positivo, além de história e achados de exame físico apropriados.

Diagnósticos Urgentes

Apesar das limitações já descritas, a abordagem ao diagnóstico diferencial de dor abdominal geralmente baseia-se na localização da dor máxima à palpação. A Figura 24.1 mostra localizações de dor subjetiva e dor máxima à palpação relacionadas a várias causas subjacentes. Nas mulheres em idade fértil, o resultado positivo no teste de gravidez pode indicar gestação ectópica, mas todo o espectro de condições intra-abdominais permanece no diagnóstico diferencial. Quando a longa lista de diagnósticos diferenciais for compartimentalizada, tanto pela história quanto pelo exame físico, deve-se proceder aos testes complementares para confirmar ou dar suporte à suspeita clínica. Os diagnósticos urgentes comuns de dor abdominal estão listados na Tabela 24.2.

Apesar da grande variedade de testes disponíveis, quase metade dos pacientes no DE com dor abdominal aguda não terão diagnósticos conclusivos. Cabe ao emergencista reconsiderar as causas extra-abdominais de dor abdominal, com atenção especial aos pacientes idosos e imunodeprimidos, antes de estabelecer o diagnóstico de "dor abdominal não específica".

MANEJO EMPÍRICO

Os principais objetivos terapêuticos no manejo da dor abdominal são estabilização fisiológica, alívio dos sintomas (p. ex., náuseas e dor) e diagnóstico rápido, com interconsulta se necessário. Um algoritmo para o manejo é apresentado na Figura 24.5.

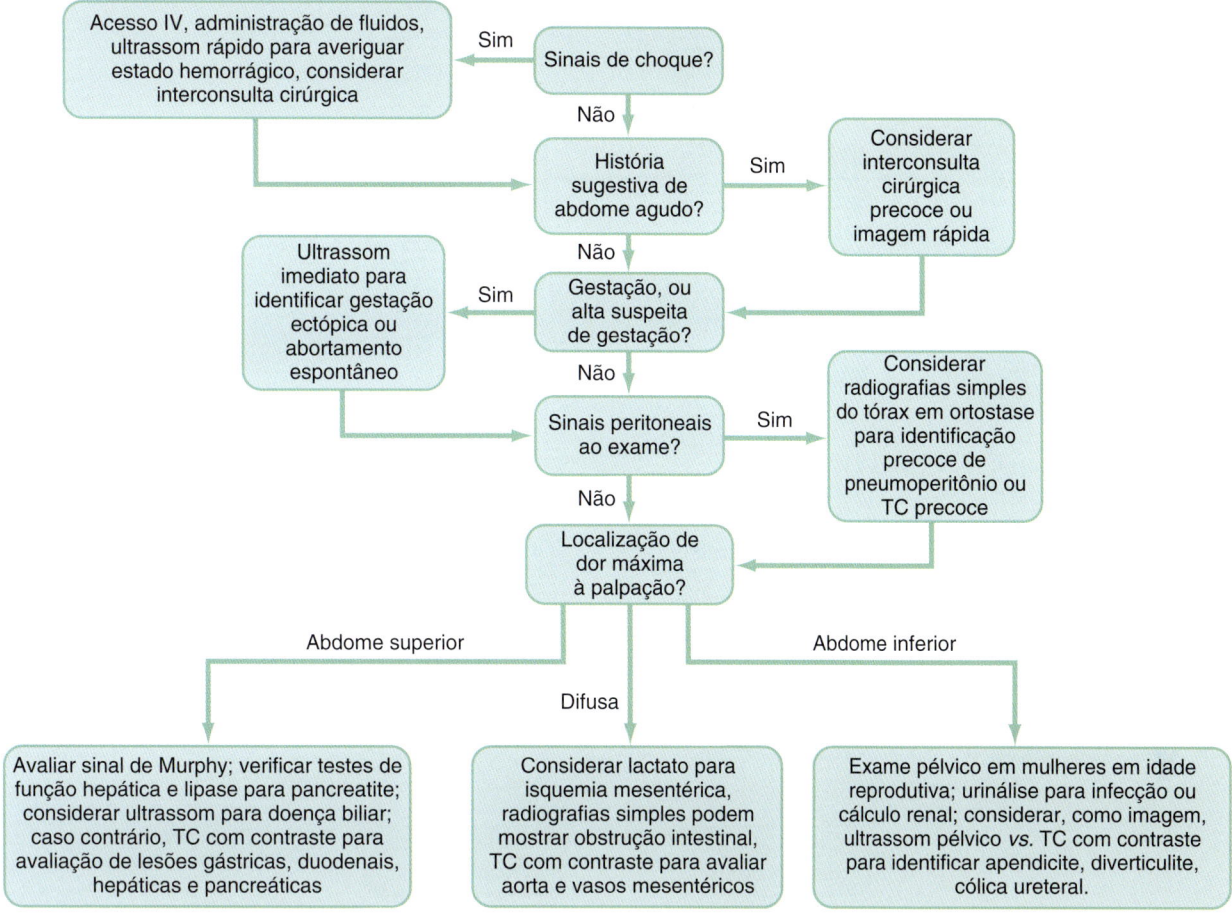

Fig. 24.4. Algoritmo diagnóstico para dor abdominal. *IV*, intravenoso; *TC*, Tomografia computadorizada.

Não há evidências que sustentem que a privação de analgésicos aos pacientes com dor abdominal aguda preserve a acurácia dos exames abdominais subsequentes; de fato, a predominância de evidências dá sustentação ao oposto.[5] O alívio da dor pode facilitar o diagnóstico nos pacientes que, em última instância, necessitarão de cirurgia. Em um cenário agudo, a analgesia geralmente é alcançada com opioides intravenosos titulados. O cetorolaco IV, o único AINE parenteral disponível na América do Norte, é útil tanto para cólicas ureterais quanto biliares, além de condições ginecológicas, mas não é recomendado para o tratamento geral de dor abdominal não específica. Observou-se que o cetorolaco causa aumento nos tempos de sangramento de voluntários saudáveis e deve ser evitado nos pacientes com hemorragia gastrointestinal ou candidatos potenciais a cirurgias.

Além de analgésicos, uma variedade de outros medicamentos pode ser útil para pacientes com dor abdominal. Antiácidos podem aliviar a "queimação" causada pelo ácido gástrico. Antieméticos podem ser úteis para náuseas e vômitos. Os antagonistas 5-HT, como a ondansetrona, produzem resultados excelentes com mínimos efeitos colaterais. Outros agentes, como prometazina, proclorperazina ou droperidol também podem ser úteis, mas as propriedades anticolinérgicas e anti-histamínicas combinadas desses medicamentos podem causar sedação e efeitos colaterais extrapiramidais. Estes últimos podem ser tratados, se necessário, com difenidramina, benztropina ou benzodiazepínicos. O esvaziamento gástrico por meio de sonda nasogástrica com sucção não é indicado rotineiramente para os pacientes com obstrução no intestino delgado, mas pode aliviar os sintomas naqueles com vômitos intratáveis.

Se houver suspeita de infecção intra-abdominal, a antibioticoterapia de largo espectro deve ser iniciada imediatamente. As infecções abdominais frequentemente são polimicrobianas; então, indica-se cobertura para bactérias entéricas gram-negativas, gram-positivas e anaeróbias. Na escolha do antibiótico ou da combinação, deve-se considerar o seguinte:

- A não ser que a resistência antibiótica local se imponha de outra forma, uma cefalosporina de segunda geração, como cefotetano, 2 g; ou cefoxitina 2g; ou uma quinolona, usualmente ciprofloxacina, 400 mg, ou levofloxacina, 500 mg, deve ser combinada a metronidazol 500 mg para o início da antibioticoterapia no DE. Alternativamente, um agente β-lactâmico, não cefalosporínico, com um antagonista da β-lactamase, como ampicilina-sulbactam, 3 g; piperacilina-tazobactam, 3.375 g; ou ticarcilina-clavulanato, 3 g, fornecem excelente cobertura contra gram-positivos, gram-negativos, aeróbios e anaeróbios, e são eficazes como agentes únicos.
- Muitos bacilos entéricos gram-negativos sofrem mutações rapidamente para produzir β-lactamases, que são fracamente antagonizadas por combinações específicas de fármacos contendo clavulanato, sulbactam ou tazobactam. Os carbapenêmicos, como imipenem, 1 g; meropenem, 1 g; ou cefepime, 1 g, são preferíveis para pacientes que tenham recebido recentemente outros antibióticos.

Fornecer ou não cobertura para espécies de *Enterococcus* é assunto de debate, e a decisão de tratar especificamente essas bactérias pode ser tomada após interconsulta. Pacientes imunodeprimidos podem requerer agentes antifúngicos.

Encaminhamento

Como até 40% dos pacientes com dor abdominal recebem o diagnóstico de dor inespecífica, as decisões com relação ao encami-

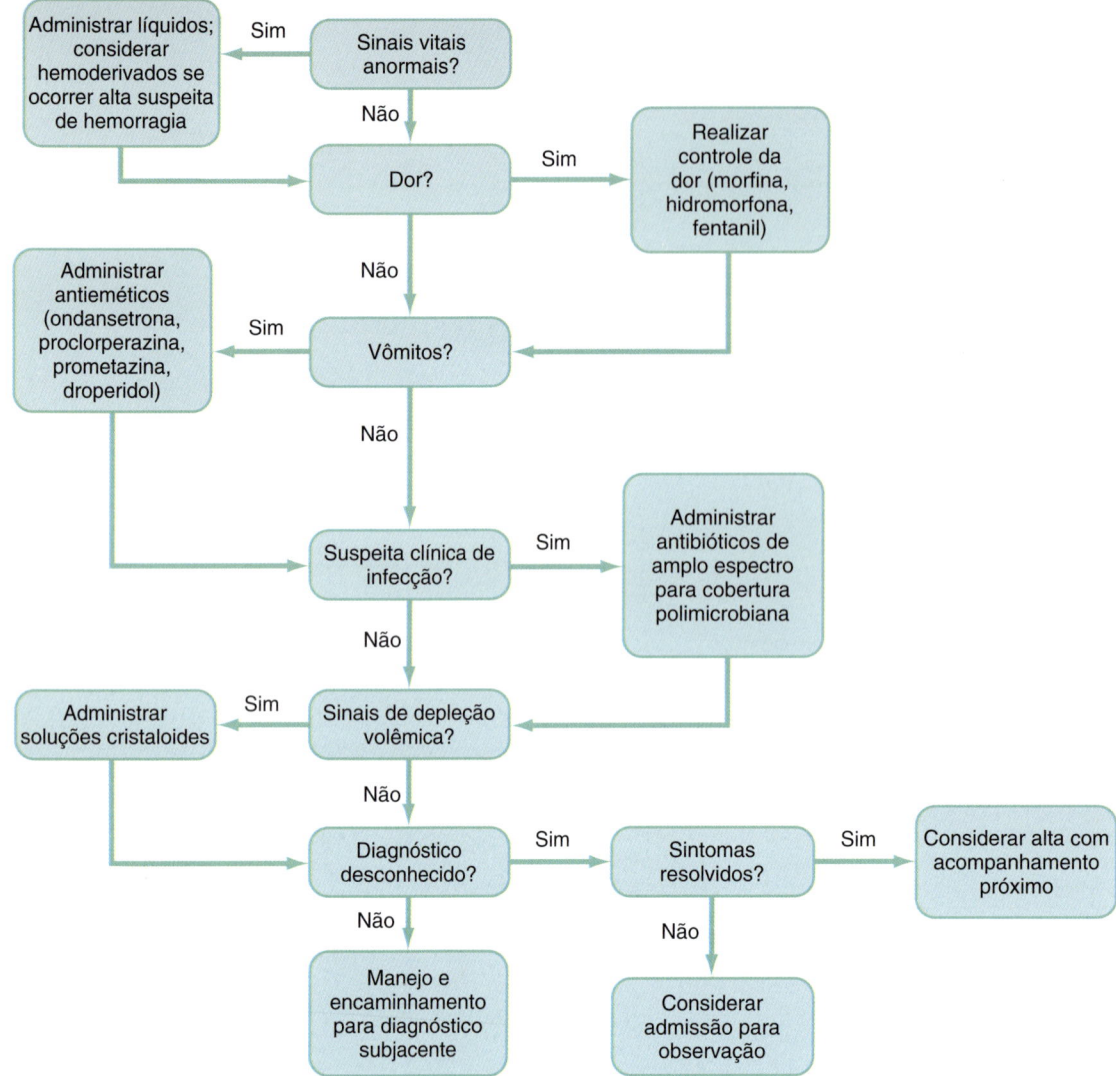

Fig. 24.5. Algoritmo de manejo de dor abdominal.

nhamento são difíceis. As opções de seguimento podem incluir interconsulta e manejo cirúrgicos *versus* não cirúrgicos, admissão para observação, e alta com acompanhamento e reavaliação. A decisão de admitir um paciente em uma unidade de observação ou um leito de hospital leva em conta o seguinte:
- História, achados do exame físico ou testes complementares indicando suspeita de doença de base
- Alta probabilidade de progressão da doença
- Alta probabilidade de desfecho adverso se houver falha no diagnóstico
- Dificuldade de acesso ao acompanhamento adequado em tempo apropriado
- Garantia e segurança de que o paciente é capaz de retornar se a doença progredir

Pacientes clinicamente estáveis podem receber alta do DE com orientação de acompanhamento apropriado, o que pode incluir reavaliações ou imagens diagnósticas adicionais, se indicadas.

No caso de dor abdominal inespecífica, que seja considerada potencialmente preocupante, são opções válidas: TC, observação (i.e., na unidade de observação do DE), ou acompanhamento e reavaliação após 12 a 24 horas.

Antes da alta de um paciente com uma causa não diagnosticada de dor abdominal inespecífica, várias condições devem ser cumpridas. Os achados do exame abdominal não devem indicar patologia orgânica ou irritação peritoneal graves, e o paciente deve apresentar sinais vitais normais ou próximos do normal. Dor e náusea devem ser controladas, e o paciente deve estar apto a ingerir líquidos pela boca. Se um paciente receber alta sem um diagnóstico específico, devem ser dadas instruções claras, que contenham as seguintes informações:
- O que fazer para aliviar os sintomas ou para maximizar as chances de resolução da doença (p. ex., evitar alimentação ou atividades exageradas, tomar os medicamentos conforme prescrição)
- Em que circunstâncias, com quem e quando procurar acompanhamento para reavaliação
- Em que condições procurar atendimento mais urgente ou retornar para o DE

CONCEITOS-CHAVE

- Alguns grupos de pacientes com dor abdominal, incluindo idosos, mulheres em idade reprodutiva, imunodeprimidos com câncer, e aqueles que realizaram cirurgia prévia (especialmente cirurgia bariátrica) têm maior probabilidade de apresentar um diagnóstico grave para sua dor abdominal, e requerem exames de imagem com maior frequência que seus equivalentes sem as características citadas.
- O ultrassom precoce à beira do leito é indicado para pacientes com sinais de choque. O ultrassom pode identificar aneurisma de aorta ou sangue livre intraperitoneal, indicando a necessidade de intervenção cirúrgica rápida.
- O leucograma não tem valor diagnóstico na avaliação de pacientes com dor abdominal; resultados elevados ou na faixa normal não devem ser considerados confirmatórios de uma impressão diagnóstica.
- O ultrassom é superior à TC para o diagnóstico da dor originária do trato biliar ou da pelve. A maioria dos casos de dor abdominal pode ser diagnosticada somente com TC não contrastada ou com contraste apenas IV.
- Radiografias simples raramente são úteis, e devem ser obtidas somente para a detecção rápida de pneumoperitônio ou obstrução, quando não houver intenção de proceder à TC se a radiografia for positiva ou negativa.
- A medicação para dor não impede o diagnóstico, e não deve ser dispensada durante a avaliação diagnóstica.
- Aproximadamente metade de todos os pacientes com dor abdominal não obterão diagnóstico definitivo no DE. Populações selecionadas podem receber alta com acompanhamento próximo apropriado.
- Os antibióticos de primeira linha para infecções intraperitoneais graves devem ser de amplo espectro, incluindo cobertura anaeróbia, como piperacilina/tazobactam 3.375 g, ou ciprofloxacina 500 mg mais metronidazol 500 mg.

As referências para este capítulo podem ser encontradas online, acessando o website Expert Consult.

CAPÍTULO 25

Jaundice

Todd Andrew Taylor | *Matthew A. Wheatley*

Conteúdo disponível on-line em inglês.

CAPÍTULO 26
Nausea and Vomiting
Joshua Guttman

Conteúdo disponível on-line em inglês.

CAPÍTULO 27
Gastrointestinal Bleeding

David A. Meguerdichian | Eric Goralnick

Conteúdo disponível on-line em inglês.

CAPÍTULO 28
Diarrhea

Nicole Lazarciuc

Conteúdo disponível on-line em inglês.

CAPÍTULO 29
Constipation

Jan M. Shoenberger

Conteúdo disponível on-line em inglês.

CAPÍTULO 30
Acute Pelvic Pain

Ari M. Lipsky | Danielle Hart

Conteúdo disponível on-line em inglês.

CAPÍTULO 31
Vaginal Bleeding

Joelle Borhart

Conteúdo disponível on-line em inglês.

CAPÍTULO 32
Dor nas Costas

Brian Niall Corwell

PERSPECTIVA

A dor nas costas é a queixa musculoesquelética principal mais comum no pronto-socorro (PS) e a segunda queixa sintomática mais comum ao médico de atenção primária (MAP). Essa é uma enorme fonte de gastos em cuidados de saúde e perda de produtividade e causa mais incapacidade globalmente que qualquer outra condição.[1-3] Na maioria dos pacientes, a dor nas costas tem uma evolução benigna; contudo o objetivo na avaliação no PS é separar as causas benignas comuns de dor nas costas daquelas que possam produzir morbidade importante ou mortalidade se não reconhecidas rapidamente. A chave para a tomada de decisão clínica correta é a condução de uma história e exame físico completos, enfocando a identificação de possíveis marcadores de doenças sérias, que serão referidos como achados clínicos fundamentais e, às vezes, como sinais de alerta (Quadro 32.1).

Epidemiologia

Mais de 85% dos pacientes com dor lombar aguda, definida como "uma dor que dura menos do que seis semanas", por fim, recebem um diagnóstico de dor nas costas mecânica ou inespecífica, ou dor na ausência de uma patologia específica conhecida (p. ex., neoplasia, infecção, síndrome da cauda equina, fratura ou inflamação).[4] Cerca de apenas um em cada 50 pacientes com dor lombar no PS exigirá hospitalização ou observação.[5]

Uma história e exame físico completos minuciosos, em geral, identificam aproximadamente 2% dos pacientes com um diagnóstico emergente, incluindo dissecção da aorta, aneurisma da aorta abdominal (AAA), síndrome da cauda equina, abscesso epidural, osteomielite ou malignidade. O carcinoma da coluna é pouco comum na população geral com dor nas costas (0,7%), mas, em pacientes com câncer sistêmico, aproximadamente de 5% a 30% terão metástases na coluna e até 70% dos pacientes com um tumor primário conhecido apresentam doença metastática na espinal na autópsia.[6]

A Organização Mundial de Saúde (OMS) define a dor nas costas inespecífica como uma dor que não apresenta patologia subjacente identificável conhecida e nenhuma lesão tissular relativa aparente. A dor nas costas inespecífica pode surgir em quase qualquer paciente, mas tem maior probabilidade em pacientes que sejam fumantes ou obesos, sedentários ou tenham idade avançada.[5,7,8]

Até recentemente, acreditava-se que a dor lombar inespecífica fosse uma condição autolimitada, basicamente como um resfriado comum. Contudo as pesquisas na última década indicaram que a dor lombar pode se transformar em uma condição crônica em muitas pessoas.[9,10] Embora os pacientes com dor lombar aguda em geral apresentem melhora da dor e da incapacidade nas primeiras seis semanas, a melhora parece ser lenta a partir de então e as recorrências são comuns, muitas vezes com agravamento ao longo do tempo.[10] A maioria dos pacientes com dor crônica nas costas (definida como duração superior três meses) apresenta persistência ou recorrência dentro de 12 meses.[9,11] Em uma população de PS, há morbidade substancial e uso contínuo de analgésicos de uma semana a três meses após a consulta inicial, maior nos indivíduos com dor nas costas crônica e incapacidade basal mais acentuada.[12,13]

Fisiopatologia

A dor nas costas pode ser causada por um processo vascular, visceral, infeccioso, mecânico ou reumatológico. A dor pode ter origem na medula espinal, raiz nervosa, coluna vertebral, musculatura adjacente ou origem extraespinal (incluindo órgãos torácicos, abdominais ou pélvicos). A fisiopatologia da dor lombar musculoesquelética não radicular frequentemente é indeterminada; as possíveis causas incluem lesões musculares ou ligamentares, doença espinal degenerativa e hérnia discal. A hérnia discal ocorre quando a camada externa flexível do disco (anel fibroso) sofre adelgaçamento e laceração, e o material gelatinoso interno (núcleo pulposo) apresenta prolapso, inflamação e comprime a raiz nervosa. Essa herniação pode estar em qualquer ponto no espectro de assintomático a muito doloroso. Os sintomas clínicos tipicamente são autolimitados, com uma taxa elevada de melhora espontânea e baixa probabilidade de progressão para uma emergência neurológica. A história natural da hérnia discal consiste em dor decorrente da pressão e a irritação do nervo melhora conforme a inflamação local diminui. O tamanho da protrusão discal pode diminuir naturalmente ao longo do tempo.

Embora seja comum considerar a hérnia discal e a radiculopatia em conjunto, a herniação em geral é assintomática e, provavelmente, causa apenas sintomas ocasionais de dor ciática. A radiculopatia é um diagnóstico clínico de irritação e compressão da raiz nervosa que provoca sintomas na distribuição da raiz nervosa lombar ou sacral afetada, como dormência, fraqueza ou parestesia. As causas mais comuns são a hérnia discal e a estenose do forame causada por degeneração espondilótica.

Essa resolução natural dos sintomas na doença discal está em contraste com a estenose espinal, que tende a persistir ou piorar com o tempo. O espessamento do ligamento amarelo e outras alterações degenerativas observadas com a idade contribuem para a estenose espinal. A medula espinal termina em L1 no adulto, a qual dá origem à cauda equina. Lesões compressivas acima da cauda equina causam sinais neurológicos motores superiores. A compressão da cauda equina produz achados neurológicos motores inferiores.

A dor referida é percebida em uma localização diferente da estimulação nociva. A irritação em um órgão visceral com frequência produz uma dor que pode ser percebida em estruturas somáticas a alguma distância, como um AAA sintomático, que é sentido como dor lombar ou uma cólica ureteral, percebida como dor no flanco.

Dois mecanismos são propostos para esse fenômeno. O modelo dos dermátomos afirma que a dor geralmente é referida em uma estrutura que tenha se desenvolvido no mesmo segmento embrionário ou dermátomo que a estrutura na qual a dor é originada. O modelo da convergência afirma que a dor também pode ser referida a partida da convergência de fibras nervosas viscerais e somáticas em neurônios do corno posterior que se projetam para o córtex somatossensorial. Foi proposto que as conexões convergentes de tecidos profundos para neurônios do corno posterior poderiam não estar presentes inicialmente, mas seriam abertas por estímulos nociceptivos derivados do músculo esquelético e referidos em miótomos fora da lesão devido a uma dispersão da sensibilização central para segmentos espinais adjacentes. Por esse motivo, a dor

> **QUADRO 32.1**
>
> ## Achados Clínicos Fundamentais na História e Exame Físico
>
> **INFORMAÇÕES DA HISTÓRIA**
> Trauma importante recente
> História de câncer
> Uso de anticoagulantes
> Uso de drogas intravenosas
> História de uso prolongado de glicocorticoides
> História de osteoporose
> História de aneurisma da aorta abdominal
> Paciente > 50 anos
> Dor noturna ou em repouso implacável
> Perda de peso inexplicável
> Infecção bacteriana recente
> Estado imunocomprometido
> Ausência de melhora após 6 semanas de tratamento conservador
>
> **EXAME FÍSICO**
> Sinais vitais anormais — hipotensão, hipertensão, taquicardia, febre
> Medidas de pressão arterial desiguais nas extremidades superiores
> Sopro de insuficiência aórtica
> Deficiência de pulso ou comprometimento circulatório nas extremidades inferiores
> Massa abdominal pulsátil
> Retenção urinária
> Incontinência urinária ou fecal
> Perda de tônus do esfíncter anal
> Déficit neurológico grave ou progressivo
> Fraqueza focal na extremidade inferior
> Ataxia ou dificuldade de deambulação recente

> **QUADRO 32.2**
>
> ## Considerações Diferenciais na Dor Lombar Aguda
>
> **CAUSAS EXTRAESPINAIS**
> Torácicas — dissecção da aorta, endocardite bacteriana, embolia pulmonar, pneumonia, derrame pleural
> Abdominais — ruptura ou expansão de aneurisma aórtico, doença esofágica, doença ulcerosa péptica penetrante, pancreatite, câncer pancreático, cólica biliar, colecistite, colangite
> Urogenitais — cólica renal, prostatite, abscesso perinéfrico, pielonefrite, torsão ou tumor do ovário, doença inflamatória pélvica, endometriose
> Musculoesqueléticas — distensão muscular aguda, lesão ligamentar aguda
> Outras — herpes zoster, hemorragia retroperitoneal, abscesso do psoas, dor lombar inespecífica
>
> **CAUSAS ESPINAIS**
> Síndrome da cauda equina, abscesso ou hematoma espinal epidural, fratura da coluna, mielite transversa, fratura traumática, fratura patológica, osteomielite vertebral, discite infecciosa, espondilite anquilosante, espondilólise ou espondilolistese, hérnia de disco, doença degenerativa (discos, articulações facetárias), dor ciática isolada, estenose espinal

decorrente de uma patologia intra-abdominal pode ser referida como dor no flanco, dor nas costas ou dor na virilha.

II. ABORDAGEM DIAGNÓSTICA

Considerações diferenciais

O médico no PS deve pesquisar causas de dor nas costas que apresentem um risco de morte ou incapacidade. Elas podem ser divididas em duas categorias principais: (1) causas espinais, como abscesso epidural ou massa compressiva, lesão da coluna vertebral com compressão da medula ou da raiz e síndrome da cauda equina; (2) causas extraespinais, como dissecção da aorta torácica ou ruptura de AAA (Quadro 32.2).

Achados principais

Uma história e um exame físico atentos e minuciosos são importantíssimos. Estudos radiológicos e laboratoriais tecnologicamente sofisticados não substituem uma história e exame físico detalhados. Essa abordagem ajudará a classificar os pacientes nas categorias "estável" e "instável" (Fig. 32.1). Alguns achados orientarão a avaliação adicional em pacientes com déficits neurológicos e fontes espinais ou viscerais mais sérias (Tab. 32.1). Os elementos mais importantes da história, exame físico e testes diagnósticos devem responder a duas questões:
• Há evidência de doença extraespinal ou sistêmica?
• Há evidência de comprometimento neurológico?

Sintomas

Como em qualquer paciente com uma queixa de dor, os sintomas devem ser caracterizados pelos elementos básicos do episódio na história, como intensidade, início, característica, gravidade, localização, presença de irradiação, fatores de exacerbação e alívio, e presença de sinais clínicos e sintomas fundamentais (Quadro 32.1). A maioria dos episódios de dor lombar exibe resolução ou melhora significativa dentro de quatro a seis semanas;[11] portanto, a ausência de melhora importante em seis a oito semanas também é um sinal de advertência.

A presença de um achado clínico fundamental individual não corresponde necessariamente a uma patologia específica; em vez disso, ele sugere ao médico no PS uma condição subjacente mais séria que pode exigir investigação subsequente. Muitos desses achados clínicos fundamentais apresentam exatidão diagnóstica inferior ou não testada e têm sentido apenas no contexto da história completa e dos achados em um paciente em particular. Permitir que a presença desses achados individuais oriente cegamente a conduta diagnóstica, levando a investigações possivelmente desnecessárias, enganadoras e dispendiosas, na maioria dos pacientes. Em um estudo, 80% dos pacientes com dor nas costas apresentava pelo menos um desses achados clínicos fundamentais, apesar de uma prevalência de doença grave inferior a 1%. Por outro lado, se não houver achados clínicos fundamentais, pode-se ter 99% de confiança que uma doença espinal séria não deixou de ser detectada.[14] A presença de múltiplos achados clínicos fundamentais muitas vezes constitui uma indicação para investigação adicional, que pode ser iniciada no PS ou em caráter ambulatorial, dependendo do paciente. Em uma população de PS, quatro variáveis importantes associadas a evoluções sérias incluem: (1) dor pior à noite; (2) diminuição da sensibilidade na extremidade inferior; (3) uso de anticoagulantes e (4) dor persistente, apesar de um tratamento adequado.[15]

Diferentes causas de dor lombar aguda têm características peculiares diferentes (Tab. 32.1). A dor nas costas inespecífica típica é unilateral. A dor pode irradiar para as nádegas ou a região posterior da coxa, mas não passa do joelho, implicando distensão muscular ou ligamentar ou doença discal sem envolvimento nervoso associado. A dor aumenta com o movimento e é aliviada pelo repouso, e não há queixas de dormência, fraqueza ou disfunção intestinal ou vesical. A dor nas costas inflamatória (espondiloartrite) tem início insidioso, afeta pacientes mais jovens (menos de 40 anos), melhora com o exercício, mas não com o repouso, e causa dor à noite com melhora ao levantar. A dor em nervo periférico pode ser descrita como "formigamento" ou "queimação" em contraste com a dor originada na raiz nervosa, que é transitória e muito intensa, aliviada na posição deitada e exacerbada pela manobra de Valsalva.

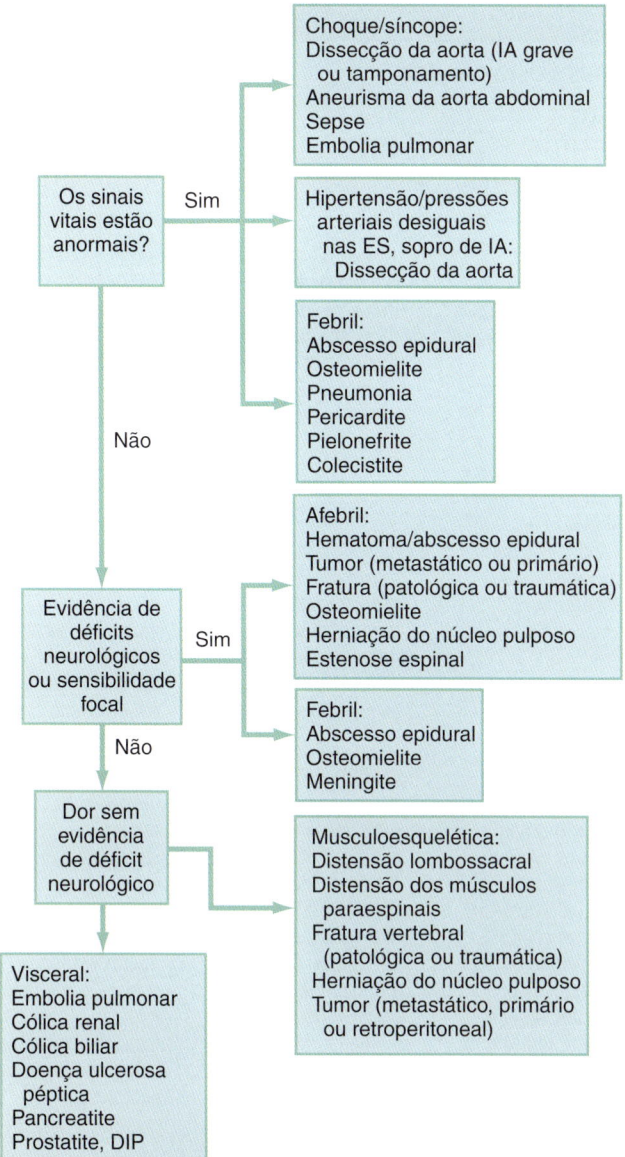

Fig. 32.1. Avaliação rápida da dor lombar aguda. *IA*, insuficiência aórtica; *DIP*, doença inflamatória pélvica; *ES*, extremidade superior.

apresentações típicas: (1) início agudo dos sintomas em indivíduos sem história pregressa de problemas nas costas; (2) disfunção vesical aguda em indivíduos com história de dor lombar e ciática; (3) progressão gradual dos sintomas em indivíduos com dor nas costas crônica e ciática.[16] Os sintomas de compressão epidural têm origem principalmente neurológica e incluem dor bilateral nas pernas, retenção urinária com incontinência paradoxal, incontinência fecal ou diminuição do tônus retal, disfunção erétil, anestesia em sela e dormência ou fraqueza intensa e progressiva na região distal da perna. É importante determinar a causa da incontinência urinária, diferenciando uma incontinência paradoxal real de casos nos quais a dor ou a limitação física impeça o uso do banheiro no momento adequado.

A idade do paciente é uma consideração inicial importante. Tumores e infecções aparecem com mais frequência em pacientes abaixo de 18 ou acima de 50 anos de idade. Pacientes mais jovens apresentam maior risco de espondilólise e espondilolistese. Em um paciente mais velho com um primeiro episódio de dor nas costas, ou uma dor nas costas nitidamente diferente de episódios anteriores, considerar um AAA como possível causa. Embora um AAA como causa seja raro na população geral de pacientes com dor nas costas, a dor lombar isolada constitui uma das apresentações clássicas de um AAA rompido contido (Capítulo 76). A vigilância é necessária para diferenciar pacientes com cólica renal de AAA em indivíduos mais velhos porque os dois grupos podem apresentar dor nas costas associada a náusea, diaforese ou síncope, e hematúria pode estar presente em qualquer uma dessas condições. As características significativamente associadas a fraturas vertebrais incluem gênero feminino, história de osteoporose, maior idade (> 50, 64 ou 70 anos, dependendo da diretriz), uso prolongado de esteroides e trauma substancial.[14,17,18] A hérnia discal é incomum em pacientes com menos de 18 anos de idade e é rara nos discos fibróticos de adultos mais velhos. Em pacientes mais idosos, tipicamente aqueles acima de 60 anos, a estenose espinal é sugerida por dor lombar com radiculopatia que piora ao caminhar e ficar em pé por períodos prolongados (extensão das costas). Isso ocorre porque a postura ereta estreita a área transversal do canal central e dos forames intervertebrais. A dor é aliviada pela flexão para frente (sinal do carrinho de compras), que aumenta o diâmetro do canal vertebral, aliviando temporariamente a estenose. A estenose espinal causa queimação difusa intermitente, cãibras nas costas, fraqueza motora, alterações dos reflexos e dor irradiada para as nádegas, coxas e pernas, com parestesias associadas. Essa constelação de sintomas é conhecida como *claudicação neurogênica* (também chamada de pseudoclaudicação) e é causada por compressão neurológica, diferentemente da claudicação vascular, que é causada por insuficiência arterial, pode apresentar pulsos anormais e é aliviada pelo repouso.

Pacientes imunocomprometidos, diabéticos, usuários de drogas intravenosas (UDIVs), indivíduos com intervenção espinal recente ou dispositivos de demora (p. ex., cateteres epidurais, estimuladores medulares, acesso vascular) e aqueles com infecção bacteriana recente (p. ex., pneumonia, infecção do trato urinário), apresentam maior risco de infecção espinal bacteriana. Procedimentos gastrointestinais ou urogenitais recentes também podem causar uma bacteremia transitória, levando a uma causa infecciosa da dor nas costas do paciente. Deve-se supor que um paciente com UDIV atual ou recente e dor nas costas tenha um abscesso ou osteomielite vertebral até que se prove o contrário.

Pacientes com câncer também representam outro grupo de alto risco. Uma metástase epidural espinal pode constituir a manifestação inicial da malignidade ou pode ocorrer em pacientes com uma malignidade primária conhecida. As metástases espinais geralmente surgem na superfície posterior do corpo vertebral, com invasão subsequente do espaço epidural. A coluna é o terceiro local mais comum de doença metastática, na maioria das vezes envolvendo as colunas torácica (70%) e lombar (20%). As doenças metastáticas mais comuns que afetam a coluna são originadas no pulmão, mama, próstata, rim, tireoide, linfoma e mieloma múltiplo. Os pacientes apresentam dor nas costas que pode ser intermitente e com frequência responde inicialmente a anti-inflamatórios não

A dor decorrente de uma hérnia discal é aliviada em posição supina e agravada pela manobra de Valsalva, tosse, espirro e posições que aumentem a pressão sobre as fibras anulares, como a permanência prolongada em posturas sentadas, em pé ou curvadas. A dor discogênica tipicamente piora com a flexão, enquanto a dor decorrente de espondilólise é agravada por cargas sobre a faceta articular, que ocorrem em extensão. A dor radicular segue uma distribuição por dermátomos e indica compressão ou irritação da raiz nervosa. Uma dor radicular envolvendo o nervo isquiático (ciática) é lancinante ou em queimação. Ela exibe irradiação lateral ou posterior, descendo a perna distalmente ao joelho, em geral até o pé ou o tornozelo, e também pode estar associada a dormência ou fraqueza. A patologia de múltiplas raízes nervosas ou a presença de sintomas bilaterais pode constituir uma indicação de lesão espinal com efeito de massa ou uma grande hérnia discal central, comprimindo múltiplas raízes nervosas descendentes no canal vertebral.

As síndromes de compressão epidural — compressão da medula espinal, síndrome da cauda equina e síndrome do cone medular — podem ter início bimodal, agudo (horas) ou gradual (semanas ou até mesmo meses). A síndrome da cauda equina, em geral, ocorre devido a uma grande hérnia discal lombar ou prolapsos menores na presença de estenose espinal. Outras causas incluem infecção, neoplasias, hematoma epidural e trauma. Existem três

TABELA 32.1
Achados Clássicos em Causas Sérias Selecionadas de Dor nas Costas Aguda

ACHADOS	DIAGNÓSTICOS	HISTÓRIA	ACHADOS IMPORTANTES NO EXAME FÍSICO	EXAMES AUXILIARES	COMENTÁRIOS
CRÍTICOS					
Vascular	Dissecção da aorta	Geralmente, dor intensa, lancinante, de início súbito; associação com náusea, vômito, ansiedade aguda é comum; pode haver síncope e dor torácica.	Diaforese associada, sinais vitais instáveis; hipertensão comum; pressão arterial desigual nas extremidades superiores; sopro de insuficiência aórtica de início recente; déficits neurológicos centrais e periféricos secundários à isquemia.	Escolha de TC, aortografia, eco transesofágico, RM; depende da estabilidade do paciente e disponibilidade do equipamento.	Mais comum como causa de dor nas costas torácica, mas dor lombar pode ser a única queixa.
	Aneurisma da aorta abdominal (ruptura, expansão)	A dor pode irradiar para as costas, flanco ou testículo; síncope pode estar presente.	Massa abdominal pulsátil, sopro abdominal; hipoperfusão.	US ao lado do leito; se estável, TC abdominal com contraste; radiografias simples podem mostrar, um contorno aórtico aumentado e calcificado	Pode mimetizar cólica renal, hemorragia TGI, diverticulite, infarto do miocárdio; 30% dos sinais são diagnosticados erroneamente.
Infecciosa	Abscesso epidural espinal	População de risco com diabetes, insuficiência renal crônica, uso de drogas IV, alcoolismo, câncer, cirurgia recente da coluna, trauma, infecção bacteriana recente, bacteremia como fatores de risco.	Febre (50%), dor nas costas (75%); déficits neurológicos focais são achados tardios (< 50% dos pacientes); todos os três (tríade clássica) presentes em 15%; sensibilidade corporal localizada ao longo da coluna; raramente síndrome semelhante à cauda equina.	HC (elevação de leucócitos em 60%), VHS, PCR, hemoculturas são úteis, mas insensíveis e inespecíficas; RM é a modalidade de escolha; TC ou mielografia podem ser usadas; pesquisar a origem da infecção; *Staphylococcus aureus* é uma causa comum (70%).	Manifesta-se como uma lesão com ocupação de espaço que comprime a medula espinal; pode ser um hematoma, malignidade, disco; muitas vezes começa como uma infecção piogênica focal no disco; uma biópsia pode ser necessária.
Mecânica	Síndrome de compressão epidural (p. ex., síndrome da cauda equina, compressão da medula por neoplasia).	Geralmente, há uma história de dor nas costas, câncer; os sintomas podem se desenvolver durante horas; ciática (96%), disfunção miccional (89%), disfunção da defecação (47%).	Retenção urinária, incontinência fecal; anestesia em sela (81%), dor bilateral nas pernas; fraqueza das extremidades inferiores com hiporreflexia.	Avaliar volume residual pós-miccional; RM com ou sem contraste; se não estiver disponível, TC.	Pode provocar disfunção grave; condição de emergência causada pela compressão das raízes nervosas lombossacrais.
	Fratura da coluna com compressão na medula ou fratura instável.	Dor localizada, de início agudo; geralmente há uma história de trauma; adultos mais velhos ou em uso crônico de esteroides com osteoporose também apresentam risco.	Achados de sensibilidade óssea, compressão radicular ou medular	Inicialmente radiografias simples, em seguida TC ou RM.	Os sinais e sintomas dependem do nível.
	Hematoma epidural	Geralmente, em pacientes com distúrbio de coagulação, hereditário ou adquirido (p. ex., anticoagulantes); pode ocorrer após anestesia epidural.	Achados radiculares (déficits neurológicos); padrão neurológico semelhante a um abscesso.	RM, TC ou mielografia	Também pode ocorrer em malformações AV.
EMERGENTES					
Infecciosa	Osteomielite vertebral	Grupo de risco semelhante ao de abscesso epidural; o início pode ser insidioso; dor nas costas, sensibilidade e rigidez podem preceder os achados neurológicos em um período de tempo considerável.	Febre, outros sintomas constitucionais; sensibilidade localizada no corpo de duas vértebras adjacentes.	HC, hemoculturas em geral têm baixo rendimento e são inespecíficos; radiografias simples são diagnósticas em 80%-95%, mas a RM é mais exata e detalhada.	Uma biópsia pode ser necessária para o diagnóstico; *S. aureus* é mais comum — iniciar antibióticos.

TABELA 32.1

Achados Clássicos em Causas Sérias Selecionadas de Dor nas Costas Aguda *(Cont.)*

ACHADOS	DIAGNÓSTICOS	HISTÓRIA	ACHADOS IMPORTANTES NO EXAME FÍSICO	EXAMES AUXILIARES	COMENTÁRIOS
Imune	Mielite transversa	Dor nas costas, déficits neurológicos; quase 50% dos pacientes pioram em, no máximo, 24 h.	Perda parcial ou total das funções sensitiva, motora, autonômica e esfinctérica abaixo do nível da lesão; fraqueza das pernas é mais comum, o envolvimento dos braços é raro; o controle vesical (controle intestinal) é afetado na maioria dos pacientes.	O objetivo é descartar uma lesão com efeito de massa comprimindo a medula; acredita-se que a origem seja autoimune; RM é a modalidade de imagem de escolha; TC contrastada e mielografia com TC podem ser realizadas.	Pode estar associada a esclerose múltipla, LES, sarcoidose; também associada à doença de Lyme, vírus Epstein-Barr, outras infecções virais (p. ex., herpes, enterovírus) ou bacterianas (p. ex., tuberculose, sífilis).
Mecânica	Dor nas costas com déficits neurológicos; hérnia do disco intervertebral; estenose espinal; fraturas da coluna sem compressão da medula; malignidade; ciática com possível compressão da raiz nervosa.	A maioria dos pacientes recorda mecanismos atraumáticos (p. ex., levantar um peso, torção). Queixas comuns — rigidez, sensibilidade, diminuição da amplitude de movimento.	Teste de elevação da perna reta positivo; fraqueza muscular, déficits sensitivos; reflexos tendinosos profundos ausentes ou diminuídos.	Radiografias simples não estão indicadas; TC ou RM são realizadas para avaliação completa quando houver suspeita de síndrome da cauda equina, osteomielite ou discite, massa, hematoma da medula ou compressão da medula.	Pesquisar os achados clínicos fundamentais (Tabela 32.1) para descartar doenças subjacentes sérias.

AV, Arteriovenosa; *HC,* hemograma completo; *TC,* tomografia computadorizada; *eco,* ecocardiograma; T*GI,* trato gastrointestinal; *RM,* ressonância magnética; *LES,* lúpus eritematoso sistêmico; *US,* ultrassom.

TABELA 32.2

Exame Físico para Comprometimento da Raiz Nervosa Lombar

ESPAÇO DISCAL	RAIZ NERVOSA	TESTES SENSORIAIS	REFLEXOS	FORÇA E TESTE MOTOR	EXAME DE TRIAGEM
L3-4	L4	Testar da região inferior medial da perna e pé para baixo, até a superfície medial do hálux (não incluindo o primeiro espaço interdigital).	O reflexo correspondente é o reflexo patelar.	Testar com extensão do joelho (quadríceps), inversão e dorsiflexão do tornozelo.	Agachar e levantar
L4-5	L5	Testar a partir da região inferior lateral da perna, dorso do pé e primeiro espaço interdigital.	Não existe um reflexo confiável para teste de L5.	Testar com dorsiflexão do hálux (extensor longo do hálux).	Andar sobre os calcanhares
L5-S1	S1	Testar a partir da região lateral do pé e tornozelo.	O reflexo correspondente é o reflexo do calcâneo.	Testar com flexão plantar do pé.	Andar nas pontas dos pés.

esteroidais (AINEs), mas piora com o tempo. A história também pode revelar dor à noite, dor em repouso, dor em múltiplas áreas da coluna ou perda de peso inexplicada.[17,19] Uma dor súbita e intensa gera preocupação com uma fratura patológica.

Uma dor nas costas associada à dor em outros locais deve exigir a consideração de uma causa extraespinal. A associação com sintomas torácicos ou abdominais pode indicar uma causa visceral, como uma patologia vascular ou em órgão sólido. Sintomas unilaterais no flanco podem ter origem renal ou retroperitoneal e dor no nível torácico pode emanar do tórax ou da pleura. Uma vez que a maioria das dores benignas nas costas é tolerável, piora com a atividade e melhora com o repouso ou permanecendo deitado e imóvel, sintomas como dor noturna intensa (especialmente dor óssea profunda) e dor intensa persistente que não é aliviada pelo repouso, decúbito ou tratamento analgésico apropriado, geram a preocupação com causas não musculoesqueléticas, como malignidade ou infecção. Outras considerações pertinentes na história devem incluir a história laboral pregressa e presente (uma história de carga repetitiva pode sugerir uma causa mecânica), medicações (anticoagulantes estão associados a hematomas epidurais e retroperitoneais, esteroides estão associados a infecção e fraturas por compressão), hematúria (nefrolitíase, pielonefrite, ruptura de AAA) e cólica (nefrolitíase, colelitíase). Uma doença arteriosclerótica ou vascular prévia pode sugerir doença aórtica e uma dor nas costas intensa de início súbito sugere uma causa vascular. Um trauma direto pode sugerir contusão, distensão ou fratura. O sangramento esplênico, hepático ou retroperitoneal resultante pode provocar dor referida nas costas.

Sinais

O exame físico inclui uma revisão do aspecto geral e sinais vitais do paciente, exame do tórax, abdome e extremidades, exame detalhado das costas e um exame neurológico completo das extremidades inferiores (Tabela 32.1). Com frequência, a patologia da coluna lombar se manifesta nas extremidades inferiores na forma de alterações dos reflexos, sensação e força muscular (Tab. 32.2).

Sinais vitais anormais ou instáveis podem indicar uma causa extraespinal da dor nas costas (p. ex., hipotensão e taquicardia com ruptura de AAA, hipertensão com dissecção da aorta). Febre, presente em aproximadamente 50% dos pacientes com osteomielite ou abscesso epidural espinal, indica uma possível infecção. A ausência de febre, porém, não exclui uma infecção espinal.

Observar a marcha e o movimento do paciente na sala de exame porque uma marcha normal fornece uma garantia importante em relação às funções neurológica central e periférica do paciente.
- O paciente move-se com cuidado, protegendo a si mesmo, ou movimenta-se livremente, parecendo sentir pouca dor?
- A marcha é curta, assimétrica ou antálgica?

A dor nas costas musculoesquelética em geral tem intensidade leve a moderada, raramente é acompanhada por sintomas viscerais (p. ex., diaforese, náusea, vômito) e induz o paciente a ficar imóvel. Pacientes que apresentem dor extrema, inquietação, contorções ou sinais ou sintomas viscerais mais provavelmente exibem uma causa emergente. Realizar a ausculta cardíaca e pulmonar, conduzir um exame abdominal (para pesquisar sensibilidade, distensão da bexiga, aneurisma ou massas) e avaliar a simetria dos pulsos periféricos por palpação. O ultrassom abdominal pode avaliar AAA ou cólica renal. Examinar os quadris quanto à sensibilidade musculoesquelética, deformidade ou foco inflamatório não localizado nas costas.

O dorso do paciente deve ser totalmente exposto e inspecionado para se detectar sinais de infecção, trauma ou erupção de herpes zoster. Os processos espinhosos na linha média devem ser inspecionados, pesquisando-se vermelhidão, tumefação ou calor e, em seguida, palpados para verificar sensibilidade, o que sugere fratura ou infecção (sensibilidade: 86%; especificidade: 60%). Dor durante a flexão lombar sugere dor discogênica, enquanto dor com a extensão lombar sugere doença facetária. Um espasmo dos músculos paraespinais deve ser observado, mas não é diagnóstico de qualquer condição em particular.

O exame neurológico distal é dirigido para os três locais mais comuns de hérnia discal — L4, L5 e S1. A maioria dos discos herniados afeta os espaços L4-5 ou L5-S1, causando compressão das raízes nervosas em L5 (mais comum) e S1. Em cada nível, o médico no serviço de emergência deve testar a força muscular, a sensação e os reflexos correspondentes. Quando possível, o teste motor das pernas é realizado, de modo mais adequado, com o paciente em pé. Pode ser difícil diferenciar uma fraqueza motora real da fraqueza aparente causada pela dor durante o teste motor. Uma vez que muitos músculos recebem inervação de múltiplas raízes, a força pode estar preservada, apesar do envolvimento importante de uma única raiz nervosa. Também é possível considerar uma sobreposição considerável dos campos sensoriais. Assim, devem-se examinar áreas que sejam supridas exclusivamente por um nervo individual. Uma perda sensorial real é testada de modo mais adequado com uma alfinetada em vez de toque leve. Uma perda sensorial isolada ou a ausência de um reflexo não são consideradas como um déficit neurológico progressivo e devem ser correlacionadas ao quadro clínico do paciente. A Tabela 32.2 mostra os níveis das raízes nervosas e os achados correspondentes no exame. É importante observar que os reflexos do tornozelo diminuem com a idade e são perdidos em quase 50% dos indivíduos com mais de 80 anos. Essa perda geralmente é simétrica, portanto a ausência unilateral pode indicar uma patologia.

A compressão de raízes nervosas lombares médias e superiores provavelmente é mais prevalente que em relatos anteriores e é encontrada com frequência cada vez maior em adultos mais velhos com estenose espinal. A patologia na coluna lombar alta (L1, L2, L3) causa dor nas costas aguda, com irradiação para a virilha ou região anterior da coxa, fraqueza com flexão do quadril (iliopsoas) e alterações sensoriais na região anterior da coxa, no dermátomo correspondente. Uma curvatura parcial do joelho durante apoio do peso em uma perna e, então, na outra indica força normal nos músculos dos quadris, nádegas e coxas. Não há reflexos individuais para os níveis lombares L1-3. Indivíduos com patologia nos níveis sacrais mais baixos (S2-5) apresentam dor sacral ou nas nádegas, que irradia para baixo pela região posterior da perna ou para o períneo e podem ter dificuldades para ereção peniana (S2-4), sensação perianal anormal (S3-5), reflexo anal (S2-4), tônus retal (S2-5) e função vesical (S2-4). A avaliação da sensação perianal é extremamente importante para o diagnóstico e prognóstico da síndrome de compressão epidural. O exame de toque retal (TR) não faz parte do exame físico de rotina, mas deve ser realizado se houver suspeita de achados neurológicos progressivos (p. ex., síndrome de compressão epidural). Verificar o reflexo anal e o reflexo bulbocavernoso e realizar um teste de Babinski nesses pacientes de alto risco. O sinal de Babinski (reflexo plantar positivo) consiste na extensão do hálux, com flexão e afastamento dos outros artelhos. A presença de clônus, hiper-reflexia ou sinal de Babinski indica uma lesão do neurônio motor superior.

O teste de retenção urinária usando uma avaliação do volume residual pós-miccional (RPM) por ultrassonografia ou cateterização é altamente sensível e específico para a síndrome da cauda equina. Os volumes RPMs normais são inferiores a 30 ml, por isso grandes volumes RPMs (> 100 ml) indicam denervação da bexiga e sugerem um comprometimento neurológico significativo. Se uma cateterização vesical for realizada, é possível testar a sensibilidade no trígono puxando delicadamente o cateter, o que deve produzir o desejo de urinar. Isso pode ajudar a distinguir pacientes com um déficit neurológico real daqueles com retenção associada à dor.[16]

A elevação da perna reta (EPR) testa hérnia discal causando compressão da raiz nervosa (sensibilidade: 72%-97%; especificidade: 11%–66%). EPR tem um valor preditivo positivo (VPP) de 67% a 89% e um valor preditivo negativo (VPN) de 33% a 57% em pacientes com alta probabilidade de apresentar uma hérnia discal *versus* um VPP de 4% em pacientes com baixa probabilidade com base na ausência de sintomas neurológicos ou dor ciática. Para realizar esse teste, o paciente fica em posição supina, com as pernas totalmente estendidas. O médico coloca uma das mãos embaixo do tornozelo e a outra mão no joelho (para manter a extensão da perna). Com o paciente relaxado, o médico lentamente levanta a perna do paciente, flexionando a perna no quadril até que haja dor ou a amplitude final seja atingida. Testar cada perna separadamente. Um teste positivo causa ou reproduz a dor radicular abaixo do joelho na perna afetada quando a perna é elevada entre 30 e 70 graus. Deve-se ter cuidado para que o paciente não ajude ativamente a levantar a perna e que o joelho permaneça reto durante todo o exame.

Outro achado positivo ocorre se sintomas radiculares forem desencadeados quando a perna for abaixada até que ocorra o alívio da dor e dorsiflexão do tornozelo ipsilateral (sinal de Braggard). Dor com menos de 30° mais de 70° ou reprodução da dor apenas na região das costas, isquiotibiais ou nádegas não constitui um resultado de teste positivo. Dor referida na perna afetada quando a perna assintomática oposta é testada, chamada de EPR cruzada positiva, é altamente indicativa de irritação da raiz nervosa decorrente de herniação do disco (especificidade: 85%-100%; sensibilidade: 29%).[20] Em casos em que o paciente esteja relutante ou não queira se deitar na posição supina para o teste de EPR, o teste de EPR ou de inclinação anterior (*slump test*) deve ser tentado. O paciente senta-se na borda da mesa de exame e se inclina para frente enquanto flexiona o pescoço e o tronco. Isso é seguido por extensão do joelho e dorsiflexão do tornozelo. Um teste positivo reproduz a dor radicular.

Os achados no exame de Waddell podem ajudar a diferenciar uma dor nas costas realmente patológica de uma dor nas costas não orgânica; eles podem ser recordados pelo mnemônico DORST — *d*istração, reação excessiva (*o*verreaction), perturbações *r*egionais, testes de *s*imulação, sensibilidade (*t*enderness). Os sinais de Waddell, especialmente se houver três ou mais presentes, estão correlacionados a simulação e queixas funcionais (achados físicos sem uma causa anatômica). Uma sensibilidade superficial, não anatômica ou variável durante o exame físico sugere uma causa não orgânica. Manobras de provocação, como a carga axial da cabeça ou rotação passiva dos ombros e da pelve no mesmo plano, não devem desencadear dor lombar. Pode haver uma discrepância entre os sintomas relatados durante os testes de EPR nas posições supina e sentada. A versão sentada do teste, às vezes chamada de *EPR com distração,* pode ser realizada enquanto se distrai o paciente ou parecendo enfocar o joelho. Além disso, a dor radicular desencadeada com uma elevação da perna menor que 30° é suspeita porque a raiz nervosa e a dura-máter ao redor não se movimentam no forame intervertebral até que seja atingida uma elevação superior a 30°. Achados sensoriais e motores sugestivos de uma causa não orgânica incluem perda sensorial "em meia", "em luva" ou não associada a um dermátomo ou fraqueza que pode ser caracterizada como um "colapso", fraqueza espasmódica ou em roda denteada. Por fim, uma reação excessiva é sugerida por respostas dolorosas exageradas e incongruentes a um estímulo. Esses sinais podem ser usados na avaliação de pacientes selecionados e representam apenas um componente de um exame físico completo. Nunca devem ser usados de modo independente porque não apresentam sensibilidade e especificidade para descartar uma patologia orgânica verdadeira.

TESTES AUXILIARES

Testes auxiliares não estão indicados na ausência de achados preocupantes e o uso rotineiro (sem emergência) de tomografia computadorizada (TC), ressonância magnética (RM) ou exames laboratoriais deve ser desencorajado. Testes diagnósticos cegos podem produzir resultados falso-positivos e avaliações e intervenções subsequentes desnecessárias.

Exames laboratoriais

Exames laboratoriais, que consistem na determinação do leucograma, velocidade de hemossedimentação (VHS) e nível de proteína C reativa (PCR) estão indicados para suspeita clínica de infecção ou malignidade, dor nas costas de início recente com história de malignidade ou múltiplos fatores de riscos para câncer. Nos casos de infecção espinal, a sensibilidade de uma elevação da contagem de leucócitos é insatisfatória (35%-61%), porém VHS (76%-95%) e PCR (82%-98%) são mais sensíveis e podem ajudar a orientar as avaliações subsequentes ou consideração de outras entidades. A incorporação dos valores de VHS e PCR em uma diretriz de decisão no PS pode melhorar os adiamentos diagnósticos e ajudar a distinguir pacientes nos quais seria melhor realizar uma RM em caráter não emergente.[21] Infecção é muito improvável em pacientes com VHS menor que 20 mm/h. Uma elevação de VHS (> 20 mm/h), porém, é inespecífica para infecção e também pode indicar malignidade oculta (sensibilidade: 78%; especificidade: 67%). O exame de urina (AU) pode ser útil em casos suspeitos de doença renal com dor nas costas referida (p. ex., nefrolitíase, pielonefrite, infecção do trato urinário). Hemoculturas podem ser enviadas quando houver suspeita significante de causa infecciosa, como um abscesso epidural, mas isso não afetará a tomada de decisão imediata.

Imagens

Técnicas de imagem, como exames laboratoriais, não estão indicadas na ausência de preocupações com malignidade, fratura, infecção ou síndrome de compressão epidural. Embora o valor diagnóstico agregado da neuroimagem moderna seja significante, imagens desnecessárias servem apenas para aumentar o custo da visita e a duração da permanência, e submetem o paciente a uma radiação desnecessária. As diretrizes de prática clínica baseadas em múltiplas evidências recomendam que se evitem imagens de rotina da coluna para dor lombar aguda não traumática na ausência de déficits neurológicos graves ou progressivos ou sinais e sintomas sugestivos de uma condição subjacente grave. Embora seja relatado que a satisfação do paciente é maior quando um exame de imagem é realizado, isso provavelmente ocorre porque a imagem negativa fornece uma explicação tranquilizante para o paciente, algo que, por outro lado, poderia ser fornecido por uma discussão atenciosa e tranquilizadora com o médico da emergência. Imagens precoces não são úteis e não afetam as evoluções relativas à dor, função, qualidade de vida ou melhora global do paciente. Em todas as faixas etárias, incluindo adultos mais velhos, as imagens não mudam a conduta para dor lombar mecânica não complicada em comparação ao tratamento usual, que é fornecido sem imagens de rotina.[22,23] Apesar disso, uma porção substancial dos pacientes de PS com dor lombar são submetidos a exames de imagem não indicados.[23]

Radiografias simples raramente são usadas na avaliação da dor nas costas não traumática, exceto se houver suspeita de fratura patológica. A maioria dos pacientes que necessitam de imagens é submetida a TC ou RM. As radiografias simples são indicadas para dor lombar de início recente em um paciente com história de câncer, suspeita clínica importante de câncer, fatores de risco para fratura vertebral patológica e trauma. Radiografias anteroposteriores (APs) e laterais fornecem detalhes razoáveis para demonstrar fraturas, particularmente na coluna lombar. Outras incidências estão indicadas apenas se houver suspeita de espondilólise ou espondilolistese. Se houver uma evidência de emergência neurológica, ignorar as radiografias simples e prosseguir diretamente para TC ou RM. Por exemplo, apenas uma pequena minoria de pacientes com compressão maligna da medula espinal terá o nível de compressão identificado corretamente em radiografias simples.

Em geral, a TC fornece imagens superiores para ossos e apenas detalhes moderados de tecidos moles, enquanto a RM fornece excelentes detalhes de tecidos moles e apenas detalhes moderados em ossos. A TC tem sido cada vez mais usada como modalidade de triagem primária para trauma de coluna, moderado a grave, porque é superior à radiografia simples para detecção de fraturas vertebrais e outras patologias ósseas, especialmente fraturas envolvendo as estruturas posteriores da coluna, fragmentos ósseos no canal vertebral ou mau alinhamento da coluna. A TC fornece resolução de contraste razoável e pode identificar lesões compressivas das raízes, como hérnias discais na maioria dos casos. TC com mielografia (ou com gadolínio intravenoso [IV]) pode ser usada se houver preocupação com abscesso epidural, compressão epidural ou osteomielite vertebral em pacientes que não possam realizar uma RM. A TC não consegue identificar patologia intratecal e é menos sensível que a RM para detecção de processos inflamatórios ou infecciosos precoces, neoplasias ou lesões de tecido mole paraespinal.

Com exceção da avaliação de trauma agudo, a RM quase sempre identificará todos os estados patológicos que possam se beneficiar de um tratamento cirúrgico. A RM é a modalidade de escolha para avaliação de lesões infecciosas da coluna (sensibilidade e especificidade > 90%), malignidade (sensibilidade: 90%; especificidade: 95%), hérnia discal e síndrome de compressão epidural (sensibilidade e especificidade > 90%).[18] A RM no PS está indicada em pacientes com dor lombar nos quais exista uma suspeita de infecção espinal, síndrome da cauda equina e/ou déficits neurológicos graves ou progressivos. Sem essas indicações clínicas a RM não melhora as evoluções clínicas (p. ex., dor, função diária, estado de saúde) e, na verdade, pode agravá-las, produzindo maiores taxas de intervenções subsequentes (p. ex., injeções lombossacrais, cirurgia nas costas) e maiores gastos de saúde.[14,24-27]

A RM é muito sensível e não é específica o suficiente para triagem de outras apresentações de dor nas costas no PS e não tem um papel na avaliação de dor lombar crônica sem uma consideração clínica importante de causas patológicas emergentes. Em pacientes com dor nas costas não radicular crônica, os achados na RM não estão relacionados com a incapacidade ou intensidade da dor.[28] A doença discal é um componente do envelhecimento normal e constitui um achado muito inespecífico. Na verdade, uma em quatro pessoas assintomáticas com menos de 60 anos e uma a cada três acima de 60 anos apresentarão achados de herniação discal na RM. Mais de 50% dos pacientes assintomáticos são identificados como portadores de um disco saliente na RM. Além disso, estudos de RM mostraram que quase dois terços dos discos herniados exibem regressão ou resolução durante seis meses. Portanto a imagem pode revelar anormalidades patoanatômicas que têm pouca ou nenhuma correlação com os sintomas do paciente.[29]

ALGORITMO DIAGNÓSTICO

Diagnósticos críticos

Conforme a história e o exame físico, pacientes com dor lombar aguda podem ser divididos em três categorias: (1) aqueles com causas extraespinais (torácicas, abdominais ou retroperitoneais); (2) aqueles com patologia crítica ou emergente da coluna (p. ex., decorrente de tumor, infecção ou síndrome de compressão epidural); (3) aqueles com dor lombar inespecífica, ciática ou estenose espinal (Quadro 32.2). A primeira prioridade é descartar uma patologia não espinal, como um AAA. A etapa seguinte consiste em excluir a presença de patologia espinal séria, como síndrome de compressão epidural ou abscesso. A prioridade final consiste em decidir se o paciente apresenta dor musculoesquelética ou na raiz nervosa. Na ausência de dor radicular, a dor é classificada como dor lombar inespecífica.

A maioria dos pacientes observados no PS apresentará dor lombar inespecífica e nenhum exame laboratorial ou de imagem estará indicado. Um pequeno grupo de pacientes apresenta radiculopatia ou estenose espinal. Na ausência de achados clínicos fundamentais ou sintomas neurológicos progressivos, o tratamento em geral refletirá o tratamento da dor lombar inespecífica e a RM pode ser adiada por quatro a seis semanas e coordenada pelo MAP se o paciente for candidato para cirurgia ou tratamento interventivo para dor (p. ex., injeções epidurais de esteroides). A maioria dos pacientes com ciática recupera-se sem cirurgia.

Após a história e o exame físico, uma minoria de pacientes que apresentam múltiplos achados clínicos fundamentais ou uma probabilidade moderada a alta de uma condição crítica ou emergente necessitará de avaliação urgente e conduta subsequente voltada para a identificação e tratamento da causa subjacente. Esse cuidado é iniciado no PS e em geral consiste em uma avaliação por RM. O grau de comprometimento neurológico, a duração e a velocidade de agravamento determinam se esses testes são realizados em caráter de urgência ou emergência. Se a perda motora em um segmento muscular for rapidamente progressiva ou representar 3/5 ou menos, RM e consulta para cirurgia da coluna devem ser realizadas como emergência. Se a perda motora for subaguda, estável e com 4/5 da força, é possível aguardar um ou dois dias para os exames de imagem, com acompanhamento cirúrgico logo em seguida. Isso deve ser combinado com o MAP, o radiologista e o cirurgião. O paciente é orientado a voltar imediatamente se houver agravamento da fraqueza.

O abscesso epidural espinal continua sendo um diagnóstico muito difícil de ser estabelecido. Quase 50% dos pacientes são diagnosticados erroneamente no início e são necessárias duas visitas ao PS antes da internação. Não se deve confiar na tríade clássica de febre, dor nas costas e déficits neurológicos, porque todos os três componentes estão presentes em apenas 15% das vezes, e febre está presente em apenas 50% a 66% dos pacientes no momento da apresentação. Os valores de VHS e PCR podem ajudar na estratificação de risco. Realizar RM quando existir uma probabilidade pré-teste moderada a alta (p. ex., uso de drogas IV com dor nas costas recente e febre inexplicável), independentemente de uma contagem de leucócitos e exames neurológicos normais e na ausência de febre.[18] A função neurológica pré-operatória é um bom indicador de evolução final. Pacientes com poucos ou nenhum fator de risco, leucócitos, VHS, PCR e radiografias simples normais e um exame neurológico normal podem ser tratados com acompanhamento atento e instruções apropriadas na alta.

Como no abscesso epidural espinal, a compressão da medula (por exemplo, síndrome da cauda equina) é outra condição crítica na qual um diagnóstico tardio é comum e a função neurológica no momento do diagnóstico é o determinante primário da evolução final. Infelizmente, nenhuma constelação de sintomas ou achados de exame é 100% sensível. Nenhum sintoma isolado prevê o achado radiográfico de síndrome da cauda equina com uma exatidão maior que 65%.[30] A probabilidade de compressão espinal epidural significativa sem retenção urinária é muito improvável, embora deva ser observado que o volume residual pós-miccional pode estar aumentado em pacientes em uso de analgésicos opioides. A RM da coluna lombossacral deve ser solicitada no PS se houver uma suspeita de moderada a alta. O contraste não é necessário na maioria dos casos, mas quando houver suspeita de uma causa infiltrativa, como infecção ou metástase, o contraste pode ser útil. A RM deve incluir toda a coluna para avaliar uma falsa localização de níveis sensoriais, porque o envolvimento clinicamente silencioso de múltiplos níveis é comum e existe um risco de 10% de metástase assintomática à distância, que pode afetar o tratamento subsequente (p. ex., lesão cervical causando um nível sensorial torácico). Menos de 25% dos pacientes com compressão maligna da medula espinal apresentam nível sensorial dentro de três vértebras em relação ao nível da compressão real, demonstrado em um exame de RM. A introdução precoce de glicocorticoides após consulta ao cirurgião de coluna responsável deve ocorrer em seguida quando houver suspeita diagnóstica, em vez de aguardar horas até um teste confirmatório. A compressão neoplásica da medula espinal epidural representa uma emergência verdadeira e requer diagnóstico e tratamento imediatos para a melhor evolução possível para o paciente. A conduta no PS inclui RM precoce, controle da dor e corticosteroides em alta dose, com consulta especializada para radioterapia e/ou descompressão cirúrgica.

Uma abordagem sistemática ao paciente com câncer e dor nas costas é obtida pela classificação de pacientes em dois grupos com base nos sinais e sintomas:

1. Pacientes com alteração súbita ou rápida de sua dor nas costas, desenvolvimento de sinais ou sintomas novos ou progressivos suspeitos de compressão epidural (p. ex., incontinência fecal ou vesical, fraqueza, perda de reflexos, achados em múltiplas raízes), especialmente o desenvolvimento de dor ciática grave bilateral. Esses pacientes apresentam risco de deterioração rápida e devem ser avaliados e tratados como discutido anteriormente, para uma possível síndrome de compressão epidural de emergência no PS.
2. Pacientes com dor nas costas, mas sem alterações do estado neurológico, devem realizar radiografias simples e determinações de VHS e PCR no PS. Se eles não estiverem normais ou se ocorrer qualquer alteração do estado neurológico, obter uma RM dentro de 24 horas (com internação ou em caráter ambulatorial).

Se houver qualquer patologia óssea, a imagem avançada com RM ou TC está indicada em caráter ambulatorial nos próximos dias. Se as radiografias simples estiverem normais, a avaliação subsequente não tem emergência. Os pacientes devem ser acompanhados atentamente por seu MAP para confirmar melhora e ausência de sintomas progressivos. Uma consulta de acompanhamento deve ocorrer dentro de uma semana.

Por fim, alguns pacientes sem câncer conhecido apresentam achados clínicos fundamentais sugestivos de malignidade, como perda de peso inexplicável ou dor nas costas que piora à noite. Como discutido anteriormente, esses pacientes requerem uma estratificação de risco subsequente, com radiografias simples e exames laboratoriais, incluindo contagem de leucócitos, VHS e PCR.[18] Com resultados de exames normais, esses pacientes podem ser encaminhados a seus MAPs para uma avaliação subsequente. Com resultados diagnósticos anormais, como uma lesão óssea na radiografia simples ou VHS extremamente elevada, deve-se realizar uma RM de urgência em caráter ambulatorial na semana seguinte.

Tratamento empírico

Em geral, o papel recomendado do médico do PS no tratamento da dor lombar aguda consiste em identificar se uma patologia importante está presente e estabelecer um diagnóstico correto, ao mesmo tempo evitando investigação excessiva. Os objetivos subsequentes incluem iniciar o tratamento apropriado, fornecer analgesia e orientar o paciente. O tratamento empírico inicial da dor aguda nas costas depende dos sinais vitais e do aspecto geral do paciente na apresentação. A Figura 32.2 detalha as considerações de conduta específicas para o tratamento.

Deve-se demonstrar suporte, reconhecendo a dor do paciente e garantindo que a dor nas costas é muito comum, que a dor não indica uma lesão contínua ou patologia séria e que a maioria dos pacientes eventualmente apresenta melhora espontânea. Deve-se ter cuidado para evitar mensagens negativas ou confusas. Um exemplo disso seria evitar uma linguagem que possa assustar um paciente medicamente leigo (p. ex., ruptura de disco) e implicar uma anormalidade séria quando não existe uma.[31,32] Deve-se fornecer uma explicação completa do diagnóstico, avaliação, plano de tratamento e tempo esperado até a recuperação em termos que o paciente compreenda. Os pacientes devem ser orientados sobre o motivo pelo qual não estão realizando estudos laboratoriais ou radiográficos e

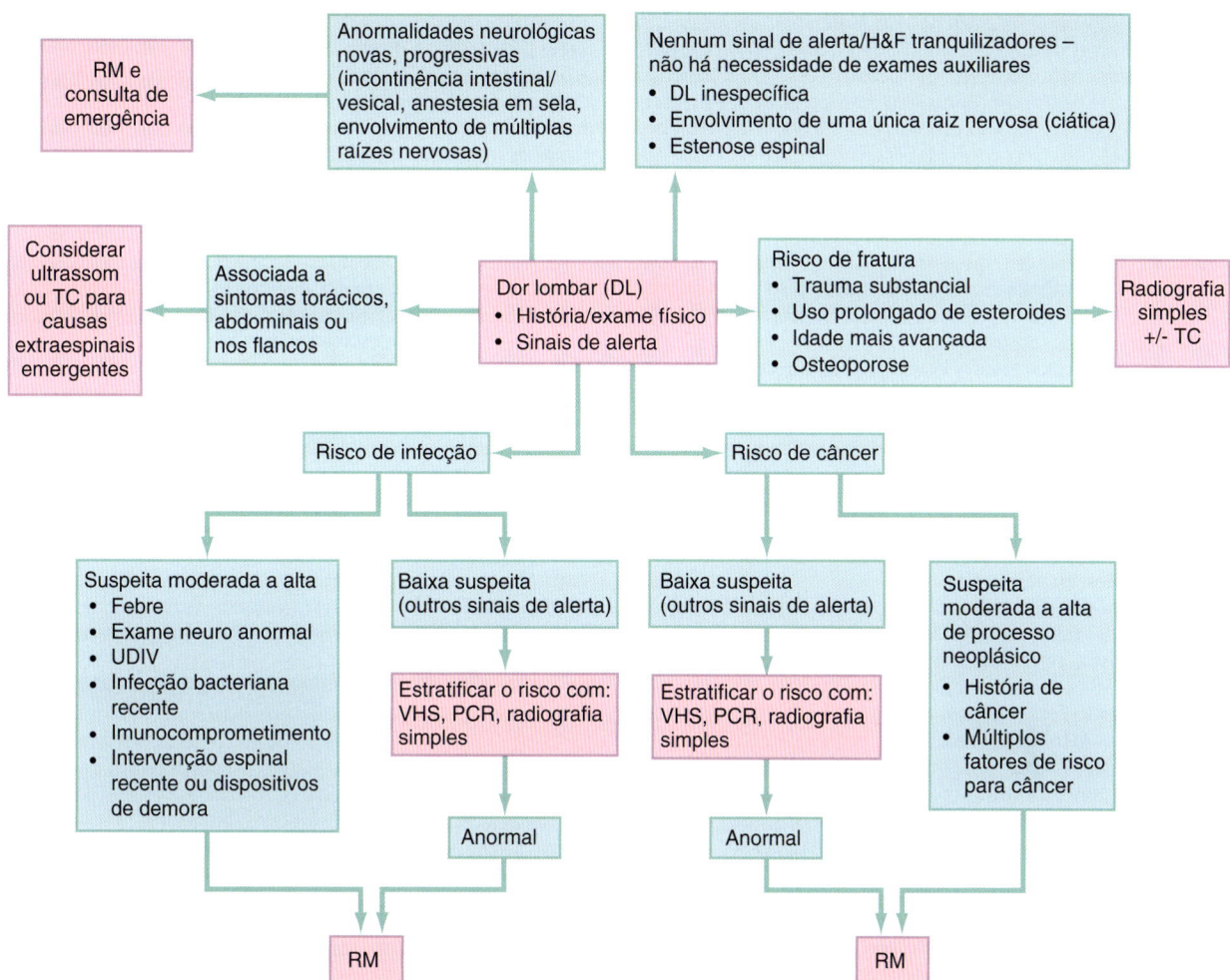

Fig. 32.2. Conduta na dor lombar aguda. *AAA,* Aneurisma da aorta abdominal; *AVDs,* atividades da vida diária; *ASAP,* assim que possível; *HC,* hemograma completo; *PCR,* proteína C reativa; *TC,* tomografia computadorizada; *GCS,* eletrocardiograma; *eco,* ecocardiograma; *PS,* pronto-socorro; *VHS,* velocidade de hemossedimentação; *exa,* exame; *H&F,* história e exame físico; *UDIV,* uso de droga intravenosa; *RM,* ressonância magnética; *neuro,* neurológico; *AINEs,* anti-inflamatórios não esteroidais.

devem ser tranquilizados sobre a natureza provavelmente benigna da dor. A maioria dos pacientes pode ser convencida por meio de educação e uma explicação sobre a administração de radiação e efeitos nocivos associados. Essa abordagem ajudará a evitar percepções errôneas sobre um cuidado abaixo do padrão ou visitas de retorno subsequentes desnecessárias dentro de 48 horas, quando os sintomas ainda estiverem presentes. Para alguns pacientes, a dor nas costas crônica e recorrente é um problema de longa duração e eles podem visitar o PS durante uma exacerbação aguda. Esses pacientes ainda requerem um exame minucioso e uma revisão dos achados clínicos fundamentais para melhor estratificação de seu risco e orientação da avaliação no PS. Rotular esses pacientes sem realizar uma investigação abrangente pode ter consequências perigosas. Por exemplo, a síndrome da cauda equina frequentemente é observada em indivíduos com história pregressa de dor nas costas ou ciática.

Um dos objetivos mais importantes do tratamento é fornecer um nível aceitável de analgesia enquanto ocorre a resolução da condição subjacente ou melhorar o sofrimento de pacientes que aguardam um tratamento definitivo. Os emergencistas também devem estar alertas a uma possível tendenciosidade racial no tratamento da dor nas costas.[33] Apesar de vários estudos e recomendações, poucos tratamentos, ou nenhum, mostraram eficácia no tratamento da dor lombar. Sabe-se que as expectativas dos pacientes influenciam o resultado do tratamento e esse processo pode começar no PS. Aconselhamento e informações sobre dor nas costas, selecionadas e apresentadas de modo cuidadoso, podem ter um efeito positivo sobre as crenças e os resultados clínicos dos pacientes.[32] Pode ser útil estabelecer uma meta considerando que a expectativa de permanecer sem dor seja menos realista que a melhora da dor. Evite fazer diagnósticos desnecessários por suposição e evite a medicalização de condições benignas ao solicitar exames desnecessários. Esse comportamento, associado à prescrição excessiva de analgésicos, particularmente opioides, estimula uma crença por parte do paciente da existência de uma patologia séria em uma condição benigna em outros aspectos.

A analgesia não farmacológica pode incluir o uso de calor ou frio aplicados externamente à região lombar. Existem melhores evidências dos benefícios de calor no tratamento de dor lombar do que o uso de gelo. A terapia farmacológica de primeira linha inclui analgésicos não opioides (p. ex., paracetamol, AINEs). Alguns estudos levantaram a questão da eficácia de paracetamol na dor lombar aguda, apesar de sua recomendação universal como um analgésico de primeira linha.[34-36] Ao usar paracetamol, a posologia deve começar nas doses máximas recomendadas.

Há pouco ou nenhum benefício com a adição de paracetamol em altas doses à terapia com AINEs. A analgesia com AINEs parenterais raramente está indicada e não é mais efetiva que uma dose equivalente de um AINE oral. Adesivos transdérmicos de lidocaína representam uma opção terapêutica segura, não sedativa, efetiva para dor nas costas aguda e subaguda.

Apesar das afirmações em contrário, não existem evidências convincentes de um benefício dos chamados relaxantes musculares, como ciclobenzaprina e carisoprodol, para dor nas costas aguda, e não recomendamos seu uso.[37] Esses medicamentos apresentam alta incidência de efeitos colaterais importantes, como efeitos anticolinérgicos, tontura e sedação, consequentemente limitando seu uso. Quando a simples analgesia não for suficiente, apesar de uma tentativa razoável com uma posologia adequada, e o paciente apresentar sintomas proeminentes de perturbação do sono e ansiedade relacionados com a dor, um benzodiazepínico pode ser prescrito como adjunto à analgesia não opioide. Seu efeito, se houver, provavelmente é baseado nas propriedades ansiolíticas e sedativas, que podem promover o sono e um efeito sinérgico para o alívio da dor. A qualidade do sono está relacionada à intensidade subsequente da dor lombar,[38] por isso benzodiazepínicos podem ser benéficos, com efeitos colaterais limitados, quando tomados ao deitar. Não existe um benefício nítido de glicocorticoides orais prescritos no PS em relação à dor lombar (com ou sem ciática), nível de atividade ou capacidade de retorno ao trabalho.[39]

Se a dor for intensa, opioides IV, como morfina ou hidromorfona, representam o analgésico preferido e devem ser administrados de modo titulado. Contudo os opioides devem ser considerados como alternativa de segunda linha e seu uso é melhor em pacientes que apresentem dor nas costas aguda grave com controle inadequado por analgésicos não opioides.[40] Ao administrar opioides, deve-se reavaliar os pacientes com frequência até que uma resposta adequada seja atingida e então fazer a transição para agentes orais durante a preparação para a alta.

Embora a dor nas costas seja a indicação mais comum para prescrição de opioides na população de PS, o uso rotineiro de opioides para dor nas costas aguda ou crônica não é recomendado.[41] Além disso, embora opioides sejam efetivos para aliviar a dor, eles não melhoram o estado funcional. Quando prescritos, opioides devem ser combinados a AINEs, usados em um esquema posológico fixo, na menor dose possível, e administrados apenas por um período limitado, claramente definido (p. ex., menos de uma semana). O médico de emergência deve sempre considerar os efeitos colaterais conhecidos dos opioides (p. ex., obstipação, confusão, sedação), especialmente em adultos mais velhos, além do risco de uso errôneo, abuso ou recreativo de opioides em pacientes individuais.

Em resumo, em pacientes com dor leve, AINEs representam a medicação de primeira linha, exceto se contraindicados, quando o paracetamol é preferido. Para pacientes com dor intensa, adicionar opioides em baixa dose em um esquema posológico fixo por dois a três dias. Esses pacientes também podem se beneficiar do acréscimo de um benzodiazepínico se a dor, perturbação do sono e ansiedade forem proeminentes.

Na dor nas costas crônica, porém, a eficácia dos opioides é menos clara e deve ser considerada com cuidado na ausência de uma nova condição aguda. Na população de dor nas costas crônica, o abuso de opioides prescritos é epidêmico e o uso aberrante da medicação ocorre em até 25% dos casos. Em comparação ao placebo, opioides melhoram a dor e a função em curto prazo na dor lombar crônica.[42] Contudo, embora opioides e AINEs sejam eficazes para dor crônica lombar, opioides não conferem maior benefício em relação à dor ou incapacidade.[43] Nesses pacientes, AINEs são indicados como tratamento de primeira linha e os opioides devem ser considerados apenas como um adjunto para alívio da dor em curto prazo e devem ser evitados sempre que possível.[44,45] Os opioides não devem ser prescritos a pacientes com dor musculoesquelética crônica no PS (Cap. 3). Eles devem ser encaminhados a um centro de tratamento de dor, onde injeções epidurais de glicocorticoides e outros possíveis tratamentos possam ser fornecidos.

O segmento dos pacientes com dor nas costas depende de seu diagnóstico. Pacientes com causa com risco à vida ou incapacitante requerem tratamento de emergência, consulta e internação. Pacientes com compressão aguda da medula decorrente de fratura, protrusão discal, abscesso ou hematoma requerem avaliação cirúrgica urgente iniciada no PS. Pacientes com câncer e dor óssea intratável também podem exigir internação para controle da dor. Pacientes com abscesso epidural também exigirão administração de antibióticos IV e, provavelmente, consulta cirúrgica. Quase todos os pacientes com dor lombar inespecífica podem receber alta do PS com acompanhamento por um MAP. Em raras circunstâncias, dor contínua grave apesar do tratamento ou suporte domiciliar inadequado pode requerer internação em um hospital ou uma unidade de observação no PS.

Embora os pacientes devam evitar exercícios vigorosos e atividades desafiadoras, o repouso completo deve ser evitado. Foi comprovado que repouso no leito é prejudicial para recuperação efetiva da dor nas costas, provocando menor recuperação funcional e dor discretamente maior que em indivíduos aconselhados a permanecerem deambulantes. A manutenção da atividade também ajudará no espasmo e atrofia muscular. Contudo pacientes com dor intensa podem ser capazes de fazer pouco mais que andar entre o quarto, o banheiro e a cozinha. A percepção da atividade como um gatilho também pode predispor os pacientes a desenvolverem incapacidade adicional. Deve-se esclarecer que a dor contínua não quer dizer lesão contínua. Recomendar a continuação das atividades da vida diária e aumento gradual de exercícios específicos, conforme a tolerância. Esclarecer que a dor nas costas não precisa ser totalmente aliviada antes que o paciente possa voltar ao trabalho. O retorno ao trabalho deve ser baseado na consideração das tarefas laborais reais do paciente. Indivíduos com profissões que envolvam trabalho manual pesado podem se beneficiar de um afastamento do trabalho, se não houver opções de trabalho leve disponíveis, e as anotações do PS devem deixar essas distinções claras. Todos os pacientes com dor nas costas avaliados no PS que não sejam internados devem receber instruções de alta claras, com indicações não ambíguas para retornar imediatamente ao PS se houver sintomas como fraqueza progressiva ou nova da perna, disfunção intestinal ou vesical ou anestesia em sela.

CONCEITOS-CHAVE

- A dor lombar aguda é uma condição comum, dispendiosa, recorrente e dolorosa, que muitas vezes não tem uma causa conhecida ou perigosa. A maioria dos casos de dor lombar é inespecífica e melhora sem avaliação laboratorial ou exames de imagem.
- A maioria dos pacientes pode ser adequadamente tratada por seu MAP e não requer consulta no PS ou encaminhamento para especialista.
- Uma história focalizada deve ser obtida de pacientes com dor lombar, com o objetivo de descobrir aspectos de alto risco que possam predispor o paciente a uma situação de emergência ou risco à vida. O exame físico deve enfocar o exame neurológico da extremidade inferior, incluindo testes de força, sensação e reflexos.
- Estudos de imagem e exames laboratoriais raramente estão indicados após a história e exame físico, sendo indicados apenas quando houver evidências de déficit neurológico ou múltiplos achados clínicos fundamentais, sugestivos de causa patológica perigosa ou sistêmica.
- A aderência a diretrizes publicadas diminuirá o uso de estudos de imagem e exames laboratoriais inadequados, consequentemente reduzindo os custos e as passagens pelo PS e melhorando o cuidado geral do paciente.
- RM no PS deve ser solicitada apenas se houver forte consideração de lesão neurológica séria ou progressiva ou infecção espinal. Quando houver forte suspeita de um diagnóstico crítico ou de emergência, RM e consulta para cirurgia da coluna devem ser realizadas emergentemente.
- Pacientes que apresentam emergências de dor lombar em geral são classificados em cinco grupos: (1) história médica pregressa de malignidade e nova dor nas costas, com achados neurológicos; (2) dor nas costas e sintomas de síndrome de compressão epidural; (3) dor nas costas com sintomas sugestivos de uma causa infecciosa; (4) dor nas costas com fraqueza muscular grosseira ou paralisia; (5) dor nas costas e envolvimento bilateral ou de múltiplas raízes nervosas.

AGRADECIMENTOS

O autor gostaria de agradecer a Brian Mahoney, que escreveu a edição anterior deste capítulo, e a Roy Hatch e Natalie Davis, por seu valioso auxílio na preparação do capítulo.

As referências para este capítulo podem ser encontradas on-line no website Expert Consult associado à obra.

PARTE II

Trauma

SEÇÃO UM
Conceitos Gerais e Lesões em Sistemas

CAPÍTULO 33
Politrauma

Eric A. Gross | *Marc L. Martel*

PRINCÍPIOS

Os emergencistas têm papel vital na estabilização, diagnóstico e tratamento de pacientes traumatizados. A conduta em pacientes com trauma envolve habilidade técnica e capacidade de liderança complexa e decisiva. Para um paciente com lesões múltiplas ou graves, é necessária uma abordagem em equipe, capitalizando uma forte parceria médica entre a medicina de emergência e a cirurgia. Um atendimento efetivo ao trauma também requer avaliação oportuna, acesso a outras especialidades relacionadas com trauma, especialmente neurocirurgia e ortopedia, e articulação com o anestesista, para garantir a transferência segura e imediata para o centro cirúrgico.

Epidemiologia

Acidentes automobilísticos (AAMs) representam a principal causa de mortalidade relacionada a trauma em pessoas de um a 44 anos[1] Mortes por arma de fogo são uma preocupação importante específica dos Estados Unidos. Em 2012, houve quase 33.000 mortes por arma de fogo[1] A oneração econômica das lesões traumáticas e mortes é estimada em centenas de trilhões de dólares, incluindo gastos médicos e perda de produtividade.[2] Entre 2000 e 2012, devido principalmente ao uso do cinto de segurança, a taxa de fatalidade em veículos automotores diminuiu quase um terço, para menos de 11 mortes/100.000 de população.[3]

ANATOMIA E FISIOLOGIA

Em contraste ao trauma penetrante por ferimentos com arma branca, em que se pode esperar que as lesões ocorram apenas ao longo do trajeto da arma, lesões infligidas por arma de fogo dependem de vários fatores. A quantidade de lesão tecidual está relacionada com a energia cinética do projétil, que representa um fator de peso (calibre) e velocidade do projétil. Os ferimentos por arma de fogo traumatizam tecidos adjacentes por laceração direta, lesão por esmagamento, ondas de choque e cavitação — o deslocamento do tecido para frente e radialmente. Devido a essas forças dinâmicas, armas de alta velocidade, como rifles, causam lesões mais difusas que armas de baixa velocidade, como pistolas. De modo semelhante às armas brancas, projéteis de pistola e chumbinhos de espingardas (de longa distância) geralmente causam lesão por laceração e esmagamento direto gerado pelo projétil ao longo do trajeto. Ferimentos por espingarda disparada a curta distância são caracterizados por lesão maciça dos tecidos.

Os padrões de lesão podem diferir muito entre adultos e crianças submetidos a mecanismos de trauma semelhantes. O trauma pediátrico é discutido no Capítulo 165.[4-7]

Pacientes idosos costumam sofrer lesões nas extremidades, craniofaciais e lesões cranianas fechadas. A maioria delas ocorre como resultado de uma queda ou AAM. Lesão não intencional representou a quarta principal causa de morte em 2013.[1] Traumatizados mais idosos tipicamente apresentam comorbidades, podem estar tomando medicações relevantes (especialmente anticoagulantes) e também apresentam alterações normais nas funções orgânicas sistêmicas relacionadas com a idade. Esses fatores podem aumentar a suscetibilidade a lesões, morbidade e mortalidade.

Fisiopatologia

Em vítimas de trauma fechado, o mecanismo da lesão pode estar associado a padrões de lesão específicos. Eles são apresentados na Tabela 33.1. O conhecimento dessas associações pode ajudar o profissional a avaliar lesões que possam não ser identificadas facilmente no exame inicial.

ASPECTOS CLÍNICOS

Avaliação primária

A avaliação primária deve ser realizada de modo padronizado imediatamente após a chegada do paciente ao departamento de emergência (DE). O objetivo da avaliação primária é diagnosticar rapidamente lesões críticas com ameaça à vida e iniciar o tratamento no momento do diagnóstico. As Figuras 33.1, 33.2 e 33.3 mostram os algoritmos recomendados para a avaliação de vias aéreas, respiração e circulação. A Figura 33.4 descreve considerações especiais entre mecanismos fechados e penetrantes que devem ser abordadas durante a avaliação primária.

Comprometimento das vias aéreas de causa traumática, como uma lesão cervical ou maxilofacial, tipicamente são reconhecidas com facilidade. Na ausência de trauma direto óbvio envolvendo as vias aéreas, as decisões para manejo das vias aéreas são baseadas no estado geral do paciente e na evolução clínica prevista (Cap. 1).

Uma ventilação inadequada, que pode provocar acidose respiratória, pode ser observada pela velocidade e qualidade das respirações. A oximetria de pulso detectará a oxigenação inadequada, que pode se manifestar clinicamente como agitação e inquietação. A avaliação de lesões que possam comprometer a oxigenação, ventilação, ou ambas, requer uma inspeção cuidadosa e ausculta pulmonar. Sinais de lesões comprometedoras podem incluir maior dificuldade para respirar, taquipneia, ferimentos penetrantes, enfisema subcutâneo, instabilidade da parede torácica, segmentos flácidos, desvio da traqueia e distensão das veias cervicais (Fig. 33.2).

A avaliação do estado hemodinâmico e circulatório (Fig. 33.3) segue a avaliação das vias aéreas e ventilação. Os indicadores clínicos de perfusão adequada incluem estado mental normal, cor e temperatura da pele, frequência cardíaca, pressão arterial e enchimento capilar. Contudo, um achado normal em qualquer sinal isolado não descarta hemorragia importante ou mesmo choque. Alterações do estado mental associadas à hipoperfusão podem incluir ansiedade, agitação e rebaixamento do nível de

TABELA 33.1
Mecanismos de Trauma Contuso e Lesões Associadas

MECANISMO DA LESÃO	CONSIDERAÇÕES ADICIONAIS	POSSÍVEIS LESÕES ASSOCIADAS
COLISÕES DE VEÍCULOS AUTOMOTORES		
Colisão frontal		Lesões faciais Lesões em membros inferiores Lesões da aorta
Colisão traseira		Lesões por hiperextensão da coluna cervical Fraturas da coluna cervical Síndrome medular central
Colisão lateral (perpendicular)		Lesões torácicas Lesões abdominais — baço, fígado Lesões pélvicas Fraturas de clavícula, úmero, arcos costais
Capotamento	Maior chance de ejeção Mecanismo de lesão importante	Lesões por esmagamento Fraturas de compressão vertebral
Ejeção do veículo	Provavelmente sem cinto Mortalidade significativa	Lesões de coluna vertebral
Lesão pelo para-brisa	Provavelmente sem cinto	Lesões cranioencefálicas fechadas, lesões por golpe e contragolpe Fraturas faciais Fratura de crânio Fraturas da coluna cervical
Lesão pelo volante	Provavelmente sem cinto	Lesões torácicas Fraturas do esterno e arcos costais, tórax flácido Contusão cardíaca Lesões de aorta Hemotórax, pneumotórax
Lesão ou envolvimento pelo painel		Lesões pélvicas e acetabulares Luxação de quadril
Uso do cinto de segurança		
Cinto de três pontos adequado • Apenas cinto abdominal • Apenas cinto transversal	Diminuição da morbidade	Fraturas de esterno e arcos costais, contusões pulmonares Fraturas de Chance, lesões abdominais, lesões e fraturas faciais e de crânio Lesões e fraturas da coluna cervical, mecanismo de "submarino" para fora do cinto (possível ejeção)
Ativação do air bag	Colisões frontais Lesões menos graves na região da cabeça e parte superior do tronco Não efetiva para impactos laterais Lesões mais graves em crianças (colocadas inadequadamente no banco da frente)	Lesões de partes moles e fraturas dos membros superiores Lesões e fraturas dos membros inferiores
AUTOMÓVEL *VERSUS* PEDESTRE		
Baixa velocidade (automóvel freando)		Fraturas de tíbia e fíbula, lesões de joelho
Alta velocidade		Tríade de Waddel — Fraturas de tíbia e fíbula ou fraturas de fêmur, lesões de tronco, lesões craniofaciais Pedestre arremessado com risco de lesões em múltiplos sistemas

Bicicleta
• Relacionado com automóvel
 	
• Não relacionado com automóvel
		Lesões cranioencefálicas fechadas
		Lesões pelo guidão
		    • Lacerações de baço ou fígado
		    • Outras lesões intra-abdominais
		    • Considerar lesões penetrantes
		Lesões nas extremidades
		Lesões pelo guidão

TABELA 33.1

Mecanismos de Trauma Contuso e Lesões Associadas *(Cont.)*

MECANISMO DA LESÃO	CONSIDERAÇÕES ADICIONAIS	POSSÍVEIS LESÕES ASSOCIADAS
QUEDAS	LD_{50}, 11-18 metros	
Impacto vertical		Fraturas do calcâneo e membros inferiores Fraturas pélvicas Lesões cranioencefálicas fechadas Fraturas da coluna cervical Lesões renais e renovasculares
Impacto horizontal		Fraturas craniofaciais Fraturas de mão e punho Lesões em vísceras abdominais e torácicas Lesões da aorta

LD_{50}: a altura da queda que seria fatal em 50% dos indivíduos que caem.

---

consciência. Pele ou extremidades pálidas e frias com lentificação do enchimento capilar sugerem perfusão inadequada e choque. Frequência cardíaca ou pressão arterial normais, ou ambas, podem estar presentes, apesar de uma hemorragia importante. Inversamente, taquicardia pode ser observada sem perda importante de volume.

Tradicionalmente, pressão direta nos pontos de hemorragia externa era preconizada e o uso de torniquetes tem sido desencorajado. O uso de pressão direta no local da hemorragia permanece como tratamento de primeira linha, mas existem boas evidências que sustentam o uso precoce de torniquetes em hemorragias maciças de extremidades que não sejam facilmente controladas de outra maneira.[8-10] Do mesmo modo, estudos com agentes hemostáticos mais recentes mostraram a possível aplicação em ambientes táticos e extra-hospitalares.[11,12]

O acesso intravenoso (IV) precoce é necessário na avaliação da circulação. Recomendamos dois cateteres IV de grande calibre (calibre 14 ou 16). O acesso IV de rotina pode ser difícil ou impossível de se obter em alguns casos. O acesso vascular intraósseo pode ser obtido com rapidez em pacientes pediátricos e adultos e permite a infusão segura de grandes quantidades de fluidos ou hemoderivados. Introdutores intraósseos compactos operados por bateria costumam estar disponíveis e seu uso é bem estabelecido. Um acesso venoso periférico guiado por ultrassom, obtido por enfermeiros e emergencistas, deve ser considerado em pacientes quando as tentativas periféricas às cegas não tiverem sucesso. O acesso venoso central também pode estar indicado no cenário clínico apropriado ou com base no critério do emergencista. Foi demonstrado que o uso de ultrassom (US) aumenta a taxa de sucesso da canulação venosa e diminui complicações na inserção de acessos venosos centrais em pacientes pediátricos e adultos.[13-15] Medidas da pressão venosa central podem ser usadas para guiar a ressuscitação, mas não devem retardar os tratamentos definitivos. US da veia cava em tempo real pode ser realizado com muito mais rapidez, avaliando seu tamanho e o grau de variação respiratória para determinar a adequação da ressuscitação.[16] Recomendamos que seja realizada avaliação ultrassonográfica estendida direcionada para trauma (eFAST) para todos os pacientes no ponto de transição da avaliação primária para secundária.

Avaliação secundária

Os objetivos da avaliação secundária são: obter dados da história do paciente e da lesão e identificar e controlar todas as injúrias significativas, realizando um exame físico completo e sistemático. Uma história AMPLA (**a**lergias, **m**edicações, **p**assado médico, **l**íquidos e alimentos ingeridos recentemente, **a**mbiente e eventos relacionados ao trauma) deve ser obtida. O trauma é um processo dinâmico, que exige reavaliação frequente do nível de consciência, vias aéreas, estado circulatório e dor do paciente durante a fase de manejo no DE. Se houver deterioração, uma avaliação primária completa deve ser iniciada. Os aspectos da avaliação secundária, com diagnósticos críticos e relevantes, são apresentados na Tabela 33.2. Simultaneamente com as avaliações primária e secundária, a oxigenação é otimizada quando necessário, um acesso IV apropriado é estabelecido e ressuscitação com volume (quando necessária) é iniciada. No fim da avaliação secundária, são realizadas as avaliações laboratoriais e radiográficas mais extensas.

DIAGNÓSTICOS DIFERENCIAIS

O diagnóstico diferencial é limitado quando se tratam de lesões torácicas ou de vias aéreas que possam comprometer estas últimas ou a respiração. Em contraste, problemas circulatórios apresentam uma variedade de possíveis causas. As Figuras 33.2 e 33.3 descrevem a abordagem diagnóstica de emergência em pacientes traumatizados em condições críticas. A avaliação precoce do estado circulatório de um paciente traumatizado é crucial e inclui o controle da hemorragia. Um algoritmo de abordagem é projetado para localizar a causa, assim como a intervenção direta. No trauma penetrante, os locais de hemorragia e, consequentemente, o diagnóstico diferencial de problemas circulatórios, são relativamente limitados em comparação a um paciente que tenha sofrido um trauma fechado importante. Nas vítimas de trauma fechado, o objetivo da conduta em geral é focado na localização da lesão: (1) hemorragia externa óbvia; (2) fraturas de ossos longos; (3) fraturas pélvicas; (4) hemorragia interna.

O objetivo da avaliação inicial no DE é determinar se o paciente está em choque. Nesse caso, o processo de tomada de decisão se transforma em uma avaliação do estado volêmico. Se o paciente estiver hipovolêmico, é iniciada ressuscitação imediata. O choque hemorrágico exige que o emergencista localize imediatamente a fonte e guie as intervenções, com reavaliação contínua.

Embora não se possa depender exclusivamente dos mecanismos de lesão para prever todas as lesões causadas por um trauma fechado importante,[7] os padrões comuns das lesões podem ser previstos e avaliados especificamente nos pacientes no DE (Tab. 33.1). Embora essas lesões possam estar presentes, com frequência, existe uma sobreposição importante entre o mecanismo e a lesão. Nesta seção são discutidos os diagnósticos diferenciais de várias apresentações.

Muitas vezes, as vítimas de trauma apresentam alteração do estado mental. Embora lesões neurológicas agudas representem uma consideração primária, uma variedade de entidades não traumáticas também pode afetar a apresentação do paciente ou estar presente de modo isolado. Elas incluem intoxicação aguda por drogas ou álcool, condições médicas preexistentes (p. ex., hipoglicemia, hiponatremia) e condições comportamentais e de saúde mental. Um teste de álcool no ar exalado ou nível de álcool no soro são indicados para pacientes traumatizados com alteração do estado mental, embora a espera dos resultados não deva atrasar uma tomografia computadorizada (TC) de crânio de urgência quando houver suspeita de traumatismo cranioencefálico grave.

(Continua na pág. 295)

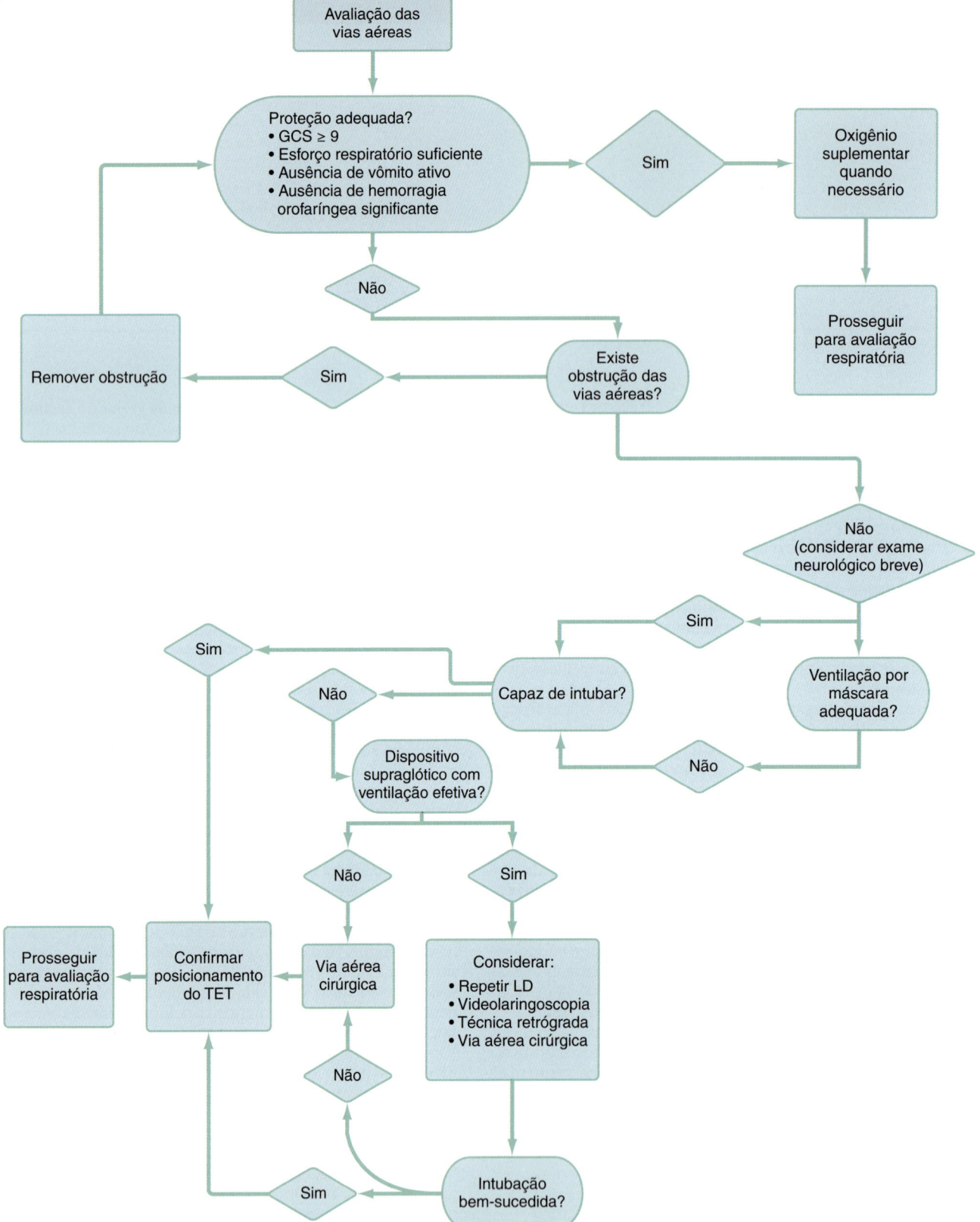

Fig. 33.1. Algoritmo para avaliação das vias aéreas. *LD*, Laringoscopia direta; *TET*, Tubo endotraqueal.

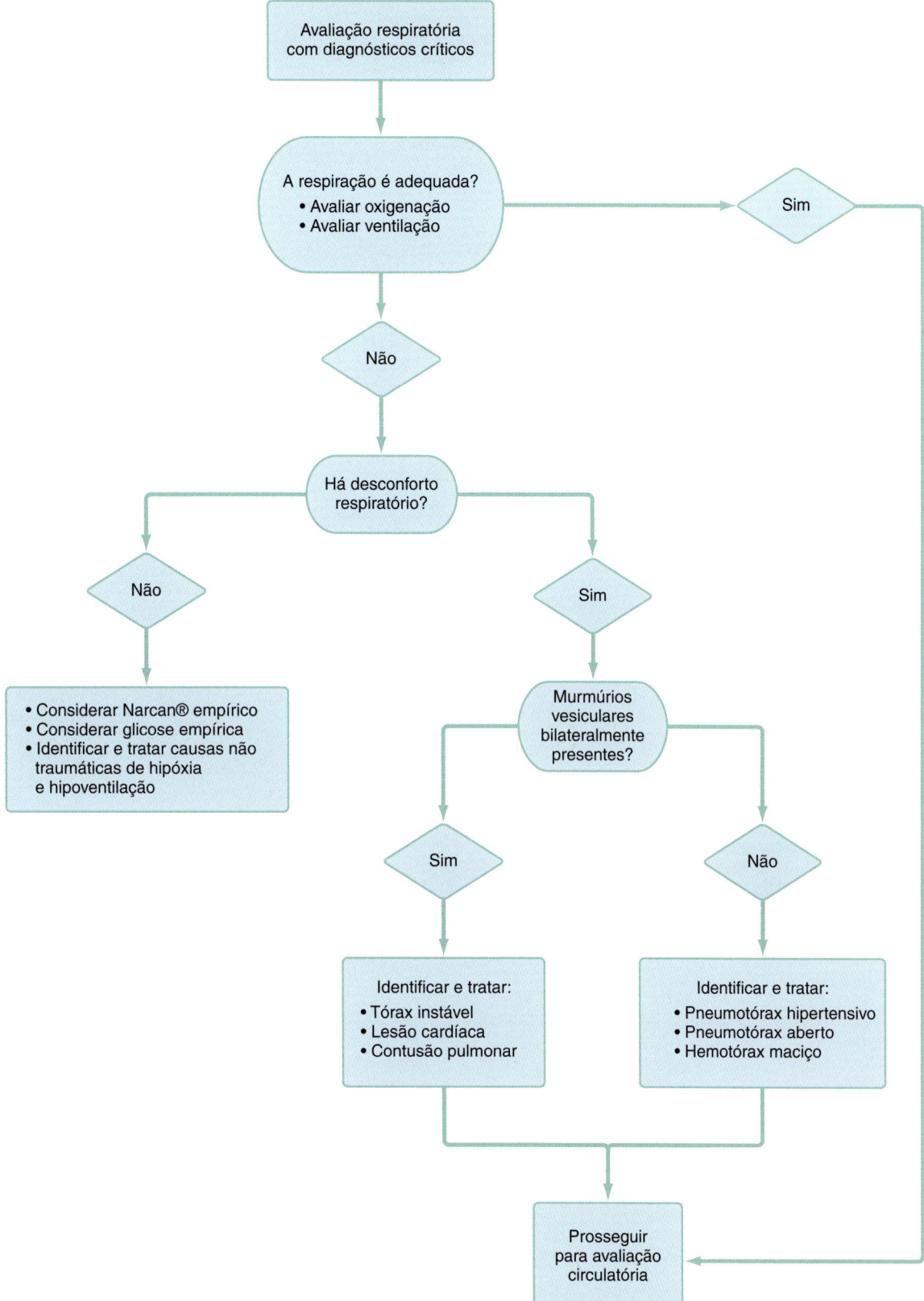

Fig. 33.2. Algoritmo para avaliação respiratória.

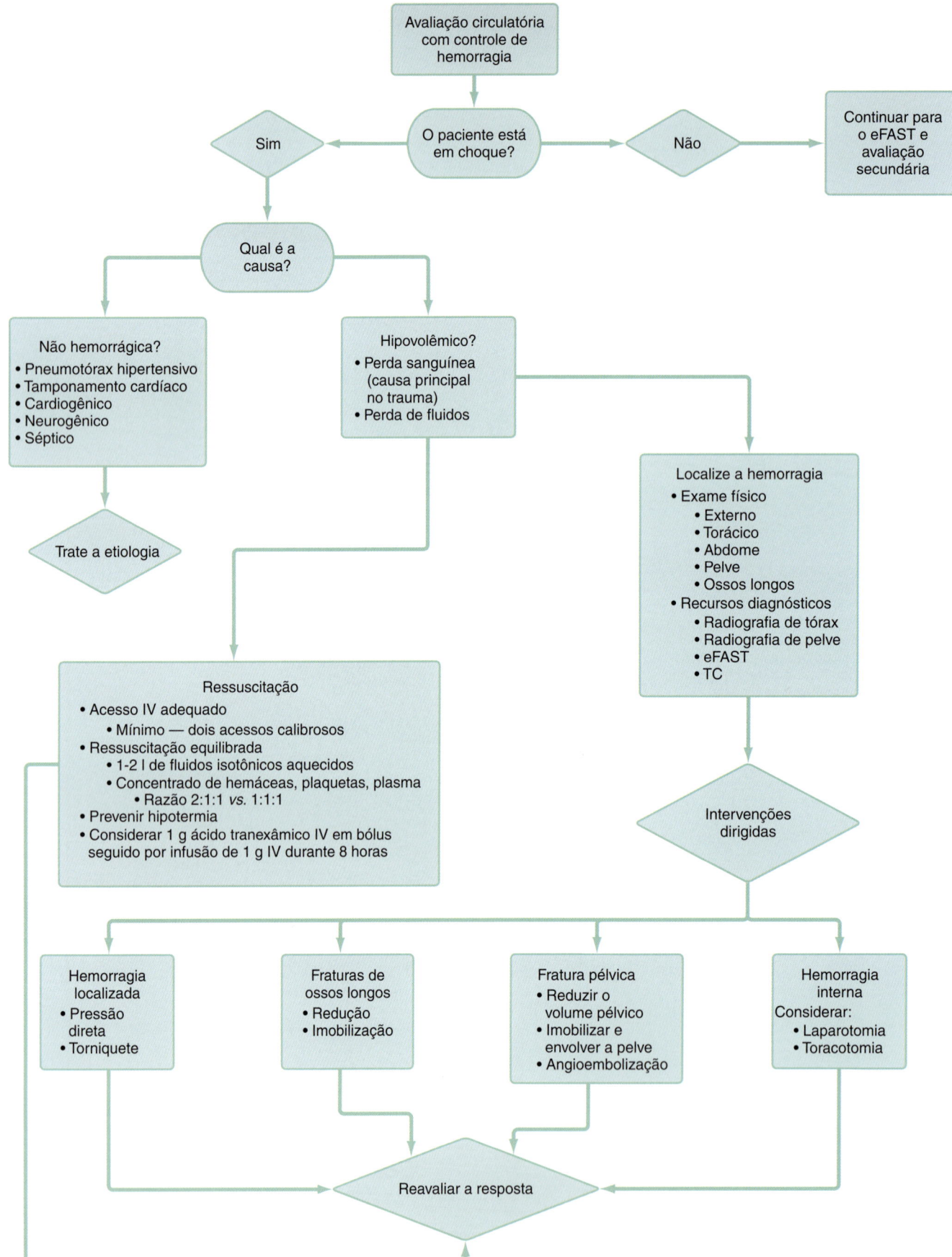

Fig. 33.3. Algoritmo de avaliação circulatória com controle de hemorragia. *TC*, Tomografia computadorizada; *eFAST*, avaliação ultrassonográfica estendida direcionada para trauma.

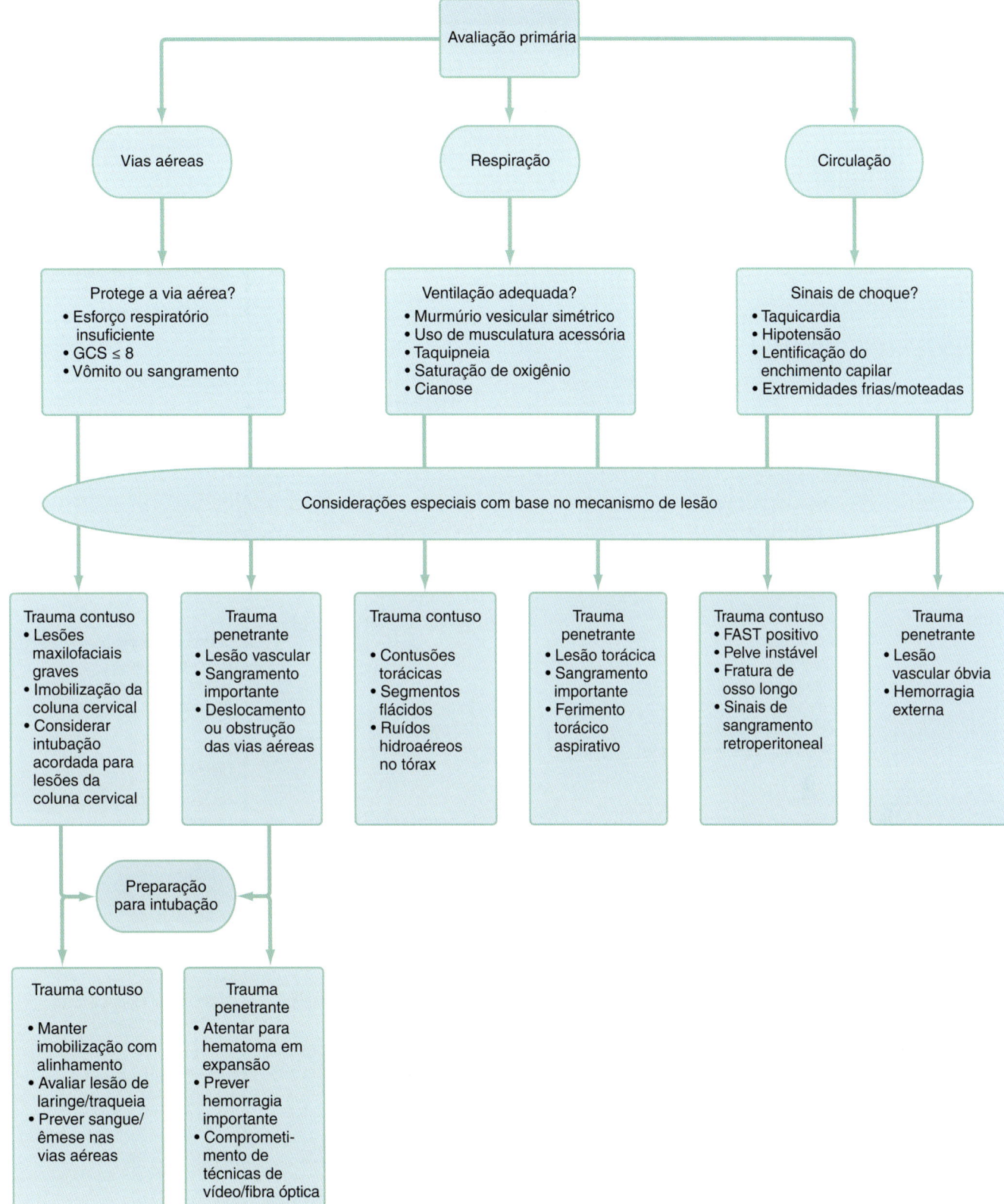

Fig. 33.4. Considerações especiais da avaliação primária. *FAST*, avaliação ultrassonográfica direcionada para trauma; *GCS*, Escala de Coma de Glasgow.

TABELA 33.2

Avaliação Secundária de Pacientes Traumatizados

REGIÃO OU SISTEMA	AVALIAÇÃO OU EXAME	DIAGNÓSTICOS CRÍTICOS	DIAGNÓSTICOS DE EMERGÊNCIA
Geral	Nível de consciência Classificação na Escala de Coma de Glasgow (GCS) Queixas específicas	GCS ≤ 8 Déficit motor focal	
Cabeça	Pupilas (tamanho, forma, reatividade, campos visuais) Contusões Lacerações Evidências de fratura de crânio (hemotímpano, Sinal de Battle, olhos de guaxinim, alterações palpáveis)	Síndrome de herniação	Ruptura do globo ocular Fratura exposta de crânio Exteriorização de líquido cefalorraquidiano
Face	Contusões Lacerações Instabilidade de estruturas mediais da face Má oclusão	Obstrução de via aérea devido a sangramento	Fraturas de face Fratura de mandíbula
Pescoço (manter imobilização cervical)	Lesão penetrante, lacerações Desvio da traqueia Turgência jugular Enfisema subcutâneo Hematoma Sensibilidade cervical na linha média	 Lesão da carótida Tamponamento pericárdico Fratura de traqueia, laringe Lesão vascular Fratura cervical, luxação	
Tórax	Esforço respiratório, tiragem Contusões Lacerações Sensibilidade focal, crepitação Enfisema subcutâneo Bulhas cardíacas (abafadas) Murmúrio vesicular (simétrico)	Insuficiência respiratória iminente Tórax flácido Tamponamento cardíaco Pneumotórax hipertensivo	 Lesão cardiopulmonar Lesão intratorácica Fratura de arcos costais Pneumotórax Pneumotórax Hemotórax
Abdome, flanco	Contusões Lesões penetrantes, lacerações Sensibilidade Sinais peritoneais	 Hemorragia intra-abdominal Hemorragia intra-abdominal Catástrofe abdominal	Lesões em vísceras sólidas e ocas Lesões em vísceras sólidas e ocas Lesões em vísceras sólidas e ocas
Pelve, urogenital	Contusões Lacerações Estabilidade, sensibilidade na sínfise Sangue (meato uretral, sangramento vaginal, hematúria) Exame retal	Hemorragia pélvica Fratura pélvica instável Hemorragia pélvica Fratura pélvica instável Lesão colorretal (sangramento)	 Lesão urogenital Lesão uretral Lesão uretral (deslocamento cranial da próstata)
Neurológico, medula espinal	Sensibilidade vertebral óssea na linha média Estado mental Parestesia Nível sensitivo Função motora, incluindo tônus de esfíncter	Fratura e luxação da coluna vertebral Hematoma epidural Hematoma subdural Fratura e luxação da coluna vertebral Fratura e luxação da coluna vertebral	 Contusões cerebrais Lesão por cisalhamento Lesão da medula espinal, contusão Lesão da raiz nervosa
Extremidades	Contusões Lacerações Deformidade Sensibilidade focal Pulso Enchimento capilar Avaliação dos compartimentos	Síndrome compartimental Lesão vascular Lesão neurovascular Lesão arterial Choque hemorrágico Lesão arterial Síndrome compartimental	Rabdomiólise Fratura Fratura

A hipoglicemia causa depressão do nível de consciência e pode ser um fator desencadeante em traumas importantes. Os testes de glicemia *point of care* costumam ser realizados por profissionais pré-hospitalares, porém níveis normais de glicose devem ser confirmados após a chegada ao DE. Mecanismos menores de lesão com alterações importantes do nível de consciência podem ser indicativos de uma causa não traumática concomitante para a alteração do nível de consciência nesses pacientes. Medicações de uso contínuo e comorbidades podem contribuir para a incidência de lesões traumáticas e agravar o tratamento desses pacientes no DE. Além de agentes orais ou injetáveis usados no controle da diabetes, medicamentos usados para hipertensão podem provocar bradicardia ou hipotensão transitória, com diminuição dos níveis de consciência como causa do trauma. O uso de diuréticos ou anticolinérgicos ou, ainda, doenças psiquiátricas, podem provocar hiponatremia. Convulsões apresentam um estado pós-ictal e também podem provocar lesões (geralmente menores), mas um trauma importante pode ser o resultado de convulsões que ocorram ao dirigir ou que causem uma queda de altura ou submersão em água. Anticoagulantes representam um estado de alto risco para qualquer paciente traumatizado e pacientes em uso de varfarina ou novos agentes anticoagulantes ou antiplaquetários devem ser submetidos a imagens neurológicas mesmo na presença de menores mecanismos de lesão.

A hipotensão é um achado importante em um paciente com trauma agudo e todos esses pacientes requerem avaliação minuciosa para choque hemorrágico agudo. Se a hipotensão persistir e nenhuma fonte clara de hemorragia for identificada, outras causas de hipotensão devem ser consideradas. Choque neurogênico, associado à lesão na medula espinal, é a próxima causa mais provável quando for identificada paralisia. Infarto agudo do miocárdio e choque cardiogênico decorrente de contusão miocárdica grave, ou anormalidades cardíacas subjacentes ou, ainda, hipotensão causada por sepse preexistente ou perda sanguínea (p. ex., hemorragia gastrointestinal [GI]), são consideradas se hipotensão estiver presente e nenhuma causa nítida for identificada.

Por fim, um princípio crítico no manejo do trauma consiste em evitar distração por lesões óbvias. Amputações traumáticas, ferimentos abertos, fraturas-luxações expostas complexas e o comportamento combativo dos pacientes com frequência distraem os profissionais de sua avaliação estruturada do trauma. Abordar os pacientes de modo sistemático, usando as avaliações primária e secundária, ajudará a evitar que lesões agudas importantes deixem de ser percebidas. Do mesmo modo, a exposição completa e um exame crânio-caudal do paciente traumatizado identificarão lesões ocultas, que possam estar escondidas no dorso ou localizadas na axila ou períneo.

TESTES DIAGNÓSTICOS

Avaliação Laboratorial

Os exames laboratoriais no paciente traumatizado devem ser orientados pela avaliação clínica e necessidades individuais do paciente. Usados racionalmente, esses estudos podem fornecer uma medida objetiva da adequação da ressuscitação, orientar decisões para transfusão, avaliar coagulopatias, fornecer valores basais para avaliação contínua e detectar e auxiliar no tratamento de comorbidades, como insuficiência renal e diabetes. Dosagens de eletrólitos, estudos de função hepática, razão normalizada internacional (RNI), análise de urina, triagem hematológica e tipagem sanguínea (ou prova cruzada, dependendo da gravidade da lesão) e níveis de lactato ou déficit de base devem ser determinados em todos os pacientes traumatizados em estado crítico. Teste de gravidez deve ser realizado nas pacientes do sexo feminino em idade fértil. Dosagem sérica da fração β da gonadotrofina coriônica humana (β-hCG) podem evitar a demora para obter uma amostra de urina.

Determinações do nível sérico de lactato, déficit de base e *anion gap* podem ajudar a identificar hipoperfusão subclínica e acessar a adequação da ressuscitação.[17-20] A saturação venosa central de oxigênio também é usada para avaliar a adequação da ressuscitação.[21] Pesquisas acerca de marcadores individuais de hipoperfusão continuam.[22] Recomendamos que o nível sérico de lactato seja determinado para avaliar a adequação da ressuscitação em pacientes traumatizados com sinais vitais anormais sugestivos de hipovolemia ou estado mental alterado, ou outros indivíduos nos quais uma avaliação clínica possa não ser confiável — pacientes idosos, aqueles com comorbidades ou medicações que possam afetar os sinais vitais (p. ex., betabloqueadores) ou aqueles que apresentem mecanismos com alto risco de lesão oculta (Tab. 33.1).

Tipagem e triagem estão indicadas para os pacientes com sinais vitais anormais considerados decorrentes de lesão ou mecanismos com risco de lesão oculta. Uma prova cruzada deve ser solicitada para pacientes com sinais vitais persistentemente anormais. Se for necessária transfusão antes que uma amostra de sangue compatível esteja disponível, o profissional pode, como medida temporária, administrar sangue do tipo específico ou tipo O negativo em mulheres com potencial para engravidar, ou tipo O positivo em outras populações.

A RNI deve ser solicitada em todos os pacientes críticos, naqueles com hemorragia contínua que necessitem de transfusão e naqueles em uso de anticoagulantes. Contudo, a RNI não fornece um quadro rápido e abrangente do processo de coagulação. Em pacientes com hemorragia extensa ou submetidos a transfusão maciça, os testes de tromboelastografia (TEG) ou tromboelastometria (ROTEM) são usados para ajudar no diagnóstico inicial de coagulopatias no trauma e orientar a transfusão de sangue e hemoderivados. Essas avaliações são mais vantajosas para pacientes submetidos a transfusões maciças.[23]

Em pacientes não críticos, a determinação dos níveis de eletrólitos pode ser reservada àqueles com condições médicas subjacentes nos quais a avaliação ou monitoramento desses valores sejam úteis. Um hemograma completo fornece informações basais importantes para pacientes com risco de hemorragia contínua ou história de anemia. Testes de função hepática e a determinação do nível sérico de lipase devem ser realizados quando uma lesão fechada hepática ou pancreática (p. ex., lesão por guidão) for provável ou quando houver comorbidades, incluindo alcoolismo.

Avaliação radiográfica

Antes do advento da TC e dos avanços em nossa compreensão sobre as limitações dos exames de imagem, virtualmente todos os pacientes com lesões importantes eram submetidos a imagens radiográficas simples portáteis da coluna cervical, tórax e pelve. Em grande parte, isso foi suplantado no presente, pelo uso seletivo da radiografia simples portátil, ultrassom à beira do leito (eFAST) e exames de imagem avançados, geralmente TC.

Deve ser realizado eFAST em todos os pacientes com trauma multissistêmico ou trauma isolado no tronco. Evidências sonográficas de hemorragia intra-abdominal, intratorácica ou pélvica, pneumotórax e derrames pericárdicos ou tamponamento cardíaco guiam a conduta ao paciente. Um exame abdominal positivo para líquido livre em pacientes hipotensos pode identificar indivíduos que necessitem de uma laparotomia de emergência, com boa sensibilidade.[24] A sensibilidade para lesão pode não ser tão alta na população pediátrica,[25] mas nas populações adultas e pediátricas a ausência de sangue intraperitoneal no US à beira do leito não descarta lesão intra-abdominal.[26,27] A avaliação da veia cava inferior por US é útil para determinar o estado volêmico, mas não faz parte do exame eFAST.[16,28,29] Outras discussões e algoritmos sugeridos são encontrados no Capítulo 39.

Imagens da coluna cervical por radiografias simples na sala de trauma têm um valor muito limitado e em grande parte foram suplantadas pelo exame tomográfico da coluna cervical. Supõe-se que pacientes com déficits neurológicos apresentem lesão da medula espinal até que se prove o contrário e a chamada radiografia normal da coluna cervical não é suficiente para descartar uma lesão; as precauções com a medula espinal devem ser mantidas.[30] Recomendamos o uso dos critérios NEXUS (**N**ational **E**mergency **X**-**R**adiography **U**tilization **S**tudy — Estudo Nacional de Utilização de

Raios X, em Emergência), que incluem ausência de sensibilidade na linha média posterior, déficit neurológico focal, alteração do estado mental, intoxicação ou lesão distrativa.[31] Quando um paciente não for liberado pelos critérios NEXUS, uma TC da coluna cervical deve ser obtida.[32] Se o exame neurológico for normal, uma TC normal da coluna cervical é suficiente para excluir lesão; outras imagens não são necessárias[33-36] Outros algoritmos diagnósticos relativos a imagens da coluna podem ser encontrados no Capítulo 36.

As imagens de tórax no início da avaliação em um paciente politraumatizado podem fornecer informações importantes sobre lesões com possível ameaça à vida. US é superior à radiografia de tórax portátil em posição supina como ferramenta de triagem inicial para pneumotórax e hemotórax.[37-39] Recomendamos que US torácico seja utilizado na triagem inicial de pacientes com trauma fechado que apresentem um mecanismo de lesão significante para identificar pneumotórax ou hemotórax com risco à vida. Se não houver disponibilidade de US, a radiografia de tórax portátil deve ser usada como modalidade inicial para triagem. Raios X de tórax normais não excluem lesão intratorácica; a sensibilidade para lesão intratorácica é baixa,[40,41] contudo lesões não detectadas por raios X de tórax, em geral, não produzem piores desfechos. A TC de tórax deve ser realizada em indivíduos com dor torácica importante, dispneia, sensibilidade esternal ou achados anormais no US torácico ou raios X de tórax. A TC de tórax não é necessária em vítimas assintomáticas de trauma fechado com radiografia torácica normal.[42-45]

Existem evidências de que imagens torácicas podem ser evitadas por completo em pacientes de trauma fechado que apresentem risco muito baixo de lesão torácica. Os critérios para obtenção de imagem em um grande estudo de validação são: idade superior a 60 anos, mecanismo de desaceleração rápida, dor torácica, intoxicação, nível de alerta e estado mental anormais, lesão dolorosa diastrática e sensibilidade à palpação da parede torácica. Essa regra tem uma sensibilidade de 99,8% e um valor preditivo negativo de 98,5%.[46] Contudo esses critérios não foram adotados em larga escala. A adoção desses ou de critérios modificados pode ocorrer por consenso entre os principais serviços envolvidos (tipicamente, medicina de emergência, cirurgia de trauma e radiologia) a nível local, como um modo de diminuir os custos e a exposição à radiação.

Em pacientes com ferimento penetrante do tórax e US ou radiografias de tórax iniciais normais, o uso de rotina de TC de tórax não está indicado.[47,48] Pacientes assintomáticos podem realizar uma radiografia de tórax seriada em pouco mais de 1 hora, em vez das tradicionais 6 horas após um exame radiográfico de tórax inicial normal, para excluir uma patologia importante.[47]

Fraturas pélvicas podem causar hemorragia importante e o reconhecimento precoce da fratura e fechamento do espaço pélvico podem atenuar a hipotensão nesses pacientes. Em pacientes hemodinamicamente instáveis, uma radiografia pélvica portátil deve ser obtida na sala de trauma. A sensibilidade da radiografia pélvica anteroposterior para identificar todas as possíveis fraturas não é alta; contudo raios X anormais mostrando uma fratura em livro aberto ou deslocamento vertical da pelve posterior devem alertar o emergencista quanto à necessidade de um estabilizador pélvico e possível embolização ou fixação cirúrgica para controle da hemorragia pélvica contínua. Pacientes hemodinamicamente estáveis com sensibilidade pélvica ou com lesão distrativa, ou aqueles com mecanismos de lesão grave e alteração do estado mental, devem realizar imagens da pelve. Se o paciente estiver realizando uma TC de abdome e pelve como parte da avaliação de trauma, recomendamos o uso de janelas ósseas na TC em vez de se obter uma radiografia pélvica.[49,50] Pacientes hemodinamicamente estáveis, que estejam despertos, alertas e assintomáticos, com um exame físico pélvico normal, não necessitam de radiografias pélvicas.[51,52] Estudos semelhantes sugeriram o mesmo para pacientes pediátricos.[53,54] Uma discussão mais detalhada sobre o trauma pélvico pode ser encontrada no Capítulo 48.

Nas vítimas de politraumatismo fechado, tomografias abdomino-pélvicas (TC-AP) são recomendadas para aqueles com dor ou sensibilidade abdominal, mecanismo de lesão significante (Tab. 33.1), eFAST anormal, hematúria macroscópica ou um exame não confiável (p. ex., alteração do estado mental, lesão com distração, lesão cefálica). A presença do sinal do cinto de segurança está associada a uma lesão abdominal interna (LAI) e deve exigir um exame de TC.[55] Vítimas de politraumatismo fechado que apresentam uma classificação de 15 na Escala de Coma de Glasgow (GCS), exame físico abdominal normal, eFAST negativo e resultados laboratoriais normais podem dispensar uma TC; contudo devem ter um período de observação, repetir o exame eFAST e repetir o nível de hemoglobina sérica.[55,56]

Indicações para exames de imagem de crânio, coluna e extremidades serão abordados nos respectivos capítulos. Pacientes com lesões cranioencefálicas moderadas ou graves devem realizar imagens de crânio assim que possível após a avaliação primária, exame de eFAST e avaliação secundária breve. As imagens de coluna torácica, lombar e extremidades podem ser adiadas até que outras lesões com ameaça à vida tenham sido investigadas e tratadas.

TRATAMENTO

Tratamento extra-hospitalar

O tratamento do paciente traumatizado com frequência começa antes da chegada ao DE pelos primeiros socorristas. Os objetivos dos cuidados extra-hospitalares incluem intervenção em lesões com risco imediato à vida, prevenção de lesão adicional e transporte rápido aos centros de trauma para tratamento definitivo.

A maioria das lesões ameaçadoras à vida que exigem intervenção profissional extra-hospitalar está relacionada com as vias aéreas, respiração e circulação (ABC). A intubação endotraqueal pode ser necessária em pacientes com trauma grave, particularmente trauma cranioencefálico em coma, e aqueles com trauma significante quando o tempo de transporte for prolongado. O pneumotórax hipertensivo compromete a ventilação e a perfusão e requer toracostomia com agulha ou outra toracostomia quando houver suspeita. Hipotensão sistêmica com comprometimento da perfusão orgânica requer a restauração do volume intravascular até um nível suficiente para fornecer perfusão, mas não se deve tentar restaurar a pressão arterial normal.

A prevenção de lesões adicionais requer uma percepção não apenas das anormalidades clinicamente evidentes, mas também de lesões possivelmente mais sérias. O resgate e o transporte coordenados com imobilização cervical, precauções para coluna vertebral, monitoramento hemodinâmico intensivo e estabilização de fraturas para prevenir comprometimento neurovascular são exemplos da suposição de que existam lesões mais graves em pacientes politraumatizados.

Departamento de emergência

Uma vez que pacientes politraumatizados apresentam uma variedade de lesões decorrentes de vários mecanismos, o foco inicial é direcionado para os cuidados gerais de ressuscitação, com ênfase na realização de intervenções na sequência ideal.

Para os centros de trauma nível 1, o American College of Surgeons (ACS) requer a presença de um cirurgião geral certificado no hospital 24 horas por dia. Espera-se que o cirurgião de trauma esteja presente no DE no máximo 15 minutos após a chegada dos pacientes traumatizados (Quadro 33.1).[57] Como a especialidade de medicina de emergência evoluiu e o número de emergencistas certificados e treinados em residência aumentou, a necessidade de um cirurgião para todas as vítimas de trauma tem sido cada vez mais debatida; os desfechos são equivalentes quando a equipe de trauma é liderada por um cirurgião ou por um emergencista.[58] A maior parte das ressuscitações de trauma na comunidade é realizada por emergencistas, consultando um cirurgião ou subespecialista cirúrgico com base nas lesões identificadas.

As prioridades no tratamento de pacientes traumatizados são semelhantes às de qualquer outra condição com ameaça à vida. Garantir as vias aéreas, manter a ventilação, controlar a hemorragia e tratar o choque representam as primeiras prioridades.

Existem três objetivos no manejo das vias aéreas — proteção das vias aéreas, oxigenação adequada e ventilação adequada.

QUADRO 33.1

Exigências do American College of Surgeons em Relação à Presença de um Cirurgião em Ressuscitações Críticas

Um cirurgião deve estar presente no departamento de emergência no momento da chegada de um paciente traumatizado ou dentro de 15 minutos, se qualquer um dos critérios principais forem encontrados:
- Hipotensão confirmada (pressão arterial sistólica < 90 mmHg).
  - Ferimento por arma de fogo em região cervical, tórax, abdome ou extremidades proximais.
  - Pacientes transferidos intubados da cena.
- Comprometimento respiratório exigindo via aérea de emergência.
- Ferimento por arma de fogo penetrante em região cervical, tórax, abdome ou pelve.
- Pontuação < 8 na Escala de Coma de Glasgow atribuída ao trauma.
  - A critério do emergencista.

A decisão de intubar pode ir além desses três princípios porque o potencial de deterioração do estado clínico deve ser levado em conta. Os pacientes podem apresentar inicialmente uma necessidade óbvia de intubação, identificada durante a avaliação primária. Outros apresentarão lesões importantes detectadas tardiamente em sua avaliação ou apresentarão deterioração e exigirão intubação. Outros, ainda, vão precisar de intubação com base em sua evolução clínica geral e na gama de lesões, em vez de uma indicação clara.

A proteção das vias aéreas é necessária para muitos pacientes traumatizados. Uma obstrução das vias aéreas requer intervenção imediata. A obstrução decorrente de resíduos, sangue ou vômito pode ser removida por aspiração. Traumas cervicais ou faciais podem causar problemas mais complexos. Edema, distorção anatômica e formação de hematoma podem contribuir para uma obstrução iminente. O controle precoce das vias aéreas é mais seguro porque essas condições podem piorar rapidamente. A impossibilidade de proteger as vias aéreas adequadamente, como ocorre em pacientes com rebaixamento do nível de consciência, é outra indicação para intubação. O controle das vias aéreas é recomendado em pacientes com rebaixamento do nível de consciência suficiente para comprometer a proteção das vias aéreas (geralmente citada como uma pontuação < 9 na GCS).[59] A intoxicação por álcool pode ser um fator de confusão importante na avaliação neurológica inicial desses pacientes. Em pacientes que não necessitarem imediatamente de proteção das vias aéreas, é necessária uma observação atenta ao longo do tempo para recuperação neurológica até o estado normal.

Como regra geral, todos os pacientes com trauma devem ser colocados inicialmente em oxigênio suplementar. Quando a oxigenação do ar ambiente for adequada, uma cânula nasal de oxigênio em baixo fluxo (3 l/min) é suficiente. Quando a oxigenação estiver comprometida, oxigênio por máscara facial em uma alta taxa de fluxo é necessário. A restauração da oxigenação adequada tem efeito direto sobre a evolução de muitos pacientes com trauma, particularmente pacientes com lesão cranioencefálica. A manutenção da pressão arterial parcial de oxigênio (Pao_2) acima de 60 mm Hg é recomendada pela Brain Trauma Foundation, uma recomendação que não é alterada desde 2007. Alguns problemas ventilatórios, como pneumotórax ou hemotórax, podem requerer uma drenagem torácica, além da intubação. A colocação do dreno torácico antes da realização da intubação, se possível, pode melhorar o estado hemodinâmico do paciente e diminuir o risco de deterioração grave relacionada com o uso de medicações para intubação e introdução de ventilação com pressão positiva.

Se a condição do paciente permitir, um exame neurológico detalhado é importante antes da administração de agentes bloqueadores neuromusculares, que podem prejudicar a avaliação subsequente. A correlação dos achados da TC de crânio com o estado neurológico é importante para tomada de decisões relativas a intervenções cirúrgicas em hemorragia intracraniana. Além disso, a documentação da função ou déficit neurológico é essencial no contexto de uma possível lesão medular. A maioria dos pacientes não terá sido afastada de uma lesão da coluna cervical antes da intubação, por isso a estabilização com alinhamento da coluna e a técnica mais cuidadosa possível são importantes. Recomendamos a videolaringoscopia com sequência rápida de intubação como método primário para garantir as vias aéreas em um paciente com trauma grave[60-62] (Cap. 1). Foi demonstrado que a videolaringoscopia reduz o movimento da coluna e geralmente obtém melhor visibilidade da laringe em comparação à laringoscopia direta convencional. Quando uma lesão da coluna potencialmente instável é identificada, alguns emergencistas preferem usar um broncoscópio flexível para intubação. Em geral, a escolha da técnica de intubação é baseada no cenário clínico e na determinação pelo emergencista de qual conduta terá maior probabilidade, em suas mãos, de atingir o objetivo desejado. A intubação nasotraqueal às cegas não é desejável em paciente traumatizado. A intubação nasotraqueal usando-se um broncoscópio flexível pode ser valiosa em pacientes com suspeita de lesão das vias aéreas ou lesão instável da coluna cervical, realizada como parte de uma intubação acordada (Cap. 1).

A via aérea cirúrgica é indicada nos casos de insucesso ou contraindicação à intubação. A cricotireoidostomia é o método preferido, embora seja realizada em uma pequena minoria de todos os casos de trauma que requerem manejo das vias aéreas e a incidência tenha diminuído devido à disponibilidade de melhores alternativas de dispositivos de resgate quando não há sucesso na intubação. Quando a cricotireoidostomia é necessária, recomendamos o uso do método de quatro passos ou a técnica de cricotireoidostomia convencional, descrita no Capítulo 1. Vários dispositivos para cricotireoidostomia percutânea também estão disponíveis, mas apenas aqueles que utilizam a técnica de Seldinger são suficientemente confiáveis e seguros.

O controle da hemorragia externa e o rápido estabelecimento do acesso venoso são etapas precoces essenciais no tratamento do paciente traumatizado agudo. Isso já foi discutido anteriormente ("Avaliação primária").

A escolha de líquidos para ressuscitação inclui cristaloides, coloides e hemoderivados. A reposição de fluidos geralmente é baseada em uma proporção de 3:1 de fluidos para perda sanguínea. Existem algumas diferenças clinicamente significantes entre as soluções de ringer lactato e soro fisiológico.[60,63] O debate relativo à escolha de coloides versus cristaloides para ressuscitação persiste. Não foram demonstradas vantagens indiscutíveis dos coloides.[64] Portanto, os cristaloides menos dispendiosos e mais facilmente disponíveis representam a base do tratamento. Não foi estabelecido um benefício nítido do uso de solução salina hipertônica.[65] As diretrizes do Advanced Trauma Life Support (ATLS) atuais padronizam a proporção de fluidos de reposição em relação à perda e recomendam que dois litros de cristaloides sejam infundidos em todos os pacientes em choque, seguidos por hemoderivados. Sangue O positivo deve ser usado, exceto em mulheres em idade fértil. O sangue de tipo específico deve ser usado quando disponível, mas transfusões emergenciais não devem ser adiadas. Protocolos de transfusão maciça costumam ser empregados para pacientes com choque hemorrágico grave. Dados recentes sugeriram que o uso de uma proporção de plasma, plaquetas e hemácias de 1:1:1 pode resultar em hemostasia mais precoce, embora não tenha sido observada uma diferença significante na mortalidade.[66] Recomendamos o uso de uma proporção de hemoderivados de 1:1:1 ou 1:1:2 com base nas políticas e procedimentos institucionais. Outras proporções de transfusão são menos efetivas na ressuscitação. Foi demonstrado que o uso do agente antifibrinolítico ácido tranexâmico diminui a mortalidade em pacientes com trauma com risco de hemorragia grave, se administrado dentro da primeira hora após a lesão.[8-10] Qualquer paciente traumatizado com hemorragia clinicamente significativa ou aqueles que apresentam choque devem receber 1 g de ácido tranexâmico durante 10 minutos, seguido por uma infusão de 1 g, durante 8 horas. Os benefícios do ácido tranexâmico em relação à mortalidade foram demonstrados quando administrados em até 3 horas após o trauma, mas a administração mais precoce (dentro de 1 hora) é superior.

Em um paciente traumatizado hipotenso com lesões graves, a restauração da pressão arterial normal pode ser indesejável.

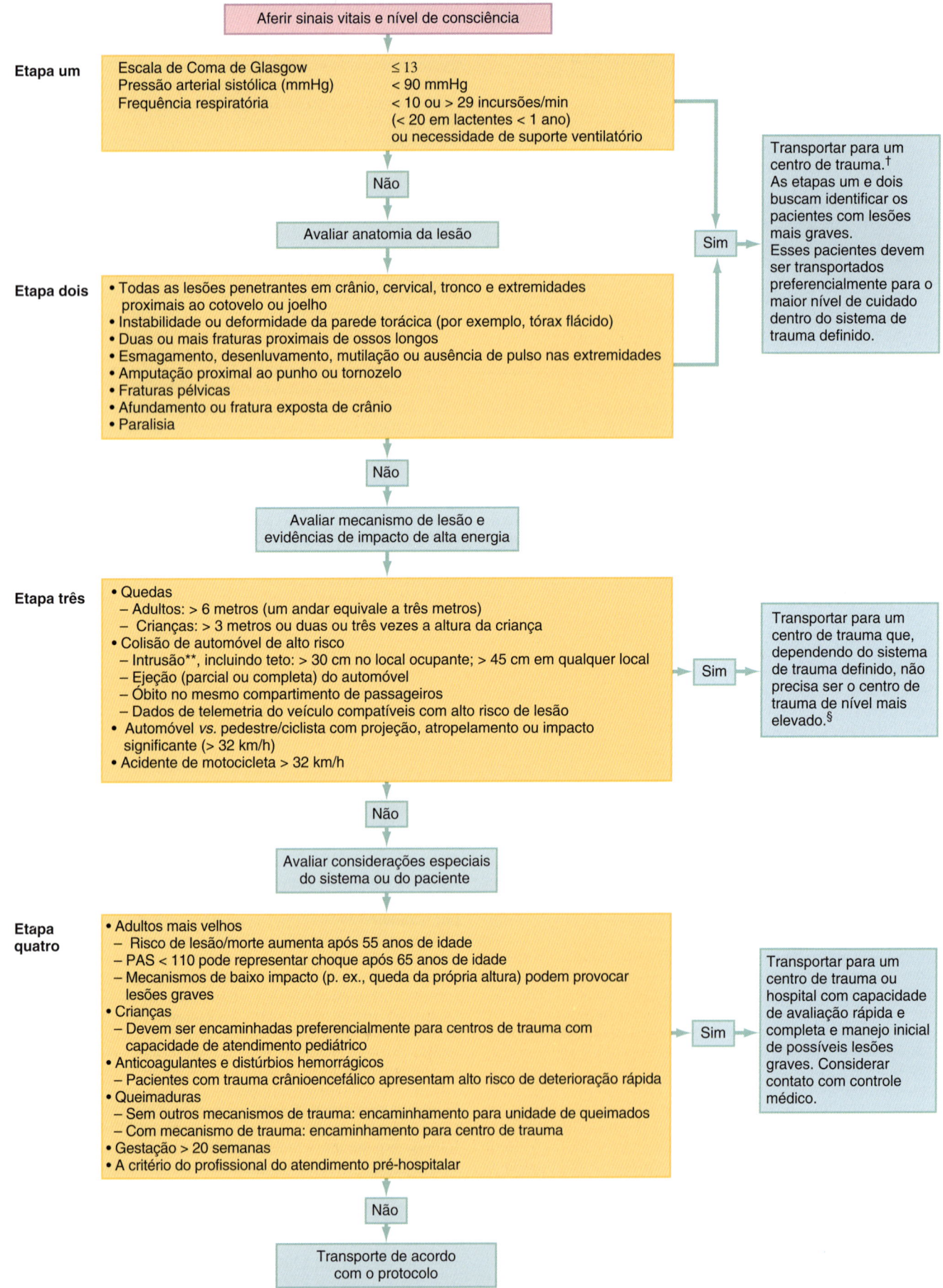

Fig. 33.5. Esquema de decisões em triagem. *EMS,* Emergency medical services. (adaptado de American College of Surgeons, Committee on Trauma: Resources for the optimal care of the injured patient, Chicago, 2012, American College of Surgeons.)

O conceito de hipotensão permissiva é baseado na premissa de que a ressuscitação até uma pressão arterial normal poderia aumentar o sangramento em um local de hemorragia não controlada ou até mesmo em um local que esteja contido de modo tênue e que não esteja sangrando ativamente. Na hipotensão permissiva, a pressão arterial média (PAM) é restaurada até uma meta de aproximadamente 50 mmHg. Os dados mostraram que essa estratégia produz menor uso de hemoderivados, menos hemorragia e menor incidência de coagulopatia.[11,12] A hipotensão permissiva é contraindicada no tratamento do trauma cranioencefálico devido ao risco de hipoperfusão.[13-15] Em vez de qualquer meta específica para PAM, a restauração da perfusão tecidual adequada com nível de consciência normal ou, acima de tudo, normalização da monitorização da saturação tecidual de oxigênio (StO_2), representa o desfecho clinicamente relevante na ressuscitação do paciente traumatizado.[67-69]

O papel da toracotomia de emergência (TDE) tornou-se mais seletivo para limitar os esforços fúteis de ressuscitação e minimizar o risco aos profissionais. Pacientes com trauma penetrante que sofrem parada cardíaca durante o transporte ou no DE têm maior probabilidade de se beneficiar da TDE. Em contraste, em pacientes com parada cardíaca e trauma fechado, ressuscitação cardiopulmonar prolongada (CPR) ou demora nos tempos de transporte, em geral, apresentam resultados desanimadores, que não são alterados pela TDE.[70] A maioria das instituições tem protocolos estabelecidos descrevendo os critérios para determinar quando uma TDE deve ser realizada. A National Association of EMS Physicians e o ACS Committee on Trauma publicaram diretrizes para suspender ou encerrar os esforços de ressuscitação em pacientes com parada cardíaca traumática fora do hospital. Como resultado, essas diretrizes muitas vezes limitam o transporte de pacientes que provavelmente não se beneficiariam de TDE. Pacientes que não devem ser transportados incluem qualquer vítima de trauma fechado sem sinais vitais na cena, vítimas de trauma penetrante apneicas ou sem pulso e sem outros sinais de vida, pacientes submetidos a mais de 15 minutos de CPR e pacientes com tempos de transporte acima de 15 minutos após a parada.[71-73] Os algoritmos sugeridos para realização de TDE estão descritos nas Figuras 33.5, 33.6 e 33.7. A TDE também é discutida no Capítulo 38. Quando uma TDE for realizada, o objetivo é manejar lesões traumáticas que possam ser corrigidas rapidamente e permitir a transferência até o centro cirúrgico para uma intervenção definitiva.

Para avaliar disfunção neurológica, uma avaliação rápida do estado neurológico do paciente é necessária no início do período no DE. Se a intubação for necessária no início do tratamento do paciente, realizar um exame neurológico breve, incluindo nível de consciência, tônus e capacidade motora em todas as quatro extremidades (p. ex., espontânea, voluntária, retirada por dor), tônus do esfíncter anal (se houver obliteração ou evidência de paralisia) e quaisquer sinais de lateralização, antes da administração de um agente paralítico e de indução.

SEGUIMENTO

A decisão de internar ou transferir um paciente para uma unidade de cuidados terciários deve ser coordenada com base nos recursos disponíveis, consulta ao cirurgião de trauma e consideração de diretrizes institucionais e regionais. A decisão final é determinada por vários fatores, incluindo a condição do paciente, a natureza da lesão e a disponibilidade de cirurgiões, subespecialistas e anestesistas. Condutas possíveis incluem a transferência para o centro cirúrgico, internação no serviço cirúrgico, observação limitada no DE e transferência para outro hospital. O nível de cuidado e

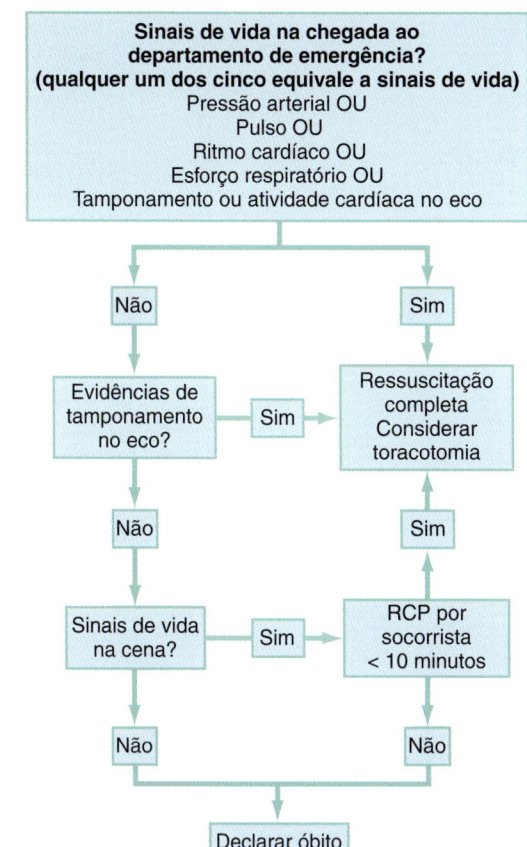

Fig. 33.6. Trauma torácico penetrante — algoritmo de toracotomia de emergência. *RCP,* Ressuscitação cardiopulmonar; *Eco,* ecocardiografia.

monitoramento estabelecidos no DE devem ser mantidos em toda a transferência. Todos os equipamentos e medicamentos necessários para ressuscitação e manutenção das funções vitais devem estar disponíveis durante a transferência, assim como pessoal qualificado para supervisionar o cuidado do paciente.

Nos casos de transferências inter-hospitalares, os emergencistas nas duas instituições devem coordenar cuidadosamente todos os trâmites. As medidas de estabilização são iniciadas antes da transferência do paciente, porém uma descompensação em trânsito deve ser prevista. Profissionais qualificados e equipamentos necessários de ressuscitação devem acompanhar o paciente. O motivo imperativo para transferir um paciente traumatizado com risco à vida é a ausência de recursos ou pessoal para manejar lesões específicas dos pacientes. A transferência não deve ser adiada para procedimentos diagnósticos não essenciais. Toda a documentação e resultados de exames devem acompanhar o paciente na transferência.

Em algumas circunstâncias, o paciente politraumatizado pode não precisar de internação ou transferência entre hospitais. A decisão de dar alta a esses pacientes é avaliada cuidadosamente porque muitas lesões traumáticas podem se manifestar de modo tardio. Quando a alta é considerada, uma avaliação minuciosa no DE é necessária, com recursos disponíveis para garantir um desfecho ideal — avaliação do cirurgião, quando apropriado, suporte de radiologista para interpretação de imagens e agendamento de acompanhamento oportuno em caráter ambulatorial.

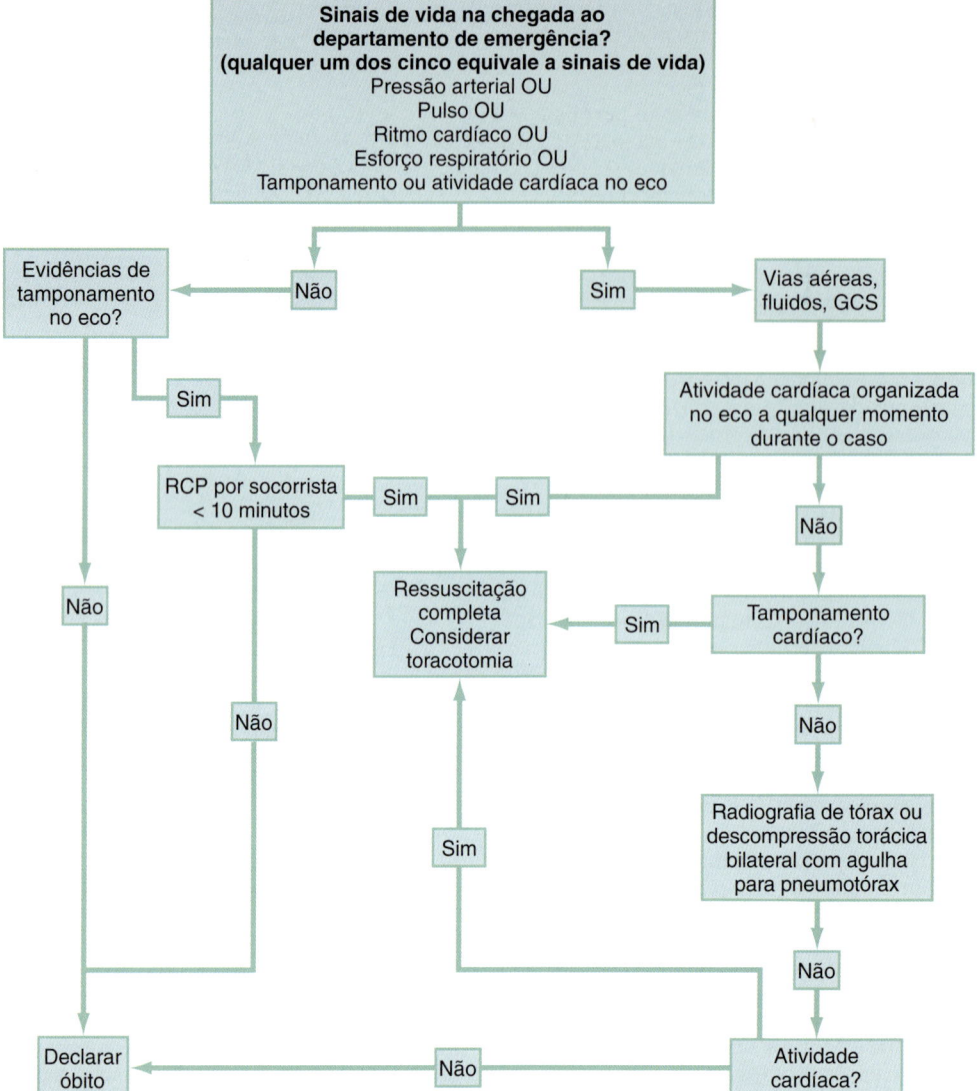

Fig. 33.7. Algoritmo de toracotomia de emergência para trauma torácico contuso. *RCP,* ressuscitação cardiopulmonar; *GCS,* eletrocardiograma; *Eco,* ecocardiografia.

CONCEITOS-CHAVE

- Imediatamente após a chegada de um paciente traumatizado ao PS, a avaliação primária deve ser realizada de modo padronizado. O objetivo da avaliação primária é identificar e iniciar rapidamente o tratamento de lesões críticas ameaçadoras à vida.
- O exame eFAST deve ocorrer no início da avaliação do paciente traumatizado, idealmente como parte da avaliação primária. O exame torácico do paciente traumatizado por ultrassom tem maior acurácia do que uma radiografia simples.
- Triagem hematológica e tipagem sanguínea devem ser realizadas para qualquer paciente com lesões que apresentem possível risco à vida. Quando for indicada transfusão, hemoderivados devem ser transfundidos em uma proporção de 1:1:1 ou 1:1:2 de plasma para plaquetas para hemácias.
- Ácido tranexâmico é indicado em pacientes com evidência de hemorragia importante ou choque e é administrado como bolus de 1 g seguido por uma infusão de 1 g durante 8 horas. Os resultados são melhores se o início ocorrer dentro de 1 hora após a lesão, mas pode haver benefício com a administração dentro de 3 horas.

As referências para este capítulo podem ser encontradas on-line no website Expert Consult associado à obra.

CAPÍTULO 34
Trauma Cranioencefálico

Linda Papa | Scott A. Goldberg

PRINCÍPIOS

Introdução e Importância

Trauma cranioencefálico é um termo amplo que descreve um trauma externo na área craniofacial do corpo por forças contundentes, penetrantes, explosivas, rotacionais ou de aceleração-desaceleração. O termo *lesão craniana* refere-se a uma lesão clinicamente evidente no exame físico, reconhecida pela presença de equimoses, lacerações ou deformidades, e o termo lesão cerebral indica uma lesão no próprio cérebro.

O trauma cranioencefálico é responsável por aproximadamente 1,5 milhão de atendimentos no departamento de emergência (DE) anualmente nos Estados Unidos; um terço desses pacientes são crianças com menos de 14 anos de idade. Quedas e acidentes automobilísticos (AA) são responsáveis por quase 75% dos casos de TCE na população civil.[1] Os TCEs causados por explosões resultaram em morbidade fora de proporção aos combatentes nas recentes guerras no Iraque e no Afeganistão.[2,3] Com a volta dos veteranos aos Estados Unidos, o número de pacientes que sofrem as consequências do TCE continua a aumentar.

Ferimentos por arma de fogo (FAF) na cabeça são particularmente letais; a taxa de mortalidade geral é estimada em 90%, com 70% das mortes ocorrendo na cena.[4] No entanto, em um subgrupo desses pacientes com boa função neurológica inicial, a sobrevivência se aproxima de 75%.

A sobrevivência máxima e o desfecho neurológico do paciente com lesão cerebral depende da extensão do TCE que ocorre no momento da lesão (lesão primária) e dos efeitos dos danos sistêmicos (lesão secundária), como aqueles causados por hipotensão e hipóxia. Portanto o cuidado clínico de pacientes com TCE enfatiza o manejo precoce para minimizar a ocorrência de lesão cerebral secundária. Os emergencistas influenciam a incidência e a gravidade da lesão cerebral primária apenas por meio de programas de prevenção de lesões (Cap. e2).

Vários termos que descrevem o TCE leve eram usados no passado, incluindo menor, mínimo, de grau I, de classe I e de baixo risco. A American Congress of Rehabilitation Medicine define o paciente com TCE leve como aquele que tem uma pontuação de 13 a 15, na Escala de Coma de Glasgow (GCS), com alteração fisiológica da função cerebral induzida pelo trauma, manifestada por pelo menos um dos seguintes: (1) qualquer período de perda de consciência menor que 30 minutos; (2) qualquer perda de memória para eventos imediatamente antes ou depois do acidente (amnésia pós-traumática deve durar < 24 horas); (3) qualquer alteração no estado mental no momento do acidente (p. ex., sentir-se atordoado, desorientado ou confuso); e (4) déficits neurológicos focais que podem ou não ser transitórios (Quadro 34.1).

Indivíduos com TCE leve estão em grande risco de ter lesões intracranianas graves. Até 17% dos pacientes com suspeita de TCE leve no departamento de emergência têm alterações na tomografia computadorizada (TC). Embora a incidência de lesões potencialmente fatais que requerem intervenção neurocirúrgica em pacientes com suspeita de TCE leve seja de apenas 1%, esses pacientes correm grande risco de deterioração subsequente por sangramento intracraniano. Se esses casos forem reconhecidos e tratados precocemente, é provável a recuperação completa; se não, podem ocorrer deficiências graves ou morte.

A GCS não foi originalmente planejada para uso em pacientes com TCE leve,[5] e alguns autores sugeriram que pacientes com GCS de 13 ou 14 sejam excluídos da categoria leve e colocados no grupo de risco moderado devido ao maior risco de intervenção neurocirúrgica.[6] No entanto, um paciente intoxicado por drogas e álcool pode apresentar uma GCS de 13 a 14. Além disso, mais de 10% dos pacientes que ficam comatosos começam com GCS de 15. Os pacientes podem deteriorar por um hematoma intracraniano em expansão, o que no início, clinicamente, parecia ser um TCE leve. Entre os pacientes com TCE leve, aqueles com GCS tendendo para baixo (piora do estado neurológico) estão em maior risco de intervenção neurocirúrgica e têm desfecho menos favorável do que aqueles com GCS tendendo para cima (melhora do estado neurológico).[7,8]

Anatomia e Fisiopatologia

Couro Cabeludo e Crânio

O couro cabeludo consiste em cinco camadas de tecido (Fig. 34.1). O crânio é formado pelos ossos frontal, etmoidal, esfenoidal e occipital, dois ossos parietais e dois ossos temporais. Cada osso consiste em camadas internas e externas compactas separadas por uma camada de tecido ósseo esponjoso (díploe). Nos adultos, os ossos do crânio têm de 2 a 6 mm de espessura; os ossos da região temporal são geralmente os mais finos do crânio. Os ossos cranianos formam uma superfície externa lisa do crânio, mas dentro do crânio existem muitas protuberâncias e cristas ósseas. Lesões de contragolpe e contusões distantes do local do impacto na cabeça ocorrem quando o cérebro atinge superfícies ósseas irregulares. Após os primeiros meses de vida, os ossos cranianos começam a se fundir, formando, finalmente, o crânio rígido e insubstituível. A face interna do crânio é revestida pela dura-máter, que é uma camada espessa de tecido conectivo que adere intimamente à superfície óssea. A camada meníngea interna da dura-máter é a cobertura mais externa do cérebro. Essa membrana dural incide sobre si mesma para fazer dobras dentro do espaço craniano. Essas dobras servem para proteger e compartimentalizar diferentes componentes do cérebro. A foice cerebral separa os dois hemisférios cerebrais um do outro. O tentório do cerebelo divide o cerebelo e o tronco encefálico dos hemisférios cerebrais. A margem livre em forma de U dessa dobra dural é importante na patologia das síndromes de herniação transtentorial. Dentro das margens das reflexões durais, as duas camadas durais se separam para formar grandes seios venosos durais. A lesão dos seios durais está associada a morbidade e mortalidade significativas em virtude do potencial para hemorragia não controlada.

Cérebro e Líquido Cefalorraquidiano

O cérebro é uma estrutura semissólida que pesa aproximadamente 1.400 g e ocupa aproximadamente 80% do crânio, com o espaço remanescente ocupado, principalmente, pela rede vascular e por

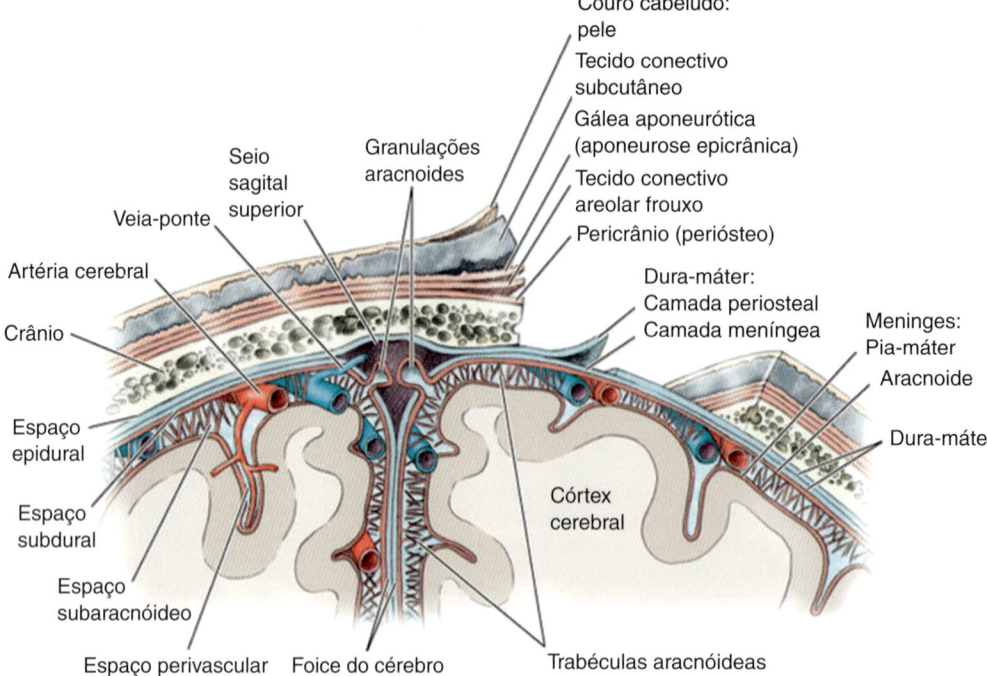

Fig. 34.1. Camadas de tecidos moles, crânio e meninges. A derme é a camada mais externa e está entre as camadas mais espessas de pele no corpo. O tecido subcutâneo subjacente contém os folículos pilosos e rico suprimento de sangue do couro cabeludo. A gálea, de tecido fascial resistente, contém os músculos occipitofrontal e temporoparietal, que movem o couro cabeludo para trás e para frente, elevam as sobrancelhas e enrugam da testa. Sob a gálea está uma camada de tecido areolar frouxo. A camada mais profunda do couro cabeludo, o pericrânio, está firmemente aderido ao crânio. (De Blumenfeld H: Neuroanatomy through clinical cases, Sunderland, 2002, Sinauer Associates, Incorporated).

QUADRO 34.1

Definição de Trauma Cranioencefálico Leve

De acordo com o American Congress of Rehabilitation Medicine, uma pessoa com trauma cranioencefálico leve (TCE leve) é um paciente com GCS de 13 a 15 que teve perturbação fisiológica da função cerebral induzida por trauma, manifestada por, pelo menos, um dos seguintes:
1. Qualquer período de perda de consciência inferior a 30 min.
2. Qualquer perda de memória para eventos imediatamente antes ou depois do acidente (amnésia pós-traumática deve durar < 24h).
3. Qualquer alteração no estado mental no momento do acidente (p. ex., sentindo-se tonto, desorientado ou confuso).
4. Déficit(s) neurológico(s) focai(s) que pode(m) ou não ser transitório(s).

líquido cefalorraquiadiano. O cérebro é coberto por três membranas distintas – a dura-máter, a aracnoide e a pia-máter (Fig. 34.2). A localização dos hematomas traumáticos em relação a essas membranas define a condição patológica e determina as consequências da lesão.

O cérebro é suspenso no líquido cefalorraquidiano (LCR), que fornece alguma proteção física para o cérebro durante o trauma. O LCR é produzido pelo plexo coroide, localizado principalmente nos ventrículos laterais do cérebro. O LCR passa do sistema ventricular para o espaço subaracnóideo, que envolve o cérebro e a medula espinal. A pressão normal exercida pelo LCR é de 65 a 195 mmH$_2$O ou de 5 a 15 mmHg.

A barreira hematoencefálica (BHE) mantém o microambiente do tecido cerebral e do LCR. As concentrações de íons extracelulares e neurotransmissores são regulados pelo movimento por meio dessa

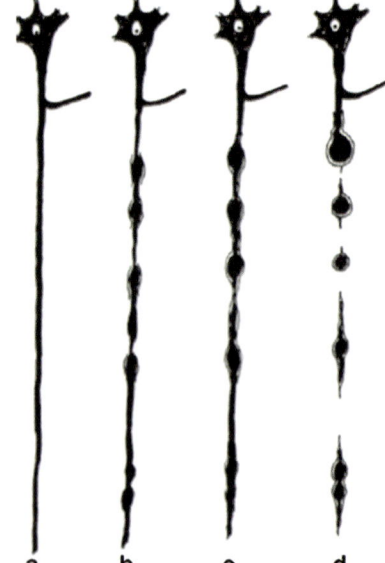

Fig. 34.2. Lesão axonal difusa (LAD), também conhecida como lesão axonal traumática (LAT), é caracterizada pela distensão axonal levando a ruptura do axolema, fluxo iônico, compactação dos neurofilamentos e desacoplamento dos microtúbulos, resultando em edema axonal e desconexão. Desconexão e edema axonal podem levar à morte do axônio. **a**, Neurônio normal, **b, c,** Reação do axônio ao aumento da distensão, **d**, Formaram-se bolas de retração e agregados de material axonal são localizados ao longo do axônio. (De Peerless SJ, Rewcastle NB: Shear injuries of the brain. CMAJ 96:577–582, 1967.)

barreira. Quando a BHE está intacta, a capacidade de fármacos neuroativos de penetrar no tecido cerebral geralmente depende da sua solubilidade lipídica. No entanto, a biomecânica de uma lesão cerebral ou edema cerebral pós-traumático pode causar uma ruptura da BHE por várias horas após a lesão. A ruptura prolongada do BHE contribui ainda mais para o desenvolvimento de edema cerebral vasogênico pós-traumático e pressão intracraniana máxima mais elevada.[9]

Hemodinâmica Cerebral e Hipertensão Intracraniana

O cérebro tem uma taxa metabólica extremamente alta, usando aproximadamente 20% de todo o oxigênio consumido pelo organismo e requerendo aproximadamente 15% do débito cardíaco total. No cérebro normal, o fluxo sanguíneo cerebral (FSC) é mantido em níveis constantes. O FSC regional ideal é mantido pela capacidade dos vasos cerebrais de alterar o seu diâmetro em resposta a mudanças nas condições fisiológicas. As respostas da vasculatura cerebral às alterações das condições fisiológicas protegem o cérebro aumentando a liberação de oxigênio para o tecido, aumentando a remoção de produtos metabólicos finais e permitindo ajustes quase instantâneos para atender às mudanças nas demandas metabólicas. Hipertensão, alcalose e hipocapnia promovem vasoconstrição cerebral, enquanto hipotensão, acidose e hipercapnia causam vasodilatação cerebral.

A vasoatividade cerebral também é muito sensível a mudanças nas pressões parciais de dióxido de carbono e oxigênio (Pco_2 e Po_2, respectivamente). A resposta a mudanças em Pco_2 é quase linear entre valores de Pco_2 de 20 a 60 mmHg. Nessa faixa, a redução de Pco_2 em até 1 mmHg diminui o diâmetro dos vasos cerebrais em 2% a 3%, correspondendo a uma mudança geral no FSC de 1,1 mL/100 g de tecido/min. Esse é o raciocínio fisiológico da hiperventilação intencional no cenário de aumento rápido e acentuado da pressão intracraniana (PIC). A hiperventilação faz que a Pco_2 caia, resultando em vasoconstrição cerebral, mas isso não é mais recomendado como um mecanismo para reduzir a PIC. Os vasos cerebrais também respondem a mudanças na Po_2. À medida que a Po_2 diminui, os vasos cerebrais se dilatam para garantir a entrega adequada de oxigênio ao tecido cerebral. Quando ocorre lesão cerebral, o aumento do FSC, a dilatação vascular e a ruptura da BHE provocam edema vasogênico e podem aumentar ainda mais a PIC.[9] Portanto evitar ou reverter a hipóxia é essencial no manejo do paciente com lesão cerebral.

O FSC também depende da pressão de perfusão cerebral (PPC), que é o gradiente de pressão no cérebro. O FSC permanece razoavelmente constante quando a PPC é de 50 a 160 mmHg. Isso é referido como autorregulação e ocorre com uma pressão arterial média (PAM) de 60 a 150 mmHg. Os determinantes da PPC são a PAM e a resistência ao FSC produzida pela pressão venosa sistêmica média e pela PIC. Como a PIC é maior que a pressão venosa sistêmica média, os efeitos da PIC predominam e a PPC pode ser aproximada da seguinte forma:

$$PPC = PAM - PIC$$

Se a PPC cair abaixo de 40 mmHg, a autorregulação é perdida e o FSC diminui, resultando em isquemia tecidual e alteração do metabolismo cerebral. Evitar a hipotensão ou a elevação da PIC no paciente com lesão cerebral ajuda a garantir que a PPC seja mantida.

O valor da PPC-alvo recomendado para melhores desfechos é entre 60 e 70 mmHg. Não está claro se 60 ou 70 mmHg é o limite mínimo ideal de PPC e pode depender do estado autorregulatório do paciente.[10]

Hipertensão Intracraniana

Hipertensão intracraniana é definida como pressão do LCR maior que 15 mmHg (ou 195 mmH_2O) e é uma consequência frequente de uma TCE grave. Inicialmente, à medida que a PIC aumenta como resultado de uma lesão traumática expansiva ou edema, o LCR é deslocado do crânio para o canal espinal, compensando o aumento do volume sanguíneo ou cerebral. Quando esse mecanismo compensatório está sobrecarregado, as propriedades elásticas da substância cerebral permitem que a compressão do tecido forneça um amortecimento para a pressão crescente. Dependendo da localização e da taxa de expansão da massa e da formação de edema, os mecanismos compensatórios intracranianos podem acomodar um volume aumentado de 50 a 100 mL. Além disso, mesmo pequenas alterações nas relações intracranianas, como vasodilatação, obstrução do LCR ou áreas de edema focal podem aumentar a PIC. Se a PIC aumenta até o ponto de comprometer a PPC, ocorre vasoplegia e a autorregulação é perdida. O FSC depende, então, diretamente da PAM sistêmica. Com a perda da autorregulação, ocorre vasodilatação cerebral maciça. A pressão sistêmica é transmitida para os capilares, contribuindo para o edema vasogênico e aumentando ainda mais a PIC.

A PIC acima de 22 mmHg está associada a aumento da mortalidade e demanda tratamento.[10] Métodos para reduzir a PIC elevada incluem o uso de agentes osmóticos e diuréticos e a drenagem do LCR. Técnicas simples para reduzir a PIC incluem a elevação da cabeceira do leito a 30 graus e a manutenção do pescoço em uma posição neutra.[11] A hiperventilação terapêutica, outrora quase universalmente usada, é potencialmente prejudicial e agora é aplicada apenas como medida de temporização para um grupo seleto de pacientes para os quais outras medidas não estão disponíveis ou falharam. Se a PIC não for controlada, ocorrerá herniação, resultando em compressão do tronco encefálico e parada cardiorrespiratória.

Tríade de Cushing

A hipertensão progressiva associada a bradicardia e esforço respiratório diminuído é uma resposta específica a aumentos agudos e potencialmente letais da PIC. Essa resposta é denominada tríade de Cushing, ou fenômeno de Cushing, e sua ocorrência indica que a PIC atingiu níveis de risco de morte. No entanto, apenas um terço dos casos de PIC elevada com risco de morte manifesta a tríade completa de hipertensão, bradicardia e irregularidade respiratória.

Definições e Padrões de Lesão

Traumas Cranioencefálicos: Grave, Moderado e Leve

Tradicionalmente, o TCE foi dividido em três grandes categorias: leve, moderado e grave, principalmente com base na Escala de Coma de Glasgow (GCS) após reanimação e estabilização. TCE grave é definido como TCE com GCS pós-reanimação de 8 ou menos; moderado, com GCS de 9 a 12; e leve com GCS de 13 a 15. Em geral, 80% dos pacientes sofrem TCE leve; 10%, TCE moderado; e 10%, TCE grave (Tabela 34.1).[1] O termo *concussão* é comumente usado para descrever TCE leve nos esportes.

O grau de lesão cerebral após um TCE leve ou concussão também depende do mecanismo primário e da magnitude da lesão, das lesões secundárias e da resposta genética e molecular do paciente.[12] O dano primário é causado pelo impacto ou força inicial que, embora não seja tão evidente quanto no TCE grave, pode levar a contusões menores, hematomas, lesão axonal e lesão microvascular. Após um TCE leve sem evidência de lesões na tomografia computadorizada (TC), há uma diminuição do fluxo cerebral nas horas e dias subsequentes após a lesão,[13] bem como anormalidades neurometabólicas corticais.[14,15] A lesão axonal traumática (LAT) também é um importante determinante do resultado.[16-18]

Evidências crescentes sugerem que um único TCE leve pode causar atrofia de longo prazo das substâncias cinzenta e branca, precipitar ou acelerar a neurodegeneração relacionada à idade e aumentar o risco de desenvolvimento de doença de Alzheimer, Parkinson e do neurônio motor.[19,20] Além disso, episódios repetidos de TCE leve podem provocar o desenvolvimento de encefalopatia traumática crônica (ETC), um termo usado para descrever alterações clínicas na cognição, humor, personalidade, comportamento

TABELA 34.1

Trauma Cranioencefálico (TCE) como uma Parte de Todas as Lesões e Admissões no Departamento de Emergência (DE)

PARÂMETROS	TODOS OS ATENDIMENTOS	TODAS AS LESÕES		TRAUMA CRANIOENCEFÁLICO		
		NO.	PORCENTAGEM DE TODOS OS ATENDIMENTOS	NO.	PORCENTAGEM DE TODAS AS LESÕES	PORCENTAGEM DE TODOS OS ATENDIMENTOS
Atendimentos no DE[a]	96.839.411	28.697.028	29,6	1.364.797	4,8	1,4
Hospitalizações[b]	36.693.646	1.826.548	5	275.146	15,1	0,7
Mortes	2.432.714	169.055	6,9	51.538[c]	30,5	2,1
Total	135.965.771	30.692.631	22,6	1.691.481	5,5	1,2

[a]Pessoas que foram hospitalizadas, morreram ou foram transferidas para outras instalações foram excluídas.
[b]Mortes dentro do hospital e pacientes transferidos de outro hospital foram excluídos.
[c]28 registros de mortalidade (de 2002-2006) foram omitidos por causa da falta de informações sobre a idade.
Adaptado de Faul M XL, Wald MM, Coronado VG: Traumatic brain injury in the United States: emergency department visits, hospitalizations and deaths 2002-2006, Atlanta, 2010, Centers for Disease Control and Prevention, National Center for Injury Prevention and Control, pp 1–74.

e/ou movimento que ocorrem anos após a concussão.[21,22] Recentemente foi descoberto que a ETC ocorre após outras causas de TCE repetido, sugerindo que quaisquer golpes repetidos na cabeça, como os que ocorrem no futebol americano, hóquei, futebol e luta profissional, em militares e vítimas de abuso físico, também podem levar a alterações neurodegenerativas.[20,22,23]

Lesões Diretas e Indiretas

Lesão Direta. O TCE direto ocorre quando a cabeça é atingida ou seu movimento é interrompido por um objeto. O dano resultante ao crânio e ao cérebro depende da consistência, da massa, da área de superfície e da velocidade do objeto que atinge a cabeça. A lesão direta também pode ser causada pela compressão da cabeça. Sinais externos de trauma são frequentemente observados no local de aplicação do impacto ou força de compressão. O crânio inicialmente deforma para dentro no ponto de contato. Se a força for suficiente, pode ocorrer uma fratura craniana. O crânio absorve parte da energia aplicada, enquanto alguma energia é transmitida ao cérebro por ondas de choque, que percorrem longas distâncias a partir do ponto de impacto ou compressão. Com a aplicação suficiente e prolongada da força de compressão, a capacidade do crânio de absorver a força é superada e ocorrem múltiplas fraturas cranianas lineares. Essas fraturas resultantes podem ser com afundamento se uma força de compressão rápida de alta energia for aplicada a uma pequena área do crânio. A extensão da lesão direta depende das propriedades vasoelásticas da região subjacente do tecido cerebral, da duração da força aplicada, da magnitude da força que chega ao tecido cerebral e da área da superfície do cérebro afetada.

Lesão Indireta. No TCE indireto, o conteúdo craniano é posto em movimento por outras forças que não o contato direto do crânio com um objeto. Um exemplo comum é uma lesão por aceleração-desaceleração. Nenhum impacto mecânico direto é sustentado, mas o conteúdo craniano é colocado em movimento vigoroso. Como os vasos subdurais estão tensos, podem ocorrer hematomas subdurais (HSD).

A aceleração diferencial do conteúdo craniano ocorre dependendo das características físicas da região do cérebro. À medida que uma região do cérebro desliza sobre outra, ocorrem cisalhamento e tensão. Esses movimentos resultam em lesões difusas, como uma concussão ou lesão axonal difusa (LAD). Lesão adicional ocorre quando o movimento do conteúdo intracraniano é abruptamente interrompido e o cérebro atinge o crânio ou uma estrutura dural. As contusões de contragolpe são um exemplo dessa lesão. Em lesões penetrantes, o objeto produz ondas de pressão que podem atingir estruturas distais ao percurso do projétil.

Cascata Neuroquímica

Podem ocorrer lesões secundárias mediadas por eventos fisiológicos, que podem diminuir o suprimento de oxigênio e energia para o tecido cerebral, ou uma cascata de eventos citotóxicos, mediada por muitos processos moleculares e celulares. Esses eventos incluem ativação de respostas inflamatórias, desequilíbrios de concentrações iônicas (p. ex., potássio, cálcio), aumento da presença de aminoácidos excitatórios (p. ex., glutamato), desregulação da síntese e da liberação de neurotransmissores, desequilíbrio nas funções mitocondriais e metabolismo energético, e produção de radicais livres.[24]

TCE Penetrante

A morbidade e a mortalidade das lesões na cabeça causadas por projéteis dependem do percurso intracraniano, da velocidade de entrada, do tamanho e do tipo do objeto penetrante. Projéteis que atravessam a linha média ou o centro geográfico do cérebro, passam pelos ventrículos ou chegam a repousar na fossa posterior estão associados à mortalidade extremamente alta. Feridas de alta velocidade estão associadas a maior mortalidade do que lesões de baixa velocidade. Grandes projéteis ou projéteis que se fragmentam dentro do crânio são geralmente fatais. O desenho do projétil e seu potencial de fragmentação (capacidade de se deformar ou fragmentar) também contribuem para a destruição final do tecido e para a morbidade e mortalidade dos pacientes.

As feridas tangenciais são causadas por um impacto que ocorre em um ângulo oblíquo em relação ao crânio. Se o projétil tem alta velocidade, mas baixa energia, ele pode percorrer ao redor do crânio, sob o couro cabeludo, sem atravessar o crânio. Lesões intracranianas, principalmente contusões corticais, podem ocorrer no local inicial de impacto, secundárias às ondas de pressão geradas pelo impacto. Embora muitos pacientes com FAF tangenciais tenham pontuação de GCS de 15 na apresentação, até 24% também apresentam hemorragia intracraniana e 16% sofrem fraturas do crânio.[25]

A maioria das lesões cerebrais penetrantes por civis é de ferimentos por projéteis penetrantes, que são produzidos por projéteis de velocidade moderada a alta descarregados a curta distância. O objeto penetrante pode viajar por todo o crânio, rebater na lâmina interna oposta ao crânio e ricochetear dentro do cérebro, ou parar em algum lugar dentro da cavidade craniana.

Quando o projétil atravessa o cérebro, uma cavidade de tecido é criada em até 10 vezes o diâmetro do míssil. Uma onda de choque de percussão também é criada, durante dois milissegundos, mas causando pouca destruição do tecido. A capacidade de lesão de uma arma de fogo está relacionada com a energia cinética de seu projétil no impacto e com a quantidade de energia que é dissipada. Projéteis de baixa velocidade tendem a ser defletidos por estruturas intracranianas. O percurso final é, portanto, errático e, ocasionalmente, não tem relação com o local de saída ou de entrada do projétil.

Feridas do Couro Cabeludo

Os grandes vasos sanguíneos do couro cabeludo não se contraem totalmente se forem lacerados e podem ser a fonte de perda substancial de sangue. Como os anexos areolares ao resto do couro cabeludo são frouxos, as avulsões do couro cabeludo frequentemente ocorrem por meio dessa camada. Os hematomas subgaleais podem se tornar grandes porque o sangue disseca facilmente pelo tecido areolar frouxo. Pode ser difícil conseguir a hemostasia e a perda de sangue pode ser significativa a ponto de causar comprometimento hemodinâmico.

Fraturas do Crânio

As fraturas cranianas são lesões locais causadas por impacto direto no crânio. Embora a presença de uma fratura craniana nem sempre indique uma lesão cerebral subjacente, a força necessária para fraturar o crânio é substancial e todos os pacientes com fraturas no crânio devem ser cuidadosamente avaliados para garantir que não haja lesão adicional. O padrão, a extensão e o tipo de fratura craniana dependem da força do impacto aplicado e da relação da força de impacto com a área de impacto. Aspectos clinicamente significativos das fraturas cranianas incluem ar intracraniano, associação com laceração do couro cabeludo (fratura craniana aberta), depressão abaixo do nível da lâmina interna do crânio e localização sobre um seio venoso dural principal ou artéria meníngea média.

Fraturas Lineares

Uma fratura craniana linear é uma única fratura que atravessa toda a espessura do crânio. As fraturas cranianas lineares são clinicamente importantes se cruzarem o sulco meníngeo médio ou os seios durais venosos principais; elas podem romper essas estruturas vasculares e causar a formação de hematomas epidurais (HED). A maioria das outras fraturas cranianas lineares não é clinicamente significativa.

Diástase sutural é a ruptura traumática de uma sutura craniana. Nos adultos, a diástase sutural frequentemente envolve as suturas coronais ou lambdoides. A diástase sutural geralmente ocorre quando uma fratura linear se estende para a linha de sutura e é rara após as suturas terem sido submetidas à fusão óssea. Fraturas cranianas cominutivas, que são fraturas lineares múltiplas que irradiam do local do impacto, geralmente sugerem um golpe mais forte na cabeça do que aquele que causa uma única fratura linear. Uma fratura linear do crânio aumenta substancialmente o risco de lesão intracraniana.

Fraturas com afundamento

Fraturas cranianas com afundamento geralmente são causadas por ferimentos de impacto direto com pequenos objetos contundentes, como um martelo ou taco de beisebol. A maioria das fraturas cranianas com afundamento ocorre nas regiões parietal ou temporal. Essas fraturas são clinicamente importantes porque predispõem a lesão cerebral subjacente significativa e a complicações do TCE, como infecção e convulsões.

Fraturas de base de crânio

As fraturas de base de crânio são fraturas lineares que geralmente ocorrem pelo osso temporal. Pacientes com fraturas de base de crânio estão em risco de hematomas extra-axiais em virtude da proximidade da fratura com a artéria cerebral média. As lesões durais, resultantes de uma fratura de base de crânio, podem criar uma comunicação entre o espaço subaracnoideo, os seios paranasais e a orelha média. Isso possibilita uma via para infecção na cavidade craniana e é sugerido por um vazamento de líquido cefalorraquidiano (LCR). Essas fraturas são o resultado de uma força de impacto considerável e são altamente associadas a uma lesão cerebral subjacente.

Lesões Extra-Axiais e Intra-Axiais

Extra-axial refere-se à lesão ou sangramento que ocorre dentro do crânio, mas fora do tecido cerebral. Lesão ou sangramento intra-axial ocorre dentro do próprio tecido cerebral. As lesões intracranianas extra-axiais incluem hematoma epidural, hematoma subdural, hemorragia subaracnóidea traumática e higroma subdural. Lesões intracranianas intra-axiais incluem lesão axonal traumática, contusões cerebrais e cerebelares e hematomas cerebrais e cerebelares.

Lesão Extra-Axial

Hematoma Epidural. HED é o sangramento que ocorre entre a lâmina interna do crânio e a dura-máter. A maioria dos HED resulta de uma lesão de impacto direto, que causa uma deformidade forçada do crânio. Geralmente, ocorre uma ruptura na artéria meníngea média, ou veia, ou seio dural. A região temporoparietal é o local mais provável de um HED. A alta pressão arterial do vaso sangrante disseca a dura-máter do crânio, permitindo a formação de hematomas.

O HED é, principalmente, uma doença dos jovens e é responsável por até 5% de todos os pacientes que sofreram TCE.[26] Os HED são raros em adultos mais velhos e em crianças menores de dois anos em virtude da firme ligação da dura-máter ao crânio em ambas as populações de pacientes.

Hematoma Subdural. HSD é uma hemorragia que ocorre entre a dura-máter e o cérebro e, geralmente, é causada por lesões de aceleração-desaceleração. O HSD ocorre mais comumente em pacientes com atrofia cerebral, como pacientes alcoólatras ou idosos, porque os vasos-ponte percorrem distâncias maiores do que em pacientes sem atrofia. Consequentemente, os vasos são mais propensos a romper com o movimento rápido da cabeça. Uma vez rompidos, o sangue pode preencher o espaço potencial entre a dura e a aracnoide. O HSD é muito mais comum que o HED, ocorrendo em até 30% dos pacientes com TCE grave. O sangramento lento das estruturas venosas retarda o desenvolvimento de sinais e sintomas clínicos. Como resultado, o hematoma comprime o tecido cerebral subjacente por períodos prolongados e pode causar isquemia e danos significativos no tecido. Aproximadamente, 20% dos pacientes apresentarão um HSD bilateral. O prognóstico do HSD não depende inteiramente do tamanho do hematoma, mas, sim, do grau de lesão cerebral causada pela pressão do hematoma em expansão no tecido subjacente ou por outras lesões intracranianas. A mortalidade é mais alta em adultos mais velhos, pacientes que têm um GCS de 8 ou menos e aqueles com sinais de síndrome de herniação aguda na apresentação inicial do departamento de emergência. Os HSDs da fossa posterior respondem por menos de 1% de todos os HSDs relatados. São causados por traumatismo occipital, que rompe vasos-ponte ou seios venosos e têm um prognóstico muito ruim.

Hemorragia Subaracnóidea Traumática. A hemorragia subaracnóidea (HSA) traumática é a presença de sangue no líquido cefalorraquidiano e da íntima meníngea e provavelmente resulta de rupturas de pequenos vasos subaracnóideos. A HSA traumática é detectada na primeira tomografia computadorizada em até um terço dos pacientes com TCE grave e, basicamente, é identificada em quase 50% dos pacientes com TCE grave. É, portanto, a anormalidade mais comum na tomografia computadorizada após TCE. Dados do National Traumatic Coma Data Bank demonstraram 60% de desfecho desfavorável em pacientes com lesões cerebrais graves quando há HAS traumática, em comparação com 30% de desfecho desfavorável quando não há HAS traumática. A HAS traumática também é considerada um fator de risco para mortalidade precoce.[27]

Higroma Subdural. Higroma subdural (HGSD) é uma coleção de fluido claro, xantocrômico e sanguinolento no espaço dural. A patogênese do HGSD não é certa. Pode resultar de uma ruptura na aracnoide, que permite que o LCR escape para o espaço dural ou efusões de vasos lesionados por meio de áreas de permeabilidade anormal nas meninges ou no parênquima subjacente. Eles podem se acumular imediatamente ou tardiamente após o traumatismo.

Lesão Intra-Axial

Lesão Axonal Difusa e Lesão Axonal Traumática. Acredita-se que o coma traumático prolongado não causado por lesões expansivas ou lesão isquêmica seja resultante de lesão axonal difusa (LAD).[28] Embora o termo *lesão axonal difusa* tenha sido amplamente adotado, a distribuição da lesão axonal geralmente não é difusa, mas multifocal. A lesão axonal ocorre em um espectro, com casos mais leves principalmente localizados. Além disso, LAD tem sido usado para descrever a lesão axonal de causas não traumáticas em outras condições neurológicas. Consequentemente, o termo *lesão axonal traumática* é preferido, particularmente em casos mais leves. Nos casos mais graves, quando a lesão axonal é mais difusa, o termo *lesão axonal traumática difusa* pode ser empregado.

Na LAT, os axônios sofrem uma lesão primária na qual são rompidos (axotomia) ou distendidos, e lesões secundárias provocam edema e desconexão axonal e podem levar à morte do axônio (Fig. 34.2).[29] Além disso, acredita-se que o desacoplamento agudo do fluxo sanguíneo cerebral, metabolismo e apoptose sejam os fatores importantes ligados à morte celular axonal após LAT.[13,30]

A maioria dos pacientes com LAT apresenta coma traumático persistente, que se inicia imediatamente no momento do trauma; no entanto alguns pacientes podem recuperar a consciência um pouco antes de entrar em coma prolongado. Como os exames diagnósticos não podem prever a extensão do dano axonal, a gravidade da lesão é determinada pelo curso clínico. Os graus clínicos de LAT difusa são baseados no tempo de coma: (1) grau I (leve) – coma por 6 a 24 horas; (2) grau II (moderado) – coma por mais de 24 horas, mas sem descerebração; (3) grau III (grave) – coma por mais de 24 horas com descerebração ou flacidez. Atualmente, não existe um preditor clínico precoce ou biomarcador que diferencie os pacientes com LAT difusa leve, moderada ou grave. Dados laboratoriais experimentais indicaram que os neurônios podem reparar parcialmente e regenerar os axônios danificados.[29,31]

Contusões Cerebrais. Contusões são ferimentos na superfície do cérebro, geralmente causadas por lesões por impacto. Na maioria das vezes, as contusões ocorrem nos polos e superfícies inferiores dos lobos frontal e temporal, onde o cérebro entra em contato com protuberâncias ósseas na base do crânio. Se a contusão ocorrer no mesmo lado da lesão de impacto, é uma lesão de golpe; se ocorrer no lado oposto, a contusão é uma lesão de contragolpe. Contusões também se desenvolvem frequentemente no tecido cerebral subjacente a uma fratura craniana com afundamento. Múltiplas áreas de tecido contundido podem ser decorrentes de um único impacto, muitas vezes em associação com outras lesões intracranianas. Contusões são causadas quando os vasos sanguíneos parenquimatosos são lesados, resultando em áreas dispersas de hemorragia petequial e subsequente edema. Contusões se desenvolvem na substância cinzenta da superfície do cérebro e diminuem em direção à substância branca. Frequentemente, sangue subaracnóideo é encontrado sobrejacente ao giro envolvido. Com o tempo, as hemorragias e o edema associados de uma contusão podem se tornar difusos e servir como um nicho para hemorragia ou inchaço, produzindo, assim, um efeito de massa local. A compressão do tecido subjacente pode causar áreas locais de isquemia e o infarto tecidual é possível se a compressão for significativa e não aliviada. Eventualmente, essas áreas isquêmicas tornam-se necróticas e cavidades císticas se formam dentro delas.

Hematoma Intracerebral. Os hematomas intracerebrais (HIC) são formados profundamente dentro do tecido cerebral e geralmente são causados por forças de cisalhamento ou tração que mecanicamente distendem e rompem arteríolas profundas de calibre pequeno à medida que o cérebro é impulsionado contra superfícies irregulares no crânio. Pequenas hemorragias petequiais resultantes coalescem para formar HIC, com 85% nos lobos frontal e temporal. Um HIC é frequentemente encontrado na presença de hematomas extra-axiais e, em muitos pacientes, ocorrem múltiplos HICs. HICs isolados podem ser detectados em até 12% de todos os pacientes com TCE grave.

Hematoma Intracerebelar. Os hematomas intracerebelares traumáticos primários são raros, mas podem ocorrer após um golpe direto na região occipital. Frequentemente, esses pacientes têm uma fratura craniana associada, HED ou HSD da fossa posterior, ou hematomas e contusões de contragolpe supratentoriais.

Lesões Cerebrais Primárias e Secundárias

O quadro clínico agudo do paciente com TCE é dinâmico e representa a soma de lesões primárias e secundárias.

Lesão Cerebral Primária

Uma lesão cerebral primária é um dano mecânico que ocorre no momento do traumatismo craniano e inclui lacerações cerebrais, hemorragias, contusões e avulsões teciduais. No nível microscópico, a lesão primária causa ruptura celular mecânica permanente e lesão microvascular. Além da evacuação de hematomas traumáticos, não existe uma intervenção específica para reparar ou reverter uma lesão cerebral primária.

Após a lesão primária, ocorre uma cascata de eventos no nível celular e molecular que continua por horas a dias que contribui ainda mais para a lesão cerebral. Essa lesão cerebral secundária resulta de desarranjos intracelulares e extracelulares, que levam a alterações na função celular e à propagação da lesão por meio de processos como despolarização, excitotoxicidade, ruptura da homeostase do cálcio, geração de radicais livres, ruptura da BHE, lesão isquêmica, formação de edema e hipertensão intracraniana.[32] Estudos em animais e humanos revelaram uma série complicada de reações neuroquímicas, neuroanatômicas e neurofisiológicas após lesão cerebral (Fig. 34.3). A célula tem alguns mecanismos compensatórios para se proteger de danos generalizados, como sequestradores de radicais livres endógenos e antioxidantes. No entanto esses sistemas são rapidamente sobrecarregados e a integridade funcional e estrutural da célula é ameaçada. Agentes em investigação direcionados a etapas específicas nos processos destrutivos sugeriram que alguns aspectos da lesão cerebral secundária podem ser revertidos ou modificados. Múltiplos estudos sobre lesão cerebral estão sendo realizados com inúmeras intervenções terapêuticas investigativas; até o momento, nenhum se mostrou útil no cenário clínico.[32,33]

Danos Sistêmicos Secundários

O desfecho neurológico final após TCE é influenciado pela extensão e pelo grau da lesão cerebral secundária. Por sua vez, a quantidade de lesão cerebral secundária depende de certas condições pré-mórbidas e comórbidas, como a idade do paciente e eventos sistêmicos relacionados como trauma.[34] Um objetivo primário no cuidado de emergência de um paciente com TCE é a prevenção ou redução de condições sistêmicas que conhecidamente pioram o desfecho após TCE, como hipotensão, hipóxia, anemia e hiperpirexia.[34,35]

Hipotensão. Definida como PAS menor que 90 mmHg, tem impacto negativo no desfecho de TCE grave. A hipotensão sistêmica reduz a perfusão cerebral, potencializando a isquemia e o infarto. A hipotensão está associada à quase duplicação da

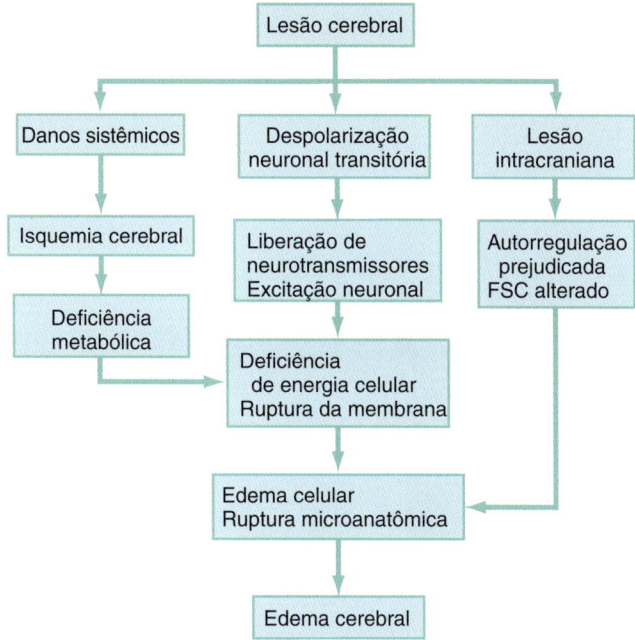

Fig. 34.3. Eventos que contribuem para a fisiopatologia da lesão cerebral secundária. *FSC*, fluxo sanguíneo cerebral.

mortalidade por TCE e piores desfechos para os pacientes que sobrevivem.[10]

Hipóxia. Definida como um Po_2 inferior a 60 mmHg, ocorre com frequência no paciente com lesão cerebral. As causas incluem as seguintes: (1) apneia transitória ou prolongada causada por compressão do tronco encefálico ou lesão após o evento traumático; (2) obstrução parcial das vias respiratórias causada por sangue, vômito ou outros detritos nas vias respiratórias do paciente traumatizado; (3) lesão da parede torácica que interfere na excursão respiratória normal; (4) lesão pulmonar que reduz a oxigenação efetiva; e (5) manejo ineficaz das vias respiratórias, como a incapacidade de usar ventilação bolsa máscara ou intubar o paciente de maneira efetiva ou oportuna. Quando a hipóxia é documentada, a mortalidade geral do TCE grave pode dobrar.[10] A hiperóxia também está associada a pior desfecho após TCE.[36,37]

Hipocapnia e Hipercapnia. A hipocapnia ($PaCO_2$ < 35 mmHg) e a hipercapnia ($PaCO_2$ > 46 mmHg) estão, cada uma delas, associadas a aumento da mortalidade após TCE. A hipercapnia causa vasodilatação cerebral, com aumento resultante no edema cerebral e na PIC e, portanto, está associada a um pior desfecho neurológico.[38,39] A hiperventilação para induzir hipocapnia tem sido depreciada para pacientes com PIC elevada; o tratamento atual do paciente enfatiza a manutenção de níveis de $PaCO_2$ normais a levemente reduzidos.

Anemia. A anemia causada pela perda de sangue pode ser prejudicial para o paciente com TCE por diminuir a capacidade de transporte de oxigênio do sangue e, assim, reduzir a quantidade de substrato necessário entregue ao tecido cerebral lesado. Quando ocorre anemia (hematócrito, 30%) em pacientes com TCE grave, a taxa de mortalidade aumenta.[34] Outras possíveis causas reversíveis de dano sistêmico no TCE incluem hipercapnia, coagulopatia e convulsões.[34]

Hiperpirexia. A hiperpirexia (temperatura corporal basal > 38,5 °C [101,3 ° F]) também está correlacionada com piores desfechos após TCE, e sua magnitude e sua duração parecem contribuir. O mecanismo exato que causa danos provavelmente envolve o aumento do metabolismo em áreas do cérebro lesadas, empregando, assim, o fluxo sanguíneo, com aumento resultante na PIC.[34]

Alteração de Nível de Consciência

Consciência é o estado de percepção de si e do ambiente, que requer funcionamento intacto do córtex cerebral e sistema de ativação reticular (SAR) do tronco encefálico. Um paciente que sofreu TCE tipicamente tem alteração de nível de consciência, mas condições reversíveis que podem alterar o estado mental, como hipóxia, hipotensão ou hipoglicemia, devem ser corrigidas à medida que são identificadas. Os pacientes com TCE podem estar hipóxicos devido a lesões nos centros respiratórios ou por lesão pulmonar concomitante. A hipotensão causada por outras lesões associadas pode comprometer o FSC e afetar a consciência. A supressão global pode ser por intoxicação exógena antes da lesão, hipoglicemia, convulsão pós-traumática (CPT) ou período pós-convulsivo, após uma convulsão por qualquer causa. Com o aumento da PIC por edema cerebral ou uma lesão em expansão, pode ocorrer compressão do tronco encefálico e subsequente compressão do SAR.

Síndromes de Herniação Cerebral

A herniação cerebral ocorre quando o aumento do volume craniano e da PIC sobrecarrega as capacidades compensatórias naturais do sistema nervoso central (SNC) (Fig. 34.4). Quando os sinais da síndrome de herniação estão presentes, no entanto, a mortalidade se aproxima de 100% sem a rápida implementação de medidas de emergência temporizadoras e tratamento neurocirúrgico definitivo.

Herniação Uncal

A síndrome de herniação traumática clinicamente significativa mais comum é a hérnia uncal, uma forma de herniação transtentorial. A herniação uncal é frequentemente associada a hematomas extra-axiais traumáticos na fossa média lateral ou no lobo temporal. Quando a compressão do uncus começa, o terceiro nervo craniano (NC) é comprimido; anisocoria, ptose, movimentos extraoculares comprometidos e reflexo pupilar lento à luz se desenvolvem no lado ipsilateral à lesão em expansão. À medida que a herniação progride, a compressão do nervo oculomotor ipsilateral eventualmente causa dilatação pupilar ipsilateral e não reatividade pupilar.

Inicialmente, no processo de herniação uncal, os achados do exame motor podem ser normais, mas as respostas de Babinski contralaterais desenvolvem-se precocemente. A hemiparesia contralateral se desenvolve quando o pedúnculo ipsilateral é comprimido contra o tentório. Com a progressão contínua da herniação, a postura descerebrada bilateral eventualmente ocorre; a postura decorticada nem sempre é observada com a síndrome de herniação uncal.

Em certa porcentagem de pacientes com TCE, o pedúnculo cerebral contralateral é forçado contra a borda oposta do hiato tentorial. A hemiparesia é então detectada ipsilateral à pupila dilatada e à lesão de massa. Isso é chamado de *síndrome do entalhe de Kernohan* e causa achados motores de falsa localização. À medida que a herniação uncal progride, a compressão direta do tronco encefálico provoca alterações adicionais no nível de consciência, no padrão respiratório e no sistema cardiovascular. Alterações no estado mental podem inicialmente ser sutis, como agitação, inquietação ou confusão, mas logo ocorre letargia, com progressão para coma franco. O padrão respiratório do paciente pode inicialmente ser normal, seguido de hiperventilação sustentada. Com compressão continuada do tronco encefálico, desenvolve-se um padrão respiratório atáxico. O estado hemodinâmico do paciente pode mudar, com rápidas flutuações na pressão arterial e na condução cardíaca. A herniação que não é controlada progride rapidamente para insuficiência do tronco encefálico, colapso cardiovascular e morte.

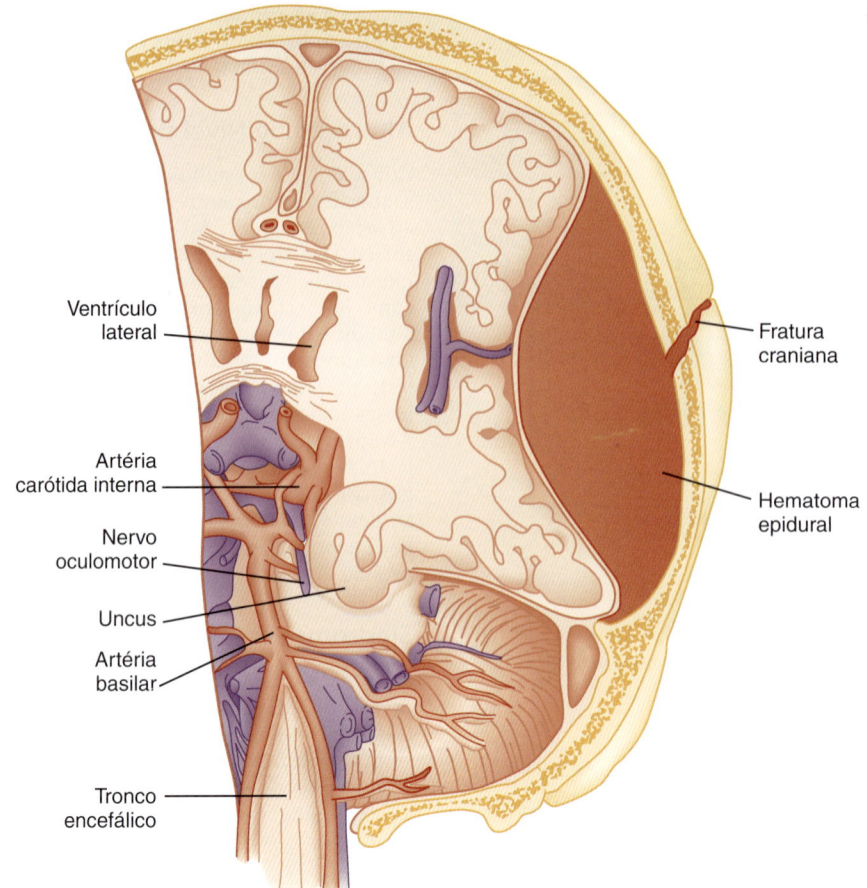

Fig. 34.4. Vista anterior de herniação transtentorial causada por grande hematoma epidural. Uma fratura de crânio se sobrepõe ao hematoma. (De Rockswold GL: Head injury. In Tintinalli JE, et al editors: Emergency medicine, New York, 1992, McGraw-Hill, p. 915.)

Herniação Transtentorial Central

Menos comum que a herniação transtentorial uncal, a herniação transtentorial central é demonstrada pela deterioração neurológica rostrocaudal causada por uma lesão em expansão no vértice ou polo frontal ou occipital do cérebro. A deterioração clínica ocorre quando a pressão central bilateral é exercida sobre o cérebro a partir de cima. A manifestação clínica inicial pode ser uma mudança sutil no estado mental ou rebaixamento do NdC, fraqueza motora bilateral e pupilas pontuais (2 mm). Reflexos de luz ainda estão presentes, mas são difíceis de detectar. O tônus muscular é aumentado bilateralmente, e os sinais bilaterais de Babinski podem estar presentes. À medida que a herniação central progride, ambas as pupilas ficam no ponto médio e perdem a responsividade à luz. Padrões respiratórios são afetados e pode ocorrer hiperventilação sustentada. O tônus motor aumenta. A postura decorticada é provocada por estímulos nocivos. Progride para decorticação bilateral e, em seguida, postura descerebrada espontânea. Os padrões respiratórios inicialmente incluem bocejos e suspiros, e progridem para taquipneia sustentada, seguida por respirações lentas e irregulares superficiais imediatamente antes da parada respiratória.

Herniação Cerebelotonsilar

A herniação cerebelotonsilar ocorre quando as tonsilas do cerebelo se herniam para baixo pelo forame magno. Isso é geralmente o resultado de uma massa cerebelar ou grande massa do vértice central, causando o deslocamento rápido de todo o tronco encefálico. Clinicamente, os pacientes demonstram súbito colapso respiratório e cardiovascular quando a medula é comprimida. Observam-se pupilas contraídas. A quadriplegia flácida é a apresentação motora mais comum por causa da compressão bilateral dos tratos corticoespinhais. Embora a mortalidade seja alta, o cuidado neurointensivo e a intervenção neurocirúrgica em tempo hábil resultam na recuperação a um nível mínimo ou moderado de incapacidade em mais de 50% dos pacientes.

Hérnia Transtentorial Ascendente

A hérnia transtentorial ascendente ocorre ocasionalmente como resultado de uma lesão da fossa posterior em expansão. O NdC declina rapidamente. Esses pacientes podem ter pupilas contraídas por compressão da ponte. O olhar conjugado para baixo é acompanhado pela ausência de movimentos oculares verticais.

TRAUMA CRANIOENCEFÁLICO MODERADO E GRAVE

Características Clínicas e História

Embora a história possa ser adiada pela necessidade de ressuscitação e estabilização de emergência, devem ser solicitados detalhes sobre o mecanismo da lesão, as circunstâncias que envolvem a lesão e qualquer uso concomitante de drogas ou álcool. O paciente, provedores pré-hospitalares ou quaisquer testemunhas devem ser questionados quanto à perda de consciência ou atividade convulsiva. O paciente deve ser questionado sobre a lembrança do incidente e os períodos de tempo antes e depois, e sobre quaisquer sintomas, incluindo cefaleia intensa, náusea, vômito ou amnésia. A história clínica anterior deve ser obtida, com atenção especial às coagulopatias, como a hemofilia. Além disso, os medicamentos do paciente, particularmente anticoagulantes ou antiplaquetários, devem ser determinados. Se tiver havido uma mudança na GCS do paciente, isso deve ser registrado.

O NdC atual do paciente, bem como imediatamente antes e após a lesão, e na chegada dos primeiros socorristas, deve ser determinado. A piora do estado mental ou a deterioração da GCS desde a lesão indicam a presença de TCE moderado a grave. Convulsões ou apneia testemunhadas devem ser GCS. Se o paciente está agora acordado, mas estava inconsciente em algum momento, deve-se determinar se o paciente retornou ao estado mental inicial.

Apresentações Comuns de Lesões Específicas

Hematoma Epidural

A apresentação clássica de um HED é descrita como TCE, causando rebaixamento do NdC seguido pelo chamado intervalo lúcido. Embora a consciência do paciente seja menos diminuída durante o intervalo lúcido, um estado mental completamente normal pode não retornar antes que ocorra um segundo episódio de rebaixamento da consciência. O intervalo lúcido não é patognomônico para um HED e ocorre em pacientes que sofrem outras lesões de massa em expansão. Aproximadamente, 47% dos pacientes com HED têm a apresentação clássica. O desenvolvimento de sintomas e sinais de HED é inteiramente dependente da rapidez com que o HED está se desenvolvendo dentro do crânio. Pacientes com HED frequentemente se queixam de cefaleia intensa, sonolência, tontura, náusea e vômito. Um pequeno HED pode permanecer assintomático, mas isso é raro.

Se o HED for rapidamente detectado e eliminado, o resultado funcional é excelente. Devido à sua rápida formação, os HEDs por hemorragia arterial são geralmente detectados em poucas horas após a lesão, e mais cedo em crianças. Os HEDs que se desenvolvem por uma ruptura do seio dural desenvolvem-se mais lentamente, e as manifestações clínicas podem ser insidiosas, com atrasos resultantes na detecção.

O HED da fossa posterior é o resultado de um TCE occipital direto, resultando em uma fratura craniana que rompe o seio venoso, e a maioria dos pacientes tem evidência externa de lesão occipital. A maioria dos pacientes se torna sintomática dentro de 24 horas após a lesão, com queixas de cefaleia, náusea, vômito e rigidez da nuca. A maioria dos pacientes acaba tendo o NdC diminuído.

Hematoma Subdural

A apresentação clínica do paciente depende da quantidade de lesão cerebral sustentada no momento do trauma e da taxa de expansão do HSD. Se o paciente com HSD ficou inconsciente no momento do trauma, o prognóstico é ruim; esses pacientes frequentemente apresentam LAT concomitante. Os sinais e sintomas após a lesão que provocam um HSD estão inicialmente relacionados com as outras lesões intracranianas que podem ter sido sustentadas e, então, com a lenta expansão do HSD. Os HSDs são classificados até a apresentação clínica. HSDs agudos são sintomáticos dentro de 24 horas após o trauma. Pacientes com HSDs agudos geralmente apresentam diminuição do NdC. A maioria dos pacientes com HSD tem GCS menor que 8. Aproximadamente, 12% a 38% dos pacientes terão um intervalo lúcido em algum momento de sua apresentação. A mortalidade geral de pacientes com HSD que precisam de intervenção cirúrgica é de 40% a 60%.

Um HSD crônico se torna sintomático duas semanas ou mais após o trauma. Os sinais e sintomas podem ser muito sutis ou inespecíficos, mas muitos pacientes demonstram fraqueza unilateral ou hemiparesia. Pacientes com HSD crônico unilateral apresentam maior ocorrência de hemiparesia do que aqueles com HSD crônico bilateral.[40] A maioria relata NdC alterado, mas alguns pacientes são incapazes de recordar o TCE ou descrever apenas uma pequena lesão. Um HSD crônico pode ter sido inicialmente um pequeno HSD assintomático que eventualmente se expandiu devido a uma combinação de hemorragia recorrente e escape de plasma para o hematoma. Em algum momento, chega-se a uma massa crítica, e o HSD crônico torna-se sintomático.

As manifestações clínicas do HSD posterior variam, mas geralmente incluem náuseas, vômitos, cefaleia e diminuição do NdC. Ocasionalmente, podem ser observadas paralisias do NC, assim como rigidez da nuca, sinais e sintomas cerebelares e papiledema.

Hemorragia Subaracnóidea Traumática

Incidência aumentada de fraturas e contusões no crânio é observada em pacientes com HSA traumática (HSAt) em comparação com pacientes sem HSAt. A quantidade de sangue na HSAt se correlaciona diretamente com o desfecho e inversamente com a pontuação da GCS apresentada. Os pacientes podem queixar-se de cefaleia e fotofobia.

Higroma Subdural

Clinicamente, um HGSD não pode ser distinguido de outras lesões de massa. Frequentemente, os pacientes têm NdC diminuído ou déficits motores focais. Eles podem se queixar de cefaleia, náuseas e vômitos. A PIC pode aumentar em virtude do efeito de massa, e pode haver sinais de aumento da PIC.

Lesão Axonal Traumática

A duração da perda de consciência ou coma após lesão está diretamente relacionada com a extensão da patologia axonal no tronco encefálico.[28] Mesmo com extensa patologia axonal na substância branca, pode haver pouca ou nenhuma perda de consciência se o tronco encefálico for relativamente poupado. Portanto parece que a distribuição, em vez da extensão global, da patologia axonal é importante na determinação da consciência imediatamente após o TCE.[41]

Contusão Cerebral

A apresentação clínica de pacientes com contusões é frequentemente insidiosa. Eles podem ter sofrido apenas uma breve perda de consciência, mas a duração da confusão e obtundação pós--traumática pode ser prolongada. Se ocorrerem contusões perto do córtex sensorimotor, poderão ocorrer déficits neurológicos focais. Muitos pacientes com contusões significativas têm recuperações sem complicações, mas as contusões podem causar problemas neurológicos significativos, incluindo aumento da PIC, CPT e déficits focais.

Hematoma Intracerebral

Os efeitos clínicos dos hematomas intracerebrais dependem do tamanho e da localização e se o sangramento continua. HICs foram relatados com todos os graus de gravidade do TCE. Mais de 50% dos pacientes com HIC sofrem perda de consciência no momento do impacto. O NdC subsequente do paciente depende da gravidade do impacto e das lesões coexistentes. Combinado com as contusões, outras lesões concomitantes e o subsequente edema perilesional, um HIC pode causar efeitos de massa substanciais e precipitar uma síndrome de herniação (Fig. 34.5).

Hematoma Intracerebelar Traumático

A apresentação clínica de um hematoma cerebelar traumático isolado é semelhante à de outras lesões posteriores. Quando outras lesões traumáticas estão presentes, a imagem pode ser confusa.

Exame Físico

No cenário de TCE e suspeita de lesão cerebral, o manejo deve ser guiado pelos princípios da reanimação traumática. Uma avaliação

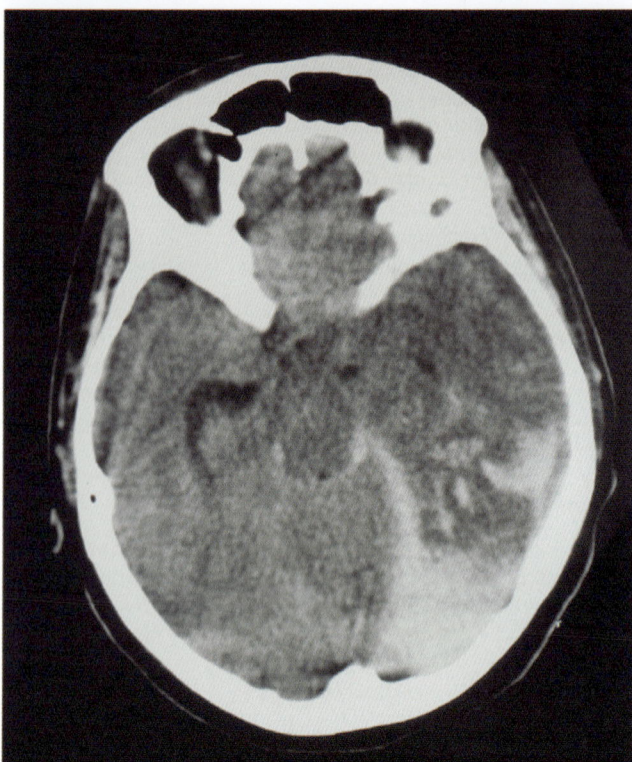

Fig. 34.5. Tomografia computadorizada (TC) não realçada por contraste do hematoma intracerebral e contusão na região occipital esquerda. O mapeamento também mostra a disposição em camadas de um hematoma subdural tentorial. Efeito de massa e herniação uncal precoce também estão visíveis.

QUADRO 34.2
Características Clínicas das Fraturas da Base do Crânio

Sangue no canal auditivo
Hemotímpano
Rinorreia
Otorreia
Sinal de Battle (hematoma retroauricular)
Sinal do guaxinim (equimose periorbital)
Déficits de nervo craniano
Paralisia facial
Diminuição da acuidade auditiva
Tontura
Zumbido
Nistagmo

---

primária do controle de vias respiratórias, respiração e hemorragia deve ser realizada rapidamente. Depois que as ameaças imediatas à vida são tratadas adequadamente, uma avaliação secundária deve se concentrar no traumatismo craniano subjacente, na lesão cerebral e no comprometimento neurológico.

A cabeça e o pescoço devem ser cuidadosamente examinados quanto a sinais externos de trauma que também possam ter produzido um TCE subjacente. Laceração do couro cabeludo, contusão, abrasão ou avulsão podem se sobrepor a uma fratura craniana com afundamento. O exame clínico de uma fratura craniana com afundamento pode ser enganoso. A mobilidade do couro cabeludo pode resultar em desalinhamento da fratura com uma laceração do couro cabeludo sobrejacente. Como resultado, a parte do crânio subjacente à laceração pode ser normal, com a área deprimida a vários centímetros de distância. O edema do couro cabeludo pode interferir nos achados do exame físico e ocultar qualquer defeito ósseo palpável. Os sinais e sintomas de uma fratura craniana com afundamento dependem da profundidade da depressão da peça óssea livre. Cerca de 25% dos pacientes que sofrem fratura craniana com afundamento relatam perda de consciência. Pode haver déficits neurológicos, dependendo da extensão da lesão do tecido cerebral subjacente.

As fraturas da base do crânio são frequentemente diagnosticadas pelo exame clínico (Quadro 34.2), e o exame físico deve avaliar sinais como hemotímpano, equimoses periauricular ou periorbitária e otorreia clara ou rinorreia. No caso de uma lesão de empalamento, o objeto penetrante deve ser deixado no local para ser removido na cirurgia. Pacientes com fraturas basais estão em risco de hematomas extra-axiais devido à proximidade da fratura com a artéria cerebral média. As fraturas da base de crânio podem comprimir e aprisionar os NCs que passam pelos forames basais, deslocar os ossos da cadeia auricular e romper o canal ótico ou seios cavernosos, com subsequente lesão dos NC III, IV e V. As fraturas do osso esfenoidal podem romper a artéria carótida interna intracavernosa, criando o potencial para a formação de pseudoaneurismas ou fístulas venosas carotídeas. O diagnóstico de uma fratura da base do crânio é baseado em sinais e sintomas clínicos associados (Quadro 34.2).

A porcentagem de lesões simultâneas da coluna cervical em pacientes com TCE grave varia até quase 20%.[42] Frequentemente, outras regiões da coluna também são lesadas. O pescoço deve ser avaliado quanto à evidência de uma fratura da coluna cervical. Dissecções da artéria carótida causadas por uma lesão cervical de hiperflexão-extensão podem ocasionalmente ser detectadas pela ausculta de um sopro carotídeo. Nesses pacientes, um exame neurológico cuidadoso deve avaliar a assimetria sutil entre as artérias carótidas. Por fim, todos os pacientes devem ser submetidos a uma avaliação secundária completa após a estabilização inicial, com avaliação de lesões adicionais, incluindo patologia da medula espinal.

Exame Neurológico Precoce

Geral. Os objetivos da avaliação neurológica precoce de pacientes com TCE incluem a detecção de lesões com risco de morte e a identificação de alterações neurológicas no período pós-trauma imediato. Uma avaliação neurológica precisa nesse período serve como base para comparação em exames subsequentes. Um exame neurológico eficiente no cenário de emergência inclui avaliação do estado mental, GCS, tamanho e responsividade pupilar e força motora e simetria. Se uma medida formal da GCS não for possível ou for difícil devido a fatores de confusão comórbidos, o estado mental do paciente deve ser descrito com o máximo de detalhes possível. O declínio do estado mental após o TCE sugere aumento da PIC por uma lesão com efeito de massa ou piora do edema cerebral, que pode rapidamente se tornar uma ameaça à vida. Os preditores mais fortes de desfecho após TCE moderado e grave são a idade, a reatividade pupilar e o GCS. Preditores adicionais incluem características da TC, hipotensão, hipóxia, parâmetros laboratoriais (p. ex., glicose, níveis de hemoglobina) e lesões extracranianas.[43]

Escala de Coma de Glasgow. A GCS é uma escala de 15 pontos usada na tentativa de quantificar o NdC do paciente e é um método objetivo de acompanhamento do estado neurológico do paciente (Tabela 34.2). Foi originalmente desenvolvida durante um período em que a tomografia computadorizada não estava disponível para comunicar alterações no estado neurológico em pacientes comatosos com TCE (Fig. 34.6). A pontuação atribui pontos com base na melhor abertura ocular do paciente (abertura espontânea = 4, sem resposta = 1), na resposta motora (obedece a comandos = 6, sem resposta = 1) e na resposta verbal (orientado = 5, sem resposta = 1). Em virtude da sua facilidade de uso, ela foi adotada na avaliação de rotina de todos os pacientes com trauma, incluindo aqueles com TCE leve que não estão em coma.[5]

TABELA 34.2
Escala de Coma de Glasgow

RESPOSTA	PONTUAÇÃO	SIGNIFICADO
ABERTURA DO OLHO		
Espontânea	4	Sistema de ativação reticular; paciente pode não estar consciente
Ao comando verbal	3	Abre os olhos quando é dito para fazê-lo
À dor	2	Abre os olhos em resposta à dor
Nenhuma abertura do olho	1	Não abre os olhos a nenhum estímulo
ESTÍMULOS VERBAIS		
Orientado, conversa	5	SNC relativamente intacto, percepção de si e do ambiente
Desorientado, conversa	4	Bem articulada, organizada, mas desorientada
Palavras não apropriadas	3	Palavras de exclamação aleatórias
Incompreensível	2	Gemido, sem palavras reconhecíveis
Sem resposta verbal	1	Sem resposta ou intubado
RESPOSTA MOTORA		
Obedece a comandos verbais	6	Prontamente move os membros quando é dito para fazê-lo
Localiza os estímulos dolorosos	5	Move o membro em um esforço para remover o estímulo doloroso
Retirada de flexão	4	Foge da dor com flexão
Flexão anormal	3	Rigidez de decorticação
Extensão	2	Rigidez de descerebração
Nenhuma resposta motora	1	Hipotonia, flacidez — sugere perda da função medular ou lesão da medula espinal concomitante

SNC, Sistema nervoso central.

No entanto a GCS pode refletir o comprometimento por outras condições que não a lesão cerebral, como lesões distrativas, intoxicação por drogas e álcool, hipoxemia e medicações sedativas. Além disso, o estado dos pacientes pode se deteriorar após um hematoma intracraniano em expansão, que clinicamente parece ser um TCE leve. Embora o TCE seja frequentemente classificado em leve, moderado e grave com base na GCS, ele, na verdade, representa um espectro de lesão.

Exame Pupilar. Uma avaliação do tamanho e da responsividade da pupila do paciente é realizada no início da avaliação inicial do paciente com TCE. A assimetria pupilar, a perda do reflexo de luz ou pupila dilatada sugerem síndrome de herniação, uma vez que o aumento da pressão sobre o NC III resulta em comprometimento das fibras parassimpáticas e dilatação pupilar no lado afetado. Entretanto, o uso do exame pupilar para localização de uma lesão intracraniana não é sensível nem específico. Além disso, a midríase traumática, resultante da lesão direta do olho e das estruturas periorbitais, pode confundir a avaliação da responsividade pupilar. Assim como na GCS, uma mudança na resposta pupilar é mais indicativa de patologia intracraniana do que os achados iniciais.

Exame Motor. O exame motor precoce do paciente avalia a força e a simetria. A paralisia obscurece reflexos involuntários; deve-se tentar realizar o exame motor antes que agentes paralisantes sejam administrados. Se o paciente não for cooperativo ou estiver em coma, o movimento motor deve ser induzido pela aplicação de estímulos nocivos. Qualquer movimento deve ser registrado. O movimento voluntário intencional deve ser distinguido da postura motora anormal.

A postura de decorticação é a flexão anormal do membro superior e a extensão do membro inferior. O braço, o punho e o cotovelo flexionam lentamente, e o braço é aduzido. A perna se estende e gira internamente, com flecha plantar do pé. A postura decorticada indica lesão acima do mesencéfalo. A postura de descerebração é o resultado de uma lesão mais caudal e, portanto, está associada a um pior prognóstico. A taxa de postura de descerebração aumenta significativamente na presença de lesões no mesencéfalo.[44] Os braços se estendem anormalmente e se tornam aduzidos. O punho e os dedos são fletidos, e o braço inteiro é girado internamente no ombro. O pescoço sofre extensão anormal e os dentes podem ficar cerrados. A perna é girada internamente e estendida, e os pés e dedos dos pés ficam em flexão plantar.

Função do Tronco Encefálico. No cenário agudo, a atividade do tronco encefálico é avaliada pelo padrão respiratório do paciente, pelo tamanho pupilar e pelos movimentos oculares. A resposta oculocefálica (manobra de olhos de boneca) testa a integridade dos centros do olhar pontino. Essa resposta não deve ser inferida até que fraturas da coluna cervical sejam descartadas. A resposta oculovestibular (uso da estimulação térmica) também permite a avaliação do tronco encefálico. Os pacientes comatosos não demonstram mais nistagmo quando se coloca água fria no canal auditivo; a única resposta é o desvio tônico dos olhos em direção à água fria instilada. Essa resposta é amortecida por cerume ou sangue no canal auditivo do paciente, e a membrana timpânica precisa estar intacta para que esse teste seja realizado.

No paciente com TCE grave, o exame dos NC é frequentemente limitado às respostas pupilares (NC III), reflexo de vômito (CN IX e X) e reflexo corneano (CN V e VII). A simetria facial (NC VII) pode algumas vezes ser avaliada se o paciente fizer uma careta com estímulos nocivos. Em pacientes que estão acordados e cooperativos, um exame formal de NC deve ser realizado.

Diagnóstico Diferencial

No contexto de TCE, as condições que apresentam NdC alterado incluem convulsões e estado pós-ictal associado, intoxicação por álcool ou drogas e traumas sistêmicos que resultam em hipoxemia ou hipoperfusão. O estado mental de um paciente também pode ser prejudicado por sedativos, ou a função motora pode ser alterada por agentes bloqueadores neuromusculares administrados antes da chegada ao DE. Entretanto lesões intra-axiais e extra-axiais podem causar alterações no estado mental e coexistir com outras lesões traumáticas. O TCE pode resultar em lesões confusas em outras partes da cabeça ou do pescoço, incluindo fraturas do crânio ou faciais, lesões da coluna cervical ou da medula espinal, lesões oculares, lesões otolaríngeas e danos aos vasos sanguíneos no pescoço. Embora uma GCS de 15 não exclua a possibilidade de lesão cerebral, uma GCS decrescente sugere uma lesão intracraniana em expansão, que pode ser intracerebral ou subdural, ou epidural. Os sinais incluem piora da cefaleia, sinais neurológicos focais, confusão e letargia, que podem evoluir para coma. A apresentação de uma hemorragia subdural pode ser aguda, subaguda ou crônica. Hemorragias epidurais ou intracerebrais têm uma apresentação aguda e abrupta, e podem levar de minutos a horas após a lesão inicial para se apresentarem. Pacientes com hemorragia epidural podem ter um intervalo lúcido após uma breve perda de consciência ou período de confusão. Uma fratura craniana pode ser acompanhada por patologia traumática subjacente, incluindo contusões cerebrais, rupturas durais e traumas vasculares. Dada à proximidade da artéria meníngea média aos ossos temporais, devem-se considerar hematomas extra-axiais (especialmente HED) se houver sinais de fratura na base do crânio. A postura de decorticação implica em lesão acima do mesencéfalo, enquanto a

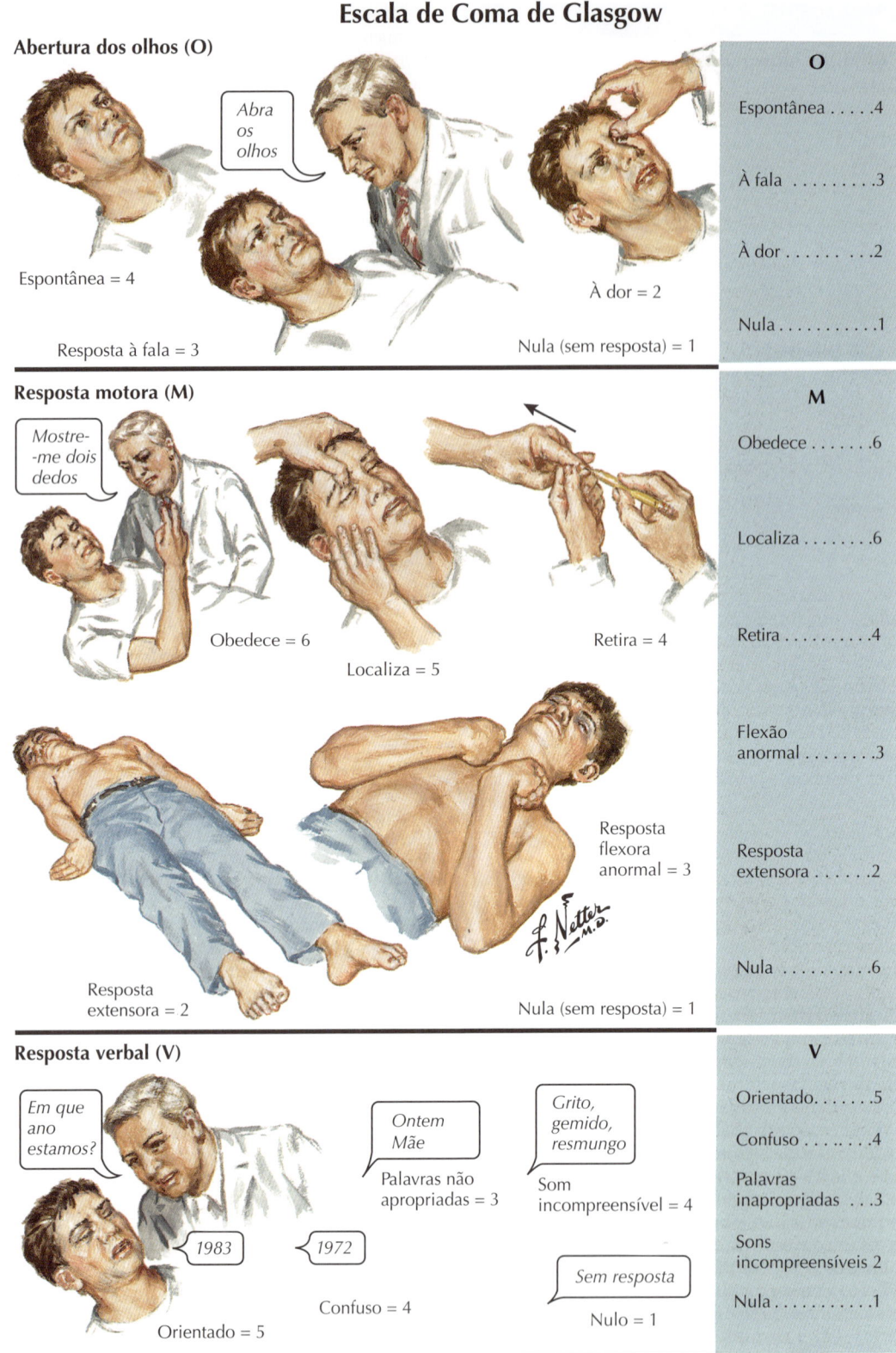

Fig. 34.6. Como calcular uma pontuação da Escala de Coma de Glasgow (GCS). (Copyright 2016 Elsevier Inc. Todos os direitos reservados. www.netterimages.com.)

postura de descerebração é sugestiva de uma lesão do mesencéfalo. A desigualdade pupilar e os déficits motores unilaterais podem ajudar a localizar uma lesão. Em populações vulneráveis, deve-se considerar TCE não acidental em todos os pacientes com lesão cerebral. Além disso, deve-se considerar lesão cerebral em todos os pacientes com TCE e idade avançada ou em uso de anticoagulantes ou antiplaquetários, independentemente dos sintomas. Com o envelhecimento, o cérebro se atrofia e cria mais espaço dentro do crânio para que o sangue se acumule, de modo que os adultos mais velhos podem ter hemorragia significativa e não apresentar sinais de deterioração.

Testes Diagnósticos

Testes Laboratoriais

Testes laboratoriais de rotina geralmente não são necessários para pacientes com TCE leve isolado no quadro agudo, exceto um teste de glicemia à beira do leito em pacientes com estado mental alterado, e determinação do nível de álcool no sangue em pacientes com suspeita de intoxicação alcoólica e TCE. A suspeita de uma causa sistêmica como causa do TCE, como quando um paciente diabético sofre um acidente automobilístico depois de perder a consciência por hipoglicemia, justifica o teste dirigido para as condições causadoras. Os estudos de coagulação são indicados em pacientes com coagulopatias (p. ex., hemofilia, doença de Von Willebrand), com suspeita de doença hepática e em uso de anticoagulantes. Testes laboratoriais auxiliares que podem fornecer informações úteis no manejo subsequente do paciente incluem um teste toxicológico da urina, nível de álcool no sangue, hemograma completo e níveis de eletrólitos. Em pacientes com TCE grave, os parâmetros de coagulação (p. ex., contagem de plaquetas) podem indicar um pior prognóstico.[45]

Neuroimagem

Radiografia Craniana. A radiografia craniana após um TCE raramente é indicada e há muito tempo foi substituída pela tomografia computadorizada (TC) craniana, que é a base dos exames de imagens para TCE agudo. Embora os pacientes com sinais clínicos de fratura craniana tenham uma incidência substancialmente aumentada de lesões intracranianas, numerosos estudos mostraram que as radiografias do crânio não são sensíveis nem específicas para lesão intracraniana. Quando o exame clínico mostra evidências de fraturas cranianas, a TC deve ser realizada. Embora radiografias simples do crânio tenham sido usadas no passado para localizar fragmentos de projéteis ou determinar a penetração do crânio, a TC também é o teste radiológico de escolha para TCE penetrante.[46] As janelas ósseas da TC podem detectar fraturas cranianas (incluindo fraturas de base de crânio). A TC define a localização precisa do projétil, seu trajeto intracraniano, a presença de fragmentos de ossos ou projéteis, coleções de sangue extra-axiais ou intracerebrais ou outras lesões traumáticas e pneumoencéfalo. Radiografias cranianas para adultos com TCE leve não são recomendadas.

Tomografia Computadorizada. A TC não contrastada do crânio é o padrão de diagnóstico para identificar lesão intracraniana no departamento de emergência. Esse mapeamento delineia sangramento intra-axial e extra-axial agudo, edema cerebral, infarto isquêmico causado por hipóxia após trauma, evidência de aumento da PIC e pneumoencéfalo. É sensível para demonstrar efeito de massa, tamanho e configuração ventricular, lesões ósseas e hemorragia aguda, independentemente da localização (ou seja, espaços parenquimatosos, subaracnóideos, subdurais ou epidurais).[47] Uma TC deve ser realizada se houver deterioração clínica.

Pneumoencéfalo. É frequentemente associado a ferimentos de projéteis que penetram os seios, mas podem ser causados pelo ar livre sugado pela cavidade de penetração atrás do projétil. Todos os FAFs tangenciais devem ser avaliados com TC craniana pela alta incidência de lesão intracraniana associada.[25] A angiografia pode ser indicada para melhor discernir a localização dirigida às principais estruturas vasculares. O pneumoencéfalo também está associado a fraturas expostas do crânio.

Hematoma Epidural. No mapeamento da TC, um HED aparece hiperdenso, biconvexo, ovoide e lenticular. O HED geralmente não se estende além dos anexos durais nas linhas de sutura. As margens são bem definidas e o hematoma geralmente se projeta para dentro em direção ao cérebro (Fig. 34.7). Os HEDs de densidade mista na TC podem sangrar ativamente. A região temporoparietal é o local mais provável para um HED. O HED geralmente é unilateral e 20% dos pacientes apresentam outras lesões intracranianas,

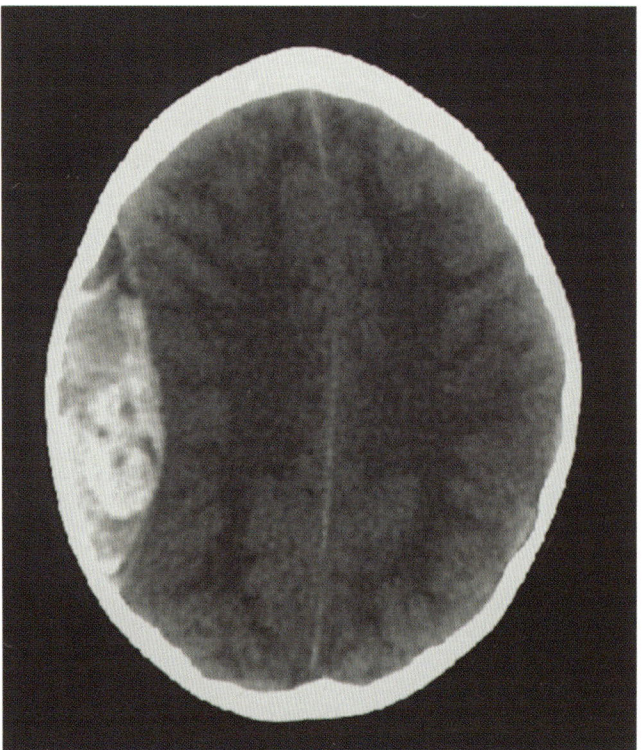

Fig. 34.7. TC não realçada por contraste do hematoma epidural agudo ao nível da convexidade média direita. Há um efeito de massa associado e desvio moderado da linha média.

geralmente HSD ou contusões. A deterioração de um paciente que tem um HED por sangramento arterial pode ser rápida e dramática.

HED da fossa posterior é a lesão traumática mais comum da fossa posterior e é responsável por 5% dos HEDs. Na TC, o HED da fossa posterior é semelhante a outros HEDs, mas pode cruzar a linha média e se estender acima do tentório até o compartimento supratentorial (Fig. 34.8).

Hematoma Subdural. Ao contrário dos HEDs, os HSDs frequentemente se estendem para além das linhas de sutura (Fig. 34.9). Um HSD pode seguir o contorno do tentório e ser detectado dentro da fissura longitudinal (Fig. 34.10). Muitos pacientes com um HSD agudo também apresentam evidências de TC de lesões intracerebrais contralaterais ao HSD. Um HSD subagudo é sintomático entre 24 horas e duas semanas após a lesão. Pode parecer hipodenso ou isodenso na TC. O contraste aumenta a detecção de lesões isodensas. Os pacientes se queixam de cefaleia, estado mental alterado ou déficits focais.

Na TC, um HSD crônico pode parecer isodenso ou hipodenso ao parênquima cerebral. Evidências indiretas da lesão incluem deslocamento da linha média, supressão dos sulcos corticais ipsilaterais e compressão ventricular. O contraste pode aumentar a probabilidade de se identificar um HSD crônico que se tornou isodenso. Na TC, o sangue em várias idades é visto como uma lesão de densidade mista. Em um exame de ressonância magnética (RM), um HSD crônico parece hiperdenso.

Os HSDs da fossa posterior são causados por trauma occipital e, na TC, não cruzam a linha média nem se estendem acima do tentório. O resultado de um HSD posterior é muito ruim.

Hemorragia Subaracnóidea Traumática. A TC sem contraste permite que o diagnóstico seja obtido, com aumento da densidade observado nas cisternas basilares. O sangue também pode ser visto dentro das fissuras e sulcos inter-hemisféricos. A quantidade de sangue na HSAt correlaciona-se diretamente com o resultado e inversamente com a GCS apresentada.

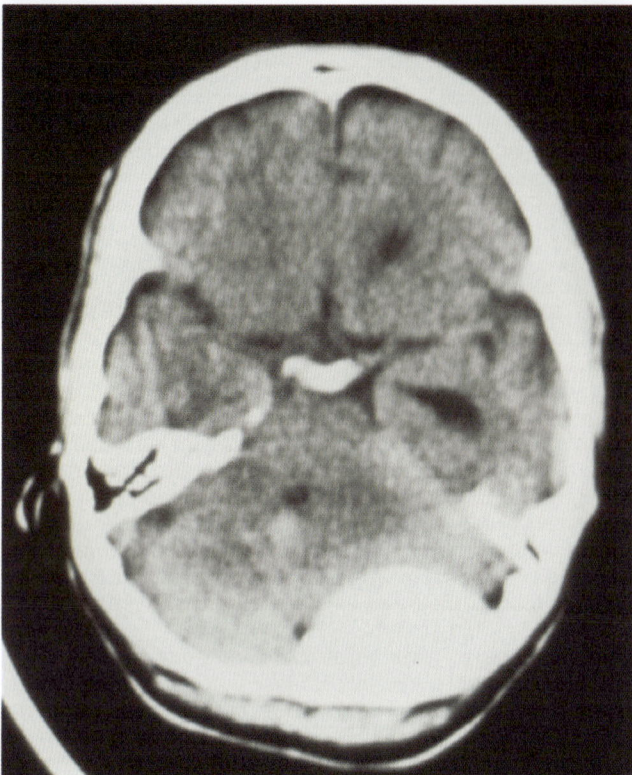

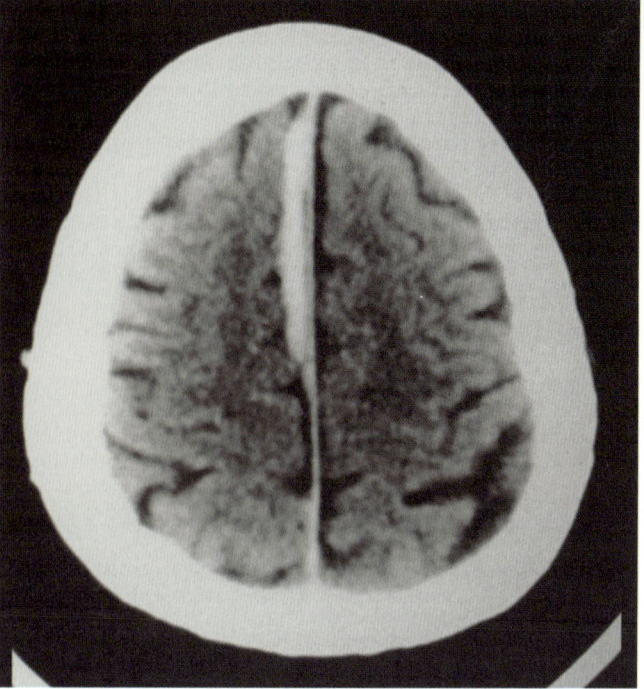

Fig. 34.8. TC não realçada por contraste de um grande hematoma epidural à esquerda na fossa posterior. O tamanho da lesão a esse nível elevado sugere que cruza para o compartimento supratentorial. Essa lesão é frequentemente associada a fratura do osso occipital que rompe o seio transverso.

Fig. 34.10. TC não realçada por contraste de um hematoma subdural agudo inter-hemisférico.

Higroma Subdural. Na TC, os HGSDs aparecem em forma de crescente no espaço extra-axial; a densidade é a mesma que a do LCR. HGSD bilaterais são comuns.

Lesão Axonal Difusa/Lesão Axonal Traumática. A LAT difusa é o achado de TC mais comum após TCE grave, estimada em mais de 50% de todos os pacientes com TCE em coma. No entanto, em casos mais leves, não há lesão traumática focal aguda específica observada na TC craniana ou na RM estrutural. Ocasionalmente, pequenas hemorragias petequiais próximas ao terceiro ventrículo e dentro da substância branca do corpo caloso ou cápsula interna do tronco encefálico são detectadas.[28] Uma hemorragia intraventricular na TC inicial tem sido relatada como um preditor precoce de lesões de LAD no corpo caloso na RM.[48] Embora o exame histopatológico de tecido cerebral *post-mortem*[28] seja o padrão ouro para o diagnóstico de LAT, técnicas avançadas de neuroimagem por RM, como a imagem por tensor de difusão (DTI), podem ajudar a avaliar a integridade da substância branca (Fig. 34.11).[49]

Contusões Cerebrais. A TC sem contraste é o melhor teste diagnóstico para descobrir contusões no período pós-traumático precoce. Elas parecem heterogêneas e irregulares devido às regiões mistas de hemorragia, necrose e infarto. Geralmente, o tecido edemaciado circundante aparece hipodenso. Nos dias três e quatro do pós-trauma, o sangue localizado nas contusões começa a se degradar e a RM estrutural torna-se mais útil.

Hematoma Intracerebral. Um hematoma intracerebral pode ser detectado na primeira TC imediatamente após a lesão, mas muitas vezes, não é visto por várias horas ou dias. Ao contrário das contusões, os HICs são geralmente profundos no tecido cerebral e muitas vezes se tornam bem demarcados com o tempo. Na TC, um HIC aparece como uma área homogênea hiperdensa bem definida de hemorragia (Fig. 34.12).

Hematoma Intracerebelar Traumático. Geralmente, esses pacientes têm uma fratura craniana associada, HED ou HSD da fossa posterior, ou hematomas e contusões de contragolpe supratentoriais.

Edema Cerebral. Na TC, o edema difuso manifesta-se por compressão bilateral dos ventrículos, perda da definição dos sulcos corticais ou apagamento das cisternas basais (Fig. 34.13).

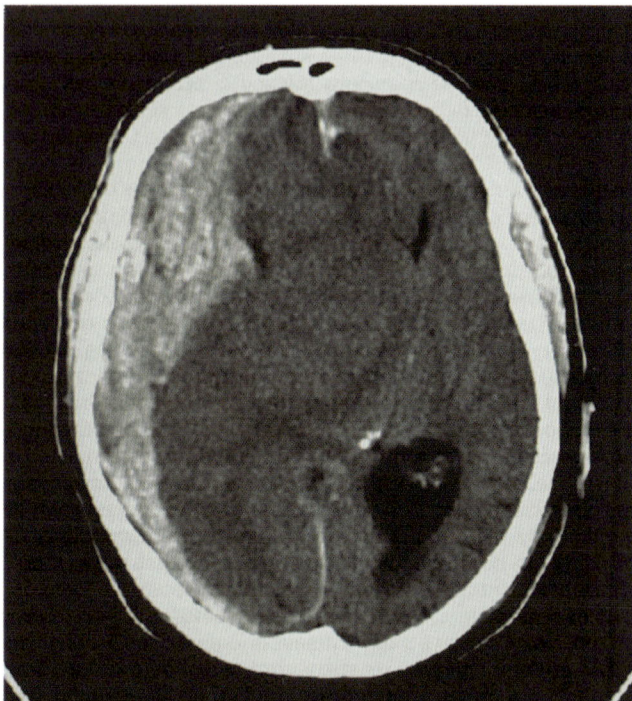

Fig. 34.9. TC não realçada por contraste de um hematoma subdural agudo temporal direito. Há hemorragia aguda e antiga, que explica a densidade mista. O efeito de massa é grande, com um desvio de aproximadamente 2,7 cm da direita para a esquerda. O ventrículo lateral direito foi obliterado.

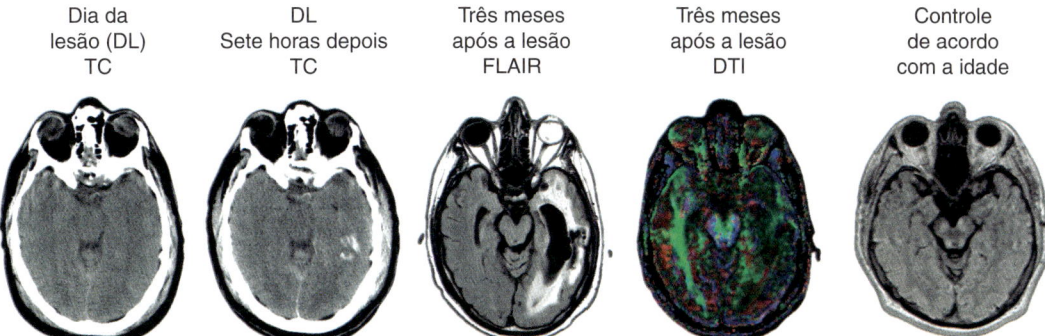

Fig. 34.11. Achados de TC sequencial no trauma cranioencefálico (TCE) grave com lesão axonal traumática (LAT). No DE, na tomografia computadorizada no primeiro dia da lesão, o mapeamento na extrema esquerda mostra principalmente edema generalizado, mas, em sete horas, distintas hemorragias intraparenquimatosas aparecem, particularmente dentro do lobo temporal esquerdo. Três meses após a lesão, a LAT e a hemorragia intraperitoneal resultam em efeitos degenerativos maciços, refletidos na dilatação do corno temporal e diferenças de sinal da substância branca marcadamente anormais ao longo dos lobos temporal e occipital na sequência de recuperação da inversão com atenuação do líquido (FLAIR). A dilatação do corno temporal também é evidente no lobo temporal direito, reflexo da atrofia generalizada. A perda da integridade da substância branca é mais nitidamente observada pela imagem por tensor de difusão (DTI), em que não há direção coerente observada na região temporal esquerda; embora o lobo temporal direito apresente alterações atróficas, o fascículo occipitotemporal inferior (*seta*) é claramente visível. O exame de RM de controle é uma imagem T1 que mostra a morfologia simétrica do lobo temporal com a aparência normal dos cornos temporais em forma de fenda (Adaptado de Bigler ED, Maxwell WL: Neuropathology of mild traumatic brain injury: relationship to neuroimaging findings. Brain Imaging Behav 6:108–136, 2012.)

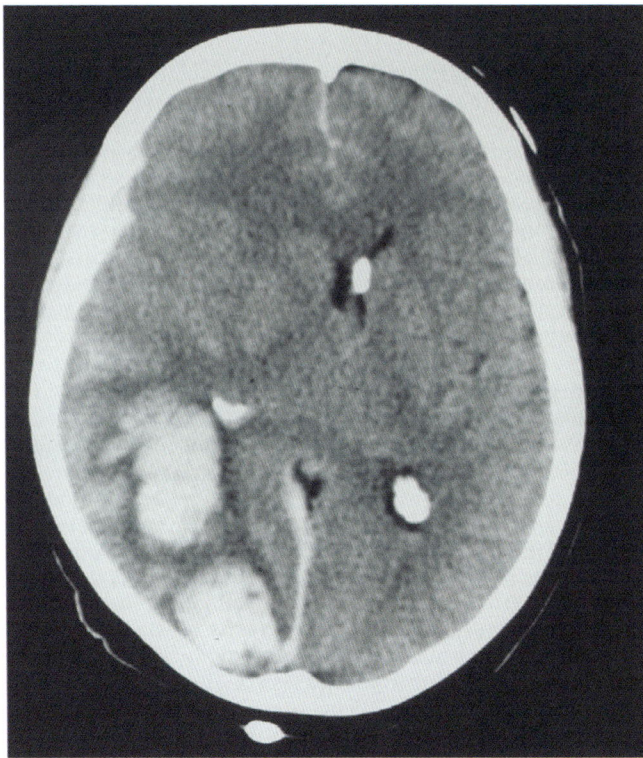

Fig. 34.12. TC não realçada por contraste de hematomas intracerebrais occipital e temporal direitos, circundados por discreto edema e contusão hemorrágica. Um pequeno hematoma subdural inter-hemisférico é visível na fissura inter-hemisférica posterior. O desvio da linha média é óbvio. Uma ventriculostomia foi colocada e é visível como imagem de alta densidade dentro dos ventrículos.

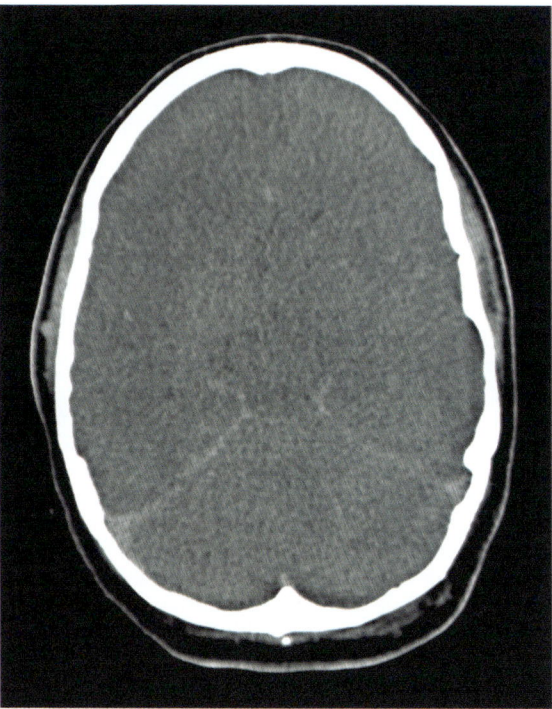

Fig. 34.13. TC não realçada por contraste mostrando edema cerebral difuso. Há perda de diferenciação das substâncias cinzenta e branca no parênquima cerebral. Ocorreu compressão bilateral dos ventrículos, com perda de sulcos corticais.

O edema focal adjacente a lesões de massa traumática demonstra a diminuição da densidade na TC comparado com o tecido normal.

Escala Tomográfica de Rotterdam. A **Escala Tomográfica de Rotterdam** foi desenvolvida para determinar o risco de mortalidade no TCE. Baseia-se em achados iniciais de TC sem contraste de compressão da cisterna basal, desvio da linha média, presença de hematoma epidural e presença de sangue intraventricular e/ou hemorragia subaracnoide traumática (Quadro 34.3).

Manejo

Cuidado Extra-Hospitalar

O manejo fora do hospital do paciente com TCE deve se concentrar na prevenção ou minimização da lesão cerebral secundária. Os dois maiores danos sistêmicos são hipotensão e hipóxia. As intervenções

> **QUADRO 34.3**
>
> *Escala Tomográfica de Rotterdam* para Previsão de Mortalidade em Seis Meses após Trauma Cranioencefálico
>
> 1. Apagamento da cisterna basal
>   0 = nenhum
>   1 = parcialmente apagada (comprimida)
>   2 = completamente apagada (comprimida)
> 2. Desvio da linha média
>   0 = nenhum desvio ou ≤ 5mm
>   1 = > 5 mm
> 3. HED (hematoma epidural)
>   0 = com HED
>   1 = sem HED
> 4. HIV (hemorragia intraventricular) ou HSA (hemorragia subaracnóidea)
>   0 = nenhum presente
>   1 = ambos presentes
>   2. Adicionar 1 à pontuação
>
> Pontuação total = 1 a 6 pontos

devem ser dirigidas para a manutenção da oxigenação e prevenção da hipotensão por meio da reanimação direta com líquidos e controle da hemorragia.

Via Aérea. Há controvérsias em relação aos benefícios das intubações extra-hospitalares em pacientes com lesões cerebrais. Em sistemas com tempos de transporte curtos e em pacientes nos quais uma saturação de oxigênio superior a 90% pode ser mantida com oxigênio suplementar, a intubação no pré-hospitalar é um benefício questionável e pode potencialmente levar a piores desfechos.[50-52] Embora tentativas malsucedidas de intubação no pré-hospitalar possam aumentar o tempo extra-hospitalar e aumentar o risco de aspiração ou hipóxia, os pacientes hipóxicos ou incapazes de manter as vias aéreas apresentam melhores desfechos em termos de mortalidade e resultado neurológico com intubação no pré-hospitalar.[50,52]

O objetivo final do pré-hospitalar é prevenir ou minimizar a hipóxia. Os protocolos extra-hospitalares das vias aéreas equilibram os riscos de intubação de emergência em um ambiente não controlado com a necessidade de garantir uma via aérea em risco e evitar hipóxia. Se a oxigenação puder ser mantida e o tempo de transporte for curto (a maioria dos ambientes urbanos), o manejo definitivo das vias aéreas deve ser adiado até a chegada ao departamento de emergência (DE).[53] Se a intubação endotraqueal for realizada no pré-hospitalar, ela deve ser realizada por profissionais habilitados com um rigoroso programa de garantia de qualidade e treinamento contínuo do provedor. Sempre após o estabelecimento de via aérea avançada deve-se confirmar o procedimento com uma capnografia quantitativa do final da expiração ($EtCO_2$), que melhora expressivamente a detecção de dispositivos das vias aéreas colocados indevidamente e hiperventilação inadvertida por profissionais do pré-hospitalar. A intubação endotraqueal pré-hospitalar está associada a pior prognóstico em crianças e deve ser evitada nessa população (Cap. 165).

Hipotensão. Evitar e controlar a hipotensão são elementos críticos do tratamento pré-hospitalar do paciente com TCE. A avaliação secundária do paciente com TCE deve incluir uma busca por sinais externos de TCE. As lacerações do couro cabeludo podem sangrar em grande volume para um curativo volumoso, e um curativo menos volumoso deve ser usado com a aplicação de pressão manual constante para evitar perda excessiva de sangue. Qualquer outra hemorragia externa em curso deve ser rapidamente abordada e controlada. Embora a hipotensão permissiva possa ser benéfica em alguns pacientes com trauma, ela é prejudicial no contexto de lesão cerebral.[54]

Agitação. Muitos pacientes com TCE grave são inicialmente combativos ou agitados. O transporte de um paciente agitado que esteja lutando contra restrições físicas pode exacerbar a lesão física, causar aumento na PIC e interferir na estabilização e no manejo apropriados. O manejo da agitação na configuração pré-hospitalar espelha aquele do DE, conforme descrito a seguir.

Manejo no Departamento de Emergência

Geral. O manejo dos pacientes com TCE grave no DE deve ser de acordo com os protocolos do ATLS (Advanced Trauma Life Support). O monitoramento dos sinais vitais deve ser contínuo, como o status respiratório (oximetria de pulso, capnografia), frequência cardíaca, pressão arterial e temperatura. O status vacinal do tétano deve ser determinado e a profilaxia deve ser dada, conforme apropriado. A gravidez em mulheres com idade fértil deve ser verificada.

Via aérea. O comprometimento primário das vias aéreas no cenário de TCE pode resultar de trauma craniofacial ou cervical, sangramento ou vômito. O comprometimento secundário das vias aéreas também pode resultar de lesão cerebral, como no caso de perda de reflexos do tronco encefálico, agitação do paciente, hipotensão sistêmica grave ou alterações no estado mental. Em ambos os casos, as vias aéreas devem ser protegidas precocemente para evitar aspiração e lesões cerebrais secundárias como resultado de hipóxia ou hipercarbia (Fig. 34.14).

Se possível, um exame neurológico rápido, mas detalhado, deve ser realizado antes de o paciente receber qualquer agente bloqueador neuromuscular ou sedativo. Esse exame focalizado inclui o registro cuidadoso dos elementos da GCS, caracterização do movimento de todos os quatro membros (para comando, resposta intencional à dor, dor localizada, retirada, postura), tônus e reflexos pupilares. Esses elementos são essenciais para correlacionar os achados da TC com lesão clínica e também são úteis para acompanhar a progressão do paciente. A seleção de medicamentos e a técnica de intubação para o paciente com TCE são discutidas no Capítulo 1.

Hipotensão. Se a hipotensão for detectada a qualquer momento no manejo de emergência de um paciente com potencial lesão cerebral, outra causa que não a lesão cerebral deve ser procurada (Cap. 33). A hipotensão sistêmica tem profundas implicações para os desfechos neurológicos. Na verdade, um único episódio de hipotensão duplica o risco de mortalidade. Portanto, devem ser realizadas infusão de líquidos ou transfusão de sangue para manter uma PAS de pelo menos 90 mmHg. A manutenção da PAS acima de 100 mmHg pode ser considerada para diminuir a mortalidade e melhorar o desfecho.[10]

Terapia Hiperosmolar Dirigida ao Cérebro. Se houver sinais de síndrome de herniação iminente, como coma mais profundo, pupila recém-assimétrica ou outros parâmetros neurológicos que diminuem substancialmente, recomendamos o uso de diuréticos osmóticos, como manitol ou solução salina hipertônica (SHT). O manitol é o mais convencional para o controle da PIC elevada no TCE grave agudo.[10] O manitol (0,25-1 g/kg) pode efetivamente reduzir o edema cerebral, produzindo um gradiente osmótico que reduz o volume cerebral e proporciona maior espaço para um hematoma em expansão ou edema cerebral. Os efeitos osmóticos do manitol ocorrem em minutos e atingem seu pico aproximadamente 60 minutos após a administração do bólus. Os efeitos redutores da PIC de um único bólus podem durar de seis a oito horas. O manitol também é um expansor de volume efetivo e, na presença de hipotensão hipovolêmica, pode auxiliar na manutenção da pressão arterial sistêmica necessária para uma adequada perfusão cerebral. Promove também o FSC, reduzindo a viscosidade do sangue e a resistência microcirculatória. É um

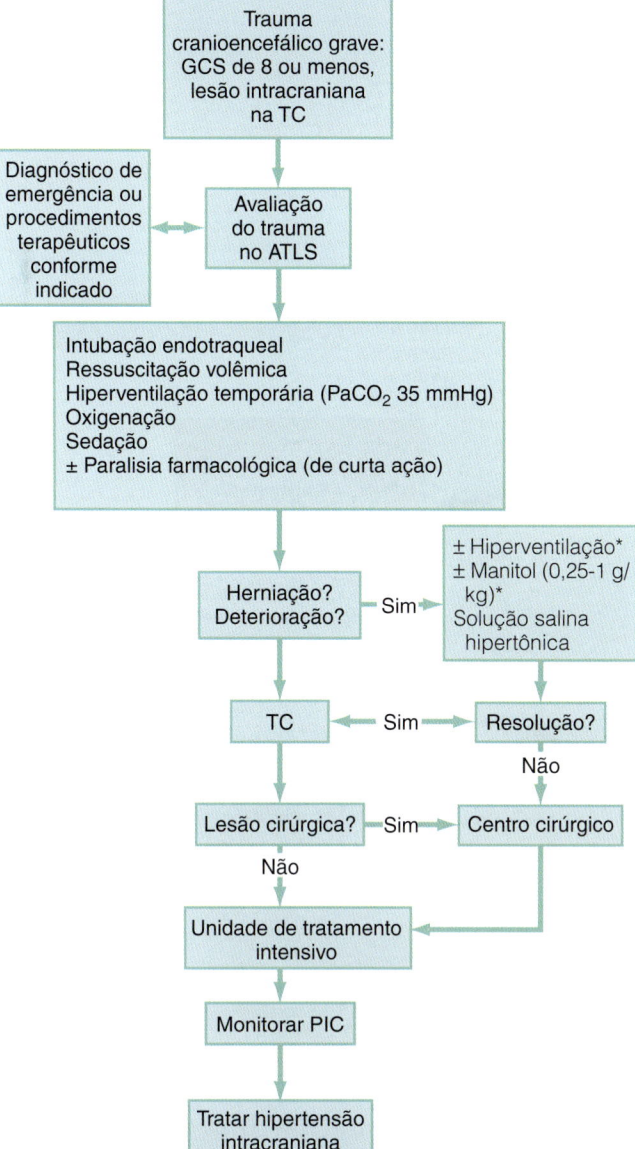

*Apenas na presença de sinais de herniação ou deterioração neurológica progressiva não atribuível a fatores extracranianos.

Fig. 34.14. Opções de tratamento para reanimação inicial de um paciente com trauma cranioencefálico grave. *ATLS*, Suporte Avançado de Vida no Trauma; *TC*, tomografia computadorizada; *GCS*, Escala de Coma de Glasgow; *PIC*, pressão intracraniana; *PaCO₂*, pressão parcial de dióxido de carbono arterial. (De Brain Trauma Foundation; American Association of Neurological Surgeons; Congress of Neurological Surgeons; Joint Section on Neurotrauma and Critical Care; AANS/CNS; J Neurotrauma 24[Suppl 1]:S1–106, 2007).

limpador efetivo de radicais livres, reduzindo a concentração de radicais livres de oxigênio, que podem promover a peroxidação lipídica da membrana celular.

A SHT também tem sido usada efetivamente para reduzir a PIC no TCE. No entanto há poucos dados comparativos na terapia osmótica dirigida ao cérebro. A seleção do manitol *versus* SHT deve ser feita em uma base institucional, para que os profissionais de várias especialidades (p. ex., medicina de emergência, cirurgia de trauma, neurocirurgia, anestesiologia) forneçam cuidados consistentes.[55,56]

A SHT administrada como terapia em bólus é mais eficaz do que o manitol na redução das elevações cumulativas e diárias da PIC após TCE grave, mas não melhora a mortalidade.[55,57] Os benefícios propostos da SHT incluem a redução da lesão secundária por meio de efeitos na modulação celular, diminuição do edema cerebral, melhora da perfusão periférica e diminuição da PIC por meio de mecanismos vasorregulatórios[58] e aumento da expressão de mediadores pró-inflamatórios e pró-trombóticos. Numerosos estudos clínicos demonstraram que a SHT pode reduzir significativamente a PIC; no entanto o número total de pacientes inscritos nesses estudos é pequeno e a interpretação é complicada pela variação nos protocolos, pela concentração de SHT e pela taxa de administração.[10,55,58-60]

Entre os pacientes com TCE grave que não estavam em choque hipovolêmico, a reanimação inicial com solução salina hipertônica ou salina hipertônica com dextran, em comparação com solução salina normal, não mostrou desfecho neurológico melhor ou sobrevida superior a seis meses.[61,62] O manitol pode causar lesão renal aguda ou hipotensão se administrado em grandes doses. Pode também induzir um efeito paradoxal do aumento do sangramento em uma lesão traumática pela descompressão do efeito tamponante de um hematoma. Potenciais eventos adversos associados à SHT incluem lesão renal aguda, mielinólise pontina central e elevação rebote da PIC.[60] A terapia osmótica deve ser guiada por achados no monitoramento da PIC. Antes do início de tal monitoramento, as terapias osmóticas direcionadas ao cérebro devem ser reservadas para pacientes com sinais de herniação transtentorial ou deterioração neurológica progressiva não atribuíveis a causas extracranianas.[10]

A terapia osmolar com manitol ou solução salina hipertônica pode extrair água em uma BHE intacta e, assim, diminuir a PIC. O manitol, de 0,25 a 1 g/kg, é administrado a cada seis horas, até uma osmolalidade sérica de 320 mOsm/kg. O tratamento com 30 mL de SHT a 23,4% parece ser pelo menos tão eficaz quanto o manitol para baixar rapidamente a PIC e reverter a herniação, embora seja necessário um acesso venoso central para uma administração segura. A solução salina hipertônica (23,4%), de 30 a 60 mL, pode ser administrada a cada seis horas, até um nível sérico máximo de sódio de 160 mEq/L. Por ser um potente diurético, o manitol é preferido em casos de sobrecarga de fluidos, enquanto a SHT pode ser usada como fluido reanimador; uma solução de 3% ou 23,4% pode ser usada.[63]

Hiperventilação. Em condições normais, a $PaCO_2$ é o mais poderoso determinante do FSC e, entre 20 e 80 mmHg, o FSC é linearmente responsivo à $PaCO_2$. Anteriormente, a chamada hiperventilação terapêutica era recomendada como método para reduzir a PIC. Infelizmente, no entanto, essa redução na PIC é obtida pela redução do FSC, o que é importante para atender às demandas metabólicas do cérebro. Uma baixa $PaCO_2$, portanto, e o baixo FSC resultante, podem resultar em isquemia cerebral, enquanto altos níveis de $PaCO_2$ podem resultar em hiperemia cerebral e PIC alta. A ventilação normal é, atualmente, a meta para pacientes com TCE grave na ausência de herniação cerebral, e a $PaCO_2$ é mantida na faixa normal, de 35 a 45 mmHg.[10] No caso de herniação cerebral com risco de morte ou elevação significativa da PIC, a hiperventilação terapêutica é apropriada apenas como uma intervenção em curto prazo, unindo-se a uma terapia mais definitiva (p. ex., craniectomia). Portanto a hiperventilação é recomendada apenas como uma medida temporária para a redução da PIC elevada e não deve ser usada para tratamento ou profilaxia de rotina. A hiperventilação deve ser evitada durante as primeiras 24 horas após a lesão, quando o FSC é, geralmente, criticamente reduzido. Se a hiperventilação for utilizada, medidas de saturação de oxigênio venoso jugular (SjO_2) ou pressão parcial de O_2 no tecido cerebral ($Btpo_2$) são recomendadas para monitorar o fornecimento de oxigênio.[10,64] Os efeitos neurológicos da hipocapnia estão ilustrados na Fig. 34.15.

Descompressão Craniana. Em pacientes com herniação iminente que não respondem à terapia osmótica e à hiperventilação, particularmente aqueles com uma história da chamada "*talk and deteriorate*" (piora do nível de consciência) após TCE, a descompressão craniana de emergência pode reverter temporariamente

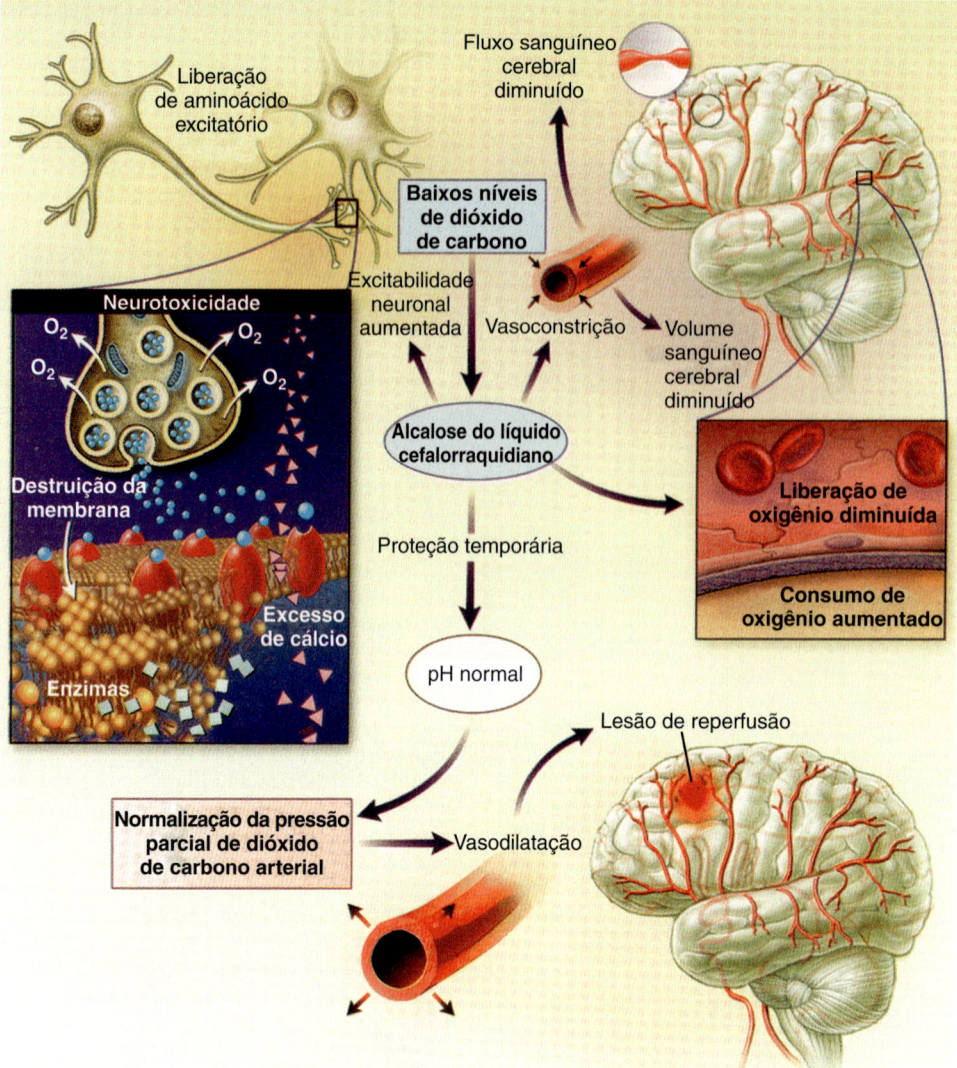

Fig. 34.15. Efeitos neurológicos da hipocapnia. A hipocapnia sistêmica resulta em alcalose do líquido cefalorraquidiano, que diminui o fluxo sanguíneo cerebral, o suprimento cerebral de oxigênio e, em menor extensão, o volume sanguíneo cerebral. A redução da pressão intracraniana pode salvar a vida de pacientes nos quais a pressão está gravemente elevada. Entretanto isquemia cerebral induzida por hipocapnia pode ocorrer devido à vasoconstrição (comprometimento da perfusão cerebral), redução da liberação de oxigênio da hemoglobina e aumento da excitabilidade neuronal, com a possível liberação de excitotoxinas, como o glutamato. Com o tempo, o pH do líquido cerebroespinal e, consequentemente, o fluxo sanguíneo cerebral gradualmente retornam ao normal. A subsequente normalização da pressão parcial do dióxido de carbono arterial pode resultar em hiperemia cerebral, causando lesão de reperfusão em regiões cerebrais anteriormente isquêmicas. (De Laffey JG, Kavanagh BP: Hypocapnia. N Engl J Med 347: 43-53, 2002).

ou interromper a síndrome de herniação.[65,66] A trepanação de emergência pode permitir tempo suficiente para o paciente se submeter a uma craniotomia formal na sala de cirurgia. Entretanto a maioria dos pacientes que se apresentam inconscientes sofreu lesão cerebral grave difusa, sem lesão focal passível de descompressão de emergência. Pacientes com esforço respiratório errático ou ausente, pupilas fixas e dilatadas bilateralmente, nenhum movimento ocular espontâneo e postura de descerebração não se beneficiam da trepanação de emergência. Além disso, a colocação de uma broca é um procedimento invasivo cego e as chances de localizar as lesões em expansão são incertas. A trepanação deve ser realizada somente após confirmação de uma coleção extradural por neuroimagem[67] e somente por, ou sob a orientação de um emergencista com treinamento específico.

A craniectomia descompressiva (CD) é a remoção cirúrgica do osso do crânio e é realizada com o objetivo de aliviar a elevação da PIC, com melhora dos desfechos em alguns pacientes com TCE.[68,69] A CD bifrontal tem sido usada em alguns pacientes com TCE grave com lesão difusa (sem lesões de massa) que apresentam PIC elevada para mais de 20 mmHg por mais de 15 minutos em um período de uma hora, refratária às terapias de primeira linha. Não há evidência de melhora do desfecho, medida pela Escala de Coma Glasgow Extendida (GCS-E), em seis meses após a lesão.[10] No entanto esse procedimento demonstrou reduzir a PIC e diminuir os dias na unidade de tratamento intensivo (UTI). Recomenda-se uma grande CD frontotemporoparietal (não inferior a 12 x 15 cm ou 15 cm de diâmetro), em vez de uma pequena DC frontotemporoparietal para reduzir a mortalidade e melhorar os desfechos neurológicos em pacientes com TCE grave.[10]

Agentes Hemostáticos. Os pacientes em uso de varfarina podem ser tratados com concentrado de complexo protrombínico, plasma fresco congelado ou vitamina K. A reversão da anticoagulação associada à varfarina é discutida no Capítulo 114. Não há evidências suficientes para apoiar o uso rotineiro de transfusão de plaquetas para hemorragia intracraniana em pacientes que tomavam medicamentos antiplaquetários antes da lesão (p. ex., ácido acetilsalicílico, clopidogrel).[70] O idarucizumab, um agente de reversão da dabigatrana, é aprovado para cirurgias de emergência e procedimentos urgentes, ou em caso de sangramento descontrolado ou com risco de morte. Embora faltem estudos no cenário de TCE, quando é identificado sangramento intracraniano significativo em pacientes com TCE agudo que estejam tomando dabigatrana, recomendamos a reversão com idarucizumab. A dose recomendada para o idarucizumab é de 5 g (2,5 g/frasco), administrada por via intravenosa em duas perfusões consecutivas de 2,5 g ou injeção em bólus, injetando ambos os frascos consecutivamente, um após o outro, com uma seringa.

O fator recombinante VIIa (rFVIIa) é um agente hemostático que foi originalmente desenvolvido para tratar hemorragias em hemofílicos. A experiência militar limitada levou ao uso de rFVIIa também para hemorragia intracerebral traumática.[71,72] No entanto os resultados dos ensaios clínicos são mistos e não há evidência convincente de benefício para esse agente caro na hemorragia intracraniana traumática na ausência de coagulopatia preexistente. Não recomendamos o uso rotineiro de rFVIIa para pacientes com hemorragia intracraniana traumática.[72,73]

Quando administrado precocemente após a lesão (em até três horas), o ácido tranexâmico (TXA) tem demonstrado benefício no trauma com hemorragia, sem aumentar o risco de eventos adversos.[74-76] O uso do TXA é discutido no Capítulo 33. O ácido tranexâmico não é benéfico para pacientes com TCE isolado ou TCE sem hemorragia sistêmica significativa e pode até mesmo ser prejudicial. O TXA não deve ser usado nessa população.

Hipotermia Induzida. A hiperpirexia piora o resultado após TCE grave e as diretrizes enfatizam a manutenção da normotermia com medicamentos antipiréticos e dispositivos de resfriamento.[34] A hipotermia terapêutica induzida tem sido proposta para diminuir a PIC, incluindo a redução de citocinas pró-inflamatórias e a estabilização da BHE. No entanto o uso rotineiro de hipotermia para o tratamento da TCE encontrou resultados mistos em populações adultas e pediátricas.[77-79] Embora a hipotermia continue sendo uma área significativa de pesquisa e promessa para pacientes com TCE grave e moderado, a evidência científica disponível é inconclusiva com relação à melhora da mortalidade ou morbidade.[80] Alguns estudos mostraram o potencial de benefício,[77] mas um estudo randomizado recente mostrou que a hipotermia terapêutica para TCE grave não melhora os desfechos neurológicos ou o risco de mortalidade em comparação com o controle rigoroso da temperatura.[78] Da mesma forma, em outro estudo randomizado em pacientes com PIC elevada de mais de 20 mmHg, a hipotermia terapêutica mais os cuidados-padrão para reduzir a PIC não mostraram desfechos melhores do que aqueles com tratamento padrão isolado.[81] Não recomendamos o uso rotineiro de hipotermia terapêutica para o tratamento do TCE.

Profilaxia de Convulsão. Convulsões sintomáticas agudas podem ocorrer como resultado de TCE grave. Essas CPTs são classificadas como precoces, quando ocorrem dentro de sete dias após a lesão, ou tardias, quando ocorrem mais de sete dias após a lesão. A epilepsia pós-traumática (EPT) é definida como convulsões recorrentes por mais de sete dias após a lesão. Até 12% de todos os pacientes que sofrem TCE contuso e 50% daqueles com TCE penetrante desenvolvem CPTs precoces.[46,82] Embora a ocorrência de convulsões no período pós-trauma imediato não seja preditiva de futura epilepsia, as convulsões precoces podem causar hipóxia, hipercapnia, liberação de neurotransmissores excitatórios e aumento da PIC, potencialmente piorando a lesão cerebral secundária.

O uso profilático de fenitoína ou valproato não é recomendado para prevenção da CPT tardia, mas a fenitoína é recomendada para diminuir a incidência de CPT precoce (dentro de sete dias da lesão), quando se acredita que o benefício geral supera o risco de complicações associadas a esse tratamento.[10,83] As CPTs precoces não foram associadas a piores desfechos,[10] mas o uso de anticonvulsivantes profiláticos em TCEs penetrantes é recomendado por sete dias após a lesão.[46] Há evidências insuficientes para recomendar o levetiracetam *versus* fenitoína; recomendamos fenitoína para CPT precoce e toxicidade.[10]

Se o paciente estiver sofrendo convulsões ativamente, os benzodiazepínicos são administrados como anticonvulsivantes de primeira linha, eficazes e de ação rápida. Lorazepam (0,05-0,1 mg/kg IV) é o agente preferido para abortar convulsões por causa de sua alta eficácia e duração prolongada de ação. O diazepam (0,1 a 0,2 mg/kg) ou o midazolam (0,05 a 0,1 mg/kg) são uma alternativa eficaz. Para a atividade anticonvulsivante prolongada, pode-se administrar fenitoína (18 a 20 mg/kg IV) ou fosfenitoína (equivalentes à fenitoína, 15 a 18 mg/kg). A fosfenitoína apresenta as vantagens da administração rápida, menor volume de fluido para a dose administrada e menor potencial de hipotensão do que a fenitoína.

Profilaxia Antibiótica. Embora a prática já tenha sido difundida, não há evidências que apoiem o uso de profilaxia antibiótica para a prevenção de meningite ou outra infecção em pacientes com fraturas de base de crânio contusas, com ou sem evidências de extravazamento do LCR.[84,85] O TCE penetrante, no entanto, é uma questão diferente. A contaminação com pele, ossos, cabelos e tecidos ocorre e pode ser disseminada quando há cavitação causada pelo projétil quando ele passa pelo cérebro.[46] Evidências corroboram o uso de antibióticos profiláticos de amplo espectro, intravenosos (IV), para cobrir estafilococos, bacilos gram-negativos e anaeróbios em casos de TCE penetrante. Embora existam vários regimes de antibióticos em potencial, uma combinação de vancomicina, 1 g, duas vezes ao dia, gentamicina, 80 mg, três vezes ao dia, e metronidazol, 500 mg, quatro vezes ao dia, proverá cobertura adequada.[86,87]

Relata-se que pacientes submetidos a monitoramento da PIC apresentam taxas de infecção relacionadas de até 27%.[88] Para os drenos ventriculares externos (DVEs), as trocas rotineiras de cateter foram substituídas pela atenção aos cuidados adequados durante a inserção, técnicas de amostragem do LCR e, em alguns casos, antibióticos profiláticos IV. Em um estudo de instituição única, a implementação de um pacote de medidas (incluindo higiene das mãos, antibióticos profiláticos, técnica estéril, depilação para adesão ao curativo, preparação da pele com álcool iodado e isopropílico, trajes cirúrgicos completos para o cirurgião e outros prestadores de beira de leito), juntamente com cateter impregnado com um antimicrobiano, diminuiu drasticamente as infecções relacionadas ao DVE. Recomendamos treinamento e conscientização situacional das melhores práticas para o controle de infecções, assistidas por listas de verificação. No entanto há evidências insuficientes neste momento para recomendar DVEs impregnados com antibióticos para minimizar a infecção.

Outras Terapias

Corticosteroides. Os corticosteroides não têm benefício para pacientes com TCE e, na verdade, demonstram aumento nos eventos adversos, incluindo infecção, sangramento gastrointestinal e mortalidade. Em pacientes com TCE grave, alta dose de metilprednisolona está associada a aumento da mortalidade e é contraindicada.[10]

Barbitúricos. A terapia com barbitúrico tem sido usada historicamente em pacientes com TCEs graves, para reduzir as demandas metabólicas cerebrais do tecido cerebral lesado e reduzir a PIC. No entanto os barbitúricos também podem causar diminuição na PAS. Em comparação com o placebo, os barbitúricos não oferecem benefícios quanto à mortalidade; além disso, qualquer benefício de diminuição da PIC é compensado pelo risco de hipotensão.[89] O único valor restante dos barbitúricos no TCE é a aplicação da terapia com altas doses de barbitúricos para controlar a PIC elevada refratária aos tratamentos padrões clínico e cirúrgico. A estabilidade hemodinâmica é essencial antes e durante a terapia com barbitúricos.[10] A administração profilática de barbitúricos para induzir padrão de surto-supressão medida por eletroencefalografia não é recomendada.

Monitoramento da Pressão Intracraniana e Drenagem Cerebral de Líquido Cefalorraquidiano. Recomenda-se o manejo de pacientes com TCE grave usando informações do monitoramento da PIC para reduzir a mortalidade intra-hospitalar e de duas semanas após a lesão.[10] No entanto o manejo de sistemas de DVE em pacientes com TCE grave permanece um tema controverso. Uma DVE em posição fechada permite o monitoramento da PIC, enquanto que, em uma posição aberta, pode ocorrer a drenagem do LCR. Padrões de prática sobre se a DVE deve ser mantida em posição fechada ou aberta variam amplamente com base em um número de variáveis, incluindo a idade do paciente, recursos institucionais e preferências do médico. A drenagem contínua do líquido cefalorraquidiano é uma prática relativamente comum na população pediátrica. Em adultos, há variabilidade na prática, com três opções: (1) monitoramento contínuo da PIC e drenagem intermitente apenas para elevações da PIC; (2) monitoramento intermitente da PIC com drenagem contínua do LCR; ou (3) monitoramento contínuo da PIC com drenagem contínua do LCR.[90,91] Um sistema de DVE zerado no mesencéfalo com drenagem contínua de LCR pode ser considerado para reduzir a sobrecarga da PIC mais efetivamente do que o uso intermitente. O uso de drenagem do LCR para diminuir a PIC em pacientes com GCS inicial menor que 6 durante as primeiras 12 horas após a lesão pode ser considerado.[10]

Controle de Glicemia e Nutrição. A hiperglicemia e a hipoglicemia estão associadas à piora dos desfechos após um TCE grave, mas o alvo ideal de glicose e o melhor regime de tratamento ainda precisam ser determinados.[10] A interação complexa do corpo com o suporte nutricional é ampliada durante a doença, particularmente após TCE grave. O TCE grave está associado a aumento do gasto energético logo após a lesão. As diretrizes recomendam a alimentação dos pacientes para a reposição calórica basal, pelo menos até o quinto dia e, no máximo, até o sétimo dia após a lesão, para diminuir a mortalidade.[10] Além disso, a alimentação jejunal transgástrica é recomendada para reduzir a incidência de pneumonia associada à ventilação mecânica.[10]

Eritropoetina. Em recente ensaio controlado randomizado multicêntrico de pacientes com TCE moderado a grave, a eritropoetina não reduziu o número de pacientes com disfunção neurológica grave ou aumentou a incidência de trombose venosa profunda dos membros inferiores. Não houve efeito na mortalidade em seis meses. Atualmente, o seu uso não é recomendado.[92]

Progesterona. A progesterona demonstrou melhorar o desfecho neurológico em estudos iniciais envolvendo pacientes com TCE. Em um estudo clínico multicêntrico, duplo-cego, a progesterona foi administrada em pacientes com TCE moderado a grave dentro de quatro horas após a lesão. A progesterona não melhorou os desfechos em pacientes com TCE em comparação com o placebo.[93] Esses achados são compatíveis com uma meta-análise recente.[94] A progesterona não é recomendada para o tratamento do TCE.

Oxigenoterapia Hiperbárica. A oxigenoterapia hiperbárica após TCEs grave e agudo fornece ao cérebro lesionado uma pressão parcial aumentada de oxigênio e, teoricamente, reduz o edema cerebral.[95] No entanto, embora os resultados agrupados de vários estudos pequenos tenham sugerido algum benefício em termos de sobrevivência, a importância clínica é questionável. Assim, o uso da oxigenoterapia hiperbárica para o tratamento do TCE não é recomendado.[95]

Manejo de Lesões Específicas

Feridas do Couro Cabeludo. Se a perda de sangue for rápida, a hemostasia rápida é uma prioridade. Inicialmente, a hemostasia pode ser alcançada pela aplicação de um curativo compressivo provisório, permitindo atenção imediata a outras prioridades. Alternativamente, um grampeador pode ser usado para grampear a laceração do couro cabeludo rapidamente para controlar o sangramento. A ferida pode ser posteriormente reaberta para irrigação e novo fechamento adequados. Outros métodos para alcançar a hemostasia incluem compressão digital direta do vaso sanguíneo contra o crânio, infiltração das bordas da ferida com lidocaína mais epinefrina e grampeamento ou ligadura dos vasos sangrantes identificados. A melhor abordagem é o reparo com suturas ou grampos porque o fechamento ajudará no tamponamento. Em pacientes estáveis, o fechamento da ferida, após debridamento e irrigação adequados, é a maneira mais eficaz de parar uma laceração sanguinolenta do couro cabeludo e prevenir a lesão por esmagamento de tecido, que pode ocorrer se outros métodos compressivos forem usados por muito tempo.

Uma vez que a hemostasia é obtida, a ferida deve ser irrigada para enxaguar quaisquer detritos. Os vasos emissários da camada subgaleal do couro cabeludo drenam diretamente para as veias diploicas do crânio. Elas, por sua vez, drenam para os seios venosos. Feridas do couro cabeludo contaminadas ou infectadas, portanto, têm o potencial de causar infecções intracranianas graves. Coágulos sanguíneos e outros detritos devem ser removidos, e a gálea e o crânio subjacente devem ser palpados para detectar quaisquer detritos, lacerações ou desnivelamentos ósseos remanescentes. Lesões por cisalhamento no couro cabeludo podem depositar contaminantes em locais distantes da lesão aparente. A complexidade das lacerações estreladas frequentemente interfere na inspeção completa e no debridamento, o que as torna particularmente suscetíveis à infecção. A exploração digital de uma ferida no couro cabeludo deve ser realizada suavemente; se feito com muita força, pedaços ósseos cominutos ou deprimidos podem ser ainda mais deprimidos.

É fácil confundir uma ruptura na gálea (aponeurose epicrânica) ou uma ruptura no periósteo com uma fratura craniana. A base da laceração deve, portanto, ser vista diretamente. Cortar uma pequena área de cabelo paralela às bordas da ferida pode facilitar isso. Alternativamente, uma pomada antibiótica pode ser aplicada ao cabelo imediatamente ao redor da ferida e usada para estender o cabelo para longe do local da lesão. Se o cabelo for acidentalmente incorporado à laceração reparada, ele pode atrasar a cicatrização, causando uma reação inflamatória ou servindo como nicho de infecção. Se a laceração começar na testa e se estender para cima, além da linha do cabelo, o cabelo circundante não deve ser removido. A remoção oblitera um ponto de referência útil para o fechamento estético e pode resultar no desalinhamento das duas bordas da laceração.

Vários estudos avaliaram o uso de grampos *versus* suturas para fechar lacerações do couro cabeludo que não envolvem a gálea. Para lacerações do couro cabeludo em adultos e crianças que começam além da linha do cabelo, os grampos mostraram-se mais baratos, levam menos tempo e têm o mesmo resultado que as suturas se usados da maneira apropriada. No entanto os grampos não podem ser usados para fechar a gálea e podem não ser eficazes sozinhos quando a hemostasia é um problema. Lacerações grandes da gálea são fechadas para evitar que as bordas da ferida se separem quando os músculos dentro da gálea se contraem. A pele, a derme e a gálea geralmente podem ser reparadas em uma única camada com suturas de ponto simples interrompido ou Donnati de náilon 3-0 ou polipropileno.[96] Recentemente, foi descrito um método alternativo de fechamento da laceração do couro cabeludo, no qual os feixes dos cabelos do paciente em cada lado da ferida são torcidos juntos e então fixados com cola tecidual.[96] Isso pode fornecer outro método de reparo eficaz e evitar a necessidade de se remover o material de fechamento após a cicatrização da ferida, particularmente na população pediátrica. Por causa do rico suprimento sanguíneo do couro cabeludo, mesmo avulsões muito grandes no couro cabeludo podem permanecer viáveis. Se a avulsão permanecer ligada ao resto do couro cabeludo por uma ponte de tecido, deve ser religada ao tecido circundante. Se a avulsão estiver completamente separada do couro cabeludo, ela deve ser tratada como qualquer outra parte amputada e reimplantada o mais rápido possível.

As abrasões do couro cabeludo são frequentemente contaminadas com pedaços de sujeira ou outros detritos. A ferida deve ser limpa minuciosamente e inspecionada quanto a feridas perfurantes ou outras áreas que penetrem além das camadas superficiais da pele para garantir a remoção de corpos estranhos. Uma inspeção cuidadosa geralmente revela uma pequena laceração no couro cabeludo dentro da área friccionada. Antibióticos sistêmicos geralmente não são necessários para feridas do couro cabeludo cuidadosamente tratadas, pois a rápida cicatrização é facilitada pelo rico suprimento sanguíneo do couro cabeludo. Entretanto pode ser dada consideração especial a feridas grandes ou altamente contaminadas, feridas por mordida e a pacientes imunocomprometidos.

Fraturas Cranianas. A TC craniana sem contraste com janelas ósseas tornou-se a modalidade de imagem de escolha para pacientes com suspeita de fratura craniana ou para identificar corpos estranhos intracranianos. Radiografias simples podem ser úteis quando a TC não está disponível.

Fraturas Lineares. As fraturas cranianas lineares são clinicamente importantes se cruzarem o sulco meníngeo médio ou os seios durais venosos principais; elas podem romper essas estruturas vasculares e causar a formação de HED. Nenhuma intervenção específica é necessária para fraturas cranianas lineares se a TC sem contraste não revelar lesão cerebral subjacente. Pacientes sem evidência de lesão intracraniana na TC e sem outras lesões extracranianas significativas devem ser observados na emergência por quatro a seis horas antes da alta. Se houver qualquer suspeita ou evidência clínica de lesão cerebral, os pacientes devem ser admitidos para observação. Aqueles com lesões intracranianas devem ter uma avaliação neurocirúrgica de emergência. Pacientes com fraturas cranianas lineares simples podem demonstrar sintomas concussivos ou outra evidência de TCE leve e devem receber instruções de alta adequadas (ver a seguir, "Lesão Cerebral Traumática Leve: Disposição").

Fraturas com afundamento. Quando ocorre uma fratura com afundamento, o impacto traumático impulsiona a parte óssea abaixo do plano do crânio. As bordas da porção deprimida do crânio podem ficar presas embaixo do osso intacto adjacente e não reduzir para a sua posição anatômica. Como resultado, o pedaço de osso deprimido pode penetrar no tecido e lacerar a dura-máter. Fraturas em que o pedaço livre de osso é deprimido mais profundamente do que a lâmina interna adjacente do crânio requerem elevação cirúrgica. Fraturas cranianas com afundamento são geralmente fraturas expostas com ruptura da gálea, que podem ser sentidas com a palpação do crânio. No entanto esse exame deve ser feito com cautela para evitar a condução de um fragmento ósseo deprimido mais profundamente no crânio. O exame clínico de uma fratura craniana com afundamento pode enganar. A mobilidade do couro cabeludo pode resultar em desalinhamento da fratura com uma laceração do couro cabeludo sobrejacente. Como resultado, o crânio subjacente à laceração pode ser normal, com a área deprimida a vários centímetros de distância. O edema do couro cabeludo pode interferir nos achados do exame físico e ocultar qualquer falha óssea palpável.

Fraturas com afundamento podem ser difíceis de visualizar em radiografias simples do crânio. O pedaço livre de osso demonstra densidade aumentada ou dupla porque geralmente se sobrepõe ao osso não fraturado, ou é girado a partir do restante do crânio adjacente. As incidências tangenciais do crânio podem aumentar a capacidade de visualização da fratura. No entanto a TC com janelas ósseas, se disponível, continua sendo a modalidade de imagem de escolha.

Uma fratura craniana com afundamento e aberta, assim como qualquer tipo de TCE penetrante, aumenta o risco de desenvolvimento de infecções intracranianas e meníngeas, e convulsões, e deve receber profilaxia.[97] Pacientes com fraturas cranianas com afundamento devem ser admitidos para observação contínua. Pacientes com fraturas cranianas abertas (compostas) com afundamento maior que a espessura do crânio devem ser submetidas à intervenção cirúrgica para evitar infecção. Elas podem ser tratadas de forma não cirúrgica se não houver evidência clínica ou radiográfica de penetração dural, hematoma intracraniano significativo, depressão maior que 1 cm, comprometimento do seio frontal, deformidade estética grosseira, infecção da ferida, pneumoencéfalo ou contaminação grave da ferida. O manejo não cirúrgico de fraturas cranianas fechadas (simples) é uma opção de tratamento. Para todas as fraturas cranianas abertas com afundamento, sugerimos a administração de antibióticos profiláticos por cinco a sete dias para evitar o risco de infecção subsequente do SNC. Os antibióticos sugeridos são os mesmos para o TCE penetrante.

Fraturas da Base do Crânio. As fraturas da base do crânio são o resultado de uma força considerável e estão altamente associadas à lesão cerebral subjacente. Os emergencistas devem suspeitar de um hematoma epidural em pacientes com fratura basal do osso temporal. Todos os pacientes com fraturas da base do crânio devem ser admitidos para observação, independentemente da necessidade de intervenção cirúrgica. Uma revisão sistemática e meta-análise de profilaxia antibiótica após fratura da base do crânio concluiu que a profilaxia de rotina não é apoiada pela evidência disponível, havendo ou não evidências de extravazamento do LCR.[84,85] Não recomendamos antibióticos de rotina para fraturas da base do crânio, a menos que o paciente esteja imunocomprometido.[84,85] A maioria dos extravazamentos de LCR se resolve espontaneamente dentro de uma semana, sem complicações.[98] Se o extravazamento persistir além de sete dias, a incidência de meningite bacteriana aumenta significativamente; antibióticos profiláticos devem ser administrados nesses casos. A seleção de antibióticos é idêntica àquela para TCE penetrante. Se um paciente com extravazamento de LCR anteriormente diagnosticado retornar ao departamento de emergência mais tarde com febre, o diagnóstico de meningite deve ser fortemente suspeita, e a avaliação apropriada (isto é, punção lombar) e o tratamento com antibiótico devem ser iniciados imediatamente. O tratamento da meningite pós-traumática é discutido no Capítulo 99.

Lesões Extra-Axiais

Hematoma Epidural. Diretrizes de consenso de especialistas apoiam a drenagem cirúrgica rápida para qualquer paciente que tenha efeito de massa em uma TC ou deterioração neurológica progressiva. Indicações para drenagem cirúrgica urgente incluem hematomas epidurais maiores que 30 cm³, independentemente da GCS do paciente, bem como pacientes comatosos com HED agudo e anisocoria no exame pupilar. Para pacientes com HED aguda que estão acordados e não apresentam déficits neurológicos focais, o tratamento não cirúrgico é baseado no tamanho do hematoma (< 30 cm³), na espessura do coágulo (< 15 mm) e no grau de desvio da linha média (< 5 mm). Para os pacientes tratados não cirurgicamente, é necessária uma observação neurológica cuidadosa em um centro neurocirúrgico, e a primeira repetição da TC deve ser feita dentro de seis a oito horas após a lesão.

Hematoma Subdural. Devido à lesão cerebral associada causada pelo HSD, à demora para aparecimento dos sinais e sintomas clínicos e à idade média mais avançada da população de risco, a mortalidade associada ao HSD é muito maior do que a associada ao HED. Desigualdade pupilar, déficit motor e outros sinais compatíveis com aumento do edema cerebral podem estar presentes no exame inicial. Se o paciente estiver em coma profundo na apresentação, com flacidez e sem sinais de atividade do tronco encefálico, ele pode ser mais bem atendido simplesmente com a prestação de cuidados de suporte. Decisões subsequentes sobre manejo devem ser discutidas com a família do paciente e com o neurocirurgião. Um pequeno HSD (com apenas alguns milímetros de espessura no ponto mais largo da TC) geralmente possibilita observações seriadas do estado do paciente e da aparência do HSD na TC. Mesmo um pequeno HSD pode ser acompanhado por danos extensos no tecido cerebral que podem causar aumento na PIC suficiente para precipitar uma síndrome de herniação.

As indicações para a drenagem cirúrgica incluem HSD agudos com espessura superior a 10 mm ou um desvio na linha média de mais de 5 mm na TC, independentemente da GCS do paciente. Outros parâmetros para a drenagem cirúrgica incluem piora da GCS (≥ 2 pontos do momento da lesão até a admissão hospitalar) em pacientes em coma, pupilas assimétricas ou fixas e dilatadas, e elevação persistente da PIC. A maioria dos pacientes com HSD subagudo requer a drenagem cirúrgica da lesão.

O tratamento de HSDs crônicos é controverso. HSDs crônicos sintomáticos requerem drenagem cirúrgica. A maioria dos pacientes tem bom resultado após a cirurgia. Em geral, a mortalidade por HSD crônico drenado cirurgicamente se aproxima de 5%, com diminuição da sobrevivência em idosos.[99]

Hemorragia Subaracnóidea Traumática. Se não houver outra lesão cerebral, a HSAt geralmente não apresenta um prognóstico ruim. A complicação mais grave da HSAt é o agravamento do vasoespasmo cerebral, que pode ser grave o suficiente para induzir isquemia cerebral. Vasoespasmo pós-traumático é comum, ocorrendo aproximadamente 48 horas após a lesão e persistindo por até duas semanas. Vasoespasmo após TCE é caracterizado por curso de tempo, duração e perfil de fatores de risco diferentes da

HAS aneurismática (HSAa).[100] Embora nenhum tratamento tenha mostrado afetar os desfechos de forma conclusiva na HSAt, os bloqueadores dos canais de cálcio, como nimodipina e nicardipina, têm sido usados no cenário de UTI para prevenir ou reduzir o vasoespasmo após a HSAt.[100] No entanto não recomendamos o uso rotineiro de bloqueadores dos canais de cálcio no HSAt. Pacientes com TCE grave e HSA extenso podem se beneficiar do monitoramento não invasivo seriado e da instituição da terapia no contexto de deterioração radiográfica ou clínica.

Higroma Subdural. Se os HGSDs são assintomáticos, a observação é razoável. Caso contrário, eles são drenados cirurgicamente. A mortalidade se aproxima de 20% e parece depender da gravidade de outra lesão intracraniana.[101]

Lesões Intra-axiais

Contusão Cerebral. Em uma série de pacientes com contusões cerebrais que inicialmente receberam tratamento conservador, 45% tiveram progressão significativa na TC e 19% precisaram de intervenção cirúrgica.[102] Pacientes com menores pontuações da GCS e contusões cerebrais maiores apresentam maior risco de progressão da hemorragia e a necessidade de descompressão cirúrgica atrasada.[102] A progressão da hemorragia de uma contusão geralmente ocorre nas primeiras 12 horas, mas pode ocorrer até três a quatro dias após o TCE. Pequenas contusões que progridem são, em geral, clinicamente silenciosas e é improvável que precisem de descompressão cirúrgica.

Hematoma Intracerebral. Qualquer paciente com HIC requer intervenção de emergência ou cirurgia para baixar a PIC elevada. A mortalidade é baixa em pacientes que estão conscientes antes da cirurgia, ao passo que, em pacientes inconscientes, a mortalidade se aproxima de 45%. HICs que sangram nos ventrículos ou cerebelo também apresentam alta taxa de mortalidade.

Hematoma Intracerebelar. O manejo agudo deve primeiro abordar a lesão clinicamente mais significativa. A mortalidade por hematoma intracerebelar traumático isolado é muito alta. Indica-se a avaliação neurocirúrgica de emergência.

Complicações e Desfechos

Convulsões

As convulsões pós-traumáticas (CPTs) são classificadas como precoces quando ocorrem dentro de sete dias após a lesão ou tardias quando ocorrem mais de sete dias após a lesão. Epilepsia pós-traumática (EPT) é definida como convulsões recorrentes por mais de sete dias após a lesão. Em pacientes com TCE grave, a taxa de CPT clínica pode ser tão alta quanto 12%, enquanto a taxa de convulsões subclínicas detectadas na eletroencefalografia pode ser tão alta quanto 20% e 25%.[10] Os fatores de risco para CPT precoce incluem GCS de 10 ou menos, convulsões imediatas, amnésia pós-traumática com duração maior que 30 minutos, fratura craniana linear ou com afundamento, TCE penetrante, hematoma subdural, epidural ou intracerebral, contusão cerebral, 65 anos de idade ou menos, ou alcoolismo crônico.[82] As taxas de EPT são substancialmente mais altas que o risco de desenvolver epilepsia na população geral. Os fatores de risco para EPT incluem TCE grave, CPTs precoces antes da alta, hematoma intracerebral agudo ou contusão cerebral, amnésia pós-traumática com duração maior que 24 horas, idade acima de 65 anos e história prévia de depressão.[82]

As CPTs precoces, em até 24 horas após a lesão, geralmente são breves e provavelmente são causadas por alterações mecânicas e neuroquímicas transitórias no cérebro. Nas 24 a 48 horas após o trauma, as convulsões são causadas pelo agravamento do edema cerebral, pequenas hemorragias ou lesões penetrantes. CPTs são comuns em crianças e podem ser precipitadas pelo TCE leve, mas são mais comuns em TCE moderado e grave.[103,104] A profilaxia aguda de CPT no departamento de emergência é recomendada para TCEs penetrantes.[46,105] O uso profilático de fenitoína ou valproato não é recomendado para prevenir a CPT tardia por uma lesão não penetrante. Recomenda-se a fenitoína para diminuir a incidência de CPT precoce (dentro de sete dias da lesão), quando se acredita que o benefício geral supera as complicações associadas a esse tratamento.

No entanto as CPTs precoces não foram associadas a piores desfechos.[10] Agentes mais novos, como o levetiracetam, também têm sido avaliados para esse fim.[106] No entanto, atualmente, há evidências insuficientes para recomendar o levetiracetam *versus* a fenitoína em relação à eficácia na prevenção de CPT precoce e toxicidade.[10] A decisão de manter o paciente com TCE na terapia anticonvulsivante prolongada durante o período de recuperação depende do curso subsequente do paciente. A profilaxia de convulsões em longo prazo não é indicada para todos os pacientes que tiveram CPT no período agudo ou subagudo.[10] Os anticonvulsivantes profiláticos não são recomendados para prevenir as CPTs tardias.[10,107,108]

Infecções do Sistema Nervoso Central

Meningite após Fraturas de Base de Crânio. A meningite pós-traumática é causada por uma variedade de micro-organismos, dependendo da porta de entrada bacteriana. Os pacientes têm sinais e sintomas típicos de meningite, incluindo febre, estado mental alterado e sinais neurológicos focais ocasionais. Em pacientes com extravasamento de LCR após fratura de base do crânio, a meningite precoce (ou seja, dentro de três dias após a lesão) geralmente é causada por pneumococo. O tratamento da meningite pós-traumática é discutido no Capítulo 99.

Abscesso Cerebral. Abscessos cerebrais desenvolvem-se com pouca frequência após lesões de projéteis penetrantes na cabeça. Os abscessos também podem se desenvolver após fraturas cranianas com afundamento abertas se os fragmentos ósseos não forem removidos ou como uma complicação pós-operatória. Fístulas pós-traumáticas do LCR e fraturas que rompem os seios preenchidos com ar predispõem à formação de abscessos cerebrais. As manifestações clínicas incluem cefaleia, náuseas, vômitos, declínio do estado mental, sinais de aumento da PIC e novos achados neurológicos focais em pacientes que melhoraram após o TCE. A avaliação e o tratamento do abscesso cerebral são discutidos no Capítulo 99.

Osteomielite Craniana. A osteomielite craniana pode ocorrer após uma lesão penetrante no crânio. As manifestações clínicas incluem dor, sensibilidade, inchaço e calor no local infectado. Mais de 50% dos casos são óbvios em radiografias simples do crânio. Os mapeamentos ósseos com tecnécio podem ajudar no diagnóstico quando as radiografias do crânio são negativas, mas mapeamentos ósseos falso-positivos ocorrem em pacientes com TCE anterior ou craniotomia. A adição de um exame com gálio ajuda a diferenciar a infecção por outras causas de um exame de tecnécio positivo. Pacientes com osteomielite craniana pós-traumática requerem debridamento cirúrgico e remoção do osso infectado. A escolha do antibiótico é determinada pelos resultados da cultura. Se há sintomas sistêmicos, geralmente há um empiema subdural ou epidural subjacente.

Complicações Médicas

Existem várias manifestações sistêmicas da TCE que podem ocorrer na ausência de qualquer lesão específica de órgão ou infecção sistêmica. A natureza e a gravidade dessas manifestações dependem principalmente da gravidade da lesão cerebral.

Coagulação Intravascular Disseminada. O cérebro lesionado é uma fonte de tromboplastina tecidual que ativa o sistema extrínseco de coagulação. A coagulação intravascular disseminada (CIVD) pode se desenvolver em poucas horas após qualquer lesão que atinja o tecido cerebral. A coagulação intravascular cerebral é uma resposta universal ao TCE e é encontrada em tecidos de amostras cirúrgicas de contusões cerebrais humanas. Anormalidades de coagulação, incluindo CIVD sistêmica, são detectadas em mais de 50% dos pacientes com TCE grave.[109] Os pacientes com TCE grave isolado que desenvolvem coagulopatia apresentam taxas de mortalidade mais altas do que os pacientes com TCE grave isolado sem coagulopatia.[110] A CIVD não aumenta só a morbidade e a mortalidade após TCE grave, ela aumenta o risco de hemorragia intracraniana tardia. Se o estado de um paciente estável com CIVD se deteriorar repentinamente, uma nova TC deve ser obtida para descartar hemorragia.

A extensão da destruição do tecido determina o grau de CIVD que se desenvolve. O diagnóstico baseia-se em anormalidades no INR, tempo de protrombina (TP), tempo de tromboplastina parcial (TTP), plaquetas, níveis plasmáticos de fibrinogênio e produtos de degradação da fibrina (D-dímero). Pacientes com coagulopatia ou função plaquetária anormal precisam de intervenções para corrigi-las.[111] Além disso, pacientes com TCE moderado ou grave apresentam risco extremamente alto de tromboembolismo venoso (TEV) após a admissão no hospital. Evidências recentes sugerem que pacientes com TCE moderado ou grave podem ser tratados com segurança com heparina de baixo peso molecular para reduzir o risco de TEV sem aumentar significativamente o risco de expansão do hematoma intracerebral.[112]

Edema Pulmonar Neurogênico. O edema pulmonar neurogênico pode se desenvolver minutos a dias após o TCE.[113] Ele provoca um aumento nos líquidos extravasculares nos pulmões, o que causa hipóxia e diminui a complacência pulmonar. Teorias sobre sua fisiopatologia incluem as seguintes: (1) surto ou aumento súbito de catecolaminas pelo TCE, resultando em aumento da pressão intravascular, aumento da permeabilidade capilar e edema hidrostático[114]; e (2) uma reação inflamatória sistemática que provoca dano endotelial e edema vasogênico. O tratamento da lesão pulmonar aguda no TCE é um desafio, porque medidas como hipercapnia, restrição de líquidos e ventilação em pronação (que eleva a PIC), que são rotineiramente aplicadas para tratar a lesão pulmonar, são contraindicadas no TCE.[113] Pressão positiva no final da expiração (PEEP) é comumente usada para reduzir os líquidos pulmonares. Embora se acredite que a PEEP aumenta a PIC pela redução do retorno venoso, estudos têm mostrado que, com volume intravascular e PAM adequados, a PEEP não afeta adversamente a PIC e pode até reduzi-la, melhorando a oxigenação cerebral. Além disso, o controle da PIC também parece reduzir a estimulação neurogênica, que pode contribuir para esse edema. O controle rigoroso da PIC e o manejo do ventilador é essencial para se obter melhores resultados em pacientes com lesão pulmonar aguda secundária ao TCE.

Disfunção Cardíaca. Uma variedade de anormalidades do ritmo cardíaco, da frequência e da condução é detectada após o TCE. Harvey Cushing observou uma conexão entre arritmias cardíacas e hemorragia intracraniana no início do século XX. Muitos pacientes com lesão cerebral com disfunção cardíaca apresentam lesão miocárdica concomitante por doença subjacente ou lesão torácica. No entanto a lesão cerebral pode causar disfunção cardíaca primária. Níveis elevados de catecolaminas circulantes foram medidos em pacientes com lesão cerebral, com aumento da ativação do sistema nervoso simpático.[115,116] Anormalidades do ritmo cardíaco foram relatadas em até 70% de todos os pacientes com HSAt e mais de 50% de todos os pacientes com hemorragia intracraniana traumática.[115] Na HSA, as arritmias cardíacas podem resultar de disfunção do sistema nervoso autônomo que, subsequentemente, afeta a polarização ventricular.

A arritmia cardíaca mais comum após TCE é a taquicardia supraventricular, mas muitos outros ritmos são observados. Os achados no eletrocardiograma incluem ondas T grandes, difusas e verticais ou invertidas, intervalos QT prolongados, depressão ou elevação do segmento ST e ondas U. O principal objetivo no manejo de emergência da disfunção cardíaca após TCE é garantir a perfusão tecidual adequada e evitar hipóxia. Arritmias em pacientes com lesão craniana geralmente se resolvem quando a PIC é reduzida.

Conclusão

Todos os pacientes com TCE moderado devem ser admitidos por um período de observação, mesmo com a TC inicial aparentemente normal. Verificações neurológicas frequentes devem ser iniciadas e uma nova TC é indicada se a condição do paciente piorar ou não melhorar ao longo das primeiras 48 horas após o trauma. Em pacientes com sintomas persistentes de cefaleia, confusão ou dificuldade de memória, a RM tardia pode definir lesões nas regiões relacionadas com a cognição que não podem ser vistas na TC. Embora não seja útil no cenário agudo, a RM tem valor prognóstico durante os cuidados subsequentes e auxilia no direcionamento da futura reabilitação desses pacientes.

Todos os pacientes com TCE moderado a grave precisam de exames de imagem para determinar a extensão e a natureza da lesão cerebral e a necessidade de intervenção neurocirúrgica. A avaliação neurocirúrgica deve ser obtida o mais rápido possível para ajudar a direcionar o tratamento subsequente do paciente. Pacientes com TCE moderado e grave devem ser admitidos em uma instituição com capacidade de cuidado neurocirúrgico intensivo e intervenção neurocirúrgica precoce. Se assim não for o hospital de destino, o paciente deve ser transferido para uma instituição apropriada.

TRAUMA CRANIOENCEFÁLICO LEVE

Características Clínicas e História

Assim como no TCE moderado e grave, uma história abrangente inclui informações do paciente, da equipe do pré-hospitalar, familiares e testemunhas sobre o mecanismo do trauma, eventos antes e após o trauma, idade, comorbidades, coagulopatias (p. ex., hemofilia, doença de Von Willebrand, insuficiência hepática, uso de anticoagulantes), consumo de álcool ou drogas, alterações no estado mental ou deterioração da GCS, TCE ou concussão prévios, sintomas de outras lesões potenciais e sintomas de TCE (incluindo sintomas pós-concussão). Por definição, o diagnóstico de TCE leve é amplamente clínico. Não é incomum que os sintomas do TCE leve se dissipem quando os pacientes chegam ao departamento de emergência. É importante perguntar aos pacientes especificamente sobre sintomas de desorientação, confusão, amnésia ou percepção alterada, com ou sem perda de consciência. Alguns pacientes com TCE leve não experimentam perda de consciência e, se o fazem, é difícil quantificá-la a menos que haja testemunhas. Os pacientes podem relatar cefaleia, tontura (vertigem ou desequilíbrio), falta de percepção do ambiente, náusea e vômito. Os pacientes também podem queixar-se de transtornos de humor e cognitivos, sensibilidade à luz e ao ruído, memória verbal prejudicada, atraso na compreensão da linguagem, fala lenta e problemas de equilíbrio.

Os pacientes alertas são questionados em relação à dor na coluna cervical. A imobilização é indicada até que seja descartada lesão da coluna cervical.

Exame Físico

O exame físico geral é, como descrito anteriormente, o mesmo do paciente com TCE moderado ou grave. Um exame neurológico mais detalhado é frequentemente possível em pacientes com TCE leve que são capazes de interagir com o examinador e cooperar com o exame. O exame inclui avaliação dos nervos cranianos, porque lesões de NC podem ocorrer no TCE leve, particularmente em conjunto com fraturas na base do crânio.[117] Deve-se avaliar quanto a anosmia e hiposmia, porque o nervo olfativo (NC I) é um dos NC mais comumente afetados após TCE leve.[117] Essa avaliação pode ser realizada fazendo com que o paciente cheire café moído ou uma bebida com cheiro de frutas cítricas ou agente de limpeza. O nervo facial (NC VII) e os nervos oculomotores (NC III, IV e VI) também são frequentemente lesados, portanto se deve avaliar quanto a paralisia facial, alteração do paladar e/ou a diplopia. No TCE leve, os NC IV e VI são mais comumente lesados do que o NC III.[117] A paralisia do NC VII pode indicar uma fratura do osso temporal, particularmente se ocorrer em associação com diminuição da audição (CN VIII). A deficiência auditiva pode ser um dos déficits mais sutis observados após TCE.[118] Dor facial (NC V) e neuralgia occipital também podem ocorrer em associação com TCE leve. Deve-se avaliar a coordenação, o equilíbrio e a marcha. Pacientes com TCE leve geralmente podem ter dificuldade com o teste índex-nariz e usarão movimentos lentos e propositais para completar a tarefa. O teste de Romberg pode demonstrar perda de equilíbrio. Problemas vestibulares podem afetar o equilíbrio e a marcha.[119] Deve-se avaliar a sensibilidade, a força motora, a simetria e os reflexos. Observe se o paciente apresenta peculiar falta de afeto, se parece desprovido de emoção e fala em voz monótona e lenta, sem inflexão, o que pode indicar danos ao córtex pré-frontal ou aos lobos frontais.[120]

Diagnóstico Diferencial

O TCE leve (pontuação de 13 a 15 na GCS) é caracterizado por sintomas de confusão e amnésia, com ou sem perda prévia e de consciência. O diagnóstico diferencial, no contexto do trauma, inclui, portanto, intoxicação (drogas, álcool, medicamentos), convulsões pós-traumáticas e estado pós-ictal, hipoglicemia e outras lesões que podem prejudicar a capacidade de comunicação do paciente, como hipoxemia ou hipoperfusão (por lesões extracranianas), fraturas de ossos faciais, lesões da coluna cervical ou da medula espinal, lesões nos olhos ou nas membranas timpânicas, lesões na laringe ou nas pregas vocais e lesões vasculares do pescoço. O estado dos pacientes pode se deteriorar após um hematoma intracraniano em expansão, que clinicamente parece ser um TCE leve, mesmo que o paciente apresente uma pontuação de 15 na GCS. Nesse caso, a lesão seria reclassificada como TCE moderado ou grave.

Antes do TCE, os pacientes podem ter tido um episódio de síncope, convulsão ou evento cardíaco que provocou uma perda de consciência, que levou ao TCE subsequente. Por exemplo, um acidente automobilístico pode ter resultado da distração ou incapacidade do motorista causada por sintomas importantes sugestivos de um distúrbio não relacionado. Portanto potenciais precipitantes do TCE também devem ser considerados no diagnóstico diferencial.

Um TCE leve ou concussão pode não ser reconhecido no departamento de emergência, especialmente se os sintomas são transitórios ou se lesões mais visíveis dominam a avaliação. Uma demência subjacente ou doença psiquiátrica pode tornar muito difícil distinguir um TCE leve da disfunção cognitiva ou mental basal. Outras condições que podem contribuir para o diagnóstico incluem acidente vascular encefálico, encefalopatias (p. ex., hepáticas, urêmicas), *delirium* por abstinência de álcool ou drogas, condições neurológicas (p. ex., doença de Parkinson ou Alzheimer, autismo) e infecção ou sepse. Mesmo TCEs de baixa energia devem alertar o emergencista para a possibilidade de lesão cerebral em populações suscetíveis. Uma avaliação médica completa é fundamental.

Teste Diagnóstico

Neuroimagem no Departamento de Emergência com Tomografia Computadorizada

A TC craniana é o padrão diagnóstico para identificar lesão intracraniana no departamento de emergência (DE). No entanto, a TC está associada à exposição de radiação ionizante e a custos mais altos de cuidado da saúde.[121] Portanto várias regras de decisão clínica foram derivadas e validadas prospectivamente para identificar pacientes com risco de intervenção neurocirúrgica e lesões intracranianas na TC, no caso de pacientes adultos com suspeita de TCE leve no departamento de emergência. Elas incluem o New Orleans Criteria (NOC), a Canadian Computed Tomography Head Rule (CCHR) e o National Emergency X-Radiography Utilization Study II (NEXUS-II; Quadro 34.4). Também foram desenvolvidas diretrizes baseadas em evidências disponíveis, incluindo a diretriz do American College of Emergency Physicians sobre neuroimagem de pacientes adultos em DE com TCE leve (ACEP), National Institute for Health and Clinical Excellence (NICE), Neurotraumatology Committee of the World Federation of Neurosurgical Societies (WFNS), Scandinavian Neurotrauma Committee e Scottish Intercollegiate Guidelines Network (SIGN). Embora a maioria das regras e diretrizes produza alta sensibilidade para detectar intervenção neurocirúrgica e lesões intracranianas, as especificidades são variáveis. Regras adicionais de decisão clínica foram desenvolvidas para uso na população pediátrica (Cap. 165).[122]

As regras de decisão clínica mais pesquisadas para o TCE leve são a CCHR e a NOC, com estudos de validação externa nos Estados Unidos e internacionalmente.[123-126] A CCHR foi desenvolvida para uso em pacientes com GCS de 13 a 15; divide as variáveis clínicas em categorias de alto e médio riscos. A NOC foi desenvolvida para uso em pacientes com GCS de apenas 15 e é composta por sete variáveis clínicas. Para lesões que requerem intervenção neurocirúrgica, tanto a CCHR quanto a NOC tem alta sensibilidade (99% a 100%), mas a CCHR tem especificidade muito maior (CCHR, 48% a 77%; NOC, 3% a 31%).[127] Para identificação de lesões intracranianas traumáticas na TC, a CCHR e a NOC têm alta sensibilidade (CCHR, 80% a 100%; NOC, 95% a 100%), mas a especificidade é maior com a CCHR.[127] Em termos de potencial para redução da TC, a adesão à NOC resulta em aumento no uso de TC craniana; a adesão à CCHR resulta em diminuição no uso de TC craniana em comparação com a prática atual.[124] A imagem dos pacientes nessa população deve seguir uma diretriz validada. Os médicos em medicina de emergência, cirurgia de trauma, neurocirurgia e, conforme indicado, neurologia, devem rever as diretrizes relevantes (CCHR, NOC) e selecionar o sistema considerado mais aplicável para seu ambiente e população de pacientes. A supervisão deve garantir que os casos que não seguem as diretrizes adotadas sejam revisados e o *feedback* seja fornecido aos emergencistas.

QUADRO 34.4

Pontos de Decisão Clínica para Neuroimagem em Adultos com Trauma Cranioencefálico Leve

CANADIAN COMPUTED TOMOGRAPHY HEAD RULE (CCHR)
Lesão de Alto Risco (Pode Requerer Intervenção Neurológica)
1. GCS < 15 em 2 h após lesão
2. Suspeita de fratura craniana aberta ou com afundamento
3. Qualquer sinal de fratura da base do crânio (hemotímpano, olhos de guaxinim, otorreia ou rinorreia de LCR, sinal de Battle)
4. Vômito ≥ dois episódios
5. Idade ≥ 65 anos

Lesão de Risco Médio (Pode Haver Lesão Cerebral Importante na TC)
6. Amnésia antes do impacto ≥ 30 min
7. Mecanismo perigoso (pedestre atingido por veículo, ocupante ejetado do veículo, queda de uma elevação > 3 pés [≈ 90 cm, cinco degraus])

NEW ORLEANS CRITERIA (NOC)
1. Cefaleia
2. Vômitos
3. Idade > 60 anos
4. Intoxicação por drogas ou álcool
5. Amnésia anterógrada persistente
6. Trauma acima da clavícula
7. Convulsão

NEXUS II CRITERIA
1. Evidência de fratura craniana significativa
2. Hematoma do couro cabeludo
3. Déficits neurológicos
4. Nível de alerta alterado
5. Comportamento anormal
6. Coagulopatia
7. Vômitos persistentes
8. Idade ≥ 65 anos

LCR, Líquido cefalorraquidiano; *GCS*, Escala de Coma de Glasgow.

Outras Modalidades de Neuroimagem

RM Estrutural. A TC é a modalidade de imagem de escolha para triagem inicial para excluir lesões intracranianas traumáticas graves no TCE leve. Entretanto muitos pacientes que desenvolvem sintomas persistentes e déficits cognitivos não apresentam anormalidades detectáveis na TC. A RM é melhor que a TC na detecção de infartos isquêmicos pós-traumáticos, lesões e contusões não hemorrágicas subagudas, lesão axonal de cisalhamento e lesões no tronco encefálico ou fossa posterior. A RM estrutural, particularmente com uma intensidade de 3T, melhora a sensibilidade estrutural, pode ser realizada quando os achados neurológicos não podem ser explicados pela TC,[128] e é particularmente valiosa na avaliação do tronco encefálico, fossa posterior e parênquima cerebral adjacente ao crânio.[129] A RM estrutural (sem contraste) também pode ser usada para a avaliação de sintomas relacionados com o TCE nas fases subaguda e crônica da lesão.[128]

Imagem Ponderada em Susceptibilidade. Um avanço significativo na imagem do TCE leve é o desenvolvimento da imagem ponderada em susceptibilidade (SWI). Essa técnica é um método de imagem que cresceu e faz parte da RM. Ela usa diferenças na susceptibilidade magnética entre tecidos e é particularmente útil para a avaliação de LAT e hemorragias pontuais na substância branca subcortical profunda não visível na TC ou RM estrutural. Leva cerca de quatro minutos para a obtenção da imagem do cérebro inteiro e, no departamento de emergência, a SWI detecta lesões adicionais em 30% do tempo em comparação com a TC e RM estrutural.[130] O número e o volume das lesões hemorrágicas da SWI correlacionam-se com o desfecho clínico.[131]

Imagem por Tensor de Difusão (DTI). A DTI utiliza a técnica da RM para analisar o movimento das moléculas de água na substância branca do cérebro e também oferece a oportunidade de realizar a tractografia – visualização das principais vias da substância branca – para avaliar os tratos de fibras nervosas danificados.[16] A DTI detecta anormalidades da substância branca e déficits cognitivos subjacentes quando a imagem convencional é normal[132] e pode ser um marcador sensível de LAT no TCE leve em estágios agudos e crônicos de sua evolução clínica.[133]

Angiografia por Tomografia Computadorizada e Angiografia por Ressonância Magnética. Os exames de imagem vascular, como a angio-TC e a angio-RM, não são recomendados rotineiramente para pacientes com TC leve, a menos que haja suspeita de lesão vascular traumática, como pseudoaneurisma, dissecção ou hemorragia não controlada. Tipicamente, lesões vasculares ocorrem com traumas penetrantes, fraturas da base do crânio, trauma cervical contuso e/ou fraturas da coluna cervical. Preditores independentes de lesão arterial no trauma contuso incluem subluxação ou deslocamento de faceta cervical, linhas de fratura se aproximando de uma artéria e mecanismos de lesão de alta energia.[134]

Exames Auxiliares

Testes Laboratoriais. Os testes laboratoriais não são necessários para pacientes com TCE leve isolado, exceto para a glicemia capilar à beira do leito naqueles com uma GCS inferior a 15. Parâmetros de coagulação como INR, TP e TTP são indicados para aqueles com coagulopatias inerentes ou suspeita de doença hepática e em uso de anticoagulantes.

Embora não esteja em uso clínico neste momento, a proteína glial fibrilar ácida (GFAP) é um biomarcador cerebral promissor para o TCE leve em adultos e crianças (Fig. 34.16).[135-140] A GFAP é liberada no sangue após o TCE dentro de uma hora da lesão,[135,138,140] e seu nível é elevado em pacientes com TCE leve com lesão axonal, conforme evidenciado pela RM aos três meses pós-lesão.[136] Ela pode permanecer elevada por sete dias após a lesão.[140a] Em adultos e crianças, estudos mostraram que os níveis séricos de GFAP distinguem pacientes com TCE leve de pacientes com trauma sem TCE e detectam lesões intracranianas na TC com sensibilidade de 94% a 100%.[135,138-140]

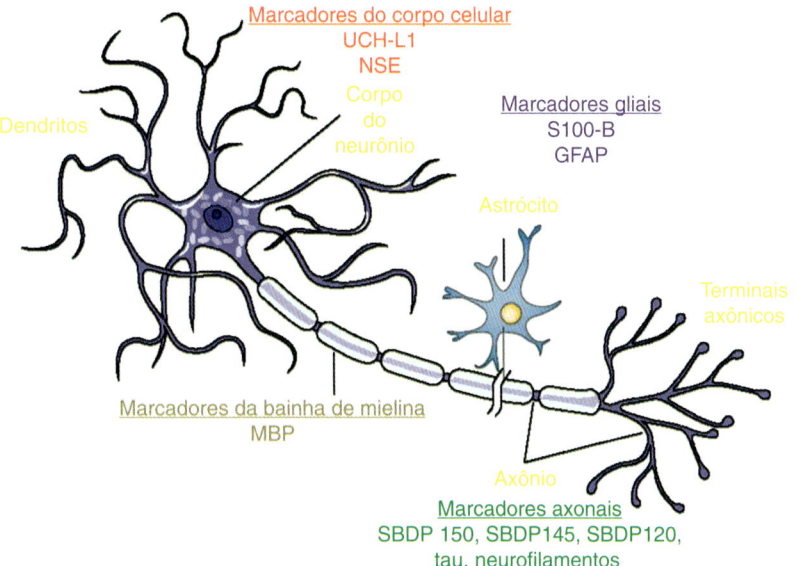

Fig. 34.16. Localizações neuronais e neuroanatômicas de potenciais biomarcadores de TCE. A S100β é a principal proteína de ligação de cálcio de baixa afinidade em astrócitos que ajuda a regular os níveis intracelulares de cálcio. A proteína glial fibrilar ácida (GFAP) é uma proteína monomérica intermediária encontrada no esqueleto astroglial e nas substâncias branca e cinzenta do cérebro e é fortemente suprarregulada durante a astrogliose. A enolase específica do neurônio (NSE) é uma das cinco isoenzimas da enolase enzimática glicolítica encontradas nos corpos celulares neuronais centrais e periféricos. A UCH-L1 é altamente abundante em neurônios e foi usada anteriormente como marcador histológico de neurônios. A alfa-II-espectrina é o principal componente estrutural do citoesqueleto da membrana cortical e é particularmente abundante nos axônios e nos terminais pré-sinápticos. A tau é uma proteína intracelular associada aos microtúbulos e é altamente presente nos axônios. Neurofilamentos são componentes heteropoliméricos do citoesqueleto de neurônios. (De Papa L: Exploring serum biomarkers for mild traumatic brain injury. In Kobeissy F, editor: Brain neurotrauma: molecular, neuropsychological, and rehabilitation aspects in brain injury models. London, 2015, CRC Press, p 303).

Teste Neuropsicológico. O teste neuropsicológico é usado para avaliar a função cognitiva após TCE leve e é comumente usado após uma concussão esportiva. Embora não seja feito rotineiramente no departamento de emergência (DE), o encaminhamento para um neuropsicólogo é justificado para pacientes com sintomas persistentes após uma concussão.

Conclusão

A maioria dos pacientes com TCE leve pode receber alta do DE com um exame normal e após um período razoável de observação do DE (de quatro a seis horas) ou após uma TC craniana negativa, exceto na presença de anticoagulação terapêutica, quando é justificada observação mais prolongada, até 12 horas, às vezes com a repetição da TC craniana.[141] Se o médico da emergência decidir que o paciente com TCE leve pode receber alta para casa, um adequado acompanhamento precoce deve ser providenciado. Fornecer aos pacientes e familiares informações educativas sobre a síndrome pós-concussiva e o que esperar após a lesão ajuda a melhorar o resultado. Os pacientes também devem receber informações de contato para a associação de lesão cerebral no seu estado. As associações de lesões cerebrais podem conectar pacientes e famílias com grupos de apoio, programas e profissionais que entendem o dano (p. ex., www.biausa.org/mild-brain-injury.htm).

Os pacientes devem receber alta com instruções descrevendo os sinais e sintomas de complicações agudas e tardias do TCE leve, ter acesso a um telefone e serem monitorados no período pós-trauma agudo por um adulto sensato e responsável. Todas as instruções de alta devem ser escritas e informadas a uma terceira parte responsável. Sinais de alerta para deterioração aguda, como incapacidade de acordar o paciente, cefaleias de forte intensidade ou agravadas, sonolência ou confusão, inquietação, instabilidade ou convulsões, alteração da acuidade visual, vômitos, febre ou rigidez de nuca, incontinência urinária ou intestinal e fraqueza ou entorpecimento envolvendo qualquer parte do corpo deve levar o cuidador a procurar ajuda médica imediata. Se houver qualquer dúvida sobre a segurança do paciente com TCE leve, é aconselhável um breve período de observação de pacientes internados (12 a 24 horas).

Se os recursos permitirem, a observação prolongada do DE pode ser prática em algumas circunstâncias. Por exemplo, pacientes intoxicados com TCE leve que, de outra forma, satisfazem os critérios de baixo risco, devem ser submetidos a avaliações seriadas no DE até que o equilíbrio clínico seja alcançado. Nesses pacientes, a TC pode ser desnecessária e a observação do DE é benéfica. Se um paciente com TCE leve retornar ao DE devido a sintomas persistentes, devem-se procurar complicações tardias de lesão. Se a TC não foi inicialmente obtida, a intensidade dos sintomas pode guiar a decisão de se obter uma TC na segunda visita. Se uma TC foi inicialmente obtida e não houve alterações, a probabilidade do desenvolvimento subsequente de uma lesão intracraniana é extremamente baixa.[7,8] A decisão de tomografar novamente é mais complexa em pacientes de certos subgrupos que podem ser considerados mais propensos a desenvolver complicações tardias. Eles incluem pacientes em anticoagulação, aqueles com lesões neurológicas preexistentes que podem obscurecer um exame, e aqueles com procedimentos neurocirúrgicos anteriores (p. ex, derivações ventriculoperitoneais). A literatura sobre a TC de repetição no TCE leve sugere que pacientes sem alteração ou com melhoras neurológicas não se beneficiam da repetição da TC, mas a repetição da imagem é indicada para avaliar um paciente em deterioração.[7,8]

Complicações

Além de estarem em risco de lesões intracranianas graves, os pacientes com suspeita de TCE leve podem ter lesões axonais de difícil percepção[15,142] e, em longo prazo, podem sofrer comprometimento das funções física, cognitiva e psicossocial.[143] Tem sido relatado que mais de um terço dos pacientes com TCE leve não retorna ao trabalho até um a três meses após a lesão, e queixas cognitivas persistentes são relatadas por até 15% dos pacientes um ano após a lesão.[144] A recuperação também pode ser complicada por problemas psiquiátricos ou de abuso de substâncias, problemas de saúde, lesões ortopédicas e/ou traumáticas concomitantes, dor crônica, falta de apoio familiar e social, desemprego e processos judiciais.

Síndrome Pós-Concussão

A síndrome pós-concussão (SPC) refere-se a uma constelação de sintomas que incluem problemas somáticos (cefaleia, tontura, vertigem, náusea, fadiga, sensibilidade ao som e à luz), cognitivos (dificuldades com atenção, concentração e memória) e afetivos (irritabilidade, ansiedade, depressão e labilidade emocional), que ocorrem após um TCE leve ou concussão e persistem além do período de recuperação esperado. Os pacientes afetados geralmente relatam cefaleia, tontura, dificuldades de memória ou concentração, irritabilidade, distúrbios do sono, tontura e depressão. Parece haver componentes psicológicos e estruturais para a síndrome pós-concussão, porque os pacientes com história de enxaqueca, depressão ou ansiedade são mais propensos a experimentar a síndrome pós-concussão.[146] A gravidade e a duração dos sintomas pós-concussivos podem ser correlacionar com as anormalidades encontradas no exame de imagem precoce.[147] Estudos com pacientes de DE indicaram que até 30% dos pacientes com diagnóstico de alta de TCE leve apresentarão sintomas em três meses após a lesão, e até 15% continuarão sintomáticos um ano após a lesão. No DE, pacientes com sintomas mais graves, como amnésia prolongada, tontura, cefaleia, ansiedade, sensibilidade ao som ou problemas de memória verbal, demonstraram estar sob maior risco de desenvolver síndrome pós-concussão.[148] Outros fatores que foram identificados como conferindo um risco aumentado para o desenvolvimento de sintomas de SPC incluem TCE leve anterior, história de depressão e/ou ansiedade, lesões múltiplas, esquecimento ou falta de memória, sensibilidade ao som e/ou à luz e história de enxaqueca.[149,150] Há uma ampla gama de tratamentos sendo estudados, incluindo terapias cognitivas e comportamentais, medicamentos, dispositivos, suplementos dietéticos, retorno à atividade e descanso, e outros.

Convulsões

As convulsões pós-traumáticas ocorrem em menos de 1% dos pacientes com TCE leve e a profilaxia anticonvulsivante aguda não é indicada.[152,153] A incidência cumulativa de epilepsia pós-traumática nos primeiros três a cinco anos após a alta é de cerca de 4% para pacientes com TCE leve.[153] A TEP geralmente se desenvolve nos primeiros dois anos após a lesão. O tratamento profilático com anticonvulsivantes não previne a EPT de início tardio e não é recomendado.

Cegueira Cortical Transitória Pós-Traumática

A síndrome de cegueira cortical transitória pós-traumática é caracterizada por perda visual transitória, resposta pupilar normal e exame de fundoscopia normal em poucas horas após a TCE leve. Essa síndrome foi relatada principalmente em crianças. Na maioria dos casos, a visão retorna ao normal dentro de minutos a horas (geralmente dentro de 24 horas) após a lesão e não deixa sequelas neurológicas. Cefaleia, confusão, irritabilidade, ansiedade, náusea e vômito são sintomas comuns. Embora o mecanismo para a cegueira transitória seja desconhecido, tem sido sugerido que é uma resposta vascular anormal ao trauma, com hipóxia transitória e disfunção cerebral resultantes.

Populações Especiais com Trauma Cranioencefálico Leve

Trauma Cranioencefálico Leve e Concussão nos Esportes

Estima-se que, anualmente, ocorram 3,8 milhões de concussões nos Estados Unidos por esportes organizados e recreativos.[155] Futebol americano, hóquei no gelo, futebol e lacrosse tendem a apresentar as maiores taxas de incidência de concussão quando calculados pela exposição do atleta.[155] Embora a concussão esteja incluída no TCE leve, o termo *concussão* é tipicamente usado para descrever o CE leve em atletas. Tem sido sugerido que concussões relacionadas com esportes estão associadas a menos incapacidades e recuperação mais rápida do que concussões em não atletas. No entanto a neuroimagem sugeriu padrões semelhantes de ruptura neuronal para o TCE leve relacionado com esportes e não esportes.[156] Os atletas são mais vulneráveis aos efeitos deletérios em longo prazo do TCE leve, porque são frequentemente submetidos a traumas repetitivos e a níveis mais elevados de esforço físico durante a recuperação.[156] Somente recentemente, a encefalopatia traumática crônica (ETC) veio ao conhecimento do público devido a achados de autópsia em atletas de alta performance.[157] Originalmente identificada em pugilistas,[21] a ETC foi descoberta recentemente após outros esportes organizados, incluindo futebol americano, hóquei, futebol e luta profissional.[20,22,23] Meta-análises de resultados neuropsicológicos após TCE leve sugeriram que a recuperação de deficiências na população em geral leva mais tempo (semanas a meses) do que em atletas, que tendem a apresentar recuperação dentro de dois a 14 dias após a concussão. Entre os atletas há uma enorme motivação para voltar a jogar. Como resultado, os atletas frequentemente subestimam os sintomas, retornam às suas atividades regulares prematuramente e podem criar a impressão de que se recuperam mais rapidamente do que realmente o fazem.

Acredita-se que a síndrome de segundo impacto é uma consequência extremamente rara, ainda que catastrófica e, por vezes, fatal, de repetidos TCEs leves em esportes, que ocorrem dentro de um curto período de tempo (dias). Define-se que ocorre quando "um atleta que sofreu um TCE inicial, na maioria das vezes uma concussão, sofre um segundo TCE antes que os sintomas associados ao primeiro tenham desaparecido completamente",[158] levando a edema cerebral difuso. A controvérsia em torno da síndrome de segundo impacto é se um TCE repetido é necessário para causar o edema cerebral ou se ele é resultado de um único golpe no crânio.[159] A maioria dos casos relatados dessa condição, incluindo o caso-índice, na verdade sofreu um único golpe e não envolveu um "segundo" impacto. Além disso, muitos casos relatados apresentaram evidências de outras lesões cerebrais estruturais, como hematomas subdurais agudos, além do edema cerebral. Com base nos estudos de casos publicados, os dois grupos de atletas em maior risco dessa condição são boxeadores e crianças e adolescentes. Assim, os Centros de Controle e Prevenção de Doenças (CDC) desenvolveram a iniciativa HEADS UP Concussion in Youth Sports, para oferecer informações sobre como prevenir, reconhecer e responder a uma concussão a técnicos, pais e atletas envolvidos em esportes juvenis. Em 2013, várias diretrizes de prática clínica e opiniões de autoridades, novas ou atualizadas, foram publicadas sobre o diagnóstico, tratamento e manejo do TCE leve e concussão nos esportes. Três dessas diretrizes foram produzidas pela American Medical Society for Sports Medicine,[160] American Academy of Neurology[161] e pelo grupo de trabalho do Consenso de Zurique.[162] Concordou-se que a concussão é um diagnóstico clínico idealmente feito por um profissional de saúde licenciado, com experiência na avaliação e tratamento de pacientes com concussão. Qualquer atleta suspeito de ter uma concussão deve ser imediatamente retirado do jogo. Listas de verificação de sintomas e sinais clínicos podem ser úteis, especialmente se puderem ser comparadas a dados de pré-temporada.[163] A ferramenta Sport Concussion Assessment Tool, terceira edição (SCAT3), é uma ferramenta padronizada para avaliar atletas lesionados quanto à concussão e pode ser usada em atletas com 13 anos de idade ou mais. Substitui o SCAT e o SCAT2 originais, publicados em 2005 e 2009, respectivamente[162] (http://bjsm.bmj.com/content/47/5/259.full.pdf). O SCAT3 leva de 15 a 20 minutos para ser concluído e calcula uma pontuação composta compreendida pela GCS, Standardized Assessment of Concussion (SAC) (avaliação cognitiva e física, lembrança atrasada) e pontuação da avaliação de equilíbrio (Balanced Error Scoring System [BESS]). Para crianças de cinco a 12 anos de idade, é usado o Child-SCAT3 (http://bjsm.bmj.com/content/47/5/263.full.pdf). O SCAT3 também inclui uma página de informações a serem dadas ao atleta e aos pais após a alta.

Ao avaliar um atleta com suspeita de TCE leve ou concussão no DE, obtenha um histórico abrangente, levando em conta informações adicionais de pais, treinadores, colegas de equipe e testemunhas oculares, como mecanismo da lesão, eventos após a lesão, alterações no estado mental ou deterioração da GCS, TCE leve anterior ou concussão, sintomas atuais (incluindo sintomas pós-concussivos) e sintomas de outras lesões potenciais (p. ex., lesão da coluna cervical). Como com qualquer paciente com trauma, faça um exame minucioso em busca de outros sinais de trauma e lembre-se de avaliar a lesão da coluna cervical. O exame neurológico deve incluir uma avaliação da reatividade pupilar, função cognitiva e marcha e equilíbrio. Como com todos os pacientes com TCE leve, o monitoramento do atleta lesionado com avaliações seriadas é essencial, porque os sinais e sintomas podem evoluir ao longo de horas após a lesão. A TC craniana não é recomendada rotineiramente, mas deve ser considerada se houver suspeita clínica de lesão intracraniana traumática. Antes de voltar a jogar, recomenda-se ao atleta um aumento gradual de atividade física geral, seguida de atividades esportivas específicas. A progressão para etapas mais extenuantes é recomendada somente se o atleta estiver assintomático no nível atual de atividade (Tabela 34.3). Idealmente, utiliza-se uma abordagem multidisciplinar de avaliação e manejo,

TABELA 34.3
Protocolo de Retorno Gradual às Atividades Esportivas

FASE DE REABILITAÇÃO	EXERCÍCIO FUNCIONAL EM CADA FASE DE REABILITAÇÃO	OBJETIVO DE CADA FASE
1. Nenhuma atividade	Descanso físico e cognitivo limitado de acordo com sintoma	Recuperação
2. Exercício aeróbico leve	Caminhar, nadar ou andar de bicicleta estacionária, manter a intensidade < 70% da frequência cardíaca máxima prevista; nenhum treinamento de resistência	Aumentar a frequência cardíaca
3. Exercício específico do esporte	Treinos de patinação no hóquei, exercícios de corrida no futebol; nenhuma atividade de impacto da cabeça	Adicionar movimento
4. Exercícios de treino sem contato	Progressão para exercícios de treino mais complexos, por exemplo, exercícios de passe no futebol ou no hóquei; pode iniciar treinamento de resistência progressiva	Maior intensidade do exercício, coordenação e cognição
5. Prática com contato total	Após a liberação médica, participar de atividades de treinamento normal	Restaurar a confiança do atleta; a equipe técnica avalia as habilidades funcionais
6. Retorno aos jogos	Jogar normalmente	

Adaptado de McCrory P, Meeuwisse WH, Aubry M, et al: Consensus statement on concussion in sport: the 4th International Conference on Concussion in Sport held in Zurich, November 2012. J Athl Train 48:554–575, 2013.

com a inclusão de especialistas em medicina esportiva de várias subespecialidades, conforme apropriado para os sintomas e sinais do atleta.[164] Nos Estados Unidos, como muitos estados aprovaram leis referentes à gestão de concussão em esportes organizados para jovens, é uma boa prática para os emergencistas se familiarizarem com as leis do estado em que estão praticando.[155]

Recomendações-chave de todas as três declarações de posição recentes afirmaram que qualquer atleta suspeito de ter uma concussão não deve voltar a jogar no dia da lesão.[160-162] Os atletas com concussão não devem voltar a jogar até que tenham sido avaliados por um profissional de saúde licenciado, com experiência em gestão de concussões. A TC craniana só deve ser considerada se houver suspeita de lesões intracranianas. Além disso, deve haver um aumento gradual da atividade física.[164]

Militares e Lesão por Explosão

O TCE leve é também uma lesão comum entre os soldados que participaram de combates. A lesão cerebral por explosão está se tornando reconhecida como uma entidade distinta da forma penetrante de lesão explosiva e lesão cerebral fechada.[165] Nos recentes conflitos dos Estados Unidos no Iraque e no Afeganistão, mais de 60% das baixas de combate foram provocadas por choques explosivos, principalmente de dispositivos explosivos improvisados (DEI).[166] Outros mecanismos incluíam quedas, acidentes com veículos automotores, estilhaços de fragmentos e ferimentos por balas. Em um choque explosivo, a lesão primária do cérebro ocorre quando a energia gerada por uma explosão é transmitida para o crânio e, consequentemente, para o cérebro. A definição do TCE leve do American Congress of Rehabilitation Medicine está sendo aplicada atualmente ao TCE por explosão (incluindo perda de consciência, amnésia, estado mental alterado e déficit neurológico focal).[165] Um soldado que tenha sido exposto a uma explosão pode não ter evidência de um ferimento na cabeça, como lacerações, contusões ou hematomas. Reconhecer precocemente um TCE leve é importante para que o soldado possa receber cuidados médicos apropriados e ser removido do dever relacionado com o combate para evitar outro TCE. Após a primeira explosão, muitos soldados não reconhecem que podem ter sido feridos e, portanto, não procuram atendimento médico. A primeira indicação de lesão pode ser sintomas pós-concussivos persistentes, como cefaleias, vertigens, perda de memória em curto prazo e dificuldade de concentração e de realizar tarefas simultâneas.[166] A apresentação clínica do TCE leve por explosão pode ser confundida pela considerável sobreposição entre os sintomas do TCE leve e do transtorno de estresse pós-traumático (TEPT), como flutuações do humor, distúrbios do sono e dificuldade de concentração. Ambos podem ocorrer no mesmo indivíduo. Os sintomas de TEPT geralmente incluem explosões de raiva, irritabilidade, hipervigilância e reflexo de alarme aumentado.[165]

Pacientes Anticoagulados

Pacientes em Uso de Medicamentos Anticoagulantes. A maioria das regras de decisão clínica exclui pacientes que estão tomando anticoagulantes, como a varfarina (antagonistas da vitamina K), medicamentos antiplaquetários (ácido acetilsalicílico, clopidogrel) e antagonistas não vitamina K (inibidores do fator IIa ou Xa). No geral, há maior incidência de sangramento intracraniano em pacientes em uso de anticoagulantes com TCE, com incidência de até 22% em pacientes com TCE leve.[167-169] Como resultado, a maioria das diretrizes propõe que pacientes que sofrem TCE e estejam em tratamento anticoagulante devem ser submetidos a uma TC sem contraste e devem ter a INR determinada, porque a INR inicial maior que 3 confere um risco muito maior de sangramento intracraniano.[168-170] Algumas diretrizes defendem a observação nas primeiras 24 horas após a TCE leve, juntamente com uma segunda TC.[168] Entretanto o sangramento intracraniano pode ser retardado além das primeiras 24 horas em 1% a 3% dos pacientes anticoagulados e pode se apresentar até quatro semanas após a lesão.[168-172] É mais provável que os medicamentos antiplaquetários levem a hemorragia intracraniana traumática imediata (12%) em comparação com pacientes que recebem varfarina (5%), que têm maior probabilidade de apresentar sangramento tardio.[169] Em pacientes anticoagulados com TC negativa, a internação não é necessária.[173] A internação deve ser considerada para pacientes anticoagulados com alto risco de sangramento tardio (p. ex., INR supraterapêutica), aqueles com comorbidades significativas, aqueles que moram sozinhos e aqueles que não podem retornar ao hospital em tempo hábil se os sintomas de sangramento tardio aparecerem.[173,174] Isso ressalta a importância de instruções detalhadas do paciente sobre a alta hospitalar.[171]

Pacientes com anticoagulação terapêutica e TC craniana inicial negativa não precisam reverter sua anticoagulação.[175] Os pacientes em uso de varfarina com lesões intracranianas traumáticas devem ser submetidos à reversão com plasma fresco congelado ou concentrados de complexo protrombínico, e a vitamina K também deve ser iniciada na emergência.[176] No entanto a transfusão de plaquetas em pacientes sob medicação antiplaquetária não reduz a mortalidade. O dabigatran pode ser revertido com hemodiálise, mas o rivaroxaban e o apixaban não podem.[177] O idarucizumabe, um fragmento de Fab de um anticorpo monoclonal dirigido especificamente contra o dabigatran, foi aprovado pela Food and Drug Administration dos EUA, em 2015, para cirurgias de emergência, procedimentos urgentes e sangramento descontrolado ou com risco de morte. A dose recomendada para o idarucizumab é de 5 g (2,5 g/frasco), administrada em duas perfusões IV consecutivas de 2,5 g ou injeção em bólus, injetando ambos os frascos consecutivamente, um após o outro, com uma seringa. A andexetina alfa é um antídoto específico da classe direcionado para reverter os inibidores diretos orais do fator Xa, bem como o inibidor indireto, a enoxaparina; ciraparantag é um antídoto universal dirigido para reverter os inibidores diretos da trombina e do fator Xa, bem como o inibidor indireto, a enoxaparina.[178] Não há, atualmente, estudos avaliando esses antídotos no cenário de TCE.

Pacientes com Distúrbios Hemorrágicos Hereditários. O local mais grave de sangramento para crianças e adultos com distúrbios hemorrágicos herdados, como a hemofilia, é o SNC. A hemorragia intracraniana em pacientes com hemofilia pode ocorrer espontaneamente ou após um TCE leve. Mais de 50% dos hemofílicos com TCE leve que apresentam sangramento intracraniano são inicialmente assintomáticos, com exame neurológico normal. Portanto, pacientes com distúrbios hemorrágicos herdados devem ser submetidos à TC craniana após um TCE leve.[179] Deve haver um limiar baixo para a reposição do fator (p. ex., fator VIII ou IX, crioprecipitado, plasma fresco congelado) em pacientes com hemofilia grave ou naqueles com sintomas de TCE leve, mesmo antes da realização da TC craniana.[180]

Trauma Cranioencefálico em Idosos

Os pacientes idosos apresentam maior morbidade e mortalidade por TCE e apresentam maiores taxas de lesão intracraniana após trauma cranioencefálico.[1,181,182] Eles também sofrem TCE leve com mais frequência do que o TCE grave. Além disso, quedas frequentes os colocam em risco de lesão cerebral repetitiva. Dentro de sete meses após um TCE leve ou moderado, os pacientes idosos podem apresentar um declínio na linguagem, memória, função executiva, atividades da vida diária e humor em comparação com as funções pré-lesão e comparados aos controles.[183] Assim, idosos em uso de varfarina ou clopidogrel antes da lesão estão em risco aumentado de desfechos neurológicos desfavoráveis em longo prazo, em comparação com pacientes semelhantes sem o uso desses medicamentos antes da lesão.[184]

Com o envelhecimento, o cérebro se atrofia e cria mais espaço dentro do crânio para o sangue se acumular antes que os sintomas apareçam. Além disso, com a atrofia, ocorre a distensão de veias-ponte, que podem romper e levar a hematomas subdurais mais facilmente. Portanto os idosos podem ter hemorragia significativa em seu cérebro e não apresentar sinais de deterioração, especialmente se a função cognitiva basal estiver comprometida. Hemorragias intracranianas ocultas ocorrem em mais de 2% dos pacientes idosos com TCE. O abuso de álcool é uma das comorbidades mais prevalentes encontradas em pacientes idosos admitidos no hospital com TCE,[185] portanto a triagem para abuso de álcool em pacientes idosos com TCE é recomendada.[186] O abuso de idosos também é uma consideração importante nessa população e deve ser observado durante a avaliação no DE.[187]

A presença de comorbidades prévias, o uso de anticoagulantes, os déficits cognitivos preexistentes, a polifarmácia, o consumo de álcool e a fisiologia única do cérebro envelhecido tornam difícil para o emergencista detectar a lesão cerebral.[186] Mesmo quedas com baixa energia devem levar os profissionais de saúde a considerar a possibilidade de lesão cerebral em pacientes idosos. Muitas regras de decisão clínica recomendam TC para pacientes com mais de 60 a 65 anos após qualquer suspeita de TCE leve. Reduzir o risco de quedas em idosos pode reduzir o risco de TCE.[188] Uma atenção especial precisa ser dada à polifarmácia, interações medicamentosas, questões de segurança no ambiente de vida, risco de abuso de idosos e consumo escondido de álcool.[186,188]

CONCEITOS-CHAVE

- *Trauma cranioencefálico* é um termo amplo que descreve um trauma externo na área craniofacial do corpo por forças contundentes, penetrantes, explosivas, rotacionais ou de aceleração-desaceleração, o termo *lesão craniana* se refere a uma lesão clinicamente evidente no exame físico, e o termo *lesão cerebral* indica uma lesão no próprio cérebro.
- O trauma cranioencefálico é frequentemente classificado como leve (GCS, 13-15), moderado (GCS, 9-12) e grave (GCS, 3-8), mas isso, na verdade, representa um espectro de lesão. Pacientes com GCS de apresentação de 13 a 15 que estão estáveis ou melhorando, provavelmente não têm achados tomográficos que justifiquem a intervenção.

Trauma Cranioencefálico Moderado e Grave
- Danos sistêmicos secundários, como hipóxia e hipotensão, pioram os desfechos neurológicos e devem ser corrigidos assim que forem detectados.
- A TC craniana sem contraste é a modalidade de imagem de primeira escolha quando há suspeita de TCE.
- O componente motor da GCS é o mais forte preditor de resultado após a TCE.

Trauma Cranioencefálico Penetrante
- A profilaxia anticonvulsivante com fenitoína e antibióticos de amplo espectro deve ser administrada a pacientes com TCE penetrantes por sete dias após a lesão.

Trauma Cranioencefálico Leve
- O estado dos pacientes pode se deteriorar devido a um hematoma intracraniano em expansão, após o qual clinicamente parece ser TCE leve, e eles devem ser submetidos a avaliações seriadas, incluindo GCS em série.
- Um TCE leve pode ser facilmente ignorado quando um paciente alerta apresenta outras lesões traumáticas mais óbvias. Especificamente, pergunte aos pacientes sobre sintomas de desorientação, confusão, amnésia ou percepção alterada (com ou sem perda de consciência).
- O exame de imagens de pacientes nessa população deve seguir uma diretriz validada, como a Canadian CT Head Rule e o New Orleans Criteria. Os emergencistas devem trabalhar de forma colaborativa, para selecionar o sistema que parece ser mais aplicável para sua configuração e população de pacientes.
- O uso de álcool e drogas afeta a GCS e obscurece significativamente o exame neurológico. Indivíduos intoxicados são pacientes de alto risco.
- A maioria dos pacientes com TCE leve pode receber alta do DE com um exame normal e após um período razoável de observação do DE (quatro a seis horas) ou após uma TC craniana negativa.
- Os pacientes devem receber alta com instruções descrevendo os sinais e sintomas de complicações agudas e tardias do TCE leve. Todas as instruções de altas devem ser escritas e retransmitidas para uma terceira parte responsável.

Populações Especiais
- Qualquer atleta suspeito de ter uma concussão deve ser imediatamente removido do jogo.
- Atletas com concussão não devem voltar a jogar até que tenham sido avaliados por um profissional de saúde licenciado, com experiência no manejo de concussões. Deve haver aumento gradual na atividade física.
- Os idosos podem ter uma hemorragia significativa no cérebro e não apresentar sinais de deterioração, especialmente se a função cognitiva basal estiver comprometida. Em pacientes com mais de 60 anos deve-se realizar TC.
- Quedas de idosos, incluindo quedas de baixa energia, devem levar os profissionais de saúde a considerar a possibilidade de lesão cerebral.

As referências para este capítulo podem ser encontradas on-line no website Expert Consult associado à obra.

CAPÍTULO 35
Trauma Facial

Ryanne J. Mayersak

PRINCÍPIOS

Fundamentos e Importância

Estrutura vital complexa para a função do indivíduo, a face compreende as aberturas das vias aéreas, a entrada para o trato gastrointestinal e os órgãos sensoriais especiais, incluindo os olhos, as orelhas e o nariz. O funcionamento facial é essencial para a alimentação, a fala e a comunicação não verbal efetiva. A aparência e a atratividade do rosto têm implicações significativas para as interações sociais,[1] a atração sexual e a autoestima. Em um estudo, pacientes que sofreram traumatismo facial apresentaram sequelas em longo prazo, incluindo desemprego, reclusão, dificuldades conjugais e imagem corporal negativa.[2]

Além da ameaça imediata para a via aérea do paciente e órgãos sensoriais especiais, as lesões no rosto podem ter implicações graves para a saúde mental do paciente[3] e o funcionamento futuro.[4] Após o trauma, os pacientes com lesões faciais geralmente descrevem perdas físicas, financeiras, sociais e psicológicas.[5,6] Múltiplos estudos demonstraram uma associação entre traumatismo facial e sintomas psicológicos, tais como: ansiedade, depressão e transtorno de estresse pós-traumático.[7,8] Algumas instituições estão agora incluindo avaliações de triagem em relação a intervenções de suporte, bem como iniciando grupos de suporte e recursos on-line para pacientes com trauma facial.[9,10]

Embora o primeiro objetivo do emergencista seja abordar com sucesso os problemas que ameaçam a vida, o cuidado das lesões faciais tem como objetivo otimizar a função do paciente e o resultado estético. Quatro principais especialidades – oftalmologia, cirurgia plástica, otorrinolaringologia e cirurgia buco-maxilo-facial – participam do tratamento de lesões faciais. A consulta precoce com o especialista apropriado pode acelerar o cuidado de lesões faciais.

Anatomia da Face

A face é um espaço oco complexo, encapsulado por uma estrutura óssea coberta por músculos e pele. Ela inclui vários órgãos sensoriais especiais – os olhos, as orelhas, o nariz e a boca.

Ossos

As porções posteriores da face formam a parede anterior do crânio, colocando a face e suas características em uma íntima com as estruturas do sistema nervoso central. O esqueleto facial anterior é composto do osso frontal, ossos nasais, zigoma, ossos maxilares e mandíbula (Fig. 35.1). Os ossos esfenoide, etmoide, lacrimal, vômer e temporal situam-se profundamente na estrutura facial, fornecendo suporte e locais importantes para inserções musculares, incluindo os músculos da mastigação, fala e deglutição. Essa musculatura é inervada pelos nervos cranianos IX e X.

Suprimento Nervoso

A camada muscular mais anterior inclui os músculos da expressão facial inervados pelo sétimo nervo craniano (**NC**), que se situa exatamente inferior ao canal auditivo externo. O nervo trigêmeo (NC V) é responsável pela sensação da face por meio de três ramos principais (I-III). O ramo oftálmico (NC V1) supre o terço superior da face, incluindo o olho e o nariz, até a ponta. O ramo maxilar (CN V2) proporciona inervação sensorial para o terço médio da face e inclui o nervo infraorbitário. O ramo mandibular (CN V3) fornece sensação ao terço inferior da face.

Orelhas

A orelha é constituída de cartilagem coberta por pele e enrolada em forma helicoidal, com uma segunda crista, o antélice, definindo a concha interna. O canal auditivo externo, a orelha média, a cóclea, os canais semicirculares e a origem superior da tuba auditiva situam-se todos dentro do osso temporal.

Olhos

A órbita é composta superiormente pelo osso frontal. O zigoma forma a parede lateral e a parede inferior lateral da órbita. A parede inferior medial e a parede anteromedial são formadas pela maxila. Os ossos lacrimal e etmoide completam a parede medial, na qual a órbita é mais delicada. A parede medial da órbita forma as paredes laterais do espaço intranasal.

Nariz

O nariz funciona como a entrada principal para o ar e é composto por cartilagem e osso coberto por pele, com mucosa revestindo a superfície interna. A cartilagem alar arqueia-se sobre as entradas das narinas simétricas, revestidas por mucosas, separadas pela cartilagem anterior do septo. Superiormente, os ossos nasais criam a ponte do nariz. Com a cabeça em posição neutra, o assoalho do nariz é perpendicular ao solo e leva posteriormente à nasofaringe, passando as conchas lateralmente e o septo ósseo medialmente. O osso etmoide situa-se superiormente e atravessa a linha média, atrás da ponte nasal, para formar a porção superior do septo nasal ósseo e da lâmina cribriforme. O vômer constitui a porção inferior do septo ósseo e o processo palatino do osso maxilar forma o assoalho posterior do nariz e palato duro.

Os seios contendo ar são características estruturais únicas do esqueleto facial. Eles aquecem e umidificam o ar inalado e formam câmaras que criam o tom único da voz humana. Esses seios se desenvolvem ao longo do período de crescimento humano. No nascimento, apenas as células aéreas etmoidais e o antro mastóideo são aerados. O seio esfenoidal e o restante das células aéreas mastóideas tornam-se aerados com aproximadamente três anos de idade. Os seios frontais formam-se por volta dos seis anos de idade e os seios maxilares não estão totalmente desenvolvidos até os 10 anos de idade.

Boca

A boca serve como uma entrada para as vias respiratórias e gastrointestinais. Com a boca na posição fechada, a língua preenche a cavidade oral. Fileiras simples de dentes estão dentro dos processos

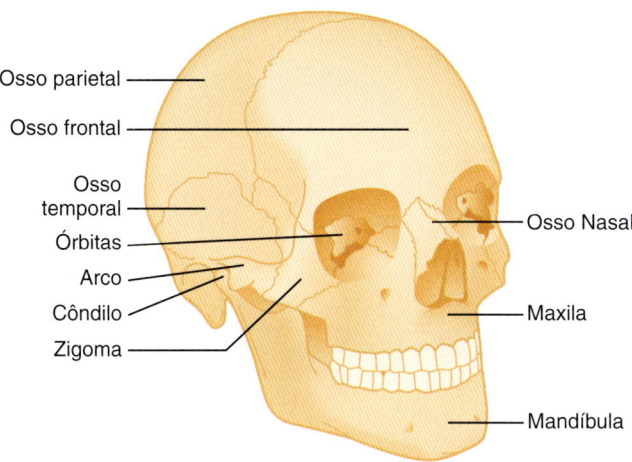

Fig. 35.1. Ossos do esqueleto facial.

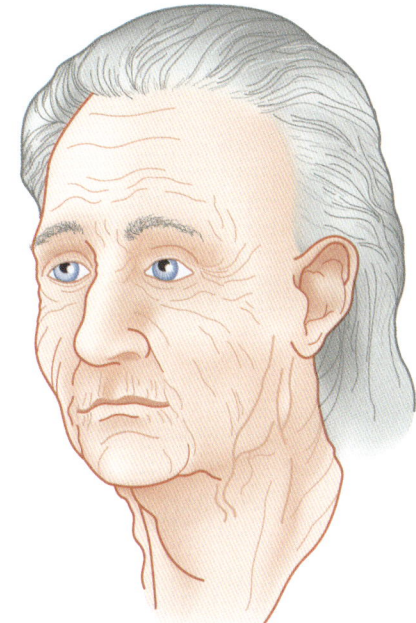

Fig. 35.2. Linhas de Langer – linhas de expressão facial.

alveolares da maxila e da mandíbula. Com a boca fechada, os dentes, em indivíduos normais, ocluem, com a fileira inferior ficando exatamente interna à linha superior. A oclusão "usual" para indivíduos varia amplamente; a percepção do paciente pode ser o melhor determinante se os dentes estão ou não dispostos como de costume. Anterior aos dentes está o vestíbulo, uma dobra de mucosa e tecido mole flexível que permite que os lábios permaneçam fechados enquanto vários movimentos motores ocorrem atrás deles. A mandíbula é um osso em forma de U que forma o queixo e completa o esqueleto facial inferior. Contendo a fileira inferior dos dentes, o corpo da mandíbula encontra-se na linha média na sínfise, que é completamente fundida aos dois anos de idade. Posterior ao último molar, o osso vira para formar o ângulo da mandíbula e continua para cima como o ramo da mandíbula. No ponto mais superior do ramo está a superfície articular do côndilo, separada da superfície superior da articulação temporomandibular (ATM) por um menisco intermediário de fibrocartilagem. Anterior ao côndilo encontra-se uma projeção fina, o processo coronoide, que fornece o ponto de inserção para o músculo temporal.

Articulação Temporomandibular

A Articulação Temporomandibular (ATM) é complexa, com o côndilo da mandíbula sofrendo rotação e translação anteriormente durante a abertura normal da boca. A função da ATM é preservada por um menisco, que cobre o côndilo. Essencialmente, a articulação entre o menisco e o côndilo é uma articulação em dobradiça, permitindo a rotação, e a articulação entre o menisco e o osso temporal é uma articulação deslizante, permitindo a translação. Não existe uma cápsula articular formal e grossa na porção anteromedial da articulação; o tecido sinovial relativamente fraco, frouxo, está posicionado aqui para permitir que a translação ocorra.

Tecido Mole, Vasculatura e Glândulas Especializadas

A pele do rosto está entre as mais finas do corpo, revestindo cuidadosamente a musculatura subjacente. A pele facial cai visivelmente em rugas previsíveis com a idade, seguindo as linhas de Langer (Fig. 35.2). Na boca, narinas e fissuras palpebrais, a pele é contígua com a mucosa que reveste essas estruturas. A pele dos lábios é particularmente fina e revestida com papilas vasculares, que dão aos lábios a sua tonalidade vermelha. Os lábios são particularmente importantes como parte da comunicação; compreender seu movimento pode permitir linguagem sem som (leitura labial).

O rosto é uma estrutura altamente vascular, o que pode ter graves implicações para o tratamento de lesões faciais. Com exceção da artéria oftálmica, o fornecimento de sangue superficial vem da artéria carótida externa por meio das artérias facial, superficial temporal e maxilar (Fig. 35.3). As lesões dos tecidos moles e as fraturas que envolvem esses vasos podem levar a hematomas significativos ou exsanguinações. Como o rosto possui conexões anastomóticas extensas na linha média e entre os territórios arteriais, no entanto a ligação de ramos principais causa isquemia mínima.

Imersa dentro da estrutura do rosto está uma série de estruturas glandulares e ductos que são susceptíveis a lesões. Nos olhos, as glândulas lacrimais estão dentro das órbitas, superiores e laterais aos globos, e secretam lágrimas por meio dos dúctulos nas dobras da conjuntiva. O líquido flui medialmente nas pontas dos canais lacrimais, drena para o saco lacrimal e, então, por intermédio do ducto nasolacrimal, na nasofaringe.

O sistema salivar consiste nas glândulas parótida, sublingual e submandibular. A parótida é a maior dessas glândulas, situada exatamente anterior à orelha e envolvendo a mandíbula. A parótida é superficial ao músculo masseter e drena por meio do ducto de Stensen, um tubo de 5 cm que se curva ao redor da borda anterior do masseter para entrar na boca oposto ao segundo molar superior. Em indivíduos normais, esse ducto é grande o suficiente para ser palpado com o masseter apertado entre os dedos (Fig. 35.4). As glândulas sublinguais estão inteiramente no assoalho da boca e drenam nesta por meio de dúctulos. Elas circundam os ductos que drenam as glândulas submandibulares (ductos de Wharton). O corpo da glândula submandibular é dobrado em torno do músculo mio-hióideo, de modo que uma porção fica dentro do assoalho da boca e uma porção fica externa a ela. Os ductos submandibulares (Wharton) correm a partir da porção externa da glândula, para esvaziar na boca de cada lado do frênulo da língua.

Fisiopatologia

O mecanismo básico de todas as lesões é a transferência de energia, na maioria das vezes cinética, para as estruturas do corpo. Quando a energia supera a tolerância do tecido subjacente, resulta em lesão. Tradicionalmente, o trauma é classificado como contuso ou penetrante, mas em muitos casos o efeito é uma combinação dos dois, como a lesão da fronte (contusão e laceração complexa) resultante da queda de uma criança contra o canto afiado de uma mesa de café. A probabilidade de lesão está relacionada com a quantidade de energia transferida e a condição do tecido subjacente. Podem

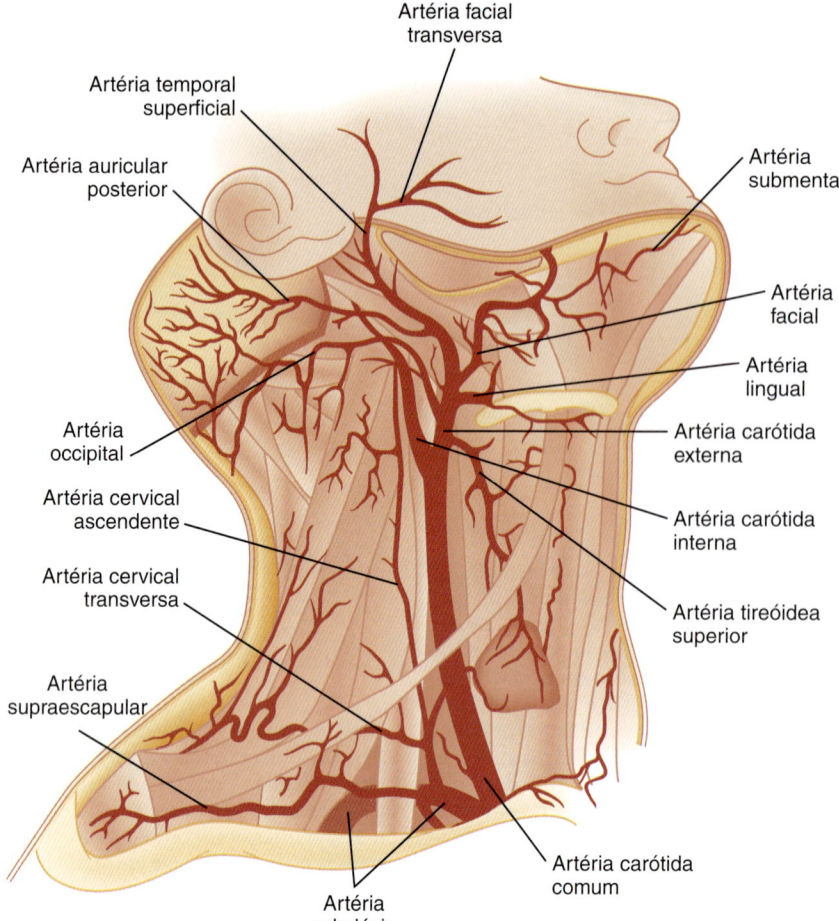

Fig. 35.3. Vasos da face. (Adaptado de Gray H: Gray's anatomy, Philadelphia, 1918, Lea & Febiger.)

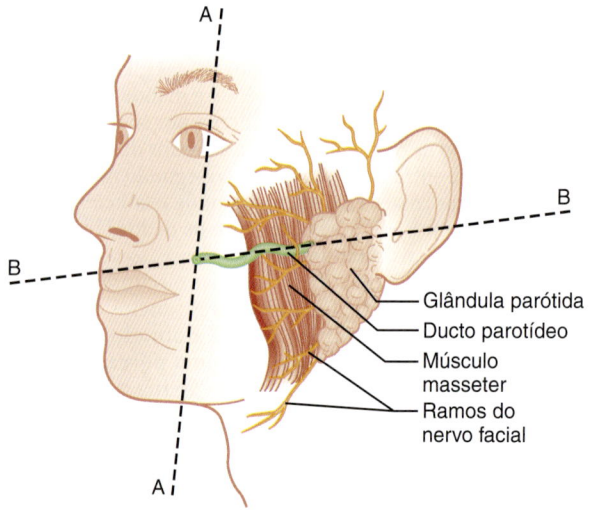

Fig. 35.4. Glândula parótida e ducto (Stensen), com os ramos circundantes do nervo facial. A linha B aproxima o curso do ducto, que entra na boca na junção das linhas A e B.

ocorrer lesões significativas quando uma pessoa de 80 anos de idade está em pé e cai em um piso acarpetado, mas é mais provável que ocorra quando o rosto atinge o volante ou o painel em uma colisão de veículo automotor de alta velocidade (CVA).

O mecanismo pode ser dividido em eventos de baixa energia, como estando em pé ou caminhando e caindo sobre a quina de um móvel, e eventos de alta energia, como um **CVA**. Compreender o mecanismo da lesão pode ajudar a prever não apenas a gravidade da lesão facial, mas também o risco de lesões cervicais ou cerebrais associadas.

O ensino tradicional era de que o rosto protege o cérebro de uma lesão e que os pacientes com traumatismo facial são menos prováveis de sofrer uma lesão cerebral significativa. Isso não parece estar correto. Em vez disso, trabalhos recentes sugeriram um aumento significativo no risco de lesões cerebrais em pacientes com trauma contuso com fraturas faciais.[11-13]

A associação entre lesão cervical e lesão facial não está clara. O ensino tradicional é de que a presença de uma lesão facial deve aumentar a suspeita de uma lesão na coluna cervical, contudo a maioria dos estudos que apoiam essa ideia é de avaliações da incidência de lesões na coluna cervical em pacientes com lesão facial.[14] Quando métodos mais sofisticados são usados para avaliar qualquer associação entre os dois enquanto corrigem para o mecanismo de lesão, pacientes com lesão facial parecem ser menos prováveis de ter uma lesão cervical importante, e não há relação com lesão medular óssea. No quadro de múltiplas fraturas faciais, um grande estudo de mais de um milhão de indivíduos com trauma nos Estados Unidos e Porto Rico, encontrou prevalência de lesão cervical entre 7% e 11%, enquanto com uma lesão facial isolada, a lesão cervical variou de 4,9% a 8%.[15] Assim, em um paciente específico, as lesões cervicais e cerebrais devem ser consideradas com base no mecanismo da lesão e na apresentação do paciente, sem permitir a presença ou ausência de uma lesão facial para alterar o nível de suspeita.

O trauma penetrante no rosto por tiros, facada, restos de explosão ou empalação é com frequência óbvio e dramático (Fig. 35.5). O médico emergencista astuto deve procurar avidamente por

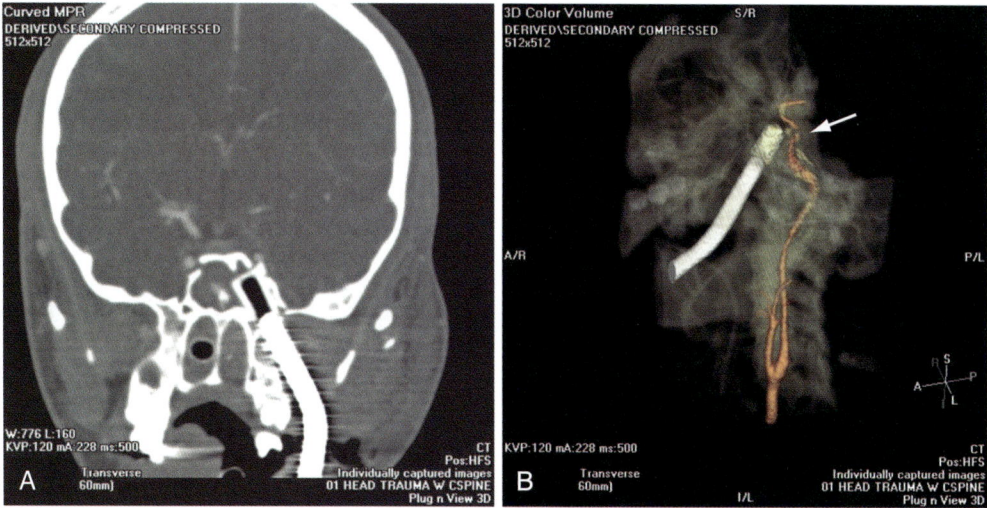

Fig. 35.5. Perfuração por uma alavanca de sinalização. Tomografia computadorizada (TC) (**A**) e reconstrução tridimensional (**B**) de um paciente perfurado pela face até a cavidade craniana, pela alavanca de sinalização da coluna de direção, quando o veículo rolou em um acidente de carro. A reconstrução tridimensional a cores revela uma lesão significativa na artéria facial (seta).

lesões intracranianas, espinhais ou vasculares associadas, que são comuns nesses casos.[13] A penetração facial de projéteis (BBs) ou pequenos restos de explosão ou estilhaços pode ser menos óbvia e o médico emergencista deve estar atento à possibilidade com base na história e procurar cuidadosamente pequenas lesões na pele. Os passatempos recreativos, como o paintball, e as novas armas policiais, que utilizam a chamada munição alternativa, que podem ter energia cinética substancial, causam traumatismo facial significativo, assim como da parte superior do corpo.[16]

Características Clínicas

História

A história pode fornecer informações sobre o mecanismo da lesão do paciente. O médico emergencista, entretanto, deve estar atento às limitações da história nos casos em que a consciência do paciente está alterada por uma lesão na cabeça ou intoxicação, se houver questão de ganho secundário, a polícia estiver envolvida ou caso se suspeite de abuso. Os pacientes com um sensório claro são capazes de descrever os eventos que levaram à lesão e localizar a dor, déficits na função motora ou sensorial e anormalidades de visão, audição, paladar ou olfato. Embora a associação entre trauma facial e lesão cerebral ou cervical tenha sido debatida, essas possibilidades devem ser consideradas e o paciente deve ser questionado sobre dor de cabeça, fraqueza periférica, dormência e/ou parestesias.

Exame físico

Muitas lesões faciais podem ser identificadas por inspeção simples. Durante a avaliação primária, a atenção está inicialmente na via aérea do paciente, e a inspeção da orofaringe é um primeiro passo essencial. O comprometimento das vias respiratórias é com frequência resultado de trauma intraoral, e o examinador deve notar sangramento excessivo, salivação excessiva, disfonia, inchaço da língua ou faringe posterior e a presença de dentes avulsionados. Quando o paciente estiver estabilizado, uma pesquisa secundária deve incluir um exame sistemático de todas as estruturas e funções faciais. As proeminências ósseas devem ser palpadas para anormalidade de movimentos, crepitação óssea, sensibilidade ou descamação. A sensibilidade e o inchaço maciço associados ao trauma facial podem impedir a palpação confiável de uma fratura. Consequentemente, as áreas de inchaço significativo devem ser submetidas a exames radiográficos. A avaliação da integridade

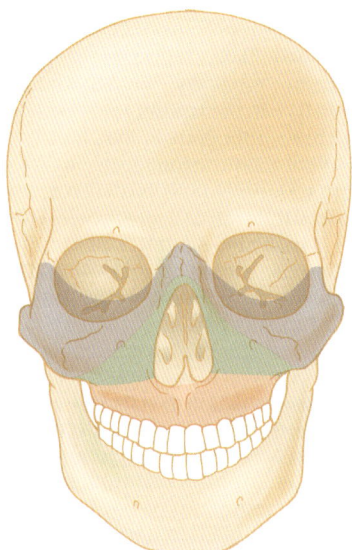

Fig. 35.6. Classificação de Le Fort. Le Fort tipo I está sombreado em vermelho, Le Fort tipo II está sombreado em verde e Le Fort Tipo III está sombreado em azul.

óssea inclui o teste de uma possível fratura de Le Fort. Os incisivos superiores são agarrados e puxados para frente. O movimento do processo alveolar superior (tipo I), da face média (tipo II) ou de toda a face (tipo III) indica uma fratura (Fig. 35.6). As feridas podem precisar ser palpadas para lesões ósseas subjacentes ou objetos estranhos; a anestesia pode ser necessária para um exame completo dentro da ferida. Devem ser identificadas lacerações complexas que envolvem a cartilagem do nariz ou da orelha, pálpebras, aparato lacrimal, sobrancelhas ou borda vermelha dos lábios porque o seu reparo requer técnicas especiais.

Olhos e Órbitas. Além do exame de lacerações e contusões, o rosto deve ser avaliado quanto à simetria. A aparência do zigoma pode ser avaliada olhando o paciente de cima. Essa técnica também chama a atenção para a posição relativa dos globos oculares. As fraturas orbitais podem resultar em enoftalmia e um grande hematoma retrobulbar (Fig. 35.7) pode causar exoftalmia. A câmara anterior do globo deve ser inspecionada para hifema ou ruptura

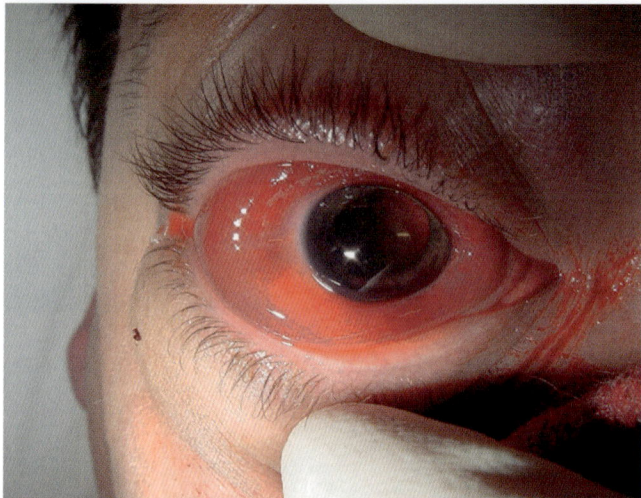

Fig. 35.7. Hematoma retrobulbar. (De Nickson C: Bashed, blind, and bulging. http://lifeinthefastlane.com/ophthalmology-befuddler-033-2.)

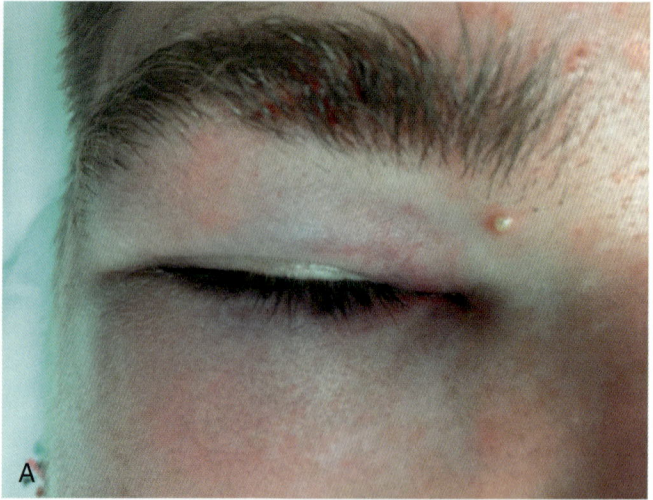

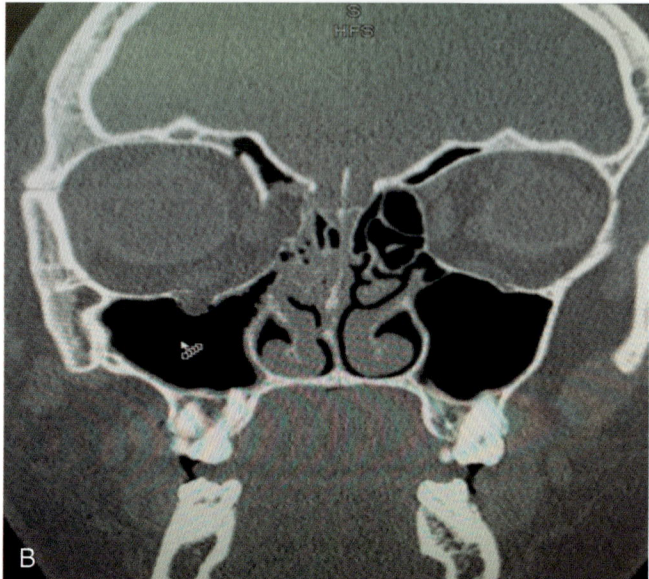

Fig. 35.8. Fratura de ruptura. **A,** Inchaço periorbital e equimose com uma laceração da pálpebra relacionada com uma fratura por explosão. **B,** TC de uma fratura de ruptura.

do globo. Um exame completo do olho requer testes específicos. Se o paciente for capaz de cooperar, a acuidade visual deve ser documentada. As lentes de contato devem ser removidas. No caso de uma exposição química potencial significativa, o pH do olho pode precisar ser medido. O exame de fluoresceína do olho deve ser realizado se houver alguma preocupação quanto à abrasão da córnea. As vítimas de CVA geralmente possuem partículas de vidro na conjuntiva ou na córnea, que devem ser procuradas e removidas. Os movimentos extraoculares devem ser testados. As fraturas de ruptura da órbita podem resultar em diplopia no olhar ascendente, secundário ao aprisionamento do músculo reto inferior ou anestesia da face média, e lábio superior na distribuição da segunda divisão do NC V, secundária à neurapraxia resultante de uma fratura por meio do forame infraorbitário ou compressão por um hematoma local (Fig. 35.8).

Orofaringe. A integridade da boca e do complexo nasal pode ser avaliada mediante a escuta da fala do paciente. Uma voz abafada ou rouca pode indicar oclusão do nariz ou nasofaringe, enquanto a disartria pode indicar uma fratura mandibular, uma lesão na língua ou um problema neurológico. A lesão oral pode resultar em comprometimento progressivo das vias aéreas e a disfonia deve alertar o médico emergencista para a possível necessidade de manuseio ativo das vias aéreas. O exame intraoral inclui a inspeção do palato, dos dentes, da língua e das gengivas e palpação com um dedo enluvado – a última apenas se o paciente for capaz de cooperar. A amplitude de movimento da mandíbula deve ser determinada. Se a abertura de incisivo máxima for inferior a 5 cm, uma fratura mandibular pode estar presente. O trismo pode indicar uma fratura ou hematoma significativo dentro da face. Se estiver acordado, a impressão do paciente sobre a normalidade da oclusão de mordida é um determinante mais sensível de uma fratura da mandíbula do que a impressão do médico emergencista. Ser capaz de realizar um teste com abaixador de língua (prender e segurar um abaixador de língua entre os dentes enquanto o examinador puxa suavemente) está associado a uma probabilidade muito reduzida de fratura mandibular. Se o paciente for capaz de quebrar o abaixador de língua mordendo em ambos os lados da boca, o valor preditivo negativo para uma fratura mandibular é superior a 92%.[17] A lesão na área da parótida deve suscitar suspeita de ruptura do ducto de Stensen. A abertura do ducto oposto ao segundo molar superior deve ser examinada quanto a sangramento enquanto a glândula é comprimida. Se sair sangue a partir do ducto ou se extremidades cortadas do ducto forem identificadas dentro de uma ferida facial, é necessário um reparo especializado sobre um *stent* para prevenir a formação de uma fístula cutânea.

Orelhas. A otoscopia é realizada para avaliar a integridade do canal externo, procurar hemotímpano e avaliar para otorreia. Um líquido claro proveniente da orelha após o trauma aumenta a possibilidade de um vazamento de líquido cefalorraquidiano (LCR). À beira do leito, uma gota do fluido pode ser colocada em papel de filtro. Um halo que avança rapidamente de fluido claro, em torno do sangue vermelho, define um resultado de teste positivo. Esse é um teste de cabeceira rápido com boa sensibilidade (> 86%), desde que a mistura seja de aproximadamente 50:50 entre o sangue e outro fluido, mas não diferencia entre LCR e solução salina, saliva ou outros fluidos claros.[18] Extravasamentos também podem ser detectados facilmente pelo exame eletroforético de alfa2 transferrina, tomografia computadorizada de alta resolução (**TCAR**), cisternografia por ressonância magnética com contraste e exploração cirúrgica; entretanto alguns desses métodos podem ser oportunos, onerosos ou invasivos.[18,19]

A orelha deve ser inspecionada para hematomas subcutâneos (Fig. 35.9) porque eles precisam ser drenados.

Nariz. O nariz é palpado para sensibilidade, crepitação ou movimento anormal; cada narina é fechada uma vez para garantir que o paciente possa respirar pelos dois lados. O septo deve ser examinado visualmente para se procurar por hematoma septal (Fig. 35.10), que aparece como uma grande massa roxa que se

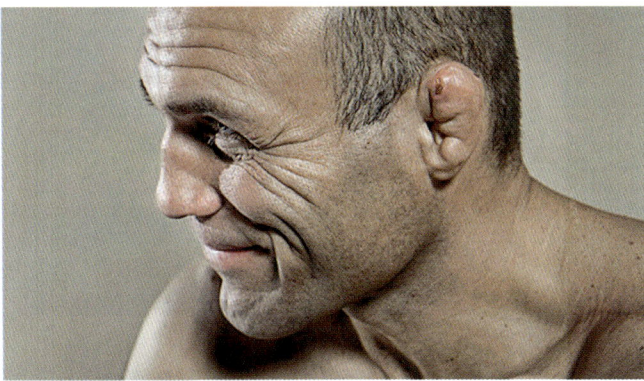

Fig. 35.9. Hematoma auricular. (De Hanna P: Top 7 worst cauliflower ears in MMA history. www.fightofthenight.com/articles/top-5-cauliflower-ears-in-mma-history.)

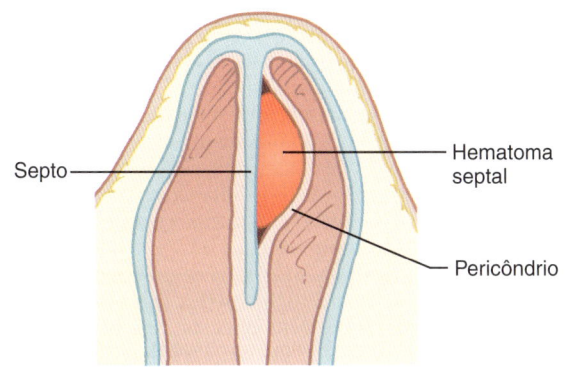

Fig. 35.10. Hematoma septal.

estende a partir do septo. Se houver alguma preocupação sobre rinorreia do LCR, o teste de filtro anteriormente mencionado pode ser realizado.

Exame Neurológico

O toque leve deve ser testado para todos os três ramos da NC V. A função motora (NC VII) pode ser examinada fazendo o paciente enrugar ativamente a testa, abrir e fechar ativamente as pálpebras, sorrir amplamente e mostrar os dentes. A assimetria desses movimentos indica uma potencial lesão nervosa. As lesões periféricas no NC VII devem causar fraqueza discernível na testa, bem como nas musculaturas orbital e oral, enquanto as lesões centrais resultarão na função da testa preservada devido ao cruzamento das fibras distais no curso do nervo. O NC V (o ramo oftálmico do nervo trigêmeo) e o NC VII podem ser avaliados testando o reflexo corneano em um paciente alterado ou não cooperativo.

DIAGNÓSTICO DIFERENCIAL COM BASE NO LOCAL ANATÔMICO

Lesões de Tecido Mole e Lacerações

As lesões dos tecido mole no rosto apresentam uma preocupação estética aguda para o paciente. As áreas podem ser contusas, laceradas, raspadas ou qualquer combinação das três. Quando limpas de quaisquer detritos, as escoriações podem ser cobertas por uma fina camada de pomada antibiótica e deixadas expostas ou cobertas (tanto quanto possível, dada a sua localização). Os pacientes com tatuagem significativa se beneficiarão da lidocaína tópica para anestesia antes que o esfregamento vigoroso seja iniciado para remover o material incorporado. Deve ser dada atenção cuidadosa à remoção de todo o material incorporado o mais rápido possível porque a epitelialização requer a criação de uma nova ferida para se remover detritos

mais tarde. Para contusões, gelo e dormir com a cabeça elevada podem limitar o grau de inchaço previsto no segundo e terceiro dias. O paciente deve ser advertido para esperar o desenvolvimento de inchaço periorbitário, equimose ou ambos ao longo do tempo, como resultado da gravidade, quando a contusão primária tiver sido na sobrancelha, na testa ou na ponte do nariz.

A pessoa mais apropriada para fechar uma ferida aberta é o médico emergencista ou um especialista. As decisões sobre quais feridas fechar pessoalmente e quais pedir a um especialista para reparar são baseadas no julgamento pessoal do médico emergencista. Os fatores que podem ser considerados na decisão incluem disponibilidade de recursos, tamanho, forma, profundidade e localização da ferida, e o comprometimento de tempo que um fechamento de ferida cuidadoso e estético pode implicar para o médico emergencista em um departamento de emergência (DE) lotado. A prioridade do paciente com lacerações faciais é a estética e, portanto, um paciente pode precisar de serviços especiais até mesmo para feridas menores. Crianças e pacientes com problemas comportamentais podem exigir sedação para permitir o controle suficiente de uma reparação estética. O reparo de feridas faciais em pacientes não cooperativos com intoxicação aguda pode ser atrasado até se tornarem suficientemente sóbrios para cooperarem com o procedimento.

Após a anestesia, as feridas devem ser exploradas para profundidade, corpos estranhos e fraturas subjacentes. A irrigação pode não ser necessária em feridas faciais simples e limpas fechadas dentro de seis horas. Para feridas não abertas menores do que 3 cm, um fechamento de camada única pode ser suficiente.[20,21] Para feridas abertas mais profundas do que a derme, as suturas intradérmicas ocultas de materiais absorvíveis devem ser realizadas para fechar qualquer espaço potencial e aliviar qualquer tensão na pele. Para o fechamento da pele, o adesivo de tecido é mais rápido e menos doloroso, causa resultados estéticos iguais em adultos e crianças e pode ser usado para fechar a pele em suturas mais profundas.[20,22] Comparado com as suturas, o adesivo de tecido tem o benefício adicional de não requerer posterior remoção, mas deve-se tomar cuidado para não colar o olho, as narinas ou a boca fechada involuntariamente.

Não são necessários antibióticos para feridas faciais simples, que raramente são infectadas. Feridas de mordidas, feridas com qualquer evidência de desvascularização, feridas na mucosa bucal, feridas envolvendo a cartilagem da orelha ou do nariz e feridas com contaminação extensa (particularmente com matéria de celeiro ou matéria fecal) são exceções a essa regra.

A escolha da terapia com antibióticos provavelmente será um tema em evolução à luz do surgimento de *Staphylococcus aureus* resistente à meticilina associado à comunidade (CA-MRSA). Entre as infecções espontâneas da pele que requerem uma visita ao DE, a prevalência de CA-MRSA é significativa para adultos e crianças.[23] Além disso, parece que a incidência de tais infecções espontâneas que requerem cuidados de DE também está aumentando. No entanto, a literatura atual não sugere a escolha de antibióticos com cobertura de MRSA para profilaxia da ferida. Se for necessária uma antibioticoterapia profilática, o antibiótico deve ser selecionado com base na flora bacteriana normal associada ao local afetado.[20,23]

Boca

As lacerações no lábio são comuns e exigem consideração especial para manter a aparência da borda dos lábios ou borda vermelha e da arquitetura natural do filtro. Uma vez que a infiltração de até mesmo um pequeno volume de anestesia local pode distorcer e empalidecer o tecido mole, marcar a borda do vermelhão (com tinta não permanente ou um risco de uma agulha estéril) antes da anestesia facilita o reparo estético. Para minimizar quaisquer nódulos e maximizar a estética e a função, as feridas que incluem a camada muscular devem ser fechadas em múltiplas camadas. A pele pode ser fechada com suturas de nylon ou outras suturas não absorvíveis; o lábio e a mucosa devem ser fechados com suturas absorvíveis. As lacerações no lábio não são passíveis de fechamento com adesivos para feridas.

As lacerações completas na boca devem ser fechadas em camadas, começando pela mucosa intraoral e trabalhando para o exterior, em camadas, em direção à pele. Após o fechamento da mucosa, a irrigação abundante da ferida externa é indicada para remover bactérias persistentes que, de outra forma, podem ser incorporadas à ferida. O tratamento profilático com penicilina mostrou diminuir o risco de infecção após lacerações completas significativas. As lacerações que abordam o ducto parotídeo (Stensen) ou submandibular (Wharton) devem ser avaliadas antes da intervenção para a integridade ductal. A saliva extraída da glândula deve ser fina e clara e sair do ducto prontamente. Se um ducto estiver envolvido ou houver alguma dúvida, um especialista facial deve ser consultado para avaliação e reparo.

Pequenas lacerações da língua ou mucosa oral não requerem reparação. As lacerações que formam aberturas (incluindo lacerações profundas na língua), acumulam alimentos e são suscetíveis serem curadas com um nódulo significativo ou uma cicatriz grossa, que pode dificultar a alimentação e as funções de fala e requerem reparação. As lacerações profundas ou que formam abertura na língua ou mucosa oral devem ser fechadas (em camadas, se necessário) com suturas absorvíveis que não requerem remoção. Para facilitar a reparação, pode ser necessário um assistente, para expor a laceração segurando a língua com uma gaze e segurando um segmento para fora da boca. Alguns defendem colocar uma sutura temporária espessa através da língua distal (após a anestesia apropriada) para facilitar essa exposição. As instruções de alta para lacerações intraorais, independentemente de serem ou não reparadas, devem incluir limpeza suave (assobiar e cuspir) com um antisséptico suave.

Queimaduras Periorais

As crianças pequenas usam suas bocas para explorar o meio ambiente e podem lamber tomadas elétricas ou morder cabos elétricos. A mucosa oral úmida proporciona pouca resistência elétrica e a corrente penetra em estruturas mais profundas, frequentemente causando queimadura parcial ou de espessura total na comissura do lábio. Essas crianças precisam de avaliação sistêmica para outras lesões elétricas (Cap.134); esta discussão é limitada à avaliação e tratamento de feridas faciais. As queimaduras periorais resultantes de ferimentos elétricos podem resultar em graves problemas estéticos e microstomia. A aparência inicial da ferida pode ser enganosamente trivial; o edema e a necrose progridem ao longo de vários dias e, mesmo com a cicatrização, o defeito pode se tornar desfigurante. Tradicionalmente, uma preocupação maior é o sangramento a partir da artéria labial quando a escara de uma queimadura se separa das estruturas subjacentes aproximadamente quatro semanas após a queimadura, e recomendava-se previamente que os pacientes fossem internados para monitoramento próximo. Em geral, a prática atual é alta com observação próxima em casa e acompanhamento com especialistas em otorrinolaringologia, cirurgia plástica ou ambos, para abordar a c estética. Todavia, as feridas grandes podem causar dificuldade inicial significativa com a alimentação e os pacientes podem precisar da colocação de uma sonda nasogástrica para a manutenção da nutrição. O tratamento inicial de ED da ferida visa a tratar o desconforto e manter a área limpa.

O tratamento dessas lesões inclui esplintagem oral precoce (aparelho de prevenção de microstomia) e debridamento cirúrgico mínimo, seguido de revisão da cicatriz e excisão da área queimada no pós-cirúrgico de um ano.[24] Pode ser necessário um reparo reconstrutivo posterior para preservar a abertura da boca, a alimentação e a clareza da fala. O envolvimento precoce dos especialistas é indicado, mesmo quando a queimadura parece ser trivial. A possibilidade de abuso ou negligência deve ser considerada quando uma criança é apresentada com queimadura perioral.

Bochechas

As contusões da bochecha devem aumentar a preocupação quanto a uma fratura zigomática ou maxilar subjacente. As lacerações da bochecha lateral podem envolver a glândula parótida ou o ducto de Stensen. A falha na identificação e reparação da lesão ductal resulta na retenção do fluido salivar e aumento da glândula ou formação de uma fístula cutânea. As lacerações na área anterior ao trago podem incluir lesões no nervo facial e um exame neurológico cuidadoso deve ser realizado antes do fechamento. As linhas de Langer mudam de, principalmente, horizontais na bochecha superior para diagonais na dobra nasolabial, curvando-se de modo convexo em torno da boca; essas mudanças devem ser levadas em consideração quando o debridamento é necessário como parte de um reparo complexo.

Nariz

Por causa de sua posição anterior, as lesões do tecido mole no nariz são comuns. Quase qualquer trauma pode resultar em epistaxe. Em geral, a epistaxe é controlável apertando e mantendo fechado o nariz anterior cartilaginoso com dois dedos, mantendo a compressão por aproximadamente 10 minutos. Se ela não for controlada, é indicado o tamponamento anterior. A inspeção intranasal é necessária em qualquer lesão nasal para avaliar um hematoma septal, que aparece como uma massa púrpura escura ou azulada contra o septo. Os hematomas requerem drenagem porque eles estão associados à necrose do septo se não forem tratados. A incisão simples e a expressão do coágulo, seguida do tamponamento anterior, são suficientes. O ensino tradicional é de que qualquer paciente com tamponamento nasal deve receber antibióticos profiláticos para *Staphylococcus* e *Streptococcus* spp., para prevenir sinusite e síndrome do choque tóxico. A síndrome do choque tóxico é uma complicação rara, mas mensurável, do tamponamento nasal pós-operatório, ocorrendo em aproximadamente 16/100.000 casos; a incidência com o tamponamento primário é desconhecida. Não há evidências de que os antibióticos profiláticos alterem o risco de desenvolvimento de síndrome do choque tóxico ou sinusite no tamponamento pós-operatório ou primário; os poucos estudos que foram feitos tiveram tamanhos de amostra muito pequenos para mostrar um resultado. Com base nisso, os antibióticos profiláticos sistêmicos são desnecessários com o tamponamento nasal. Um antibiótico tópico, tal como a clorexidina-neomicina (Naseptin), pode ser usado e é uma alternativa de melhor relação custo-benefício.[25]

Por causa da localização e da estrutura da ponte nasal, as fraturas dos ossos finos dessa área são comuns. Pacientes com contusão ou sensibilidade na ponte do nariz podem ter uma fratura dos ossos nasais. Se o nariz estiver aceitavelmente reto na avaliação inicial; não houver hematoma septal; a epistaxe estiver controlada e o paciente for capaz de respirar por cada narina; nenhuma avaliação adicional é necessária de forma emergente para lesões nasais isoladas. Embora as radiografias dos ossos nasais ainda estejam em uso, elas não têm valor clínico.[26,27]

O inchaço sobre a ponte geralmente impede a determinação da aceitabilidade da aparência no momento da lesão. O paciente pode receber um encaminhamento para uma consulta de acompanhamento em especialidade ambulatorial em três a cinco dias se a aparência, quando o inchaço melhorar, for inaceitável. Em uma série de fraturas de osso nasais simples reparadas cirurgicamente, as fraturas septais estavam presentes em mais de 50% dos casos. A TC não forneceu qualquer vantagem no diagnóstico de fraturas septais e deve ser reservada para avaliação de pacientes suspeitos de ter outras fraturas mais complexas.[28,29]

Crianças com fraturas nasais podem ter fechamento prematuro de suturas e crescimento desigual, particularmente da linha vomerosseptal. Não são indicados estudos de imagem em crianças, mas um especialista deve avaliar o inchaço e a sensibilidade do nariz, de preferência no prazo de quatro dias após a lesão.[30]

Lacerações simples da pele nasal podem ser fechadas com suturas ou adesivo de tecido. Se necessário, a anestesia pode ser obtida com um bloqueio nervoso dos nervos infraorbitário ou supratroclear. Os poros grandes tipicamente presentes na área da asa do nariz aumentam a probabilidade de abscessos na sutura após o fechamento da laceração nessa área. O fechamento com uma sutura intradérmica contínua absorvível pode limitar o risco desse resultado. Se envolvidas, as porções cartilaginosas da asa devem ser fechadas em uma camada separada com suturas absorvíveis 4-0. Para lacerações completas do nariz, o reparo deve ser realizado a partir da camada mucosa para fora, com irrigação abundante entre as camadas.

Orelhas

O traumatismo contuso na orelha pode causar a formação de hematoma no espaço potencial subperidondrial. Tais hematomas são o início para o desenvolvimento da chamada orelha em couve-flor e devem ser drenados por aspiração. O novo acúmulo do hematoma é evitado com um curativo compressivo da orelha, mas o reexame é crucial e uma nova aspiração deve ser realizada conforme necessário.

As lacerações de orelha geralmente envolvem a cartilagem. A orelha pode ser anestesiada com um bloqueio local; lidocaína a 1% sem epinefrina pode ser utilizada como anestésico local para infiltração direta da orelha. Lidocaína a 1% com epinefrina pode ser utilizada para um bloqueio regional. Feridas de pele simples podem ser fechadas em uma única camada. As lacerações na cartilagem subjacente devem ser reparadas com material absorvível. Se houver desenluvamento significativo ou perda de tecido subjacente, um especialista deve ser envolvido; porções de cartilagem aural podem ser salvas temporariamente em uma bolsa dérmica para posterior reconstrução. Como a cartilagem é avascular, a condrite, quando ocorre, requer debridamento extenso e é desfigurante. Não foram realizados ensaios clínicos randomizados, mas quando a cartilagem da orelha necessita de reparo, recomenda-se a profilaxia antibiótica que cobre a flora típica da pele, bem como *Pseudomonas*. Os curativos de orelha compressivos (talas) são indicados após qualquer reparo significativo. As lesões de orelha ocorridas antes de um ano de idade ou as feridas em ambas as orelhas são raras e devem levantar a suspeita de abuso.[30]

Olhos

As lacerações simples das pálpebras podem ser reparadas em uma única camada. Os adesivos para feridas devem ser usados com grande precaução em qualquer lugar perto dos olhos; deve-se ter cuidado para não colar as pálpebras abertas ou fechadas. As lacerações que envolvem estruturas mais profundas, perda de tecido ou a margem da pálpebra devem ser encaminhadas para um especialista. A integridade do aparelho lacrimal pode ser avaliada instilando fluoresceína no olho e avaliando o corante na ferida. Um especialista deve manipular qualquer lesão no saco ou ducto lacrimal.

As lacerações de sobrancelha são comuns por causa da margem supraorbital saliente. A exploração cuidadosa da ferida deve ser realizada para avaliar a integridade da estrutura óssea subjacente. Não se deve raspar nada porque os pelos da sobrancelha podem não crescer novamente e eles são necessários para o realinhamento. Se for necessário o debridamento, ele deve ser feito paralelamente aos folículos pilosos (aparados) em vez de perpendicular à pele. Essa abordagem minimiza a área calva da cicatriz. Fechar as camadas musculares mais profundas preserva a função expressiva normal da sobrancelha. As lesões no globo são discutidas no Capítulo 71.

Fraturas e Luxações

Para o médico emergencista, a chave para as fraturas faciais é um diagnóstico preciso e um encaminhamento apropriado. Muitas fraturas faciais não deslocadas ou minimamente deslocadas podem ser tratadas de forma ambulatorial, com reparo definitivo ou fixação adiada por vários dias. Em adultos, as fraturas desenvolvem uma união fibrosa firme dentro de aproximadamente 10 a 14 dias; no entanto o reparo definitivo é realizado com maior facilidade antes do sétimo dia. As fraturas na face de crianças pequenas são relativamente raras e podem ser fraturas incompletas ou em galho verde. Nesses casos, a união fibrosa é rápida e recomenda-se uma redução precoce (dentro de três dias).

Os antibióticos de amplo espectro contra os patógenos sinusais e nasais típicos são indicados para fraturas abertas e fraturas que violam um seio. Pacientes com fraturas pelo complexo nasoetmoide (NOE) que violam os ossos maxilares ou a parede inferior da órbita devem ser advertidos para evitarem espirrar e assoar o nariz porque essas atividades forçam o ar para fora nos tecidos moles do rosto.

O reparo cirúrgico de fraturas nasais simples pode ser realizado fechado e o nariz imobilizado internamente ou tamponado. O reparo das fraturas da parede inferior da órbita, quando necessário, pode exigir a colocação de uma placa de silicone para ocluir a abertura para dentro do seio maxilar. O reparo operatório da maioria das outras fraturas do rosto é realizado com o uso de pequenas placas de metal (microplacas), parafusos ou fios para estabilizar fragmentos, unindo-os a segmentos de osso não fraturados. São feitos esforços para retornar os traços para os locais não fraturados e recuperar a simetria facial, se possível. As fraturas faciais complexas podem precisar serem reparadas por etapas, dependendo do grau de doença do paciente e da quantidade e da qualidade do osso remanescente. Grande parte dessa cirurgia é mais bem realizada quando os fragmentos ainda estão livremente móveis, mas o inchaço inicial foi reduzido, nos dias três a cinco após a lesão.

Testa

As fraturas completas da parte superior da testa podem ocorrer acima do nível do seio frontal. Na realidade, elas são fraturas de crânio em vez de fraturas faciais e devem ser abordadas com especial atenção ao risco de lesão no cérebro subjacente. Diferente das outras fraturas de crânio, as fraturas frontais do crânio geralmente requerem apenas reparo para estética. Mais frequentemente, as fraturas nessa área envolvem a porção anterior do seio frontal. Se mesmo minimamente deslocadas, essas fraturas requerem elevação para estética. É provável que as fraturas pela parede anterior do seio frontal continuem pela parede posterior e uma TC deve ser realizada para examinar cuidadosamente essa complicação; se presente, um extravasamento de LCR deve ser assumido até que se prove o contrário. O extravasamento de LCR no seio frontal também pode se manifestar de forma atrasada, dias ou anos após a lesão inicial; em muitas fraturas dos seios frontais pode ser necessário um reparo complexo ou obliteração para tratar essa complicação.[27]

Órbita

A fratura simples mais comum da órbita é a fratura por explosão da parede inferior da órbita, com frequência causada por um soco ou bola que atinge o globo, aumentando a pressão intraorbitária o suficiente para forçar o conteúdo da órbita pela parede inferior. Essa lesão pode acontecer sem outras lesões faciais ósseas significativas. Quando deslocados, os fragmentos ósseos afundam-se no seio maxilar subjacente. Se o músculo reto inferior estiver preso no defeito, o paciente não consegue elevar o globo do lado afetado, resultando em diplopia no olhar para cima. O estiramento ou a compressão do nervo infraorbitário, que atravessa a parede inferior, pode causar anestesia sobre a bochecha anteromedial e o lábio superior. Como sinais de aprisionamento podem resultar de contusão e edema e serem autolimitados, não é necessário um reparo imediato, mas é necessário um acompanhamento cuidadoso. Geralmente, o reparo é realizado de uma a duas semanas após a lesão por enoftalmia persistente ou diplopia. Devido à limitação aguda no campo visual, as instruções de alta para pacientes com diplopia aguda devem incluir o uso de placas para o conforto e a solicitação para não dirigir até a diplopia ser resolvida.

As fraturas da parede orbital medial, pela lâmina orbital do osso etmoide, são frequentemente associadas a lesões nasais ou a uma fratura de face média mais geral, particularmente com telescopagem do esqueleto do terço médio da face. A herniação do conteúdo orbital no etmoide pode ocorrer. Pacientes com fraturas orbitais com um componente medial são mais prováveis de terem sinais oculares de diplopia ou exoftalmia do que os pacientes com fraturas que não envolvem a parede medial. As fraturas envolvendo a órbita superior incluem a base do seio frontal e todas as preocupações sobre a parte anterior do crânio mencionadas anteriormente são aplicáveis. A herniação de estruturas orbitais no seio frontal é rara, mas pode ocorrer.

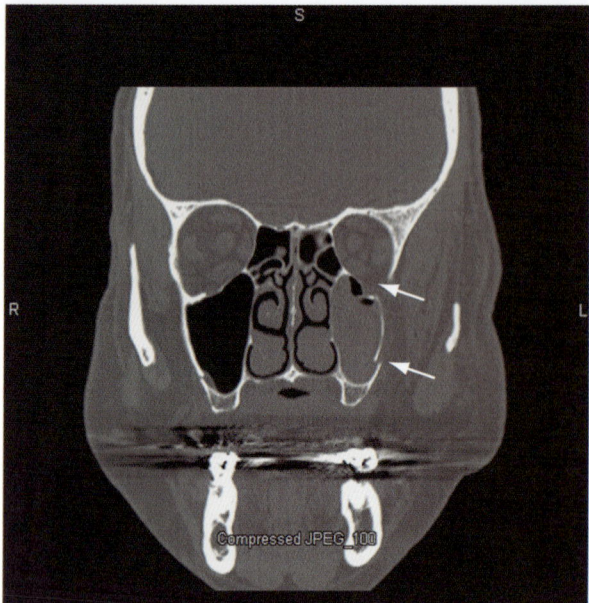

Fig. 35.11. TC de fraturas da parede inferior da órbita esquerda *(seta superior)* e parede maxilar lateral esquerda *(seta inferior)*. Há um artefato em faixa de dispositivos dentários.

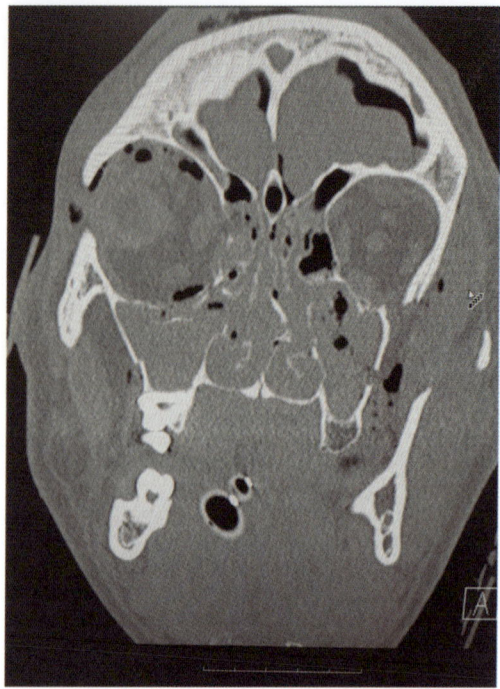

Fig. 35.12. Fatia coronal da TC craniofacial de um paciente com trauma facial contuso. Fraturas cominutivas agudas da lâmina externa dos ossos frontais bilaterais, ossos nasais bilaterais, septo nasal ósseo, espinha nasal, parede inferior da órbita bilateral, paredes orbitais lateral e medial bilaterais, parede superior da órbita direita, parede posterior do seio esfenoidal direito, lâminas pterigoides bilaterais e paredes anterior, medial e posterolateral dos seios maxilares bilaterais são observadas. Há ar extracoronal bilateralmente. Há uma opacificação quase completa dos seios maxilares bilaterais e células aéreas etmoidais bilaterais com hiperdensidade dentro, sugestiva de produtos sanguíneos. Há opacificação de seios frontal e esfenoide bilaterais com hiperdensidade dentro, sugestiva de produtos sanguíneos. Os tubos endotraqueal e orogástrico são observados.

Muitas fraturas orbitais envolvem mais de uma parede da órbita e podem estar presentes em uma constelação com fraturas complexas do terço médio da face (Fig. 35.11). Vários esquemas de classificação destinados a melhorar a comunicação entre médicos emergencistas, radiologistas e cirurgiões maxilofaciais foram propostos, mas nenhum sistema de classificação foi aceito de modo geral.

A lesão na órbita, particularmente as fraturas, pode fazer que um hematoma se forme dentro da órbita, atrás do globo ocular. Se for significativo em tamanho, um hematoma retro-orbital pode elevar a pressão retro-orbital, causando exoftalmia aguda e síndrome do compartimento do espaço retro-orbital. O estiramento da artéria retiniana limitando o fluxo para a retina ou a neurapraxia do nervo da retina pode causar diminuição da acuidade visual ou cegueira. O enfisema orbital (Fig. 35.12) associado a fraturas da parede medial ou parede inferior raramente resulta em uma lesão de preenchimento de espaço com o mesmo efeito. Essa é uma verdadeira emergência; a drenagem do ar ou do sangue por meio de cantotomia lateral com cantólise é indicada para salvar a visão do paciente. A aspiração por agulhas do ar preso também pode ser tentada, mas é melhor que seja feito por um especialista, dada a proximidade do globo ocular.

Terço Médio da Face

As fraturas em tripé (ou trimalar) estão entre as fraturas mais simples do terço médio da face e incluem fraturas de três ossos – órbita lateral, zigoma e maxila (Fig. 35.13). Tipicamente causadas por um golpe direto, essas fraturas são com frequência deslocadas e requerem estabilização cirúrgica. Se não for tratada, a área pode afundar posteriormente e inferiormente, dando uma aparência inaceitável de assimetria facial, enfatizada pela posição inferior da órbita e achatamento malar. No exame físico inicial pode haver uma grande contusão sobre o osso zigomático, enoftalmia ou má oclusão dos dentes superiores. As fraturas pela parede anterior do seio maxilar podem desnervar os dentes superiores porque os nervos dentoalveolares fazem seu percurso em túneis nessa área.

Fraturas mais complexas do terço médio da face são classificadas com o sistema de Le Fort, embora muitas fraturas complexas desafiem esse sistema simples. Existem outros sistemas de classificação. Um sistema dividiu o rosto em uma matriz de feixes verticais e horizontais para descrever os padrões de fraturas. Outro sistema utilizou os achados de TCs para descrever fraturas de baixo e alto impacto. Apesar das limitações do sistema de Le Fort ao descrever os padrões de fratura complexas e cominutivas, ele ainda é o método de classificação mais aceito. Todas as fraturas de Le Fort envolvem as lâminas pterigoides e o padrão de lesão pode ser unilateral, bilateral ou uma combinação deles. Uma fratura de Le Fort I envolve uma fratura transversal pela maxila acima das raízes dos dentes e pode ser unilateral ou bilateral. Os pacientes podem reportar má oclusão e a maxila pode se mover quando os dentes superiores são segurados firmemente e balançados. Uma fratura de Le Fort II é tipicamente bilateral e de forma piramidal. Ela estende-se superiormente no terço médio da face para incluir fraturas da ponte nasal, maxila, ossos lacrimais, parede inferior e margem orbital. Nesses casos, o complexo nasal se move como uma unidade com a maxila quando os dentes são segurados firmemente e balançados. No momento atual da TC, em que a amplitude total da cominuição pode ser apreciada, as fraturas simples de Le Fort III são raras, mas envolvem essencialmente a fratura das conexões entre os elementos do crânio e do rosto (disjunção craniofacial). Essa fraturas começam na ponte do nariz, prolongam-se posteriormente ao longo da parede medial da órbita (etmoides), ao longo da parede inferior da órbita (maxila) e pela parede orbital lateral, e finalmente rompem o arco zigomático. No aspecto intranasal, elas se estendem por todos os ossos menores até a base do esfenoide e frequentemente estão associadas a um extravasamento de LCR.

Uma força significativa na ponte do nariz pode fraturar o complexo de NOE profundo sem criar um padrão formal de Le Fort. A TC é o teste inicial de escolha nesse quadro. As fraturas na porção central do osso etmoide (lâmina cribriforme) provavelmente são associadas a um extravasamento de LCR e geralmente resultam em anosmia.

Se possível, pacientes com um extravasamento de LCR devem ter a cabeça elevada de 40 a 60 graus. A elevação da cabeça minimiza a

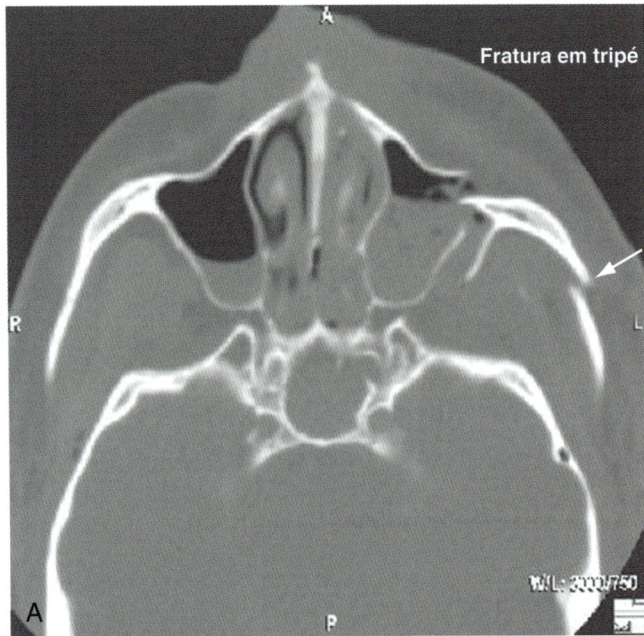

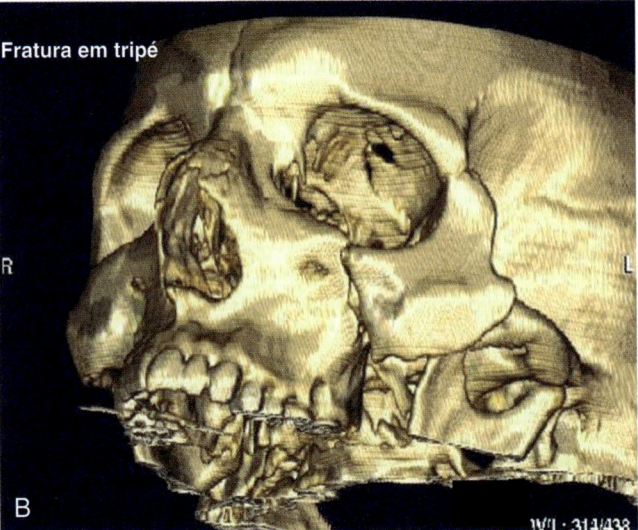

Fig. 35.13. Fratura em tripé. **A,** TC. **B,** Reconstrução tridimensional.

pressão intracraniana, com a ideia de diminuir o fluxo e permitir que o extravasamento feche. Com frequência, esses pacientes são tratados com antibióticos; entretanto essa prática é controversa e a maioria dos estudos que a apoiam envolve pequenas séries de casos locais. Embora as evidências sejam ambíguas, recomenda-se a utilização de antibióticos profiláticos apropriados em pacientes que podem estar imunossuprimidos, possuir um dispositivo implantado ou ter uma ferida aberta contaminada. Os neurocirurgiões devem ser envolvidos no atendimento de pacientes com extravasamento de LCR, embora muitos extravasamentos se resolvam espontaneamente.[31,18]

As fraturas que envolvem as estruturas mais profundas do terço médio da face podem estar associadas a sangramento significativo no nariz ou orofaringe. O tamponamento nasal anterior pode ser realizado com segurança no paciente adulto com traumas múltiplos. Mesmo um tamponamento anterior de 10 cm não deve atingir a base do crânio em uma pessoa esqueleticamente madura. O sangramento significativo ou maciço na nasofaringe posterior apresenta um problema complexo e ocorre em menos de 1% dos pacientes com fraturas no terço médio da face. Ele pode ser tratado com tamponamento nasal e redução imediata da fratura.[32] A menos que a anatomia seja bem compreendida e se saiba que a base do crânio está intacta, o uso de um cateter-balão longo (Foley) deve ser evitado para o controle do sangramento posterior. O posicionamento não intencional desses itens dentro do espaço intracraniano ou intraespinal durante a inserção nasal cega foi bem documentado, e quando o rosto está grosseiramente distorcido, a medição pré-inserção ou outros métodos para evitar esse resultado não foram adequadamente testados.[32] Não há relatos da colocação intracraniana de cateteres comerciais projetados para epistaxe posterior, mas se o terço médio da face estiver significativamente distorcido ou telescopado, eles podem ser suficientemente longos para alcançar o espaço intracraniano. Um método alternativo para conter o sangramento nasal posterior é proporcionar compressão com gaze, tamponando a área com a mão, a partir da orofaringe após intubação.

Zigoma

As fraturas isoladas do zigoma são relativamente raras, geralmente resultantes de golpe direto e com frequência deslocadas. Como o côndilo da mandíbula pode atrapalhar os fragmentos zigomáticos durante o movimento, as fraturas com deslocamento significativo podem resultar em trismo ou desconforto com a abertura da boca. O reparo cirúrgico geralmente é necessário para retornar o osso malar para uma posição aceitável.

Mandíbula

As fraturas da mandíbula podem resultar de qualquer força significativa aplicada à sua forma em U. Por causa de sua forma, fraturas múltiplas podem resultar de um único golpe e os locais de fratura podem estar distantes do local de impacto. Dependendo da localização das fraturas, o paciente pode ter trismo (fraturas do processo coronoide, colo ou ramos), má oclusão dentária, inchaço e sensibilidade intraoralmente ou externamente. A anestesia do lábio inferior pode ocorrer se houver danos no nervo dental inferior.

As fraturas da sínfise, do corpo, do ângulo ou dos ramos geralmente exigem imobilização precoce, tipicamente pela colocação de barras em arco para realizar a fixação interdental, comumente conhecida como ligadura da mandíbula fechada. A fixação limita o movimento da fratura, diminui o desconforto do paciente e, se a fratura estiver minimamente deslocada, pode fornecer cuidados completos da fratura. As fraturas impactadas e não deslocadas ocasionalmente são tratadas apenas com uma dieta macia, e as fraturas do coronoide geralmente não requerem intervenção, mas essas decisões devem ser tomadas em consulta com um cirurgião buco-maxilo-facial ou outro especialista. As barras em arco podem ser colocadas no DE ou na sala de operação, geralmente colocadas por um especialista. A redução da fratura pode exigir a extração de dentes adjacentes à linha de fratura. Os pacientes com fraturas abertas requerem antibióticos e, geralmente, hospitalização. Quando as fraturas são fechadas e pode ser obtida uma estabilização adequada, o reparo cirúrgico eletivo pode ser realizado como procedimento ambulatorial em três a cinco dias.

Em um estudo, de 17% a 22% dos pacientes pediátricos com idade entre quatro e 11 anos desenvolveram distúrbios de crescimento facial após uma mandíbula fraturada e necessitaram de cirurgia ortognática posterior para correção. Crianças com menos de quatro anos de idade ou mais de 11 anos apresentaram probabilidade muito menor de desenvolver essa complicação.[30] Devido à frequência dessa complicação, as crianças dessa faixa etária que sofreram um golpe no queixo e que têm algum trismo ou sensibilidade na ATM devem ser avaliadas cuidadosamente com exame de imagem Panorex para uma fratura condilar e encaminhamento de modo adequado.

Trauma Dentário e Alveolar

O trauma nos dentes pode ocorrer com ou sem outra lesão facial. Na presença de cáries podem ocorrer fraturas dentárias com o consumo de alimentos moderadamente macios. As fraturas dos dentes são classificadas pelo sistema Ellis. As fraturas de Classe I envolvem apenas o esmalte do dente, não são dolorosas e podem aguardar a avaliação dentária de forma ambulatorial. As fraturas de Classe II expõem a dentina amarela e podem ser dolorosas. Elas também podem aguardar cuidados dentários, mas podem ser cobertas com

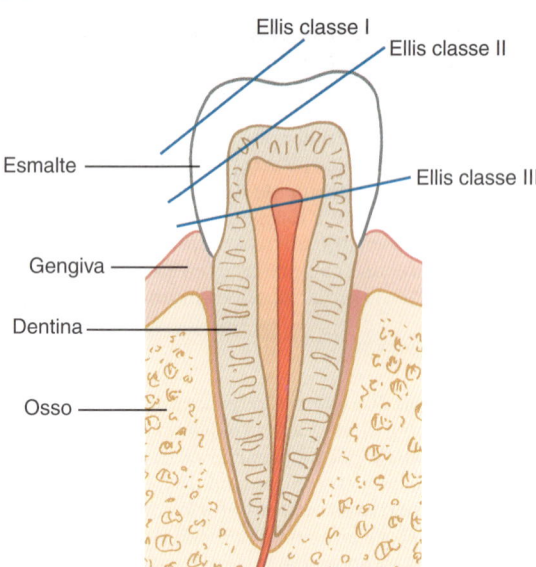

Fig. 35.14. Classificação de Ellis de fraturas dentárias.

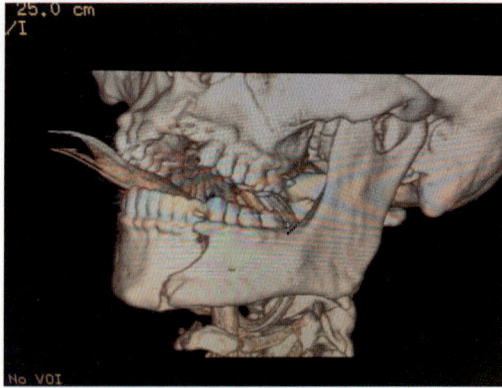

Fig. 35.15. Fratura cominutiva esquerda da mandíbula parassinfisial envolvendo o cume alveolar da mandíbula e estendendo-se até a raiz do primeiro molar inferior. Uma sonda endotraqueal também está presente.

um curativo de hidróxido de cálcio e papel alumínio. As fraturas de Classe III expõem a polpa dentária, observada como uma linha ou ponto vermelho, e são extremamente dolorosas. Elas exigem avaliação precoce de um dentista ou endodontista (Fig. 35.14).

Uma energia suficiente na área avulsiona os dentes dos seus alvéolos. Os pacientes com múltiplos traumas, em particular os pacientes que estão intoxicados, necessitam estar na posição de decúbito dorsal para imobilização da coluna cervical, ou aqueles com prejuízos neurológicos, devem ter os dentes avulsionados ou a maioria dos dentes avulsionados removidos da boca e colocados externamente em soro fisiológico para prevenir aspiração. Em um paciente com múltiplos traumatismos e gravemente doente, os dentes avulsionados devem estar entre as menores prioridades e serem reimplantados somente se o cuidado de outras lesões permitirem e se não houver risco de aspiração caso os dentes se soltem.

Para realizar um reimplante, o médico emergencista mexe no alvéolo o mínimo possível, enxagua suavemente o dente (a raiz não deve ser esfregada) e o coloca no alvéolo em que ele se encaixa. Se o dente for apenas parcialmente avulsionado, extrudido ou luxado lateralmente, ele não deve ser removido; mas reimplantado ou reposicionado. Os dentes intruídos não devem ser manipulados. A reimplantação pode ser dolorosa e pode requerer anestesia local com um bloqueio dental regional. Alternativamente, a área de um único alvéolo pode ser anestesiada colocando-se aproximadamente 0,5 mL de lidocaína a 1% com epinefrina para bloqueios nervosos orais no sulco vestibular e gengiva no lado externo da crista alveolar. Após o reimplante, o dente requer estabilização com esplinte de resina ou ligadura nos dentes adjacentes. Devem ser administrados antibióticos adequados, como a penicilina e uma injeção de reforço de tétano, bem como o acompanhamento dentário para possível tratamento endodôntico se o reimplante não der certo.[33,34]

Os dentes reimplantados podem ou não pegar agudamente, mas pode levar semanas para se avaliar o sucesso final do reimplante. O tempo extra-alveolar, o estado periodontal e o processo de armazenamento parecem desempenhar papel crítico no sucesso inicial.[34,35] Os dentes que são reimplantados com sucesso em 20 a 30 minutos têm menos complicações, incluindo sinais de inflamação e reabsorção óssea. Estudos também mostraram que a idade é um fator na reabsorção radicular dos dentes que têm tempos de avulsão prolongados. Foi relatada uma taxa significativamente maior de reabsorção radicular em pacientes com idades entre oito e 17 anos, quando comparados com pacientes de 17 a 39 anos de idade, bem como uma prevalência de complicações de 57% a 80%.[34-36]

Em crianças, os incisivos centrais superiores geralmente são avulsionados. Após o reimplante, esses dentes podem anquilosar e não conseguem crescer normalmente, exigindo extração posterior ou intervenção ortodôntica para restauração. Essa situação é mais comum em crianças entre seis e 10 anos de idade com dentes permanentes avulsionados.[37]

Os dentes avulsionados ausentes após o trauma significativo devem ser cuidadosamente procurados, inclusive por meio de um exame de raio X de tórax. Em um evento agudo, o paciente pode não se lembrar de aspirar um dente; isso é mais provável se o paciente estiver intoxicado ou com deficiência neurológica. Se o dente estiver abaixo do diafragma na radiografia, ele não requer recuperação. Os dentes alojados em um brônquio ou no esôfago requerem recuperação broncoscópica ou endoscópica. Os dentes aspirados resultam em formação de abscesso pulmonar, a menos que sejam removidos.

As fraturas por meio da crista alveolar podem resultar em um grupo de dentes sendo desalojados e ficando fora de posição, com frequência, inclinando-se para dentro. Esses dentes requerem estabilização com fio de arame ou implante de resina após a redução da fratura ter devolvido os dentes para sua posição correta. Os dentes envolvidos podem ou não sobreviver após a fratura e um acompanhamento cuidadoso com um dentista ou cirurgião bucal é necessário (Fig. 35.15).

Articulação Temporomandibular

O trauma na ATM pode lacerar o menisco ou lesionar os ligamentos colaterais segurando-os em uma posição normal. Essa lesão pode fazer que o menisco não consiga transladar normalmente, resultando em cliques ou estalos conforme ele alcança o côndilo, ou a incapacidade de abrir a boca completamente porque o menisco não se translada completamente. Os pacientes sem fratura, mas com dor aguda e dificuldade para abrir a boca, devem consumir alimentos macios, serem solicitados a não bocejarem ou se esforçarem para não abrirem a boca amplamente, sendo encaminhados para um cirurgião oral com experiência em patologia da ATM. Pacientes pediátricos com alterações internas pós-traumáticas da ATM são propensos a assimetria de crescimento facial e retrognatia.

Devido à anatomia e função da articulação, a luxação anterior da ATM pode ocorrer depois de se bocejar amplamente, rir, beijar, cantar ou outras atividades que envolvem abertura ampla espontânea da boca. Quando o côndilo está fora, o espasmo dos músculos da mastigação evita a redução espontânea. O trauma significativo é mais provável de causar uma fratura-luxação. A luxação simples pode ser unilateral ou bilateral, e o paciente pode reportar ser incapaz de fechar a boca. Na luxação unilateral, a mandíbula é rotacionada lateralmente para longe da articulação afetada; a luxação bilateral provoca protrusão significativa da mandíbula. As mandíbulas desses pacientes muitas vezes ficam tão abertas que eles não conseguem engolir suas secreções e ficam babando ativamente. A fala geralmente é dificultada pela incapacidade do paciente de tocar a língua no céu da boca ou nos dentes superiores. Existe uma depressão na área da ATM afetada na inspeção do rosto do paciente.

Se o mecanismo da lesão sugerir uma fratura, a área deve ser visualizada com raio X simples ou exame de Panorex antes que a redução seja tentada. Para a redução de uma luxação simples, o paciente deve estar sentado na posição vertical. Para que a ação de alavanca seja maximizada, a melhor posição pode ser o paciente sentado em uma cadeira normal, com o operador em pé em frente ao paciente. Como nas luxações de outras articulações, a analgesia e a sedação adequadas são necessárias para o sucesso. Com o polegar ou o dedo indicador colocado no sulco vestibular de cada lado da boca, o ângulo da mandíbula é pressionado para baixo enquanto a sínfise é rotacionada (queixo) para cima e para trás. Deve-se tomar cuidado para não colocar os dedos ao longo das coroas dos dentes; quando ocorre a mudança, o espasmo dos músculos da mastigação fecha a boca, estalando com força. Se esse for o único local possível para os dedos do médico emergencista, deve-se colocar envoltórios de gaze para protegê-los.

TESTE DE DIAGNÓSTICO

Imagem

A escolha da imagem para fraturas faciais depende da estabilidade do paciente, da capacidade do paciente em cooperar e da disponibilidade das várias opções. As duas opções principais são: o exame de raio X simples para lesões isoladas e TC. As fraturas são mais bem visualizadas com TC do que com ressonância magnética (RM), de modo que a RM não é a opção de imagem ideal. Em pacientes em que uma fratura ou lesão penetrante é óbvia a partir do exame físico, a TCAR é a modalidade de imagem de escolha.[28] Para uma avaliação completa, as TCs do rosto devem incluir reconstruções axiais, coronais e sagitais. Interpretar exames de TC facial é uma arte que requer atenção aos ossos, seios, conteúdo orbital e tecido mole e é mais bem avaliado por um radiologista.

A TC é agora a primeira escolha para todos os pacientes nos quais se suspeita de fratura do terço médio do rosto, no entanto, quando nenhum exame de imagem está disponível, e em pacientes com probabilidade pré-teste de baixa a moderada de uma fratura do terço médio da face ou maxilar, e que estão estáveis e capazes de cooperar, a recomendação atual é para um único exame de rastreamento (incidência de Water ou occipitomental), seguido por TC, se o filme for positivo para uma fratura ou nível de fluido de ar em qualquer seio.[27]

A forma em U da mandíbula e a presença de estruturas ósseas próximas tornam impossível isolar a mandíbula em filme plano. As radiografias simples da mandíbula são menos sensíveis do que as radiografias de Panorex e, em particular, tendem a perder as fraturas do côndilo (Fig. 35.16). Se disponível, a imagem de Panorex é indicada para um primeiro episódio de luxação da ATM, fraturas mandibulares isoladas, fraturas dentárias ou fraturas da crista alveolar. Em crianças, se houver suspeita de fratura do côndilo, a TC coronal é mais sensível e específica do que os estudos de Panorex.[30] Embora o ensino tradicional tenha sido de que a forma da mandíbula resulta em duas fraturas se ela estiver fraturada, uma série de casos usando a avaliação de TC descobriu que 42% das fraturas mandibulares são unifocais.[36]

Para pacientes com fraturas complexas, novas técnicas de imagem podem ajudar a melhorar o planejamento cirúrgico e os resultados estéticos. Em fraturas orbitárias deslocadas, o uso de dados de TC para medir o volume orbital mostrou que após o reparo, um volume orbital superior a 4% maior do que no lado não fragmentado está associado à enoftalmia pós-operatória visível. Esse método parece ser útil para prever quais pacientes podem se beneficiar do reparo operatório. Em conjunto com mais exames de TC facial bidimensional padrão, as TCs tridimensionais parecem melhorar o diagnóstico e auxiliar o planejamento pré-operatório para pacientes com fraturas complexas do terço médio da face (Fig. 35.17).[38,39]

A incidência de acidente vascular cerebral contuso (AVCC) ainda não é totalmente conhecida na configuração do trauma. A angiografia por TC (AngioTC) deve ser usada como uma ferramenta de triagem e diagnóstico ao se avaliar um AVCC. Essa é uma área em evolução, na qual 20% das lesões ainda são perdidas até que os pacientes se tornem sintomáticos e frequentemente estão fora da janela terapêutica, com consequências neurológicas devastadoras. O AVCC requer um alto índice de suspeita e deve ser considerado em qualquer paciente com fratura de coluna cervical, exame neurológico que não se encaixa no quadro diagnóstico e pacientes com síndrome de Horner, fraturas de LeFort II ou III, fraturas de base do crânio ou lesões de tecido mole do pescoço. O padrão-ouro para o diagnóstico é a angiografia; no entanto, a AngioTC deve ser considerada como parte do protocolo inicial de avaliação do trauma[40,41] (Fig. 35.18).

Pacientes com sensibilidade e inchaço isolados na ponte óssea do nariz que não possuem hematoma septal podem respirar por cada narina e ter um nariz reto não requerem radiografia óssea nasal em DE porque os resultados de imagem não alteram o tratamento. Se esses critérios não forem preenchidos, a redução precoce por um especialista ou encaminhamento para intervenção cirúrgica podem ser indicados e a avaliação com raio X simples (para lesões verdadeiramente isoladas) ou TC (se existir preocupação com outras lesões) é indicada. O exame com raio X simples também pode ser realizado no quadro de preocupações legais. Se houver preocupação com um corpo estranho em uma ferida superficial, duas vizualizações de raios X padrão (Water e Caldwell ou vista occipitofrontal) são indicadas para triangular a posição do material estranho observado.

Os pacientes com suspeitas de lesões oculares podem se beneficiar de ultrassom no leito como uma ferramenta diagnóstica não invasiva e econômica, particularmente se houver necessidade de tratamento cirúrgico urgente de outras lesões e falta de tempo para uma TC facial dedicada. Um estudo de caso usou a ultrassonografia à beira do leito para o diagnóstico de um hematoma retrobulbar e denominou os achados de deformação cônica do aspecto posterior do globo ocular como o *sinal de palheta*.[42] As diferentes impedâncias acústicas das estruturas anatômicas da órbita tornam essa modalidade boa para o operador e uma

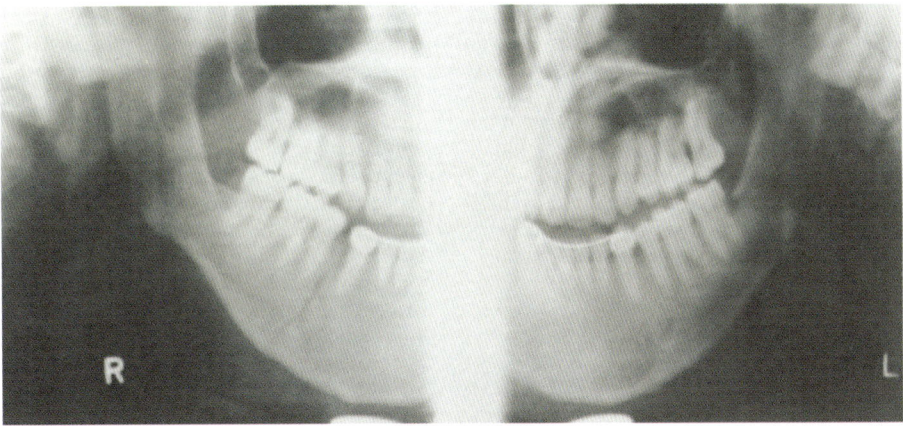

Fig. 35.16. Radiografia panorâmica da mandíbula mostra fraturas pelo ângulo esquerdo e corpo direito. Um aparelho odontológico está colocado nos incisivos inferiores.

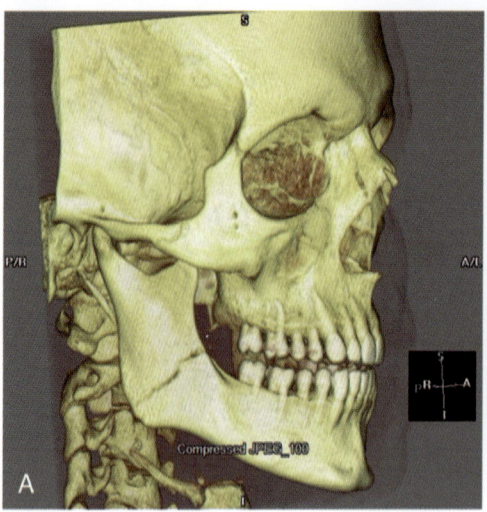
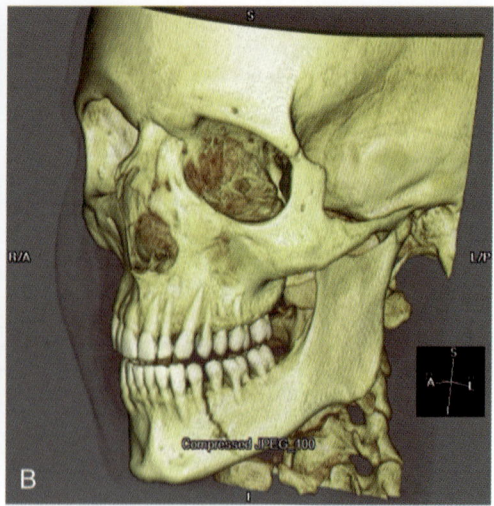

Fig. 35.17. **A, B,** Reconstruções de TC tridimensional de fraturas mandibulares minimamente deslocadas no mesmo paciente da Figura 35.5.

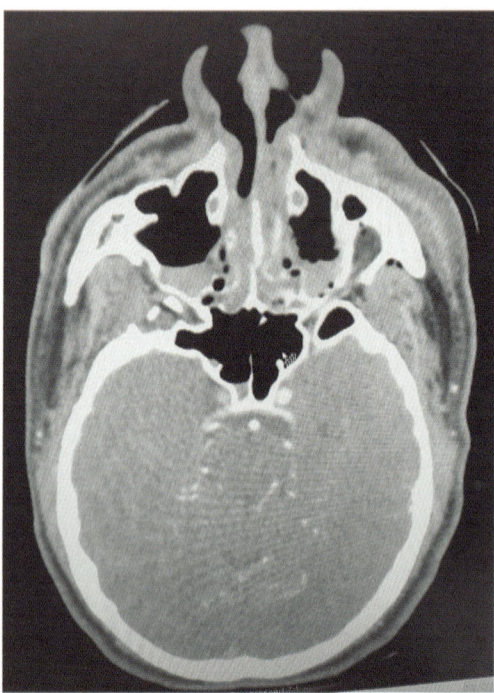

Fig. 35.18. Fatia de angiografia por TC da cabeça e pescoço de um paciente com acidente de motocicleta. Não há um fluxo observado na artéria carótida interna direita, sugestivo de uma lesão cerebrovascular contusa.

ultrassonografia do olho pode facilmente detectar deslocamento do cristalino, hemorragia vítrea, descolamento da retina e ruptura do globo (Fig. 35.19 e 35.20). O operador deve posicionar o transdutor em uma orientação transversal, fazendo uma imagem em direção cefálica para caudal, certificando-se de verificar toda a anatomia do olho e tomando cuidados especiais para minimizar a pressão exercida sobre o olho, especialmente quando se está avaliando uma emergência ocular específica. Os achados prévios sugeriram que o ultrassom de alta resolução apresenta uma correlação de, pelo menos, 94% com imagens de TC axiais e coronais na detecção de fraturas orbitárias e enfisema.[43]

TRATAMENTO

O tratamento das lesões faciais ocorre na ressuscitação geral do paciente. A menos que a via aérea esteja ameaçada ou a exsanguinação seja uma preocupação, o tratamento da maioria das lesões faciais pode ser adiado até que as lesões com risco de vida tenham sido estabilizadas. O cuidado do paciente com trauma penetrante no rosto deve se centrar no atendimento padrão do trauma, com atenção inicial focada na manutenção de uma via aérea patente, ventilação adequada e perfusão sistêmica.

Cuidados Extra-hospitalares

As indicações para tratamento de via aérea de um paciente com lesão facial são as mesmas para outros pacientes. Naquele momento o paciente possui uma via aérea livre e, em caso afirmativo, pode-se esperar que o paciente a mantenha sem intervenção? Se a resposta a alguma das perguntas for "não", o paciente precisa ser intubado. Se outras lesões impedirem o paciente de ventilar adequadamente, a intubação também é necessária.

Pacientes com hematomas em expansão após lesão facial apresentam um dilema especial. As lesões na vasculatura facial podem causar hematomas significativos que podem se estender no pescoço ou para baixo até a área supraclavicular. Esses hematomas distorcem muito a anatomia normal da faringe e do pescoço, dificultando particularmente a intubação e a cricotireoidostomia. Se o paciente tiver uma via aérea livre, ele ou ela pode falar sem dificuldade e o tempo de transporte for curto, nenhuma intervenção deve ser realizada, e a instituição receptora deve ser notificada para que o planejamento possa começar por uma via aérea difícil. Se a intubação tiver que ocorrer no campo, deve-se considerar a intubação orotraqueal acordada. Se estiverem certificadas em seu uso, as equipes de serviços médicos emergencistas devem estar prontas para realizarem uma via aérea cirúrgica conforme necessário. Ferimentos por arma de fogo no terço inferior do rosto são particularmente prováveis de requerer intubação para a proteção das vias aéreas, e uma proporção significativa deles exige uma via aérea cirúrgica.[44]

No quadro de traumatismo facial significativo, o sangramento ativo pode obscurecer a visão e tornar a intubação consideravelmente mais difícil. Pode ser necessária uma sucção dupla, que envolve um assistente segurando um cateter de sucção na orofaringe posterior enquanto o operador usa um segundo dispositivo mais anterior ou inferiormente, conforme necessário, durante o procedimento. Por outro lado, pacientes com fraturas da mandíbula podem ser mais fáceis de intubar porque o aumento da mobilidade da mandíbula pode permitir uma abertura mais ampla da boca.

Pacientes com lesões múltiplas devem ser ressuscitados segundo o protocolo Advanced Trauma Life Support (ATLS), e aqueles que necessitam de intubação devem ter uma avaliação LEMON (Quadro 35.1), seguida de intubação de sequência rápida, que tem uma taxa de sucesso maior e menos complicações. Algumas técnicas alternativas de via aérea podem incluir intubações submentuais ou

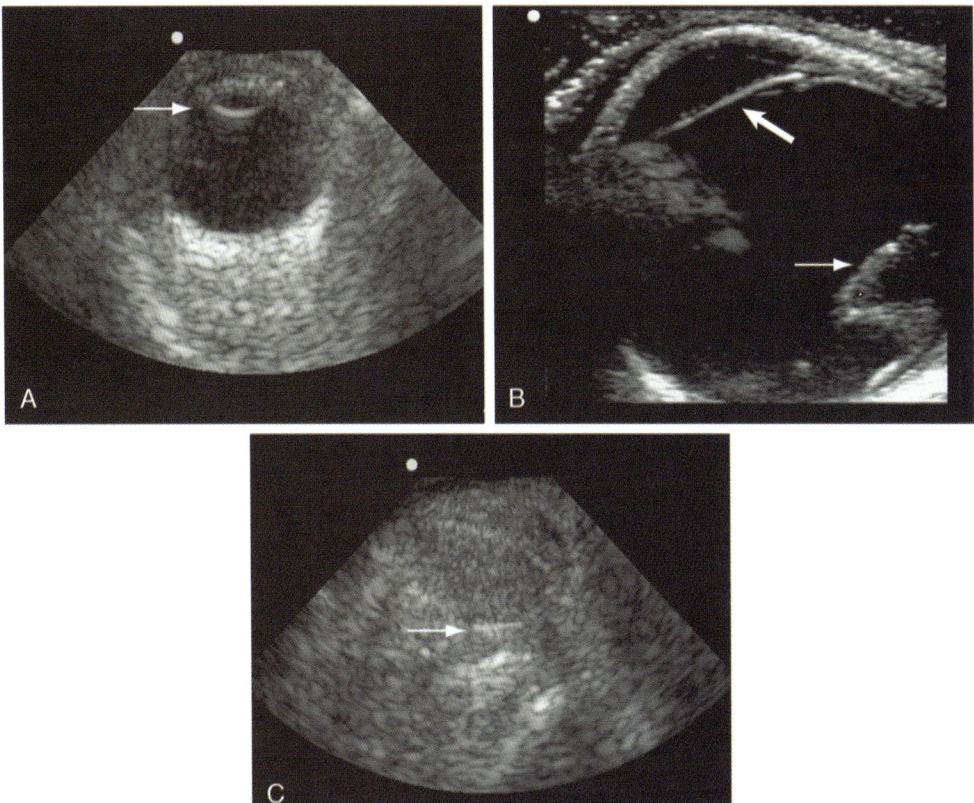

Fig. 35.19. Imagens de ultrassom do olho obtidas no leito. Em cada imagem, um pequeno *ponto branco* é colocado para identificar a frente do olho, e a *seta fina* indica o cristalino. **A,** Olho normal. **B,** Retina descolada. A seta grande está apontando para o cristalino do olho e a seta menor está apontando para o descolamento. **C,** Globo rompido *(seta)*. (Cortesia de Dr. Keith Boniface.)

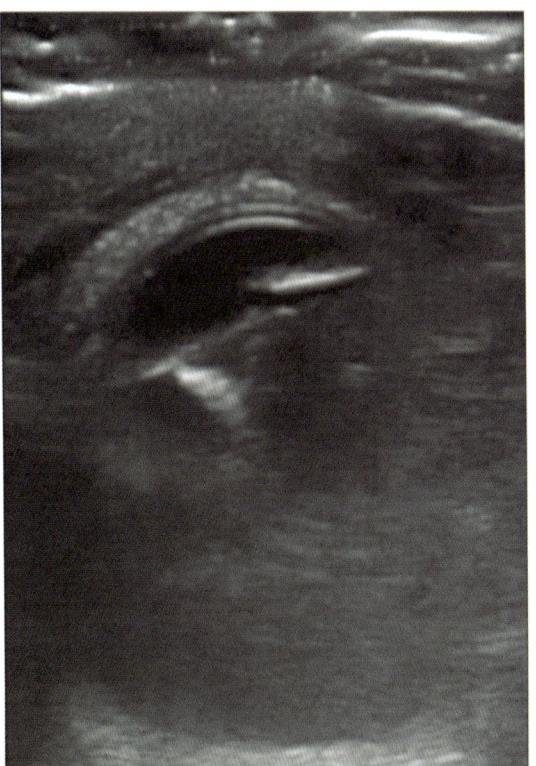

Fig. 35.20. Imagem de ultrassom de ruptura de um globo com deslocamento do cristalino. Na parte superior da imagem, a córnea está visível e exatamente abaixo dela está o deslocamento, com hemorragia visível posteriormente.

QUADRO 35.1

Critérios LEMON[a]

L (Look externaly) = Olhar externamente (trauma facial, incisivos grandes, barba ou bigode, língua grande).
E (Evaluate) = Avaliar a regra 3-3-2 (distância de incisivos, larguras de três dedos; distância hioide-mental, largura de três dedos; distância da tireoide até a boca, largura de dois dedos)
M (Mallampati) = Mallampati (escore de Mallampati > 3).
O (Obstruction) = Obstrução (presença de qualquer condição, como epiglotite, abscesso peritonsilar, trauma).
N (Neck mobility) = Mobilidade do pescoço (mobilidade do pescoço limitada).

[a]Pacientes no grupo de intubação difícil têm escores LEMON mais altos.

submandibulares, ou intubações auxiliadas por anestesia com o uso de adjuntos como o GlideScope ou um estilete iluminado.[44-51]

O controle do sangramento local é a outra consideração significativa fora do hospital no trauma facial. Em muitas áreas, a compressão externa é suficiente para controlar o sangramento durante o transporte. A epistaxe e o sangramento intraoral significativo podem ser mais difíceis de tratar. Mesmo no cenário de trauma nasal significativo, as porções moles das narinas podem ser comprimidas para parar o sangramento nasal anterior. Em um paciente alerta, acordado, com sangramento intraoral, o tamponamento de gaze de 10 x 10 cm pode ser colocado no espaço vestibular para fornecer controle. Se essas manobras forem insuficientes e as lesões do paciente necessitarem de imobilização da coluna vertebral, a intubação pode ser um primeiro passo, necessário para controlar a hemorragia intraoral ou nasofaríngea. Após a intubação, grandes quantidades de gaze podem ser colocadas pela boca na orofaringe e na nasofaringe para obter controle mediante pressão direta.

Se o pessoal fora do hospital suspeitar de um globo rompido, uma proteção especial contra a compressão do olho (p. ex., cálice ocular, proteção contra contato) deve ser fornecida no campo. As partes avulsionadas, incluindo as orelhas, a ponta do nariz, os dentes ou os retalhos completamente avulsionados, devem ser transportadas com o paciente em gaze embebida em soro fisiológico.

Os dentes completamente avulsos devem ser removidos e levados com o paciente durante o transporte. Os pacientes neurologicamente normais, não intoxicados, podem ser capazes de transportar dentes avulsionados em suas bocas, mantidos entre a gengiva e a mucosa bucal. Os pacientes que não estão neurologicamente normais ou que estão intoxicados, requerem imobilização da coluna cervical, estão nauseados ou não podem ser transportados na vertical, não devem ser transportados com dentes avulsionados em suas bocas. Nesses casos, o risco de aspirar os dentes supera quaisquer outras preocupações, e eles devem ser transportados em um recipiente com soro fisiológico estéril. Os dentes incompletamente avulsionados devem ser deixados no lugar e não serem manipulados.

Tratamento do Departamento de Emergência

Medidas Gerais

A avaliação inicial no DE deve abordar novamente a questão da intubação. No quadro de distorção significativa da boca, orofaringe ou pescoço superior por avulsão ou hematoma, o método de fibra óptica acordado pode otimizar as chances de uma intubação bem-sucedida. Quando há uma distorção significativa da orofaringe ou da laringe, a utilização de máscara laríngea pode não conseguir um ajuste suficiente para permitir a ventilação. A cricotireoidostomia de emergência é o procedimento de escolha se a intubação orotraqueal for impossível.

A menos que haja uma hemorragia potencialmente fatal do rosto, as lesões faciais podem ser deixadas de forma segura para a pesquisa secundária após as vias aéreas serem garantidas. O médico emergencista deve evitar se distrais por uma lesão facial e procurar intensamente por lesões na cabeça, pescoço, tórax, abdome, pelve e extremidades. Os exames oculares em profundidade e outros testes especiais não devem ser realizados até que outras lesões graves tenham sido tratadas de forma emergente.

O sangramento significativo geralmente pode ser controlado pela compressão. Se a compressão falhar, a hemostasia pode ser alcançada no DE pela ligação do vaso relevante. Deve-se ter grande cuidado, todavia, para não apertar ou amarrar cegamente estruturas profundas no rosto, pois isso pode resultar em lesões iatrogênicas graves de estruturas nervosas ou ductais. Sangramento maciço incontrolável proveniente das fraturas faciais ocorre raramente e é mais bem tratado com embolização arterial, se disponível.[52]

A vasopressina intra-arterial foi recentemente sugerida como opção para a hemostasia.[52] O ácido tranexâmico também pode ser promissor no controle da hemorragia por trauma facial.[53]

No caso raro de um paciente exsanguinando agudamente devido a uma ferida facial, a artéria carótida externa pode ser ligada de forma emergente. Essa ligação é mais bem realizada com auxílio cirúrgico.

Feridas por mordidas, contaminação grosseira ou tatuagens significativas de corpos estranhos devem ser abordadas o mais cedo possível, devido às necessidades de outras lesões do paciente. O tratamento definitivo das lesões simples dos tecidos moles pode aguardar 24 horas, se necessário, após irrigação e aproximação temporária. Idealmente, as fraturas faciais são tratadas logo, antes da ocorrência de inchaço significativo ou após vários dias, quando o retorno dos contornos faciais mais normais pode ajudar no reparo. A necessidade de profilaxia para tétano deve ser considerada para todas as feridas abertas. Se a lesão for uma mordida de animal, a necessidade de profilaxia contra a raiva deve ser considerada. Como o vírus da raiva é transmitido para o cérebro pelos axônios nervosos, e a doença sintomática teoricamente pode ocorrer mais cedo com feridas na cabeça, face e pescoço, é recomendado o tratamento contra a raiva no prazo de cinco dias após a lesão.

Como o envenenamento por chumbo foi relatado a partir da ingestão de projéteis de armas de fogo em pacientes com lesões principalmente faciais, deve-se considerar a busca da presença de projéteis nos tratos gastrointestinais dessas vítimas. É suficiente um raio X simples do abdome. A remoção endoscópica precoce dos projéteis deve limitar a toxicidade futura.

A parte final do exame físico ao lidar com traumas faciais é a importância da documentação. As lesões faciais podem ser evidências de agressão, violência doméstica ou maus-tratos infantil. A documentação cuidadosa dos achados, incluindo fotografias, desenhos ou ambos, não apenas transmite os achados iniciais a outros profissionais, mas também pode fornecer evidências legais cruciais, porque muitos desses casos têm implicações forenses ou resultam em processos.

DISPOSIÇÃO

A decisão de dar alta ou internar os pacientes com trauma facial depende das lesões associadas, da gravidade geral das lesões e dos planos de tratamento. Em geral, o médico emergencista pode lidar com a ressuscitação inicial e a estabilização de pacientes com trauma facial. Recomenda-se que uma consulta precoce com especialistas cirúrgicos apropriados ocorra logo que o paciente tenha sido estabilizado. Os antibióticos devem ser considerados em casos de trauma facial severo ou fraturas abertas. Os pacientes com trauma facial isolado que foi reparado ou estabilizado e sem problemas nas vias aéreas geralmente recebem alta com acompanhamento próximo.

CONCEITOS-CHAVE

A face é fundamental para a capacidade do paciente de respirar, comer e se comunicar. As lesões no rosto podem ter sérias consequências psicológicas e psicossociais.

- As lesões faciais podem ser evitadas pelo uso apropriado de cintos de segurança, contenções infantis, air bags, capacetes e protetores de boca e rosto.
- A epidemiologia da lesão facial está mudando, com uma proporção crescente de ferimentos que ocorrem como resultado da violência interpessoal. É necessário um histórico cuidadoso e a possibilidade de maus-tratos deve ser considerada para cada paciente.
- O choque do trauma facial é raro e resulta apenas de sangramento externo óbvio. As lesões faciais não devem distrair o médico emergencista de procurar intensamente outras causas de choque.
- O controle assertivo da via aérea é indicado em um paciente com lesões faciais significativas. Pode ser necessário o tratamento cirúrgico (cricotireoidostomia), particularmente com ferimentos de armas de fogo.
- A tomografia computadorizada facial direcionada é a melhor técnica de imagem em pacientes com lesões óbvias.
- O tratamento definitivo pode ser adiado, se necessário, para permitir que outras lesões graves sejam abordadas.

As referências para este capítulo podem ser encontradas on-line no website Expert Consult associado à obra.

CAPÍTULO 36
Lesões da Coluna Vertebral

Amy H. Kaji | Robert S. Hockberger

PRINCÍPIOS

Experiência e Importância

Segundo o *National Spinal Cord Injury Statistical Center*, os acidentes automobilísticos representam 37% de todas as lesões.[1] O excesso de velocidade, a intoxicação alcoólica e a falha no uso de equipamentos de segurança são os principais fatores de risco. A segunda causa mais comum de lesão medular (LM) são as quedas, seguidas por atos de violência (principalmente ferimentos por armas de fogo) e atividades esportivas. Aproximadamente, 80% das vítimas são do sexo masculino e a idade média ao sofrerem a lesão é de 42,6 anos. O custo de vida para cuidar das vítimas de LM varia de US$1 milhão nos maiores de 50 anos, com função motora incompleta, para mais de US$ 4 milhões em menores de 25 anos, com paraplegia. O custo total para a sociedade com despesas médicas vitalícias e perda de produtividade para todas as idades e tipos de lesões medulares é estimado em mais de US$ 5 bilhões. Os devastadores impactos emocional e psicológico são incalculáveis.

As lesões dos tecidos moles que sustentam a coluna cervical podem resultar em dor crônica e incapacidade. O termo *síndrome da lesão em chicote* (SLC) tem sido usado para descrever essas lesões devido ao movimento de flexão-extensão do pescoço, resultante de colisões traseiras de automóveis, causa mais comum de uma SLC. Devido ao grande número de pessoas que sofrem essas lesões, os custos anuais associados a uma SLC ultrapassam US$ 230 bilhões, mais do que os custos combinados associados às lesões medulares e cerebrais causadas por acidentes automobilísticos.[2]

Anatomia e Fisiologia

A coluna vertebral humana consiste de 33 vértebras ósseas – 7 cervicais, 12 torácicas, 5 lombares, 5 sacrais (fundidas em uma) e 4 coccígeas (geralmente fundidas em uma; Fig. 36.1). Essas 26 unidades individuais são separadas umas das outras por discos intervertebrais flexíveis e conectados para formar uma unidade funcional única por uma rede complexa de ligamentos (Fig. 36.2). A coluna vertebral protege a medula espinal, que se estende do mesencéfalo ao nível da segunda vértebra lombar.

As lesões medulares envolvem fraturas em 85% dos casos. Das restantes, 10% são lesões ligamentares sem fratura e 5% são LMs sem anormalidade radiográfica (LMSAR), em que a medula espinal é acometida diretamente sem evidência radiográfica de lesão óssea ou ligamentar. A estabilidade de uma lesão medular refere-se à resistência ao deslocamento dos fragmentos da fratura ou, no caso de uma lesão ligamentar, toda a unidade vertebral. Existem vários sistemas de classificação para avaliar a estabilidade das lesões da coluna vertebral subaxial, incluindo a classificação de Allen Ferguson, a classificação da *Association for Osteosynthesis*, a classificação de Dennis, a classificação de lesão toracolombar e o escore de gravidade para lesões toracolombares. De acordo com uma pesquisa dos membros do *Spine Trauma Study Group of the International Spinal Cord Society*, a implementação prática é distribuída uniformemente entre os sistemas de classificação.[3] O modelo de três colunas verticais paralelas proposto por Denis[2] retrata a coluna anterior como sendo formada pela alternância de corpos vertebrais e discos intervertebrais envoltos pela cápsula do anel fibroso e o ligamento longitudinal anterior. A coluna do meio é constituída pela parte posterior do anel fibroso e a parede vertebral posterior, ligamento longitudinal posterior, medula espinal, pares de lâminas e pedículos, facetas articulares, processos transversos, raízes nervosas e artérias e veias vertebrais. A coluna posterior consiste nos processos espinhosos, ligamento nucal, ligamentos inter-espinal e supra-espinal, e ligamento amarelo. A ruptura de uma única coluna geralmente preserva a estabilidade, mas não protege da LM por fragmentos de fratura deslocados. A ruptura de duas colunas resulta em uma lesão que é estável em uma direção, mas instável em outra (p. ex., estável na flexão, mas instável na extensão). A ruptura das três colunas produz uma lesão extremamente instável multidirecional.

Fisiopatologia

Classificação das Lesões da Coluna Vertebral

As lesões agudas da coluna são classificadas de acordo com o mecanismo de traumatismo – flexão, flexão-rotação, extensão e compressão vertical (Tabela 36.1).

Flexão. As lesões puramente por flexão envolvendo o complexo C1-C2 podem causar instabilidade atlanto-occipital ou luxação articular atlantoaxial, com ou sem fratura de odontoide associada (Fig. 36.3). O intervalo basioaxial (IBA) e o intervalo basio-odontoide (IBO) são normalmente inferiores a 12 mm. Um valor maior que 12 mm é sugestivo de luxação da articulação atlanto-axial (Fig. 36.4). O cálculo da razão entre a distância do básio até a porção médio-vertical da linha laminar posterior do atlas e a distância do opístio até a porção médio-vertical da superfície posterior do anel anterior do atlas (Fig. 36.5) indica subluxação se for maior que 1. Essas lesões são consideradas instáveis devido à sua localização e a relativa falta de músculos e ligamentos de suporte.

Em lesões simplesmente em flexão abaixo de C2, um puxão longitudinal é exercido no forte complexo ligamentar nucal, que geralmente permanece intacto. A maior parte da força é gasta nos corpos vertebrais anteriormente, causando uma simples fratura em cunha. Radiograficamente, há uma redução da altura e um aumento da concavidade da borda anterior do corpo vertebral, um aumento da densidade da região do corpo vertebral, resultante da impactação óssea e edema do tecido mole pré-vertebral (Fig. 36.6). Como a coluna posterior permanece intacta, essa lesão geralmente é estável. No entanto, a instabilidade da coluna vertebral pode ocorrer com fraturas graves em cunha (perda de mais da metade da altura vertebral) ou múltiplas fraturas em cunha adjacentes.

Uma fratura na flexão em forma de gota de lágrima ocorre quando forças de flexão intensas causam o deslocamento anterior de um fragmento em forma de cunha (semelhante a uma gota de lágrima) da porção anteroinferior do corpo vertebral (Fig. 36.7). Essa lesão, que está associada a acometimento neurológico, é altamente instável porque a lesão anterior e os ligamentos posteriores são comumente rompidos.

(Continua na pág. 350)

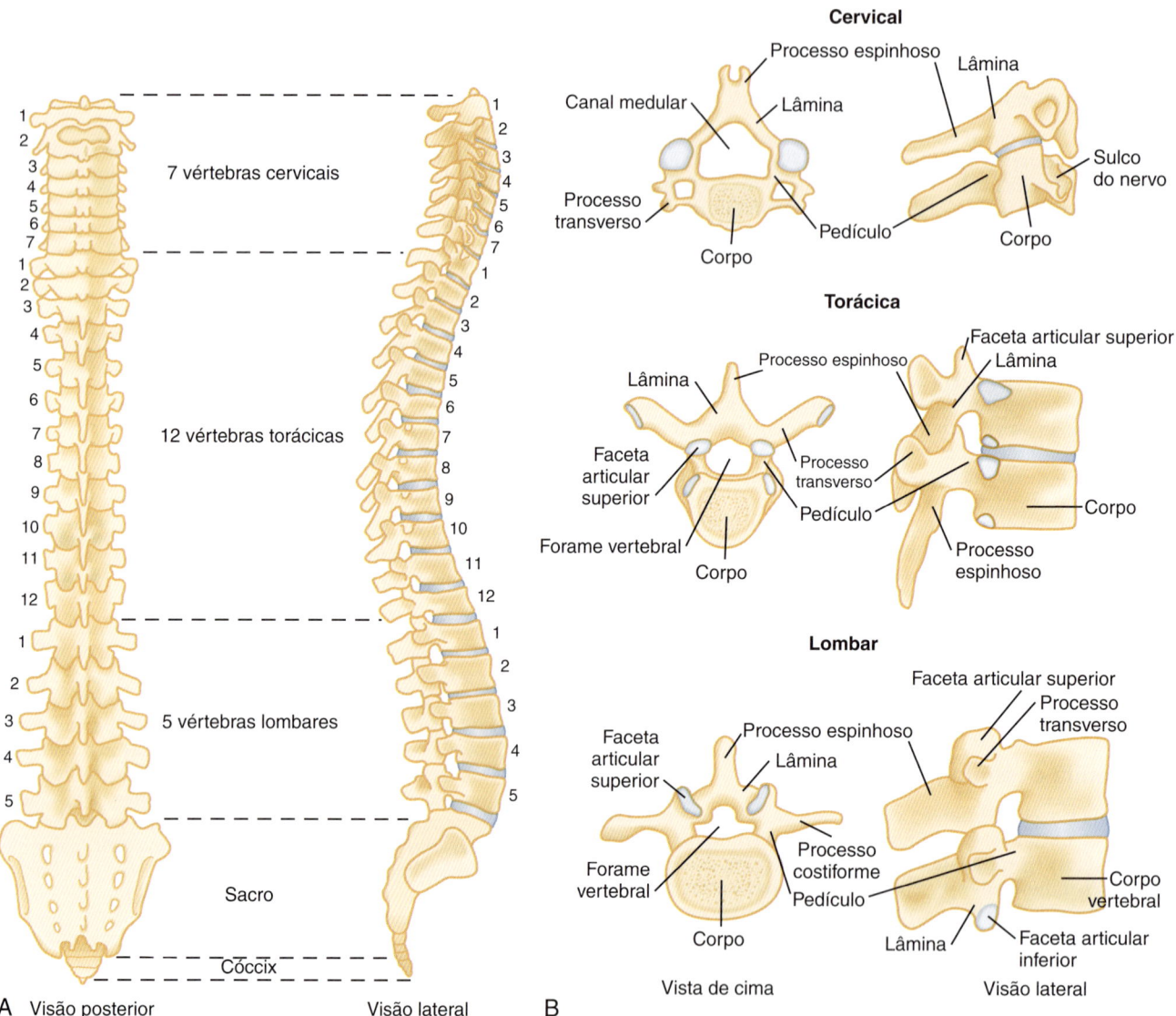

Fig. 36.1. A, Coluna vertebral. **B,** Vértebras típicas.

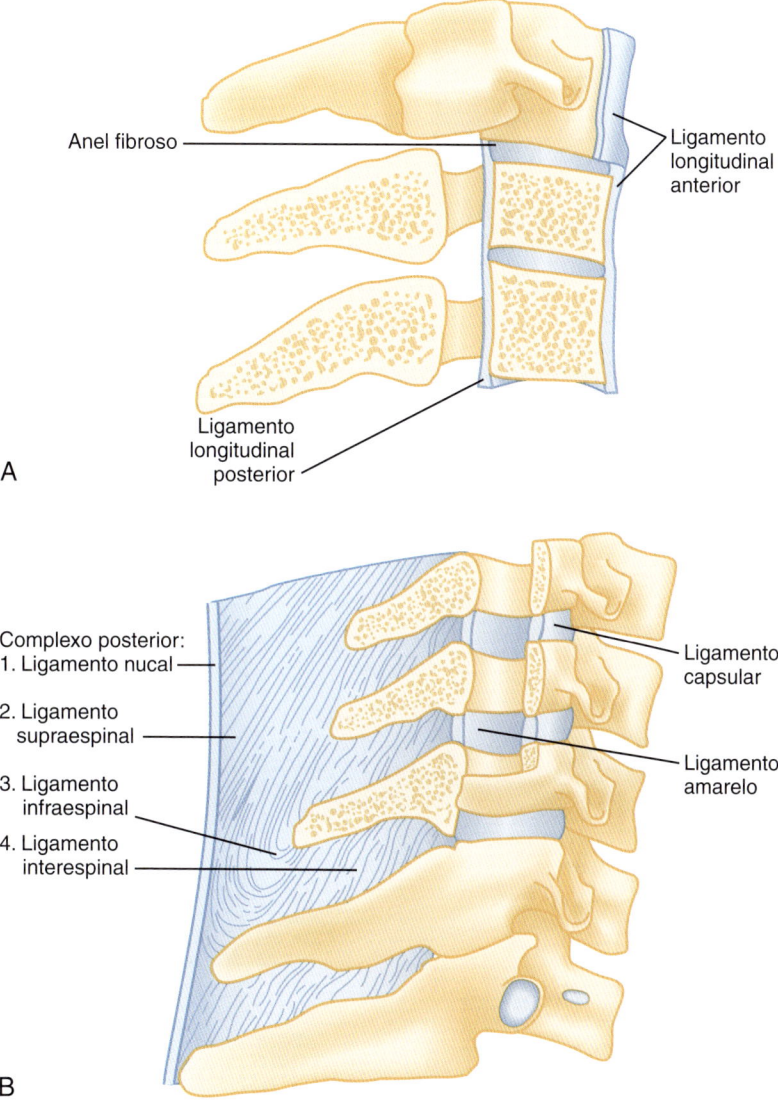

Fig. 36.2. **A,** Ligamentos da coluna anterior. **B,** Ligamentos da coluna posterior.

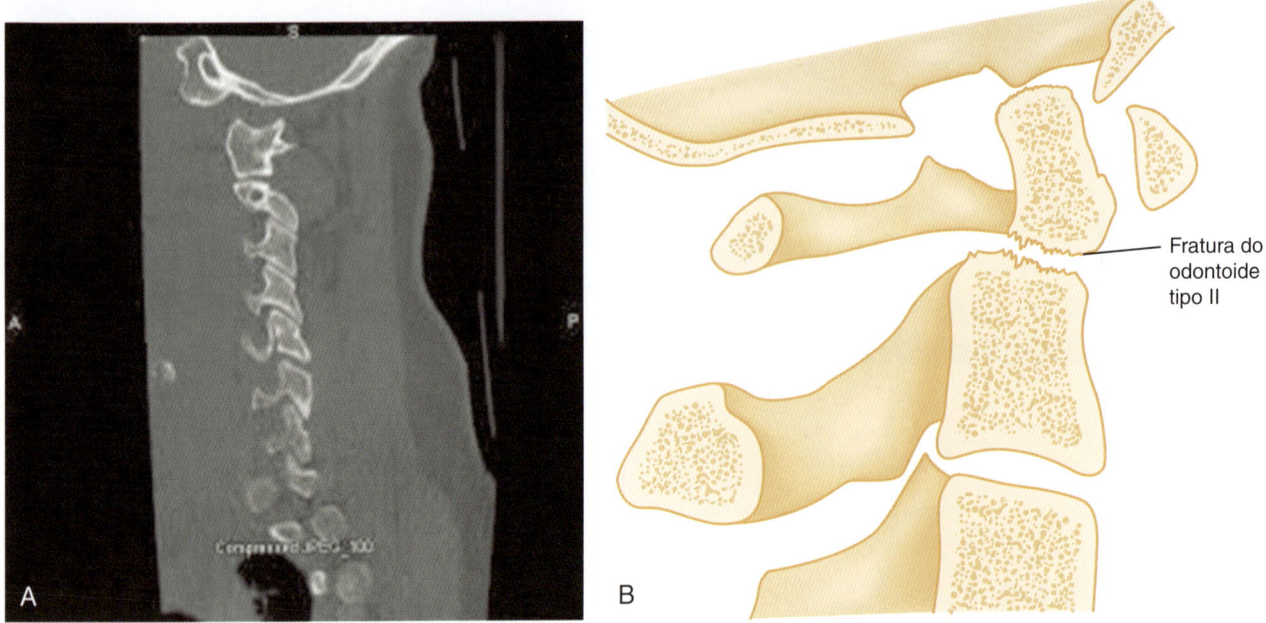

Fig. 36.3. A, B, Fratura do odontoide com luxação anterior. Mecanismo – flexão com cisalhamento; estabilidade – instável.

TABELA 36.1
Classificação das Lesões Medulares

MECANISMO DE LESÃO MEDULAR	ESTABILIDADE
FLEXÃO	
Fratura em cunha	Estável
Fratura por flexão em forma de lágrima	Extremamente instável
Fratura do escavador de argila	Estável
Subluxação	Potencialmente instável
Deslocamento bilateral de faceta	Sempre instável
Luxação atlanto-occipital	Instável
Luxação atlanto-axial anterior com ou sem fratura	Instável
Fratura de odontoide com deslocamento lateral	Instável
Fratura do processo transversal	Estável
FLEXÃO-ROTAÇÃO	
Deslocamento unilateral de faceta	Estável
Luxação atlanto-axial em rotação	Instável
EXTENSÃO	
Fratura do arco neural posterior (C1)	Instável
Fratura do carrasco (C2)	Instável
Fratura por extensão em forma de lágrima	Geralmente estável em flexão; instável na extensão
Luxação atlanto-axial posterior, com ou sem fratura	Instável
COMPRESSÃO VERTICAL	
Fratura tipo explosão do corpo vertebral	Estável
Fratura de Jefferson (C1)	Extremamente instável
Fraturas isoladas do pilar articular e do corpo vertebral	Estável

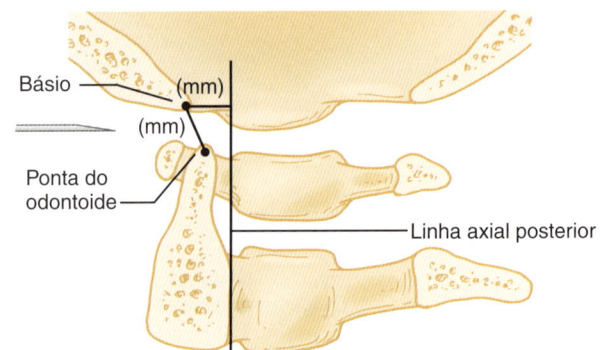

Fig. 36.4. O intervalo básio-axial (IBA) e intervalo básio-odontoide (IBO) são normalmente menores do que 12 mm.

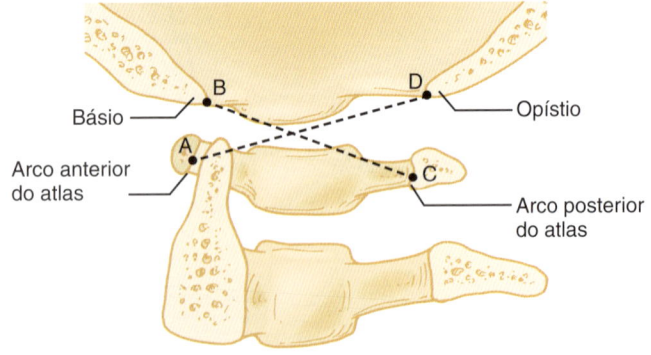

Fig. 36.5. Razão de Power.

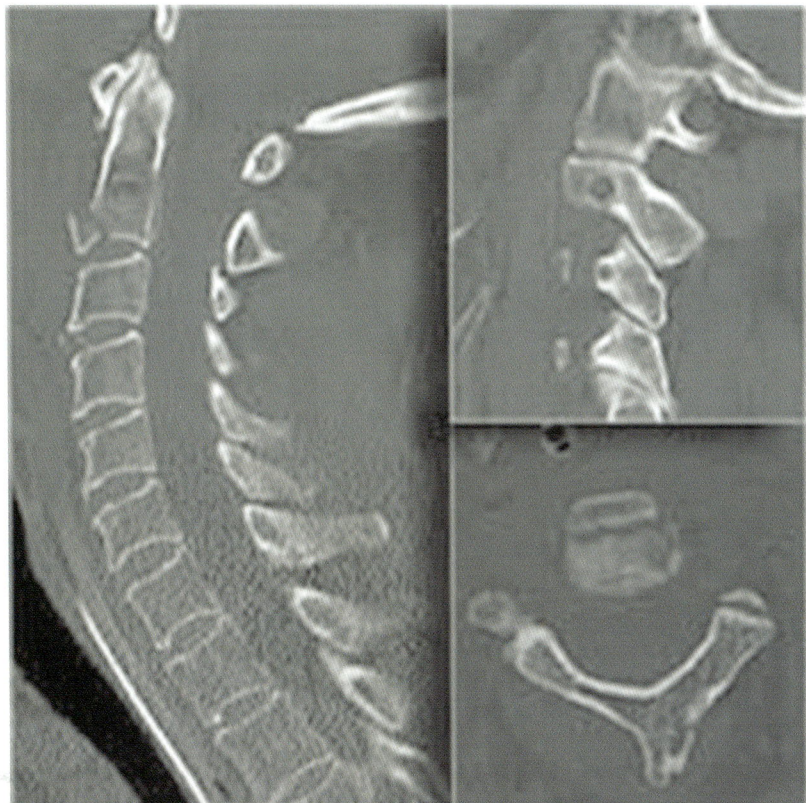

Fig. 36.6. A, Vista lateral de uma fratura em cunha de C5 com angulação. Mecanismo – flexão; estabilidade – mecanicamente estável. **B,** Observe a posição anterior do corpo vertebral C4 e a angulação de C4 em C5.

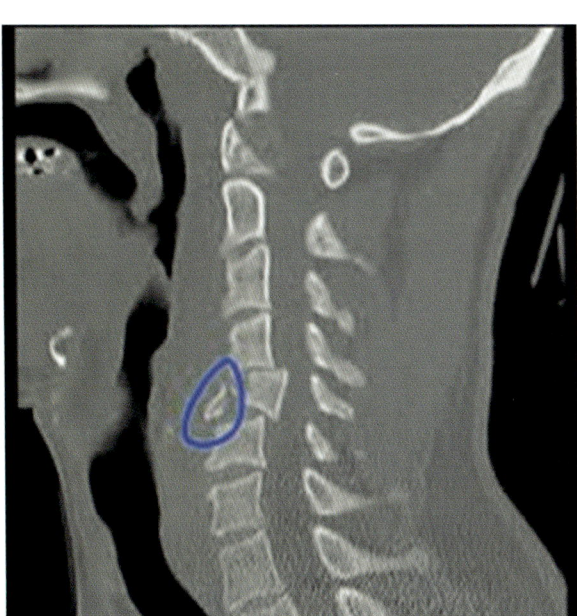 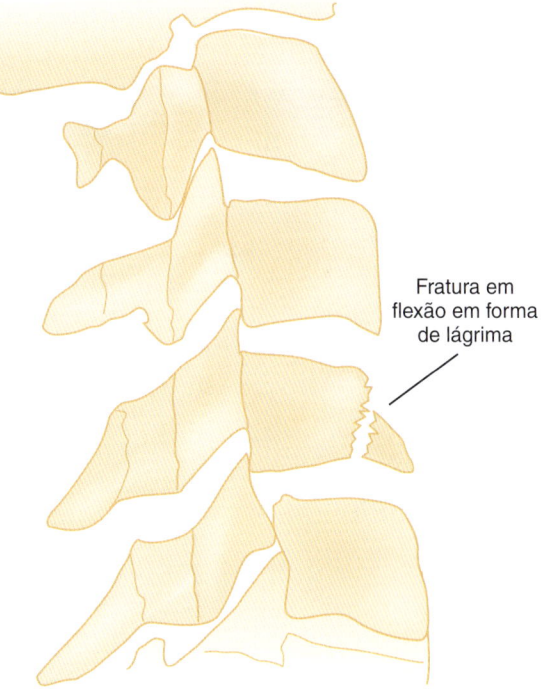

Fig. 36.7. A, B, Vista lateral de uma fratura em forma de lágrima. Mecanismo – flexão; estabilidade – instável. O fragmento fraturado do corpo de C5 se assemelha a uma lágrima.

A fratura do "escavador de argila" é uma fratura oblíqua da base do processo espinhoso de uma das vértebras cervicais inferiores (Fig. 36.8). A lesão deriva seu nome da fratura causada pela flexão abrupta da cabeça que os mineiros de argila realizam quando levantam uma pá pesada de argila. Essa força, transmitida pelo ligamento supra-espinal, resulta em uma fratura por avulsão do processo espinhoso. Atualmente, essa fratura é vista após trauma direto no processo espinhoso e em acidentes automobilísticos com desaceleração súbita, que resultam em flexão forçada do pescoço. Como essa lesão envolve apenas o processo espinhoso, é estável e não requer tratamento além do cuidado sintomático.

A subluxação vertebral pura ocorre quando os complexos ligamentares se rompem sem lesão óssea associada. Essa lesão começa posteriormente no ligamento nucal e prossegue anteriormente envolvendo outros ligamentos (Fig. 36.9). Embora raramente associada a dano neurológico, essa lesão é potencialmente instável.

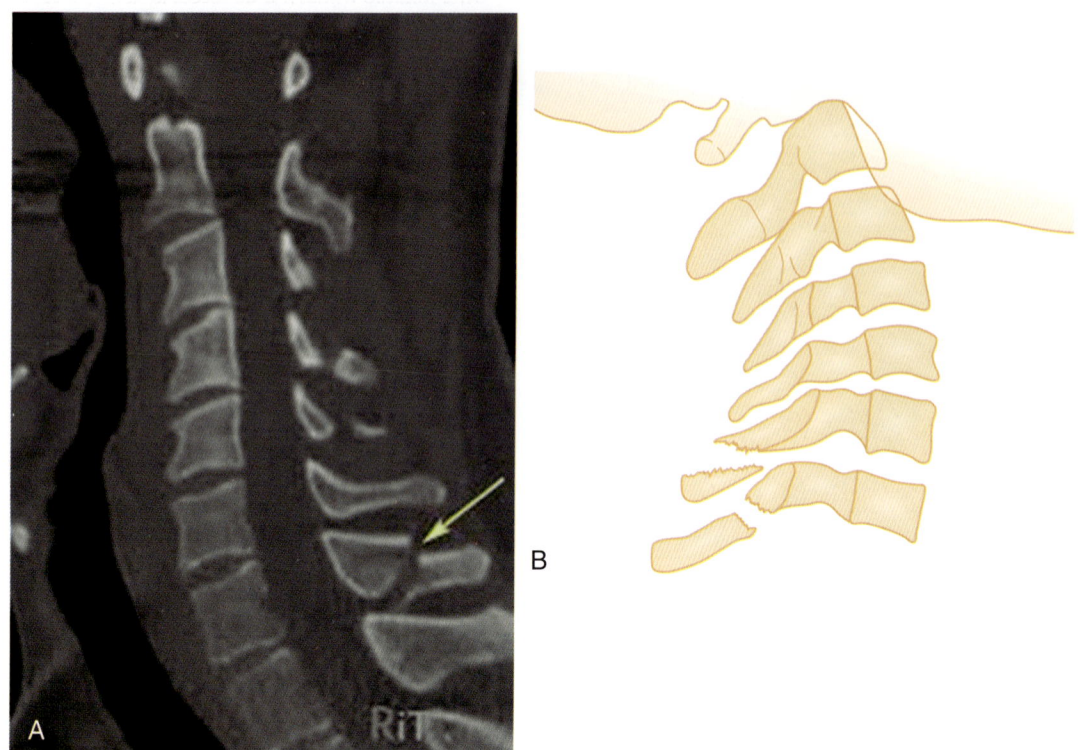

Fig. 36.8. A, B, Fratura do escavador de argila. Mecanismo – flexão; estabilidade – mecanicamente estável. Note o fragmento avulsionado da ponta do processo espinhoso de C7 em uma visão lateral não penetrante (*seta*).

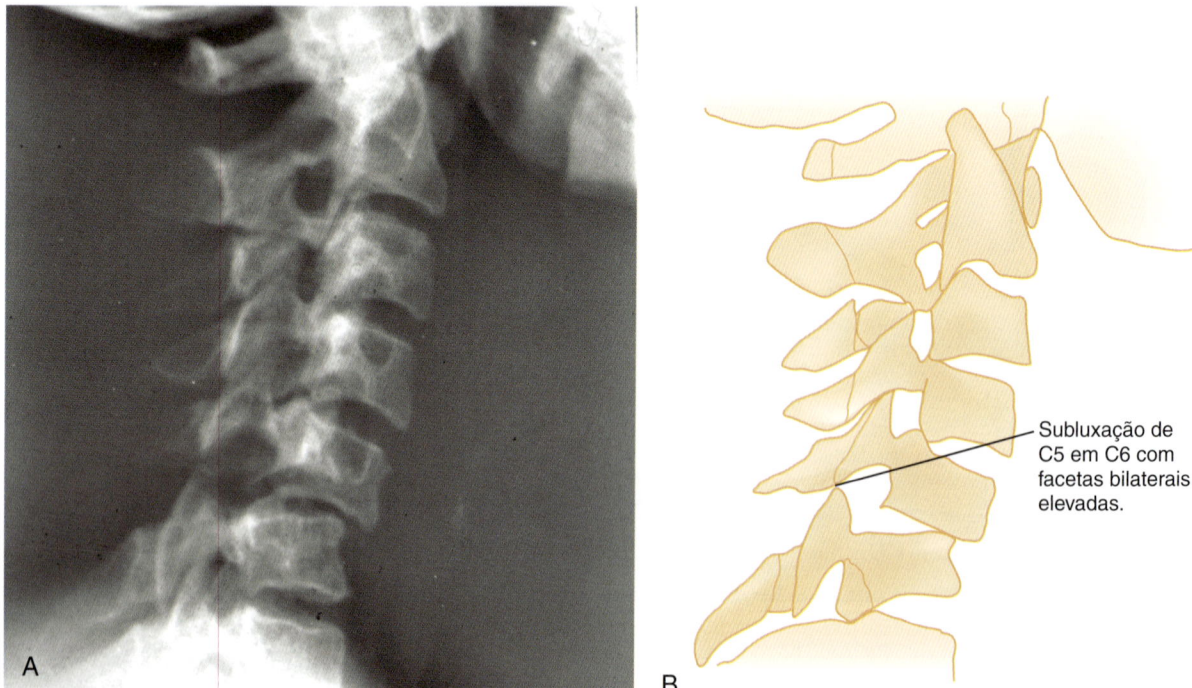

Fig. 36.9. A, B, Subluxação com facetas bilaterais elevadas em C5 e C6. Mecanismo – flexão; estabilidade – instável. A vista lateral mostra a subluxação severa de C5 em C6.

Luxações bilaterais de facetas articulares ocorrem quando uma maior força de flexão provoca a ruptura dos tecidos moles e se propaga anteriormente até o anel fibroso do disco intervertebral e ligamento longitudinal anterior, resultando em extrema instabilidade. O movimento para frente da coluna faz que as facetas articulares inferiores da vértebra superior passem para cima, sobre as facetas superiores da vértebra inferior (Fig. 36.10), resultando no deslocamento anterior da coluna acima do nível da lesão.

Lesão por Cisalhamento. O trauma de crânio com uma direção anteroposterior (AP) pode resultar em fratura do odontoide acima dos ligamentos transversos (tipo I) ou, mais comumente, na base do processo odontoide, no qual se liga a C2 (tipo II; Fig. 36.11). Uma ligeira angulação da força pode resultar em extensão da fratura para o corpo de C2 (tipo III; Fig. 36.12). As fraturas tipo I do odontoide geralmente são estáveis porque são lesões por avulsão de sua ponta. No entanto, se as forças de tração ferirem os ligamentos apicais e alares, a fratura pode ser instável. As fraturas do odontoide do tipo II são, por definição, instáveis e são muitas vezes complicadas por não consolidação. As fraturas do odontoide do tipo III também são mecanicamente instáveis, pois podem se estender lateralmente à faceta articular superior do atlas.

Flexão-Rotação. A luxação atlantoaxial por rotação é uma lesão instável melhor visualizada em radiografias odontoides de boca aberta (Fig. 36.13) ou uma tomografia computadorizada (TC). Quando a imagem de raios X do crânio revela estruturas basilares simétricas, uma massa unilateral aumentada lateralmente confirma-se o deslocamento de C1-C2.

Uma luxação unilateral de faceta articular é causada tanto pela flexão quanto por rotação. O componente rotacional dessa lesão ocorre ao redor de uma das facetas articulares, que atua como fulcro. A flexão e rotação simultâneas fazem que a articulação facetária contralateral se desloque, com a faceta superior dirigindo-se para frente e sobre a ponta da faceta inferior, alojando-se dentro do forame intervertebral. Nessa posição, a massa articular luxada é mecanicamente presa no lugar, tornando essa lesão estável, mesmo que o complexo ligamentar posterior esteja rompido.

Qualquer fratura ou luxação cervical pode causar torcicolo, embora o torcicolo também possa ser causado por um processo

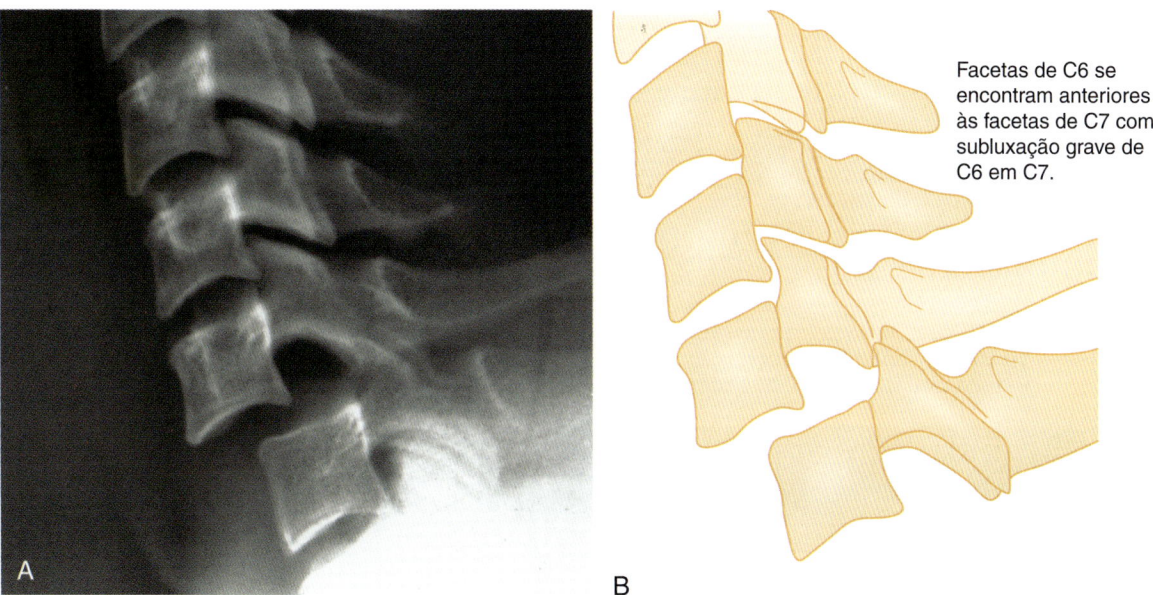

Fig. 36.10. A, B, Luxação bilateral de facetas. As facetas de C6 estão anteriores às de C7, com subluxação grave de C6 em C7.

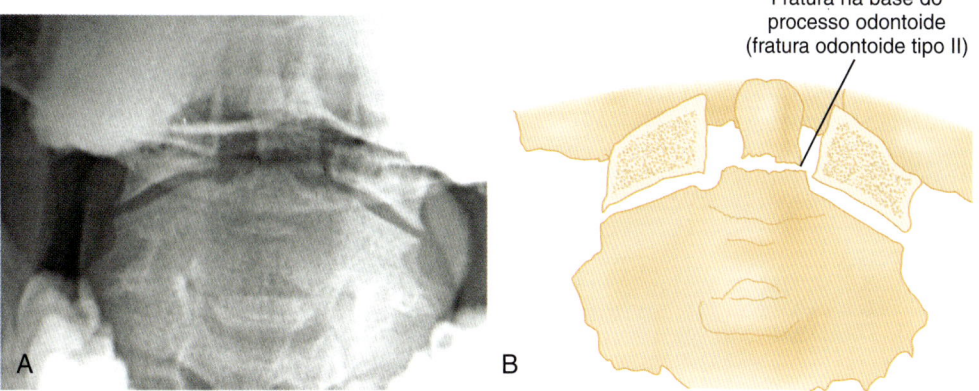

Fig. 36.11. A, B, Fratura do odontoide com deslocamento lateral. Mecanismo – flexão; estabilidade – instável. A ponta do processo odontoide está deslocada lateralmente nessas lesões em flexão lateral.

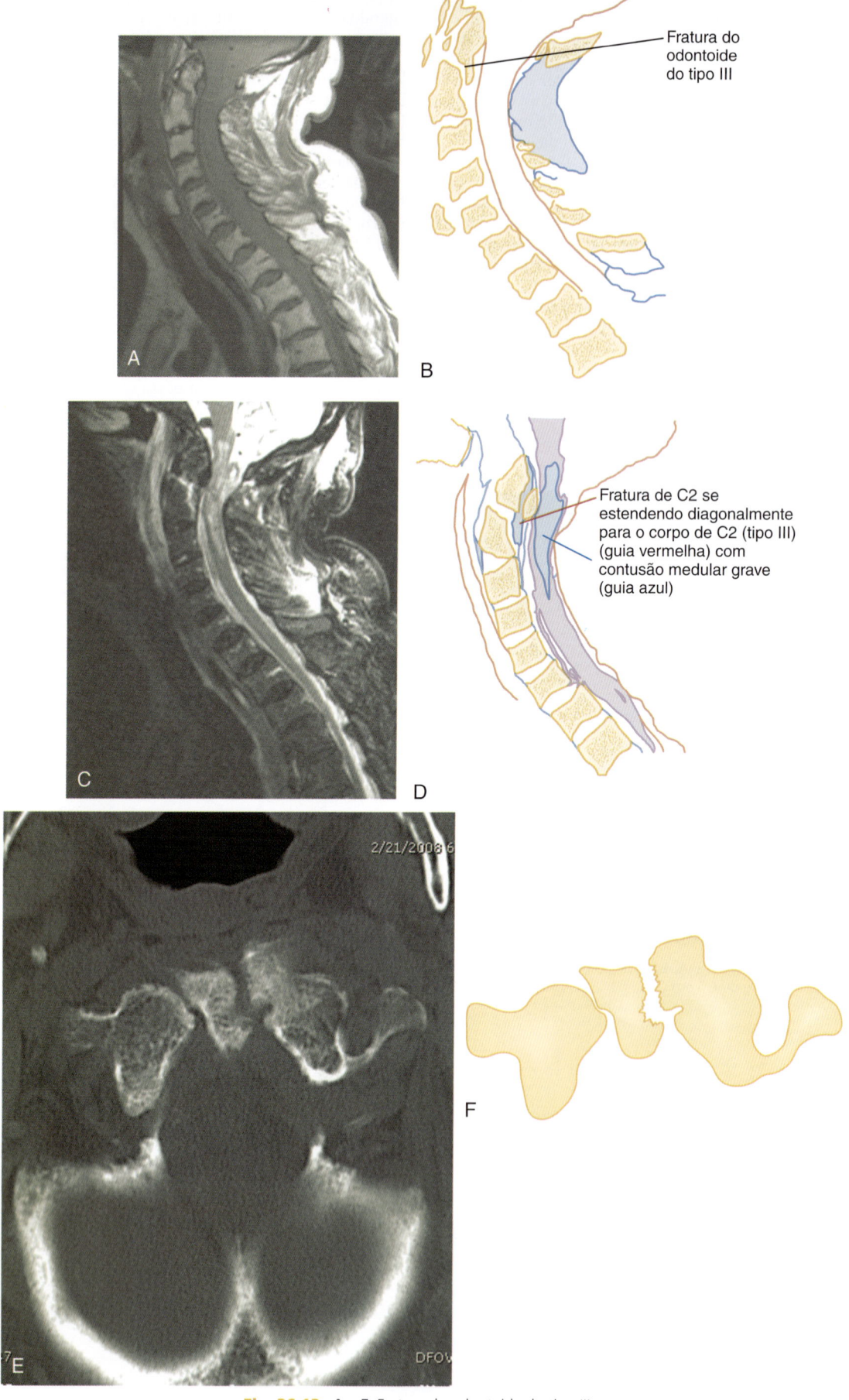

Fig. 36.12. A – F, Fratura do odontoide do tipo III.

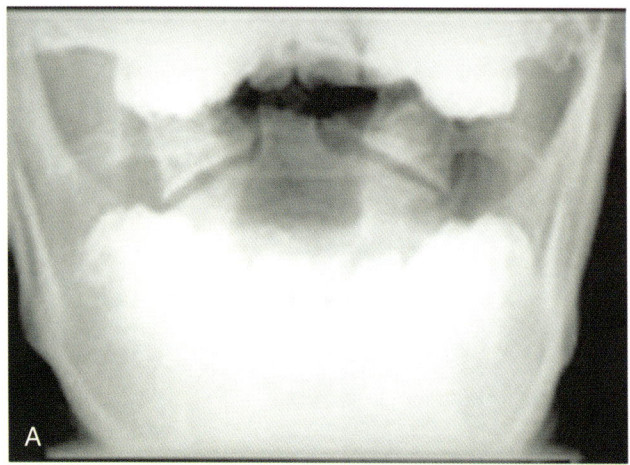

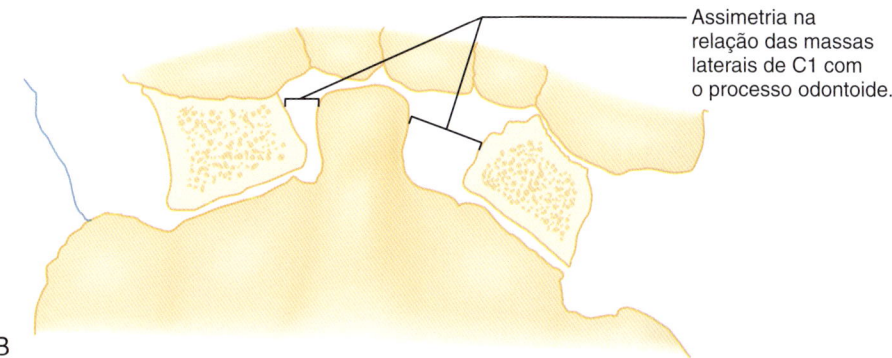

Fig. 36.13. A, B, Subluxação rotatória de C1 em C2. Mecanismo – rotação; estabilidade – instável. Há uma assimetria significativa na relação das massas laterais de C1 com o processo odontoide. A rotação faz que a massa lateral direita apareça um pouco maior (mais distante do filme de raios X) do que a esquerda (mais perto do filme de raios X).

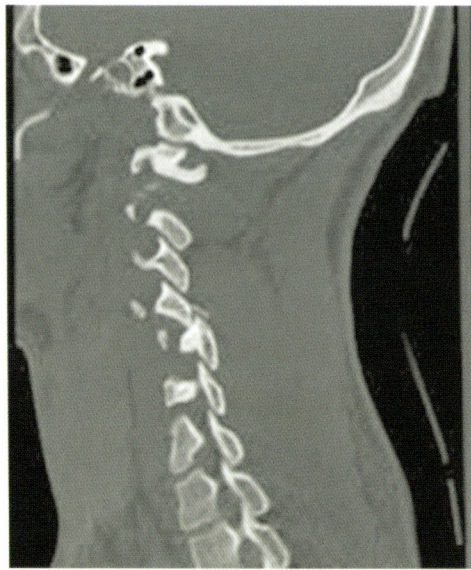

Fig. 36.14. Deslocamento unilateral de faceta na TC.

benigno, como um espasmo muscular. Pode ser difícil diferenciar os dois e, para definição do trauma, TCs (Fig. 36.14) ou radiografias oblíquas, podem ser necessárias para demonstrar a articulação facetária luxada (Fig. 36.15).

Devido às formas variáveis dos processos articulares, ocorrem diferentes tipos de ferimentos de flexão-rotação. Na região cervical, em que os processos articulares são pequenos e quase horizontais, ocorrem deslocamentos facetários unilaterais, enquanto na região lombar, em que os processos articulares são grandes e quase verticais, luxações unilaterais das facetas são raras. Em vez disso, um ou ambos os processos articulares se fraturam, e a vértebra superior desliza para frente. Comumente vista nas regiões toracolombar e lombar, essa fratura-luxação por rotação é instável (Fig. 36.16).

Extensão. A fratura do arco neural posterior do atlas (C1) resulta da compressão dos elementos posteriores entre o occipital e o processo espinhoso do axis (C2) durante a extensão forçada do pescoço (Fig. 36.17). Embora o arco anterior e o ligamento transverso permaneçam intactos, essa fratura é potencialmente instável por causa de sua localização.

A "fratura do carrasco", ou espondilólise traumática de C2, ocorre quando o crânio cervical – crânio, atlas e axis funcionando como uma unidade – é hiperestendido como resultado da desaceleração abrupta. As fraturas bilaterais dos pedículos do axis ocorrem com ou sem luxação (Fig. 36.18). Embora instável, os danos à medula muitas vezes são mínimos porque o diâmetro AP do canal neural é maior em C2, e as fraturas pediculares bilaterais permitem a descompressão do canal medular. Originalmente descrita em vítimas de lesão por enforcamento, atualmente é mais frequentemente o resultado de acidentes automobilísticos frontais.

A fratura em forma de lágrima na extensão ocorre quando a extensão abrupta do pescoço faz que o ligamento longitudinal anterior puxe o canto anteroinferior de um corpo vertebral para longe do resto da vértebra, produzindo uma fratura triangular que é radiograficamente semelhante à fratura em forma de lágrima na flexão. Muitas vezes ocorrendo nas vértebras cervicais inferiores (C5-C7) em acidentes de mergulho, essa lesão pode estar associada à síndrome central da medula (veja adiante) e é causada pela curvatura do ligamento flavo na medula espinal. Como os elementos posteriores permanecem intactos, a lesão é estável na flexão, mas potencialmente instável na extensão.

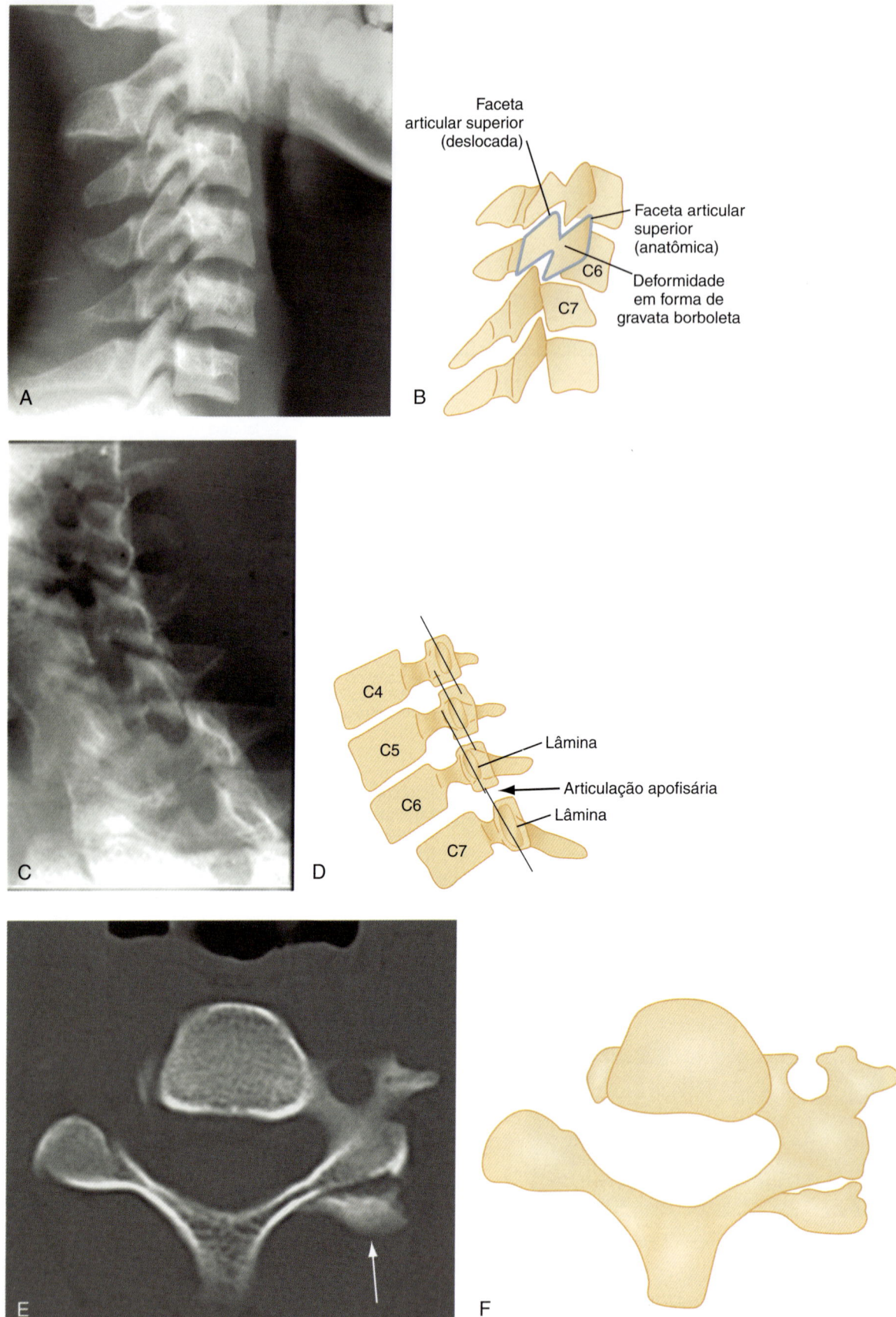

Fig. 36.15. Deslocamento unilateral de faceta. Mecanismo – flexão e rotação; estabilidade – estável. **A, B,** Vista lateral mostrando a faceta articular luxada de C5, anterior à faceta correspondente de C6, criando uma deformidade do arco. O corpo vertebral C5 está subluxado anteriormente em C6. **C, D,** Visão oblíqua da luxação unilateral da faceta com a lâmina de C6 projetando-se no forame neural. **E, F,** Tomografia computadorizada mostrando luxação facetária. A faceta inferior (*seta*) é posterior à faceta superior.

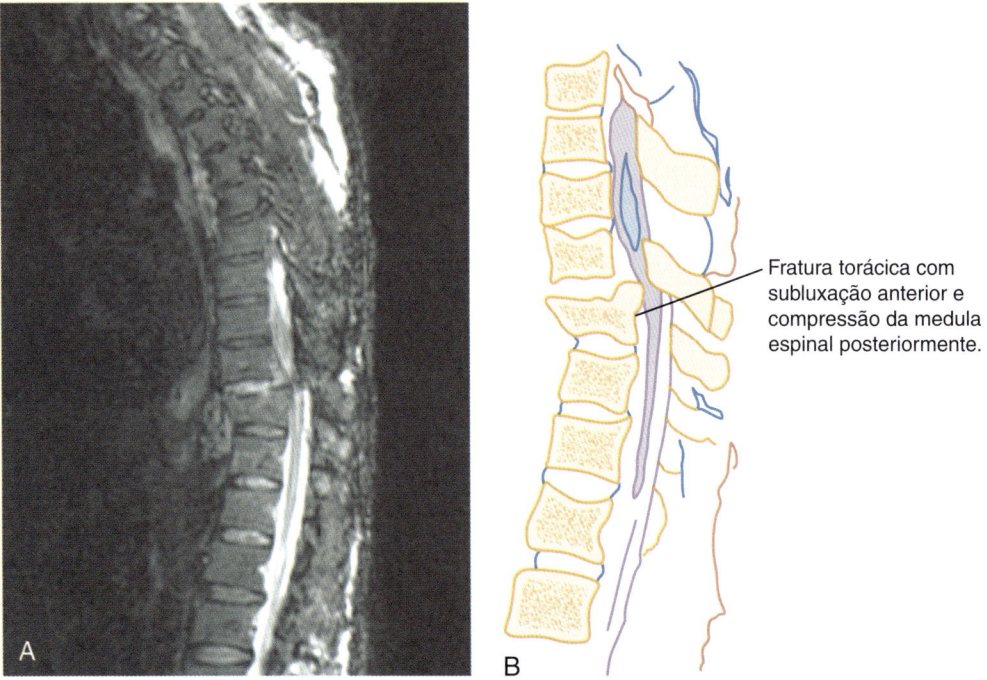

Fig. 36.16. A, B, Ressonância magnética mostrando fratura-luxação da coluna torácica.

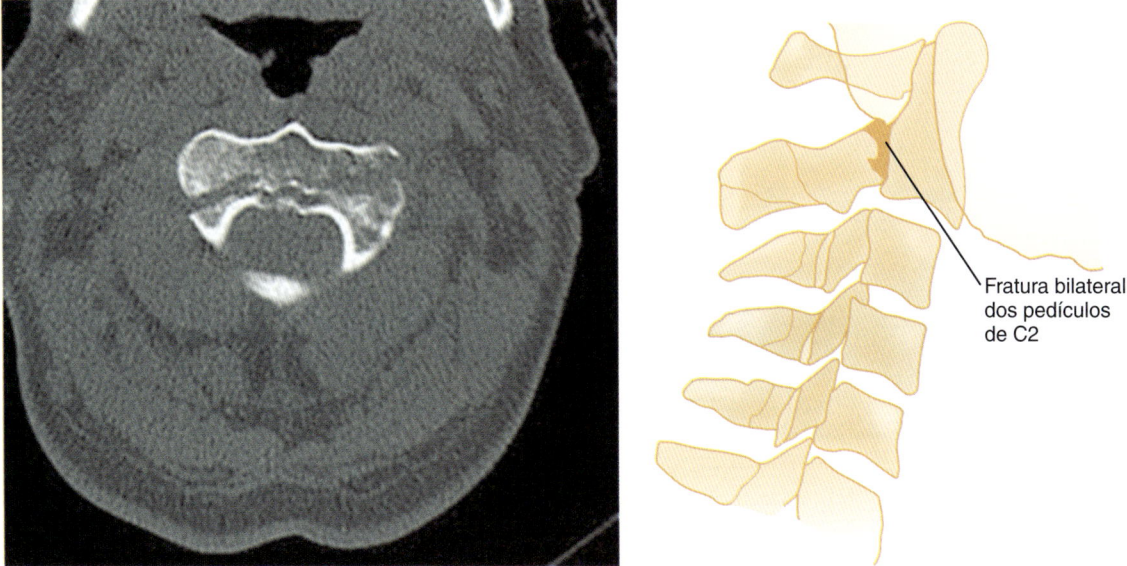

Fig. 36.17. A, B, Tomografia computadorizada da fratura do arco neural posterior de C1. Mecanismo – extensão; estabilidade – instável. A linha de fratura é bem visualizada.

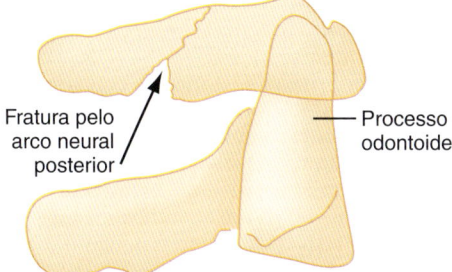

Fig. 36.18. Fratura do Carrasco. Mecanismo – extensão; estabilidade – instável. As linhas de fratura que se estendem pelos pedículos de C2 são bem visualizadas. O edema do tecido mole retrofaríngeo é aparente.

Compressão Vertical. As lesões por compressão vertical ocorrem nas regiões cervical e lombar, que são capazes de se endireitar no momento do impacto. Quando as forças são aplicadas de cima (crânio) ou de baixo (pélvis ou pés), uma ou mais placas terminais dos corpos vertebrais podem se quebrar. O núcleo pulposo do disco intervertebral é forçado para o corpo vertebral, que é quebrado para fora, resultando em uma fratura tipo explosão (Fig. 36.19). O corte sagital da tomografia computadorizada e uma radiografia lateral demonstrarão um corpo vertebral fragmentado, e normalmente haverá mais de 40% de compactação do corpo vertebral anterior, o que ajuda a diferenciá-la da fratura simples em cunha. Os cortes coronais da tomografia computadorizada e a radiografia frontal demonstram uma fratura vertical característica do corpo vertebral. Essa é uma fratura estável porque todos os

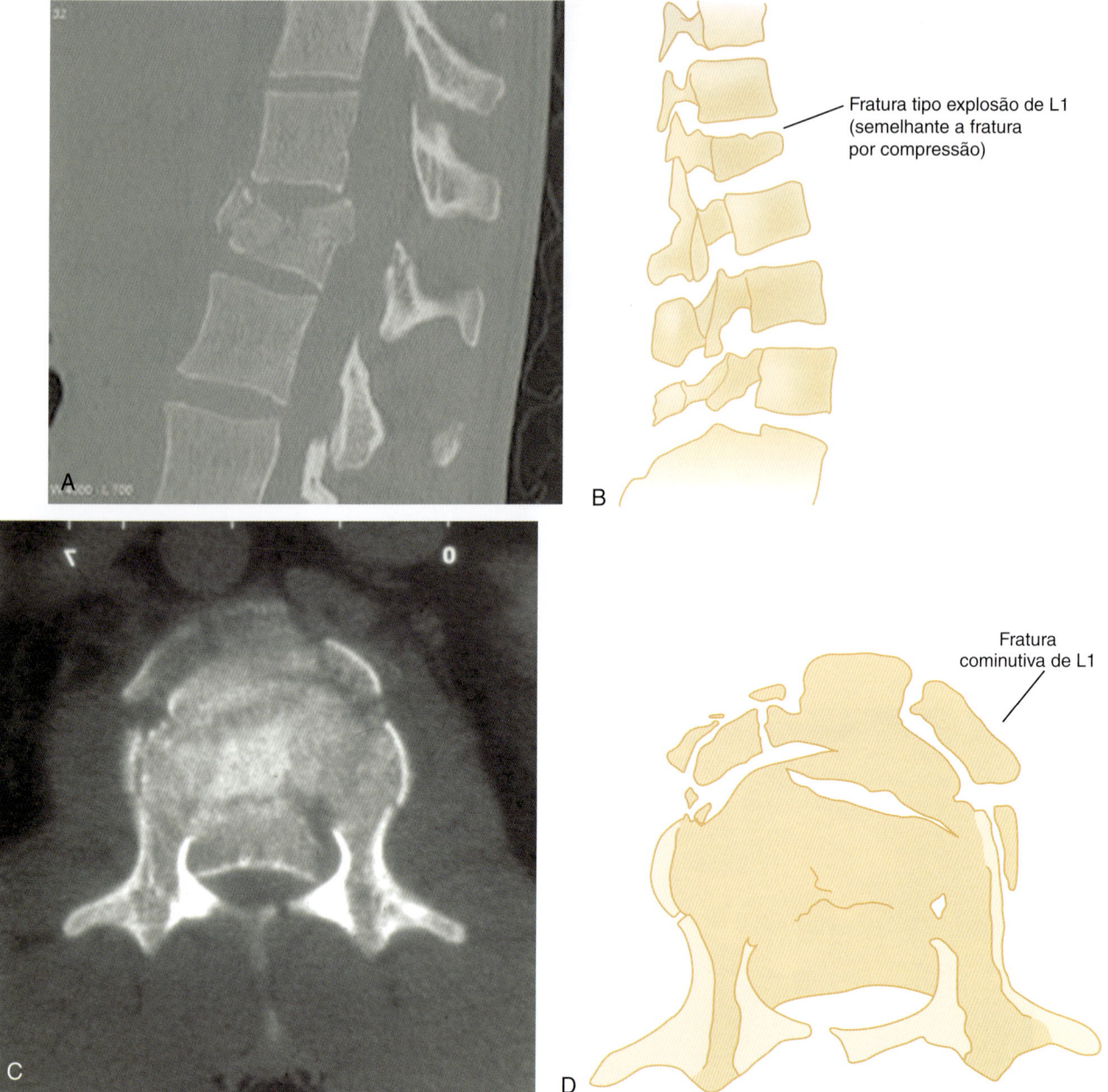

Fig. 36.19. Fratura por compressão de um corpo vertebral. Mecanismo – compressão vertical e flexão; estabilidade – instável. **A, B,** TC lateral mostrando uma fratura tipo explosão de L1, muito semelhante a uma fratura por compressão. Mecanismo – flexão; estabilidade – geralmente estável. **C, D,** Tomografia computadorizada de L1 no mesmo paciente, mostrando fragmentação da fratura e retropulsão dos fragmentos no canal vertebral.

ligamentos permanecem intactos. No entanto os fragmentos da fratura podem colidir ou penetrar a superfície ventral da medula espinal e causar uma síndrome medular anterior (Fig. 36.20).

Uma lesão extremamente instável, a fratura de Jefferson em C1 ocorre quando uma força de compressão vertical é transmitida por meio dos côndilos occipitais para as superfícies articulares superiores das massas do atlas, dirigindo as massas laterais para fora, rompendo o ligamento transverso e resultando em fraturados arcos anteriores e posteriores do atlas (Fig. 36.21). A radiografia lateral pode demonstrar uma ampliação do espaço pré-dental entre a região do arco anterior de C1 e o odontoide, ou dente do áxis. A visão de boca aberta demonstrará um deslocamento bilateral das massas laterais direita e esquerda de C1 em relação às massas laterais de C2. Uma fratura deve ser diagnosticada quando a soma das distâncias de deslocamento dos lados direito e esquerdo excede 7 mm. No entanto, quando os fragmentos são minimamente deslocados, a fratura de Jefferson é difícil de se reconhecer.

Raramente, as fraturas verticais por compressão podem resultar em fraturas do pilar articular ou do corpo vertebral, exibindo linhas oblíquas e verticais de fratura.

Classificação de Lesões da Medula Espinal

Lesão Medular Primária. A medula espinal pode ser acometida por três grandes categorias de padrões de lesões. Primeiro, trauma penetrante ou trauma contuso massivo com ruptura da coluna vertebral, provocando transecção de elementos neurais. Como os neurônios do sistema nervoso central não se regeneram, tais lesões são irreversíveis. O trauma contuso menos grave pode ter efeitos semelhantes resultante de um fragmento ósseo deslocado ou uma hérnia de disco ferindo a medula.

Em segundo lugar, quando pacientes com osteoartrite cervical e espondilose, particularmente em idosos, são submetidos à extensão forçada da coluna cervical, a medula espinal pode ser lesada em

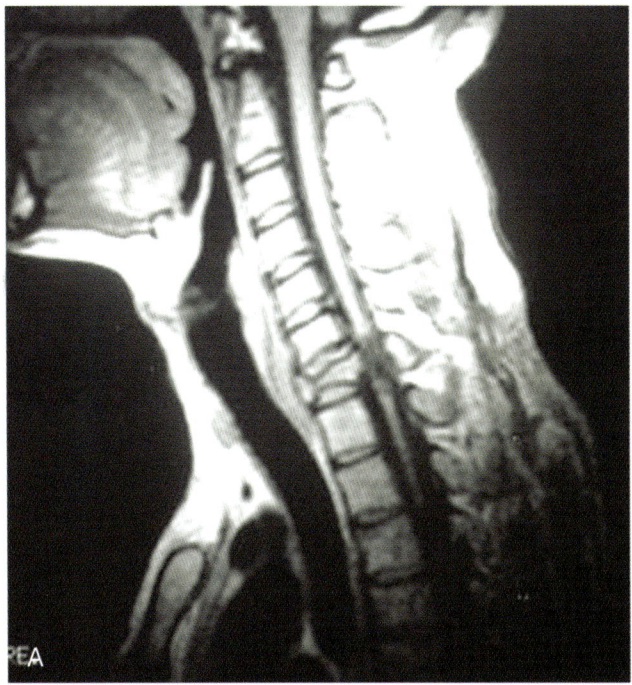 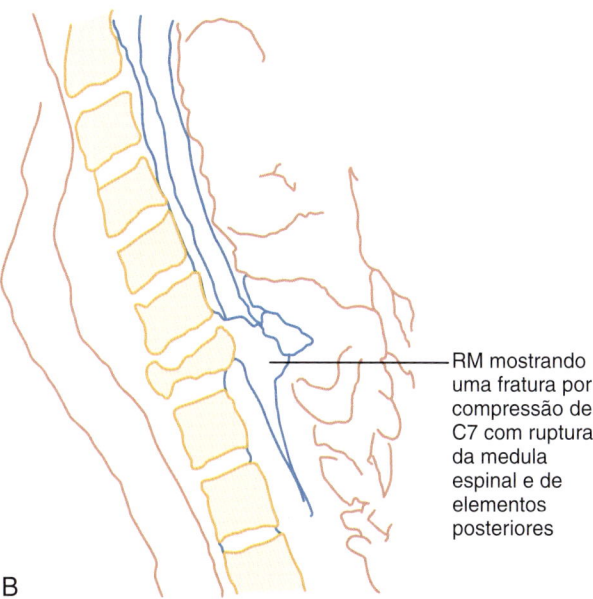

Fig. 36.20. A, B, Ressonância magnética mostrando uma fratura por tipo explosão de C7 com ruptura completa da medula espinal.

RM mostrando uma fratura por compressão de C7 com ruptura da medula espinal e de elementos posteriores

decorrência da compressão entre uma crista vertebral anterior aumentada pela artrite e um ligamento flavo hipertrófico localizado posteriormente (Fig. 36.22). Essa lesão frequentemente resulta em uma síndrome medular central.

O terceiro mecanismo é o dano vascular primário à medula espinal. A medula espinal pode ser comprimida por um hematoma extradural, particularmente em pacientes que tomam anticoagulantes ou tem distúrbios hemorrágicos. Lesões vasculares também devem ser suspeitas quando há uma discrepância entre o *deficit* neurológico clinicamente aparente e o nível conhecido de lesão medular. Por exemplo, uma luxação cervical baixa pode comprimir as artérias vertebrais, já que elas correm dentro do forame espinhal das vértebras, resultando na trombose da artéria espinal anterior, que se origina de ambas as artérias vertebrais em C1 (Fig. 36.23). No exame físico, tal lesão pode erroneamente parecer estar localizada ao nível de C1 ou C2. Além disso, a grande artéria radicular de Adamkiewicz, originando-se da aorta e entrando no canal espinal ao nível de L1, envia ramos tão cefálicos quanto T4. Portanto uma fratura lombar ou deslocamento pode produzir um *deficit* neurológico até o nível de T4.

Lesão Medular Secundária. O *deficit* neurológico máximo após o trauma contuso da medula espinal muitas vezes não é visto no exame inicial e pode, em vez disso, progredir ao longo de muitas horas. Estudada extensivamente em modelos animais, agora se acredita que a histopatologia da LM secundária é decorrente de uma complexa cascata bioquímica de eventos que resultam em isquemia progressiva das substâncias cinzenta e branca durante o período pós-lesão (Fig. 36.24). Outros fatores, como hipóxia, hipotensão, hipertermia e hipoglicemia, também afetam a extensão final da LM.

Classificação de Lesões do Tecido Mole Cervical

O trauma contuso pode lesar um ou mais dos tecido mole do pescoço, incluindo ligamentos, músculos, discos intervertebrais, articulações facetárias zigapofisárias, gânglios da raiz dorsal e artéria vertebral. Embora as lesões desses tecidos tenham sido documentadas em estudos biomecânicos, em animais e em autópsias humanas, o exame diagnóstico está disponível apenas para lesões facetárias.[4,5]

TABELA 36.2

Classificação da *Quebec Task Force* dos Distúrbios Associados a Lesão por Chicote

GRAU	DESCRIÇÃO
0	Lesão de chicote, mas sem dor, sintomas ou sinais
1	Dor cervical tardia, rigidez leve, apenas dor à palpação não focal, sem sinais físicos
2	Início precoce da dor cervical, dor à palpação focal focal do pescoço, espasmo, rigidez, sintomas radiantes
3	Início precoce da dor no pescoço, dor à palpação focal do pescoço, espasmo, rigidez, sintomas radiantes e sinais de *deficit* neurológico
4	Queixa em cervical (grau 2 ou 3 acima) e deslocamento da fratura

O sintoma cardeal de uma SLC é a dor no pescoço, mas a rigidez cervical, parestesias do pescoço e membros superiores e tontura são comumente relatadas. A Tabela 36.2 mostra a classificação de SLCs da *Quebec Task Force*, a mais comumente utilizada em todo o mundo.[2]

CARACTERÍSTICAS CLÍNICAS

Avaliação Neurológica

A avaliação neurológica inicial de um paciente com suspeita de lesão medular deve começar com a observação. A inspeção cuidadosa, começando com a cabeça e procedendo para baixo, pode revelar sinais de possível envolvimento da coluna vertebral. O trauma significativo da cabeça e da face tem uma incidência de 5% a 10% de ferimentos da coluna cervical associados. As contusões escapulares sugerem lesão por rotação ou por flexão-rotação da coluna torácica. As escoriações torácicas e cervicais

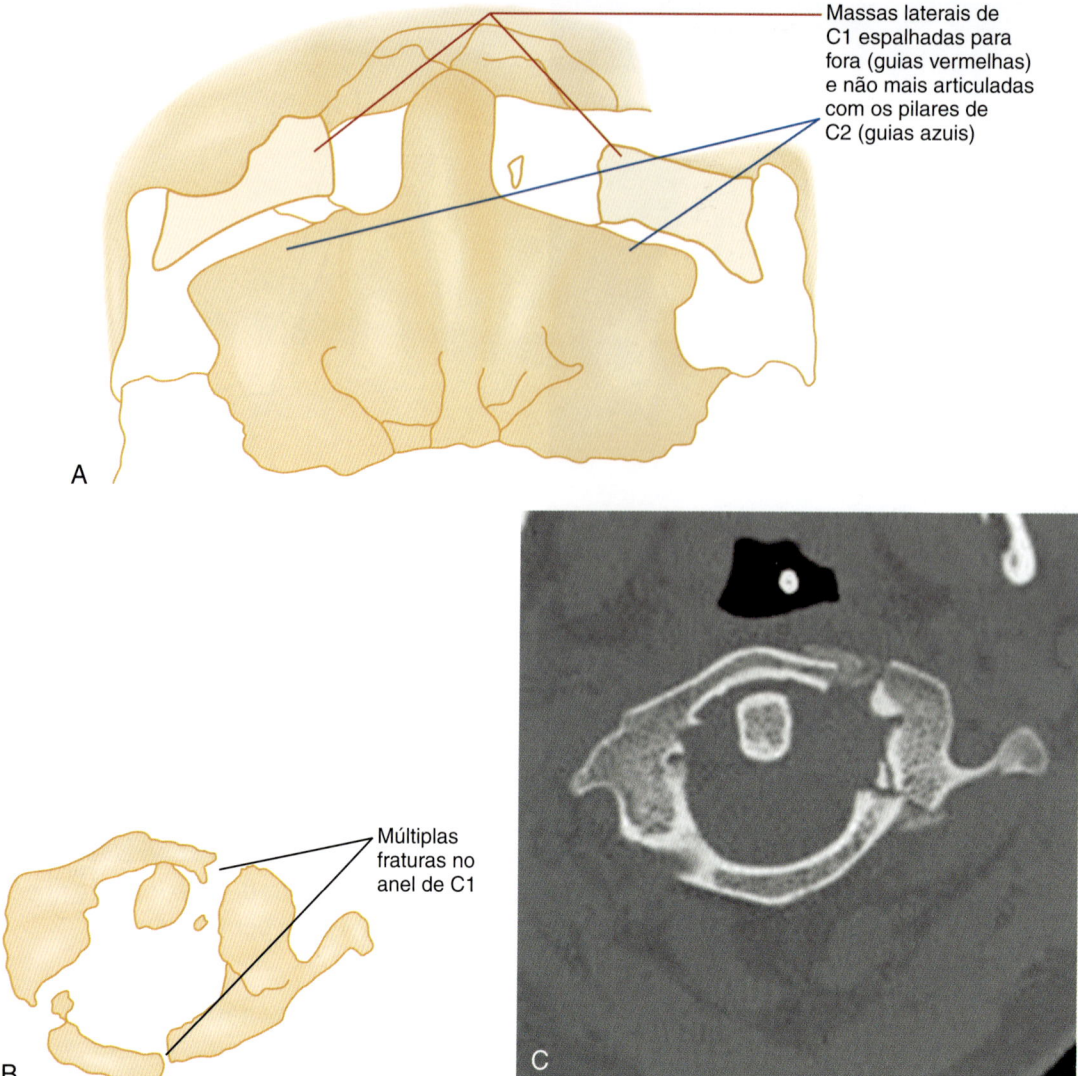

Fig. 36.21. Fratura de Jefferson. Mecanismo – compressão vertical; estabilidade – instável. **A, B,** Deslocamento lateral bilateral das massas laterais de C1 em relação aos pilares articulares de C2, confirma uma fratura de Jefferson e a diferencia da fratura do arco neural posterior de C1 em uma visão anteroposterior. **C,** tomografia computadorizada de C1 mostrando dois locais de fratura no anel de C1, com deslocamento lateral da massa lateral à esquerda.

dos cintos automotivos de ombro e as marcas abdominais inferiores dos cintos subabdominais indicam possíveis lesões contusas de carótidas e danos vertebrais, bem como lesões espinhais, intratorácicas e intra-abdominais. Como ocorre com quedas de alturas consideráveis, as lesões na região glútea, as fraturas do calcâneo e as fraturas graves do tornozelo sugerem uma lesão medular do tipo compressão.

Como o diafragma é inervado pelo nervo frênico, que se origina em C3-C4, um padrão de respiração abdominal pode fornecer uma pista importante para uma lesão cervical alta. A presença da síndrome de Horner, caracterizada por ptose, miose e anidrose unilaterais, pode resultar da ruptura da cadeia simpática cervical, geralmente entre C7 e T2. O priapismo pode ocorrer com uma LM severa e é frequentemente associado a choque medular, uma diminuição do reflexo transitório da medula espinal abaixo do nível da lesão.

O emergencista deve conversar com o paciente durante o exame porque isso fornece segurança ao paciente e ao médico de emergência, informações valiosas. Os pacientes podem sentir dor no dermátomo sensorial correspondente ao nível da coluna vertebral lesionado. Por exemplo, uma lesão de C2 pode causar dor occipital, enquanto um desconforto no músculo trapézio, particularmente na ausência de sinais de trauma local, sugere uma lesão em C5. O histórico médico prévio é importante porque certas condições predispõem os pacientes à lesão cervical. Por exemplo, pacientes com síndrome de Down estão predispostos à luxação atlanto-occipital, enquanto os pacientes com artrite reumatoide são propensos a ruptura do ligamento transverso de C2.

A palpação de toda a coluna e da musculatura paravertebral pode revelar áreas de sensibilidade, deformidade ou espasmo muscular. Um desnivelamento pode ser observado em uma subluxação grave. O aumento de um espaço interespinhoso indica uma ruptura no complexo do ligamento posterior e uma lesão medular potencialmente instável.

A atividade motora do corpo é complexa. Como um único movimento é muitas vezes governado por músculos inervados por múltiplos segmentos vertebrais, localizar uma lesão medular com base unicamente na função motora é extremamente difícil. Testar a presença e força desses movimentos descritos na Tabela 36.3, no entanto, fornece uma rápida avaliação inicial. Quando um *deficit* é observado, os exames motor e neurológico devem ser repetidos porque pode haver progressão da disfunção. Mesmo a mais mínima

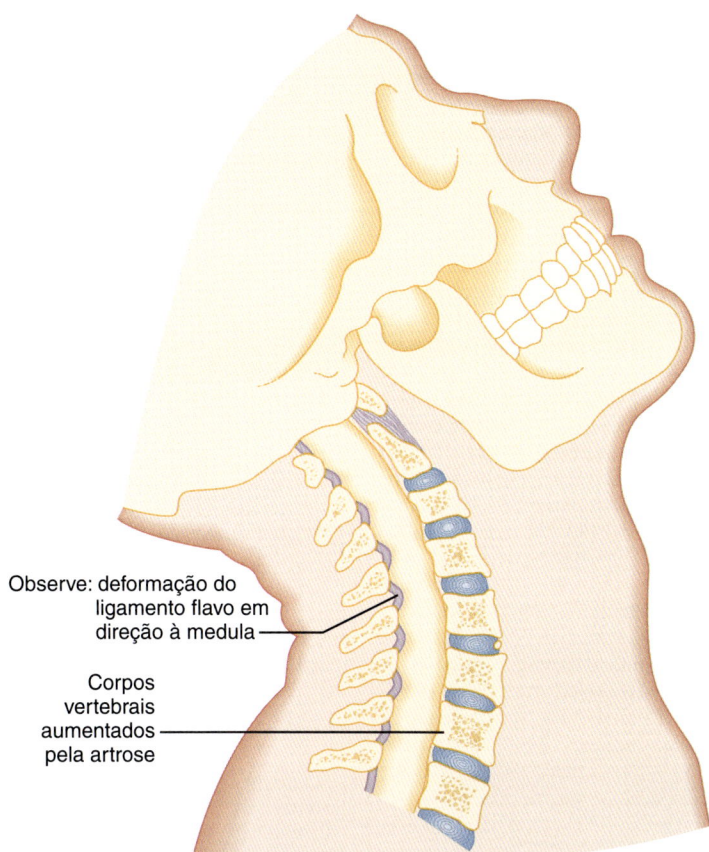

Fig. 36.22. Os pacientes mais idosos submetidos a forças de extensão podem apresentar uma lesão da medula espinal cervical como resultado da compressão da medula espinal entre o ligamento amarelo hipertrófico posterior e os corpos vertebrais deformados pela artrose anteriores.

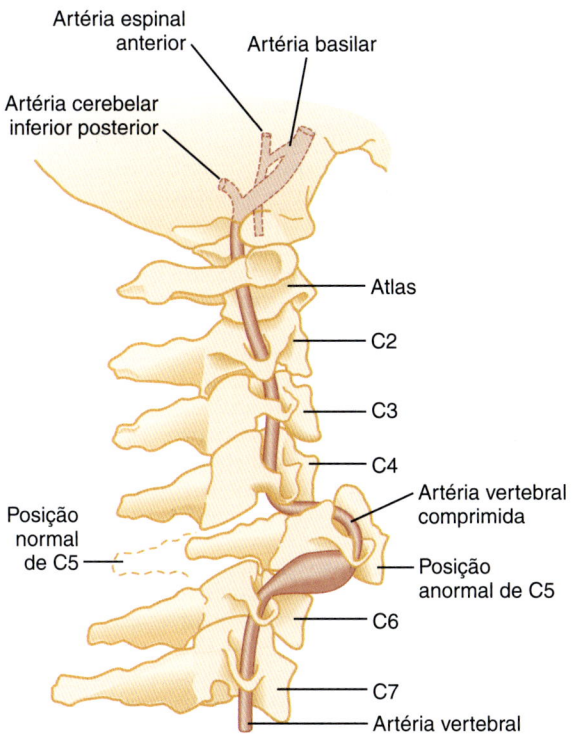

Fig. 36.23. Mecanismo de lesão vascular da medula espinal resultante de lesão cervical.

TABELA 36.3
Exame da Motricidade Medular

NÍVEL DE LESÃO	PERDA DE FUNÇÃO RESULTANTE
C4	Respiração espontânea
C5	Encolher de ombros
C6	Flexão dos cotovelos
C7	Extensão dos cotovelos
C8-T1	Flexão dos dedos
T1-T12	Músculos intercostais e abdominais
L1-L2	Flexão do quadril
L3	Adução do quadril
L4	Abdução do quadril
L5	Dorsiflexão do pé
S1-S2	Flexão plantar do pé
S2-S4	Tônus do esfíncter retal

[a] A localização das lesões nessa área é melhor realizada com o exame sensorial

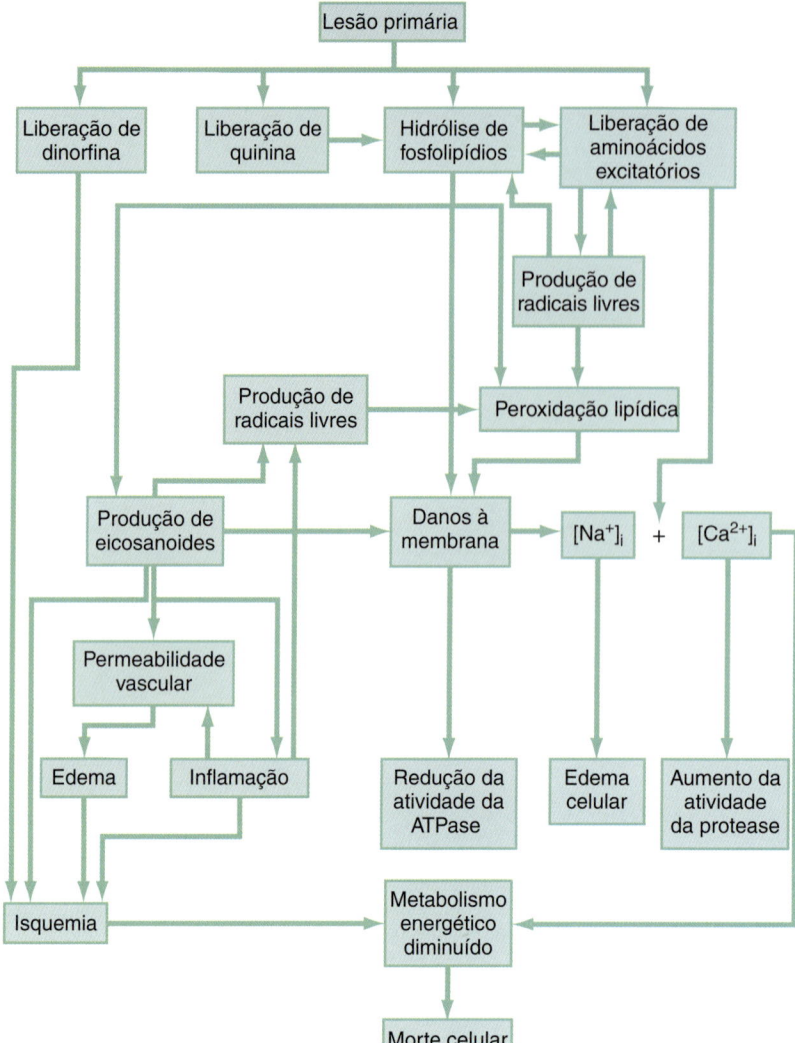

Fig. 36.24. Modelo especulativo de eventos fisiopatológicos secundários após a lesão traumática primária da medula espinal. Ca^{2+}, íon cálcio; Na^+, íon sódio.

TABELA 36.4
Exame do Reflexo Medular

NÍVEL DE LESÃO	PERDA DE REFLEXO RESULTANTE
C6	Bicipital
C7	Tricipital
L4	Patelar
S1	Aquileu

resposta motora deve ser observada e documentada, pois qualquer resposta melhora o prognóstico. Um ligeiro movimento do dedão de um indivíduo anteriormente paralisado indica que o paciente pode voltar a andar sem ajuda.

A presença de reflexos tendíneos profundos mediados pela medula pode ser útil como auxiliar diagnóstico localizador (Tabela 36.4). Normalmente, a paralisia muscular associada a reflexos tendíneos profundos intactos indica uma lesão do neurônio motor superior (medula espinal), enquanto que a paralisia associada à ausência de reflexos tendíneos profundos indica uma lesão do neurônio motor inferior (raiz nervosa ou cauda equina). Essa diferenciação é importante porque a última condição pode ser causada por lesão cirurgicamente corrigível. Após o período inicial de arreflexia, os reflexos retornam gradualmente em 1 a 3 dias, e depois de 1 a 4 semanas, os pacientes com LM irão manifestar hiperreflexia e espasticidade características. No entanto os reflexos são tipicamente ausentes durante a fase inicial de choque medular no departamento de emergência (DE).

A função sensorial pode ser rapidamente avaliada pelo uso de uma abordagem estruturada (Tabela 36.5) ou de mapa gráfico de dermátomos (Fig. 36.25). Depois de localizar uma área de hipoestesia, deve-se mover o estímulo sensorial de áreas de sensação reduzida para fora, em vez do inverso, porque os pacientes são mais sensíveis ao aparecimento do tato do que ao seu desaparecimento. Esse teste deve ser realizado primeiro com um cotonete para avaliar a sensibilidade ao toque leve, uma função de coluna posterior. Um alfinete deve ser usado para avaliar a dor, que é uma função do trato espinotalâmico anterior. Mesmo na presença de paralisia motora completa, a presença de ilhas de sensibilidade preservada dentro de um dermátomo ou abaixo do nível de disfunção indica potencial para recuperação funcional. Um exame sensorial basal preciso é imperativo porque a progressão cefálica da hipoestesia é o indicador mais sensível de deterioração. Quando isso é observado na região cervical, deve-se antecipar a possibilidade de insuficiência respiratória e proteger preventivamente as vias aéreas.

TABELA 36.5
Exame Sensorial Medular

NÍVEL DE LESÃO	NÍVEL RESULTANTE DE PERDA DE SENSIBILIDADE
C2	Occipito
C3	Cartilagem tireoide
C4	Incisura supraesternal
C5	Infraclavicular
C6	Polegar
C7	Dedo indicador
C8	Dedo mindinho
T4	Linha mamilar
T10	Cicatriz umbilical
L1	Pulso femoral
L2-L3	Região medial da coxa
L4	Joelho
L5	Região lateral da panturrilha
S1	Região lateral do pé
S2-S4	Região perianal

Lesões Medulares

Lesões Completas da Medula Espinal

Uma lesão completa da medula espinal é definida como a perda total da função motora e sensibilidade distal ao local de uma LM. A recuperação da função motora é rara em uma síndrome medular completa que persiste por mais de 24 horas. Antes de fazer o diagnóstico de uma síndrome medular completa, no entanto, dois pontos devem ser considerados. Primeiro, qualquer evidência de função mínima da medula, como a preservação do sacro, exclui o paciente desse grupo. Sinais de preservação sacral incluem sensação perianal, preservação do tônus esfincteriano retal e movimento flexor do dedão. Qualquer um desses sinais indica uma lesão parcial, geralmente uma síndrome medular central, e o paciente finalmente pode ter recuperação funcional substancial, incluindo controle do intestino e da bexiga e eventual deambulação.

Em segundo lugar, uma lesão medular completa pode ser mimetizada por uma condição denominada *choque medular,* que pode persistir por algumas semanas. O choque medular resulta de uma lesão contusa na medula espinal que causa disfunção neurológica total distal ao local da lesão. O fim do choque espinal é anunciado pelo retorno do reflexo bulbocavernoso, que é um reflexo mediado por uma medula normal, estimulado colocando-se um dedo enluvado no reto do paciente e, em seguida, apertando a glande do pênis ou clitóris ou puxando suavemente o cateter de Foley. Um reflexo intacto resulta em contração do esfíncter retal. A ausência desse reflexo indica a presença de choque medular, tempo durante o qual o prognóstico do paciente não pode ser precisamente avaliado.

Lesões Medulares Incompletas

Aproximadamente 90% das lesões incompletas na coluna vertebral podem ser classificadas em uma das três síndromes clínicas – a síndrome medular central, a síndrome de Brown-Séquard e a síndrome medular anterior (Fig. 36.26). A mais comum é a síndrome medular central, muitas vezes vista em pacientes com artrite degenerativa que sofrem de hiperextensão do pescoço. O ligamento flavo se curva em direção à medula, resultando em uma concussão da substância cinzenta central nos tratos piramidal e espinotalâmico. Como as fibras que inervam as estruturas distais estão localizadas na periferia da medula espinal, as extremidades superiores são mais gravemente afetadas do que as extremidades inferiores. O prognóstico é variável, mas mais de 50% dos pacientes com síndrome medular central volta a andar e recupera o controle do intestino e da bexiga, bem como algumas funções das mãos.

A síndrome de Brown-Séquard, ou hemisecção da medula espinal, geralmente resulta de trauma penetrante, mas também pode ser visto após fratura de massa lateral da coluna cervical. Os pacientes com essa lesão têm perda ipsilateral de propriocepção e vibração, bem como paralisia motora, mas também têm perda contralateral de dor e sensação de temperatura distal ao nível de lesão. Como as fibras do trato espinotalâmico lateral da medula espinal se cruzam em um nível diferente, a dor e a perda de temperatura podem ser encontradas variavelmente um ou dois segmentos acima da lesão. Praticamente todos os pacientes mantêm função do intestino e da bexiga e força motora unilateral, e a maioria ambulatorial volta a andar.

A síndrome medular anterior resulta de lesões por hiperflexão, causando contusão da medula pela protrusão de um fragmento ósseo ou hérnia de disco no canal vertebral ou por laceração ou trombose da artéria espinal anterior. Essa síndrome é caracterizada por paralisia e hipoalgesia abaixo do nível da lesão, com preservação das funções da coluna posterior, incluindo propriocepção, toque e sensações vibratórias. A suspeita de uma síndrome medular anterior justifica uma consulta neurocirúrgica imediata, porque é uma lesão potencialmente corrigível cirurgicamente. Após a intervenção cirúrgica, os pacientes têm graus variáveis de recuperação, durante as primeiras 24 horas, mas pouca melhora depois disso.

Várias síndromes menos comuns da medula espinal podem resultar de lesão direta da junção cervicomedular e de segmentos cervicais superiores ou da oclusão da artéria vertebral pela hiperextensão (Fig. 36.27). A síndrome da artéria cerebelar posteroinferior pode produzir disfagia, disfonia, soluços, náuseas, vômitos, tontura ou vertigem e ataxia cerebelar. O padrão casca de cebola de Dejeune de analgesia da face é causado por um dano ao trato espinal do nervo trigêmeo. A síndrome de Horner resulta da lesão da cadeia simpática cervical e é caracterizada por ptose ipsilateral, miose e anidrose. As lesões abaixo do nível de L2 podem resultar em uma síndrome da cauda equina aguda, caracterizada por dor perineal ou bilateral em membros inferiores, disfunção intestinal ou vesical, anestesia perianal, diminuição do tônus do esfíncter retal e fraqueza dos membros inferiores.

A síndrome de LMSAR é vista principalmente em crianças pequenas, mas pode ocorrer em qualquer faixa etária. Na verdade, há evidências crescentes de que a LMSAR tem sido subnotificada em adultos.[6] O mecanismo não está claro, mas tem sido atribuído ao aumento da elasticidade ligamentar observada nos jovens, levando a subluxação temporária da coluna vertebral, alongamento da medula espinal e comprometimento vascular. Os pacientes frequentemente experimentam um breve episódio de fraqueza ou parestesias nos membros superiores, seguidas por déficits neurológicos que aparecem horas a dias mais tarde. O prognóstico para pacientes com LMSAR é variável, dependendo do grau do déficit e da taxa de resolução.

DIAGNÓSTICO DIFERENCIAL

O diagnóstico diferencial de lesões medulares inclui lesões do nervo periférico que podem imitar déficits sensoriais ou motores de uma lesão central. Por exemplo, a compressão do nervo fibular superficial por uma fratura fibular pode resultar em uma queda do pé, mas o impacto de uma raiz nervosa espinal lombar por uma fratura vertebral lombar também pode resultar em fraqueza na dorsiflexão. Como observado, a lesão ligamentar na LMSAR também deve ser considerada, especialmente se não forem encontradas fraturas na imagem. As contusões musculares e as distensões ao redor do pescoço, tórax e regiões lombossacrais também fariam parte do diagnóstico diferencial. Finalmente, um diagnóstico de

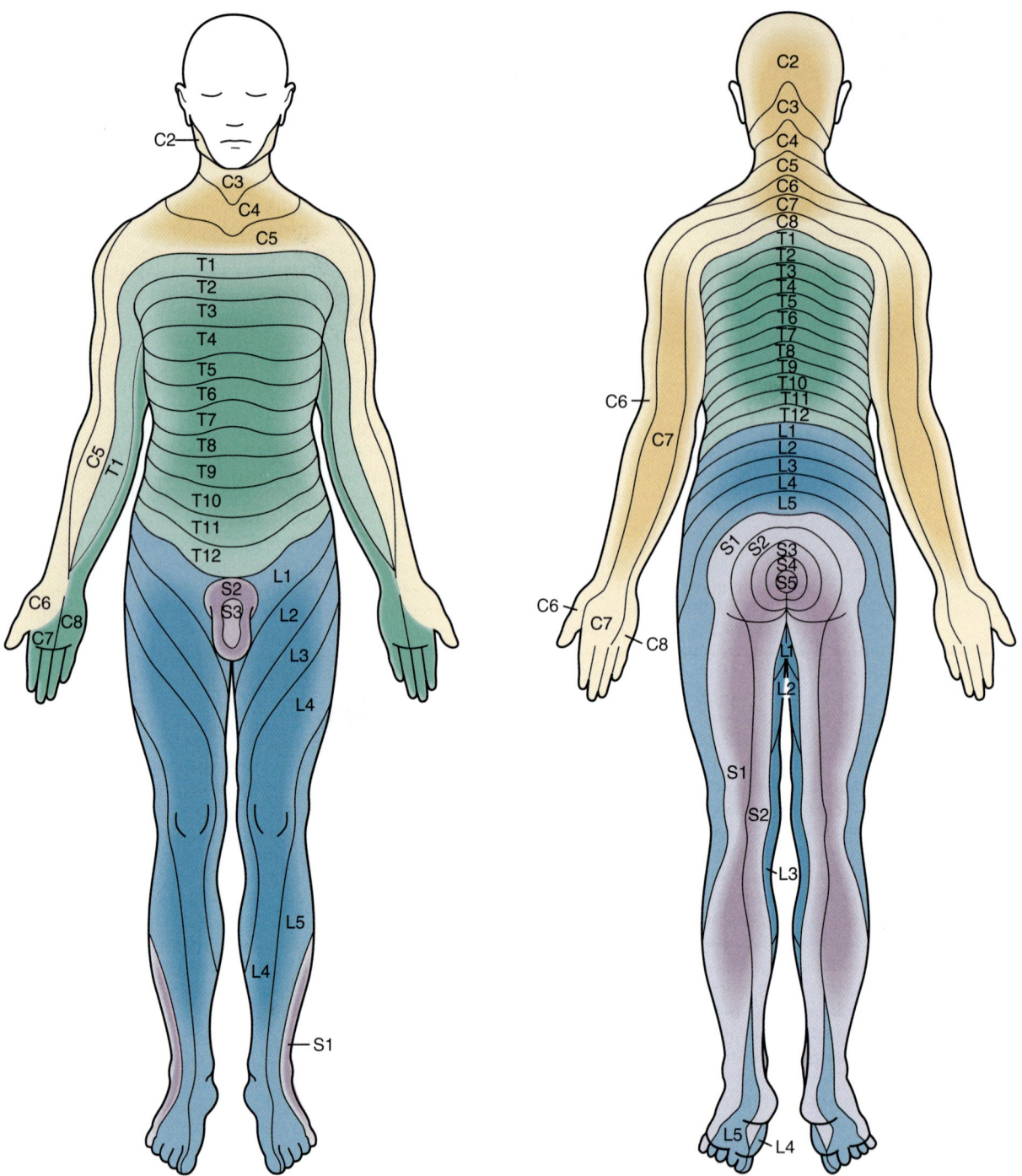

Fig. 36.25. Dermátomos sensoriais.

exclusão, o distúrbio conversivo, pode resultar em manifestações aparentes de déficits sensoriais e motores que podem ser inicialmente confundidos e atribuídos a lesões na coluna vertebral.

EXAMES DIAGNÓSTICOS

Avaliação Radiográfica

Indicações

Os emergencistas têm, historicamente, adotado uma abordagem liberal ao exame de imagem da coluna cervical no cenário de trauma porque a falha em reconhecer uma LM pode resultar em consequências neurológicas devastadoras. Em um esforço para padronizar a prática médica e orientar os emergencistas a serem mais seletivos nas imagens radiográficas sem comprometer o atendimento ao paciente, foram desenvolvidas duas regras de decisão clínica. O uso seletivo, mas seguro, das modalidades de imagem pode diminuir os custos gerais de saúde, reduzir a exposição à radiação e diminuir as complicações (p. ex., aspiração e úlceras de pressão) associadas ao uso da prancha rígida e do colar cervical. O primeiro instrumento a ser desenvolvido, o *National Emergency X-Radiography Utilazation Study* (NEXUS) *Low-Risk Criteria* (NLC), foi baseado em um estudo observacional prospectivo multicêntrico envolvendo quase 35.000 pacientes traumatizados atendidos em 21 departamentos de emergência (DE) dos Estados Unidos. O instrumento de decisão exigiu que os pacientes satisfizessem cinco critérios para serem classificados como tendo uma baixa probabilidade de lesão: (1) ausência de dor à palpação de linha média cervical; (2) nenhum *deficit* neurológico focal; (3) estado de alerta normal; (4) sem intoxicação; e (5) sem lesão dolorosa distrativa. A ferramenta identificou todos, menos oito, dos

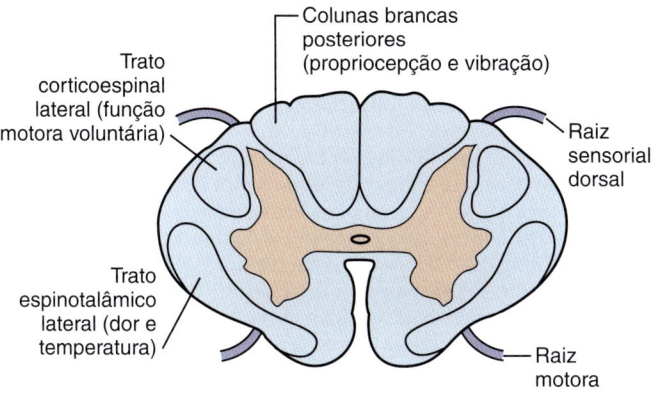

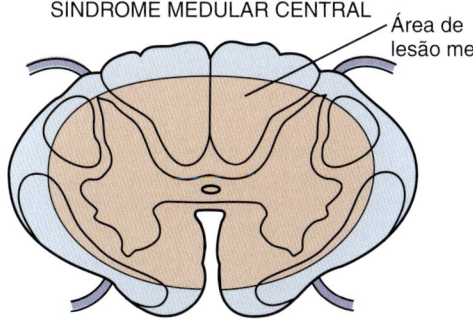

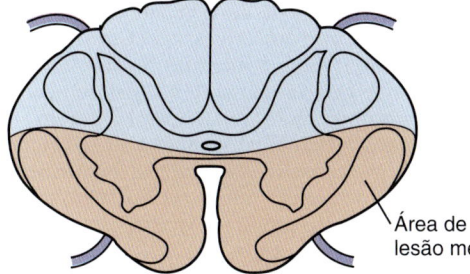

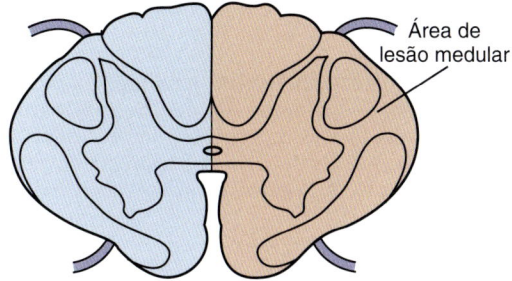

Fig. 36.26. Síndromes incompletas da medula espinal.

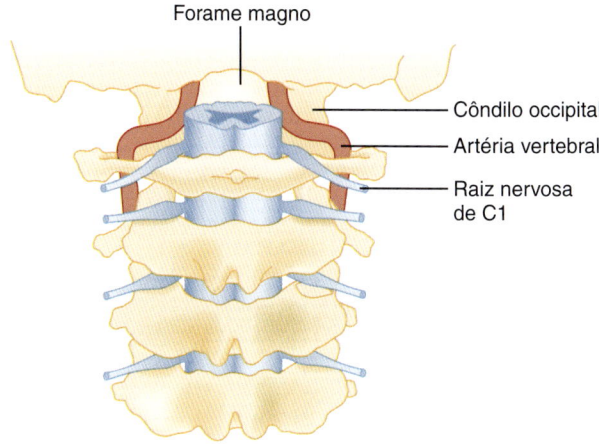

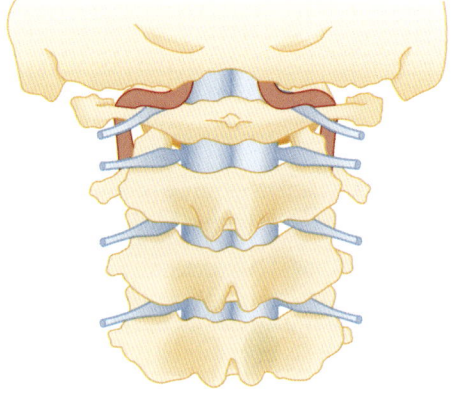

Fig. 36.27. Mecanismo de lesão da artéria vertebral em lesões em extensão da coluna cervical.

818 pacientes que tiveram lesões na coluna vertebral. Dois desses pacientes tinham uma lesão clinicamente significativa, dos quais apenas um exigiu estabilização cirúrgica, e nenhum apresentou um quadro de dano neurológico permanente. A sensibilidade, especificidade e valor preditivo negativo da NLC foram 99,6%, 12,9% e 99,8%, respectivamente.

Devido a preocupações com a baixa especificidade do NLC, a *Canadian C-spine Rule* (CCR) foi desenvolvida usando 25 variáveis clínicas preditivas associadas à lesão da coluna. Em 2003, a CCR foi estudada prospectivamente e comparada com a NLC em nove hospitais canadenses de atendimento terciário. Dos 8.283 pacientes, verificou-se que 162 tinham lesões clinicamente significativas, e a sensibilidade, especificidade e o valor preditivo negativo da CCR eram, respectivamente, 99,4%, 45,1% e 100%. A CCR é composta pelas três perguntas seguintes:
1. Existem fatores de alto risco que indicam a radiografia?
2. Existem fatores de baixo risco que permitem uma avaliação segura da amplitude de movimento?
3. O paciente é capaz de girar seu pescoço ativamente em 45° para a esquerda e para a direita?

De acordo com a CCR, os pacientes sem fatores de alto risco, com qualquer fator de baixo risco, e com a capacidade de movimentar o pescoço, não requerem uma avaliação radiográfica. Os fatores de alto risco incluem idade acima de 65 anos, um mecanismo perigoso de lesão (p. ex., queda de uma altura > 1 m, lesão por carga axial, CVM de alta velocidade [> 100 km/h], capotamento, ejeção, veículo recreacional motorizado ou colisão de bicicleta), ou a presença de parestesias. Os fatores de baixo risco incluem colisões traseiras de veículo, uma posição sentada no DE, deambulando a qualquer momento, início tardio da dor cervical e ausência de dor à palpação de linha média do pescoço. Embora os critérios do NEXUS sejam mais amplamente utilizados nos Estados Unidos, há controvérsias quanto a qual das duas regras implementar; uma revisão sistemática demonstrou melhor precisão diagnóstica com o uso da CCR.[7] Existem diferenças metodológicas nos desenhos dos respectivos estudos, como diferentes critérios de inclusão e exclusão.[8] No entanto ambas as ferramentas foram bem validadas e são sensíveis, e o uso de qualquer uma delas diminui o número de radiografias desnecessárias além de raramente deixar passar lesões clinicamente significativas.

Radiografias Cervicais Simples

Devido à ampla disponibilidade e características superiores da TC nos Estados Unidos, raramente são obtidas radiografias simples da coluna vertebral, especialmente quando a TC é solicitada para visualizar uma parte diferente do corpo. Além disso, as radiografias simples demonstraram ser inadequadas para visualizar toda a coluna cervical em até 72% dos casos, necessitando, assim, da TC. No entanto, radiografias simples são amplamente usadas fora dos Estados Unidos, e há uma preocupação crescente com relação ao custo e à exposição à radiação na TC. Quando comparada com as radiografias simples, a TC confere, respectivamente, um aumento de 10 a 14 vezes na exposição à radiação da pele e da tireoide.

Assim, em razão do custo e da exposição à radiação, as radiografias simples da coluna cervical podem ser preferencialmente obtidas em pacientes que sustentam um mecanismo relativamente leve de lesão, mas não cumprem os critérios NLC e CCR, e não necessitam de TC de crânio ou de outras partes do corpo. Nas radiografias simples, as vértebras C7-T1 podem estar obscurecidas em pacientes com problemas musculares ou obesos, bem como em pacientes com lesões na coluna, causando paralisia dos músculos que atuam para deprimir os ombros. Nesses casos, a em posição de nadador (perfil cervicotorácico), ou TC, é frequentemente necessária. A visão lateral cruzada da coluna cervical é a radiografia mais útil, mas sua inadequação como visão única é bem documentada. O rendimento do diagnóstico é significativamente aumentado quando os pontos de vista AP e odontoide são incluídos. A NLC tem mostrado que uma série de três incidências tecnicamente adequadas irá falhar no diagnóstico de lesão medular significativa em apenas 0,07% dos pacientes traumatizados e em apenas 0,008% dos pacientes com lesões instáveis. Observe que, uma vez realizada a TC, as radiografias simples não acrescentam mais informações clinicamente relevantes e não devem ser solicitadas.

Vista Lateral Cruzada. A inspeção da radiografia lateral da coluna cervical deve ser metódica e completa. É útil relembrar os ABCs da interpretação da radiografia lateral, em que A significa alinhamento; B, anormalidades ósseas; C, avaliação do espaço cartilaginoso; e s, os tecidos moles.

Para verificar o alinhamento, duas linhas imaginárias são desenhadas conectando as margens anterior e posterior dos corpos vertebrais, as linhas de contorno anterior e posterior. Uma terceira linha, a linha espinolaminar, conecta as bases dos processos espinhosos que se estendem até o aspecto posterior do forame magno (Fig. 36.28). Todas as três linhas devem formar uma curva lordótica contínua e suave, e qualquer rompimento dessas linhas sugere uma lesão óssea ou ligamentar. Uma exceção a essa regra é a pseudo-subluxação de C2 e C3, que é comumente vista em bebês e crianças. Esse fenômeno é atribuído ao desenvolvimento muscular imaturo e a uma coluna hipermóvel. Assim, se houver suspeita de lesão cervical alta em uma criança, a linha cervical posterior, que conecta os pontos que dividem as bases dos processos espinhosos de C1 e C3, deve ser usada (Fig. 36.29). Se a base de C2 estiver mais de 2 mm anterior ou posterior à linha cervical posterior, deve-se suspeitar de lesão nesse nível. Na visão lateral, o espaço pré-dental, que é a distância entre a face anterior do processo odontoide e a face posterior do anel anterior de C1, não deve exceder 3 mm em um adulto ou 5 mm em crianças (Fig. 36.30). Um alargamento desse espaço pode indicar uma fratura de Jefferson em C1.

Sinais sutis de subluxações e luxações cervicais podem ser identificados por meio da avaliação do espaço discal. Um leve alargamento anterior ou posterior do espaço intervertebral ou interespinhoso pode ser a única pista para uma luxação instável.

Finalmente, os tecidos moles do espaço retrofaríngeo devem ser avaliados quanto ao edema e hemorragia pré-vertebral, frequentemente os únicos sinais radiográficos de lesão medular. O espaço retrofaríngeo, medido desde a borda anterior do corpo de C2 até a parede posterior da faringe, não deve exceder 6 mm em crianças ou adultos. Ao nível de C3 e C4, não deve exceder 5 mm ou deve ser inferior à metade da largura do corpo vertebral naquele nível (Fig. 36.30). Abaixo do nível de C4, o espaço de tecido mole pré-vertebral é alargado pelo esôfago e músculo cricofaríngeo. O espaço retrotraqueal, medido desde a borda anterior do corpo de C6 até a parede posterior da traqueia, não deve exceder 22 mm em adultos ou 14 mm em crianças menores de 15 anos. Em crianças menores de dois anos, o espaço retrofaríngeo pode parecer alargado normalmente durante a expiração; portanto radiografias inspiratórias devem ser obtidas. O ar no espaço pré-vertebral pode indicar a ruptura do esôfago ou de alguma parte da árvore respiratória, e o abaulamento anterior da faixa de gordura pré-vertebral é um excelente sinal de lesão óssea ou dos tecidos moles subjacentes.

Visão Odontoide. A visão de boca aberta ou boca fechada do atlas e do eixo pode ser útil no diagnóstico das fraturas de Jefferson e do odontoide. A não fusão do odontoide em crianças e as anomalias congênitas do odontoide em adultos podem mimetizar as fraturas.

Visão Anteroposterior. A radiografia espinal AP completa a série espinal. A conexão dos pontos imaginários colocados na base de cada processo espinhoso deve formar uma linha reta, e as sombras de ar da laringe e traqueia devem estar na linha média. O contorno regular das massas laterais deve ser verificado

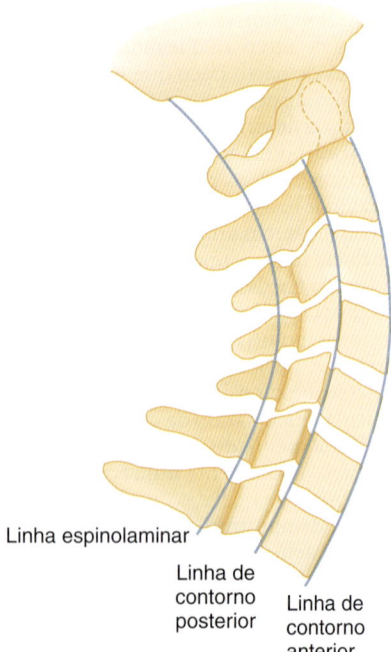

Fig. 36.28. Relações estruturais normais da coluna cervical lateral.

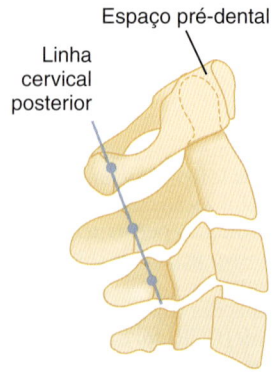

Fig. 36.29. Linha cervical posterior de uma coluna lateral normal.

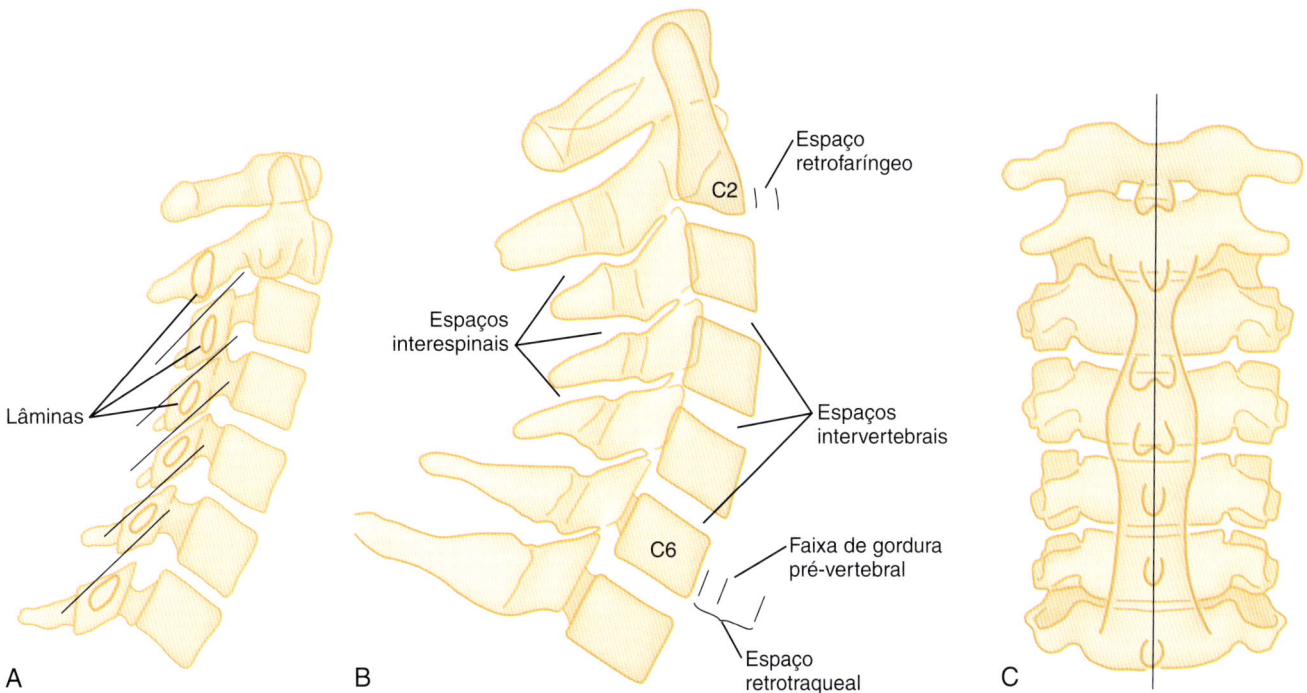

Fig. 36.30. **A,** Relações estruturais normais das lâminas da coluna cervical em uma visão oblíqua formam uma aparência conhecida como telhas sobre um telhado. **B,** Na vista lateral, os espaços intervertebrais e os espaços interespinais devem ser comparados com os espaços situados acima e abaixo para avaliação de assimetria e de pistas importantes nas lesões em flexão e extensão. Os tecidos moles retrofaríngeo e retrotraqueal são mensurados nos níveis de C2 e C6 em busca de edema. **C,** Relação normal entre tecidos moles e estruturas ósseas da coluna cervical nas vistas lateral e anteroposterior (AP). **C,** na visão AP, as sombras de ar traqueal e laríngeo devem encontrar-se na linha média. Uma linha reta deve conectar os pontos dividindo os processos espinhosos. Se esse não for o caso, suspeita-se de lesões rotatórias.

e os pedículos vistos de pé podem ser analisados na busca por fraturas. A ampliação da distância interpedicular em comparação com as vértebras adjacentes sugere uma fratura tipo explosão (Fig. 36.31). O abaulamento da faixa mediastinal pode ser a única evidência de uma fratura do corpo vertebral torácico, que pode causar uma hemorragia que produz alargamento mediastinal na radiografia de tórax.

Incidências em Flexão e Extensão. As incidências em flexão-extensão (F/E) raramente são indicadas na avaliação aguda de um paciente que se apresenta no setor de emergência após um trauma agudo, mas pode ser útil quando há preocupação com lesão ligamentar e a ressonância magnética (RM) não estiver disponível. As incidências F/E devem ser obtidas somente em pacientes que estejam alertas e capazes de articular a presença de dor, dormência ou parestesias, porque tal sintomatologia pode indicar instabilidade. Os pesquisadores da NEXUS demonstraram que 86 dos 818 pacientes (10,5%) que sofreram lesão cervical foram submetidos ao teste F/E. Embora dois pacientes apresentassem lesões ósseas e quatro pacientes apresentassem subluxações, todos os seis pacientes tinham outras lesões aparentes nas radiografias de rotina.

As visões F/E também são consideradas inadequadas para interpretação em quase um terço dos estudos.[8] Uma revisão mais recente de 1000 radiografias F/E revelou que 80% dos filmes não demonstravam a junção C7-T1 ou tinham menos do que uma amplitude de 30° de movimento.[9] No cenário agudo, foi relatado que as radiografias de F/E têm taxas falsamente positivas e falso-negativas inaceitavelmente altas devido ao espasmo muscular concomitante. As visualizações F/E atrasadas obtidas uma semana após a lesão podem ser úteis, mas têm pouco valor no DE quando a tomografia computadorizada é negativa.[10] Portanto, não é recomendada a obtenção de radiografias de F/E no departamento de emergência, a menos que haja uma preocupação com a instabilidade ligamentar em um paciente alerta que possa ser avaliado, e a ressonância magnética não esteja disponível. Tal avaliação deve ocorrer em consulta com um cirurgião de coluna ou trauma, e as imagens devem ser obtidas sob supervisão.

Imagem Avançada: Tomografia Computadorizada e Ressonância Magnética

A tomografia computadorizada (TC) é a técnica de escolha para a avaliação de trauma agudo da coluna cervical devido às suas características superiores e à eficiência temporal no departamento de radiografia, quando comparado a radiografia simples. A TC permite o exame sem mover o paciente da posição supina e, portanto, é preferível em termos de estabilização da fratura, controle das vias aéreas e outras medidas de suporte à vida. A TC também pode radiografia fragmentos ósseos, herniação aguda do disco, corpo estranho, hematoma paraespinal ou hematoma extramedular. Assim, as radiografias simples de rotina em muitos centros são reservadas para o paciente alerta com menor trauma. Além daqueles submetidos à tomografia computadorizada de outras partes do corpo, a tomografia computadorizada pode ser preferida quando as radiografias simples são difíceis de se interpretar devido à anatomia anormal, como em adultos mais velhos com doença degenerativa ou com artrite reumatoide. Além disso, lesões rotacionais e de distração que resultam em luxações atlanto-occipitais podem ser perdidas na radiografia simples. Para pacientes que têm um mecanismo severo de lesão, a menos que a TC não esteja disponível, apoiamos as diretrizes práticas da Associação Oriental para a Cirurgia do Trauma, que recomenda que a TC de occipital até T1 seja usada como triagem primária. Como as fraturas em vértebras contíguas e não contíguas são bastante comuns, devem ser obtidas tomografias computadorizadas para visualizar toda a coluna cervical.

As fraturas envolvendo o forame transverso ou C1-C3 estão associadas à dissecção da artéria vertebral ou trombose em até 22% dos casos, bem como acidente vascular cerebral basilar. Quando tais fraturas são identificadas, recomendamos um estudo mais

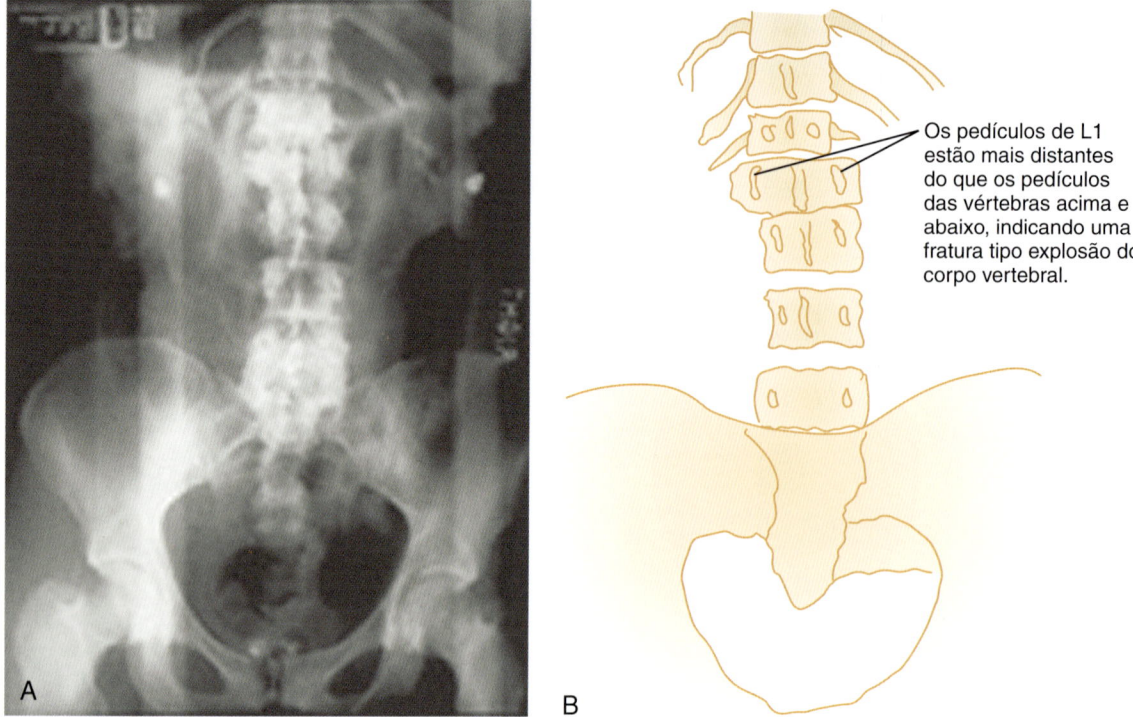

Fig. 36.31. A, B, Fratura tipo explosão de L1. Uma radiografia anteroposterior mostra o aumento da distância entre os pedículos de L1 em comparação com as vértebras adjacentes. Um pielograma intravenoso demonstrou lesão renal à esquerda.

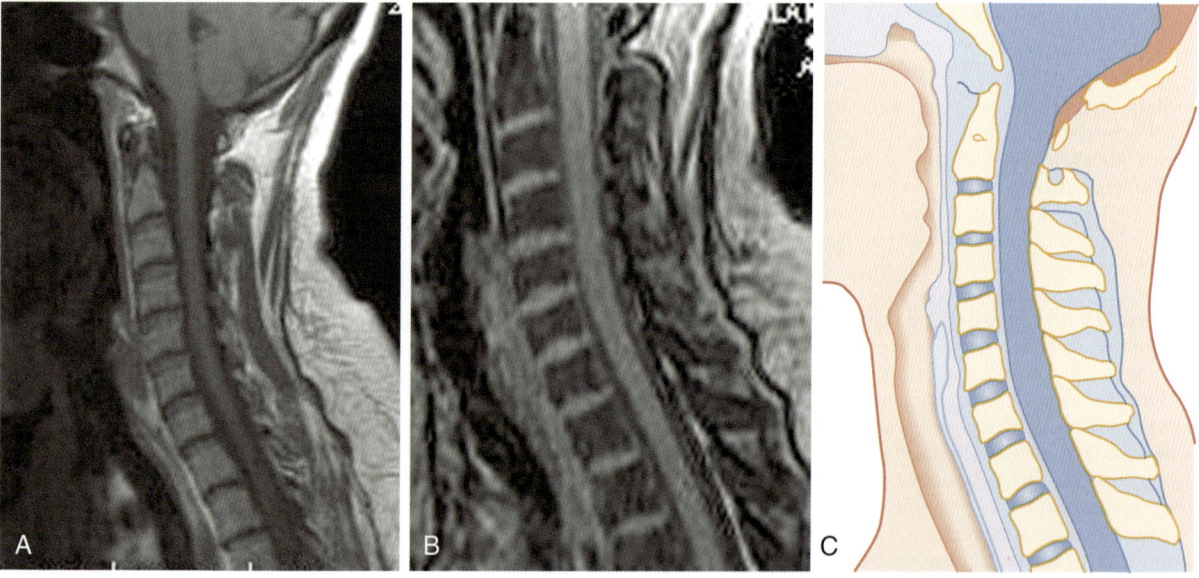

Fig. 36.32. Imagens normais de ressonância magnética sagital da coluna cervical. **A,** Imagem ponderada em T1 e *flip angle* (**B**). **C,** coluna cervical.

aprofundado por angiografia por ressonância magnética (ARM), angiografia por TC (ATC) ou angiografia de quatro vasos.

As imagens vertebrais reconstruídas a partir de tomografia computadorizada do abdome e da pelve obtidas para a avaliação de lesões torácicas e abdominais, fornecem dados suficientes para avaliar as fraturas da coluna vertebral. A TC também é considerada adequada para eliminar espinhos cervicais, mesmo no paciente de trauma contuso obtuso; de fato, uma meta-análise de 10 estudos envolvendo 1.850 pacientes com trauma impactado, demonstrou um valor preditivo negativo e uma especificidade maior do que 99%,[11] enquanto que uma coorte de um único centro de 83 doentes demonstrou sensibilidade e especificidade de 100% para a TC na detecção de lesões instáveis da coluna cervical em comparação com a RM.[12,13]

Embora a TC tenha maior sensibilidade do que a RM para detectar fraturas e luxações na junção craniocervical, bem como fraturas dos elementos posteriores, a RM, com sua resolução superior e ausência de radiação ionizante, tem como principal vantagem a capacidade de realizar imagens de estruturas não ósseas diretamente, incluindo anormalidades espinhais intramedulares e extramedulares que podem potencialmente causar *déficit* neurológico (Fig. 36.32). Seu maior impacto tem sido, portanto, em demonstrar lesões potencialmente corrigíveis cirurgicamente, incluindo hérnia de disco aguda, lesão ligamentar, compressão óssea, hemorragia epidural e subdural e oclusão da artéria vertebral. A RM pode identificar três padrões distintos de LME, incluindo hemorragia aguda, edema ou contusão da medula e lesão medular. Os pacientes com edema ou contusão medular mostram melhora neurológica significativa, enquanto que aqueles com hemorragia medular (Fig. 36.33) apresentam resultado muito pior. A RM também pode diagnosticar o desenvolvimento de siringe intramedular (pós-traumático) ou alterações císticas subaracnóideas (Fig. 36.34). A ressonância magnética também é a melhor modalidade de diagnóstico por imagem para a LMSAR. Portanto um paciente que demonstra *deficit* neurológico ou dor no pescoço persistente sugerindo lesão de ligamentos ou uma lesão oculta da coluna, deve ser submetido a uma ressonância magnética acelerada, independentemente de exames de imagem de TC ou de uma radiografia simples normais (Fig. 36.35).

Existem riscos para a realização de uma ressonância magnética, no entanto, como aspiração, lesão cerebral secundária e dificuldade de monitoramento e reanimação na sala de RM. Além disso, a ressonância magnética não pode ser usada quando suportes de vida incompatíveis com a RM, sistemas de monitoramento, marca-passos, clipes de aneurisma cerebral e dispositivos de tração cervical são usados, embora existam sistemas de suporte compatíveis com RM. Nos pacientes obtundidos ou não testados, a ressonância magnética pode não ser necessária para excluir lesões instáveis se a TC for normal. Um recente estudo prospectivo do uso da TV da coluna cervical em 402 pacientes obtundidos relatou uma sensibilidade superior a 99%.[14]

TRATAMENTO

Deve-se suspeitar de lesão medular em todas as vítimas de trauma com um mecanismo desconhecido ou sugestivo de lesão associado a queixas de dor cervical ou em dorso, evidências de trauma importante na face ou crânio, dor à palpação espinal, sinais de *deficit* neurológico focal, rebaixamento de consciência, lesões potencialmente distrativas ou hipotensão inexplicada (Fig. 36.36).

Estabilização da Coluna Vertebral

Cuidados Pré-Hospitalares

A equipe pré-hospitalar é bem preparada para o cuidado do paciente com uma coluna potencialmente traumatizada, e todos os serviços médicos de emergência (SME) incorporam esses princípios. A abordagem tradicional da imobilização requer o uso de uma prancha rígida, colar cervical e blocos de suporte em ambos os lados da cabeça. No passado, um mecanismo preocupante de lesão exigia a iniciação automática e rotineira de tal imobilização espinal no local. No entanto, observou-se que muitos pacientes de trauma são desnecessariamente imobilizados pelo SME e a imobilização não é intervenção isenta de danos. Por exemplo, além de resultar no prolongamento do tempo no local e retardar o transporte para o cuidado definitivo, a prancha rígida pode conduzir a úlceras de pressão, piora da dor e diminuição da capacidade respiratória residual funcional. Além disso, o colar cervical pode esconder outras lesões, como lacerações e hematomas, e já foi demonstrado até mesmo que pode resultar em piora das lesões distrativas vertebrais.[15] Há também ampla evidência de que os prestadores de serviços médicos de emergência podem aplicar com segurança as ferramentas de avaliação da coluna, como o NEXUS.

Departamento de Emergência

As vítimas de trauma são avaliadas conforme descrito no Capítulo 33, mantendo a imobilização. Se a coluna do paciente puder ser clinicamente liberada pelo uso dos critérios do NEXUS ou da CCR, o dispositivo de imobilização pode ser removido. Se a vítima do trauma estava usando um capacete e o capacete não foi removido no local, a máscara, capacete e qualquer proteção esportiva (p. ex., ombreiras de hóquei ou jogadores de futebol) podem ser cuidadosamente removidos enquanto a imobilização é mantida. Idealmente, pelo menos dois ou três membros da equipe devem estar presentes para realizar a tarefa de remoção do capacete. Depois que o capacete e as ombreiras forem removidos, um colar rígido deve ser colocado se a coluna cervical do paciente não puder ser liberada pelo uso dos critérios NEXUS ou CCR.

Pacientes com provável lesão medular que estão conscientes e cooperativos devem ser imobilizados até que o exame de imagem seja realizado. Pacientes que não cooperam devido a traumatismo craniano, intoxicação por drogas ou álcool, hipotensão ou presença de múltiplas lesões dolorosas requerem uma abordagem deliberada, incluindo o uso de restrições química e mecânica. Suspeitas de lesões da coluna vertebral torácica e lombar são melhor administradas mantendo-se o paciente em posição supina e imóvel. O objetivo da estabilização no trauma da coluna cervical é imobilizar o pescoço e o restante do corpo, pois qualquer movimento pode agravar a lesão inicial. Se o paciente não estiver imobilizado em uma prancha rígida, o torso deve ser firmemente ancorado à maca por cintas ou lençóis enrolados. Sedação, drogas que induzem paralisia e intubação podem ser necessárias para pacientes que representam um perigo para si mesmos pela movimentação excessiva, cujas lesões provavelmente exigirão intubação. A paralisia e a intubação não são usadas simplesmente para controlar o movimento

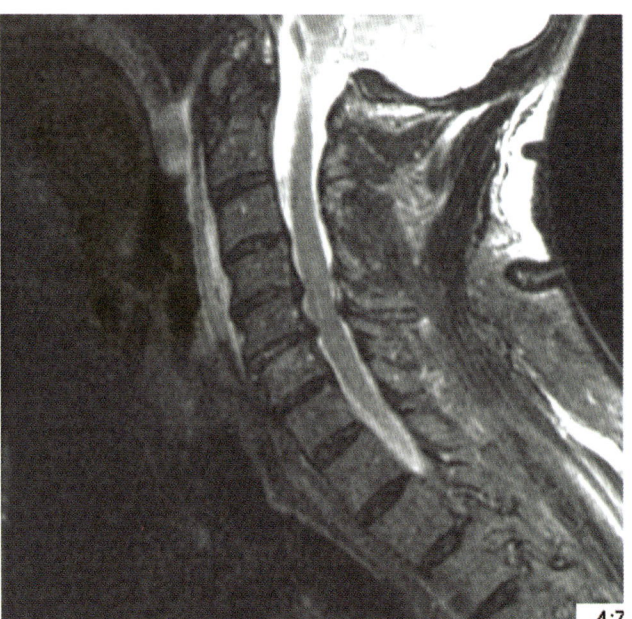

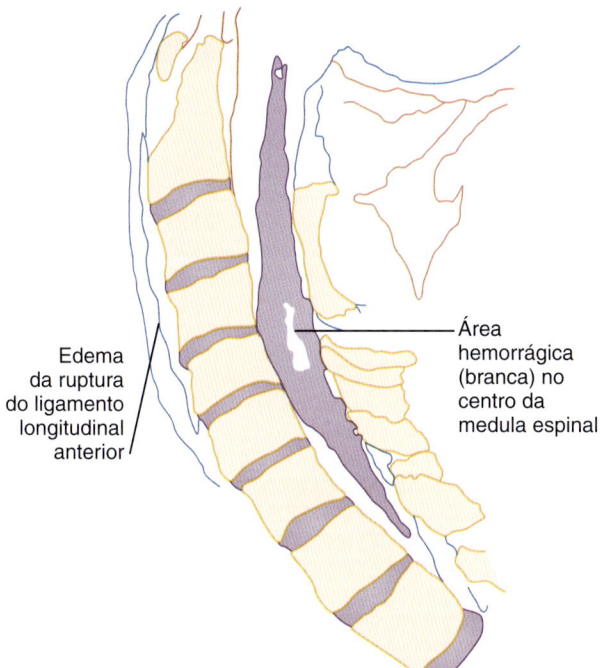

Fig. 36.33. Ressonância magnética mostrando uma pequena área de hemorragia medular central e ruptura ligamentar anterior e posterior.

Edema da ruptura do ligamento longitudinal anterior

Área hemorrágica (branca) no centro da medula espinal

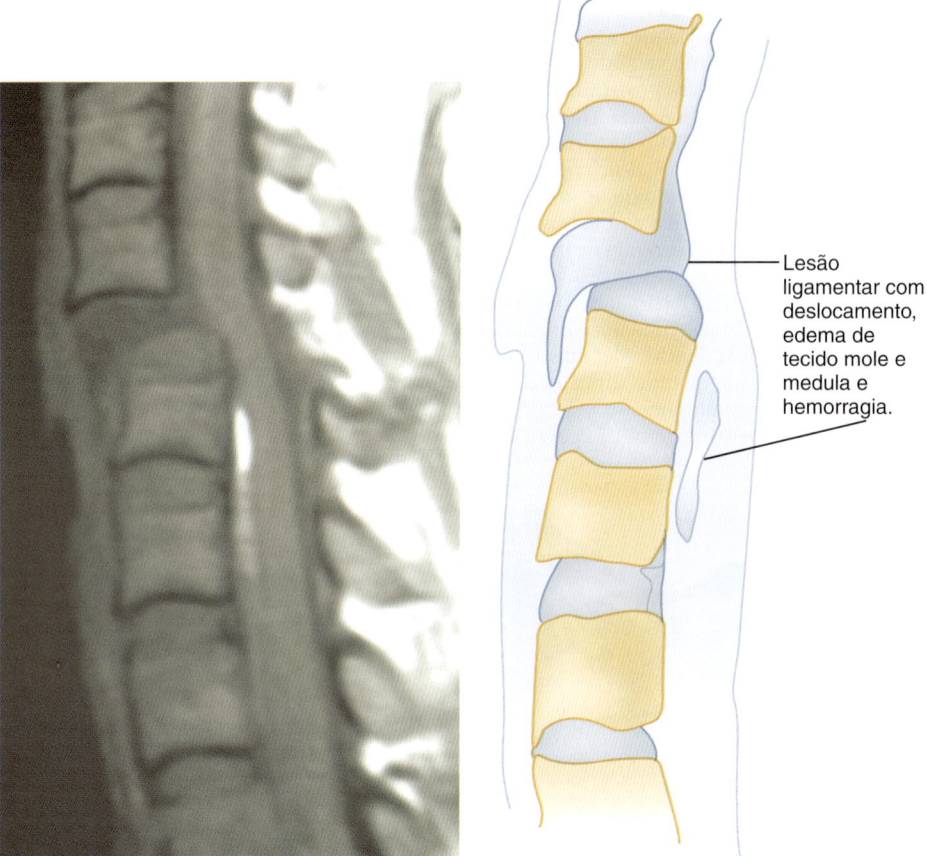

Fig. 36.34. Ruptura anteroposterior do ligamento longitudinal. A ressonância magnética sagital demonstra a ruptura ligamentar entre C4 e C5, com entrada de sangue no canal espinal anterior.

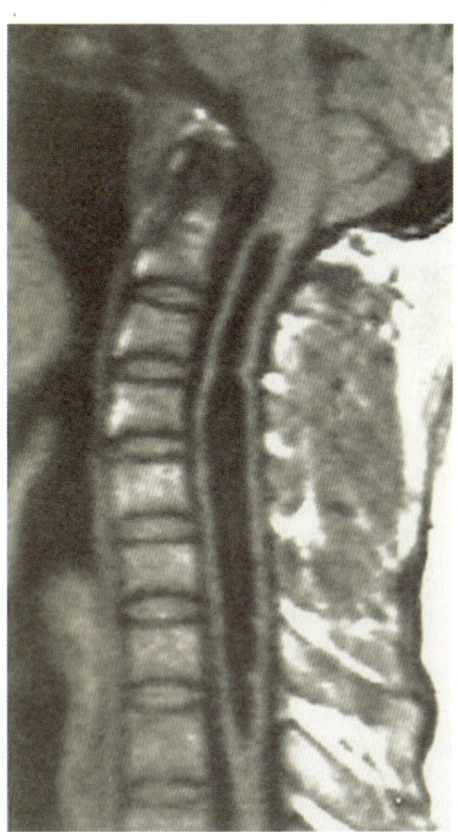

Fig. 36.35. Ressonância magnética mostrando siringe pós-traumático da medula espinal.

do paciente ou a falta de cooperação. A imobilização da coluna vertebral deve ser mantida em pacientes com alteração de sensório até que a existência de uma lesão possa ser excluída clínica ou radiograficamente. O aspirador deve estar prontamente disponível para evitar a aspiração. Os pacientes com vômitos devem ser colocados de lado mediante rolamento em bloco enquanto o alinhamento da coluna vertebral é mantido.

Manejo das Vias Aéreas

As lesões da coluna cervical geralmente requerem intubação precoce como parte da reanimação. As lesões acima de C3 podem evoluir rapidamente para paralisia respiratória, e a extensão do edema de uma lesão menor pode causar paralisia tardia do nervo frênico, assim como a ascensão da lesão neurológica acima do nível de C3. As lesões cervicais podem estar associadas à obstrução das vias aéreas por hemorragia ou edema retrofaríngeo, ou trauma maxilofacial. O manejo das vias aéreas do paciente traumatizado, incluindo aqueles com suspeita de lesão na coluna, é discutido no Capítulo 1.

Choque Medular

O choque medular é caracterizado pela perda temporária da função neurológica e do tônus autonômico abaixo do nível de uma lesão aguda da medula espinal. Os pacientes geralmente apresentam paralisia flácida com perda de sensibilidade, reflexos tendíneos profundo e retenção urinária, juntamente com bradicardia, hipotensão, hipotermia e íleo paralítico. A recuperação do choque medular, que pode durar desde menos de 24 horas até mais do que duas semanas, é identificada pelo retorno do reflexo bulbocavernoso.

A hipotensão neurogênica, causada pela perda do tônus vasomotor e a falta de taquicardia reflexa, é um diagnóstico de exclusão na vítima de trauma. Ela não deve ser considerada como a causa da

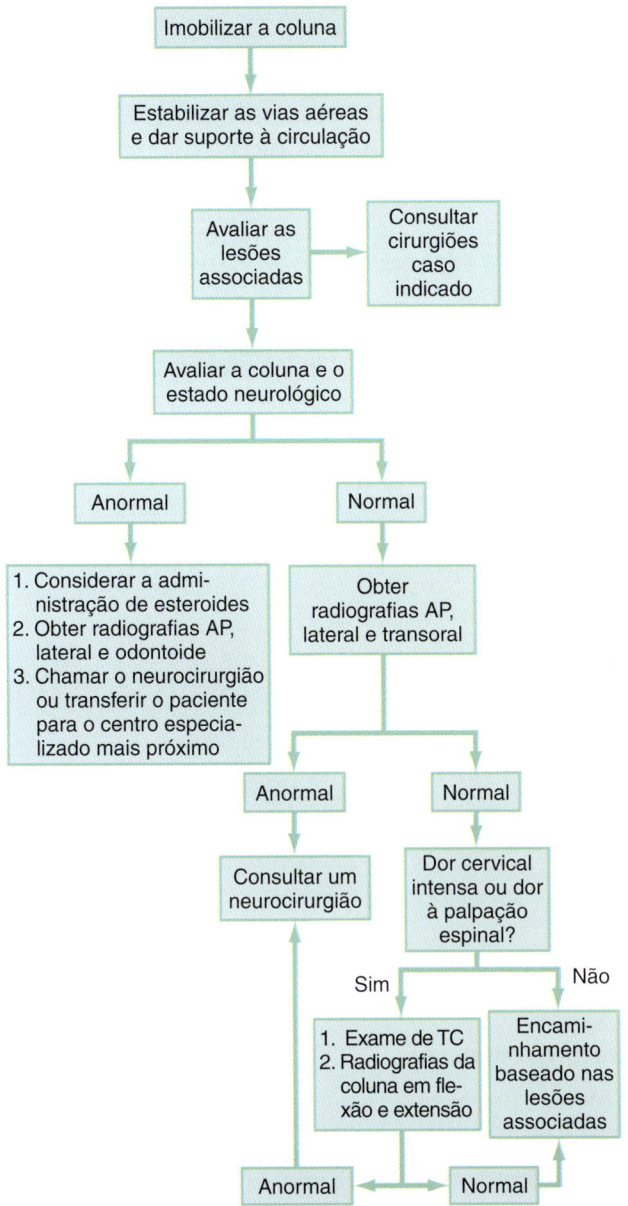

Fig. 36.36. Abordagem do paciente com suspeita de lesão na coluna cervical. *AP*, anteroposterior; *TC*, tomografia computadorizada.

hipotensão, a menos que o paciente apresente flacidez e arreflexia, a taquicardia reflexa e a vasoconstrição periférica estejam ausentes e, o mais importante, a possibilidade de choque hemorrágico, tamponamento ou pneumotórax hipertensivo coexistente tenha sido eliminada.

Embora não haja evidência para uma pressão arterial média (PAM) ideal, recomenda-se iniciar a reanimação de vítimas de trauma hipotensas com uma infusão de solução cristaloide balanceada, conforme descrito no Capítulo 33. A maioria dos casos de hipotensão neurogênica pura é leve (p. ex., pressão arterial sistólica > 90 mmHg) e podem não necessitar de reanimação volêmica ou respondem a quantidades pequenas de volume. A hipotensão neurogênica grave (p. ex., pressão arterial sistólica < 70 mmHg), observada em 20% a 30% dos casos, geralmente ocorre com lesões cervicais altas associadas à perda total ou quase total das funções neurológicas. Como a hipotensão pode levar à hipoperfusão e em isquemia secundária da medula espinal, a hipotensão grave prolongada (pressão arterial sistólica < 70 mmHg) deve ser prevenida e tratada. A reanimação volêmica é, muitas vezes, ineficaz em tais pacientes e pode resultar em sobrecarga de fluido. Assim, quando há hipotensão persistente apesar dos fluidos, recomenda-se suporte vasopressor com norepinefrina a ser iniciado com 0,05 μg/kg/min e titulado de forma crescente, até uma dose máxima de 1 μg/kg/min para atingir uma PAM de 85 mmHg.[16]

Tratamento Farmacológico para Lesão Incompleta da Medula

O dano bioquímico tardio contribui para a perda contínua de tecido e agrava a disfunção neurológica na LME. Logo, numerosas estratégias terapêuticas neuroprotetoras e neuroregenerativas, incluindo tratamento farmacológico, hipotermia e descompressão,[17-19] têm sido investigadas em estudos com animais de laboratório e ensaios clínicos em humanos. Atenção substancial da mídia foi motivada por relatos de casos de atletas, como Kevin Everett, do Buffalo Bills, que passou por hipotermia terapêutica e foi capaz de andar apenas três meses após o seu tratamento. Desde 2010, houve uma série de casos prospectiva com 20 pacientes,[17] duas séries retrospectivas[20,21] e um relato de caso.[19] Em todos esses estudos, os pacientes passaram por descompressão cirúrgica, além do tratamento com hipotermia (32 a 34 °C [89,6° a 93,2 °F] por seis a 48 horas e, embora parecesse haver alguma associação da hipotermia com melhora no American Spinal Injury Association Impairment Scale, isso não pode ser considerado evidência em apoio ao uso de hipotermia terapêutica para lesão medular aguda. As complicações relatadas da indução de hipotermia incluem pneumonia, trombocitopenia e fibrilação atrial. O Miami Project to Cure Paralysis é um estudo em fase 1 que está sendo realizado na Universidade de Miami e deve ser capaz de auxiliar a delinear melhor os riscos e benefícios, assim como a duração da hipotermia.[22] No momento atual, a hipotermia deve ser considerada experimental.

A metilprednisolona, uma vez amplamente recomendada para uso com base em evidências extremamente fracas, demonstrou não ter benefícios e é provável que, no balanço geral, seja prejudicial. Já não é recomendada ou usada na lesão medular aguda.

Lesões Associadas

Cardiopulmonares

Embora a deterioração cardiopulmonar em uma vítima de trauma seja geralmente o resultado de choque hemorrágico ou lesão direta ao coração ou pulmões, o edema pulmonar também pode ocorrer em resposta à lesão cerebral e à lesão medular. O trauma da medula espinal estimula uma descarga simpática intensa com dois efeitos subsequentes. Primeiro, as células endoteliais capilares pulmonares são rompidas, levando à síndrome de vazamento capilar pulmonar, no qual o edema pulmonar ocorre na presença de pressões arteriais pulmonares normais (< 18 mmHg). Segundo, aumentos marcantes na pós-carga podem levar ao edema pulmonar associado a pressões arteriais pulmonares elevadas (> 18 mmHg) por disfunção ventricular. A reanimação volêmica excessiva também pode contribuir para o edema pulmonar. Posteriormente, no período de recuperação, muitos pacientes com LM apresentam alternância de episódios de hiper- e hipotensão, muitas vezes com frequência cardíaca instável denominada de *disrreflexia autonômica*.[23] O tratamento para isso é principalmente de suporte, pela abordagem dos fatores causais, como distensão da bexiga, dor e estado de hidratação.

Gastrointestinais e Geniturinários

Se a LME torna o exame abdominal pouco confiável, uma TC ou uma ultrassonografia abdominal é frequentemente necessária. Nos estágios agudos da LME, o trato gastrointestinal e a bexiga tornam-se atônicos. Assim, uma sonda nasogástrica deve ser colocada para impedir a distensão gástrica e um cateter de Foley inserido para impedir a distensão da bexiga e monitorar a diurese. Como o sangramento gastrointestinal de úlceras de estresse ocorre em 2% a 20% dos pacientes com traumatismo da coluna vertebral, deve-se iniciar a profilaxia para úlcera com antagonistas do receptor H2 da histamina ou inibidores da bomba de prótons.

Pele

A pele desnervada é extremamente suscetível à necrose por pressão, e as feridas podem se desenvolver em menos de 1 hora nas macas não acolchoadas. Portanto a prancha rígida deve ser removida o mais rápido possível. A cobertura de áreas de pressão com pele de ovelha ou espuma pode ajudar a minimizar as úlceras de decúbito.

Tratamento Definitivo e Prognóstico

Atualmente, o papel da intervenção cirúrgica imediata no tratamento de lesões medulares limita-se a aliviar a compressão da medula espinal causada por corpos estranhos, hérnias de disco, fragmentos de fratura óssea ou hematoma epidural. A cirurgia pode ser necessária tardiamente para estabilizar lesões ósseas graves ou reduzir luxações da coluna vertebral. O momento da intervenção cirúrgica é controverso, pois ainda não existem estudos bem elaborados que determinem se a descompressão precoce (< 12 horas) versus a descompressão tardia é benéfica.

Uma vez quase unanimemente fatais, as lesões medulares graves resultavam em óbito por complicações pulmonares ou sepse por necrose de pele ou infecção urinária. O advento da antibioticoterapia tornou a sobrevida em longo prazo não apenas possível, mas também esperada. Atualmente, pacientes com LME são melhor manejados em centros regionais especializados, onde uma equipe de neurocirurgiões, cirurgiões ortopédicos, psicólogos e fisioterapeutas podem iniciar a reabilitação. Esses centros de tratamento de LM oferecem aos pacientes a chance de retornarem a uma vida produtiva dentro dos limites de sua disfunção. Com exceção de pacientes com lesões cervicais altas (acima C5), a maioria dos pacientes atinge independência suficiente para viver fora dos ambientes de cuidado de alto nível.

ENCAMINHAMENTO

Lesões dos Tecidos Moles Cervicais

Os pacientes com lesões cervicais de tecidos moles da coluna vertebral que apresentam apenas desconforto leve a moderado, sem comprometimento neurológico ou resultados radiográficos anormais (SLC classe 1 ou 2) são melhor tratados como pacientes ambulatoriais. As instruções de alta devem incluir a informação ao paciente de que a dor geralmente aumenta durante as primeiras 24 a 48 horas, mas que os sintomas começarão a se dissipar posteriormente. Recomenda-se o tratamento com analgésicos, como o acetaminofeno, 650 a 1000 mg/dose, até quatro vezes ao dis. Embora doses analgésicas de uma droga anti-inflamatória não esteroidal, tal como o ibuprofeno, 400 a 600 mg/dose, também seja razoável, existe ampla evidência de que o paracetamol, o qual apresenta menos efeitos adversos sobre os sistemas gastrointestinal e renal, é igualmente eficaz, não havendo indicação para tratamento com anti-inflamatórios. Além disso, não se recomenda medicamentos com supostas propriedades relaxantes musculares, como a ciclobenzaprina, porque não foi comprovado algum efeito benéfico adicional e apresentam efeitos colaterais adversos (principalmente efeitos anticolinérgicos e sonolência).[24] Por fim, o encaminhamento para acompanhamento com um médico da atenção primária é indicado porque até 50% dos pacientes que experimentam dor cervical após o trauma continuarão a ter sintomas em um ano. Isso é mais provável em pacientes com SLC classe 3, mas pode ocorrer em pacientes com classe 2 e, raramente, classe 1. O Quadro 36.1 lista os indicadores prognósticos de recuperação funcional deficiente em pacientes com uma SLC.

QUADRO 36.1

Indicadores Prognósticos de Recuperação Funcional Deficiente após Transtornos Associados a Lesão por Chicote

FATORES COM EVIDÊNCIA CONSISTENTE DE SEREM INDICADORES PROGNÓSTICOS DE RECUPERAÇÃO DEFICIENTE
- Intensidade inicial da dor > 5,5/10
- Níveis iniciais de deficiência: NDI > 29%
- Sintomas de estresse pós-traumático
- Expectativas negativas de recuperação
- Catastrofização da dor intensa
- Hiperalgesia fria

FATORES COM EVIDÊNCIA CONSISTENTE DE NÃO SEREM INDICADORES PROGNÓSTICOS
- Características relacionadas a acidentes (p. ex., consciência da colisão, posição no veículo, velocidade do acidente)
- Achados em exames de imagem
- Disfunção motora

FATORES COM EVIDÊNCIAS INCONSISTENTES
- Idoso
- Gênero feminino
- Amplitude de movimento do pescoço
- Fatores relacionados com compensação

NID, Índice de Deficiência Neurológica
(WAD). J Physiother 60:5–12, 2014.
Adaptado de Sterling S: Physiotherapy management of whiplash-associated disorders

---

Fraturas Menores

A maioria dos pacientes com fraturas da coluna requer hospitalização. Os pacientes com compressão isolada do corpo vertebral cervical ou fraturas de processos espinhosos podem ser tratados como pacientes ambulatoriais se não houver evidência de comprometimento neurológico ou instabilidade ligamentar associada, e o grau de sofrimento do paciente não for intenso. O acompanhamento apropriado deve ser providenciado para todos os pacientes, pois mesmo lesões menores na coluna podem estar associadas à incapacidade prolongada devido à dor crônica.

Para pacientes com fraturas em cunha menores (< 10% de compressão da altura anterior do corpo vertebral) que não têm um *deficit* ileal ou neurológico associado, o tratamento ambulatorial pode ser possível. No entanto a maioria das fraturas em cunha das colunas torácica e lombar geralmente é mais bem administrada no hospital por diversas razões. Em primeiro lugar, os pacientes com essas lesões geralmente apresentam desconforto acentuado, muitas vezes exigindo analgesia opioide parenteral. Segundo, geralmente é necessária uma força significativa para fraturar as vértebras torácica ou lombar, e lesões intratorácicas ou abdominais são comuns. Terceiro, fraturas torácicas baixas e lombares estão associadas a íleo gastrointestinal prolongado e ocasionalmente tardio, necessitando de sucção nasogástrica contínua. Finalmente, idosos que apresentam fraturas vertebrais e apenas lesões menores associadas podem necessitar de admissão hospitalar para facilitar a avaliação dos riscos de queda e acelerar a reabilitação.

CONCEITOS-CHAVE

- A síndrome medular anterior, caracterizada por paralisia e hipoalgesia abaixo do nível da lesão, com preservação da propriocepção, toque e vibração, resulta de lesões em hiperflexão provocando contusão da medula, pela protrusão de um fragmento ósseo ou hérnia de disco no canal medular, ou por laceração ou trombose da artéria espinal anterior. A suspeita de uma síndrome medular anterior justifica a consulta neurocirúrgica imediata, porque é uma lesão potencialmente corrigível cirurgicamente.
- No paciente acordado, que permite a avaliação, as ferramentas de decisão NEXUS ou CCR podem ser usadas para determinar a necessidade de exames de imagem.
- No paciente acordado, que permite a avaliação, a menos que o mecanismo de trauma muito tenha sido leve (ou a TC não esteja disponível), a tomografia computadorizada é preferível à radiografia simples, especialmente se a TC estiver sendo realizada em outras partes do corpo.
- A hipotensão neurogênica, causada pela perda do tônus vasomotor, e a falta de taquicardia reflexa, é um diagnóstico de exclusão na vítima de trauma. Ela não deve ser considerada como causa da hipotensão, a menos que o paciente apresente flacidez e arreflexia, a taquicardia reflexa e a vasoconstrição periférica estejam ausentes e, o mais importante, a possibilidade de choque hemorrágico, tamponamento cardíaco ou pneumotórax hipertensivo coexistentes tenha sido eliminada.
- Como a hipotensão neurogênica pode levar à hipoperfusão e isquemia secundária da medula espinal, a hipotensão prolongada e grave (pressão arterial sistólica < 70 mmHg) deve ser evitada e tratada. Quando há hipotensão refratária a reanimação volêmica, recomenda-se um suporte vasopressor com norepinefrina, a ser iniciado com 0,05 µg/kg/min e titulado de forma crescente, até uma dose máxima de 1 µg/kg/min, para se atingir uma PAM de 85 mmHg.
- A metilprednisolona ou qualquer outro esteroide não apresentam benefícios no tratamento da lesão aguda da medula espinal e não deve ser usada.
- O manejo da LM no departamento de emergência inclui o cuidado para prevenir úlceras de pressão, distensão da bexiga e distensão gástrica.

As referências para este capítulo podem ser encontradas on-line no website Expert Consult associado à obra.

CAPÍTULO 37
Neck

Ilene Claudius | Kim Newton

Conteúdo disponível on-line em inglês.

CAPÍTULO 38

Trauma Torácico

Ali S. Raja

Muitas causas de mortes precoces (dentro dos primeiros 30 a 180 minutos) resultantes de trauma torácico são evitáveis e incluem pneumotórax hipertensivo, tamponamento cardíaco, obstrução das vias aéreas e hemorragia descontrolada.

Aproximadamente, 75% dos pacientes com trauma torácico requerem apenas uma simples drenagem de tórax e ressuscitação volêmica, e o atendimento inicial e o seguimento desses pacientes geralmente são realizados por emergencistas. O cuidado do trauma torácico grave é multidisciplinar em sua natureza, envolvendo cirurgiões de trauma, cirurgiões cardiotorácicos e intensivistas. Uma melhor compreensão dos mecanismos fisiológicos subjacentes, novas modalidades de imagem, abordagens minimamente invasivas e terapias farmacológicas têm contribuído para a diminuição da morbidade e da mortalidade em pacientes com lesões torácicas.

O local e o tipo de lesão determinam a avaliação e o manejo. Este capítulo está organizado em seções para lesões da parede torácica, pulmonares, traqueobrônquicas, diafragmáticas, cardiovasculares e esofágicas.

LESÃO DA PAREDE TORÁCICA

FRATURA DE ARCOS COSTAIS

Princípios

Introdução e Importância

A suscetibilidade à fratura de arcos costais aumenta com a idade. Essas lesões podem ser extremamente dolorosas, mas sua importância não está na fratura em si, que geralmente é autolimitada e vai se curar, mas nas complicações associadas, particularmente pneumotórax, hemotórax, contusões pulmonares e pneumonia pós-traumática. As fraturas de arcos costais em crianças são discutidas no Capítulo 165.

Anatomia e Fisiologia

É necessária uma parede torácica intacta, protegida por sua caixa torácica, para uma ventilação normal. A expansão externa do tórax pelos músculos respiratórios com a descida do diafragma cria uma pressão intratorácica negativa. Isso permite a entrada passiva de ar nos pulmões durante a inspiração. O trauma torácico, particularmente o trauma contuso, pode perturbar gravemente a fisiologia da respiração. Felizmente, a maioria dos indivíduos tem reserva respiratória considerável e pode tolerar uma lesão significativa da parede torácica com suporte adequado.

O tórax instável ocorre quando três ou mais arcos costais adjacentes são fraturados em dois pontos, permitindo que um segmento livre da parede torácica se mova em movimento paradoxal (Fig. 38.1), com o segmento instável se movendo para dentro com a inspiração e para fora com a expiração. Isso também pode ocorrer com a separação costocondral ou fratura esternal vertical em combinação com fraturas de arcos costais. A contusão pulmonar subjacente é considerada a principal causa de insuficiência respiratória com tórax instável e é, portanto, uma das lesões mais graves da parede torácica (Fig. 38.2). Além disso, o tórax instável pode ser associado a uma variedade de outras lesões, incluindo hemopneumotórax, lacerações do fígado ou do baço e lesão do mediastino.

Fisiopatologia

Os arcos costais geralmente quebram no ponto de impacto ou no ângulo posterior ou área posterolateral, que é estruturalmente a área mais fraca. O 4º ao 9º arcos costais são mais comumente envolvidos. Os arcos costais de um a três são curtos e relativamente protegidos, e os arcos costais de nove a 12 são mais longos e mais móveis na extremidade anterior. Isso confere uma resistência relativa à fratura dos arcos costais "altos" e "baixos". As fraturas ocorrem mais facilmente em adultos mais velhos do que em adultos jovens ou em crianças, devido à progressiva falta de elasticidade da parede torácica que se desenvolve com o envelhecimento.

O verdadeiro perigo da fratura de arcos costais não envolve o próprio arco costal, mas o potencial de lesão penetrante na pleura, pulmão, fígado ou baço. As fraturas das costelas de 9 a 11 também estão associadas a lesões intra-abdominais. As fraturas de arcos costais do lado direito estão associadas à lesão hepática e às fraturas de arcos costais esquerdos com lesão esplênica. A gravidade da lesão é indicada pelo número de fraturas de arcos costais. A presença de duas ou mais fraturas de arcos costais em qualquer nível está associada com maior incidência de lesões internas do que uma única fratura isolada. Pacientes com mais de 65 anos com múltiplas fraturas de arcos costais têm maior mortalidade e incidência de pneumonia quando comparados com seus homólogos mais jovens.

Características Clínicas

A fratura de arcos costais é frequentemente um diagnóstico clínico, com dor intensa à palpação, crepitação óssea, equimose e espasmo muscular sobre o arco costal sendo os achados mais comuns. Além disso, a compressão bimanual da caixa torácica distante do local da lesão (teste de compressão do torso) geralmente produz dor no local da fratura. A lesão do parênquima pode ser detectada por meio da avaliação da frequência respiratória, saturação da oxihemoglobina, esforço respiratório, efetividade da ventilação e murmúrios vesiculares.

O tórax instável é caracterizado pelo movimento paradoxal de uma porção da parede torácica durante a respiração e, geralmente, é óbvio no exame físico. A menos que o paciente esteja inconsciente, haverá dor severa, imobilização, dor à palpação e crepitação. O movimento paradoxal da parede torácica é um produto da pressão intratorácica negativa e é ocultado se o paciente for intubado e estiver recebendo ventilação com pressão positiva. Para tais pacientes, o diagnóstico geralmente é evidente no exame da integridade da parede torácica (compressão, crepitação).

Diagnósticos Diferenciais

Os pacientes com suspeita de fratura de arcos costais sempre sofreram trauma, focando assim a avaliação. Os pacientes com trauma significativo, potencialmente politraumatizados, requerem uma avaliação minuciosa. (Cap. 33). A fratura de arco costal, a separação costocondral e a contusão do arco costal podem se apresentar de forma semelhante, e não é crítico identificar uma única fratura de costela isolada. Pacientes com suspeita de múltiplas fraturas apresentam maior risco de lesão intratorácica e também de descompensação e complicações posteriores. Os diagnósticos importantes de serem considerados incluem a fratura da parede torácica ou

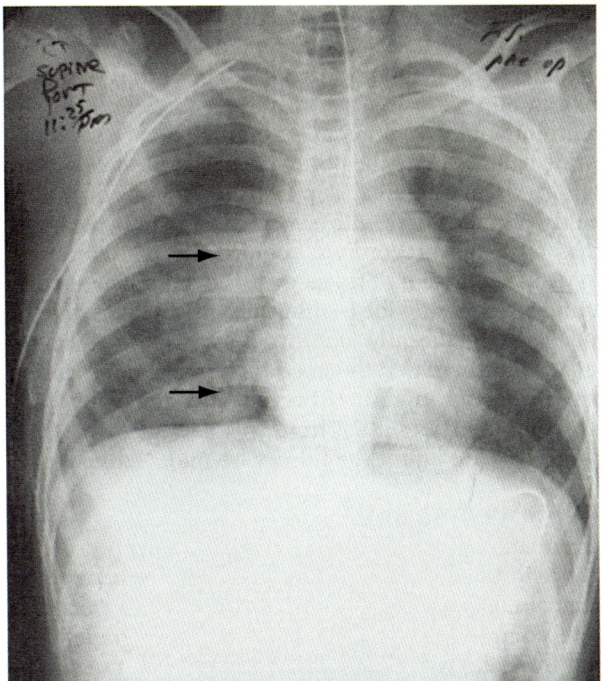

Fig. 38.1. Infiltrados alveolares bilaterais (*setas*) sugerindo contusão pulmonar. Pneumopericárdio e pneumomediastino também estão presentes.

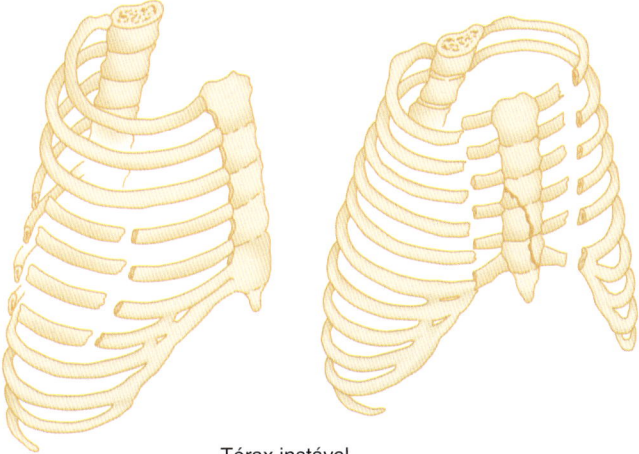

Tórax instável

Fig. 38.2. Tórax Instável. Fratura de vários arcos costais adjacentes em dois locais, com segmentos laterais ou centrais instáveis.

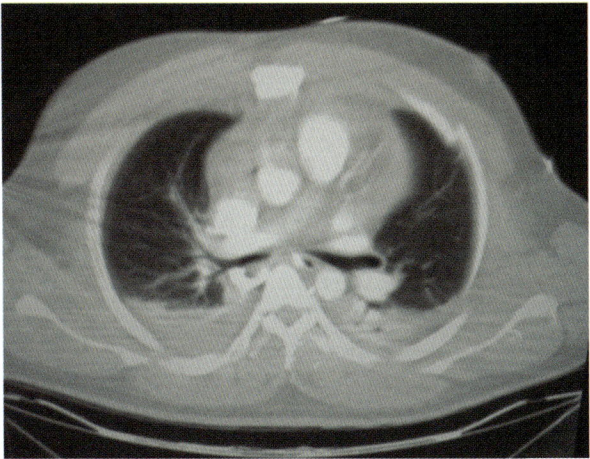

Fig. 38.3. Múltiplas fraturas de arcos costais vistas na tomografia computadorizada (TC) de tórax. (observe também a presença de hemotórax bilateral).

QUADRO 38.1

Critérios NEXUS para a Tomografia Computadorizada do Tórax (NEXUS-Chest CT) para a Tomografia Computadorizada do Tórax após Trauma Contuso

Rx anormal
Mecanismo de desaceleração rápida (definido como queda > 6 metros ou colisão com veículo motorizado > 64 km/h)
Lesão distrativa dolorosa
Dor à palpação da parede torácica
Dor à palpação do esterno
Dor à palpação da coluna torácica
Dor à palpação da escápula

De Rodriguez RM, Langdorf MI, Nishijima D, et al: Derivation and validation of two decision instruments for selective chest CT in blunt trauma: a multicenter prospective observational study (NEXUS Chest CT). PLoS Med 12(10):e1001883, 2015.

---

da clavícula (especialmente fratura do esterno), lesões pulmonares, (contusão/laceração pulmonar, pneumotórax ou hemotórax), lesão traqueobrônquica, lesão diafragmática, lesão cardiovascular (contusão cardíaca ou lesão aórtica), ou lesão esofágica. Esse amplo diagnóstico diferencial é válido para a maioria dos pacientes com trauma torácico, dada a proximidade dos órgãos envolvidos e os mecanismos similares por trás da maioria das lesões neste capítulo.

Exames Diagnósticos

Muitos pacientes com trauma torácico relativamente leve são avaliados e tratados exclusivamente com base nos achados físicos, e eles não necessitam de exames de imagem. Quando a lesão é significante o suficiente para aumentar a preocupação com a lesão pulmonar subjacente, é necessário realizar exames de imagem. Como o manejo das fraturas de arcos costais é expectante, eles devem ser reservados para pacientes nos quais sejam uma preocupação as fraturas múltiplas, lesão pulmonar subjacente ou comorbidade pulmonar (p. ex., doença pulmonar obstrutiva crônica [DPOC]). Uma radiografia simples de tórax identificará apenas cerca de 50% das fraturas únicas de arco costal; seu maior valor é identificar ou excluir lesões intratorácicas e mediastinal significativas. As séries das arcos costais e as incidências expiratória, oblíqua e conefocada (colimada) não devem ser usadas rotineiramente. E se exames de imagem adicionais forem necessários além de uma radiografia torácica padrão posteroanterior e lateral em ortostase, uma tomografia computadorizada (TC) deve ser obtida (Fig. 38.3). Uma TC não é indicada para confirmar suspeita de fratura de arco costal isolada, mas ela identificará fraturas de múltiplos níveis e lesão pulmonar associada, como pneumotórax ou hemotórax, com uma precisão muito maior do que as incidências adicionais do raio x de tórax.

Na tentativa de limitar o uso desnecessário de radiação ionizante diagnóstica, o grupo National Emergency X-Radiography Utilization Study (NEXUS) derivou e validou um instrumento de decisão para orientar o uso da TC de tórax em pacientes com trauma contuso.[1] Os estudos de derivação e validação do NEXUS-Chest CT, realizados em oito centros de trauma nos Estados Unidos, envolveram 11.477 pacientes. Na fase de validação, o seu instrumento de decisão teve uma sensibilidade de 95,4%, um valor preditivo negativo de 93,9%, e uma especificidade de 25,5% para todas as lesões torácicas. Os resultados foram ainda mais impressionantes para as principais lesões clínicas, com sensibilidade e valor preditivo negativo próximos a 100 % (99,2 % e 99,8%, respectivamente). Recomendamos que a TC não seja realizada em pacientes que tenham sofrido trauma contuso e que não atendam a qualquer dos sete critérios NEXUS-Chest CT (Quadro 38.1).[2]

Manejo

A descompensação respiratória é a principal indicação para a intubação endotraqueal e ventilação mecânica para pacientes com múltiplas fraturas de arcos costais. Problemas óbvios, como hemopneumotórax ou dor intensa, devem ser corrigidos antes que a intubação e a ventilação sejam consideradas necessárias. No paciente acordado e cooperativo, a pressão positiva contínua não invasiva nas vias aéreas (CPAP) por máscara pode evitar a necessidade de intubação.[3] De modo geral, os métodos mais conservadores para se manter a oxigenação adequada e a prevenção de complicações devem ser utilizados. A analgesia adequada é de suma importância na recuperação do paciente e pode contribuir para o retorno da mecânica respiratória normal.

O tratamento das fraturas agudas de arcos costais é baseado na analgesia adequada e na manutenção da função pulmonar. As técnicas de tratamento desatualizadas envolvendo a estabilização do segmento instável posicionando a pessoa com o lado lesionado para baixo ou colocando um saco de areia nos segmentos afetados foram desacreditadas. Essas intervenções, na verdade, inibem a expansão torácica e aumentam a atelectasia no pulmão lesionado. Em vez disso, deve ser administrado oxigênio, instalados monitores cardíacos e de oximetria, e o paciente observado para sinais de uma lesão associada, como pneumotórax hipertensivo.

Caso contrário, os pacientes com fratura de arco costal único são manejados com analgesia com opioides e não opioides. Essas lesões podem ser intensamente dolorosas e a medicação regular com opioides, particularmente na hora de dormir, geralmente é necessária por até uma semana. Depois disso, uma analgesia simples com paracetamol ou um analgésico anti-inflamatório não esteroidal geralmente será suficiente. As atividades diárias e a respiração profunda devem ser enfatizadas para garantir a ventilação e prevenir atelectasias. É útil aconselhar os pacientes a aguardarem de 30 a 45 minutos depois de tomarem seus analgésicos antes de realizarem exercícios de respiração profunda, idealmente com um espirômetro de incentivo.

Quanto maior o número de arcos costais fraturados, maiores as taxas de mortalidade e morbidade. A hospitalização deve ser considerada para pacientes com três ou mais arcos costais fraturados, apesar da falta de outras lesões identificadas, para receber fisioterapia pulmonar, avaliação repetida e analgesia eficaz e apropriada. Pacientes idosos com seis ou mais arcos costais fraturados devem ser tratados em unidades de terapia intensiva devido à alta morbidade e mortalidade.

As fraturas de múltiplos arcos costais em pacientes vítimas de trauma estão associadas a morbidade e mortalidade significativas. O bloqueio nervoso intercostal com um anestésico de ação prolongada, como a bupivacaína com epinefrina, pode aliviar os sintomas por até 12 horas. Outras alternativas para pacientes hospitalizados incluem a analgesia controlada pelo paciente, opioides parenterais e analgesia peridural torácica.

Para segmentos instáveis, a consultoria com um cirurgião do trauma ou torácico é essencial para planejar a intervenção cirúrgica. A fixação operatória interna precoce do fragmento instável resulta em uma recuperação mais rápida, diminuição de complicações e melhores resultados estéticos e funcionais, além de ser custo-efetiva.[3] As indicações para a fixação aberta para tórax instável incluem pacientes incapazes de serem desmamados do ventilador devido à mecânica do tórax instável, dor persistente, instabilidade grave da parede torácica e declínio progressivo da função pulmonar.[4]

O paciente com tórax instável deve ser tratado no departamento de emergência (DE) como se houvesse contusão pulmonar, independentemente se for usada ventilação mecânica.

Seguimento

A maioria das fraturas de arcos costais se cura sem intercorrências dentro de três a seis semanas, e os pacientes devem esperar uma diminuição gradual do desconforto durante esse período. Entretanto, além das complicações de hemopneumotórax, atelectasia, contusão pulmonar e pneumonia, as fraturas de arcos costais podem resultar em neuroma pós-traumático, empiema, não consolidação ou separação costocondral.[5] Essas complicações raras são dolorosas e se curam lentamente (caso consigam). Pacientes com trauma fechado e múltiplas fraturas de arcos costais devem ser observados por 12 a 24 horas para garantir que não estejam presentes lesões ocultas vasculares ou intrapulmonares e, então, considerada alta, com a plena compreensão de que os arcos costais fraturados irão precisar de um período de recuperação prolongado e um acompanhamento rigoroso.

O resultado do tórax instável é uma função de lesões associadas. Como muitos mecanismos fisiológicos diferentes têm sido implicados no tórax instável, não há consenso sobre o tratamento hospitalar. Os pilares da terapia incluem fisioterapia pulmonar, analgesia efetiva, uso seletivo da intubação endotraqueal e ventilação mecânica e observação atenta para o comprometimento respiratório.

FRATURA ESTERNAL

Princípios

Introdução e Importância

As fraturas e luxações do esterno são causadas, principalmente, por trauma torácico anterior contuso (p. ex., acidentes automobilísticos ou com bicicleta, quando o tórax bate no volante ou guidão). Os fatores de risco para fratura do esterno por trauma contuso incluem tipos de sistemas de retenção veicular de passageiros e idade do paciente. Os passageiros contidos são mais propensos do que aqueles que não sofreram uma fratura esternal, provavelmente relacionada à localização central da parte do cinto que passa pelo ombro. As complicações cardíacas, tais como a contusão miocárdica, ocorrem raramente e não há associação entre a fratura do esterno e a ruptura aórtica. Embora as fraturas esternais possam ocorrer no contexto de trauma torácico importante, a presença de uma fratura do esterno em si não implica em outras condições de risco de vida.

Fisiopatologia

Durante a desaceleração rápida de um impacto frontal, o impulso do corpo contra o cinto de segurança fixo pelo esterno pode resultar em uma fratura. A localização da fratura esternal varia dependendo da posição do cinto, tamanho do paciente, magnitude do impacto e do vetor das forças.

Características Clínicas

Pacientes com fraturas do esterno normalmente apresentam história compatível com a lesão e dor torácica anterior, dor à palpação pontual sobre o esterno, equimose, edema de partes moles ou deformidade palpável.

Exames Diagnósticos

Quando se suspeita de fratura esternal após um mecanismo relativamente leve de lesão (p. ex., queda no nível do solo ou soco no peito), radiografias posteroanterior e lateral é suficiente para estabelecer o diagnóstico e avaliar as estruturas pulmonares. No entanto quando sinais ou sintomas traumáticos mais significativos estão presentes (de acordo com os critérios NEXUS-Chest CT)[1] ou quando a radiografia simples mostra uma fratura deslocada ou possível evidência de lesão intratorácica, recomendamos a obtenção de uma TC de tórax. Os resultados orientarão o manejo da fratura esternal e de qualquer lesão mediastinal ou de outras lesões intratorácicas associadas.[6] Notavelmente, há também janelas ultrassonográficas específicas durante, ou em adição, a avaliação ultrassonográfica estendida direcionada para o trauma (E-FAST), que pode ser mais sensível que a radiografia simples para fratura de esterno.[7]

Manuseio

O tratamento consiste em fornecer analgesia adequada, como nas fraturas de arcos costais. Na ausência de lesões associadas, a maioria dos pacientes com fraturas esternais isoladas que conseguem obter controle adequado da dor com medicamentos orais pode ser liberada com segurança para casa. Um pequeno grupo de pacientes com fraturas esternais mais graves pode apresentar dor intensa e desenvolver comprometimento respiratório ou não consolidação. Esses pacientes são mais bem encaminhados para fixação cirúrgica.

LESÃO BALÍSTICA NÃO PENETRANTE

Princípios

Introdução e Importância

Muitos policiais, equipe de serviços médicos de emergência e seguranças particulares usam armaduras sintéticas leves para proteção contra ferimento por arma de fogo. Além do mais, tem havido uma série de relatos de ladrões armados vestindo tais coletes em antecipação à troca de tiros com arma de fogo com a polícia ou equipes de segurança. Dependendo da arma usada contra eles, esses coletes são "resistentes à bala" em vez de "à prova de balas". Eles são compostos de muitas combinações diferentes de fibras sintéticas, como Kevlar, e, portanto, usuários que são baleados frequentemente sofrem lesões balísticas não penetrantes em vez de ferimentos por armas de fogo.

Outro tipo de lesão balística não penetrante é a causada por balas de borracha e cartuchos de espingardas. As balas de borracha têm sido usadas há muitos anos por agências policiais em todo o mundo para dispersão de multidões e para uso não letal de força. Os cartuchos de espingarda os "sacos de feijão", que são sacos de nylon cheio de cargas, disparadas por uma espingarda padrão. Ambos os projéteis têm o potencial de causar ferimentos graves, apesar da sua classificação como "não metal" ou uso de força "menos letais".

Fisiopatologia

Os coletes à prova de balas são geralmente capazes de impedir a penetração dos projéteis de baixa velocidade da maioria das armas de fogo, mas a energia cinética do projétil pode ser transmitida por meio das camadas de tecido de proteção ou armadura e produzir danos significativos sem penetração. O coração, fígado, baço, pulmão e medula espinal são vulneráveis a lesões balísticas não penetrantes que possam ocorrer apesar das lesões cutâneas aparentemente inocentes.

Características Clínicas

Os pacientes que foram baleados com "projéteis menos letais" ou com balas padrão enquanto faziam uso de coletes à prova de bala, geralmente têm eritema, equimose e dor intensa à palpação sobre a área afetada. Pode haver um projétil, como um "saco de feijão", ainda localizado na ferida. A área de sensibilidade e as estruturas envolvidas devem ser cuidadosamente palpadas para identificar enfisema subcutâneo, crepitação ou deformidade óssea.

Exames Diagnósticos

A maioria dos pacientes com lesão balística não penetrante não necessita de exames além de um exame físico completo. Aqueles em quem existe preocupação com corpo estranho retido ou lesão subjacente podem precisar de exame ultrassonográfico, radiografia de tórax ou tomografia (assim como poderiam precisar no caso de outro trauma contuso). Entretanto pacientes com apenas equimoses superficiais, sem sinais ou sintomas clínicos de fratura de arcos costais, pneumotórax, hemotórax ou penetração intrapleural/peritoneal, frequentemente não necessitam de exames adicionais.

Manejo

Em pacientes nos quais a lesão subjacente foi excluída ou é de baixa probabilidade clínica, o tratamento da lesão balística não penetrante se concentra no tratamento das feridas, seja da área equimótica ou da abrasão/laceração superficial. As lesões subjacentes, quando presentes, devem ser manejadas como observado em outras partes deste capítulo.

Seguimento

Recomenda-se que os pacientes que tenham somente lesões balísticas não penetrantes superficiais torácicas, sejam observados atentamente por quatro a seis horas, para detectar lesões internas que possam se manifestar tardiamente.

LESÕES PULMONARES

CONTUSÃO E LACERAÇÃO PULMONAR

Princípios

Introdução e Importância

A contusão pulmonar é relatada como estando presente em até 75% dos pacientes com trauma torácico contuso significativo, na maioria das vezes por acidentes automobilísticos com desaceleração rápida.[8] A contusão pulmonar também pode ser causada por ferimentos de projéteis de alta velocidade e pelas ondas de choque de alta energia de uma explosão no ar ou na água.

Além de contusões, os pulmões também podem sofrer lacerações. Embora sejam mais frequentemente lacerados por lesão penetrante, eles também podem ser feridos pela projeção interna de um arco costal fraturado ou avulsão de uma adesão pleural.[9,10]

Fisiopatologia

A contusão pulmonar é causada por um impacto no parênquima pulmonar seguido por edema alveolar e hemorragia, mas sem uma laceração pulmonar concomitante. O diagnóstico precoce da contusão pulmonar é importante para que o tratamento seja bem-sucedido. Como seu início pode ser insidioso, deve-se levantar a suspeita de uma história de um mecanismo de lesão com alta energia (p. ex., queda de altura, acidente automobilístico e outras formas de trauma significativo) e não com a radiografia de tórax inicial.

Características Clínicas

As manifestações clínicas incluem dispneia, taquipneia, cianose, taquicardia, hipotensão e hematomas na parede torácica. Não há sinais específicos para contusão ou laceração pulmonar, mas hemoptise pode ser observada. Estertores úmidos ou murmúrios vesiculares abolidos podem ser auscultados. A palpação da parede torácica comumente revela arcos costais fraturados. Se for constatado tórax instável, comumente está presente contusão pulmonar.

Surpreendentemente, muitas das piores contusões ocorrem em pacientes sem fraturas de arcos costais. Tem sido teorizado que a parede torácica mais elástica em indivíduos mais jovens transmite uma força aumentada para o tórax. Embora as contusões pulmonares isoladas possam existir, elas estão associadas a lesões extratorácicas na maioria dos pacientes.

Exames Diagnósticos

Laboratório

A hipoxemia frequentemente ocorre com contusões pulmonares e é quase sempre detectada por uma leitura de oximetria de pulso decrescente. Em pacientes com lesão torácica e hipoxemia nos quais

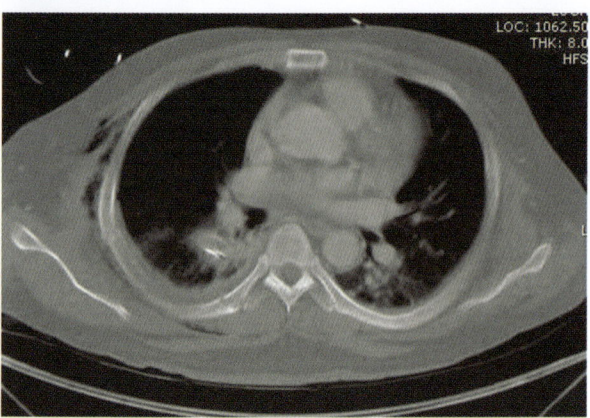

Fig. 38.4. Tomografia computadorizada (TC) do tórax mostrando infiltrados alveolares bilaterais sugestivos de contusão pulmonar. Existem também múltiplas fraturas de arcos costais e enfisema subcutâneo.

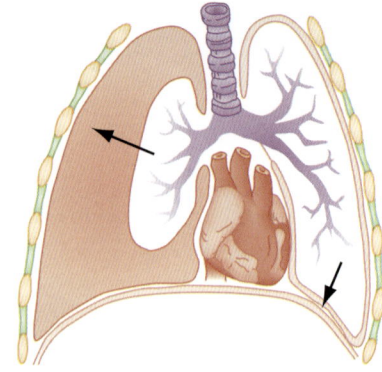

Fig. 38.5. Pneumotórax fechado. Um pneumotórax simples está presente no pulmão direito, com ar na cavidade pleural (*seta esquerda*) e colapso do pulmão direito (*seta direita*).

outras lesões mais graves (p. ex., pneumotórax) foram excluídas, deve-se suspeitar de uma lesão pulmonar. Nesses pacientes, uma gasometria arterial pode ser útil ao se fazer o diagnóstico, porque uma ampliação da diferença alvéolo-arterial de oxigênio indica uma diminuição da capacidade de difusão do pulmão contuso do paciente, e é um dos meios mais antigos e precisos de se avaliar o estado atual, o progresso e o prognóstico.

Radiografia

Os achados radiológicos típicos podem começar a aparecer minutos após a lesão e variam de um infiltrado alveolar esparso, irregular, até uma consolidação franca (Fig. 38.4). Embora essas alterações possam estar presentes no exame inicial, estão quase sempre presentes dentro de seis horas. A rapidez das alterações na visualização do raio x de tórax geralmente se correlaciona com a gravidade da contusão ou laceração. A contusão pulmonar deve ser diferenciada da síndrome do desconforto respiratório agudo (SDRA), com a qual é frequentemente confundida, porque a aparência radiográfica das duas condições pode ser semelhante. A contusão geralmente se manifesta poucos minutos após a lesão inicial, geralmente está localizada em um segmento ou lobo, é frequentemente evidente no exame inicial do tórax e tende a durar de 48 a 72 horas. A SDRA é difusa e seu desenvolvimento é geralmente tardio, com início tipicamente entre 24 e 72 horas após a lesão.

O aumento da frequência de solicitação de tomografias para pacientes com trauma contuso resultou em um aumento proporcional no diagnóstico de contusões e lacerações. As tomografias demonstraram detectar, pelo menos, duas vezes mais contusões pulmonares do que as radiografias simples, e um estudo recente descobriu que as contusões isoladas vistas somente na TC tiveram mortalidade de apenas 2,6% (comparada com 4,7% para todos os pacientes com contusão pulmonar).[11]

A TC de tórax é particularmente útil para identificar uma contusão na fase aguda após a lesão, pois o raio x simples de tórax tem baixa sensibilidade. Embora a TC possa não ser necessária para fazer o diagnóstico de uma contusão pulmonar evidente no raio x simples de tórax, ela pode ser útil para definir melhor a extensão da contusão e identificar outras lesões torácicas. As contusões pulmonares ocultas são aquelas inicialmente visíveis apenas na tomografia computadorizada, não em radiografias simples, e geralmente envolvem menos de 20% do volume pulmonar. Essas contusões pulmonares ocultas não estão associadas a um pior desfecho clínico quando comparadas com vítimas de trauma fechado sem contusão pulmonar.[11,12]

Manejo

O tratamento da contusão pulmonar é, principalmente, de suporte.[12] Assim como no tórax instável, a intubação e a ventilação mecânica devem, se possível, ser evitadas, porque estão associadas com um aumento na morbidade, incluindo pneumonia, sepse, pneumotórax, hipercoagulabilidade e maior tempo de hospitalização.[13] No caso raro em que um pulmão tenha sido gravemente contundido *e está causando hipoxemia importante,* deve-se considerar intubar e ventilar cada pulmão separadamente, com um tubo endotraqueal duplo-lúmen e dois ventiladores. Isso permite a diferença na complacência entre o pulmão lesionado e o normal e previne a hiperexpansão de um pulmão e o colapso gradual do outro.

O manejo de pacientes com contusões pulmonares deve incluir a restrição de fluidos intravenosos (para manter o volume intravascular dentro de limites rigorosos) e cuidados de suporte abrangentes, consistindo em higiene traqueobrônquica intensa, aspiração e analgesia. Essas manobras podem impedir a necessidade de suporte ventilatório e permitir uma abordagem mais seletiva tanto para o tórax instável quanto para a contusão pulmonar.

Os pacientes que são submetidos a força necessária para infligir uma contusão pulmonar também podem ter lacerações pulmonares. A maioria delas é pequena e raramente com ameaça à vida, e geralmente podem ser tratadas com oxigenoterapia contínua, observação ou drenagem torácica. As lacerações graves estão associadas a hemopneumotórax, múltiplas fraturas de arcos costais deslocados e hemoptise. Frequentemente, essas lacerações com risco de vida exigem toracotomia com ressecção ou tractotomia para controlar o sangramento.

PNEUMOTÓRAX

Princípios

Introdução e Importância

O pneumotórax, que é o acúmulo de ar no espaço pleural, é uma complicação comum do trauma torácico. Sua presença é relatada em 15% a 50% dos pacientes que sofreram trauma torácico significativo e invariavelmente presente naqueles com lesões transpleurais penetrantes.

Fisiopatologia

O pneumotórax pode ser dividido em três tipos, dependendo se o ar tem acesso direto à cavidade pleural: (1) simples, (2) comunicante e (3) hipertensivo.

Pneumotórax Simples. Um pneumotórax é considerado simples (Fig. 38.5) quando não há comunicação com a atmosfera ou qualquer desvio do mediastino ou hemidiafragma resultante do acúmulo de ar. O pneumotórax simples traumático é mais frequentemente causado por um arco costal fraturado, que é conduzido para dentro, lacerando a pleura. Também pode ocorrer sem fratura, quando o impacto ocorre em inspiração profunda com a glote fechada, levando a um tremendo aumento da pressão intra-alveolar e à subsequente ruptura dos alvéolos. Uma lesão penetrante, como um tiro ou uma facada, também podem produzir um pneumotórax se não houver comunicação livre com a atmosfera (Fig. 38.6).

Pneumotórax Aberto. Um pneumotórax aberto (Fig. 38.7) está associado a um defeito na parede torácica e ocorre mais comumente em lesões em combate. No setor civil, essa lesão é tipicamente atribuída a ferimentos por arma de fogo. Às vezes, o ar pode ser ouvido fluindo sonoramente para dentro e para fora da ferida, gerando o termo "ferida torácica aspirativa". A perda da integridade da parede torácica causa o colapsamento paradoxal do pulmão envolvido durante a inspiração e sua expansão sutil na expiração, forçando o ar para dentro e para fora da ferida. Isso resulta em um grande espaço morto funcional para o pulmão normal e, junto com a perda de ventilação do pulmão envolvido, produz um grave distúrbio ventilatório.

Pneumotórax Hipertensivo. O acúmulo progressivo de ar sob pressão dentro da cavidade pleural, com desvio do mediastino para o hemitórax oposto e a compressão do pulmão contralateral e dos grandes vasos, é o conjunto de achados no pneumotórax hipertensivo (Figs. 38.8 e 38.9). Ele ocorre quando a lesão age como uma válvula unidirecional, impede a comunicação bilateral livre com a atmosfera e leva a um aumento progressivo da pressão intrapleural. O ar entra na inspiração, mas não pode sair com expiração. O consequente desvio do conteúdo mediastinal comprime a veia cava e distorce a junção cavo-atrial, levando à diminuição do enchimento diastólico do coração e subsequente diminuição do débito cardíaco. Essas alterações resultam no início rápido de hipóxia, acidose e choque.

Características Clínicas

Dispneia e dor torácica são as queixas mais comuns no pneumotórax. A aparência do paciente é altamente variável, indo de gravemente doente com cianose e taquipneia até falsamente saudável. Os sinais e sintomas não estão sempre correlacionados com o grau de pneumotórax. O exame físico pode revelar murmúrios vesiculares diminuídos ou ausentes e hipertimpanismo no lado afetado, bem como enfisema subcutâneo, mas pneumotórax pequenos podem não ser detectáveis no exame físico.

Os pacientes com pneumotórax hipertensivo ficam gravemente doentes em poucos minutos e desenvolvem graves problemas cardiovasculares e respiratórios. São dispneicos, agitados, inquietos, cianóticos, taquicardíacos e hipotensos, exibindo rebaixamento do sensório. Os sinais cardinais do pneumotórax hipertensivo são: taquicardia, hipotensão, dessaturação de oxihemoglobina, distensão venosa jugular (DVJ) e murmúrios vesiculares abolidos no lado ipsilateral. No entanto a DVJ pode não estar presente de forma confiável com a perda maciça de sangue.

Exames Diagnósticos

Como o ar intrapleural tende a se acumular no ápice pulmonar, a radiografia de tórax inicial deve ser uma incidência em ortostase e inspiração máxima, se a condição do paciente permitir. Uma radiografia na posição ostostática revela, muitas vezes, pequenos derrames pleurais que não são visíveis em incidências supinas, e também permite melhor visualização do mediastino. Embora, tradicionalmente, a radiografia de tórax seja o exame inicial escolhido para diagnosticar um pneumotórax simples, vários estudos descobriram que a ultrassonografia tem maior sensibilidade para o pneumotórax do que a radiografia de tórax.[14,15] Durante a avaliação ultrassonográfica direcionada para o trauma (FAST), o pneumotórax será detectado bem antes da radiografia de tórax ser realizada. Isso pode ser particularmente crítico no paciente politraumatizado hipotenso, com dessaturação da oxihemoglobina, para quem o pneumotórax hipertensivo é uma das inúmeras considerações como causa da instabilidade. A suspeita de pneumotórax hipertensivo com base em achados clínicos é indicação para uma

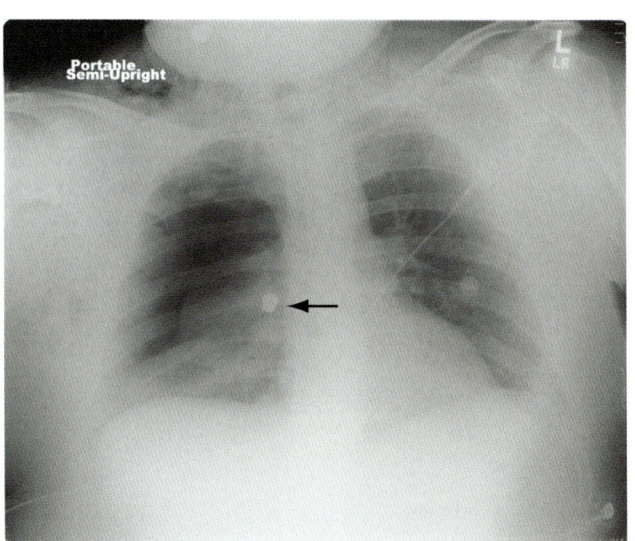

Fig. 38.6. Radiografia de tórax mostrando pneumotórax à direita de tamanho moderado. Um projétil (*seta*) pode ser visto próximo ao mediastino direito.

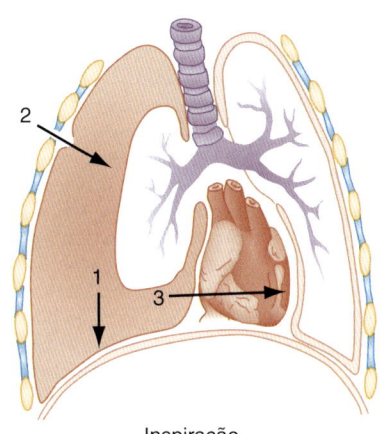
Inspiração

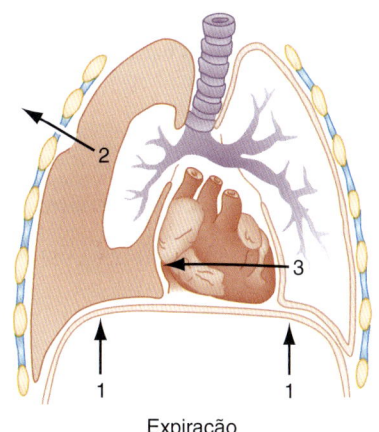
Expiração

Fig. 38.7. Inspiração (*esquerda*): o diafragma contrai, provocando uma pressão intratorácica negativa (*seta 1*), que direciona o ar pela ferida torácica aspirativa, na cavidade pleural (*seta 2*), fazendo que as estruturas do mediastino se desloquem para a esquerda do paciente (*seta 3*). Expiração (*direita*): o diafragma recua (*seta 1*) fazendo que o ar saia do tórax (*seta 2*), permitindo que o mediastino volte para a posição normal (*seta 3*). O pulmão colapsado paradoxalmente encolhe na inspiração e se expande na expiração.

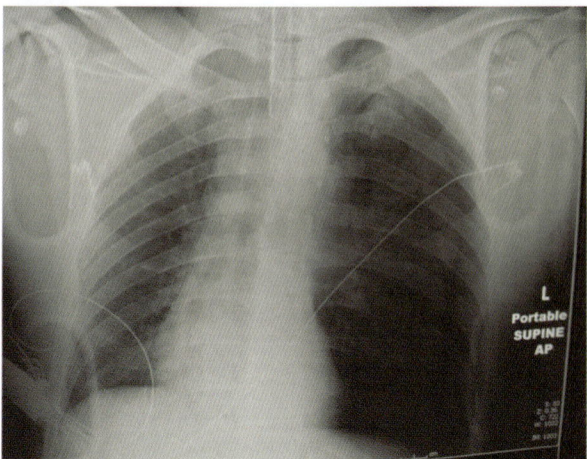

Fig. 38.8. Pneumotórax hipertensivo visto em paciente intubado.

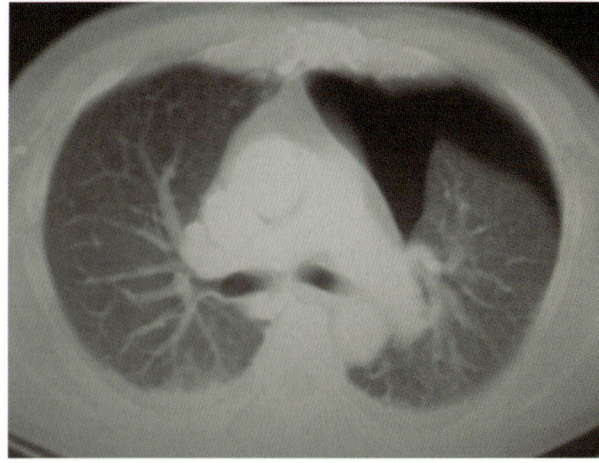

Fig. 38.10. Pneumotórax oculto. Pneumotórax grande do lado esquerdo visível na tomografia computadorizada (TC) de tórax, que não era visível na radiografia de tórax.

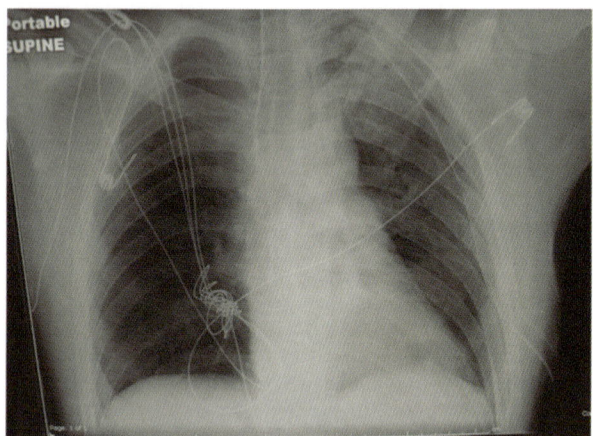

Fig. 38.9. Resolução do pneumotórax hipertensivo mostrado na Figura 38.7 com drenagem torácica do lado esquerdo.

QUADRO 38.2

Indicações para a Drenagem de Tórax

Causas traumáticas de pneumotórax (exceto pneumotórax apical assintomático)
Pneumotórax moderado a grande
Sintomas respiratórios independentemente do tamanho do pneumotórax
Aumento do tamanho do pneumotórax após terapia inicial conservadora
Recorrência de pneumotórax após a remoção de um dreno de tórax
Paciente requer suporte ventilatório
Paciente requer anestesia geral
Hemotórax associado
Pneumotórax bilateral, independentemente do tamanho
Pneumotórax hipertensivo

De Dougall AM, et al: Chest trauma — current morbidity and mortality. J Trauma 17:547, 1977.

---

drenagem torácica imediata. O tratamento não deve ser postergado até uma radiografia torácica confirmatória. A ultrassonografia pode confirmar a presença de um pneumotórax nos primeiros minutos da chegada do paciente e a identificação de um pneumotórax em um paciente com comprometimento pulmonar e hemodinâmico também é considerada uma evidência confirmatória empírica de pneumotórax hipertensivo com necessidade de toracostomia. Mesmo sem confirmação ultrassonográfica, a suspeita clínica de pneumotórax hipertensivo é justificativa para uma drenagem torácica, pois a demora pode ser perigosa.

Pneumotórax Oculto

Um pneumotórax que está ausente na radiografia de tórax inicial, mas é identificado na TC de tórax ou abdome posteriores, é chamado de *pneumotórax oculto*. Ele está sendo diagnosticado com mais frequência devido ao aumento do uso de TC (Fig. 38.10).[16-18]

Manejo

Um paciente assintomático que sofre um trauma penetrante de baixa velocidade (tipicamente um ferimento por arma branca) e que tem uma imagem inicial negativa pode ser observado com segurança, tipicamente, por seis horas.[16] Se a imagem inicial foi uma tomografia computadorizada, o paciente pode ser liberado com segurança após o período de observação. Se a imagem inicial foi uma radiografia de tórax, ela deve ser repetida antes da alta.

Pneumotórax Simples

O tratamento de um pneumotórax simples depende de sua causa e tamanho. Pequenos pneumotórax apicais isolados causados por ferimentos com arma branca podem ser observados sem intervenção. No entanto, esse tratamento conservador raramente tem aplicação em politraumas, e um dreno de tórax deve ser inserido imediatamente após qualquer sinal de deterioração.

Da mesma forma, pequenos pneumotórax ocultos encontrados apenas na tomografia computadorizada em pacientes hemodinamicamente estáveis, sem sintomas, podem ser manejados com observação e não necessitam de tratamento, mesmo se o paciente for colocado em ventilação com pressão positiva.[17-19]

Qualquer pneumotórax moderado a grande deve ser tratado com um dreno torácico. As indicações para a drenagem torácica (dreno de tórax) estão listadas no Quadro 38.2. O local preferido para a inserção é o quarto ou quinto espaço intercostal na linha axilar média. Esse posicionamento lateral do dreno é preferido não apenas porque é mais eficiente, mas também porque não produz um defeito estético facilmente visível, assim como a região anterior no segundo espaço intercostal, na linha hemiclavicular. Com o politrauma, no qual é provável que ocorra hemotórax, um dreno de tórax calibroso (36-F a 40-F em adultos e 16-F a 32-F em crianças) deve ser usado. Por outro lado, o pneumotórax espontâneo, ou aqueles causados por lesões menores ou isoladas, podem ser tratados com drenos menores.

Deve-se tomar cuidado para se ter certeza de que todos os orifícios de ventilação ao longo do dreno estejam dentro da cavidade torácica. Uma linha radiopaca na lateral do dreno, com interrupções nesses orifícios de drenagem, ajuda muito na interpretação radiológica do posicionamento. O dreno deve ser fixado a um sistema em selo d'água que permita a reexpansão do pneumotórax. Se houver vazamento significativo de ar ou um grande hemotórax, pode ser conectado a uma fonte de vácuo constante de 20 a 30 cm de H_2O, para uma reexpansão mais rápida.

A drenagem torácica tem algumas complicações potencialmente graves, incluindo a formação de um hemotórax, edema pulmonar, fístula broncopleural, vazamentos pleurais, empiema, enfisema subcutâneo, infecção, laceração da artéria intercostal, pneumotórax contralateral e lesão do parênquima.[20,21] Uma meta-análise recente foi incapaz de encontrar evidências suficientes a favor ou contra o uso de antibióticos empíricos em todas as drenagens torácicas para prevenir empiema ou pneumonia, especialmente aquelas indicadas para pneumotórax espontâneo. Entretanto para pacientes politraumatizados ou com hemotórax, os dados sugeriram benefícios. Recomendamos o uso rotineiro de antibióticos intravenosos nesses pacientes, especificamente cefazolina 1 a 2 g administrada antes da drenagem de tórax ou em até uma hora. A vancomicina (1 g) ou a clindamicina (600 mg) são alternativas adequadas em pacientes nos quais as cefalosporinas são inapropriadas.[22]

Pneumotórax Aberto

Um paciente com pneumotórax aberto que esteja em um ambiente extra-hospitalar deve ter o defeito coberto imediatamente, o que ajuda a converter a condição em pneumotórax fechado, eliminando a anormalidade fisiológica. Tanto um curativo parcialmente oclusivo como uma vedação torácica comercial ventilada podem ser aplicados; deve-se ter cuidado para avaliar continuamente a conversão da lesão em um pneumotórax hipertensivo, especialmente em pacientes intubados e submetidos a ventilação com pressão positiva.[23-25] A ferida nunca deve ser vedada, porque a pressão negativa durante a inspiração pode sugar o curativo para a cavidade torácica. Essas considerações não são tão importantes quando o paciente está no DE, em que a drenagem torácica formal pode ser realizada. A ventilação com pressão positiva pode então ser iniciada, se necessário, sem o medo de produzir um pneumotórax hipertensivo, e o paciente pode ser preparado para um reparo cirúrgico definitivo.

Pneumotórax Hipertensivo

Quando há suspeita clínica de pneumotórax hipertensivo, deve ser realizada descompressão imediata por meio de toracocentese com agulha, que é realizada por meio da inserção de um cateter calibroso (calibre 14-G ou maior) com, pelo menos, 5 cm de comprimento, pelo quarto ou quinto espaço intercostal lateralmente ou no segundo ou terceiro espaço anteriormente no lado envolvido. Estudos recentes têm sugerido que alguns cateteres podem não ter comprimento suficiente para penetrar no espaço pleural.[26,27] Portanto recomendamos a abordagem lateral se for acessível. Esse método pode ser facilmente realizado em campo, permitindo que os sinais vitais melhorem durante o transporte ou durante a preparação para uma drenagem torácica.[28]

No DE, pode ser tão eficiente inserir um dreno torácico (ou até mesmo realizar uma "toracostomia com o dedo," sem, na verdade, inserir o dreno), quanto fazer uma toracostomia com agulha, dependendo da disponibilidade de equipamento. Independentemente disso, mesmo se uma toracostomia com agulha for realizada em um paciente com suspeita de pneumotórax hipertensivo no departamento de emergência, um dreno torácico deve ser inserido logo em seguida.

O paciente intubado no DE, que está recebendo ventilação com pressão positiva, e compressões cardíacas externas está particularmente em risco de desenvolver pneumotórax hipertensivo. Arcos costais fraturados na ressuscitação cardiopulmonar (RCP) podem penetrar no parênquima pulmonar e causar pneumotórax.

A ventilação com pressão positiva aumenta a pressão intrapleural e produz um pneumotórax hipertensido. O primeiro sinal dessa complicação é um aumento na resistência à ventilação. Se o paciente tiver sinais vitais, a pressão sanguínea cairá e a pressão venosa central (PVC) aumentará. A inserção incorreta de um tubo endotraqueal não resulta em pneumotórax hipertensivo, mas em assimetria dos murmúrios vesiculares. Se o diagnóstico for sugestivo de pneumotórax hipertensivo, o médico deve proceder com terapia empírica emergencial.

HEMOTÓRAX

Princípios

Introdução e Importância

O hemotórax, que é o acúmulo de sangue no espaço pleural após trauma torácico contuso ou penetrante, é uma complicação comum que pode produzir choque hipovolêmico e reduzir perigosamente a capacidade vital. É comumente associado ao pneumotórax e lesões extratorácicas.

Fisiopatologia

A hemorragia do parênquima pulmonar lesado é a causa mais comum de hemotórax, mas ela tende a ser autolimitada, a menos que haja uma grande laceração. Vasos específicos são menos frequentemente a fonte de hemorragia, com a artéria intercostal e as torácicas internas causando hemotórax com mais frequência do que os grandes vasos ou os hilares. O sangramento das artérias intercostais, entretanto, pode ser vigoroso, porque elas se ramificam diretamente da aorta.

Características Clínicas

Dependendo da velocidade e da quantidade de hemorragia, graus variáveis de choque hipovolêmico serão manifestados. Os pacientes podem se apresentar com desconforto respiratório, taquicárdicos e hipoxêmicos. Os murmúrios vesiculares podem estar diminuídos. O diagnóstico também deve ser lembrado como uma complicação potencial da colocação de acesso central e considerado — juntamente com o pneumotórax — em pacientes que apresentam esses sintomas após o procedimento.

Exames Diagnósticos

A radiografia torácica em ortostase continua sendo o principal exame diagnóstico na avaliação aguda do hemotórax. Um hemotórax é observado como menisco de fluido atenuando o ângulo costofrênico e seguindo as margens pleurais da parede torácica quando visualizado no raio x de tórax em ortostase. A atenuação dos ângulos costofrênicos na radiografia torácica em ortostase requer, pelo menos, de 200 a 300 mL de fluido. A radiografia torácica em posição supina é menos precisa, mas, infelizmente, é frequentemente a única incidência disponível por causa da condição instável do paciente. No paciente em posição supina, o sangue se acumula posteriormente, criando uma opacidade difusa que pode ser bastante sutil (ou parecer uma contusão pulmonar), dependendo do volume do hemotórax (Fig. 38.11). Com o hemotórax maciço, o grande volume de sangue pode criar um hemotórax hipertensivo, com sinais e sintomas de choque obstrutivo e hemorrágico (Fig. 38.12).

Como no caso do pneumotórax, o ultrassom tem maior sensibilidade que a radiografia torácica supina na detecção de hemotórax.[29] Diante disso, a ultrassonografia precoce à beira do leito deve ser rotineiramente realizada em pacientes com trauma torácico, independentemente dos achados na radiografia supina. Imagens adicionais via TC de tórax (Fig. 38.13) devem ser realizadas se indicadas pelos critérios NEXUS-Chest CT, conforme discutido anteriormente,[1] porque podem detectar hemotórax ou outras lesões associadas (Fig. 38.14).

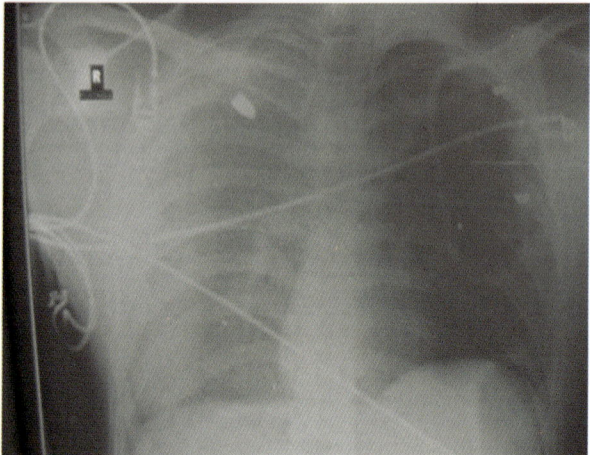

Fig. 38.11. Hemotórax secundário a ferimento por arma de fogo. Observe a opacidade difusa sobre o hemitórax direito com a bala vista no lobo superior direito.

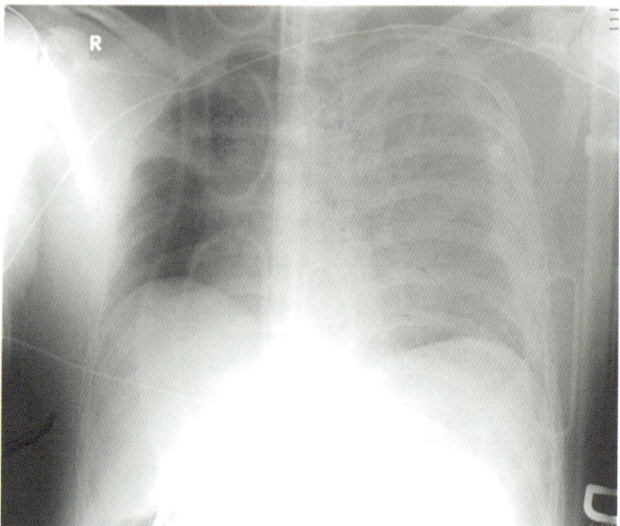

Fig. 38.12. Hemotórax hipertensivo.

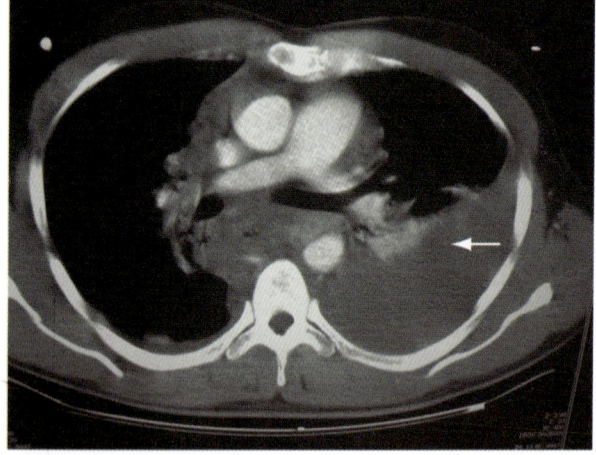

Fig. 38.13. Hemotórax do lado esquerdo visível na tomografia computadorizada (TC) de tórax (seta).

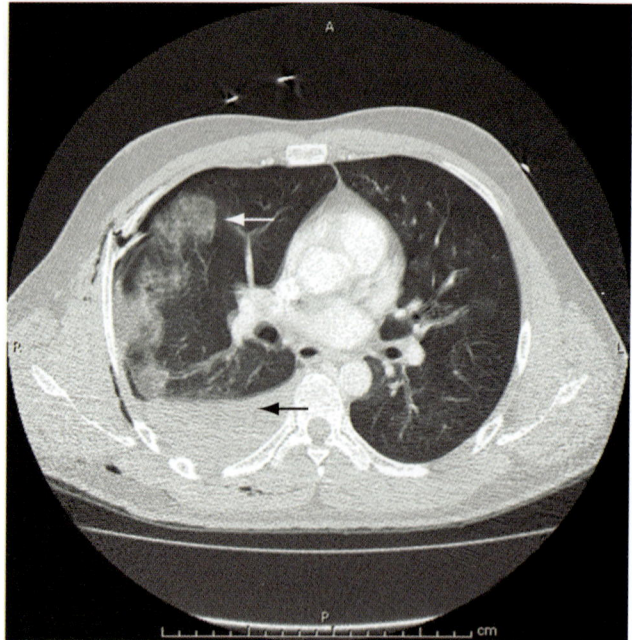

Fig. 38.14. Fratura de arco costal resultando em pneumotórax, com hemotórax associado (seta inferior) e contusão pulmonar (seta superior) vistos na tomografia computadorizada (TC) de tórax.

Manejo

O tratamento do hemotórax consiste em restaurar o volume sanguíneo circulante, controlar a via aérea conforme necessário e evacuar o sangue acumulado. A drenagem torácica permite o monitoramento constante da perda sanguínea e as radiografias de tórax em série ajudam a monitorar a reexpansão pulmonar. Um dreno de grande calibre (36-F e 40-F) deve ser inserido no quinto espaço intercostal na linha axilar anterior e conectado a um sistema de selo d'água com aspiração (20 a 30 mL de H_2O).

Embora os hemotórax pequenos possam ser observados em pacientes estáveis, um hemotórax moderado ou qualquer hemotórax em um paciente instável ou sintomático requer uma drenagem torácica. A hemorragia grave ou persistente requer toracostomia ou toracotomia aberta. Estudos são necessários para melhor delinear o tamanho de um hemotórax detectado na tomografia computadorizada que requer a drenagem torácica.

A autotransfusão tem sido usada com sucesso na drenagem torácica. A autotransfusão também elimina o risco de reações de incompatibilidade e transmissão de certas doenças, como a hepatite C. Como a maioria da perda de sangue ocorre imediatamente após a inserção do dreno, o aparelho de autotransfusão deve estar prontamente disponível no DE.

Deve ser realizado um controle rigoroso da taxa inicial e contínua da perda de sangue. A drenagem imediata de mais de 1.500 mL de sangue da cavidade pleural é considerada uma indicação de toracotomia de urgência, assim como a saída contínua de pelo menos 200 ml/h por três horas.[17,30] As considerações gerais para a toracotomia urgente estão descritas no Quadro 38.3.

LESÃO TRAQUEOBRÔNQUICA

PRINCÍPIOS

Introdução e Importância

Lesões traqueobrônquicas podem ocorrer com lesões contusas ou penetrantes do pescoço ou tórax. Os acidentes automobilísticos são o mecanismo mais frequente, causando lesão traqueobrônquica, representando mais da metade de todos os casos.

Embora tenha havido um aumento na ocorrência de ruptura traqueobrônquica, ela continua a ser uma lesão relativamente rara, ocorrendo em menos de 3% dos pacientes com lesão torácica significativa. Sua taxa de mortalidade associada é relatada como sendo de aproximadamente 10%, embora as taxas de mortalidade

> **QUADRO 38.3**
>
> **Indicações para a Toracotomia**
>
> Drenagem torácica inicial superior a 20 mL de sangue por quilograma.
> Presença de sangramento persistente a uma taxa maior que 7 ml/kg/h.
> Hemotórax crescente visto em radiografias de tórax.
> O paciente permanece hipotenso apesar da reposição de sangue adequada, e outros locais de perda de sangue foram descartados.
> O paciente descompensa após resposta inicial à ressuscitação.

sejam significativamente afetadas por lesões associadas e o tempo de diagnóstico e reparo cirúrgico.

Fisiopatologia

As lesões traqueobrônquicas causadas por armas brancas desenvolvem-se quase exclusivamente por ferimentos na traqueia cervical (Cap. 37), enquanto as armas de fogo podem danificar a árvore traqueobrônquica em qualquer ponto. A lesão intratorácica da árvore traqueobrônquica ocorre mais comumente no trauma contuso. Essas lesões podem resultar de impactos diretos, forças de cisalhamento ou ferimentos por explosão. Um golpe direto no pescoço pode esmagar a traqueia cervical contra os corpos vertebrais e cortar transversalmente os anéis traqueais ou a cartilagem cricoide. As forças de cisalhamento na traqueia produzirão uma lesão na carina e na cartilagem cricoide, que são seus pontos relativamente fixos.

A desaceleração súbita da caixa torácica afasta os pulmões do mediastino, produzindo tração da carina na traqueia. Quando a elasticidade da árvore traqueobrônquica é excedida, ela se rompe. Também foi sugerido que, se a glote estiver fechada no momento do impacto, o aumento súbito da pressão intrabrônquica romperá a árvore traqueobrônquica. Independentemente do mecanismo, mais de 80% dessas lesões ocorrem a 2 cm da carina.

CARACTERÍSTICAS CLÍNICAS

O vazamento maciço de ar por meio de um dreno de tórax, hemoptise e enfisema subcutâneo dramático ou crescente deve sugerir o diagnóstico de lesão importante nas vias aéreas. O enfisema subcutâneo é tipicamente o achado de exame físico mais comum. A ausculta cardíaca pode revelar o sinal de Hamman se o ar se localizar no mediastino. O sinal de Hamman é um som ruidoso e áspero sincronizado com o pulso e é melhor ouvido sobre o precórdio. É o resultado do coração batendo contra tecidos cheios de ar. Os pacientes com ruptura traqueobrônquica apresentam um dos dois quadros clínicos distintos. No primeiro grupo de pacientes, a ferida se abre para o espaço pleural, produzindo um grande pneumotórax. Um dreno de tórax não consegue evacuar o espaço e reexpandir o pulmão, e há borbulhamento contínuo de ar (vazamento persistente) no sistema de selo d'água (Fig. 38.15).

No segundo grupo de pacientes há transecção completa da árvore traqueobrônquica, mas pouca ou nenhuma comunicação com o espaço pleural. Geralmente, não está presente um pneumotórax. Os tecidos peribrônquicos suportam as vias aéreas o suficiente para manter a respiração, mas dentro de três semanas o tecido de granulação obstruirá o lúmen e produzirá atelectasias. Esses pacientes estão relativamente livres de sintomas no momento da lesão, mas semanas depois, eles têm uma atelectasia inexplicável ou pneumonia. Os sinais radiográficos em ambos os grupos de pacientes são o pneumomediastino, enfisema subcutâneo extenso (Fig. 38.16), pneumotórax, fratura dos arcos costais superiores

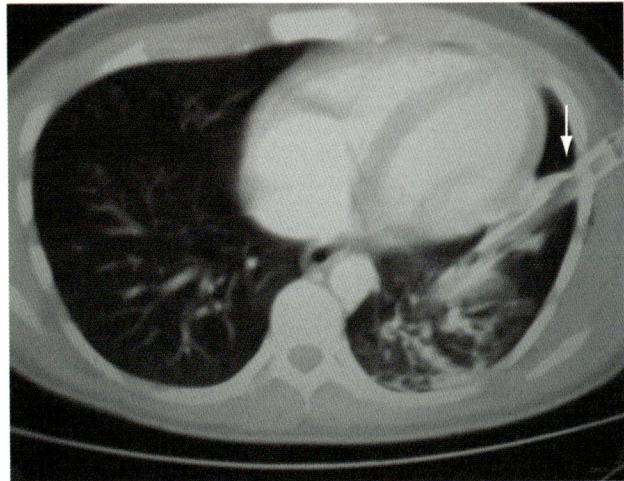

Fig. 38.15. Penetração do parênquima pulmonar por dreno de tórax (seta), com grande pneumotórax residual, visível na tomografia computadorizada (TC).

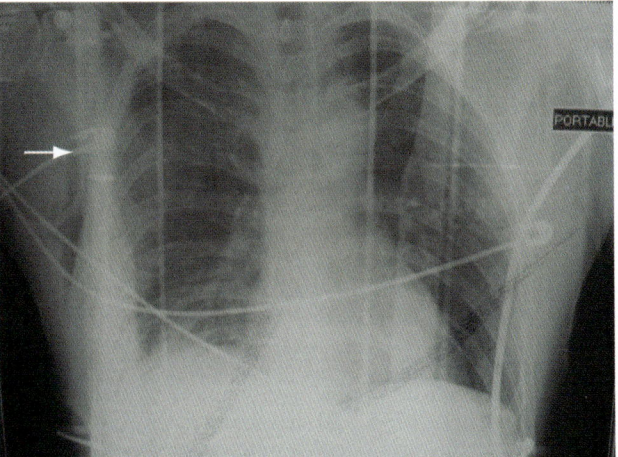

Fig. 38.16. Múltiplas fraturas de arcos costais com enfisema subcutâneo extenso (seta), sem visualização de pneumotórax

(do primeiro ao quinto), ar em torno do brônquio e obstrução no curso de um brônquio cheio de ar.

EXAMES DIAGNÓSTICOS

Quando há suspeita de lesão traqueobrônquica, a broncoscopia deve ser realizada. A broncoscopia flexível é a forma preferida e mais confiável de se estabelecer o diagnóstico e determinar o local e a extensão da lesão. No entanto, a tomografia computadorizada demonstrou ter alta sensibilidade na detecção de lesão traqueobrônquica. A fístula broncopleural (uma comunicação entre um brônquio e o parênquima pulmonar) pode ocorrer como uma complicação da ruptura traqueobrônquica e, em alguns casos, tem sido tratada com sucesso por meio do broncoscópio de fibra ótica. Uma coleção de líquido mediastinal, evidência de mediastinite, ou ambos, podem ser observados na TC de tórax.

MANEJO

Se for feita a broncoscopia diagnóstica, a intubação endotraqueal pode ser realizada sobre o broncoscópio para garantir que o tubo passe com segurança além do local da lesão. A intubação às cegas não deve ser tentada. Se intubar utilizando um videolaringoscópio (ou laringoscópio convencional), o tubo é introduzido lenta e suavemente para evitar a criação de uma passagem falsa ou a conversão de uma ruptura traqueal parcial em uma completa.

O tratamento padrão para a lesão traqueobrônquica tem sido a toracotomia com traqueostomia intraoperatória e correção cirúrgica da via aérea rompida. No entanto o tratamento médico conservador de tais lesões pode ser considerado para pacientes com lesões traqueais menores que 2 cm e sem prolapso esofágico, mediastinite ou vazamento maciço de ar.[30]

LESÃO DIAFRAGMÁTICA

PRINCÍPIOS

Introdução e Importância

A ruptura diafragmática está presente em 1% a 6% das principais lesões torácicas. A ruptura diafragmática ocorre mais comumente após trauma toracoabdominal contuso, como ocorre nos acidentes automobilísticos ou quedas de alturas, mas também pode ocorrer por trauma penetrante.

Fisiopatologia

A hérnia diafragmática é uma herniação de estruturas abdominais na cavidade torácica por meio de um defeito no diafragma, com um risco potencial de estrangulamento das vísceras abdominais, especialmente do intestino delgado. Os sinais e sintomas podem não ocorrer durante a admissão e podem demorar até meses ou anos, com uma taxa de mortalidade significativa.

Três quartos dos casos de ruptura diafragmática secundária a trauma contuso ocorrem no lado esquerdo, o restante à direita, presumivelmente devido ao efeito protetor do fígado no lado direito. Apenas cerca de 5% dos casos são bilaterais. Com a lesão penetrante, a lesão diafragmática ocorre no local da penetração, mas pode ser oculta.

Nos casos de lesão contusa, a pressão elevada dentro da cavidade abdominal causa ruptura diafragmática, e uma diferença de pressão geralmente de 5 a 10 mmHg força os órgãos abdominais pelo defeito diafragmático. Como o trauma contuso pode causar lesões em múltiplos órgãos, essas lesões coexistentes podem mascarar as lesões diafragmáticas mais silenciosas, e a ruptura diafragmática pode ser inicialmente negligenciada. Com o tempo, a pressão intratorácica negativa gerada pela inspiração tende a puxar o conteúdo abdominal para o tórax. Esse efeito é perdido com o uso de intubação e ventilação com pressão positiva.

EXAMES DIAGNÓSTICOS

O diagnóstico preciso da hérnia diafragmática traumática é essencial, pois o reparo cirúrgico imediato é o tratamento de escolha, mas a radiografia simples de tórax isolada é pouco sensível para ruptura diafragmática.

Em pacientes com trauma contuso, o exame tomográfico do abdome e do tórax pode ser muito útil para a avaliação da lesão diafragmática, embora o local e o tipo de lesão afetem sua sensibilidade. No entanto a TC pode demonstrar achados consistentes com lesão diafragmática, incluindo descontinuidade diafragmática, herniação intratorácica do conteúdo abdominal e constrição cinturada das vísceras abdominais (o "sinal do colar").

Em pacientes com trauma toracoabdominal penetrante à esquerda, a incidência de herniação de conteúdo abdominal é suficientemente alta para que a toracoscopia ou a laparoscopia seja recomendada para o diagnóstico e reparo de uma lesão diafragmática. Mesmo em pacientes com lesões penetrantes do lado direito (que, normalmente, não resultam em herniação devido ao efeito protetor da cúpula hepática), recomenda-se a avaliação de ambos os lados do diafragma com laparoscopia ou toracoscopia.

MANEJO

As lesões diafragmáticas podem ser marcadores de gravidade e preditores de lesões associadas graves no trauma e devem ser reparadas cirurgicamente. O tratamento de escolha é a cirurgia. A tomografia computadorizada deve identificar o local e a extensão da herniação, órgãos herniados e danos aos órgãos associados. Embora não sejam isentas de complicações, a laparoscopia e a toracoscopia podem ser usadas para correção de hérnia diafragmática.

A incidência de envolvimento diafragmático após lesão toracoabdominal penetrante à esquerda é alta, tornando o manejo não operatório e expectante desses pacientes potencialmente inseguro.

TRAUMA CARDIOVASCULAR

TRAUMA CARDÍACO CONTUSO

As lesões cardíacas contusas geralmente resultam de acidentes automobilísticos de alta velocidade em que a parede torácica atinge o volante. Outras causas, como quedas de altura, lesões por esmagamento, lesões por explosão e impactos diretos são menos comuns. O diagnóstico de uma lesão contusa no coração permanece vago devido às lesões graves concomitantes em outros órgãos do corpo e, mais importante, porque não há um padrão ouro para se fazer o diagnóstico.

A importância da detecção de lesão miocárdica contusa reside no reconhecimento de complicações potencialmente fatais associadas. Arritmias que ameaçam a vida, anormalidades de condução, insuficiência cardíaca congestiva, choque cardiogênico, hemopericárdio com tamponamento, ruptura cardíaca, ruptura valvular, trombos intraventriculares, fenômenos tromboembólicos, oclusão da artéria coronariana, aneurismas ventriculares e pericardite constritiva têm sido relatados como complicações.

O trauma cardíaco contuso pode ser visto como parte de um espectro contínuo (isto é, concussão miocárdica, contusão, infarto e ruptura). A concussão miocárdica ocorre quando uma lesão contusa no tórax interno produz uma resposta "atordoante" no miocárdio. Nenhuma lesão celular permanente ocorre, mas pode resultar em efeitos clínicos transitórios. A contusão miocárdica é a forma menos grave de lesão que pode ser demonstrada patologicamente. A lesão celular ocorre com o extravasamento de hemácias para a parede muscular, juntamente com a necrose celular miocárdica localizada. O dano miocárdico permanente é raro. O infarto ocorre tipicamente com a oclusão traumática ou ruptura de uma artéria coronária. A ruptura cardíaca é, obviamente, a forma mais grave de lesão cardíaca contusa.

CONCUSSÃO MIOCÁRDICA

Princípios

Introdução e Importância

Os termos *concussão miocárdica* ou *commotio cordis* são usados para descrever uma forma aguda de trauma cardíaco contuso, geralmente produzido por um impacto direto e pontual na porção média da parede torácica anterior, que atordoa o miocárdio e resulta em arritmia breve, hipotensão e perda de consciência. É um evento raro e ocorre, principalmente, em adolescentes, especialmente aqueles que praticam esportes envolvendo objetos esféricos rígidos (p. ex., bolas de beisebol, discos de hóquei e assim por diante).

Fisiopatologia

Modelos animais de *commotio cordis* determinaram que é muito mais provável que ela aconteça se o impacto ocorrer durante a repolarização ventricular precoce.[31] Além disso, objetos achatados e bolas mais macias (p. ex., tênis ou futebol) são menos propensos a causar *commotio cordis* do que bolas menores.[32] Uma vez que essa arritmia ocorre, pode resultar em ritmos de não perfusão, tais como: assistolia ou fibrilação ventricular e parada cardíaca irreversível. Existe, no entanto, certo número de casos documentados de ressuscitação bem-sucedida com fornecimento rápido de RCP e a utilização de um desfibrilador externo automático (DEA).33

Características Clínicas

O *commotio cordis* tem uma apresentação (colapso súbito) e um mecanismo (trauma torácico contuso) característicos. Notavelmente, a doença em si é definida por uma falta de dano cardíaco estrutural e, portanto, um trauma mais grave (como o necessário para causar contusão ou ruptura cardíaca, conforme descrito posteriormente) é incongruente com o diagnóstico.

Exames Diagnósticos

Exames Laboratoriais e Eletrocardiograma

Pode-se presumir que os pacientes que se apresentam com o mecanismo característico e a apresentação acima e que têm ritmos chocáveis no ECG (ou que foram desfibrilados por um DEA) têm *commotio cordis* se não houver evidência de dano cardíaco estrutural na ecocardiografia ou na TC. A avaliação laboratorial dos níveis séricos de eletrólitos e biomarcadores cardíacos pode identificar contribuintes adicionais para sua apresentação, mas eles geralmente serão normais.

Manejo

O tratamento inicial dos pacientes com *commotio cordis* deve seguir os algoritmos padrão de suporte avançado de vida em cardiologia, idealmente com o início da RCP por um espectador e desfibrilação precoce (especialmente em eventos esportivos). Afastadas quaisquer outras lesões cardíacas mais graves (discutidas posteriormente), o *commotio cordis* não requer quaisquer intervenções específicas.

Seguimento

Em pacientes que sobrevivem à arritmia do *commotio cordis* e que não apresentam lesão cardíaca traumática mais grave, um período curto de observação é adequado. Embora haja uma escassez de evidências quanto à duração desse período de observação, recomendamos de seis a 12 horas de monitoramento por telemetria. Depois disso, os pacientes podem receber alta, embora não devam voltar a jogar até que seja realizado um teste cardiológico ambulatorial adicional (p. ex., teste de estresse, ressonância magnética cardíaca [RNM] e testes farmacológicos para distúrbios condutivos primários, se indicado).33

CONTUSÃO MIOCÁRDICA

Princípios

Introdução e Importância

A contusão miocárdica é uma condição nebulosa muito pouco compreendida. Décadas de pesquisa e prática clínica bastante variada não conseguiram produzir um consenso em relação ao seu diagnóstico, taxa de complicações e seguimento adequado.

Fisiopatologia

Vários mecanismos têm sido postulados, pelos quais o coração pode ser ferido em casos de trauma contuso. Um impacto direto no tórax transmite energia pelos arcos costais para a coluna. Quando uma grande força é aplicada na parede torácica, o esterno é deslocado posteriormente e o coração é comprimido entre o esterno e as vértebras ou um diafragma elevado. Ambos podem presumivelmente resultar em lesões cardíacas. O aumento da pressão intratorácica por um impacto direto no tórax pode contribuir para a lesão. Além disso, a compressão do abdome e da pelve pode deslocar as vísceras abdominais para cima e resultar em lesão cardíaca.

Características Clínicas

A contusão miocárdica se manifesta clinicamente como um espectro de lesões de gravidade variável. Embora a maioria dos pacientes com contusão miocárdica tenha sinais externos de trauma torácico (p. ex., contusões, abrasões, crepitações palpáveis, fraturas de arcos costais ou segmentos instáveis visíveis), a ausência de lesão torácica identificável vel diminui a probabilidade de contusão miocárdica, mas não a exclui. Virtualmente, todas as lesões intratorácicas e da parede torácica conhecidas têm sido associadas à contusão miocárdica. O sinal mais sensível, porém menos específico, de contusão miocárdica, é a taquicardia sinusal, que está presente em aproximadamente 70% dos pacientes com contusões miocárdicas documentadas e é um sinal vital muito comum em pacientes com trauma. Em pacientes com contusão cardíaca significativa, pode ocorrer uma diminuição do débito cardíaco, que pode ser clinicamente insignificante ou se manifestar como choque cardiogênico pronunciado.

Exames Diagnósticos

Infelizmente, não há um acordo sobre uma definição diagnóstica padrão-ouro de contusão miocárdica. As evidências clínicas são frequentemente não específicas, especialmente no contexto de múltiplos traumas. Muitos exames e definições foram propostos ao longo dos anos, mas nenhum emergiu como definitivo.

Exames Laboratoriais e Eletrocardiograma

Eletrocardiograma. Devido à sua posição anterior no tórax e proximidade com o esterno, o ventrículo direito é muito mais provável de ser lesado do que o ventrículo esquerdo. O ECG padrão de 12 derivações é relativamente insensível ao danos do ventrículo direito, conforme demonstrado pela evidência patológica de dano celular em pacientes com ECGs normais. Uma contusão cardíaca geralmente resulta em dano moderado do ventrículo direito com apenas pequenas alterações elétricas, que podem ser facilmente perdidas no ECG. Os ECGs do lado direito (adicionalmente ao V_4R) não demonstraram qualquer benefício.

O ECG para pacientes com contusão miocárdica frequentemente mostra evidências de arritmia, distúrbio de condução ou isquemia. Arritmias ou alterações no ECG também podem ser causadas por hipóxia significativa como resultado de lesões pulmonares ou perda de sangue, o que se resolve uma vez que a hipoxemia ou perda sanguínea tenha sido corrigida.

Alguns casos de arritmia com risco de morte tardia foram relatados até 12 horas após a lesão, e os pacientes podem desenvolver arritmias menos letais até 72 horas após a lesão. O início das alterações eletrocardiográficas pode demorar até 48 horas após a lesão, mas todas as alterações geralmente se resolvem de quatro a 60 dias. A presença de anormalidades no ECG especifica o suficiente para confirmar o diagnóstico de contusão miocárdica, nem confiável o suficiente para prever complicações posteriores, mas um ECG recentemente anormal (arritmia/bloqueio cardíaco ou alterações isquêmicas) justifica a admissão para monitorização contínua com ECG.34

Biomarcadores Cardíacos. Como a creatina quinase (CK) está inespecificamente aumentada em pacientes vítimas de trauma devido à lesão muscular esquelética associada, e foi demonstrado também que os níveis de CK-MB estão falsamente elevados em pacientes politraumatizados, o ensaio de troponina é o biomarcador cardíaco preferido para o teste.

A combinação de um nível de troponina e um ECG de 12 derivações normais tem um valor preditivo negativo suficiente para "descartar" contusão miocárdica, e esses pacientes não precisam de outra avaliação ou monitorização específica para contusão miocárdica.34

Exames de Imagem

Embora a ecocardiografia seja um meio de visualizar diretamente as estruturas e as câmaras cardíacas e possa ser muito útil para descartar lesões miocárdicas estruturalmente importantes (p. ex., anormalidades valvares ou no movimento de paredes), ela não deve ser usada rotineiramente como uma modalidade de rastreio primário para lesões cardíacas contusas. Pelo contrário, a ecocardiografia deve ser reservada para pacientes nos quais há suspeita de contusão miocárdica (com base no ECG ou nos níveis de troponina) e que têm hipotensão ou arritmias inexplicáveis.[34]

Manejo

O tratamento de uma contusão miocárdica suspeita é semelhante ao de um infarto miocárdico (IM): acesso venoso salinizado (se os fluidos IV não forem indicados por outros motivos), monitoramento cardíaco, administração de oxigênio, se houver hipóxia, e agentes analgésicos. As arritmias são tipicamente transitórias e não requerem tratamento. Arritmias graves, como taquicardia ventricular ou flutter atrial, devem ser tratadas com medicamentos apropriados, de acordo com as diretrizes atuais do suporte avançado de vida em cardiologia. Não existem dados para apoiar a supressão profilática de arritmias. Devem ser tomadas medidas para tratar e prevenir quaisquer condições que aumentem a irritabilidade miocárdica (p. ex., acidose metabólica). Os agentes trombolíticos e a aspirina são contraindicados no contexto de trauma agudo. Em casos raros, pode haver um infarto agudo do miocárdio associado ao trauma, que pode surgir de lacerações ou lesão contusa das coronárias. Esses casos devem ser manejados com intervenção coronária percutânea (ICP) ou cirurgia cardiotorácica para correção definitiva, conforme indicado.

No cenário de débito cardíaco deprimido causado por contusão miocárdica suspeita ou confirmada, justifica-se a administração cautelosa de fluidos para aumentar a pré-carga (p. ex., bólus de 200 a 250 mL a cada 15 minutos até um máximo de 1 a 2 L). Uma infusão de dobutamina pode ser útil uma vez que a pré-carga tenha sido otimizada. Enquanto a contrapulsação com balão intra-aórtico tem sido usada com sucesso no choque cardiogênico refratário, a prioridade é se certificar de que o débito cardíaco diminuído não é resultado de outras lesões traumáticas não diagnosticadas, particularmente a ruptura aórtica.

O prognóstico de um paciente com contusão miocárdica depende do caráter e da magnitude do trauma inicial, do tamanho e da localização da contusão, da condição preexistente das artérias coronárias e, mais importante, do número de lesões graves associadas. O curso usual é a recuperação sem complicações.

Seguimento

Pacientes com suspeita de contusão miocárdica que têm um nível de troponina normal e um ECG normal não têm o diagnóstico. Contusões miocárdicas que resultam em alterações no ECG ou elevações de troponina requerem observação por telemetria ou monitoramento intra-hospitalar, dependendo das outras lesões dos pacientes. Os ECGs marcadamente anormais, elevações de troponina ou hipotensão garantem ecocardiografia e consultoria cardiológica.

RUPTURA MIOCÁRDICA

Princípios

Introdução e Importância

Os acidentes automobilísticos de alta velocidade são responsáveis pela maioria dos casos de ruptura miocárdica traumática, que é quase sempre fatal. Aproximadamente, um terço desses pacientes tem ruptura de múltiplas câmaras, e um quarto tem uma ruptura aórtica ascendente associada. Aproximadamente, 20% dos pacientes sobrevivem pelo menos 30 minutos, teoricamente tempo suficiente para levá-los à sala de operação da cirurgia cardíaca se a lesão for reconhecida imediatamente e o centro for capaz.

Anatomia e Fisiologia

A ruptura miocárdica refere-se a uma perfuração traumática aguda dos átrios ou ventrículos, mas também pode incluir uma ruptura pericárdica ou laceração ou ruptura do septo interventricular, septo interatrial, cordoalhas tendíneas, músculos papilares, válvas e artérias coronárias laceradas. Uma ruptura tardia do coração também pode ocorrer semanas após um trauma não penetrante, provavelmente como resultado da necrose de uma área miocárdica contundida ou infartada.

As câmaras mais comumente envolvidas na ruptura cardíaca são os ventrículos, sendo a ruptura do ventrículo direito a mais comum. As rupturas dos átrios são menos comuns, com a ruptura atrial direita sendo mais comum que a esquerda. O envolvimento de múltiplas câmaras ocorre em 20% dos pacientes. Vinte por cento dos não sobreviventes apresentam ruptura aórtica concomitante.

Fisiopatologia

Uma ruptura ocorre durante o fechamento da via de saída quando há compressão ventricular de câmaras cheias de sangue por uma pressão suficiente para romper a parede da câmara, septo ou valva. Esse é o mecanismo mais provável de ruptura ventricular quando a lesão ocorre na diástole ou no início da sístole concomitante com a distensão ventricular máxima. Os átrios são mais suscetíveis à ruptura por compressão súbita na sístole tardia, quando essas câmaras estão maximamente distendidas com sangue venoso e as valvas atrioventriculares estão fechadas. Outros mecanismos de ruptura propostos incluem: (1) forças de cisalhamento por desaceleração nos pontos fixos da veia cava superior e inferior no átrio direito; (2) deslocamento ascendente de sangue e vísceras abdominais por lesão abdominal contusa que causa um aumento súbito da pressão intracardíaca; (3) compressão direta do coração entre o esterno e os corpos vertebrais; (4) laceração de um arco costal ou esterno fraturados; e (5) complicações de uma contusão miocárdica, necrose e subsequente ruptura cardíaca.

Devido aos mecanismos envolvidos na ruptura cardíaca, são comuns lesões multissistêmicas associadas. Mais de 70% dos casos relatados de sobreviventes de ruptura miocárdica têm outras lesões associadas importantes, incluindo contusões pulmonares, lacerações hepáticas e esplênicas, lesões cranioencefálicas fechadas e fraturas importantes.

A capacidade imediata do paciente de sobreviver à ruptura cardíaca depende da integridade do pericárdio. Dois terços dos pacientes com ruptura cardíaca têm um pericárdio intacto e estão protegidos da exsanguinação imediata. Esses pacientes podem sobreviver por um breve período, mas desenvolverão hemopericárdio significativo e tamponamento pericárdico. Um terço dos pacientes com ruptura cardíaca tem lesões pericárdicas associadas e sucumbe prontamente à exsanguinação.

Características Clínicas

A apresentação clínica de um paciente que sofreu uma ruptura miocárdica é geralmente de tamponamento cardíaco ou hemorragia grave. Raramente, um paciente é visto com um grande hemotórax, hipotensão e hipovolemia, obscurecendo o diagnóstico por mimetizar uma lesão pulmonar ou outra intratorácica grave. Um paciente com um saco pericárdico intacto e desenvolvendo tamponamento demonstra achados físicos de tamponamento, geralmente com subsequente deterioração clínica. A inspeção inicial do tronco pode revelar pouco mais do que uma área machucada sobre o esterno ou nenhuma evidência física externa. Mais frequentemente, no entanto, os sinais de trauma torácico significativo ou outras lesões associadas estarão presentes, indicando um mecanismo de lesão que poderia resultar em ruptura miocárdica. A ausculta pode revelar um sopro rude, conhecido como *bruit de moulin*, que foi classicamente descrito soando como uma roda de moinho. Isso é causado pelo pneumopericárdio.

Exames Diagnósticos

O uso precoce da ultrassonografia no DE pode facilitar o diagnóstico precoce de ruptura cardíaca e tamponamento pericárdico. A combinação de choque e distensão venosa jugular (DVJ) em um paciente com trauma torácico contuso deve sugerir imediatamente um tamponamento pericárdico ou pneumotórax hipertensivo, ambas as condições rapidamente passíveis de avaliação por ultrassonografia à beira do leito. Em pacientes com hemorragia coexistente por outras lesões, a DVJ pode estar ausente. Outras considerações incluem contusão miocárdica, obstrução da veia cava superior e valva tricúspide rompida. A visualização ultrassonográfica de derrame pericárdico nesse cenário, deve ser seguida por toracotomia de urgência (Fig. 38.17).

Uma radiografia de tórax pode ser útil em pacientes com suspeita de terem sofrido trauma grave o suficiente para causar ruptura miocárdica. Embora esse exame geralmente não ajude a diagnosticar casos de ruptura miocárdica, ele visualiza a presença de outras lesões intratorácicas (p. ex., hemotórax, pneumotórax e sinais de possível dissecção aórtica). Um aumento no tamanho da silhueta cardíaca reflete mais comumente uma doença preexistente ou uma incompetência valvular com o aumento da câmara causado pelo aumento das pressões de enchimento. As alterações do ECG podem ocorrer com lesão miocárdica, mas, geralmente, são inespecíficas. A ecocardiografia à beira do leito no DE deve ser realizada em qualquer caso de suspeita de ruptura cardíaca, tamponamento pericárdico, sopro previamente não diagnosticado ou choque não explicado por outras causas (p. ex., exsanguinação).

Manejo

Quando a equipe médica pré-hospitalar avalia um paciente que sofreu trauma torácico contuso, deve se concentrar no transporte rápido e observar qualquer sinal de tamponamento pericárdico. Se o exame for consistente com o pneumotórax hipertensivo, deve ser tratado com descompressão com agulha.

No DE, o tratamento de pacientes com ruptura miocárdica é direcionado para a descompressão imediata do tamponamento cardíaco e o controle de hemorragia. A pericardiocentese pode ser eficaz em casos de uma ruptura pequena, mas geralmente é realizada como um procedimento terapêutico diagnóstico ou temporário até que a correção cirúrgica possa ser realizada. A toracotomia de urgência e a pericardiotomia podem ser necessárias no setor de emergência se o paciente apresentar sinais vitais em rápida deterioração ou parada cardíaca. Após a toracotomia de urgência e a pericardiotomia, a ruptura miocárdica deve ser controlada até que o paciente possa ser transportado até a sala cirúrgica para reparos definitivos. A hemorragia de um átrio rompido muitas vezes pode ser controlada pela oclusão digital ou pela aplicação de uma pinça vascular. A inserção de um cateter Foley por meio do defeito, seguido de insuflação do balão e tração no cateter, também pode controlar o sangramento. A ruptura ventricular geralmente pode ser controlada por pressão digital direta ou com suturas vasculares não absorvíveis.

A circulação extracorpórea é necessária em apenas 10% dos reparos bem-sucedidos de ruptura miocárdica. Portanto, para pacientes com suspeita de ruptura miocárdica, é apropriado realizar uma toracotomia de urgência em instituições que tenham cirurgiões qualificados, mas sem acesso imediato à circulação extracorpórea.

TRAUMA CARDÍACO PENETRANTE

As lesões cardíacas penetrantes são uma das principais causas de morte no cenário de violência urbana, com pacientes que sobrevivem até a chegada ao hospital apresentando uma taxa de mortalidade de quase 80%. As melhorias nos serviços médicos de emergência, juntamente com uma ênfase no transporte rápido, são responsáveis por um número crescente de pacientes com lesão cardíaca que chegam em centros urbanos de trauma lotados em parada cardiorrespiratória iminente ou definitiva.[35] A proporção de ferimentos por arma de fogo versus ferimentos por arma branca varia muito em relatos de séries de casos, dependendo da localização do centro de trauma.

O ventrículo direito é mais afetado (43%) do que o ventrículo esquerdo (34%) devido à sua localização anatômica anterior. O átrio esquerdo ou direito é afetado em 20% dos casos. Um terço das feridas cardíacas penetrantes afetam múltiplas câmaras e a sobrevivência é muito pior nesses casos.[36] Em 5% dos casos, uma artéria coronária é lacerada, embora essas lesões geralmente envolvam um segmento distal da artéria e raramente produzam infarto agudo do miocárdio significativo quando eles são ligados. As lacerações mais proximais requerem um *bypass* coronário. Raramente, o septo interventricular, uma valva, um músculo papilar ou cordoalha tendínea são lacerados, produzindo uma comunicação aguda ou uma insuficiência valvular. Essas lesões são pouco toleradas e podem rapidamente produzir edema pulmonar maciço e choque cardiogênico.[37]

Duas situações podem ocorrer após a lesão cardíaca penetrante: (1) hemorragia exsanguinante se a lesão cardíaca se comunicar livremente com a cavidade pleural, ou (2) tamponamento cardíaco se a hemorragia estiver contida no pericárdio. Os pacientes com as feridas exsanguinantes frequentemente morrem antes de receberem atendimento médico ou apresentam choque hemorrágico rapidamente progressivo na chegada, culminando em parada cardíaca. Essa apresentação é mais comumente vista em pacientes que sofrem ferimentos cardíacos por arma de fogo. O tamponamento cardíaco é uma condição com risco de vida, mas parece oferecer algum grau de proteção e sobrevivência aumentada em pacientes com ferimentos cardíacos penetrantes. Esses pacientes geralmente requerem ressuscitação imediata por toracotomia no departamento de emergência (TDE) caso preencham os critérios listados no Quadro 38.4.

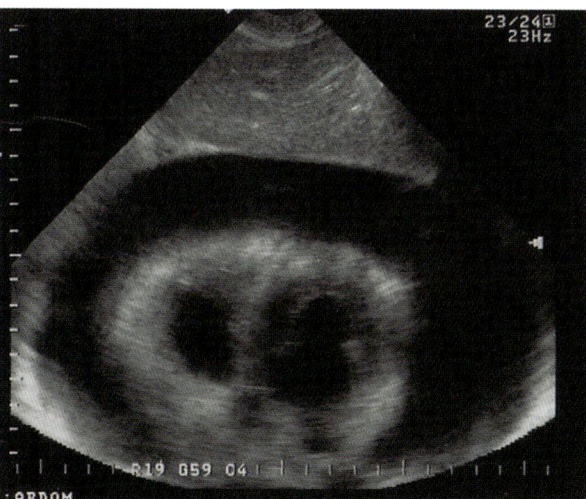

Fig. 38.17. Ecocardiograma demonstrando derrame pericárdico com tamponamento cardíaco.

> ### QUADRO 38.4
> ### Indicações para Toracotomia no Departamento de Emergência
>
> **PARADA CARDÍACA POR TRAUMA PENETRANTE**
> Parada cardíaca a qualquer momento com sinais de vida na cena inicial
> Pressão arterial sistólica abaixo de 50 mmHg após ressuscitação volêmica
> Choque grave com sinais clínicos de tamponamento cardíaco
>
> **TRAUMA CONTUSO**
> Parada cardíaca no departamento de emergência (DE)

TAMPONAMENTO PERICÁRDICO AGUDO

Princípios

Introdução e Importância

A incidência relatada de tamponamento pericárdico agudo é de aproximadamente 2% em pacientes com trauma penetrante no tórax e abdome superior; raramente é visto após trauma torácico contuso. Ocorre mais comumente com ferimentos por armas brancas do que com ferimentos por armas de fogo e de 60% a 80% dos pacientes com ferimentos por armas brancas envolvendo o coração desenvolvem tamponamento. Pacientes com tamponamento pericárdico agudo podem deteriorar em minutos, mas muitos podem ser salvos se as medidas adequadas forem tomadas.

Fisiopatologia

A principal característica de um tamponamento pericárdico é aumento na pressão e volume intrapericárdico. À medida que o volume do derrame pericárdico prejudica a capacidade dos átrios e ventrículos de se encherem adequadamente, o enchimento ventricular é limitado mecanicamente e, assim, o volume sistólico é reduzido. Isso resulta em débito cardíaco reduzido e, finalmente, na diminuição da pressão arterial sistólica e da pressão de pulso. Apenas de 60 a 100 ml de sangue pericárdico já podem produzir o quadro clínico de tamponamento. Concomitantemente, a PVC aumenta devido ao retorno mecânico do sangue para a veia cava.

Ocorrem, então, vários mecanismos compensatórios. A frequência cardíaca e a resistência periférica total aumentam na tentativa de manter o débito cardíaco e a pressão arterial adequados. Uma resposta compensatória menos efetiva, resultando em um aumento maior da PVC, é um aumento no tônus venomotor, causado por contrações dos músculos lisos dentro da parede da cava.

Em qualquer paciente que tenha sofrido um ferimento penetrante ou trauma contuso no tórax ou no abdome superior deve-se suspeitar de tamponamento pericárdico. Na avaliação inicial, nunca se tem certeza da trajetória da projétil ou da profundidade, força e direção de uma facada. Obviamente, os ferimentos diretos sobre o precórdio e epigástrio são mais propensos a produzir uma lesão cardíaca que resulta em tamponamento do que aquelas no tórax posterior ou lateral. No entanto, presume-se que um ferimento penetrante, particularmente por arma de fogo, em qualquer parte do tórax ou abdome superior, possa ter ferido o coração. Uma ecocardiografia rápida à beira do leito, realizada como parte do FAST padrão, detecta facilmente um derrame pericárdico, causando tamponamento cardíaco.

Características Clínicas

Inicialmente, os pacientes com tamponamento cardíaco podem parecer enganosamente estáveis se a taxa de sangramento no espaço pericárdico for lenta ou se a lesão pericárdica permite a descompressão intermitente. Outros pacientes podem se queixar principalmente da dificuldade de respirar, o que sugere patologia pulmonar em vez de cardíaca.

Os achados físicos de tamponamento pericárdico — hipotensão, veias cervicais distendidas e, raramente, bulhas cardíacas distantes ou abafadas (conhecida como "*Tríade de Beck*") — podem ser difíceis de se identificar clinicamente, especialmente no meio de uma ressuscitação importante com hipovolemia concomitante, quando as veias do pescoço podem estar colabadas. Embora os sinais mais confiáveis de tamponamento pericárdico sejam uma PVC elevada (> 15 cm de H_2O) em associação com hipotensão e taquicardia, a ecocardiografia à beira do leito, realizada como parte do FAST, diagnostica rapidamente o tamponamento pericárdico (identificando o derrame pericárdico com fisiologia tamponante concomitante) e tem substituído amplamente o uso de medidas de PVC para o diagnóstico. A ecocardiografia também distingue o tamponamento pericárdico do pneumotórax hipertensivo quando a tríade de PVC elevada, hipotensão e taquicardia está presente.

O tamponamento pericárdico agudo pode ser visto com três apresentações clínicas distintas. Se a hemorragia for confinada no espaço pericárdico, o paciente é inicialmente normotenso, mas terá taquicardia e PVC elevada. Se não for tratada, a maioria desses pacientes desenvolve hipotensão. Se ocorreu hemorragia significativa fora do saco pericárdico, seja por ruptura do pericárdio ou por trauma associado, o quadro clínico é de choque hipovolêmico com hipotensão, taquicardia e PVC baixa. Se a PVC subir para um nível de 15 a 20 cm H_2O com reposição volêmica, mas a hipotensão e a taquicardia persistirem, o tamponamento pericárdico deve ser considerado. O terceiro quadro clínico é o de um tamponamento intermitentemente descompressivo devido à hemorragia intermitente do espaço intrapericárdico, aliviando parcialmente o tamponamento. O quadro clínico pode melhorar e piorar dependendo da pressão e volume intrapericárdico e da perda sanguínea total. Em geral, essa condição é compatível com uma sobrevivência mais longa do que são as duas primeiras apresentações clínicas.

O pulso paradoxal é definido como uma queda excessiva na pressão sistólica durante a fase inspiratória do ciclo respiratório normal. Esse sinal pode ser uma pista adicional para a presença de tamponamento pericárdico, mas, muitas vezes, é difícil de medir durante uma ressuscitação intensiva ou na presença de choque.

Exames Diagnósticos

Radiografia

Ultrassom. A ultrassonografia permite um diagnóstico rápido, preciso e não invasivo do tamponamento pericárdico. Esse exame pode ser realizado à beira do leito, no DE, durante a ressuscitação inicial do paciente como parte do FAST.[38] Embora a definição ultrassonográfica de tamponamento seja a presença simultânea de derrame pericárdico e o colapso diastólico do ventrículo ou átrio direito, a presença de derrame pericárdico em um paciente com trauma torácico é altamente sugestiva de hemorragia pericárdica (Fig. 38.17). Um sinal ultrassonográfico indireto de tamponamento é a demonstração de uma veia cava inferior dilatada em um paciente hipotenso. Os DEs em que a ultrassonografia cardíaca é realizada com janelas subcostais e paraesternais longas têm reportado uma sensibilidade e especificidade próximas de 100% para a detecção de derrame pericárdico. Como o ultrassom é não invasivo e extremamente preciso, sua disponibilidade imediata na fase inicial da ressuscitação de um trauma grave pode ser muito útil na detecção do líquido pericárdico antes que o paciente deteriore hemodinamicamente.

Radiografia. A avaliação radiográfica da silhueta cardíaca no tamponamento pericárdico agudo geralmente não é útil, a menos que um pneumopericárdio traumático esteja presente. Como pequenos volumes de hemopericárdio levam ao tamponamento no cenário agudo, o coração tipicamente parece normal. Isso está em contraste com a aparência de "moringa" do coração com derrame pericárdico crônico. Geralmente, a última condição é tolerada por um longo período.

Eletrocardiografia

Muitas alterações eletrocardiográficas do tamponamento pericárdico têm sido descritas na literatura, mas poucas são diagnósticas, e cada uma delas é mais provável de ser vista com o tamponamento crônico do que com o agudo. Por exemplo, alternância elétrica (em que a morfologia e amplitude das ondas P, QRS, e ST-T se alternam em cada batida em qualquer derivação isolada [Fig. 38.18]) tem sido relatado como sendo um marcador altamente específico de tamponamento pericárdico. A causa postulada é a oscilação mecânica do coração no fluido pericárdico, que é chamada de *fenômeno do coração balançante*. Estudos ecocardiográficos revelaram que, quando o fluido se acumula a um nível crítico, a frequência da oscilação cardíaca

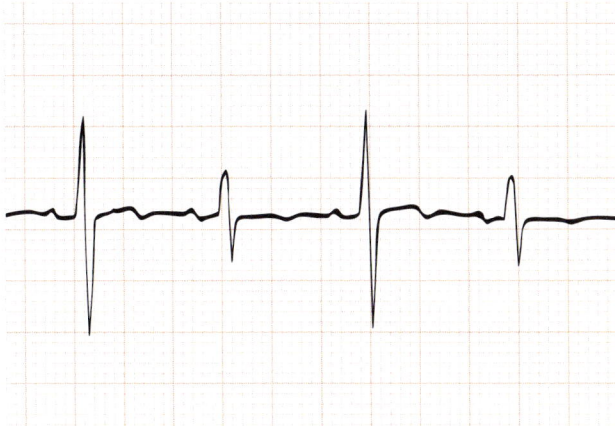

Fig. 38.18. Derivação de Lewis (S5) no eletrocardiograma (ECG) revela alternâncias elétricas totais dos complexos QRS. (De Sotolongo RP, Horton JD: Total electrical alternans in pericardial tamponade. Am Heart J 101:853, 1981.)

pode diminuir abruptamente à metade da frequência cardíaca. A posição cardíaca se alternará, com o coração retornando à sua posição original a cada batida e, assim, a alternância elétrica pode ser vista. A alternância elétrica, quando presente, é patognomônica de tamponamento. No entanto é muito mais comum em derrames pericárdicos crônicos que evoluem para um tamponamento e raramente é vista no tamponamento pericárdico agudo. Notavelmente, entretanto, a baixa amplitude dos complexos QRS pode ser vista como resultado da presença de derrame pericárdico.

Manejo

O tratamento na cena de casos de tamponamento pericárdico é essencialmente o mesmo descrito para qualquer vítima de trauma grave. O diagnóstico de tamponamento deve ser suposto pela localização de ferimentos penetrantes ou pela resposta pobre do paciente à ressuscitação volêmica vigorosa. O pneumotórax hipertensivo, que é muito mais comum, mimetiza certos aspectos do tamponamento pericárdico agudo. Se o paciente estiver *in extremis* ou sua condição clínica deteriorar rapidamente, deve-se considerar a realização de uma toracostomia com agulha que, se não for terapêutica, sugere tamponamento pericárdico na apresentação clínica apropriada em virtude do "diagnóstico de exclusão". O transporte imediato para o centro de trauma mais próximo deve ser primordial.

Na chegada ao DE, deve ser estabelecida imediatamente a expansão volêmica com solução cristaloide via dois ou três catéteres de grande calibre (14 ou 16 G). A presença de um pneumotórax ou hemotórax, que é frequentemente associada a traumas cardíacos penetrantes, é tratada de forma imediata, com a drenagem torácica. A ecocardiografia à beira do leito deve ser realizada o mais rápido possível, para estabelecer o diagnóstico de tamponamento pericárdico, que deve ser seguido por reparo cirúrgico urgente.

Há crescente controvérsia em relação ao papel da pericardiocentese. No passado, era recomendado que a pericardiocentese fosse realizada por razões diagnósticas e terapêuticas. A aspiração de 5 a 10 ml de sangue já pode resultar em melhora clínica dramática. Entretanto, deve ser enfatizado que a pericardiocentese não é um procedimento benigno ou invariavelmente bem-sucedido. O sangue no espaço pericárdico tende a ser coagulado e a aspiração pode não ser possível. As possíveis complicações incluem a produção de tamponamento pericárdico, a laceração de coronárias ou do pulmão e a indução de arritmias cardíacas. Sempre que possível, a pericardiocentese deve ser realizada sob orientação ultrassonográfica, pois essa abordagem aumentará a taxa de sucesso e diminuirá a incidência de complicações. Um cateter *pigtail* pode ser introduzido no espaço pericárdico para aspirações repetidas enquanto

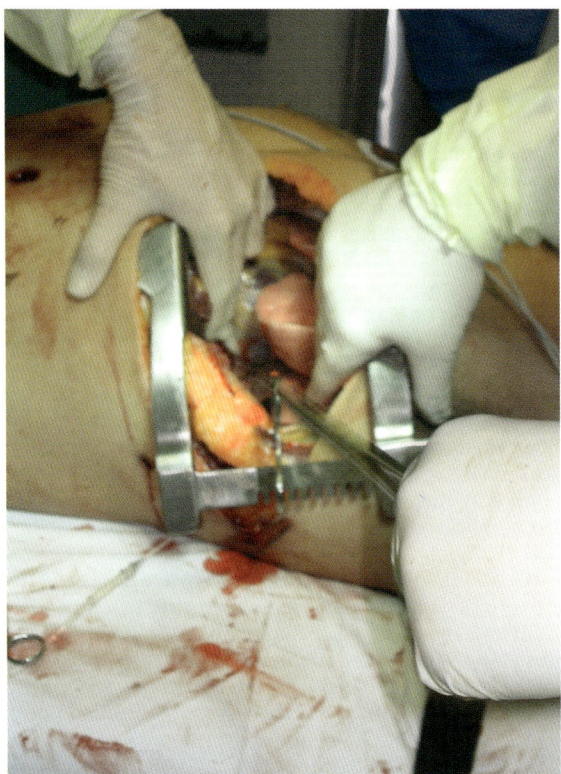

Fig. 38.19. Toracotomia no departamento de emergência (TDE).

as preparações para transportar rapidamente o paciente para o centro cirúrgico, para a terapia definitiva, estão em andamento. Se a pericardiocentese não for bem-sucedida ou o quadro clínico deteriorar, e se o tamponamento pericárdico agudo continuar sendo importante no diagnóstico diferencial, a toracotomia deve ser realizada o mais rápido possível.[39] Os pacientes com lesão cardíaca penetrante necessitam invariavelmente de reparo cirúrgico. A localização (bloco cirúrgico *vs.* DE) e o tempo (imediato *vs.* urgente) dependem do estado clínico do paciente.

Toracotomia no Departamento de Emergência

A TDE é um procedimento drástico, dramático e potencialmente salvador, no qual os emergencistas devem ser proficientes. Apesar de o procedimento não ser descrito em detalhes aqui, alguns pontos técnicos merecem discussão. Uma incisão lateral esquerda é preferida porque é rapidamente realizada; permite melhor exposição do coração, aorta e hilo esquerdo, e facilita a massagem cardíaca aberta e a desfibrilação interna (Fig. 38.19). Com ferimentos do lado direito ou múltiplos, pode ser necessário estender a incisão por meio do esterno e da parede torácica direita, criando uma incisão em "concha de marisco" (incisão em *clamshell*). As artérias torácicas internas precisam ser ligadas se essa manobra restaurar a perfusão efetiva. Depois que o coração estiver suficientemente exposto, o pericárdio é verticalmente incisionado, anteriormente ao nervo frênico. A liberação de um tamponamento pode restaurar rapidamente o débito cardíaco. O coração é, então, acessado pelo pericárdio e os ferimentos penetrantes são identificados.

Existem várias alternativas para reparar ferimentos cardíacos. Pequenas feridas podem ser comprimidas por pressão digital para controlar o sangramento a caminho da sala de cirurgia. Se a lesão for grande, o tamponamento com balonete pode ser realizado aplicando-se suave tração em um cateter Foley inserido dentro do ferimento, com o balonete inflado com solução salina. Isso pode interromper temporariamente a hemorragia, para permitir o reparo da lesão por sutura (cardiorrafia) ou para ganhar tempo, enquanto o paciente é transferido para a sala de cirurgia para um procedimento cirúrgico mais definitivo. As lacerações dos átrios podem ser controladas temporariamente com uma pinça vascular.

A sutura dos ferimentos cardíacos sobre almofadas de teflon (*pledgets*) é a técnica efetiva e tradicional, mas é tecnicamente mais difícil e mais demorada. Recomenda-se o uso de uma sutura monofilamentar, como a Prolene 2-0. Alguns cirurgiões de trauma recomendam grampear os ferimentos cardíacos com grampeadores de pele padrão, porque essa técnica pode ser muito mais rápida e igualmente efetiva no fechamento dessas feridas.

Deve-se tomar cuidado para se evitar a ligadura das coronárias durante o reparo. A inserção direta de um cateter calibroso (p. ex., um cateter 5 Fr) no apêndice atrial esquerdo proporciona uma rota para uma infusão rápida de fluidos. Se o coração estiver vazio ou o paciente não responder à rápida administração de fluidos, a aorta é clampeada para desviar o débito cardíaco para o cérebro e o coração. A isquemia prolongada e a acidose grave frequentemente resultam em depressão miocárdica pós-reanimação, com contração ineficaz e débito cardíaco diminuído. Assim, o clampeamento deve ser temporariamente desfeito a cada 30 a 45 minutos para minimizar as complicações isquêmicas.

Indicações Para Toracotomia no Departamento de Emergência.

Embora seja frequentemente tentador realizar o TDE em todas as vítimas de parada cardíaca traumática no DE, há muitos casos em que os pacientes praticamente não têm chance de sobrevivência. Além disso, a TDE é custosa; requer a atenção exclusiva de todo a equipe do DE, desviando o cuidado de outros pacientes mais recuperáveis em estado crítico; e representa um risco para a equipe do DE devido a ferimentos causados por picadas de agulhas e outras exposições por material contaminado com sangue.

As diretrizes baseadas em evidências da *Eastern Association for the Surgery of Trauma* recomendam que a TDE seja realizada em pacientes que perdem o pulso, mas que, inicialmente, apresentaram-se no DE com sinais de vida após trauma torácico *penetrante* (Quadro 38.4). Tanto para os pacientes que se apresentam no DE após trauma torácico penetrante sem sinais de vida quanto aos que se apresentam com sinais de vida após lesão contusa, eles recomendam a TDE com algumas condições e não a recomendam nos pacientes que sofreram lesão contusa e não apresentam pulso na chegada ao DE.[39] Cabe ressaltar que a TDE é uma medida temporária e só deve ser realizada se o tratamento definitivo for viável no cenário em que o paciente se encontra.

LESÃO AÓRTICA CONTUSA

Princípios

Introdução e Importância

A lesão aórtica contusa é uma lesão com ameaça, geralmente resultante de desaceleração súbita, usualmente causada por acidentes automobilísticos. Outros mecanismos de lesão incluem pedestres atropelados por automóveis, acidentes de motocicleta, acidentes de avião e quedas de altura. Apesar da melhoria e aumento do uso de cinto de segurança, a incidência geral de lesão aórtica contusa associada a acidentes automobilísticos fatais permaneceu inalterada ao longo da década passada.

A lesão aórtica contusa inclui um espectro de lesões, variando de um pequeno descolamento da íntima a uma ruptura franca, que geralmente causa hemorragia letal rápida. Os locais mais comuns de lesão são o istmo aórtico e a aorta ascendente imediatamente proximal à origem dos vasos braquiocefálicos. De 60% a 90% dos pacientes com lesão aórtica contusa morrem no local do acidente ou nas primeiras horas após a admissão hospitalar. No entanto um número crescente de pacientes chega a uma instituição de tratamento por causa de melhorias no cuidado extra-hospitalar, na ressuscitação mais adequada na cena e no transporte rápido para um centro de trauma. A taxa de sobrevivência precoce de tais pacientes depende da ressuscitação inicial e/ou da oportunidade e escolha correta de procedimentos diagnósticos. Um diagnóstico rápido e preciso é, portanto, imprescindível para otimizar o tratamento e maximizar as chances de sobrevivência.

Fisiopatologia

A aorta torácica descendente é relativamente fixa e imóvel devido à sua ancoragem pelas artérias intercostais e pelo ligamento arterioso. Com a desaceleração súbita, o arco aórtico, mais móvel, oscila para frente, produzindo uma força de cisalhamento ou um "efeito chicote" no istmo aórtico. Uma força de flexão no istmo, criada pela compressão torácica oblíqua lateral súbita, também pode resultar em ruptura por causar a flexão do arco aórtico sobre o brônquio fonte esquerdo e a artéria pulmonar. As forças criadas pelo efeito chicote ou compressão oblíqua lateral podem não ser suficientes para provocar a ruptura aórtica. Agora é postulado que essas lesões podem ser causadas por rotação inferior e posterior de estruturas ósseas torácicas anteriores (manúbrio, primeiro arco costal e clavícula medial), apertando e cortando a aorta interposta, conforme eles atingem a coluna vertebral.

A ruptura aórtica ascendente imediatamente distal à valva aórtica provavelmente ocorre devido a um mecanismo diferente. No momento da rápida desaceleração e da compressão torácica, o coração é deslocado para o tórax posterior esquerdo, o que provoca uma força de cisalhamento logo acima da valva aórtica. Um aumento súbito da pressão intra-aórtica, "o efeito do martelo d'água", pode causar uma ruptura explosiva da aorta nessa localização. O envolvimento do óstio coronariano com a oclusão coronariana pode ocorrer em associação com a ruptura do arco ascendente. A tolerância à pressão intraluminal aórtica pode ser excedida em um acidente automobilístico de alta velocidade.

Um total de 80% a 90% das rupturas ocorrem na aorta descendente, no istmo, imediatamente distais à artéria subclávia esquerda (Fig. 38.20). Os locais menos comuns de envolvimento são a aorta ascendente, a aorta descendente distal ao nível do diafragma, a aorta descendente torácica média e a origem da artéria subclávia esquerda. Embora as rupturas da aorta ascendente sejam muito menos comuns do que as da aorta descendente, elas têm uma incidência de lesões cardíacas letais associadas de 70% a 80%. Isso contrasta com as rupturas no istmo, que têm uma incidência de 25% de lesões cardíacas associadas. As lesões

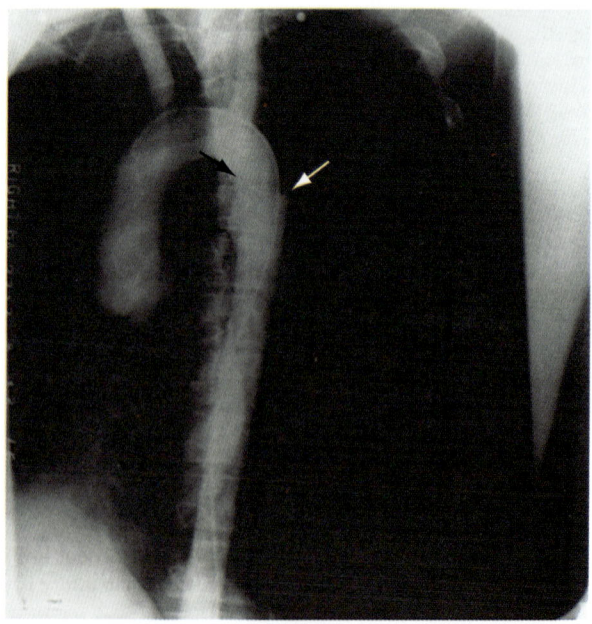

Fig. 38.20. A aortografia mostra uma ruptura aórtica (*setas*) na localização mais comum, em ou apenas distalmente ao ponto de decolagem da artéria subclávia esquerda, o que não é visualizado.

cardíacas letais comumente incluem tamponamento pericárdico, ruptura valvar aórtica, contusão miocárdica ou lesões coronarianas. A ejeção do passageiro, atropelamento de pedestres, quedas graves e lesões por esmagamento geralmente resultam em rupturas da aorta torácica ascendente. Os pacientes que sofrem ruptura aórtica ascendente raramente sobrevivem tempo suficiente para serem avaliados no DE.

A ruptura aórtica pode ocorrer por outras causas que não a desaceleração por acidentes automobilísticos de alta velocidade. A ruptura tem sido documentada como uma complicação da massagem cardíaca externa e sabe-se que ocorre após fraturas-luxações da coluna torácica, presumivelmente como resultado da força direta de cisalhamento. Lesões de desaceleração vertical decorrentes de quedas podem causar uma ruptura da aorta ascendente, produzindo um alongamento agudo da aorta ascendente. Esse é o provável mecanismo responsável pela ruptura aórtica no cenário de acidentes de avião e de elevador. Chutes diretos por animais, lesões por esmagamento, soterramento súbito por deslizamento de terra e acionamento do airbag também foram relatados como causas de ruptura aórtica. Tem sido postulado que a compressão direta do tórax complacente contribui para a ruptura aórtica em crianças. As fraturas deslocadas do esterno, arcos costais e clavícula também demonstraram lacerar diretamente a aorta.

Características Clínicas

A possibilidade de ruptura aórtica deve ser considerada em todos os pacientes que sofreram uma lesão grave por desaceleração, porque aproximadamente 30% dos pacientes sobreviventes com lesão aórtica contusa morrerão dentro das primeiras 24 horas sem tratamento. Isso é especialmente verdadeiro se o automóvel se movia a mais de 73 km/h ou se houver evidência de força contusa grave no tórax (p. ex., um volante danificado). No caso de qualquer acidente automobilístico de velocidade moderada ou alta, é imperativo que os paramédicos avaliem cuidadosamente a extensão dos danos ao veículo, as queixas das vítimas e as manifestações físicas do trauma torácico contuso. Essa informação deve ser imediatamente comunicada ao emergencista.

Apesar da natureza grave da lesão, as manifestações clínicas de uma ruptura aórtica são frequentemente enganosamente escassas. Lesões pulmonares, neurológicas, ortopédicas, faciais e abdominais associadas estão comumente presentes. As lesões coexistentes podem mascarar os sinais e sintomas de uma lesão aórtica ou desviar a atenção do médico da ruptura aórtica mais letal. A ausência de qualquer evidência externa de lesão torácica não elimina a possibilidade de uma ruptura aórtica. Um terço a metade dos pacientes relatados na literatura não apresenta sinais externos de trauma torácico.

O sintoma mais comum é a dor interescapular ou retrosternal. Ela é frequentemente encontrada na dissecção aórtica não traumática, mas está presente em apenas 25% dos pacientes com ruptura aórtica traumática. Outros sintomas descritos na literatura, mas raramente presentes, incluem dispneia, resultante da compressão e desvio traqueal; estridor ou rouquidão, causados pela compressão do nervo laríngeo; disfagia, causada pela compressão esofágica; e dor nas extremidades causada por isquemia decorrente do fluxo arterial diminuído.

Os sinais clínicos são incomuns e não específicos. A hipertensão generalizada, quando presente, pode ser um sinal clínico importante. As fibras nervosas aferentes simpáticas, localizadas na área do istmo aórtico, são capazes de causar hipertensão reflexa como uma resposta a um estímulo de alongamento. A presença de um sopro sistólico rude sobre o precórdio ou área interescapular posterior pode ser auscultada em até um terço dos pacientes. Acredita-se que o sopro resulte do fluxo turbulento pela área de transecção. Um achado físico menos frequente é edema na base do pescoço causado pelo extravasamento de sangue no mediastino, que resulta em um aumento da circunferência do pescoço ou uma massa cervical pulsátil. Outros sinais clínicos sugestivos de ruptura aórtica incluem déficit do pulso e paralisia de membros inferiores. Uma drenagem torácica inicial superior a 750 mL também é sugestiva de ruptura aórtica, especialmente se o hemotórax for do lado esquerdo. No entanto, o exame físico não é nem sensível nem específico para lesão aórtica.

Exames Diagnósticos

Radiografia de Tórax

A radiografia do tórax pode ser uma ferramenta valiosa quando há suspeita de ruptura aórtica. Um alargamento do mediastino superior é o sinal mais sensível e é encontrado na maioria das rupturas aórticas (Fig. 38.21).

No entanto, a especificidade desse sinal radiológico pode ser tão baixa quanto 10%; o alargamento do mediastino pode ser causado por sangramento venoso de uma clavícula; fratura de coluna torácica ou do esterno; contusões pulmonares; uma massa mediastinal prévia; um cateter de pressão venosa central (PVC) fora do lugar; ou um aumento causado pela posição anteroposterior e supina de uma radiografia de tórax portátil. Portanto o sinal não é patognomônico para a ruptura aórtica. Todos os esforços devem ser feitos para se obter uma incidência padrão posteroanterior inspiratória em ortostase, se for clinicamente viável, antes que um mediastino seja declarado anormal, para evitar interpretações falso positivas. No entanto, embora o alargamento mediastinal possa ser indicativo de ruptura aórtica, sua ausência não exclui a lesão. Até quase metade dos pacientes com lesão aórtica contusa pode ter um mediastino normal na radiografia de tórax.[40] Diante disso, recomendamos o uso da TC de tórax em pacientes com suspeita de ruptura aórtica, independentemente dos achados do raio x.[40]

Tomografia Computadorizada de Tórax

A TC de tórax é o exame padrão-ouro para lesão aórtica contusa e substituiu a aortografia como exame de escolha. As tomografias têm sensibilidade e especificidade de quase 100% para detectar rapidamente uma lesão aórtica enquanto requer apenas a administração IV de contraste (Fig. 38.22 e 38.23). Um contorno aórtico normal na TC, mesmo na presença de um hematoma mediastinal, demonstrou ser altamente preciso na exclusão da ruptura da aorta torácica (Figs. 38.24 e 38.25).[41]

Como resultado das melhorias na tecnologia da tomografia computadorizada, mais lesões aórticas sutis estão sendo identificadas, o que levou ao termo "lesão aórtica mínima". A lesão aórtica mínima é definida como uma lesão da aorta com descolamento intimal menor que 1 cm e sem hematoma periaórtico mediastinal. Até 10% dos pacientes com lesão aórtica contusa diagnosticada na

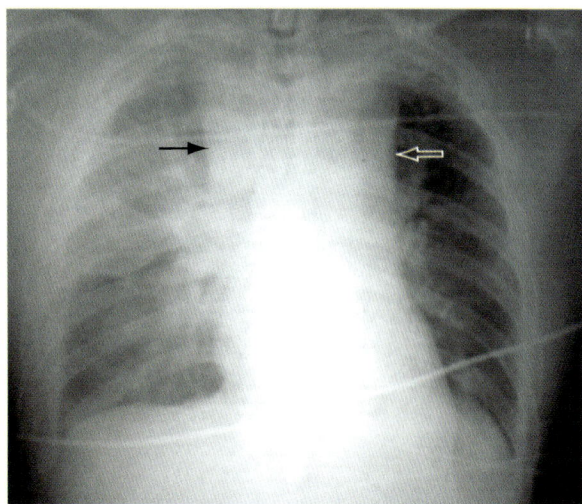

Fig. 38.21. Radiografia anteroposterior do tórax mostrando o mediastino alargado (*setas*).

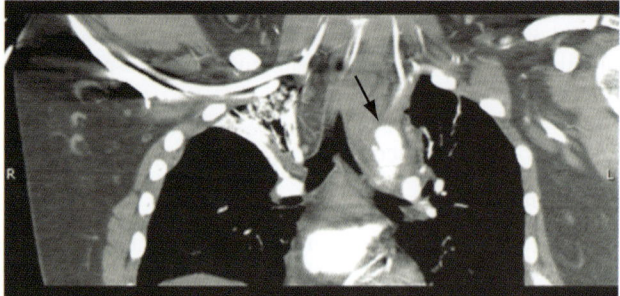

Fig. 38.22. Tomografia computadorizada (TC) de tórax mostrando ruptura intimal aórtica com hematoma mediastinal ao redor (*seta*).

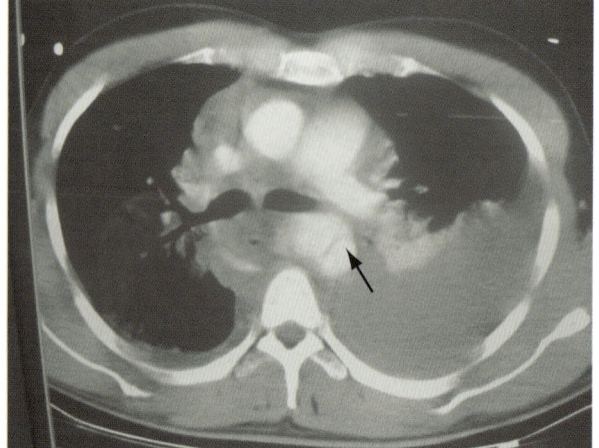

Fig. 38.23. Tomografia computadorizada (TC) de tórax demonstrando hemorragia periaórtica e descolamento intimal (*seta*).

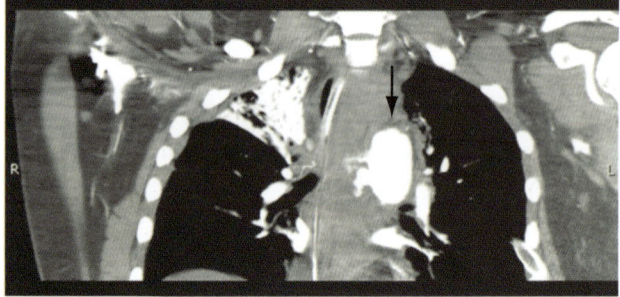

Fig. 38.24. Tomografia computadorizada (TC) de tórax mostrando lesão aórtica com extravasamento ativo (*seta*).

TC podem ter uma lesão aórtica mínima.[42] Considera-se que as lesões aórticas mínimas apresentam um risco relativamente baixo de ruptura. Embora tenham desenvolvido pelo menos dois sistemas de classificação que vinculem os achados tomográficos de lesão aórtica contusa com os desfechos, nenhum deles foi validado externamente.[43,44] Em vez de um instrumento de decisão validado, recomendamos acompanhar esses pacientes com tomografias seriadas. Se a lesão estiver associada a um trombo significativo, um hematoma periaórtico, invasão do lúmen ou um pseudoaneurisma, o paciente pode ser tratado via endoprótese.

Manejo

Estabilização e Terapia Empírica

Devido ao risco sempre presente de ruptura súbita e exsanguinação, o reparo da lesão aórtica deve ser realizado assim que o diagnóstico é feito. O manejo do paciente com múltiplas lesões que tem

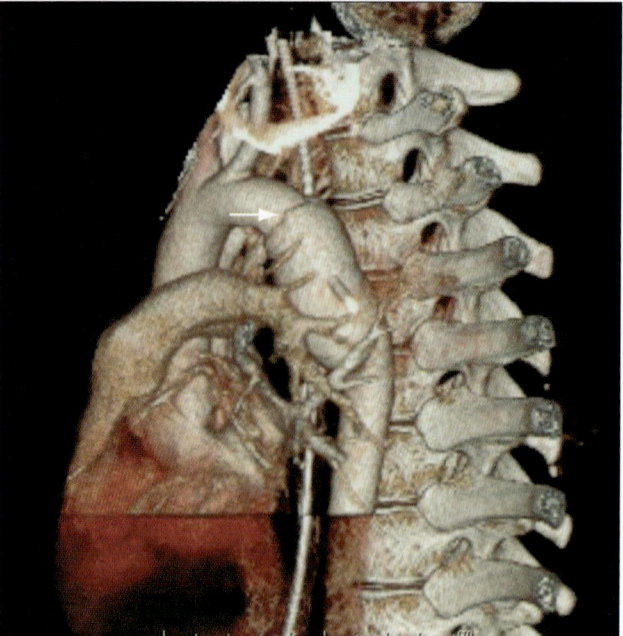

Fig. 38.25. Reconstrução tridimensional da tomografia computadorizada (TC) de tórax mostrando lesão aórtica (*seta*).

ruptura da aorta torácica documentada depende da natureza das lesões associadas. O reparo endovascular ou cirúrgico da ruptura aórtica deve ser postergado na presença de lesão intracraniana ou intra-abdominal com ameaça à vida ou hemorragia retroperitoneal profusa.[40] A consideração para o atraso do procedimento deve ser feita para pacientes com alto risco de infecção (p. ex., aqueles que têm queimaduras extensas, feridas abertas grandes contaminadas, sepse estabelecida ou insuficiência respiratória causada por trauma torácico).

A regulação cuidadosa da pressão arterial é obrigatória até que o reparo cirúrgico definitivo possa ser realizado. Se o reparo cirúrgico for postergado, a pressão arterial sistólica deve ser mantida entre 100 e 120 mmHg. O objetivo de reduzir a pressão arterial é diminuir o efeito de jato de cisalhamento de uma pressão de pulso elevada, diminuindo a possibilidade de dissecção adventícia contínua e subsequente ruptura livre.

O esmolol, um betabloqueador titulável de curta ação, é ideal para esse fim porque, ao contrário do nitroprussiato de sódio, diminui a pressão de pulso e minimiza o efeito de cisalhamento na adventícia intacta da aorta. O esmolol pode ser iniciado com um bólus de 0,5 mg/kg ao longo de um minuto, seguido por uma infusão de 0,05 mg/kg/min (aumentada em incrementos de 0,05 mg/kg/min até um máximo de 0,3 mg/kg/min). Se a pressão arterial não for adequadamente controlada, o nitroprussiato de sódio pode ser adicionado como um segundo agente, começando com uma dose de 0,25 a 0,5 mcg/kg por minuto.

Tratamento Definitivo

Muitas técnicas cirúrgicas têm sido descritas desde o primeiro reparo bem-sucedido por Passaro e Pace, em 1959.[46] A condição patológica encontrada determina o tipo de reparo, e uma prótese sintética é frequentemente necessária devido à grande tensão nas paredes dos vasos ou as extremidades rasgadas irregulares. No entanto o reparo aberto pode ter complicações associadas de acidente vascular cerebral, paraplegia e insuficiência renal devido ao tempo de clampeamento aórtico.

Reparo Endovascular. Uma série de estudos indicam que as taxas de sucesso e de complicações são provavelmente melhores do que as de cirurgias abertas tradicionais e que o risco de cirurgia maior e subsequente paraplegia decorrente do clampeamento aórtico prolongado é significativamente reduzido com o tratamento endovascular. As diretrizes atuais recomendam o reparo endovascular para pacientes sem contraindicações.[40]

PERFURAÇÃO ESOFÁGICA

PRINCÍPIOS

Introdução e Importância

A descrição clássica de perfuração esofágica resultante de vômitos forçados foi publicada em 1724, por Boerhaave, e a partir de 1724 até 1941, a ocorrência da síndrome de Boerhaave era quase uniformemente fatal.[47] Em 1941, o primeiro tratamento cirúrgico bem-sucedido, um procedimento de drenagem, foi relatado, e em 1947, foi descrito o primeiro fechamento com sucesso de um esôfago rompido. Desde então, as técnicas cirúrgicas aperfeiçoadas, a maior conscientização do médico, levando a um diagnóstico mais imediato, a disponibilidade de antibióticos mais eficazes e melhores medidas de suporte geral, reduziram a mortalidade para aproximadamente 20%. Os dados de mortalidade citados para perfuração são afetados por diversas variáveis, como localização (com as perfurações do segmento torácico tendo a maior taxa de mortalidade), mecanismo de lesão, tempo decorrido entre a lesão e o diagnóstico, presença de doença esofágica preexistente e estado geral de saúde do paciente.

Fisiopatologia

A característica anatômica responsável pela morbidade prolongada e a alta mortalidade associada à perfuração do esôfago é a falta de uma cobertura serosa esofágica, o que permite que a perfuração em qualquer nível tenha acesso direto ao mediastino. As perfurações no esôfago cervical ou superiores entram no espaço retrofaríngeo, onde os planos fasciais se estendem da base do crânio até a bifurcação da traqueia. Perfurações no esôfago médio e inferior entram diretamente no mediastino. Apenas a fina pleura mediastinal impede o acesso livre a toda a cavidade pleural, e essa barreira, geralmente, é superada pela drenagem continuada e pela intensa reação inflamatória exsudativa induzida pela mediastinite química e bacteriana. Quando as pleuras mediastinais são penetradas, a pressão negativa gerada pelo esforço respiratório tende a aumentar a sujidade, promovendo a drenagem do trato gastrointestinal para o mediastino e o espaço pleural.

Quando a ruptura esofágica resulta de êmese forçada, como em casos da síndrome de Boerhaave, a fraqueza intrínseca do esôfago distal posterior esquerdo é importante. Outras áreas (incluindo sítios cervicais, mediotorácicos e infradiafragmáticos), foram relatadas por raramente se romperem secundariamente à êmese. Além disso, o esôfago tem três áreas de estreitamento anatômico: (1) o músculo cricofaríngeo, próximo ao introito esofágico; (2) o nível no qual o esôfago atravessa o brônquio fonte esquerdo e o arco aórtico; e (3) a junção gastroesofágica. Na ausência de uma doença esofágica preexistente (como carcinoma), é incomum que uma perfuração causada por um corpo estranho ocorra em outro local que não seja em algum desses três locais. Corpos estranhos podem causar perfuração por penetração direta, pressão ou necrose química.

CARACTERÍSTICAS CLÍNICAS

O sintoma mais confiável de uma lesão esofágica é a dor pleurítica localizada ao longo do curso do esôfago, que é exacerbada pela deglutição ou flexão do pescoço (Fig. 38.26). A dor pode estar localizada no epigástrio, na área subesternal ou nas costas; geralmente, piora com o tempo e pode migrar da parte superior do abdome para o tórax. Conforme o processo infeccioso piora, geralmente ocorre dispneia.

Os primeiros sinais físicos de uma perfuração esofágica são escassos. À medida que o ar e o material cáustico contaminado se movem pela ruptura esofágica para o mediastino e para o espaço pleural, e antes que qualquer ar subcutâneo seja palpável na base do pescoço, o ar mediastinal pode conferir uma qualidade nasal à voz. O ar mediastinal pode envolver o coração e produzir ruídos sistólicos rangidos (sinal de Hamman). Como o ar e o fluido se movem para o espaço pleural, sinais de um hidropneumotórax ou um empiema podem se desenvolver. Eventualmente, o ar se desloca

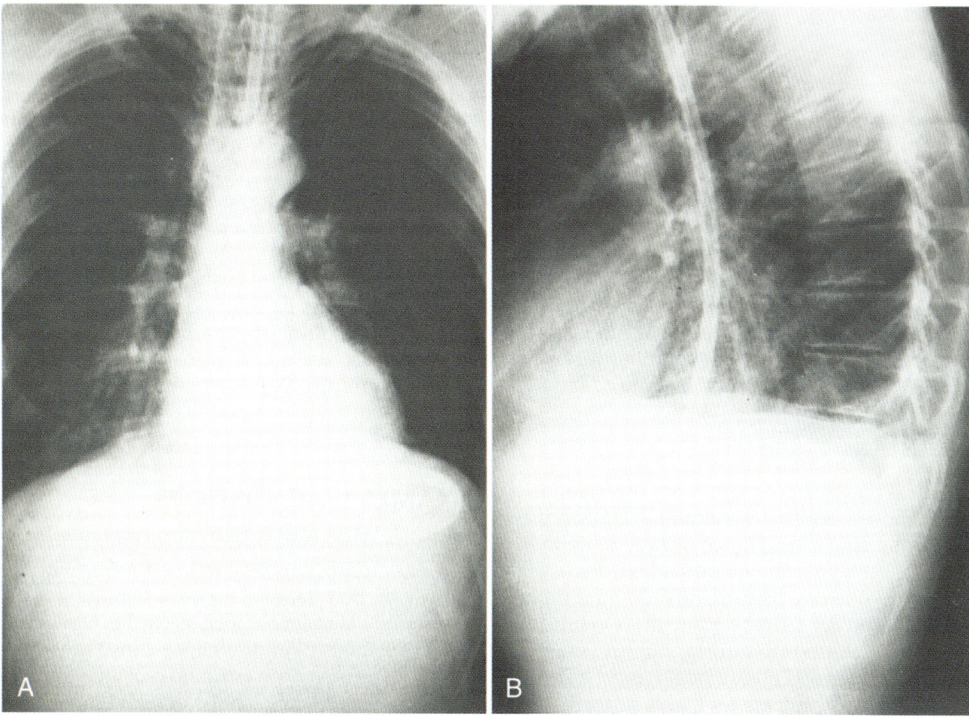

Fig. 38.26. **A,** Radiografia de tórax de um homem de 36 anos de idade, com início agudo de dor torácica pleurítica após vômito forçado. **B,** Radiografia de tórax mostrando ares mediastinal e subcutâneo típicos de ruptura esofágica. O mediastino ainda não está alargado e não há sujidade da cavidade pleural.

> **QUADRO 38.5**
>
> **Causas Mais Comuns de Perfuração Esofágica**
>
> Iatrogênica
> Corpos estranhos
> Queimaduras cáusticas
> Trauma contuso ou penetrante
> Ruptura espontânea (pós-emética ou síndrome de Boerhaave)
> Ruptura pós-operatória de anastomose

para os tecidos subcutâneos, dissecando para o pescoço, no qual o enfisema subcutâneo pode se tornar evidente primariamente. Esse sinal clássico está presente em apenas cerca de 60% dos pacientes, entretanto, na ausência de lesão traqueal, pode ocorrer em apenas 30%. As causas mais comuns de uma perfuração esofágica são mostradas no Quadro 38.5.

Iatrogênica

A maioria das perfurações esofágicas é iatrogênica, mais comumente como complicação da instrumentação. O endoscópio rígido é o agressor mais comum, particularmente quando a anestesia geral é usada. Embora o uso de endoscópio flexível torne essa complicação menos provável, o número total de perfurações tem aumentado à medida que mais procedimentos são realizados. As lesões tendem a ocorrer próximas ao esôfago cervical, quando o endoscópio é inserido. Procedimentos endoscópicos que são muito vigorosos na presença de uma queimadura corrosiva ou carcinoma também são causa comum de lesões esofágicas iatrogênicas. No DE, as intubações nasotraqueais ou nasogástricas são as causas mais comuns de perfuração iatrogênica, com a perfuração geralmente ocorrendo no seio piriforme.

O uso de um dispositivo de via aérea obturador esofágico também foi associado a trauma esofágico ocasional, especificamente com a perfuração médio esofágica. O uso dos sucessores dos obturadores esofágicos, os tubos laríngeos Combitube e King, parece não estar associado a traumas mais graves do que escoriações ou contusões esofágicas ocasionais.

Corpos Estranhos

Corpos estranhos podem causar lesão esofágica por laceração direta, por necrose por pressão ou durante a remoção endoscópica. Pequenas perfurações tendem a selar sem sequelas, mas a necrose por pressão ou lesões lacerantes permite amplo acesso ao mediastino. Corpos estranhos geralmente se alojam no esôfago cervical. Em crianças menores de quatro anos, o estreitamento cricofaríngeo é usualmente o ponto de impactação. Após quatro anos, a maioria dos objetos passa por essa região e atravessa o esôfago normal restante. Em adultos, a impactação de corpo estranho, especialmente em casos de episódios repetidos, aumenta a possibilidade de uma estenose e requer investigação adicional.

Queimaduras Cáusticas

As queimaduras cáusticas do esôfago ocorrem por ingestão intencional ou acidental de ácido ou substâncias alcalinas. Há dois picos de incidência: (1) de um a cinco anos, que é quando a ingestão é geralmente acidental, de uma pequena quantidade de material, e (2) na adolescência e por volta dos 20 anos, quando quantidades maiores são ingeridas durante tentativas de suicídio. Os sintomas incluem hematêmese, desconforto respiratório, vômitos, salivação ou a presença de lesões orofaríngeas no exame físico.

A necrose de liquefação classicamente resultante de fortes queimaduras alcalinas (pH > 12) tem maior probabilidade de causar perfuração esofágica do que a necrose da coagulação resultante de fortes queimaduras ácidas (pH < 2). Os indivíduos que ingerem substâncias alcalinas com um pH inferior a 11,5 raramente sofrem lesões mais graves que queimaduras superficiais das mucosas. As ingestões ácidas causam danos com mais frequência no estômago do que no esôfago.

A endoscopia nas primeiras seis a 18 horas pode ser utilizada para determinar a extensão da lesão e para orientar a terapêutica. Apesar da internação após a ingestão significativa ser a regra, alguns autores sugerem que, no contexto de ingestão acidental por crianças e na ausência de sintomas, a endoscopia e a internação podem não ser indicadas. A esofagoscopia é comumente realizada para determinar a presença ou ausência de lesão esofágica. O avanço do esofagoscópio além da primeira queimadura no esôfago aumenta o risco de perfuração e é uma causa iatrogênica comum de perfuração do esôfago.

Trauma Penetrante e Contuso

Devido à sua posição bem protegida posteriormente, o trauma esofágico é raro e geralmente não é uma lesão isolada. As lesões do esôfago cervical são as mais comuns devido à falta de proteção pelo tórax ósseo, e a traqueia é o local de lesão associada mais comum. Em alguns casos, a lesão esofágica pode ser negligenciada inicialmente devido à apresentação dramática de um paciente com lesão traqueal.

Os sintomas típicos observados nas lesões esofágicas cervicais incluem dor no pescoço, disfagia, tosse, alterações vocais e hematêmese. Os achados físicos podem incluir dor à palpação do pescoço, resistência à flexão, crepitação ou estridor. Em uma grande série, o problema mais comum com ameaça à vida no DE foi o comprometimento da via aérea. A maioria desses casos foi tratada com intubação em sequência rápida, mas um número significativo (12%) dos pacientes necessitou de cricotireoidostomia.

Se a condição do paciente for estável, um esofagograma pré-operatório com um agente solúvel em água deve preceder qualquer endoscopia. Embora a radiografia e a TC torácica e cervical também possam ser usadas para diagnosticar essa lesão, a endoscopia flexível à beira do leito parece ser o teste de escolha para confirmar achados negativos na esofagografia (especialmente no cenário de trauma penetrante). O reparo cirúrgico é indicado para a maioria dessas lesões (> 90%) e deve ser feito o mais rápido possível para evitar o desenvolvimento de fístulas, mediastinite ou a formação de abcessos.

Ruptura Espontânea

A *ruptura espontânea esofágica*, *ruptura pós-emética* e *a síndrome de Boerhaave* são termos sinônimos. Essa lesão esofágica está associada a um mau prognóstico, porque as forças necessárias para romper o esôfago resultam em contaminação mediastinal quase instantânea e maciça. O esôfago distal é o local usual de lesão, com uma ruptura longitudinal ocorrendo no aspecto posterolateral esquerdo. Mais de 80% dessas lesões ocorrem em homens de meia-idade que ingeriram álcool e grandes refeições. Os aumentos na pressão intra-abdominal resultantes de trauma contuso, convulsões, parto, risos, esforço para evacuar e levantamento de peso têm sido relatados como causadores dessa lesão.

EXAMES DIAGNÓSTICOS

O diagnóstico da perfuração esofágica é auxiliado pela consideração das circunstâncias clínicas. Em pacientes com a clássica síndrome de Boerhaave, a êmese é seguida por dor torácica intensa, enfisema subcutâneo e colapso cardiopulmonar. O desenvolvimento desses sinais e sintomas após a instrumentação do esôfago ou a remoção de um corpo estranho esofágico é relativamente direto. No entanto um terço dos casos de esôfago perfurado é atípico. Uma história e um exame físico cuidadosos, complementados por exames de imagem apropriados, permitem ao médico diagnosticar um caso sutil em um estágio inicial. Ao considerar qualquer

QUADRO 38.6
Condições Clínicas que Podem Mimetizar a Perfuração Esofágica

Pneumomediastino espontâneo
Aneurisma aórtico (torácico)
Tromboembolismo pulmonar
Úlcera péptica perfurada
Infarto miocárdico (IM)
Pancreatite
Isquemia mesentérica
Colecistite
Pneumonia

um dos diagnósticos listados no Quadro 38.6, uma perfuração esofágica também deve ser considerada.

Radiografia

O exame radiográfico geralmente sugere o diagnóstico de perfuração esofágica. Os achados clássicos da radiografia torácica são ar mediastinal (com ou sem enfisema subcutâneo), derrame pleural à esquerda, pneumotórax e mediastino alargado. As incidências laterais da coluna cervical podem revelar ar ou fluido na região retrofaríngea, que é característico de perfuração esofágica cervical, mas também é encontrado quando perfurações nas partes inferiores do esôfago liberam ar ou fluido que dissecam superiormente (Fig. 38.27). O diatrizoato de meglumina solúvel em água é preferível para visualização em casos de suspeita de perfuração esofágica. Ele não obscurece a visualização durante a endoscopia posterior e produz menos sujidade mediastinal do que o bário. Então, se não for encontrado vazamento, um estudo de bário pode ser realizado para definir melhor o detalhe da mucosa.

Endoscopia

A endoscopia, semelhante a estudos contrastados, não é uma ajuda infalível no estabelecimento da presença ou ausência de perfuração esofágica. O tamanho e a localização da perfuração e a habilidade do endoscopista são fatores importantes na baixa incidência de estudos falsos negativos. Se houver dúvida quanto à acurácia da endoscopia, um esofagograma deve ser realizado. Uma TC helicoidal com contraste oral diluído tem sido relatada como um exame de diagnóstico mais seguro, mais rápido e com menos mão de obra intensiva. Algumas das anormalidades que podem ser vistas na TC incluem ar extraluminal, fluxo periesofágico, espessamento esofágico e contraste extraluminal. Esses achados tomográficos podem ser a primeira pista para o diagnóstico correto de perfuração esofágica.

MANEJO

O diagnóstico precoce pode ser melhor realizado se o médico estiver ciente da fisiopatologia e dos cenários clínicos em que as perfurações esofágicas ocorrem. O tempo é crucial para minimizar a mortalidade e a morbidade dessa condição. Se o diagnóstico for fortemente sugestivo ou confirmado, o manejo deve incluir a administração de antibióticos de amplo espectro (cobrindo a flora oral), reposição volêmica e manutenção de vias aéreas.[48] A consultoria cirúrgica de urgência deve ser solicitada porque o prognóstico piora com o passar do tempo, com a mortalidade quase dobrando nas primeiras 12 horas.

Embora a terapia operatória seja padrão, a terapia não operatória é uma opção para pacientes com perfurações bem contidas,

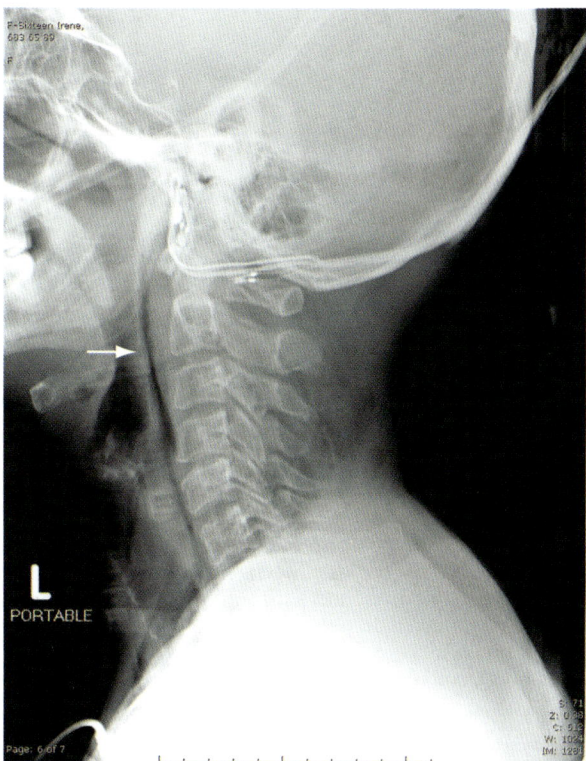

Fig. 38.27. Incidência lateral da coluna cervical revelando ar na região retrofaríngea (*seta*).

com envolvimento mediastinal mínimo e sem evidência de sepse. Em tais casos, o paciente é colocado no estado *nil per os* (nada por via oral) (NPO) durante pelo menos 72 horas, antibióticos de amplo espectro são iniciados e, geralmente, o tratamento de nutrição parenteral total é iniciado. O uso da sonda nasogástrica deve ser desencorajado, porque pode aumentar refluxo gastroesofágico e piorar a contaminação do mediastino.

CONCEITOS-CHAVE

- Mesmo lesões relativamente pequenas na parede torácica, como fraturas de arcos costais, podem resultar em complicações sérias em pacientes idosos e em pacientes com doença pulmonar preexistente, desde que não sejam fornecidos analgesia adequada e acompanhamento cuidadoso.
- A menos que haja anormalidades no eletrocardiograma (ECG) ou um nível sérico elevado de troponina, não há necessidade de buscar o diagnóstico de contusão miocárdica com testes mais sofisticados.
- Muitos pacientes com ruptura miocárdica ou ruptura aórtica traumática sobrevivem até chegar ao hospital e podem ser salvos com diagnóstico e intervenção rápidos.
- O tamponamento pericárdico pode ser diagnosticado com precisão antes que ocorra descompensação hemodinâmica por meio de ultrassonografia cardíaca padrão realizada por emergencistas.
- A tomografia computadorizada (TC) do tórax é o exame de escolha para lesão aórtica contusa mesmo na presença de radiografias torácicas.
- Os critérios NEXUS-Chest CT podem ser usados para determinar a necessidade de TC de tórax em pacientes com trauma contuso.

As referências para este capítulo podem ser encontradas on-line no website Expert Consult associado à obra.

CAPÍTULO 39
Trauma Abdominal

James R. Nichols, III | Michael A. Puskarich

PRINCÍPIOS

Introdução

O manejo do trauma abdominal depende da aplicação do conhecimento e organização das principais características clínicas e o uso oportuno de procedimentos diagnósticos. Os avanços nos exames de imagem ajudaram a diminuir os diagnósticos falhos ou retardados, ainda mais porque as lesões abdominais podem ser notoriamente ocultas, exigindo diligência e vigilância para alcançar os melhores resultados.[1]

Trauma Abdominal Penetrante

Seja por acidente ou intencional, o trauma penetrante pode ser causado por uma grande variedade de armas ou instrumentos, e certos elementos da terapêutica variam de acordo. A cuidadosa integração de exame físico e de certos procedimentos diagnósticos, principalmente a exploração local do ferimento (ELF), ultrassonografia, tomografia computadorizada (TC), laparoscopia e, em casos raros, a lavagem peritoneal diagnóstica (LPD), agora fornecem um método preciso e confiável de determinar se a laparotomia deve ser realizada. A abordagem varia de acordo com o estado clínico do paciente, o instrumento responsável pela lesão e o local de penetração. O manejo não operatório ganhou preferência predominantemente para ferimentos por armas brancas, embora também para ferimentos por arma de fogo cuidadosamente selecionados, com a intenção de reduzir a incidência e a morbidade de laparotomias não terapêuticas.[2,3]

Os ferimentos por armas brancas ocorrem quase três vezes mais frequentemente do que por armas de fogo, mas estes últimos são responsáveis por 90% da mortalidade por trauma penetrante. O intestino delgado, o cólon e o fígado são os órgãos mais prováveis de sofrer lesões após trauma penetrante. O maior risco de morte por lesão abdominal penetrante ocorre entre os afro-americanos na faixa etária de 15 a 34 anos, seguidos por hispânicos nessa mesma faixa etária. A taxa de brancos não hispânicos é maior aos 75 anos de idade e mais velhos. A intenção predominante é o homicídio entre afro-americanos e o suicídio entre brancos não hispânicos.

O uso de armas de fogo nos Estados Unidos contribui fortemente para a morbidade e mortalidade do trauma. O número de homicídios cometidos com armas de fogo excede o número de homicídios resultantes de todas as outras formas de violência combinadas. Mais de 850.000 civis americanos foram mortos a tiros no século XX.[4] Por favor, veja o Capítulo e2 para uma discussão mais completa sobre a prevenção de lesões.

Trauma Abdominal Contuso

Apesar dos avanços nos exames de imagem, as lesões contusas têm um risco maior de mortalidade do que lesões penetrantes, porque eles são mais difíceis de diagnosticar e são comumente associadas a traumas graves de múltiplos órgãos intraperitoneais e sistemas extra-abdominais. Os dados históricos podem estar incompletos, ausentes ou presumidos. Os sintomas e sinais podem não ser confiáveis e ofuscados por lesão craniana, álcool ou outras toxinas. A probabilidade de trauma em sistemas extra-abdominais adiciona mais complexidade, ressaltando a necessidade de uma abordagem cuidadosamente organizada.

O baço é o órgão mais frequentemente lesionado; e em quase dois terços desses casos, é a única estrutura intraperitoneal danificada. O fígado é o segundo órgão intra-abdominal mais comumente lesionado, e a lesão de qualquer víscera oca é incomum em comparação, com o intestino sendo a víscera oca mais provável de ser danificada. A maioria dos casos de trauma abdominal contuso é causada por acidentes automobilísticos, enquanto os golpes no abdome e as quedas constituem uma minoria de casos de trauma abdominal contuso.

Anatomia e Fisiologia

A cavidade abdominal e seu conteúdo podem ser alcançados não somente por meio da parede abdominal anterior e da parte inferior do tórax, mas também pelo flanco, costas e nádegas. Raramente, os projéteis se alojam intraperitonealmente depois de atravessarem as porções proximais das extremidades também. O *abdome anterior* é definido como a região entre a linhas axilares anteriores, desde as margens costais até os sulcos inguinais. O *tórax inferior* começa anteriormente na linha mamilar ou quarto espaço intercostal e, posteriormente, na ponta escapular inferior ou o sétimo espaço intercostal, e depois se estende até as margens costais inferiores. O *flanco* está entre as linhas axilares anterior e posterior bilateralmente a partir da ponta escapular inferior até a crista ilíaca. O *dorso* fica entre as linhas axilares posteriores, começando na ponta escapular inferior e estendendo-se até a crista ilíaca. A cavidade intraperitoneal é vulnerável quando a penetração ocorre anteriormente, até o nível do quarto espaço intercostal e lateral e, posteriormente, até o sexto ou sétimo porque o diafragma pode subir a esse nível durante a expiração. A penetração simultânea torácica e abdominal pode ser encontrada em 20% a 40% dos casos de trauma torácico abdominal. A investigação dos locais de entrada e saída, assim como o trajeto dos ferimentos, é imperativo.

Fisiopatologia

Trauma Abdominal Penetrante

As lesões abdominais penetrantes são predominantemente causadas por facas e armas de fogo. As lesões causadas por objetos de empalamento, tais como cercas, estacas ou objetos semelhantes são tratados como armas brancas. Vários projéteis propulsionados por cortadores de grama ou outras máquinas são manejados como ferimentos por arma de fogo, com base na sua velocidade. Ferimentos por fragmentação causados por granadas e bombas são raros nesse país, mas as explosões industriais podem produzir lesões semelhantes e um trauma abdominal contuso pelo efeito de explosão pode coexistir nesse cenário. Atos terroristas domésticos podem envolver bombas improvisadas que são carregadas com estilhaços, como BBs, esferas metálicas ou pregos, com o trauma abdominal penetrante sendo, muitas vezes, o ferimento menos dramático.[5]

O fígado, seguido pelo intestino delgado, é o órgão mais frequentemente lesionado por ferimentos por arma branca, de acordo com a localização e a área de superfície dessas estruturas. A frequência de lesões nos órgãos causadas por ferimentos por arma de fogo é maior para o intestino delgado, seguido pelo cólon e, então, pelo fígado. Normalmente, são sofridas lesões de múltiplos órgãos.

Ferimentos por Arma Branca. Uma variedade de instrumentos além de facas pode induzir ferimentos por armas brancas, que ocorrem mais comumente nos quadrantes superiores. Quase um quarto dos casos tem múltiplos ferimentos e até 10% dos casos envolvem o tórax. A maioria dos ferimentos por arma branca não causa uma lesão intraperitoneal, embora a incidência varie com o instrumento utilizado e a direção de entrada. Os ferimentos por arma branca anteriores penetram o peritônio em aproximadamente 70% dos casos, mas causam uma lesão visceral em apenas metade deles.[2] Os ferimentos no tórax inferior esquerdo estão associados a uma incidência de 17% de lesão intraperitoneal, além da alta taxa de complicações torácicas e diafragmáticas, enquanto os ferimentos no tórax inferior direito têm uma incidência de 0% a 4%. As entradas abdominais no flanco e no dorso apresentam incidências de até 44% e 15%, respectivamente. O fígado e o baço são as vísceras mais comumente lesionadas em casos de ferimentos no dorso e no flanco, mas o padrão de lesão não pode ser previsto corretamente pelo local de entrada na parede abdominal.

Ferimentos por Arma de Fogo: Balística. A ciência da balística é complexa, mas alguns princípios básicos são úteis na compreensão dos processos fisiopatológicos. A magnitude da lesão é proporcional à quantidade de energia cinética transmitida pela bala para a vítima, de acordo com a seguinte equação:

$$E = \frac{7000mv^2}{2ga}$$

em que E é a energia cinética (em libras-pé), m é a massa da bala, v é a velocidade da bala (em pés/s) e ga é a aceleração gravitacional (em pés/s). O grau de lesão depende da massa da bala e do quadrado de sua velocidade, embora a resistência e as propriedades viscoelásticas do tecido também afetem a lesão resultante. As velocidades dos projéteis são categorizadas como baixas (menor que 1.100 pés/s), média (1.100 a 2.000 pés/s) e alta (acima de 2.000 a 2.500 pés/s). A velocidade de impacto é o determinante mais importante de capacidade de ferir, que depende da distância entre o atirador e a vítima, da velocidade de saída da arma de fogo e das características do projétil. Em velocidades médias e altas, o projétil tem um efeito explosivo e cria um trajeto temporário no tecido ao longo do seu curso, diretamente proporcional à densidade específica do tecido penetrado. Essa formação repentina de um trajeto desloca órgãos e estruturas vasculares próximos, e ossos e vísceras podem ser lesados sem serem atingidos diretamente pelo projétil. Vários casos de lesão intraperitoneal causada por balas com trajeto extraperitoneal foram relatados. Vísceras sólidas, como fígado e baço, são mais vulneráveis a esse efeito.

Projéteis de Alta Velocidade. Ferimentos de projéteis de alta velocidade envolvem problemas adicionais. Os contaminantes externos tendem a ser arrastados para a ferida, os projéteis podem se fragmentar internamente e o fechamento do trajeto imediatamente após a passagem da bala pode levar a uma subestimação do dano tecidual. Um projétil a qualquer velocidade pode se fragmentar após o contato com o osso e causar múltiplas trajetórias e lesões, o que faz as hipóteses relativas sobre os trajetos de bala perigosas na avaliação do paciente. As feridas em civis geralmente resultam de armas de fogo de baixa velocidade, mas tem havido uma tendência de aumento das armas mais destrutivas.

Feridas de Espingarda. Por causa da forma balística das cargas individuais, ocorre um rápido decréscimo na velocidade, tornando a arma ineficaz na produção de feridas graves a longas distâncias. Uma velocidade inicial de saída da arma de fogo de 1.300 pés/s cai para 950 pés/s em 20 jardas, uma diminuição de 25%. A curta distância < 15 jardas), no entanto, a espingarda é extremamente letal, o que tem implicações para o cuidado do paciente. Embora a energia cinética dependa do tamanho das cargas, do número de cargas que atingem, do tipo e quantidade de pó, e do estrangulamento do barril (constrição), a variável clínica mais importante é a distância entre a espingarda e a vítima. Em um distância de 10 jardas (9 metros), 19% das cargas se aglomeram em círculo de 9 polegadas (23 cm) de diâmetro, se disparados de um barril com estrangulamento total (constrição máxima). A uma distância de 20 jardas (18 metros), o círculo é aproximadamente o dobro desse diâmetro. Dado que a energia cinética é proporcional ao quadrado da velocidade, uma perda de 25% de velocidade em 20 jardas (18 metros) resulta num decréscimo significativo no dano produzido pela explosão.

Os ferimentos de espingarda foram previamente classificados em três grupos de acordo com o intervalo e o padrão de distribuição. Mais recentemente, a classificação tem sido feita de acordo com a lesão na vítima. Com base na distância da arma até a vítima, os ferimentos do tipo I envolvem longo alcance (> 7 jardas ou 6,4 m) e penetração do tecido subcutâneo e fáscia profunda apenas. Os ferimentos do tipo II ocorrem a uma distância de 3 a 7 jardas (2,7 a 6,4 m) e podem perfurar um grande número de estruturas. Os ferimentos do tipo III ocorrem à queima-roupa (< 3 jardas ou 2,7 m) e envolvem destruição maciça de tecido. Quando categorizado por padrão, os ferimentos do tipo I produzem uma extensão maior que 25 cm de diâmetro; tipo II, 10 a 25 cm de diâmetro; e tipo III, com menos de 10 cm de diâmetro. Os ferimentos de espingarda de curto alcance, além do tiro, levam contaminantes externos (p. ex., roupas e partes do preenchimento do projétil) para dentro das feridas. As feridas do tipo III têm um risco substancial de mortalidade.

Trauma Abdominal Contuso

Aumentos súbitos das pressões intra-abdominais criados por forças externas, tais como restrições apenas com cinto abdominal, podem causar ruptura ou lesão por explosão de um órgão oco. A compressão das vísceras abdominais entre a força aplicada à parede anterior e a caixa torácica posterior ou a coluna vertebral produz efeito de esmagamento. As vísceras sólidas são especialmente vulneráveis a lesões, razão pela qual as lesões do fígado e do baço são tão comuns no trauma abdominal contuso. As lesões por esmagamento são mais prováveis de ocorrer com as características de flacidez da parede abdominal de idosos ou pacientes intoxicados. Finalmente, a aceleração e a desaceleração fazem que os pedículos vasculares e dos órgãos se rasguem nos pontos de fixação.

Lesões pelo Cinto de Segurança. Passageiros sem cinto de segurança estão inequivocamente sob maior risco de lesão intra-abdominal do que pacientes contidos pelo cinto. O cinto de três pontos é o sistema de restrição mais eficaz e está associado à menor incidência de lesões abdominais. No entanto algumas lesões abdominais ainda são atribuídas a sistemas de cinto de três pontos. O componente de ombro do cinto pode levar a fraturas de costela do lado direito e do lado esquerdo no condutor e no passageiro da frente, respectivamente, com potencial para lesão das vísceras abdominais subjacentes, principalmente no uso inadequado do cinto, com o componente do ombro abaixo do braço.

As lesões resultantes de cintos de dois pontos são mais frequentemente no abdome. A patogênese é, geralmente, a compressão do intestino entre o cinto e a coluna vertebral, resultando em uma contusão ou perfuração intestinal ou uma ruptura do mesentério. Aproximadamente um quarto dos pacientes desenvolve hemoperitônio secundário às lacerações mesentéricas. No restante, a lesão intestinal envolve mais comumente o jejuno, e os sinais e sintomas iniciais estão frequentemente ausentes ou são considerados insignificantes. Raramente, foram relatados diagnósticos tardios em até oito semanas. O "sinal do cinto de segurança", contusão ou abrasão no abdome inferior é encontrado em menos de um terço dos pacientes com lesões abdominais causadas por cintos de dois pontos. Sua presença, no entanto, é altamente correlacionada com lesões patológicas intraperitoneais. A ruptura do diafragma também pode ocorrer em casos de impacto frontal de alta velocidade.[6] Casos raros de dissecção aguda de aorta abdominal foram descritas e as lesões na coluna lombar não são incomuns.

Lesões Iatrogênicas. As lesões abdominais podem ser sequelas de vários procedimentos médicos. As compressões cardíacas externas, as compressões torácicas para liberar uma obstrução das vias aéreas e a manobra de Heimlich podem causar fraturas de costelas e lesões das vísceras abdominais. Um posicionamento errado do dreno de tórax pode causar lesão do fígado ou baço devido a uma elevação não reconhecida no diafragma ou técnica ou colocação inadequada do tubo. A lavagem peritoneal, a paracentese e a diálise peritoneal podem causar lesão vascular ou perfuração intestinal. Uma biópsia hepática pode levar a um hemoperitônio ou extravasamento de bile para a cavidade, enquanto os procedimentos endoscópicos do intestino podem causar uma perfuração de vísceras ocas e peritonite.[7] A colonoscopia pode causar lesão esplênica e hemoperitônio, e embora os mecanismos específicos e os fatores de risco não estejam claros, não parece necessariamente estar associado à biópsia.[8]

Achados Clínicos

O histórico do paciente pode ser impossível ou difícil de se obter, sendo temporariamente adiado enquanto as medidas de ressuscitação são realizadas. Quando a situação permite e uma fonte confiável está disponível, certas informações são valiosas. A habilidade do paciente de relatar o curso dos eventos pode ser comprometida por trauma cranioencefálico ou trauma raquimedular, intoxicação alcoólica, atraso no desenvolvimento, doença psiquiátrica e inúmeras toxinas que afetam a avaliação do paciente pelo médico. Às vezes, o trauma pode ter precedido o início dos sintomas por dias, semanas ou mesmo anos, e pode ter sido esquecido ou considerado trivial pelo paciente. Isso é particularmente verdade na apresentação tardia da hérnia diafragmática relacionada a uma lesão torácica inferior penetrante prévia. Testemunhas no local, particularmente socorristas, muitas vezes fornecem dados mais confiáveis.

A valorização de condições médicas comórbidas, particularmente doenças cardiovasculares e coagulopatias, otimiza as terapias de fluido e de componentes sanguíneos. Quando uma equipe de atendimento pré-hospitalar ou de transporte está envolvida, os sinais vitais, a avaliação física, o curso pré-hospitalar e a resposta à terapia deve ser obtida. Os registros clínicos e os estudos laboratoriais e radiológicos obtidos em um outro hospital devem ser cuidadosamente revisados.

A dor abdominal é o sintoma mais óbvio de trauma abdominal. Uma irritação hemática, infecciosa, ácida ou enzimática do peritônio produz dor. A dor pode estar claramente presente no início ou demorar horas ou dias para aparecer. A comunicação de percepção da dor pode ser entorpecida ou ineficaz, ou a percepção de dor pode ser prejudicada por uma lesão na medula espinal ou por problemas médicos subjacentes. Ocasionalmente, uma dor intensa e concorrente em outro local do corpo domina e distrai tanto o paciente quanto o médico para outro foco. A dor abdominal pode ser localizada, porque às vezes é no quadrante superior esquerdo com lesão esplênica, ou difusa, como na peritonite séptica subsequente à perfuração do intestino.

A dor não precisa estar localizada no abdome; a irritação do diafragma pelo hemoperitônio pode causar dor referida no ombro direito e esquerdo ou no pescoço, particularmente quando o paciente esteve na posição de Trendelenburg. Isso geralmente é um marcador de lesão hepática ou esplênica. A dor também pode ser referida no testículo, quando há lesão retroperitoneal, e é vista mais comumente com trauma urogenital e duodenal.

Uma variedade de outros sintomas extra-abdominais pode estar presente também. Se for substancial o suficiente, a perda de volume pode produzir vertigem ortostática ou franca, tontura e confusão. Náuseas e vômitos podem acompanhar a irritação peritoneal ou hipovolemia, ou podem resultar de uma obstrução, como, por exemplo, um hematoma duodenal. A dispneia, às vezes, ocorre com a distensão gástrica ou irritação diafragmática ou quando o conteúdo abdominal hernia no tórax, comprometendo a dinâmica respiratória.

Trauma Abdominal Penetrante

Ferimentos por Arma Branca. O número de golpes infligidos, o tipo e o tamanho do instrumento, a postura da vítima em relação à direção da agressão, a perda de sangue estimada no local, o tempo de lesão e a resposta aos fluidos ajudam a avaliar a natureza e a gravidade dos ferimentos. No entanto uma proporção significativa de vítimas de facadas é encontrada sob a influência de álcool ou outra droga, tornando a realização de um histórico preciso um esforço fútil e comprometendo potencialmente a validade dos sintomas e sinais.

Ferimentos por Arma de Fogo. As informações clinicamente úteis para as vítimas de ferimentos por arma de fogo incluem a arma usada, a sua distância da vítima quando baleada, a posição da vítima em relação à arma quando disparada, o número suspeito de tiros, a perda de sangue na cena do crime, a quantidade e o tipo de fluidos administrados em campo e os sinais vitais durante o curso pré-hospitalar.

Trauma Abdominal Contuso

As informações clinicamente relevantes para passageiros em acidentes com veículo motor incluem o tipo do acidente; o tamanho do dano ao carro; a localização do paciente dentro do carro; se o paciente atingiu o volante; se os cintos de segurança foram utilizados e, em caso afirmativo, que tipo; e se os air bags frontais ou laterais foram acionados. A magnitude da lesão aos pedestres varia com a velocidade e o tamanho do veículo envolvido. Uma tríade de ferimentos no dorso, no crânio e aspecto inferior da extremidade inferior foi bem descrito, e lesões patológicas descobertas nesses dois locais devem despertar muita atenção ao terceiro. As motos podem ser colocadas em uma das quatro categorias: ejeção frontal, lateral ou angular ou "deitando a bicicleta". Diferentes lesões patológicas podem ser projetadas com base no mecanismo do trauma.

Exame Físico

O trauma abdominal provoca um amplo espectro de apresentações, que vão desde sintomas e sinais aparentemente insignificantes até o choque grave e coma. Evidências de sensibilidade abdominal, irritação peritoneal, hemorragia gastrointestinal e hipovolemia não atribuíveis a causas extra-abdominais representam a maior parte dos sinais sugestivos de lesão intraperitoneal. Esses sinais podem estar inicialmente ausentes ou obscuros, mas podem surgir durante exames físicos seriados.

O exame físico de um paciente hemodinamicamente instável é realizado em conjunto com a terapia, assim o cuidado e a qualidade do tratamento são mantidos. Quando uma lesão intracraniana, torácica ou ortopédica óbvia está presente, sintomas ou achados abdominais podem ficar obscuros e a lesão abdominal deve ser considerada. O trauma torácico é um fator de risco para a lesão intraperitoneal concomitante. Isso é particularmente verdadeiro em casos de traumatismo contuso acompanhado de traumatismo craniano, coma ou alteração do estado mental resultante de drogas ou álcool.

Após a remoção das roupas do paciente, o exame abdominal ocorre como parte da pesquisa secundária (Cap. 33).

A hipotensão aguda resultante da hemorragia é mais frequente como consequência de uma lesão visceral sólida ou vascular. A pancreatite traumática pode evoluir e produzir significativa perda de fluido do terceiro espaço, mas praticamente nunca é a única causa de choque agudo. Quando uma hipotensão inexplicada acompanha um trauma contuso significativo, deve-se assumir a presença de hemorragia intraperitoneal até que se prove o contrário. Uma fonte extra-abdominal conhecida de hemorragia não atenua a necessidade de avaliar a cavidade peritoneal. Uma lesão craniana solitária ou da coluna vertebral não deve ser considerada a única causa de choque até que a lesão intraperitoneal tenha sido excluída.

Nos casos de trauma penetrante, inspecionar o abdome buscando ferimentos de entrada e saída pode ajudar a determinar o trajeto da lesão. A distensão pode ocorrer como resultado de hemoperitônio ou pneumoperitônio, dilatação gástrica ou íleo secundário à irritação peritoneal. Uma equimose dos flancos (sinal de Gray-Turner) ou umbigo (sinal de Cullen) indica hemorragia retroperitoneal, mas esses sinais são geralmente tardios, aparecendo a partir de 12 horas a vários dias. As contusões abdominais podem resultar de vários instrumentos; e quando causadas por cintos de segurança, elas anunciam lesões abdominais em um terço dos casos. A presença ou ausência de ruídos intestinais não identifica ou exclui de forma confiável a presença de danos.

Embora a palpação provoque sensibilidade local ou generalizada na maioria dos pacientes alertas com lesão visceral intra-abdominal, é menos confiável em pacientes com estado mental alterado. No entanto o exame físico pode não ser confiável mesmo em pacientes responsivos. A sensibilidade e a rigidez de rebote local e generalizada podem ser sinais de irritação peritoneal, mas são menos comuns. Esses sinais não têm especificidade e também podem ser encontrados em fraturas de costelas inferiores e contusões da parede toracoabdominal. Raramente, o sangramento contido em regiões cercadas por coágulos sanguíneos ou aderências pode formar massas intra-abdominais palpáveis; elas geralmente aparecem pelo menos algumas horas depois. As contusões graves da parede abdominal podem causar sensibilidade e defesa voluntária, que é localizada e geralmente exacerbada pelo uso do músculo afetado. Uma massa palpável pode representar um hematoma do músculo reto abdominal ou uma hérnia ventral.

O exame retal, que já foi uma parte rotineira da avaliação do trauma, raramente fornece informações clínicas úteis, se fornecer alguma, e não é indicado para a maioria dos pacientes com trauma. Isso é particularmente verdade em pacientes conscientes de ambos os sexos, para quem o exame retal é desconfortável, desnecessário e potencialmente humilhante. O único valor remanescente do exame retal é como parte da avaliação neurológica (para o tônus do esfíncter anal) em pacientes com déficit neurológico identificado que se acredita ser causado por danos à medula espinal.

Embora a presença de alterações no exame físico torne as lesões intraperitoneais mais prováveis, a sua ausência não exclui a possibilidade de uma lesão. A observação prolongada e o uso de certos procedimentos complementares ajudam muito a evitar diagnósticos errados ou que passaram despercebidos.

Trauma Abdominal Penetrante

Ferimentos por Arma Branca. O exame físico em série realizado pelo mesmo observador é útil em centros com pessoal adequado e experiente, particularmente com pacientes que estão alertas, comunicativos e neurologicamente intactos. A presença de intoxicantes não necessariamente impede a confiança no exame, mas pode diminuir o seu valor até que a sobriedade seja recuperada. Mesmo entre pacientes com evidências de choque, a peritonite ou evisceração após trauma penetrante no abdome, a laparotomia exploradora não revela lesão de órgãos intraperitoneais em mais de 10% dos casos.[3] Em contraste, até um terço dos pacientes com lesões intra-abdominais significativas não têm sinais físicos sugestivos, particularmente, quando uma lesão retroperitoneal ocorreu.

Ferimentos por Arma de Fogo. Tal como acontece com os modos contundentes ou outros modos de trauma penetrante, há limitações no exame físico de pacientes com ferimentos abdominais por arma de fogo. Até 20% dos pacientes com lesão intraperitoneal documentada não tem sinais peritoneais antes da exploração, enquanto que os achados físicos objetivos sugestivos de dano intra-abdominal podem estar presentes em até 15% de pacientes nos quais a laparotomia não revela uma lesão.

Trauma Abdominal Contuso

No geral, a acurácia do exame físico em pacientes com trauma abdominal contuso é de apenas 55% a 65% porque a apresentação inicial do trauma pode ser enganosamente benigna. Os sintomas e os sinais mais confiáveis em pacientes alertas são dor, sensibilidade e achados peritoneais, particularmente quando os fatores de risco para lesão abdominal estão presentes. Quando o sensório está alterado, os sinais físicos tornam-se menos confiáveis. As avaliações frequentes pelo mesmo examinador são indicadas mesmo em pacientes alertas, mas especialmente em pacientes com sensório alterado, especialmente conforme seu estado mental e seu sensório se normalizam.

DIAGNÓSTICOS DIFERENCIAIS

Trauma *Versus* Comorbidades

As condições patológicas médicas e traumáticas podem ser coincidentes ou levar uma a outra. Por exemplo, a hipoglicemia ou uma crise convulsiva generalizada pode precipitar uma colisão de veículo motorizado, e a alteração do estado mental do paciente pode ser incorretamente atribuída a um traumatismo craniano fechado, retardando o diagnóstico da condição médica associada. Os pacientes com mononucleose infecciosa podem apresentar ruptura esplênica após um trauma relativamente trivial e a apresentação pode ser retardada. Finalmente, os pacientes com coagulopatia pré-mórbida ou que estão sob terapia com anticoagulantes podem sofrer graves complicações intracranianas ou hemorragia intra-abdominal por traumas que normalmente não causariam danos significativos (Caps. 33 e 34).

Trauma Único *Versus* Politrauma

Os emergencistas devem ser cautelosos e não "deixar de ver a floresta por causa das árvores" (provérbio). Por exemplo, o pedestre atingido por um carro que tem uma suposta fratura tibial-fibular isolada pode apresentar uma patologia intra-abdominal significativa, independentemente de um abdome sem áreas de sensibilidade.

Lesão de Único Órgão Intraperitoneal *Versus* Lesão de Múltiplos Órgãos

Tem havido uma tendência crescente de tratamento não operatório de lesões conhecidas de órgãos intraperitoneais sólidos, especificamente do baço e do fígado.[9,10] No entanto podem existir lesões patológicas coincidentes de vísceras ocas, mas que podem não ser discerníveis inicialmente em exames clínicos ou estudos diagnósticos. Além disso, os pacientes sem patologia de órgãos sólidos que têm quantidades crescentes de fluido peritoneal livre ou piora da sensibilidade demandam uma consideração cuidadosa para danos de vísceras ocas.

Lesão Intraperitoneal *versus* Necessidade de Laparotomia

Anteriormente, a suspeita ou conhecimento de qualquer lesão intraperitoneal demandava uma laparotomia obrigatória. Agora, o esforço de diagnóstico destina-se apropriadamente a determinar se a cirurgia é necessária ou se a lesão é autolimitada e não requer reparo.

TESTES DIAGNÓSTICOS

Ultrassonografia

O E-FAST (Extended focused assessment with sonography for trauma) é indicado em todos os pacientes politraumatizados e todos os pacientes com suspeita de lesão abdominal, seja por mecanismo contundente ou penetrante. O papel principal da ultrassonografia é a detecção de sangue intraperitoneal livre após um trauma

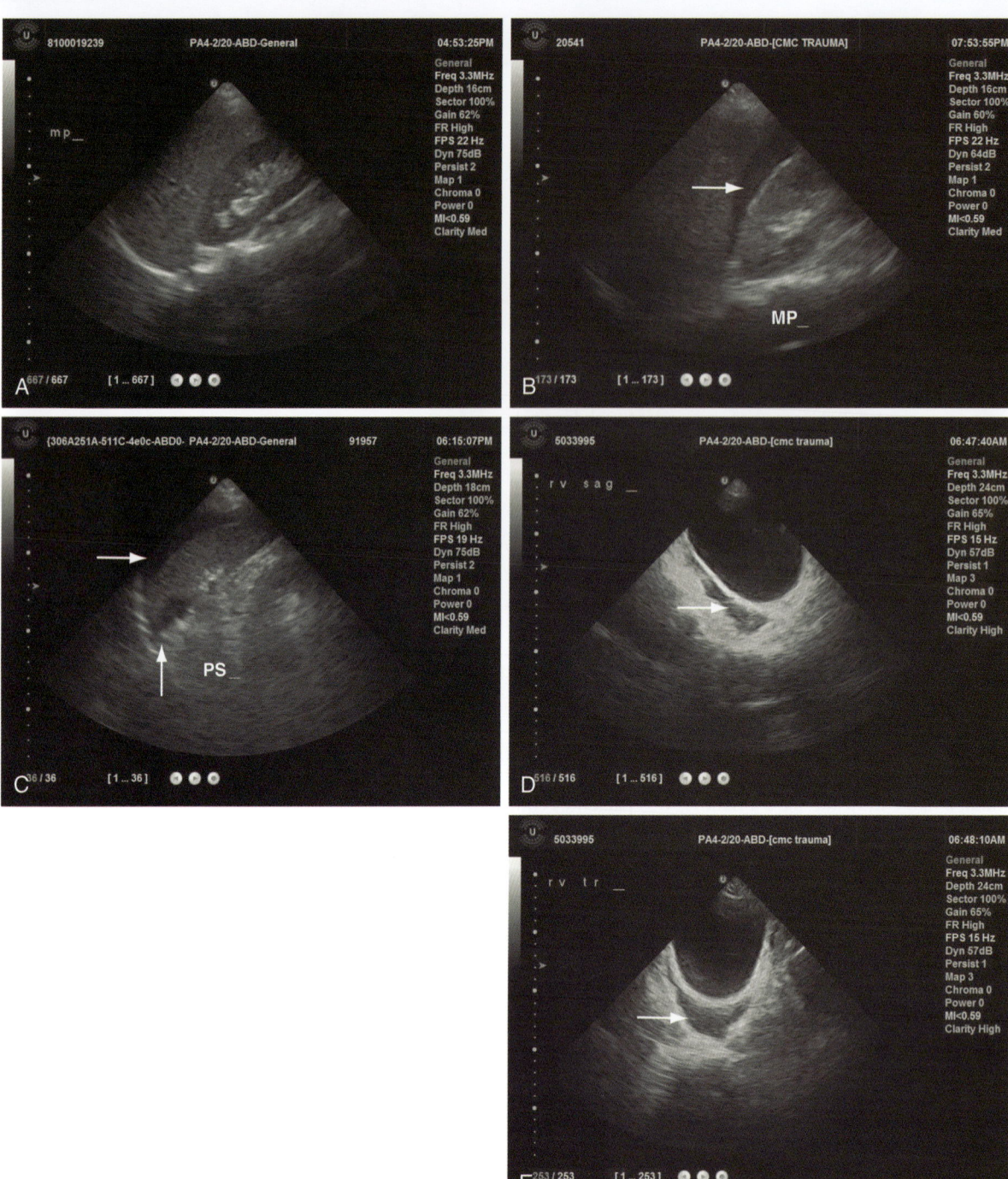

Fig. 39.1. A, normal do espaço de Morrison. Observe a ausência de uma faixa anecoica, que representaria uma coleção de fluido entre o fígado e o rim. **B,** Janela positiva do espaço de Morrison. Observe a presença de uma faixa anecoica que representa uma coleção de fluido entre o fígado e o rim (*seta*). **C,** Janela periesplênica positiva. Observe o fluido anecoico ao redor do baço (*setas*). **D,** Fluido positivo na janelar retrovesicular sagital (*seta*). Observe uma faixa anecoica indicativa de fluido retroperitoneal. **E,** Janela retrovesicular transversal positiva. Observe a área anecoica indicativa de líquido retroperitoneal (*seta*).

contuso. Essa pesquisa é realizada por um exame do espaço de Morrison, do recesso esplenorrenal e do saco de Douglas, que são porções dependentes da cavidade intraperitoneal em que o sangue provavelmente pode se acumular (Fig. 39.1). A porção torácica do exame detecta pneumotórax, hemotórax e derrame pericárdico ou tamponamento (Fig. 39.2). As aplicações de ultrassom no paciente de trauma são discutidas no Capítulo 5. O estudo E-FAST destina-se precisamente nas determinações descritas anteriormente e é limitado para visualização de dano parenquimatoso sólido, do retroperitônio ou defeitos diafragmáticos.

Laboratório

Os valores hematológicos e químicos são de uso limitado no tratamento do paciente traumatizado de forma aguda e devem ser considerados adjuntos para o diagnóstico e não substitutos para a avaliação. A avaliação laboratorial para pacientes com doença grave ou trauma multissistêmico tem historicamente contado com "rotinas de trauma" que são uma forma de ordem permanente ou automatizada de pedidos de testes, a maioria dos quais não é indicada. A medicina baseada em evidências e a racionalização de

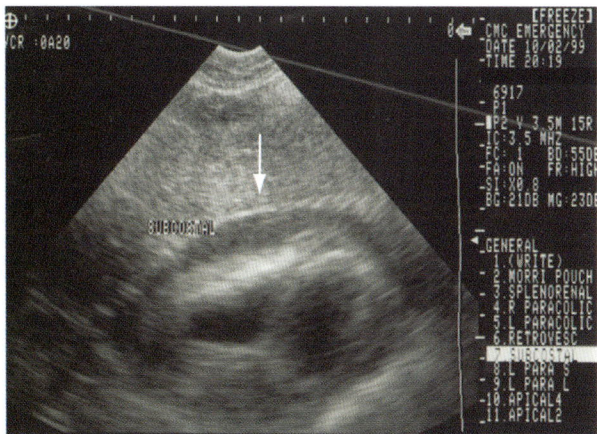

Fig. 39.2. Derrame pericárdico visto na janela subcostal (*seta*). A linha branca é o pericárdio e o espaço anecoico abaixo representa uma coleção de líquido no espaço pericárdico.

TABELA 39.1
Exames Diagnósticos no Trauma Abdominal Contuso

CENÁRIO DO EXAME	OBJETIVO PRINCIPAL	EXAME	COMPENSATÓRIO
HEMODINAMICAMENTE INSTÁVEL			
Geral	HIP	FAST, APD	-
Fratura pélvica	HIP	FAST, APD[a]	-
HEMODINAMICAMENTE ESTÁVEL			
Geral	LO[b,c], LVO	FAST, TC	LPD, EFS
Manejo não operatório[d]	LO	FAST, TC[e]	LPD,[f] EFS
Lesão cranioencefálica fechada	LO	FAST, TC[e]	EFSs[g]
Lesão aórtica contusa	HIP	FAST	TC[h]

TC, Tomografia computadorizada; *APD*, aspiração peritoneal diagnóstica; *LPD*, lavagem peritoneal diagnóstica; *FAST*, avaliação ultrassonográfica direcionada para o trauma; *LVO*, lesão de vísceras ocas; *HIP*, hemorragia intraperitoneal; *LO*, lesão de órgãos; *EFS*, exame físico seriado.
[a] Aspirado peritoneal positivo necessita de laparotomia.
[b] Para descobrir fluido ou sangue sugerindo lesão.
[c] FAST para LO é muito menos confiável do que para o HIP.
[d] A capacidade institucional deve ser cuidadosamente considerada.
[e] A TC é menos confiável para LVO do que para lesão visceral sólida.
[f] Complementar à TC se houver suspeita de LVO.
[g] EFSs não são confiáveis no paciente com LFC.
[h] Pode ser mais apropriado se a TC helicoidal for o estudo primário para lesão abdominal ou puder ser rapidamente adquirida.

gastos médicos argumentam fortemente pela interrupção dessa prática de desperdício e, muitas vezes, clinicamente enganosa. Isso é particularmente verdadeiro para pacientes com suspeita de trauma abdominal. A avaliação laboratorial direcionada, no entanto, pode fornecer uma orientação significativa na avaliação e no tratamento dos pacientes traumatizados.

Hematócrito

O hematócrito reflete o valor basal, a extensão e o tempo da hemorragia, a administração de fluidos exógenos e a reposição endógena de plasma. O último deles é um desvio compensatório fisiológico de fluido extracelular para o espaço intravascular, cuja intenção é restaurar o volume original de sangue. Baseado em um estudo de voluntários que sofreram uma perda de sangue de 10% a 20%, essa restauração requer mais de 24 horas para conclusão. Os pacientes com choque hemorrágico (pelo menos 40%) demonstram taxas de reposição plasmática muito mais rápidas, com reduções significativas no hematócrito em 90 minutos. Embora facilmente mensurável, o hematócrito é frequentemente um enigma quando visto isoladamente, e as determinações seriadas são mais úteis.

Contagem de Glóbulos Brancos

A contagem de glóbulos brancos (CGB) tem pouco valor discriminatório em casos de trauma abdominal, particularmente em sua fase aguda. A CGB pode ser normal ou pode mostrar uma leucocitose modesta (12.000 a 20.000/mm^3 com ou sem desvio para a esquerda), o que pode ocorrer no cenário de trauma multissistêmico como resultado da marginação induzida por estresse na ausência de qualquer processo intra-abdominal, ou como resultado de lesão tecidual, hemorragia aguda ou irritação peritoneal.

Bioquímica

Embora incluídas em muitas "rotinas de trauma", nem a amilase nem a lipase são úteis na avaliação do trauma. Os níveis normais não excluem uma lesão pancreática importante, e valores elevados podem ser causados por qualquer uma das variedades de razões além de um pâncreas ferido, inclusive álcool, toxicidade de medicamentos ou hipotensão sistêmica e hipoperfusão pancreática sem lesão pancreática. Níveis elevados ou crescentes podem indicar danos, mas por si só não são conclusivos.[11] Em todos os casos, o exame físico e a suspeita clínica direcionam a investigação adicional.

A acidose metabólica no cenário de trauma pode sugerir a presença de choque hemorrágico. Isso pode ser testemunhado quimicamente como um nível de bicarbonato sérico diminuído, déficit basal elevado ou nível elevado de lactato. Embora os valores normais não excluam a lesão abdominal, as anormalidades, como um déficit basal maior ou igual a 6, um lactato elevado maior que 4 mmol/L, ou um aumento ao longo do tempo em qualquer um desses índices, sugere comprometimento ou lesão.[12] Esses achados devem ser considerados no contexto clínico, porque a causa das anormalidades pode ser extra-abdominal e a tendência é que os achados laboratoriais estejam sempre atrás da deterioração clínica ou da melhora do paciente.

As transaminases séricas elevadas podem resultar de trauma hepático, mas não distingue contusões menores de lesões graves. Alternativamente, elas podem ser sintomáticas de dano hepático. Os níveis elevados de transaminases hepáticas podem ser úteis para a triagem de pacientes pediátricos para trauma intencional (Cap. 177).

Os testes para etanol e drogas são frequentemente usados em centros de trauma. Sua utilidade no tratamento do trauma abdominal por si só não foi estabelecida, particularmente em pacientes com estado mental normal. Achados positivos de estudos podem demandar que o emergencista aconselhe o paciente e ele diminua o uso reincidente de etanol ou drogas, e a intervenção do médico durante esse "momento educacional" tem se mostrado muito eficaz.

Radiografia

A ressuscitação e as medidas iniciais de estabilização precedem os estudos radiográficos abdominais. O objetivo dos estudos diagnósticos é duplo (Tabela 39.1): discernir ou eliminar a presença de hemoperitônio no paciente cuja condição é crítica e instável para o gerenciamento sequencial adequado e, em circunstâncias menos urgentes, para demonstrar lesão orgânica que exija intervenção cirúrgica para reparo. A radiografia simples básica do abdome no compartimento de trauma não é indicada, exceto para localização ou identificação de projéteis. O exame portátil de radiografia de tórax tem sido fundamental para a pesquisa de hemotórax ou pneumotórax significativo antes de o paciente ser transferido para o tomógrafo, mas isso está sendo amplamente substituído pelo exame E-FAST de porções do tórax, que se mostrou tão sensível e específico quanto à radiografia de tórax portátil para ambas as condições.[13]

Pacientes hemodinamicamente estáveis que serão submetidos a uma tomografia computadorizada (TC) abdomino-pélvica podem abdicar das radiografias pélvicas na região do trauma. Indicações para radiografia pélvica são discutidas nos Capítulos 33 e 48. Em pacientes cuja avaliação, incluindo resultados E-FAST, demonstra provável lesão intraperitoneal com necessidade de laparotomia, o atraso na operação para obter mais estudos de radiografia diagnóstica é permissível somente quando o paciente estiver estabilizado e somente se os estudos puderem auxiliar na determinação do manejo.

Radiografias Simples

A radiografia de tórax e os filmes pélvicos anteroposteriores podem ser inestimáveis em alguns casos de trauma penetrante e contuso, dependendo da apresentação e dos resultados da avaliação inicial. As radiografias torácicas podem fornecer causas extraperitoneais de hipotensão no paciente instável. As radiografias abdominais simples podem demonstrar a localização ou o trajeto presumido do(s) projétil(eis) em lesões por armas de fogo e ferimentos de espingarda, mas são de pouco valor no trauma contuso ou trauma penetrante sem ser por arma de fogo, especialmente se a TC do abdome for antecipada. Se uma radiografia simples do abdome for feita, a descoberta de fraturas de costela, pélvica, do corpo vertebral ou do processo espinhoso tranverso no trauma contuso demanda que o paciente receba uma consideração especial para danos nas proximidades viscerais.

Embora o pneumoperitôneo possa ser detectado nas radiografias simples, as quantidades diminutas e a localização do ar associadas a lesões do intestino delgado são vistas mais prontamente na TC. O ar intraperitoneal livre raramente pode ser gerado por lesão mediastinal ou pulmonar, bem como por barotrauma, e sua presença não é patognomônica de perfuração de vísceras ocas. O ar intraperitoneal é móvel; em filmes verticais, o ar está localizado por baixo do diafragma ou do tendão central do diafragma anteriormente. Em filmes supinos, o ar passa sob os anexos peritoneais, tal como o ligamento falciforme e o úraco, até a parede abdominal anterior. Nos filmes em que o paciente se encontra em posição de decúbito lateral, o ar está localizado no flanco superior e contorna a borda lateral do fígado. Perfurações extraperitoneais do cólon podem extravasar o ar, que delineia o músculo psoas e a região perirrenal. Todas essas lesões são muito mais prontamente identificadas e localizadas na tomografia computadorizada do abdome e, portanto, continua sendo a modalidade de imagem de escolha.

Corpos estranhos e projéteis são facilmente identificados em radiografias abdominais. Por isso, a sua ausência, sem uma ferida de saída conhecida, justifica a pesquisa adicional de outras cavidades do corpo (p. ex., tórax, parte superior das coxas e nádegas). Um ricochete da coluna ou da pelve no tórax ou nas extremidades proximais pode ocorrer. Uma entrada no sistema vascular pode levar o objeto para o lado direito do coração ou perifericamente para a árvore arterial. Ele também pode encontrar o seu trajeto para dentro do trato gastrointestinal e produzir uma obstrução ou passar através dele despercebido. Assim, a localização de uma bala e seus fragmentos podem fornecer seu valor primário ao sugerir que lesões extra-abdominais estão presentes.

Tomografia Computadorizada

A tomografia computadorizada é o principal exame de imagem diagnóstico para um trauma. Esse exame pode definir o órgão lesado e a extensão dos danos. É mais precisa para lesões viscerais sólidas e discerne a presença, a fonte e a quantidade aproximada de hemorragia intraperitoneal (Fig. 39.3). Pode demonstrar uma hemorragia ativa do fígado ou do baço e pode ser utilizada para determinar se a observação, a embolização angiográfica terapêutica ou intervenção operacional aberta é indicada. Ao minimizar a incidência de laparotomias não terapêuticas para lesões autolimitadas do fígado ou baço, ela diminui a morbidade e o custo.[10] A tomografia computadorizada também avalia o retroperitônio (Fig. 39.4),

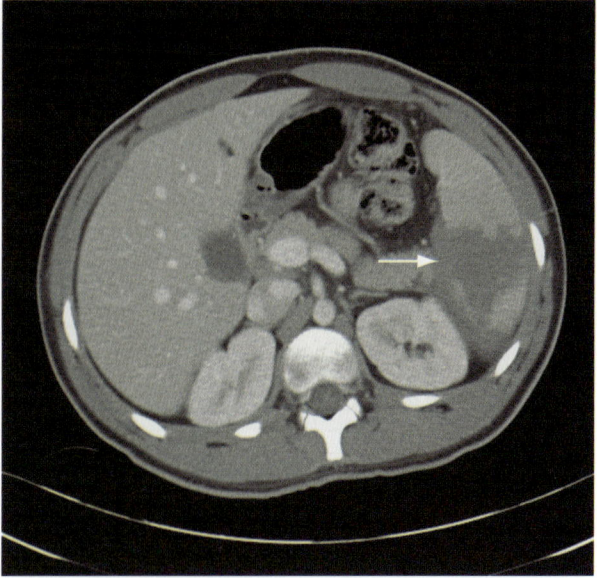

Fig. 39.3. Laceração esplênica grau 4.

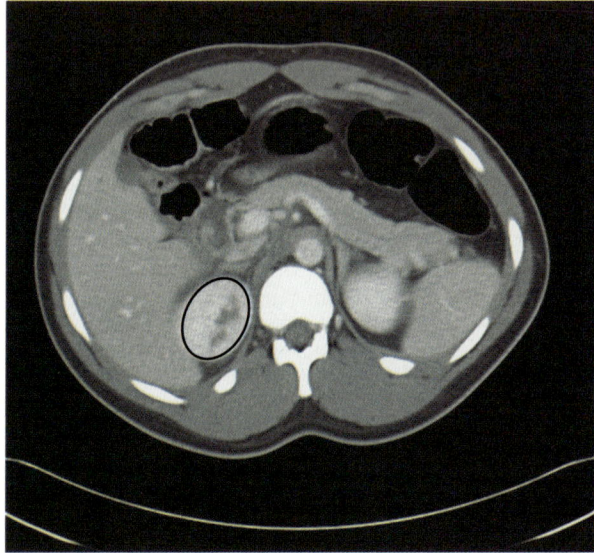

Fig. 39.4. Laceração renal direita grau 3 (circulada).

uma área não demonstrada pelo E-FAST, enquanto avalia simultaneamente a coluna vertebral e pode ser facilmente estendida acima ou abaixo do abdome para visualizar o tórax ou a pelve. A tomografia computadorizada também fornece avaliação definitiva para a maioria das lesões possíveis no trato urinário, incluindo lesão da artéria renal.[14] Também pode detectar outras hemorragias vasculares e evitar a necessidade de angiografia em alguns pacientes. Pouca informação adicional é fornecida pela adição de contraste, e a maioria dos centros de trauma usa apenas contraste intravenoso, o que diminui o risco de aspiração para o paciente.

A tomografia computadorizada, no entanto, é relativamente insensível à lesão do pâncreas, diafragma, intestino delgado e mesentério, embora a detecção dessas lesões esteja melhorando (Fig. 39.5). Os dois últimos são particularmente preocupantes porque a lesão de vísceras ocas em pacientes com traumatismo contuso, embora incomum, não é rara, e o aumento da morbidade e da mortalidade pode ocorrer se o diagnóstico for perdido ou se a condição não for detectada por um período prolongado. Achados na tomografia computadorizada, incluindo a quantidade suspeita de hemoperitônio ou a presença de fluidos, não são capazes de prever bem a necessidade de intervenção operatória. Algumas complicações podem ocorrer como resultado da administração intravenosa de contraste, incluindo a nefropatia induzida por

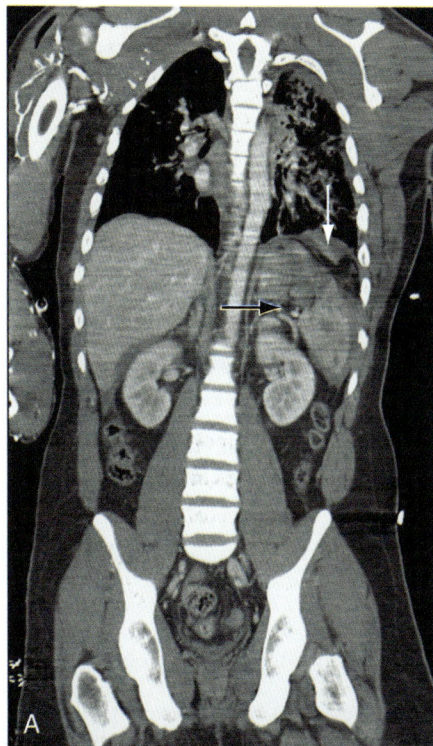

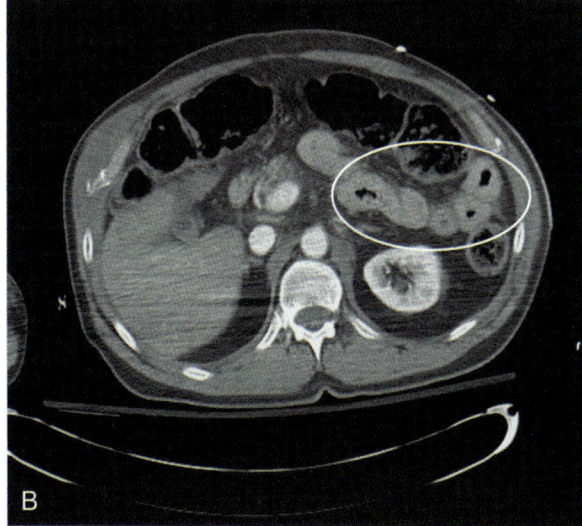

Fig. 39.5. A, Laceração esplênica grau 4 (*seta preta*) com ruptura diafragmática (*seta branca*). **B,** Edema do intestino delgado relacionado com lesão de víscera oca (*circulada*).

contraste, e o paciente é submetido à radiação ionizante, ambos fatores que obrigam os emergencistas a serem seletivos na ordenação desses estudos. Finalmente, os pacientes devem ser temporariamente removidos da sala de emergência para que o estudo seja realizado, o que pode colocar o paciente em risco no caso de rápida deterioração clínica. No entanto a tomografia computadorizada continua sendo o pilar do diagnóstico.

Cada vez mais há uma preocupação com relação aos efeitos negativos de longo prazo da exposição à radiação ionizante resultante de exames de imagem. Embora a evidência direta de aumento do risco de câncer por tomografia computadorizada ainda não tenha sido demonstrada, vários métodos estão disponíveis para reduzir a exposição à radiação. O scanner deve ser ajustado para a menor configuração possível sem perder a sensibilidade no diagnóstico da lesão intra-abdominal.[15] A tentativa de limitar a varredura somente na região de sensibilidade abdominal acabou por ser excessivamente insensível para lesões significativas, e essa prática não é recomendada.[16] As imagens digitais devem acompanhar os pacientes transferidos, para evitar a repetição desnecessária do estudo.[17]

Ressonância Magnética

A ressonância magnética (RM) é geralmente impraticável e às vezes impossível de ser realizada na fase aguda de múltiplos traumas contusos. Atualmente, em pacientes traumatizados com lesão aguda, a ressonância magnética deve ser reservada para a avaliação de lesões na medula espinal e defeitos diafragmáticos capciosos não passíveis de laparoscopia ou toracoscopia no paciente totalmente estabilizado.

TRATAMENTO

A abordagem pré-hospitalar do trauma múltiplo ou grave se concentra no transporte rápido para um departamento de emergência (DE) capaz de recebê-lo e é discutida no Capítulo 33. Um conjunto emergente de evidências tem evoluído em torno do conceito de "hipotensão permissiva", em que um grau moderado de hipotensão (pressão arterial média > 50 mmHg) é tolerado para diminuir uma ressuscitação com fluidos desnecessária, o que pode piorar a coagulopatia induzida pelo trauma e a hipotermia. E aumenta o risco de desestabilizar os coágulos relativamente "moles". Apesar de dados de animais e de alguns humanos apoiarem essa prática, ainda faltam evidências definitivas de ensaios clínicos que corroborem a prática atualmente.

No DE, a avaliação da lesão abdominal faz parte do tratamento geral do paciente com trauma (Cap. 33). Em pacientes intubados, com abdome maciçamente distendido ou com alta preocupação por lesão do estômago ou do duodeno, deve-se colocar uma sonda nasogástrica para descomprimir o abdome, diminuir a probabilidade de aspiração e determinar se há sangue presente. A colocação de um tubo orogástrico é preferível em pacientes com fraturas da face média ou na base do crânio. O cateterismo de Foley, outrora bastante rotineiro, é reservado para pacientes inconscientes e aqueles em choque, para os quais a produção de urina é um indicador de perfusão adequada dos órgãos-alvo. A toracotomia e o subsequente pinçamento da aorta descendente foram usados para estabilizar os pacientes com lesões toracoabdominal e profundo choque hipovolêmico, mas ela é melhor utilizada como manobra temporária de resgate na sala de cirurgia quando a laparotomia identifica ferimentos graves não passíveis de reparação abdominal. A toracotomia no DE para o tratamento de lesões intra-abdominais, mesmo lesões exsanguinolentas, raramente é indicada, e a decisão de realizar a toracotomia é do cirurgião responsável pelo traumatismo.

Antibióticos, administrados profilaticamente, são eficazes na diminuição da incidência de sepse intra-abdominal. A perfuração intestinal e a presença de sujidades podem ocorrer com um trauma penetrante, mas raramente com trauma contuso no abdome. Uma única dose pré-operatória de um antibiótico de amplo espectro ou uma combinação de antibióticos que cobrem organismos aeróbicos e anaeróbicos, como piperacilina-tazobactam 3,375 g, por via intravenosa, é recomendada.

Traumatismo Abdominal Penetrante: Ferimentos por Arma Branca

O tratamento seletivo de lesões por arma branca de punção abdominal é agora bem aceito devido à incidência relativamente baixa de lesões intraperitoneais, juntamente com o sucesso de várias estratégias diagnósticas.[3,18] Essa estratégia se baseia no local da penetração, no estado clínico do paciente e na experiência e julgamento da instituição hospitalar e da equipe. Em comparação com a prática anterior de laparotomia obrigatória, a administração seletiva tem resultado em uma enorme redução nas laparotomias desnecessárias e na sua morbidade associada, com perda mínima e aceitável na sensibilidade para lesões intraperitoneais significativas.[3,18] No geral, a taxa de laparotomia não terapêutica deve ser inferior a 15%.

Abdome Anterior

Ao abordar o tratamento de facadas no abdome anterior, o clínico se depara com três tarefas fundamentais. A primeira e mais importante é determinar se há indicações clínicas para uma laparotomia emergencial. A presença de uma ou mais dessas indicações, particularmente no contexto de um paciente instável, define o curso para a exigência de uma operação. Se nenhuma for encontrada, o emergencista pode abordar a segunda questão, sobre se a cavidade peritoneal foi violada. Se ele puder demonstrar definitivamente que não foi, não é necessária uma avaliação diagnóstica e o paciente pode ser liberado após o tratamento apropriado dos ferimentos. Se a cavidade foi violada ou se isso não pode ser determinado, a terceira pergunta a ser feita é: existe lesão intraperitoneal e, em caso afirmativo, a laparotomia é necessária? Uma abordagem geral das facadas abdominais fundamentadas nessas três perguntas está resumida na Figura 39.6. O algoritmo é amplamente baseado em indicadores clínicos de lesão, ELF, TC e outras modalidades radiológicas. Outras estratégias dependem mais de outras técnicas, como exames abdominais em série ou laparoscopia.

Etapa I: Indicações Clínicas para Laparotomia Emergencial. Vários determinantes clínicos podem ser usados para definir a necessidade de laparotomia emergencial (Tabela 39.2) com base na probabilidade de lesões intra-abdominais associadas que requerem reparo. Esses determinantes clínicos estão resumidos na lista a seguir por razões da laparotomia imediata e indicações clínicas que requerem evidência adicional de suporte.

A: Laparotomia emergencial indicada imediatamente
1. Comprometimento hemodinâmico: esta é a indicação proeminente da necessidade de laparotomia no cenário de uma ferida de arma branca e é a razão mais provável de um paciente ser levado urgentemente para a sala de cirurgia, sem estudos preliminares de diagnóstico.
2. Sinais peritoneais: existe um debate considerável sobre a confiabilidade dos sinais peritoneais, particularmente no período inicial pós-lesão. Entre as descobertas do exame físico, os sinais peritoneais inequívocos têm o maior valor preditivo positivo, enquanto que um exame inteiramente normal, mesmo na presença de intoxicação leve a moderada, tem maior valor preditivo negativo para a laparotomia terapêutica. Em geral, no entanto, os sinais peritoneais claros indicam a necessidade de laparotomia.
3. Evisceração: os pacientes com evisceração sustentam uma incidência de 80% de lesão intraperitoneal maior, e a maioria dos cirurgiões levará esses pacientes para uma laparotomia exploratória. Em casos raros, para evisceração omental isolada, sem evisceração e ausência de sangue intraperitoneal livre no exame E-FAST, o cirurgião pode ligar, excisar e restaurar o omento na cavidade peritoneal. Isso é feito na cabeceira do leito do trauma.
4. Lesão diafragmática do lado esquerdo: embora raramente diagnosticada de forma aguda, a lesão diafragmática do lado esquerdo pode ser diagnosticada por meio da observação do estômago ou intestino no tórax esquerdo, em radiografias de tórax à beira do leito e indica a necessidade de intervenção cirúrgica.

B: Laparotomia indicada a partir de evidência clínica adicional
5. Hemorragia gastrointestinal: mais uma vez, embora raramente diagnosticado porque as sondas nasogástricas são raramente utilizadas nesse cenário, a recuperação de sangue por meios de uma sonda nasogástrica ou vômitos podem

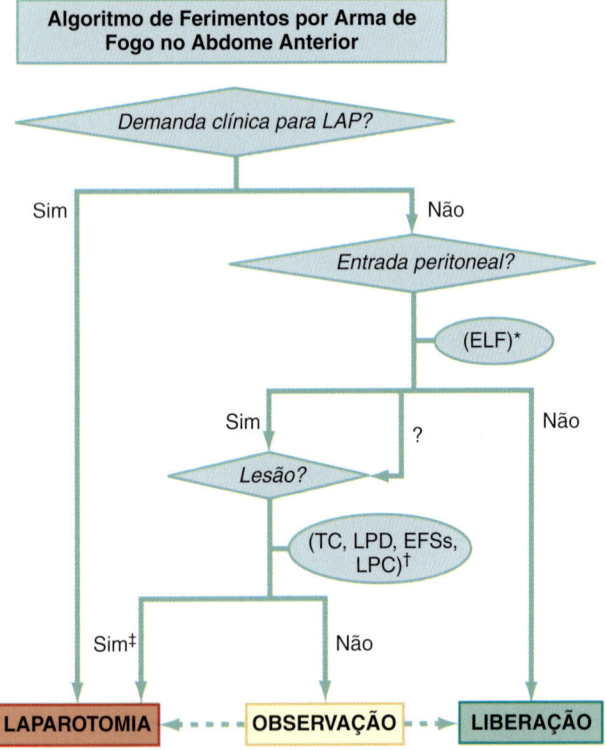

Fig. 39.6. Algoritmo de ferimento por arma branca no abdome anterior. *LAP*, Laparotomia; *ELF*, exploração local do ferimento. *As radiografias simples, a avaliação ultrassonográfica direcionada para o trauma (*FAST*), a laparoscopia (*LPC*) e a tomografia computadorizada (*TC*) também podem avaliar a entrada peritoneal. †A TC, lavagem peritoneal diagnóstica (*LPD*), exames físicos seriados (*EFSs*) ou LPC podem ser usados de maneira singular ou complementar, dependendo do cenário clínico ‡A conduta expectante de lesões é raramente tentada.

TABELA 39.2
Indicações Clínicas para a Laparotomia após Trauma Penetrante

MANIFESTAÇÃO	PREMISSA	PERIGO
LAPAROTOMIA EMERGENCIAL INDICADA		
Instabilidade hemodinâmica	Lesões importantes de vísceras sólidas ou vasculares	Tórax ou mediastino como causas ou contribuições
Sinais peritoneais	Lesão intraperitoneal	Não confiável, logo após a lesão
Evisceração	Lesão intestinal, outras lesões	Sem danos de um quarto a um terço dos casos de ferimentos por arma branca
Lesão diafragmática	Diafragma	Achados radiográficos e clínicos raros
LAPAROTOMIA REQUER EVIDÊNCIA CLÍNICA ADICIONAL		
Hemorragia gastrointestinal	Intestino proximal	Incomum, precisão desconhecida
Implementos *in situ*	Empalamento vascular	Doença comórbida ou gravidez criam um alto risco operatório
Ar intraperitoneal	Perfuração de víscera oca	Insensível. Pode ser causada somente por entrada intraperitoneal ou pode ter uma fonte cardiopulmonar

Modificado de Marx JA: Diagnostic peritoneal lavage. In: Ivatury RR, Cayten CG, editors: The textbook of penetrating trauma, Baltimore, 1996, Williams & Wilkins.

refletir uma violação do estômago ou do duodeno. No entanto o sangue sem violação peritoneal coincidente não requer necessariamente uma exploração cirúrgica.

6. Implemento *in situ*: a máxima conservadora e amplamente difundida é remover instrumentos *in situ* do tronco no centro cirúrgico. No entanto, há poucas evidências para apoiar essa prática e a remoção de tais instrumentos no departamento de emergência sob circunstâncias controladas, e em consulta com um cirurgião, e razoável.
7. Ar intraperitoneal: Veja mais adiante.

Etapa II: Perfuração Peritoneal. Se as indicações clínicas para a laparotomia estiverem ausentes, um próximo passo lógico é avaliar o próprio trato da ferida. A presença de perfuração peritoneal pode ser determinada por uma variedade de meios. Existe um grande valor em estabelecer que o trato de uma ferida é superficial às cavidades peritoneal, retroperitoneal, intratorácica e pericárdica. Nesse caso, o paciente pode receber alta do DE depois de receber o cuidado adequado da ferida. Se um estudo for inconclusivo, deve-se presumir que uma ou mais dessas cavidades foram perfuradas e outros meios de avaliação são requeridos. Existem cinco métodos de avaliar se o peritônio está intacto e são os seguintes:

1. Evisceração: a evisceração do intestino ou omento é uma clara evidência de violação peritoneal. Embora geralmente exija uma laparotomia, existem exceções (veja anteriormente).
2. Ar intraperitoneal: embora um achado de ar intraperitoneal livre em uma radiografia de tórax vertical ou uma radiografia abdominal em decúbito lateral possa indicar perfuração do intestino, ela pode simplesmente estabelecer que a arma entrou na cavidade peritoneal e levou ar para dentro, junto com ele. Portanto, embora o ar intraperitoneal seja um forte indício de perfuração peritoneal, não é o mesmo que lesão intestinal e, portanto, não é usado isoladamente para determinar a necessidade de laparotomia emergente. Raramente, uma determinação falsa positiva da perfuração peritoneal pode ser feita quando a fonte real de ar livre intraperitoneal é o trato pulmonar.
3. ELF: Demonstrou-se que essa é uma ferramenta eficaz para determinar se a cavidade peritoneal foi penetrada.[3] Os ferimentos superficiais podem ser reparados se necessário, e o paciente liberado a partir do DE.
4. Ultrassonografia: um exame E-FAST demonstrando hemoperitôneo, pneumoperitôneo ou efusão pericárdica (Fig. 39.2) identifica a penetração ou lesão peritoneal. Um E-FAST negativo não exclui a perfuração peritoneal. A presença de sangue intraperitoneal na ultrassonografia exclui a necessidade de ELF.
5. A laparoscopia ou toracoscopia na sala de cirurgia: ela tem se comparado favoravelmente à ELF na avaliação do trato da ferida, mas requer as habilidades do cirurgião e carrega maior risco de complicações. Os benefícios incluem a capacidade de detecção de lesões de órgãos (incluindo lesão do diafragma) e, simultaneamente, reparar algumas lesões, diminuindo, assim, as taxas de laparotomia negativas e não terapêuticas. Seu uso primário é na avaliação de perfuração diafragmática em ferimentos de arma branca no tórax inferior esquerdo.

Etapa III: Lesão Requerendo Laparotomia. Neste algoritmo, os pacientes que necessitam de uma cirurgia com base na clínica seguem para para a laparotomia e aqueles nos quais as perfurações peritoneais foram excluídas são liberados para casa. Os pacientes restantes são os que possuem uma perfuração peritoneal conhecida ou presumida. A próxima consideração é se existe lesão que demanda um reparo operatório, isso porque lesões de órgãos ocorrem em apenas pouco mais de 60% dos pacientes com perfuração peritoneal.[2] De qualquer forma, os pacientes que atingirem essa etapa de avaliação devem ser observados por pelo menos 12 a 24 horas.

A análise de TC inicial juntamente com o E-FAST seriado e os exames físicos são usados para identificar os ferimentos significativos que não eram inicialmente óbvios. As lesões de vísceras ocas e as diafragmáticas ocultas continuam sendo as lesões mais frequentemente perdidas na TC. A laparoscopia é realizada quando a avaliação seriada sugere uma possível, mas não óbvia, necessidade de laparotomia.

Penetração Toracoabdominal

Mesmo uma única facada no tórax inferior pode violar o mediastino, a cavidade torácica, o diafragma, a cavidade peritoneal e o retroperitônio. Quase 20% das facadas toracoabdominais esquerdas terão violações diafragmáticas. Quando todas as feridas toracoabdominais são consideradas, o risco de lesão oculta é de 7%. A ultrassonografia pode ser extremamente útil, permitindo uma avaliação rápida do hemopericárdio e do hemoperitônio no paciente marginalmente estável se a toracotomia ou a laparotomia ainda não forem clinicamente indicadas. A ELF de feridas tipo corte pode evitar a necessidade de avaliação adicional, mas a profundidade da investigação não pode ser levada além da margem anterior da costela, para maximizar a segurança e a precisão.

O diagnóstico de lesão diafragmática é particularmente problemático. A TC tem sensibilidade e especificidade na baixa faixa de 90% para detectar lesão do diafragma. No entanto, os exames duvidosos devem ser manejados com métodos mais definitivos, como a laparoscopia ou a toracoscopia.

Flanco e Costas

A incidência de lesões retroperitoneais após ferimentos a faca no flanco e costas é maior do que nas lesões da parede anterior. No entanto, o risco de lesão de órgãos intraperitoneais também é significativo, chegando até 40%. A ELF é menos precisa do que nas feridas anteriores, porque os músculos paraespinais são bastante espessos, de modo que o procedimento só é útil se a ferida for obviamente superficial (como uma ferida oblíqua). A TC com contraste intravenoso é o método de escolha para avaliar ferimentos não identificados como sendo claramente superficiais. A tomografia computadorizada negativa, seguida de exame seriado durante um período de 24 horas, pode efetivamente excluir ferimentos graves nesses pacientes.

Traumatismo Abdominal Penetrante: Ferimentos por Arma de Fogo

Ao contrário das feridas por facadas, quase todas as feridas por arma de fogo penetram na cavidade peritoneal e, tipicamente, produzem lesões em múltiplos órgãos e uma alta incidência de lesão visceral oca. Consequentemente, o risco de mortalidade é significativamente maior e aumenta com a velocidade do projétil. Os projéteis que atingem o tórax inferior geralmente penetram nas estruturas intratorácicas e abdominais, incluindo o diafragma.

Lesões por arma de fogo na cavidade abdominal entram na cavidade peritoneal em aproximadamente 80% dos casos, e em mais de 90% das que envolvem penetração há lesão intraperitoneal. Apesar de o tratamento seletivo ser amplamente aceito em ferimentos a faca, sua aplicação no tratamento de ferimentos por arma de fogo é extremamente limitada e, portanto, a laparotomia mandatória geralmente é a regra e não a exceção. Em primeiro lugar, há indicações clínicas para uma cirurgia imediata? Segundo, se não existe, ocorreu perfuração peritoneal? Se a resposta a uma dessas perguntas for sim, o paciente é levado para a laparotomia com pouquíssimas exceções. Se nenhuma perfuração peritoneal ocorreu, ou não está clara, a admissão para exames seriados é indicada (Fig. 39.7).

Etapa I: Indicações Clínicas para a Laparotomia

Se o paciente estiver hemodinamicamente instável ou houver sinais peritoneais, o paciente é levado imediatamente para intervenção.

Etapa II: Perfuração Peritoneal

Se o paciente não atender às indicações de laparotomia imediata, as avaliações serão feitas para determinar se a violação peritoneal

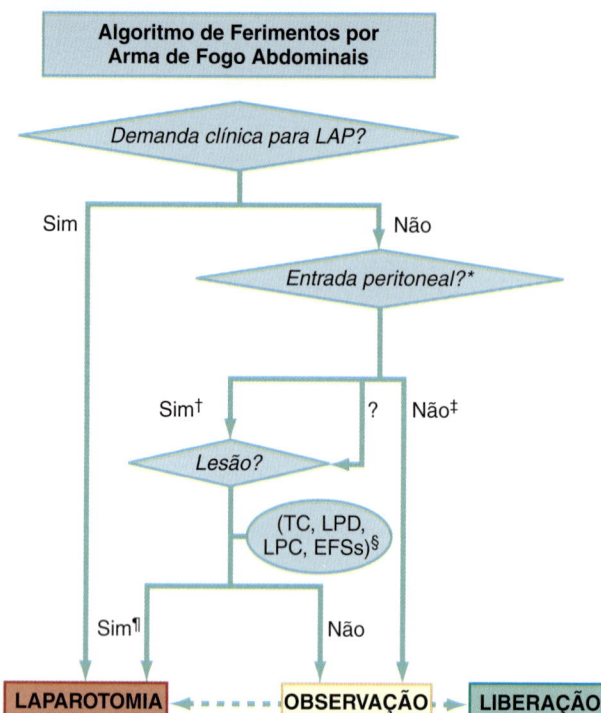

Fig. 39.7. Algoritmo de ferimento abdominal por arma de fogo. *LAP*, Laparotomia. *Pode ser avaliado pela trajetória do projétil, radiografias simples, exploração local do ferimento (*ELF*), ultrassonografia e laparoscopia. †A maioria dos centros procede à laparotomia se houver suspeita de entrada peritoneal. ‡Pacientes com lesões superficiais e de baixa velocidade documentadas podem receber alta; os ferimentos de profundidade desconhecida ou de alta velocidade requerem exames adicionais ou observação. §A tomografia computadorizada (*TC*), a lavagem peritoneal diagnóstica (*LPD*), a laparoscopia (*LPC*) ou os exames físicos seriados (*EFSs*) podem ser usados de maneira singular ou complementar, dependendo do cenário clínico. ¶O manejo expectante de lesões causadas por ferimentos por arma de fogo raramente é tentado.

está presente. Seis métodos são usados para determinar se o projétil entrou ou atravessou a cavidade peritoneal:

1. Percurso do projétil: se o projétil claramente atingiu apenas o tecido superficial da parede abdominal, ele pode ser identificado como não penetrante.
2. Radiografias simples: uma projeção anteroposterior e lateral do abdome pode ajudar a posicionar o projétil na cavidade peritoneal, mas tais estimativas são imprecisas e são em grande parte inúteis em pacientes com ferimentos múltiplos ou ferimentos com entrada e saída do projétil.
3. ELF: é usada de forma altamente seletiva em lesões de raspão aparentes ou lesões ocasionais de revólveres que parecem atravessar a parede abdominal lateral, bem fora da cavidade peritoneal. Se a ELF confirmar o trajeto como superficial, a perfuração não ocorreu.
4. Ultrassonografia: a presença de fluido no E-FAST indica penetração, independentemente da impressão que se tenha derivado do percurso aparente do projétil.
5. Laparoscopia: a laparoscopia é usada quando a perfuração peritoneal é conhecida ou suspeita, mas o exame físico e o E-FAST sugerem que a lesão intraperitoneal é mínima ou ausente.
6. TC: a TC tem sido útil quando a trajetória é indeterminada e tem sensibilidade e especificidade extremamente altas para identificar lesão intra-abdominal. Ela também pode identificar o trajeto da ferida, se ocorreu fragmentação e indicar estruturas vasculares com risco de lesão, embora isso seja mais útil em feridas cervicais.

Toracoabdominal

Metade dos pacientes com ferimentos de bala no tórax inferior apresentam lesões intraperitoneais. As indicações clínicas para uma laparotomia emergencial ou urgente são as de feridas abdominais por arma de fogo. A varredura por TC é altamente precisa para a identificação tanto de lesões torácicas quanto abdominais e devem ser obtidas antes que o paciente vá para a sala de cirurgia, a menos que a instabilidade do paciente não permita isso.[19]

Flanco e Costas

A tomografia computadorizada é altamente precisa para identificação de lesão retroperitoneal e é o teste de diagnóstico de escolha em um paciente estável. A maioria os pacientes é levada para a sala de cirurgia. Em alguns casos de ferimentos a bala com baixa velocidade, a laparoscopia ou observação por si só podem ser utilizadas se a tomografia computadorizada não mostra alguma evidência de lesão e o trajeto da bala não atravessar qualquer estrutura anatomicamente importante.

Ferimentos de Espingarda

As lesões do tipo I podem ser tratadas com eficácia reservando a laparotomia para pacientes com sinais peritoneais claros ou sensibilidade abdominal progressiva. Certos autores defendem uma abordagem expectante para lesões tipo II, afirmando que pequenas perfurações intestinais não causam eversão de ferida e nenhum vazamento peritoneal e se fecham espontaneamente. Uma abordagem mais prudente é realizar a laparotomia nos casos dessas feridas penetrantes, especialmente se houver sinais de peritonite. A reconstrução de defeitos da parede abdominal pode ser necessária. As lesões do tipo III são comumente associadas a lesões em múltiplos órgãos, choque e destruição pronunciada de tecido, exigindo hemostasia e debridamento extensivo.

Trauma Abdominal Contuso

Nos casos de traumatismo contuso, é uma exceção quando um paciente é submetido à laparotomia com base apenas em fundamentos clínicos. Normalmente, um exame ou uma bateria complementar de testes de diagnóstico é executada. A escolha desses testes é influenciada pelo estado hemodinâmico do paciente, pelo cenário clínico e pelos recursos e preferências da instituição (Fig. 39.8).

A decisão de realizar laparotomia imediata após lesão por um mecanismo contuso raramente é determinada apenas por parâmetros clínicos. O transporte imediato para a sala de cirurgia é reservado aos pacientes com (Tabela 39.3):

1. Hipotensão refratária em paciente com exame E-FAST positivo para hemoperitônio e ausência de fratura pélvica instável.
2. Peritonite óbvia com exame E-FAST positivo.
3. Evidência do E-FAST de lesão intra-abdominal no contexto de outras lesões com risco de vida, como hemorragia torácica incontrolável, que requerem transferência para a sala de cirurgia.

Em pacientes que estão hemodinamicamente estáveis, a tomografia computadorizada é a modalidade diagnóstica de escolha, conforme descrito anteriormente.

Tratamento Cirúrgico *Versus* Não Cirúrgico

Os pacientes com certas lesões intraperitoneais, até mesmo trauma de fígado ou baço de grau moderado a alto, geralmente podem ser tratados sem laparotomia.[9,10] O paciente com sensório normal e a gravidade do mecanismo de menor a intermediário é um candidato excelente para o tratamento expectante. É fundamental que uma instituição avalie sua capacidade de tratar tais pacientes, o que inclui ter equipe de enfermagem experiente, cirurgiões de trauma, recursos de sangue adequados, radiologistas e a capacidade de o paciente ser submetido à laparotomia urgentemente, se necessário, a qualquer hora do dia ou noite.

Várias armadilhas na abordagem expectante são dignas de observação. Primeiro, a lesão de vísceras ocas, quando presentes, requerem um tratamento cirúrgico. A capacidade da tomografia

CAPÍTULO 39 Trauma Abdominal

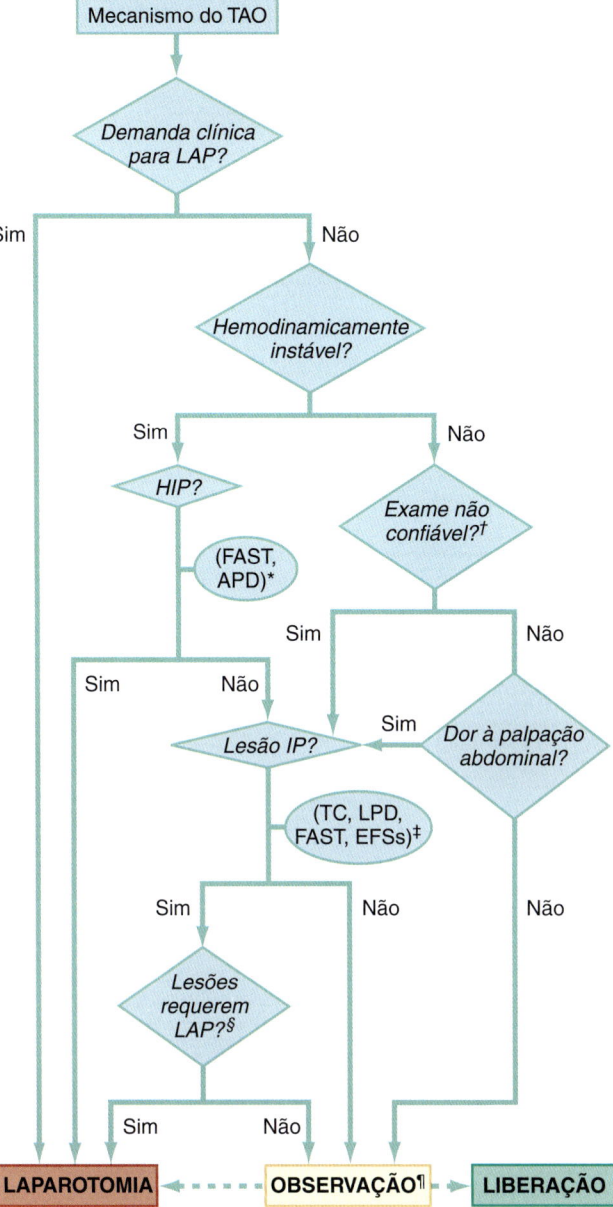

Fig. 39.8. Algoritmo de trauma abdominal obtuso (*TAO*). *TC*, Tomografia computadorizada; *LPD*, lavagem peritoneal diagnóstica; *FAST*, Avaliação ultrassonográfica direcionada para o trauma; *IP*, intraperitoneal; *HIP*, hemorragia intraperitoneal; *LAP*, laparotomia; *EFSs*, exames físicos seriados. *Determinado por líquido livre intraperitoneal inequívoco no FAST ou aspiração positiva de sangue em aspiração peritoneal diagnóstica (*APD*). †Pode não ser confiável devido ao traumatismo craniano fechado, intoxicantes, lesões distrativas ou medulares. ‡Um ou mais exames podem ser indicados. §A necessidade de laparotomia é baseada no cenário clínico, em estudos diagnósticos e nos recursos institucionais. ¶A duração da observação deve ser de 6 a 24 horas, dependendo se testes diagnósticos foram realizados, dos seus resultados e das circunstâncias clínicas, incluindo a ausência de fatores que tornam o exame pouco confiável.

TABELA 39.3
Indicações Clínicas para uma Laparotomia após Trauma Obtuso

MANIFESTAÇÃO	PERIGO
Sinais vitais instáveis com forte suspeita de lesão abdominal	Fontes alternativas de choque
Irritação peritoneal inequívoca	Potencialmente não confiável
Pneumoperitônio	Insensível; pode ser causado por uma fonte cardiopulmonar ou procedimentos invasivos (lavagem peritoneal diagnóstica, laparoscopia)
Evidência de lesão diafragmática	Não específica e insensível, especialmente no trauma penetrante
Sangramento gastrointestinal significativo	Incomum, precisão desconhecida

computadorizada de detectar lesões nessas estruturas foi discutida anteriormente. O paciente com lesão multissistêmica e, especificamente, traumatismo craniano fechado, é mais vulnerável a ter atraso diagnóstico de lesão por perfuração intestinal devido ao desenvolvimento retardado ou prejudicado dos achados físicos do exame abdominal. Segundo, o tratamento expectante pode levar a maior uso de hemoderivados. Por fim, essa abordagem de tratamento falhará nos pacientes cuja hemorragia persistir e não for passível de angiografia terapêutica e embolização. Nesses casos, o tempo de latência da lesão até a cirurgia pode aumentar a morbidade e a mortalidade.

Fratura Pélvica

No cenário de fratura pélvica, o determinante da triagem clínica é a presença ou ausência de hemoperitônio (Fig. 39.9). Apesar de a sensibilidade do E-FAST em pacientes com fraturas pélvicas poder ser menor, ainda serve como uma ferramenta para triagem do paciente para a próxima intervenção. Em um paciente instável, se o E-FAST for negativo, o paciente deve proceder à angiografia terapêutica com o diagnóstico presumido de uma hemorragia retroperitoneal com risco de vida. Em todos os pacientes, aconselha-se a estabilização pélvica mecânica precoce (Cap. 48), e a tomografia computadorizada seguida de angiografia e embolização pélvica é realizada o mais cedo possível no contexto de lesões múltiplas.

Lesão Sistêmica Múltipla

Não é incomum confrontar hemorragia intraperitoneal em um paciente com aparente traumatismo craniano fechado ou suspeita de ruptura aórtica contusa ou ambos. Diz-se que o reparo do abdome tem precedência sobre o da cabeça e do peito. No entanto essas situações são altamente complexas e a tomada de decisão é influenciada por variáveis numerosas e dinâmicas, e as abordagens para as duas situações estão resumidas nas Figuras 39.10 e 39.11. O princípio fundamental é que um paciente com hemoperitônio conhecido, cujos sinais vitais não podem ser estabilizados, deve ser submetido à laparotomia para evitar a exsanguinação.

Procedimentos no Leito

Lavagem Peritoneal Diagnóstica

A lavagem peritoneal diagnóstica que uma vez foi a base da avaliação do paciente com trauma abdominal para determinar a presença de lesão e a necessidade de laparotomia, agora é, em grande parte, apenas de interesse histórico. Seu papel remanescente no trauma é limitado a centros em que o equipamento de ultrassom não está disponível ou o médico não é treinado para realizar o ultrassom.

Exploração de Ferida Local

A ELF é usada para determinar se uma ferida anterior penetrou na cavidade peritoneal em um paciente não obeso. A ferida é infiltrada com uma anestesia local, contendo epinefrina; em seguida,

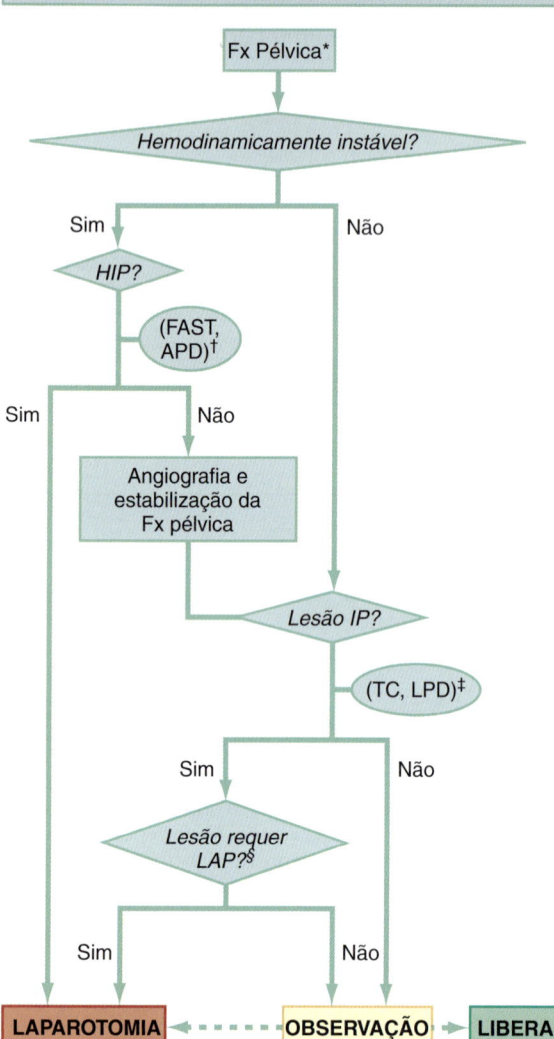

Fig. 39.9. Fratura pélvica (*Fx*) e algoritmo de trauma abdominal obtuso. *TC*, Tomografia computadorizada; *LPD*, lavagem peritoneal diagnóstica; *FAST*, Avaliação ultrassonográfica direcionada para o trauma; *IP*, intraperitoneal; *HIP*, hemorragia intraperitoneal; *LAP*, laparotomia. *Certas fraturas pélvicas são mais propensas a causar ruptura vascular pélvica e subsequente hemorragia retroperitoneal. †Determinado por líquido livre intraperitoneal inequívoco no FAST ou aspiração peritoneal positiva na aspiração peritoneal diagnóstica (APD). ‡Um ou mais exames podem ser indicados. Os exames físicos seriados geralmente são considerados não confiáveis devido à presença de fratura pélvica. §A necessidade de laparotomia é baseada no cenário clínico, nos estudos diagnósticos e nos recursos institucionais. ¶Liberação da perspectiva da necessidade de uma análise mais aprofundada para laparotomia.

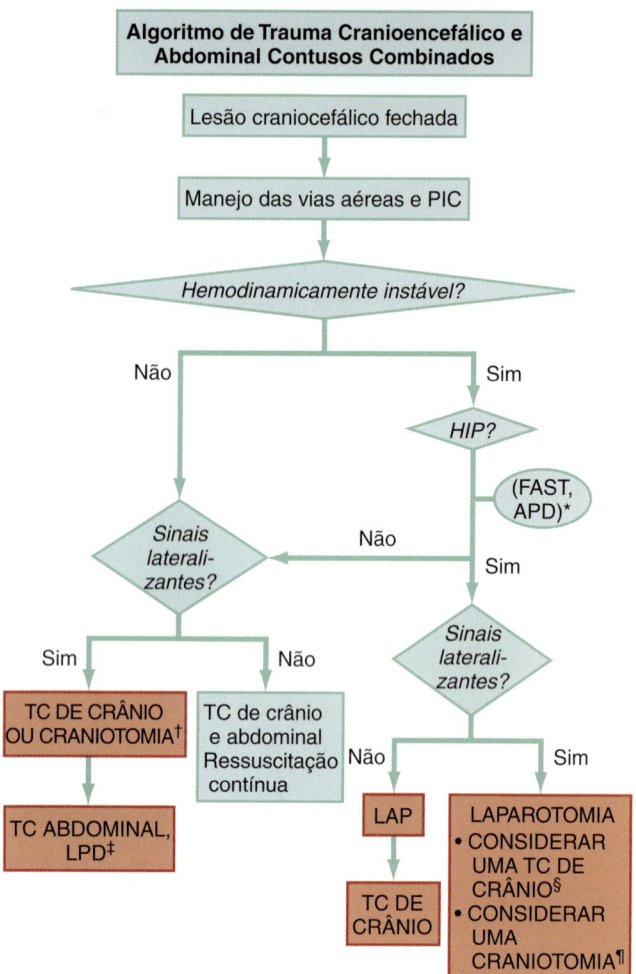

Fig. 39.10. Algoritmo de traumas craniocefálico e abdominal contusos combinados. *TC*, Tomografia computadorizada; *PIC*, pressão intracraniana; *HIP*, hemorragia intraperitoneal. *Determinado por líquido livre intraperitoneal inequívoco na avaliação ultrassonográfica direcionada para o trauma (*FAST*) ou aspiração peritoneal positiva em aspiração peritoneal diagnóstica (*APD*). †Craniotomia ou perfurações com broca com base no quadro clínico e na indisponibilidade da tomografia computadorizada (*TC*). ‡Lavagem peritoneal diagnóstica (*LPD*) pode ser complementar à tomografia computadorizada (*TC*) na determinação da lesão de vísceras ocas. §Considerar uma TC de crânio pré-laparotomia (*LAP*) com base no quadro clínico e disponibilidade de TC. ¶Considerar craniotomia ou perfurações com broca simultâneos à laparotomia.

cuidadosamente visualizada através de cada camada sucessiva de tecido. A exploração cega com os dedos, instrumentos ou cotonetes com ponta de algodão é imprecisa, a menos que a cavidade peritoneal seja obviamente livremente acessada. Se a ELF indicar que o peritônio não foi violado, o E-FAST for negativo e o paciente não apresentar outro tipo de lesão, o ferimento pode ser tratado como uma lesão da parede abdominal local, e o paciente ser tratado e liberado. A indicação de entrada na cavidade peritoneal ou a incapacidade de localizar o final do trajeto do ferimento são indicações para observação contínua ou tomografia computadorizada abdominal (seção Tratamento).[3]

As explorações de feridas em pacientes com múltiplas entradas não são econômicas e requerem grande esforço, e pode ser mais sensato assumir a penetração peritoneal. A exploração profunda sobre a caixa torácica é impedida por complicações inerentes às estruturas neurovasculares e à pleura. No entanto, uma inspeção cuidadosa de ferimentos superficiais no tórax (p. ex., ferimentos de corte) é segura e pode fornecer dados valiosos.

Angioembolização Terapêutica

A angiografia terapêutica, um procedimento demorado, é geralmente reservada para o paciente instável com trauma contuso e fratura pélvica, nos quais ela pode ser usada para embolizar os vasos sanguíneos (Fig. 39.12). A laparotomia e a angioembolização para fraturas pélvicas com hemoperitônio não mostraram diferença significativa no que diz respeito à mortalidade intra-hospitalar independentemente do estado hemodinâmico.[20] Também pode ser um meio de estancar a hemorragia visceral sólida de traumatismos contusos, principalmente do baço. O tratamento não cirúrgico tornou-se padrão no tratamento de lesões esplênicas, mas está associado ao aumento das taxas de falha com graus crescentes de lesão, até 44% com as lesões de maior grau. O tratamento não operatório bem-sucedido aumenta significativamente com o uso de angioembolização, embora as lesões de grau mais alto ainda tenham maior probabilidade de falhar no tratamento não cirúrgico do que as lesões de baixo grau. A angioembolização pode ter o

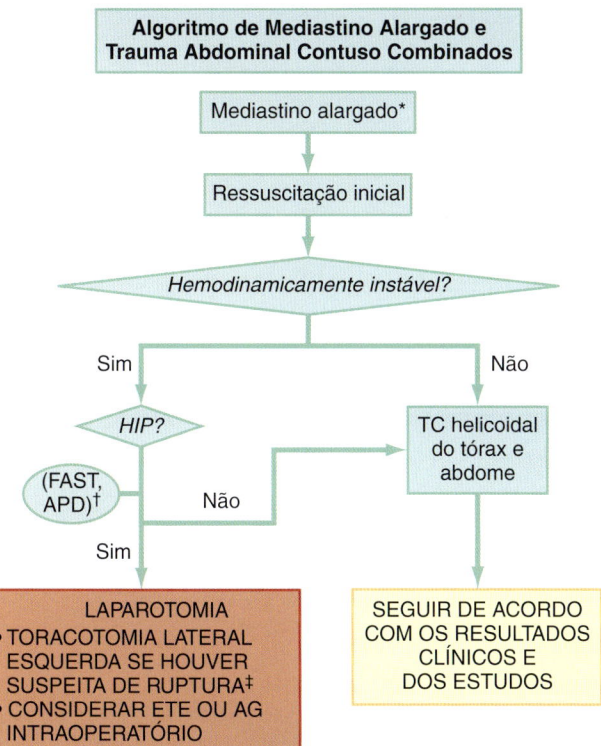

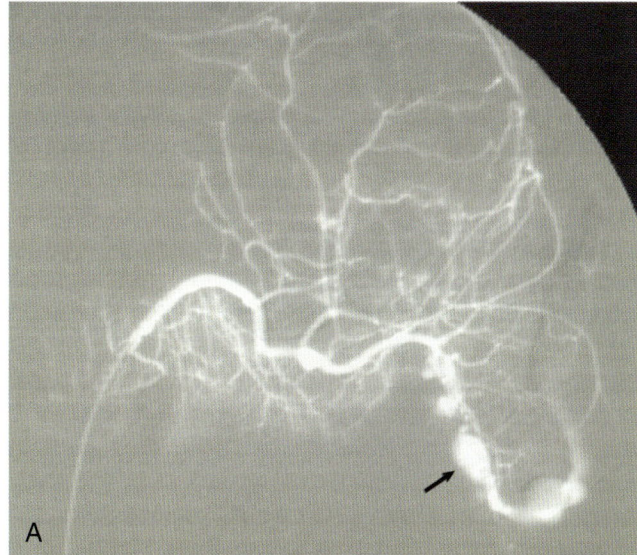

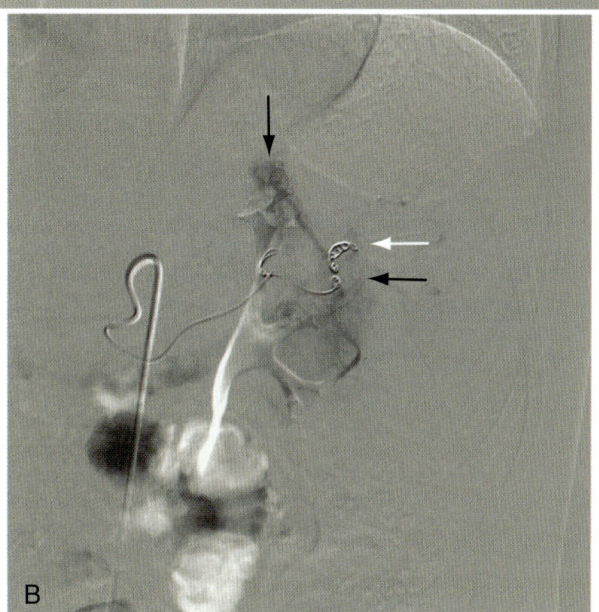

Fig. 39.11. Algoritmo do mediastino alargado e trauma abdominal contuso combinados. *AG,* Aortograma; *TC,* Tomografia computadorizada; *FAST,* Avaliação ultrassonográfica direcionada para o trauma; *HIP,* hemorragia intraperitoneal; *ETE,* ecocardiograma transesofágico. *Preferencialmente baseado em incidência posteroanterior ortostática e mecanismo de lesão; outros sinais ou mecanismos radiográficos isolados podem indicar a necessidade de avaliação. †Determinado por líquido livre intraperitoneal inequívoco no FAST ou pelo achado positivo na aspiração peritoneal diagnóstica (APD). ‡Permite acesso cirúrgico à maioria dos locais de ruptura da aorta.

benefício adicional sobre a esplenectomia da imunidade esplênica ser conservada em muitos casos, embora sejam necessários mais dados. Finalmente, a angioembolização também tem sido utilizada raramente para hemorragia intraperitoneal e retroperitoneal após trauma por mecanismo penetrante.

ENCAMINHAMENTO

O seguimento do paciente irá variar de acordo com as descobertas da sua avaliação e o curso clínico. Os pacientes estáveis sem qualquer identificação de lesões que sustentem a possibilidade de ferimentos a faca (Fig. 39.6) ou de trauma abdominal contuso (Fig. 39.8) podem ser liberados para casa de acordo com os algoritmos fornecidos. Os pacientes vítimas de feridas penetrantes na cavidade peritoneal devem ser admitidos e acompanhados com exames em série ou levados imediatamente para a sala de cirurgia (Figs. 39.6 e 39.7). Pacientes com trauma abdominal contuso devem ser levados para a sala de cirurgia ou de angioembolização (Figs. 39.8, 39.9, 39.10, e 39.11), enquanto que os pacientes estáveis com lesões identificadas tanto podem ser admitidos para exames seriados quanto levados para a sala de operações, conforme o necessário.

Consulta

O trauma é uma condição multidisciplinar. A consulta precoce com um cirurgião geral ou de trauma, ou o seu envolvimento como parte de uma resposta da equipe ao trauma grave é uma característica de um hospital de trauma eficaz. Os emergencistas prestam assistência à maioria dos pacientes com trauma abdominal

Fig. 39.12. A, Angiografia de laceração esplênica. Observe o borrão representando uma hemorragia ativa (*seta*). **B,** Angioembolização da laceração renal. Observe a mola na artéria esplênica (*seta branca*) e o borrão representando a hemorragia ativa decorrente de dois ramos (*setas pretas*). (A, De Mauro MA: Image guided interventions, Philadelphia, 2008, Elsevier, p 835).

e avaliação e ressuscitação iniciais em uma proporção ainda maior, mas muitas lesões, conforme descrito anteriormente, requerem intervenção cirúrgica ou observação prolongada em um serviço experiente. Da mesma forma, a consulta com um radiologista pode ajudar a priorizar os estudos, evitar estudos desnecessários ou obter informações vitais com a exposição mínima do paciente à radiação ou ao material de contraste.

Transferência

Os pacientes com trauma abdominal significativo, seja contuso ou penetrante, devem ser transferidos para um centro de trauma de nível I, II ou III o mais rapidamente possível após a lesão ameaçadora ser identificada, e sem atrasos para estudos de imagem demorados que não vão alterar a necessidade de transferência. Os pacientes traumatizados em hospitais que não cuidam de trauma com tempos significativos de transferência podem exigir uma laparotomia estabilizante para controle de danos por um cirurgião geral antes de ser transferido para um centro de trauma para cuidados definitivos.

CONCEITOS-CHAVE

- A precisão do exame físico é limitada em casos de traumatismo abdominal. Torna-se menos confiável por lesão distrativa, sensório alterado (p. ex., traumatismo craniano, intoxicação por álcool ou drogas, atraso no desenvolvimento, doença psiquiátrica) e lesão da medula espinal.
- As feridas por facas e armas de fogo frequentemente penetram o parênquima pulmonar, o diafragma, o mediastino, a cavidade intraperitoneal e o retroperitônio em alguma combinação.
- O exame físico com E-FAST, seguido de tomografia computadorizada quando indicado, fornece um diagnóstico preciso para a maioria dos pacientes com trauma abdominal contuso e penetrante.
- A laparotomia emergencial é indicada para pacientes que sofreram lesão por arma branca no contexto de comprometimento hemodinâmico, sinais peritoneais, evisceração ou lesão diafragmática esquerda. Os pacientes que não atendem a esses critérios, são submetidos a uma combinação de ELF, TC e E-FAST dependendo da localização da ferida
- A laparotomia emergencial é indicada para pacientes com ferimento por arma de fogo no contexto de comprometimento hemodinâmico, sinais peritoneais ou violação peritoneal. Os pacientes que não atendem a esses critérios são submetidos a uma combinação de ELF, tomografia computadorizada e E-FAST seriado, dependendo da localização da ferida.
- O determinante crítico em pacientes hemodinamicamente instáveis com fratura pélvica é a existência de hemorragia intraperitoneal ativa. A descoberta disso por E-FAST, tomografia computadorizada ou aspiração peritoneal é uma indicação para a laparotomia, enquanto que sua ausência sugere uma angiografia diagnóstica e potencialmente terapêutica.

As referências para este capítulo podem ser encontradas on-line no website Expert Consult associado à obra.

CAPÍTULO 40
Genitourinary System

Sanjay N. Shewakramani

Conteúdo disponível on-line em inglês.

CAPÍTULO 41
Peripheral Vascular Injury

Ali S. Raja

Conteúdo disponível on-line em inglês.

SEÇÃO DOIS
Lesões Ortopédicas

CAPÍTULO 42

Princípios Gerais das Lesões Ortopédicas

Joel M. Geiderman | Dan Katz

PRINCÍPIOS DE TRATAMENTO

Embora raramente representem ameaça à vida, as lesões ortopédicas podem ameaçar um membro ou sua função; o diagnóstico preciso, realizado precocemente, pode evitar complicações em longo prazo. Muitas destas lesões podem e devem ser tratadas definitivamente pelo emergencista. Deve-se realizar uma interconsulta com o ortopedista para o tratamento da maioria das fraturas de ossos longos, fraturas expostas, lesões com extensão à articulação, lesões com comprometimento neurovascular e para acompanhamento de pacientes tratados inicialmente no departamento de emergência (DE).

Ao avaliar-se uma potencial lesão ortopédica, devem-se considerar 10 princípios gerais básicos:

1. A maior parte das lesões pode ser deduzida pela análise da queixa principal, idade do paciente, mecanismo de lesão e estimativa da energia envolvida.
2. Uma anamnese e um exame físico cuidadosos podem prever os resultados radiográficos esperados com um alto grau de precisão. A hipótese diagnóstica, elaborada antes do estudo radiográfico, pode levar o emergencista a pedir as incidências especiais necessárias para o diagnóstico correto de uma lesão. Muitas fraturas foram precisamente descritas antes do advento da radiologia (Tabela 42.1).
3. Se há suspeita clínica de fratura mas as imagens radiográficas parecem negativas, inicialmente deve-se tratar o paciente com imobilização, como se uma fratura estivesse presente. Similarmente, algumas lesões de partes moles requerem identificação e acompanhamento imediatos, devendo ser imobilizadas independentemente dos resultados radiográficos normais.
4. Há critérios para os estudos radiográficos adequados; não se devem aceitar estudos radiográficos inadequados.
5. Em geral, quando há suspeita de fratura, devem-se realizar estudos radiográficos antes que a maioria das reduções seja realizada, exceto quando um atraso possa ser potencialmente prejudicial para o paciente ou em algumas situações de atendimento pré-hospitalar, tais como comprometimento neurovascular ou pele isquêmica.
6. Deve-se avaliar e registrar a função neurovascular antes e depois de todas as reduções, assim como depois da aplicação da imobilização.
7. Deve-se examinar os pacientes quanto à capacidade de deambular satisfatoriamente antes da alta do departamento de emergência; não se deve liberar os pacientes a menos que um meio de transporte seguro tenha sido preparado.
8. Os pacientes devem receber orientações explícitas antes de deixarem o departamento de emergência, tais quais o monitoramento para comprometimento neurovascular ou aumento da pressão compartimental, cuidados com a imobilização, apoiar-se ou não sobre membro, uso de muletas e sobre o plano terapêutico e tempo até o retorno ambulatorial.
9. Em pacientes politraumatizados, as lesões ortopédicas menos críticas devem ser diagnosticadas e tratadas somente depois que as lesões mais ameaçadoras à vida tenham sido abordadas.
10. Todas as lesões ortopédicas devem ser descritas precisamente e de acordo com as convenções estabelecidas. Quando em contato com um ortopedista, isso pode afetar as decisões relativas ao destino dado ao paciente e à escolha de tratamento conservador ou cirúrgico.

FRATURAS

Nomenclatura das Fraturas

Descrever lesões ortopédicas com linguagem precisa, de acordo com a convenção estabelecida, possibilita uma comunicação clara e precisa com os demais membros da equipe. Os termos comumente usados para descrever uma fratura encontram-se listados no Quadro 42.1. A fratura é uma quebra na continuidade de um osso. Clinicamente, a história clínica de perda de função, dor, dor à palpação, edema, movimentação anormal e deformidade, sugere uma fratura. Estudos radiográficos constituem o pilar fundamental do diagnóstico e geralmente são confirmatórios, embora nem sempre. Ocasionalmente, é necessária a utilização de incidências radiográficas especiais, cintilografia óssea, tomografia computadorizada (TC) e/ou ressonância magnética (RM) para confirmar a impressão clínica. Devem-se considerar esses estudos quando os dados clínicos estão em desacordo com os resultados da radiografia simples, embora raramente sejam solicitados em caráter de emergência.

Descritores Gerais

Deve-se iniciar a descrição de uma fratura chamando-a de exposta ou fechada. Em uma fratura fechada, a pele e o tecido mole que recobrem o local da fratura encontram-se intactos. A fratura é considerada exposta se está (ou esteve) em contato, de qualquer forma, com o ambiente externo, o que pode não ser imediatamente óbvio. Ocasionalmente, pode ser difícil determinar se uma pequena lesão próxima a uma fratura, de fato, se comunica com aquela fratura. Embora alguns médicos emergencistas defendam a exploração da ferida com um *swab* estéril para estabelecer uma conexão, nenhum estudo estabeleceu a segurança, o benefício ou a reprodutibilidade desta manobra. Se houver dúvida, deve-se assumir a presença de uma fratura exposta.

O próximo item que deve ser descrito de uma fratura é a localização anatômica exata, incluindo o nome do osso, lateralidade e pontos de referência padrões ao longo do osso (p. ex. colo do úmero ou tubérculo tibial posterior). Os ossos longos podem ser divididos em terços – proximal, médio ou distal – e esses terços, ou a junção de quaisquer dois deles (p. ex. a junção dos terços médio e distal da tíbia), são utilizados na descrição das fraturas. Deve-se usar a linguagem mais descritiva possível. É melhor dizer-se "fratura fechada do processo estiloide ulnar direito" do que "fratura fechada da ulna distal direita", porque o primeiro comunica uma informação anatômica mais precisa.

Um modificador adicional descreve a direção da linha de fratura em relação ao eixo longo do osso em questão. Uma fratura transversa ocorre em ângulo reto em relação ao eixo longo do osso (Fig. 42.1A), enquanto uma fratura oblíqua ocorre obliquamente

TABELA 42.1
Nomes Comuns de Fraturas e Suas Origens

EPÔNIMO OU NOME DA FRATURA	DESCRIÇÃO	COMENTÁRIO
Fratura do Aviador	Fratura vertical do colo do tálus, com luxação subtalar e deslocamento posterior do corpo do osso	Descrita primeiramente em aviadores durante a Primeira Guerra Mundial; surge a partir da dorsiflexão forçada do pé em acidentes aéreos e em acidentes de trânsito após uma colisão frontal
Fratura de Barton	Fratura-luxação intra-articular do punho	Considerada complicada e instável; requer redução cirúrgica na maioria dos casos; descrita por Barton em 1838, antes do advento da radiografia
Fratura de Barton Dorsal	Fratura intra-articular oblíqua da borda dorsal do rádio distal, com luxação do carpo com o fragmento da fratura	Resulta de um impacto de alta velocidade por meio da superfície articular da articulação radiocarpal, com o punho em dorsiflexão no momento do impacto
Fratura de Barton Volar	Fragmento articular em forma de cunha quebrado para fora da superfície volar do rádio (fratura da borda volar), deslocada volarmente com o carpo	Mecanismo similar ao da fratura de Barton dorsal, mas com o punho em flexão volar no momento da lesão; também conhecida como fratura de Barton reversa; muito mais rara do que a fratura de Barton dorsal
Fratura de Bennett	Fratura oblíqua por meio da base do primeiro metacarpo, com deslocamento da porção radial da superfície articular	Geralmente é produzida por uma força direta aplicada à extremidade do metacarpo; estruturas capsulares dorsais sofrem ruptura com o deslocamento; dor à palpação acentuada ao longo da base medial do polegar
Fratura de Bosworth	Fratura-luxação do tornozelo, resultando em na fíbula "presa" atrás da tíbia	Lesão rara, produzida por força rotacional lateral severa aplicada no pé; o exame físico revela um pé severamente rodado lateralmente, em relação à tíbia
Fratura do Boxer (boxeador ou pugilista)	Fratura do colo do quarto ou quinto metacarpo	Resulta do golpe, com os punhos cerrados, em um objeto inflexível, geralmente durante uma altercação, ou contra uma parede (por frustração ou raiva)
Fratura de Chance	Fratura vertebral, geralmente lombar, envolvendo os processos espinhosos posteriores, pedículos e corpo vertebral	Causada pelas forças simultâneas de flexão e estiramento na coluna espinhal, geralmente associada ao uso de cinto de segurança abdominal; a coluna anterior falha na tensão, com as colunas média e posterior; pode ser diagnosticada erroneamente como uma fratura de compressão
Fratura do Chauffer	Fratura solitária do processo estiloide do rádio	Ocorre a partir das forças de tensão sustentadas durante o desvio ulnar e supinação do punho; seu nome deriva da ocorrência em motoristas que sofriam pancadas diretas e violentas no rádio, ocorridas enquanto giravam a manivela no carro, que retornavam posteriormente à posição original, em épocas passadas
Fratura do Escavador de Argila (Clay shoveler)	Fratura da extremidade do processo espinhoso da sexta ou sétima vértebra cervical	Inicialmente descrita em escavadores de argila australianos que apresentavam fratura do processo espinhoso por tração, por levantarem cargas pesadas de argila
Fratura de Colles	Fratura do rádio distal com deslocamento dorsal e angulação volar, com ou sem fratura do processo estiloide ulnar	Fratura de punho mais comum em adultos, especialmente nos mais velhos; resulta da queda sobre a mão estendida; também conhecida como deformidade em garfo de prata, que descreve precisamente sua aparência grosseira no perfil; primeiramente descrita por Colles em 1814, antes do advento da radiografia
Fratura de Cotton	Fratura trimaleolar	Fratura do maléolo lateral, fratura do maléolo posterior e fratura do maléolo medial ou ruptura do ligamento deltoideo, com alargamento visível da mortise na radiografia do tornozelo
Fratura do Painel (Dashboard)	Fratura da borda posterior do acetábulo	Seu nome deriva do mecanismo de lesão — um passageiro sentado bate o joelho contra o painel do carro, impactando a cabeça do fêmur contra o acetábulo
Fratura de Dupuytren	Fratura-luxação do tornozelo	Resulta de um mecanismo similar ao mecanismo da fratura de Maisonneuve, mais conhecida (rotação lateral do tornozelo), resultando em ruptura do ligamento deltoide ou fratura do maléolo medial, diástase da articulação tibiofibular inferior e fratura indireta da diáfise fibular; Maisonneuve era aluno de Dupuytren
Fratura de Essex-Lopresti	Fratura da cabeça radial com luxação da articulação radioulnar distal	Resulta da compressão longitudinal (axial) no antebraço
Fratura de Galeazzi	Fratura da diáfise do rádio com luxação da articulação radioulnar distal; ligamentos da articulação radioulnar inferior rompidos; cabeça da ulna deslocada da incisura ulnar do rádio	Resulta da queda sobre a mão aberta, com o punho em extensão e o antebraço em pronação forçada; inerentemente instável; com tendência a deslocar-se novamente após a redução
Fratura do enforcado	Fratura-luxação do atlas e axis, especificamente das porções articulares de C2 e ruptura da junção C2-C3; a separação ocorre entre o segundo e o terceiro corpos vertebrais, no sentido ântero-posterior	Resulta de uma hiperextensão extrema durante desaceleração abrupta; a causa mais comum é a fronte bater no para-brisas do carro durante uma colisão; o nome induz ao erro, enforcamento geralmente produz morte por estrangulamento, em vez de dano medular

(Continua)

EPÔNIMO OU NOME DA FRATURA	DESCRIÇÃO	COMENTÁRIO
Fratura de Hume	Fratura da ulna proximal associada à luxação anterior da cabeça do rádio	Essencialmente lesão de Monteggia alta
Fratura de Jefferson	Fratura por explosão do anel de C1 ou atlas	A carga axial resulta em um estilhaçamento do anel do atlas; lesão do tipo descompressiva; associada à ruptura do ligamento transverso; lesão instável
Fratura de Jones	Fratura transversal da base do quinto metatarso, ocorrendo, no mínimo, 15 mm distal à extremidade proximal do osso, distal à inserção do fibular curto	Não deve ser confundida com a fratura por avulsão do estiloide do quinto metatarso, mais comum que a de Jones, produzida pela avulsão na inserção do fibular curto; Jones descreveu a fratura que carrega seu nome em 1902, após ele mesmo sofrer a lesão enquanto dançava
Fratura de Le Fort	Fratura de maxilar	Tipos I, II e III (Cap. 42)
Fratura de Le Fort-Wagstaffe	Fratura por avulsão do córtex anterior do maléolo lateral	Lesão rara por arrancamento da inserção fibular do ligamento tibiofibular anterior
Fratura de Lisfranc	Fratura localizada ao redor da articulação tarsometatársica (de Lisfranc), geralmente associada à luxação desta articulação	Lisfranc, um cirurgião de campo no exército de Napoleão, descreveu uma amputação realizada por meio da articulação tarsometatársica em um soldado que prendeu o pé em um estribo ao cair de seu cavalo; desde então, a articulação carrega seu nome
Fratura de Maisonneuve	Fratura do terço proximal da fíbula, associada à ruptura do ligamento deltoide ou fratura do maléolo medial e ruptura da sindesmose	Resulta da rotação lateral do tornozelo com transmissão de forças através da sindesmose; proximalmente, a força é aliviada pela fratura da fíbula; descrita experimentalmente em 1840, antes da radiografia
Fratura de Malgaigne	Fratura do ilíaco, perto da articulação sacroilíaca, com deslocamento da sínfise ou deslocamento da articulação sacroilíaca com fratura de ambos os ramos púbicos ipsilaterais	A lesão pélvica resultante é instável; descrita por Malgaigne, baseada em achados clínicos em 1847
Fratura da Marcha	Fadiga ou estresse, fratura do metatarso	Surge a partir de longas caminhadas ou outro trauma repetitivo (p. ex. corrida de maratona) ou, menos comumente, movimento decorrentes de um único tropeço
Fratura de Monteggia	Fratura da junção dos terços proximal e médio da ulna associada à luxação anterior da cabeça do rádio	Geralmente causada pela queda sobre a mão estendida com a pronação forçada do antebraço ou por uma pancada direta na face posterior da ulna; descrita por Monteggia em 1814
Fratura do Cassetete	Fratura da ulna, rádio ou ambos	Nome derivado da tentativa de um cidadão em se proteger de um cassetete de polícia, expondo seu antebraço
Fratura de Piedmont	Fratura fechada do rádio na junção do terço médio com o terço distal, sem fratura ulnar associada	Recebeu este nome por causa de uma série de casos apresentada na Sociedade Ortopédica Piedmont de Durham, Carolina do Norte
Fratura de Pott	As definições variam (veja os comentários); geralmente uma fratura bimaleolar ou fratura da fíbula distal, 4-7 cm acima do maléolo lateral	A fratura exata que Pott descreveu em 1769 é incerta; claramente, referia-se a uma fratura da fíbula inferior, geralmente associada a outras fraturas ou luxações ao redor do tornozelo
Fratura de Rolando	Fratura intra-articular na base do primeiro metacarpo; frequentemente em forma de Y ou T; pode ser muito cominutiva	Produzida por uma carga axial com o metacarpo em flexão parcial; felizmente, é rara; tem um prognóstico pior do que a fratura de Bennett
Fratura de Salter-Harris	Fratura epifisária que ocorre em crianças ou adolescentes	Classificada em I-V, dependendo do grau de envolvimento e/ou deslocamento da epífise e metáfise (veja o texto sobre as fraturas de Salter-Harris e a Tabela 42.2)
Fratura de Smith	Fratura extra-articular do rádio distal com deslocamento volar do fragmento distal	Reverso da fratura de Colles, porém muito menos comum; algumas vezes chamada de deformidade em pá de jardim; geralmente resulta de queda com a força sobre a parte posterior da mão; primeiramente descrita por Smith em 1847
Fratura de Stener	Avulsão da porção ulnar da base da falange proximal do polegar	Equivalente ósseo da ruptura do ligamento colateral ulnar, o chamado polegar de gamekeeper ou do esquiador
Fratura em Gota de Lágrima	Fratura em forma de cunha da porção ântero-inferior do corpo vertebral, deslocado anteriormente	Comumente envolve uma lesão ligamentar; pode produzir lesão neurológica
Fragmento Metafisário ou de Thurston Holland	Fragmento metafisário triangular que acompanha a epífise nas fraturas Salter-Harris tipo II	Descrito por Thurston Holland em 1929; o nome geralmente é hifenizado, embora tecnicamente não o deva ser
Fratura de Tillaux	Fratura por avulsão isolada da face anterolateral da epífise tibial distal	Ocorre em adolescente mais velhos (12-15 anos) após o fechamento das partes mediais das placas epifisárias, porém, antes do fechamento das partes laterais; a força de rotação lateral impõe estresse no ligamento talofibular anterior; descrita por Tillaux em 1872

> **QUADRO 42.1**
>
> **Descrição da Fratura**
>
> **IDENTIFICAÇÃO**
> Exposta *versus* fechada
> Localização anatômica exata
> Direção da linha de fratura
> Simples, cominutiva
> Posição (deslocamento, alinhamento)
>
> **MODIFICADORES ADICIONAIS**
> Completa *versus* incompleta
> Envolvimento da superfície articular (%)
> Avulsão
> Impactação
>   Depressão
>   Compressão
>
> **SITUAÇÕES ESPECIAIS**
> Patológica
> Estresse

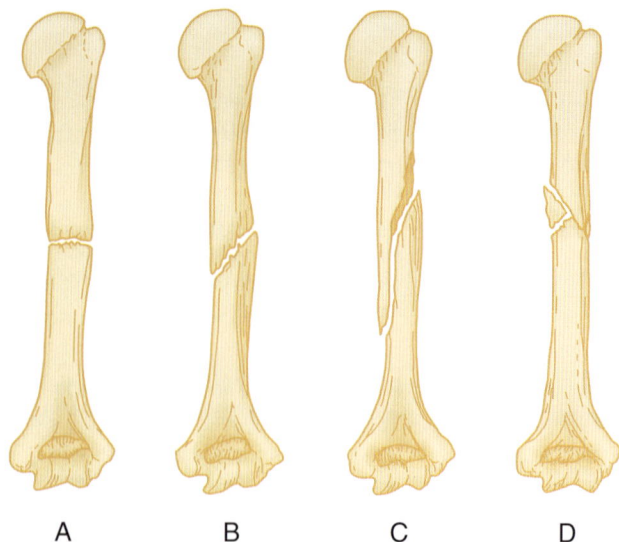

Fig. 42.1. Tipos de fraturas. **A**, Transversa. **B**, Oblíqua. **C**, Espiral. **D**, Cominutiva.

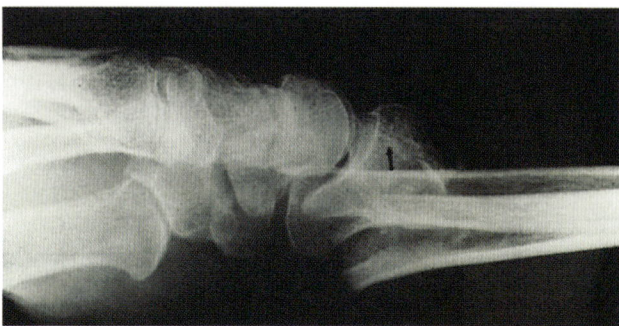

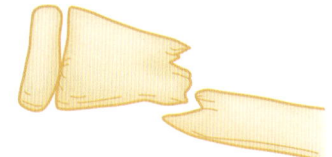

Fig. 42.2. Deslocamento dorsal do rádio distal.

em relação ao eixo longo do osso (Fig. 42.1B). Uma fratura espiral resulta de uma força rotacional, circundando a diáfise de um osso longo em forma de espiral (Fig. 42.1C). Uma fratura com mais de dois fragmentos é denominada de fratura *cominutiva* (Fig. 42.1D).

Deve-se descrever a posição e o alinhamento dos fragmentos da fratura (p. ex. a relação de um fragmento com o outro). Descrevem-se os fragmentos em relação à sua posição normal; qualquer desvio a partir da posição normal é chamado de *desvio*. Por convenção, descreve-se a posição do fragmento distal em relação ao segmento proximal. O deslocamento pode ser descrito como uma medida quantitativa (p. ex., em milímetros) ou como uma porcentagem da largura óssea. A Figura 42.2 mostra um desvio dorsal de um rádio fraturado e a Figura 42.3 mostra um deslocamento lateral (em valgo) da tíbia e fíbula distais.

Às vezes, os termos valgo e varo causam alguma confusão. O termo *alinhamento* refere-se à relação do eixo longitudinal de um fragmento para o outro; o desvio do alinhamento normal denomina-se *angulação*. A direção da angulação é determinada pela direção do ápice de um ângulo formado pelos dois fragmentos de fratura (Fig. 42.4). O termo *valgo* denota uma deformidade na qual o ápice do ângulo aponta na direção da linha média. Inversamente, o termo varo denota uma deformidade na qual o ápice da angulação aponta para longe da linha média. A posição relativa ou angulação do fragmento distal de uma fratura também pode ser descrita por termos como *radial* ou *ulnar, dorsal* ou *volar, anterior* ou *posterior* e *lateral* ou *medial*. Também deve-se estar atento à deformidade rotacional, presente quando o segmento distal de uma fratura está rotacionado em algum grau, ao longo do eixo do osso. Especialmente nos dedos das mãos, pode ocorrer desvio radial ou ulnar (clinicamente aparente) de um dedo flexionado; a radiografia geralmente subestima o grau de deformidade clínica e a rotação que estão presentes.

Modificadores Descritivos

Uma fratura é denominada *completa* se ela interromper ambos os córtices do osso, em vistas radiográficas ortogonais; denomina-se fratura *incompleta* se um dos córtices permanecer intacto. Deve-se observar se a fratura se estende para a articulação e envolve uma superfície articular. Frequentemente, somente se pode estimar a porcentagem da face articular envolvida na fratura; em alguns casos, a porcentagem envolvida dita a necessidade de realizar uma redução cirúrgica. Em geral, é importante que a face articular seja restaurada à integridade anatômica, a fim de prevenir uma artropatia pós-traumática subsequente.

O termo *fratura por avulsão* refere-se a um fragmento ósseo que é puxado para fora, a partir de sua posição normal, por meio da contração enérgica de um músculo (Fig. 42.5A) ou da resistência de um tendão ou ligamento a uma força na direção oposta (Fig. 42.5B). O termo *impactação* refere-se ao colapso enérgico de um fragmento de osso para dentro de outro (ou sobre outro osso). No úmero proximal, este colapso normalmente ocorre de maneira telescópica, particularmente em pacientes idosos, cujos ossos são frágeis e quebradiços. No platô tibial, a impactação ocorre frequentemente sob a forma de depressão (Fig. 42.6A e B); nos corpos vertebrais, a impactação ocorre, em geral, sob a forma de compressão (Fig. 42.6C).

Uma fratura que ocorre em osso anormal ou doente denomina-se fratura *patológica*. Suspeita-se de uma fratura patológica toda vez que a fratura ocorre a partir de um trauma aparentemente trivial. As doenças que causam fraqueza estrutural que predispõe à lesão incluem malignidades primárias ou metastáticas, cistos ósseos, encondromas e tumores das células gigantes. Além disso, doenças metabólicas como osteomalácia, escorbuto, raquitismo e doença de Paget alteram a densidade óssea, fazendo que os ossos sejam mais suscetíveis à fratura. O termo patológico também se aplica às fraturas de ossos osteopênicos, quando a desmineralização é um resultado do desuso, como na poliomielite. Ao contrário, fraturas em ossos osteoporóticos de idosos geralmente não são descritas como patológicas; essas são chamadas de fraturas geriátricas ou fraturas por insuficiência.

Quando as fraturas ocorrem em ossos normais e uma história condizente com "trauma trivial" vem à tona, deve-se suspeitar de violência ou espancamento. Forças repetidas de baixa intensidade podem levar à reabsorção do osso normal, resultando em fraturas por estresse. Há outros termos para estas condições: fratura por fadiga e fratura da marcha (Tabela 42.1). A maioria das fraturas por estresse ocorre nas extremidades inferiores e afeta indivíduos envolvidos em atividades como corrida, basquete, aeróbica e dança. Normalmente há histórico de dor funcional que culmina na fratura. Fatores extrínsecos como regimes de treinamento, tipo de equipamento utilizado e hábitos nutricionais, fatores hormonais; assim como fatores intrínsecos, a citar variações anatômicas, resistência muscular e fatores hormonais, já foram associados às fraturas por estresse. Estas lesões podem não ser reconhecíveis em radiografias simples iniciais; consequentemente, deve-se basear o tratamento no diagnóstico clínico. A tíbia, fíbula, metatarsos, navicular, cuneiforme, calcâneo, colo do fêmur ou diáfise femoral podem ser acometidos.

Epônimos de Fraturas

Muitas fraturas foram descritas antes do advento da radiografia, sendo descritas por um epônimo, em vez da descrição exata da lesão óssea. Estes epônimos refletem a rica história do cuidado ortopédico e, independentemente das objeções de alguns, ainda são comumente utilizadas para descrever lesões ortopédicas (Tabela 42.1).

Consolidação de Fraturas

O objetivo da redução da fratura é realinhar os fragmentos ósseos, de modo que a consolidação ou união possa acontecer e a função normal seja restaurada. A ruptura dos vasos que cruzam a linha de fratura forma um hematoma, que eventualmente é reabsorvido e fornece a primeira continuidade entre os fragmentos. Este pré-calo não fornece rigidez estrutural para suportar estresse ou peso, porém, com o remodelamento, subsequentemente se forma um calo nas faces periosteal e endosteal do osso; este calo age como uma tala biológica. O calo se ossifica completamente e, em algumas semanas, até 1 ano, remodela-se e torna-se indistinguível do osso maduro.

Estudos radiográficos conduzidos entre 10 e 14 dias após a lesão mostram o osso que circunda a linha de fratura tornando-se mais visível, em razão da reabsorção óssea e hiperemia bem localizadas, durante a fase inflamatória. Após 2 a 4 semanas, o edema dos tecidos moles já reduziu e o calo torna-se visível pela primeira vez, inicialmente em um padrão irregular e, posteriormente, adquirindo uma aparência densa. O calo passa por uma organização, as margens periféricas tornam-se lisas enquanto ocorre a reabsorção das porções que não sofrem estresse físico.

Em um adulto saudável, o processo total, desde a lesão até a consolidação, leva cerca de 2 meses para o úmero e cerca de 4 meses para um osso grande, como o fêmur. Fraturas oblíquas tendem a consolidar mais rapidamente do que fraturas transversais. A taxa de consolidação de fratura é afetada por diversos fatores, incluindo o tipo de osso (osso trabecular cicatriza mais rápido do que osso cortical), grau de fratura e oposição e estados sistêmicos como hipertireoidismo ou doença que necessite de tratamento contínuo com corticosteroides. O treinamento contra resistência, em tempo apropriado, pode aumentar a taxa de ossificação do calo, enquanto o treinamento com pesos excessivos ou realizado prematuramente podem impedir a união dos fragmentos.

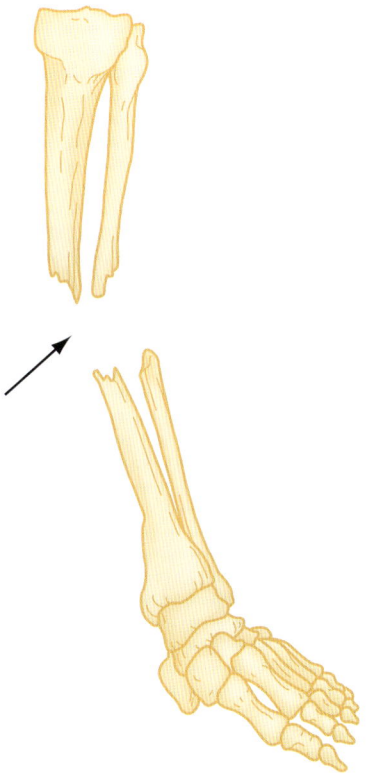

Fig. 42.3. Deslocamento em valgo da tíbia e fíbula distais. O segmento distal está angulado para longe da linha média do corpo.

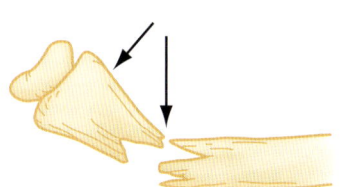

Fig. 42.4. Angulação volar de um rádio fraturado (*seta*).

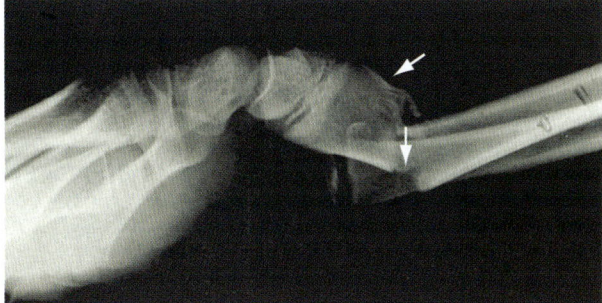

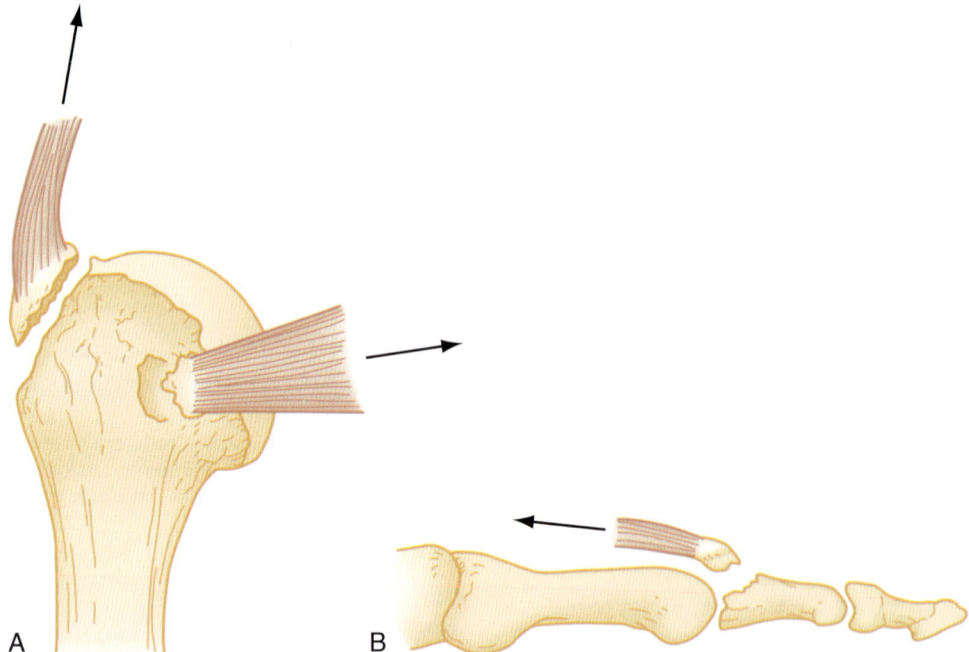

Fig. 42.5. Fraturas por avulsão. **A**, Avulsões musculotendíneas de pequenos fragmentos ósseos da cabeça do úmero (*setas*). **B**, Avulsão do tendão extensor do osso da base da falange média (*seta*).

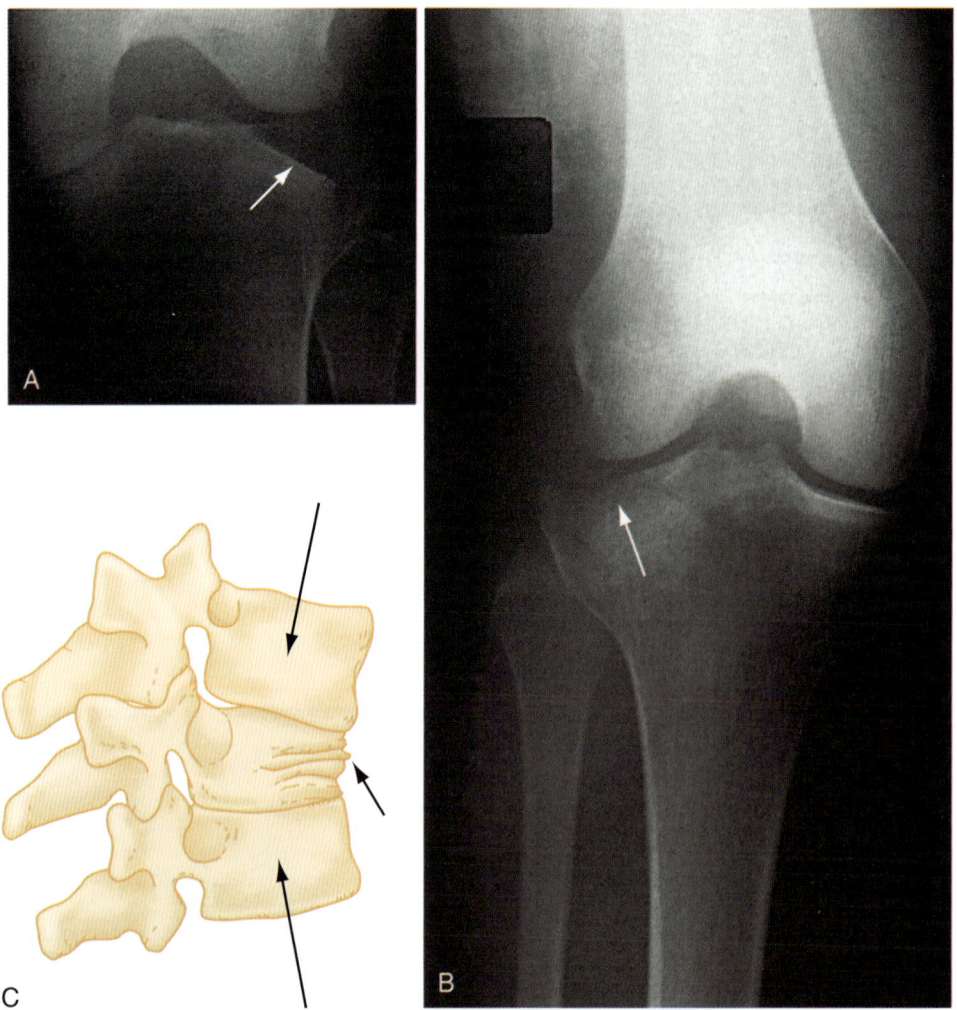

Fig. 42.6. A, **B**, Fratura de platô tibial. **C**, Fratura compressiva do corpo vertebral (*setas*).

Em uma radiografia, a presença de calo transitório abundante, que está começando a se organizar, geralmente está associada à consolidação clínica. Se houver qualquer suspeita de movimento no local da fratura, percebido no exame clínico, a união óssea é considerada inadequada. Utilizam-se diversos termos para se referir à cicatrização anormal. A consolidação *tardia* é a união óssea que leva mais tempo do que o normal para determinada localização de fratura; a consolidação *viciosa* ocorre quando há deformidade residual; a fratura *não-consolidada* é aquela na qual há incapacidade de cicatrização. Quando a ausência de consolidação resulta em uma articulação falsa, chama-se *pseudoartrose*.

Se há evidência clínica de estabilidade, tal como levantamento ou suporte de peso sem dor, e a radiografia demonstra consolidação em ao menos três córtices, o paciente pode retomar as atividades da vida diária com a extremidade lesionada, ainda que a fratura original ainda esteja visível. O processo final de completar a consolidação radiográfica pode levar diversos meses.

A nomenclatura e as características das fraturas em crianças são discutidas no Capítulo 175.

Modalidades Diagnósticas para Fraturas

Radiografia Simples

A radiografia simples é o pilar fundamental para o diagnóstico de fraturas. Além de confirmar ou excluir a presença de fratura, a radiografia simples identifica outras condições patológicas. Em casos de trauma penetrante, também se pode detectar corpos estranhos, ar e gás.

Devem-se obter radiografias biplanares de uma extremidade lesionada para que a lesão óssea seja mapeada por completo. A avaliação radiográfica convencional dos ossos longos inclui, no mínimo, duas incidências ortogonais; também deve-se obter uma incidência oblíqua caso haja suspeita de lesão adjacente à articulação. As incidências oblíquas são necessárias em alguns locais, tais como as falanges. Caso haja suspeita de fratura, devem-se obter incidências oblíquas adicionais, independentemente das radiografias negativas. Uma linha de fratura é mais visível quando está paralela ao feixe de raio X, ficando invisível quando está a 90° do feixe (perpendicular). Para identificar precisamente a extensão da fratura, o osso inteiro deve estar visível na imagem.

Examina-se cada imagem para assegurar-se de que a técnica correta foi empregada, assim como para ter certeza de que nenhuma área importante foi omitida. Imagens excessivamente penetradas podem não revelar uma anormalidade. Embora alguns detalhes sejam perdidos em imagens feitas no leito, elas são aceitáveis caso o paciente esteja instável. Ainda que com uma ótima técnica, algumas fraturas não são visíveis inicialmente e não aparecem até que as margens da fratura sejam absorvidas. A absorção aumenta a linha radiotransparente e o defeito aparece em 10 a 14 dias. Neste período, o novo osso produzido sob o periósteo, nas margens da fratura, acentua a imagem. Da mesma forma, se há suspeita de fratura, mas não há fratura visível no atendimento inicial, deve-se tratar a lesão como fratura e reexaminá-la clinicamente e radiologicamente em 10 a 14 dias; o paciente deve ser informado sobre a razão deste procedimento.

Ocasionalmente, utilizam-se incidências com carga nas articulações para avaliar o grau de lesão ligamentar quando outros métodos não estão disponíveis.[1] O valor das incidências com carga é limitado, porque a dor pode não permitir que se aplique estresse suficiente; além disso, existe a possibilidade de lesionar ainda mais uma estrutura já traumatizada.

Incidências comparativas com o osso contralateral podem ser úteis em determinadas situações, mas não devem ser obtidas rotineiramente em exames pediátricos (Cap. 175). É razoável utilizar-se da comparação nos casos em que as radiografias são inconclusivas e, ainda, quando surge confusão pela necessidade de se distinguir entre uma possível fratura e a anatomia do desenvolvimento normal. Quando há dúvida sobre a presença de ossículos acessórios ou ossos não fundidos (p. ex. patela bipartida), incidências contralaterais podem ser úteis em adultos, estas anomalias geralmente são bilaterais. O sangramento que inevitavelmente acompanha as fraturas pode produzir edema nos tecidos moles, que pode afetar ou obliterar os planos musculares adjacentes. Coxins gordurosos, tais como no cotovelo, podem estar deslocados. Outro sinal útil é a interface sangue/gordura que pode acompanhar as fraturas que se estendem para dentro da articulação do joelho. Contudo, a interface é mais visível na incidência de perfil com o paciente em decúbito dorsal.

Os ossos devem ser examinados sistematicamente. Ossos adultos normais possuem um contorno suave e angulações diferentes são altamente sugestivas de fratura. Em um adulto, uma linha radiotransparente que interrompe o contorno suave e geralmente se estende para o lado oposto representa uma fratura típica. Artérias nutrícias podem ser confundidas com fraturas, mas possuem características radiográficas diferentes: são finas, com margens bem definidas e estendem-se obliquamente através do córtex; são menos radiotransparentes do que as fraturas. Além disso, elas não se estendem para o lado oposto do osso. Podem-se criar pseudofraturas a partir de dobras de partes moles, curativos ou outro material sobreposto, ou por meio de um fenômeno óptico chamado efeito Mach, que ocorre nas margens de áreas de diferentes densidades radiográficas. Se a radiotransparência se estender além dos ossos, é muito pouco provável que esta linha represente uma fratura.

Ossos anômalos e partes moles calcificadas podem ser igualmente confundidos com fraturas. Avulsões e pequenos fragmentos de fratura apresentam uma superfície irregular, com ausência de margens corticais bem definidas; também apresentam um defeito no osso adjacente. Já os centros de ossificação anômalos (ossículos acessórios) e sesamoides são caracterizados por margens corticais bem definidas. Textos de referência são úteis na identificação e confirmação destas anomalias, porque essas tendem a ocorrer em locais previsíveis. Fraturas de compressão são representadas pela densidade aumentada, em vez de serem representadas pela radiotransparência. Por fim, a fratura mais comumente omitida é a segunda fratura. Deve-se ser muito cuidadoso ao procurar-se por fraturas adicionais após ter-se descoberto a primeira fratura em um estudo. Em particular, deve-se procurar algumas fraturas pareadas, como a tíbia distal e a fíbula proximal.

Técnicas de Imagem Especiais

Tomografia Computadorizada (TC). Embora a radiografia convencional ainda seja o estudo de imagem de escolha para o trauma esquelético, a TC oferece uma avaliação mais detalhada e sensível dos ossos e das articulações. Reconstrução multiplanar bidimensional em qualquer plano escolhido e técnicas de reconstrução de superfície em três dimensões fornecem imagens com qualidade sem precedentes, mesmo na presença de implantes metálicos ou equipamentos de fixação.

A TC é utilizada para confirmar possíveis fraturas ou para definir melhor seu deslocamento, alinhamento ou fragmentação. Também é útil no trauma, para excluir o diagnóstico de fratura da coluna cervical quando as radiografias simples são ambíguas; também é usada em fraturas vertebrais não compressivas, para avaliar o número de fragmentos e sua relação espacial com o canal medular. A TC é frequentemente utilizada para definir a integridade das superfícies articulares no acetábulo, joelho, punho ou tornozelo, assim como em fraturas Salter-Harris tipo IV. No paciente politraumatizado, no qual são necessárias imagens de TC torácicas, abdominais e pélvicas para excluir a lesão visceral, os protocolos de partes moles podem ser adaptados para adquirirem-se imagens ósseas diagnósticas (Tabela 42.2). Durante a aquisição de imagens do tórax, abdome ou pelve são criadas séries de dados a partir das quais a coluna toracolombar e a pelve óssea podem ser reconstruídas.[2]

Ressonância Magnética (RM). A RM constitui o exame não-invasivo mais avançado das estruturas ortopédicas, revelando lesões dos ossos, cartilagens, ligamentos e outras estruturas, tais como meniscos, discos e estruturas epifisárias. A RM tem alto custo e é demorada, devendo ser reservada para os casos nos quais há dúvida sobre o diagnóstico e que resultados específicos da RM alterem urgentemente o tratamento.

Imagem de Ultrassom. O ultrassom *point of care* é uma ferramenta eficaz para o diagnóstico de fraturas quando a radiografia convencional não está disponível. Com o uso do ultrassom *point of care*, as fraturas são visualizadas como uma interrupção do córtex ósseo linear, e pode ser correlacionado clinicamente durante o exame físico da área afetada.[3] O ultrassom pode ser eficaz no diagnóstico de fraturas de ossos longos, fraturas do assoalho da órbita, fraturas de costelas e fraturas ocultas do pé e tornozelo. Pode-se utilizar o ultrassom em tempo real durante a redução de fraturas, para confirmar a redução e alinhamento adequados dos fragmentos ósseos.

Complicações das Fraturas

Infecção (Osteomielite)

Qualquer fratura que se comunica com a superfície da pele denomina-se *fratura exposta*. As fraturas expostas são tratadas como emergências ortopédicas reais, tempo dependentes, por causa do risco de infecção. A alta morbidade associada à osteomielite ordena que a terapia seja iniciada rapidamente, incluindo administração parenteral de antibióticos o mais rápido possível, retirada precoce de debris e cobertura com um curativo úmido.[4] Utiliza-se a classificação de Gustilo-Anderson para se descrever os diversos tipos de fraturas expostas (Quadro 42.2).

Atualmente, a terapia sugerida inclui cefalosporina de primeira geração, como a cefazolina – 1 a 2 g IV, 3 vezes ao dia – para todas as fraturas expostas, com adição de um aminoglicosídeo, como a gentamicina – 1 a 1,7 mg/kg IV, 3 vezes ao dia – para fraturas tipo II ou tipo III. Para lesões adquiridas no campo ou outros cenários que predispõem ao desenvolvimento de infecção anaeróbica, tal como mionecrose clostrídea (gangrena gasosa), deve-se adicionar ampicilina ou penicilina ao regime de antibióticos. Há muito debate sobre o debridamento precoce *versus* debridamento tardio de fraturas expostas e seu subsequente efeito nas taxas de infecção. As diretrizes históricas que recomendam o debridamento de fraturas expostas dentro do período de 6 horas a partir da lesão basearam-se em experimentos animais conduzidos na década de 1890.[5] Não há evidência que o tempo de debridamento – menos de 6 horas *versus* mais de 6 horas após a lesão – tenha melhorado o resultado, mas a prática geral é realizar-se o debridamento e a irrigação da ferida dentro das primeiras 24 horas após a lesão. Independentemente, os objetivos do tratamento da fratura exposta devem focar na administração precoce de antibióticos, profilaxia do tétano, cobertura da ferida e imobilização da extremidade.

Algumas fraturas expostas dos dedos das mãos e dos pés constituem uma notável exceção à recomendação anterior. Tais lesões, especialmente uma fratura distal aberta, são comuns quando a falange de um dedo da mão ou do pé é submetida à lesão por esmagamento (p. ex. por uma porta) e há um defeito de pele cobrindo o osso fraturado. Não há evidência de que o uso de antibióticos reduza a taxa de infecção para essas fraturas, que raramente, ou mesmo nunca, desenvolvem osteomielite. Irrigação e debridamento vigorosos são tratamentos primários adequados para fraturas expostas de falanges nos dedos das mãos e dos pés com artérias digitais intactas, podendo ser realizadas pelo médico emergencista sem necessidade de interconsulta.

Hemorragia

Em virtude do rico suprimento sanguíneo para o esqueleto, as fraturas podem resultar em grandes volumes de perda sanguínea, choque e morte por exsanguinação. Algumas fraturas pélvicas, em especial, podem causar grande perda de sangue, porque não é possível o tamponamento adequado. Em adultos, a perda sanguínea pode variar de 100 ml em uma fratura de antebraço, a 3 litros nos casos de fratura pélvica (Tabela 42.3). Tal hemorragia pode ser controlada, em parte, pela estabilização precoce da área lesionada por meio de talas, coletes ou tração esquelética.

TABELA 42.2

Classificação de Salter-Harris

TIPO	DESCRIÇÃO	ILUSTRAÇÃO
I	A fratura se estende através da placa epifisária, resultando em deslocamento da epífise; isso pode aparecer apenas como um alargamento da área radiotransparente que representa a placa de crescimento	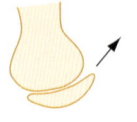
II	Conforme acima; além disso, um segmento triangular da metáfise está fraturado	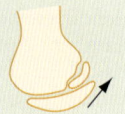
III	A linha de fratura sai da superfície articular através da placa epifisária e epífise	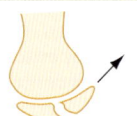
IV	A linha de fratura ocorre da mesma forma que o tipo III, mas também passa através da metáfise adjacente	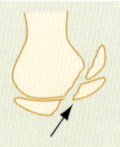
V	Esta fratura é uma lesão por compressão; diagnóstico radiográfico pode ser difícil	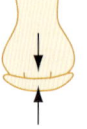

QUADRO 42.2

Classificação e Tratamento de Emergência de Fraturas Expostas

CLASSIFICAÇÃO

Grau I: Ferida menor que 1 cm de comprimento, perfurada a partir do interior.
Grau II: Laceração com até 5 cm de comprimento; ausência de contaminação ou esmagamento; não há perda excessiva de tecido mole, retalhos de tecido ou avulsão.
Grau III: Laceração grande, associada à contaminação ou esmagamento; frequentemente inclui uma fratura segmentar.
   IIIA: Envolve descolamento extenso de tecido mole do osso
   IIIB: Ocorre desgaste do periósteo
   IIIC: Presença de lesão vascular importante

TRATAMENTO

1. Controle da hemorragia no local, com curativo compressivo estéril, após remoção cuidadosa dos fragmentos maiores (p. ex. madeira, roupas, folhas).
2. Imobilização sem redução, a menos que haja comprometimento vascular.
3. Irrigação com solução salina; cobrir com esponjas embebidas em salina após a chegada no departamento de emergência.
4. Início da profilaxia antibiótica IV, geralmente cefalosporina de primeira geração para grau I, com adição de um aminoglicosídeo para os graus II e III.
5. Administração de profilaxia para tétano, incluindo imunoglobulina antitetânica para grandes feridas por esmagamento.

Lesões Vasculares

Lesões vasculares classicamente se associam a certas fraturas, podendo trazer risco ao membro envolvido. Fraturas e luxações do joelho (na articulação tibiofemoral) são resultados de forças extremas, que geralmente lesionam a artéria poplítea. A fratura do colo do fêmur requer redução e fixação urgentes, para proteger o suprimento arterial da cabeça do fêmur.[5] Nas extremidades, pode ser difícil a avaliação das lesões vasculares. Na avaliação inicial deve-se pesquisar a presença ou ausência de pulsos e o enchimento capilar. Se uma artéria distal estiver completamente rompida, o tecido distal à lesão pode exibir sinais clássicos como dor, palidez, ausência de pulso, parestesia e paralisia. Ocasionalmente ocorrem lesões subclínicas e incompletas que, inicialmente, podem ser assintomáticas e indetectáveis. Do mesmo modo, grandes lesões vasculares podem não ser óbvias em pacientes inconscientes com múltiplas lesões. O mecanismo e a anatomia da lesão indicam a necessidade de avaliar a possibilidade de lesão vascular. Se os pulsos não puderem ser palpados, deve-se avaliar o fluxo com uso de doppler. Até mesmo pulsos palpáveis podem ser enganosos, uma vez que pulsos podem ser normais em 10% a 20% dos pacientes com lesões arteriais significativas. Quando os pulsos estão presentes, mas o mecanismo de lesão sugere a possibilidade de lesão vascular, podem ser necessários estudos diagnósticos adicionais ou exploração cirúrgica.[6] Se um membro estiver claramente sem perfusão, a exploração vascular e os reparos cirúrgicos devem ser realizados prontamente. Complicações tardias de lesões vasculares não diagnosticadas incluem trombose, fístulas arteriovenosas, aneurisma, falso aneurisma e isquemia tecidual com disfunção do membro. O atraso no reparo da lesão vascular é um fator de risco para consequente amputação. A avaliação das lesões vasculares periféricas é discutida no Capítulo 41.

Lesões Neurais

Nervos podem ser lesionados por trauma penetrante ou contuso:
- Neuropraxia é a lesão por contusão ou tração de um nervo outrora intacto, com interrupção da capacidade de transmitir impulsos. A paralisia, se presente, é transitória; e a perda sensorial é discreta. A função normal geralmente retorna em semanas ou meses.
- Na axonotmese, o esmagamento ou tração resultam em lesões mais severas para axônios dentro de um epineuro intacto. Já que os tubos de Schwann permanecem íntegros, a cicatrização espontânea é possível, porém, lenta.
- A neurotmese é a ruptura de um nervo, que geralmente requer reparo cirúrgico.

Idade, local, nervo lesado e atraso entre a lesão e o reparo são fatores que influenciam o prognóstico após o reparo microcirúrgico. Por causa da proximidade, lesões neurais específicas acompanham, caracteristicamente, determinadas fraturas (Tabela 42.4). Por exemplo, na extremidade superior, uma fratura distal do rádio, causada por um mecanismo de alta energia, pode ser associada à disfunção aguda do nervo mediano. Função neurológica progressivamente pior pode requerer estabilização temporária ou definitiva de uma fratura.

Quando o nervo está completamente rompido todas as suas funções estão ausentes, incluindo as seguintes: sensibilidade superficial para tato, dor e temperatura; sensibilidade profunda para movimentos musculares e articulares, posição, pressão profunda e vibração; inervação motora e reflexos tendíneos profundos (para grupos musculares inervados distalmente); e resposta à estimulação elétrica. Para lesões menos severas, nota-se alteração subjetiva na sensibilidade em qualquer grau. O toque suave é um bom teste de triagem. A discriminação de dois pontos é um exame mais sensível e deve ser usado rotineiramente na avaliação dos nervos digitais. Depois, compara-se a discriminação no dedo lesionado com a discriminação nos dedos não lesionados. Um valor normal de discriminação de dois pontos na ponta do dedo de um adulto é de 4 mm; ou compara-se a discriminação com um dedo não lesionado. A avaliação da inervação da mão é discutida no Capítulo 43.

Síndrome Compartimental

A síndrome compartimental é uma complicação de emergência, séria e aguda, que deve ser considerada toda vez que ocorre dor significativa e parestesia em uma extremidade após uma fratura, dentro de um espaço osteofascial fechado (Tabela 42.5). A ameaça imediata é para a viabilidade do tecido nervoso e muscular localizado dentro do compartimento envolvido, mas também podem ocorrer infecção, gangrena, mioglobinúria e insuficiência renal se o diagnóstico não for realizado rapidamente. Geralmente, a síndrome compartimental está associada à fratura fechada da tíbia, porém também já está bem descrita na coxa, antebraço, braço, mão e pé.[7] Além disso, a síndrome compartimental pode ocorrer com trauma isolado de partes moles e até mesmo em fraturas expostas. Também já foi descrita em uma série de situações incomuns, incluindo procedimentos prolongados na posição de litotomia, na posição de pernas agrupadas (joelhos agrupados no tórax para cirurgia lombar), coma, hemorragia espontânea, extravasamento de injeções IV e aplicação de tração excessiva no tratamento de uma fratura.

Fisiopatologia. A pressão aumentada em um compartimento não-expansível representa, essencialmente, um desequilíbrio entre o volume deste espaço e seu conteúdo. Tal aumento de pressão pode surgir a partir de três circunstâncias: (1) aumento dos conteúdos compartimentais; (2) redução do volume compartimental ou (3) pressão externa (Quadro 42.3). Conforme aumenta a pressão tecidual, há também aumento da pressão venosa, resultando em comprometimento da circulação local e hipóxia tecidual; acredita-se que isso aconteça em pressões que encontram-se acima da pres-

TABELA 42.3
Perda Sanguínea Associada às Fraturas em Adultos

LOCAL DA FRATURA	QUANTIDADE DE SANGUE PERDIDO (ML)
Rádio e ulna	150-250
Úmero	250
Tíbia e fíbula	500
Fêmur	1000
Pelve	1500-3000

TABELA 42.4
Lesões Neurais que Acompanham as Lesões Ortopédicas

LESÃO ORTOPÉDICA	NERVO AFETADO
Rádio distal	Nervo mediano
Lesão de cotovelo	Nervo mediano ou nervo ulnar
Luxação de ombro	Nervo axilar
Fratura sacral	Cauda equina
Fratura de acetábulo	Nervo isquiático
Luxação de quadril	Nervo femoral
Fratura da diáfise femoral	Nervo fibular
Luxação de joelho	Nervo tibial ou nervo fibular
Fratura do platô tibial lateral	Nervo fibular

TABELA 42.5

Emergências com Risco de Morte ou Ameaça à Integridade do Membro

CONDIÇÃO	POSSÍVEL RESULTADO ADVERSO
Fratura exposta	Osteomielite
Fratura ou luxação com lesão vascular importante (especialmente poplítea)	Amputação
Fratura pélvica extensa	Exsanguinação
Luxação do quadril	Necrose avascular da cabeça do fêmur
Síndrome compartimental	Contratura isquêmica; mioglobinúria, insuficiência renal

QUADRO 42.3

Causas da Síndrome Compartimental

CONTEÚDO COMPARTIMENTAL AUMENTADO
Sangramento
- Lesão vascular significativa
- Distúrbio da coagulação
- Terapia anticoagulante

Filtração capilar aumentada
- Reperfusão após isquemia
  - Enxerto arterial por bypass
  - Embolectomia
  - Ingestão de ergotamina
  - Cateterização cardíaca
  - Deitar sobre o membro
- Trauma
  - Fratura
  - Convulsão
- Uso intenso do músculo
  - Exercício
  - Convulsão
  - Eclâmpsia
  - Tetania
- Queimaduras
  - Térmica
  - Elétrica
- Injeção de droga intra-arterial
- Cirurgia ortopédica
  - Osteotomia tibial
  - Procedimento de Hauser
  - Redução e fixação interna de fraturas
- Mordida de cobra

Pressão capilar aumentada
- Uso intenso dos músculos
- Obstrução venosa
  - Flegmasia cerulea dolens (p. ex. inflamação aguda e edema das pernas)
  - Imobilizador de perna mal posicionado
  - Ligadura venosa
- Osmolaridade sérica diminuída (p. ex. síndrome nefrótica)

VOLUME COMPARTIMENTAL REDUZIDO
Fechamento de defeitos fasciais
Tração excessiva nos membros fraturados

DIVERSOS
Infiltração de infusão
Infusão pressurizada
Cânula de diálise com vazamento
Hipertrofia muscular
Cisto poplíteo

PRESSÃO EXTERNA
Imobilizadores circulares, curativos ou talas infláveis apertados
Deitar sobre o membro

De Matsen FA III: Compartmental syndromes. New York, Grune & Stratton, 1980.

---

são diastólica normal, porém abaixo da pressão arterial sistêmica, por causa do gradiente arteriovenoso reduzido ao nível tecidual. O corpo responde liberando histamina, na tentativa de dilatar os capilares e aumentar o fluxo sanguíneo para a área afetada. A histamina também aumenta a permeabilidade da membrana capilar, resultando em extravasamento de proteínas e líquido para dentro do tecido circundante e aumento adicional da pressão do compartimento.

Conforme a pressão tecidual aumenta, o fluxo sanguíneo venoso é prejudicado, uma vez que a pressão da perfusão capilar é excedida. Finalmente, o fluxo sanguíneo capilar arterial é reduzido ao ponto no qual as necessidades metabólicas básicas não são satisfeitas, levando à necrose isquêmica dos músculos e nervos dentro do compartimento. Um conceito importante no tratamento da síndrome compartimental é que, uma vez que a pressão venosa local não pode estar significativamente abaixo da pressão tecidual local, e já que a elevação de um membro diminui a pressão arterial local em cerca de 0,8 mmHg para cada 1 cm de elevação do membro, a elevação do membro com resultante redução no gradiente arteriovenoso local pode ser contraproducente e exacerbar a síndrome compartimental. O espasmo arterial parece exercer um papel mínimo ou insignificante no desenvolvimento da síndrome compartimental, conforme evidenciado angiograficamente, — onde nunca se demonstrou a ocorrência de espasmo — e, clinicamente, se observa que os pulsos distais geralmente são mantidos até a fase tardia da doença.

A pressão compartimental normal é de 0 mmHg. Geralmente a microcirculação fica prejudicada quando a pressão tecidual alcança 30 mmHg ou mais; entretanto, alguns pacientes podem tolerar pressões compartimentais muito mais altas sem desenvolverem a síndrome compartimental. Há controvérsia sobre a tentativa de definir as síndromes compartimentais com base em pressão tecidual específica. A tolerância à isquemia tecidual varia entre os indivíduos em razão de choque, hipertensão compensatória, tônus alterado em vasos de resistência, doença vascular preexistente e outros fatores desconhecidos. A perfusão inadequada e a isquemia relativa começam quando a pressão tecidual dentro de um compartimento fechado aumenta a menos de 20 mmHg da pressão diastólica do paciente ou, mais precisamente, a menos de 30 mmHg da pressão arterial média. Quando a pressão tecidual se iguala ou excede a pressão sanguínea diastólica do paciente a perfusão tecidual efetivamente cessa. O desenvolvimento de isquemia muscular depende não somente da magnitude, mas também da duração da elevação pressórica. Pressões intracompartimentais altas não medem a isquemia do músculo e do nervo, porém, em vez disso, sugerem a existência de uma situação propícia à síndrome compartimental.

Considerações Anatômicas e Fatores de Risco. Teoricamente, a síndrome compartimental pode se desenvolver em qualquer local onde o tecido neuromuscular esteja contido em um envoltório limitado. Esta condição clínica já foi relatada na perna, coxa, glúteo, braço, antebraço e mão (Quadro 42.4). Em virtude de sua localização e maior probabilidade de sofrer traumas de alta intensidade, a perna é mais comumente envolvida, particularmente o compartimento anterior. Observam-se taxas mais altas de síndrome compartimental em fraturas expostas do que em fraturas fechadas, apesar dos danos fasciais que acompanham as fraturas abertas. A alta intensidade de energia observada nas fraturas expostas, com trauma tecidual, edema e sangramento resultantes, pode explicar esta observação.

A maioria dos pacientes com síndrome compartimental tem uma fratura de osso longo associada; as fraturas da diáfise tibial são particularmente mais prováveis de causar pressão compartimental aumentada. Contudo, até um terço dos pacientes apresenta somente lesão de partes moles, sem fratura. É mais provável que ocorra síndrome compartimental quando há um distúrbio de coagulação ou quando o paciente faz uso de anticoagulantes. Acidentes de trânsito e atividades esportivas são os mecanismos de lesão mais comuns.

Apresentação Clínica. O diagnóstico da síndrome compartimental é clínico. Em um paciente consciente e totalmente orientado, a dor — desproporcional à lesão ou aos achados físicos — é uma constatação característica na síndrome compartimental. Frequentemente, a dor é caracterizada como profunda, "em queimação" e incessante, sendo difícil de localizar. A necessidade de quantidades cada vez maiores de analgésicos não deve levar o médico emergencista à conclusão automática de que o paciente está em busca de drogas; em vez disso, esta necessidade deve servir como um aviso para a possibilidade de uma síndrome compartimental em desenvolvimento ou já instalada.

A dor durante extensão passiva dos grupos musculares no compartimento em questão é um achado importante. Além disso, a flexão ativa dos músculos envolvidos pode produzir dor. Outros sinais e sintomas sugestivos confiáveis são as hipoestesias e parestesias na distribuição dos nervos que cruzam o compartimento, assim como dor à palpação, tensão ou sensação de rigidez no compartimento.

Cor da pele, temperatura, enchimento capilar e pulsos distais são monitores pouco confiáveis para a síndrome compartimental, porque a pressão necessária para produzir a síndrome é muito menor que a pressão arterial. Palidez e perda de pulsos são sinais tardios e nefastos. Pulsos diminuídos sugerem condições patológicas concomitantes, responsáveis pelo fluxo arterial reduzido. Embora ainda seja frequentemente ensinado que os cinco Ps — pain (dor), palidez, pulselessness (ausência de pulso), parestesia e paralisia — são sinais e sintomas da síndrome compartimental, isso, habitualmente, não é verdadeiro. Em vez disso, são sinais de interrupção aguda do fluxo arterial. Queixas subjetivas são indicadores importantes da síndrome compartimental. Pacientes que não se encontram completamente alertas ou cooperativos devem ser avaliados atentamente.

Testes Diagnósticos. O exame clínico continua sendo o alicerce do diagnóstico da síndrome compartimental aguda, que, subsequentemente, pode ser confirmada pela medida da pressão compartimental. Podem-se medir as pressões compartimentais com monitores disponíveis comercialmente (Fig. 42.7). Os dois métodos mais comuns para se determinar as pressões compartimentais são: as técnicas de cateter fendido e agulha de porta lateral. O sistema do monitor de pressão intracompartimental Stryker (Stryker, Kalamazoo, MI) é um equipamento digital portátil, fácil de usar com mínimo treinamento. Deve-se ter o cuidado de zerar o monitor no mesmo plano em que será inserido, para contrabalançar os efeitos da gravidade. Também é primordial que seja medido o compartimento apropriado. Pressões menores que 30 mmHg geralmente não produzem síndrome compartimental. Quando as pressões intracompartimentais excedem 30 mmHg ou quando a diferença entre a pressão arterial diastólica e a pressão do compartimento (pressão de perfusão, também conhecida como ΔP) é menor que 30 mmHg, a fasciotomia talvez seja indicada. Devem-se realizar medidas seriadas ou contínuas da pressão nos casos em que haja dúvida. Uma pressão compartimental crescente ou elevada sustentada é superior a uma única medida enquanto indicador da síndrome compartimental aguda ou da necessidade de fasciotomia. Uma pressão compartimental maior que 30 mmHg e pressão de perfusão menor que 30 mmHg têm especificidade relativamente ruim para síndrome compartimental; neste caso, deve-se solicitar uma interconsulta com o ortopedista para guiar o tratamento.[8]

O ultrassom com doppler não é útil na avaliação desses pacientes, já que podem ser documentados excelentes fluxos sanguíneos arteriais, mesmo na presença de uma síndrome compartimental significativa. Equipamentos modernos, baseados na medida da oxigenação tecidual através de espectroscopia de frequências próximas ao infravermelho (*near-infrared spectroscopy – NIRS*), mostram-se experimentalmente eficazes na detecção da síndrome compartimental, mas requerem validação no ambiente clínico antes de sua aplicação em massa.

QUADRO 42.4

Localizações Anatômicas Relatadas de Síndromes Compartimentais

EXTREMIDADE INFERIOR
Perna
Compartimento anterior
Compartimento lateral
Compartimento posterior profundo
Compartimento posterior superficial

Coxa
Compartimento do quadríceps

Glúteo
Compartimento glúteo

EXTREMIDADE SUPERIOR
Mão
Compartimento interósseo

Antebraço
Compartimento posterior
Compartimento anterior

Braço
Compartimento deltoideo
Compartimento anterior

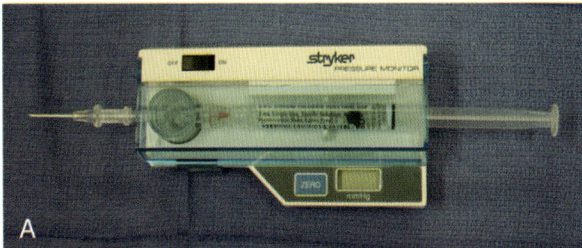

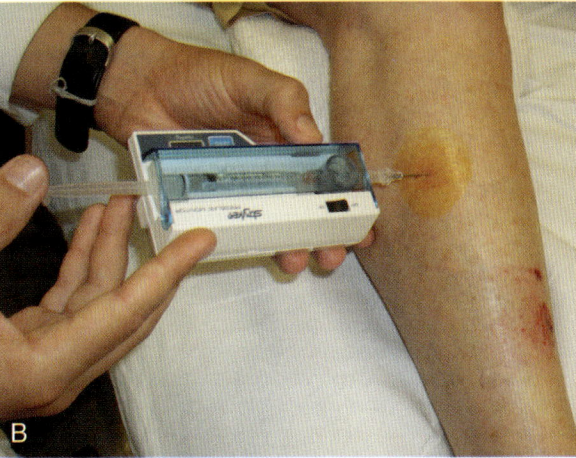

Fig. 42.7. A, Equipamento portátil para medição da pressão compartimental. **B**, O dispositivo está inserido perpendicularmente à pele.

Tratamento, Complicações e Encaminhamento. A fasciotomia completa é o único tratamento que pode normalizar a pressão compartimental elevada de forma confiável. O preparo para a cirurgia deve ser feito da forma mais rápida possível. O atraso da fasciotomia em mais de 12 horas frequentemente resulta em mionecrose irreversível e dano neural. Enquanto o paciente está aguardando o tratamento definitivo, a parte afetada não deve ser elevada acima do nível do coração, esta manobra não melhora o retorno venoso e ainda reduz o influxo arterial. Já se sugeriu uma pendência suave do membro para maximizar a cabeça de pressão na extremidade.

Já que os compartimentos teciduais são mais maleáveis logo após a lesão, o edema na extremidade é maior no período imediatamente após a lesão, podendo apresentar seu pico entre 36 e 48 horas após sua ocorrência. Embora a síndrome compartimental geralmente aconteça nas primeiras 36 horas após a lesão, já relataram-se casos que se iniciaram com mais de 2 semanas após a lesão.[9] O edema da extremidade diminui com velocidade similar. Rabdomiólise, hipercalemia e mioglobinúria podem ocorrer e devem ser tratadas de forma agressiva a fim de evitar injúria renal. O ácido lático também é liberado a partir do tecido muscular necrótico. Outras complicações incluem infecção e perda tecidual.

O atraso no tratamento resulta em perda de função neural e muscular, com eventual formação de contratura. A magnitude desses desastres pode ser ilustrada pelo fato de que em 2004, a média do prêmio indenizatório em casos de síndrome compartimental que não foram adequadamente diagnosticados foi de $426.000. As indenizações foram proporcionais ao atraso acima de 8 horas para realização de fasciotomia, assim como ao número de Ps indicadores de isquemia presentes durante o diagnóstico inicial perdido. Dessa forma, a fasciotomia deve ser realizada sem atraso ao confirmar o diagnóstico de síndrome compartimental.

Necrose Avascular

Por causa de seu suprimento sanguíneo, alguns ossos podem sofrer necrose avascular após uma fratura, especialmente se tal fratura for cominutiva e não for tratada prontamente. A cabeça do fêmur, o tálus, o escafoide, o semilunar e o capitato são particularmente propensos a essa complicação. Essas lesões encontram-se descritas nos capítulos subsequentes.

Síndrome da Embolia Gordurosa

Síndrome da embolia gordurosa refere-se à presença de glóbulos de gordura no parênquima pulmonar e na circulação periférica após a fratura de osso longo ou grande trauma. O fenômeno da embolia gordurosa provavelmente é comum enquanto evento subclínico após fratura de osso longo. Gotículas de gordura intravascular aparecem em cerca de um a cada cinco pacientes admitidos com grande trauma, embora nem todos os pacientes sejam sintomáticos ou precisem de tratamento.

A síndrome da embolia gordurosa é uma manifestação séria de embolia por gordura, que ocorre mais comumente após fraturas de ossos longos (geralmente tíbia e fêmur) em pacientes jovens e depois de fraturas de quadril em pacientes idosos. Os sintomas geralmente aparecem 1 a 2 dias após a lesão aguda ou após a colocação de hastes intramedulares. Desconforto respiratório e a hipoxemia são os primeiros sintomas, consistindo nas manifestações mais comuns. Pode ocorrer síndrome da angústia respiratória aguda (SARA), sendo a causa de morte usual. Envolvimento neurológico — que se apresenta sob a forma de agitação, confusão e/ou estado mental progressivamente pior — também é um sinal precoce, assim como a trombocitopenia e as erupções petequiais.[10] Podem ocorrer febre, taquicardia, icterícia, alterações retinianas e envolvimento renal. Observa-se gordura na urina de 50% dos pacientes dentro de 3 dias após a lesão. A incidência da síndrome da embolia gordurosa plena varia de 0,5% a 2% em pacientes com fratura de osso longo isolada, até 5% a 10% em pacientes com fraturas múltiplas. O tratamento da síndrome da embolia gordurosa é basicamente suportivo, geralmente na unidade de terapia intensiva.

A taxa de mortalidade é de 20%, mas a maioria dos pacientes se recupera sem quaisquer sequelas. Nenhuma terapia específica mostrou benefício.

Flictenas de Fratura

Flictenas (bolhas) de fratura são bolhas tensas que acompanham lesões de alta intensidade, com edema significativo de partes moles. Podem ocorrer em qualquer lugar, mas são mais comuns em áreas com partes moles finas. Tornozelo, cotovelo, pé e joelho são os lugares mais comuns (nesta ordem); todas essas regiões contêm menos folículos pilosos e glândulas sudoríparas — para manterem a junção derme-epiderme unida — do que outras localizações de membros. Acredita-se que flictenas ocorram, em muitos casos, no quadro de pressão tecidual subjacente aumentada, podendo ser um prenúncio da síndrome compartimental.

A redução e a imobilização precoces, com intervenção cirúrgica rápida, reduzem a incidência de formação de flictenas. Além disso, a presença de uma bolha de fratura requer uma alteração da abordagem cirúrgica ou atraso na cirurgia. Muitos especialistas desencorajam incisões através de bolhas de fratura, porque tais incisões parecem aumentar as taxas de infecção e a desagregação da pele. Medidas para realizar a cirurgia precocemente após lesões de alta intensidade e minimizar os aumentos nas pressões teciduais podem reduzir a incidência desta complicação. Bolhas intactas devem ser cobertas com solução de iodopovidona e curativo estéril. Há relatos de diminuição na incidência de complicações ao debridar a bolha e aplicando pasta de sulfadiazina de prata.

Complicações da Imobilização

Fraturas geralmente resultam em longos períodos de imobilização. A imobilização pode levar a diversos problemas médicos, especialmente em pacientes idosos, incluindo pneumonia, tromboflebite venosa profunda, embolia pulmonar, infecção do trato urinário, infecção da ferida, úlceras de decúbito, atrofia muscular, úlceras de estresse, hemorragia gastrointestinal e distúrbios psiquiátricos (Quadro 42.5). A deambulação precoce é um objetivo principal do tratamento ortopédico ideal.

Cirurgia Ortopédica para Controle de Dano

Ao longo das últimas décadas, o tratamento do paciente politraumatizado mudou consideravelmente. Historicamente, pacientes com múltiplas lesões eram tratados não-cirurgicamente, porque acreditava-se que eles estavam muito doentes para tolerar o tempo cirúrgico. Nos anos 1970, começou a surgir a literatura sugerindo desfechos adversos como resultados de decúbito prolongado. Além disso, as técnicas cirúrgicas de fixação de fratura estavam evoluindo, levando ao advento da estabilização precoce da fratura e à noção de tratamento total precoce ao paciente com politrauma. Durante os anos 1990, o conceito de cirurgia para controle de danos ganhou lugar de destaque no tratamento cirúrgico do trauma. O uso bem-sucedido de uma breve cirurgia em pacientes com trauma abdominal penetrante, para evitar a tríade letal da hipotermia, acidose e coagulopatia foi relatada em 1993, cunhando o termo *controle de dano*. Descobriu-se que princípios similares poderiam ser aplicáveis no tratamento de fraturas pélvicas e fraturas de ossos longos no paciente politraumatizado.

Com a alteração na abordagem, o tratamento total precoce, com fixação definitiva imediata de todas as grandes fraturas, mudou gradualmente para estabilização temporária precoce da fratura, ressuscitação do paciente para um estado fisiológico estável e, depois, fixação definitiva em um momento posterior, uma vez que a fisiologia do paciente estivesse estabilizada. A estabilização temporária da fratura geralmente é feita por meio da aplicação de fixadores externos, para auxiliar no controle da hemorragia e na oxigenação tecidual, porém, o tempo para tratamento definitivo e o tipo ideal de cirurgia para fratura no paciente politraumatizado ainda é objeto de pesquisa.

QUADRO 42.5

Complicações de Fraturas e Imobilidade

FRATURAS
Hemorragia
Lesões vasculares
Lesões neurais
Síndrome compartimental
Contratura isquêmica de Volkmann
Necrose avascular
Distrofia Reflexa Simpática
Síndrome da embolia gordurosa

IMOBILIDADE
Pneumonia
Trombose venosa profunda
Embolia pulmonar
Infecção do trato urinário
Infecção de ferida
Úlceras de pressão
Atrofia muscular
Úlceras de estresse

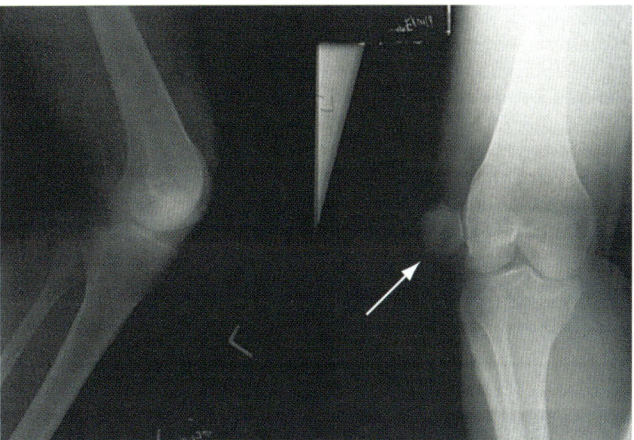

Fig. 42.8. Luxação da patela.

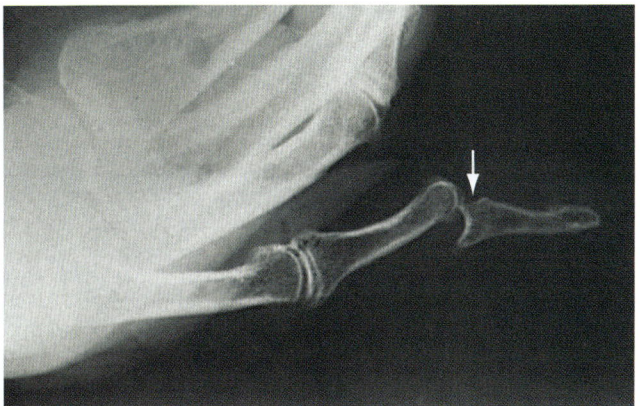

Fig. 42.9. Deslocamento dorsal da falange distal do polegar (*seta*).

SUBLUXAÇÃO E LUXAÇÕES

Nomenclatura

Forças anormais aplicadas às articulações podem resultar na perda da continuidade entre duas superfícies articulares. A perda parcial da continuidade é chamada de *subluxação*; a perda completa da continuidade é chamada de *luxação*. Em geral, nomeiam-se as luxações de acordo com a principal articulação envolvida, como na luxação do ombro ou do quadril. Em articulações que envolvem três ossos, a lesão é nomeada de acordo com a articulação envolvida se o distúrbio envolver os dois ossos principais; se o osso menor estiver envolvido, o distúrbio é nomeado de acordo com esse osso. A separação do fêmur com relação à tíbia chama-se *luxação do joelho*, enquanto o deslocamento da patela de sua articulação normal chama-se *luxação da patela* (Fig. 42.8). No cotovelo, a separação do olécrano em relação ao úmero chama-se *luxação do cotovelo*, enquanto a separação do rádio em relação ao úmero chama-se *luxação da cabeça do rádio*.

Devem-se descrever as luxações e subluxações de acordo com a direção do segmento distal em relação ao segmento proximal ou de acordo com o osso deslocado em relação às estruturas normais. A lesão mostrada na Fig. 42.9 chama-se *luxação dorsal da articulação interfalângica do polegar*. A interrupção da articulação também pode ocorrer em combinação com a fratura. Utiliza-se o termo *fratura luxação* para descrever a combinação. Se a pele suprajacente estiver danificada de qualquer forma, descrevem-se as luxações, subluxações ou fraturas de luxação como expostas; essas condições constituem a mesma emergência que uma fratura exposta isolada.

Avaliação

Na maioria das luxações, há presença de dor severa à excruciante, porque a cápsula articular – altamente inervada – encontra-se estirada ou rota. O movimento da articulação exacerba a dor. Este sinal, muito útil, é perdido no paciente desorientado, intoxicado ou inconsciente, podendo resultar em um diagnóstico perdido, caso não se realize uma avaliação cuidadosa. Algumas luxações, tais como a luxação anterior do ombro, causam uma deformidade óbvia, enquanto outras, tais como a luxação posterior do ombro, podem ser sutis. O edema de partes moles também pode dificultar o diagnóstico, tal como na região tarso-metatársica. Deve-se realizar o teste passivo da amplitude de movimento de forma suave, nunca forçada. A avaliação da função neurovascular é similar àquela da fratura. Algumas luxações (p. ex. joelho) são tão comumente associadas às lesões vasculares, que uma avaliação cuidadosa do fluxo sanguíneo é importante ao se avaliarem essas lesões.

Radiografias simples detectam a maioria das luxações, contanto que sejam pedidas as incidências corretas. Devem-se tirar as radiografias antes e depois das tentativas de redução para primo-luxações ou nas luxações complicadas, a menos que haja comprometimento neurovascular. Isso confirma o diagnóstico e garante que as fraturas associadas sejam documentadas antes que o tratamento seja realizado.

Tratamento

Os métodos para reposicionamento de articulações específicas encontram-se revisados em capítulos subsequentes, mas alguns princípios básicos aqui se aplicam. Em geral, deve-se reduzir uma articulação o quanto antes. Com o passar do tempo, o edema e o espasmo muscular tornam a redução mais difícil. Além disso, a dor não é adequadamente aliviada até que a luxação seja reduzida. No quadril, a redução precoce é obrigatória para restaurar o suprimento vascular e evitar a complicação da necrose avascular. O princípio geral da redução de luxação é estabilizar-se o osso proximal e recriar e reverter o mecanismo de lesão, tracionando a extremidade proximal do osso deslocado para longe e para fora de qualquer estrutura que o esteja prendendo em seu local à sua posição luxada. Esta técnica ajuda a prevenir a interposição de tecidos moles na articulação, que pode impedir a redução. Conforme essa manobra é executada, a face desarticulada é manipulada de volta, assim como pode retornar espontaneamente, em direção à sua posição anatômica normal. A redução de uma grande articulação pode requerer sedação para o procedimento e com analgesia parenteral. Um bloqueio nervoso regional, realizado pelo médico emergencista e guiado por ultrassom, pode facilitar as reduções de grandes articulações, exigindo menos recursos que a sedação procedimental. Articulações menores podem precisar de anestesia local ou, por vezes, nem precisar de anestesia. Algumas articulações não podem ser reduzidas no departamento de emergência porque (1) os músculos antagonistas estão se contraindo com tanta força que a anestesia geral é necessária para reverter a contração ou (2) a obstrução mecânica através de um fragmento ósseo, de cartilagem, tendão, cápsula articular ou pele requer remoção cirúrgica para que a redução possa acontecer.

LESÕES DO TECIDO MOLE

Entorses

Nomenclatura

As lesões ligamentares resultantes da movimentação anormal de uma articulação chamam-se entorses. Entorse é uma lesão das fibras de um ligamento de apoio de uma articulação. As entorses podem ser classificadas de acordo com a severidade dos resultados patológicos; clinicamente, contudo, os graus são frequentemente indistintos.

- Entorses de primeiro grau caracterizam-se por rotura mínima das fibras ligamentares, com hemorragia e edema leves como resultados. Pode haver dor à palpação, pontual e discreta. Tensionar o ligamento produz alguma dor, mas não há abertura ou movimentação articular anormal.
- Uma entorse de segundo grau diz respeito à rotura parcial de um ligamento, com maior quantidade de fibras rompidas do que na lesão de primeiro grau. Os achados clínicos incluem hemorragia e edema moderados, dor à palpação, movimentação dolorosa, movimentação anormal e perda de função. Pode haver tendência à instabilidade persistente e à recorrência da lesão; o principal objetivo do tratamento é a prevenção dessas complicações.
- Uma entorse de terceiro grau descreve a ruptura completa de um ligamento. Os sinais incluem uma exacerbação adicional dos já mencionados para a distensão de segundo grau. Além disso, o estresse na articulação, quando possível e não limitado pela dor ou edema, revela movimentação articular anormal grosseira.

A anestesia intra-articular e a aspiração de uma hemartrose podem ser usadas para permitir um diagnóstico mais completo destas lesões. Se lesões ligamentares severas não se curarem adequadamente, podem resultar em instabilidade articular crônica.

Avaliação

A apresentação clínica de uma entorse da extremidade pode ser indistinguível daquela de uma fratura. A lesão frequentemente ocorre durante a atividade atlética vigorosa, quando forças aplicadas em direções opostas fazem que a articulação sofra estresse em uma direção anormal ou exagerada. O paciente pode se queixar de ouvir um "estalo no momento da lesão, concluindo que uma fratura está presente. Outros pacientes relatam "ver estrelas" ou "quase desmaiar" no momento em que ocorre a lesão, podendo ainda sentir muita dor, parecendo pálidos e diaforéticos se vistos logo após o momento da lesão. Deve-se proporcionar analgesia para esses pacientes. A avaliação deve incluir uma história cuidadosa da sequência exata de eventos no momento da lesão e a apuração da posição da extremidade e as forças aplicadas nela em tal momento. Deve-se obter uma história detalhada de quaisquer sons que tenham acompanhado a lesão. O exame da articulação deve incluir o estresse, a fim de observar movimentação anormal. Se as radiografias forem pedidas para excluir uma fratura ou se uma dor excruciante for produzida por meio de tentativas leves de aplicar-se estresse, provavelmente é melhor adiar o estresse articular até que os filmes tenham verificado a ausência de uma fratura significativa.

Fraturas por avulsão podem ocorrer concomitantemente com as distensões. Em crianças, as fraturas epifisárias ocorrem mais comumente do que a ruptura ligamentar, por causa da força ligamentar relativa comparada à facilidade de fraturar as epífises. Indicam-se a artroscopia ou a RM na avaliação de acompanhamento de algumas dessas lesões (p. ex. para suspeitas de rupturas de ligamento cruzado anterior), quando na presença de dor significativa ou incapacidade.[11]

Tratamento e Encaminhamento

O tratamento específico das entorses varia, dependendo da localidade e severidade da lesão. Em geral, as medidas iniciais devem incluir as recomendações tradicionais: gelo, elevação e analgesia. Medicações anti-inflamatórias não esteroidais (AINEs) são analgésicos eficazes em muitos pacientes. Diversos estudos encontraram decréscimo mais rápido no edema, maior resistência ao exercício e retorno mais rápido ao trabalho com o uso de AINEs.[12]

A imobilização por meio da utilização de um dos seguintes métodos fornece proteção e conforto no tratamento inicial da maioria das lesões. Já que a severidade da lesão, algumas vezes, é difícil de se estabelecer na primeira visita, é razoável imobilizar-se a articulação afetada pelas primeiras 48 a 72 horas, após as quais pode-se determinar melhor a extensão da lesão. Após este primeiro momento, a mobilização precoce normalmente é desejável, particularmente nas lesões do tornozelo lateral, pois isso leva ao retorno mais rápido ao trabalho e às atividades atléticas, além de preservar melhor a função proprioceptiva neuromuscular. O uso de um imobilizador inflável com hastes rígidas (sozinho ou em conjunto com uma tornozeleira elástica) mostrou-se eficaz na redução do período sintomático. Para lesões das extremidades inferiores, o suporte do peso protegido pelas muletas dá conforto ao paciente e impede a movimentação da parte prejudicada. Em pacientes idosos, a deambulação segura, algumas vezes, não pode ser realizada; podendo ser necessária uma breve hospitalização ou repouso em uma clínica de reabilitação ou casa de saúde.

Para rupturas ligamentares completas ou quase completas, a interconsulta ortopédica de urgência é obrigatória. Lesões menos severas podem ser acompanhadas em até 3 a 7 dias após a lesão, quando o edema agudo já estiver resolvido. A fisioterapia e os exercícios de reabilitação são, ocasionalmente, iniciados nestas visitas, podendo ser continuados por diversas semanas. Como os ligamentos são relativamente avasculares, a cura é lenta; pacientes com distensões significativas devem ser informados disso. Deve-se diagnosticar as entorses o mais precisamente possível, evitando banalizá-las. Muito frequentemente, após as radiografias excluírem o diagnóstico de fratura da extremidade afetada, o termo distensão é aplicado indiscriminadamente ou diz-se para o paciente que ele só tem uma distensão, uma expressão errônea que deve ser evitada. Além de criar expectativas falsas a respeito da recuperação, a classificação errada das lesões que não são claramente visíveis em imagens do departamento de emergência pode levar ao não diagnóstico de fraturas ocultas em adultos ou lesões epifisárias em crianças.

Distensões

Nomenclatura

Distensão é a lesão de uma unidade musculotendínea que resulta da contração violenta ou alongamento forçado excessivo. Algumas vezes utilizam-se os termos *músculo distendido* e *distensão muscular* como sinônimos. Essas lesões são classificadas de forma similar às entorses.

- Uma distensão de primeiro grau (leve) é uma pequena ruptura da unidade musculotendínea, caracterizada por edema mínimo, sensibilidade local e restrição mínima ao movimento.
- Os achados clínicos aumentam linearmente, de forma que mais fibras encontram-se rotas em uma distensão de segundo grau, mas sem ruptura completa da unidade; o edema, a equimose e a perda de força são mais marcantes.

- Em uma distensão de terceiro grau (severa), o músculo ou tendão está rompido, com resultante separação do músculo em duas partes, do músculo para longe do tendão ou do tendão para longe do osso.

Uma fratura por avulsão também pode estar presente nas radiografias de lesões de segundo ou terceiro graus.

Avaliação

Os sinais e sintomas incluem dor, equimose, edema e perda de função. Uma força aplicada no músculo, estresse passivo ou contração ativa produzem dor acentuada no local da lesão, mesmo que o músculo lesionado esteja relativamente confortável em repouso. Às vezes, há um defeito palpável no local da ruptura completa, que geralmente envolve a região da junção musculotendínea; também pode-se perceber um emaranhado formado pelas fibras rotas no músculo lesionado. O ultrassom vem sendo cada vez mais utilizado no diagnóstico de uma gama de lesões de partes moles, incluindo rupturas de manguito rotador, rupturas tendíneas e rupturas musculares. Entre os não atletas, as distensões são comumente observadas em pacientes que estressaram um grupo muscular em excesso ou tentaram gerar força excessiva em um músculo descondicionado. Os exemplos são o jardineiro ou o carregador de final de semana, que apresentam distensão lombar na segunda-feira de manhã; o aluno de aeróbica que distende os retos abdominais e o levantador de peso com dor na parede do tórax, resultante da distensão do músculo peitoral maior. Essas lesões geralmente são de primeiro grau e seu início é lento. Uma aceleração rápida (p. ex. em um jogador de tênis) pode resultar em uma ruptura de terceiro grau do músculo gastrocnêmio ou plantar; impulsionar o corpo para saltar é uma causa comum de ruptura do tendão do calcâneo em jogadores de basquete. Um indivíduo idoso que faz uma tentativa violenta súbita para levantar um peso, pode provocar uma ruptura completa do bíceps braquial. A geração brusca de forças que pode ser realizada pela coxa, resulta em distensão de segundo grau de seus músculos posteriores, quadríceps ou músculos abdutores.

Em atletas, a geração de enormes forças de contração conjugadas com o estiramento/alongamento excessivamente forçado (enquanto o corpo está em aceleração ou aterrissagem) resulta em distensões severas. É possível o envolvimento de qualquer grupo muscular e o início de tais lesões geralmente é agudo. Remoção imediata da atividade, aplicação de gelo e repouso do membro afetado por 48 a 72 horas geralmente são aconselhados para evitar agravamento da lesão. Após um breve período de repouso, contudo, deve-se encorajar a mobilização e a reabilitação precoces.

Tratamento e Encaminhamento

O tratamento depende do grau de ruptura, local da lesão e perda funcional. A maioria das lesões de primeiro grau responde em poucos dias ao repouso, à aplicação de gelo e, em alguns pacientes, aos analgésicos. Os AINEs são comumente recomendados e prescritos, embora sua eficácia para outros propósitos que não sejam analgésicos não esteja provada.[12] As distensões de segundo grau são tratadas de forma similar, com proteção contra atividade agravante sendo necessária por períodos mais longos. Distensões de terceiro grau recebem tratamento inicial similar na emergência e consulta ortopédica precoce. Algumas destas lesões são passíveis de reparo cirúrgico, enquanto outras podem ser tratadas com imobilização. O músculo afetado, a idade, a ocupação e o nível de atividade do paciente são fatores a serem levados em consideração para decidir se a intervenção cirúrgica é apropriada. A mobilização precoce é um princípio importante no tratamento das distensões musculares; seu tempo de início pode basear-se na capacidade de alongar o músculo lesionado tanto quanto o músculo contralateral não lesionado e na utilização do músculo lesionado, sem dor, durante os movimentos básicos.

Tendinites e Tendinoses

A tendinite é classicamente descrita como uma condição inflamatória, caracterizada por dor nas inserções tendíneas dos ossos, em ocasiões de uso excessivo. Atualmente, acredita-se que a fisiopatologia desta condição seja mais complexa do que a mera utilização excessiva, com o papel da carga e do uso afetando a interação célula-matriz. Alguns fatores colaboram para o surgimento da tendinite são aqueles associados à idade, suprimento sanguíneo diminuído, resistência à tração reduzida, fraqueza e desequilíbrio muscular e flexibilidade insuficiente, assim como sexo masculino, obesidade (em articulações que suportam peso), tabagismo, desalinhamentos, erros de treino e equipamentos inadequados. Além disso, algumas doenças sistêmicas como diabetes mellitus, insuficiência renal crônica, artrite reumatoide e lúpus eritematoso sistêmico, bem como o uso de esteroides e, ocasionalmente, o uso de fluoroquinolona, estão associados ao desenvolvimento de tendinopatia.

A histopatologia da tendinite caracteriza-se pela degeneração e desorganização das fibras colágenas; infiltrado de macrófagos, plasmócitos e linfócitos, em vez de leucócitos; e vascularidade aumentada. As alterações inflamatórias não são os achados principais na tendinite. No futuro, este entendimento crescente sobre a tendinite pode permitir um tratamento mais lógico desta lesão, visando a fisiopatologia subjacente. Este conhecimento também levou alguns autores a proporem que as condições dolorosas crônicas do tendão devam ser chamadas de tendinoses, em vez de tendinite ou de outros termos usados previamente para descrever esta condição; como *alterações degenerativas*, *tendinopatia crônica* e *ruptura parcial*. Neste capítulo, os termos tendinite e tendinose são usados como sinônimos.

Locais comuns para as tendinites são o manguito rotador do ombro, tendão do calcâneo, face radial do punho (tenossinovite de Quervain) e inserção dos extensores do carpo no epicôndilo lateral do úmero (cotovelo de tenista). Tendões comumente envolvidos em atletas incluem o ligamento da patela (particularmente para aqueles engajados em esportes com saltos), bíceps femoral, semitendíneo e semimembranoso (síndrome dos isquiotibiais), tendão tibial posterior (síndrome da canelite), trato iliotibial e flexores comuns do carpo (epicondilite medial; esta condição é observada em jogadores de baseball e jogadores de golfe). Em alguns locais, mais comumente no ombro, ocorre a deposição de cálcio ao longo do trajeto do tendão, resultando em uma condição dolorosa denominada *tendinite calcária*. Esta condição também pode ocorrer no punho, mão, pescoço, quadril, joelho, tornozelo ou pé.

O exame físico revela dor ao movimentar e limitação de função, podendo incluir sensibilidade local e crepitação palpável ao movimento do tendão envolvido. Em geral, pode-se realizar um teste clínico por meio da flexão forçada do músculo envolvido, enquanto se mantém o ponto de inserção fixo ou com a utilização do músculo envolvido contra resistência. Ambos os testes tendem a intensificar o desconforto. Geralmente as radiografias não demonstram alterações. Uma pequena mancha de osso pode sugerir uma avulsão, ou a superfície do osso (em sua inserção) pode estar mais áspera, indicando periostite. Não se devem confundir os depósitos de cálcio ao longo do curso do tendão (em virtude de tendinite calcária) com fratura por avulsão. Às vezes o ultrassom é útil na confirmação do diagnóstico de tendinite. O tendão normal é caracterizado por um padrão relativamente homogêneo, a tendinite caracteriza-se por uma ou mais das seguintes características: perda da ecotextura fibrilar, espessamento focal do tendão, espessamento difuso, área hipoecoica focal, bordas irregulares ou mal definidas ou microrroturas.

Há pouca evidência para dar suporte a qualquer tratamento específico para tendinose. A abordagem clássica consiste em repouso, gelo e AINEs, inicialmente; seguidos por reabilitação, treinamento e controle das sobrecargas para evitar recorrências. Embora os AINEs possam ser úteis como analgésicos por um breve período, não há evidências de que eles alterem significativamente a fisiopatologia desta condição, não havendo respaldo para receitá-los em doses anti-inflamatórias ou para pacientes com quaisquer riscos significativos de complicações por causa dessa classe de drogas.[13] A infiltração local peritendínea de anestésico e corticosteroides pode ser útil, mas não deve ser repetida frequentemente, uma vez que pode causar susceptibilidade de ruptura do tendão. A terapia de infiltração é especialmente útil na tendinite calcária ao redor do ombro. A injeção de esteroides diretamente no tendão do calcâneo deve ser evitada por causa de relatos de ruptura parcial ou completa após uma única injeção. Alguns casos de tendinite calcária, que não respondem à terapia conservadora, podem necessitar de cirurgia artroscópica ou cirurgia aberta.

Bursite

A bursite é uma inflamação dolorosa de uma bolsa subcutânea, que pode ser traumática, infecciosa ou relacionada à doença sistêmica. Os locais comumente envolvidos incluem o olécrano, o trocânter maior do fêmur e as bolsas subcutâneas pré-patelar e anserina — ao redor do joelho. Os achados físicos são a dor à palpação e o edema sobre a bolsa subcutânea inflamada. Quando acompanhados de calor e eritema suprajacente, uma infecção pode estar presente. Quando houver suspeita de infecção, recomendam-se aspiração do líquido da bolsa sinovial e coloração de Gram e cultura. Caso contrário, o tratamento pode ser conservador e similar ao tratamento da tendinite, com gelo, AINEs ou injeções de esteroides. A maioria dos pacientes pode ser tratada ambulatorialmente.

MODALIDADES DE TRATAMENTO

Imobilização e Bandagem (Enfaixamento)

Fraturas suspeitas ou confirmadas e luxações devem ser imobilizadas para evitarem-se danos aos músculos, nervos, vasos e pele. A imobilização também pode restaurar o fluxo sanguíneo para tecido isquêmico, por meio da remoção da pressão causada por um fragmento ósseo encostado em um vaso sanguíneo. Além disso, a imobilização pode aliviar a dor associada ao movimento dos fragmentos da fratura.

Cuidado Pré-hospitalar

A imobilização deve ser iniciada em campo, por (1) reduzir o risco de maior comprometimento neurovascular, (2) impedir que uma lesão fechada seja convertida em lesão exposta durante o transporte do paciente, (3) reduzir a dor do paciente e (4) facilitar a subsequente avaliação e obtenção de imagens no departamento de emergência. Numerosos equipamentos comerciais encontram-se disponíveis e a maioria das ambulâncias transporta uma gama de equipamentos de imobilização (Fig. 42.10). O equipamento mínimo inclui pranchas rígidas longas e curtas, colares cervicais, sacos de areia e talas para as extremidades. Uma tala de tração semicircular também é essencial. Imobilizadores infláveis com hastes rígidas são preferidas por alguns autores porque são convenientes, fáceis de aplicar, transparentes e radiotransparentes, além de tamponarem sangramentos de baixa pressão. Outros autores preferem evitar esses equipamentos, porque, teoricamente, eles poderiam contribuir para o desenvolvimento de uma síndrome compartimental. Caso sejam utilizadas, as talas infláveis devem ser infladas somente com a boca, até o ponto em que ainda seja possível deformá-las por meio da pressão suave dos dedos.

A equipe de campo deve imobilizar possíveis fraturas antes que o paciente seja removido. Fraturas de osso longo severamente anguladas devem ser reduzidas em campo, antes de serem imobilizadas. Devem-se aplicar as talas de forma a imobilizar as articulações acima e abaixo do local da fratura para evitar-se a movimentação do osso envolvido. Deve-se acolchoar a pele para evitar necrose local; a tala deve ser fixada com a utilização de um material de revestimento circunferencial. Esse material deve permitir alguma expansão e não deve ser aplicado de forma restritiva.

Assistência no Departamento de Emergência (DE)

No DE, as indicações para imobilização são as mesmas indicações usadas em campo. Todas as imobilizações devem ser verificadas e, se aplicadas adequadamente, não precisam ser trocadas. Se houver tração alternativa disponível, a tração Hare aplicada em campo deve ser cuidadosamente removida no DE, porque pode angular as

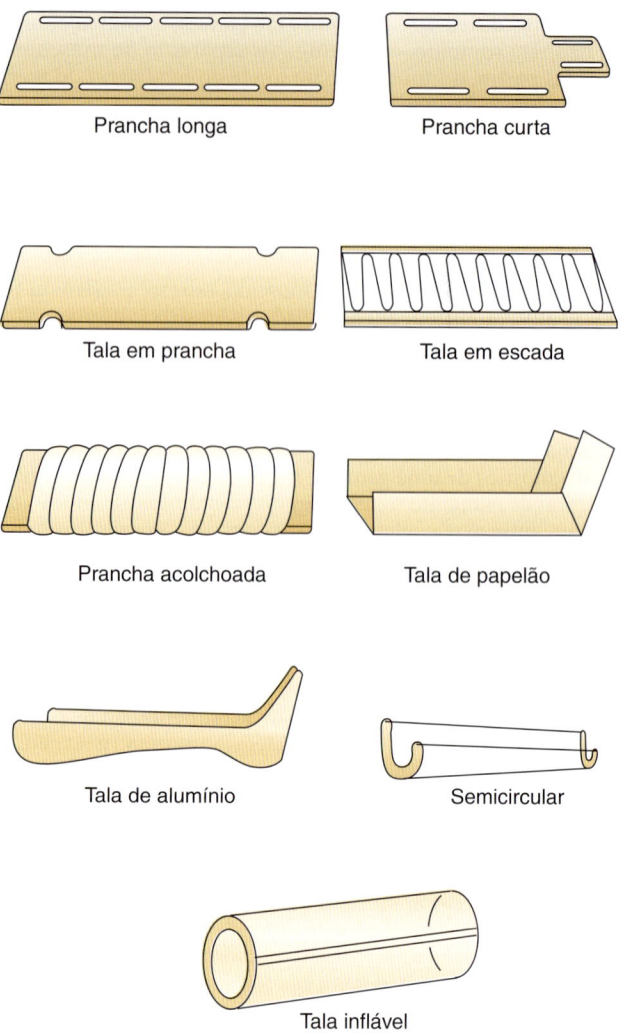

Fig. 42.10. Talas comerciais.

fraturas de fêmur e resultar em úlceras de decúbito sobre os ísquios. A colocação de talas ou outra imobilização também é feita após o diagnóstico e tratamento das lesões. Em alguns casos, uma tala é tudo o que se precisa para fazer o tratamento definitivo. Outras lesões, além de entorses e fraturas (p. ex. processos inflamatórios e infecciosos, mordidas, queimaduras, lesões reparadas de ventres musculares ou tendões), também se beneficiam da imobilização. As talas também podem ser utilizadas para melhorar a função, tais como a queda do punho que acompanha a paralisia do nervo radial. Quando a lesão é imobilizada, é importante salientar a elevação da parte afetada para evitar a formação de edema. Muitos equipamentos e materiais diferentes estão disponíveis. Alguns equipamentos comumente usados estão descritos adiante.

Extremidade Superior

Tipoia Sling-and-Swathe e Tipoia de Velpeau. A tipoia sling-and-swathe e a tipoia de Velpeau são úteis na imobilização do ombro, úmero e cotovelo. São comumente usadas após a redução de ombros luxados e também no tratamento de fraturas impactas no colo do úmero. Deve-se usar talco e acolchoar a axila a fim de evitar a maceração da pele. Suas vantagens são a fácil aplicação e remoção, assim como a recolocação pelo próprio paciente após o banho. Embora possam auxiliar na recuperação, são colocadas basicamente para o conforto e para evitar a incidência de nova lesão.

Fraturas de Clavícula. A bandagem em oito, muito usada antigamente para as fraturas de clavícula, foi abandonada por causa de um perfil risco-benefício desfavorável. Uma tipoia simples no braço do lado afetado é suficiente para dar suporte à clavícula, melhorando a imobilização curativa e aliviando a dor.

Tala de Gesso e Tala de Fibra de Vidro. Com bom ajuste no corpo, as talas de gesso personalizadas podem ser facilmente criadas para imobilizar o cotovelo, antebraço, punho e mão. A vantagem dessas talas é a capacidade de moldá-las para um tamanho e forma exatos (p. ex. ao longo da margem ulnar do antebraço e mão, para imobilizar uma fratura do terço médio do quarto ou quinto metacarpos, conhecida como tala em goteira). Diversos produtos disponíveis comercialmente consistem em múltiplas camadas de gesso ou tiras de fibra de vidro por dentro de uma cobertura de espuma e flanela, em um rolo contínuo que pode ser aplicado em qualquer extensão. Enquanto a tala ainda está molhada, uma atadura é enrolada sobre ela, e a tala é moldada e mantida na posição desejada, conforme o gesso (ou resina de fibra de vidro) endurece. A cura das talas de fibra de vidro ou gesso produz uma reação exotérmica. Para evitar queimaduras, deve-se utilizar água morna para a tala e aplicar acolchoamento adequado para a pele.

Talas para Antebraço e Punho. Numerosas talas pré-fabricadas encontram-se disponíveis para imobilização de fraturas do antebraço distal e punho. Essas talas têm pouco peso, são simples e fáceis de aplicar; também são facilmente removidas e recolocadas pelo paciente (Fig. 42.11).

Extremidade Inferior

Métodos de imobilização para diversas fraturas da extremidade inferior, incluindo quadril, diáfise femoral, joelho e parte inferior da perna, encontram-se descritos nos respectivos capítulos. Podem-se utilizar imobilizadores de joelho, disponíveis comercialmente, após lesões agudas para fornecer estabilização firme para o joelho (porém, não rígida). O equipamento é essencialmente um cilindro de espuma com apoios de alumínio (medial e lateral), fixado por tiras de velcro, que se estende da coxa superior até o tornozelo superior. Este equipamento normalmente é usado após o trauma para deixar o joelho "esfriar", até que se possa realizar um melhor exame físico ou estudo diagnóstico em alguns dias.

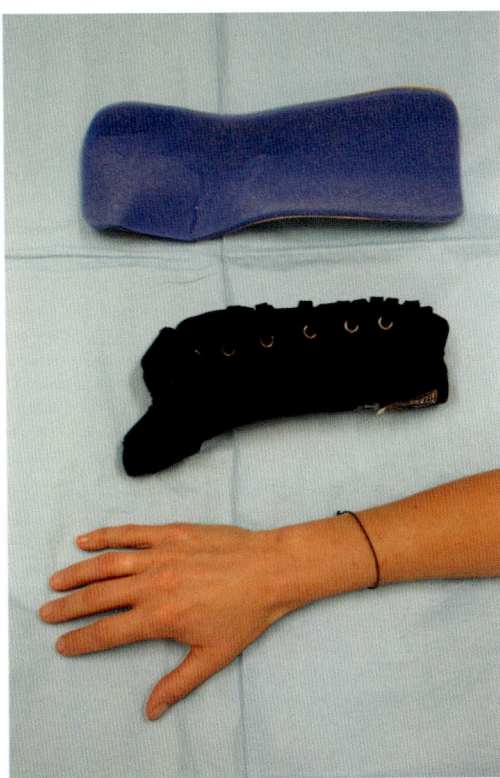

Fig. 42.11. Talas para punho.

Antigamente, utilizava-se o enfaixamento de Jones — um volumoso curativo de bandagem de algodão e atadura elástica, aplicado em camadas — em lesões agudas dos joelhos, mas esse curativo foi completamente substituído pelos imobilizadores de joelho. Geralmente, só se utiliza o curativo de Jones após procedimentos cirúrgicos.

Tornozelo. A imobilização do tornozelo pode ser feita de diversas formas. Podem-se utilizar talas de gesso ou fibra de vidro temporariamente para o tratamento de fraturas de tornozelo sem desvio ou entorses severas. Tais talas podem ser moldadas da mesma maneira descrita para a extremidade superior. Um método alternativo é aplicar-se um imobilizador circular, bivalvulá-lo em ambos os lados, descartar o pedaço anterior e afixar o molde posterior com uma bandagem elástica ou envoltório com corte oblíquo. A maioria das lesões de tornozelo deve ser imobilizada com a articulação do paciente em posição neutra. Lesões no tendão do calcâneo, músculo plantar ou músculo gastrocnêmio inicialmente devem ser tratadas com o pé em equino (ligeira flexão plantar), para maior conforto. Os dedos devem estar livres para se movimentarem, distalmente às articulações metatarsofalângicas; a borda proximal deve terminar abaixo do tubérculo tibial, para evitar pressão no nervo fibular.

A bandagem adesiva é um método alternativo para imobilização do tornozelo, que fornece bom suporte e limitação de movimento. Com a carga cíclica e o suor, a atadura adesiva vai perdendo suas propriedades de proteção; embora isso seja citado como uma desvantagem, na verdade, pode ser útil para encorajar e permitir a mobilização precoce. Este método é leve e pouco volumoso; pode-se usar o sapato em torno do material. Aplica-se a fita de forma não contínua, permitindo o edema e evitando compressão. Primeiro, raspam-se os pelos. Depois, medem-se e cortam-se as fitas; utiliza-se fita adesiva apoiada em pano ou elastoplast de 3,8 ou 5 cm. O elastoplast é uma fita com parte posterior elástica, projetada para esticar somente na direção longitudinal; isso serve para retornar o pé para trás automaticamente, para uma posição neutra, se o pé estiver em flexão plantar por qualquer razão. Deve-se aplicar a fita diretamente na pele, após a aplicação de um aderente, como a tintura de benzoína. A fita deve ficar esticada, porque as dobras podem lesar a pele (Fig. 42.12). O uso da fita associa-se a complicações dermatológicas, como coceira ou dermatite de contato, devido à adesão da fita na pele. Um suporte mecânico comercial, composto por plástico moldado com tiras de velcro (p. ex. AirCast Air Stirrup; DJO Global, Vista, CA), é mais eficaz do que a bandagem isolada em casos de entorses laterais moderadas a severas do tornozelo (Fig. 42.13).[14]

O tratamento da entorse de tornozelo é discutido no Capítulo 51.

Imobilizadores Circulares

Os imobilizadores circulares de gesso ou sintéticos (fibra de vidro) realizam uma função similar àquela das talas, na qual fornecem estabilidade e alívio da dor. Os imobilizadores não são obrigatórios para todas as fraturas e, em situações nas quais são obrigatórios, sua aplicação geralmente não é uma necessidade imediata. Por serem circunferenciais, fornecem imobilização mais eficaz da fratura, porém, requerem maior habilidade e tempo para serem colocados. O edema e subsequente pressão sob o molde são maiores durante as primeiras 24 horas após a lesão. As complicações do imobilizador são a síndrome compartimental, lesão térmica, úlceras de pressão, infecções bacterianas e fúngicas (especialmente se houver uma ferida abaixo do molde) e dermatite prurítica. O gesso é aplicado em faixas ou rolos de pano, impregnado com hemihidrato de sulfato de cálcio. Quando esse pano é mergulhado em água morna, forma-se uma pasta cremosa que pode ser moldada na forma do imobilizador circular. Ocorre uma reação exotérmica que faz o gesso endurecer, podendo queimar a pele. Os fatores que já mostraram, experimentalmente, aumentar as temperaturas da pele durante a aplicação do gesso são: água para submersão com temperatura maior que 24° C; espessura do molde maior que oito camadas e ventilação inadequada do molde aplicado recentemente. A imersão do gesso na água por um período de tempo muito pequeno ou espremer muita água também podem levar à produção de calor excessivo.

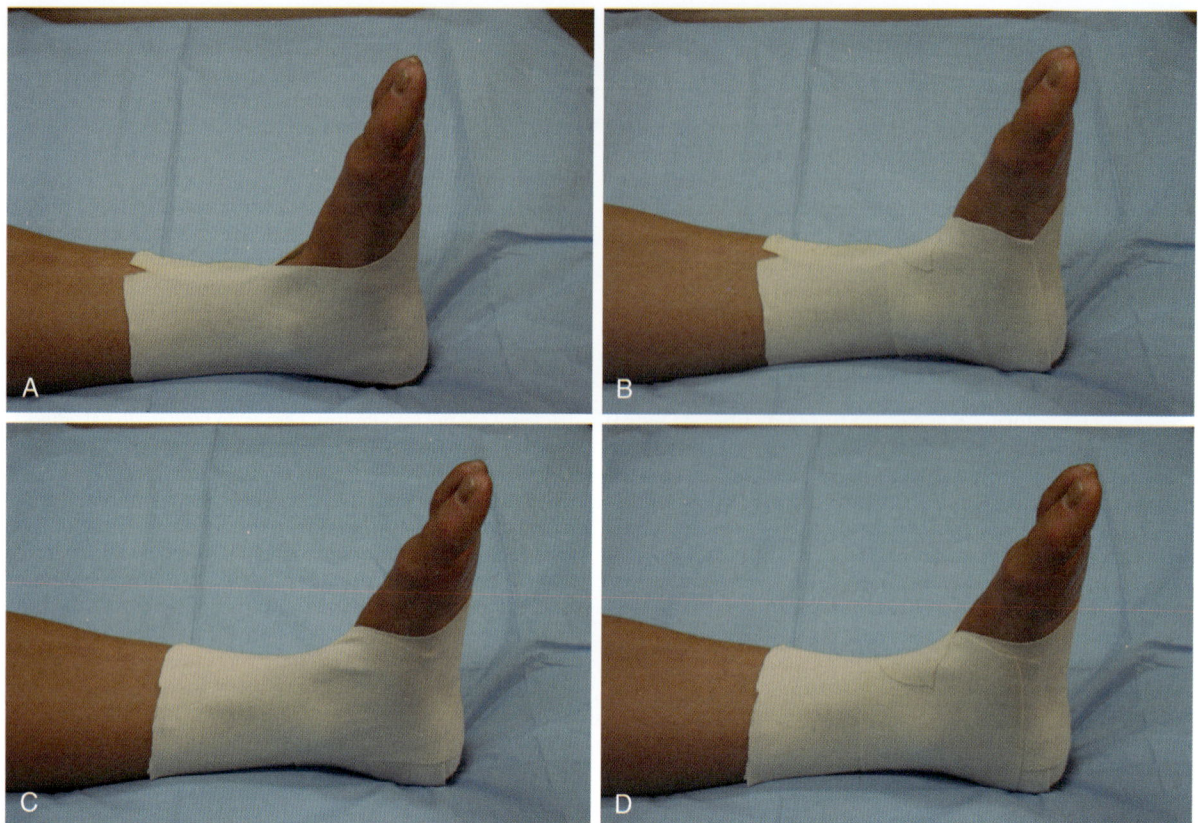

Fig. 42.12. **A-D**, Aplicação de tiras adesivas para imobilização do tornozelo.

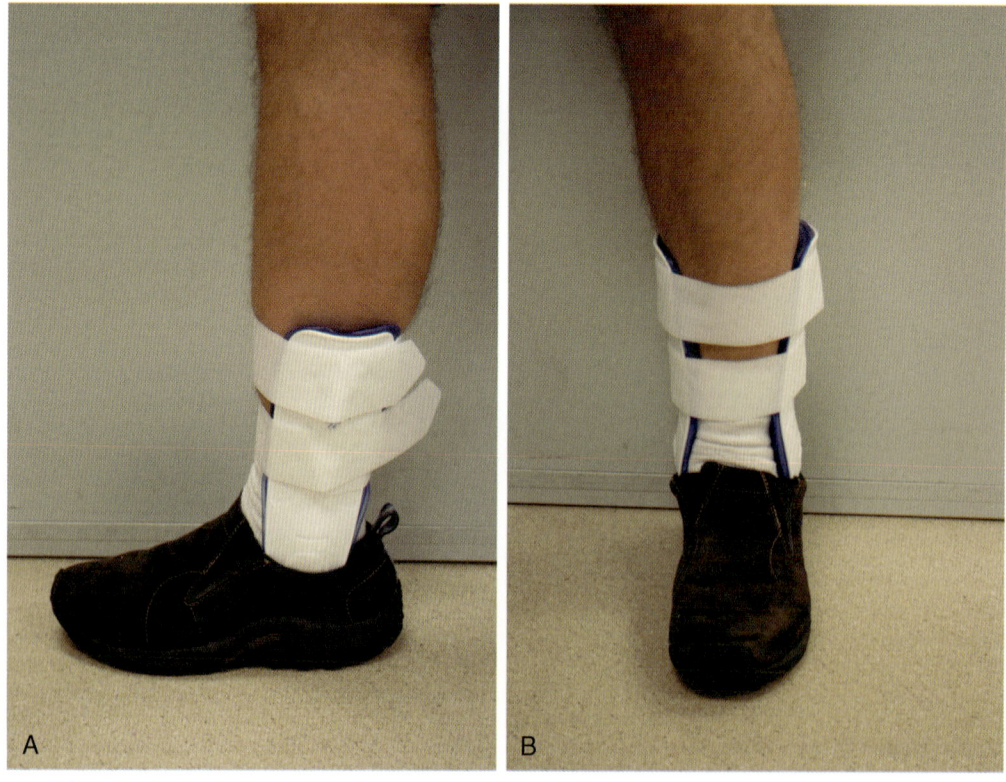

Fig. 42.13. Imobilizador para tornozelo com hastes laterais rígidas. **A**, Vista lateral. **B**, Vista anterior.

Para evitar pressão sobre a pele e sobre as proeminências ósseas, primeiro aplicam-se confortavelmente a malha tubular e as camadas de enchimento de algodão (Webril; Covidien, Minneapolis). A migração do acolchoamento sob o molde formado pode causar desconforto e resultar em úlceras de pressão. O acolchoamento, sozinho, não impede as queimaduras.

Existem variações no imobilizador circular básico. Coloca-se uma janela no molde e a área de recorte pode ser usada para avaliarem-se feridas na pele que requerem cuidado ou observação durante a imobilização. Podem-se posicionar pontos de apoio nos imobilizadores de extremidades inferiores, colocando-os no centro do pé. Imobilizadores sintéticos (fibra de vidro e outros materiais) são leves, duráveis e resistentes à água. Além disso, suas temperaturas de cura são significativamente mais baixas, fazendo que sejam menos susceptíveis a causar queimaduras.

Pacientes com imobilizadores circulares podem se dirigir ao DE com queixas relacionadas com o imobilizador; as queixas geralmente são dor, irritação local, edema ou parestesia da parte distal. Um imobilizador muito apertado resulta em edema, dor, frieza e alteração da cor da pele das partes distais. A dor também pode ser causada pela lesão inicial ou por pressão local; também pode ser um resultado do desenvolvimento de uma síndrome compartimental ou ferida infectada. Quando um paciente se queixa de dor, é prudente tornar o imobilizador bivalve e examinar a extremidade. Esta operação é realizada cortando o gesso e o algodão de cada lado, removendo-se metade do gesso de cada vez; a outra metade é usada como um molde para manter a extremidade imóvel. Depois, o gesso bivalve pode ser mantido com a malha tubular ou envoltório elástico até que um novo imobilizador seja aplicado. Se a redução da pressão externa não aliviar os sintomas, considere o diagnóstico de síndrome compartimental. Imobilizadores podem esconder infecções de feridas, que podem ser causas de sepse e, até mesmo, tétano.

O que antes era rotina, hoje recomenda-se fundamentar a necessidade de verificação do imobilizador um dia depois de sua aplicação inicial, de acordo com o tipo e o risco da fratura e com a confiabilidade do paciente, assim como seu acesso a acompanhamento ambulatorial.

Termoterapia

Há alguma confusão em relação ao papel da terapia com gelo *versus* calor no tratamento de lesões ortopédicas agudas. Parte dessa confusão surge porque o calor pode ser mais relaxante para o paciente. Geralmente, recomenda-se a colocação de gelo nas lesões ortopédicas agudas para ajudar a reduzir a dor aguda, apesar da ausência de evidências de que tal prática melhore o desfecho final por acelerar a cura. O frio causa vasoconstricção, que se acredita limitar o fluxo sanguíneo e a hemorragia na área traumatizada. As necessidades metabólicas encontram-se reduzidas em tecidos resfriados, assim como a histamina, ocorrendo menor degradação capilar como resultado. Quanto mais antecipado for o início da terapia com gelo, mais vantajosa será a redução no metabolismo. O fluxo sanguíneo reduzido também deve limitar a formação de edema, assim como a menor pressão de líquido extravascular permite uma melhor drenagem linfática das áreas lesionadas. Geralmente, quando se aplica gelo, recomenda-se a colocação de uma camada isolante (até mesmo duas camadas de papel toalha) entre o gelo e a pele; não se recomenda que o gelo seja aplicado por mais de 30 minutos. Deve-se permitir que a pele se reaqueça completamente entre as aplicações. O gelo parece ser mais benéfico nas primeiras 48 a 72 horas após a lesão.

Contraindicações absolutas para a crioterapia incluem alergia ao frio severo (com urticária e dor articular), fenômeno de Raynaud primário e secundário. Contraindicações relativas incluem algumas condições reumáticas e hemoglobinúria paroxística pelo frio, com disfunção renal e hipertensão secundária. A pele anestesiada de um paciente paralisado ou comatoso fica em risco com a crioterapia. As complicações da crioterapia podem incluir queimaduras de pele e dano neural, mas são raras, especialmente na população atlética que apresenta maior risco de lesões sérias. O calor aumenta o fluxo sanguíneo, a resposta inflamatória e o edema. Tecidos e células quentes possuem taxa metabólica mais alta e maiores necessidades de nutrientes e oxigênio.

CONCEITOS-CHAVE

- Deve-se solicitar interconsulta com o ortopedista para o tratamento da maioria das fraturas de ossos longos, fraturas abertas, lesões com violação da articulação e lesões com comprometimento neurovascular.
- Uma história e exame físico cuidadosos podem predizer os resultados radiográficos com alto grau de precisão. A hipótese diagnóstica elaborada antes do estudo radiográfico pode motivar o médico emergencista a pedir as incidências especiais necessárias para diagnosticar uma lesão corretamente.
- O tratamento da fratura exposta deve focar na administração precoce de antibióticos, profilaxia do tétano, cobertura da ferida e imobilização da extremidade. A terapia sugerida para fraturas expostas inclui uma cefalosporina de primeira geração, como a cefazolina, com a adição de um aminoglicosídeo para fraturas expostas tipo II ou III.
- A síndrome compartimental está mais comumente associada a uma fratura fechada da tíbia, mas também está bem descrita na coxa, antebraço, braço, mão e pé, podendo ocorrer com trauma isolado do tecido mole. O exame físico permanece como pedra fundamental da síndrome compartimental aguda, que pode ser confirmada pela mensuração da pressão compartimental.
- Alguns ossos podem sofrer necrose avascular após fratura, por causa de seu suprimento sanguíneo, especialmente se forem fraturas cominutivas que fiquem por algum tempo sem tratamento. A cabeça do fêmur, o talus, o escafoide e o capitato são particularmente susceptíveis a essa complicação.
- A síndrome da embolia gordurosa é uma consequência séria da embolia gordurosa, que ocorre mais comumente após fraturas de ossos longos em adultos jovens (geralmente tíbia e fíbula) e após fraturas do quadril em idosos. A SARA é a manifestação mais séria, mais comum e precoce. Envolvimento neurológico, que se manifesta como agitação, confusão ou estado mental progressivamente pior, também é um sinal precoce, assim como trombocitopenia e erupção petequial.

As referências para este capítulo podem ser encontradas on-line no website Expert Consult associado à obra.

CAPÍTULO 43
Hand

Dana A. Stearns | David A. Peak

Conteúdo disponível on-line em inglês.

CAPÍTULO 44
Wrist and Forearm

David T. Williams | *Hyung T. Kim*

Conteúdo disponível on-line em inglês.

CAPÍTULO 45
Humerus and Elbow

Kelly Bookman

Conteúdo disponível on-line em inglês.

CAPÍTULO 46
Shoulder

Rachel R. Bengtzen | Mohamud R. Daya

Conteúdo disponível on-line em inglês.

CAPÍTULO 47
Dor Musculoesquelética nas Costas

Amita Sudhir | Debra Perina

PRINCÍPIOS

Introdução

A dor nas costas é uma das queixas mais comuns de pacientes encontrada em departamentos de emergência (DEs). Aproximadamente, dois terços dos adultos são afetados pela dor nas costas em algum momento de suas vidas, tornando-se a segunda reclamação mais comum nos ambulatórios médicos e o terceiro transtorno médico mais caro após o câncer e a doença cardíaca. A maioria dos casos de dor musculoesquelética nas costas está relacionada ao movimento físico das vértebras e da musculatura das costas, incluindo a tensão muscular, lesão ligamentosa, desalinhamento vertebral e doença do disco intervertebral, embora um diagnóstico patoanatômico preciso possa ser encontrado apenas em cerca de 15% das vezes.

As queixas nas costas são as mais prevalentes e dispendiosas causas de deficiência relacionada ao trabalho nos Estados Unidos. A dor nas costas tem sido relatada pelo menos uma vez em 85% da população adulta, e 15% a 20% dos americanos reclamaram de pelo menos um episódio de dor nas costas por ano. As dores crônicas nas costas e as dores lombares podem levar a perda significativa da produtividade no trabalho.[1]

A dor nas costas se apresenta ao emergencista como um dilema diagnóstico desafiador. Embora a maioria das causas de dor nas costas aguda ou aguda-crônica não seja precisamente identificável, certas causas das dores nas costas exigem diagnóstico e intervenção oportunos.

Epidemiologia

A dor nas costas é uma queixa comum entre homens e mulheres e ocorre com mais frequência em pessoas de 30 a 50 anos.[2-4] Os fumantes apresentam incidência aumentada de dor nas costas, embora nenhuma ligação causal tenha sido identificada, e a associação é maior na faixa etária adolescente.[5]

Anatomia e Fisiologia

A dor nas costas musculoesquelética deriva de patologia no tórax ou coluna lombar e seus músculos, nervos e estruturas de tecido mole associados. A coluna torácica consiste em doze vértebras torácicas. A coluna lombar consiste em cinco vértebras lombares, o sacro e termina no cóccix. O sacro e o cóccix são cada um composto por cinco pequenas vértebras fundidas. As vértebras estão conectadas pelo ligamento longitudinal anterior (LLA), o ligamento longitudinal posterior (LLP) e o ligamento amarelo. As vértebras se articulam entre si nas articulações facetárias, nas quais um processo articular inferior de cada corpo vertebral se pareia com um processo articular superior do corpo vertebral abaixo dela bilateralmente, criando quatro articulações facetárias em cada nível. A vértebra torácica dos corpos também possui facetas costais bilaterais, que se articulam com 12 pares de costelas, enquanto os corpos vertebrais lombares não. Além disso, cada corpo vertebral possui processos transversos bilaterais e um processo espinhoso. Entre o processo espinhoso e o processo transverso está a lâmina, e entre os processos transversos e o aspecto posterior do corpo vertebral estão os pedículos. Juntos, os pedículos e a lâmina formam o arco neural que, juntamente com o aspecto posterior do corpo vertebral, forma o confinamento do canal vertebral, que contém a medula espinal e as raízes nervosas. Em cada nível existem forames intervertebrais (neurais), delimitados por pedículos superior e inferiormente, articulações facetadas posteriormente, e o corpo vertebral anteriormente. Eles fornecem uma rota para a saída dos nervos espinhais.

Entre os corpos vertebrais estão os discos intervertebrais, que proporcionam elasticidade e estabilidade à coluna vertebral. Cada disco é composto do anel fibroso externo, um anel de tecido fibroso e o núcleo pulposo interno, uma substância colagenosa. Os corpos vertebrais e os discos estão conectados pelo LLP e pelo LLA. O LLA impede a hiperextensão da coluna vertebral, enquanto o LLP limita a flexão da coluna vertebral. Os processos espinhosos estão conectados pelos ligamentos supraespinal e interespinal. O ligamento amarelo liga a lâmina posterior e ajuda a manter a tensão do disco. O ligamento intertransverso conecta os processos transversos em ambos os lados da coluna vertebral e limita o movimento lateral. Finalmente, o ligamento iliolombar estabiliza a articulação lombossacra.

Os movimentos da coluna vertebral são regidos por músculos extensores, encontrados nas costas – flexores dianteiros, que são os músculos da parede abdominal e o iliopsoas; flexores laterais, que são o quadrado lombar assistido por músculos da parede abdominal; e rotadores, que são realmente os extensores e os flexores laterais usados unilateralmente.

A medula espinal corre continuamente a partir do forame magno para o espaço intermediário de L1 a L2. A medula espinal, às vezes, pode chegar mais baixo ao nível de L3; nesse ponto ela se divide na cauda equina. Ela é cercada por três membranas – dura-máter, mais resistente, a aracnoide e a pia-máter, mais delicadas, (leptomeninges). O espaço peridural, entre o canal vertebral ósseo e a dura, é preenchido por tecido conjuntivo e o plexo venoso espinal. O saco dural termina entre S1 e S3. A dura também protege a raiz nervosa espinal quando os nervos saem da coluna vertebral. Entre a aracnoide e a pia-máter, o líquido cefalorraquidiano banha a medula espinal. Em cada nível da coluna vertebral, os nervos saem da medula e da cauda equina logo abaixo do corpo vertebral correspondentemente numerado; por exemplo, os nervos L1 saem bilateralmente, logo abaixo do corpo vertebral L1. Há doze pares de nervos torácicos, cinco pares de nervos lombares e cinco pares de nervos sacrais. Os nervos espinhais originam os nervos sinovertebrais, que proporcionam inervação sensorial às meninges, ao periósteo e ao LLP e LLA. Os discos propriamente ditos, têm pouca inervação.

Fisiopatologia

Dor Nas Costas Não Complicada

Em quase 85% dos pacientes, a causa patológica para dor nas costas não pode ser identificada. Nesses pacientes, presume-se que a dor seja das estruturas do tecido mole que sustentam a coluna vertebral, principalmente os músculos e ligamentos. Entorses e distensões dos músculos paraespinais torácicos e lombares podem ocorrer, assim como a distensão ligamentar. Esses pacientes tipicamente têm dor localizada e nenhuma irradiação de dor ou parestesias nas extremidades inferiores.[6]

Síndromes das Raízes Nervosas

As síndromes da raiz nervosa ocorrem quando há compressão ou irritação da raiz nervosa, causando dor que, muitas vezes, irradia para a perna e causa parestesia. Existem várias etiologias possíveis para as síndromes de raiz nervosa.

À medida que se envelhece, os discos intervertebrais se desidratam e degeneram e o núcleo pulposo hernia para fora, comprimindo a raiz nervosa quando o nervo sai do forame.

As hérnias tendem a ocorrer principalmente nos níveis de L4 a L5 e L5 a S1. Isso ocorre porque a maioria das flexões e extensões da coluna vertebral ocorre na articulação lombossacra e em menor grau em L4 a L5. Além disso, o LLP é fraco nesse nível da coluna vertebral. A hérnia de disco é responsável por apenas 4% dos casos agudos de dor nas costas. Aproximadamente 95% dos pacientes com hérnia de disco têm dor ciática. Assim, apenas um em cada 500 pacientes com dor aguda nas costas, mas sem os sintomas da dor ciática, terão uma hérnia de disco como causa.

O anel fibroso pode rasgar sem uma verdadeira herniação do núcleo pulposo. Isso pode resultar em irritação das raízes nervosas em vez de uma verdadeira síndrome de compressão, e a dor pode irradiar para a perna, mas não abaixo do joelho.

Embora a maioria das hérnias de disco seja posterolateral, às vezes os discos herniam centralmente, ao nível da cauda equina, causando compressão severa de raízes nervosas múltiplas, resultando em síndrome da cauda equina (SCE). Isso resulta em compressão da medula espinal abaixo do seu término, no cone medular e perda de função do plexo lombar. Isso se apresenta sintomaticamente como uma dor nas costas que irradia para ambas as pernas, anestesia em sela e perda da função do intestino ou da bexiga. A anestesia em sela envolve os dermátomos S3, S4 e S5 e se manifesta clinicamente por entorpecimento ou formigamento do períneo, do ânus e dos órgãos genitais.[7] A diminuição do tônus do músculo retal causa a perda de função intestinal. A disfunção da bexiga em geral assume a forma de incapacidade de urinar, o que pode se manifestar como incontinência urinária de transbordamento como resultado da retenção urinária. A SCE também pode ser causada por lesões compressivas que não sejam uma hérnia de disco, incluindo estenose espinal severa, malignidade, infecção, hemorragia ou fratura.

A compressão do nervo também pode ser causada por estenose espinal. O envelhecimento faz que o espaço do disco se estreite, mas também deteriora as articulações na coluna. Os osteófitos se formam nas articulações facetárias e o ligamento amarelo calcifica. Essas mudanças levam ao estreitamento do forame neural e do canal central com compressão da raiz nervosa dos osteófitos e aumento da pressão intratecal no estreitamento do canal. A dor geralmente é bilateral, ao contrário do impacto de uma hérnia de disco. Isso também resulta em dor nas pernas que tipicamente piora com caminhadas e que pode ser temporariamente aliviada se a pessoa se flexionar ligeiramente para frente, aliviando a pressão sobre a raiz nervosa, permitindo maior deambulação por um curto período de tempo. Isso é conhecido como o *sinal de pseudoclaudicação*.

O abscesso epidural espinal causando SCE ou outros sintomas da raiz nervosa é uma emergência rara, mas importante. Um abscesso se desenvolve no espaço peridural, geralmente por disseminação hematogênica de bactérias (muitas vezes espécies estafilocócicas), relacionadas ao uso de drogas via intravenosa (IV) ou tatuagens recentes. Os pacientes também podem desenvolver abscesso peridural por inoculação direta, como injeção epidural de esteroides ou cirurgia espinal recente. Um hematoma peridural pode se apresentar da mesma forma, geralmente resultando da instrumentação do espaço epidural ou cirurgia recente, embora possa ocorrer espontaneamente em pacientes que tomam anticoagulantes.

Causas Esqueléticas

As fraturas podem ocorrer em qualquer parte da coluna secundária ao trauma (Capítulo 36). Embora uma quantidade significativa de força, seja carga direta, axial ou lesão de flexão/desvio, seja necessária para fraturar a coluna normal, pacientes com osteopenia decorrente da idade ou o uso crônico de esteroides podem apresentar uma fratura com pouco ou nenhum trauma. A incidência de fraturas de compressão vertebral aumenta com o avanço da idade. Mesmo com a idade avançada da população em geral, a fratura vertebral representa menos de 5% das dores agudas nas costas. Em pacientes com idade superior a 50 anos, a fratura de compressão pode ser a causa do início repentino da dor aguda nas costas. A fratura por compressão pode ocorrer sem trauma ou lesão. As fraturas espontâneas geralmente se apresentam como fraturas de compressão de corpos vertebrais torácicos ou lombares, enquanto que as fraturas traumáticas podem ocorrer em qualquer parte óssea da coluna vertebral. As fraturas podem se apresentar com ou sem sintomas radiculares, dependendo da localização da lesão e choque no canal espinal ou nas raízes nervosas, causado por um fragmento da fratura.[8]

Como o abscesso peridural, a osteomielite da coluna vertebral pode ser causada por propagação hematogênica por bactérias. A dor é causada por inflamação do osso e periósteo e pode ou não estar associada com outras manifestações de infecção, como febre. Novamente, o uso de drogas IV é um fator de risco, assim como a infecção bacteriana direta pela cirurgia da coluna vertebral. A tuberculose também pode ser uma causa de osteomielite da coluna vertebral (doença de Pott).

O câncer na coluna vertebral geralmente é uma lesão metastática de outra fonte, mas também podem ocorrer tumores ósseos primários na coluna vertebral. Os tumores primários são geralmente encontrados em pacientes com menos de 30 anos e envolvem os elementos vertebrais posteriores. Os tumores primários da coluna vertebral incluem o mieloma múltiplo, o sarcoma de Ewing e o osteossarcoma, mas as lesões primárias são 25 vezes menos comuns do que a doença metastática. Os tumores metastáticos envolvem, mais tipicamente, o corpo vertebral. Ao contrário de muitas outras causas de dor nas costas, as lesões metastáticas da coluna vertebral são mais propensas a serem encontradas na coluna torácica (cerca de 70%) do que nas vértebras lombares. A metástase é geralmente pela via hematogênica e múltiplos níveis estão frequentemente envolvidos. Os cânceres de pulmão e de mama representam mais de 50% das lesões metastáticas da medula espinal. Linfoma, melanoma, cânceres gastrointestinais (GI), de próstata e de rim e o mieloma múltiplo também podem apresentar lesões espinhais metastáticas. É importante notar que as metástases intramedulares e extramedulares também podem ocorrer, mas são menos comuns que metástases ósseas.

A dor esquelética nas costas também pode ser causada por anormalidades congênitas não traumáticas ou adquiridas na coluna vertebral. A espondilolistese, ou derrapagem de um corpo vertebral sob outro, causa dor nas costas quando o deslocamento é para trás (retrolistese), mas não quando ele ocorre para frente (anterolistese). A espondilolistese é geralmente o resultado de alterações degenerativas, mas pode ocorrer em decorrência de um evento traumático. A artropatia facetária, também secundária ao envelhecimento, também pode ser uma causa de dor nas costas. As artropatias inflamatórias, tais como a espondilite anquilosante e a artrite reumatoide, podem causar as mesmas mudanças na coluna vertebral que a osteoartrite e também podem resultar em fraturas patológicas.

CARACTERÍSTICAS CLÍNICAS

Histórico

Um histórico completo e um exame físico direcionado, na maioria dos casos, guia o médico para o diagnóstico correto e permite a diferenciação entre a dor musculoesquelética simples e diagnósticos mais graves. Solicita-se ao paciente que descreva o episódio atual: início; duração; gravidade; caráter da dor (queimação, pontada, insidiosa ou expressiva constante ou intermitente); localização, incluindo a presença de qualquer dor abdominal ou em flancos; e irradiação. A irradiação da dor para a extremidade inferior é outra característica importante do histórico. A dor que irradia abaixo do joelho é mais provável que seja radicular. A dor que não irradia é mais provavelmente de origem muscular. A dor que irradia, mas não abaixo do joelho, pode sugerir uma ruptura do ligamento anular.

Os fatores agravantes também são importantes. Dor que aumenta com elevação da pressão intratecal (como, tosse, espirros ou com inclinação para baixo com movimentos intestinais) aumenta a probabilidade de uma causa radicular ou espinal. Dor que piora com caminhada ou posicionamento ortostático prolongado ou pseudoclaudicação, particularmente se aliviada por flexão para frente, sugere estenose espinal. A dor que piora nas manhãs e melhora ao longo do dia sugere etiologia reumática.

O paciente é questionado sobre achados neurológicos (como dormência ou fraqueza), dor em outras partes da coluna vertebral e se há disfunção intestinal ou vesical. Em seguida, procure a etiologia e o tempo de qualquer episódio anterior de dor nas costas e qualquer histórico de traumatismo nas costas, malignidade, sintomas sistêmicos (febre, calafrios, mal-estar, náuseas, mialgia generalizada), cirurgias ou procedimentos na coluna vertebral (p. ex., injeção peridural) e uso de anticoagulantes. Os medicamentos são revistos, particularmente o uso de corticosteroides, que podem indicar uma causa inflamatória subjacente e também podem causar osteopenia com maior probabilidade de fratura. O histórico familiar raramente é relevante, mas o histórico de doenças inflamatórias autoimunes e malignidade pode ser útil.

Exame Físico

O paciente é despido e colocado em um avental. A inspeção da pele subjacente de mudanças como eritema, calor ou edema é complementada por uma observação do estado geral do paciente, grau de desconforto e presença de qualquer tipo de alterações na pele, como icterícia, erupção cutânea ou hematomas múltiplos. A marcha do paciente também deve ser observada enquanto o paciente caminha. A amplitude de movimento inclui a flexão e a extensão da cintura (coluna inteira), flexão lateral (principalmente da coluna torácica) e rotação (exclusivamente da coluna torácica). Esse também é um bom momento para examinar a escoliose, que pode ser crônica ou aguda, secundária ao espasmo muscular.

Em seguida, a palpação na localização da dor pode identificar áreas de sensibilidade máxima ou presença de espasmos musculares. O teste de força das extremidades inferiores é melhor realizado com o paciente em pé. O paciente é instruído a flexionar os quadris e os joelhos, assumindo uma posição parcialmente sentada, em seguida, levantar uma perna brevemente, depois a outra. A caminhada com os calcanhares e com as pontas dos pés (enquanto segura as mãos do examinador) requer força plantar completa e dorsiflexão, porque todo o peso do corpo é transportado por uma única extremidade. Se o paciente não for capaz de cumprir esse teste por causa da dor, os testes de força podem ser realizados com o paciente deitado, mas não são tão confiáveis. O teste sensorial é feito com o paciente deitado ou sentado. Os testes devem incluir as extremidades superiores, porque algumas condições, como a estenose espinal, podem ocorrer em vários níveis da coluna vertebral, e podem envolver a coluna cervical também. Um exame neurológico completo pode ajudar o clínico a determinar se vários níveis da coluna precisam ser analisados por imagem.

Os testes de levantamento da perna em linha reta e levantamento da perna cruzada são importantes para determinar se a dor é radicular. O teste de elevação da perna em linha reta é mais sensível, mas menos específico do que o teste de levantamento da perna em linha reta contralateral para o diagnóstico de radiculopatia devido à herniação do disco.[9,10] O teste de levantamento da perna em linha reta é realizado da seguinte forma:
- Com o paciente em decúbito dorsal e as pernas estendidas, o examinador levanta cada perna, flexionando o quadril com o joelho em extensão.
- O paciente é completamente passivo nesse exame e o quadríceps não deve estar envolvido.
- Isso pode ser determinado observando-se que a patela pode ser movida livremente, de um lado para o outro.
- Um resultado positivo é a dor irradiando das costas para um ponto abaixo do joelho da perna levantada de 30° a 40° de elevação. Um resultado positivo prevê a radiculopatia em L5 ou S1 com uma sensibilidade de cerca de 90% e uma especificidade de 30% ou inferior.[11]

Como esses dois discos estão implicados em 95% das hérnias de disco, esse é um teste altamente útil e um resultado negativo é reconfortante ao excluir a patologia do disco. A irradiação da dor nas costas para a área posterior do joelho ou acima é um resultado inespecífico sem qualquer valor clínico.

O teste de elevação da perna contralateral é realizado de forma idêntica. Um resultado positivo é quando a dor irradia abaixo do joelho da perna contralateral (a perna que não está sendo levantada). A sensibilidade desse teste para a hérnia de disco é fraca, abaixo de 25%, mas a especificidade aproxima-se de 100%.[11] O resultado positivo desse teste é fortemente sugestivo de patologia do disco nos níveis L5 ou S1. Se o indivíduo apresentar resultado positivo para o teste de levantamento da perna em linha reta e o teste de levantamento da perna em linha reta contralateral, isso pode ser considerado confirmatório da presença de rompimento do disco. Se o levantamento da perna em linha reta contralateral for positivo e o teste de levantamento da perna em linha reta negativo ainda é altamente provável que haja uma hérnia de disco devido à alta especificidade do teste contralateral.

Os reflexos do tendão patelar profundo e de Aquiles devem ser provocados e o reflexo plantar deve ser avaliado. A hiper-reflexia, o clônus ou sinal de Babinski (reflexo plantar positivo) sugere uma patologia do neurônio motor superior, como choque medular ou malignidade.

A sensação perineal e o tônus do esfíncter anal são avaliados em pacientes com sintomas ou achados bilaterais, perturbações da marcha, dor intensa, queixas de anestesia de sela ou disfunção do intestino ou bexiga. A disfunção da bexiga é avaliada pela medição ultrassonográfica do volume da bexiga pós-esvaziamento. A bexiga completamente normal deve ter cerca de 20 ml de urina residual após a micção, e qualquer achado acima de 100 ml é considerado anormal. Se um ultrassom point of care não estiver disponível, o resíduo pós-esvaziamento é medido por cateterismo vesical.

Como dores de patologias abdominais ou pélvicas geralmente irradiam para região dorsal, um exame abdominal completo, incluindo a avaliação da sensibilidade do ângulo costovertebral e, quando indicado, um exame de próstata ou ginecológico devem ser realizados para excluir as causas não musculoesqueléticas da dor nas costas.

DIAGNÓSTICOS DIFERENCIAIS

A Tabela 47.1 lista as várias causas de dor lombar, juntamente com achados da anamnese, que apontam para causas específicas de dor nas costas. Na busca de um diagnóstico diferencial, o clínico incorpora os resultados da anamnese e do exame físico, particularmente se existir evidência de uma causa da dor relacionada à raiz nervosa, ou resultados que sugiram infecção ou malignidade. A dor radicular é, na maioria das vezes, devido a hérnias de discos verdadeiras. A apresentação clássica inclui sensibilidade diminuída em uma distribuição em dermátomos correspondentes ao nível do disco envolvido, juntamente com uma fraqueza motora e perda de reflexos (Tabela 47.2). No entanto a hérnia de disco pode se apresentar apenas no teste de levantamento da perna em linhas reta positivo (discussão anterior).

EXAMES DIAGNÓSTICOS

Exames Laboratoriais

Os exames laboratoriais raramente são indicados para dor lombar. Na suspeita de abscesso epidural da coluna vertebral é necessário um exame de imagem rápido, embora exames como contagem de glóbulos brancos (CGB), velocidade de hemossedimentação (VHS) e proteína C-reativa (PCR) devem ser obtidas em paralelo com exames de imagem. A contagem de CGB é frequentemente obtida quando há suspeita de infecção, mas não é nem suficientemente sensível nem específica para confirmar ou excluir qualquer diagnós-

TABELA 47.1
Dados da Anamnese para a Causa de Dor Lombar

PERGUNTAS PARA O PACIENTE	DIAGNÓSTICO POTENCIAL
A dor nas costas irradia para baixo dos joelhos?	Radiculopatia e, provavelmente, disco herniado
A dor piora com a caminhada e melhora quando se inclina para frente e senta?	Estenose espinal
Você tem rigidez nas costas pela manhã que melhora com o exercício?	Espondilite anquilosante
Você tem mais de 50 anos de idade?	Fratura osteoporótica, malignidade espinal
Houve algum histórico recente de trauma?	Fratura
Você toma corticosteroides em longo prazo?	Fratura, infecção espinal
Você tem histórico de câncer?	Malignidade metastática espinal
Sua dor persiste no repouso?	Malignidade espinal, infecção espinal
Tem sentido dor persistente por mais de 6 semanas?	Malignidade espinal
Teve alguma perda de peso inexplicável?	Malignidade espinal
A dor é pior à noite?	Malignidade espinal, infecção espinal
Você está imunocomprometido (p. ex., infecção por HIV, alcoolismo, diabetes)?	Infecção espinal
Você teve febres ou calafrios?	Infecção espinal
Você tem dor, fraqueza ou dormência em ambas as pernas?	SCE
Você tem problemas de controle da bexiga e do intestino?	SCE

SCE, Síndrome da Cauda Equina; *HIV*, Vírus da Imunodeficiência Humana

QUADRO 47.1
Indicações para Estudos de Imagem Avançados

Histórico de malignidade
Febre com dor localizada nas costas
Dor nas costas com histórico de uso de drogas por via intravenosa (IV), tatuagem recente ou origem bacteriana
Novos déficits neurológicos (especialmente perda da função intestinal ou da bexiga ou anestesia em sela)
Trauma direto
Agravamento da dor após cirurgia da coluna vertebral
Início súbito de dor nas costas em pacientes anticoagulados
Procedimento espinhal recente, como injeção peridural

TABELA 47.2
Achados Físicos Correspondendo à Localização do Disco Herniado

NÍVEL	LOCALIZAÇÃO DA DOR	PERDA MOTORA	PERDA SENSORIAL	PERDA DE REFLEXO
L3	Região anterior da perna	Flexão do quadril e extensão do joelho	Coxa anterior, panturrilha média	Perda do reflexo patelar
L4	Região anterior da perna	Extensão da perna no joelho	Ao redor do joelho	Perda do reflexo patelar
L5	Região lateral da perna	Dorsiflexão do pé	Base do hálux	Sem perda de reflexos
S1	Região posterior da perna	Flexão plantar do pé	Lateral do pé	Perda do reflexo aquileu

tico particular. A presença de VHS elevada aumenta significativamente a suspeita de abscesso epidural espinal, osteomielite ou discite. As elevações marcadas na VHS são mais frequentes devido à infecção do que outras causas, mas distúrbios não infecciosos, como malignidade, doenças crônicas, inflação, trauma e isquemia de tecido também são etiologias comuns. Valores de VHS superiores a 100 mm/hora são provavelmente secundários à infecção, enquanto valores mais baixos sugerem inumeráveis causas, das quais a infecção é apenas uma. A PCR é um pouco menos sensível e específica do que a VHS, mas pode auxiliar no diagnóstico quando elevada. Os níveis significativamente elevados de PCR estão fortemente associados com infecções com valores acima de 10 mg/dL (100 mg/L).

O teste de coagulação é indicado para pacientes que utilizam anticoagulantes em longo prazo. Se o tempo de protrombina (TP) ou a razão normalizada internacional (RNI) for excessivamente elevado na configuração de queixas de dor lombar, deve-se considerar um sangramento peridural ou retroperitoneal espontâneo.[12]

A análise de urina também pode ser útil quando o problema não é claramente musculoesquelético, porque a dor lombar nas mulheres pode ser de origem pélvica. Um teste de gravidez na urina deve ser obtido quando algum exame de imagem é indicado para mulheres em idade fértil ou se a dor nas costas parecer de origem pélvica.

Estudos de Imagem

A maioria dos pacientes com dor nas costas não requer radiografias simples nem imagens avançadas. A imagem de rotina para dor lombar não está associada a melhora nos resultados do paciente. Mesmo quando anormalidades são encontradas, muitas vezes são incidentais e não a causa da apresentação dos sintomas.[13,14] O exame de imagem no cenário de dor aguda deve ser reservado para pacientes em que há suspeita de diagnósticos que exigiriam tratamentos de emergência.[12] No Quadro 47.1, são fornecidos sinais, sintomas e características da anamnese que devem levar o médico a considerar um estudo por imagem.

Radiografias Simples

Em geral, pacientes com dor lombar não traumática e com exame neurológico normal não necessitam de radiografias simples no DE. Os médicos podem solicitar radiografias simples quando há preocupação com fraturas de compressão espontânea ocultas em pacientes com dor nas costas não traumática que têm osteopenia ou estão tomando corticosteroides cronicamente. Se os testes de VHS e PCR forem elevados, radiografias simples não devem ser solicitadas e deve-se solicitar diretamente imagens avançadas. Nos casos em que há histórico de lesões traumáticas de pouca energia (como quedas ao nível do solo ou colisão de veículo motor de baixa velocidade), radiografias simples da área afetada da coluna vertebral são suficientes para identificar ou excluir fraturas significativas. Os pacientes idosos correm um risco especial de fraturas ocultas com trauma menor e o médico deve obter radiografias simples no DE quando ocorrer dor ou sensibilidade local, mesmo com mecanismos de baixa energia. Incidências anteroposteriores e laterais das colunas torácica e lombar em geral são suficientes no DE para avaliar fraturas agudas. As incidências oblíquas mostram a *pars interarticularis* de perfil e podem ajudar no diagnóstico de espondilólise. Em geral, as visualizações oblíquas não acrescentam informações adicionais e aumentam significativamente a dose de radiação, portanto não são recomendadas para avaliação de rotina. As incidências de flexão/extensão podem ser úteis em pacientes que tiveram procedimentos de fusão cirúrgica para avaliar o deslizamento ou fratura do implante. Radiografias simples do tórax também podem ser úteis, especialmente em casos de dor nas costas torácica, porque as fraturas de costela podem ser detectadas e pode ser a causa da dor referida nas costas. A sensibilidade, a especificidade e a precisão diagnóstica de radiografias simples e das técnicas de imagem avançadas para o traumatismo da coluna vertebral são discutidas no Capítulo 36. Nos casos sem trauma, a neuroimagem avançada é indicada quando localizar sinais e sintomas que sugiram possíveis abscessos epidurais, massas ou hematomas, osteomielite ou discite, ou SCE, ou quando há novos déficits neurológicos significativos ou resultados neurológicos inexplicáveis. A tomografia computadorizada (TC), a imagem por ressonância magnética (RM) e a TC com mielografia são as modalidades mais comumente utilizadas e cada uma delas é discutida adiante.

Tomografia Computadorizada

A TC é preferível à RM para anormalidades da anatomia óssea. Se uma fratura estiver presente em radiografias simples, a TC pode delinear melhor a natureza e a extensão da fratura. Em pacientes com maior probabilidade de fratura pré-teste (isto é, aqueles com um mecanismo de lesão significativo em uso de terapia crônica com corticosteroides, ou com sensibilidade pontual diretamente na vértebra torácica ou lombar), o médico deve omitir as radiografias simples e solicitar diretamente a tomografia computadorizada. Em pacientes com politraumas submetidos à tomografia computadorizada do tórax e abdome, imagens da coluna torácica e lombar podem ser reconstruídas a partir desses estudos e radiografias simples não são necessárias. A TC tem sensibilidade superior para detectar anormalidades do osso cortical em relação à ressonância magnética, a qual não é capaz de visualizar diretamente o osso cortical. Assim, quando se suspeita de ferimentos ou lesões ósseas, a TC é preferível à RM. O inverso é verdadeiro quando se suspeita de patologia dos tecidos moles, incluindo de raízes nervosas e da espinha.

Imagem de Ressonância Magnética

A ressonância magnética é o teste de escolha para avaliar a medula espinal e as estruturas espinhais, incluindo o canal, os discos intervertebrais e o tecido mole, além dos ligamentos e do espaço peridural. A RM define a anatomia óssea e visualiza os tecidos moles e estruturas neurais, como o cone medular e as raízes nervosas espinhais dentro do forame e do canal neural. Ela fornece uma visão axial e sagital, que pode demonstrar raízes nervosas, ligamentos, discos patológicos e gordura peridural, bem como a forma e o tamanho do canal da coluna vertebral. A RM é mais sensível e específica do que as radiografias simples para a detecção de infecção e malignidade na coluna vertebral e é a modalidade de escolha em pacientes com dor nas costas com VHS ou PCR elevados. A ressonância magnética na emergência é indicada para suspeita de SCE, hemorragia epidural ou histórico de malignidade com início repentino, ou agravamento da dor acompanhada por novos déficits neurológicos. A ressonância magnética ajuda a identificar muitas etiologias de dor nas costas, incluindo hematoma ou abscesso epidural, hérnia de disco, lesão ligamentosa e estenose espinal, e é o teste de escolha para o diagnóstico de osteomielite. A ressonância magnética também pode ajudar a determinar a cronicidade de uma fratura. Por exemplo, se uma radiografia simples, ou mesmo uma TC, demonstra uma fratura de compressão, mas não houve evidências de trauma ou o histórico não está claro, a ressonância magnética pode ajudar a delinear se a fratura é aguda. No entanto, para fraturas agudas, a TC ainda é a modalidade de imagem de escolha. A administração de contraste fornece poucas informações adicionais para a ressonância magnética e é desnecessária, a menos que novos sintomas da coluna vertebral surjam no pós-operatório ou haja suspeita de infecção intraespinal ou metástases.

Ao avaliar as lesões da medula espinal, o médico deve decidir quais níveis espinhais incluir. Um exame neurológico completo, que inclui as extremidades superiores, pode ser usado para excluir a coluna cervical da imagem, mas é importante lembrar que os processos da coluna vertebral (como malignidade ou estenose) podem ocorrer simultaneamente em vários níveis e a região da dor pode nem sempre corresponder à lesão causadora do déficit neurológico. Lesões na coluna cervical ou torácica podem causar déficits da extremidade inferior. Por esse motivo, deve-se ter o cuidado de solicitar imagens de toda a coluna vertebral.

Mielografia por Tomografia Computadorizada

A mielografia raramente é realizada na prática atual e, geralmente, é usada em pacientes que precisam de imagens avançadas, mas não podem ser submetidos ao exame de ressonância magnética, como aqueles com implantes (marcapasso, implante espinal, estimulador profundo do cérebro) ou fragmentos de metal retidos de cirurgia ou lesões anteriores. Devido ao teórico risco elevado de convulsão durante esse procedimento, o emergencista deve estar ciente dos medicamentos que o paciente está tomando que diminuem o limiar convulsivo, como o tramadol. Se estiver fazendo uso desses medicamentos, alguns centros exigem que sejam suspensos por 24 a 72 horas antes do teste ser realizado. Os médicos devem avaliar as medicações juntamente com o radiologista antes de solicitar o exame.

TRATAMENTO

A Figura 47.1 apresenta e faz uma abordagem algorítmica do manejo no DE de pacientes com dor lombar com base em resultados de exames físicos e/ou complementares.

Dor Nas Costas Não Complicada

A terapia inicial para dor nas costas sem complicações concentra-se no controle da dor para otimizar o retorno às atividades.[1] O tratamento no DE é dirigido a cuidados de suporte e alívio sintomático. Em pacientes com dor leve a moderada e função adequada (levantar, descer da cama e andar sem ajuda), a terapia inicial é uma terapia oral com anti-inflamatórios não esteroidais (AINEs) em doses analgésicas (p. ex., ibuprofeno 400 a 600 mg a cada quatro horas) ou paracetamol 1.000 mg a cada quatro a seis horas, se o paciente for intolerante aos AINEs.[15] Para pacientes com dor intensa ou espasmo muscular que afeta significativamente as atividades diárias normais e com exame neurológico normal, a analgesia oral com AINEs, como mencionado anteriormente, é complementada com opioide via oral, como a oxicodona 5 a 10 mg, com observação de melhoria ao longo de um período de duas horas. Não há benefício comprovado do uso de opioide contínuo e a prescrição de opioides na alta deve ser por apenas 24 a 72 horas para aliviar a dor aguda e melhorar o sono, o movimento e a deambulação. A terapia combinada com AINEs e opioides, em comparação com os AINEs isolados, não parece melhorar os resultados funcionais ou a dor em uma semana de acompanhamento.[16,17] Da mesma forma, não há benefício comprovado de medicamentos "relaxantes musculares", como a ciclobenzaprina ou o carisoprodol, e esses agentes têm perfis de efeitos colaterais muito significativos. Nós não recomendamos o seu uso nem no DE, nem como prescrição na alta. Benzodiazepínicos podem ser prescritos para complementar o regime analgésico quando o paciente não obteve sucesso com o regime apropriado ou quando a dor está causando ansiedade ou perturbação importante do sono. Uma vez que os sintomas do paciente estejam melhorando, ele é liberado com um controle de dor adequado, guiado pelos resultados no DE. Sempre que possível,

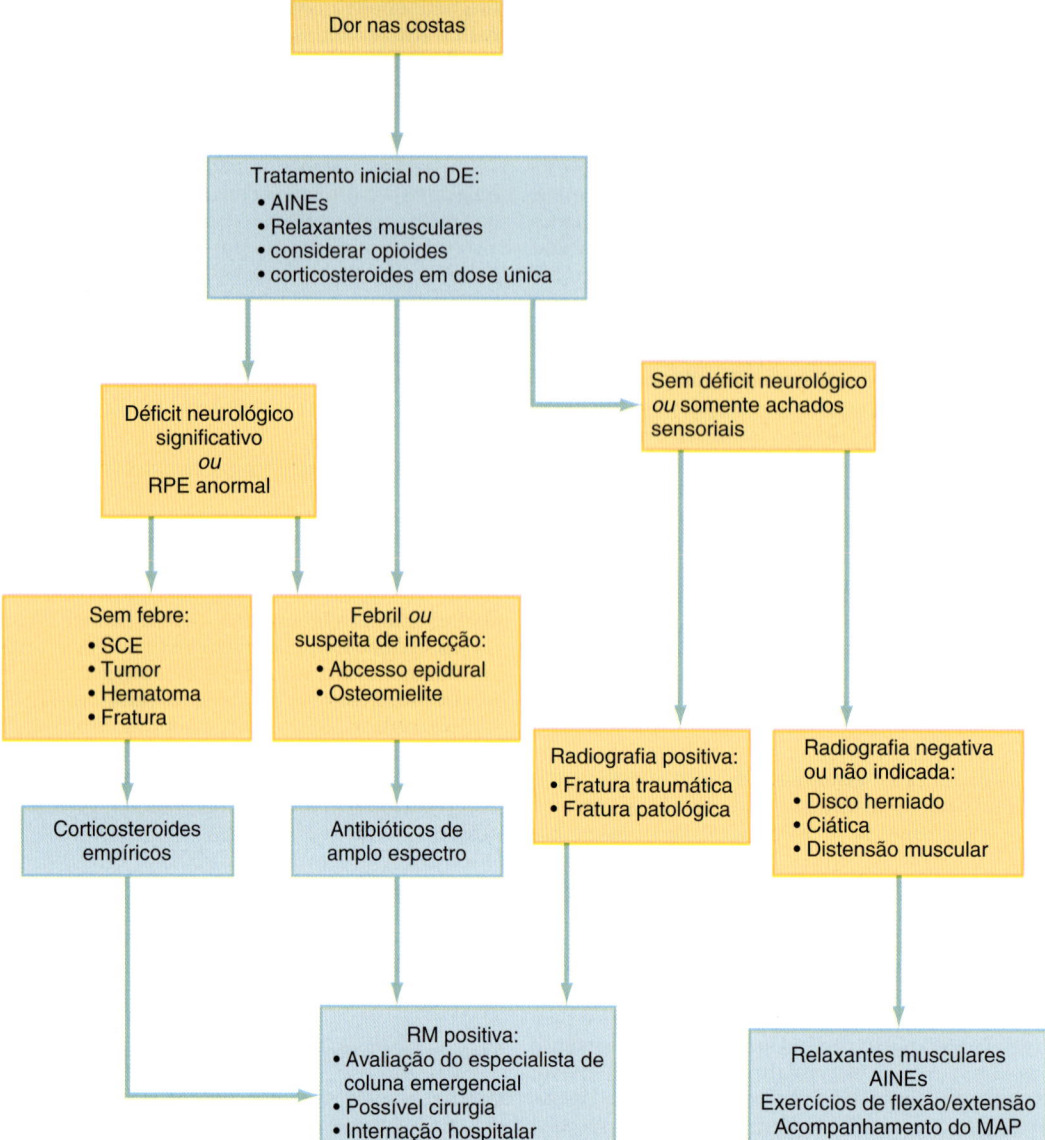

Fig. 47.1. Algorítimo de abordagem do tratamento no departamento de emergência *(DE)* da dor lombar. *SCE*, Síndrome da Cauda Equina; *RM*, ressonância magnética; *AINE*, anti-inflamatório não esteroidal; *MAP*, médico de família; *RPE*, resíduo pós-esvaziamento.

o tratamento ambulatorial deve ser alcançado apenas com AINEs, embora alguns pacientes com dor intensa possam necessitar de opioides por um período curto (três dias).[18]

O repouso no leito não é recomendado. Os pacientes sem sintomas ciáticos se beneficiam da realização de atividades e é provável que os pacientes com sintomas ciáticos não tenham diferenças na dor no repouso *versus* durante uma atividade.[19]

O retorno precoce ao trabalho, com ou sem restrições de atividade, é associado a melhores resultados em longo prazo. Os pacientes também podem se beneficiar de exercícios leves de alongamento. A terapia física, embora não esteja associada a melhores resultados para dor nas costas sem complicações, está associada a uma melhora na satisfação do paciente. Uma referência à fisioterapia pode ser feita no DE ou pelo médico de família.[20] Setenta por cento dos pacientes conseguem melhorar em uma semana.[21,22] Apenas cerca de 10% de todos os pacientes têm problemas em longo prazo, muitas vezes devido à sobreposição funcional. A dor crônica nas costas é mais provável de se desenvolver em pacientes com transtornos psiquiátricos, estado geral de saúde deficiente e sinais não orgânicos. O desenvolvimento não está associado a variáveis demográficas, episódios prévios de dor nas costas ou níveis de dor basais.[23]

Hérnias de Disco

As hérnias de disco frequentemente são tratadas no início como distensões lombossacras, sem a realização de imagens diagnósticas e tratamento sintomático. Os sinais e sintomas que indicam a necessidade de imagens avançadas incluem nova disfunção do intestino ou da bexiga, novo déficit motor localizado, fraqueza progressiva ou aguda nas pernas e agravamento substancial dos sintomas ou achados em pacientes com hérnias de disco conhecidas ou com problemas crônicos nas costas. As indicações para consulta de emergências relacionadas a coluna vertebral incluem sintomas neurológicos rapidamente progressivos ou sinais de compressão aguda da medula, incluindo a SCE.

Dor nas Raízes Nervosas

Pacientes com dor na raiz nervosa ou dor ciática e sem déficits neurológicos devem ser tratados de forma semelhante àqueles com dor nas costas sem complicações. Os corticosteroides orais não melhoram a recuperação de pacientes não selecionados com dor aguda nas costas.[24] No entanto há evidências de que o subconjunto de pacientes com dor da raiz nervosa e radiculopatia aguda se beneficiam de uma única dose pulsada de 6 a 10 mg de dexametasona via IV no DE.[25] Alternativamente, um curso de 15 dias de uma dose decrescente de prednisona (60 mg, 40 mg, 20 mg por dia durante cinco dias cada) melhora a função, mas sem melhora na dor.[23]

Abscesso Epidural e Osteomielite Espinhal

O abscesso epidural é uma emergência cirúrgica. A consulta de emergência com um cirurgião de coluna deve ser realizada; se não for possível no hospital de tratamento, o paciente deve ser transferido para uma unidade com cirurgião de coluna disponível. Os antibióticos empíricos também devem ser administrados para cobrir patógenos suspeitos, geralmente *Staphylococcus, Streptococcus* e espécies gram negativas. Por causa do aumento das taxas de infecção por *Staphylococcus aureus* resistentes à meticilina (MRSA), a vancomicina deve ser incluída no regime de antibiótico. A cobertura para pseudomonas deve ser considerada quando houver suspeita de infecção por disseminação hematogênica, especialmente em pacientes diabéticos e com doença falciforme. A antibioticoterapia deve ser guiada contra o patógeno conhecido se a cultura ou a coloração Gram do aspirado for positiva. Os regimes parenterais empíricos apropriados incluem:

- Vancomicina (30 a 60 mg/kg IV por dia, em duas doses igualmente divididas ajustadas para a função renal) para cobertura empírica de MRSA.
  mais
- Metronidazol (500 mg IV a cada 8 horas).
  mais
- Cefotaxima (2 g IV a cada seis horas) ou ceftriaxona (2 g IV a cada 12 horas) ou ceftazidima (2 g IV a cada oito horas): a ceftazidima é preferível quando a *Pseudomonas aeruginosa* é considerada um possível ou provável patógeno.

Em alguns casos, especialmente em que a ressonância magnética mostra alterações mínimas da medula, pode-se considerar o tratamento conservador com antibióticos isolados, sem abordagem cirúrgica.

A osteomielite também requer antibióticos com cobertura para patógenos bacterianos similares, juntamente com a avaliação cirúrgica. A necessidade de cirurgia pode ser menos urgente do que em casos de abscesso epidural se não existir qualquer efeito de massa na medula ou uma coleção de fluido purulento. Sempre que possível, a terapia com antibióticos deve ser adiada em pacientes estáveis até que as culturas de tecidos possam ser coletadas. Se a cultura de tecidos não puder ser coletada ou antes do resultado da cultura de tecidos, deve ser administrada a terapia empírica de amplo espectro. A antibioticoterapia empírica para pacientes internados comumente incluem:

- Tratamento hospitalar:
  - Nafcilina (2 g a cada 4 horas), para cobertura de *Staphylococcus aureus* sensível *à* meticilina (MSSA).
    ou
  - Vancomicina (30 a 60 mg/kg IV por dia, em duas doses igualmente divididas e ajustadas para a função renal), para cobertura empírica de MRSA.
    ou
  - Cefepime (2 g IV a cada 8 a 12 horas), para cobertura de gram-negativos e *Pseudomonas*
- Tratamento ambulatorial:
  - Ciprofloxacino (750 mg duas vezes ao dia, via oral)
    ou
  - Trimetoprima-sulfametoxazol (1 comprimido de dose dobrada, duas vezes ao dia)

Hematoma Epidural

Embora raro, o diagnóstico de hematoma epidural necessita de uma avaliação de emergência do cirurgião de coluna. Além disso, os pacientes em uso de anticoagulante devem ter sua anticoagulação revertida, conforme descrito no Capítulo 114. Devido ao perigo de expansão do hematoma, a avaliação deve ser realizada rapidamente, e todas as medidas necessárias para facilitar a rápida intervenção cirúrgica devem ser tomadas

Síndrome da Cauda Equina

A SCE, quando suspeita, requer rápida confirmação e, se confirmada, a descompressão de emergência, geralmente cirúrgica, é a abordagem recomendada. Os departamentos de medicina e radiografia de emergência devem colaborar no desenvolvimento de um protocolo de investigação por imagem da SCE que dê prioridade imediata aos pacientes com suspeita clínica de SCE e assegure a realização, o mais rápido possível, de imagens de RM e interpretação especializada. Sempre que possível, a avaliação da cirurgia de coluna de emergência deve ser realizada em paralelo com a solicitação do estudo de imagem, para que os planos possam ser estabelecidos no caso do diagnóstico ser confirmado por imagem.

Embora a cirurgia imediata ofereça a melhor oportunidade para um bom resultado, alguns pacientes podem não recuperar a função mesmo após a cirurgia descompressiva; e em pacientes com sintomas crônicos de longa data da SCE, a cirurgia pode ser adiada. O planejamento com relação à intervenção cirúrgica de emergência ocorre em conjunto com o cirurgião da coluna vertebral. Alguns médicos iniciam a terapia com corticosteroides IV quando o diagnóstico de SCE é fortemente suspeito ou confirmado; no entanto vários ensaios clínicos não conseguiram identificar evidências convincentes de recuperação maior ou mais rápida da função com essa prática. O risco de uma dose única de corticosteroides é muito baixo. Recomendamos que os corticosteroides não sejam utilizados na SCE a menos que solicitado pelo cirurgião da coluna vertebral.

Malignidade

Se malignidade for diagnosticada nas radiografias simples ou nas imagens avançadas, mas o paciente estiver neurologicamente assintomático e com bom controle álgico, o seguimento pode ser realizado ambulatorialmente. No entanto os pacientes com lesões malignas compressivas da coluna vertebral ou da medula espinal podem se beneficiar de corticosteroides na emergência para reduzir a gravidade do efeito de massa. Uma dose única de 10 mg IV de dexametasona é o corticosteroide de escolha e é administrada quando novos déficits neurológicos sugerirem uma compressão aguda por lesão maligna.[26] No entanto os efeitos são transitórios e a descompressão cirúrgica pode ser necessária. Além disso, a avaliação pelo radioterapeuta é realizada para determinar se a radioterapia descompressiva de emergência é indicada. Isso pode ser feito em conjunto com a avaliação oncológica ou cirúrgica.

Fratura

O tratamento das fraturas traumáticas agudas da coluna vertebral é discutido no Capítulo 36.

SEGUIMENTO

A maioria dos pacientes que se apresentam no DE com dor nas costas aguda e liberada com tratamento sintomático e um plano de acompanhamento apropriado. Para a maioria, o acompanhamento com um médico de cuidados primários é adequado. Se o paciente não tem achados radiculares, então o médico deve explicar ao paciente porque os exames de imagem não são úteis e que a dor provavelmente irá se resolver com medidas conservadoras. Relatórios para o trabalho podem ajudar os pacientes a limitar o levantamento de peso ou o tempo que passam em pé. Os pacientes também devem ser informados de que, apesar de serem medicados, é improvável que a dor nas costas aguda se resolva rapidamente e pode levar dias ou semanas para melhorar significativamente. Definir uma expectativa para o período de melhora pode reduzir a probabilidade de um retorno precoce ao DE para sintomas inalterados. Os pacientes com suspeita de radiculopatia também devem receber orientações claras de retorno, incluindo o desenvolvimento de fraqueza, incapacidade de ficar em pé ou de caminhar, anestesia em sela, disfunção intestinal ou da bexiga.

Para aqueles com dor nas costas que se acredita que seja secundária a uma lesão compressiva (tal como uma hérnia de disco) e achados motores ou sensoriais não urgentes (ver discussão anterior), o acompanhamento deve ocorrer em três a sete dias com o médico de família ou cirurgião da coluna vertebral. Esse é o caso dos pacientes que não fizeram exames de imagem ou cujo exame de imagem foi realizado, mas não identificou uma lesão cirúrgica urgente. Quando a imagem não é obtida, o paciente é orientado que a imagem provavelmente não será necessária no futuro, a menos que os sintomas persistam ou piorem ao longo de várias semanas. Estudos dos benefícios de intervenções (como, injeção epidural de esteroides) têm fornecido resultados mistos, mas a discussão dessa terapia é competência do especialista em coluna no regime ambulatorial.

Os pacientes que necessitam de intervenção cirúrgica emergencial para abscesso epidural espinal, neoplasia, osteomielite, fratura ou outras lesões compressivas da coluna devem ser transferidos para o cuidado de um cirurgião da coluna de forma emergencial, o que pode envolver a transferência para um centro de cuidados terciários.

A transferência também pode ser necessária pela não disponibilidade de RM ou TC com mielografia em pacientes nos quais uma etiologia infecciosa ou compressiva emergencial é fortemente suspeita. Os pacientes com suspeita de abscesso epidural ou osteomielite devem receber antibióticos parenterais empíricos, conforme detalhado anteriormente na seção Abscesso Epidural e Osteomielite Espinhal. Pacientes com achados consistentes de SCE ou outras lesões compressivas devido à malignidade devem receber cortisteroides parenterais antes da transferência, se for solicitada pelo médico receptor ou pelo consultor no local.

CONCEITOS-CHAVE

- A maioria das dores nas costas apresentadas ao departamento de emergência (DE) é benigna, resolve-se sozinha com terapia conservadora e não requer exame de imagem.
- As indicações para a imagem emergencial incluem histórico de malignidade, novo achados significativos de déficit neurológico, disfunção intestinal ou da bexiga ou anestesia em sela, uso de drogas intravenosas (IV), febre, imunossupressão, uso crônico de corticosteroides e a utilização de anticoagulante.
- A doença metastática é mais comum do que os tumores primários na coluna vertebral e as metástases torácicas são mais comuns do que as metástases lombares.
- O abscesso ou hematoma epidural, a síndrome da cauda equina (SCE), a malignidade espinal com sintomas compressivos e a osteomielite espinal são indícios de consulta cirúrgica emergencial ou transferência para um centro onde a consulta cirúrgica emergencial esteja disponível.
- Os antibióticos parenterais empíricos contra estafilococos, estreptococos e bacilos gram-negativos devem ser administrados para suspeita de abscesso epidural. Os antibióticos devem ser dirigidos contra o patógeno conhecido se a cultura ou a coloração de Gram do aspirado forem positivas.
- Os corticosteroides administrados como dose única no DE (10 mg de dexametasona) ou como um curso decrescente de 15 dias após a alta (prednisona 60 mg, 40 mg, 20 mg por dia durante cinco dias) podem melhorar a capacidade funcional, mas não melhorar a dor para pacientes com achados de radiculopatia relacionados com hérnia de disco.
- Os corticosteroides não apresentam benefícios comprovados para pacientes com SCE. Nós recomendamos que os corticosteroides não sejam utilizados para pacientes com suspeita de câncer ou câncer conhecido, a menos que seja optado pelo cirurgião da coluna.

As referências para este capítulo podem ser encontradas on-line no website Expert Consult associado à obra.

CAPÍTULO 48
Trauma Pélvico

Michael C. Bond | Michael K. Abraham

VISÃO GERAL

Contexto

Pacientes com trauma de anel pélvico são um desafio para o clínico da emergência. As fraturas de anel pélvico apresentam riscos significativos de hemorragia pélvica porque a força necessária para romper o anel pélvico geralmente lesiona gravemente outros órgãos.[1] A estabilização imediata das fraturas pélvicas, a rápida identificação de outras lesões maiores e locais de hemorragia, e a escolha de tratamentos definitivos, como angiografia e cirurgia, são os passos necessários para se evitar um choque hemorrágico.

Epidemiologia

A maioria das fraturas de anel pélvico de alta energia é causadas por colisões de veículos automotores (CVA), acidentes com motocicletas, atropelamento de pedestres por veículos automotores e quedas de altura. A mortalidade de pacientes com fratura pélvica está acima de 20%; em estudos com grande espectro de pacientes traumatizados, a presença de fratura pélvica mostrou ser um fator de risco independente de morte.[1] Pacientes com fratura pélvica que chegam em estado de choque ao hospital têm taxas de mortalidade superiores a 50%. Idade avançada, chegar em estado de choque, presença de lesões multissistêmicas e a necessidade de transfusão aumentam o risco de morte. Apesar dos avanços no design de veículos automotores, as CVAs permanecem como a principal causa de fratura pélvica e as colisões de impacto lateral como mecanismo mais prevalente. O uso generalizado de airbags de impacto dianteiro teve pouco efeito protetor nestas colisões laterais. Entretanto, os airbags laterais mostraram reduzir o risco de morte em CVA de impacto lateral de 30% a 40%. Pesquisas atuais sugerem que os airbags laterais reduzem o risco de ferimentos na cabeça em 30%, porém têm mínimo efeito protetor sob fraturas torácicas e pélvicas.[2] Os airbags de joelho de tecnologia mais recente garantem reduzir o risco de lesões em joelho, coxa e quadril; no entanto não há evidência suficiente até o momento para saber se eles são efetivos ou não.[3,4]

Anatomia

Descrições detalhadas da anatomia pélvica podem ser encontradas em livros de anatomia padrão. A relevância anatômica desta seção tem como objetivo compreender as fraturas pélvicas.

Anatomia dos Ossos e Ligamentos

O anel pélvico é formado pelos ossos inominados direito e esquerdo e pelo sacro. Os três ossos inominados são o púbis, o ísquio e o íleo (Fig. 48.1). A pelve provém proteção para seus conteúdos viscerais, serve como ponto de fixação para músculos e transmite o peso do tronco aos membros inferiores. As principais forças de sustentação do peso são transmitidas pela parede posterior da pelve, chamada de arco posterior, composto por um osso grosso e ligamentos. A rica rede de grandes artérias, veias e nervos que cruzam em frente ao arco posterior podem ser concomitantemente lesionadas pelos impactos responsáveis pelas fraturas ósseas.

O conhecimento dos ligamentos que se juntam ao anel pélvico é crucial para compreender como a estabilidade é mantida ou interrompida nas fraturas pélvicas. A estabilidade pélvica é mantida tanto por ligamentos quanto por músculos e pela fáscia que compõem o assoalho pélvico. Anteriormente, a sínfese púbica mantém o principal mecanismo de estabilidade. Posteriormente, um conjunto de fortes ligamentos – o sacroespinhoso, sacrotuberoso, íliolombar e ligamentos sacroilíacos anterior e posterior – mantém a integridade do arco posterior (Fig. 48.2). Estes ligamentos são a força estabilizadora primária da pelve posterior. A ruptura destes ligamentos é a principal causa de uma fratura pélvica mecanicamente instável.

Anatomia Vascular

A maior parte do suprimento sanguíneo pélvico provém das artérias ilíacas internas direita e esquerda. As artérias ilíacas internas passam no nível das articulações sacroilíacas. As várias artérias que derivam das artérias ilíacas internas inicialmente correm bem próximas ao arco pélvico posterior e eventualmente se anastomosam extensivamente com outras, formando uma rica rede colateral (Fig. 48.3). A artéria glútea superior é o maior ramo e geralmente é lesionada nas fraturas do arco pélvico posterior. Os ramos obturador e pudendo interno geralmente são lesionados nas fraturas envolvendo o ramo púbico.

O sistema venoso também possui muitos ramos colaterais, mas não tem valvas, o que permite o fluxo bidirecional. As veias estão dispostas em um plexo que se adere intimamente às paredes pélvicas. Uma vez que essas veias são de parede fina, elas não têm capacidade de se contrair frente a danos. Este arranjo anatômico de artérias e veias explica a hemorragia geralmente observada nas fraturas pélvicas.

Anatomia Neurológica

A cauda equina percorre todo o canal sacroespinhal e sai através do forame sacral neural para formar os plexos lombar e sacral. A fratura da pelve posterior e sacro pode resultar em déficit neurológico aos membros posteriores e disfunção autônoma envolvendo intestino, bexiga e genitália.

Fisiopatologia e Padrões Chave da Fratura Pélvica

Foram criados inúmeros esquemas de classificação para fratura pélvica. Dois esquemas amplamente utilizados para fratura pélvica são apresentados aqui. A classificação de Tile enfatiza a estabilidade biomecânica do anel pélvico (Quadro 48.1). A classificação de Young-Burgess enfatiza os mecanismos de trauma (Quadro 48.2). De um ponto de vista prático, é muito útil que se considere elementos de ambas durante a avaliação de fratura do anel pélvico. Ambas classificações traçam vários subtipos de fraturas, e a confiabilidade entre os observadores foi questionada. Para

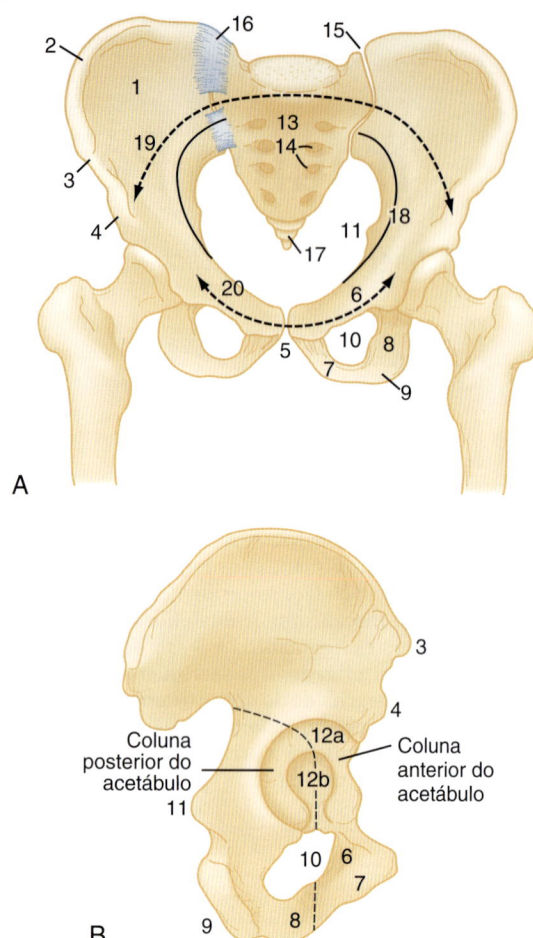

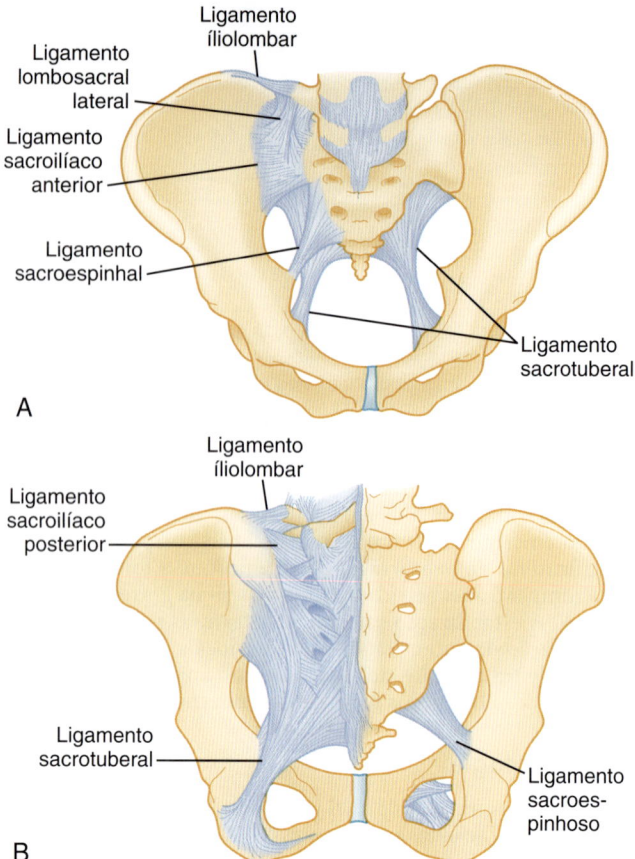

Fig. 48.1. Anatomia óssea da pelve. **A,** Vista anterior da pelve. **B,** Vista lateral do osso ilíaco direito. *1,* fossa ilíaca; *2,* crista ilíaca; *3,* espinha ilíaca anterossuperior; *4,* espinha ilíaca ântero-inferior; *5,* sínfese púbica; *6,* ramo superior do púbis; *7,* ramo inferior do púbis; *8,* ramo do ísquio; *9,* tuberosidade isquial; *10,* forame obturado *11,* espinha isquiática; *12,* acetábulo (*12a,* superfície articular; *12b,* fossa); *13,* sacro; *14,* forame sacral anterior; *15,* articulação sacroilíaca; *16,* ligamento sacroilíaco anterior; *17,* cóccix; *18,* linha arqueada; *19,* arco posterior ou femorosacral, pelo qual as principais forças de sustentação de peso são transmitidas; *20,* arco anterior.

Fig. 48.2. A, Vista anteroposterior da pelve indica que o ligamento sacroespinhal é um ligamento triangular forte, anterior ao ligamento sacrotuberal, que é uma banda externa forte que se estende da porção laterodorsal do sacro à tuberosidade isquiática. **B,** A principal estrutura estabilizadora do anel pélvico, ou seja, a banda tensão posterior da pelve, inclui o ligamento íliolombar, ligamentos sacroilíacos posteriores, ligamentos sacroespinhosos e ligamentos sacrotuberosos.

os médicos da emergência, uma boa compreensão dos princípios de estabilidade pélvica e dos mecanismos de trauma é de longe mais importante que um conhecimento detalhado dos subtipos de fratura. A ampla distinção entre fraturas estáveis e instáveis do anel pélvico é clinicamente útil na avaliação de pacientes, porque foi demonstrado que fraturas instáveis têm uma maior taxa de mortalidade e maiores necessidades de transfusão.[5]

Fraturas Estáveis (Tipo A de Tile)

Fraturas de ossos individuais sem envolvimento do anel pélvico representam um terço das fraturas pélvicas. A maioria das fraturas pélvicas estáveis se recupera bem com repouso e analgesia (Fig. 48.4).

Fraturas do Anel Pélvico Sem Desvio ou Com Desvio Mínimo. A pelve normal não é totalmente rígida por causa de uma leve mobilidade na articulação sacroilíaca e da sínfese púbica e a elasticidade inerente do osso. É possível sustentar uma única fratura no anel, mas a pelve não é totalmente flexível, portanto a identificação de trauma única fratura no anel deve incitar a investigação para uma segunda fratura.

A fratura de anel pélvico mais comum é a fratura isolada do ramo púbico superior ou inferior. Essas fraturas são estáveis. Elas

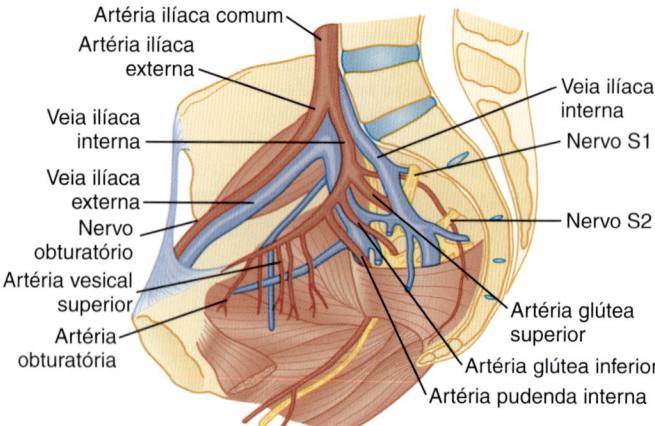

Fig. 48.3. O plexo ilíaco interno de artérias e veias. (De Tile M: Fractures of the pelvis and acetabulum, ed 3, Philadelphia, 2003, Lippincott, Williams & Wilkins.)

são comuns em idosos após uma queda e devem ser consideradas na avaliação de uma dor de quadril aguda. A fratura do corpo do ísquio é uma fratura rara que pode resultar de uma queda na posição sentada. As fraturas ao redor do forame obturado são tratadas cautelosamente com repouso de cama, analgesia e movimentação precoce.

QUADRO 48.1

Classificação de Tile das Fraturas Pélvicas

Tipo A: Estável, arco posterior intacto; inclui faturas por avulsão, fraturas isoladas da asa ilíaca, fraturas dos ramos púbicos, fratura do anel minimamente desviada e fraturas transversas do sacro e do cóccix.

Tipo B: Parcialmente estável, ruptura incompleta do arco posterior; inclui as lesões anteroposterior (fratura em "livro aberto") e de compressão lateral; pode ser unilateral ou bilateral; essas lesões são rotacionalmente instáveis, mas verticalmente estáveis.

Tipo C: Instável, ruptura total do arco posterior; inclui as lesões ilíaca, sacroilíaca e sacral vertical, que resultam de forças verticais de cisalhamento; pode ser unilateral ou bilateral. Essas lesões são tanto rotacionalmente quanto verticalmente instáveis.

QUADRO 48.2

Classificação de Young-Burgess das Fraturas Pélvicas

COMPRESSÃO ANTEROPOSTERIOR
I. Diástase da sínfese < 2,5cm
II. Diástase da sínfese > 2,5cm, rompimento dos ligamentos sacroilíaco anterior e sacroespinhoso, resulta em instabilidade rotacional
III. Diástase da sínfese > 2,5cm, rompimento total dos ligamentos sacroilíaco anterior e posterior, resulta em rotação completa e instabilidade vertical

COMPRESSÃO LATERAL
I. Lesão sacral por esmagamento ipsilateral
II. Lesão sacral por esmagamento com rompimento dos ligamentos sacroilíacos posteriores; fratura da asa ilíaca pode estar presente (fratura crescente); rotacionalmente instável
III. Rotação interna grave da hemi-pelve ipsilateral com rotação contralateral (pelve "varrida pelo vento"); rotacionalmente instável

CISALHAMENTO VERTICAL
Deslocamento vertical da sínfese e das articulações sacroilíacas resultando em rotação completa e instabilidade vertical

MECANISMOS COMBINADOS
Qualquer combinação dos mecanismos acima menciona

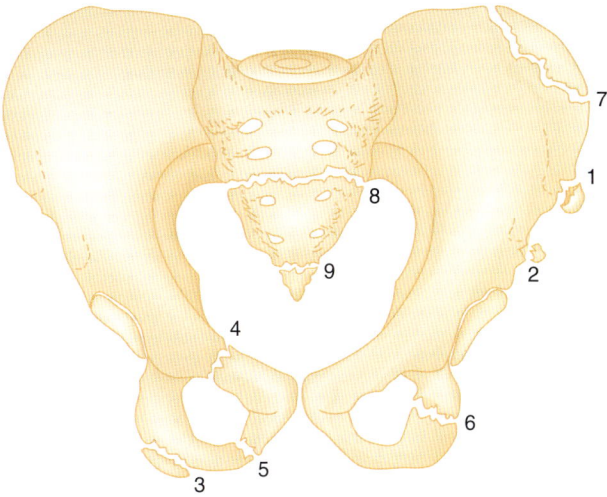

Fig. 48.4. Fraturas de ossos individuais da pelve. 1, Avulsão da espinha ilíaca anterossuperior; 2, avulsão da espinha ilíaca ântero-inferior; 3, avulsão da tuberosidade isquiática; 4, fratura do ramo púbico superior; 5, fratura do ramo púbico inferior; 6, fratura do ramo isquiático; 7, fratura da asa ilíaca; 8, fratura transversa do sacro; 9, fratura do cóccix. (De Tile M: Fractures of the pelvis and acetabulum, ed 3, Philadelphia, 2003, Lippincott, Williams & Wilkins).

A fratura do ramo púbico inferior e superior do mesmo lado é uma fratura geralmente encontrada após queda ou CVA. Elas são geralmente fraturas estáveis e tratadas conservadoramente. No entanto, a presença de desvio significativo do lado da fratura indica uma segunda fratura em outras partes do anel pélvico. Por outro lado, fraturas anterior e posterior do mesmo lado podem estar associadas a fraturas de impacto irreconhecíveis da pelve posterior.

Se o paciente com uma fratura de ramo relata dor pélvica posterior e se as radiografias simples não revelam um trauma posterior, investigações adicionais podem revelar fraturas posteriores, tais como lesão oculta óssea ou de ligamento do acetábulo ou da articulação sacroilíaca. Acima de 95% dos pacientes idosos com fraturas de ramos isoladas nas radiografias simples terão uma fratura sacral detectada por ressonância magnética (RM). Esse achado, entretanto, não altera o tratamento e uma RM não é indicada para a maioria dos pacientes idosos com fraturas de ramos pélvicos. Entre as fraturas pélvicas mecanicamente estáveis, a fratura de compressão lateral tipo 1 descrita por Young e Burgess (Fig. 48.5), caracterizada por uma fratura de ramo púbico com compressão sacral ipsilateral, merece consideração especial. Essa fratura tem uma taxa de mortalidade de quase 10% e uma alta incidência de lesões associadas.[5]

Uma fratura associada à "queda a cavaleiro" é uma lesão envolvendo as fraturas de ambos os ramos púbicos (superior e inferior) de ambos os lados da sínfise púbica, criando um "segmento borboleta" (Fig. 48.6) e ela é produzida pelo golpe direto no períneo com o indivíduo sentado ou em pé com uma perna de cada lado/queda a cavaleiro. Apesar destas fraturas poderem ocorrer sem a ruptura do arco posterior, elas são geralmente associadas a forças de compressão lateral ou de cisalhamento vertical, as quais podem causar lesões concomitantes ao arco posterior. A tomografia computadorizada (TC) da pelve é necessária nas lesões dos quatro ramos púbicos para detectar precisamente e classificar a lesão do arco posterior e planejar o tratamento ortopédico. O trato geniturinário é com frequência lesionado neste tipo de fratura pélvica e deve ser cuidadosamente avaliado (Fig. 48.6).

A fratura isolada da asa do ílio foi descrita pela primeira vez por Duverney em 1751 e agora carrega seu nome. Ela é causada por trauma direto à crista ilíaca, geralmente por forças de compressão lateral. Apesar de geralmente haver um deslocamento mínimo por causa do arranjo das ligações musculares da parede abdominal, uma consulta ortopédica é recomendada. A extensão da fratura no acetábulo altera o tratamento e o prognóstico. Fraturas da asa do íleo gravemente desviadas necessitam de redução aberta e com fixação interna (RAFI). Uma alta incidência de lesões não pélvicas graves associadas foram relatadas em pacientes com fratura isolada da asa do ílio.

Fraturas Transversas do Sacro. As fraturas transversas do sacro não comprometem o anel pélvico. Fraturas transversas ao nível ou abaixo de S4 são improváveis de estarem acompanhadas de lesão neurológica. Uma fratura sacral transversa superior é resultado de uma lesão por flexão, tal como ser atingido por uma pancada na parte inferior das costas por uma carga pesada enquanto curva-se, ou por forças diretas ao sacro, como uma queda de grande altura. O paciente geralmente relata dor nas nádegas, área perirretal e regiões posteriores das coxas. Pode haver dor local, edema e hematomas cobrindo o sacro. O gentil exame retal bimanual pode provocar dor intensa e movimento anormal além de permitir a detecção de um hematoma palpável. Radiograficamente, a fratura pode ser de difícil visualização nas projeções anteroposterior e lateral, nesse caso, uma projeção da saída pélvica

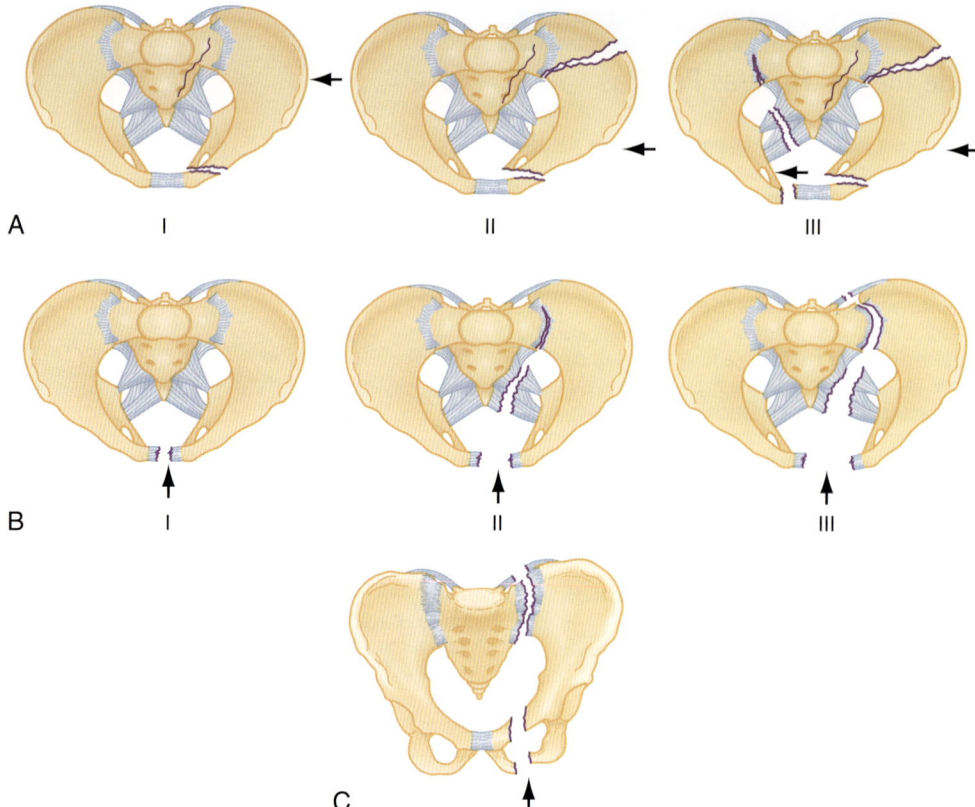

Fig. 48.5. Classificação de Young-Burgess. **A**, Compressão lateral. Tipo I, Uma força direcionada posteriormente causando uma lesão sacral por esmagamento, e ipsilateralmente fraturas horizontais dos ramos púbicos. Tipo II, Uma força direcionada mais anteriormente, causando fraturas horizontais do ramo púbico com uma lesão sacral anterior por esmagamento e ruptura de ambas as articulações sacroilíacas posteriores ou fraturas da asa ilíaca. Tipo III, Uma força direcionada anteriormente contínua, causando rotação externa do lado contralateral; a articulação sacroilíaca está posteriormente aberta, e os ligamentos sacrotuberal e sacroespinhoso estão rompidos. **B**, Compressão anteroposterior. Tipo I, Ruptura da sínfise, mas com os ligamentos posteriores intactos. Tipo II, Continuação de uma fratura tipo I com ruptura dos ligamentos sacroespinhal e potencialmente o sacrotuberal, e uma abertura anterior da articulação sacroilíaca. Tipo III, Continuação da força rompe os ligamentos sacroilíacos. **C**, Cisalhamento vertical. Fraturas verticais no ramo e ruptura de todos os ligamentos posteriores. Essa lesão é equivalente a uma anteroposterior tipo III ou uma completamente instável e fratura rotacionalmente instável. *A ponta da seta indica a direção da força.* (Redesenho de Young JWR, Burgess AR: Radiologic management of pelvic ring fractures, Baltimore, 1987, Urban & Schwarzenberg. Browner BD: Skeletal trauma: basic science, management, and reconstruction, ed 3, St Louis, 2003, Saunders/Elsevier).

(outlet) pode ser útil. Fraturas simples transversas abaixo de S4 são tratadas conservadoramente. Acima de S4, as lesões neurológicas são comuns, o que demanda cuidadosa avaliação clínica e cirúrgica quando há comprometimento neurológico.

Fraturas por Avulsão. Estas geralmente ocorrem durante as atividades físicas como resultado de uma contração muscular súbita e vigorosa ou de um alongamento muscular excessivo. Elas são mais observadas em crianças com mais idade e adolescentes antes que a sínfise correspondente se feche; adultos podem apresentar os mesmos sintomas de lesão ligamentosa nestes locais, que não estariam evidentes em uma radiografia simples ou TC. Os locais desses ligamentos na pelve destacam-se na Figura 48.7.[6]

A tuberosidade isquiática pode ser avulsionada durante vigorosa contração dos músculos isquiotibiais. Resulta em dor à palpação da tuberosidade envolvida, que aumenta por flexão do quadril com o joelho extendido (músculos isquiotibiais alongados), mas não com o joelho flexionado (músculos isquiotibiais relaxados). A avulsão da tuberosidade isquiática também pode ser causada por lesão crônica sem histórico de lesão aguda.

Uma porção da epífise da crista ilíaca pode ser avulcionada pela contração dos músculos abdominais. De forma similar, a espinha ilíaca anterossuperior pode ser avulsionada por forte contração do músculo sartório. A forte contração do reto femoral (como no chute de uma bola) pode resultar na lesão menos comum de avulsão da espinha ilíaca anteroinferior; entretanto, este achado radiográfico deve ser distinguido de uma variante normal, o "os acetabuli", que é um centro de ossificação secundário na margem superolateral do acetábulo.[7] O exame físico é similar nestas lesões e revela dor local, inchaço e limitação ao movimento do quadril.

O tratamento conservador, incluindo analgesia e repouso em uma posição que se evite tensionar os músculos afetados, é geralmente tudo o que se exige nas lesões por avulsão; o tratamento cirúrgico raramente é necessário. Uma consulta ortopédica é interessante como acompanhamento do caso.

Fraturas por Estresse. As fraturas por estresse podem ocorrer durante treino físico ou militar vigoroso e no último trimestre de gravidez. O diagnóstico de fraturas por estresse é baseado na avaliação clínica e pode ser confirmado, se necessário, por cintilografia óssea com radionuclídeo, apesar de a RM ser tida como método superior na detecção destas lesões.[8]

Fraturas Patológicas e por Insuficiência. As fraturas patológicas relacionadas à neoplasia, doença de Paget ou osteomalácia devem ser inclusas no diagnóstico diferencial de qualquer fratura pélvica. A radioterapia aumenta o risco de fraturas pélvicas.

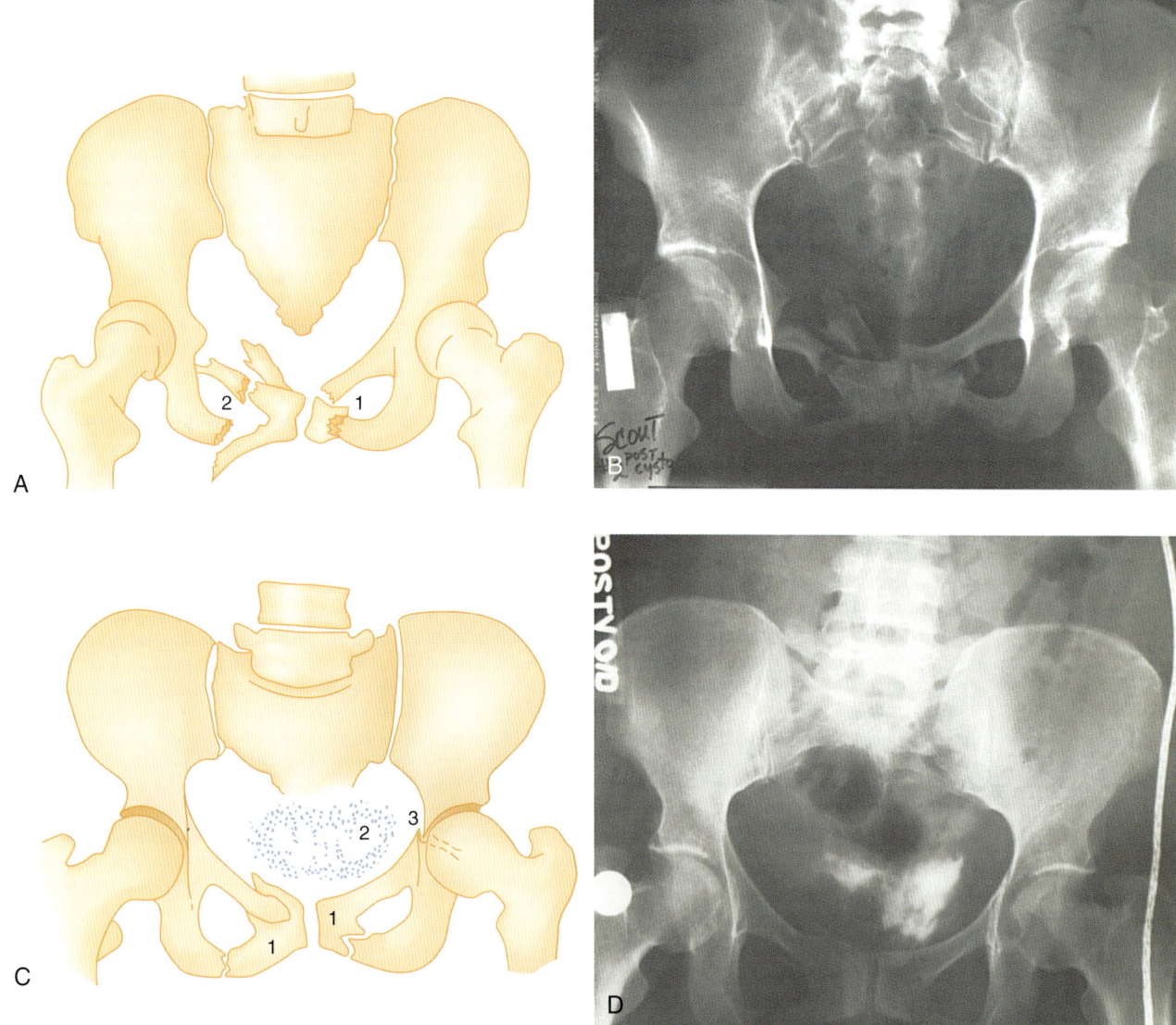

Fig. 48.6. Fratura de quatro ramos púbicos. **A e B,** Projeção parcial da entrada da pelve (*inlet*) mostra fratura de ambos os ramos púbicos. 1 e 2, Cominuição marcada do osso púbico esquerdo e fratura cominutiva dos ramos inferior e superior direitos. Esta projeção parcial da entrada da pelve mostra os deslocamentos dos fragmentos em relação à pelve, que não são evidentes na incidência anteroposterior do mesmo paciente em **C e D,** Uma projeção de entrada (*inlet*) verdadeira e a imagem de tomografia computadorizada (TC) (não disponível) forneceriam informações adicionais do arco posterior, que geralmente está lesionado nas fraturas de ambos os ramos pélvicos (ver texto). **C e D,** Cistograma após contraste do mesmo paciente com a projeção anteroposterior da pelve. 1, Fraturas do ramo púbico vistas novamente, mas não parecem desviadas como em **A e B,** porque esta projeção tem incidência anteroposterior. Mesmo pequenos ângulos do feixe de raio X podem alterar a aparência do deslocamento da fratura pélvica. 2, Contraste extravascular indica ruptura de bexiga. 3, Fratura acetabular esquerda é observada nesta projeção, mas não em **B** por causa da diferença na projeção. A fratura acetabular rompe a linha íleoisquiática (ver também Figura 48.13) e é também uma fratura de coluna posterior.

Fraturas Parcialmente Estáveis e Instáveis (Tipos B e C de Tile)

As fraturas parcialmente estáveis e instáveis são causadas por impacto de alta energia. As forças aplicadas à pelve determinam o tipo de lesão que ocorre. Em geral, as forças podem ser aplicadas ao anel pélvico nas direções anteroposterior, lateral ou vertical, resultando em padrões de lesão característicos; combinações de forças resultam lesões mais complexas. Os termos fratura instável (refere-se à instabilidade mecânica) e paciente instável (refere-se ao estado hemodinâmico) não devem ser confundidos, ainda que exista frequente relação de causa e efeito.

Compressão Anteroposterior. Forças de compressão anteroposteriores graves causam ruptura na sínfise púbica ou próximo a ela. O alargamento de menos de 2,5 cm da sínfise é considerado uma lesão estável (a sínfise é normalmente ≤ 0,5 cm em um adulto, mas pode aumentar 2 ou 3 mm durante ou depois da gravidez); entretanto, com a continuação da força na direção anteroposterior, a hemipelve rotaciona externamente, rompendo os ligamentos sacroespinhoso, sacrotuberal e sacroilíaco anterior. A articulação sacroilíaca se abre e se articula aos ligamentos sacroilíacos posteriores intactos. A lesão resultante é apropriadamente descrita como fratura em "livro aberto". A pelve é rotacionalmente instável no plano horizontal, mas os ligamentos sacroilíacos posteriores a mantém verticalmente estável.

Quando as diásteses da sínfise púbica são maiores que 2,5 cm em uma radiografia anteroposterior, a lesão posterior é geralmente observada por alargamento da articulação sacroilíaca e

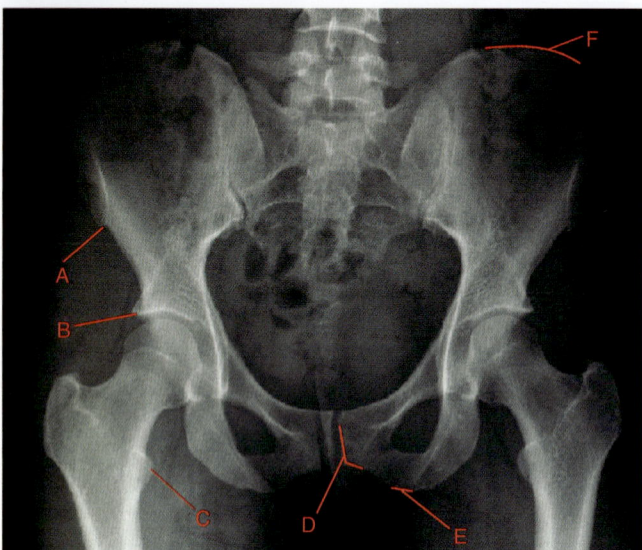

Fig. 48.7. Local de inserção dos tendões dos músculos com origem na pelve. *A*, Sartório (origem na espinha ilíaca anterossuperior). *B*, Reto femoral (origem na espinha ilíaca anteroinferior). *C*, Iliopsoas (se insere no trocânter menor). *D*, Adutor e grácil (origem no corpo do púbis ou ramo púbico inferior). *E*, Isquiotibiais (origem na tuberosidade isquiática). *F*, Músculos abdominais (origem na crista ilíaca).

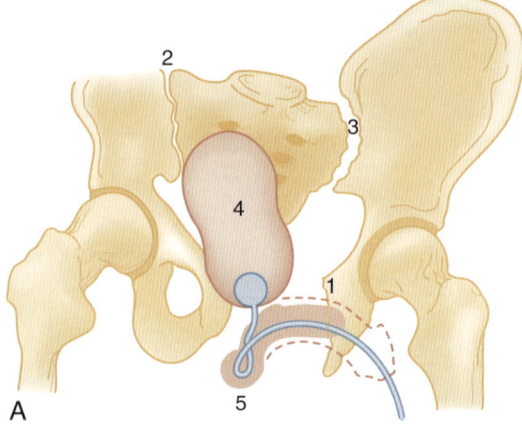

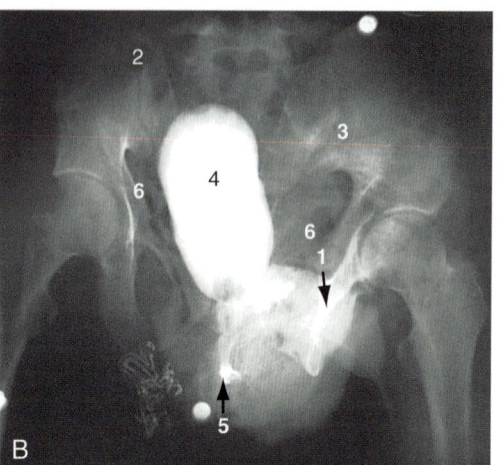

Fig. 48.8. Desenho explicativo **(A)** e Radiografia **(B)**. Fratura grave unilateral "livro aberto" de forças de compressão anteroposterior, que também é aberta (composta). *1*, Sínfise púbica separada com assimetria de hemipelve; *2*, articulação sacroilíaca normal; *3*, articulação sacroilíaca separada; *4*, cistografia com deslocamento e formato alongado anormal da bexiga causado por hematoma retroperitoneal associado à separação da articulação sacroilíaca esquerda, que desloca a bexiga para a direita; *5*, extravasamento de contraste no peritônio devido a uma ruptura uretral; *6*, enfisema subcutâneo indicando uma fratura aberta.

ocasionalmente como uma fratura sacral ou ilíaca (Fi. 48.5). Se as forças de lesão continuam, elas podem separar a hemipelve e a articulação sacroilíaca é vista amplamente separada na radiografia anteroposterior simples (Fig. 48.8) e na TC. A radiografia anteroposterior pode ser enganosa ao sugerir uma fratura em "livro aberto" pura em casos com alargamento de sínfese maiores que 2,5 cm. Estes casos geralmente estão associados com fraturas de cisalhamento verticais, assim a cuidadosa avaliação clínica e de TC para instabilidade vertical é essencial para classificar apropriadamente a fratura e planejar o tratamento de acordo.

Estas mesmas forças também podem lesionar as estruturas neurológica e vascular do arco posterior; o volume total da pelve está aumentado na fratura em "livro aberto", o que facilita a expansão de um hematoma retroperitoneal. Vários estudos demonstraram que pacientes com sérios graus de compressão anteroposterior têm maiores exigências de cristaloides e sangue. Além disso, estas lesões podem estar associadas a lesões não pélvicas que contribuem para a perda significativa de sangue.

Compressão Lateral. A compressão lateral do anel pélvico resulta em vários graus de rotação interna da hemipelve afetada. Inicialmente, isso causa encurvamento do sacro e das fraturas do ramo pélvico horizontal. As fraturas de ramos pélvicos podem ocorrer do lado ipsilateral ou contralateral, o último é referido como uma fratura "alça de balde" (Fig. 48.9).

À medida que a magnitude das forças aumenta, a sínfese pode se romper, causando a sobreposição dos ossos púbicos. Em radiografias simples, a evidência de lesão ao sacro deve ser sútil; a sobreposição de ossos púbicos com qualquer deslocamento significativo solicita a busca por uma lesão posterior. Semelhante à lesão anteroposterior, quanto maior o rompimento dos ligamentos posteriores, maior a instabilidade rotacional. No trauma de compressão lateral mais grave, a pelve ipsilateral gira internamente a tal ponto que a pelve contralateral pode girar externamente. Isso é chamado de pelve "varrida pelo vento". Lesões de compressão lateral resultam em vários graus de instabilidade rotacional horizontal; entretanto, a estabilidade vertical da pelve é mantida (Fig. 48.9).

Por causa da rotação interna que diminui o volume pélvico, as lesões de compressão lateral estão geralmente associadas com uma hemorragia menor em relação às lesões anteroposteriores.

Cisalhamento Vertical. As fraturas de cisalhamento verticais são as lesões mais instáveis que afetam o anel pélvico e estão associadas a uma violenta carga axial na hemipelve (p. ex., a queda de uma altura ou escorregar para baixo do painel do veículo durante acidente) que causam fraturas nos planos verticais. Anteriormente, a sínfese e o ramo podem ser rompidas. Posteriormente, o deslocamento grosseiro e a instabilidade rotacional e vertical podem estar presentes ao longo do sacro, da articulação sacroilíaca ou do íleo assim que a hemipelve é deslocada posterior e cranialmente (Fig. 48.10).

Avulsão da espinha isquiática, do rebordo lateral inferior do sacro e do processo transverso da quinta vértebra lombar (locais de inserção de ligamentos) (Fig. 48.10 e Quadro 48.3) são importantes indícios da presença de fraturas de cisalhamento verticais. As forças de cisalhamento vertical transmitidas pelo osso pélvico também são transmitidas ao longo de uma rede vascular e plexos nervosos adjacentes ao osso. Isso é responsável pela maior hemorragia e pelas lesões neurológicas associadas às fraturas de cisalhamento verticais.

Fraturas Sacrais Verticais. Uma distinção crucial ao considerar fraturas sacrais é que as fraturas transversas não envolvem o anel pélvico, mas as verticais sim. As fraturas sacrais verticais são causadas por alta energia e foram classificadas por Denis em três

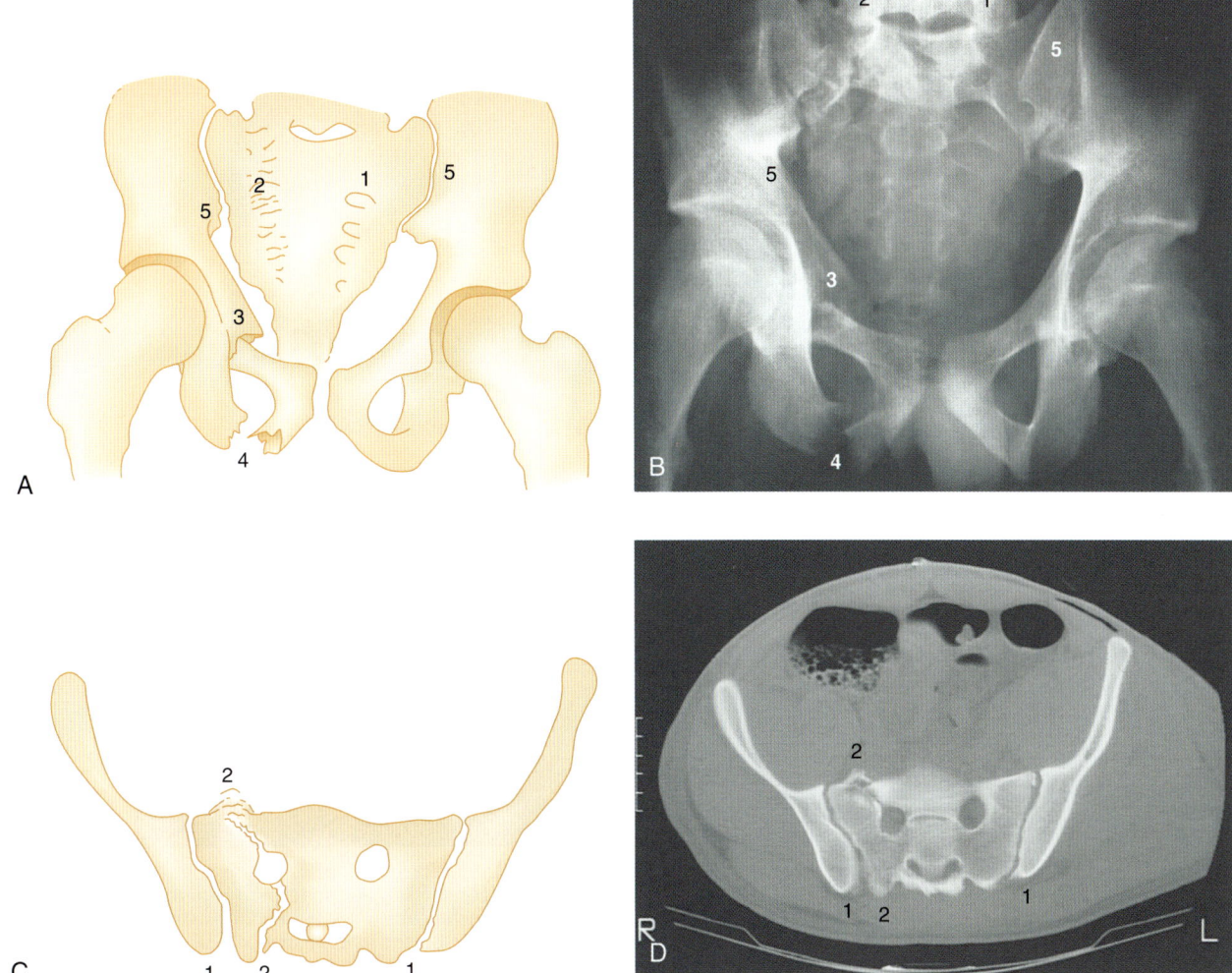

Fig. 48.9. Fratura de compressão lateral. **A** e **B,** Incidência anteroposterior da pelve. *1,* Linhas normais do forame sacral à esquerda; *2,* linhas do forame sacral à direita são diferentes e não refletem o lado normal, indicando uma segunda fratura subjacente no anel pélvico; *3* e *4,* Fraturas do ramo púbico superior e inferior estão sobrepostas e deslocadas, indicando forças de compressão lateral (deve existir uma segunda fratura no anel pélvico) *4,* Fratura "alça de balde"; *5,* Articulações sacroilíacas normais. **C** e **D,** Imagem de tomografia computadorizada (TC) da mesma pelve. *1,* Articulações sacroilíacas normais; *2,* Fratura de compressão do sacro através do forame correspondendo à perda de definição das linhas foraminais em **A** e **B**.

QUADRO 48.3

Indícios Radiográficos de Fraturas do Arco Posterior

Avulsão do processo transverso de L5*
Avulsão da espinha isquiática*
Avulsão do rebordo lateral inferior do sacro (ligamento sacrotuberoso*)
Deslocamento no local da fratura de ramo púbico
Assimetria ou falta de definição do córtex ósseo na porção superior do forame sacral

*Indica instabilidade mecânica.

---

grupos conforme a linha de fratura estende-se (1) lateralmente ao forame sacral, (2) pelo forame ou (3) medialmente ao forame, envolvendo o canal vertebral central (Fig. 48.11). O diagnóstico radiográfico desta fratura depende do exame detalhado das linhas corticais simétricas que estão normalmente presentes na margem superior do forame sacral na projeção anteroposterior. Rompimento, distorção ou assimetria destas linhas é um importante marcador de fraturas sacrais.[7]

Estas lesões acarretam um elevado risco de complicações neurológicas: 6% quando lateral ao forame, 28% quando pelo forame, e 58% quando medial ao forame. A disfunção neurológica correlaciona-se às raízes nervosas envolvidas, mas também pode manifestar-se como disfunção sexual, vesical ou intestinal. A cirurgia é geralmente realizada em fraturas associadas à disfunção neurológica, com os objetivos de fixação óssea do sacro e descompressão das raízes nervosas afetadas.

Fraturas Pélvicas Abertas

Uma fratura pélvica aberta está presente quando há uma comunicação direta entre o local da fratura e a ferida da pele, retal ou vaginal. Estas são potenciais lesões letais, especialmente se não reconhecidas logo: hemorragia contribui com mortalidade precoce, e infecção, sepse, síndrome do desconforto respiratório agudo e disfunção multisistêmica de órgãos são causas de morte tardia. A maioria das séries de casos graves mais antigos relatou taxas de mortalidade superiores a 50%; taxas de estudos mais recentes são geralmente inferiores a 30%. Um estudo de 2015, com mais de 30.000 pacientes hospitalizados, revelou uma mortalidade de 2,7%, porém essa taxa dobrou em pacientes com idade entre 55 e 70 anos e quadruplicou em pacientes com mais de 70 anos.[9] Outros fatores

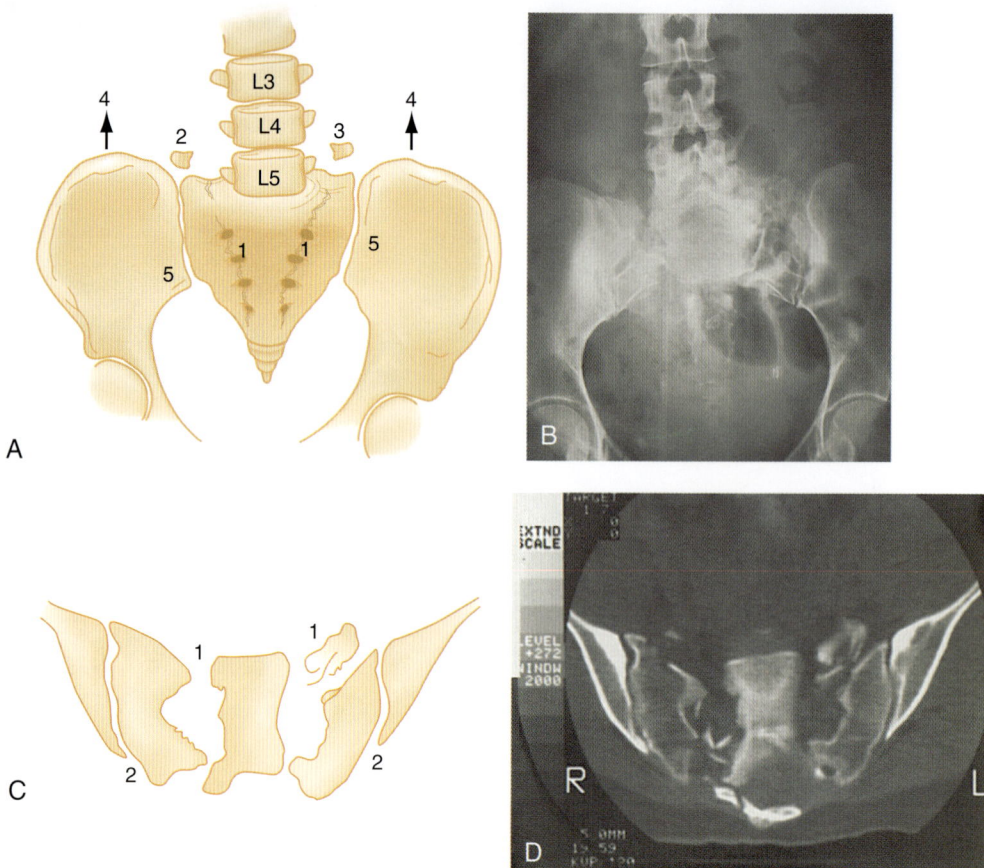

Fig. 48.10. A e B, Fraturas de cisalhamento vertical bilaterais. À primeira vista, a pelve parece normal por causa de uma linha suave, arqueada e ininterrupta, mas a cuidadosa interpretação revela a natureza extremamente crítica das lesões. *1*, Fraturas sacrais – note a perda de definição e simetria do forame sacral, indicando fraturas verticais de ambos os lados do sacro (veja imagem de tomografia computadorizada [TC] em **D**). *2*, Fragmento do processo transverso de L5 direita (ligamento íliolombar) é patognomônico para uma fratura de cisalhamento vertical do sacro à direita. *3*, Fragmento do processo transverso de L5 esquerda, patognomônico para uma fratura de cisalhamento vertical do sacro esquerdo. *4*, Ambas hemipelves estão deslocadas cranialmente por causa das fraturas de anel duplo de cada lado do sacro. Este deslocamento explica porque o processo transverso de L5 aparece tão próximo das cristas ilíacas. (O corpo da L5 está obscurecido por causa do desvio rotacional do fragmento sacral central livre posteriormente e por causa da técnica). *5*, Articulações sacroilíacas normais. **C** e **D,** imagem de TC da mesma pelve. *1*, Fraturas cominutivas do sacro com deslocamento lateral de ambas hemipelves; *2*, articulações sacroilíacas normais.

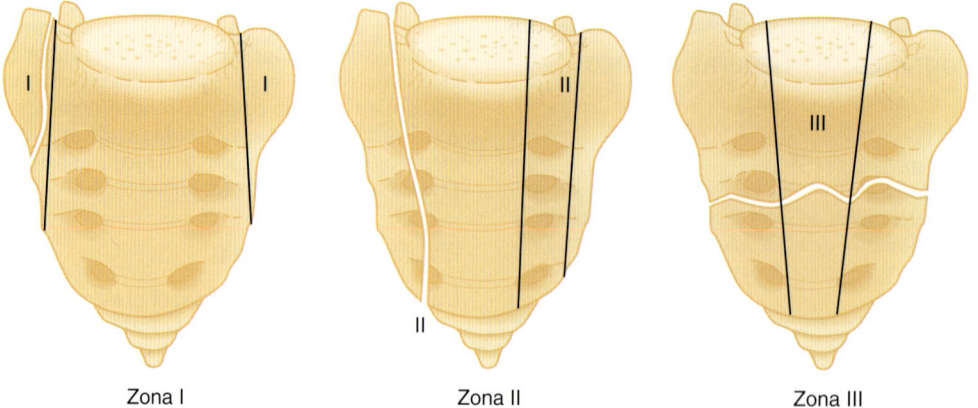

Fig. 48.11. A classificação de Denis de fratura sacral vertical. *Zona I* está lateral ao forame sacral (conhecida como a ala sacral). *Zona II* está entre os forames. *Zona III* está o centro sacral, medial ao forame.

de risco para mortalidade incluídos foram gravidade da lesão, estado mental, ventilação mecânica prolongada ou necessidade de hemoderivados.[9]

A pele que recobre a pelve posterior, a região do glúteo e o períneo deve ser cuidadosamente inspecionada para a presença de feridas. Algumas fraturas são abertas somente em virtude da penetração de uma espícula óssea pela vagina ou reto, que pode ser identificada por um cuidadoso exame digital retal (EDR) e vaginal. A hemorragia de uma laceração grande deve ser tratada com pressão manual direta ou com compressa. Tradicionalmente, as fraturas pélvicas que se comunicam com o reto demandam uma colostomia de desvio; entretanto, uma revisão sistemática da literatura deste tópico não encontrou diferença nas taxas de infecção entre pacientes tratados com ou sem colostomia.

Traumatismo Pélvico Penetrante

Por causa da complexa anatomia de vísceras, vasos sanguíneos e nervos dentro da pelve, o traumatismo penetrante a essa área representa o maior desafio diagnóstico. Em geral, a mortalidade neste grupo de pacientes é de cerca de 10%, mas a taxa de mortalidade de pacientes em choque é maior que 50%. Lesões vasculares podem atingir a aorta; artéria ilíaca comum; e veias ilíacas externa, interna e comum ou uma combinação desses vasos. Estruturas geniturinárias e víscera ocas podem ser atingidas; contaminação fecal por lesão colorretal é uma complicação grave. O achado de sangue no EDR é uma importante pista de que o reto foi lesionado. Uma consulta cirúrgica emergencial é recomendada em todos os casos de traumatismo pélvico penetrante.

Lesões Pélvicas Associadas

Lesões Urológicas

A incidência total de ruptura de bexiga ou uretral associada a qualquer fratura pélvica é de aproximadamente 5%, com aumento desse risco nas lesões pélvicas graves[10]. Uma vez que a uretra feminina é menos exposta que a masculina, a lesão da uretra em mulheres com fratura pélvica é rara.

Pacientes com fraturas de arco anterior da pelve tinham mais risco de lesão vesical. Diástases da sínfise maior que 1 cm e fratura ao redor do anel obturador com deslocamento de mais 1 cm estão associadas com um aumento de dez a três vezes no risco de ruptura de bexiga, respectivamente.

A presença de hematúria macroscópica indica lesão do trato urinário inferior. Ruptura de bexiga é diagnosticada em cerca de 25% dos pacientes com hematúria macroscópica e fratura pélvica.[10] No contexto de fratura pélvica, pacientes com sangue no meato uretral têm uma incidência superior a 90% de lesão uretral, e indica a necessidade de um uretrograma retrógrado seguido de uma cistografia (veja Capítulo 40). A hematúria macroscópica é invariavelmente investigada com a combinação de uretrografia, pielografia intravenosa, cistografia e TC. A sequência e tipos de exames dependem de cada paciente. A fratura do ramo púbico inferomedial e a diástase da sínfise alargada ambos se mostraram como preditivos de lesão uretral. A uretrocistografia retrógrada realizada antes da TC da pelve pode prejudicar a capacidade da TC de detectar estravazamento de contraste, o que indicaria hemorragia pélvica ativa. Portanto, se a TC deve ser realizada, o ideal é que seja feita antes da uretrocistografia retrógrada.

A disfunção sexual é uma complicação decorrente do trauma pélvico, ocorrendo em 44% das mulheres e em 50% dos homens.[11] Mesmo na ausência de uma lesão uretral, a disfunção sexual em homens pode ocorrer secundariamente à ruptura neurovascular associada à fratura pélvica.

Lesões Neurológicas

O risco de lesões neurológicas correlaciona-se com a instabilidade da lesão pélvica, com incidências de disfunção neurológica de 2%, 4% e 14% nas fraturas tipo A, B e C, de Tile, respectivamente.

Mais de 10% dos pacientes com fraturas acetabulares sofrem disfunção neurológica.[12] A lesão neurológica geralmente ocorre em pacientes com fraturas sacrais verticais ou fraturas transversas acima de S4. Mais de 30% dos pacientes com fraturas verticais que envolvem o forame têm déficits neurológicos associados. Em pacientes com fraturas mediais ao forame envolvendo o canal espinhal, quase dois terços têm déficits neurológicos.

A lesão pélvica pode causar várias plexopatias e radiculopatias, dependendo da raíz nervosa envolvida na lesão (Tabela 48.1). Em pacientes com fraturas sacrais, a síndrome da cauda equina pode estar parcial ou completamente presente. Hiperestesia e anestesia subsequente ocorrem em uma distribuição em forma de sela na virilha, bem como a fraqueza da flexão plantar do tornozelo, dos músculos isquiotibiais e do glúteo e a diminuição ou ausência de contração do tornozelo. Se as raízes sacrais inferiores são afetadas, o paciente pode sofrer de bexiga neurogênica com incontinência por transbordamento urinário, déficits motor e sensorial nas extremidades inferiores, disfunção do esfíncter anal ou disfunção sexual. Pacientes com déficits neurológicos por fraturas sacrais exigem consulta ortopédica ou neurocirúrgica.

Lesões Ginecológicas

Sangue no introito pode indicar uma lesão uretral, uma fratura pélvica aberta ou uma laceração local sem comunicação com o osso pélvico. A disfunção sexual ou urológica tardia e as complicações gravídicas são comuns após uma lesão pélvica. Uma consulta ginecológica é recomendada para qualquer mulher que tenha sofrido lesão de trato reprodutor associada à fratura pélvica e para todas as mulheres grávidas com fratura pélvica de qualquer tipo.

Lesões Não Pélvicas Associadas

A magnitude de força necessária para romper a pelve geralmente resulta em lesões graves a outros sistemas orgânicos. Entre pacientes que morrem por fratura pélvica, é raro que a fratura seja uma lesão isolada.[13] As lesões associadas em pacientes com fratura pélvica podem contribuir mais para o risco de mortalidade que a lesão pélvica em si.

Apesar que padrões de lesões não pélvicas foram associados com certos padrões de fraturas pélvicas, esses achados não foram consistentemente reportados na literatura. Lesões graves da cabeça, medula, tórax, aorta e abdome podem ocorrer em pacientes com fraturas pélvicas estáveis ou instáveis, e estão associadas a todos os principais mecanismos de lesão pélvica. Por causa das forças envolvidas no diagnóstico de fratura pélvica, deve-se pronta e cuidadosamente avaliar lesões a outros sistemas.

TABELA 48.1
Déficits Neurológicos Previstos em Fraturas Pélvicas ao Nível da Raiz Nervosa

RAIZ NERVOSA	DÉFICIT PREVISTO
L5	Fraqueza – compartimento tibial anterior
	Déficit sensorial – dorso do pé e lateral da panturrilha
S1 e S2	Fraqueza – extensão do quadril, flexão do joelho e flexão plantar
	Déficit sensorial – aspecto posterior da perna, sola e lateral do pé, genitália
S2 a S5	Déficit sensorial do períneo, disfunção sexual, disfunção intestinal e vesical

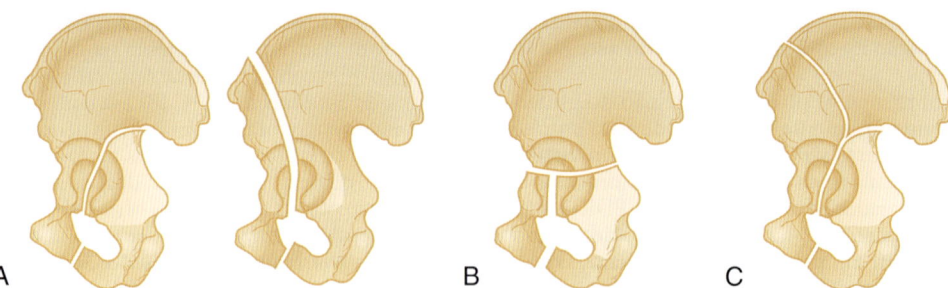

Fig. 48.12. Classificação universal de fraturas acetabulares. **A**, Tipo A: Fraturas de uma coluna ou uma parede, por exemplo, coluna posterior (esquerda) e coluna anterior (direita). **B**, Fraturas transversais (tipo T) em ambas as colunas, mas, por definição, deixando um fragmento da articulação preso ao ílio proximal e então ao esqueleto axial. **C**, Tipo C: Fratura das duas colunas do acetábulo. Nenhuma porção da superfície articular permanece ligada ao esqueleto axial porque a fratura de ambas as colunas do ílio são proximais à articulação. (De Tile M: Fractures of the pelvis and acetabulum, ed 3, Philadelphia, 2003, Lippincott, Williams & Wilkins).

QUADRO 48.4
Classificação de Fraturas Acetabulares

Tipo A: Fraturas de uma das colunas do acetábulo (coluna anterior ou posterior)

Tipo B: Fraturas transversas (Tipo T) de ambas as colunas anterior e posterior; uma porção do acetábulo permanece ligada ao ílio proximal.

Tipo C: Fraturas transversas (Tipo T) de ambas as colunas anterior e posterior; nenhuma porção acetabular permanece ligada ao esqueleto axial.

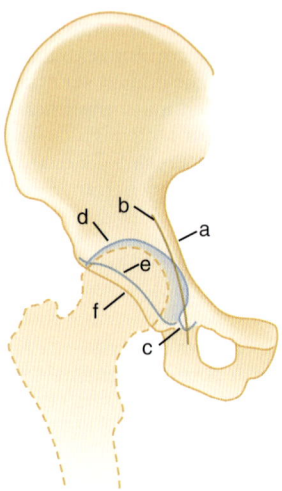

Fig. 48.13. Desenho esquemático da anatomia radiográfica do acetábulo na projeção pélvica anteroposterior. *a*, Linha (ilíopúbica) arqueada; *b*, linha ilíoisquiática; *c*, U radiográfico ou gota de lágrima causada pela sobreposição da superfície parasagital do ílio na porção anteroinferior do acetábulo; *d*, teto acetabular; *e*, rebordo anterior do acetábulo; *f*, rebordo posterior do acetábulo. (Desenho refeito de Rogers LF, Novy SB, Harris NF: Occult central fractures of the acetabulum. Am J Roentgenol 124:98, 1975).

Fraturas Acetabulares

Dor e incapacidade de suportar peso são as principais queixas associadas às fraturas acetabulares. No exame clínico, a dor na região do quadril com percussão do calcanhar do pé ou com pressão média aplicada ao trocânter maior pode indicar a presença de uma fratura acetabular. O nervo ciático geralmente é lesionado na presença de uma lesão neurológica. Um mecanismo comum de lesão acetabular é a chamado "lesão do painel", causado pelo choque do joelho ao painel do veículo durante uma súbita desaceleração, conduzindo a cabeça do fêmur em direção ao acetábulo. Como resultado, uma fratura ou luxação concomitante da patela (ou ambas) são comuns.

As fraturas acetabulares são classificadas em três tipos (Fig. 48.12 e Quadro 48.4).

O tipo de fratura A é subdividido em lesões de coluna (ou parede) anterior e posterior. As fraturas de coluna posterior são as lesões acetabulares mais comuns e geralmente causadas por um forte impacto ao joelho flexionado (p. ex., lesão do painel) – a força é transmitida fêmur acima até o acetábulo posterior. A luxação posterior do quadril está geralmente associada com a fratura da borda posterior do acetábulo, que pode resultar em uma articulação de quadril instável, levando à luxação recorrente. A luxação posterior do quadril está geralmente associada com uma lesão do nervo isquiático secundária. A coluna anterior do acetábulo é geralmente lesionada quando uma fratura do ramo superior atinge a porção inferior da coluna anterior.

As fraturas do tipo B envolvem ambas as colunas anterior e posterior, porém uma porção do acetábulo permanece ligada ao íleo. Quando as colunas são divididas, a lesão é referida como uma *fratura transversa (tipo T)*. A fratura tipo T tem o pior prognóstico devido à dificuldade de se conseguir uma redução anatômica aberta.

As fraturas tipo C são fraturas de duas colunas do acetábulo, com nenhuma superfície articular permanecendo ligada ao esqueleto axial. Essas fraturas aparecem prontamente em radiografias simples como resultado da ruptura do osso ilíaco.

A avaliação de uma radiografia pélvica anteroposterior deve focar na distorção das linhas ilioisquiática e ilíopectínea, assim bem como nos rebordos anterior e posterior do acetábulo (Fig. 48.13). As fraturas dos ramos devem ser avaliadas para a possível extensão ao acetábulo. Quando imagens simples são utilizadas, a incidência oblíqua do acetábulo (projeção de Judet) pode auxiliar na visualização das colunas posterior e anterior. A TC é o exame de imagem de escolha para visualizar fraturas acetabulares e, quando necessário, para planejamento cirúrgico. Uma fratura de acetábulo geralmente resulta de um mecanismo de alta energia, consequentemente, pacientes com fraturas acetabulares podem ter hemorragia significativa necessitando de transfusão sanguínea. Pacientes com fraturas acetabulares precisam passar por um ortopedista no departamento de emergência.

Fraturas de Cóccix

As fraturas de cóccix são causadas por uma queda estando sentado ou receber um chute nesta área do corpo. O osso também pode ser fraturado durante o nascimento. O exame físico revela sensibilidade local na palpação da prega glútea cranial ao ânus. O EDR pode incitar dor e permite detectar a movimentação anormal do cóccix. Normalmente, a extremidade do cóccix movimenta-se 30° anteriormente e 1 cm lateralmente. Se o deslocamento é detectado durante exame retal, as tentativas de redução não são recomendadas.

A confirmação radiográfica de uma fratura coccígea geralmente não é necessária. As fraturas com desvio geralmente são observadas na projeção lateral, porém o diagnóstico é evidente no exame físico. As fraturas sem desvio podem ser difíceis de identificar radiograficamente. Raramente o conhecimento adquirido de estudos radiográficos altera a terapia de uma forma que justifique a exposição da pelve à radiação, especialmente em mulheres.

O tratamento da fratura coccígea consiste em limitar atividade (atividade limitada pela dor), emolientes fecais, analgesia não opioide e banhos quentes, se eles são sintomaticamente úteis. Assim que a atividade é aumentada, manobras que minimizem o desconforto incluem o uso de almofada inflável em forma de rosca para sentar, sentar alternadamente de cada lado da nádega, curvando-se para deslocar o peso corporal mais anteriormente e sentar-se em uma cadeira dura ao invés de uma macia, pois em uma macia a tendência é afundar e distribuir o peso para o cóccix. Por causa das forças musculares contínuas no fragmento ósseo, a cicatrização é lenta, e os pacientes devem ser informados que o desconforto persistirá de 4 a 8 semanas. Se a incapacidade grave persiste, uma consulta ortopédica é indicada para considerar uma injeção de esteroide local ou possível coccigectomia. Coccidinia também pode ocorrer sem fratura e é causada por trauma durante o parto; postura defeituosa; herniação do disco intervertebral na linha média (devido ao prolongamento da dor causada por irritação da dura-máter); artropatia da faceta lombar; compressão das primeiras, quartas e quintas raízes sacrais; neuralgia decorrente de plexopatia sacral ou neuropatia sacrococcígea; infecções e tumores locais.

ASPECTOS CLÍNICOS

Histórico

Compreender o mecanismo de lesão é um importante meio de determinar o risco de um paciente ter uma fratura pélvica e, se presente, seu padrão e gravidade. Lesões de baixa energia (p. ex., quedas da altura do solo) resultam tipicamente em fraturas pélvicas estáveis; pacientes que sofreram lesões de alta energia (p. ex., CVA, quedas de grande altura) são de risco para padrões de fratura pélvica instável, bem como lesões associadas a outros sistemas orgânicos.

Determinar a direção das forças aplicadas à pelve também podem dar importantes pistas para os tipos de lesão sofrida. As forças anteroposteriores (p. ex., CVAs de frente) podem causar fraturas pélvicas em "livro aberto". As forças laterais (p. ex., colisões com impacto lateral) podem romper os ligamentos posteriores; entretanto, o assoalho pélvico geralmente permanece intacto. Fraturas de cisalhamento vertical (p. ex., quedas de altura) podem romper os ligamentos posteriores e assoalho pélvico, causando instabilidade grosseira da pelve.

A idade é uma importante consideração em pacientes com fratura pélvica. Quando comparados aos seus colegas mais jovens, pacientes idosos têm menor densidade óssea, o que torna as fraturas mais fáceis, aumenta a probabilidade de hemorragia, aumenta a morbidade e mortalidade associadas às fraturas pélvicas, maior comorbidade e piores desfechos após ressuscitação aguda devida à hipotensão.

Exame Físico

À inspeção, a rotação da crista ilíaca indica uma grave fratura pélvica. O discrepante comprimento das pernas sugere uma lesão do quadril ou migração cranial de uma hemipelve instável. A inspeção cuidadosa da pele e dobras cutâneas é necessária para identificar fraturas abertas. Hematoma ou equimose perineal ou genital pode ser observado(a), e se muitas horas se passaram desde a lesão, equimose na área periumbilical (Sinal de Cullen), nos flancos (sinal de Grey Turner), ou sobre o ligamento inguinal (sinal de Fox), ou hemorragia retroperitoneal pode estar presente. A cuidadosa palpação do anel pélvico, buscando um ponto sensível, é indispensável; a palpação começa anteriormente à sínfise e prossegue a ambos ramos púbicos, as espinhas e cristas ilíacas, e, finalmente, ao sacro e articulações sacroilíacas posteriormente. A dor presente em qualquer um desses locais é um importante indicador de leão do anel pélvico em pacientes alertas sem lesões que chamem mais atenção.

A manipulação da pelve durante o exame físico é essencial para ajudar a determinar estabilidade, mas a pressão aplicada de início deve ser suave e aumentar progressivamente, desde que o paciente não relate dor. Movimentos bruscos (p. ex., uma vigorosa pressão descendente sobre as espinhas ilíacas anterosuperiores) para avaliar a estabilidade rotacional do anel pélvico deve ser estritamente evitado, porque isso tem potencial para romper qualquer coágulo de sangue que possa existir ao redor de uma fratura local e pode, portanto, piorar a hemorragia. A instabilidade interna deve ser verificada por compressão bilateral das asas ilíacas antes da estabilidade externa para minimizar o risco de abertura da pelve e causar mais sangramento interno.

O pênis deve ser ordenhado para a examinar a presença de sangue no meato. O EDR, uma vez que é um dispositivo para avaliar trauma pélvico, não é suficientemente sensível ou específico para guiar o diagnóstico de lesão uretral ou pélvica (Cap. 40).[14] O EDR permite avaliar a sensibilidade e o tônus esfincteriano na lesão medular e a presença de sangue, indicando possível ruptura da mucosa. O exame especular da vagina deve ser realizado para avaliar uma fratura exposta em mulheres identificadas com fratura por exames de imagem. Se a intervenção cirúrgica está planejada, este exame que pode ser desconfortável e angustiantes, é adiado para o centro cirúrgico. Como é possível criar iatrogenicamente uma fratura exposta através da parede vaginal ou retal, o EDR e o exame vaginal devem ser cuidadosamente realizados, especialmente em pacientes inconscientes que não conseguem localizar a dor. O examinador deve estar atento quando estiver realizando estes exames que as espículas ósseas podem lacerar seu dedo. A urina extravasada pode ser detectada no escroto ou nos tecidos subcutâneos do pênis, vulva ou parede abdominal. A presença e a qualidade do pulso nos membros inferiores devem ser avaliadas, assim como sensibilidade, força e reflexo tendinoso profundo.

DIAGNÓSTICO DIFERENCIAL

A dor pode ser referida em múltiplas regiões. Uma história detalhada e um exame físico irão com frequência elucidar a causa da dor do paciente. As causas de dor pélvica após trauma estão apontadas na Tabela 48.2. Os exames completos das costas, abdome e extremidades inferiores são necessários para excluir dor referida e associada a outras lesões.

EXAMES DIAGNÓSTICOS

Radiologia

Radiografia simples

As radiografias de rotina da pelve não são necessárias após trauma contuso se o paciente for assintomático, estiver acordado, alerta e tiver achados normais no exame físico pélvico, incluindo ausência de dor ou desconforto à compressão lateral e anteroposterior e à pressão direta aplicada à sínfise púbica.[15] Entretanto, a radiografia simples anteroposterior é indicada em pacientes com

TABELA 48.2

Causas de Dor Pélvica

CAUSAS NÃO TRAUMÁTICAS	CAUSAS TRAUMÁTICAS
• Apendicite	• Fratura acetabular
• Câncer de cólon	• Dor nas costas
• Constipação	• Fratura femoral
• Cistite	• Hérnia de disco
• Diverticulite	• Fratura de quadril
• Gravidez ectópica	• Tensão/distensão muscular
• Endometriose	• Fratura pélvica
• Mioma	• Distensão do tendão/ligamentos
• Doença inflamatória intestinal	• Fratura vertebral
• Obstrução intestinal	
• Aborto espontâneo	
• Nefrolitíase	
• Doença inflamatória pélvica	
• Prostatite	
• Ruptura de cisto ovariano	
• Torção ovariana/testicular	

mecanismos de lesão graves, tais como: CVM, atropelamento de pedestre por veículo motor ou queda superior a 3 metros, que são sintomáticos ou cujo exame fica comprometido pela redução do nível de consciência ou por outras lesões que chamam mais atenção.

Na radiografia anteroposterior, a sínfise púbica normalmente não mede mais que 0,5 cm, e um pequeno deslocamento (1 ou 2 mm) do ramo púbico direito ou esquerdo é normal.[7] A sobreposição na região da sínfise púbica é anormal e resultado de uma grave lesão por esmagamento. Normalmente a articulação sacroilíaca mede aproximadamente 2 a 4 mm.[7]

Na incidência anteroposterior, o grau de rotação pélvica causado pela técnica e pelo posicionamento podem ser julgados pela presença de assimetria no tamanho e formato do forame obturado direito e esquerdo e das asas ilíacas. A diástese da articulação sacroilíaca também causa aparência assimétrica do forame obturado e das asas ilíacas. Se há deslocamento para rotação externa, a asa ilíaca afetada parecerá maior e a espinha ilíaca anterior mais proeminente.[7] A fratura de avulsão do quinto processo transverso lombar pelo ligamento íliolombar geralmente acompanha uma ruptura de articulação sacroilíaca ou uma fratura sacral vertical e é uma valiosa pista de lesões do arco posterior (Fig. 48.10 e Quadro 48.3).[7]

Vários estudos mostram que a radiografia pélvica simples tem sensibilidade e especificidade insuficientes para identificar ou excluir definitivamente fraturas pélvicas, e a radiografia simples geralmente não é necessária quando se planeja uma avaliação de TC abdominopélvica.[16,17] Em particular, as fraturas sacrais e as rupturas da articulação sacroilíaca não são bem visualizadas na projeção anteroposterior. Entretanto, a adição de projeções da entrada (inlet) e da saída (outlet) pélvica aumentam a sensibilidade e especificidade das radiografias simples na detecção de fratura pélvica significativa (Fig. 48.14) e a ruptura da articulação sacroilíaca deve ser considerada em todos os pacientes com presumível fratura estável do anel pélvico anterior com qualquer queixa de dor pélvica posterior para os quais o exame de TC prontamente realizado.

Quando os pacientes são instáveis demais para se submeterem à TC, ou quando há choque hemorrágico significativo no contexto de suspeita clínica de fratura pélvica, a radiografia anteroposterior pélvica é útil para avaliar as lesões pélvicas que na maioria das vezes estão associadas a importante perda sanguínea e que podem exigir intervenção urgente.[18] Os achados que indicam a necessidade de transfusão incluem uma fratura em "livro aberto" ou o deslocamento de 0,5 cm ou mais em qualquer local de fratura do anel pélvico em combinação com deslocamento da sínfise púbica, fratura do anel obturado com deslocamento, ou deslocamento vertical óbvio da pelve posterior. Portanto, a radiografia simples pode ser um teste vital em pacientes instáveis, com suspeita de fratura pélvica instável no exame clínico, ou naqueles em que a TC não pode ser imediatamente realizada, e pode alertar o médico para a necessidade de cirurgia, angiografia ou outra conduta definitiva para hemorragia pélvica.

Tomografia Computadorizada

A TC é o exame de imagem de escolha para avaliar as lesões pélvicas. A TC fornece informação detalhada sobre o arco posterior e deformidades rotacionais que indicam que a estabilidade relativa do anel pélvico; além disso, o acetábulo, que pode ser de difícil visualização nas radiografias simples, é bem visualizado na TC. E, ainda, a TC abdominopélvica fornece informações detalhadas sobre lesões concomitantes a órgãos abdominais, o que ajuda no planejamento da laparotomia, fixação externa da pelve, angiografia e manejo ortopédico definitivo. Existe controvérsia se todos os pacientes de alto risco devem ser submetidos à "varredura panorâmica", que é a imagem de TC da cabeça, pescoço, peito, abdome e pelve, ou se um método seletivo é melhor, usando as indicações clínicas para orientar a TC. Os defensores da imagem panorâmica argumentam que uma varredura seletiva em pacientes com trauma de alta energia leva a elevadas falhas diagnósticas que alteram o tratamento.[19] Entretanto, ainda que a TC específica perca algumas lesões, menos de 5% dessas lesões não diagnosticadas exigem uma mudança no plano de tratamento.[20] O pedido de imagem deve ser baseado na avaliação do paciente na baia de reanimação, levando em conta o mecanismo de lesão, o estado hemodinâmico e a suspeita de lesão no exame físico. Alguns pacientes precisarão de uma varredura completa, mas fazer essa quantidade de exames de imagem em todos os pacientes que atendem a certos critérios globais resulta em uma exposição à radiação, uso de recurso e despesa desnecessários. Em geral, os protocolos dos exames de TC são baseados nas preferências institucionais, algumas delas baseadas em literatura. O exame de imagem de um paciente politraumatizado é discutido no Capítulo 33.

A menos que o paciente necessite uma intervenção cirúrgica imediata, é recomendado que a TC seja usada para avaliar todos os pacientes com mecanismos de lesão de alta energia se a fratura pélvica for uma suspeita ou foi confirmada em radiografia simples; isso ajudará a delinear a lesão.

Avaliação da Hemorragia

Hemorragia é a complicação direta mais devastadora da fratura pélvica. Nos casos originais de lesões pélvicas de alta energia usados para formular seu sistema de classificação, Burgess et al. encontraram uma média de 14,8 transfusões sanguíneas no grupo de compressão anteroposterior, 9,2 no grupo de cisalhamento vertical e 3,6 no grupo de compressão lateral. A correlação entre necessidade de transfusão e tipo de fratura pélvica foi confirmada em outros estudos que demonstram que os padrões de fratura instável aumentam a necessidade de transfusão e o risco de morte.

As principais hemorragias pélvicas resultam de lacerações da rede vascular que irriga a pelve no espaço retroperitoneal. A hemorragia pélvica é geralmente de origem venosa; um peritônio intacto pode ajudar a conter ou tamponar um hematoma retroperitoneal. Entretanto, é possível que a hemorragia se estenda além do retroperitônio e continue em direção à parede abdominal anterior ou através do peritônio para cavidade abdominal. A hemorragia também pode ter origem medular nos locais de fratura.[21] Finalmente, coagulopatia pode levar à hemorragia retroperitoneal persistente e deve ser considerada quando o paciente não responde à reposição de fluidos e sangue.

A combinação entre hemorragias pélvica e intra-abdominal está associada a resultados devastadores. Uma importante lesão pélvica está associada a lesões intra-abdominais em mais de um terço dos casos, particularmente o fígado e o baço. Nos pacientes com fratura

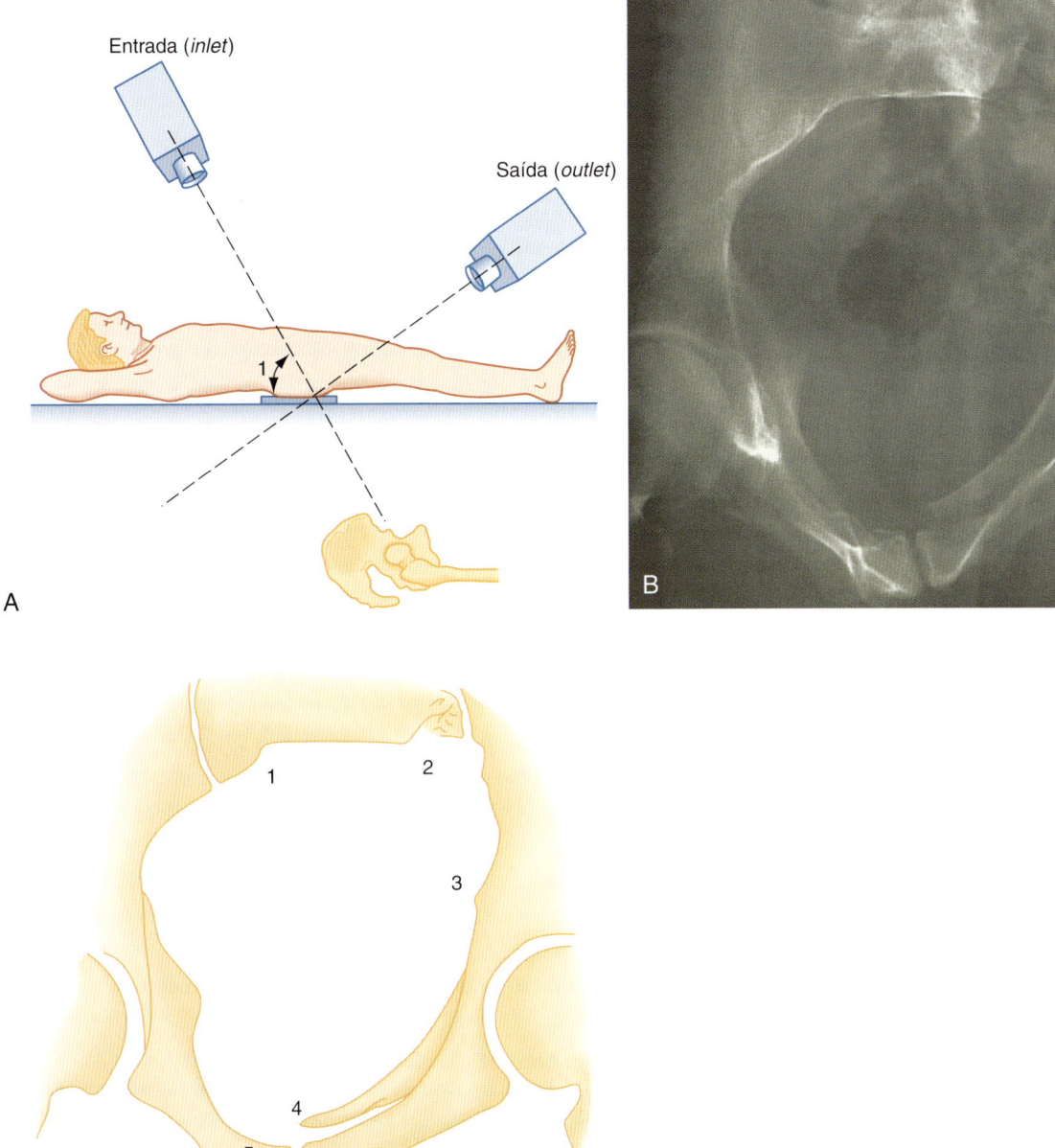

Fig. 48.14. A, projeções de entrada (*inlet*) e saída (*outlet*). A projeção de entrada forma um ângulo de 60° do eixo da cabeça aos pés; a projeção de saída forma um ângulo de 30° na direção oposta. Ambas as vistas podem ser obtidas com uma máquina portátil se necessário. Lesões do sacro e da articulação sacroilíaca geralmente são de difícil visualização apenas com a projeção anteroposterior. As três projeções juntas permitem identificar todas as lesões virtualmente significativas da pelve. **B**, A saída da pelve está bem visível nesta radiografia de uma fratura de cisalhamento vertical unilateral com deslocamento cefálico e posterior da hemipelve esquerda. **C**, Esquema de fratura de cisalhamento vertical unilateral. *1*, Asa sacral normal do lado direito; *2*, asa sacral esquerda está alterada por causa da fratura vertical, e o deslocamento cefálico e posterior desta hemipelve é mostrado por esta projeção de entrada; *3*, espinha isquiática à esquerda está parcialmente encoberta por gás intestinal, mas está localizado mais cranialmente comparado à espinha direita por causa do deslocamento cefálico da hemipelve esquerda; *4*, ramo púbico esquerdo superior com deslocamento cefálico; *5*, a incidência de entrada é realizada em direção aos ramos púbicos superior e inferior, que estão sobrepostos e impedem a visualização do forame obturador.

pélvica em estado de choque, é importante estabeler prontamente se a hemorragia está acontecendo dentro da cavidade abdominal e, depois, a necessidade de laparotomia. Estratégias diagnósticas para avaliação da hemorragia resultante de fratura pélvica incluem lavado peritoneal diagnóstico (LPD), ultrassom e TC. Independentemente de qual for a escolhida, a laparotomia desnecessária deve ser evitada a todo custo, pois uma exploração abdominal negativa está associada com uma maior taxa de mortalidade em pacientes hemodinamicamente instáveis com fraturas pélvicas.

Lavado Peritoneal Diagnóstico

LPD, uma vez totalmente aceito como um meio preciso de se estabelecer a presença de hemorragia intra-abdominal, foi amplamente substituído pelo ultrassom e pela TC. Quando o LPD é utilizado, um aspirado peritoneal supraumbilical negativo, sem presença de sangue, indica que a cavidade peritoneal não é a principal fonte de hemorragia ou um contribuinte significativo ao choque hemorrágico. Na ausência de outras fontes hemorrágicas identificáveis, um aspirado peritoneal negativo em um paciente hipotenso e com uma fratura pélvica importante indica hemorragia pélvica.

A aspiração de grande quantidade de sangue sugere hemorragia intra-abdominal importante, e a estabilização pélvica, como indicado, com urgente laparotomia é remomendada em pacientes hemodinamicamente instáveis.

Ultrassom

A avaliação focada com ecografia para trauma (FAST) é o método padrão usado para identificar líquido livre intraperitoneal em pacientes traumatizados. Uma importante ressalva é que o FAST não é útil para avaliar o espaço retroperitoneal, onde geralmente a hemorragia do trauma pélvico ocorre, mas o FAST substituiu completamente o LPD para identificar se o sangramento intraperitoneal é a causa da hipotensão, deixando a pelve como responsável quando o FAST é negativo. Embora um estudo de FAST positivo seja amplamente empregado para decidir se a laparotomia deve ser realizada em pacientes hemodinamicamente instáveis, sua confiabilidade em pacientes com lesão pélvica importante foi questionada. Tem sensibilidade próxima de 80% e especificidade de 95% para a detecção de hemoperitôneo em pacientes com fratura pélvica.[22]

O uso do FAST na avaliação de trauma abdominal por contusão é discutido no Capítulo 39.

Tomografia Computadorizada

A TC é o teste diagnóstico de escolha para detectar lesões pélvicas e intra-abdominal. Ela revela hemorragia nos espaços peritoneal e retroperitoneal. Em muitos casos, a TC com contraste intravenoso pode distinguir um hematoma estável de uma hemorragia das artérias pélvicas em progresso. A presença ou ausência de extravazamento de material de contraste intravenoso na TC da pelve é útil em predizer quais pacientes precisarão de angiografia terapêutica. Entretanto, a ausência de extravasamento não exclui a possibilidade de hemorragia pélvica em progresso. A angiotomografia computadorizada (ATC) pode localizar a hemorragia pélvica ativa e também distinguir hemorragia de origem arterial e venosa.[23,24] Essa distinção pode ter um grande impacto na decisão de se realizar a angiografia terapêutica para hemorragia arterial ativa.

CONDUTAS

Ressuscitação

Pacientes com trauma por contusão e a combinação de fraturas do anel pélvico e choque hemorrágico têm uma taxa de mortalidade de aproximadamente 50% e podem exigir massiva quantidade de hemoderivados. Para pacientes em choque, a ressuscitação é a descrita no Capítulo 33.

Em pacientes com fratura pélvica, alcançar pulso e pressão sanguínea normais com ressuscitação volêmica sozinha no DE pode ser um objetivo impossível. Tais tentativas podem contribuir com o sangramento contínuo e atrasar o tratamento definitivo que pode deter o processo hemorrágico.

O acesso intravenoso dos membros inferiores deve ser evitado em pacientes com fraturas pélvicas graves, porque a infusão de fluidos e hemoderivados pode ser perdida por sangramento venoso para o espaço retroperitoneal.

O Quadro 48.5 detalha os métodos para controlar a hemorragia durante o manejo no DE de pacientes com fraturas pélvicas.

QUADRO 48.5

Fratura Pélvica Associada à Hemorragia: Objetivos na Emergência

1. **Ressuscitação:** Reconheça o paciente em choque hemorrágico e inicie a transfusão durante a fase de ressuscitação.
2. **Reconhecimento:** Perceba que pacientes com lesões de arco posterior têm maior risco de hemorragia pélvica.
3. **Avaliação:** Identifique lesões não pélvicas associadas (especialmente em cabeça, tórax e abdome) que contribuem para o aumento da mortalidade em pacientes com fratura pélvica.
4. **Estabilização:** Envolver a pelve em um lençol ou toalhas apertadas é a maneira mais fácil de imobilização do quadril na emergência. Estabilização por fixação externa ou clamp pélvico C deve ser realizada por cirurgiões ortopédicos.
5. **Controle da hemorragia pélvica:** Angiografia é muito efetiva em tratar a hemorragia pélvica arterial. O tamponamento pélvico durante a laparotomia é outra maneira de conter a hemorragia. As práticas institucionais determinam se uma ou ambas as técnicas são utilizadas.

Controle da Hemorragia

Além da transfusão sanguínea, duas importantes modalidades terapêuticas para controle da hemorragia são a estabilização mecânica da pelve e a embolização angiográfica. Há alguns debates como qual dessas modalidades deve ser realizada antes, e isso baseia-se na viabilidade institucional. Como regra geral, a angiografia com a embolização terapêutica das artérias hemorrágicas é mais efetiva e deve preceder a fixação externa invasiva.

Estabilização da Pelve

Técnicas Não Invasivas. A maneira mais prontamente disponível para estabilizar rapidamente a pelve no DE é com a aplicação de um lençol. Envolvendo firmemente a pelve com um lençol e segurando-o com *clamps* e pode-se reduzir uma fratura em "livro aberto" (Figura 48.15) e a potencial perda de volume por hemorragia pélvica.

Outros dispositivos comerciais de compressão circunferencial foram desenvolvidos para facilitar a estabilização não invasiva da pelve. Estudos com cadáveres sugerem que esses dispositivos são eficazes na redução da pelve em "livro aberto".[25] Pacientes com hemorragia pélvica contínua, tratados com um dispositivo não invasivo, parecem ter o mesmo resultado que aqueles que receberam fixação externa emergencial.

Pacientes com fraturas pélvicas em "livro aberto" são mais propensos a obter benefícios da apertada imobilização da pelve. Essa manobra pode não ser desejável quando as forças de compressão lateral rotacionaram a hemipelve – a forte imobilização poderia, na verdade, piorar o grau de desvio. Além disso, algum critério é necessário para discernir entre envolver a pelve para reduzir o volume de uma pelve externamente rodada ou imobilizar a pelve para reduzir movimentação, especialmente quando o paciente é reposicionado.

Fixação Externa Formal. A fixação externa da pelve é realizada por cirurgiões ortopédicos para prevenir movimentação no local da fratura e controlar a hemorragia. A aplicação de um fixador externo não parece diminuir as taxas de morbidade ou mortalidade, mas pode melhorar o resultado clínico ao limitar a hemorragia e reparar a integridade mecânica.[26] A aplicação de um fixador é um processo que consome tempo, ele não deve ser tentado se isso atrasar tratamentos mais definitivos para hemorragia pélvica, como angiografia ou tratamento de outras origens de grave perda sanguínea. O tempo para aplicação de um fixador

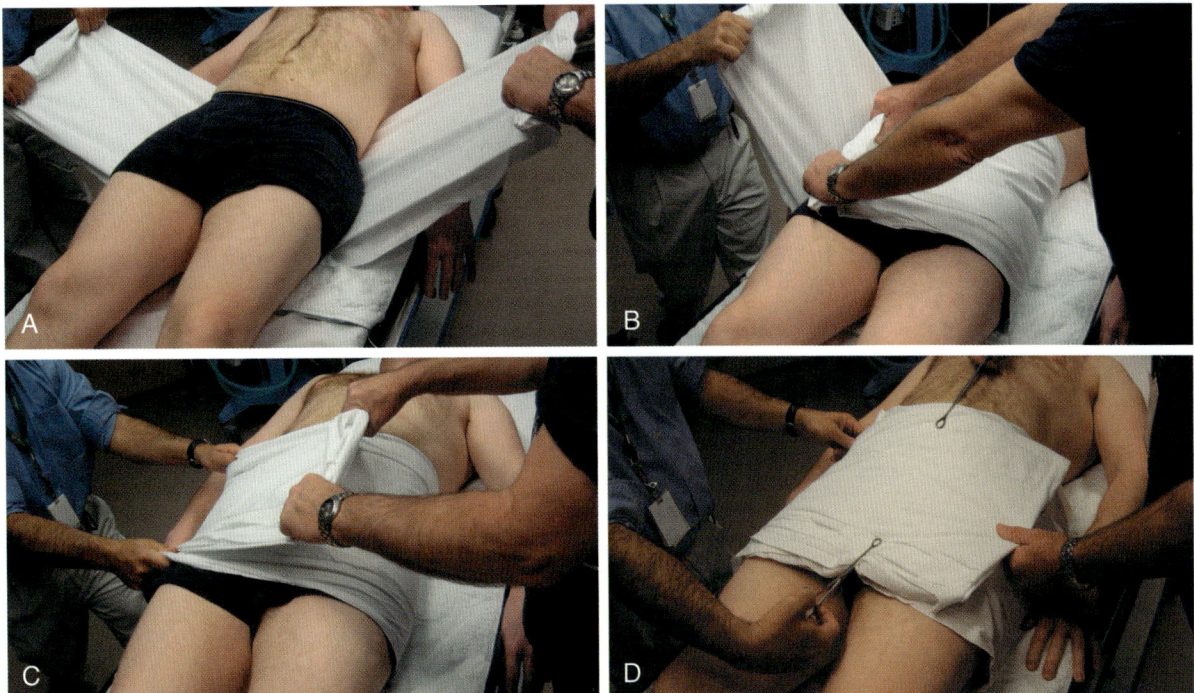

Fig. 48.15. A, um lençol enrolado à pelve é aplicado neste paciente do exemplo. A roupa do paciente deve ser removida antes da aplicação. O lençol é colocado suavemente abaixo da pelve do paciente. As extremidades do lençol são cruzadas de uma maneira anteriormente sobreposta (**B**) e são esticadas (**C**). **D**, os *clamps* fixam o lençol de maneira suave e confortável.

externo precisa ser coordenado entre o chefe do departamento de emergência, o cirurgião de trauma, o cirurgião ortopédico e o radiologista intervencionista. A consulta cirúrgica precoce é necessária para um planejamento eficaz e para a priorização da conduta cirúrgica.

Muitas fraturas anteroposteriores e de compressão lateral estáveis podem ser tratadas definitivamente com um fixador externo. Quando a pelve está verticalmente desviada, a tração com a fixação externa é necessária para reduzi-la, pendendo reparo cirúrgico aberto definitivo. A maioria dos fixadores pode ser montada para permitir acesso cirúrgico conveniente ao abdome e região inguinal.

O modo de fixação invasiva específico depende da instituição e do médico ortopedista ou médico de trauma.

Angiografia e Embolização

Arteriografia e venografia foram avaliados para sua utilidade em conter a hemorragia associada a fraturas pélvicas. Apesar de a hemorragia pélvica ser geralmente de origem venosa, a venografia não é útil no seu controle; a extensa anastomose e as válvulas colaterais de fluxo bidirecional fazem da embolização impraticável. Em contraste, a arteriografia é excelente tanto no diagnóstico como no controle da hemorragia arterial.

A angiografia é indicada quando a hipovolemia persiste em um paciente com uma fratura pélvica importante a despeito do controle da hemorragia por outros meios. Ainda que seja impossível determinar se o sangramento é de origem venosa ou arterial, até que uma angiografia seja realizada, uma resposta inadequada à ressuscitação inicial (definida como falha em manter a pressão sanguínea sistólica acima de 90 mmHg após a administração de duas ou mais bolsas de concentrado de hemácias) e a presença de extravasamento de contraste na TC de admissão são indicativos de sangramento arterial ativo. Apesar de o extravasamento de contraste presente na TC indicar angiografia, a ausência não é suficiente para descartar hemorragia pélvica grave. Ruptura da articulação sacroilíaca, pressão sanguínea sistólica abaixo de 100 mmHg e gênero feminino são preditores para a necessidade de embolização no momento da angiografia.

O momento da angiografia é individual para cada paciente, dependendo das prioridades de tratamento das lesões concomitantes. Rupturas de arco posterior estão associadas à maioria das hemorragias graves; angiografia pode ser considerada em um estágio prévio para pacientes com essa lesão. Se os pacientes são submetidos à angiografia imediatamente do DE ou antes da laparotomia, é importante ter em mente o atraso logístico que geralmente ocorre em mobilizar a equipe de angiografia; portanto, essa intervenção deve ser antecipada o quanto antes. A transferência ao local da angiografia exige mobilizar o pessoal e equipamento necessários para cuidar de um paciente gravemente ferido. Foi relatado o uso de equipamento angiográfico móvel no DE para controlar hemorragia pélvica, essa opção exclui a logística enquanto garante um maior grau de segurança no monitoramento de pacientes durante o procedimento.[27]

O material de contraste para a angiografia é injetado através da artéria femoral do lado menos lesionado ou via extremidade superior. O exame começa acima do nível de bifurcação aórtico e prossegue para ramos seletivos da artéria ilíaca interna (hipogástrica). A embolização transcatéter com molas, espuma ou esferas trombogênicas é utilizada para cessar a hemorragia dos ramos da artéria ilíaca interna.

A embolização é altamente eficaz no controle do sangramento arterial, com menos de 10% dos pacientes necessitando repetir o procedimento devido ao sangramento contínuo. As complicações resultantes de embolização incluem necrose do músculo glúteo, abertura do ferimento cirúrgico, infecções, impotência e necrose da bexiga.[28]

Pacientes Hemodinamicamente Instáveis com Hemorragia Pélvica e Intra-Abdominal

Pacientes com hemorragia pélvica e abdominal têm taxas de mortalidade acima de 40% e requerem atenção especial. Esses pacientes podem ser instáveis demais para passarem por exames de TC. Priorizar a necessidade de laparotomia *versus* angiografia nesses pacientes torna-se um desafio quando a escolha pela laparotomia é baseada na detecção de líquido intra-abdominal via FAST (ou LPD). A realização de uma laparotomia desnecessária em pacientes hemodinamicamente instáveis com fratura pélvica eleva ainda mais sua taxa de mortalidade. Nesses casos, é crucial que o cirurgião geral ou de trauma, o cirurgião ortopédico e o radiologista intervencionista coordenem seus esforços para otimizar o tempo dos procedimentos necessários.

Se é realizado o LPD, a aspiração de grande quantidade de sangue é um forte indicador para laparotomia imediata. O exame de FAST é usado da mesma forma. O FAST positivo indica hemoperitôneo, e é geralmente aceito que se faça a laparotomia antes da angiografia neste caso. Dada a significativa frequência de FAST falso-negativo em pacientes com trauma pélvico, um único FAST negativo não exclui hemorragia intraperitoneal significativa. No entanto, pacientes com choque hemorrágico e FAST negativo em janelas adequadas provavelmente apresentam sangramento proveniente do trauma pélvico. Quando há forte suspeita de hemorragia pélvica concomitante (p. ex., em pacientes com pelve em "livro aberto" grave), é aconselhável que a angiografia seja prontamente realizada após a laparotomia.

No momento da laparotomia, o cirurgião ortopédico determinará se é apropriado colocar um fixador externo. Tamponar a pelve durante a laparotomia é um meio de alcançar hemostasia na hemorragia pélvica.[29,30] Esse foi o mais importante procedimento para tratar hemorragias pélvicas em centros selecionados, a maioria na Europa; isso se tornou amplamente aceito assim que estudos documentaram melhora nas taxas de mortalidade devido ao seu uso.[31] Parte do raciocínio de tamponar a pelve em vez de usar a angiografia decorre do fato de que a hemorragia pélvica é geralmente de origem venosa, para a qual a angiografia e a embolização são menos úteis. Por outro lado, o tamponamento da pelve com compressas deve estancar a hemorragia do plexo venoso posterior. É recomendado que a pelve seja estabilizada antes do tamponamento para que forneça uma estrutura sólida de suporte. Técnicas de imobilização intraperitoneal, retroperitoneal e extraperitoneal foram descritas; os métodos retroperitoneal e extraperitoneal são rapidamente utilizados, mesmo no DE. Uma revisão sistemática do tamponamento pélvico concluiu que, para pacientes com instabilidade hemodinâmica causada por hemorragia pélvica, o tamponamento pode ser usado como uma medida temporária para controle do sangramento até que um tratamento mais específico possa ser iniciado.

A oclusão ressuscitativa por balão endovascular da aorta (REBOA) é outra opção para controlar o sangramento de fraturas pélvicas cujo uso vem crescendo.[32,33] Semelhante ao clampeamento da aorta, esse balão endovascular pode ser colocado na posição infrarenal utilizando a técnica de Seldinger para ocluir a aorta e impedir o sangue de entrar na pelve. Essa técnica é passível fora do hospital ou no DE guiado por ultrassom para a posição final do balão.[34] Vários estudos mostraram melhora da mortalidade em pacientes com choque hemorrágico de lesões não compressivas do tronco e pélvicas.[35-38] A técnica está associada ao risco de lesão vascular e isquemia dos membros, assim está restrita a casos muito graves, semelhante ao que é observado com o clampeamento da aorta.[32,37] Com treinamento, o REBOA pode ser uma ponte segura para se obter estabilidade hemodinâmica até que um controle hemorrágico mais definitivo seja obtido no centro cirúrgico ou na sala de angiografia.[39]

ENCAMINHAMENTO

O encaminhamento do paciente depende se a fratura é ou não considerada estável, e se há outras lesões ou doenças significativas. A maior parte dos pacientes com fraturas estáveis (p. ex., fratura do ramo púbico, fratura da asa ilíaca menor) pode ser liberada para casa com analgésicos adequados e com muletas ou bengalas, conforme necessário, para ajudar na sustentação do peso. Pacientes com fraturas do cóccix e sacral estáveis podem utilizar um travesseiro em formato de rosca que distribui seu peso nas nádegas e longe do local de fratura quando sentados.

Pacientes com fraturas instáveis, comprometimento hemodinâmico ou com lesões significativas associadas devem ficar internados. A conduta no departamento de emergência consiste em estabilizar a fratura, tratar de qualquer lesão com risco de vida e conseguir sua internação ou transferência para um hospital ou serviço que possa oferecer cuidados definitivos.

CONCEITOS-CHAVE

- As lesões do anel pélvico mais graves, causadas por impacto de alta energia, são (1) fraturas por compressão anteroposterior (fratura em "livro aberto"), (2) fraturas de cisalhamento vertical e (3) fraturas com desvio significativo. Essas lesões estão associadas a maiores hemorragias e necessidade de transfusão.
- A lesão pélvica é um marcador de lesões graves em outros sistemas orgânicos. A maioria dos pacientes que morre após sofrer uma fratura pélvica têm múltiplos traumas.
- O exame cuidadoso do períneo e nádegas, assim como o exame digital do reto e vagina, são necessários ao diagnóstico de fraturas abertas.
- A tomografia computadorizada (TC) é o exame de imagem de escolha ao diagnóstico de fratura pélvica e lesões intra-abdominais concomitantes em pacientes estáveis o suficiente para se submeterem a esse exame. A TC auxilia no estabelecimento de prioridades cirúrgicas e no planejamento de cuidados ortopédicos definitivos. O significado do extravasamento de contraste durante a TC é objeto de pesquisa em andamento a respeito da capacidade de distinguir entre fontes arteriais e venosas de hemorragia pélvica.
- Em pacientes hemodinamicamente instáveis, que não podem se submeter à TC, a radiografia anteroposterior geralmente revela graves fraturas pélvicas que causam grande hemorragia pélvica, informação suficiente para realizar uma estabilização pélvica, se indico.
- A combinação de fratura do arco posterior com hipotensão está associada com taxas de mortalidade de aproximadamente 50%.
- A ressuscitação precoce com hemoderivados é recomendada em pacientes com suspeita de hemorragia pélvica ativa.
- Os hospitais de trauma devem ter protocolos e mecanismos institucionais para antecipar o tratamento de hemorragia pélvica. As opções de tratamento incluem angiografia e embolização, tamponamento pélvico, fixação invasiva, ou qualquer combinação dessas terapias.
- Pacientes instáveis com FAST positivo e fratura pélvica devem ser tratados com laparotomia, estabilização pélvica e possível tamponamento pélvico, e depois angiografia.
- Pacientes instáveis com FAST negativo e fratura pélvica devem ser tratados com estabilização pélvica (p. ex., uma atadura pélvica) e angiografia, e depois repetir o FAST e realizar uma laparotomia se eles permanecerem instáveis.
- Fraturas em "livro aberto" devem ser comprimidas internamente com uma atadura pélvica ou lençol para reduzir o tamanho do quadril, a menos que as forças de fratura tenham rotacionado internamente a hemipelve, pois isso poderia causar um aumento no diâmetro pélvico.

AGRADECIMENTOS

O manuscrito foi copiado e editado por Linda J. Kesselring, MS, ELS, o técnico editor/escritor do Departamento de Emergência da University of Maryland School of Medicine. Agradecemos a Stephen B. Choi e A. Adam Cwinn por seus trabalhos neste capítulo da edição anterior.

As referências para este capítulo podem ser encontradas on-line no website Expert Consult associado à obra.

CAPÍTULO 49
Femur and Hip

Michael K. Abraham | Michael C. Bond

Conteúdo disponível on-line em inglês.

CAPÍTULO 50
Knee and Lower Leg

Daniel J. Pallin

Conteúdo disponível on-line em inglês.

CAPÍTULO 51
Ankle and Foot

Nicholas G.W. Rose | Thomas J. Green

Conteúdo disponível on-line em inglês.

SEÇÃO TRÊS
Lesões de Tecido Mole

CAPÍTULO 52

Princípios do Tratamento de Feridas

Barry C. Simon | H. Gene Hern, Jr.

PRINCÍPIOS

As metas do tratamento de emergência de feridas são restaurar a função, reparar a integridade tecidual, recuperando a força tênsil da ferida e objetivando uma aparência estética ótima, além de minimizar o risco de infecção. O risco de infecção depende da localização, mecanismo, características do paciente e cuidado. O risco para uma ferida facial limpa produzida por incisão é inferior a 1%, mas pode ser superior a 20% em uma ferida contaminada produzida por esmagamento em um membro inferior. A infecção da ferida geralmente resulta em atraso da cicatrização, diminuição na força tênsil e resultado estético precário. Esses fatos destacam a necessidade de tratar as feridas com cuidados de alta qualidade. O conhecimento sobre biologia da cicatrização de feridas e os aspectos técnicos do tratamento delas facilitam o manejo emergencial dos pacientes.

Os emergencistas também devem estar cientes do risco médico-legal associado às lesões de partes moles, incluindo as lesões na mão. As queixas relacionadas com feridas constituem a quarta causa mais comum de queixas de negligência contra emergencistas. A falha em perceber um corpo estranho, a infecção da ferida e lesão tendíneas ou nervosas não detectadas são as complicações que mais frequentemente levam às reclamações.

Anatomia da Pele e da Fáscia

O conhecimento sobre anatomia da pele propicia um melhor entendimento dos conceitos e das técnicas de fechamento de feridas. A pele é um órgão complexo que protege o corpo contra a invasão bacteriana e assegura a termorregulação. A pele também ajuda a regular o conteúdo de água e a registrar estímulos sensoriais.

A pele e a fáscia variam quanto à espessura, de 1 a 4 mm, dependendo da parte do corpo. A epiderme, camada mais externa, tem várias camadas celulares de espessura. As partes mais importantes da epiderme são o estrato germinativo (camada basal), onde novas células são originadas, e o estrato córneo, camada celular mais externa que confere à pele sua aparência estética. A camada de pele diretamente abaixo da epiderme é a derme. A derme, que é muito mais espessa que a epiderme, é composta primariamente de tecido conjuntivo. A derme é a camada essencial para a cicatrização definitiva das feridas cutâneas. A cicatrização ótima e a mínima formação de cicatriz dependem da remoção de debris e tecido desvitalizado da derme. Além disso, a derme serve para ancorar suturas percutâneas ou subcutâneas.

A fáscia superficial repousa diretamente abaixo da derme e engloba o tecido adiposo subcutâneo. O espaço deve ser irrigado e debridado para diminuir o risco de infecção. A fáscia profunda repousa abaixo do tecido adiposo e consiste em uma bainha forte, de cor esbranquiçada, que cobre e protege os músculos subjacentes, além de ajudar a prevenir a disseminação da infecção superficial para os tecidos mais profundos. A fáscia profunda deve ser reparada, para preservação de seus papéis protetor e funcional.

Biologia da Ferida

A cicatrização normal de feridas consiste em uma sequência bem coreografada de eventos biológicos. É descrita como um processo ordenado, mas na verdade representa múltiplos fenômenos que ocorrem simultaneamente. Esses eventos incluem coagulação, inflamação, metabolismo do colágeno, contração da ferida e epitelialização. A manutenção do equilíbrio entre esses eventos é essencial para a cicatrização normal. O atraso em qualquer um dos estágios pode resultar em diminuição da força tênsil e deiscência. Prolongar segmentos do processo pode afetar a aparência final da cicatriz.

Logo após a alteração da integridade tecidual, o processo de coagulação é iniciado. As plaquetas liberam fatores que iniciam e intensificam a resposta das células inflamatórias. A permeabilidade capilar aumenta para permitir que os leucócitos migrem para a ferida. Neutrófilos e monócitos têm efeito de captura e eliminam debris e bactérias da lesão. Os monócitos se transformam em macrófagos que parecem exercer papel importante nos fenômenos de cicatrização subsequentes. Além de conferirem defesa à ferida, os macrófagos liberam substâncias quimiotáticas, sinalizando para outros monócitos com o intuito de estimular a replicação de fibroblastos e desencadear a neovascularização.

O colágeno é a principal proteína estrutural da maioria dos tecidos do corpo. O reparo tecidual normal depende da síntese, deposição e ligação cruzada de colágeno. Fibroblastos sintetizam e depositam compostos de colágeno 48 horas após a lesão. O colágeno imaturo é altamente desorganizado, por ter consistência do tipo gel.

Após uma série de processos enzimáticos, fibrilas características são produzidas. Ligações cruzadas intermoleculares subsequentes são responsáveis por uma parte significativa da força da fibrila de colágeno. Esse processo depende de ácido ascórbico e lactato tecidual, estando também relacionado à pressão parcial de dióxido de carbono arterial tecidual. Na ausência de vitamina C, não há ativação de prolil e lisil hidroxilase, por consequência, não há transferência de oxigênio para prolina nem para lisina. O colágeno sub-hidroxilado é produzido e as fibras colágenas típicas não se formam, fazendo com que a cicatrização da ferida seja precária e os capilares, frágeis. Sem oxigênio para hidroxilar prolina e lisina, uma condição local semelhante ao escorbuto tende a se desenvolver.

Sob condições normais, a síntese de colágeno atinge o pico por volta do sétimo dia, coincidindo com aumentos significativos na força tênsil. A ferida em cicatrização alcança a maior massa em 3 semanas, mas se remodela no decorrer dos próximos 6 a 12 meses. Entretanto, a ferida atinge menos de 15-20% de sua força final em 3 semanas, e apenas 60% aos 4 meses.

A contração da ferida é o movimento da pele de espessura integral na direção do centro do defeito cutâneo. Imediatamente após a lesão, as bordas da ferida se retraem e aumentam o tamanho do defeito. A tensão na pele normal ao longo das linhas de tensão mínima é responsável por essa retração (Figs. 52.1 e 52.2). As feridas perpendiculares às linhas são submetidas a mais tensão e resultam em uma cicatriz maior.

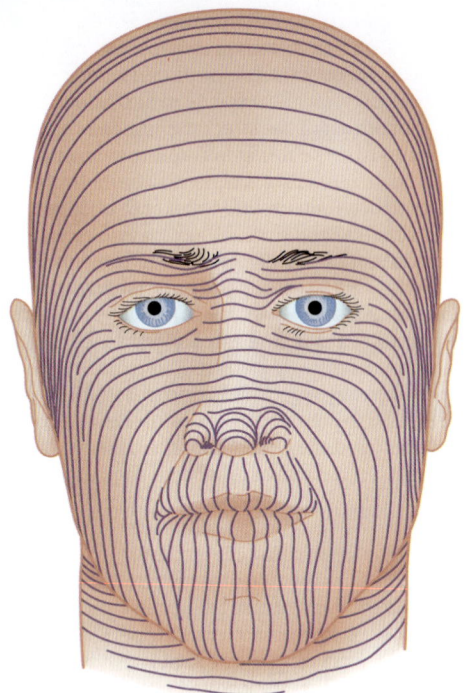

Fig. 52.1. Linhas de tensão cutâneas na face. As incisões ou lacerações paralelas a essas linhas são menos susceptíveis a criar cicatrizes amplas, do que aquelas perpendiculares às linhas. (Adaptado de Simon R., Brenner B.: Procedures and techniques in emergency medicine, Baltimore, 1982, Williams & Wilkins; como publicado em Trott A: Wounds and lacerations: emergency care and closure, ed 2, St Louis, 1997, Mosby.)

Durante os próximos 3-4 dias, o tamanho da ferida diminui, conforme suas bordas se movem rumo ao centro. Esse fenômeno independe de epitelização e dispensa a presença de colágeno para que possa ocorrer. Esse processo é considerado benéfico para a cicatrização e não deve ser confundido com a contratura que resulta do encurtamento da cicatriz.

A contratura se torna mais evidente quando o processo de cicatrização normal é prolongado. O efeito é uma cicatriz hipertrófica desfigurante. Otimizar a duração da fase inflamatória e minimizar a tensão na ferida ajuda a produzir uma cicatriz mais "atraente".

A epitelialização é um mecanismo no processo de cicatrização pelo qual as células epiteliais migram ao longo da ferida. A mitose se inicia na borda da ferida, perto da camada celular basal, algumas horas após a lesão. A presença de tecido desvitalizado ou outros debris impedem esse processo. Quando uma ferida é devidamente limpa, debridada e mantida úmida e protegida, a epitelialização segue em velocidade máxima.

Em uma laceração cirurgicamente reparada, a epitelialização conecta as bordas em 48 horas. O novo tecido se espessa e cresce descendentemente, para, em 5 dias, começar a mostrar semelhança com as características estruturais de camadas da epiderme não lesada. Ao mesmo tempo, a formação de queratina afrouxa a crosta sobrejacente.

Propriedades Biomecânicas da Pele

A elasticidade da pele, advinda das fibras colágenas, resulta em várias forças cutâneas, também chamadas de linhas de tensão. Essas forças estáticas podem variar em mais de cinco vezes entre as áreas de superfície cutânea corporal, porém a tensão estática de uma determinada área de pele permanece constante. Essas forças estáticas são demonstradas clinicamente pela abertura das feridas após a incisão. A magnitude da tensão estática da pele está diretamente relacionada à largura final da cicatriz.

Feridas irregulares exibem maior área de superfície do que as lacerações lineares. A tensão cutânea é distribuída ao longo de uma área maior e é menor por unidade de comprimento de tecido. Uma

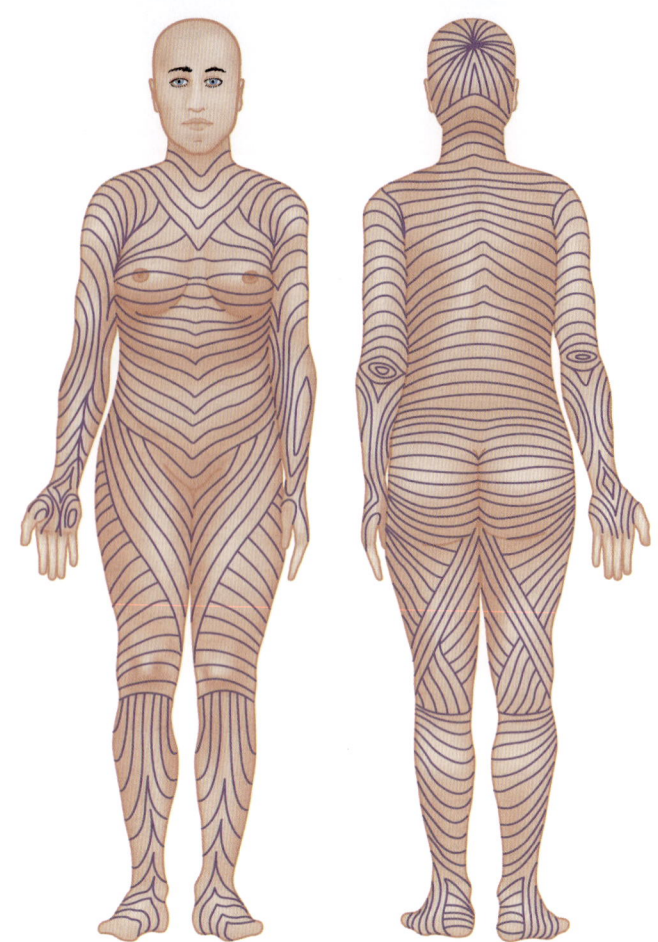

Fig. 52.2. Linhas de tensão cutâneas na superfície corporal. (Adaptado de Simon R., Brenner B.: Procedures and techniques in emergency medicine, Baltimore, 1982, Williams & Wilkins; como publicado em Trott A: Wounds and lacerations: emergency care and closure, ed 2, St Louis, 1997, Mosby.)

reaproximação meticulosa das bordas irregulares resulta em uma cicatriz mais atraente. O debridamento extenso, convertendo uma ferida irregular em uma laceração linear, costuma ser imprudente podendo causar uma perda tecidual extensa e levar a uma cicatriz maior e mais visível. As forças cutâneas produzidas por contração muscular e movimentos de flexão e extensão influenciam a cicatrização e o tamanho da cicatriz.[1] Essas forças dinâmicas são maiores onde a elasticidade cutânea se faz necessária para função. As lacerações paralelas a dobras cutâneas, linhas de expressão e articulações não prejudicam a função nem produzem cicatrizes pouco atraentes. As lesões que atravessam linhas cutâneas cicatrizam com formação de cicatrizes conspícuas e podem comprometer a função. O conhecimento dessas linhas e forças é necessário para o reparo adequado da ferida. Além do mais, o paciente deve ser orientado acerca da cicatrização da ferida e potencial formação de cicatriz perceptível.

CARACTERÍSTICAS CLÍNICAS

História

Deve ser obtida uma história detalhada como parte da avaliação rotineira da ferida. Complicações graves podem ocorrer quando informações básicas não são obtidas. Se o paciente tiver alguma vasculopatia periférica significativa, estiver imunocomprometido ou apresentar alto risco de ter um corpo estranho retido; as decisões referentes aos cuidados da ferida podem ser modificadas. As informações essenciais a serem coletadas incluem a história mórbida pregressa, o mecanismo e o contexto da lesão, além do status vacinal de tétano.

> **QUADRO 52.1**
>
> ### Fatores de Risco de Infecção de Ferida
>
> 1. Localização, de maior para menor risco: perna e coxa, braços, pés, tórax, dorso, face e, por fim, couro cabeludo.
> 2. Contaminação com tecido desvitalizado, matéria estranha, saliva ou fezes.
> 3. Mecanismo cego (esmagamento).
> 4. Presença de suturas subcutâneas.
> 5. Tipo de reparo: maior risco com suturas > grampos > fita adesiva.
> 6. Anestesia com epinefrina.
> 7. Lesões por projéteis de alta velocidade.
> 8. Diabetes

Fatores de Risco

Os fatores de risco de morbidade para feridas incluem o tempo prolongado desde a lesão; mecanismo de esmagamento; feridas profundas com comprimento maior que 5 cm; idade do paciente; projéteis de alta velocidade; localização em membros inferiores; e contaminação com saliva, fezes, solo ou outra matéria estranha (Quadro 52.1). Decorridas 3 horas do traumatismo agudo, bactérias se proliferam a um nível que pode resultar em infecção. As diretrizes padrão de cuidados de feridas recomendam o fechamento dentro de 8-12 horas de lesão, ainda que novos dados sugiram uma importância menor para o tempo do que para os outros fatores de risco.[1] Todos os fatores de risco devem ser considerados para a otimização do cuidado da ferida, que deve ser individualizado. As lacerações produzidas por forças cortantes finas resistem melhor à infecção do que as lesões por esmagamento. A diminuição do fluxo sanguíneo para as bordas da ferida, neste último tipo de lesão, pode aumentar a concentração efetiva de bactérias em 100 vezes. As lesões causadas por projéteis de alta velocidade produzem danos remotos ao trajeto do projétil, a extensão da lesão pode não ser evidente por vários dias. Lacerações cortantes delicadas e limpas localizadas na face podem ser fechadas com segurança, em alguns pacientes, decorridas 24 horas ou mais da lesão; enquanto as lacerações contusas localizadas na perna ou na coxa podem ser tratadas com fechamento primário tardio a partir de 4-6 horas da lesão. Para feridas suturadas, a localização parece estar mais fortemente associada com infecção. As lacerações reparadas na perna e na coxa podem ter uma taxa de infecção maior que 20%; aquelas no tronco e outros membros têm taxas superiores a 10%; e aquelas na face e couro cabeludo podem estar associadas a taxas de infecção abaixo de 4%.

A avaliação adequada de feridas requer paciência, diligência e uma abordagem organizada. As decisões sobre o fechamento da ferida são individualizadas para cada laceração e cada paciente. Além da história da lesão, dados específicos sobre o paciente influenciarão as decisões referentes ao tratamento: (1) sua imunocompetência, (2) características físicas do paciente (p. ex., vasculopatia periférica), e (3) defeitos estruturais propícios à colonização bacteriana (p. ex., valvas cardíacas prostéticas ou danificadas).

Exame Físico

Pode-se minimizar os erros comuns do exame físico ao otimizar a analgesia e visualização da lesão. Quando a lesão ocorre em um membro, o uso de um esfigmomanômetro pode ajudar a garantir um campo livre de sangue. O manguito é colocado proximal à lesão e o membro deve ser elevado acima do coração por, no mínimo, 1 minuto. A exsanguinação do membro pode ser acelerada ao envolvê-lo firmemente com ataduras elásticas, começando distalmente e terminando na base do manguito. O esfigmomanômetro é insuflado a uma pressão maior do que a pressão sistólica do paciente. Embora esse processo cause desconforto significativo ao paciente após 1 minuto, o manguito pode continuar insuflado, com segurança, por 2 horas. Caso seja necessário manter a insuflação por mais que alguns minutos, pode-se, alternativamente, realizar um bloqueio de nervo periférico ou bloqueio de Bier.

Um exame minucioso da ferida requer uma anestesia adequada dos tecidos. Os tecidos subcutâneos se reaproximam rapidamente após a lesão, conferindo à ferida uma aparência superficial. Além disso, edema subcutâneo significativo, como o que ocorre na face ou no couro cabeludo, também pode fazer que a ferida tenha aspecto superficial, dificultando o exame. Uma avaliação cuidadosa e exame detalhado se fazem necessários para evitar que danos a estruturas profundas à pele e tecido subcutâneo passem despercebidos. Deve-se ficar ainda mais atento às feridas distais dos membros superiores e inferiores. As lacerações nos dedos da mão raramente têm as bordas separadas; contudo as estruturas essenciais (p. ex., tendões, nervos e vasos) ocasionalmente são danificados. O examinador deve separar as margens, assegurar-se que o campo visual esteja livre de sangue e examinar os tecidos conforme o dedo ou membro é movido por toda sua amplitude de movimento. A parte lesada do tendão pode ter sido lesionada em uma condição de tensão diferente e em uma localização mais proximal ou distal àquela do momento do exame. Feridas que não podem ser exploradas adequadamente, aquelas com provável traumatismo a tecidos subjacentes ou contendo substância estranha requerem exames adicionais. Pode ser apropriado ampliar a laceração para possibilitar uma melhor visualização da profundidade e extensão da ferida.

Luvas estéreis podem ser desnecessárias durante o fechamento da ferida. Apesar dos dados limitados, um estudo constatou que o uso de luvas estéreis não faz diferença no que se refere à incidência de infecção. Entretanto, luvas limpas não esterilizadas devem ser usadas, a fim de proporcionar proteção tanto ao paciente quanto ao médico.[2]

Nenhum método isolado pode garantir a identificação e remoção de toda substância estranha das feridas. É essencial documentar todos os esforços e explicar ao paciente a possibilidade da presença de um corpo estranho. O exame físico com exploração da ferida revelará cerca de 78% dos corpos estranhos; a radiografia irá detectar corpos estranhos de vidro em cerca de 75% dos casos, de metal em 99% e de madeira em 7%.[3] Um encaminhamento eficiente pode proteger o paciente, assim como o médico.

EXAMES DIAGNÓSTICOS

Como já mencionado, as tentativas de visualizar corpos estranhos por radiografia simples não são tão úteis quanto esperado. A radiodensidade de um objeto depende da densidade relativa do corpo estranho e do tecido adjacente. Pedaços de vidro medindo mais de 1 mm de espessura são visíveis quando incidências adequadas são solicitadas. Muitas substâncias orgânicas, como madeira, não são visíveis ao raio X simples, contudo, as incidências especificamente solicitadas para tecido mole podem auxiliar na visualização. Uma imagem radiotransparente pode ser vista em uma inspeção detalhada, uma vez que a substância estranha desloca os tecidos em seu trajeto. Radiografias impressas em papel são melhores do que a radiografia convencional, mas ainda falham em detectar alguns plásticos e matéria orgânica. Um exame de tomografia computadorizada (TC) é excelente para identificar todas as substâncias estranhas, porém é onerosa e resulta em exposição à radiação. A ultrassonografia é uma técnica eficiente, porém o tamanho reduzido de muitos corpos estranhos, bolsas de ar, edema, pus e algumas calcificações podem produzir imagens que geram confusão, limitando sua utilidade clínica. Quando métodos padrão mais simples falham em localizar um corpo estranho cuja presença é provável ou certa, recomendamos que seja considerada a ultrassonografia ou a tomografia computadorizada.[3]

TRATAMENTO

Anestesia

Após a documentação apropriada do exame neurovascular, o tecido envolvido deve ser anestesiado. Um exame físico cuidadoso, a limpeza adequada, irrigação e debridamento requerem que o paciente esteja sem dor. A anestesia local pode ser preferível para feridas inervadas por um nervo superficial. Injeções no sítio da ferida produzem inchaço e distorção adicional dos referenciais. Com um bloqueio regional, mais de uma laceração pode ser reparada na mesma distribuição nervosa sem anestesia adicional. Lacerações na face, mãos, dedos da mão, pés e dedos do pé, bem como na boca, frequentemente são adequadas para o emprego de anestesia regional.

Agentes Anestésicos

A lidocaína (Xilocaína®) é o agente mais comumente usado para anestesia local e regional. É segura e tem ação rápida. O início de sua ação na infiltração direta ocorre em segundos, e os efeitos duram 20 a 60 minutos. Quando a lidocaína é administrada para bloqueio de nervo regional, o início da ação ocorre em 4-6 minutos e os efeitos geralmente duram 75 minutos, embora o bloqueio possa permanecer efetivo por 120 minutos. Uma solução a 1% de lidocaína contém 10 mg/mL do fármaco. É seguro usar 3-5 mg/Kg, sem exceder 300 mg em uma única injeção. Mais volume pode ser adicionado, com segurança, a cada 30 minutos. Quando a epinefrina é adicionada, a vasoconstrição resultante prolonga o efeito por 2 a 6 horas e a dose segura aumenta para 5-7 mg/Kg. No entanto, foi demonstrado que a adição de epinefrina atrasa a cicatrização e diminui a resistência à infecção. O uso de lidocaína com epinefrina deve ser evitado em feridas com risco maior de infecção e quando a viabilidade tecidual é questionável. O ensino tradicional orienta evitar a epinefrina nos dedos da mão e do pé, devido ao risco de vasoconstrição em pequenas arteríolas. Entretanto, a literatura recente sugere que, com uma avaliação prévia cautelosa, é possível usar a epinefrina com segurança em bloqueios distais. O vasoespasmo de artéria digital, induzido acidentalmente pela injeção local de epinefrina, pode ser revertido, com sucesso, com a injeção local de 0,5 a 2 mg de fentolamina subcutânea ou aplicação de nitroglicerina tópica.

A bupivacaína (Marcaína®) proporciona uma anestesia igual aquela produzida pela lidocaína. O aparecimento da ação é discretamente mais lento do que o da ação da lidocaína, porém a duração da anestesia é 4-8 vezes mais prolongada.[4] Esses benefícios sugerem que a bupivacaína é o anestésico local de escolha no tratamento da maioria das feridas. Em adultos, a dose segura máxima relatada é de aproximadamente 2,5 mg/Kg sem epinefrina e 3,5 mg/Kg com epinefrina. A dose pode se repetida a cada 3 horas, mas sem exceder um total de 400 mg em um período de 24 horas. A dose intraoral máxima é 90 mg.

A injeção local de lidocaína deve ser feita com agulha 27G; quanto mais lenta for a injeção, menor será a dor produzida. A velocidade da injeção por meio de uma agulha 30G é lenta demais, além disso é difícil controlar uma agulha fina dessa forma. Uma agulha 25G é aceitável, porém a injeção mais rápida pode resultar em maior desconforto ao paciente. A agulha deve ser introduzida pela sua margem cortante, a fim de minimizar a dor da injeção. As preocupações relacionadas com a disseminação de bactérias para o tecido adjacente não envolvido e com o aumento da frequência e da gravidade das infecções de feridas são infundadas. A dor causada pela injeção de lidocaína pode ser amenizada com a adição de bicarbonato para tamponar a solução. A validade da mistura lidocaína-bicarbonato é menor, mas continua efetiva por 1 semana em temperatura ambiente ou 2 semanas sob refrigeração. A adição de bicarbonato de sódio à lidocaína a uma razão de volume de 1:10 (1 mL de bicarbonato e 10 mL de lidocaína) diminui a dor causada pela injeção sem comprometer a qualidade da anestesia. Uma dose significativamente menor de bicarbonato é adicionada à bupivacaína, porque a alcalinização resulta em precipitação. Foi constatado que uma razão de volume de 1:100 (0,1 mL de bicarbonato e 10 mL de bupivacaína) é efetiva. Aquecer a solução anestésica também é uma maneira efetiva de diminuir a dor produzida pela injeção.

A anestesia tópica pode ser uma alternativa indolor efetiva. Estudos mostram que a combinação de lidocaína (4%), epinefrina (0,1%) e tetracaína (0,5%) (LET) pode funcionar de forma efetiva em lesões cutâneas, sobretudo na face e no couro cabeludo.[20,21] A LET pode ser administrada embebendo uma bola de algodão em 3 mL da solução combinada e aplicando-a na ferida por 20 minutos. Existe uma formulação comercial, em gel, que pode ser preferível, por ser mais fácil de controlar, além de limitar o escape e contato acidental com membranas mucosas. A duração da ação é 45 a 60 minutos após a remoção do gel da ferida. A toxicidade é rara quando a dose administrada não excede 3mL e as membranas mucosas são evitadas. Os potenciais efeitos tóxicos da lidocaína e da tetracaína estão relacionados ao sistema cardiovascular e ao sistema nervoso central. Os efeitos cardiovasculares podem incluir arritmia, ectopia, contratilidade reduzida e parada cardíaca. A toxicidade do sistema nervoso central pode incluir cefaleia, irritabilidade, agitação, turvação visual e convulsões. Com o uso de um anestésico tópico, o tempo para correção da lesão é diminuído, a aceitação pelo paciente melhora e os referenciais permanecem inalterados. Se houver necessidade de anestesia adicional, a dor da injeção subsequente é diminuída pela anestesia tópica.[5]

Embora tenha sido demonstrado que a LET é muito segura, a dosagem baseada no peso é recomendada para crianças pesando menos de 17 Kg. A administração de, no máximo, 0,175 mL/Kg de LET prevenirá a aplicação de mais de 5 mg de lidocaína/Kg. Não há relato descritos de metaemoglobinemia, mas devido ao pequeno risco associado à tetracaína, recomenda-se cautela extra com neonatos.

A tetracaína, adrenalina (epinefrina) e cocaína (TAC) era a solução anestésica tópica original. Essa combinação é tão efetiva quanto a LET na face e no couro cabeludo, e mais efetiva nas outras partes do corpo; entretanto, o risco de complicações é maior e as complexidades ligadas à manipulação da cocaína limitam sua utilidade.

A mistura eutética de anestésicos locais (EMLA, do inglês *eutectic mixture of local anesthetics*) é um creme usado para produzir anestesia de feridas e da pele intacta. Os princípios ativos são lidocaína (2,5%) e prilocaína (2,5%). As partículas micronizadas do creme são projetadas para penetrar as camadas da pele e diminuir a dor causada pela penetração da agulha. Estudos demonstraram a eficácia na punção de acessos venosos periféricos, administração de imunização, punção lombar e reparo de lacerações. O pico de efeito é após 1 hora da aplicação e persiste por 30 a 60 minutos após a remoção do creme.

Alergia

Alergia aos anestésicos locais é incomum. Há dois grupos distintos de anestésicos designados com o sufixo "caína". Os ésteres incluem a procaína, tetracaína e benzocaína. O segundo grupo, incluindo a lidocaína e a bupivacaína, pertence à família das amidas. A alergia aos ésteres é incomum. A verdadeira alergia aos agentes pertencentes à família das amidas é rara.

O tema da alergia se complica ainda mais, uma vez que os frascos de doses múltiplas contêm o conservante metilparabeno, um éster estruturalmente relacionado aos anestésicos da família dos ésteres. A reação alérgica associada à lidocaína ou à bupivacaína pode, na realidade, ser uma reação ao metilparabeno. Os frascos de lidocaína e bupivacaína de dose única e livres de conservantes devem estar disponíveis em todos os departamentos de emergência (DE).

Existem alternativas para os casos em que a alergia a um anestésico local é comprovada ou fortemente suspeita. Não há reatividade cruzada entre agentes das famílias amida e éster, por isso um agente de um grupo distinto pode ser escolhido. Uma dose de teste de 0,1 mL pode ser administrada por via intradérmica antes de iniciar o procedimento. O paciente deve ser observado por 30 minutos e, como em qualquer teste de alergia, o emergencista deve estar preparado para tratar todas as complicações. Foi demonstrado que a difenidramina aquosa (1%) também proporciona anestesia local efetiva.

Preparação da Pele

A desinfecção da pele (e não da ferida em si) pode ser feita usando diversos agentes. O agente ideal é aquele com ação rápida, amplo espectro de atividade antimicrobiana, e validade longa. Iodopovidona (Betadine®) e clorexidina (Hibiclens®) exibem essas três características. Embora sejam excelentes como desinfetantes da pele, ambos são produtos tóxicos para as defesas da ferida e podem aumentar a incidência de infecção da lesão. A iodopovidona é efetiva contra bactérias Gram-positivas e Gram-negativas, fungos e vírus. A clorexidina é menos efetiva contra bactérias Gram-negativas e sua eficácia contra vírus é desconhecida. É preciso ter cuidado para evitar respingos dessas substâncias na ferida. A exposição do olho a esses agentes pode ser prejudicial. Foi demonstrado experimentalmente e em relatos de caso que a clorexidina produz uma séria opacidade corneana. Dados recentes sugerem que preparações de clorexidina em álcool são seguras e mais efetivas na limitação da infecção, se comparadas com as soluções de iodopovidona.[6,7]

Os pelos corporais e faciais, bem como os cabelos, geralmente são removidos para limpar e examinar a ferida, embora isto não seja necessário para minimizar o risco de infecção da ferida. A remoção de pelos facilita para o paciente manter a área limpa e, por fim, facilita a colocação e remoção de suturas. As exceções são as partes do corpo onde os contornos pilosos fornecem referenciais importantes para uma reaproximação precisa das margens teciduais, mais notavelmente a sobrancelha. Relatos de recrescimento inconsistente ou ausente de sobrancelha sugerem que os pelos das sobrancelhas não devam ser removidos.

Estudos cirúrgicos mostram que a remoção dos cabelos usando uma lâmina é 3 a 9 vezes mais propensa a resultar na infecção da ferida, do que cortar os cabelos à máquina. A lâmina, aparentemente, danifica o infundíbulo do folículo piloso. O folículo danificado dá acesso à invasão bacteriana e, por fim, à infecção. Para feridas consideradas com alto risco de infecção, o corte pode ser feito com aparadores elétricos ou tesouras. Outra opção é aplicar um produto à base de petróleo nos pelos adjacentes às bordas da ferida, permitindo que o médico mantenha os pelos longe do campo cirúrgico.

Preparação da Ferida

Debridamento

O debridamento consiste na remoção de matéria estranha e tecido desvitalizado da ferida. Com relação à cicatrização definitiva da ferida e o risco de infecção, o debridamento é o passo mais importante no cuidado da ferida. A presença de qualquer tecido desvitalizado na ferida atrasa a cicatrização e aumenta significativamente o risco de infecção. Entretanto, deve-se avaliar os benefícios do debridamento com relação às consequências de um defeito tecidual maior. O reparo resultante é exposto a uma tensão aumentada e pode resultar em uma cicatriz maior. As bordas cutâneas que estiverem nitidamente desvitalizadas devem ser debridadas antes do fechamento da ferida. No tronco, onde há pouca preocupação relacionada com tecido especializado, excisão e debridamento amplos são viáveis. Na face e nas mãos, onde todo tecido deve ser salvo sempre que possível, o processo é mais difícil. A excisão meticulosa de pequenos fragmentos de tecido inviável somente deve ser realizada por médicos experientes. Quando a viabilidade de áreas amplas de pele ou músculo for uma preocupação relevante, a ferida deve ser preparada para o fechamento primário retardado.

Limpeza da Ferida

Um agente de limpeza de feridas ideal tem atividade antimicrobiana ampla de aparecimento rápido. É atóxico aos tecidos e não diminui a resistência tecidual à infecção, não atrasa a cicatrização nem diminui a força tênsil da ferida em processo de cicatrização. Muitas soluções antissépticas têm sido clinicamente usadas e estudadas de forma bastante detalhada. Há muita discussão quanto ao agente que mais se aproxima daquele que apresenta estas qualidades. Iodopovidona em várias concentrações, salina e, mais recentemente, água corrente são os que receberam mais atenção.

Evidências sugerem que uma solução salina a 0,9% ou água corrente são irrigantes efetivos quando usados para irrigação de alta pressão com seringa. A salina é o líquido de irrigação de feridas tradicionalmente usado. Por outro lado, a água corrente tem produzido consistentemente taxas de infecção e resultados estéticos equivalentes. A irrigação com água corrente possibilita um grande volume de irrigação de forma rápida e econômica, sendo especialmente conveniente para lesões do membro superior e do couro cabeludo.[8]

O iodo livre, apesar de ter atividade antimicrobiana ampla e rápida, é tóxico demais para os tecidos e suas defesas para ter valor terapêutico na ferida aberta. O iodóforo é um complexo de iodo com carreador que aumenta sua solubilidade e diminui a disponibilidade de iodo livre. O iodóforo mais amplamente usado é a iodopovidona, em que a molécula carreadora é a povidona (antiga polivinilpirrolidona). Em geral, é disponibilizado em uma solução a 10%, contendo iodo livre a 1%. É comprovado que até mesmo uma solução de povidona-iodo a 5% é tóxica para a atividade de leucócitos polimorfonucleares (neutrófilos) e pode aumentar a taxa de infecção. Uma solução a 1% é segura e efetiva, com pouca ou nenhuma toxicidade. Os detergentes, como os de iodopovidona, podem ser excelentes para a preparação da pele, mas são tóxicos para as defesas teciduais e jamais deve ser permitido que contaminem feridas abertas.

Embora muitas soluções de irrigação distintas possam ser benéficas, parece que a principal forma de limpeza é a irrigação de alta pressão e não o tipo de solução usada. É possível que, em breve, a irrigação com água corrente se torne o método de irrigação preferido, por ser segura, efetiva, dispensar preparação e ser mais econômica.

Irrigação

A qualidade da limpeza mecânica é um dos determinantes mais importantes do prognóstico da ferida. A forma mais efetiva de limpeza de ferida é a irrigação de alta pressão. A irrigação com pressões acima de 7 libras por polegada quadrada (psi) diminui significativamente o número de bactérias e a incidência de infecção. Embora vários dispositivos sejam comercializados, acoplar uma agulha 18G a uma seringa de 35 mL produz uma força de 7 ou 8 psi. Pressões elevadas, de 50-70 psi, podem ser obtidas com um irrigador comercial. Essas pressões podem causar algum dano tecidual, mas o efeito benéfico de eliminar as bactérias e debris da ferida supera o risco. Apenas molhar a ferida com solução antisséptica não é benéfico e pode até ser prejudicial. Esfregar a ferida com uma esponja porosa acarreta traumatismo tecidual e compromete a habilidade de resistir à infecção. O dano tecidual pode ser minimizado usando uma esponja com poros pequenos. A adição de um surfactante minimiza ainda mais o traumatismo causado pela esponja. Saturar a ferida sob baixa pressão com auxílio de uma seringa de bulbo ou apenas pela ação da gravidade não diminui a incidência de infecção, seja qual for o agente usado.

Pelo menos um estudo demonstrou pouco benefício associado a qualquer forma de irrigação em casos de laceração facial e no couro cabeludo. Esse estudo comparou prospectivamente os resultados alcançados por quase 2.000 pacientes imunocompetentes. As taxas de infecção e os resultados estéticos foram similares nos grupos de irrigação e não irrigação. Recomendamos a irrigação apenas para feridas de couro cabeludo medindo mais de 5 cm de comprimento, e para aquelas associadas a outros aspectos de alto risco.

Fechamento da Ferida

Tomada de Decisão

A primeira determinação requerida é saber se a ferida deve ser tratada aberta ou fechada. Cada ferida, paciente e circunstância clínica deve ser abordada individualmente. Como discutido na seção Fatores de Risco, a maioria das feridas tem baixo risco de infecção e pode ser fechada primariamente de forma segura. Um pequeno estudo conduzido na Europa falhou em demonstrar uma diferença em termos de risco de infecção para feridas suturadas após um período superior a 6 horas da lesão.[9] No outro extremo do espectro, estão algumas feridas que jamais devem ser fechadas no momento do atendimento inicial no DE. Uma laceração complexa ampla no pé, produzida por uma força contusa e contaminada com sujeira e gordura, deve ser limpa e deixada aberta para ser fechada posteriormente. Mordeduras humanas e de animais nas mãos também são exemplos de feridas que não devem ser fechadas primariamente. O julgamento do médico costuma ser o melhor método para decidir quando é seguro fechar uma ferida. Em um estudo no qual feridas na mão eram descritas como sujas, 22% se tornaram infectadas. Quando a lesão era documentada como limpa, a incidência de infecção era de 7,1%.

Existem três opções de fechamento de ferida disponíveis. A ferida pode ser (1) fechada primariamente da maneira tradicional; (2) fechada em 4-5 dias (fechamento primário retardado); ou (3) deixada aberta, para cicatrizar sozinha. O fechamento primário retardado é uma alternativa segura ao fechamento primário tradicional. O tempo de cicatrização total não é afetado e o risco de infecção é bastante reduzido quando a técnica apropriada é usada. Quando se opta pelo fechamento primário retardado a lesão é preparada, debridada e irrigada da mesma maneira que para o fechamento imediato. Deve-se posicionar gaze ou compressa na lesão, para evitar que se feche sozinha. Se a ferida estiver em um membro, a lesão deve ser imobilizada e protegida com curativo, e o paciente deve receber as devidas instruções sobre o cuidado da ferida. O paciente deve retornar para checagem da ferida e troca do curativo em 24 horas, e deve ser instruído a retornar dentro de outras 72 horas para o reparo definitivo, com o fechamento da ferida sendo realizado em 96 a 120 horas após a lesão. Nenhum estudo fornece diretrizes para o uso profilático de antibióticos quando o fechamento primário retardado é a opção terapêutica escolhida. A extrapolação a partir de outros estudos sobre feridas sugere fortemente que os antibióticos não proporcionam benefício.

Indivíduos que não procuram atendimento médico após uma lesão optam por deixar uma ferida aberta cicatrizar sozinha. A maioria dos pacientes que procuram o DE apresentando laceração é submetida a alguma forma de fechamento de ferida. Apesar disso, um estudo que examinou lacerações não suturadas de mão, medindo menos de 2 cm de comprimento, acompanhou os pacientes por 3 meses e constatou que não houve diferença significativa em termos de aparência estética nem quanto ao tempo decorrido até a retomada das atividades do dia a dia.

Fechar frouxamente uma ferida, por vezes, é discutido como opção no tratamento de feridas contaminadas. Essa escolha deve raramente ser considerada. A ferida fechada frouxamente aproxima as margens teciduais o suficiente para se autovedar completamente dentro de 48 horas. O risco de infecção, quando esse método é usado, é o mesmo de quando a ferida é fechada pelo método tradicional.

Tensão da Ferida

A meta do fechamento de ferida, é a melhor reaproximação anatômica e funcional possível do tecido, com risco mínimo de complicação. É necessário levar em conta o tamanho, formato, localização, profundidade e grau de tensão da ferida. Feridas com alto grau de tensão estática e dinâmica, que requerem fechamento meticuloso, não podem ser fechadas com fita adesiva nem grampos. A aproximação delicada das bordas da ferida sob tensão pode ser conseguida apenas com sutura.

Várias técnicas podem ser usadas para diminuir a tensão na ferida. Suturas profundas podem ser colocadas no tecido subcutâneo para ajudar a aproximar mais as margens da ferida. Dessa maneira, as forças que incidem na pele são reduzidas e o espaço morto potencial pode ser fechado. É preciso ter cuidado para evitar suturar o tecido adiposo, que pode necrosar e, assim, aumentar a probabilidade de infecção. O número de suturas dérmicas depende das características da ferida. Em geral, esse número deve ser o menor possível, porque o material da sutura atua como corpo estranho na lesão e pode aumentar o risco de infecção. As suturas subcutâneas jamais devem ser feitas nas lesões de mão ou pé, por causa das estruturas importantes localizadas perto da superfície. Outro método de melhorar a tensão estática das bordas da lesão consiste em divulsionar o tecido sob a derme da margem lacerada, isso ajuda a liberar a derme de seus pontos de fixação mais profundos, permitindo que as bordas cutâneas sejam aproximadas com menos força. Deve-se atentar para preservar o suprimento sanguíneo das margens da ferida, e evitar o aumento do espaço morto no processo.

Técnica de Sutura

Uma técnica cirúrgica cuidadosa é importante para otimizar o reparo definitivo. Se possível, pinças com e sem dente e pinças hemostáticas não devem ser usadas, especialmente nas margens da ferida. O clampeamento cego em uma ferida pode danificar um nervo, artéria ou tendão. As margens da ferida devem ser evertidas e as suturas apertadas de modo firme o suficiente apenas para permitir que as bordas se aproximem discretamente. As bordas podem ser evertidas ao fazer que a agulha entre e saia perpendicularmente à pele. Feridas com margens opostas de diferentes espessuras podem ser difíceis de fechar. Se essa diferença não for considerada e corrigida, a cicatriz final terá margens irregulares que produzirão sombras na pele e terão aparência desagradável. No fechamento das feridas, a agulha deve ser puxada completamente ao longo da margem cortante, de um lado, antes de entrar na borda oposta. Esse método propicia ao médico emergencista a melhor habilidade em deixar uma quantidade equidistante de tecido em ambos os lados da ferida. As bordas viáveis de uma ferida irregular devem ser meticulosamente reaproximadas. Dada a maior área de superfície e a contração final da ferida, preservar as bordas dentadas resulta em uma cicatriz mais "natural".

A maioria das lacerações é fechada com sutura percutânea contínua ou interrompida. A técnica contínua é apropriada para lacerações lineares sob tensão mínima, quando há baixo risco de infecção. Esta técnica é mais rápida, requer menos material de sutura e propicia resultados estéticos equivalentes. A melhor forma de fechar as feridas curvilíneas ou irregulares é usar pontos interrompidos para distribuir a tensão adequadamente. Como a força tênsil das suturas interrompidas pode ser superior, as bordas de ferida sujeitas a níveis maiores de tensão devem ser fechadas com pontos interrompidos.

Técnicas Básicas e Avançadas

Suturas Simples. O fechamento da ferida com pontos interrompidos simples é o método mais comum de reparo de laceração no DE. A colocação de suturas simples propicia um excelente resultado cosmético e um baixo índice de infecção.

Procedimento. A agulha é colocada em um lado da margem da laceração e entra na pele a cerca de 90 graus. Para passar a agulha pelo tecido, o médico supina o punho e guia a agulha profunda e paralelamente à superfície da pele. A supinação do punho é estendida, conforme a agulha sai da pele no lado oposto, perpendicular à superfície. A técnica apropriada faz que as bordas da lesão fiquem discretamente evertidas e que se toquem levemente. A arte do processo também envolve considerar o edema ao mesmo tempo em que cuida para não fixar a sutura demasiadamente apertada, uma vez que a necrose da margem tecidual da ferida pode comprometer gravemente a cicatrização.

Suturas Intradérmicas (subcutâneas). Colocar suturas cutâneas em feridas sob tensão pode acarretar isquemia da margem da lesão e uma cicatriz desagradável. A adequada colocação de suturas intradérmicas ajuda a aproximar as margens dérmicas e diminuir a tensão na borda da ferida. As suturas subcutâneas não devem ser usadas em lesões contaminadas, porque aumentam o risco de infecção da ferida. As suturas realizadas no tecido adiposo também aumentam a infecção e não aliviam a tensão.

Procedimento. A colocação de suturas subcutâneas difere da sutura tradicional, devido à necessidade de enterrar o nó profundamente em relação à pele. A falha em fazer isso pode interferir na cicatrização e pode deixar uma pequena nodulação sob a superfície da pele. A agulha é introduzida profundamente na ferida, no tecido subcutâneo, e emerge na derme, abaixo da superfície da pele. A agulha é reintroduzida na derme, na margem oposta da ferida, e emerge do tecido subcutâneo no mesmo nível, do lado oposto. O nó é feito e permanece enterrado profundamente abaixo da superfície cutânea.

Reparo de Laceração no Couro Cabeludo. Em constraste às pequenas lacerações em outras partes do corpo, a maioria das lacerações no couro cabeludo exige reparo devido à propensão a sangrar abundantemente. O tecido conjuntivo denso, por baixo da

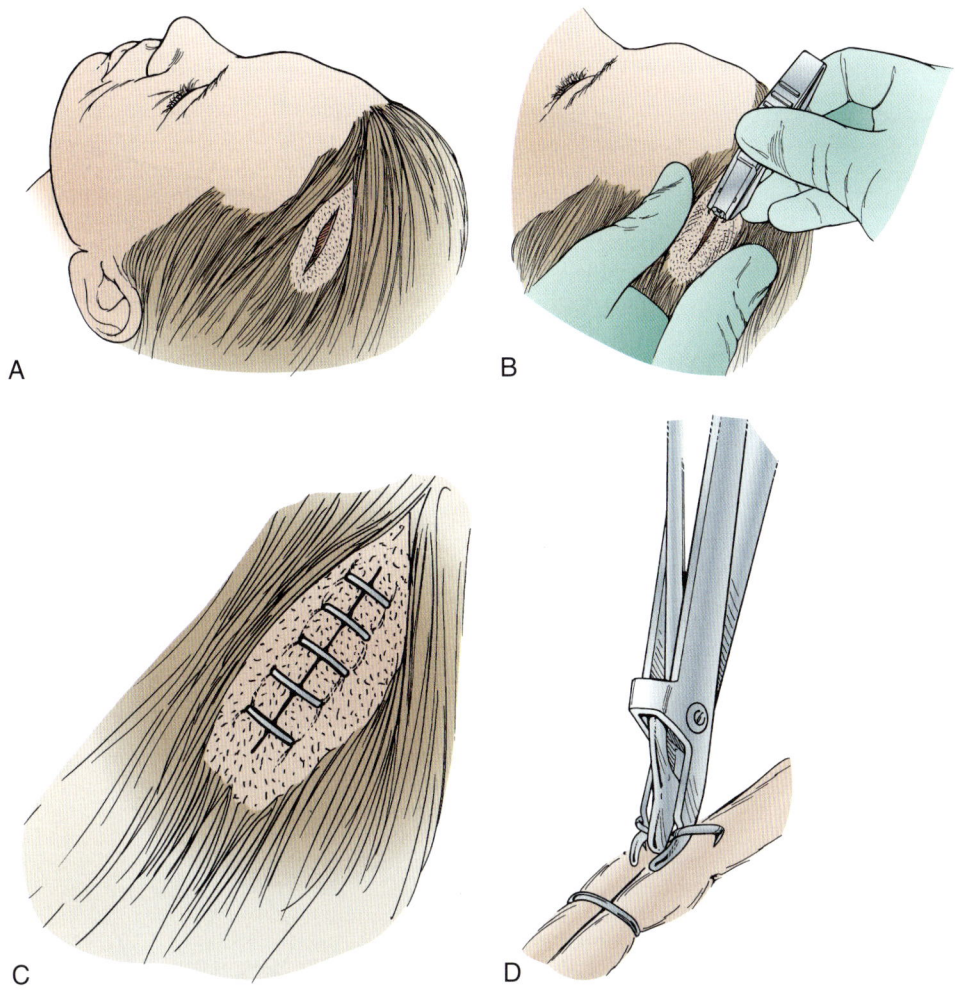

Fig. 52.3. **A** a **D**, Reparo de laceração no couro cabeludo. (Adaptado de Simon BC: Skin and subcutaneous tissue. In Rosen P., et al, editors: Atlas of emergency procedures, St Louis, 2001, Mosby.)

pele, tende a manter os vasos abertos e retardar a hemostasia. As lacerações frontais no couro cabeludo de homens jovens devem ser consideradas uma ferida esteticamente significativa. Embora a laceração no couro cabeludo esteja bem escondida pelo cabelo, a maioria dos homens apresentará certo grau de calvície. É necessário estar atento para explorar totalmente a laceração procurando por defeitos na gálea, uma lesão que exige reparo com suturas profundas. Os grampos cutâneos podem ser o método de escolha para o fechamento da pele de lacerações de couro cabeludo lineares simples. Os cabelos são poucos problemáticos na colocação dos grampos, os grampos podem ser colocados com maior rapidez do que as suturas tradicionais; além disso, os grampos são vistos com mais facilidade e podem ser removidos com 1-3 dias de antecedência em relação às suturas tradicionais (Fig. 52.3). Os grampos podem produzir artefato nas imagens de tomografia; entretanto, ainda é possível obter informação útil se for necessário realizar a TC. Os grampos podem se mover durante o exame de ressonância magnética (RNM) e não devem ser colocados se esta modalidade de imagens for considerada. Grampeadores cutâneos leves e pequenos estão disponíveis comercialmente, a maioria dos dispositivos é pré-carregada com cinco ou mais grampos e é fácil de usar. A justaposição dos cabelos também pode ser uma opção para o fechamento de muitas feridas de couro cabeludo. A técnica envolve pegar uma mecha de cabelo de cada lado da ferida e, então, torcer as mechas com uma pinça hemostática. Uma gota de cola de cianoacrilato é aplicado ao cabelo torcido para evitar que se desenrole. A satisfação do paciente é elevada com essa abordagem.[10]

As suturas tradicionais são usadas para reparar a maioria das lacerações no couro cabeludo, geralmente com fio de nylon. Catgut cromado pode ser usado em crianças e adultos que possivelmente não retornarão para remoção dos pontos.

Procedimento. A anestesia com epinefrina é recomendada para ajudar a controlar o sangramento. A remoção de cabelo somente é necessária quando o cabelo dificulta o fechamento. Defeitos na gálea são corrigidos com fios absorvíveis 3-0 ou 4-0. A falha em reparar a gálea pode levar a uma deformação estética relacionada à função do músculo frontal. Lacerações superficiais lineares no couro cabeludo, que dispensam suturas profundas, podem ser corrigidas com grampos ou fio de nylon monofilamentar aplicados com técnica contínua ou interrompida simples. Lacerações irregulares ou maceradas podem requerer debridamento e suturas horizontais em "U". Quando se opta por grampear uma laceração de couro cabeludo, as margens de pele adjacentes são postas juntas com o uso de pinças, para everter as margens da ferida. A "boca" do grampeador é cuidadosamente colocada na superfície cutânea, tomando o cuidado de não pressionar a pele. O cabo do grampeador é apertado cuidadosamente para ejetar o grampo dentro do tecido. Idealmente, o grampo aproxima as margens da ferida sem deprimir a superfície da pele. Para liberar o grampo, o grampeador é puxado de volta. As lacerações no couro cabeludo que estão sangrando vigorosamente frequentemente requerem medidas temporizadoras para controlar o sangramento enquanto o paciente é avaliado e ressuscitado. Um agente anestésico com epinefrina deve ser usado e pode ser útil para controlar parcialmente o sangramento. Colocar os grampos cegamente, tentando controlar o sangramento, não é recomendável e tende a não ser bem-sucedido. Os clipes de Raney podem ser rapidamente posicionados no couro, às margens da ferida, para controlar com rapidez o sangramento.

Um aplicador é usado para posicionar e remover os grampos de modo a poder substituí-los com suturas, tão logo o paciente tenha sido estabilizado. Os grampos são plásticos e não irão interferir na TC nem na RNM.

A remoção do grampo é simples, especialmente se o paciente tiver mantido a ferida limpa e livre de crostas. As garras duplas do removedor de grampos descartáveis deslizam sob a barra transversal do grampo. Conforme o cabo é apertado e a barra horizontal do grampo é abaixada, as extremidades pontiagudas saem do tecido para a remoção.

Descolamentos epidérmicos.

Mais comumente observados em idosos e indivíduos com doença crônica, os descolamentos epidérmicos podem ser um dilema terapêutico para os emergencistas. Esses descolamentos resultam de forças de cisalhamento que separam a epiderme da camada dérmica subjacente da pele. Resultando muitas vezes de pequenos traumatismos, essas lesões podem ser rupturas pequenas ou ter tamanho similar às feridas profundas amplas com extensiva perda tecidual. Aproximar as margens da ferida por meio do alinhamento de tecido fino e frágil pode ser bastante difícil. Estudos confirmaram que o uso de Steri-Strips® e/ou adesivos cutâneos tópicos (à base de cianoacrilato; ver adiante) é atualmente a melhor opção. Cada material pode ser usado isoladamente, entretanto, quando há tensão, a abordagem ideal pode ser colocar Steri-Strips® inicialmente e, em seguida, aplicar o adesivo. É preciso tomar cuidado ao decidir qual tipo de curativo usar. As películas transparentes autoadesivas podem causar acúmulo de líquido e retardar a cicatrização. Os adesivos são difíceis de remover e podem causar ruptura adicional. Se a ferida tiver que ser coberta, então são recomendados curativos de hidrogel ou de hidrocoloide, ou ainda ambos.[11]

Sutura vertical em "U", de Donatti.

As suturas em "U" verticais melhoram a eversão das bordas da ferida. Também são usadas para fechar feridas espaçadas e lacerações profundas que podem necessitar de mais do que suturas simples para o fechamento do potencial espaço morto. As áreas de tensão cutânea frouxa, geralmente onde há necessidade da máxima mobilidade da pele (como nas superfícies articulares), podem requerer assistência além da sutura simples para garantir a eversão das margens da ferida. Os pontos de Donatti podem ser ideais para a realização de ambas tarefas.

Procedimento. Uma sutura em "U" vertical é uma combinação dos componentes profundo e superficial. A agulha é introduzida a um ângulo de 90 graus, a cerca de 1 cm da margem da ferida. A agulha então segue ao longo da porção profunda da ferida e emerge no lado oposto, a 1 cm da margem da laceração, formando um ângulo de 90 graus com a pele. A agulha é reintroduzida 1 ou 2 mm a partir da borda epidérmica, para a aproximação final da ferida.

Suturas em "U" Horizontais, de Wolff.

As suturas em "U" horizontais são úteis para ajudar a dispersar a tensão excessiva da pele, bem como para everter as bordas da lesão. O couro cabeludo, que exibe mínima mobilidade da pele, é uma área onde os ferimentos amplos podem se beneficiar deste método de redução da tensão. Os pontos de Wolff também podem ser benéficos na pele fina e frágil dos idosos, bem como em lacerações nas quais houve perda tecidual em razão da lesão ou debridamento.

Procedimento. A etapa inicial consiste em passar a agulha na sutura com pontos simples (Fig. 52.4). Entretanto, ao sair da pele, a agulha é reintroduzida a cerca de 0,5 cm do ponto de saída. Esta segunda porção reemerge a 0,5 cm do ponto de inserção inicial, faz-se

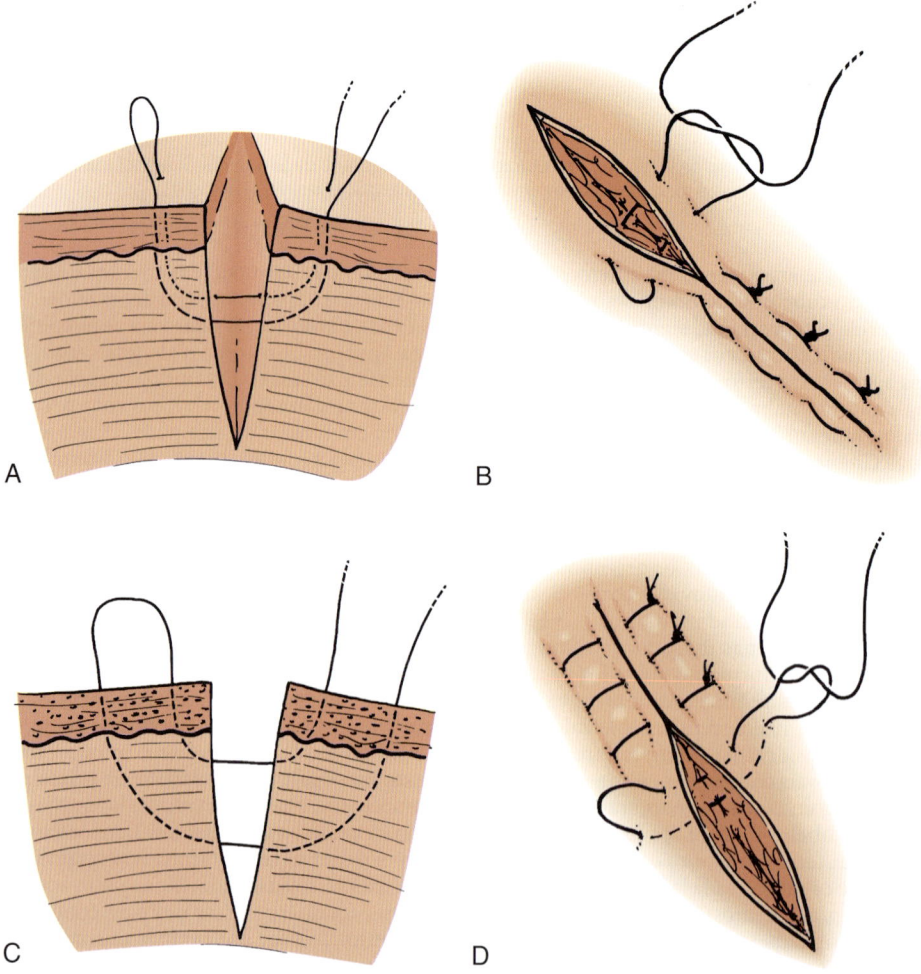

Fig. 52.4. **A** a **D**, Sutura em "U". (Adaptado de Simon BC: Skin and subcutaneous tissue. In Rosen P., et al, editors: Atlas of emergency procedures, St Louis, 2001, Mosby.)

então o nó. Diferente das suturas em "U" verticais, cada porção do ponto está sempre a mesma distância da margem da ferida.

Reparo de Deformidade Orelha de Cachorro. Algum tecido redundante pode ser gerado em um lado do reparo, com a aproximação da conclusão do fechamento, especialmente no fechamento de lacerações curvilíneas. Esse tecido redundante geralmente pode ser evitado colocando o ponto inicial no meio da ferida curvilínea. Se o médico tiver experiência limitada, a excisão e a divulsão do tecido sob a derme provavelmente resultarão em complicações e não deverão ser tentadas.

Procedimento. O reparo da laceração começa de maneira tradicional e continua até, aproximadamente, o último centímetro da ferida (Fig. 52.5). Uma incisão curta (cerca de 1 cm) é criada a partir da extremidade da laceração, a um ângulo de 45 graus. A incisão é feita na direção do lado do tecido redundante. Na maioria dos casos, o tecido subcutâneo a partir do início do defeito de orelha de cachorro até a extremidade recém-criada da ferida deve ser cuidadosamente divulsionado para mobilizar a pele. A próxima etapa, que é a última etapa antes da sutura, é a mais importante. O procedimento recém-concluído deixa um pequeno excesso tecidual triangular. A porção redundante é cuidadosamente erguida com uma pinça sem dente e excisada em uma linha paralela à incisão feita anteriormente. A ferida, então, pode ser suturada usando a técnica de pontos interrompidos simples.

Ponto de Canto (Suturas em "U" Horizontais Semi-subcutâneas). Feridas estreladas e triangulares criam cantos que podem ser difíceis de reparar. O emergencista deve evitar colocar a sutura diretamente na extremidade do retalho. Essa prática pode "estirar" o tecido e comprometer ainda mais o fluxo sanguíneo para a margem da ferida. O ponto de canto proporciona uma aproximação tecidual ótima com tensão mínima.

Procedimento. A agulha é introduzida por via percutânea pelo lado não retalho da ferida, a poucos milímetros do canto da ferida (Fig. 52.6). A agulha é passada horizontalmente pela derme do retalho. A etapa final consiste em passar a agulha novamente de maneira percutânea, a alguns milímetros do lado oposto do

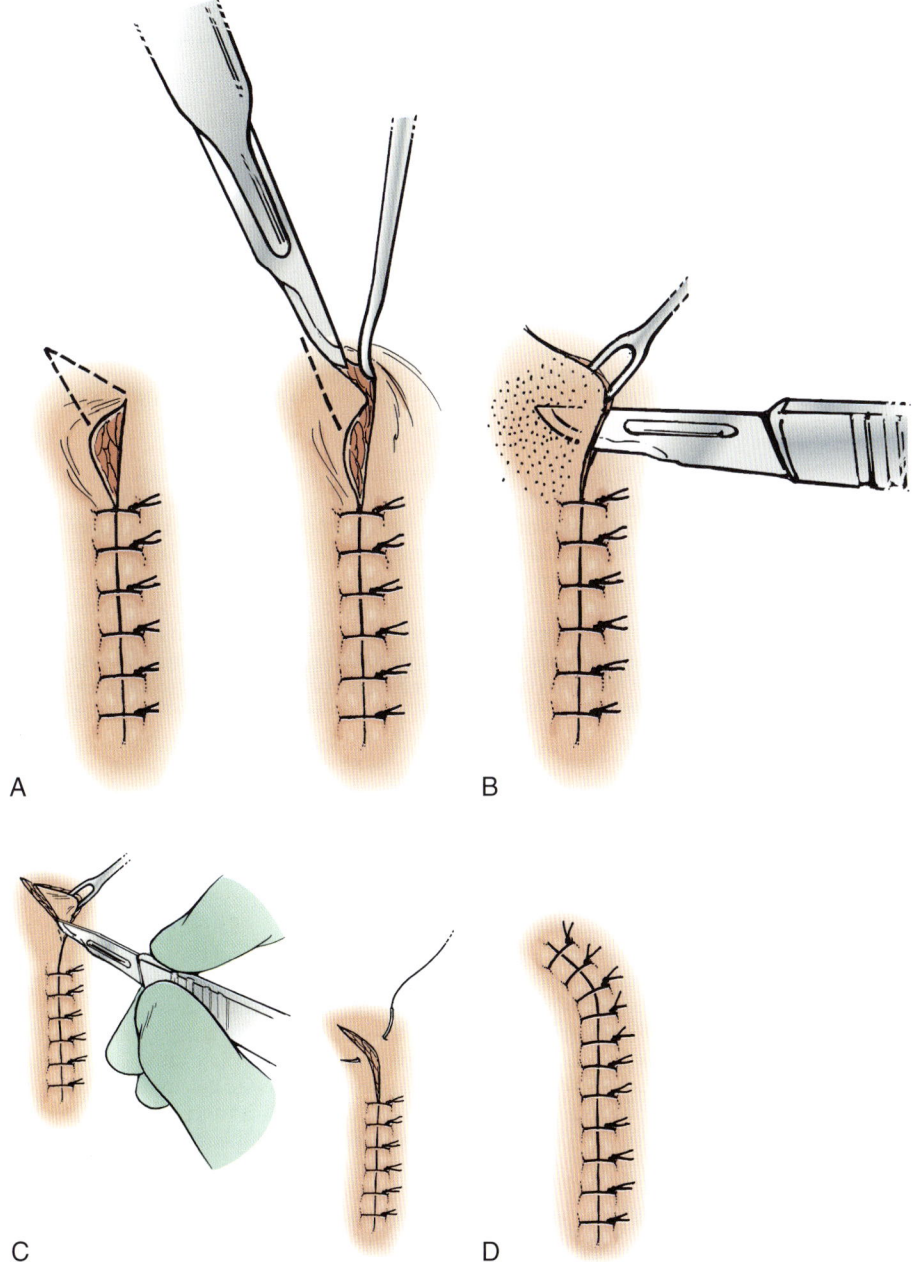

Fig. 52.5. **A** a **D**, Reparo "orelha de cachorro". (Adaptado de Simon BC: Skin and subcutaneous tissue. In Rosen P., et al, editors: Atlas of emergency procedures, St Louis, 2001, Mosby.)

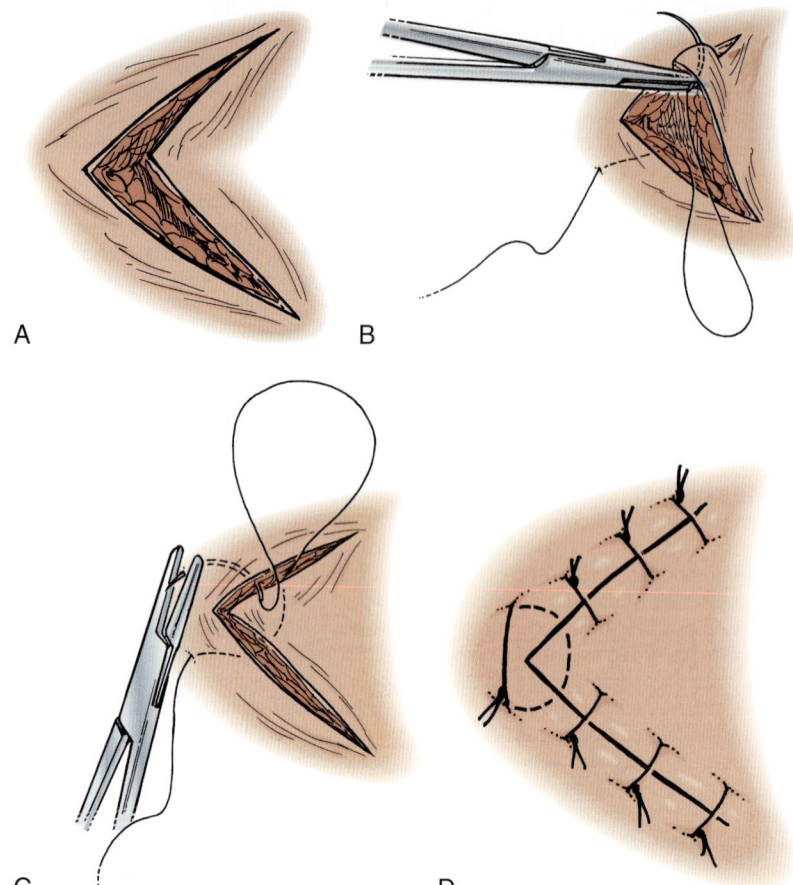

Fig. 52.6. **A** a **D**, Ponto de canto (suturas em "U" Horizontais Semi-subcutâneas). (Adaptado de Simon BC: Skin and subcutaneous tissue. In Rosen P., et al, editors: Atlas of emergency procedures, St Louis, 2001, Mosby.)

canto, o nó é então feito. Esta técnica também pode ser usada para englobar múltiplas pontas, seja individual ou simultaneamente, caso as pontas sejam adjacentes entre si. O aspecto mais difícil, porém importante, do ponto de canto é pegar porções da mesma profundidade com cada passada de agulha. A falha em pegar porções de tecido de profundidades iguais resulta em uma ferida com lados opostos que não se assentam horizontalmente, isso leva a uma cicatriz mais evidente. Quando o canto estiver reparado, os dois lados remanescentes da ferida podem ser fechados com a técnica de sutura contínua ou interrompida simples.

Fechamento de Ferida V-Y. O fechamento V-Y é indicado para o reparo de feridas em forma de V com perda tecidual ou margens inviáveis que devem ser debridadas. A perda tecidual é tal que o tecido móvel adjacente é insuficiente para fechar o defeito remanescente.

Procedimento. O tecido inviável é aparado com tesoura íris (Fig. 52.7). A porção da ferida em forma de "V" alongada é suturada com pontos percutâneos interrompidos simples. A primeira etapa aproxima a ponta do retalho do canto recém-criado da ferida. Um ponto de canto é usado para fixar a ponta do retalho. Os ramos restantes do "Y" podem ser reparados com pontos interrompidos simples. É provável que haja necessidade de certo grau de divulsão subcutânea para mobilizar o tecido para fechamento do defeito. O debridamento de muito tecido pode dificultar ainda mais o reparo final, bem como distorcer a anatomia adjacente.

Materiais

Antes e durante a Idade Média, os materiais usados para fechar feridas incluíam linho, cânhamo, fáscia, cabelo, tiras de linho, pelos suínos, junco, capim e até partes da boca de formigas. No início dos anos 1900, produtos naturais à base de proteína orgânica, entre os quais seda, algodão e catgut, eram as únicas substâncias disponíveis. O poliéster (Dacron®) e o nylon foram os primeiros materiais sintéticos disponibilizados nos anos 1940. Desde então, uma gama de outros materiais sintéticos foram disponibilizados.

Fio. O fio ideal é inerte ao metabolismo, resistente à infecção, dotado de grande força tênsil, não causa ruptura tecidual, é fácil de trabalhar e fixar, e é disponibilizado em cores convenientes com uma variedade de agulhas cortantes e não cortantes. Uma classificação comum do material de sutura se baseia no quão absorvível ele é. De modo geral, os materiais que mantêm sua força tênsil por mais de 60 dias após a implantação são definidos como *não absorvíveis*. Materiais que sofrem rápida degradação no tecido e perdem sua força em menos de 60 dias são considerados *absorvíveis*. Uma segunda classificação considera a fonte e a natureza do material. Substâncias *biológicas*, que incluem catgut, colágeno, seda, linho e algodão, geralmente produzem a maior reação tecidual e têm a menor força tênsil relativa, porém a segurança de seus nós é boa. Essas características contrastam com os materiais *sintéticos*, como poliéster (Dacron®), poliamida (nylon), polipropileno (Prolene®), polímeros de ácido glicólico e ácido láctico (Dexon® e Vicryl®), polidioxanona (PDS) e aço, os quais geralmente apresentam menos reatividade tecidual, maior força e nós menos seguros.

As propriedades de nó e características de manipulação tendem a variar de maneira inversa. A segurança do nó tem particular importância na manutenção do fechamento da ferida e na confiança do paciente no médico. Os fios com superfícies lisas ou escorregadias produzem pouco atrito e deslizam sem esforço ao longo do tecido, sendo fáceis de fixar. Materiais mais lisos são mais difíceis de manipular e tendem mais a desamarrar espontaneamente. Certos materiais sintéticos monofilamentares tendem a retornar ao seu formato original. Para superar esta memória do fio, a primeira parte do ponto deve ser uma nó duplo, puxado de modo firme

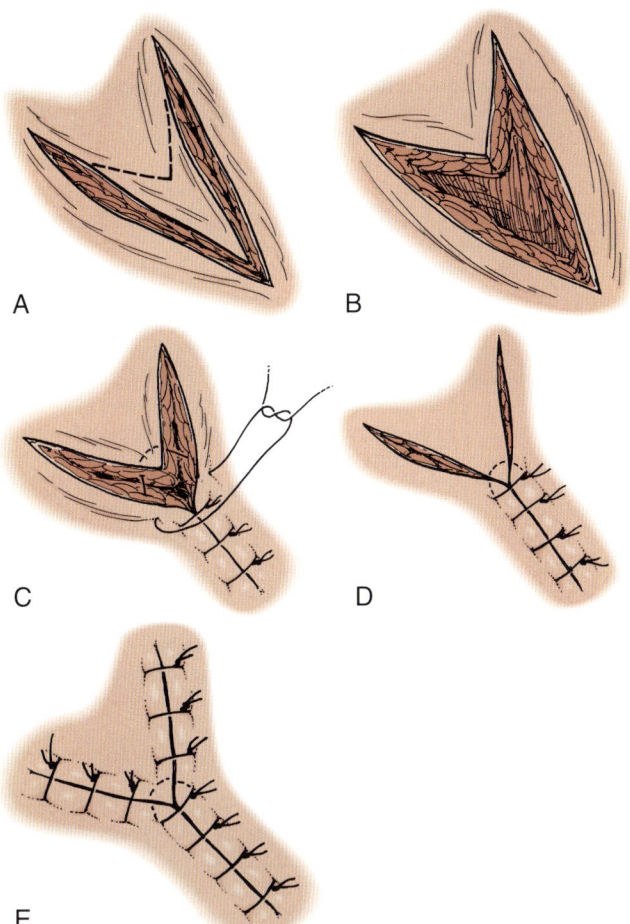

Fig. 52.7. **A** a **E**, Fechamento V-Y. (Adaptado de Simon BC: Skin and subcutaneous tissue. In Rosen P., et al, editors: Atlas of emergency procedures, St Louis, 2001, Mosby.)

o suficiente para aproximar o tecido, tomando cuidado para não estrangular as margens. O segundo nó trava a tensão da primeira parte na posição. Um terceiro nó é usado para segurança extra. Se isto for feito corretamente, não será necessário dar um nó adicional após o terceiro.

A presença de qualquer material de sutura na ferida aumenta a probabilidade de infecção. As suturas subcutâneas trazem o maior risco. O grau de risco depende das características das substâncias usadas. Materiais multifilamentares trançados, como poliésteres, poliamidas, poliglicolídeos e seda, geram as maiores taxas de infecção, enquanto as substâncias sintéticas monofilamentares apresentam o menor risco de infecção. Existem vários fios sintéticos monofilamentares não absorvíveis e um monofilamento absorvível (PDS). O grau de infectividade do PDS é comparável às baixas taxas de infectividade de materiais similares.

É importante considerar o conforto do paciente na seleção do fio. Embora seja altamente reativa, a seda se fixa bem, é fácil de manipular e confortável para o paciente. É uma excelente escolha para uso nos lábios, onde o conforto é uma das principais preocupações. O PDS é um fio absorvível confortável e pode ser deixado na mucosa oral para ser absorvido com risco de infecção aparentemente baixo, ou pode ser removido de 5-7 dias. Grampos ou fios metálicos são excelentes quando há necessidade de força, mas podem ser desconfortáveis para o paciente. Nylon e propileno, que são os fios mais comumente usados na pele, produzem pouca reação tecidual e proporcionam boa força tênsil. Tendem a ser rígidos, produzem desconforto perto dos lábios, seus nós têm pouca segurança e podem ser difíceis de lidar. Um material não absorvível de poliéster trançado revestido, como o Ethibond®, é mais fácil de trabalhar e tem maior estabilidade de nó. Embora o Ethibond® seja mais caro do que o nylon, suas características e o conforto adicional proporcionado ao paciente sugerem que pode ser preferível usá-lo. Materiais absorvíveis de sutura, como os polímeros de ácido glicólico e ácido láctico (Dexon® e Vicryl®), têm sido usados estritamente para fechamentos subcutâneos e de mucosa. Sua natureza altamente reativa lhes permite serem quebrados e absorvidos no decorrer de algumas semanas. O catgut cromado, outro material absorvível, é comprovadamente seguro e efetivo para o fechamento de feridas do couro cabeludo em crianças.

Agulhas. As agulhas cirúrgicas são disponibilizadas em diversos tamanhos e formatos aliados a inúmeras outras características. As agulhas cortantes podem ser de corte reverso, corte convencional, corte afunilado ou ponto de precisão. A maioria das feridas no DE pode ser fechada com uma agulha cortante convencional. Além de seu ponto preciso, essa agulha tem duas bordas cortantes opostas, com uma terceira na curvatura interna. As agulhas de ponto de precisão têm formato similar, mas são 24 vezes mais afiadas e mantêm seu fio adicional por mais tempo. Essas agulhas são usadas para cirurgias estéticas ou plásticas delicadas. As agulhas não cortantes são reservadas para o reparo de órgãos e sutura subcutânea. As agulhas cortantes também podem ser usadas para reparar tecido subcutâneo. A nomenclatura de agulhas é confusa e varia de acordo com o fabricante.

Fita Adesiva. O fechamento com fita adesiva pode ser superior ao fechamento com suturas e grampos, se realizado sob circunstâncias apropriadas. De modo geral, a laceração deve ser linear e estar sujeita a forças dinâmicas e estáticas fracas. A fita adesiva não deve ser utilizada em feridas que requerem aproximação tecidual meticulosa. Em comparação com outros materiais de síntese, a fita adesiva está associada a um risco menor de infecção, custo reduzido e menor uso do tempo do médico. Além disso, não há necessidade de uma injeção dolorosa de anestésico local.

A fita de fechamento ideal possibilita trocas de água e gases, além de apresentar ótima elasticidade, força e aderência. Para maximização das propriedades adesivas, é necessário passar tintura de benzoína na pele adjacente à ferida. É preciso ter o cuidado de evitar a introdução de composto de benzoína na ferida. Foi demonstrado que uma fita adesiva microporosa não tecida e não reforçada é a que melhor atende a esses requisitos.

Grampos. Os grampos proporcionam diversas vantagens em relação às suturas. Os grampos de aço inoxidável monofilamentares apresentam menor risco de infecção do que até mesmo o menos reativo dos fios.[49] O tempo necessário para realizar o fechamento pode ser significativamente reduzido. Feridas aceitáveis devem ser lineares e estar sujeitas a forças cutâneas fracas. Feridas que requerem aproximação precisa de tecido não são candidatas ao fechamento com grampo. Os grampos também são desconfortáveis, *in situ* e durante a remoção. As feridas grampeadas ganham força tênsil rapidamente e os grampos podem ser removidos com antecedência de 1-3 dias, em comparação às suturas. Após a remoção, os grampos devem ser substituídos por fita adesiva para fechamento, para reforço contínuo.

Existem diversos aparelhos de grampear disponíveis. O aparelho deve permitir um bom acesso visual e posicionamento flexível para ângulos difíceis. Um mecanismo pré-armado é necessário para permitir que o médico prenda o grampo com segurança durante sua colocação. O ângulo de aplicação do grampo é importante. Uma das marcas libera o grampo perpendicular à ferida, com sua barra horizontal rente à pele; isso pode resultar em depressões na pele ou estrangulamento de tecido, caso o grampo seja colocado muito profundamente. O aparelho deve ter uma mola ejetora para soltar o grampo suavemente, e deve ser manipulado sem causar fadiga.

Adesivos Teciduais. Médicos europeus e canadenses usam adesivos teciduais (butil-2-cianoacrilatos) há muitos anos. Durante o ano de 1998, os octil-2-cianoacrilatos foram aprovados para uso nos Estados Unidos. Os adesivos teciduais proporcionam muitas vantagens em comparação às suturas tradicionais. O emergencista pode aplicar o adesivo com rapidez e facilidade, causando o mínimo de desconforto ao paciente. Além disso, a remoção da sutura em 7 a 10 dias é desnecessária, porque o adesivo se destaca da pele aproximadamente após o mesmo intervalo de tempo. Evidências indicam que os adesivos não só atuam como seus próprios curativos como também têm propriedades antibacterianas e podem diminuir a taxa de infecções de ferida. Fechar feridas com adesivos é mais barato do que usar as suturas tradicionais, além de não oferecer risco de lesão por picada de agulha.

Os adesivos teciduais proporcionaram resultados estéticos similares aos das suturas tradicionais, em estudos randomizados. O adesivo tecidual pode ser aplicado em áreas de alta tensão, mas somente quando usado em conjunto com suturas subcutâneas. Quando usados isoladamente, os adesivos teciduais não são recomendados para lacerações medindo mais de 4 cm de comprimento ou em áreas de maior tensão ou movimentos repetitivos frequentes, como articulações e mãos.

Outras desvantagens dos adesivos teciduais incluem a impossibilidade de usar produtos antibacterianos ou outros produtos à base de petróleo na ferida, a recomendação de não praticar natação, a fim de limitar forças que possam remover precocemente o adesivo, além do risco aumentado de deiscência. A força tênsil dos adesivos teciduais é significativamente menor do que a das suturas. Apesar dessas desvantagens, os adesivos teciduais representam um tremendo avanço no tratamento rotineiro de lacerações simples, em áreas livres de tensão. Os pacientes, muitas vezes, preferem os adesivos teciduais às suturas tradicionais.

As aplicações do adesivo tecidual começam com a preparação rotineira da pele e da ferida. A área deve ser seca e é necessário obter uma hemostasia adequada antes de aplicar o adesivo. As margens da ferida são aproximadas da forma mais meticulosa possível, sendo necessário tomar cuidado para evitar que o adesivo seja colocado no espaço entre as margens da ferida. Colocar fita adesiva (Steri-Strips®) antes da aplicação do adesivo irá facilitar a aproximação da margem e facilitar a aplicação, com resultados similares. Quando o adesivo fica entre as margens da lesão, ele retarda a cicatrização e aumenta a probabilidade de deiscência da ferida. O adesivo é aplicado em toda a extensão da ferida, de modo a cobrir 5-10 mm de pele adjacente às margens. Uma única camada de adesivo é adequada quando as formulações atuais são usadas. O adesivo cura em cerca de 95 segundos.[12] Um cuidado especial deve ser adotado para garantir que o adesivo não escorra e infiltre os tecidos adjacentes. Fazer o paciente se deitar sobre o lado afetado ajudará a prevenir a contaminação do olho nas proximidades da ferida e do olho contralateral. Atualmente, são comercializadas algumas formulações mais modernas e de alta viscosidade, que ajudam a limitar esse risco. As feridas podem ser molhadas, mas não devem ser mergulhadas na água; devem ser secas com toques gentis, não esfregadas vigorosamente. O paciente pode desejar um curativo adicional, embora seja desnecessário.

Profilaxia Antibiótica

A profilaxia antibiótica de rotina para feridas simples não tem base científica. Uma metanálise comparou as taxas de infecção em pacientes com feridas simples, não mordeduras, tratados com antibióticos versus pacientes de grupos controle. Entre os 1.734 pacientes incluídos nos sete estudos, aqueles tratados com antibióticos apresentaram uma incidência discretamente maior de infecção. Os autores concluíram que os antibióticos profiláticos não produziram efeito sobre as lacerações simples sem mordedura. O uso rotineiro de antibióticos tem complicações evidentes, como o aumento da resistência a antibióticos, efeitos colaterais gastrointestinais (náusea, vômitos, colite por *Clostridium difficile*) e reações alérgicas comuns que podem resultar em morbidade significativa e gastos desnecessários.

Embora a irrigação e o debridamento sejam o modo mais importante de prevenir infecções de ferida, a profilaxia com antibióticos é recomendada em algumas circunstâncias muito restritas. A profilaxia deve ser ajustada para cada paciente. Algumas recomendações são sustentadas por dados científicos, enquanto outras contam com poucos dados sustentando seu uso e se baseiam em padrões de prática clínica estabelecidos.

Contaminação, Esmagamento e Fatores do Paciente

A profilaxia antibiótica muitas vezes é feita em pacientes com feridas grosseiramente contaminadas, pacientes com lesões por esmagamento graves, e pacientes imunocomprometidos. Alguns autores recomendam não fechar essas feridas e, em vez disso, usar o fechamento primário retardado. Se as circunstâncias exigirem o fechamento da ferida, apesar do risco de infecção, muitos emergencistas recomendam instituir a profilaxia, apesar da escassez de dados.[13]

Alguns autores acreditam que pacientes com lesões por esmagamento significativas requerem antibióticos. As lesões por esmagamento são feridas de alto risco porque produzem mais tecido desvitalizado. É possível que uma resposta definitiva não seja obtida num futuro próximo, dada a dificuldade de concluir um estudo prospectivo cego e bem controlado.

Pacientes com certos fatores de risco apresentam taxas de infecção de ferida aumentadas. Estudos prospectivos amplos envolvendo pacientes com feridas cirúrgicas demonstraram uma taxa aumentada de infecção de feridas em pacientes com diabetes, obesidade, desnutrição, insuficiência renal crônica, idade avançada e uso crônico de esteroides. Devido às elevadas taxas de infecção, alguns autores sugerem o uso de antibióticos nesses pacientes; mais uma vez, com base nas circunstâncias individuais. Entretanto, não há estudos controlados sobre profilaxia antibiótica nesses pacientes. Por fim, alguns autores defendem a profilaxia para outros fatores do paciente, como articulações protéticas ou risco de endocardite. Há poucas evidências que sustentam essas recomendações.

Fraturas Expostas, Feridas Articulares e Feridas à Bala

Lesões envolvendo articulações ou fraturas expostas requerem uso de antibióticos profiláticos. Estudos prospectivos controlados randomizados demonstraram taxas de infecção reduzidas em pacientes que recebiam antibióticos versus placebo. De fato, constatou-se que o tempo para a administração de antibiótico nessas feridas era o fator mais importante na diminuição das taxas de infecção.[14] Fraturas expostas sem evidência de dano significativo de partes moles (avulsões e tecido desvitalizado ou esmagado) necessitam usar antibióticos por 24 horas. As fraturas cominutas expostas ou fraturas com dano tecidual significativo necessitam de 72 horas de antibióticos. Para feridas à bala, que são classificadas como um tipo de fratura exposta, as recomendações variam com o tipo de ferida de projétil. As feridas causadas por projéteis de baixa velocidade não tratadas com antibióticos não apresentaram taxa de infecção aumentada em um estudo controlado randomizado envolvendo 67 pacientes com fraturas tratadas com técnica fechada. Feridas produzidas a altas velocidades com fratura, por outro lado, estão associadas a um risco aumentado de infecção, visto que a terapia antibiótica deve ser iniciada antecipadamente e mantida por 48 a 72 horas. Além disso, pacientes com lesões por espingarda com fratura também devem receber profilaxia. A terapia antibiótica apropriada consiste do uso de uma cefalosporina com ou sem aminoglicosídeo mais penicilina (para cobrir as espécies de *Clostridia*). Pode ser considerado o uso de 1 g de cefazolina (Ancef®) a cada 8 horas e 600 mg de clindamicina por via endovenosa (EV) a cada 8 horas. Para feridas gravemente contaminadas, é adicionada a tobramicina a 1 mg/Kg a cada 8 horas. Alguns dados recentes propuseram limitar completamente o uso de aminoglicosídeo e usar apenas cefazolina para fraturas expostas de grau I/II de Gustilo, e ceftriaxona para fraturas expostas de grau III. Um estudo unicêntrico demonstrou pouca diferença nas taxas de infecção após a limitação da administração de aminoglicosídeos para fraturas expostas.[13,14]

Feridas por Mordeduras e Perfuração

Os antibióticos são recomendados para lacerações intraorais transfixantes, mordidas de gato, algumas mordidas de cachorro, algumas mordidas humanas e algumas lesões com perfuração no pé. Entre todas as mordidas de mamíferos, crianças em idade escolar representam quase metade de todos os pacientes nessa categoria, enquanto 70% das mordidas de animais são de animais de estimação ou animais conhecidos da vítima (ver Cap. 54).[15]

Mordidas de Gato. A profilaxia se faz necessária para pacientes mordidos por gato, sobretudo na mão. Essas mordidas tendem a ser feridas com perfurações profundas difíceis de irrigar adequadamente. As feridas também tendem a se tornarem infectadas muito mais frequentemente do que os outros tipos de mordidas. Foi relatado que as mordidas de gato causam infecções em 10% a 40% de todas as feridas. Em um estudo, 13% dos pacientes apresentavam sinais de infecção ao serem atendidos no DE, e 16% eventualmente desenvolveram infecção. Outros autores relatam que 80% dessas mordidas se tornam infectadas, embora o evidente viés de seleção limite essa interpretação. Os antibióticos parecem diminuir a incidência de infecção; contudo, uma revisão Cochrane sobre mordidas de mamíferos sugeriu que a limitada literatura sobre mordidas de gato comprovava a eficácia antibiótica, com exceção das mordidas na mão. No presente, nós ainda defendemos a profilaxia antibiótica em casos de mordidas de gato.

Os organismos encontrados nas mordidas de gato incluem espécies de *Staphylococcus*, espécies de *Streptococcus* e, mais frequentemente, *Pasteurella multocida*. *P. multocida* geralmente é encontrada nas feridas de mordida de gato e está presente na floral oral normal de 70% de todos os gatos. *P. multocida* é sensível à penicilina, contudo a infecção frequentemente é polimicrobiana. *P. multocida* é resistente à dicloxacilina, cefalexina e clindamicina, e existem muitas cepas resistentes à eritromicina. A amoxicilina com clavulanato (875 mg, duas vezes ao dia, por 7 dias) é a recomendação atual para profilaxia antibiótica para mordidas de gato.

Mordidas de Cachorro. A profilaxia antibiótica para mordidas de cachorro é mais controversa. A taxa de infecção relatada é de 6% a 16% para pacientes não tratados com antibiótico. As mordidas de cachorro tendem a envolver mais lesões por esmagamento com ruptura e avulsões, em vez de feridas com perfuração. Sendo assim, as mordidas de cachorro geralmente são mais receptivas à irrigação e ao debridamento. Sete dos oito estudos randomizados sobre mordidas de cachorro demonstraram ausência de benefícios com o uso de antibióticos. Entretanto, um *pool* de dados para metanálise demonstrou um benefício pequeno, porém estatisticamente significativo, decorrente do uso de antibióticos. Pode ser lógico limitar o uso de antibióticos às feridas de alto risco, como lesões na mão, feridas com perfuração profundas e feridas em pacientes de idade mais avançada ou imunocomprometidos.

Mordidas na Mão. Além das recomendações anteriores para feridas por mordeduras, recomenda-se a profilaxia antibiótica de lesões nas articulações metacarpofalângicas. Essas feridas são consideradas mordidas humanas até que se prove o contrário. Também conhecidas como "mordidas de briga", as feridas têm alta incidência de infecção. Pacientes sem sinais de infecção podem ser tratados ambulatorialmente. A inspeção minusciosa, após a aplicação da anestesia, se faz necessária para avaliar completamente a área quanto ao envolvimento tendíneo e/ou penetração da articulação. Se houver envolvimento articular, haverá necessidade de irrigação. Em algumas instituições, todos esses pacientes são levados ao centro cirúrgico para uma lavagem completa. Pacientes com sinais precoces de infecção são internados para receberem antibióticos intravenosos, debridamento e irrigação. A escolha de antibióticos reflete os organismos predominantes nas infecções de mordidas de mão. As espécies de *Streptococcus* e *Staphylococcus* são comuns, porém *Eikenella corrodens* e as espécies de *Bacteroides* também são patógenos típicos. Como *Eikenella* costuma ser resistente à clindamicina, às cefalosporinas de primeira geração e à eritromicina, pacientes com infecção inicial são tratados com amoxicilina e clavulanato. Pacientes com infecção mais tardia são tratados com antibióticos intravenosos de amplo espectro (p. ex. ampicilina com sulbactam).

Lacerações Intraorais. As lacerações de mucosa oral envolvem secreções orais ricas em bactérias e podem se tornar infectadas com uma frequência um pouco maior (6 a 12%) do que as outras feridas. As taxas de infecção para lacerações transfixantes podem ser o dobro das taxas de infecção para lacerações de mucosa simples. Embora poucos dados sugiram uma clara indicação para antibióticos profiláticos, um estudo demonstrou que os pacientes são beneficiados pelos antibióticos, desde que façam uso conforme orientado. Outro estudo se concentrou em toda a literatura (quatro estudos) sobre antibióticos em lacerações intraorais e constatou que os estudos não mostram conclusivamente um benefício decorrente do fornecimento de antibióticos a pacientes com esses tipos de feridas. Pode ser razoável limitar o uso de antibióticos a pacientes de alto risco com feridas transfixantes. Um regime de 500 mg de penicilina – 2 vezes ao dia –, por 5 dias, é adequado.

Feridas Perfurativas do Pé. As feridas por perfuração do pé são vistas com frequência no DE. Essas feridas muitas vezes são causadas por pregos de carpintaria comuns, embora outros objetos (p. ex. vidro, metal e madeira) devam ser considerados. Apesar da aparência simples, essas feridas podem produzir morbidade significativa. Para as feridas por perfuração, foi relatada uma taxa de infecção de 15%. A maioria das feridas ocorre na superfície plantar, da porção proximal dos metatarsos até os dedos do pé. A celulite simples é responsável pela metade dessas infecções. Entre as infecções mais significativas, estão a artrite séptica, abscessos e osteomielite. Os organismos *Pseudomonas* causam 90% dos casos de osteomielite originados de feridas por perfuração. Não há dados sugerindo algum benefício resultante do uso profilático de antibióticos, mas devido ao alto risco de infecção e às complicações sérias, o uso de antibióticos pode ser considerado em casos seletos de lesões por perfuração. É essencial levantar a suspeita de *Pseudomonas* nos casos em que a perfuração se deu através de um calçado com solado de borracha. Pacientes com feridas por perfuração no pé requerem seguimento precoce. A ciprofloxacina é o fármaco de escolha para tratar pacientes ambulatoriais com suspeita de infecção de ferida quando se considera possível infecção por *Pseudomonas*. Cefalexina (Keflex®) ou dicloxacilina são adequados para a cobertura estafilocócica e estreptocócica, exceto quando diante da probabilidade de *Staphylococcus aureus* resistente à meticilina (MRSA, do inglês *methicillin-resistant* Staphylococcus aureus). Para os casos com suspeita de MRSA, recomenda-se sulfametoxazol-trimetoprima ou doxiciclina.

Drenos, Curativos e Imobilização

Drenos

Os drenos provavelmente não têm papel no cuidado de feridas no DE. Em geral, os drenos são colocados quando algum acúmulo de líquido já está presente ou pode vir a se desenvolver. A presença de um dreno diminui a resistência da ferida à infecção, independentemente dos materiais usados para fazê-lo, e o uso de drenos deve ser evitado. Nas lesões que tendem a acumular líquido (p. ex. em torno do cotovelo ou do joelho), é preferível colocar o membro em repouso com uso de uma tala ou realizar o fechamento primário retardado.

Curativos

Existem vários materiais de curativos disponíveis. O microambiente criado por um curativo afeta a biologia da cicatrização. O clima ideal de uma ferida não deve interferir na atividade de fibroblastos e macrófagos. A produção de tecido de granulação e a migração de células epiteliais ao longo da ferida devem ser otimizadas.

Vários fatores devem ser considerados ao escolher o curativo apropriado. Os curativos que previnem a evaporação da água e mantêm os tecidos úmidos são úteis. Uma ferida em processo de ressecamento produz uma crosta grossa e endurecida que impede o processo de epitelização. O excesso de líquido pode levar à maceração do tecido e pode atuar como meio de cultura em potencial para proliferação bacteriana. A permeabilidade gasosa é essencial, uma vez que a epitelização é significativamente acelerada na presença de oxigênio. O produto de cobertura de feridas deve ser impermeável a bactérias e outras matérias particuladas que podem contaminar a ferida. É importante não traumatizar o tecido recém-estabelecido durante as trocas de curativo. O curativo ideal deve ter uma superfície não aderente, ser permeável a gases e ter capacidade de absorver líquidos parcialmente, sem permitir a desidratação. A barreira externa do produto deve ser impermeável a bactérias, mas permeável ao vapor de água. Esses produtos incluem películas, hidrocoloides, espumas e hidrogéis. A escolha do curativo para feridas tratadas no DE se baseia primariamente no volume de drenagem esperado.

Os curativos de película são membranas delgadas transparentes, adesivas e à prova de água, mas que não são absorventes. Esse tipo de curativo se destina melhor às feridas com baixos níveis de drenagem. Os curativos em película podem ser mantidos na ferida por até 7 dias, desde que não apresentem vazamento nem se separem do leito da ferida. Para as feridas que produzem quantidade moderada de secreção, os curativos de hidrocoloide moderadamente absorventes podem ser indicados. Esses curativos são mais grossos do que as películas, semi-oclusivos, à prova de água e muito confortáveis para o paciente. Do mesmo modo que as películas podem ser mantidas na ferida por até 7 dias. Os curativos de espuma são mais absorventes e são constituídos por um coxim mole confeccionado com matéria semelhante a uma esponja. Alguns podem requerer um curativo secundário para aderência e precisam ser retirados a cada 3 dias. Os curativos de hidrogel são géis à base de água doadores de umidade que são disponibilizados em lâminas fixas à uma película semipermeável. Esses curativos não absorvem líquidos, por isso devem ser usados em feridas relativamente secas. Para os pacientes, esses costumam ser os curativos mais confortáveis, entretanto a cada 1 a 3 dias, devem ser trocados. O método de curativo mais econômico e simples para uma laceração simples, sem complicações, é usar gazes impregnadas com vaselina ou gazes por cima de uma camada espessa de pomada antibiótica, com trocas diárias para prevenção de desidratação.

Imobilização

Feridas localizadas nas proximidades de articulações devem ser imobilizadas como parte de um cuidado de rotina. A imobilização da parte lesada do corpo coloca a lesão em repouso e acelera a cicatrização. A falha em imobilizar adequadamente expõe o tecido cicatricial às forças dinâmicas das contrações musculares, por fim, retardando o processo de cicatrização e aumentando o tamanho da cicatriz. Além disso, a imobilização diminui o fluxo linfático e minimiza a disseminação da microflora a partir da ferida.

QUADRO 52.2

Instruções de Cuidados da Ferida

I. Elevar o membro lesado acima do nível do coração. Usar uma tipoia, quando apropriado.
II. Limpar diariamente, cuidadosamente, para remover debris e crostas que se desenvolvem. Usar peróxido de hidrogênio diluído.
III. A imobilização deve ser mantida até a remoção da sutura, pelo menos.
IV. Sinais de infecção
 A. Vermelhidão
 B. Piora da dor
 C. Inchaço
 D. Febre
 E. Linhas ou cordões avermelhados subindo o membro
V. Checagem da ferida
 A. Conforme a necessidade, pesquisar por sinais de infecção.
 B. Rotineira, em 48 horas, para feridas de alto risco.
VI. Remoção da sutura (*nota:* a sutura pode ser removida antecipadamente, se Steri-Strips® reforçar a ferida.)
 A. Rosto: 3-5 dias (sempre substituir com Steri-Strips®)
 B. Couro cabeludo: 7-10 dias
 C. Tronco: 7-10 dias
 D. Braços e pernas: 10-14 dias
 E. Articulações: 14 dias

ENCAMINHAMENTO

Instruções Sobre Cuidado da Ferida

É difícil para os pacientes identificar e reconhecer os sinais de infecção (Quadro 52.2). As instruções de alta devem ser claras, compreensíveis e razoavelmente abrangentes. As instruções devem incluir cuidados diários, observação de sinais de infecção, datas de remoção de sutura, e fonte de seguimento. Deve ser recomendado ao paciente que os membros lesados sejam elevados durante as primeiras 24 a 48 horas pós-traumáticas, e também é preciso explicar que essa elevação diminui o edema, acelera a cicatrização e reduz a dor. A ferida deve ser protegida conforme descrito anteriormente, ou limpa diariamente para remover formações de crosta. É seguro para os pacientes se banharem e umedecerem a ferida 24 horas após a lesão. O *swabbing* diário com peróxido de hidrogênio a 1,5% elimina os debris da ferida, bem como qualquer coágulo sanguíneo que se forme entre as bordas suturadas. O peróxido de hidrogênio não deve ser usado após a separação da crosta, porque é tóxico ao epitélio e pode produzir bolhas.

Para um observador destreinado, é difícil distinguir entre infecção da ferida e a resposta inflamatória da lesão e subsequente cicatrização. A educação do paciente com relação a esse aspecto deve ser cautelosa e direta (p. ex. retornar ou procurar atendimento médico em caso de vermelhidão, inchaço, intensificação da dor, febre, pus ou linhas ou cordões avermelhados subindo o membro). Uma lesão classificada como sendo de alto risco deve ser reexaminada em 48 horas após o traumatismo, seja qual for seu aspecto. As instruções de alta devem destacar a possibilidade de haver algum corpo estranho presente, apesar dos esforços para sua remoção. As orientações de retorno com os sinais de infecção da ferida explícitos são essenciais.

O tempo de remoção da sutura varia, mas, em geral, são de aproximadamente 4 dias para a face e de 7-14 dias para outras partes do corpo (Quadro 52.2). Fatos a serem levados em conta incluem estéticas, forças dinâmicas na proximidade da lesão, tensão cutânea estática, suprimento sanguíneo e velocidade de cicatrização prevista.

Imunização Antitetânica

A incidência de tétano nos Estados Unidos é rara, com apenas 233 casos relatados durante o levantamento do período de 2001-2008, com uma taxa de casos fatais de 13,2%.[16] Nos Estados Unidos, a maioria dos pacientes com tétano tem mais de 50 anos de idade. A estado da imunização precisa ser considerado em todos os pacientes com lesões, independentemente da gravidade. Quarenta por cento dos casos de tétano envolvem indivíduos com feridas pequenas ou que não se recordam de lesão aguda. Esses números levantam dúvidas importantes sobre a validade das recomendações de imunização separadas em feridas limpas e feridas propensas ao tétano. Estudos mostram que muitas pessoas são imunizadas de maneira inadequada, especialmente os pacientes com mais de 70 anos de idade, imigrantes e pessoas com nível de instrução primário.[4,17] Além disso, as histórias de imunização do paciente comumente são pouco confiáveis. Dada a incapacidade de prever quais feridas são de alto risco, todas as feridas devem ser abordadas com suspeita.

O período de incubação usual para o tétano é de 7 a 21 dias (podendo ser de 3 a 56 dias). A imunização é fornecida o quanto antes, mas pode ser administrada em dias ou semanas após a lesão. A dose de toxoide tetânico (T) ou dos toxoides diftérico, pertussis e tetânico (DTaP) é 0,5 mL, por via intramuscular, seja qual for a idade do paciente. Pacientes imunizados de forma inadequada precisam de uma dose de DTaP e de imunoglobulina antitetânica (IGAT). A dose de IGAT é 250 UI para indivíduos com 7 anos de idade ou mais, e de 4-250 UI/Kg, IM, para indivíduos com menos de 7 anos (Tabela 52.1). Uma única injeção de IGAT fornece os níveis protetores de anticorpos passivos por um período mínimo de 4 semanas. A imunoglobulina e o toxoide podem ser dados ao mesmo momento, mas devem ser administrados com seringas diferentes, em locais distintos. A literatura sugere que os emergencistas precisam ser mais diligentes na administração de IGAT, que frequentemente não é fornecida quando indicado.

TABELA 52.1

Profilaxia Contra o Tétano Para Todos os Pacientes com Todos os Tipos de Ferida[a,b]

HISTÓRIA DE IMUNIZAÇÃO	DTAP (0,5 ML)	IGAT (250 UI)
Totalmente imunizado, < 10 anos desde o reforço	Não	Não
Totalmente imunizado, > 10 anos desde o reforço	Sim	Não
Série incompleta (< 3 injeções)	Sim[c]	Sim

DTaP, toxoides diftérico, pertussis e tetânico; *IGAT*, imunoglobulina antitetânica.
[a]Todas as injeções são intramusculares.
[b]Considerar imunização mais frequente para pacientes idosos. Tdap é recomendado para indivíduos na faixa etária de 11 a 64 anos (Adacel®, Sanofi Pasteur) e indivíduos com 65 anos de idade ou mais (Boostrix®, GlaxoSmithKline Biologicals), embora ambos produtos provavelmente sejam efetivos em indivíduos com mais de 65 anos.
[c]Encaminhar esses pacientes para recebimento da série completa; DTaP em 6 semanas e 12 meses.

QUADRO 52.3

Resumo dos Cuidados da Ferida

I. Estabilizar o paciente.
II. História (incluir imunização contra tétano e alergias).
III. Exame físico
   A. Exame neurovascular.
   B. Anestesia: bupivacaína a 0,5% sem epinefrina, regional ou local.
   C. Campo livre de sangue: torniquete ou esfigmomanômetro para os membros.
   D. Exame completo de estruturas anatômicas, pele, nervos, tendões, vasos sanguíneos, ossos, músculos, fáscia, outros (ductos, cartilagem).
   E. Interconsulta, quando indicado.
IV. Imagens radiográficas para pesquisa de lesão em osso ou presença de corpos estranhos (radiografia simples, TC ou ultrassom).
V. Preparação da ferida
   A. Cortar — não raspar — os pelos/cabelos adjacentes.
   B. Preparar a pele circundante com solução de clorexidina alcoólica.
   C. Debridamento vigoroso de matéria estranha e tecido desvitalizado.
   D. Irrigação a alta pressão com salina ou solução de iodopovidona a 1% (Betadine®).
VI. Fechamento da ferida
   A. Fita adesiva, grampos ou sutura.
   B. Não usar suturas subcutâneas, a menos que a ferida esteja sob alta tensão.
VII. Antibióticos
   A. Aplicar antibióticos tópicos.
   B. Não usar antibiótico sistêmico, a menos que a ferida seja de risco muito alto.
VIII. Aplicar curativo e imobilizar: considerar um curativo transparente permeável a gases.
   A. Instruções de cuidados da ferida (Quadro 52.2)
      1. Sinais de infecção
      2. Elevação
      3. Checagem da ferida, quando necessário
      4. Remoção da sutura o quanto antes

Como estudos sugerem que 10 a 40% da população nos Estados Unidos é imunizada de maneira inadequada contra pertussis (coqueluche), a vacinação contra pertussis é recomendada junto a de toxoide tetânico.[17] A imunidade contra pertussis enfraquece aproximadamente em 5-10 anos após a vacinação. Desde a década de 1980, o número de casos relatados de pertussis tem aumentado de maneira estável, especialmente entre adolescentes e adultos. Crianças com menos de 11 anos de idade devem receber a imunização DTaP. Em 2005, uma vacina com toxoide tetânico, toxoide diftérico reduzido e pertussis acelular reduzido (Tdap), formulado para uso em adultos e adolescentes, foi licenciado nos Estados Unidos para indivíduos na faixa etária de 11 a 64 anos. As recomendações atuais permitem que Tdap (Boostrix®, GlaxoSmithKline Biologicals) seja fornecido a pacientes com 65 anos de idade ou mais, embora qualquer uma das vacinas, Adacel® ou Boostrix®, provavelmente irá conferir proteção.[17] Quando possível, recomenda-se que essa formulação tripla seja usada no DE para profilaxia contra o tétano de adolescentes e adultos. Embora todas as quatro injeções (T, toxoides diftérico e tetânico [DT], IGAT e DTaP) seja consideradas seguras e efetivas durante a gravidez, dada a limitada experiência na gravidez, a recomendação é usar DT. Entretanto, DTaP é recomendada no pós-parto imediato, inclusive para mulheres que estão amamentando.

O Quadro 52.3 resume os princípios do manejo dos cuidados de ferida.

CONCEITOS-CHAVE

- Os fatores de risco de infecção da ferida incluem mecanismo de esmagamento; feridas longas (> 5cm) com perfuração profundas; projéteis de alta velocidade; diabetes; e contaminação com saliva, fezes, solo ou outra substância estranha.
- A intervenção mais efetiva para minimizar a infecção é a limpeza intensa, usando irrigação com salina ou água corrente a cerca de 8 psi. Acoplar uma agulha 18G a uma seringa de 35 mL cria uma força de irrigação de 7 ou 8 psi, o que reduz a quantidade de bactérias presentes na lesão.
- Molhar as feridas com iodopovidona (Betadine®) é mais tóxico do que benéfico para o tecido sadio. A pele deve ser preparada com uma solução de clorexidina alcoólica.
- Os antibióticos são indicados para lacerações intraorais transfixantes, mordidas de gato, algumas mordidas de cachorro, algumas mordidas humanas, lesões com perfuração no pé em indivíduos de alto risco, fraturas expostas e feridas envolvendo articulações ou tendões expostos.
- As feridas de alto risco não devem ser suturadas primariamente, mas podem ser reparadas em 4 ou 5 dias (isto é, fechamento primário retardado).
- A imunização contra o tétano deve ser fornecida logo após a lesão, mas pode ser administrada após alguns dias ou semanas. O período de incubação usual para o tétano é 7-21 dias (podendo ser de 3 a 56 dias).
- Tdap é recomendada para pacientes com 65 anos de idade ou mais que necessitem de profilaxia contra o tétano.

As referências para este capítulo podem ser encontradas on-line no website Expert Consult associado à obra.

CAPÍTULO 53
Corpos Estranhos

Stephen H. Thomas | Jeffrey M. Goodloe

PRINCÍPIOS

Os pacientes costumam chegar ao departamento de emergência (DE) queixando-se de retenção de algum corpo estranho. As localizações anatômicas variam e podem determinar o tratamento, a remoção emergencial e a necessidade de encaminhamento para uma subespecialidade ou, ainda, de remoção cirúrgica sob anestesia geral. É possível que os pacientes sejam francos, apresentando diretamente uma queixa de corpo estranho, porém há casos em que pode haver omissão de informação por constrangimento.

Características Clínicas

Quando as pessoas ingerem ou inserem corpos estranhos, a simples anamnese resumida costuma ser suficiente para estabelecer o diagnóstico, orientar as decisões sobre o tratamento inicial e prever o processo requerido para remoção definitiva. Aqueles com risco aumentado de presença de um corpo estranho são os pacientes com comprometimento neurológico, indivíduos desdentados, pacientes com certos diagnósticos psiquiátricos, indivíduos encarcerados e pessoas nos extremos de idade. Nestes mesmos grupos, a anamnese pode ser ilusiva e o emergencista deve utilizar de outros indícios para garantir o diagnóstico correto.

Dependendo da localização do corpo estranho, o exame físico pode fornecer evidência direta ou indireta do objeto. As especificidades são descritas nas próximas seções, contudo há um tema recorrente que é o fato de um exame meticuloso frequentemente estabelecer o diagnóstico correto, além de sugerir um método de extração que pode vir a ser bem-sucedido.

Diagnóstico Diferencial

Mesmo quando os pacientes cooperam totalmente, o diagnóstico de corpo estranho pode ser complicado pela possibilidade de os pacientes não terem consciência da presença do objeto. Embora os casos de corpo estranho geralmente não constituam dilemas diagnósticos, o emergencista deve ter em mente a possibilidade de "patologias que mimetizam corpos estranhos", como ocorre com o angioedema.[1]

Exame Diagnóstico

A radiografia simples é classicamente a modalidade de imagem de primeira escolha já que propicia a detecção do corpo estranho e a determinação das características de localização, tamanho e número. Mesmo quando os objetos não são visualizados, as radiografias podem mostrar alterações secundárias (p. ex., aprisionamento de ar nos pulmões) fornecendo indícios da presença de corpo estranho.[2] Para auxiliar na localização, em geral é necessário obter duas incidências — anteroposterior e lateral. Objetos metálicos geralmente são fáceis de visualizar na radiografia simples. Para material não metálico (p. ex., orgânico) com densidade similar a dos tecidos humanos, a visualização exige métodos de imagem alternativos, como ultrassom, ressonância magnética (RNM) ou tomografia computadorizada (TC).[3-5]

Tratamento

A extração é indicada na maioria dos casos. Uma discussão com o paciente (ou representantes legais) deve destacar os benefícios e riscos do curso previsto para a remoção do corpo estranho. Às vezes, um corpo estranho representa uma ameaça imediata à vida, como no caso de um corpo estranho obstruindo a via aérea, e a necessidade de uma ação urgente para sua extração se torna prioritária. Mesmo na ausência de ameaças evidentes à vida, há corpos estranhos que exigem remoção rápida. Por exemplo, o vazamento de droga ilícita pode matar um indivíduo atuando como "mula" (aquele que engole envelopes plásticos contendo droga ilícita para tráfico), uma bateria em forma de botão impactada pode causar perfuração dos tecidos e hemorragias fatais, ou ainda um inseto no ouvido pode causar dor intensa e danificar estruturas sensíveis da orelha.[6-8] Corpos estranhos podem servir de ninho para uma infecção que pode se tornar recorrente ou refratária à terapia antibiótica. A resolução definitiva somente acontece com identificação e remoção do corpo estranho. As recomendações específicas para remoção de corpos estranhos são apresentadas nas próximas seções, destacando as considerações referentes ao tratamento por localização anatômica.

Encaminhamento

A maioria dos pacientes pode ser liberada com segurança para ir para casa em seguida à remoção de um corpo estranho sem complicação. Corpos estranhos retidos podem precisar de acompanhamento de especialidade cirúrgica, em um contexto ambulatorial. Dependendo da localização anatômica e da capacidade de cooperação do paciente, alguns corpos estranhos retidos requerem intervenção cirúrgica sob anestesia geral.

OLHO

Princípios

O diagnóstico geralmente é autoevidente. O traumatismo ocular sem a devida proteção dos olhos é a história mais comum.[9,10] Corpos estranhos por vezes são identificados por achados anormais ao exame ocular, na ausência de história de traumatismo declarada. Exemplificando, a causa de diminuição da visão em um paciente intoxicado pode ser a presença de um corpo estranho (Fig. 53.1). O rápido diagnóstico, cuidados e seguimento minimizam os riscos, como endoftalmite ou de siderose bulbar que pode ameaçar a visão.[9,11]

Características Clínicas

A maioria dos pacientes relata uma sensação de corpo estranho, ainda que não consigam vê-lo. O paciente pode se queixar de lacrimejamento frequente e de avermelhamento da conjuntiva. Corpos estranhos que originaram lesão de córnea e já foram removidos podem ser responsáveis por sintomas idênticos àqueles observados em presença de um corpo estranho retido. Ocasionalmente, pacientes com corpos estranhos retidos (p. ex., lentes de contato mal posicionadas) podem apresentar conjuntivite recorrente.[12]

Um componente importante da história é se houve prévia realização de ceratotomia radial ou de uma cirurgia ocular similar. Do ponto de vista histórico, foi relatado que os procedimentos oftalmológicos (p. ex., ceratotomia radial) estão associados ao potencial aumentado de diagnóstico tardio de encarceramento de corpo estranho.[13] Embora a maior parte da literatura atual contenha pou-

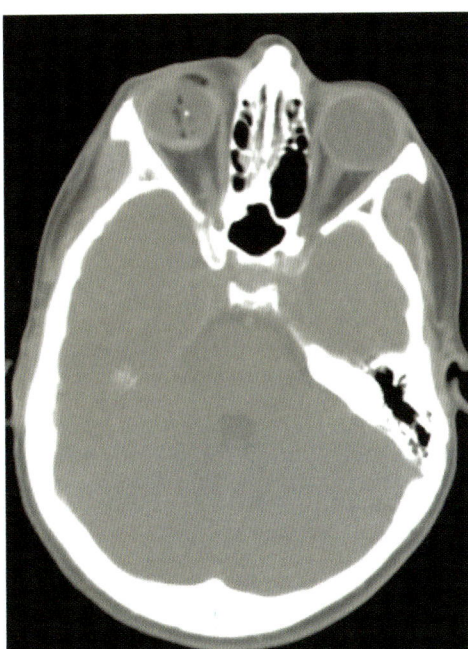

Fig. 53.1. Tomografia computadorizada (TC) mostrando um corpo estranho (bateria em forma de botão) intraocular à direita em um paciente intoxicado sem história de traumatismo conhecida.

ca ou nenhuma menção a estes procedimentos como sendo fatores de risco de corpo estranho, o potencial de relevância situacional (p. ex., manejo de corpos estranhos na córnea) determina uma necessidade de o emergencista obter uma história ocular completa.

O levantamento inicial inclui elementos-padrão do exame ocular feito no DE. A acuidade visual na admissão é um fator preditivo consistentemente relatado em relação ao desfecho visual definitivo.[9,14,15] O exame com lâmpada de fenda permite ao emergencista detectar um corpo estranho presente na córnea através da sombra que este projeta sobre a íris. A lâmpada de fenda também pode facilitar a identificação de anéis de ferrugem. A fluoresceína pode ajudar a detectar o epitélio corneal desgastado.

Os aspectos internos de ambas as pálpebras devem ser examinados. Frequentemente, a exposição bem-sucedida da pálpebra inferior é possível com uma cuidadosa retração manual para fora e para baixo, enquanto o paciente olha para cima. A pálpebra superior pode ser exposta por eversão, orientando o paciente a olhar para baixo enquanto os cílios são tracionados para cima. Durante este procedimento, uma haste pode ser usada para atuar como alavanca na borda proximal da placa tarsal. Após a localização e remoção de um corpo estranho, deve ser feito um novo exame para avaliar a presença de outros objetos estranhos oculares.

Diagnóstico Diferencial

Entre os diferentes diagnósticos diferenciais de corpos estranhos oculares, estão as abrasões corneais, conjuntivite, irite, glaucoma, quemose alérgica e perfuração do globo ocular.

Exame Diagnóstico

Se a história e o mecanismo de lesão forem compatíveis com perfuração ocular por material radiopaco, ou se for notada a existência de uma pequena ferida no globo, a obtenção de uma radiografia anteroposterior e lateral da órbita é razoável como etapa inicial para avaliação de uma perfuração mais profunda do globo ocular (Fig. 53.1). Dadas as suas vantagens na identificação de pequenos corpos estranhos oculares e de complicações como a ruptura de globo, a TC é a melhor abordagem inicial, especialmente quando há forte suspeita de penetração introcular.[16,17] A TC tem utilidade adicional de ser capaz de obter imagens do compartimento intracraniano, o que é indicado com frequência em casos envolvendo traumatismo ocular.

Diante de uma forte suspeita de penetração do globo, é melhor evitar o uso de fluoresceína, uma vez que sua aplicação pode obscurecer achados em exames físicos subsequentes. Felizmente, a incidência de perfuração intraocular no contexto de lesões à baixa velocidade (não explosivas) é pequena. Uma série de casos envolvendo 288 pacientes relatou uma incidência quase nula de corpo estranho intraocular em pacientes com corpos estranhos corneais após lesões à baixa velocidade.[10] Quando uma perfuração é julgada improvável e a fluoresceína é administrada, a identificação de pequenos vazamentos de fluoresceína a partir de uma perfuração (isto é, teste de Seidel positivo) é útil na identificação da penetração intraocular.

O ultrassom é útil como auxiliar da TC em casos de pacientes com corpos estranhos difíceis de localizar.[18,19] Para pacientes em que há suspeita de presença de corpo estranho mesmo após uma avaliação negativa no DE, deve ser feito o encaminhamento ambulatorial para oftalmologia, uma vez que a TC, o ultrassom e até mesmo a RNM falharam em detectar corpos estranhos oculares em pacientes que subsequentemente desenvolveram complicações.[20] Dada a escassez de relatos de séries de casos e considerando as preocupações justificáveis com o dano ocular resultante da mobilização de objetos estranhos ferromagnéticos, o uso da RNM para obtenção de imagens de corpo estranho oftalmológico ainda é controverso. Havendo qualquer chance de presença de objeto metálico no olho, o emergencista não deve solicitar exames de RNM sem consultar especialistas de oftalmologia e radiologia.[17]

Tratamento

Em praticamente todos os casos, a terapia consiste na remoção do corpo estranho ocular. Se o objeto estiver localizado na conjuntiva bulbar ou palpebral (e *não* na córnea), muitas vezes é possível removê-lo facilmente passando um cotonete com algodão umedecido no local. Para corpos estranhos corneais pequenos, após a aplicação de anestesia ocular tópica, muitas vezes é necessário mover cuidadosamente um *spud* ocular (Instrumental cirúrgico) ou uma agulha de subcutâneo de pequeno calibre sob uma das extremidades do objeto e então fazê-lo sair. É prudente que o emergencista evite procedimentos corneais significativos em pacientes previamente submetidos a uma cirurgia de córnea, como a LASIK (do inglês, *laser-assisted* in situ *keratomileusis*).

Após a remoção de um corpo estranho corneal que não deixa anel de ferrugem, o tratamento é essencialmente o mesmo usado para abrasão corneal. Quando há formação de um anel de ferrugem, o tratamento no DE deve ser determinado por um protocolo permanente (delineado em colaboração com oftalmologistas) ou deverá ser feito o encaminhamento à oftalmologia para remoção.

Encaminhamento

Se as tentativas de remoção de um corpo estranho não forem indicadas ou falharem, o paciente deverá ser encaminhado para a oftalmologia para remoção do objeto dentro de 24-48 horas. O encaminhamento para a oftalmologia deve ser realizado após a remoção de corpos estranhos metálicos, dada a possível retenção de fragmentos muito pequenos ou a presença de anéis de ferrugem que precisem ser removidos.

ORELHA

Princípios

A extração de corpo estranho no ouvido pode ser problemática, sendo que a dificuldade raramente é o diagnóstico. Em vez disto, no caso dos corpos estranhos óticos, o desafio costuma ser trabalhar em uma região anatômica sensível em uma população de pacientes que frequentemente não é cooperante.

Características Clínicas

Se o corpo estranho for um inseto, o paciente pode relatar uma sensação de movimento ou que está ouvindo um zumbido. Em comparação à presença de insetos como corpos estranhos no nariz ou na garganta, é muito mais provável que aqueles presentes na orelha estejam vivos (e se movendo).[6] Entre as queixas menos específicas, estão prurido, otorreia ou otalgia. Estes sintomas secundários podem ocorrer também em casos de corpos estranhos que não são insetos presentes no canal auditivo. Manifestações inespecíficas são comuns em crianças, que podem ter medo de relatar um corpo estranho. A criança pode relatar queixas apenas quando os problemas secundários (p. ex., secreção purulenta) surgem na orelha afetada.

Se um corpo estranho localizado no canal auditivo erodir para dentro da orelha média ou da orelha interna, as complicações que se seguem podem variar de má oclusão à disfunção da trompa de Eustáquio e infecções graves (p. ex., mastoidite e meningite).[21] Embora estas situações sejam infrequentes, a literatura recente destaca o risco imposto pelos materiais protéticos (p. ex., silicone) usados com certas indicações, para confecção de dispositivos auxiliares de audição.[22,23]

A história deve incluir as tentativas domésticas de remoção do corpo estranho. É possível que estes esforços tenham causado problemas, como traumatismo no canal auditivo ou perfuração da membrana timpânica.

O canal auditivo externo cilíndrico tem dois pontos anatômicos de estreitamento (e, portanto, de alojamento de objetos estranhos). O primeiro ponto fica perto da extremidade interna da porção cartilaginosa do canal, enquanto o segundo ponto localiza-se no sítio de estreitamento ósseo chamado *istmo*.

Iluminação adequada e um otoscópio de tamanho apropriado são essenciais à otimização da busca visual de corpos estranhos no ouvido. Em qualquer exame envolvendo o canal auditivo externo, a aurícula é segurada e retraída na direção posterossuperior para endireitar o canal. Esta manobra propicia uma vista mais completa tanto do canal como da membrana timpânica.

Caso a membrana timpânica tenha sido rompida pelo objeto estranho ou pelas tentativas prévias de removê-lo, deve ser descrita no prontuário a presença da ruptura antes de iniciar as tentativas de remoção do objeto estranho no DE. Como em qualquer local do corpo, o risco de múltiplos objetos estranhos merece consideração.

Diagnóstico Diferencial

Os diagnósticos diferenciais selecionados de corpo estranho na orelha incluem otite média, otite externa, traumatismo no canal auditivo externo, perfuração da membrana timpânica, doença de Ménière e tumores otológicos.

Exames Diagnósticos

Exames de imagem raramente são requeridos em casos de corpos estranhos óticos. Exames de TC ou RNM podem ser realizados para caracterizar sequelas infecciosas ou erosivas.

Tratamento

O tratamento para corpos estranhos óticos é a sua remoção, que geralmente deve ser feita no DE. Os índices de sucesso da remoção de corpos estranhos presentes no canal auditivo realizada no DE variam de acordo com a população de pacientes e os tipos de corpos estranhos.

Mesmo em um paciente muito jovem, a presença de um corpo estranho por mais de 1 a 2 dias não constitui um fator de risco independente de falha ou de complicação da remoção do corpo estranho. Na ausência de contraindicações claras (p. ex., ruptura evidente da membrana timpânica), o emergencista deve proceder aos esforços de remoção do corpo estranho no ouvido, mesmo em crianças com objetos no canal auditivo há alguns dias.

O paciente deve ser informado da extrema sensibilidade da via auditiva e do provável desconforto e potencial de sangramento mínimo. A instilação de lidocaína pode ser útil na anestesia tópica; uma solução líquida a 1% ou 2% é preferível às preparações em gel, que comprometem a visualização do canal.

De modo pouco frequente, a remoção de corpo estranho exige anestesia local do canal auditivo externo. O procedimento de instilação de anestesia pode causar desconforto ao paciente, bem como lesão iatrogênica, se não for realizado com cuidado (e controle do paciente). O procedimento implica na injeção de todos os quatro quadrantes do canal com lidocaína através de uma seringa de subcutâneo inserida por um espéculo ótico. Dada a complexidade da anestesia local no canal, o procedimento de sedação e analgesia sistêmica pode ser preferível.

Quando o canal auditivo é habitado por um inseto, é importante matar ou imobilizar a criatura para assim facilitar sua remoção. Existem alguns agentes que podem ser usados para matar o inseto. É recomendado o uso de anestésicos tópicos, enquanto o uso de peróxido de hidrogênio deve ser evitado, devido ao risco de lesão à orelha interna em caso de perfuração da membrana. Entre as formulações eficazes, estão a lidocaína na forma de spray a 10% ou alguma preparação menos concentrada; a lidocaína em gel a 2%; óleo mineral com lidocaína a 2% ou 4%, e álcool.

A imobilização diminui a probabilidade de desconforto ao paciente ou de dano à orelha resultante da movimentação do inseto tentando fugir da pinça... Reduzir a incidência de luz intensa sobre o canal melhora a tolerância do paciente ao procedimento, especialmente em um canal auditivo habitado por inseto que tem aversão à luz (p. ex., barata).

Vários métodos de extração podem ser efetivos e diversos instrumentos podem ser úteis. Com objetos moles ou de formato irregular, frequentemente é possível segurar o corpo estranho com auxílio de uma pinça (a melhor geralmente é a pinça jacaré) e removê-lo por inteiro ou em fragmentos. Diante da impossibilidade de segurar o objeto, talvez seja possível removê-lo passando um gancho de ângulo reto com ponta cega por cima do corpo estranho para tentar empurrá-lo para fora da cavidade. Em outra alternativa, uma sonda com balão inflável. pode ser passada distalmente ao objeto. Em seguida, o balão (inflado) é retirado para extrair junto o objeto. Qualquer modelo de cateter-balão pode ser usado, desde que seu calibre seja pequeno o suficiente (no máximo 18G) para permitir uma introdução confortável no canal auditivo.

As técnicas de lavagem aproveitam a vantagem de formato elíptico do canal auditivo externo. Um jato de solução salina, água morna ou à temperatura ambiente deve ser dirigido para a parte posterior ao corpo estranho usando uma seringa de 20 mL e um cateter de 14G ou 16G. Isto foi estudado em laboratório e demonstrou-se que leva à geração de pressões bem inferiores àquelas requeridas para perfurar a membrana timpânica.[24] A irrigação não deve ser usada se houver história comprovada, suspeita clínica ou evidência ao exame físico de perfuração timpânica.

A remoção de objetos da orelha média usando *swabs* de cianoacrilato não é recomendada e traz o risco de contaminação do canal auditivo com uma substância difícil de remover e que foi associada à lesão do canal auditivo e da membrana timpânica. Quando o cianoacrilato é instilado na orelha, recomenda-se usar acetona para facilitar sua remoção segura.[25]

A remoção de corpos estranhos óticos deve ser conduzida com cuidado e estabilidade. A apreensão do paciente aliada aos movimentos repentinos pode levar ao risco de movimentação do corpo estranho e dano evitável ao canal auditivo.

De modo geral, as sequelas decorrentes de corpos estranhos óticos não são graves. Existem relatos esporádicos, geralmente relacionados a erros diagnósticos e persistência de objetos no canal auditivo, de complicações sérias que variam de otite crônica a perda da audição, paralisia facial e infecções profundas, como mastoidite.[21,22,26] As complicações mais comuns incluem sangramento do canal auditivo externo (10%), otite externa e (em cerca de 2% dos pacientes) perfuração da membrana timpânica.[27] As complicações são mais prováveis quando o corpo estranho permanece no local por tempo prolongado, quando os pacientes não conseguem cooperar com as tentativas de remoção, e quando os profissionais são menos experientes.[27]

Após a remoção do corpo estranho, o exame do canal é repetido para garantir a ausência de material retido e avaliar a anatomia da orelha. Nos casos em que há ruptura da membrana timpânica e a orelha média apresenta risco de infecção, recomenda-se usar antibióticos orais e tópicos apropriados.

Encaminhamento

Se os métodos de remoção usados no DE falharem, o paciente deve ser encaminhado a um otorrinolaringologista dentro de uma semana. O encaminhamento mais precoce é recomendado para casos de ruptura da membrana timpânica ou quando a remoção do corpo estranho se mostra particularmente traumática (nestes casos, o seguimento é voltado para a avaliação de otite externa).

NARIZ

Princípios

Apesar de menos frequentes do que os corpos estranhos óticos, os objetos presentes nas vias nasais ainda são comumente encontrados no DE. Em comparação com os pacientes com corpos estranhos óticos, as crianças com corpos estranhos nasais tendem a ser mais jovens (mais comumente, com menos de 5 anos idade).[27]

A remoção feita no DE quase sempre é bem-sucedida e, usando a técnica adequada (p. ex., tomar cuidado para evitar aspiração), sequelas sérias são raras. A sedação química (p. ex., quetamina) frequentemente se faz necessária. Apesar das evidências escassas, o risco geral de entrada de corpo estranho nasal na árvore brônquica é baixo. Casos de ímãs ou baterias alcalinas em forma de botão intranasais, as quais podem causar queimaduras elétricas ou químicas e necrose dos tecidos, constituem exceções e podem acarretar complicações mais graves.[28-30]

Características Clínicas

A maioria dos pacientes busca atendimento médico dentro de 24 horas. A procura tardia do DE está diretamente associada a complicações secundárias, como a infecção.[27]

Pacientes atendidos no DE apresentando corpos estranhos nasais geralmente relatam uma entre duas histórias. Mais comumente, o paciente admite ter colocado ou ter visto colocarem um objeto intranasal. A queixa menos comum é a saída de uma secreção purulenta ou hemorrágica (em geral, unilateralmente) sugestiva da presença de um corpo estranho não relatada. Rinite ou sinusite que não é resolvida nem mesmo com terapia antibiótica apropriada deve levantar suspeita de presença de um corpo estranho nasal.

Recomenda-se preparar o paciente para exames e tentativas subsequentes de remoção. Devido aos riscos de movimento iatrogênico do corpo estranho mais posteriormente, é possível que haja necessidade de conter as crianças a fim de possibilitar a realização do exame. A mucosa nasal normalmente é bastante sensível e esta sensibilidade é aumentada por qualquer infecção ou irritação. O exame é facilitado pelo fornecimento de anestesia tópica e pela vasoconstrição da mucosa nasal. O exame deve incluir ambas as narinas, com iluminação adequada e facilitação da visualização por meio da utilização de um espéculo nasal. A presença do corpo estranho e qualquer dano tecidual secundário deve ser documentada. A impactação de uma bateria em forma de botão pode ser acompanhada de necrose da mucosa nasal e do septo.[31,32]

Diagnóstico Diferencial

Os diagnósticos diferenciais selecionados de presença de corpos estranhos nasais incluem pólipos nasais, hematomas septais, tumores nasais, rinite infecciosa e alérgica, e epistaxe anterior e posterior.

Exames Diagnósticos

As imagens diagnósticas em geral não têm papel relevante, contudo a radiografia simples é importante diante da suspeita de presença de um corpo estranho metálico, como uma bateria em forma de botão.[32] Quando há suspeita de corpos estranhos intrassinusais, a TC pode ser útil. O potencial risco da RNM na detecção de corpos estranhos pode se tornar mais importante com o aumento de casos de corpos estranhos relacionados a joias magnéticas (isto é, *piercings* na língua e no nariz).[30]

Tratamento

O emergencista é altamente bem-sucedido na remoção de corpos estranhos nasais, raramente necessitando de consulta a uma subespecialidade e remoção em sala cirúrgica.[6,33,34] Os corpos estranhos que erodem para dentro do espaço sinusal constituem uma exceção evidente à regra da remoção no DE e, para estes casos, é recomendada a admissão hospitalar para endoscopia na sala cirúrgica.[35]

Ocasionalmente, a pressão positiva aplicada à boca do paciente por um parente ou pessoa próxima ao paciente consegue deslocar rapidamente o corpo estranho, evidenciando a necessidade de restrição, sedação e outros requisitos que atendem a técnicas de remoção mais invasivas. O princípio subjacente é o fato de a rajada de ar dentro da boca de uma criança, com a oclusão simultânea da narina não obstruída com auxílio dos dedos, pode forçar o objeto para fora do nariz. Pode ser realizada por meio de uma manobra boca a boca por alguém próximo ao paciente, ou com uma bolsa de ventilação com bolsa máscara (acoplada a uma válvula *pop-off* para evitar que a pressão aumente acima de 30 mmHg) ou algum dispositivo de pressão positiva similar.

A insuflação pode ser autoaplicada. Crianças podem ser instruídas a respirar profundamente e expulsar o ar com força através do nariz, enquanto o pai ou a mãe fecha a narina não afetada.

Quando a insuflação não é segura ou é malsucedida, pode ser necessário usar técnicas de remoção e instrumentos. Seja qual for o método, o paciente (em geral, uma criança) pode ser beneficiado por uma combinação de restrição, sedação e pré-tratamento com agentes vasoconstritores (p. ex., epinefrina nebulizada) e anestésicos (p. ex., *spray* de benzocaína).[6] A iluminação adequada é essencial. Dependendo da natureza do objeto estranho, os instrumentos necessários incluem uma sonda de ângulo reto com ponta cega, cateter de sucção e pinças jacaré. A pinça é usada quando o corpo estranho deve ser pego diretamente, enquanto a sonda de ângulo reto é usada para tentar alcançar a região situada atrás do objeto e então deslocá-lo para frente.

Outros instrumentos úteis são os cateteres de Fogarty (vascular) e de Foley. Os cateteres-balão "especializados" comercializados, com esse intuito específico, também podem ser usados. Ímãs podem ser úteis quando o corpo estranho intranasal é metálico e apropriadamente constituído.[29] Em alguns casos, é possível usar a sucção para retirar diretamente corpos estranhos. Os *swabs* com ponta de cianoacrilato podem ser úteis em determinadas circunstâncias, embora existam riscos evidentes de contato acidental entre a cola e a mucosa nasal.

Encaminhamento

Pacientes que apresentam um corpo estranho simples que possa ser facilmente removido dispensam seguimentos especiais. Nos casos em que o corpo estranho nasal permanece no local por período prolongado, ou quando a remoção do corpo estranho é difícil ou traumática, é necessário o acompanhamento de otorrinolaringologia entre 24 a 48 horas para avaliar complicações pós-extração.

VIAS AÉREAS

Princípios

Introdução e Importância

Crianças e idosos apresentam risco aumentado de aspiração de corpo estranho. A maioria dos pacientes com corpo estranho em vias aéreas tem menos de 9 anos de idade, sendo observado um declínio na incidência à medida que a mastigação é facilitada pelo surgimento dos dentes permanentes.[36] Entre adultos, os idosos apresentam risco significativo devido à presença de comorbidades como condições neurológicas e dentais.[37]

Os corpos estranhos mais comumente encontrados em vias aéreas variam nas séries de casos publicados, sendo que a literatura inclui um arsenal de objetos impactados no trato respiratório que vão desde aparelhos odontológicos até grampos de turbante e plugues de tomada.[38-40] Na maioria das séries, alimentos são comumente aspirados, assim como medicações.[36,41]

O atraso do diagnóstico está associado ao aumento de complicações em pacientes de todas as faixas etárias.[42,43] Um estudo pediátrico identificou um aumento de 2 vezes na taxa de incidência de complicações com atrasos de mais de 48 horas na apresentação.[44] Pacientes com estado mental alterado por diversas causas apresentam risco aumentado de aspiração oculta. Até mesmo em séries de casos maiores, a natureza elusiva de indicadores específicos e confiáveis da presença de corpo estranho em vias aéreas implica que na presença de uma história concernente deve ser imediatamente iniciada uma busca minuciosa pelo corpo estranho.[42,43,45]

Anatomia e Fisiopatologia

Os corpos estranhos podem estar localizados proximalmente como na orofaringe e nas regiões de mucosa palatal e faringiana.[46,47] A impactação do corpo estranho ao nível laríngeo ou subglótico frequentemente é causada por tentativas inadvertidas de remover objetos estranhos orofaríngeos usando o dedo.

Os corpos estranhos presentes em vias aéreas após a entrada laríngea podem causar obstrução total. Corpos estranhos que ultrapassam a carina tendem menos a causar hipóxia aguda, devido à existência de uma via aérea contralateral desobstruída. A aspiração no brônquio fonte direito é a localização mais frequente, porque a carina está posicionada à direita da mesotraqueia em 40% dos bebês, e o brônquio proximal direito é maior e mais íngreme do que o esquerdo.[47]

Corpos estranhos podem ser bilaterais, sendo que a regra para corpos estranhos em vias aéreas reflete a regra aplicada aos demais corpos estranhos: quando um objeto é identificado, deve ser feita uma busca por um segundo objeto.

Características Clínicas

A apresentação clínica pode variar de queixas respiratórias inespecíficas crônicas à obstrução aguda das vias aéreas.[48] Em uma série de pacientes de APH com corpo estranho, constatou-se que 50% sofreram parada cardiopulmonar antes de chegar no DE.[48] Na maioria dos casos de aspiração, a suspeita da presença de um corpo estranho pode ser levantada a partir da obtenção de uma história abrangente. Pacientes com corpos estranhos em vias respiratórias podem apresentar respiração ruidosa, estridor inspiratório, vômitos e hemoptise.[49]

Alguns pacientes podem relatar uma história, conhecida como *síndrome de penetração*, que inclui sensação de engasgo acompanhada de sibilos e tosse.[50] A tosse pode não ejetar completamente o corpo estranho e, em vez disso, acarretar sua impactação na região subglótica. Portanto, tosse após uma suspeita de aspiração deve levar imediatamente à busca de um corpo estranho, mesmo que os sintomas melhorem.

Em pacientes pediátricos com suspeita de aspiração de corpo estranho, o aparecimento repentino de esgasgo ou de uma tosse intratável associada a sibilos e desconforto respiratório ocorre em mais de 63% dos casos.[36] Além da tosse e do esgasgo, o estridor também é frequente.[51] A ausência de tosse e esgasgo iniciais está correlacionada com o diagnóstico tardio e apresentações crônicas (p. ex., pneumonia recorrente).[44,52,53]

Diante do aparecimento súbito de dispneia e odinofagia, é possível que haja um objeto subglótico impactado. Se o objeto for comprovadamente pontiagudo e delgado, o emergencista deve suspeitar de encravamento entre as cordas vocais ou na região subglótica resultando em obstrução parcial.

Outros componentes da história podem ajudar a diagnosticar e caracterizar corpos estranhos em pacientes com aspiração de objetos não alimentícios. Muitos tipos de itens podem ser aspirados por crianças durante a exploração do meio ambiente. Outra população de risco são os indivíduos que normalmente "guardam" pequenos itens na boca, para acesso rápido, como exemplificado pelos operários da construção civil (pregos) e costureiros (alfinetes).

Pacientes vítimas de trauma com dentes danificados e frouxos podem apresentar aspiração na cena ou durante a laringoscopia para intubação orotraqueal. A incidência de aspiração de dentes arrancados ou de próteses dentárias pelas vias aéreas é baixa (0,5% de 1.411 pacientes com traumatismo facial), contudo tanto o traumatismo inicial como o manejo subsequente das vias aéreas impõem riscos.[54] Em alguns casos (p. ex., trauma penetrante ou explosivo), o paciente pode não ter consciência do potencial de aspiração e não atribuir sintomas a esta entidade. Pacientes que aspiram objetos longos e delgados (p. ex., agulhas, grampos de cabelo) podem apresentar sintomas mínimos ou nulos, além de uma tosse leve ou de odinofagia e hemoptise crônica.[39]

A criança com dificuldade respiratória após se alimentar pode representar um dilema diagnóstico. Crianças com estridor ou outros sintomas respiratórios podem apresentar aspiração de corpo estranho em via aérea ou impactação de bolo alimentar no esôfago com compressão externa da traqueia. A traqueia pediátrica é mole, sobretudo posteriormente, e pode ser comprimida por um corpo esofagiano amplo que a comprima anteriormente. Além disso, a própria traqueia pode ser deslocada anteriormente e acotovelada, causando uma obstrução parcial. Febre e infecção localizada podem indicar aspiração óssea (p. ex., dentro da fossa piriforme) que pode ocorrer quando alimentos contendo osso são fornecidos a crianças ainda muito pequenas.[55] Infelizmente, corpos estranhos esofagianos, não detectados, em crianças podem resultar em sibilos e estridor decorrentes de formação de fístula; o resultado é um diagnóstico em longo prazo (ainda que incorreto) de asma.[56]

A apresentação de pacientes com corpo estranho retido nas vias aéreas pode incluir apenas complicações infecciosas. Objetos estranhos podem causar abscessos retrofaríngeos. Um paciente com pneumonia atípica ou recorrente pode apresentar infecção pulmonar secundária à persistência de um objeto estranho atuando como nicho de infecção.

Os achados do exame físico dependem do grau de obstrução das vias aéreas e do tempo em que o objeto está impactado. Dependendo do tamanho e da localização do corpo estranho, o exame pode mostrar um paciente normal, alguém com cianose e parada respiratória, ou qualquer coisa entre estes dois extremos.[57,58] Existem alguns achados úteis. A diminuição unilateral do mumúrio vesicular, presente em mais de 1/3 dos casos em uma ampla série de casos pediátricos, pode ajudar a diagnosticar um corpo estranho aspirado.[36] Pacientes com objetos estranhos nas vias aéreas superiores podem apresentar estridor ou rouquidão, sendo possível notar retrações intercostais ou de fúrcula esternal em pacientes com obstrução importante por corpos estranhos traqueais. Podem estar hipoxêmicos e febris se uma infecção secundária estiver presente.

O exame orofaríngeo podem revelar um corpo estranho posteriormente ou "sítios doadores" de dentes fraturados. O exame deve incluir a procura de próteses dentárias quebradas ou perdidas. O exame orofaríngeo frequentemente pode ser ampliado com nasofaringoscopia ou laringoscopia indireta ou direta, porém estes procedimentos somente podem ser realizados se o estresse causado pela técnica não impor um risco indevido de comprometimento das vias aéreas.

A tosse pode resultar de irritação local causada pela presença de corpos estranhos brônquicos. Sibilos localizados ou generalizados são auscultados com frequência em pacientes com corpos estranhos no trato respiratório inferior.[2] A obstrução total de um brônquio principal pode estar associada à ausência de murmúrio vesicular ipsilateral. Entretanto, o murmúrio vesicular pode ser transmitido ao longo do tórax e a única anormalidade física pode ser uma elevação assimétrica do tórax. Ocasionalmente, um corpo estranho atua como uma válvula de mão única, permitindo a entrada de ar no pulmão durante a inspiração, porém sem permitir a saída do ar durante a expiração. O pulmão envolvido se torna hiperexpandido e este achado pode ser detectado como hipertimpanismo à percussão.

Diagnóstico Diferencial

Os diagnósticos diferenciais de corpos estranhos nas vias aéreas incluem reações anafiláticas, faringite aguda, epiglotite aguda, abscesso retrofaríngeo, tumores cervicais, carcinomas pulmonares, pneumonia, bronquite, bronquiolite e tuberculose.

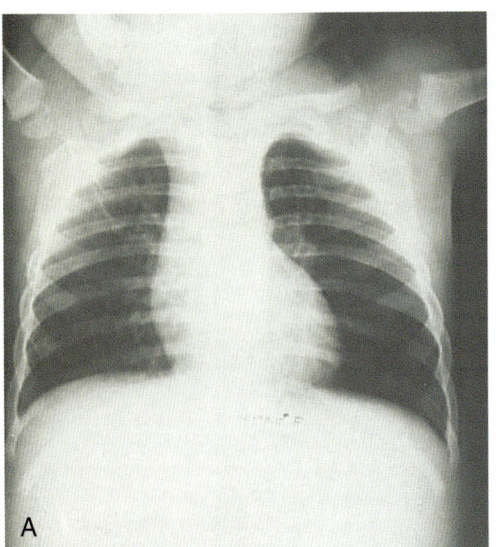 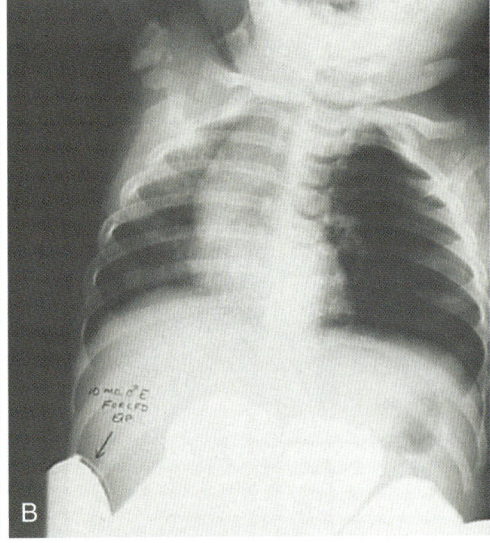

Fig. 53.2. A, Radiografia torácica inspiratória "normal" em criança com corpo estranho em brônquio principal à esquerda. **B,** Vista expiratória forçada mostrando o pulmão expandido à esquerda com desvio do mediastino para o lado direito não envolvido.

Exames Diagnósticos

O principal motivo para a necessidade de caracterizar o tipo de corpo estranho presente na via aérea é determinar a probabilidade de radiopacidade deste corpo. A decisão de quais exames de imagem solicitar é baseada no conhecimento do material constituinte do corpo estranho e suas características de radiopacidade.

A maioria dos corpos estranhos em vias aéreas não é visível em radiografias simples. Em 3.149 casos de corpos estranhos aspirados, 84% dos corpos estranhos em vias aéreas consistiam em material orgânico (geralmente nozes) difícil de ver em radiografias.[59] Quase metade dos casos de engasgo fatal envolvendo crianças resulta de aspiração de alimento radioluzente. No paciente estável, a radiografia simples do pescoço e do tórax continua sendo o padrão das imagens que devem ser solicitadas em casos de corpo estranho em vias aéreas. O aprisionamento de ar (*air trapping*) pode ser visível quando imagens inspiratórias e expiratórias são comparadas, porém a literatura mais recente coloca em dúvida a necessidade de adicionar vistas expiratórias à radiografia simples.[60] O posicionamento em decúbito para radiografia torácica não propicia benefícios significativos.[60]

Uma radiografia simples não pode excluir a hipótese de corpo estranho aspirado em um paciente com história sugestiva. Séries de casos de pacientes submetidos à endoscopia apresentando aspiração de corpo estranho confirmada demonstram tanto baixa sensibilidade como especificidade ruim.[60,61]

Os achados específicos na radiografia plana são classificados como diretos (isto é, identificação do próprio corpo estranho) ou indiretos (p. ex., hiperinflação). Mais comumente encontramos achados indiretos, com hiperinflação e enfisema sendo certamente mais comuns do que o pneumotórax.[61]

Caso haja dúvida quanto à radiopacidade do corpo estranho suspeito, e se o paciente tiver trazido um pedaço do objeto, este poderá ser testado para radiodensidade. Para tanto, o fragmento é colocado sobre o ombro durante a obtenção das radiografias. Quando há suspeita de impactação de corpo estranho subglótico, a etapa inicial é a obtenção de radiografias simples de tecido mole do pescoço, desde que sob estreita supervisão de um médico treinado em manejo de vias aéreas. As radiografias simples negativas não são diagnósticas, porém a clara identificação de um corpo estranho em via aérea, na radiografia, pode levar a um diagnóstico rápido confirmando a necessidade de admissão do paciente para endoscopia.

Os sinais indiretos ou secundários, como o estreitamento do espaço subglótico (a partir do objeto estranho encravado), são um auxílio importante na radiografia do corpo estranho. Aprisionamento de ar (*air trapping*) e atelectasia são os indícios iniciais mais comuns da presença de corpo estranho nas vias aéreas, com desenvolvimento mais tardio de bronquiectasia e pneumonia de repetição. No aprisionamento de ar, uma comparação de imagens inspiratórias e expiratórias mostra um diafragma plano e fixo no lado envolvido, bem como um coração e um mediastino desviados para o lado contralateral durante a expiração (Fig. 53.2). Em uma série de casos pediátricos clássica, o aprisionamento de ar foi encontrado em 90% dos pacientes com corpos estranhos nas vias aéreas inferiores, entretanto experiências clínicas de anos subsequentes confirmam que os sinais indiretos da presença de corpo estranho nas vias aéreas são facilmente perdidos nas leituras iniciais de raio X. Se a obstrução se torna completa, o pulmão envolvido se torna atelectásico e pode haver desenvolvimento de pneumonia; pacientes com atelectasia persistente ou pneumonia recorrente devem ter objetos estranhos considerados como explicação. Um sinal radiográfico indireto adicional da presença de corpos estranhos proximais é o edema do tecido pré-vertebral ou o enfisema subcutâneo visto nas radiografias cervicais.

Em um paciente estável, quando um corpo estranho é visto em uma radiografia torácica, mas a localização nas vias aéreas *versus* no esôfago é posta em dúvida, a orientação anteroposterior do objeto pode ser útil (Fig. 53.3). Os corpos esofagianos geralmente se mostram orientados no plano coronal, enquanto os objetos em vias aéreas exibem orientação no plano sagital (Fig. 53.4). As imagens de raio X também podem fornecer informação útil ao mostrarem se o objeto está junto ou fora da coluna de ar traqueal (Fig. 53.5).

Exames avançados de imagem com TC ou RNM são indicados quando há elevada suspeita clínica e a radiografia simples não fornece resultados definitivos. Estas modalidades de imagem geralmente requerem um período mais prolongado fora do DE, de modo que os pacientes devem estar suficientemente estáveis para serem movidos até a sala de TC ou de RNM.[58]

Entre os benefícios proporcionados pela TC ou RNM, está a caracterização de complicações anatômicas, como perfuração ou sangramento. A visualização de um corpo estranho por meio de exames de imagem também pode eliminar uma etapa na avaliação do paciente, permitindo a eliminação da broncoscopia flexível diagnóstica em favor da broncoscopia rígida terapêutica destinada à recuperação do objeto estranho.

Na prática usual, a TC tende a ser mais rapidamente acessível na maioria dos DEs, de modo que a TC é a modalidade de imagem de maior utilidade para as buscas de corpo estranho. O papel da RNM tende a ser no diagnóstico de objetos estranhos radioluzentes (p. ex., nozes com alto conteúdo de gordura).

A TC (e, menos comumente, a RNM) oferece ainda uma utilidade adicional — a broncoscopia virtual. As imagens de multidetectores fornecem uma vista tridimensional das vias aéreas traqueobrônquicas, tendo utilidade comprovada em casos de corpo

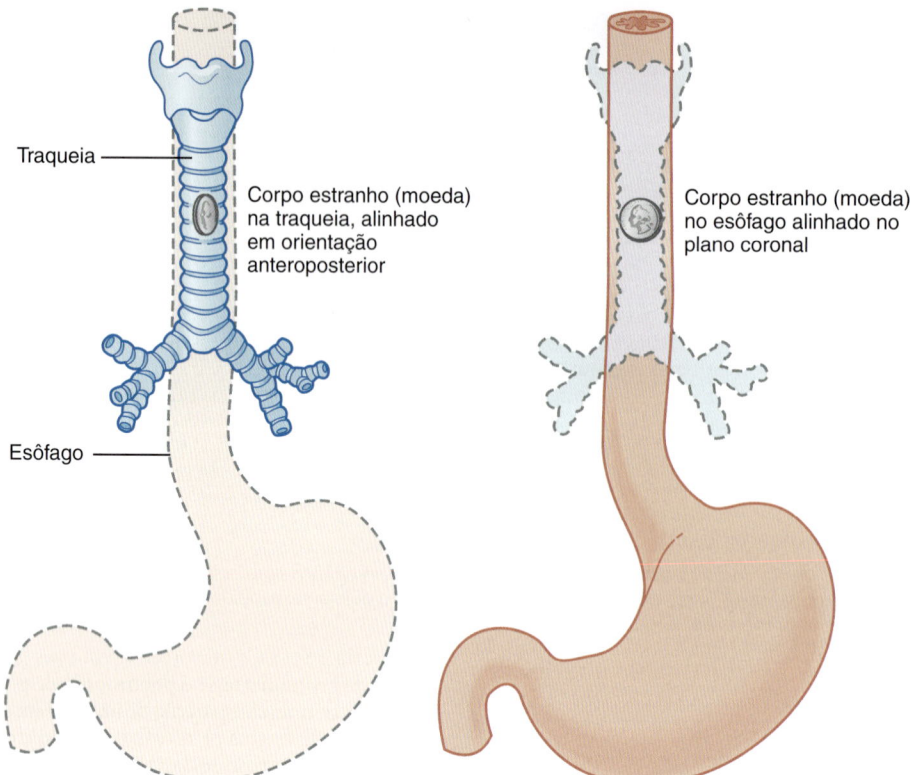

Fig. 53.3. Orientação coronal de corpo estranho no esôfago (*esquerda*) e orientação sagital de um corpo estranho traqueal (*direita*).

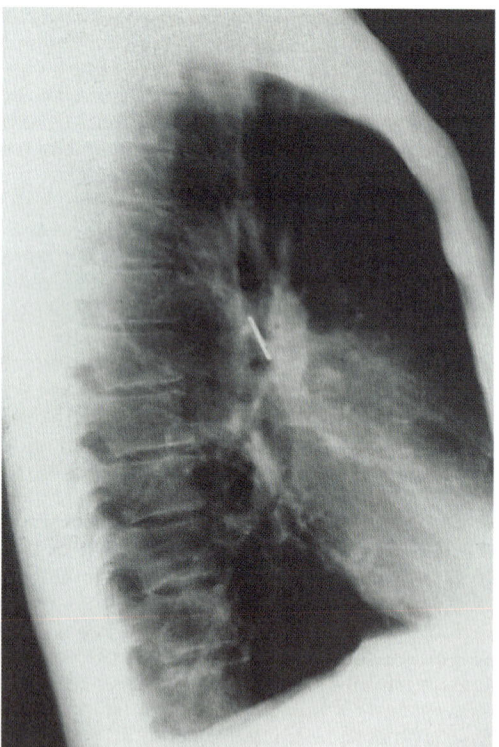

Fig. 53.4. Exame de raio X lateral do tórax mostrando uma moeda aspirada na coluna de ar traqueal.

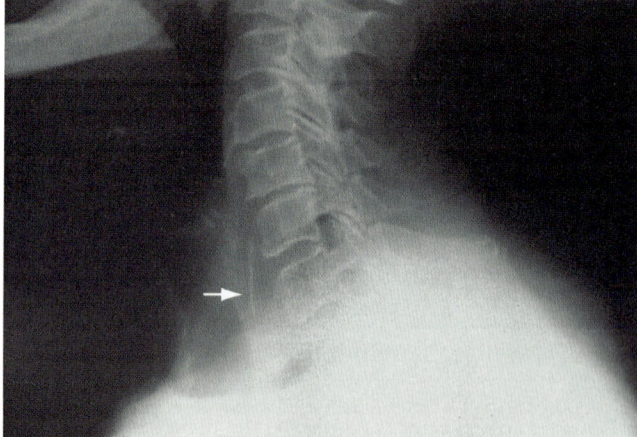

Fig. 53.5. Exame de raio X lateral do pescoço mostrando corpo estranho (osso de frango) na sombra das partes moles esofagianas (*seta*).

estranho respiratório. Uma das maiores séries que avaliaram a utilidade da broncoscopia virtual por TC comparou a nova técnica de imagem com os achados obtidos por broncoscopia rígida de 60 pacientes pediátricos que apresentavam corpos estranhos vegetais. Em um único caso entre os 60 pacientes foi constatado que a broncoscopia virtual por TC estava incorreta — identificando um tampão de muco espesso como corpo estranho — e assim fornecendo um valor preditivo positivo de 98%.[62] A broncoscopia virtual por TC deve ser considerada quando a suspeita clínica for alta e a radiografia inicial não for diagnóstica.

A fluoroscopia era, historicamente, útil na avaliação de corpos estranhos em vias aéreas. Esta modalidade foi suplantada por outras técnicas avançadas de imagem (p. ex., TC, broncoscopia).

Tratamento

O tratamento da presença de um corpo estranho nas vias aéreas é a remoção, que geralmente conduz à rápida recuperação do paciente. Quando o objeto estranho é distal à orofaringe, a consulta a uma subespecialidade é o modo mais seguro de realizar a remoção de um corpo estranho. Em casos raros, até mesmo corpos estranhos orofaríngeos (p. ex., agulhas pequenas) podem necessitar de consulta a uma subespecialidade e remoção cirúrgica.⁶³ Como regra geral, a consulta antecipada ao otorrinolaringologista para realização de broncoscopia em qualquer paciente com suspeita de corpo estranho é decisiva para diminuir a morbidade e a mortalidade. O papel do manejo endoscópico continua sendo relevante, devido às limitações dos outros métodos diagnósticos.⁵⁹

Em um paciente com obstrução crítica de vias aéreas e parada respiratória iminente ou em curso, o emergencista deve agir rapidamente para identificar e remover o corpo estranho. Em geral, existem três opções: (1) tentar extrair o corpo estranho com manobras; (2) realizar laringoscopia ou nasofaringoscopia por fibra óptica e fazer tentativas de remoção sob visualização direta; ou (3) controlar as vias aéreas do paciente. Quando possível, uma consulta emergencial a outras especialidades que possam assistir no manejo avançado das vias aéreas é imperativo (p. ex., otolaringologia, anestesiologia, cirurgia).

Corpos estranhos orofaríngeos podem ser removidos com Pinça Magill de uso pediátrico ou adulto após a visualização do corpo estranho na boca. A remoção com os dedos às cegas jamais deve ser realizada.

O manejo básico de vida de um bebê engasgando inclui até cinco golpes no dorso com o paciente posicionado de cabeça para baixo, seguidos de compressão torácica. Em crianças, a manobra de Heimlich pode ser considerada em um paciente que esteja engasgando, porém consciente. Em crianças inconscientes, as compressões torácicas são iniciadas em ciclos de cinco e a orofaringe é visualizada entre os ciclos para ver se o corpo estranho foi expelido na boca. Se as manobras básicas falharem em deslocar o corpo estranho de modo a permitir a remoção pela boca, deverá então ser realizada a visualização laringoscópica direta seguida da remoção do objeto com fórceps Magill.⁶⁴ Quando um corpo estranho não é visualizado à laringoscopia, o corpo estranho repousa abaixo do nível das cordas vocais ou está no esôfago. O emergencista pode optar por tentar intubar o paciente para estabelecer uma via aérea, contudo isto está associado a um risco significativo.

A intubação pode forçar distalmente o corpo estranho, sobretudo se a ponta do tubo endotraqueal ultrapassar a carina. A colocação do tubo endotraqueal dentro do brônquio principal direito pode deslocar o corpo estranho para dentro do brônquio direito, permitindo a oxigenação e ventilação através da árvore pulmonar à esquerda, quando o tubo endotraqueal for retirado para a posição normal proximal à carina. Se o corpo estranho estiver no esôfago, a intubação endotraqueal pode propiciar o *stenting* traqueal necessário para manter a via aérea aberta.

Nas situações em que a intubação falhar, em casos de posicionamento do objeto estranho proximal, indica-se a cricotireotomia cirúrgica (cricotireotomia percutânea em crianças pequenas). A cricotireotomia pode ultrapassar esta obstrução proximal e proporcionar oxigenação suficiente para permitir a realização de cuidados definitivos adicionais por subespecialidades cirúrgicas.

Pacientes que não necessitam de intubação imediata ou cricotireoidectomia por obstrução total de vias aéreas podem requerer manejo de vias aéreas por outras indicações. Estes pacientes podem ter má oxigenação, desconforto respiratório grave e/ou hipoventilação. Especialmente em pacientes pediátricos necessitando de broncoscopia, uma via aérea por máscara laríngea pode ser uma abordagem apropriada, caso haja necessidade de manejo de via aérea no DE.⁶⁵

Em situações não críticas, os objetos estranhos presentes em via aérea, geralmente passíveis de remoção pelo emergencista, são aqueles encontrados na orofaringe e a melhor forma de removê-los é com fórceps sob visualização laringoscópica (inclusive facilitada por fibra óptica) direta realizada após a administração de anestesia tópica.⁶⁶ É preciso ter cuidado quando objetos estranhos não obstrutores parecem estar empalados na orofaringe, devido à possibilidade de hemorragia. Estes objetos devem ser removidos em sala cirúrgica, sob anestesia geral. A remoção de um objeto estranho laríngeo, mesmo sob anestesia geral, pode ser perigosa. Os riscos envolvidos são hemorragia, trauma laríngeo e obstrução de via aérea. Do mesmo modo, é preciso ter cuidado especial no sentido de prevenir o deslocamento posterior de corpos estranhos orofaríngeos ou a queda de pedaços de corpos estranhos proximais que não são pegos por inteiro no interior da via aérea mais distal.

As decisões referentes a necessidade de avaliação endoscópica e tratamento dependem da apresentação clínica. Havendo obstrução de vias aéreas tempo-crítica, a broncoscopia rígida é empregada usando instrumentação flexível para fins diagnósticos em casos menos agudos.

Encaminhamento

Dados pediátricos sugerem que o desempenho da broncoscopia em 24 horas após a apresentação inicial no DE minimiza as complicações à metade.⁴⁴ Mesmo após a remoção do corpo estranho, podem ocorrer sequelas que variam do sangramento a complicações infecciosas. Pacientes com corpo estranho em uma via aérea inferior devem ser admitidos para remoção do objeto e mantidos sob observação para o desenvolvimento de sequelas, com seguimento pós-alta dentro de alguns dias após a remoção do corpo estranho.

TRATO GASTROINTESTINAL

Princípios

A maioria dos casos de corpos estranhos gastrointestinais ocorre em pacientes pediátricos, porém adultos também apresentam risco, particularmente se forem desdentados ou se houver condições psiquiátricas.⁶⁷,⁶⁸ Existe um risco maior de gravidade nos casos com probabilidade de lesão de mucosa química ou elétrica (p. ex., ingestão de bateria em forma de botão ou ímãs).⁶⁹ A perfuração ocorre em cerca de 3% dos casos e, mais frequentemente, envolve o esôfago ou a região ileocecal.⁷⁰

Faringe e Esôfago

Características Clínicas

Os corpos estranhos que se alojam na faringe e no esôfago geralmente são objetos pontiagudos (p. ex., espinha de peixe) empalados na parede da faringe, hipofaringe ou esôfago, ou um bolo maior, em geral uma moeda ou alimento, que não pode ultrapassar os pontos anatômicos de constrição esofagiana. Séries pediátricas relatam que moedas são as culpadas mais frequentes, representando bem mais da metade dos corpos estranhos ingeridos.⁷¹

As localizações de constrição esofagiana, onde os objetos estranhos tendem a se alojar, são (1) a região proximal do esôfago, ao nível do músculo cricofaríngeo e entrada torácica ou, radiograficamente, ao nível clavicular; (2) a região mesoesofágica, ao nível do arco aórtico e da carina; e (3) a região distal do esôfago, proximal à junção esofagogástrica ou, radiograficamente, ao nível de 2 a 4 corpos vertebrais no sentido cefálico a bolha gástrica. Em uma série pediátrica de 15 anos, 92% dos corpos estranhos esofagianos estavam impactados ao nível cricofaríngeo.⁷¹ Os corpos estranhos podem se alojar em qualquer nível do esôfago (ou permanecer no trato gastrointestinal) se uma anatomia anômala existir.

A taxa de complicação associada à ingesta de corpo estranho esofagiano depende da natureza do corpo estranho, da presença de impactação e da duração da impactação. De modo geral, as complicações são raras, porém há exceções importantes para os corpos estranhos perfurantes ou aqueles (p. ex., baterias em botão) que produzem um dano químico.⁷²,⁷³ As complicações se tornam mais prováveis com o tempo crescente de impactação e incluem perfuração ou erosão do esôfago, compressão traqueal, mediastinite, fístulas esôfago-via aérea ou esôfago-vasculares, espondilodiscite, migração extraluminal, desenvolvimento de abscesso e formação de estenoses ou divertículos esofagianos falsos.⁷⁴,⁷⁵

Além das moedas, outros objetos comuns que impactam o esôfago incluem (mas não se limitam) a alimentos, brinquedos, ossos, baterias, pedaços de madeira e de vidro. A ruptura do esôfago é um risco particular associado às baterias em forma de botão. Estas baterias causam alterações patológicas por meio de pressão, corrente elétrica, vazamento de substâncias corrosivas ou intoxicação por metal pesado.[76] A identificação das baterias em forma de botão tem ramificações prognósticas e terapêuticas. A impactação esofagiana com estas baterias é considerada indicação para a imediata intervenção endoscópica e remoção.[73,76] Ainda que a probabilidade de causar ruptura esofagiana seja menor do que com as baterias em botão ou corpos estranhos pontiagudos, praticamente qualquer corpo estranho ingerido (p. ex., carne) pode causar ruptura quando os pacientes vomitam repetidas vezes após a impactação.

As crianças geralmente são levadas ao DE dentro de 6 horas após a ingesta do corpo estranho. Os sintomas mais frequentemente observados são disfagia, sialorreia, náusea e vômito. A dor, em geral odinofagia, pode ser a queixa principal. Também pode haver anorexia, sibilos ou dor torácica ou cervical.

Os pacientes podem se queixar de estarem sentindo o objeto na garganta ou no tórax, de não conseguirem engoli-lo e, frequentemente, conseguem localizar com precisão o corpo estranho. Esta apresentação é particularmente comum quando o objeto estranho está alojado na parte superior do esôfago. A sialorreia é consistente com uma obstrução importante.

Pacientes com suspeita de impactação de corpo estranho esofagiano raramente se queixam de dispneia. Quando estes achados são encontrados, o emergencista deve suspeitar da presença de um corpo estranho esofagiano grande impactando-se anteriormente e comprimindo a traqueia. Bebês e crianças podem apresentar tosse, engasgo, sintomas semelhantes aos da crupe ou insuficiência respiratória a partir da presença de corpos estranhos alojados na região superior do esôfago.[73]

Os pacientes podem manifestar sequelas tardias. Corpos estranhos atuando como nicho para infecção podem resultar em queixas como febre. Sinais de mediastinite indicam perfuração esofagiana. A perfuração do esôfago com erosão para dentro da vasculatura ou da árvore pulmonar pode resultar em manifestações que variam de hemoptise a abscessos pulmonares ou hemorragias potencialmente fatais.

A história deve incluir qualquer anormalidade anatômica esofagiana ou instrumentação prévia. Um paciente com história de *stenting* no esôfago deve ser considerado um caso de migração do *stent*, se houver história de disfagia. A migração tipicamente ocorre na primeira semana após a colocação.

O exame começa com a inspeção cuidadosa da faringe e da hipofaringe. Esta busca pode revelar o corpo estranho ou identificar alguma arranhadura na mucosa orofaríngea que possa produzir os sintomas de presença de corpo estranho mesmo na ausência de um objeto impactado. O exame da orofaringe também pode fornecer indícios indiretos — por exemplo, uma prótese dental que esteja faltando ao exame deve levar o emergencista a suspeitar deste item como um possível objeto estranho presente no trato gastrointestinal. A base da língua, valécula, área supraglótica, epiglote e seio piriforme devem ser examinados. A anestesia tópica facilita o exame. Quando não se obtém visualização adequada com espelho de laringoscopia indireta, pode ser realizada uma nasofaringoscopia por fibra óptica ou laringoscopia direta.

Enfisema subcutâneo encontrado por apalpação do pescoço indica provável perfuração esofagiana.

Diagnóstico Diferencial

Os diagnósticos diferenciais de corpos estranhos faríngeos e esofagianos incluem faringite aguda, epiglotite aguda, abscesso retrofaríngeo, esofagite, estreitamentos, pregas esofagianas e cânceres orais. Quando a história é confusa, o emergencista deve considerar a presença de um corpo estranho ingerido no diagnóstico diferencial de dor torácica atípica, sibilos ou sinais de desconforto respiratório.

Exames Diagnósticos

O fato de a maioria dos corpos estranhos (p. ex., moedas) ser radiopaca explica os relatos de que a radiografia contribui para o diagnóstico e manejo na maior parte dos casos de impactação esofagiana.[77] A etapa inicial geralmente é a obtenção de uma radio-

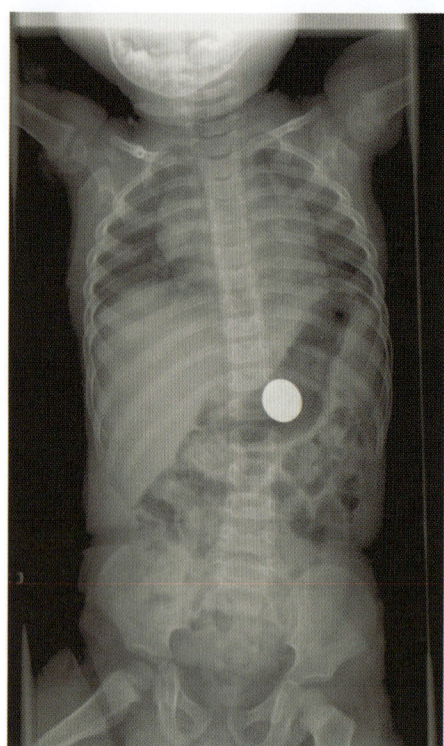

Fig. 53.6. Radiografia de uma criança após a ingesta de uma moeda, localizada no estômago.

grafia torácica posteroanterior e lateral, aliada ao exame de raio X da coluna espinal cervical lateral empregando técnica para tecido mole. A utilidade primária da radiografia simples se baseia na detecção de objetos radiopacos, com achados indiretos (p. ex., edema de partes moles) mais provavelmente úteis em casos de presença crônica de objetos estranhos com complicações tardias.

De modo geral, a sensibilidade da radiografia simples para detecção de corpos estranhos esofagianos depende da natureza do corpo estranho. Em pacientes transferidos para o DE vindos de um hospital distante, a obtenção de radiografias repetidas pode ser útil para avaliar se o corpo estranho passou para dentro do estômago durante o intervalo de tempo decorrido desde a obtenção da última radiografia (Fig. 53.6).

Objetos estranhos esofagianos geralmente se autoalinham no plano coronal e são posteriores à coluna de ar traqueal na vista lateral. As moedas presentes no esôfago repousam em posição coronal em quase todos os casos, porque a abertura para dentro do esôfago é muito maior nesta orientação (Fig. 53.3).

Alguns corpos estranhos comuns não são radiopacos. Ossos de peixe e de frango são ingeridos com frequência, difíceis de visualizar direta ou radiograficamente, e costumam arranhar a mucosa esofagiana. Embora alguns estudos sugiram que a variação da técnica melhora a detecção de ossos de peixe, o exame de radiografia simples continua apresentando sensibilidade insuficiente como meio para exclusão destes corpos estranhos, logo a TC é recomendada quando os exames de imagem iniciais resultam negativos.

Quando as imagens simples falham em visualizar corpos estranhos e a suspeita permanece alta, uma opção é a esofagografia com contraste, que pode ser útil em casos de corpos estranhos radiopacos e, às vezes, radioluzentes. Na ausência de preocupação com perfuração, é possível usar bário como meio de contraste, o qual fornece imagens de qualidade maior. Havendo suspeita de vazamento esofagiano, deve ser usada uma solução de contraste hidrossolúvel. Quando as imagens com contraste iniciais não forem definitivas, é possível solicitar aos pacientes para ingerir uma bola de algodão embebida em contraste, a qual se aloja proximalmente ao objeto e assim permite localizá-lo.

Os exames com contraste, mesmo quando realizados com bário, apresentam limitações quando o objeto suspeitado é um osso impactado. A ingesta de bário fornece resultados melhores, porém impõe risco de aspiração e cobre tanto o objeto como o esôfago, diminuindo a efetividade de endoscopias subsequentes.

As TC com reconstruções coronal e sagital são úteis ao identificar corpos estranhos ou ao caracterizar mais completamente os objetos que aparecem apenas vagamente nas radiografias simples. Para alguns corpos estranhos suspeitos que tendem a ser radioluzentes, a TC pode ser a modalidade diagnóstica primária, porque pode fornecer informação sobre o tamanho, tipo, localização e orientação do corpo estranho em relação a outras estruturas anatômicas. A TC também pode ser útil na identificação de complicações, porque permite avaliar a anatomia extraesofagiana.

Uma modalidade interessante relatada na detecção de corpos estranhos metálicos é o detector de metais manual. Esta modalidade não envolve risco nem ionização radiante, é isenta de complicações e tem bastante utilidade, com uma sensibilidade relatada de aproximadamente 90%.[78] Especialmente quando os resultados são positivos e indicam a presença de um corpo estranho abaixo do diafragma, ou quando um detector de metais é usado para rastrear o avanço de um corpo estranho (p. ex., passagem de uma moeda) ao longo do tempo, esta modalidade pode evidenciar a necessidade de radiografia.[78,79]

Tratamento

Corpos estranhos faríngeos visualizados por laringoscopia direta ou indireta geralmente podem ser removidos com pinça ou clamp. O emergencista deve se prevenir contra a possibilidade de indução de trauma ou obstrução de via aérea durante as tentativas de extração.

Com uma moeda ou bolo de comida esofagiano, o emergencista pode ser capaz de fornecer tratamento definitivo. No caso dos objetos pontiagudos, *stents* esofagianos deslocados ou baterias em forma de botão impactadas, é necessário um manejo mais invasivo e especialidade-específico. A estratégia terapêutica depende da natureza do corpo estranho, do tempo em que o objeto permanece alojado, e do conhecimento dos médicos que estão tratando do caso. Além disso, a idade do paciente, bem como sua história médico-cirúrgica podem ser relevantes. O índice de sucesso para a remoção endoscópica (i.e., não cirúrgica) de objetos esofagianos é muito alto.[71]

Quando se trata de impactação esofagiana de alimento, as manobras farmacológicas são a primeira estratégia básica para o manejo de corpo estranho. Estas etapas são apropriadas somente se o objeto é comprovadamente um bolo de comida impactado. A primeira medicação que pode ser administrada numa tentativa de mover um bolo de alimento esofagiano distal para dentro do estômago é o glucagon intravenoso (0,5-2 mg). O fármaco parece agir diminuindo o tônus da musculatura lisa no esfíncter esofagiano inferior sem inibir o peristaltismo esofagiano normal. A eficácia histórica do glucagon em aliviar a impactação esofagiana de alimento em cerca de 1/3 dos casos foi confirmada em séries de casos mais recentes.[80] É preciso notar que o glucagon é menos efetivo na infiltração eosinofílica esofagiana, cujo diagnóstico pode ser relatado com frequência maior em pacientes com impactação de alimento que chegam ao DE.[80,81]

Embora pareça razoável tentar o glucagon, o fármaco deve ser administrado lentamente. Se o glucagon for administrado rapidamente, existe o risco teórico de o vômito induzido poder causar ruptura do esôfago obstruído.

Agentes formadores de gases têm sido historicamente usados no tratamento instituído no DE a pacientes com bolo de comida esofagiano impactado, e esta abordagem tem pouco ou nenhum suporte de evidência recente. Estas medicações também incorrem um risco comprovado de lesão na mucosa e não são recomendadas.

Dois outros agentes, nitroglicerina e nifedipina, têm sido historicamente usados em casos de impactação de bolo de comida distal, mas têm menos utilidade do que o glucagon e, portanto, não são recomendados para uso no DE. Estes dois agentes têm ação relaxante sobre o esfíncter esofagiano inferior, ainda que pareçam apenas marginalmente efetivos como terapia para bolo de comida impactado. Uma última abordagem, que é a degradação enzimática de um bolo de carne impactado empregando a enzima proteolítica papaína, caiu em desuso por causa dos riscos de perfuração esofagiana.

A estratégia preferida para remoção de corpo estranho esofagiano impactado é, na maioria dos casos, a endoscopia inicial.[82] A endoscopia flexível é o curso inicial ideal para diversos corpos estranhos esofagianos, inclusive moedas. O procedimento dispensa anestesia geral, pode ser realizado em paciente sedado (não intubado), e pode ser diagnóstico e terapêutico.[81]

A estratégia final para remoção de corpo estranho, *bougienage*, envolve empurrar o objeto estranho para dentro do estômago. Os emergencistas geralmente não são responsáveis pela sedação do paciente nem pela execução efetiva deste procedimento.

O manejo expectante, que consiste em esperar pela passagem espontânea de um objeto estranho para dentro do estômago, frequentemente é bem-sucedido. Esta abordagem é mais apropriada para pacientes atendidos em 24 horas após a ingesta, apresentando objeto radiograficamente identificado como "seguro" (p. ex., moeda pequena) no esôfago distal.

Encaminhamento

Se uma bateria em disco ou objeto magnético tiver sido ingerido, a localização deve ser determinada. Se estiver alojado no esôfago, a consulta no DE deve ser voltada para a remoção emergencial por endoscopia. Se o objeto passar distalmente para o esôfago, a observação pode ser apropriada, contudo o alto risco associado a estes casos determina o envolvimento de consultores gastrointestinais apropriados nas decisões referentes ao manejo.[69]

Seja qual for o método usado para tratar o paciente com corpo estranho esofagiano, deve ser feita uma avaliação de seguimento da anatomia e patência do esôfago após a remoção de qualquer objeto esofagiano. O encaminhamento para este tipo de avaliação deve ser feito pelo emergencista.

Estômago e Intestino

Princípios

Corpos estranhos que atingem o estômago (Fig. 53.7) raramente causam dificuldades significativas, embora possam ocorrer problemas como perfuração e infecção (p. ex., após a ingestão de osso de peixe não diagnosticada).[83] Os objetos podem ficar impactados, mais frequentemente, no estômago terminal ou na válvula ileocecal, embora possam surgir complicações em qualquer ponto ao longo da porção intestinal do trato gastrointestinal. A frequência crescente da ingesta de ímãs por crianças está contribuindo para uma taxa de complicações cada vez maior associada a objetos estranhos gastrointestinais.[8]

Características Clínicas

Os sintomas de objetos intraluminais variam de uma dor abdominal nula a vaga até peritonite associada à obstrução ou à perfuração. A maioria dos pacientes relata ingestão de objetos.

O transporte de drogas ilícitas é uma motivação relativamente frequente para ingestão de corpo estranho. A ruptura dos pacotes contendo drogas, especialmente quando há envolvimento de cocaína, pode resultar em consequências rápidas e letais.[84] Menos frequentemente, estes pacotes podem causar obstrução intestinal. Mesmo na ausência de obstrução, pode haver relato de vômito. O *empacotamento corporal* (*body packing*), que implica na colocação sistemática junto ao trato gastrointestinal de pacotes de drogas previamente preparados (Fig. 53.8), deve ser clinicamente diferenciado do *enchimento corporal* (*body stuffing*), que denota a ingestão apressada de pacotes preparados de maneira precipitada em face da chegada iminente da polícia. Devido ao acondicionamento precário das drogas ilícitas, os *body stuffers* tendem a experimentar maior toxicidade e são menos propensos a apresentarem achados bem-definidos na radiografia simples. As drogas mais frequentemente

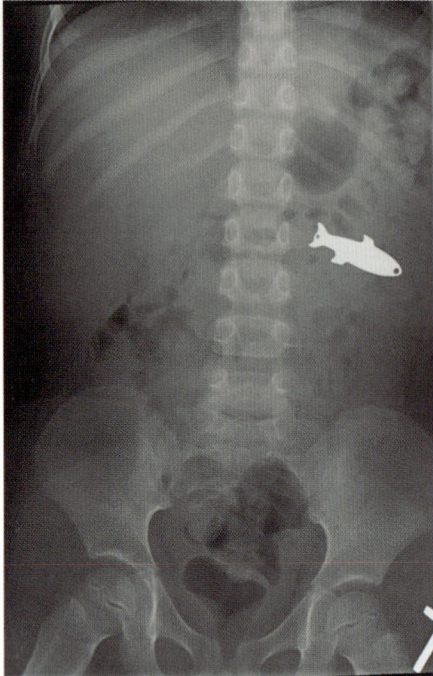

Fig. 53.7. Radiografia de uma criança após a ingesta de isca de pesca sem o gancho.

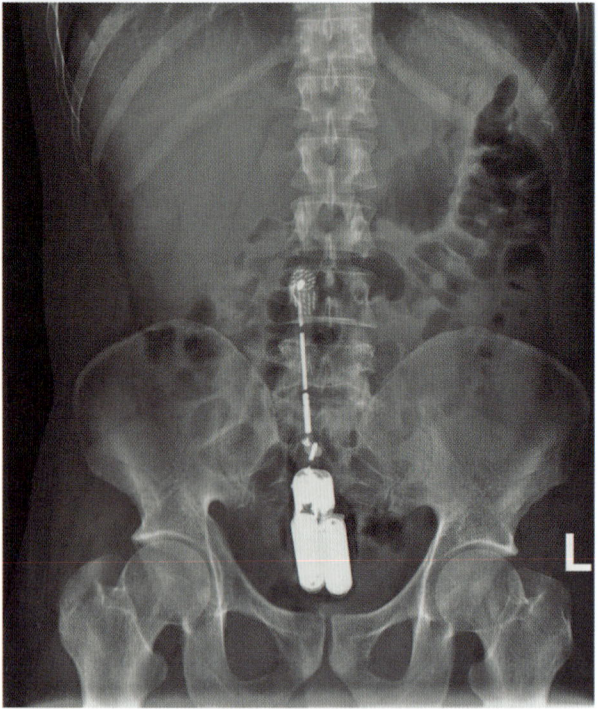

Fig. 53.9. Radiografia de um paciente que inseriu uma escova dental elétrica no reto. A escova dental foi removida durante a protoscopia.

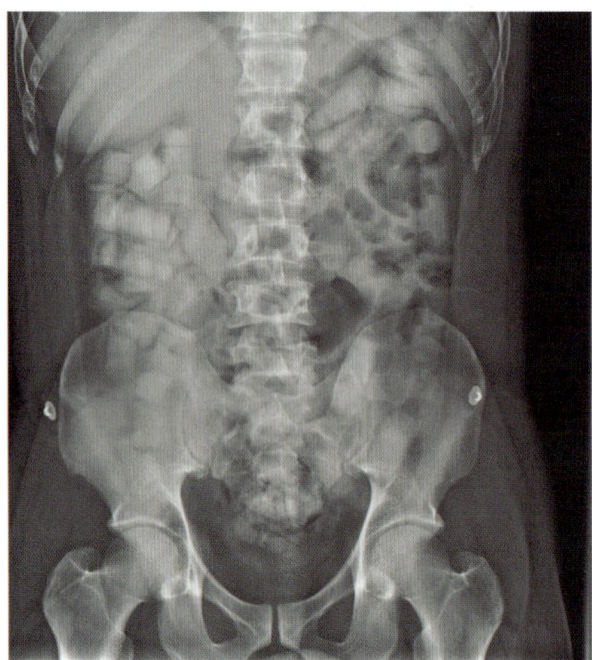

Fig. 53.8. Radiografia de paciente após empacotamento corporal (*Body Packing*). Note a aparência dos pacotes de droga previamente preparados.

de Rapunzel). Os fitobezoares (compostos de matéria vegetal) e lactobezoares (oriundos de leite coalhado) também têm acarretado complicações, em geral no estômago. Outros bezoares podem ser constituídos de material infeccioso (p. ex., bezoares fúngicos) ou de substâncias inorgânicas (p. ex., litobezoares). Palitos de dente ingeridos podem se alojar na parede intestinal, causando complicações gastrointestinais e erosões ou ainda a compressão de estruturas adjacentes.[87]

Se o corpo estranho for um bezoar (uma massa de comida indigerível ou de material não alimentício), uma massa palpável pode ser encontrada ao exame abdominal. Os achados físicos também podem incluir alterações típicas de obstrução intestinal ou peritonite.

Diagnósticos Diferenciais

Os diagnósticos diferenciais de presença de corpo estranho estomacal e intestinal incluem úlcera péptica, refluxo gastroesofágico (DRGE), obstrução da gástrica terminal, tumores gástricos, obstrução intestinal, pólipos intestinais e carcinomas de intestino delgado e grosso.

Exames Diagnósticos

Como a maioria dos corpos estranhos ingeridos são radiopacos, a modalidade de exame de imagem inicial de radiografia simples frequentemente é diagnóstica (Figs. 53.6, 53.9 e 53.10).[88] Mesmo quando o nível de suspeita é baixo, a radiografia pode identificar corpos estranhos como explicação para os sintomas. A radiografia simples em duas incidências ortogonais é comprovadamente útil para situações desde ingestão de moedas ao empacotamento corporal de substâncias. (Figs. 53.6 e 53.8).

A sensibilidade da radiografia simples varia amplamente, dependendo da natureza do corpo estranho. Quando as radiografias simples não são diagnósticas, recomenda-se TC ou radiografia com contraste para seguimento. A administração de contraste para alguns corpos estranhos TC-delineados permite identificar os objetos e avaliar complicações, como perfuração.[89]

No contexto do empacotamento corporal ou do enchimento corporal, a abordagem de por TC preferida é aquela que evita o

encontradas em casos de empacotamento corporal ou enchimento corporal são a cocaína e a heroína.

Outro componente importante da história são os implantes médicos no trato gastrointestinal. Aparelhos dentais e *stents* biliares estão entre os implantes capazes de migrar e causar complicações no trato gastrointestinal mais distal.[85,86]

Pacientes com corpos estranhos no trato gastrointestinal devem ser interrogados quanto a uma história possívelmente relacionada à presença de bezoar. O hábito de mastigar cabelo pode resultar em tricobezoares que, de modo infrequente, estendem-se do estômago para dentro do intestino delgado como uma "cauda" (síndrome

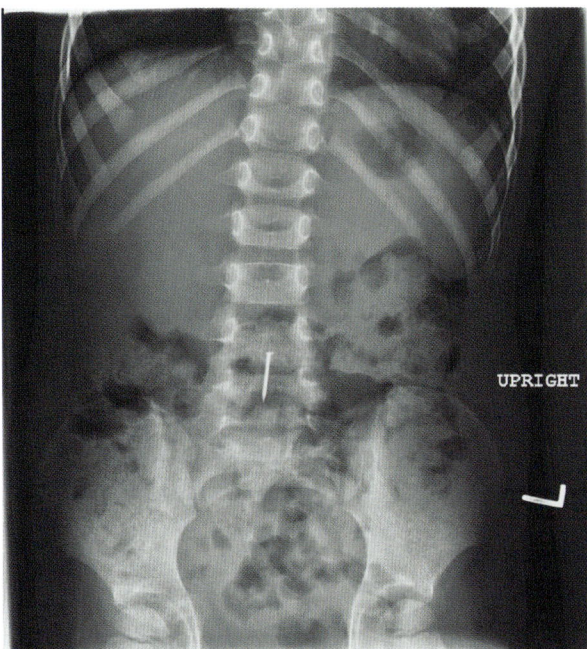

Fig. 53.10. Radiografia de uma criança após a ingesta de um prego (que ao final foi evacuado após período de observação).

uso de contraste oral, mas até mesmo quando este é utilizado foi relatada uma sensibilidade bem inferior a 50% para detecção ou enumeração de pacotes.[90] O ultrassom é útil nos casos de pacotes de drogas em que a radiografia simples não é diagnóstica, quando há necessidade de um teste de triagem inicial, ou quando pacotes previamente identificados precisam ser rastreados sem usar radiação ionizante.[91] Resultados negativos de ultrassom não são diagnósticos.

Tratamento

A regra geral para o manejo de corpos estranhos gástricos ou intestinais é a observação, com seguimento radiográfico e acompanhamento das fezes para confirmar a evacuação. Como no caso das impactações esofagianas, um número maior de centros de referência estão relatando a endoscopia inicial como abordagem útil, devido ao baixo risco e alta eficácia da modalidade.[92] Entretanto, para os casos de rotina (p. ex., ingestão de moeda) encontrados pelos emergencistas, espera-se que a maioria dos objetos ingeridos avance espontaneamente em pacientes com anatomia normal.

As decisões referentes ao manejo são baseadas em parte na natureza do objeto ingerido. No caso dos objetos cegos (não pontiagudos), a expectativa é que atravessem o intestino, com a expulsão sendo verificável nas fezes. Se houver alguma preocupação particular, é possível obter radiografias seriadas após 1 semana. Objetos pontiagudos (p. ex., agulhas) podem ser recuperados por endoscopia, contudo os consultores (com os quais devem ser discutidos todos os corpos estranhos gastrointestinais pontiagudos) podem decidir abordar estes casos com manejo expectante.[93,94] A remoção antecipada em geral é requerida para objetos mais largos que 2 cm, que não passam pelo piloro, ou mais longos que 5-6 cm, que não ultrapassam a região duodenal.[94,95] De modo geral, cirurgia raramente é necessária em casos de corpo estranho intestinal, mas haverá casos (p. ex., obstrução intestinal) em que as circunstâncias clínicas exigirão imediata intervenção operatória.

Quando escolhida, a observação deve ser mantida até (1) o objeto ser encontrado nas fezes do paciente; (2) o objeto se tornar associado à obstrução ou perfuração intestinal, necessitando de intervenção cirúrgica imediata; ou (3) o objeto não evidenciar algum avanço ao longo do trato gastrointestinal em dois exames radiográficos realizados com um intervalo de 24 horas, indicando impactação e necessidade de remoção ativa.

Em um *body packer* ou *body stuffer* (Caps. 149 e 156), independentemente das pressões exercidas pela obrigatoriedade legal, o emergencista deve realizar apenas a intervenção medicamente justificada, com intenção de prevenir lesões decorrentes de substância ou objeto ingerido. Se a recuperação de um pacote de droga for medicamente injustificada, o paciente deve ser internado para permanecer sob observação intensiva para a eliminação do pacote ou manifestação de sinais de toxicidade. O monitoramento de metabólitos farmacológicos na urina pode ser útil. De modo geral, o pacote atravessa o trato gastrointestinal espontaneamente. Esta passagem pode ser facilitada com uma solução de polietileno glicol, laxantes ou ambos.[96] A imediata remoção de pacotes contendo drogas deve ser considerada se o paciente desenvolver obstrução intestinal ou intoxicação pela droga. A remoção endoscópica de pacotes contendo droga está associada ao risco teórico por ruptura dos pacotes e intoxicação pela droga, contudo a endoscopia continua sendo a base da terapia para pacientes que não eliminam espontaneamente os pacotes ingeridos.[96]

As baterias em forma de botão e ímãs representam um grupo adicional de tipos de corpo estranho com implicações manejo-específicas. Os objetos intactos desta categoria que são ingeridos e passam para dentro do estômago podem ser observados sem a necessária remoção imediata em casos de impactação esofagiana. A administração de uma solução de polietileno glicol pode acelerar o movimento distal. Se o corpo estranho não tiver avançado após as primeiras evacuações de fezes líquidas límpidas, a repetição da radiografia pode identificar objetos no reto, onde é possível evacuá-los digitalmente. O emergencista deve providenciar uma consulta inicial (para endoscopia ou cirurgia) quando forem encontradas baterias em botão ou ímãs no trato gastrointestinal, uma vez que as taxas de complicação associadas a estes objetos são maiores do que para outros corpos estranhos.[97-100] As evidências disponíveis são insuficientes para confirmar a utilidade das medicações adjuvantes (p. ex., esteroides, agentes antirrefluxo, antibióticos profiláticos) em casos de ingestão de bateria em forma de botão.[76]

Encaminhamento

Para as ingestões de bateria em forma de botão ou de ímãs tratados por observação clínica, devem ser obtidas radiografias repetidas no dia seguinte, a fim de garantir o movimento do objeto pelo trato intestinal. Os exames de raios X devem ser repetidos pelo menos a cada 3-4 dias, subsequentemente, para confirmar o movimento distal continuado. O manejo de outros corpos estranhos e bezoares depende do tipo e da localização. Bebês com lactobezoares devem ter a alimentação alterada para dietas elementares, com seguimento estreito; a maioria dos casos é resolvida sem cirurgia.

Reto

Princípios

A maioria dos corpos estranhos anorretais resulta da introdução retrógrada, tipicamente resultante de práticas sexuais.[101,102] O pronto diagnóstico é decisivo, uma vez que o atraso em instituir o tratamento definitivo está fortemente associado a complicações.

Características Clínicas

Pacientes com corpos estranhos anorretais costumam hesitar em relatar histórias precisas. Estudos constataram que muitos pacientes com corpos estranhos anorretais autointroduzidos não admitem livremente a inserção e, em vez disso, relatam dor anal ou apenas constipação. Outras queixas incluem dor retal, sangramento ou incapacidade de urinar quando objetos grandes comprimem a uretra.[102]

É possível que comida ou objetos ingeridos (p. ex., osso de peixe) se alojem no reto após terem atravessado o trato gastrointestinal proximal. A duração da permanência do objeto na região anorretal tem implicações para a falência e ruptura da mucosa.

Pacientes com perfuração anorretal podem ter achados de peritonite ou desconforto abdominal. Ao toque retal, o corpo estranho pode ser palpado diretamente; este é o método diagnóstico em numerosos casos. Na ausência de palpação de um corpo estranho, o toque retal pode revelar achados (p. ex., secreção hemorrágica, tônus diminuído do esfíncter) que levantem suspeita de corpo estranho anorretal.[102]

Quando os achados do toque retal são negativos ou quando há necessidade de uma visualização melhor, a anoscopia passa a ser a etapa seguinte. Embora o diâmetro do anoscópio limite o tamanho dos corpos estranhos que podem ser extraídos por meio do instrumento, a anoscopia proporciona uma visão aprimorada da natureza e do posicionamento do objeto. A sigmoidoscopia rígida pode ser realizada, tomando-se o cuidado especial de minimizar a pressão sobre a mucosa anorretal possivelmente isquêmica.

Em muitos pacientes, sobretudo naqueles submetidos a múltiplos exames ou tentativas de remoção, pode haver necessidade de sedação e analgesia para possibilitar o uso de técnicas de exame invasivas. Quando existe dúvida acerca da integridade da mucosa anorretal, a melhor forma de realizar o exame invasivo é na sala cirúrgica, empregando anestesia geral.[102,103]

Diagnósticos Diferenciais

Os diagnósticos diferenciais de corpos estranhos retais incluem hemorroidas internas e externas, fissuras anais, tumores de reto e ânus, abscessos perirretais e anais, e impactação fecal na ampola retal.

Exames Diagnósticos

Com corpos estranhos retais, a história geralmente torna desnecessária a obtenção de imagens, a menos que seja preciso avaliar a existência de complicações, como perfuração ou abscesso. Quando há necessidade de radiografia diagnóstica, é recomendado obter radiografias simples como etapa inicial, as quais frequentemente irão mostrar o corpo estranho (Fig. 53.11, Fig. 53.9). Um importante achado secundário é a presença de ar livre intra-abdominal (pneumoperitônio) secundária a uma perfuração anorretal. Se o objeto não for visualizado em exames de raio X simples, então pode ser realizado um exame usando contraste, tomando o cuidado de minimizar as pressões hidrostáticas sobre uma mucosa potencialmente comprometida. Havendo suspeita de perfuração, deve ser usado um contraste hidrossolúvel. A TC deve ser empregada para fornecer detalhes definidores quando as radiografias não forem diagnósticas ou se houver suspeita de complicações (p. ex., perfuração).[104]

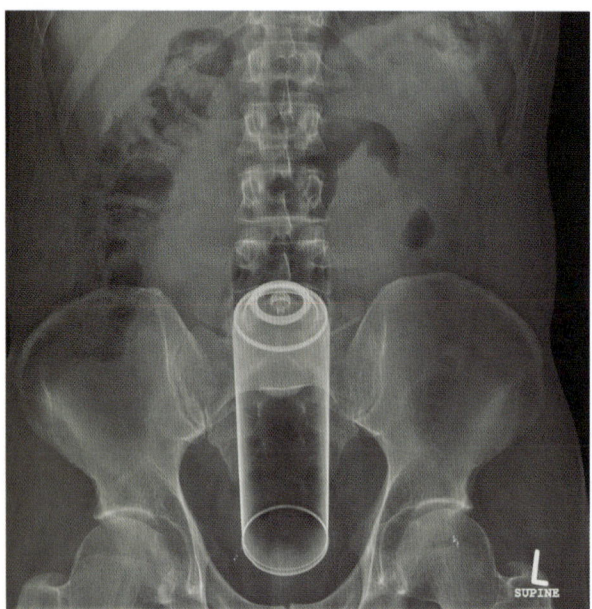

Fig. 53.11. Radiografia de um paciente que inseriu uma lata de aerossol no reto.

Tratamento

Com paciência e a administração criteriosa de analgesia e sedação para procedimento, o emergencista frequentemente consegue remover corpos estranhos retais. A intervenção cirúrgica ocasionalmente pode ser necessária. Dependendo da natureza do corpo estranho e da presença de dano ou perfuração na parede retal, a remoção transanal (com ou sem sedação e anestesia local) é bem-sucedida em cerca de metade dos pacientes.[105] Alguns defendem uma triagem inicial dos pacientes para remoção em sala cirúrgica, caso a extração do corpo estranho no DE traga um risco indevido de lesão ao esfíncter anal.[106] O emergencista não deve tentar recuperar objetos que imponham alto risco de lesão retal (p. ex., lâmpadas).

Os esforços iniciais para remoção do corpo estranho no DE devem começar com o uso do dedo do examinador. Pequenos objetos retais ocasionalmente podem ser enganchados ao dedo e retirados. Os dedos devem ser lubrificados com geleia de lidocaína, e uma suave compressão abdominal pode ser aplicada posterior e inferiormente, tentando mobilizar distalmente o corpo estranho.

Quando a extração digital falha, o emergencista deve tentar usar um anoscópio ou um pequeno espéculo vaginal para visualizar o corpo estranho. Fórceps anelares são colocados ao longo do aparato de visualização, para agarrar e remover objetos pequenos. A mucosa às vezes pode se tornar firmemente aderente à extremidade distal do corpo estranho, criando um vácuo que impede a remoção do objeto. A passagem de um cateter de Foley além do objeto estranho (às vezes, por um sigmoidoscópio rígido) com inflação proximal de ar no cateter-balão geralmente quebra o vácuo e possibilita a recuperação. Quando o emergencista tem o conhecimento necessário e equipamento apropriado, ou se houver consultores disponíveis, a etapa seguinte pode ser a remoção com aparelho a vácuo, a qual é conveniente para alguns corpos estranhos, ou fórceps; a sigmoidoscopia pode ser necessária como auxiliar para uma abordagem deste tipo. Do mesmo modo como para outros meios de remoção, o médico deve ser cuidadoso no sentido de minimizar o risco de perfuração anorretal. É preciso ter cuidado ao administrar enemas ou catárticos em pacientes com presença comprovada de corpos estranhos retais, em especial corpos estranhos com bordas pontiagudas.

Uma avaliação para lesão retal é indicada após a remoção do objeto estranho. Quando a recuperação do corpo estranho é simples e o paciente não apresenta intensificação da dor, sensibilidade, nem sangramento retal, a obtenção de imagens adicionais ou uma avaliação visual direta para trauma retal se torna desnecessária. Os antibióticos apropriados são indicados em todos os casos com suspeita de peritonite e perfuração da parede intestinal.

Encaminhamento

Se houver quaisquer sinais ou sintomas de dor ou sangramento retal, a sigmoidoscopia pós-remoção pode identificar pequenas abrasões necessitando de seguimento estreito com um especialista gastrointestinal ou colorretal. Em geral, a internação é indicada quando há necessidade de cirurgia ou se for encontrada alguma perfuração ou laceração retal.

TRATO GENITURINÁRIO

Princípios

A literatura descreve uma ampla variedade de objetos estranhos encontrados no trato geniturinário, variando de preservativos e absorventes internos facilmente extraídos a anéis penianos removidos com bastante dificuldade. Como ocorre com outras localizações de corpo estranho, o trato geniturinário também tem sido o local onde diversos corpos estranhos bizarros foram relatados (p. ex., antenas de rádio, cabos elétricos).[107,108]

Características Clínicas

A história do paciente tem valor significativo no diagnóstico da maioria dos objetos geniturinários, que frequentemente são colocados pelo paciente ou que este sabe que foram colocados (p. ex., *piercing* corporal).[107-112] Entretanto, em crianças que temem a desaprovação dos pais pela colocação de um corpo estranho, os sinais secundários são a apresentação mais comum. Estas crianças são levadas ao atendimento médico quando os pais notam um odor fétido, uma secreção purulenta ou sangramento a partir da uretra, vagina ou ambas. Outra apresentação comum em bebês é a constrição peniana decorrente do enrolar acidental de pelos em torno do corpo, geralmente proximal à glande.

Em adolescentes e adultos, objetos metálicos podem ser colocados para estimulação autoerótica.[111] Faixas constritoras podem ser colocadas proximalmente ao escroto ou, mais frequentemente, no corpo peniano. Estes pacientes costumam exibir manifestações com um retardo de 12 horas ou mais.[111] O edema que torna estas faixas de constrição tão difíceis de remover também dificultam o exame físico, enfatizando a necessidade de obter uma história precisa.

Ocasionalmente, um objeto (p. ex., absorvente interno) permanece esquecido até causar o aparecimento de uma secreção purulenta. Os sintomas secundários também podem chamar a atenção dos médicos para a possibilidade de corpos estranhos. Tem havido migração de dispositivos intrauterinos colocados por médico e de fios metálicos introduzidos pelo paciente na bexiga, com o diagnóstico estabelecido em função dos sintomas de cistite.[113]

Corpos estranhos no trato geniturinário podem ser infecciosos. O termo *bezoar*, tradicionalmente considerado delineador de matéria indigerível no trato gastrintestinal, também tem sido usado (assim como o termo *urobezoar*) para descrever coleções de material estranho presentes ao longo do trato urinário.[114-116] Um bezoar comum no trato urinário é o bezoar de *Candida*. Os bezoares fúngicos geralmente (mas nem sempre) são vistos em pacientes imunossuprimidos ou em pacientes com diabetes melito, bexiga neurogênica, uso de antibiótico ou cateter urinário contínuo.[116,117]

Pacientes de todas as idades requerem um exame atento e cuidadoso, devido à ansiedade frequente com relação à região anatômica examinada. Em um paciente pediátrico, um espéculo nasal pode ser usado para ajudar a visualizar um corpo estranho presente na vagina. Um exame vaginal abrangente é indicado para pacientes apresentando sintomas de vaginite, com busca direcionada para agentes infecciosos e corpos estranhos. Um corpo estranho vaginal pode ser palpado durante o toque retal.

Em crianças e adultos, a presença de sangue ou secreção no meato uretral ou na vagina deve ser pesquisada. Pacientes com objetos estranhos intrauretrais também podem apresentar induração perineal e alta incidência de infecção associada, a qual pode progredir para sepse. Em pacientes do sexo masculino com inchaço no corpo peniano, o emergencista deve realizar uma inspeção minuciosa em busca de objetos constritores. Em qualquer criança (inclusive bebês) apresentando edema peniano ou de lábios vulvares, deve ser feita a procura de um pelo constritor coronal.[118,119]

Em pacientes com anéis penianos retidos, especialmente nos casos em que o paciente demora algumas horas para procurar atendimento, o exame muitas vezes revela um pênis edemaciado com manchas, escurecimento e escoriação. A interrupção do fluxo de saída venoso e linfático resulta em edema peniano, com risco de dano tecidual. O dano é especialmente provável se tentativas prévias tiverem sido feitas — como em geral acontece — pelo paciente de autorremover o dispositivo constritor. O exame também pode revelar evidência indireta da presença de outros objetos geniturinários (p. ex., múltiplos abscessos causados por objetos metálicos encravados).[120]

Diagnóstico Diferencial

Os diagnósticos diferenciais de presença de corpo estranho no trato geniturinário incluem uretrite, estreitamentos uretrais, tumores penianos, priapismo e hematomas penianos, vaginite, cervicite, cistos de Bartholin, e produtos de concepção retidos.

Exames Diagnósticos

Muitas vezes, não há necessidade de obter imagens e os contornos do objeto estranho, bem como sua extensão são evidentes ao exame. As radiografias simples podem ser usadas quando houver suspeita de corpos estranhos radiopacos na uretra ou na bexiga. A radiografia simples também se mostrou útil em casos incomuns de objetos metálicos encravados que podem ser difíceis de palpar, devido ao edema regional e sensibilidade à palpação.

O ultrassom é útil para investigar a hipótese de hidronefrose. A sombra acústica posterior pode não ser vista, dependendo da natureza do corpo estranho, sendo que os bezoares de *Candida* não exibem sombra acústica. Estes bezoares e outros objetos do trato geniturinário geralmente são identificáveis à TC.[121] A uretrocistografia e a cistouretroscopia podem ser ferramentas úteis para o urologista identificar e localizar objetos estranhos no trato geniturinário.

Tratamento

Os corpos estranhos vaginais geralmente são removidos com facilidade. Quando o objeto permaneceu por algum tempo no local, é possível que esteja associado com infecção bacteriana ou fúngica. Esta deve ser tratada com antimicrobianos apropriados (p. ex., 500 mg de metronidazol, 3 vezes ao dia, durante 1 semana, em casos de infecção bacteriana; 150 mg de fluconazol em uma única dose, via oral, para vaginite por *Candida*).

Em pacientes de ambos os sexos, corpos estranhos localizados dentro do meato uretral geralmente podem ser pegos com uma pinça e removidos. Após uma ou duas tentativas fracassadas de remoção feitas pelo emergencista, o melhor curso é a rápida consulta urológica. Objetos localizados na uretra proximal ou na bexiga geralmente requerem cistoscopia para extração. Uma exceção é o bezoar de *Candida*, que geralmente é tratado com agentes antifúngicos. Os corpos estranhos encontrados na uretra peniana podem estar associados à retenção urinária e infecção secundária; nestes casos, é necessário consultar logo a urologia para realização da intervenção endoscópica.

Corpos estranhos penianos causadores de constrição são removidos o quanto antes, porque o edema progressivo dificulta ainda mais a remoção. Pode haver necessidade de sedação e analgesia. Do mesmo modo, é preciso ter cuidado ao remover objetos constritores usando instrumentos como cortadores de anel, porque lacerações podem ser facilmente produzidas no corpo peniano em consequência do retesamento da pele delgada subjacente. Pelos e corpos estranhos em forma de cordão são removidos com relativa facilidade usando fórceps e tesoura ou bisturi.

Encaminhamento

Após a remoção do anel peniano e confirmação da capacidade de urinar, os pacientes geralmente podem ser liberados com seguimento estreito. Pacientes com traumatismo peniano requerem consulta com especialista urológico. Rupturas vaginais secundárias à inserção ou extração de corpo estranho podem requerer internação e cirurgia ginecológica emergencial.

PARTES MOLES

Princípios

Os corpos estranhos presentes em partes moles constituem dilemas diagnósticos e terapêuticos únicos. Podem haver corpos estranhos não só em pacientes com feridas como também em pacientes apresentando sintomas secundários que não sabem ou não têm certeza da entrada de um corpo estranho.

Características Clínicas

Todos os pacientes com feridas devem ser considerados para a hipótese de corpo estranho em partes moles. Nos casos diretos, os pacientes manifestam sintomas como dor ou sensação de corpo estranho e podem relatar especificamente a presença de corpo estranho. O exame meticuloso e o uso de exames complementares devem ser utilizados quando o paciente tem certeza da presença de um corpo estranho que não foi encontrado prontamente pelo emergencista. Particularmente, em presença de objetos radioluzentes, como pedaços de madeira, a história e a sensibilidade do paciente são usadas como guia para a exploração. Nos casos mais difíceis, os pacientes apresentam sintomas relacionados com complicações. Infecções de partes moles, especialmente quando recorrentes, devem sugerir a presença de um corpo estranho atuando como nicho. A obtenção de uma história detalhada em casos de pacientes com queixas envolvendo partes moles deve incluir busca por algum trauma anterior, não importa quanto tempo tenha se passado, que possa ter resultado na entrada de corpo estranho.

O diagnóstico frequentemente é evidente à inspeção ou na avaliação padrão de feridas. Para objetos menores, o uso de ampliação pode ser um auxílio significativo na identificação e remoção do corpo estranho. Além da localização do corpo estranho, o exame deve abordar lesões colaterais à presença do objeto. A função neurovascular distal deve ser testada.

Diagnósticos Diferenciais

Os diagnósticos diferenciais de corpos estranhos em partes moles incluem infecções cutâneas, picadas de artrópodes, lipomas, cistos ganglionares, melanoma e carcinomas de células basais e escamosas.

Exames Diagnósticos

Dependendo da natureza do objeto estranho, as radiografias anteroposterior e lateral da área envolvida do corpo podem ser diagnósticas. Foi demonstrado que a radiografia simples tem sensibilidade superior a 98% quando o corpo estranho é um metal ou outro tipo de material radiopaco, como cascalho. Se bastões de nitrato de prata tiverem sido usados para conseguir hemostasia antes da obtenção das imagens, pode-se esperar que o metal depositado apareça na radiografia simples.

Um corpo estranho comum é o vidro, que geralmente é radiopaco.[122-124] O tamanho do vidro que será visto nas radiografias depende da composição e do alinhamento, mas aparentemente cerca de 0,5 mm é a medida de corte transversal acima da qual o vidro deve ser visualizado nas radiografias simples.[125] Itens como material vegetal (p. ex., madeira) e plásticos não são vistos com facilidade nas radiografias simples.

A xerorradiografia, recomendada no passado, caiu em desuso. Esta técnica não demonstrou claramente alguma vantagem em relação às radiografias simples e tem sido descartada em favor de outras modalidades (p. ex., TC), quando as radiografias simples são negativas e a suspeita persiste.[125]

A fluoroscopia tem recebido atenção como ferramenta diagnóstica e terapêutica. Contra os riscos associados a doses maiores de radiação ionizante (especialmente em comparação ao ultrassom), a fluoroscopia propicia uma habilidade há muito comprovada de facilitar a identificação e completa remoção de corpos estranhos.[122]

Quando as radiografias simples são negativas e a suspeita de corpo estranho persiste, a próxima etapa é a realização de exames de ultrassom ou TC. O ultrassom é prontamente disponível em muitos DEs e tem sido intensivamente estudado, enquanto sua técnica continua evoluindo. Com o uso de uma sonda de 10-MHz ou de 7,5-MHz para profundidades rasas, e de uma sonda de 5-MHz para buscas mais profundas, o ultrassom é claramente útil quando positivo. Os principais achados de imagem em uma série de imagens sonográficas de materiais estranhos não radiopacos envolvendo 47 pacientes foram focos hiperecoicos (96% dos casos) e sombreamento acústico posterior (77% dos casos); um sinal em halo indicando infecção (fluido ao redor do corpo estranho) foi visto em 11% dos casos.[126]

De modo geral, dada a disponibilidade do ultrassom no DE e os múltiplos relatos de caso de sua utilidade ocasional na localização e remoção de corpos estranhos, é razoável empregar esta técnica com o conhecimento de que um resultado de teste positivo é bem mais útil do que um resultado negativo.[127-129] Em situações específicas, o ultrassom pode ser até mesmo a melhor modalidade de imagem disponível. Exemplificando, a varredura de ultrassom em modo B, realizada por oftalmologistas, é melhor do que a TC e a RNM para a identificação de corpos estranhos de madeira no segmento posterior do olho.[130]

Além de caracterizar os objetos vistos nas radiografias simples, a TC pode se mostrar útil para itens (p. ex., plástico, madeira) não detectados nas radiografias simples.[125,131] A TC também pode se mostrar valiosa na localização de objetos pequenos ou profundos. A TC também é útil para identificar sequelas (p. ex., abscesso) produzidas por corpos estranhos. Para objetos como cascalho, vidro e metais, os artefatos criados na RNM podem dificultar a interpretação da imagem, de modo que a TC é preferida.[132]

A RNM pode auxiliar na identificação da presença de corpo estranho e complicações em várias áreas anatômicas.[133-135] Os objetos presentes no tecido mole podem induzir uma reação inflamatória crônica, além de alterações ósseas blásticas ou líticas que possibilitam a localização de corpos estranhos por RNM. Em outros casos, a RNM é aquém do ideal. As imagens de madeira, sobretudo quando rica em água (como no caso dos corpos estranhos crônicos), obtidas por TC são melhores do que aquelas obtidas com RNM.[131,132]

Tratamento

O determinante mais importante da remoção bem-sucedida de um corpo estranho é o conhecimento da localização precisa do objeto. Os marcadores radiopacos padrão podem auxiliar na localização da ferida. Fluoroscopia ou ultrassom podem proporcionar, simultaneamente, a visualização e remoção do objeto. Quando se trata de objetos não radiopacos, a sondagem criteriosa das feridas com agulhas de pequeno calibre ou pinças pode permitir a detecção tátil do corpo estranho. Para corpos estranhos metálicos, os ímãs podem facilitar a remoção.[136]

Para a remoção de um corpo estranho, pode ser necessário estender a ferida original ou, se estiver localizada à distância do sítio de entrada, criar uma incisão à parte. O emergencista pode realizar a extensão da ferida ou criar incisões separadas nas regiões onde é possível promover analgesia adequada e um campo relativamente livre de sangue. A recuperação de corpos estranhos, em especial daqueles com formato linear, é melhor conseguida se a orientação do corpo estranho for conhecida. A extremidade proximal do corpo estranho é segura e o objeto é cuidadosamente removido seguindo o plano de orientação.

Quando objetos inorgânicos estão profundamente encravados, pode ser melhor não removê-los do que criar feridas cirúrgicas amplas para realizar a remoção. Dependendo da localização do corpo estranho, uma intervenção cirúrgica pode se fazer necessária para extrair o corpo estranho com segurança. Após a sua remoção, o emergencista deve considerar a profilaxia tetânica e o tratamento empírico com antibiótico.

Encaminhamento

Pacientes com suspeita de lesões vasculares ou neurológicas requerem avaliação inicial por especialistas apropriados. Corpos estranhos presentes em partes moles não detectados podem acarretar sequelas infecciosas. Portanto, dar instruções detalhadas e fazer o seguimento regular destes pacientes é essencial.

CONCEITOS-CHAVE

- Se a história e o mecanismo de lesão forem compatíveis com perfuração ocular ou se uma pequena ferida de perfuração do globo for notada, as radiografias anteroposterior e lateral da órbita constituem uma etapa inicial apropriada quando o corpo estranho é considerado radiopaco. TC e ultrassom são exames diagnósticos complementares.
- Embora a maioria dos corpos estranhos óticos e nasais seja passível de remoção no DE, é necessário realizar a instrumentação destas áreas anatômicas com grande cuidado, porque as tentativas de remoção podem acarretar mais lesão do que o próprio corpo estranho em si.
- A maioria dos corpos estranhos em vias aéreas é encontrada em pacientes pediátricos e podem não ser visíveis em radiografias simples. Uma radiografia normal não exclui a hipótese de corpo estranho aspirado.
- O paciente com obstrução crítica de vias aéreas e parada respiratória iminente ou em curso necessita de uma entre as três opções a seguir: (1) expulsão forçada do corpo estranho; (2) laringoscopia direta com tentativa de remoção manual usando Pinça de Magill; ou (3) cricotireoidostomia, outra forma de ventilação transtraqueal, ou intubação, ao mesmo tempo empurrando distalmente o corpo estranho.
- Corpos estranhos esofagianos são tipicamente encontrados em um entre os três locais de constrição: (1) esôfago proximal ao nível do músculo orofaríngeo e entrada torácica — do ponto de vista radiográfico, ao nível clavicular; (2) mesoesôfago ao nível do arco aórtico e carina; e (3) esôfago distal proximal à junção esofagogástrica — radiograficamente, ao nível de dois a quatro corpos vertebrais em posição cefálica à bolha gástrica.
- Corpos estranhos esofagianos (p. ex., moedas) geralmente estão orientados no plano coronal, enquanto os objetos presentes nas vias aéreas geralmente estão orientados no plano sagital.
- Corpos estranhos presentes no estômago e no intestino são cada vez mais tratados com abordagem conservadora, por meio de observação, e rastreio da progressão do objeto ao longo do trato gastrointestinal.
- Na região perineal, a remoção de corpo estranho tende a ser mais difícil do que o previsto pelos médicos, além de física e psicologicamente traumática para os pacientes. A consulta com especialistas apropriados (p. ex., urologia ou cirurgia geral) é indicada.
- O determinante mais importante do êxito da remoção de corpo estranho do tecido mole é o conhecimento da localização precisa do objeto.

As referências para este capítulo podem ser encontradas on-line no website Expert Consult associado à obra.

CAPÍTULO 54
Mordidas de Mamíferos

Wesley P. Eilbert

PRINCÍPIOS

Introdução

Estima-se que 50% das pessoas levarão uma mordida de animal doméstico durante suas vidas e muitas dessas mordidas não serão notificadas.[1] Nos EUA, os cães são responsáveis por mais de 80% das mordidas de animais e os gatos respondem por 5 a 10% delas. Embora poucos estudos publicados tenham examinado a incidência de mordidas de mamíferos selvagens, os roedores são provavelmente os agressores mais comuns neste grupo. Mordidas de outras espécies, incluindo macacos, furões, guaxinins, raposas, ursos, pumas, morcegos, gado e outros mamíferos selvagens, constituem apenas uma pequena porcentagem das mordidas notificadas.

Mordidas causam danos à pele e às estruturas subjacentes, incluindo músculos, vasos sanguíneos, nervos, tendões, espaços articulares e estruturas ósseas. Uma consideração secundária associada a todas as feridas por mordida é a contaminação com a flora oral do animal mordedor, resultando em infecção. O potencial para exposição ao tétano e à raiva também deve ser considerado. O tétano é discutido no Capítulo 52 e a raiva é abordada no Capítulo 123.

MORDIDAS DE CÃO

Princípios

Dos quase 4,5 milhões de norte-americanos mordidos por cães todos os anos, metade são crianças e uma em cinco irá requerer cuidados médicos.[2] As taxas de mordida de cão são mais altas entre crianças de 5 a 9 anos, e os homens têm maior probabilidade de serem mordidos do que as mulheres.[2] O braço e a mão são as regiões do corpo mais frequentemente mordidas. Em comparação com os adultos, as crianças têm probabilidade muito maior de serem mordidas na face, na cabeça ou no pescoço.[3] Na maior parte dos casos de mordedura a vítima conhece o cão, como um animal de estimação da família ou de vizinhos.[4]

As pressões da mordida canina exercem forças de 14 a 28 quilogramas-força por centímetro quadrado e os cães frequentemente sacodem vigorosamente a vítima. Isso causa um efeito de "furo e rasgo", resultando em lacerações complexas e avulsões. Nos EUA ocorrem a cada ano, em média, de 10 a 20 mortes relacionadas com mordidas de cão. A maior parte das vítimas têm idade inferior a 10 anos. Cães das raças Pit Bull e Rottweiler são responsáveis pela maior parte dessas mortes.[5]

Características Clínicas

As feridas por mordida de cão podem ser contusões ou equimoses sem ruptura da pele, mas é muito mais comum que sejam abrasões, lacerações, avulsões ou feridas grandes por esmagamento. A maioria das lesões por mordedura é superficial e a maior parte dos pacientes é tratada com medicação simples, curativos ou suturas. Raças maiores causam lesões de esmagamento mais graves, em razão da maior pressão exercida por suas mandíbulas, e representam um risco maior de lesão a órgãos ou vasos importantes do que as raças menores. Cães policiais exercem forças de mordida maiores do que cães civis e são treinados a usar uma técnica de mordida-e-retenção para apanhar criminosos suspeitos. Esses fatores resultam em uma incidência geral maior de complicações de mordida, incluindo lesões vasculares, nervosas e tendíneas, além de fraturas e infecções, em comparação com as mordidas de cães civis.

Mordidas na mão frequentemente são de natureza oclusiva, com o componente de esmagamento aumentando o risco de infecção. Devido aos diversos ossos e articulações adjacentes à superfície da pele, à quantidade de planos fasciais e pequenos compartimentos fechados e aos inúmeros nervos menores, as mãos são o local de mordida mais comum para desenvolver infecção e morbidade em longo prazo.[6] Foram relatadas tenossinovite, artrite séptica, formação de abscesso e amputação traumática de dedos por mordedura de cães.[7]

Mordidas de cão na cabeça e no pescoço suscitam preocupação estética e representam maior ameaça à vida. Lábios, bochechas, nariz e orelhas são as estruturas faciais com maior probabilidade de serem mordidas. Crianças pequenas correm maior risco de mortalidade por uma mordida de cão, sendo a exsanguinação após trauma carotídeo a principal causa de morte. Em crianças de até 2 anos de idade, há relatos sobre casos de mordidas de cão que perfuraram o crânio, resultando em fraturas deprimidas abertas, laceração cerebral, abscesso intracraniano e meningite.

As taxas de infecção relatadas para mordidas de cão variam de 2% a 30%, com as mordeduras na mão correndo maior risco de infecção.[6,8] Mordidas na face e no couro cabeludo têm menor risco de infecção, presumivelmente devido à abundância de irrigação sanguínea. O tipo de ferida parece influenciar as taxas de infecção, com perfurações correndo maior risco de infecção do que avulsões e lacerações.[9] Das mordeduras de cão infectadas, 60% são perfurações, 10% lacerações e 30% uma associação dessas duas. Trinta por cento das infecções por mordida de cão são feridas não purulentas, 58% são purulentas e 12% apresentam-se como abscessos.

Infecções em feridas de mordida de cão são, em geral, polimicrobianas, com uma média de cinco cepas bacterianas por cultura de ferida. As bactérias responsáveis frequentemente são uma mistura da flora oral canina, microrganismos ambientais e flora cutânea da vítima. Aproximadamente metade das infecções relacionadas com mordidas de cães contém uma mistura de bactérias aeróbias e anaeróbias, com probabilidade maior de haver anaeróbios em abscessos e feridas purulentas. A contrário dos estudos mais antigos, os mais recentes constataram que *Pasteurella* spp. são os microrganismos predominantes, presentes em aproximadamente metade das mordidas de cão infectadas. Outras bactérias aeróbias comuns incluem estreptococos, estafilococos, *Neisseria* spp., *Corynebacterium* spp. e *Moraxella* spp. Cepas de anaeróbios comuns de mordidas de cão infectadas incluem *Fusobacterium* spp., *Bacteroides* spp., *Porphyromonas* spp., *Prevotella* spp. e *Propionibacterium* spp.

Capnocytophaga Canimorsus

C. canimorsus foi identificado pela primeira vez em 1976, como causa de infecção sistêmica após mordidas de cão. É um bastonete gram-negativo, de crescimento lento, encontrado na flora normal de cães e gatos.[10] *C. canimorsus* é uma causa rara, embora bem descrita, de doença sistêmica. Na maior parte dos casos a transmissão está relacionada com uma mordida, embora tenha sido documentada a partir de lambidas, arranhões ou contato próximo com animais.[11] Em aproximadamente 90% dos casos o responsável pela infecção é um animal, sendo 91% cães e 8% gatos. Em aproximadamente 10% dos casos a origem da infecção é desconhecida. A doença tende a atingir homens de meia-idade, com a maioria dos indivíduos acometidos apresentando problemas médicos subjacentes, mais comumente alcoolismo, esplenectomia ou imunossupressão.[11]

A doença geralmente começa 3 dias após a exposição (variando de 1 a 10 dias). O sintoma inicial mais comum é febre, presente na maior parte dos casos, seguida de vômitos, diarreia, dor abdominal, cefaleia e confusão mental. Sinais cutâneos são comuns, com lesões purpúricas presentes em aproximadamente um terço dos casos. Em até 15% dos pacientes essas lesões de pele podem progredir para gangrena periférica, sendo gangrena cutânea no local da mordida fortemente sugestiva de *C. canimorsus*. Embora uma minoria dos pacientes apresente achados compatíveis somente com celulite, o cenário clínico apresentado frequentemente é o de sepse com hipotensão, insuficiência renal, desconforto respiratório e coagulação intravascular disseminada (CIVD). As poucas séries de casos publicadas observaram uma taxa de mortalidade de aproximadamente 30%. Endocardite e meningite por *C. canimorsus* também foram descritas.

Diagnóstico Diferencial

O diagnóstico diferencial de mordeduras de cão geralmente inclui outros animais de estimação domésticos—como os gatos —; e cães selvagens, incluindo coiotes e lobos. O diagnóstico diferencial para pacientes com sintomas sugestivos de infecção por *C. canimorsus* é extenso. Devido à relativa raridade e à variedade dos sintomas iniciais, infecções por *C. canimorsus* provavelmente são erroneamente diagnosticadas e tratadas, no início, como infecções mais comuns. Pacientes com manifestações principalmente cutâneas podem ser diagnosticados com celulite ou fasciite necrosante se também apresentarem sintomas sistêmicos. Gastroenterite invasiva poderia ser uma consideração óbvia em pacientes com sintomas predominantemente gastrointestinais; assim como meningite, em pacientes que apresentem febre, cefaleia e confusão mental. Bacteremia por outro microrganismo, especialmente *Neisseria meningitides*, deve ser considerada em pacientes que apresentem febre, hipotensão e lesões cutâneas purpúricas.

Exames Diagnósticos

Radiografias deverão ser obtidas se houver probabilidade de dano a ossos e articulações subjacentes, como nas mãos. A penetração de cápsulas articulares por uma mordida pode ser vista em radiografias simples como ar na articulação. Mordidas no couro cabeludo em crianças com menos de 2 anos podem requerer tomografia computadorizada (TC), pois pode ocorrer penetração e lesão intracraniana.[12] Culturas preventivas de mordidas recentes raramente são úteis e geralmente não são indicadas.

C. canimorsus cresce lentamente e requer meios de cultura e condições de crescimento especiais. Em casos de sepse de foco indeterminado após uma mordida de cão ou de gato, deve-se considerar *C. canimorsus*, e o laboratório deve ser notificado para providenciar testes apropriados. Recentemente, a reação em cadeia da polimerase (PCR) mostrou-se útil na identificação rápida de *C. canimorsus*[11,13]

Manejo

Os elementos-chave da história podem ser divididos em três partes principais: (1) as circunstâncias do ataque, (2) informações sobre o animal mordedor e (3) informações sobre a vítima da mordedura. O tempo decorrido desde a mordida deve ser determinado. Como regra geral, mordidas não tratadas com mais de 6 horas correm risco maior de complicações infecciosas. Quando possível, deve-se determinar se a mordida foi provocada ou não, porque isso pode influenciar a decisão de administrar profilaxia da raiva. Informações sobre o animal mordedor devem incluir o proprietário e o estado de imunização, bem como a localização atual do animal. No caso das mordidas de cão é importante especificar a raça, pois algumas raças como, p. ex., Pastor Alemão, Rottweiler e Pit Bull, sabidamente causam mordeduras graves, com dano a estruturas subjacentes. Informações sobre a vítima da mordida devem incluir histórico médico, medicamentos atuais e estado vacinal contra o tétano.

Os princípios gerais de manejo de feridas aplicam-se aos pacientes com feridas por mordedura (Cap. 52). Analgesia adequada é de suma importância para permitir exames apropriados e cuidados com a ferida. Deve-se realizar lavagem com água e sabão, idealmente esfregando delicadamente a ferida com uma esponja macia para minimizar trauma adicional ao tecido. Usar um agente virucida, como a solução de iodopovidona, especificamente se houver preocupação com exposição à raiva.

O ideal é que o exame das feridas de mordida seja feito com o local limpo de sangue, para permitir visualização adequada das estruturas profundas. Pode-se usar para esse propósito um manguito de pressão sanguínea insuflado acima da pressão sistólica por até 20 minutos. A ferida deve ser examinada especificamente quanto a danos aos tendões e possíveis violações da cápsula articular. Todos os fragmentos retidos de dentes deverão ser removidos. Muitas vezes é útil ampliar as margens das perfurações em áreas de alto risco (p. ex., articulações e tendões sobrejacentes) para permitir melhor visualização. Deve-se realizar a avaliação do estado neurovascular distal a todas as mordidas de extremidades. Tal como acontece com outras feridas traumáticas, é necessário realizar irrigação apropriada de alta pressão, com solução salina normal ou água estéril, e debridamento de tecido desvitalizado.

O fechamento primário das mordidas de mamíferos é controverso e dados conflitantes têm sido relatados. Em última análise, o benefício da cosmese melhorada pelo fechamento primário deve ser avaliado em função do risco maior de infecção. Estudos publicados não encontraram diferença significativa nas taxas de infecção entre as mordidas de cão reparadas e as deixadas abertas. Feridas de mordida de cão, gato e de seres humanos, cuidadosamente selecionadas, fechadas de modo primário, tiveram uma taxa geral de infecção de 5,5%, semelhante à de feridas suturadas não causadas por mordida. O uso de suturas subcutâneas deve ser reduzido ao mínimo no fechamento de mordeduras, pois a presença de material estranho aumenta o risco de infecção. Para otimizar o resultado cosmético das feridas consideradas de muito alto risco de infecção com fechamento primário pode-se realizar uma aproximação frouxa das bordas da ferida, utilizando tiras adesivas. Outra opção é reavaliar a ferida em 48 a 72 horas e, se não houver evidência de infecção, realizar fechamento primário tardio.

Considerando os dados disponíveis, recomendamos as seguintes diretrizes (Tabela 54.1). Mordidas na face e no couro cabeludo, de qualquer espécie, com menos de 6 horas, podem ser suturadas após preparo adequado da ferida. Provavelmente é seguro suturar

TABELA 54.1

Recomendações para Fechamento de Mordidas e Antibióticos Profiláticos

ESPÉCIE	SUTURAR	ANTIBIÓTICOS PROFILÁTICOS
Cães, coiotes, lobos	A maioria, exceto nas mãos e nos pés	Feridas nas mãos e nos pés Feridas de alto risco*
Gato	Somente na face	Todas as feridas que atravessem a epiderme
Humana	Somente na face (até 24 h após a mordida)	Todas as feridas que atravessem a epiderme
Macaco	Somente na face (até 24 h após a mordida)	Todas as feridas que atravessem a epiderme
Roedores	Todas (mas raramente é necessário)	Não
Furão, porco, cavalo, camelo, urso, grandes felinos	Somente na face	Todas as feridas que atravessem a epiderme

*Feridas de alto risco: perfurações extensas, lesão de esmagamento ou com dano a estruturas profundas, apresentação tardia (> 6 horas), feridas fechadas de modo primário e pacientes de alto risco (Tabela 54.2).

a maior parte das outras mordeduras não complicadas de cão. Mordidas nas mãos e nos pés apresentam alto risco de infecção e raramente devem ser suturadas. Perfurações, feridas com mais de 12 horas e feridas que se apresentam infectadas, não devem ser suturadas. Deve-se administrar antibiótico profilático para a maior parte das feridas de mordida fechadas de modo primário.

Antibióticos Profiláticos

A importância dos antibióticos profiláticos indicados para mordidas de mamíferos é secundária em relação ao valor da limpeza adequada, debridamento e irrigação da ferida. O ideal é que os antibióticos sejam administrados dentro de 3 horas após a mordida para alcançarem um efeito profilático e que depois sejam continuados por 3 a 5 dias. Uma revisão da Cochrane incluindo oito ensaios controlados randomizados de antibióticos profiláticos para mordidas de cão, gato e de seres humanos concluiu que os antibióticos não reduziram o risco de infecção após mordeduras de cães e de gatos.[9] A análise também estabeleceu que o tipo de ferida (p. ex., laceração *versus* perfuração) não pareceu influenciar a eficácia do antibiótico profilático. Uma subanálise de mordidas nas mãos mostrou que as taxas de infecção foram significativamente reduzidas por antibióticos.[9]

Uma metanálise de oito estudos publicados usando antibióticos profiláticos para mordidas de cão estimou que aproximadamente 14 pacientes teriam que ser tratados para prevenir uma única infecção.[14] Uma subanálise dos dados encontrou um efeito protetor especificamente com mordidas nas mãos. Um estudo recente sobre antibióticos profiláticos após mordidas de cão, com um modelo de análise de custo do tratamento, sugeriu que se tratem apenas as mordidas de cão com alto risco de infecção.[8] Recomendamos administrar antibióticos profiláticos a pacientes de alto risco e aos pacientes com mordeduras de cachorro na mão ou outras feridas de alto risco (Tabela 54.2).

Nenhum ensaio clínico mostrou de maneira confiável a superioridade de um regime de antibiótico em relação a outro. Considerando que uma porcentagem significativa das infecções por mordida de cão é causada por *Pasteurella* spp., recomenda-se cobertura contra esses patógenos. Já foi descrita falha no tratamento de infecções por *Pasteurella* causadas por mordidas de cães e gatos utilizando monoterapia com eritromicina, clindamicina, penicilinas penicilinase-resistentes e cefalosporinas de primeira geração. Recomendamos amoxicilina-clavulanato para profilaxia de mordida de cão, porque essa associação é ativa contra a maior parte dos patógenos que podem ser isolados dessas feridas *in vitro* e estudos publicados demonstraram sua eficácia *in vivo*.[15] Clindamicina associada à sulfametoxazol-trimetoprima ou ciprofloxacino pode ser utilizada em pacientes alérgicos à penicilina (Tabela 54.3). Opções de antibióticos empíricos para pacientes com feridas de mordida de cachorro com infecção estabelecida são as mesmas utilizadas para profilaxia. A Tabela 54.3 apresenta opções de antibióticos parenterais para pacientes que requerem internação.

Embora nenhum ensaio clínico tenha avaliado opções de antibióticos em infecções por *C. canimorsus*, penicilina G, ampicilina/sulbactam, cefalosporinas de terceira geração e fluoroquinolonas têm sido eficazes em estudos *in vitro*.

Encaminhamento

O Quadro 54.1 apresenta indicações para internação após mordida de animal. Pacientes considerados aptos a tratamento ambulatorial devem ser reavaliados em 24 a 48 horas.

MORDIDAS DE GATO

Princípios

Enquanto vítimas de mordidas de cão têm maior probabilidade de serem homens, a probabilidade de mulheres serem vítimas de mordida de gato é duas vezes maior do que a dos homens, com um pico de incidência na terceira década de vida.[2,16] A maior parte das mordidas de gato é em extremidade superior, especialmente nas mãos e nos dedos.[17] Mais de 80% das mordidas de gato são causadas por um animal de estimação que pertence à vítima.[17] Gatos possuem dentes estreitos e afiados, que penetram facilmente na pele

TABELA 54.2
Fatores de Risco para Infecções de Feridas por Mordida

FATOR	ALTO RISCO	BAIXO RISCO
Espécie	Gato (doméstico e selvagem) Humana Macaco Porco Camelo Urso	Cão (exceto nas mãos e nos pés) Roedores
Localização da ferida	Mão (principalmente lesões de punho fechado [LPF]) Pé	Face Couro cabeludo
Tipo de ferida	Perfuração Lesão de esmagamento ou com dano a estruturas profundas Presença de tecido desvitalizado Apresentação tardia (mais de 6 horas) Fechada de modo primário	Laceração Superficial
Características do paciente	Acima de 50 anos Diabetes Insuficiência renal Doença hepática Alcoolismo Distúrbio imune Desnutrição Uso de corticoides ou outras medicações imunossupressoras Doença vascular periférica Edema crônico da área mordida	

TABELA 54.3
Regimes de Antibióticos Sugeridos para Profilaxia e Tratamento Hospitalar de Infecções Estabelecidas em Feridas Mordidas

ESPÉCIE	PROFILAXIA	TRATAMENTO HOSPITALAR DE INFECÇÕES ESTABELECIDAS
Cão e gato	Amoxicilina + clavulanato Moxifloxacino Clindamicina + sulfametoxazol-trimetoprima ou ciprofloxacino	Ampicilina/sulbactam Ticarcilina/clavulanato Piperacilina/tazobactam Clindamicina + sulfametoxazol-trimetoprima ou ciprofloxacino
Humana e macacos	Amoxicilina/clavulanato Moxifloxacino Cefoxitina Clindamicina + penicilina ou ciprofloxacino	Ampicilina/sulbactam Ticarcilina/clavulanato Piperacilina/tazobactam Imipeném Meropeném Ertapeném Clindamicina + penicilina ou ciprofloxacino
Roedores	Não recomendado	
Furão, porco, cavalo, urso, grandes felinos, coiotes, lobos	O mesmo que para cães e gatos	O mesmo que para cães e gatos
Camelo	Ciprofloxacino Ofloxacino	O mesmo que para cães e gatos

> **QUADRO 54.1**
>
> **Indicações para Internação após Mordida de um Animal**
>
> **ESTRUTURAIS**
> Lesão em estruturas profundas (ossos, articulações, tendões, artérias ou nervos)
> Lesões que requerem cirurgia reconstrutora
> Lesões que requerem anestesia geral para o cuidado apropriado da ferida
>
> **INFECCIOSAS**
> Celulite de propagação rápida
> Linfagite ou linfadenite importante
> Evidência de sepse
> Infecção em paciente com alto risco de complicações (Tabela 54.2)
> Infecções envolvendo ossos, articulações, tendões
> Infecções com tratamento ambulatorial mal-sucedido

e nos tecidos moles subjacentes, como agulhas. Esse mecanismo causa uma ruptura pequena na pele que cicatriza rapidamente, aprisionando as bactérias nas estruturas profundas e frequentemente resultando em infecção invasiva.[18]

Características Clínicas

As mordidas de gato têm maior probabilidade de se tornarem infectadas do que as de cão, sendo relatadas taxas de infecção de até 80%.[18] Essa taxa aumentada de infecção é multifatorial: a incidência mais elevada de perfurações, uma proporção maior de mordidas na mão, uma média de idade mais alta das vítimas de mordida de gato e uma probabilidade maior de *Pasteurella* spp. na flora oral felina. Embora seja menos provável que causem danos por esmagamento, como as mordidas de cão, as mordidas de gato são mais propensas a causar infecção em estruturas mais profundas, incluindo osteomielite e abscessos em tecidos moles. Entre as feridas de mordida de gato infectadas, 52% apresentam celulite, 22% tenossinovite, 15% osteomielite ou artrite séptica e 11% abscesso.

Bacteriologia

Existe uma mediana de cinco cepas bacterianas por cultura de mordida de gato infectadas, com a presença de uma mistura de bactérias aeróbias e anaeróbias em 63% delas. Trinta e dois por cento das infecções em mordidas de gato são causadas unicamente por bactérias aeróbias. *Pasteurella* spp. são os patógenos mais comuns, presentes em 70% a 75% das mordidas de gato infectadas, sendo também patógenos aeróbios comuns: estreptococos, estafilococos, *Moraxella* spp. e *Bacteroides* spp. Anaeróbios comuns incluem *Bacteroides* spp., *Fusobacterium* spp., *Porphyromonas* spp. e *Prevotella* spp.

Pasteurella multocida. Um fator importante, que contribui para o risco de infecção após mordidas de gato, é a presença de *P. multocida* — um bastonete gram-negativo, anaeróbio facultativo, altamente virulento, encontrado na flora oral normal de até 90% dos gatos. Também pode ser encontrado na flora oral da maior parte dos cães e de vários animais selvagens. A maior parte das infecções por *P. multocida* em seres humanos é causada por mordidas ou arranhões de gato, mordidas de cão ou feridas abertas que tenham sido lambidas por um cão ou gato.

A manifestação inicial mais comum da infecção por *P. multocida* é uma celulite que se propaga rapidamente e que, em geral, se apresenta de 12 a 24 horas após a exposição. Pode haver febre baixa e secreção purulenta ou serossanguinolenta no local. Frequentemente está presente linfadenopatia regional. Se deixada sem tratamento, podem ocorrer complicações no local, mais comumente abscessos subcutâneos e tenossinovite.[19] Outras complicações locais incluem artrite séptica e osteomielite. Doenças sistêmicas por *P. multocida*, incluindo bacteremia, pneumonia, endocardite e meningite, foram bem descritas em séries de casos. A maior parte dos pacientes com doença sistêmica apresentava uma condição médica subjacente, sendo doença hepática, tumor maligno e doença pulmonar obstrutiva crônica as comorbidades mais frequentes. A taxa de mortalidade da bacteremia por *P. multocida* é de 31%.

Diagnóstico Diferencial

A celulite associada a *P. multocida* tipicamente tem início mais rápido após a lesão traumática inicial e progride mais rapidamente do que as celulites causadas por patógenos mais comuns. A doença da arranhadura do gato — uma infecção causada por *Bartonella henselae* associada a uma mordida ou arranhão de gato — apresenta-se como uma linfadenopatia regional, muitas vezes associada à febre. Uma mordida de cão ou gato ocorrida previamente pode ser a única pista inicial que indique *P. multocida* como a causa de uma doença sistêmica, como bacteremia.

Exames Diagnósticos

Como no caso das mordidas de cão, deverão ser obtidas radiografias se houver probabilidade de dano a ossos e articulações subjacentes, como na mão. A penetração de cápsulas articulares por mordida pode ser vista em radiografias simples como ar na articulação. Culturas preventivas de mordidas recentes raramente são úteis e geralmente não são indicadas.

Manejo

P. multocida não é suscetível a muitos dos antibióticos de uso oral normalmente indicados para infecções de pele e tecidos moles, incluindo dicloxacilina, cefalexina e clindamicina. Na maior parte dos casos, o tratamento com um antibiótico betalactâmico (como ampicilina), amoxicilina-clavulanato ou uma cefalosporina de segunda ou terceira geração é eficaz.[20] Fluoroquinolonas, tetraciclinas e sulfametoxazol-trimetoprima podem ser utilizadas em pacientes alérgicos a penicilinas.

Existe apenas um estudo controlado randomizado publicado a respeito de antibióticos profiláticos em mordidas de gato; embora pequeno, demonstrou infecção reduzida.[21] Uma revisão da Cochrane concluiu que não havia evidência de que a profilaxia antibiótica fosse eficaz para mordidas de gato, embora os autores também tenham concluído que a profilaxia é benéfica para mordidas de animais nas mãos (onde ocorre a maior parte das mordidas de gato).[9] Recomendamos que se administrem antibióticos profiláticos para todas as mordidas de gato que penetrem na epiderme, independentemente da localização, tendo em vista o caráter de alto risco dessas mordidas quanto à infecção. No caso de patógenos comuns similares aos de mordidas de cão, recomendamos que se utilize amoxicilina-clavulanato para profilaxia (Tabela 54.3).

Encaminhamento

O Quadro 54.1 apresenta indicações para internação após mordida de animal. Pacientes considerados aptos a tratamento ambulatorial devem ser reavaliados em 24 a 48 horas.

OUTROS MAMÍFEROS

Macacos

Princípios

Mordidas de macaco são raras nos EUA, ocorrendo principalmente em funcionários de laboratório, porque esses animais são amplamente utilizados em pesquisa biomédica. Mordidas de macaco são mais prevalentes em outros países, incluindo a Índia, onde são o segundo tipo de mordida animal mais comumente notificado. Embora não sejam bem estudadas, ao que consta, mordidas de macaco apresentam elevadas taxas de infecção e complicações como osteomielite.

Características Clínicas

A principal preocupação com mordidas de macaco é a exposição ao vírus B. Outras denominações para esse vírus incluem *Herpesvirus simiae*, herpes-vírus B e vírus B do macaco. Esse vírus apresenta reatividade sorológica cruzada com herpes-vírus simples (HSV) tipos 1 e 2, que causam lesões herpéticas em seres humanos. Setenta e três por cento a 100% dos primatas do Gênero *Macaca* (macacos) utilizados em pesquisa biomédica são soropositivos para o vírus B. Em macacos, o vírus causa doença que se assemelha à das viroses humanas por herpes. Macacos assintomáticos infectados abrigam o vírus em conjuntiva, mucosa bucal e áreas genitais e podem disseminá-lo, sendo mais provável que o façam quando estão doentes, sob estresse, imunocomprometidos ou procriando.

Características Clínicas

Mais de 50 casos de infecção pelo vírus B foram relatados em seres humanos, sendo a maioria deles nos EUA, em funcionários de laboratório. Dos que foram investigados, a maior parte foi causada por mordidas de macaco, embora também tenha sido observada transmissão por meio de arranhões, exposição a tecido animal e lesões por picadas de agulha.

Em seres humanos, a doença pelo vírus B apresenta um período de incubação curto de 2 dias, porém o mais comum é que seja de 2 a 5 semanas. A doença geralmente começa com lesões vesiculares no local da exposição, com sintomas concomitantes semelhantes aos da gripe. Parestesias e fraqueza muscular podem ocorrer e progredir de modo proximal ao longo da extremidade acometida. Sinais de disfunção de sistema nervoso central desenvolvem-se quando o vírus penetra no cérebro e inclui estado mental alterado, paralisia de nervos cranianos, ataxia, coma e insuficiência respiratória. Se deixada sem tratamento, estima-se que a taxa de mortalidade pela infecção seja de 80%.

Diagnóstico Diferencial

Bactérias isoladas de mordidas de macaco infectadas são semelhantes às de mordidas humanas infectadas, com predominância de *Staphylococcus* spp. e *Streptococcus* spp., *Eikenella corrodens* e anaeróbios, incluindo *Bacteroides* spp. e *Fusobacterium* spp.

Manejo

O período mais crítico para a prevenção da infecção pelo vírus B é durante os primeiros minutos após a exposição. A área deve ser esfregada com sabão, solução concentrada de detergente, iodopovidona ou clorexidina, depois irrigada com água corrente por 15 a 20 minutos.[22] Recomenda-se profilaxia de mordidas de alto risco com valaciclovir (Quadro 54.2). A profilaxia pós-exposição deve ser fornecida por até 5 dias após a mordida, embora deva ser iniciada o mais cedo possível. O tratamento para suspeição de infecção pelo vírus B é com aciclovir ou ganciclovir intravenoso.[22]

Encaminhamento

A maioria dos pacientes com mordidas de macaco seguramente pode ter alta do departamento de emergência (DE) após cuidado local da ferida, antibióticos apropriados e garantia de acompanhamento ambulatorial. Pacientes com sintomas sistêmicos de infecção podem precisar de internação para administração de antibióticos intravenosos.

Roedores

Princípios

Tal como ocorre com as mordidas de macaco, funcionários de laboratório são vítimas frequentes de mordidas de roedores, porque esses animais são comumente utilizados em pesquisa biomédica. As mordidas de rato tendem a ocorrer em áreas urbanas, em pacientes de classe socioeconômica baixa e são mais comuns em crianças. A maior parte dessas mordidas ocorre enquanto a vítima está dormindo, sendo a face e as extremidades superiores as áreas mais frequentemente mordidas.

Características clínicas

Febre da mordida de rato é uma síndrome mórbida causada por *Streptobacillus moniliformes* ou *Spirillum minus*, ambos encontrados na flora nasofaríngea de ratos saudáveis. Mais de 200 casos foram documentados nos EUA, mas esse número provavelmente é uma

---

QUADRO 54.2

Profilaxia para Exposição ao Vírus B do Macaco

RECOMENDA-SE PROFILAXIA
Exposição cutânea (com perda de integridade da pele) ou exposição de mucosa a uma fonte de alto risco (p. ex. um macaco doente, imunocomprometido, sabidamente eliminando vírus ou que tenha lesões compatíveis com doença provocada pelo vírus B)
Exposição de pele inadequadamente limpa (com perda da integridade) ou exposição de mucosa a qualquer macaco
Perfuração profunda por mordida
Laceração em cabeça, pescoço, torso
Picada de agulha associada a tecidos ou fluidos de sistema nervoso, pálpebras, mucosa ou lesões suspeitas de vírus B
Perfuração ou laceração após exposição a objetos contaminados por fluidos de cavidade oral, genital ou tecidos de sistema nervoso de macaco ou por qualquer objeto sabidamente contaminado pelo vírus B.
Uma cultura da ferida depois de limpa for positiva para vírus B

CONSIDERA-SE PROFILAXIA
Respingo de mucosa que tenha sido adequadamente limpa
Laceração (com perda da integridade da pele) que tenha sido adequadamente limpa
Picada de agulha envolvendo sangue de um macaco doente ou imunocomprometido
Perfuração ou laceração que ocorra após exposição a objetos contaminados com fluidos corporais (que não sejam de uma lesão) ou cultura celular potencialmente infectada
Medicamento de primeira escolha: valaciclovir, 1 g por via oral a cada 8 horas, por 14 dias
Medicamento alternativo: aciclovir, 800 mg por via oral 5 vezes/dia, por 14 dias

NÃO SE RECOMENDA PROFILAXIA
Exposição cutânea na qual a pele continue intacta
Exposição associada à espécie de primata não humano que não seja do Gênero *Macaca*

---

sub-representação significativa, uma vez que a febre da mordida de rato não é uma doença de notificação compulsória.[23] A transmissão da doença pode ocorrer por mordida, arranhão ou simplesmente manipulação de um rato.[23] O período de incubação varia de 3 dias a mais de 3 semanas, mas tipicamente é inferior a 7 dias. No início da doença a febre é proeminente, acompanhada de poliartralgia migratória. Aproximadamente 75% dos pacientes desenvolvem exantema maculopapular, purpúrico ou petequial. Se não for tratada, a taxa de mortalidade pela febre da mordida de rato é de aproximadamente 10%.

Diagnóstico Diferencial

Uma série de doenças sistêmicas podem ser transmitidas por mordidas de roedores, incluindo febre por mordida de rato, leptospirose, tularemia, esporotricose, tifo murino e peste.

Manejo

Mordidas de rato apresentam baixo risco de infecção local e requerem apenas cuidado apropriado da ferida, sem profilaxia antibiótica. Penicilina intravenosa é o tratamento de escolha para casos comprovados ou altamente suspeitos de febre da mordida de rato, sendo estreptomicina e tetraciclina opções razoáveis para pacientes alérgicos à penicilina. Não se recomenda profilaxia antibiótica para a febre da mordida de rato em virtude do baixo risco de infecção após uma mordida.

Encaminhamento

A maioria dos pacientes com mordidas de rato seguramente pode ter alta do DE com instruções de cuidado com a ferida e acompanhamento ambulatorial.

Furões

Furões (*Mustela putorius furo*) são da mesma família dos guaxinins, doninhas e gambás e tornaram-se cada vez mais populares como animais de estimação nos EUA nos anos 1980. Inicialmente criado para caçar ratos e coelhos, furões são conhecidos por seus ataques excepcionalmente violentos, sendo bebês e crianças pequenas frequentemente suas vítimas. Ao contrário das mordidas de cães e de gatos, muitas mordidas de furão não são provocadas e com frequência irão requerer cirurgia plástica reconstrutora. Embora se saiba que a flora oral de furões contém *Pasteurella* spp. e outras espécies aeróbias, além de *Fusobacterium* spp. e outras espécies anaeróbias, não há relatos que tenham examinado as taxas de infecção ou patógenos comuns com mordidas de furão.

HERBÍVOROS DOMÉSTICOS

Ovinos, bovinos e suínos

Mordidas de ovinos e bovinos raramente são relatadas na literatura médica. Mordidas de porco são um risco ocupacional comum entre fazendeiros e funcionários de abatedouros, e ocorrem com maior frequência na face posterior da coxa. Os machos possuem presas grandes e afiadas, capazes de provocar perfurações extensas, com lesões em estruturas mais profundas. As mordidas das fêmeas são menos danosas. Mordidas de porco apresentam alta incidência de infecção que frequentemente é polimicrobiana, com microrganismos que incluem *Staphylococcus* spp. e *Streptococcus* spp., *Haemophilus influenzae*, *Pasteurella* spp. *Actinobacillus* spp. e *Flavobacterium* spp.

Cavalos

De todas as lesões relacionadas com cavalos, a maior parte é causada por queda e menos de 5% são por mordida.[24] Lesões de mordida de cavalo variam desde um traumatismo superficial até a amputação de dígitos. As infecções por mordida de cavalo tipicamente são polimicrobianas, com uma mistura de espécies aeróbias e anaeróbias. *Actinobacillus* spp. são cocobacilos gram-negativos que fazem parte da flora oral normal de cavalos e são patógenos comuns em mordidas infectadas. Outros agentes patogênicos comuns incluem *Staphylococcus* spp., *Streptococcus* spp., e *Pasteurella* spp., bem como *Fusobacterium* spp. e *Bacteroides* spp.

Camelos

Mordidas de camelo são comumente registradas na África, no Oriente Médio e no subcontinente indiano. Mordidas de camelo são mais propensas a ocorrer durante a temporada de acasalamento, de novembro a março, com a maior parte das lesões ocorrendo nas extremidades superiores.[25] Os camelos possuem mandíbulas fortes, com dentes caninos que podem atingir até 4 cm de comprimento, o que resulta em lesões graves e até na morte pelas mordidas. Um estudo recente revelou que 48% das mordidas em extremidades superiores tinham fraturas associadas e as mordidas na cabeça foram associadas a fraturas de crânio e lesão intracraniana.[25,26] As mordidas de camelo apresentam taxa de infecção elevada, sendo *Staphylococcus aureus*, *Streptococcus pyogenes*, *Pseudomonas aeruginosa*, *Bacteroides* spp. e *Fusobacterium* spp. patógenos comuns nessas feridas.

ANIMAIS SELVAGENS

Ursos

Ataques de urso são raros na América do Norte, ocorrendo a uma taxa de 10 ou menos por ano, a maior parte no Oeste dos EUA e no Canadá. Os ataques são mais comuns nos meses de clima quente e a taxa de mortalidade relatada é de até 21%. Ursos pardos são responsáveis por um número exorbitante de lesões graves e fatais causadas por urso na América do Norte. A maior parte das mordidas é na cabeça e na face, muitas vezes com lesão óssea subjacente.[27] Embora não sejam bem estudadas, as taxas de infecção relatadas para mordidas de urso são de 44%. A bacteriologia das infecções por mordida de urso também não tem sido bem descrita.

Felinos Selvagens

Atualmente, a maior parte dos ataques de grandes felinos (leões, tigres, leopardos, jaguares, pumas e guepardos) ocorre em condições de cativeiro, como em zoológicos, fazendas de animais e circos, embora ataques em *habitat* natural ainda sejam registrados com certa frequência na Ásia e na África.[28] Grandes felinos visam o pescoço da presa, causando danos à coluna vertebral, traqueia e aos vasos sanguíneos maiores.[29,30] Os pumas são responsáveis pela maior parte dos ataques de grandes felinos na América do Norte, sendo crianças as vítimas mais comuns e a nuca a área mais comumente mordida. Lesões comuns por esses ataques incluem lacerações no pescoço e lesões de carótida interna e coluna cervical. Tal como ocorre com os gatos domésticos, *Pasteurella multocida* é o patógeno mais frequentemente isolado em feridas de grandes felinos. Hienas, que têm parentesco com os felinos, são conhecidas por atacar seres humanos em *habitat* natural na África e Ásia. Ao contrário dos grandes felinos, hienas tendem a morder a região central da face de suas vítimas, causando danos em lábios, nariz e bochechas.[31]

Coiotes e Lobos

Mordidas de coiotes e lobos são similares às de cães e devem ser tratadas como tal.

Manejo

Assim como ocorre com as lacerações não causadas por mordida, a localização, o tipo de ferida, o tempo de tratamento e fatores do paciente contribuem para o risco de infecção. Atraso na limpeza da ferida e técnicas inadequadas de limpeza irão aumentar esse risco. O animal responsável pela mordida também é um fator determinante do risco de infecção (Tabela 54.2).

Embora não existam estudos que suportem a prática, frequentemente se administra profilaxia antimicrobiana para mordidas de outros mamíferos. Feridas de mordida de furões, porcos, cavalos, ursos, grandes felinos, coiotes e lobos possuem patógenos similares aos de cães e gatos, de maneira que, na ausência de outros dados, os antibióticos profiláticos indicados para essas mordidas também devem ser similares. Uma mistura peculiar de patógenos que ocorre em feridas por mordida de camelo é mais adequadamente abrangida com fluoroquinolonas (Tabela 54.3).

Outras Profilaxias

Profilaxia do tétano deve ser considerada para todas as feridas de mordida. Imunização contra a raiva deve ser considerada após mordidas de morcegos, coiotes, raposas, guaxinins, gambás e cães errantes fora dos EUA.

Encaminhamento

O Quadro 54.1 apresenta as indicações para internação após mordida de animal. Pacientes considerados aptos ao tratamento ambulatorial devem ser reavaliados em 24 a 48 horas.

MORDIDAS HUMANAS

Princípios

Os homens têm maior probabilidade de serem vítimas de mordidas humanas, com um pico de incidência na faixa etária de 10 a 34 anos. Mordidas humanas tendem a ocorrer durante os meses de verão, tipicamente em finais de semana e na maior parte das vezes envolvem atos de agressão. Eventos esportivos e atividade sexual violenta são causas menos comuns. Mãos e extremidades superiores são os locais mais comumente mordidos, seguidos por cabeça e pescoço. As mamas são as áreas mais mordidas em vítimas de crimes sexuais, e o braço é o local mais frequentemente mordido em crianças vítimas de abuso. Por várias razões, incluindo circunstâncias embaraçosas e possíveis repercussões legais, muitos adultos vítimas de mordida humana adiam a busca de cuidados médicos até resultar em complicações. Isso acontece principalmente no caso das mordidas na mão.

Mordidas humanas podem ser divididas em duas categorias: mordidas oclusivas e lesões de punho fechado (LPFs). Mordidas oclusivas são as causadas pelo fechamento dos dentes do agressor na pele da vítima. LPFs ou "mordidas de luta" são lesões causadas no dorso das articulações metacarpofalangeanas do punho conforme ele atinge os dentes de um adversário. A maioria das LPFs ocorre em homens adultos jovens e frequentemente envolve o consumo de álcool.[32] As taxas de infecção relatadas para mordidas humanas variam de 2% a 50%, sendo as mordidas nas mãos e, especificamente, as LPFs as que possuem as taxas de infecção mais elevadas. Crianças, nas quais as mordidas geralmente são superficiais, tendem a apresentar taxas de infecção menores (menos de 10%) em comparação com os adultos.

Características Clínicas

Mordidas de Luta (Lesão de Punho Fechado)

LPFs agudas tipicamente apresentam-se como uma laceração de 3 a 8 mm de aparência inócua sobre a face dorsal da segunda, terceira, quarta ou quinta articulação metacarpofalangeana (MCF) (Fig. 54.1). Apesar da aparência inicial benigna, LPFs frequentemente apresentam dano extenso às estruturas profundas. Danos aos ossos subjacentes ocorrem em aproximadamente metade das LPFs, e aproximadamente a metade terá violação de uma cápsula articular. Até 20% das LPFs terão uma lesão tendínea associada. Lesão em tendões extensores ocorre com o punho fechado. Quando ele é relaxado, os tendões se retraem, levando bactérias para áreas mais profundas da mão e propagando a infecção para outros espaços. Também pode haver fragmentos de dente ou dentes retidos na ferida. Sendo assim, não surpreende que as LPFs apresentem altas taxas de osteomielite (16%), artrite séptica (12%) e tenossinovite (22%). Confunde ainda mais este assunto o fato de que muitos pacientes serão reticentes quanto a discutir os detalhes de sua lesão, e aproximadamente um terço dos pacientes com LPF irão oferecer, no início, uma explicação alternativa para a laceração na mão.

Outras Mordidas Humanas

Mordidas humanas oclusivas geralmente causam menos lesão de rasgo e esmagamento do que as de cão e não penetram tecidos moles tão facilmente quanto as mordidas de gato. Mordidas oclusivas superficiais, que não envolvem mãos ou pés, e não são sobre articulações ou estruturas cartilaginosas apresentam uma taxa de infecção bem baixa e não se beneficiam com a administração de antibióticos profiláticos.

Mordidas orocutâneas e mordidas intraorais causadas pelos dentes do próprio paciente são em geral consequência de trauma facial contuso. Essas feridas normalmente são pequenas e confinadas à mucosa oral, não requerendo intervenção específica. Feridas maiores em mucosa e aquelas que se comunicam com a pele facial sobrejacente (feridas "de fora a fora") podem precisar de fechamento por razões estéticas ou funcionais. As taxas de infecção dessas feridas variam de 4% a 33%. Microrganismos cultivados de feridas infectadas incluem *Staphylococcus* spp. e *Streptococcus* spp.; *Bacteroides* spp. e *Corynebacterium* spp. Na ausência de qualquer recomendação clara, atual e baseada em evidências quanto ao uso de antibióticos profiláticos para essas feridas, recomendamos que seja utilizada penicilina profilática em lacerações que requeiram fechamento primário e naquelas que resultem em comunicação mucocutânea.

Bacteriologia. A saliva humana contém até 10^9 microrganismos por mL e pode conter até 190 espécies diferentes de bactérias. Tal como ocorre com outras mordidas de mamíferos, culturas de feridas de mordidas recentes e não infectadas não preveem quais pacientes tornar-se-ão infectados, nem revelam os agentes patogênicos responsáveis naqueles que se tornam infectados. As informações sobre a bacteriologia das feridas de mordida humana infectadas resultaram principalmente de mordidas nas mãos, sendo a maior parte LPFs. Infecções polimicrobianas são a regra com mordeduras humanas, com uma média de quatro isolados por cultura de ferida. Aproximadamente a metade contém uma mistura de espécies aeróbias e anaeróbias, com menos de 5% contendo apenas anaeróbios. *Staphylococcus* spp. e *Streptococcus* spp., assim como *Corynebacterium* spp. e *Fusobacterium* spp. são agentes patogênicos comuns. *Eikenella corrodens*, um anaeróbio facultativo exigente, está presente em até 30% das mordidas humanas infectadas. Esse microrganismo é resistente a vários antibióticos, incluindo clindamicina, eritromicina, penicilinas antiestafilocócicas e cefalosporinas de primeira geração.

Diagnóstico Diferencial

Mordidas humanas resultaram na transmissão de tétano, sífilis, actinomicose e herpes. Paroníquia herpética, uma infecção dos dedos causada por HSV tipos 1 e 2 é um risco ocupacional de enfermeiros, médicos, dentistas e higienizadores de cavidade oral (Fig. 54.2). Embora na maior parte dos casos a presença de inibidores do vírus da imunodeficiência humana (HIV) na saliva torne o vírus não infectante, existem vários relatos de casos de transmissão de HIV por mordidas humanas.[33,34] Várias pessoas foram infectadas pelo vírus da hepatite B (HBV) a partir de mordidas humanas e acredita-se que o risco de transmissão de HBV por uma mordida seja maior do que o de HIV. Acredita-se que a infectividade do vírus da hepatite C (HCV) a partir de uma mordida seja um meio termo entre à do HIV e HBV, e há relatos de casos de sua transmissão por mordidas humanas.

Exames diagnósticos

Devido à alta incidência de lesões em estruturas profundas e à possibilidade de fragmentos retidos de dente, recomendamos a

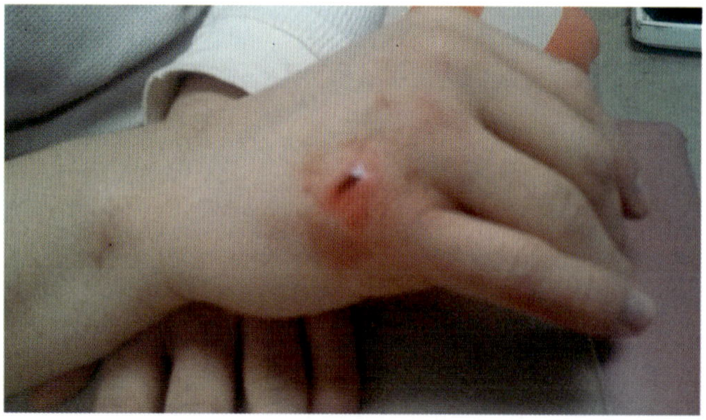

Fig. 54.1. Lesão de punho fechado (LPF) aguda. (Cortesia de Jeffrey E. Keller, MD.)

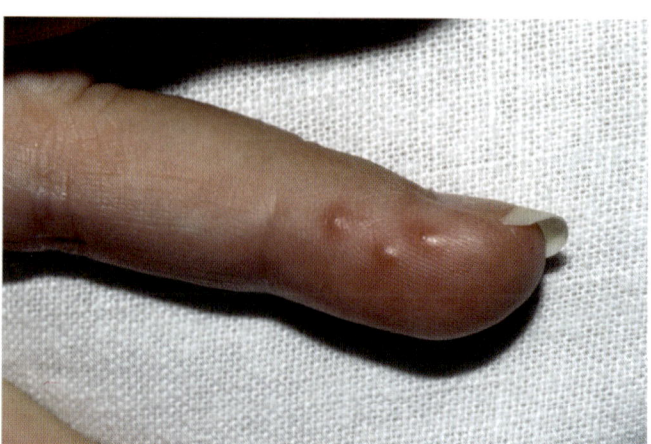

Fig. 54.2. Paroníquia herpética. (Cortesia de Gary M. White, MD.)

obtenção de radiografias para a maior parte dos casos de mordidas na mão. Uma projeção tangencial dos metacarpos distais pode ajudar na identificação de fraturas articulares verticais das cabeças metacarpais causadas por LPFs.

Manejo

A anamnese deve concentrar-se no mecanismo da mordida (oclusiva ou LPF), no estado de saúde da vítima, incluindo histórico médico e estado vacinal contra o tétano, e no potencial para transmissão de hepatite viral ou HIV. Se o mordedor estiver disponível para testes, a legislação local pode permitir a realização de exames, mesmo sem consentimento, dependendo das circunstâncias particulares.

O tratamento de mordidas humanas oclusivas geralmente é similar ao das mordidas de outros mamíferos. Embora alguns autores tenham defendido a exploração cirúrgica de todas as LPFs em centro cirúrgico, recomendamos manejo não operatório no DE para determinados pacientes.[35] Essa abordagem baseia-se na meticulosa exploração da ferida em campo limpo de sangue. A mão deve ser examinada em toda a sua amplitude de movimento, incluindo na posição de punho fechado, quando os dedos estão flexionados, porque as lesões em tendão extensor e danos à cartilagem podem não estar evidentes em qualquer outra posição. Pacientes em que a exploração exibe lesão em articulação ou cápsula articular, tendões ou ossos deverão ser internados para debridamento aberto e irrigação em centro cirúrgico. É típico pacientes com LPFs apresentarem evidência de uma ferida infeccionada vários dias após a lesão. Tais pacientes também vão requerer exploração cirúrgica e irrigação em centro cirúrgico.

Em razão da propensão para infecção, somente as mordidas na face deverão ser fechadas de modo primário. Séries de casos de mordidas humanas na face fechadas de modo primário registraram taxas de infecção de 0% a 10%, embora todos esses estudos relatassem atrasos no tratamento de até vários dias. Recomendamos fechamento primário dessas feridas em até 24 horas após a ocorrência da mordida (Tabela 54.1) LPFs que não requeiram intervenção cirúrgica deverão ser limpas, desbridadas e irrigadas e depois deixadas abertas, e a mão deverá ser imobilizada com tala em uma posição confortável.

Recomenda-se profilaxia pós-exposição para HIV tanto para a vítima da mordida como para o mordedor se qualquer das partes for sabidamente HIV positiva ou de grupo de risco e tiver ocorrido exposição a sangue.[36] Profilaxia pós-exposição também é indicada para todas as mordidas se qualquer das partes for sabidamente HBV positiva ou de grupo de risco e tiver ocorrido exposição a sangue ou saliva.[36] Atualmente não existe profilaxia pós-exposição para HCV, de maneira que deverão ser providenciados testes sorológicos com acompanhamento e aconselhamento adequados se a mordida resultou em exposição a sangue e qualquer das partes for sabidamente HCV positiva ou de grupo de risco.[36]

Antibióticos Profiláticos

O único estudo randomizado controlado com placebo de pacientes com mordidas humanas observou ausência de infecções em pacientes que receberam antibióticos em tempo adequado e uma taxa de infecção de 47% nos pacientes que receberam placebo. É importante salientar que este estudo incluiu somente mordidas na mão.[37] Uma revisão da Cochrane concluiu que antibióticos profiláticos realmente reduzem o risco de infecção após mordidas humanas.[9] Recomendamos o uso de antibióticos profiláticos para qualquer mordida humana que penetre mais fundo do que na epiderme, independentemente de sua localização do corpo, com exceção daquelas com mais de 72 horas de existência sem evidências de infecção. Recomendamos associação de antibióticos beta-lactâmicos/inibidores de betalacmatase, como amoxicilina-clavulanato ou fluoroquinolonas com atividade anaeróbica aumentada, como moxifloxacino, para profilaxia de mordida humana. Outras opções de antibióticos profiláticos são apresentadas na Tabela 54.3. Como ocorre com outros antibióticos profiláticos, o ideal é que a primeira dose seja administrada dentro de 3 horas após a lesão e continuada durante 5 dias.

> **QUADRO 54.3**
> **Indicações de Internação para Mordidas Humanas na Mão**
>
> Presença de infecção na ocasião da apresentação
> Violação de estrutura profunda (tendão ou bainha tendínea, articulação ou osso)
> Feridas que requerem intervenção cirúrgica para debridamento de tecido desvitalizado ou remoção de corpo estranho
> Pacientes com alto risco de infecção da ferida (Tabela 54.2)
> Pacientes com provável suporte social ou problemas de aderência

Encaminhamento

Em casos de mordida humana, a demora na apresentação está fortemente associada a complicações relativas à infecção e tais pacientes devem ser internados para administração de antibióticos parenterais. Outras indicações para internação nos casos de mordidas humanas na mão são apresentadas no Quadro 54.3. Infecções localizadas de mordidas humanas em outras partes do corpo em pacientes imunocompetentes geralmente podem ser tratadas de modo ambulatorial. Todos os pacientes com mordidas humanas que tiverem alta do DE deverão ter suas feridas reavaliadas em 24 a 48 horas. Pacientes com LPFs apresentam notoriamente elevadas taxas de não aderência aos cuidados de acompanhamento.[32] É razoável internar pacientes que previsivelmente possam corresponder a essa categoria.

> **CONCEITOS-CHAVE**
>
> - Mordidas de mamíferos requerem avaliação não apenas como lesões traumáticas, mas também em razão do risco de infecção.
> - Mordidas de gatos e mordidas humanas correm risco maior de infecção do que as de cão.
> - A maior parte das infecções em feridas de mordida de mamíferos é polimicrobiana. *Pasteurella* spp. são os agentes patogênicos mais comuns em mordidas de cão e de gato.
> - A importância dos antibióticos profiláticos para mordidas de mamíferos é secundária em relação ao valor da limpeza apropriada, debridamento e irrigação das feridas.
> - Antibióticos profiláticos deverão ser fornecidos de preferência dentro de 3 horas após a mordida e continuados por 5 dias.
> - Amoxicilina-clavulanato é o antibiótico profilático de escolha para mordidas de cão, gato e de seres humanos. Moxifloxacino é uma alternativa para os pacientes alérgicos à penicilina.
> - A decisão de fechar feridas de mordida de mamíferos deve avaliar o benefício da cosmese melhorada em relação ao risco maior de infecção da ferida.
> - Em razão da sua propensão à infecção, mordidas na mão causadas por mamíferos não devem ser fechadas de modo primário. A maior parte das mordidas na face podem ser fechadas com segurança desde que o sejam dentro de 24 horas após a mordida.
> - Em razão da anatomia da mão, lesões de punho fechado (LPFs) ou "mordidas de luta" apresentam taxas excepcionalmente elevadas de danos a estruturas profundas e infecção.
> - Mordidas de mamíferos na mão devem ser tratadas com antibióticos profiláticos. Toda mordida humana infectada na mão deverá ser tratada com o paciente internado.

As referências para este capítulo podem ser encontradas on-line no website Expert Consult associado à obra.

CAPÍTULO 55
Lesões por Animais Peçonhentos

Edward Joseph Otten

PRINCÍPIOS

Epidemiologia

Os animais peçonhentos são responsáveis por uma considerável morbidade e mortalidade no mundo inteiro. O Sudeste Asiático, a Índia, o Brasil e áreas da África são os líderes mundiais em mortalidade por picada de cobra.[1] Entre estes animais, estima-se que apenas as cobras inflijam 2,5 milhões de picadas a cada ano, causando cerca de 125 mil mortes. É impossível estimar a morbidade e mortalidade mundiais resultantes de outros animais peçonhentos, como abelhas, vespas, formigas e aranhas.

Cerca de 45 mil picadas de cobra ocorrem a cada ano nos Estados Unidos, das quais 7.000-8.000 são infligidas por cobras peçonhentas, com menos de 10 resultando em morte. Os insetos são responsáveis por 52% das mortes; as cobras, por 30%; e as aranhas, por 13%. De modo específico, as abelhas são responsáveis pela maioria das fatalidades, seguidas pelas cascavéis, vespas e aranhas.

Em 1983, a American Association of Poison Control Centers começou a reunir dados sobre mortes causadas por animais peçonhentos. Sua experiência de 30 anos mostra um número significativo de exposições por picada ou ferroada, todavia relativamente poucas mortes (Tabela 55.1).[2] Embora estes dados incluam a maior parte dos Estados Unidos, não é exigido que os hospitais, departamentos de emergência (DEs), legistas ou agências de saúde pública relatem as mortes ou exposições aos centros regionais de informação sobre fármacos e venenos. Esta queda no número de mortes pode ser causada por uma diminuição real na mortalidade ou pode ser resultante de relatos inadequados. Não existem dados de morbidade significativos, como o número de amputações, internações e incapacitações. O número de exposições e mortes por cobras não nativas parece estar aumentando, possivelmente devido ao interesse por colecionar variedades "exóticas" ou peçonhentas, como cobras, mambas e víboras.[3-5] A morbidade por lesões causadas por animais marinhos está aumentando de modo proporcional ao número de pessoas que se expõem ao oceano e de colecionadores particulares, mas a mortalidade não sofreu aumento drástico. Um aumento na prática de atividades recreativas ao ar livre, como acampamento, mergulho, *trekking* selvagem e viagens para áreas endêmicas, coloca um número maior de pessoas em proximidade com animais peçonhentos e aumenta o risco de envenenamento.[6] A maioria das exposições ocorre nos meses de abril a outubro, que é quando os animais são mais ativos e as potenciais vítimas ficam ao ar livre envolvidas em atividades que podem aumentar seu risco de envenenamento. Muitas picadas de aranha e envenenamentos por animais exóticos que ocorrem no ambiente ao ar livre podem ocorrer a qualquer momento. A maioria das mortes aparentemente envolve pessoas muito jovens, idosos ou pacientes tratados de modo inadequado.

Distribuição do Veneno

Animais que desenvolveram glândulas de veneno específicas, bem como sistemas de administração de veneno podem ser encontrados em todas as classes, inclusive entre as aves. A toxina e o aparato tóxico variam conforme a classe. Por exemplo, a cascavel tem dentes maxilares e glândulas salivares modificadas, e primariamente utiliza-os para obter alimento. A abelha tem um ovopositor modificado que é usado principalmente para defesa. Animais peçonhentos e venenosos são distintos, portanto devem ser diferenciados. Os animais podem ser considerados *venenosos*, devido às várias toxinas distribuídas em seus tecidos. Sabe-se, por exemplo, que certos mariscos, sapos e barracudas causam morte após serem ingeridos. Entretanto, somente animais dotados de glândulas específicas para produção de veneno conectadas a um aparato de distribuição deste veneno a outros animais podem ser considerados *peçonhentos*.

RÉPTEIS PEÇONHENTOS

Cobras

Entre as 3.000 espécies de cobras existentes, cerca de 10-15% são peçonhentas. Das 14 famílias de cobras, quatro contêm espécies peçonhentas. As cobras estão distribuídas ao longo da maior parte da superfície terrestre, incluindo águas frescas e salgadas. As principais exceções são as zonas do Ártico e da Antártica, Nova Zelândia, Madagascar e muitas ilhas pequenas. A maioria das picadas de cobra ocorre em locais de clima tropical e subtropical, especialmente em cenários agrícolas, onde os habitantes andam descalços. As cobras marinhas são encontradas somente nos oceanos Pacífico e Índico. As cobras são poiquilotérmicas, o que explica sua distribuição e atividade. Sua incapacidade de elevar a temperatura corporal acima dos níveis ambientais restringe sua atividade a uma faixa de temperatura razoavelmente estreita, cerca de 25-35 °C. Todas as cobras são carnívoras e seu aparato de veneno evoluiu para a finalidade de obter alimento.

Epidemiologia

A incidência de picadas de cobra peçonhenta relatadas nos Estados Unidos é maior no Sul, onde os estados que apresentam as maiores taxas de morte são a Carolina do Norte, Arkansas, Texas e Geórgia. Entre todas as picadas de cobra, 97% ocorrem nos membros, com 2/3 localizadas nos membros superiores e 1/3, nos membros inferiores. Esta inversão da distribuição histórica pode refletir que as picadas são provocadas e não acidentais. Picadas que ocorrem de modo acidental são consideradas "legítimas", enquanto aquelas que ocorrem durante as tentativas de manipular ou perturbar uma cobra são consideradas "ilegítimas". Os homens são picados com uma frequência 9 vezes maior do que as mulheres.

Recentemente, cobras peçonhentas importadas têm se tornado um problema crescente em todo o território dos Estados Unidos. No passado, apenas os zoológicos, centros de pesquisa e herpetologistas mantinham cobras peçonhentas exóticas. Hoje, centenas de pessoas criam cobras mortalmente peçonhentas sem as devidas precauções, como gaiolas especializadas, técnicas de manipulação segura e acesso rápido ao antiveneno específico. Estas pessoas põem em perigo não só a si mesmas como também seus familiares e o público em geral.

Classificação e Características

As quatro famílias peçonhentas de cobras são: *Colubridae, Elapidae, Viperidae* e *Atractaspidae*. As *Colubridae*, apesar de representar 70% de todas as espécies de cobras, têm pouquíssimos membros

TABELA 55.1
Lesões e Mortes por Animais Peçonhentos, 1983-2011

ANIMAL	ENVENENAMENTOS	MORTES
Celenterados	16.657	1
Peixe	28.403	0
Formigas	51.810	0
Abelhas, vespas, marimbondos	361.507	24
Lagartas, centopeias	53.615	0
Outros artrópodes	279.580	3
Copperheads	18.125	1
Cascavéis	26.618	31
Mocassins d'água	2.988	0
Cobras coral	1.494	0
Cobras exóticas	2.387	4
Cobras não peçonhentas	38.877	0
Cobras desconhecidas	44.881	4
Aranha viúva-negra	62.370	0
Aranha marrom	45.199	7
Outras aranhas ou aranhas desconhecidas	272.886	2
Escorpiões	297.757	5

Dados compilados de Watson WA, Litovitz TL, et al: American Association of Poison Control Centers data. Am J Emerg Med 2:1984–2005; Lai et al: Clin Toxicol 44, 2006; and Bronstein et al: Clin Toxicol 45, 2007; Clin Toxicol 46, 2008; Clin Toxicol 47, 2009; Clin Toxicol 48, 2010; Mowry et al, Clin Toxicol, 51, 2013; Mowry et al, Clin Toxicol 52, 2014.

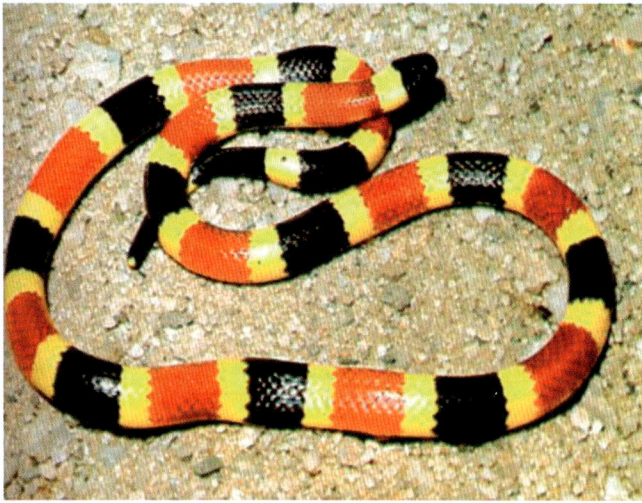

Fig. 55.1. A cobra coral tem nariz preto e corpo com listras vermelhas e amarelas adjacentes.

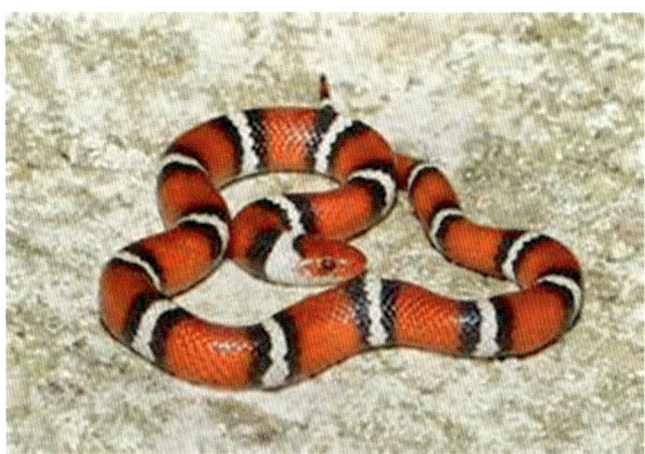

Fig. 55.2. Na cobra-rei escarlate, as listras corporais são separadas por uma listra preta.

peçonhentos que oferecem perigo aos seres humanos; estes incluem as cobras *boomslang* e *bird snake*. São cobras com presas traseiras e, embora muitas contenham veneno, geralmente não causam envenenamento em seres humanos. As *Elapidae* são mais comuns e incluem as cobras, *kraits*, mambas e cobras-coral. As *Hydrophiidae* são cobras marinhas e constituem uma subfamília de *Elapidae*. As *Viperidae*, ou víboras verdadeiras, são representadas pela víbora de Russell, biúta, víbora do Gabão, víbora serrilhada (*Echis carinatus*) e víbora europeia. As *Crotalidae*, ou víboras com fosseta, são consideradas ora uma família à parte, ora uma subfamília (*Crotalinae*) de *Viperidae*. Entre as víboras com fosseta, estão as cobras peçonhentas americanas mais comuns, como as cascavéis, mocassins d'água, *copperheads*, surucucu e *fer-de-lance*. Várias espécies de víboras com fosseta asiáticas são responsáveis por picadas em Okinawa e por picadas de cobras importadas nos Estados Unidos. As *Atractaspididae* são víboras-toupeiras que têm presas posicionadas nas laterais; raramente envenenam seres humanos e são encontradas somente na África e no Oriente Médio.

As víboras com fosseta, que são as cobras peçonhentas mais prevalentes nos Estados Unidos, são nativas de cada estado americano, com exceção do Maine, Alaska e Havaí. Estas cobras são classificadas em três grupos principais: cascavéis verdadeiras (gênero *Crotalus*), *copperheads* e mocassins d'água (gênero *Agkistrodon*), e cascavel-pigmeia ou Massasauga (gênero *Sistrurus*). As víboras com fosseta são responsáveis por 98% de todas as picadas de cobras peçonhentas nos Estados Unidos.[7]

As *Colubridae* e *Hydrophiidae* têm poucos encontros com envenenamento em seres humanos e são responsáveis por ainda menos lesões. Algumas espécies de *Colubridae* encontradas nos Estados Unidos, antigamente consideradas inofensivas, podem de fato ser peçonhentas. São exemplos as cobras lira, *hognose* (focinho de porco) e jarreteira. Não há relatos de morte, contudo o problema gerou bastante interesse entre os herpetologistas e toxicologistas. A cobra-do-mar-pelágio (*Pelamis platurus*; subfamília *Hydrophiidae*) foi encontrada no litoral do Sul da Califórnia e Oeste do México, porém suas picadas são raras.

O outro grupo principal de cobras peçonhentas encontradas nos Estados Unidos é o das cobras coral. A cobra coral Oriental (*Micrurus fulvius*) é encontrada na Carolina do Norte, Carolina do Sul, Flórida, Louisiana, Mississippi, Geórgia e Texas. Existem duas subespécies com apresentações clínicas semelhantes e que serão discutidas juntas. A cobra coral Ocidental ou cobra coral de Sonora (*Micruroides euryxanthus*) é nativa do Arizona e Novo México. Embora ambas as espécies geralmente sejam bastante "tímidas", exceto quando manipuladas, a cobra coral Oriental é considerada mortal. Não há registros de fatalidades causadas pelas espécies ocidentais.

As cobras corais podem ser prontamente identificadas por seu padrão de cores. À primeira vista, lembram uma das variedades da cobra-rei encontrada no Sul dos Estados Unidos. A cobra coral pode ser diferenciada da cobra-rei por duas características: o focinho da cobra coral é preto, e as listras vermelhas e amarelas são adjacentes nesta cobra, mas estão separados por uma listra preta na cobra-rei (Figs. 55.1 e 55.2). Existe uma rima popular em inglês para isto:

Red next to yellow, kill a fellow.
Red next to black, venom lack.

Em português, seria algo como "Vermelho perto do amarelo, mata um; vermelho perto do preto, veneno nenhum".

Esta rima se aplica somente nos Estados Unidos; as cobras corais brasileiras peçonhentas têm a listra vermelha ao lado da preta, e algumas cobras corais não têm listras vermelhas.

Identificação

Existem dois princípios essenciais para identificar cobras peçonhentas: somente especialistas devem manipular cobras vivas, e até mesmo cobras mortas podem envenenar manipuladores descuidados. É simples diferenciar as víboras com fosseta e as cobras inofensivas encontradas nos Estados Unidos (Fig. 55.3). As víboras com fosseta, como o nome indica, têm uma fossa na região situada entre o olho e a narina, em ambos os lados da cabeça. Esta fossa é um órgão sensível ao calor que permite à cobra localizar presas de sangue quente. É possível identificar as víboras com fosseta por outros métodos, mas esta característica é muito consistente. O formato triangular da cabeça, a presença de uma pupila elíptica, a estrutura da cauda e a presença de presas são características úteis, porém inconsistentes. O arranjo das placas subcaudais pode ser usado para *Crotalinae*, caso a cabeça tenha sido danificada ou esteja indisponível. Um espécime individual pode não se ajustar à descrição clássica, dependendo da idade da cobra, da época do ano e da condição da cauda e aparelho bucal do animal. Nem a cor nem os padrões de pele são um método confiável de identificar víboras com fosseta (Fig. 55.4).[7]

O tamanho não é um fator importante na identificação de vários répteis. As cobras peçonhentas variam quanto ao comprimento, medindo de vários centímetros a vários metros. Embora a cascavel diamante negro Ocidental, que mede cerca de 1,8 m, seja muito mais perigosa do que uma *copperhead* de 3 m, todas as cobras peçonhentas já nascem com capacidade de envenenar, por isso devem ser tratadas como animais perigosos.

As cobras exóticas que *não* são víboras com fossetas não são tão facilmente identificadas. Quando possível, devem ser transportadas em segurança até um especialista, para identificação positiva. Os zoológicos, herpetologistas, centros de controle de venenos e universidades locais frequentemente têm indivíduos capacitados para identificar cobras desconhecidas.[5,6]

Outros Répteis

Existem apenas dois lagartos peçonhentos encontrados no mundo, ambos no Sudoeste dos Estados Unidos e no México. São o monstro Gila (*Heloderma suspectum*) e o lagarto-de-contas mexicano (*Heloderma horridum*). Felizmente, estes dois lagartos não são agressivos e é raro encontrá-los. De modo geral, as mordidas resultam da manipulação dos animais em cativeiro. O monstro Gila e o lagarto-de-contas mexicano são facilmente identificáveis. Ambos têm corpo grosso, escamas em forma de contas e exibem coloração branca e preta ou rosa e preta (Fig. 55.5).

Toxinas

Os dois fatores principais que influenciam a fisiopatologia de qualquer lesão causada por animal peçonhento são as propriedades tóxicas do veneno e a resposta da vítima a estas toxinas. No passado, os venenos de cobra eram classificados em neurotóxicos ou

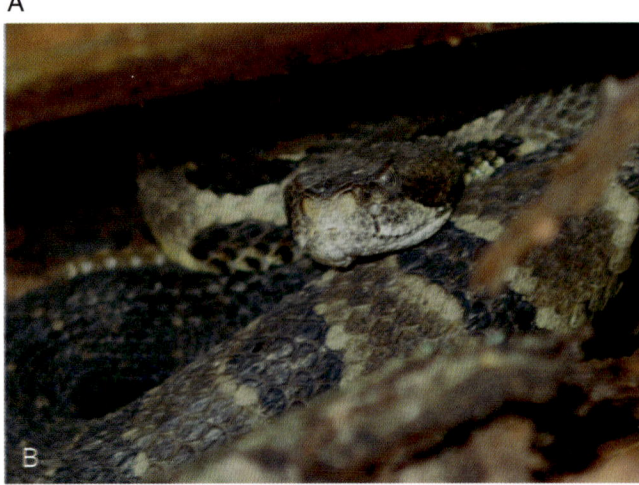

Fig. 55.3. **A** e **B,** Identificação de cobras norte-americanas peçonhentas e não peçonhentas.

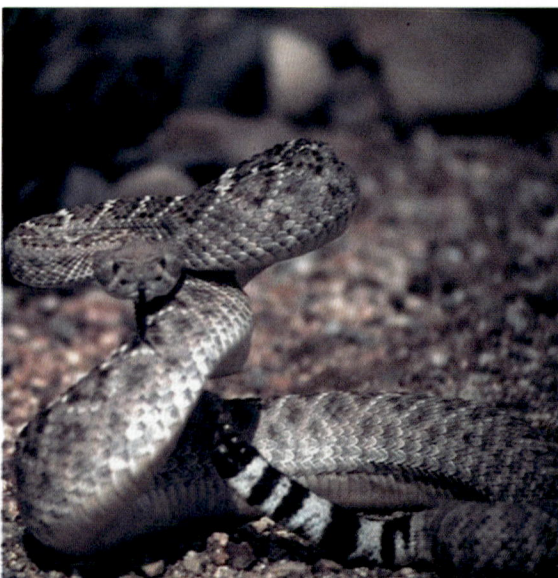

Fig. 55.4. Cascavel diamante negro Ocidental (*Crotalus atrox*).

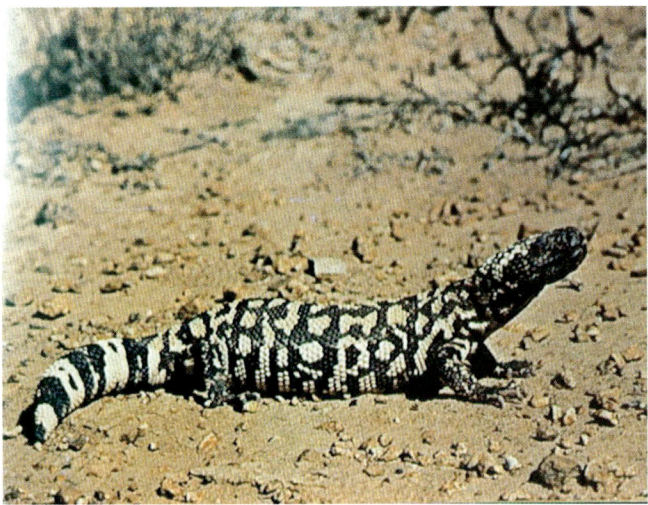
Fig. 55.5. Monstro Gila (*Heloderma suspectum*).

hematotóxicos, dependendo da resposta observada da vítima aos diversos venenos. Entretanto, a moderna investigação toxicológica demonstrou que esta classificação é inadequada, porque a maioria dos venenos de cobra estudados contém compostos que apresentam muitas propriedades tóxicas. No entanto, é verdade que o veneno de uma espécie particular de cobra pode causar uma resposta clínica predominantemente neurotóxica ou hematotóxica.

Os componentes tóxicos do veneno de cobra podem ser classificados em quatro categorias amplas: enzimas, polipeptídeos, glicoproteínas e compostos de baixo peso molecular. Também é possível classificá-los em compostos proteicos e compostos não proteicos. As proteínas, que respondem pela maioria das manifestações tóxicas, constituem até 95% do veneno. Os sintomas em geral podem ser classificados como locais ou sistêmicos. Os efeitos locais geralmente são causados pela ação enzimática sobre várias estruturas celulares e não celulares nos tecidos da vítima. Estas enzimas podem causar coagulação, anticoagulação, lise celular, hemorragia, hemólise e destruição de ácido nucleico, mitocôndrias e outras organelas.

Os polipeptídeos são estruturalmente menores e mais rapidamente absorvidos do que as proteínas, podendo ser responsáveis pelos efeitos do veneno sobre as membranas pré- e pós-sináptica, bem como sobre outros sistemas orgânicos.

A fosfolipase A pode inibir a transferência de elétrons ao nível do citocromo c e tornar solúveis as enzimas mitocondriais ligadas (não livres). Pode hidrolisar fosfolipídios em axônios nervosos, quebrar vesículas de acetilcolina na junção mioneural, causar mionecrose, e induzir lise da membrana das hemácias. Esta enzima isolada foi identificada em todos os venenos de *Hydrophiidae*, *Elapidae*, *Viperidae* e *Crotalinae* até então investigados.

Os venenos de *Elapidae* e *Hydrophiidae* têm predominantemente efeitos sistêmicos, enquanto os venenos de *Colubridae*, *Viperidae* e *Crotalinae* têm principalmente efeitos locais. Existem muitas exceções a esta divisão geral. Por exemplo, o veneno da cascavel Mojave (*Crotalus scutulatus*) pode apresentar efeitos locais mínimos e efeitos sistêmicos significativos, enquanto o veneno da naja (*Naja naja*) pode causar extensiva destruição tecidual.

Distribuição do Veneno

O mecanismo de distribuição do veneno é bastante padronizado entre as cobras. Consiste em duas glândulas de veneno, presas ocas ou sulcadas, e ductos conectando as glândulas às presas. As glândulas, que evoluíram a partir de glândulas salivares, estão localizadas em cada lado da cabeça, acima das maxilas e atrás dos olhos. Cada glândula tem um músculo individual e um suprimento de nervos separado que permite à cobra variar a quantidade de veneno injetada. O ducto de veneno conduz desde a parte anterior da glândula, ao longo da maxila, para as presas. As víboras com fosseta têm os dentes maxilares anteriores grandes. Estes dentes são ocos e giram para fora, de uma posição em repouso para uma posição de ataque. A cobra coral tem dentes maxilares ocos fixos, os quais são muito menores do que os dentes das víboras com fosseta. Na maioria das cobras, as presas são perdidas e substituídas regularmente, não sendo comum ver uma cobra com presas duplas em um ou em ambos os lados da boca.

A cobra pode controlar a quantidade de veneno injetada. Ao picar um ser humano, uma caça grande demais para ser engolida, a cobra pode injetar pouco ou nenhum veneno (uma picada "seca"), especialmente se estiver machucada ou for surpreendida. Entretanto, por estes mesmos motivos, a cobra pode injetar mais de 90% dos conteúdos da glândula.

Características Clínicas

Os sinais e sintomas de uma picada de cobra peçonhenta variam consideravelmente e dependem de numerosos fatores. Até 50% das picadas de cobras peçonhentas resultam em pouco ou nenhum envenenamento. Uma pessoa com comprometimento da função cardiovascular, renal ou pulmonar é menos capaz de superar sequer um envenenamento moderadamente grave. Devido a estas múltiplas variáveis, a resposta clínica individual é a única forma de julgar a gravidade de uma picada de cobra peçonhenta. Os fatores que influenciam os efeitos de uma picada de cobra são a idade, saúde e tamanho da cobra; a toxicidade relativa do veneno; a condição das presas; se a cobra está recém-alimentada ou machucada; o tamanho, idade e problemas médicos da vítima; e a localização anatômica da picada.

O envenenamento local, quando não tratado, pode causar graves problemas sistêmicos (p. ex., coagulação intravascular disseminada, edema pulmonar e choque), conforme os produtos tóxicos vão sendo absorvidos. A resposta autofarmacológica da vítima ao envenenamento também deve ser considerada. Uma reação do tipo anafilática mediada por imunoglobulina E (IgE) pode se desenvolver em vítimas que já tenham sido previamente picadas por uma cobra, ao serem reexpostas ao veneno. Muitos venenos contêm enzimas que deflagram a liberação de bradicinina, histamina e serotonina a partir das células do paciente, o que pode acarretar reações anafilactoides fatais. No decorrer de um período de vários dias, pode ocorrer uma onda de efeitos que variam de dor mínima à falência multissistêmica e morte.

Víboras com Fosseta

O sintoma mais consistente associado às picadas de víboras fossetadas é uma imediata dor ardente na área da picada. Nas picadas de *Elapidae* e de outras cobras exóticas, esta dor pode ser mínima. No caso das víboras com fosseta, a gravidade da dor provavelmente está relacionada à quantidade de veneno injetada ou ao grau de inchaço. Um achado comum é o edema que circunda a picada e se espalha gradual e proximalmente. Este edema geralmente é subcutâneo, surge antecipadamente e pode envolver o membro inteiro. A síndrome de compartimento foi descrita, embora uma síndrome de compartimento verdadeira seja incomum com edema intenso, e os relatos têm sido mais frequentes em modelos envolvendo injeção de veneno intracompartimento.[8-10] A maioria das presas não penetra os compartimentos fasciais, contudo pode haver destruição muscular ao nível subcutâneo como resultado de toxicidade direta. A morbidade é menos frequente com as picadas distais no hálux e dedos da mão, sendo significativamente maior com as picadas intravenosas. Uma picada intravenosa de uma cobra peçonhenta provavelmente é fatal. Petéquias, equimose e bolhas serosas ou hemorrágicas são outros sinais locais que tendem a ser mais pronunciados em pacientes sob terapia anticoagulante.[11] A necrose da pele e do tecido subcutâneo é notada tardiamente, podendo resultar de doses inadequadas de antiveneno. Muitos sintomas sistêmicos, como enfraquecimento, náusea, febre, vômito, sudorese, entorpecimento e formigamento ao redor da boca, gosto metálico na boca, fasciculações musculares e hipotensão, ocorrem com frequência após o envenenamento por víboras com fosseta.

A morte por picada de víbora fosseteada está associada à ruptura do mecanismo de coagulação e à permeabilidade aumentada da membrana capilar. Por fim, estes dois processos levam a um intenso edema pulmonar, choque e morte. Há dano cardíaco e renal secundário a estes mecanismos. Toxinas específicas em certas espécies podem agir diretamente em órgãos específicos, como o coração ou o músculo esquelético. Um tipo de reação alérgica pode se somar a este processo por meio da liberação de histamina e bradicinina.[12]

Cobras coral

Os sinais e sintomas podem variar consideravelmente com as picadas de cobras coral, cascavéis Mojave e muitas cobras exóticas, especialmente as cobras e elapídeos australianos. Pode haver pouca dor e inchaço. Muitos dos venenos destas espécies contêm compostos que bloqueiam a transmissão neuromuscular em sítios de receptor de acetilcolina e produzem efeitos inibitórios diretos sobre o miocárdio e a musculatura esquelética. A ptose é comum e muitas vezes constitui o primeiro sinal visível de envenenamento. Outros sinais e sintomas são vertigem, parestesias, fasciculações, fala arrastada, sonolência, disfagia, agitação, salivação aumentada, náusea e enfraquecimento muscular proximal. A causa de morte usual é insuficiência respiratória.

Monstro Gila

As mordidas de monstro Gila geralmente estão associadas com dor, edema e enfraquecimento. É comum haver hipotensão nos casos graves de mordida. O envenenamento envolve secreção de veneno a partir de glândulas existentes nas mandíbulas inferiores. O veneno é introduzido na vítima através de dentes sulcados e um mecanismo mastigatório. Não há relatos de morte por mordida de monstro Gila, embora haja relatos de infarto do miocárdio.

Infecção

Apesar da ênfase aqui dada ao envenenamento por picada de cobra, é preciso ressaltar que qualquer ferimento de picada ou perfuração traz um risco de contaminação bacteriana. Os organismos Gram-negativos predominam nas culturas de veneno de cobra com partes bucais. Embora vários estudos tenham demonstrado que a profilaxia com antibióticos não é indicada para picadas de cobra, pode haver tétano, osteomielite, celulite ou gangrena gasosa em casos de picada de cobra com ou sem envenenamento. Isto se aplica especialmente aos casos em que há grande quantidade de destruição tecidual local, atraso na instituição do tratamento ou tentativas de primeiros socorros inadequadas.

Diagnóstico Diferencial

O diagnóstico diferencial de picadas de cobra peçonhenta inclui as picadas secas, picadas de cobras não venenosas, picadas de aranha e carrapato, ferroadas de escorpião e himenóptero, distúrbios dermatológicos como a necrólise epidérmica tóxica (NET), síndrome de Stevens-Johnson e infecções por *Staphylococcus aureus* meticilina-resistente (MRSA, do inglês *methicillin-resistant Staphylococcus aureus*).

Exames Diagnósticos

A ultrassonografia pode ser usada para avaliar a extensão do envolvimento dermatológico e a profundidade da picada de cobra.[13] Os exames recomendados são: eletrocardiograma, um hemograma completo, urinálise, tempo de protrombina e níveis de fibrinogênio, produtos da quebra de fibrina, eletrólitos, ureia e creatinina. É necessário fazer tipagem sanguínea e prova cruzada para 4 unidades de hemácias concentradas. O teste de ensaio imunossorvente ligada à enzima (ELISA, do inglês *Enzyme-linked immunosorbent assay*) pode ser usado para espécies de cascavéis específicas, porém o tempo de retorno é demorado demais para ter algum impacto clínico no DE.[14]

Tratamento

Cuidados Fora do Hospital

Todas as picadas de cobra são consideradas emergências, e toda vítima deve passar por avaliação médica. O período inicial de 6-8 horas, após a picada de cobra, é decisivo. Durante este período, a terapia médica pode ajudar a prevenir a morbidade associada ao envenenamento grave. A prestação de cuidados efetivos fora do hospital pode ser importante.[15]

O cuidado fora do hospital é relativamente simples, desde que guiado por quatro conceitos básicos. Primeiro, ao instituir os primeiros socorros, deve ser considerado o tempo estimado até a chegada em um estabelecimento médico, bem como a habilidade dos assistentes no cenário. Quando possível, a vítima deve ser afastada da cobra, para prevenir novas picadas. Um bastão, vara ou outro objeto mais comprido do que a cobra pode ser usado para afastar o animal da vítima ou, se necessário, matá-lo com golpes atrás da cabeça. O transporte rápido para um estabelecimento médico é o melhor primeiro socorro para um caso de picada de cobra. Qualquer tipo de joias ou roupas deve ser removido do membro, para prevenir o efeito torniquete proximal ao inchaço.

Segundo, quando possível, a disseminação do veneno deve ser retardada. Existem vários métodos conhecidos para esta finalidade. A excitação do paciente, bem como atividade física, movimentação da área da picada, consumo de álcool e maior profundidade da picada podem aumentar o espalhamento do veneno. Com exceção do último fator, estes aspectos podem ser abordados acalmando a vítima, imobilizando a área da picada usando uma tipoia ou tala, e não fornecendo nada pela boca à vítima. Um método de primeiros socorros para picadas de cobra peçonhenta desenvolvido na Austrália — a *técnica da imobilização e compressão* (também chamada *Commonwealth Serum Laboratory Technique*) — retarda a captação do veneno de *Elapidae* e de veneno falso em seres humanos. O membro picado é enfaixado com bandagem elástica ou imobilizado em uma tala inflada. Em outra técnica australiana, chamada método *Monash*, um coxim grosso e uma bandagem são colocados sobre a ferida da picada e o membro. Os mecanismos de ação postulados para estas duas técnicas são similares. Os vasos linfáticos e veias superficiais são encolhidos e a disseminação proximal do veneno é retardada. Embora este método seja bem-sucedido como terapia de primeiros socorros para picadas de *Elapidae* e cobras coral, seu uso em casos de picada de víboras fosseteadas ainda não foi demonstrado.[16] Se menos de 30 minutos tiverem se passado desde a picada, é possível fazer uso da aplicação de uma faixa constritora de modo firme o suficiente para impedir o fluxo superficial venoso e linfático, sem afetar o fluxo sanguíneo arterial. A faixa é aplicada de modo frouxo o suficiente para permitir a passagem de um dedo entre a faixa e a pele após a aplicação. Isto é feito com cautela, para prevenir o desenvolvimento de um efeito torniquete sob o tecido inchado, o que pode acarretar mais destruição tecidual local do que a causada pela picada de cobra. A incisão de feridas de picada não tem eficácia comprovada e representa um potencial perigo às estruturas subjacentes, não sendo recomendada. O uso de gelo é inútil para retardar a disseminação do veneno, mas uma bolsa de gelo envolta por uma toalha e aplicada na área da picada ajuda a aliviar a dor. A imersão em água gelada ou a crioterapia e acondicionamento do membro no gelo não são recomendados, e somente contribuem para a destruição tecidual. O uso de aspiradores comerciais não produz benefício comprovado.[17]

Terceiro, quando viável e sempre que possível, as cobras devem ser identificadas, embora isto não deva atrasar o transporte do paciente para receber assistência médica definitiva. A identificação da cobra deve ser feita de forma segura — geralmente, somente por alguém especializado em manipular cobras. Se a cobra for nativa da região, a identificação geralmente é desnecessária, porque o protocolo de tratamento é o mesmo, particularmente no caso das víboras com fosseta. Uma foto pode ser útil na identificação da cobra, se incluir uma vista ampliada da cabeça e da cauda. Cobras mortas podem ser colocadas em um recipiente rígido, como um balde ou caixa de gelo. É preciso ter o cuidado de não tocar a cabeça da cobra, dada a possibilidade de envenenamento mesmo após a morte do animal.

Quarto, as intervenções médicas adicionais, quando disponíveis, devem ser iniciadas, incluindo o monitoramento cardíaco, administração de líquidos intravenosos e aplicação de analgésicos.

Cuidados no Departamento de Emergência

Muitas cobras não envenenam a vítima quando picam e isto tem fornecido um falso suporte a um histórico uso folclórico de uísque, suco de moluscos ou galinha no tratamento de picadas de cobra. A única terapia comprovada é o antiveneno. O cuidado de emergência para picada de cobra se concentra no cuidado de suporte e no rápido tratamento com o antiveneno apropriado. A tomada de decisão rápida se faz necessária para determinar o tipo, a quantidade e rota de administração ideais do antiveneno. No momento em que o emergencista examina uma vítima de picada de cobra, é possível que o veneno já tenha causado um dano significativo, tanto local como sistemicamente. Neste caso, o emergencista deve estar preparado para dar suporte aos sistemas cardiovascular e respiratório da vítima.

História do Paciente. As informações específicas do histórico incluem o tempo decorrido desde a picada, o número de picadas, a instituição ou não dos cuidados de primeiros socorros (em caso positivo, de qual tipo), a localização da picada e os sintomas (p. ex., dor, entorpecimento, náusea, formigamento ao redor da boca, gosto metálico na boca, câimbras musculares, dispneia e tontura). Um breve histórico médico inclui a última imunização contra tétano, medicações e problemas cardiovasculares, hematológicos, renais e respiratórios. Qualquer história de alergia com ênfase em sintomas pós-exposição a produtos de cavalo ou de ovelha, injeção prévia de soro de cavalo ou de ovelha, bem como uma história de asma, febre do feno, urticária ou alergia à lã, papaína, quimopapaína ou abacaxi deve ser obtida, caso a possibilidade de instituição de tratamento com antiveneno esteja sendo considerada.

Exame do Paciente. A área da picada é examinada quanto à existência de sinais de marcas de presa ou arranhões e envenenamento local (p. ex., edema, petéquias, equimose e bolhas). As pulsações são verificadas na área distal à picada. Um exame físico geral é realizado, enfatizando o sistema cardiorrespiratório, e também o exame neurológico, especialmente se houver suspeita de se tratar de cobra cascavel Mojave, cobra coral ou alguma cobra exótica. Se a picada envolver um membro, a circunferência desse membro no sítio da picada e na região localizada a cerca de 12 cm proximalmente à picada deve ser medida e registrada. Estes dados ajudam a estimar objetivamente tanto a disseminação do veneno como o efeito do antiveneno (Fig. 55.6).

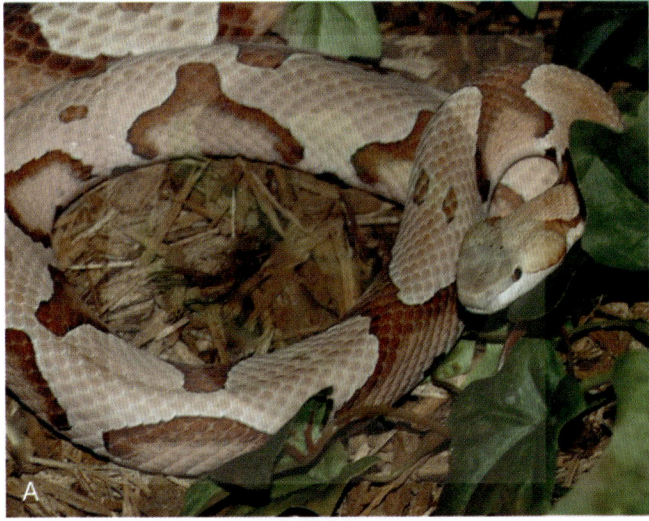
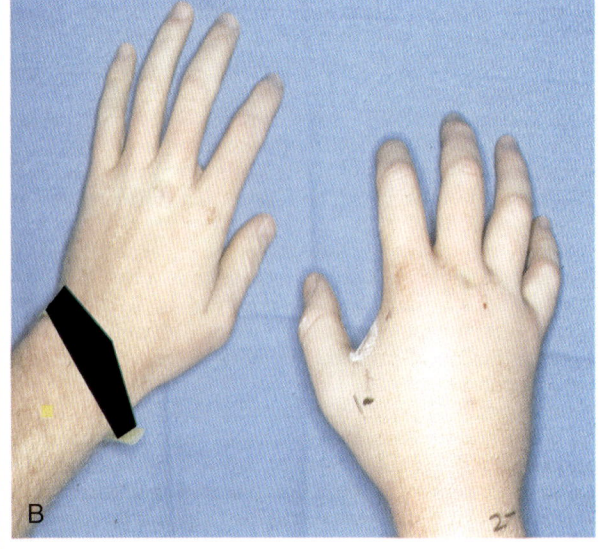
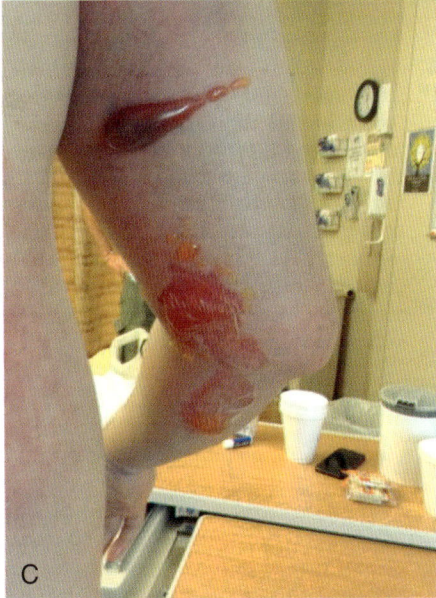

Fig. 55.6. A e **B,** Picada de *Copperhead* do Norte (*Agkistrodon contortrix mokasen*) na mão direita, comparando com a mão esquerda normal. **C,** Picada de *Copperhead* do Norte e membro superior, mostrando inchaço difuso e formação de bolhas hemorrágicas.

Cuidados Médicos Iniciais.
Se a picada tiver ocorrido há menos de 30 minutos da chegada no DE, então será possível instituir as medidas de primeiros socorros, inclusive o enfaixamento constritivo até que o antiveneno possa ser obtido. Em vítimas de picada de cobra com evidência clínica de envenenamento, deve ser instalado um acesso intravenoso com salina normal em um membro não afetado. Os sinais vitais do paciente são estritamente monitorados. As vítimas de picada de cobra podem apresentar hipotensão, devido às perdas de terceiro espaço e à hemorragia. Em um membro edematoso, pode ser necessário examinar o pulso distal usando um aparelho Doppler. A suspeita de síndrome de compartimento exige inserção de um monitor de pressão e consulta cirúrgica. Se os sinais e sintomas de uma síndrome de compartimento verdadeira estiverem presentes, uma pressão acima de 30 mmHg pode indicar a necessidade de fasciotomia. Por outro lado, há evidência de que a administração de antiveneno é muito mais eficaz para a redução das pressões compartimentais.[10,12]

Uma vez iniciada a estabilização, a gravidade da picada deve ser determinada e se torna necessário tomar uma decisão quanto à administração do antiveneno. Quanto mais distal for a localização da picada no membro, menor é a toxicidade associada à picada. Picadas intravenosas podem ser rapidamente fatais. Picadas no tronco, pescoço e face apresentam risco aumentado, devido ao trânsito rápido do veneno.

Antiveneno.
O emergencista deve determinar o tipo de antiveneno a ser administrado, a quantidade e o período de administração. Quando se trata de uma picada de víbora fossetada, o problema não é tão difícil. Picadas de *copperheads* costumam causar edema moderado, mas em geral dispensam antiveneno, ainda que este possa ser indicado em casos seletos.[18] O envenenamento pode ser classificado de acordo com a gravidade em cinco graus, de 0 (sem sinal de envenenamento) a IV (envenenamento gravíssimo). A quantidade de antiveneno pode ser correlacionada com o grau de envenenamento:

- Grau 0 (mínimo): não há evidência de envenenamento, mas a suspeita de picada de cobra existe. Pode haver uma ferida produzida por presa. A dor é mínima, com menos de 2,5 cm de edema circundante e eritema. Ausência de manifestações sistêmicas durante as primeiras 12 horas subsequentes à picada. Sem alterações laboratoriais.
- Grau I (mínimo): envenenamento mínimo e suspeita de picada de cobra. Geralmente, há uma ferida causada por presa. Dor moderada ou latejante e localizada na ferida produzida pela presa, circundada por 2,5-13 cm de edema e eritema. Sem evidência de envolvimento sistêmico decorridas 12 horas de observação. Não há alterações laboratoriais.
- Grau II (moderado): há envenenamento moderado; dor mais intensa e de distribuição mais ampla; edema disseminado na direção do tronco; petéquias e equimoses limitadas à área edematosa. Geralmente, há náusea, vômito e um leve aumento da temperatura.
- Grau III (grave): envenenamento grave. Inicialmente, o caso pode parecer um envenenamento de grau I ou II, mas o curso é de progressão rápida. Dentro de 12 horas, o edema se espalha pelo membro e pode envolver parte do tronco. Petéquias e equimoses podem ser generalizadas. As manifestações sistêmicas podem incluir taquicardia e hipotensão. Entre as anormalidades laboratoriais, há elevação da contagem de leucócitos sanguíneos, dos níveis de creatina fosfoquinase, do tempo de protrombina e do tempo de tromboplastina parcial, bem como altos níveis de produtos de degradação de fibrina e D-dímero. É comum haver diminuição de plaquetas e de fibrinogênio. Também pode haver hematúria, mioglobinúria, tempo de sangramento aumentado e anormalidades renais ou hepáticas.
- Grau IV (muito grave): envenenamento muito grave é visto com mais frequência após a picada de uma grande cascavel. Caracteriza-se por dor repentina, inchaço de progressão rápida que pode alcançar e envolver o tronco em poucas horas, além de equimoses, formação de bolhas e necrose. As manifestações sistêmicas, que costumam surgir em 15 minutos após a picada, geralmente incluem enfraquecimento, náusea, vômito, vertigem e entorpecimento ou formigamento dos lábios ou da face. É possível observar fasciculações musculares, câimbras musculares dolorosas, palidez, sudorese, pele fria e úmida, pulsação rápida e fraca, incontinência, convulsões e coma. Uma picada intravenosa pode resultar em parada cardiopulmonar logo em seguida à picada.

Dart e colaboradores defenderam sistemas de gradação discretamente diferentes e doses mais altas de antiveneno: os graus 0 e 1 correspondem a um envenenamento *mínimo*; o grau II representa um envenenamento *moderado*; e os graus III e IV correspondem a um envenenamento *grave*.[19,20] Todos os sistemas podem ser usados de modo intercambiável.

O aparecimento dos sintomas após uma picada de víbora fossetada pode ser retardado e envolver vários sintomas neurológicos, incluindo enfraquecimento, ptose, estupor, paralisia bulbar e outras disfunções de nervo craniano, além de náuseas, dor abdominal e cefaleia.[21,22]

Administração do Antiveneno.
Qualquer vítima de picada de cobra peçonhenta com envenenamento moderado ou grave é candidata ao antiveneno. A escolha do antiveneno depende da espécie de cobra. O antiveneno pode ser soro de cavalo ou fragmentos Fab derivados de ovelha. O produtor de antiveneno derivado de soro de cavalo polivalente para todas as víboras com fosseta do hemisfério ocidental, *Wyeth Laboratories*, parou de fabricar o antiveneno. Muitos zoológicos e hospitais ainda mantêm frascos deste antiveneno, porém a maioria o substituiu por antiveneno contendo Fab derivado de ovino (FabAV). Este antiveneno é derivado de quatro espécies de víboras com fosseta encontradas nos Estados Unidos, e ainda não foi clinicamente estudado quanto ao uso para picadas de víboras fossetadas do México, América Central ou América do Sul.[20,23] Há um caso relatado de um paciente picado por uma cascavel sul-americana que foi tratado com sucesso com FabAV.[24]

A maior parte dos antivenenos para cobras exóticas e para a cobra coral Oriental deriva de soro de cavalo. Recentemente, foi demonstrado que um antiveneno F[ab]2 polivalente derivado de soro de cavalo e produzido no México é efetivo contra espécies de crotalídeos da América do Norte e da América do Sul.[25] O teste cutâneo era comumente realizado antes da administração de antiveneno derivado de soro de cavalo, mas não tem indicação médica devido a sua falta de precisão. Além disso, o teste realizado com soro de cavalo normal pode precipitar uma reação alérgica, e até mesmo um resultado positivo deste teste pode não impedir o tratamento, ou o paciente apresentar um envenenamento grave sustentado. A incidência de reações alérgicas com FabAVs tem sido muito inferior àquela previamente observada com imunoglobulina G (IgG) total. A incidência de reações alérgicas era de 17% para reações iniciais e de 12% para reações tardias, na análise pós-*marketing*. Isto era considerado resultado da purificação incompleta de um lote contaminado com fragmentos Fc. A maioria destas reações era mínima e não requeria interrupção da infusão do antiveneno. A incidência verdadeira é desconhecida.[26-29]

Dosagem e Precauções.
Nos Estados Unidos, o tratamento atual do envenenamento por víbora com fosseta consiste em usar um antiveneno FabAV polivalente, em vez do produto à base de soro de cavalo.[30] Trata-se de um antiveneno projetado para limitar as reações alérgicas associadas ao antiveneno de soro de cavalo, por meio do uso de fragmentos de ligação antigênica (Fabs) de ovelha (ovinos) imunizada contra quatro espécies de cobras peçonhentas encontradas nos Estados Unidos. O CroFab se mostrou tão efetivo quanto o antiveneno *Wyeth*, porém com menos reações alérgicas. Devido à depuração mais rápida dos fragmentos Fab menores pelo rim, todavia, é recomendável usar um regime com doses repetidas para prevenir a recorrência da coagulopatia. Os efeitos adversos relatados do antiveneno polivalente FabAV incluem coagulopatia subaguda, trombocitopenia e acidente vascular encefálico isquêmico.[31-33] A duração da ação do veneno pode ser mais longa do que o efeito terapêutico do antiveneno. Estudos iniciais revelaram a promessa de um novo FabAV ovino monoespecífico misto, purificado por afinidade, que foi testado e forneceu resultados favoráveis em seres humanos após envenenamentos mínimos a moderados por

crotalídeos.[20] Sua eficácia em víboras com fosseta da América do Sul ou da Ásia ainda não foi comprovada. A purificação do antiveneno por separação de frações ativas pode levar à administração mais segura do antiveneno derivado de soro de cavalo. Foi desenvolvido um algoritmo que pode auxiliar na tomada de decisão após uma picada de crotalídeo (Tabela 55.2 e Fig. 55.7).[30] Na próxima década, o manejo de picadas de cobra provavelmente sofrerá uma mudança radical no mundo inteiro. A fitoterapia (terapia botânica) e outras terapias com fármacos não antivenenos para tratamento de picada de cobra se mostraram promissoras em estudos realizados com animais de experimentação, sendo que alguns centros trataram com sucesso picadas de cobra usando apenas suporte médico. A terapia com oxigênio hiperbárico também tem sido usada como adjunto ao antiveneno no tratamento da picada de cobra peçonhenta; entretanto, há evidência insuficiente para recomendar seu uso.[34]

As diretrizes gerais a seguir se destinam à maximização dos cuidados prestados ao paciente quando um antiveneno é usado:

1. Devido à possibilidade de ocorrer anafilaxia sempre que o antiveneno é administrado, agentes terapêuticos apropriados (p. ex., suprimento de oxigênio, suporte de vias aéreas, epinefrina, corticosteroides e outros agentes pressores) devem estar prontamente disponíveis para uso imediato. Em qualquer paciente que necessite de antiveneno, devem ser canulados dois acessos intravenosos. Caso ocorra uma reação alérgica, o acesso com o antiveneno pode ser clampeado e o outro acesso então pode ser usado para ressuscitação. A administração de 0,3 mg de epinefrina a 1:1.000 por via subcutânea antes da administração de antiveneno pode prevenir reações alérgicas ao antiveneno derivado de soro de cavalo e, quando não houver contraindicação, seu uso é recomendado se houver uma reação alérgica, então a epinefrina pode ser administrada por via intramuscular, de acordo com a necessidade.
2. A dose inicial de antiveneno é preparada. Quanto menor for o corpo do paciente, maior será a dose inicial relativa que poderá ser necessária. Uma criança picada geralmente recebe mais veneno proporcionalmente ao peso corporal e, portanto, requer mais antiveneno para neutralizá-lo. Como as crianças parecem ter menos resistência e menos líquidos corporais para diluição do veneno, é possível que necessitem do dobro da dose de antiveneno requerida por um adulto. Entretanto, para crianças, o requerimento total de líquidos é menor, por isso o antiveneno é fornecido em uma solução mais concentrada. Todo antiveneno é administrado por via intravenosa.[35]
3. A gravidez não é contraindicação à terapia com antiveneno.
4. A administração de antiveneno no local ou ao redor do sítio da picada não é recomendada.
5. A necessidade de doses subsequentes se baseia na resposta clínica do paciente. O paciente é monitorado intensivamente após a dose inicial, sendo que os sintomas locais e sistêmicos, bem como os achados laboratoriais, são determinantes da necessidade de mais antiveneno. Injeções extras de 1-5 frascos de antiveneno são administradas a cada 1 ou 2 horas, em casos de progressão dos sintomas. A maioria das farmácias não estoca grandes quantidades de antiveneno, de modo que é necessário notificar a farmácia para obter mais antiveneno para tratar um caso de picada grave. Infusões contínuas de FabAV ImunoFab (ovino) polivalente para *Crotalidae* têm sido usadas para cascavéis norte-americanas selecionadas.[36]

TABELA 55.2
Dosagem de Antiveneno para Envenenamento por Víbora com Fosseta*

ENVENENAMENTO	FabAV[†] DOSAGEM INICIAL TOTAL (FRASCOS)	FabAV DOSAGEM DE MANUTENÇÃO (FRASCOS)
Moderado	4-6	2
Grave	8-12	2-4
Gravíssimo	12-18	4-10

FabAV, antiveneno Fab.
*Dosagem baseada em achados iniciais e na resposta clínica ao antiveneno (Fig. 55.7).
[†]Se a dose deflagrar uma resposta clínica, recomenda-se fornecer mais 2 frascos adicionais ao paciente, em 6, 12 e 18 horas. Os exames de coagulação do paciente devem ser acompanhados, para determinar as quantidades adicionais.

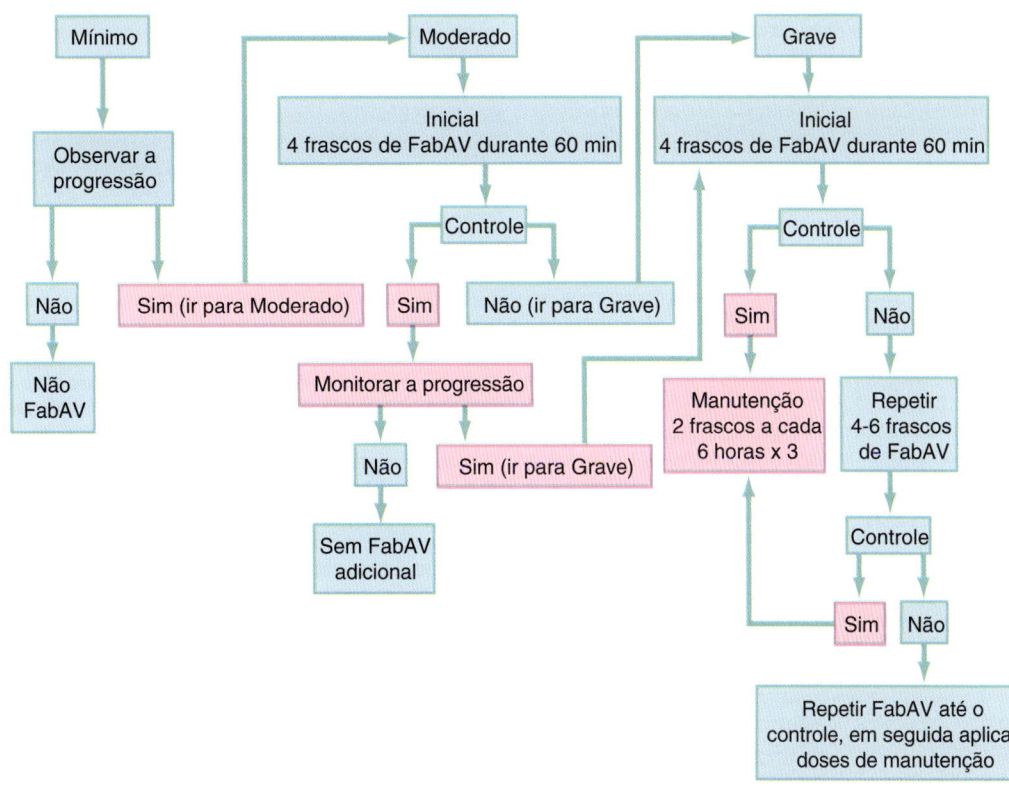

Fig. 55.7. Algoritmo para uso de antiveneno Fab *(FabAV)* (antiveneno).

6. Mesmo com história ou sinais de alergia, pacientes com envenenamento grave são tratados com uma forma diluída de antiveneno e epinefrina para maximizar a administração do antiveneno e, ao mesmo tempo, minimizar os sintomas alérgicos.

Cobras coral e cobras exóticas. Recomenda-se que todas as vítimas de picadas por cobra coral Oriental (*Micrurus fulvius*) recebam antiveneno até mesmo antes do desenvolvimento de qualquer sintoma. Infelizmente, este antiveneno não é mais produzido pela *Wyeth* e os estoques existentes estão sendo lentamente depletados. A manifestação inicial da toxicidade deste veneno ocorre rapidamente e, uma vez que os sintomas tenham se desenvolvido, pode ser tarde demais para reverter os efeitos usando antiveneno. A dosagem recomendada é de 3-5 frascos em 300-500 mL de salina normal. O antiveneno é fornecido com base na resposta clínica. Diante da indisponibilidade de antiveneno, o manejo se baseia em cuidados de suporte meticulosos enfatizando o estado respiratório e neurológico. Não existe antiveneno para o veneno da cobra coral do Arizona (Sonora) que, felizmente, é menos perigosa. O tratamento deste tipo de picada de cobra é de suporte.

Os problemas com picadas de cobras exóticas são triplos: a identificação positiva do espécime às vezes é difícil até para especialistas; o antiveneno específico nem sempre está prontamente disponível; e mesmo que haja antiveneno disponível, as instruções para sua reconstituição e dosagem podem não estar escritas em inglês. Muitos zoológicos mantêm um suprimento de antiveneno para suas cobras peçonhentas e esta pode ser a melhor fonte de antiveneno para as espécies exóticas.[3-5] Alguns colecionadores têm à mão os antivenenos apropriados para as espécies que colecionam. O *Antivenom Index at the Arizona Poison Center* (602-626-6016) pode ajudar na identificação de fontes de antiveneno exótico ou na obtenção de mais antiveneno para víboras com fossetas. Assim como ocorre com cobras coral, muitos pacientes não mostram qualquer dos sinais iniciais após o envenenamento por cobras exóticas. O antiveneno deve ser administrado antes do desenvolvimento de sintomas neurológicos. Um regime alternativo consiste em usar clindamicina e metronidazol adicionados de uma fluoroquinolona.

Cuidados com a Ferida. A ferida da picada de cobra é limpa e examinada quanto à presença de corpos estranhos (p. ex., dentes ou presas retidas), a área é imobilizada e a analgesia é abordada. A elevação ao nível ou acima do nível do coração pode aliviar um pouco a dor. A excisão da área da picada não é mais recomendada. Como com qualquer ferida de perfuração, é preciso garantir que a imunização contra o tétano esteja em dia. Os antibióticos de amplo espectro não têm utilidade comprovada em casos de picada de cobra sem complicação. Se houver desenvolvimento de infecção secundária, recomenda-se a aplicação de ampicilina-clavulanato.

Pacientes internados no hospital requerem determinações seriadas de plaquetas, fibrinogênio, tempo de protrombina e urinálise a cada 4 horas, para checagem de mioglobina e hemoglobina. Os produtos do sangue, incluindo hemácias concentradas, plasma fresco congelado e outros fatores de coagulação, são administrados conforme a necessidade. Geralmente, é melhor esperar até que a terapia antiveneno seja iniciada, caso contrário o uso de produtos do sangue pode ser fútil. Pacientes acordados que não apresentam náusea nem dor abdominal podem receber líquidos por via oral. O cuidado da ferida local inclui a limpeza diária com água e sabão, e a aplicação de um curativo estéril nas feridas abertas.

A consulta cirúrgica pode ser requerida para debridamento ou colocação de enxerto de pele. O debridamento provavelmente não deve ser feito antes de 3 dias após a picada, até que a coagulopatia tenha sido resolvida. A exploração cirúrgica da ferida da picada é desnecessária e pode ser prejudicial. Os enxertos de pele ocasionalmente são necessários após a picada de víboras fossetadas que produzem amplas áreas de necrose. A fasciotomia raramente é indicada, exceto quando as pressões compartimentais estão elevadas acima de 30 mmHg e há sinais de síndrome de compartimento verdadeira. Recomendamos doses adequadas de antiveneno para abaixar as pressões compartimentais antes de considerar uma fasciotomia. A fisioterapia frequentemente é necessária e deve ser iniciada logo após a conclusão da fase aguda do envenenamento.[10,12]

Doença do soro. Na maioria dos pacientes que recebem mais de 10 frascos de antiveneno derivado de soro de cavalo e em cerca de 15% daqueles que recebem FabAV, a doença do soro se desenvolve em até 1 semana. A administração de difenidramina com cimetidina, e uma dose gradativa de corticosteroides nos casos graves, pode ser usada para tratar este problema. A doença do soro é a única indicação para o uso de esteroides em picadas de cobra.[37]

Outros Envenenamentos. As mordidas do monstro de Gila e lagarto de contas mexicano são tratadas de maneira similar às picadas de víbora fossetada, no que se refere aos primeiros socorros. Não há um tratamento definitivo. O antiveneno atualmente é indisponível. O cuidado da ferida local, a profilaxia antitetânica, o uso de antibióticos e analgésicos, e cuidados de suporte são a extensão do tratamento no DE disponibilizado para este tipo de envenenamento.

O envenenamento pela cobra-do-mar pelágio causa uma grave necrose muscular, com liberação de grandes quantidades de mioglobina e sintomas neurológicos. Embora haja um antiveneno polivalente disponível na Austrália, o controle das vias aéreas, a manutenção de um débito urinário adequado, a alcalinização da urina e cuidados de suporte gerais costumam ser suficientes.

Encaminhamento

Se não houver envenenamento evidente após o exame clínico e a cobra não for venenosa ou for uma víbora com fosseta, a vítima pode permanecer sob observação por 6-8 horas. Há certos casos de picada de cobra, porém, que a toxicidade pode ser retardada em até 8 horas. Se nenhum sinal de envenenamento for visto após 8 horas, o paciente poderá ser liberado. Estes pacientes requerem imunização antitetânica, quando indicado, instruções para cuidados com a ferida, e encaminhamento para seguimento em 24-48 horas. Requerem ainda instruções sobre os tipos de sintomas tardios que podem ocorrer e quando voltar ao DE.

Caso tenha surgido apenas dor local e edema mínimo, o paciente permanece sob observação por 12 horas no DE. Se a dor e o inchaço diminuírem e não houver desenvolvimento de sintomas sistêmicos nem anormalidades laboratoriais, o paciente pode ser tratado com as mesmas medidas preventivas usadas para pacientes sem sinais de envenenamento. Qualquer paciente com envenenamento moderado ou grave deve ser internado em unidade de terapia intensiva para monitoramento durante a terapia com antiveneno. Dependendo da gravidade da picada, pode ser necessário usar produtos do sangue, vasopressores e monitoramento invasivo.

Todo paciente picado por uma cobra coral, cascavel Mojave ou por alguma cobra exótica apresenta risco de sequelas neurológicas sérias que podem demorar muitas horas para se tornarem evidentes.[38] Como resultado, estes pacientes necessitam de internação hospitalar, de preferência em uma unidade de terapia intensiva, onde poderão ser monitorados intensivamente por até 24 horas. Devem ser providenciados um ventilador, monitoramento invasivo e equipamento de diálise, para o caso de haver necessidade. O antiveneno apropriado deve ser obtido e o tratamento deve ser iniciado à primeira manifestação de sintomas. Alguns clínicos experientes podem aguardar até que os sintomas se desenvolvam, para então administrar o antiveneno. Todos os pacientes que recebem antiveneno requerem monitoramento intensivo para recidiva da coagulopatia, que pode ocorrer após vários dias do envenenamento inicial.[39] A incapacidade geral dos pacientes que sobrevivem ao envenenamento por cobras é baixa e inclui dor crônica no sítio de picada, parestesias nos membros e enfraquecimento focal.[40]

ARTRÓPODES PEÇONHENTOS

Os artrópodes são animais com corpos segmentados e apêndices articulados. Este filo (*Arthropoda*) contém cerca de 80% de todos os animais conhecidos. Os membros vivos deste filo são classificados em 12 classes. Duas classes, *Insecta* e *Arachnida*, são particularmente interessantes, por suas numerosas espécies peçonhentas que evoluíram e são nocivas aos seres humanos. Muitas espécies desenvolveram glândulas de veneno e um aparato para distribuição do veneno e obtenção de alimento. Outras desenvolveram sistemas de distribuição de veneno usados unicamente para defesa; a maioria destas espécies é encontrada nas ordens *Hymenoptera* e *Lepidoptera*.

O percentual de mortes por envenenamento causado por artrópodes é maior do que o percentual de mortes por envenenamento causado por cobras. Os artrópodes são encontrados dentro das residências, bem como em desertos, florestas e lagos. Embora a maioria seja mais ativa durante os meses mais quentes do ano, muitos são ativos no inverno inteiro. Os artrópodes também são ativos 24 horas por dia e muitos são capazes de voar, aumentando assim a sua faixa de alcance. Este alto nível de contato resulta em milhões de casos de envenenamento a cada ano. A maior parte das fatalidades resulta de uma resposta autofarmacológica da vítima e não da toxicidade do veneno. Um indivíduo ferroado por uma abelha pode apresentar um pouco de dor e inchaço local ou, em casos graves, uma reação anafilática e morte.

Os artrópodes usam três métodos principais de distribuição de veneno: ferroada, picada e secreção de veneno através de poros ou pelos. Alguns artrópodes combinam dois sistemas, um ofensivo e outro defensivo. Em geral, os sistemas de veneno encontrados no polo oral de um animal são usados para fins ofensivos ou para aquisição de alimento, enquanto os sistemas encontrados no polo caudal são usados para defesa. Os seres humanos não são considerados caça para nenhum artrópode peçonhento e, portanto, as picadas destes animais são defensivas, acidentais ou reflexivas. Muitos artrópodes peçonhentos são omitidos na presente discussão, devido ao contato infrequente com seres humanos ou à relativa impotência de seus venenos.

Hymenoptera

Hymenoptera é uma ordem familiar de artrópodes composta por famílias de abelhas, vespas, marimbondos, *yellow jackets* e formigas. Muitas destas espécies são insetos sociais e sua resposta de defesa está relacionada à proteção do grupo e não do organismo individual. Embora a maioria dos membros desta ordem seja insetos com ferrões, várias espécies de formiga podem morder e ferroar ao mesmo tempo.

Abelhas e vespas têm mecanismos similares de distribuição do veneno. Os insetos fêmeas deste tipo têm ovipositores modificados que se projetam do abdômen e atuam como agulhas hipodérmicas para administração do veneno. O aparelho com ferrão farpado da abelha é bastante proeminente. A ação de ferroar puxa o ferrão da abelha e assim a eviscera e a mata.

A vespa, que tem um ferrão não farpado, pode infligir muitas ferroadas sem danificar a si mesma nem ao seu aparelho de ferrão. O veneno é produzido em uma ou duas glândulas tubulares que esvaziam seu conteúdo dentro de um reservatório de veneno. Este reservatório tem um ducto de conexão com o ferrão. O veneno é composto por várias classes de substâncias cujas composições variam entre as diferentes espécies. As proteínas, como no veneno de cobra, constituem a maior parte do veneno por peso seco. Peptídeos, aminoácidos, carboidratos, lipídios e outras substâncias de baixo peso molecular também são encontrados. As enzimas mais comuns são a fosfolipase A e a hialuronidase. Os peptídeos são comuns em algumas espécies e constituem até 50% do peso seco. A maior parte da toxicidade do veneno resulta de substâncias de baixo peso molecular (p. ex., bradicinina, acetilcolina, dopamina, histamina e serotonina). Muitas outras substâncias antigênicas foram identificadas nos venenos de abelha e de vespa, as quais são responsáveis pela indução de hipersensibilidade e anafilaxia em seres humanos. Nos Estados Unidos, 10% de todos os casos de anafilaxia são atribuídos a insetos com ferrões ou himenópteros.[41]

Características Clínicas

Os sinais e sintomas das ferroadas de abelha e de vespa variam, dependendo do grau, tipo e localização do envenenamento, bem como das características da vítima. Os venenos de abelha e de vespa podem causar lesão grave, diferentemente das reações de tipo alérgico, dependendo do número de ferroadas, da espécie do inseto, do tamanho e da condição de saúde prévia da vítima, bem como da área anatômica ferroada. Exemplificando, um ferrão na língua ou na garganta pode comprometer rapidamente as vias aéreas. O veneno da abelha causa uma liberação muito maior de histamina por grama, em comparação ao veneno de outros himenópteros, sendo por isso mais perigoso. Certas espécies de abelha liberam um feromônio, o isoamil acetato, quando o ovipositor é puxado de abdômen após a ferroada em uma vítima. Este ferormônio atrai outras abelhas para a vítima e, assim, incita múltiplas ferroadas.

Existe pouca sobreposição antigênica entre as espécies, o que pode explicar a variabilidade na reação às ferroadas relatada pelas vítimas. As vítimas alérgicas a abelhas e que identificam incorretamente uma *yellow jacket* como sendo uma abelha podem não apresentar reação sistêmica e, assim, pensar que já não são alérgicas a abelhas.

O achado mais consistente é uma dor imediata no sítio de ferroada, seguida de inchaço local, vermelhidão e prurido. Uma vítima sensível pode apresentar inchaço, urticária, tosse, espirros, coma e parada respiratória. Alguns marimbondos grandes e especialmente venenosos comprovadamente causam necrose muscular, rabdomiólise e dano renal. Em adição, foram descritos acidentes vasculares encefálicos, hemorragias intracranianas e infarto do miocárdio.[42] As reações mais graves a ferroadas de abelha ocorrem durante os primeiros 30 minutos; no entanto, os efeitos locais de uma ferroada podem persistir por 2 ou 3 dias. Pode haver hipersensibilidade tardia em 7 a 10 dias após uma ferroada.[43-45]

"Abelhas assassinas". Os agentes de saúde têm se preocupado com espécies particularmente agressivas de abelhas importadas da África para o Brasil, em 1956, com o intuito de aumentar a produção de mel. Estas abelhas comprovadamente atacam seres humanos e gado, levando a resultados fatais. Esta abelha foi manipulada para competir com espécies nativas e está substituindo gradativamente algumas destas espécies, ao mesmo tempo em que ainda retém seu comportamento agressivo. O envenenamento por estes artrópodes agressivos é uma questão de saúde pública e é mais perigoso para pacientes muito jovens ou idosos, bem como para aqueles com condições médicas concomitantes.[46] As abelhas assassinas colonizaram o Norte do México e se moveram para o Sul dos Estados Unidos, incluindo Califórnia, Arizona e Texas, onde a média das temperaturas altas é de pelo menos 15,6 °C. Este tipo de abelha não é mais tóxica e sim mais agressiva (Fig. 55.8).

Formigas-de-fogo. Outro inseto indesejado que foi importado para os Estados Unidos é a formiga-de-fogo. Este inseto é membro da família *Formicidae* e é outro himenóptero nocivo aos seres humanos. Várias espécies de formiga-de-fogo são conhecidas, algumas nativas da América do Norte e outras importadas. A espécie responsável por 95% dos casos clínicos, *Solenopsis invicta*, foi importada do Brasil para o Alabama na década de 1930. Esta formiga atualmente é encontrada em nove estados do Sul e está substituindo muitas espécies nativas, além de habitar novos nichos. O único fator limitante que impede a migração progressiva da formiga-de-fogo parecem ser os invernos frios. Trata-se de uma formiga pequena e de cor marrom-avermelhada a marrom-escura. Seu veneno é o único que contém 99% de alcaloides em todo o Reino Animal. O 1% restante é bastante imunogênico e pode sensibilizar um indivíduo ao veneno. As propriedades deste veneno incluem hemólise, despolarização de membranas, ativação da via alternativa

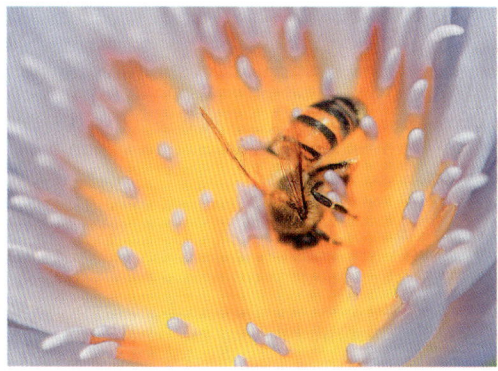

Fig. 55.8. "Abelha assassina" africana.

do complemento e destruição tecidual geral. A ferroada é produzida quando a formiga morde a vítima com suas mandíbulas e, enquanto a segura firme, dá um giro e ferroa a vítima com seu ovipositor. A ferroada geralmente produz uma pústula estéril dentro de 24 horas. Outros sintomas incluem ardência local, vermelhidão e prurido. Com múltiplas ferroadas e em indivíduos sensíveis, pode ocorrer urticária, angioedema, dispneia, náusea, vômito, espirros, tontura e parada respiratória. Cerca de 10% das vítimas apresentam algum grau de reação de hipersensibilidade.[44]

Diagnósticos Diferenciais

O diagnóstico diferencial de envenenamento por himenóptero inclui ferroadas de abelhas, vespas, marimbondos, *yellow jackets*, formigas-de-fogo, escorpiões, centopeias, miriápodes, lagartas, picadas de aranha, causas infecciosas como celulite, além de outras reações alérgicas, incluindo anafilaxia e dermatite de contato.

Exames Diagnósticos

A maioria dos casos de ferroada por himenóptero com reações localizadas dispensa exames diagnósticos. As reações graves, infecções e anafilaxia exigem hemograma completo, eletrólitos séricos e avaliação do estado ácido-base. Indivíduos que mostrem reações alérgicas sérias devem ser encaminhados para testes cutâneos de alergia mais abrangentes.

Tratamento

Cuidados Pré-hospitalares. Os primeiros socorros para envenenamento por himenóptero dependem do grau de reação à ferroada. Para ferroadas simples, uma bolsa de gelo envolta em uma toalha e aplicada na área da ferroada geralmente alivia a dor e o inchaço. No evento de uma reação anafilática, o suporte vital básico é administrado até a chegada de ajuda médica adicional. Muitas pessoas alérgicas ao envenenamento por himenópteros trazem consigo um kit de emergência para ferroada de insetos, o qual contém um torniquete, epinefrina diluída a 1:1.000, e um anti-histamínico. Estes kits são prontamente disponíveis, e tanto o paciente como seus familiares devem ser instruídos sobre o tratamento de uma reação alérgica grave.

Cuidados no Departamento de Emergência. Não existe um antiveneno específico para ferroadas de himenóptero. O tratamento consiste no cuidado da ferida local e na adoção de medidas de suporte gerais. Uma história de qualquer tipo de reação alérgica prévia a ferroadas de abelha, febre do feno, asma ou reações farmacológicas é obtida. As circunstâncias em torno da ferroada, bem como o número e a localização das ferroadas são observados. Em pacientes com uma única ferroada e apenas uma reação local, a área da ferroada é inspecionada em busca de evidência de algum aparato de veneno que, quando presente, pode ser removido raspando com a borda da lâmina de um bisturi paralelamente à pele e erguendo o aparato, de modo a retirá-lo da pele. Uma bolsa de gelo envolta em uma toalha pode então ser aplicada e o paciente recebe um anti-histamínico oral (p. ex., 50 mg de difenidramina). Adultos que desenvolvem uma reação urticariforme intensa, dispneia ou hipotensão são tratados com 0,3 mL de epinefrina diluída a 1:1.000 e aplicada por via intramuscular, 50 mg de difenidramina por via intravenosa, e 50 mg de ranitidina por via intravenosa. Não há evidência de que a difenidramina ou os esteroides previnam recidivas ou reações bifásicas, mas podem diminuir o prurido e os sintomas cutâneos. É recomendado que os pacientes com hipertensão grave ou doença cerebrovascular, ou aqueles que tomam inibidores de monoamina oxidase, recebam epinefrina com cautela, devido ao potencial de reações adversas. Pacientes que tomam β-bloqueadores podem não responder à epinefrina e devem receber 1-2 mg de glucagon por via intravenosa. Com base em seu peso corporal, as crianças são tratadas com 0,01 mL de uma solução de epinefrina diluída a 1:1.000, para cada quilograma de peso, por via intramuscular, e 1 mg de difenidramina por quilograma de peso, por via intravenosa.[43] Estes pacientes devem permanecer sob observação intensiva para problemas respiratórios e receber tratamento apropriado. Após 1 hora, estes indivíduos devem estar totalmente livres de sintomas (exceto um pouco de prurido ao redor do sítio de ferroada). Uma reação alérgica bifásica pode ocorrer em até 20% dos pacientes. Uma regra geral é a de que a ocorrência de urticária aliada ao envolvimento de qualquer outro sistema orgânico constitui anafilaxia.[43] A epinefrina é o tratamento para anafilaxia ou reação anafilática, e é administrada diante da suspeita destes tipos de reações. Pacientes que espirram após receberem uma ferroada de inseto estão demonstrando uma reação sistêmica; requerem acesso intravenoso, terapia com β_2-agonista inalado, esteroides intravenosos, e bloqueadores H_1 e H_2. Pacientes que apresentam reações potencialmente fatais (hipotensão, parada respiratória e parada cardíaca) podem receber 0,1 mg de epinefrina com diluição mínima de 1:10.000, muito lentamente e por via intravenosa. A rota intramuscular é preferida para as reações mais extremas.[44,45]

O tratamento de reações alérgicas a ferroadas de formigas-de-fogo é o mesmo. As lesões cutâneas devem ser mantidas limpas, usando água e sabão. Bolsas de gelo podem ser aplicadas inicialmente, para aliviar a ardência e a dor. Não há necessidade de antibióticos profiláticos.

Entre os pacientes que apresentam reação sistêmica a uma ferroada de inseto, 60% podem desenvolver uma reação alérgica no futuro, se tiverem resultado positivo em um teste cutâneo. Estes pacientes devem ser dessensibilizados a qualquer veneno específico ao qual sejam alérgicos. Atualmente, há veneno de inseto purificado disponível para a maioria dos himenópteros, incluindo as formigas-de-fogo.

Encaminhamento

O paciente é monitorado e, se nenhuma reação adicional for observada, poderá receber alta com instruções para retornar ao DE caso venha a apresentar espirros, dispneia, urticária, tontura ou disfagia. Qualquer paciente que requeira epinefrina deve permanecer sob observação por pelo menos 6 horas, podendo requerer 23 horas de observação em caso de recidiva dos sintomas. Existe a possibilidade de recorrência da reação em até 72 horas, e os pacientes devem ser alertados quanto a isto ao receberem as instruções da alta hospitalar. Pacientes com reações alérgicas a uma única ferroada devem receber o kit de emergência para picada de inseto e instruções sobre como usá-lo, e também devem ser encaminhados a um especialista em alergia para a dessensibilização. Pacientes apresentando reações sistêmicas a ferroadas atendidos no DE devem ser encaminhados para o teste cutâneo, imunoterapia e dessensibilização.[41]

Aranhas e Escorpiões

A classe *Arachnida* contém o maior número de espécies peçonhentas conhecidas, com cerca de 34 mil espécies de aranhas peçonhentas e 1.400 espécies de escorpiões venenosos. Quase todas as espécies conhecidas são peçonhentas, porém a maioria não é nociva para os seres humanos. Apenas cerca de 50 espécies de aracnídeos encontradas nos Estados Unidos causam doença humana, uma vez que a maior parte das espécies não tem presas nem ferrões suficientemente longos para penetrar a pele humana. As pessoas temem aranhas e escorpiões, em certos casos, por um bom motivo. Os carrapatos, que também pertencem a esta classe, são menos temidos, embora, provavelmente, causem mais morbidade devido à transmissão de doenças infecciosas, como a febre maculosa das Montanhas Rochosas e a doença de Lyme. Algumas picadas de aranha nunca são diagnosticadas, devido à falta de sintomas significativos e pelo fato de ocorrerem enquanto a vítima está dormindo. Muitas picadas que não são de aranha são diagnosticadas erroneamente como sendo picadas de aranha e, infelizmente, não existe um padrão ouro para estabelecer o diagnóstico.

Aranha Viúva-negra

A aranha viúva-negra, *Latrodectus mactans*, talvez seja a aranha peçonhenta mais famosa do mundo. Várias outras espécies estrei-

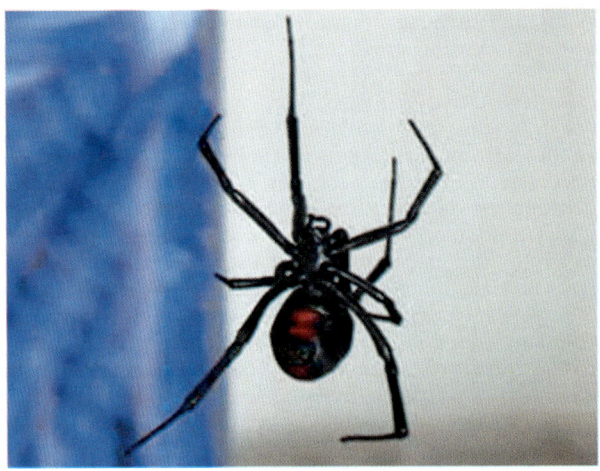

Fig. 55.9. Aranha viúva-negra (*Latrodectus mactans*) fêmea, com sua marca vermelha em forma de ampulheta.

tamente relacionadas de *Latrodectus*, ou aranhas viúvas, são encontradas em todo o território dos Estados Unidos, incluindo *Latrodectus hesperus*, que é comum no Arizona e em outros estados do Oeste. O diagnóstico e tratamento das picadas de todas as espécies são os mesmos.

A viúva-negra é encontrada nos Estados Unidos inteiro (exceto no Alaska) e no Sul do Canadá. A fêmea é aproximadamente 2 vezes maior que o macho e, embora ambos sejam peçonhentos, apenas a fêmea é capaz de envenenar seres humanos. A viúva-negra tem cor preta brilhante, ocasionalmente com listras vermelhas, e tem uma marca vermelha reluzente no abdômen (Fig. 55.9). Esta marca pode ter formato de ampulheta ou aparecer somente como dois pontos. As marcas abdominais podem variar, e as espécies *Latrodectus* relacionadas podem ser similares quanto à aparência e toxicidade. O comprimento combinado da cabeça e do abdômen da viúva-negra mede cerca de 1,2 cm e o comprimento total aproximado da aranha é 3,8 cm (incluindo as patas). Esta aranha é encontrada no escuro, em lugares protegidos como embaixo de rochas, em pilhas de lenha, bem como em depósitos e estábulos. A fêmea não é agressiva, exceto quando protege seus ovos.

O aparato de veneno da viúva-negra consiste em um primeiro apêndice modificado da cabeça, conhecido como *quelícera*. A aranha consegue controlar a quantidade de veneno injetada em sua caça. O veneno da viúva-negra é complexo e contém tanto proteínas como compostos não proteicos.

As aranhas normalmente usam o veneno para paralisar sua caça e também para liquefazer os tecidos da caça para digestão. É provável que o veneno tenha evoluído a partir de glândulas digestivas análogas às glândulas salivares das cobras. O ingrediente considerado mais tóxico aos seres humanos é uma neurotoxina. Esta toxina desestabiliza as membranas neuronais abrindo canais iônicos, causando depleção de acetilcolina a partir de terminais nervosos pré-sinápticos e aumentando a frequência dos potenciais espontâneos de placa terminal em miniatura nas junções neuromusculares.[47]

Características Clínicas. A sintomatologia clássica da picada de uma viúva-negra inicialmente é uma sensação de alfinetada, que pode ser seguida de um inchaço local mínimo e vermelhidão. Se a área for examinada atentamente, é possível notar duas marcas pequenas de presa. A picada às vezes não é sentida, especialmente se a vítima estiver trabalhando no momento em que a picada ocorrer. Decorridos 15 minutos a 1 hora, uma câimbra entorpecente se desenvolve na área da picada e se dissemina gradativamente até envolver o corpo inteiro. De modo geral, a dor se concentra no tórax em seguida às picadas em membros superiores, ou no abdômen após as picadas em membros inferiores. O abdômen pode se tornar semelhante a uma placa e o paciente pode se queixar de cólica forte. A manifestação abdominal pode mimetizar uma pancreatite, úlcera péptica ou apendicite aguda. Gestantes podem entrar em trabalho de parto prematuramente. Os sintomas associados incluem tontura, agitação, ptose, náusea, vômito, cefaleia, prurido, dispneia, conjuntivite, edema facial, sudorese, fraqueza, dificuldade para falar, ansiedade e câimbras envolvendo todos os grupos musculares. O priapismo foi relatado em crianças.[48,49] O paciente geralmente é hipertenso e a pressão do líquido cerebroespinal às vezes é aumentada.[50]

Em adultos, os sinais e sintomas começam a diminuir após várias horas e, geralmente desaparecem em 2 ou 3 dias. Uma criança pequena picada por uma viúva-negra, contudo, pode não sobreviver. Assim como no envenenamento por cobra, o volume de distribuição do veneno da viúva-negra é bem menor em crianças do que em adultos. Uma dose que pode causar apenas algumas horas de dor em um adulto pode acarretar total descompensação cardíaca e parada respiratória em uma criança. Pacientes adultos com hipertensão pré-existente, doença cerebrovascular ou doença cardiovascular também apresentam risco aumentado de complicações. Os sintomas geralmente persistem por 8-12 horas e, então, diminuem, embora as câimbras musculares possam persistir por vários dias em casos graves.

Diagnósticos Diferenciais. A manifestação abdominal que se segue à picada de uma viúva-negra pode mimetizar pancreatite, úlcera péptica, cólica renal, apendicite aguda ou ferroada de escorpião.

Exames Diagnósticos. Pacientes com sintomas de envenenamento moderado, gestantes, crianças e aqueles com doença cardiovascular pré-existente ou hipertensão requerem coleta de hemograma completo, eletrólitos, ureia, creatinina, testes de coagulação, urinálise e eletrocardiograma. Pode haver alterações eletrocardiográficas similares àquelas produzidas pelos digitálicos.

Tratamento. Os primeiros socorros para uma picada de aranha viúva-negra consistem na aplicação de compressa gelada na área da picada para aliviar a dor, e no transporte da vítima para um hospital, onde o tratamento de suporte, sintomático e definitivo pode ser administrado. O socorrista deve obter o espécime, se possível, porque muitas aranhas perigosas são semelhantes a espécies inócuas e vice-versa. O paciente é monitorado a caminho do hospital, e o suporte vital básico é iniciado, quando necessário. Picadas no pescoço ou na boca podem acarretar comprometimento das vias aéreas via espasmos musculares. A assistência prestada no DE consiste em obter uma história das circunstâncias relacionadas com a picada, uma descrição da aparência da aranha, qualquer histórico médico anterior significativo, medicações em uso e alergias a picadas de inseto, cavalos ou soro de cavalo.

O sítio da ferida é inspecionado quanto à existência de marcas de presa e higienizado com água e sabão. Assim como em qualquer caso de perfuração, o estado da imunização antitetânica do paciente é avaliado.

O tratamento sintomático envolve o controle das câimbras musculares responsáveis pela maior parte do desconforto associado à picada. Diazepam ou outros benzodiazepínicos administrados por via intravenosa são úteis para aliviar os espasmos musculares.[50] Na literatura, há apenas relatos preliminares sustentando os benefícios promovidos pelo dantrolene sódico administrado por via oral ou intravenosa, em termos de relaxamento muscular, no envenenamento por *Latrodectus*. Entretanto, a administração de dantrolene não apresentou eficácia clínica comprovada em estudos mais recentes. Pode ser necessário usar analgésicos parenterais para controlar a dor; estes fármacos podem afetar uma condição respiratória já comprometida e, portanto, seu uso deve ser monitorado atentamente.

***Antiveneno* para *Latrodectus*.** De modo geral, pacientes pediátricos, gestantes e idosos podem necessitar de antiveneno para *Latrodectus* (Lyovac®), o qual é derivado de soro de cavalo.[50] Um antiveneno para aranha viúva-negra contendo anticorpo F(ab')2 equino altamente purificado foi investigado recentemente.[51] O julgamento clínico é usado para fazer os devidos ajustes de acordo com a idade e a categoria dos pacientes necessitados de antiveneno. Os candidatos ao antiveneno incluem pacientes com envenenamento

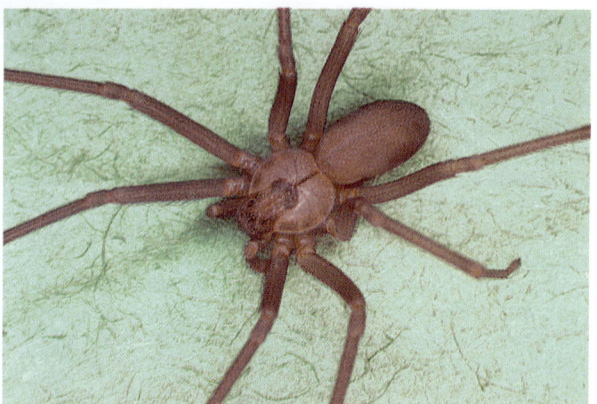

Fig. 55.10. Aranha marrom (*Loxosceles reclusa*) com o característico formato de violino no cefalotórax dorsal.

grave manifestado na forma de convulsões, insuficiência respiratória ou hipertensão descontrolada, bem como pacientes irresponsivos a outras terapias. A dose de antiveneno é um frasco diluído em 50 mL de salina normal e administrado por via intravenosa no decorrer de um período de 15 minutos. As medidas preventivas contra reações alérgicas devem ser instituídas antes da administração do antiveneno. Uma dose de epinefrina 1:1.000 administrada por via subcutânea pode prevenir reações alérgicas ao ser fornecida antes do antiveneno derivado de soro de cavalo. Este antiveneno também é útil para casos envolvendo outras espécies do gênero *Latrodectus*.

Encaminhamento

O paciente permanece sob observação por cerca de 6 horas. Se os sintomas não se desenvolverem e a aranha não for positivamente identificada como sendo uma viúva-negra, o paciente pode ser liberado com instruções para retornar ao DE caso venha a desenvolver algum sintoma. Pacientes apresentando sintomas moderados são internados no hospital e monitorados até os sintomas diminuírem, o que geralmente ocorre em 24 horas. Pacientes hipertensos podem necessitar de medicações anti-hipertensivas para controlar a pressão arterial seriamente elevada ou os sintomas associados a esta condição. Em gestantes, o monitoramento fetal é iniciado, enquanto pacientes com sintomas graves são internados na unidade de terapia intensiva para monitoramento cardiovascular.

Aranha Marrom

Várias mortes foram atribuídas à aranha marrom, *Loxosceles reclusa*, na década de 1950, primariamente na região centro-sul dos Estados Unidos, chamando a atenção da comunidade médica. Muitas espécies de *Loxosceles* são venenosas para os seres humanos, sendo que pelo menos cinco são encontradas nos Estados Unidos. Estas aranhas medem cerca de 2,5 cm de comprimento, incluindo as patas, e exibe uma coloração que varia do marrom-claro ao marrom-escuro. Sua marca mais distintiva é uma área mais escura com formato de violino localizada no cefalotórax (Fig. 55.10). O exame detalhado pode revelar que a aranha marrom tem três pares de olhos, em vez dos quatro pares usuais.

Estas aranhas, como seus nomes implicam, não são agressivas e costumam ser encontradas sob rochas, pilhas de lenha e, às vezes, em sótãos e *closets*. Sua faixa de distribuição se concentra na região centro-sul dos Estados Unidos, especialmente Missouri, Kansas, Arkansas, Louisiana, Leste do Texas e Oklahoma. Entretanto, foram relatadas em várias cidades grandes, desta faixa de distribuição.

O aparato de veneno é similar ao da maioria das aranhas, incluindo a viúva-negra. A composição do veneno da aranha marrom não é completamente conhecida, mas um de seus componentes primários é a esfingomielinase D. Os efeitos destrutivos teciduais locais são considerados causados primariamente pela ação de enzimas hemolíticas e de uma substância similar a noradrenalina, indutora de intensa vasoconstrição. Os sintomas sistêmicos parecem ser um fenômeno alérgico e variam de acordo com a resposta imune do indivíduo ao veneno.[52]

Características Clínicas. Os sintomas decorrentes da picada da aranha marrom são locais e sistêmicos. Inicialmente, estes sintomas são semelhantes àqueles causados por picadas de muitas outras aranhas e condições diversas. A vítima pode notar uma dor ardente na área da picada. Algumas vítimas não percebem a picada inicial. De modo geral, a dor se desenvolve em 3 ou 4 horas, e uma área esbranquiçada de vasoconstrição começa a circundar o sítio da picada. Uma bolha então surge no centro desta área e um anel eritematoso se eleva perifericamente. Neste estágio, a lesão é semelhante a um olho de boi. A bolha escurece, necrosa no decorrer das próximas horas a dias, e continua a se espalhar lenta e gravitacionalmente, com envolvimento da pele e do tecido adiposo subcutâneo. Os sintomas sistêmicos incluem febre, calafrios, erupção cutânea, petéquias, náusea, vômito, mal-estar e enfraquecimento. Hemólise, trombocitopenia, choque, icterícia, insuficiência renal, hemorragia e edema pulmonar são os sinais usuais de envenenamento grave.[53,54] Apesar de raras, as fatalidades são mais comuns entre crianças, frequentemente resultando de uma grave hemólise intravascular.[55]

Diagnóstico Diferencial. O diagnóstico diferencial de uma picada de aranha marrom inclui pioderma gangrenoso, furúnculos, infecções virais e fúngicas, e reações a corpo estranho. A mimetização mais frequente da picada de *Loxosceles* ou de outra aranha necrosante é uma infecção cutânea por MRSA.[55,56]

Exames Diagnósticos. Diante de feridas e sintomas sistêmicos significativos, são obtidos um hemograma completo, perfil metabólico e de coagulação, e urinálise. Em casos de pacientes com manifestação tardia apresentando uma lesão necrótica, culturas são obtidas para MRSA. A análise de glicoforina de superfície celular eritrocitária reduzida tem sido investigada como potencial biomarcador da exposição à aranha marrom.[53]

Tratamento. Os primeiros socorros para vítimas de picada de aranha marrom são simples. O espécime é preso, se possível, e a vítima é transportada até um estabelecimento médico. Como a lesão demora alguns dias para se desenvolver, é possível que nenhum tratamento local da lesão seja efetivo. A avaliação emergencial envolve história das circunstâncias em torno da picada; o tempo decorrido desde a picada; a história prévia de reações alérgicas, medicações ou problemas médicos; e uma avaliação da toxicidade sistêmica. Havendo disponibilidade de um espécime, a identificação pode ser facilitada recrutando a ajuda de um entomologista local. Caso haja desenvolvimento de sinais de toxicidade sistêmica, um acesso intravenoso é colocado em um membro não afetado. Os sinais vitais e o débito urinário são monitorados atentamente. A excisão da lesão não tem utilidade comprovada na cicatrização e pode até ser prejudicial. Foi demonstrado que as lesões levam a um extensivo processo de cicatrização, infecção e necrose. Picadas em áreas de tecido adiposo, como a coxa ou as nádegas, podem causar necrose mais extensiva.

Historicamente, a administração de 50-200 mg de dapsona/dia era considerada útil para a prevenção dos efeitos locais do veneno.[51] Quando a aplicação é feita em 48 horas, pode limitar o tamanho da lesão que se desenvolve. Por outro lado, a dapsona pode causar metemoglobinemia e hemólise em crianças pequenas e pacientes com deficiência de glicose-6-fosfato desidrogenase. Por este motivo, não recomendamos o uso rotineiro de dapsona em pacientes que sofrem picada de aranha marrom. Foi demonstrado que o oxigênio hiperbárico diminui o tamanho da lesão em modelos experimentais com animais. Analgésicos e antibióticos devem ser usados conforme a indicação, ao longo do curso da doença, mas geralmente são limitados a infecções secundárias. A hemodiálise pode ser necessária se o paciente desenvolver insuficiência renal aguda. Pode haver necessidade de troca de plasma em caso de hemólise refratária após o envenenamento por aranha marrom.[54] Uma consulta cirúrgica deve ser providenciada para que a ferida seja avaliada. Em um hospedeiro normal, é permitido que a ferida siga seu curso, antes da realização de uma excisão ampla ou de enxerto de pele.

O Instituto Butantan (São Paulo, Brasil) e o Instituto Bioclon (México) produzem, ambos, um antiveneno para picadas de *Loxosceles*, o qual não é disponibilizado nos Estados Unidos.

Encaminhamento. Pacientes com sinais de envenenamento sistêmico requerem internação hospitalar para monitoramento.

Outras Aranhas

Várias aranhas diferentes podem causar envenenamento, mas são incomuns nos Estados Unidos. Algumas são grandes e podem ser bastante agressivas. A maioria é importada intencionalmente ou de modo clandestino em navios cargueiros. Tarântulas, aranhas errantes, aranhas teia-de-funil, aranhas brancas e aranhas-caranguejo são exemplos de aranhas venenosas importadas. Muitas destas espécies podem causar envenenamentos similares àquele produzido pela aranha marrom, sendo que algumas produzem neurotoxinas.

Foi relatada uma epidemia de picadas por uma espécie de *Tegenaria*, conhecida como *hobo* ou *aranha doméstica agressiva*. Esta espécie foi importada da Europa para o Noroeste do Pacífico. Trata-se de uma pequena aranha marrom que exibe um padrão em espinha de peixe no abdômen. Produz lesões similares àquelas causadas pela aranha marrom, contudo os sintomas sistêmicos incluem cefaleia e enfraquecimento. O tratamento é amplamente de suporte.

As tarântulas são animais de estimação populares nos Estados Unidos, e a maioria das espécies nativas é relativamente atóxica. A característica que torna as tarântulas incomuns são seus pelos abdominais, que podem ser lançados e penetrar a pele e os olhos das pessoas. Estes pelos podem causar reações alérgicas e conjuntivite grave, geralmente tendo que ser removidos sob lâmpada de fenda ou por um oftalmologista.

O antiveneno é produzido por alguns grupos (p. ex., espécies de *Phoneutria* brasileiras e espécies de *Atrax* australianas), mas geralmente somente é disponível no país onde as espécies costumam ser encontradas.[57] Portanto, os cuidados emergenciais envolvem tratamento sintomático e de suporte. Uma espécie recém-importada da Tailândia, a tarântula azul-cobalto (*Haplopelma lividum*), é uma aranha muito agressiva que contém veneno tóxico.[58]

Escorpiões

Os escorpiões são aracnídeos semelhantes a crustáceos e estão entre os animais terrestres mais antigos. Os escorpiões são encontrados no mundo inteiro, e várias espécies estão localizadas no Sudoeste dos Estados Unidos. Somente uma espécie, *Centruroides sculpturatus* (antiga *Centruroides exilicauda*), encontrada no Arizona, é particularmente perigosa. Os escorpiões são animais predadores noturnos que costumam passar o dia embaixo de rochas, toras de madeira ou sob pisos e em fendas. *C. sculpturatus*, ou escorpião-de-casca, é encontrado em árvores ou próximo a estas (Fig. 55.11).

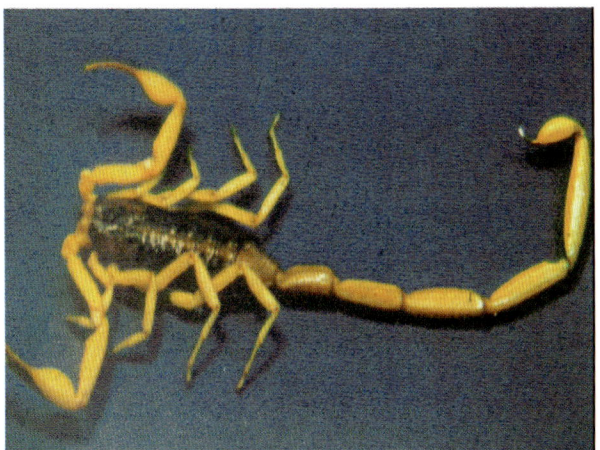

Fig. 55.11. Escorpião-de-casca do Arizona (*Centruroides sculpturatus*, antigo *Centruroides exilicauda*).

O escorpião tem uma estrutura semelhante a uma cauda que na verdade corresponde aos seis últimos segmentos de seu abdômen. O último segmento, ou *telson*, contém as duas glândulas de veneno e o ferrão. A toxicidade do veneno do escorpião varia bastante, de uma espécie para outra. Em geral, as espécies menos perigosas produzem mais reações locais, enquanto as espécies mais perigosas produzem mais reações sistêmicas. Várias proteínas foram identificadas em seu veneno, algumas causadoras de hemólise, destruição tecidual local e hemorragia. O veneno de *C. sculpturatus* é predominantemente uma neurotoxina que causa ou intensifica disparos repetitivos de axônios por meio da ativação de canais de sódio.[47]

Características Clínicas. O envenenamento causa uma dor forte e imediata no local da ferroada. Pode ou não haver edema e eritema local, dependendo da espécie. Após o envenenamento por *C. sculpturatus*, a vítima pode apresentar sensibilidade aumentada ao toque na área da ferroada, aliada ao entorpecimento local e enfraquecimento. O diagnóstico frequentemente é estabelecido quando ao golpear de leve o sítio da ferroada, há aumento da dor no local. Então, pode haver desenvolvimento de sintomas sistêmicos, incluindo ansiedade, agitação, espasmos musculares, náusea, vômito, salivação excessiva, sudorese, prurido no nariz e garganta, hipertermia, visão turva, movimentos oculares errantes ou nistagmo, mioclonia, priapismo, hipertensão, hemiplegia, desmaio, disritmias cardíacas e parada respiratória.[59] Podem ocorrer várias complicações sistêmicas, dependendo da espécie de escorpião. Ferroadas de escorpião *Tityus trinitatis*, de Trinidad, levam ao desenvolvimento de pancreatite em 80% das vítimas. Uma onda de sintomas por vezes se manifesta durante um período de 24 horas, ou pode haver desenvolvimento de insuficiência respiratória durante os primeiros 30 minutos. Como na maioria dos envenenamentos, as crianças apresentam maior risco de reações graves. Foi desenvolvido um sistema de gradação para guiar o manejo das ferroadas do escorpião-de-casca.[60]

Diagnóstico Diferencial. O diagnóstico diferencial de ferroada de escorpião inclui picadas de aranha viúva-negra, ferroadas de centopeia e ferroadas de himenóptero, como abelhas, vespas e formigas-de-fogo.

Exames Diagnósticos. Os exames diagnósticos para pacientes sintomáticos incluem um hemograma completo, prova de função renal, eletrólitos séricos, creatina fosfoquinase, lipase e eletrocardiograma, em casos envolvendo escorpião potencialmente cardiotóxico. Foi desenvolvido um teste de *Western blot* com soro capaz de diferenciar diversos venenos de escorpião e, desta forma, auxiliar no diagnóstico das espécies de *Centruroides*. Entretanto, este teste ainda não é comercializado.

Tratamento. Os primeiros socorros para uma ferroada de escorpião consistem na aplicação de uma bolsa de gelo na área da ferroada e transporte da vítima para o hospital. É necessário obter a história das circunstâncias envolvendo a ferroada e de quaisquer problemas médicos prévios, além de uma descrição do escorpião, caso não haja espécime disponível. É relativamente difícil para um leigo diferenciar os diversos escorpiões existentes. O Anascorp® (uma injeção de imuno F[AB]2 equino contra *Centruroides*) é derivado do soro de cavalo que apresentou eficácia e segurança comprovadas tanto em estudos duplo-cego como em estudos abertos envolvendo pacientes. Foi efetivo em crianças, quando administrado dentro de 4 horas após a ferroada.[59] No entanto, a maioria dos pacientes não necessitará de terapia com antiveneno para ferroadas de escorpião-de-casca (*Centruroides*). É possível administrar epinefrina diluída a 1:1.000 antes do Anascorp®, para prevenir reações alérgicas, embora a incidência deve ser menor com o uso de imunoglobulina total. Foi demonstrado que os opiáceos e benzodiazepínicos são clinicamente benéficos no controle da dor.[59,61]

O antiveneno aprovado é recomendado em todos os casos de envenenamento grave. Diazepam ou outro benzodiazepínico por via intravenosa podem ser usados para a mioclonia e para os espasmos musculares. O fenobarbital, antigamente usado em doses grandes em crianças, pode ser mais perigoso do que eficaz, e é possível que tenha contribuído para casos de morte no passado. A atropina pode ser administrada para controlar a hipersalivação e a bradicardia. Nitroprussiato e prazosina têm sido usados para controlar a hipertensão. Pode haver necessidade de assistência ventilatória, sobretudo em crianças.[59]

Encaminhamento

Recomenda-se que as vítimas com sintomas sistêmicos permaneçam sob observação por 24 horas, e que as crianças sejam internadas para monitoramento. Pacientes com dor localizada no sítio da ferroada podem receber medicações analgésicas e serem liberados para irem para casa com instruções sobre o cuidado da ferida.

Outros Artrópodes

Carrapatos são vetores de doença humana e certos carrapatos fêmea gravídicos também secretam uma toxina que causa uma paralisia ascendente progressiva em seres humanos e animais. O mecanismo preciso e a estrutura da toxina são desconhecidos. Nos Estados Unidos, existem duas espécies responsáveis: *Dermacentor andersoni* (carrapato da madeira) e *Dermacentor variabilis* (carrapato de cachorro). A picada do carrapato geralmente é indolor, mas a vítima posteriormente tem dificuldade para andar, enfraquecimento, paralisia flácida, fala arrastada e perturbações visuais.[62] De modo geral, a vítima é uma criança, frequentemente com história recente de atividade ao ar livre. O tratamento consiste em remover o carrapato agressor antes que a paralisia progrida demais. Qualquer paciente com paralisia ascendente deve ser examinado detalhadamente quanto à presença de algum carrapato, em especial na cabeça e no dorso. Pacientes com erupção de eritema migratório dermatológico ou "lesão-alvo" subsequente a uma picada de carrapato devem ser avaliados quanto à doença de Lyme e tratados com doxiciclina. As espécies de *Borrelia* comprovadamente causadores de doença de Lyme são coletivamente chamadas *Borrelia burgdorferi* (o Cap. 126 traz mais detalhes sobre picadas de carrapato e doença de Lyme).

Várias espécies de besouros, miriápodes e lagartas secretam substâncias irritantes que causam uma intensa dor ardente, sonolência, dermatite de contato pustular, edema, náusea, vômito e cefaleia. A exposição orofaríngea pode acarretar edema de mucosa e irritação.[63] Os relatos de morte são raros. O tratamento consiste em lavar completamente a área com água e sabão, e remover quaisquer espinhos ou pelos presentes. Os espinhos podem ser removidos com fita adesiva ou aplicando cola branca, ou esfoliante facial. A aplicação local de bolsas de gelo e uma pasta de bicarbonato de sódio e água pode ser benéfica. Os analgésicos devem ser usados de acordo com a necessidade, e a terapia de suporte pode se fazer necessária em casos de envenenamento grave.[64]

Centopeias podem infligir picadas que causam eritema e edema. O tratamento geralmente consiste em imersões locais e uso de analgésicos. Os barbeiros ou "chupões" podem causar graves reações alérgicas locais e sistêmicas. O tratamento com anti-histamínicos e cuidados de suporte, dependendo do grau de reação, é tudo que a vítima necessita. Muitos outros artrópodes são capazes de causar reações cutâneas locais e reações alérgicas graves, dependendo da sensibilidade do indivíduo. Os pacientes são tratados de modo sintomático, com aplicação local de cremes de esteroide, anti-histamínicos e outras medidas de suporte sintomáticas.

ANIMAIS MARINHOS PEÇONHENTOS

Princípios

Quase 2.000 espécies de animais encontrados no oceano são peçonhentas ou venenosas para seres humanos, sendo que muitas podem produzir doenças graves ou fatalidades. Estima-se que ocorram 40.000 a 50.000 envenenamentos marinhos a cada ano. Nos últimos anos, o número de lesões causadas por estes animais aumentou drasticamente, devido ao aumento do número de mergulhadores de águas profundas e superficiais, surfistas, e outros praticantes de esportes aquáticos. Estes animais não costumam ser agressivos e muitos são totalmente imóveis. A maioria dos animais marinhos peçonhentos lesa seres humanos usando dispositivos de defesa ou de busca de alimento. Nos Estados Unidos, a maior parte dos animais marinhos peçonhentos é encontrada ao longo das costas da Califórnia, golfo do México e Atlântico-Sul. Estes animais variam quanto à complexidade, abrangendo desde esponjas a peixes ósseos, e contêm alguns dos venenos mais complexos e tóxicos conhecidos. Recentemente, houve um aumento nas populações de peixe-leão nas águas costeiras americanas, devido à liberação destes peixes predatórios em águas não nativas.[65]

Distribuição de Veneno

De modo geral, os animais marinhos peçonhentos estão agrupados em três classes principais, de acordo com o mecanismo de distribuição de veneno: mordidas, nematocistos e ferrões.

Mordidas

Entre os animais que mordem, estão incluídas várias espécies de cefalópodes, principalmente polvos. Embora a mídia popular represente uma criatura mortalmente gigante que espreme suas vítimas até a morte, a maioria dos polvos perigosos raramente mede mais de 20 cm. Existem vários relatos de fatalidades subsequentes à mordida do polvo de anéis azuis, *Hapalochlaena maculosa*. A maioria das vítimas é mordida no membro superior, porque perturbam esta criatura que normalmente não é agressiva. O polvo tem um par de glândulas salivares modificadas que secretam veneno na ferida produzida pelo ferrão do animal. O veneno contém um potente vasodilatador e um inibidor de transmissão neuromuscular similar à tetrodotoxina. Não existe um antiveneno conhecido e o tratamento é amplamente suportivo, com o suporte respiratório sendo a intervenção salva-vidas mais importante.

Nematocistos

O segundo tipo de mecanismo de envenenamento é o nematocisto encontrado nos celenterados (*Cnidaria*). Este grupo de animais inclui a caravela portuguesa,[66] a medusa verdadeira, corais-de-fogo, hidroides com ferrão, vespas-do-mar, urtiga-do-mar e anêmonas. A maioria destes organismos é séssil, mas alguns flutuam livremente. Por serem numerosos, os animais deste grupo são responsáveis pelo maior número de envenenamentos causados por animais marinhos.

Muitos tipos diferentes de nematocistos são conhecidos, porém o mecanismo básico é uma glândula de veneno "equipada com mola" que, mediante estimulação mecânica ou química, vira-se repentinamente ao avesso e libera uma estrutura que penetra a caça e distribui o veneno através de um tubo conector. Estes nematocistos, encontrados nos tentáculos do animal, podem ser da ordem de centenas de milhares. Em algumas espécies gigantes, os tentáculos podem atingir 30 m de comprimento. Os nematocistos continuam funcionais até mesmo após a morte do animal ou se os tentáculos forem separados do corpo do animal. Quando o animal encalha, estas células dotadas de ferrão podem permanecer ativas durante semanas. Frequentemente, nem todos os nematocistos disparam ao contato inicial, mas podem disparar mais tarde, durante a tentativa de resgate e tratamento. Certas espécies marinhas contam com métodos evoluídos que consistem no uso de nematocistos ingeridos em defesa própria.

Toxicidade. O veneno do nematocisto contém vários peptídeos, fosfolipase A, enzimas proteolíticas, enzimas hemolíticas, compostos de amônio quarternário, serotonina e outros compostos tóxicos. O veneno dos celenterados é antigênico e as reações alérgicas são observadas com frequência. A gravidade do envenenamento está relacionada a vários fatores. Primeiro, a gravidade da lesão é diretamente proporcional ao número de nematocistos descarregados. Em segundo lugar, a toxicidade varia de acordo com a espécie. É improvável que a vítima ou o médico que a trata consigam identificar a espécie baseando-se na aparência da ferida.

Características Clínicas

Os sintomas podem variar de uma ardência isolada simples à paralisia respiratória, colapso cardiovascular e morte. Portanto, o diagnóstico deve ser estabelecido de acordo com os achados clínicos. A resposta autofarmacológica da vítima ao veneno pode transformar um envenenamento relativamente mínimo em uma reação anafilática fatal. Qualquer emergencista deve se tornar familiarizado com as espécies nativas comuns a sua região de atuação.

Embora existam medusas letais e potencialmente letais no mundo inteiro, as espécies extremamente tóxicas são encontradas na costa da Austrália e também em outras águas Indo-Pacíficas. Provavelmente, o celenterado mais notável e tóxico é a água-viva mortal, também conhecida como "vespa-do-mar" (Fig. 55.12). Mais perigoso do que o famoso e grande tubarão branco, este pequeno animal causa várias mortes ao longo da costa australiana, todos os anos. Uma parada cardíaca pode ocorrer em poucos minutos. Outra água-viva do Norte da Austrália, *Carukia barnesi*, também produz um envenenamento devastador conhecido como *síndrome de Irukandji*.[67] Este envenenamento leva a uma significativa liberação de catecolamina, crise hipertensiva e morte passiva.[67]

A caravela portuguesa (*Physalia physalis*) é encontrada ao longo do litoral Sul dos Estados Unidos.[66] Este organismo não é uma medusa verdadeira e sim uma colônia de hidroides. O envenenamento geralmente se limita à dor local, formação de cicatriz e parestesias, mas pode progredir sistemicamente para náusea, cefaleia, calafrios e até colapso cardiopulmonar. Este organismo também tem sido responsável por várias mortes.

A maioria dos outros envenenamentos é mínima, e o perigo está no afogamento após a ferroada ou após a ocorrência de uma reação alérgica ao veneno. Estes sintomas resultantes de envenenamento por celenterado geralmente consistem em uma forte sensação de ardência acompanhada de lesões eritematosas salientes no local onde os nematocistos descarregaram na pele. Os sintomas podem progredir, dependendo da espécie e do numero de nematódeos, para incluir náusea, vômitos, dor torácica, câimbras musculares, dispneia, diarreia, tosse, convulsões, angioedema e parada respiratória. A dor inicial e a vermelhidão podem durar de algumas horas a 2-3 dias, dependendo da terapia.

Um tipo de envenenamento relacionado é causado por várias espécies de coral, particularmente o coral-fogo (*Millepora*). Estas lesões combinam envenenamento por nematocisto com contaminação da ferida. A proteína animal e o material calcário abandonados nestas feridas causam infecção e inflamação crônica.

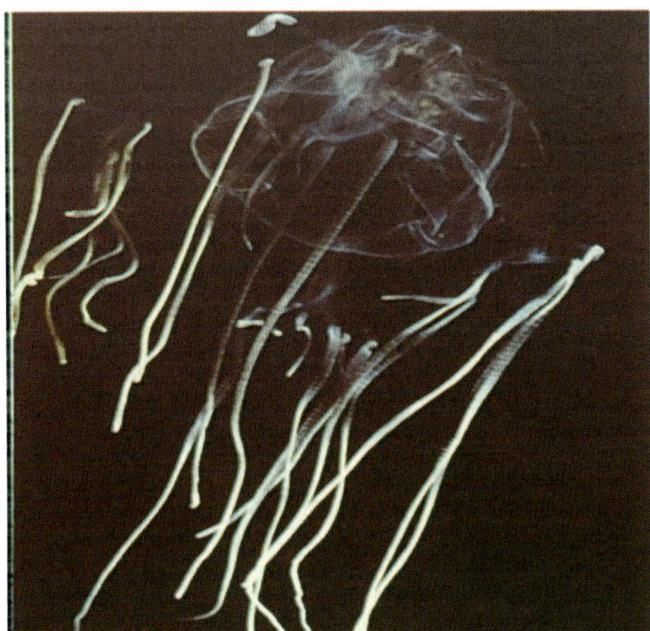

Fig. 55.12. Água-viva mortal ou vespa-do-mar (*Chironex fleckeri*).

Ferrões

Alguns animais marinhos causam uma "ferroada" que é produzida por um aparato especializado que perfura a pele da vítima e, então, introduz o veneno. São exemplos comuns deste tipo de animal, os ouriços-do-mar, conchas-cone, vermes com cerdas, estrela-do-mar coroa-de-espinhos, arraias, peixe-leão, peixe-aranha, bagre, peixe-pedra, peixe-coelho e peixe-zebra. Os ouriços-do-mar, conchas-cone (*Conus californicus*), bagres, peixe-escorpião e arraias são responsáveis pela maioria das lesões causadas por animais marinhos peçonhentos nos Estados Unidos.[65]

Ouriços-do-mar. Os ouriços-do-mar pertencem ao filo Echinodermata, ao lado da estrela-do-mar e dos pepinos-do-mar. Estes animais produzem lesão e envenenamento principalmente através de espinhos revestidos com toxina. Estes espinhos muitas vezes se quebram e introduzem material calcário e debris na ferida, potencializando assim a infecção. Os sintomas mais frequentemente incluem intensa ardência local, dor e descoloração, mas podem progredir sistemicamente em alguns pacientes. O grau de envenenamento geralmente está relacionado ao número de espinhos envolvidos e à espécie de animal encontrada.

Conchas-cone. As conchas-cone são muito mais tóxicas do que os ouriços-do-mar, e algumas espécies têm causado fatalidades na região Indo-Pacífica. O aparato de veneno é uma glândula tubular que se conecta a vários dentes na extremidade de uma probóscide retrátil. Em todos os envenenamentos relatados, as vítimas eram pessoas que estavam manipulando as conchas. O veneno contém várias proteínas, complexos proteína-carboidrato, e derivados 3-indolil que atuam sobretudo no músculo esquelético e causam paralisia variavelmente espástica e flácida. Os sintomas podem ou não incluir dor, dependendo da espécie. O envenenamento grave pode causar diplopia, fala arrastada, sonolência, enfraquecimento, paralisia e parada respiratória. O aparecimento e a regressão dos sintomas podem variar de minutos a dias. Não existe um antiveneno disponível para envenenamento por concha-cone. O controle das vias respiratórias e cuidados de suporte são as bases da terapia para os envenenamentos graves.

Arraia. A arraia é membro da família do tubarão. Trata-se de um peixe amplo e achatado, dotado de uma cauda longa semelhante a um chicote que pode ter um ou mais ferrões com extremidades farpadas. O tamanho das arraias varia de alguns centímetros a vários metros, e os ferrões são proporcionais ao tamanho do peixe. O ferrão é envolto por uma bainha integumentar e contém glândulas de veneno. As arraias se enterram na areia, em águas rasas, onde podem ser facilmente pisadas de maneira acidental.[68] A bainha e o ferrão frequentemente são partidos ou ficam na ferida. A vítima sente uma dor intensa e imediata na área da ferida, a qual pode se disseminar por todo o membro. Os sintomas sistêmicos incluem salivação, náusea, vômito, diarreia, desmaio, câimbras musculares, fasciculações, dispneia, disritmias cardíacas e convulsões. A composição exata do veneno é indeterminada. Enzimas, proteínas, serotonina e uma substância colinérgica foram identificadas, porém a toxina exata responsável pela maior parte dos sintomas graves ainda não foi isolada. A presença de material estranho também pode comprometer a cicatrização e causar infecção.

Peixes Ósseos. Os peixes ósseos provocam suas feridas através de espinhos localizados em suas barbatanas. Os espinhos e as glândulas de veneno estão envoltos em uma bainha, e os sulcos que acompanham os espinhos atuam como canais para a passagem do veneno. As lesões causadas por estes peixes tipicamente ocorrem quando a vítima pisa no peixe em águas rasas ou durante sua manipulação por pescadores. O veneno é composto por várias classes de proteínas, a maioria das quais sensível ao calor. A família *Scorpaenidae* inclui três grupos de espécies classificadas de acordo com o aparato de veneno: peixe-zebra, peixe-escorpião e peixe-pedra. Os peixes-zebra incluem o popular morador de aquário — o peixe-leão. O peixe-escorpião produz uma dor intensa que pode se espalhar por todo o membro afetado em questão de minutos. O envenenamento por peixe-pedra pode causar doença sistêmica séria e até potencialmente fatal, porém as manifestações como sintomas cardíacos e respiratórios podem ser prevenidas pela administração antecipada do antiveneno apropriado. Os bagres, tanto de água salgada como de água fresca, produzem envenenamento através do contato com os espinhos dorsais e peitorais.

Tratamento

Grande parte do veneno de animais marinhos pode ser neutralizada no cenário, sendo possível evitar a maioria das fatalidades. A etapa mais importante consiste em retirar a vítima da água. Os afogamentos após o envenenamento mínimo podem ser responsáveis por mais fatalidades do que os efeitos finais dos envenenamentos graves. O paciente deve ser interrogado sobre as circunstâncias da mordida, alergias e sintomas sistêmicos. Caso tenha ocorrido uma reação alérgica forte, a vítima é tratada para esta emergência antes de a ferida ser abordada. O tipo de cuidado dispensado à ferida varia amplamente, conforme o tipo de aparato de veneno envolvido. Todos os ferrões marinhos de peixe ósseo ou de arraias são tratados com imersão em água quente (43 °C) por 30-90 minutos.[69] Esta terapia geralmente melhora a dor em alguns minutos, contudo pode haver necessidade de suplementação com analgésicos. Assim como para todas as feridas encontradas no DE, a correta higienização, debridamento e profilaxia antitetânica são essenciais. O uso de antibióticos profiláticos, como a ciprofloxacina, é recomendado quando há suspeita de corpo estranho residual. Existem antivenenos específicos para algumas espécies, como a água-viva mortal e o peixe-pedra.

As lesões por mordida são tratadas adotando medidas de suporte vital básicas e instituindo cuidados para feridas em geral, que consistem em limpeza, desbridamento e irrigação. Os sinais e sintomas sistêmicos são tratados da maneira apropriada, dispensando atenção agressiva aos sistemas cardíaco e respiratório.

Nematocistos

As lesões por nematocisto são tratadas primeiramente com a remoção dos nematocistos, sem permitir que estes descarreguem. Os tentáculos são removidos usando luvas ou com auxílio de fórceps. Os nematocistos restantes são fixos vertendo vinagre (ácido acético diluído) sobre a área da ferida.[67,70,71] Para ferrões de *Physalia* (caravela), água quente pode ser útil e vinagre quente pode ser ainda melhor.[72] Bicarbonato de sódio e álcool também demonstraram eficácia, e a desativação dos nematocistos pode ser espécie-específica. A água fresca não é usada porque pode estimular a descarga contínua do nematocisto. Outros métodos são a raspagem do material residual usando creme de barbear ou pasta de bicarbonato de sódio. A área afetada então é debridada e limpa. A imersão em água quente pode aliviar a dor. A maioria das estações de salva-vidas nas áreas onde as ferroadas de celenterados ocorre comumente contam com os materiais necessários para este regime. A terapia farmacológica de suporte (p. ex., analgésicos, anti-histamínicos e cremes de esteroide) é indicada para todos os envenenamentos mais triviais. As reações cutâneas tardias podem persistir, mesmo após a instituição de terapia ideal.

Uma ressuscitação inicial agressiva proporciona a melhor chance de recuperação em casos de ferroada (*Chironex fleckeri*). O antiveneno para água-viva é disponibilizado em suprimento limitado e pode salvar vidas.[73,74] Os efeitos neutralizantes tardios do antiveneno podem demorar 60-70 minutos para se manifestarem integralmente, justificando a ressuscitação cardiopulmonar (RCP) prolongada, bem como outras tentativas, nestes pacientes.

Peixe

As lesões com perfuração são tratadas removendo o espinho ou ferrão, quando possível. Uma chapa de raio X da área envolvida é obtida, porque muitos espinhos e bainhas são radiopacos.[75] Os espinhos do ouriço-do-mar geralmente se quebram dentro da ferida e são tão frágeis que se torna difícil removê-los sem usar o instrumental apropriado. O ferrão da arraia deve ser removido com fórceps, embora este tipo de ferrão com sua bainha comprovadamente penetrem as cavidades corporais e requeiram cirurgia para serem removidos. Embora sua presença na ferida seja incomum, os espinhos de peixe de um peixe ósseo devem ser removidos com fórceps. Em todos os casos, a ferida deve ser abundantemente irrigada. A maioria dos venenos injetados em feridas perfuradas é sensível ao calor. Uma analgesia significativa pode ser conseguida submergindo a ferida em água quente (43 °C) por 30-90 minutos ou até a melhora dos sintomas.[69] Um antiveneno específico para envenenamento por peixe-pedra está disponível na Austrália.

Disposição

Pacientes envenenados por organismos desconhecidos ou não familiares devem permanecer sob observação por causa dos sinais e sintomas sistêmicos. No momento da alta, o paciente recebe instruções detalhadas, alertando-o para que retorne se houver aumento da intensidade da dor, sonolência, dificuldade respiratória e sinais de infecção.

CONCEITOS-CHAVE

- O veneno de cobra causa neurotoxicidade e hematotoxicidade, porém uma destas geralmente predomina, dependendo da espécie da cobra.
- A quantidade de antiveneno para acidente crotálico fornecida depende do grau de envenenamento: de 0 (sinal nulo ou mínimo de envenenamento) a IV (envenenamento grave). O antiveneno é recomendado para picadas de graus II a IV. Crianças requerem a mesma quantidade de antiveneno que os adultos.
- As víboras com fosseta têm um sulco característico na região mediana entre o olho e a narina, em ambos os lados da cabeça.
- Artrópodes como os himenópteros causam mais mortes por envenenamento do que as cobras, geralmente como resultado de reações alérgicas.
- As picadas da aranha viúva-negra são necrotóxicas, causando dor intensa e espasmos musculares. As picadas da aranha marrom causam feridas cutâneas necrotizantes.
- As ferroadas de nematocisto (água-viva) devem ser imediatamente neutralizadas com vinagre ou água quente, enquanto as ferroadas de peixe são removidas com água quente. As ferroadas de peixes peçonhentos (p. ex., peixe-leão e arraia) são tratadas com água quente circulante, para desnaturar a proteína.

As referências para este capítulo podem ser encontradas on-line no website Expert Consult associado à obra.

CAPÍTULO 56
Queimaduras Térmicas

Adam J. Singer | *Christopher C. Lee*

PRINCÍPIOS

Introdução

As queimaduras térmicas são lesões comuns e frequentemente tratadas no departamento de emergência (DE). Na maioria dos casos, as queimaduras têm tamanho relativamente pequeno e profundidade superficial, podendo ser totalmente tratadas pelo emergencista sem necessidade de interconsulta com o especialista nem de internação hospitalar. A avaliação precisa do tamanho e da profundidade da queimadura, seguida de cuidados locais meticulosos da ferida é tudo que é preciso, na maioria dos casos. Por outro lado, o manejo precoce de vias aéreas, da respiração e da circulação são essenciais no tratamento de queimaduras extensas. A escarotomia pode ser necessária, especialmente nos casos de queimadura circunferencial de membros, tórax e pescoço.

A capacidade de regeneração da pele é amplamente dependente da profundidade da lesão, porque a regeneração ocorre sobretudo a partir dos apêndices dérmicos subjacentes da pele, como os folículos pilosos e as glândulas sebáceas. O resfriamento das queimaduras, bem como a prevenção de ressecamento e de infecção da ferida ajuda a impedir a conversão das queimaduras de espessura parcial (segundo grau) em queimaduras de espessura total (terceiro grau). Diferentemente das lesões mecânicas, em que a extensão máxima do dano ocorre imediatamente após a lesão, as queimaduras térmicas são dinâmicas e tendem a progredir com o passar do tempo. Por isso, durante a avaliação inicial no DE, pode ser difícil avaliar com precisão a profundidade da queimadura e conseguir prever o potencial de cicatrização espontânea da lesão que não apresenta necessidade de excisão da escara nem de enxerto cutâneo. Embora a profundidade da queimadura possa ser evidente tanto em queimaduras muito superficiais como nas muito profundas, são numerosos os casos em que pode haver necessidade de seguimento precoce e reavaliações frequentes para determinar o plano terapêutico apropriado. É recomendada a consulta com um especialista em queimadura, em casos de queimaduras evidentemente profundas e também quando a profundidade da queimadura é indeterminada.

Epidemiologia

Nos Estados Unidos, embora o número de queimaduras aparentemente esteja diminuindo, um estudo recente inglês sugere que esta tendência pode estar sendo revertida, com um aumento no número total de queimaduras.[1,2] A taxa de sobrevida geral de queimaduras nos Estados Unidos é superior a 96%, com 3.400 mortes por ano. Entre os anos de 2003 e 2012, a taxa de casos fatais de queimadura sofreu uma queda de 25 para 35%.[3] A maioria das queimaduras ocorre em homens, durante os anos produtivos da vida. Embora as escaldas sejam a etiologia mais comum de queimaduras em crianças com menos de 5 anos, as queimaduras por exposição ao fogo ou a chamas predomina em todas as outras faixas etárias.[3] A maior parte das queimaduras é relativamente pequena, com apenas 2% cobrindo 40% ou mais da área de superfície corporal total (ASCT). Atualmente, e a extensão da queimadura que determina 50% de casos fatais (LA-50) é 60-70% da ASCT.[4] A duração da internação hospitalar pode ser estimada e, a grosso modo, é de 1 dia por percentual de ASCT queimada.

Anatomia e Fisiologia

A pele é o maior órgão do corpo e é composta por três camadas principais: epiderme, derme e tecido subcutâneo. A epiderme fornece uma camada à prova de água e de bactérias, enquanto a derme (aliada ao tecido subcutâneo) confere à pele sua resistência e durabilidade. A derme e o tecido subcutâneo também são importantes como fontes de células-tronco que ajudam a regenerar a epiderme após a lesão térmica.

A principal função da pele é servir de barreira entre os ambientes interno e externo, minimizando as perdas de líquido e a invasão microbiana. Outras funções importantes da pele incluem a termorregulação, detecção sensorial e imunovigilância. Quando porções amplas da pele são perdidas ou danificadas, há o risco de choque hipovolêmico e sepse, enquanto a perda total da pele é incompatível com a vida.

Fisiopatologia das Queimaduras

As queimaduras resultam da exposição da pele à energia em forma de calor. O grau de lesão depende da temperatura e da duração da exposição, bem como da estrutura da pele. A pele em indivíduos muito jovens e em idosos é relativamente delgada, por isso estas pessoas são mais propensas a desenvolverem queimaduras profundas. Temperaturas abaixo de 44 °C geralmente são bem toleradas e não causam morte celular nem lesão, mesmo após período prolongados de exposição. Quando a temperatura aumenta, há dano celular que acaba levando à morte da célula. A exposição das células a temperaturas suprafisiológicas resulta em progressiva desnaturação ou desdobramento de moléculas de proteína, com a maioria das proteínas sendo desnaturada a 60 °C.[5] A bicamada lipídica e os trifosfatos de adenosina ligados à membrana são especialmente vulneráveis à desnaturação térmica, acarretando ruptura da membrana celular e subsequente necrose celular.[6] Além da necrose celular clássica, a morte celular também pode ocorrer como resultado de apoptose e necroptose. A necrose celular (também conhecida como *oncose*) resulta da depleção das reservas de energia da célula e perda da integridade da membrana celular, com subsequente tumefação da célula, que leva a sua ruptura e uma inflamação significativa associada. Em contraste, a *apoptose* é um processo ativo programado e caracterizado pelo colapso da célula e suas organelas, fragmentação do DNA e formação de brotamentos na ausência de tumefação celular, levando enfim à morte da célula com inflamação mínima. A apoptose resulta da ativação de proteases chamadas caspases que são os executores da morte celular. Um terceiro mecanismo de morte celular recentemente descrito é a *necroptose*, em que as células também sofrem tumefação e se rompem.[7,8] Entretanto, diferente da necrose clássica, a necroptose é um processo programado ativo que requer formação de um complexo intracelular, incluindo RIP-3 (do inglês, *receptor-interacting protein 3*). A *autofagia* (uma via que conserva energia reciclando resíduos macromoleculares intracelulares) também pode ter papel na progressão da lesão de queimadura.[9] A importância destes achados é servirem de base para o desenvolvimento de potenciais terapias destinadas à prevenção da necroptose ou da apoptose.

De muitos modos, a fisiopatologia das queimaduras se assemelha a do infarto do miocárdio, acidente vascular encefálico e lesão cerebral traumática. Em todos estes casos, um amplo número de células são lesadas de maneira irreversível pela exposição às condições lesivas mais extremas, enquanto as células na área circundante são expostas a agressões menores que as colocam em risco de morte por estase ou diminuição do fluxo sanguíneo. As três zonas clássicas de lesão de queimadura originalmente descritas por Jackson incluem a zona central de coagulação e de necrose irreversível, a zona intermediária de estase e potencialmente reversível, e a zona mais externa de hiperemia e inflamação reversível.[10] A lesão térmica desencadeia uma cascata de eventos que inclui inflamação, comprometimendo da perfusão, estresse oxidativo e ciclos recorrentes de reperfusão-isquemia.[11] Estes processos resultam na liberação de um grande número de citocinas tóxicas e mediadores, bem como radicais livres de oxigênio e nitrogênio, levando à lesão adicional. Por exemplo, os radicais livres danificam proteínas vitais, lipídios e DNA, levando à peroxidação lipídica e ruptura da membrana celular. A obstrução da microcirculação dérmica por hemácias e leucócitos, seguida da formação de microtrombos diminui ainda mais a perfusão na pele lesada. Além disso, o aumento na permeabilidade capilar leva à formação de edema, e isto compromete ainda mais o fluxo sanguíneo local.

As queimaduras também são caracterizadas por um estado catabólico em que há um aumento de até 3 vezes na taxa metabólica, muitas vezes com necessidade de nutrição enteral ou parenteral. Além do estresse adrenérgico, o hipermetabolismo da queimadura pode ser devido em parte ao desacoplamento da fosforilação oxidativa na mitocôndria.[12] A infraregulação inespecífica do sistema imune também ocorre devido a defeitos em ambas as vias, celular e humoral, possivelmente como resultado da liberação de mediadores, como a interleucina-12 (IL-12) e IL-17.[13]

A lesão pulmonar associada à inalação de fumaça ocorre em cerca de 2% das vítimas de queimadura que apresentam < 20% da ASCT queimada e em 14% dos casos de queimadura com 80-99% da ASCT queimada, contribuindo significativamente para a mortalidade.[14] Embora seja mais comum com queimaduras extensas, a lesão por inalação pode ocorrer com ou sem queimaduras cutâneas, entretanto sua presença está associada a um aumento superior a 3 vezes na mortalidade.[14] Do ponto de vista anatômico, as lesões por inalação de fumaça podem envolver a lesão direta das vias aéreas por calor, a lesão química das vias aéreas inferiores, e a toxicidade sistêmica, como na inalação de monóxido de carbono ou cianeto. Exceto na exposição ao vapor, as propriedades de dissipação de calor das vias aéreas superiores geralmente restringem a lesão térmica direta às estruturas supraglóticas. A lesão em vias aéreas inferiores e intratorácica geralmente resulta da exposição a vários compostos químicos contidos na fumaça.

Uma ampla variedade de substâncias tóxicas podem ser liberadas com materiais inflamados, como borracha e plástico, incluindo dióxido de enxofre, cianeto, dióxido de nitrogênio, amônia e cloro, bem como aldeídos tóxicos. Estas substâncias danificam as células epiteliais e endoteliais da via aérea e seus respectivos vasos sanguíneos, levando à formação de pseudomembranas ou rolhas constituídas de debris celulares, além de fibrina e mucina, que obstruem as vias aéreas e causam incompatibilidade significativa na ventilação e perfusão (V/P). As elevações dos níveis de mediadores inflamatórios e espécies reativas de oxigênio e nitrogênio levam a comprometimentos adicionais no fluxo sanguíneo piorando a incompatibilidade V/P. O aprisionamento de ar a partir da formação de valvas obstrutivas na via aérea também pode levar a barotrauma regional, lesando ainda mais os pulmões. O transporte mucociliar também é comprometido, levando a uma diminuição na depuração bacteriana e ao risco de infecção. A perda de surfactante pode levar ao colapso alveolar e à atelectasia resultando em comprometimento adicional na ventilação e na oxigenação. Os efeitos tóxicos do monóxido de carbono e do cianeto são discutidos no Capítulo 153.

CARACTERÍSTICAS CLÍNICAS

Classificação e Diagnóstico das Queimaduras

O prognóstico e tratamento das queimaduras térmicas dependem da profundidade e da área da queimadura, enfatizando a necessidade de estimativas precisas da profundidade e do tamanho da lesão. Infelizmente, obter estas estimativas pode ser difícil e impreciso. Embora o exame clínico seja mais comumente usado para determinar a profundidade da queimadura (mesmo quando realizado por um especialista em queimaduras), sua precisão é somente de 50-75%.[15] Um amplo número de modalidades foram avaliadas com o objetivo de melhorar a precisão da estimativa clínica, entre as quais apenas oDoppler à laser de perfusão dérmica é usado.[16] Entretanto, seu uso tem sido limitado principalmente aos centros especializados em queimadura e estabelecimentos de pesquisa. A natureza dinâmica das queimaduras e sua tendência à evoluir com o passar do tempo re-enfatizam a necessidade de monitorização e seguimento precoce.

A profundidade das queimaduras tradicionalmente é classificada em primeiro, segundo e terceiro graus, com base no grau de envolvimento da derme (nulo, parcial e total, respectivamente). Embora as queimaduras de primeiro grau quase sempre cicatrizem dentro de 1 semana sem formação de cicatriz nem de sequelas, as queimaduras de terceiro grau geralmente demoram mais de 3 semanas para cicatrizar e resultam em significativa formação de cicatriz (apesar de este dogma recentemente ter sido desafiado).[17] Como resultado, a maioria das queimaduras de terceiro grau (exceto aquelas muito pequenas, em geral medindo menos de 1 cm^2) necessitará de excisão cirúrgica e enxerto de pele. Como a derme é relativamente espessa (até 1-3 mm) e a capacidade das queimaduras de segundo grau cicatrizarem sem formação significativa de cicatriz depende de quantos apêndices dérmicos sobrevivem, as queimaduras de segundo grau são adicionalmente classificadas como sendo de espessura *parcial superficial* (limitadas à derme superior ou papilar) e de espessura *parcial profunda* (incluindo a derme reticular mais profunda). Em contraste, as queimaduras de terceiro grau com envolvimento de toda a espessura da derme são chamadas queimaduras de *espessura total*. Os achados clínicos que ajudam a estimar a profundidade da queimadura incluem a cor, presença de bolhas, pliabilidade cutânea, enchimento capilar e sensibilidade ao toque ou a um estímulo doloroso (Tabela 56.1). Exemplos típicos da aparência de diferentes profundidades de queimadura são mostrados nas Figs. 56.1 a 56.3.

O percentual da ASCT queimada prediz a mortalidade e ajuda a determinar a quantidade de líquido de ressuscitação necessária. O

TABELA 56.1

Estimativa Clínica da Profundidade da Queimadura

PROFUNDIDADE	APARÊNCIA	DESCOLORAÇÃO SOB PRESSÃO	SENSIBILIDADE À ESTÍMULO DOLOROSO	PLIABILIDADE	TEMPO PARA CICATRIZAR (SEMANAS)	NECESSIDADE DE EXCISÃO DE ENXERTO
Superficial (primeiro grau)	Vermelha, sem bolhas	+	++	Flácido	1	–
Superficial, espessura parcial (segundo grau)	Vermelha, com bolhas	+	++	Flácido	1-2	–
Profunda, espessura parcial (segundo grau)	Vermelha ou branca, sem bolhas	±	+	Levemente tensa	2-3	+
Espessura total (terceiro grau)	Semelhante ao couro, carbonizado	–	–	Rígida, como couro	> 3	+

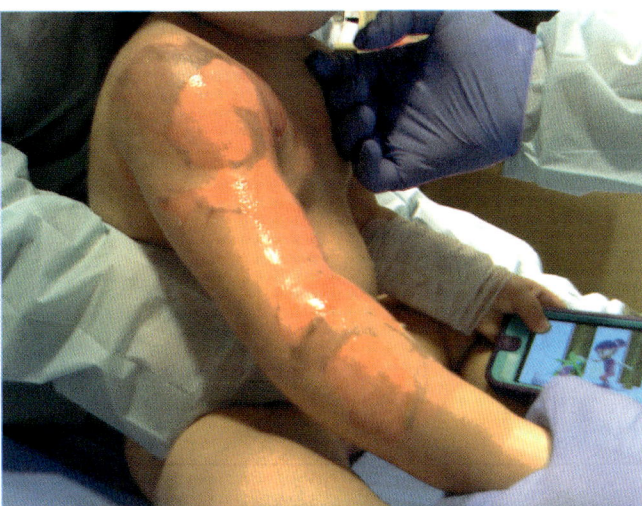

Fig. 56.1. Queimadura de espessura parcial superficial, a qual é rosada e brilhante. Algumas bolhas estouraram.

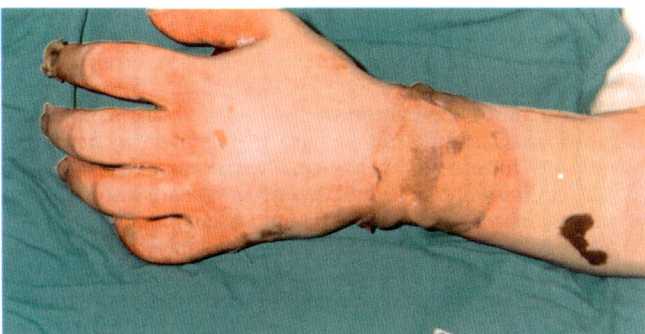

Fig. 56.2. Queimadura de espessura parcial profunda. A área de aspecto esbranquiçado sobre o dorso das mãos é uma queimadura de espessura parcial profunda.

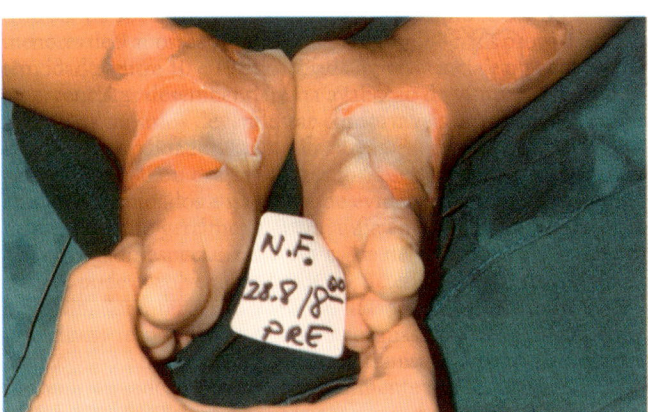

Fig. 56.3. Queimadura de espessura total sobre ambos os pés. A área central está deprimida e exibe tonalidade amarelada indicando que se trata de uma queimadura de espessura total.

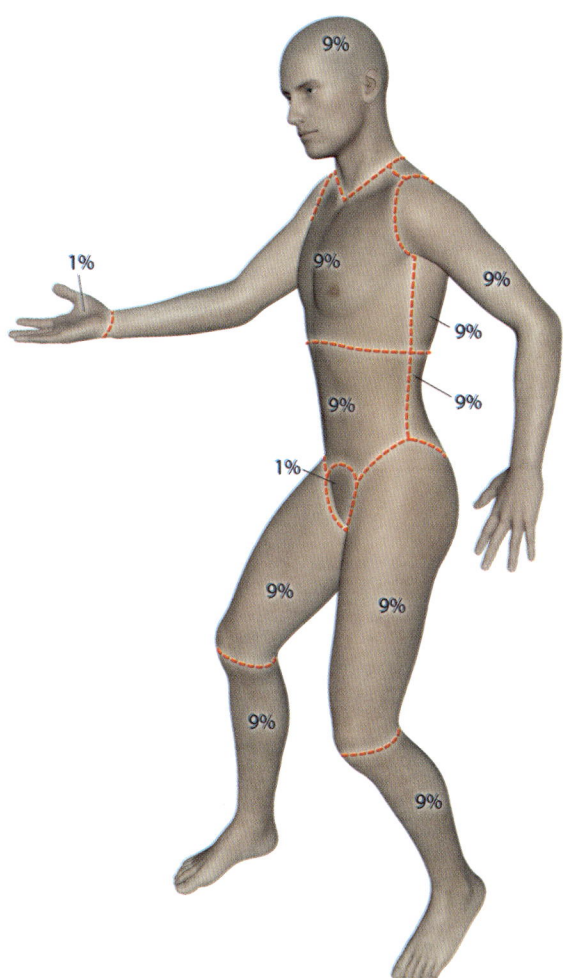

Fig. 56.4. A "regra dos nove" para estimar a área da queimadura em adultos.

escore de Baux consiste na soma da idade do paciente ao percentual de ASCT queimada.[18] No artigo original, o escore de Baux igual a 100 era preditivo de 100% de mortalidade. Um estudo mais recente constatou que um escore de Baux igual a 160 foi preditivo de 100% de mortalidade, enquanto um escore de Baux da ordem de 109,6 foi preditivo de 50% de mortalidade (intervalo de confiança de 95%), o que é um testamento para uma terapia aprimorada e resultados melhores.[19] A estimativa do percentual de ASCT queimada frequentemente é imprecisa. Um estudo retrospectivo sobre os queimados transferidos para o Danish National Burn Center constatou que 30% dos encaminhamentos eram desnecessários, devido à superestimação do tamanho da queimadura.[20] Os transportes aéreos para outro centro de queimados efetuados com base na estimativa do tamanho da queimadura foram significativamente reduzidos após a reavaliação dos pacientes por um especialista em queimadura por telemedicina, sugerindo que os emergencistas tendem a superestimar o tamanho das queimaduras.[21] Além da triagem excessiva, a superestimativa do tamanho da queimadura pode levar à administração excessiva de líquido intravenoso que pode resultar em síndrome compartimental e na síndrome da angústia respiratória aguda (SARA).[22]

Para queimaduras extensas, a "regra dos nove" de Wallace costuma ser usada para estimar o tamanho da queimadura. O método da "regra dos nove" divide o corpo em áreas que representam cerca de 9% da ASCT — cabeça e pescoço, cada membro superior, superfícies anterior ou posterior dos membros inferiores, e metade das superfícies anterior ou posterior do tronco (Fig. 56.4). Para crianças, deve ser usado o gráfico de Lund-Browder, que faz o ajuste das diferenças na distribuição das partes do corpo e dos tamanhos relacionadas à idade (Fig. 56.5).[23] Para queimaduras pequenas, a superfície da palma da mão do paciente (incluindo a superfície palmar dos dedos da mão) pode ser usada para estimar 1% da ASCT.[24] Foram desenvolvidos alguns métodos para aumentar a precisão da estimativa do tamanho da queimadura. Aplicativos de celulares e softwares de computador ajudam a melhorar a estimativa do tamanho da queimadura.[25,26] A gravidade da queimadura também tem sido classificada em leve, moderada e grave, com base em uma combinação de idade, profundidade e tamanho (Tabela 56.2).

DIAGNÓSTICOS DIFERENCIAIS

O diagnóstico e a etiologia das queimaduras geralmente são diretos. Existem outras doenças que às vezes podem se mascarar como queimaduras, como a necrólise epidérmica e o pênfigo.[27-30] A necrólise epidérmica é um espectro de erupções mucocutâneas

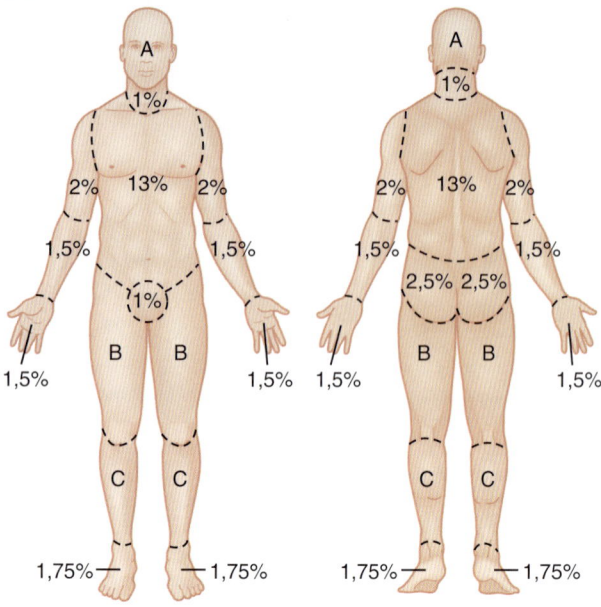

Fig. 56.5. Gráfico de Lund-Browder.

Percentuais relativos de áreas afetadas pelo crescimento

Idade	Metade da cabeça (A)	Metade de uma coxa (B)	Metade de uma perna (C)
< 1 ano de idade	9,5	2,75	2,5
1 anos	8,5	3,25	2,5
5 anos	6,5	4	2,75
10 anos	5,5	4,25	3
15 anos	4,5	4,25	3,25
Adulto	3,5	4,75	3,5

TABELA 56.2
Classificação da Gravidade da Queimadura

	LEVE	MODERADA	GRAVE
Criança	< 5% ASCT	5-10% da ASCT	> 10% ASCT
Adulto	< 10% ASCT	10-20% da ASCT	> 20% ASCT
Idoso	< 5% ASCT	5-10% da ASCT	> 10% ASCT
Todos	< 2% espessura total	2-5% de espessura total, alta voltagem, inalação, circunferencial, comorbidade	> 5% de espessura total, alta voltagem, queimadura significativa na face, olhos, orelhas, genitais ou articulações, associação com lesões traumáticas importante
Seguimento	Ambulatório	Internação	Unidade de queimados

ASCT, área de superfície corporal total.

prejudiciais à vida, incluindo a síndrome de Steven-Johnson e a necrólise epidérmica tóxica, caracterizadas por eritema difuso e descamação de amplas áreas da pele, geralmente causada por medicação ou infecção.

As consequências e o tratamento da necrolise epidérmica são bastante similares com aqueles das queimaduras extensas. O pênfigo inclui um espectro de doenças bolhosas autoimunes caracterizadas pela formação de múltiplas bolhas na pele e membranas mucosas. Estas bolhas geralmente surgem primeiro nas membranas mucosas e, em seguida, na pele. Quando não tratadas, podem se tornar generalizadas. É possível identificar fatores causais, como medica-

ções, infecções e estresse. As hipóteses de abuso infantil ou abuso ao idoso devem ser sempre consideradas, especialmente quando a história e o padrão das queimaduras forem inconsistentes com os achados físicos.

EXAMES DIAGNÓSTICOS

Exames laboratoriais de rotina em geral têm pouco valor na avaliação e tratamento de pacientes com queimaduras, no DE. Em casos de pacientes com suspeita de lesão por inalação, deve ser obtida uma radiografia de tórax e a gasometria arteria, incluindo os níveis de monóxido de carbono. Em casos de pacientes com poucos ou mínimos sinais ou sintomas de lesão por inalação, pode ser realizada a oximetria de pulso e determinações não invasivas de monóxido de carbono. Pacientes com queimaduras extensas requerendo internação devem coletar exames laboratoriais basais, incluindo hemograma completo, painel metabólico básico, tipagem sanguínea e prova cruzada, além de exames de coagulação, uma vez que todos estes parâmetros podem estar comprometidos em pacientes com queimaduras extensas.

TRATAMENTO
Abordagem Inicial

Os pacientes devem ser removidos da fonte de lesão e quaisquer vestuários e joias devem ser retirados das áreas afetadas. As queimaduras devem ser resfriadas com água à temperatura ambiente.[31] A exposição direta ao gelo ou à água gelada deve ser evitada, porque isto pode resultar em queimaduras por frio. Para casos de pacientes com queimaduras extensas, é recomendado o monitoramento cuidadoso da temperatura corporal central, a fim de evitar hipotermia.[32] Apesar de ainda ser tema de discussão, as bolhas geralmente devem ser mantidas intactas.[33] No DE, a maioria das bolhas deve ser mantida intacta, entretanto as bolhas muito grandes ou tensas, bem como aquelas localizadas sobre articulações, provavelmente devem ser rompidas para facilitar o cuidado da ferida no local. As queimaduras devem ser cobertas com curativos limpos, para minimizar traumas adicionais e diminuir a dor associada às correntes de ar.

Durante o transporte para o DE, os pacientes com queimaduras extensas (> 20% em adultos e > 10% em crianças) requerem a colocação de dois cateteres intravenosos de grande calibre e iniciação da ressuscitação volêmica (veja adiante mais detalhes sobre ressuscitação volêmica). É necessário colocar estes pacientes sob oxigênio suplementar, para manter a saturação de oxigênio acima de 92%. O controle da dor usando doses intravenosas de um opioide também é recomendado, de acordo com os protocolos do serviço de atendimento pré-hospitalar (APH) local, em casos de pacientes hemodinamicamente estáveis (veja adiante mais detalhes sobre controle da dor).

Manejo da Via Aérea

Uma das decisões mais críticas no tratamento de vítimas de queimadura é decidir sobre a necessidade e o melhor momento para a entubação endotraqueal, uma vez que a lesão na via aérea superior pode resultar em um enorme edema de língua, epiglote e pregas ariepiglóticas. Em certos casos (p. ex., na presença de edema orofaríngeo significativo, estridor e desconforto respiratória), a decisão de intubar é simples e óbvia. Em outros casos, o edema de via aérea pode se desenvolver de maneira mais gradual, no decorrer de várias horas, durante a ressuscitação volêmica. Sinais clínicos como queimaduras faciais, rouquidão, salivação, escarro carbonáceo e pelos nasais chamuscados certamente devem levantar a probabilidade de lesão por inalação. Entretanto, estes achados costumam ser pouco confiáveis e precários como fatores preditivos de lesão. Um estudo recente prospectivo envolvendo 100 pacientes queimados com suspeita de lesão por inalação, os quais foram avaliados por broncoscopia com fibra óptica, constatou que 21% dos casos não apresentavam evidência de envolvimento da via aérea superior e 39% não tinham lesão de via aérea inferior. Em contraste, 38% dos pacientes com lesão por inalação comprovada não apresentavam pelos nasais chamuscados.[34] Tradicionalmente, os emergencistas têm sido incentivados a garantir uma via aérea definitiva o quanto antes, mesmo que profilaticamente, antes do início da obstrução de via aérea. Em caso de dúvida, a entubação precoce é incentivada; contudo, apenas a existência de queimaduras cervicais ou faciais como fato isolado não deve ser considerada indicação para entubação. Recentemente, foi levantada a preocupação de que uma abordagem exageradamente agressiva da via aérea poderia ser prejudicial para os pacientes.[35-37] A entubação inapropriada e a ventilação mecânica podem acarretar em SARA, possivelmente devido à liberação de mediadores inflamatórios. A pneumonia associada à ventilação mecânica também é vista em até 30% dos pacientes com queimadura em ventilação mecânica. Um estudo envolvendo 1.029 pacientes queimados em ventilação mecânica constatou que 17% foram extubados em questão de horas e outros 49% foram extubados dentro de 1 dia de internação, sem necessidade de reentubação, sugerindo que a entubação traqueal era desnecessária.[35] Outro estudo constatou que a lesão por inalação não foiconfirmada em mais da metade dos pacientes queimados que haviam sido intubados.[37] A melhor forma de confirmar a lesão por inalação e a necessidade de entubação endotraqueal é por visualização direta das vias respiratórias superiores usando fibra óptica, vídeolaringoscopia ou laringoscopia direta com anestesia tópica suplementada com sedação leve a moderada, quando necessário. A presença de edema significativo ou fuligem na região supraglótica exige entubação imediata (Figura 56.6). Quando necessário, doses pequenas (10-20 mg) de quetamina intravenosa podem ser aplicadas para sedar o paciente sem comprometer sua habilidade de proteger a via aérea. Uma dose intravenosa de glicopirrolato (0,1-0,2 mg) também pode ser considerada, antes da laringoscopia, para diminuir as secreções. A laringoscopia também pode ser repetida, se houver alteração da condição clínica. Sequência rápida de entubação deve ser evitada, a menos que a visualização direta confirme que a entubação endotraqueal será relativamente fácil. Em casos raros, há necessidade de via aérea cirúrgica diante da impossibilidade de fazer a entubação endotraqueal do paciente. A entubação com o paciente acordado usando grandes quantidades de anestésicos tópicos, com ou sem sedação suplementar, deve ser feita quando houver suspeita de via aérea difícil..

Manejo Respiratório: Reconhecimento e Tratamento da Lesão por Inalação

Uma história de exposição à fumaça em um espaço fechado sempre deve levantar suspeita de inalação de fumaça. Os achados físicos podem incluir queimaduras faciais, pelos nasais chamuscados, rouquidão, salivação, estridor e escarro carbonáceo. No entanto, os sinais clínicos podem ser pouco confiáveis. Embora a radiografia torácica e a TC de tórax possam ser úteis em alguns casos, a visualização direta das vias aéreas superiores continua sendo o melhor método para confirmar a presença de lesão por inalação.

Todos os pacientes com suspeita de lesão por inalação devem receber oxigênio umidificado suplementar para manter a saturação de oxigênio acima de 92%. Os β-agonistas inalatórios devem ser administrados para diminuir a broncoconstrição associada à lesão por inalação.[38] Os níveis de monóxido de carbono devem ser medidos usando CO-oximetria ou dispositivos não invasivos. A suspeita de toxicidade por cianeto deve ser levantada em pacientes que sofreram lesões dentro de um espaço confinado, em especial com combustão de plásticos e na presença de acidose lática.

A entubação endotraqueal e a ventilação mecânica são indicadas quando há hipoxemia persistente mesmo com oxigênio suplementar. Outras indicações para entubação e ventilação mecânica estão incluídas no Quadro 56.1. A melhor estratégia de ventilação para pacientes com lesão por inalação é tema de discussão.[39] Um amplo estudo randomizado envolvendo pacientes que precisaram de ventilação mecânica demonstrou mortalidade mais baixa com volumes correntes menores (6 mL/kg de peso previsto).[40] Manter a pressão de platô na via aérea abaixo de 35 mmHg também é desejável para evitar lesão adicional por hiperinsuflação dos segmentos mulmonares precariamente aerados. Isto pode levar à hipercapnia (hipercapnia permissiva) que, por sua vez, deve ser tolerada enquanto a PCO_2 permanecer abaixo de 60 mmHg e o pH continuar acima de 7,2 e não houver instabilidade hemodinâmica. A adição de pressão positiva expiratória final (PEEP) pode aumentar a capacidade residual e melhorar a oxigenação. Os parâmetros iniciais de ventilação mecânica sugeridos são apresentados na Tabela 56.3. Alguns estudos sugerem que a ventilação percussiva de alta frequência (VPAF) pode melhorar a oxigenação em pacientes com lesão por inalação quando os métodos tradicionais (como o assistido/controlado) são inefetivos.[41] O posicionamento do paciente em pronação também pode ser considerado em pacientes hipoxêmicos.[42] A ventilação não invasiva pode ser considerada em

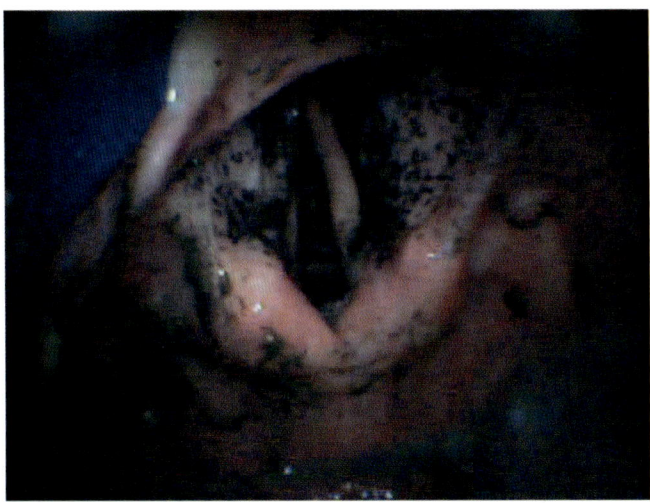

Fig. 56.6. Visão por fibra óptica de lesão por inalação. (Cortesia de Dr. Marvin Wayne.)

QUADRO 56.1

Indicações para Entubação Endotraqueal e Ventilação Mecânica

Obstrução de via aérea superior
Incapacidade de mobilizar secreções
Hipoxemia mesmo com O_2 a 100%
Paciente obnubilado Fadiga muscular, sugerida por uma frequência respiratória alta ou baixa
Hipoventilação ($Pco_2 > 50$ mmHg e pH $< 7,2$)

O_2, oxigênio; Pco_2, pressão parcial de dióxido de carbono.

TABELA 56.3

Parâmetros Iniciais Recomendados de Ventilação Mecânica

Volume corrente	6-8 mL/kg
Frequência respiratória	8-12 em adultos 12-45 em crianças
Pressões de platô	< 35 cmH_2O
Razão I/E	1:1 a 1:3
Fluxo	40-100 L/min
PEFP	8 cmH_2O

I/E, inspiratória/expiratória; *PEFP*, pressão expiratória final positiva.

TABELA 56.4
Fórmulas para Ressuscitação de Queimados

FÓRMULA	PRIMEIRAS 24 HORAS	PRÓXIMAS 24 HORAS
Parkland	Solução Ringer lactato, 4 mL/kg por percentual de área queimada; ½ nas primeiras 8 horas	Coloides (albumina a 5%) na quantidade de 20-60% do volume plasmático; Soro glicosado para manter o débito urinário em 0,5-1 mL/kg por hora em adultos e 1 mL/kg/h em crianças
Parkland modificada	Solução Ringer lactato (mL) = 4 × kg × percentual de área queimada em adultos	Infusão de albumina (5%) na quantidade de 0,3-1 mL/kg por percentual de área queimada a cada 16 horas
Evans	Cristaloides na quantidade de 1 mL/kg por percentual de área queimada, acrescido de coloides a 1 mL/kg por percentual de área queimada, adicionado de 2.000 mL de glicose em água	Cristaloides na quantidade de 0,5 mL/kg por percentual de área queimada, coloides a 0,5 mL/kg por percentual de queimadura, e a mesma quantidade de soro glicosado usado nas primeiras 24 horas
Brooke	Solução Ringer lactato, 1,5 mL/kg por percentual de área queimada, acrescido de coloides a 0,5 mL/kg por percentual de área queimada, adicionado de 2.000 mL de soro glicosado	Solução Ringer lactato, 0,5 mL/kg por percentual de área queimada, coloides a 0,25 mL/kg por percentual de área queimada, e a mesma quantidade de soro glicosado usada nas primeiras 24 horas
Brooke modificada	Solução Ringer lactato, 2 mL/kg por percentual de área queimada em adultos, e 3 mL/Kg em crianças	Coloides a 0,3-0,5 mL/kg por percentual de área queimada, soro glicosado para manter o débito urinário
Monafo	Solução contendo 250 mEq de Na, 150 mEq de lactato, 100 mEq de Cl; quantidade ajustada pelo débito urinário	Solução titulada com 1/3 de SF, conforme o débito urinário
Galveston	Solução Ringer lactato a 5.000 mL/m^2 × ASCT queimada acrescido de 2.000 mL/m^2 × a ASCT; ½ em 8 horas	3.750 mL/m^2 × ASCT queimada acrescido de 1.500 mL/m^2 × ASCT
"Regra dos 10"	Solução Ringer lactato a 10 mL por percentual de área queimada por hora. Para cada 10 kg acima de 80 kg, adicione 100 mL a esta taxa por hora	Não se aplica

Cl, cloro; *Na*, sódio; *SF*, soro fisiológico; *ASCT*, área de superfície corporal total.

pacientes acordados, cooperativos, que estejam respirando de modo espontâneo e hemodinamicamente estáveis, capazes de manter a via aérea pérvia.[43]

Pacientes submetidos à inalação de fumaça apresentam risco de desenvolver pneumonia. Estratégias simples como elevar a cabeceira do leito, mudanças frequentes de posição e uma boa higiene oral devem ser adotadas. Entretanto, o uso profilático de antibióticos não diminui o risco de pneumonia associada à ventilação mecânica.

Algumas estratégias têm sido usadas para ajudar a diminuir as secreções abundantes que tendem a obstruir as vias aéreas. A lavagem broncoscópica pode ser usada para remover debris e secreções presentes nas vias aéreas que impedem a ventilação e intensificam a resposta inflamatória. Como a coagulação na via aérea e a deposição de fibrina exercem papel significativo na patologia da lesão por inalação, os anticoagulantes também foram avaliados. Uma revisão sistemática recente de estudos pré-clínicos e clínicos concluiu que os regimes com anticoagulante inalatório melhoraram a sobrevida e diminuíram a mortalidade sem alterar os marcadores sistêmicos de coagulação.[44] Foi demonstrado que uma combinação em forma de aerossol de um *scavenger* de radicais livre de oxigênio e de um mucoítico, N-acetilcisteína (antidoto para intoxicação por acetaminofeno), com heparina melhorou os desfechos alcançados somente em alguns estudos.[45,46] Seu uso, assim como o lavado brônquico, provavelmente deve ser limitado à unidade de queimados.

Manejo da Circulação e Ressuscitação Volêmica

As queimaduras térmicas resultam em perdas significativas de líquidos, bem como a transferência de líquido devido à perda da barreira epidérmica e ao aumento na permeabilidade capilar, respectivamente. O extravasamento de proteínas plasmáticas para dentro do espaço intersticial durante as fases iniciais de uma queimadura eleva sua pressão oncótica, contribuindo ainda mais para o fluxo de líquido e formação de edema tecidual.[11] Por isso, um dos principais focos do manejo de pacientes queimados é a ressuscitação volêmica para a restauração da perfusão tecidual e prevenção do choque hipovolêmico. A ressuscitação volêmica intravenosa através de acessos venosos de grande calibre deve ser instituída para a maioria das queimaduras maiores que 20% em adultos e maiores que 10% em crianças.[47] Foram propostas algumas fórmulas para estimar a quantidade de fluido necessária para tratar os pacientes queimados (Tabela 56.4). Embora estas fórmulas sejam usadas como um ponto de partida geral, reajustes frequentes baseados na resposta do paciente (sinais vitais, estado mental e débito urinário por hora) se fazem necessários para evitar uma ressuscitação excessiva ou insuficiente. Entre todos os parâmetros, o débito urinário é mais preciso na avaliação clínica da resposta à ressuscitação volêmica, havendo evidência limitada que suporte aumento de benefício com o uso do monitoramento hemodinâmico mais invasivo.[48] A ressuscitação volêmica exageradamente agressiva foi cunhada como "fluid creep" e pode ter resultados devastadores, incluindo a piora do edema tecidual local com conversão da queimadura, síndrome compartimental de membros, síndrome de compartimento abdominal e edema pulmonar.[49] A fórmula de Parkland é o método mais comumente usado para calcular a quantidade necessária de fluidos ao longo das primeiras 24 horas subsequentes à lesão, e se baseia totalmente na solução de Ringer lactato (Tabela 56.4). Metade dos líquidos são fornecidos dentro das primeiras 8 horas *a partir da lesão*, enquanto a outra metade é administrada no decorrer das próximas 16 horas. Esta fórmula foi baseada em um pequeno numero de estudos realizados com animais e seres humanos. No entanto, um estudo recente constatou que pacientes tratados com a fórmula de Parkland recebiam em média 6,3 mL/kg por percentual de ASCT queimada ao longo de 24 horas, em vez dos recomendados 4 mL/kg por percentual de ASCT queimada, aumentando assim o risco de ressuscitação excessiva.⁵⁰ A fórmula de Brooke modificada, que estabelece 2 mL/kg por percentual de ASCT queimada, pode ser um ponto de partida melhor. O United States Armed Forces Institute of Surgical Research propôs recentemente uma fórmula simplificada, a "regra dos dez", em que os paciente recebem 10 mL de solução Ringer lactato por percentual de ASCT queimada por hora, com ajustes feitos de hora em hora com base na resposta clínica e no débito urinário, tendo como alvo 0,5 mL/kg/h em adultos e 0,5-1 mL/kg/h em crianças.⁵¹ Com pacientes que pesam mais de 80 kg, deve ser administrado um adicional de 100 mL/h para cada 10 kg extras. A "regra dos dez" pode levar à superestimação da necessidade volêmica em pacientes que pesem menos de 40 kg, e à subestimação naqueles que pesem mais de 140 kg. Outro método que comprovadamente melhora a precisão das estimativas de necessidade volêmica é o Burn Resuscitation Index (BRI), que emprega tabelas para atribuir um escore baseado no peso e no tamanho estimado da queimadura.⁵² Não há benefício comprovado para o uso de coloides em pacientes queimados, especialmente durante as primeiras 12 horas, quando o extravasamento capilar é máximo.⁵³ As diretrizes recentes estabelecidas pela American Burn Association recomendam a fórmula de Parkland ou a fórmula de Brooke modificada acrescidas de um coloide (p. ex., albumina) após as primeiras 12-24 horas, sobretudo em casos de pacientes de manejo difícil.⁴⁷ O uso de soluções hipertônicas foi estudado e os resultados obtidos foram contraditórios; seu uso deve ser limitado aos centros com experiência considerável na utilização de salina hipertônica.⁴⁷

Escarotomia

Nas queimaduras profundas, uma escara necrótica com aspecto semelhante ao do couro, rígida e inelástica, recobre a ferida. Quando a escara circunda um membro ou o pescoço, pode comprimir os tecidos subjacentes (vasos, nervos, músculo) levando a uma síndrome compartimental.⁵⁴ Similarmente, uma escara envolvendo o tórax pode impedir a ventilação. Quando isto ocorre, a liberação de emergência da pressão tecidual por meio da criação de uma incisão ao longo da escara (escarotomia) se faz necessária para prevenir a necrose tecidual e a hipoventilação, respectivamente. Como a escara é composta de tecido necrótico, a escarotomia geralmente está associada a uma dor leve ou a uma pequena perda de sangue. A quantidade de sangue perdido pode ser ainda mais minimizada com o uso de eletrocautério. Para serem efetivas, as incisões devem descer até o subcutâneo, permitindo que a superfície rígida da escara seja partida e se abra. As incisões também devem ser levemente estendidas para dentro do tecido normal, proximal e distalmente. Ao longo dos membros, as incisões são feitas medial e lateralmente, para evitar danificar as estruturas vitais subjacentes. Nas queimaduras de mão, pode ser necessário estender as incisões até os dedos. O local apropriado das incisões de escarotomia sobre o tórax são mostradas na Figura 56.7. A ausência de pulsos distais, bem como sinais de Doppler e oximetria de pulso indicam a necessidade de escarotomia. Entretanto, sua presença não deve ser usada para excluir a necessidade de escarotomia de emergência. Dor aumentada (especialmente ao movimento passivo), palidez, fraqueza e perda sensorial podem ser sinais de síndrome compartimental iminente.

Cuidados Locais com a Ferida

Para a maioria das vítimas de queimadura, os cuidados locais com a ferida se concentram em terapias destinadas a proteger a queimadura contra lesões adicionais e infecção, bem como manter o ambiente da ferida úmido para um cicatrização melhor. As queimaduras de primeiro grau dispensam qualquer tratamento local. Entretanto, a aplicação de anti-inflamatórios não esteroidais (AINE) tópicos ou de aloe vera pode diminuir a dor. Adicionalmente, a administração de um analgésico sistêmico, como o acetaminofeno ou um AINE, deve ser considerada.

Após limpar a queimadura com água e sabão, bolhas amplas ou tensas devem ser drenadas com auxílio de uma agulha ou

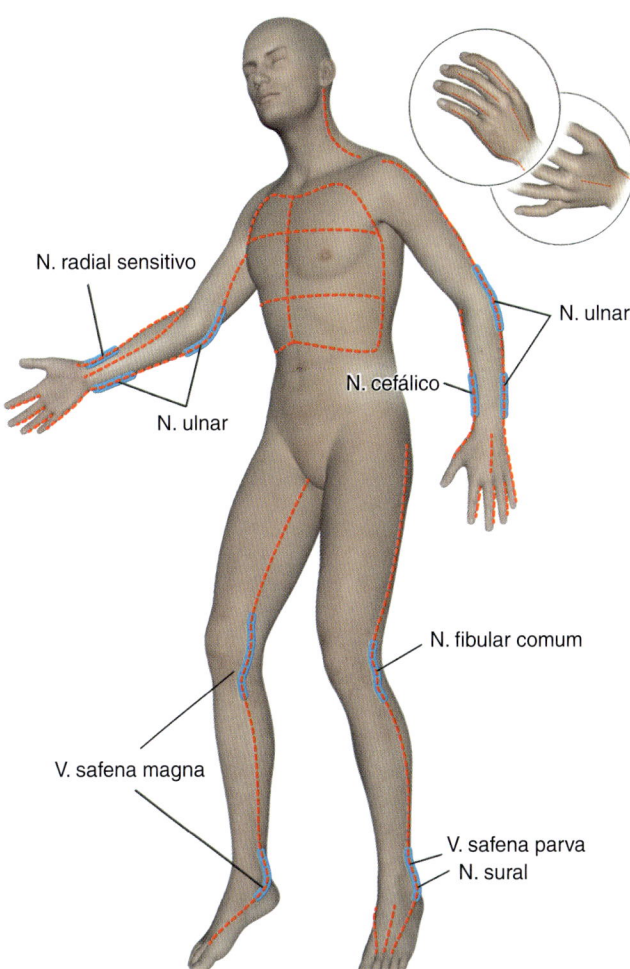

Fig. 56.7. Localização das incisões de escarotomia.

excisionadas e submetidas à remoção cuidadosa de qualquer tecido necrótico não aderente.³³ Se a queimadura for muito profunda ou envolver uma área extensa, o paciente necessitará de internação, de preferência em uma unidade de queimados. Neste caso, os cuidados locais com a ferida geralmente devem ser realizados na unidade de queimados. Se o paciente tiver que ser transferido, as queimaduras deverão ser cobertas com curativos limpos e não aderentes. Queimaduras de espessura total pequenas (< 1% da ASCT) que forem encaminhadas a um especialista em queimadura dentro de 48 horas podem ser cobertas com um agente antimicrobiano (p. ex., antibiótico triplo) e um curativo absorvíveis externo.

O manejo de queimaduras de espessura parcial é alvo de considerável discussão, como evidenciado pelo grande número de curativos e agentes naturais e sintéticos disponíveis (Tabela 56.5). Os dois métodos de tratamento local incluem um creme ou pomada tópica antibacteriana aliada a curativos absorvíveis antiaderentes ou a um entre os numerosos curativos oclusivos para feridas (Tabela 56.5). As pomadas são preferidas aos cremes, por serem melhor toleradas, manterem o ambiente da ferida úmido e não aderirem aos curativos sobrepostos. Para as queimaduras faciais ou em áreas expostas difíceis de proteger com curativos, a aplicação de pomada antibacteriana tópica é recomendada. O creme de sulfadiazina de prata tem um amplo espectro antibacteriano e antifúngico, devendo ser considerado em casos de queimaduras muito contaminadas ou infeccionadas. Uma revisão sistemática de 30 estudos controlados randomizados constatou que a sulfadiazina de prata estava consistentemente associada a piores resultados na cicatrização, do que aqueles alcançados com o uso de curativos biossintéticos

TABELA 56.5

Agentes Tópicos e Curativos para Queimaduras

CATEGORIA	EXEMPLOS	VANTAGENS	DESVANTAGENS
NÃO OCLUSIVOS, ABSORVÍVEIS			
Gazes, não aderentes	Telfa® (Kendall, Mansfield, MA)	Não aderente, econômica	Requer, trocas diárias de curativo
OCLUSIVOS			
Espumas	Mepilex® (Mölnlycke Health Care AB, Göteborg, Suécia); Curafoam (Kendall, Dublin, Irlanda); Allevyn foam (Smith & Nephew, London, Reino Unido)	Absorve exsudato, conforma-se ao sítio corporal, previne maceração ao redor	Opaco, pode ressecar as feridas que apresentam exsudação mínima
Hidrocoloide	DuoDERM® (ConvaTec, Skillman, NJ); Tegasorb® (3M, St. Paul, MN)	Absorve exsudatos, forro protetor para a ferida	Opaco, sem propriedades antimicrobianas
Alginato	SeaSorb® (Coloplast, Humlebaek, Dinamarca); Algiderm® (Bard, Murray Hill, NJ); Melgisorb® (Mölnlycke Health Care AB, Göteborg, Suécia)	Absorvível	Trocas de curativo frequentes
Prata não cristalina	Acticoat® (Smith & Nephew, Largo, FL); Aquacel Ag® (ConvaTec, Skillman, NJ)	Antimicrobiana, cria um ambiente úmido, trocas de curativo menos frequentes	Necessidade de manter o curativo úmido
Hidrogel	Curagel® (Kendall, Mansfield, MA); Flexigel® (Smith & Nephew, Largo, FL); Nu-Gel® (Johnson & Johnson, Arlington, TX)	Reidrata feridas secas	Não absorvível
Membranas transparentes	Tegaderm® (3M, St. Paul, MN); OpSite® (Smith & Nephew, Largo, FL)	Transparente, cara	Não absorvível

(substitutos de pele), curativos contendo prata e curativos com revestimento de silicone.[53] Portanto, a sulfadiazina de prata não é mais recomendada para a maioria das queimaduras. Um estudo controlado randomizado recente constatou que até as queimaduras tratadas com gazes impregnadas com petrolato sem agente antibacteriano foram cicatrizadas discretamente mais rápido do que as feridas tratadas com sulfadiazina de prata.[55] De modo geral, o uso de agentes tópicos também é preferido para queimaduras com exsudação intensa. Quando agentes tópicos são usados, a aplicação deve ser feita 1 ou 2 vezes por dia após a lavagem da queimadura usando água e sabão neutro, removendo quaisquer debris não aderidos.

Uma alternativa aos antimicrobianos tópicos, especialmente em queimaduras sem exsudação intensa, seria um dos vários curativos oclusivos atualmente comercializados (Tabela 56.5). Apesar de em geral serem mais caros do que os agentes tópicos, os curativos oclusivos requerem trocas menos frequentes e estão associados a menos dor. Por isso, os curativos oclusivos também podem ser custo-efetivos em comparação aos agentes tópicos mais econômicos.[56] Um amplo número de materiais, como espumas, alginatos, silicones, hidrocoloides e hidrogéis (com ou sem agentes antimicrobianos, como concentrações baixíssimas de prata), foram estudados. Uma revisão sistemática sobre curativos para queimaduras em crianças com queimaduras de espessura parcial relata que os curativos membranosos, como Biobrane e a membrana amniótica, melhoraram a cicatrização, encurtaram o tempo de internação e minimizaram a dor, em comparação com o uso de gazes impregnadas com agentes antibacteriano.[57] Entretanto, o uso destes curativos biológicos é melhor quando restrito ao especialista em queimaduras. A nossa recomendação é um curativo de espuma revestido com silicone impregnado com prata (Mepilex Ag), que é absorvível, conforma-se aos contornos corporais e é fácil de remover sem causar lesão adicional aos tecidos.[58] Para a maioria dos curativos oclusivos, o tempo de permanência do curativo é de cerca de 1 semana, exceto se o curativo apresentar saturação evidente ou odor desagradável. Membros com queimaduras devem ser elevados para diminuir o edema e é preciso ter o cuidado de não usar curativos compressivos apertados.

Algumas novas terapias para queimadura foram investigadas em estudos pré-clínicos e clínicos, mas ainda não são recomendadas para uso na emergência.. Uma revisão sistemática de estudos pré-clínicos sugeriu que água morna, sinvastatina, eritropoietina ou nitrato de cério podem ser abordagens particularmente promissoras a serem traduzidas para o clínico em um futuro próximo, para diminuir a conversão de queimaduras superficiais em queimaduras profundas.[59] Outra recente revisão sistemática e metanálise sobre a terapia com fator de crescimento para queimaduras de espessura parcial concluiu que esta terapia (com fator de crescimento de fibroblasto, fator de crescimento epidérmico e fator estimulador de colônia de granulócito-macrófago) poderia ser uma adição efetiva e segura aos cuidados padrão de queimaduras de espessura parcial.[60]

Controle da Dor

Devido à estimulação direta de nociceptores na pele e à transmissão de impulsos neurais dolorosos via fibras A-δ e C, a maioria das queimaduras é muito dolorosa. Entretanto, a dor em vítimas de queimadura frequentemente é sub-tratada.[61] Foi demonstrado que a monitorização de rotina da gravidade da dor e o uso de protocolos de controle da dor melhoram o manejo da dor.[62] Embora os agentes farmacológicos sejam a base do controle da dor da queimadura, métodos não farmacológicos (p. ex., resfriamento da queimadura, cobrir a queimadura com curativo) e terapia cognitivo-comportamental (p. ex., relaxamento e distração) devem ser considerados.[63] A maioria das diretrizes nacionais para o manejo da dor associada à queimadura incluem acetaminofeno (500 mg a cada 6 horas) ou AINEs (p. ex., ibuprofeno na dose de 400 mg a cada 8 horas) para a dor leve a moderada, e opioides (p. ex., fentanil a 1-2 mcg/kg ou morfina a 0,1 mg/kg) para a dor mais intensa.[64] A adição de um ansiolítico, como midazolam ou lorazepam, pode ser mais efetiva do que o uso isolado de um opioide. Uma revisão sistemática de quatro estudos experimentais envolvendo 67 pacientes constatou que a quetamina intravenosa (0,1-0,2 mg/kg) mostrou alguma eficácia como analgésico para lesões de queimadura, promovendo diminuição na hiperalgesia secundária, comparativamente à analgesia promovida apenas com opioide. A terapia combinada com quetamina e morfina também resultou na abolição dos fenômenos de dor *wind-up* (a percepção aumentada de dor com o passar do tempo).[65] Além disso, o perfil de efeitos colaterais pareceu ser similar ao isolado de opioides. Apesar de estudos iniciais suferirem que a lidocaína intravenosa poderia ser efetiva no tratamento da dor intensa de queimadura, a literatura atual não sustenta seu uso.[66] Os anticonvulsivos gabapentina e pregabalina (que inibem os receptores pré-sinápticos de *N*-metil-d-aspartato [NMDA]) também podem ser considerados em pacientes queimados apresentando dor intensa mesmo com as terapias tradicionais.[67] Porém, estas terapias são inúteis no período pós-queimadura imediato.

ENCAMINHAMENTO

As queimaduras menores e mais superficiais podem ser tratadas no DE, por um emergencista, com seguimento precoce com um médico experiente na manipulação de queimaduras (em geral, um especialista em queimaduras), dentro dos próximos 3-5 dias. Os pacientes a serem internados são aqueles com queimaduras amplas ou profundas, queimaduras envolvendo áreas sensitivas, e com comorbidades e lesões traumáticas importantes.. Os critérios para encaminhamento a um centro de queimados são apresentados no Quadro 56.2.[68]

QUADRO 56.2

Critérios para Encaminhamento ao Centro de Queimaduras

Queimaduras de espessura parcial > 10% da ASCT
Queimaduras envolvendo a face, mãos, genitais, períneo ou grandesarticulações
Queimaduras de terceiro grau em indivíduos de qualquer faixa etária
Queimaduras por eletricidade, incluindo lesão por raio (Cap. 134)
Queimaduras químicas
Lesão por inalação
Queimadura em pacientes com comorbidades que possam complicar o manejo, prolongar a recuperação ou afetar a mortalidade
Qualquer paciente com queimaduras e lesões traumáticas concomitante (p. ex., fraturas), em que a queimadura imponha o maior risco de morbidade ou mortalidade
Crianças queimadas que estejam em hospitais sem funcionários qualificados nem equipamento para cuidados pediátricos
Queimadura em pacientes que necessitarão de intervenção social, emocional ou reabilitativa

ASCT, área de superfície corporal total.

CONCEITOS-CHAVE

- Após a remoção cuidadosa do paciente da fonte de lesão, as queimaduras devem ser resfriadas com água à temperatura ambiente, tomando o cuidado de evitar a hipotermia em pacientes com queimaduras muito amplas.
- Sinais clínicos como queimaduras faciais, rouquidão, salivação, escarro carbonáceo e pelos nasais chamuscados levantam a probabilidade de lesão por inalação; entretanto, estes sinais costumam ser pouco confiáveis e precários como fatores preditivos da gravidade da lesão.
- A melhor forma de confirmar a lesão por inalação e a necessidade de entubação endotraqueal é por visualização direta das vias aéreas superiores com fibra óptica, videolaringoscopia ou laringoscopia direta usando anestesia tópica suplementada com sedação leve a moderada, quando necessário. A presença de edema significativo ou fuligem na região supraglótica requer entubação imediata.
- O oxigênio suplementar deve ser fornecido a pacientes com suspeita de lesão por inalação, assim como deve ser realizada a determinação dos níveis de monóxido de carbono.
- O manejo volêmico para sustentar a perfusão de órgãos vitais e adequar o débito urinário usando cristaloides segundo a fórmula de Parkland ou a fórmula de Brooke modificada devem ser administrados, conforme a recomendação da American Burn Association.
- O alívio adequado da dor para queimaduras extensas pode ser conseguido usando dosesintravenosas tituláveis de opioides suplementados com doses subdissociativas de quetamina.
- Embora os pacientes com queimaduras extensas (> 20% em adultos e > 10% em crianças e idosos) ou queimaduras profundas necessitem de internação em centro de queimados, a maioria dos pacientes que chegam ao DE apresenta queimaduras pequenas e superficiais que podem ser tratadas com pomadas de antibiótico tópico (a sulfadiazina de prata não é mais recomendada, exceto para feridas altamente contaminadas ou infectadas), ou com um entre os numerosos curativos para queimadura comercialmente disponíveis.

As referências para este capítulo podem ser encontradas online, acessando o website Expert Consult.

CAPÍTULO 57
Chemical injuries

Michael D. Levine

Conteúdo disponível on-line em inglês.

QUATRO
Violência e Abuso

CAPÍTULO 58
Agressão Sexual

Judith A. Linden | Ralph J. Riviello

PRINCÍPIOS

O termo *violência sexual* inclui estupro e agressão sexual. Estupro é geralmente definido por três características: (1) penetração de um orifício (boca, vagina ou ânus), mesmo que leve; (2) por um pênis, parte do corpo ou objeto; e (3) com ameaça, uso de força ou incapacitação. *A agressão sexual* é um termo mais amplo e inclui toques ou carícias indesejados da anatomia sexual ou genital, visualização ou envolvimento forçado de pornografia. De acordo com a National Intimate Partner and Sexual Violence Survey (NISVS) de 2010 dos Centers for Disease Control and Prevention (CDC), 1 em cada 5 mulheres e 1 em cada 71 homens foram vítimas de agressão sexual, tentativa ou real, durante a vida, com 1,3 milhão de mulheres nos Estados Unidos relatando terem sido estupradas no ano anterior.[1] Dados nacionalmente representativos sobre as visitas ao departamento de emergência (DE) relacionadas a lesões não fatais revelaram que 4,2% de todas as visitas relacionadas a agressão ao DE foram por agressão sexual. A maioria dessas vítimas era de mulheres. A prevalência ao longo da vida de agressão sexual para as mulheres que se apresentam ao DE por qualquer motivo demonstrou ser de 39%.[3] As vítimas do sexo masculino são muitas vezes menores de 9 anos; as vítimas do sexo feminino mais provavelmente têm idades entre 10 e 19 anos. Dada a prevalência e o papel que os emergencistas desempenham na avaliação de vítimas de agressão sexual, os mesmos devem estar confortáveis em avaliar, tratar e coordenar os cuidados. Em muitas áreas, equipes especializadas em agressão sexual ou examinadores forenses estão disponíveis para ajudar nos cuidados e na coleta de evidências forenses. A equipe de atendimento geralmente inclui uma enfermeira de emergência, um advogado especializado em casos de estupro e/ou assistente social e pode envolver a polícia local, detetive(s) de agressão sexual e examinador forense. As responsabilidades do médico emergencista incluem responder de maneira compassiva e sem julgamento, diagnosticar e tratar lesões agudas e administrar medicamentos para prevenir gravidez e infecções sexualmente transmissíveis (DSTs), oferecendo evidências forenses e testes toxicológicos abrangentes quando apropriado, e fornecendo vínculos para suporte e serviços de acompanhamento.[4]

A avaliação no DE e o tratamento da vítima de estupro podem levar horas e requerem a coordenação de múltiplos serviços. A avaliação e o tratamento da vítima de estupro têm aspectos médicos, legais e forenses. A estabilização e a avaliação médicas devem sempre ter prioridade sobre a avaliação forense. Não é responsabilidade do médico emergencista determinar se ocorreu um estupro; este é o papel de um júri no julgamento. O papel do médico emergencista é registrar objetivamente as informações ouvidas, observadas, examinadas e fotografadas. Em muitos casos, um examinador forense treinado estará disponível para completar o processo de coleta de evidências forenses. Mesmo anos após o evento, o médico emergencista pode ser chamado para testemunhar no caso de um teste, precisando de documentação completa e precisa.

CARACTERÍSTICAS CLÍNICAS

Muitas agressões sexuais nunca são denunciadas à polícia ou a profissionais de saúde.[5] As vítimas que se reportam à polícia e que sofrem lesões são mais propensas a se apresentar ao DE para avaliação.[5] Muitas vítimas apresentam preocupações com ferimentos, risco de gravidez ou contração de DST (incluindo o vírus da imunodeficiência humana [HIV]). As vítimas podem apresentar problemas de saúde mental, incluindo depressão, ansiedade e ideação suicida. O estupro por conhecido ou parceiro íntimo são menos comumente relatados à polícia e aos profissionais de saúde.[3,1] Quando essas vítimas se apresentam ao departamento de emergência, elas são mais propensas a se apresentar tardiamente, quando os medicamentos para diminuir as taxas de gravidez e a transmissão de DST são menos prováveis de serem eficazes. A maioria dos pacientes que se apresentam ao DE com queixa de agressão sexual é de mulheres.[2,6] Embora alguns estudos tenham relatado uma distribuição etária semelhante para homens e mulheres, outros observaram que os homens são agredidos em idade mais jovem (< 12 anos).[7] As populações com maior risco de agressão sexual incluem os sem-teto, pessoas com deficiências graves (p. ex., ferimentos graves, doenças crônicas, problemas crônicos de saúde mental), homens e mulheres encarcerados e os jovens.[1,8,9] Outras populações em risco aumentado incluem mulheres em idade universitária (especialmente calouras), não heterossexuais, pessoas que usam drogas e álcool e profissionais do sexo.[8,10-13]

Os pacientes que chegam ao DE com a queixa de agressão sexual ou estupro podem apresentar lesões relacionadas à agressão, com lesões corporais gerais em até 67%.[7,14] Não é incomum ter mínima ou nenhuma lesão genital de um estupro. Os achados genitais dependem do tempo até a apresentação, da idade da vítima, do estado virginal e do número de partos, e dos métodos usados para avaliar a lesão genital (ver mais adiante, "Exame Médico Forense").[14-18] O estrangulamento não fatal, associado ao estupro, acarreta risco de sequelas psicológicas e médicas imediatas e tardias, incluindo obstrução das vias respiratórias, edema pulmonar e dissecção vascular, levando a acidente vascular encefálico (AVE). O estrangulamento não fatal também tem sido associado a um risco aumentado de letalidade futura (p. ex., em caso de estupro por parceiro íntimo).[19]

O estupro pode ocorrer no contexto de força ou coerção (estupro forçado) ou no contexto de ingestão de drogas ou álcool (estupro facilitado por álcool ou drogas [EFAD]). Cerca de 50% de todos os estupros ocorrem no contexto de ingestão de álcool ou drogas, especialmente na população adolescente ou em idade universitária. Álcool ou drogas podem ter sido ingeridos voluntariamente pela vítima ou administrados ocultamente pelo agressor. Testes toxicológicos abrangentes devem ser considerados naqueles que se apresentarem dentro dos limites de tempo da jurisdição específica (geralmente dentro de 72-96 horas).

As reações agudas à experiência do ataque físico variam e são influenciadas por agressões ou traumas sexuais prévios, eventos que cercam a agressão e condições de saúde mental preexistentes. As vítimas podem parecer calmas e serenas, desapegadas ou estar agitadas, irritadas, deprimidas, chorosas ou ansiosas. A raiva pode ser direcionada para os profissionais de saúde, tornando as interações entre o paciente e o provedor desafiadoras. Os advogados especializados em casos de estupro são úteis para apoiar o paciente e ajudar as vítimas a entender que sua reação é uma reação normal a um evento muito anormal e traumatizante.

As alterações neuroquímicas no cérebro que ocorrem em resposta ao trauma podem fazer que a lembrança dos detalhes que cercam a agressão seja difícil.[20] A lembrança pode ser esporádica e desorganizada, mas pode se tornar mais clara com o tempo e não deve ser interpretada como invenção. Pesquisas recentes concentraram-se no conceito de imobilidade tônica, em que a vítima experimenta paralisia, aumento da rigidez muscular, fechamento ocular e suprimida atividade das cordas vocais em resposta a um evento extremamente traumático. Este fenômeno tem sido bem documentado em muitas espécies não humanas. Evidências crescentes sugerem que os seres humanos podem reagir dessa maneira a um evento com risco de vida quando associados à incapacidade de defesa.[21] Embora a imobilidade tônica possa ocorrer em qualquer evento traumático, ela é mais comum em vítimas de agressão sexual na infância. As vítimas que relatam imobilidade tônica frequentemente experimentam sentimentos aumentados de culpa e estão em maior risco de desenvolver transtorno de estresse pós-traumático (TEPT).[22,23] Essas vítimas também são menos propensas a responder à terapia farmacológica.[24,25]

CONSIDERAÇÕES DIAGNÓSTICAS

Diagnóstico Diferencial

O objetivo do exame médico forense de agressão sexual é documentar a história e os achados físicos e coletar material probatório; não é para determinar se ocorreu ou não um estupro. O diagnóstico final e as instruções de alta devem evitar as palavras "excluir" e "alegado". As opções podem incluir "avaliação após agressão sexual", "agressão sexual" e "agressão sexual relatada". Segundo estudos publicados, aproximadamente 53% a 71% de vítimas de agressão sexual sofrem lesões não genitais.[7,26-28] Felizmente, as lesões geralmente são pequenas e raramente requerem intervenção médica ou cirúrgica de emergência. A maioria das lesões é decorrente de traumatismo contuso e inclui contusão, laceração, ferida incisiva, contusão muscular, hematoma, entorse ou distensão, fratura, traumatismo craniano fechado, lesão intracerebral e lesão intra-abdominal. O tratamento de lesões com risco de vida deve seguir os protocolos de suporte avançado de vida no trauma (ATLS) e protocolos de trauma e ter precedência sobre a coleta de evidências.

Teste Diagnóstico

Não há testes diagnósticos específicos para agressão sexual. As lesões traumáticas devem ser avaliadas conforme os protocolos-padrão. Não há teste que possa determinar se ocorreu um estupro; até mesmo a visualização de espermatozoides em esfregaço vaginal por médicos de emergência é notoriamente imprecisa.[7,29]

Doenças Sexualmente Transmissíveis

O teste de DTS é controverso em pacientes adultos vítimas de agressão sexual.[30] Apesar das leis de proteção contra estupro proibirem o uso do comportamento sexual passado de uma vítima em processos judiciais, permanece a preocupação de que a presença de uma DST preexistente possa ser usada para desacreditar a reivindicação da vítima. Além disso, a profilaxia de DST é fornecida a vítimas de estupro e tratará qualquer DST preexistente. A proposta dos testes relaciona-se com preocupações com a saúde pública; identificar doenças preexistentes permite a notificação de contatos.[31] Em crianças, a presença de uma DST pode ser uma prova conclusiva de uma agressão sexual, e o teste de DST é recomendado. Recomendamos o teste de DST para adultos se os mesmos reclamarem de sinais ou sintomas relacionados a essas patologias ou quando o paciente solicitar o teste. Recomendamos testar crianças e jovens adolescentes rotineiramente.

Estupro Facilitado por Álcool ou Droga

Testes toxicológicos abrangentes, geralmente realizados em laboratórios forenses especializados, são recomendados em casos de suspeita de EFAD e podem ser testados para mais de 150 substâncias ilícitas e de venda livre. As substâncias mais comumente detectadas incluem etanol, canabinoides, cocaína, anfetaminas e benzodiazepínicos.[32] O Quadro 58.1 lista sintomas e condições suspeitas para EFAD. Como muitas substâncias têm uma meia-vida curta, os testes toxicológicos devem ser realizados rapidamente; a maioria dos protocolos obtém amostras até 72 a 96 horas após a agressão ou após a ingestão. Muitas jurisdições têm requisitos específicos de coleta e *kits* que são enviados a laboratórios de crimes abrangentes. Pelo menos 100 mL de urina e 12 mL de sangue (tubo de fluoreto de sódio) devem ser coletados e amostras, refrigeradas, com a cadeia de custódia cuidadosamente mantida (Fig. 58.1).

Avaliando a Vítima de Tentativa de Estrangulamento

O estrangulamento é um método sério e potencialmente fatal, usado para ganhar poder e controle sobre outra pessoa. Em sobrevi-

> **QUADRO 58.1**
>
> **Indicações para Rastreio de Toxicologia Abrangente**
>
> - Período de inconsciência
> - Período de perda de controle motor
> - Amnésia ou estado confuso com suspeita de agressão sexual
> - Paciente com suspeita ou crença de que foi drogado antes ou durante a agressão sexual
>   E
> - Menos de 72-96 horas desde a agressão (dependendo do protocolo de jurisdição)

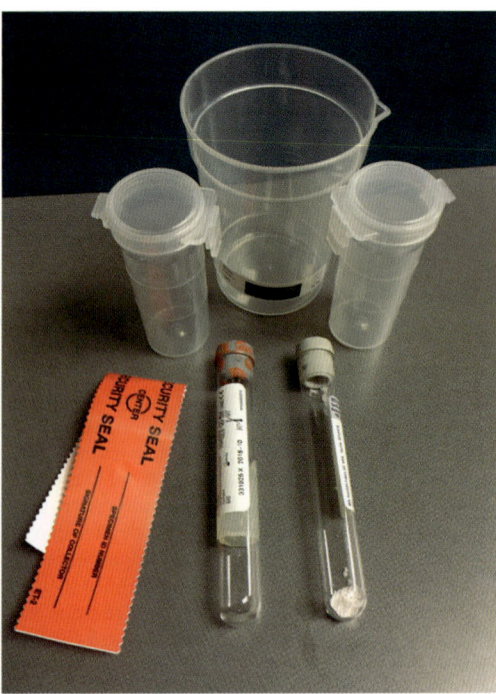

Fig. 58.1. Exemplo de um *kit* de teste de toxicologia forense para amostras de urina e soro.

ventes de violência por parceiro íntimo, o estrangulamento não fatal tem um risco sete vezes maior de tentativas futuras de homicídio.[19] A hipoxia é a via final comum no estrangulamento e pode ocorrer por três mecanismos principais – oclusão da veia jugular, oclusão da artéria carótida ou oclusão laríngea. Os sintomas de disfagia e odinofagia podem acompanhar os achados físicos, incluindo petéquias periorbitais, na face e no pescoço (Fig. 58.2) e hemorragias subconjuntivais, resultado da oclusão venosa, causando aumento da pressão intravascular e ruptura vascular. Outros possíveis achados incluem contusões no pescoço na forma de impressões digitais (Fig. 58.3) e marcas de arranhão defensivas no pescoço da vítima tentando afastar os dedos do agressor (Fig. 58.4). Alterações na consciência, queixas neurológicas e incontinência urinária e fecal podem resultar de fluxo sanguíneo restrito ao cérebro. A lesão laríngea direta pode levar a lesões nas cordas vocais e fraturas laríngeas ou hioideas. A lesão da artéria carótida, a dissecção ou a trombose intraluminal podem causar sintomas de AVE, que podem não se manifestar até meses ou anos após a agressão.[33,34]

O exame de imagem deve ser considerado para pacientes com petéquias faciais, perda de consciência, incontinência, sintomas de AVE ou alterações da voz. Exames de imagem e estratégias para avaliação do paciente estão listadas nas Tabelas 58.1 e 58.2.[35-37] Recomendamos uma série de testes diagnósticos, incluindo radiografia de tórax para avaliar edema pulmonar precoce e pneumonite por aspiração, laringoscopia flexível para avaliar as vias respiratórias glótica e supraglótica e angiografia por tomografia computadorizada (angio-TC) ou ressonância magnética (RM) para avaliar a dissecção arterial (mais comumente, carótida).[35,36] Pacientes com

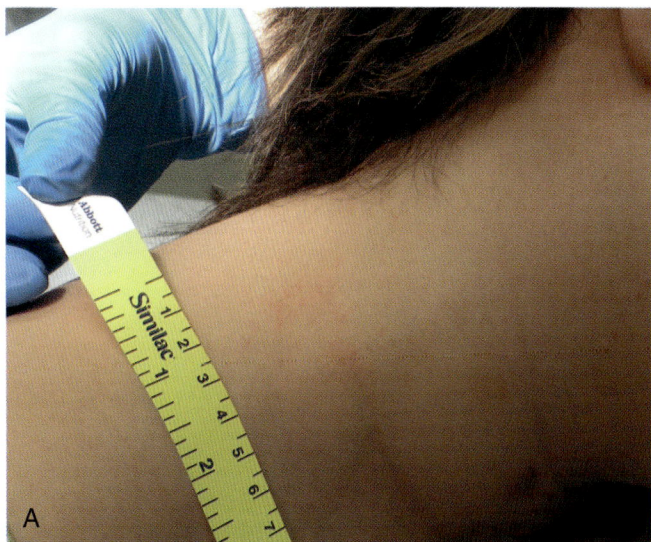

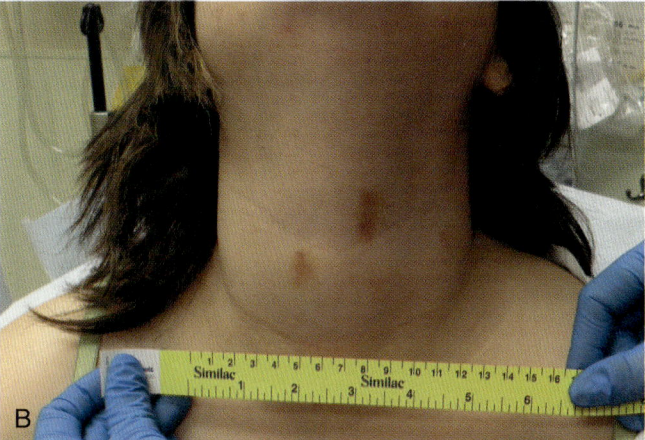

Fig. 58.3. Hematomas no pescoço em estrangulamento não fatal. **A,** Hematoma circular no pescoço após estrangulamento manual. Esta lesão é referida como uma contusão da ponta dos dedos. **B,** Outros hematomas no pescoço da mesma paciente, provavelmente causados pelos dedos do agressor.

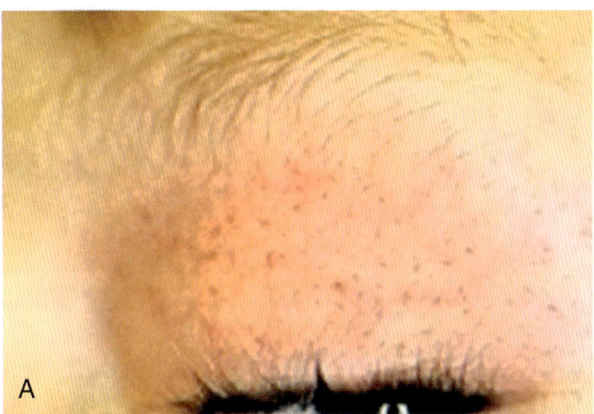

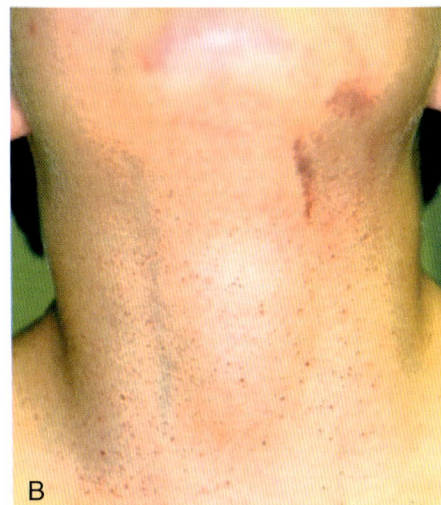

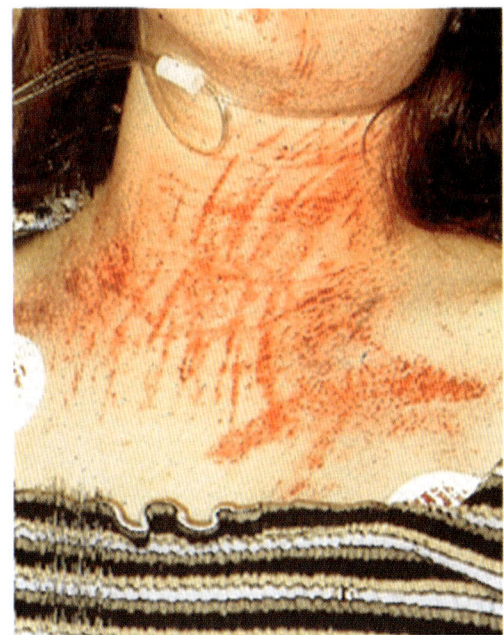

Fig. 58.2. Petéquias no estrangulamento não fatal. **A,** petéquia palpebral após o estrangulamento não fatal de uma criança. **B,** Petéquias no pescoço do mesmo paciente de **A**. Há também uma abrasão no lado esquerdo do pescoço e equimoses nas mandíbulas esquerda e direita. (Cortesia do Training Institute on Strangulation Prevention, San Diego, CA; usado com permissão.)

Fig. 58.4. Marcas de garras em estrangulamento não fatal. A paciente sofreu essas lesões enquanto tentava tirar as mãos do agressor do seu pescoço. (Cortesia do Training Institute on Strangulation Prevention, San Diego, CA; usado com permissão.)

TABELA 58.1
Modalidades de Exames de Imagem no Estrangulamento Não Fatal

MODALIDADE	INDICAÇÕES	VANTAGENS	DESVANTAGENS
Radiografia simples (técnica óssea)	Visualizar fratura vertebral cervical	Prontamente disponível no departamento da emergência (DE)	Informação limitada fornecida porque fraturas da coluna cervical são raras
Radiografia simples (técnica para tecidos moles)	Lesão traqueal (enfisema subcutâneo, edema, desvio traqueal) Fraturas hióideas	Prontamente disponível no DE	Baixa sensibilidade em detectar estes raros sinais de lesão de tecidos moles profundos e de laríngea Fratura do osso hioide é rara.
Tomografia computadorizada (TC)	Lesões de tecidos moles e da laringe Neuroimagem (cérebro)	Prontamente disponível no DE Alta sensibilidade Fácil de executar	Pode ser necessário contraste IV
Angiografia por TC (CTA)	Lesão da artéria carótida, dissecação ou trombose	Prontamente disponível no DE Alta sensibilidade	Necessita de contraste IV
Ressonância magnética (RM)	Lesões de tecidos moles do pescoço e das vias respiratórias	Alta sensibilidade	Não está prontamente disponível Cara
US Doppler	Visualizar a lesão da íntima (dissecção) ou trombose da artéria carótida	Prontamente disponível no DE Portátil para pacientes instáveis	Menos sensível para lesões da carótida e/ou trombose
Laringoscopia de fibra óptica	Visualizar as cordas vocais e estruturas adjacentes	Sensível para lesão das cordas vocais e laríngea	Disponibilidade depende da instituição

TABELA 58.2
Estratégia de Imagem para Estrangulamento Não Fatal*

CENÁRIO E ACHADOS	MODALIDADE RECOMENDADA	MODALIDADE ALTERNATIVA
Sem perda de consciência, sem queixas físicas	Nenhuma	Nenhuma
Sem perda de consciência, mas mudanças de voz	Angiografia por TC cervicocranial de quatro vasos com laringoscopia de fibra óptica	Ressonância magnética (RM) com contraste
Perda de consciência e achados físicos de força no pescoço (p. ex., hematomas, petéquias)	Angiografia por TC cervicocranial de quatro vasos	RM sem contraste
Inconsciência persistente	Angiografia por TC cervicocranial de quatro vasos	RM sem contraste
Consciência intacta com achados neurológicos unilaterais	Angiografia por TC cervicocranial de quatro vasos	Ultrassonografia Doppler da artéria carótida — angiografia de quatro vasos

*A modalidade escolhida irá variar com base nos protocolos específicos da instituição e na disponibilidade das modalidades de imagem.

inconsciência persistente, fratura laríngea, lesão carotídea ou sintomas neurológicos devem ser internados em unidade de cuidado intensivo para um monitoramento rigoroso. Pacientes com relato de perda de consciência, incontinência, petéquias faciais ou conjuntivais, ou sinais e sintomas de lesão cervical de partes moles, ou que estejam sob influência de drogas ou álcool, devem ser admitidos no hospital ou observados por 12 a 24 horas e monitorado para sintomas tardios de lesão. Pacientes sem perda de consciência, com mínimo ou nenhum achado físico, sem intoxicação e com um ambiente de alta segura podem ser liberados para casa com instruções para observar o desenvolvimento tardio de complicações.

MANEJO

O manejo do paciente vítima de agressão sexual requer uma abordagem organizada centrada na vítima e direcionada ao trauma, definida por protocolos institucionais e serviços de apoio disponíveis. Na maioria dos casos, um examinador forense de agressão sexual (EFAS) ou um examinador de enfermagem de agressão sexual (EEAS) realiza o exame de prova. Os hospitais devem ter um protocolo sobre a ativação da equipe de EFAS. Se não houver equipe de EFAS disponível no hospital, o American College of Emergency Physicians apoia a triagem de vítimas de agressão sexual clinicamente estáveis em instalações de exame designadas para coleta de evidências por pessoal especializado e clinicamente treinado.[38]

Na chegada ao DE, o paciente de agressão sexual deve ser rapidamente triado e colocado em uma área privada ou sala de exame. Outros membros da equipe de resposta à agressão sexual (ERAS) devem ser mobilizados – EEAS, assistente social e advogado especializado em casos de estupro. Dependendo do protocolo do departamento, o paciente pode ou não ser avaliado pelo médico emergencista. Se o médico emergencista ver o paciente, é importante manter a história clínica breve. O objetivo da história é descartar lesões potencialmente graves, determinar quais medicamentos são necessários para a profilaxia e decidir se o paciente está no limite de tempo para a coleta de evidências. Algumas perguntas são:
- Quando isso aconteceu?
- Que tipos de agressão ocorreram?
- Onde ocorreu a penetração?
- Foram usados objetos durante a agressão?
- Houve sintomas desde o ataque?
- Houve perda de memória, incoordenação ou suspeita de agressão sexual facilitada por drogas?

Como com qualquer paciente com DE, os provedores devem obter informações como os problemas médicos do paciente, medicamentos, história clínica e último período menstrual.

Exame Médico Forense

O exame médico forense deve proceder de maneira organizada e coordenada, e o paciente deve ser informado de todas as etapas do processo. O exame pode ser realizado até 7 dias após a agressão, dependendo da política de jurisdição, com a maioria usando 5 dias como ponto de corte.[39] Em casos de agressão oral e anal, as evidências geralmente não são coletadas mais de 24 horas após a agressão. Nas agressões vaginais, o DNA e o espermatozoide podem ser recuperados do colo do útero até 120 horas depois. A evidência é coletada usando um *kit* de evidência de agressão sexual jurisdicionalmente específica ou *kit* de recuperação de evidência física (*kit* de estupro). Este kit contém todos os suprimentos necessários para coletar e armazenar adequadamente as evidências recuperadas (Fig. 58.5).

O paciente deve consentir com o exame e a coleta de evidências e que as evidências (e fotografias) sejam entregues à polícia (Fig. 58.6). O paciente tem o direito de recusar qualquer ou todas as partes do exame e pode revogar ou alterar esse consentimento a qualquer momento durante o processo. Esta é a sua decisão e direito; isso deve ser reforçado para a vítima, que pode ter uma sensação de impotência após uma agressão sexual. O processo de consentimento começa com o examinador forense explicando o objetivo do exame, as etapas e o processo envolvido. O processo de exame forense deve prosseguir somente depois que o paciente tiver uma compreensão completa do processo de exame e tenha consentido. O Violence Against Women Act (Lei de Violência contra as Mulheres, VAWA) de 1994 criou e apoia respostas abrangentes e custo-efetivas à violência sexual, doméstica e no namoro. Esta lei dos Estados Unidos fornece apoio financeiro para prestação de serviços estaduais, tribais e territoriais, bem como um programa de subsídios. Qualquer estado que receba financiamento da VAWA é obrigado a fornecer um exame de estupro, apesar de não exigir que o paciente se apresente à polícia. Muitas jurisdições têm políticas que permitem que a vítima tenha provas coletadas e armazenadas por um determinado período de tempo, deixando a cargo da vítima a opção de informar a polícia em uma data posterior. Além disso, o programa VAWA garante que os pacientes não sejam obrigados a pagar pelos serviços prestados; com sua mais recente reautorização, melhorou os serviços para todas as vítimas, especialmente imigrantes, lésbicas, gays, bissexuais e transgêneros (LGBT), mulheres nativas americanas, estudantes universitários e jovens, e moradores de habitações públicas.

Questões relativas ao consentimento são frequentemente complexas, especialmente quando a vítima é menor, deficiente intelectual ou incapacitada por drogas ou álcool. No caso do menor que é incapaz de consentir legalmente (devido à idade), a doutrina do menor maduro (alguém que se sustenta sozinho, é pai ou mãe, ou está nas forças armadas, dependendo dos estatutos estaduais) pode permitir que o menor consinta sem notificação de guardião. Em muitos estados, o menor que está em perigo de ter sido exposto à gravidez ou a uma DST também pode consentir. Se o menor não concordar com o exame, os programas de EFAS não devem forçar o paciente a se submeter ao exame, pois o menor tem o direito de determinar o que acontece com seu corpo. Além disso, um exame não pode ser forçado a pedido de um dos pais ou responsável. Uma discussão com o guardião sobre os efeitos prejudiciais de forçar um exame na criança, e a incapacidade do exame para determinar se uma agressão ocorreu, frequentemente ajudará a amenizar a situação. Para a pessoa incapaz de dar consentimento devido a condições de saúde mental, psicológica ou neurológica, o consentimento deve ser obtido de um tutor ou representante legalmente autorizado. No caso do paciente que está temporariamente incapacitado devido a drogas ou álcool, o exame pode ser adiado até que os efeitos dos intoxicantes desapareçam e o paciente consiga consentir. Para pacientes incapazes de dar consentimento por um período prolongado de tempo (p. ex., traumatismo cranioencefálico grave ou necessidade de intubação), a decisão de prosseguir com um exame forense médico é complicada, pois a falta de consentimento do paciente pode ser vista como mais uma violação. Como muitos pacientes desejariam a coleta de evidências caso estivessem incapacitados, e porque há uma janela de tempo limitada para a coleta, protocolos institucionais devem ser elaborados para abordar esses cenários específicos.[40] Em algumas instituições, o médico ou membro da família ou responsável pode consentir com a coleta de evidências em nome do paciente. Nessas situações, as evidências são coletadas (como um *kit* anônimo) e mantidas até que o paciente seja competente para decidir sobre o relato. Consultoria jurídica institucional e consultas de ética devem ser usadas quando os protocolos não tiverem sido estabelecidos.

A documentação do exame forense deve ocorrer em formulários específicos da jurisdição que tenham perguntas pré-impressas frequentemente incluídas no *kit* de estupro e mantidas separadas do prontuário médico do paciente (Fig. 58.7). O exame médico forense começa com a história forense, seguida de exame físico, documentação de lesões e coleta de evidências (incluindo fotografias). As principais características da história forense estão detalhadas no Quadro 58.2. O exame deve se realizado da cabeça aos pés, com as partes mais intrusivas (p. ex., áreas pélvicas e retais) examinadas no final. Cada parte do corpo é descoberta, uma área de cada vez, para manter o máximo de privacidade possível. Cada jurisdição tem um protocolo padrão para a sequência da coleta de evidências, modificada por elementos da história. A Tabela 58.3 destaca os possíveis passos durante o exame forense e descreve a técnica para cada etapa. Algumas jurisdições podem exigir etapas adicionais (p. ex., um esfregaço vaginal para procurar por espermatozoides móveis e a realização de lâminas além dos esfregaços). Para vítimas que estavam inconscientes ou não conseguem se lembrar de especificações da agressão, deve-se obter esfregaços orais, genitais, vaginais, cervicais, anais, retais, no pescoço e nas mamas, porque essas áreas têm maior probabilidade de recuperação do DNA.

Um estudo recente com mais de 2.000 vítimas constatou que 27% sofreram uma lesão anogenital;[26] historicamente, a literatura relata uma taxa de 16% a 81%.[14-18,27] Lesões anogenitais geralmente são vistas na comissura posterior, na fossa navicular e no hímen (veja na Fig. 58.8 os diagramas e a terminologia da genitália feminina). As lesões são documentadas usando a face de um relógio, com 12:00 representando lesões anteriores e 6:00 representando lesões posteriores. Embora a lesão genital possa ocorrer em até 10% a 52% das mulheres após o intercurso consensual, as vítimas de agressão sexual têm maior probabilidade de apresentar múltiplas lesões, escoriações e maior frequência de lesões além da área genital posterior.[16-18,41,42] A mnemônica TEARS [*t*ears (ruptura), *e*cchymosis (equimose), *a*brasions (abrasões), *r*edness (vermelhidão) e *s*welling (edema)] pode sido utilizada para descrever achados específicos (Figs. 58.9-58.12).[15] A Genital Injury Severity

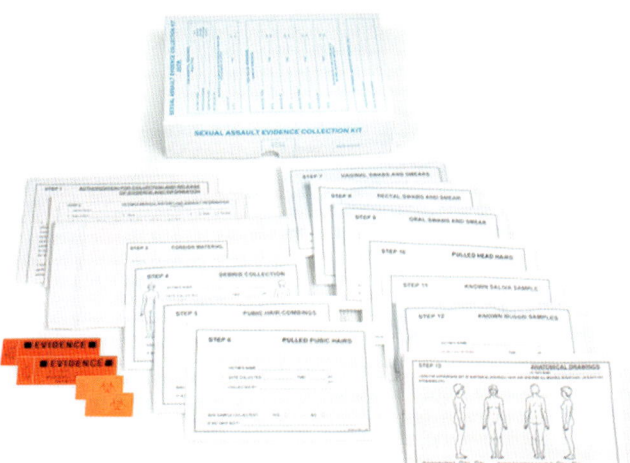

Fig. 58.5. *Kit* de recuperação de evidências físicas. Este é um exemplo de um *kit* de recuperação de evidências físicas disponível comercialmente (*kit* de estupro) usado para coletar, embalar e armazenar evidências. O *kit* pode ser personalizado de acordo com os protocolos e necessidades de cada jurisdição. (Cortesia do Massachusetts Sexual Assault Nurse Examiner Program.)

CONSENTIMENTO INFORMADO PARA EXAME SART RESTRITO

Estou solicitando um exame SART restrito, que significa que quero que seja conduzido um exame médico forense por uma enfermeira SART, mas eu ainda não decidi se quero falar com a polícia.

Eu li e compreendi o seguinte:

1. Não serei cobrado por este exame, independentemente de eu falar ou não com a polícia.
2. Há muitos benefícios de falar com a polícia logo que possível:

    a) A polícia tem a oportunidade de documentar e recolher evidências que deterioram e não estarão disponíveis mais tarde. Isso pode incluir elementos de prova da cena e do suspeito do crime.

    b) Para a realização de entrevistas o mais breve possível – com suspeito(s), testemunha(s) e qualquer pessoa com informações – esses indivíduos são mais propensos a ser localizados e cooperar com a polícia, e eles tendem mais a lembrar de informações importantes.

    c) Posso ser elegível a me candidatar a ajuda fincanceira através do programa California Victim Compensation, para ser reembolsado por quaisquer despesas complementares relacionadas a este crime.

3. Eu sei que a polícia ainda pode conduzir uma investigação, mesmo que eu não tenha escolhido falar com um oficial. No entanto, eles geralmente não fazem tal investigação, exceto em determinadas circunstâncias (por exemplo, em casos de um estuprador em série, quando a agressão sexual é cometida por um parceiro íntimo, ou quando a vítima está gravemente ferida).
4. Eu posso decidir a qualquer momento que estou pronto para falar com a polícia. Entendo que uma investigação se torna mais difícil conforme o tempo passa, mas não necessariamente impossível. Outros tipos de provas podem ainda estar disponíveis, e as pessoas ainda podem ser capazes de fornecer informações em entrevistas.
5. Eu entendo que não serei elegível para ajuda financeira através do programa California Victim Compensation se eu não participar de uma investigação.
6. Eu entendo que o SART providenciará para que as evidências coletadas hoje sejam armazenadas por 5 anos a partir da data deste exame:

    a) Se eu decidir falar com a polícia, dentro dos próximos 5 anos, é minha responsabilidade entrar em contato com o escritório SART pelo número (805)781-4878 e informá-los da atual decisão.

    b) Em _____ de_____de_____, todas as provas recolhidas durante meu exame médico forense pode ser destruído sem qualquer notificação adicional para mim.

7. Eu compreendo que a polícia pode contatar-me se o mesmo suspeito for identificado em qualquer futuro relatório.

Minha assinatura abaixo indica minha compreensão das informações acima. Este documento servirá como minha autorização para SART destruir quaisquer provas coletadas neste exame médico forense em 5 anos a partir da data da prova – se o escritório SART não foi contatado para entregar as provas à polícia.

_____   _____
Nome do paciente (por favor, impresso)   Nome da enfermeira (por favor, impresso)

_____   _____
Assinatura do paciente   Assinatura da enfermeira

Data:_____

Fig. 58.6. Exemplo de formulário de consentimento para um exame médico forense realizado nos Estados Unidos. *SART,* equipe de resposta à agressão sexual.

Scale (Escala de Gravidade de Lesão Genital, GISS) é outro instrumento disponível que usa visualização macroscópica, colposcopia e coloração com azul de toluidina. As variáveis incluem cinco tipos de lesões – inchaço, mudança de cor, ruptura de tecido, lesão de hímen e introito, absorção de corante azul de toluidina – e duas classes de gravidade – integridade do tecido intacta e interrompida.[43,44] A GISS pode ajudar a distinguir os pacientes de agressão sexual de indivíduos com relações sexuais consensuais com base no tipo e na classe da lesão. Em uma coorte de vítimas de agressão sexual, 40% tiveram lesões classe B ou lesões disruptivas *versus* 10% no grupo consensual. Embora não seja comumente usado na prática clínica por médicos emergencistas, a GISS foi validada na definição e medição da lesão genital externa após a relação sexual e é mais comumente usada por especialistas em agressão sexual.[44]

Princípios Gerais da Coleta de Evidências

Luvas devem ser usadas durante a coleta, processamento e embalagem de evidências e devem ser trocadas entre cada etapa da coleta de evidências para evitar a contaminação cruzada das evidências. Roupas que tenham sido rasgadas ou arrancadas ou que mostrem outros sinais de força devem ser coletadas, tomando cuidado para não cortar buracos ou rasgos existentes. Áreas de vestimenta com possível DNA (incluindo roupas íntimas não usadas no momento da agressão, mas colocadas mais tarde) também devem ser coletadas. Roupas e outras evidências devem ser colocadas em sacos de papel, porque o plástico promove o crescimento de fungos e bactérias e pode destruir a evidência de DNA. Se uma peça de prova estiver molhada quando coletada, o pacote deve ser rotulado como tal, e o laboratório policial ou criminal deve estar ciente disso para que possa secar e reembalar a evidência. Um mínimo de dois esfregaços devem ser feitos ao esfregar uma área, permitindo que o laboratório criminal guarde um esfregaço para análise futura pelo laboratório da defesa. Em geral, as manchas úmidas devem ser coletadas com um cotonete seco ou aplicador com ponta de algodão; as manchas secas são coletadas com um cotonete umedecido com água estéril ou destilada. Para amostras secas e marcas de mordida, é executada uma técnica de duplo esfregaço. Primeiro, a área é esfregada de forma rotativa com um

Continua na pág. 748.

RELATÓRIO MÉDICO FORENSE: AGUDO (< 72 HORAS)
EXAME DE AGRESSÃO SEXUAL DE ADULTO/ADOLESCENTE

ESTADO DA CALIFÓRNIA
Agência de Gestão de Emergência da Califórnia

CalEMA 2-923

Documento Confidencial — Identificação do paciente

INFORMAÇÃO GERAL (imprensa ou cursiva) — **Nome de instalação médica:**

1. Nome do paciente — Número de identificação do paciente

2. Endereço — Cidade — País — Estado — Telefone (W) (H)

3. Idade	DN	Sexo M F	Etnia	Data de chegada	Hora da chegada	Data da alta	Hora da alta

B. REGISTRO E AUTORIZAÇÃO — **Jurisdição(☐ cidade ☐ região☐ outro)**

1. Relato feito por telefone para a força de segurança — Relatado por:

Nome do oficial	Agência	Número de identificação	Telefone	Nome	Data	Hora

2. Oficial de resposta	Agência	Número de identificação	Telefone

3. Eu solicito um exame médico forense para suspeita de agressão sexual, com despesa pública.

Autorização de telefone
Agência:
Responsável pela autorização:
Número de identificação:
Data/hora:

Oficial da força de segurança — Número de identificação — Agência

Telefone — Data — Hora — Número do caso

C. INFORMAÇÃO DO PACIENTE

- Entendo que os hospitais e os profissionais de saúde são obrigados pelas Seções do Código Penal 11160-11161 a reportar às autoridades responsáveis casos em que é procurada assistência médica quando lesões são infligidas sobre qualquer pessoa em violação de qualquer lei penal estadual. O relatório deve indicar o nome da pessoa lesada, localização atual e o tipo e extensão das lesões. ______(Inicial)
- Fui informado de que as vítimas de crime são elegíveis para apresentar pedidos de indenização de vítimas de crimes ao Estado. Fundo de Restituição às Vítimas de Crime (VDC) para despesas médicas, aconselhamento psicológico, perda de salários e de reconversão e reabilitação profissional. ______(Inicial)

D. CONSENTIMENTO DO PACIENTE
Menores: A Family Code Section 6927 permite que menores de idade (12 a 17 anos) consintam em exame médico, tratamento e coleta de evidência para agressão sexual sem o consentimento dos pais. Veja instruções para os requisitos de notificação dos pais para menores.

- Eu entendo que um exame médico forense para evidência de agressão sexual à custa do poder público pode, com meu consentimento, ser conduzido por um profissional de saúde para descobrir e preservar evidências da agressão. Se conduzido, o relatório do exame e todas as provas obtidas serão liberados para as autoridades policiais. Eu entendo que o exame pode incluir a coleta de amostras de referência no momento do exame ou em uma data posterior. Entendo que posso retirar o consentimento a qualquer momento para qualquer parte do exame. ______(Inicial)
- Eu entendo que a coleta de evidências pode incluir fotografias das lesões e que essas fotografias podem incluir a área genital. ______(Inicial)
- Eu, por meio deste, concordo com um exame médico forense quanto à evidência de agressão sexual. ______(Inicial)
- Eu entendo que os dados sem identificação do paciente podem ser coletados deste relatório para fins forenses e de saúde e fornecidos às autoridades de saúde e outras pessoas qualificadas com interesse educacional ou científico válido para estudos demográficos e/ou epidemiológicos. ______(Inicial)

Assinatura ______ ☐ Paciente ☐Pai/Mãe ☐Guardião

DISTRIBUIÇÃO DO CalEMA 2-923
☐ Original – força de segurança ☐ Cópia com kit de evidência – lab. criminal ☐ Cópia – serviços de proteção à criança (se o paciente for menor) ☐ Cópia – registro de serviço médico

CalEMA 2-923 (Rev 7/02) 1

E. HISTÓRIA CLÍNICA DO PACIENTE

1-Nome da pessoa que fornece a história:	Relação com o paciente:	Data	Hora

2. História médica pertinente:
- Último período menstrual
- Qualquer lesão anal-genital recente (60 dias), cirurgias, procedimentos diagnósticos ou tratamentos médicos que possam afetar a interpretação dos achados físicos atuais? ☐ Não ☐ Sim
  Se sim, descreva:
- Qualquer outra condição médica pertinente que possa afetar a interpretação dos achados físicos atuais? ☐ Não ☐ Sim
  Se sim, descreva:
- Alguma lesão física preexistente? ☐ Não ☐ Sim
  Se sim, descreva:

3. História pertinente relacionada à pré- e pós-agressão: (Não / Sim / Não tem certeza)
- Outra relação sexual nos últimos 5 dias? ☐ ☐
  Se sim
  anal (nos últimos 5 dias)? Quando ____ ☐ ☐
  vaginal (nos últimos 5 dias)? Quando ____ ☐ ☐
  oral (nos últimos 24 horas)? Quando ____ ☐ ☐
  Se sim, ocorreu ejaculação? ☐ ☐ ☐
  Se sim, onde? ______
  Se sim, foi usado preservativo? ☐ ☐ ☐
- Qualquer uso voluntário de álcool dentro de 12 horas antes da agressão? ☐ ☐*
- Qualquer uso voluntário de drogas dentro de 96 horas antes da agressão? ☐ ☐*
- Qualquer uso voluntário de drogas ou álcool entre o momento da agressão e o momento do exame forense? ☐ ☐*

Se sim, recomenda-se a coleta de amostras de toxicologia de acordo com a política local. ☐ Urina ☐ Sangue

4. Higiene/atividade após agressão: ☐ Não aplicável se mais de 72 horas (Não / Sim)
Urinou ☐ ☐
Defecou ☐ ☐
Limpeza com lenços genitais ou corporais ☐ ☐
Se sim, descreva: ______
Ducha vaginal ☐ ☐
Se sim, com o que ______
Removido/inserido ☐Tampão ☐Diafragma ☐ ☐
Gargarejo/enxágue oral ☐ ☐
Banho/chuveiro/lavagem ☐ ☐
Escovou os dentes ☐ ☐
Comeu ou bebeu ☐ ☐
Trocou roupas ☐ ☐
Se sim, descreva: ______

5. História relacionada à agressão: (Não / Sim)
Perda de memória? Se sim, descreva: ☐ ☐*
Lapso de consciência? Se sim, descreva: ☐ ☐*

Se sim, recomenda-se a coleta de amostras toxicológicas de acordo com a política local. ☐Sangue ☐ Urina
Vomitado? Se sim, descreva: ☐ ☐
Lesão não genital, dor e/ou sangramento? Se sim, descreva: ☐ ☐
Lesão anal-genital, dor e/ou sangramento? Se sim, descreva: ☐ ☐

CalEMA 2-923 (Rev 7/02) 2

Identificação do paciente

F. HISTÓRIA DE AGRESSÃO

1. Data da(s) agressão(ões):	Hora da(s) agressão(ões):

2. Meio físico pertinente da (s) agressão(ões):

3. Nome(s) do(s) agressor(es) alegado(s)	Idade	Sexo	Etnia	Relação com o pai/mãe: Conhecida	Não conhecida
#1.		M F			
#2.		M F			
#3.		M F			
#4.		M F			

4. Métodos utilizados pelo(s) agressor(es): (Não / Sim / Se sim, descreva)
Armas ☐ ☐
Ameaças? ☐ ☐
Lesões infligidas? ☐ ☐
Tipo(s) de armas? ☐ ☐
Golpes físicos ☐ ☐
Agarrar/segurar/beliscar ☐ ☐
Restrições físicas ☐ ☐
Sufocamento/estrangulamento ☐ ☐
Queimaduras (térmica e/ou química) ☐ ☐
Ameaça(s) de ferimento ☐ ☐
Meta(s) de amaça(s) ☐ ☐
Outros métodos ☐ ☐

Ingestão involuntária de álcool/drogas ☐ Não ☐ Sim ☐ Não tem certeza
Se sim ☐ Álcool ☐ Drogas
Se sim ☐ Forçado ☐ Coagido ☐ Suspeito
Se sim, amostras de toxicologia coletadas: ☐ Sangue ☐ Urina ☐ Nenhuma

5. Lesões infligidas ao(s) agressor(es) durante a agressão? ☐Não ☐Sim
Se sim, descreva lesões, possíveis localizações no corpo e como elas foram infligidas.

Fig. 58.7. A-D, Quadro de exemplo para documentar o exame médico forense. (De www.caloes.ca.gov/GrantsManagementSite/Documents/2-923%20Form%20Forensic%20Medical%20Report,%20Acute-Adolescent%20Sexual%20Assault%20Examination.pdf.)

Continua

G. ATOS DESCRITOS PELO PACIENTE

- Qualquer penetração da abertura genital ou anal, mesmo que leve, constitui o ato.
- A cópula oral requer apenas contato
- Se houver mais de um agressor, identifique por número.

1. Penetração da vagina por:

	Não	Sim	Tentativa	Não tem certeza
Pênis	☐	☐	☐	☐
Dedo	☐	☐	☐	☐
Objeto	☐	☐	☐	☐

Se sim, descreva o objeto: Descrever:_____

2. Penetração do ânus por:

	Não	Sim	Tentativa	Não tem certeza
Pênis	☐	☐	☐	☐
Dedo	☐	☐	☐	☐
Objeto	☐	☐	☐	☐

Se sim, descreva o objeto: Descrever:_____

3. Cópula oral dos genitais:

	Não	Sim	Tentativa	Não tem certeza
Do paciente pelo agressor	☐	☐	☐	☐
Do agressor pelo paciente	☐	☐	☐	☐

Descrever:_____

4. Cópula oral do ânus:

	Não	Sim	Tentativa	Não tem certeza
Do paciente pelo agressor	☐	☐	☐	☐
Do agressor pelo paciente	☐	☐	☐	☐

Descrever:_____

5. Ato(s) não genital(ais):

	Não	Sim	Tentativa	Não tem certeza
Lamber	☐	☐	☐	☐
Beijar	☐	☐	☐	☐
Lesão por sucção	☐	☐	☐	☐
Morder	☐	☐	☐	☐

Descrever:_____

6. Outro(s) ato(s):

	Não	Sim	Tentativa	Não tem certeza
	☐	☐	☐	☐

Descrever:_____

7. A ejaculação ocorreu? ☐ Não ☐ Sim ☐ Não tem certeza

Se sim, observe a localização:
- ☐ Boca
- ☐ Vagina
- ☐ Ânus/reto
- ☐ Esfregaço corporal
- ☐ Superfície corporal
- ☐ Em roupas
- ☐ Na cama
- ☐ Outros

8. Produtos contraceptivos ou lubrificantes:

	Não	Sim	Não tem certeza
Espuma usada?	☐	☐	☐
Geleia usada?	☐	☐	☐
Lubrificante usado?	☐	☐	☐
Preservativo usado?	☐	☐	☐

Descrever tipo/marca, se conhecido:_____

Identificação do Paciente

CalEMA 2-923 (Rev 7/02) 3

H. EXAME FÍSICO GERAL

Registre todos os achados usando diagramas, legendas e um sistema de numeração consecutiva.

1. Pressão arterial	Pulso	Resp.	Temp.	2. Exame iniciado		Exame completo	
				Data	Hora	Data	Hora

3. Descreva a aparência física geral
4. Descreva o comportamento geral

5. Descreva a condição da roupa na chegada.
6. Recolha a roupa externa e a roupa interna, se indicado. ☐ Não indicado ☐ Achados ☐ Sem achados
7. Realize um exame físico.
8. Colete secreções secas e úmidas, manchas e materiais estranhos do corpo. Examine o corpo inteiro com uma lâmpada de Wood.
9. Colete raspas ou cortes de unhas de acordo com a política local. ☐ Achados ☐ Sem achados

Diagrama A   Diagrama B

LEGENDA: Tipos de Achados

AB	Abrasão	DF	Deformidade	MS	Secreção úmida	PE	Petéquias	TB	Toluidina azul⊕
BI	Mordida	DS	Secreção seca	OF	Outros materiais estranhos (descrever)	PS	Saliva potencial	TE	Sensibilidade
BU	Queimadura	EC	equimose (hematoma)			SHX	Amostra por história	V/S	vegetação/solo
CS	Esfregaço de controle	ER	Eritema (vermelhidão)	OI	Outra lesão (descrever)	SI	Lesão de sucção	WL	Lâmpada de Wood ⊕
DE	Debris	F/H	Fibra/cabelo			SW	Inchaço		
		IN	Endurecimento						
		IW	Ferida incisa						
		LA	Laceração						
		FB	Corpo estranho de						

Localizador	Tipo	Descrição	Localizador	Tipo	Descrição

REGISTRAR TODAS AS ROUPAS E ESPÉCIMES COLETADOS NA PÁGINA 8

Identificação do paciente

CalEMA 2-923 (Rev 7/02) 4

Fig. 58.7, continuação

I. CABEÇA, PESCOÇO E EXAME ORAL

Registre todos os achados usando diagramas, legendas e um sistema de numeração consecutiva.

1. Examine da face, cabeça, cabelo, couro cabeludo e pescoço em busca de e lesões e materiais estranhos ☐ Achados ☐ Sem achados
2. Colete secreções secas e úmidas, manchas e materiais estranhos da face, cabeça, cabelo, couro cabeludo e pescoço.
   ☐ Achados ☐ Sem achados
3. Examine a cavidade oral em busca de ferimentos e materiais estranhos (se indicado pela história de agressão). Colete materiais estranhos. Exame realizado: ☐ Não se aplica ☐ Sim ☐ Achados ☐ Sem achados
4. Colete 2 cotonetes da cavidade oral até 12 horas após a agressão e prepare uma lâmina de esfregaço seca de um dos cotonetes.
5. Recolha amostras de referência de cabelo da cabeça de acordo com a política local.

Diagrama C

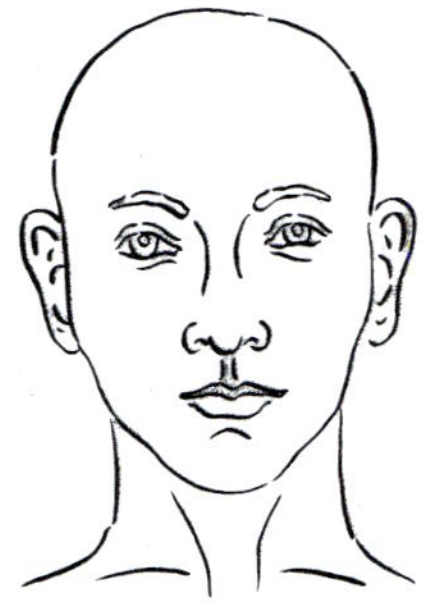

Diagrama D

Identificação do paciente

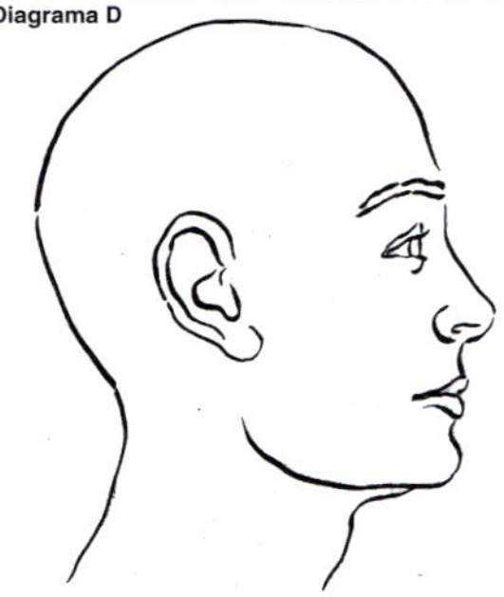

Diagrama E

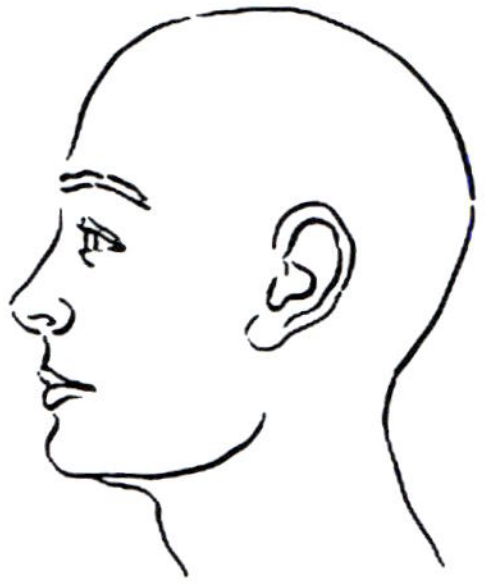

Diagrama F

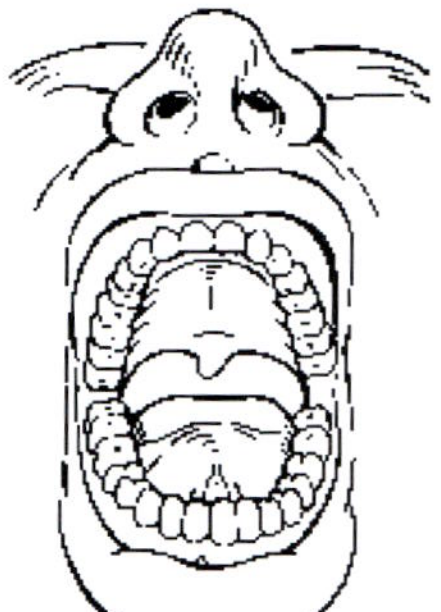

LEGENDA: Tipos de Achados

AB	Abrasão	DF	Deformidade	FB	Corpo estranho de	PE	Petéquias	TB	Toluidina azul ⊕
BI	Mordida	DS	Secreção seca		Endurecimento	PS	Saliva potencial	TE	Sensibilidade
BU	Queimadura	EC	equimose (hematoma)	IN	Endurecimento	SHX	Amostra por história	V/S	vegetação/solo
CS	Esfregaço de controle	ER	Eritema (vermelhidão)	IW	Ferida incisa	SI	Lesão de sucção	WL	Lâmpada de
DE	Debris	F/H	Fibra/cabelo	LA	Laceração	SW	Inchaço		Wood ⊕

Localizador	Tipo	Descrição

REGISTRAR TODAS AS ROUPAS E ESPÉCIMES COLETADOS NA PÁGINA 8

CalEMA 2-923 (Rev 7/02)

J. EXAME GENITAL – SEXO FEMININO

Registre todos os achados usando diagramas, legenda e um sistema de numeração consecutivo:

1. Examine a parte interna das coxas, a genitália externa e a área perineal. Marque a(s) caixa(s) se houver achados relacionados à agressão:
   ☐ Nenhum achado
   ☐ Parte interna das coxas ☐ Tecido periuretral/meato uretral
   ☐ Períneo ☐ Tecido peri-himenal (vestíbulo)
   ☐ Grandes lábios ☐ Hímen
   ☐ Pequenos lábios ☐ Fossa navicular
   ☐ Clitóris/área circundante ☐ Comissura posterior dos lábios
2. Colete secreções secas e úmidas, manchas e materiais estranhos. Examine a área com uma lâmpada de Wood. ☐ Achados ☐ Sem achados
3. Colete pelos pubianos resultantes de pentear ou escovar.
4. Colete amostras de referência de pelos pubianos de acordo com a política local.
5. Examine a vagina e o colo do útero. Marque a(s) caixa(s) se houver achados relacionados com a agressão.
   ☐ Nenhum achado ☐ Vagina ☐ Colo do útero
6. Colete 4 cotonetes do esfregaço vaginal. Prepare uma lâmina de esfregaço vaginal úmido e uma lâmina de esfregaço seco.
7. Colete 2 cotonetes cervicais (se mais de 48 horas após a agressão).
8. Examine as nádegas, o ânus e o reto (se indicado pela história).
   Exame realizado: ☐ Sim ☐ Não aplicável
   Marque a(s) caixa(s) se houver achados relacionados com a agressão:
   ☐ Nenhum achado
   ☐ Nádegas ☐ Borda/dobras/rugas anais
   ☐ Pele perianal ☐ Reto
9. Colete secreções secas e úmidas, manchas e materiais estranhos. ☐ Achados ☐ Sem achados
10. Colete 2 esfregaços anais e/ou retais e prepare uma lâmina de esfregaço seco.
11. Realize um exame anoscópico se houver suspeita de lesão retal ou se houver qualquer sinal de sangramento retal.
    Sangramento retal ☐ Não ☐ Sim
    Se sim, descreva: _____
12. Posição do exame usada:
    ☐ Supino ☐ Outra Descreva: _____

Diagrama G

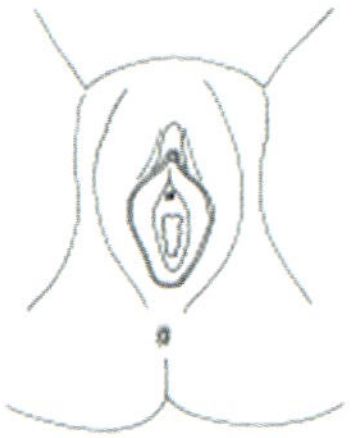

Diagrama H

Diagrama I

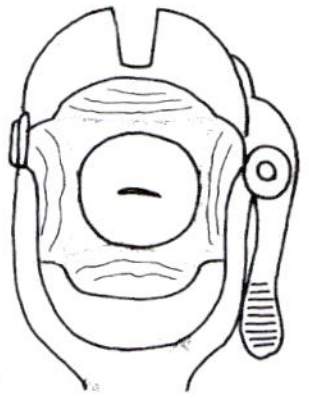

Diagrama J

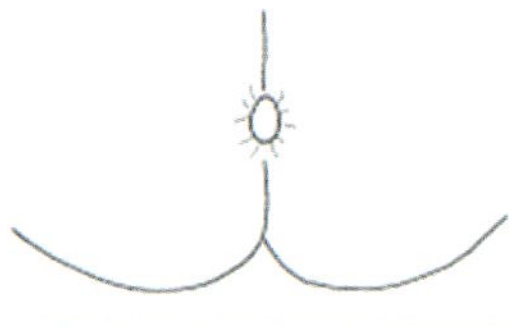

Identificação do paciente

LEGENDA: Tipos de Achados

AB	Abrasão	EC	equimose (hematoma)	MS	Secreção úmida	SI	Lesão de sucção
BI	Mordida	ER	Eritema (vermelhidão)	OF	Outros materiais estranhos (descrever)	SW	Inchaço
BU	Queimadura	F/H	Fibra/cabelo	OI	Outra lesão (descrever)	TB	Toluidina azul ⊕
CS	Esfregaço de controle	FB	Corpo estranho de Debris	PE	Petéquias	TE	Sensibilidade
DE	Debris	IN	Endurecimento	PS	Saliva potencial	V/S	vegetação/solo
DF	Deformidade	IW	Ferida incisa	SHX	Amostra por história	WL	Lâmpada de Wood ⊕
DS	Secreção seca	LA	Laceração				

Localizador	Tipo	Descrição

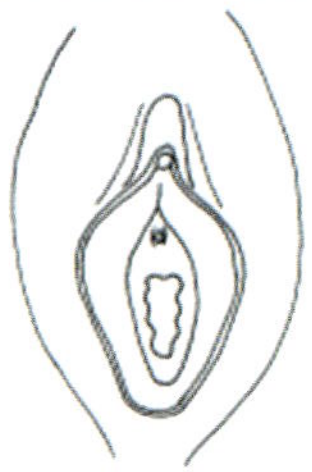

REGISTRAR TODAS AS ROUPAS E ESPÉCIMES COLETADOS NA PÁGINA 8

CalEMA 2-923 (Rev 7/02)

Fig. 58.7, continuação.

Continua

PARTE II Trauma | SEÇÃO QUATRO Violência e Abuso

K. EXAME GENITAL – SEXO MASCULINO
Registre todos os achados usando diagramas, legendas e um sistema de numeração consecutiva.

1. Examine a parte interna das coxas, a genitália externa e a área perineal. Marque a(s) caixa(s) se houver achados relacionados com a agressão:
   - ☐ Nenhum achado
   - ☐ Parte interna da coxa   ☐ Glande do pênis   ☐ Escroto
   - ☐ Períneo   ☐ Haste peniana   ☐ Testículo
   - ☐ Prepúcio   ☐ Meato uretral
2. Circuncidado: ☐ Não ☐ Sim
3. Colete secreções secas e úmidas, manchas e materiais estranhos.
4. Colete pelos pubianos resultantes de pentear ou escovar.
5. Colete amostras de referência de pelos pubianos de acordo com a política local.
6. Colete 2 esfregaços penianos, se indicado pela história de agressões. ☐ N/D
7. Colete 2 esfregaços escrotais, se indicado pela história de agressões. ☐ N/D
8. Examine as nádegas, ânus e reto (se indicado pela história).
   Marque a(s) caixa(s) se houver achados relacionados à agressão: ☐ Sim ☐ Não aplicável
   - ☐ Sem achados   ☐ Borda /dobras/rugas anais
   - ☐ Nádegas   ☐ Reto
   - ☐ Pele perianal
9. Colete secreções secas e úmidas, manchas e materiais estranhos.
   ☐ Achados ☐ Sem achados
10. Colete 2 esfregaços anais e/ou retais e prepare uma lâmina de esfregaço seco.
11. Realize um exame anoscópico se houver suspeita de lesão retal ou se houver qualquer sinal de sangramento retal.
    Sangramento retal: ☐ Não ☐ Sim
    Se sim, descreva: _____
12. Posição do exame usada:
    ☐ Supino ☐ Outra Descreva: _____

LEGENDA: Tipos de Achados

AB	Abrasão	EC	equimose (hematoma)	MS	Secreção úmida	SI Lesão de sucção
BI	Mordida	ER	Eritema (vermelhidão)	OF	Outros materiais estranhos (descrever)	SW Inchaço
BU	Queimadura					TB Toluidina azul⊕
CS	Esfregaço de controle	FH	FioraCabelo	OI	Outra lesão (descrever)	TE Sensibilidade
DE	Debris	FB	Corpo estranho de vegetação/solo	PE	Petéquias	V/S vegetação/solo
DF	Deformidade	IN	Endurecimento	PS	Saliva potencial	WL Lâmpada de Wood⊕
DS	Secreção seca	LA	Laceração	ShX	Amostra por história	

Localizador	Tipo	Descrição

Diagrama K — Identificação do paciente

Diagrama L

Diagrama M

Diagrama N

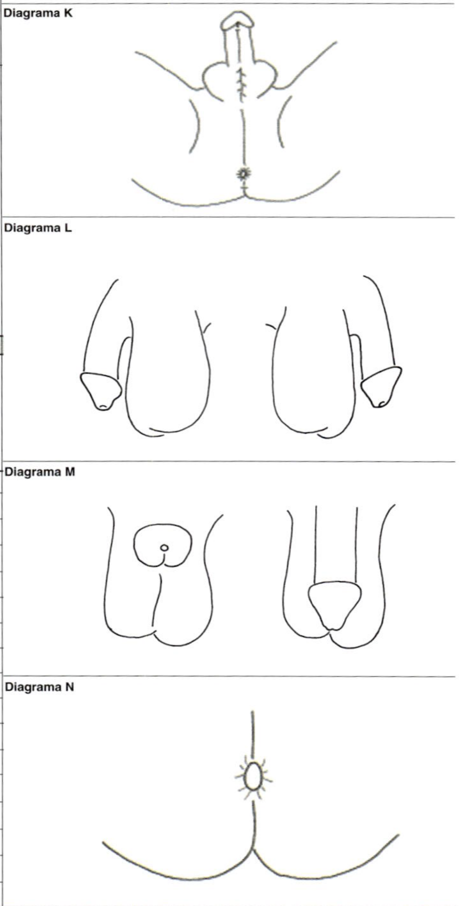

REGISTRAR TODAS AS ROUPAS E ESPÉCIMES COLETADOS NA PÁGINA 8

CalEMA 2-923 (Rev 7/02)   7

L. EVIDENCE COLETADA E SUBMETIDA AO LABORATÓRIO CRIMINAL

1. Roupa colocada em kit | Outras roupas colocadas em sacos de evidências provas

2. Materiais estranhos coletados

	Não	Sim	Coletado por:
Esfregaços/suspeita de sangue	☐	☐	
Secreções secas	☐	☐	
Fibra/cabelos soltos	☐	☐	
Vegetação	☐	☐	
Solo/detritos	☐	☐	
Esfregaços/sémen suspeito	☐	☐	
Esfregaços/saliva suspeita	☐	☐	
Esfregaços/área(s) de lâmpada de Wood⊕	☐	☐	
Esfregaços de controle	☐	☐	
Raspagens/cortes de unhas	☐	☐	
Cortes de cabelo emaranhado	☐	☐	
Pelos pubianos resultante de pentear/escovar	☐	☐	
Corpo estranho intravaginal	☐	☐	
Outros tipos	☐	☐	
Se sim, descreva:			

3. Amostras orais/genitais/anais/retais

	#Swabs	#Lâminas	Hora coletada	Coletada por
Oral				
Vaginal				
Cervical				
Anal				
Retal				
Peniana				
Escrotal				
Aspiração/lavagens (opcional)	☐ Não ☐ Sim			

4. Lâmina de esfregaço vaginal úmido

	Não	Sim	Hora	Examinador:
Lâmina preparada	☐	☐		
Espermatozoides móveis observados	☐	☐		
Espermatozoides não móveis observados	☐	☐		

M. AMOSTRAS TOXICOLÓGICAS

	Não	Sim	Hora	Coletada por
Álcool sanguíneo toxicologia (tubo superior cinza)	☐	☐		
Toxicologia da urina	☐	☐		

N. AMOSTRAS DE REFERÊNCIA

	Não	Sim		Coletada por
Sangue (tubo superior roxo)	☐	☐		
Sangue (tubo superior amarelo)	☐	☐		
Cartão de sangue (opcional)	☐	☐		
Esfregaços bucais (opcional)	☐	☐		
Cabelo da cabeça	☐	☐		
Pelos pubianos	☐	☐		

O. MÉTODOS DE DOCUMENTAÇÃO DE FOTOS

	Não	Sim	Colposcópio /35mm	Lente macro /35mm	Colposcópio/ Videocâmera	Outras Ópticas
Corpo	☐	☐	☐	☐	☐	☐
Órgãos genitais	☐	☐	☐	☐	☐	☐
Fotografado por:						

— Identificação do Paciente

P. REGISTRO DOS MÉTODOS DE EXAME

	Não	Sim		Não	Sim
Visualização direta apenas	☐	☐	Corante azul de toluidina	☐	☐
Colposcopia	☐	☐	Exame anoscópico	☐	☐
Outro magnificador	☐	☐	Exame de espéculo anal	☐	☐
Outro	☐	☐			
Se sim, descreva:					

Q. REGISTRO DOS RESULTADOS DO EXAME
☐ Achados Físicos ☐ Nenhum Achado Físico

R. REGISTRO DA AVALIAÇÃO DOS ACHADOS
☐ Exame compatível com a história
☐ Exame incompatível com a história

S. RESUMO DOS ACHADOS

T. NOMES EM IMPRENSA DO PESSOAL ENVOLVIDO
História obtida por: _____ Telefone: _____
Exame realizado por: _____
Amostras rotuladas e seladas por: _____
Assistido por: ☐ N /D _____
Assinatura do examinador: _____ nº de licença do examinador _____

U. DISTRIBUIÇÃO DA EVIDÊNCIA   ENTREGUE A:
Roupas item(s) não colocadas no kit de evidência _____
Kit de evidências _____
Amostras de sangue de referência _____
Amostras de toxicologia _____

V. ASSINATURA DO OFICIAL RECEBIMENTO DE EVIDÊNCIAS
Assinatura: _____
Nome em imprensa e ID #: _____
Agência: _____
Data: _____ Telefone: _____

CalEMA 2-923 (Rev 7/02)   8

Fig. 58.7, continuação.

QUADRO 58.2

Importante Informação da História para o Exame Médico Forense[a]

HISTÓRIA DO PACIENTE
- História médica passada pertinente
- Última relação sexual consensual[b] — quando? com quem? Áreas penetradas? Ejaculação?
- Uso voluntário de drogas ou álcool

HISTÓRIA DE AGRESSÃO
- Data?
- Hora?
- Ambiente?
- Agressor(es)?
- Ingestão involuntária de drogas ou álcool
- Lesão genital e não genital, dor, sangramento?
- Perda de memória?
- Perda de consciência?
- Vômitos?
- Lesão infligida ao agressor?

MÉTODOS UTILIZADOS PELO AGRESSOR
- Armas — tipo? uso? lesão?
- Impactos físicos — tapa? batida? perfuração?
- Agarrar, segurar, beliscar
- Ameaças de ferimento
- Restrição física
- Asfixia/estrangulamento
- Queimaduras
- Alvos de ameaça

ATIVIDADE, HIGIENE DA VÍTIMA APÓS A AGRESSÃO
- Urinou
- Defecou
- Limpeza com lenço genital, corporal
- Ducha
- Removeu, inseriu tampão
- Removeu, inseriu diafragma
- Comeu
- Bebeu
- Gargarejou
- Escovou os dentes
- Trocou de roupa
- Lavou roupas

ATOS DA AGRESSÃO[c]
- Penetração vaginal — pênis? objeto? dedo?
- Penetração oral — pênis? objeto? dedo?
- Penetração anal — pênis? objeto? dedo?
- Copulação oral dos órgãos genitais — do paciente pelo agressor? do agressor pelo paciente?
- Copulação oral do ânus — do paciente pelo agressor? do agressor pelo paciente?
- Atos não genitais — morder? chupar? lamber? beijar? locais?
- Ejaculação ocorreu? local?
- Contracepção ou lubrificante usado — espuma? geleia? lubrificante? preservativo?

[a]Essas perguntas só devem ser feitas pelo médico emergencista se ele está realizando todo exame médico forense, incluindo a coleta de evidências.
[b]Estas informações são necessárias para carregar o perfil de DNA no CODIS (Combined *DNA* Index System), para não confundir o DNA de um parceiro consensual.
[c]Alternativas de resposta são sim, não, não tem certeza.

TABELA 58.3

Etapas do Kit de Coleta de Evidência de Agressão Sexual

ETAPA	TÉCNICA
Coleta de roupas	Colete a roupa que o paciente usava durante a agressão. • Solicite ao paciente que se dispa em um lençol colocado no chão. Separe os artigos de vestuário. • Coloque cada peça de roupa em um saco de papel; rotule e lacre. • Dobre o lençol e o pacote da mesma forma.
Coleta de detritos	Examine o corpo da cabeça aos pés procurando por potenciais materiais de evidência • Documente os achados e recolha objetos usando uma pinça, fita ou gaze. • Empacote cada pedaço separadamente em um envelope; rotule e lacre.
Evidências biológicas	Examine o corpo para potenciais materiais e líquidos biológicos, mordidas ou marcas de sucção. • Use uma fonte de luz alternativa, a localização é guiada pela história do paciente. • Use esfregaços para coletar evidências, seque ao ar, embale, rotule e lacre.
Evidências de unha	Obtenha evidências de unhas, se for o caso. • Use vareta de madeira rosa, lâmina de língua quebrada ou cotonete umedecido para raspar debaixo das unhas. • Cortadores de unha podem ser usados para cortar as unhas. • Embale, rotule e lacre.
Restos de pelos pubianos	Obtenha materiais estranhos de pelos pubianos. • Coloque um lençol de coleta sob as nádegas. • Use pente de plástico para pentear o pelo em direção ao lençol. • Se não há pelos púbicos ou estão aparados, um rolo de algodão pode ser utilizado. • Embale o lençol e o pente, rotule e lacre.
Puxada de pelos pubianos (dolorosa, abandonada pela maioria dos protocolos)	Obtenha o DNA de referência do paciente: • Puxe os pelos pubianos, tentando obter a raiz. • Embale, rotule e lacre.

Continua

TABELA 58.3
Etapas do Kit de Coleta de Evidência de Agressão Sexual

ETAPA	TÉCNICA
Puxada de cabelo da cabeça (dolorosa, abandonada pela maioria dos protocolos)	Obtenha o DNA de referência do paciente • Puxe os fios de cabelo da cabeça de diferentes partes do couro cabeludo para tentar obter a raiz. • Embale, rotule e lacre.
Esfregaços e exame genital externo	Obtenha provas biológicas de locais GU externos — vulva e períneo — enquanto inspeciona por lesão. • Uso a técnica de retração e separação para procurar evidências de lesão genital. • Use cotonetes umedecidos para limpar as áreas. • Se há emaranhado de pelo púbico, use uma tesoura para cortar a seção emaranhada. • Embale, rotule e lacre.
Esfregaços genitais internos	Obtenha provas biológicas de locais GU internos — vagina e colo do útero — avalie quanto a lesão genital. • Use cotonetes para coletar o líquido e evidências dos fórnices posteriores. • Recolha qualquer objeto estranho, como um tampão ou preservativo. • Insira o cotonete no colo do útero e gire suavemente. • A obtenção de culturas de DST é feita neste momento. • Embale, rotule e lacre.
Esfregaços e exame anal	Obtenha provas biológicas do ânus/reto e avalie quanto à lesão • Retraia delicadamente o ânus com pressão constante lenta para permitir a dilatação natural e verifique se há danos. • Suavemente introduza cotonetes e gire. • Um anoscópio pode ser usado para avaliar o dano. • Embale, rotule e lacre.
Amostra de referência de DNA	Obtenha uma amostra de DNA • Conforme protocolo, colete uma amostra de esfregaço de sangue ou bucal.
Princípios gerais	• Dois cotonetes estéreis com ponta de algodão são utilizados simultaneamente para coletar amostras. Um será usado para o laboratório de criminalística e o outro estará disponível para a defesa, se solicitado. • Cotonetes secos são usados para coletar evidências de áreas úmidas; cotonetes umedecidos com água estéril de controle são usados para coletar evidências de áreas secas. • Os cotonetes são secos ao ar, colocados de volta nas mangas e em seguida colocados em um envelope. • Todas as evidências são colocadas em papel (não plástico) porque a umidade pode causar o crescimento de fungos e destruir o DNA.

GU, Genitourinário; *IST,* infecção sexualmente transmitida.

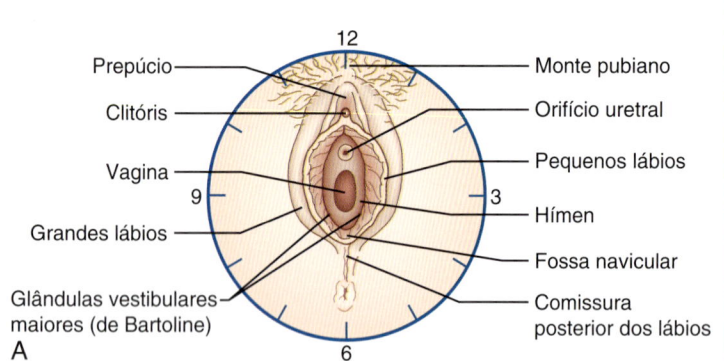
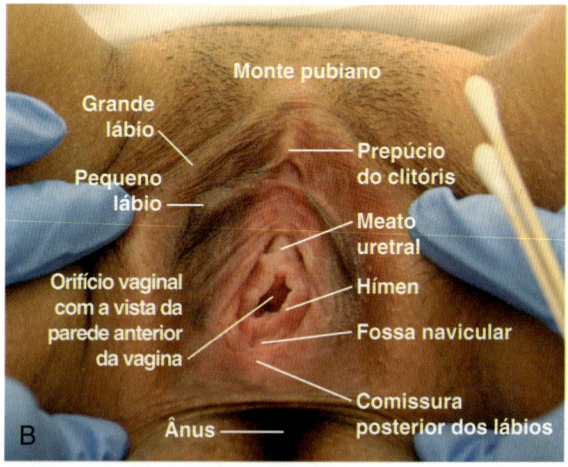

Fig. 58.8. Genitália feminina. **A,** Anatomia da genitália externa feminina com as posições do relógio usadas na documentação. **B,** Fotografia real destacando a anatomia relativa da genitália externa feminina importante em um exame médico forense. (De Roberts JR, Custalow CB, Thompsen TW: Roberts and Hedges' clinical procedures in emergency medicine, ed 6, Philadelphia, 2013, Elsevier Saunders.)

cotonete umedecido e, em seguida, um cotonete seco é rolado sobre a área. Todos os cotonetes devem ser deixados secar por via aérea, usando um pacote de dessecante ou em um secador de cotonetes. A evidência é empacotada em envelopes quando o exame é concluído e todos os cotonetes estiverem secos. O *kit* de coleta de evidências concluído é rotulado e lacrado e, enquanto mantém a cadeia de custódia, é armazenado de acordo com a política do departamento ou entregue à aplicação da lei.

A cadeia de custódia descreve o caminho que a evidência toma quando é coletada do corpo e garante que a evidência não foi adulterada ou mal manuseada. A falha em manter a cadeia de custódia põe em dúvida a validade da prova e a pode tornar inadmissível no tribunal. A documentação da cadeia de custódia deve descrever como a evidência foi tratada e incluir um registro daqueles que tiveram contato com ela. O formulário de exame médico forense ou *kit* de estupro conterá tipicamente formulários de cadeia de custódia (Fig. 58.13).

Técnicas Especiais

Colposcopia. Este é um procedimento de diagnóstico para iluminar, ampliar e fotografar ou registrar digitalmente estruturas genitais externas e internas. Tendo ampla aplicação em ginecologia, o colposcópio melhora microscopicamente a visualização macroscópica. O colposcópio tem um aumento de 4X a 30X e pode ser equipado com uma câmara fotográfica ou de vídeo. A colposcopia é superior à visualização macroscópica para detectar lesões anogenitais. A maioria dos programas EFAS usa rotineiramente a colposcopia em suas avaliações. As limitações da colposcopia incluem o custo e o tamanho do instrumento, bem como o treinamento técnico necessário para seu uso. Por causa disso, vários programas usam apenas a fotografia digital para detectar e documentar lesões genitais. Embora nenhum estudo tenha comparado diretamente a colposcopia à fotografia digital para detectar lesões, recomendamos a colposcopia quando disponível.

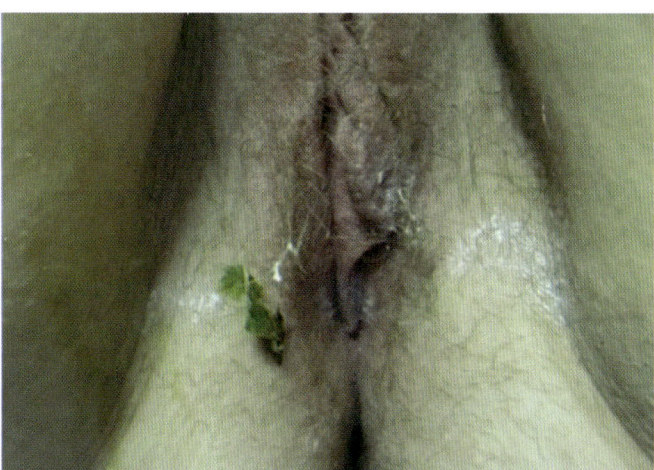

Fig. 58.9. Exame da genitália externa. Esta figura mostra detritos estranhos (presumível sêmen e pedaço de papel) na genitália externa de uma vítima de estupro.

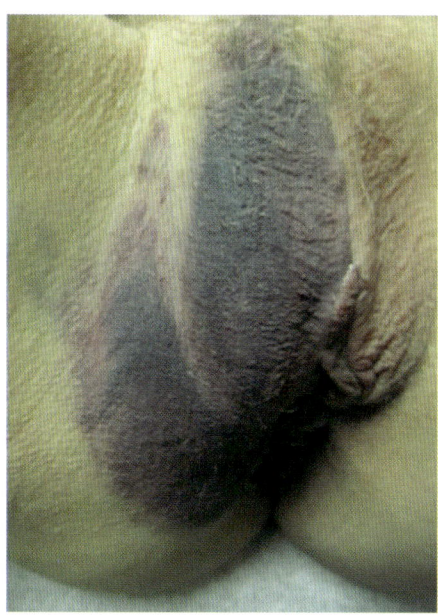

Fig. 58.10. Lesão da genitália externa. São mostrados inchaço e equimose marcantes dos grandes lábios, região inguinal e nádegas em uma mulher de meia-idade após agressão sexual por um único agressor.

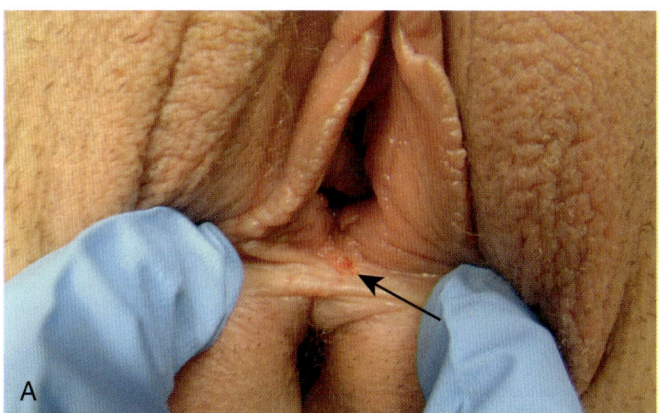

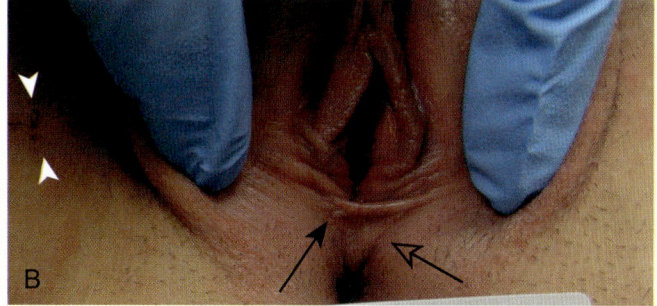

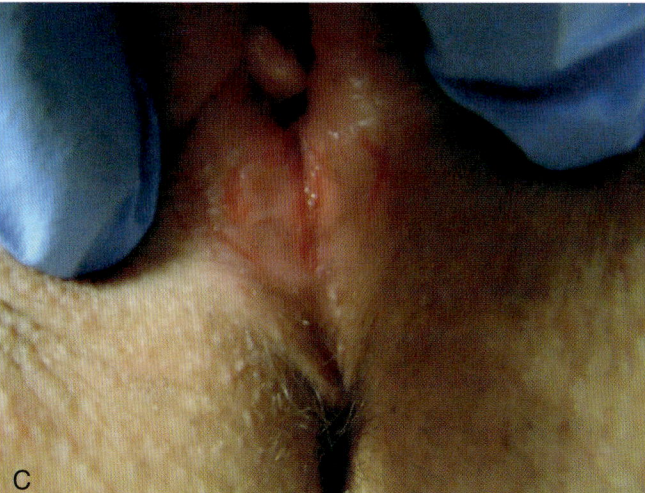

Fig. 58.11. Lesão da genitália externa. **A,** Ruptura e abrasão na posição das 6 horas da fossa navicular. **B,** A *seta fechada* indica abrasão da comissura posterior dos lábios na posição de 6:30. *A seta aberta* indica abrasão do períneo (anterior ao reto). *As pontas das setas* indicam abrasão e equimose da parte medial da coxa direita. **C,** A paciente nesta foto sofreu várias rupturas e abrasões. Há uma grande ruptura linear que se estende da fossa navicular, comissura posterior dos lábios, até o períneo, todos na linha média. Há também rupturas bilateralmente nos pequenos lábios, três na posição de 7 horas e duas na posição de 5 horas.

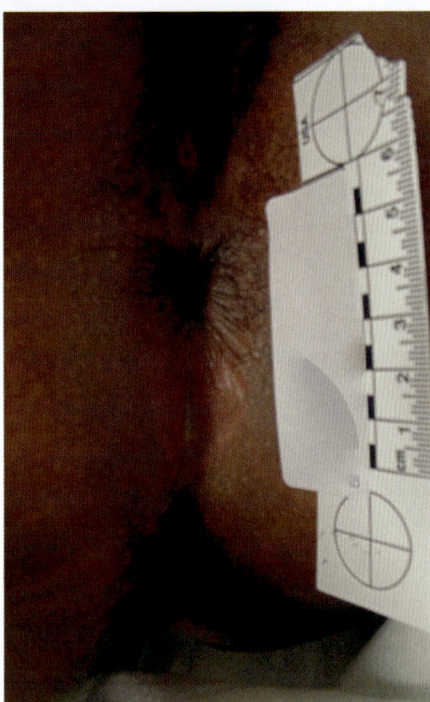

Fig. 58.12. Lesão anal. Há uma abrasão anal linear e ruptura na posição de 6 horas com a paciente na posição de litotomia.

Corante Azul de Toluidina. O corante azul de toluidina (CAT) é uma coloração que adere aos núcleos das células epiteliais danificadas e não demonstrou interferir no teste de DNA. Zink e colaboradores demonstraram que mais rupturas foram identificadas com realce de CAT por visualização direta e colposcopia.[45] O corante deve ser aplicado antes da inserção do espéculo, porque o espéculo pode produzir lesão genital.[46] O corante é aplicado na genitália externa e, em seguida, esfregado suavemente com lubrificante cirúrgico, solução de ácido acético a 1% ou lenços umedecidos para remover o excesso de solução (Figs. 58.14 e 58.15), o que pode levar a resultados falso-positivos.

Fonte de luz alternativa. Uma fonte de luz alternativa (FLA) usa luz ultravioleta para fluorescer o material biológico. Nos exames de agressão sexual, a FLA é usado para escanear o corpo e a genitália para áreas de fluorescência que podem ser esfregadas e submetidas a identificações potenciais de DNA. O sêmen e a saliva fluorescem sob um comprimento de onda ultravioleta (UV) de 450 nm (variação de 390 a 500 nm). Embora a FLA seja sensível ao sêmen, não é específico. Os resultados de FLA falso-positivos podem ser vistos com creme para as mãos, pó, gel corporal, detergente para a roupa, amaciadores de tecido, sabonetes e outras pomadas e cremes. No entanto, o treinamento médico pode melhorar a capacidade de distinguir o sêmen de outras substâncias (p. ex., creme para as mãos, sabão, bacitracina). A lâmpada de Wood, que emite luz UV em comprimentos de onda inferiores a 390 nm, é um substituto ruim para um dispositivo FLA e, portanto, não é recomendada para uso rotineiro na detecção de evidências biológicas.[47,48]

POPULAÇÕES ESPECIAIS

Agressão Sexual a Idosos

De 2005 a 2010, a National Crime Victimization Survey relatou que 0,2/1.000 casos de estupro ou agressão sexual ocorreram em mulheres com 65 anos ou mais.[49] As pessoas idosas podem estar em risco de agressão sexual devido a doenças neurológicas ou cognitivas, deficiências físicas, fragilidade e disposições de vida institucionalizadas. Em um estudo, as vítimas idosas relataram ameaças verbais com mais frequência. Acredita-se que as mulheres pós-menopáusicas correm um risco particular de lesão genital devido à atrofia do tecido conjuntivo, perda de elasticidade do tecido e atrofia do epitélio vaginal.

Estudos mostraram resultados mistos em relação à gravidade da lesão genital. Um estudo recente de 122 mulheres na pós-menopausa descobriu que 37% sofreram uma lesão genital em comparação com 17% das mulheres na pré-menopausa; embora as mulheres na pós-menopausa tivessem taxas semelhantes de lesão extragenital, elas eram mais propensas a apresentar grandes hematomas.[27] Os locais das lesões genitais são semelhantes aos das vítimas mais jovens, mas as vítimas mais velhas tendem a apresentar mais lacerações anogenitais e escoriações.[26,27] O exame médico forense da vítima mais velha deve proceder da mesma maneira que para outras vítimas. A história pode ser difícil devido ao comprometimento neurológico ou cognitivo da vítima. O posicionamento do paciente pode ser mais desafiador devido a deficiências físicas; a posição típica da litotomia dorsal pode não ser possível, e outras posições (Sim lateral esquerda, decúbito lateral e decúbito dorsal) podem ser necessárias para o conforto da vítima (Fig. 58.16). A profilaxia contra DST e a infecção pelo HIV deve ser oferecida considerando possíveis interações medicamentosas. As vítimas mais velhas também podem sofrer traumas psicológicos importantes, incluindo TEPT e síndrome do trauma de estupro, e devem ser encaminhadas para os serviços de apoio e combate contra o estupro.

Agressão Sexual a Pessoas do Sexo Masculino

As agressões sexuais a pessoas do sexo masculino ocorrem em indivíduos heterossexuais, homossexuais e bissexuais, estudantes universitários, prisioneiros, militares, membros de gangues e indivíduos institucionalizados. De acordo com o NISVS de 2010, 40% dos homens gays, 47% dos homens bissexuais e 21% dos homens heterossexuais nos Estados Unidos sofreram violência sexual além de estupro em algum momento de suas vidas.[1] Os homens são estuprados por homens ou mulheres, tendem a subestimar o estupro e procuram serviços médicos com muito menos frequência do que as mulheres.[50] Em comparação com as mulheres, os homens tendem a ter idade semelhante (20-30 anos), relatam maior penetração forçada (52% anal, 15% oral e 33% ambos), têm mais traumatismo e lesão anal, sofrem mais penetração digital ou de objetos, são vítimas de vários agressores, são agredidos com mais uso de armas e conhecem seus agressores com menos frequência. A agressão sexual à pessoa do sexo masculino inclui cópula oral forçada ou penetração vaginal e anal da vítima ou agressor. As vítimas do sexo masculino podem ejacular durante o ataque devido ao medo e estimulação física.[50] Isso pode causar um aumento de sentimentos de culpa e vergonha e muitas vezes pode ser usado para argumentar, em um tribunal, que a vítima era um participante voluntário.

A história forense e o exame físico procedem de maneira semelhante à de uma vítima do sexo feminino. Durante o exame físico, atenção é dada a cavidade oral, pênis e escroto, ânus e reto. Veja na Figura 58.17 um diagrama da terminologia para genitália masculina. Os esfregaços devem ser retirados da cavidade oral, órgãos genitais externos e ânus. Ao realizar o exame de esfregaço dos genitais, deve-se prestar atenção a todas as partes do pênis, incluindo a base do pênis e a parte anterior do escroto. O exame anal e retal deve incluir visualização para procurar corpos estranhos em potencial e lesões macroscópicas, como rupturas, escoriações, fricção, eritema, hematoma, fraturas, ingurgitamento e friabilidade. Os cotonetes anais devem ser inseridos aproximadamente 2 cm no reto. A visualização pode ser aprimorada usando CAT e anoscopia. A anoscopia demonstrou detectar mais lesões do que a colposcopia ou um exame não assistido. Dor significativa e incapacidade de tolerar anoscopia podem justificar um exame sob anestesia, com algumas vítimas necessitando de avaliação e tratamento cirúrgico.

As vítimas do sexo masculino devem receber uma profilaxia similar de DST. A profilaxia do HIV deve ser considerada dado o alto risco de transmissão da relação anal receptiva e anal insertiva. As vítimas também devem ser encaminhadas a serviços de aconselhamento sobre estupro.

CENTRO DE RESPOSTA À AGRESSÃO SEXUAL DA FILADÉLFIA

EVIDÊNCIA COLETADA

ROUPAS	KIT DE ESTUPRO
☐ Nenhuma	☐ Nenhuma
☐ Camisa/blusa, descreva:	☐ Amostra de referência de DNA
☐ Calças, descreva:	☐ Esfregaço oral
☐ Vestido/saia, descreva:	☐ Esfregaço vulvar
☐ Sutiã/camiseta, descreva	☐ Esfregaço vaginal
☐ Jaqueta/casaco, descreva:	☐ Esfregaço cervical
☐ Camisola/pijama, descreva:	☐ Esfregaço retal
☐ Roupa íntima, descreva:	☐ Esfregaço do períneo
☐ Outra, descreva:	☐ Esfregaço peniano
☐ Outra, descreva:	☐ Inspeção dos pelos pubianos
☐ Outra, descreva:	☐ Debris, fonte:
	☐ Debris, fonte:
TOXICOLOGIA	☐ Mordida/marca de sucção:
☐ Nenhuma	☐ Mordida/marca de sucção:
☐ Amostras de sangue e urina	☐ Outro, descreva:
	☐ Outro, descreva:

FOTOGRAFIAS
FOTOS TIRADAS: ☐ SIM   ☐ NÃO   Número: _____

Tipo: ☐ Câmera: ☐ Colposcópio

Fotógrafo: _____

_____   _____
Nome do paciente   **Iniciais do examinador**

Fig. 58.13. Exemplo de formulário de cadeia de custódia. **A,** Formulário de inventário de coleção de evidências.

Continua

CENTRO DE RESPOSTA À AGRESSÃO SEXUAL DA FILADÉLFIA

CADEIA DE CUSTÓDIA

☐ Todos os itens listados na Evidência Coletada são rotulados, lacrados e guardados em uma sala.

☐ Verifique e liste os itens:

- Evidência de malas (número de malas): _____
- *Kit* de estupro: _____
- *Kit* de rastreamento de drogas: _____
- Outro: _____

Evidência foi coletada e guardada por:

Nome: _____ Assinatura: _____

Data: _____ Hora: _____

****

Todas as evidências/itens transferidos:

Para: _____ (nome em letra de forma/distintivo#)

Agência: _____

Assinatura: _____

Data: _____ Hora: _____

Por: _____

Assinatura: _____

Nome do paciente: _____ **Iniciais do examinador:** _____

Fig. 58.13, continuação. B, Formulário de cadeia de custódia incluindo relatório forense.

CIDADE DA FILADÉLFIA
KIT DE COLEÇÃO DE EVIDÊNCIA DE AGRESSÃO SEXUAL

PESSOAL MÉDICO
POR FAVOR, IMPRESSO

NOME DA VÍTIMA: _____

NÚMERO DO CASO: _____

MÉDICO/ENFERMEIRA DO ATENDIMENTO: _____

HOSPITAL/CLÍNICA: _____

```
| FIXAR O SELO |
| DE RISCO     |
| BIOLÓGICO    |
| AQUI         |
```

KIT LACRADO POR: _____

COLOQUE O KIT LACRADO E O SACO DE ROUPAS EM UMA ÁREA REFRIGERADA APÓS A COLETA DE EVIDÊNCIA

COLOCADO POR: _____

DATA: _____ HORA: _____ am pm

PESSOAL DA POLÍCIA
CADEIA DE POSSE

RECEBIDO POR: _____

DATA: _____ HORA: _____ am pm

RECEBIDO POR: _____

DATA: _____ HORA: _____ am pm

RECEBIDO POR: _____

DATA: _____ HORA: _____ am pm

RECEBIDO POR: _____

DATA: _____ HORA: _____ am pm

ENTREGUE O KIT LACRADO E O SACO DE ROUPAS AO LABORATÓRIO DE CRIMINALÍSTICA IMEDIATAMENTE

PESSOAL DO LABORATÓRIO FORENSE

NÚMERO DO LABORATÓRIO: _____

NÚMERO DO CASO POLICIAL: _____

Fig. 58.13, continuação. C, Cadeia de custódia incluída na frente da caixa do *kit* de estupro.

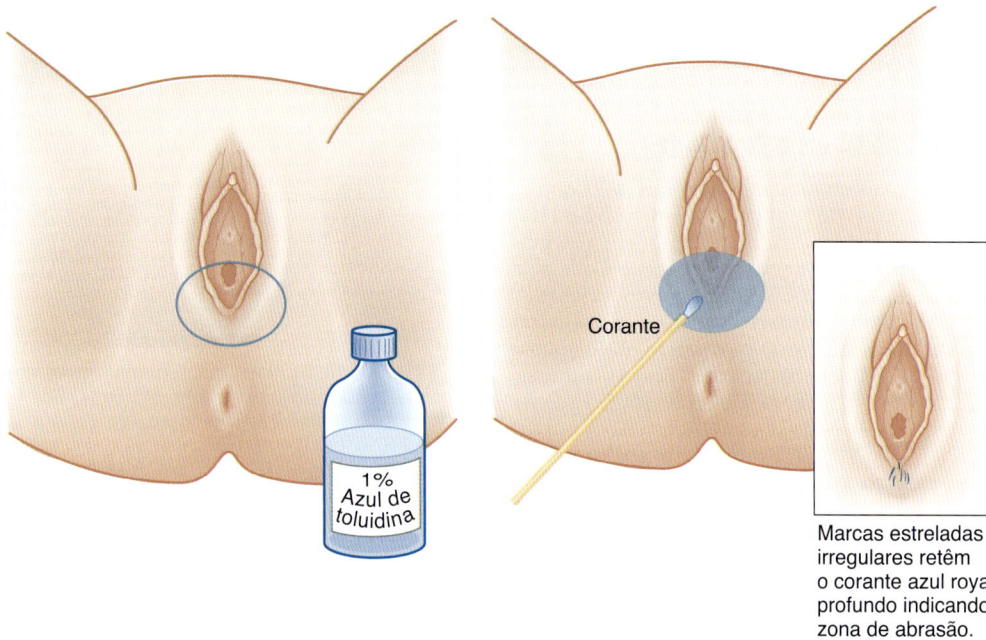

Fig. 58.14. Aplicação de corante azul de toluidina (CAT). Esta figura ilustra a aplicação e remoção de CAT durante um exame médico forense.

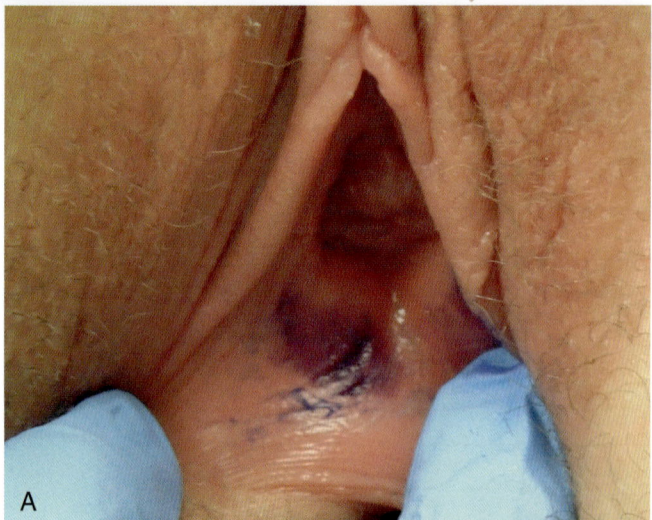

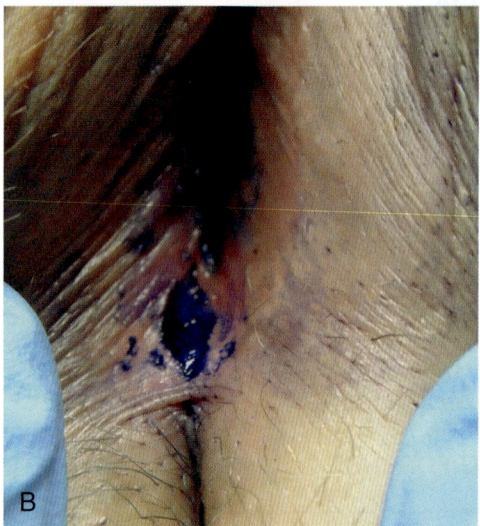

Fig. 58.15. Exame genital externo após aplicação de corante azul de toluidina (CAT). **A,** Após a aplicação do CAT, duas rupturas da fossa navicular foram vistas entre as posições 6 e 7 horas. **B,** aplicação CAT destacando uma grande ruptura e abrasão da fossa navicular na posição de 6 horas. Há também outras lesões menores e dispersas.

CONSIDERAÇÕES ADICIONAIS

Tratamento Definitivo para Prevenir Infecções Sexualmente Transmissíveis e Gravidez

Uma das preocupações mais comuns dos sobreviventes que se apresentam ao DE é engravidar e adquirir DST, inclusive o HIV. O risco de engravidar após o estupro foi estimado em 5%, mas depende da idade da paciente, uso de controle de natalidade pela paciente e preservativos no agressor e período no ciclo menstrual. O risco de adquirir DST após um estupro depende da prevalência local das infecções. Pesquisas anteriores mostraram que o risco é maior para a aquisição de vaginose bacteriana (19%), tricomonas (12%), *Neisseria gonorrhoea* (4%) e clamídia (2%).[31] O risco de contrair o HIV é muito baixo, estimado em 0,1% a 0,3% para o coito vaginal receptivo e de 0,5% a 3% para o coito anal receptivo (Tabela 58.4).[51,52] No entanto, as estimativas não levam em conta o aumento dos riscos associados à violência e lesões sexuais.[53] O risco de transmissão do HIV também está relacionado à carga viral no agressor (mais alta na doença pelo HIV muito inicial e muito tardia), rota de agressão e presença de DST na vítima.

De acordo com as recomendações do CDC, todas as vítimas de agressão sexual apresentadas ao DE devem receber medicamentos para prevenir a gravidez (mulheres com potencial para engravidar), DST, hepatite B e HIV (Tabela 58.5). Muitos estados determinam

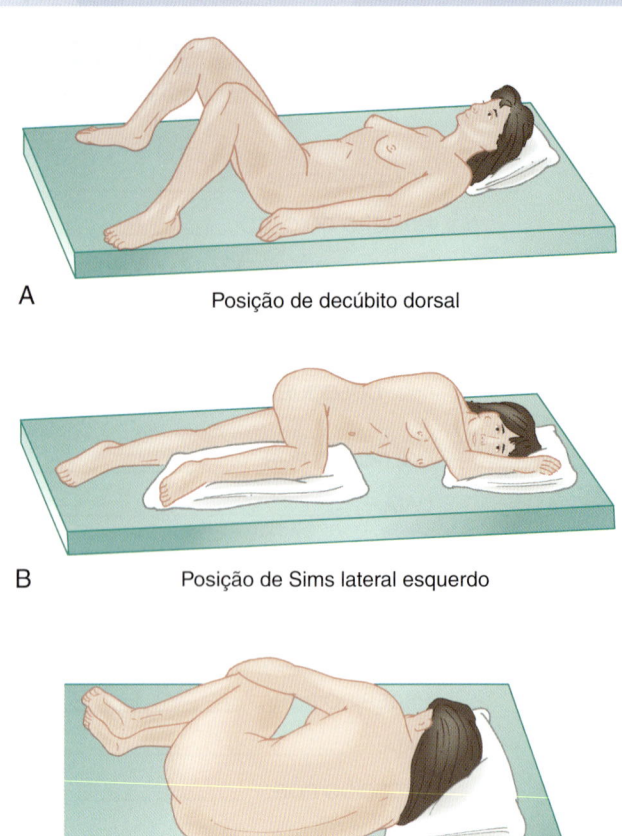

Fig. 58.16. **A,** Posição de decúbito dorsal. **B,** Posição de Sims lateral esquerdo. **C,** Posição de decúbito lateral esquerdo.

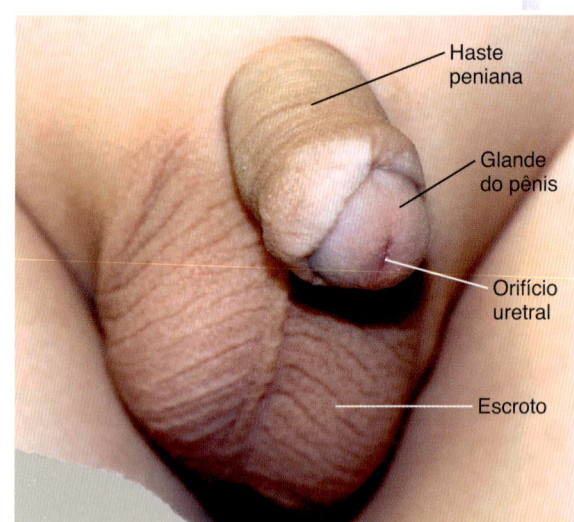

Fig. 58.17. Genitália masculina. Esta imagem destaca a anatomia relativa da genitália masculina importante em um exame médico forense. (De Roberts JR, Custalow CB, Thompsen TW: Roberts and Hedges' clinical procedures in emergency medicine, ed 6, Philadelphia, 2013, Elsevier Saunders.)

que os médicos emergencistas ofereçam prevenção de gravidez para as vítimas de agressão sexual (www.ncsl.org/research/health/emergency-contraception-state-laws.aspx). Veja na Tabela 58.6 as opções de anticoncepção de emergência. Todas as vítimas também devem receber um reforço contra o tétano, se indicado. A profilaxia pós-exposição (PPE) ao HIV deve ser oferecida a pacientes de agressão sexual que tenham sido agredidos por múltiplos agressores, um agressor conhecidamente soropositivo ou um agressor de alto risco. Infelizmente, como o *status* de HIV do agressor é geralmente desconhecido, o CDC recomenda oferecer profilaxia caso a caso, levando em conta as preferências do paciente e a capacidade de cumprir o tratamento de 1 mês de medicação e acompanhamento. Veja a Fig. 58.18 para o algoritmo do CDC sobre a decisão de tratar uma possível exposição a HIV por fluido **corporal**. Quando se toma a decisão de tratar com a PPE ao HIV, a recomendação atual é tratar todas as exposições com terapia com três medicamentos, não diferenciando entre alta e baixa exposição ao risco. Os regimes

TABELA 58.4

Riscos Calculados de Adquirir HIV a Partir de Contato Sexual Isolado com Indivíduo Conhecidamente HIV-positivo

TIPO DE CONTATO	RISCO*
Oral	Insignificante
Anal	0,5%-3%
Vaginal	0,08%-0,3%
Picada de agulha percutânea em trabalhador de cuidado de saúde	0,3%

*O risco é mais elevado em caso de infecção de HIV precoce ou tardia, carga viral mais elevada no agressor, presença de trauma ou úlceras genitais e infecção sexualmente transmissível na vítima. Dosekun O, Fox J: An overview of the relative risks of different sexual behaviours on HIV transmission. Curr Opin HIV AIDS 5:291–297, 2010; and Boily MC, Bag galey RF, Wang L, et al: Heterosexual risk of HIV-1 infection per sexual act: systematicreview and meta-analysis of observational studies. Lancet Infect Dis 9:118–129. 2009.

TABELA 58.5

Tratamento Recomendado para Evitar Infecção Sexualmente Transmissível e Gravidez

INFECÇÃO OU CONDIÇÃO	MEDICAÇÃO
Gonorreia*	Ceftriaxona, 250 mg IM
Clamídia	Azitromicina, 1 g VO ou doxiciclina, 100 mg VO 2x ao dia × 10 dias
Tricomoníase	Metronidazol, 2 g VO (recomendado para tomar em casa posteriormente)
HIV	Veja as mais recente diretrizes[b] da CDC e Fig 58.17 (decisões tomadas com base em caso a caso)
Hepatite B	Primeira dose da vacina contra a hepatite, se não vacinou
Tétano	DTpa, 0,5 mL IM
Gravidez	Levonorgestrel, 1,5 g VO ou acetato de ulipristal, 30 mg VO
Antiemético	Critério do profissional

*Se o paciente relata alergia à penicilina grave (anafilaxia, TEN ou síndrome de Stephens-Johnson), tratar com azitromicina. Tem havido um aumento da resistência de *N. Gonorrhea* à azitromicina, por isso testes de acompanhamento são recomendados neste cenário.
[b] Centers for Disease Control and Prevention: Diretrizes de tratamento de doenças sexualmente transmissíveis de 2015. www.CDC.gov/STD/tg2015/TG-2015-Print.pdf.

TABELA 58.6

Contracepção de Emergência

MÉTODO	NOME COMERCIAL	DOSE	TEMPO APÓS A RELAÇÃO SEXUAL	EFICÁCIA	EFEITOS ADVERSOS	CONTRAINDICAÇÕES RELATIVAS	NOTAS
DIU de cobre	Paragard	Único DIU	0-120 h	> 99%	Dor, sangramento	Infecção, alergia ao cobre, anomalias uterinas	Considerar na VD em que agressões recorrentes são mais prováveis (eficaz até 10 anos) Mais eficaz, mas muitas vezes não viável ou desejável pelo DE após a agressão
Levonorgestrel[b]	Plan B, Plan B One Step, Next Choice	1,5 mg	072 h (pode ser usado com diminuição da eficácia até 120 h)	85%	Náuseas, vômitos, dor de cabeça, alterações menstruais		Menos eficaz se > 72 h ou IMC > 26
Acetato de Ulipristal [c]	Ella, Ella One	30 mg	0-120 h	85%	Náuseas, vômitos, dor de cabeça, alterações menstruais	Comprometimento renal, hepático, asma não controlada, aleitamento materno	Mais eficaz do que o LNG em 72-120 h Mais eficaz para IMC 26-35 (menos eficaz em IMC > 35)

IMC, Índice de massa corporal; DE, departamento da emergência, DIU, dispositivo intrauterino; VD, violência doméstica LNG, levonorgestrel.
[a] Não há contraindicações absolutas para o DE, exceto para uma gravidez estabelecida, porque eles não serão eficazes.
[b] O Levonorgestrel não é abortivo e não é teratogênico.
[c] O acetato de Ulipristal não é abortivo. Ele não foi testado adequadamente em estudos humanos durante a gravidez ou amamentação; estudos em animais mostraram interrupção aumentada da gestação.
Adaptado de Glasier AF, Cameron ST, Fine PM, et al: Ulipristal acetate versus levonorgestrel for emergency contraception: a randomised non-inferiority trial and meta-analysis. Lancet 375:555–562, 2010; and Glasier A, Cameron ST, Blithe D, et al: Can we identify women at risk of pregnancy despite using emergency contraception? Data from randomized trials of ulipristal acetate and levonorgestrel. Contraception 84:363–367, 2011.

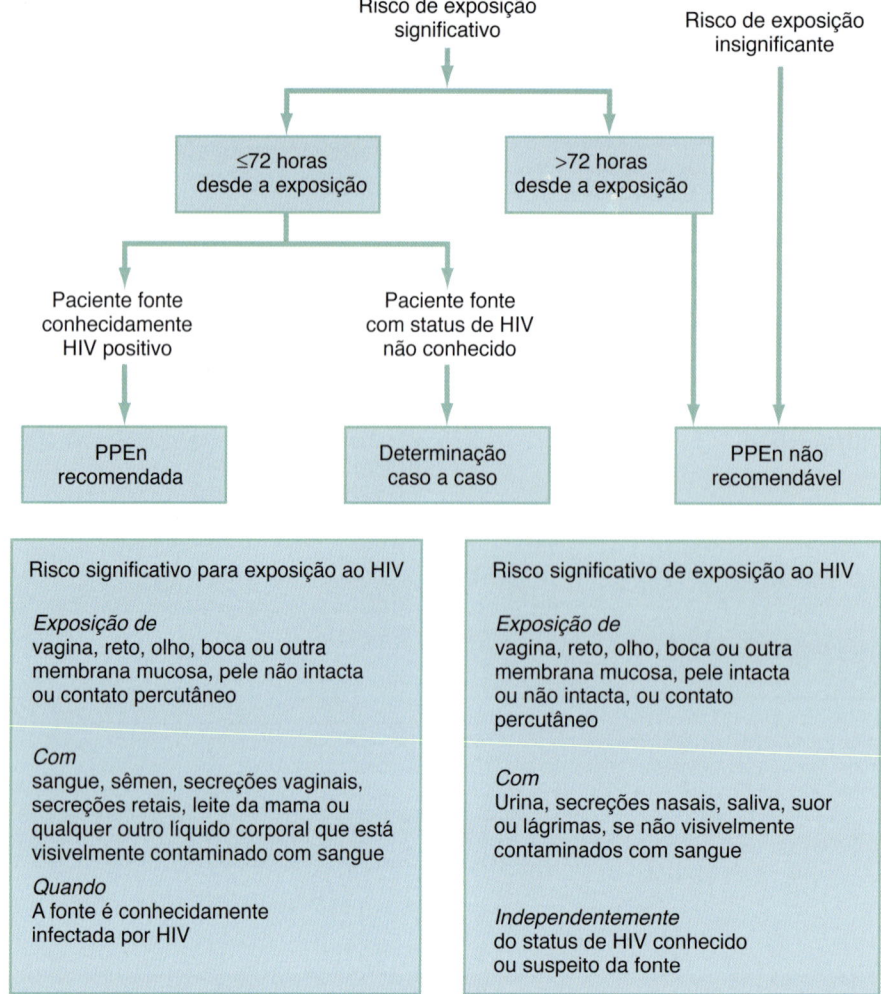

Fig. 58.18. Algoritmo do CDC para a profilaxia do HIV e para a avaliação e tratamento de possível exposição não ocupacional ao HIV. *PPEn*, Profilaxia pós-exposição não ocupacional.

de medicação do PPE ao HIV mudam com frequência, e o médico emergencista deve consultar o especialista local em HIV para o regime mais atualizado. O National HIV Clinician's Consultation Center oferece informações on-line e consulta por telefone para profissionais que não têm acesso a um especialista local em HIV (nccc.ucsf.edu/clinician-consultation/pep-post-exposure -prophylaxis/).

Disposição

A maioria dos pacientes que sofrem agressão sexual é dispensada do DE. Existem inúmeros sites que podem ajudar o médico emergencista que cuida do paciente vítima de agressão sexual (Quadro 58.3). Se disponível no DE, os serviços sociais e um advogado especializado em casos de estupro podem ajudar a formular um plano de alta segurança. As vítimas de tentativa de estrangulamento, especialmente aquelas com perda de consciência, incontinência intestinal ou urinária, ou dificuldade persistente de respiração ou alterações na voz, devem ser admitidas para observação. Se os recursos de segurança domiciliares não estiverem disponíveis, considere a possibilidade de admitir pacientes que não tenham um lugar seguro para ir. As instruções de alta devem incluir o número do *kit* forense quando o exame é realizado. Os pacientes devem ser encorajados a continuar a frequentar o seu centro de apoio a vítimas de estupro e o acompanhamento com o provedor de cuidados primários (ou outro provedor médico) e provedor de saúde mental, conforme necessário. O acompanhamento médico deve incluir qualquer conclusão necessária para a série de hepatite B, repetir o teste de

---

QUADRO 58.3

Websites Úteis sobre Agressão Sexual

- Imobilidade tônica: neurobiologia da agressão sexual. nij.gov/multimedia/presenter/presenter-campbell/pages/welcome.aspx.
- Centers for Disease Control and Prevention: Diretrizes de tratamento STD de 2015 — orientações STD de agressão sexual e o abuso. www.cdc.gov/std/tg2015/sexual-assault.htm
- Clinician Consult Center: PEP: profilaxia pós-exposição. nccc.ucsf.edu/clinician-consultation/pep-post-exposure-prophylaxis
- U.S. Department of Justice, escritório sobre violência contra as mulheres: Protocolo nacional para exames médicos forenses de agressão sexual. www.ncjrs.gov/pdffi les1/ovw/241903.pdf.
- American College of Emergency Physicians: avaliação e manejo do paciente de agressão ou abuso sexual. www.acep.org/forensicsection.
- Training Institute on Strangulation Prevention: www.strangulationtraininginstitute.com.
- National Sexual Violence Resource Center: www.nsvrc.org.
- Rape, Abuse, and Incest National Network (RAINN): www.rainn.org. (Hotline: 1-800-656-HOPE [4673])

---

gravidez, teste de DST (se não for tratado) e repetir o teste de HIV (em 6 semanas). Se o paciente recebe profilaxia do HIV, ele deve fazer o acompanhamento com o especialista ou a clínica local do HIV para realizar exames laboratoriais de acompanhamento,

> **QUADRO 58.4**
>
> ## Etapas do Testemunho em Tribunal
>
> **PREPARAÇÃO PARA O JULGAMENTO**
> 1. Responda à intimação em tempo hábil; um atraso pode resultar em acusações criminais para você.
> 2. Informe e consulte a assessoria jurídica institucional.
> 3. Atualize o seu CV e seja capaz de informar as datas da formação e certificação.
> 4. Peça para se reunir com o promotor para rever os registros médicos, kit de coleta de evidências e uma lista de perguntas que o promotor planeja fazer ao médico emergencista.
>
> **DIA DO JULGAMENTO**
> 1. O dia do julgamento pode mudar devido a petições e a pedidos de testemunhas.
> 2. Chegue cedo e vestido em trajes profissionais — um terno é preferencial, em vez de um casaco branco.
> 3. Antes de depor, o médico emergencista será empossado e sentará na área de testemunhas. Há três partes para o testemunho — interrogatório pela acusação (testemunho), exame cruzado pelo advogado de defesa e redirecionamento pela acusação.
> 4. Em geral, o médico emergencista deve olhar para a acusação ou advogado de defesa quando questionado e para o júri quando responder às perguntas; esta é a oportunidade do provedor para educar o juiz e o júri.
> 5. As respostas às perguntas devem ser breves e responder apenas à pergunta; não adicione informações e explicações a menos que solicitado, e evite usar o jargão médico, tal como equimose, prefira termos mais claros, como hematoma.
> 6. Todas as respostas devem ser verbais, tendo cuidado para não balançar a cabeça na resposta. A linha de questionamento muitas vezes começa com o pedido ao provedor para dizer o seu nome e então descrever a formação e certificação, incluindo quanto tempo tem praticado a medicina de emergência.
> 7. Não se refira ao paciente como "a vítima".
> 8. Se uma resposta não pode ser lembrada, simplesmente afirme "Eu não me lembro".
> 9. Os documentos podem ser revistos no tribunal (p. ex., registros de kit médico ou de evidência) se solicitado.
> 10. Se a pergunta não é compreendida, o médico emergencista pode pedir ao advogado para repetir a pergunta ou esclarecê-la antes de responder.

monitoramento dos efeitos colaterais e adesão aos medicamentos. Os pacientes podem experimentar sintomas subsequentes de TEPT ou síndrome de trauma de estupro (STE). Os sintomas podem incluir depressão, ansiedade, desmaios, dificuldade para dormir e interagir com amigos e entes queridos. Dor aguda após agressão sexual é comum e muitas vezes subtratada, às vezes envolvendo áreas que não foram traumatizadas.[54,55] A dor tardia ou agravada em muitas regiões do corpo tem sido demonstrada em até 60% dos sobreviventes de violência sexual em 6 semanas e 3 meses após a agressão.[54]

Testemunho no Tribunal

Embora um bom atendimento médico seja o objetivo principal do tratamento no DE, o médico emergencista pode, às vezes, ser responsável pela coleta de evidências de agressão sexual. Neste caso, o médico emergencista pode ser chamado para testemunhar em tribunal. A chave para o testemunho competente é a preparação e o conhecimento do processo judicial.

Na maioria dos casos, o médico emergencista é chamado como testemunha de fatos ou como alguém que ateste o que o paciente disse ou fez, bem como os achados do exame físico. Ocasionalmente, o médico emergencista pode ser chamado como testemunha especialista. Um perito tem treinamento específico e pode ser chamado para fornecer uma explicação ou orientar o júri, mesmo se ele realmente não cuidar do paciente. O Quadro 58.4 descreve as etapas do depoimento no tribunal e inclui algumas sugestões úteis para o médico emergencista em preparação para tal julgamento. Embora o testemunho provoque ansiedade, estar preparado, parecer profissional, manter a calma e aproveitar a oportunidade para orientar o juiz e o júri ajudará o médico emergencista a se sentir mais confiante em seu depoimento.

> **CONCEITOS-CHAVE**
>
> - A agressão sexual é mais comum em mulheres, mas pode ocorrer em homens gays e heterossexuais, e em lésbicas, bissexuais, transgêneros e não conformes ao gênero.
> - A agressão sexual geralmente não resulta em sinal físico de lesão.
> - O cuidado ideal inclui a criação de um ambiente confidencial seguro, incorporando os princípios do cuidado dirigidos ao trauma. O paciente deve ser incluído na tomada de decisão e, finalmente, decidir o tratamento. As opções incluem avaliação de lesões, tratamento para prevenir gravidez e DST, apoio e aconselhamento sobre trauma, coleta de evidências e testes toxicológicos abrangentes, se dentro dos limites de tempo da jurisdição.
> - O exame da coleta de evidências de agressão sexual é um processo intensivo, orientado por protocolo, de várias etapas, melhor realizado por um examinador certificado em agressão sexual.
> - Pacientes adultos vítimas de agressão sexual devem ser tratados empiricamente, de acordo com as diretrizes do CDC, para prevenir DST (incluindo gonorreia, sífilis, clamídia, tricomonas, HIV e hepatite B), quando apropriado. Crianças e adolescentes devem ser testados e, se os sintomas se desenvolverem, tratados para DST.
> - Todos os pacientes adolescentes e adultos vítimas de agressão sexual devem receber profilaxia da gravidez.
> - A profilaxia pós-exposição ao HIV deve ser oferecida se o agressor for sabidamente soropositivo ou se vários agressores estiverem envolvidos ou oferecida caso a caso, se o estado de HIV do agressor for desconhecido.
> - Álcool e drogas podem ter sido ingeridos voluntária ou involuntariamente pelo paciente. Se o paciente consentir, testes toxicológicos abrangentes podem ser apropriados.
> - Uma tentativa de estrangulamento com perda de consciência, incontinência intestinal e urinária, alterações vocais persistentes, dificuldade para engolir ou falta de ar devem ser avaliadas de forma abrangente no departamento de emergência. As opções de avaliação incluem radiografia do tórax, laringoscopia flexível, tomografia computadorizada e ressonância magnética do pescoço. A admissão deve ser considerada caso os sintomas persistam.
> - Muitas vítimas não terão lesões físicas evidentes; isso não significa consentir ou refutar uma agressão sexual.
> - O médico emergencista não deve determinar se uma agressão sexual aconteceu, mas deve registrar objetivamente observações, declarações e achados coletados durante o curso do tratamento de emergência.

As referências para este capítulo podem ser encontradas on-line no website Expert Consult associado à obra.

CAPÍTULO 59
Violência Doméstica

Esther K. Choo | Judith A. Linden

PRINCÍPIOS

Contexto e Importância

A violência doméstica (VD), ou violência por parceiro íntimo,[1] foi definida pelos Centers for Disease Control and Prevention (CDC), como a ameaça ou a aplicação de danos físicos, psicológicos ou sexuais pelo cônjuge ou parceiro íntimo atual ou antigo.[1] A violência física inclui comportamentos agressivos, como empurrar, bater, esbofetear, socar, chutar, morder, queimar, estrangular e usar objetos e armas com o potencial de causar morte, incapacidade, lesão ou outros danos. A violência psicológica ou emocional inclui palavras e comportamentos destinados a intimidar, degradar, humilhar ou isolar a vítima da família e dos amigos, ameaçar, controlar o acesso a roupas, transporte, dinheiro e outras necessidades básicas, além de limitar as atividades profissionais e sociais. A violência sexual inclui o uso da força física para tentar atos sexuais ou contato sexual contra a vontade da vítima, ou em uma vítima incapaz de consentir, seja ou não o ato sexual concluído. Embora não incluído explicitamente na definição dos CDC, o abuso sexual também é caracterizado por interferência no uso de controle de natalidade (chamada coerção reprodutiva)[2] e a recusa em usar preservativos para prevenir a transmissão de doenças sexualmente transmissíveis (DST) e vírus da imunodeficiência humana (AIDS).[3] Ameaças de danos físicos ou sexuais também são consideradas VD.

De acordo com a pesquisa National Intimate Partner and Sexual Violence Survey (NISVS) dos CDC em 2010, 35,6% das mulheres sofrerão VD durante suas vidas, considerando apenas violência física, estupro e perseguição. Uma em cada três mulheres vítimas sofre múltiplas formas de VD.[4] A obtenção de estimativas nacionais precisas da prevalência da VD entre as pacientes do departamento de emergência (DE) ou até mesmo de atendimento de emergência diretamente relacionadas a lesões por VD é dificultada por práticas inadequadas de documentação e codificação. No National Hospital Ambulatorial Medical Care Survey (NHAMCS), a VD é um diagnóstico registrado em menos de 0,25% dos atendimentos. No entanto, em estudos de DE individuais, a prevalência de VD observada em mulheres é desproporcionalmente alta comparada com a população geral, com estimativas de prevalência recente (6-12 meses) variando de 12% a 19% (≈ 8-12 vezes maior do que da população geral) e de prevalência ao longo da vida de 44% a 54% (≈ 1,4-1,7 vezes o da população geral).

A VD geralmente ocorre tanto contra homens quanto contra mulheres. No NISVS de 2010 do CDC, um em cada quatro homens relatou abusos físicos ao longo da vida, perseguição ou estupro por um parceiro íntimo, e 35% deles relataram sequelas físicas ou psicológicas associadas ao abuso.[4] Dados do Behavioral Risk Factor Surveillance System, outra pesquisa nacionalmente representativa do CDC, reforçaram que homens sofrem todas as formas de VD e suas sequelas de saúde mental e física.[5] A alta prevalência de abuso entre homens pode ser parcialmente compreendida pelo fato de a VD ser frequentemente bidirecional. Pesquisadores da VD descreveram duas formas distintas de VD: terrorismo íntimo e violência situacional do casal.[6] As duas formas são diferenciadas com base no uso de poder para controlar. O terrorismo íntimo é definido como "a tentativa de dominar o parceiro e exercer controle geral sobre o relacionamento", enquanto a violência situacional do casal é "a violência que não está ligada a um padrão geral de controle".

A violência situacional do casal geralmente é menos prejudicial ou grave e é mais provável de ser envolvida por qualquer um dos membros do casal. O terrorismo íntimo é caracterizado como mais prejudicial, mais prevalente e mais frequentemente praticado por homens contra mulheres. Em geral, as mulheres continuam a ser os principais alvos da violência e a apresentar altas taxas de sequelas de saúde. A atenção destinada aos cuidados de saúde em VD, portanto, bem como os recursos da comunidade para os sobreviventes, são em grande parte direcionadas às mulheres.

A VD afeta outros aspectos da saúde e está associada a comportamentos de risco à saúde, como tabagismo, uso abusivo de álcool e drogas e sedentarismo, além de doença mental (p. ex., depressão, ansiedade, transtorno de estresse pós-traumático [TEPT], tendência suicida).[4,7-11] A VD está associada a maiores taxas de câncer do colo do útero.[12] Pacientes de VD geralmente apresentam difícil controle de doenças crônicas, como asma, diabetes e síndromes de dor crônica.[4] As grávidas vítimas de VD tendem a procurar o cuidado pré-natal tardiamente e correm risco de interrupção da gravidez, descolamento prematuro da placenta, parto prematuro e de ter um recém-nascido com baixo peso ao nascimento.[13-16]

A VD é responsável pela maioria das lesões intencionais sofridas por mulheres, representando 38% de todos os homicídios femininos no mundo.[17-19] As mortes por VD não costumam ocorrer como um evento aberrante em uma família feliz; a VD é um precursor do homicídio em 65 a 75% dos casos.[19] Muitas vítimas de homicídio por VD consultam um profissional de saúde no ano anterior à sua morte. As visitas ao DE representam uma oportunidade para identificar a VD e aqueles com alto risco de lesão grave ou morte no futuro.

O custo econômico anual relacionado diretamente com a VD nos Estados Unidos foi estimado em mais de US$ 4,8 bilhões em serviços médicos e de saúde mental, e um adicional de US$ 1,8 bilhão em ganhos e produtividade perdidos,[20] muito além daqueles sem VD. De forma encorajadora, observou-se que o uso de serviços de saúde retornou às taxas normais alguns anos após a cessação da VD,[21] sugerindo que as intervenções contra a VD podem ter um efeito geral positivo na saúde.

Causas e História Natural da Violência Doméstica

A VD é um fenômeno multifatorial complexo, influenciado por diversos fatores interconectados da sociedade, da comunidade, dos relacionamentos e individuais (Fig. 59.1). Fatores de risco no nível individual incluem exposição na infância à VD, presença de deficiência física ou mental e uso de álcool ou drogas.[22-27] Fatores de relacionamento que podem influenciar a ocorrência da VD incluem as habilidades de comunicação do casal e de resolução de conflitos[28] e estressores socioeconômicos; a VD parece ocorrer em taxas maiores nas relações entre pessoas com menor renda, instabilidade de emprego ou moradia e desemprego masculino. A instabilidade de moradia também aumenta o risco de sequelas, como TEPT, depressão e aumento do uso de DE para vítimas de VD.[29] A falta de apoio social para as mulheres e as associações para os homens delinquentes têm sido associadas à vitimização e à perpetração, respectivamente, enquanto o apoio social pode diminuir a violência.[30]

Por fim, o indivíduo, a família e a comunidade funcionam todos dentro de uma sociedade ou cultura abrangente, com suas leis, atitudes, normas e preferências, incluindo a tolerância geral da

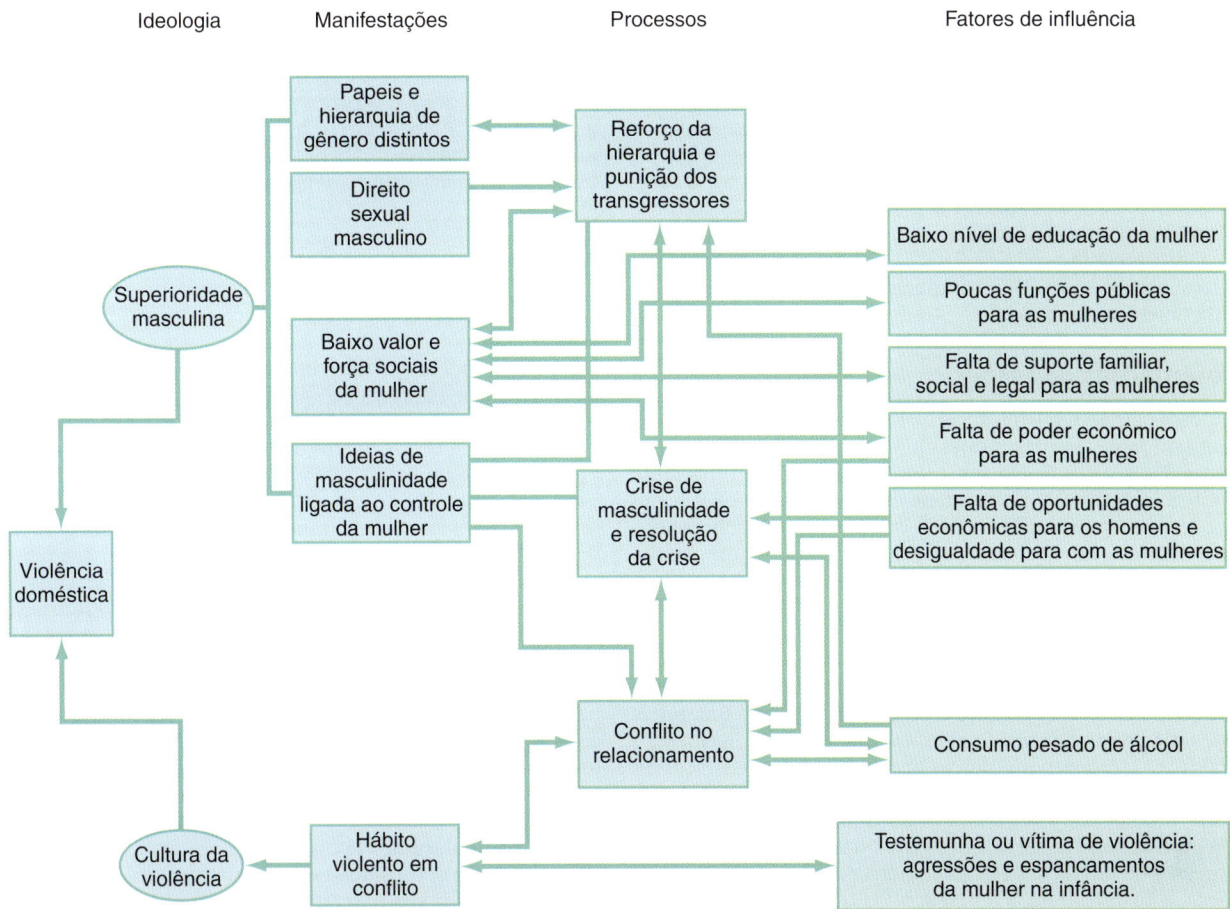

Fig. 59.1. Causas multifatoriais da violência doméstica.

sociedade em relação à violência. A teoria cultural predominante em relação à causa da VD é a chamada teoria feminista, que afirma que a violência contra as mulheres resulta da desigualdade de gênero, tanto ideológica (crença, normas, valores) quanto estrutural (acesso e posições nas instituições sociais).

De certa forma, a VD corresponde a um modelo de doença crônica porque tende a ser uma condição vitalícia que se repete em padrões cíclicos dentro de um relacionamento. Além disso, as crianças que sofreram violência familiar tendem a entrar em futuros relacionamentos violentos. A atenção à VD requer uma triagem sistemática e atendimento multidisciplinar, com a necessidade de cuidados de saúde física e mental em longo prazo, aconselhamento e defesa, assistência jurídica e estratégias de longo prazo para a independência financeira e social. Abordar a VD como uma doença crônica ressalta a importância dos esforços de rastreamento em toda a população. Além de fornecer assistência médica intensiva, os médicos de emergência devem conectar os pacientes com triagem positiva aos médicos da atenção primária e/ou às agências comunitárias de violência doméstica para assegurar a continuidade do cuidado do que é, tipicamente, um problema recorrente de longo prazo.

Este modelo de doença crônica está em contraste com o pensamento clínico tradicional sobre VD, que é focado em torno de um evento de crise, como a lesão. Um corpo significativo de literatura antiga foi dedicado a padrões de lesão que podem ser considerados sinais clássicos de VD. No entanto, achados físicos demonstraram pouca sensibilidade e especificidade para VD e, portanto, não são passíveis de regras de decisão clínica. A VD pode se apresentar com qualquer número de sintomas, geralmente sem lesão.[31] Por esse motivo, a US Preventive Services Taskforce (USPSTF) recomendou a triagem de rotina para VD em mulheres com idade fértil, mesmo na ausência de lesões evidentes.[32] Apesar das recomendações da USPSTF e dos requisitos da Joint Commission para respostas sólidas do sistema de saúde à VD, há uma série de barreiras à sua identificação e manejo. Médicos de emergência geralmente recebem pouco treinamento e, portanto, têm baixa confiança na sua capacidade de responder eficazmente às revelações de abuso. Em ambientes clínicos movimentados, como o DE, o alto volume de pacientes e a acuidade da doença podem impedir a triagem e discussões mais aprofundadas sobre o abuso de parceiros. Dadas as complexas questões psicossociais que podem acompanhar a VD, os médicos de emergência também podem ter medo de abrir uma "caixa de Pandora", descobrindo uma série de necessidades. A equipe pode ter dúvidas sobre a responsabilidade de rastrear para VD, discutir as exposições positivas com o paciente e fornecer aconselhamento e encaminhamentos necessários. Em geral, as práticas atuais de triagem e intervenção não identificam as mulheres que correm risco de VD futura. A incorporação do mapeamento nos processos de triagem, inclusive na documentação do prontuário médico eletrônico, treinamento rotineiro da equipe clínica e uso de novas modalidades, como triagem computadorizada autogerida, pode ajudar os DE e os médicos de emergência a melhorar a detecção da VD.

CARACTERÍSTICAS CLÍNICAS

Padrões clássicos de lesão (p. ex., lesões maxilofaciais, lesões múltiplas, fraturas dos membros) demonstraram valor preditivo limitado no rastreamento para VD. A maioria das vítimas de VC se apresenta ao DE por motivos não relacionados a lesões, incluindo problemas ginecológicos, problemas de saúde mental e abuso de substâncias, síndromes álgicas e doenças não controladas. Elementos da história que podem sugerir VD incluem o atraso na busca de cuidado médico, não adesão a medicamentos e/ou perda de consultas médicas; tudo isso pode refletir o fato de que um abusador está controlando o acesso do paciente ao cuidado. A menos que investigados sobre a ocorrência de VD, esses pacientes podem não ser identificados. Se a lesão for resultado de VD, o paciente pode relutar em divulgar as informações. Outras pistas da história de que uma lesão pode ser resultado de VD são: história vaga ou em mudança, história que é inconsistente com as lesões, declaração do paciente de que ele é propenso a acidentes e um histórico anterior de lesões.

A VD é frequentemente considerada em mulheres que se apresentam com lesões ou por agressão, mas também deve ser considerada em vítimas masculinas de agressão. Embora os homens relatem serem vítimas de VD, as lesões relatadas são geralmente escoriações, e o mecanismo geralmente é arranhamento, perfuração ou golpe por um objeto pontiagudo.[33]

Apresentações de Lesões

Os médicos emergencistas devem perguntar aos pacientes que apresentam lesões se foram intencionalmente infligidos e, especificamente, se as lesões foram causadas por VD. Se o paciente atribuir as lesões à VD, a identidade da outra pessoa, bem como a relação dessa pessoa com o paciente, devem ser verificadas e documentadas. Não apenas a natureza da relação é importante para garantir a precisão do diagnóstico, mas uma vítima que vive com um agressor requer recursos diferentes em comparação com a vítima de um ataque estranho.

Os pacientes de VD podem se apresentar ao DE com lesões agudas, ou as lesões podem ser um achado incidental descoberto durante o exame físico. O médico emergencista deve procurar pistas de que uma lesão pode ser de natureza intencional – localização central (p. ex., tronco, seios), lesões bilaterais (ambos os braços ou ambas as pernas), lesões defensivas (p. ex., equimoses no dorso da mão por proteger o rosto) e lesões padronizadas (com as marcas de um objeto, como a sola de um sapato ou uma queimadura com a impressão de um ferro). Locais comuns para lesões por VD são a cabeça, o rosto, a boca e o pescoço. Os tipos de lesões podem incluir contusões faciais, lacerações, fraturas, alopecia traumática, concussão, fraturas cranianas, hemorragias intracranianas e estrangulamento. Lesões do membro com marcas de preensão (contusões na ponta dos dedos) na parte superior dos braços são sugestivas de VD. Os médicos emergencistas devem documentar localização, tamanho, edema, sensibilidade, coloração, evidência de cicatrização e a presença de um padrão.

Certas lesões traumáticas são mais comumente associadas à VD, como lesões na face, cabeça, pescoço, tórax e abdome.[34] Alguns estudos consideraram a diferenciação de VD *versus* agressão não relacionada à VD apresentadas ao DE. Agressões que ocorrem em casa mais provavelmente estão relacionadas à VD em homens e mulheres, enquanto agressões envolvendo traumatismo craniano foram mais provavelmente relacionadas à VD em mulheres.[35] Embora seja importante questionar quem agrediu o paciente, descobrir onde o ataque ocorreu pode fornecer pistas para a VD. Os pacientes que recebem um código eletrônico de VD provavelmente têm diagnósticos traumáticos, como contusão e fraturas faciais, e também são mais propensos a apresentar complicações durante a gravidez.[36]

Apresentações de Problemas Ginecológicos

As vítimas de VD comumente se apresentam ao DE com queixas obstétricas e ginecológicas.[37] As apresentações relacionadas com a VD podem incluir gravidez indesejada, pedidos de contracepção de emergência e interrupção da gravidez, e infecções sexualmente transmissíveis de repetição.[38-40] Sobreviventes de VD relatam taxas aumentadas de DST e outros distúrbios ginecológicos, como cervicite e vulvovaginite.[40-42] Gravidez indesejada e DST podem ser uma consequência da perda do controle reprodutivo e/ou agressão sexual. A violência sexual é uma tática comum usada para intimidação e controle na VD; 46 a 68% das mulheres abusadas admitem agressão sexual no contexto de abuso. As sequelas de abuso sexual por parceiro íntimo são tão graves quanto as de agressão sexual de estranhos. Vítimas de abuso sexual por parceiros íntimos são mais propensas a sofrer lesões não genitais mais graves do que vítimas de agressões de estranhos. Muitas ferramentas de triagem validadas para a VD (Tabela 59.1) omitem perguntas sobre abuso sexual ou coerção reprodutiva.[2] Mulheres que são sexualmente agredidas por um parceiro íntimo ou membro da família são mais propensas a se apresentar tardiamente ou não se apresentar ao DE para avaliação. Os médicos emergencistas devem perguntar a todas as vítimas de violência sexual sobre VD e segurança em casa. Os pacientes com VD podem não se considerar estuprados ou agredidos sexualmente se o agressor for seu parceiro, marido ou namorado. Assim, os médicos emergencistas devem perguntar se o paciente foi forçado a realizar atividades sexuais, em vez de ter sido "estuprado".

Apresentações de Saúde Mental

As vítimas de VD frequentemente apresentam depressão, ideação suicida, ideação homicida, transtorno de estresse pós-traumático (TEPT), transtornos alimentares e abuso de álcool e drogas.[4,9-11,43,44] Apresentações de saúde mental, incluindo abuso de substâncias, portanto, devem levantar suspeita de possível VC. Os sobreviventes de VD também são mais propensos a relatar depressão, ansiedade e TEPT e usar serviços de saúde mental.[20]

TABELA 59.1

Amostra de Ferramentas de Breve Rastreio de Abuso e Violência Doméstica

FERRAMENTA	PERGUNTAS	SENSITIVIDADE	ESPECIFICIDADE
HITS	Com que frequência o seu parceiro: • Agride-a fisicamente? • Trata-lhe com insultos ou com superioridade? • Ameaça ou a machuca? • Grita ou a agride com palavras?	30%-98%	83%-97%
PVS	• Alguém já lhe bateu, chutou, socou, ou feriu de outra maneira no ano passado? Se sim, quem? • Você se sente segura em seu relacionamento atual? • Há algum ex-parceiro, de um relacionamento anterior, que está fazendo você se sentir insegura agora?	65%-71%	80%-84%
StaT	Você já esteve em um relacionamento em que o seu parceiro:	96% (corte > 1%)	75% (corte > 1%)
	• Deu-lhe um tapa ou a empurrou?	89% (> 2%)	100% (> 2%, > 3%)
	• Jogou, quebrou ou golpeou objetos?	64% (> 3%)	
	• Ameaçou-lhe com violência?		

Uso de Álcool e Drogas e Violência Conjugal

Seja pelo agressor ou pela vítima de abuso, o excesso de álcool e drogas coloca as mulheres em maior risco de sofrer violência física e sexual por parceiro íntimo.[44] O uso de álcool e drogas pode ser uma resposta de enfrentamento às sequelas emocionais e físicas da VD, mas também pode levar ao abuso.[22,44] Explicações para isso incluem questionamentos sobre o uso de substâncias – mulheres que abusam de álcool ou drogas têm maior probabilidade de escolher parceiros que usam álcool e drogas – ou o fato de que álcool ou drogas impedem a capacidade da vítima de reconhecer comportamentos agressivos, lidar com tensões e resolver conflitos dentro de um relacionamento. Em geral, o uso indevido de álcool e drogas aumenta a vulnerabilidade das mulheres à violência doméstica e reduz a probabilidade de elas serem rastreadas para esses problemas.[45] Aquelas com problemas coexistentes não apenas enfrentam problemas de saúde mental e física de maior complexidade,[26,44,46] mas devem enfrentar desafios adicionais à recuperação; por exemplo, poucos programas de tratamento de uso de substâncias abordam a violência, e poucas instituições de combate à violência doméstica estão equipadas para lidar com o uso indevido de substâncias ativas.[26]

Condições Médicas Crônicas

Os pacientes com VD podem procurar cuidados para condições crônicas que são resultado de lesões anteriores ou são comorbidades relacionadas com o abuso.[4,47] Estas condições incluem transtornos psicossociais (abuso de substâncias, depressão, ansiedade, tabagismo), distúrbios musculoesqueléticos (doença articular degenerativa, lombalgia, trauma articular, cervicalgia, entorses agudas), problemas reprodutivos (distúrbios menstruais, vulvovaginites, infecções sexualmente transmissíveis), e outros (confusão, cefaleias, infecções do trato urinário, dor abdominal, dor torácica, infecções respiratórias, doença de refluxo e lacerações). Outras apresentações médicas comuns de pacientes com VC incluem doenças cardiorrespiratórias (palpitações, dor torácica, exacerbações da asma, falta de ar), distúrbios gastrointestinais (doença intestinal funcional) e problemas constitucionais gerais (fraqueza, fadiga, tontura, dor crônica).

Síndromes de Dor

A VD deve estar no diagnóstico diferencial como condição concomitante e possível fator contribuinte em pacientes que apresentam dor crônica.[48,49] Dores crônicas, incluindo cefaleia, dor abdominal, dor nas costas e dor nos ossos e articulações são comuns em sobreviventes de VD, e os sintomas de incapacidade e dor podem persistir por anos após as vítimas se separarem do agressor. Aqueles com histórico de abuso mais grave, abuso sexual e abuso na infância relatam mais sintomas. Perguntar e identificar o abuso passado pode diminuir os testes desnecessários e a administração inadequada de medicamentos, além de facilitar o encaminhamento para serviços essenciais.

CONSIDERAÇÕES DIAGNÓSTICAS

Diagnóstico Diferencial

Tráfico Humano

Uma vítima de tráfico de seres humanos (TH) pode ser confundida com uma vítima de VD. A TH é uma forma de escravidão moderna e pode se apresentar de maneira semelhante à VD. O TH, no entanto, implica dinâmicas muito diferentes, desafios e abordagens para intervenção e recursos. A Organização Mundial de Saúde definiu o tráfico de seres humanos como "o recrutamento, transporte, transferência, abrigo ou recebimento de pessoas, por meio da ameaça ou uso da força, ou outras formas de coerção, de sequestro, fraude, engano, abuso de poder ou de uma posição de vulnerabilidade, ou de dar ou receber pagamentos ou benefícios para obter o consentimento de uma pessoa que tenha controle sobre outra pessoa, para fins de exploração". A exploração inclui, no mínimo, "a exploração da prostituição de outrem ou outras formas de exploração sexual, trabalho ou serviços forçados, escravidão ou práticas similares à escravidão, servidão ou remoção de órgãos".[50] O tráfico de vítimas pode ocorrer entre fronteiras nacionais ou dentro delas. As vítimas de TH podem ser de qualquer idade ou sexo, mas geralmente são mulheres e crianças, que são frequentemente vítimas de situações de pobreza e são vítimas anteriores de abuso sexual ou físico. As vítimas são atraídas por promessas de dinheiro, amor ou oportunidades de sucesso. As vítimas de TH frequentemente são mantidas em cativeiro e são obrigadas a pagar grandes quantias de dinheiro em troca de transporte, favores ou comida e abrigo. Elas recebem pouco ou nada e, portanto, não podem pagar essa dívida. As vítimas de tráfico, muitas vezes, não têm autonomia e acesso a cuidados de saúde ou controle reprodutivo e podem ser forçadas a dormir em quartos trancados ou não podem deixar o seu local de trabalho. Elas podem se apresentar ao DE com DST, gravidez, lesões, precárias condições médicas e de saúde mental. As vítimas de TH geralmente experimentam a iniciação e o uso forçado de drogas ou álcool, bem como violência física, emocional e sexual. Elas são frequentemente controladas com dependência de álcool ou drogas e podem se apresentar como vítimas de uma overdose ou de abstinência de álcool e drogas. As vítimas de tráfico também podem apresentar problemas médicos, como cefaleias, dores de estômago, problemas de memória, dores nas costas, perda de apetite e dores nos dentes.[51] Muitas vítimas relatam fadiga, cefaleia, dor nas costas, perda de peso, sintomas de problemas de saúde mental, como depressão e ansiedade, e problemas de saúde sexual e reprodutiva.[52] A gravidade dos sintomas parece aumentar com a duração do tráfico. Até agora, tem havido muito pouca pesquisa sobre os efeitos na saúde e apresentações de TH, e a maioria dos estudos se concentrou em jovens vítimas de TH. As pistas na apresentação de uma paciente que podem sugerir tráfico em vez de VD estão incluídas no Quadro 59.1.

Embora o médico emergencista possa suspeitar de TH, a maioria das vítimas não será identificada no DE. Existem muitas razões pelas quais uma paciente não pode divulgar ser vítima de TH no DE, algumas semelhantes à VD – vergonha, constrangimento e autoculpa, falta de confiança ou familiaridade com o provedor, isolamento somado à falta de apoio econômico e social, medo de represálias do traficante, falta de reconhecimento de ter sido trafica-

---

QUADRO 59.1

Apresentações que Induzem a Consideração de Tráfico Humano

- Demora na procura de cuidados médicos
- Idade informada maior do que a aparência visual
- Evidência de falta de cuidado para condições médicas identificadas anteriormente ou obviamente existentes
- Discrepância entre a história informada e a apresentação clínica ou padrão de lesões observado
- História narrada de forma mecânica, memorizada ou roteirizada
- Paciente que está muito preocupado com o tempo, entrando em contato com seu "parceiro", saindo do DE
- Comportamento subordinado, hipervigilante ou temeroso
- Relutância ou incapacidade de falar em nome próprio
- Companheiro que se recusa a sair
- Falta de documentos de identificação, ou documentos na posse de terceiros
- Paciente acompanhado por um indivíduo que responde às perguntas por ele e tenta controlar os achados, como insistindo no fornecimento de interpretação (pode ser tipo "superprotetor")
- Paciente tem tatuagens ou outras marcas ou insígnias que podem indicar uma alegação de "propriedade" pelo outro, sente-se desconfortável ou não está disposto a falar sobre a tatuagem
- Evidência de qualquer tipo de violência física, incluindo tortura
- Frequentes mudanças de casa

> **QUADRO 59.2**
>
> **Perguntas para Identificar Tráfico Humano**
>
> - Você é pago pelo seu trabalho?
> - Você consegue sair quando quiser?
> - Há fechaduras do lado de fora de suas portas e janelas?
> - Você pode ir e vir como quiser?
> - Você foi ameaçado se deixar o seu emprego?

do, vigilância constante com intimidação e confisco de documentos ou de identificação (muitas vezes sob o pretexto de "mantê-los em um lugar seguro"). Pode haver uma barreira linguística ou cultural, medo de deportação e desconfiança das autoridades por aqueles vindo de outras nações. Vítimas de tráfico sexual podem ser transferidas frequentemente, muitas vezes, para áreas onde há grandes esportes ou locais de entretenimento, como o Super Bowl e outros eventos esportivos.

Quando um médico emergencista suspeita que seu paciente é uma vítima de TH, é importante entrevistar o paciente em particular, usando um intérprete médico quando apropriado. As vítimas de TH podem estar acompanhadas por uma figura "protetora", que na verdade é um traficante. Assim como acontece com a VD, os sobreviventes de TH notam que eles são mais propensos a revelar sua situação se perceberem que o médico emergencista compreenderá e não julgará sobre o TH e quando existe uma relação de confiança. Um advogado ou assistente social que tenha conhecimento sobre a dinâmica do TH pode ser útil. O Quadro 59.2 fornece perguntas úteis para o paciente que está disposto a fazer uma revelação. Mesmo que o paciente não revele a sua condição, o médico emergencista pode passar uma mensagem importante de que o hospital é um local seguro para procurar ajuda. As instituições devem estabelecer serviços seguros, culturalmente sensíveis e responsivos por meio de treinamento de pessoal e parcerias com a comunidade. Os serviços da comunidade podem incluir forças-tarefa policiais, moradias seguras e recursos legais para imigrantes sem documentos (p. ex., vistos especiais). Muitas sociedades médicas desenvolvem materiais educacionais para médicos.[50]

Teste Diagnóstico

O teste diagnóstico para lesões específicas e doenças relacionadas à VD segue as diretrizes gerais de medicina, trauma e lesão.

Triagem

Os sobreviventes de VD se apresentam ao DE com grande frequência. Um estudo sobre sobreviventes envolvidos com a polícia constatou que 64% usaram o DE no ano anterior à identificação policial, e 82% usaram o DE nos dois anos próximos ao envolvimento com a polícia.[53] Muitos não foram identificados na revisão dos registros de DE, e a maioria das visitas de emergência (71%) não foi relacionada a lesões. A triagem direcionada para VD envolve questionar pacientes que apresentam doenças e condições mais frequentemente associadas à VD (p. ex., dor crônica, múltiplas consultas de emergência, DST, gravidez indesejada, problemas de saúde mental, como depressão, ansiedade, TEPT e suicídio, além de abuso de álcool e drogas). A triagem universal inclui triagem daqueles que são assintomáticos.

O Institute of Medicine dos Estados Unidos recomendou a triagem para a VD como medida de saúde preventiva,[54] a USPSTF recomendou a triagem de rotina de mulheres assintomáticas em idade fértil para VD no ambiente de saúde, com encaminhamento para serviços de intervenção,[32] e o American College of Emergency Physicians endossou a avaliação da violência familiar em todas as formas.[53] A recomendação da USPSTF tem uma nota B, indicando que há alta certeza de que o benefício líquido é moderado a substancial e há pouca evidência de dano, com base em uma revisão sistemática. Embora os estudos tenham mostrado um aumento na identificação, comprovar a diminuição da violência e o aumento da qualidade de vida é um desafio. Uma revisão sistemática encontrou evidências de benefícios da triagem em certas populações.[55] A força-tarefa não indica onde esta triagem deve acontecer, mas como os sobreviventes se apresentam ao DE com grande frequência, e a VD é muitas vezes perdida, o DE parece ser um local apropriado para a triagem. Constatou-se que o rastreio no DE é seguro. Quando da pesquisa no DE, 26% das mulheres em um relacionamento no último ano apresentaram resultados positivos e, no acompanhamento de uma semana e três meses, não houve relato de aumento de violência ou dano como resultado da triagem.

Embora muitas autoridades tenham recomendado a triagem para VD – e a triagem tenha sido considerada aceitável para os pacientes –, foram identificadas barreiras ao rastreamento, como restrições de tempo, falta de protocolos institucionais, políticas e procedimentos de triagem, atitudes e percepções negativas.[56] A triagem é frequentemente incluída na seção de triagem do prontuário médico e é frequentemente realizada por uma enfermeira em uma área de triagem muito agitada e às vezes pública. Essa abordagem coloca a privacidade e a segurança em risco porque os sobreviventes de VD podem ser acompanhados por seu parceiro abusivo. Essa abordagem também impede uma conexão com o provedor, um importante estímulo para a denúncia. Os profissionais de saúde devem questionar os pacientes intoxicados quando estes estiverem sóbrios, porque os pacientes que apresentam abuso de álcool e drogas têm menos probabilidade de serem examinados na apresentação devido ao seu nível alterado de consciência.[45]

Alguns exemplos de ferramentas de triagem validadas para VD são apresentados na Tabela 59.1. A triagem deve ser acompanhada de forma privada, após todos os visitantes terem sido solicitados a sair da sala. Ao questionar sobre a VD, as afirmações de enquadramento são úteis para padronizar e desestigmatizar a VD. Essas declarações podem incluir o seguinte:

- "Como a violência é tão comum na vida dos meus pacientes, eu pergunto a todos eles se estão sendo feridos ou ameaçados por um parceiro atual ou ex-companheiro." *ou*
- "Eu descobri que muitos dos meus pacientes sofrem violência em casa, por isso eu gosto de perguntar se eles se sentem estressados ou ameaçados no ambiente familiar."

A palavra "estresse" pode induzir à lembrança de abuso que pode não ser percebido como VD pelo paciente, mas que pode representar abuso psicológico ou sexual. O uso de termos inclusivos, como *parceiro*, fará que aqueles que estão em um relacionamento homossexual ou homoafetivo se sintam mais à vontade para revelar sua situação. O médico emergencista deve fazer perguntas abertas para dar aos pacientes a chance de contar a sua história. Os dados mostraram que, quando os médicos de emergência faziam pelo menos uma pergunta adicional relacionada, os pacientes eram mais propensos a denunciar o abuso. Outros métodos de triagem para VD incluem pesquisas eletrônicas e impressas pelo paciente enquanto está na sala de espera. O paciente deve ser informado sobre os requisitos de relato específicos do estado que podem acompanhar a denúncia da VD.

MANEJO

Uma visão geral das considerações de manejo e documentação é mostrada na Tabela 59.2. O rastreio da DE para VD deve ser combinado com uma resposta institucional forte e coordenada.[57,58] Isso deve incluir treinamento da equipe de DE, desenvolvimento de políticas e protocolos escritos e de fácil acesso em toda a instituição e serviços presenciais, incluindo assistente social com experiência em VD ou um advogado de violência doméstica. Os componentes associados à alta eficácia do provedor na triagem incluem protocolos de triagem, apoio institucional, treinamento inicial e contínuo e acesso a referências de especialistas em VD. Uma forte resposta hospitalar à VD inclui sistemas de triagem, capacitação de prestadores e manutenção de habilidades de identificação e resposta imediata, serviços sociais, profissionais da saúde mental e abuso de substâncias psiquiátricas com conhecimento sobre VD, além de programas especializados de intervenção em VD. Para instituições que não têm um

TABELA 59.2

Estratégias de Intervenção com Base na Exposição à Violência Doméstica (VD) e no Nível de Risco

TIPO DE PACIENTE COM BASE NA AVALIAÇÃO	ETAPAS DE INTERVENÇÃO INICIAL	DOCUMENTAÇÃO ESSENCIAL PARA O ACHADO
Sem histórico de VD ou suspeita de abuso	Fornecer a mensagem básica de que a VD é um problema de saúde.	"Nenhuma história de VD; não há suspeita de VD"
História anterior de VD, mas sem exposição atual	Avaliar quanto a sequelas de abusos anteriores; fornecer a mensagem educativa de que o paciente está em risco de futuras relações de VD.	Adicionar a história de VD à lista de problemas (pode ser codificada como um código V); descrever o impacto médico e de saúde mental e quaisquer encaminhamentos feitos.
Abuso recente ou atual, mas sem lesões e sem elementos na avaliação de perigo	Avaliar sequelas de abuso; fornecer referências para serviços sobre VD.	Adicionar a VD à lista de problemas; descrever as sequelas do abuso na saúde; observar encaminhamento para acompanhamento urgente fornecido ao paciente.
Abuso recente ou atual com lesões ou achados positivos na avaliação de perigo	Consulta à beira do leito por assistente social ou advogado especializado em VD; discutir a possibilidade de uma ordem de proteção; Notificar a polícia se exigido por lei.	Adicionar a VD à lista de problema; descrever as sequelas de saúde; resumir o plano de acompanhamento conforme descrito pelo serviço social ou pelo advogado em causas de VD; relatórios obrigatórios completos; descrever os achados de lesão usando narração, diagramas e fotografias.
Suspeita de abuso atual, mas paciente nega VD	Fornecer a mensagem básica de que a VD é um problema de saúde; solicitar consulta à beira do leito pelo assistente social ou advogado especializado em VD; fornecer referências para serviços sobre VD.	Documentar a VD como um problema de saúde suspeita; observar se a consulta à beira do leito foi feita e foram fornecidos os recursos; se houver lesão, descrever os achados de lesão usando narração, diagramas e fotografias.

programa de VD com base em hospitais, a parceria com uma agência local contra violência doméstica ou abrigo aumenta os recursos e facilita a coordenação dos cuidados. Uma ferramenta desenvolvida pela Agency for Healthcare Research and Quality está disponível para avaliar a prontidão do sistema.[59a] Ela avalia as políticas e os procedimentos do hospital, o ambiente físico, o ambiente cultural, a formação do médico emergencista, a segurança e a triagem, o programa e a melhoria da qualidade e acordos colaborativos.

Uma abordagem informada sobre trauma é fundamental quando se trabalha com sobreviventes de VD. Essa abordagem reconhece o efeito do trauma passado e presente em um indivíduo e, como isso, influencia o seu cuidado. Ela enfatiza os pontos fortes do sobrevivente, em vez de enfatizar os efeitos traumáticos, reconhece a experiência única que o indivíduo tem em relação à situação e determina quais intervenções são mais úteis em um determinado momento.

Intervenção

Uma vez que o paciente tenha denunciado a VD, o médico emergencista precisa apenas seguir os seguintes passos simples (Quadro 59.3): (1) reconhecer a experiência de abuso, elogiar o paciente por denunciar e explicar como essa informação facilitará o bom atendimento médico; (2) legitimar a experiência do paciente e enfatizar que ninguém merece sofrer abuso físico, psicológico ou sexual; e (3) abordar o grave risco para o paciente ou seus filhos, determinar a prontidão para tomar medidas para o aumento da segurança e fornecer meios específicos para aumentar a segurança. O planejamento de segurança individualizado é complexo e consome tempo, e é melhor feito por um assistente social experiente ou advogado no DE ou no acompanhamento. Veja na Figura 59.2 um modelo de plano de segurança que pode ser usado quando um assistente social ou advogado não estiver imediatamente disponível.

Possíveis opções de manejo para pacientes vítimas de VD podem incluir grupos de apoio, recursos legais (p. ex., ordens de proteção, custódia, cobrança de taxas), disposição de abrigo ou planos contínuos de acompanhamento com advogados da comunidade. Uma discussão sobre estratégias passadas e o que foi bem-sucedido pode ajudar a orientar a gestão futura. Discutir o

QUADRO 59.3

Passos Simples para Discutir a Violência Doméstica após a Identificação do Paciente

1. Reconhecer o abuso e agradecer ao paciente.
2. Legitimar o paciente. Explicar que ninguém merece ser tratado de forma emocional, física ou sexualmente abusiva.
3. Explicar que você gostaria de ajudar hoje. Pedir permissão para envolver um advogado ou assistente social. Perguntar de que outra forma a equipe ainda pode ajudar.
4. Avaliação de segurança e perigo — avaliar as preocupações de segurança imediatas; continuar as discussões e o planejamento com assistente social ou advogado.
5. Fazer um plano para acompanhamento. Reforçar que a VD é um problema de cuidado de saúde e que o paciente pode retornar para assistência.

contexto e as consequências do abuso no paciente e em seus filhos pode ajudar o paciente a decidir quais ações são mais apropriadas. As ordens de proteção mostraram-se eficazes para diminuir a violência no futuro, mas também têm o potencial de aumentar a violência.[60] Os abusadores que não respeitam a lei ou agem em público são menos propensos a respeitar as ordens de proteção. Embora os sobreviventes possam tomar decisões indesejáveis, o provedor deve apoiar o sobrevivente e encorajá-lo a continuar a falar com os provedores de assistência médica e contatar as agências de VD no futuro. Se as crianças estiverem presentes em casa, tiverem sofrido violência ou correrem risco de se tornarem alvos de violência, o médico emergencista pode ser obrigado por lei a informar isso aos serviços de proteção à criança. A notificação aos serviços de proteção à criança deve ser realizada em colaboração com o paciente, explicando que isso é feito para aumentar os recursos que mantenham as crianças seguras; essa discussão pode atenuar os receios das vítimas de que a revelação da violência no lar arriscaria a perda da custódia da criança. Uma breve discussão

Passos para me manter seguro:

Levar comigo um pouco dinheiro.

Manter comigo meu celular carregado.

Orientar os meus filhos a irem para um lugar seguro (casa de um amigo, vizinho ou parente).

Orientar os meus filhos a ligar para a polícia quando houver algum perigo e passar o seu nome completo, endereço e número de telefone.

Manter uma mala de emergência pronta e em lugar seguro

Construindo a minha independência:

Eu posso começar a poupar dinheiro e guardá-lo em um lugar seguro (como a minha própria conta bancária)

Eu posso obter ajuda de um conselheiro, um advogado, um provedor de cuidados de saúde ou serviços jurídicos.

Eu posso tentar manter contato com um amigo ou membro da família que confio

Coisas para colocar na minha mala de emergência:

- ☐ Medicamentos/prescrições
- ☐ Cartão telefônico
- ☐ Chaves extras
- ☐ Cartão do banco/de crédito
- ☐ Ordem de custódia
- ☐ Permissão de trabalho
- ☐ Fotos do abusador
- ☐ Livro de endereços
- ☐ Brinquedos especiais
- ☐ Dinheiro
- ☐ Celular/carregador
- ☐ Identidade com foto/carteira de motorista
- ☐ Ordem de restrição
- ☐ Passaportes/documentos de imigração/
- ☐ Cartão de transferência eletrônica de benefício (CTEB)
- ☐ Roupas
- ☐ Produtos de higiene pessoal e fraldas
- ☐ Outros:______

Se você tem prova de abuso, traga com você.

Números de telefone importantes:

Polícia	190
Linhas diretas de violência doméstica local	______
Linhas diretas de abuso sexual local	______
Para ajuda com ordem de restrição, ligue	______
Suporte LGBT	______
Suporte legal	______
National VD Hotline	1-800-799-SAFE
National Sexual Assault Hotline	1-800-656-HOPE
National Teen Abuse Hotline	1-866-331-9474
National Suicide Hotline	1-800-SUICIDE

Ajuda após agressão sexual:

Se meu parceiro ou qualquer outra pessoa me forçou a fazer sexo quando eu não queria, eu posso:

Ir ao atendimento de emergência de um hospital local.

Ligar para a linha direta de agressão local ou nacional 24 horas:

______

Outros recursos:

______

______

LEAP
LOOK TO END ABUSE PERMANENTLY
WWW.LEAPSF.ORG

My Safety Plan developed by LEAP 09/2009.
May be used unaltetred without prmission as long as you credit LEAP (Look to End Abuse Pemanently). c/o Maxine Hall Health Center. 1301 Pierce St., San Francisco. CA 94115 www.leapsf.org

LEAP thanks San Francisco Kaiser Permanente and La Casa de las Madres for their contributions to this safety plan.

Você merece estar seguro e feliz.

Meu Plano de Segurança

Leve com você apenas se for seguro fazê-lo

Meu relacionamento e minha segurança

Estar em um relacionamento nocivo pode causar muitos sentimentos diferentes. É normal ter alguns ou todos esses sentimentos.

Marque todos que indiquem como você se sente:

- ☐ Envergonhada
- ☐ Esperançosa
- ☐ Com medo
- ☐ Irritada
- ☐ Desesperançada
- ☐ Enganada
- ☐ Confusa
- ☐ Triste
- ☐ Com amor
- ☐ Paralisada
- ☐ Feliz
- ☐ Sozinha

O que eu acho sobre o meu relacionamento?

- ☐ Não tenho certeza de como me sinto sobre esse relacionamento.
- ☐ Eu acho que esse relacionamento vai melhorar.
- ☐ Eu quero terminar este relacionamento.
- ☐ Outro:

______

Muitas pessoas amam os seus parceiros e também sentem que seus relacionamentos os colocam em perigo.

O meu relacionamento tem algum desses sinais de perigo?

- ☐ Eu sofri lesões tão graves pelo meu parceiro que precisei de tratamento médico.
- ☐ Meu parceiro me segue aonde quer que eu vá.
- ☐ Meu parceiro ameaçou machucar os meus filhos.
- ☐ Meu parceiro usa álcool ou drogas.
- ☐ Meu parceiro me forçou a fazer sexo quando eu não queria.
- ☐ Meu parceiro ameaçou me matar.
- ☐ Meu parceiro está ameaçando matar a si próprio.
- ☐ Meu parceiro tem uma arma ou pode obter uma arma facilmente.
- ☐ Outras coisas que meu parceiro faz que me preocupam:

______

Segurança durante uma briga:

Afaste-se de:

Armas (pistolas e facas)

Lugares pequenos e perigosos (carro, cozinha, banheiro)

Dirija-se a um lugar mais seguro, como:

Ambiente com saída

Ambiente com telefone

Lugar público

Se eu precisar ligar para a polícia:

Eu lhes informarei o meu endereço e direi se há uma arma.

O lugar mais próximo que posso ir se precisar de ajuda ou precisar sair:

Delegacia de polícia/posto de bombeiros:

______

Hospital/clínica:

______

Casa de amigo/do vizinho/de um membro da família:

______

(nome/endereço/número de telefone)

Outro: ______

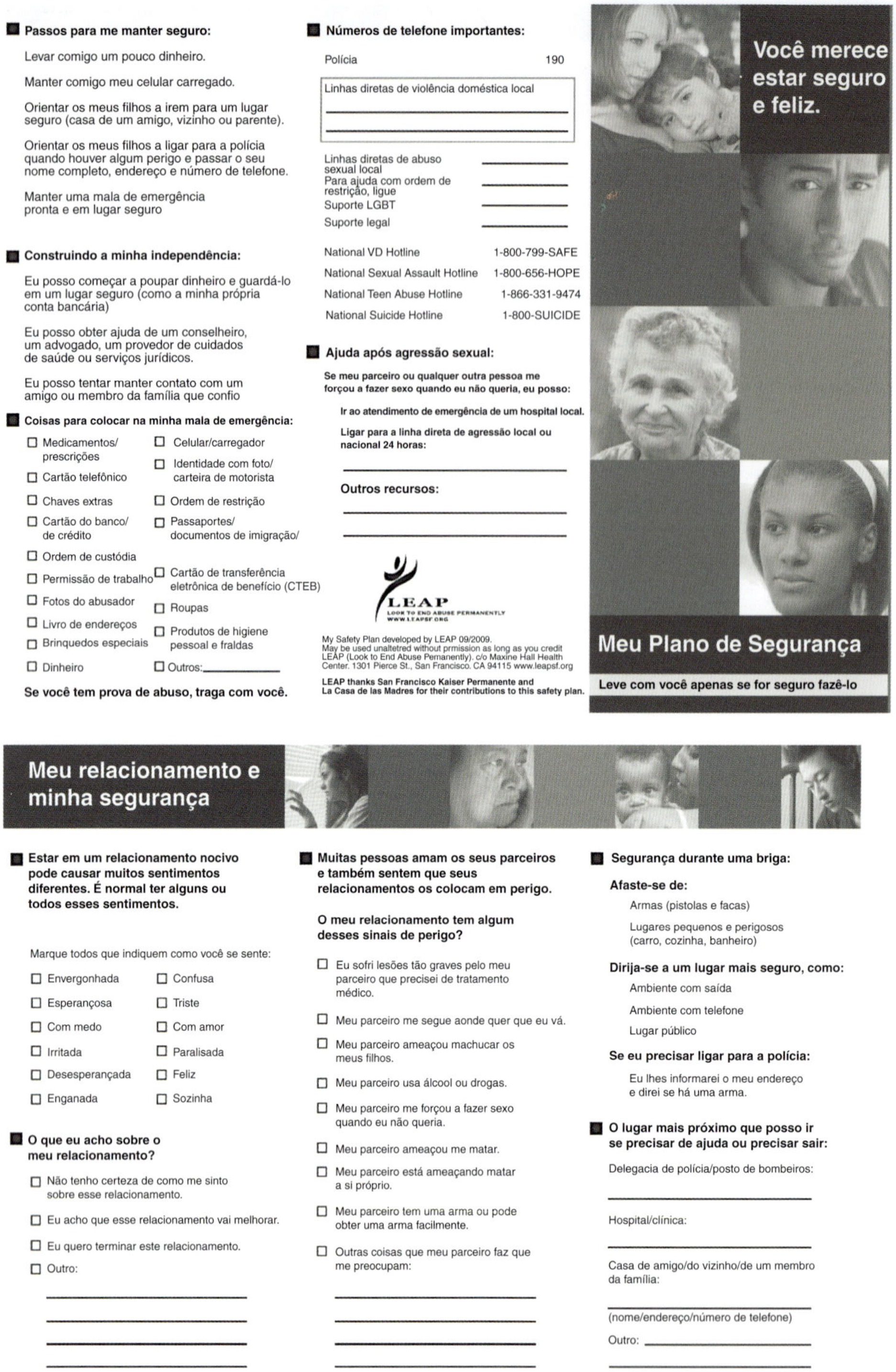

Fig. 59.2. Brochura de planejamento de amostra de segurança. (De Look to End Abuse Permanently (LEAP): Safety plan. www.leapsf.org/pdf/LEAP-Safety-Plan-bro-10_05_09_ENG-OUTSF-B&W-low-res-for-web.pdf.)

sobre os efeitos em longo prazo da violência sobre a saúde das crianças pode ser útil. Se o paciente não tiver denunciado, mas o médico emergencista suspeitar de VD, a denúncia não deve ser forçada. É mais importante expressar preocupação pelo paciente, explicar como a condição pode estar relacionada com o estresse (se isso for verdade) e oferecer apoio, serviços contra a violência doméstica na comunidade e a oportunidade de retornar para obter assistência.

Avaliação de Perigo

Campbell e colaboradores desenvolveram uma ferramenta de avaliação de perigo com 20 itens (Fig. 59.3) que foi desenvolvida e validada com base em revisões de homicídios relacionados à VD em 11 cidades.[61] Esse estudo identificou fatores que foram mais frequentemente correlacionados com a violência por VD que levou ao homicídio e pode ser usado para avaliar o risco imediato de agressão grave futura e letalidade em sobreviventes de VD. A ferramenta é um pouco complexa para pontuar e requer familiaridade. Uma versão autoadministrada desta ferramenta está disponível como um aplicativo para *download* no iTunes (Fig. 59.4). Uma versão resumida de cinco itens deste instrumento (Quadro 59.4) foi avaliada em uma população de DE de sobreviventes identificáveis de VD em risco de agressão grave ou potencialmente letal, com uma resposta "sim" para pelo menos três das perguntas como o limiar para alta resistência (sensibilidade, 83%). Esta ferramenta

AVALIAÇÃO DE PERIGO
Jacquelyn C. Campbell, Ph.D., R. N.
Copyright 2003, www.dangerassessment.com

Vários fatores de risco têm sido associados ao risco aumentado de homicídios de mulheres e homens em relacionamentos violentos. Não podemos prever o que acontecerá no seu caso, mas gostaríamos de conscientizá-lo do perigo de homicídio em situações de abuso e sobre os muitos fatores de risco que se aplicam a sua situação.

Usando o calendário, por favor, marque as datas aproximadas no ano passado em que você sofreu agressão pelo seu parceiro ou ex-parceiro. Escreva nessa essa data o grau do incidente de acordo com a seguinte escala:

1. Tapas, empurrões; nenhuma lesão ou dor prolongada
2. Socos, chutes; contusões, cortes e/ou dor contínua
3. "Espancamento"; contusões graves, queimaduras, ossos quebrados
4. Ameaça de usar arma; ferimento na cabeça, ferimentos internos, lesão permanente
5. Uso de arma; feridas por arma

(Se qualquer uma das descrições para o maior número se aplicar, use o maior número.)
Marque **Sim** ou **Não** para cada uma das seguintes. ("Ele" refere-se ao seu marido, parceiro, ex-marido, ex-parceiro, ou quem está lhe agredindo fisicamente atualmente).

- 1. A violência física aumentou em gravidade ou frequência no ano passado?
- 2. Ele tem uma arma?
- 3. Você o deixou depois de terem morado juntos no ano passado?
- 3a. (se nunca moraram juntos, marque aqui__)
- 4. Ele está desempregado?
- 5. Ele já usou uma arma contra você ou a ameaçou com uma arma letal? (Se sim, a arma era um revólver? _)
- 6. Ele ameaça matá-la?
- 7. Ele evitou ser preso por violência doméstica?
- 8. Você tem filho que não é dele?
- 9. Ele já a forçou a ter relações sexuais quando você não quis?
- 10. Ele já tentou sufocá-la?
- 11. Ele usa drogas ilegais? Drogas quer dizer "estimulantes" ou anfetaminas, metanfetaminas, speed, "pó de anjo", cocaína, crack, drogas de rua ou misturas.
- 12. Ele é alcoólatra ou bebedor problemático?
- 13. Ele controla a maioria ou todas as suas atividades diárias? Por exemplo: ele diz com quem você pode fazer amizades, quando você pode ver a sua família, quanto de dinheiro você pode gastar ou quando você pode usar o carro? (Se ele tenta, mas você não permite, marque aqui)
- 14. Ele é violentamente e constantemente ciumento em relação a você? (Por exemplo, ele diz "se eu não posso ter você, ninguém pode"?)
- 15. Ele já lhe bateu quando você estava grávida? (Se você nunca esteve grávida dele, marque aqui)
- 16. Ele já ameaçou ou tentou cometer suicídio?
- 17. Ele ameaçou prejudicar seus filhos?
- 18. Você acredita que ele é capaz de lhe matar?
- 19. Ele a segue ou espiona, deixa mensagens ou notas ameaçadoras, destrói a sua propriedade, ou lhe telefona quando você não quer que ele o faça?
- 20. Você já ameaçou ou tentou cometer suicídio?
Total de respostas "Sim"

Obrigado. Por favor, converse com a sua enfermeira, advogado ou conselheiro sobre o significado da Avaliação de Perigo na sua situação.

Fig. 59.3. Ferramenta de avaliação de perigo.

de cinco itens é mais rápida e facilmente administrada, mas não foi validada externamente.

Triagem de Saúde Mental

Dado o aumento da prevalência de transtornos mentais, incluindo depressão, ansiedade e suicídio em sobreviventes de VD, os profissionais de saúde devem realizar uma breve avaliação da saúde mental. Houry e colaboradores conceberam e validaram uma breve ferramenta de triagem para uso nessa população (Fig. 59.5).[62] Um escore de quatro ou mais tem valor preditivo positivo (VPP) de 96% para depressão, 84% para sintomas de TEPT e 54% para ideação suicida.

QUADRO 59.4
Breve Avaliação de Perigo

1. A violência física aumentou em frequência ou gravidade nos últimos seis meses?
2. Ele já usou uma arma ou a ameaçou com uma arma?
3. Você acredita que ele é capaz de matá-la?
4. Ele já lhe bateu quando você estava grávida?
5. Ele está violenta e constantemente com ciúmes de você?

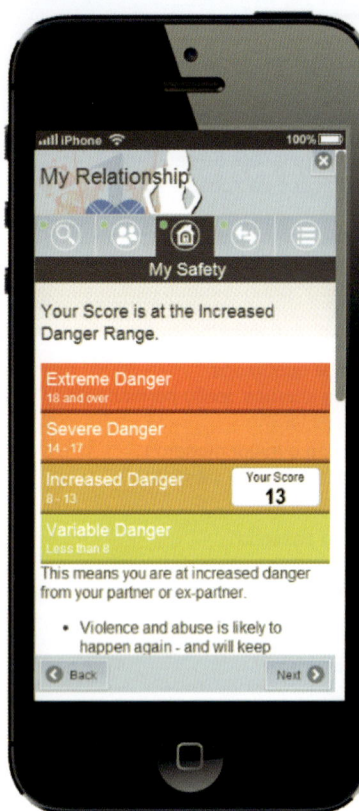

Fig. 59.4. Aplicativo de *download* para smartphone com avaliação de perigo.

Considerações sobre Privacidade e Confidencialidade

A privacidade é uma preocupação para muitos sobreviventes da VD. Quaisquer encaminhamentos ou registros devem ser liberados somente após a obtenção da permissão do sobrevivente. A VD não deve ser denunciada à polícia sem o consentimento do sobrevivente, a menos que seja obrigatório por lei em casos de abuso coexistente de crianças, idosos ou deficientes ou com base em estatutos de relato estatísticos específicos (p. ex., queimaduras ou ferimentos causados por armas). Se o relato for obrigatório, o profissional deve envidar todos os esforços para envolver o paciente. No entanto, preocupações com as violações da Health Insurance Portability and Accountability (HIPAA) não se aplicam a essa circunstância; a regra de privacidade contém uma disposição que permite a divulgação de informações de saúde protegidas à polícia no caso de relatórios exigidos por lei.

Documentação

Quando um paciente denuncia a VD, a documentação no prontuário médico pode ajudar outros provedores de assistência médica e o sobrevivente ao buscar soluções legais, como ordens de custódia ou de restrição. Registros médicos são frequentemente admitidos em um tribunal de justiça como uma exceção à regra de proibição de testemunho indireto, que afirma que uma pessoa não pode testemunhar sobre algo que outra pessoa disse. Essas afirmações são aceitas porque muitas vezes são feitas no curso normal do cuidado médico ou quando o paciente está transtornado e pode ter menos impulso para criar informações falsas. As declarações do paciente devem ser documentadas com citações sempre que possível, ou com uma afirmação precedente –"segundo o paciente,… ". As lesões devem ser descritas, registrando-se o tamanho ou comprimento, o tipo de lesão (p. ex., contusão, ferida incisa, abrasão) e a localização. Os DE devem ter protocolos para fotografar digitalmente lesões e

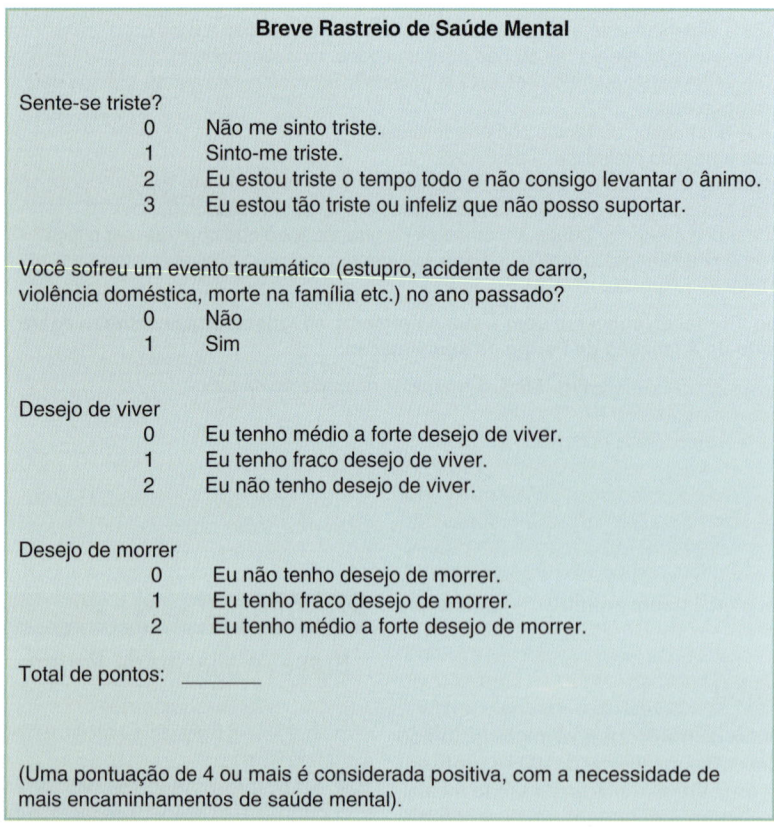

Fig. 59.5. Breve rastreio de saúde mental. (De Houry D, Kemball RS, Click LA, Kaslow NJ: Development of a brief mental health screen for intimate partner violence victims in the emergency department. Acad Emerg Med 14:202–209, 2007.)

feridas, para que sejam obtidos de forma consistente, com qualidade adequada para uso legal. As fotografias devem seguir a regra 4:1 da imagem de longa distância, que inclui a face para identificação, uma de média distância e duas próximas, e uma com e outra sem régua (ou um objeto para comparação, como uma moeda). Todas as fotografias devem ser armazenadas em CD invioláveis e identificadas com o nome do paciente, registro médico, data e assinatura da pessoa que fotografa. A presença de fotografias deve ser documentada no prontuário. Os encaminhamentos também devem ser registrados no prontuário médico. O diagnóstico ou suspeita de VD deve ser documentado no prontuário médico para possível uso em processos judiciais, bem como para fins de pesquisa e epidemiologia.

Codificação e Diagnóstico da Violência Conjugal

A Classificação Internacional de Doenças (CID) – 10 proporciona maior especificidade para a codificação da VD (Tabela 59.3). Novos códigos adicionados à categoria principal permitem que o provedor inclua maus-tratos e negligência em adultos. Outros códigos adicionados incluem suspeita de VD (códigos T) e VD anterior e aconselhamento (códigos V). Semelhante à CID-9, a CID-10 também inclui códigos E, que são usados para descrever a natureza da causa da lesão – por exemplo, "Quem cometeu o ato de violência" (E967.0–E967.9), a natureza do abuso (E960– E968), a intenção do abuso ou negligência (E904.0–E968.4) e a intencionalidade do abuso (E980 – E989).

DISPOSIÇÃO

A maioria dos pacientes de DE, vítimas de VD, será tratada e liberada. Os pacientes que são vítimas de ferimentos potencialmente fatais, particularmente tentativas de estrangulamento, correm grande risco de violência no futuro e devem ter planos seguros para a alta ou receber uma admissão temporária para segurança.[63] Embora os abrigos sejam uma opção, eles são uma solução extrema, geralmente removendo o sobrevivente de amigos e familiares e, às vezes, exigindo que eles deixem seu local de trabalho e a escola de seus filhos. Além disso, abrigos nem sempre são uma opção disponível; eles estão frequentemente cheios e podem não aceitar pacientes com problemas de abuso de substâncias, filhos de sobreviventes que sejam adolescentes do sexo masculino ou sobreviventes masculinos ou transgêneros.

A todos os sobreviventes que recebem alta devem estar disponíveis serviços para violência doméstica, saúde mental, abuso de substâncias e serviços sociais. O médico emergencista pode não concordar com as escolhas feitas pelo sobrevivente, mas deve sempre respeitar essas decisões e oferecer incentivo e legitimação. Essa abordagem aumentará as chances de uma interação positiva e aumentará a probabilidade de mais comportamentos de busca de ajuda.

TABELA 59.3
CID-10 Categorias de Codificação Usadas para Violência Doméstica

CÓDIGO CID 10	DESCRIÇÃO
995.8_	Maus-tratos (abuso)
995.81	Adulto fisicamente abusado
995.82	Adulto emocional e psicologicamente abusado
995.83	Adulto sexualmente abusado
995.84	Negligência de adulto
995.85	Outro, várias formas
E	Quem, intencionalidade, natureza do abuso
T4	Suspeita de abuso
T7	Abuso confirmado
V	Histórico de abuso

CID, Classificação Internacional de Doenças.

CONCEITOS-CHAVE

- A violência doméstica, ou violência por parceiro íntimo, engloba um padrão de controle de comportamentos, incluindo agressão física intencional, agressão sexual, violência psicológica e controle financeiro.
- O tratamento e a intervenção na violência praticada pelo parceiro íntimo podem ser comparados a um modelo de doença crônica, em que a intervenção acontece ao longo do tempo e recaídas podem fazer parte do ciclo. Também é importante lembrar que, embora a intervenção seja frequentemente oferecida ao sobrevivente, a responsabilidade pelo comportamento deve ser atribuída ao parceiro agressor.
- O tratamento e a intervenção na VD requerem uma abordagem coordenada, incluindo treinamento médico, um sistema integrado que inclua a disponibilidade de serviço social e conselheiro sobre VD, além de uma relação próxima com os grupos de prestadores de serviços de VD da área.
- A triagem de rotina para VD em mulheres com idade fértil é recomendada pela USPSTF; os métodos de triagem podem incluir métodos impressos, computadorizados, face a face (por enfermeira ou médico), ou a combinação de métodos de triagem.
- Sequelas de VD incluem: dor crônica, problemas de saúde mental (p. ex., depressão, TEPT, abuso de substâncias), DST, gravidez indesejada e agravamento de problemas médicos (p. ex., diabetes, asma).
- A tentativa de estrangulamento na VD está associada a um aumento de sete vezes no risco de tentativa ou conclusão de um ataque letal, portanto os pacientes devem ser encorajados a buscar proteção contra novos incidentes.
- Alguns casos de VD apresentados ao DE podem, na verdade, ser casos de tráfico de seres humanos. Os casos de tráfico humano têm uma dinâmica muito diferente e requerem intervenções especializadas.

As referências para este capítulo podem ser encontradas on-line no website Expert Consult associado à obra.

PARTE III

Medicina e Cirurgia

SEÇÃO UM
Transtornos da Cabeça e do Pescoço

CAPÍTULO 60
Oral Medicine

Ryan Anthony Pedigo | *James T. Amsterdam*

Conteúdo disponível on-line em inglês.

CAPÍTULO 61
Ophthalmology

Kama Guluma | Jeffrey E. Lee

Conteúdo disponível on-line em inglês.

CAPÍTULO 62
Otolaryngology

James A. Pfaff | Gregory P. Moore

Conteúdo disponível on-line em inglês.

CAPÍTULO 63
Asma

Richard M. Nowak | Glenn F. Tokarski

PRINCÍPIOS

Introdução e Importância

A palavra asma, derivada do grego ασυμα, significa ofegante e foi usada inicialmente como sinônimo de "falta de ar". Em 1698, Floyer publicou *A Treatise of the Asthma* (O Tratado da Asma), no qual ele tentou diferenciar mais claramente a asma de outros distúrbios pulmonares. As definições subsequentes de asma destacaram conceitos relacionados à hiper-responsividade das vias aéreas, broncoespasmo, obstrução reversível das vias aéreas e inflamação, enfatizando as muitas facetas dessa complexa doença.

A asma é uma doença respiratória crônica caracterizada por períodos de sintomas variáveis e recorrentes, obstrução do fluxo aéreo e hiper-responsividade brônquica que se manifesta clinicamente como crises de dificuldade respiratória.[1,2] A asma é uma doença inflamatória; episódios repetitivos de agudização sobrepostos à inflamação crônica das vias aéreas são responsáveis por alterações na função das vias e causam alterações estruturais irreversíveis. O controle dos sintomas da asma depende, em última instância, da melhora da inflamação das vias aéreas. Fatores genéticos, sociais, fisiológicos e ambientais influenciam na expressão e o controle dos sintomas da asma. A asma é, portanto, uma interação complexa do sistema imunológico, do ambiente e de predisposições genéticas, que se combinam para alterar a estrutura e a função das vias aéreas. O tratamento bem-sucedido da asma no departamento de emergência (DE) deve abordar os diversos fatores que desencadeiam a disfunção das vias aéreas.

Em 2013, estimou-se que 39,5 milhões de americanos haviam sido diagnosticados com asma por um profissional de saúde durante sua vida.[3] A asma é mais prevalente em crianças do que em adultos, em mulheres do que em homens e em afroamericanos do que em caucasianos ou hispânicos (Fig. 63.1).[4] Nos Estados Unidos, a asma é mais prevalente em pessoas menos favorecidas e obesas, tabagistas e em pessoas que residem em localidades não metropolitanas (Fig. 63.2).[5] Os estados do nordeste do EUA apresentam a maior prevalência de pessoas com asma.[6]

A taxa de atendimento de adultos afroamericanos no DE foi quase duas vezes maior do que a de caucasianos e a taxa de hospitalização 2,3 vezes maior (Fig. 63.3). Mais de 3.500 mortes por asma foram relatadas em 2013 nos Estados Unidos.[7] A taxa de mortalidade por asma entre o sexo feminino foi 1,03 vezes maior do que no sexo masculino. Afroamericanos eram duas a três vezes mais propensos a morrer de asma do que caucasianos, hispânicos e outras raças. Uma diminuição nas taxas de mortalidade por asma foi observada entre 1999 e 2010 (Fig. 63.4). A maior taxa de mortalidade foi descrita entre adultos com 65 anos ou mais e a menor entre crianças de 0 a 4 anos de idade.

Em 2013, nos Estados Unidos, os custos financeiros associados à asma foram estimados em um total de US$ 56 bilhões, sendo aproximadamente 89% atribuídos a custos diretos (atendimento hospitalar e serviços médicos).[5] Em 2008, a asma foi responsável por cerca de 14,2 milhões de dias de trabalho perdidos e 10,5 milhões de dias escolares perdidos.[3]

As nações desenvolvidas apresentam taxas mais altas de asma, o que sugere que a urbanização e a ocidentalização estão relacionadas ao aumento da prevalência da asma. Os migrantes que se deslocam de uma área de baixa prevalência de asma para uma área de alta prevalência apresentam maior prevalência de asma, sugerindo que fatores ambientais desempenham algum papel. As áreas urbanas nos Estados Unidos (Nova York, Los Angeles e Chicago) apresentam altas taxas de mortalidade associadas à asma, indicando que a pobreza e a falta de acesso a cuidados médicos também podem ser determinantes importantes associados às complicações da asma.

Os fatores que contribuem para a morbidade e mortalidade da asma incluem a falta de tratamento; episódios agudos tratados por médicos emergencistas; uso excessivo de medicamentos prescritos ou de venda livre, o que leva à demora na busca de tratamento; falha dos médicos emergencistas em pesquisar a ocorrência de consultas anteriores no DE, hospitalizações ou episódios de asma que ameaçam à vida; e falha na terapia com corticosteroides no início de um episódio de exacerbação. O custo do tratamento da asma é uma barreira para o tratamento; adultos afroamericanos e hispânicos descrevem que os custos relacionados à procura de cuidados com um médico da atenção primária e/ou um especialista em asma e o preço dos medicamentos para a doença são impedimentos significativos para a busca de tratamento.[8] O excesso de confiança nos atendimentos de emergência para todos os cuidados relacionados à asma e a falta de acesso ou cumprimento dos cuidados contínuos são outros fatores importantes que contribuem para a morbidade e mortalidade relacionadas à asma.

Anatomia e Fisiologia

A asma é uma condição complexa mediada imunologicamente que envolve diversos tipos de alterações celulares e das vias aéreas; a inflamação e remodelação das vias aéreas são as vias finais comuns que resultam em broncoespasmo e limitação do fluxo de ar.

Em comparação a indivíduos saudáveis, os pacientes com asma apresentam hiper-reatividade brônquica (hiper-responsividade) em resposta a vários estímulos ambientais e infecciosos (p. ex., metacolina). Agentes alergênicos (p. ex., fatores ambientais, fatores ocupacionais, vírus) e estímulos não alérgicos (p. ex., exercício, asma induzida por aspirina e menstruação) induzem broncoconstrição por meio da liberação de mediadores e produtos metabólicos das células inflamatórias. Edema, inflamação, produção de muco e hipertrofia da musculatura lisa das vias aéreas desencadeiam broncoconstrição, obstrução das vias aéreas e limitação do fluxo aéreo. Episódios recorrentes de inflamação das vias aéreas causam remodelamento estrutural permanente das vias aéreas, o que também contribui para a obstrução e hiper-responsividade das vias e diminui a resposta ao tratamento.

Necropsias de pacientes com asma fatal revelam pulmões macroscopicamente inflados que podem não colapsar na abertura das cavidades pleurais. O exame histopatológico revela tampões luminais compostos por células inflamatórias, células epiteliais descamadas e muco. Espessamento acentuado da membrana basal das vias aéreas, células inflamatórias submucosas, aumento da deposição de tecido conjuntivo, hiperplasia das glândulas mucosas e hipertrofia do músculo liso das vias aéreas também são observados. Relatos de fatalidades associadas à asma de início lento revelam maior eosinofilia brônquica e espessamento da membrana basal quando comparados à asma fatal de início rápido. Os relatos de asma fatal de início rápido descrevem um número maior de mastócitos degranulados e menos muco nos lúmens das vias aéreas, sugerindo que os eventos terminais podem ser ocasionados pela broncoconstrição sem o tamponamento luminal excessivo.

Fisiopatologia

A evidência de que a inflamação é um componente da fisiologia da asma foi inicialmente descrito em função de achados de autópsia em pacientes com asma fatal. As vias aéreas revelaram infiltração por neutrófilos, eosinófilos e mastócitos e presença de espessamento abaixo da camada da membrana basal, perda da integridade das células epiteliais, hiperplasia das células caliciformes e tampões mucosos. Os achados de biópsia brônquica *ante mortem* em pacientes com graus de asma ainda moderados também demonstram alterações inflamatórias nas vias aéreas centrais e periféricas que se correlacionam à gravidade da doença. As citocinas inflamatórias e quimiotáticas produzidas, ambas, pelas vias aéreas e pelas células inflamatórias recrutadas são identificadas no lavado broncoalveolar e nas secreções pulmonares.

A asma foi dividida em tipos alérgicos e não alérgicos com base na presença ou ausência de anticorpos imunoglobulina E (IgE) para antígenos ambientais comuns (pólen, pelos, ácaros) e antígenos microbiológicos (bactérias, vírus). A exposição a microrganismos e alérgenos durante o parto, primeira e segunda infância pode proporcionar um efeito protetor contra a atopia e suprimir a expressão do fenótipo da asma mais adiante na vida (o que é conhecido como *hipótese da higiene*).[9] Independentemente do tipo de asma, uma característica comum é a presença de células T auxiliares das vias aéreas que liberam citocinas (p. ex., interleucina [IL]-4, IL-5 e IL-13), que estimulam basófilos, eosinófilos, mastócitos e migração de leucócitos para as vias aéreas e aumentam a produção de IgE. O resultado é o crescimento da resposta inflamatória das vias aéreas e, ao longo do tempo, o remodelamento irreversível das vias. Essas interações celulares complexas se manifestam clinicamente como broncoespasmo, produção de muco, edema das vias aéreas e limitação do fluxo aéreo.

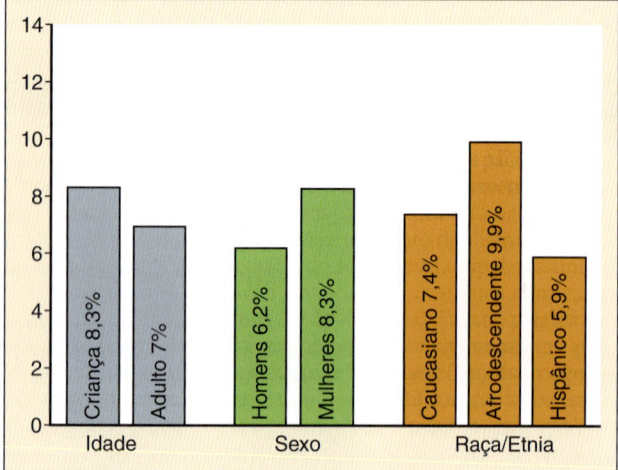

Fig. 63.1. Porcentagens de prevalência de asma em 2013 por idade, sexo e raça/etnia nos Estados Unidos (Centers for Disease Control and Prevention: Asma: dados, estatísticas e vigilância. Disponível em www.cdc.gov/asthma/asthmadata.htm.)

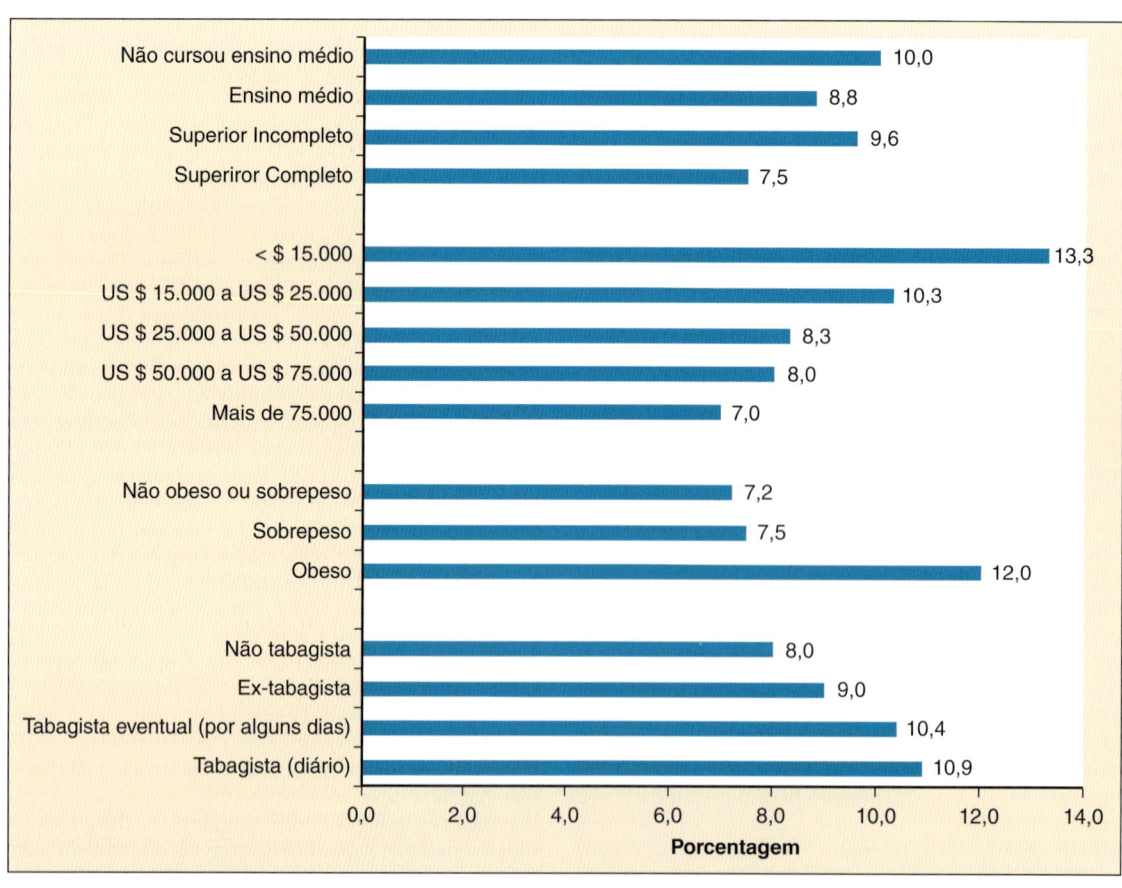

Fig. 63.2. Porcentagem de prevalência de asma em adultos em 2010 por fatores de risco de educação, renda e comportamento.

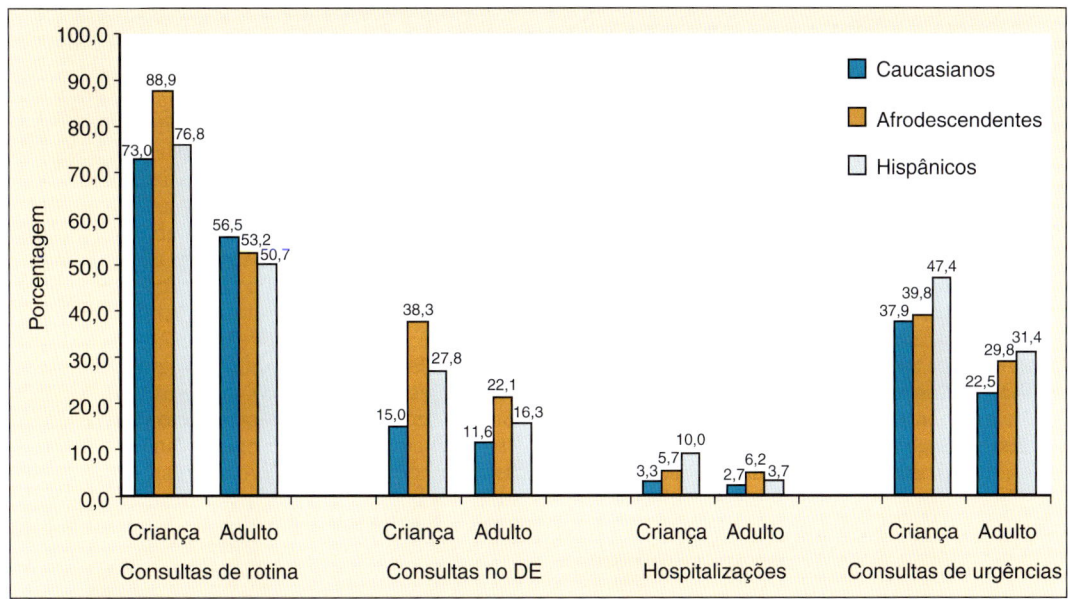

Fig. 63.3. Utilização de cuidados de saúde para asma entre crianças e adultos com asma de acordo com a raça e etnia em 2010. As categorias caucasianos e afrodescendentes são não hispânicos. Trinta e três participantes do *National Asthma Control Program* (NACP) completaram o *Asthma Call-Back Survey (ACBS)* para adultos e 16 NACP participantes completaram o ACBS para crianças. DE, departamento de emergência. (De Centers for Disease Control and Prevention: Asthma facts: CDC's National Asthma Control Program Grantees. Available at www.cdc.gov/asthma/pdfs/asthma_facts_program_grantees.pdf.)

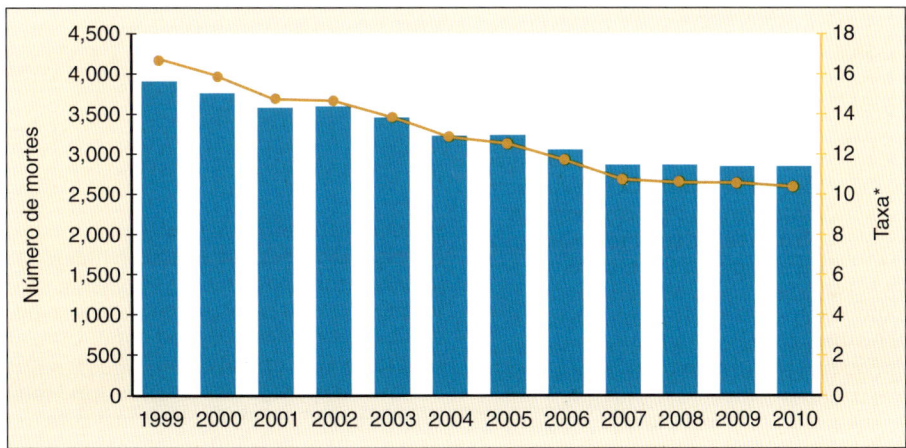

Fig. 63.4. Taxas de mortalidade por asma e número de mortes de 1999 a 2010. Trinta e cinco participantes do National Asthma Control Program (NACP). (Porto Rico foi excluído). *Taxa ajustada por idade por milhão de habitantes. (Centers for Disease Control and Prevention: Asthma facts: CDC's National Asthma Control Program Grantees. Available at www.cdc.gov/asthma/pdfs/asthma_facts_program_grantees.pdf.)

Mastócitos e eosinófilos contêm e liberam mediadores e citocinas intracelulares (histamina, prostaglandinas, leucotrienos, fator de necrose tumoral alfa [TNF-α]) que contribuem para o prolongamento do espasmo da musculatura lisa brônquica, edema e produção de muco (Fig. 63.5).[9] As células epiteliais das vias aéreas são mais do que uma barreira passiva e produzem mediadores pró-inflamatórios. Processos de reparo anormais podem obstruir ainda mais as vias aéreas e contribuir para o remodelamento das mesmas. O óxido nítrico produzido pelas células epiteliais das vias aéreas nas grandes e pequenas vias e nos alvéolos reflete a inflamação contínua das mesmas. As medições do óxido nítrico exalado (ONE) são úteis para monitorar a resposta ao tratamento da asma.[10,11]

A remodelação das vias aéreas refere-se às alterações estruturais persistentes nas vias aéreas, causadas por inflamação repetitiva ou crônica. As características do remodelamento microscópico incluem espessamento epitelial, fibrose subepitelial, metaplasia das glândulas mucosas, aumento do músculo liso das vias aéreas, angiogênese e perda da integridade da cartilagem. O remodelamento das vias aéreas ocorre muito cedo na asma, ainda na infância, e pode preceder os sintomas clínicos. As características de remodelação são proeminentes em pacientes com asma grave.[12] O espessamento da membrana basal pode ser protetor ao impedir que as células inflamatórias e proteínas entrem na submucosa das vias aéreas através do epitélio danificado; simultaneamente, este processo pode ser contraproducente, reduzindo a elasticidade das pequenas vias aéreas. O remodelamento das vias aéreas induzido pela inflamação crônica pode levar ao desenvolvimento de limitação crônica do fluxo das vias aéreas de forma irreversível e aumento da mortalidade por asma.

A genética desempenha um papel cada vez mais emergente na compreensão da fisiopatologia da asma. As estimativas de hereditarie-

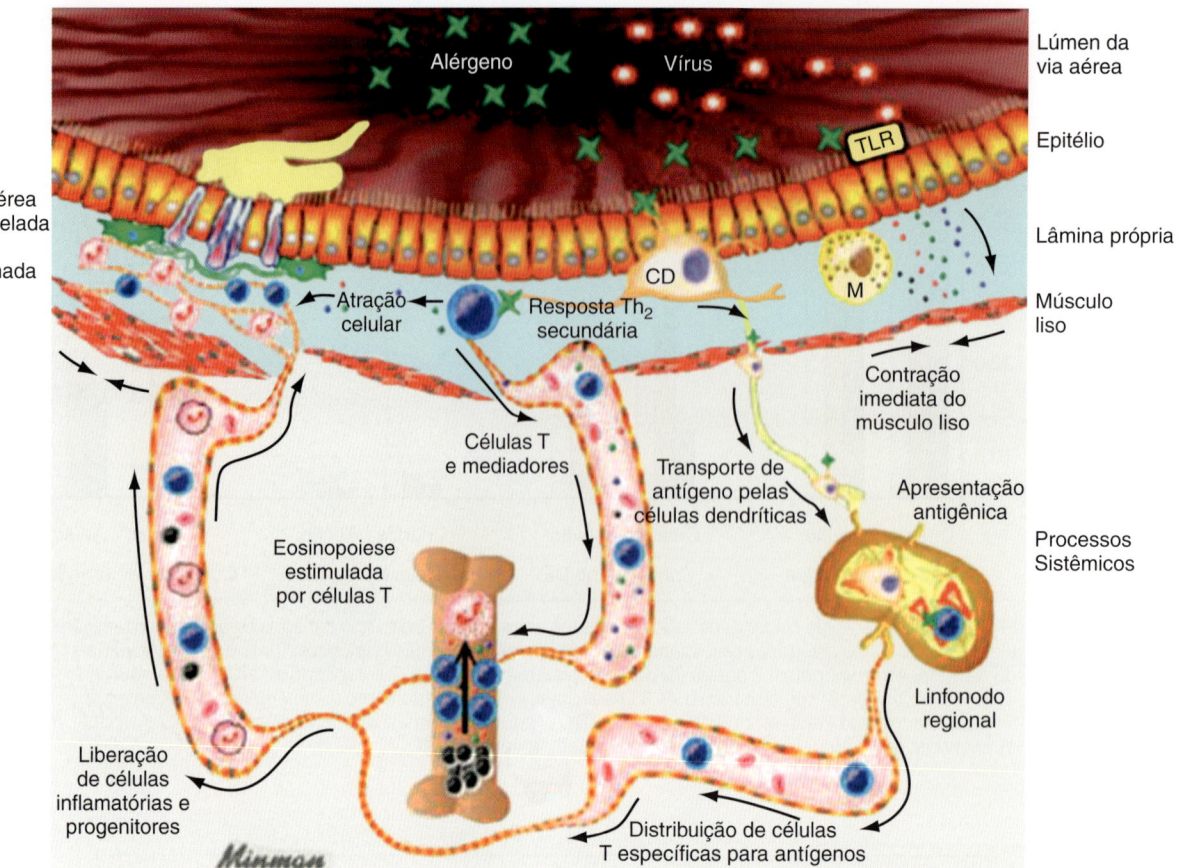

Fig. 63.5. O mecanismo fisiológico da asma. CD, célula dendrítica; *M*, mastócito; *Th2*, T2-auxiliare; *TLR*, receptor tipo Toll. (De Murphy DM, O'Byrne PM: Recent advances in the pathophysiology of asthma. Chest 137:1417, 2010.)

dade variam entre 35% a 95% para asma e 30% a 66% para hiper-responsividade brônquica. O primeiro *Genome Wide Association Study* (GWAS) identificou um novo lócus de suscetibilidade à asma no cromossomo 17p21 e duas grandes metanálises sobre GWAS da asma identificaram quatro loci gênicos considerados genes de susceptibilidade à asma robustamente associados.[12] Influências ambientais (p. ex., alérgenos, poluentes, tabaco e exposições ocupacionais) estão associadas à asma, enquanto a interação da variabilidade genética e fatores ambientais podem permitir a previsão de risco, futura expressão e gravidade da doença e resposta às terapias.[13]

CARACTERÍSTICAS CLÍNICAS

Sintomas

A maioria dos pacientes com exacerbação da asma apresenta uma constelação de sintomas, incluindo tosse, dispneia e sibilância. A tosse geralmente começa no início da crise e pode ser a única manifestação da doença na asma tosse variante e em pacientes idosos, além de poder estar associada à produção de escarro. Embora a resistência das vias aéreas aumentada, as taxas de fluxo diminuídas e o aumento da hiperatividade brônquica sejam fatores contribuintes, os pacientes asmáticos que chegam ao departamento de emergência com crises de asma noturnas apresentam gravidade da doença semelhante à de outros asmáticos. Até 40% das mulheres asmáticas apresentam agravamento pré-menstrual dos sintomas, que atingem o pico 2 a 3 dias antes da menstruação e estão associados à doença mais grave; as consultas de emergência aumentam durante os intervalos pré-ovulatório e perimenstrual.

Existem diferenças interindividuais na dispneia reconhecida pelos indivíduos asmáticos com o mesmo nível de estreitamento das vias aéreas. Pacientes com uma percepção mais reduzida da dispneia ("perceptores ruins") apresentam mais consultas de emergência, hospitalizações e crises de asma quase ou fatais. Aproximadamente 80% dos pacientes com asma apresentam sintomas de rinite, enquanto de 5 a 15% dos pacientes com rinite perene apresentam asma; o controle da inflamação nasossinusal pode levar à melhora da asma. Pessoas asmáticas com excesso de peso (índice de massa corpórea [IMC] de 25 kg/m^2 ou mais) apresentam pior controle da asma, maiores taxas de internação e maior risco de complicações, possivelmente secundários à diferença na percepção de dispneia ou à resposta às medicações para asma. No entanto, a obesidade não influencia negativamente a gravidade ou a resolução de uma exacerbação aguda.[14]

Um terço dos pacientes que chegam ao departamento de emergência com uma crise aguda de asma são tabagistas, e esses pacientes (que podem apresentar uma doença pulmonar obstrutiva crônica coexistente/DPOC) apresentam pior controle da asma e maior necessidade de cuidados agudos ao longo da vida do que os asmáticos não tabagistas ou ex-tabagistas.[15] Os afroamericanos com exacerbação da asma apresentam taxas de fluxo mais baixas e episódios potencialmente mais letais do que os caucasianos, mas respondem igualmente bem ao albuterol. Não há disparidades raciais no atendimento de pacientes com asma quando comparados a caucasianos, afrodescendentes e hispânicos.

A asma pode aparecer em qualquer idade, incluindo na nona década de vida, e por isso sibilos e dispneia podem ser erroneamente atribuídos pelos pacientes e médicos à insuficiência cardíaca, bronquite, DPOC, doença pulmonar ocupacional ou baixa capacidade de exercício. Asmáticos idosos (> 55 anos) apresentam maior morbimortalidade.[16]

O paciente que procura o DE com asma tende a ser do sexo masculino com problemas sociais, financeiros e de dependência.[17] Também as barreiras ao atendimento de urgência e o não reconhecimento da necessidade de atenção até que a necessidade seja urgente podem contribuir para o uso do DE na asma.[18]

A asma de início lento com deterioração progressiva durante um período de pelo menos 6 horas (geralmente dias) ocorre em mais de 80% dos casos. Esse tipo de asma é predominante no sexo feminino, em geral desencadeado por infecções do trato respiratório superior e apresenta um mecanismo inflamatório do fluxo de ar que resulta em uma resposta mais lenta ao tratamento. Asma de início súbito com rápida deterioração, em menos de 6 horas, ocorre em menos de 20% dos casos. Este tipo é predominante do sexo masculino, é desencadeado por alérgenos respiratórios, exercício e estresse psicossocial, e apresenta uma causa broncoespástica, o que causa uma obstrução das vias aéreas mais grave, com uma resposta mais rápida à terapia.

Fatores de risco para morte por asma são importantes que sejam determinados e estão listados no Quadro 63.1[1] Nas áreas urbanas, o abuso de heroína e cocaína está comumente associado à asma com risco de morte, exigindo ventilação não invasiva com pressão positiva (VNI) ou intubação no departamento de emergência.[19]

Um breve histórico e pertinente à exacerbação atual deve incluir o início e possíveis agentes de precipitação (geralmente, quanto mais desencadeantes, pior o quadro clínico, a gravidade dos sintomas, especialmente em comparação com as exacerbações anteriores, e outras comorbidades — em especial aquelas que podem ser agravadas pelos corticosteroides sistêmicos, como diabetes, úlcera péptica, hipertensão e psicose).[20,21] Todos os medicamentos atualmente em uso para asma devem ser anotados, incluindo os horários e as quantidades usadas recentemente, e potenciais agravantes do quadro, como Aspirina® ou anti-inflamatórios não esteroidais (AINEs), betabloqueadores (incluindo agentes tópicos usados para glaucoma) e inibidores da enzima conversora da angiotensina. O uso de betabloqueadores cardiosseletivos e não seletivos aumenta as hospitalizações e as visitas ao departamento de emergência.

Pacientes com exacerbação leve da asma geralmente conseguem falar, enquanto aqueles com asma moderada geralmente falam em frases mais curtas. Já os com asma grave geralmente falam apenas palavras. Embora alterações no nível de consciência indiquem asma grave, inquietação e agitação não indicam, de forma confiável, hipóxia ou hipercapnia. Os pacientes que se sentam eretos apresentam obstrução grave das vias aéreas; a cianose é incomum por conta do desvio à esquerda da curva de dissociação da oxi-hemoglobina produzida pela alcalose respiratória.

Taquipneia e taquicardia estão associadas à obstrução grave, mas frequências menores não descartam asma grave. A frequência respiratória correlaciona-se mal com os testes de função pulmonar (TFP) e indica obstrução grave se for maior que 40 incursões/min. Pulso paradoxal ou queda inspiratória na pressão arterial sistólica maior que 10 mmHg geralmente significa doença grave, mas sua ausência não a exclui. Quando presente, o pulso paradoxal pode desaparecer com uma melhora mínima no fluxo de ar. Da mesma forma, o uso de musculatura acessória não é prognóstico.

Chiado não designa a presença, gravidade ou duração da asma. Correlaciona-se mal com o grau de disfunção e pode estar ausente quando o máximo esforço produz um fluxo de ar mínimo. O exame físico pode ajudar a identificar as complicações da asma, como pneumonia, pneumotórax ou pneumomediastino.

DIAGNÓSTICOS DIFERENCIAIS

Veja o Quadro 63.2. É importante observar que a disfunção das cordas vocais pode parecer ou coexistir com a asma e está ganhando reconhecimento como uma causa comum de sintomas respiratórios, muitas vezes diagnosticada erroneamente como asma refratária a esteroides.

QUADRO 63.1
Fatores de Risco para Morte por Asma

HISTÓRIA DA ASMA
Exacerbação grave prévia (intubação ou internação na UTI por asma)
Duas ou mais internações por asma no último ano
Três ou mais visitas ao DE por causa da asma no último ano
Hospitalização ou uma consulta de emergência para asma no último mês
Uso de mais de dois IPDC de beta-2 agonistas de curta ação por mês
Necessidade de três ou mais classes de medicação para controle da asma
Uso atual ou retirada recente de corticosteroides sistêmicos
Dificuldade em perceber sintomas de asma ou gravidade das exacerbações

HISTÓRIA SOCIAL
Baixo *status* socioeconômico ou residência em áreas periféricas
Sérios problemas psicossociais
Álcool ou uso de drogas ilícitas, especialmente cocaína e heroína inalatórias

COMORBIDADES
Doença cardiovascular
Outras doenças crônicas pulmonares
Transtorno psiquiátrico crônico

DE, Departamento de emergência; UTI, unidade de terapia intensiva; IPDC, inalador pressurizado de dose calibrada.

QUADRO 63.2
Diagnósticos Diferenciais da Asma

Condições cardíacas
    Valvopativas
    Insuficiência cardíaca congestiva
Exacerbação da DPOC
Infecção pulmonar
    Pneumonia
    Aspergilose broncopulmonar alérgica
    Síndrome de Löffler
    Pneumonia eosinofílica crônica
Obstrução das vias aéreas superiores
    Edema laríngeo
    Neoplasia laríngea
    Corpo estranho
    Disfunção das cordas vocais
Doença endobrônquica
    Neoplasia
    Corpo estranho
    Estenose brônquica
Embolia pulmonar
Fibrose cística
Carcinoma
Reação alérgica/anafilática
Reações adversas a medicamentos (inibidores da ECA)
Condições diversas
    Síndrome de Churg-Strauss
    DRGE
    Crises de pânico com hipoerventilação
    Edema pulmonar não cardiogênico
    Doença de Addison
    Parasitose

IECA, inibidores da enzima conversora da angiotensina; *DPOC*, doença pulmonar obstrutiva crônica; *DRGE*, doença do refluxo gastroesofágico.

EXAMES DIAGNÓSTICOS

Testes de Função Pulmonar

A gravidade da obstrução do fluxo aéreo não pode ser avaliada com precisão e somente a partir dos sintomas e do exame físico. Como os médicos inicialmente tendem a subestimar o grau de obstrução das vias aéreas na asma aguda, os testes de função pulmonar (TFP) devem fazer parte da avaliação e monitoramento no DE. O volume expiratório forçado no primeiro segundo (VEF_1) da inspiração máxima ou o pico do fluxo expiratório (PFE) em litros por segundo, começando com pulmões completamente inflados e mantidos por pelo menos 10 ms, pode ser usado. Qualquer paciente que não for capaz de realizar um TFP deve ser considerado com obstrução grave das vias aéreas.

Embora o VEF_1 possa ser adequadamente medido na maioria dos asmáticos agudos para atingir as metas modificadas de desempenho da *American Thoracic Society*, a maioria das avaliações usa medidores de pico portáteis de uso único porque o PFE é mais fácil de medir. O mesmo dispositivo deve ser usado para avaliar, e em seguida, reavaliar o paciente, e diferentes medidores portáteis não devem ser usados para a avaliação do mesmo indivíduo. As medidas do VEF_1 e do PFE não são trocadas na avaliação da obstrução aguda das vias aéreas. Embora possam ser usadas medidas absolutas de TFP, a porcentagem sobre os melhores valores pessoais (superior) ou previstos é preferível para que se associe com idade (atualmente até 85 anos), sexo e altura.

Gasometria

O equilíbrio da saturação da oxi-hemoglobina ocorre dentro de 3 a 4 minutos após o início ou a alteração do oxigênio suplementar, e o estado de oxigenação pode ser rapidamente monitorado usando-se a oximetria de pulso. A hiperventilação estimulada leva a uma queda na pressão parcial de dióxido de carbono no sangue arterial ($PaCO_2$). Como a obstrução das vias aéreas aumenta com resultante hipoventilação, a $PaCO_2$ normaliza (15% a 25% do previsto) e, em seguida, aumenta (TFP < 15% do previsto) com resultante acidose respiratória. A capnografia ou a gasometria venosa (GV) indicarão com segurança essas alterações, enquanto a gasometria arterial (GA) raramente é indicada (a menos que a oximetria de pulso não possa ser obtida ou o médico tenha motivos para questionar os resultados da capnografia ou da GV).

Ocasionalmente, apesar da melhora dos valores nos TFP com a terapia broncodilatadora, alguns pacientes apresentam queda transitória da pressão parcial de oxigênio no sangue arterial (PaO_2) secundária à vasodilatação pulmonar e piora do desequilíbrio ventilação-perfusão. Além disso, a análise da forma por meio da capnografia de ondas pode indicar melhora no diâmetro das vias aéreas na exacerbação aguda e apresenta as vantagens de ser independente de esforço e fornecer monitoramento contínuo.[22]

Outros Exames de Sangue

A leucocitose é comum na exacerbação aguda da asma, mas não apresenta valor discriminatório na detecção de infecção pulmonar sobreposta. Corticosteroides e catecolaminas deslocam leucócitos polimorfonucleares para margem dos vasos sanguíneos após 1 a 2 horas, e pacientes em terapia crônica com esteroides podem apresentar leucograma normal ou significativamente elevado.

Os eletrólitos séricos não estão alterados a menos que o paciente esteja fazendo uso de corticosteroides, diuréticos ou apresente doença cardiovascular e esteja fazendo terapia com beta-2 agonista. Tratamentos frequentes com salbutamol podem causar hipocalemia, hipomagnesemia e hipofosfatemia transitórias, mas isso raramente apresenta algum significado clínico. O paciente asmático que faz uso de terapia crônica com teofilina deve ter seu nível mensurado para possível toxicidade. No paciente asmático mais velho com comorbidades cardiovasculares, a medida do nível do peptídeo natriurético tipo B (BNP) pode revelar insuficiência cardíaca congestiva desconhecida.

A hiperlactatemia é comum na asma aguda e acredita-se que seja secundária à terapia com albuterol ou ao aumento do trabalho respiratório. Não está, no entanto, associada a TFP mais baixos, a mais hospitalizações ou recidivas em 1 semana.[23] Não é recomendada a realização de exames de sangue de rotina em exacerbações agudas da asma.

A radiografia torácica apresenta pouco valor na maioria das exacerbações agudas de asma e deve ficar restrita a pacientes com suspeita de complicação cardiopulmonar, como pneumonia, pneumotórax, pneumomediastino, enfisema subcutâneo ou insuficiência cardíaca congestiva.[24,25] Além disso, pacientes que não respondem à terapia otimizada e necessitam de internação hospitalar apresentam uma probabilidade mais alta de desenvolver complicações pulmonares clinicamente significativas, não desconfiadas, identificadas na radiografia (15% dos casos). O achado ultrassonográfico de sinal em "cauda do cometa" apresenta alta precisão diagnóstica na diferenciação de insuficiência cardíaca aguda ou de DPOC/asma como causas de dispneia aguda.[26]

O eletrocardiograma (ECG) é seletivamente útil na avaliação de pacientes com dor torácica ou história de doença cardiovascular significativa, nos quais a crise de asma pode ser um teste de estresse fisiológico. Em pacientes com asma grave, o ECG pode mostrar um padrão de sobrecarga ventricular direita que reverte com a melhora no fluxo de ar. Todos os pacientes com hipoxemia grave e aqueles para os quais a intubação é cogitada, também devem fazer monitoramento cardíaco.

Em resumo, a gravidade da obstrução do fluxo aéreo não pode ser julgada com precisão pelos sintomas dos pacientes, pelos achados do exame físico e pelos resultados dos exames laboratoriais. Medições seriadas da obstrução ao fluxo aéreo (VEF_1 ou PFE) são componentes fundamentais da avaliação da doença e resposta ao tratamento (Tabela 63.1).

Estratégias de Monitoramento Futuro

O monitoramento não invasivo da inflamação brônquica pode personalizar a avaliação da asma aguda no DE. Isso pode incluir a medição de biomarcadores biológicos, como perfis de citocinas

TABELA 63.1
Achados Objetivos na Avaliação da Asma

FATOR	ASMA GRAVE (VEF_1)
Frequência Cardíaca (batimentos/min)	≥ 120, mas pode ser menor na asma igualmente grave
Frequência respiratória (respirações/minuto)	≥ 40, mas a maioria é > 20, portanto não discriminatória
Pulso paradoxal (mmHg)	≥ 10, mas pode estar ausente na asma igualmente grave em 50% dos casos
Frequência Cardíaca ≥ 120, frequência respiratória ≥ 20, pulso paradoxal ≥ 10	Se todos os três alterados, 90% com asma grave, mas apenas 40% com VEF_1 < 1 L tem todos os três alterados
Uso de musculatura acessória	Se presente, pode indicar asma grave; se ausente, pode ser asma igualmente grave em 50% dos casos
Análise GA (mmHg)	PaO_2 ≤ 60 ou $PaCO_2$ ≥ 42 indica asma grave; todos os outros valores são difíceis de interpretar a menos que o PFE ou VEF_1 seja conhecido
Testes de função pulmonar	O PFE e o VEF_1 medem diretamente o grau de obstrução do fluxo de ar; mais útil para avaliar a gravidade e orientar as decisões de tratamento

GA, gasometria arterial; *VEF_1*, volume expiratório forçado no 1° segundo; *$PaCO_2$*, pressão parcial de dióxido de carbono no sangue arterial; *PaO_2*, pressão parcial de oxigênio no sangue arterial; *PFE*, pico de fluxo expiratório.

e antioxidantes totais no sangue, avaliação do leucotrieno E_4 na urina e monitoramento dos níveis de pentano exalado, peróxido de hidrogênio, óxido nítrico ou monóxido de carbono. Dessas medições, o óxido nítrico exalado, um marcador de inflamação das vias aéreas, é o mais promissor, porque estudos mostram que o óxido nítrico forçado expirado pode ser medido no DE com boa reprodutibilidade; os níveis medidos após 6 horas de cuidado estão associados a melhor controle da asma após a alta.[26a]

MANEJO

A falha subaguda do controle da asma (mais de quatro consultas ambulatoriais ou mais de cinco prescrições de beta-2 agonistas de curta duração por ano) está associada a um risco aumentado de exacerbação da asma aguda. O manejo domiciliar inclui o aumento do uso de beta-2 agonistas inalatórios, a administração precoce de corticosteroides sistêmicos (não apenas o dobro da dose atual de corticosteroides inalatórios [CI]) e instruções específicas sobre o atendimento de emergência.[1] A capacidade de avaliar a gravidade de uma crise no DE em tempo hábil é importante, porque os pacientes que aguardam por mais tempo apresentam pior crise de asma na admissão hospitalar, mais limitações funcionais e maior probabilidade de internação.[27] Os médicos emergencistas devem fornecer terapia inalatória com albuterol conforme protocolo, e os enfermeiros podem ser autorizados a administrar o próprio inalador do paciente. Mais estudos são necessários para determinar se os paramédicos devem ser treinados para administrar ventilação com pressão positiva contínua nas vias respiratórias em asmáticos com insuficiência respiratória grave para diminuir as taxas de intubação traqueal e de mortalidade.

A rapidez na reversão da obstrução aguda do fluxo aéreo é um preditor direto do resultado. A broncodilatação efetiva geralmente resulta em menor necessidade de hospitalização, com economias de custo significativas. Conforme descrito na Tabela 63.2, a gravidade da crise asmática, medida pelos TFP, determina a agressividade da terapia.

Administração de Oxigênio

Todos os pacientes devem receber oxigênio suplementar para manter a saturação de oxigênio arterial acima de 90% (> 95% em gestantes e na coexistência de cardiopatia) e não em taxas de fluxo pré-determinadas, pois altas concentrações de oxigenoterapia causam aumento significativo da $PaCO_2$ na asma aguda grave.[28] A umidificação da mistura de ar e oxigênio não é essencial, embora estudos sugiram que a reidratação ativa das vias aéreas deva ser acompanhada.

Medicação Adrenérgica

Estudos epidemiológicos relatam uma associação entre morte e quase morte por asma e o uso frequente de beta-2 agonistas inalatórios. O uso de mais de uma caixa por mês duplica o risco a cada caixa mensal adicional utilizada. As diretrizes para o uso crônico de beta-2 agonistas inalatórios, entretanto, recomendam o uso diário limitado somente ao modo de resgate.[1]

O albuterol é composto por uma mistura racêmica de quantidades iguais de isômeros *R* e *S*. Dados de estudos em animais e humanos sugerem que o isômero *S* sem atividade broncodilatadora, pró-inflamatório, é espasmogênico e induz a hiper-reatividade

TABELA 63.2

Avaliação Inicial de Gravidade e Tratamento no Departamento de Emergência

	LEVE A MODERADA	GRAVE
VEF_1 ou PEF (porcentagem prevista/melhor resultado pessoal)	≥ 40%	Incapaz ou < 40%
Oxigenoterapia	Manter SaO_2 ≥ 90%	Manter SaO_2 ≥ 90%
SOLUÇÃO DE ALBUTEROL PARA NEBULIZAÇÃO		
Levalbuterol (ideal)	1,25 mg a cada 20 minutos até 3 doses	1,25 mg a cada 20 min até 3 doses Contínua por 1 hora se grave
Albuterol racêmico	2,5 mg a cada 20 minutos até 3 doses	5 mg a cada 20 até 3 doses Contínua por 1 hora se grave
INALADOR PRESSURIZADO DE DOSE CALIBRADA DE ALBUTEROL COM CÂMARA VALVULADA (ESPAÇADOR)		
Levalbuterol (45 μg/sopro) (ideal)	6 a 12 puffs a cada 20 minutos até 3 doses com supervisão	O mesmo até 3 doses (se for capaz de fazer) com supervisão
Albuterol racêmico (90 μg/sopro)	6 a 12 puffs a cada 20 minutos para até 3 doses com supervisão	O mesmo até 3 doses (se for capaz de fazer) com supervisão
TERAPIA COM IPRATRÓPIO		
Solução de nebulização		0,5 mg a cada 20 minutos em 3 doses (pode misturar com solução de salbutamol)
IPDC (18 μg/sopro) com CV	Se houve resposta anterior (mesma dose como para grave)	Se a resposta anterior (mesma dose para severa) 8 puffs a cada 20 minutos em 3 doses
CORTICOSTEROIDES SISTÊMICOS		
Oral (preferência)	40 a 80 mg de prednisona ou prednisolona por dia se a resposa ao albuterol não for imediata	40 a 80 mg de prednisona ou prednisolona por dia
IV (incapaz de tomar oralmente ou de absorver)	40 a 80 mg de metilprednisolona por dia	40 a 80 mg de metilprednisolona por dia
Sulfato de magnésio IV	Não indicado	2 a 3 g em 20 minutos (ou na velocidade de até 1 g/min) se VEF_1 ≤ 25% previsto

VEF_1, Volume expiratório forçado no 1° segundo; *IV,* intravenosa; *IPDC,* inalador pressurizado de dose calibrada; *PFE,* pico de fluxo expiratório; SaO_2, saturação de oxigênio no sangue arterial: *CV,* câmara valvulada (espaçador).

brônquica. Isso poderia explicar o aumento das taxas de morbidade e mortalidade associadas ao seu uso crônico ou excessivo.

Alguns pacientes podem usar em casa epinefrina racêmica sem receita médica (Asthmanefirn®, comercializada como uma alternativa ao inalador pressurizado de dose calibrada Primatine Mist [IPDC]) administrado via nebulizador ultrassônico eletrônico portátil. Pode ser menos eficaz do que o albuterol, a Food and Drug Administration (FDA) emitiu um alerta de segurança após relatos de notificações adversas associadas ao seu uso.[29]

O levalbuterol, o isômero *R* do salbutamol racêmico, está disponível como solução para nebulização sem conservante (doses unitárias de 0,31, 0,63 ou 1,25 mg) e em um IPDC para prevenção e tratamento do broncoespasmo. Na asma crônica, o levalbuterol proporciona um índice terapêutico melhor do que a dose padrão de salbutamol racêmico, alimentando ainda mais o debate sobre os potenciais efeitos adversos do isômero *S* dos beta-agonistas. Estudos clínicos sobre doenças agudas descrevem que o levalbuterol por miligrama é um melhor broncodilatador do que quantidades semelhantes de salbutamol-R liberadas com o isômero *S* no salbutamol racêmico. A quantidade e a frequência de administração de levalbuterol e salbutamol dependem da gravidade inicial e da resposta à terapia, como mostram as Tabelas 63.2 e 63.3. Pacientes com obstrução mais grave, com uma resposta fraca à terapia inicial, devem receber esquemas de dosagem mais altos e administração contínua.[30] Quando os pacientes estão estáveis, mas precisam de internação hospitalar, pode ser possível administrar levalbuterol por nebulização a 1,25 mg a cada 8 horas, em oposição ao salbutamol racêmico, a 2,5 mg a cada 4 a 6 horas.

A resposta no TFP à terapia broncodilatadora inicial nos primeiros 15 a 60 minutos é o melhor preditor da necessidade de hospitalização do que a gravidade da exacerbação. Uma variação do PFE acima do valor basal de mais de 50 L/min e uma taxa que excede 40% do previsto medido entre 15 e 60 minutos sugere um bom resultado.

Nebulizador *versus* Inalador Pressurizado de Dose Calibrada e Câmara Valvulada.
Um IPDC associado a câmara de retenção valvulada ("espaçador") fornece broncodilatação e efeitos colaterais similares, mesmo na asma grave, quando comparados com a nebulização (ver Tabela 63.2). Exige mais supervisão, pois alguns pacientes apresentam dificuldade de manuseio do frasco antes da inalação, respirando devagar e prendendo a respiração por 5 segundos, o que pode explicar seu uso pouco frequente no DE. O IPCD com espaçador, no entanto, usa menos tempo de tratamento e pode ser mais econômico.

Agonistas Adrenérgicos Intravenosos.
Algumas diretrizes internacionais sobre asma (não diretrizes dos Estados Unidos) recomendam o uso de beta-agonistas intravenosos (IV) para exacerbação grave da asma não responsiva.[21] O albuterol IV (não disponível nos Estados Unidos) é administrado como uma dose de ataque de 4 µg/kg por 2 a 5 minutos, seguido por uma infusão de 0,1 a 0,2 µg/kg/min, com monitoramento rigoroso. Evidências para apoiar o uso intravenoso de beta-agonistas em pacientes com asma aguda grave são escassas; os riscos potenciais são justificados apenas quando a terapia inalatória não é viável.[1] A adrenalina é usada com cautela em pacientes com mais de 40 anos ou naqueles com suspeita de doença cardiovascular. A adrenalina IV titulada para este fim (média de 1,5 µg/min com um intervalo de 0,5 a 13,3 µg/min) está associada a baixa taxa de eventos adversos maiores (3,6% dos casos) e moderados ou menores.

Agentes Adrenérgicos Subcutâneos.
O uso subcutâneo de agentes adrenérgicos não apresenta vantagem sobre o fornecimento de aerossol. Pode ser considerado em pacientes que não conseguem inalar adequadamente o Albuterol ou que apresentam broncoespasmo grave.

A adrenalina, um dos pilares há quase 100 anos, apresenta efeitos alfa e beta. Pode desencadear taquicardia, hipertensão, arritmias e vasoconstrição. Pode ser administrada por via subcutânea ou intramuscular (solução 1: 1000, 0,2 a 0,5 ml, a cada 20 a 30 minutos, conforme necessário, em até três doses).

A terbutalina é um beta-2 agonista de ação mais longa, com propriedades broncodilatadoras equivalentes às da adrenalina na exacerbação da asma. Pode causar taquicardia e tremor no músculo esquelético. Uma dose de 0,25 mg pode ser administrada por via subcutânea a cada 20 minutos até três doses.

Beta-2 Agonistas de ação prolongada.
O salmeterol é um beta-2 agonista de ação prolongada (12 horas) (BAAP), que é uma medicação adicional eficaz para o manejo de sintomas que não são adequadamente controlados pelas doses regulares e adequadas de medicamentos controladores eficazes, como os CIs. O início de ação é de 20 minutos e, portanto, não é uma medicação de resgate. O uso regular desta medicação sem o uso concomitante de CIs resulta em mais episódios de hospitalizações e mortes relacionadas à asma, resultando em uma advertência importante em sua bula.[31]

O formoterol racêmico em pó seco e tanto a solução de formoterol racêmico como a solução de formoterol de único-isômero para nebulização também são BAAPs que apresentam início de ação em minutos (semelhante ao albuterol) e efeito máximo em 2 horas. Essas medicações poderiam evoluir como medicação de resgate aguda com duração de ação prolongada (12 horas) e perfis de segurança semelhantes.[32] A FDA alterou as bulas e rótulos dos BAAPs para contraindicar seu uso crônico em pacientes de todas as idades sem uso concomitante de um medicamento controlador de asma, como um CIs.[33]

Corticosteroides

Apesar das décadas de uso dos corticosteroides, persiste a controvérsia em relação aos tipos e quantidades necessárias para induzir uma remissão rápida, o tempo necessário para a ação do medicamento,

TABELA 63.3

Resposta Após 1 Hora do Início do Tratamento

	EXACERBAÇÃO MODERADA	EXACERBAÇÃO GRAVE
VEF_1 ou PEF (porcentagem prevista)	40% a 69%	< 40%
Oxigenoterapia	Desnecessário	Manter $SaO_2 \geq 90\%$
TRATAMENTO COM ALBUTEROL		
Levalbuterol (ideal)	Reavaliar, pode precisar menos do que a dosagem racêmica	Reavaliar, pode precisar menos do que a dosagem racêmica
Albuterol racêmico	A cada 1 a 3 horas, decisão em admitir em menos de 4 horas	A cada 1 hora ou de forma contínua
Terapia com Ipratrópio	Desnecessário	A cada 1 hora ou de forma contínua
Corticosteroides	A cada 6 a 8 horas	A cada 6 a 8 horas

VEF_1, volume expiratório forçado no 1° segundo; *PFE*, pico de fluxo expiratório; SaO_2, saturação de oxigênio no sangue arterial.

a via de administração, a existência de efeitos dose-resposta e a determinação de quais populações de pacientes respondem a essa terapia.

Corticosteroides Sistêmicos.
Os corticosteroides são indicados para todos os pacientes com crises moderadas a graves ou que apresentam uma resposta incompleta à terapia beta-agonista inicial. Além disso, corticoides sistêmicos precoces devem ser considerados para pacientes que estão fazendo uso de corticosteroides orais ou CIs que recaíram após uma exacerbação recente ou apresentam sintomas prolongados. Os efeitos dos esteroides começam em poucas horas na crise de asma aguda e atingem o pico em cerca de 24 horas. O uso de esteroides sistêmicos acelera a resolução da obstrução do fluxo de ar, reduz a taxa de recidiva e pode diminuir as internações durante crises graves, mas não entre leves e moderadas.[1] O PFE pode melhorar no transcorrer de 2 horas após terapia com esteroides naqueles que não respondem à inalação de albuterol inicial.

Estudos demonstram que os corticosteroides orais são tão benéficos quanto a terapia IV. A dose oral inicial geralmente é de 60 mg de prednisona. Se a metilprednisolona IV for utilizada, a dose é de 40 a 80 mg/dia em uma ou duas doses divididas até a modificação para a terapia oral ou até que a PFE atinja 70% do previsto ou melhora individual.

A terapia continuada com prednisona oral ou prednisolona é administrada em uma dose para adultos de 40 a 80 mg/dia. A dexametasona oral pode ser prescrita alternativamente na dose de 16 mg por dia durante 2 dias.[34] A terapia oral com esteroides é a preferencial a menos que o paciente esteja muito grave, seja incapaz de engolir ou esteja vomitando, ou acredita-se que apresente trânsito ou absorção gastrointestinal prejudicada.

Os efeitos colaterais do uso de esteroides em curto prazo (horas ou dias) incluem aumentos reversíveis da glicose (importantes em diabéticos) e diminuição do potássio, retenção de líquidos com ganho de peso, hipertensão, úlcera péptica, necrose asséptica do fêmur, reações alérgicas raras e alterações do humor, incluindo psicose rara.

Corticosteroides inalatórios.
O uso de CIs, isoladamente ou em adição aos esteroides sistêmicos, para tratar a exacerbação da asma, apresenta os benefícios potenciais de reduzir os efeitos colaterais sistêmicos, distribuir diretamente a medicação nas vias aéreas e reduzir a reatividade e o edema das vias de forma mais eficaz. Pacientes tratados com CIs são menos propensos a serem internados tendo recebido ou não esteroides sistêmicos, além de não haver aumento de tosse ou broncoespasmo com o uso de CIs. Pacientes tratados com esses agentes apresentam melhora precoce nos resultados (3 horas) devido aos efeitos tópicos. Altas doses de CIs administradas ao longo de horas podem ser necessárias. Evidências sugerem que o tratamento sistêmico e por via aérea com corticosteroides na doença aguda é mais eficaz do que um método de tratamento somente.

Corticosteroides e Alta dos Pacientes.
Pacientes que recebem corticosteroides sistêmicos devem continuar com a terapia ambulatorial para controlar a doença e prevenir a recidiva. Qualquer necessidade de esteroides adicionais deve ser determinada no acompanhamento. Um regime aceitável é de 40 a 60 mg de prednisona (ou equivalente) em dose única diária por um total de 5 a 10 dias. A diminuição gradual da dose para evitar a repercussão da asma ou a preocupação com a supressão suprarrenal é desnecessária, a menos que o paciente já esteja fazendo uso de esteroides sistêmicos ou a menos que uma duração prolongada da terapia (mais de 2 semanas) seja considerada necessária. Uma abordagem alternativa, se a não adesão ou incapacidade de obter corticosteroides orais for um problema, é administrar uma dose única de dexametasona 10 mg, diacetato de triancinolona 40 mg, ou metilprednisolona 160 mg antes da alta.

Pacientes com exacerbações agudas de asma podem estar fazendo uso de quantidades insuficientes de medicamentos controlados crônicos com base em seus sintomas e uso excessivo de beta-2 agonistas.[1] Se o paciente não estiver fazendo uso de corticosteroides orais ou CISs, a adição de altas doses de budesonida inalatória (400 µg, dois puffs duas vezes por dia) aos medicamentos de uso contínuo para o controle da asma do paciente, na alta, melhora os sintomas e diminui a recidiva em aproximadamente 50% nas 3 semanas seguintes. Assim, os pacientes com história compatível com asma persistente, mas sem usar CIs, devem receber receita médica para estes em período prolongado (fornecimento de 1 a 2 meses). Os pacientes que já fazem tratamento com CIs devem continuar.

Asma Resistente a Corticosteroides.
Uma pequena proporção de asmáticos não responde a altas doses de glicocorticoides orais e inalatórios. O mecanismo dessa resistência a esteroides pode estar relacionado a anormalidades no número de receptores de glicocorticoides ou propriedades de ligação ou pode sugerir um diagnóstico alternativo, como a disfunção das cordas vocais. Esses pacientes geralmente recebem terapias alternativas, como ciclosporina, metotrexato, troleandomicina, hidroxicloroquina, azatioprina, ouro, imunoglobulina intravenosa (IGIV) ou (no paciente com asma alérgica grave) omalizumabe.

Os fármacos anticolinérgicos disponíveis para terapia inalatória incluem sulfato de atropina ou metilnitrato, glicopirrolato e brometo de ipratrópio. São todos broncodilatadores que anulam a constrição do músculo liso e as consequências secretoras do sistema nervoso parassimpático, bloqueando a broncoconstrição reflexa e revertendo a obstrução aguda das vias aéreas. O brometo de ipratrópio (Atrovent®), um derivado quaternário da atropina, é preferível à atropina ou glicopirrolato.

O efeito máximo com o ipratrópio inalado é de 30 a 120 minutos, com duração de até 6 horas. Sua potência broncodilatadora é mais baixa; seu início de ação é mais lento do que o dos beta-2 agonistas e não deve ser usado isoladamente para crises agudas. Estudos que avaliam o papel desse agente em terapia combinada com beta-2 agonistas para doença aguda descobriram que o ipratrópio proporciona uma melhora modesta nos resultados do TFP e uma redução na hospitalização. Esses benefícios são maiores em pacientes com doença mais grave. As recomendações de tratamento (ver Tabela 63.2) incluem a adição de ipratrópio (0,5 mg) com os três primeiros tratamentos de albuterol na asma aguda grave (PFE/ VEF_1 < 40% do previsto). A dose equivalente para IPDC é de aproximadamente oito puffs (18 µg/puff) a cada 20 minutos por três vezes. O ipratrópio pode ser administrado a qualquer pessoa, tanto agudamente como no momento da alta, que melhorou com o seu uso passado. O ipratrópio pode ser mais eficaz em pacientes com mais de 40 anos de idade, deve ser usado na reversão do broncoespasmo secundário a agentes betabloqueadores e pode ajudar aqueles nos quais os fatores psicológicos contribuem para a doença.

O brometo de tiotrópio inalatório é um agente anticolinérgico de ação prolongada (> 24 horas) (aprovado pela FDA para tratamento da DPOC) que melhora os sintomas e a função pulmonar quando adicionado aos CIs com asma inadequadamente controlada.[35]

O magnésio relaxa o músculo liso brônquico e dilata as vias aéreas asmáticas in vitro. Os mecanismos incluem propriedades bloqueadoras dos canais de cálcio, inibição da transmissão neuromuscular colinérgica, estabilização dos mastócitos e linfócitos T e estimulação de óxido nítrico e prostaciclina. Os níveis de magnésio intracelular são mais baixos na asma aguda e o nível se correlaciona à reatividade das vias aéreas na doença crônica.

Há evidências de que o tratamento com magnésio IV para crises graves pode evitar a necessidade de intubação. A administração adjunta de magnésio em crises graves de asma (VEF_1 < 25% do previsto) melhora a obstrução aérea e diminui a necessidade de internação hospitalar. A dose ideal e as taxas de infusão não são claras, mas é razoável administrar a adultos 2 a 3 g de sulfato de magnésio IV durante 20 minutos ou em taxas de até 1 g/min para pacientes com asma refratária grave enquanto continuam a terapia inalatória agressiva. A terapia com magnésio IV é amplamente utilizada em pessoas com asma aguda grave e exacerbações com risco de vida.

Os efeitos colaterais da infusão de magnésio estão relacionados à dose e incluem calor, rubor, sudorese, náusea e vômitos, fraqueza muscular e perda de reflexos tendíneos profundos, hipotensão e depressão respiratória. A inalação de magnésio na exacerbação da asma também pode exercer um papel como veículo isotônico para a terapia inalatória broncodilatadora na melhora da resposta do TFP ou pode ser nebulizada isoladamente para a broncodilatação (investigação).

Metilxantinas

A teofilina é a principal metilxantina oral usada no tratamento da asma, e um pequeno subgrupo de pacientes ambulatoriais pode se beneficiar de sua administração crônica. O *National Asthma Education and Prevention Program (NAEPP) Expert Panel Report-3 (EPR-3)* não recomenda o uso de metilxantinas para a doença aguda devido à falta de eficácia demonstrada e aumento de eventos adversos.[1] No entanto, as diretrizes britânicas afirmam que a aminofilina IV pode ser benéfica para um pequeno subconjunto de pacientes que não respondem à terapia inicial.[21]

Antagonistas de Leucotrieno

Os leucotrienos cisteínicos (LTC_4, LTD_4 e LTE_4) são mediadores altamente potentes de inflamação que desempenham um papel importante na patogênese da asma. Zafirlukast (20 mg duas vezes por dia) e montelucaste (10 mg por dia) são fármacos controladores da asma, de ação rápida, seguros e orais, que são antagonistas potentes e altamente seletivos dos receptores de leucotrienos cisteínicos tipo 1. Os asmáticos geralmente apresentam níveis elevados de leucotrienos e, em crises agudas, as quantidades na urina podem estar acentuadamente aumentadas. A adição de 7 ou 14 mg de montelucaste IV (não disponível nos Estados Unidos) à terapia padrão para asma aguda causa um aumento não beta-2 mediado de 15% do VEF_1 em relação ao placebo. O início da ação é de apenas 10 minutos, persistindo por 2 horas.[36] O zafirlukast oral, quando administrado como terapia auxiliar (20 ou 160 mg) para a exacerbação da asma, melhora os resultados dos TFP e a dispneia, mas não diminui as taxas de internação. O montelucaste oral (10 mg) administrado durante a asma aguda resulta em aumento significativo do PFE na manhã após a internação, quando comparado ao tratamento padrão.[37] O início rápido e os efeitos broncodilatadores mediados não beta e sustentados desses medicamentos podem ajudar a controlar a doença aguda.

Outras e Futuras Terapias

Em pacientes sem desidratação ou hipovolemia, a administração vigorosa de fluidos não elimina as secreções das vias aéreas. Os mucolíticos podem agravar a tosse ou a obstrução do fluxo aéreo, e a fisioterapia respiratória não é benéfica. Os sedativos são contraindicados na doença aguda devido à depressão respiratória.

Infecções bacterianas, por clamídia e micoplasmas, do trato respiratório contribuem com pouca frequência para a asma aguda. Os antibióticos, geralmente, devem ser reservados para pacientes com febre, expectoração purulenta, pneumonia ou evidência de sinusite bacteriana, para evitar a prescrição inadequada de antibióticos na exacerbação da asma.

Antagonistas de neurocinina, diuréticos de alça inalatória (furosemida em crises agudas) e lidocaína podem inibir a inflamação neurogênica, e a heparina pode exercer um papel na inibição dos produtos dos mastócitos. Infusão de BNP e enoximona (um inibidor da fosfodiesterase III) pode causar broncodilatação significativa.[38] Antagonistas específicos de citocinas, agonistas, inibidores da função de células T, inibidores seletivos de óxido nítrico sintetase e, possivelmente, terapias direcionadas ao genoma podem se tornar novos tratamentos.

Atualmente, existem terapias biológicas disponíveis para o manejo da asma crônica. Omalizumab, um anticorpo anti-IgE monoclonal humanizado recombinante, é indicado para o tratamento da asma alérgica grave.[39] Demonstrou-se que controla os sintomas em asmáticos crônicos graves e pode ser uma alternativa para pacientes com baixa adesão à terapia com ICS.[40–42] O benralizumabe, um anticorpo monoclonal α anti-receptor de interleucina 5, quando administrado no departamento de emergência a pacientes graves que não responsivos, diminui futuras hospitalizações.[42]

O uso de estimulação percutânea do nervo vago para asma aguda foi relatado.[43] Por fim, o uso de terapia de resgate com uma combinação inalatória de beta-agonista de início rápido e corticoide pode fornecer tanto broncodilatação quanto terapia anti-inflamatória autotitulada.

SITUAÇÕES ESPECIAIS

Gravidez

A asma complica de 4% a 8% das gestações, enquanto 27% das gestantes com asma apresentam pelo menos uma consulta ou hospitalização durante a gravidez.[44] O efeito da gravidez na asma é imprevisível. O conhecimento da gravidade da asma prévia de uma paciente gestante é importante para prever o risco de exacerbação grave durante a gravidez. As taxas de exacerbação da asma e hospitalizações são diretamente proporcionais ao grau de controle da asma (diretrizes da NAEPP[1]) e as gestantes com asma grave apresentam taxa de exacerbação de 52% e hospitalização de 27%.[45] Obesidade e sexo fetal feminino estão associados a risco mais alto de exacerbação.[46] Os desfechos materno e neonatal são excelentes em pacientes com asma leve ou moderada; asma grave durante a gestação está associada a diabetes gestacional e parto antes de 37 semanas.[44]

A hiperventilação gestacional é compensada por uma acidose metabólica. Pacientes gestantes típicas apresentam gasometria arterial com pH de 7,40 a 7,45, PO_2 de 106 a 110 mmHg e pressão parcial de dióxido de carbono (PCO_2) de 28 a 32 mmHg; portanto, um PCO_2 normal na verdade representa a hipercarbia. A hipóxia materna resulta rapidamente em hipoxemia fetal. O PFE permanece inalterado durante a gestação, e o monitoramento no DE é fortemente recomendado. O monitoramento da ONE também demonstrou reduzir as exacerbações da asma em mulheres grávidas.[47]

A menor quantidade de medicação necessária para manter asmáticas gestantes na faixa de gravidade leve é recomendada. Exacerbações agudas devem ser tratadas como qualquer paciente não gestante. Asmáticas gestantes são menos propensas a receber corticosteroides sistêmicos do que as asmáticas não gestantes no setor de emergência.[48] Entretanto, os corticosteroides orais e intravenosos são seguros durante a gravidez e devem ser administrados de maneira semelhante às pacientes não grávidas. Os CIs não estão associados a resultados perinatais adversos e são recomendados para todas as pacientes gestantes com asma (prefere-se budesonida). Os beta-2 agonistas inalatórios, ipratrópio, sulfato de magnésio, cromolina, teofilina e leucotrieno são seguros.[45] Heliox e uso de VNI foram relatados em gestantes com síndromes asmáticas críticas (SACs) sem efeito negativo. A saturação de oxigênio deve ser mantida em 95% ou mais. A internação na unidade de terapia intensiva (UTI) e a ventilação mecânica são recomendadas como em qualquer outro paciente, com a ressalva de que um PCO_2 de 40 a 45 mmHg representa insuficiência respiratória precoce na gestante. Asma refratária grave ou não controlada pode ser melhorada com o parto. O monitoramento fetal é recomendado para pacientes gestantes no terceiro trimestre com exacerbações moderadas ou graves de asma. Crises agudas de asma são raras no trabalho de parto, provavelmente devido à produção endógena de esteroides. Não há contraindicações para qualquer medicação para a asma na paciente que amamenta.

Doença Respiratória Exacerbada pela Aspirina® (Ácido acetilsalicílico)

A doença respiratória exacerbada por Aspirina® (DREA) foi descrita pela primeira vez há mais de 100 anos. Clinicamente, a DREA inclui a tétrade de pólipos nasais, sinusite eosinofílica, asma e sensibilidade a fármacos inibidores da cicloxigenase (COX)-1 (p. ex., Aspirina® [Ácido acetilsalicílico]).[49] AINES também precipitam DREA. A DREA é um precipitante comum de asma fatal; uma pesquisa observou que 25% dos asmáticos que necessitam de ventilação mecânica têm DREA.

Clinicamente, a maioria dos pacientes com DREA é de mulheres que desenvolvem sintomas na terceira década (a idade média de início é de 34 anos), frequentemente após uma doença respiratória viral. Uma história prévia de asma ou rinite alérgica pode ser notada, mas muitos pacientes não apresentam doença respiratória prévia. A fase inicial se manifesta como congestão nasal que progride para rinossinusite eosinofílica e polipose nasal; asma brônquica e sensibilidade à Aspirina® (ácido acetilsalicílico [AAS]) e AINEs.[50] Após a ingestão de Aspirina® ou de um medicamento não esteroidal, os sintomas da exacerbação da asma ocorrem em até 3 horas, geralmente acompanhados por profusa rinorreia, injeção conjuntival, edema periorbital e ocasionalmente rubor da cabeça e do pescoço.

A patogênese da DREA está detalhada na Figura 63.6. O AAS inibe a COX, dos quais duas isoformas foram identificadas. A COX-1 produz prostaglandinas que estão envolvidas na manutenção fisiológica normal da função renal, integridade da mucosa gástrica e hemostasia e estados inflamatórios. A COX-2 não é expressa em circunstâncias fisiológicas normais, mas produz prostaglandinas apenas em resposta a estímulos inflamatórios. A COX é necessária para a produção de prostaglandina E_2 (PGE_2) em mastócitos e eosinófilos. A PGE_2 apresenta efeito estabilizador sobre estas células via bloqueio da enzima 5-lipoxigenase. DREA ocorre como resultado da inibição da COX pelo AAS, uma diminuição na produção de PGE_2 e diminuição da inibição da 5-lipoxigenase. Os resultados finais constituem aumento na produção de leucotrienos, alguns dos quais são potentes broncoconstritores (IL-4 e IL-5) e liberação de mediadores inflamatórios de mastócitos e eosinófilos. Citocinas e estafilococos, superantígenos nas vias aéreas, amplificam a resposta inflamatória. Os corticosteroides sistêmicos e tópicos nasais continuam a ser a pedra angular da terapia para DREA, e muitos pacientes se beneficiam com o uso de agentes que bloqueiam a síntese de leucotrienos (p. ex., zileuton) ou receptores específicos de leucotrienos (p. ex., zafirlukast, montelucaste). A dessensibilização com doses aumentadas de Aspirina® oral pode ser usada quando a abstinência de Aspirina® não for possível (p. ex., em pacientes com doença cardiovascular).

Os inibidores de COX-2 apresentam a vantagem de inibir a inflamação sem efeitos colaterais renais, gastrointestinais ou hematológicos. DREA não foi descrita após a administração de inibidores de COX-2. Esses agentes fornecem uma alternativa potencialmente segura para o tratamento de condições inflamatórias em pacientes com DREA.

O paracetamol é um inibidor ruim da COX. A maioria dos pacientes com DREA pode tolerar com segurança até 500 mg de paracetamol, mas de 28% a 34% apresentam reações respiratórias leves quando administrados de 1000 a 1500 mg. Reações ao paracetamol tendem a ser mais brandas do que as dos AINEs.

Asma Induzida por Exercício

A broncoconstrição induzida pelo exercício é reconhecida desde os primeiros Jogos Olímpicos. Ocorre em 5% a 20% da população geral, em 30% a 70% dos atletas de elite de inverno e verão e em até 90% dos pacientes com asma persistente. A atopia está fortemente associada à asma induzida por exercício (AIE), e até 40% dos pacientes com rinite alérgica apresentam AIE. Clinicamente, a AIE é geralmente precedida por 3 a 8 minutos de exercício. Os sintomas

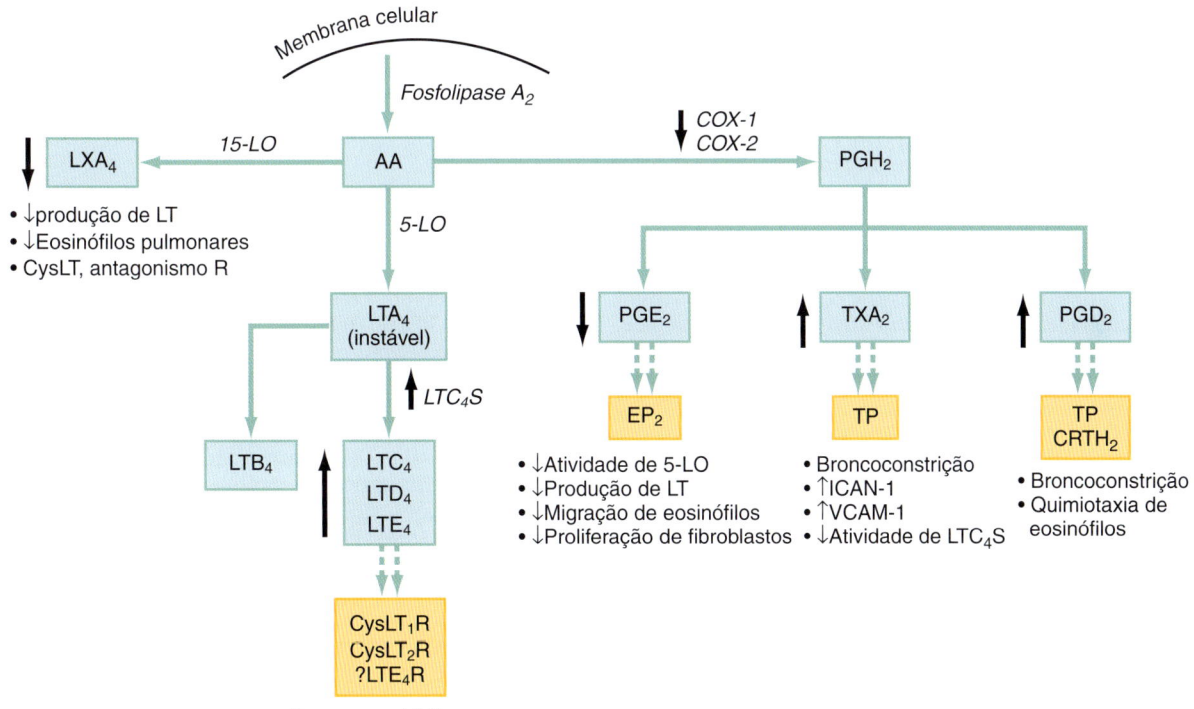

Fig. 63.6. Mecanismo de doença respiratória exacerbada pela Aspirina® (DREA). A inibição da enzima cicloxigenase (COX) diminui a produção de prostaglandina E_2 (PGE_2). O efeito inibitório da PGE_2 sobre a 5-lipoxigenase (5-LO) fica diminuído, o que resulta em aumento da produção de leucotrienos (LTC_4, LTD_4 e LTE_4), causando broncoconstrição, produção de muco e migração de eosinófilos nas vias aéreas. *5-LO*, 5 lipoxigenase; *15-LO*, 15 lipoxigenase; *AA*, ácido araquidônico; *COX-1*, cicloxigenase 1; *COX-2*, cicloxigenase 2; *CRTH2*, linfócitos Th2 homólogos ao receptor de quimiocina; *CysLT1R*, cisteinil leucotrieno T1R; *CysLT2R*, cisteinil leucotrieno T2R; EP_2, receptor de prostanoide E; LTA_4, leucotrieno A4; LTB_4, leucotrieno B4; LTC_{4S}, leucotrieno C4 sintetase; LTC_4, leucotrieno C4; LTD_4, leucotrieno D4; LTE_4, leucotrieno E4; LTE_{4R}, leucotrieno E4R; LXA_4, lipoxina A4; PGD_2, prostaglandina D2; PGE_2, prostaglandina E2; $PGH2$, prostaglandina H2; *TP*, receptor prostanoide; TXA_2, tromboxano A2. (Por Laidlaw TM, Boyce JA: Pathogenesis of aspirin-exacerbated respiratory disease and reactions. Immunol Allergy Clin North Am 33(2):195, 2013.)

de pico geralmente ocorrem de 8 a 15 minutos após a conclusão do exercício e, em seguida, começam a regredir espontaneamente; a recuperação ocorre dentro de 60 minutos.

O principal estímulo é a desidratação das vias aéreas, resultante do aumento da ventilação, o que desencadeia aumento da osmolaridade do fluido de revestimento das vias aéreas. Acredita-se que a osmolaridade aumentada desencadeia a liberação de mediadores (histamina, leucotrienos, prostaglandinas) a partir das células inflamatórias das vias aéreas, o que resulta em contração da musculatura lisa e edema das vias aéreas.[51] Outro fator específico do exercício é a desregulação autonômica associada ao treinamento físico prolongado de alta intensidade. O impulso predominantemente parassimpático dos atletas (evidenciado por baixas frequências cardíacas) também pode aumentar o tônus broncomotor e aumentar o risco de AIE.

A profilaxia para a AIE inclui medidas ambientais (máscara facial ou nasal para permitir o aquecimento e umidificação do ar frio e seco, o aquecimento pré-exercício e a prevenção de alérgenos conhecidos) e medicamentos. Os glicocorticoides inalatórios são fortemente recomendados e um beta-2 agonista inalatório de curta duração usado de 5 a 10 minutos antes do exercício é eficaz na prevenção da broncoconstrição induzida pela atividade física (no entanto, o uso regular de beta-2 agonista inalatório pode levar à tolerância e diminuição dos seus efeitos durante o exercício).[51] BAAPs combinados a glicocorticoides inalatórios são úteis quando baixas doses de glicocorticoides inalatórios são ineficazes. O pré-tratamento com cromoglicato, antagonistas de leucotrieno (montelucaste) e parassimpatolíticos inalatórios também é eficaz.

Asma Perimenstrual

A asma perimenstrual afeta até 40% das mulheres asmáticas, mas ainda recebe pouca ênfase nas diretrizes de tratamento da asma.[1] A proporção entre a prevalência de asma do sexo feminino em relação ao masculino aumenta dramaticamente após a puberdade, e os cuidados de saúde para a asma aumentam na fase perimenstrual. A asma perimenstrual está associada ao IMC elevado, à baixa capacidade vital forçada (CVF) prevista e às taxas mais altas de refluxo gastroesofágico, sendo comum em mulheres com asma grave e mal controlada.[52] Reduções perimenstruais nos PFEs de 35 a 80% são relatadas. Flutuações nos níveis de estrogênio e progesterona são postuladas como fatores causais.[53] O estradiol inibe a degranulação de eosinófilos e suprime a atividade dos leucotrienos; a retirada do estrogênio na fase lútea pode potencializar essas ações. A progesterona também pode exercer atividade broncodilatadora e anti-inflamatória, e o rápido declínio nos níveis de progesterona antes da menstruação pode contribuir para o aumento do broncoespasmo. As terapias benéficas para a asma perimenstrual incluem antagonistas de leucotrienos, BAAPs e contraceptivos orais.

Síndromes Asmáticas Críticas

Pacientes com asma grave representam cerca de 5 a 10% de todos os asmáticos e ainda consomem recursos excessivos de assistência à saúde. As diretrizes *European Respiratory Society/American Thoracic Society* definem asma grave como a que requer tratamento com altas doses de CIs e BAAP ou antileucotrienos/teofilina durante o ano anterior ou corticosteroides sistêmicos por 50% ou mais do ano anterior para evitar que ela se torne "descontrolada" ou que permaneça "descontrolada" apesar deste tratamento. Determina-se que a asma é descontrolada se um dos quatro critérios do Quadro 63.3 estiver presente.[54]

As características clínicas da asma grave incluem menor prevalência de atopia, histórico de sensibilidade à Aspirina® e maior incidência de sinusite e uso de corticosteroides nasais (sugerindo envolvimento do trato respiratório superior e inferior). As exacerbações podem estar associadas à menstruação.

A *síndrome de asma crítica* (SAC) tem sido proposta para substituir termos que anteriormente foram usados para descrever exacerbação da asma, resposta pobre ao tratamento com risco de vida (p. ex., estado asmático, asma refratária, asma frágil e asma quase fatal). A SAC não exige que o paciente tenha asma grave;

QUADRO 63.3

Definições da European Respiratory Society/American Thoracic Society Sobre Asma Severa e Não Controlada

Asma Severa para pacientes com 6 anos ou mais é definida como:
Asma que requer tratamento sugerido pelas diretrizes do Global Initiative for Asthma, nos passos 4 e 5 (altas doses de CIs, e BAAP ou antileucotrienos/teofilina) no último ano ou uso de corticoesteroides sistêmicos no último ano para prevenir que se tornasse "não controlada" ou que permaneça "não controlada" apesar desta terapia.

Asma Não Controlada é definida com um dos seguintes:
1. Sintomas pouco controlados (QCA consistentemente > 1.5, TCA < 20 – ou "não bem controlado" de acordo com a NAEPP/Direttrizes da Global Initiative for Asthma)
2. Exacerbações graves frequentes: dois ou mais usos de altas doses de corticoesteroides sistêmicos (> 3 dias cada) no último ano
3. Exacerbações graves: pelo menos uma hospitalização, admissão em UTI, ou necessidade de ventilação mecânica no último ano
4. Limitação do Fluxo de Ar: após apropriado broncodilatador, permanece com VEF_1 < 80% do predito (em vista da redução VEF_1/CVF definida como menor que o limite inferior da normalidade)
5. Asma controlada que piora na redução das altas doses dos CIs ou corticosteroides sistêmicos (ou agentes biológicos, p. ex.: anti-TNF para artrite reumatoide)

QCA, questionário de controle da asma; TCA Teste de Controle da Asma; VEF_1, Volume Expiratório Forçado no 1° segundo; CVF, Capacidade Vital Forçada; CIs, Corticosteroides Inalatórios; UTI, Unidade de Terapia Intensiva; BAAP, beta-2 agonista de Ação Prolongada; NAEPP National Asthma Education and Prevention Program
De Chung KF, Wenzel SE, Brozek JL, et al: International ERS/AT Diretrizes na definição, evolução e tratamento da asma severa. Eur Respir J 43(2): 343-373, 2014

---

em vez disso, refere-se a episódios agudos que requerem terapias multimodais imediatas para impedir a progressão para hipóxia irreversível e parada cardiorrespiratória. Os termos "estado asmático" e "asma quase fatal" fazem parte do espectro das SACs; a primeira é definida como um broncoespasmo que não responde a terapias agressivas em 30 a 60 minutos, sendo a segunda a asma refratária ao tratamento e evoluindo para insuficiência respiratória aguda com necessidade de suporte ventilatório.

Dois tipos de SACs que podem evoluir para asma fatal são reconhecidos. A SACs de início lento reflete tipicamente uma deterioração gradual dos sintomas da asma durante vários dias, geralmente sobreposta à asma crônica mal controlada. SACs de início lento estão associadas a maior frequência de uso dos cuidados de saúde. As mortes associadas ao mecanismo de início lento são evitáveis em muitos casos devido à progressão gradual dos sintomas. A SAC de início rápido é caracterizada pelo início dos sintomas e pela progressão para o estado de risco de vida em 3 horas ou menos. Clinicamente, a SAC de início rápido é caracterizada por hipercapnia maior do que ocorre no tipo de início lento. A hipercapnia na SAC de início rápido é mais responsiva à terapia do que a do tipo de início lento, e esses pacientes requerem durações mais curtas de ventilação mecânica.

Fatores de risco para morte por asma foram identificados (ver Quadro 63.1). Outros fatores de risco associados a SAC quase fatal e asma fatal incluem a diminuição do uso de corticosteroides, internação hospitalar para tratamento da asma nos últimos 12 meses, baixo nível socioeconômico, exposições ambientais (poluição atmosférica, tabagismo) e problemas psicossociais. Pacientes com SAC quase fatal provavelmente dependem do DE para o manejo da asma. Pacientes com asma fatal geralmente tendem a ser afroamericanos entre 15 e 34 anos que vivem em áreas periféricas. Menos de 1% dos asmáticos na UTI morrem devido a sua doença. A maioria das mortes ocorre fora ou a caminho do hospital, à noite e dentro de 24 horas do início dos sintomas.

Abordagem Clínica para o Doente Asmático Crítico

O asmático gravemente doente apresenta-se agitado (hipoxêmico), assume posição ereta e parece estar em desconforto respiratório grave. Taquipneia, diaforese e uso de músculos acessórios são evidentes. A fala é fragmentada em rajadas de palavras simples ou curtas ou sílabas. Ausência de sibilância indica obstrução expiratória grave e movimento mínimo do ar. O teste de pico expiratório é difícil para o paciente, mas quando possível indica obstrução expiratória grave. Alterações no nível de consciência e bradipneia indicam hipercarbia e parada respiratória iminente.

Nenhum marcador laboratorial identifica asmáticos gravemente doentes. A medição do ácido láctico não é recomendada no asmático crítico. Níveis elevados de ácido lático são comuns em pacientes que fazem uso de terapia com beta-2 agonista e não são comumente associados à acidose metabólica.[55] A hiperlactemia ocorre mesmo em asmáticos ventilados e com bloqueio neuromuscular, portanto, não representa necessariamente a fadiga muscular respiratória.[56] O nível elevado de ácido láctico não é preditivo de insuficiência respiratória em asmáticos criticamente doentes e não deve ser interpretado como um indicador de mau prognóstico.[57] As medidas do pico de fluxo seriadas constituem o melhor indicador de gravidade e resposta à terapia.

As tentativas de abortar o episódio incluem inalação contínua com agentes anticolinérgicos e beta-2 (ver Tabela 63.2). Se a terapia adrenérgica parenteral é desejada, a terbutalina é preferida por conta de sua seletividade beta-2. Sulfato de magnésio IV ou beta$_a$-agonistas (quando disponíveis) podem ser benéficos. Prednisona oral 60 mg ou metilprednisolona 125 mg IV devem ser administrados. O papel potencial das citocinas e dos antagonistas do TNF-α, como etanercept e infliximab, ainda não é claro.[58,59] O golimumabe, um anticorpo monoclonal para o TNF-α, possui um perfil desfavorável de risco-benefício e não foi considerado clinicamente útil.[14] Estudos utilizando anticorpos monoclonais contra IL-5, IL-4 e IL-13 estão em andamento, mas ainda carece de um benefício definitivo.

O hélio é um gás inerte com um oitavo da densidade do nitrogênio. Quando 60 a 80% de hélio são misturados com 20 a 40% de oxigênio, a mistura de gases resultante (heliox) apresenta uma redução de três vezes na densidade em comparação ao ar. O heliox reduz a resistência associada ao fluxo gasoso através das vias aéreas com fluxo não laminar, além de reduzir o trabalho dos músculos respiratórios; ele também aumenta a difusão do dióxido de carbono e pode melhorar a ventilação alveolar.[60] Embora o heliox não seja intrinsecamente terapêutico, pode diminuir o trabalho respiratório por tempo suficiente para abortar a intubação, transportando broncodilatadores para as vias aéreas distais e permitindo que os agentes anti-inflamatórios tenham tempo para exercer seus efeitos. Quando o heliox foi comparado ao oxigênio para direcionar a nebulização das terapias com beta-agonistas, foi observado um aumento de 17% no PFE e menor taxa de hospitalização.[61] Pacientes com asma grave que receberam nebulização com heliox e beta-2 agonistas apresentaram aumento significativo do PFE e de outros TFPs em comparação com aqueles com asma leve a moderada. O heliox não demonstrou diminuir a necessidade de intubação na asma grave e resistente. É administrado por máscara não reinalante e pode ser usado junto com ventilação mecânica. Considerações para o heliox incluem casos de obstrução grave do fluxo de ar (PFE < 30% do previsto e início rápido dos sintomas em 24 horas), história de asma lábil ou intubação prévia e incapacidade de manter uma adequada ventilação mecânica.

A VNI pode beneficiar pacientes cuidadosamente selecionados com asma grave e resistente (ver Capítulo 2). A pressão positiva contínua nas vias aéreas melhora a oxigenação e reduz a fadiga dos músculos respiratórios, aumentando a capacidade residual funcional e a complacência pulmonar, e fornecendo parte da pressão de enchimento necessária durante a inspiração. A pressão positiva bifásica das vias aéreas (BiPAP) fornece pressão positiva contínua nas vias aéreas, mas proporciona maior pressão durante a inspiração do que na expiração. O BiPAP permite a fala e reduz a necessidade de sedação. Os broncodilatadores inalatórios podem ser administrados por meio do circuito BiPAP. A BiPAP é bem tolerada por crianças em estado asmático e pode diminuir a necessidade de intubação e ventilação mecânica. A BiPAP pode reduzir a necessidade de hospitalização, intubação e tempo de permanência na UTI/hospital em adultos com estado asmático.[63,64] No entanto, há evidências limitadas para recomendar rotineiramente a VNI em pacientes com insuficiência respiratória decorrentes de exacerbações graves de asma.[65]

A BiPAP não substitui a intubação traqueal e a ventilação mecânica. Recomendações para a BiPAP são condicionais — um teste com BiPAP antes da intubação e ventilação mecânica deve ser considerado em pacientes selecionados. As considerações do paciente incluem estado mental alerta e reflexos de vias aéreas preservados. Os profissionais de saúde devem estar familiarizados com o uso da BiPAP em outras condições médicas (p. ex., DPOC, insuficiência cardíaca congestiva) e a admissão na UTI é obrigatória. O monitoramento com gasometria arterial intermitente durante o BiPAP identifica os não respondedores.

A cetamina é um anestésico dissociativo IV com efeitos broncodilatadores potentes. Relatos de casos sugerem benefícios quando usados na asma aguda, mas apenas um único ensaio clínico randomizado e controlado avaliando seu uso em crianças com exacerbações agudas de asma foi realizado e nenhum benefício significativo foi descrito.[66] Atualmente, a cetamina não é recomendada para terapia de asma aguda no paciente não intubado.

A intubação traqueal e ventilação mecânica são necessárias em 2% de todas as exacerbações da asma e de 10 a 30% requerem internação na UTI.[67] As indicações para intubação incluem coma, rebaixamento do nível de consciência, parada respiratória ou cardiorrespiratória, padrão respiratório paradoxal, hipoxemia refratária e falha da VNI. Alguns autores recomendam níveis de limiar para a intubação com base nos resultados da gasometria arterial, mas não há evidências de que os resultados da GA forneçam melhor orientação sobre a necessidade de intubação do que a avaliação clínica geral.

A intubação orotraqueal de sequência rápida (SRI) com agentes de indução e bloqueio neuromuscular é preferida (Cap. 1). Um tubo endotraqueal grande (≥ 8 mm para adultos) facilitará a aspiração das vias aéreas, a remoção do tampão mucoso e a broncoscopia. A cetamina (1 a 2 mg/kg) é o agente preferido para a indução na SRI do doente asmático, devido às suas propriedades broncodilatadoras e simpáticas. A succinilcolina (1,5 mg/kg) ou um agente bloqueador neuromuscular não despolarizante, como rocurônio (1 mg/kg), pode ser usado para paralisia da intubação. Alternativamente, o propofol (1,5 a 2 mg/kg) oferece sedação profunda de início rápido e também possui propriedades broncodilatadoras, mas seus efeitos vasodilatadores podem causar hipotensão, especialmente no asmático com depleção de volume. Sedação profunda e contínua com propofol, um benzodiazepínico de ação prolongada (p. ex., lorazepam) ou um opioide que não libera histamina (p. ex., fentanil) geralmente evita a necessidade de paralisia muscular e pode melhorar o conforto do paciente. Depois que a intubação foi realizada, deve-se ter cuidado para evitar a hiperventilação.

Deve-se instituir uma estratégia de ventilação que forneça oxigenação e ventilação adequadas, minimizando a hiperinsuflação, alta pressão nas vias aéreas, barotrauma e hipotensão sistêmica. Em primeiro lugar, deve-se priorizar a diminuição da hiperinsuflação — não corrigindo hipercapnia e acidose respiratória. A técnica da hipercapnia permissiva é comum (Cap. 2). A pressão das vias aéreas é mantida baixa pelo fornecimento de baixos volumes correntes (6 a 8 mL/kg), evitando assim o aumento excessivo da pressão expiratória positiva intrínseca ("auto-PEEP"), empilhamento das ventilações e barotrauma. Baixas taxas de ventilação (abaixo de 10 respirações/min) e altas taxas de fluxo inspiratório (acima de 60 L/min) fornecem tempo prolongado para a expiração. A oxigenação é mantida pelo uso de uma alta fração de oxigênio inspirado (Fio_2). Hipercapnia e acidose respiratória (pH mantido entre 7,15 e 7,2 com bicarbonato de sódio) são toleradas. Terapias adjuvantes (hidratação IV, beta-2 agonistas IV e anticolinérgicos, corticosteroides IV e possivelmente magnésio) para diminuir a pressão e a obstrução das vias aéreas são realizadas simultaneamente.

A capnografia contínua é aconselhável. Níveis moderados de hipercapnia são bem tolerados e apresentam poucos efeitos deletérios. Níveis elevados de dióxido de carbono apresentam efeitos vasodilatadores nos vasos cerebrais. O fluxo sanguíneo cerebral atinge seu máximo em um nível $PaCO_2$ de 120 mmHg, o que pode aumentar a pressão intracraniana. Embora não haja consenso sobre o que constitui um nível seguro de hipercapnia, os níveis de $PaCO_2$ acima de 100 mmHg devem ser evitados. A hipercapnia pode diminuir a contratilidade cardíaca e produzir colapso cardiovascular; assim, a hipercapnia permissiva deve ser suplementada por reposição generosa do volume intravascular através de líquidos IV.

Os agentes bloqueadores neuromusculares devem ser usados apenas nos casos em que a sedação profunda com analgesia adequada não proporciona relaxamento suficiente para o sucesso da ventilação mecânica (Cap. 1). A miopatia atribuída ao uso de agentes bloqueadores neuromusculares (e corticosteroides) está correlacionada à dose e duração da administração desses agentes. Como os corticosteroides constituem um elemento essencial do tratamento para asma crítica, o uso de agentes bloqueadores neuromusculares deve ser evitado.[68] As complicações da ventilação mecânica no paciente asmático incluem hipoxemia, hipotensão, infecções nosocomiais e barotrauma. A hipotensão é quase uniformemente secundária ao aumento da pressão intratorácica, com diminuição subsequente no retorno venoso e no débito cardíaco. Diminuir a frequência da ventilação mecânica ou remover o paciente do ventilador por um curto período (20 a 30 segundos) permite mais tempo para a expiração, diminuindo assim a pressão intratorácica. Depleção de volume e efeitos da medicação (p. ex., agentes sedativos narcóticos) são outras possíveis explicações para a hipotensão. O pneumotórax deve ser considerado sempre que ocorrer deterioração súbita ou quando a hipotensão for acompanhada por aumento significativo do pico de pressão inspiratória. Embora complicações possam ocorrer, o uso de ventilação mecânica em asmáticos críticos está associado à baixa morbidade e mortalidade.

Se o asmático criticamente doente, intubado e intensamente tratado, continuar com pressões elevadas nas vias aéreas, hipoxemia persistente e broncoespasmo contínuo, os agentes anestésicos gerais devem ser considerados. Os agentes anestésicos intravenosos são mais práticos para usar no DE. Os dados que apoiam o uso de cetamina e propofol IV são esparsos, mas esses agentes exercem efeitos broncodilatadores e podem ser benéficos nessa situação.

As recomendações da *American Heart Association* para PCR em asmáticos não indicam diferença em relação a outras situações de parada cardíaca.[69] No entanto, a técnica de compressão torácica lateral externa pode ser benéfica. A compressão torácica é realizada por compressão bilateral das paredes torácicas inferiores imediatamente após a inspiração final. As compressões administradas muito cedo (isto é, durante a inspiração) podem aumentar a pressão nas vias aéreas e resultar em barotrauma. Permitir mais tempo para exalação durante a ventilação na PCR é fundamental.

Barotrauma não reconhecido pode cursar com parada cardiorrespiratória. A ultrassonografia à beira leito deve ser usada para identificar pneumotórax oculto e revelar contrações cardíacas não palpáveis. A drenagem de tórax bilateral empírica deve ser realizada se houver parada cardiorrespiratória inexplicada, especialmente associada a quadros de aumentos dramáticos no pico de pressão inspiratória. A adrenalina IV é um agente lógico no quadro de parada cardiorrespiratória, por apresentar propriedades inotrópicas, cronotrópicas e broncodilatadoras. O isoproterenol, um beta-agonista puro, pode aumentar a frequência cardíaca e proporcionar broncodilatação, mas diminui a pressão de perfusão coronariana. A oxigenação por membrana extracorpórea (ECMO) pode ser indicada para asma grave refratária às terapias convencionais.[70]

ENCAMINHAMENTO

Os pacientes asmáticos que recebem alta do departamento de emergência apresentam taxas de recidiva que variam de 11% em 3 dias a 45% em 8 semanas. O risco de recidiva é maior naqueles pacientes com numerosas visitas à emergência relacionadas à asma no ano anterior, com uso de diversas medicações ambulatorialmente e com maior duração dos sintomas antes da consulta na emergência. Outros estudos encontraram índices fora de controle semelhantes, prevendo recidivas, mas também incluíram melhora insuficiente em TFPs com tratamento hospitalar para a crise.

Os pacientes que necessitam de cuidados prolongados e que não apresentam exacerbações que ameacem a vida, gestação ou complicações da asma geralmente podem ser tratados em uma unidade de observação com resultados de 8 semanas iguais aos admitidos, porém com economias de custo significativas. A capacidade de prever a alta da unidade de observação pode ser avaliada pela resposta do PEF ao tratamento com o terceiro beta-2 agonista (o PEF > 40% do previsto frequentemente está associado à alta bem-sucedida da unidade de observação). Os pacientes preferem o tratamento da unidade de observação para crises agudas aos cuidados de rotina de pacientes internados. A Tabela 63.4 resume as diretrizes dispostas.

A exacerbação da asma não termina na alta; inflamação das vias aéreas e obstrução periférica podem levar horas a dias para serem resolvidas. É provável que os pacientes necessitem de terapia continuada de resgate com beta-2 agonista e demonstrem o uso correto de seus inaladores. Se o paciente apresentar dificuldade em coordenar a ativação do recipiente com a inalação, pode ser prescrito um inalador ativado pela respiração ou um dispositivo espaçador ou discutida a necessidade de um nebulizador caseiro. O paciente que faz uso de pó seco inalatório portátil e pré-carregado deve ser capaz de inspirar o bocal em uma inspiração rápida e forte até a capacidade pulmonar total. Os pacientes que recebem corticosteroides sistêmicos no DE devem continuar com a administração oral por 5 a 10 dias. Se o paciente não estava usando medicações de controle antes da crise aguda e apresenta características de asma persistente (sintomas ou terapia de resgate mais de duas vezes por semana, interferência no sono mais de duas vezes por mês, limitação de atividade causada por asma ou exacerbações que requerem corticosteroides mais de uma vez no ano anterior), CIs de dose moderada ou uma combinação de CIs e BAAP devem ser iniciada. Uma opção menos preferida é prescrever um antileucotrieno (p. ex., zafirlucaste 20 mg duas vezes ao dia ou montelucaste 10 mg por dia) para diminuir a recidiva e melhorar o controle da asma.

Os pacientes devem entrar em contato com seu médico para problemas relacionados à asma dentro dos 3 a 5 dias seguintes e devem fazer uma consulta médica para acompanhamento

TABELA 63.4

Diretrizes para a Tomada de Decisão do Encaminhamento no Departamento de Emergência

	BOA RESPOSTA	RESPOSTA INCOMPLETA	RESPOSTA RUIM
VEF_1 ou PFE (% prevista/Melhor resposta pessoal)	≥ 70	% ≥ 40% mas < 69%	< 40%
LOCAL DE ENCAMINHAMENTO			
Domiciliar	Sim	Decisão individualizada (ver texto)	Não, continuar a terapia
UOC	Não	Sim, se disponível	Sim, se disponível e apropriado
Enfermaria Hospitalar	Não	Sim, se não houver UOC	Sim, se apropriado e disponível
Unidade de Terapia Intensiva	Não	Não	Sim, se com respiratório insuficiência ou falha

CDU, unidade de observação clínica; VEF_1, volume expiratório forçado no 1° segundo; *PFE*, pico de fluxo expiratório.

geralmente realizada enquanto o paciente ainda estiver no departamento de emergência) dentro de 1 a 4 semanas. Intervenções que incluem medicamentos gratuitos, vales-transporte e assistência para agendamento de consulta aumentam significativamente a probabilidade dos pacientes asmáticos receberem acompanhamento de cuidados primários. Essas assistências, no entanto, podem não afetar os resultados em longo prazo.

Pacientes que são acompanhados e tratados por pneumologistas apresentam menos sintomas, menos uso de beta-agonistas, melhor qualidade de vida, menos visitas ao PDE e hospitalizações do que aqueles pacientes tratados por clínicos gerais. Pacientes com asma persistente grave ou exacerbações graves prévias devem ser encaminhados a um pneumologista.

O paciente asmático pode receber instruções por escrito sobre medicamentos no momento da alta, ajuste da medicação se a condição não melhorar (planos de ação não costumam ser criados e quando são realizados, são inadequados) e um medidor de fluxo de pico para medições diárias, especialmente para aqueles que têm dificuldade em perceber a obstrução do fluxo de ar ou sintomas de agravamento da asma. No mínimo, a educação focada deve abordar a necessidade de acompanhamento e a compreensão da diferença entre os medicamentos de controle e os de resgate e sua utilização. Os asmáticos tabagistas apresentam mais sintomas respiratórios, menor função pulmonar e mais anormalidades parenquimatosas observadas na tomografia computadorizada do tórax, portanto a cessação do tabagismo deve ser discutida.

CONCEITOS-CHAVE

- Os corticosteroides inalatórios e sistêmicos são eficazes no controle da inflamação das vias aéreas e exercem funções importantes no tratamento das exacerbações da asma.
- Os broncodilatadores inalatórios e os corticosteroides sistêmicos permanecem como os principais responsáveis pelo tratamento da maioria das exacerbações da asma.
- A teofilina é a principal metilxantina oral usada no tratamento da asma, e não recomendamos seu uso para doença aguda devido à falta de eficácia demonstrada e maior incidência de eventos adversos.
- As síndromes críticas de asma (CAS) exigem a identificação rápida. O tratamento deve ser agressivo e a utilização de estratégias não usadas nas exacerbações leves a moderadas, como infusão de sulfato de magnésio, uso de ventilação não invasiva e intubação endotraqueal.
- O manejo ventilatório no asmático intubado é crítico e inclui volumes correntes menores (6 a 8 mL/kg) e baixa frequência respiratória, geralmente menores que 10 por minuto.
- A pressão parcial de dióxido de carbono (PCO_2) normal em uma paciente grávida representa hipercarbia.
- Níveis elevados de ácido lático são comuns em pacientes asmáticos criticamente doentes e não refletem deterioração ou mau prognóstico.
- O tratamento da crise asmática aguda no DE vem se expandindo (até 24 horas), já que pacientes asmáticos de menor gravidade são tratados em unidades de observação.
- No momento da alta, os pacientes que apresentaram exacerbação da asma devem ser instruídos em relação às estratégias de manejo crônico para prevenir recidiva. É necessário que os médicos dos pacientes asmáticos estejam familiarizados com o controle medicamentoso, como CIs e antileucotrienos.

As referências para este capítulo podem ser encontradas on-line no website Expert Consult associado à obra.

CAPÍTULO 64
Doença Pulmonar Obstrutiva Crônica

Ramin R. Tabatabai | *Phillip F. Gruber*

PRINCÍPIOS

Introdução

A doença pulmonar obstrutiva crônica (DPOC) é uma das causas mais comuns de morte em todo o mundo. Embora as estimativas de prevalência variem de acordo com os métodos de medição e população estudada, há um consenso geral de que a DPOC é subdiagnosticada e subnotificada. Em pacientes com mais de 65 anos, a porcentagem de todas as hospitalizações relacionadas com a DPOC se aproxima de 20%.[1] A DPOC nos Estados Unidos também é responsável por um grande encargo financeiro, cerca de $54 bilhões anuais, em grande parte por causa de hospitalizações e tratamento de exacerbações agudas.[2] O tabagismo continua sendo a causa mais importante para o desenvolvimento de DPOC, embora outros fatores, como síndromes genéticas e exposições nocivas, contribuam significativamente para o impacto mundial da DPOC. Outros fatores de risco importantes incluem exposição ocupacional, inalação passiva de fumaça, combustíveis de aquecimento de biomassa em áreas mal ventiladas e poluição do ar.[3]

Em resposta ao impacto da DPOC, grandes colaborações multinacionais, como a *Global Initiative for Chronic Obstructive Lung Disease* (GOLD), patrocinada conjuntamente pelo National Heart, Lung, and Blood Institutes e pela Organização Mundial de Saúde (OMS), desenvolveram diretrizes e estratégias mundiais para melhorar a prevenção e o tratamento desta doença pulmonar debilitante. Em seu resumo publicado, os colaboradores da GOLD atualizaram a definição de DPOC para "uma doença evitável e tratável caracterizada por limitação persistente do fluxo de ar que geralmente é progressiva e associada à resposta inflamatória crônica exacerbada das vias aéreas e pulmões a partículas ou gases nocivos". A definição evita especificamente a menção de bronquite crônica e enfisema, duas entidades tradicionalmente incluídas na definição de DPOC.[4]

Em vez de usar definições tradicionais de DPOC, os colaboradores da GOLD se concentraram na limitação do fluxo de ar como principal característica da doença. A limitação do fluxo de ar é o resultado direto de uma combinação de destruição do parênquima e da doença das pequenas vias aéreas. Ambos os processos são consequência de alterações inflamatórias crônicas e se apresentam clinicamente em graus variados entre os pacientes com DPOC.

A exacerbação da DPOC caracteriza-se pelo agravamento dos sintomas respiratórios do paciente além das variações normais do dia a dia, exigindo alteração na medicação. Como a gravidade da doença subjacente progride, o mesmo acontece com a frequência das exacerbações.[5] Além disso, em um subconjunto de pacientes, a recuperação incompleta das exacerbações agudas pode refletir uma contribuição das exacerbações para a fisiopatologia da progressão da doença.

Fisiopatologia

A inflamação crônica das vias aéreas está no centro da fisiopatologia da DPOC e da asma, mas o processo inflamatório é diferente nessas duas doenças. Na asma, a resposta celular é em grande parte mediada por eosinófilos, enquanto na DPOC, neutrófilos, linfócitos CD8+ e macrófagos predominam nos lavados brônquicos. Múltiplos mediadores inflamatórios estão associados à destruição do parênquima pulmonar na DPOC, incluindo fator de necrose tumoral, leucotrieno B4 e interleucina-8. Estas diferenças na natureza da resposta inflamatória na DPOC podem explicar a sua resposta relativamente fraca ao tratamento anti-inflamatório.

A inflamação progressiva na DPOC desencadeia limitação e obstrução das vias aéreas. No entanto, nem todos os pacientes que fumam ou têm exposição a estímulos nocivos desenvolvem DPOC, levantando a possibilidade de que outros fatores contribuintes, como fatores genéticos e ambientais, tornem alguns pacientes mais suscetíveis a essa doença.[6] Na DPOC, evidências de inflamação das vias aéreas são encontradas desde a traqueia até as menores vias aéreas periféricas. Nas vias aéreas maiores e mais proximais, um aumento tanto no número quanto no tamanho das células caliciformes secretoras de muco pode resultar na formação de tampões mucosos, o que contribui ainda mais para a obstrução ao fluxo de ar. Danos ao endotélio prejudicam a resposta mucociliar que promove a limpeza de bactérias e mucosas. A resistência das vias aéreas e a limitação do fluxo ocorrem principalmente por danos nas vias aéreas distais e menores, onde o diâmetro é de 2 mm ou menos. As vias aéreas menores ficam comprometidas por danos ao tecido conjuntivo circundante, resultando na perda do suporte radial que normalmente mantém sua patência durante a expiração.

Além das alterações inflamatórias que ocorrem nas vias aéreas, os pacientes com DPOC também sofrem danos no parênquima pulmonar. Danos a essas zonas de troca de ar, em última análise, resultam no estado patológico conhecido como enfisema. Nos tabagistas de cigarros, o dano parenquimatoso estará tipicamente presente em um padrão centroacinar, especialmente nos estágios iniciais da doença. O enfisema não é mais usado como rotina na definição de DPOC, porque é uma condição patológica e anatomicamente definida. A bronquite crônica, por outro lado, é uma condição clínica definida pela presença de tosse produtiva por pelo menos 3 meses durante 2 anos sucessivos, na qual outras causas de tosse crônica foram excluídas. A maioria dos pacientes com DPOC apresentará características mistas de ambas as condições.

Existem evidências convincentes de que o desequilíbrio protease/antiprotease desempenha um papel na modificação da cascata inflamatória e na resultante destruição parenquimatosa observada na DPOC. A destruição mediada por protease do tecido conjuntivo, incluindo a elastina, resulta em dano parenquimatoso pulmonar e então enfisema. As antiproteases protegem contra a destruição do tecido conjuntivo e constituem um componente integral na patogênese em pacientes com deficiência congênita de α1-antitripsina. A deficiência congênita de α1-antitripsina é responsável por uma pequena porcentagem de pacientes com DPOC e é reconhecida pela falta da enzima antiprotease que inibe a enzima protease, a elastase neutrofílica.[7] A deficiência desta antiprotease resulta em ação desinibida da protease, destruição parenquimatosa e enfisema panacinar grave. O estresse oxidativo também desempenha um papel na inflamação associada à DPOC. Os oxidantes são liberados depois que a fumaça do cigarro e outras partículas nocivas estimulam as células inflamatórias, como os neutrófilos e os macrófagos. O resultado final desse estresse oxidativo e inflamatório é a limitação do fluxo de ar tanto por destruição do parênquima quanto por estreitamento das vias aéreas.

A combinação de obstrução das vias aéreas, destruição do parênquima e obliteração do leito vascular pulmonar resulta em falha na troca gasosa. A análise de gases sanguíneos pode revelar hipoxemia e hipercapnia. Como o tamanho global do leito vascular pulmonar diminui com o tempo, a hipóxia crônica induz espessamento das paredes dos vasos, o que contribui para o desenvolvimento de hipertensão pulmonar, policitemia e, eventualmente, insuficiência cardíaca direita (*cor pulmonale*).

Embora os mecanismos precisos sejam mal definidos, os processos patológicos da DPOC vão além dos sistemas cardíaco e pulmonar. Os efeitos dos mediadores inflamatórios circulantes, do estresse oxidativo e do desequilíbrio protease/antiprotease podem ser responsáveis pelas queixas não pulmonares de perda de peso e de massa muscular, desequilíbrios metabólicos e depressão, frequentemente observados nos últimos estágios da doença. A DPOC influencia as diversas decisões de tratamento no pronto-socorro (PS), que varia da escolha de agentes para sedação e intubação de sequência rápida até a disposição apropriada de pacientes com diagnósticos não pulmonares.

CARACTERÍSTICAS CLÍNICAS

Sintomas e História Natural

O diagnóstico clínico de DPOC deve ser considerado em qualquer paciente com dispneia, tosse crônica ou produção de escarro e história de fatores de risco para a doença. Os pacientes com DPOC apresentam evolução pré-mórbida longa, durante a qual a diminuição dos índices do fluxo de ar pode ser medida na ausência de sintomas significativos. A limitação do fluxo de ar pode ser medida por meio da espirometria durante o atendimento ambulatorial, e pode ser o indicador mais precoce e o melhor preditor de DPOC de início precoce. Tosse intermitente ou falta de ar durante esforço pode ser facilmente atribuída erroneamente ao mau condicionamento físico. Além disso, os pacientes podem permanecer assintomáticos por muitos anos, limitando gradualmente suas atividades proporcionalmente à sua reserva pulmonar. Após vários anos, uma tosse diária produtiva frequentemente se desenvolve, e os períodos de dispneia, o sintoma cardinal da limitação do fluxo de ar, aumentam. Note que a ausência de sibilância não exclui o diagnóstico de DPOC; nem a presença de chiado confirma o diagnóstico. A progressão clínica da DPOC é lenta e insidiosa, com diminuições graduais do fluxo de ar, pontuadas por exacerbações cada vez mais frequentes e debilitantes. Eventualmente, o paciente torna-se realmente incapacitado pela dispneia na presença de esforço mínimo ou nenhum esforço. Perdas de massa muscular e de peso intensas e o surgimento de *cor pulmonale* ou insuficiência ventilatória crônica são característicos da doença terminal. A Figura 64.1 mostra a progressão da DPOC ao longo do tempo.

Gravidade da Limitação do Fluxo de Ar

Indicativo da persistência da limitação do fluxo de ar, o volume expiratório forçado no primeiro segundo (VEF_1)/capacidade vital forçada (CVF) menor que 0,70, medido pela espirometria, atualmente é necessário para a realização do diagnóstico de DPOC. Embora a espirometria seja importante para a avaliação ambulatorial da DPOC, não há, atualmente, uma função da espirometria na emergência. Uma vez estabelecido o diagnóstico, os colaboradores da GOLD definem quatro graus de doença com base no VEF_1 do paciente. As gradações são divididas iniciando-se com um grau GOLD I (DPOC leve) no qual a espirometria se apresenta anormal, mas os sintomas podem não ser aparentes, e termina no grau GOLD IV (DPOC muito grave), quando o VEF_1 é menor do que 30% do previsto (Tabela 64.1). Estas gradações podem ser preditivas de um aumento da frequência de exacerbações, bem como do aumento do risco de morte.[8,9] Apesar da classificação GOLD relacionada com a limitação do fluxo de ar, o melhor preditor para exacerbações continua sendo o histórico de exacerbações prévias.[10]

Exame Físico

A separação dos pacientes com DPOC em dois fenótipos, o *blue bloater* (paciente com bronquite crônica obstrutiva) e o *pink puffer* (paciente com enfisema), está desatualizada porque muitos

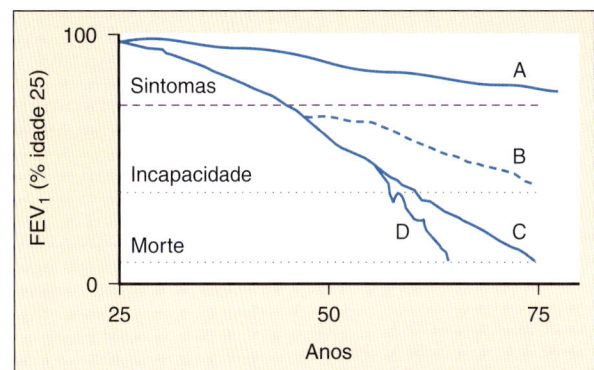

Fig. 64.1. A progressão da doença pulmonar obstrutiva crônica (DPOC) ao longo do tempo. História natural da DPOC medida pelo volume expiratório forçado no primeiro segundo (VEF_1) como porcentagem do valor basal aos 25 anos. Indivíduos não tabagistas normais (A) apresentam uma perda progressiva do VEF_1, mas nunca se tornam sintomáticos com obstrução das vias aéreas. Pacientes com DPOC que param de fumar (B) experimentam um declínio no VEF_1 que se assemelha a uma pessoa não tabagista e da mesma idade. Pacientes com DPOC progressiva (C) podem desenvolver uma perda de VEF_1 que pode eventualmente produzir sintomas, incapacidade e morte. Alguns pacientes com DPOC (D) apresentam acentuado declínio da função pulmonar durante episódios clínicos discretos. (De Heffner JE: Chronic obstructive pulmonary disease on an exponential curve of progress. Respir Care 47:586, 2002.)

TABELA 64.1

Classificação GOLD da Gravidade da Limitação do Fluxo de Ar na Doença Pulmonar Obstrutiva Crônica com Base no VEF_1/CVF Pós-broncodilatador Menor que 70%

GRADAÇÃO	CARACTERÍSTICAS
I: DPOC Leve	$FEV_1 \geq 80\%$ do previsto
II: DPOC moderada	$50\% \leq VEF\ 1 < 80\%$ do previsto
III: DPOC grave	$30\% \leq VEF\ 1 < 50\%$ do previsto
IV: DPOC muito grave	$FEV_1 < 30\%$ do previsto

DPOC, doença pulmonar obstrutiva crônica; *FEV_1*, volume expiratório forçado em 1 segundo; *CVF*, capacidade vital forçada; *GOLD*, Iniciativa Global para a Doença Pulmonar Obstrutiva Crônica.
Adaptado de Vestbo J, Hurd S, et al.: Global strategy for the diagnosis, management, and prevention of chronic obstructive pulmonary disease: GOLD executive summary. Am J Respir Crit Care Med 187:351, 2013.

pacientes com DPOC não estão em conformidade com estas descrições. No entanto, essas imagens clássicas destacam algumas das características clínicas importantes que podem ser encontradas no paciente com DPOC e que influenciam no tratamento. A maioria dos pacientes apresenta alguma combinação de bronquite obstrutiva crônica e enfisema e aparecem com uma mistura das síndromes descritas posteriormente. A identificação precisa de qual processo predomina é menos importante do que a avaliação de cada paciente e a formulação de um plano de tratamento específico. Em particular, o grau de hipoxemia crônica e a dependência da oxigenoterapia domiciliar, a presença de *cor pulmonale* e a evidência de comorbidades (como cardiopatia isquêmica) devem ser determinadas.

Nos pacientes nos quais há predominância da bronquite crônica, os achados são de insuficiência respiratória crônica e *cor pulmonale*. Sensação leve de dispneia ou ansiedade está presente, e a combinação de policitemia e hipoxemia cria uma aparência cianótica e pletórica. A tosse, como marca clínica da bronquite, é proeminente e, quando vigorosa, causa expectoração. Se houver presença de insuficiência ventilatória aguda, a consciência do paciente fica comprometida. Isso geralmente é descrito como "sonolência irritável" e asterixis pode estar presente. Insuficiência ventilatória crônica e *cor pulmonale* desencadeiam edema periférico proeminente e distensão venosa jugular. Se houver relativamente pouco enfisema, o diâmetro torácico anteroposterior apresenta-se normal e o diafragma não está anormalmente baixo. A presença de secreções broncopulmonares graves é evidenciada por roncos e estertores dispersos, especialmente em ambas as bases dos pulmões posterolateralmente. Esses pacientes geralmente apresentam retenção crônica de dióxido de carbono, exigindo um monitoramento rigoroso da oxigenoterapia, em razão da dependência relativa do estímulo hipoxêmico para ventilação.

Quando há predominância de enfisema, o paciente frequentemente está magro, ansioso, alerta e orientado, dispneico e taquipneico e usa músculos acessórios da respiração. O paciente geralmente se autoadministra pressão positiva expiratória final (PEEP) por meio de um padrão de exalação labial franzido para aumentar a pressão brônquica intraluminal e fornecer suporte interno para as paredes brônquicas que perderam seu suporte externo. Tais pacientes geralmente assumem uma condição sedentária, cronicamente curvados para a frente. Insuflação macroscópica do pulmão ocorre, com a parte inferior do diafragma imóvel e aumento do diâmetro anteroposterior do tórax. A percussão do tórax revela hiper-ressonância e na ausculta há diminuição dos sons respiratórios com roncos expiratórios finais leves. Apesar da dispneia causada pela extensa destruição do parênquima pulmonar, o paciente mantém saturação de oxigênio adequada e frequentemente exibe níveis de gases sanguíneos arteriais próximos do normal. O coração apresenta-se pequeno e hipodinâmico, e a pressão sanguínea geralmente é baixa.

DIAGNÓSTICOS DIFERENCIAIS

O diagnóstico diferencial do paciente agudamente dispneico e hipoxêmico é amplo. A condição mais comumente confundida com DPOC é o edema pulmonar cardiogênico, que pode manifestar-se com dispneia e sibilância (asma cardíaca). Outras causas cardíacas graves incluem isquemia miocárdica e derrame pericárdico. Diagnósticos pulmonares importantes incluem pneumotórax, embolia pulmonar (EP), pneumonia, asma, síndrome do desconforto respiratório agudo, bronquiectasia, fibrose pulmonar, efusões pleurais e tuberculose. Além disso, acidose metabólica e choque podem manifestar-se como dispneia e insuficiência ventilatória.

Na maioria dos casos, a exacerbação da DPOC pode ser diferenciada da insuficiência cardíaca congestiva aguda (ICC) por motivos clínicos. No entanto, uma porcentagem significativa de pacientes que chegam ao pronto-socorro com dispneia aguda e diagnóstico estabelecido de DPOC são diagnosticados com ICC aguda, apesar de não terem história prévia de insuficiência cardíaca.[11] A adição de um exame de peptídeo natriurético tipo B (BNP) à avaliação do PS desses pacientes identifica alguns nos quais um novo diagnóstico de ICC não era suspeitado.

Como o BNP pode estar elevado associado ao estiramento do ventrículo direito, a interpretação imprudente de um BNP elevado pode levar o emergencista a favorecer o diagnóstico de ICC esquerda aguda e ignorar o *cor pulmonale* e a EP, ambas considerações críticas no paciente com DPOC. Além disso, a ICC e a DPOC agudas frequentemente coexistem, e mesmo elevações graves no BNP não impedem a identificação e o tratamento da patologia pulmonar aguda. Assim, embora a medida do BNP possa ser útil na avaliação do paciente agudamente dispneico, ele não pode ser interpretado isoladamente e não deve suplantar o julgamento clínico.

Pneumotórax agudo pode ocorrer na DPOC secundário ao rompimento de bolhas.[12] Esse diagnóstico deve ser realizado ativamente em pacientes com agravamento do estado respiratório, especialmente quando seu início é abrupto. Em pacientes idosos com DPOC, a dor torácica frequentemente está ausente. Um pequeno pneumotórax não pode ser excluído pelo exame físico e pode ser muito difícil de detectar em radiografias torácicas inspiratórias, especialmente em pacientes com enfisema bolhoso. A ultrassonografia à beira do leito é uma modalidade útil para o diagnóstico de pneumotórax na emergência.[13] Na avaliação de pneumotórax, entretanto, a presença de DPOC pode resultar em resultados falso-positivos. Por fim, uma tomografia computadorizada (TC) do tórax deve ser realizada quando a sugestão clínica de um pneumotórax é alta e as imagens radiográficas e ultrassonográficas não são diagnósticas.

Os pacientes com DPOC frequentemente são sedentários e, consequentemente, podem apresentar risco mais alto de doença tromboembólica venosa.[14,15] O paciente com *cor pulmonale* apresenta risco ainda maior devido ao aumento da viscosidade sanguínea, à alta pressão venosa periférica e à estase venosa. A EP deve ser considerada quando uma exacerbação aguda é mais grave do que os episódios anteriores, particularmente se a deterioração ocorrer rapidamente sem outra causa aparente.

Infelizmente, como há sobreposição significativa na apresentação, diferenciar a EP da exacerbação da DPOC pode ser extremamente difícil, e a EP deve permanecer no diagnóstico diferencial, especialmente quando o paciente não responde aos tratamentos-padrão.

A atelectasia lobar ocorre como resultado do tamponamento mucoso dos brônquios e pode ser letal. Semelhante ao pneumotórax e à EP, a atelectasia lobar pode manifestar-se abruptamente. A radiografia torácica pode mostrar listras horizontais lineares ou pequenas sombras semelhantes a reflexos; mas com frequência apresenta-se normal. Pacientes reativos hipoxêmicos em vias aéreas com um curso prolongado que não responda aos broncodilatadores devem ser presumidos como tendo PE ou atelectasia. Se a EP for excluída, tais pacientes geralmente necessitam de intubação endotraqueal e limpeza pulmonar intervencionista agressiva.

A pneumonia é uma complicação comum e devastadora da DPOC que leva ao óbito. Em pacientes com DPOC, idade avançada, maior gravidade da DPOC, comorbidades e episódios prévios de pneumonia são fatores de risco para pneumonia.[16] Sintomas clássicos de tosse, febre e toxicidade são observados com menos frequência do que os sintomas mais inespecíficos e sutis de mal-estar, fraqueza, diminuição da atividade e anorexia. A leucocitose pode ou não estar presente, e sua presença não é necessariamente indicativa de infecção em razão de sua baixa especificidade. Os infiltrados radiográficos podem ser sutis ou ausentes, especialmente em pacientes cujo parênquima pulmonar tenha sido distorcido ou obliterado por enfisema, e a comparação com estudos radiográficos prévios pode ser necessária. Pacientes com sinais radiográficos de pneumonia apresentam maior mortalidade e tempo de permanência hospitalar quando comparados com aqueles sem achados radiográficos.[17]

Fraturas de costela ocorrem em pacientes com DPOC secundárias ao trauma, mas, em pacientes que fazem uso de esteroides, elas podem ser causadas apenas por tosse vigorosa. A DPOC também mostrou associação com a osteoporose, colocando os pacientes em risco ainda maior de fraturas.[18] Quando as fraturas de costela são identificadas, a contusão pulmonar e o pneumotórax também devem ser considerados.

Os tumores malignos pulmonares sempre devem ser cogitados no quadro de DPOC, porque esses pacientes apresentam risco elevado de duas a cinco vezes de desenvolver câncer de pulmão mesmo quando comparados com outros tabagistas sem DPOC.[19] Pacientes com DPOC e anormalidades radiográficas devem ter esses achados anotados no prontuário e durante as consultas de acompanhamento.

Existem outras doenças pulmonares crônicas não obstrutivas tratáveis. Por exemplo, a bronquiectasia é uma causa frequentemente negligenciada de expectoração purulenta. Pode acompanhar e contribuir para as exacerbações da DPOC. Embora sua característica patológica seja a dilatação, não a constrição, das vias aéreas, as secreções que a acompanham podem resultar em um componente obstrutivo. A tuberculose ativa é considerada em pacientes com infiltrados pulmonares (não somente apicais), evolução de emaciação crônica e fator de risco para condições, como doença causada pelo vírus da imunodeficiência humana (HIV) e pessoas vivendo em situação de rua. A sarcoidose, que normalmente se manifesta com tosse crônica e sintomas constitucionais, em geral causa tosse seca e pode ser suspeitada com base na aparência radiográfica.

Finalmente, existem algumas causas iatrogênicas de descompensação aguda na DPOC. Muitos agentes, como betabloqueadores e agentes colinérgicos, podem direta ou indiretamente produzir

QUADRO 64.1

Causas da Descompensação Aguda no Paciente com Doença Pulmonar Obstrutiva Crônica

EXACERBAÇÕES AGUDAS
Infecciosas
Viral
    Rinovírus, vírus sincicial respiratório, coronavírus, vírus *Influenza*
Bacteriana
    Haemophilus influenzae, Streptococcus pneumoniae, Moraxella (Branhamella) catarrhalis, Pseudomonas aeruginosa
Bactérias atípicas
    Chlamydia pneumoniae, Legionella

Poluição do ar
Dióxido de nitrogênio
Ozônio
Partículas, poeira

OUTROS EVENTOS CRÍTICOS
Pneumotórax
Embolia Pulmonar (EP)
Atelectasia lobar
Insuficiência Cardíaca Congestiva (ICC)
Pneumonia
Compressão pulmonar (p. ex., obesidade, ascite, distensão gástrica, derrame pleural)
Trauma (p. ex., fraturas de costela, contusão pulmonar)
Distúrbios neuromusculares e metabólicos
Doença pulmonar crônica tratável não relacionada (bronquiectasia, tuberculose, sarcoidose)
Má aderência com regimes de tratamento prescritos
Iatrogênico
    Terapia inadequada
    Terapia inapropriada (p. ex., drogas deletérias)

broncoespasmo. Um segundo grupo de medicações potencialmente deletérias é a dos sedativos. É importante não confundir agitação hipóxica com ansiedade, porque os pacientes com insuficiência respiratória crônica são anormalmente sensíveis ao efeito depressor respiratório dos sedativos, e mesmo pequenas doses podem piorar significativamente a hipoventilação. O Quadro 64.1 resume as causas da descompensação aguda no paciente com DPOC.

TESTE DIAGNÓSTICO

Atualmente, o diagnóstico de uma exacerbação aguda de DPOC é clínico e baseia-se no aumento da dispneia, tosse ou produção de escarro, que está além da variação normal do dia a dia. Outras modalidades diagnósticas podem ajudar a orientar o tratamento, mas não devem substituir a avaliação clínica do paciente.

Oximetria de Pulso, Análise de Gases Sanguíneos e Capnografia

A oximetria de pulso é um elemento central da avaliação e do monitoramento do paciente com DPOC agudamente exacerbada. A comparação com valores prévios, tanto no quadro de crise quanto no estado basal, ajuda a interpretar as medidas obtidas durante a exacerbação aguda. A mudança na oximetria de pulso desde o início ou em resposta à terapia de emergência geralmente é mais importante do que os níveis absolutos.

Os estágios da gravidade da DPOC correlacionam-se com as tensões gasosas arteriais. Relações anormais de ventilação-perfusão da DPOC produzem apenas reduções modestas na pressão parcial de oxigênio (PaO_2) em seus estágios iniciais (80 a 100 mmHg). Mais tarde, na evolução da doença, a hipoxemia abaixo de 60 mmHg estimula os centros respiratórios, produzindo hiperventilação (pressão parcial de dióxido de carbono [PCO_2] acima de 35) e alcalose respiratória aguda. À medida que a disfunção pulmonar progride, o trabalho de hiperventilação torna-se ineficaz em termos de custo — ou seja, mais dióxido de carbono é produzido pelo esforço do que o que é liberado pelo aumento da ventilação. Eventualmente, a hipoventilação alveolar dificulta as trocas gasosas, levando à retenção de dióxido de carbono e à acidose respiratória aguda. Com compensação renal através da retenção de bicarbonato, o pH normaliza. Finalmente, quando a insuficiência ventilatória aguda é sobreposta a esta fase tardia da doença, uma PCO_2 elevada, pH reduzido e bicarbonato elevado são encontrados.

Embora a mensuração da gasometria arterial já tenha sido um dos pilares da avaliação em pacientes com DPOC, não recomendamos seu uso rotineiro. A resposta à terapia pode muitas vezes ser suficientemente monitorada pelo estado clínico do paciente e de forma não invasiva por meio de capnografia e oximetria de pulso. A decisão de intubar um paciente ou iniciar pressão positiva nas vias aéreas em dois níveis (BiPAP) deve ser orientada de acordo com o estado geral do paciente, progressão da fadiga, comorbidades e resposta à terapia. Pacientes com valores muito baixos de gases sanguíneos podem se sair bem sem intubação ou BiPAP, enquanto outros com valores levemente alterados podem necessitar de intervenção urgente nas vias aéreas. Se uma gasometria arterial for realizada, a presença de insuficiência respiratória que não responda à terapia (definida como PaO_2 < 60 mmHg com ou sem $PaCO_2$ > 50 mmHg e pH < 7,25 mmHg) justifica a consideração da transferência para a unidade de terapia intensiva, mas a avaliação clínica é muito mais importante do que qualquer valor particular de gasometria. As diretrizes GOLD recomendam a obtenção de gasometria arterial antes da intubação de um paciente com DPOC. Embora possa ser útil para o manejo pós-intubação conhecer o pH sérico do paciente, os autores não apoiam qualquer demora no atendimento para a obtenção da gasometria sanguínea.

A correlação da gasometria venosa e da gasometria arterial tem sido estudada em pacientes com DPOC e em pacientes que recebem ventilação mecânica não invasiva. Eles produzem resultados semelhantes em relação aos níveis séricos de pH e bicarbonato, enquanto os níveis de PCO_2 demonstram menos concordância.[20,21]

A capnografia em forma de onda, que representa a medição quantitativa contínua do dióxido de carbono exalado, surgiu como uma ferramenta útil de monitoramento para pacientes com desconforto respiratório ou sob sedação durante os procedimentos. Infelizmente, nos pacientes com DPOC, a medida real do dióxido de carbono expirado ($ETCO_2$) obtida da capnografia não se correlaciona bem com a PCO_2 arterial, especialmente na doença mais grave. Portanto, a capnografia e a medição de $ETCO_2$ não devem ser consideradas como parte do processo de tomada de decisão para prever o nível de $PaCO_2$ em pacientes com DPOC.[22]

Radiografia do Tórax

Em pacientes que já possuem diagnóstico de DPOC, o papel primário da radiografia torácica é avaliar a presença de outros diagnósticos alternativos. A radiografia torácica pode determinar se há uma causa aguda e tratável de deterioração clínica, especialmente pneumotórax ou consolidação do parênquima (atelectasia secundária ao tamponamento mucoso, pneumonia ou obstrução por tumor). Caso contrário, a radiografia torácica tem uso limitado e pode apresentar uma série de alterações crônicas, dependendo da gravidade da doença e do grau relativo dos vários processos patológicos. Os achados podem incluir campos pulmonares hiperinsuflados, diminuição da vascularização e uma pequena silhueta cardíaca ou, ao contrário, inflação normal com aumento das marcações vasculares e aumento cardíaco.[23] No *cor pulmonale*, o impacto no espaço aéreo retroesternal pelo ventrículo direito aumentado pode ser visto no filme lateral.

Bolhas também podem estar presentes e podem assemelhar-se ou mascarar um pneumotórax. Além disso, a radiografia de tórax pode revelar patologias coexistentes importantes, incluindo ICC, efusões e tumores. A radiografia de tórax de rotina é recomendada para a avaliação do paciente com exacerbação aguda de DPOC.

Espirometria

Embora a espirometria desempenhe um papel fundamental no diagnóstico da DPOC em ambiente ambulatorial, não há papel para o teste da função pulmonar na emergência porque é difícil de realizar e impreciso em pacientes com exacerbações agudas. A medida do volume expiratório forçado é simples de se realizar, mas é menos útil na DPOC do que na asma, onde a obstrução das vias aéreas é mais aguda e reversível.

Exame do Escarro

Embora a história clínica de alterações na produção e na purulência do escarro possam apoiar o diagnóstico de exacerbação da DPOC, o teste diagnóstico do escarro não fornece valor clínico no atendimento no PS.

Assim como na asma, a infecção viral parece ser um agente causal frequente das exacerbações da DPOC. Os vírus comumente envolvidos incluem rinovírus, vírus sincicial respiratório, coronavírus e vírus *Influenza*.[24] Embora os testes rápidos de influenza durante as epidemias possam estimular a terapia antiviral em pacientes com DPOC grave, outros testes virais não são úteis.

A controvérsia permanece sobre o papel dos patógenos bacterianos nas exacerbações agudas da DPOC. Quase metade de todas as exacerbações está associada a culturas negativas para os patógenos respiratórios típicos, como *Haemophilus influenzae*, *Streptococcus pneumoniae*, *Moraxella (Branhamella) catarrhalis* e *Pseudomonas aeruginosa*. Além disso, esses organismos são recuperados da árvore traqueobrônquica de pacientes em estado crônico e estável, sugerindo que as bactérias podem desempenhar um papel mais importante na patogênese da DPOC crônica do que nas exacerbações agudas.

Eletrocardiograma e Monitoramento Cardíaco

As descrições clássicas de P *pulmonale* (ondas P de grande amplitude nas derivações V_2, V_3 e aV_F), baixa voltagem do QRS, rotação no sentido horário e baixa progressão da onda R nas derivações precordiais são correlatos interessantes na DPOC, mas são insensíveis e inespecíficos. A presença de critérios eletrocardiográficos (ECG) para hipertrofia ventricular direita (HVD) sugere *cor pulmonale* estabelecido. Esses achados, no entanto, podem ser facilmente obscurecidos no ECG por outros processos, e a ausência de critérios para HVD não pode ser usada para descartar *cor pulmonale*.

Em pacientes gravemente doentes ou com dor torácica concomitante, a monitoração contínua com ECG pode ser útil, pelo menos para a fase inicial de avaliação e tratamento do paciente. A monitoração com ECG pode detectar disritmias associadas a exacerbações da DPOC e alterações de frequência e ritmo em resposta à terapia. As arritmias mais comuns associadas à DPOC são taquidisritmias atriais, como fibrilação atrial e taquicardia atrial multifocal. Embora a fibrilação atrial possa requerer tratamento para controle da frequência ou cardioversão, a taquicardia atrial multifocal geralmente se resolve com o tratamento da própria exacerbação da DPOC.

Exames de Sangue

A avaliação hematológica de rotina acrescenta pouco ao tratamento do paciente com DPOC e exacerbação aguda. Um hemograma pode revelar policitemia associada à hipóxia crônica. A elevação do leucograma é inespecífica e não deve ser interpretada como indicativa de infecção coexistente, nem deve um leucograma normal sustentar a alegação de que a infecção não está presente. Portanto, a obtenção de um hemograma não é recomendada para uma exacerbação aguda que responda à terapia inicial.

A medida do BNP, liberada pelo tecido miocárdico em resposta ao estiramento e uma parte crítica da homeostase de volume, pode ser útil como adjuvante diagnóstico em pacientes com dispneia aguda. Valores de BNP acima de 500 pg/mL são sugestivos de insuficiência cardíaca descompensada, e níveis abaixo de 100 pg/mL são muito sugestivos da ausência de ICC.[25,26]

Apesar da sensibilidade do BNP em detectar a presença de insuficiência cardíaca, sua utilidade como teste de rotina na avaliação de pacientes dispneicos é discutível. Além disso, a interpretação de um BNP é de valor limitado em certas populações de pacientes. Por exemplo, não recomendamos dosagens de BNP de rotina em pacientes com insuficiência renal que fazem hemodiálise, porque esses números muitas vezes estão elevados, independentemente de o paciente apresentar insuficiência cardíaca.[27] Recomendamos o teste do BNP no paciente com DPOC e ICC que apresenta dispneia para ajudar a discernir se ele está primariamente apresentando uma exacerbação da ICC ou uma exacerbação da DPOC. Apesar de não recomendarmos o uso rotineiro do BNP em todos os pacientes com dispneia aguda no departamento de emergência, um BNP pode ser útil em quadro clínico apropriado na avaliação de ICC *versus* DPOC no paciente indiferenciado com dispneia e/ou sibilância.

As troponinas frequentemente são solicitadas na avaliação do paciente agudamente dispneico no PS. Na presença de eletrocardiograma anormal ou quando a dispneia do paciente é mais grave do que o esperado, recomendamos a solicitação de troponina no paciente com DPOC com exacerbação aguda. Embora raramente identifiquem uma patologia cardíaca aguda não observada pelo ECG, troponinas elevadas em pacientes com exacerbação da DPOC estão associadas a maior mortalidade intra-hospitalar e nos 30 dias seguintes, e devem ser consideradas na decisão de internação.

TRATAMENTO

As três classes de medicamentos mais utilizadas no tratamento das exacerbações agudas da DPOC são os broncodilatadores de curta ação, os esteroides e os antibióticos, e cada um deles será revisado com mais detalhes. Uma visão geral da avaliação de emergência e do manejo das exacerbações da DPOC é apresentada na Tabela 64.2.

Oxigenação e Ventilação

Todos os pacientes com DPOC em dificuldades respiratórias agudas necessitam de monitoramento contínuo por ECG e oximetria de pulso. Pacientes hipoxêmicos devem receber oxigenoterapia controlada, com meta de saturação de oxigênio medida por oximetria

TABELA 64.2

Diretrizes Terapêuticas Gerais para Exacerbação de Doença Pulmonar Obstrutiva Crônica*

RISCO DE MORTE	MODERADA A GRAVE	LEVE
Abordagem ABCs	Oxigênio para manter a saturação de oxigênio próxima a 90%	Oxigênio para manter a saturação de oxigênio próxima de 90%
Ventilação com bolsa-válvula, pré-oxigenação	Beta-agonista por nebulização, anticolinérgico	MDI ou beta-agonista por nebulização, anticolinérgico
Intubação com ou sem técnica de sequência rápida	Ventilação não invasiva se for grave	Considerar corticosteroides orais ou IV
Beta-agonista *pelo tubo*, anticolinérgico	Corticosteroide IV	Considerar antibiótico oral na alta
Corticosteroide IV	Antibiótico IV	
Antibiótico IV		

ABC, vias aéreas, respiração e circulação; *IV*, intravenosa; *MDI*, inalador dosimetrado.
*É importante considerar um fator desencadeador ou agravante e fornecer informações sobre a terapia como discutido no texto.

de pulso (SpO$_2$) de 88% a 92% ou PaO$_2$ acima de 60 mmHg.[28] O método de administração deve ser adaptado às circunstâncias clínicas. As cânulas nasais são bem toleradas, mas são menos úteis para pacientes com taquipneia ou respiração bucal acentuada. As máscaras de Venturi são excelentes para fornecer uma concentração mais confiável, de alto fluxo e ajustável de oxigênio suplementar, mas pode ser difícil para um paciente em sofrimento tolerar. Alguns pacientes com DPOC moderada a grave e outras doenças pulmonares crônicas responderão ao oxigênio suplementar de alto fluxo com desenvolvimento de insuficiência respiratória hipercápnica. O mecanismo dessa resposta é debatido, mas pode ser resultado de vários fatores, incluindo a supressão do mecanismo respiratório hipóxico em pacientes acostumados à hipercapnia e à ocorrência de vasoconstrição hipóxica em áreas pouco oxigenadas do pulmão, piorando o distúrbio ventilação/perfusão. Recomendamos definir um alvo específico de SpO$_2$ de 88% a 92% e evitar oxigênio de alto fluxo descontrolado em pacientes com DPOC dispneicos, inclusive no ambiente pré-hospitalar.[29]

O paciente com insuficiência ventilatória terminal pode estar cianótico, sem fala, letárgico ou confuso e com respirações ofegantes e ineficazes. Tais pacientes requerem intubação endotraqueal imediata e ventilação mecânica. Como esses pacientes esgotaram toda a reserva pulmonar, a intubação de sequência rápida deve ser realizada com o objetivo de paralisia rápida e inconsciência (Cap. 1). Para indução e paralisia, uma combinação de um sedativo-hipnótico hemodinamicamente estável (como etomidato ou cetamina) e um paralisante de ação rápida (como succinilcolina) é um regime apropriado.

Os ajustes iniciais do ventilador devem incluir uma fração de oxigênio inspirado (FiO$_2$) de 100%, volume corrente na faixa de 6 a 8 mL/kg e frequência respiratória de 8 a 10 respirações/minuto em um modo assistocontrolado, com fluxo inspiratório de 80 a 100 L/minuto. Sedação e analgesia são indicadas para facilitar a ventilação. O bloqueio neuromuscular após a intubação não é rotineiramente necessário e deve ser evitado quando possível (Cap. 1). O aumento do aprisionamento de ar e as altas pressões intra-alveolares resultantes induzem pressão positiva expiratória final intrínseca (iPEEP) que pode causar barotrauma. Além disso, o aumento da pressão intratorácica diminui o enchimento e o débito cardíaco; portanto, a pressão de pico de fluxo e a pressão sanguínea sistêmica devem ser cuidadosamente monitoradas. Se a capnografia contínua não estiver disponível, uma gasometria arterial deve ser colhida após 15 a 20 minutos para garantir que a ventilação esteja apropriada. Após a intubação, a hipercapnia permissiva é essencial para o manejo ventilatório desses pacientes, e a subsequente normalização do pH e da PCO$_2$ deve ser gradual por muitas horas. Configurações com volume e frequência baixos resultam em hipercapnia e acidose respiratória, mas essa abordagem ajuda a evitar o barotrauma associado, frequentemente observado no tratamento desses pacientes. Além disso, a alcalose por hiperventilação deve ser rigorosamente evitada, particularmente porque os pacientes podem apresentar alcalose metabólica crônica pré-existente. Esta alcalose pode resultar em convulsões e disritmias, especialmente se houver hipocalemia coexistente.

O suporte ventilatório não invasivo/BiPAP é uma alternativa aceita e eficaz para a ventilação não invasiva em muitos pacientes com insuficiência ventilatória (Cap. 2). O BiPAP pode ser altamente benéfico para evitar a intubação, diminuindo a frequência respiratória e o trabalho respiratório, melhorando a acidose respiratória e reduzindo as taxas de mortalidade.[30,31] Os benefícios adicionais de evitar a ventilação invasiva incluem menores taxas de pneumonia associada à ventilação mecânica e menor tempo de internação hospitalar.[32] Se o paciente necessitar de intubação, o BiPAP otimiza a pré-oxigenação para a intubação. Os pacientes que provavelmente se beneficiarão do BiPAP são aqueles com insuficiência ventilatória moderada a grave e PCO$_2$ elevada, mas sem hipoxemia acentuada ou estado mental alterado.[33,34] O BiPAP não pode substituir a ventilação invasiva em pacientes que estejam hemodinamicamente instáveis, visivelmente agitados e não cooperativos, ou nos quais a parada respiratória parece inevitável. No extremo oposto do espectro, ainda não está claro se o BiPAP deve ser instituído em pacientes com exacerbações leves a moderadas. Embora a revisão sistemática da Cochrane enfatize o início da terapia com BiPAP para prevenir o desenvolvimento de acidose e necessidade de intubação, não há evidências suficientes para recomendar o uso rotineiro do BiPAP em exacerbações leves.[35] A Tabela 64.3 descreve os critérios de inclusão e exclusão para o uso do BiPAP.

O BiPAP pode ser administrado por meio de máscara nasal ou facial completa. Não é incomum que os pacientes sintam claustrofobia e pânico com qualquer tipo de máscara. Orientações e tranquilização podem ajudar alguns desses pacientes a tolerar o BiPAP por tempo suficiente para sentir algum alívio da dispneia e ansiedade. Além disso, alguns pacientes que não toleram máscaras nasais toleram máscaras faciais e vice-versa. Tentativas repetidas e prolongadas na BiPAP, no entanto, em um paciente que está em pânico e em óbvia insuficiência respiratória, não devem atrasar a intervenção definitiva das vias aéreas, se necessário.

Embora o CPAP nasal com pressão de 5 a 10 cmH$_2$O seja uma técnica simples que pode ajudar a abrir as vias aéreas obstruídas, recomendamos o BiPAP para diminuir o trabalho respiratório. As pressões expiratórias positivas nas vias aéreas normalmente são estabelecidas em 2,5 a 5 cmH$_2$O, enquanto as pressões inspiratórias variam de 7,5 a 15 cmH$_2$O.

Se o paciente experimenta alívio da dispneia, com respirações mais fortes e fica mais alerta, a intubação pode ser evitada. A melhora do pH após 1 hora a partir da administração da BiPAP pode ser preditiva de sobrevivência até a alta hospitalar.[36] Aumento da frequência respiratória, letargia, exaustão, dificuldade de fala, movimentos respiratórios abdominais paradoxais e piora da hipóxia exigem ventilação invasiva.

O fator mais importante na decisão de intubar é o estado clínico do paciente, não as medidas da gasometria arterial. Mesmo em face de um aumento significativo na PCO$_2$ com a administração de oxigênio, a intubação pode ser desnecessária se o estado clínico do paciente se estabilizar. Da mesma forma, melhorar os valores da gasometria arterial não deve anular a impressão clínica de deterioração. A melhora temporária pode ser seguida de exaustão e insuficiência respiratória. O Quadro 64.2 descreve indicações para ventilação mecânica invasiva. Vários desses critérios, adaptados dos colaboradores da GOLD, estão sujeitos a interpretações, ressaltando o papel crítico do julgamento clínico nas tomadas de decisões de manejo das vias aéreas.

TABELA 64.3
Critérios Sugeridos de Seleção e Exclusão para Uso de Suporte Ventilatório Não Invasivo

CRITÉRIOS DE SELEÇÃO (UM OU MAIS PODE ESTAR PRESENTE)	CRITÉRIOS DE EXCLUSÃO (PODE ESTAR PRESENTE)
Dispneia moderada a grave com uso de musculatura acessória e movimento abdominal paradoxal	Parada respiratória
	Instabilidade Cardiovascular
	Paciente não cooperativo (agitado ou gravemente sonolento)
Taxa respiratória 25 respirações/min	Obstrução das vias aéreas superiores
Acidose moderada a grave (pH < 7,35) e hipercapnia (PaCO$_2$ > 45 mmHg)	Alto risco de aspiração
	Cirurgia facial ou gastroesofágica recente
	Trauma craniofacial, anormalidades nasofaríngeas fixas
	Máscara não adequada

PaCO$_2$, pressão arterial parcial de dióxido de carbono.
Adaptado de Vestbo J, Hurd S, et al.: Global strategy for the diagnosis, management, and prevention of chronic obstructive pulmonary disease: GOLD executive summary. Am J Respir Crit Care Med 187:351, 2013; Soto F, Varkey B: Evidence-based approach to acute exacerbations of COPD. Curr Opin Pulm Med 9:117, 2003.

QUADRO 64.2

Indicações Propostas Para Ventilação Mecânica

Parada respiratória
Piora do nível de consciência, apesar da terapia máxima*
Instabilidade cardiovascular (choque, insuficiência cardíaca)*
Critérios de falha ou exclusão da NIPPV (Tabela 64.3)
Dispneia grave com uso de musculatura acessória e movimento abdominal paradoxal*
Taquipneia grave*
Hipóxia com risco de vida
Acidose grave e hipercapnia*
Outras complicações (anormalidades metabólicas, sepse, pneumonia, embolia pulmonar [EP], barotraumas, derrame pleural maciço)

NIPPV, Ventilação por pressão positiva intermitente nasal.

*Para vários desses parâmetros, os critérios são deliberadamente imprecisos; as decisões clínicas devem ser individualizadas em cada caso
Adaptado de Vestbo J, Hurd S, et al.: Global strategy for the diagnosis, management, and prevention of chronic obstructive pulmonary disease: GOLD executive summary. Am J Respir Crit Care Med 187:351, 2013.

Terapia Medicamentosa Geral

Broncodilatadores

Embora o broncoespasmo não seja o evento desencadeador primário na exacerbação aguda da DPOC, tanto os beta-agonistas de ação curta como os agentes anticolinérgicos são considerados agentes de primeira escolha. A escolha do agente para tratar um determinado paciente pode depender dos respectivos perfis de efeitos adversos dessas duas classes de medicamentos, embora a combinação de ambos seja segura para a maioria dos pacientes.

Embora muitas opções estejam disponíveis, o albuterol inalatório, que tem ação curta e seletiva para receptores beta-2, é o beta-agonista de escolha. A dose de nebulização do albuterol é de 2,5 a 5 mg (0,5 a 1 mL de solução a 0,5%). A maioria dos pacientes tolera duas a três doses rápidas e sucessivas de beta-agonista por nebulização com oxigênio com pouca dificuldade. A terapia deve ocasionalmente ser titulada se os efeitos colaterais de tremor, taquicardia ou ectopia ventricular forem significativos.

Os agentes anticolinérgicos bloqueiam os receptores muscarínicos e evitam a contração do músculo liso, enquanto diminuem a liberação de secreções das glândulas submucosas. Os agentes anticolinérgicos inalatórios são tão eficazes quanto os agonistas beta-2 na DPOC e podem ser usados isoladamente ou em conjunto com os agonistas beta-2 como terapia de primeira escolha para as exacerbações agudas. Embora as evidências sobre a eficácia de sua coadministração sejam controversas, para exacerbações moderadas a graves na emergência, esses fármacos devem ser administrados conjuntamente em função dos seus possíveis efeitos sinérgicos. Os anticolinérgicos podem ser administrados por nebulização ou inalador dosimetrado (MDI) e também são eficazes para pacientes intubados. O brometo de ipratrópio, um composto de amônio quaternário, tem sido extensivamente estudado para uso na DPOC. A dose de nebulização é de 0,5 mg, que pode ser repetida a cada meia hora em um total de três doses e subsequentemente a cada 4 horas. Embora os anticolinérgicos apresentem poderosas propriedades broncodilatadoras, deve-se ter cautela em pacientes com arritmias pré-existentes e cardiopatias, pois esses medicamentos podem colocar o paciente sob maior risco de eventos cardíacos adversos.

Agentes broncodilatadores de longa duração, como salmeterol (agonista beta-2) e tiotrópio (anticolinérgico), são usados para DPOC crônica estável. Embora esses agentes possam reduzir a frequência das exacerbações da DPOC, eles não desempenham um papel no tratamento da exacerbação aguda da DE.

O paciente com DPOC que apresenta uma exacerbação leve a moderada pode ser capaz de autoadministrar agentes broncodilatadores por meio do uso de MDI com espaçador, que é tão eficaz quanto o tratamento com nebulização. Estudos também demonstram a eficácia e o custo-benefício da terapia com MDI em relação à nebulização em pacientes com hospitalização aguda. Devido à menor dose administrada com *puff* unitário no MDI, os protocolos de MDI geralmente envolvem múltiplos *puffs* em cada intervalo de administração. Este modo de terapia só deve ser considerado para pacientes estáveis e cooperativos. O paciente intubado deve receber terapia com broncodilatador via nebulização pelo tubo.

Metilxantinas, principalmente aminofilina, foram comumente usadas em exacerbações da DPOC. As evidências, no entanto, não apoiam seu uso, porque não melhoram os resultados, mesmo quando combinadas aos beta-agonistas e agentes anticolinérgicos. Recomendações que incluem metilxantinas como terapia de segunda escolha quando outras modalidades falharam são desencorajadas por preocupações relacionadas com a toxicidade, que podem superar os efeitos positivos desses agentes. Se for encontrado um raro paciente que esteja fazendo uso de metilxantinas de forma crônica e ambulatorial, não devem ser usadas metilxantinas adicionais durante o tratamento no PS. Além dos beta-agonistas e anticolinérgicos, o sulfato de magnésio também pode demonstrar um efeito broncodilatador que se acredita ocorrer por meio do relaxamento do músculo liso brônquico. As diretrizes atuais não fazem recomendações para o uso de magnésio na exacerbação aguda da DPOC. Embora existam algumas evidências de que o sulfato de magnésio IV possa desempenhar um papel na potencialização dos efeitos broncodilatadores dos beta-agonistas, atualmente não existem evidências suficientes de alta qualidade para se recomendar a administração rotineira de magnésio IV ou inalatório no tratamento da DPOC na emergência.[38,39]

Corticosteroides

Os efeitos anti-inflamatórios dos esteroides fornecem uma forte razão para o seu uso em pacientes com DPOC gravemente doentes. Embora os esteroides não possam alterar a evolução imediata no PS, seu uso resulta em uma modesta diminuição na taxa de recidiva das exacerbações agudas e na melhora da dispneia. Ao iniciar o tratamento com esteroides no paciente com DPOC com exacerbação aguda, o médico de emergência deve decidir qual a melhor dose e a via de administração. Doses recomendadas e vias de corticosteroides têm variado amplamente nos estudos publicados. Existem algumas evidências de que cursos mais curtos de esteroides sistêmicos (menos de 7 dias) provavelmente serão tão eficazes quanto cursos de 10 a 14 dias.[40,41]

Em relação à via de administração, as diretrizes continuam recomendando corticosteroides sistêmicos orais antes de corticosteroides IV, pois geralmente proporcionam eficácia semelhante, mas apresentam a vantagem do custo reduzido e maior facilidade de administração.[42] Evidências atuais corroboram o uso de prednisona oral tanto para pacientes internados quanto para os que recebem alta hospitalar, embora haja menos evidências para pacientes com DPOC gravemente doentes internados na UTI.[43] Os glicocorticoides IV sistêmicos devem ser administrados a pacientes que não toleram esteroides orais devido à gravidade da doença ou a outras causas de intolerância pela via oral (VO). Para pacientes com exacerbação da DPOC, prednisona 40 mg VO ou metilprednisolona 1 a 2 mg/kg intravenosa (IV) são doses iniciais aceitáveis de esteroides. Recomendamos o uso da menor dose efetiva e menor duração efetiva da terapia para minimizar efeitos adversos comuns, como hiperglicemia, miopatia e imunossupressão.

Antibióticos

Ao contrário da exacerbação da asma e da bronquite aguda no contexto de quadro de função pulmonar normal, na qual os antibióticos não são benéficos, alguns pacientes com DPOC que apresentam exacerbação aguda parecem beneficiar-se da antibioticoterapia.[44,45] Apesar do grande volume de literatura sobre o tema, o papel exato dos antibióticos na DPOC continua controverso. Os colaboradores da GOLD recomendam a administração de antibióticos a pacientes com aumento da purulência no escarro e piora da dispneia ou aumento do volume do escarro, bem como a qualquer paciente que necessite de ventilação invasiva ou não invasiva. Os colaboradores da GOLD recomendam ainda que os antibióticos sejam mantidos por 5 a 10 dias, com base em Nível D de evidência. Uma revisão da Cochrane de 2012 examinou o papel dos antibióticos nas exacerbações da DPOC e estratificou seus resultados com pacientes internados em UTI, pacientes hospitalizados e de alta hospitalar.[46] Entre os pacientes da UTI, os autores descobriram que o uso de antibióticos resultou em efeitos benéficos amplos e consistentes e um benefício adicional de mortalidade. Para pacientes não admitidos na UTI, os pacientes que receberam antibióticos melhoraram clinicamente, mas sem benefício definitivo de mortalidade. Para pacientes com alta, há menos benefícios claros e as evidências para o uso de antibióticos nessa população de pacientes permanecem inconsistentes e controversas.

Muitos estudos randomizados e controlados que sugerem algum benefício do tratamento com antibióticos foram conduzidos antes do surgimento da resistência generalizada. Os colaboradores da GOLD recomendam o uso de antibióticos que refletem padrões locais de sensibilidade a antibióticos para *S. pneumoniae, H. influenzae* e *M. catarrhalis*. Atualmente, a antibioticoterapia em pacientes com DPOC normalmente envolve o uso de aminopenicilinas com ou sem ácido clavulânico, macrolídeos ou tetraciclinas. Pacientes com exacerbações frequentes, limitação grave do fluxo aéreo ou ventilação mecânica podem ter comprometimento por *Pseudomonas* ou outros padrões de resistência que exijam antibióticos de amplo espectro, como as fluoroquinolonas.[4] Embora os antibióticos com cobertura de espectro mais amplo, como as fluoroquinolonas e as cefalosporinas de terceira geração, sejam comumente prescritos, a evidência da superioridade desses novos agentes é indireta. Estudos sugerem que ciclos curtos (de 3 a 5 dias) de antibióticos, como fluoroquinolonas respiratórias ou macrolídeos, podem ser tão eficazes quanto os cursos mais tradicionais (mais longos de 7 a 14 dias) de betalactâmicos e tetraciclinas.[47] No entanto, existem dados limitados sobre o regime ideal de antibióticos nesses pacientes. Os autores recomendam prescrever um curso curto de macrolídeos ou um curso-padrão de tetraciclina para exacerbações não complicadas de pacientes ambulatoriais e pacientes internados com DPOC que necessitam de antibióticos. Para casos mais complicados por DPOC em pacientes hospitalizados, a consideração de fluoroquinolonas ou betalactâmicos de espectro estendido é apropriada em pacientes com risco de resistência a antibióticos, tais como ventilação mecânica ou aqueles com hospitalizações múltiplas e frequentes.

Com base nas recomendações da GOLD e nos achados da revisão Cochrane, os autores recomendam a administração de antibióticos a todos os pacientes hospitalizados por DPOC com exacerbação aguda. Como a literatura é menos clara na administração de rotina de antibioticoterapia para pacientes com alta, o emergencista pode usar seu julgamento clínico para decidir sobre a prescrição de antibióticos. Em geral, o emergencista deve ter maior probabilidade de considerar antibióticos se o paciente apresentar aumento na purulência do escarro e piorar a dispneia ou aumentar o volume de escarro.

Outros Agentes Terapêuticos

Medicamentos Mucocinéticos e Estratégias de Limpeza do Muco. Produção de muco e tosse são sintomas cardinais da DPOC. Infelizmente, existe pouca evidência de que os agentes mucocinéticos sejam bem-sucedidos e não são recomendados. Nebulização com soro fisiológico, expectorantes orais e fisioterapia respiratória também não mostraram benefícios.

Heliox. As misturas hélio-oxigênio diminuem o trabalho respiratório e melhoram o fluxo de ar em virtude de sua baixa densidade. Essas misturas, no entanto, não demonstram benefício clínico em pacientes com exacerbações da DPOC.[48]

Estimulantes Respiratórios. Vários estimulantes respiratórios têm sido estudados em pacientes com DPOC, incluindo antagonistas de opioides, progesterona, acetazolamida, doxapram e almitrina. O doxapram parece ser o mais eficaz desses agentes e atua estimulando os quimiorreceptores nos corpos carotídeos, estimulando o centro respiratório do tronco encefálico. Embora o doxapram possa efetuar pequenas melhoras temporárias nas trocas gasosas nas primeiras horas de tratamento, é menos eficaz do que outras técnicas, como o BiPAP. Estimulantes respiratórios, portanto, não são recomendados para uso rotineiro no departamento de emergência.

Prevenção de Exacerbação da Doença Pulmonar Obstrutiva Crônica via Terapia Anti-inflamatória. Evidências preliminares apontam para a possibilidade de que outras estratégias terapêuticas possam reduzir a frequência de exacerbação via efeitos imunomodulatórios. O roflumilaste, um inibidor seletivo da fosfodiesterase 4, pode ser benéfico de forma ambulatorial na prevenção de exacerbações da DPOC.[49,50] No entanto, não parece haver qualquer função para o uso de roflumilaste no tratamento de exacerbações agudas no PS.

Os antibióticos macrolídeos, como a eritromicina e a azitromicina, também exibem propriedades imunomoduladoras e anti-inflamatórias, além de seus efeitos antibióticos e, portanto, também foram sugeridos na prevenção da exacerbação da DPOC. Embora os estudos tenham mostrado alguma promessa na redução das exacerbações, atualmente a GOLD não recomenda o uso de macrolídeos diários para esse fim, devido ao seu potencial para aumentar a resistência aos antibióticos e o intervalo QT, resultando em toxicidade cardíaca.[51]

Terapias Futuras para Exacerbação de Doença Pulmonar Obstrutiva Crônica. A bedoradrina é um agente beta-adrenérgico altamente seletivo para o tratamento de exacerbações Em um estudo de fase II em pacientes com exacerbação, este agente foi administrado por injeção intravenosa lenta e desencadeou broncodilatação prolongada, sem aumento dos eventos adversos adrenérgicos.[52] Atualmente, não recomendamos o uso deste medicamento até que mais estudos sejam concluídos.

Em resumo, o tratamento atual das exacerbações de DPOC no PS envolve oxigênio suplementar para evitar hipóxia grave e suporte ventilatório não invasivo ou invasivo, quando necessário. Cada paciente deve receber terapia broncodilatadora de curta duração e esteroides orais sistêmicos. Finalmente, antibióticos suplementares devem ser considerados dependendo da apresentação individual do paciente.

DISPOSIÇÃO

A deterioração significativa da condição de base é a diretriz geral para a hospitalização de pacientes com DPOC. Fatores importantes na decisão incluem a presença de situações coexistentes, falha no tratamento ambulatorial para a exacerbação atual e ausência de melhora enquanto no PS.[53] Os colaboradores da GOLD propõem diretrizes para admissão, e estas estão adaptadas no Quadro 64.3. Se for tomada a decisão de dar alta ao paciente, a atenção também

---

QUADRO 64.3

Diretrizes Gerais para Hospitalização do Paciente com Doença Pulmonar Obstrutiva Crônica

Piora significativa dos sintomas de referência de base
Resposta inadequada dos sintomas no manejo no pronto-socorro (PS)
Comorbidade significativa (p. ex., pneumonia, insuficiência cardíaca)
Piora da hipóxia ou hipercarbia (a partir dos valores referenciais de base)
Incapacidade de manejo domiciliar ou recursos domiciliar insuficientes

Adaptado de Vestbo J, Hurd S, et al.: Global strategy for the diagnosis, management, and prevention of chronic obstructive pulmonary disease: GOLD executive summary. Am J Respir Crit Care Med 187:351, 2013.

deve ser direcionada ao estado de vacinação do paciente, à técnica adequada de uso do inalador, à avaliação dos sistemas de suporte ambulatorial, aos encaminhamentos adequados e, talvez mais importante, à cessação do tabagismo.

CONCEITOS-CHAVE

- A exacerbação aguda da doença pulmonar obstrutiva crônica (DPOC) é definida por uma piora dos sintomas respiratórios do paciente que está além das variações normais do dia a dia, exigindo alteração na medicação.
- O tabagismo continua sendo a causa independente mais importante para o desenvolvimento da DPOC. No entanto, síndromes genéticas, exposições ocupacionais, inalação passiva de fumaça, combustíveis de aquecimento de biomassa em áreas mal ventiladas e poluição do ar também são importantes fatores de risco que contribuem em todo o mundo.
- Considerar o diagnóstico de outras desordens que ameaçam a vida na exacerbação aguda do paciente com DPOC que não responde aos tratamentos-padrão. Tais diagnósticos incluem: insuficiência cardíaca aguda, embolia pulmonar (EP), pneumonia, tampões mucosos e pneumotórax. Os emergencistas devem manter um alto índice de suspeita de doença maligna pulmonar em pacientes com DPOC.
- As disritmias mais comuns associadas à DPOC são fibrilação atrial e taquicardia atrial multifocal. Os achados do eletrocardiograma clássico (ECG) para DPOC incluem: P *pulmonale*, baixa voltagem do QRS e baixa progressão da onda R, mas nenhum desses achados é suficientemente sensível ou específico para DPOC e não devem ser usados para a realização do diagnóstico.
- O suporte ventilatório não invasivo/pressão positiva em dois níveis nas vias aéreas (BiPAP) é uma alternativa aceita e eficaz para a ventilação não invasiva em pacientes com DPOC com exacerbação moderada a grave. No entanto, o BiPAP não pode substituir a ventilação invasiva em pacientes que estão hemodinamicamente instáveis, agitados e não cooperativos, ou nos quais a parada respiratória parece inevitável.
- O fator mais importante na decisão de intubar é o estado clínico do paciente, e não as medidas de gasometria arterial. Mesmo diante de aumento significativo da pressão parcial de dióxido de carbono (PCO_2) com a administração de oxigênio, a intubação pode ser desnecessária se o estado clínico do paciente se estabilizar.
- As três classes de medicamentos mais utilizadas no tratamento das exacerbações agudas da DPOC são broncodilatadores, esteroides e antibióticos.
- Os broncodilatadores, como o albuterol (agonista do receptor beta-2 de ação curta) e o brometo de ipratrópio (anticolinérgico), são considerados agentes de primeira escolha no tratamento da exacerbação aguda da DPOC e podem proporcionar um efeito sinérgico no tratamento.
- Os pacientes com exacerbação aguda da DPOC devem receber corticosteroides sistêmicos. As formas oral e intravenosa (IV) demonstram eficácia semelhante, mas os pacientes que são incapazes de tolerar a forma oral por causa de insuficiência respiratória ou com contraindicações (VO) devem receber a forma IV.
- Antibióticos devem ser administrados a todos os pacientes com DPOC que demonstram exacerbação aguda, necessitando de internação, seja em unidade de terapia intensiva (UTI) ou não UTI. Nos pacientes que recebem alta, o emergencista deve considerar a prescrição de antibióticos se o paciente apresentar aumento na purulência do escarro e da dispneia ou aumento no volume do escarro.
- Embora haja alguma evidência de que o sulfato de magnésio IV possa exercer um papel na potencialização dos efeitos broncodilatadores dos beta-agonistas, atualmente existem evidências insuficientes de alta qualidade para recomendar a administração rotineira de magnésio IV ou inalatório no tratamento da DPOC no pronto-socorro (PS).
- Atualmente, não há papel para metilxantinas, heliox ou estimulantes respiratórios no tratamento de pacientes com DPOC no pronto-socorro (PS).

As referências para este capítulo podem ser encontradas on-line no website Expert Consult associado à obra.

CAPÍTULO 65

Infecções do Trato Respiratório Superior

Frantz R. Melio

FARINGITE (FARINGOTONSILITE)

Princípios

A faringotonsilite – faringite – é uma síndrome inflamatória da orofaringe. A transmissão se dá principalmente pelo contato com secreções respiratórias, mas também pode ocorrer pelo contato com alimentos e fômites. Embora a maioria dos casos de faringite seja autolimitada e não gere complicações, o edema associado pode afetar a permeabilidade das vias aéreas ou impedir a ingestão adequada de líquidos, levando à desidratação. Além disso, alguns casos de faringite também podem levar a complicações sistêmicas.

Os vírus são responsáveis pela maioria dos casos de faringite em crianças e adultos. As causas bacterianas de faringite incluem *Streptococcus* beta-hemolítico do grupo A (SGA), estreptococos não grupo A, *Mycoplasma pneumoniae*, *Chlamydia pneumoniae* e doenças sexualmente transmissíveis. *Fusobacterium necrophorum* é cada vez mais reconhecido como causa de faringite em adolescentes e adultos jovens.[1-3] Embora a imunização tenha conduzido ao declínio da difteria como causa de faringite, esta doença pode resultar em complicações sérias e precisa ser pensada em qualquer diagnóstico diferencial.

As infecções mistas por bactérias aeróbias e anaeróbias frequentemente causam faringite crônica ou recorrente, principalmente aquelas que produzem β-lactamase. O vírus Epstein-Barr (EBV) e a bactéria *Actinomyces* também são responsáveis por faringite crônica ou recorrente. Causas raras de faringite bacteriana incluem *Francisella tularensis*, *Yersinia pestis* e *Yersinia enterocolitica*.[2]

Aspectos Clínicos

A Tabela 65.1 resume as diversas causas de faringite e os sinais e sintomas associados, bem como o tratamento. O sintoma mais comum é a dor faríngea agravada pela deglutição que pode irradiar para as orelhas. O exame clínico revela a presença de febre, eritema faríngeo, exsudato faríngeo ou tonsilar e o aumento da tonsila (Fig. 65.1). A infecção tende a se localizar no tecido linfático e produz supuração e inchaço das tonsilas, juntamente com a adenopatia cervical dolorosa. A oclusão da tuba auditiva pode resultar em otite média secundária. A diferenciação clínica dos agentes etiológicos é praticamente impossível.[2]

A faringite viral geralmente vem acompanhada de tosse, rinorreia, mialgia, rouquidão, cefaleia, estomatite, conjuntivite, exantema e odinofagia. Febre baixa, diarreia, úlceras orais, além de edema, eritema e exsudatos faríngeos podem estar presentes. A linfadenopatia cervical geralmente está ausente.[2] Infecções virais sistêmicas, incluindo sarampo, citomegalovírus (CMV), rubéola e vírus da imunodeficiência humana (HIV), podem manifestar-se inicialmente como faringite branda.[2] A faringite causada por HIV e CMV pode ser clinicamente indistinguível da mononucleose infecciosa.

A gripe ocorre em epidemias e está associada a febre alta, mialgia e cefaleia. Embora 50% a 80% dos pacientes com gripe manifestem desconforto faríngeo, o exsudato faríngeo e a linfadenopatia cervical são raros. O adenovírus pode causar faringite exsudativa grave com adenite cervical similar ao observado na faringite estreptocócica. Dos casos de faringite por adenovírus, 30% a 50% estão associados à conjuntivite folicular, geralmente unilateral e linfadenopatia pré-auricular. Os coxsackievírus são as causas mais frequentes de doença mão-pé-boca e herpangina.

A faringite é uma manifestação comum de mononucleose infecciosa (causada por EBV) em adultos jovens.[2] Os sintomas desenvolvem-se após um período de incubação de 4 a 7 semanas. A febre e o exsudato tonsilar ou uma membrana de coloração branca caseosa ou cremosa estão frequentemente presentes. A linfadenopatia cervical, bem como a forma generalizada (90%-100%) e a esplenomegalia (50%) geralmente são notadas e petéquias no palato podem estar presentes. A hepatomegalia é detectada em 10% a 15% dos casos. Edema periorbital e erupção cutânea são achados raros. Em até 90% dos pacientes com mononucleose que recebem ampicilina ou amoxicilina, a erupção macular difusa desenvolve-se, podendo ser erroneamente diagnosticada como uma reação alérgica.

Pacientes com infecção precoce pelo HIV (dias a semanas) podem desenvolver uma síndrome retroviral aguda que se manifesta com febre, dor de garganta, linfadenopatia indolor generalizada, erupção cutânea maculopapular difusa, artralgias, ulcerações mucocutâneas e, comumente, diarreia. A faringite não exsudativa está presente em 50% a 70% dos pacientes. Candidíase e úlceras orais podem estar presentes. A infecção aguda pelo HIV pode ser diferenciada da mononucleose infecciosa por uma apresentação mais aguda, ausência de hipertrofia ou exsudatos tonsilares, ocorrência frequente de erupção cutânea e presença de ulcerações orais.

A faringite pelo herpes simples, que geralmente afeta adultos jovens, manifesta-se pela presença de vesículas dolorosas com bases eritematosas. As úlceras podem estar presentes na faringe, nos lábios, na língua, nas gengivas e na mucosa bucal. O eritema, o exsudato faríngeo, a febre e a linfadenopatia dolorosa permanecem por 1 a 2 semanas. Em um hospedeiro imunocomprometido, grandes úlceras dolorosas podem estar presentes. A faringite herpética pode ser causada por infecção primária ou reativação. A superinfecção bacteriana concomitante pode ocorrer.

A faringite por SGA é uma doença que acomete principalmente crianças de 5 a 15 anos de idade e, em climas temperados, ocorre no inverno e no início da primavera. É responsável por 5% a 15% dos casos de faringite em pacientes com mais de 15 anos de idade, sendo rara em menores de 3 anos. Em epidemias, a incidência pode duplicar entre pessoas que convivem em comunidades semifechadas e dentro de famílias a partir de casos-índices. A faringite por SGA está associada a dor de garganta de início súbito, temperatura acima de 38,3 °C (101 °F), eritema e exsudatos tonsilares, petéquias palatinas e uvulares (Fig. 65.2), edema e eritema uvular e linfadenopatia cervical anterior dolorosa. Cefaleia, náusea, vômito e dor abdominal podem estar presentes. A faringite por SGA associada à erupção cutânea eritematosa tipo lixa fina, que subsequentemente descama, é denominada *febre escarlatina*. Entretanto, esses achados não podem ser utilizados para diagnosticar ou excluir, de modo confiável, a faringite estreptocócica. Pacientes com exposição recente a outros indivíduos em risco para faringite causada por SGA ou nos quais houve diagnóstico positivo, têm maiores chances de serem infectados.[2] As espécies não SGA podem causar faringite semelhante ao SGA. Os estreptococos dos grupos C e G podem causar faringite epidêmica transmitida por alimentos.

A difteria é uma causa potencialmente letal de faringite, que é incomum em locais nos quais a cobertura vacinal é adequada. As pes-

TABELA 65.1

Sinais Clínicos e Tratamento de Várias Causas de Faringite

ORGANISMO OU CONDIÇÃO	MANIFESTAÇÕES E ASPECTOS CARACTERÍSTICOS	TRATAMENTO
Streptococcus beta-hemolíticos do grupo A (SGA)	Febre, dor, eritema e exsudato faríngeo, linfadenopatia cervical anterior dolorosa, náusea, vômito, dor abdominal, erupção cutânea tipo lixa fina = febre escarlatina; possíveis complicações sistêmicas	Penicilina, esteroides podem ser benéficos
Vírus Epstein-Barr	Febre, exsudato, linfadenopatia, esplenomegalia	Esteroides podem ser benéficos
Influenza	Febre, mialgia, cefaleia; linfadenopatia cervical rara	Tratamento de suporte
Herpesvirus	Gengivoestomatite, úlceras na mucosa, linfadenopatia	Aciclovir, valaciclovir ou famciclovir
Vírus da imunodeficiência humana	Febre, linfadenopatia generalizada não dolorosa, erupção cutânea, artralgia, diarreia	Antirretrovirais
Difteria	Febre, mal-estar, disfagia, membrana acinzentada nas superfícies mucosas, desconforto respiratório; a toxina sistêmica pode levar ao colapso vascular	Antitoxina mais penicilina G, seguida por penicilina VK, uma vez que o paciente pode tolerar o medicamento oral, por um total de 14 dias
Arcanobacterium haemolyticum	Erupção cutânea, manifestação similar à infecção por SGA; às vezes, faringite membranosa	Eritromicina, 250 mg VO quatro vezes ao dia por 10 dias
Anaeróbio (angina de Vincent)	Ulcerações superficiais e necrose, hálito fétido, má higiene oral, linfadenopatia submandibular	Penicilina mais metronidazol *ou* clindamicina mais enxaguatórios com peróxido de hidrogênio
Gonococos (*Neisseria gonorrhoeae*)	Exsudativa ou não exsudativa	Ceftriaxona, 250 mg IM, mais azitromicina, 1 g PO
Chlamydia	Infecções do trato respiratório inferior, sinusites recorrentes e persistentes, linfonodos cervicais profundos sensíveis	Doxiciclina, trimetoprim-sulfametoxazol ou macrolídeo
Tuberculose	Rouquidão, disfagia, ulcerações, doença tardia	
Mycoplasma pneumoniae	Sintomas brandos, infecções do trato respiratório inferior, rouquidão	Macrolídeo ou doxiciclina, 7 a 14 dias

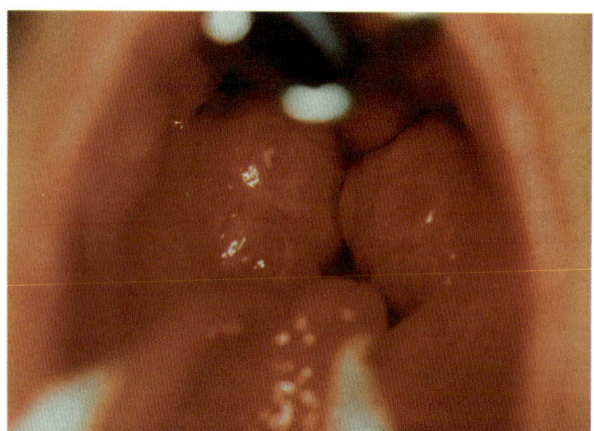

Fig. 65.1. Faringotonsilite bilateral.

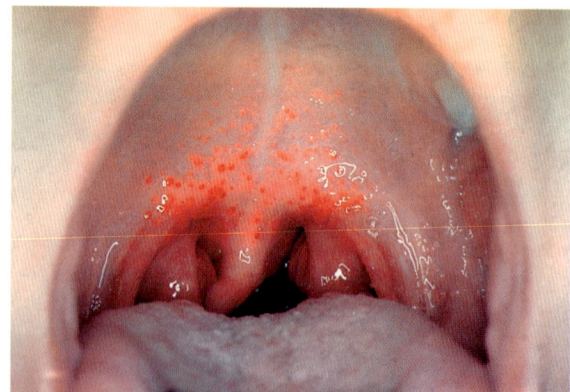

Fig. 65.2. Petéquia no palato. (Cortesia de Centers for Disease Control and Prevention e Dr. Heinz F. Eichenwald.)

quisas sorológicas nos EUA revelam que uma grande porcentagem de adultos e adolescentes não apresenta imunidade à toxina diftérica. Após um período de incubação de 2 a 4 dias, pacientes desenvolvem mal-estar, dor de garganta, febre e disfagia. O exame no início do quadro revela a presença de hiperemia faríngea e manchas isoladas de exsudato acinzentado ou esbranquiçado que posteriormente coalescem para formar pseudomembranas. Estas pseudomembranas cinza-esverdeadas são bem delimitadas e cobrem as narinas, as tonsilas, o palato mole, a mucosa faríngea e, ocasionalmente, a úvula. A membrana pode estender-se para a laringe e a árvore traqueo-brônquica, levando a rouquidão, tosse, estridor e obstrução das vias aéreas. A linfadenopatia cervical dolorosa também pode ser observada. A inflamação grave e o edema podem produzir disfonia e um aspecto característico denominado pescoço de touro. Algumas cepas de *Corynebacterium diphtheriae* produzem uma toxina sistêmica que pode causar miocardite, polineurite (primeiramente, autonômica e depois periférica), colapso vascular, necrose focal difusa de órgãos e morte. Os portadores assintomáticos podem transmitir a doença. *Corynebacterium ulcerans* é um patógeno transmitido pelo consumo de leite cru, que pode gerar infecção indistinguível daquela causada pelo *C. diphtheriae*.

Arcanobacterium haemolyticum geralmente afeta a faixa etária de 10 a 30 anos de idade e tem quadro semelhante à faringite estreptocócica. A maioria dos pacientes manifesta erupção cutânea que pode ser escarlatiniforme, urticariforme ou um eritema multiforme; ocasionalmente, manifestações cutâneas podem ser a única queixa. Os pacientes relatam dor de garganta de moderada a forte intensidade e geralmente não se apresentam toxemiados ou febris. A. haemolyticum pode causar faringite membranosa que mimetiza a difteria; e também está associado à tonsilite crônica.[2]

A faringite causada por bactérias anaeróbias ou a angina de Vincent, é caracterizada por ulceração superficial e necrose que frequentemente resultam na formação de pseudomembranas. Hálito de odor fétido, odinofagia, linfadenopatia submandibular e exsudato estão muitas vezes presentes. Estes pacientes geralmente apresentam má higiene oral.[2]

A faringite gonocócica é uma doença sexualmente transmissível que pode ocorrer independentemente de infecção genital. Aqueles com risco mais alto são pessoas que praticam sexo oral receptivo, principalmente homens que têm relação sexual com homens. Sua gravidade é variável e pode resultar em uma faringite exsudativa ou não exsudativa. Essas manifestações distintas ocorrem após um período de latência. Portadores assintomáticos são descritos, mas também pode ser provocada uma faringite crônica e recorrente. A faringite gonocócica é uma fonte importante de gonococcemia.[2] A faringite sifilítica é uma manifestação de sífilis primária ou terciária e manifesta-se com lesões de mucosas indolores. A faringite por *Chlamydia trachomatis* é uma doença sexualmente transmissível que se manifesta de forma semelhante à faringite gonocócica e está associada ao sexo oral. A cultura urogenital é necessária, juntamente com o tratamento dos contatos sexuais. Os pacientes frequentemente são assintomáticos ou podem manifestar apenas sintomas leves.

A faringite tuberculosa geralmente ocorre em pacientes com doença avançada. Sinais e sintomas incluem rouquidão e disfagia com ulcerações faríngeas. A faringite por *Candida* normalmente é encontrada em adultos imunocomprometidos. Pacientes manifestam disfagia, odinofagia e placas brancas aderidas na mucosa com pontos hemorrágicos.

A infecção por *Mycoplasma pneumoniae* geralmente causa uma faringite leve, ocorre em epidemias, e em condições de aglomeração e pode ser responsável por aproximadamente 10% dos casos de faringite em adultos. Exsudatos faríngeos e tonsilares, linfadenopatia cervical e rouquidão são comuns. Infecções de vias aéreas inferiores podem vir associadas.[2]

A faringite por *C. pneumoniae* assemelha-se à faringite por *M. pneumoniae*. Também ocorre em epidemias ou condições de aglomeração. A faringite grave com laringite é sugestiva de infecção por *C. pneumoniae*. O edema e a dor nos linfonodos cervicais profundos podem ser exuberantes e o quadro é associado ao comprometimento do trato respiratório inferior e sinusite. As principais características da faringite por *Chlamydia* são recorrência e persistência.[2] A faringite por *Fusobacterium* manifesta-se de modo similar à causada por SGA, principalmente em pacientes entre 10 e 49 anos de idade.[3]

Embora a maioria dos casos de faringite tenha evolução benigna, complicações graves com risco à vida podem ocorrer. Há relatos de comprometimento das vias aéreas em decorrência de aumento tonsilar, disseminação local e distante da infecção, abscessos profundos do pescoço, fascite necrosante, apneia do sono, bacteriemia, sepse e morte, embora muito raros.[2]

A mononucleose infecciosa pode causar disfunção hepática, lesão esplênica, distúrbios neurológicos, pneumonite, pericardite e distúrbios hematológicos, incluindo trombocitopenia e anemia hemolítica. Complicações da faringite por SGA podem ser supurativas ou não supurativas. As complicações supurativas incluem abscesso peritonsilar, abscessos do espaço profundo cervical, linfadenite cervical, otite média, sinusite, mastoidite, bacteriemia, sepse, osteomielite, empiema, meningite e infecções de partes moles. Complicações não supurativas incluem febre escarlatina, febre reumática, glomerulonefrite pós-estreptocócica, perimiocardite não reumática, eritema nodoso e síndrome do choque tóxico estreptocócico. Ao contrário da febre reumática, outras complicações da faringite por SGA têm aumentado em incidência e gravidade. Alguns pacientes podem ser portadores crônicos da infecção estreptocócica e persistir por vários meses com a bactéria, apesar do tratamento. Estes pacientes são assintomáticos, têm baixo risco de febre reumática e baixo risco de transmissão do patógeno. A faringite estreptocócica não grupo A pode ser complicada pelas mesmas complicações supurativas observadas nas infecções bacterianas do grupo A. A febre escarlatina e a glomerulonefrite aguda, mas não a febre reumática, estão ligadas às faringites dos grupos C e G.[1,2]

Considerações Diagnósticas

Diagnóstico Diferencial

O diagnóstico diferencial de faringite deve incluir epiglotite, traqueíte, tonsilite lingual, abscesso parafaríngeo, abscessos retrofaríngeos e outros abscessos do espaço profundo, além de celulite do pescoço, tumores, reações alérgicas, síndrome de Stevens-Johnson, reações medicamentosas, edema angioneuropático, queimaduras químicas e térmicas, esofagite, doença do refluxo gastroesofágico, tireoidite, artrite de cricoaritenoide e corpos estranhos.

Teste Diagnóstico

O Monoteste tem sensibilidade de aproximadamente 85% e especificidade de quase 100%; contudo, os resultados podem ser falso-negativos em até 10% dos pacientes com mononucleose infecciosa nas fases iniciais da doença. As imunoglobulinas M (IgM) contra o antígeno do capsídeo de EBV desenvolvem-se em 100% dos casos. Os antígenos nucleares do EBV são desenvolvidos em 3 a 6 semanas e são úteis se um teste inicialmente negativo se torna positivo em uma fase mais tardia. Esfregaços do sangue periférico demonstram células mononucleares atípicas em 75% dos pacientes, com o pico de incidência ocorrendo entre a segunda e a terceira semana da doença. O teste pode ser solicitado quando houver falha no tratamento do paciente para faringite por SGA ou com o predomínio da linfadenopatia cervical posterior.

A faringite herpética pode ser diagnosticada pela cultura, testes citopatológicos nos raspados das lesões e sorologias. O ensaio imunoenzimático para a detecção do HIV pode ser falso-negativo durante as primeiras 3 a 4 semanas de doença. Neste período, os ensaios quantitativos de RNA plasmático devem ser realizados.[2,4]

Vários autores propuseram sistemas de pontuação para diagnosticar a faringite por SGA baseada nos achados clínicos. A pontuação clínica tem maior acurácia para identificar pacientes de baixo risco para faringite por SGA.[2,4] A dosagem de antiestreptolisina O (ASLO) não são recomendados na rotina para o diagnóstico da faringite por SGA. Uma cultura em amostra única de *swab* da orofaringe tem sensibilidade de 90% a 95% para detecção de *Streptococcus pyogenes* na faringe. Variáveis que afetam a acurácia das culturas da faringe incluem as técnicas de coleta e de cultivo, bem como uso recente de antibióticos.[2,4]

Os testes diagnósticos rápidos para SGA detectam antígenos estreptocócicos. Os testes rápidos para estreptococos (TRSs) demonstram especificidade e sensibilidade de até 95%. A sensibilidade e a especificidade na prática são menores do que nos ensaios controlados. O uso de TRSs em pacientes sem achados clínicos consistentes com SGA aumenta os resultados falso-negativos. Um resultado de TRS positivo parece indicar a presença de *S. pyogenes* na faringe de forma confiável e não requer cultura auxiliar. Pacientes com culturas positivas ou TRSs podem de fato ser portadores (5%-15% dos casos) e portanto não necessitar de tratamento, pois estão em baixo risco para transmissão e complicações. Por outro lado, os resultados do TRS são frequentemente negativos no quadro de faringite com baixa contagem de bactérias. Embora seja recomendado que o resultado de TRS negativo em uma criança seja seguido por uma cultura confirmatória, adultos com resultados de TRS negativos não necessitam de culturas confirmatórias em decorrência da incidência mais baixa de infecção por SGA e risco extremamente baixo para complicações. O teste rápido e o tratamento com antibióticos não devem ser utilizados em adultos com baixo risco para infecção por SGA, principalmente pacientes que apresentam sintomas associados à faringite viral, incluindo tosse, rinorreia, rouquidão, úlceras orais, estomatite e conjuntivite.[2,4]

Recomenda-se o emprego dos critérios clínicos em conjunto com os TRSs para o diagnóstico de faringite por SGA. Os critérios

> **QUADRO 65.1**
>
> **Critérios Centor para Determinação de Faringite por Estreptococos Beta-hemolíticos do Grupo A**
>
> - Exsudatos tonsilares
> - Linfadenopatia ou linfadenite cervical anterior dolorosa
> - Ausência de tosse
> - História de febre

TABELA 65.2

Pontuação pelos Critérios Centor para o Teste Diagnóstico e Tratamento de Faringite por Estreptococos Beta-hemolíticos do Grupo A

PONTUAÇÃO CENTOR	TESTE DIAGNÓSTICO E TRATAMENTO
0 ou 1	Nenhum
2 ou 3	Tratamento com base nos resultados de testes rápidos para estreptococos
4	Tratar sem o teste rápido

de Centor (Quadro 65.1) constituem uma ferramenta clínica útil e validada para adultos, mas não é útil para o diagnóstico de faringite por SGA em crianças. Adultos que não apresentam qualquer critério de Centor ou apenas um critério não devem ser testados ou tratados com antibióticos; pacientes com todos os quatro critérios devem ser tratados sem realizar o teste. Pacientes com dois ou três critérios devem ser submetidos aos TRSs e tratados apenas se tiverem resultados positivos (Tabela 65.2). Essa abordagem pode levar ao uso excessivo de antibióticos.[2,4]

Estas recomendações se aplicam apenas a pacientes imunocompetentes sem comorbidades ou história de febre reumática. Não se aplicam nos surtos de infecção por SGA ou febre reumática, nem são apropriados onde a taxa endêmica de febre reumática é mais elevada do que nos Estados Unidos.

A faringite causada por outros organismos, nos quais o tratamento pode ser realizado, também deve ser considerada.[4] A faringite estreptocócica não grupo A também deve ser tratada, porque as mesmas complicações supurativas ocorrem como na faringite estreptocócica do grupo A. A confirmação de difteria requer cultura nos meios apropriados e testes imunológicos (reação em cadeia da polimerase), além da realização do teste de toxigenicidade.[1] O diagnóstico de infecção por *A. haemolyticum* deve ser considerado se a erupção cutânea, incluindo eritema multiforme, acompanha a faringite. O diagnóstico de angina de Vincent baseia-se nos achados clínicos e na coloração de Gram. Em casos de provável infecção gonocócica, uma amostra deve ser semeada em ágar Thayer-Martin. A faringite tuberculosa é diagnosticada por coloração de bacilos álcool-ácido resistentes. A faringite sifilítica é diagnosticada com a microscopia de campo escuro, imunofluorescência direta e exame sorológico. A faringite causada por *Candida* é diagnosticada pela visualização de leveduras em preparações de hidróxido de potássio de swabs da garganta ou em ágar Sabouraud.[2] O diagnóstico de faringite por micoplasmas pode ser confirmado sorologicamente ou por cultura. Testes rápidos para a detecção de antígenos de *Mycoplasma* estão disponíveis. A faringite por *Chlamydia* pode ser diagnosticada por teste sorológico, cultura ou testes para a detecção de antígenos.

Manejo

Pacientes com faringite devem ser tratados sintomaticamente com enxaguatórios anestésicos ou pastilhas de uso tópico e paracetamol ou ibuprofeno. A hidratação oral e gargarejos com solução salina também são úteis. A maioria dos casos de faringite é autolimitada e resolve-se sem complicações.[3-5] Os antibióticos não são indicados na maioria dos casos de faringite diagnosticados nos Estados Unidos.

O tratamento de mononucleose infecciosa é de suporte (Cap. 130). Estes pacientes devem evitar esportes de contato por 6 a 8 semanas para minimizar o risco de ruptura esplênica. Os corticosteroides são indicados para pacientes com hipertrofia tonsilar que afeta a permeabilidade das vias aéreas, trombocitopenia grave ou anemia hemolítica. Os esteroides devem ser utilizados com cautela em crianças e apenas naqueles com infecções por SGA documentadas. A faringite por SGA é principalmente uma doença de crianças com 5 a 15 anos de idade. Em adultos, SGA é uma doença autolimitada que dura 3 a 4 dias. O racional para o tratamento de faringite estreptocócica é que os antibióticos diminuem as complicações supurativas e não supurativas, reduzem o curso da doença em aproximadamente 1 dia e diminuem a transmissão. Pacientes deixam de transmitir a doença após 24 horas de terapia com antibióticos e a persistência de sintomas além de alguns dias é sugestiva de complicações supurativas.[2,5] A faringite por SGA deve ser tratada adequadamente (em 9 dias) para prevenir a febre reumática, que é rara nos Estados Unidos e traz complicações em até 0,3% dos casos de faringite por SGA, mas em epidemias, a incidência aumenta em 3%. A incidência e a evolução da glomerulonefrite pós-estreptocócica causada por cepas nefritogênicas não é afetada pelo tratamento com antibióticos.[2]

O regime de administração de antibióticos selecionado para adultos com faringite por SGA é uma injeção única intramuscular (IM) de 1,2 milhão de unidades de penicilina benzatina ou um período de 10 dias de penicilina V, 500 mg por via oral, duas vezes ao dia.[2] A penicilina IM pode ser mais eficaz do que a penicilina oral e assegura a adesão, porém, as reações alérgicas são mais graves como resultado da alergia à procaína e o tratamento é mais caro. A falha no tratamento com penicilina geralmente reflete a não adesão, a reinfecção ou a presença de organismos produtores de β-lactamase. Recomenda-se a administração de claritromicina, cefalosporinas ou clindamicina por 10 dias ou um período de 5 dias de azitromicina em pacientes alérgicos à penicilina.[2,6] A terapia adjuvante com corticosteroides reduz a duração e a gravidade dos sintomas em pacientes com SGA. A dexametasona em dose única demonstrou ser útil em adultos e crianças.

Pacientes cujos sintomas voltam em algumas semanas de tratamento podem não ter aderido à terapia, adquirido uma nova infecção (às vezes por contatos próximos assintomáticos) ou podem ser portadores crônicos de SGA que estão apresentando infecções virais repetitivas. Na presença de infecções recorrentes por SGA, o tratamento deve ser feito com penicilina IM. Antibióticos alternativos para infecções recorrentes incluem cefuroxima, cefadroxila, amoxicilina-clavulanato e clindamicina. Outras recorrências precisam de avaliação mais detalhada, além de culturas faríngeas, e considerar tratamento de contatos próximos na infecção por SGA.[2,6]

O tratamento bem-sucedido da difteria é inversamente relacionado ao tempo de sintomas. Quando a difteria é fortemente suspeita, os pacientes devem ser colocados em isolamento de gotículas respiratórias e receber soro antitoxina diftérica empiricamente. A dose de antitoxina varia amplamente e depende do sítio de infecção e duração dos sintomas. Os antibióticos têm pouco efeito na resolução da toxicidade sistêmica, mas são úteis na erradicação da infecção por *C. diphtheriae* e prevenção da transmissão. O antibiótico de escolha é a penicilina G seguida por penicilina VK, quando o paciente tolerar ingesta oral, por um período total de 14 dias ou eritromicina de 500 mg (IV ou VO), quatro vezes ao dia por 14 dias. Uma pequena porcentagem de pacientes necessita de um período adicional de 10 dias de tratamento com eritromicina para infecção persistente. A rifampicina, 600 mg/dia por 10 dias, também é eficaz em erradicar a condição de portador de *C. diphtheriae* e tratar a difteria resistente à eritromicina. Os contatos próximos devem ter culturas colhidas e receber tratamento com penicilina G ou eritromicina 500 mg, quatro vezes ao dia por 7 a 10 dias. A vacina contra difteria deve ser administrada durante o período de recuperação e para contatos próximos não vacinados.[6]

A faringite causada por *Candida* é tratada com fluconazol ou itraconazol sistêmico. A terapia alternativa inclui nistatina (suspensão ou comprimidos) ou clotrimazol oral por 14 dias. A terapia por supressão crônica com fluconazol pode ser necessária para a faringite em pacientes infectados pelo HIV.[6]

O tratamento de tonsilite recorrente ou crônica deve incluir os antibióticos resistentes à β-lactamase com cobertura contra organismos aeróbios e anaeróbios. As escolhas incluem cefalosporinas VO, amoxicilina-clavulanato, penicilina com rifampicina ou metronidazol e clindamicina.[2,6]

Os esteroides administrados em conjunto com os antibióticos orais em adultos com faringite aguda podem reduzir significativamente a duração dos sintomas e promovem maior alívio da dor sem aumentar as complicações. A administração oral (40 a 60 mg de prednisona/dia por 1 a 50 dias) ou IM (dose única de 10 mg de dexametasona) é igualmente eficaz.[7]

Encaminhamento

A maior parte dos casos de faringite segue uma evolução não complicada e os pacientes podem ser tratados ambulatorialmente. A presença de complicações locais (vias aéreas) e sistêmicas deve ser avaliada por otorrinolaringologista e possivelmente por infectologista, com frequência levando à admissão hospitalar.

TONSILITE LINGUAL

Princípios

A tonsilite lingual é uma causa de faringite raramente diagnosticada, que ocorre predominantemente em pacientes que tiveram suas tonsilas palatinas removidas. As tonsilas linguais geralmente estão localizadas simetricamente em ambos os lados da linha mediana, logo abaixo do polo inferior das tonsilas palatinas e anteriores à valécula na base da língua. Este tecido linfoide pode aumentar, após a puberdade, apresentando infecções recorrentes e tonsilectomia.

Aspectos Clínicos

Pacientes com tonsilite lingual apresentam dor de garganta que piora com o movimento da língua (incluindo o abaixamento da língua) e a fonação. O paciente pode apresentar voz abafada, como se estivesse comendo alimentos muito quentes, e relata sensação de inchaço na garganta. Disfagia, febre, desconforto respiratório e estridor podem estar presentes. A tonsilite lingual crônica ou recorrente também pode causar tosse crônica e/ou apneia do sono. Os achados clínicos não são muito significativos e muitas vezes incluem faringe de aspecto normal com hiperemia branda.

Considerações Diagnósticas

Diagnóstico Diferencial

O diagnóstico diferencial é semelhante ao mencionado na faringite em adultos.

Teste Diagnóstico

As radiografias laterais simples do pescoço são úteis no diagnóstico de tonsilite lingual (Fig. 65.3). O exame de tomografia computadorizada (TC) e a visualização direta com laringoscopia também podem auxiliar.

Manejo

O manejo consiste em garantir permeabilidade das vias aéreas, uso de antibióticos e terapia de suporte. Raramente, a tonsilite lingual aguda pode ser uma condição de risco à vida. O manejo respiratório inclui oxigênio umidificado aquecido, hidratação e corticosteroides. O uso de adrenalina nebulizada pode aliviar o desconforto respiratório agudo e o estridor. Os antibióticos são semelhantes àqueles utilizados para o tratamento de faringite.

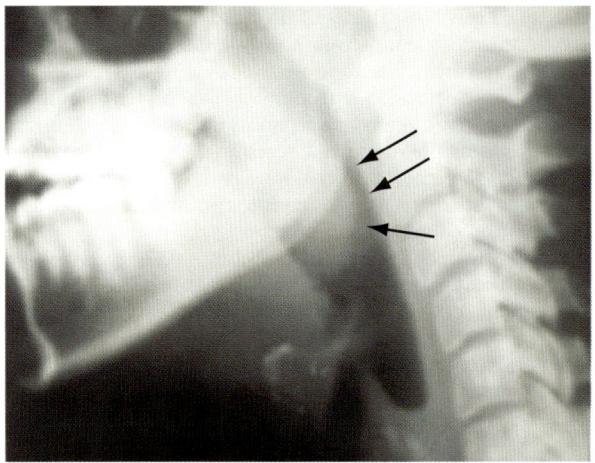

Fig. 65.3. Tonsilite lingual. Observe o aspecto irregular da tonsila lingual na superfície anterior da valécula (*setas*), com epiglote e pregas ariepiglóticas normais.

Encaminhamento

A menos que haja evidência de comprometimento respiratório, pacientes com tonsilite lingual podem receber alta de forma segura.

LARINGITE

Princípios

A laringite é uma doença inflamatória comum que, quando infecciosa, é quase sempre causada por vírus. Existem inúmeras causas de laringite não infecciosa, incluindo doença do refluxo gastroesofágico (DRGE), trauma, queimaduras químicas e térmicas, uso abusivo da voz e alergias.

Aspectos Clínicos

A laringite geralmente tem curso benigno, com o pico dos sintomas durando de 3 a 4 dias. Pacientes manifestam principalmente disfonia. Febre, dor de garganta, disfagia, tosse e mialgia também podem estar presentes. Os pacientes podem desenvolver laringite crônica.

Considerações Diagnósticas

Diagnósticos Diferenciais

O diagnóstico diferencial é semelhante ao mencionado na faringite.

Manejo

Embora o repouso da voz seja recomendado, não há evidência de que isso tenha qualquer benefício em termos de duração ou gravidade dos sintomas. Os inibidores de bomba de prótons são úteis no tratamento de laringite em decorrência de DRGE. Os antibióticos não são indicados a menos que sinais de infecção bacteriana estejam presentes.[8] O uso de corticosteroides pode acelerar a resolução dos sintomas.[9]

Encaminhamento

A laringite é uma doença autolimitada tratada ambulatorialmente.

EPIGLOTITE NO ADULTO

Princípios

A epiglotite no adulto pode levar à obstrução rápida e imprevisível das vias aéreas. Embora a incidência de epiglotite em crianças tenha diminuído desde a introdução da vacina contra *Haemophilus influenzae*, houve um aumento nos casos de epiglotite em adultos.[10,11] A epiglotite é uma celulite localizada envolvendo as estruturas supraglóticas, incluindo base da língua, valécula, pregas ariepiglóticas, tecidos aritenoides, tonsilas linguais e epiglote. A inflamação não se estende até as regiões infraglóticas. Alguns adultos apresentam epiglote normal mesmo com comprometimento supraglótico grave; portanto, o termo *supraglotite* pode ser uma descrição mais fidedigna. Adultos com comprometimento epiglótico são propensos a abscessos epiglóticos.[10]

A epiglotite pode ser causada por muitos patógenos virais, bacterianos ou, raramente, fúngicos, mas o patógeno bacteriano mais comumente isolado é o *H. influenzae* tipo B, que está associado a uma evolução progressiva da doença. Os organismos predominantemente isolados de abscessos epiglóticos são *Streptococcus* e *Staphylococcus* spp. A epiglotite adulta também pode resultar de lesão térmica.[10]

Aspectos Clínicos

A epiglotite não afeta uma faixa de idade específica ou tem prevalência sazonal. Indivíduos do gênero masculino e fumantes são afetados com mais frequência. Adultos com epiglotite geralmente manifestam pródromos semelhantes a um resfriado. A duração do pródromo é de 1 a 2 dias, mas pode durar de horas até 7 dias. Pacientes com início rápido da doença, assim como aqueles com comorbidades (principalmente diabetes), têm maior probabilidade de precisarem de intervenções nas vias aéreas.[10]

Os principais sintomas são disfagia, odinofagia e dor de garganta. A dor pode ser grave e há suspeita de epiglotite quando o paciente relata sintomas graves de faringite e apresenta odinofagia ou disfagia evidente, mas o exame da faringe e tonsilas orais mostra sinais mínimos de inflamação ou exsudato. A disfonia e a voz abafada são comuns, enquanto a rouquidão é infrequente. A febre está ausente em até 50% dos casos e pode desenvolver-se apenas nos estágios mais tardios da doença. O desenvolvimento concomitante de uvulite, faringite, tonsilite, angina de Ludwig, abscesso peritonsilar e parotite podem ocorrer. A sensibilidade à palpação da região anterior do pescoço na região do hioide e a mobilização da laringe de um lado para o outro é um achado sugestivo de epiglotite.

Considerações Diagnósticas

Diagnóstico Diferencial

As considerações de diagnóstico diferencial são semelhantes àquelas listadas para a faringite.

Teste Diagnóstico

Quando há suspeita de epiglotite, recomenda-se a visualização direta da epiglote. Tal procedimento deve ser feito com preparo para ventilação com bolsa-válvula-máscara, intubação ou cricotirotomia. Em pacientes com desconforto respiratório, sialorreia, afonia ou rouquidão, é importante que o paciente seja mantido em posição de conforto. O exame das vias aéreas é efetuado tão logo os equipamentos estejam preparados, devendo-se considerar sempre a possibilidade de cricotirotomia.[10] Dependendo da urgência necessária ao exame das vias aéreas, o preparo do paciente deve incluir um antissialagogo, preferencialmente glicopirrolato, 0,2 mg por via intravenosa (IV), anestesia tópica (p. ex., 4% de lidocaína por atomização, após o glicopirrolato reduzir as secreções) e sedação leve (p. ex., midazolam em bólus de 1 mg, frequentemente com pequenas doses [acréscimos de 50 μg] de fentanila). O laringoespasmo e a obstrução completa podem ocorrer durante a instrumentação das vias aéreas inflamadas. A laringoscopia flexível é a abordagem de escolha, pois fornece um exame direto, minimamente invasivo, das vias aéreas superiores e possibilidade de intubação. A laringoscopia revela edema em epiglote e estruturas adjacentes (Fig. 65.4). A epiglote pode apresentar coloração vermelho cereja, mas é frequentemente pálida e edematosa.

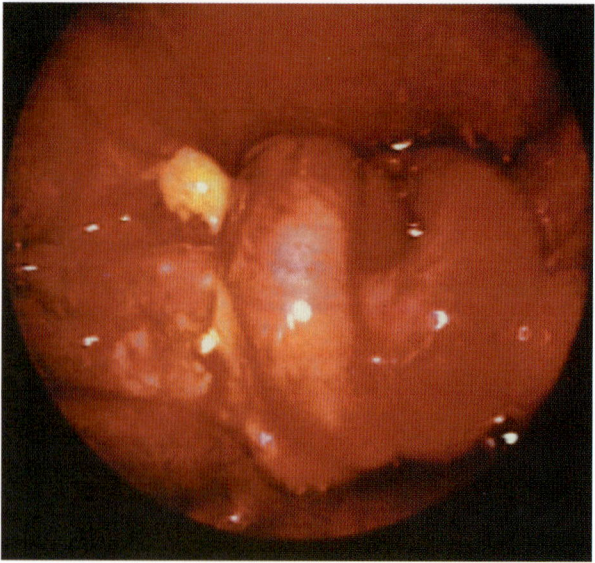

Fig. 65.4. Epiglotite.

Embora a radiografia cervical em perfil tenha sensibilidade de até 90% quando comparada com a laringoscopia, que é o método padrão-ouro, as radiografias não substituem a visualização das estruturas respiratórias superiores por laringoscopia flexível ou rígida. Pacientes com dor grave, voz alterada, queixas de dispneia ou incapacidade para engolir saliva estão em risco de obstrução súbita das vias aéreas; eles devem ser submetidos ao exame imediato das vias respiratórias. Os achados radiológicos, quando presentes, incluem obliteração da valécula, inchaço dos aritenoides e pregas ariepiglóticas, edema dos tecidos moles pré-vertebrais e retrofaríngeos, além de balonamento da hipofaringe e mesofaringe. A epiglote edematosa aparece aumentada e em forma de polegar (Fig. 65.5). Largura de epiglote maior do que 8 mm ou largura da prega ariepiglótica maior do que 7 mm são sugestivos de epiglotite. Adultos com suspeita de epiglotite e radiografias normais devem ser submetidos à laringoscopia. De modo similar, pacientes diagnosticados com epiglotite por radiografia também necessitam de laringoscopia para determinar a extensão do processo inflamatório e a necessidade de intubação.

Manejo

Diferentemente da população pediátrica, a maioria dos casos de epiglotite adulta pode ser tratada sem intubação ou traqueostomia. A terapia com antibióticos e o suporte intensivo até a resolução dos sintomas é a base do tratamento nesses pacientes. Intervenções nas vias aéreas são indicadas em menos de 15% dos pacientes e devem ser consideradas para aqueles com sintomas e sinais de obstrução iminente das vias aéreas. Os sinais de alerta para intervenção rápida incluem taquicardia desproporcional à febre, taquipneia, estridor, dificuldade em respirar e início rápido dos sintomas. Pacientes com expectoração, sialorreia ou incapacidade de engolir sua própria saliva, além de pacientes que adotam a posição olfativa clássica, devem ser considerados com risco iminente de obstrução das vias aéreas. Esses pacientes não devem ser colocados em decúbito dorsal e a via aérea precisa ser garantida de imediato (Cap. 1).[10] Em pacientes com evolução rapidamente progressiva, tais como aqueles cujos sintomas aumentaram acentuadamente em 4 a 6 horas, mesmo com achados laringoscópicos pouco significativos, a intubação preventiva é indicada, pois a progressão do edema e o comprometimento das vias aéreas pode ocorrer repentinamente. A intubação também é indicada, apesar de exame pouco significativo, nos pacientes imunocomprometidos, diabéticos ou com abscesso epiglótico.[10]

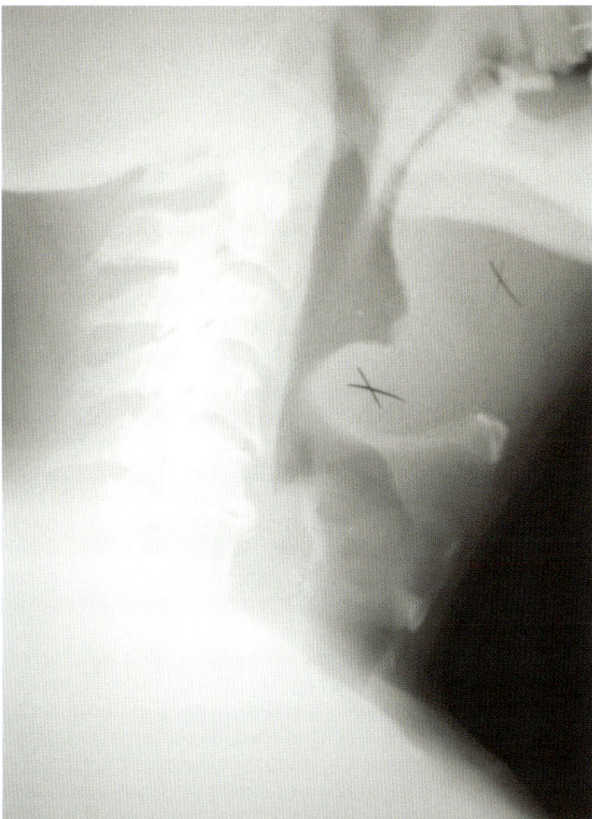

Fig. 65.5. Radiografia mostrando epiglotite.

Todos os pacientes com epiglotite devem ser tratados com cautela por causa da possibilidade de obstrução de vias aéreas súbita e imprevisível. A intubação endotraqueal deve ser realizada por visualização direta. A intubação com fibroscopia flexível com o paciente acordado é o método ideal, mas a intubação orotraqueal com o paciente acordado por laringoscopia direta ou videolaringoscopia também pode ser realizada.[10] A intubação nasotraqueal às cegas pode levar à obstrução das vias aéreas e, portanto, é contraindicada no quadro de epiglotite.

O tratamento com antibióticos deve ser iniciado com cobertura para *H. influenzae* e outros patógenos bacterianos. Os antibióticos de primeira linha dependentes dos resultados de cultura e antibiograma são a cefotaxima e a ceftriaxona mais vancomicina. Os antibióticos alternativos incluem a levofloxacina associada a clindamicina.[6] O papel dos esteroides não foi esclarecido, mas a adrenalina racêmica é utilizada apenas como uma medida temporária, enquanto se prepara o material para proteger as vias respiratórias, pois a melhora dura pouco tempo, e é seguida por efeito rebote, com retorno dos sinais e sintomas.[10] Para pacientes internados, a consulta com um otorrinolaringologista deve ser solicitada.

Encaminhamento

Se a endoscopia das vias aéreas superiores mostrar doença leve ou moderada, com perviedade de vias aéreas mantida, e os sintomas do paciente se desenvolveram gradualmente por um período de tempo mais longo (p. ex., 24 horas), está indicado o tratamento com antibióticos IV, analgesia com opioides parenterais e oxigênio umidificado, além de monitoramento contínuo (frequentemente em unidade de terapia intensiva [UTI] ou em unidade de observação do departamento de emergência (DE), contanto que o paciente não tenha dispneia e consiga deglutir a saliva. A laringoscopia é repetida em 6 a 12 horas para reavaliação e determinar a alta hospitalar.

PERITONSILITE (CELULITE PERITONSILAR E ABSCESSO PERITONSILAR)

Princípios

A peritonsilite pode ocorrer como complicação da tonsilite aguda. A infecção nas glândulas de Weber ou nas criptas tonsilares invade os tecidos peritonsilares e leva a celulite e formação de abscesso. Os septos fibrosos na fáscia dividem o espaço peritonsilar em compartimentos e direcionam a infecção anterior e superiormente.

Infecções dentárias, tonsilite crônica, mononucleose infecciosa, tabagismo, leucemia linfocítica crônica e cálculos tonsilares são fatores predisponentes. O abscesso peritonsilar ocorre em pacientes que foram submetidos à tonsilectomia completa e é observado em todas as faixas etárias. A peritonsilite recorre em até 50% dos pacientes, com a incidência de abscesso peritonsilar recorrente de aproximadamente 10%. A taxa mais alta de recorrência é observada em pacientes com menos de 40 anos e naqueles com história de tonsilite crônica.

A maioria dos abscessos peritonsilares é polimicrobiana. O *Fusobacterium necrophorum* é comum. Organismos produtores de β-lactamase são isolados com mais frequência em pacientes que receberam antibióticos previamente.[12]

Aspectos Clínicos

Existe um intervalo de 2 a 5 dias entre a formação de abscesso e os sintomas locais e sistêmicos. O quadro clínico inclui odinofagia, disfagia, sialorreia, trismo e otalgia referida. Pacientes podem apresentar voz característica abafada ("de batata quente") e hálito azedo. As manifestações sistêmicas incluem febre, mal-estar e desidratação. Os pacientes também podem relatar história de tonsilite recorrente.

O exame da faringe pode ser limitado pelo trismo. Os achados de exame físico da peritonsilite são: mucosa oral inflamada e eritematosa, exsudatos tonsilares purulentos que escurecem a tonsila e linfadenopatia cervical dolorosa. A celulite peritonsilar pode ser um precursor e ao mesmo tempo mimetizar o abscesso peritonsilar. O abscesso peritonsilar é caracterizado por maior sialorreia, trismo e disfagia, enquanto a celulite peritonsilar geralmente é bilateral. A característica que distingue de abscesso peritonsilar é o deslocamento medial inferior da tonsila infectada (às vezes, envolvendo o palato mole), com o desvio contralateral da úvula (Fig. 65.6). O abscesso geralmente é unilateral e localizado no polo superior da tonsila e, raramente, pode ocorrer bilateralmente.

Considerações Diagnósticas

Diagnóstico Diferencial

O diagnóstico diferencial de peritonsilite inclui tonsilite hipertrófica, mononucleose infecciosa, granuloma tuberculoso, difteria, infecções de outros espaços profundos do pescoço, adenite cervical, aneurismas da artéria carótida, corpos estranhos e neoplasias.

Teste Diagnóstico

A aspiração de pus confirma o diagnóstico de abscesso peritonsilar. Visto que, os pacientes com abscesso peritonsilar apresentam 20% de incidência de mononucleose, o exame laboratorial de mononucleose deve ser considerado quando os sintomas sistêmicos ou achados de mononucleose estão presentes (Cap. 122).

As radiografias não são úteis quando o exame clínico identifica o abscesso peritonsilar. Embora a TC com contraste e a ultrassonografia (intraoral e transcutânea) auxiliem na diferenciação entre abscesso peritonsilar e celulite, principalmente quando pacientes são incapazes de cooperar com a punção aspirativa por agulha fina, estas, raramente ou nunca, são solicitadas.[13]

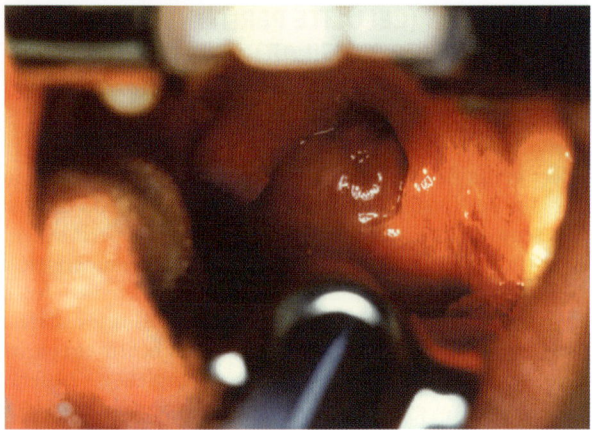

Fig. 65.6. Abscesso peritonsilar com deslocamento uvular à direita.

Manejo

A punção aspirativa por agulha fina é indicada quando um abscesso está presente ou suspeito. A antibioticoterapia pode ser suficiente para o tratamento de celulite peritonsilar. Os regimes incluem piperacilina e tazobactam ou doses altas de ceftriaxona mais metronidazol. Agentes antimicrobianos alternativos incluem clindamicina, cefoxitina, ampicilina-sulbactam, carbapenem, alta dose de penicilina e rifampicina ou ticarcilina mais clavulanato. O uso de esteroides também é benéfico.[6]

A drenagem de um abscesso geralmente é curativa. A punção aspirativa por agulha fina de abscessos por emergencistas e otorrinolaringologistas tem valor diagnóstico, embora as punções aspirativas falso-negativas ocorram em aproximadamente 10% dos casos e em outros 10% possam necessitar de repetição dos exames de punção diagnóstica e terapêutica. Esse procedimento alivia os sintomas imediatamente e apresenta maior custo-benefício, é menos doloroso e mais fácil de realizar do que a incisão e a drenagem. A punção aspirativa intraoral por agulha fina guiada por ultrassom é um adjuvante útil na presença de trismo.[13]

Disposição

A admissão hospitalar raramente é indicada, mas é considerada para pacientes que apresentam comorbidade significativa, manifestam sintomas de doença ou são incapazes de tolerar fluidos orais ou cuja dor não é tratada por analgésicos orais. A maior parte dos pacientes pode ser observada por 4 a 6 horas após punção aspirativa no DE ou receber antibióticos, hidratação IV e analgesia no DE. A complicação mais grave e imediata observada na peritonsilite é a obstrução faríngea com comprometimento das vias aéreas superiores. Outras complicações menos frequentes incluem sepse, ruptura do abscesso e broncoaspiração resultando em pneumonia, empiema e formação de abscesso pulmonar. A infecção pode propagar-se contiguamente para os espaços parafaríngeos e retrofaríngeos. A angina de Ludwig, o comprometimento do mediastino (incluindo mediastinite, pneumonia, empiema e pericardite), miocardite, invasão da artéria carótida, tromboflebite da veia jugular, embolização séptica, formação de abscesso, síndrome de Lemierre (ver adiante, "Abscesso Parafaríngeo") e fascite necrosante cervicotorácica podem complicar a peritonsilite. A extensão intracraniana da peritonsilite pode resultar em meningite, trombose do seio cavernoso e abscesso cerebral.

ANGINA DE LUDWIG

Princípios

A angina de Ludwig é um processo patológico potencialmente fulminante que pode levar à morte em poucas horas. É uma celulite progressiva dos tecidos conjuntivos do assoalho da boca e do pescoço que começa no espaço submandibular, consistindo nos espaços sublinguais e submaxilares. A doença odontológica é a causa mais comum de angina de Ludwig. Um molar inferior infectado ou extraído recentemente é observado na maioria dos pacientes afetados. Outras causas de angina de Ludwig incluem fratura de mandíbula, corpo estranho ou laceração no assoalho da boca, *piercing* na língua, intubação traumática e broncoscopia, infecções secundárias de um tumor maligno oral, osteomielite, sialoadenite submandibular, abscesso peritonsilar, furúnculos, cisto tireoglosso infectado e sepse.

Aspectos Clínicos

A infecção dos espaços sublinguais e submaxilares leva a edema e deslocamento do tecido mole, que pode resultar em obstrução das vias aéreas. A manifestação da angina de Ludwig inclui disfagia, odinofagia, edema e dor no pescoço. Outros sintomas e sinais incluem disfonia, voz de "batata quente", disartria, sialorreia, edema da língua, dor no assoalho da boca, movimento restrito do pescoço e dor de garganta. Pacientes devem ser questionados em relação à extração dentária e doenças periodontais recentes. O desenvolvimento rápido de crepitação e faringite unilateral em pacientes com extração dentária recente deve alertar para o diagnóstico de angina de Ludwig.

Os achados físicos mais comuns na angina de Ludwig são: edema submandibular bilateral e elevação ou protrusão da língua. Outros achados incluem elevação do assoalho da boca, deslocamento posterior da língua e consistência endurecida do assoalho da boca. A combinação de edema endurecido e enrijecimento muscular do pescoço acima do osso hioide pode estar presente, descrita como pescoço de búfalo. A sensibilidade acentuada à palpação do pescoço e enfisema subcutâneo podem ser notados. Geralmente, o trismo e a febre estão presentes, mas não há flutuação palpável ou linfadenopatia cervical. O paciente também pode ter dor à percussão sobre o dente envolvido.

Considerações Diagnósticas

Diagnóstico Diferencial

O diagnóstico diferencial inclui supuração do nodo cervical profundo, abscesso peritonsilar e outros abscessos do espaço profundo do pescoço, abscesso na glândula parótida e submandibular, carcinoma oral, angioedema, hematoma submandibular e difteria laríngea.

Teste Diagnóstico

O diagnóstico é feito clinicamente. As radiografias do tecido mole do pescoço podem confirmar o diagnóstico pela identificação do edema da área afetada e pelo estreitamento das vias aéreas e coleções de gás, mas, em geral, não tem valor. A imagem de TC e de ressonância magnética (RNM) pode identificar infecções no espaço profundo do pescoço e comprometimento das vias aéreas. A ultrassonografia também é útil no diagnóstico de abscessos e edema no quadro de angina de Ludwig.

Manejo

A asfixia súbita é a causa mais comum de morte em pacientes com angina de Ludwig. Estridor, taquipneia, dispneia, incapacidade para deglutir secreções e agitação sugerem comprometimento iminente das vias aéreas. A intubação nasal ou oral guiada por endoscopia flexível sob sedação com anestesia tópica é o método de escolha para o controle das vias aéreas. A laringoscopia direta pode ser difícil por causa da incapacidade de retrair a língua no espaço submandibular e do deslocamento posterior e cefálico da língua pela infecção. Não há relatos do uso de videolaringoscopia nesta condição. A traqueostomia de emergência pode ser necessária em pacientes com angina de Ludwig, se a intubação endoscópica flexível não puder ser realizada. A cricotirotomia pode ser tecnicamente difícil em decorrência da distorção anatômica e a abertura dos tecidos aumenta o risco de disseminação da infecção para o mediastino.[14]

Os regimes com altas doses de antibióticos IV incluem piperacilina-tazobactam, ticarcilina-clavulanato e altas doses de penicilina mais metronidazol. A clindamicina é uma alternativa em pacientes alérgicos à penicilina. A vancomicina deve ser indicada, se a coloração de Gram inicial revelar a presença de cocos Gram-positivos.[6] Com exceção das extrações dentárias, a cirurgia é reservada para pacientes que não respondem à terapia médica e aqueles com crepitação e coleções purulentas.

Encaminhamento

Todos os pacientes com angina de Ludwig necessitam de admissão na UTI e antibioticoterapia parenteral. A taxa de mortalidade associada à angina de Ludwig é menor que 10% com antibioticoterapia precoce e proteção adequada das vias aéreas.

ABSCESSO RETROFARÍNGEO

Princípios

O espaço retrofaríngeo está situado na linha mediana e estende-se da base do crânio até o mediastino superior (aproximadamente em nível de T2). Os abscessos retrofaríngeos tendem a ocorrer lateralmente à linha mediana. Posterior ao espaço retrofaríngeo, situa-se o então denominado espaço perigoso (*danger zone*), que se estende da base do crânio até o diafragma. O espaço pré-vertebral estende-se da base do crânio até o cóccix. O espaço perigoso e os abscessos pré-vertebrais estão localizados na linha mediana. As infecções nos espaços retrofaríngeo, perigoso e pré-vertebral facilmente têm acesso ao mediastino, o que permite a rápida propagação de infecção e complicações de risco à vida (Fig. 65.7). A infecção pode disseminar-se de um espaço profundo ao outro e os pacientes também podem apresentar infecções concomitantes no espaço profundo.[15] O edema retrofaríngeo reflete a expansão dos espaços retrofaríngeo, perigoso ou pré-vertebral. Aqui, denominamos as infecções nesses espaços coletivamente como abscessos retrofaríngeos.

O abscesso retrofaríngeo é uma infecção incomum que previamente era considerada uma doença pediátrica, com 96% dos casos ocorrendo em pacientes com menos de 6 anos. Em pacientes adultos, que são cada vez mais afetados, a celulite desenvolve-se na área retrofaríngea. Uma vez que o espaço retrofaríngeo está comprometido, a infecção dissemina-se rapidamente e forma-se um abscesso. Nasofaringite, otite média, parotidite, tonsilite, abscesso peritonsilar, infecções e procedimentos odontológicos, instrumentação das vias aéreas superiores, endoscopia, infecção do espaço faríngeo lateral e angina de Ludwig são responsáveis pelo desenvolvimento de abscesso retrofaríngeo.[6,15] Outras causas incluem trauma contuso e penetrante (geralmente a partir de corpos estranhos, comumente espinhas de peixe), ingestão de substâncias cáusticas, fraturas vertebrais e disseminação hematológica a partir de infecção distante. Osteomielite vertebral e discite também podem levar à infecção do espaço pré-vertebral.

Os abscessos retrofaríngeos geralmente são polimicrobianos, com uma mistura de bactérias aeróbias e anaeróbias. Organismos produtores de β-lactamase estão presentes em dois terços dos casos. A tuberculose é raramente relatada nos Estados Unidos como causa de abscesso retrofaríngeo. *Staphylococcus* é a causa mais comum de osteomielite vertebral piogênica, levando à formação de abscesso retrofaríngeo. A coccidioidomicose disseminada também pode ser uma causa.[15]

Aspectos Clínicos

Os pacientes geralmente apresentam dor de garganta, disfagia, odinofagia, sialorreia, voz abafada, rigidez do pescoço, dor e febre. A disfonia frequentemente está presente e é descrita como um grasnido de pato (grito de pato ou *cri du canard*). Os pacientes podem relatar inchaço na garganta; aqueles com abscesso retrofaríngeo podem estar em mal estado geral e adotam postura com pescoço em extensão e posição supina. Essa posição evita que a faringe posterior edemaciada comprima as vias aéreas superiores. Forçar o paciente a sentar pode provocar aumento de dispneia.[15]

O exame físico revela linfadenopatia cervical dolorosa, dor à palpação de musculatura cervical, inchaço do pescoço, torcicolo e febre alta. O trismo pode estar presente e torna a visualização da faringe difícil. Na celulite retrofaríngea, edema e eritema difuso da faringe posterior estão presentes. Com o desenvolvimento do abscesso, a palpação pode demonstrar massa unilateral se o espaço retrofaríngeo estiver comprometido e uma massa na linha mediana se o abscesso estiver localizado no espaço pré-vertebral ou perigoso. A palpação de massa flutuante não é confiável e acarreta um risco de ruptura acidental. Dor ao movimento da laringe e da traqueia de um lado a está frequentemente presente. Um abscesso retrofaríngeo também pode causar dor na parte posterior do pescoço ou do ombro, desencadeada pela deglutição. Os abscessos frios (causados pela tuberculose) são caracterizados por início insidioso, cronicidade, sintomas constitucionais e febre mais baixa. Sintomas desproporcionais ao exame físico devem sugerir investigação adicional.

Considerações Diagnósticas

Diagnóstico Diferencial

O diagnóstico diferencial inclui tumores retrofaríngeos, corpos estranhos, inflamação, hematoma, aneurismas, hemorragia, linfadenopatia e edema. Outras causas incluem tendinite do músculo longo do pescoço e tecido tireoideano ectópico retrofaríngeo.[16]

Teste Diagnóstico

O diagnóstico apoia-se nos achados clínicos, radiografias cervicais laterais e exames de imagem de TC e RNM. O diâmetro anteroposterior (AP) do tecido mole ao longo dos corpos anteriores de C1-4 deve ser menor do que 40% do diâmetro AP do corpo vertebral adjacente; o aumento dessa espessura tecidual sugere infecção ou abscesso. O edema de partes moles pode ser difuso na celulite ou mais focal, quando há abscesso. Um processo patológico é inferido se o espaço retrofaríngeo nas radiografias laterais do pescoço (medido da borda anteroinferior do segundo corpo vertebral até a parede faríngea posterior) é maior do que 7 mm em crianças e adultos ou o espaço retrotraqueal (medido da borda anteroinferior do sexto corpo vertebral até a parede faríngea posterior) é maior do que 14 mm em crianças e 22 mm em adultos. As radiografias

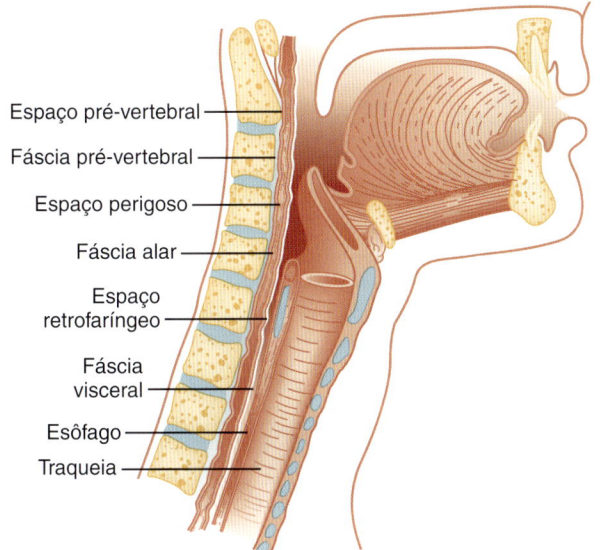

Fig. 65.7. Vista lateral do pescoço mostrando a relação da fáscia com a área pré-vertebral perigosa e os espaços retrofaríngeos e submandibulares.

laterais com o pescoço totalmente estendido durante a inspiração profunda são as mais confiáveis. Outros achados radiográficos incluem a retificação da lordose normal da coluna cervical, níveis hidroaéreos na cavidade do abscesso, corpos estranhos e destruição do corpo vertebral.

As radiografias simples podem não ser suficientemente sensíveis para diagnosticar o abscesso retrofaríngeo. A TC ou MR devem ser realizadas quando a dúvida persistir após a radiografia simples. Esses exames auxiliam não apenas o diagnóstico e diferenciação entre celulite e abscesso, mas também determinam a extensão do processo patológico e a presença de complicações (Figs. 65.8 e 65.9). A ultrassonografia também é útil para diferenciar a celulite retrofaríngea do abscesso retrofaríngeo.

Manejo

Pacientes com celulite retrofaríngea são tratados com antibióticos IV em altas doses. Os regimes incluem clindamicina, penicilina mais metronidazol, piperacilina-tazobactam e ampicilina-sulbactam. A resolução da celulite retrofaríngea é possível sem intervenção cirúrgica.[6,15]

Em geral, os abscessos retrofaríngeos são tratados com antibióticos e drenagem cirúrgica por um otorrinolaringologista. Em casos selecionados, os abscessos retrofaríngeos podem ser tratados com sucesso apenas com antibióticos ou em combinação com punção aspirativa por agulha fina. Os abscessos tuberculosos (frios) devem ser drenados somente por via extraoral, a menos que o paciente tenha desconforto respiratório agudo. A consulta com o infectologista e otorrinolaringologista é recomendada quando há suspeita de tuberculose ou infecção fúngica.[15,17]

A imobilização do pescoço pode ser necessária em pacientes com destruição do corpo vertebral causada por osteomielite ou luxação atlantoaxial. A luxação atlantoaxial atraumática é causada por dano no ligamento transverso do atlas a partir do abscesso. Esses pacientes podem apresentar sintomas neurológicos e um espaço pré-odontoide aumentado em radiografias simples ou exames de TC ou RNM. Portanto, esses pacientes precisam de avaliação neurocirúrgica ou ortopédica, já que podem necessitar de fixação.

Encaminhamento

Pacientes com abscesso retrofaríngeo são admitidos em UTI e o otorrinolaringologista deve ser acionado imediatamente.

ABSCESSO PARAFARÍNGEO

Princípios

O espaço parafaríngeo é dividido em dois compartimentos pelo processo estiloide. O compartimento anterior contém tecido conjuntivo, músculo e linfonodos. A bainha carotídea, que contém a artéria carótida, veia jugular interna, nervo vago, nervos cranianos IX ao XII e a cadeia simpática, percorre no compartimento posterior. Os abscessos parafaríngeos geralmente são polimicrobianos, provenientes de infecções odontogênicas ou faringotonsilares. As infecções no espaço parafaríngeo também podem surgir a partir da disseminação contígua de infecções do espaço profundo do pescoço, parotidite, sinusite, tumores do pescoço infectados, cistos branquiais infectados, linfadenite supurativa, otite crônica com colesteatoma, mastoidite e introdução iatrogênica de organismos durante bloqueios do nervo mandibular ou anestesia para tonsilectomia, intubação nasal ou extração dentária.

Aspectos Clínicos

Odinofagia, dor e edema do pescoço são as queixas mais comuns. História prévia de dor de garganta pode ser observada; também é relatado o torcicolo causado por irritação do músculo esternocleidomastoideo.

Os achados físicos classicos de infecção envolvendo o compartimento anterior do espaço parafaríngeo são o deslocamento tonsilar medial e a protuberância da parede faríngea posterolateral. Outros achados incluem febre, trismo causado por irritação dos músculos mastigatórios, edema e inchaço no ângulo da mandíbula, frequentemente observados em pacientes com abscesso parafaríngeo anterior.

O comprometimento do espaço posterior está associado aos mesmos sinais. Se o compartimento anterior for poupado,

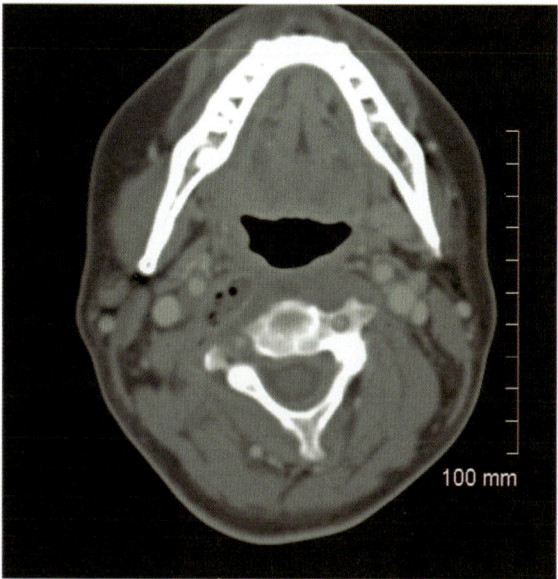

Fig. 65.8. TC demonstrando abscesso retrofaríngeo do lado direito.

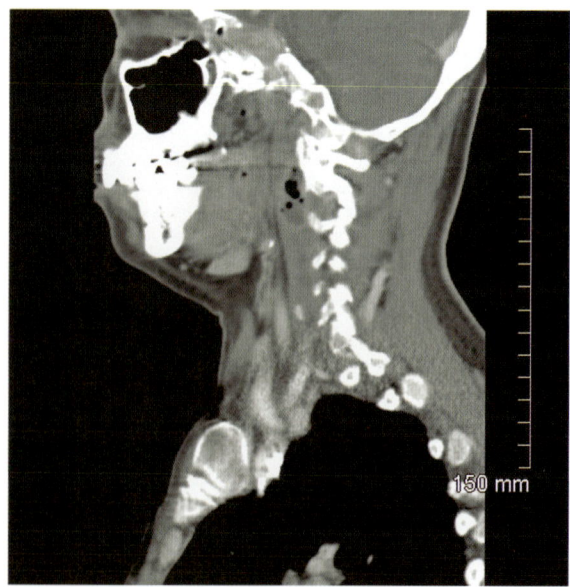

Fig. 65.9. TC sagital demonstrando abscesso retrofaríngeo do lado direito.

contudo, pouco ou nenhum trismo é observado. Por outro lado, o deslocamento posterior do pilar tonsilar e inchaço retrofaríngeo podem estar presentes.

As complicações de um abscesso parafaríngeo incluem obstrução das vias aéreas e ruptura do abscesso, com aspiração subsequente, pneumonia e empiema. A infecção pode se propagar para espaços circundantes, mediastino e pericárdio. Essa disseminação pode levar à mediastinite, abscesso no mediastino, pericardite, abscesso no miocárdio e/ou empiema. Outras complicações incluem a osteomielite da mandíbula, fascite necrosante cervicotorácica, abscesso da parótida, trombose do seio cavernoso e meningite.

Infecções do espaço parafaríngeo posterior são particularmente prejudiciais, podendo afetar a cadeia simpática cervical, artéria carótida ou veia jugular interna. A síndrome de Horner ipsilateral e as neuropatias dos nervos cranianos IX ao XII podem ocorrer. A erosão da artéria carótida pode levar à hemorragia e à formação de aneurismas. As hemorragias oral, nasal e auricular são frequentes com a erosão da artéria carótida, sendo a hemorragia auricular particularmente de risco. Qualquer sangramento inexplicável associado à infecção parafaríngea ou de outro espaço profundo do pescoço deve ser investigado cuidadosamente. O edema peritonsilar persistente, apesar da resolução do abscesso parafaríngeo ou uma massa pulsátil unilateral dolorosa, pode indicar um aneurisma. Complicações desastrosas podem ser observadas, quando a aspiração ou incisão de um aneurisma na artéria carótida for considerada um abscesso parafaríngeo.

O acometimento da veia jugular interna pode levar à trombose séptica e síndrome de Lemierre.[18] Essa entidade, também denominada *septicemia pós-angina*, afeta principalmente pacientes jovens e é facilmente confundida com a endocardite em câmaras direitas ou pneumonia por aspiração. A manifestação é de faringite que inicialmente melhora, mas em seguida evolui para sepse grave. Acredita-se que a infecção faríngea se dissemina para o espaço parafaríngeo e causa tromboflebite séptica da veia jugular. Os pacientes geralmente ficam toxêmicos e febris. As infecções metastáticas envolvem principalmente, o pulmão e são manifestadas por infiltrados nodulares bilaterais, derrame pleural e pneumotórax. A embolização séptica também pode levar a artrite, osteomielite, celulite e abscessos, meningite e erupção cutânea vesiculopustular. Hemoculturas positivas, leucocitose e níveis elevados de bilirrubina, além dos testes de função hepática, com ou sem hepatomegalia e icterícia, são frequentemente presentes. A albuminúria, hematúria e elevações na creatinina e níveis de nitrogênio ureico no sangue são relatados. O choque séptico raramente se desenvolve, embora a síndrome do desconforto respiratório agudo, coagulopatias transitórias e hipotensão comumente ocorram. A causa mais frequente dessa enfermidade é o *Fusobacterium* (principalmente *Fusobacterium necrophorum*), embora *Staphylococcus aureus* seja o patógeno mais comum em usuários de drogas IV. O tratamento consiste em antibióticos parenterais, incisão e drenagem de abscessos. Os regimes com antibióticos incluem piperacilina-tazobactam, imipenem-cilastatina, ceftriaxona mais metronidazol e clindamicina. A ligação e a ressecção da veia jugular são necessárias em pacientes com sepse não controlada e insuficiência respiratória causada por embolias pulmonares sépticas repetitivas. O benefício de anticoagulantes é desconhecido.[18]

Considerações Diagnósticas

Diagnóstico Diferencial

O diagnóstico diferencial inclui infecções de outros espaços profundos do pescoço, tumores e linfonodos metastáticos, tireoidite, cisto branquiais e aneurismas da artéria carótida.

Estratégias Diagnósticas

A ultrassonografia, TC e RNM são mais úteis do que a radiografia lateral no diagnóstico de abscesso parafaríngeo e suas complicações

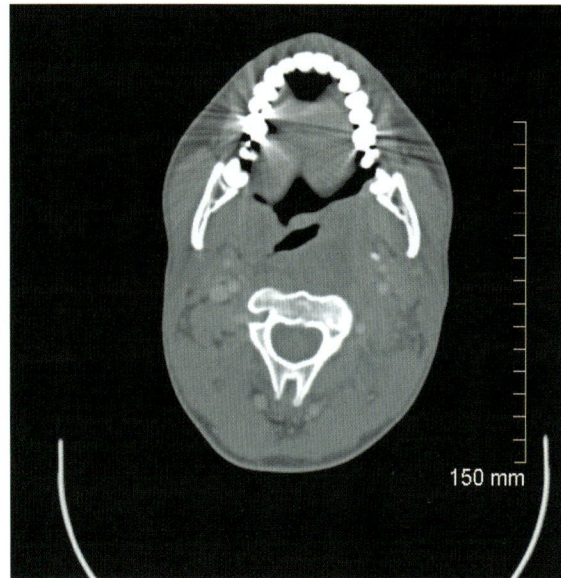

Fig. 65.10. TC demonstrando abscesso retrofaríngeo do lado esquerdo.

(Fig. 65.10). Angiografia, estudos de fluxo com Doppler e angiografia por ressonância magnética também podem ser úteis na avaliação de complicações vasculares.

Manejo

O tratamento inclui antibióticos IV em altas doses e consulta com o otorrinolaringologista para drenagem cirúrgica. Os esquemas de antibioticoterapia são os mesmos utilizados para o abscesso retrofaríngeo. Antibióticos IV isoladamente poderão curar infecções do espaço parafaríngeo em pacientes sem abscesso.[6,15,17] A resolução bem-sucedida dos abscessos parafaríngeos com antibióticos IV e punção aspirativa com agulha também já foi relatada.[15,17]

Encaminhamento

Pacientes com infecções parafaríngeas necessitam de consulta emergencial com otorrinolaringologista e admissão em UTI. Esses pacientes podem necessitar de intervenção cirúrgica emergencial.

RINOSSINUSITE

Princípios

Visto que a sinusite geralmente acomete a cavidade nasal, o termo *rinossinusite* é preferido. Esses termos serão utilizados de forma intercambiável nesta seção.[19]

Os seios paranasais – frontal, maxilar, etmoide e esfenoide – são denominados de acordo com os ossos faciais com os quais estão associados. A pneumatização pode envolver outros ossos, mas representa a extensão do seio principal. Os seios maxilar, etmoide anterior e frontal drenam para o meato medial, localizado entre os cornetos nasais médio e inferior. Essa área é denominada *complexo ostiomeatal* e é o ponto focal da doença sinusal. O seio etmoidal posterior drena para o meato superior e o seio esfenoidal logo acima do corneto superior.[19]

Um seio saudável é estéril, depende de um óstio patente com troca livre de ar e é dependente da drenagem adequada de muco. Processos distintos podem resultar em obstrução do óstio e rinossinusite, mas o mais comum são infecções virais do trato respiratório superior e rinite alérgica. A anormalidade ou imobilidade ciliar também inibe a drenagem, resultando em sinusite. Bactérias são introduzidas no seio por tosse e assoar vigoroso do nariz, levando ao aumento de inflamação, tensão de oxigênio reduzida no seio e crescimento excessivo de bactérias. Outros fatores que predispõem à rinossinusite incluem depressão do sistema imunológico, desvio do septo nasal e outras anormalidades estruturais, pólipos nasais, tumores, traumas e fraturas, rinite medicamentosa, rinite secundária exposição tóxica, barotrauma, corpos estranhos, abuso nasal de cocaína e instrumentação, incluindo sondagem nasogástrica e intubação nasotraqueal.[19]

A sinusite pode ser classificada em viral aguda, bacteriana aguda, crônica e variações agudas recorrentes. Aproximadamente 90% dos pacientes com resfriados possuem um elemento da forma viral aguda. A sinusite viral aguda pode levar ao desenvolvimento da variedade bacteriana aguda. *Streptococcus pneumoniae*, *H. influenzae* e *Moraxella catarrhalis* são os patógenos primários responsáveis pela sinusite bacteriana aguda e aguda recorrente. *Pseudomonas aeruginosa* está associado à sinusite no quadro de infecção por HIV e fibrose cística. Bactérias anaeróbias, espécies de *Streptococcus* e *S. aureus* são as principais causas de sinusite crônica. Os fungos também têm papel na sinusite crônica. *Rhizopus*, *Aspergillus*, *Candida*, *Histoplasma*, *Blastomyces*, *Coccidioides* e *Cryptococcus* spp, assim como outros fungos, podem causar sinusite, principalmente em hospedeiros imunocomprometidos. É importante distinguir a sinusite infecciosa da alérgica. A sinusite alérgica está associada a espirro, olhos irritados, exposição a alérgenos e episódios prévios.[19]

Aspectos Clínicos

A sinusite frontal pode causar cefaleia intensa localizada na região frontal e na órbita. A sinusite esfenoidal pode causar cefaleias inespecíficas e dor focal em quase todas as regiões da cabeça. A sinusite maxilar pode ser detectada com dor em todo o zigomático, nos dentes caninos ou pré-molares ou em região periorbital. A sinusite etmoidal pode causar dor em epicanto medial e cefaleias periorbitais ou temporais.[19]

Os achados cardinais de rinossinusite aguda incluem rinorreia mucopurulenta, obstrução ou congestão nasal e dor facial, plenitude ou pressão com duração inferior a 4 semanas. Outros sintomas e sinais incluem gotejamento pós-nasal (que pode levar à tosse), pressão nos seios envolvidos, mal-estar, hiposmia, anosmia, febre, dor dentária maxilar e plenitude ou pressão auricular. A sinusite aguda geralmente progride por um período de 7 a 10 dias e se resolve espontaneamente. Durante os primeiros 3 a 5 dias de doença, pode ser difícil diferenciar a sinusite bacteriana aguda da forma viral aguda; os antibióticos não são indicados nesta fase, pois a maioria dos casos é viral com a resolução da infecção sem a necessidade de tratamento. A sinusite bacteriana é mais provável e os antibióticos são indicados quando os sintomas persistem além de 10 dias ou com início grave da doença (febre > 39 °C [102,2 °F] com dor facial intensa ou secreção nasal purulenta) por um período mínimo de 3 ou 4 dias consecutivos. A origem bacteriana também é sugerida quando o paciente melhora inicialmente, e depois evolui apenas com agravamento da congestão e desconforto sinusal. Além disso, o diagnóstico de sinusite é feito na população pediátrica quando uma criança com infecção de vias aéreas superiores apresenta doença persistente (tosse diurna ou secreção nasal) com mais de 10 dias sem melhora, piora na evolução da doença (agravamento ou nova secreção nasal, tosse diurna ou febre após melhora inicial) ou início do quadro com sintomas mais intensos (febre e secreção nasal purulenta concomitante em um período mínimo de 3 dias).[19,20]

A sinusite crônica é insidiosa, prolongada em duração (> 12 semanas) e recorrente. Os sintomas podem ser inespecíficos, mas geralmente são semelhantes àqueles da doença aguda. Os sintomas da doença crônica podem incluir tosse crônica, hálito fétido, laringite, bronquite e agravamento da asma. A sinusite aguda recorrente é diagnosticada quando quatro ou mais episódios de infecção bacteriana aguda, sem sintomas ou sinais entre os episódios, ocorrem no período de 1 ano. A apresentação e o tratamento da doença aguda recorrente são similares aos da sinusite bacteriana aguda.[19] A sinusite fúngica invasiva (mucormicose) é uma infecção rinocerebral oportunística agressiva que afeta hospedeiros imunocomprometidos. A mucormicose (*Rhizopus*) geralmente está associada à febre, dor nasal localizada e rinorreia turva. No exame, o tecido afetado (geralmente os cornetos) tem aspecto acinzentado, friável, anestésico e não hemorrágico em decorrência do infarto causado pela invasão vascular mucormicótica. Em casos avançados, os tecidos afetados são necróticos, de coloração enegrecida, e a infecção dissemina-se além do seio.[19]

Considerações Diagnósticas

Diagnóstico Diferencial

A rinite pode ser diferenciada da sinusite por melhor resposta da obstrução nasal ao tratamento, secreção nasal clara e ausência de dor ou febre. A rinite não leva à obstrução do óstio e os pacientes não se queixam de dor facial. Neoplasias, cefaleia tensional, cefaleia vascular, corpo estranho, doença odontológica, abscesso cerebral, abscesso epidural, meningite e empiema subdural também podem manifestar-se de modo similar aos achados observados na sinusite.

Teste Diagnóstico

O exame físico é mais bem realizado após a aplicação de um descongestionante tópico. Eritema e edema da mucosa geralmente estão presentes. A secreção purulenta proveniente do meato nasal pode ser observada se os óstios sinusais não são completamente obstruídos. No quadro de sinusite aguda, as culturas nasais e nasofaríngeas não diferenciam as infecções virais agudas e bacterianas agudas e, portanto, não são indicadas. Cultura e biópsia são indicadas quando há suspeita de sinusite crônica, aguda recorrente e fúngica.[19]

Na suspeita de sinusite aguda, o exame radiográfico de rotina não é recomendado e deve ser limitado para o diagnóstico de sinusite crônica ou aguda recorrente, casos de diagnósticos questionáveis, pacientes com doença refratária ao tratamento ou investigação de complicações. A TC axial e coronal é a modalidade de imagem de escolha. Os achados de TC sugestivos de sinusite incluem níveis hidroaéreos, opacificação do seio, deslocamento da parede sinusal e espessamento da mucosa (Fig. 65.11). A TC é sensível, embora não específica. O espessamento incidental da mucosa sinusal é observado em 40% dos pacientes assintomáticos e achados anormais na TC também podem ser notados em 50% dos pacientes com alergias sazonais. A TC com contraste IV ou RNM podem ser necessárias para avaliar as complicações da rinossinusite e são úteis para descartar diagnósticos alternativos. Em crianças, a TC ou RNM com contraste IV deve ser realizada se houver suspeita de complicações orbitais ou do sistema nervoso central. A endoscopia sinusal é uma modalidade diagnóstica alternativa para a avaliação da sinusite.[19,20]

Manejo

A maioria dos casos de sinusite aguda é autolimitada e se resolve espontaneamente; portanto, o manejo deve concentrar-se no tratamento sintomático e na educação do paciente. O objetivo do tratamento sintomático é reduzir o desconforto do paciente; e inclui o manejo adequado da dor e descongestionante local. Quando os sintomas alérgicos são evidentes ou o paciente tem história de rinossinusite alérgica, os anti-histamínicos como a loratadina, 10 mg diariamente, são úteis.[19]

A terapia descongestionante, disponível em preparações tópicas e sistêmicas, pode ser utilizada para reduzir o edema tecidual, facilitar a drenagem e manter a permeabilidade dos óstios sinusais.[19] Os agentes tópicos fornecem mais alívio do que os descongestionantes sistêmicos. Os agentes de ação mais prolongada, tais como o hidrocloreto de oximetazolina a 0,05%, são fáceis de utilizar e altamente eficazes. Os agentes tópicos devem ser empregados por até 5 dias, pois o uso prolongado resulta em vasodilatação rebote e obstrução nasal, uma condição denominada *rinite medicamentosa*. Os agonistas adrenérgicos orais sistêmicos (p. ex., fenilpropanolamina, pseudoefedrina) não oferecem vantagem em relação aos agentes tópicos e apresentam efeitos sistêmicos significativos, de modo que não devem ser utilizados a menos que o paciente não esteja disposto a utilizar descongestionantes tópicos. Eles não devem ser

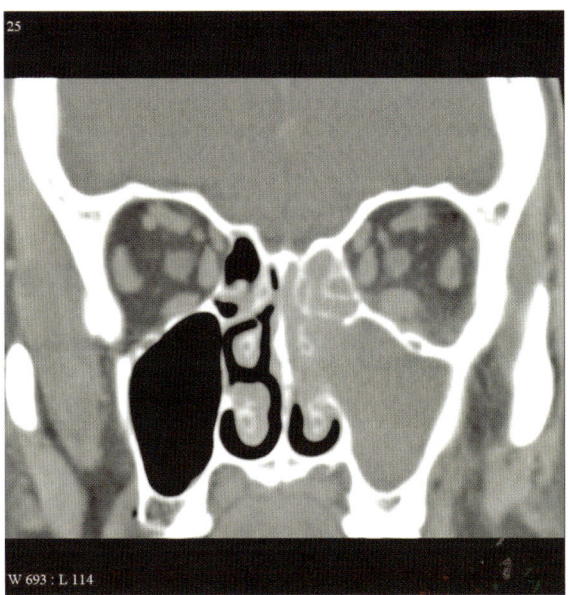

Fig. 65.11. TC demonstrando opacificação do seio maxilar esquerdo no quadro de sinusite aguda.

administrados em pacientes com hipertensão mal controlada ou em pacientes que estão utilizando antidepressivos tricíclicos, inibidores da monoamino-oxidase ou β-bloqueadores não seletivos.[19] Os esteroides tópicos e sistêmicos oferecem benefício limitado quando utilizados em conjunto com antibióticos para o tratamento de sinusite bacteriana. Os esteroides tópicos são indicados para as sinusites crônica e alérgica. Os esteroides sistêmicos podem ser indicados nas sinusites alérgica e crônica com pólipos nasais.[21,22]

A autoirrigação sinusal com sistemas de irrigação comerciais pode ser útil para pacientes com sintomas crônicos de leve intensidade ou episódios agudos frequentemente recorrentes. A irrigação nasal com solução salina é benéfica para o tratamento de sinusite bacteriana aguda, aguda recorrente e crônica e pode até ser eficaz para a prevenção de sinusite. As preparações de salina hipertônica possuem propriedades anti-inflamatórias superiores e podem ser mais eficazes do que a salina normal.[19]

A terapia com antibióticos deve ser iniciada quando o diagnóstico de sinusite bacteriana aguda é estabelecido. Crianças com início grave da doença ou que apresentam agravamento dos sintomas devem ser tratadas com antibióticos. Já aquelas com sintomas persistentes e com uma das seguintes condições também devem ser tratadas com antibióticos: (1) antibioticoterapia nas últimas 4 semanas; (2) infecções bacterianas simultâneas; (3) complicações atuais ou suspeitas de sinusite; ou (4) condições de base (p. ex., asma, fibrose cística, anormalidades anatômicas do trato respiratório superior, imunodeficiência). Crianças com sintomas persistentes estáveis podem ser tratadas com antibióticos ou adotar conduta expectante por período curto (geralmente em até 3 dias), pois existe um baixo risco para complicações nesses pacientes e, além disso, os sintomas podem regredir espontaneamente. Pacientes que não melhoram dentro de 72 horas devem ser tratados com antibióticos. A escolha dos antibióticos deve considerar a produção de β-lactamases e pneumococos resistentes. A amoxicilina-clavulanato por 5 a 7 dias em adultos e 10 dias em crianças é o agente de primeira linha para a sinusite bacteriana não complicada. Doses altas de amoxicilina-clavulanato são recomendadas como tratamento empírico para pacientes de áreas nas quais existem taxas endêmicas elevadas de *S. pneumoniae* invasiva, infecções graves e aqueles em risco de complicações supurativas, tais como: pacientes que foram recentemente hospitalizados, que utilizaram antibióticos nas últimas 4 a 6 semanas, com idade superior a 65 anos ou que são imunocomprometidos. Pacientes alérgicos à penicilina podem ser tratados com levofloxacina, ou doxiciclina ser utilizada em adultos e em crianças, a combinação de clindamicina mais cefixima ou cefpodoxima pode ser utilizada naqueles com alergia à penicilina. Crianças com vômito, incapazes de tolerar os medicamentos orais ou que estão em risco de não adesão à terapia oral podem ser tratadas com uma dose inicial de 50 mg/kg de ceftriaxona (IV ou IM), até que sejam capazes de tolerar os antibióticos orais. O uso de trimetoprim-sulfametoxazol, macrolídeos e cefalosporinas de terceira geração não é mais recomendado como terapia empírica em razão da resistência bacteriana.[6,19,20]

A falha para resolução dos sintomas após 3 a 5 dias de terapia com antibióticos ou pacientes que pioram após 48 a 72 horas do tratamento empírico com antibióticos, necessitam de reavaliação para confirmar o diagnóstico de sinusite bacteriana aguda, alteração para um regime alternativo de antibióticos por 5 a 10 dias e encaminhamento para um otorrinolaringologista. O manejo apropriado de pacientes com doença leve a moderada inclui amoxicilina-clavulanato, cefpodoxima e cefdinir. Pacientes com doença grave devem ser tratados com fluoroquinolona respiratória. O tratamento de complicações de risco à vida requer avaliação do especialista e altas doses de antibióticos IV. Pacientes com sinusite crônica devem ser encaminhados ao otorrinolaringologista. Os antibióticos podem ser úteis no quadro de sinusite crônica e devem cobrir anaeróbios e bactérias produtoras de β-lactamase. A amoxilicina-clavulanato ou clindamicina por 3 a 10 semanas pode ser utilizada. Os antifúngicos podem ser benéficos no tratamento de sinusite crônica.[6,19]

Encaminhamento

A maioria dos pacientes com rinossinusite pode ser tratada ambulatorialmente. A sinusite frontal ou esfenoidal com níveis hidroaéreos pode levar o paciente à hospitalização. Um paciente previamente saudável, sem doença e com bom suporte domiciliar pode ser tratado ambulatorialmente, desde que orientado a retornar imediatamente na presença de sintomas ou sinais de complicações, incluindo cefaleia grave, alterações neurológicas e visuais. Pacientes com aparência toxêmica, que estão imunocomprometidos ou apresentam poucos recursos domiciliares necessitam de admissão hospitalar e antibióticos IV.

CONCEITOS-CHAVE

- A maioria dos casos de faringite apresenta causas virais. Os critérios clínicos CENTOR em conjunto com o TRS podem ser utilizados para determinar a probabilidade de faringite por SGA.
- A febre reumática é rara em países desenvolvidos, onde pode ocorrer em condições de epidemia.
- Embora raras, existem complicações locais (vias aéreas) e sistêmicas de faringite bacteriana de risco à vida.
- Uma dor de garganta grave com achados mínimos no exame da orofaringe sugere infecção grave de partes moles, tais como: epiglotite ou abscesso retrofaríngeo.
- É difícil diferenciar entre celulite e abscesso do espaço profundo, podendo ser necessária a punção aspirativa por agulha fina após TC ou RNM.
- Pacientes com infecções do trato respiratório superior devem ser mantidos em posição de conforto. Os pacientes com epiglotite preferem a posição olfativa clássica, enquanto aqueles com abscesso retrofaríngeo preferem ficar em posição supina.
- Posterior ao espaço retrofaríngeo está situado o espaço perigoso, que se estende da base do crânio até o mediastino superior, aproximadamente em nível de T2.
- A resolução de uma faringite seguida de sepse grave, endocardite localizada à direita ou pneumonia por aspiração devem sugerir trombose séptica da veia jugular interna e síndrome de Lemierre.
- Exames de imagem raramente são indicados no quadro de sinusite e devem ser reservados para apresentações clínicas complexas ou se houver suspeita de complicações.
- Em crianças com sinusite estável e persistente, um período de 3 dias de observação, antes do início do tratamento, com antibióticos é eficaz.

As referências para este capítulo podem ser encontradas on-line no website Expert Consult associado à obra.

CAPÍTULO 66
Pneumonia

Gregory J. Moran | *Matthew A. Waxman*

PRINCÍPIOS

Introdução e Importância

A pneumonia é a principal causa infecciosa de morte no mundo, com mais de 3,1 milhões de mortes por ano.[1] Nos Estados Unidos, há mais de 4 milhões de casos de pneumonia adquirida na comunidade (PAC) anualmente em adultos.[2] O ônus econômico associado à PAC anualmente nos Estados Unidos é superior a US $17 bilhões de dólares. A maioria dos casos de PAC é tratada em ambulatório e a mortalidade é baixa (≈ 1%). A pneumonia que requer hospitalização está associada a uma taxa de mortalidade tão alta quanto 20%. A pneumonia continua a ser um desafio devido ao amplo espectro de patógenos, à alteração dos padrões de resistência aos antibióticos, à introdução continuada de novos agentes antimicrobianos e à crescente ênfase na relação custo-benefício e no tratamento ambulatorial.

A epidemiologia da PAC está mudando. Como a porcentagem da população com mais de 65 anos continua a aumentar, a incidência de pneumonia também deverá aumentar. Um número crescente de pacientes está fazendo uso de medicamentos imunossupressores relacionados com o tratamento de neoplasias malignas, transplante ou doença autoimune, o que resulta em mais casos de pneumonia por patógenos oportunistas. O *Streptococcus pneumoniae* é o patógeno mais frequentemente identificado e também está associado à crescente resistência antimicrobiana. Além disso, existe a ameaça de infecções respiratórias causadas por terrorismo biológico ou patógenos recentemente descobertos – como a síndrome respiratória do Oriente Médio –, que têm o potencial de se espalhar globalmente por meio de viagens internacionais.

Anatomia e Fisiologia

Apesar da presença constante de potenciais patógenos no trato respiratório, os pulmões são notavelmente resistentes à infecção. A superfície alveolar dos pulmões cobre uma área de aproximadamente 140 m², cerca de 10.000 L de ar passam através do trato respiratório por dia, e o ar ambiente típico pode conter centenas de milhares de microrganismos por metro cúbico. Embora os reflexos laríngeos e de tosse evitem que a maioria das partículas grandes penetre no trato respiratório inferior, a aspiração de conteúdo orofaríngeo pode ser uma ocorrência comum durante o sono normal. Apesar destes perigos, o trato respiratório inferior é um ambiente virtualmente estéril.

Fisiopatologia

O desenvolvimento de pneumonia clínica requer uma anormalidade nas defesas do hospedeiro, a presença de um microrganismo particularmente virulento ou a introdução de um grande inóculo de microrganismos. A pneumonia comumente é resultante da microaspiração de patógenos do trato respiratório superior para o trato respiratório inferior estéril. Se os microrganismos invasores superarem as defesas do hospedeiro, a proliferação microbiana desencadeia inflamação, resposta imune e pneumonia clínica. Se as defesas do hospedeiro estão previamente comprometidas, a vulnerabilidade ao desenvolvimento de pneumonia é maior.

Em geral, o desafio na pneumonia é identificar o agente causador em vez de realizar o diagnóstico. É improvável que um patógeno específico possa ser identificado no pronto-socorro (PS), mas um histórico cuidadoso, incluindo viagens ao exterior, uso recente de antibióticos e exposição ao sistema de saúde, pode ajudar a informar a terapia empírica. A terapia empírica escolhida deve ter atividade contra o espectro de prováveis patógenos com base na apresentação clínica geral do paciente.

É difícil determinar a causa específica de pneumonia, porque testes microbiológicos e sorológicos avançados geralmente não estão disponíveis durante uma avaliação de emergência. Na PAC, a causa microbiana não pode ser determinada em mais de 50% dos casos, mesmo após uma investigação completa com os pacientes hospitalizados.

Entre adultos hospitalizados nos quais um patógeno pode ser identificado, organismos como *S. pneumoniae* e *Haemophilus influenzae*, denominados como patógenos típicos, são responsáveis por aproximadamente 50% dos casos. *Legionella*, *Mycoplasma* e *Chlamydophila* spp (anteriormente conhecida como *Chlamydia*), conhecidos como patógenos atípicos, também são comuns.[3] O teste para agentes virais revela uma causa viral em aproximadamente 18% dos casos, sendo os vírus *Influenza* e *Parainfluenza* os mais comuns.[4]

Entre os adultos que necessitam de internação na unidade de terapia intensiva (UTI), o patógeno mais comum é *S. pneumoniae*, com prevalência ainda maior entre os casos fatais. *Legionella* spp, *Staphylococcus aureus* (incluindo *S. aureus* resistente à meticilina [MRSA]) e bacilos aeróbicos Gram-negativos também parecem ser relativamente mais comuns entre adultos com PAC grave.[5] Microrganismos atípicos, como as espécies de *Mycoplasma* ou vírus, são responsáveis por uma proporção relativamente maior de pneumonia em pacientes que apresentam doença mais leve, passível de terapia ambulatorial.[6] Microrganismos atípicos também podem ocorrer com frequência significativa em pacientes com doença grave que necessitam de hospitalização, principalmente em decorrência de infecção por *Legionella*. A coinfecção por organismos como *Chlamydophila pneumoniae* e *S. pneumoniae* também é bem reconhecida.

S. pneumoniae é um coco Gram-positivo e constitui a causa mais comum de PAC em adultos que necessitam de hospitalização. Ele coloniza a nasofaringe em 40% dos adultos saudáveis. Embora este microrganismo possa causar pneumonia em pessoas saudáveis, os pacientes com história de diabetes, doença cardiovascular, etilismo, doença falciforme, esplenectomia, doença maligna ou outras doenças imunossupressoras correm maior risco. Uma vacina contendo os 23 polissacarídeos capsulares dos tipos pneumocócicos mais comumente associados à pneumonia reduz a probabilidade de infecção pneumocócica grave. É recomendada para adultos com risco aumentado decorrente de doença subjacente ou idade acima de 65 anos.[7] Apesar dessa recomendação, muitos pacientes que buscam o PS não receberam a vacina pneumocócica, e a vacinação de pacientes elegíveis dentro desse contexto parece ser viável e eficaz.[8] Uma vacina pneumocócica conjugada 13-valente reduz eficazmente a doença pneumocócica invasiva e a pneumonia em lactentes e crianças pequenas.[9] Embora subutilizada na população adulta, a vacina resultou em diminuição acentuada na incidência de pneumonia pneumocócica.[8]

O *H. influenzae*, o segundo microrganismo mais frequentemente isolado na PAC entre adultos, é um bastonete Gram-negativo pleomórfico. É um patógeno comum em adultos com doença pulmonar obstrutiva crônica (DPOC), etilismo, desnutrição, neoplasias malignas ou diabetes.

O *S. aureus* pode estar emergindo como uma causa mais comum de PAC e tem sido encontrado com mais frequência do que *H. influenzae* em alguns estudos recentes. Cepas de *S. aureus* resistentes à meticilina associadas à comunidade (CA-MRSA) são incomuns na PAC, mas são mais propensas a causar doença grave.[10] Frequentemente associadas à influenza, as pneumonias estafilocócicas são frequentemente necrosantes, com formação de cavitação e pneumatocele. Usuários de drogas intravenosas (IV) podem desenvolver disseminação hematogênica por *S. aureus* que envolva ambos os pulmões, com múltiplos infiltrados pequenos ou abscessos (p. ex., endocardite de valva tricúspide resultando em êmbolos pulmonares sépticos).

Klebsiella pneumoniae é um bacilo Gram-negativo que raramente causa doença em um hospedeiro normal e é responsável por uma pequena porcentagem de casos de PAC. Pode causar pneumonia grave em pacientes debilitados com etilismo, diabetes ou outras doenças crônicas. Há uma alta incidência de resistência a antibióticos porque o microrganismo é frequentemente adquirido em hospitais.

Mycoplasma pneumoniae é uma das causas mais comuns de PAC em pacientes previamente saudáveis com idade inferior a 40 anos. Outro microrganismo importante na PAC é *C. pneumoniae*, um parasita intracelular transmitido entre humanos por secreções respiratórias ou aerossóis. Estudos de soroprevalência indicaram que praticamente todos são infectados por *C. pneumoniae* em algum momento e que a reinfecção é comum, particularmente em adultos mais velhos. É responsável por pelo menos 10% dos casos de PAC tratados de forma ambulatorial, embora isso seja subestimado pela dificuldade no diagnóstico da infecção por esse microrganismo.

Pelo menos 30 espécies de *Legionella* foram isoladas desde o surto relacionado com a convenção de 1976 na Filadélfia, no qual o microrganismo recebeu seu nome. Pelo menos 19 são patógenos humanos conhecidos. *Legionella* é um microrganismo intracelular que vive em ambientes aquáticos. Não há transmissão de pessoa para pessoa. Embora esteja envolvido em surtos relacionados com torres de resfriamento e fontes aquáticas similares, o organismo também vive em água comum e é subdiagnosticado como causa da PAC. A prevalência de *Legionella* parece variar muito de uma região para outra. Infecções do trato respiratório inferior causados por microrganismos anaeróbicos geralmente são resultados de aspiração de conteúdo orofaríngeo com grandes quantidades de bactérias. Estas infecções são tipicamente polimicrobianas, incluindo *Peptostreptococcus*, *Bacteroides*, *Fusobacterium* e *Prevotella* spp. A apresentação frequentemente é subaguda ou crônica e pode ser difícil distinguir clinicamente de outras causas de pneumonia. Os fatores clínicos que sugerem uma infecção anaeróbia incluem fatores de risco para aspiração, como depressão do sistema nervoso central ou disfunção da deglutição, doença periodontal grave, escarro fétido e presença de abscesso pulmonar ou empiema.

Pneumonias virais são comuns em lactentes e crianças pequenas sendo reconhecidas como uma importante causa de pneumonia em adultos. Vírus sincicial respiratório e *Parainfluenza* são as causas mais comuns de pneumonia em lactentes e crianças pequenas, ocorrendo principalmente durante o outono e o inverno. Os vírus *Influenza* constituem a causa mais comum de pneumonia viral em adultos. Surtos de gripe no inverno, geralmente por vírus *Influenza* tipo A, podem causar até 40.000 mortes anualmente nos Estados Unidos. Mais de 90% ocorrem em pessoas com 65 anos ou mais. O metapneumovírus é um paramixovírus que é uma importante causa de pneumonia viral em crianças e adultos.[11]

Infecções fúngicas causadas por microrganismos como *Histoplasma capsulatum*, *Blastomyces dermatitidis* e *Coccidioides immitis* comumente se manifestam como doença pulmonar. Estes microrganismos estão presentes no solo em várias áreas geográficas dos EUA – *H. capsulatum* nos vales do rio Mississipi e Ohio, *C. immitis* em áreas desérticas do sudoeste e *B. dermatitidis* em uma área mal definida que se estende além da área do *H. capsulatum*. Essas infecções devem ser suspeitadas em pessoas dessas áreas geográficas, especialmente naquelas que estão próximas de atividades que tenham contato com o solo, como uma construção ou andar de bicicleta, e em pacientes que não respondem a antibióticos antibacterianos. A apresentação clínica varia de uma pneumonia aguda ou crônica a granulomas assintomáticos e adenopatia hilar.

A pneumonia por *Pneumocystis* (PCP) ocorre em hospedeiros imunocomprometidos, principalmente aqueles com síndrome da imunodeficiência adquirida (AIDS) ou neoplasia maligna. O *Pneumocystis jiroveci* (anteriormente conhecido como *Pneumocystis carinii*) é uma das infecções mais comuns que levam ao diagnóstico de infecção por HIV e AIDS. Os pacientes com queixas pulmonares devem ser questionados sobre os fatores de risco para o HIV, e os emergencistas devem procurar sinais de imunossupressão relacionada com o HIV, como perda de peso, linfadenopatia e candidíase oral. A PCP normalmente se manifesta de forma subaguda com fadiga, dispneia ao esforço, tosse não produtiva, dor torácica pleurítica e febre.

O *Mycobacterium tuberculosis* é uma bactéria de crescimento lento, transmitida entre pessoas por gotículas produzidas pela tosse e pelo espirro. *M. tuberculosis* sobrevive dentro de macrófagos como um parasita intracelular facultativo e pode permanecer inativo no corpo durante muitos anos. A tuberculose ativa (TB) desenvolve-se em cerca de 2 anos após a infecção em aproximadamente 5% dos pacientes, e outros 5% desenvolvem doença por causa da reativação em algum momento posterior. A reativação é mais provável de ocorrer em pessoas com comprometimento da imunidade celular, como pacientes com diabetes, insuficiência renal, terapia imunossupressora, desnutrição ou AIDS. Aproximadamente um terço da população mundial está infectada pelo *M. tuberculosis*; cerca de 9 milhões de novos casos de doença ativa desenvolvem-se anualmente, o que resulta 1,5 milhão de mortes em todo o mundo. Aproximadamente 10.000 pacientes/ano nos Estados Unidos desenvolvem tuberculose. Cepas multirresistentes de *M. tuberculosis* foram encontradas em números crescentes, especialmente entre os pacientes com HIV e em imigrantes do Sudeste Asiático.

Características Clínicas

A avaliação no Departamento de Emergência deve concentrar-se no estabelecimento do diagnóstico de pneumonia e na determinação da presença de características clínicas e epidemiológicas que influenciem as decisões sobre hospitalização e antibioticoterapia. Os principais componentes da história incluem o caráter dos sintomas, o cenário associado à aquisição da pneumonia, o contato recente com o sistema de saúde, as exposições geográficas ou os animais e fatores do hospedeiro que predispõem a certos tipos de infecções e estão associados ao desfecho.

A pneumonia geralmente se manifesta como uma tosse produtiva de expectoração purulenta, dispneia e febre. Na maioria das crianças mais velhas e adultos saudáveis, o diagnóstico pode ser razoavelmente excluído com base na história e no exame físico, e os casos suspeitos são confirmados por radiografia torácica. A ausência de qualquer anormalidade nos sinais vitais ou na ausculta pulmonar reduz substancialmente a probabilidade de pneumonia, como demonstrado pela radiografia. Nenhum achado clínico isolado, no entanto, é altamente confiável para estabelecer ou excluir o diagnóstico de pneumonia.[12]

Pacientes mais velhos ou debilitados com pneumonia frequentemente apresentam queixas inespecíficas, como confusão aguda ou deterioração da função basal, sem sintomas clássicos. Da mesma forma, pacientes mais velhos podem não apresentar um infiltrado radiograficamente bem definido. Pacientes mais velhos são mais propensos a apresentar doença avançada no momento da consulta e podem apresentar sepse na ausência de uma síndrome prévia sugestiva de pneumonia. Ocasionalmente, os pacientes com pneumonia em lobo inferior apresentam dor abdominal ou dorsalgia como um sintoma clínico.

O ensino clássico divide a pneumonia com base em padrões clínicos em pneumonia típica causada por bactérias piogênicas, como *S. pneumoniae* ou *H. influenzae*, e pneumonia atípica causada por microrganismos como *Mycoplasma* e *Chlamydophila* spp. Esse ensino clássico é artificial, e uma clara diferenciação entre esses dois tipos de pneumonia clinicamente é impossível. Determinados fatores clínicos podem ser sugestivos de organismos atípicos. Fatores estudados prospectivamente e que não ajudaram a diferenciar pneumonias atípicas daquelas de causas bacterianas piogênicas incluem início gradual, pródromo viral, ausência de calafrios, tosse não produtiva, febre mais baixa, ausência de pleurisia ou consolidação, leucograma normal e infiltrado mal definido na radiografia de tórax. Embora seja impossível determinar a causa específica da pneumonia com um alto grau de certeza sem os resultados de testes microbiológicos ou sorológicos, certos fatores clínicos sugerem que um patógeno específico deve ser considerado.

Fatores clínicos sugestivos de pneumonia pneumocócica incluem o início abrupto de calafrios, seguido de febre, tosse produtiva de escarro cor de ferrugem e dor torácica pleurítica. Pacientes com história de asplenia, doença falciforme, AIDS, mieloma múltiplo ou agamaglobulinemia apresentam risco aumentado de bacteremia e sepse pneumocócica, com altas taxas de mortalidade. Adultos com doença pulmonar crônica que desenvolvem pneumonia causada por *H. influenzae* tipicamente apresentam piora insidiosa da tosse e da produção de escarro em relação ao padrão de referência basal, e a bacteremia é rara. *K. pneumoniae* pode causar pneumonia grave em pacientes mais velhos ou debilitados, que apresentam o chamado escarro de geleia de groselha, resultante da natureza necrosante da infecção. A formação de abscessos, empiema e bacteremia são comuns na infecção por esse microrganismo e a mortalidade é alta.

A pneumonia atípica é causada por microrganismos como *M. pneumoniae*, *C. pneumoniae*, vírus, *Legionella* spp, ou *rickettsias*, como *Coxiella burnetii*. A infecção por M. pneumoniae geralmente se inicia como uma doença semelhante à gripe com cefaleia, mal-estar, febre e tosse não produtiva. Lesões cutâneas, incluindo erupções maculopapulares, vesiculares, urticariformes ou do tipo eritema multiforme, são comuns, especialmente em pacientes mais jovens. Embora a miringite bolhosa seja descrita como um achado clássico, ela não é específica da infecção por Mycoplasma e raramente é encontrada. Os pacientes geralmente não apresentam toxemia e a maioria pode ser tratada em nível ambulatorial. Embora o escarro mucopurulento geralmente indique a presença de pneumonia bacteriana piogênica ou bronquite, também pode estar presente na pneumonia por *M. pneumoniae* ou vírus. A pneumonia viral em adultos é frequentemente precedida por sintomas de infecção do trato respiratório superior, como rinite ou dor de garganta. A maioria das infecções por *C. pneumoniae* em adultos jovens causa doença das vias aéreas superiores, autolimitada, de início subagudo. Este microrganismo também está associado a bronquite, sibilância, sinusite e faringite. O desenvolvimento de pneumonia radiograficamente evidente é mais comum em idosos com *C. pneumoniae*. Alguns pacientes com infecção por *Legionella* apresentam características de pneumonia atípica, autolimitada e leve. Pacientes mais velhos, tabagistas e aqueles com doença crônica ou imunossupressão são os mais propensos a desenvolver a forma sistêmica mais aguda e grave da doença dos legionários. Sintomas gastrointestinais, como diarreia e dor abdominal tipo cólica, confusão e mialgia às vezes são proeminentes.

Além da idade, a presença de doença subjacente, os sintomas manifestados e o cenário associado à aquisição da pneumonia podem fornecer pistas para causas prováveis. A PAC que ocorre em indivíduos saudáveis pode ser causada por vírus, *Mycoplasma* spp ou *S. pneumoniae*. *S. aureus*, incluindo MRSA, pode causar pneumonia grave associada à gripe. Pacientes recém-hospitalizados e com cuidados de longa duração podem desenvolver PAC por agentes incomuns, como *Enterobacteriaceae*, *Pseudomonas aeruginosa* e *S. aureus*. Pacientes saudáveis em ambiente institucional, como um quartel militar, provavelmente apresentam pneumonia causada por *Mycoplasma* spp ou vírus.

Pacientes com doença pulmonar subjacente, especialmente DPOC, constituem um grupo importante que provavelmente desenvolverá pneumonia. O trato respiratório inferior desses pacientes comumente está colonizado por microrganismos como *S. pneumoniae*, *H. influenzae* e *Moraxella catarrhalis*. Pacientes com fibrose cística são propensos a desenvolver pneumonia causada por *P. aeruginosa* ou *S. aureus*. O comprometimento do *clearance* mucociliar nesses dois grupos de pacientes os torna altamente suscetíveis a episódios repetidos de pneumonia.

Pacientes com imunossupressão como resultado de neoplasia hematológica, pacientes que fazem quimioterapia para neoplasia maligna e receptores de transplante são propensos a desenvolver infecções pulmonares causadas por uma ampla diversidade de microrganismos. Além dos patógenos comuns, esses pacientes podem desenvolver pneumonia secundária a vírus como o citomegalovírus (CMV), a varicela ou o vírus herpes simples. Eles também são mais propensos a desenvolver pneumonia causada por bacilos aeróbicos Gram-negativos, fungos *Aspergillus* e geográficos e *P. jiroveci*.

Apesar do uso de terapia antirretroviral (TARV) ter diminuído a incidência de infecções oportunistas entre os pacientes infectados pelo HIV, os indivíduos que não estão sob cuidados regulares frequentemente procuram o departamento de emergência. Além de *P. jiroveci*, há também uma incidência mais alta de *M. tuberculosis* e patógenos bacterianos comuns, como *S. pneumoniae*. A pneumonia de etiologia bacteriana continua sendo a mais comum em pacientes infectados pelo HIV. Outras causas menos comuns de pneumonia em pacientes infectados pelo HIV incluem o complexo *Mycobacterium avium*, CMV, bacilos Gram-negativos aeróbicos e *Cryptococcus neoformans*. A PCP costuma ter uma apresentação subaguda caracterizada por tosse não produtiva, dispneia aos esforços e perda de peso. Hipoxemia, hipocapnia e aumento do gradiente alvéolo-arterial de oxigênio geralmente estão presentes. Uma pista clínica sugestiva de PCP no PS é a saturação de oxigênio significativamente menor com deambulação associada ao quadro de doença por HIV ou fatores de risco. O potencial para infecção pulmonar oportunista pode ser previsto pela contagem absoluta de linfócitos CD4 inferior a 200/mm^3. Essa contagem geralmente é conhecida em pacientes com infecção pelo HIV diagnosticada ou pode ser inferida pela contagem de linfócitos totais periféricos menor que 1.000/mm^3. Em pacientes que não conhecem seu *status* de HIV, a presença de achados como perda de peso, leucoplasia pilosa e candidíase oral sugere fortemente imunossupressão.

Pacientes em casas de repouso e instituições de cuidados apresentam maior risco de infecção por microrganismos multirresistentes, como *P. aeruginosa*, *K. pneumoniae* (incluindo cepas produtoras de β-lactamases de espectro estendido), *Acinetobacter* spp e cepas hospitalares de MRSA. Em 2005, a *American Thoracic Society/Infectious Disease Society of America* (ATS/IDSA) emitiu diretrizes para o manejo de pacientes que podem estar sob risco de resistência a múltiplas drogas com base na exposição recente ao sistema de saúde. Veja o Quadro 66.1 para definições de pneumonia adquirida no hospital, associada à ventilação mecânica e associada a cuidados de saúde (PACS). Uma parte importante da avaliação inicial do paciente com pneumonia é uma história cuidadosa e a revisão do prontuário para procurar exposição recente ao sistema de saúde. A PACS está associada a maior probabilidade de patógenos multirresistentes, como *Pseudomonas* e MRSA, e a mortalidade é maior do que a da PAC.[13]

Considerações Diagnósticas

Diagnósticos Diferenciais

A diferenciação entre infecções dos tratos respiratórios superior e inferior pode ser difícil. A radiografia de tórax ajuda a diferenciar entre infecção do trato respiratório superior ou bronquite e pneumonia.

Muitas condições não infecciosas podem resultar em processos pulmonares inflamatórios, incluindo exposição a pó mineral (p. ex., silicose), vapores químicos (p. ex., cloro e amônia), drogas tóxicas (p. ex., bleomicina), radiação, lesão térmica ou toxicidade do oxigênio. Doenças imunológicas (p. ex., sarcoidose, síndrome de Goodpasture e doença vascular do colágeno) ou hipersensibilidade a agentes ambientais (p. ex., doença pulmonar do agricultor) também podem resultar em pneumonia. Os tumores podem ser confundidos radiograficamente com pneumonia ou podem aparecer inicialmente como uma infecção pós-obstrutiva ou adenopatia com infiltrados periféricos. A linfangite carcinomatosa pulmonar pode assemelhar-se à pneumonia intersticial.

É importante distinguir entre a aspiração aguda de conteúdo gástrico ou outros líquidos e pneumonia bacteriana que podem se desenvolver posteriormente como uma complicação da aspiração. A aspiração de líquidos para o pulmão desfaz o surfactante e desencadeia uma resposta inflamatória que pode levar à hipóxia e à insuficiência respiratória. A aspiração de conteúdo gástrico ácido é particularmente prejudicial para os pulmões e é comum em pacientes que estão inconscientes por intoxicação ou anestesia ou que têm déficits neurológicos. Os pacientes podem inicialmente ter tosse ou dispneia ou podem aparecer bem inicialmente e nas horas seguintes desenvolver disfunção respiratória.

A aspiração aguda de líquido ácido para os pulmões provoca uma pneumonite química. Isso pode causar febre, leucocitose, expectoração purulenta e infiltrados radiográficos que se assemelham aos da pneumonia bacteriana. Embora alguns pacientes desenvolvam pneumonia bacteriana, a administração profilática de antibióticos é controversa.[14] Antibióticos devem ser iniciados se o paciente desenvolver sinais de pneumonia bacteriana, incluindo novo episódio febril, expansão do infiltrado mais de 36 horas após a aspiração ou deterioração inexplicada.

Exames Diagnósticos

Embora muitas radiografias de tórax sejam realizadas desnecessariamente para pacientes com infecções do trato respiratório superior ou bronquite, é difícil identificar um conjunto de critérios específicos que direcione a solicitação do exame que seja melhor do que o julgamento clínico de um médico experiente. A radiografia de tórax de rotina para todos os pacientes com tosse não é necessária. A tomografia computadorizada (TC) de tórax é mais sensível do que a radiografia para detectar a presença de consolidação pulmonar, embora a história natural da pneumonia na TC e na radiografia não seja clara. A TC de tórax deve ser considerada em pacientes adultos mais velhos ou que apresentem comorbidades significativas, para os quais a identificação de um infiltrado sutil alteraria o tratamento. Adultos jovens saudáveis com um diagnóstico presuntivo de pneumonia que serão tratados como pacientes ambulatoriais podem ter a radiografia de tórax adiada, a menos que haja suspeita de imunocomprometimento ou outras características incomuns da doença.[15] A radiografia de tórax deve ser obtida subsequentemente, se houver resposta inicial ruim ao tratamento. A realização como rotina da radiografia de tórax para pacientes com exacerbação de bronquite crônica ou DPOC é de baixo rendimento e pode ficar limitada a pacientes com outros sinais de infecção ou insuficiência cardíaca congestiva.

Embora o agente etiológico não possa ser determinado apenas pelos resultados da radiografia de tórax, determinados padrões radiográficos podem sugerir a possibilidade de patógenos específicos. Nas pneumonias bacterianas piogênicas, as radiografias geralmente mostram uma área de infiltrado segmentar ou subsegmentar e broncogramas aéreos (Fig. 66.1). A consolidação lobar

---

QUADRO 66.1

Definições da American Thoracic Society/ Infectious Disease Society para Pneumonia Adquirida no Hospital, Associada à Ventilação Mecânica e Associada a Cuidados de Saúde

A pneumonia adquirida no hospital (PAH) – ocorre ≥ 48 horas após a internação e não parece estar presente no momento da internação

Pneumonia associada à ventilação mecânica (PAVM) – ocorre > 48 a 72 horas após a intubação endotraqueal

A pneumonia associada a cuidados de saúde (PACS) – ocorre em um paciente não hospitalizado com contato extensivo com instalações de saúde definido por uma ou mais das seguintes exposições:
- Terapia IV, tratamento de feridas ou quimioterapia IV nos 30 dias anteriores
- Residência em casa de repouso ou outra instituição de longa permanência
- Hospitalização para cuidados agudos por 2 dias ou mais nos últimos 90 dias
- Realização de hemodiálise nos 30 dias anteriores

American Thoracic Society; Infectious Diseases Society of America: Guidelines for the management of adults with hospital-acquired, ventilator-associated, and healthcare associated pneumonia. Am J Respir Crit Care Med 171:388-416, 2005.

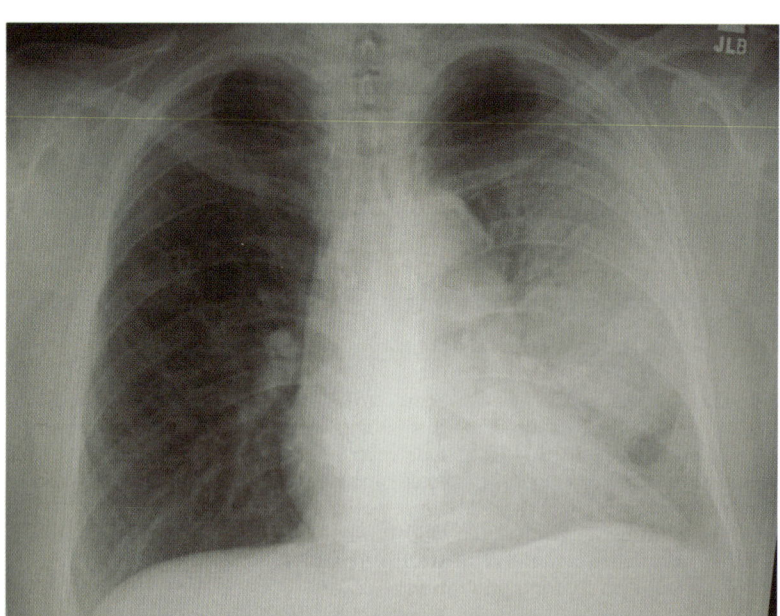

Fig. 66.1. Radiografia de tórax posteroanterior (PA) revela pneumonia em lobo superior esquerdo. Diversas espécies de microrganismos podem produzir esse padrão, geralmente *Streptococcus pneumoniae*, *Haemophilus influenzae* ou bacilos Gram-negativos, mas também *Chlamydophila pneumoniae*, *Mycoplasma* ou *Legionella* spp.

está presente em alguns casos de pneumonia bacteriana, frequentemente causada por pneumococos ou *Klebsiella*. Um denso infiltrado lobar com uma aparência de fissura saliente na radiografia de tórax frequentemente é descrito associado à pneumonia causada por *Klebsiella*, mas esse achado é inespecífico, e a maioria dos casos manifesta-se como uma broncopneumonia mais sutil. A pneumonia resultante da propagação da infecção ao longo das vias aéreas intralobulares resulta em infiltrados algodonosos ou em placa nas áreas pulmonares envolvidas. Uma grande variedade de bactérias e agentes, como *Chlamydophila*, *Mycoplasma* e *Legionella* spp, vírus e fungos, podem causar esse padrão.

Um padrão intersticial em uma radiografia de tórax (Fig. 66.2) tipicamente é causado por *Mycoplasma* spp, vírus ou *P. jiroveci*. Os achados radiográficos clássicos na PCP são infiltrados intersticiais bilaterais que começam na região peri-hilar (Fig. 66.3). As manifestações radiográficas da PCP podem variar consideravelmente, desde uma aparência normal e infiltrados lobares, efusões pleurais, adenopatia hilar, nódulos parenquimatosos até doença cavitária. Pequenos nódulos disseminados em ambos os pulmões representam um padrão miliar típico de pneumonias granulomatosas, como tuberculose ou doença fúngica. A localização dos infiltrados também pode sugerir a causa. A pneumonia aspirativa ocorre em áreas dependentes do pulmão, geralmente nos segmentos superiores dos lobos inferiores ou segmentos posteriores dos lobos superiores. Infiltrados de pneumonias ocasionadas por disseminação hematogênica (p. ex., *S. aureus*) tendem a se apresentar múltiplos e periféricos. Infiltrados apicais sugerem TB.

A presença de características radiográficas adicionais associadas a infiltrados pode sugerir uma causa específica. O infiltrado associado a adenopatia hilar ou mediastinal sugere a presença de TB ou doença fúngica ou pode indicar pneumonia associada a uma neoplasia. Bactérias mais provavelmente associadas à cavitação (Fig. 66.4) são anaeróbias, bacilos aeróbios Gram-negativos e *S. aureus*. A cavitação também pode estar presente na doença fúngica ou tuberculose e em processos não infecciosos (p. ex., neoplasia maligna e doença vascular pulmonar). Pneumatoceles ou pneumotórax espontâneo podem ser observados em pacientes com AIDS com PCP.

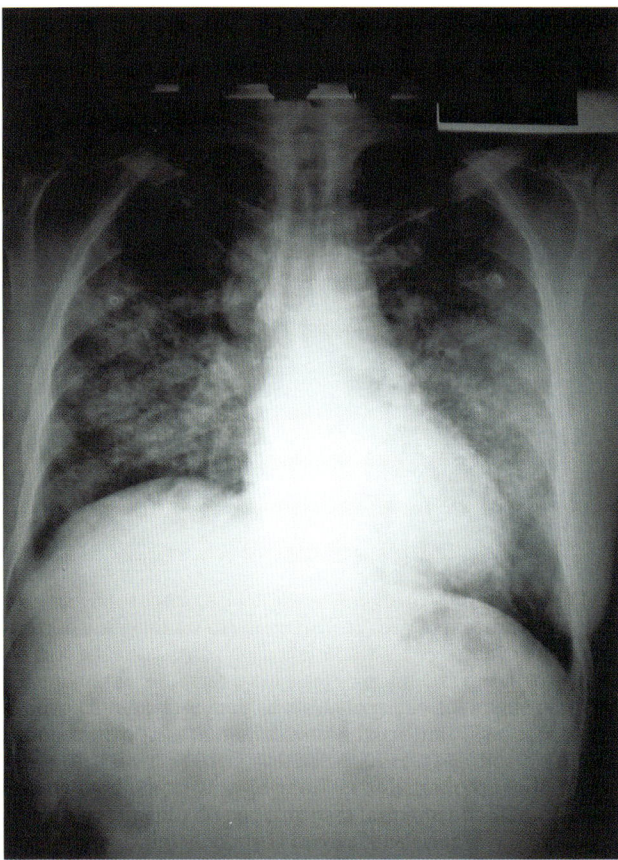

Fig. 66.2. A radiografia de tórax posteroanterior revela infiltrados intersticiais irregulares. Vírus e micoplasma são as causas mais prováveis em um paciente saudável, mas muitos microrganismos bacterianos também podem produzir esse padrão.

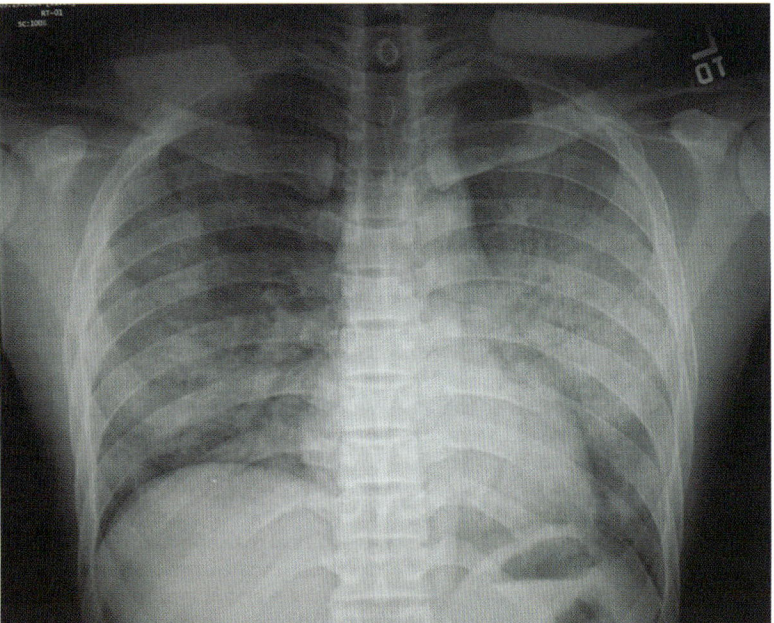

Fig. 66.3. A radiografia de tórax posteroanterior de um paciente infectado pelo vírus da imunodeficiência humana (HIV) revela doença intersticial mista com infiltrados alveolares irregulares. *Pneumocystis jiroveci* é a causa mais comum, mas os patógenos bacterianos e a tuberculose também são considerados.

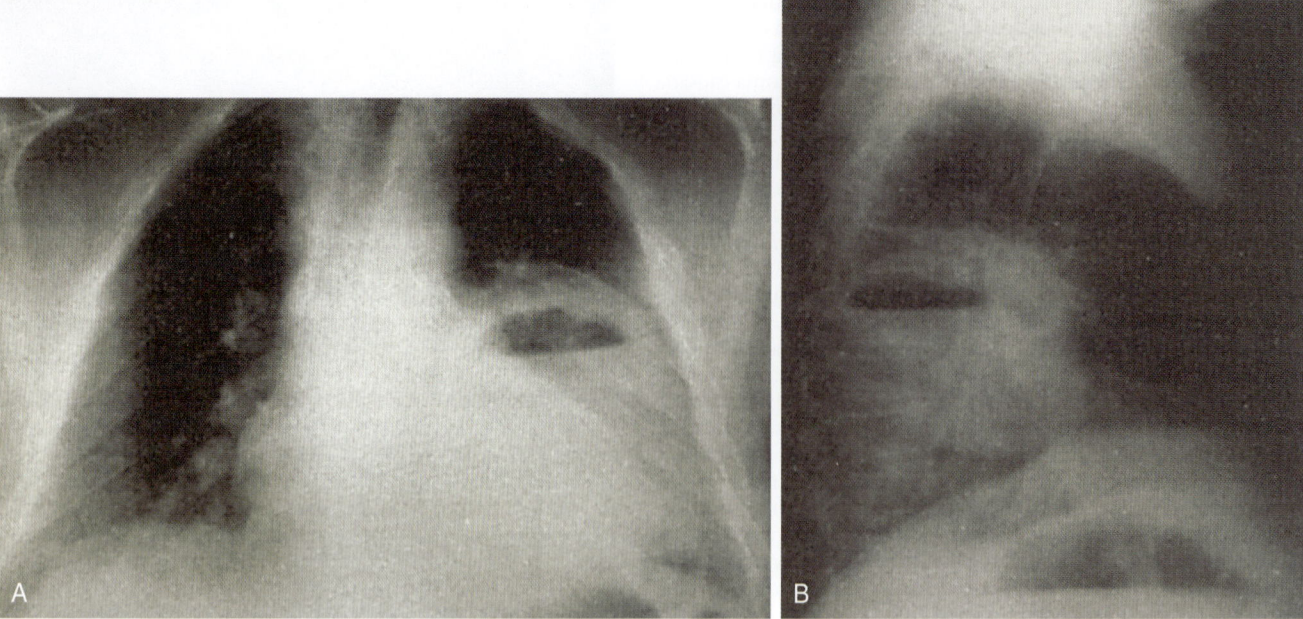

Fig. 66.4. Radiografias de tórax posteroanterior (**A**) e perfil (**B**) revelam abscesso pulmonar em lobo inferior esquerdo, com nível hidroaéreo distinto.

Os derrames pleurais ocorrem associados a uma ampla variedade de microrganismos, incluindo muitos tipos de pneumonias bacterianas piogênicas, *Chlamydophila* e *Legionella* spp e TB. Infecções anaeróbias associadas a um derrame são especialmente propensas ao desenvolvimento de empiema. O diagnóstico e a aspiração dos derrames pleurais podem ser guiados pelo uso da ultrassonografia *point-of-care*.

Os achados radiográficos são inespecíficos para predizer uma causa infecciosa particular. A pneumonia por *Mycoplasma* pode manifestar-se como um infiltrado denso ou a pneumonia pneumocócica manifestar-se como um infiltrado intersticial difuso. Pacientes imunocomprometidos são particularmente propensos a exibir aparências radiográficas atípicas. Raramente, pacientes com quadro clínico fortemente sugestivo de pneumonia apresentam uma radiografia de tórax normal, e alguns exibem infiltrado nas 24 a 48 horas seguintes. A ausência de achados em uma radiografia de tórax não deve impedir o uso de terapia antimicrobiana em pacientes apropriados com diagnóstico clínico de pneumonia. Pacientes imunocomprometidos, idosos e pacientes com comorbidades significativas podem ser tratados com antibióticos empíricos no contexto de sinais e sintomas que indicam pneumonia, mesmo com radiografia de tórax negativa.

Os exames laboratoriais também são inespecíficos para identificar a causa da pneumonia. Embora o achado de leucograma (WBC) maior que 15.000/mm^3 aumente a probabilidade de o paciente ter uma causa bacteriana piogênica, em vez de uma causa viral ou atípica, o valor preditivo desse achado depende do estágio da doença e da prevalência das prováveis causas. No entanto, isso não é sensível nem específico o suficiente para auxiliar a tomada de decisões relativas ao tratamento em um paciente individual. O leucograma pode ser útil se apresentar evidências de imunossupressão, como neutropenia, ou se revelar linfopenia que possa indicar imunossupressão da AIDS. Painéis metabólicos básicos podem ajudar a identificar pacientes com disfunção renal ou hepática ou acidose metabólica associada à sepse. Esses achados predizem uma evolução complicada e influenciarão as decisões relacionadas com o encaminhamento, a escolha de agentes antimicrobianos e as dosagens. O nível sérico de lactato desidrogenase é significativamente elevado em pacientes com AIDS com PCP em comparação com pacientes com pneumonia não PCP. Marcadores inflamatórios como a taxa de sedimentação de eritrócitos (VHS) e os níveis de procalcitonina e proteína C-reativa não são úteis na tomada de decisão clínica em relação à pneumonia. O nível de procalcitonina tem sido sugerido como um meio para avaliar a probabilidade de uma causa bacteriana, resposta à terapia antimicrobiana e prognóstico. Uma estratégia de uso da procalcitonina pode reduzir um pouco o uso de antibióticos sem aumentar a morbidade, mas é apenas moderadamente sensível para a identificação de pneumonia bacteriana e não foi comprovado que adicione informações prognósticas além dos outros sistemas de estratificação de risco.[16] A avaliação da função respiratória por oximetria de pulso é importante na avaliação dos pacientes com pneumonia, pois a avaliação clínica da oxigenação pode ser imprecisa. A oximetria de pulso deve ser realizada em qualquer paciente com suspeita de pneumonia e a pneumonia deve ser considerada em pacientes com baixa saturação de oxigênio.

A coloração de Gram do escarro raramente resulta em alteração do tratamento ou no resultado. A correlação entre a identificação do pneumococo nos resultados da coloração de Gram e cultura de escarro é ruim, mesmo quando critérios comumente usados para uma amostra de escarro adequada são aplicados (< cinco células epiteliais escamosas e > 25 leucócitos/campo de alta ampliação). É pouco provável que haja identificação de patógenos Gram-negativos na coloração de Gram, como *H. influenzae*, e não deve ser usada para descartar uma causa Gram-negativa. Agentes antimicrobianos empíricos, em geral, são altamente eficazes clinicamente se escolhidos com base nas informações clínicas, sem análise do escarro. As diretrizes da ATS/IDSA para o manejo de PAC sustentam a limitação da coloração de Gram e cultura do escarro a pacientes com doença mais grave ou fatores de risco para patógenos incomuns.[12] A confirmação do diagnóstico de PCP requer indução e coloração do escarro e, em alguns casos, procedimentos invasivos adicionais, como broncoscopia com lavado broncoalveolar ou biópsia.

As hemoculturas de rotina não apresentam, essencialmente, um valor para pacientes adultos não imunocomprometidos com pneumonia, nos quais há uma prevalência muito baixa de bacteremia, e o tratamento raramente é alterado com base nos resultados. O acompanhamento de hemoculturas falso-positivas é dispendioso e trabalhoso e pode levar ao uso desnecessário de antibióticos, como vancomicina ou linezolida, quando o crescimento contaminante é inicialmente descrito como cocos Gram-positivos. Amostras de sangue para cultura devem ser obtidas de pacientes imunocomprometidos, pacientes com sepse grave ou choque, ou aqueles com fatores de risco para infecção endovascular (p. ex., valvas protéticas, uso de drogas intravenosas, infiltrados cavitários).[17,18] Quando as amostras de cultura são colhidas, elas devem ser obtidas antes do início da antibioticoterapia, embora os antibióticos não devam ser atrasados por esse motivo.

Pacientes com derrame pleural maior que 5 cm em uma radiografia de tórax lateral, vertical, posteroanterior devem ser submetidas a toracocentese diagnóstica, sendo o líquido enviado para contagem de células, diferencial, pH (pH < 7,2 prediz a necessidade de drenagem torácica), coloração de Gram e cultura. Para a maioria dos pacientes, a toracocentese pode ser adiada com segurança até a internação hospitalar. No entanto, pacientes com desconforto respiratório significativo ou com evidência de tensão e desvio do mediastino, necessitam de toracocentese diagnóstica e terapêutica em caráter de emergência.

Testes sorológicos estão disponíveis para o diagnóstico de muitos microrganismos, incluindo C. pneumoniae, Legionella spp e fungos. O uso de testes sorológicos para determinar a causa da pneumonia pode ser útil retrospectivamente, mas geralmente requerem títulos séricos na fase aguda e de convaslescência e são de pouca utilidade no PS. Os testes de detecção de antígeno urinário para S. pneumoniae e Legionella estão disponíveis e, em algumas instituições, os resultados podem ser obtidos dentro do prazo de uma avaliação de emergência. Não está claro, entretanto, que um resultado positivo deva provocar alteração no tratamento empírico. Testes diagnósticos rápidos para antígenos virais estão disponíveis para vários vírus, incluindo o vírus sincicial respiratório (VSR) e Influenza. Os resultados do teste podem ser úteis para tomadas de decisões de controle de infecção em pacientes hospitalizados e podem fornecer uma indicação para terapia para influenza e profilaxia familiar. Alguns testes rápidos para influenza comercialmente disponíveis são insensíveis a certas cepas. Testes rápidos para vírus respiratórios (p. ex., RSV, influenza, metapneumovírus, adenovírus, enterorrinovírus) com um ensaio de reação em cadeia da polimerase estão cada vez mais disponíveis para os emergencistas determinarem a causa específica da pneumonia e são mais precisos do que os testes antigênicos.

TRATAMENTO

A possibilidade de doença transmissível deve levar em consideração o isolamento precoce. Pacientes com história de exposição à TB ou sintomas sugestivos (p. ex., tosse persistente, perda de peso, sudorese noturna, hemoptise) ou que pertencem a um grupo de alto risco para TB (p. ex., sem-teto, usuário de drogas intravenosas, etilismo, soropositivo para HIV, imigrante de área de alto risco) deve receber uma máscara e ser colocado em isolamento respiratório antes da avaliação, incluindo a radiografia de tórax.[18] Como os pacientes com AIDS com TB pulmonar não podem ser distinguidos de forma confiável de pacientes com AIDS com outras infecções pulmonares na consulta, a TB deve ser considerada em todos os pacientes infectados pelo HIV com queixas respiratórias e o isolamento respiratório deve ser iniciado. Os PSs que frequentemente cuidam de pacientes com risco de TB devem considerar protocolos de triagem para identificar esses indivíduos rapidamente, antes que pacientes, visitantes ou funcionários sejam expostos desnecessariamente. A suspeita de infecção por microrganismos transmitidos por gotículas (p. ex., Influenza) deve exigir precauções de controle de infecção, como uma máscara colocada no paciente.

Antimicrobianos devem ser administrados no PS aos pacientes que estão sendo internados no hospital. A administração oportuna de antimicrobianos está associada a melhores resultados nos pacientes hospitalizados por pneumonia, embora os fatores de confusão limitem um entendimento completo dessa relação. Qualquer benefício presumido da administração precoce de antibióticos deve ser pesado contra o risco de uso inapropriado para pacientes nos quais o diagnóstico é incerto. Os antibióticos selecionados devem cobrir as causas prováveis com base em informações clínicas, laboratoriais, radiológicas e epidemiológicas. O regime também deve ser tão seletivo quanto possível para evitar a toxicidade do fármaco, surgimento de resistência a agentes de amplo espectro e custo excessivo.

A prevalência de S. pneumoniae resistente a drogas (DRSP) tem aumentado. Na maioria das áreas dos Estados Unidos, a resistência de alto nível à penicilina ocorre em aproximadamente 15% a 20% dos isolados de escarro pneumocócico em ambulatório.[19] A DRSP resistente à penicilina geralmente é resistente a outros β-lactâmicos, macrolídeos, tetraciclinas e trimetoprim-sulfametoxazol (TMP-SMX). As fluoroquinolonas de espectro estendido (ou respiratórias), como a levofloxacina, são ativas contra a DRSP e outros patógenos bacterianos típicos e atípicos. Como a biodisponibilidade oral das fluoroquinolonas é alta, a terapia via oral fornece níveis séricos e teciduais essencialmente equivalentes à terapia parenteral. Não está claro, no entanto, até que ponto a resistência in vitro está relacionada com um desfecho clínico adverso. A maioria das cefalosporinas e macrolídeos atinge níveis séricos e teciduais adequados para tratar com sucesso as infecções do trato respiratório por S. pneumoniae, mesmo que o laboratório relate que o organismo é resistente.

CA-MRSA é o patógeno mais comumente isolado em infecções cutâneas e de partes moles adquiridas na comunidade. Causa pneumonia grave e rapidamente progressiva com sepse, geralmente em crianças ou adultos jovens saudáveis com Influenza.[20] CA-MRSA continua sendo uma causa incomum de PAC[11], mas a cobertura empírica para MRSA deve ser fortemente considerada para pacientes com pneumonia grave associada à sepse,[21] especialmente aqueles com provável Influenza, contato com alguém infectado por MRSA ou evidência radiográfica de pneumonia necrosante. Antimicrobianos com atividade in vitro consistente contra isolados de CA-MRSA incluem vancomicina, TMP-SMX, tigeciclina, linezolida e ceftarolina. Embora a vancomicina seja usada com mais frequência para infecções documentadas por MRSA, a vancomicina pode estar perdendo eficácia à luz do aumento das concentrações inibitórias mínimas.

Agentes apropriados para o tratamento ambulatorial de adultos com PAC incluem macrolídeos, doxiciclina e fluoroquinolonas com atividade aumentada contra S. pneumoniae (Tabela 66.1).[12] Para pacientes adequadamente identificados como de baixo risco de complicações com acompanhamento ambulatorial cuidadoso, prefere-se o

TABELA 66.1

Pneumonia Adquirida na Comunidade em Adolescentes e Adultos: Tratamento Ambulatorial

QUADRO CLÍNICO	ANTIBIOTICOTERAPIA[a]	COMENTÁRIOS
Previamente saudável, sem uso de antimicrobianos nos últimos 3 meses	Doxiciclina, 100 mg VO duas vezes ao dia	Preferida para adolescentes ou adultos jovens quando a probabilidade de Mycoplasma é alta; atividade variável vs. Streptococcus pneumoniae
	Azitromicina 500 mg uma vez, seguidos por 250 mg diariamente, durante 4 dias	Abrange patógenos bacterianos típicos e atípicos comuns; a claritromicina pode ser opção.
Comorbidades ou antimicrobianos nos últimos 3 meses	Levofloxacina, 750 mg VO diariamente durante 5 dias	Pode substituir por moxifloxacino, 400 mg por dia durante 7-14 dias; abrange patógenos bacterianos típicos e atípicos comuns; ativo contra DRSP; usar fluoroquinolona se recentemente fez uso de β-lactâmicos ou macrolídeos
	Cefpodoxima, 200 mg VO duas vezes ao dia, + azitromicina, 500 mg VO diariamente	Usar se fez uso de fluoroquinolonas recentemente; pode substituir cefpodima por cefdinir, cefprozil ou amoxicilina-clavulanato ; atividade variável contra o DRSP

DRSP, S. pneumoniae resistente à fármacos; VO, via oral.
[a]Doses são calculadas para um adulto de 70 kg com funções renal e hepática normais.

uso de um macrolídeo como azitromicina, 500 mg por via oral (VO) no 1º dia, seguido de 250 mg VO diariamente por 4 dias. A doxiciclina é uma opção alternativa que tem atividade contra algumas causas incomuns de pneumonia, como MRSA, mas apresenta mais efeitos colaterais. Para pacientes com maior risco de DRSP decorrente de recente uso de antibióticos ou comorbidades como doenças cardíacas, pulmonares, hepáticas ou renais, deve-se considerar uma fluoroquinolona respiratória. Para pacientes que receberam fluoroquinolona nos meses anteriores, a combinação de um macrolídeo associado a um agente β-lactâmico (p. ex., amoxicilina em altas doses [1 g três vezes ao dia], amoxicilina-clavulanato [2 g VO duas vezes ao dia] ou cefpodoxima) é apropriado. Levofloxacina, 750 mg por dia durante 5 dias, doxiciclina, 100 mg duas vezes ao dia por 7 dias, ou um ciclo de 5 dias de azitromicina é indicado para PAC. Pacientes admitidos na UTI por insuficiência respiratória ou pneumonia devem ser tratados com oseltamivir durante a temporada de influenza.

Para pacientes cuja doença é grave o suficiente para necessitar de internação hospitalar e antibióticos parenterais, uma combinação de um agente β-lactâmico, como ceftriaxona, 1 g (IV) 24 h (ou ceftarolina, cefotaxima, ampicilina-sulbactam ou ertapenem), mais um macrolídeo (por exemplo, azitromicina, 500 mg IV ou VO diariamente) é o regime recomendado nas diretrizes da ATS/IDSA.[12] Como alternativa, uma fluoroquinolona de espectro estendido (p. ex., levofloxacina, moxifloxacina) pode ser administrada como monoterapia, mas esse regime pode ser mais propenso a promover resistência antimicrobiana. Esses esquemas tratam os patógenos bacterianos mais comuns, como *S. pneumoniae* e *H. influenzae*, e patógenos atípicos, como *Mycoplasma*, *Chlamydophila* e *Legionella* spp. Verificou-se que um β-lactâmico em monoterapia não é inferior à terapia combinada de β-lactâmico-macrolídeo ou a monoterapia de fluoroquinolona na PAC não grave; é uma escolha razoável para pacientes sem uma razão específica para suspeita de organismos atípicos.

As fluoroquinolonas apresentam alguma atividade contra a TB e devem ser evitadas em pacientes para os quais a TB é uma causa possível, devido ao risco de obscurecer o diagnóstico correto e a seleção de TB resistente. A azitromicina IV sozinha pode ser uma opção para pacientes com doença leve que provavelmente não seja bacterêmica; não atinge níveis séricos significativos e não apresenta atividade significativa contra muitos bacilos aeróbicos Gram-negativos e DRSP. Se houver suspeita de microrganismos anaeróbios (p. ex., por aspiração), clindamicina ou metronidazol podem ser adicionados ao regime, ou o regime pode incluir um antibiótico com atividade anaeróbica, como ertapenem, ampicilina-sulbactam, piperacilina-tazobactam, tigeciclina ou moxifloxacino (Tabela 66.2).

Pacientes gravemente doentes com sepse grave ou choque séptico requerem uma reanimação volêmica agressiva e podem beneficiar-se de um tratamento mais intensivo com vasopressores, transfusão e agentes inotrópicos. Pacientes gravemente doentes e comprometidos apresentam risco relativamente mais alto de infecção por *S. pneumoniae*, bacilos aeróbicos Gram-negativos, *S. aureus* (incluindo MRSA) e, em algumas áreas, *Legionella* spp. Para pacientes com pneumonia admitidos em uma UTI, a atividade adequada contra DRSP pode ser mais importante. Os resultados na pneumonia grave podem ser melhores com o uso de terapia combinada.[22] Uma cefalosporina de terceira geração ou β-lactâmico ou inibidor de β-lactamase pode ser combinada a um macrolídeo ou fluoroquinolona, e a adição de vancomicina ou linezolida deve ser considerada para atividade contra MRSA.

Pacientes com hospitalização recente, neutropenia ou bronquiectasia subjacente apresentam maior risco de infecção por *P. aeruginosa*. A terapia empírica deve incluir dois agentes com atividade Gram-negativa estendida, incluindo *P. aeruginosa*. Os regimes empíricos incluem cefepima, imipenem, meropenem, doripenem ou piperacilina-tazobactam, além de ciprofloxacino (altas doses) ou um aminoglicosídeo e macrolídeo. Para pneumonia ameaçadora à vida em populações em risco de MRSA, a adição de vancomicina ou linezolida pode ser considerada.

Como a PACS está associada a maior mortalidade e maior probabilidade de patógenos incomuns, na terapia empírica o uso de um agente com espectro mais amplo geralmente é apropriado, normalmente uma combinação de antimicrobianos para aumentar a chance de que pelo menos um antibiótico seja ativo contra o patógeno causador. A ampliação reflexa da terapia empírica para pacientes com fatores de risco para PACS (Quadro 66.1) foi questionado. A aplicação automática dos critérios para PACS pode resultar no uso excessivo e desnecessário de antibióticos. Recomenda-se que o emergencista individualize a decisão de iniciar a cobertura empírica para patógenos multirresistentes em pacientes que estejam suficientemente doentes ou com múltiplos fatores de risco para a PACS. Tais combinações apropriadas incluem um agente β-lactâmico

TABELA 66.2

Pneumonia Adquirida na Comunidade em Crianças Mais Velhas e Adultos: Tratamento Antimicrobiano em Pacientes Internados

QUADRO CLÍNICO	ANTIBIOTICOTERAPIA*	COMENTÁRIOS
Adquirida na comunidade, não imunocomprometido	Ceftriaxona 1 g uma vez ao dia ± azitromicina, 500 mg uma vez ao dia IV ou VO	Pode substituir cefotaxima, ceftarolina, ampicilina-sulbactam, ou ertapenem por ceftriaxona
	Fluoroquinolona respiratória (levofloxacino, 750 mg IV uma vez ao dia, ou moxifloxacino, 400 mg IV uma vez ao dia	Abrange os patógenos bacterianos e atípicos mais comuns; ativo contra o DRSP
Pneumonia grave (UTI)	Ceftriaxona, 1 g IV uma vez ao dia + levofloxacino, 750 mg IV uma vez ao dia + vancomicina, 1 g IV duas vezes ao dia	Pode substituir Ceftriaxona por cefotaxima, cefepima, ceftarolina, ertapenem ou β-lactâmico ou inibidor de β-lactamase; pode substituir levofloxacino por moxifloxacino; pode substituir a vancomicina pela linezolida
Pneumonia associada a cuidados de saúde ou pneumonia grave com neutropenia, bronquiectasia (risco de *Pseudomonas*)	Cefepima, 2g IV duas vezes ao dia + ciprofloxacino, 500 mg IV Duas vezes ao dia + vancomicina, 1 g IV duas vezes ao dia	Pode substituir cefepima por outros β-lactâmicos antipseudomonas, tais como piperacilina-tazobactam, imipenem, meropenem ou doripenem; pode substituir ciprofloxacino por aminoglicosídeo mais macrolídeo
PCP presumida	TMP-SMX, 240/1200 mg IV quatro vezes ao dia	Adicionar ceftriaxona ao TMP-SMX, se for grave, até que a PCP seja confirmada; alternativas para alergia à sulfa incluem clindamicina + primaquina

DRSP, *S. pneumoniae* resistente a fármacos; UTI, unidade de terapia intensiva; IV, via intravenosa; PCP, pneumonia por *Pneumocystis*; VO, via oral; TMP-SMX, trimetoprima-sulfametoxazol.
*Doses são calculadas para um adulto de 70 kg com função renal e hepática normal.

antipseudomonas (por exemplo, piperacilina-tazobactam, cefepima, imipenem, meropenem) com um aminoglicosídeo ou fluoroquinolona e vancomicina ou linezolida para MRSA.[22]

Para pacientes com AIDS, é importante tratar *P. jiroveci* e patógenos bacterianos, como *S. pneumoniae*. O TMP-SMX é o tratamento de escolha; o regime usual é de 15 mg/kg de TMP e 75 mg/kg de SMX diariamente quatro vezes ao dia, a ser continuado por 21 dias, além de um regime para cobrir os organismos da PAC.[23] Para a maioria dos pacientes adultos, um esquema de três ampolas (80 mg de TMP-400 mg de SMX/ampola) quatro vezes ao dia é apropriado. Para os pacientes alérgicos à sulfa, as opções incluem clindamicina, 600 mg IV três vezes ao dia, além de primaquina, 30 mg por dia. A adição de corticosteroides (prednisona, 40 mg VO duas vezes ao dia) reduz a mortalidade e a deterioração clínica em pacientes com hipoxemia. Tradicionalmente, isso foi definido como uma PaO_2 menor que 70 mmHg ou gradiente alvéolo-arterial maior que 35 mmHg. Na prática, a oximetria de pulso com $SaO_2 \leq 92\%$ no ar ambiente ou a dessaturação com exercício devem garantir o início dos corticosteroides. *Mycoplasma*, *Legionella* e *Chlamydophila* spp são causas incomuns de pneumonia grave em pacientes com AIDS, portanto a terapia empírica com eritromicina ou doxiciclina não é recomendada rotineiramente.

ENCAMINHAMENTO

Existe uma incrível variabilidade entre os emergencistas em decidir quem hospitalizar por pneumonia.[24] A tendência mais comum é superestimar a gravidade da doença, levando à hospitalização de pacientes com baixo risco de morte ou complicações graves. A decisão de internar um paciente com pneumonia não significa necessariamente que uma internação prolongada seja necessária. A observação por 12 a 24 horas na unidade de observação do departamento de emergência ou hospital pode permitir a alta precoce de certos pacientes com risco moderado. O tratamento de pacientes internados por pneumonia é 15 a 20 vezes mais caro por paciente do que o tratamento ambulatorial, e a maioria dos pacientes sente-se mais confortável em um ambiente doméstico.

Embora não existam diretrizes em relação à admissão hospitalar, os sistemas de pontuação podem auxiliar nas decisões de hospitalização. Um sistema comumente usado baseia-se no Pneumonia Patient Outcomes Research Team Study, uma regra preditiva validada prospectivamente para mortalidade entre adultos imunocompetentes com PAC. Este modelo (também conhecido como índice de gravidade de pneumonia [PSI]) sugere uma abordagem em duas etapas para avaliar o risco. Pacientes na classe de risco mais baixa indicados para tratamento ambulatorial são aqueles com menos de 50 anos, sem comorbidades significativas (p. ex., neoplasia, insuficiência cardíaca congestiva, doença cerebrovascular, doença renal, hepatopatia, HIV) e sem achados que incluam alterações de estado mental, frequência cardíaca 125 bpm ou maior, frequência respiratória, 30 irpm ou maior, pressão arterial sistólica menor que 90 mmHg ou temperatura menor que 35 °C (95 °F) ou 40 °C (104 °F) ou superior. Os pacientes que não se encaixam na categoria de menor risco são classificados em categorias com base em um sistema de pontuação que considera a idade, as comorbidades, os achados do exame físico e as anormalidades laboratoriais (Tabela 66.3). A hospitalização é recomendada para pacientes com uma pontuação maior que 91, e hospitalização breve ou observação podem ser consideradas para pacientes com uma pontuação entre 71 e 90. Embora este método de avaliar a probabilidade de tratamento ambulatorial bem-sucedido seja útil, pode ser complicado, não é adequado para prever eventos agudos que ameaçam a vida, não leva em consideração a avaliação dinâmica no transcorrer do tempo e apresenta muitas exceções importantes (p. ex., um paciente de baixo risco com hipóxia grave seria dispensado da interpretação de acordo com esta regra). O julgamento clínico deve substituir a interpretação restrita deste sistema de pontuação. Quando os médicos de emergência são instruídos e recebem a pontuação de risco do paciente, o uso da regra de decisão resulta em uma taxa geral de admissão significativamente menor, redução de custos e índices de qualidade de vida semelhantes àqueles dos pacientes tratados convencionalmente por seus médicos.[25] Os critérios adicionais para alta incluem sinais vitais melhores e mais estáveis durante um período de observação de várias horas, capacidade de fazer uso de medicamentos via oral, oximetria de pulso ambulatorial maior que 90%, suporte domiciliar e acesso a acompanhamento.[12]

Uma ferramenta mais simples é o CURB-65. Esse mnemônico usa cinco critérios simples para determinar pacientes com menor risco de eventos adversos — **c**onfusão, **u**remia (BUN > 20 mg/dL), frequência **r**espiratória maior que 30 irpm, pressão sanguínea (de **b**lood) arterial menor que 90 sistólica ou menor que 60 mmHg diastólica e idade de **65** anos ou mais. O risco de mortalidade em 30 dias aumenta na presença de mais de um desses fatores: 0,7% com nenhum critério, 9,2% com dois critérios e 57% com cinco critérios. Pacientes com nenhum ou que apresentam um critério podem receber atendimento ambulatorial, aqueles com dois critérios devem ser hospitalizados e os cuidados na UTI devem ser considerados para aqueles com três ou mais critérios. Nenhum estudo randomizado de estratégias de internação hospitalar comparou diretamente o PSI com o escore CURB-65. Em uma comparação de escores na mesma população de pacientes com PAC, o PSI produz um percentual ligeiramente maior de pacientes na categoria de baixo risco, com uma taxa de mortalidade baixa semelhante.

A decisão de hospitalizar um paciente na UTI é clara quando os pacientes são intubados ou necessitam de vasopressores. É mais difícil identificar pacientes que não necessitam dessas intervenções inicialmente, mas podem estar em maior risco de deterioração e exigem um nível de monitoramento que pode estar além do disponível na enfermaria típica do hospital. Critérios objetivos usando o PSI

TABELA 66.3

Sistema de Pontuação para Previsão de Mortalidade por Pneumonia

CARACTERÍSTICAS DO PACIENTE	PONTOS
IDADE	
• Sexo masculino	Idade (anos)
• Sexo feminino	Idade (anos) − 10
Residente em casa de repouso	10
COMORBIDADES	
Doença neoplásica	30
Doença hepática	20
Insuficiência cardíaca congestiva	10
Doença cerebrovascular	10
Doença renal	10
ACHADOS DE EXAME FÍSICO	
Nível de consciência alterado	20
Frequência respiratória > 30 irpm	20
Pressão arterial sistólica < 90 mmHg	20
Temperatura < 35 °C (95 °F) ou > 40 °C (104 °F)	15
Pulso > 125 bpm	10
RESULTADOS LABORATORIAIS OU RADIOGRÁFICOS	
PH arterial < 7,35	30
BUN > 30 mg/dL	20
Sódio < 130 mEq/L	20
Glicose > 250 mg/dL	10
Hematócrito < 30%	10
PO_2 arterial < 60 mmHg	10
Derrame Pleural	10

> **QUADRO 66.2**
>
> **Critérios para Pneumonia Adquirida na Comunidade Grave**
>
> **CRITÉRIOS MENORES**[a]
> Frequência respiratória > 30 irpm[†]
> Relação PaO$_2$/FIO$_2$ < 250[b]
> Infiltrado Multilobar
> Confusão, desorientação
> Uremia (nível de BUN > 20 mg/dL)
> Leucopenia[c] (contagem de leucócitos < 4.000 células/mm^3)
> Trombocitopenia (contagem de plaquetas < 100.000 células/mm^3)
> Hipotermia (temperatura central < 36 °C [96,8 °F])
> Hipotensão que requer ressuscitação volêmica agressiva
>
> **CRITÉRIOS PRINCIPAIS**
> Ventilação mecânica invasiva
> Choque séptico com a necessidade de vasopressores
>
> *BUN*, nitrogênio ureico sanguíneo; *PaO$_2$/FIO$_2$*, pressão arterial de oxigênio/ fração inspirada de oxigênio; *WBC*, leucócitos.
> [a]Outros critérios a serem considerados incluem hipoglicemia (em pacientes que não apresentam diabetes), etilismo agudo ou abstinência alcoólica, hiponatremia, acidose metabólica inexplicável ou níveis elevados de lactato, cirrose e asplenia.
> [b]A necessidade de ventilação não invasiva pode substituir uma frequência respiratória superior a 30 irpm ou uma relação *PaO$_2$/FIO$_2$* abaixo de 250.
> [c]Como resultado de infecção apenas.

(classe V) e CURB-65 foram propostos, mas não foram validados prospectivamente para a decisão de admissão na UTI. Quando critérios semelhantes foram estudados retrospectivamente em uma coorte de pacientes com PAC, eles não tiveram um desempenho melhor do que as decisões reais do emergencista. As diretrizes da ATS/IDSA incluem critérios para definir PAC grave (Quadro 66.2), mas estes não foram validados.[12] Estratificação de risco para admissão na UTI é abreviada como SMART COP; o suporte respiratório ou vasopressor intensivo é previsto pela baixa pressão arterial sistólica (2 pontos), envolvimento multilobar na radiografia de tórax (1 ponto), baixo nível de albumina (1 ponto), frequência respiratória aumentada (1 ponto), taquicardia (1 ponto), confusão (1 ponto), má oxigenação (2 pontos) e pH arterial baixo (2 pontos). Um escore SMARTCOP acima de 3 pontos identificou 92% dos pacientes que receberam suporte respiratório ou vasopressor intensivo, incluindo 84% dos pacientes que não precisaram de internação imediata na UTI.[26] A decisão de hospitalizar um paciente reflete, em grande parte, o potencial de deterioração aguda, e é inevitável uma certa taxa de transferência para a UTI.

A maioria dos pacientes com PAC não precisa de isolamento respiratório. Pacientes que podem representar uma ameaça de transmissão a outros pacientes (p. ex., influenza, varicela, tuberculose e peste) devem ser isolados. Os pacientes neutropênicos geralmente são colocados em isolamento reverso. Pacientes infectados pelo HIV com pneumonia devem ser isolados até que seu *status* de TB possa ser avaliado por baciloscopias; isso é particularmente verdadeiro para pacientes com outros fatores de risco para TB. A radiografia de tórax não pode excluir tuberculose em pacientes com AIDS, porque muitas vezes eles não exibem a aparência típica de tuberculose. O isolamento deve ser fortemente considerado para outras pessoas com alto risco de contrair tuberculose, como os moradores de rua e os usuários de drogas intravenosas.

> **CONCEITOS-CHAVE**
>
> - A terapia antimicrobiana empírica deve ser iniciada no PS para pacientes admitidos com pneumonia.
> - A terapia empírica deve abranger os patógenos mais prováveis para a situação clínica, como *S. pneumoniae, H. influenzae, M. pneumoniae* e *C. pneumoniae*, e deve ser consistente com as diretrizes nacionais atuais de tratamento, como as indicadas pela ATS/IDSA.
> - O HIV ou outras condições imunossupressoras devem ser consideradas para todos os pacientes nos quais se suspeita de pneumonia.
> - O encaminhamento é ditado pelas condições médicas subjacentes do paciente, gravidade da doença, probabilidade de deterioração clínica e viabilidade de atendimento domiciliar e acompanhamento ambulatorial.
> - Nenhum padrão radiográfico característico é patognomônico para um patógeno específico.
> - Deve-se suspeitar de *Legionella* em pacientes com sintomas gastrointestinais ou neurológicos apresentando pneumonia.

As referências para este capítulo podem ser encontradas on-line no website Expert Consult associado à obra.

CAPÍTULO 67
Doença Pleural

Joshua M. Kosowsky | Heidi Harbison Kimberly

As manifestações de emergência da doença pleural variam em gravidade, desde o derrame pleural assintomático até o pneumotórax hipertensivo. Este capítulo analisa os dois problemas pleurais não traumáticos mais comuns, o pneumotórax espontâneo e a inflamação pleural com efusão.

PNEUMOTÓRAX ESPONTÂNEO

Princípios

Introdução e Importância

Pneumotórax é definido como a presença de ar no espaço intrapleural e pode variar de um processo benigno a uma patologia com risco à vida. O pneumotórax espontâneo ocorre na ausência de qualquer fator precipitante externo, traumático ou iatrogênico. Pneumotórax espontâneo primário ocorre em indivíduos sem doença pulmonar clinicamente aparente. O pneumotórax espontâneo secundário surge associado a um quadro de doença pulmonar subjacente. O pneumotórax hipertensivo é uma complicação com risco de morte, resultante da pressão na cavidade pleural, que causa comprometimento hemodinâmico.

Pneumotórax espontâneo primário tipicamente ocorre em homens jovens e saudáveis, com estatura acima da média e é aproximadamente três vezes mais comum nos homens do que nas mulheres.[1] Fatores associados ao problema incluem tabagismo e uso de maconha, bem como alterações na pressão atmosférica ambiente. Padrões familiares sugerem uma propensão hereditária em alguns casos de pneumotórax espontâneo primário. O prolapso da valva mitral e a síndrome de Marfan também estão associados a esta doença.

Pneumotórax espontâneo secundário pode ocorrer no contexto de muitas doenças pulmonares subjacentes (Quadro 67.1). Sua incidência é três vezes maior nos homens. A condição mais comumente associada é a doença pulmonar obstrutiva crônica (DPOC), e os pacientes com DPOC grave apresentam maior risco. O pneumotórax espontâneo é relativamente comum em pacientes com fibrose cística e também é uma complicação conhecida da pneumonia por *Pneumocystis jiroveci* em pacientes com síndrome da imunodeficiência adquirida. O câncer, especialmente em pacientes com metástases pulmonares, é uma condição associada ao pneumotórax espontâneo secundário. Nos países em desenvolvimento, a tuberculose e o abscesso pulmonar continuam sendo as principais causas.

O pneumotórax catamenial é uma condição rara na qual ocorre pneumotórax espontâneo recorrente associado à menstruação, geralmente em até 72 horas do seu início. Embora seja denominada síndrome da endometriose torácica e frequentemente responda a medicamentos que suprimem a ovulação, sua causa exata é incerta.

Pneumotórax espontâneo é raro em crianças. Há predominância do sexo masculino na população pediátrica. Causas comuns de pneumotórax espontâneo secundário em crianças incluem asma, fibrose cística, aspiração de corpo estranho e doença do tecido conjuntivo, como a observada na artrite idiopática juvenil. Os princípios para diagnóstico, exames de imagem, tratamento e indicação cirúrgica do pneumotórax espontâneo primário pediátrico são semelhantes aos do pneumotórax em adultos.[2]

Anatomia e Fisiologia

Sob condições normais, as pleuras visceral e parietal encontram-se justapostas, com apenas um potencial espaço entre elas. Normalmente, a pressão intrapleural é negativa (menor que a atmosférica) durante a expiração. As pressões intrabrônquica e intra-alveolar são negativas durante a inspiração e positivas durante a expiração. As paredes alveolares e a pleura visceral formam uma barreira que separa os espaços intrapleural e intra-alveolar e mantém o gradiente de pressão. Se ocorrer um defeito nessa barreira, o ar entra no espaço pleural até que as pressões se igualem ou a comunicação se feche. No pneumotórax espontâneo, a ruptura da barreira pleural alveolar pode ocorrer quando uma bolha subpleural se rompe no interior do espaço pleural. A doença pulmonar subjacente e a inflamação crônica também enfraquecem a barreira alveolopleural. Outros fatores, incluindo aumento da pressão intrabrônquica e intra-alveolar gerada por broncoespasmo e tosse, também desempenham um papel.

Com a perda da pressão intrapleural negativa no hemotórax unilateral, o pulmão ipsilateral colapsa. Um grande pneumotórax desencadeia comprometimento ventilatório restritivo, com capacidade vital, capacidade residual funcional e capacidade pulmonar total reduzidas. O desvio de sangue através do tecido pulmonar não ventilado pode resultar em hipoxemia aguda, embora, com o tempo, esse efeito seja atenuado pela vasoconstrição compensatória no pulmão colapsado.

No pneumotórax hipertensivo, o defeito alveolopleural atua como uma válvula unidirecional, permitindo que o ar passe para o espaço pleural durante a inspiração e prendendo-o durante a expiração (Fig. 67.1). Esse aprisionamento leva ao acúmulo progressivo de ar intrapleural e à pressão intrapleural cada vez mais positiva, causando compressão do pulmão contralateral, com asfixia e piora da hipóxia. O aumento da pressão intrapleural prejudica o retorno venoso ao coração e, se permitidos, o colapso cardiovascular e a morte acontecem.

Características Clínicas

Os sintomas do pneumotórax espontâneo primário em geral se iniciam subitamente enquanto o indivíduo está em repouso. Dor torácica ipsilateral e dispneia são os sintomas mais comuns. No início, a dor é tipicamente de natureza pleurítica (isto é, frequentemente descrita como aguda e agravada pela inspiração profunda), mas muitas vezes evolui com o passar do tempo para uma dor incômoda e constante. Embora os pacientes frequentemente descrevam falta de ar, a dispneia extrema é incomum na ausência de doença pulmonar subjacente ou pneumotórax hipertensivo. Os sintomas geralmente são leves e os pacientes podem esperar vários dias antes de procurar atendimento médico. Sem tratamento, os sintomas geralmente se resolvem espontaneamente dentro de 24 a 72 horas, embora o pneumotórax ainda esteja presente.

QUADRO 67.1

Causas de Pneumotórax Espontâneo Secundário

DOENÇAS DAS VIAS AÉREAS
Doença pulmonar obstrutiva crônica
Asma
Fibrose cística

INFECÇÕES
Pneumonia bacteriana necrosante, abscesso pulmonar
Pneumonia por *Pneumocystis jiroveci*
Tuberculose

DOENÇA PULMONAR INTERSTICIAL
Sarcoidose
Fibrose pulmonar idiopática
Linfangiomiomatose
Esclerose tuberosa
Pneumoconioses

NEOPLASIAS
Neoplasia pulmonar primária
Metástases pulmonares ou pleurais

DIVERSAS
Doenças do tecido conjuntivo
Infarto pulmonar
Endometriose, pneumotórax catamenial

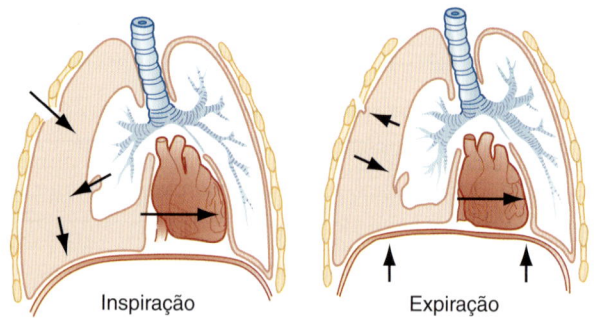

Fig. 67.1. Pneumotórax hipertensivo com colapso total do pulmão direito e desvio das estruturas mediastinais para a esquerda. O ar é forçado para o espaço pleural durante a inspiração e não escapa durante a expiração.

Os achados físicos tendem a se correlacionar com o grau de sintomas. A taquicardia sinusal é o achado físico inicial mais comum. Na presença de um pneumotórax grande, hipóxia e murmúrio vesicular diminuído ou ausente com hiperressonância à percussão podem estar presentes. Em crianças, os sons respiratórios estão distribuídos por todo o tórax, o que torna a ausculta do murmúrio vesicular diminuído no lado afetado mais desafiadora. Outros sinais clássicos de um grande pneumotórax incluem aumento unilateral do hemitórax, expansibilidade reduzida, ausência de frêmito toracovocal e deslocamento inferior do fígado ou do baço. Entretanto, ausência de qualquer um ou de todos esses achados não exclui pneumotórax, e a radiografia de tórax deve ser solicitada quando houver suspeita de sua presença.

No pneumotórax hipertensivo, sinais de asfixia e diminuição do débito cardíaco se desenvolvem. Taquicardia e hipóxia são comuns. A hipotensão é um achado tardio e ameaçador. A distensão das veias jugulares é comum, mas pode ser difícil de detectar. O deslocamento da traqueia para o lado contralateral é uma descrição clássica, mas é um achado incomum, geralmente ocorrendo apenas na fase pré-terminal imediata do pneumotórax, quando ocorre. A sua ausência não deve ser considerada evidência de que um fenômeno de tensão não está presente.

Em pacientes com doença pulmonar subjacente significativa, o pneumotórax se manifesta de forma diferente. Por sua baixa reserva pulmonar, a dispneia é quase universal, mesmo quando o pneumotórax é pequeno, e os sintomas tendem a não se resolver espontaneamente. Achados físicos, como hiperexpansão e sons respiratórios distantes, frequentemente se sobrepõem consideravelmente à doença pulmonar de base, dificultando o diagnóstico clínico. A hipótese de pneumotórax deve ser considerada sempre que um paciente com DPOC ou patologia pulmonar subjacente significativa sofrer uma exacerbação de dispneia, e recomendamos a obtenção de uma radiografia do tórax na maioria dos casos de exacerbações da DPOC. Em crianças, como o pneumotórax espontâneo é relativamente raro, a radiografia torácica de rotina não é recomendada, mas deve ser realizada se os sinais e sintomas justificarem investigação adicional.

Diagnósticos Diferenciais

O diagnóstico diferencial do pneumotórax inclui numerosas condições associadas à dor torácica e à dispneia. Entre os mais importantes está a embolia pulmonar (EP), que pode manifestar-se de maneira semelhante, com dor torácica pleurítica unilateral. A maioria das desordens com base pleural (p. ex., pneumonia, embolia, tumor) exibe achados radiográficos característicos. Raramente, o pneumotórax pode assemelhar-se a um infarto agudo do miocárdio com alterações eletrocardiográficas que simulam um padrão de lesão aguda ou pericardite. O derrame pericárdico com ou sem tamponamento pode apresentar-se com dispneia, dor torácica e taquicardia, mas é prontamente distinguido do pneumotórax por meio de ultrassonografia cardíaca à beira do leito.

O pneumomediastino espontâneo é uma entidade clínica intimamente relacionada, diagnosticada pela presença de enfisema subcutâneo e pelo achado de ar mediastinal na radiografia do tórax. Em contraste ao pneumotórax espontâneo, o pneumomediastino espontâneo ocorre tipicamente durante o esforço, sobretudo após uma manobra vigorosa de Valsalva. A maioria dos casos ocorre na ausência de doença subjacente conhecida e apresenta uma evolução benigna. As causas secundárias de pneumomediastino (p. ex., síndrome de Boerhaave) são mais graves e o tratamento é direcionado ao transtorno subjacente.

O hemopneumotórax espontâneo é uma doença rara, mas potencialmente grave, que ocorre quando o colapso do pulmão está associado à ruptura de um vaso em uma adesão pleuroparietal. A apresentação clínica é semelhante à do pneumotórax espontâneo, mas pode ser acompanhada de sintomas e sinais de choque hemorrágico. O tratamento envolve toracostomia com dreno calibroso para esvaziar o espaço pleural, reexpandir o pulmão e tamponar o sangramento.

Exames Diagnósticos

Embora sugerido pela história e pelo exame físico do paciente, o diagnóstico de pneumotórax geralmente é determinado com exames de imagem, incluindo radiografia, ultrassonografia e tomografia computadorizada (TC) do tórax.[3,4] A aparência radiográfica clássica é a de uma linha pleural visceral delgada, situada paralela à parede torácica, separada por uma faixa radioluzente sem trama pulmonar. Sua largura média pode ser usada para estimar o tamanho do pneumotórax, como no método de Rhea (Fig. 67.2). No entanto, a quantificação precisa muitas vezes é indeterminada e, em geral, é mais razoável simplesmente caracterizar o pneumotórax como pequeno, moderado, grande ou total. As diretrizes da *British Thoracic Society* definem o tamanho com base na medida da distância interpleural no nível do hilo: pequeno, menor que 1 cm; moderado, 1 a 2 cm; e grande, mais de 2 cm. O *American College of Chest Physicians* mede do ápice à cúpula – o pequeno apresenta menos de 3 cm e o grande mais de 3 cm.[5] O tamanho estimado do pneumotórax e o estado clínico do paciente podem ser úteis para orientar as tomadas de decisão no tratamento.

O pneumotórax hipertensivo é um diagnóstico clínico, e a demora no tratamento para obter confirmação radiográfica é desa-

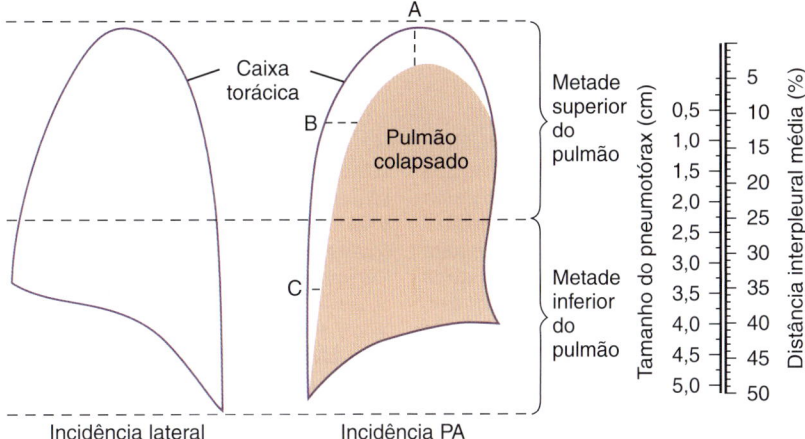

Fig. 67.2. Determinar o tamanho de um pneumotórax calculando a distância interpleural média para prever o tamanho do pneumotórax. *PA*, Posteroanterior.

conselhável. Quando o diagnóstico de pneumotórax hipertensivo não é aparente clinicamente e uma radiografia do tórax é solicitada, a aparência clássica é de colapso pulmonar total, com distensão grosseira da cavidade torácica no lado afetado e deslocamento das estruturas mediastinais para além da linha média. (Fig. 67.3A). Em pacientes com doença pulmonar subjacente, no entanto, aderências pleurais e elasticidade pulmonar reduzida podem mascarar o fato de que um pneumotórax está sob pressão positiva significativa. Em pacientes gravemente doentes para os quais apenas a radiografia torácica em supino pode ser realizada, o achado de um sulco profundo (isto é, um ângulo costofrênico lateral profundo) pode sugerir a presença de pneumotórax naquele lado (Fig. 67.3A).

Cuidados especiais devem ser tomados na visualização das radiografias torácicas de pacientes com doença pulmonar subjacente. Em pacientes com DPOC, a relativa escassez de trama pulmonar torna o pneumotórax mais difícil de detectar. Ao mesmo tempo, bolhas gigantes podem simular o aspecto radiográfico do pneumotórax. Uma pista para diferenciar o pneumotórax de uma bolha gigante é que o primeiro tende a ocorrer paralelamente à parede torácica, enquanto o segundo tende a ter uma aparência mais côncava. Quando o diagnóstico não é claro, a TC pode diferenciar entre as duas entidades, bem como avaliar a patologia pulmonar subjacente. Recomenda-se a realização de uma TC de tórax em pacientes com doença pulmonar subjacente significativa que apresentem nova dispneia ou hipóxia e nos quais, a radiografia torácica não foi diagnóstica. A TC do tórax com contraste é necessária para descartar EP, mas o exame sem contraste pode identificar pneumonia oculta, pneumotórax ou progressão da doença de base. A TC também pode ser usada no pneumotórax espontâneo primário para detectar alterações enfisematosas, prever a probabilidade de recorrência e orientar as decisões de intervenção. O pneumotórax oculto, identificado apenas na TC, é um fenômeno cada vez mais comum, dado o aumento do uso deste exame. Tipicamente, pequenos pneumotórax ocultos podem ter conduta expectante em pacientes estáveis. Pacientes ventilados com pneumotórax oculto requerem monitoramento contínuo com radiografias seriadas.

A ultrassonografia torácica à beira do leito é cada vez mais utilizada no diagnóstico de pneumotórax.[3,4] Ela é mais sensível que a radiografia na detecção desta patologia.[6,7] Além do uso rotineiro para esta finalidade, a ultrassonografia torácica pode ser empregada para avaliar a presença de pneumotórax pós-procedimento e pneumotórax oculto em pacientes gravemente enfermos. Em um pulmão normal, as pleuras visceral e parietal opostas criam a aparência de cintilância ou deslizamento da interface pleural durante a respiração. A visualização do deslizamento pulmonar na linha pleural efetivamente exclui o pneumotórax na área que está sendo examinada. A ausência de deslizamento pleural é sugestiva de pneumotórax. A identificação do ponto pulmonar, ou o limite entre o pulmão normal e o pneumotórax, é altamente específica para a detecção de pneumotórax.[7] Ver vídeo 67.1. Deve-se ter cautela em pacientes com doença pleural subjacente, pois podem ocorrer resultados falso-positivos em pacientes com patologia pleural, incluindo bolhas, fibrose ou história de pleurodese ou pneumonectomia. Além disso, a ausência de deslizamento pulmonar é observada sobre o hemitórax não ventilado após a intubação seletiva do brônquio principal. A avaliação do deslizamento pulmonar é realizada de forma ideal com um transdutor linear de alta frequência ou um transdutor curvilíneo ajustado a uma profundidade mais superficial (Fig. 67.3B). Mais informações sobre a realização e a interpretação da ultrassonografia torácica à beira do leito podem ser encontradas no Capítulo e5.

Tratamento

Se as circunstâncias clínicas sugerirem pneumotórax hipertensivo, o tratamento deve ser iniciado antes do diagnóstico definitivo por radiografia de tórax. Assim que houver suspeita clínica de pneumotórax hipertensivo ou com base na ausência de deslizamento pulmonar na ultrassonografia, o espaço pleural deve ser descomprimido. Esta descompressão pode ser realizada pela inserção de um cateter intravenoso seguido por toracostomia em selo d'água ou toracostomia imediata, dependendo da disponibilidade de equipamentos e conhecimentos técnicos do médico. O diagnóstico é confirmado pelo silvo do ar escapando sob pressão positiva à medida que a agulha ou o dreno torácico penetram no espaço pleural. A descompressão por agulha é apenas um procedimento temporário e o tratamento definitivo requer uma toracostomia imediata. Em pacientes obesos, a agulha e o cateter podem não presentar comprimento suficiente para atingir o espaço pleural, e uma agulha mais longa pode ser útil. Se necessário, a medição da profundidade da superfície da pele até a linha pleural pode ser obtida via ultrassonografia.

O manejo do pneumotórax espontâneo tem dois objetivos: (1) esvaziar o ar do espaço pleural; e (2) evitar a recorrência. A busca pelo último objetivo estende-se além do escopo do departamento de emergência (DE), mas pode influenciar a abordagem inicial do tratamento. As opções terapêuticas para o tratamento do pneumotórax vão desde a simples observação ou aspiração com cateter até videotoracoscopia ou toracotomia.[5] As decisões devem ser individualizadas, levando-se em consideração vários fatores, incluindo tamanho do pneumotórax, gravidade dos sinais, presença de doença pulmonar, outras comorbidades, história de pneumotórax prévio, confiabilidade do paciente, grau e persistência do vazamento de ar e acompanhamento ambulatorial disponível.

Para pacientes jovens saudáveis com um pequeno pneumotórax espontâneo primário (isto é, linha pleural de 1 a 2 cm da parede torácica medida pela radiografia de tórax) e sintomas mínimos, somente a suplementação de oxigênio e a observação podem ser apropriados.

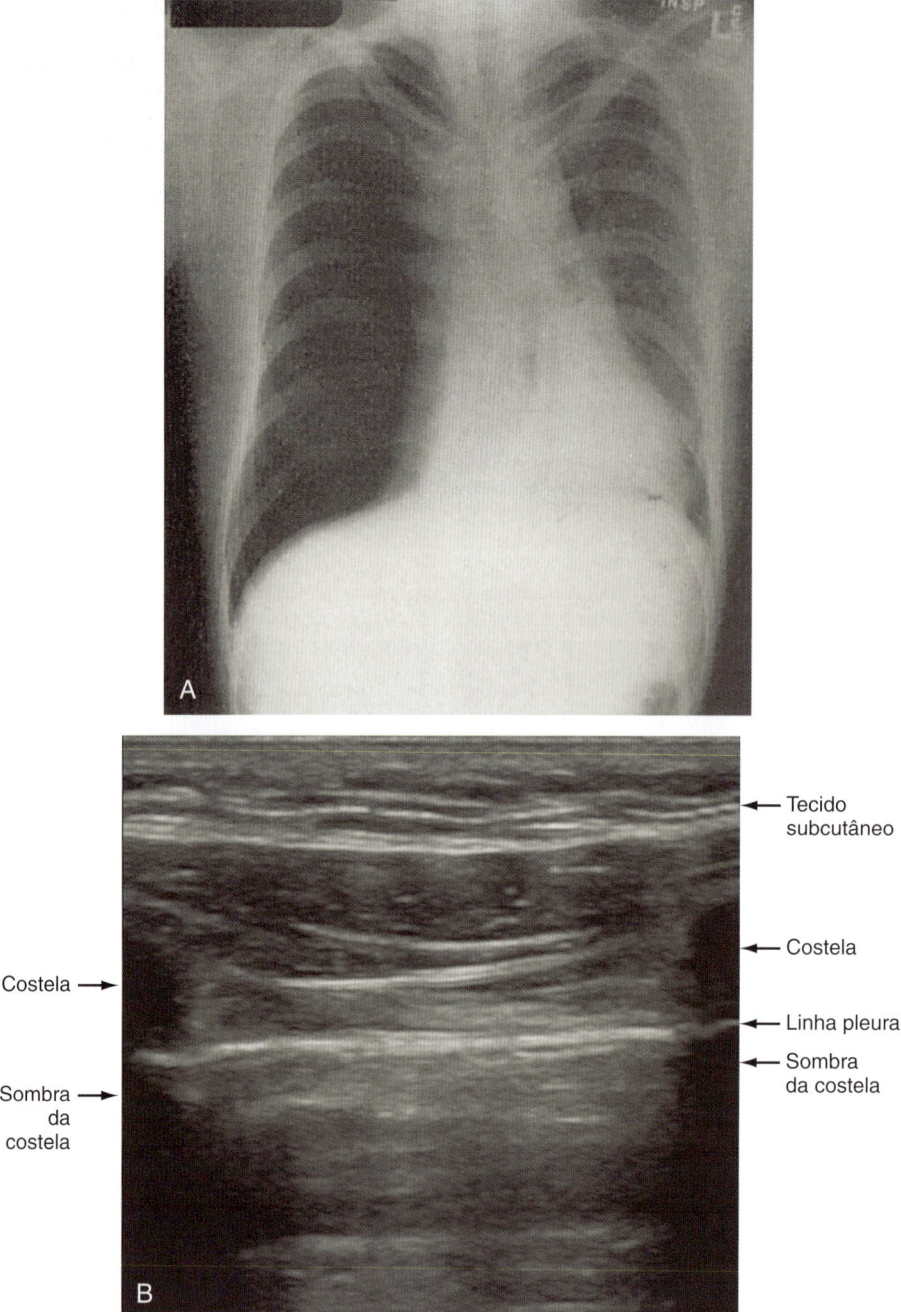

Fig. 67.3. A. Radiografia de um pneumotórax hipertensivo, com desvio do mediastino para a esquerda. **B.** Ultrassonografia mostrando a localização da linha pleural. O deslizamento pulmonar é dinâmico e visualizado em tempo real como cintilação ou deslizamento da linha pleural.

A velocidade de reabsorção intrínseca varia de 1% a 2%/dia, uma velocidade que é acelerada significativamente com a administração de oxigênio a 100%. Embora não existam diretrizes baseadas em evidências, recomenda-se observar esses pacientes no DE por um período de 4 a 6 horas. Esse período de observação também pode ocorrer em uma unidade de observação do DE.[8] A repetição da radiografia do tórax, realizada antes da alta, deve confirmar que não houve aumento do tamanho do pneumotórax neste intervalo.

Para os pneumotórax espontâneos primários que apresentam maior tamanho (ou seja > 2-3 cm), as opções terapêuticas incluem aspiração com agulha ou colocação de um dreno torácico de pequeno diâmetro (8-14 Fr) ou cateter de drenagem (p. ex., *pigtail*). Em pacientes com um primeiro episódio de pneumotórax espontâneo sem doença pulmonar de base, recomendamos a punção aspirativa inicial com cateter intravenoso. A aspiração é tipicamente realizada com agulha de calibre 16 ou 18 e torneira de três vias; o cateter pode ser deixado durante um período de observação de 4 a 6 horas ou retirado após a aspiração.[9] Se 6 horas após a aspiração, a radiografia torácica não mostrar novo acúmulo de ar, o paciente pode ter alta para casa, com as mesmas ressalvas que se aplicam a pacientes manejados com observação. Alternativamente, pacientes com grandes pneumotórax espontâneos primários podem ser inicialmente manejados pela colocação de um dreno torácico de pequeno calibre ou cateter. Dados limitados sugeriram que os cateteres torácicos tipo *pigtail*, que são inseridos usando a técnica de Seldinger sobre um fio-guia, apresentam resultados semelhantes ao uso de drenos torácicos de pequeno calibre. Tradicionalmente, os pacientes com estes dispositivos são manejados no hospital. No entanto, estudos recentes sugeriram que, se for realizado um acompanhamento ambulatorial, os pacientes com pneumotórax espontâneo primário podem ser liberados para casa após a colocação de um cateter *pigtail* com uma válvula de Heimlich unidirecional.[10]

Embora não haja um acordo universal sobre o tratamento ideal de pacientes com um primeiro episódio de pneumotórax espontâneo primário, evidências sugerem que a aspiração pode ser tão eficaz quanto a drenagem torácica e, claramente, causa muito menos desconforto ao paciente. As vantagens da aspiração simples incluem baixa morbidade, baixa invasividade e economia geral de custos, com taxas relatadas de resultados bem-sucedidos variando de 45% a 71% .[11] O sucesso é menos provável quando o paciente tem mais de 50 anos ou o volume de ar aspirado excede 2,5 L, sugerindo um vazamento contínuo de ar. Se a aspiração não conseguir reexpandir totalmente o pulmão, um dreno torácico de pequeno calibre ou cateter de drenagem deve ser colocado. Alternativamente, se o cateter foi deixado no local após a aspiração por agulha, ele pode ser ligado a um dispositivo em selo d'água ou a uma válvula unidirecional de Heimlich e manejado como um dreno torácico de pequeno calibre.

A maioria dos pneumotórax espontâneos recorrentes e secundários deve ser tratada com a realização de uma toracostomia em selo d'água ou colocação de cateter *pigtail* e internação hospitalar, pois abordagens menos invasivas (isto é, observação, aspiração simples) estão associadas a taxas de sucesso significativamente mais baixas. Da mesma forma, os pacientes que apresentam desconforto respiratório, têm fisiologia de tensão ou provavelmente necessitam de ventilação mecânica devem ser submetidos à toracostomia com dreno para reexpandirem definitivamente o pulmão. Além disso, ela também é necessária se houver líquido pleural significativo (hemotórax ou hidrotórax). Finalmente, a toracostomia em selo d'água pode ser considerada em casos não complicados de pneumotórax espontâneo primário como uma intervenção de primeira linha ou após uma abordagem menos invasiva (ou seja, observação, aspiração simples), falhar.

Para a maioria dos pneumotórax espontâneos primários, a colocação de um dreno de pequeno calibre (8-14 Fr) ou cateter *pigtail* geralmente é suficiente porque o vazamento de ar tende a ser mínimo. Drenos de pequeno calibre são fáceis de inserir, são bem tolerados pelos pacientes e deixam apenas uma pequena cicatriz após a remoção. As complicações associadas a eles incluem torção, mau posicionamento, remoção inadvertida, oclusão por líquido pleural ou sangue coagulado e grandes escapes aéreos persistentes. Para o pneumotórax espontâneo secundário, recomenda-se a colocação de um dreno torácico de tamanho-padrão (20 a 28 Fr). Quando há líquido pleural detectável ou necessidade antecipada de ventilação mecânica, é necessário um tamanho de tubo maior (≥ 28 Fr).

Após a inserção, o dreno é conectado a um dispositivo em selo d'água e deixado no lugar até que o pulmão tenha expandido completamente e o escape de ar tenha cessado. A válvula Heimlich, que consiste em uma válvula unidirecional de borracha maleável coberta por plástico transparente, pode ser usada no lugar do sistema de selo d'água e permite uma deambulação livre. Complicações específicas associadas ao uso da válvula de Heimlich incluem desconexão acidental e oclusão por fluido.

A aplicação rotineira de aspiração não aumenta a velocidade na qual o pulmão se expande nem melhora o prognóstico do paciente e não é mais recomendada. O seu uso (com uma pressão de 20 cmH$_2$O) é reservado para situações em que o pulmão não consegue reexpandir entre 24 a 48 horas após a drenagem torácica em selo d'água ou com válvula de Heimlich.

Encaminhamento

As decisões de encaminhamento devem levar em consideração o tipo e o tamanho do pneumotórax, as comorbidades subjacentes, a estabilidade hemodinâmica e a disponibilidade de acompanhamento rigoroso.

A internação hospitalar geralmente não é necessária para um paciente jovem e saudável com um pequeno pneumotórax que não apresenta distúrbios hemodinâmicos ou hipóxia. Após um período de observação, normalmente de 6 horas, o paciente pode ser dispensado para casa. Pacientes liberados devem ser capazes de retornar a um DE se sua condição piorar e realizar um acompanhamento telefônico ou pessoal com um médico de atenção primária em 24 a 48 horas. Viagens aéreas e atividades de mergulho devem ser evitadas até que o pneumotórax esteja completamente resolvido. Os pacientes que não conseguem acompanhamento com um médico da atenção primária no intervalo desejado são aconselhados a retornar ao DE para reavaliação.

Na maioria dos casos, o tratamento com drenagem torácica requer internação hospitalar, embora o tratamento ambulatorial do pneumotórax espontâneo com dreno de pequeno calibre e válvula de Heimlich também seja razoável em um paciente estável e com boa disponibilidade de acompanhamento.[12] Complicações comuns da colocação do dreno torácico incluem posicionamento incorreto, infecção pleural e dor prolongada. O edema pulmonar de reexpansão e a hipotensão de reexpansão são ocorrências raras após o rápido esvaziamento de grandes pneumotórax. A maioria dos pneumotórax espontâneos desaparece dentro de 7 dias após a realização da toracostomia. Extravasamentos de ar que persistem por mais de 2 dias têm menor probabilidade de resolução espontânea. Se um escape aéreo persistir por mais de 4 a 7 dias, considera-se que a toracostomia por dreno falhou e a intervenção cirúrgica geralmente é recomendada. Essa falha é mais comum no pneumotórax espontâneo secundário e no recorrente, pois estes tendem a estar associados a escapes aéreos maiores e mais persistentes.

Recorrências de pneumotórax espontâneo são comuns. O risco de recorrência após um pneumotórax espontâneo primário é de aproximadamente um em três. A idade mais jovem, a menor relação peso-estatura e o tabagismo contínuo estão associados a maiores taxas de recidiva. As taxas de recorrência após um pneumotórax espontâneo secundário são ligeiramente maiores e são melhoradas pela cirurgia torácica.[13]

As recorrências podem ser fatais para pacientes com doença pulmonar subjacente grave, e a intervenção é recomendada para evitar a recorrência como parte da abordagem inicial do pneumotórax espontâneo secundário. Ao contrário, para pacientes com pneumotórax espontâneo primário, as intervenções geralmente não são consideradas até a ocorrência de um segundo pneumotórax ipsilateral. O tratamento preventivo também é recomendado para pacientes que planejam continuar atividades como voar ou mergulhar, o que aumenta o risco de complicações graves se houver recorrência do pneumotórax.

Diversas intervenções cirúrgicas e não cirúrgicas diminuem a taxa de recorrência; elas envolvem melhorar a aderência entre as pleuras parietal e visceral, o que oblitera o espaço pleural. A pleurodese pode ser realizada por abrasão pleural mecânica ou por instilação de agentes esclerosantes.

Outra estratégia envolve a ressecção de bolhas apicais ou outras lesões com risco de causar recidivas. Muitas vezes, as duas estratégias são combinadas. Procedimentos minimamente invasivos, como a cirurgia toracoscópica videoassistida (VATS), permitem a ressecção de bolhas e pleurodese. Pacientes com bolhas extensas podem necessitar de toracotomia para visualização mais ampla das lesões.

INFLAMAÇÃO E DERRAME PLEURAL

Princípios

Introdução e Importância

O derrame pleural implica a presença de uma coleção anormal de líquido no espaço pleural. A causa mais comum de derrames pleurais nos países ocidentais é a insuficiência cardíaca congestiva, seguida por neoplasia maligna, pneumonia bacteriana e EP.[14] A tuberculose continua sendo a principal causa de derrames pleurais na maior parte dos países em desenvolvimento. Outras condições comumente associadas a derrames pleurais incluem: infecções virais, cirrose, síndrome nefrótica, uremia, síndrome de hiperestimulação ovariana, doenças vasculares do colágeno, mixedema e processos intra-abdominais. A perfuração do esôfago é uma causa rara, mas unicamente nociva, de derrame pleural.

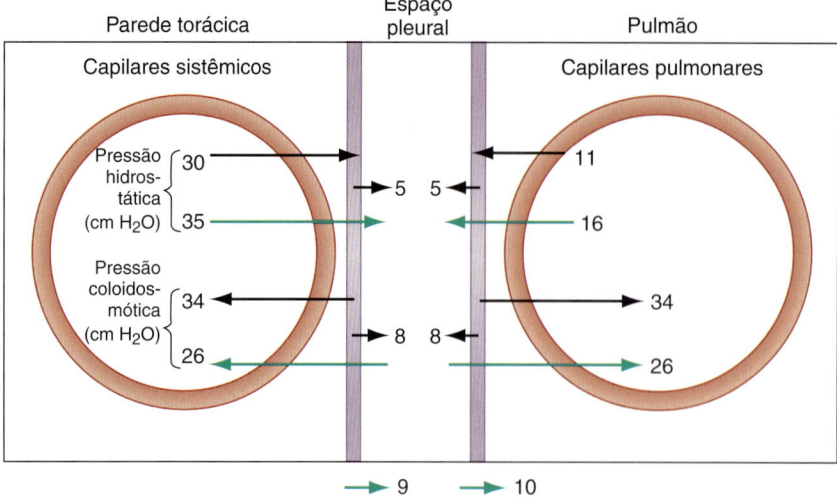

Fig. 67.4. Representação diagramática das pressões envolvidas na formação e na absorção do líquido pleural. (Adaptado de Robert G, Fraser GA, Paré PD, et al.: Diagnosis of diseases of the chest, ed 3, Philadelphia, 1989, WB Saunders.)

Pleurite (também conhecida como pleurisia) é um termo inespecífico que denota inflamação das pleuras. Ela é uma apresentação comum associada a uma série de processos infecciosos e inflamatórios, que variam desde síndromes virais autolimitadas a doenças crônicas, como o lúpus eritematoso sistêmico. A pleurite pode ocorrer com ou sem acúmulo significativo de líquido no espaço pleural.

Um derrame pleural associado a pneumonia bacteriana ou abscesso pulmonar é denominado *derrame parapneumônico*. O termo empiema pleural (ou piotórax) implica a presença factual de pus no espaço pleural. O líquido que está anatomicamente confinado e não flui livremente dentro do espaço pleural é denominado *derrame loculado*. Os derrames loculados ocorrem quando há aderências entre as pleuras visceral e parietal. O hemotórax traumático é um tipo distinto de derrame pleural que será abordado separadamente.

Anatomia e Fisiologia

Em circunstâncias normais, uma fina camada de fluido permenece entre as pleuras visceral e parietal. O líquido pleural é produzido a partir de capilares sistêmicos situados na superfície da pleura parietal e absorvido pelos capilares pulmonares na superfície visceral da pleura. Embora os vasos linfáticos também desempenhem um papel importante na remoção do líquido pleural, a direção do fluxo do líquido pleural normalmente é governada pela diferença de pressão hidrostática entre as circulações sistêmica e pulmonar (Fig. 67.4). Em condições habituais, o líquido pleural existe em equilíbrio dinâmico, com aproximadamente 1 L de fluido atravessando o espaço pleural durante 24 horas, mas com acúmulo efetivo pequeno (± 0,1 a 0,2 mL/kg de peso corporal) e clinicamente insignificante. O derrame pleural desenvolve-se quando o influxo de líquido no espaço pleural excede o efluxo.

Fisiopatologia

Os derrames pleurais classicamente são divididos em dois grupos – transudatos e exsudatos – de acordo com a composição do líquido pleural (Quadro 67.2). Os transudatos são essencialmente ultrafiltrados de plasma, que contêm muito pouca proteína. Um derrame transudativo desenvolve-se em virtude do aumento da pressão hidrostática ou da diminuição da pressão oncótica dentro dos microvasos pleurais. A causa mais comum de derrame transudativo é a insuficiência cardíaca congestiva, com o aumento associado da pressão hidrostática. Pacientes com desnutrição grave desenvolvem derrames transudativos devido a hipoalbuminemia profunda e perda da pressão oncótica plasmática. Certas condições, como a cirrose

---

QUADRO 67.2
Causas de Derrame Pleural

TRANSUDATOS
Insuficiência cardíaca congestiva
Cirrose com ascite
Síndrome nefrótica
Hipoalbuminemia
Mixedema
Diálise peritoneal
Glomerulonefrite
Obstrução da veia cava superior
Embolia pulmonar

EXSUDATOS
Infecções
Pneumonia bacteriana
Bronquiectasia
Abscesso pulmonar
Tuberculose
Doença viral

Neoplasias
Câncer de pulmão primário
Mesotelioma
Metástases pulmonares ou pleurais
Linfoma

Doença do Tecido Conjuntivo
Artrite reumatoide
Lúpus eritematoso sistêmico

Transtornos Abdominais ou Gastrointestinais
Pancreatite
Abscesso subfrênico
Ruptura esofágica
Cirurgia abdominal

Condições Diversas
Infarto pulmonar
Uremia
Reações medicamentosas
Pós-parto
Quilotórax

hepática e a síndrome nefrótica, podem estar associadas ao aumento da pressão hidrostática e à redução de pressão oncótica plasmática.

Os exsudatos, ao contrário, contêm quantidades relativamente altas de proteína, refletindo uma anormalidade pleural intrínseca. Qualquer processo pulmonar ou pleural associado à inflamação pode resultar em derrame exsudativo. O mais comum é o derrame parapneumônico, no qual a infecção pulmonar adjacente desencadeia intensa resposta inflamatória pleural. Os derrames malignos são a segunda forma mais comum de derrame exsudativo e frequentemente refletem alterações na permeabilidade pleural e problemas na drenagem linfática. Derrames exsudativos também podem surgir em resposta a processos inflamatórios no abdome, como pancreatite ou abscesso subfrênico. Quando um derrame exsudativo é reabsorvido, o tecido fibroso deixado origina aderências pleurais.

Alguns derrames pleurais podem apresentar características exsudativas e transudativas. Por exemplo, no caso da EP, a patogênese de um derrame pleural pode ser multifactorial, refletindo o aumento da pressão vascular pulmonar (um processo transudativo) e isquemia e inflamação da membrana pleural (um processo exsudativo).

Os derrames maciços (> 1,5-2 L) geralmente estão associados à doença maligna, mas também podem surgir associados ao quadro de insuficiência cardíaca e outras condições de sobrecarga de volume. Eles restringem o movimento respiratório, comprimem o parênquima pulmonar e resultam em *shunt* intrapulmonar. Em casos extremamente raros, o hidrotórax hipertensivo pode desenvolver-se, com desvio do mediastino e colapso circulatório.

Características Clínicas

Pequenos derrames pleurais geralmente são totalmente assintomáticos. A inflamação pleural, com ou sem efusão, é anunciada por dor tipicamente pleurítica (isto é, piora na respiração profunda) ou dor referida para o ombro. Geralmente, quando o volume do líquido pleural em um adulto atinge pelo menos 500 mL é que a dispneia se torna aparente.

Os achados físicos também dependem do tamanho do derrame. O atrito pleural pode ser o único achado em um paciente com pleurite isolada, enquanto na presença de derrames maciços, sinais de comprometimento cardiorrespiratório podem estar presentes. Sinais físicos clássicos de derrame pleural incluem murmúrio vesicular diminuído, macicez à percussão e diminuição do frêmito toracovocal. A técnica simples de percussão auscultatória (ou seja, percussão do tórax enquanto se ausculta com estetoscópio) pode ser ainda mais sensível e específica para o diagnóstico de derrame pleural através do exame físico. A egofonia e os sons respiratórios aumentados são frequentemente apreciados na borda superior do derrame, devido ao tecido pulmonar atelectásico subjacente.

Diagnóstico Diferencial

O diagnóstico diferencial de derrame pleural inclui uma ampla gama de processos patológicos caracterizados por dispneia e/ou dor torácica, que variam desde insuficiência cardíaca congestiva e sobrecarga volêmica a pneumonia, EP e derrame pericárdico. É importante ressaltar que muitas dessas condições estão associadas e podem coexistir com o derrame pleural. Em qualquer caso, a presença deste requer consideração cuidadosa do processo patológico subjacente. Especificamente, um derrame pleural inexplicável deve aumentar a preocupação para malignidade e requer acompanhamento.

Exames Diagnósticos

Quando clinicamente suspeito, o diagnóstico de derrame pleural deve ser confirmado pela radiografia de tórax. Um volume de aproximadamente 200 mL é necessário antes que o derrame pleural possa ser demonstrado de forma confiável em uma radiografia de tórax frontal em ortostase; uma menor quantidade de fluido pode ser visível na incisura costofrênica posterior em uma incidência lateral. O aspecto radiográfico clássico de um derrame pleural é a obliteração do ângulo costofrênico. Com efusões maiores, o hemidiafragma pode estar completamente obscurecido, tipicamente com um padrão côncavo ascendente, porque o líquido pleural tende a se sobrepor mais lateralmente do que centralmente. O fluido pleural também pode estender-se pela fissura oblíqua e aparecer como uma densidade homogênea na porção inferior do campo pulmonar. Os derrames pleurais maciços podem opacificar completamente o hemitórax (o chamado *white-out*).

No paciente em decúbito dorsal, o líquido pleural livre desloca-se superior, lateral e posteriormente e, portanto, pode não ser claramente identificado na radiografia de decúbito dorsal. Se o derrame for grande o suficiente, podem-se observar nebulosidade difusa ou opacificação parcial de um hemitórax. Outros achados radiográficos em decúbito dorsal podem incluir obliteração apical, borramento do hemidiafragma e/ou fissura horizontal espessada. Alguns derrames pleurais podem ser difíceis de diagnosticar radiograficamente. Pistas para a presença de um derrame subpulmonar incluem um aparente deslocamento da cúpula diafragmática em direção à parede torácica lateral e, quando localizada no lado esquerdo, um espaço radiodenso entre a bolha gástrica e o pulmão aerado. O líquido loculado na fissura pleural pode assumir uma aparência fusiforme e simular uma massa (Fig. 67.5A e B). A vista lateral reclinada, embora historicamente útil para demonstrar pequenos derrames loculados, foi amplamente substituída pela ultrassonografia ou TC.

A ultrassonografia torácica é mais sensível que a radiografia do tórax no diagnóstico e na estimativa do tamanho dos derrames pleurais.[15] Ultrassonograficamente, os derrames pleurais, em geral, aparecem como líquido hipoecoico acima do diafragma e são mais bem visualizados com uma sonda curvilínea na linha axilar média (Fig. 67.5C). Nem todo líquido pleural é hipoecoico; o hemotórax e o piotórax podem parecer heterogêneos. Muitas vezes, atelectasias ou aderências pleurais podem ser visualizadas dentro da efusão, e a observação cuidadosa desses achados, bem como a disposição do diafragma, do fígado ou do baço, pode auxiliar na localização correta da toracocentese ou da drenagem torácica. Se disponível na sala de emergência, a toracocentese guiada por ultrassonografia deve ser realizada para diminuir o risco de complicações como o pneumotórax.[16]

A TC pode detectar de 3 a 5 mL de líquido pleural e é o padrão-ouro para o diagnóstico de pequenos derrames pleurais. A TC é particularmente útil para diferenciação entre doença pleural e parenquimatosa para ajudar a identificar uma causa subjacente (p. ex., EP, doença maligna), quantificar o volume do derrame pleural e guiar a toracocentese.[17]

A maioria dos pacientes com derrame pleural deve ser submetida à toracocentese diagnóstica em algum momento para determinar a natureza do derrame (p. ex., transudato, exsudato) e identificar uma causa subjacente (p. ex., malignidade).[18] A exceção a essa regra seria um derrame associado a um diagnóstico óbvio, como insuficiência cardíaca ou uma condição subjacente conhecida, como doença do tecido conjuntivo. No DE, a indicação mais clara para a toracocentese diagnóstica é avaliar imediatamente uma condição com risco de vida, como empiema ou ruptura esofágica em um paciente toxemiado; na maioria dos casos, o procedimento que objetiva apenas distinguir entre processos transudativos e exsudativos pode ser adiado.

Embora numerosos esquemas de classificação tenham sido propostos, os critérios de Light continuam sendo os mais amplamente aceitos para diferenciação de transudatos e exsudatos (Quadro 67.3).[19] O pH do líquido pleural inferior a 7,3 está associado a derrames parapneumônicos, doenças malignas, efusões reumatoides, tuberculose e acidose sistêmica. O pH inferior a 7.0 sugere fortemente empiema ou ruptura esofágica e geralmente é considerado uma indicação para a realização de toracostomia por dreno. No caso de um derrame parapneumônico, a coloração de Gram e a cultura do líquido pleural são realizadas rotineiramente, mas raramente alteram o tratamento.

Na ausência de uma punção traumática, o líquido sanguinolento sugere trauma, neoplasia ou infarto pulmonar. Se o hematócrito do líquido pleural exceder o do sangue periférico em 50%, o derrame

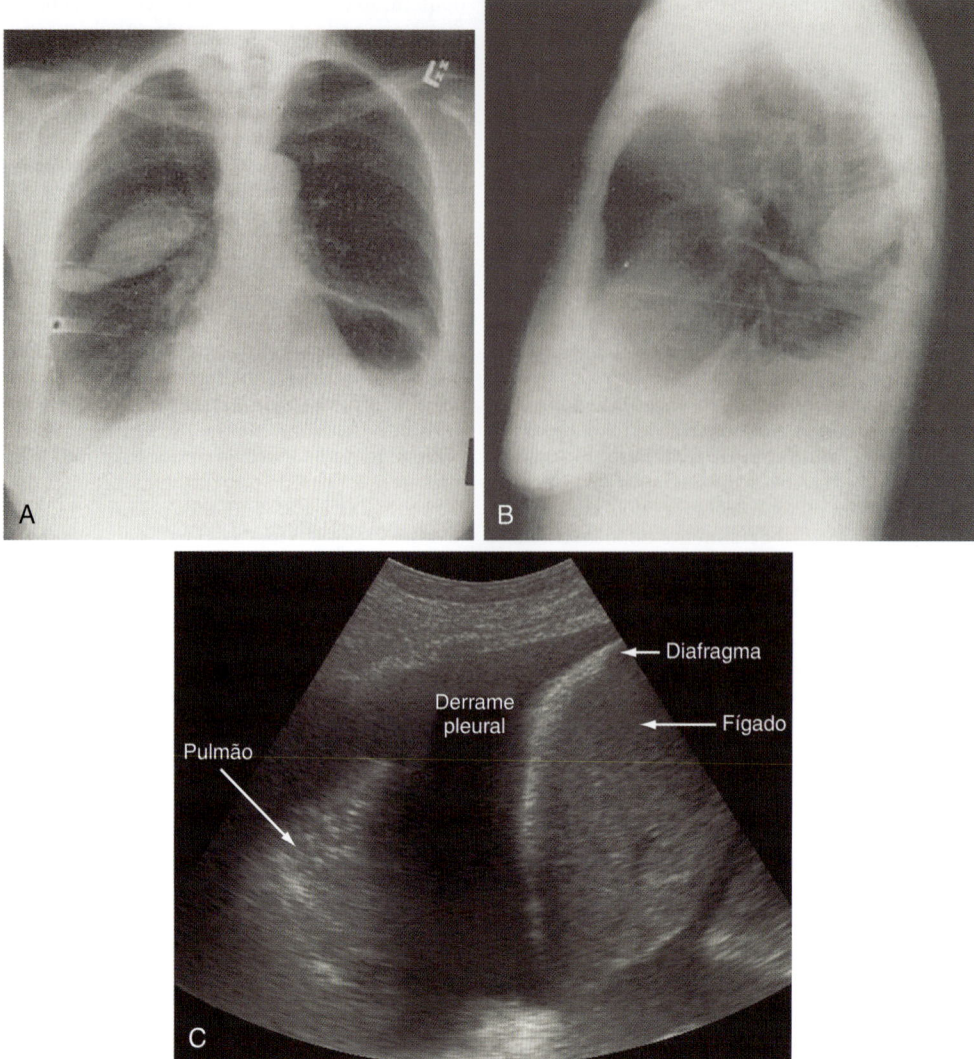

Fig. 67.5. A e B. Radiografias de derrame pleural ao longo das fissuras oblíqua e horizontal. **C.** Imagem ultrassonográfica do quadrante superior direito mostrando o aspecto hipoecoico típico de um derrame pleural.

QUADRO 67.3

Critérios Light para Diferenciar Transudatos de Exsudatos

O líquido pleural é considerado um exsudato se uma ou mais das seguintes condições forem atendidas:
1. Nível de proteína do líquido pleural/nível de proteína sérica excede 0,5.
2. Nível de lactato desidrogenase (LDH) do líquido pleural/nível de LDH no soro excede 0,6.
3. O nível de LDH no líquido pleural excede dois terços do limite superior do normal para o nível sérico de LDH.

De Light RW, Macgregor MI, Luchsinger PC, Ball WC Jr. Pleural effusions: The diagnostic separation of transudates and exudates. Ann Intern Med 77:507-513, 1972.

Tratamento

A maioria dos derrames pleurais não requer drenagem emergente e há poucas indicações de toracocentese terapêutica na emergência. Para pacientes com derrame maciço (ou seja > 1,5-2 L), a toracocentese urgente pode estabilizar o estado respiratório ou circulatório. Pacientes com empiema necessitam de drenagem torácica em tempo oportuno no DE ou no centro cirúrgico para evitar complicações. Na maioria dos outros casos, o momento do procedimento pode ser individualizado. Por exemplo, a toracocentese terapêutica seria razoável de ser realizada no DE em um paciente oncológico com derrame recorrente se o alívio sintomático permitir que o paciente receba alta.

Contraindicações relativas à toracocentese incluem coagulopatia e outros distúrbios hemorrágicos. Considere os riscos e benefícios de um procedimento antes de iniciá-lo no DE. As aderências pleurais também são uma contraindicação relativa à toracocentese pelo potencial de pneumotórax, mas esse risco pode ser minimizado com o uso da ultrassonografia para orientar o procedimento.

Após uma toracocentese diagnóstica ou terapêutica, uma radiografia do tórax deve ser realizada para avaliar pneumotórax iatrogênico. Outras possíveis complicações da toracocentese incluem hemotórax, laceração pulmonar, ruptura da ponta do cateter, infecção e hipóxia transitória por falta de perfusão e ventilação. O edema pulmonar pós-expansão é uma ocorrência rara, exceto quando grandes volumes (> 1.500 mL) são drenados em uma sessão. A hipotensão pode ocorrer após a remoção de um grande

é, por definição, um hemotórax. O hemotórax atraumático é relativamente raro, mas pode ocorrer com ruptura espontânea de um tumor ou vaso sanguíneo.

Se o diagnóstico de derrame pleural maligno estiver sendo considerado, o líquido pleural deve ser submetido a exame citológico. Ao contrário da crença popular, a sensibilidade para o diagnóstico de malignidade pleural não depende do volume do líquido pleural extraído durante a toracocentese.[20]

volume de líquido, particularmente em pacientes que já estão com depleção de volume intravascular.

Encaminhamento

A história natural da doença pleural é determinada em grande parte pelo diagnóstico subjacente, e a decisão de hospitalizar um paciente com este problema deve ser individualizada, levando em consideração seu estado respiratório e hemodinâmico e a evolução clínica prevista. Por exemplo, pequenos derrames pleurais são comuns após cirurgia abdominal e no pós-parto, mas quase sempre desaparecem espontaneamente em poucos dias. A pleurite viral, com ou sem derrame, geralmente é autolimitada e resolve-se sem tratamento específico. Em pacientes com insuficiência cardíaca congestiva, os derrames pleurais geralmente respondem bem à terapia diurética, mas podem persistir em pacientes com doença mal compensada. Em quase 20% dos derrames pleurais, nenhum diagnóstico definitivo pode ser estabelecido, mesmo após extensa investigação. Uma porcentagem considerável desses derrames provavelmente é causada por infecções virais, e a maioria delas se resolve espontaneamente sem sequelas.

Os derrames parapneumônicos contribuem significativamente para a morbimortalidade. Por essa razão, sua presença é uma indicação para hospitalizar um paciente com pneumonia adquirida na comunidade.[21] O empiema se desenvolverá em 5% a 10% dos pacientes com derrame parapneumônico e a drenagem cirúrgica inicial resulta em melhores resultados do que o tratamento conservador.[22]

Os derrames pleurais associados à doença maligna constituem um marcador de morbidade significativa. A presença de um derrame maligno indica doença disseminada, e a maioria das doenças malignas que causam derrames pleurais — como linfoma e carcinoma do pulmão, mama ou ovário — não é curável nesse estágio. A toracocentese terapêutica pode aliviar a dispneia em curto prazo, mas os derrames malignos tendem a ser recorrentes, muitas vezes rapidamente. Assim, o controle dos derrames pleurais pode melhorar a qualidade de vida desses pacientes. As estratégias para o tratamento da recorrência incluem pleurodese química ou mecânica para obliterar o espaço pleural e a colocação de um cateter permanente ou *shunt* pleuroperitoneal para proporcionar drenagem contínua.

CONCEITOS-CHAVE

- A ultrassonografia do tórax à beira do leito pode ser utilizda para descartar o pneumotórax com maior sensibilidade do que a radiografia do tórax em supino. A tomografia computadorizada do tórax é o padrão-ouro para o diagnóstico de pneumotórax, mas é reservada para casos em que o pneumotórax é altamente suspeito e a radiografia do tórax é negativa.
- Para pacientes jovens e saudáveis com um pequeno (< 20%) pneumotórax espontâneo primário, a observação isolada (com administração de oxigênio a 100%) é uma opção de tratamento apropriada; para pneumotórax sintomáticos maiores, a aspiração simples com um cateter intravenoso geralmente é bem-sucedida.
- Na maioria dos casos de pneumotórax espontâneo secundário, a drenagem torácica deve ser considerada porque abordagens menos invasivas estão associadas a menores taxas de sucesso.
- A aplicação rotineira de aspiração após a toracostomia por dreno não é mais recomendada e não acelera a reexpansão pulmonar.
- A causa mais comum de derrame pleural no Ocidente é a insuficiência cardíaca congestiva, seguida por doença maligna e pneumonia bacteriana; no entanto, o diagnóstico de EP não deve ser negligenciado em um paciente com derrame pleural de causa desconhecida.
- A toracocentese terapêutica é indicada para o alívio do comprometimento respiratório ou cardiovascular agudo e deve ser realizada sob orientação ultrassonográfica, se possível.
- A indicação mais clara para toracocentese diagnóstica no pronto-socorro é detectar imediatamente condições de risco de vida, como empiema ou ruptura esofágica em um paciente toxemiado. Na maioria dos outros casos, o procedimento com o objetivo de diferenciar entre processos transudativos e exsudativos pode ser adiado.
- Em uma projeção frontal (anteroposterior ou posteroanterior), um volume de pelo menos 200 mL de líquido pleural é necessário antes que a demonstração radiográfica seja possível. No entanto, a ultrasssonografia pode detectar um volume tão pequeno quanto 50 mL de líquido pleural e pode ser facilmente realizada à beira do leito.

As referências para este capítulo podem ser encontradas on-line no website Expert Consult associado à obra.

SEÇÃO TRÊS
Sistema Cardíaco

CAPÍTULO 68
Síndrome Coronariana Aguda

J. Jeremy Thomas | William J. Brady

PRINCÍPIOS

A síndrome coronariana aguda (SCA) refere-se a um espectro de doenças que ocorrem como resultado de uma isquemia miocárdica aguda. SCA inclui desde uma angina instável (AI) até um infarto agudo do miocárdio (IAM), inclusive os dois subtipos de IAM, o infarto agudo do miocárdio sem elevação do segmento ST (IAMSSST) e o infarto do miocárdio com elevação do segmento ST IAMCSST). Sendo a morte súbita cardíaca (MSC) a forma mais extrema da síndrome coronariana aguda. A SCA, particularmente o infarto agudo do miocárdio e suas sequelas, continua sendo uma das principais causas de morte em grande parte do mundo desenvolvido.

Os avanços ocorridos no século XX mudaram drasticamente a abordagem à síndrome coronariana aguda. Os primeiros desenvolvimentos de significância – desfibriladores, marca-passos e novos agentes farmacológicos vieram proporcionar aos emergencistas abordagens eficazes para o tratamento de condições letais decorrentes de infarto agudo do miocárdio. A introdução da arteriografia coronária seletiva por Sones revolucionou o manejo de pacientes com doença arterial coronariana (DAC). Em 1960, Kouwenhoven inaugurou a era da reanimação cardiopulmonar (RCP), fornecendo uma importante ferramenta para o manejo da MSC.

Esses avanços trouxeram também o conhecimento de que o tempo entre a manifestação dos sintomas e o início da terapia é fundamental. Assim, o manejo era prioritariamente voltado para as complicações do IAM. Em 1960, Day formou uma equipe especializada em parada cardíaca e criou a primeira unidade de terapia coronariana 2 anos depois, reduzindo à metade a mortalidade por infarto agudo do miocárdio. Nos anos 1980, DeWood realizou uma angiografia coronária precoce em um IAM e demonstrou a oclusão da coronária afetada. Mais tarde, naquela mesma década, a experiência de Rentrop com a administração intracoronariana de estreptoquinase para IAM introduziu a era da trombólise, hoje denominada *terapia fibrinolítica*. O uso da terapia fibrinolítica, permitia aos emergencistas interromper o infarto propriamente dito, restaurando assim a perfusão do segmento anatômico afetado pelo IAM. Foi assim que o tratamento da síndrome coronariana aguda foi revolucionado; e nascia a era da reperfusão.

O reconhecimento de que a maioria das mortes súbitas decorrentes de doença cardíaca isquêmica ocorre fora do ambiente hospitalar levou a numerosos avanços para o atendimento pré-hospitalar da SCA. No ano 1969, o atendimento cardíaco pré-hospitalar avançado foi iniciado em Belfast, com as unidades móveis de atendimento cardíaco de Pantridge. Em 1970, Nagel relatou os benefícios da telemedicina aos provedores de suporte de vida avançado pré-hospitalar, para pacientes com disritmias ou parada cardíaca. Na década de 1980, os eletrocardiogramas (ECGs) portáteis foram introduzidos no serviço médico de emergência (SME) permitindo o diagnóstico de IAMCSST antes mesmo da chegada ao hospital.

A terapia fibrinolítica e as técnicas de intervenção com o uso de cateter revolucionaram o tratamento de pacientes com IAMCSST no final da década de 1980. As terapias de combinação com agentes antiplaquetários, antitrombóticos e fibrinolíticos continuam a ser estudadas para pacientes com IAMCSST otimizando ainda mais a reperfusão e as terapias adjuntas. O sucesso das técnicas intervencionistas tem melhorado com o uso de *stents* mais novos e diversos antiagregantes plaquetários e anticoagulantes. Os sistemas de atendimento a pacientes com IAMCSST abordam o tratamento da por uma perspectiva sistêmica, começando com os serviços de emergência pré-hospitalar e passando pelo departamento de emergência (DE) até chegar à unidade de terapia coronariana. Essa abordagem sistêmica enfatiza uma série de fatores cruciais no tratamento do IAMCSST, incluindo a natureza tempo-dependente do tratamento, a composição multidisciplinar da equipe de atendimento e a natureza multietapas do processo como um todo. Além do desenvolvimento dos sistemas de abordagem de atendimento do IAMCSST, os esforços atuais estão concentrados na criação de centros cardíacos regionais e na expansão das capacidades de intervenção aos hospitais de menor porte. Além disso, os métodos adequados de avaliação de pacientes com síndrome coronariana aguda sem IAMCSST ou com outros prováveis diagnósticos continuam a amadurecer. A estratégia de observação na unidade de atendimento para descarte de IAM teve o seu tempo total encurtado, tornou-se mais eficiente como processo e passou a oferecer mais segurança no que diz respeito ao gerenciamento clínico e à detecção de ocorrência de síndrome coronariana aguda. Embora essa estratégia de avaliação de dor torácica seja mais eficiente que as abordagens anteriores, outras melhorias destinadas a reduzir a incidência de IAM não detectado no departamento de emergência encontram-se em desenvolvimento.

EPIDEMIOLOGIA

A doença cardíaca isquêmica e a doença arterial coronariana, com seus efeitos imediatos e sequelas, continuam sendo as principais causas de morte entre adultos em países desenvolvidos, entre os quais, os Estados Unidos e o Canadá.[1] A doença coronariana isquêmica é responsável por aproximadamente 1 milhão de mortes por ano nos Estados Unidos, das quais cerca de 160.000 em pessoas de 65 anos ou menos. Mais da metade das mortes resultantes de doença cardiovascular acometem as mulheres, e a doença arterial coronariana continua sendo uma das principais causas de morbidade e mortalidade em mulheres entre 55 e 59 anos. A expectativa é de que a incidência de doença cardiovascular continue a aumentar em decorrência do estilo de vida e das mudanças comportamentais que promovem o aumento das doenças cardíacas.[2]

Nos Estados Unidos e no Canadá, verificou-se nas últimas cinco décadas uma redução significativa das taxas de mortalidade ajustadas pela idade causadas por doença arterial coronariana, e esse declínio continua, embora a incidência de síndrome coronariana aguda esteja aumentando.[1,3] Em grande parte, o declínio tem sido acompanhado pela redução da mortalidade por IAM. Essa diminuição decorre de uma redução de 25% na incidência de infarto agudo do miocárdio e de uma acentuada queda da taxa de incidência de casos fatais. A redução do tabagismo, o tratamento de dislipidemias, hipertensão e diabetes melito, sem dúvida, exercem um papel importante, juntamente com os significativos avanços no tratamento do IAM.

Em 2005, 5,8 milhões de pacientes foram avaliados nos departamentos de emergência dos Estados Unidos com queixas de dor torácica e outras condições correlatas, constituindo 5% das visitas a tais unidades. Em 2004, 4,1 milhões de visitas aos departamentos de emergência tiveram um diagnóstico primário de doença cardiovascular, e mais de 1,5 milhão de pacientes foram hospitalizados com diagnóstico primário ou secundário de síndrome coronariana aguda. Além disso, aproximadamente 2% dos pacientes com síndrome coronariana aguda recebem alta inadequadamente do departamento de emergência. A cada ano, nos Estados Unidos, cerca de 900.000 pessoas sofrem um IAM, das quais 20% morrem antes de chegar ao hospital, e 30% em 30 dias após o IAM. A maioria das mortes de doença arterial coronariana ocorre fora do hospital, normalmente dentro de 2 horas após manifestação dos sintomas, causada por uma disritmia relacionada com SCA. Mesmo quando não fatal, o IAM pode deixar um importante comprometimento funcional, com prejuízo à qualidade de vida dos pacientes acometidos. Além disso, o custo econômico da SCA é estimado em US$ 120-140 bilhões anuais.[1]

Espectro da Doença: Doença Arterial Coronariana e Síndrome Coronariana Aguda

A doença cardíaca coronariana inclui o espectro que abrange desde a DAC assintomática e a angina estável até a angina instável, o IAM e a parada cardíaca. A síndrome coronariana aguda inclui os subtipos agudos da doença cardíaca coronariana, como a angina instável, o IAM e a parada cardíaca. O infarto agudo do miocárdio subdivide-se ainda em IAMSSST e IAMCSST

Angina Estável

A angina estável, não é considerada uma forma de síndrome coronariana aguda, é um desconforto torácico episódico e transitório causado por uma isquemia miocárdica. Esse desconforto normalmente é previsível, reproduzível, e com uma frequência de ataques constantes no decorrer do tempo. O estresse físico ou psicológico (p. ex., esforço físico, estresse emocional, anemia, disritmias, exposições ambientais) pode provocar uma crise de angina que se resolve espontaneamente no decorrer de um período previsível de tempo, com o repouso ou a administração de nitroglicerina (NTG).

A classificação da angina pela Canadian Cardiovascular Society (CCS) é definida da seguinte maneira:

Classe I – ausência de angina com atividade física habitual.
Classe II – limitação mínima da atividade física normal quando a angina ocorre por esforço ou estresse emocional.
Classe III – limitação severa da atividade física comum quando a angina ocorre por esforço sob condições físicas normais.
Classe IV – incapacidade de realizar qualquer atividade física sem desconforto quando os sintomas de angina ocorrem durante o repouso ou com um esforço físico mínimo.

Angina Instável

A angina instável deve ser considerada por uma perspectiva semântica e uma perspectiva fisiopatológica; quando consideradas conjuntamente, a angina instável é mais bem definida pela sua descrição, bem como pelos resultados da avaliação clínica. Do ponto de vista semântico, a angina instável é amplamente definida como angina recém-manifestada ou que ocorre durante o repouso ou com um esforço mínimo. A condição é definida ainda como a angina que se agrava a partir de um padrão anteriormente estável de ocorrência de dor em termos de frequência ou duração dos ataques, de resistência a medicamentos anteriormente eficazes ou de provocação com níveis decrescentes de esforço ou estresse.

A angina de repouso é definida como a angina que ocorre durante o repouso, com duração superior 20 minutos, e 1 semana após a manifestação. A angina recém-manifestada é aquela com grau de severidade de, pelo menos, classe II pela classificação da CCS e manifestada nos 2 meses anteriores. A angina crescente ou progressiva é diagnosticada quando uma angina anteriormente conhecida se torna mais frequente, dura mais tempo ou sobe uma categoria nos 2 meses anteriores de grau de severidade de, pelos menos, classe III. Os sintomas com duração superior a 20 minutos, embora cessada a atividade, são compatíveis com angina de repouso; no contexto clínico adequado, esse tipo de manifestação poderia ser considerado uma angina instável.

A angina instável geralmente é designada angina pré-infarto, angina acelerada ou crescente, síndrome coronariana intermediária e síndrome pré-oclusiva, diferenciando-se acentuadamente da angina estável. Em suas formas mais graves, a angina instável deve ser considerada um possível precursor do infarto agudo do miocárdio e, portanto, ser tratada de forma agressiva.

A angina instável pode ser definida também em termos fisiopatológicos. A ruptura da placa acompanhada pela formação de trombo e vasoespasmo ilustra os eventos intracoronarianos da angina instável. Essa condição geralmente é caracterizada por uma anomalia eletrocardiográfica, incluindo alterações na onda T e no segmento ST.

A angina variante – também conhecida como angina de Prinzmetal – é causada por vasoespasmo arterial coronariano em repouso, com lesões fixas mínimas da artéria coronária, e pode ser aliviada com a prática de exercício ou NTG. O ECG revela uma elevação do segmento ST que é impossível de distinguir do STEMI por meio do exame clínico ou eletrocardiográfico.

Infarto Agudo do Miocárdio

O infarto agudo do miocárdio é definido como a morte das células miocárdicas com necrose do miocárdio. A definição de quatro décadas da Organização Mundial da Saúde (OMS) para infarto agudo do miocárdio foi substituída pelos critérios clínicos desenvolvidos conjuntamente pela European Society for Cardiology e o American College of Cardiology (ACC), que definem o infarto como qualquer evidência de necrose miocárdica. Essa definição de um infarto do miocárdio do tipo agudo, progressivo ou recente requer uma típica elevação ou queda de um marcador bioquímico cardíaco, atualmente a troponina, com sintomas clínicos, alterações eletrocardiográficas ou anomalias da artéria coronária baseadas na avaliação de intervenção.[4] A definição efetiva, conhecida como definição universal de infarto do miocárdio, inclui o seguinte: um dos seguintes critérios satisfaz ao diagnóstico de um infarto do miocárdio do tipo agudo, progressivo ou recente[4]:

1. Elevação típica e queda gradativa ou elevação e queda mais rápidas dos marcadores bioquímicos de necrose miocárdica, com, pelo menos, um valor acima do 99º percentil do limite superior de referência (URL) e, pelo menos, um dos seguintes parâmetros clínicos:
   - Sintomas isquêmicos.
   - Alterações eletrocardiográficas indicativas de isquemia (alterações da onda T ou desvio do segmento ST).
   - Desenvolvimento de ondas Q patológicas no ECG.
   - Evidência por imagem de achados supostamente novos, como uma perda de miocárdio viável ou uma anomalia na motilidade regional da parede.
2. Achados patológicos de um infarto agudo miocárdio.

Além disso, no caso de um infarto do miocárdio com diagnóstico estabelecido, qualquer dos seguintes critérios satisfaz a esse diagnóstico[4]:
   - Desenvolvimento de novas ondas Q patológicas nos ECGs seriais. O paciente pode ou não se lembrar de sintomas anteriores; é possível que os marcadores bioquímicos da necrose miocárdica se tenham normalizado, dependendo do tempo decorrido desde o desenvolvimento do infarto.
   - Resultados do exame de imagem compatíveis com infarto do miocárdio – evidência por imagem de uma região de perda de miocárdio viável que se apresenta afinada e não se contrai na ausência de causa não isquêmica.
   - Achados patológicos de um infarto do miocárdio cicatrizado ou em processo de cicatrização.

Considerando-se as inúmeras situações clínicas em que o infarto agudo do miocárdio ocorre, os cinco tipos básicos de infarto são descritos de acordo com a seguinte classificação[4]:

Tipo 1 – infarto espontâneo do miocárdio relacionado com isquemia resultante de um evento coronário primário, como erosão/ruptura de uma placa, erosão, fissura ou dissecção acompanhado pela formação de trombo e vasoespasmo. Os infartos do tipo 1 representam o verdadeiro evento da síndrome coronariana aguda.

Tipo 2 – o infarto do miocárdio decorrente de isquemia causada pelo aumento da demanda ou pelo suprimento reduzido de oxigênio, como observado na presença de condições como espasmo da artéria coronária, embolia coronária, anemia severa, arritmias comprometedoras ou hipotensão sistêmica significativa relacionada com várias causas.

Tipo 3 – morte súbita cardíaca inesperada, incluindo parada cardíaca, geralmente com sintomas sugestivos de isquemia miocárdica, acompanhada por uma elevação supostamente nova do segmento ST ou por um novo padrão de bloqueio do ramo esquerdo do feixe (LBBB). Observa-se o novo trombo coronariano por meio de angiografia ou autópsia; a morte ocorre antes que a amostra adequada de sangue detecte o biomarcador cardíaco anormal.

Tipo 4 – infarto do miocárdio associado à instrumentação coronária, como ocorre após a intervenção coronariana percutânea (ICP). No caso de ICPs em pacientes com níveis basais normais de troponina, a elevação dos biomarcadores cardíacos acima do 99º percentil URL é sinal de necrose miocárdica periprocedimental. Por convenção, a elevação dos biomarcadores a níveis superiores a três vezes o 99º percentil URL é designada determinante de infarto do miocárdio relacionado a ICP. De modo semelhante, reconhece-se um subtipo relacionado a uma trombose comprovada causada pelo implante de *stent*.

Tipo 5 – infarto do miocárdio associado a implante de desvio (*bypass*) arterial coronariano (CABG). Para CABG em pacientes com níveis basais normais de troponina, a elevação dos biomarcadores acima do 99º percentil URL é sinal de necrose miocárdica periprocedimental. Por convenção, a elevação dos biomarcadores a níveis superiores a cinco vezes o 99º percentil URL, além de quaisquer das seguintes condições, é designada determinante de infarto do miocárdio relacionado com CABG:
- Novas ondas Q patológicas ou novo LBBB.
- Novo implante ou oclusão de artéria coronária nativa documentada por meio angiográfico.
- Nova perda de miocárdio viável evidenciada por imagem.

Essa classificação é mais do que uma simples descrição semântica de infarto agudo do miocárdio. As questões de diagnóstico e tratamento, obviamente, são diferentes, dependendo do subtipo de infarto do miocárdio encontrado. Por exemplo, no infarto do tipo 1, deve-se prestar atenção a aspectos como plaquetas, sistema de coagulação e vasoespasmo, enquanto no infarto do tipo 2, a atenção deve ser voltada para a situação fisiopatológica causadora do suprimento de oxigênio e para as exigências de miócitos.

O infarto agudo do miocárdio é classificado ainda como NSTEMI ou STEMI pelos achados do ECG e pelos marcadores séricos na ocasião da manifestação. As descrições anteriores, como infarto do miocárdio transmural, não transmural, com onda Q e com onda não Q, não descrevem adequadamente o evento coronário e a sua fisiopatologia, a sua manifestação eletrocardiográfica e o seu resultado patológico. A diferenciação entre o STEMI e o NSTEMI tem importantes implicações em termos de tratamento, resultado e prognóstico para pacientes com infarto agudo do miocárdio. Na realidade, a ACC e a American Heart Association (AHA) possuem diretrizes distintas para o tratamento de pacientes com UA-NSTEMI e aqueles com STEMI.[5-7]

FISIOPATOLOGIA

A fisiopatologia subjacente da síndrome coronariana aguda é a isquemia miocárdica resultante da perfusão inadequada destinada a atender à demanda de oxigênio pelo miocárdio. O consumo de oxigênio pelo miocárdio é determinado pela frequência cardíaca, pela pós-carga, pela contratilidade e pela tensão da parede do miocárdio. A perfusão inadequada normalmente resulta de estenose da artéria coronária causada por DAC aterosclerótica. Normalmente, a redução do fluxo sanguíneo coronário não causa sintomas isquêmicos em repouso até que a estenose vascular exceda 95% de obstrução do fluxo. A isquemia miocárdica, no entanto, pode ocorrer com a prática de exercício e o aumento do consumo de oxigênio pelo miocárdio com apenas 60% de estenose vascular.

A DAC caracteriza-se por espessamento e obstrução do lúmen da artéria coronária causados por placas ateroscleróticas. Embora a aterosclerose normalmente seja difusa e multifocal, as placas individuais variam muito em sua composição. As placas fibrosas são consideradas estáveis, mas podem produzir sintomas de angina com a prática de exercício e o aumento do consumo de oxigênio pelo miocárdio em função da redução do fluxo sanguíneo para a artéria coronária através das lesões estenóticas fixas. As placas fibrolipídicas vulneráveis, ou instáveis, consistem em um núcleo rico em lipídeos separado do lúmen arterial por uma capa fibromuscular. A probabilidade é de que essas lesões se rompam, resultando em uma cascata de eventos inflamatórios, formação de trombo e agregação plaquetária que pode causar obstrução aguda do lúmen arterial e necrose miocárdica; essa ruptura desencadeia o processo fisiopatológico da síndrome coronariana aguda.

A formação de trombo é considerada um fator integrante da síndrome coronariana aguda, incluindo todos os subtipos, de angina instável a infarto agudo do miocárdio. Essas síndromes são desencadeadas por lesão endotelial e ruptura da placa aterosclerótica, resultando na ativação plaquetária e na formação de trombo. As plaquetas desempenham um papel importante na resposta trombótica à ruptura da placa da artéria coronária e na subsequente síndrome coronariana aguda. Os trombos ricos em plaquetas também são mais resistentes à fibrinólise do que os trombos ricos em fibrina e eritrócitos. O trombo resultante pode ocluir o lúmen vascular, levando a isquemia miocárdica, hipóxia, acidose e, até mesmo, infarto. As consequências da oclusão dependem da extensão do processo trombótico, das características da placa preexistente, da extensão da obstrução vascular e da disponibilidade de circulação colateral.

Na presença de angina instável, observa-se a estenose aguda do vaso; a obstrução total, no entanto, ocorre em apenas 20% dos casos. Nesses casos, é provável que a extensa circulação vascular colateral impeça a interrupção total do fluxo sanguíneo, evitando o infarto franco.[8] No infarto agudo do miocárdio, o trombo oclusivo rico em fibrina é fixo e persistente, resultante em mionecrose do tecido cardíaco alimentado pela artéria afetada. Os estudos angiográficos realizados demonstraram que a lesão anterior da placa coronária geralmente é menos de 50% estenótica, indicando que os fatores mais importantes no infarto são os eventos agudos de ruptura da placa, ativação plaquetária e formação de trombo, e não a severidade da estenose subjacente da artéria coronária.

Outro aspecto importante da síndrome coronariana aguda é o vasoespasmo. Após a oclusão significativa da artéria coronária, os mediadores locais e as substâncias vasoativas são liberados, induzindo o vasoespasmo, comprometendo ainda mais o fluxo sanguíneo. O *input* do sistema nervoso central e do sistema nervoso simpático aumenta em questão de minutos após oclusão, resultando em hiperreatividade vasomotora e vasoespasmo coronariano. A estimulação simpática pelos hormônios endógenos, como a epinefrina e a serotonina, também pode resultar no aumento da agregação plaquetária e da vasoconstrição mediada por neutrófilos. Aproximadamente 10% dos infartos do miocárdio ocorrem em consequência de espasmo arterial coronariano e subsequente formação de trombo sem a presença de doença arterial coronariana significativa. Esse mecanismo pode ser mais prevalente durante a angina instável e outras síndromes coronarianas que não resultam em infarto.

Outras lesões do miocárdio ocorrem em nível celular à medida que resíduos inflamatórios, trombóticos e outros resultantes da lesão oclusiva da placa são liberados e embolizados no vaso distal. Essa embolização pode resultar em obstrução da microvasculatura, levando a hipoperfusão e isquemia do tecido miocárdico distal, mesmo após a reabertura da lesão inicial mais proximal. Especificamente, a introdução de cálcio, oxigênio e elementos celulares no miocárdio isquêmico pode resultar em lesão miocárdica irreversível capaz de causar lesão por reperfusão, disfunção ventricular prolongada (conhecida como atordoamento miocárdico) ou disritmias de reperfusão. Os neutrófilos provavelmente desempenham um papel importante na lesão por reperfusão, ocluindo os lúmens capilares, reduzindo o fluxo sanguíneo, acelerando a resposta inflamatória e resultando na produção de quimioatraentes, enzimas proteolíticas e espécies reativas de oxigênio.

CARACERÍSTICAS CLÍNICAS

As características clínicas associadas à síndrome coronariana aguda variam com base no tipo de paciente, como sexo, condições comórbidas e idade. As mulheres, pacientes com diabetes melito e adultos mais velhos, entre outras populações, podem apresentar diferentes formas de manifestação da doença. Nas mulheres, a síndrome coronariana aguda pode manifestar-se de forma menos notável. Pacientes com diabetes geralmente apresentam sintomas não convencionais da doença, como dispneia, por exemplo. Adultos mais velhos normalmente observam apenas fraqueza, confusão mental e outros sintomas atípicos como manifestação primária da síndrome coronariana aguda.

Avaliação Pré-hospitalar

A farmacoterapia adequada para suspeita de síndrome coronariana aguda no contexto pré-hospitalar inclui a administração de nitroglicerina (NTG) sublingual, aspirina oral (ácido acetilsalicílico [ASA]), de preferência, mastigável, e analgésicos opioides intravenosos (IV), como sulfato de morfina ou fetanila. Desses três agentes somente o ASA é associado a uma melhora comprovada dos resultados em relação ao infarto agudo do miocárdio; a NTG e os analgésicos opioides podem reduzir o desconforto no peito, a dispneia e a ansiedade associados à situação em questão, embora nenhuma das duas classes de medicamentos tenha demonstrado melhorar os resultados da condição do paciente com síndrome coronariana aguda. Portanto, a administração desses agentes não é obrigatória nem necessária.

Entretanto, é difícil estabelecer o diagnóstico de síndrome coronariana aguda nesse contexto, uma vez que a dor no peito é um baixo preditor do diagnóstico de infarto agudo do miocárdio, e as ferramentas adjuntas são limitadas. Um ECG de 12 derivações realizado no valor preditivo positivo oferece alta especificidade (99%) e valor preditivo positivo (93%) para STEMI em paciente com dor atraumática no peito, ao mesmo tempo em que aumenta o tempo de atendimento paramédico em apenas 3 minutos, em média. Essa abordagem oferece muitas vantagens, entre as quais: (1) detecção precoce de STEMI; (2) capacidade de determinar o destino com base na disponibilidade de recursos de intervenção coronariana percutânea; (3) preparação hospitalar para a chegada do paciente; e (4) início mais rápido da terapia de reperfusão no hospital, seja fibrinólise ou intervenção coronariana percutânea[9,10]

Avaliação na unidade de atendimento de emergência

Histórico

A natureza do desconforto no peito, bem como a manifestação, a localização, a radiação, a duração, a presença anterior e quaisquer fatores agravantes ou atenuantes, devem ser investigados. É possível que se desencadeiem sintomas correlatos, especialmente de natureza cardíaca, pulmonar, gastrointestinal e/ou neurológica. É recomendável obter os resultados de quaisquer testes cardíacos, se possível, em termos logísticos e práticos.

Tradicionalmente, busca-se o histórico dos fatores de risco para doença arterial coronariana; esses fatores incluem sexo masculino, idade, tabagismo, hipertensão, diabetes melito, hiperlipidemia e histórico familiar de infarto agudo do miocárdio em idade prematura (normalmente < 50 anos); outros fatores de risco a serem considerados são a menopausa artificial ou precoce e o uso abusivo crônico de cocaína. Cerca de 80% de uma população de mais de 122.000 pacientes reconhecidamente com doença arterial coronariana apresentaram, pelo menos, um dos quatro fatores de risco convencionais – diabetes melito, tabagismo, hipertensão ou hiperlipidemia. Entretanto, o ônus do fator de risco cardíaco tem pouco impacto no diagnóstico da síndrome coronariana aguda emitido na unidade de emergência, mas, em pacientes mais velhos, a probabilidade de SCA é significativamente maior se houver presença de quatro dos cinco principais fatores de risco – diabetes melito, tabagismo, hipertensão, hiperlipidemia e histórico familiar – em comparação com a ausência desses fatores. Todavia, a análise Bayesiana indica que os fatores de risco são um fenômeno populacional e não aumentam ou diminuem a probabilidade de qualquer condição em qualquer paciente específico. Portanto, a presença de um fator de risco individual ou de um conjunto de fatores de risco é muito menos importante no diagnóstico de síndrome coronariana aguda emitido na unidade de emergência do que o histórico de doença presente, o diagnóstico anterior de doença cardíaca isquêmica no paciente, a presença de alterações no segmento ST ou na onda T ou as anomalias dos marcadores cardíacos, ou todos esses aspectos clínicos considerados em conjunto.

As ferramentas de avaliação de risco, como o modelo de risco PURSUIT (Platelet Glycoprotein IIb-IIIa in Unstable Angina: Receptor Supresion Using Integrilin Therapy), o modelo de risco GRACE (Global Registry of Acute Coronary Events) e a escala de classificação de risco TIMI (Thrombosis in Myocardial Infarction), podem ser usadas para determinar o risco de morte e isquemia no NSTEMI e no STEMI. Entretanto, essas e outras ferramentas de tomada de decisão clínica semelhantes não devem ser usadas exclusivamente para determinar a liberação do paciente da unidade de emergência.[11]

A escala de classificação de risco TIMI atribui um ponto a cada um dos sete fatores com base no histórico clínico, nos marcadores cardíaco e o ECG (acesso disponível em www.timi.org). Embora essas ferramentas possam auxiliar na tomada de decisão e estratificação dos riscos para o paciente, de modo a determinar adequadamente o seu destino (cama com telemetria ou unidade de terapia intensiva), nenhuma delas, quando utilizada como único fator determinante, tem por finalidade identificar os pacientes que possam receber alta com segurança. Pesquisas recentes sobre a escala de classificação de risco TIMI na unidade de emergência confirmaram que a ferramenta pode ser utilizada como uma das várias opções possíveis para ajudar a determinar o destino dos pacientes da unidade de emergência; mas, nesse caso também, não deve ser utilizada como o único meio para esse fim.[8,12,13]

Existem vários fatores de risco não tradicionais para doença coronariana a serem considerados no paciente adequado. A síndrome antifosfolipídica, a artrite reumatoide, o vírus da imunodeficiência humana (HIV) e, particularmente, o lúpus eritematoso sistêmico (LES) estão associados a um maior risco de doença cardiovascular. As mulheres com lúpus eritematoso sistêmico com idade entre 35 e 44 anos têm uma probabilidade 50 vezes maior de sofrer infarto agudo do miocárdio do que a população do estudo de Framingham de mesmo sexo e faixa etária.

Histórico Clássico. O termo *angina* refere-se a uma sensação de aperto, não de dor. A angina de peito clássica pode não ser dor, mas ser descrita como um desconforto, com sensação de compressão, pressão, aperto, saciedade, peso ou queimação. Tradicionalmente, sua localização é subesternal ou precordial, podendo irradiar-se para o pescoço, a mandíbula, os ombros ou os braços. Se o desconforto se estender para o braço, normalmente envolve a face ulnar. O desconforto no lado esquerdo do peito e a irradiação para as estruturas do lado esquerdo são comuns, mas a localização e a irradiação para ambos os lados ou somente para o lado direito pode ser compatível com angina. A irradiação do desconforto para o braço direito ou para o ombro, ou para ambos os braços ou ombros, são manifestações também de síndrome coronariana aguda e compatíveis com o diagnóstico.[14] A Tabela 68.1 contém as características da dor no peito decorrente de angina.

Os sintomas caracteristicamente associados à angina de peito, ou a outras entidades da síndrome coronariana aguda, incluem dispneia, náusea, vômitos, diaforese, fraqueza, tontura, fadiga excessiva e ansiedade. Esses sintomas podem ser considerados sintomas associados e sintomas equivalentes anginosos. Se surgirem sem desconforto no peito, de forma isolada ou combinada, como um padrão presente de doença coronariana isquêmica conhecida, esses sintomas são denominados *sintomas equivalentes anginosos*. O reconhecimento de que a isquemia coronariana pode manifestar-se com um equivalente anginoso, e não com um sintoma clássico, é a chave para o entendimento da manifestação atípica de síndrome coronariana aguda. A dispneia é a manifestação mais comum de sintoma equivalente anginoso. A diaforese, a náusea e a êmese isoladas são sintomas muito incomuns manifestados na síndrome coronariana aguda; a ocorrência de fraqueza, tontura, fadiga excessiva e ansiedade é improvável como a única queixa, ou manifestação, no paciente com síndrome coronariana aguda, exceto, talvez, na população extrema de pacientes mais velhos.

Se houver queixas de gases, indigestão ou azia na ausência de um histórico conhecido de doença de refluxo gastroesofágico, azia diferente do refluxo gastroesofágico normal do paciente, ou houver ausência de dor reproduzível na palpação do abdome, deve-se suspeitar de síndro-

TABELA 68.1
Características Clínicas do Desconforto Típico de Angina de Peito

CARACTERÍSTICA	MAIOR PROBABILIDADE DE SER ANGINA	MENOR PROBABILIDADE DE SER ANGINA
Tipo de dor	Incômoda, pressão	Aguda, lancinante
Duração	2-5 min, geralmente 15-20 min	Segundos ou horas
Manifestação	Gradual	Rápida
Localização	Subesternal	Parede lateral do tórax, costas
Reproduzível	Com o esforço	Com a inspiração
Sintomas associados	Presentes	Ausentes
Palpação da parede torácica	Não dolorosa	Dolorosa, reproduz exatamente a queixa de dor

Adaptado a partir de Zink BJ: Angina and unstable angina. In Gibler WB, Aufderheide TP, editors: Emergency cardiac care, St. Louis, 1994, Mosby.

me coronariana aguda. Na maioria dos casos, no entanto, essas queixas não são indicativas da doença. Não obstante, as doenças gastroesofágicas e do trato gastrintestinal (GI) constituem erros de diagnóstico comuns em casos de infarto agudo do miocárdio não identificados.

Histórico não Tradicional (ou Atípico). Às vezes, falta uma descrição dos sintomas típicos na síndrome coronariana aguda; essa manifestação não tradicional pode ser resultante das características atípicas da dor (p. ex., natureza, localização, duração, fatores exacerbantes e aliviantes) ou da presença de sintomas equivalentes anginosos (p. ex., dispneia). Pacientes com um diagnóstico definitivo de síndrome coronariana aguda podem ter dor pleurítica, posicional ou reproduzida por palpação. Alguns pacientes descrevem a sua dor como queimação ou indigestão, aguda ou lancinante.[14] É claro que um único aspecto histórico isolado ou uma combinação de aspectos não considera nem descarta a hipótese de síndrome coronariana aguda. Ao contrário, o médico da unidade de emergência responsável pela avaliação do paciente deve levar em consideração as queixas principais e as queixas correlatas, bem como as demais características da manifestação – em outras palavras, todo o quadro diagnóstico.

Estudos anteriores demonstraram que dos pacientes da unidade de emergência com diagnóstico definitivo de infarto agudo do miocárdio, um terço não tinha dor no peito ao se apresentarem. Vários estudos identificaram os fatores de risco para uma manifestação atípica de síndrome coronariana aguda, incluindo diabetes melito, idade avançada, sexo feminino, etnia não branca, demência, ausência de histórico anterior de infarto do miocárdio ou hipercolesterolemia, ausência de histórico familiar de doença coronariana e histórico anterior de insuficiência cardíaca congestiva (ICC) ou derrame.

Características atípicas da síndrome coronariana aguda manifestam-se com frequência cada vez maior em populações sequencialmente mais velhas. Antes dos 85 anos, a maioria dos pacientes apresenta dor torácica com infarto agudo do miocárdio, embora com notável presença de dispneia, derrame, fraqueza e estado mental alterado. Em pessoas acima dos 85 anos, no entanto, os sintomas atípicos são mais comuns do que a dor torácica, e 60-70% dos pacientes com mais de 85 anos queixam-se de um equivalente anginoso, especialmente dispneia. A probabilidade de ocorrência de síndrome coronariana aguda concomitante é maior em adultos mais velhos; pacientes com outra condição aguda (p. ex., trauma, infecção) devem ser examinados para a verificação de síndrome coronariana aguda concomitante.

Pacientes com diabetes melito apresentam um risco mais elevado de síndrome coronariana aguda e de uma manifestação atípica. O infarto agudo do miocárdio não reconhecido clinicamente pode ocorrer em 40% dos pacientes com diabetes melito, contra 25% de uma população não diabética, e uma cicatriz miocárdica não acompanhada por um diagnóstico *ante-mortem* de infarto do miocárdio é uma ocorrência três vezes mais provável em pacientes diabéticos. Assim como a idade e o diabetes, o sexo feminino é um fator de risco importante para infarto agudo do miocárdio sem uma manifestação característica de dor torácica. Em algumas séries, menos de 60% das mulheres relataram desconforto torácico típico no momento do infarto; outras relataram dispneia, indigestão ou sintomas vagos, como fraqueza, fadiga incomum, suores frios, perturbação do sono, ansiedade e tontura.

Por fim, as populações raciais e étnicas não brancas podem apresentar sintomas atípicos da síndrome coronariana aguda. Dados convincentes demonstraram disparidades na modalidade de tratamento relacionadas com raça e etnia em pacientes com manifestações agudas de cardiopatia coronariana. Não se sabe ao certo se isso tem relação com a natureza atípica dos sintomas manifestados em diferentes grupos raciais e étnicos. Embora determinadas características do histórico de dor torácica sirvam para aumentar ou diminuir a probabilidade de síndrome coronariana aguda, nenhuma delas é suficientemente forte para endossar a concessão de alta ao paciente com base apenas no histórico clínico.

Resultados das Manifestações não Tradicionais

Não é de surpreender que o quadro de manifestações atípicas apresentado por pacientes com síndrome coronariana aguda esteja associado a resultados menos favoráveis; esse resultado agravado é decorrente do prolongamento do tempo de tratamento da síndrome coronariana aguda e, infelizmente, é compreensível. Se o diagnóstico não levantar suspeita, não se pode iniciar o tratamento adequado. Foi demonstrado que os pacientes com infarto agudo do miocárdio sem dor torácica corriam um risco significativamente maior de morte no hospital (taxa de mortalidade duas ou três vezes maior se comparada com a dos pacientes com dor torácica), bem como de episódios de derrame, hipotensão ou insuficiência cardíaca que exigiam intervenção, possivelmente em decorrência da idade mais avançada ou da comorbidade mais prevalente observada nesse grupo. Pacientes com sintomatologia atípica buscam atendimento médico mais tarde e têm menos probabilidade de receber tratamento adequado. Pacientes com 65 anos ou menos com NSTEMI têm uma chance de 1% de morrer durante o período de internação, mas esse risco sobe para 10% no caso de pacientes a partir dos 85 anos.

Exame Físico

O exame físico concentra-se nos exames cardíacos, pulmonares, abdominais e neurológicos, à procura de complicações da síndrome coronariana aguda e de diagnósticos alternativos para a dor torácica (Tabela 68.2). Em geral, o exame físico do paciente com síndrome coronariana aguda demonstra alguns achados sugestivos da doença; aparência pálida, ansiedade e diaforese são achados frequentes em pacientes com formas graves de angina instável e infarto agudo do miocárdio. A bradicardia, a taquicardia, a hipotensão e o edema

TABELA 68.2
Principais Entidades no Diagnóstico Diferencial de Dor Torácica

Infarto agudo do miocárdio	Angina instável
Angina estável	Angina de Prinzmetal
Pericardite	Contusão miocárdica ou pulmonar
Pneumonia	Embolia pulmonar
Pneumotórax	Hipertensão pulmonar
Pleurisia	Dissecção da aorta
Síndrome de Boerhaave	Refluxo gastroesofágico
Úlcera péptica	Gastrite ou esofagite
Espasmo esofágico	Síndrome de Mallory-Weiss
Colecistite ou cólica biliar	Pancreatite
Herpes zóster	Dor musculoesquelética

pulmonar, condições infrequentes em pacientes com infarto agudo do miocárdio, são manifestações de complicações da síndrome coronariana aguda; esses achados são também sinais ameaçadores em pacientes com síndrome coronariana aguda comprovada ou suspeita.

Estudos históricos conduzidos por médicos não especialistas (ou seja, médicos não especializados em atendimento de emergência), identificaram sensibilidade na parede torácica ou sensibilidade reproduzível da parede torácica em até 15% dos pacientes definitivamente diagnosticados com infarto agudo do miocárdio, mas esses dados são altamente suspeitos. Na síndrome coronariana aguda, a real incidência da sensibilidade efetivamente reproduzível da parede torácica (p. ex., quando o paciente identifica de forma confiável para o examinador que a dor produzida na palpação é idêntica à dor causadora pela manifestação por ele apresentada) é extremamente rara. A sugestão é de que pacientes com dor torácica significativamente *p*leurítica, *p*osicional ou reproduzível pela *p*alpação (os três "P") apresentam um risco extremamente baixo (mas não inexistente) de síndrome coronariana aguda.

Diagnóstico Errôneo de Síndrome Coronariana Aguda

Cerca de 2-4% dos pacientes com infarto agudo do miocárdio internados na unidade de emergência recebem alta sem diagnóstico. A síndrome coronariana aguda negligenciada constitui um erro de diagnóstico responsável pelo maior montante de indenizações pagas pelos médicos das unidades de atendimento de emergência nos processos judiciais por erro médico. Os sintomas atípicos manifestados suscitam óbvias considerações sobre o seu agente etiológico. Os pacientes com síndrome coronariana aguda não diagnosticada que recebem alta da unidade de emergência são pessoas mais jovens, provavelmente do sexo feminino ou não, brancas com queixas atípicas, e com menor probabilidade de apresentar evidências eletrocardiográficas de isquemia aguda. Entre os pacientes com isquemia cardíaca, as mulheres com menos de 55 anos parecem ser as mais sujeitas a receber alta inadequada. Quanto aos achados eletrocardiográficos, foi demonstrado que 53% dos pacientes com infarto agudo do miocárdio não diagnosticado e 62% daqueles com angina instável não diagnosticada apresentam ECGs normais ou não diagnósticos. Por fim, o coeficiente de mortalidade ajustado pelo risco para todo paciente com isquemia cardíaca aguda é 1,9 vez mais alto entre pacientes não hospitalizados. Os fatores associados ao erro de diagnóstico da síndrome coronariana aguda na análise das demandas judiciais fechadas por erro médico incluem os médicos das unidades de emergência com menos experiência que documentam o histórico do paciente com menos clareza, admitem um menor número de pacientes e interpretam incorretamente o ECG.

Complicações Iniciais do Infarto Agudo do Miocárdio

A badidisritmia e o bloqueio da condução atrioventricular (AV) em 25-30% dos pacientes com infarto agudo do miocárdio; normalmente, observa-se a presença de bradicardia sinusal. As bradisritmias sintomáticas nas primeiras horas após o STEMI inferior tendem a responder à atropina; as anomalias de condução que aparecem 24 horas após o infarto agudo do miocárdio tendem a não responder à atropina. Pacientes com bloqueio AV na presença de STEMI anterior tendem a apresentar resposta insatisfatória à terapia e prognóstico desfavorável.

As taquidisritmias são comuns no caso de infarto agudo do miocárdio e podem ser de origem atrial (p. ex., taquicardia sinusal e fibrilação atrial) ou ventricular (p. ex., taquicardia e fibrilação ventriculares). Nem todas requerem tratamento, como a taquicardia sinusal compensatória em pacientes com infarto agudo do miocárdio complicado por insuficiência cardíaca crônica. A fibrilação ventricular primária ocorre em cerca de 4% a 5% dos pacientes com infarto agudo do miocárdio; 60% desses casos ocorre nas primeiras 4 horas, e 80%, no espaço de 12 horas.

O choque cardiogênico é definido como a hipotensão com hipoperfusão do órgão final resultante de débito cardíaco reduzido insensível à restauração da pré-carga adequada. Os pacientes de risco incluem aqueles vitimados por infartos de grandes proporções, ocorrência anterior de infarto do miocárdio, baixa fração de ejeção no momento da manifestação (< 35%), idade avançada e diabetes melito. As medidas diagnósticas adjuntas incluem a ecocardiografia ao lado do leito e o monitoramento hemodinâmico não invasivo, o qual demonstra condições como hipotensão sistêmica, baixo débito cardíaco, pressões de enchimento elevadas e resistência vascular sistêmica aumentada. As medidas terapêuticas incluem o suporte vasopressor e inotrópico, a contrapulsação com balão intra-aórtico e a revascularização precoce; a terapia fibrinolítica não diminui a mortalidade decorrente de choque cardiogênico.

A ruptura da parede livre do ventrículo esquerdo é um evento incomum. Cerca de um terço dos casos ocorre nas primeiras 24 horas, e o restante ocorre no espaço de 3 a 5 dias após um infarto do miocárdio de grandes proporções, normalmente STEMIs da parede anterior. Do ponto de vista clínico, a ruptura da parede livre pode ocorrer com morte súbita, atividade elétrica sem pulso ou deterioração súbita na presença de STEMI. Os sinais de efusão pericárdica na ECG ou no ecocardiograma são sugestivos do diagnóstico no contexto de um infarto agudo ou recente do miocárdio. Esse diagnóstico representa um desafio significativo e difícil de definir. A ruptura da parede livre é quase sempre fatal, embora o diagnóstico imediato seguido por uma intervenção cirúrgica de emergência possa, em raros casos, salvar vidas; a pericardiocentese é indicada como intervenção temporizadora imediata em caso de diagnóstico suspeito.

Pode ocorrer também a ruptura do septo interventricular; no que diz respeito ao tempo de manifestação e ao tipo de infarto do miocárdio, a ruptura do septo interventricular é semelhante à ruptura da parede livre do ventrículo esquerdo. A pista para esse diagnóstico por ocasião do exame físico é o desenvolvimento de um novo murmúrio holossistólico alto e áspero, ouvido melhor na borda esternal inferior esquerda. O diagnóstico pode ser confirmado por ecocardiografia com imagem Doppler com fluxo de cores. A manifestação da deterioração aguda catastrófica com um novo murmúrio sistólico áspero deve ensejar uma consulta imediata com um cirurgião cardíaco para o reparo de um defeito de septo ou de um músculo papilar rompido da válvula mitral. A terapia clínica, incluindo o suporte vasopressor ou inotrópico, bem como a contrapulsação com balão intra-aórtico, é uma importante ponte para os tratamentos cirúrgicos definitivos de reparo ou substituição de válvulas. Assim como com a ruptura da parede livre, esse diagnóstico é um desafio significativo e difícil de determinar.

A pericardite, quando associada ao infarto agudo do miocárdio, pode ocorrer precocemente ou de forma tardia; no primeiro caso, a condição é denominada *pericardite relacionada com o infarto*, e no segundo, é conhecida como síndrome pós-infarto do miocárdio ou síndrome de Dressler. A pericardite relacionada com o infarto está associada ao insulto transmural e, por essa razão, envolve principalmente o pináculo da zona do infarto próxima ao epicárdio. Embora possam ser ofuscadas pelas anomalias do segmento ST relacionadas com o infarto propriamente dito, as alterações características do segmento ST podem ser localizadas se forem evidentes. A peridicartite relacionada com o infarto é uma causa comum de nova dor torácica na primeira semana após o infarto do miocárdio. Essa dor é caracteristicamente pleurítica e piora na posição supina, provavelmente bastante diferente do desconforto torácico resultante do infarto agudo do miocárdio. As complicações embólicas são mais comuns em pacientes com pericardite relacionada com o infarto; ligada a esse fato está a taxa mais elevada de desenvolvimento de aneurisma ventricular nessa população.

Ao contrário da pericardite relacionada com o infarto, a síndrome de Dressler não exige envolvimento transmural. Trata-se de uma complicação tardia relativamente incomum que ocorre entre uma semana e vários meses após o infarto do miocárdio. As características clínicas incluem, febre, mal-estar, dor pleuropericárdica e, às vezes, a presença de um som de fricção por atrito durante a auscultação cardíaca. Os achados laboratoriais são altamente inespecíficos e incluem uma elevada taxa de sedimentação eritrocitária e contagem de leucócitos. O ECG pode mostrar os achados do segmento ST-onda T da pericardite, embora, a exemplo do que ocorre com a pericardite relacionada com o infarto, essas alterações possam ser ofuscadas pelas progressivas alterações causadas pelo recente infarto do miocárdio. A depressão do segmento PR é uma pista reveladora. É possível que haja evidência de efusões pericárdicas ou pleurais, que podem ser serosas ou sanguinolentas. A ecocardiografia avalia o fluido pericárdico e o risco de tamponamento. Acredita-se que a reação pericárdica seja imunomediada; o tratamento inclui a administração de agentes anti-inflamatórios.

O derrame também pode complicar o infarto agudo do miocárdio, normalmente isquêmico ou tromboembólico. Os principais mecanismos predisponentes com um infarto do miocárdio recente são a embolização causada por um trombo mural do ventrículo esquerdo com reduzida fração de ejeção, a embolização causada pelo apêndice atrial esquerdo com fibrilação atrial, e a hipercoagulabilidade com doença arterial carotídea concomitante. Sabe-se que a taxa de incidência de derrames é mais elevada no caso de infarto do miocárdio (0,9%, caindo para 0,1% no 28º dia após o infarto) do que em pacientes semelhantes que não sofreram um infarto agudo do miocárdio (0,014%).

O derrame homorrágico é uma preocupação óbvia no paciente submetido a terapia fibrinolítica. A taxa de incidência de derrame hemorrágico com agentes fibrinolíticos de tipos variáveis é de menos de 1%; a taxa é ligeiramente mais elevada em pacientes mais idosos. A ICP reduz o risco geral de derrame se comparada com a terapia fibrinolítica. A análise de apenas pacientes elegíveis para a terapia fibrinolítica e selecionados a partir do banco de dados NRMI-2 indica mais de 24.000 pacientes tratados com alteplase e mais de 4.000 submetidos a intervenção coronariana percutânea (denominada *angioplastia* nesse estudo). A diferença na taxa de incidência de derrames é altamente significativa (1,6% no grupo fibrinolítico e 0,7% no grupo da ICP). Ao considerar os derrames hemorrágicos, observamos que a diferença novamente é radical (1% no grupo fibrinolítico e 0,1% no grupo da ICP).

Os eventos adversos da terapia para síndrome coronariana aguda também devem ser considerados como possíveis complicações, incluindo a hemorragia associada aos medicamentos administrados em decorrência dos procedimentos invasivos. As diversas terapias antiplaquetárias, anticoagulantes e fibrinolíticas (como observado anteriormente) estão associadas à ocorrência de hemorragia como uma importante questão complicadora. Dentro de uma única classe de medicamentos, muitos desses agentes são tão semelhantes em termos de eficácia que a superioridade é determinada pela taxa de ocorrência de efeitos adversos; para proceder à seleção do agente, é altamente importante que se entenda essa tendência a um perfil de reação adversa a medicamentos anticoagulantes-antiplaquetários. O tratamento de suporte agressivo combinado à chamada terapia com antídotos é a abordagem mais adequada para pacientes com complicações hemorrágicas decorrentes da medicação. A protamina pode ser útil na reversão das heparinas. As infusões de plasma fresco congelado (FFP) e plaquetas são válidas em determinadas situações anticoagulantes e antiplaquetárias. As heparinas de baixo peso molecular (HBPM) não podem ser revertidas. Os agentes fibrinolíticos também não são passíveis de reversão. Por outro lado, a terapia com FFP e transfusões de concentrado de hemácias é altamente adequada. Esses diversos agentes antídotos devem ser considerados somente em caso de hemorragia letal. O médico da unidade de emergência que assiste o paciente ao lado do leito e pode avaliar os riscos e benefícios em caso de complicação da síndrome coronariana aguda, tem mais condição de determinar as estratégias de tratamento.

As complicações procedimentais incluem lesão arterial com hemorragia relacionada às intervenções percutâneas; a mais típica é o pseudoaneurisma da artéria femoral com hemorragia para o compartimento da coxa ou para a área da região retroperitoneal. O diagnóstico é feito com base em um alto grau de suspeita clínica no paciente com recente canulização da artéria femoral. Os achados do exame clínico, incluindo extensos hematomas na coxa e sobre a artéria femoral, são sugestivos; a ultrassonografia ou a TC da coxa ou da região retroperitoneal podem confirmar o diagnóstico.

CONSIDERAÇÕES DIAGNÓSTICAS

Diagnósticos Diferenciais

O diagnóstico diferencial de dor torácica no paciente adulto é amplo e inclui causas letais e não letais. As possíveis ameaças letais não traumáticas incluem infarto agudo do miocárdio, angina instável, dissecção da aorta, aneurisma aórtico com perfuração, êmbolo pulmonar, pneumotórax espontâneo, perfuração esofágica, miocardite e pneumonia; as ameaças letais traumáticas incluem contusão ou laceração pulmonar, pneumotórax traumático e ferimentos torácicos penetrantes. As causas não letais são várias e incluem costocondrite, dor torácica musculoesquelética, infecção por herpes zóster e diversas doenças gastrointestinais; embora essas entidades normalmente não sejam letais, pode ocorrer significativa morbidade (Tabelas 68.2 e 68.3).

TABELA 68.3
Diagnóstico Diferencial de Elevação Eletrocardiográfica do Segmento ST no Paciente Adulto com Dor Torácica

Infarto agudo do miocárdio	Pericardite aguda
Hipertrofia do ventrículo esquerdo	Aneurisma do ventrículo esquerdo
Ritmo ventricular compassado	Repolarização precoce benigna
Variante normal	Onda de Osborn da hipotermia
Hipercalemia	Síndrome de Brugada
Embolia pulmonar	Hemorragia cerebral aguda
Angina Prinzmetal	Cardioversão pós-elétrica

Exames Diagnósticos

Eletrocardiografia

No paciente com desconforto torácico ou outros sintomas sugestivos de síndrome coronariana aguda, o ECG com 12 derivações pode auxiliar em várias aplicações importantes que têm por finalidade estabelecer o diagnóstico, determinar os pacientes candidatos a diversas terapias e conduzir a avaliação de risco. No caso de STEMI, o ECG fornece dados cruciais para o diagnóstico – elevação anatomicamente disposta do segmento ST de, pelo menos, 1 a 2 mV, em pelo menos, duas derivações. Além disso, o ECG fornece informações fundamentais em relação à intervenção terapêutica; a elevação do segmento ST define a seleção dos candidatos à terapia de reperfusão de emergência, fibrinólise ou ICP. Quanto à avaliação de risco, uma série de achados eletrocardiográficos, como desvio total do segmento ST, LBBB, hipertrofia do ventrículo esquerdo (HVE) e prolongamento do intervalo QT, indicam um risco cardiovascular elevado. Outros fatores determinados pelo ECG de 12 derivações incluem o ritmo cardíaco, a evolução da síndrome coronariana aguda, a resposta à terapia e informações clínicas sugestivas de um diagnóstico alternativo. A determinação do ritmo é bastante importante, particularmente na presença de uma disritmia comprometedora. Por fim, o ECG pode sugerir um diagnóstico alternativo, como embolia pulmonar (EP) ou miopericardite aguda.

Na síndrome coronariana aguda, podem ocorrer alterações morfológicas na onda T, no segmento ST e no complexo QRS; o segmento ST (p. ex., depressão do segmento ST no infarto atrial ou na pericardite relacionada com o infarto) também pode demonstrar anomalias, mas o atual uso clínico dessa informação é incerto. O ECG pode ser normal ou não especificamente anormal na presença de um evento precoce de síndrome coronariana aguda, inclusive infarto agudo do miocárdio. As capacidades diagnósticas do ECG são limitadas ainda pelas variações individuais da anatomia coronária e pela presença de doença coronariana pré-existente (p. ex., episódio anterior de infarto do miocárdio, LBBB, circulação colateral, cirurgia de *bypass* de artéria coronária) e por não visualizar bem as paredes posterior, lateral e apical do ventrículo esquerdo. O importante é que um único ECG por si só não é 100% sensível nem 100% específico para infarto agudo do miocárdio e reflete um único momento o imageamento elétrico cardíaco.

Deve-se evitar confiar demais em um ECG normal ou não especificamente anormal em um paciente com falta de sensibilidade e uma manifestação preocupante de dor de angina do peito. Pacientes com um ECG inicial não diagnóstico que mais tarde desenvolvem um infarto do miocárdio durante esse período de hospitalização geralmente apresentam falta de sensibilidade ou sentem um desconforto mínimo durante a manifestação. Além disso, o tempo total decorrido desde o início da dor no peito em pacientes com ECG

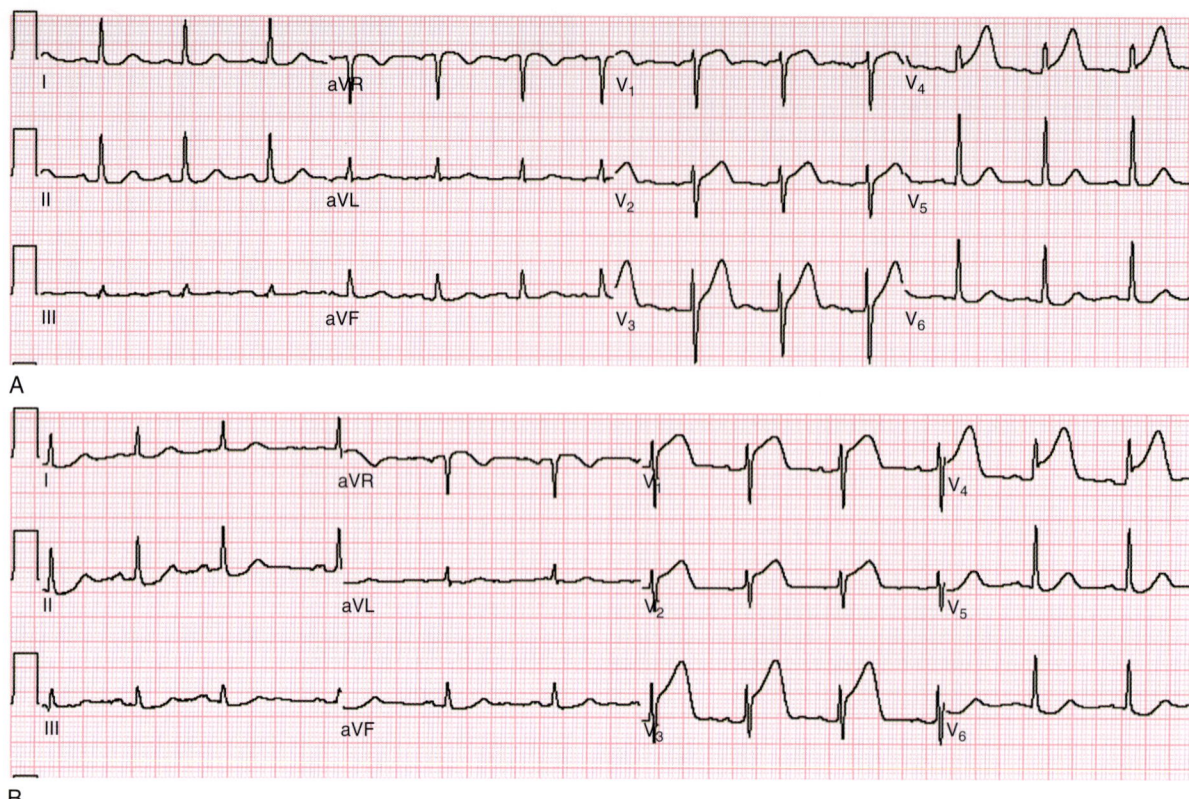

Fig. 68.1. Infarto agudo do miocárdio com onda T hiperaguda. **A,** Observe as ondas T altas e largas nas derivações V_3 e V_4 nesse paciente com dor torácica e diaforese. Essas são as ondas T hiperagudas do infarto agudo do miocárdio com elevação precoce do segmento ST. O segmento ST está apenas começando a elevar-se nas derivações V_3 e V_4; as derivações V_1 e V_2 também são suspeitas. **B,** Esse traçado é do mesmo paciente obtido cerca de 30 minutos após o eletrocardiograma ilustrado em **A**. Observe a proeminente elevação do segmento ST nas derivações V_1 a V_4.

normal não ajuda a descartar com um único ECG a possibilidade de infarto agudo do miocárdio em pacientes com dor torácica. Embora o valor preditivo negativo seja alto, não é 100%, mesmo até 12 horas após o início dos sintomas torácicos do paciente. O histórico do evento do paciente, e a interpretação do histórico pelo médico da unidade de emergência, é o estudo diagnóstico mais importante dentro do contexto da interpretação do ECG.

Anomalias Eletrocardiográficas nas Síndromes Coronarianas Agudas.

O primeiro achado eletrocardiográfico no STEMI é a onda T hiperaguda (Fig. 68.1), uma estrutura alta e apiculada que pode aparecer minutos após interpretação do fluxo sanguíneo e o início de um infarto agudo. Trata-se de uma estrutura normalmente larga e assimétrica; o segmento ST pode ser elevado no ponto J (ou na junção entre o complexo QRS e o segmento ST). A onda T hiperaguda progride para a elevação do segmento ST no STEMI típico. Essa hiperacuidade pode não ser avaliada no ECG inicial, uma vez que o achado ocorre no início do curso do infarto agudo e é transitório, com rápida progressão para uma evidente elevação do segmento ST. O diagnóstico diferencial da elevada onda T inclui ondas T hiperagudas do STEMI, hipercalemia, repolarização precoce benigna (BER), HVE, LBBB e pericardite aguda.

À medida que o STEMI progride, a elevação do segmento ST pode tornar-se evidente, permitindo o diagnóstico. As variações morfológicas da elevação do segmento ST (Fig. 68.2) podem ser observadas do ponto J, na extremidade do complexo QRS, até o ápice da onda T. Essa porção em aclive do segmento ST normalmente progride à medida que se eleva de uma forma plana para uma forma convexa, abobadada ou de lápide; se plana, é caracteristicamente horizontal ou oblíqua. Às vezes, o segmento ST pode ser côncavo ou escavado em sua elevação com o STEMI.[15] Essa morfologia pode progredir para uma forma convexa ou permanecer inalterada durante todo o infarto. A morfologia côncava, se observada em todos os segmentos ST elevados, é atípica para STEMI e é observada com mais frequência com outras síndromes causadoras da elevação do segmento ST. A elevação do segmento ST é medida em milímetros; um bloco

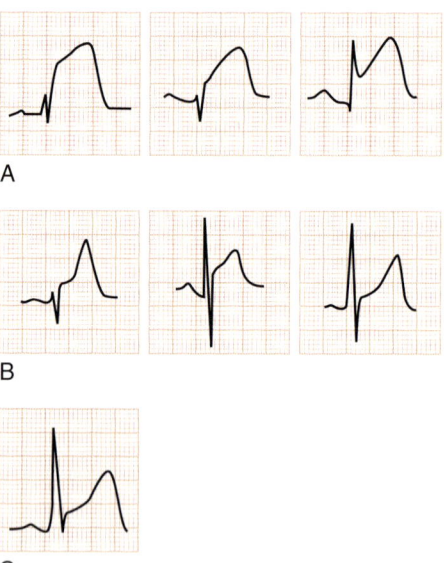

Fig. 68.2. Análise da morfologia do segmento ST-onda T no infarto agudo do miocárdio (IAM), na repolarização precoce benigna (BER) e na pericardite aguda. Uma análise da morfologia do segmento ST-onda T (do início no ponto J ao fim no ápice da onda T) pode ser particularmente útil para que se faça a distinção entre as diversas causas da elevação do segmento ST (STE) e a identificação do caso de STE. **A,** A porção inicial em aclive do segmento ST normalmente é plana (horizontal ou oblíqua) ou convexa no paciente com STEMI. Essa observação morfológica, no entanto, deve ser utilizada somente como orientação, visto que não é infalível. **B,** As causas da elevação do segmento ST não associadas a infarto agudo do miocárdio são observadas aqui com concavidade do segmento ST-onda T (*esquerda*, BER; *meio*, pericardite; *direita*, BER). **C,** Pacientes com elevação do segmento ST relacionada com STEMI podem demonstrar concavidade dessa porção na forma da onda.

no traçado eletrocardiográfico equivale a 1 mm de altura. O nível basal normalmente é considerado o segmento TP, embora há quem defenda o uso do ponto terminal do segmento PR. Em geral, deve-se utilizar o nível basal constante mais definível evidente no ECG.

A elevação do segmento ST, benigna e patológica, é um achado comum no ECG em adultos com dor torácica (Tabela 68.3). Os ECGs mais normais, especialmente em homens, podem apresentar algum grau de elevação do segmento ST – na realidade, acima de 90%. Essa elevação é observada nas derivações precordiais e normalmente é de 1 mm ou mais nos homens e de 1 mm ou menos nas mulheres. A elevação do segmento ST é côncava e mais proeminente à medida que a respectiva onda S (ou deflexão negativa do complexo QRS) torna-se mais profunda. Em razão da ocorrência comum desse achado, não se trata de uma variante normal, mas de um achado normal. Um ponto útil de diferenciação entre a elevação normal e a elevação patológica do segmento ST do STEMI é que a segunda é um fenômeno dinâmico; os ECGs registrados sequencialmente ao longo do tempo, com sintomas oscilantes, devem demonstrar alguma oscilação no grau de desvio do segmento ST na presença de síndrome coronariana aguda.

A Depressão do Segmento ST Geralmente Representa Isquemia Endocárdica. A depressão isquêmica do segmento ST normalmente é horizontal ou em declive; é possível observar um contorno em aclive, mas associado a menos frequência à isquemia. A depressão subendocárdica isquêmica do segmento ST pode ser difusa, abrangendo as derivações anteriores e inferiores. Esse achado pode ser observado na angina instável ou no NSTEMI; a distinção é feita considerando-se a manifestação clínica e os resultados dos marcadores séricos seriais. O diagnóstico diferencial da depressão do segmento ST inclui condições como isquemia ou infarto do miocárdio, anormalidade na repolarização da hipertrofia do ventrículo esquerdo (o chamado padrão *strain*), bloqueio do ramo do feixe, ritmo ventricular compassado (VPR), efeito da digoxina, hipercalemia, hipocalemia, EP, hemorragia intracraniana, miocardite, depressão do segmento ST relacionada com a frequência, pós-cardioversão das taquidisritmias e pneumotórax (Fig. 68.3).

A depressão do segmento ST na síndrome coronariana aguda (1) pode ser observada no NSTEMI, (2) pode preceder a elevação do segmento ST no STEMI, (3) pode refletir uma imagem espelho da elevação do segmento ST decorrente de um infarto do miocárdio posterior quando encontrado nas derivações precordiais do lado direito (p. ex., depressão do segmento ST nas derivações V_1 a V_3 no infarto do miocárdio posterior), e (4) pode representar a depressão recíproca do segmento ST observada com o STEMI. Com a depressão recíproca do segmento ST, essas alterações são observadas nas derivações do lado oposto do coração em decorrência da elevação simultânea do segmento ST. Por exemplo, a depressão do segmento ST observada nas derivações V1 a V_3 com um infarto do miocárdio posterior é, na realidade, um achado recíproco resultante da elevação do segmento ST que seria registrado nas derivações posteriores V_8 e V_9. Um infarto do miocárdio inferior com elevação do segmento ST manifesta depressão recíproca do segmento ST com mais frequência do que o STEMI anterior. Observa-se melhor a depressão recíproca do segmento ST no infarto do miocárdio inferior na derivação aVL, afastada 150 graus da derivação III quando se consideram os polos positivos dessas derivações no plano frontal. O STEMI anterior pode apresentar depressão recíproca do segmento ST em, pelo menos, uma das derivações inferiores (II, III ou aVF). Alterações recíprocas na presença de STEMI aumentam a especificidade e o valor preditivo positivo da ECG no infarto agudo do miocárdio, bem como identifica o paciente com um infarto de maiores proporções, maior chance de eventos cardiovasculares adversos e maior frequência de morte. A Figura 68.2 descreve as diversas formas de depressão do segmento ST.

As inversões da onda T, embora geralmente inespecífica, constituem uma possível sugestão de alteração isquêmica crônica ou síndrome coronariana aguda; no caso de síndrome coronariana aguda, essas inversões podem representar a presença de angina instável com isquemia do miocárdio ou NTEMI. Normalmente, a onda T é vertical nas derivações do lado esquerdo I, II e V_3 a V_6 e invertida na derivação do lado direito aVR. Os vetores da onda T são variáveis nas derivações III, aVL e VF. Normalmente, esses vetores são invertidos em V_1 e ocasionalmente invertidos na derivação V_2. As inversões da onda T da síndrome coronariana aguda são caracteristicamente estreitas e simetricamente invertidas (Fig. 68.4). O segmento ST precedente normalmente é isoelétrico, podendo ser ligeiramente arqueado para cima ou côncavo. Pode ocorrer depressão do segmento ST correlata. As inversões da onda T são mais bem avaliadas mediante a comparação com a ECG anterior mais recente, dada a multitude de variações normais.

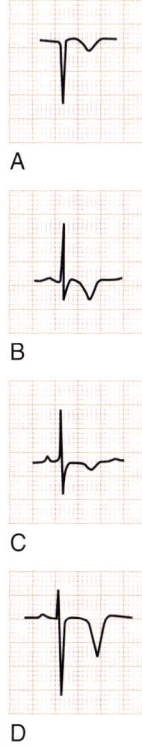

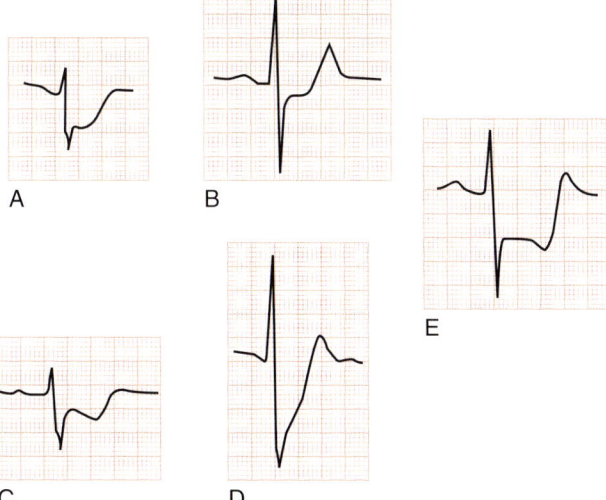

Fig. 68.3. Depressão do segmento ST (STD) na síndrome coronária aguda. **A,** Angina instável com depressão horizontal do segmento ST (USAP). **B,** Depressão horizontal do segmento ST (infarto agudo do miocárdio sem elevação do segmento ST [STE]). **C,** Depressão em declive do segmento ST (USAP). **D,** Depressão em aclive do segmento ST (USAP). **E,** Depressão horizontal do segmento ST observada na derivação III em um paciente com infarto agudo da parede anterior do miocárdio, um exemplo de depressão recíproca do segmento ST, também conhecida como alteração recíproca.

Fig. 68.4. Inversões da onda T da síndrome coronariana aguda (SCA). **A, B,** Inversões da onda T em pacientes com SCA. **C,** Inversão da onda T em um paciente com infarto agudo do miocárdio sem elevação do segmento ST (STE). **D,** Ondas T profundamente invertidas em um paciente com estenose da artéria descendente anterior esquerda proximal – síndrome de Wellens.

Um notável subgrupo de inversões isquêmicas da onda T está associado à síndrome de Wellens, que normalmente se manifesta com profundas inversões simétricas da onda T (tipo I) ou alterações bifásicas da onda T (tipo II) nas derivações precordiais anteriores. A presença de ondas T bifásicas é sugestiva de cardiopatia isquêmica. Outras características eletrocardiográficas incluem segmentos ST minimamente elevados (< 1 mm) e ausência de ondas Q precordiais. Esse achado pode manifestar-se no estado anginoso ou sem dor, podendo ou não ser acompanhado por elevações dos marcadores cardíacos, o que é um indício de lesão da artéria descendente anterior esquerda. O histórico natural dessa manifestação é o STEMI da parede anterior.

Embora buscada como um prenúncio de síndrome coronariana aguda, a inversão da onda T pode ocorrer também como uma alteração evolucionária do infarto do miocárdio. No infarto do miocárdio sem reperfusão da artéria culpada (*culprit*), as ondas T podem inverter-se à medida que os segmentos ST retornam ao nível basal, embora não particularmente em um nível profundo. No coração reperfusado, a inversão da onda T pode seguir a elevação do segmento ST em uma morfologia bifásica ou profundamente invertida, uma aparência muito parecida com as alterações da onda T da síndrome de Wellens. O diagnóstico diferencial da inversão da onda T é amplo e inclui condições como síndrome coronariana aguda, hipertrofia ventricular, bloqueio do ramo do feixe, VPR, miocardite, pericardite, PEC, pneumotórax, síndrome de Wolff-Parkinson-White, acidente cerebrovascular, hipocalemia, distúrbios GI, hiperventilação, padrão juvenil persistente de onda T e variantes normais.

O médico da unidade de emergência deve considerar também a pseudonormalização da onda T como um possível indicador eletrocardiográfico de síndrome coronariana aguda. A pseudonormalização ocorre quando, durante um episódio agudo de desconforto torácico ou equivalente anginoso, uma onda T aparentemente normal na ECG substitui a onda T normalmente invertida que existia antes do desenvolvimento dos sintomas. A onda T assume uma aparência normal e pode indicar síndrome coronariana nessa manifestação.

As ondas Q geralmente representam uma necrose miocárdica irreversível, mas raramente são a única manifestação do infarto agudo do miocárdio. As ondas Q patológicas podem surgir na primeira hora do infarto, mas é mais comum desenvolverem-se no espaço de 8 a 12 horas durante o processo de infarto. Acontece que a elevação do segmento ST com ondas Q concomitantes não impede que se considere a terapia de reperfusão de emergência; nesse caso, é de vital importância que se considere o histórico do paciente no que diz respeito ao tempo de manifestação do desconforto torácico contínuo. As ondas Q podem persistir após o infarto do miocárdio como marcadores persistentes de infarto anterior na ECG; em alguns casos, no entanto, as ondas Q desaparecem com o tempo, independentemente da reperfusão do território infartado.

Localização Anatômica do Infarto Agudo do Miocárdio.

A distribuição regional de um infarto agudo do miocárdio pode ser decorrente da observação do padrão das diversas alterações morfológicas descritas (Tabela 68.4). Os infartos anteriores são basicamente evidenciados pelas alterações nas derivações precordiais V_1 a V_4 (Fig. 68.5). O envolvimento septal é refletido pelas alterações nas derivações V_1 e V_2. A extensão para a parede lateral (p. ex., infarto do miocárdio anterolateral) é evidente se as alterações patológicas se estenderem além das derivações V_1 a V_4 de modo a incluir as derivações V_5, V_6, I e aVL. No STEMI anterior, uma depressão recíproca do segmento ST pode ocorrer nas derivações III e aVF. A parede anterior é servida pela artéria descendente anterior esquerda. É provável que o primeiro ramo diagonal da artéria descendente anterior esquerda seja envolvido quando a elevação do segmento ST se estende para as derivações I e aVL. A oclusão isolada do ramo diagonal da artéria descendente anterior esquerda apresenta achados semelhantes, mas de menor amplitude, como aqueles observados com a oclusão da artéria descendente anterior esquerda (elevação do segmento ST nas derivações V_2 e V_3, e possivelmente nas derivações V_1 e V_4, ou ambas, juntamente com a depressão do segmento ST na derivação II e III, aVF, ou ambas).

O STEMI anterior ou anterolateral resultante de oclusão da artéria coronária esquerda principal é uma manifestação de alto risco; a capacidade de identificar esse subtipo de STEMI de alto risco permite ainda que o médico da unidade de emergência ajuste adequadamente a terapia. Em um paciente com sintomas de síndrome coronariana aguda, a elevação do segmento ST na derivação aVR deve ensejar que se considere a oclusão da artéria coronária esquerda principal. Dados partilhados demonstraram que a elevação do segmento ST na derivação aVR (> 0,5 mV) apresenta um grau de aproximadamente 78% de sensibilidade e 83% de especificidade para doença da artéria coronária esquerda principal; alternativamente, esse achado na derivação aVR pode representar uma doença multivasos, oclusão descendente anterior esquerda proximal aguda ou, com menos frequência, oclusão de artéria circunflexa esquerda ou coronária direita. Se ocorrer elevação do segmento ST nas derivações aVR e V_1, uma elevação maior na primeira derivação favorece a doença da artéria

TABELA 68.4

Alterações Regionais do Segmento ST no Infarto Agudo do Miocárdio (IAM)

LOCAL	DERIVAÇÕES	SEGMENTO ST
STEMI da parede anterior	$V_1 – V_4$	Elevação
STEMI da parede lateral	I, aVL, V_5, V_6	Elevação
STEMI da parede inferior	II, III, aVF	Elevação
IAM na parede do ventrículo direito	V_4R	Elevação
IAM da parede posterior	V_8, V_9	Elevação
	$V_1 – V_3$	Depressão

STEMI, Infarto do miocárdio com elevação do segmento ST; *IAM*, infarto agudo do miocárdio. Adaptado a partir de Aufderheide TP, Brady WJ: Electrocardiography in the patient with myocardial ischemia or infarction. In Gibler WB, Aufderheide TP, editors: Emergency cardiac care, St. Louis, 1994, Mosby.

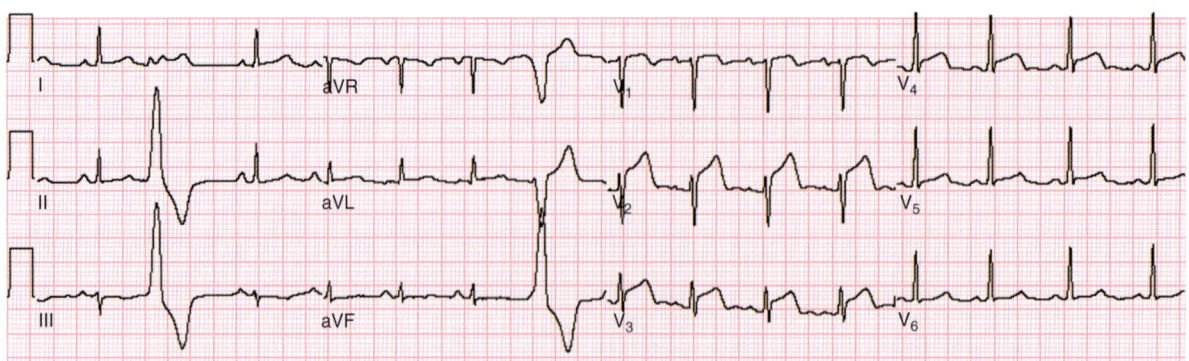

Fig. 68.5. Infarto agudo da parede anterior do miocárdio com elevação do segmento ST (STEMI). A elevação do segmento ST é evidente nas derivações V_1 a V_4. A morfologia parece reta e oblíqua. O cateterismo cardíaco de emergência revelou uma lesão estenótica de 90% na artéria descendente anterior esquerda; o paciente foi bem-sucedido após a colocação de um *stent* coronário, mas demonstrou evidência de marcador sérico de infarto agudo do miocárdio (IAM).

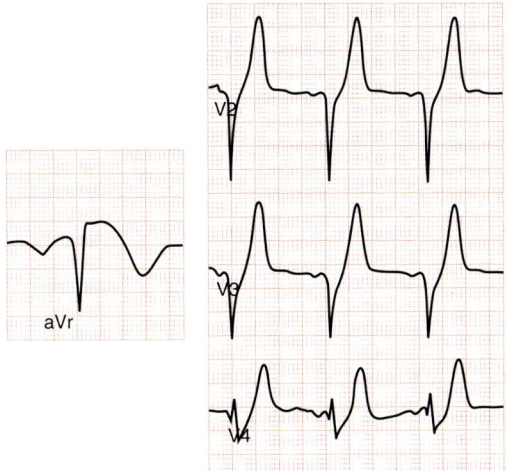

Fig. 68.6. O achado eletrocardiográfico de De Winter, um padrão associado à obstrução da artéria coronária descendente anterior esquerda proximal. Nas derivações anteriores, observa-se a depressão do segmento ST com depressão do ponto J, juntamente com a proeminente onda T hiperaguda. Além disso, observa-se a elevação do segmento ST também na derivação aVR.

como a síndrome de Wellens, essa manifestação está associada a um padrão de obstrução coronária de alto risco, as oclusões da artéria descendente anterior esquerda proximal; além disso, esses pacientes normalmente têm uma aparência de doentes, com constante desconforto torácico. Alguns especialistas consideram essa manifestação o chamado padrão equivalente ao STEMI.[16]

Os infartos laterais geralmente são observados juntamente com os infartos anterior (anterolateral), inferior (inferolateral ou inferior com extensão posterior (inferoposterolateral). Isso porque a parede lateral do coração é variavelmente servida pelas artérias descendente anterior esquerda, coronária direita e coronária circunflexa esquerda. Consequentemente, o envolvimento lateral manifesta-se pelas alterações em algumas ou em todas as derivações laterais I, aVL, V_5 e V_6. Os chamados infartos laterais altos são restritos às derivações I e aVL (Fig. 68.7) e sugerem oclusão da artéria coronária circunflexa esquerda. A elevação do segmento ST nessas derivações pode ser acompanhada pela depressão recíproca do segmento ST nas derivações III, aVF, V_1. Com base na localização de algumas dessas lesões demonstradas pela ressonância magnética (RM) cardíaca, as novas ondas Q que aparecem nas derivações I e aVL (mas não na derivação V_6) indicam um infarto da parede medioanterior do miocárdio, anteriormente conhecido como infarto lateral alto do miocárdio.

Os infartos do miocárdio caracterizam-se por alterações morfológicas nas derivações dos membros II, III e aVF. A parede inferior do coração e o nó AV são servidos pela artéria coronária direita em cerca de 90% dos casos (dominante direito); no restante, a artéria circunflexa esquerda serve essa função (dominante esquerdo). No caso de envolvimento de duas ou mais derivações inferiores contíguas (III, aVF, II), há presença de STEMI inferior; a depressão recíproca do segmento ST é observada com frequência na derivação aVL, na derivação I ou em ambas (Fig. 68.8) e talvez nas derivações precordiais anteriores, em V_1 menos que em V_2 e V_3. A depressão do segmento ST nas derivações V_1 a V_3 na presença de um infarto agudo do miocárdio inferior pode ser causada por alteração recíproca, extensão posterior

esquerda principal, ao passo que se for maior na segunda derivação, a oclusão da artéria descendente anterior esquerda é mais provável.

Além da síndrome de Wellens como preditor de oclusão da artéria descendente anterior esquerda proximal, a chamada manifestação de De Winter é a síndrome coronariana aguda com oclusão proximal da artéria descendente anterior esquerda. Os achados eletrocardiográficos associados a essa manifestação incluem ondas T proeminentes com a depressão do ponto J produzindo a depressão do segmento ST observada nas derivações precordiais, combinadas à elevação do segmento ST na derivação aVR (Fig. 68.6).[16] Assim

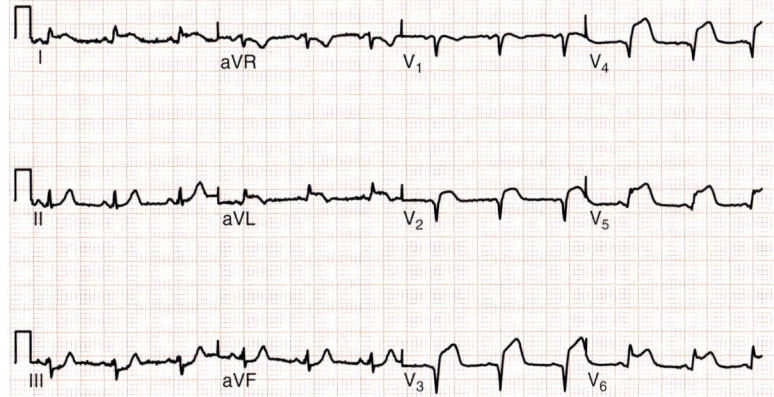

Fig. 68.7. Infarto agudo anterolateral do miocárdio. Observa-se a elevação do segmento ST nas derivações I, aVL, V_5 e V_6. A intervenção coronariana percutânea de emergência revelou uma lesão proximal na artéria descendente anterior esquerda com trombo.

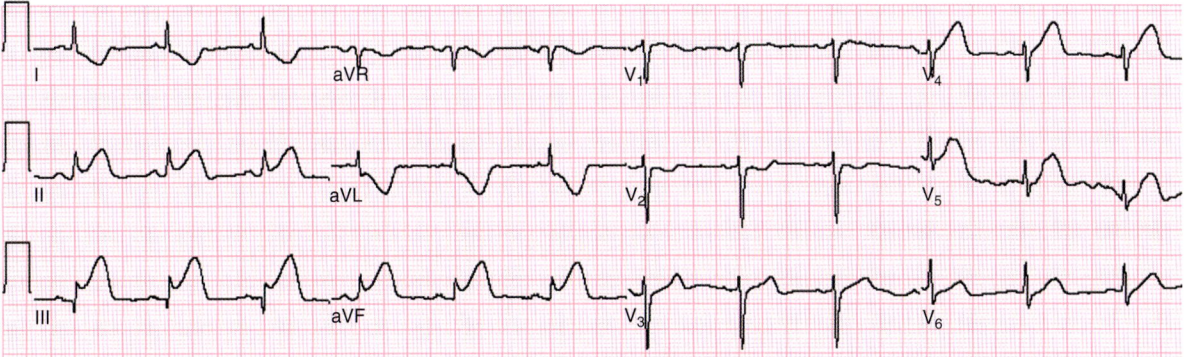

Fig. 68.8. Infarto agudo inferior do miocárdio com alterações recíprocas. Observa-se acentuada elevação do segmento ST inferiormente (derivações II, III e aVF). A clássica depressão recíproca do segmento ST é evidente nas derivações I e aVL.

ou isquemia anterior simultânea durante um infarto da parede inferior. A elevação do segmento ST inferiormente e maior na derivação III do que na derivação II, acompanhada pela depressão do segmento ST na derivação aVL, I, ou ambas, apresenta 90% de sensibilidade e 71% de especificidade para oclusão da artéria coronária direita. A elevação do segmento ST na derivação V_1 na presença de um infarto da parede inferior do miocárdio com elevação do segmento ST (com elevação maior na derivação III do que na derivação II) sugere infarto concomitante do ventrículo direito. A alteração recíproca coexistente com STEMI inferior é associada a um infarto de maiores proporções e uma taxa de mortalidade mais elevada. A oclusão da artéria circunflexa esquerda pode ser oculta na ECG com 12 derivações. Se for responsável pela elevação inferior do segmento ST, a elevação do segmento ST na derivação III não deveria exceder aquela observada na derivação II, e a derivação aVL pode exibir um segmento ST isoelétrico ou elevado.

Estima-se que os infartos da parede posterior contribuam para 15% a 20% dos infartos agudos do miocárdio e normalmente são observados na presença de infartos da parede inferior ou inferolateral. Os infartos da parede posterior ocorrem isoladamente em cerca de 5% dos casos de infarto agudo do miocárdio (demonstrando segmentos ST elevados somente nas derivações acessórias, as derivações posteriores V_7 a V_9). A lesão culpada pode estar na artéria coronária direita, no seu ramo descendente posterior ou na artéria circunflexa esquerda. Como na ECG com 12 derivações não há eletrodos colocados diretamente sobre a parede posterior do coração, tem-se somente as alterações recíprocas do segmento ST nas derivações precordiais direitas (V_1 a V_3) para deduzir que se trata de infarto agudo da parede posterior do miocárdio. Os achados observados nas derivações V_1 a V_3 sugestivos de infarto agudo da parede posterior do miocárdio incluem o seguinte: (1) depressão horizontal do segmento ST; (2) uma onda T vertical; (3) uma onda R alta e larga; e (4) uma relação entre a amplitude da onda R e a amplitude da onda S maior que 1 (Fig. 68.9). A combinação da depressão horizontal do segmento ST com uma onda T vertical aumenta a precisão diagnóstica da ECG com 12 derivações para infarto agudo da parede posterior do miocárdio. Além disso, como a alta onda R nas derivações precordiais diretas é, na realidade, a imagem espelho de uma onda Q posterior, o seu surgimento pode ser retardado no infarto da parede posterior. As derivações adicionais (derivações posteriores V_8 e V_9) aumentam a sensibilidade para a detecção de infarto agudo da parede posterior do miocárdio. Pacientes com infarto inferior do miocárdio com depressão do segmento ST nas derivações V_1 a V_3 ou elevação do segmento ST nas derivações posteriores V_8 e V_9 geralmente apresentam zonais maiores de infarto, consequentemente frações de ejeção mais baixas e taxas mais elevadas de morbidade cardiovascular e mortalidade do que pacientes com infarto isolado da parede inferior do miocárdio. A RM cardíaca sugere que esses chamados infartos posteriores que produzem altas ondas R nas derivações V_1 e V_2 são, na realidade, infartos do miocárdio na parede lateral do ventrículo esquerdo. Um documento consensual sugeriu a reclassificação dos infartos posteriores como infartos inferobasais.

Os infartos do ventrículo direito raramente ocorrem de modo isolado e normalmente estão associados a infarto do miocárdio inferior ou inferoposterior, embora apenas cerca de um terço dos infartos inferiores apresentem infarto associado do ventrículo direito. Às vezes, um infarto da parede anterior do miocárdio envolve parte (porém < 50%) da parede do ventrículo direito. Acontece que a oclusão de quaisquer artérias coronárias principais pode resultar em infarto ventricular, embora a coronária direita seja envolvida com mais frequência. Do ponto de vista clínico, as características do infarto do ventrículo direito incluem pressão elevada da veia jugular e hipotensão na presença de infarto da parede inferior do miocárdio. Esses achados, no entanto, são sugestivos também de tamponamento pericárdico. A hipotensão induzida pelo nitrato também sugere infarto do ventrículo direito e tamponamento. A terapia inicial para ambas as condições incluiria a carga volumétrica e abstenção de vasodilatadores ou outros agentes que possa baixar a pressão arterial.

A elevação do segmento ST na derivação V_1 na presença de STEMI inferior (ou seja, elevação do segmento ST nas derivações II, III e aVF, e não na presença de elevação concomitante do segmento ST em todas as derivações precordiais anteriores) é sugestiva de infarto do ventrículo direito. Isso não é de surpreender, uma vez que a derivação V_1 é a derivação precordial localizada mais à direita ou mais orientada para o ventrículo direito. Essas alterações ocasionalmente se estendem para a derivação V_2 com um infarto do ventrículo direito. A elevação do segmento ST normalmente é maior na derivação III do que nas derivações II e aVF quando um infarto do ventrículo direito coexiste com um STEMI inferior. Isso logicamente acontece na medida em que o vetor positivo da derivação III (no plano frontal) está mais direcionado para a direita do que o das derivações II e aVF. A aplicação das derivações precordiais do lado direito é o melhor meio de diagnosticar o infarto do ventrículo direito com o ECG. Essas derivações, como uma imagem espelho das derivações precordiais esquerdas, demonstram a elevação do segmento ST com um infarto do ventrículo direito nas derivações V_3R a V_6R, onde V_4R é a mais sensível. As alterações eletrocardiográficas nas derivações precordiais do lado direito com infarto do ventrículo direito podem ser sutis em virtude da menor massa muscular do ventrículo direito e a consequente redução de tamanho do complexo QRS (Fig. 68.10). Pacientes com STEMI inferior e infarto concomitante do ventrículo direito têm infartos de maiores proporções, bem como mais complicações durante o período de internação e taxas de mortalidade mais elevadas.

Diagnóstico Diferencial Eletrocardiográfico da Elevação do Segmento ST. Até prova em contrário, a elevação do segmento ST no ECG no contexto de uma manifestação compatível com síndrome coronariana aguda é considerada representativa de STEMI. Várias outras condições, particularmente LBBB e HVE, também apresentam elevação do segmento ST que simula infarto (Tabela 68.3). A elevação do segmento ST resultante de STEMI não é a causa mais comum de desvio do segmento ST em adultos com dor torácica e suspeita de infarto agudo do miocárdio. É preciso cautela ao interpretar a elevação do segmento ST no que tange à decisão de iniciar o tratamento de reperfusão, seja a intervenção coronariana percutânea ou a terapia fibrinolítica.

A repolarização precoce benigna é uma variante eletrocardiográfica normal que não subentende, nem exclui, a hipótese de síndrome coronariana aguda ou doença arterial coronariana. A repolarização precoce benigna inclui as seguintes características eletrocardiográficas: (1) elevação do segmento ST; (2) concavidade ascendente da porção inicial do segmento ST; (3) incisura da porção terminal do complexo QRS no ponto J (ou seja, na junção do complexo QRS com o segmento ST); (4) ondas T concordantes simétricas de grande amplitude; (5) elevação difusa do segmento ST no ECG; e (6) estabilidade temporal relativa em curto prazo, embora essas alterações possam regredir com a idade. A elevação do ponto J normalmente é inferior a 3,5 mm, e o segmento ST côncavo normalmente apresenta uma elevação de menos de 2 mm nas derivações precordiais (embora possa elevar-se até 5 mm em

DERIVAÇÕES PRECORDIAIS DIREITAS

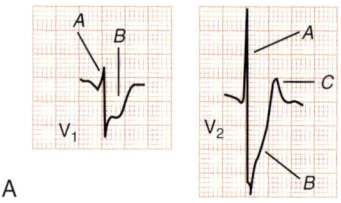

A

DERIVAÇÕES POSTERIORES

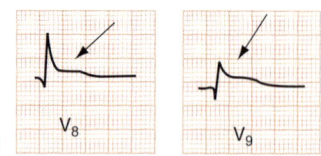

B

Fig. 68.9. Infarto agudo isolado da parede posterior do miocárdio (PMI) – complexos das derivações precordiais direitas e das derivações posteriores. As derivações precordiais direitas V_1 e V_2 revelam achados típicos de PMI com proeminente onda R (**A**), depressão do segmento ST (STD); **B**) e onda T vertical (**C**). As derivações posteriores V_8 e V_9 no mesmo caso demonstram elevação do segmento ST (STE), (setas), confirmando a presença de PMI isolado.

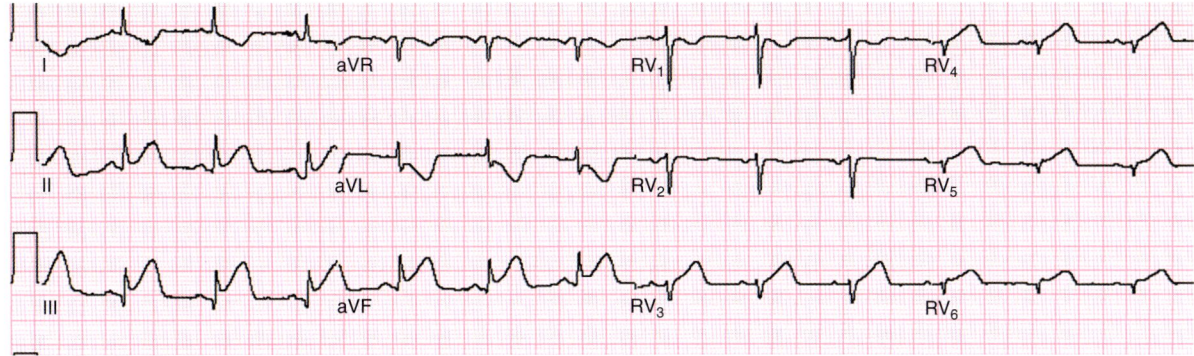

Fig. 68.10. Infarto do ventrículo direito demonstrado com as derivações precordiais do lado direito (RV$_1$ a RV$_6$). Esse traçado é referente ao mesmo paciente da Fig. 68.8. A elevação do segmento ST do infarto agudo inferior do miocárdio continua presente, assim como a depressão recíproca do segmento ST nas derivações I e aVL. As derivações precordiais são as derivações torácicas do lado direito, como se pode deduzir pela voltagem relativamente baixa. Observa-se a elevação do segmento ST nas derivações RV$_3$ a RV$_6$ (V$_3$R a V$_6$R), compatível com infarto do ventrículo direito.

alguns casos) e de 0,5 mm nas derivações dos membros. A elevação máxima do segmento ST na repolarização precoce benigna normalmente é observada nas derivações V$_2$ a V$_5$. A repolarização precoce benigna nas derivações dos membros é rara e deve ensejar a reconsideração da hipótese de STEMI (Fig. 68.11A e 68.12).

A pericardite, na fase aguda, também apresenta elevação difusa do segmento ST. Na pericardite, os segmentos ST são côncavos, com um contorno inicial em aclive, e normalmente têm menos de 5 mm de altura. Ocasionalmente, o contorno inicial é plano e oblíquo, mas uma morfologia convexa ou abobadada do segmento ST é altamente sugestiva de STEMI. A elevação do segmento ST normalmente é observada em todas as derivações, exceto na derivação aVR (na qual o segmento apresenta-se deprimido); V$_1$ é variável. A inflamação pericárdica focal manifesta-se como uma alteração mais acentuada nas derivações que refletem a região afetada. A depressão do segmento PR é um achado eletrocardiográfico insensível, porém específico, associado à pericardite, normalmente observada nas derivações inferiores e na derivação V$_6$; por conseguinte, a elevação do segmento PR pode estar evidente na derivação aVR (Fig. 68.13; ver Fig. 68.11B). Visto que as alterações do segmento ST são encontradas nesses pacientes, o termo mais apropriado aplica é miopericardite, e não *pericardite*. Lembre-se de que o pericárdio é eletricamente silencioso; portanto, as alterações eletrocardiográficas resultam de irritação pericárdica e elevação do segmento ST – daí o termo *miopericardite*.

O aneurisma do ventrículo esquerdo (LVA), no qual uma área localizada do miocárdio paradoxalmente se abaúla para fora durante

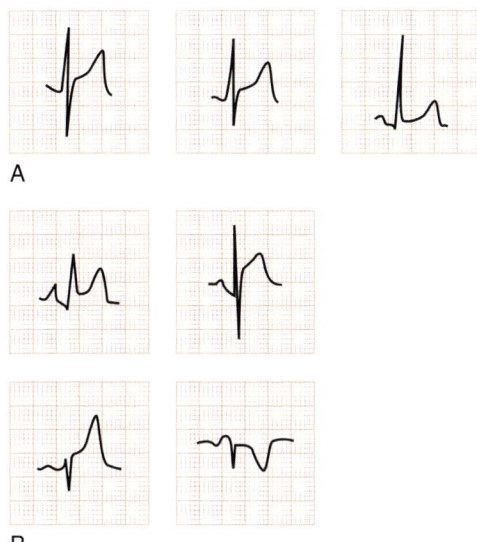

Fig. 68.11. Elevação do segmento ST (STE) sem infarto. **A,** Repolarização precoce benigna (BER) com STE côncava. **B,** Pericardite aguda com STE côncava e depressão do segmento PR (*dois painéis superiores*); STE côncava sem anomalias do segmento PR (*painel inferior esquerdo*); e STE recíproca e elevação do segmento PR na derivação aVR (*painel inferior direito*).

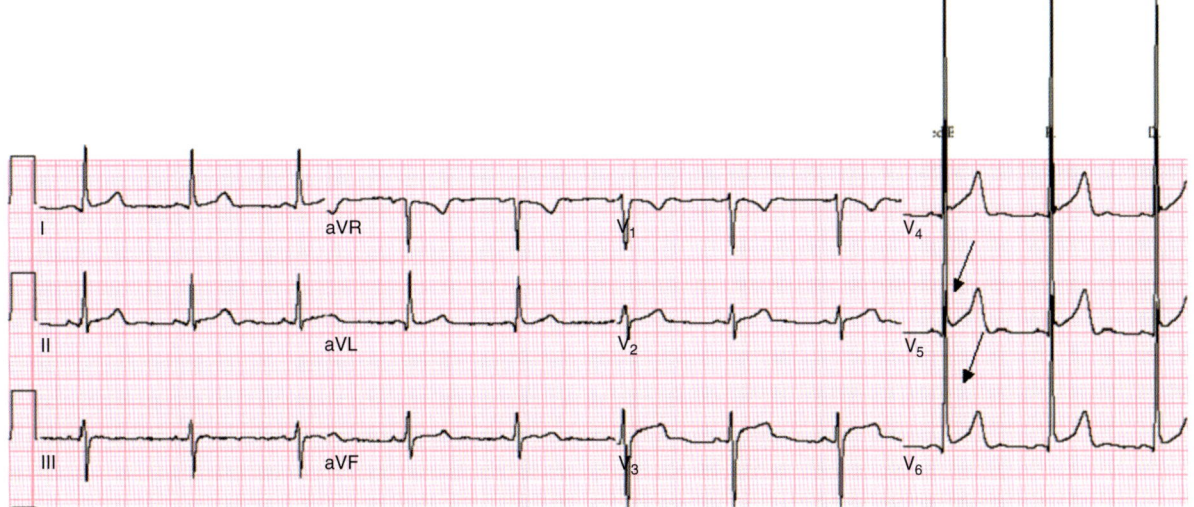

Fig. 68.12. Repolarização precoce benigna. Observa-se a elevação côncava ascendente do segmento ST, visualizado melhor nas derivações V$_4$ a V$_6$. As ondas T são relativamente grandes nas mesmas derivações. Observa-se também uma sutil incisura no ponto J das derivações V$_4$ e V$_5$. Os eletrocardiogramas anteriores desses pacientes apresentaram-se inalterados.

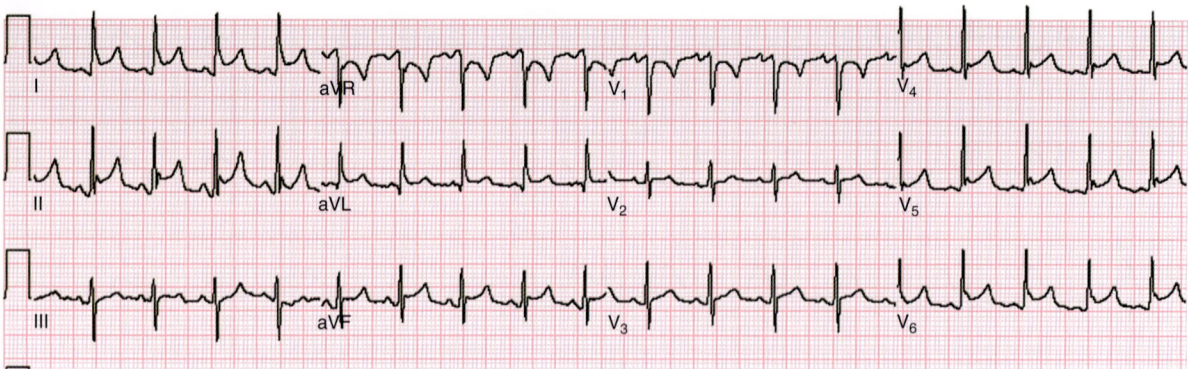

Fig. 68.13. Pericardite. Esse traçado demonstra vários sinais clássicos de pericardite. (1) taquicardia sinusal; (2) elevação côncava ascendente e difusa do segmento ST; (3) depressão do segmento PR, visualizado melhor na derivação II; e (4) elevação do segmento PR na derivação aVR.

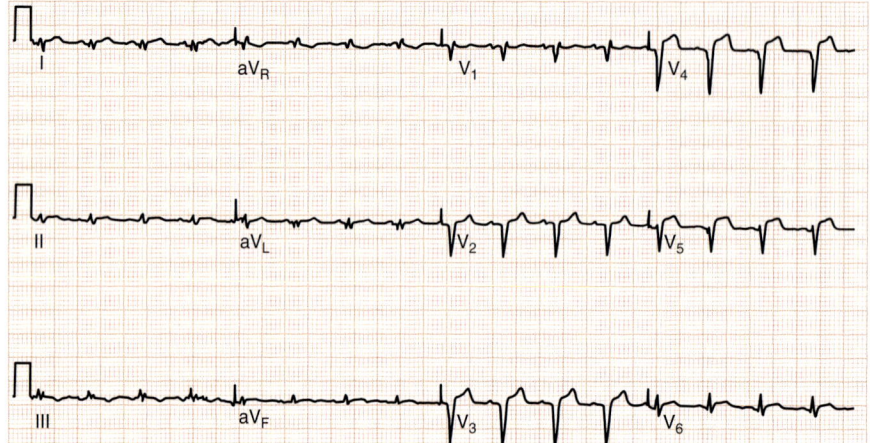

Fig. 68.14. Aneurisma do ventrículo esquerdo. Exemplo representativo do eletrocardiograma com 12 derivações de um paciente com aneurisma da parede anterior do ventrículo esquerdo. Observam-se as ondas Q bem desenvolvidas e completas nas derivações V_2 a V_5 e a ausência de alterações recíprocas nas derivações contralaterais. (Adaptado a partir de Aufderheide TP, Brady WJ: Electrocardiography in the patient with myocardial ischemia or infarction. In Gibler WB, Aufderheide TP, editors: Emergency cardiac care, St. Louis, 1994, Mosby, pp 196–216.)

a sístole, apresenta características eletrocardiográficas que podem dificultar a diferenciação em relação às características do STEMI. Existe uma considerável sobreposição entre as populações de pacientes com potencial para STEMI e aneurisma do ventrículo esquerdo, e as alterações do LVA tendem a ser regionais, e não difusas. Do ponto de vista anatômico, o aneurisma do ventrículo esquerdo normalmente é encontrado no plano anterior, observando-se alterações com mais frequência nas derivações V_1 a V_6 e nas derivações I e aVL. A elevação do segmento ST pode apresentar qualquer tipo de morfologia (p. ex., convexa ou côncava), com a possível presença de ondas Q (Fig. 68.14). O cálculo da relação entre a amplitude da onda T e do complexo QRS pode ajudar a distinguir o infarto agudo da parede anterior do miocárdio do aneurisma do ventrículo esquerdo. Foi demonstrado que se a relação entre a amplitude da onda T e do complexo QRS exceder 0,36 em qualquer derivação, o ECG provavelmente reflete a presença de STEMI. Se a relação for inferior a 0,36 em todas as derivações, no entanto, os achados provavelmente são resultantes de um aneurisma ventricular.

O bloqueio do ramo esquerdo do feixe (LBBB) é um confuso padrão que reduz a capacidade do ECG de detectar a presença de síndrome coronariana aguda. Além disso, em uma situação clínica altamente sugestiva de síndrome coronariana aguda, um novo LBBB é compatível com infarto agudo do miocárdio em vários casos. A sua presença isoladamente, no entanto, não deve ensejar o tratamento de infarto agudo do miocárdio. O LBBB, seja novo ou pré-existente, compartilha muitas semelhanças com diversos achados eletrocardiográficos da síndrome coronariana aguda. Nas derivações precordiais direitas (derivações V_1 a V_3), a elevação do segmento ST e as altas ondas T verticais e abobadadas simulam aquelas observadas no STEMI anterior. O padrão QS do LBBB nessas derivações lembra as ondas Q observadas no infarto. Os segmentos ST deprimidos com inversões da onda T são observados em algumas ou em todas as derivações laterais (derivações V_5, V_6, I e aVL) no LBBB; ambos lembram as alterações isquêmicas observadas na síndrome coronariana aguda. Entretanto, esses achados no LBBB são meras expressões da chamada regra da discordância apropriada. O segmento ST e os vetores da onda T são previsivelmente discordantes – ou apontam em direção oposta – do vetor principal do complexo QRS nessas derivações. Como o LBB é um achado frequente no ECG de um paciente com risco de doença arterial coronariana, deve-se fazer a distinção entre os achados normais do LBBB (Fig. 68.15) e a manifestação do infarto agudo do miocárdio em um paciente com LBBB.

Sgarbossa *et al.* utilizaram um grande banco de dados sobre o infarto agudo do miocárdio para obter uma população de pacientes com LBBB e confirmação dos marcadores séricos do infarto agudo do miocárdio. Foram identificados três fatores eletrocardiográficos independentes preditores de infarto agudo do miocárdio na presença de LBBB: (1) elevação do segmento ST de, pelo menos, 1 mm, que é compatível com o complexo QRS (Fig. 68.16); (2) depressão do segmento ST de, pelo menos, 1 mm na derivação V_1, V_2 ou V_3 (Fig. 68.16A); e (3) elevação do segmento ST de, pelo menos, 5 mm, que é incompatível com o complexo QRS (Fig. 68.16B). A esses achados foram atribuídos escores ponderados de 5, 3 e 2, respectivamente. Para fins de precisão do diagnóstico, uma especificidade de 90% exige um escore de, pelo menos, 3. Portanto, se um ECG apresentar apenas uma elevação discordante de 5 mm ou mais do segmento ST, mas nenhum dos outros dois critérios, é recomendável que se façam outros testes para concluir que o ECG indica infarto agudo do miocárdio. Relatos subsequentes contidos na literatura especializada ensejaram revisões mistas dos critérios de Sgarbossa para o diagnóstico de infarto agudo do miocárdio na presença de LBBB. Em última instância, a abordagem ao paciente com LBBB e possível infarto agudo do miocárdio continua

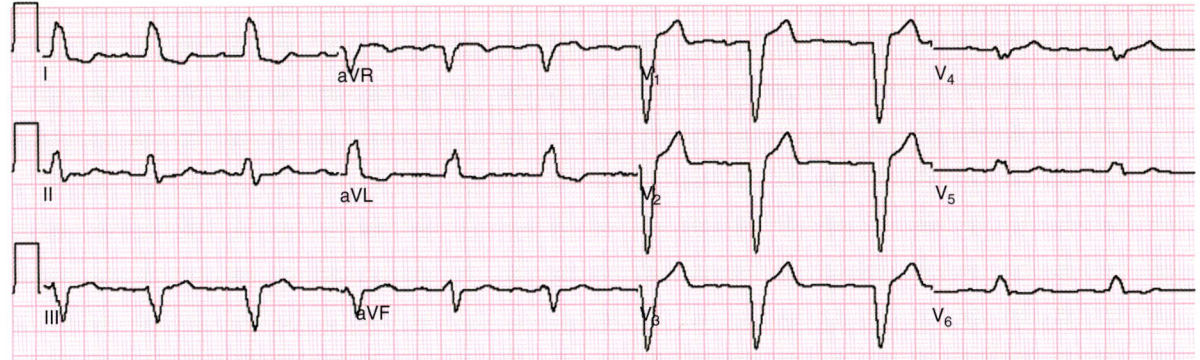

Fig. 68.15. Bloqueio do ramo esquerdo do feixe (LBBB; normal). Esse traçado demonstra os achados típicos de LBBB: (1) Largura do complexo QRS > 0,12 s; (2) ausência de onda Q na derivação V_6; (3) ampla onda R monofásica nas derivações V_5, V_6 e aVL; (4) alterações discordantes no segmento ST e na onda T nas derivações V_1 a V_3 (simulando infarto agudo do miocárdio), I, e aVL. Observa-se também um bloqueio atrioventricular de primeiro grau.

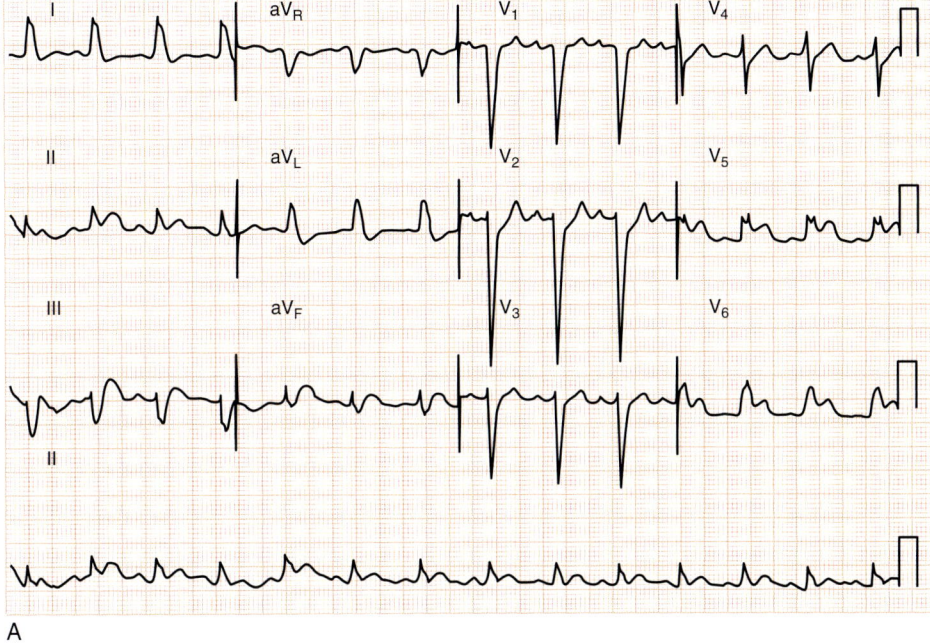

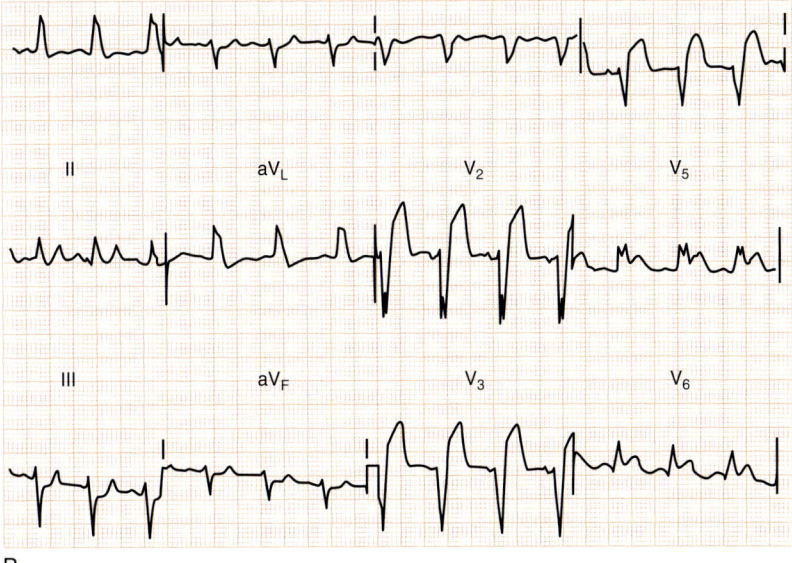

Fig. 68.16. Infarto agudo do miocárdio (IAM) no bloqueio do ramo esquerdo do feixe (LBBB). **A,** De acordo com os critérios de Sgarbossa, há uma forte evidência de IAM devido à elevação concordante do segmento ST superior a 1 mm nas derivações II, V_5 e V_6. A depressão do segmento ST observada na derivação V_2 também é sugestiva. **B,** Novamente, aplicando-se os critérios de Sgarbossa a esse traçado com LBB subjacente. **B,** Altamente sugestivo de infarto agudo do miocárdio. Há uma elevação concordante do segmento ST nas derivações V_5 e V_6 que parece exceder 1 mm; além disso, há uma elevação excessivamente discordante do segmento ST nas derivações V_2 e V_3, provavelmente superior a 5 mm.

complicada. Se a manifestação clínica é compatível com infarto agudo do miocárdio, os recursos diagnósticos adjuntos do histórico e do exame físico (p. ex., ECGs seriais, comparação com ECGs anteriores, ecocardiografia, medição dos marcadores séricos cardíacos) devem ser generosamente utilizados quando o ECG não é diagnóstico para infarto agudo, como observado pelos critérios de Sgarbossa. Um LBBB recém-observado, que ocorre no paciente com uma pressão clínica muito convincente de infarto agudo do miocárdio, deve ser considerado uma manifestação de alto risco; o infarto agudo do miocárdio é uma provável ocorrência nesse caso. Os VPRs podem simular e mascarar as manifestações do infarto agudo do miocárdio. Aqueles originários do ápice do ventrículo direito podem criar um complexo QRS alargado, com um pseudopadrão LBBB. Assim como com o LBBB, as derivações precordiais direitas no VPR normalmente apresentam complexos QRS predominantemente negativos com segmentos ST discordantes e ondas T elevadas e altas ou abobadadas, respectivamente. Ao contrário do LBBB, no entanto, o VPR originário do ápice do ventrículo direito geralmente produz um complexo QRS predominantemente negativo também nas derivações V_5 e V_6. Nesse caso, a orientação é para a esquerda e ligeiramente para baixo, enquanto o impulso gerado a partir do fio do marca-passo é orientado para cima. Além disso, os pequenos picos verticais do marca-passo que precedem imediatamente o complexo QRS deve ser uma pista para o VPR, embora, às vezes, seja difícil detectar essas deflexões no ECG de 12 derivações.

Existem dados limitados que servem de orientação para o médico da unidade de emergência na interpretação do ECG de 12 derivações nesse caso. Assim como no caso do LBBB, o padrão de VPR representa uma significativa e confusa variável na avaliação do paciente com dor torácica e suspeita de síndrome coronariana aguda. Sgarbrossa *et al.* possuem avançados critérios para a detecção de infarto agudo do miocárdio na presença de VPR, os quais são oriundos do mesmo banco de dados de pacientes e essencialmente os mesmos que os critérios do LBBB: (1) elevação do segmento T de, pelo menos, 5 mm discordantes do complexo QRS; (2) elevação do segmento T de, pelo menos, 1 mm concordante com o complexo QRS; e (3) depressão do segmento T de, pelo menos, 1 mm na derivação V_1, V_2 ou V_3 (Fig. 68.17).

A hipertrofia do ventrículo esquerdo (HVE) pode simular ou ofuscar a síndrome coronariana aguda no ECG. A HVE pode apresentar forças proeminentes no lado esquerdo, manifestando-se como complexos rS ou QS nas derivações precordiais direitas. Entretanto, essas alterações raramente se estendem além das derivações V_1 e V_2 no caso de HVE. De acordo com a regra da discordância apropriada, as

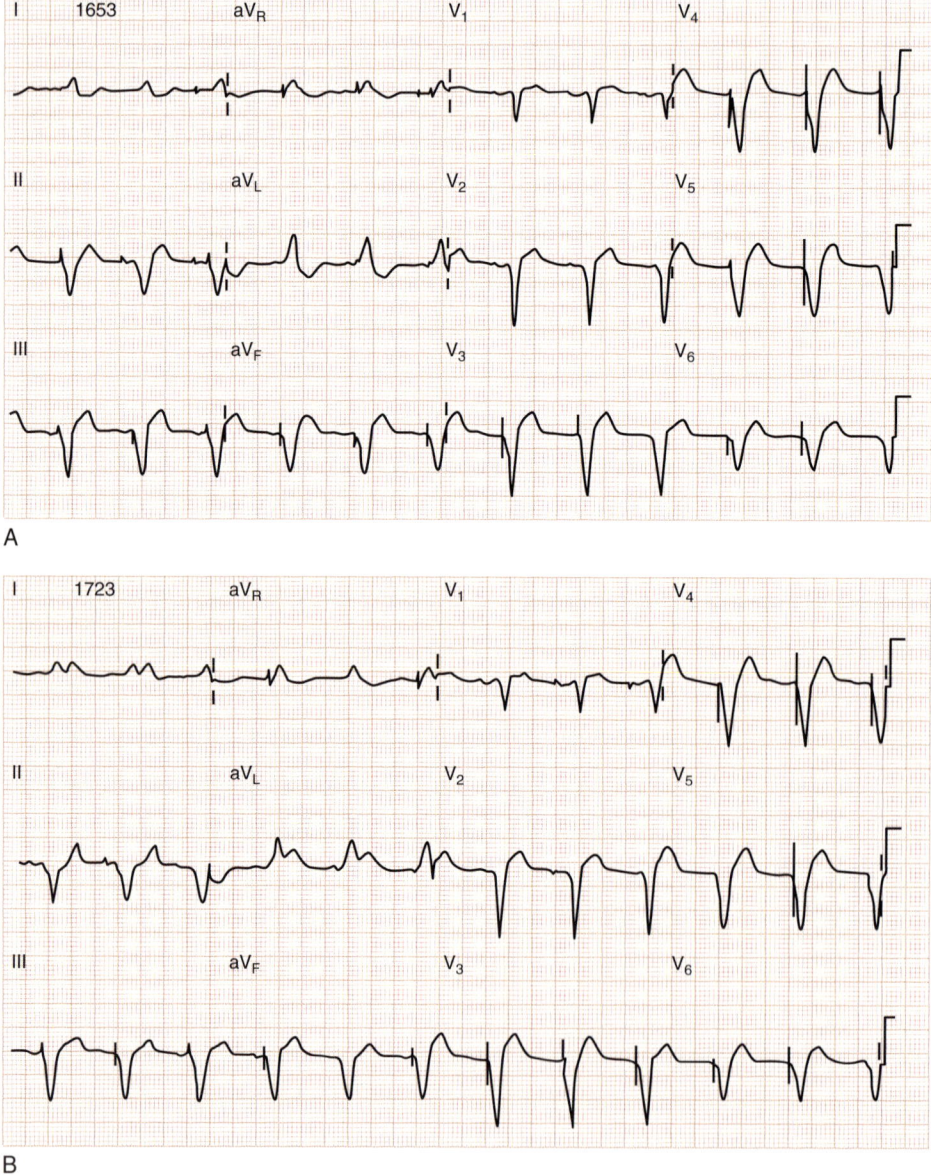

Fig. 68.17. Padrão permanente de ritmo compassado do ventrículo direito com infarto agudo do miocárdio (IAM) – ritmo ventricular compassado. **A,** Achados adequados relativos ao segmento ST-onda T no paciente com ritmo compassado. **B,** Eletrocardiograma seriado do paciente da ilustração **A**, revelando a evolução das alterações preocupantes para infarto do miocárdio com elevação do segmento ST (STEMI), incluindo a elevação concordante do segmento ST nas derivações I e aVL, compatível com STEMI da parede lateral.

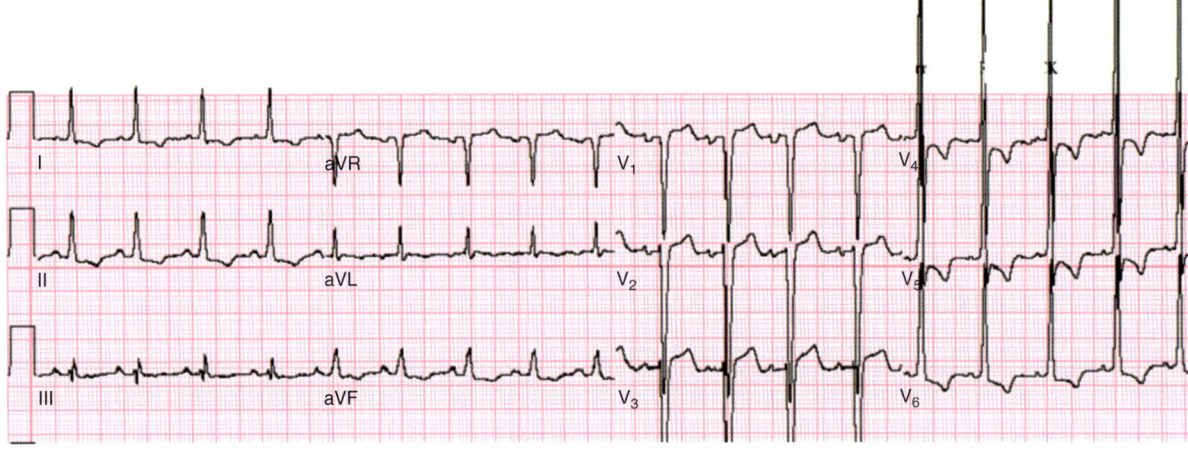

Fig. 68.18. Hipertrofia do ventrículo esquerdo (HVE) com anormalidade da repolarização. Esse traçado demonstra a anormalidade típica da repolarização, com depressão do segmento ST nas derivações precordiais do lado esquerdo após as ondas R de grande amplitude. As ondas T nessas derivações apresentam-se assimetricamente invertidas. As derivações precordiais direitas (V_1 e V_2) mostram uma imagem espelho das alterações observadas nas derivações V_3 a V_6, com ligeira elevação do segmento ST (contorno inicialmente côncavo) e ondas T altas e assimétricas. A Figura 68.20B mostra evidências de infarto agudo do miocárdio em evolução em um paciente com hipertrofia do ventrículo esquerdo e anormalidade da repolarização.

derivações que demonstram esse padrão apresentam elevação discordante do segmento ST e ondas T altas e abobadadas, equiparando-se às alterações causadas pelo infarto agudo do miocárdio. Em geral, a porção inicial do segmento ST elevado na HVE geralmente é côncava, ao contrário do padrão reto e oblíquo ou convexo que normalmente (mas nem sempre) observado na elevação do segmento ST em caso de infarto agudo do miocárdio. Na hipertrofia do ventrículo esquerdo, as derivações precordiais esquerdas (e, às vezes, as derivações i e aVL) podem demonstrar evidência de anormalidade da repolarização (ou padrão *strain*), com depressão do segmento ST e ondas T assimetricamente invertidas. A presença desse padrão *strain* nas derivações precordiais esquerdas é tranquilizadora quando a elevação do segmento ST e as altas ondas T nas derivações precordiais direitas são atribuídas à hipertrofia do ventrículo esquerdo, e não a infarto agudo do miocárdio, uma vez que uma é essencialmente a imagem do espelho da outra. As alterações observadas na hipertrofia do ventrículo esquerdo devem manter-se estáticas no decorrer do tempo (Fig. 68.18).

A cardiomiopatia de Takotsubo, conhecida como balonamento apical do ventrículo esquerdo ou também chamada síndrome do coração partido, apresenta elevação do segmento ST (ou inversões profundas da onda T) sem evidência de doença arterial coronariana obstrutiva. Pode haver presença de marcadores séricos positivos de isquemia cardíaca, bem como comprometimento hemodinâmico. A condição acomete principalmente mulheres na pós-menopausa e é caracteristicamente desencadeada por estresse emocional intenso. O balonamento do ápice do ventrículo esquerdo é observado na ventriculografia ou na ecocardiografia. O prognóstico é excelente, normalmente com recuperação dos movimentos normais da parede em 1 mês ou menos.

Infarto do Miocárdio sem Elevação do Segmento ST.

O infarto do miocárdio sem elevação do segmento ST, ou NSTEMI, suplanta o infarto do miocárdio sem onda Q, anteriormente denominado *infarto subendocárdico*. A terminologia precisa é difícil porque as ondas Q podem desaparecer com o tempo e os critérios para as ondas Q significativas variam. Além disso, a elevação transitória do segmento ST pode simplesmente passar despercebida no ECG. Não obstante, convém descrever a entidade em que há evidência de marcadores séricos de infarto do miocárdio no contexto clínico adequado, mas sem elevação comprovada do segmento ST.

Do ponto de vista fisiopatológico, é possível que não tenha havido oclusão total da artéria lesionada, ou que a zona de infarto tenha sido parcialmente poupada pela circulação colateral ou pela intervenção terapêutica. As manifestações eletrocardiográficas do NSTEMI incluem a depressão do segmento ST e a inversão da onda T, que pode ser profunda ou simétrica; é possível observar também anomalias inespecíficas do segmento ST e/ou da onda T na manifestação do NSTEMI. A ausência de STEMI, no entanto, não se traduz necessariamente em melhores resultados. Estudos anteriores demonstraram que pacientes com depressão do segmento ST no ECG inicial apresentam uma taxa de mortalidade hospitalar semelhante à de pacientes com elevação do segmento ST ou LBBB (15% a 16%). Além disso, a depressão do segmento ST nas derivações V_1 a V_3 ou V_4 pode ser um prenúncio de um real infarto posterior no ECG de 12 derivações. O infarto agudo posterior (inferobasal) do miocárdio é uma das entidades em que a fibrinólise de emergência ou a intervenção coronariana percutânea é potencialmente indicada na ausência de elevação do segmento ST demonstrada no ECG de 12 derivações.

Adjuntos Eletrocardiográficos no Diagnóstico da Síndrome Coronariana Aguda.

Os ECGs com derivações adicionais podem aumentar a sensibilidade para infarto agudo do miocárdio mediante a avaliação de regiões do coração propensas a silêncio elétrico no traçado de 12 derivações. Normalmente, os ECGs com derivações adicionais utilizam eletrodos ventriculares posteriores (derivações V_8 e V_9) e direitos (V_4R), constituindo, desse modo, o ECG de 15 derivações (Fig. 68.19). As derivações posteriores V_8 e V_9 são colocadas sob a extremidade da escápula esquerda e na região paraespinal esquerda, no mesmo nível que as derivações V_4 a V_6. As alterações morfológicas nas derivações posteriores podem ser sutis devido à maior distância entre esses eletrodos e a parede posterior do coração.

O imageamento eletrocardiográfico do ventrículo direito é melhorado com o uso das derivações torácicas do lado direito V_1R a V_6R (também denominadas RV_1 a RV_6). Essas derivações são colocadas em forma de imagem espelho no precórdio direito. Das derivações precordiais direitas, a derivação V_4R é a mais sensível para infarto do ventrículo direito e a preferida para inclusão no traçado de 15 derivações. Do ponto de vista morfológico, alterações menos pronunciadas são previstas nas derivações torácicas do lado direito por causa da parede relativamente mais fina do ventrículo direito.

O uso do ECG de 15 derivações pode melhorar a precisão diagnóstica, mas não parece afetar a taxa de diagnóstico de infarto agudo do miocárdio, uso de terapia de reperfusão, disposição ou resultado em todos os pacientes da unidade de emergência submetidos à avaliação de dor torácica para detecção de síndrome coronariana aguda. Foi demonstrado também que no subgrupo de pacientes com síndrome coronariana aguda internados na unidade de emergência e identificados como candidatos à internação na unidade de terapia cardíaca (pacientes de alto risco), a ECG de 15 derivações aumentou em 12% a sensibilidade da detecção de síndrome coronariana aguda. As possíveis aplicações dos ECGs com derivações adicionais incluem o seguinte: (1) alterações no segmento ST (depressão ou elevação) nas derivações V_1 a V_3, em uma derivação isolada ou em mais de uma;

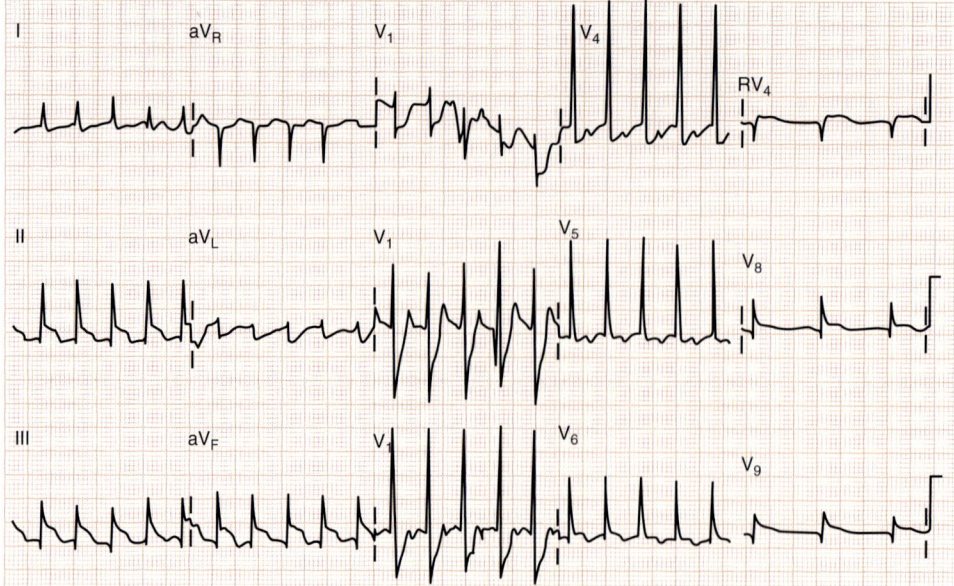

Fig. 68.19. Eletrocardiograma (ECG) de 15 derivações com infarto agudo do miocárdio (IAM) envolvendo as paredes inferior, lateral e posterior do ventrículo direito. O ECG-padrão com 12 derivações revela a elevação típica do segmento ST (STE) nas derivações inferiores e laterais, bem como a depressão do segmento ST (STD) com proeminente onda R nas derivações precordiais do lado direito. O IAM posterior é indicado pela STD precordial direita com uma proeminente onda R e a STE nas derivações posteriores V_8 e V_9. Observa-se que o grau de STE é menos pronunciado do que aquele observado nas derivações inferiores em razão de uma distância relativamente maior entre o epicárdio posterior e as derivações superficiais. Nesse caso, observa-se o infarto do ventrículo direito utilizando a abordagem simplificada apenas com a derivação RV_4, que demonstra uma STE de magnitude relativamente pequena.

(2) elevação equívoca do segmento ST nas derivações inferiores (II, III, aVF) ou laterais (I, aVL) dos membros, ou em ambas; (3) STEMI totalmente inferior; e (4) hipotensão na presença de síndrome coronariana aguda. Outras aplicações de derivações adicionais são possíveis, como o ECG com 18 e 24 derivações; pode-se utilizar também o mapeamento eletrocardiográfico do corpo com o uso de múltiplas derivações eletrocardiográficas, como o ECG com 80 derivações. Em geral, o médico da unidade de emergência pode imagear segmentos maiores do coração utilizando um maior número de derivações eletrocardiográficas. Consta que esses ECGs com derivações adicionais, inclusive o mapeamento corporal, podem elevar a taxa de diagnóstico de STEMI e, por conseguinte, o número de pacientes considerados candidatos à terapia de reperfusão de emergência.

O mapeamento da superfície corporal aumenta o volume de dados eletrocardiográficos para fins de processamento e tomada de decisão. Enquanto os ECGs e o monitoramento das tendências do segmento ST aumentam o período de tempo em que os dados são coletados em um ECG com 12 derivações, o mapeamento da superfície corporal aumenta o número de eletrodos utilizados para a coleta de dados e aumenta os pontos de vantagem a partir dos quais o coração é avaliado. Diversos dispositivos utilizam de 40 a 120 derivações. Com um dispositivo com 80 eletrodos, 64 eletrodos são aplicados no tórax e 16 nas costas, dispostos em forma de colete e fixados com tiras autoadesivas. A partir do registro de todos os eletrodos simultaneamente, o mapeamento da superfície corporal insere os dados referentes a elevação e depressão do segmento ST em um computador, que transforma os dados em uma imagem do tronco com código de cores. Com o vermelho representando a elevação do segmento ST, o azul, a depressão do segmento ST, e o verde, o estado normal, o grau da doença também é expresso em função da intensidade de cor. O mapeamento da superfície corporal pode aumentar a sensibilidade para infarto do miocárdio, especialmente nas áreas de relativo silêncio elétrico no ECG de 12 derivações (p. ex., paredes posterior e lateral dos ventrículos esquerdo e direito) e em pacientes com LBBB subjacente. Em estudos anteriores, o ECG com 80 derivações forneceu um aumento gradativo de 27,5% na detecção do STEMI, em comparação com o ECG com 12 derivações. Pacientes com STEMI detectado apenas pelo ECG com 80 derivações apresentaram resultados adversos semelhantes àqueles encontrados em pacientes com STEMI detectado por ECG com 12 derivações, mas essas pessoas foram tratadas com uma abordagem muito menos agressiva.

Os ECGs seriais e o monitoramento das tendências do segmento ST vencem as limitações da imagem pontual produzida por um ECG com 12 derivações. O uso da vigilância eletrocardiográfica intensificada demonstra o benefício diagnóstico em pacientes com dor torácica recorrente ou contínua, particularmente pacientes com um ECG não diagnóstico inicialmente normal ou possível segmento ST que simule a presença de uma síndrome (p. ex., elevação do segmento ST possivelmente resultante de repolarização precoce benigna), os quais apresentem alta suspeita clínica de síndrome coronariana aguda. Sabemos que o exame das tendências do segmento ST (medidas a cada 20 segundos durante, pelo menos, a primeira hora) e os ECGs seriais automatizados (pelo menos a cada 20 minutos) em pacientes internados na unidade de emergência com dor torácica pode aumentar significativamente a sensibilidade e a especificidade para a detecção de STEMI (16%) e síndrome coronariana aguda, em comparação com o ECG inicial isoladamente (Fig. 68.20). Estudos anteriores demonstraram que, em pacientes internados com ECGs iniciais não diagnósticos e sintomas compatíveis com síndrome coronariana aguda, 12 horas de monitoramento eletrocardiográfico contínuo com ECG de 12 derivações em uma unidade de terapia cardíaca revelaram que somente a elevação dos marcadores séricos e a presença de episódios do segmento ST (definidos como elevação ou depressão do segmento ST com > 1 mm de diferença em relação ao nível basal e duração de, pelo menos, 1 minuto) são fatores preditores de morte cardíaca ou infarto do miocárdio.

Limitações da Eletrocardiografia na Síndrome Coronariana Aguda. A sensibilidade e a especificidade de um único ECG para a identificação do infarto agudo do miocárdio são de aproximadamente 60% e 90%, respectivamente. Os ECGs seriais em caso de dor contínua ou recorrente em um paciente com um grau mais elevado de suspeita clínica de síndrome coronariana aguda e um ECG inicialmente não diagnóstico aumentam o valor diagnóstico. O ECG inicial não tem caráter diagnóstico em cerca de 50% dos pacientes internados na unidade de emergência e, em última instância, diagnosticados com STEMI. Além disso, os ECGs não diagnósticos e, até mesmo, normais não excluem o diagnóstico de infarto agudo do miocárdio, visto que cerca de 20% dos pacientes que acabam diagnosticados com infarto agudo do miocárdio foram submetidos a ECGs não diagnósticos anteriormente. Com o decorrer do tempo desde a manifestação dos

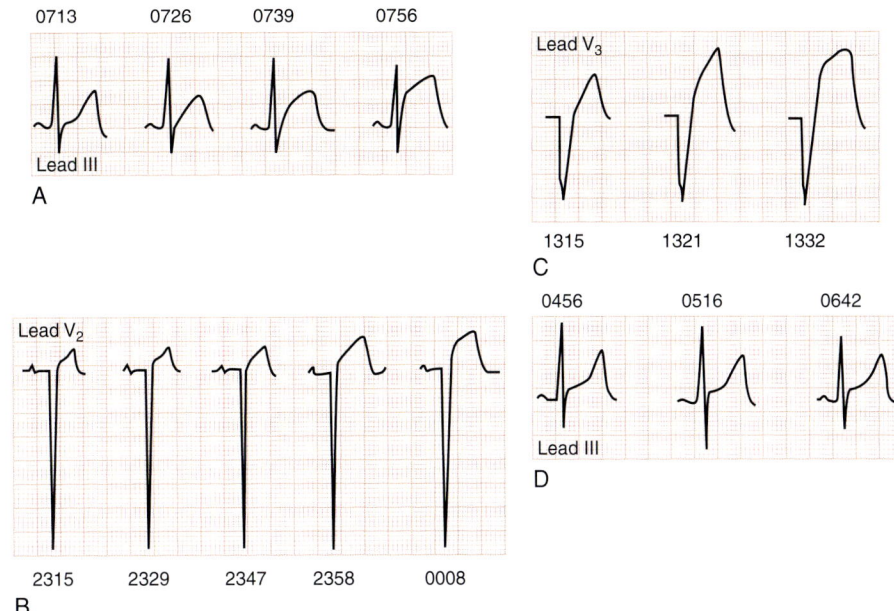

Fig. 68.20. Eletrocardiografia seriada. **A,** Exemplo representativo da derivação III em um paciente com dor torácica e um eletrocardiograma inicialmente não diagnóstico que descreve a evolução de um infarto do miocárdio com elevação do segmento ST (STEMI). **B,** Exemplo representativo da derivação V₂ em um paciente com o padrão de hipertrofia do ventrículo esquerdo. A amostra seriada desse paciente com dor torácica contínua e um padrão eletrocardiográfico confuso revela a progressão para um STEMI. **C,** Exemplo representativa da derivação V₃ em um paciente com bloqueio do ramo esquerdo do feixe e infarto agudo do miocárdio (IAM) em evolução. **D,** Exemplos representativos da derivação III em um paciente com dor torácica e elevação do segmento ST (STE) sem infarto. Observa-se a ausência de alterações (grau de elevação e morfologia da elevação) no decorrer do tempo nesse paciente com repolarização precoce benigna.

sintomas até o registro eletrocardiográfico, a capacidade do ECG de excluir a hipótese de infarto agudo do miocárdio não aumenta muito. Portanto, em um paciente com um grau mais elevado de suspeita clínica de síndrome coronariana aguda, um único ECG normal ou não diagnóstico não garante a ausência da doença, mesmo que o ECG tenha sido realizado bem depois da manifestação dos sintomas. Em pacientes submetidos à avaliação de síndrome coronariana aguda, somente a eletrocardiografia seriada, combinada com as medições seriais dos marcadores cardíacos, é capaz de excluir a hipótese de infarto agudo do miocárdio e, mesmo assim, pode haver presença de angina instável sem a presença efetiva de necrose miocárdica.

Radiografia de Tórax

A radiografia de tórax fornece informações sobre a aplicação das terapias (p. ex., uma avaliação da largura mediastinal ao considerar o uso de agentes fibrinolíticos e a determinação da congestão pulmonar ao considerar o tratamento de condição aguda com bloqueadores beta-adrenérgicos administrados por via parenteral). Além disso, a presença de insuficiência cardíaca congestiva evidenciada na radiografia de tórax aumenta o risco em pacientes com infarto agudo do miocárdio que possam beneficiar-se de uma abordagem terapêutica agressiva.

Existem evidências radiográficas de congestão pulmonar em cerca de um terço dos pacientes com infarto agudo do miocárdio. Os pacientes com infarto agudo do miocárdio que desenvolvem insuficiência cardíaca congestiva apresentam taxas de mortalidade mais elevadas, conforme indicado pela classificação de Killip. A cronicidade da síndrome da insuficiência cardíaca congestiva pode ser sugerida também pelo tamanho do coração. Em geral, pacientes com infarto agudo do miocárdio complicado por edema pulmonar e que possuem um coração de tamanho normal não possuem histórico de insuficiência cardíaca congestiva. O infarto agudo do miocárdio é a causa mais frequente de edema pulmonar com coração de tamanho normal. Em outros casos, pacientes com infarto agudo do miocárdio e cardiomegalia, com ou em edema pulmonar, geralmente apresentam um histórico pré-existente de insuficiência cardíaca congestiva, infarto da parede anterior e doença arterial coronariana multiarterial (Fig. 68.21).

Marcadores Séricos

Os marcadores bioquímicos exercem um papel fundamental no diagnóstico, na estratificação de risco e na orientação do tratamento da síndrome coronariana aguda. A European Society of Cardiology e a ACC definiram os critérios para o diagnóstico de infarto agudo do miocárdio em termos bioquímicos, considerando-se que os marcadores específicos, particularmente as troponinas, indicam a presença de lesão celular irreversível.[4] Antigamente, a detecção de infarto agudo do miocárdio pelas elevações características dos níveis enzimáticos durante dias de internação era suficiente para estabelecer o diagnóstico de infarto agudo do miocárdio, uma vez que não havia tratamento específico para reverter ou prevenir o desenvolvimento de necrose miocárdica. O avanço no campo dos exames diagnósticos, bem como as terapias clínicas e intervencionistas para o tratamento de infarto agudo do miocárdio, tornou o diagnóstico e a intervenção do infarto agudo do miocárdio nos primeiros minutos ou horas de internação na unidade de emergência não apenas possível, mas essencial.

Para pacientes com ECG não diagnóstico, a elevação inicial dos marcadores séricos específicos para necrose miocárdica (troponina I ou T) confirma um diagnóstico provável de NSTEMI. Aconselha-se cautela, no entanto, quando um único marcador sérico inicial não se apresenta elevado. Esse único teste, realizado nas primeiras horas após a manifestação dos sintomas, é demasiadamente insensível para ser utilizado como respaldo à decisão de conceder alta ao paciente ou para que se conclua que não houve um evento coronário agudo.[17-19] O histórico do paciente continua sendo a parte mais vital da avaliação diagnóstica de uma possível síndrome coronariana aguda. O exame seriado melhora substancialmente a sensibilidade desses testes de identificação do infarto agudo do miocárdio (Tabela 68.5 e Fig. 68.22), mas se a manifestação apresentada pelo paciente for compatível com angina instável, nenhum marcador pode ser utilizado para descartar esse diagnóstico. Ainda não existe um marcador sensível e específico para identificar isquemia do miocárdio sem necrose miocárdica.

Troponinas. Devido ao seu grau superior de sensibilidade e especificidade em comparação com outros marcadores bioquímicos, as troponinas cardíacas são os melhores marcadores para a identificação de lesões das células miocárdicas. Por essa razão, a troponina cardíaca

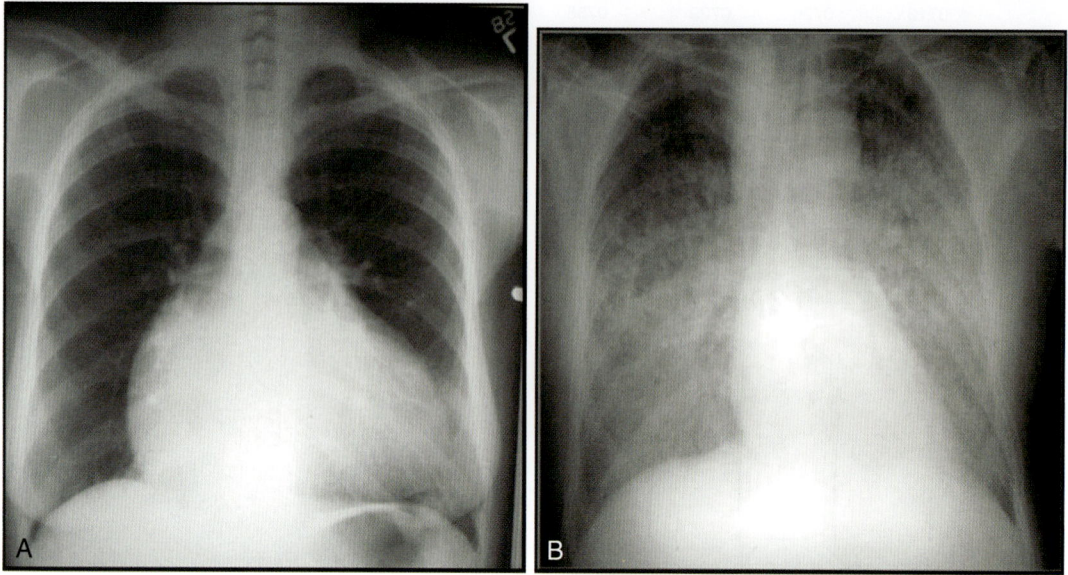

Fig. 68.21. Radiografia de tórax em paciente com síndrome coronariana aguda. **A,** Cardiomegalia. **B,** Cardiomegalia limítrofe com edema pulmonar.

TABELA 68.5
Resumo dos Testes Diagnósticos para a Identificação de Síndrome Coronariana Aguda na Unidade de Emergência

TESTE	DOENÇA ESTUDADA	NÚMERO DE ESTUDOS (SUJEITOS)	FAIXA DE PREVALÊNCIA DOS ESTUDOS, %	SENSIBILIDADE PARA A DOENÇA, % (95% CI)[a]	ESPECIFICIDADE PARA A DOENÇA,* % (95% CI)[a]
Creatina quinase (único)	IAM	12 (3.195)	7-41	37 (31-44)	87 (80-91)
Creatina quinase (seriado)	IAM	2 (786)	26-43	69-99	68-84
CK-MB (manifestação)	SCA	1 (1.042)	20	23	96
	IAM	19 (6.425)	6-42	42 (36-48)	97 (95-98)
CK-MB (seriado)	SCA	1 (1.042)	20	31	95
	IAM	14 (11.625)	1-43	79 (71-86)	96 (95-97)
Mioglobina (manifestação)	IAM	18 (4.172)	6-62	49 (43-55)	91 (87-94)
Mioglobina (seriado)	IAM	10 (1.277)	11-41	89 (80-94)	87 (80-92)
Troponina I (manifestação)	IAM	4 (1.149)	6-39	39 (10-78)	93 (88-97)
Troponina I (seriado)	IAM	2 (1.393)	6-9	90-100	83-96
Troponina T (manifestação)	IAM	6 (1.348)	6-78	39 (26-53)	93 (90-96)
Troponina T (seriado)	IAM	3 (904)	5-78	93 (85-97)	85 (76-91)
Combinação de CK-MB e mioglobina (manifestação)	IAM	3 (2.283)	9-28	83 (51-96)	82 (68-90)
Combinação de CK-MB e mioglobina (seriado)	IAM	2 (291)	11-20	100	75-91
ECG de esforço	SCA	2 (312)	6-10	70-100	82-93
Ecocardiografia em repouso	SCA	2 (228)	3-30	70 (43-88)	87 (72-94)
	IAM	3 (397)	3-30	93 (81-91)	66 (43-83)
Ecocardiografia de esforço	IAM	1 (139)	4	90	89
Sestamibi (repouso)	SCA	3 (702)	9-17	81 (74-87)	73 (56-85)
	IAM	3 (702)	92 (78-98)	67 (52-79)	

SCA, síndrome coronariana aguda; *IAM*, infarto agudo do miocárdio; *CI*, intervalo de confiança; *CK-MB*, creatinofosfoquinase – fração MB de; *ECG*, eletrocardiograma. Adapted from Pope JH, Selker HP: Diagnosis of acute cardiac ischemia. Emerg Med Clin North Am 21:27–59, 2003.
[a]Estimativa de pontos obtida a partir de um único estudo ou de uma faixa de valores informados; metanálise não realizada.

(cTn) é o único marcador cardíaco referenciado na definição universal de infarto do miocárdio[4] e é utilizada isoladamente nas regras de decisão padronizadas e validadas mais recentes para a avaliação da síndrome coronariana aguda.[20,21] Duas proteínas específicas do miocárdio, a troponina miocárdica I (TnI) e a troponina T (TnT), precedem a liberação da creatina quinase (CK-MB) no soro. As troponinas cardíacas são geneticamente distintas das formas de troponina encontradas em outros tecidos musculares. A TnI e a TnT são muito semelhantes em termos de valor diagnóstico e prognóstico, bem como de cinética sérica e taxas de aumento e diminuição associadas a isquemia miocárdica, infarto e síndrome coronariana aguda.

A biocinética da liberação da troponina tem relação com a localização da proteína no interior da célula. Normalmente, pequenas quantidades de troponinas encontram-se livres no citosol, e a maior parte está entrelaçada nas fibras musculares. Após a lesão, uma elevação bifásica dos níveis séricos de troponina corresponde à liberação

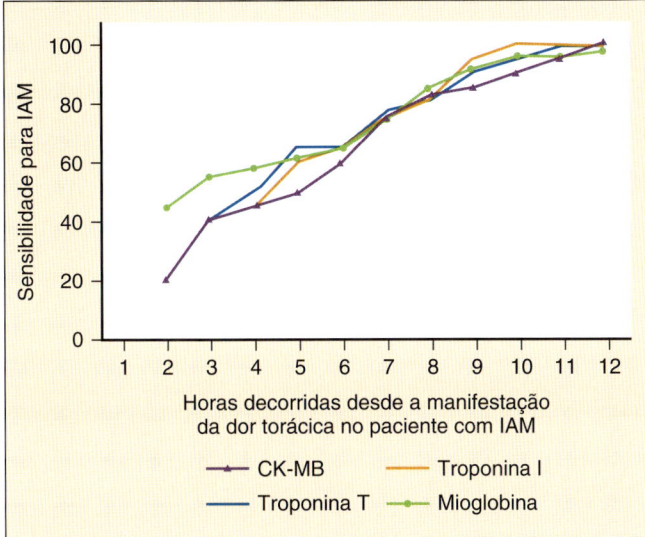

Fig. 68.22. Sensibilidade dos marcadores séricos em relação ao tempo de manifestação da dor torácica no paciente com infarto agudo do miocárdio (IAM). *SCA*, síndrome coronariana aguda; *DAC*, doença arterial coronariana; *CK-MB*, creatinofosfoquinase – fração MB; STEMI, infarto do miocárdio com elevação do segmento ST.

inicial das proteínas citoplasmáticas livres, seguida por uma elevação mais lenta e muito prolongada, com a quebra das fibras musculares propriamente ditas. A lenta destruição das proteínas contráteis das células miocárdicas permite uma liberação sustentada das troponinas durante um período de 5 a 7 dias. Os níveis séricos de troponina começam a elevar-se de forma mensurável no soro aproximadamente ao mesmo tempo em que a elevação dos níveis de CK-MB torna-se detectável, no espaço de 2 a 3 horas após a manifestação, mas os níveis de troponina permanecem elevados por 7 dias ou mais.

As troponinas cardíacas, determinadas de forma seriada, são altamente sensíveis para a detecção inicial de lesão miocárdica. Um teste com resultado positivo é associado a um risco significativo, enquanto os resultados negativos seriados indicam baixo risco. Uma única medição dos níveis de troponina na ocasião da manifestação, no entanto, tem valor limitado para a exclusão de infarto agudo do miocárdio nas primeiras horas de manifestação dos sintomas e nenhuma capacidade de detecção de angina instável sem infarto, visto que é necessária a presença de lesão celular. As medições seriadas, particularmente quando realizadas, pelo menos, 6 horas após a manifestação dos sintomas (2 a 3 horas com o uso de testes mais novos de alta sensibilidade),[17-19] melhoram significativamente a sensibilidade das troponinas cardíacas para a detecção de infarto agudo do miocárdio, e o padrão de elevação pode ajudar a determinar a acuidade da ocorrência. Essas medições seriadas dos níveis de troponina servem para avaliar alterações na concentração sérica ao longo do tempo (delta). A resposta a alterações absolutas na concentração sérica, e não a alterações relativas, demonstrou ser mais precisa no diagnóstico de infarto agudo do miocárdio. Os testes de troponina altamente sensíveis produzem resultados positivos confiáveis no espaço de várias horas após um infarto agudo do miocárdio. Esses testes mais novos, no entanto, parecem fornecer mais resultados falso-positivos e ainda têm sensibilidade limitada, uma vez que não detectam a presença de angina instável.[22] Como com a maioria dos testes, à medida que a nova geração de testes de troponina de alta sensibilidade torna-se mais sensível, esses testes perdem a especificidade para a avaliação e o diagnóstico de síndrome coronariana aguda. Evidências recentes indicaram que podemos ter chegado a um ponto de retorno diagnóstico máximo em relação à sensibilidade dos testes de troponina, no qual a maior sensibilidade pode servir apenas para complicar a avaliação de síndrome coronariana aguda.[23]

Como as troponinas cardíacas não são encontradas no soro de pessoas saudáveis, um nível superior ao 99º percentil em uma população saudável é definido como anormalmente elevado. A sensibilidade para detectar níveis de troponina anormalmente baixos, no entanto, varia entre a multiplicidade de testes existentes, especialmente com relação à TnI. Os médicos das unidades de emergência, portanto, devem estar familiarizados com a sensibilidade e as limitações do teste específico utilizado em suas instituições e com as concentrações de corte para a tomada de decisões clínicas.

Os dados indicam que mesmo valores muitos baixos de elevação dos níveis de troponina estão associados a um prognóstico clínico significativamente adverso. Isso se aplica não apenas a pacientes com dor torácica, mas também a pessoas assintomáticas na população geral, para os quais os dados demonstraram que os níveis séricos de troponina, com o emprego de testes de troponina de alta sensibilidade, estão associados à presença de doença cardíaca estrutural e à mortalidade pelas mais diversas causas.[24-26]

Em uma série de estudos realizados, até 33% dos pacientes diagnosticados com angina instável e níveis normais de CK-MB apresentaram níveis elevados de troponina, indicando a maior sensibilidade do marcador para lesões das células miocárdicas. O risco de eventos cardíacos e mortalidade desses pacientes é semelhante ao de pacientes diagnosticados com infarto agudo do miocárdio pelos critérios da Organização Mundial da Saúde (OMS) e levou à redefinição de infarto agudo do miocárdio com base nos marcadores bioquímicos. Foi demonstrado haver uma correlação quase linear entre a elevação dos níveis de troponina e o risco de eventos cardíacos e mortalidade, mesmo em pacientes com um ECG não diagnóstico e níveis normais de CK-MB. As pequenas elevações dos níveis de troponina podem ser utilizadas como uma medida objetiva de pré-infartos que caracterizam a angina instável e estão associadas a um maior risco de infarto em curto prazo. A elevação acentuada dos níveis de troponina compatível com infarto agudo do miocárdio representa uma progressão do *continuum* da síndrome coronariana aguda para a chamada forma tradicional de infarto agudo do miocárdio. Os níveis cardíacos de troponina podem servir de orientação também para o tratamento da síndrome coronariana aguda. Os dados de estudos anteriores sugerem que pacientes com níveis elevados de troponina tratados com uma estratégia inicial de intervenção invasiva no espaço de 48 horas apresentam acentuada melhora no caso de isquemia recorrente, infarto e mortalidade em curto prazo e depois de 6 meses. Esses estudos incluíram pacientes em critérios eletrocardiográficos importantes para o uso de estratégias intervencionistas de reperfusão imediata.

É provável que a melhor sensibilidade da troponina como marcador tenha capturado uma população com alto risco de síndrome coronariana aguda não diagnosticadas ou tratada anteriormente. É importante notar que os níveis elevados de troponina identificam pacientes com angina instável ou NSTEMI provavelmente capazes de colher os melhores benefícios oferecidos por uma estratégia invasiva precoce com angiografia coronariana e revascularização.

A elevação dos níveis de troponina ocorre em várias condições cardíacas e não cardíacas não relacionadas com a fisiopatologia típica da síndrome coronariana aguda. As condições cardíacas que podem resultar em uma elevação significativa dos níveis de troponina em pacientes sem evidência de síndrome coronariana aguda incluem miocardite, pericardite, insuficiência cardíaca congestiva, hipertrofia do ventrículo esquerdo e traumatismo cardíaco não penetrante. Embora a presença de níveis elevados de troponina nessas condições possa ser considerada um resultado falso-positivo, os estudos respaldam a posição de que a origem desses níveis está nas lesões miocitárias subjacentes sem infarto que ocorrem na presença dessas condições. Além disso, os níveis elevados de troponina em muitas dessas condições cardíacas não relacionadas com a síndrome coronariana aguda têm importância prognóstica.[27]

A elevação dos níveis de troponina pode ser observada também em condições não cardíacas, como embolia pulmonar, sepse, esforço físico extremo, insuficiência renal e, até mesmo, hipertensão essencial.[28] A elevação dos níveis de troponina pode ser resultante de disfunção do ventrículo direito e lesão miocitária no caso de embolia pulmonar maciça e submaciça e é um importante fator preditor de resultados adversos. Níveis de troponina igualmente elevados foram relatados em pacientes com sepse e pacientes criticamente enfermos com falência múltipla dos órgãos.[27] Em cada um desses subgrupos de pacientes, a elevação dos níveis de troponina está associada a taxas mais elevadas de morbidade e mortalidade.

Níveis elevados de troponina geralmente são observados em pacientes assintomáticos com doença renal em estágio terminal. Estudos anteriores com a aplicação de testes de troponina de alta sensibilidade em pacientes assintomáticos submetidos a hemodiálise demonstraram que 100% das amostras séricas colhidas revelam níveis mensuráveis de troponina acima do 99º percentil. Esse achado pode ter relação com a alta prevalência de doenças cardíacas nessa população, e não a qualquer depuração renal reduzida, podendo também representar a evidência de lesão miocárdica subclínica. A isoforma da TnT é associada a níveis elevados na insuficiência renal com mais frequência do que a TnI, especialmente em pacientes submetidos à hemodiálise. Os níveis elevados de troponina na insuficiência renal estão associados ao maior risco de morte e a taxas mais elevadas de morbidade cardíaca e vascular e não devem ser atribuídos à insuficiência renal crônica, a menos que existam registros antigos que corroborem a hipótese de que o nível elevado de troponina é, de fato, o nível basal normal do paciente.

Outros Marcadores Séricos.

A creatinofosfoquinase (CK) é encontrada em grandes quantidades não apenas no músculo cardíaco, mas também no músculo esquelético, no cérebro, nos rins, nos pulmões e no trato GI. As células miocárdicas são as fontes mais abundantes de CK-MB; por razão, o aparecimento da CK-MB no soro é altamente sugestivo de infarto do miocárdio. A fração de CK-MB continua sendo a melhor alternativa para os níveis de troponina como marcador cardíaco. No caso de infarto agudo do miocárdio, a CK-MB é liberada e é detectável no soro, no espaço de apenas 3 horas após a manifestação da necrose, atinge o seu nível de pico depois de 20 a 24 horas e retorna ao normal em 2 a 3 dias após a lesão. Infelizmente, o músculo esquelético contém pequenas quantidades de CK-MB, particularmente a musculatura pélvica. A elevação anormal dos níveis de CK-MB pode ser observada em pacientes com traumatismo, distrofias musculares, miosite e rabdomiólise e após a prática de exercício extremamente vigoroso. Devido a essa falta de especificidade, a CK e a CK-MB passaram a ser usadas com frequência cada vez menor no contexto clínico nos últimos anos. À medida que os testes de nível de troponina passaram a ser mais sensíveis, com níveis detectáveis no soro até mesmo precedendo as alterações na CK e na CK-MB, a CK-MB foi praticamente eliminada das regras de decisão clínica modernas para a avaliação da síndrome coronariana aguda na unidade de emergência.

O valor diagnóstico da CK-MB é melhorado, exigindo que o nível sérico não apenas seja elevado, mas também equivalente a, pelo menos, 5% do nível total de CK (a fração ou relação de CK-MB). Podem ocorrer elevações falso-positivas com condições não coronarianas, como pericardite, miocardite, doença do músculo esquelético, rabdomiólise, traumatismo e exercício. Nas manifestações em que se obtém os biomarcadores duplos, a presença de elevações nominais dos níveis de CK-MB com um nível sérico simultaneamente normal de troponina suscita menos preocupação clínica.

A mioglobina, uma pequena proteína (17 kDa) encontrada nos tecidos musculares, é rapidamente liberada na circulação após uma lesão celular. Nos casos de lesão miocárdica, o nível de mioglobina eleva-se no período inicial de 1 a 2 horas, atinge o seu nível de pico depois de 5 a 7 horas e retorna ao nível basal em até 24 horas. Devido a essa rápida elevação, a mioglobina é atraente como indicador inicial de lesão miocárdica. Atualmente, no entanto, a mioglobina miocárdica não é imunologicamente distinguível da mioglobina do músculo esquelético. Consequentemente, o nível de mioglobina é elevado em qualquer situação clínica que envolva o músculo esquelético, como traumatismo, exercício e doença sistêmica significativa. Além disso, a elevação dos níveis de mioglobina é observada em pacientes com insuficiência renal devido à depuração reduzida. Apesar de sua alta sensibilidade para infarto agudo do miocárdio, particularmente no início do curso da síndrome coronariana aguda, a mioglobina caiu muito em descrédito por causa de sua extrema falta de especificidade para a detecção de síndrome coronariana aguda ou de lesões miocárdicas em geral. Os níveis de troponina, CK e mioglobina são medidas da mionecrose. Testes bioquímicos para possíveis novos marcadores cardíacos de necrose estão sendo desenvolvidos na esperança de encontrar aqueles com melhor sensibilidade, maior capacidade de determinação de risco e maior poder prognóstico. Um desses novos marcadores cardíacos da mionecrose é a proteína cardíaca ligante de ácidos graxos. Outros possíveis marcadores úteis na síndrome coronariana aguda são aqueles capazes de detectar isquemia antes da necrose propriamente dita e da instabilidade ou da inflamação da placa.

Os episódios de isquemia e inflamação podem resultar em alterações bioquímicas antes da necrose celular irreversível propriamente dita. A albumina modificada pela isquemia (a chamada albumina cardíaca) é um biomarcador potencialmente útil da síndrome coronariana aguda e supostamente capaz de detectar a isquemia miocárdica inicial, e não a necrose miocitária tardia, e o seu nível pode ser elevado até mesmo antes que o da mioglobina. Outros possíveis marcadores de isquemia incluem os ácidos graxos livres não ligados e os níveis de colina no sangue integral. Vários marcadores bioquímicos de inflamação e instabilidade da placa podem ter valor na avaliação do risco de um evento cardíaco. Os principais são os marcadores inflamatórios proteína C-reativa (PCR) e a PCR de alta sensibilidade (hsPCR), que têm valor prognóstico de longo prazo para eventos cardíacos em pessoas saudáveis e possível valor prognóstico de curto prazo quando combinados a outros marcadores para síndrome coronariana aguda. Outros marcadores inflamatórios incluem a interleucina-6 e o fator de necrose tumoral alfa. Os elevados níveis de plasma da mieloperoxidase, uma enzima leucocitária abundante encontrada em placas coronárias vulneráveis que se romperam, prevê o risco em curto prazo de eventos cardíacos adversos, mesmo com níveis negativos de troponina cardíaca e nenhuma evidência de necrose miocárdica. Nenhum dos marcadores bioquímicos de isquemia (sem necrose) ou de inflamação demonstrou valor diagnóstico significativo para síndrome coronariana aguda no ambiente da unidade de emergência.

Os marcadores do estado hemodinâmico, inclusive os peptídeos natriuréticos, também podem ser úteis na avaliação de pacientes com síndrome coronariana aguda. Esses marcadores demonstraram utilidade na determinação de prognóstico futuro, e não na determinação do diagnóstico de síndrome coronariana aguda na unidade de emergência. Esses marcadores, como o peptídeo natriurético do tipo B (BNP) e o NT-proBNP (N-terminal pro-BNP), são liberados dos miócitos cardíacos em resposta ao aumento dos níveis de estresse da parede ventricular. O BNP geralmente é usado como marcador de insuficiência cardíaca congênita, mas é um útil adjunto dos marcadores cardíacos convencionais e tem um bom poder preditivo para eventos recorrentes de síndrome coronariana aguda e mortes relacionadas com condições cardíacas, bem como para exacerbações de insuficiência cardíaca congênita em pacientes com infarto agudo do miocárdio. Além disso, os peptídeos natriuréticos são excelentes preditores de mortalidade em curto e longo prazos em pacientes com angina instável, NSTEMI e STEMI.

Estratégias de Múltiplos Marcadores.

Tradicionalmente, a abordagem multimarcadores para a avaliação de síndrome coronariana aguda é uma prática-padrão na unidade de emergência. Entretanto, com o advento de testes de troponina altamente sensíveis, vários estudos demonstraram o benefício limitado dos marcadores adicionais na avaliação da síndrome coronariana aguda na unidade de emergência.[29,30] Além de simplificar a avaliação, foi demonstrado que existe uma economia significativa para o hospital com a limitação do excesso de testes com biomarcadores cardíacos.[31] A abordagem multimarcadores não parece oferecer nenhum benefício sobre as avaliações individuais do nível de troponina para a síndrome coronariana aguda e, por essa razão, deixou de ser recomendada.

Teste de Esforço

O teste de esforço para pacientes internados na unidade de emergência é viável. Estudos anteriores com pacientes da unidade de emergência com dor torácica de baixo risco (5% de incidência de doença arterial coronariana), submetidos a teste de esforço depois de obter resultados seriados negativos na avaliação com marcadores e 9 horas de monitoramento eletrocardiográfico na unidade de emergência, demonstraram que o teste de esforço teve um valor preditivo negativo de 98,7% para o diagnóstico de síndrome coronariana aguda ou do evento cardíaco no espaço de 30 dias. Um protocolo abreviado da unidade de emergência utilizado para o descarte da hipótese de infarto do miocárdio, seguido pelo teste de esforço obrigatório, parecer ser um método diagnóstico eficaz para a detecção de doença arterial coronariana sintomática em pacientes com nível de risco baixo a moderado. A seleção correta do paciente é vital, como em toda situação diagnóstica, para a aplicação correta dessa estratégia de avaliação. As atuais recomendações sobre o teste de esforço preveem que esse tipo de teste pode ser realizado quando o paciente não apresenta sintomas ativos de isquemia ou insuficiência cardíaca por um mínimo de 8 a 12 horas.[32]

O teste de esforço imediato sem a avaliação de descarte de infarto do miocárdio, no entanto, pode ser seguro e oferecer um bom custo-benefício a pacientes com dor torácica possivelmente considerada de origem cardíaca, mas com baixa suspeita de síndrome coronariana aguda. Para determinar a segurança e o valor do teste de esforço imediato na unidade de emergência, estudos anteriores identificaram pacientes de baixo risco submetidos ao teste de esforço imediato, sem quaisquer efeitos adversos. O teste de esforço produziu resultados negativos em 64% dos pacientes, todos liberados da unidade de emergência. A taxa de diagnóstico de doença arterial coronariana ou evento cardíaco no espaço de 30 dias foi de 29% para o grupo com resultados positivos no teste de esforço, 13% para o grupo não diagnóstico e 0,3% para o grupo de resultados negativos no teste de esforço. Nesse grupo de baixo risco de pacientes da unidade de emergência com dor torácica, o acompanhamento de 30 dias não revelou nenhum episódio de mortalidade em qualquer dos três grupos.

O teste de esforço graduado realizado na unidade de emergência da maioria das instituições não é disponibilizado continuamente. A taxa de mortalidade é extremamente baixa (1/2.500), mas existem contraindicações absolutas, como infarto agudo do miocárdio recente (nos últimos 2 dias), angina instável de alto risco, disritmias cardíacas descontroladas causadoras de sintomas ou comprometimento hemodinâmico, estenose aórtica sintomática grave, insuficiência cardíaca sintomática descontrolada, embolia pulmonar aguda ou infarto, miocardite ou pericardite aguda e dissecção aguda da aorta.

Pacientes com alta probabilidade pré-teste de doença arterial coronariana apresentam uma taxa significativa de incidência de resultados falso-negativos, enquanto aqueles com baixa probabilidade pré-teste apresentam uma taxa significativa de resultados falso-positivos no teste de esforço. A especificidade do teste diminui na presença de anomalias eletrocardiográficas subjacentes decorrentes do uso de medicamentos, anomalias eletrolíticas, hipertrofia do ventrículo esquerdo ou artefato. Um resultado de exame falso-negativo pode resultar de estenose ou insuficiência aórtica, cardiomiopatia hipertrófica, hipertensão, fístula arteriovenosa, anemia, hemoglobinopatias, estados de baixo débito cardíaco, doença pulmonar obstrutiva crônica, estados tóxicos causados por agentes digitálicos, hipertrofia do ventrículo esquerdo, hiperventilação, prolapso da válvula mitral e BBBs. O aumento da taxa de resultados de exames falso-positivos em mulheres tende a reduzir a utilidade do teste de esforço graduado nessa população.

Ecocardiografia

A ecocardiografia bidimensional detecta anomalias nos movimentos regionais da parede associadas à síndrome coronariana aguda devido à estreita correlação entre os movimentos da parede e o fluxo sanguíneo miocárdico. O comprometimento da contratilidade miocárdica pode variar de hipocinesia a acinesia, associado ao comprometimento do relaxamento miocárdico durante a diástole. Após um infarto agudo do miocárdio, os movimentos paradoxais da parede e a fração de ejeção reduzida observada durante a sístole indicam a subsequente perda de tônus muscular atribuída à necrose.

Especialmente em pessoas com ECGs não diagnósticos, a presença de anomalias nos movimentos sistólicos regionais da parede em um paciente sem doença arterial coronariana comprovada é um indicador relativamente preciso de infarto agudo do miocárdio ou de infarto, com uma precisão preditiva positiva de cerca de 50%. Quando a ecocardiografia é realizada logo após a chegada à unidade de emergência, durante um episódio de dor torácica, detectam-se anomalias nos movimentos da parede em até 90% dos pacientes com síndrome coronariana aguda. Em geral, no entanto, não se tem como determinar a idade das anomalias nos movimentos da parede sem os ecocardiogramas anteriores.

A ausência de anomalias segmentares (presença de movimento normal da parede ou de anomalias difusas) tem um valor preditivo negativo significativamente elevado – 98% para casos de suspeita de infarto do miocárdio. Além disso, é possível observar anomalias segmentares nos movimentos da parede não apenas na zona de infarto agudo, mas também nas regiões de aturdimento isquêmico. A ecocardiografia realizada em repouso permite uma avaliação das funções global e regional, um importante preditor de complicações e mortalidade em pacientes com síndrome coronariana aguda. Estudos anteriores indicaram que pacientes com anomalias leves e localizadas dos movimentos da parede, ao contrário daqueles com extensas anomalias, apresentam baixo risco de complicações da síndrome coronariana aguda. Além disso, a ecocardiografia pode ajudar a avaliar outras causas de manifestações clínicas que simulam síndrome coronariana aguda, entre as quais, doença das válvulas cardíacas, dissecção da aorta, pericardite, prolapso da válvula mitral e embolia pulmonar. Por fim, a ecocardiografia é uma importante ferramenta de avaliação de diversas complicações do infarto agudo do miocárdio, inclusive regurgitação mitral aguda, efusão pericárdica, ruptura do septo e da parede livre ventriculares e formação de trombo intracardíaco.

As limitações técnicas restringem o uso da ecocardiografia na unidade de emergência. Essas limitações incluem a qualidade do estudo e a qualificação do leitor que interpreta o exame na cabeceira do paciente. É preciso que haja lesões que envolvam mais de 20% da parede do miocárdio para que sejam detectadas, por meio ecocardiográfico, anomalias segmentares nos movimentos da parede.[4] Além disso, a incapacidade do ecocardiograma bidimensional de fazer a distinção entre isquemia, infarto agudo ou miocárdico ou infarto antigo e a possível ausência de anomalia dos movimentos da parede em infartos não transmurais pode limitar ainda mais a utilidade da ecocardiografia bidimensional (Tabela 68.6).

A ecocardiografia de esforço, ao contrário da ecocardiografia de repouso, é capaz de detectar a presença de doença arterial coronariana e avaliar a função cardíaca logo após um infarto agudo do miocárdio. Esse exame pode ser realizado com incrementos gradativos da carga de trabalho cardíaca mediante a execução de exercícios padronizados ou a administração de agentes estimulantes adrenérgicos, como a dobutamina, por exemplo. Além disso, os agentes vasodilatadores, como o dipiridamol e a adenosina, induzem a perfusão miocárdica heterogênea e revelam a presença de isquemia miocárdica funcional em pacientes suscetíveis. A ecocardiografia de esforço é superior ao teste de esteira convencional para a detecção de doença arterial coronariana em mulheres. A ecocardiografia de esforço graduado combinada à dobutamina avalia a viabilidade miocárdica e a função ventricular nos primeiros dias após um infarto agudo do miocárdio. Estudos clínicos realizados em pacientes com ECGs não diagnósticos, marcadores negativos e ecocardiografia de repouso negativa sugeriram que a ecocardiografia de emergência sob estresse farmacológico é um teste provocativo após um período de observação com, pelo menos, duas avaliações com marcadores e ECG em uma unidade de observação de episódios de dor torácica ou em uma unidade de emergência.

A ecocardiografia miocárdica com contraste (MCE) utiliza agentes de contraste ultrassônicos à base de microbolhas para avaliar a perfusão microvascular e a função regional com a ecocardiografia. A avaliação com MCE da perfusão e da função regional permite uma estratificação de risco precisa dos pacientes da unidade de emergência com dor torácica e ECGs não diagnósticos, mesmo antes que os marcadores séricos sejam disponibilizados. Estudos menores relataram baixas taxas de eventos cardíacos adversos em pacientes com dor no peito e achados normais na MCE depois de um ECG

TABELA 68.6

Ecocardiografia em Pacientes com Síndrome Coronariana Aguda à Beira-leito no Pronto-socorro – Prós e Contras

PRÓS	CONTRAS
• Facilmente acessível, portátil	• Nível de habilidade – dependente do operador e do intérprete
• Barato	• Sensibilidade limitada, particularmente em pequenas áreas de lesão miocárdica
• Seguro, não invasivo	
• Detecção de anormalidades de movimento de parede, útil para diagnóstico precoce e apresentações envolvendo incerteza diagnóstica	• Intervalos visuais limitados em ≈10% dos pacientes
• Identificação de causas não isquêmicas de sintomas	• Incapacidade de distinguir anormalidades agudas da motilidade da parede de crônicas

não diagnóstico e marcadores séricos negativos. O valor clínico da MCE na unidade de emergência, assim como o da ecocardiografia de repouso e da ecocardiografia de esforço, permanece indefinido.

Cintilografia Miocárdica (Imageamento Nuclear)

A injeção de radionuclídeos e a cintilografia, assim como na tomografia computadorizada com emissão de prótons simples (SPECT), permite a avaliação em tempo real da perfusão e da função do miocárdio. O Tecnécio-99 sestamibi tem uma redistribuição lenta para o miocárdio isquêmico. Essa propriedade permite a injeção imediata e o imageamento, que detecta a distribuição alterada compatível com alguma forma de cardiopatia isquêmica, seguida por um subsequente escaneamento, que fornece dados mais definitivos em relação ao subtipo específico de síndrome coronariana aguda. Em pacientes com exame inicial normal, a probabilidade de síndrome coronariana aguda é extremamente baixa. Em pacientes com um exame inicial que revele distribuição anormal (p. ex., absorção reduzida) do traçador, é provável que haja alguma forma de cardiopatia isquêmica. O subsequente imageamento, então, revela um dos dois padrões – redistribuição normal (absorção normal) ou absorção contínua reduzida. O padrão de redistribuição é compatível com isquemia coronariana aguda, enquanto a absorção contínua reduzida é encontrada em pacientes com infarto do miocárdio, remoto ou recente. A cintilografia miocárdica produz valores preditivos positivos e negativos promissores para eventos cardíacos, com alta sensibilidade e boa especificidade para doença arterial coronariana.

A cintilografia miocárdica imediata é útil para a detecção de síndrome coronariana aguda e do risco de eventos cardíacos em pacientes internados na unidade de emergência com dor torácica atípica, ECGs não diagnósticos e risco baixo e moderado de infarto agudo do miocárdio.

Vários estudos constataram uma incidência relativamente alta de eventos cardíacos, presença de infarto agudo do miocárdio e necessidade de revascularização em pacientes com resultado positivo no exame de medicina nuclear. A probabilidade de um evento cardíaco em pacientes com exames anormais é dez vezes maior do que em pacientes com um exame normal. A incidência de eventos cardíacos com um exame normal é de menos de 1% no período de 30 dias após o estudo inicial. A cintilografia do miocárdio, se disponível, pode reduzir o número de pacientes provenientes da unidade de emergência e internados com dor no peito e ausência de síndrome coronariana aguda, sem reduzir as internações necessárias para pacientes com síndrome coronariana aguda.

Por várias razões, a cintilografia do miocárdio, embora precisa para estabelecer o diagnóstico e útil para orientar as estratégias terapêuticas e de avaliação mais detalhada, nem sempre é disponibilizada ou adequada para uso após o processo de atendimento na unidade de emergência. Os radioisótopos e o pessoal que os administra podem não estar imediatamente disponíveis. A capacidade de interpretação do médico da unidade de emergência não é universal; é preciso qualificação específica. Por fim, a cintilografia de perfusão miocárdica realizada na unidade de emergência é um estudo de repouso, e não um estudo mais provocativo de perfusão com esforço (exercício ou indução farmacológica).

Angiografia Coronariana por Tomografia Computadorizada

A angiografia coronariana por TC (ACTC) é uma modalidade não invasiva para a avaliação de doença arterial coronariana no paciente para o qual foi descartada a hipótese de infarto agudo do miocárdio e outras formas ativas de síndrome coronariana aguda. O exame vem ganhando popularidade rapidamente como um estudo de imagem valioso para esse grupo de pacientes. De forma não invasiva, a ACTC fornece informações semelhantes àquelas obtidas com o cateterismo cardíaco; é claro que o cateterismo ainda é considerado o padrão-ouro do imageamento cardíaco, mas a sua posição está sendo desafiada pela ACTC.[33,34]

O médico da unidade de emergência deve, no entanto, conhecer as duas aplicações básicas da tomografia computadorizada no paciente com possível doença arterial coronariana: a TC cardíaca e a ACTC. A TC cardíaca foi introduzida há mais de duas décadas para rastrear o cálcio coronariano como um marcador de cardiopatia aterosclerótica subjacente e risco de síndrome coronariana aguda, geralmente em pessoas assintomáticas. Embora existam sistemas de escore de cálcio que avaliem o risco cardiovascular, poucos estudos examinaram a função da TC cardíaca-padrão na avaliação de pacientes com dor torácica aguda com suspeita de síndrome coronariana aguda. Atualmente, a TC cardíaca-padrão é, na melhor das hipóteses, uma ferramenta de rastreamento para a verificação da presença de doença arterial coronariana, provavelmente com pouca aplicabilidade na unidade de emergência.

A outra modalidade de TC para o paciente com suspeita de doença arterial coronariana é a angiografia coronariana por TC, ou ACTC. A ACTC é utilizada basicamente na avaliação de pacientes com dor torácica aguda e daqueles com dor torácica crônica; em ambas as situações, o exame tem por finalidade a avaliação de doença arterial coronariana.[35] Essa modalidade de exame de imagem tem potencial aplicação na unidade de emergência para o paciente com dor torácica aguda, de preferência, depois de submetido a alguma forma de processo de descarte de infarto do miocárdio, entre as quais, avaliações seriadas com o uso do exame, eletrocardiografia e biomarcadores. Ao considerar a presença ou a ausência de doença arterial coronariana, a ACTC é precisa para a detecção de lesões arteriais coronarianas obstrutivas. Por exemplo, em uma grande metanálise de estudos adequados, a precisão para lesões arteriais coronarianas obstrutivas significativas foi muito elevada, considerando-se o uso da TC de alta resolução da geração mais nova.[36] As Figuras 68.23A e 68.23B ilustram imagens representativas de ACTC demonstrando a anatomia coronariana normal; as Figuras 68.23C a 68.23E ilustram imagens de ACTC com oclusão proximal da artéria descendente anterior esquerda (LAD).

Em pacientes sintomáticos estáveis com probabilidade pré-teste baixa a moderada de doença arterial coronariana, a ACTC é um exame de imagem muito apropriado. A ACTC é precisa não apenas para a detecção de lesões coronarianas obstrutivas significativas, mas também para a predição de resultados. Por exemplo, uma ACTC negativa mostra um valor negativo muito alto preditivo de doença arterial coronariana e uma taxa muito baixa de incidência de evento adverso subsequente.[37] Em um estudo multicentro realizado com pacientes observados na unidade de emergência com sintomas sugestivos de síndrome coronariana aguda, a adição da ACTC à estratégia de avaliação melhorou o rendimento da unidade, com redução do tempo de internação e taxa de hospitalização reduzida.[37] Nesse mesmo estudo, observou-se um aumento dos testes ambulatoriais, em última análise não resultando em redução geral de custos. Uma metanálise de quatro ensaios randomizados controlados demonstrou achados semelhantes, com tempo reduzido de internação na unidade de emergência equilibrado com um aumento do uso da angiografia coronariana invasiva e da revascularização.[38]

A questão da radiação também deve ser considerada nessa aplicação de estudo. As modalidades mais novas de exame de ACTC são associadas a doses significativamente mais baixas de radiação. A ACTC pode ser utilizada com uma exposição relativamente menor à radiação, com uma variação de 2 a 5 mSv. Para fins de referência, a TC-padrão e o cateterismo cardíaco são associados às seguintes doses aproximadas de radiação: 9 mSv e 12 mSv, respectivamente.

Portanto, na população da unidade de emergência com suspeita de síndrome coronariana aguda, a ACTC pode ser usada em pacientes com suspeita baixa a moderada de doença arterial coronariana após alguma forma de avaliação de síndrome coronariana aguda. Essa modalidade de exame precisa com relação à identificação de doença arterial coronariana significativa e à predição de eventos adversos relacionados com cardiopatia isquêmica. O exame requer significativa qualificação no que diz respeito à interpretação, seja por um radiologista ou cardiologista. Quando utilizada com modalidades de exame mais novas, é associado a uma exposição muito menor à radiação. Embora não seja considerada uma modalidade útil de exame na população da unidade de emergência, o escore de cálcio pode ser levado em consideração quando a ACTC é realizada. Em geral, uma presença mais efetiva de cálcio nas artérias coronárias é associada a um menor grau de precisão no uso da ACTC para demonstrar a presença de doença arterial coronariana significativa. A ACTC pode reduzir o tempo de avaliação e a taxa de internação na unidade de emergência, em detrimento do uso ligeiramente maior de exames cardíacos ambulatoriais complementares, como o cateterismo cardíaco.

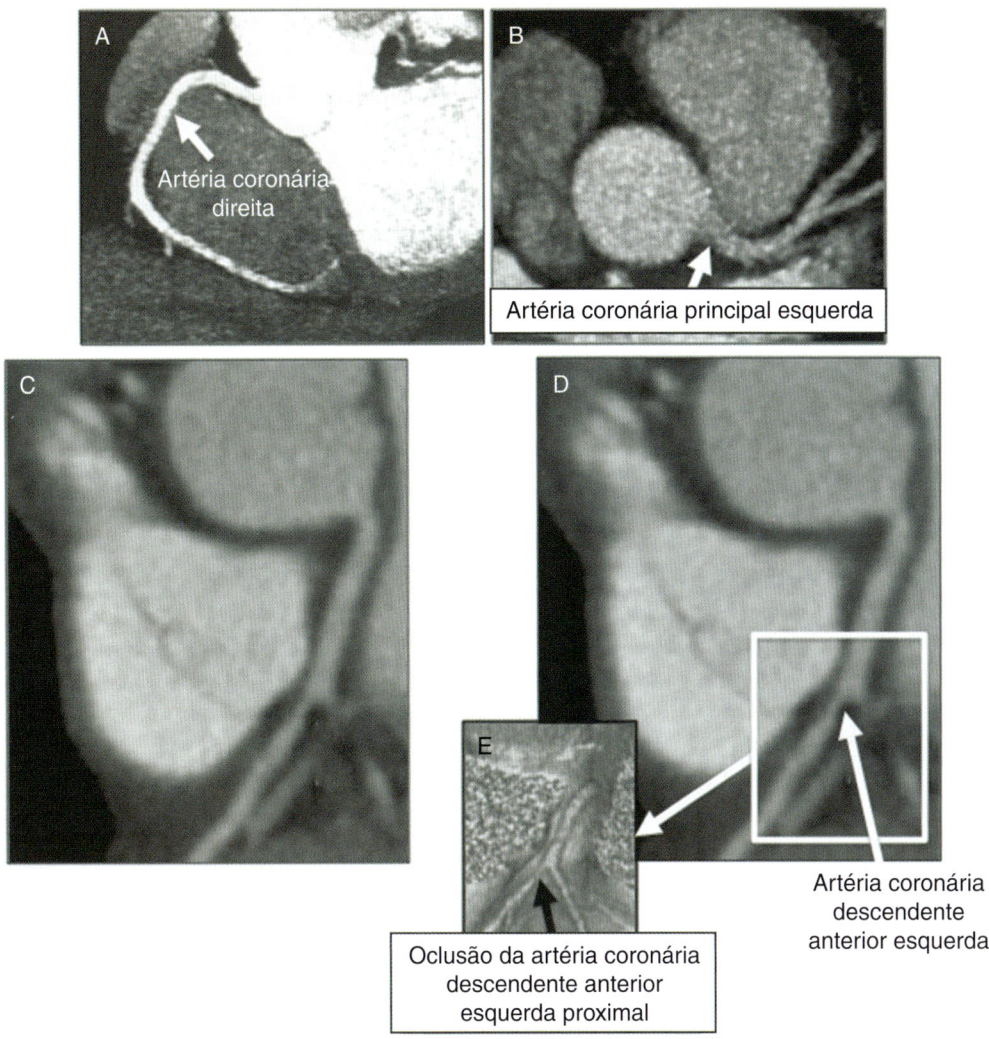

Fig. 68.23. Angiografia coronariana por TC. **A,** Artéria coronária direita normal. **B,** Artéria coronária principal esquerda normal. **C,** Artéria coronária descendente anterior esquerda (LAD) com obstrução proximal. **D,** Etiquetagem da obstrução da LAD. **E,** Imagem tridimensional da obstrução da LAD.

Avaliação na Unidade de Observação

O processo de avaliação do paciente com dor torácica e a suspeita de síndrome coronariana aguda se faz em três fases de atendimento distintas (Fig. 68.24), incluindo o reconhecimento do STEMI, o descarte da síndrome coronariana aguda e consideração da hipótese de uma significativa doença arterial coronariana. Na primeira fase, o STEMI é a consideração primária; a rápida realização do ECG com 12 derivações é importante para que o STEMI seja reconhecido com a ativação dos recursos adequados da unidade de emergência e da unidade hospitalar. A segunda fase consiste no tradicional período de descarte da hipótese de infarto do miocárdio, no qual o paciente é monitorado clinicamente e com o auxílio de ECGs seriados e marcadores séricos. A evolução do STEMI, bem como o diagnóstico de NSTEMI e de uma síndrome coronariana aguda significativa, fazem-se nessa fase. Na fase final de avaliação, leva-se em consideração a presença de doença arterial coronariana significativa. Existem vários caminhos apropriados para esse último objetivo, que, na realidade, pode ser alcançado na unidade de emergência ou, após a alta, mediante acompanhamento ambulatorial. Essa última tarefa pode ser realizada durante a apresentação inicial na unidade de emergência ou, mais tarde, durante o acompanhamento; o mais apropriado é que o paciente estável seja avaliado pelo clínico geral após receber alta da unidade de emergência ou consultar um cardiologista externo. Pacientes instáveis ou aqueles com achados preocupantes durante a avaliação na unidade de emergência devem ser considerados candidatos a internação hospitalar para maiores cuidados.

Esse processo de assistência pode ocorrer na unidade de emergência ou em uma unidade de observação. O conceito de unidade de observação pode ser uma localidade física com uma área específica da unidade de emergência ou um conceito virtual com as suas capacidades utilizadas em qualquer local da unidade, com monitoramento adequado e capacidade de tratamento.

Unidades especializadas para a população de baixo risco são utilizadas em um terço das unidades de emergência nos Estados Unidos. O centro de tratamento da dor torácica (CPC) tem por finalidade oferecer a pacientes com dor torácica ou possível síndrome coronariana aguda uma abordagem integrada que inclui triagem rápida, identificação precoce, avaliação e tratamento de pacientes de baixo risco com síndrome coronariana aguda. As recomendações e os caminhos clínicos desempenham um papel essencial no processo do CPC. A equipe de funcionários, os recursos e o espaço geralmente são dedicados a um CPC, mas a unidade pode fazer parte da unidade de observação da unidade de emergência ou de uma unidade virtual de decisão localizada próximo ou dentro da unidade de emergência. Por virtual, entende-se que o processo de descarte da hipótese de um infarto do miocárdio pode ser realizado em um local da unidade de emergência equipado com leitos e que não necessite de uma localidade geográfica específica dentro da unidade.

Um protocolo do CPC deve encaminhar rapidamente o paciente com possível síndrome coronariana aguda para um setor adequado de tratamento em que uma eletrocardiografia e um exame clínico possam ser realizados nos primeiros 10 minutos. Pacientes com STEMI que requerem terapia imediata de reperfusão, com angina instável que necessitam de outros tipos de intervenção ou com outras complicações cardiorrespiratórias da síndrome coronariana aguda podem ser rapidamente identificados. Esse objetivo pode ser combinado a uma avaliação eficiente, na unidade de emergência,

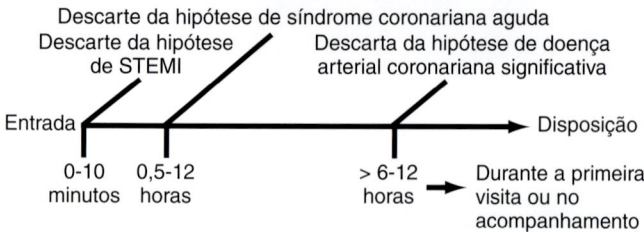

Fig. 68.24. O processo de avaliação do paciente com dor torácica e suspeita de síndrome coronariana aguda (SCA) ocorre em três fases distintas do atendimento, incluindo o reconhecimento de infarto do miocárdio com elevação do segmento ST (STEMI), descarte (R/O, na sigla em inglês) da hipótese de SCA e consideração das fases da doença arterial coronariana (DAC) significativa.

Período de tempo	Meta	Ferramentas
0 a 10 min	Identificação do STEMI	Exame específico e ECG
0,5 a ~6-12 horas	Identificação da síndrome coronariana aguda	Exame seriado, ECG e biomarcadores
> ~6-12 horas	Identificação da doença arterial coronariana	Possível imageamento cardíaco

dos pacientes com risco baixo a moderado de síndrome coronariana aguda. O maior benefício clínico do CPC é a identificação precoce dos pacientes com síndrome coronariana aguda, particularmente STEMI; o impacto financeiro mais significativo é a redução das internações hospitalares de baixo rendimento.

Existem vários modelos de CPC, mas todos enfatizam a agilização da avaliação e do início do tratamento da síndrome coronariana aguda. O benefício dessa padronização é maior ainda quando visamos a um atendimento impreterível, em um espaço de tempo menor do que 30 minutos entre o momento em que o paciente dá entrada na unidade e aquele em que ele é medicado, por exemplo, ou de menos de 90 minutos da entrada ao balão (onde são realizados procedimentos percutâneos) para pacientes com manifestações típicas e não complicadas de STEMI. O CPC pode contar com uma equipe de enfermagem que avalia rapidamente o paciente com dor torácica com o auxílio de um ECG com 12 derivações, verifica os sinais vitais e monitora a função cardíaca, e entrega o ECG diretamente a um médico do setor de atendimento de emergência capaz de decidir pelo acionamento do laboratório de cateterismo ou pela administração da terapia fibrinolítica.

O CPC pode ser usado também como uma unidade de observação e avaliação em que os pacientes com dor torácica e probabilidade clínica baixa a moderada de síndrome coronariana aguda podem ser monitorados com eletrocardiografia, tendência do segmento ST, ECGs com 12 derivações e marcadores séricos sequenciais. Além disso, muitos CPCs hoje utilizam outras modalidades de avaliação da síndrome coronariana aguda com teste de esforço, ecocardiografia ou cintilografia miocárdica antes da disposição. A agilização das avaliações e a abstenção de internações desnecessárias geram uma economia de custo significativa, com despesas e custos reais na faixa de 20% a 50% dos custos do sistema convencional de internação hospitalar. Estudos anteriores compararam prospectivamente um CPC com o sistema tradicional de internação hospitalar em relação ao procedimento de descarte da hipótese de infarto do miocárdio e mostraram uma redução de quase 50% nas internações, sem nenhum evento adverso entre os pacientes do CPC com teste de esforço negativo.

Um sistema de protocolo acelerado de diagnóstico de dor torácica para pacientes com risco de nível baixo a moderado pode ser viável, seguro e eficaz. Muitos protocolos de diagnóstico acelerados foram validados para reduzir o tempo de avaliação necessário na unidade de emergência para a população de pacientes de baixo risco e, com o aumento da sensibilidade dos testes de troponina, o tempo de duração dos testes seriados diminui radicalmente nesses protocolos. O HEART Pathway Randomized Trial demonstrou que o uso de uma ferramenta de decisão clínica – o escore HEART – combinado à medição dos níveis de troponina com 0 e 3 horas era seguro e eficaz para a avaliação de síndrome coronariana aguda em pacientes que se apresentam na unidade de emergência com sintomas associados à síndrome coronariana aguda sem elevação do segmento ST no ECG. O HEART Pathway demonstrou tempos reduzidos de internação, maior número de altas precoces, tendência a uma redução do número de exames cardiológicos objetivos depois de 30 dias e ausência de efeitos cardíacos adversos no grupo da alta precoce depois de 30 dias de acompanhamento.[39]

Cerca de 80% dos pacientes com dor torácica podem ser avaliados com segurança na unidade de emergência e acabarem por ser liberados. Os recursos necessários para uma operação bem-sucedida no CPC, na qual o paciente é submetido a um rápido procedimento de exclusão de síndrome coronariana aguda por meio de exames seriados, monitoramento contínuo e teste ergométrico provocativo imediato, são consideráveis. Embora os estudos sugiram que os CPCs reduzem o número de internações, esses centros podem aumentar o número de pacientes observados na unidade de emergência para a identificação de dor torácica, e os médicos da unidade podem exagerar no uso do sistema de protocolo acelerado de diagnóstico do CPC em pacientes que, de outra forma, eles teriam liberado.

TRATAMENTO

O conhecimento da fisiopatologia da síndrome coronariana aguda permite que o médico da unidade de emergência selecione as terapias mais adequadas para o paciente com síndrome coronariana aguda, cuja fisiopatologia inclui o seguinte: (1) lesão endotelial por ruptura da placa, lesões luminais irregulares e lesões por cisalhamento; (2) agregação plaquetária; (3) formação de trombo, causando oclusão total ou parcial do lúmen; (4) vasoespasmo da artéria coronária; e (5) lesão de reperfusão causada por radicais livres de oxigênio, cálcio e neutrófilos. Em pacientes com síndrome coronariana aguda sem infarto, a fibrinólise espontânea do trombo ocorre rapidamente, minimizando o insulto isquêmico; a persistência do trombo oclusivo, no entanto, geralmente resulta em formas mais graves de síndrome coronariana aguda, inclusive NSTEMI e STEMI.

A Natureza Imperiosa da Terapia para Síndrome Coronariana Aguda

A patência precoce resultante no salvamento miocárdico é o principal benefício da terapia de reperfusão de emergência – com o uso de fibrinólise ou intervenção coronariana percutânea. O tratamento oportuno nas primeiras horas após a manifestação dos sintomas pode resultar no salvamento substancial, se não total, do miocárdio. Prestado mais tarde, de 2 a 12 horas após a manifestação do STEMI, o tratamento pode resultar em um benefício mais modesto, porém significativo. A abertura da artéria ocluída causa um modelo ventricular menos adverso, reduz a ocorrência de aneurisma ventricular, aumenta o fluxo sanguíneo para o miocárdio e melhora a estabilidade eletrofisiológica. Estabeleceu-se que a função preservada do ventrículo esquerdo e a mortalidade depois de 24 horas e de 30 dias estão diretamente relacionadas com a patência angiográfica aos 90 minutos. A relação entre a rápida revascularização e a mortalidade foi claramente demonstrada, mostrando que a cada 30 minutos adicionais de atraso para a intervenção coronariana percutânea, o risco relativo de mortalidade depois de 12 meses aumenta em 7,5%. A Figura 68.25 descreve a relação entre o tempo até a reperfusão e o benefício no caso de STEMI.

Os fatores do atraso pré-hospitalar ocorrem desde o momento em que o paciente decide buscar assistência médica até a sua chegada à unidade de emergência. Não é incomum os pacientes retardarem significativamente o tratamento ao chamar o seu clínico geral, tentar locomover-se ou aguardar o transporte oferecido por outros profissionais não médicos. Para um pouco menos de 50% dos pacientes com suspeita de infarto agudo do miocárdio, o sistema de atendimento médico de emergência é o primeiro ponto de contato médico.[40] As amplas variações na disponibilidade de sistemas de atendimento médico de emergência e seus diversos níveis de integração à unidade de emergência local e aos processos de identificação e avaliação da síndrome coronariana aguda podem complicar ainda mais e atrasar o tratamento. Os recursos do sistema de atendimento médico de emergência estão relacionados com a capacidade de atendimento ao paciente; nos sistemas com recursos locais sólidos e avançados, é possível um atendimento muito abrangente de última geração.[41]

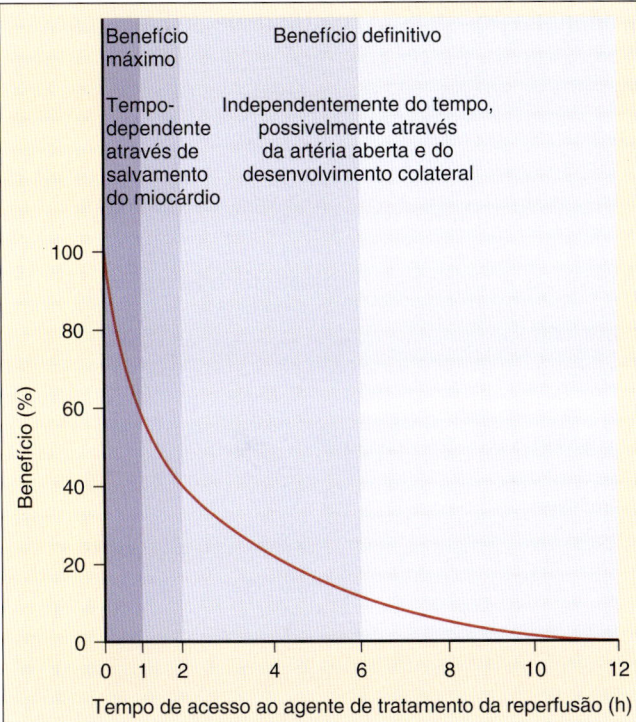

Fig. 68.25. Relação entre o tempo até a reperfusão e o benefício no STEMI. Essa figura descreve os dados humanos e animais combinados e representa o benefício tempo-dependente previsto, dependendo da duração do intervalo entre a oclusão da artéria coronária e a reperfusão. (Adaptado a partir de Tiefenbrunn AJ, Sobel BE: Timing of coronary recanalization. Paradigms, paradoxes, and pertinence. Circulation 85:2311, 1992; e de U.S. Department of Health and Human Services, Public Health Service, National Institutes of Health, National Heart, Lung, and Blood Institute [NIH Publication No. 93-3278], September 1993, p 8. Copyright© 1992 American Heart Association.)

Outros atrasos podem ocorrer entre o tempo em que o paciente chega ao hospital e o início da terapia aguda de revascularização. Embora os estudos demonstrem que o tempo médio para a fibrinólise varie de 45 a 90 minutos, a AHA recomenda que todo paciente com STEMI receba terapia fibrinolítica até 30 minutos após a chegada ao hospital ou seja submetido a intervenção coronariana percutânea primária (p. ex., dispositivo inserido na artéria culpada) em até 90 minutos após a chegada.[6]

Pacientes com STEMI que recebem terapias de reperfusão no hospital (p. ex., agente fibrinolítico, intervenção coronariana percutânea) cumprem uma sequência de passos que podem definir os aspectos temporais do processo. Dentro de cada intervalo, podem ocorrer diversos impedimentos ao tratamento oportuno. A redução dos atrasos aplica-se a todos os aspectos temporais na unidade de emergência, englobando os quatro Ds (na sigla em inglês): chegada (eventos ocorridos antes da chegada à unidade de emergência), dados (obtenção de um ECG), decisão (estabelecimento do diagnóstico de STEMI e decisão em relação à terapia) e medicação (administração do agente fibrinolítico ou inserção de cateter de angioplastia na lesão culpada para os candidatos à intervenção coronariana percutânea).[42]

A comunicação pré-hospitalar à unidade de emergência informando a iminente chegada de um paciente com suspeita de STEMI, especialmente quando há suspeita de elevação do segmento ST, passou a ser uma prática-padrão em muitos sistemas de serviços médicos de emergência. Uma ECG de campo com 12 derivações pode auxiliar no diagnóstico e reduzir o tempo de reperfusão, iniciando a sequência de eventos hospitalares necessários que devem ocorrer em paralelo, e não de forma seriada. Alguns sistemas conseguem ignorar a unidade de emergência em determinadas comunicações pré-hospitalares de STEMI, e esses pacientes são encaminhados diretamente da ambulância para o CCL para a intervenção coronariana percutânea. Embora tenham demonstrado uma redução significativa do tempo entre a chegada do paciente ao hospital e a realização da reperfusão, no entanto, esses sistemas não conseguiram demonstrar qualquer melhora em termos de resultados clínicos, inclusive quanto à taxa de mortalidade.[43]

Os pacientes autotransportados com possível síndrome coronariana aguda devem ser imediatamente avaliados pelo enfermeiro de triagem e fazer um ECG no espaço de 5 a 10 minutos após a chegada. O desenvolvimento de protocolos hospitalares e planos de resposta sistêmica para a identificação e o rápido tratamento dos pacientes reduz o tempo para o início do procedimento. Ao utilizar a fibrinólise para casos sem complicações, o médico da unidade de emergência deve acionar o sistema hospitalar para a realização da reperfusão. Os *checklists* dos critérios de inclusão e exclusão para a terapia fibrinolítica devem estar disponíveis, e os agentes fibrinolíticos em questão devem estar armazenados e ser administrados na unidade de emergência. Em um sistema em que a fibrinólise seja a única terapia de reperfusão, a decisão de administrar essa terapia cabe exclusivamente ao médico da unidade de emergência. As comunicações de natureza não consultiva com os médicos da família, clínicos gerais ou cardiologistas antes da administração do agente podem resultar em atrasos desnecessários. As discussões de caráter consultivo devem ser necessárias somente em situações complicadas antes da administração da terapia.

Quando oferecem intervenção coronariana percutânea primária, muitos hospitais acionam as chamadas respostas de alerta de STEMI quando o paciente com STEMI. A exemplo do alerta de traumatismo, o cardiologista e o pessoal do laboratório de cateterismo são imediatamente mobilizados. O acionamento pré-hospitalar do laboratório de cateterismo, ou efetuado pelo médico da unidade emergência, demonstra taxas muito elevadas de precisão no diagnóstico de STEMI, com uma incidência muito baixa de falsos acionamentos (p. ex., condição que simula STEMI), reduzindo significativamente o tempo para o início da terapia definitiva.[43-45] A transferência inter-hospitalar de pacientes com STEMI para a realização de uma intervenção coronariana percutânea quando eles são candidatos também à fibrinólise devem ser desaconselhadas na provável hipótese de um atraso de mais de 120 minutos da terapia definitiva (p. ex., colocação de cateter na lesão culpada), exceto em casos de choque hemodinâmico (ver adiante) ou de pacientes para os quais a fibrinólise seja contraindicada.[7]

Intervenção Farmacológica

Uma gama de medicamentos pode ser utilizada no paciente com síndrome coronariana aguda (Tabela 68.7). Esses agentes variam do básico ao complexo, incluindo oxigênio, líquidos IV, agentes antiplaquetários e anticoagulantes, nitroglicerina, analgésicos opioides, agentes bloqueadores beta-adrenérgicos e agentes fibrinolíticos.

Oxigênio

O oxigênio é considerado um medicamento com significativo potencial para beneficiar e prejudicar o paciente com síndrome coronariana aguda. Faz-se necessária uma breve menção à estratégia mais adequada para tratar com oxigênio o paciente com síndrome coronariana aguda. Pode ocorrer comprometimento respiratório durante a SCA, normalmente em decorrência de edema pulmonar agudo ou de doença pulmonar crônica. Pacientes com suspeita de síndrome coronariana aguda e desconforto respiratório, demonstrado pelo exame físico e/ou pelas saturações de oxigênio, devem receber oxigênio suplementar como terapia-padrão. A lógica para essa oxigenoterapia-padrão é de que a maximização da saturação do oxigênio pode melhorar o fornecimento de oxigênio aos tecidos e, consequentemente, reduzir o processo isquêmico e os resultados negativos correlatos.

As evidências em relação ao uso de oxigenoterapia suplementar são limitadas no paciente com suspeita de síndrome coronariana aguda e saturação normal de oxigênio, sem nenhuma outra evidência de comprometimento respiratório. A prática da administração de oxigênio a todo paciente, independentemente de sua saturação de oxigênio, é baseada na conjectura racional e nas pesquisas realizadas antes da atual era da reperfusão no tratamento de condição coronariana aguda. Os estudos mais recentes sobre essa questão são limitados[46], mas sugerem que a oxigenoterapia excessiva pode elevar a taxa de resultados adversos no paciente com síndrome coronariana aguda, particularmente envolvendo STEMI. Desenvolvendo-se em

TABELA 68.7
Medicamentos Utilizados no Tratamento da Síndrome Coronariana Aguda (SCA) na Unidade de Emergência

MEDICAMENTO E CLASSE DO MEDICAMENTO	EXEMPLOS	INDICAÇÕES	RISCOS
Nitroglicerina	Nitroglicerina (sublingual, tópica, IV)	Dor torácica, medicamento para edema pulmonar, medicamento para pressão arterial	Hipotensão
Opiáceos	Morfina, fentanila	Dor torácica	Hipotensão, supressão respiratória
BLOQUEADORES BETA-ADRENÉRGICOS			
• IV	Metoprolol, labetalol, esmolol	Agente para pressão arterial, agente para disritmia	Hipotensão, bradicardia, choque cardiogênico
• Oral	Metoprolol	Nenhum; uso hospitalar	
IECAs	Captopril, enalapril, lisinopril, ramipril	Nenhum; uso hospitalar	
Estatinas	Lovastatina, atorvastatina, simvastatina, pravastatina	Nenhum; uso hospitalar	
Bloqueadores dos canais de cálcio	Diltiazem	Nenhum; uso hospitalar	
Aspirina	Aspirina	Dor torácica	Hemorragia, irritação gástrica
Outros agentes antiplaquetários	Clopidogrel, ticagrelor, prasugrel, ticlopidina	SCA (com confirmação objetiva)	Hemorragia
Agentes antitrombóticos	Heparina, enoxaparina, bivalirudina	SCA (com confirmação objetiva)	Hemorragia, trombocitopenia induzida pela heparina (para heparinas)
Agentes fibrinolíticos	Estreptoquinase, t-PA, r-PA, Tenecteplase	STEMI	Hemorragia

decorrência de oxigenoterapia suplementar excessiva, a hiperóxia pode potencializar a vasoconstrição coronária e aumentar o estresse oxidativo, piorando o resultado nesses pacientes.[47] Recentemente, o ensaio AVOID demonstrou que a oxigenoterapia, administrada ao paciente com suspeita de STEMI e saturação normal de oxigênio e sem nenhuma outra evidência de comprometimento respiratório, provavelmente aumentou as lesões miocárdicas precoces e foi associada às maiores proporções do infarto. Além disso, o reinfarto e a disritmia cardíaca também aumentaram no grupo tratado com oxigenoterapia.[47] Em outros grupos de pacientes, como os pacientes reanimados em decorrência de parada cardíaca, a hiperóxia foi associada a piores resultados, em comparação com a normóxia.

Consequentemente, em pacientes com suspeita ou confirmação de síndrome coronariana aguda, a oxigenoterapia suplementar é adequada para aqueles que demonstram comprometimento respiratório, observado pelo exame físico ou por um nível de saturação de oxigênio inferior a 94%. Por outro lado, para pacientes sem comprometimento respiratório, a oxigenoterapia pode ser evitada.

Nitroglicerina

Os nitratos reduzem pré-carga miocárdica e, em menor extensão, a pós-carga. Os nitratos aumentam a capacitância venosa e induzem o *pooling* venoso, reduzindo a pré-carga e a demanda de oxigênio pelo miocárdio. A vasodilatação direta das artérias coronárias pode aumentar o fluxo sanguíneo colateral para o miocárdio isquêmico.

A nitroglicerina é usada há décadas em pacientes com suspeita ou confirmação de síndrome coronariana aguda. A maioria dos estudos sobre a NTG IV no contexto da síndrome coronariana aguda, no entanto, é da era fibrinolítica. Embora os dados de vários estudos tenham originalmente observado uma redução de 35% da mortalidade com a NTG IV no caso de infarto agudo do miocárdio, esse estudo precedeu a era moderna das terapias agressivas de reperfusão combinada a potentes agentes antiplaquetários e anticoagulantes. Nenhuma evidência contemporânea (p. ex., na era da reperfusão do tratamento de condição cardíaca aguda) demonstrou melhores resultados com o uso rotineiro de qualquer forma de terapia com nitratos em pacientes com infarto agudo do miocárdio. No paciente com síndrome coronariana aguda, deve-se observar que o uso da NTG em qualquer formulação é outra opção de tratamento, mas seu uso não é obrigatório. Nas situações em que há presença de hipotensão ou cuja ocorrência é prevista, é muito adequado evitar a NTG em todas as formulações.

Pacientes com possível síndrome coronariana aguda e uma pressão arterial sistólica de mais de 90 mmHg podem receber um comprimido sublingual de NTG (0,4 mg [400 µg]) no momento da manifestação dos sintomas. Se não houver alívio completo dos sintomas e da dor com três comprimidos sublinguais, a NTG IV é uma alternativa a ser considerada. Em caso de bradicardia, hipotensão, STEMI da parede inferior e infarto ventricular, uma redução súbita a pré-carga associada à NTG pode resultar em hipotensão profunda. Uma taxa inicial de infusão de 10 µg/min é titulada para os sintomas da dor. O médico da unidade de emergência pode aumentar a infusão em intervalos regulares, permitindo uma redução de 10% da pressão arterial média se o paciente for normotenso e uma redução de 20-30% se ele for hipertenso.

Morfina e Outros Agentes Analgésicos Opiodes

A morfina é um potente analgésico opioide com baixa capacidade de bloqueio simpático, liberação sistêmica de histamina e anxiólise. Se o paciente com possível síndrome coronariana aguda não responder à NTG ou apresentar sintomas recorrentes apesar da terapia anti-isquêmica máxima, o sulfato de morfina é um agente razoável. O alívio da dor e da ansiedade diminui o consumo de oxigênio e o trabalho do miocárdio. Alguns efeitos vasodilatadores também são observados com a redução da pré-carga. As doses-padrão de sulfato de morfina são de 2 a 4 mg IV, repetidas a cada 5 a 30 minutos, como necessário. Aconselha-se cautela com o uso da morfina nessa situação. Embora adequado, deve-se lembrar que a morfina é um medicamento potente com significativos efeitos vasodilatadores e sedação profunda, com depressão respiratória. Além das reações alérgicas, o efeito adverso mais significativo da administração do sulfato de morfina é a hipotensão, tratada com um bólus de cristaloides IV. O seu uso em modestas quantidades é razoável. Além de suas propriedades analgésicas, a morfina é também um agente anxiolítico, uma característica valiosa para determinados pacientes com síndrome coronariana aguda. Não é uma prática recomendável evitar a morfina e outros agentes analgésicos se o médico da unidade de emergência estiver preocupado com a possibilidade de hipoperfusão iatrogênica, sedação ou depressão respiratória.

Outros agentes opioides, como fentanila, são razoável para uso no paciente com síndrome coronariana aguda. As mesmas ressalvas e recomendações gerais aplicam-se à administração de outros agentes opioides ao paciente com síndrome coronariana aguda.

Bloqueadores Beta-adrenérgicos

Tradicionalmente, os agentes bloqueadores beta-adrenérgicos são eficazes para melhorar a taquicardia induzida pelas catecolaminas, incluindo a fibrilação ventricular, o aumento da contratilidade e a maior demanda de oxigênio pelo miocárdio durante o período do infarto. Embora o bloqueio beta tenha demonstrado reduzir a mortalidade para pacientes com infarto agudo do miocárdio, essas observações ocorrem quando as terapias adjuntivas eram poucas e o bloqueio beta-adrenérgico era essencialmente a monoterapia no infarto agudo do miocárdio. As estratégias de tratamento contemporâneas incluem terapias de reperfusão altamente eficazes combinadas com a administração de potentes agentes anticoagulantes e antiplaquetários, razão pela qual se deve considerar o amplo uso desses fármacos.

Vários estudos realizados sugeriram que o uso intravenoso do bloqueio beta-adrenérgico deve ser reconsiderado. O uso dos primeiros agentes bloqueadores beta-adrenérgicos IV nesses estudos foi associado a taxas mais elevadas de morte, insuficiência cardíaca, choque cardiogênico, isquemia recorrente e uso de marca-passos, em comparação com os pacientes que receberam a primeira administração oral. Esses aumentos ocorriam apesar da exclusão dos pacientes com óbvias contraindicações, como hipotensão pré-existente, bradicardia ou insuficiência cardíaca. Grandes estudos subsequentes avaliaram os pacientes com suspeita de STEMI, comparando o uso precoce de agentes bloqueadores beta-adrenérgicos IV por meio de terapia contínua *versus* placebo. Esses estudos não constataram nenhuma diferença significativa entre os dois grupos em termos de mortalidade; entretanto, o grupo que recebeu bloqueadores beta-adrenérgicos demonstrou uma redução mínima da incidência de reinfarto e fibrilação ventricular, em detrimento de uma taxa significativamente mais elevada de ocorrência de choque cardiogênico, bem como de desenvolvimento de insuficiência cardíaca que exigisse tratamento, hipotensão persistente e bradicardia.

Quando combinado à terapia contemporânea na presença de síndrome coronariana aguda, o uso precoce de agentes bloqueadores beta-adrenérgicos por via IV não parece oferecer qualquer benefício significativo e está associado a uma elevada taxa de incidência de efeitos adversos. Consequentemente, a administração IV desses agentes na unidade de emergência ao paciente com síndrome coronariana aguda é desaconselhada. Por outro lado, a administração oral a pacientes com síndrome coronariana aguda sem contraindicações durante as primeiras 24 horas de tratamento é uma recomendação classe I da ACC/AHA e pode ser realizada após a internação. Essa estratégia permite a estabilização do paciente enquanto se obtêm dados clínicos adicionais para determinar a pertinência dessa terapia.[5] A terapia empírica na unidade de emergência, no entanto, deve ser reservada somente àqueles pacientes que apresentem efeitos adversos resultantes de pressão arterial significativamente elevada ou taquidisritmia significativa, apesar da aplicação de outros medicamentos adequados.

Inibidores da Enzima Conversora da Angiotensina

Os inibidores da enzima conversora da angiotensina (IECAs) beneficiam pacientes com insuficiência cardíaca congestiva. Os IECAs podem também reduzir a morbidade e a mortalidade após um infarto agudo do miocárdio. Especialmente pacientes tratados com IECAs vivenciam uma redução na mortalidade cardiovascular, taxas reduzidas de insuficiência cardíaca congestiva e menos infartos agudos do miocárdio. Esses benefícios aumentam quando os IECAs são utilizados em combinação com outros agentes, como aspirina e agentes fibrinolíticos. O mecanismo de ação na redução do infarto agudo do miocárdio é desconhecido, mas pode envolver uma redução na ruptura da placa relacionada com uma força de cisalhamento intracoronariana ou influências neuro-humorais. A terapia deve ser iniciada nas primeiras 24 horas após um evento de síndrome coronariana aguda, embora não seja indicado administrá-la na unidade de emergência.[5]

Inibidores da HMG-Coenzima A Redutase (Estatinas)

Uma série de pesquisas demonstraram uma redução dos episódios de inflamação e do reinfarto, angina e arritmia letal com a administração de fármacos à base de estatinas nas primeiras idas após a ocorrência da síndrome coronariana aguda. Embora não haja nenhuma indicação para a terapia com estatinas no tratamento da síndrome coronariana aguda na unidade de emergência, o início dessa terapia deve ocorrer nas primeiras 24 horas[5] ou deve continuar se o paciente já estiver submetido a terapia com estatinas, uma vez que a suspensão durante a hospitalização é associada a um aumento da taxa de mortalidade em curto prazo e dos eventos adversos. A administração da terapia com estatinas antes da intervenção coronariana percutânea eletiva ou de urgência para síndrome coronariana aguda é razoável como meio para reduzir a incidência de um infarto agudo do miocárdio periprocedimental. Entretanto, não existem quaisquer riscos específicos ou dados sobre a segurança de seu uso nessa situação.

Bloqueio dos Canais de Cálcio

A exemplo do que acontece com o bloqueio beta, o benefício básico dos bloqueadores dos canais de cálcio parece estar relacionado com a resolução dos sintomas. Infelizmente, esses agentes podem ser acompanhados por um significativo efeito vasodilatador, resultando em hipotensão e potencialização do processo isquêmico coronariano. Assim como os betabloqueadores, os bloqueadores dos canais de cálcio têm um substancial efeito inotrópico negativo. O bloqueio nodal AV também é um efeito colateral significativo que pode ser exacerbado em pacientes anteriormente tratados com betabloqueadores ou com distúrbio de condução por isquemia. A menos que especificamente usado para fins de controle da taxa de disritmia supraventricular no paciente incapaz de tolerar o bloqueio beta, os agentes bloqueadores dos canais de cálcio não têm nenhuma função no tratamento da síndrome coronariana aguda realizado na unidade de emergência.

Terapia Antiplaquetária

Em pacientes com síndrome coronariana aguda sem infarto agudo do miocárdio (p. ex., angina instável), observam-se reduções radicais na progressão para infarto agudo com a terapia antiplaquetária adequada. A administração da terapia antiplaquetária, particularmente aspirina, é indicada na unidade de emergência para a maioria dos pacientes com síndrome coronariana aguda. Para infarto agudo do miocárdio, a administração da aspirina e de outros agentes antiplaquetários é associada à redução significativa da mortalidade – na faixa de 25-50%.

Aspirina. A aspirina, o agente antiplaquetário prototípico, é o tratamento para síndrome coronariana aguda que oferece o melhor custo-benefício, uma vez que acetila irreversivelmente a ciclo-oxigenase plaquetária, removendo, desse modo, toda a atividade do ciclo de vida da plaqueta (8-10 dias). Consequentemente, a aspirina detém a produção do tromboxano pró-agregatório A2 e é um agente antitrombótico. A aspirina também tem importantes efeitos não plaquetários porque inativa a ciclo-oxigenase no endotélio vascular, diminuindo, desse modo, a formação de prostaciclina antiagregatória.

É indiscutível e bem aceito que a aspirina reduz de modo independente a mortalidade de pacientes com infarto agudo do miocárdio sem terapia fibrinolítica (redução geral de 23%) e é sinergística quando utilizada com a terapia fibrinolítica (redução de 42% da mortalidade). A dose normal é de 324 mg de aspirina sem revestimento entérico, mastigada e deglutida. A aspirina com revestimento entérico deve ser evitada no quadro agudo da síndrome coronariana aguda por retardar o início da atividade antiplaquetária.[48] A administração da aspirina na unidade de emergência é altamente recomendável no momento da identificação de qualquer paciente com suspeita de síndrome coronariana aguda, seja angina instável ou infarto agudo do miocárdio. O medicamento deve ser administrado a todos esses pacientes, a menos que o seu uso seja contraindicado pela presença de alergia significativa, hemorragia ou outros problemas, como possível dissecção da aorta, por exemplo. Estudos mais recentes determinaram que a aspirina de dosagem mais baixa (< 162 mg) parece ser tão eficaz quanto a de dosagem mais alta (> 162 mg) na prevenção de eventos cardíacos adversos, com menos risco de sangramento. Esses achados são consistentes quando o medicamento é administrado isoladamente ou combinado a outros agentes antiplaquetários (p. ex., clopidogrel).

Inibidores dos Receptores da Glicoproteína IIb/IIIa.

Os inibidores dos receptores da glicoproteína IIb/IIIa (GPIs) são potentes agentes antiplaquetários e incluem o abciximabe, a eptifibatida e a tirofibana. Os GPIs, no entanto, demonstram utilidade clínica somente em um subgrupo de pacientes com síndrome coronariana aguda: aqueles submetidos à intervenção coronariana percutânea como estratégia de reperfusão. Por essa razão, a indicação primária para a administração dos GPIs é a intervenção coronariana mecânica planejada. Além disso, os maiores estudos sobre o momento para a administração dos GPIs não demonstraram benefício em relação ao uso *upstream* na unidade de emergência, em comparação com a administração efetuada no laboratório de cateterismo. Atualmente, não há nenhuma indicação clara para a administração dos GPIs na unidade de emergência, salvo em caso de intolerância ou indisponibilidade de outros agentes antiplaquetários. Essa classe de medicamentos não é administrada de forma-padrão na sala de emergência, e outros agentes antiplaquetários (inibidores dos receptores PSY_{12}) são preferíveis para a administração *upstream* no tratamento da síndrome coronariana aguda.[5]

Vários estudos demonstraram a eficácia desses agentes no subgrupo de pacientes com síndrome coronariana aguda tratados com intervenção coronariana percutânea, com ou sem *stent* intracoronariano. Esses estudos têm demonstrado regularmente taxas de mortalidade reduzidas, a necessidade de subsequente revascularização e a incidência de isquemia recorrente, embora à custa do aumento das complicações hemorrágicas.

Vários estudos que avaliaram o uso dos GPIs em pacientes com síndrome coronariana aguda concluíram que os pacientes submetidos à intervenção coronariana percutânea beneficiaram-se sobremaneira da administração dos GPIs. Nos pacientes com síndrome coronariana aguda tratados clinicamente, sem revascularização mecânica, o consistente benefício obtido com a terapia à base de GPIs não foi constatado com o uso de medidas de resultado diretas ou marcadores secundários de uma reperfusão bem-sucedida, e as complicações hemorrágicas são aumentadas.

Os benefícios da terapia com GPIs foram definidos principalmente antes do desenvolvimento das estratégias não invasivas contemporâneas, suscitando dúvidas em relação ao momento de sua aplicação (p. ex., o início *upstream* na unidade de emergência) quando combinada com outras terapias antiplaquetárias. Embora inicialmente pequenos estudos preliminares tenham demonstrado o quadro promissor para a administração *upstream* dos GPIs, estudos maiores não respaldaram o uso rotineiro desses agentes na unidade de emergência. As evidências respaldam uma estratégia altamente seletiva para o uso dos GPIs que contrabalança o risco da síndrome coronariana aguda no tratamento de um paciente com dupla inibição plaquetária e intervenção coronariana percutânea com o possível risco de sangramento. Os GPIs mostram-se consistentemente benéficos em pacientes com síndrome coronariana aguda tratados com revascularização mecânica de urgência; em outros grupos de pacientes com síndrome coronariana aguda, como pacientes tratados clinicamente, pacientes que estão recebendo uma combinação de agentes ou pacientes transferidos, não se determinou um efeito positivo invariável.

Agentes Inibidores do Receptor PSY_{12}.

As tienopiridinas ticlopidina, clopidogrel e prasugrel são inibidores plaquetários mais potentes do que a aspirina. Esses agentes inibem a transformação do receptor PSY_{12} em seu estado de ligação de alta afinidade com o ligante, inibindo irreversivelmente a agregação plaquetária durante todo o ciclo de vida da plaqueta. A ticlopidina possui cinética não linear e, administrada repetidamente, produz um efeito máximo depois de 8 a 11 dias de uso. O clopidogrel, um análogo da ticlopidina, e o prasugrel têm a vantagem da ação de início rápido.

O clopidogrel é tradicionalmente o agente preferido dessa classe na unidade de emergência devido à sua ação de início relativamente rápido, melhor perfil de segurança e eficácia comprovada quando administrado *upstream* e associado à terapia trombolítica. O prasugrel oferece mais risco de sangramento do que o clopidogrel em pacientes acima de 75 anos, aqueles com mais de 60 kg de peso, pacientes com histórico anterior de ataque isquêmico transitório (AIT) ou derrame, e aqueles com alto risco de sangramento. O estudo ACCOAST não demonstrou nenhuma melhora entre os resultados de pacientes tratados com prasugrel na unidade de emergência e daqueles que receberam a dosagem no momento da intervenção coronariana percutânea. Em virtude desse e de outros estudos semelhantes, o prasugrel não é recomendável para uso *upstream* na unidade de emergência em pacientes com síndrome coronariana aguda.[49] A ticlopidina é associada a risco de neutropenia, púrpura trombocitopênica trombótica e agranulocitose, além de demonstrar um início muito mais lento da inibição plaquetária. Com o clopidogrel, a inibição plaquetária máxima ocorre depois de 3 a 5 dias de terapia com 75 mg diários do medicamento; observa-se que o início da inibição plaquetária é mais rápido quando se utiliza uma dose de ataque mais elevada (300-600 mg). Por exemplo, existe um claro benefício em relação à administração do clopidogrel (dose de ataque de 300 mg) pelo menos 6 horas antes da intervenção coronariana percutânea em pacientes com STEMI; doses maiores (p. ex., 600 mg) demonstram uma tendência de melhora em intervalos de tempo ligeiramente menores (p. ex.,3-4 horas).

O ticagrelor, um análogo de nucleosídeo, também age como inibidor do receptor PSY_{12}, no entanto, por meio de um mecanismo diferente que não requer ativação hepática. O agente é rapidamente absorvido, alcançando concentração sérica máxima depois de 2,5 horas. Os dados clínicos demonstraram que pacientes com síndrome coronariana aguda tratados com ticagrelor tinham menos probabilidade de morrer de causas cardiovasculares, mas esses melhores resultados são temperados com taxas mais elevadas de incidência de sangramento não relacionado com o procedimento, incluindo uma incidência de hemorragia intercraniana fatal mais frequente do que com a administração do clopidogrel. Uma análise mais detalhada do estudo PLATO avaliou o custo mais elevado do ticagrelor em relação ao clopidogrel quando combinado com a aspirina e determinou que, com uma maior expectativa de vida, o ticagrelor combinado com a aspirina oferece um "bom custo-benefício".[50]

O cangrelor, um inibidor IV do receptor PSY_{12}, tem potencial para significativas vantagens terapêuticas sobre os demais medicamentos dessa classe por causa do seu início imediato da atividade antiplaquetária e meia-vida muito curta. O cangrelor é administrado por via IV em sua forma ativa (ao contrário do clopidogrel), não como um pró-fármaco que requer metabolismo antes o início de sua ação. Ao contrário dos medicamentos orais dessa classe, que requerem de 2 a 6 horas para alcançar níveis ativos, o cangrelor é ativado imediatamente quando injetado. Isso traz potenciais benefícios a pacientes submetidos a intervenção coronariana percutânea rápida – especificamente, pacientes com STEMI e um plano de tratamento invasivo. O cangrelor também tem uma meia-vida muito curta (4-6 minutos), o que torna possível o tratamento de possíveis pacientes com CABG tratados com inibidor do receptor PSY_{12} até o momento da cirurgia. Estudos iniciais demonstraram a capacidade de manter baixos níveis de atividade plaquetária no intervalo pré-cirurgia com o cangrelor, em comparação com os recomendados 5 dias de abstenção de medicamentos com os inibidores do receptor PSY_{12}, sem agravamento de um sangramento significativo em pacientes com CABG.[51] O cangrelor também parece ter o potencial de melhorar os resultados em pacientes submetidos a intervenção coronariana percutânea quando comparado com a atual terapia antiplaquetária.[52] O medicamento atualmente busca aprovação junto à US Food and Drug Administration (FDA), depois de ser rejeitado em 2014 devido à heterogeneidade de resultados nos ensaios clínicos anteriores. Em abril de 2015, o cangrelor recebeu um voto favorável da FDA para indicações limitadas, podendo ser disponibilizado para uso clínico em um futuro próximo.

De acordo com as recomendações de 2013 da AHA para o tratamento de STEMI, os pacientes devem receber uma dose de ataque de clopidogrel ou ticagrelor além do tratamento-padrão para síndrome coronariana aguda (ASA, anticoagulantes e terapia de reperfusão) – considerando-se não haver contraindicações para o seu uso – antes da intervenção coronariana percutânea (*upstream*).⁶ Para pacientes com NSTEMI definitivo ou provável, de acordo com as recomendações de 2014 da AHA para o tratamento de NSTEMI, a administração de um inibidor do receptor PSY$_{12}$ também deve ser iniciada *upstream* na unidade de emergência antes da intervenção coronariana percutânea.⁵

Outra indicação para a administração do clopidogrel na unidade de emergência é o paciente com um quadro de alto risco de síndrome coronariana aguda que seja realmente alérgico a ASA (indicação classe I da ACC/AHA).⁵ Esse quadro de alto risco seria caracterizado por anomalias clínicas objetivas, incluindo um marcador sérico ou um ECG de 12 derivações significativamente anormal. As considerações incluem a principal estratégia de tratamento escolhida (p. ex., clínica *versus* invasiva) e o tempo para a angiografia, se for escolhido um plano invasivo. Pacientes com síndrome coronariana aguda tratados por método clínico (ou seja, não invasivo) ou invasivo, com postergação da angiografia coronariana para uma ocasião futura, são os candidatos potenciais mais adequados ao tratamento com clopidogrel. No paciente selecionado para o tratamento invasivo, o momento do procedimento é uma questão básica ao se considerar o clopidogrel; pacientes submetidos a angiografia precoce, em 6 horas, têm menos probabilidade de extrair um benefício significativo, enquanto o cateterismo adiado provavelmente ganhará vantagem.

No paciente com angina instável ou NSTEMI, o benefício clínico é confirmado nos pacientes com angina instável tratados com clopidogrel por meio de abordagem não invasiva, com aumento da incidência de grandes hemorragias. Como vimos, os pacientes tratados por método invasivo que recebem medicação em um menor espaço de tempo até a realização do procedimento não se beneficiam desse tipo de tratamento. O paciente com NSTEMI demonstra melhores resultados com a terapia com clopidogrel quando é seguido inicialmente um tratamento conservador. Vale notar que uma grande parcela desses pacientes se submeterá a intervenção coronariana percutânea nas primeiras 24 horas após a internação; entretanto, essa chamada intervenção coronariana percutânea tardia permite o benefício proporcionado pelo clopidogrel administrado mais cedo no decorrer do tratamento.

O paciente com STEMI tratado clinicamente (p. ex., com um agente fibrinolítico) também se beneficiará do uso do clopidogrel. A terapia com clopidogrel combinada à fibrinólise, seguida do cateterismo cardíaco realizada, pelo menos, 2 dias após um infarto agudo do miocárdio – obviamente além do intervalo de 6 horas – reduz as taxas de mortalidade, síndrome coronariana aguda e revascularização coronariana de urgência. Essa melhora ocorre sem um aumento significativo da hemorragia.

A possível necessidade de um CABG de urgência também deve ser fortemente considerada. O paciente de alto risco com síndrome coronariana aguda provavelmente se beneficiará da terapia com inibidores do receptor PSY$_{12}$, mas é mais provável também que o mesmo paciente necessite de CABG de urgência. Não é possível, no entanto, identificar com segurança os pacientes com síndrome coronariana aguda que necessitam de CABG de urgência. Registros anteriores demonstraram que 14% dos pacientes com síndrome coronariana aguda se submeterão a CABG, uma taxa razoavelmente frequente de incidência de intervenção cirúrgica. A maioria dos centros, no entanto, relata uma incidência de 2% a 5% de cirurgia coronariana. As análises dos pacientes com síndrome coronariana aguda na unidade de emergência não conseguiram demonstrar uma determinada característica ou uma combinação de características clínicas aparentes na unidade de emergência que permita a identificação confiável de pacientes que não necessitem de CABG. É interessante e importante notar que, embora esses pacientes com CABG tenham apresentado maior incidência de sangramento no período perioperatório, os resultados não foram estatisticamente diferentes entre o grupo tratado com clopidogrel e aquele que recebeu placebo nesse subgrupo cirúrgico. É provável que, à medida que o cirurgião cardiovascular adquira mais experiência com a administração de inibidores do receptor PSY$_{12}$, e que outras alternativas, como o cangrelor, tornem-se disponíveis para a terapia perioperatória do paciente com CABG, essa preocupação continue a diminuir.⁵³

A ACC e a AHA sugeriram, em forma de uma recomendação classe I, que o clopidogrel ou ticagrelor devem ser suspensos por, pelo menos, 24 horas antes do procedimento urgente de CABG com bomba, se possível.⁵ Se o CABG for realizado no espaço de 5 dias após o uso do clopidogrel, o paciente apresenta: uma incidência mais elevada de hemorragia durante e após a cirurgia; maior necessidade de transfusões; maior necessidade de repetição da cirurgia para hemóstase; e maior probabilidade de mortalidade pós-operatória. Todavia, a recomendação sugere que a terapia precoce com inibidores do receptor PSY$_{12}$ seja considerada em pacientes que provavelmente não necessitarão de CABG.⁵ Como não parece possível o médico da unidade de emergência prever com segurança os pacientes que necessitarão de CABG de urgência, devem-se criar vias multidisciplinares de colaboração, com a contribuição de médicos de emergência, cardiologista e cirurgiões cardiovasculares.⁵⁴

Antitrombinas

Assim como com as terapias antiplaquetárias em pacientes com síndrome coronariana aguda, observam-se reduções significativas da progressão para um infarto agudo, recorrente ou extenso e para a morte em pessoas tratadas com uma terapia agressiva com antitrombinas. Existem atualmente quatro opções de tratamento com antitrombinas para síndrome coronariana aguda: heparina não fracionada (HNF), HBPM, inibidores diretos das trombinas (bivalirudina) e inibidores do fator Xa (fondaparinux). A terapia antitrombótica é indicada para pacientes com síndrome coronariana aguda e dor anginosa recorrente, infarto agudo do miocárdio (NSTEMI e STEMI), um marcador sérico significativamente positivo e um ECG dinâmico com 12 derivações.

Heparinas. O termo *heparina* refere-se não a uma única estrutura, mas a uma família de cadeias de mucopolissacarídeos de comprimentos e composição variáveis – portanto, não fracionadas – com pronunciadas propriedades antitrombóticas. Em doses-padrão, a HNF liga-se à antitrombina III, formando um complexo capaz de desativar o fator II (trombina) e ativar o fator X, evitando a conversão de fibrinogênio em fibrina e, consequentemente, a formação de coágulos. A heparina por si só não possui nenhuma propriedade anticoagulante. Esse efeito direito sobre a trombina inibe a propagação de coágulos, mas impede que a heparina tenha qualquer efeito sobre a trombina ligada em um trombo. HNF também auxilia na desativação dos fatores XIa e IXa por meio da antitrombina e interage com as plaquetas.

A HNF tem um profundo efeito sinergístico com a aspirina na prevenção de morte, infarto agudo do miocárdio e angina refratária em pacientes com síndrome coronariana aguda, especialmente aqueles com infarto agudo do miocárdio e, em menor proporção, angina instável de alto risco. A HNF deve ser administrada precocemente em pacientes com as seguintes características de síndrome coronariana aguda: dor torácica recorrente ou persistente, infarto agudo do miocárdio, marcador sérico positivo e um ECG dinâmico. Em pacientes tratados com terapia trombolítica e HNF, foi demonstrado que o sangramento e a mortalidade eram maiores em pacientes que estavam recebendo um bólus de 80 unidades/kg e uma infusão de 18 unidades/kg, em comparação com pacientes tratados com uma menor quantidade de bólus e uma taxa de infusão mais baixa. Por essa razão, o regime ajustado pelo peso recomendado para a HNF em pacientes com STEMI tratados com terapia trombolítica ou pacientes com síndrome coronariana aguda sem elevação do segmento ST é de um bólus inicial de 60 unidades/kg (máximo de 4.000 unidades) e uma infusão inicial de 12 unidades/kg/h, com um tempo de tromboplastina parcial ativada equivalente a 1,5-2,5 vezes o valor de controle.⁵,⁶ O regime ajustado pelo peso para a HNF em pacientes com STEMI submetidos a intervenção coronariana percutânea depende do uso planejado de um GPI durante a intervenção. Se o uso do GPI for planejado durante a intervenção coronariana percutânea, a dose em bólus deve ser de 50 a 70 unidades/kg (sem dose máxima) e, se não houver uso planejado do GPI, a dose em bólus deve ser de 70 a 100 unidades/kg (sem dose máxima).⁵⁻⁶ As HBPMs constituem aproximadamente um terço do peso molecular da heparina e são menos heterogêneas em termos de tamanho. As HBPMs inibem o sistema de coagulação de maneira semelhante à da HNF. Cerca de um terço das moléculas de heparina ligam-se à antitrombina III e à trombina. As moléculas restantes ligam-se somente ao fator Xa. A eficácia variável encontrada entre as HBPMs é atribuída às diferentes relações entre os antifatores Xa e IIa. Os preparos de alta proporção têm uma clara vantagem sobre a heparina-padrão; a enoxaparina tem a proporção mais alta de HBPMs disponíveis. A HBPM foi criada com base na hipótese de que a inibição das fases iniciais no sistema de coagulação sanguínea estaria associada a um efeito antitrombótico mais potente do que a inibição das fases subsequentes. Essa condição é resultante do processo de ampliação inerente à cascata de coagulação – ou seja, uma molécula com um único fator Xa pode levar à geração de várias moléculas de trombina.

Entre as possíveis vantagens da HBPM em relação à HNF estão a facilidade de administração, uma maior biodisponibilidade, uma resposta terapêutica mais consistente entre os pacientes e uma meia-vida sérica mais longa, produzindo um cronograma de administração mais gerenciável, embora a um custo mais elevado. A combinação de aspirina, betabloqueador e HBPM reduz significativamente a taxa de incidência de infarto agudo do miocárdio não fatal ou de morte nas primeiras semanas após o tratamento, mas produz um impacto muito menos pronunciado nos vários meses seguintes. Estudos comparativos dos resultados entre a HBPM e a HNF demonstraram resultados heterogêneos; alguns mostram melhores resultados com a HBPM, mas outros não. Em suma, a HBPM enoxaparina demonstra algum benefício comparada com HNF em pacientes com risco mais elevado de síndrome coronariana aguda com elevação do segmento ST tratados por método conservador sem intervenção coronariana percutânea imediata (p. ex., por mais de 24 horas). Para pacientes com STEMI tratados agressivamente com intervenção coronariana percutânea rápida, a HNF é preferível à enoxaparina.[5]

A enoxaparina é administrada por via subcutânea em um regime de duas vezes/dia em dose de 1 mg/kg a todo paciente com síndrome coronariana aguda. Se o paciente tiver disfunção renal, com uma taxa de filtragem glomerular estimada de menos de 30 mL/min, a dose deve ser reduzida para 1 mg/kg em uma única administração diária. Existem alguns dados relativos à segurança da enoxaparina em pacientes com síndrome coronariana aguda e insuficiência renal, em cujo caso a HNF pode ser preferível.

As contraindicações à terapia com heparina incluem alergia conhecida, hemorragia ativa contínua e predisposição a esse tipo de hemorragia. Além disso, pacientes cuja terapia com heparina tenha sido modificada (de HNF para HBPM e vice-versa) durante a fase ativa de tratamento da síndrome coronariana aguda apresentam taxas mais elevadas de sangramento.

A maioria dos pacientes com infarto agudo do miocárdio necessita de terapia com heparina, seja fracionada ou não. A síndrome coronariana aguda sem infarto agudo do miocárdio, no entanto, é uma questão completamente diferente, uma vez que a angina instável é uma condição heterogênea. Somente pacientes de alto risco com angina instável (dor recorrente ou contínua, ou novas alterações eletrocardiográficas isquêmicas) devem ser considerados candidato à terapia com heparina. Por exemplo, mesmo o paciente estável com uma clássica descrição de angina recém-manifestada, ausência de sensibilidade com um marcador sérico negativo e ECG normal, ainda é corretamente diagnosticado com angina instável. Por outro lado, uma pessoa com dor contínua, intermitente ou constante, com ECG dinâmico está claramente desenvolvendo um evento coronariano instável ativo. O segundo paciente, de maior risco, pode beneficiar-se mais da terapia com heparina do que o primeiro. A terapia com heparina, no entanto, pode contribuir significativamente para a morbidade e a mortalidade entre pacientes hospitalizados. Um em cada 90 pacientes tratados desenvolve sangramento significativo, e 1 em cada 34 desenvolve trombocitopenia induzida pela heparina. A HBPM é tão eficaz quanto HNF em pacientes com síndrome coronariana aguda sem elevação do segmento ST e não aumenta muito o risco de sangramento, ao mesmo tempo em que diminui o risco de trombocitopenia.

Outras Antitrombinas: Bivalirudina, Fondaparinux e Hirudina.

A bivalirudina, um inibidor direto da trombina, é um potente anticoagulante da antitrombina que teoricamente oferece significativas vantagens sobre a heparina. A bivalirudina é um peptídeo bifuncional de 20 aminoácidos com base na estrutura da hirudina e possui propriedades semelhantes àquelas da hirudina, mas também interage com o sítio catalítico da trombina. A bivalirudina, no entanto, é mais eficaz do que a heparina para a redução a incidência de morte ou reinfarto em pacientes com síndrome coronariana aguda, particularmente aqueles pacientes submetidos à intervenção coronariana percutânea muito precoce.

Comparada com a heparina, a bivalirudina produz taxas semelhantes de isquemia e sangramento significativo depois de 1 mês. A bivalirudina, quando usada com o clopidogrel, é comparável com a combinação de heparina e GPI antes da angiografia coronariana ou da intervenção coronariana percutânea. Quando utilizada isoladamente, é inferior à combinação de heparina e GPI. A bivalirudina deve ser considerada um agente anticoagulante alternativo aceitável comparado com a HNF no paciente com STEMI submetido à intervenção coronariana percutânea.[5]

O fondaparinux é um oligossacarídeo sintético com estrutura semelhante às heparinas. Trata-se do primeiro inibidor seletivo do fator Xa. Com maior ênfase na redução das complicações hemorrágicas no tratamento da síndrome coronariana aguda, esse medicamento pode ser considerado uma alternativa razoável à HNF no tratamento não invasivo do paciente com NSTEMI. Entretanto, em virtude do maior risco da formação de trombos associado ao cateterismo durante a intervenção coronariana percutânea, evita-se o seu uso sem a administração adicional de HNF quando é escolhida uma estratégia invasiva.

Nos estudos comparativos anteriores, o fondaparinux foi considerado semelhante à enoxaparina na redução de eventos isquêmicos em curto prazo, mas reduziu substancialmente sangramentos de grandes proporções e melhorou os resultados em longo prazo. Ao rever o uso do fondaparinux em pacientes com STEMI tratados clinicamente com estreptoquinase, constatou-se que o medicamento reduzia significativamente a hemorragia, bem como a incidência de morte e infarto do miocárdio, em comparação com HNF e HBPM. Consequentemente, o fondaparinux tem uma recomendação classe 1 da AHA como alternativa à HNF e à HBPM em pacientes com NSTEMI e STEMI não submetidos à intervenção coronariana percutânea.[5,6]

A hirudina é um peptídeo derivado das glândulas salivares das sanguessugas, mas foi sintetizada também como hirudina recombinante; liga-se diretamente com alta afinidade à trombina, podendo desativar a trombina já ligada à fibrina (trombina ligada a coágulos) com mais eficácia do que a HNF. A hirudina não requer cofatores endógenos – como a antitrombina III – para a sua atividade. Além disso, diferentemente da heparina, a hirudina pode inibir a agregação plaquetária induzida pela trombina. A hirudina demonstrou pouco benefício em relação a outros anticoagulantes na síndrome coronariana aguda, com uma incidência de eventos hemorrágicos possivelmente mais elevada. Por essa razão, a sua produção farmacêutica foi interrompida em 2012.

Terapias de Reperfusão

A perfusão para o rápido restabelecimento da artéria coronária infartada com o uso da terapia fibrinolítica ou da intervenção coronariana percutânea aumenta a oportunidade para salvamento do miocárdio, com consequente redução das taxas de mortalidade e melhora da qualidade de vida depois do infarto do miocárdio. Os métodos farmacológicos e mecânicos da reperfusão são eficazes em condições clínicas específicas. Há mais de duas décadas, reconheceu-se a importância da patência da artéria coronária, demonstrando que a patência de 90 minutos prediz melhores taxas de sobrevivência e preserva a função do ventrículo esquerdo.

A terapia fibrinolítica melhora inequivocamente a sobrevivência de pacientes com STEMI e é uma recomendação classe I da ACC/AHA.[5-7] Embora a fibrinólise seja amplamente disponibilizada e comprovadamente capaz de melhorar o fluxo coronariano, limitar a extensão do infarto e melhorar a sobrevivência de pacientes com STEMI, muitas pessoas com infarto agudo não são candidatas adequadas ao procedimento. Pacientes com contraindicações absolutas à terapia fibrinolítica, determinadas contraindicações relativas, choque cardiogênico e angina instável, e a maioria dos casos de NSTEMI não são elegíveis. As limitações da terapia fibrinolítica, bem como os benefícios da intervenção coronariana percutânea, sugerem que a intervenção coronariana percutânea rapidamente realizada geralmente é o tratamento preferido no paciente com STEMI. Para oferecer o máximo de benefício, a intervenção coronariana percutânea deve ser realizada o mais rápido possível após a manifestação inicial. Em outras determinadas situações, a intervenção coronariana aguda tardia é inferior aos agentes fibrinolíticos rapidamente administrados, pressupondo-se que o paciente não tenha quaisquer contraindicações a essa terapia.

Terapia Fibrinolítica

Seleção do Agente Fribrinolítico. As opções para terapia fibrinolítica incluem a estreptoquinase (o agente fibrinolítico original) e três tipos de ativadores do plasminogênio: ativador do plasminogênio tecidual (t-PA) e dois ativadores do plasminogênio tecidual recombinante, a r-PA (reteplase) e a tenecteplase (TNK). Os estudos iniciais que compararam a estreptoquinase com a administração mais lenta de t-PA não demonstraram nenhuma diferença nos resultados no caso de infarto agudo do miocárdio. Estudos subsequentes, no entanto, demonstraram melhores resultados com o uso da t-PA do que com a estreptoquinase no caso de infarto agudo do miocárdio, devido à chamada administração acelerada do primeiro agente. Dada a existência de opções mais eficazes para a terapia fibrinolítica, e das alternativas de mais fácil administração, a estreptoquinase deixou de ser comercializada nos Estados Unidos, mas ainda é utilizada em muitas regiões do mundo em razão de seu baixo custo em comparação com as demais opções fibrinolíticas.

A prática fibrinolítica continua altamente afetada pelos estudos iniciais que testaram a hipótese de que a patência precoce e sustentada do vaso infartado está associada a melhores taxas de sobrevivência em pacientes com infarto agudo do miocárdio. Os pesquisadores estudaram várias estratégias fibrinolíticas diferentes e constataram que a t-PA acelerada administrada no decorrer de 90 minutos, combinada à heparina IV, mostra melhores resultados quando comparada com a estreptoquinase combinada a várias formas de anticoagulação. Ao contrário dos estudos anteriores, a t-PA foi administrada por meio de uma infusão inicial mais agressiva de 90 minutos (conhecida como t-PA acelerada). Além da mortalidade, constatou-se que a patência da artéria coronária e o grau de normalização do fluxo são diretamente afetados por essa administração acelerada de t-PA. Essa foi a primeira associação comprovada da relação entre a patência precoce da artéria coronária e os melhores resultados clínicos. Pacientes que receberam a infusão acelerada de t-PA demonstraram um benefício significativo em relação à mortalidade após o tratamento (15%), e o benefício durante o acompanhamento de 1 ano foi altamente consistente em praticamente todos os subgrupos, como pacientes mais velhos, localização do infarto do miocárdio e tempo decorrido desde a manifestação dos sintomas. Além disso, a avaliação angiográfica demonstrou uma forte relação entre o fluxo TIMI e o resultado. Pacientes com forte fluxo para a frente (p. ex., fluxo TIMI de grau 3) depois de 90 minutos apresentaram taxas de mortalidade significativamente mais baixas do que aqueles com pouco ou nenhum fluxo. Constatou-se que o mecanismo para esse benefício estava na patência precoce e mais completa do vaso infartado com a t-PA acelerada; essa vantagem da patência precoce da t-PA sobre os demais agentes perdeu-se no espaço de 180 minutos após a manifestação dos sintomas. Como seria de se esperar, os pacientes com risco mais elevado foram os que mais se beneficiaram da t-PA acelerada, em comparação com a estreptoquinase nesse grande estudo. A t-PA acelerada é associada a um maior risco de derrames se comparada com a estreptoquinase, mas o resultado combinado de morte e derrame incapacitante ainda favorece o regime da t-PA acelerada.

Outros estudos de grande porte compararam a t-PA acelerada com a r-PA; a r-PA pode ser administrada em uma dose fixa de bólus duplo sem nenhum ajuste necessário para o peso, o que simplifica a sua administração. A r-PA foi considerada equivalente à t-PA acelerada e os resultados foram quase idênticos para os dois fármacos. A única exceção foi o paciente que se apresentou na unidade de atendimento mais de 4 horas após a manifestação dos sintomas, um número significativo de pacientes em muitas instituições. Nesse grupo, a t-PA acelerada pode ser superior à r-PA devido à sua maior especificidade para a fibrina.

Na presença de STEMI, constatou-se que a TNK oferece potenciais benefícios: (1) a sua meia-vida mais longa permite a sua administração em bólus único; (2) é 14 vezes mais fibrino específica do que a t-PA e mais ainda do que a r-PA; e (3) é 80 vezes mais resistente ao inibidor do ativador de plasminogênio tipo 1 do que a t-PA. Nas comparações da TNK em bólus simples (30-50 mg com base no peso corporal) ou da t-PA (100 mg de infusão total) na presença de infarto agudo do miocárdio, não foi constatada nenhuma diferença em termos de mortalidade ou hemorragia intracraniana. Entretanto, pode haver benefício em relação à mortalidade ocorrida no espaço de 30 dias entre pacientes que se apresentam na unidade de atendimento mais de 4 horas após a manifestação dos sintomas e tratados com TNK, bem como menos episódios de sangramento intracraniano de grandes proporções nesse grupo. Com base nesses resultados, conclui-se que a TNK é igual ou minimamente mais eficaz, sobretudo naqueles que se apresentam tardiamente na unidade de atendimento. Quanto às reações adversas, a TNK também parece ser ligeiramente mais segura do que a t-PA acelerada. Por fim, devido à sua administração em bólus único, a TNK é significativamente mais fácil para uso em ambientes pré-hospitalares e nas unidades de emergência. Atualmente, parece que a TNK é um pouco mais eficaz, minimamente mais segura e mais fácil de administrar do que a t-PA, razão pela qual é recomendada. Além disso, as diferenças de custo são mínimas e provavelmente não afetam as decisões clínicas tomadas na unidade de emergência.

Critérios de Elegibilidade à Terapia com Agentes Fibrinolíticos. Na ausência de contraindicações, a terapia fibrinolítica deve ser considerada em pacientes com STEMI e manifestação de sintomas isquêmicos nas 12 horas anteriores quando há previsão de que a intervenção coronariana percutânea não possa ser realizada no espaço de 120 minutos após o primeiro contato médico.[5-7] A seção a seguir aborda as questões específicas relacionadas com a elegibilidade à terapia com agentes fibrinolíticos.

Eletrocardiograma com 12 Derivações. Combinado ao histórico e ao exame físico do paciente, o ECG com 12 derivações é o principal determinante da elegibilidade à fibrinólise. Os achados eletrocardiográficos devem ser compatíveis com STEMI com base nas diretrizes da European Society of Cardiology (ESC)/American College of Cardiology Foundation (ACCF)/AHA/World Heart Federation Task Force for que Universal Definition of Myocardial Infaction. Esses achados incluem a elevação diagnóstica do segmento ST na ausência de HVE ou LBBB, incluindo a elevação do segmento ST no ponto J em, pelo menos, duas configurações contíguas mais de 2 mm nos homens e mais de 1,5 mm nas mulheres nas derivações V_2 e V_3 e/ou mais de 1 mm em outras derivações contíguas do tórax ou dos membros.[4] Outros achados eletrocardiográficos a serem considerados para a terapia fibrinolítica incluem o seguinte: (1) elevação do segmento ST na derivação aVR com depressão coexistente do segmento ST em várias derivações, preocupação com LAD proximal ou com oclusão da artéria coronária principal esquerda; e (2) evidência de lesão transmural posterior (STEMI posterior) indicada pela depressão do segmento ST em duas ou mais derivações precordiais ($V_1 – V_4$).[6]

Pacientes com novo LBBB e infarto agudo do miocárdio apresentam mais risco de resultados insatisfatórios e beneficiam-se significativamente da administração da terapia de reperfusão rápida se acometidos por um infarto agudo do miocárdio. O desenvolvimento de um novo LBBB na presença de um infarto agudo do miocárdio sugere oclusão proximal da artéria LAD, colocando em risco de evento isquêmico uma porção significativa do ventrículo esquerdo. Entretanto, o LBBB novo ou presumivelmente por ocasião da manifestação não deve ser considerado diagnóstico de infarto agudo do miocárdio isoladamente.[55] O achado de um LBBB novo ou presumivelmente por ocasião da manifestação de um infarto agudo do miocárdio não é frequente e, devido a essa baixa precisão diagnóstica, a presença de um novo LBBB isolado deixou de ser equivalente a um STEMI. Em vez disso, antes de se considerar um LBBB para o tratamento de STEMI, é necessária a presença de um achado eletrocardiográfico mais específico para a identificação de STEMI na presença de um LBBB, como definido por Sgarbossa.[6] Um LBBB novo ou presumivelmente novo em um paciente com uma manifestação clássica de infarto agudo do miocárdio e gravemente enfermo do ponto de vista de uma síndrome coronariana aguda deve ser prontamente avaliado e submetido a uma consulta cardiológica, se possível, para agilizar o tratamento cardíaco.

Pacientes com STEMI em localizações anatômicas anteriores, inferiores ou laterais beneficiam-se da terapia fibrinolítica. O infarto agudo isolado do miocárdio da parede posterior, diagnosticada pelas derivações posteriores, pode ser outra indicação eletrocardiográfica para a fibrinólise. Embora não comprovado pelos grandes estudos realizados com os agentes fibrinolíticos, pacientes com infarto agudo posterior isolado do miocárdio podem ser considerados candidatos à terapia de reperfusão; o médico da unidade de emergência que está na cabeceira do paciente é a pessoa mais adequada para decidir sobre essas questões relacionadas com o tratamento.

A terapia fibrinolítica não dever ser utilizada rotineiramente em pacientes que apresentam somente depressão do segmento ST no ECG com 12 derivações; na realidade, a taxa de mortalidade pode ser mais elevada. Vários estudos demonstraram um aumento significativo da mortalidade entre pacientes tratados com agentes fibrinolíticos que apresentavam somente depressão do segmento ST. O infarto agudo do miocárdio da parede posterior manifestado com depressão anterior do segmento ST, como observado, pode ser considerado uma exceção a essa regra geral.

Idade do Paciente. Os estudos passados não fornecem evidências que respaldem a suspensão da terapia fibrinolítica ou a escolha de um determinado agente com base na idade do paciente. Nesse ponto, o consenso geral é de que a idade como fator isolado não deve mais ser considerada uma contraindicação para a terapia fibrinolítica. Deve-se notar, no entanto, que pacientes acima de 75 anos apresentam maior incidência de derrames do que pacientes mais jovens.

Tempo Decorrido Desde a Manifestação dos Sintomas. O intervalo terapêutico de tempo geralmente aceito para a administração de um agente fibrinolítico após a manifestação de um STEMI é de 12 horas. Pacientes tratados nas primeiras 6 horas após o STEMI obtêm melhores resultados. A administração tardia, de 6 a 12 horas após a manifestação do STEMI, também confere benefícios, embora de menor magnitude. O estudo Late Assessment of Fibrinolytic Efficiency (LATE), que comparou a terapia fibrinolítica com o placebo, constatou uma significativa redução de 26% na taxa de mortalidade de 35 dias em pacientes tratados com t-PA, heparina e aspirina no espaço de 6 a 12 horas após a manifestação dos sintomas. Não houve nenhuma redução significativa da mortalidade entre pacientes tratados 12-24 horas após o início dos sintomas.

Níveis Extremos de Pressão Arterial. Pacientes com histórico de hipertensão crônica não devem ser excluídos da terapia fibrinolítica se a sua pressão arterial estiver adequadamente controlada ou puder ser reduzida para níveis aceitáveis com a terapia-padrão para dor torácica isquêmica. A pressão arterial aferida por ocasião da internação também é um importante indicador de risco de hemorragia intracerebral. Foi demonstrado que o risco de hemorragia cerebral aumenta com a pressão arterial sistólica acima de 150 mmHg por ocasião da internação e eleva-se ainda mais com uma pressão arterial sistólica de 175 mmHg ou mais. Apesar da incidência mais elevada de mortalidade durante o quadro agudo, a terapia fibrinolítica na presença de hipertensão demonstrou um benefício geral em longo prazo de pacientes com pressão arterial sistólica acima de 150-175 mmHg. Embora a literatura pareça indicar uma relação risco-benefício aceitável para pacientes com pressão arterial sistólica muito elevada, uma pressão persistentemente acima – por ocasião da chegada à unidade de emergência – de 200/120 mmHg geralmente é considerada uma contraindicação absoluta para a terapia fibrinolítica.

O benefício da terapia fibrinolítica em pacientes com hipotensão não é claro. Vários estudos não demonstraram qualquer redução aparente da taxa de mortalidade com a terapia fibrinolítica entre pacientes classificados como classe III ou IV pela escala de Killip. Entretanto, análises dos dados sobre pacientes com STEMI demonstraram que pacientes com uma pressão arterial sistólica inicial abaixo de 100 mmHg e não tratados com terapia fibrinolítica apresentam um risco muito elevado de morte (35,1%), e que aqueles tratados com terapia fibrinolítica foram os mais beneficiados em termos absolutos (60 vidas salvas/1.000 pacientes). Embora o choque cardiogênico e a insuficiência cardíaca congestiva não constituam contraindicações à fibrinólise, a intervenção coronariana percutânea é o método de reperfusão preferido se puder ser realizado no local.

Retinopatia. A retinopatia hemorrágica diabética ativa é uma forte contraindicação relativa para a terapia fibrinolítica devido ao seu potencial para cegueira permanente causada por hemorragia intraocular. Não há nenhuma razão, no entanto, para suspender o uso de um agente fibrinolítico em um paciente diabético com evidência de retinopatia simples não proliferativa. Pacientes com diabetes melito que sofrem um STEMI estão sujeitos a uma incidência de mortalidade quase duas vezes maior. É impossível determinar a presença ou ausência de hemorragia ativa de retina na unidade de emergência durante o atendimento a um paciente com STEMI; portanto, o médico do pronto-atendimento de emergência deve considerar a análise da relação risco-benefício em relação à manifestação e envolver o paciente no processo decisório.

Parada Cardíaca com Necessidade de Reanimação Cardiopulmonar. A reanimação cardiopulmonar não constitui uma contraindicação para a terapia fibrinolítica, a menos que seja prolongada – mais de 10 minutos aproximadamente – ou em caso de evidência de extenso traumatismo torácico resultante de compressão manual. Embora a taxa de mortalidade hospitalar seja mais elevada em pacientes com infarto agudo do miocárdio e episódio de parada cardíaca que receberam agentes fibrinolíticos na unidade de emergência, nenhuma diferença foi observada nas taxas de incidência de complicações hemorrágicas. Em termos específicos, não foram diagnosticadas condições como hemotórax e tamponamento cardíaco em pacientes que sofreram parada cardíaca, receberam reanimação cardiopulmonar e agentes fibrinolíticos e sobreviveram até a internação. Mesmo a reanimação cardiopulmonar prolongada por mais de 10 minutos não parece estar associada a uma incidência mais elevada de complicações. Nesse caso também, o médico do pronto-atendimento de emergência deve considerar a análise de custo-benefício em relação à manifestação nessa situação clínica completa de alta acuidade.

Derrame ou Ataque Isquêmico Transitório Anterior. Um histórico derrame ou ataque isquêmico transitório é um importante fator de risco para derrame após o tratamento com agentes fibrinolíticos. Um histórico de AVC isquêmico anterior deve continuar sendo uma forte contraindicação relativa à terapia fibrinolítica, enquanto o AVC hemorrágico constitui uma contraindicação absoluta.

Episódio Anterior de Infarto do Miocárdio ou Enxerto de Bypass de Artéria Coronária. Na presença de STEMI, um infarto do miocárdio não deve impedir que se considere o tratamento com agentes fibrinolíticos. Sem tratamento, existe potencial para uma maior perda de função na região recém-infartada do miocárdio. Em pacientes com histórico anterior de infarto do miocárdio, os estudos sobre a fibrinólise demonstraram redução relativa de 26% da taxa de mortalidade, e pacientes com histórico passado de infarto do miocárdio tratados com terapia fibrinolítica por infarto agudo recorrente apresentaram uma taxa de mortalidade reduzida em comparação com os pacientes do grupo-controle não submetidos à terapia fibrinolítica.

Muitos estudos relataram uma fibrinólise bem-sucedida em pacientes com STEMI e CABG anterior, mas esses pacientes devem ser preferencialmente considerados elegíveis para uma angioplastia direta, quando disponível, ou fibrinólise combinada e angioplastia de salvamento. A oclusão trombótica total do enxerto de *bypass* é a causa do infarto do miocárdio em aproximadamente 75% dos casos, ao contrário da oclusão vascular nativa. Em razão da grande massa de trombo e ausência de fluxo no enxerto, a terapia fibrinolítica convencional pode ser inadequada para restaurar o fluxo.

Cirurgia ou Traumatismo Recente. Cirurgia ou traumatismo recente são considerados contraindicação relativa para a terapia fibrinolítica. O termo *recente* está sujeito a interpretações variáveis nos estudos fibrinolíticos. As recomendações da ACCF/AHA classificam os traumatismos craniano ou facial sofridos nos últimos 3 meses e as cirurgias intracraniana ou intraespinal realizadas nos últimos 2 meses como contraindicações absolutas para a terapia fibrinolítica em caso de STEMI. A cirurgia de grandes proporções realizada nas últimas 3 semanas e a ocorrência de sangramento interno recente (2-4 semanas) também são consideradas contraindicações relativas para a terapia fibrinolítica na presença de STEMI.[5-6]

Menstruação. Como o estrogênio natural é parcialmente cardioprotetor, a experiência clínica com a fibrinólise em mulheres na pré-menopausa é muito restrita. Os ginecologistas indicam que qualquer sangramento vaginal excessivo que possa ocorrer após a terapia fibrinolítica deve ser prontamente controlado com tamponamento vaginal e, por essa razão, pode ser considerado um local compressível de sangramento.

Intervenção Coronariana Percutânea. Embora a fibrinólise seja amplamente disponibilizada e comprovadamente capaz de melhorar o fluxo coronariano, limitar a extensão do infarto e melhorar a sobrevivência de pacientes com STEMI, muitas pessoas com infarto agudo não são candidatas adequadas ao procedimento. A intervenção coronariana percutânea teoricamente tem muitas vantagens sobre a fibrinólise, entre as quais, um maior número de pacientes elegíveis, menos risco de hemorragia intracraniana, taxas de reperfusão inicial significativamente mais altas, definição precoce da anatomia coronariana com a triagem rápida para a intervenção cirúrgica e estratificação de risco que permite uma alta hospitalar precoce e segura. As possíveis desvantagens incluem a falta de qualificação do operador e várias questões logísticas do laboratório de cateterismo, como disponibilidade geográfica limitada e atrasos para a aplicação da terapia. Entretanto, deve-se observar que a intervenção coronariana percutânea é superior quando aplicada precoce e rapidamente ao paciente com STEMI, mas perde a sua vantagem de tratamento sobre a fibrinólise se o tempo para o procedimento for prolongado.

Existem relatos de vários estudos de portes variáveis que compararam a intervenção coronariana percutânea primária com a fibrinólise. Nos estudos anteriores, as intervenções foram realizadas antes do advento da ampla adoção dos *stents* coronarianos com GPI. Apesar do claro e consistente benefício da intervenção coronariana percutânea para a restauração da patência da artéria infartada, foi difícil avaliar as diferenças nas taxas de mortalidade nos estudos individuais devido ao pequeno tamanho das amostras. Foi demonstrado que, comprada com a t-PA com dose-padrão, a intervenção coronariana percutânea reduz a ocorrência combinada de reinfarto não fatal ou morte, é associada a uma menor incidência de hemorragia intracraniana e resulta em uma função semelhante do ventrículo esquerdo. Outros estudos indicaram que a angioplastia primária é associada a uma taxa mais elevada de patência da artéria infartada, uma lesão estenótica residual menos severa, melhor função do ventrículo esquerdo e menos episódios recorrentes de isquemia ou infarto do miocárdio do que em pacientes tratados com estreptoquinase.

Vários estudos que compararam a intervenção coronariana percutânea e a t-PA demonstraram uma redução das ocorrências de morte, reinfarto e derrame incapacitante não fatal em paciente com STEMI tratados com intervenção coronariana percutânea. Esses resultados válidos até mesmo no contexto da administração acelerada da t-PA e de pacientes que precisam ser transferidos para a realização do procedimento de intervenção coronariana percutânea quando a transferência pode ser feita no espaço de 3 horas. Vários estudos continuam a respaldar os achados que evidenciam a superioridade da intervenção coronariana percutânea em relação à terapia fibrinolítica em caso de STEMI, mesmo quando a rápida transferência para a realização da intervenção coronariana percutânea se faz necessária.

A combinação de terapia antiplaquetária dupla e intervenção coronariana percutânea com colocação de *stent* demonstrou reduzir em cerca de 50% o risco de morte, infarto recorrente do miocárdio, derrame ou a necessidade de revascularização de urgência, em comparação com o procedimento isolado de intervenção coronariana percutânea com angioplastia. Essa drástica redução da mortalidade e dos eventos cardiovasculares levou à substituição da angioplastia simples pela intervenção coronariana percutânea com colocação de *stent* como o tratamento preferido para STEMI.

Entretanto, os resultados obtidos em um prazo mais longo com a intervenção coronariana percutânea são menos definidos. Grande parte da literatura anterior que compara as terapias de reperfusão na fase aguda do STEMI não incluem o uso da colocação do *stent* coronariano durante a intervenção ou a terapia plaquetária contemporânea com agente duplo. Estudos anteriores de maior porte não mostraram nenhuma vantagem da intervenção coronariana percutânea em termos de mortalidade depois de 6 meses. A questão do resultado em longo prazo em pacientes com STEMI tratados com intervenção coronariana percutânea é agravado pelos *stents* farmacológicos (DESs). Os primeiros estudos utilizavam *stents* de metal desnudos que, na presença de um evento trombótico agudo como o STEMI, suscitava preocupação em relação à trombose causada pelo *stent* com obstrução e episódio recorrente de infarto agudo do miocárdio. A intervenção coronariana percutânea com colocação de *stent* é superior à angioplastia-padrão. A adição dos *stents* farmacológicos à equação produziu resultados menos favoráveis, no entanto, com taxas semelhantes de incidência de infarto do miocárdio e morte combinadas a uma menor incidência de procedimentos de revascularização em pacientes com DES vários anos após a intervenção.

Intervenção Coronariana Percutânea de Salvamento. Tradicionalmente, a intervenção coronariana percutânea de salvamento era considerada vantajosa em pacientes cujas artérias infartadas eram incapazes de recuperar a sua capacidade de perfusão após a terapia fibrinolítica. Esses pacientes apresentavam-se profundamente enfermos, com resultados muito menos favoráveis. Alguns centros submetem rotineiramente os pacientes ao cateterismo após a terapia fibrinolítica para determinar se a reperfusão foi bem-sucedida e para executar a intervenção coronariana percutânea, se possível. Outros centros cateterizam os pacientes após a terapia fibrinolítica somente se houver evidência clínica de que a artéria infartada não consegue se abrir, como sugerido pela dor torácica contínua ou a elevação persistente do segmento ST.

Grandes estudos compararam os resultados obtidos após a intervenção coronariana percutânea de salvamento com uma estratégia de tratamento conservadora aplicada a pacientes com STEMI que não lograram êxito com a fibrinólise. A intervenção coronariana percutânea de salvamento não foi associada a melhores taxas de sobrevivência de curto ou longo prazo; além disso, observou-se uma maior incidência de derrames e transfusões nesse grupo. Em uma metanálise de pacientes com STEMI que não obtiveram uma reperfusão satisfatória após a fibrinólise, a intervenção coronariana percutânea não foi associada à redução da mortalidade. Nesse grupo muito enfermo, no entanto, a incidência de insuficiência cardíaca e infarto recorrente foi reduzida. A fibrinólise repetida não foi associada a melhoras significativas das taxas de mortalidade ou de infarto recorrente. Embora a decisão de oferecer a intervenção coronariana percutânea de salvamento ao paciente que não obteve êxito com a terapia fibrinolítica permaneça controversa, as evidências favorecem a intervenção coronariana percutânea (recomendação classe IIa)[5,6] e não respaldam o uso da fibrinólise repetida.

intervenção Coronariana Percutânea Facilitada. A intervenção coronariana percutânea facilitada refere-se à terapia de combinação que envolve fibrinólise combinada à intervenção coronariana percutânea de emergência. Esse conceito foi originalmente desenvolvido para maximizar a terapia em pacientes com STEMI que necessitam de transferência urgente para a realização do procedimento de intervenção coronariana percutânea. O paciente recebia o benefício adicional da terapia clínica (um agente fibrinolítico) antes da transferência, otimizando a perfusão na artéria culpada antes da chegada à instituição capacitada a executar a intervenção. Infelizmente, os resultados dessa abordagem facilitada são menos favoráveis do que os da fibrinólise ou a intervenção coronariana percutânea isolada.[56] Diante desses resultados, não se deve fazer uso contínuo de uma abordagem facilitada de intervenção coronariana percutânea neste momento sem uma investigação científica.

Escolha da Terapia de Reperfusão. Como vimos, as duas opções básicas de terapia de reperfusão para o paciente com STEMI são a fibrinólise e a intervenção coronariana percutânea. Entre as questões importantes a serem consideradas nesse tratamento estão a forma selecionada de terapia de reperfusão, o tempo decorrido desde a ocorrência do infarto, a elegibilidade do paciente para a fibrinólise (p. ex., presença ou ausência de contraindicações), o tipo de unidade hospitalar (p. ex., capacidade a executar a intervenção coronariana percutânea) e o tempo previsto de transferência para a unidade em que a intervenção será realizada. Independentemente da estratégia escolhida, a meta de reperfusão do sistema deve ser um primeiro contato médico até o momento da terapia a ser realizada em um espaço de 120 minutos – uma meta de 30 minutos para o início da fibrinólise e de 120 minutos para a realização da intervenção coronariana percutânea. Esses períodos de tempo incluem a transferência para a execução da intervenção coronariana percutânea; em outras palavras, se a transferência de um hospital para outro fizer parte do plano de tratamento do paciente, o primeiro contato médico é o hospital inicial.[5-7]

No que tange aos benefícios do tratamento, existem importantes diferenças de tempo ao se considerarem a intervenção coronariana percutânea e a fibrinólise. Primeiro, a intervenção coronariana percutânea é a estratégia preferida para a terapia de reperfusão para o tratamento de STEMI, partindo-se do princípio de que o procedimento possa ser realizado em tempo hábil. Segundo, o impacto variável sobre a mortalidade à medida que o tempo total do infarto aumenta, é muito mais pronunciado com a fibrinólise do que com a intervenção coronariana percutânea. O sucesso da intervenção coronariana percutânea em restabelecer a perfusão nas primeiras horas após o STEMI não muda muito com o tempo; por outro lado, a capacidade da terapia fibrinolítica de restaurar a perfusão coronariana diminui significativamente à medida que o tempo do infarto aumenta, alcançando uma redução significativa depois de aproximadamente 6 horas de tempo total de STEMI.

A discussão a seguir considera a estratégia de reperfusão preferida para o paciente com STEMI que chega a um hospital não habilitado para a realização de uma intervenção coronariana percutânea. Deve-se considerar a transferência imediata do paciente sem fibrinólise para uma unidade capacitada a realizar a intervenção coronariana percutânea dentro de um espaço de tempo adequado (recomendação classe I da AHA).[5-7] Se o paciente for candidato à fibrinólise e não puder ser transferido para um hospital habilitado a executar a intervenção coronariana percutânea dentro de um espaço de tempo adequado, deve-se administrar imediatamente a terapia fibrinolítica, considerando-se a subsequente transferência para a cateterismo cardíaco nas 24 horas seguintes; nessa ocasião, a intervenção coronariana percutânea pode ser realizada, se indicada. Caso o paciente não seja candidato à fibrinólise, a transferência deve ser providenciada o mais rápido possível.[5-7] Nessa série de recomendações, o "espaço de tempo adequado" é a frase-chave e deve ser considerada pela perspectiva de duas variáveis importantes: o tempo total de duração do infarto agudo no momento da apresentação e o tempo previsto até a realização da intervenção coronariana percutânea.

A partir dessas duas perspectivas, é possível fazer as seguintes afirmações gerais em relação ao tratamento de reperfusão do paciente com STEMI que chega a um hospital não habilitado a realizar uma intervenção coronariana percutânea:

- Se a apresentação ocorrer no espaço de 2 horas ou menos após o início dos sintomas, deve-se considerar a fibrinólise imediata, a menos que o tempo de transferência previsto para a intervenção coronariana percutânea seja de, no máximo, 60 minutos (recomendação classe IIB da AHA).
- Se a apresentação ocorrer no espaço de 2 a 3 horas após o início dos sintomas, deve-se considerar a fibrinólise imediata ou a intervenção coronariana percutânea se o tempo de transferência previsto para a intervenção coronariana percutânea for de, no máximo, 60 a 120 minutos (recomendação classe IIB da AHA).
- Se a apresentação ocorrer no espaço de 3 a 12 horas após o início dos sintomas, deve-se considerar a intervenção coronariana percutânea, e não a fibrinólise inicial se o tempo de transferência previsto for de, no máximo, 120 minutos (recomendação classe IIB da AHA).

À medida que o tempo total do STEMI aumenta, a eficácia geral da fibrinólise diminui significativamente; depois de 6 horas do STEMI, um atraso maior que permita a transferência para a intervenção coronariana percutânea é uma opção de tratamento razoável.[7]

Se o paciente com STEMI chegar a um hospital habilitado a executar a intervenção coronariana percutânea, o procedimento continua sendo a terapia de reperfusão de escolha, com as mesmas limitações de tempo observadas anteriormente. O paciente com STEMI deve chegar ao laboratório de cateterismo para iniciar o procedimento até 120 minutos após o contato médico inicial.[5-7] Se a intervenção coronariana percutânea não for possível no hospital habilitado a executar o procedimento e o paciente for candidato à fibrinólise, a terapia fibrinolítica deve ser administrada se for previsto um atraso de mais de 120 minutos. Outros candidatos à intervenção coronariana percutânea incluem pacientes de alto risco com STEMI, os chamados retardatários (ou seja, que se apresentam à unidade de atendimento > 3 horas após o início dos sintomas de STEMI), pacientes em choque cardiogênico e aqueles com contraindicação à fibrinólise. Além disso, quando o há dúvida em relação ao diagnóstico de STEMI, a intervenção coronariana percutânea é a estratégia diagnóstica e terapêutica mais apropriada.

Os hospitais devem ter um plano de terapia fibrinolítica para o tratamento de pacientes com STEMI em caso de atraso ou indisponibilidade da intervenção coronariana percutânea. Se o tempo necessário para mobilizar a equipe e providenciar a intervenção coronariana percutânea for prolongado, ou se forem previstos atrasos na transferência, a fibrinólise é o procedimento preferível nas primeiras horas após a ocorrência do STEMI. Deve haver um entendimento prévio entre a unidade de emergência e os cirurgiões cardiovasculares nas instituições capacitadas a executar procedimentos invasivos, devendo ser disponibilizada uma via de transferência para que as considerações sobre a execução da intervenção coronariana percutânea não atrasem ainda mais a administração do agente fibrinolítico. As vias clínicas consensuais limitam maiores atrasos na administração dos agentes fibrinolíticos a pacientes com STEMI elegíveis para o procedimento intervenção coronariana percutânea.

Estabeleceu-se que os atrasos à terapia de reperfusão têm consequências negativas. Os atrasos na reperfusão são associados a uma maior incidência de mortalidade relacionada com as estratégias de intervenção coronariana percutânea e com a terapia fibrinolítica e parecem ser mais pronunciados em pacientes submetidos à fibrinólise.

Um esforço de cooperação entre todos os profissionais e unidades pode reduzir sensivelmente o tempo entre a chegada ao hospital e o início da terapia para pacientes com STEMI.[42] Um sistema de alerta de STEMI, semelhante à abordagem de alerta de trauma, mobiliza os recursos hospitalares, otimizando a abordagem ao paciente com infarto agudo do miocárdio. Esse sistema, seja ativado pelos dados coletados junto à unidade de emergência ou no ramo, tem o potencial de oferecer terapias rápidas e sensíveis ao fator tempo. O acionamento do laboratório de cateterismo pelo médico do pronto-atendimento de emergência demonstra taxas muito elevadas de diagnóstico preciso de STEMI, reduzindo sensivelmente o tempo para a terapia definitiva, com taxas muito baixas de ocorrência de acionamento inadequado (p. ex., imitadores de STEMI). A ACC e a AHA reconhecem os vários desafios e possíveis dificuldades para que se alcancem essas metas de tempo da terapia de reperfusão.[6]

Terapia de Reperfusão na Presença de Choque Cardiogênico. Pacientes com STEMI em choque cardiogênico, o que ocorre em até 10% dos casos, requerem especial atenção em razão de uma taxa de mortalidade próxima de 80%. A fibrinólise não é eficaz nesses pacientes, provavelmente pela pressão de perfusão coronariana significativamente mais baixa. Nos estados de choque circulatório, o trombo oclusivo não é exposto ao agente fibrinolítico, resultando em falha clínica do medicamento. Nos grandes estudos com fibrinolíticos, os pacientes com STEMI em choque cardiogênico não demonstraram beneficiar-se da fibrinólise. Por outro lado, a intervenção coronariana percutânea primária foi investigada em mais de 600 pacientes em vários pequenos estudos. Uma análise cumulativa revelou uma taxa de mortalidade significativamente mais baixa (45%) em comparação com os resultados obtidos com o placebo ou os elementos de controle tradicionais.

Nos estudos anteriores que compararam os resultados dos pacientes com STEMI sob choque cardiogênio, os pacientes foram designados aleatoriamente para submeter-se a um procedimento de revascularização de emergência (intervenção coronariana percutânea ou CABG) ou de estabilização clínica inicial, incluindo a fibrinólise. A taxa geral de mortalidade depois de 30 dias não difere muito entre os grupos da revascularização e da terapia clínica, mas a mortalidade no espaço de 6 meses foi mais baixa no grupo da revascularização. Esse resultado – da mortalidade reduzida na intervenção coronariana percutânea, em comparação com a terapia fibrinolítica para pacientes em choque cardiogênico com STEMI – repetiu-se em vários estudos. Portanto, a revascularização de emergência com intervenção coronariana percutânea ou CABG é preferível para pacientes com STEMI complicado por choque cardiogênico, independentemente do atraso para o início do tratamento.[6] A terapia fibrinolítica deve ser considerada para pacientes elegíveis e, por outro lado, inaptos para um procedimento de intervenção coronariana percutânea ou de CABG.[6]

Parada Cardíaca com Reanimação e Suspeita de Síndrome Coronariana Aguda

No paciente reanimado após uma parada cardíaca ocorrida fora do hospital (OHCA), os cuidados pós-reanimação na unidade de emergência incluem muitos aspectos importantes de tratamento. Além das intervenções básicas e fundamentais de assistência, deve-se considerar a reperfusão coronariana de urgência no paciente reanimado após uma parada cardíaca cardiogênica fora do ambiente hospitalar. Mais de 50% desses pacientes cardiogênicos reanimados após uma OHCA e submetidos a uma reperfusão coronariana de urgência sobrevivem e recebem alta, representando uma taxa de sobrevivência mais elevada do que a taxa aproximada de 10% de todos os pacientes que sofrem uma OHCA fora do hospital. A maioria desses pacientes apresenta função neurológica satisfatória no momento da alta hospitalar.[57] A base de dados da literatura que trata dessa questão é heterogênea e aborda uma ampla variedade de tipos de pacientes reanimados, inclusive importantes diferenças nos diversos ritmos iniciais de parada cardíaca, a faixa de estado mental subsequente após o retorno da circulação espontânea (ROSC) e o estado cardiopulmonar na unidade de emergência. Portanto, os tipos mais adequados de candidatos à reperfusão coronariana de urgência ainda não foram identificados.[58-63]

A maioria dos pacientes com OHCA apresenta uma causa cardiogênica responsável pela parada cardíaca. A síndrome coronariana aguda é considerada a causa mais frequente, incluindo o STEMI e o NSTEMI; não é de surpreender que o ECG demonstre desvio do segmento ST em muitos desses pacientes. Por exemplo, o paciente alerta com taquicardia ventricular ou fibrilação ventricular que tenha sido reanimado e demonstre a presença de STEMI ao ECG provavelmente se beneficiará de forma significativa da intervenção coronariana percutânea de urgência.[7] Embora os pacientes com STEMI constituam o grupo com maior probabilidade de se beneficiar do cateterismo cardíaco de emergência com intervenção coronariana percutânea, se indicada, os achados eletrocardiográficos não devem ser considerados como estritos critérios de seleção para a realização da intervenção coronariana percutânea de urgência. Observou-se que pacientes com manifestações eletrocardiográficas que não STEMI se beneficiam dessa intervenção.[58,63]

É importante que a manifestação clínica do coma após a parada cardíaca não seja considerada uma contraindicação para a terapia de reperfusão, dada a frequente presença desse achado. Várias pesquisas acompanharam pacientes reanimados após uma parada cardíaca complicada por STEMI. Entre aqueles pacientes que se mantiveram conscientes durante a intervenção coronariana percutânea, a terapia invasiva restaurou a perfusão coronária em mais de 90% dos casos, e todos esses pacientes sobreviveram sem déficit neurológico. O resultado no subgrupo de pacientes com comatoses foi menos favorável, com uma taxa de sobrevivência de aproximadamente 50% e bons resultados neurológicos, embora ainda melhor do que a média das vítimas com OHCA que obtiveram o ROSC.[1] A hipotermia terapêutica utilizada no paciente insensível reanimado após uma OHCA com presumida causa cardiogênica e, quando combinada à intervenção coronariana percutânea, demonstra uma impressionante taxa de sobrevivência, com bons resultados neurológicos. Baseada em séries de casos anteriores, a hipotermia terapêutica combinada à intervenção coronariana percutânea demonstra uma taxa de sobrevivência significativamente melhor.

Em suas recomendações de 2015, a AHA sugeriu que o cateterismo cardíaco de emergência com intervenção coronariana percutânea, se indicada, deve ser considerada no paciente reanimado após uma ocorrência de OHCA, independentemente da presença ou ausência de elevação do segmento ST.[7] Essas recomendações observavam que "...a angiografia coronariana com intervenção coronariana percutânea, se indicada, deve ser realizada em caráter de emergência naqueles pacientes reanimados com suspeita de parada cardíaca cardiogênica que demonstrem evidência eletrocardiográfica de elevação do segmento ST...";[7] essa recomendação é uma indicação de classe I. Além disso, envolvendo dois tipos específicos de manifestação, a angiografia coronariana de emergência "...é uma intervenção válida em caso de parada cardíaca cardiogênica com reanimação... [em pacientes comatosos que não demonstram elevação do segmento ST evidenciada no ECG]".[7] (indicação de classe IIA). É razoável considerar a inclusão da intervenção coronariana percutânea como parte de um programa-padrão de tratamento pós-reanimação, uma vez que quase 50% dos sobreviventes de uma parada cardíaca cardiogênica apresentam uma oclusão aguda ou lesão culpada passível de intervenção.[58] Por uma série de razões, a intervenção coronariana percutânea é a estratégia de reperfusão preferida para o paciente pós-ROSC; no caso desse paciente que se apresenta com STEMI e a intervenção coronariana percutânea não é disponibilizada em tempo hábil, a fibrinólise pode ser a opção considerada, supondo-se que não haja quaisquer contraindicações.

O cateterismo cardíaco com possibilidade de intervenção coronariana percutânea, se necessário, pode ser benéfico tanto em termos funcionais quanto de sobrevivência para determinados pacientes. A seleção do paciente para a intervenção coronariana percutânea de emergência após a reanimação de uma OHCA, no entanto, é uma questão desafiadora difícil de responder. O que é claro nessa situação é que um subgrupo desses pacientes, com ou sem elevação do segmento ST, alerta ou comatoso, certamente se beneficia de forma significativa da terapia de reperfusão de emergência, administrada com outras formas de tratamento pós-reanimação adequadas. Com o significativo benefício extraído por algumas pessoas, a reperfusão de emergência deve ser considerada no paciente que sofre uma OHCA e obtém o retorno da circulação espontânea. Nesse caso, a discussão mais adequada deve incluir o médico da unidade de emergência e o cardiologista. Deve-se notar que o médico da unidade de emergência pode sugerir e ser partidário da intervenção, mas o cirurgião cardiologista é quem toma a decisão final, como convém na transferência de cuidados em questão.

Resumo do Tratamento: Possível Abordagem de Tratamento Farmacológico

O paciente com dor torácica estável ou resolvida, com um ECG normal ou minimamente anormal e um marcador sérico negativo, é inicialmente mais bem tratado com NTG sublingual ou tópica combinada à aspirina. A resolução do desconforto com a estabilidade contínua provavelmente não justifica um tratamento farmacológico mais profundo na unidade de emergência. A dor contínua ou recorrente apresentada na unidade de emergência pode ser tratada com sulfato de morfina administrado por via parenteral. A dor contínua pode, em última instância, exigir a administração de NTG IV, heparinização com HNF ou HBPM e terapia antiplaquetária complementar com uma tienopiridina (p. ex., clopidogrel, ticagrelor). O paciente com um quadro estabilizado de angina instável (p. ex., padrão de manifestação recente ou alterado, mas agora sem sintomas e ausência de marcadores séricos anormais e um ECG anormal) não necessita de heparina ou de qualquer outro tipo de terapia mais agressiva de inibição plaquetária na maioria dos casos.

O paciente com síndrome coronariana aguda e um ECG anormal, especialmente anomalias do segmento ST e da onda T, ou com níveis elevados de marcadores séricos, pode necessitar de várias terapias, inclusive com a administração de ASA, heparina e outros agentes antiplaquetários (normalmente uma tienopiridina). A NTG pode ser administrada por via tópica ou IV. O paciente com angina recorrente também pode beneficiar-se dessa abordagem. A terapia com heparina geralmente é indicada nesse caso.

O paciente com infarto agudo do miocárdio sem elevação do segmento T – o paciente com NSTEMI – requer a administração de aspirina, heparina, uma tienopiridina ou um segundo agente antiplaquetário alternativo, e sulfato de morfina. O paciente com STEMI é tratado com os medicamentos anteriormente observados e deve ser considerado elegível para a revascularização de urgência, obtida por meio de agentes fibrinolíticos, intervenção coronariana percutânea ou, em raros casos, CABG.

DISPOSIÇÃO

Assim como a doença arterial coronariana e a síndrome coronariana aguda representam um amplo espectro de doenças, existe um espectro de opções de disposição semelhantes para pacientes que comparecem à unidade de emergência com dor no peito ou outras queixas relacionadas com a síndrome coronariana aguda. Essas opções incluem o rápido transporte para o laboratório de cateterismo cardíaco, minutos após a chegada à unidade, para uma intervenção de emergência, internação na UTI, internação na unidade de terapia intensiva com monitoramento cardíaco, internação na unidade de observação (real ou virtual) e alta após a avaliação. Pacientes com evidência de condição aguda ou de síndrome coronariana aguda em evolução requerem internação hospitalar. O local final dessas internações irá depender do quadro clínico, dos achados eletrocardiográficos, dos resultados do ensaio com troponina e do quadro cardiorrespiratório do paciente.

Se o quadro do paciente e o ECG forem compatíveis com STEMI, a disposição é determinada pelas opções de reperfusão disponíveis na unidade. Em uma unidade com disponibilidade de recursos de cardiologia intervencionista e intervenção coronariana percutânea, o paciente pode ser transportado em caráter de urgência para o CCL para uma reperfusão por meio de intervenção coronariana percutânea, desde que isso possa ser feito sem atrasos. Caso a intervenção coronariana percutânea não seja uma opção disponibilizada em tempo hábil, a terapia fibrinolítica deve ser rapidamente iniciada. Independentemente da estratégia de reperfusão escolhida, o paciente com STEMI precisará ser internado na UTI em razão do significativo risco de eventos adversos nas primeiras 24 horas de internação. Todo hospital, independentemente de porte ou recursos, deve possuir uma via expressa de atendimento a pacientes com STEMI, possivelmente com acionamento do laboratório de cateterismo cardíaco ou administração de fibrinólise, seguida de internação na UTI; deve-se considerar a ágil transferência do paciente, dependendo dos recursos iniciais da unidade de atendimento.

Em pacientes com evidência de síndrome coronariana aguda sem STEMI, a disposição é baseada na avaliação de risco do paciente realizada pelo médico da unidade de emergência e no seu quadro clínico. Pacientes com manifestações de alto risco, como alterações eletrocardiográficas dinâmicas, dor isquêmica fora de controle ou elevação dos níveis de troponina (compatível com NSTEMI ou angina instável) provavelmente se beneficiarão do tratamento e monitoramento em nível de UTI em razão de seu significativo risco de eventos adversos.

Caso o paciente não apresente nenhuma evidência de isquemia ativa, a maioria das ferramentas de estratificação de risco recomenda que os pacientes sejam separados por categorias com base no risco de síndrome coronariana aguda e eventos adversos. Pacientes de alto risco sem alterações eletrocardiográficas dinâmicas ou níveis elevados de troponina geralmente se beneficiam da internação em um leito hospitalar monitorado, com exames diagnósticos e gerenciamento mais aprofundados. Pacientes com nível de risco intermediário geralmente se beneficiam de uma breve permanência em uma unidade de observação (unidade real ou virtual) para a realização de repetidos testes de verificação dos níveis de troponina e um possível teste provocativo ou imageamento anatômico, se indicado. Pacientes com baixo risco de síndrome coronariana aguda geralmente podem submeter-se à avaliação na unidade de emergência, seguida de alta hospitalar com acompanhamento de cuidados primários e possíveis exames ambulatoriais, como indicado.

Transferência de Paciente com Síndrome Coronariana Aguda

Existem várias indicações para a transferência de um paciente com síndrome coronariana aguda para uma unidade capacitada a realizar procedimentos de intervenção coronariana percutânea. Essas indicações incluem o rápido acesso à intervenção coronariana percutânea, instabilidade hemodinâmica persistente ou disritmias ventriculares e isquemia pós-infarto ou pós-reperfusão. A transferência hospitalar para a realização da intervenção coronariana percutânea é sugerida também para pacientes com contraindicações ao uso de agentes fibrinolíticos que possam beneficiar-se de um procedimento de intervenção coronariana percutânea ou CABG.

A transferência urgente de um paciente com STEMI e candidato à terapia fibrinolítica para outra instituição a fim de se submeter a uma intervenção coronariana percutânea não é recomendável até que a terapia fibrinolítica seja iniciada, em caso de atraso previsto na execução da intervenção coronariana percutânea. As recomendações da ACC/AHA observam que, em hospitais não habilitados a realizar a intervenção coronariana percutânea, a transferência imediata do paciente para uma intervenção coronariana percutânea primária é uma opção de tratamento quando pode ser realizada no espaço de 60 a 120 minutos após o primeiro contato médico, dependendo da duração do STEMI no momento da manifestação.[7] Se forem previstos atrasos na realização da intervenção coronariana percutânea e o paciente for um candidato aceitável à fibrinólise, a terapia fibrinolítica deve ser iniciada antes ou durante o transporte para o hospital receptor. Essa decisão é tomada juntamente com o cardiologista que recebe o paciente.

Muitas instituições são capacitadas para executar a intervenção coronariana percutânea. Portanto, a decisão do médico da unidade de emergência envolve não apenas a fibrinólise relativamente simples em comparação com a intervenção coronariana percutânea, mas também a possível necessidade de uma transferência urgente para um centro de maior porte. Estudos anteriores exploraram o possível benefício da intervenção coronariana percutânea sobre a fibrinólise e o importante impacto da transferência do paciente com STEMI internado em um hospital não capacitado para realizar procedimentos intervencionistas. Esses estudos revelaram uma redução de aproximadamente 25% nos parâmetros compostos de morte, infarto recorrente, derrame e/ou revascularização em pacientes submetidos a terapia fibrinolítica, em comparação com aqueles do grupo tratado com intervenção coronariana percutânea. A conclusão foi de que o benefício inicial de uma estratégia invasiva relacionada com a transferência se sustentou durante o acompanhamento de longo prazo, mas, em grande parte, resultou da menor incidência de ocorrências em pacientes submetidos à intervenção coronariana percutânea nos primeiros 30 dias após a manifestação.

A possível necessidade de transferência do paciente com STEMI por longas distâncias também pode afetar as decisões relacionadas com a terapia de reperfusão. Isso normalmente acontece em zonas rurais, onde o tempo de transporte até a unidade médica mais próxima capacitada a realizar procedimentos de intervenção coronariana percutânea é longo. Dentro desse contexto, deve haver processos organizados de rápida transferência para lidar com os atrasos previstos, incluindo a rápida mobilização por parte do médico da unidade de emergência para a realização da transferência, um ágil processo consensual de transferência para o centro de intervenção coronariana percutânea e o rápido acesso a um veículo de transporte (por terra ou ar) que seja necessário para um transporte seguro. Várias pesquisas sugeriram que a rápida transferência do paciente com STEMI para uma intervenção coronariana percutânea pode ocorrer no ambiente rural em um espaço de tempo aceitável para a terapia.

> ### CONCEITOS-CHAVE
>
> - Os sintomas equivalentes à angina normalmente não associados à síndrome coronariana aguda variam muito e geralmente confundem o diagnóstico. A idade, o quadro glicêmico, a etnia e o sexo do paciente são levados em consideração juntamente com um histórico atípico.
> - As limitações do ECG com 12 derivações na síndrome coronariana aguda incluem achados iniciais não diagnósticos, oscilações progressivas com sintomas contínuos, pontos cegos na anatomia do miocárdio e padrões confusos ou obscuros, como LBBB.
> - Pacientes com estenose proximal da artéria descendente anterior esquerda (síndrome de Wellens) podem apresentar ondas T bifásicas profundamente invertidas nas derivações precordiais anteriores.
> - A elevação de mais de 0,5 mV do segmento ST na derivação aVR sugere doença da artéria coronária principal.
> - As estratégias funcionais de teste da síndrome coronariana aguda incluem o teste de esforço graduado, a ecocardiografia e a cintilografia miocárdica. O teste de esforço graduado, com ou sem cintilografia nuclear, pode ser utilizado no paciente com baixa ou moderada probabilidade de doença arterial coronariana capaz de se exercitar. A cintilografia miocárdica sob estresse farmacológico pode ser utilizada no paciente debilitado ou mais velho (p. ex., incapaz de se exercitar).
> - A ecocardiografia sob estresse farmacológico é apropriada para a mulher acima de 45 anos, o paciente com diabetes melito e o paciente com outras formas de cardiopatia orgânica (p. ex., disfunção valvular, estados de baixo débito cardíaco).
> - O uso da angiografia coronariana por TC é mais adequada para o paciente mais jovem; a calcificação coronariana excessiva pode reduzir a capacidade do exame de avaliar com segurança o paciente para a identificação de doença arterial coronariana significativa.
> - A fibrinólise não é eficaz em pacientes com STEMI em choque cardiogênico.
> - A menos que utilizado para fins de controle da frequência de disritmia supraventricular no paciente incapaz de tolerar os betabloqueadores, o bloqueio dos canais de cálcio não é recomendado para aqueles com síndrome coronariana aguda.

As referências para este capítulo podem ser encontradas on-line no website Expert Consult associado à obra.

CAPÍTULO 69

Arritmias

Donald M. Yealy | *Joshua M. Kosowsky*

INTRODUÇÃO

O termo *arritmia* denota qualquer anormalidade no ritmo cardíaco. Neste capítulo revimos a eletrofisiologia da formação e da condução normal e anormal do impulso elétrico cardíaco e apresentamos uma abordagem geral para o reconhecimento e o tratamento de arritmias, juntamente com uma visão geral dos agentes antiarrítmicos. Por fim, discutimos a avaliação e o tratamento de arritmias específicas no ambiente pré-hospitalar e no departamento de emergência.

Eletrofisiologia Celular Cardíaca

A função eletrofisiológica das células cardíacas depende de um potencial de membrana de repouso intacto. O potencial de membrana é, em grande parte, resultado de concentrações diferentes de Na^+ e K^+ em cada lado da membrana celular, medindo aproximadamente –90 mV nas células marca-passo normais, em repouso. Esse gradiente existe por causa da bomba de troca de Na^+-K^+ e do fluxo celular concentração-dependente de K^+ para fora da célula. O influxo de Ca^{2+} por meio de troca passiva com Na^+ também permite a condução e a contração das miofibrilas (Fig. 69.1).

Nas células não marca-passo normais, um estímulo elétrico faz que o potencial de membrana se torne menos negativo – é a chamada *despolarização*. Quando o potencial de membrana alcança –70 mV, os canais especializados de Na^+ abrem-se, causando um rápido influxo de carga positiva para a célula. Essa chamada atividade dos canais rápidos diminui ainda mais o potencial de membrana e aumenta em 30 a 40 mV em função de um segundo canal lento que permite o influxo de Ca^{2+}. Quando esses canais se fecham, o potencial de repouso é restaurado pela bomba de sódio-potássio, configurando um evento denominado *repolarização* (Fig. 69.2).

Nas células não marca-passo, a despolarização resultante de um segundo estímulo elétrico não é possível quando o potencial de membrana permanece mais positivo do que –60 mV, no chamado período refratário efetivo (Fig. 69.3). Quando o potencial de membrana alcança –60 a –70mV, alguns canais rápidos são capazes de responder, mas a propagação do impulso não é normal; isso é conhecido como período refratário relativo. Em um potencial de membrana de –70 mV ou menos, os canais rápidos estão prontos para a atividade (Fig. 69.3).

As células marca-passo diferem das células não geradoras de impulso na medida em que são capazes de se despolarizar espontaneamente por meio do lento influxo de Na^+. As células dominantes marca-passo estão presentes no nó sinoatrial (NSA), mas existem outras células marca-passo no nó atrioventricular (NAV), dentro do sistema de His-Purkinje, e em outros locais. Diante de uma falha das células marca-passo normais, ou de outras condições, como distúrbio metabólico ou isquemia miocárdica, as células não marca-passo sofrem despolarização espontânea.

Anatomia e Condução

O nó sinoatrial é uma área de tecido especializado gerador de impulso localizada na junção do átrio direito com a veia cava superior. O seu suprimento sanguíneo é proveniente da artéria coronária direita (RCA, na sigla em inglês) em 55% dos pacientes e da artéria circunflexa esquerda (LCA, na sigla em inglês) em 45%. O nó sinoatrial normal produz despolarização espontânea em uma frequência maior do que outros marca-passos e normalmente é o marca-passo dominante. Em adultos saudáveis, o nó sinoatrial normalmente mantém uma frequência de 60 a 90 batimentos/min. A hipotermia e a estimulação vagal desaceleram a frequência sinusal, enquanto a hipertermia e a estimulação simpática aumentam a frequência. O tônus parassimpático baixo ou ausente – por exemplo, com determinados medicamentos ou após um transplante cardíaco – cria uma frequência sinusal maior.

Na ausência de impulsos normais do nó sinoatrial, outros tecidos miocárdicos podem assumir o papel de marca-passo. O nó atrioventricular tem uma frequência intrínseca geradora de impulso de 45 a 60 batimentos/min. Os marca-passos infranodais contidos no feixe de His, no sistema de Purkinje e nos ramos do feixe mantêm frequências intrínsecas que variam de 30 a 45 batimentos/min. Em condições patológicas, outros tecidos atriais e ventriculares podem estimular o coração em frequências variáveis. Os impulsos gerados pelo nó sinoatrial propagam-se através do tecido atrial para o nó atrioventricular. A despolarização atrial caracteriza-se pela onda P no traçado do eletrocardiograma (ECG; Fig. 69.4).

O nó atrioventricular é uma área de tecido de condução que separa os átrios e ventrículos, localizada na região posteroinferior do septo interatrial. O seu suprimento sanguíneo é proveniente de um ramo da artéria coronária direita em 90% dos pacientes (direita dominante) e da artéria coronária esquerda nos restantes 10% (esquerda dominante). A transmissão de impulso no interior do nó atrioventricular é mais lenta do que em outras partes do sistema condutor (Tabela 69.1) em razão de sua dependência do influxo de íons dos canais lentos para a despolarização da membrana. Uma via acessória é o tecido de condução externo ao nó atrioventricular que forma um trato alternativo, ou desvio, entre os átrios e os ventrículos. O termo *pré-excitação* refere-se à despolarização ventricular precoce por meio de uma via acessória.

No traçado do ECG, o tempo para a condução de um impulso por meio dos átrios para os ventrículos é representado pelo intervalo PR, que normalmente varia de 0,10 a 0,20 segundo (Fig. 69.4). Os impulsos originários dos tecidos atriais inferiores ou das vias acessórias geralmente apresentam um intervalo PR encurtado. O prolongamento do intervalo PR normalmente é resultante de doença do sistema de condução nodal ou supranodal.

Depois de atravessar o nó atrioventricular, os impulsos propagam-se para o feixe de His nos três fascículos principais dos ramos do feixe – o ramo direito do feixe (RBB, na sigla em inglês), o feixe anterossuperior esquerdo (LASB, na sigla em inglês) e o feixe posteroinferior esquerdo (LIPB, na sigla em inglês). O ramo direito do feixe e o feixe anterossuperior esquerdo normalmente são alimentados pela artéria descendente anterior esquerda (LAD, na sigla em inglês), enquanto o feixe posteroinferior esquerdo pode ser alimentado pela artéria coronária direita ou esquerda. Após a condução pelos três ramos principais do feixe, os impulsos são transmitidos às fibras de Purkinje, que propagam os impulsos para os tecidos miocárdicos em uma operação rápida e ordenada, permitindo a contração ventricular. Se chegarem prematuramente, os impulsos podem ser conduzidos de forma anormal (é o chamado impulso *aberrante*, associado a feixes relativamente refratários) ou serem bloqueados (se os feixes forem totalmente refratários).

No ECG, o complexo QRS representa a despolarização ventricular (Fig. 69.4), normalmente com duração de 0,09 segundo ou menos; uma duração de 0,12 segundo ou mais é anormal. A onda T

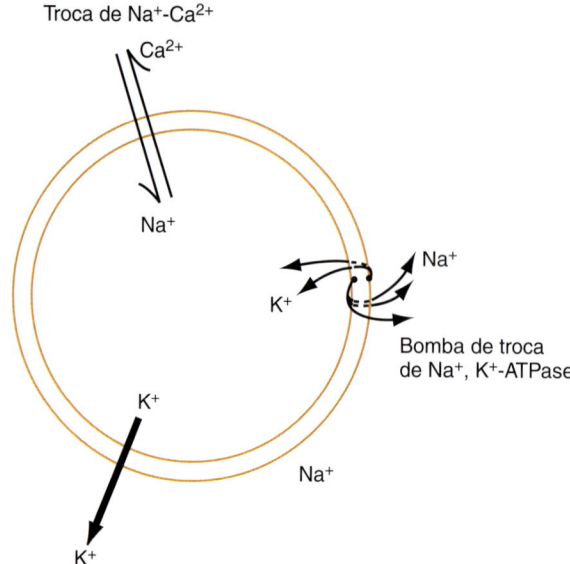

Fig. 69.1. Fluxo de diversos íons através da membrana celular do miocárdio. A bomba de Na+-K+ troca três íons de Na+ por cada dois íons de K+, gerando um fluxo negativo de 10 mV. O fluxo de K pelo gradiente de concentração (*seta escura*) gera outros 80 mV de corrente. A troca de Na+-Ca2+ pouco acrescenta ao potencial de repouso. *ATPase*, adenosina trifosfatase. (Extraído de Marriott HJL, Conover MB: Advanced concepts in dysrhythmias, ed 2, St. Louis, 1989, Mosby.)

TABELA 69.1
Velocidades de Condução em Diversos Tecidos Cardíacos

TECIDO	VELOCIDADE (M/S)
Átrio	1.000
Nó atrioventricular	200
Sistema de His-Purkinje	4.000
Ventrículos	400

corresponde à repolarização ventricular e a sua duração depende, entre outros fatores, da duração do ciclo cardíaco. O intervalo QT representa o tempo total de despolarização e repolarização ventricular e é alterado por anomalias fisiológicas intrínsecas, alterações metabólicas ou alterações estruturais. Esse intervalo é a chave para a avaliação do prolongamento do intervalo QT em qualquer paciente com síncope ou arritmia ventricular, dada a ligação com a recorrência das arritmias ventriculares.[1]

Mecanismos da Formação de Arritmias

A automaticidade aumentada refere-se à despolarização espontânea nas células não marca-passo ou à despolarização em um limiar anormalmente baixo nas células marca-passo (Fig. 69.5). Os ritmos idioventriculares da hipercalemia grave ou da isquemia miocárdica, além das taquicardias atriais e juncionais (ITs, na sigla em inglês) associadas à toxicidade dos digitálicos, são exemplos clássicos de automaticidade aumentada.

A atividade desencadeada refere-se ao(s) impulso(s) anormal(is) resultante(s) das pós-despolarizações. As pós-despolarizações são oscilações do potencial de membrana que ocorrem durante a restauração do potencial de repouso. Essas oscilações podem precipitar outra despolarização pouco antes que o potencial de repouso seja alcançado por completo (pós-despolarizações prematuras) ou depois que o potencial de repouso é alcançado por completo (pós-despolarizações tardias). A arritmia clássica associada à pós-despolarização prematura é a *torsades de pointes*, que normalmente surge na presença de um intervalo QT prolongado e de um novo gatilho metabólico ou farmacológico. As pós-despolarizações tardias normalmente surgem na presença de frequências cardíacas elevadas e sobrecarga de Ca2+ intracelular, como observado com a toxicidade dos digitálicos ou a terapia de reperfusão para infarto agudo do miocárdio.

As arritmias de reentrada originam-se da condução repetitiva de impulsos por um circuito autossustentado (Fig. 69.6). Para manter um circuito de reentrada, uma das vias de condução deve ter um período refratário mais longo do que a outra, de modo que, ao sair de um dos ramos do circuito, o impulso possa reentrar no outro de maneira retrógrada. O ciclo então se repete, criando uma arritmia autossustentada. Os mecanismos de reentrada são responsáveis pela maioria das taquicardias de complexo QRS estreito e por muitas taquicardias ventriculares (TVs). O tratamento consiste na alteração da condução em um ou em ambos os ramos do circuito.

CLASSIFICAÇÃO DOS MEDICAMENTOS ANTIARRÍTMICOS

As quatro classes de medicamentos antiarrítmicos são classificadas de acordo com os seus efeitos eletrofisiológicos (Quadro 69.1). Os agentes da classe I exercem seus principais efeitos sobre os canais rápidos de Na+, resultando na estabilização da membrana. As subclasses IA, IB e IC têm efeitos diferenciados sobre a despolarização, a repolarização e a condução. Os agentes da classe II são os antagonistas beta-adrenérgicos, que deprimem a automaticidade do nó sinoatrial, desaceleram a condução do nó atrioventricular e suprimem a condução no tecido miocárdico isquêmico. Os agentes da classe III prolongam a repolarização e o período refratário, predominantemente através de seus efeitos sobre os canais de K+. Os agentes da classe IV são os bloqueadores dos canais de Ca2+, que desaceleram a condução através do nó atrioventricular e suprimem outras arritmias dependentes de cálcio. Outros agentes importantes no tratamento de emergência das arritmias são o sulfato de magnésio, os digitálicos e a adenosina.

Agentes da Classe IA

Os agentes da classe IA desaceleram a condução através dos átrios, do nó atrioventricular e do sistema de His-Purkinje e suprimem a condução nas vias acessórias. Esses produzem também efeitos anticolinérgicos e efeitos inotrópicos negativos leves.

Procainamida

A procainamida é o agente da classe IA mais utilizado no tratamento de emergência de arritmias ventriculares e supraventriculares e pode alterar a condução pelas vias normais e acessórias. Em pacientes estáveis, a administração recomendada é uma frequência de 20 a 30 mg/min até que a arritmia cesse, que hipotensão ocorra ou que o complexo QRS se alargue (para 50% da largura pré-tratamento), até uma dose total de 18 a 20 mg/kg (12 mg/kg na presença de insuficiência cardíaca congestiva). A procainamida desencadeia hipotensão em decorrência dos efeitos vasodilatadores produzidos em 5% a 10% dos pacientes. Atualmente, não existem outros agentes da classe IA em uso para o tratamento de condições agudas.

Agentes da Classe IB

Os agentes da classe IB desaceleram a condução e a despolarização menos do que outros agentes da classe I, e encurtam a repolarização, em vez de prolongá-la. Os agentes da classe IB têm pouco efeito sobre a condução pelas vias acessórias.

Lidocaína

A lidocaína é o único agente da classe IB utilizado em manejo de emergência de ritmo. Trata-se de um agente capaz de suprimir arritmias decorrentes de automaticidade aumentada, como as taquicardias ventriculares. A lidocaína suprime também a função dos nós sinoatrial e atrioventricular e é associada a assistolia na

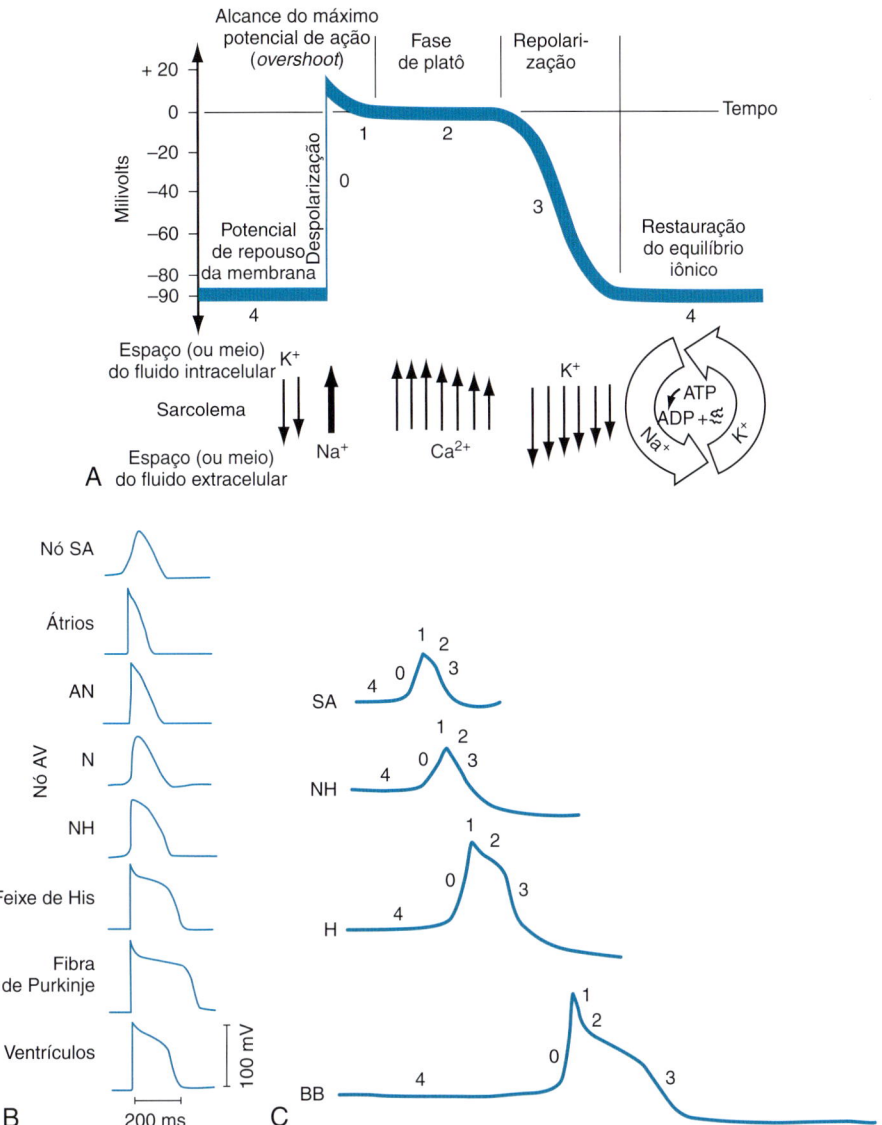

Fig. 69.2. A, Potencial de ação de uma célula miocárdica e sua relação com o fluxo de íon. **B,** Potenciais de ação de diversões tecidos miocárdicos. **C,** Potenciais de ação de diversas células marca-passo. Observa-se que a fase 4 torna-se mais plana à medida que a sua localização assume uma posição mais distal. *AN,* atrionodal; *AV,* atrioventricular; *FRF,* fascículos dos ramos do feixe; *H,* feixe de His; *N,* nodal; *NH,* nodal-His; *SA,* sinoatrial. (**A**, **B,** Extraído de Calcium in cardiac metabolism, Whippany, NJ, 1980, Knoll Pharmaceutical; and **C,** extraído de Conover M: Understanding electrocardiography, ed 5, St Louis, 1988, Mosby.)

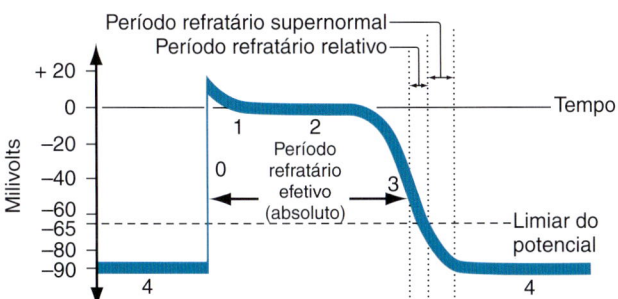

Fig. 69.3. Potencial de ação mostrando diversos períodos refratários. (Extraído de Calcium in cardiac metabolism, Whippany, NJ, 1980, Knoll Pharmaceutical.)

presença de isquemia miocárdica aguda. Atualmente, é um agente de segunda linha no tratamento da taquicardia ventricular devido às suas taxas de conversão mais baixas, em comparação com outros agentes. A lidocaína pode também ter um papel importante na profilaxia de arritmias recorrentes naqueles que sobrevivem à fibrilação ventricular fora do ambiente hospitalar,[2] embora os dados experimentais sejam limitados.

Agentes de Classe IC

Os agentes da classe IC desaceleram profundamente a despolarização e a condução. Mais do que qualquer outra classe, esses agentes estão associados a pró-arritmia, a criação de uma nova arritmia ventricular[3]; esse potencial existe com os agentes da classe IA, embora muito menos. Os agentes da classe IC são aprovados somente para uso oral nos Estados Unidos.

Flecainida

A flecainida é um antiarrítmico da classe IC utilizado para taquicardia supraventricular paroxística e determinadas formas de taquicardia ventricular. A flecainida tem alta biodisponibilidade oral, meia-vida variável e faixa terapêutica estreita, e todos esses fatores impedem o seu uso. A flecainida não é recomendada para pacientes com cardiopatia isquêmica ou estrutural.

Propafenona

A propafenona compartilha propriedades eletrofisiológicas com os agentes das classes IA e IC e possui algumas propriedades dos bloqueadores beta-adrenérgicos e dos canais de cálcio. A propafenona oral é utilizada na prevenção da fibrilação atrial e das arritmias ventriculares. Como a flecainida, deve ser usada com cautela em pacientes que tenham cardiopatia isquêmica e/ou estrutural

Agentes da Classe II

Os agentes da classe II – os bloqueadores beta-adrenérgicos – suprimem a automaticidade do nó sinoatrial e desaceleram a condução através do nó atrioventricular. Devido ao seu efeito sobre a condução do nó atrioventricular, os agentes da classe II são adequados para controlar a frequência ventricular em pacientes com taquiarritmias atriais e podem ser úteis para reverter as taquicardias por reentrada nodal. Na presença de isquemia miocárdica aguda, os betabloqueadores desempenham um papel importante na prevenção das arritmias ventriculares.

Todos os betabloqueadores são ativos em graus variáveis nos receptores β_1 e β_2. Aqueles com efeitos β_1 mais proeminentes são chamados cardiosseletivos. As contraindicações relativas para o uso dos betabloqueadores incluem asma ou doença pulmonar obstrutiva crônica, insuficiência cardíaca congestiva avançada e gestação no terceiro trimestre. Os betabloqueadores não devem ser utilizados em pacientes com bradicardia pré-existente ou bloqueio atrioventricular além do primeiro grau. Os efeitos agudos dos betabloqueadores incluem broncoespasmo, insuficiência cardíaca, bradicardia excessiva e hipotensão. Os betabloqueadores intravenosos (EV) podem desencadear efeitos colaterais aditivos quando usados em conjunto com bloqueadores dos canais de cálcio, sobretudo hipotensão ou bradicardia.

Esmolol

O esmolol é um agente seletivo para os receptores β_1, é útil na presença de situação de emergência, devido ao rápido início de sua ação e à curta meia-vida de eliminação (minutos). A posologia usual do esmolol é um bólus EV de 500 µg/kg seguido por uma infusão contínua inicial de 50 µg/kg/min, titulada de acordo a necessidade e o efeito.

Metoprolol

O metoprolol é disponibilizado em fórmulas orais e EV. Embora aprovado para o tratamento de arritmia nos Estados Unidos, o metoprolol (5-10 mg EV a cada 10-15 minutos em um adulto, titulado de acordo com a resposta) desacelera as taquicardias atriais e nodais.

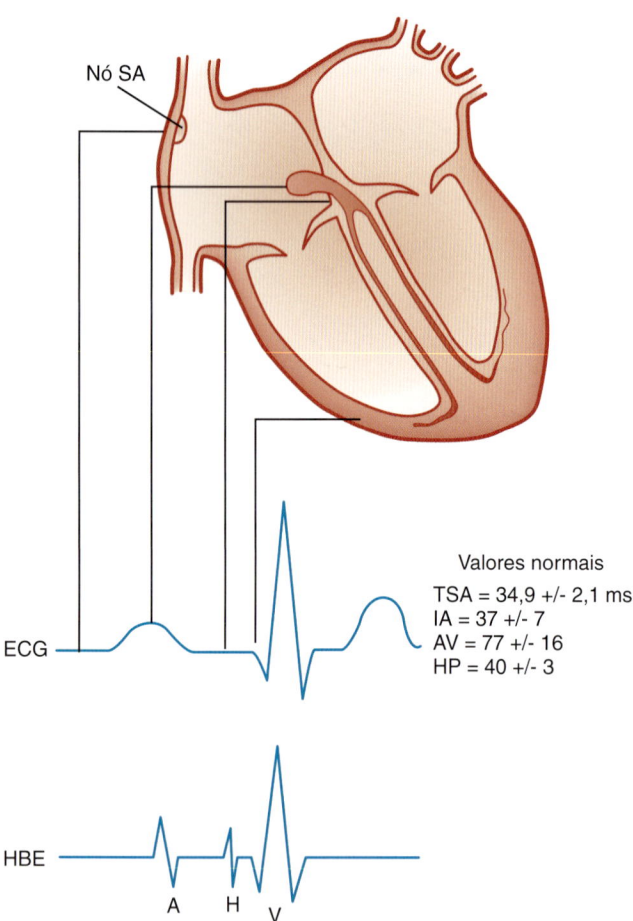

Fig. 69.4. Eventos elétricos no coração relacionados com o eletrocardiograma (ECG) e com o eletrograma do feixe de His (HBE, na sigla em inglês). A relação aproximada da descarga no nó sinusal também está relacionada ao ECG. *AV,* tempo de condução nodal atrioventricular; *HP,* condução de His-Purkinje; *IA,* tempo de condução intra-atrial; *SA,* sinoatrial; *TSA,* tempo de condução SA. (Extraído de Marriott HJL, Conover MB: Advanced concepts in dysrhythmias, ed 2, St. Louis, 1989, Mosby.)

Valores normais
TSA = 34,9 +/- 2,1 ms
IA = 37 +/- 7
AV = 77 +/- 16
HP = 40 +/- 3

TABELA 69.2
Receptores β-Adrenérgicos Cardíacos e Respiratórios e Respostas à Manipulação Farmacológica

RESPOSTA AOS RECEPTORES	LOCALIZAÇÃO	ESTIMULAÇÃO	ANTAGONISMO
β_1-Adrenérgico	Coração	Aumento da frequência cardíaca e ectopia Aumento da contratilidade	Redução da frequência cardíaca e ectopia Redução da contratilidade
β_2-Adrenérgico	Via aérea (músculo liso) Vasculatura periférica	Tônus reduzido (relaxamento) Tônus reduzido (relaxamento)	Tônus aumentado (contração) Tônus aumentado (contração)

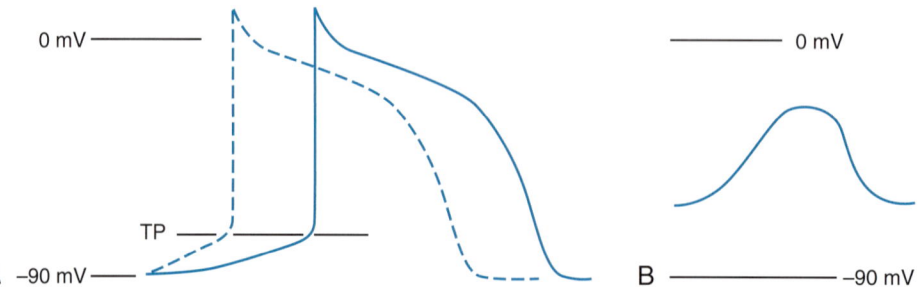

Fig. 69.5. A, Automaticidade normal aumentada (*linha tracejada*). **B,** Automaticidade anormal. *LP,* Limiar do potencial. (Extraído de Marriott HJL, Conover MB: Advanced concepts in dysrhythmias, ed 2, St. Louis, 1989, Mosby.)

Agentes da Classe III

Todos os agentes da classe III prolongam o período refratário basicamente bloqueando os canais de K^+, com efeitos variáveis sobre o intervalo QT. Em geral, os agentes da classe III são alternativas para os agentes da classe I no tratamento de muitas arritmias ventriculares e atriais.

Bretílio

O bretílio já foi o agente da classe III usado com mais frequência. Devido aos seus efeitos colaterais hemodinâmicos frequentes e eficácia limitada, o bretílio deixou de ser disponibilizado nos Estados Unidos.

Amiodarona

A amiodarona é aprovada para o tratamento de arritmias ventriculares e supraventriculares e é a escolha preferida para o tratamento farmacológico de taquicardia ventricular aguda. Além das características em comum com todos os agentes da classe III, a amiodarona tem outros efeitos, inclusive ações semelhantes àquelas dos agentes das classes Ia, II e IV.

A meia-vida sérica da amiodarona é de 25 horas após uma única dose EV e de até 50 dias durante o uso oral de longo prazo. Devido à sua incomum farmacocinética, a posologia oral varia muito. Os efeitos colaterais agudos da amiodarona incluem hipotensão, bradicardia e insuficiência cardíaca (Quadro 69.2). Existe um risco adicional de bradicardia e hipotensão quando a amiodarona é usada em conjunto com bloqueadores dos canais de cálcio ou bloqueadores beta-adrenérgicos. As taxas de incidência de pró-arritmia são relativamente baixas. O uso prolongado da amiodarona é associado a efeitos colaterais extracardíacos, inclusive doença irreversível do pulmão e da tireoide. A amiodarona altera a farmacocinética de vários outros medicamentos, incluindo a digoxina e a varfarina.

Ibutilida

A ibutilida tem um peculiar mecanismo de ação caracterizado pela indução de uma lenta corrente de entrada de Na^{2+}, prolongando, desse modo, o período refratário. A ibutilida EV é aprovada para cardioversão, fibrilação atrial e *flutter* atrial. Em razão do prolongamento do intervalo QT e do risco de taquicardia ventricular polimórfica, a maioria dos profissionais da saúde opta por iniciar a ibutilida somente em um ambiente monitorado.

Sotalol

O sotalol é um bloqueador dos receptores beta-adrenérgicos com propriedades antiarrítmicas do tipo III. Como a ibutilida, o sotalol deve começar a ser administrado em um ambiente monitorado, com atenção ao prolongamento do intervalo QT; a sua função nos cuidados de emergência é muito limitada.

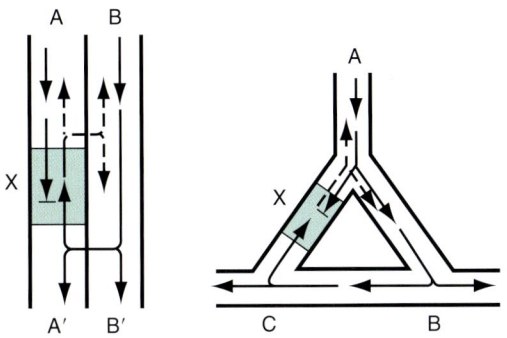

Fig. 69.6. Mecanismo de reentrada.

QUADRO 69.1

Classificação dos Medicamentos Antiarrítmicos

CLASSE I
Bloqueadores dos canais (rápidos) de sódio – desaceleram a despolarização com efeitos variáveis sobre a repolarização. Esses medicamentos produzem efeitos estabilizadores da membrana.

Classe IA
Desacelera moderadamente a despolarização e condução; prolonga a repolarização e a duração do potencial de ação
Procainamida
Quinidina
Disopiramida

Classe IB
Desacelera minimamente a despolarização e a condução; encurta a repolarização e a duração do potencial de ação.
Lidocaína
Fenitoína
Tocainida
Mexiletina

Classe IC
Desacelera acentuadamente a despolarização e a condução; prolonga a repolarização e a duração do potencial de ação.
Flecainida
Encainida
Lorcainida
Propafenona (propriedades em comum com os agentes da classe IA)
Vernakalant (específico para o átrio, investigacional)

CLASSE II
Bloqueadores β-Adrenérgicos
Propranolol
Esmolol
Metoprolol
Atenolol

CLASSE III
Agentes antifibrilatórios – prolongam a duração do potencial de ação e do período refratário com propriedades antifibrilatórias.
Bretílio (importância histórica)
Amiodarona
Dofetilida
Ibutilida[a]
Sotalol[b]
Dronedarona
Azimilida

CLASSE IV
Bloqueadores dos canais (lentos) de cálcio
Verapamil
Diltiazem

DIVERSOS
Digitálicos
Sulfato de magnésio
Adenosina

[a]Compartilha atividade com agentes da classe I.
[b]Compartilha atividade com agentes da classe II.

> **QUADRO 69.2**
>
> ### Efeitos Adversos da Amiodarona
>
> **EFEITOS AGUDOS**
> Hipotensão
> Desaceleração da frequência cardíaca
> Contratilidade reduzida
>
> **EFEITOS EM LONGO PRAZO**
> **Efeitos Comuns**
> Depósitos corneanos
> Fotossensibilidade
> Intolerância gastrointestinal
>
> **Efeitos Menos Comuns**
> Hipertireoidismo
> Insuficiência cardíaca
> Toxicidade pulmonar, fibrose
> Hipotireoidismo
> Bradicardia
> Efeito pró-arrítmico
>
> **INTERAÇÕES FARMACOLÓGICAS**
> **Níveis Aumentados**
> Fenitoína
> Procainamida
> Varfarina
> Digoxina
> Flecainida

> **QUADRO 69.3**
>
> ### Efeitos Adversos dos Digitálicos
>
> **EFEITOS COMUNS**
> Intolerância gastrointestinal (p. ex., náusea, vômito, dor abdominal, diarreia, anorexia)
> Fadiga
> Sonolência
> Distúrbios visuais em relação às cores
> Cefaleia
> Depressão
> Apatia
>
> **EFEITOS MENOS COMUNS**
> Psicose
> Sintomas cardíacos
> Bloqueio cardíaco
> Ectopia aumentada
> Bloqueio e ectopia combinados (taquicardia atrial multifocal com bloqueio ou bloqueio atrioventricular total com ritmo juncional acelerado, normalmente na presença de *overdose*)
> Taquicardia ventricular

Dofetilida

A dofetilida é um poderoso agente da classe III aprovado para cardioversão química e manutenção do ritmo sinusal em pacientes com fibrilação ou *flutter* atrial. Entretanto, pelo seu alto risco pró-arrítmico, esse agente somente pode ser receitado por médicos com treinamento específico.[1] A dofetilida atualmente não tem qualquer função nos cuidados de emergência.

Dronedarona

Estruturalmente relacionada com a amiodarona, a droneradona possui propriedades da classe III, além daquelas de outras classes de antiarrítmicos. A droneradona é aprovada para uso oral para manter o ritmo sinusal em pacientes com fibrilação ou *flutter* atrial, mas é contraindicado para pacientes com insuficiência cardíaca grave ou recente. Esse agente atualmente não tem qualquer função nos cuidados de emergência.

Agentes da Classe IV

Os agentes da classe IV bloqueiam os canais lentos de Ca^{2+}, desacelerando a condução no interior do nó AV e suprimindo o nó sinoatrial a um grau inferior. Como os betabloqueadores, esses agentes são utilizados em pacientes com taquicardia supraventricular.

Todos os agentes da classe IV são associados à vasodilatação periférica. O verapamil é o que tem menos efeito sobre o tônus vascular periférico, enquanto o diltiazem tem um efeito entre aquele do verapamil e o dos bloqueadores dos canais de cálcio de ação periférica (p. ex., nifedipina). No quadro agudo, os sais de cálcio EV (1 g, administração lenta por via EV) atenuam esses efeitos vasodilatadores periféricos. Os medicamentos da classe IV não devem ser administrados a pacientes com bloqueio AV de segundo ou terceiro grau, a menos que haja um marca-passo funcional instalado, e devem ser evitados em pacientes com bloqueio de primeiro grau.

Diltiazem

A dosagem do diltiazem EV é um bólus de 0,25 a 0,35 mg/kg administrado no decorrer de 2 minutos. Para um controle mais prolongado, uma infusão contínua (5-15 mg/h inicialmente, depois titulada de acordo com a necessidade) ou uma dose oral (inicialmente uma formulação de liberação imediata de 60 a 90 mg) é suficiente para sustentar a resposta.

Verapamil

Hoje, o verapamil EV raramente é utilizado desde o advento do diltiazem, embora ainda seja eficaz. Se utilizado, recomenda-se utilizar uma dose de 0,1 mg/kg por 1 a 2 minutos; para a média dos adultos saudáveis, isso se traduz em uma dose de 5 a 10 mg, que pode ser repetida ou aumentada em 50% em caso de insucesso e se não houver hipotensão, 10 minutos após a administração. Em adultos mais velhos ou naqueles com hipotensão limítrofe (pressão arterial sistólica de 90 a 110 mmHg), utiliza-se uma dose menor (0,05 mg/kg ou incrementos de 2,5 mg).

Agentes Diversos

Digoxina

Os compostos digitálicos produzem vários efeitos sobre as células miocárdicas. A digoxina inibe a bomba de troca de Na^+-K^+ dependente de trifosfato de adenosina (ATP), aumentando as concentrações intracelulares de Na^+ e diminuindo as concentrações intracelulares de K^+. Resultante desse processo, o aumento do Ca^{2+} intracelular é responsável pelo efeito inotrópico dos digitálicos. Os efeitos pró-arrítmicos da digoxina são a automaticidade aumentada e a diminuição do limiar para alcançar o potencial de ação., particularmente em doses terapêuticas ou tóxicas elevadas. Ao mesmo tempo, a digoxina desacelera a condução do nó AV mediante o prolongamento do período refratário.

A digoxina (0,25 a 0,5 mg EV) pode controlar a frequência ventricular de pacientes com taquicardia supraventricular, sobretudo a fibrilação atrial e o *flutter* atrial. Devido ao início tardio de sua ação (geralmente não terapêutica por 30 minutos ou mais, alcançando o pico depois de 6 horas) e à estreita faixa terapêutica, os digitálicos não são um agente de primeira linha para a terapia de emergência.

Os efeitos colaterais da digoxina encontram-se relacionados no Quadro 69.3 e são agravados por condições como hipocalemia, hipercalcemia, hipomagnesemia, níveis elevados de catecolaminas e desequilíbrios ácido-base. A toxicidade da digoxina é abordada no Capítulo 147.

Magnésio

O magnésio pode abortar as arritmias ventriculares através de suas propriedades estabilizadoras de membrana. O magnésio (1 a 2 mg

EV) é capaz de reverter a *torsades de pointes* e funciona como um componente adjunto na terapia para taquicardia ventricular.

Adenosina

A adenosina é um nucleosídeo de purina de produção natural que constitui a melhor escolha para a reversão de taquiarritmias de complexo QRS estreito regulares e não atriais, sobretudo as de reentrada juncional. Administrada em forma de bólus EV, a adenosina causa uma desaceleração abrupta da condução AV nas vias anterógradas e retrógradas. O início da ação da adenosina é de 5 a 20 segundos, e o seu efeito tem duração de 30 a 40 segundos. Exceto em raros casos, o medicamento tem pouco ou nenhum efeito sobre as vias de condução infranodais. Por essa razão, a adenosina é uma opção como agente diagnóstico (e, às vezes, terapêutico) em pacientes com taquiarritmia de complexo QRS alargado quando a causa não é clara.

Deve-se iniciar a adenosina com um bólus EV rápido de 6 mg (veia de grande calibre, não distal, seguida por um *flush* rápido) em adultos ($\geq$ 50 kg de massa corporal); A técnica do bólus rápido é fundamental, com maior sucesso observado após o treinamento para aderir a esse princípio de administração do medicamento.[4] Se não for observada alguma resposta no espaço de 1 a 2 minutos, aumenta-se a dose para um bólus EV de 12 mg. Se o medicamento não fizer efeito depois de uma segunda dose de 12 mg, reavalia-se o ritmo e utiliza-se outra terapia. Não há benefício em repetir a adenosina quando se observa uma redução transitória após a administração de uma dose, seguida por um retorno ao ritmo anterior. As doses pediátricas são de 0,05 mg/kg inicialmente, dobrando em intervalos semelhantes, até uma dose total de 0,25 mg/kg.

Ocorrem efeitos colaterais em até um terço dos pacientes que recebem adenosina, sendo geralmente leves e autolimitados. Os sintomas incluem rubor, dispneia, opressão torácica, náusea, cefaleia, tontura, bradicardia transitória ou bloqueio cardíaco, e hipotensão. A assistolia é possível, mas geralmente é transitória.

Devido à curta ação, a adenosina não é um agente eficaz para o controle da frequência ventricular na presença de fibrilação ou *flutter* atrial, embora possa ajudar a desmascarar esses ritmos quando não revelados no ECG inicial.

ABORDAGEM À ARRITMIA: RECONHECIMENTO E TRATAMENTO

Características Clínicas

As arritmias são classificadas de acordo com a sua origem eletrofisiológica, aparência no ECG e frequência ventricular subjacente. Embora haja superposição, a seguinte classificação é útil.
- Bradicardias
- Extrassístoles
- Taquicardias de complexo QRS estreito (QRS < 0,12 segundo) (regulares e irregulares)
- Taquicardias de complexo QRS alargado (QRS $\geq$ 0,12 segundo) (regulares e irregulares)

Normalmente, a abordagem a quaisquer arritmias específicas é amplamente definida com base na estabilidade clínica, que é determinada pelo efeito sobre a perfusão. Pacientes claramente instáveis têm apresentações graves ou múltiplas características de hipoperfusão de órgão-alvo, como alteração do estado mental, desconforto respiratório, hipotensão, síncope/ou dor torácica sugestiva de isquemia miocárdica. Os pacientes estáveis podem ser assintomáticos ou apresentar sintomas leves, como sensação de desmaio iminente, dispneia aos esforços, palpitações e/ou ansiedade leve. Na prática, a estabilidade clínica é um *continuum*; na ausência de alterações sensoriais profundas ou hipotensão, geralmente não há uma distinção clara entre pacientes estáveis e instáveis. Existe um axioma simples e importante:
- Pacientes claramente instáveis com uma arritmia primária desencadeada por um evidente gatilho externo (p. ex., bradicardia por hipotermia ou taquicardia por choque hipovolêmico ou distributivo) necessitam de terapia elétrica imediata – uma cardioversão no caso de frequência ventricular elevada com pulso e marca-passo transcutâneo no caso de baixa frequência com pulso.

A assistência a pacientes com parada cardíaca (aqueles sem pulso) é abordada em outra seção (Cap. 8).

Uma consideração fundamental é se a arritmia constitui a causa ou a consequência de uma manifestação clínica; por exemplo, a fibrilação atrial de alta resposta pode causar hipotensão ou ser uma resposta à depleção volumétrica ou a uma isquemia. O fato de não se considerar a situação clínica pode levar a um tratamento inadequado do ritmo, com prejuízo para o paciente (p. ex., administrar um agente capaz de desacelerar a frequência ventricular quando a taquicardia é uma resposta à depleção volumétrica). Reconhecendo esse potencial, o tratamento de pacientes claramente instáveis e com arritmia é mais bem conduzido quando se parte do princípio de que o ritmo é a causa. Com um paciente estável, deve-se adotar uma abordagem mais sistemática para identificar a causa e escolher a terapia mais apropriada.

Avaliação Inicial de Pacientes Estáveis

A abordagem tem início com a coleta de informações a partir do histórico clínico, do exame físico e do ECG com 12 derivações. A natureza de qualquer sintoma é importante, entre os quais, o tempo, a velocidade do início (gradual ou abrupta, esta frequentemente é reentrante) e a duração. No caso do paciente com palpitações, geralmente se fazem perguntas em relação à frequência e à regularidade dos batimentos cardíacos, e pede-se ao paciente que reproduza o ritmo com um tamborilar de dedos para poder ajudar. Outras questões importantes dizem respeito aos eventos precipitantes e sintomas correlatos, como tontura, dor torácica, dispneia e/ou síncope. A história pregressa – sobretudo de distúrbios de ritmo, cardiopatia isquêmica ou estrutural – e um histórico farmacológico podem suscitar preocupação com ritmos específicos. Por exemplo, no caso de uma nova e sintomática taquicardia de complexo QRS alargado em um paciente com doença cardíaca isquêmica conhecida, é mais provável que seja uma taquicardia ventricular do que uma supraventricular. Ocasionalmente, o histórico familiar ajuda, especialmente se houver parentes em primeiro grau com histórico de arritmia, síncope inexplicada ou morte súbita – condições que sugerem distúrbio hereditário, como uma via acessória ou síndrome de Brugada.

Além de palpar o pulso e auscultar as bulhas cardíacas, o exame físico deve ter por objetivo detectar evidências de hipoperfusão de órgão-alvo (p. ex., agitação ou confusão mental) ou pistas para uma causa subjacente da arritmia (insuficiência do ventrículo esquerdo). A observação do ritmo do paciente em um monitor cardíaco contínuo enquanto ele relata os sintomas pode contribuir com informações valiosas.

CONSIDERAÇÕES DIAGNÓSTICAS

Diagnóstico Diferencial

Eletrodos soltos, contração muscular, arrepios, tremores e outros movimentos do paciente podem produzir artefatos em um monitor, uma tira de ritmo ou um ECG com 12 derivações (Fig. 69.7). Essas pseudoarritmias simulam e geralmente são confundidas com arritmias graves, inclusive fibrilação ventricular. O importante é evitar decisões baseadas exclusivamente no ECG, sem incorporar o contexto clínico.

Exame Diagnóstico

O ECG com 12 derivações é essencial para a avaliação de qualquer paciente com suspeita de arritmia. O uso de uma única derivação do ECG geralmente é adequado para o diagnóstico, especialmente em pacientes instáveis; o uso de múltiplas derivações é ideal em pacientes estáveis, visto que ajuda a detectar a presença ou a ausência de ondas P (geralmente mais bem observadas nas derivações inferiores ou nas derivações V_{1-2}; Fig. 69.8), a relação entre as ondas P e os complexos QRS, o prolongamento do complexo QRS e do intervalo QT e a evidência de isquemia ou episódio anterior de infarto do miocárdio (Quadro 69.4). Para determinadas condições, como a síndrome de Brugada, o ECG com 12 derivações, juntamente com um histórico de síncope, é diagnóstico. Como as informações úteis sobre as arritmias paroxísticas estão no início ou no final do ritmo,

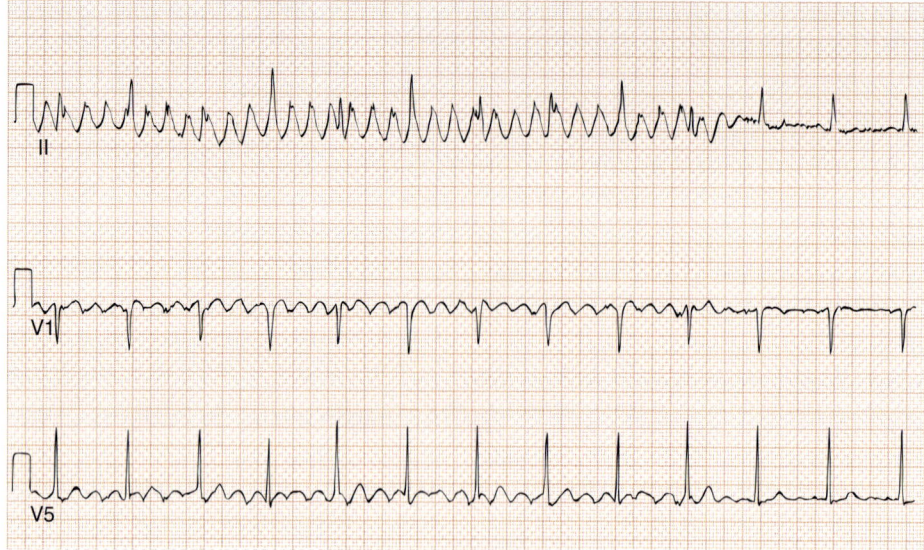

Fig. 69.7. Pseudoarritmia. Nesse caso, as ondas do *flutter* atrial parecem estar presentes, mas são reconhecidas como um artefato quando o paciente e o lado direito do eletrocardiograma são examinados.

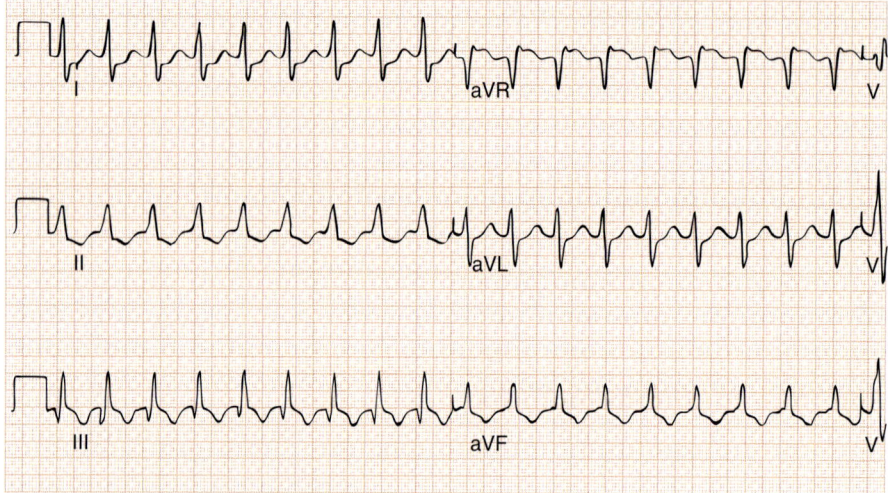

Fig. 69.8. Observam-se as ondas P antes dos complexos QRS na derivação aVF.

QUADRO 69.4

Observações Eletrocardiográficas Básicas Durante a Análise da Arritmia

1. Frequência ventricular – rápida (> 100 complexos/min), lenta (< 60 complexos/min) ou normal (60-100 complexos/min).
2. Ritmo – regular, totalmente irregular (irregular ou caótico), regular com ocasional irregularidade, ou impulsos agrupados; compasso, tiras longas ajudam a detectar irregularidades sutis.
3. Largura do complexo QRS – prolongado (> 0,12 s), limítrofe (0,09-0,12 s) ou normal. Se determinado sem presença física do eletrocardiograma (p. ex., comando médico pré-hospitalar por rádio), perguntar duração do complexo QRS em "número de quadradinhos" da tira de ritmo impressa (cada quadradinho = 0,04 s) para garantir a precisão.
4. Presença de onda P e relação com os complexos QRS – pode exigir o mapeamento das ondas P com um compasso para detectar aquelas que se enquadram no complexo QRS ou na onda T.
5. Alterações de ritmo – examinar essas áreas minuciosamente para a obtenção de pistas.
6. Múltiplas derivações, especialmente as derivações torácicas ou a derivação esofágica em caso de dificuldade na visualização das ondas P.
7. A comparação com traçados anteriores (se disponíveis) geralmente é valiosa.

essas áreas devem ser cuidadosamente inspecionadas, e a(s) tira(s) de ritmo, guardada(s) para referência futura.

As manobras que alteram o tônus autonômico visam ao aumento relativo do tônus parassimpático por meio do nervo vago, a fim de ajudar a expor determinadas arritmias e reverter outras. No departamento de emergência, essas manobras geralmente falham, provavelmente em decorrência de um viés de seleção (as arritmias que respondem facilmente desaparecem antes da chegada) ou de uma técnica inadequada. As manobras vagais, como a massagem do seio carotídeo e a manobra de Valsalva, desaceleram transitoriamente a condução AV, o que pode ajudar a reverter ou revelar um distúrbio de ritmo supraventricular. A chave para o uso de métodos físicos destinados a aumentar o tônus parassimpático é a otimização da técnica – fazer que o paciente se deite na posição totalmente horizontal com as pernas levantadas e pedir que ele faça uma manobra de Valsalva, com ou sem massagem, para aumentar as chances de sucesso.[5,6] Uma taquicardia por reentrada nodal pode terminar abruptamente com manobras vagais, ao passo que geralmente só diminui temporariamente a frequência ventricular naqueles com fibrilação atrial ou *flutter* atrial; pacientes com taquicardia ventricular raramente obtêm qualquer alteração após as manobras vagais. Deve-se auscultar o pescoço para detectar a presença de ruídos antes da massagem do seio carotídeo, especialmente em pacientes mais velhos, e evitar a manobra se forem encontrados quaisquer ruídos ou provável doença carotídea prévia. As manobras vagais geralmente são malsucedidas no departamento de emergência, mas raramente resultam em deterioração clínica. A técnica inadequada geralmente compromete as manobras que envolvem massagem – por exemplo, se o paciente não estiver em decúbito dorsal ou se a massagem for aplicada incorretamente à artéria carótida, e não ao corpo carotídeo. Outras manobras vagotônicas, como a massagem retal ou ocular e a imersão da cabeça em água gelada, são pouco práticas e menos eficazes.

TRATAMENTO

Bradicardia Sinusal e Bloqueio Sinoatrial e Atrioventricular

A bradicardia é definida como uma frequência ventricular inferior a 60 batimentos/min, embora, na prática, frequências acima de 50 batimentos/min normalmente não sejam motivo de preocupação. A bradicardia ocorre devido à depressão do nó sinusal ou a um bloqueio do sistema de condução; quando a frequência cai abaixo de um determinado limite, um marca-passo subsidiário localizado em outro local no átrio, na junção AV ou no ventrículo pode assumir o papel dominante, resultando em um ritmo de escape.

Bradicardia Sinusal

A bradicardia sinusal caracteriza-se por uma onda P com uma morfologia normal, um intervalo P-P fixo igual ao intervalo R-R e uma frequência ventricular inferior a 60 batimentos/min (Fig. 69.9). Esse padrão pode ser encontrado em pessoas saudáveis, especialmente em atletas com bom condicionamento físico ou jovens adultos com alta tonicidade vagal em repouso. A bradicardia sinusal ocorre em diversas condições patológicas associadas à estimulação vagal, as quais variam de síncope com mediação autonômica a hemoperitônio ou infarto agudo da parede inferior do miocárdio. Outras causas patológicas da bradicardia sinusal incluem hipotermia, hipóxia, efeitos farmacológicos (especialmente dos bloqueadores beta-adrenérgicos e dos bloqueadores dos canais de cálcio) e doença intrínseca do nó sinusal (p. ex., síndrome do seio sinusal [doente]; ver adiante). Quando a bradicardia sinusal cai abaixo de 40 batimentos/min, geralmente surge um ritmo de escape juncional.

A bradicardia sinusal geralmente é assintomática e não requer tratamento específico. Se necessário, o tratamento de primeira linha para bradicardia sinusal sintomática em adultos é a atropina, um bólus EV de 0,5 mg, repetido a cada 3 a 5 minutos, quando necessário, até uma dose total de 3 mg. Ocasionalmente, é necessário um agente de segunda linha, como uma infusão de dopamina ou epinefrina. O marca-passo transcutâneo de emergência para bradicardia sinusal raramente é indicada.

Arritmia Sinusal

A arritmia sinusal é uma manifestação da variação natural da frequência cardíaca que ocorre durante o ciclo respiratório, manifestada no ECG como ondas P normalmente conduzidas com um intervalo P-P variável (Fig. 69.10). Trata-se de uma variação da normalidade, frequentemente observada em crianças e jovens adultos.

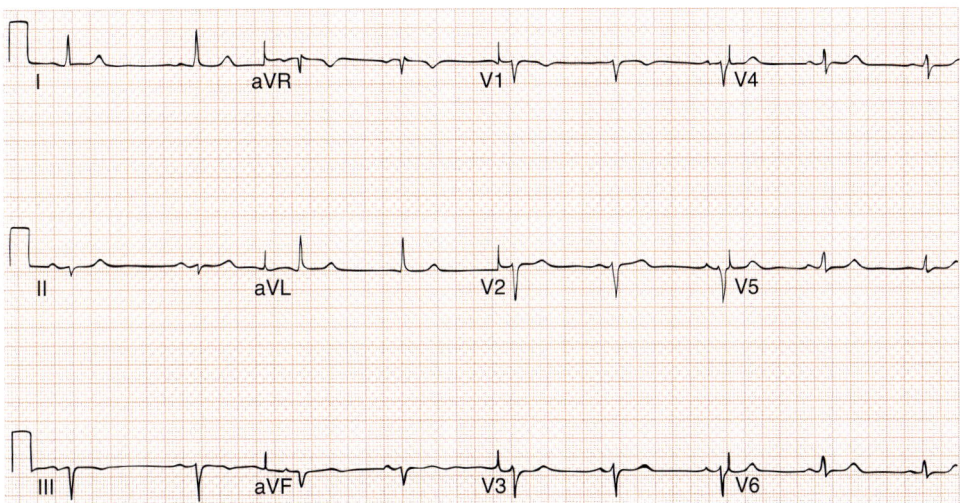

Fig. 69.9. Bradicardia sinusal.

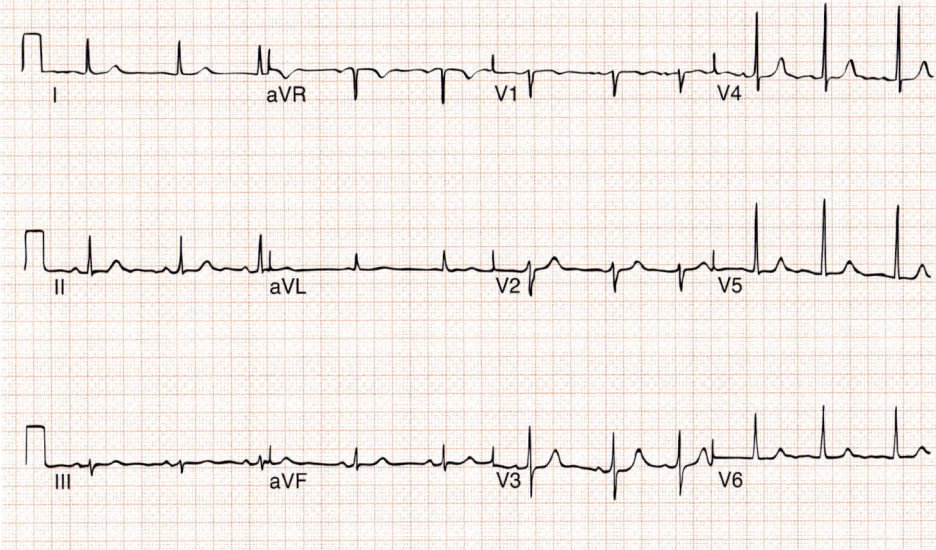

Fig. 69.10. Arritmia sinusal (observa-se uma leve irregularidade).

Parada (Pausa) Sinusal e Bloqueio de Saída Sinoatrial

A ausência de despolarização atrial pode ocorrer quando o nó sinusal não gera impulso (parada sinusal) ou quando não há condução de impulso a partir do nó SA (bloqueio de saída SA; Fig. 69.11). Com o bloqueio de saída SA, não é incomum ver ondas P em padrões de ocorrência regular, representando o bloqueio 2:1, 3:1 ou 4:1. A parada sinusal e o bloqueio de saída SA podem ser manifestações de doença intrínseca do nó SA, mas podem ser observados também sob condições de tônus vagal aumentado, sejam benignas ou malignas. Quando sintomáticos, a abordagem de tratamento é semelhante à da bradicardia sinusal.

Síndrome do Seio Sinusal (Doente)

A síndrome do seio sinusal (SSS) é um grupo de arritmias causadas por doença do nó sinusal e de seus tecidos circundantes, provocando bradicardia sinusal, parada sinusal ou bloqueio de saída SA. Uma variante da SSS conhecida como síndrome de bradicardia-taquicardia é caracterizada por uma ou mais dessas bradiarritmias alternadas com uma taquiarritmia, normalmente fibrilação atrial. A SSS é mais comum em adultos mais velhos – resultado de degeneração fibrótica. Trata-se de uma condição associada também a cardiomiopatias, doenças do tecido conjuntivo e determinados medicamentos. No quadro agudo, trata-se o ritmo específico, embora ciente de uma subsequente bradicardia profunda que possa exigir uso de marca-passo temporário após o uso de um agente de bloqueio nodal (especialmente um bloqueador dos canais de cálcio) para a manifestação taquicárdica. O tratamento em longo prazo requer a colocação de um marca-passo permanente para bradicardia sintomática, a fim de permitir a terapia farmacológica para fibrilação atrial.

Bloqueio Atrioventricular

O bloqueio atrioventricular resulta do comprometimento da condução através dos átrios, do nó AV ou do sistema proximal de His-Purkinje. Os bloqueios AV de primeiro e segundo graus representam o comprometimento parcial da condução, enquanto o bloqueio de terceiro grau indica uma interrupção completa. O bloqueio AV avançado ou de alto grau é o bloqueio AV que resulta em uma frequência ventricular patologicamente lenta.

Bloqueio Atrioventricular de Primeiro Grau

O bloqueio AV de primeiro grau é oriundo da condução prolongada no nível dos átrios, do nó AV (mais comum) ou do sistema de His-Purkinje. No ECG, o bloqueio AV de primeiro grau mostra um intervalo PR prolongado (> 0,20 s), normalmente com um complexo QRS estreito (Fig. 69.12). O bloqueio AV de primeiro grau é uma variante normal em até 2% dos adultos jovens saudáveis. O bloqueio AV de primeiro grau não requer tratamento específico, devendo-se apenas evitar o uso prolongado de quaisquer agentes bloqueadores nodais.

Bloqueio Atrioventricular de Segundo Grau

O bloqueio AV de segundo grau ocorre quando um ou mais (mas não todos) impulsos atriais não alcançam os ventrículos. A relação de condução é aquela entre o número de ondas P e o número de complexos QRS durante um período de tempo (p. ex., 3:2, 2:1). No caso em que a frequência atrial seja inusitadamente rápida – *flutter* atrial, por exemplo – uma relação de condução de 2:1 pode ser fisiológica, refletindo o período refratário normal do nó AV. Entretanto, na maioria de outros casos, uma relação de condução de mais de 1:1 é patológica. O bloqueio AV de segundo grau é clas-

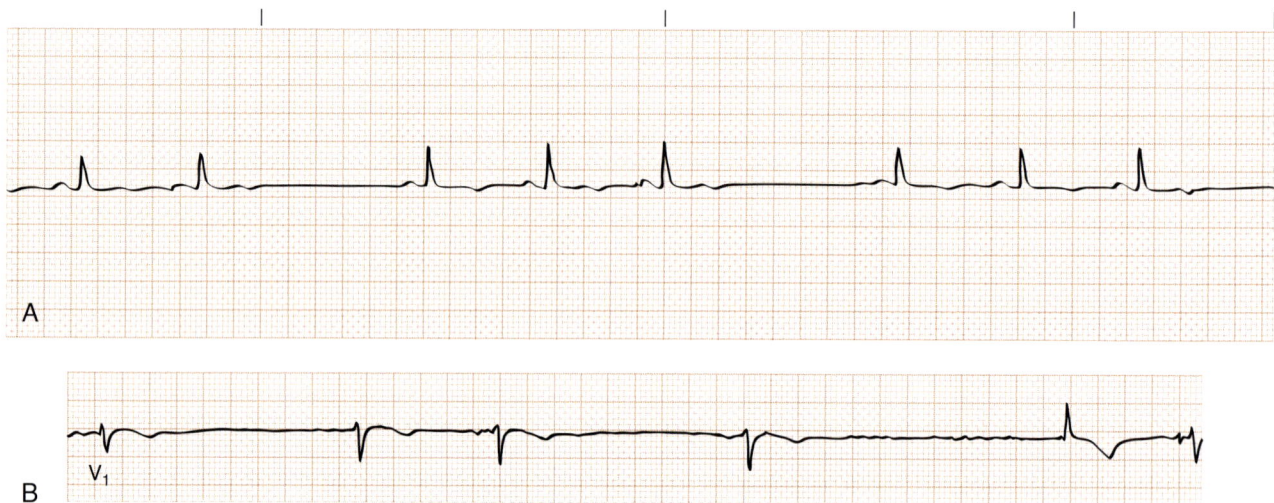

Fig. 69.11. **A,** Bloqueio sinusal incompleto. **B,** Bloqueio sinusal incompleto (parada sinusal) com ritmo de escape ventricular.

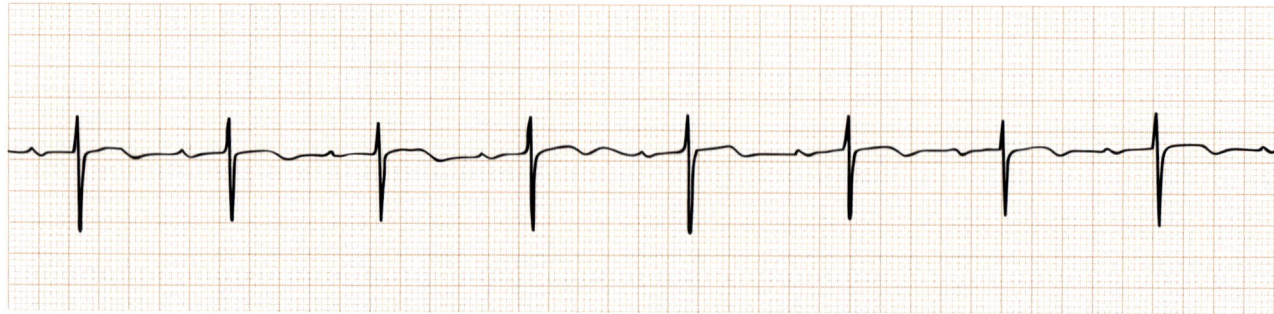

Fig. 69.12. Bloqueio atrioventricular de primeiro grau.

sificado em dois tipos com base na fisiopatologia subjacente e no aspecto do ECG (Tabela 69.3).

Bloqueio Atrioventricular de Segundo Grau Tipo I. O bloqueio AV de segundo grau do tipo I, também chamado bloqueio AV de Wenckebach ou Mobitz I, é associado ao comprometimento progressivo da condução no interior do nó AV. O ECG mostra um alongamento do intervalo PR de um batimento a outro até que uma onda P seja inteiramente bloqueada (chamado batimento saltado). Esse padrão dá a aparência de sucessivas ondas P recuando para dentro dos complexos QRS anteriores (Fig. 69.13). O batimento agrupado (p. ex., pares, trios) ocorre e não é exclusivo do bloqueio AV de segundo grau tipo I (Quadro 69.5).

O bloqueio AV de segundo grau tipo I ocorre em diversas condições, benignas ou patológicas; em geral, essas condições estão associadas ao aumento do tônus vagal e não requerem tratamento específico. Na presença de um infarto agudo do miocárdio, o bloqueio AV de segundo grau tipo I geralmente é transitório e associado a um bom resultado.

Bloqueio Atrioventricular de Segundo Grau Tipo II. O bloqueio AV de segundo grau tipo II, ou bloqueio Mobitz II, é um bloqueio de condução pouco abaixo do nível do nó AV. No ECG, a condução dos impulsos atriais é esporádica e, normalmente, periódica, mas o intervalo PR não se alarga de um batimento a outro (Fig. 69.14). O complexo QRS normalmente é estreito, mas é possível observar distúrbios de condução infranodal concomitantes (p. ex., bloqueios dos ramos do feixe) naqueles com bloqueio de segundo grau tipo II.

O bloqueio AV de segundo grau tipo II pode ocorrer em relações de condução semelhantes àquelas observadas com o bloqueio de segundo grau tipo I, mas pode ocorrer também em relações de condução mais elevadas (p. ex., 3:1, 4:1 ou mais altas). Quando a relação de condução é de exatamente 2:1, é difícil distinguir o bloqueio AV de segundo grau tipo I do tipo II, no ECG superficial. Em geral, a presença de um intervalo PR prolongado torna o bloqueio do tipo I mais provável, enquanto a presença de complexos QRS alargados aumenta a probabilidade do bloqueio do tipo II.

O bloqueio AV de segundo grau do tipo II surge em decorrência de degeneração senescente, toxicidade medicamentosa, isquemia ou outras condições patológicas; geralmente tem prognóstico pior do que o bloqueio AV de segundo grau tipo I. No infarto agudo do miocárdio, o bloqueio AV de segundo grau tipo II é associado a lesão da parede anterior e geralmente é um precursor do bloqueio AV completo. Não é necessária uma terapia específica, a não ser garantir a disponibilidade imediata de um marca-passo.

Bloqueio Atrioventricular de Terceiro Grau

O bloqueio AV de terceiro grau, também conhecido como bloqueio cardíaco completo, é a ausência de condução de quaisquer impulsos atriais (Fig. 69.15). O bloqueio cardíaco completo normalmente é acompanhado por um lento ritmo de escape, no qual a largura e a frequência dos complexos QRS dependem do local do marca-passo do ritmo de escape. Os marca-passos acima do feixe His são

TABELA 69.3
Características do Bloqueio Atrioventricular dos Tipos I e II

CARACTERÍSTICA	TIPO I	TIPO II
Clínica	Normalmente agudo	Geralmente crônico
	Infarto inferior do miocárdio	Anterosseptal
	Febre reumática	Doença de Lenègre (doença de Lev)
	Digitálicos ou betabloqueadores	Cardiomiopatia
Anatômica	Normalmente nó AV	Infranodal
Eletrofisiologia	Período refratário relativo aumentado	Ausência de período refratário relativo
Características eletrocardiográficas	Condução com diminuição gradual	Presença ou ausência total de condução
	Reciprocidade RP/PR	Intervalo PR estável
	Intervalo PR prolongado	Intervalo PR geralmente normal
	Duração normal do complexo QRS	Duração prolongada do complexo QRS
Resposta à atropina e ao exercício	Melhora	Piora
Resposta à massagem carotídea	Piora	Melhora[a]

AV, Atrioventricular.
[a]Refere-se basicamente à relação de condução.

QUADRO 69.5
Causas dos Impulsos Agrupados

Mecanismo de Wenckebach (normalmente no nó atrioventricular, mas pode ocorrer em outros locais)
Bloqueio da saída sinoatrial
Taquicardia ou *flutter* atrial com condução alternada
Extrassístoles frequentes
Trigeminismo atrial não conduzido
Extrassístoles ocultas ou interpostas

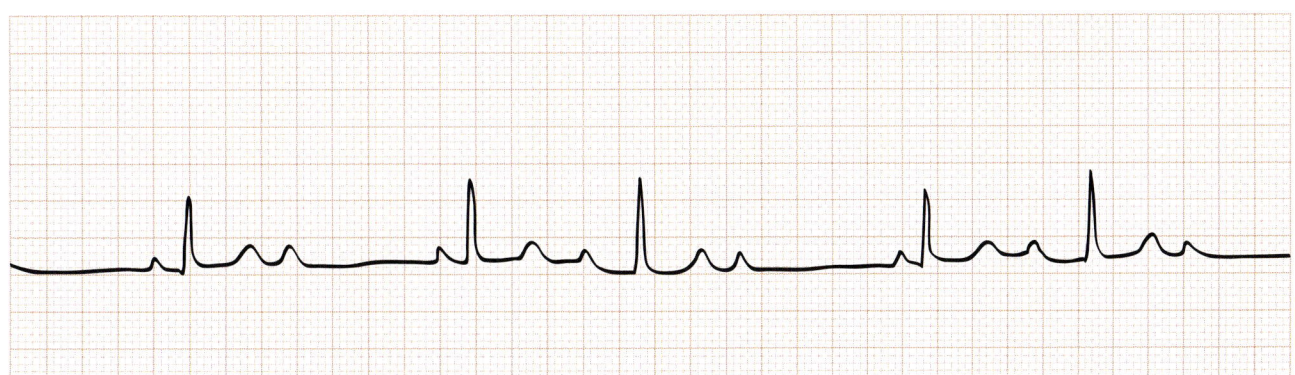

Fig. 69.13. Bloqueio atrioventricular de segundo grau tipo I (Wenckebach). Observa-se o prolongamento do intervalo PR entre o segundo e o terceiro batimento, seguidos por um impulso atrial não conduzido.

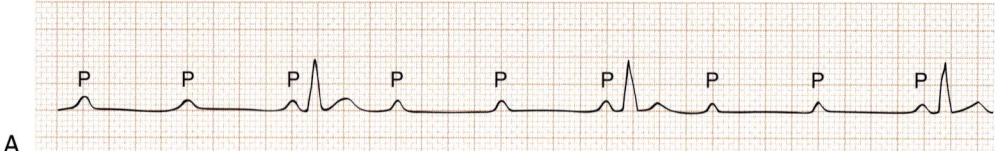
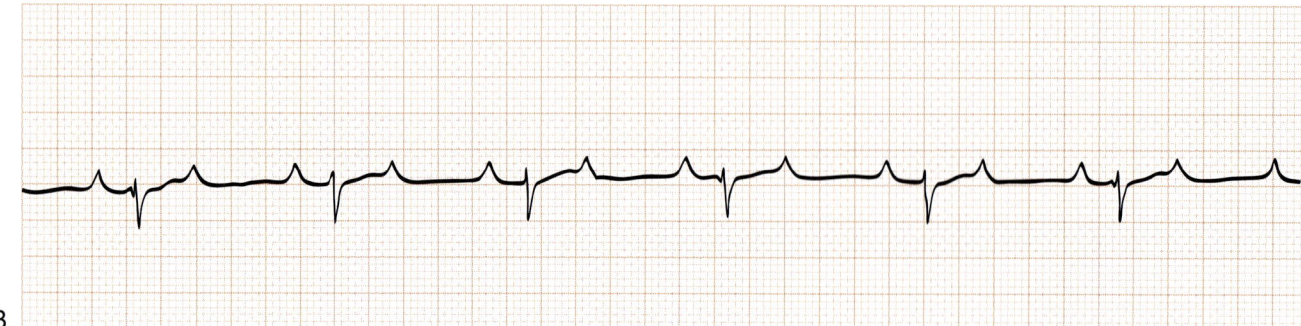

Fig. 69.14. A, Bloqueio atrioventricular (AV) de segundo grau tipo II. Esse exemplo mostra a condução 3:1. **B,** Bloqueio atrioventricular AV de segundo grau com condução 2:1. Com base apenas na tira de ritmo, é difícil classificar essa situação como um bloqueio do tipo I ou II. (**A,** Extraído de Goldberger AL, Goldberger E: Clinical electrocardiography, ed 2, St Louis, 1981, Mosby.)

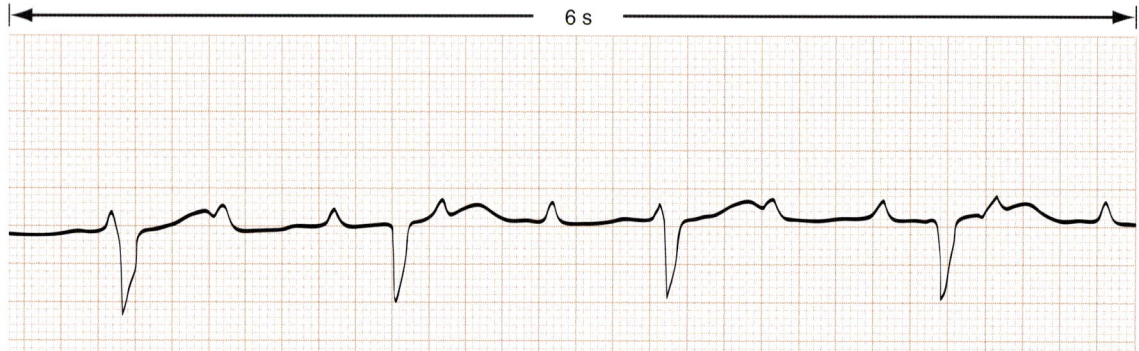

Fig. 69.15. Bloqueio atrioventricular completo (terceiro grau). Observa-se que não há uma relação constante das ondas P com os complexos QRS, embora, olhando de perto, seja possível observar alguma relação.

associados a um complexo QRS estreito em uma frequência de 45 a 60 batimentos/min, enquanto os marca-passos no nível ou abaixo do feixe de His produzem um complexo QRS alargado em uma frequência de 30 a 45 batimentos/min.

O referencial do bloqueio cardíaco completo é a dissociação AV (ou seja, a ausência de qualquer relação eletrocardiográfica entre as ondas P e os complexos QRS), com um intervalo R-R mais longo do que o intervalo P-P. Por outro lado, a presença de dissociação AV com um intervalo R-R mais curto do que o intervalo P-P (p. ex., ocorre com ritmos juncionais acelerados e taquicardias ventriculares) não implica bloqueio cardíaco de terceiro grau. Quando o bloqueio cardíaco completo ocorre na presença de fibrilação atrial, as ondas atriais fibrilatórias são acompanhadas por uma resposta ventricular lenta e regular (a chamada fibrilação atrial regularizada). Essa arritmia específica é tradicionalmente associada à toxicidade dos digitálicos.

O bloqueio AV de terceiro grau pode ser congênito, mas normalmente é adquirido devido à degeneração do sistema de condução elétrica ou em decorrência de isquemia aguda, terapia farmacológica ou outras condições patológicas (p. ex., doença de Lyme ou Chagas).

No departamento de emergência, o tratamento do bloqueio AV completo ou de segundo grau tipo II depende da causa e da presença de sintomas. Pacientes com bloqueio AV avançado recém-adquirido ou sintomático devem ser internados; naqueles acentuadamente sintomáticos (p. ex., sinais de hipoperfusão em repouso), um marca-passo transcutâneo ou transvenoso temporário deve ser iniciado até que a causa reversível seja tratada (p. ex., infarto do miocárdio com elevação do segmento ST, *overdose* de betabloqueadores) ou que seja colocado um marca-passo permanente. A atropina normalmente é ineficaz.

Extrassístoles

Uma extrassístole é um impulso elétrico originário de um foco atrial ou ventricular ectópico. Dependendo do local de origem e do tempo do impulso, é possível que não haja contração mecânica correlata. Os termos *contração atrial prematura* e *contração ventricular prematura* são amplamente utilizados, mas são enganosos, uma vez que a contração pode não ocorrer com a atividade elétrica extra observada no ECG. A extrassístole e o seu impulso precedente são o *couplet*, e o intervalo de acoplamento é o período entre esses dois batimentos. O bigeminismo (Fig. 69.16) ocorre quando há uma extrassístole após cada batimento nativo, de modo que cada outro impulso é extrassistólico; o trigeminismo (a cada terceiro batimento) e o quadrigeminismo (a cada quarto batimento) são semelhantes. A maioria das extrassístoles é resultante da automaticidade aumentada dos átrios, do nó AV, do sistema de His-Pukinje ou dos ventrículos.

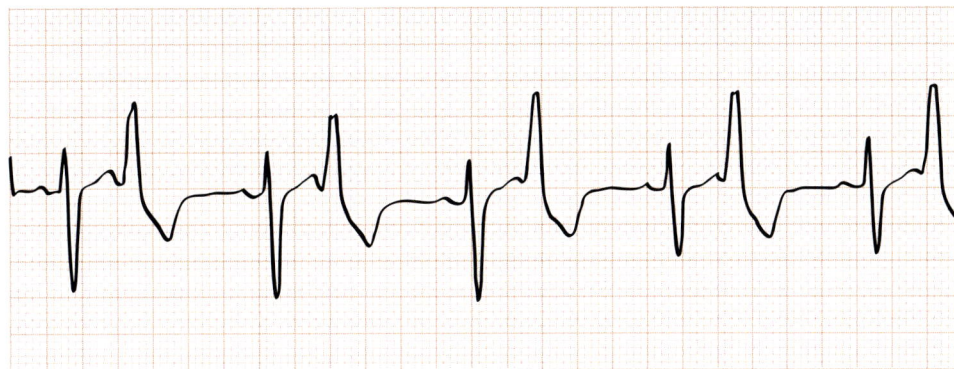

Fig. 69.16. Bigeminismo ventricular.

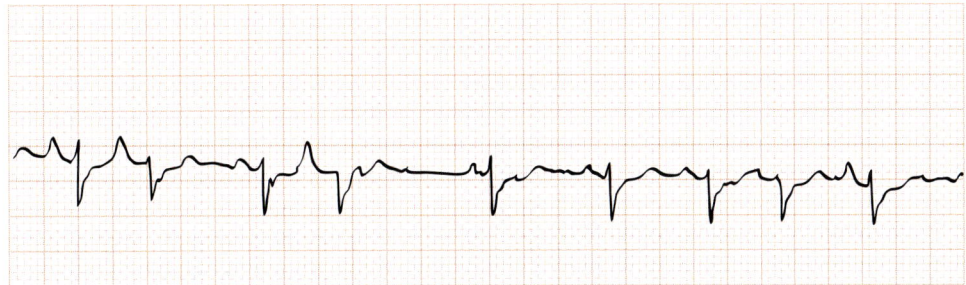

Fig. 69.17. Contrações atriais prematuras.

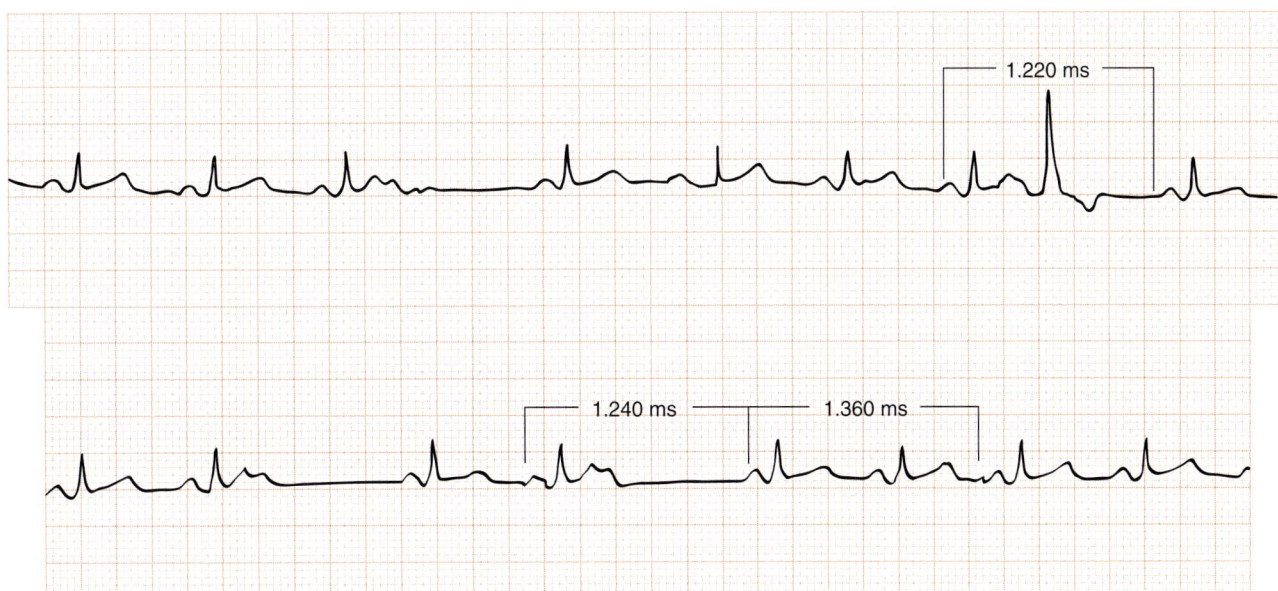

Fig. 69.18. Contrações atriais prematuras (CAPs) com pausas não compensatórias e um único pulso conduzido de forma aberrante (*tira superior*). Observa-se que as contrações atriais prematuras conduzidas e não conduzidas reconfiguram o nó sinusal, com a não conduzida gerando uma pausa.

Contrações Atriais Prematuras

As contrações atriais prematuras (CAPs) são comuns e normalmente têm pouca importância clínica. No ECG, aparecem como uma onda P anormal no início de um ciclo cardíaco, embora, às vezes, se a onda P estiver enterrada na onda T precedente, possa ser difícil identificá-la.

A maioria das contrações atriais prematuras despolariza o nó sinusal, reconfigurando o seu período refratário. Por essa razão, o intervalo P-P entre dois batimentos sinusais em torno de uma contração atrial prematura equivale a menos de duas vezes a duração do ciclo P-P (Fig. 69.17). Se a contração atrial prematura alcançar o nó AV ou o sistema condutor infranodal durante o seu período refratário absoluto, não há despolarização ventricular. Uma contração atrial prematura não conduzida (ou bloqueada) normalmente resulta em uma pausa não compensatória (ou seja, intervalo R-R menos de duas vezes o ciclo R-R intrínseco; Fig. 69.18) porque o nó sinusal é reconfigurado. As contrações atriais prematuras bloqueadas são uma causa comum de pausas eletrocardiográficas e podem facilmente passar despercebidas. Eventualmente, uma contração atrial prematura pode ser um fator precipitante de uma arritmia mais importante, como a fibrilação atrial, o *flutter* atrial ou a taquicardia supraventricular paroxística (TSVP).

Se a contração atrial prematura alcançar o sistema condutor infranodal durante o seu período refratário relativo, o complexo QRS é alargado (ou aberrante), normalmente com um padrão de bloqueio de ramo direito. Como o período refratário depende da duração do ciclo anterior, é mais provável que uma contração atrial

TABELA 69.4

Características que Distinguem as Contrações Atriais Prematuras com Condução Anormal das Contrações Ventriculares Prematuras

CONTRAÇÕES ATRIAIS PREMATURAS	CONTRAÇÕES VENTRICULARES PREMATURAS
Ausência de pausa compensatória	Pausa compensatória total (a menos que sejam interpostas)
Onda P precedente (diferente da onda P sinusal; ocasionalmente dentro da onda T)	Ausência de ondas P precedentes (embora a condução atrial retrógrada possa gerar onda P invertida após o complexo QRS)
Normalmente, padrão típico de bloqueio do ramo direito do feixe (especialmente na presença de sequência de ciclos longo e curtos) idêntico ao complexo QRS sinusal	Bloqueio do ramo esquerdo do feixe, bloqueio do ramo direito do feixe ou padrão híbrido
Eixo QRS normal ou quase normal	Eixo QRS geralmente estranho
QRS raramente > 0,14 s	QRS geralmente > 0,14 s

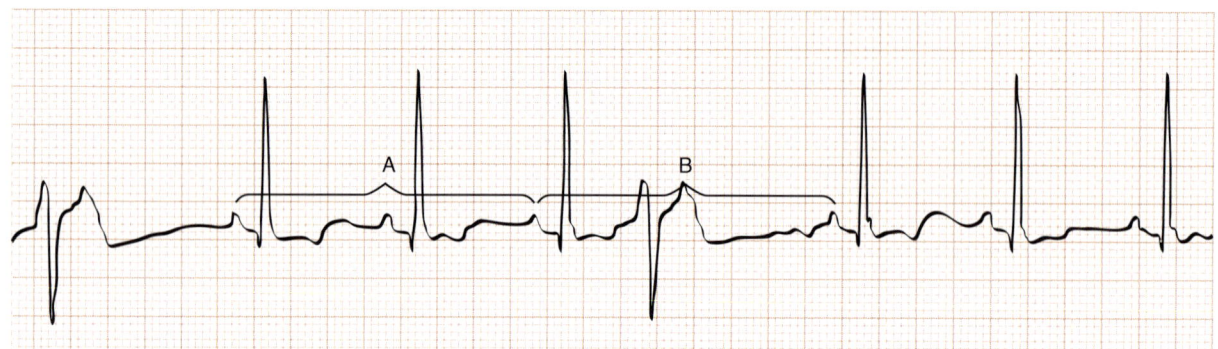

Fig. 69.19. Contrações ventriculares prematuras com pausa compensatória. Nota-se que a onda P sinusal pode ser observada na onda T do batimento extrassistólico. Observam-se também as alterações secundárias da onda T nos batimentos 1 e 4 (a onda T é oposta à deflexão principal do complexo QRS).

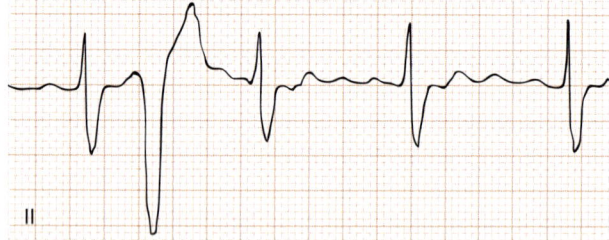

Fig. 69.20. Contração ventricular prematura interposta.

prematura que segue um longo ciclo cardíaco seja conduzida de forma aberrante. As contrações atriais prematuras são benignas e não requerem tratamento específico, mas podem acompanhar condições como excesso de catecolaminas, isquemia miocárdica, insuficiência cardíaca, hipertireoidismo ou uma anormalidade metabólica.

Contrações Ventriculares Prematuras

As contrações ventriculares prematuras (CVPs) ocorrem em diversas condições. As CVPs ocasionais são comuns em adultos saudáveis ou em condições associadas a excesso de catecolaminas, como dor, ansiedade e uso de estimulantes (p. ex., cafeína, nicotina, cocaína, anfetaminas). As condições patológicas associadas a CVPs frequentes incluem infarto do miocárdio, distúrbios de potássio ou magnésio e toxicidade medicamentosa (sobretudo com qualquer atividade bloqueadora dos canais de sódio ou simpática aumentada). Embora normalmente não exijam intervenção, as contrações ventriculares prematuras podem ser um prenúncio do início de taquicardia ventricular, especialmente na presença de um infarto do miocárdio com elevação do segmento ST ou em pacientes com um intervalo QT prolongado.

Uma contração ventricular prematura apresenta-se como uma extrassístole com complexo QRS alargado sem uma onda P precedente (Fig. 69.19). Como a condução retrógrada de uma contração ventricular prematura raramente se estende o suficiente para capturar e reconfigurar o nó SA, os impulsos atriais continuam a chegar ao nó AV na frequência sinusal intrínseca. Consequentemente, o intervalo R-R em torno de uma contração atrial prematura acaba sendo igual a exatamente duas vezes a duração do intervalo R-R intrínseco (Fig. 69.19), um fenômeno denominado *pausa compensatória*. Raramente uma CVP captura o nó SA, resultando em uma pausa não compensatória, ou deixa de capturar o nó AV, deixando o ritmo subjacente completamente inalterado (a chamada contração ventricular interposta; Fig. 69.20).

A morfologia de uma contração ventricular prematura depende da origem do impulso, com uma aparência de bloqueio do ramo esquerdo do feixe (BRE) resultante de um foco extrassistólico no ventrículo direito, e vice-versa. As contrações ventriculares prematuras multiformes (ou multifocais) são provenientes de mais uma fonte e têm morfologia variável. Quando uma contração ventricular prematura ocorre no ato ou próximo do momento em que um impulso supraventricular é configurado para despolarizar o ventrículo, o resultado é um complexo QRS de fusão (Fig. 69.21). A Tabela 69.4 relaciona as características comuns das contrações atriais e ventriculares prematuras.

A terapia direta para contrações ventriculares prematuras visa a correção de qualquer condição precipitante, seja excesso de catecolaminas, efeito medicamentoso, desequilíbrio eletrolítico ou isquemia cardíaca (Quadro 69.6). Em geral, as contrações ventriculares prematuras não exigem tratamento no departamento de emergência. Quando ocorrem isoladamente, as contrações ventriculares prematuras sintomáticas devem ser tratadas com um betabloqueador (metoprolol, 5-10 mg EV ou 25-50 mg VO), embora raramente isso configure uma situação de emergência. Embora suprima as contrações ventriculares prematuras, a lidocaína não deve ser usada rotineiramente na ausência de taquicardia ventricular, dado o benefício clínico limitado e o risco de assistolia.

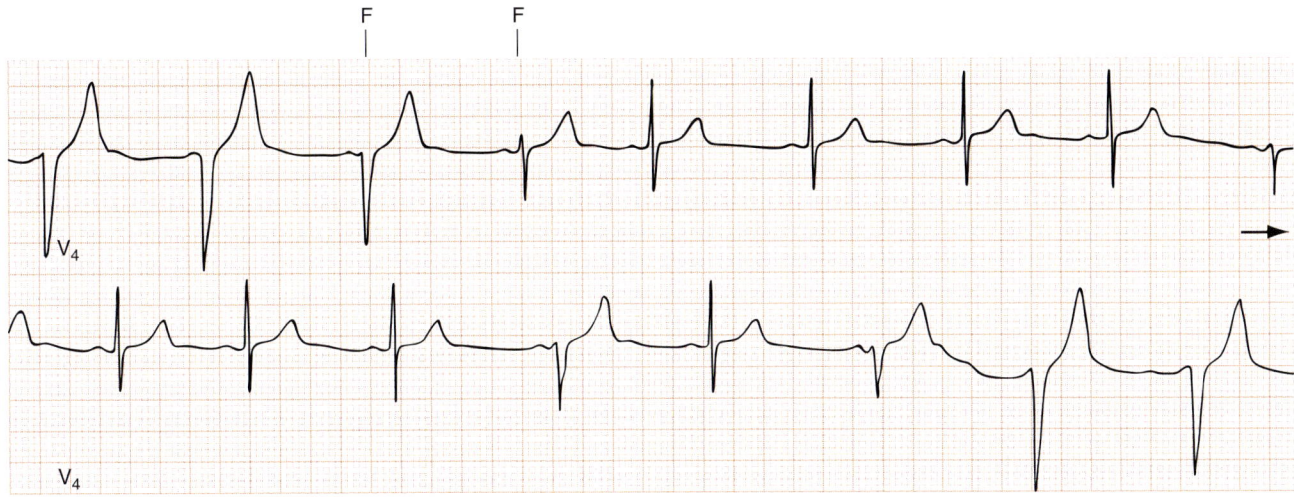

Fig. 69.21. Ritmo sinusal com contração ventricular prematura e sequência de rimo idioventricular acelerado. Observam-se os batimentos de fusão (F) evidenciando o aspecto híbrido de ambas as morfologias.

QUADRO 69.6

Causas das Contrações Ventriculares Prematuras e da Taquicardia Ventricular

Infarto ou isquemia do miocárdio agudos ou prévios
Hipocalemia
Hipoxemia
Cardiopatia isquêmica
Doença valvular
Excesso de catecolaminas[a]
Outras intoxicações medicamentosas (especialmente antidepressivos tricíclicos)
Causas idiopáticas[b]
Toxicidade dos digitálicos
Hipomagnesemia
Hipercapnia
Agentes antiarrítmicos da classe I
Etanol
Contusão miocárdica
Cardiomiopatia
Acidose
Alcalose
Toxicidade da metilxantina

[a]Aumento relativo do tônus simpático em decorrência de efeitos medicamentosos (diretos ou indiretos) ou condições que aumentam a liberação de catecolamina ou reduzem o tônus parassimpático.
[b]Podem ocorrer contrações ventriculares prematuras (CVPs) isoladas em até 50% de indivíduos adultos sem doença cardíaca ou não cardíaca óbvia; entretanto, as CVPs multiformes ou repetitivas e a taquicardia ventricular raramente são observadas nessa população.

Taquicardia de Complexo QRS Estreito

Nas taquicardias de complexo QRS estreito, a duração do complexo QRS é de 0,12 segundo ou menos no ECG, com uma frequência ventricular de mais de 100 batimentos/min. O termo *taquicardia supraventricular* pode ser confusa; às vezes, é usada especificamente para a taquicardia por reentrada no modo AV, mas pode denotar qualquer taquicardia originada no nó AV, ou acima dele.

As características do ECG que ajudam a estabelecer a distinção entre as diferentes taquicardias de complexo QRS estreito incluem o aspecto das ondas P e a regularidade ou irregularidade do intervalo R-R. Por exemplo, é quase certo que a presença de uma taquicardia de complexo QRS estreito, um intervalo R-R irregular e a ausência de claras ondas P representa um quadro de fibrilação atrial. Com as taquicardias de alta frequência, a evidência de despolarização atrial geralmente é ofuscada pela repolarização ventricular; por exemplo, com uma taquicardia regular de complexo QRS estreito com frequência de 150 batimentos/min, pode ser difícil distinguir a taquicardia sinusal do *flutter* atrial ou de uma taquicardia juncional. As manobras vagais ou a adenosina podem desacelerar transitoriamente a condução nodal AV e expor evidências de despolarização atrial, auxiliando no diagnóstico. Alternativamente, o quadro do paciente pode converter-se em ritmo sinusal, no caso a taquicardia por reentrada nodal pode ser diagnosticada e tratada.

Taquicardia Sinusal

A taquicardia sinusal apresenta uma taquicardia regular, normalmente de complexo estreito, com ondas P normais precedendo cada complexo QRS (Fig. 69.22) no ECG. Nos adultos, a taquicardia sinusal raramente excede uma frequência de 170 batimentos/min; nos recém-nascidos e nas crianças, não é incomum observar frequências acima de 200-225 batimentos/min. A taquicardia sinusal tende a aumentar ou diminuir de maneira gradual e contínua ao longo do tempo, contada pela história do paciente ou observada durante os cuidados médicos.

A taquicardia sinusal geralmente é uma resposta ao estresse fisiológico ou uma compensação por uma relativa ausência de perfusão ou suprimento de oxigênio (para aumentar o débito cardíaco). Normalmente, o efeito é fisiológico, como observado na presença de condições como hipovolemia, anemia ou hipoxemia; os esforços no sentido de desacelerar a frequência cardíaca sem cuidar da fisiopatologia subjacente provavelmente pioram as coisas. Outras vezes, a taquicardia sinusal é uma resposta prejudicial, como na insuficiência cardíaca descompensada ou na estenose aórtica, na qual uma redução do tempo de enchimento compromete ainda mais o débito cardíaco. Mesmo nessas situações, a terapia visa primeiro ao problema subjacente, e não à taquicardia.

A taquicardia sinusal pode ser observada com qualquer excesso de atividade simpática, seja endógena (p. ex., dor, ansiedade, febre, hipertireoidismo) ou exógena (p. ex., estimulantes, outros fármacos). A abordagem ao paciente com taquicardia sinusal tem por objetivo a identificação e o tratamento da(s) causa(s).

Taquicardia Atrial

A taquicardia atrial é um ritmo atrial com mais de 100 complexos QRS/min originário de um local, ou de locais, que não o nó sinusal no interior do átrio esquerdo ou direito. O referencial eletrocardiográfico da taquicardia atrial são as ondas P morfologicamente anormais no ECG, todas, ou quase todas, relacionadas com cada onda QRS (Fig. 69.23). Se o local de origem estiver próximo ao nó sinusal, as ondas da despolarização podem parecer-se com uma onda P normal. Dependendo da frequência atrial, a relação da condução AV pode ser de 1:1, 2:1 ou mais.

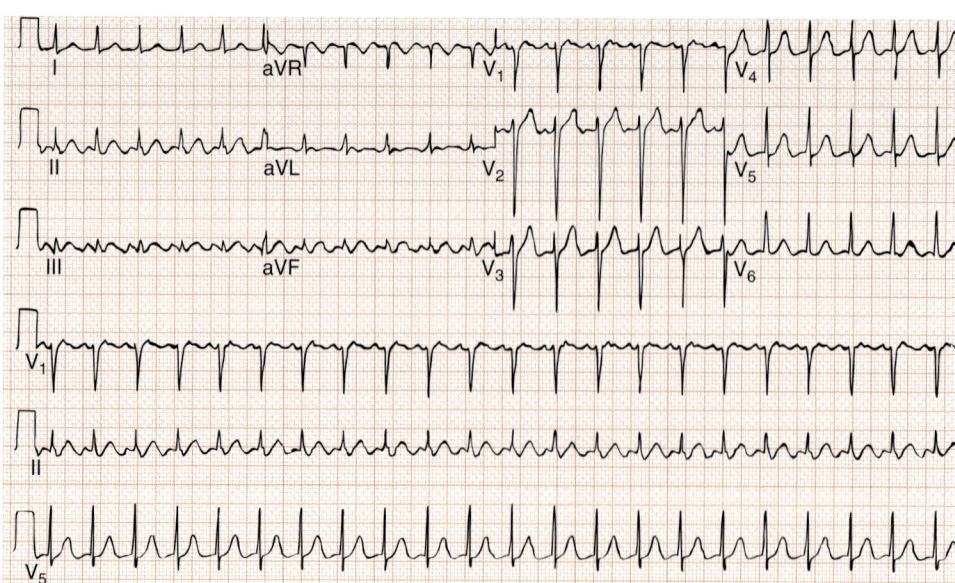

Fig. 69.22. Taquicardia sinusal.

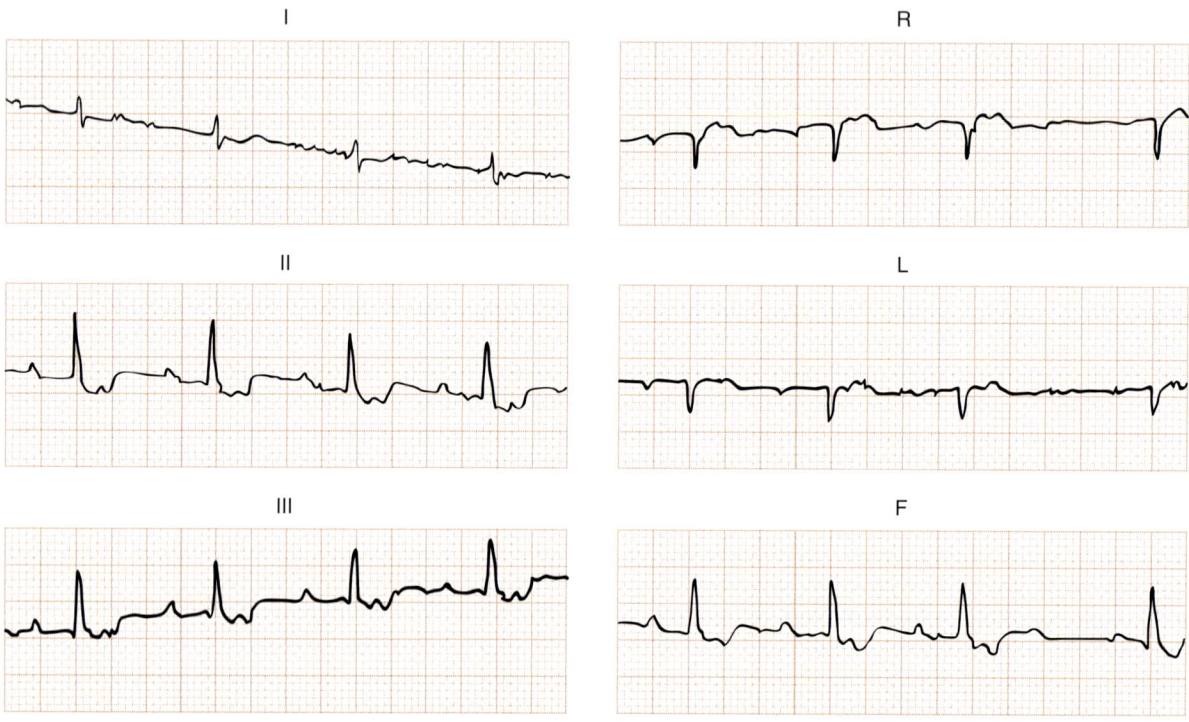

Fig. 69.23. Taquicardia atrial (com condução de 2:1) em um paciente com toxicidade causada por digitálicos. (Extraído de Marriott HJL, Conover MB: Advanced concepts in dysrhythmias, ed 2, St. Louis, 1989, Mosby.)

A taquicardia atrial é comum em crianças e jovens adultos com cardiopatia estrutural, geralmente precipitada pela ocorrência de uma contração atrial prematura. O ritmo normalmente é transitório e não requer terapia específica. A taquicardia atrial pode acometer pacientes com cardiopatia estrutural, hipoxemia, distúrbios metabólicos e/ou toxicidade medicamentosa. Em pacientes que estejam tomando digitálicos, deve-se suspeitar de toxicidade se houver taquicardia atrial, particularmente na presença de um padrão 2:1 ou grau maior de bloqueio AV.

A taquicardia atrial multifocal (MAT, na sigla em inglês) é uma forma de taquicardia atrial com três morfologias distintas de onda P e intervalos PR e P-P variáveis resultantes dos vários focos atriais ectópicos (Fig. 69.24). A taquicardia atrial multifocal é associada a doença pulmonar (normalmente doença pulmonar obstrutiva crônica (COPD, na sigla em inglês) em até 60% dos casos, mas pode ser observada também na presença de cardiopatia primária.

No ECG, a taquicardia atrial multifocal geralmente é confundida com fibrilação atrial em razão da atividade atrial não uniforme e dos intervalos R-R irregulares.

A abordagem ao paciente com taquicardia atrial consiste em identificar e tratar quaisquer fatores precipitantes, como hipóxia ou hipoxemia, anomalias eletrolíticas e toxidade medicamentosa. Em pacientes com suspeita de hipomagnesemia, recomenda-se a administração de suplementação de magnésio (2 g EV durante 5 minutos). É improvável que as manobras vagais e a adenosina sejam eficazes na taquicardia atrial ou na taquicardia atrial multifocal, embora possam ajudar a revelar a atividade atrial. A terapia farmacológica com um betabloqueador ou um bloqueador dos canais de cálcio para desacelerar a condução AV auxilia no paciente sintomático, mas estável. Como a taquicardia atrial e a taquicardia atrial multifocal geralmente são precipitadas por patologias subjacentes, a cardioversão elétrica geralmente falha ou há recorrência do ritmo.

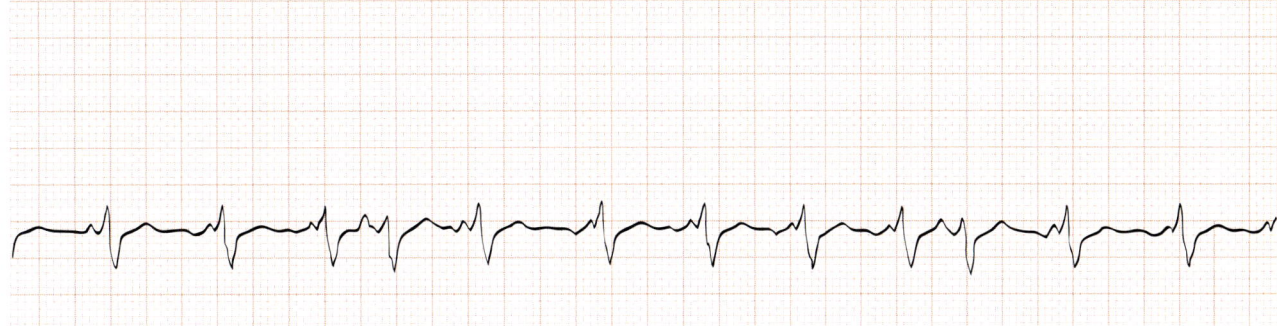

Fig. 69.24. Taquicardia atrial multifocal. Embora o ritmo seja irregular, observa-se a presença de, pelo menos, três morfologias de onda P.

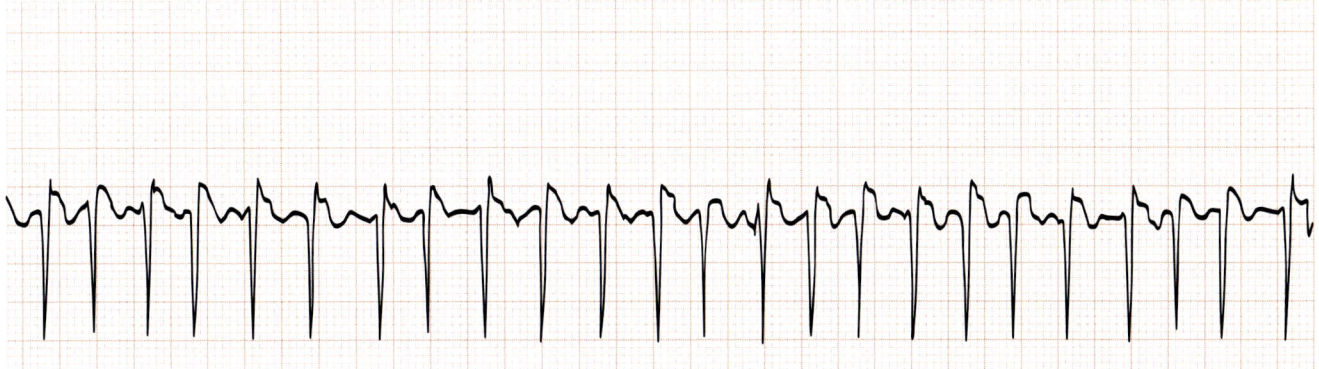

Fig. 69.25. Fibrilação atrial com resposta ventricular rápida. Observa-se que a irregularidade poderia ser facilmente negligenciada.

Fibrilação Atrial

A fibrilação atrial é identificada pelo caos elétrico; começa a partir da despolarização desordenada dos tecidos atriais causada por múltiplos circuitos de microrreentrada, gerando de 300 a 600 impulsos atriais/min. Essa atividade caótica reduz o débito cardíaco a partir de uma perda de contrações atriais coordenadas e de uma frequência ventricular elevada, ambas limitadoras do enchimento diastólico e do volume sistólico dos ventrículos.

A fibrilação atrial é a arritmia sustentada mais comum e aumenta com a idade; afeta 1% da população acima de 60 anos e 5% daqueles com 69 anos ou mais. Os pacientes com fibrilação atrial podem desenvolver trombos no átrio esquerdo, especialmente no apêndice atrial esquerdo, e consequentes eventos embólicos. O risco de AVC é de três a cinco vezes maior do que naqueles sem fibrilação atrial. O sequestro apendicular por abordagens com cateter pode alterar a necessidade de terapia de anticoagulação em longo prazo destinada a atenuar os riscos embólicos, mas não existem dados de terapias empíricas em longo prazo. Além disso, as terapias de ablação podem restaurar o ritmo sinusal sem necessidade de terapia medicamentosa contínua.

A fibrilação atrial pode ser paroxística (converte-se espontaneamente), persistente (requer cardioversão para converter-se) ou permanente (quando não são planejados maiores esforços para restaurar o ritmo sinusal). As abordagens de tratamento em longo prazo dependem de muitos fatores, como cronicidade, sintomatologia, cardiopatia subjacente e outras comorbidades.

A marca eletrocardiográfica da fibrilação atrial é o chamado padrão QRS irregular (Fig. 69.25). Embora a fibrilação atrial não seja a única causa de um ritmo ventricular irregular, é a mais comum (Quadro 69.7). As ondas da fibrilação atrial parecem grosseiras ou finas, de acordo com a sua amplitude, e geralmente são mais bem vistas nas derivações inferiores ou na derivação V_1.

Normalmente, a frequência ventricular em adultos com fibrilação atrial não excede 150 a 170 batimentos/min e geralmente é mais lenta, especialmente na presença de agentes de bloqueio nodal.

QUADRO 69.7

Causas de Ritmos Totalmente Irregulares (Caóticos)

Fibrilação atrial
Taquicardia ou *flutter* atrial com condução variável
Taquicardia atrial multifocal
Extrassístoles múltiplas
Marca-passo migratório (normalmente atrial)
Parassístole

A fibrilação atrial em um adulto com uma frequência ventricular acima de 200 batimentos/min sugere fortemente a presença de uma via de condução acessória e tem importantes implicações para o tratamento (ver adiante). Em geral, a fibrilação atrial de alta resposta com uma via acessória apresenta um complexo QRS alargado, mas nem sempre; se a irregularidade da despolarização ventricular não for buscada com o uso criterioso de um compasso ou instrumento de medição semelhante, é fácil confundir esse ritmo alargado, mas caótico, com a taquicardia ventricular. Quando se observa um complexo QRS alargado em frequências abaixo de 200 batimentos/min, mas com caos ventricular, provavelmente há presença de um bloqueio de ramo existente ou adquirido além da fibrilação atrial.

O fenômeno de Ashman é a condução ventricular aberrante de um impulso atrial prematuro após um intervalo R-R relativamente longo resultante de um feixe de His parcialmente refratário. Esses impulsos conduzidos de forma aberrante geralmente são observados na fibrilação atrial, mas podem ocorrer em qualquer ritmo irregular em que ocorram sequências de ciclos longos e curtos; esses impulsos normalmente assumem um padrão de bloqueio de ramo direito (Fig. 69.26). Os batimentos de Ashman podem ser confundidos com contrações ventriculares prematuras ou taquicardia ventricular paroxística, se sustentados.

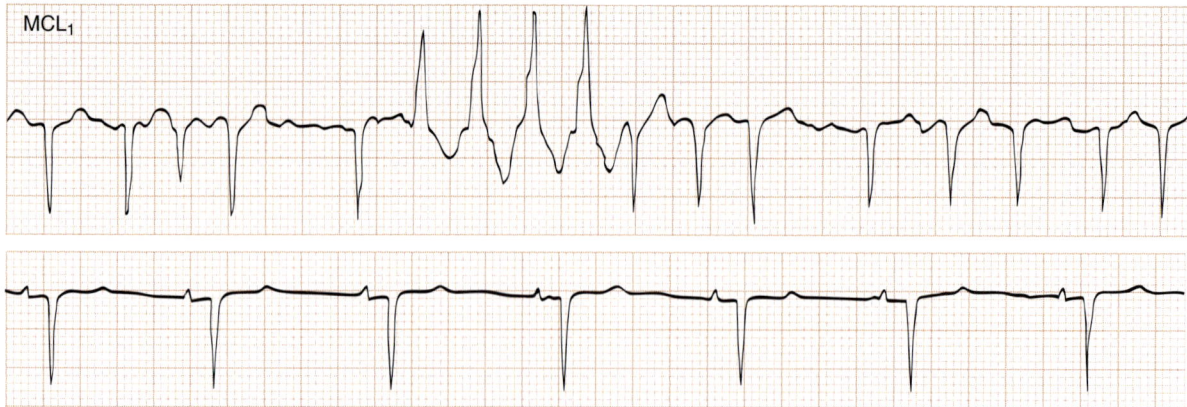

Fig. 69.26. Fibrilação atrial com uma série de batimentos típicos do fenômeno de Ashman. Observa-se o ciclo longo-curto antes da sustentação de impulsos conduzidos de forma aberrante durante quatro batimentos. (Extraído de Marriott HJL, Conover MB: Advanced concepts in dysrhythmias, ed 2, St. Louis, 1989, Mosby.)

QUADRO 69.8

Causas de Fibrilação Atrial

Cardiopatia hipertensiva
Cardiomiopatia
Cardiopatia isquêmica
Doença valvular (especialmente mitral)
Insuficiência cardíaca congestiva
Pericardite
Hipertireoidismo
Síndrome do seio sinusal (doente)
Contusão miocárdica
Intoxicação aguda por etanol (síndrome cardíaca do feriado)
Excesso de catecolamina
Embolia pulmonar
Síndrome da via acessória (Wolff-Parkinson-White)

A fibrilação atrial normalmente é associada a cardiopatia subjacente (miopática ou valvular) ou hipertensão (Quadro 69.8), mas pode ocorrer também isoladamente (a chamada fibrilação atrial solitária) ou como uma manifestação de hipertireoidismo. Um terço dos pacientes com insuficiência cardíaca congestiva tem também fibrilação atrial.

A apresentação de pacientes com fibrilação atrial é variável. Por exemplo, pacientes sem doença cardiopulmonar subjacente podem tolerar a fibrilação atrial com frequências ventriculares de 150 a 170 batimentos/min, observando-se somente palpitações ou intolerância ao exercício. Por outro lado, um paciente com disfunção do ventrículo esquerdo e um controle de frequência recente ou pouco eficaz pode sofrer dispneia em repouso. Em um paciente estável com fibrilação atrial pré-existente e uma nova frequência ventricular elevada, a avaliação inicial deve ser direcionada de modo a determinar se a taquicardia é uma resposta a algum outro estresse hemodinâmico, como insuficiência cardíaca descompensada, sepse, hipovolemia, embolia pulmonar maciça ou tamponamento cardíaco. A falta de reconhecimento da causa subjacente de uma nova taquicardia pode resultar em tentativas contraproducentes de controle de frequência ou cardioversão. A medição do nível do hormônio estimulante da tireoide é prudente naqueles pacientes com fibrilação atrial nova ou recorrente, uma vez que isso pode desencadear a condição e ser facilmente tratado.

Para pacientes estáveis com fibrilação atrial de alta resposta persistente ou recorrente, a administração de um agente de bloqueio nodal com o objetivo de alcançar uma frequência ventricular de 120 batimentos/min ou menos é o primeiro passo.[7,8] Os bloqueadores EV dos canais de cálcio (p. ex., diltiazem, verapamil) ou os betabloqueadores (p. ex., metoprolol) são facilmente titulados e podem ser seguidos por um agente oral. Os agentes nodais não devem ser usados para controle de frequência na presença de condução mediada por via acessória, uma vez que a condução AV – com condução retrógrada para a via acessória – pode ser a única maneira de evitar que a frequência ventricular se acelere e se degenere, transformando-se em fibrilação ventricular.

O debate quanto ao fato de os pacientes assintomáticos com fibrilação atrial persistente se beneficiarem ou não do controle de ritmo por meio de cardioversão ou por outros meios (p. ex., ablação) prossegue sem uma resposta definitiva. Em adultos mais velhos, aqueles com recorrência apesar da terapia voltada para o controle do ritmo, ou com doença valvular, o controle de frequência é uma escolha inteligente; de 40% a 60% dos pacientes tratados com antiarrítmicos para sustentar o ritmo sinusal não logram êxito. Para pacientes abaixo de 50 anos e sem doença valvular, as tentativas de manter o ritmo sinusal para evitar cardiomiopatia ou derrame são razoáveis. Ao optar pelo controle de frequência em longo prazo, a frequência ideal não é clara, e alguns defendem menos de 80 batimentos/min em repouso, em vez da meta comum de 110 batimentos/min ou menos; ainda não existem evidências claras que indiquem a superioridade de qualquer das duas metas.

Para pacientes estáveis com fibrilação atrial nova ou com nova FA recorrente – definida como tendo uma duração de 48 horas ou menos – ou naqueles com anticoagulação terapêutica, a cardioversão realizada no departamento de emergência é uma opção, exceto na presença de doença valvular, hipocalemia ou toxicidade causada por digitálicos; as duas últimas condições aumentam o risco de fibrilação atrial com qualquer tipo de terapia de conversão.[7-11] Se a fibrilação atrial se mantiver presente por mais de 2 dias ou por um intervalo de tempo incerto na ausência de anticoagulação contínua, não se deve tentar a cardioversão para evitar o aumento do risco de embolização sistêmica (1-4% depois de 30 dias).

A escolha da cardioversão elétrica *versus* farmacológica depende dos fatores institucionais e da preferência do paciente, embora as taxas de sucesso sejam mais elevadas com a conversão elétrica (80-95%).[9-10] Entre os pacientes com fibrilação atrial nova ou recorrente com menos de 48-72 horas de duração, até 50% se converterão espontaneamente em ritmo sinusal no espaço de 24 horas. Pacientes com doença valvular não são bem-sucedidos com a cardioversão ou geralmente recidivam, limitando as opções de controle de frequência no departamento de emergência.

Existem diversos agentes para a cardioversão farmacológica de pacientes com fibrilação atrial estável no departamento de emergência, incluindo os antiarrítmicos das classes IA, IC e III (Quadro 69.9). Na prática, a procainamida EV, a amiodarona e a ibutilida são os agentes mais comuns no departamento de emergência. A amiodarona é de uso comum porque inicialmente diminui a resposta ventricular sem necessidade de um agente prévio de controle da frequência. Embora existam diferenças em termos de taxa de sucesso entre os diversos agentes, a resposta geral é de 40% a 65% para a cardioversão farmacológica realizada no departamento de emergência, embora possa exigir até 6 horas para ocorrer. Não se

> **QUADRO 69.9**
>
> **Abordagem Farmacológica da Fibrilação Atrial e da Conversão do *Flutter***
>
> Procainamida EV, 30-50 mg/min, até uma dose total de 18-20 mg/kg (12 mg/kg em pacientes com insuficiência cardíaca congestiva) ou até que ocorra conversão ou efeitos adversos
> *Ou*
> Amiodarona, 3-5 mg/kg EV em 15-20 min
> *Ou*
> Ibutilida, 0,015-0,02 mg/kg EV em 10-15 min (a conversão normalmente ocorre no espaço de 20 min se bem-sucedida)
> *Ou*
> Propafenona oral, 600 mg (contraindicada na presença de cardiopatia estrutural ou isquemia)
> *Ou*
> Flecainida oral, 300 mg (contraindicada na presença de cardiopatia estrutural ou isquemia)
>
> **NOTA:** Se necessário, pode-se administrar um bloqueador dos canais de cálcio antes do agente do tipo IA (se não houver contraindicações) para reduzir a frequência de resposta ventricular para menos de 120 batimentos/min e atenuar a taquicardia decorrente dos efeitos vagolíticos desses agentes.

> **QUADRO 69.10**
>
> **Escore CHA_2DS_2VASC para Orientação da Terapia de Anticoagulação na Fibrilação Atrial**
>
> | CARACTERÍSTICA CLÍNICA | PONTOS |
> |---|---|
> | Insuficiência cardíaca congestiva | 1 |
> | Hipertensão | 1 |
> | Idade ≥ 75 anos | 2 |
> | Diabetes melito | 1 |
> | Qualquer AVC anterior, ataque isquêmico transitório, embolia | 2 |
> | Sexo – feminino | 1 |
> | Idade, 65-74 anos | 1 |
> | Doença vascular (histórico de infarto do miocárdio, doença arterial periférica, aterosclerose aórtica) | 1 |
>
> Ações:
> - Escore 0 – Sem indicação de terapia de anticoagulação
> - Escore 1 – Sem terapia de anticoagulação, aspirina ou anticoagulação oral; todos razoáveis
> - Escore 2 ou mais – anticoagulação oral
>
> Varfarina ou anticoagulantes mais novos escolhidos com base nos fatores relacionados com o paciente

Adaptado a partir de Fuster V, Rydén LE, Cannom DS, et al.: 2011 ACCF/AHA/HRS focused updates incorporated into the ACC/AHA/ESC 2006 Guidelines for the management of patients with atrial fibrillation: a report of the American College of Cardiology Foundation/American Heart Association Task Force on Practice Guidelines developed in partnership with the European Society of Cardiology and in collaboration with the European Heart Rhythm Association and the Heart Rhythm Society. J Am Coll Cardiol 57:e101–e198, 2011.

deve utilizar antiarrítmicos da classe IC em pacientes com cardiopatia estrutural ou isquêmica. Para fibrilação atrial com condução mediada por via acessória, utiliza-se a procainamida como um agente de primeira linha por não ter um efeito sobre a condução AV.

Ao optar pela cardioversão elétrica, deve-se obter consentimento para o procedimento e a sedação sistêmica ou a analgesia necessária. A administração de agentes controladores da frequência, antes da cardioversão, não é necessária e pode comprometer o sucesso do procedimento.[12] Durante o rigoroso monitoramento das vias aéreas e das respostas cardíacas, colocam-se os eletrodos nas partes frontal e posterior do tórax e aplicam-se 100 J, de preferência, do tipo bifásico e não sincronizado; ocasionalmente, é necessária uma segunda tentativa com 100 a 200 J.

Muitos pacientes com fibrilação atrial, seja paroxística ou permanente, beneficiam-se da anticoagulação a longo prazo como profilaxia contra AVC. A American Heart Association (AHA) e a European Society of Cardiology recomendam o uso do escore $CHA_2DS_2\text{-}VAS_2$ para orientar a terapia de prevenção de coágulos em pacientes com fibrilação atrial (Quadro 69.10).[7,8] As opções incluem a ausência de terapia para os níveis mais baixos de risco (por definição, pacientes < 65 anos e sem outras características); aspirina (325 mg diariamente) para os níveis seguintes de pacientes ainda considerados de baixo risco e varfarina ou um dos novos inibidores diretos da trombina administrados por via oral (p. ex., dabigatrana, rivaroxabana, apixabana) para o restante dos pacientes com risco mais elevado.[13,14] Embora a anticoagulação em longo prazo normalmente esteja fora do escopo de atuação do departamento de emergência, o início precoce da terapia pode contribuir para a adesão ao tratamento. A terapia ambulatorial de anticoagulação deve ser iniciada no departamento de emergência somente após a confirmação do acompanhamento rigoroso e oportuno.

A fibrilação atrial por si só não é uma indicação para internação hospitalar. A observação ou a internação são mais recomendáveis para pacientes sintomáticos com fibrilação atrial complicada por doença cardiopulmonar subjacente aguda ou exacerbada, para aqueles em que a duração seja desconhecida e o acompanhamento incerto, para aqueles que não obtêm êxito com a cardioversão ou nos quais a arritmia retorna, e para todo paciente com novas patologias não cardíacas concomitantes.

Flutter Atrial

O *flutter* atrial caracteriza-se pela despolarização atrial que ocorre em uma frequência regular de 250 a 350 batimentos/min (300 batimentos/min é normal) causada por um mecanismo atrial de reentrada (Fig. 69.27). As ondas do *flutter* no ECG são largas, com aparência de dente de serra, além de despolarização atrial regular antes dos complexos QRS, com esta ocorrendo em alguma parte da frequência atrial. A frequência ventricular no *flutter* atrial geralmente é elevada, mas na ausência de um *bypass* (no qual é possível uma condução de 1:1), a relação de condução é limitada pelo período refratário do nó AV. Com a condução 2:1, a frequência ventricular é de aproximadamente 150 batimentos/min, com frequente dificuldade na identificação das ondas do *flutter* e permitindo que o ritmo seja confundido com taquicardia sinusal. Como a frequência atrial pode variar, a clássica frequência ventricular de 150/min nem sempre está presente com o *flutter* atrial. Quando a relação de condução muda de um batimento para outro, configura-se o chamado *flutter atrial com condução variável*, com uma consequente frequência ventricular irregular que dificulta a distinção da fibrilação atrial.

O *flutter* atrial geralmente acompanha doenças pulmonares, cardiopatias estruturais, particularmente doença valvular cardíaca, e cardiomiopatias. O tratamento agudo do *flutter* atrial é semelhante ao da fibrilação atrial, com algumas considerações especiais. Como a condução AV ocorre em frequências fixas no *flutter* atrial, a administração de terapia com betabloqueadores ou bloqueadores dos canais de cálcio pode resultar em uma alteração abrupta da frequência, tornando ainda mais desafiadora a titulação da terapia para uma determinada frequência desejada.

O *flutter* atrial é mais sensível à cardioversão por corrente direta (frequência de conversão de até 90%) do que a fibrilação atrial, e normalmente requer uma energia mais baixa (20-50 J) para a conversão em ritmo sinusal.[15] O *flutter* atrial é mais resistente à cardioversão química (< 50% de sucesso) do que a fibrilação atrial não valvular nova.

Taquicardia por Reentrada nodal

Também conhecida pelo termo menos preciso de *taquicardia supraventricular paroxística* (TSVP), a taquicardia por reentrada nodal é um ritmo regular de complexo QRS estreito com uma frequência ventricular de 130 batimentos/min ou mais, geralmente acima de 160 batimentos/min (Fig. 69.28). É a taquicardia não sinusal mais comum em jovens adultos. A taquicardia por reentrada nodal é

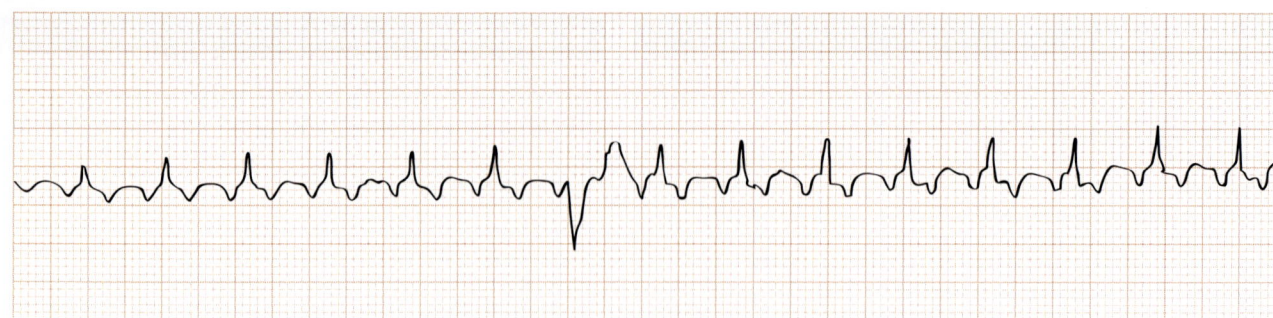

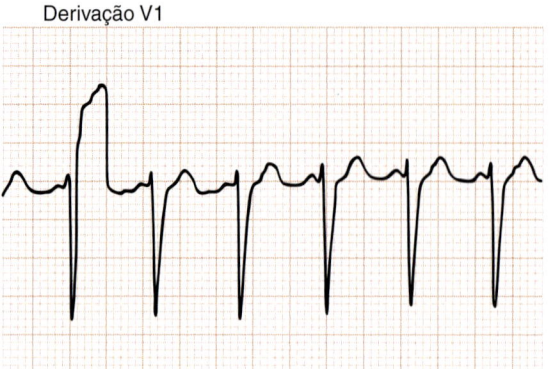

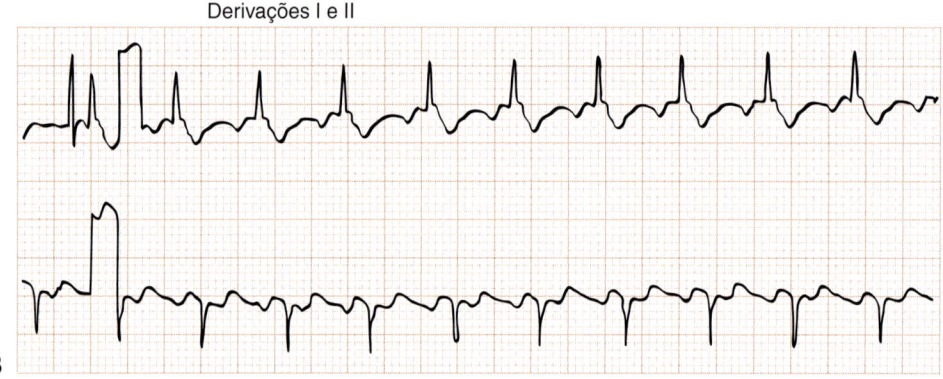

Fig. 69.27. A, *Flutter* atrial com condução de 2:1 e contração ventricular prematura isolada; **B,** *Flutter* atrial com condução de 2:1. A derivação II ajuda a identificar ondas características de *flutter*;

resultado de um circuito de reentrada existente no nó atrioventricular, com condução normal (QRS estreito) pelos feixes de His e com condução retrógrada (ondas P invertidas normalmente aparecendo no complexo QRS) para o interior dos átrios (Fig. 69.29).

O início e o fim espontâneo da taquicardia por reentrada nodal normalmente são abruptos e ocorrem em caso de exercício extenuante ou estresse emocional. A maioria dos pacientes com taquicardia por reentrada nodal é sintomática, mas a instabilidade hemodinâmica é incomum na ausência de doença cardiopulmonar subjacente.

Se as manobras vagais não restaurarem o ritmo sinusal, a terapia na cena ou no departamento de emergência de primeira linha para a taquicardia por reentrada nodal é a adenosina[16] (bólus rápido EV de grande calibre de 6 mg seguido por um *flush*; repete-se o procedimento com 12 mg se não produzir efeito na frequência). Essa abordagem é bem-sucedida em 85-90% dos casos e é segura.[17] Nos casos refratários, o diltiazem, o esmolol ou o metoprolol são opções. Raramente necessária, a cardioversão sincronizada (a 100-200 J, de preferência, sincronizada e bifásica) pode reverter a taquicardia por reentrada nodal refratária à terapia farmacológica ou em paciente com instabilidade hemodinâmica.

Não é necessário um exame laboratorial específico, embora ocorram leves elevações do nível de troponina, mas de importância indefinida, além de outras preocupações com a ocorrência de isquemia miocárdica.[18] A maioria dos pacientes pode receber alta após a reversão da taquicardia por reentrada nodal com adenosina ou manobras vagais e normalmente não requer qualquer exame além de um ECG, inclusive na cena.[19] Pacientes com recorrências frequentes são candidatos à profilaxia (basicamente com um betabloqueador ou um bloqueador dos canais de cálcio) ou à terapia por ablação. Iniciar a terapia de controle de ritmo no departamento de emergência é melhor somente para pacientes que tenham um plano de acompanhamento seguro de conhecimento de seu médico da atenção primária.

Taquicardia Juncional

Ao contrário dos *bursts* observados na taquicardia por reentrada nodal, as taquicardias juncionais (também conhecidas como taquicardias juncionais não paroxísticas ou sustentadas) demonstram frequências ventriculares sustentadas, mas raramente excedem 130 batimentos/min. As taquicardias juncionais estão associadas a cardiopatia estrutural, distúrbios metabólicos ou toxicidade medicamentosa. O tratamento visa ao tratamento das condições subjacentes, embora um estudo do bloqueio nodal com betabloqueadores ou bloqueadores dos canais de cálcio seja uma opção.

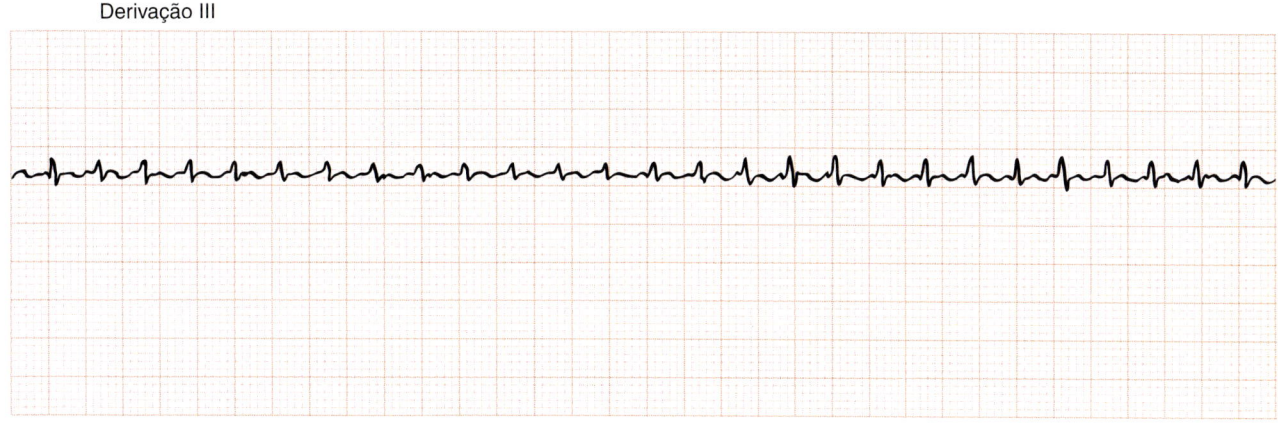

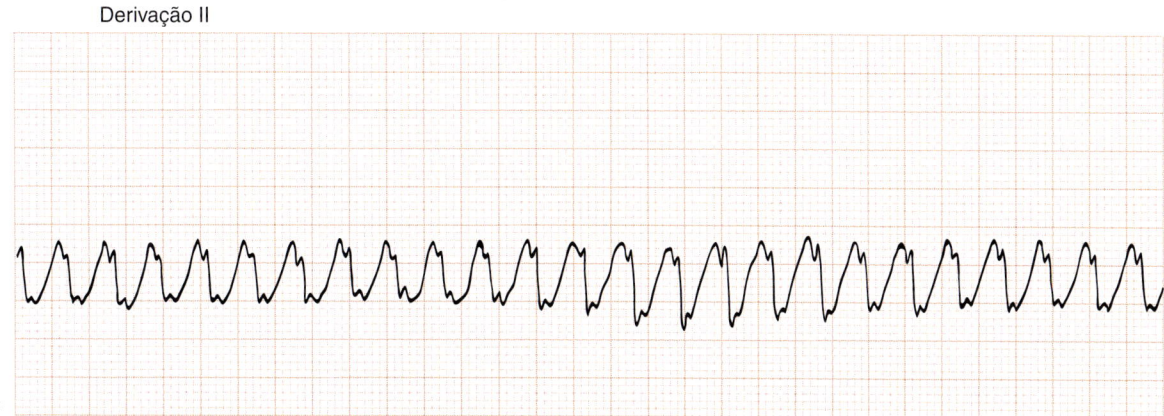

Fig. 69.27. (Cont.) C, *Flutter* atrial com condução 1:1. Situação rara que pode ser confundida com taquicardia ventricular (derivação II).

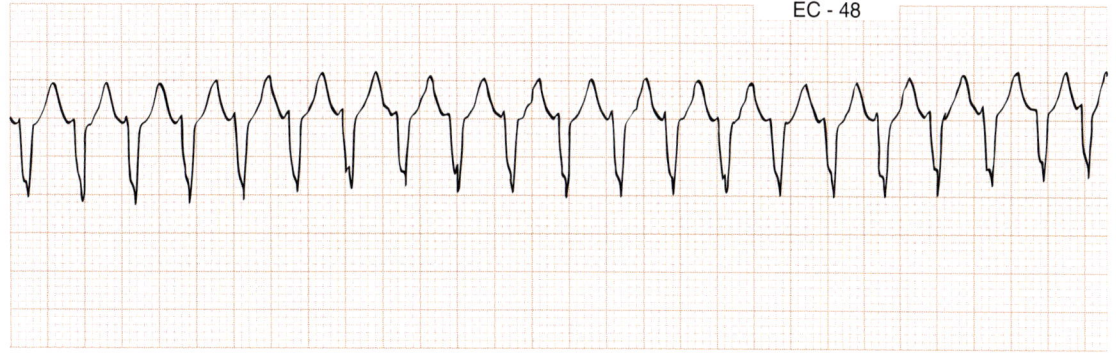

Fig. 69.28. Taquicardia supraventricular paroxística. Observam-se os complexos QRS estreitos e regulares.

Síndromes de Pré-Excitação e de Via Acessória

O termo *pré-excitação* denota a despolarização do miocárdio ventricular por meio de uma via acessória (ou um *bypass*) que liga os átrios aos ventrículos, contornando o nó AV normal. As vias acessórias não possuem os chamados freios ou limites de frequência do nó AV, permitindo taquicardia reentrante e frequências ventriculares elevadas. A síndrome de Wolff-Parkinson-White (WPW) é a síndrome clássica da via acessória, caracterizada por taquicardia paroxística e três características eletrocardiográficas em estado de repouso (Fig. 69.30):

- Intervalo PR curto (< 0,12 segundo).
- Duração do QRS maior do que 0,10 segundo.
- Empastamento da fase ascendente do complexo QRS, conhecido como onda delta.

Nem todo paciente com WPW ou outras síndromes de pré-excitação apresentam todas as características típicas em seu ECG. Por outro lado, alguns pacientes com padrões semelhantes a WPW demonstrados em seu ECG de repouso nunca desenvolvem taquicardia reentrante. Embora alguns com síndrome de WPW tenham doença estrutural, a maioria dos pacientes não apresenta outra anomalia cardíaca subjacente (Quatro 69.11). Pacientes com WPW podem desenvolver fibrilação atrial, observada em até 30% daqueles com WPW.

A presença de uma via acessória pode formar um circuito de reentrada juntamente com uma via nodal AV para produzir e sustentar uma frequência ventricular elevada (Fig. 69.31). Quando o nó AV está sendo usado para a condução anterógrada para os ventrículos, e a via acessória é utilizada para a condução retrógrada, configura-se a taquicardia AV reentrante ortodrômica – o complexo QRS normalmente é estreito, e a frequência ventricular é limitada pelo período refratário do nó AV. Por outro lado, quando a via acessória está sendo utilizada como o ramo anterógrado e o nó AV como o ramo retrógrado do circuito de reentrada, configura-se a taquicardia AV reentrante antidrômica – o complexo QRS é alargado e as frequências ventriculares podem ser extremamente elevadas.

> **QUADRO 69.11**
>
> **Doenças Associadas à Síndrome de Wolff-Parkinson-White**
>
> Idiopática[a]
> Cardiomiopatia (especialmente hipertrófica)
> Transposição de grandes vasos
> Fibroelastose endocárdica
> Prolapso da válvula mitral
> Atresia tricúspide
> Doença de Ebstein
>
> [a]Mais comum.

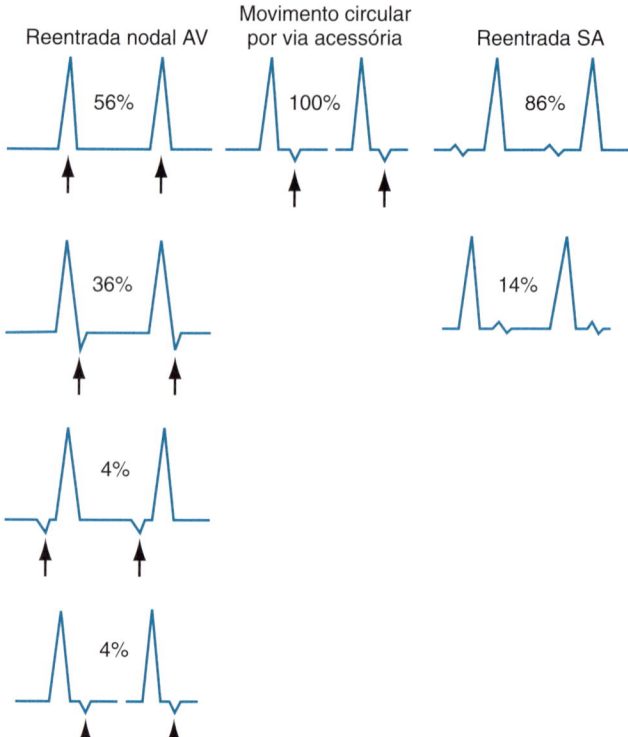

Fig. 69.29. Localização das ondas P nas causas comuns de taquicardia de complexo QRS estreito e regular. *AV*, Atrioventricular; *SA*, sinoatrial. (Extraído de Marriott HJL, Conover MB: Advanced concepts in dysrhythmias, ed 2, St. Louis, 1989, Mosby.)

A taquicardia AV reentrante ortodrômica, é a arritmia mais comum manifestada na síndrome de WPW, sendo clinicamente indistinguível da taquicardia por reentrada nodal. Como a taquicardia por reentrada nodal, a taquicardia AV reentrante ortodrômica é tratada com manobras vagais e adenosina como terapia de primeira linha, seguida por bloqueadores dos canais de cálcio e betabloqueadores como agentes de segunda linha.

Por outro lado, a taquicardia AV reentrante antidrômica, com seus complexos QRS alargados característicos, pode ter frequências ventriculares de 200 batimentos/min ou mais e instabilidade clínica. Quando as alterações antidrômicas típicas do complexo QRS são combinadas à taquicardia, os agentes de bloqueio AV nodal são contraindicados para evitar a degeneração em fibrilação ventricular.[17] Da mesma forma, em pacientes com uma taquicardia irregular de alta frequência (> 220/min) acompanhada por um complexo QRS alargado, não se deve usar o bloqueio nodal por causa do risco de rápida deterioração e transformação em fibrilação ventricular decorrente da condução desenfreada por meio da via acessória. A procainamida é a terapia de primeira linha para taquicardia, sempre que a presença de complexos QRS alargados

sugerir a condução por uma via acessória; a amiodarona é uma alternativa. Utiliza-se a cardioversão elétrica (100 a 200 J) no caso de deterioração clínica, falha da terapia farmacológica ou taquicardia extrema (> 250 batimentos/min).

A síndrome de Lown-Ganong-Levine é uma síndrome incomum da via acessória associada à taquicardia paroxística de complexo QRS estreito, intervalo PR curto e complexo QRS normal sem onda delta. O tratamento equivale àquele da síndrome de WPW.

Taquicardia de Complexo QRS Alargado

A taquicardia de complexo alargado refere-se a qualquer taquiarritmia acompanhada por uma duração de 0,12 segundo ou mais do complexo QRS. A taquicardia de complexo QRS alargado pode começar nos ventrículos (p. ex., taquicardia ventricular,) ou originar-se de um nível acima do nó AV, mas ser acompanhada por condução AV aberrante. A condução aberrante é causada por uma via acessória ou por um bloqueio de ramo. A presença de dissociação AV ou de batimentos de fusão no ECG com 12 derivações indica claramente uma taquicardia ventricular; a idade mais avançada e um histórico anterior de infarto do miocárdio tornam a taquicardia ventricular mais provável do que a taquicardia supraventricular com *aberração*. Por outro lado, uma taquicardia irregular com um QRS alargado que se aproxime da morfologia de um bloqueio de ramo provavelmente é uma fibrilação atrial com condução aberrante. Para pacientes estáveis, existem ferramentas de decisão que podem ser utilizadas para distinguir a taquicardia ventricular com uma precisão relativamente boa (Tabela 69.5; Fig. 69.32). Embora os pacientes com taquicardia ventricular recém-manifestada normalmente sejam instáveis, a presença de estabilidade hemodinâmica não exclui a hipótese de taquicardia ventricular.

Pode ser difícil distinguir a taquicardia ventricular de uma taquicardia supraventricular e uma condução anormal diante de um paciente com taquicardia de complexo QRS alargado. Muitas das regras de decisão dependem da capacidade de discernir as sutilezas da morfologia do complexo QRS, e nenhuma tem um poder discriminatório perfeito. A regra geral é a seguinte:
- Considerar qualquer nova taquicardia de complexo QRS alargado como taquicardia ventricular até que se prove o contrário.

Os clássicos critérios de Wellens são um exemplo de critérios consagrados pelo tempo, mas de difícil utilização em razão de sua complexidade e falta de ordem ou peso dos achados.

Os critérios eletrocardiográficos de Brugada descrevem quatro características da taquicardia ventricular entre aquelas descritas nos critérios originais de Wellens, dos quais qualquer um serve para diagnosticar a taquicardia ventricular. O ritmo precisa ser regular para aqueles a serem utilizados, uma vez que a irregularidade sugere fibrilação atrial com condução alterada. Os critérios sequenciais são os seguintes (Fig. 69.33; ver Fig. 69.32).
1. Ausência de quaisquer complexos RS nas derivações precordiais.
2. Duração do RS (medido do início de R à parte mais profunda da onda S) superior a 100 ms.
3. Dissociação AV (geralmente presente, mas negligenciada; pode ser averiguada melhor nas derivações dos membros inferiores e nas derivações V_{1-2}; Fig. 69.34).
4. Critérios morfológicos específicos para taquicardia ventricular (Fig. 69.33)

Somente a ausência de todos os critérios de Brugada permite o diagnóstico de taquicardia supraventricular. Embora os pesquisadores originais tenham constatado excelente sensibilidade (98,7%) e especificidade (96,5%) para a detecção de taquicardia ventricular, as pesquisas com seguimento desses pacientes mostraram nível de acurácia baixo, porém útil no departamento de emergência (sensibilidade de 92% a 94%). Em geral, os emergencistas não são capazes de concluir a avaliação ou concordar com os achados. Em pacientes tratados com agentes da classe I, os critérios de Brugada são menos confiáveis.

Os critérios de Griffith utilizam uma abordagem de três passos para identificação da aberração, primeiro através das morfologias clássicas de BRD ou de BRE nas derivações V_1 e V_6 para identificar uma taquicardia supraventricular, e depois, buscando uma dis-

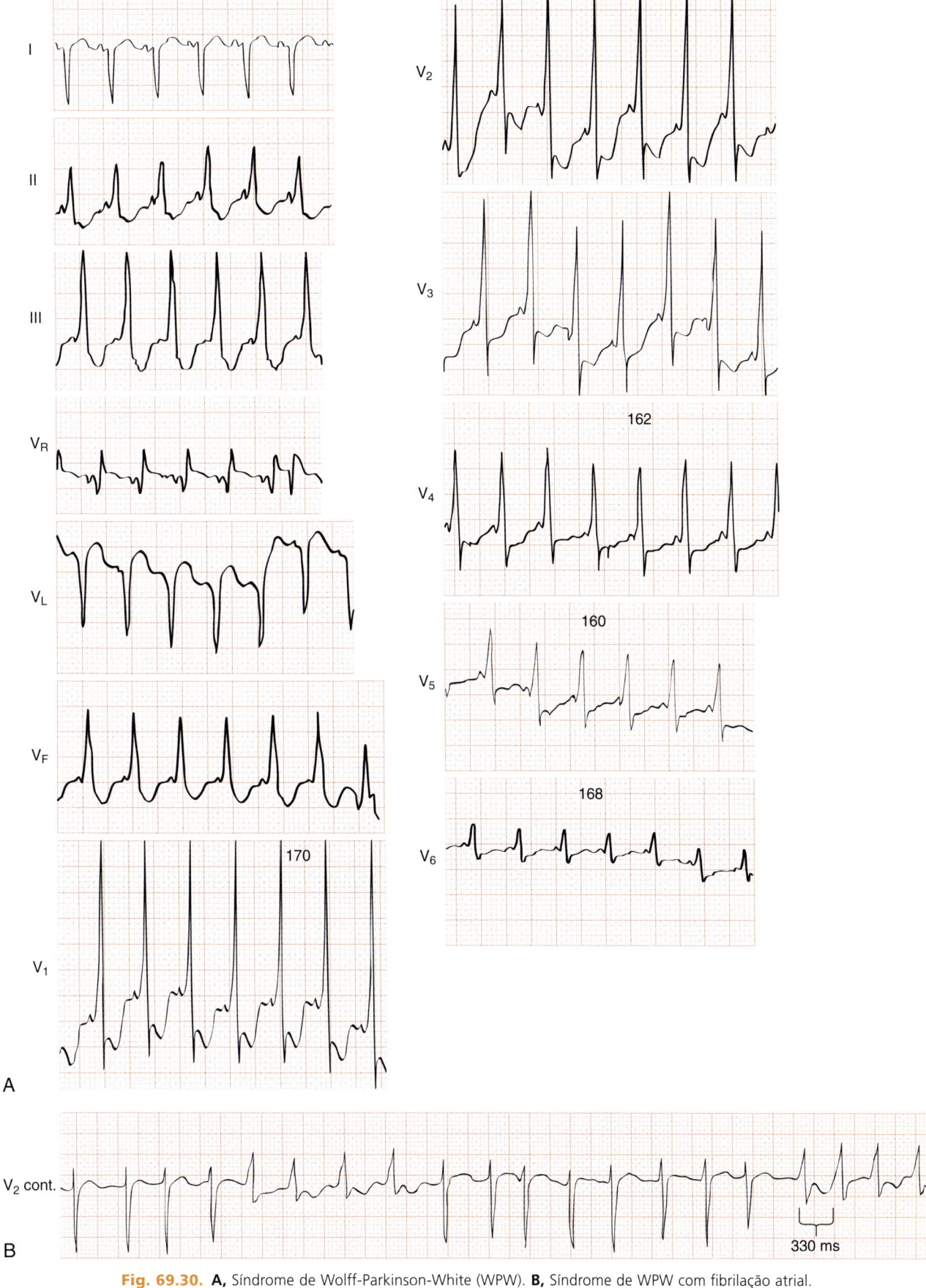

Fig. 69.30. A, Síndrome de Wolff-Parkinson-White (WPW). **B,** Síndrome de WPW com fibrilação atrial. Observa-se o curto período refratário (330 ms). (**A** extraído de Watanabe Y, Dreifus LS: Cardiac dysrhythmias, New York, 1977, Grune & Stratton.)

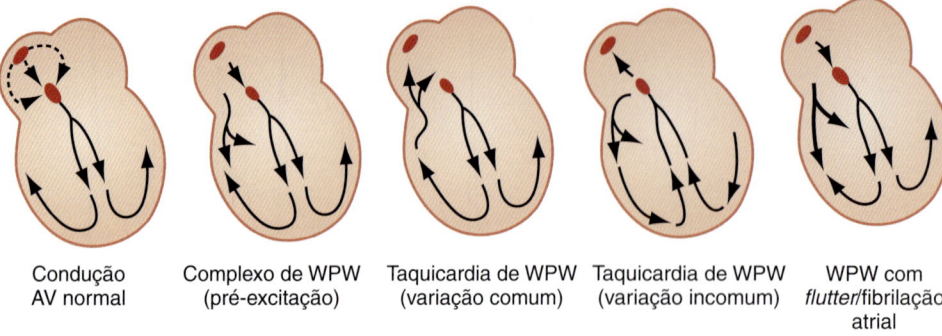

Fig. 69.31. Vias da syndrome de Wolff-Parkinson-White (WPW) e ritmos correlatos. *AV*, Atrioventricular. (**A** extraído de Watanabe Y, Dreifus LS: Cardiac dysrhythmias, New York, 1977, Grune & Stratton.)

TABELA 69.5

Características que Distinguem a Taquicardia Ventricular da Taquicardia Supraventricular com Condução Anormal

PARÂMETRO	TAQUICARDIA VENTRICULAR	TAQUICARDIA SUPRAVENTRICULAR COM ABERRAÇÃO
Características clínicas	Idade ≥ 50 anos	Idade ≤ 35 anos
	Histórico de infarto do miocárdio, insuficiência cardíaca congestiva, CABG ou Cardiopatia aterosclerótica	Nenhuma
	Histórico anterior de taquicardia ventricular	Histórico anterior de taquicardia supraventricular
Exame físico	Ondas A em canhão	Ausente
	Variação do pulso arterial	Ausência de variabilidade
	B1 variável	Ausência de variabilidade
Eletrocardiograma	Batimentos de fusão	Nenhum
	Dissociação AV	Ondas P precedentes com complexos QRS
	QRS > 0,14 s	QRS normalmente < 0,14 s
	Artéria DA extrema (30 graus)	Eixo normal ou quase normal
	Nenhuma resposta às manobras vagais	Desacelerada ou revertida com manobras vagais
Padrões de QRS específicos	V_1: R, qR ou RS	V_1: rSR'
	V_6: S, rS ou qR	V_6: qRs
	Idêntico ao traçado anterior da taquicardia ventricular[a]	Idêntico ao traçado anterior da taquicardia supraventricular[a]
	Concordância de positividade ou negatividade[b]	

AV, atrioventricular; *CABG*, implante de *bypass* para artéria coronária; *DA*, artéria descendente anterior esquerda.
[a]Se provado por estudos eletrofisiológicos ou por uma preponderância de evidências.
[b]Deflexão principal do complexo QRS, positiva ou negativa, em cada derivação precordial.

sociação AV no restante para identificar a taquicardia ventricular (Figs. 69.32 e 69.34). Essa abordagem tem uma sensibilidade de 92% e uma especificidade mais baixa do que aquela observada com os critérios de Brugada. Não existem dados comparativos diretos na prática entre essas duas abordagens. Por fim, os critérios de Vereckei (Fig. 69.35) examinam a derivação aVR para estabelecer a distinção entre taquicardia ventricular e taquicardia supraventricular; entretanto, na prática, esses critérios não demonstraram ser mais eficazes ou precisos, limitando o seu uso.[20-23]

Os pacientes instáveis com taquicardia de complexo QRS alargado devem ser tratados com cardioversão elétrica (100 J, sincronizada e bifásica, se possível). Para pacientes limítrofes, a cardioversão elétrica com sedação sistêmica ou analgesia ou o tratamento farmacológico com procainamida ou amiodarona são opções.

A adenosina é uma opção depois que uma cuidadosa investigação do ECG não sugere a presença de taquicardia ventricular. Não se deve usar a adenosina em caso de suspeita de taquicardia ventricular ou na presença de taquicardia ventricular irregular ou de alta frequência (≥ 250 batimentos/min). A maioria das taquicardias supraventriculares é desacelerada ou revertida com a adenosina, e somente as formas raras de taquicardia ventricular respondem; quaisquer efeitos nocivos da adenosina normalmente são fugazes. Outras terapias farmacológicas para taquicardia ventricular estável são discutidas mais adiante. Se o tratamento farmacológico falhar, a cardioversão sincronizada é uma opção.

Taquicardia Ventricular

A taquicardia ventricular origina-se no interior ou abaixo do feixe de His. A taquicardia ventricular não sustentada se refere a episódios rápidos (<30 segundos) que se revertem espontaneamente, enquanto a taquicardia ventricular sustentada é mais prolongada. Os mecanismos de reentrada constituem a causa mais comum de taquicardia ventricular, embora ocorram mecanismos automáticos e desencadeados. A maioria dos pacientes com taquicardia ventricular sofre de doença cardíaca subjacente.

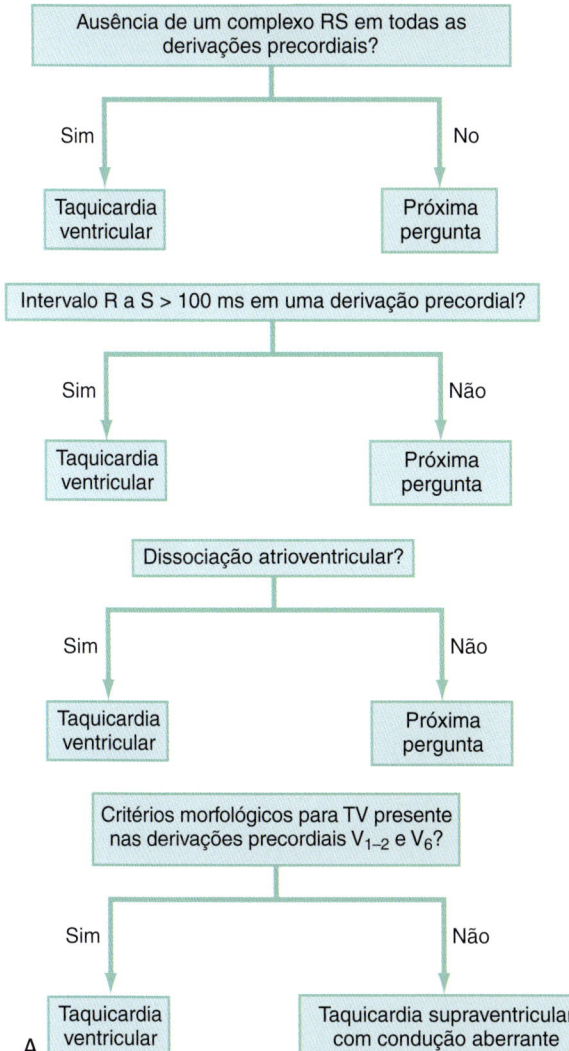

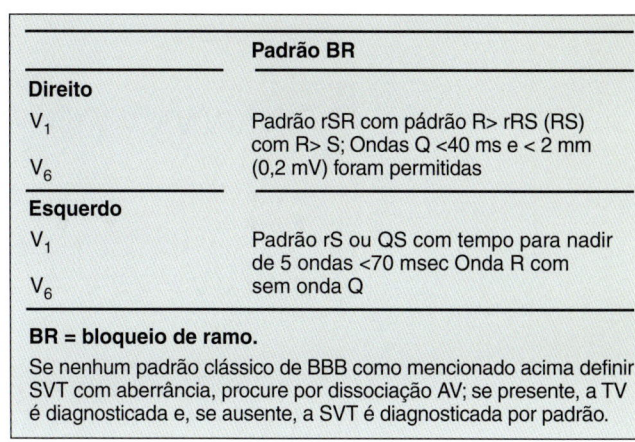

Padrão BR

Direito

V₁	Padrão rSR com pádrão R> rRS (RS) com R> S; Ondas Q <40 ms e < 2 mm (0,2 mV) foram permitidas
V₆	

Esquerdo

V₁	Padrão rS ou QS com tempo para nadir de 5 ondas <70 msec Onda R com sem onda Q
V₆	

BR = bloqueio de ramo.
Se nenhum padrão clássico de BBB como mencionado acima definir SVT com aberrância, procure por dissociação AV; se presente, a TV é diagnosticada e, se ausente, a SVT é diagnosticada por padrão.

B

Fig. 69.32. A, Abordagem de quatro passos de Brugada para diferenciar taquicardia ventricular (TV) de taquicardia supraventricular com complexo QRS alargado. Somente quando as respostas para as quatro perguntas são negativas obtêm-se o diagnóstico de ritmo supraventricular com condução anormal. Assim que se observa uma resposta afirmativa, a taquicardia ventricular é diagnosticada. **B,** Abordagem de Griffith, na qual se busca a condução aberrante nas derivações V₁ e V₆ (bloqueio do ramo direito do feixe [BRD] ou bloqueio do ramo esquerdo do feixe [BRE], aspectos clássicos), seguida por uma busca pela dissociação atrioventricular (AV). Na ausência dos clássicos padrões de BRD ou BRE, ou se o restante das derivações não apresentar dissociação AV, estabelece-se o diagnóstico de taquicardia ventricular. (A, Extraído de Brugada P, Brugada J, Mont L, et al.: A new approach to the differential diagnosis of a regular tachycardia with a wide QRS complex. Circulation 83:1649–1659, 1991; **B,** adaptado a partir de Griffith MJ, Garratt CJ, Mounsey P, Camm AJ: Ventricular tachycardia as default diagnosis in broad complex tachycardia. Lancet 343:386–388, 1994.)

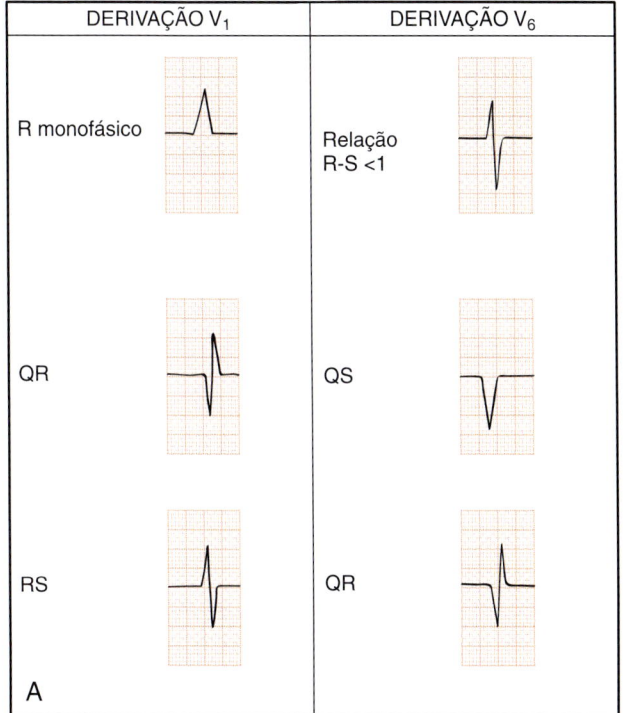

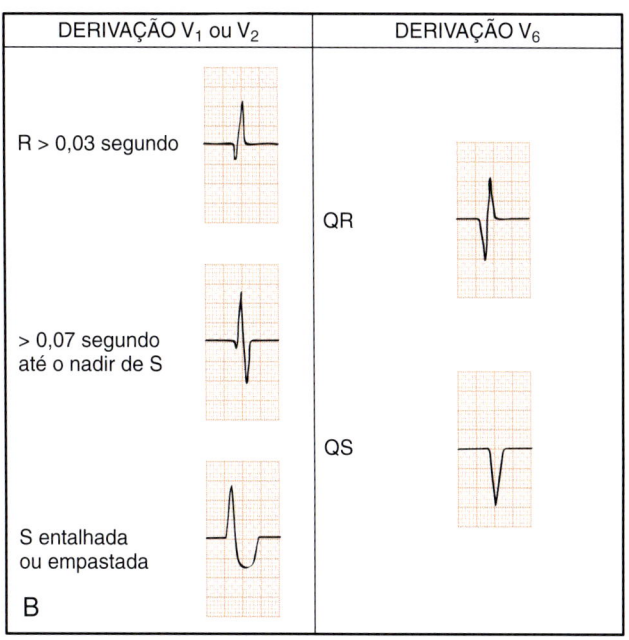

Fig. 69.33. Morfologia associada ao quarto critério no sistema de Brugada. **A,** Em pacientes com um complexo semelhante ao ramo direito do feixe. **B,** Em pacientes com um complexo semelhante ao ramo esquerdo do feixe.

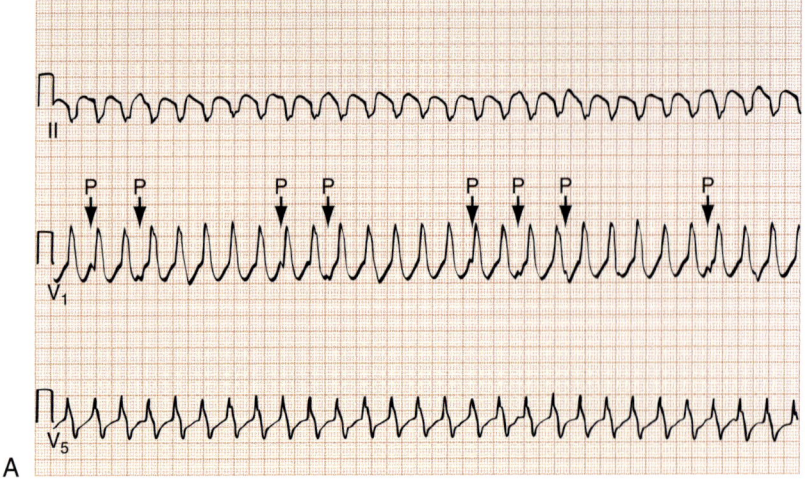
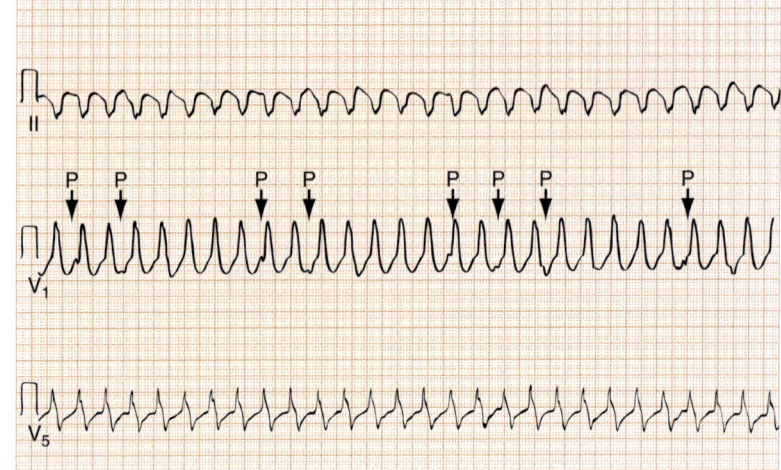
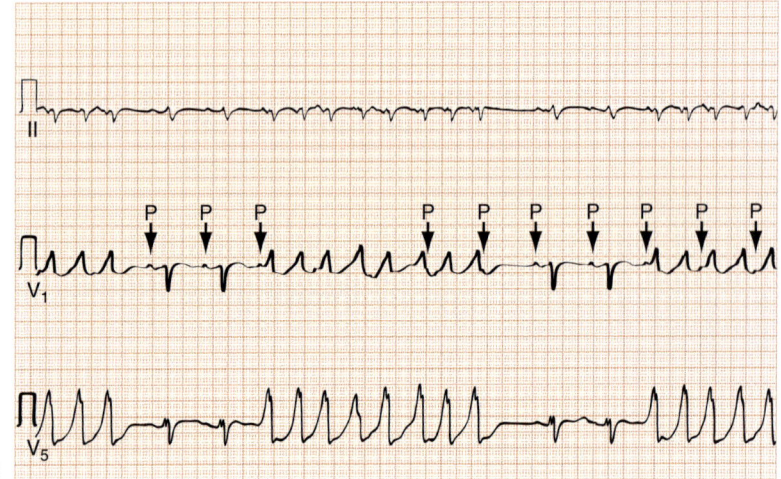

Fig. 69.34. A, B, Taquicardia ventricular. Observa-se a dissociação atrioventricular. **C,** Taquicardia ventricular intermitente não sustentada. A dissociação atrioventricular é evidente. (Cortesia Dr. Edward Curtis.)

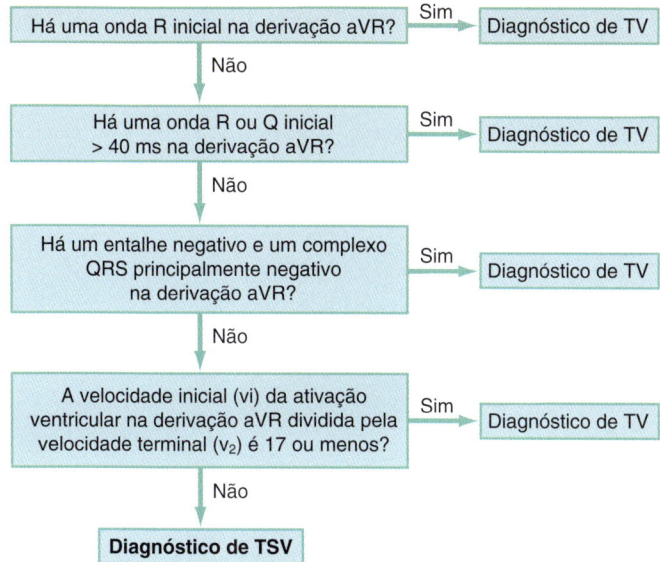

Fig. 69.35. Critérios de Vereckei para a diferenciação entre taquicardia ventricular (TV) e taquicardia supraventricular (TSV).

> **QUADRO 69.12**
>
> **Classificação e Causas das Síndromes do Intervalo QT Prolongado que Produzem** *Torsades de Pointes*
>
> **PAUSA-DEPENDENTES (ADQUIRIDAS)**
> Induzidas por medicamentos – antiarrítmicos das classes IA e IC; muitas fenotiazinas e butirofenonas (sobretudo o haloperidol e o droperidol), antidepressivos tricíclicos, antibióticos (especialmente os macrolídeos), organofosfatos, anti-histamínicos, antifúngicos, anticonvulsivos e agentes antieméticos
> Anomalias eletrolíticas – hipocalemia, hipomagnesemia, hipocalcemia (raramente)
> Relacionadas com a alimentação – inanição, baixo teor proteico
> Bradicardia grave ou bloqueio atrioventricular
> Hipotireoidismo
> Injeção de contraste
> Acidente vascular cerebral (especialmente intraparenquimatoso)
> Isquemia miocárdica
>
> **ADRENÉRGICO-DEPENDENTES (GERADAS POR TAQUICARDIA)**
> **Congênitas**
> Síndrome de Jervell e Lange-Nielsen (surdez, autossômica recessiva)
> Síndrome de Romano-Ward (audição normal, autossômica dominante)
> Esporádicas (audição normal, sem tendência hereditária)
> Prolapso da válvula mitral
>
> **Adquiridas (Raras)**
> Doença vascular cerebral (especialmente hemorragia subaracnóidea)
> Cirurgia autonômica: dissecção radical do pescoço, endarterectomia carotídea, vagotomia troncular

A taquicardia ventricular monomórfica é a forma mais comum de taquicardia ventricular e caracteriza-se por complexos QRS morfologicamente consistentes, normalmente em um padrão regular e em uma frequência de 150 a 200 batimentos/min (Fig. 69.36). A taquicardia ventricular polimórfica é observada com morfologias QRS variáveis e sugere doença subjacente mais grave (Figs. 69.37 e 69.38). A taquicardia ventricular é prevalente em pacientes com cardiomiopatia isquêmica e não isquêmica.

No caso de pacientes estáveis com taquicardia ventricular, a amiodarona (3-5 mg/kg EV durante minutos, geralmente 250-350 mg) é a melhor escolha, com relatos de reversão bem-sucedida em até 90% dos casos.[23] A procainamida (30-50 mg/min EV, até um total de 18 mg/kg ou até que a taquicardia ventricular seja revertida) é um agente de segunda linha. A lidocaína (bólus EV de 1 a 1,5 mg/kg, até um máximo de 3 mg/kg, seguido por uma infusão) era a escolha preferida antigamente e é fácil de administrar, mas tinha como obstáculo as taxas reduzidas de sucesso e hoje é considerada como uma alternativa. Os pacientes instáveis ou aqueles com taquicardia ventricular refratária à farmacoterapia devem submeter-se à cardioversão sincronizada com 100 J (de preferência, bifásica), com sedação; doses crescentes (até 200 J bifásica ou 360 J monofásica) são ocasionalmente necessárias.

Todo paciente com taquicardia ventricular nova ou sintomática deve consultar-se com um especialista e ser internado, com exceção da possível alta após a consulta para aqueles com desfibriladores implantados e em pleno funcionamento (Cap. 80).

Torsades de Pointes

Torsades de pointes é traduzido literalmente como "torção das pontas" e é uma forma paroxística de taquicardia ventricular polimórfica que atende aos seguintes critérios clínicos (Fig. 69.38):
1. Frequência ventricular acima de 200 batimentos/min.
2. Eixo QRS ondulante, com a polaridade dos complexos parecendo deslocar-se em torno da linha basal.
3. Paroxismos de menos de 90 segundos.

A *torsades de pointes* ocorre na presença de um intervalo QT prolongado, um reflexo da repolarização ventricular anormal. Um intervalo QT prolongado pode ser congênito ou adquirido. As mulheres apresentam mais risco de *torsades de pointes*. A *torsades de pointes* adquirida é muito mais comum do que a congênita e pausa-dependente, desencadeada por uma baixa frequência cardíaca.

O prolongamento adquirido do intervalo QT é a forma mais comum observada fora de um contexto pediátrico especializado e normalmente possui causas multifatoriais (Quadro 69.12). Os gatilhos comuns incluem distúrbios eletrolíticos (p. ex., hipocalemia, hipomagnesemia) e muitos fármacos diferentes (sobretudo agentes das classes IA e IC, mas também muitos outros; Quadro 69.12), especialmente quando utilizados de forma combinada.

O tratamento da *torsades de pointes* em pacientes adultos estáveis envolve a correção de quaisquer anomalias metabólicas ou eletrolíticas subjacentes e o aumento da frequência cardíaca para encurtar a repolarização ventricular. Em pacientes com *torsades de pointes*, não se deve utilizar antiarrítmicos das classes IA ou IC. O sulfato de magnésio EV empírico é eficaz no tratamento da *torsades de pointes*, mesmo na ausência de hipomagnesemia, podendo prevenir a recorrência se a cardioversão elétrica for bem-sucedida.

Uma frequência ventricular basal de 100 a 120 batimentos/min normalmente é suficiente para a prevenção da *torsades da pointes* adquirida, alcançada com um marca-passo (p. ex., com uma frequência superior à frequência intrínseca do paciente) ou por meio de infusão de agentes β-adrenérgicos. A cardioversão elétrica deve ser utilizada para pacientes instáveis, como descrito na discussão sobre taquicardia ventricular sustentada com *torsades de pointes* sustentada, sem qualquer tentativa de sincronização.

A *torsades de pointes* congênita é rara e é desencadeada por excesso de atividade simpática ou taquicardia; normalmente é observada em crianças e jovens adultos. Os pacientes geralmente têm síncope durante o esforço e apresentam um intervalo QT prolongado no ECG. Ao contrário das formas adquiridas, a *torsades de pointes* congênita é tratada com betabloqueadores.

Síndrome de Brugada

A síndrome de Brugada caracteriza-se por arritmias ventriculares desencadeadoras de síncope ou morte súbita cardíaca na ausência de cardiopatia estrutural. Essa síndrome é causada por um distúrbio hereditário dos canais de sódio e geralmente é diagnosticada nos jovens adultos do sexo masculino. O padrão eletrocardio-

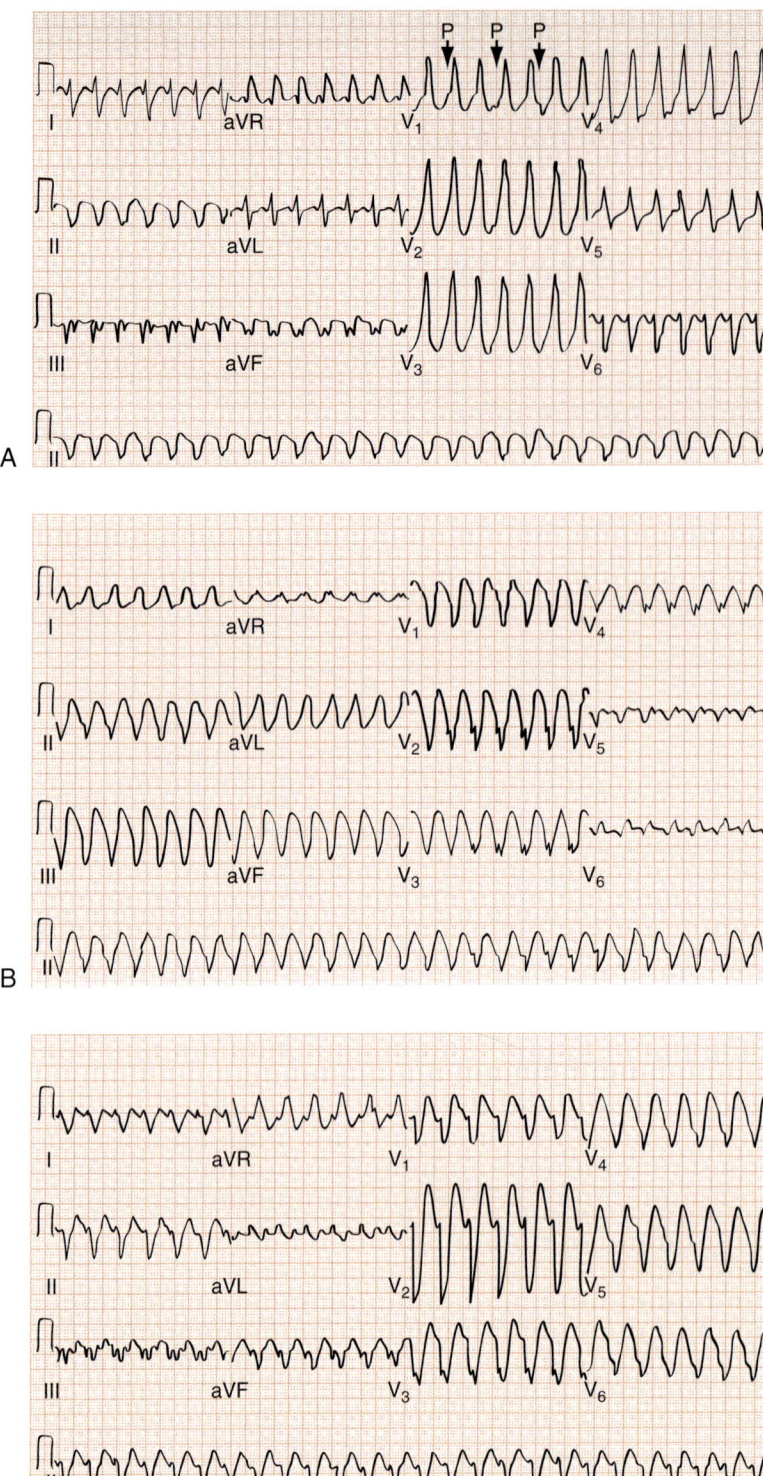

Fig. 69.36. Taquicardia ventricular. **A,** Há presença de complexos RS nas derivações precordiais, mas a duração de RS é superior a 100 ms. Embora os critérios de Brugada indiquem não ser necessária uma análise mais profunda, a dissociação atrioventricular também está presente, e a morfologia do complexo QRS na derivação V_6 é compatível com taquicardia ventricular. **B,** Há presença de alguns complexos RS, a duração não é superior a 100 ms e a dissociação atrioventricular é de difícil avaliação. Os critérios morfológicos para a taquicardia ventricular são preenchidos porque a onda S está entalhada na derivação V_1 e o QR está presente na derivação V_6; **C,** O diagnóstico é embasado nos critérios morfológicos porque S está entalhada nas derivações V_1 e V_2 e o QS está presente na derivação V_6. (Cortesia Dr. Edward Curtis.)

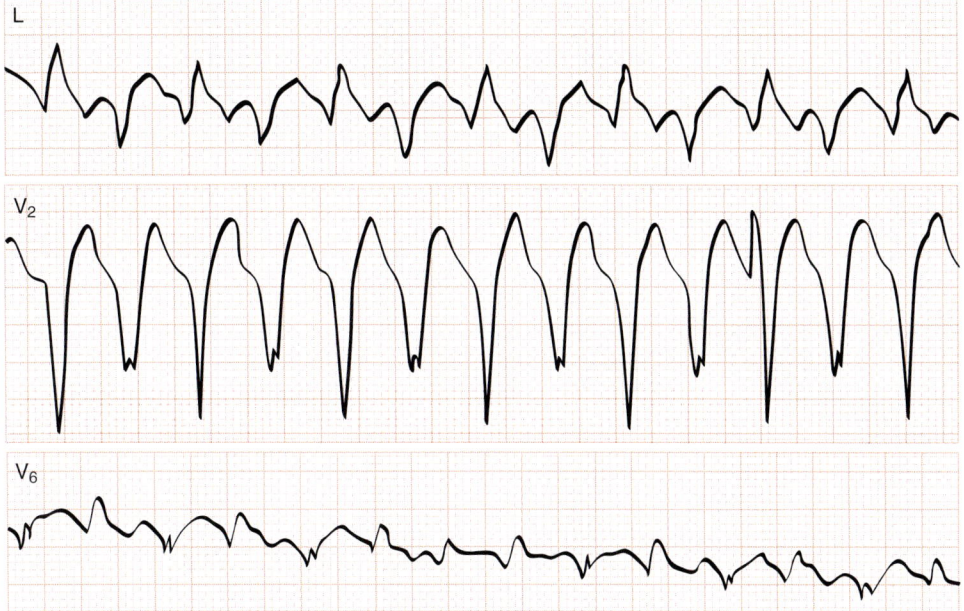

Fig. 69.37. Taquicardia ventricular bidirecional em um paciente com toxicidade causada por digitálicos. (Extraído de Marriott HJL, Conover MB: Advanced concepts in dysrhythmias, ed 2, St. Louis, 1989, Mosby.)

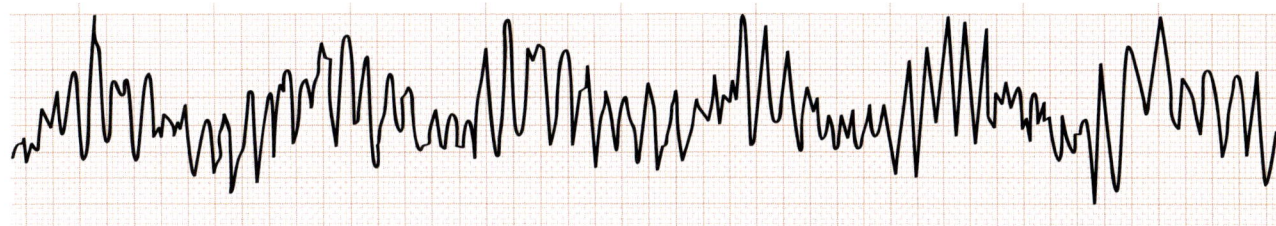

Fig. 69.38. *Torsades de pointes* com o clássico formato em espiral dos complexos QRS em torno da linha basal.

gráfico de Brugada mostra uma elevação côncava para baixo (em forma de sela) ou elevação côncava proeminente do segmento ST nas derivações V_1 a V_3 (Fig. 69.39), às vezes simulando o aspecto de um BRD. Os achados em relação ao segmento ST podem ser transitórios ou desencadeados somente com estimulação farmacológica.

Qualquer paciente com síncope inexplicada e um padrão eletrocardiográfico de Brugada requer internação para que seja considerada a hipótese de um desfibrilador implantável. Para pacientes em que o padrão eletrocardiográfico de Brugada seja observado incidentalmente, não há consenso em relação ao tratamento, mas nós recomendamos o encaminhamento a um cardiologista.

CONCLUSÃO

Pacientes com arritmias acentuadamente sintomáticas e que não respondam à terapia administrada no departamento de emergência necessitam de internação; para aqueles sem sintomas ou apenas com palpitações, cuja condição se resolve espontaneamente, e sem qualquer evidência de cardiopatia estrutural, o monitoramento ambulatorial e o contato com um cardiologista são uma opção.[24] Ao avaliar qualquer pessoa com alterações de ritmo cardíaco sintomáticas, recomendamos uma consulta com um cardiologista. Aqueles com taquicardia ventricular ou *torsades de pointes* e a maioria dos pacientes sintomáticos com bloqueio cardíaco completo de segundo grau do tipo II necessitam de internação.

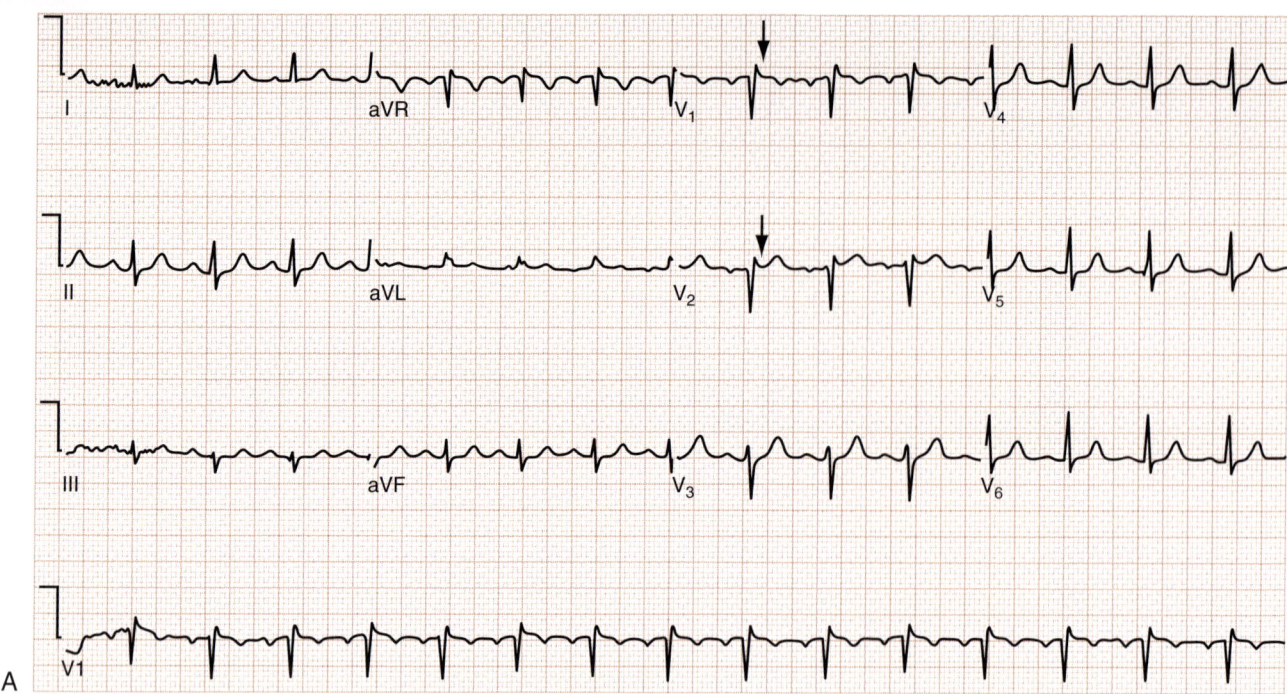
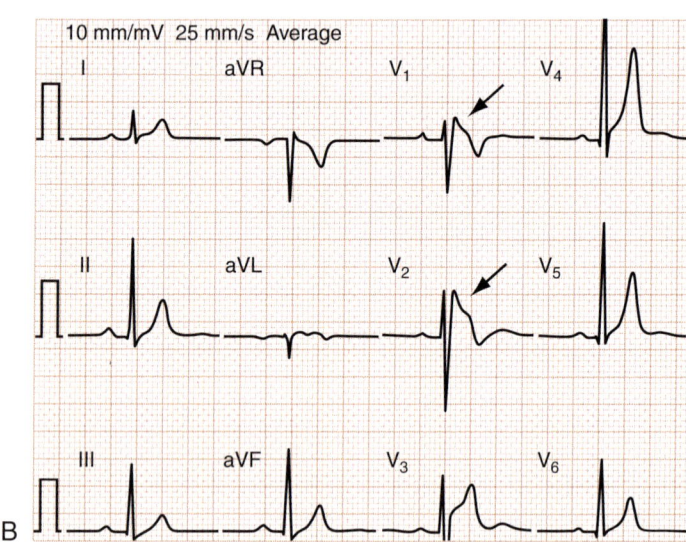

Fig. 69.39. Síndrome de Brugada, com elevação do segmento ST na derivação $V_{1\ e\ 2}$. A elevação do segmento ST é côncava proeminente (*imagem superior*, **A**) ou côncava em forma de sela (*imagem inferior*, **B**) e pode ser transitória.

CONCEITOS-CHAVE

- A terapia elétrica é utilizada para qualquer paciente instável cujos sintomas sejam causados por uma arritmia – marca-passo se a frequência cardíaca for baixa, cardioversão com sedação, se elevada.
- Presume-se que qualquer taquicardia regular, recém-manifestada, sintomática e de complexo QRS alargado seja uma taquicardia ventricular, até que se prove o contrário.
- O bloqueio AV de segundo grau do tipo II nunca é uma variante normal e implica um bloqueio de condução abaixo do nó AV. Quando a relação de condução é de 2:1, presume-se que exista um bloqueio do tipo II, até que se prove o contrário, e o recurso de marca-passo deve estar prontamente acessível.
- Deve-se considerar uma síndrome da via acessória em qualquer pessoa com taquicardia que exceda uma frequência de 225 a 250 batimentos/min, independentemente da morfologia do complexo QRS, e evitar os agentes de bloqueio nodal.
- Deve-se observar atentamente a irregularidade da taquicardia acima de 200 batimentos/min; esse fato e a fibrilação atrial podem passar despercebidos se os intervalos R-R não forem cuidadosamente rastreados nas frequências elevadas.

As referências para este capítulo podem ser encontradas on-line no website Expert Consult associado à obra.

CAPÍTULO 70
Implantable Cardiac Devices

Benjamin Squire | James T. Niemann

Conteúdo disponível on-line em inglês.

CAPÍTULO 71
Insuficiência Cardíaca

John F. O'Brien | Christopher L. Hunter

PRINCÍPIOS

Contexto

A insuficiência cardíaca é uma condição debilitante caracterizada por dispneia, baixa tolerância ao exercício e fadiga crônica, associada à alta morbimortalidade. A *insuficiência cardíaca* pode ser definida como o estado fisiopatológico em que o coração é incapaz de bombear um suprimento de sangue suficiente para atender às exigências do corpo ou requer elevadas pressões de enchimento ventricular para realizar esse objetivo. A ressalva em relação às altas pressões de enchimento é de que o coração com insuficiência pode continuar a manter a perfusão sistêmica por meio do mecanismo compensatório de Frank-Starling, resultando na manutenção do volume sistólico (VS) normal, apesar da fração de ejeção (FE) reduzida. Por outro lado, uma baixa pressão de enchimento com hipoperfusão é indicativa de problema de impulsão da bomba distinto da doença cardíaca.

A insuficiência cardíaca é conceitualmente separada em dois subtipos clínicos: insuficiência cardíaca sistólica e insuficiência cardíaca diastólica, com muita superposição entre as duas. As recomendações da American Heart Association (AHA) e do American College of Cardiology (ACC) definem a insuficiência cardíaca em relação à disfunção diastólica (também conhecida como insuficiência cardíaca com fração de ejeção reduzida [HFrEF, na sigla em inglês]) como uma fração de ejeção do ventrículo esquerdo (LVEF, na sigla em inglês) inferior a 46%.[1] A insuficiência cardíaca diastólica (também conhecida como insuficiência cardíaca com fração de ejeção preservada [HFpEF, na sigla em inglês]) é uma condição patológica que envolve a função sistólica normal ou quase normal com déficit de relaxamento ventricular e, consequentemente, altas pressões de enchimento, o que pode ser evidenciado em mais da metade dos idosos que apresentam insuficiência cardíaca.[2,3] A insuficiência cardíaca com fração de ejeção preservada tem um prognóstico semelhante à insuficiência cardíaca com fração de ejeção reduzida.[4,5]

A insuficiência cardíaca é uma doença progressiva e multifacetada que começa muito antes dos sintomas e sinais se evidenciarem. As recomendações aprovadas pela AHA e pelo ACC refletem um novo sistema de classificação para insuficiência cardíaca que inclui quatro categorias: (1) pacientes de risco, (2) pacientes com disfunção assintomática do ventrículo esquerdo (VE), (3) pacientes com insuficiência cardíaca sintomática e (4) aqueles com insuficiência cardíaca refratária.[6] O número de pacientes com disfunção assintomática do ventrículo esquerdo é aproximadamente quatro vezes maior do que o de pacientes com insuficiência cardíaca sintomática.[7] Os principais fatores predisponentes de insuficiência cardíaca nos Estados Unidos incluem doença arterial coronariana, hipertensão, diabetes melito, dislipidemia, obesidade, juntamente com cocaína, etanol e tabagismo. A hipertensão precede a insuficiência cardíaca em até 75% dos casos, especialmente entre os afro-americanos. Cerca de dois terços dos pacientes com insuficiência cardíaca sistólica têm doença arterial coronariana significativa. Aqueles com diabetes melito apresentam maior risco de eventos cardíacos isquêmicos e insuficiência cardíaca.[8] Os altos níveis de sódio na dieta são associados à insuficiência cardíaca.[9] O ideal é que o tratamento seja iniciado em pacientes de risco como prevenção à progressão da doença. O controle da hipertensão reduz muito o risco de desenvolvimento de insuficiência cardíaca, assim como controle de dislipidemias em pacientes com aterosclerose.[10,11] As mudanças adequadas no estilo de vida, como o abandono do uso abusivo de substâncias ilícitas, a redução de peso, a restrição à ingestão de sal e os programas de exercício moderado, reduzem os sintomas da insuficiência cardíaca e podem retardar a progressão. Especificamente, a obesidade leva ao acúmulo de lipídios no miocárdio, é diretamente cardiotóxica e causa a remodelação do ventrículo esquerdo com cardiomiopatia dilatada.[12] A perda substancial de peso em pacientes com insuficiência cardíaca associada à obesidade produz uma reversão de muitas das manifestações clínicas e melhora a função cardíaca.[13] Entretanto, pacientes moderadamente acima do peso ou obesos apresentam menor incidência de mortalidade por causas cardiovasculares na presença de insuficiência cardíaca crônica – é o chamado *paradoxo da obesidade*, talvez, em parte, explicado pelo condicionamento cardiorrespiratório.[14]

Epidemiologia

A insuficiência cardíaca é uma das principais causas de mortalidade na sociedade ocidental e representa o tipo de doença cardiovascular que mais cresce.[15] Cerca de 6.100.000 de pessoas (aproximadamente 2% da população) nos Estados Unidos já manifestaram insuficiência cardíaca, e quase 650.000 novos casos são diagnosticados anualmente.[16] A incidência excede 10 por 1.000 casos em pessoas acima de 65 anos, e os idosos compreendem cerca de 80% dos cerca de 1 milhão de pacientes hospitalizados com insuficiência cardíaca a cada ano.[17,18] A insuficiência cardíaca descompensada é uma razão comum para as internações hospitalares nesse grupo etário, bem como para a reinternação no espaço de 30 dias após a alta; o departamento de emergência (DE) é a principal porta de entrada. A hospitalização por insuficiência cardíaca aguda é preditor de mau prognóstico, com taxas de mortalidade pós-alta ou de reinternação que chegam a 45% no espaço de 60 a 90 dias.[19] A insuficiência cardíaca resulta em um custo estimado de aproximadamente US$ 40 bilhões com assistência médica.[20] O envelhecimento da população, combinada às melhorias na terapia para insuficiência cardíaca, resultará no aumento da prevalência dessa doença.[21]

A insuficiência cardíaca implica em uma taxa de mortalidade de aproximadamente 50% no espaço de 5 anos após a manifestação dos sintomas, e um terço dos pacientes com a forma mais grave da doença morre no primeiro ano após o diagnóstico.[22] A insuficiência cardíaca afeta desproporcionalmente os negros quando comparados com os americanos de etnia branca, tanto em termos de incidência quanto de mortalidade, enquanto todas as mulheres apresentam uma vantagem de sobrevivência sobre os homens. A deterioração hemodinâmica progressiva representa aproximadamente 50% da mortalidade por insuficiência cardíaca, mas a morte súbita resultante de disritmias ventriculares malignas ocorre em até metade dos casos. Várias terapias clínicas reduzem a morbimortalidade por insuficiência cardíaca, melhorando o estado funcional e retardando a progressão da disfunção da bomba cardíaca. Os cardioversores-desfibriladores implantáveis (CDI) reduzem de maneira mais confiável a frequência dos episódios de morte súbita.[23]

O prognóstico na insuficiência cardíaca está relacionado a uma série de fatores, incluindo idade, fração de ejeção do ventrículo esquerdo, tolerância ao exercício, níveis plasmáticos de norepinefrina e peptídeos natriuréticos, relação cardiotorácica na radiografia de tórax, anemia, nível de hemoglobina A_{1c} e função renal, bem como frequência cardíaca (FC) em repouso, evidência de hipertrofia do ventrículo esquerdo no eletrocardiograma (ECG), fibrilação atrial ou presença de disritmias ventriculares.[24-29] No nosso entendimento ainda limitado das interações bidirecionais entre o coração e o rim, a disfunção renal é uma comorbidade particularmente importante na insuficiência cardíaca.[30] De um terço à metade dos pacientes com insuficiência cardíaca sofrem de algum grau de insuficiência renal, que é um dos preditores mais fortes de mortalidade.[31] O tratamento das comorbidades na insuficiência cardíaca pode ter um enorme impacto na doença primária.[32]

Anatomia e Fisiologia

Existe uma complexa relação reguladora neuro-hormonal entre o coração e os vários sistemas de órgãos. Os circuitos de *feedback* mediados por várias substâncias vasoativas secretadas pelo coração, pelo sistema nervoso autonômico, pelos rins, pelas glândulas adrenais (ou suprarrenais), pelos pulmões e pelo endotélio vascular são de extrema importância. As perturbações funcionais em quaisquer desses órgãos afetam os demais (Fig. 71.1). Consequentemente, o sistema cardiovascular deve ser visto como um sistema dinâmico que se encontra em constante adaptação para otimizar a perfusão orgânica. A disfunção do coração ou de qualquer componente do sistema cardiopulmonar inicia a ativação neuro-hormonal adaptativa do sistema nervoso simpático, do sistema renina-angiotensina-aldosterona (SRAA), dos peptídeos natriuréticos, da endotelina (ET), da vasopressina e de outros mecanismos reguladores. A ativação neuro-hormonal compensa inicialmente a disfunção do sistema circulatório. Entretanto, esses mecanismos acabam aumentando o estresse mecânico sobre o coração com insuficiência, causando eventos elétricos e estruturais de má adaptação, fibrose cardíaca progressiva com apoptose e maior comprometimento das funções sistólica e diastólica. Isso cria um ciclo vicioso de crescente disfunção miocárdica, levando a uma progressiva espiral descendente. O grau de disfunção miocárdica depende tanto do grau da doença miocárdica primária quanto de outras condições patológicas, especialmente nos sistemas pulmonar, renal e vascular periférico. Conhecer esses mecanismos compensatórios subjacentes é fundamental para a melhora progressiva do tratamento da insuficiência cardíaca, com uma mudança de um modelo hemodinâmico para um modelo neuro-hormonal.

Mecanismos Celulares

O coração é composto por uma massa de células de músculos estriados individuais (miócitos) que formam uma ramificação sincicial. Cada miócito contém um sistema tubular intracelular denominado *retículo sarcoplasmático* e vários filamentos cruzados chamados *miofibrilas*, que atravessam a extensão do miócito. As miofibrilas, por sua vez, contêm múltiplas subunidades chamadas *sarcômeros*, que formam a unidade funcional básica da contração miocárdica. Os sarcômeros ocupam aproximadamente 50% da massa celular do miocárdio e são compostos pelas proteínas contráteis actina e miosina, juntamente com as proteínas reguladoras troponina e tropomiosina. Essas proteínas são circundadas por invaginações da membrana celular do miocárdio (sarcolema) e do retículo sarcoplasmático.

O sarcômero varia de 1,6 a 2,2 μm de comprimento, dependendo, em parte, da tensão exercida sobre o músculo antes da contração (pré-carga). A contração dos sarcômeros ocorre quando a actina (fina e com uma estrutura de dupla hélice) é exposta à miosina, formada por grossos miofilamentos. A contração, bem como o relaxamento, é controlada pela liberação de íons de cálcio (Ca^{2+}) do retículo sarcoplasmático. Quando a quantidade de Ca^{2+} intracelular aumenta, o Ca^{2+} liga-se à proteína reguladora das contrações, a troponina, causando na tropomiosina uma alteração conformacional que expõe a actina

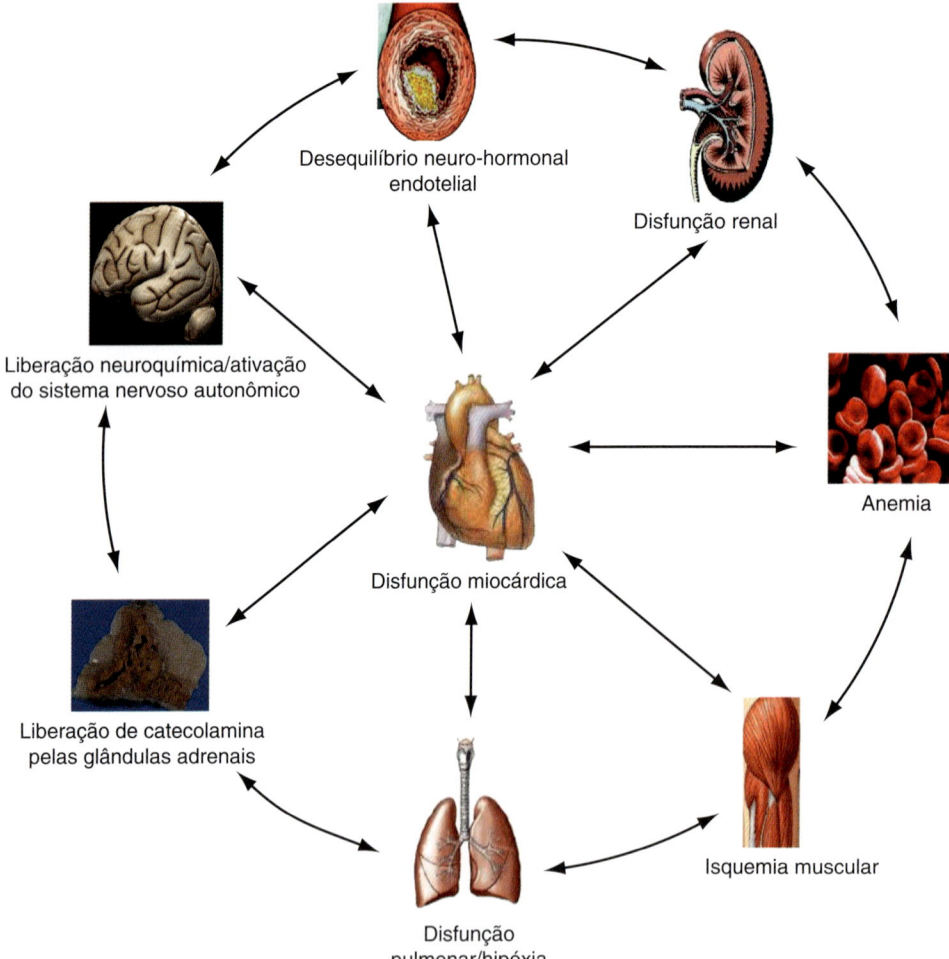

Fig. 71.1. O modelo neuro-hormonal de insuficiência cardíaca descreve uma complexa interdependência entre muitos sistemas orgânicos em que um distúrbio funcional em qualquer componente causa alterações compensatórias complexas e, até mesmo, mal adaptativas, nos demais. A correção da disfunção do sistema orgânico por meio de medicamentos e de outras intervenções pode resultar na correção dessas perturbações.

à miosina. Na presença do trifosfato de adenosina (ATP, na sigla em inglês), as ligações entre a actina e a miosina fazem-se e quebram-se rapidamente, fazendo que a actina escorregue pelos filamentos de miosina. Esse processo gera tensão muscular e, em última instância, contração miocítica. Uma diminuição do Ca^{2+} intracelular causada pelo reacúmulo no retículo sarcoplasmático reconforma o complexo troponina-tropomiosina de tal maneira que as ligações de miosina e actina se quebram, permitindo o relaxamento dos sarcômeros. O cálcio iônico intracelular é, portanto, o principal mediador do estado inotrópico do coração e é armazenado e regulado principalmente pelo retículo sarcoplasmático. A maioria dos agentes inotrópicos positivos, inclusive os digitálicos e as catecolaminas, age aumentando a disponibilidade de cálcio intracelular. A desvantagem é que o cálcio intracelular reduz o relaxamento diastólico.

Fisiologia Cardíaca

O índice cardíaco normal é de 2,5 a 4 L/min/m² em repouso e é determinado pela contratilidade, pela pré-carga, pela pós-carga e pela frequência cardíaca. No coração normal, a força coletiva de contração da câmara cardíaca é a soma das forças geradas individualmente pelos miócitos. A força miocítica, por sua vez, é uma decorrência da capacidade das proteínas contráteis de gerar força (estado inotrópico ou contratilidade), bem como do grau de estiramento dos sarcômeros no início da contração (pré-carga). O estiramento progressivo dos sarcômeros até a sua extensão ideal de 2,2 μm aumenta a força de contração, permitindo o número máximo de interações entre os filamentos de actina e miosina. Isso forma a base da relação de Frank-Starling, segundo a qual, dentro dos limites fisiológicos, a força de contração ventricular está diretamente relacionada com a extensão da miofibrila no final da diástole. A contratilidade pode ser afetada por vários fatores depressores fisiológicos (p. ex., hipóxia, hipercarbia, acidose, isquemia) e agentes farmacológicos (p. ex., agentes antidisrítmicos, bloqueadores dos canais de cálcio, betabloqueados, álcool) que reduzem a função miocárdica. A correção dos fatores depressores fisiológicos do miocárdio e a suspensão de medicamentos desnecessários são importantes passos iniciais no tratamento da insuficiência cardíaca. Os agentes inotrópicos aumentam a contratilidade e podem melhorar a hemodinâmica de forma aguda (como com as catecolaminas) e crônica (como com os glicosídeos cardíacos).

A *pré-carga* é o grau da força de estiramento das miofibrilas antes da contração. No ventrículo íntegro, a pré-carga é produzida pelo retorno venoso para a câmara, resultando no estiramento das miofibrilas constitutivas das paredes da câmara cardíaca. O volume de enchimento da câmara também resulta no desenvolvimento de pressão que pode ser mediada em qualquer dos dois ventrículos. A pressão medida no interior de uma câmara é determinada tanto pelo volume de estiramento da parede quanto pelas características do músculo. Por essa razão, a pressão ventricular é apenas um reflexo direto da pré-carga. As variações no grau de complacência ocorrem de forma aguda na presença de isquemia, ou de forma crônica no caso de hipertrofia, podendo alterar substancialmente a relação entre o volume, a pressão e a pré-carga das câmaras cardíacas (Fig. 71.2).

A pré-carga ideal é a pressão de enchimento que estira ao máximo as miofibrilas ventriculares e leva ao maior grau de débito sistólico por contração. A pré-carga efetiva ideal é específica para cada paciente por ser afetada pelas condições de carga e características de complacência do ventrículo esquerdo. Por exemplo, pacientes com infarto agudo do miocárdio (IAM) tendem a ter um ventrículo esquerdo mais rígido e menos complacente. Nesses pacientes, as faixas pressóricas ideais do ventrículo esquerdo são mais altas. Independentemente do estado inotrópico do ventrículo, a otimização da pré-carga resulta em um débito sistólico máximo para esse ventrículo (Fig. 71.3). Os ventrículos com complacência normal acomodam volumes maiores antes da elevação da pressão das câmaras. Consequentemente, se a pressão for utilizada para estimar a pré-carga, o ventrículo normal sofre aumentos mais radicais do débito sistólico para elevações semelhantes da pressão de enchimento (curva de Starling mais íngreme). O risco de edema pulmonar aumenta quando a pressão do ventrículo esquerdo no final da diástole se eleva significativamente acima das faixas normais (6 a 12 mmHg). Em pacientes com baixas pressões osmóticas

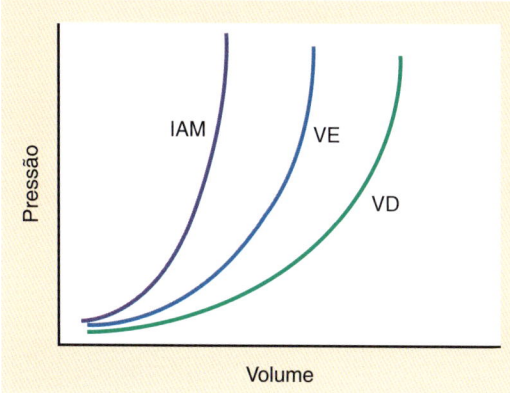

Fig. 71.2. A pressão diastólica final de uma câmara é determinada pelo seu volume de enchimento e por suas características de complacência. O ventrículo direito (*VD*) é mais complacente do que o ventrículo esquerdo (*VE*), que se torna ainda mais rígido sob condições de isquemia ou de infarto agudo do miocárdio (*IAM*).

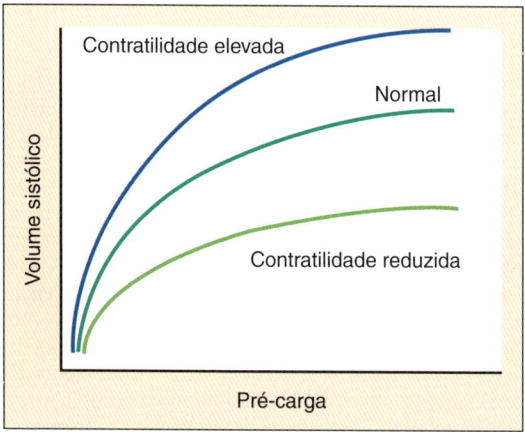

Fig. 71.3. A pré-carga aumentada melhora o volume sistólico (*VS*), independentemente do estado contrátil do ventrículo. Em qualquer nível de contratilidade, é alcançada uma pré-carga além da qual o aumento da pressão da câmara pode resultar em um maior risco de edema pulmonar, com uma elevação mínima do VS.

coloidais decorrentes de hipoalbuminemia, pode ocorrer edema pulmonar até mesmo com pressões de enchimento mais baixas.

A *pós-carga*, para fins clínicos, pode ser considerada como a pressão contra a qual o coração deve bombear para ejetar o sangue. A pressão arterial (PA) é determinada pelo produto do débito cardíaco (DC) e pela resistência vascular periférica (RVP) (PA = DC x RVP). A hipertensão contribui muito para a insuficiência cardíaca. Pacientes com insuficiência cardíaca e baixo débito cardíaco tendem a manter a pressão arterial através da vasoconstrição periférica mediada principalmente pelas catecolaminas endógenas e pelo SRAA. A pós-carga representa a tensão mural sobre as células miocárdicas durante a contração e é determinada pela resistência vascular periférica total e pelo tamanho da câmara cardíaca. A resistência periférica é afetada pela área de seção transversal da circulação, pela viscosidade do sangue e por outros fatores. As arteríolas são os principais vasos de resistência na circulação. O fluxo é diretamente proporcional à quarta potência do raio do vaso (lei de Poiseuille). Quanto maior a cavidade ventricular, maior a tensão mural e, consequentemente, mais trabalho miocárdico é necessário durante a contração (lei de Laplace).

O ventrículo com insuficiência tem dificuldade para superar os aumentos da resistência periférica e dilata-se ainda mais, aumentando o volume diastólico final para manter o volume sistólico, mesmo com a queda da fração de ejeção (reserva de pré-carga). O coração com insuficiência é, portanto, extremamente sensível à pós-carga, e uma vasodilatação moderada pode aumentar radicalmente o débito cardíaco, especialmente naqueles mais comprometidos (Fig. 71.4). A redução da pós-carga pode ser benéfica porque permite a conversão do trabalho de pressão em trabalho de fluxo. Quando a pressão

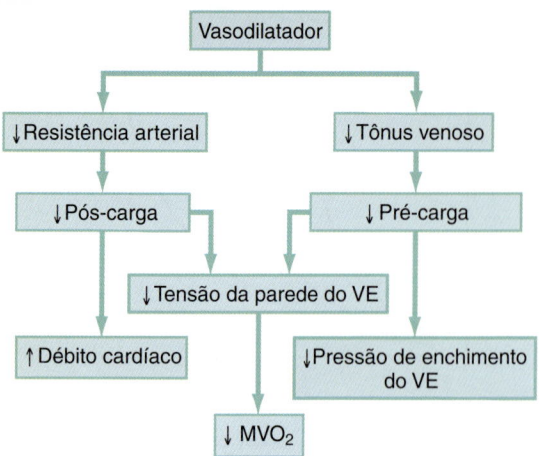

Fig. 71.4. Os vasodilatadores arteriais diminuem a resistência ao fluxo e resultam no aumento do débito cardíaco. Os venodilatadores reduzem o retorno venoso para o coração e aliviam a congestão pulmonar. Os agentes equilibrados (p. ex., nitratos) exercem ambas as funções. A tensão mural reduzida diminui a demanda de oxigênio pelo miocárdio (MVO_2) e pode aliviar a isquemia. VE, ventrículo esquerdo.

arterial diminui, o débito cardíaco aumenta, desde que a pré-carga seja mantida. Como o trabalho de fluxo requer proporcionalmente menos oxigênio, a terapia de redução da pós-carga oferece ainda o benefício de reduzir a demanda de oxigênio pelo miocárdio.

A frequência cardíaca e a contração rítmica são importantes determinantes para o débito cardíaco ideal (DC = FC x VS). À medida que a frequência cardíaca sobe para a faixa de 150 a 160 batimentos/min no adulto, o débito cardíaco aumenta progressivamente. A taquicardia muito acima dessa frequência compromete o tempo de enchimento diastólico e pode resultar em um débito cardíaco reduzido. A perfusão coronariana, que ocorre somente durante a diástole, também é comprometida pela taquicardia severa. O volume sistólico é maximizado quando a contração atrial "aprimora" as bombas ventriculares antes da contração. Por essa razão, qualquer desajuste da condução intracardíaca ou arritmia pode reduzir o volume sistólico. A perda de impulso atrial (p. ex., fibrilação atrial) pode resultar em uma acentuada deterioração do débito cardíaco, especialmente no coração doente e mais rígido que necessita de altas pressões de enchimento para otimizar a pré-carga. A contração sincronizada do tecido miocárdico e das câmaras cardíacas é hoje um dos objetivos da intervenção terapêutica.

Mecanismos Fisiológicos

Aumento do Volume Sistólico

O aumento do volume sistólico ocorre em resposta ao aumento da pré-carga (mecanismo de Frank-Starling). Esse mecanismo compensatório é imediato e eficaz para melhorar o débito cardíaco em resposta às demandas sistêmicas. É uma resposta limitada, no entanto, visto que o estiramento das miofibrilas até a extensão de mais de 2,2 μm do sarcômero não aumenta o débito cardíaco, podendo, na verdade, reduzi-lo. Além disso, esse mecanismo aumenta muito a demanda energética do miocárdio, o que pode resultar em disfunção na presença de doença arterial coronariana importante.

Aumento da Resistência Vascular Sistêmica

O aumento da resistência vascular sistêmica resulta na redistribuição de um débito cardíaco subnormal distante da pele, dos músculos esqueléticos e dos rins para manter o fluxo normal de sangue para o cérebro e o coração. Essa elevada pós-carga aumenta muito o trabalho do miocárdio.

Desenvolvimento de Hipertrofia Cardíaca

A remodelação do ventrículo esquerdo descreve as alterações de massa, volume, forma e composição do ventrículo em resposta ao estresse mecânico e à ativação neuro-hormonal sistêmica. O desenvolvimento da hipertrofia cardíaca é a adaptação crônica primária do coração para compensar a insuficiência da bomba cardíaca. Essa hipertrofia ocorre principalmente com o aumento do número de miofibrilas por célula, uma vez que o coração possui uma capacidade muito limitada de produzir novas células (hiperplasia). As novas miofibrilas organizam-se em série em resposta a um aumento do volume da câmara (com o tempo, levando à dilatação) e em sentido paralelo quando respondem a cargas pressóricas mais elevadas (levando ao aumento da espessura das paredes da câmara). A hipertrofia do ventrículo esquerdo resulta em uma câmara esquerda arredondada e menos eficiente, comparada com a forma elíptica normal.[33] Além da hipertrofia das miofibrilas, a massa mitocondrial expande-se, levando ao fornecimento adicional de ATP para a massa expandida de miofibrilas. Entretanto, o comprometimento da função mitocondrial é reconhecido na insuficiência cardíaca, com a produção reduzida de energia e um estresse oxidativo mais alto.[34]

Inicialmente, a hipertrofia leva à melhora da função de cada célula miocárdica, mas por um custo energético mais alto. A hipertrofia é associada à miosina e a outras mudanças isofórmicas das proteínas sarcoméricas, com consequente desaceleração da contração, prolongamento do tempo para alcançar a tensão máxima e uma taxa de relaxamento reduzida.[35] Com a contínua influência da sobrecarga volumétrica, a massa de miofibrilas expande-se mais do que a massa mitocondrial. O fluxo sanguíneo relativo pelos capilares também é reduzido e leva à morte progressiva dos miócitos, com fibrose e elevação do estresse nos miócitos restantes. Essa condição leva à expansão da matriz extracelular, que é um dos efeitos negativos da remodelação patológica do ventrículo esquerdo. Consequentemente, a resposta remodeladora, se for permitida continuar, acaba tornando-se mal adaptativa, acelerando a morte dos miócitos, reduzindo a perfusão microvascular, aumentando o colágeno extracelular e reduzindo a função da bomba.[36,37] Esse processo ocorre de forma gradativa como parte normal do envelhecimento.[38]

Modulação Neuro-hormonal

Os mecanismos neuro-hormonais mantêm a pressão arterial, bem como a perfusão do órgão vital, e são ativados pela disfunção do ventrículo esquerdo. Infelizmente, esses mecanismos também aumentam a carga hemodinâmica e o consumo de oxigênio do ventrículo com insuficiência, e são cronicamente contraproducentes.

Resposta Neuro-hormonal Cardíaca

O aumento do estiramento das paredes do miocárdio ativa a liberação dos peptídeos natriuréticos cardíacos, que são proteínas estruturalmente relacionadas e importantes na hemóstase volumétrica e de sódio. Essas proteínas incluem os peptídeos natriuréticos atrial, do tipo C e cerebral (também conhecido como tipo B, BNP). Todos são elevados em pacientes com disfunção do ventrículo esquerdo e insuficiência cardíaca. Existem vários receptores dos peptídeos natriuréticos nas células endoteliais, nas células da musculatura lisa vascular, nas células epiteliais renais e no miocárdio. Os peptídeos natriuréticos promovem a excreção de água e sódio, aumentam a vasodilatação periférica e inibem o SRAA. Na insuficiência cardíaca precoce, desempenham um papel importante na compensação da disfunção do ventrículo esquerdo. A atenuação da resposta renal aos peptídeos natriuréticos ocorre à medida que a insuficiência cardíaca progride.

Resposta Neuro-hormonal do Sistema Nervoso Central e Autonômico

O coração e os grandes vasos contêm receptores sensoriais que detectam alterações na perfusão. Os receptores metabólicos dos músculos também exercem influências inibitórias e excitatórias sobre os neurônios vasomotores do tronco encefálico. A arginina vasopressina (hormônio antidiurético, ADH) é liberada da glândula pituitária em resposta à redução da perfusão. Os níveis elevados de vasopressina na insuficiência cardíaca aumentam o volume intravascular e diminuem a osmolalidade, potencializando os efeitos da angiotensina II e da norepinefrina.[39]

A insuficiência cardíaca resulta em uma estimulação generalizada da atividade simpática e na inibição do tônus parassimpático. O aumento do efluxo simpático resulta na liberação da epinefrina e da norepinefrina das glândulas adrenais, bem como da norepinefrina contida nas terminações periféricas do nervo simpático. Esses elevados níveis de catecolamina estimulam os receptores superficiais do coração e dos vasos sanguíneos, aumentando a contratilidade cardíaca, a frequência cardíaca e o tônus vascular. Consequentemente, o tônus vascular aumentado eleva a pré-carga através da contração venosa, bem como a pós-carga mediante vasoconstrição. Do ponto de vista da condição aguda, a pressão arterial melhora e o débito cardíaco aumenta sob ação das catecolaminas. Em relação à condição crônica, ocorre uma redução do número e da afinidade dos receptores superficiais da catecolamina no tecido miocárdico, reduzindo a sensibilidade à epinefrina e à norepinefrina. Os níveis elevados de catecolamina afetam adversamente a perfusão miocárdica e resultam em um processo progressivo de morte e fibrose das células cardíacas.

Resposta Neuro-hormonal Renal

A perfusão glomerular reduzida resulta na redução da excreção renal de sódio, fazendo que os receptores arteriolares e adrenérgicos renais estimulem a liberação de renina pelo aparelho justaglomerular. A renina facilita a conversão de angiotensinogênio em angiotensina I, posteriormente convertida em angiotensina II pela enzima conversora da angiotensina (ECA). A angiotensina II é um potente vasoconstritor e um importante estímulo para a liberação de aldosterona pelo córtex adrenal. A aldosterona aumenta a retenção de sódio e a excreção de potássio pelos rins. A adaptação renal à hipoperfusão ocorre principalmente mediante a produção de hormônios vasodilatadores, como a prostaciclina, juntamente com a prostaglandina I_2 (PGI_2) e a prostaglandina E_2 (PDE_2). A aspirina e outros medicamentos anti-inflamatórios não esteroidais (AINEs) interferem na síntese das prostaglandinas mediante a inibição da ciclo-oxigenase. Portanto, à exceção do útil efeito antiplaquetário da aspirina, o ideal é que os AINEs sejam evitados em pacientes com insuficiência cardíaca crônica porque podem contribuir para a insuficiência renal aguda, com concomitante retenção de sal e água.

Resposta Neuro-hormonal do Endotélio Vascular

A função endotelial regula localmente o tônus vasomotor. Uma família de endotelinas é produzida pelas células endoteliais e pelos músculos lisos, bem como pelas células neurais, renais, pulmonares e inflamatórias. Isso ocorre em resposta ao estresse hemodinâmico, à hipóxia, às catecolaminas, à angiotensina II e a muitas citocinas inflamatórias. A ET-1 é a ET mais importante e o vasoconstritor mais potente que se conhece.[40] Os níveis plasmáticos de ET-1 são elevados na presença de insuficiência cardíaca, têm correlação com os sintomas e o estresse hemodinâmico, e associados a um prognóstico adverso.

O óxido nítrico (NO) é sintetizado a partir da L-arginina e uma das três subformas de sintase de NO-sintase. O óxido nítrico é produzido em quase todos os tecidos e desempenha um papel fundamental na homeostase da função cardíaca.[41] O NO exerce a sua sinalização biológica por meio da produção de monofosfato cíclico de guanosina (cGMP), que é desmembrado pelas fosfodiesterases de nucleotídeos cíclicos (PDEs).[42,43] Os inibidores das PDEs, como o sildenafil (Viagra), reduzem a degradação do óxido nítrico. A síntese reduzida ou a degradação aumentada do óxido nítrico no nível endotelial é prejudicial na presença de insuficiência cardíaca.[44] A disfunção endotelial mediada por NO pode representar o primeiro estágio de lesão ao órgão-alvo, que resulta em cardiopatia hipertensiva e insuficiência cardíaca.[45]

Fisiopatologia

Alterações Mal adaptativas na Insuficiência Cardíaca

A remodelação ventricular envolve dilatação cardíaca, hipertrofia reativa, fibrose progressiva e alterações na conformação da parede ventricular, todos fatores correlacionados a resultados clínicos desfavoráveis na insuficiência cardíaca.[46] As medições seriadas dos diversos biomarcadores podem servir de marcadores substitutos da remodelação ventricular.[47] A remodelação reversa é um conceito em que a disfunção progressiva do ventrículo esquerdo não é simplesmente interrompida, mas também parcialmente revertida.[48] Diversas terapias anti-hipertensivas, incluindo os betabloqueadores, os inibidores da enzima conversora da angiotensina (iECAs), os bloqueadores dos receptores da angiotensina (BRAs) e os antagonistas da aldosterona, permitem a regressão da hipertrofia do ventrículo esquerdo e reduzem a taxa de incidência de morte súbita cardíaca.[49] O interstício miocárdico, a disfunção mitocondrial e a melhora do comprometimento metabólico na insuficiência cardíaca são outras áreas de intenso interesse.[50-52]

Processos Patológicos Primários que Resultam em Insuficiência Cardíaca

A insuficiência cardíaca pode resultar de doenças primárias das artérias coronárias, do miocárdio, das válvulas cardíacas, do pericárdio, dos vasos periféricos ou dos pulmões e normalmente tem causas multifatoriais. Em geral, é mais simples determinar as causas da insuficiência cardíaca no início do curso da doença do que nos estágios posteriores.

Doença Arterial Coronariana. Nos países desenvolvidos, a doença aterosclerótica das artérias coronárias continua sendo a principal causa de insuficiência cardíaca, presente em quase 70% dos pacientes nos ensaios multicentros sobre insuficiência cardíaca.[53] A trombose coronariana aguda resulta em necrose miocárdica focal, com consequente fibrose e formação de cicatriz. Esse processo leva a áreas de discinesia que resultam em fração de ejeção reduzida. A dilatação aneurismática das áreas infartadas com movimento paradoxal das paredes durante a sístole pode reduzir desproporcionalmente a fração de ejeção. Quando cerca de 40% da massa muscular do ventrículo esquerdo é agudamente infartada, segue-se o choque cardiogênico. A perda transitória da função contrátil pode resultar de episódios de isquemia miocárdica que não causam necrose franca, ou de uma zona isquêmica em torno do infarto. Esse "atordoamento miocárdico" pode persistir por vários dias. Devido a um melhor tratamento das síndromes coronarianas agudas, a incidência de morte e insuficiência cardíaca secundárias está diminuindo.

A insuficiência coronariana crônica leva a uma fibrose miocárdica mais difusa chamada *cardiomiopatia isquêmica*. O papel da revascularização coronariana tardia para reduzir a morbimortalidade associada à insuficiência cardíaca permanece controverso. As doenças que afetam a microcirculação coronariana, como a vaso-oclusão na anemia falciforme e o diabetes melito, resultam em patologia semelhante,

Cardiomiopatia e Miocardite. As cardiomiopatias são um grupo de processos patológicos que afetam essencialmente o miocárdio. As doenças miocárdicas resultantes de patologias coronarianas, valvulares e pericárdicas estão excluídas. A cardiomiopatia é classificada como primária se a causa for desconhecida, ou secundária se for identificada alguma etiologia. Do ponto de vista clínico, os pacientes com cardiomiopatia tendem a apresentar três formas – dilatada, hipertrófica ou restritiva – associadas à insuficiência cardíaca. A cardiomiopatia dilatada é muito mais comum do que as outras duas e é a segunda causa mais comum de insuficiência cardíaca. O Capítulo 72 trata das cardiomiopatias específicas e da miocardite, que podem causar insuficiência cardíaca.

Doenças das Válvulas Cardíacas. As doenças das válvulas cardíacas constituem a terceira principal causa de insuficiência cardíaca, depois da cardiopatia isquêmica e da cardiomiopatia dilatada. A disfunção valvular mais aguda envolve a válvula mitral ou a válvula aórtica e normalmente resulta em regurgitação severa. As lesões estenóticas agudas restringem-se predominantemente às catástrofes mecânicas das válvulas protéticas. Esses pacientes podem chegar a circunstâncias extremas com edema pulmonar fulminante.

A insuficiência mitral e a estenose aórtica geralmente são associadas a insuficiência cardíaca crônica. O conhecimento da patologia valvular exata pode ter importantes implicações para a terapia de emergência para insuficiência cardíaca. Por exemplo, em geral, o paciente com estenose aórtica descompensada não deve ser tratado com agentes vasodilatadores, visto que o fluxo não pode aumentar em uma obstrução fixa. Esses pacientes podem tornar-se hipotensos devido à pré-carga reduzida, com consequente redução da perfusão sistêmica e da perfusão coronariana. Por outro lado, pacientes com regurgitação mitral beneficiam-se muito dos vasodilatadores, que melhoram o fluxo anterógrado mediante a redução da pós-carga. As doenças valvulares são abordadas no Capítulo 73.

Doenças Pericárdicas. As doenças pericárdicas podem afetar significativamente a função ventricular, reduzindo o débito cardíaco e aumentando as pressões intracardíacas. Especificamente, o tamponamento cardíaco pode causar dispneia e hipoperfusão, que, clinicamente, não se distinguem da insuficiência cardíaca com facilidade. A ultrassonografia realizada ao lado do leito na unidade de atendimento de emergência é de grande utilidade para a rápida identificação desse problema. As doenças pericárdicas encontram-se detalhadas no Capítulo 72.

Doenças Pulmonares. A doença pulmonar obstrutiva crônica (COPD, na sigla em inglês) tem uma prevalência de 20-30% na insuficiência cardíaca e pode dificultar o reconhecimento.[54] A disfunção pulmonar reduz o suprimento de oxigênio miocárdico, enquanto o débito cardíaco aumenta porque o tecido está sendo hipoperfundido. A hipóxia leva à vasoconstrição arteriolar pulmonar, reduzindo a área do leito vascular dos pulmões e elevando a pressão nas artérias pulmonares. O aumento crônico da pressão arterial pulmonar leva à hipertrofia e dilatação do ventrículo direito (VD). Quando os mecanismos compensatórios falham, o paciente desenvolve insuficiência cardíaca do lado direito (*cor pulmonale*), normalmente com preservação do débito cardíaco do ventrículo esquerdo, pelo menos, em repouso. As causas a hipertensão pulmonar aguda, como um grande êmbolo pulmonar, podem precipitar uma súbita hipotensão sistêmica e a morte, em parte devida à impulsão reduzida do ventrículo esquerdo.

Estabelecer a distinção entre a doença pulmonar primária causadora da insuficiência cardíaca predominantemente direita e a insuficiência do ventrículo esquerdo com disfunção secundária do lado direito é um desafio clínico. Pode haver presença de chiados ou roncos em ambos os casos. Pode ser difícil interpretar a radiografia de tórax, visto que ambas as manifestações causam alterações intersticiais. A hiperinsuflação deprime o diafragma, o que alonga a silhueta cardíaca e pode mascarar a presença de cardiomegalia. A disputa pelo espaço intratorácico reduz a capacidade pulmonar em pacientes com insuficiência cardíaca crônica.[55] Os níveis dos peptídeos natriuréticos apresentam-se ligeiramente elevados na doença pulmonar primária, se comparados com os níveis muito mais elevados observados na insuficiência do ventrículo esquerdo.

Classificação da Insuficiência Cardíaca

Existem muitos métodos diferentes de classificação da insuficiência cardíaca, como aguda e crônica, sistólica e diastólica, do lado direito e do lado esquerdo, e com débito cardíaco alto e baixo. No início da insuficiência cardíaca, essas classificações podem ser úteis descritores clínicos sugestivos de determinadas causas e estratégias de tratamento.

Insuficiência Cardíaca Aguda *versus* Crônica. O caso prototípico de insuficiência cardíaca aguda envolve uma pessoa saudável que desenvolve um grande infarto do miocárdio (IAM) ou disfunção valvular aguda. A insuficiência cardíaca crônica caracteriza-se melhor por um estado patológico, como uma cardiomiopatia dilatada, com deterioração gradativa da função cardíaca. Na insuficiência cardíaca aguda, a manifestação inicial pode ser resultante de disfunção sistólica e hipoperfusão, geralmente com edema agudo pulmonar cardiogênico (EAP) resultante da redução abrupta da complacência das câmaras. A insuficiência cardíaca crônica normalmente se manifesta com sintomas relacionados com a retenção gradual de líquidos, com os mecanismos compensatórios ajustados de modo que haja uma perfusão normal, pelo menos em estado de repouso. Na prática clínica, cerca de 80% dos casos de insuficiência cardíaca observados na unidade de atendimento de emergência envolvem a descompensação aguda de uma doença cardíaca crônica.[58,59]

Disfunção Sistólica *versus* Diastólica. A *insuficiência cardíaca sistólica*, ou insuficiência cardíaca com fração de ejeção reduzida, é o comprometimento da contratilidade, com débito cardíaco reduzido e fluxo para a frente comprometido. A disfunção sistólica normalmente é causada por lesão no miócito de causas etiológicas como infarto do miocárdio ou miocardite. A disfunção sistólica assintomática do ventrículo esquerdo é muito mais comum do que a insuficiência cardíaca sistólica sintomática. Quase todos os casos de disfunção sistólica envolvem também algum grau de disfunção diastólica.

A insuficiência cardíaca diastólica, ou insuficiência cardíaca com fração de ejeção preservada, indica um problema primário com a capacidade dos ventrículos de relaxar e encher-se normalmente.[60] Em alguns casos, a função sistólica normal ou, até mesmo, supernormal, é preservada. Ecocardiografia e técnicas de imagens radiológicas demonstram que a metade dos pacientes com insuficiência cardíaca congestiva tem uma fração de ejeção superior a 50% e apresentam disfunção diastólica primária, e essa proporção aumenta com a idade.[61,62] A disfunção diastólica assintomática é muito mais comum do que a disfunção sistólica assintomática. A disfunção diastólica é a fisiopatologia predominante nas cardiomiopatias hipertrófica e restritiva, na estenose da válvula aórtica e, o que é mais importante, na hipertensão.

A disfunção diastólica ocorre predominantemente em consequência de um dos seguintes mecanismos: (1) comprometimento do relaxamento muscular, (2) aumento da espessura da parede ventricular ou (3) acúmulo de colágeno intersticial miocárdico. O comprometimento da capacidade lusitrópica (relaxamento) do miocárdio leva a uma pressão de enchimento ventricular mais elevada, resultando em sintomas congestivos. O relaxamento do miocárdio é um processo ativo que requer energia. A incapacidade de relaxamento dos miócitos pode ser decorrente de baixos níveis de reserva de energia intracelular. O estresse fisiológico causado pelo aumento da demanda cardíaca pode precipitar anomalias lusitrópicas. Na insuficiência renal crônica, a mortalidade é mais alta do que na insuficiência cardíaca sistólica.[63] Além disso, um terço dos pacientes com insuficiência cardíaca diastólica apresenta assincronia contrátil sistólica, enquanto assincronia diastólica é presente em mais da metade, com implicações terapêuticas.[64]

Assim como com outros sistemas de classificação, a maioria dos pacientes com insuficiência cardíaca possui componentes de disfunção sistólica e diastólica, em cujo caso o tipo predominante permite estratégias de tratamento específicas. Por exemplo, pacientes com disfunção predominantemente diastólica têm a vantagem da função contrátil do miocárdio intacta. No coração mais rígido, no entanto, a curva de pressão-volume é íngreme. Por essa razão, as pequenas reduções do volume diastólico de enchimento, como pode ocorrer com a terapia vasodilatadora ou diurética, podem reduzir acentuadamente o enchimento ventricular e comprometer o débito sistólico (Fig. 71.3).

Insuficiência Cardíaca Direita *Versus* Esquerda. A noção de que uma câmara cardíaca pode falhar independentemente das demais é algo artificial. As circulações dos lados direito e esquerdo estão conectadas e o débito dos dois lados deve ser igual. Além disso, os ventrículos direito e esquerdo compartilham um septo interventricular, e uma disfunção em uma das câmaras pode impactar a outra. Por exemplo, a insuficiência cardíaca direita aguda causada por hipertensão pulmonar decorrente de insuficiência respiratória aguda causa o abaulamento do septo interventricular para dentro da câmara do ventrículo esquerdo. Essa chamada "alteração septal" resulta em uma pré-carga reduzida do ventrículo esquerdo e em um baixo débito cardíaco sensível ao nível volumétrico. A insuficiência cardíaca esquerda crônica resulta em hipertensão pulmonar com consequente insuficiência cardíaca direita.[65,66] Além disso, as alterações bioquímicas cardíacas, inclusive a resposta anormal às catecolaminas, afetam todas as câmaras.

Os termos têm utilidade na identificação da manifestação clínica predominante. O acúmulo de líquido "por trás" do ventrículo envolvido é responsável por muitas manifestações clínicas da insuficiência cardíaca. Por exemplo, a insuficiência do ventrículo esquerdo resulta essencialmente em congestão pulmonar com sintomas principalmente de dispneia e ortopneia. Os pacientes com insuficiência cardíaca direita apresentam sintomas de congestão venosa sistêmica, como edema de membros inferiores e hepatomegalia.

Quando pacientes anteriormente saudáveis apresentam patologia aguda, o conceito de insuficiência cardíaca esquerda e direita pode ser útil do ponto de vista clínico. Pacientes com infarto agudo do miocárdio podem ter EAP; entretanto, ao contrário dos pacientes com insuficiência cardíaca crônica, eles podem não ter distensão da veia jugular ou edema de membros inferiores, uma vez que a pressão venosa central pode permanecer dentro dos limites normais. A radiografia de tórax pode revelar evidências de congestão venosa pulmonar, edema intersticial e, nos casos fulminantes, edema alveolar. A sombra cardíaca geralmente é de tamanho normal, uma vez que ainda não houve tempo de ocorrer dilatação cardíaca.

O infarto agudo do ventrículo direito pode manifestar-se como hipoperfusão com distensão da veia jugular e ausência de congestão pulmonar. Em geral, há evidência de elevação do segmento ST ou de depressão na derivação V_1, e as derivações do lado direito podem fornecer mais evidências de infarto do ventrículo direito. Cerca de um terço dos pacientes com infarto agudo inferior apresentam significativo envolvimento do ventrículo direito, com consequente perfusão pulmonar inadequada e baixa impulsão do ventrículo esquerdo (pré-carga reduzida). Esses pacientes têm insuficiência cardíaca direita com hipotensão quase sempre sintomática. A reanimação rápida de alto volume com cristaloides, seguida pelo suporte inotrópico com norepinefina, pode ser necessária para a pré-carga adequada do ventrículo esquerdo e a restauração da pressão arterial

Insuficiência Cardíaca de Alto Débito *versus* Baixo Débito. A *insuficiência cardíaca de alto débito* é um estado hiperdinâmico com débito cardíaco supranormal e baixa diferença de conteúdo de oxigênio arteriovenoso (relação reduzida de extração de oxigênio). O estado hiperdinâmico pode ser resultante da pré-carga elevada (p. ex., retenção renal de sal e água, ou excesso de mineralocorticoides), resistência vascular periférica reduzida (p. ex. fístulas arteriovenosas, gravidez, cirrose, anemia severa, beribéri, tirotoxicose, doença de Paget ou medicamentos vasodilatadores), atividade betassimpática elevada, ou taquicardia persistente. Um estado hiperdinâmico persistente, com o tempo, resulta em lesão miocárdica. O reconhecimento precoce do estado hiperdinâmico pode permitir o tratamento eficaz da condição subjacente, evitando, desse modo, o desenvolvimento de insuficiência cardíaca. À medida que a condição progride, ocorre a superposição da disfunção miocárdica com sobrecarga circulatória, resultando na evolução dos sintomas. Em algum momento, o débito cardíaco torna-se normal, ou até baixo, e é indistinguível da insuficiência cardíaca típica.

A insuficiência cardíaca de baixo débito é o tipo mais comum de insuficiência cardíaca e é causada por condições como cardiopatia isquêmica, cardiomiopatia dilatada, doença valvular e hipertensão crônica. O baixo débito cardíaco (disfunção sistólica), as altas pressões de enchimento (disfunção diastólica) e a elevada relação de extração de oxigênio sistêmico (diferença ampliada de oxigênio arteriovenoso) caracterizam essa forma mais comum de insuficiência cardíaca.

Causas Precipitantes de Insuficiência Cardíaca e Fatores Agravantes

Quando a descompensação cardíaca é decorrente de uma causa precipitante aguda, a intervenção pode ser dirigida ao(s) fator(es) precipitante(s) específico(s). O prognóstico para pacientes com uma causa específica é muito melhor quando comparado com a progressão intrínseca da insuficiência cardíaca. As causas da descompensação cardíaca aguda encontram-se descritas no Quadro 71.1. Na insuficiência cardíaca crônica, a causa mais comum de descompensação é a redução iatrogênica ou o decréscimo relativo da intensidade do tratamento, incluindo a terapia farmacológica, o aumento do sódio na alimentação, a atividade física limitada ou uma combinação de todos esses fatores.

Sódio e Excessos Volumétricos

A descompensação pode ser provocada pela expansão do volume plasmático em virtude do aumento da ingestão de sódio, geralmente resultante da não conformidade alimentar, bem como da infusão excessiva de cristaloides ou de transfusão. O não cumprimento do regime de diálise renal, especificamente, é uma causa muito comum de insuficiência cardíaca em pacientes internados na unidade de atendimento de emergência.

Hipertensão Sistêmica

A elevação súbita da pressão arterial provoca o aumento agudo da pós-carga, podendo precipitar a manifestação abrupta da insuficiência cardíaca. Isso é particularmente comum quando a terapia anti-hipertensiva é interrompida. O transtorno emocional pode aumentar radicalmente a pós-carga e provocar vasoespasmo coronariano, em cujo caso o exemplo extremo é a cardiomiopatia aguda causada por estresse (síndrome de Takotsubo; Cap. 68).

Infarto e Isquemia do Miocárdio

Um novo episódio isquêmico pode provocar insuficiência cardíaca, comprometendo a contratilidade e diminuindo a complacência do ventrículo esquerdo. O edema pulmonar pode ocorrer rapidamente nessa situação, especialmente quando grandes áreas do miocárdio são envolvidas. No coração comprometido, até mesmo a isquemia local pode provocar insuficiência cardíaca. A síndrome coronariana aguda oculta é comum, especialmente nos idosos, e deve ser levada em consideração em qualquer caso de exacerbação da insuficiência cardíaca. A presença de insuficiência cardíaca por ocasião da internação em pacientes com síndrome coronariana aguda é associada a elevadas taxas de morte e infarto do miocárdio em curto e longo prazos.

Infecção Sistêmica

A presença de infecção resulta no aumento das demandas metabólicas sistêmicas. A síndrome da sepse é associada a uma forma reversível de depressão miocárdica, mediada por diversas citocinas, incluindo a interleucina (IL)-1 e IL-6, bem como o fator de necrose tumoral.[67] As citocinas pró-inflamatórias, como o fator de necrose tumoral alfa e a IL-6, também desempenham um papel patogênico importante na insuficiência cardíaca crônica.[68]

Arritmias

Tanto as taquiarritmias quanto as bradiarritmias podem afetar gravemente o débito cardíaco, especialmente quando agudas. As taquiarritmias comprometem o tempo de enchimento diastólico, reduzem o débito cardíaco e prejudicam a perfusão coronariana. A taquicardia também resulta no aumento da demanda de oxigênio miocárdico. Esses fatores podem precipitar isquemia, que pode comprometer ainda mais a contratilidade e exacerbar a insuficiência cardíaca.

A prevalência da fibrilação atrial em pacientes com insuficiência cardíaca passa de menos de 10% na classe funcional I da New York Heart Association (NYHA) para aproximadamente 50% na classe funcional IV da NYHA.[69] As alterações neuro-hormonais, as mudanças eletrofisiológicas e os fatores mecânicos criam um ambiente em que a insuficiência cardíaca predispõe à fibrilação atrial, a qual, por sua vez, agrava a insuficiência cardíaca. A fibrilação atrial recém-manifestada ou outras arritmias podem afetar a impulsão atrial coordenada da bomba ventricular e reduzir a pré-carga, especialmente em estados patológicos com complacência ventricular reduzida. As bradiarritmias significativas também podem reduzir o débito cardíaco com a simples redução do número de ejeções sistólicas por minuto (DC = VS x FC).

QUADRO 71.1

Causas Comuns Precipitadoras da Insuficiência Cardíaca Aguda

- Excesso de sódio e volume
- Hipertensão sistêmica
- Infarto do miocárdio (IAM) ou isquemia
- Infecção sistêmica
- Arritmias
- Hipóxia aguda ou problemas respiratórios
- Anemia
- Gestação
- Distúrbios tireoidianos
- Miocardite aguda
- Disfunção valvar aguda
- Embolia pulmonar
- Excesso simpatomimético ou de álcool
- Esforço excessivo ou trauma
- Complicações farmacológicas

Hipóxia Aguda e Problemas Respiratórios

As exacerbações da doença pulmonar obstrutiva crônica (DPOC), o aumento da poluição do ar e as infecções do trato respiratório são fatores precipitantes muito importantes para o agravamento da insuficiência cardíaca.[70,71] As infecções pulmonares, que são mais comuns em pacientes com congestão vascular pulmonar, podem acrescentar hipóxia aos estressores metabólicos da febre, taquicardia e maiores demandas de perfusão tecidual.

Anemia

Com a anemia crônica, o débito cardíaco elevado mantém o suprimento de oxigênio tecidual. A prevalência da anemia aumenta com a crescente gravidade da insuficiência cardíaca, especialmente com o declínio da função renal e o avanço da idade. A anemia é associada a menores chances de sobrevivência na presença de insuficiência cardíaca, com maior severidade da doença, maior índice de massa do ventrículo esquerdo e taxas de hospitalização mais elevadas.[72] As exacerbações abruptas da anemia aumentam as demandas de perfusão sistêmica e, sobretudo se combinadas ao suprimento reduzido de oxigênio arterial coronariano, podem iniciar ou exacerbar a insuficiência cardíaca.

Gravidez

O débito cardíaco normalmente aumenta de forma significativa durante a gravidez, podendo levar à descompensação com doença valvular subjacente ou outra patologia cardíaca. A cardiomiopatia periparto é um tipo de cardiomiopatia dilatada que pode ocorrer no final da gestação ou, o que é mais comum, no início do período pós-parto.

Distúrbios da Tireoide

A insuficiência cardíaca pode ser uma manifestação clínica em pacientes com doença cardíaca anteriormente compensada que desenvolveram hipertireoidismo. O hipotireoidismo também afeta adversamente a função da bomba miocárdica. A restauração da função normal da tireoide pode reverter a hemodinâmica cardiovascular anormal.[73,74]

Miocardite Aguda

Várias das doenças miocárdicas infecciosas e inflamatórias, inclusive os agentes virais e a febre reumática aguda, podem comprometer subitamente a contratilidade cardíaca.

Disfunção Valvular Aguda

Quase todas as causas de insuficiência cardíaca aguda resultantes de disfunção das válvulas cardíacas são decorrentes de insuficiência aórtica ou mitral. A disfunção ou ruptura do músculo papilar da válvula mitral pode resultar de infarto agudo do miocárdio, enquanto a insuficiência aórtica aguda, embora incomum, pode ser provocada por endocardite bacteriana aguda ou dissecção da aorta. Raramente, pode ocorrer estenose valvular aguda, normalmente em consequência de disfunção aguda de uma válvula protética.

Embolia Pulmonar

A hipertensão pulmonar e a hipóxia que acompanha a embolia pulmonar pode causar insuficiência cardíaca aguda. Esse diagnóstico deve ser considerado em pacientes com insuficiência cardíaca inexplicada e fatores de risco de embolia pulmonar.

Excesso Simpatomimético ou de Álcool

O feocromocitoma e outros estados associados a um alto efluxo simpático, assim como o uso abusivo de cocaína e outros medicamentos simpatomiméticos, podem provocar insuficiência cardíaca por um mecanismo semelhante. Embora de 30 a 60 mL de álcool por dia possam reduzir o risco de insuficiência cardíaca e outras causas cardiovasculares de mortalidade, o consumo excessivo aumenta muito o risco de arritmias cardíacas, cardiomiopatia dilatada, insuficiência cardíaca, derrame e mortalidade em geral.[75] O uso abusivo de álcool pode causar descompensação súbita. O consumo moderado de café, por outro lado, pode reduzir efetivamente o risco de insuficiência cardíaca.[76]

Esforço Excessivo ou Trauma

O aumento da atividade física pode levar à descompensação cardíaca, especialmente em pacientes com insuficiência cardíaca significativa. O trauma, bem como as doenças críticas e as lesões em geral também aumentam a demanda sobre o coração, provocando insuficiência cardíaca aguda, embora os mecanismos sejam multifatoriais.

Complicações Farmacológicas

Os betabloqueadores e os bloqueadores dos canais de cálcio têm efeitos inotrópicos negativos que podem provocar evidente insuficiência cardíaca decorrente da administração excessiva. Muitos agentes antiarrítmicos têm efeitos semelhantes. Os glicocorticoides, os AINEs, os medicamentos vasodilatadores e outros resultam na retenção de sódio com substanciais aumentos do volume plasmático que podem provocar insuficiência cardíaca.[77] Os AINEs, especificamente, interferem na síntese das prostaglandinas através da inibição da ciclo-oxigenase, comprometendo, assim, a homeostase renal em pacientes com insuficiência cardíaca. Esses agentes interferem também nos efeitos dos diuréticos e dos inibidores da enzima conversora da angiotensina. A não adesão aos regimes de medicação para hipertensão, insuficiência cardíaca ou isquemia é a causa farmacológica mais comum de descompensação cardíaca.

CARACTERÍSTICAS CLÍNICAS

Histórico

A presença e o caráter de dispneia, dor torácica, doença cardíaca anterior, cateterismo, cirurgia, medicamentos atuais (mais a adesão) e possível doença intercorrente devem ser explorados. A dispneia paroxística noturna resulta de congestão pulmonar provocada pela expansão do volume plasmático que ocorre durante o decúbito, uma vez que o edema intersticial é absorvido pela circulação. A ortopneia ocorre por meio do mesmo mecanismo, com a posição supina causando aumentos significativos da pressão de enchimento diastólico. Os sintomas diminuem depois que o paciente se levanta ou apoia o tronco e o retorno venoso diminui. A noctúria resulta do mesmo processo fisiopatológico. Muitas características tradicionais aumentam a probabilidade de insuficiência cardíaca. Um histórico passado de insuficiência cardíaca ou dispneia paroxística noturna é um fator altamente preditivo, e a ausência de dispneia durante o esforço reduz a probabilidade de insuficiência cardíaca crônica.[78]

Exame Físico

A maioria dos pacientes com insuficiência cardíaca é hipertensa, o que é preferível em termos prognósticos a uma pressão arterial normal ou baixa. Pacientes com a pele pegajosa, vasoconstrição, pulso fraco e enchimento capilar retardado podem ter hipoperfusão sistêmica, apesar da pressão arterial adequada, que é mantida pela intensa vasoconstrição. A avaliação não invasiva da pressão arterial no paciente com vasoconstrição e baixo débito cardíaco pode ser imprecisa.[79] Se disponível, o monitoramento da pressão intra-arterial pode refletir com mais precisão o estado hemodinâmico sistêmico e orientar a escolha da terapia para pacientes hipotensos com insuficiência cardíaca.

A maioria dos pacientes com EAP é diaforética em razão da intensa ativação simpática. Pacientes com congestão pulmonar decorrente de insuficiência cardíaca desenvolvem edema pulmonar intersticial e alveolar, causando redução da complacência pulmonar e decréscimo da capacidade funcional residual. Os achados clínicos incluem crepitações difusas, que podem estar ausentes com a ventilação reduzida em pacientes agônicos. O edema peribrônquico pode causar chiados ou roncos, que simulam doença broncoespástica ("asma cardíaca"). Uma resposta positiva à terapia broncodilatadora não exclui a hipótese de insuficiência cardíaca. A distensão da veia jugular está presente em aproximadamente 50% dos casos de insuficiência cardíaca, e um terço dos pacientes tem edema periférico. Em até 25% dos casos pode haver presença de um galope S₃, mas geralmente é difícil de ouvir. O exame físico de pacientes com EAP resultante de infarto agudo do miocárdio pode identificar lesões corrigíveis por meio cirúrgico, como regurgitação mitral aguda ou defeito do septo ventricular.

Esses achados clínicos comuns da insuficiência cardíaca crônica são prevalentes entre pacientes com EAP, visto que a maioria dos pacientes apresenta exacerbações agudas sobrepostas à doença crônica subjacente. Distensão da veia jugular, edema de membros inferiores e cardiomegalia são condições possivelmente ausentes em pessoas anteriormente saudáveis com edema pulmonar resultante de um episódio inicial de insuficiência cardíaca aguda. A presença de um terceiro som cardíaco aumenta significativamente a probabilidade de insuficiência cardíaca, enquanto a ausência de crepitações diminui essa probabilidade.[78]

DIAGNÓSTICOS DIFERENCIAIS

A cuidadosa consideração do diagnóstico diferencial de insuficiência cardíaca é baseada nos sintomas. A manifestação mais comum da insuficiência cardíaca aguda é o desconforto respiratório causado pelo edema pulmonar. O diagnóstico diferencial, portanto, inclui edema pulmonar não cardiogênico, exacerbação de doença pulmonar obstrutiva crônica ou asma, embolia pulmonar, pneumonia, pneumotórax de tensão, tamponamento cardíaco, anafilaxia e outras causas de desconforto respiratório agudo. Essas etiologias podem causar hipoperfusão, como também síndrome da sepse, hipovolemia e hemorragia. O sistema de classificação da NYHA é uma categorização consagrada pelo tempo para pacientes com insuficiência cardíaca crônica e baseada no grau da atividade causadora dos sintomas (Quadro 71.2).

EXAMES DIAGNÓSTICOS

Uma radiografia de tórax ajuda a distinguir o edema pulmonar cardiogênico de outras causas de dispneia. Observa-se uma silhueta cardíaca aumentada em 70% dos casos. Um coração de tamanho normal é sugestivo de EAP no paciente sem insuficiência cardíaca anterior, disfunção diastólica, doença pulmonar obstrutiva crônica ou edema pulmonar não cardiogênico. Um ECG inicial para o reconhecimento e gerenciamento da arritmia é importante, bem como para a identificação de síndrome coronariana aguda. A ausência de cardiomegalia na radiografia de tórax e um ECG normal diminuem muito a probabilidade de que a insuficiência cardíaca esteja causando a manifestação.[78] A obtenção de um hemograma completo para a avaliação de anemia e de um painel metabólico básico para determinar o estado eletrolítico e a função renal geralmente é útil. As troponinas cardíacas ajudam a avaliar a presença de lesões miocíticas, que podem ser clinicamente silenciosas.

Na maioria dos casos, e especialmente quando o diagnóstico de insuficiência cardíaca não é claro, os níveis de peptídeos natriuréticos são um parâmetro útil. O pré-próBNP é sintetizado nos ventrículos em resposta ao estiramento dos miócitos, com liberação e clivagem enzimática para NH_2-terminal-próBNP (NT-próBNP), e o BNP. NT-próBNP e os níveis de BNP ajudam a identificar pacientes com insuficiência cardíaca e melhorar a avaliação de pacientes internados na unidade de atendimento de emergência com dispneia não diferenciada.[80] O BNP Multinational Study sobre "respiração inadequada" foi uma avaliação prospectiva de pacientes que compareciam à unidade de atendimento de emergência com dispneia aguda. Os níveis de BNP acima de 500 pg/mL estavam altamente associados à insuficiência cardíaca (razão de probabilidade [LR] = 8,1], mas os níveis de 100 a 500 pg/mL, de um modo geral, eram indeterminados (LR= 1,8). Os níveis reduzidos de BNP (< 100 pg/mL) indicavam que a presença de insuficiência cardíaca era altamente improvável (LR = 0,13).[81] O uso dos ensaios de BNP ou NT-próBNP auxiliam o diagnóstico de insuficiência cardíaca e podem reduzir as taxas de internação, bem como o tempo de hospitalização por dispneia aguda.[82,83]

Os níveis de peptídeos natriuréticos têm correlação com a função ventricular, com a classificação da NYHA e com o prognóstico, e o BNP provavelmente é o mais útil.[84] Em geral, existe uma desconexão entre a gravidade da insuficiência cardíaca percebida pelos médicos e o grau de elevação do BNP, mas os níveis de BNP são melhores preditores de prognóstico em 90 dias do que o julgamento médico.[85] A terapia orientada pelo nível de peptídeos natriuréticos reduz a mortalidade por todas as causas, bem como a reinternação por insuficiência cardíaca, e serve como uma medida eficaz da resposta terapêutica na insuficiência cardíaca crônica, em comparação com o tratamento usual.[86] Níveis de BNP ligeiramente elevados podem ser observados também na insuficiência cardíaca do lado direito relacionada com o *cor pulmonale* ou embolia pulmonar. Os níveis de BNP e troponinas são ligeiramente elevados em pacientes com doença renal em estágio terminal, e, nessa situação, uma elevação acentuada reflete disfunção ventricular.[87] Os níveis de BNP e troponina verificados no momento da internação são preditores independentes de mortalidade no ambiente hospitalar e de outros resultados adversos na insuficiência cardíaca aguda descompensada.[88,89]

O cateterismo da artéria pulmonar na presença de insuficiência cardíaca sintomática grave aumenta os efeitos adversos previstos, mas não afeta a taxa de mortalidade em geral ou o tempo de hospitalização.[90] A cardiografia não invasiva por impedância parece ser uma tecnologia eficaz desenvolvida para medir o débito cardíaco e outras variáveis hemodinâmicas na presença de insuficiência cardíaca, embora não sirva como uma medida confiável das pressões de enchimento do ventrículo esquerdo.[91-92] A ultrassonografia realizada ao lado do leito pode ser uma importante ferramenta de rastreamento da insuficiência cardíaca na unidade de atendimento de emergência, com especial atenção a eventuais anomalias nos movimentos da parede, na fração de ejeção e na função valvular, bem como para a exclusão da hipótese de tamponamento cardíaco.[93-94] Igualmente útil é a ecocardiografia, capaz de fornecer medidas detalhadas da função do ventrículo esquerdo e determinar a presença de cardiopatia estrutural.[95] A ultrassonografia realizada no local de assistência é excelente também para o reconhecimento de edema pulmonar durante o exame dos pulmões, com sensibilidade e especificidade extremamente elevadas para o diagnóstico de EAP. A ultrassonografia pulmonar é mais precisa para o diagnóstico de insuficiência cardíaca aguda descompensada em pacientes com dispneia não diferenciada do que a avaliação clínica, a radiografia de tórax ou os peptídeos natriuréticos,[96] podendo reconhecer também a presença de pneumonia, efusão pleural e doença pulmonar obstrutiva crônica ou asma.[97] A angiografia coronariana por tomografia computadorizada multidetectores pode distinguir a forma isquêmica de outras formas de cardiomiopatia, mas raramente tem utilidade no diagnóstico de insuficiência cardíaca aguda. A ressonância magnética cardíaca e o imageamento por radionuclídeos têm uma função crescente na avaliação da insuficiência cardíaca crônica, mas nenhuma utilidade em caso de doença aguda.

TRATAMENTO

Dos pacientes com insuficiência cardíaca internados na unidade de atendimento de emergência, cerca de 20% estão vivenciando o seu primeiro episódio de insuficiência cardíaca, e 80% já foram internados anteriormente pela mesma condição. A abordagem de tratamento da insuficiência cardíaca tem por objetivo (1) determinar a patologia cardíaca subjacente, (2) identificar o(s) fator(es) precipitador(es) e (3) atenuar a descompensação. Os objetivos terapêuticos primários consistem em melhorar a troca gasosa respiratória, manter a saturação arterial adequada e reduzir a pressão diastólica do ventrículo esquerdo, mantendo, ao mesmo tempo, a perfusão cardíaca e sistêmica adequada.

O estado congestivo agudo pode ser controlado pela (1) redução da carga de trabalho cardíaca mediante uma pré-carga e uma pós-carga reduzidas, (2) redução da retenção excessiva de sal e água

---

QUADRO 71.2

Sistema de Classificação da Insuficiência Cardíaca Crônica

CLASSES FUNCIONAIS DA NEW YORK HEART ASSOCIATION (NYHA)
Assintomática com atividade física comum
Sintomática com atividade física comum
Sintomática com atividade física de intensidade abaixo do comum
Sintomática em repouso

e (3) melhora da contratilidade cardíaca. Os pacientes com insuficiência cardíaca aguda podem apresentar uma série de sintomas e sinais, de dispneia leve durante o esforço a choque cardiogênico com hipotensão e insuficiência respiratória concomitante.

Insuficiência Cardíaca Aguda

O edema pulmonar é classificado clinicamente nas formas cardiogênica e não cardiogênica. A maioria dos pacientes internados em uma unidade de emergência com edema pulmonar apresenta o tipo cardiogênico agudo, resultante principalmente da pressão diastólica final elevada do ventrículo esquerdo, forçando a passagem de um ultrafiltrado plasmático com baixo conteúdo proteico pela membrana capilar pulmonar e sua entrada no interstício pulmonar. Há um acúmulo de grandes quantidades de edema que leva à inundação alveolar. Em pouco tempo, de 1 a 2 L podem deixar o plasma e provocar comprometimento respiratório. É muito comum a EAP ocorrer com isquemia ou infarto agudo do miocárdio, cardiomiopatia, doença das válvulas cardíacas ou emergências hipertensivas.

Os pacientes com EAP apresentam volumes plasmáticos substancialmente mais baixos do que os pacientes dos grupos-controle. Essas alterações são refletidas pela hemoconcentração inicial evidenciada pelos níveis mais elevados de hematócrito e pressão osmótica coloidal. Apesar da presença de congestão pulmonar, a hipotensão concomitante pode necessitar de uma carga de líquidos para restaurar a pré-carga, o débito cardíaco, a perfusão sistêmica e a pressão arterial. Daí a cuidadosa infusão volumétrica de doses de solução salina normal ser o método de reanimação inicial apropriado para o paciente com EAP e hipoperfusão.

Por outro lado, o edema pulmonar não cardiogênico geralmente é resultante de uma alteração nas características de permeabilidade da membrana capilar pulmonar. A alteração pode ter causas adversas, como choque séptico, lesões por inalação, medicamentos ou toxinas, síndromes de aspiração, síndrome da embolia gordurosa, causas neurogênicas e grandes altitudes.

Insuficiência Cardíaca Aguda com Perfusão Adequada

Muitos pacientes com insuficiência cardíaca aguda demonstram perfusão sistêmica adequada com pressão arterial elevada devido à ativação de diversos mecanismos compensatórios. A capacidade do ventrículo esquerdo de gerar pressões sistólicas normais ou elevadas indica a presença de uma considerável reserva miocárdica e é associada a taxas de mortalidade mais baixas, tanto na presença de insuficiência cardíaca aguda quanto de insuficiência cardíaca crônica.[98] Esses pacientes devem ser rapidamente distinguidos daqueles com edema pulmonar e evidência de hipoperfusão. É mais fácil tratar o edema pulmonar hipertensivo em virtude da extrema eficácia da redução da pós-carga com vasodilatadores.

As intervenções terapêuticas devem reduzir tanto a pré-carga quanto a pós-carga. A redução excessiva da pré-carga, no entanto, resulta na diminuição abrupta do débito cardíaco, o que pode causar hipotensão. Isso ocorre com mais frequência em pacientes com coração menos complacente. A carga de líquidos geralmente restaura a pressão arterial. A terapia para EAP com a perfusão adequada deve começar com a colocação do paciente na posição ereta e a administração de oxigênio suplementar, nitratos, sulfato de morfina e diuréticos de alça (Fig. 71.5). Isso permite pronta melhora da maioria desses pacientes.

Oxigênio e Ventilação

A maioria dos pacientes com edema pulmonar significativo tem hipoxemia e necessita de alto fluxo de oxigênio administrado por máscara facial se o paciente estiver respirando espontaneamente e a saturação de oxigênio medida por oximetria de pulso (Sp_{O_2})

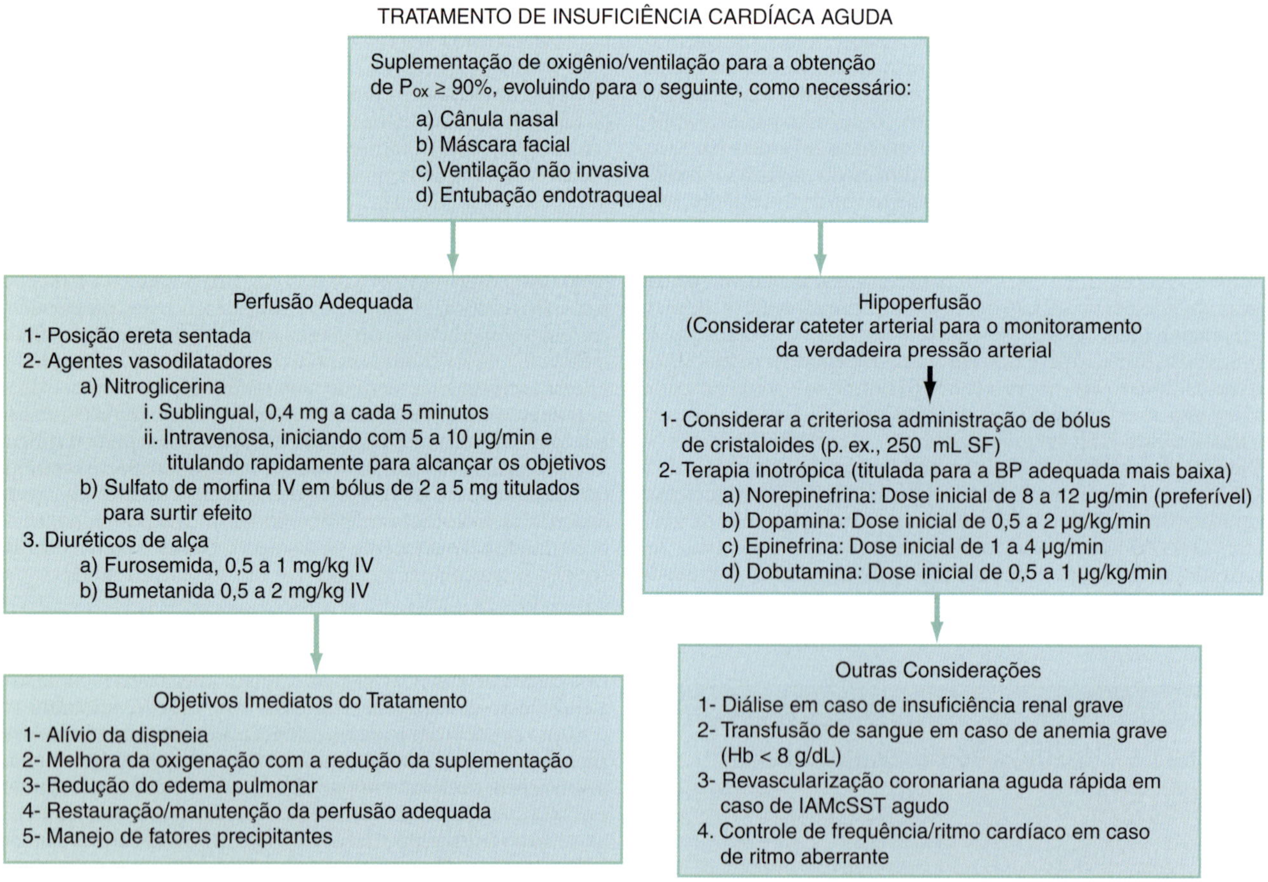

TRATAMENTO DE INSUFICIÊNCIA CARDÍACA AGUDA

Suplementação de oxigênio/ventilação para a obtenção de $P_{ox} \geq 90\%$, evoluindo para o seguinte, como necessário:
 a) Cânula nasal
 b) Máscara facial
 c) Ventilação não invasiva
 d) Entubação endotraqueal

Perfusão Adequada
1- Posição ereta sentada
2- Agentes vasodilatadores
 a) Nitroglicerina
  i. Sublingual, 0,4 mg a cada 5 minutos
  ii. Intravenosa, iniciando com 5 a 10 µg/min e titulando rapidamente para alcançar os objetivos
 b) Sulfato de morfina IV em bólus de 2 a 5 mg titulados para surtir efeito
3. Diuréticos de alça
 a) Furosemida, 0,5 a 1 mg/kg IV
 b) Bumetanida 0,5 a 2 mg/kg IV

Hipoperfusão
(Considerar cateter arterial para o monitoramento da verdadeira pressão arterial

1- Considerar a criteriosa administração de bólus de cristaloides (p. ex., 250 mL SF)
2- Terapia inotrópica (titulada para a BP adequada mais baixa)
 a) Norepinefrina: Dose inicial de 8 a 12 µg/min (preferível)
 b) Dopamina: Dose inicial de 0,5 a 2 µg/kg/min
 c) Epinefrina: Dose inicial de 1 a 4 µg/min
 d) Dobutamina: Dose inicial de 0,5 a 1 µg/kg/min

Objetivos Imediatos do Tratamento
1- Alívio da dispneia
2- Melhora da oxigenação com a redução da suplementação
3- Redução do edema pulmonar
4- Restauração/manutenção da perfusão adequada
5- Manejo de fatores precipitantes

Outras Considerações
1- Diálise em caso de insuficiência renal grave
2- Transfusão de sangue em caso de anemia grave (Hb < 8 g/dL)
3- Revascularização coronariana aguda rápida em caso de IAMcSST agudo
4- Controle de frequência/ritmo cardíaco em caso de ritmo aberrante

Fig. 71.5. Uma estratégia terapêutica geral para o tratamento da insuficiência cardíaca aguda envolve a criteriosa aplicação de intervenções visando à razoável melhora dos objetivos iniciais do tratamento clínico. A interpretação adequada do estado de perfusão com o auxílio de critérios clínicos e, ocasionalmente, do monitoramento da pressão arterial é fundamental para a estratégia. *PA*, Pressão arterial; *Hb*, hemoglobina; *IV*, intravenoso; *SF*, solução salina 0,9%; P_{Ox}, oximetria de pulso; *IAMcSST*, infarto do miocárdio com elevação do segmento ST.

for inferior a 90%. A oxigenoterapia excessiva, no entanto, pode aumentar significativamente a pós-carga e piorar a função cardíaca na presença de insuficiência cardíaca descompensada.[99] O distúrbio ácido-base característico da insuficiência cardíaca aguda é misto. Os pacientes com EAP fulminante podem ter acidose láctica, e muitos têm também alcalose respiratória concomitante decorrente de taquipneia estimulada por acidose metabólica, hipoxemia e complacência pulmonar reduzida. Nos casos mais graves, ocorre acidose respiratória à medida que o paciente se cansa e a respiração falha. A relação espaço morto/ventilação total (V_p/V_T) pode aumentar significativamente em função da inundação alveolar. Pacientes com ventilação inadequada ou com hipóxia severa que não respondem à suplementação de oxigênio necessitam de suporte ventilatório. As técnicas de ventilação não invasiva (VNI) são eficazes no tratamento de pacientes com EAP gravemente comprometidos, mas não agônicos (Cap. 2). A pressão positiva contínua nas vias aéreas (CPAP) ou a pressão positiva bifásica nas vias aéreas (BiPAP) aplicada por uma máscara ajustável bem pressionada contra o rosto aumenta a capacidade funcional residual, melhora a oxigenação, reduz o trabalho respiratório e reduz pré e pós-carga do ventrículo esquerdo mediante a elevação da pressão intratorácica (Fig. 71.6). No EAP, a ventilação não invasiva proporciona a melhora das doenças respiratórias e anomalias metabólicas correlatas mais rapidamente do que a suplementação de oxigênio isolada, além de melhorar as taxas e a mortalidade em curto prazo.[100] Os estudos pré-hospitalares com o uso da CPAP no EAP também demonstram taxas reduzidas de entubação e mortalidade, reforçando um uso mais amplo nessa área.[101,102] A adição do suporte de pressão inspiratória (BiPAP) reduz ainda mais o trabalho respiratório e melhora a hipercapnia mais rapidamente do que a CPAP administrada isoladamente.[103] A maioria dos pacientes que estão respirando espontaneamente beneficia-se muito dessas técnicas quando aplicadas de forma adequada em conjunto com a farmacoterapia, e a maior parte dos pacientes hipercápnicos que se apresentam alertas pode ser monitorada por meio de ventilação mecânica.

Pacientes demasiadamente enfermos para a ventilação não invasiva recebem suporte com oxigenação assistida por unidade de bolsa-válvula-máscara em preparação para a entubação endotraqueal. A entubação é indicada para pacientes apneicos e aqueles com desconforto respiratório, agitação ou hipoxemia que não respondem ao alto fluxo de oxigênio ou à ventilação não invasiva. A ventilação mecânica com níveis moderados de pressão expiratória final positiva é segura para insuficiência cardíaca aguda e pode oferecer um benefício hemodinâmico mediante a redução da pós-carga.[104] A oxigenação por membrana extracorpórea pode ter uma função de socorro na insuficiência cardíaca grave que não responde a outras terapias.[105,106]

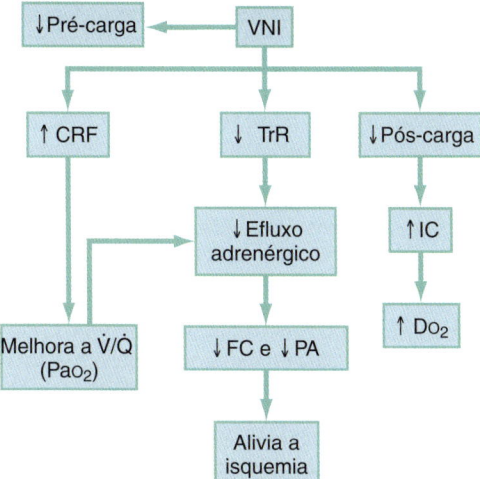

Fig. 71.6. As técnicas de ventilação não invasiva (VNI) recrutam os alvéolos colapsados e aumentam a capacidade funcional residual (CRF), melhorando a oxigenação e reduzindo o trabalho respiratório (TrR). Esses fatores tendem a reduzir o tônus simpático, a frequência cardíaca (FC) e a pressão arterial (PA), aliviando a isquemia miocárdica. A VNI age também como um agente redutor da pós-carga, o que tende a melhorar diretamente o índice cardíaco (IC), o suprimento de oxigênio (DO_2), a pressão parcial do oxigênio no sangue arterial (PaO_2) e a relação ventilação-perfusão (V/Q). A VNI reduz também a pré-carga.

Agentes Vasodilatadores

Nitratos

Os nitratos orgânicos ativam a enzima guanilato ciclase, levando ao acúmulo de cGMP, que relaxa os músculos lisos vasculares mediante o sequestro de cálcio no retículo sarcoplasmático. Em doses mais baixas, os nitratos são essencialmente vasodilatadores que reduzem efetivamente a pré-carga e, por essa razão, são muito eficazes na terapia inicial de EAP. Em doses mais altas, a nitroglicerina intravenosa também causa dilatação arteriolar, que diminui a pressão arterial e a pós-carga. Consequentemente, a função da bomba cardíaca melhora, enquanto a demanda de oxigênio pelo miocárdio diminui. A nitroglicerina pode também reduzir a isquemia miocárdica através do seu efeito direto de vasodilatador coronariano e é particularmente eficaz quando a isquemia miocárdica está contribuindo para uma descompensação aguda. A terapia prolongada com nitratos, durante horas ou dias, resulta em taquifilaxia decorrente da depleção de grupos sulfidrila intracelulares.

A nitroglicerina pode ser iniciada pela via sublingual, seguida pela administração intravenosa titulada. A nitroglicerina intravenosa tem ação de início e término rápidos. Pode ocorrer hipotensão resultante da redução da pré-carga excessiva ou de reações vagais idiossincráticas. A nitroglicerina deve ser evitada em pacientes que tenham tomado medicamentos para disfunção erétil (inibidores da PDE do tipo 5) nas 24 horas anteriores (até 48 horas, no caso da tadalafila [Cialis]), uma vez que a combinação desses medicamentos pode provocar hipotensão refratária. A absorção transcutânea pode ser irregular por causa da diaforese e da baixa perfusão cutânea, de modo que não se devem administrar medicamentos sob a forma de pomada até que a condição do paciente se estabilize. O nitroprussiato de sódio funciona de maneira semelhante à nitroglicerina, agindo como um vasodilatador balanceado para reduzir tanto a pré-carga quanto a pós-carga. Entretanto, pacientes com insuficiência renal podem apresentar toxicidade por tiocianato resultante de altas doses de nitroprussiato. A toxicidade por cianeto, reconhecida clinicamente pela presença de agitação e acidose láctica, pode ocorrer em pessoas que tenham uma predisposição genética. A nitroglicerina também implica menos hipoperfusão e roubo coronariano do que o nitroprussiato, e é o vasodilatador preferido na presença de insuficiência cardíaca. A nesiritida, um BNP recombinante humano, não é mais eficaz do que a nitroglicerina intravenosa na insuficiência cardíaca. As metanálises de estudos que utilizaram a nesiritida na insuficiência cardíaca sugerem a ausência de qualquer benefício especial e a possibilidade de maior incidência de mortalidade relacionada com o medicamento.[107,108] Esse agente não é indicado no tratamento de insuficiência cardíaca aguda conduzido na unidade de atendimento de emergência.

Sulfato de Morfina

O sulfato de morfina, um analgésico opioide, reduz a congestão pulmonar por meio de um efeito simpatolítico central e da liberação de histamina vasoativa, causando vasodilatação periférica e uma pré-carga reduzida. De forma aditiva, com a redução de catecolaminas sistêmicas, a morfina diminui a FC, a PA, a contratilidade cardíaca e consumo miocárdico de oxigênio. Além disso, os pacientes com EAP tendem a ser agitados em decorrência da "fome de ar", e o efeito calmante da morfina é vantajoso nessa situação. A morfina é administrada em doses intravenosas repetitivas de 2 a 5 mg cuidadosamente tituladas para surtir efeito. Se a supersedação resultar em hipoventilação, a estimulação leve normalmente restaura o esforço ventilatório. Na EAP, a retenção leve de dióxido de carbono (CO_2) não contraindica o uso da morfina por ser resultante de inundação alveolar aguda, que melhora com os mecanismos que acabamos de descrever. O suporte das vias aéreas deve ser levado em consideração, no entanto, antes do uso da morfina em pacientes prostrados com insuficiência cardíaca

Diuréticos de Alça

Os diuréticos de alça inibem a reabsorção de sódio do filtrado renal, resultando em aumentos significativos da excreção de sal e água. Em pacientes com sobrecarga volumétrica, essa ação diurética reduz o volume plasmático, reduzindo a pré-carga e a congestão pulmonar. Embora os efeitos renais dos diuréticos de alça administrados por via intravenosa se iniciem em 10 minutos, o alívio dos sintomas em pacientes com EAP geralmente é muito mais rápido em decorrência das alterações neuro-hormonais induzidas pelo diurético que age tanto como vasodilatador, promovendo a PGE_2 renal e a secreção de peptídeos natriuréticos, quanto como vasoconstritor, estimulando a liberação de renina. Os diuréticos de alça (furosemida ou bumetanida) devem ser administrados a pacientes com EAP hipertensiva. A meia-vida da furosemida em pacientes com EAP é prolongada quando comparada com voluntários saudáveis. A infusão contínua de furosemida não é superior à terapia por bólus.[109]

Os pacientes com manifestação abrupta de EAP que não tenham insuficiência cardíaca crônica podem apresentar baixos volumes plasmáticos por ocasião da manifestação, e a diurese nesse grupo de pacientes pode ser desnecessária. Pacientes que não respondem à administração de diuréticos de alça podem sofrer comprometimento da função renal.[110-112] Nessa situação, o monitoramento hemodinâmico invasivo pode ser benéfico. A terapia com diuréticos causa depleção dos cátions K^+ e Mg^{2+}, que pode ser significativa em pacientes que já se encontrem em tratamento de condição crônica com diuréticos ou outros agentes. A terapia com altas dosagens de diuréticos para o tratamento de EAP é associada à deterioração da função renal e a taxas de mortalidade mais elevadas.

Outras Terapias

A maioria dos pacientes com EAP e perfusão sistêmica adequada responde prontamente ao oxigênio com suporte ventilatório, nitratos, morfina e diuréticos. A hemodiálise pode ser necessária em pacientes com insuficiência renal. Os candidatos à transfusão de sangue em caso de insuficiência cardíaca aguda apresentam características clínicas menos favoráveis, mas extraem algum benefício da reposição de glóbulos vermelhos no caso de níveis de hemoglobina abaixo de 8 g/dL.[114,115] A última década de pesquisas sobre terapias para insuficiência cardíaca aguda (como antagonistas dos receptores de ET, antagonistas dos receptores de vasopressina, antagonistas dos receptores de adenosina, peptídeos natriuréticos renais, medicamentos sensibilizadores de cálcio, antagonistas do fator de necrose tumoral e inibidores da renina) foram decepcionantes.[116-123] Os primeiros ensaios com a serelaxina, um hormônio vasodilatador, mostraram-se promissores no sentido de melhorar efetivamente os sintomas da insuficiência cardíaca, o tempo de hospitalização e as taxas de mortalidade por insuficiência cardíaca aguda.[124] As terapias tradicionais (p. ex., torniquetes rotativos, flebotomia e teofilina) não demonstraram eficácia na EAP. A entubação endotraqueal deve ser reconsiderada se o paciente desenvolver deterioração respiratória severa que não responda à ventilação não invasiva, arritmias cardíacas significativas, baixo débito cardíaco ou tiver dor torácica contínua.

Tratamento de Insuficiência Cardíaca Aguda em Pacientes Hipotensos

Pacientes com EAP e hipotensão sistêmica aparente apresentam um dilema terapêutico. A perfusão coronariana nos pacientes depende do gradiente de pressão entre a aorta e a câmara do ventrículo esquerdo na diástole. A combinação de hipotensão e pressão de enchimento do lado esquerdo elevada diminui radicalmente a perfusão coronariana, especialmente na presença de doença arterial coronariana, levando a um maior comprometimento da contratilidade em decorrência de um maior grau de isquemia. A administração de vasopressores para manter a pressão de perfusão coronariana pode ser necessária se esse conjunto de condições realmente existir. Os vasopressores, no entanto, podem aumentar a pós-carga, diminuir o débito cardíaco, aumentar a demanda de oxigênio pelo miocárdio, exacerbar a isquemia e provocar disritmias. Como vimos anteriormente, o cateter intra-arterial permite um monitoramento mais preciso e sustentado da pressão arterial e é útil para orientar a terapia nesses pacientes.

Dos pacientes admitidos com insuficiência cardíaca, de 15% a 25% têm pressão arterial sistólica baixa com ou sem sinais ou sintomas de hipoperfusão.[125] Se o paciente realmente apresentar evidência de hipoperfusão, as medidas iniciais devem visar à restauração da pressão de perfusão adequada. Nessa situação, o paciente está em verdadeiro choque cardiogênico (edema pulmonar, hipotensão e perfusão periférica reduzida) ou depleção volumétrica. Pacientes em verdadeiro choque cardiogênico perdem 40% de sua função muscular ventricular. Aproximadamente 25% dos pacientes com infarto agudo do miocárdio e evidência clínica de hipoperfusão sistêmica, no entanto, têm baixa pré-carga, indicando a presença de hipovolemia. Nesses pacientes, a carga de líquidos isolada restaura a estabilidade hemodinâmica na metade dos casos. Os pacientes com EAP e hipoperfusão podem beneficiar-se de uma carga de líquidos criteriosa, como um bólus de cristaloide de 250 mL durante 5 a 10 minutos. Se a condição respiratória não estiver se deteriorando, podem ser administradas doses repetidas. Se a hipovolemia estiver contribuindo para a hipotensão, essa intervenção pode restaurar a pressão arterial e a perfusão sistêmica sem necessidade de vasopressores. Se o paciente tiver choque cardiogênico, é possível que sejam necessárias intervenções mais intensivas, inclusive terapia vasopressora, balão intra-aórtico e entubação endotraqueal com ventilação mecânica.[126] A EAP com hipoperfusão sistêmica na presença de síndrome coronariana aguda representa o choque cardiogênico isquêmico. A revascularização coronariana de emergência é o tratamento preferido.[127]

Terapia com Inotrópicos ou Vasopressores

O uso de agentes inotrópicos na insuficiência cardíaca aumenta a demanda de oxigênio pelo miocárdio, as arritmias cardíacas e a mortalidade.[128] Os agentes inotrópicos intravenosos com propriedades vasoativas devem ser reservados para uso temporário em pacientes mal perfundidos com baixo débito cardíaco, apensar de uma alta pressão de enchimento do ventrículo esquerdo.[129,130] Em pacientes com infarto agudo do miocárdio ou isquemia e disfunção grave do ventrículo esquerdo, o uso de uma catecolamina pode ser contraproducente, uma vez que todos aumentam o trabalho das células miocárdicas e exacerbam os danos causados pela isquemia às células miocárdicas. A revascularização para a reperfusão do miocárdio atordoado ou hibernante é preferível.

Em pacientes hipotensivos com repleção volumétrica adequada (verdadeiro choque cardiogênico), a norepinefrina é o vasopressor preferido.[131] Esse agente eleva a pressão arterial e a pressão de perfusão coronariana (efeito alfa-vasoconstritor) com um modesto efeito beta para inotropismo e o menor aumento total da frequência cardíaca e da contratilidade, limitando o aumento da demanda de oxigênio pelo miocárdio. No choque cardiogênico, a administração da norepinefrina é uma manobra temporizadora para manter as estratégias de socorro da perfusão coronariana, como angioplastia, bomba de balão intra-aórtico ou cirurgia cardíaca.

A dopamina é uma catecolamina natural e um precursor da epinefrina; tem efeito dose-dependente sobre o tônus vascular periférico e é um agente inotrópico e cronotrópico positivo. Apesar das recomendações anteriores, na presença de insuficiência cardíaca, a dopamina administrada em qualquer dosagem não tem efeito clinicamente significativo sobre os rins no que diz respeito à preservação da perfusão.[132] A epinefrina é um potente agonista alfa e beta que mantém a pressão arterial e aumenta o débito cardíaco. Em pacientes submetidos à cirurgia cardíaca, a epinefrina combate o atordoamento miocárdico após a circulação extracorpórea. A dobutamina é uma catecolamina sintética que age principalmente como um agonista do receptor $beta_2$, com alguma atividade agonista $beta_1$- e alfa; é um vasodilatador inotrópico em doses terapêuticas e deve ser utilizada com cautela em pacientes com hipotensão limítrofe, visto que, eventualmente, reduz ainda mais a pressão arterial. O isoproterenol é um potente agonista beta que causa taquicardia profunda com vasodilatação e é contraindicada na presença de insuficiência cardíaca.

A amrinona e a milrinona são inibidores da PED do tipo III que aumentam o monofosfato cíclico de adenosina (cAMP) no miocárdio e na musculatura lisa periférica. Esses agentes vasodilatadores inotrópicos intravenosos aumentam o débito cardíaco e reduzem a pressão do ventrículo esquerdo, produzindo significativas alterações na frequência cardíaca e na pressão arterial. Os efeitos inotrópicos positivos da amrinona e da dobutamina são aditivos, e o uso concomitante de ambos os medicamentos parece ser mais bem tolerado do que altas doses isoladas de dobutamina, com menores consequências metabólicas. A amrinona e a milrinona podem ser úteis em curto prazo em pacientes que aguardam um transplante de coração. Esses agentes devem ser utilizados com cautela em pacientes selecionados, normalmente no contexto do monitoramento hemodinâmico invasivo; são medicamentos pró-arrítmicos e o uso prolongado dos inibidores da PDE do tipo III reduz a sobrevida na insuficiência cardíaca.[133]

Controladores de Frequência e Ritmo

O controle da frequência e do ritmo cardíacos é eventualmente necessário na presença de insuficiência cardíaca. A taquicardia compensatória é a regra na insuficiência cardíaca, a menos que o paciente esteja tomando betabloqueadores. A taquicardia não compensatória aumenta o consumo de oxigênio pelo miocárdio, reduzindo, ao mesmo tempo, a perfusão coronariana, e é um problema específico com *flutter* ou fibrilação atrial com alta resposta ventricular. O diltiazem é eficaz e uma opção segura nessa situação em pacientes normotensos.[134] Existem várias outras terapias para fibrilação atrial aguda.[135] A cardioversão elétrica é indicada quando uma nova taquiarritmia está causando ou exacerbando a insuficiência cardíaca, especialmente com hipoperfusão ou constante evidência de isquemia miocárdica. A estimulação transcutânea pode ser necessária em caso de bradicardia grave com hipotensão.

Insuficiência Cardíaca Crônica

A insuficiência cardíaca crônica envolve uma manifestação mais gradual de sintomas, com um lento aumento da dispneia durante o esforço, ortopneia progressiva, fadiga e outros sintomas. Pacientes com insuficiência cardíaca crônica geralmente apresentam disfunção múltipla complexa, várias comorbidades, e seguem regimes clínicos com a administração de vários medicamentos. Nesse contexto clínico, o possível impacto de qualquer intervenção terapêutica em todo o espectro de doenças e mecanismos compensatórios devem ser levados em consideração. Por exemplo, o acréscimo de um AINE ao regime clínico de um paciente com insuficiência cardíaca crônica pode afetar negativamente a função renovascular e provocar uma maior retenção de líquidos e edema pulmonar.

A modulação neuro-hormonal é a pedra fundamental da terapia para insuficiência cardíaca com fração de ejeção reduzida crônica, mas é muito menos eficaz na insuficiência cardíaca com fração de ejeção preservada.[136,137] O sustentáculo do tratamento tanto para insuficiência cardíaca crônica quanto para disfunção assintomática do ventrículo esquerdo é a terapia vasodilatadora, que beneficia a função da bomba com a redução da pós-carga e da pré-carga. Os vasodilatadores mais importantes para insuficiência cardíaca crônica são os inibidores da enzima conversora da angiotensina, os antagonistas dos receptores da angiotensina II e os nitratos.

Agentes Terapêuticos Comuns na Insuficiência Cardíaca Crônica

Drogas Bloqueadoras do Sistema Renina-Angiotensina. Os inibidores da enzima conversora da angiotensina são vasodilatadores natriuréticos que bloqueiam a produção de angiotensina II e a secreção de aldosterona, reduzindo as necessidades de suplementação com diuréticos e potássio. Os efeitos adicionais dos inibidores da enzima conversora da angiotensina incluem a inibição da degradação da bradiquinina e a redução da vasoconstrição intrínseca dependente da ET. Os inibidores da enzima conversora da angiotensina proporcionam a terapia mais eficaz para disfunção do ventrículo esquerdo, aumentando a sobrevida em todos os casos de insuficiência cardíaca crônica, bem como reduzindo o desenvolvimento de insuficiência cardíaca em pacientes com infarto do miocárdio e disfunção assintomática do ventrículo esquerdo.[138] Ao contrário da maioria dos vasodilatadores, esses agentes não induzem taquicardia reflexa. Os principais efeitos colaterais dos inibidores da enzima conversora da angiotensina são a hipotensão, a deterioração da função renal, a tosse crônica e o angiodema das vias aéreas superiores. Os inibidores da enzima conversora da angiotensina devem ser iniciados em baixas doses, com cuidadosa atenção para o potencial para hipotensão, e redução concomitante da suplementação com diuréticos e potássio. A otimização da dosagem dos inibidores da enzima conversora da angiotensina parece ser negligenciada em muitos pacientes com insuficiência cardíaca, especialmente nos idosos.[139]

Os bloqueadores dos receptores da angiotensina do tipo I (AT_1) são mais úteis em pacientes com intolerância aos inibidores da enzima conversora da angiotensina, e causam menos tosse e acúmulo de bradiquinina.[140] Tanto os inibidores da enzima conversora da angiotensina quanto os bloqueadores dos receptores da angiotensina permitem a remodelação reversa da insuficiência cardíaca e reduzem o risco de desenvolvimento de fibrilação atrial.[141-143] Os bloqueadores dos receptores da angiotensina não são superiores aos inibidores da enzima conversora da angiotensina para a redução da mortalidade ou das hospitalizações por insuficiência cardíaca.[144] A combinação de um bloqueador dos receptores da angiotensina e um inibidor da enzima conversora da angiotensina (bloqueio duplo renina-angiotensina) oferece um benefício adicional mínimo, mas aumenta a hipercalemia e a hipotensão, piorando, ao mesmo tempo, a função renal, e deixou de ser recomendado para insuficiência cardíaca.[145]

Betabloqueador e Terapia Alfa e Beta Combinada. Apesar do aparente paradoxo do uso de agentes redutores da contratilidade miocárdica, os agentes bloqueadores beta-adrenérgicos têm significativa eficácia na insuficiência cardíaca crônica. A ativação do sistema nervoso simpático em longo prazo na presença de insuficiência cardíaca, cardiotoxicidade decorrente dos elevados níveis de norepinefrina, a ativação do SRAA e a regulação negativa dos receptores beta-adrenérgicos do miocárdio são associadas a efeitos adversos.[146] Uma extensa metanálise mostra que os betabloqueadores na insuficiência cardíaca crônica aumentam significativamente a fração de ejeção e diminuem a mortalidade.[147] A redução da frequência cardíaca com o uso de betabloqueadores é correlacionado com a melhora da fração de ejeção do ventrículo esquerdo e reduz a incidência de morte por insuficiência cardíaca.[148] As diretrizes da AHA/ACC recomendam os betabloqueadores para todo paciente com disfunção sistólica sintomática do ventrículo esquerdo.[149,150]

Betabloqueadores não devem ser administrados regularmente em caso de insuficiência cardíaca aguda. Esses agentes são muito úteis na insuficiência cardíaca crônica associada a condições em que há indicação de terapia com betabloqueadores, entre as quais, hipertensão, angina e arritmias importantes. A titulação ascendente lenta da terapia betabloqueadora facilita maximamente a tolerabilidade. Isso é particularmente importante na doença pulmonar obstrutiva crônica, enquanto os agentes seletivos beta-1 são eficazes e preferidos para insuficiência cardíaca.[151] Normalmente, não é necessário interromper a terapia betabloqueadora na presença de descompensação aguda da insuficiência cardíaca crônica, mas a redução da dose pode ser pertinente se houver instabilidade hemodinâmica.[152] O carvedilol, um bloqueador alfa e beta de terceira geração com propriedades vasodilatadoras e antioxidantes, pode ser um agente particularmente eficaz no tratamento da insuficiência cardíaca crônica. Embora as comparações diretas mostrem a superioridade do carvedilol sobre outros bloqueadores na insuficiência cardíaca, os benefícios dos betabloqueadores na insuficiência cardíaca com fração de ejeção reduzida parecem ser principalmente um efeito da classe, visto não haver evidência que respalde a superioridade de qualquer agente.[153-154]

Diuréticos. Pacientes com insuficiência cardíaca crônica apresentam capacidade reduzida de excretar uma carga de sódio e água, com adaptações cardíacas e hemodinâmicas anormais ao excesso de sal.[155] Os diuréticos de baixa dosagem são utilizados para evitar a recorrência da insuficiência cardíaca, mas as evidências de orientação de seu uso, produzidas pelos ensaios randomizados, são limitadas.[156,157] Os diuréticos de alça, embora geralmente utilizados, são associados a efeitos colaterais significativos, como hipovolemia, distúrbios eletrolíticos (baixos níveis de K^+, Mg^{2+} e Na^+), hiperuricemia, agravamento da função renal e alcalose metabólica. A torsemida, ao contrário da furosemida, inibe a secreção de aldosterona e produz outros efeitos que podem torná-la um diurético de alça mais eficaz no tratamento da insuficiência cardíaca crônica.[158] A adição da terapia com diuréticos tiazídicos aos diuréticos de alça aumenta muito a excreção de sódio e líquidos, mas também os efeitos colaterais.[159]

A hipocalemia e a hipomagnesemia decorrentes da terapia com diuréticos são pró-arritmogênicas. O uso de diuréticos preservadores de potássio na presença de insuficiência cardíaca é associado a um risco reduzido de morte. A espironolactona e a eplerenona antagonizam diretamente a aldosterona e são igualmente eficazes.[160] Esses fármacos reduzem significativamente a mortalidade, melhorando, ao mesmo tempo, a função do ventrículo esquerdo em pacientes com insuficiência cardíaca grave (fração de ejeção abaixo de 35%) que já estejam sendo tratados com um inibidor da enzima conversora da angiotensina e um diurético de alça, com ou sem digoxina.[161,162] A espironolactona reverte a remodelação em pacientes com insuficiência cardíaca sistólica crônica leve ou moderada.[163] Os antagonistas da aldosterona podem levar à hipercalemia grave na presença de insuficiência renal significativa ou em pacientes que estejam recebendo suplementação de potássio.

A hiponatremia é comum na insuficiência cardíaca e pode ser exacerbada pelos diuréticos. A baixa concentração sérica de sódio é um preditor independente de mortalidade, hospitalização por insuficiência cardíaca e morte ou reinternação, apesar das melhoras clínicas e hemodinâmicas semelhantes àquelas observadas em pacientes sem hiponatremia.[164-165]

Nitratos. A terapia com nitratos, em virtude de seu efeito vasodilatador direto, melhora a tolerância ao exercício na insuficiência cardíaca crônica e proporciona possível melhora hemodinâmica. O principal problema com a terapia à base de nitratos parece ser a rápida tolerância medicamentosa, que pode, em parte, ser resolvido com intervalos diários sem a administração de nitratos. A isossorbida combinada ao dilatador arteriolar hidralazina prolonga a sobrevida em pacientes com insuficiência cardíaca, mas menos do que os inibidores da enzima conversora a angiotensina. Entretanto, os inibidores da enzima conversora de angiotensina são menos eficazes nos afro-americanos. Um regime de dose fixa de dinitrato de isossorbida/hidralazina é particularmente eficaz para o tratamento da insuficiência cardíaca crônica nos afro-americanos,[166] reduzindo significativamente as internações e a mortalidade, e esses efeitos positivos sustentam-se ao longo do tempo.[167-168]

Glicosídeos Cardíacos. Os glicosídeos cardíacos inibem a bomba de sódio/potássio dependente de ATP na membrana celular do miócito cardíaco. Essa inibição aumenta a disponibilidade de cálcio intracelular para as proteínas contráteis nas células miocárdicas, com um modesto efeito inotrópico positivo. A digoxina de baixa dosagem pode ser benéfica na insuficiência cardíaca crônica na medida em que reduz os sintomas e melhora a qualidade de vida e a tolerância ao exercício. A digoxina reduz as taxas de internação na insuficiência cardíaca crônica e a mortalidade quando acrescentada à terapia com inibidores da enzima conversora da angiotensina e diuréticos.[169] A digoxina deve ser usada em doses baixas para pacientes com insuficiência cardíaca persistentemente sintomática cujo tratamento já inclua a terapia com inibidores da enzima conversora da angiotensina, diuréticos e betabloqueadores.[170] A toxicidade da digoxina é um risco considerável na insuficiência cardíaca, especialmente com insuficiência renal, e os glicosídeos têm eficácia limitada na insuficiência cardíaca com fração de ejeção preservado.[171]

Outras Considerações Relacionadas com a Insuficiência Cardíaca Crônica

Terapia Elétrica. Em termos de mortalidade, os cadioversores-desfibriladores implantáveis (CDI) têm uma substancial vantagem sobre os antiarrítmicos na insuficiência cardíaca crônica, especialmente em pacientes com ocorrência anterior de infarto do miocárdio e baixa fração de ejeção do ventrículo esquerdo.[172] A colocação profilática nos pacientes certos submetidos a revascularização miocárdica, no entanto, demonstrou ser ineficaz na redução da mortalidade nos primeiros 6 meses após a cirurgia.[173] Embora uma metanálise da terapia com CDI continue a demonstrar benefícios em pacientes com ocorrência de infarto do miocárdio e baixa fração de ejeção,[174] o impacto econômico não é claro. Os CDI subcutâneos mais novos não requerem o uso de eletrodos venosos e são facilmente implantados com complicações mínimas, apresentam taxas de eficácia e choque indevido semelhantes aos CDIs convencionais e podem mudar os rumos do tratamento de arritmias recorrentes malignas.[175-176]

Pacientes com insuficiência cardíaca grave e assincronia significativa do ventrículo esquerdo beneficiam-se da estimulação atrioventricular sequencial.[177] A estimulação apical do ventrículo direito é utilizada com frequência na insuficiência cardíaca crônica, mas produz contração anormal do ventrículo esquerdo, hipertrofia e função reduzida da bomba.[178] A terapia de ressincronização cardíaca (TRC) por meio da estimulação biventricular ou do ventrículo esquerdo tenta coordenar a ativação do septo interventricular e da parede livre do ventrículo esquerdo na insuficiência cardíaca. A estimulação biventricular ou do ventrículo esquerdo permite a contração fisiológica do ventrículo esquerdo, e ambas são igualmente eficazes.[178-180] A terapia de ressincronização cardíaca melhora os sintomas da insuficiência cardíaca e a capacidade de exercício, podendo reverter a dilatação cardíaca crônica.[181-183] A ressincronização cardíaca combinada ao uso do CDI reduz muito o risco de morte súbita cardíaca e de outros eventos cardíacos.[184-186] A ressincronização cardíaca em pacientes com fibrilação atrial tem alguma eficácia no sentido de melhorar a fração de ejeção, bem como o resultado funcional, e parece mais eficaz do que terapia farmacológica.[187] A terapia de ressincronização cardíaca reduz também a regurgitação mitral funcional.[188] O monitoramento da impedância intratorácica é oferecido por alguns dispositivos para o monitoramento contínuo do estado hemodinâmico na insuficiência cardíaca.[189] As possíveis funções do telemonitoramento na insuficiência cardíaca crônica estão evoluindo.[190]

Terapia Antiarrítmica. De 70% a 95% dos pacientes com cardiomiopatia e insuficiência cardíaca apresentam batimentos ventriculares prematuros frequentes, e de 40% a 80% desenvolvem taquicardia ventricular não sustentada com um risco associado mais elevado de morte súbita.[191] A amiodarona e sua colega de classe dronedarona são úteis no tratamento agudo das taquiarritmias ventriculares sustentadas. Infelizmente, a amiodarona e outros agentes antiarrítmicos têm graus significativos de toxicidade e podem ser pró-arrítmicos, e nenhum demonstra reduzir a mortalidade na insuficiência cardíaca. Em pacientes com disfunção sistólica ventricular esquerda pós-infarto do miocárdio, com ou sem insuficiência cardíaca, a amiodarona é associada ao aumento da mortalidade precoce ou tardia por diversas causas cardiovasculares.[193] A dronedarona demonstrou aumentar igualmente a mortalidade e agravar a insuficiência cardíaca em pacientes com disfunção sistólica do ventrículo esquerdo.[194] A terapia com CDI é superior aos antiarrítmicos para a prevenção de morte súbita em determinados pacientes com insuficiência cardíaca.[24]

A fibrilação atrial é um marcador de pior prognóstico na insuficiência cardíaca, e uma nova fibrilação atrial aumenta a morbimortalidade na insuficiência cardíaca crônica.[195] Na insuficiência cardíaca crônica, a amiodarona evita o desenvolvimento de fibrilação atrial e converte um número significativamente maior de pacientes com fibrilação atrial em ritmo sinusal.[196] Em pacientes com fibrilação atrial e insuficiência cardíaca crônica, no entanto, o controle do ritmo clínico não reduz a taxa de mortalidade por causas cardiovasculares se comparado com o controle da frequência cardíaca.[197] Em pacientes com disfunção do ventrículo esquerdo e doença coronariana estável, a frequência cardíaca elevada acima de 70 batimentos/min é associada a taxas mais elevadas de mortalidade por causas cardiovasculares e internação por infarto do miocárdio ou insuficiência cardíaca.[200] Especificamente, a cada aumento de 5 batimentos/min acima de 70 batimentos/min, as taxas de morte por causas cardiovasculares, internação por insuficiência cardíaca ou infarto do miocárdio e revascularização coronariana aumentam. A ivabradina, um inibidor seletivo do nó sinusal, demonstra taxas reduzidas de hospitalização e morte resultantes de insuficiência cardíaca crônica com frequência cardíaca de repouso acima de 70 batimentos/min e fração de ejeção inferior a 35%.[201-202]

Bloqueadores dos Canais de Cálcio. Os bloqueadores dos canais de cálcio de primeira geração (verapamil, diltiazem e nifedipina) não melhoraram a sobrevivência na insuficiência cardíaca crônica e podem provocar deterioração clínica.[203] As di-hidropiridinas de segunda geração (nicardipina e amlodipina) têm efeitos inotrópicos negativos mais moderados. Os bloqueadores dos canais de cálcio utilizados no tratamento da hipertensão aumentam a incidência de insuficiência cardíaca comparados com outros regimes de tratamento.[203] Embora usados no tratamento de hipertensão, angina e disritmias, os benefícios podem ser reduzidos em pacientes com insuficiência cardíaca crônica correlata. Não existem evidências convincentes para o uso dos bloqueadores dos canais de cálcio na insuficiência cardíaca crônica, embora esses agentes possam ser necessários em pacientes com intolerância aos betabloqueadores, aos inibidores da enzima conversora da angiotensina, aos bloqueadores dos receptores da angiotensina e à combinação de nitratos e hidralazina.

Ultrafiltração e Diálise Renal.
A ultrafiltração reduz a sobrecarga volumétrica quando a terapia com diuréticos é inadequada.[204] Na insuficiência cardíaca descompensada, a ultrafiltração pode ser mais eficaz do que os diuréticos intravenosos em estados de sobrecarga volumétrica, mas não reduz as taxas de internação ou mortalidade.[205] A diálise renal é importante para o tratamento da insuficiência cardíaca na presença de doença renal em estágio terminal. As possíveis complicações da doença renal que podem exigir especial consideração são: a sobrecarga hídrica, a hipercalemia severa, a hipermagnesemia iatrogênica, a efusão pericárdica urêmica e a toxicidade medicamentosa (p. ex., digitálicos). A diálise perdida ou inadequada é uma causa frequente de descompensação da insuficiência cardíaca crônica.

Revascularização Miocárdica e Angioplastia.
Em pacientes com doença arterial coronariana passível de terapia de reperfusão miocárdica e fração de ejeção abaixo de 35%, a revascularização combinada à terapia clínica, comparada com a terapia clínica isolada, reduz a incidência de morte por causas cardiovasculares, mas não a mortalidade por todas as causas.[206] Outro estudo mostra que a abertura do vaso não ofereceu vantagem em termos de prevenção de insuficiência cardíaca, morte ou reinfarto em pacientes estáveis com oclusão artéria infartada no espaço de 3 a 28 dias após o infarto do miocárdio.[207] A avaliação da viabilidade miocárdica na presença de disfunção isquêmica do ventrículo esquerdo não identifica um benefício de sobrevivência decorrente da revascularização miocárdica.[208-209] Entretanto, a revascularização precoce na síndrome coronariana aguda sem elevação do segmento ST e na insuficiência cardíaca reduz mortalidade.[210]

Inibidores da Fosfodiesterase.
Existem indicações limitadas para o uso prolongado dos inibidores da PDE do tipo 3 (amrinona ou milrinona), que aumentam a morbimortalidade em pacientes com insuficiência cardíaca crônica grave.[21] O uso deve ser limitado a estados de hipoperfusão que não respondem a outras terapias. A inibição da PDE do tipo 5 com sildenafila, geralmente usada para disfunção erétil, é segura na insuficiência cardíaca e pode ter outros efeitos benéficos, como melhor débito cardíaco e capacidade de exercício.[212-214] O uso prolongado da sildenafila na insuficiência cardíaca crônica e na hipertensão pulmonar severa melhora os estados hemodinâmico e clínico.[215]

Estatinas e Ácidos Graxos Poli-insaturados.
As estatinas melhoram a função endotelial e têm efeitos anti-inflamatórios, antioxidantes e imunomodulatórios que podem ser benéficos para pacientes com insuficiência cardíaca crônica.[216] O uso precoce da terapia com estatinas após um infarto agudo do miocárdio reduz o risco de insuficiência cardíaca.[217] O uso na insuficiência cardíaca não isquêmica melhora a fração de ejeção do ventrículo esquerdo e a classificação da NYHA e reduz os níveis séricos de vários marcadores inflamatórios. Uma estatina reduz substancialmente o risco de insuficiência cardíaca em populações de alto risco e também diminui o risco de efeitos vasculares importantes. A terapia com estatinas reduz as taxas de internação e os marcadores inflamatórios, melhora a fração de ejeção e diminui a mortalidade entre pacientes com insuficiência cardíaca grave.[218] A utilidade na insuficiência cardíaca leve é menos óbvia.[219] A terapia com altas doses de estatina beneficia as doses mais baixas na insuficiência cardíaca.[220] Os ácidos graxos poli-insaturados com ômega-3 demonstram melhorar a função sistólica do ventrículo esquerdo, da capacidade funcional e taxas de internação reduzidas em pacientes com cardiomiopatia dilatada.[221] Em pacientes com insuficiência cardíaca por qualquer causa, o uso de ácidos graxos poli-insaturados com ômega-3 leva uma pequena redução da mortalidade e das internações por razões cardiovasculares.[222-223] A dieta mediterrânea, à base de vegetais, frutas, peixes, grãos integrais e azeite de oliva, é particularmente eficaz para a redução dos eventos cardiovasculares, inclusive de insuficiência cardíaca.[224]

Anemia.
A anemia está presente em cerca de um terço dos pacientes com insuficiência cardíaca crônica e é associada a uma taxa mais elevada de mortalidade tanto na insuficiência cardíaca sistólica quanto na diastólica. A deficiência de ferro ocorre com frequência semelhante na insuficiência cardíaca. A melhora da anemia na insuficiência cardíaca crônica com o uso de suplementos de ferro melhora a função sistólica do ventrículo esquerdo, a remodelação do ventrículo esquerdo, os níveis de BNP, a classe NYHA, os distúrbios do sono relacionados com a respiração, e a função renal, bem como reduz a necessidade de hospitalização.[225] Um limiar de transfusão mais elevado não parece ter utilidade na insuficiência cardíaca,[224] enquanto os agentes estimulantes da eritropoiese podem oferecer benefícios clínicos, mas também causar prejuízos.[227]

Suporte Respiratório Relacionado com a Apneia do Sono.
A hipoxemia e o estresse hemodinâmico correlato estão por trás do impacto dos distúrbios do sono na insuficiência cardíaca.[228] A apneia obstrutiva do sono é mais prevalente na insuficiência cardíaca crônica do que se considerava anteriormente, e o tratamento melhora a oxigenação noturna, a fração de ejeção e a capacidade de exercício, mas não existem evidências de que aumente a sobrevida.[229-230] Os tratamentos eficazes para apneia obstrutiva do sono incluem o CPAP, o BiPAP e a servoventilação adaptativa; a última é mais eficaz e envolve a sincronização variável de suporte da pressão ventilatória baseada na frequência respiratória e no fluxo de ar.[231] Outras terapias são os dispositivos dentários, a cirurgia e a perda de peso.[232]

Programas de Exercício.
O teste de esforço cardiopulmonar fornece informações prognósticas em pacientes com insuficiência cardíaca.[233] Diversos programas de exercício na insuficiência cardíaca crônica demonstram benefícios em termos de estado funcional e qualidade de vida, e reduzem as taxas de internação, mas não a mortalidade.[234-236] A reposição da testosterona e do hormônio do crescimento na presença de insuficiência cardíaca aumentam a capacidade de exercício e melhoram a qualidade de vida.[237-238]

Terapias Cirúrgicas Avançadas.
O gerenciamento da insuficiência valvular do lado esquerdo, quando realizado no tempo adequado, pode ser muito útil tanto na prevenção quanto no tratamento da insuficiência cardíaca.[239] A substituição valvular transcateter está se desenvolvendo como uma técnica cirúrgica eficaz e minimamente invasiva.[240]

Depois de um começo promissor, a ventriculoplastia esquerda foi, em grande parte, abandonada por não demonstrar eficácia em longo prazo na insuficiência cardíaca. Um estudo sobre a ventriculoplastia durante uma cirurgia de desvio da artéria coronária também não demonstrou melhora funcional nem reduziu a mortalidade na insuficiência cardíaca.[241] Por outro lado, o reparo do aneurisma do ventrículo esquerdo é útil na insuficiência cardíaca grave.[242]

Existem vários dispositivos implantáveis de assistência ao ventrículo esquerdo (LVADs, na sigla em inglês) em uso para o tratamento de insuficiência cardíaca crônica como uma ponte para o transplante e como uma alternativa cirúrgica para o tratamento clínico de condição crônica.[243] O tratamento da insuficiência cardíaca em estágio terminal com LVADs demonstrou melhorar o desempenho cardiorrespiratório durante o teste de esforço, bem como a qualidade de vida em geral.[244-245] A tecnologia dos LVADs avançou muito, e existe potencial para isso como uma alternativa de longo prazo para o transplante.[246-247] A familiaridade com a função adequada e as possíveis complicações dos LVADs é uma nova área de aprendizado para os médicos das unidades de atendimento de emergência.[248]

O transplante cardíaco ainda é a terapia mais eficaz para insuficiência cardíaca em estágio terminal, com uma sobrevida média de mais de 10 anos.[249] A disponibilidade limitada de doadores (2.500 transplantes de coração por ano nos Estados Unidos) e a necessidade de imunossupressão por toda a vida tornam as técnicas cirúrgicas alternativas interessantes no caso de insuficiência cardíaca em estágio terminal. Existem evidências cada vez maiores de que a terapia com células-tronco pode ser promissora na insuficiência cardíaca crônica, mas, no momento, continua em nível de pesquisa.[250-251] O transplante autólogo de células-tronco melhorou significativamente a função cardíaca de um pequeno número de pacientes submetidos à revascularização miocárdica por cardiomiopatia isquêmica.[252] Entretanto, vários desafios precisam ser vencidos antes que a terapia com células-tronco possa avançar além do nível experimental para o tratamento de insuficiência cardíaca.[253]

Fatores Psicossociais.
Um estado de depressão significativo é comum em pacientes com insuficiência cardíaca e aumenta a

mortalidade por causas cardiovasculares.[254] O tratamento é um desafio, mas os programas de exercício, um melhor apoio social e a farmacoterapia adequada são úteis.[255]

Discussões de preferências de fim de vida e cuidados paliativos são importantes em pacientes com insuficiência cardíaca avançada.[256-257] Os serviços de assistência médica domiciliar podem ser especialmente úteis nesse caso.[258]

DISPOSIÇÃO

Critérios de Internação, Unidades de Observação e Preditores de Reinternação

A disposição adequada de pacientes que apresentam insuficiência cardíaca descompensada depende da estabilidade do quadro clínico, das comorbidades, dos eventos precipitantes, e da disponibilidade de recursos que possam determinar a internação hospitalar ou uma via alternativa. Em geral, as exacerbações da insuficiência cardíaca crônica exigem internação se a causa da exacerbação não puder ser prontamente reconhecida e corrigida, se o processo patológico for instável ou se a deterioração clínica parecer provável. Os eventos precipitantes, incluindo síndrome coronariana aguda, pneumonia concomitante e ou agravamento da função renal aumentam a mortalidade no ambiente hospitalar e devem ensejar a internação. Além disso, vários fatores de risco são preditores de resultado pós-alta hospitalar desfavorável, como alterações isquêmicas reveladas no ECG, níveis elevados de troponina ou peptídeos natriuréticos, hiponatremia, ureia ou creatinina séricas elevadas, e baixa pressão arterial sistólica.[259-260] A mortalidade no ambiente hospitalar por insuficiência cardíaca descompensada é de cerca de 4%, mas mais elevado com a idade, frequência cardíaca elevada, hiponatremia, hipotensão, disfunção sistólica do ventrículo esquerdo, níveis elevados de ureia, creatinina, troponina ou peptídeos natriuréticos, ou se a insuficiência cardíaca for a causa primária para internação.[261-262]

Em comparação, pacientes que compareçam à unidade de atendimento de emergência com problemas de retificação alimentar ou não adesão à medicação podem receber alta com segurança e rigoroso acompanhamento. Entretanto, muitos desses pacientes são internados devido à impossibilidade de identificar aqueles com baixo risco de obter resultados insatisfatórios no tratamento ambulatorial ou à dificuldade em prestar, a beira-leito, a orientação adequada sobre insuficiência cardíaca e um rigoroso acompanhamento. Na realidade, a reinternação ocorre com mais frequência quando os pacientes recebem alta diretamente da unidade de atendimento de emergência.[263] As unidades de observação podem ter um papel substancial no sentido de evitar a internação pela presença de insuficiência cardíaca, reduzir custos e oferecer uma ponte para o tratamento ambulatorial adequado.[264-265] Os relatos sobre os casos evitáveis de reinternação, a mudança dos incentivos financeiros e a ênfase na orientação do paciente e na assistência pós-alta ajudam a nortear a discussão sobre as unidades de observação de curta permanência para pacientes com insuficiência cardíaca. As evidências sugerem que determinados pacientes necessitam apenas de tratamento clínico mínimo e que os sintomas geralmente são aliviados no prazo de 24 horas.[266-267] A questão é se os pacientes de baixo risco que respondem rapidamente à terapia podem receber alta com segurança após a observação com rigoroso acompanhamento ambulatorial.[268] São necessárias mais evidências para determinar os pacientes com insuficiência cardíaca que podem beneficiar-se das unidades de observação.

As dificuldades do tratamento ambulatorial da insuficiência cardíaca vão desde a adesão e o conhecimento das estratégias terapêuticas multifatoriais para a otimização da assistência após a alta hospitalar, incluindo dieta, medicamentos e monitoramento do peso. Os pacientes com insuficiência cardíaca geralmente são reinternados tanto por causas cardíacas quanto não correlatas.[269] Vários estudos demonstraram taxas de reinternação reduzidas com planejamento de alta hospitalar individualizado e abrangente, acompanhamento pós-alta estruturado, telemonitoramento e autogerenciamento domiciliar dirigido.[270-275] As taxas de reinternação são mais baixas para aqueles que têm um planejamento de alta abrangente e suporte pós-alta *versus* terapia-padrão.[276-277] Existe uma significativa variabilidade no nível de adesão às questões relacionadas com a qualidade do tratamento para insuficiência cardíaca nos Estados Unidos. O início imediato das modalidades terapêuticas ideais leva a benefícios precoces, inclusive menor risco de mortalidade e reinternação por insuficiência cardíaca.[278]

CONCEITOS-CHAVE

- A insuficiência cardíaca está entre as condições mais frequentes que resultam em visitas às unidades de atendimento de emergência e internações hospitalares, com alta incidência de morbidade e mortalidade.
- A insuficiência cardíaca pode ser dividida em insuficiência cardíaca com fração de ejeção preservada (HFpEF, na sigla em inglês) e insuficiência cardíaca com fração de ejeção reduzida (HFrEF, na sigla em inglês), cujas taxas de incidência, morbidade e mortalidade são semelhantes, mas as fisiopatologias e respostas às terapias são diferentes.
- Os mecanismos neuro-hormonais proporcionam a compensação inicial para a disfunção cardíaca, mas acabam sendo prejudiciais para a insuficiência cardíaca. A terapia crônica destinada a anular esses efeitos é importante, mesmo na disfunção miocárdica assintomática.
- A manifestação mais comum da insuficiência cardíaca aguda é o desconforto respiratório, que desencadeia um diagnóstico diferencial que inclui basicamente condições como edema pulmonar não cardiogênico, exacerbação de doença pulmonar obstrutiva crônica (COPD, na sigla em inglês) ou da asma, embolia pulmonar, pneumonia, pneumotórax de tensão, tamponamento cardíaco e anafilaxia.
- O reconhecimento das causas precipitantes da insuficiência cardíaca permite o fácil entendimento das questões relacionadas ao tratamento adequado.
- Os biomarcadores, como o peptídeo natriurético do tipo B (BNP), podem melhorar o reconhecimento da insuficiência cardíaca na presença de dispneia resultante de causa indefinida, permitir a correlação com o grau de severidade, ajudar a estratificar o risco e monitorar a resposta terapêutica.
- A distinção entre a doença pulmonar primária causadora de insuficiência cardíaca predominantemente do lado direito e a insuficiência do ventrículo esquerdo (VE) com disfunção secundária do lado direito é um desafio clínico, visto que os achados do exame físico e da radiografia de tórax podem ser semelhantes. Os níveis do peptídeo natriurético são muitos mais elevados na insuficiência do ventrículo esquerdo.
- A maioria dos casos de insuficiência cardíaca aguda pode ser tratada com a colocação do paciente em posição ereta, suplementação de oxigênio, ventilação não invasiva, vasodilatadores e diuréticos e alça.
- Pacientes com hipoperfusão e edema pulmonar cardiogênico agudo (EAP) geralmente apresentam leituras duvidosas da pressão arterial medida com manguito e podem beneficiar-se do monitoramento arterial invasivo.
- Pacientes com perfusão muito insatisfatória podem beneficiar-se da infusão de uma carga de líquidos para restaurar a pré-carga, o débito cardíaco, a perfusão sistêmica e a pressão arterial. A cuidadosa infusão volumétrica com doses de solução salina normal é o método de reanimação inicial adequado para o paciente com hipoperfusão e edema pulmonar cardiogênio agudo.
- Em pacientes mantendo hipoperfusão com reposição volumétrica adequada (verdadeiro choque cardiogênico), a norepinefrina é o vasopressor preferido.
- Na insuficiência cardíaca crônica, o uso rotineiro de betabloqueadores, inibidores da enzima conversora da angiotensina (iECA), bloqueadores dos receptores da angiotensina (BRAs), diuréticos – inclusive espironolactona – e, ocasionalmente, digoxina resulta na melhora sustentada dos sintomas e na redução da mortalidade depois de 5 anos nos casos de insuficiência cardíaca com fração de ejeção reduzida.
- Diversas terapias elétricas, especialmente a terapia de ressincronização cardíaca (TRC) e os desfibriladores implantáveis, bem como as técnicas mecânicas, como os dispositivos implantáveis de assistência ao ventrículo esquerdo (LVADs) e o transplante cardíaco, aumentam a complexidade da insuficiência cardíaca crônica.
- A medicina de observação desempenha um papel cada vez mais importante na redução dos custos e das internações por insuficiência cardíaca.

As referências para este capítulo podem ser encontradas on-line no website Expert Consult associado à obra.

CAPÍTULO 72
Doenças Pericárdicas e Miocárdicas

Nicholas J. Jouriles

DOENÇA PERICÁRDICA (PERICARDITE)

Princípios

Anatomia, Fisiologia e Fisiopatologia Pericárdica

O pericárdio envolve o coração e se ancora aos grandes vasos. Consiste nas camadas parietal e visceral, com um estreito espaço potencial entre as duas. Cada camada tem 1 ou 2 mm de espessura e é composta por fibras elásticas. O seu suprimento sanguíneo é proveniente da artéria mamária interna; o seu suprimento nervoso é oriundo do nervo frênico. O espaço pericárdico normalmente contém um ultrafiltrado plasmático, 15 a 35 mL de líquido. O pericárdio exerce várias funções: mantém a posição do coração, lubrifica a sua superfície, evita a disseminação de infecção, evita a dilatação cardíaca excessiva, aumenta o enchimento atrial e mantém as relações normais de pressão-volume das câmaras cardíacas. Os pacientes com ausência congênita (ou remoção cirúrgica) de pericárdio, no entanto, apresentam poucos problemas, caso existam. A ausência de pericárdio pode ser associada a outros problemas genéticos.[1]

A inflamação da pericardite caracteriza-se por uma infiltração granulocitária e linfocitária do pericárdio. Há um aumento do número de anticorpos no líquido pericárdico.

DISTÚRBIOS ESPECÍFICOS: PERICARDITE IDIOPÁTICA

Princípios e Características Clínicas

Os sintomas clássicos da pericardite incluem dor torácica, atrito pericárdico e anomalias evidenciadas no eletrocardiograma (ECG). É comum um histórico de febre e mialgias. A dor torácica da pericardite é aguda, pleurítica e varia com a posição. Ela alivia na posição sentada com inclinação para a frente e piora em decúbito, com a inspiração profunda ou durante a deglutição. A dor da pericardite é retroesternal, pode irradiar-se para os músculos trapézios, ou manifestar-se como dor isolada no ombro.

O achado típico do exame físico é um atrito pericárdico, que pode ser causado pela fricção entre os pericárdios visceral e parietal inflamados ou cicatrizados, ou ser resultante da fricção entre o pericárdio parietal e a pleura adjacente. Pode ser audível em qualquer ponto sobre a parede anterior do tórax e é ouvido melhor com o diafragma do estetoscópio posicionado na borda esternal inferior esquerda com o paciente inclinado para a frente em expiração total. O atrito pode também ser acentuado por uma inspiração total, seguida pela retenção do ar. O atrito tende a ser intermitente, migratório e difícil de ser ouvido no ambiente barulhento de um departamento de emergência.

Diagnóstico Diferencial

Em pacientes com doença pericárdica, o diagnóstico diferencial inclui doença inflamatória ou infecciosa da parede torácica (costocondrite), da pleura (pleurisia ou pleurite) ou outras infecções, como pneumonia. Raramente, a embolia pulmonar pode simular pericardite, devendo ser levada em consideração no diagnóstico diferencial e descartada com base na anamnese, no exame físico, na estratificação de risco e nos exames diagnósticos.

As síndromes coronarianas agudas também podem simular pericardite; história e exame físico meticulosos, bem como exames diagnósticos devem ser realizados; raramente, apenas a consulta com um cardiologista e/ou a angiografia coronariana são capazes de distinguir essas entidades.

Exames Diagnósticos

Não existe um exame isolado que seja diagnóstico para pericardite. O ECG é a ferramenta diagnóstica mais confiável. Ele evolui em estágios no decorrer do tempo. O primeiro estágio ocorre nas primeiras horas a dias da doença e inclui a elevação difusa do segmento ST, com infradesnivelamento recíproco em VR e V1. A maioria dos pacientes com pericardite aguda tem depressão concomitante do segmento PR (Fig. 72.1). Nos estágios seguintes, os segmentos ST e PR normalizam-se, mas as ondas T se achatam, seguidas por uma inversão profunda e simétrica das ondas T. No último estágio, o ECG retornam ao normal, embora as inversões das ondas T possam tornar-se permanentes.[2-3]

A clássica dor torácica e os padrões eletrocardiográficos são observados somente em dois terços dos pacientes com pericardite, dificultando o diagnóstico.[4]

Pode ser difícil estabelecer a distinção entre os achados eletrocardiográficos precoces da pericardite aguda e os do infarto agudo do miocárdio (IAM), do espasmo da artéria coronária ou da repolarização precoce benigna. Ao contrário do ECG no IAM, as elevações do segmento ST no estágio 1 da pericardite aguda são côncavas, e não convexas ascendentes, as inversões simultâneas das ondas T não são observadas e os achados não estão relacionados com um único território de artéria coronária. Os traçados subsequentes não evoluem para um padrão típico de infarto do miocárdio (IM), e as ondas Q não aparecem. Quando o padrão eletrocardiográfico sugere a presença de síndrome coronariana aguda e a dor não é claramente de natureza pericárdica, o melhor curso de ação após a observação é a angiografia coronariana diagnóstica. As arritmias ventriculares são raras nas doenças pericárdicas. Deve-se presumir que os pacientes com pericardite que as apresentam tenham miocardite concomitante, outra doença cardíaca, ou tenham sido diagnosticados incorretamente.

A ecocardiografia facilita o diagnóstico definitivo de pericardite com derrame. Um exame normal não exclui a hipótese de pericardite. Tamponamento cardíaco, aumento da espessura do pericárdio, tumores pericárdicos, cistos, pericardite constritiva e ausência congênita do pericárdio podem ser diagnosticados por ecocardiografia.[5]

Alguns pacientes com pericardite aguda têm marcadores cardíacos elevados causados por miopericardite, miocardite ou IM. A leucometria e a velocidade de hemossedimentação (VHS) podem ser elevadas ou normais e não são sensíveis ou específicas. Outros exames laboratoriais devem ter por objetivo determinar as causas não idiopáticas da pericardite.

Às vezes, é difícil distinguir entre síndrome coronariana aguda e pericardite. Nesses casos, a síndrome coronariana aguda deve ser descartada.

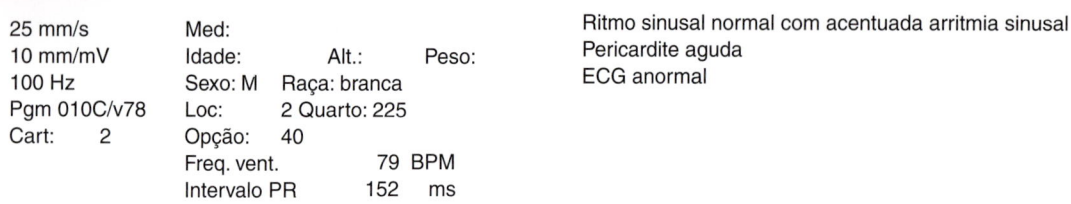
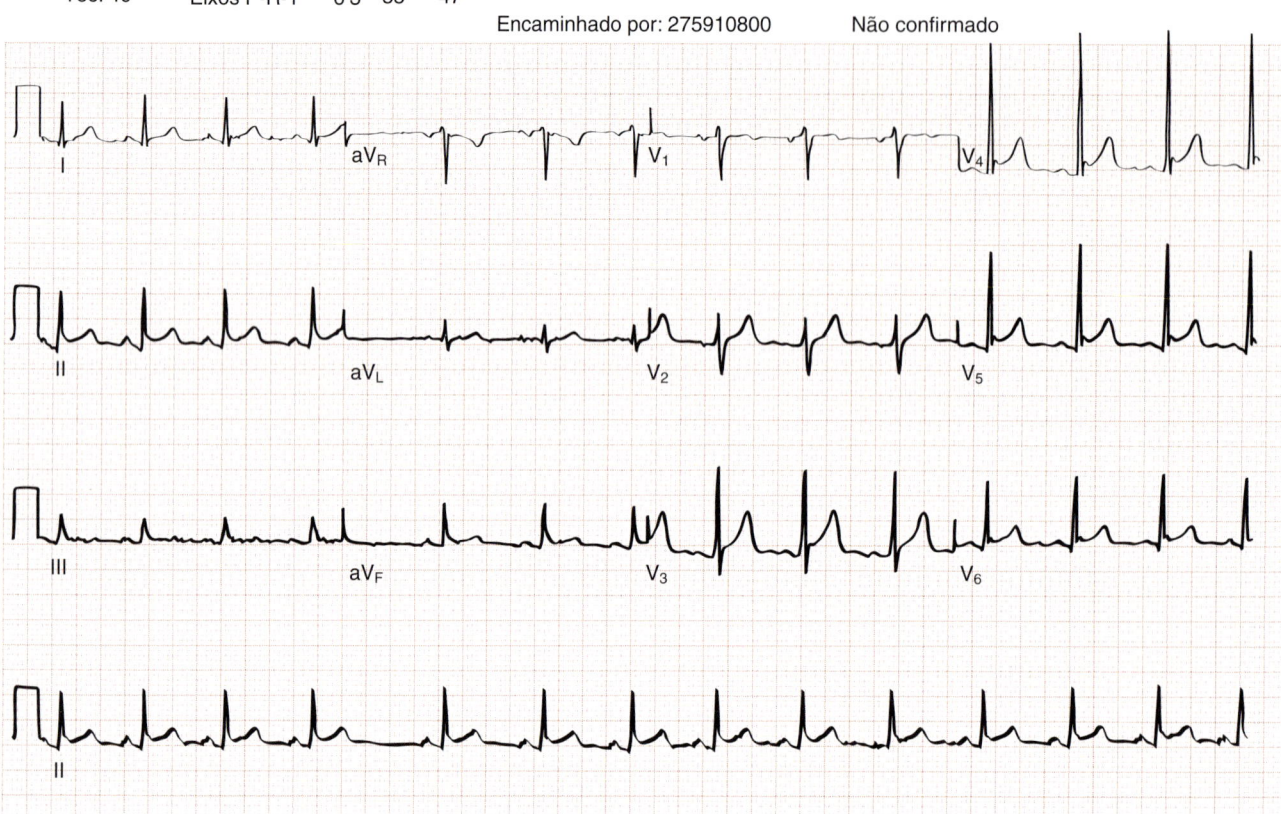

Fig. 72.1. Eletrocardiograma (ECG) mostrando uma pericardite aguda. (Cortesia de Ohio Chapter of the American College of Emergency Physicians.)

Manejo e Encaminhamento

Se for encontrada uma etiologia específica da pericardite, o tratamento deve ser direcionado à causa. Caso contrário, a terapia para pericardite aguda é sintomática. Os medicamentos anti-inflamatórios não esteroidais (AINEs) são a primeira opção. O paciente geralmente relata alívio significativo da dor com o efeito analgésico mesmo antes do início do efeito anti-inflamatório. O ibuprofeno tem o melhor perfil de efeitos colaterais, mas outros AINEs são igualmente eficazes. Se o AINE escolhido não demonstrar eficácia em 1 semana, deve-se tentar uma classe diferente de AINEs. A colchicina deve ser acrescentada ao tratamento para reduzir o risco de pericardite recorrente.[6-9] Ela também é o tratamento preferido para pericardite recorrente, na qual a terapia com corticoides tem demonstrado resultados conflitantes.[10-11] A pericardite recorrente geralmente é atribuída a uma etiologia imune ou reumatológica, e a cirurgia é uma opção se a terapia clínica falhar.[12-13] A maioria dos pacientes pode receber tratamento ambulatorial, exceto em caso de derrame pericárdico significativo, incerteza diagnóstica com síndrome coronariana aguda ou presença de alterações hemodinâmicas que impeçam o tratamento ambulatorial (Quadro 72.1).

Complicações

O curso clínico da pericardite é variável: 60% dos pacientes recuperam-se totalmente em 1 semana, e quase 80% apresentam uma recuperação completa no espaço de 3 semanas. Os pacientes com febre, derrame pericárdico, um curso subagudo da doença ou insucesso do tratamento inicial com AINEs têm um prognóstico menos favorável.[14] Dezoito por cento dos pacientes têm pericardite recorrente que requer uma ecocardiografia sequencial para excluir a hipótese de efusão ou tumor.

DOENÇA PERICÁRDICA URÊMICA

Princípios

A pericardite urêmica ocorre em decorrência de insuficiência renal ou diálise. A etiologia da doença associada à diálise é desconhecida, podendo estar relacionada tanto com a hemodiálise quanto com a diálise peritoneal; embora por razões não esclarecidas, ocorre mais frequentemente com a primeira. A pericardite urêmica é associada à infecção oculta e a avaliação de um paciente com doença renal crônica e pericardite requer uma busca diligente por causas infecciosas.

Características Clínicas e Exames Diagnósticos

Pacientes com pericardite urêmica apresentam sintomas típicos e achados característicos no exame físico. O ECG nesses casos geralmente é normal, porque ocorre pouca inflamação epicárdica. Em um paciente que dialisa, o aumento cardíaco revelado pela radiografia de tórax na ausência de sinais de sobrecarga volêmica ou insuficiência cardíaca congestiva (ICC) nos leva a considerar a hipótese de derrame pericárdico. A ultrassonografia dará a resposta definitiva. A pericardite urêmica é uma das causas mais comuns de tamponamento cardíaco.

Manejo e Encaminhamento

A pericardite urêmica é tratada inicialmente com diálise intensiva. Os AINEs são ineficazes e geralmente contraindicados. Os corticosteroides sistêmicos devem ser usados nos poucos pacientes que não respondem à diálise.

PERICARDITE PÓS-INFARTO DO MIOCÁRDIO

Cerca de 20% dos pacientes com IM transmural têm dor torácica de qualidade distinta 2 a 4 dias após o infarto. Essa dor pode representar uma pericardite precoce pós-IM. Em geral, há ocorrência de febre baixa e um atrito pericárdico transitório. A pericardite precoce pós-IM geralmente é de curta duração e é tratada com aspirina. As alterações eletrocardiográficas da pericardite normalmente são mascaradas pelas alterações decorrentes do IAM, dificultando o diagnóstico.[15] Pacientes com este quadro têm mais arritmias e insuficiência cardíaca. A pericardite no IAM pode ser um indicador de dano miocárdico mais extenso e piores resultados.

Ao contrário da pericardite precoce pós-IM, Dressler relatou uma síndrome com febre, pleurite, leucocitose, atrito por fricção e evidência radiográfica de novos derrames pericárdicos ou pleurais em pacientes acometidos por um infarto do miocárdio. As frequentes recaídas levaram Dressler a descrever essa síndrome como uma complicação tardia do IM. A causa da pericardite tardia pós-infarto do miocárdio (síndrome de Dressler) pode ser de natureza imunológica. A síndrome pode ocorrer também com embolia pulmonar e após uma pericardiotomia. Os anticoagulantes devem ser suspensos para reduzir o risco de hemorragia. A pericardite tardia pós-IM é tratada com AINEs.

QUADRO 72.1

Etiologia da Pericardite

Infecciosa
    Viral
    Bacteriana
    Fúngica
    Parasitária
    Rickettsia
Pós-injúria
    Trauma penetrante
    Trauma contuso
    Cirurgia
    Infarto do miocárdio (IM)
    Radiação
    Medicação
Doenças Sistêmicas
    Uremia
    Câncer metastático
    Artrite reumatoide
    Lúpus eritematoso sistêmico (LES)
    Sarcoidose
    Esclerodermia
    Dermatomiosite
    Amiloidose
Tumores primários
Dissecção de aorta

PERICARDITE PÓS-INJÚRIA

Princípios

A síndrome pós-injúria cardíaca é definida com pericardite decorrendo um infarto do miocárdio, uma cirurgia cardíaca ou um trauma. A incidência varia de aproximadamente 5% após um IM a 30% depois de uma cirurgia torácica ou um trauma, podendo ocorrer também após um trauma torácico que não envolva o coração ou o pericárdio.[16]

A lesão pericárdica no trauma contuso pode variar de uma contusão a uma laceração ou ruptura. Encontra-se algum grau de pericardite traumática durante a cirurgia ou a autópsia em muitos pacientes que sofrem trauma torácico contuso grave. Os ferimentos penetrantes no coração normalmente causam laceração do pericárdio e do miocárdio, com pericardite secundária e infecções pericárdicas. Embora a incidência exata seja desconhecida, pode ocorrer infecção, tamponamento, miocardite e pericardite inflamatória. O desenvolvimento de autoanticorpos cardíacos sugere a presença de patogênese imune, embora esses autoanticorpos sejam comuns após uma lesão, mesmo em pacientes que não desenvolvem pericardite.

Características Clínicas, Exames Diagnósticos, Manejo e Encaminhamento

Os sintomas e sinais da síndrome pós-injúria cardíaca incluem atrito pericárdico, febre e dor torácica. Embora o diagnóstico normalmente se estabeleça clinicamente, a confirmação ecocardiográfica é útil. O intervalo entre a lesão e a manifestação da pericardite varia de 4 a 12 dias. Durante a hospitalização, pericardite purulenta deve ser considerada como uma possível fonte de doença febril em um paciente traumatizado com disfunção de múltiplos órgãos.

A maioria dos pacientes responde à aspirina ou aos AINEs. A pericardite sem complicações decorrente de trauma contuso normalmente se resolve.

DOENÇA PERICÁRDICA NEOPLÁSICA

Princípios

Os tumores pericárdicos malignos tipicamente se manifestam tardiamente, o que complica o diagnóstico e o tratamento. O envolvimento maligno do pericárdio é observado em até 31% das autópsias de câncer. As neoplasias mais comumente associadas à condição são de pulmão (30%), mama (23%), linfoma (17%) e leucemia (9%). As malignidades primárias do pericárdio são raras.[17]

O padrão de envolvimento cardíaco por um tumor maligno é determinado pelo sistema de drenagem linfática do coração. As efusões pericárdicas malignas contribuem diretamente para a morte do paciente – na maioria dos casos, em decorrência de tamponamento cardíaco. Embora o processo patológico subjacente usualmente seja avançado quando ele se desenvolve, a qualidade de vida do paciente geralmente pode melhorar se o tamponamento for tratado de imediato.

Características Clínicas e Estratégias Diagnósticas

As neoplasias cardíacas primárias inicialmente causam sintomas compatíveis com pericardite.[18] O curso habitual da doença é de uma pericardite aguda que se resolve e depois recidiva. É difícil diagnosticar a doença pericárdica maligna. A maioria dos pacientes é assintomática ou tem sintomas inespecíficos, como falta de ar, tosse, palpitações, dor torácica mal definida, fraqueza, tontura, soluços ou fadiga.

A avaliação diagnóstica inclui ecocardiograma, tomografia computadorizada (TC) ou ressonância magnética (RM). A citologia do líquido pericárdico é recomendada se a doença maligna subjacente não for diagnosticada.

Manejo e Encaminhamento

O tratamento pode incluir procedimentos como pericardiocentese, instilação local de agentes esclerosantes ou quimioterápicos, quimioterapia sistêmica, radiação cardíaca e janela pericárdica.[19] O método escolhido depende do tumor primário e do tempo de sobrevida previsto do paciente. O prognóstico é ruim e está diretamente relacionado com o tipo e a extensão do câncer primário.

PERICARDITE INDUZIDA POR RADIAÇÃO

Menos de 5% dos pacientes tratados com radioterapia desenvolvem pericardite. A incidência diminuiu com o aperfeiçoamento das técnicas de radioterapia e é observada com mais frequência em pacientes com linfoma ou câncer de mama. O percentual do volume pericárdico irradiado e a dosagem determinam que pacientes desenvolvem pericardite. A recorrência tumoral deve ser levada em consideração.

DOENÇA PERICÁRDICA RELACIONADA COM DOENÇAS DO TECIDO CONJUNTIVO

A pericardite acomete aproximadamente um terço dos pacientes com artrite reumatoide, normalmente no espaço de 3 anos após o diagnóstico inicial, e raramente tem importância clínica. Eventualmente, os pacientes desenvolvem derrame, pericardite constritiva ou tamponamento cardíaco. A prednisona é o tratamento inicial.

A pericardite, normalmente com derrame, é encontrada na autópsia em mais de 50% dos pacientes com lúpus eritematoso sistêmico (LES). A efusão normalmente é espessa e fibrinosa. Pode haver desenvolvimento de tamponamento cardíaco ou pericardite constritiva. É possível identificar células do lúpus eritematoso em amostras do líquido pericárdico. A terapia com corticosteroides ou AINEs é indicada.[20]

Outras doenças do tecido conjuntivo que podem causar pericardite incluem síndrome de Sjögren, arterite de células gigantes, espondilite anquilosante, síndrome de Reiter, doença de Behçet, esclerose sistêmica e poliarterite nodosa.

CAUSAS INFECCIOSAS DIVERSAS DE PERICARDITE

Outras causas de pericardite incluem *Rickettsia conorii*, que causa febre maculosa do Mediterrâneo (tratada com doxiciclina), *Mycoplasma pneumoniae* (tratada com macrolídeos), *Nocardia asteroides* (tratada com pericardiectomia e o uso prolongado de antibióticos, como sulfisoxazol), *Chlamydia trachomatis*, vírus Epstein-Barr, infecção por citomegalovírus, *Haemophilus actinomycetemcomitans* (tratada com cloranfenicol) e coccidioidomicose (endêmica no sudoeste dos Estados Unidos). As causas virais e bacterianas da pericardite podem coexistir, como a infecção por varicela-zóster superinfectada por *Staphylococcus aureus*. As superinfecções associadas à varicela são mais comuns em crianças.

PERICARDITE TUBERCULOSA

Estima-se que a pericardite tuberculosa ocorra em 1% a 2% dos pacientes com tuberculose pulmonar, estando associada a alta mortalidade. Na África, é a causa mais comum de pericardite. Os aspirados do líquido pericárdico revelam a presença de bacilos ácido-resistentes por esfregaço ou cultura (que podem exigir de 4 a 6 semanas para tornar-se positivas) em aproximadamente 50% dos casos. A avaliação diagnóstica deve incluir pesquisa do vírus da imunodeficiência humana (HIV). A terapia medicamentosa tripla deve ser iniciada e mantida por, pelo menos, 9 meses. Os pacientes não se beneficiam da terapia com prednisolona oral.[21]

OUTRAS CAUSAS DE PERICARDITE

A deposição de amiloide pode causar cardiomiopatia restritiva (CMR) ou pericardite constritiva. Raramente, a pericardite pode ocorrer como uma complicação extraintestinal de uma doença inflamatória intestinal e independe do seu curso clínico. A pericardite iatrogênica também pode ocorrer como uma complicação da inserção de um desfibrilador implantável ou marca-passo. A pericardite bacteriana pode ocorrer após a aspiração transbrônquica por agulha ou como uma complicação da escleroterapia endoscópica de varizes. Raramente, ela pode ocorrer também por erosão causada por corpo estranho, como uma agulha de costura ou um palito de dentes, que atravesse o esôfago e penetre no pericárdio. Menos de 1% dos pacientes com HIV desenvolve pericardite aguda, mas 40% têm derrame pericárdico assintomático. Isso é mais frequente em pacientes cuja infecção pelo HIV se encontra em estágios mais avançados.

DERRAME PERICÁRDICO

Princípios e Características Clínicas

As causas mais comuns de derrame pericárdico são pericardite viral ou idiopática, malignidade, uremia, trauma e radioterapia. As reações medicamentosas e as doenças autoimunes são menos comuns.

A efusão pericárdica geralmente é assintomática. Deve-se considerar que pacientes com comorbidades conhecidas (p. ex., câncer ou insuficiência renal) que apresentem tosse, febre, dor no peito ou dispneia tenham derrame pericárdico até prova em contrário.

Exames Diagnósticos

É necessário um mínimo de 200 a 250 mL de líquido pericárdico para produzir cardiomegalia em uma radiografia de tórax. A ultrassonografia é a modalidade diagnóstica de escolha (Fig. 72.2). O exame diferencia facilmente o líquido pericárdico do aumento das câmaras cardíacas e fornece informações sobre o movimento das paredes miocárdicas. A TC ou a RM podem ser de valia quando o ecocardiograma é tecnicamente insatisfatório. Os exames de medicina nuclear podem ser úteis para detectar efusões pericárdicas purulentas.

Manejo e Encaminhamento

A pericardiocentese pode ser realizada para fins diagnósticos ou terapêuticos. As complicações comuns incluem arritmias, pneumotórax, perfuração miocárdica, laceração da artéria coronária ou mamária interna e laceração hepática. A pericardiocentese guiada por ultrassom é o procedimento de escolha.[22] Pacientes que necessitam do procedimento devem ser internados em uma unidade de observação ou no hospital para exames seriados e determinação da causa do derrame.

TAMPONAMENTO CARDÍACO

Princípios

Dez por cento dos pacientes com câncer desenvolvem tamponamento cardíaco. Deve-se suspeitar deste diagnóstico em pacientes com ferimentos torácicos penetrantes. A condição é comum também em pacientes com pericardite urêmica.

O tamponamento cardíaco é resultante da compressão do miocárdio pelo conteúdo do pericárdio. Essa compressão normalmente é causada por líquidos. Também pode ser provocada por gases, pus, sangue ou por uma combinação de diferentes substâncias.

O tamponamento cardíaco ocorre em um *continuum* fisiológico que reflete a quantidade de líquido, a velocidade de acúmulo e a natureza do coração. O fator mais importante no desenvolvimento do tamponamento é a taxa de acúmulo de líquido. Os três estágios necessários para que o tamponamento se desenvolva são: (1) o preenchimento dos recessos do pericárdio parietal por líquido, (2) um acúmulo de líquido mais rápido do que a capacidade de estiramento do pericárdio parietal e (3) um acúmulo de líquido superior à capacidade do corpo de aumentar o volume sanguíneo para manter a pressão de enchimento do ventrículo direito.

CAPÍTULO 72 Doenças Pericárdicas e Miocárdicas

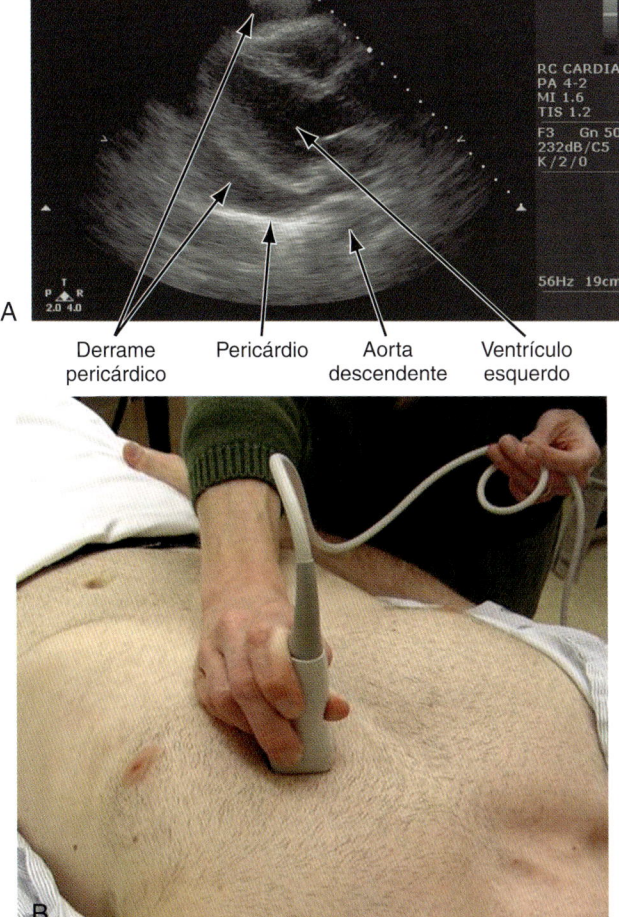

O resultado é a elevação da pressão pericárdica, o que causa a redução da complacência ventricular e do fluxo de sangue para o coração. A redução do influxo de sangue para o ventrículo direito resulta na diminuição do volume sistólico, que leva a um débito cardíaco reduzido.

O coração responde inicialmente ao tamponamento mediante o aumento da frequência cardíaca para manter o débito cardíaco. Esse mecanismo compensatório é mantido até o final do curso clínico da doença, seguido por uma descompensação rápida.

Características Clínicas e Exames Diagnósticos

Os sintomas do tamponamento cardíaco, embora geralmente inespecíficos, incluem dor no peito, tosse ou dispneia, todos possivelmente progressivos e graves. A dispneia é o mais comum.[23] A clássica tríade descrita por Beck é formada por hipotensão, distensão venosa cervical e abafamento de bulhas cardíacas. Esses sinais podem não estar presentes se o tamponamento se desenvolver rapidamente.

A radiografia de tórax pode mostrar a presença de cardiomegalia, mas somente se houver um grande acúmulo de líquido (250 mL). O ECG normalmente indica baixa voltagem ou alternância elétrica (Fig. 72.3). A segunda é rara. A ultrassonografia confirma o diagnóstico quando derrame e colapso de câmaras cardíacas são visualizados.[24] O cateterismo cardíaco demonstra a equalização da pressão dos ventrículos direito e esquerdo.

Manejo e Encaminhamento

O tratamento inicial é a reposição volêmica intravenosa para aumentar a pressão de enchimento do lado direito e vencer a constrição pericárdica. A pericardiocentese ou a janela pericárdica são os tratamentos preferidos. Se o tamponamento recidivar, a pericardiocentese pode ser repetida, podendo-se, alternativamente, deixar um cateter de drenagem no espaço pericárdico. O tamponamento cardíaco implica alta mortalidade, dependendo da gravidade e da natureza da doença subjacente, do tempo de duração da manifestação e da rapidez do diagnóstico e da intervenção. Todo paciente com tamponamento cardíaco precisa ser internado em uma unidade de terapia intensiva (UTI) para tratamento.

Fig. 72.2. A, Ultrassonografia à beira do leito mostrando um derrame pericárdico. A efusão é observada melhor no nível superior ao ventrículo esquerdo, no alto da imagem. **B,** A técnica adequada para a realização da ultrassonografia da efusão pericárdica na unidade de atendimento de emergência. (Cortesia de Jessica Resnik, MD.)

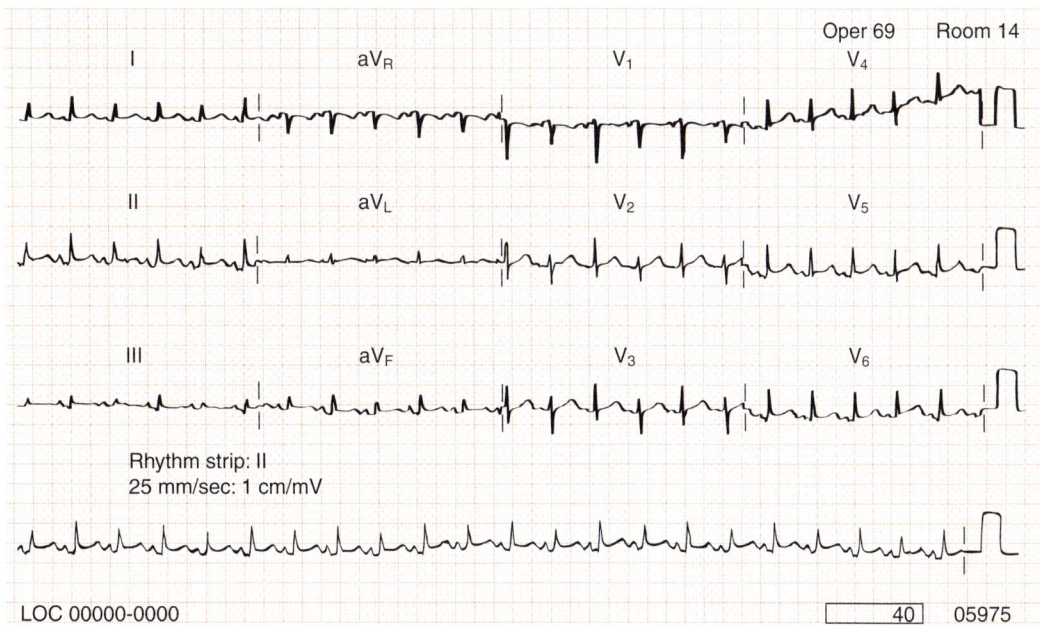

Figura 72.3. Eletrocardiograma (ECG) mostrando alternância elétrica.

PERICARDITE PURULENTA

Princípios

A pericardite purulenta é um processo letal frequentemente observado no paciente hospitalizado com doenças sistêmicas que desenvolve sepse. Pode ocorrer em qualquer grupo etário e ser causada por qualquer tipo de agente infeccioso. O *Streptococcus* e o *Staphylococcus* são os mais comuns. A pericardite causada por *Candida* é encontrada após cirurgia cardíaca e em pacientes imunocomprometidos ou com doenças debilitantes subjacentes graves. A infecção por *Histoplasma* ocorre em áreas endêmicas, incluindo os vales dos rios Ohio e Mississippi.

Fisiopatologia

A pericardite purulenta ocorre por vários mecanismos: (1) disseminação a partir de uma infecção adjacente, como pneumonia ou enfisema; (2) disseminação hematogênica a partir de um local à distância; (3) inoculação direta de bactérias (trauma ou procedimento); e (4) disseminação a partir de uma fonte intracardíaca. O mecanismo mais comum é a disseminação a partir de um sítio à distância.

Características Clínicas e Exames Diagnósticos

A pericardite purulenta normalmente se manifesta como uma doença febril com duração de 2 a 3 dias. Os sinais comuns à apresentação incluem taquicardia, dispneia, hepatomegalia, pressão venosa central elevada, dor torácica, atrito pericárdico e leucocitose. A manifestação mais comum é o paciente hospitalizado com doença subjacente grave que, inicialmente, melhora após o tratamento do processo primário, mas depois desenvolve febre, dispneia, dor torácica e derrame pericárdico. A busca pela origem da febre normalmente não é bem-sucedida, e o estado do paciente piora até que se considere uma fonte pericárdica. A pericardiocentese é necessária para o estabelecimento do diagnóstico, a obtenção do líquido para os estudos microbiológicos e o alívio do tamponamento cardíaco.

Manejo e Encaminhamento

A pericardiectomia é o tratamento tradicional de escolha. O uso de cateteres, combinados a lavagem, antibióticos e agentes fibrinolíticos, pode evitar a necessidade de cirurgia. O paciente precisa ser internado para a administração de antibióticos ou antifúngicos intravenosos e monitoração cardiorrespiratória. A terapia fibrinolítica pode reduzir a incidência de pericardite constritiva quando a cirurgia não é uma opção.[25]

A taxa geral de sobrevivência para pericardite purulenta é de aproximadamente 30% com a terapia antibiótica administrada isoladamente e de 50% quando combinada à drenagem cirúrgica precoce. Além das complicações relacionadas com a sepse e o tamponamento, as sequelas de longo prazo incluem pericardite constritiva.

PNEUMOPERICÁRDIO

Princípios

O pneumopericárdio e o piopneumopericárdio são raros. O primeiro pode ser causado por doenças capazes de levar à formação de fístulas entre os espaços pericárdico e pleural, a árvore brônquica ou o trato gastrointestinal superior. Ele pode resultar de carcinoma brônquico ou infecção por microrganismos produtores de gases, podendo ser também de natureza idiopática. O piopneumopericárdio pode ocorrer a partir de trauma, corpo estranho, ingestão de substâncias cáusticas ou procedimentos invasivos.

O pneumopericárdio espontâneo é causado pela elevação da pressão intra-alveolar acima da pressão atmosférica, resultando na ruptura dos alvéolos, e está associado a uma série de causas, incluindo asma, trabalho de parto, barotrauma de ventilação com pressão positiva, ou manobras de Valsalva, como levantamento de peso, e, até mesmo, inalação de drogas recreacionais a partir de dispositivos com pressão positiva.

Características Clínicas e Exames Diagnósticos

Os achados físicos dependem da quantidade de líquido e gases no espaço pericárdico. As bulhas cardíacas podem ser de intensidade variável, alterar-se dependendo da posição do corpo e ter uma qualidade metálica, podendo estar acompanhadas por sons de movimento líquido. *Sinal de Hamman* e *crepitação mediastinal* são os termos utilizados para designar um som alto, crepitante, associado ao pneumopericárdio ou ao pneumomediastino e que é diagnóstico da presença de ar no mediastino. O diagnóstico de pneumopericárdio é confirmado por radiografia de tórax, TC ou ultrassonografia. As sequelas clínicas do pneumopericárdio hipertensivo são semelhantes às do tamponamento cardíaco agudo.

Manejo e Encaminhamento

Os pacientes estáveis com pneumopericárdio espontâneo sem complicações podem permanecer em observação. Depois de excluir todas as lesões e complicações letais, não são esperadas sequelas em longo prazo. O pneumopericárdio hipertensivo deve ser tratado com pericardiocentese de emergência.

PERICARDITE CONSTRITIVA

Princípios e Fisiopatologia

A pericardite constritiva pode ser uma consequência tardia de pericardite aguda por praticamente qualquer causa. A incidência aumentou em decorrência da melhor taxa de sobrevivência de pacientes com doença renal crônica.

A pericardite constritiva é resultante de reação fibrosa do pericárdio. A principal característica fisiopatológica é o comprometimento do enchimento diastólico decorrente da compressão cardíaca externa causada pelo pericárdio espessado. Nos casos avançados, as camadas pericárdicas visceral e parietal podem tornar-se aderentes.

Como o pericárdio limita o volume, o enchimento ventricular é rápido e concluído no primeiro terço da diástole; depois disso, o volume e a pressão do ventrículo esquerdo permanecem inalterados.

Características Clínicas

Os sintomas e sinais da pericardite constritiva são idênticos àqueles da insuficiência cardíaca congestiva. Dispneia, fadiga e ganho de peso são as queixas mais comuns. A presença de hepatomegalia, acentuado edema depressível nos membros inferiores e ascite pode ser observada no exame físico. O achado auscultatório característico da pericardite constritiva é um *knock* pericárdico no início da diástole. Atrito pericárdico também pode ser ouvido.

Exames Diagnósticos e Manejo

O diagnóstico é considerado no paciente com sintomas de insuficiência cardíaca direita. O tamanho do coração na radiografia do tórax é tipicamente normal. A calcificação pericárdica é sugestiva quando presente. Os testes de função hepática são compatíveis com congestão passiva. Os achados eletrocardiográficos incluem baixa voltagem do complexo QRS, anomalias inespecíficas do segmento ST e das ondas T e arritmias atriais.

A ecocardiografia com Doppler pode ajudar a diferenciar a pericardite constritiva da cardiomiopatia restritiva ou do tamponamento cardíaco. Há um aumento na velocidade incial de enchimento das câmaras e um desvio no septo interventricular que são diagnósticos.[26] O cateterismo cardíaco e a medição simultânea da pressão diastólica dos ventrículos direito e esquerdo ou a biópsia endomiocárdica podem ser necessários.

A pericardiectomia é a terapia preferida, embora associada a uma mortalidade de 10%.

DOENÇAS MIOCÁRDICAS

MIOCARDITE

Princípios

O termo *miocardite* foi cunhado inicialmente por Sobernheim em 1837. Romberg relatou a associação com a febre escarlatina e o tifo em 1891, e a "miocardite intersticial idiopática isolada" foi descrita por Fiedler em 1899.

Fisiopatologia

Algum grau de miocardite é detectado em quase 10% das autópsias de rotina, mas geralmente não é reconhecido clinicamente. A incidência geral é desconhecida e provavelmente subdiagnosticada. O vírus coxsackie B foi originalmente apontado como o organismo causador. Os agentes predominantes na década de 1990 eram os adenovírus, seguidos pelo parvovírus B19 e pelo herpesvírus humano 6 nos anos 2000. Qualquer agente infeccioso pode causar miocardite (Quadro 72.2). A etiologia varia de acordo com a idade e a região do paciente. Em nível mundial, a doença de Chagas é uma das principais causas, especialmente na América do Sul.

A miocardite ocorre por: (1) necrose resultante da invasão direta de um agente infeccioso agressor e sua reprodução no interior ou próximo dos miócitos; (2) destruição do tecido cardíaco pela infiltração de componentes celulares do sistema imune do hospedeiro ou pelos efeitos citotóxicos da sua imunidade ativados pelo agente infeccioso ou (3) pelo efeito tóxico das substâncias químicas exógenas ou endógenas produzidas por um patógeno sistêmico. Foram propostos três estágios da doença: (1) agudo (logo após a infecção), com citotoxicidade viral e necrose focal; (2) subagudo, no qual há um aumento dos fatores humorais que leva a lesões autoimunes; e (3) crônico, no qual há presença de fibrose miocárdica difusa e disfunção cardíaca podem resultar em cardiomiopatia dilatada (CMD). Tradicionalmente, nas crianças, as alterações patológicas em geral estão mais frequentemente relacionadas com lesões virais diretas, enquanto nos adultos as alterações imunológicas estão mais relacionas com lesões virais diretas.

QUADRO 72.2

Causas Infecciosas de Miocardite

Adenovírus
Doença de Chagas
Vírus Coxsackie B
Chlamydia
Citomegalovírus
Vírus H1N1
Hepatite A
Hepatite B
Hepatite C
Herpesvírus humano 6
Influenza A
Influenza B
Vírus da coriomeningite linfocitária
Mononucleose
Caxumba
Mycoplasma
Parainfluenza
Parvovírus 19
Raiva
Rubéola
Streptococcus
Toxoplasma gondii
Varicela-zóster
Legionella

O nosso entendimento atual sobre a doença é embasado nesse fundamento.[28-29] No primeiro estágio, o tipo de vírus é importante. Por exemplo, o enterovírus entra nas células e um RNA de fita simples é transcrito de forma reversa na fita positiva para a replicação viral. Isso provoca lise direta nos miócitos seguida por alterações inflamatórias. Outros vírus infectam as células endoteliais e causam inflamação. A resposta do hospedeiro às lesões, à apoptose e à remodelação celular contribuem para a fisiopatologia. Essa heterogeneidade dos vírus e da resposta do hospedeiro explica, em parte, as manifestações clínicas variáveis.

A ativação das células T e B e a produção de anticorpos iniciam a segunda fase. As proteínas inflamatórias são ativadas e os anticorpos cardíacos desenvolvem-se. Há uma concentração mais elevada de anticorpos anti-β-miosina em pacientes com miocardite e cardiomiopatia dilatada do que nos grupos-controle. Como a miocardite é ligada ao desenvolvimento de CMD (até 16% de casos em adultos e 46% em crianças), a cardiomiopatia dilatada idiopática após a miocardite pode ser predominantemente de origem autoimune, resultante de antígenos compartilhados ou mimetismo molecular.[31] As sequências de aminoácidos do vírus coxsackie B e da proteína de cadeia pesada da β-miosina são semelhantes. Uma resposta imune ao primeiro causa danos à segunda (mimetismo molecular).

Características Clínicas

Sinais e sintomas semelhantes aos da gripe, como febre, fadiga, mialgias, vômitos e diarreia, normalmente são as primeiras manifestações. A apresentação mais comum nas crianças é a dispneia. Nos adultos, é dispneia, dor torácica e arritmias. Os sinais vitais alterados incluem febre, taquicardia, taquipneia e, eventualmente, hipotensão. A aparência toxemiada ou a taquicardia desproporcional à temperatura podem ser os únicos achados físicos. Nenhum sintoma ou sinal é sensível ou específico e o exame cardíaco geralmente não revela nada que chame a atenção. Quando a dor torácica ou a insuficiência cardíaca congestiva ocorrem na apresentação inicial, o prognóstico é pior.

Nas crianças, achados físicos proeminentes incluem respiração com gemência e tiragem intercostal. Aproximadamente de 10% a 15% apresentam roncos. Os recém-nascidos geralmente têm uma síndrome fulminante caracterizada por febre, cianose, desconforto respiratório, taquicardia e insuficiência cardíaca. Quando as crianças têm arritmias ventriculares, miocardite e CMD idiopática geralmente são observadas na biópsia endomiocárdica, apesar dos achados de um coração estruturalmente normal em exames não invasivos. O prognóstico de longo prazo nas crianças tem correlação com a gravidade da manifestação inicial nesses pacientes.

Exames Diagnósticos

As alterações eletrocardiográficas comuns incluem taquicardia sinusal, complexo QRS alargado e baixas voltagens. Pode haver um intervalo QT corrigido prolongado, bloqueio atrioventricular (BAV) ou padrão de IAM.

A troponina cardíaca pode estar elevada, embora não se saiba quando no decorrer da doença. A importância prognóstica da elevação é desconhecida, embora se suponha que um nível mais elevado tenha correlação com maior dano miocárdico e uma troponina negativa não descarte o diagnóstico. A leucometria, a proteína C-reativa (PCR) e a de velocidade de hemossedimentação (VHS) podem ser elevadas ou normais e, por essa razão, não têm valor diagnóstico. As características ecocardiográficas da miocardite, embora inespecíficas, incluem fração de ejeção reduzida do ventrículo esquerdo, hipocinesia global e alterações segmentares da contratilidade. A RM com contraste ou os exames de medicina nuclear podem ser diagnósticos. As sorologias virais no período agudo e na convalescência são positivas em menos de 40% dos casos.

A biópsia endocárdica, o padrão-ouro tradicional, tem sensibilidade e especificidade variáveis por erro de amostragem (Fig. 72.4). Os critérios histológicos tradicionais para a miocardite estão presentes em apenas 5% a 30% dos pacientes com suspeita clínica

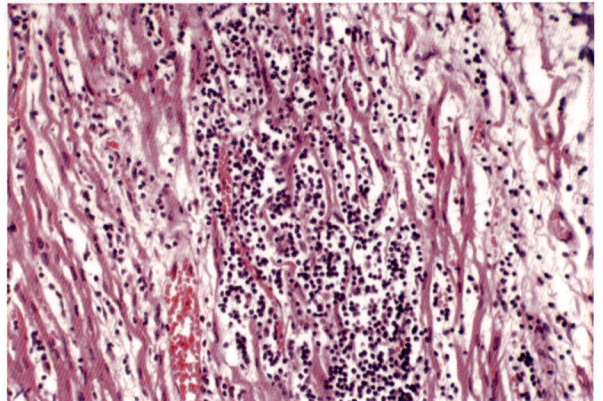

Figura 72.4. Amostra de biópsia miocárdica mostrando a presença de miocardite. Observa-se infiltrado linfocitário.

de miocardite e até metade dos pacientes com CMD. As sondas moleculares genéticas, como os ensaios de reação em cadeia da polimerase, são utilizadas para suplementar a análise histológica-padrão. Além disso, a análise da reação em cadeia da polimerase dos aspirados traqueais de pacientes entubados com miocardite mostra uma correlação com a biópsia endocárdica. Devido às limitações da biópsia, a ressonância magnética pode tornar-se o exame diagnóstico preferido e o próximo padrão-ouro.[31]

Diagnóstico Diferencial

A miocardite pode mascarar-se como IAM com dor torácica intensa, alterações eletrocardiográficas, marcadores cardíacos elevados e insuficiência cardíaca. Os pacientes com miocardite normalmente são jovens e apresentam poucos fatores de risco para doença arterial coronariana. As anormalidades no ECG podem estender-se além do território de uma única artéria coronária. A ecocardiografia pode revelar alterações de contratilidade globais, e não segmentares. Na miocardite, a dor torácica continua, mas as alterações isquêmicas no ECG não progridem. O diagnóstico de miocardite deve ser considerado também no paciente previamente hígido com sintomas e sinais de nova insuficiência cardíaca congestiva ou arritmias. A angiografia coronariana geralmente é normal na miocardite, o que deve nos levar a considerar a biópsia endomiocárdica.

Manejo

O tratamento é de suporte e visa à preservação da função do ventrículo esquerdo, podendo estender-se da simples limitação da atividade ao tratamento do ritmo cardíaco e da insuficiência cardíaca congestiva, à oxigenação extracorpórea por membrana, aos dispositivos de assistência ventricular e a um eventual transplante cardíaco.

Os estudos multicêntricos sobre a terapia imunossupressora para as fases subagudas não demonstraram benefício.[33] Esforços no sentido de identificar subgrupos de pacientes e tratamentos em que a terapia imunossupressora possa ser benéfica estão em desenvolvimento. Muitos pesquisadores acreditam que há lugar para a imunoterapia, apesar das evidências até o momento.[32] A terapia com imunoglobina de alta dosagem pode estar associada a uma melhor recuperação da função do ventrículo esquerdo e uma melhor taxa de sobrevivência no primeiro ano após a manifestação em uma população pediátrica.

No estágio crônico, os sintomas da ICC predominam e o tratamento farmacológico-padrão da doença é indicado. Em alguns casos, a deterioração da função cardíaca é reversível com o auxílio de um dispositivo de assistência ventricular. Esses dispositivos têm sido utilizados com sucesso por períodos prolongados, inclusive por até 70 dias. Seu uso deve ser considerado antes do transplante, visto que alguns pacientes apresentam uma recuperação funcional suficiente para evitá-lo.

Encaminhamento

Todos os pacientes devem ser admitidos em um leito monitorado, e aqueles com instabilidade hemodinâmica requerem tratamento intensivo. As complicações da miocardite incluem arritmias ventriculares, aneurisma do ventrículo esquerdo, ICC e CMD.

A taxa de mortalidade é de 20% em 1 ano e de 50% em 5 anos, apesar do tratamento clínico adequado, e não mudou em mais de 25 anos. A fração de ejeção e a função ventricular direita 1 ano depois da manifestação inicial podem ser os melhores preditores de sobrevida subsequente. O prognóstico de longo prazo para os sobreviventes é variável.

Pacientes submetidos a transplante em decorrência de miocardite apresentam uma taxa de sobrevivência em 1 ano reduzida, quando comparados com aqueles submetidos a transplante por outras razões, inclusive em razão de taxas de rejeição de aloenxerto mais elevadas. A taxa geral de sobrevida em 5 anos para crianças é de 70%.

DOENÇA DE CHAGAS

Princípios e Características Clínicas

A doença de Chagas é uma das principais causas de doença miocárdica em muitos países, especialmente nas Américas Central e do Sul. A doença de Chagas é causada pelo protozoário *Trypanosoma cruzi*, transmitido por vetores insetos.

A maioria dos pacientes soropositivos nunca desenvolve sintomas. A infecção aguda manifesta-se como uma doença viral inespecífica, passando à fase latente, depois, à fase cardíaca com anomalias de condução, e, por fim, a cardiomiopatia dilatada. Os sintomas sistêmicos incluem febre, hepato ou esplenomegalia e edema periorbital unilateral. As manifestações cardíacas incluem dor torácica anginosa, arritmias, episódios embólicos, insuficiência cardíaca, alterações de condução, extrassístoles ventriculares multifocais e alterações no segmento ST e nas ondas T. A taquicardia ventricular é comum e há quem a considere um marco da doença.[34] Episódios de síncope ou lipotímia ocorrem em aproximadamente dois terços dos pacientes.

Exames Diagnósticos

A pesquisa de parasitas no sangue estabelece o diagnóstico, assim como a titulação de anti-IgG para *T. cruzi*. Deve-se considerar a hipótese de doença de Chagas em pacientes com novos sintomas cardíacos e que tenham realizado uma viagem à América Latina ou tenham histórico de imigração. A ecocardiografia pode mostrar um aneurisma apical ou uma cicatriz no ventrículo esquerdo, que é um marcador confiável da doença.

Manejo

A doença de Chagas é tratada com êxito variável com os agentes antitripanossômicos benzonidazol e nifurtimox, disponibilizado pelos *Centers for Disease Controle and Prevention* (CDC) nos Estados Unidos. A amiodarona pode ser útil no tratamento da taquicardia ventricular. Um inibidor da enzima conversora da angiotensina (IECA) pode ser útil para a ICC. Até 30% dos pacientes desenvolvem ICC no espaço de 5 a 30 anos após a infecção inicial.[35] A maior atenção em nível mundial, com a eliminação do vetor e melhores técnicas de rastreamento de doadores de sangue, especialmente para a transfusão de plaquetas, está diminuindo a incidência dessa doença.

TRIQUINOSE

A triquinose é uma doença causada pela ingestão de cistos de *Trichinella spiralis* contidos na carne mal cozida. Tradicionalmente, o porco era a carne implicada com mais frequência, mas a *Trichinella* foi erradicada há muitas décadas da carne de porco comercializada para consumo doméstico nos Estados Unidos, onde é mais provável que seja causada por carne de caça. A doença aguda consiste em febre, mialgias, sensibilidade muscular, rigidez cervical e um edema periorbital característico. Exames de laboratório revelam uma eosinofilia e geralmente elevados níveis de creatina fosfoquinase.

O envolvimento miocárdico está presente em cerca de 20% dos casos diagnosticados clinicamente e aparece na segunda ou terceira semana da doença, quando os outros sintomas começam a diminuir. As manifestações cardíacas incluem dor torácica, dispneia, cardiomegalia, arritmias e ICC. Achados eletrocardiográficos, como alterações inespecíficas do segmento ST e das ondas T e bloqueios de condução, podem aparecer transitoriamente, mesmo na ausência de sintomas cardíacos.

O diagnóstico normalmente se estabelece com estudos sorológicos ou biópsia de qualquer grupo muscular sintomático. O tratamento normalmente envolve corticosteroides combinados a medicamentos anti-helmínticos, como o albendazol e o mebendazol.

DIFTERIA

O envolvimento miocárdico é clinicamente evidente em 10% a 25% dos casos e é a principal causa de morte. Os sinais iniciais de miocardite são taquicardia e bulhas hipofonéticas. As enzimas cardíacas geralmente são elevadas. O prolongamento do intervalo PR e as alterações do segmento ST e das ondas T ocorrem precocemente do curso da doença. O bloqueio de ramo ou o bloqueio atrioventricular total, quando ocorrem, precedem o colapso circulatório total e são associados a um prognóstico desfavorável. O tratamento com carnitina oral é associado a uma menor incidência de mortalidade, insuficiência cardíaca e bloqueios de condução avançados. A difteria é rara nos Estados Unidos.

DOENÇA DE LYME

Epidemiologia e Características Clínicas

A doença de Lyme é causada por infecção pela espiroqueta *Borrelia burgdorferi*. A cardite relacionada com a doença de Lyme ocorre semanas ou meses após a manifestação do eritema migratório. As complicações cardíacas ocorrem em 4% a 10% dos pacientes, geralmente um atraso de condução, causado por um efeito reversível no nó AV. Pericardite e ICC também podem acontecer.[36]

Deve-se suspeitar de cardite relacionada com doença de Lyme em pessoas previamente hígidas com bloqueio cardíaco inexplicado e possível exposição a carrapatos em áreas endêmicas. A doença de Lyme é diagnosticada por meio de exame sorológico pela identificação da espiroqueta. Deve-se fazer um ECG de rastreio sempre que se suspeitar deste diagnóstico.

O implante de um marca-passo temporário geralmente é necessário em pacientes instáveis. A terapia antibiótica com penicilina intravenosa ou doxiciclina oral é eficaz e pode reverter o bloqueio AV. Em crianças pequenas, a eritromicina deve ser prescrita no lugar da tetraciclina. A ceftriaxona também é eficaz. A maioria dos pacientes recupera-se totalmente, e raramente é necessário um marca-passo permanente.

OUTRAS CAUSAS DE MIOCARDITE

As manifestações cardíacas da síndrome da imunodeficiência adquirida (AIDS) são diversas e causam a morte de, pelos menos, 6% dos pacientes com HIV. A prevalência de disfunção do ventrículo esquerdo em pacientes adultos com AIDS é de aproximadamente 20%. A miocardite é descrita em cerca de 46% dos pacientes com AIDS submetidos a exame *post-mortem*. O tratamento de HIV também pode causar toxicidade cardíaca. A pentamidina pode causar a taquicardia ventricular do tipo *torsades de pointes*. A zidovudina e a didanosina também podem provocar disfunção cardíaca.

O envolvimento cardíaco por *Legionella pneumophila* é incomum, embora o coração possa ser o único órgão afetado. Os sintomas clínicos assemelham-se a pericardite e miocardite, inclusive com arritmias e bloqueios de condução. Após o tratamento com eritromicina, a função cardíaca pode retornar ao normal.

A infecção cardíaca por *Toxoplasma* pode levar a doença clinicamente significativa. A infecção é mais bem descrita em receptores de transplante cardíaco ou de medula óssea. Pacientes imunocomprometidos com miocardite toxoplasmática podem apresentar bloqueios de ramo, ICC, pericardite e arritmias em decorrência de lesões no sistema de condução. A miocardite toxoplasmática não tratada é fatal.

A miorcardite associada a *M. pneumoniae* pode ser causada pela invasão direta do miocárdio, por um mecanismo autoimune ou por coagulação intravascular. A tuberculose miliar, incluindo a miocardite tuberculosa, pode produzir granulomas no sistema de condução miocárdica capazes de precipitar arritmias fatais. Pode ocorrer morte súbita decorrente de miocardite causada por *Chlamydia pneumoniae*. A miocardite, presumivelmente mediada pela exotoxina, está associada à infecção por *Shigella*. O envolvimento cardíaco do sistema de condução e do pericárdio pode ocorrer também na presença de dermatomiosite e polimiosite. Os pacientes normalmente são assintomáticos mas pericardite, miocardite e arritmias podem acontecer.

A miocardite pode ocorrer também com o uso de agentes quimioterápicos, mais especificamente a doxorrubicina, que pode causar cardiotoxicidade tanto aguda quanto crônica. As manifestações da cardiotoxicidade aguda incluem arritmias, pericardite, miocardite e disfunção do ventrículo esquerdo.

CARDIOTOXICIDADE DA COCAÍNA

A cocaína causa isquemia, miocardite e CMD. A miocardite é um achado comum na autópsia de pacientes que fazem uso abusivo de cocaína. O mecanismo é amplamente desconhecido. As teorias apontam intensificação do efeito simpatomimético, estresse oxidativo intenso e interação dos metabólitos com os canais iônicos.[37] A cocaína tem um feito inotrópico negativo direto sobre o músculo cardíaco e é a causa de muitas mortes. Os pacientes que morrem com níveis detectáveis de cocaína apresentam miocardite e bandas de contração miocárdica com mais frequência do que os grupos-controle. A gravidade tem correlação com as concentrações séricas e urinárias de cocaína, o que pode servir de substrato anatômico para arritmias ventriculares.

CARDIOMIOPATIAS E DOENÇAS ESPECÍFICAS DO MÚSCULO CARDÍACO

Princípios

As cardiomiopatias constituem um grupo heterogêneo de doenças associadas à disfunção mecânica ou elétrica.[38] Elas normalmente apresentam hipertrofia ou dilatação ventricular inapropriada e têm diversas causas. Muitas dessas doenças são resultantes de mutações genéticas.

Fisiopatologia

Vários processos patológicos podem provocar lesões nos miócitos. Quando a lesão ocorre, as vias fisiopatológicas comuns são ativadas. Essas vias envolvem fatores neuro-humorais, imunológicos e citocinas que causam disfunção miocitária com subsequente remodelação, seja hipertrofia ou dilatação. Há um aumento da fibrose intersticial que compromete o enchimento ventricular e resulta no aumento da demanda metabólica. Em nível celular, a alteração fisiopatológica pode ser no complexo troponina, na concentração intracelular de cálcio, nas subproteínas miocárdicas ou no sarcômero. Esses fatores levam à alteração da capacidade de contração dos miócitos, causando patologia clínica. A circulação microvascular cardíaca também se altera e é um preditor independente de morbidade e mortalidade. Embora tradicionalmente definida pela patologia em nível orgânico, a classificação das cardiomiopatias pode evoluir para uma teoria unificada mostrando que todos os seus tipos constituem variações de processos fisiopatológicos genéticos, anatômicos e humorais comuns. A correlação exata entre genótipo, fenótipo e manifestação clínica é desconhecida, assim como o ponto em que as alterações em nível molecular passam de compensatórias a patológicas.

CARDIOMIOPATIA DILATADA

Princípios

A cardiomiopatia dilatada é um espectro de distúrbios que têm como característica comum um coração dilatado e debilitado. Estima-se que a incidência da doença seja de 5 a 8 casos por 100.000 adultos e de 0,57 caso por 100.000 crianças.[39] Muitos casos anteriormente considerados causas desconhecidas podem ser genéticos ou decorrentes de infecção. A miocardite é a causa mais comum de cardiomiopatia dilatada em crianças. A verdadeira incidência provavelmente é subestimada, uma vez que muitos casos assintomáticos permanecem não diagnosticados. De 30% a 40% dos casos são de etiologia genética. Foram descobertas mais de 35 mutações genéticas, codificadoras primárias das proteínas citoesqueléticas ou sarcoméricas.[40]

A CMD afeta mais os homens do que as mulheres, mais afro-americanos do que brancos, e pode ocorrer em qualquer grupo etário, com maior incidência na faixa de 45 a 65 anos. Os fatores de risco incluem o uso abusivo de álcool e tabaco, gravidez, hipertensão e infecções.

Fisiopatologia

Existem causas primárias e secundárias. As possíveis causas fisiopatológicas incluem inflamação miocárdica mediada por citocinas, macrófagos e células NK; inflamação local causada pela liberação de citocinas por infiltração linfocitária; reação direta de anticorpos com receptores no músculo miocárdico; toxinas, como o etanol, que comprometem os processos bioquímicos miocárdicos; e perda ou disfunção de proteínas da matriz miocárdica. O resultado é o comprometimento da geração de força miocárdica, o que provoca um ciclo vicioso que aumenta a carga sobre as células restantes, levando a níveis de estresse mais elevados, mais trabalho e maior incidência de morte celular. Pode haver também uma predisposição genética à patologia envolvida.[41]

Características Clínicas

Os sintomas manifestam-se de forma insidiosa. A insuficiência cardíaca esquerda ocorre como manifestação inicial em 75% dos adultos, com dispneia (normalmente durante o esforço ou em decúbito) como principal sintoma. Exacerbação da doença arterial coronariana ou renal, transgressão alimentar e não adesão à medicação são os principais fatores. Sintomas de ICC são a principal manifestação em crianças. Dor torácica durante o esforço é o sintoma inicial em 10% dos adultos, e a embolia sistêmica ou pulmonar é a manifestação inicial em 4%. A insuficiência cardíaca direita é um sinal tardio e ameaçador.

Exames Diagnósticos

Os achados eletrocardiográficos são inespecíficos e podem incluir progressão lenta da onda R, atraso na condução intraventricular ou bloqueio do ramo esquerdo. O monitoramento com Holter pode mostrar extrassístoles ventriculares frequentes e taquicardia ventricular ocasional. A ocorrência de morte súbita é incomum. A radiografia de tórax revela a presença de cardiomegalia.

A ecocardiografia mostra dilatação do ventrículo esquerdo, função sistólica reduzida e discinesias diversas da parede ventricular. A contratilidade ventricular anormal define a CMD, e é necessária uma fração de ejeção de menos de 45% para o diagnóstico. Os volumes diastólico e sistólico finais aumentam, assim como a pressão capilar pulmonar em cunha e a pressão venosa central.

A biópsia endomiocárdica também pode ser necessária, embora as anormalidades histológicas sejam inespecíficas. As novas técnicas de histoquímica, imunologia e biologia molecular melhoram o rendimento diagnóstico, especialmente para causas infecciosas. A RM pode ajudar. Na presença de insuficiência direita, deve-se descartar a hipótese de defeito oculto do septo atrial. Como muitos pacientes podem ter um defeito genético, deve-se obter um histórico familiar e considerar a necessidade de aconselhamento genético.[42]

Manejo e Encaminhamento

A terapia inclui medidas de suporte, como repouso adequado, controle do peso, abstinência de cigarro, consumo moderado de sal e etanol, e atividade física estruturada. O tratamento clínico inclui medidas-padrão para ICC.

Os IECA reduzem a morbidade e a mortalidade. O dinitrato de isossorbida e a hidralazina, a espironolactona e os agentes bloqueadores dos receptores da angiotensina também prolongam a sobrevida. Os betabloqueadores podem reduzir os sintomas e melhorar a função do ventrículo esquerdo, a capacidade funcional e a sobrevida. Além disso, a melhora da função cardíaca associada aos betabloqueadores é relacionada com alterações na expressão dos genes codificadores da cadeia pesada de alfa e beta-miosina e do trifosfato de adenosina dependente do cálcio do retículo sarcoplasmático.

Os desfibriladores implantáveis melhoram a sobrevida e devem ser considerados para pacientes com uma fração de ejeção inferior a 30% ou com sintomas por mais de 9 meses. Os agentes anti-arrítmicos normalmente não são eficazes. Pesquisas animadoras indicam que o transplante de células-tronco pode melhorar a sobrevida.[42]

Desfecho

Pacientes com CMD apresentam deterioração progressiva. Como a terapia clínica normalmente falha, a CMD é a principal indicação para o transplante cardíaco. A mortalidade é de 18% em 1 ano, 35% em 5 anos e 50% em 10 anos. O curso clínico para crianças é variável, com um prognóstico melhor em crianças pequenas. Algumas crianças demonstram melhora tardia espontânea e inexplicada.

CARDIOMIOPATIA HIPERTRÓFICA

Princípios

A cardiomiopatia hipertrófica (CMH) é um distúrbio complexo com manifestações clínicas variáveis. Estima-se que a prevalência seja de 1 em cada 500 pessoas na população geral. A doença afeta todas as raças, homens e mulheres igualmente, e pode manifestar-se em qualquer idade. É a doença cardíaca hereditária mais comum.[42]

Fisiopatologia

A CMH é uma doença que envolve anormalidades do músculo cardíaco nos níveis anatômico, celular e genético. Especificamente, é uma doença genética das proteínas sarcoméricas.[43] A característica anatômica determinante da CMH é a hipertrofia do ventrículo esquerdo na ausência de outra causa. As dimensões de ambos os ventrículos são pequenas ou normais. A dilatação atrial é comum. O espessamento do ventrículo normalmente é assimétrico e variado, e envolve mais o septo do que a parede livre. A extensão da hipertrofia tem correlação com a manifestação da doença. Do ponto de vista histológico, as células musculares individuais são hipertrofiadas, com um padrão desorganizado característico em espiral e tecido cicatricial fibroso. O desarranjo sarcomérico é o referencial histológico.

A CMH é uma doença autossômica dominante causada por mutações nos genes codificadores das proteínas contráteis do sarcômero. Vinte e três genes e mais de 470 mutações diferentes já foram identificadas. Mais de 18 desses genes codificam as proteínas sarcoméricas, incluindo uma mutação *missense* da cadeia pesada da beta-miosina (que constitui 30% das proteínas miocárdicas), bem como da proteína C ligante da miosina e da troponina T. Como há envolvimento de muitos genes, existem muitas expressões clínicas da doença.[39,44]

A hipertrofia na CMH pode ser uma resposta compensatória às anomalias das proteínas cardíacas. Os estudos *in vitro* mostram que a proteína mutante de cadeia pesada da beta-miosina apresenta contratilidade comprometida e afeta o sarcômero normal. A resposta cardíaca normal ao estresse fisiológico é hipertrofia, dilatação ou ambas. As mutações genéticas resultam em proteínas anormais, alteração da estrutura celular e comprometimento funcional atribuído a alterações no sarcômero. Essa hipertrofia tecidual compensatória manifesta-se como CMH.

Os pacientes com cardiomiopatia hipertrófica apresentam um ecocardiograma ou uma RM cardíaca anormal que demonstra hipertrofia assimétrica do ventrículo esquerdo e ventrículos hiperdinâmicos. Pode haver obstrução do fluxo da via de saída, o que normalmente ocorre com o esforço. A espessura dos ventrículos e o grau de obstrução do fluxo refletem a quantidade de alterações fibrosas e têm correlação com a gravidade da doença.[41] A fisiopatologia envolve o comprometimento do enchimento ventricular durante a diástole.

Os estudos genéticos de famílias com cardiomiopatia hipertrófica identificam mutações específicas correlacionadas com morte subida cardíaca. Nas famílias com mutação no gene Arg403Gln, menos da metade dos membros da família afetados sobrevivem além dos 45 anos. A genética por si só não é responsável pela manifestação clínica da cardiomiopatia hipertrófica, uma vez que os pacientes com o mesmo genótipo diferem quanto à expressão fenotípica e ao curso clínico da doença.

Características Clínicas

Embora a cardiomiopatia hipertrófica ocorra em todas as idades, a média de idade na ocasião do diagnóstico é entre 30 e 40 anos. Aproximadamente 2% dos casos são diagnosticados em crianças com menos de 5 anos, 7% são diagnosticados antes dos 10 anos e a apresentação varia muito. Ela pode ser encontrada em parentes de pacientes que tenham CMH.

Em geral, a primeira manifestação da doença é a morte súbita, que ocorre com mais frequência durante períodos de esforço, e a CMH ganhou notoriedade depois da cobertura da imprensa sobre casos de morte súbita de vários jovens atletas. Para pacientes que, a princípio, não sofrem morte súbita, 90% se queixam de falta de ar. Outros sintomas incluem dor torácica, síncope, lipotímia e palpitações. O rastreamento eletrocardiográfico em grande escala de jovens atletas é feito na Itália, embora seja controverso, e provavelmente não seria custo efetivo nos Estados Unidos.[43-47]

O exame físico pode revelar um ritmo de galope com B_4 de alta intensidade e um sopro mesossistólico áspero em crescendo-decrescendo. Esse sopro é acentuado pela manobra de Valsalva ou pela mudança da posição de pé para a posição agachada. Outros achados físicos podem incluir um pulso arterial bífido, desdobramento paradoxal da segunda bulha cardíaca e, raramente, um som de contato septal do folheto mitral, todos difíceis de ouvir no ambiente ruidoso de um DE movimentado. Muitas arritmias são observadas na cardiomiopatia hipertrófica, incluindo extrassístoles atriais e ventriculares, a ectopia ventricular multifocal e as taquiarritmias ventriculares, com a fibrilação atrial sendo a mais comum. No DE, o diagnóstico deve ser considerado em qualquer pessoa com histórico familiar, sopro característico e sintomas cardiopulmonares não explicados por outras condições letais.

Exames Diagnósticos

Pacientes com suspeita de cardiomiopatia hipertrófica devem submeter-se a um ECG, uma radiografia de tórax e um ecocardiograma. O ECG é anormal em aproximadamente 90% dos pacientes. As alterações mais comuns são sobrecarga ventricular esquerda, alterações do segmento ST, inversão das ondas T, sobrecarga atrial esquerda, ondas Q anormais e a redução ou ausência das ondas R nas derivações laterais. A radiografia de tórax pode ser normal ou mostrar aumento do ventrículo ou do átrio esquerdo.

A ecocardiografia é a estratégia de diagnóstico clínico mais importante. Os achados incluem hipertrofia assimétrica no ventrí-culo esquerdo, estreitamento da via de saída do ventrículo esquerdo, uma pequena cavidade ventricular esquerda e movimentação septal reduzida. A característica dinâmica da cardiomiopatia hipertrófica a distingue das outras formas de obstrução do fluxo ventricular. As técnicas com Doppler ajudam a avaliar a gravidade dessa obstrução em repouso e com manobras provocativas. A obstrução do ventrículo esquerdo em repouso é um preditor independente de insuficiência cardíaca. A ressonância magnética é útil quando o ecocardiograma não tem utilidade, inclusive para a avaliação do risco de morte súbita.[48-49] Os estudos eletrofisiológicos podem demonstrar arritmias, mas não são mais preditivos de morte súbita dos que os fatores clínicos. O cateterismo cardíaco pode ser necessário para a confirmação do diagnóstico. O rastreamento genético pode ser útil para predizer outros membros da família em risco.

Diagnóstico Diferencial

A cardiomiopatia hipertrófica simula muitos distúrbios. Em pacientes com sopros, a CMH pode ser confundida com doenças valvares ou com um defeito do septo ventricular. Na ausência de sopro, os sintomas podem sugerir prolapso da válvula mitral, hipertensão pulmonar primária ou doença arterial coronariana. As alterações eletrocardiográficas, sem histórico de infarto do miocárdio precedente, também podem sugerir a presença de cardiomiopatia hipertrófica.

Manejo

A terapia com betabloqueadores é o pilar do tratamento. Esses agentes modulam o efeito das catecolaminas no gradiente da via de saída, prolongando a diástole, aumentando o enchimento ventricular e resultando em melhora dos sintomas e em tolerância ao exercício. Os bloqueadores dos canais de cálcio também são úteis. O verapamil reduz a obstrução, diminui a contratilidade e melhora o relaxamento e o enchimento diastólicos; ele é contraindicado na presença de bloqueios de condução. A disopiramida pode ser acrescentada ao tratamento se os betabloqueadores não surtirem efeito.

A nitroglicerina, o tratamento inicial tradicional para dor torácica adotado no DE, deve ser evitado na dor torácica associada à cardiomiopatia hipertrófica porque reduz o volume ventricular. A amiodarona é o medicamento preferido para o tratamento de arritmias ventriculares e fibrilação atrial. A fenilefrina e os líquidos intravenosos são as escolhas para hipotensão. Os cardioversores-desfibriladores implantáveis são indicados para pacientes com morte súbita ou fator de risco para ela.

O tratamento cirúrgico é reservado a pacientes com gradientes sistólicos importantes (> 50 mmHg), sintomas graves e má qualidade de vida que não respondem à terapia clínica. O procedimento mais comum é a miomectomia septal. A estimulação de dupla-câmara diminui o gradiente da via de saída e melhora os sintomas, mas não melhora o desfecho.

Encaminhamento

A história natural da cardiomiopatia hipertrófica é variável e provavelmente reflete as muitas causas genéticas diferentes. A taxa anual de mortalidade é de 0,7%. O curso clínico da doença consiste em insuficiência cardíaca, fibrilação atrial ou morte súbita.[50]

A manifestação da fibrilação atrial em pacientes com cardiomiopatia hipertrófica pode precipitar um acentuado comprometimento hemodinâmico e ICC grave. A cardioversão e o controle de frequência são medidas a serem tentadas. O risco de acidente vascular encefálico é alto e a anticoagulação é indicada.

Os fatores de risco para morte súbita incluem genótipo maligno, síncope inexplicada, morte súbita em parentes de primeiro grau, resposta anormal da pressão arterial ao exercício, espessamento ventricular superior a 30 mm e taquicardia ventricular não sustentada.[42] Todos esses fatores refletem a extensão da fibrose intersticial.

Pacientes com CMH diagnosticados inicialmente no DE devem ser especificamente impedidos de praticar atividade física extenuante até que sejam avaliados por um cardiologista. Pacientes com a doença que apresentem angina, síncope, lipotímia, arritmias e alterações hemodinâmicas abruptas devem ser hospitalizados.

CARDIOMIOPATIA RESTRITIVA

Princípios

A cardiomiopatia restritiva (CMR) é uma limitação gradual e progressiva do enchimento ventricular decorrente de infiltração miocárdica. A CMR é o tipo menos comum de cardiomiopatia, responsável por menos de 5% de todos os casos. A causa mais comum nos Estados Unidos é a amiloidose. Outras causas incluem sarcoidose, hemocromatose, esclerodermia, infiltração cardíaca neoplásica, glicogenoses, doença de Fabry, doença de Gaucher e mutações relacionadas com as proteínas do músculo miocárdico.

Fisiopatologia

A restrição do enchimento ventricular resulta em baixos volumes ventriculares, altas pressões ventriculares diastólicas finais e débito cardíaco reduzido. A função sistólica é mantida. Macroscopicamente, é possível observar o aumento atrial e os ventrículos pequenos. À medida que a doença evolui, as cavidades ventriculares podem tornar-se obstruídas por tecido fibroso, tecido cicatricial ou trombo.

Características Clínicas e Exames Diagnósticos

Os sintomas consistem no agravamento da disfunção diastólica e incluem intolerância ao exercício (o débito cardíaco não pode aumentar porque o enchimento ventricular está comprometido), pressão venosa central elevada, edema periférico, edema pulmonar e ritmo de galope com B_3 e B_4. As crianças demonstram deficiência de crescimento.

A diferenciação em relação à pericardite constritiva faz-se por TC, RM ou ecocardiografia com Doppler. A calcificação pericárdica favorece o diagnóstico da pericardite construtiva sobre o diagnóstico da cardiomiopatia restritiva. É possível que seja necessária uma biópsia miocárdica.

Manejo e Encaminhamento

A maioria das causas subjacentes da cardiomiopatia restritiva é intratável. A exceção é a hemocromatose. O tratamento dos sintomas com vasodilatadores e diuréticos pode ajudar. Pacientes com cardiomiopatia restritiva devem ser mantidos em ritmo sinusal, uma vez que a perda da contribuição atrial para o débito cardíaco resulta em hipotensão. O transplante é uma possibilidade em alguns pacientes com melhor sobrevida que o grupo-controle. A CMR é incessante e 90% dos pacientes morrem no espaço de 10 anos após o diagnóstico.

CARDIOMIOPATIA ARRITMOGÊNICA DO VENTRÍCULO DIREITO

A cardiomiopatia arritmogênica do ventrículo direito (CAVD) é uma doença genética com formação de cicatriz ventricular. Os miócitos são substituídos por tecido fibroso ou adiposo. Em até 75% das vezes, o ventrículo esquerdo também é envolvido. A CAVD é autossômica dominante com penetrância incompleta e expressão variável. Os genes responsáveis pela CAVD codificam as proteínas dos discos intercalados dos miócitos cardíacos. A CAVD caracteriza-se clinicamente por arritmias, palpitações, síncope, morte súbita e insuficiência cardíaca. O ECG mostra alargamento do complexo QRS, padrão de bloqueio do ramo esquerdo e inversão de ondas T. A RM pode mostrar o tecido cicatricial e orientar a biópsia confirmatória. O tratamento é a abstinência da prática de exercícios. As arritmias devem ser tratadas com amiodarona e sotalol. Recomenda-se o uso de um cardioversor-desfibrilador implantável (CDI). As evidências mostram que os resultados não melhoram com a ablação cardíaca. Pacientes e parentes devem ser encaminhados para aconselhamento genético.[41,51]

CARDIOMIOPATIA PERIPARTO

Princípios

A cardiomiopatia periparto (CMPP) é incomum e representa menos de 1% dos problemas cardiovasculares associados à gravidez. A CMPP é definida como uma cardiomiopatia idiopática que se manifesta com insuficiência cardíaca decorrente de disfunção sistólica do ventrículo esquerdo ao final da gestação ou nos meses seguintes ao parto, quando nenhuma outra causa de insuficiência cardíaca é encontrada. A causa da CMPP é desconhecida, e os fatores de risco incluem miocardite, uso excessivo de tocolíticos, pré-eclâmpsia, idade materna avançada, multiparidade, gêmeos, obesidade, uso de cocaína e predisposição genética.[53] Estima-se que a incidência seja de um caso de CMPP por 13.000 a 15.000 nascimentos vivos.

Características Clínicas e Exames Diagnósticos

A CMPP é clinicamente idêntica à cardiomiopatia dilatada. Os pacientes normalmente apresentam sintomas de ICC, mas podem também ter dor torácica, palpitações ou tromboembolismo. O exame físico geralmente revela taquicardia, taquipneia, crepitações pulmonares, cardiomegalia e uma bulha cardíaca B_3.

O ECG pode mostrar sobrecarga ventricular esquerda ou alterações inespecíficas do segmento ST e das ondas T. Na ecocardiografia, todas as quatro câmaras apresentam-se aumentadas, com redução da função sistólica do ventrículo esquerdo.

Manejo e Encaminhamento

O tratamento da CMPP inclui limitação da atividade física, beta-bloqueadores, alteração da pré-carga com nitratos e diuréticos, aumento da contratilidade ventricular e redução da pós-carga. Os IECA e os bloqueadores dos receptores da angiotensina devem ser evitados, se possível, na gravidez e durante a amamentação. A hidralazina e o labetalol são opções eficazes.

As gestações subsequentes implicam uma recorrência de 33-50% e uma alta taxa de mortalidade. Nos Estados Unidos, a mortalidade por CMPP é de aproximadamente 2%. Metade das sobreviventes apresenta uma recuperação completa ou quase completa da função cardíaca nos primeiros 6 meses. As pacientes que não se recuperam totalmente demonstram deterioração clínica contínua ou disfunção persistente do ventrículo esquerdo. Os fatores associados a um prognóstico favorável incluem a pequena dimensão diastólica do ventrículo esquerdo (< 5,5 a 6 cm), função sistólica elevada (fração de ejeção > 30% a 35% e fração de encurtamento > 20%) na ocasião do diagnóstico, ausência de elevação dos níveis de troponina e ausência de trombo no ventrículo esquerdo.[52] No DE, as pacientes com sinais de instabilidade hemodinâmica ou incapacidade de manter a oxigenação devem ser internadas para tratamento e monitoração fetal.

CARDIOMIOPATIA DE TAKOTSUBO

Princípios

A cardiomiopatia de takotsubo (CMT), também conhecida como *cardiomiopatia por estresse, síndrome do coração partido* ou *cardiomiopatia tako-tsubo*, foi relatada originariamente no Japão em 1991 (Quadro 72.3). Em japonês, *tako-tsubo* significa armadilha para polvos. O termo foi utilizado porque a anomalia cardíaca observada nessa doença lembra a forma do dispositivo utilizado para a captura do polvo.[54] Centenas de casos já foram relatados na literatura médica desde daquela época. A fisiopatologia da CMT é um enfraquecimento repentino temporário do miocárdio, e o seu mecanismo exato é desconhecido. As causas especuladas incluem hormônios do estresse, espasmo microvascular, miocardite focal e alterações musculares em nível celular. Talvez não seja correto considerar a CMT como uma cardiomiopatia, uma vez que os gatilhos estão em outro lugar e o efeito cardíaco é o resultado.[55]

QUADRO 72.3
Causas Publicadas de Cardiomiopatia de Takotsubo

Acalasia
Doença de Addison
Anafilaxia
Anestesia
Asma
Quimioterapia
Lesão craniana fechada
Depressão
Diarreia
Mergulho
Estresse emocional
Inserção de cateter de Foley
Enforcamento
Hipoglicemia
Coágulo na veia cava inferior
Descarga elétrica
Politrauma
Infarto do miocárdio (IM)
Quase-afogamento
Abstinência de opioides
Pancreatite
Feocromocitoma
Pneumopericárdio

Gravidez
Convulsões
Sepse
Relação sexual
Teste de esforço
Hemorragia subaracnóidea
Cirurgia ou procedimentos médicos
Reparo de aneurisma abdominal
Broncoscopia
Endarterectomia carotídea
Colonoscopia
Esofagogastroduodenoscopia (EGD)
Terapia eletroconvulsiva
Anestesia epidural
Troca de valvar mitral
Ablação por radiofrequência
Escleroterapia
Púrpura trombocitopênica trombótica
Tireotoxicose
Ataque isquêmico transitório
Overdose de antidepressivos tricíclicos
Vômitos

Características Clínicas e Exames Diagnósticos

A cardiomiopatia de takotsubo manifesta-se em mulheres na menopausa após um estresse emocional. Os sintomas incluem dor torácica e dispneia ao esforço. Quase 90% dos casos envolvem mulheres.[56] O ECG geralmente é compatível com um IAM de parede anterior. Há presença de ondas Q transitórias e elevação do segmento ST. Mais tarde, o ECG mostra a inversão das ondas T e um intervalo QT prolongado. As enzimas cardíacas apresentam-se ligeiramente elevadas e retornam rapidamente ao normal. A angiografia das artérias coronárias mostra ausência – ou uma presença muito pequena – de doença. Supõe-se que o espasmo arterial coronariano tenha um papel importante em algum nível. O diagnóstico se faz por angiografia do ventrículo esquerdo ou ecocardiografia que mostre um balonamento apical durante a fase aguda da doença. A área envolvida não corresponde à distribuição anatômica de uma artéria coronária. A RM também pode ajudar a estabelecer o diagnóstico.[57]

Manejo e Encaminhamento

No DE, a CMT não é distinguível do IAM. Os pacientes devem ser tratados da mesma maneira que qualquer paciente com síndrome coronariana aguda. O tratamento de longo prazo inclui o uso de betabloqueadores e IECA. A maioria dos pacientes demonstra a resolução completa dos sintomas e a reversão ao estado normal do balonamento apical do ventrículo esquerdo e da função contrátil.

CANALOPATIAS IÔNICAS

Princípios

Várias doenças arrítmicas incomuns são causadas por mutações genéticas das proteínas formadoras dos canais iônicos, que são proteínas de transporte da membrana celular para o sódio e o potássio. Essas doenças incluem a síndrome do intervalo QT longo, a síndrome do intervalo QT curto e a síndrome de Brugada. Em pacientes com anatomia cardíaca normal e morte súbita, 10% podem ser causadas por uma canalopatia, da quais muitas têm base genética. O tratamento é medicação de controle de ritmo e encaminhamento para implante de CDI e testes genéticos.[58-59]

Morte Súbita

Aproximadamente 25% das mortes súbitas de pacientes com menos de 21 anos podem ser atribuídas a doença do miocárdio. As causas cardíacas incluem miocardite, CMH e anomalias da circulação arterial coronariana. A presença de sintomas prodrômicos é relatada em mais da metade dos pacientes com causas cardíacas, geralmente dor torácica (25%) em pacientes acima de 20 anos e tontura (16%) em pacientes com menos de 20 anos. A distribuição das causas de morte súbita por idade é a seguinte:
- Menos de 20 anos de idade: Miocardite 22% e CMH 22%.
- 20 a 29 anos: Miocardite 22% e CMH 13%.
- 30 a 39 anos: Miocardite 11% e CMH 2%.

A doença arterial coronariana torna-se a principal causa cardíaca (58%) de morte súbita em pessoas acima de 30 anos. A CMH e as artérias coronárias anômalas são observadas com mais frequência nas mortes relacionadas com a prática esportiva.

CONCEITOS-CHAVE

- A pericardite e a miocardite devem ser diferenciadas do infarto agudo do miocárdio (IAM). O tratamento agudo é feito com anti-inflamatórios não esteroidais (AINEs) suplementados com colchicina.
- O tamponamento cardíaco é uma suspeita em pacientes com dispneia, distensão venosa cervical, hipotensão e bulhas cardíacas abafadas. O diagnóstico se faz por ultrassonografia. A pericardiocentese é diagnóstica e terapêutica.
- A miocardite deve ser considerada em *qualquer* paciente com a combinação de sintomas de doença viral e uma nova manifestação de doença cardíaca.
- Pacientes com cardiomiopatia hipertrófica (CMH) recém-diagnosticada devem evitar esforço extenuante até que sejam avaliados por um cardiologista. Os betabloqueadores são o pilar da terapia para CMH; os nitratos devem ser evitados.
- Muitas das cardiomiopatias têm origem genética. Os pacientes devem ser encaminhados para avaliação cardiológica e testes genéticos.

As referências para este capítulo podem ser encontradas on-line no website Expert Consult associado à obra.

CAPÍTULO 73

Infective Endocarditis, Rheumatic Fever, and Valvular Heart Disease

Joshua M. Kosowsky | *Sukhjit S. Takhar*

Conteúdo disponível on-line em inglês.

SEÇÃO QUATRO
Sistema Vascular

CAPÍTULO 74
Hipertensão

Phillip D. Levy | Aaron Brody

PRINCÍPIOS

Introdução

A hipertensão arterial sistêmica (HAS) é um fator de risco importante, para o desenvolvimento de doença cardiovascular, mas em grande parte, tratável, que afeta quase um terço dos norte-americanos e aproximadamente 1 bilhão de pessoas em todo o mundo.[1,2] Embora mais de 80% dos indivíduos com HAS esteja ciente disso e a maioria (cerca de 75%) receba pelo menos alguma forma de terapia anti-hipertensiva, a pressão arterial (PA) continua não controlada em quase 50% dos pacientes.[3,4] As implicações deste fato na prática da medicina de emergência são óbvias. De acordo com dados de uma amostra norte-americana de pronto-socorros (PS), obtidos entre 2006 e 2010, a HAS foi diagnosticada em uma a cada cinco consultas no PS.[5] Além disso, como mostra uma análise mais recente de uma Pesquisa Norte Americana de Atendimento Médico Hospitalar e Ambulatorial,[6] a HAS moderada (ou seja, > 140-159/90-99 mmHg) a gravemente elevada (ou seja, ≥ 160/100 mmHg) é observada em mais de 40% dos pacientes do PS.[7]

Apesar deste entendimento, há uma divisão essencial no que constitui emergência médica nos casos de PA elevada no PS. Quando associada a lesão em órgão-alvo (LOA) agudo, a HAS representa uma verdadeira emergência que justifica a intervenção imediata. No entanto, isto é relativamente raro e, na maioria dos casos, não há LOA agudo, mesmo em pacientes com grande elevação da PA. Embora estes pacientes apresentem baixa probabilidade de desenvolvimento de eventos adversos em curto prazo e, assim, não sejam emergências em si, sem dúvidas seriam beneficiados por medidas para diminuição de seu risco cardiovascular geral por meio do melhor controle da PA. Logo, esta distinção é um aspecto importante na abordagem da HAS no PS e um aspecto central da prática da medicina de emergência.

Importância

A hipertensão é o principal fator de risco passível de modificação para o desenvolvimento de doença cardiovascular, cerebrovascular e renovascular. A PA não controlada é fortemente associada à insuficiência cardíaca, infarto do miocárdio, acidente vascular encefálico, demência vascular e doença renal crônica. O risco de desenvolvimento destas doenças aumenta conforme o grau de elevação da PA e estima-se que o risco de doença cardiovascular dobre para cada elevação de 20 mmHg da PA sistólica e de 10 mmHg da PA diastólica, começando em 115/75 mmHg. Por outro lado, o manejo da PA pode reduzir o risco de acidente vascular encefálico em 40%, de infarto do miocárdio em 25% e de insuficiência cardíaca em 50%.

A distribuição da HAS não é uniforme. Os afrodescendentes apresentam taxas maiores de doença (40,4% contra 27,1% em caucasianos) e pior controle da PA, aumentando o risco de resultados adversos,[8-10] enquanto pessoas de etnia hispânica apresentam taxas menores (26%). Esta disparidade, combinada a outros determinantes econômicos, sociais e de estilo de vida, leva à morbidade dramaticamente maior da doença cardiovascular na população afrodescendente.[11] A HAS é o fator contribuinte mais importante nas diferenças raciais em relação a anos de vida perdidos pela doença cardiovascular, sendo responsável por 50% do risco excessivo em uma comunidade afrodescendente.[12]

Definição de Hipertensão e Terminologia Relevante

Embora a PA abaixo de 120/80 mmHg seja considerada normal, o entendimento do que constitui a HAS evoluiu. As definições atuais são baseadas no Sétimo Relatório da *Joint National Committee on Prevention, Detection, Evaluation, and Treatment of High Blood Pressure* (Comissão Nacional Conjunta em Prevenção, Detecção, Avaliação e Tratamento da Hipertensão arterial, JNC 7), que determina a PA de 120 a 139/80 a 89 mmHg como pré-HAS, de 140 a 159/90 a 99 mmHg como HAS em estágio I e de 160/100 mmHg ou mais como HAS de estágio II.[13] No JNC 8, uma atualização muito aguardada desta importantíssima orientação, não foram propostas alterações destas categóricas definições.[14] No entanto, maior ênfase foi dada aos limites terapêuticos com base em idade e a terapia anti-hipertensiva é recomendada quando a PA sistólica for superior a 140 mmHg em indivíduos com menos de 60 anos e 150 mm Hg para aqueles com 60 anos de idade ou mais. Como em outras orientações, a PA diastólica de 90 mmHg ou mais continua a ser uma indicação para o tratamento, independentemente da idade.[15]

Historicamente, a aferição da PA é realizada em consultório e o diagnóstico de HAS é feito pela PA de 140/90 mmHg ou mais em leituras adequadas, com o paciente sentado e em duas ou mais ocasiões. Dados recentes sugerem que a aferição ambulatorial da PA em 24 horas pode ser um método melhor para o estabelecimento do diagnóstico de HAS.[16] A aferição ambulatorial da PA permite a avaliação em diversas condições, minimizando a possibilidade dos assim chamados "efeitos do jaleco branco" e aumentando a probabilidade de detecção de HAS mascarada. A maior confiabilidade da aferição ambulatorial da PA fez que as orientações recentes recomendem a determinação do limiar da HAS em 135/85 mmHg quando a PA é determinada por esta abordagem.[17,18]

Não se sabe exatamente como as PAs aferidas no PS se encaixam neste paradigma. Muitos pacientes do PS com PA elevada apresentam histórico estabelecido de HAS, mas um número considerável de pacientes não, o que representa uma oportunidade para o estabelecimento do diagnóstico. Embora isto deva ser abordado com cautela com base em uma única aferição no PS, a demonstração da PA persistentemente elevada em diversas consultas anteriores no PS pode ser um indicador razoável da HAS verdadeira subjacente. Estudos

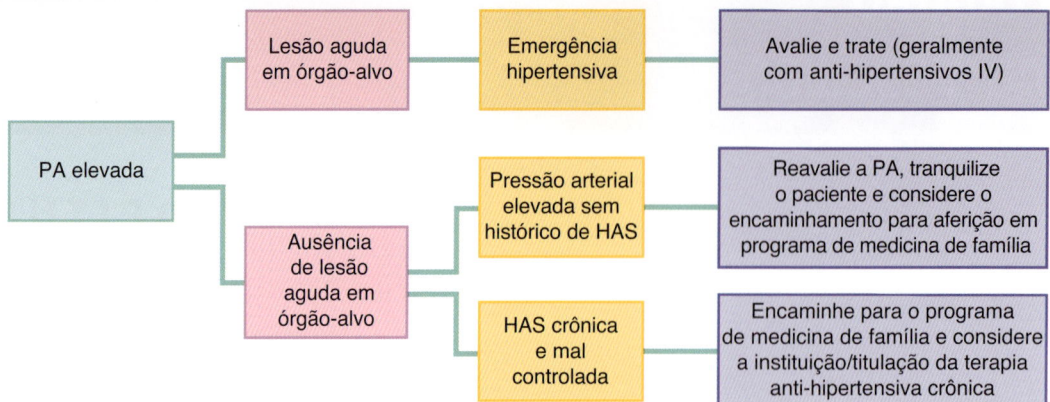

Fig. 74.1. Esquema para a abordagem à pressão arterial (PA) elevada no pronto-socorro. *HAS,* Hipertensão; *IV,* via intravenosa.

anteriores mostraram que até 70% dos pacientes com PA elevada no PS também apresentam PA anormal no acompanhamento realizado pelo serviço de medicina de família e esta proporção aumenta conforme o valor da PA no PS. Os novos esfigmomanômetros automatizados que fazem aferições seriadas, descartando a primeira leitura e tirando a média dos valores subsequentes, melhoram a precisão dos métodos realizados em consultório e podem ser adjuntos úteis no PS para tais pacientes.[19]

No PS, talvez mais importante do que fazer o diagnóstico de HAS crônica seja compreender a necessidade de intervenção aguda em pacientes que apresentam elevações significativas da PA (ou seja, ≥ 180/100 mmHg). Embora termos como *crise hipertensiva, urgência hipertensiva* e HAS *acelerada* ou *maligna* sejam livremente aplicados a tais pacientes, são mal definidos e normalmente usados de forma intercambiável e incorreta pelos médicos do PS. Uma abordagem melhor enfoca a presença (ou ausência) de sinais ou sintomas atribuíveis à lesão em órgão-alvo aguda no contexto da HAS estabelecida ou de aparecimento recente, diferenciando, assim, os pacientes com ou sem vasculopatia ativa.

Com base neste modelo conceitual, há três subgrupos distintos de pacientes com PA elevada que são relevantes à prática da medicina de emergência:

1. Emergência hipertensiva – um estado definido por LOA agudo, que se manifesta como sequelas clínicas de desenvolvimento recente ou anomalias em exames diagnósticos. A emergência hipertensiva pode ser observada em pacientes com ou sem HAS crônica subjacente. Embora seja estimado que 1% a 2% dos pacientes com HAS crônica apresente uma emergência hipertensiva durante sua vida, a hospitalização por este motivo é relativamente rara e ocorre em apenas 110 de cada 100.000 internações nos Estados Unidos.[20]
2. HAS crônica mal controlada – quadro em que os pacientes com HAS estabelecida apresentam PA elevada sem sintomas específicos atribuíveis ou evidências de lesão em órgão-alvo aguda. De modo geral, estes quadros são decorrentes da não adesão a esquemas terapêuticos ou do tratamento médico inadequado, mas também podem refletir a doença refratária. O uso concomitante de medicações aparentemente inócuas, inclusive anti-inflamatórios não esteroidais (AINEs), corticosteroides, descongestionantes, supressores de apetite, estimulantes de venda livre, contraceptivos orais e antidepressivos tricíclicos ou o rebote de anti-hipertensivos de ação curta, como a clonidina, podem contribuir.
3. PA elevada sem histórico prévio de HAS – uma ocorrência relativamente frequente, na qual os sinais vitais aferidos de forma rotineira no PS identificam a PA elevada. Estes indivíduos também podem ir ao PS depois da identificação da elevação da PA em um exame físico ambulatorial, evento de triagem na comunidade ou aferição automatizada realizada pelo próprio paciente. No PS, pode ser difícil determinar se isto realmente representa ou não a HAS e a PA de todos estes pacientes deve ser novamente aferida, de preferência 1 hora ou mais após a chegada e depois do tratamento analgésico nos indivíduos com dor aguda. Dependendo das circunstâncias, a avaliação para detecção de uma possível lesão em órgão-alvo pode ser justificada, assim como o encaminhamento para o acompanhamento subsequente em ambulatório.

Uma abordagem à PA elevada no PS, baseada nestes conceitos, é mostrada na Figura 74.1.

Fisiologia de Hipertensão

Embora se saiba que a PA aumenta com a idade, o desenvolvimento de HAS por adultos não idosos representa a interação complexa de múltiplos fatores incitantes, inclusive desregulação neuro-hormonal, modulação vascular, ingestão de sódio, estresse psicossocial e obesidade. As alterações nas funções cardíaca e renal também são importantes, atuando como contribuintes e consequências da elevação contínua da PA. Apesar da grande compreensão sobre a fisiopatologia da HAS, a causa definitiva da elevação da PA ainda é desconhecida em mais de 90% dos pacientes. Estes indivíduos apresentam HAS primária ou essencial e a causa é considerada idiopática. No subgrupo de pacientes com uma causa identificável, o termo aplicado é *HAS secundária* (Tabela 74.1). Embora o diagnóstico e o tratamento de tais causas de HAS secundária no PS nem sempre seja possível, se houver suspeita, o encaminhamento precoce para avaliação ambulatorial ou, em alguns casos, a hospitalização para acelerar a avaliação, podem ser justificados.

Desregulação Neuro-Hormonal

O sistema nervoso simpático (SNS) tem papel fundamental no desenvolvimento da HAS.[21] A noradrenalina, o principal neurotransmissor simpático, é um potente estimulador da vasoconstrição. Este efeito é mediado pela ativação periférica de receptores α_1-adrenérgicos em células da musculatura lisa vascular e ocorre predominantemente em arteríolas de diâmetro pequeno. Embora a contribuição individual destes vasos para a PA seja minúscula, em conjunto é o principal determinante da resistência vascular sistêmica (RVS) e a principal força que amplifica a pós-carga na HAS.[22] O SNS também estimula os receptores β_1-adrenérgicos do coração, aumentando o débito cardíaco (DC) por meio da elevação do volume sistólico e da frequência cardíaca, mas estes efeitos são considerados contribuintes menores do processo patológico da PA alta. A ativação simpática exerce outros efeitos diretos sobre o rim e promove a reabsorção de sódio, o que aumenta o volume sanguíneo circulante e desencadeia a liberação de renina, o que leva à produção de angiotensina II e aumenta a vasoconstrição.[23] Além da ativação pelo SNS, o sistema renina-angiotensina-aldosterona exerce importantes efeitos independentes sobre a PA.[24,25] A renina é uma enzima produzida pelas células justaglomerulares do rim em resposta a diversos fatores além da estimulação adrenérgica, inclusive a carga de sódio no túbulo distal e a perfusão renal. A renina cliva a angiotensina I de sua precursora plasmática, o angiotensinogênio. A angiotensina I é, então, convertida em

TABELA 74.1
Causas Secundárias de Hipertensão

CAUSA	EXAME DIAGNÓSTICO	INDICAÇÕES CLÍNICAS
ENDÓCRINA		
Síndrome de Cushing e outros estados de excesso de glicocorticoides	Anamnese; teste de supressão com dexametasona	Intolerância à glicose; estrias arroxeadas
Hiperaldosteronismo e outros estados de excesso de mineralocorticoides	Nível de aldosterona ou outros mineralocorticoides na urina de 24 horas	Hipocalemia não explicada
Uso de contraceptivo oral	Anamnese	
Feocromocitoma	Nível de metanefrina e normetanefrina na urina de 24 horas	HAS lábil ou paroxística com palpitações, palidez, transpiração
Doença tireoidiana	TSH sérico	Intolerância à temperatura, perda de peso, taquicardia; hipercalcemia
Doença paratireoidiana	PTH sérico	
PULMONAR		
Apneia obstrutiva do sono	Estudo de sono com saturação de O_2	Obesidade; narcolepsia
RENAL		
Pielonefrite crônica	Anamnese; urinálise, urocultura	
Nefropatia diabética e outras doenças renais crônicas	TFG estimada; razão albumina/creatinina na urina	
Síndromes nefrítica e nefrótica	Urinálise; biópsia renal	
Doença renal policística	Ultrassonografia renal	
Doenças renovasculares (p. ex., estenose da artéria renal)	Estudo de fluxo com Doppler; angiografia por ressonância magnética	HAS de aparecimento antes dos 30 anos ou depois dos 55 anos de idade; sopro abdominal; HAS refratária ao controle; edema pulmonar recorrente; insuficiência renal não explicada
TÓXICA OU METABÓLICA		
Abuso crônico de álcool	Anamnese; nível de ETOH	
Uso de drogas simpatomiméticas	Anamnese; exame para detecção de drogas	
Alimentos contendo tiramina	Anamnese	Paroxismos de HAS, principalmente em pacientes tratados com inibidores de monoamina oxidase
VASCULAR		
Aterosclerose		
Coarctação da aorta	Angiografia por TC	Redução dos pulsos nos membros inferiores

TC, Tomografia computadorizada; *ETOH*, álcool etílico; *TFG*, taxa de filtração glomerular; *HAS*, hipertensão; O_2, oxigênio; *PTH*, paratormônio; *TSH*, hormônio tireoestimulante.

---

angiotensina II pela enzima conversora de angiotensina (ECA) circulante e ligada a tecidos (principalmente no pulmão). A angiotensina II exerce efeitos sistêmicos e renais ao se ligar a receptores de angiotensina II do tipo I (AT_1), o que provoca vasoconstrição arterial, reabsorção de sódio e modulação da taxa de filtração glomerular (TFG). Por meio da interação com o receptor AT_1 na adrenal, a angiotensina II também é um potente estimulador da liberação de aldosterona, aumentando a reabsorção de sódio e a excreção de potássio.

Modulação Vascular

A contínua estimulação vascular pelo SNS e pelo sistema renina-angiotensina-aldosterona, associada ao aumento na tensão da parede causada pela HAS em si, provoca o remodelamento contínuo da árvore arterial.[26,27] Em grandes vasos, como a aorta ou as artérias carótidas, isto aumenta a espessura das camadas íntima e média, com estreitamento luminal mínimo, a não ser que haja acúmulo não relacionado de placa. Por outro lado, o remodelamento de pequenos vasos e arteríolas reduz o diâmetro luminal.[28] Embora as duas formas de remodelamento trabalhem para normalizar o estresse sobre a parede associado à HAS, reduzem a capacidade de vasodilatação e aumentam a resposta de vasoconstrição frente a um estímulo hipertensivo.

Ingestão de Sódio

A ingestão diária de sódio de um norte-americano mediano é de quase 3.500 mg (150 mEq) – mais do que o dobro do nível recomendado de 1.500 mg (≈ 65 mEq) determinado pela *American Heart Association* (AHA) em suas orientações de 2011.[29] Estudos randomizados demonstraram uma redução na PA sistólica com a diminuição da ingestão diária de sódio (até 7 mmHg/1.200 mg ou uma redução de 52 mEq em indivíduos hipertensos)[30]; no entanto, não se sabe o impacto desta intervenção sobre os resultados cardiovasculares em longo prazo.[31] A sensibilidade ao sal é definida pelo aumento da PA com a ingestão de uma dieta com altos níveis de sódio. Esta sensibilidade é associada à obesidade, mas pode ser mais diretamente relacionada com defeitos nos mecanismos de transporte de íons nos rins, que provocam a retenção contínua de sódio e a depleção de potássio.[32] Embora não definida por completo, o papel da depleção de potássio é essencial, já que todo o efeito da sensibilidade ao sal sobre a PA pode ser mitigado pela suplementação de potássio em alta dose (≈ 4.000 mg ou 100 mEq/dia).[33-35]

Estresse Psicossocial

Os fatores de estresse da vida, principalmente o *status* socioeconômico, são conhecidos por afetar a saúde e o bem-estar de maneira adversa. Por meio de seus efeitos sobre a função do SNS e o eixo hipotalâmico-hipofisário, o estresse modula a PA e é um contribuinte específico a disparidades na HAS.[36,37] Embora reações episódicas de estresse possam causar oscilações simpáticas transitórias, a estimulação contínua relacionada com a preocupação constante com circunstâncias da vida (p. ex., segurança financeira, crime, segurança e racismo) desencadeia uma resposta adaptativa crônica e surge como uma consideração importante em pacientes com HAS aparentemente idiopática.[38,39]

Obesidade

A obesidade é um conhecido fator de risco para o desenvolvimento de HAS. Para cada aumento do índice de massa corpórea de 5 kg/m², o risco de hipertensão aumenta em 1,4 (intervalo de confiança [IC] de 95%, 1,38-1,49).[4] A PA elevada em indivíduos obesos é correlacionada com altos níveis circulantes de aldosterona e cortisol que, por sua vez, podem estar relacionados com a sensibilidade ao sal.[40] A obesidade, principalmente no tronco, também é fortemente associada à diabetes e à apneia obstrutiva do sono, que contribuem para o mau controle da PA.[41]

Fisiopatologia da Lesão em Órgão-alvo (LOA)

Se não interrompida pelo tratamento, a vasoconstrição contínua da HAS crônica provoca uma série de consequências deletérias que culminam na lesão em órgão-alvo. Na macrocirculação, os componentes centrais do sistema cardiovascular (ou seja, o coração, os grandes vasos sanguíneos) são os mais afetados. Elevações contínuas na RVS causam um aumento significativo na onda de pressão, que se reflete da periferia para a circulação central (chamada *índice de aumento*), o que eleva a pós-carga ventricular esquerda (VE); o aumento se manifesta com uma elevação na pressão aórtica central e alteração da morfologia de sua onda.[22,42] Isto aumenta a impedância para o fluxo anterógrado do coração que, por sua vez, precisa de uma força contrátil maior para manter a abertura da valva aórtica e a duração da ejeção ventricular.[43] A contração ativa contrária a esta resistência também aumenta a tensão na parede intraventricular, que, junto com a estimulação contínua do SNS e do sistema renina-angiotensina-aldosterona, entre outras coisas, desencadeia a hipertrofia dos cardiomiócitos e o desenvolvimento de fibrose miocárdica. A princípio, isto aumenta a massa do VE, aumentando o bombeamento do coração contra o excesso de pós-carga. No entanto, quando progressiva, o resultado final é o enrijecimento do VE e a piora da função diastólica, com aumento da pressão de enchimento do VE e redução do fluxo do átrio esquerdo para o ventrículo esquerdo. Se o aumento da pós-carga for súbito, há uma diminuição abrupta no volume sistólico, precipitando o fluxo de fluido para os pulmões e o início rápido do assim chamado edema pulmonar relâmpago (*flash*). Se o excesso de pós-carga for mais gradual ou mesmo crônico, a elevação subaguda da pressão diastólica final do VE pode aumentar a tensão da parede, com compressão da microvasculatura subendocárdica e desenvolvimento de isquemia miocárdica. Com o passar do tempo, isto contribui para o adelgaçamento da parede do VE, a dilatação da câmara e, por fim, a disfunção sistólica.

Na microcirculação, o efeito benéfico inicial do remodelamento vascular gradualmente dá lugar ao estreitamento luminal crítico e à possibilidade de isquemia regional por oclusão ou perda da integridade da parede vascular, com extravasamento ou ruptura. A autorregulação, a capacidade intrínseca de resistência dos vasos à rápida dilatação ou a constrição em resposta a alterações dinâmicas na pressão de perfusão, trabalha para manter o fluxo sanguíneo relativamente constante e é protetora em flutuações moderadas. Episódios isquêmicos em pequenos vasos, muitos dos quais são silentes, são a causa primária da lesão em órgão-alvo crônica, inclusive da doença progressiva da substância branca (ou seja, múltiplos infartos) no cérebro e da nefropatia hipertensiva.[44,45]

Micro-hemorragias cerebrais, que são identificadas pela observação de depósitos de hemossiderina em exames de ressonância magnética (RNM) do cérebro, são uma classe relativamente nova de lesão subclínica cerebral associada à HAS crônica e ao declínio cognitivo mais rápido em idosos.[46-48]

Diferentemente do padrão de lesão em órgão-alvo associado à HAS crônica mal controlada, a emergência hipertensiva é decorrente de uma lesão endotelial aguda desencadeada por uma elevação abrupta na pressão vascular que subjuga os mecanismos de autorregulação. A subsequente queda do relaxamento da musculatura lisa vascular mediada por óxido nítrico (NO) e a liberação excessiva de endotelina aumentam ainda mais a RVS, que funcionalmente mantém a PA em níveis muito altos. A tensão da parede não é controlada e as arteríolas terminais dilatam-se e rompem-se, o que leva a um estado pró-inflamatório de hipercoagulação, com deposição de fibrina e isquemia difusa.[49] O aumento da pressão nos leitos capilares proximais causa extravasamento de fluido e edema tecidual, que, combinados ao processo de necrose fibrinoide, provoca lesão em órgão-alvo aguda, anemia hemolítica microangiopática e outros sinais de lesão em pequenos vasos.

CARACTERÍSTICAS CLÍNICAS

Embora a elevação da PA, por si só, não defina qualquer síndrome clínica em especial, a lesão aguda em órgão-alvo não ocorre na ausência de HAS moderada a grave (ou seja, ≥ 180/110 mmHg). Por outro lado, na ausência de sintomas, a mera presença de PA excessivamente alta no PS (independentemente do valor) não prenuncia o desenvolvimento iminente de lesão em órgão-alvo.

Emergência Hipertensiva

A maioria das emergências hipertensivas ocorre em pacientes com HAS crônica.[50] O acometimento de sistemas orgânicos é relativamente consistente e dominado por lesões no coração, no cérebro ou nos rins (Tabela 74.2). As emergências hipertensivas verdadeiras são definidas pelo acometimento agudo de órgão-alvo. A presença de déficit neurológico focal ou alteração da consciência indicam uma lesão cerebral, enquanto a dor torácica ou a dispneia podem ser indicativas de acometimento cardíaco ou vascular. Embora frequentemente acompanhados por PA elevada, sintomas como cefaleia, epistaxe e vertigem não são, em si, evidências de lesão aguda em órgão-alvo e, isolados, não constituem uma emergência hipertensiva ou indicam a necessidade de redução aguda da PA.

TABELA 74.2
Emergências Hipertensivas por Sistema Orgânico

PADRÃO DE LESÃO EM ÓRGÃO-ALVO	INCIDÊNCIA APROXIMADA[a] (%)
Coração (cumulativo)	27-49
• Insuficiência cardíaca aguda	14-37
• Síndrome coronária aguda	11-12
Cérebro (cumulativo)	37-45
• Derrame isquêmico agudo	6-25
• Hemorragia intracraniana espontânea	5-23
• Encefalopatia hipertensiva	8-16
Rim	
• Risco renal agudo	15
• Lesão renal aguda	8
Vascular	
• Dissecção aórtica	1-2
Outros	
• Eclâmpsia	2
• Retinopatia hipertensiva aguda	1

[a]Adaptado de Levy P: Hypertensive emergencies: on the cutting edge. Advancing the standard of care: cardiovascular and neurovascular emergencies. www.emcreg.org.

Encefalopatia Hipertensiva

A encefalopatia hipertensiva é um fator essencial nas emergências hipertensivas. Decorrente do edema cerebral vasogênico difuso, é causada por uma falha na autorregulação do cérebro, com vasoespasmo, isquemia, aumento da permeabilidade vascular, hemorragias puntiformes e edema intersticial. Cefaleia grave, vômito e alteração da consciência são características comuns, que podem progredir para convulsões ou coma. O acometimento da retina pode causar borramento da visão, com progressão à cegueira completa. Quando presentes, os déficits neurológicos focais não seguem um padrão anatômico singular e podem ocorrer em lados opostos do corpo, indicando a disfunção cerebral difusa em vez de uma síndrome isquêmica localizatória ou lesões expansivas. O papiledema, embora de difícil reconhecimento, é geralmente observado, assim como a retinopatia hipertensiva significativa. A tomografia computadorizada (TC) pode não mostrar a hemorragia aguda ou outras patologias agudas. O edema cerebral difuso ou regional e as pequenas hemorragias foram relatados. A combinação de disfunção cerebral difusa ao exame clínico, resultados normais ou não específicos à TC e PA sistêmica muito elevada, principalmente na presença de achados objetivos, como papiledema ou hemorragia retiniana, é suficiente para fazer o diagnóstico presuntivo de emergência hipertensiva e instituir a terapia anti-hipertensiva aguda. A encefalopatia hipertensiva é completamente reversível com a redução rápida e imediata da PA (de 30% a 40%); dados recentemente publicados da *Nationwide Inpatient Sample* (Amostra Nacional de Pacientes Hospitalizados) sugerem que a taxa de mortalidade geral durante a internação é inferior a 1%.[51]

Definida pela primeira vez nos anos 1996, a síndrome de encefalopatia posterior reversível (PRES) tem quadro neurológico similar ao da encefalopatia hipertensiva, mas com características menos globais e mais regionais. Também causada pelo aumento da permeabilidade vascular secundária ao dano endotelial com edema vasogênico, a PRES é caracterizada por uma constelação de sintomas relacionados com a disfunção cerebral posterior, inclusive alterações visuais, cefaleia, alteração da consciência e convulsões.[52] A PRES é diagnosticada pela visualização de edema da substância branca nas regiões parietal-temporal-occipital posteriores à RNM. Como o nome sugere, a PRES é reversível com o tratamento da causa subjacente. A HAS é a doença mais comum associada à PRES, embora também possa ser observada em casos de doença renal, neoplasias malignas, terapia citotóxica e doença autoimune.

Outras Emergências Relacionadas com a Hipertensão

As características clínicas de outras emergências relacionadas com a hipertensão confundem-se com manifestações não hipertensivas e são descritas em mais detalhes em outras partes deste texto. Além disso, estas doenças são definidas por mais do que apenas a HAS e, em muitos casos, seu aparecimento é incidental à PA elevada, e não causado por ela. No entanto, a HAS prolongada geralmente contribui para o problema subjacente e, quando a PA elevada é causal, o tratamento eficaz pode ter um impacto dramático sobre a progressão clínica. A PA elevada normalmente acompanha a hemorragia intracraniana aguda e a rápida instituição da terapia anti-hipertensiva é um componente de rotina do atendimento no PS (Capítulo 91). A HAS é um fator de risco primário e atribuível à população para o desenvolvimento de disfunção cardíaca crônica e mais de 50% dos pacientes do PS com insuficiência cardíaca aguda apresentam PA elevada (Cap. 71). Os pacientes com insuficiência cardíaca aguda e HAS respondem bem a agentes vasodilatadores e à redução da pós-carga. A nitroglicerina é usada há muito tempo em casos de síndrome coronária aguda e isquemia por demanda (Cap. 68) e a terapia anti-hipertensiva é um componente essencial do tratamento da dissecção aórtica aguda no PS (Cap. 75). A lesão renal aguda na presença de PA elevada pode ser uma consequência da lesão aguda em órgão-alvo associada especialmente, à insuficiência cardíaca aguda, sobretudo quando estes pacientes são submetidos à terapia basal com diuréticos ou bloqueadores de canal de cálcio. O tratamento recente ou crônico com AINEs ou a terapia recém-instituída com inibidores da ECA também podem contribuir, mas os efeitos destes agentes normalmente são transitórios (Cap. 87).[44] A pré-eclâmpsia e a eclâmpsia são discutidas no Capítulo 178.

Elevação da Pressão Arterial

Lesão Aguda em Órgão-alvo no Contexto da Doença Sistêmica

Qualquer doença que gere um estado hipermetabólico pode alterar a homeostase eletrolítica e desencadear uma resposta vasomotora intrínseca, provocando uma elevação aguda da PA. Dependendo das circunstâncias, isto também pode ser associado às evidências clínicas ou diagnósticas de lesão aguda em órgão-alvo. A diferenciação entre a lesão aguda em órgão-alvo e uma verdadeira emergência hipertensiva requer a demonstração de que a PA elevada não contribui diretamente para a patologia. O tratamento do distúrbio subjacente geralmente resolve a elevação da PA, embora a redução da PA possa ser parte do tratamento de suporte.

Ausência de Disfunção em Órgão-alvo

A maioria dos pacientes com HAS significativa à aferição dos sinais vitais ou que vêm ao PS porque a PA estava alta no ambulatório ou em uma mensuração feita pelo próprio indivíduo não apresenta emergência hipertensiva aguda. Nestes pacientes, a redução aguda da PA não é indicada e não tem benefícios tangíveis. Embora muitos pacientes que caem neste grupo tenham HAS crônica mal controlada, alguns não apresentam este histórico. Para indicar a ausência de lesão aguda em órgão-alvo, estes pacientes são normalmente descritos pelo termo *assintomático*, mas isto pode ser enganoso, já que os sintomas não específicos (p. ex., cefaleia branda ou recorrente, dor torácica atípica, dispneia, vertigem, fraqueza generalizada, fraqueza ou dormência focal, mas sem correlação anatômica, distúrbios visuais vagos) são observados com frequência. No entanto, à exceção da dispneia, a ocorrência destes sintomas parece não estar relacionada com o grau de elevação da PA. Além disso, apesar da crença disseminada entre a comunidade leiga e alguns profissionais de saúde que a HAS grave aguda contribui para a epistaxe, não há evidências que indiquem uma relação causal.[53]

Como regra geral, a redução aguda da PA não é indicada em pacientes com PA elevada e sem lesão aguda em órgão-alvo, mesmo com a presença de sintomas vagos. Em muitos casos, a PA melhora de forma espontânea com o passar do tempo e não há necessidade de apressar a resolução com a terapia anti-hipertensiva. Se o paciente tiver esquecido de tomar as medicações orais crônicas, o que é comum, o tratamento deve ser reiniciado, talvez com a administração da primeira dose no PS para reforçar a importância da futura adesão, embora isto não seja obrigatório nem modifique o resultado final. No entanto, não há dados que indiquem um limiar de PA que justifique tal tratamento ou uma PA-alvo a ser atingida antes da alta. É importante notar que a administração de um agente anti-hipertensivo potente e de ação curta, como a clonidina ou a hidralazina, simplesmente para melhorar os valores de PA não tem justificativa ou evidências de benefício e, de acordo com um estudo de coorte retrospectiva, pode ser associada à maior probabilidade de ida subsequente ao PS por problemas relacionados com a HAS.[54] Como demonstrado pela experiência anterior com a administração sublingual de nifedipina, a redução da PA na ausência de lesão aguda em órgão-alvo também pode ser perigosa, com indução de hipoperfusão cerebral relativa e aumento da probabilidade de morbidade e mortalidade relacionada, e não deve ser realizada no PS.

CONSIDERAÇÕES DIAGNÓSTICAS

Diagnósticos Diferenciais

As considerações diferenciais são baseadas no subtipo de paciente. Nos pacientes com suspeita de emergência hipertensiva, o ponto de decisão concentra-se na possível relação causal entre o quadro clínico e a elevação aguda da PA. As entidades clínicas nesta ampla categoria, como o acidente vascular encefálico e a insuficiência cardíaca aguda, têm seus próprios diferenciais, mas a discussão completa sobre cada uma delas está fora do escopo deste capítulo. Dependendo do quadro clínico, exames auxiliares podem ser necessários para descartar alternativas à causa hipertensiva, principalmente em pacientes com doença sistêmica. Naqueles com HAS crônica mal controlada, a consideração da causa (ou seja, primária ou secundária) pode ser justificada. Uma avaliação diagnóstica relacionada (Tabela 74.1) pode geralmente ser feita em ambulatório, mas alguns pacientes (ou seja, indivíduos com múltiplos episódios de edema agudo pulmonar, episódios sintomáticos paroxísticos de PA lábil ou suspeita de mau acompanhamento) devem começar o tratamento no PS ou ser internados. Um último fator a considerar é se a nova detecção da elevação da PA é causada pela HAS verdadeira. Embora a precisão diagnóstica da PA possa ser aumentada por uma segunda aferição no PS, a abordagem ideal pode ser a obtenção da média dos diversos valores durante um breve período de observação. Naqueles sem histórico anterior de HAS, o diagnóstico definitivo normalmente requer a reavaliação em ambulatório.

Exames Diagnósticos

A avaliação diagnóstica da emergência hipertensiva é orientada pelos sinais e sintomas identificados ao exame clínico, mas geralmente envolve diversos exames. Em quase todos os casos, exames laboratoriais para detecção de disfunção renal aguda ou piora (ou seja, painel metabólico básico, urinálise) e anemia hemolítica microangiopática (ou seja, hemograma completo com contagem diferencial manual, esfregaço de sangue periférico) podem ser necessários. Indivíduos com dor torácica ou dispneia podem precisar ser submetidos a radiografia de tórax, eletrocardiograma e mensuração de biomarcador cardíaco (ou seja, troponina, peptídeo natriurético [BNP]). Técnicas avançadas de imagens cardiovasculares, como TC, ecocardiografia transesofágica ou RNM, devem ser consideradas se houver suspeita clínica de dissecção aórtica. Na presença de déficits neurológicos focais ou alteração da consciência, a TC não contrastada do cérebro e, em muitos casos, a RNM, são necessárias, assim como exames laboratoriais para avaliação de possíveis causas tóxicas, metabólicas ou infecciosas.

A retinopatia hipertensiva identificada à fundoscopia significa lesão em órgão-alvo subjacente e, quando presente, é fortemente associada ao maior risco de acidente vascular encefálico (AVE) em pacientes com HAS.[55] Os achados de retinopatia hipertensiva aguda incluem transudatos periarteriolares intrarretinianos focais (lesões ovoides esbranquiçadas na região profunda da retina), lesões epiteliais retinianas focais (evidências de lesão coroide), edema macular e do disco óptico e lesões algodonosas (lesões brancas compostas por axônios edemaciados e isquêmicos, causadas pela oclusão de pequenos vasos). Exsudatos rígidos, compostos por depósitos lipídicos localizados na região profunda da retina, também são comuns, mas ocorrem em fases tardias. Quando identificadas, estas anomalias fundoscópicas são consideradas diagnósticas; no entanto, podem estar ausentes em mais de 30% dos pacientes com uma emergência hipertensiva clinicamente evidente.[56] As lesões da retinopatia aguda são distintas das alterações mais crônicas, que incluem estenose arterial, arteríolas em fio de cobre ou prata, cruzamento arteriovenoso e hemorragias retinianas. O espectro dos achados retinianos na HAS pode ser graduado em uma escala de cinco pontos (Quadro 74.1). Apesar deste valor, a fundoscopia é pouco realizada na avaliação da PA com elevação grave em pacientes do PS. É provável que isto ocorra devido aos desafios técnicos e à falta de experiência. Fotografias digitais do fundo do olho sem dilatador de pupila podem ajudar a resolver estes problemas e são promissoras como adjuntos na detecção de alterações crônicas e agudas associadas à retinopatia hipertensiva no PS.[57]

Embora a fundoscopia traga informações importantes, discute-se a necessidade desta ou de qualquer outra forma de avaliação diagnóstica no PS para pacientes sem lesão em órgão-alvo franco. Embora o JNC 7 faça recomendações sobre os exames de rotina nos programas de medicina de família, não há orientações específicas para o PS.[13] No único estudo multicêntrico prospectivo sobre os exames de rotina recomendados pelo JNC 7 (ou seja, painel metabólico básico, urinálise, eletrocardiografia e radiografia de tórax) realizados no PS, anomalias clinicamente significativas foram detectadas em somente 6% dos pacientes e nenhuma podia ser atribuída de forma definitiva à HAS. No entanto, em locais em que há prevalência de doença renal relacionada com a HAS (p. ex., comunidades predominantemente afrodescendentes),[58] a avaliação de função renal por meio do painel metabólico básico pode ser uma consideração razoável. Embora seja muito improvável que tais informações afetem o tratamento de emergência, é bom saber os valores iniciais da função renal e dos níveis de eletrólitos, principalmente se a instituição da terapia anti-hipertensiva crônica for planejada. O exame de urina, principalmente a determinação da razão urinária entre albumina e creatinina (Cr), é uma alternativa razoável para a detecção da doença renal subclínica, embora não traga informações sobre os níveis de eletrólitos.[59] Novos marcadores da disfunção renal, inclusive a cistatina C, a lipocalina associada à gelatinase neutrofílica e a molécula de lesão renal 1, também podem ser considerados, mas sua disponibilidade na maioria dos centros médicos é limitada[60] e estes exames não são indicados em avaliações emergenciais.

Diferentemente da função renal, não há um exame simples e eficiente para a detecção de doenças cardíacas subclínicas no PS e, assim, a avaliação é orientada pelos sintomas. Embora a radiografia de tórax e a eletrocardiografia normalmente sejam usadas, têm pouca sensibilidade para a detecção de lesão em órgão-alvo (principalmente da hipertrofia do VE) e as anomalias, quando identificadas, tendem a não alterar o tratamento clínico.[61] Os níveis séricos de peptídeo natriurético (NP) (ou seja, NP do tipo B [BNP] e pró-BNP N-terminal [NT-pró-BNP]) geraram resultados conflitantes e não são bons exames de triagem, nem são indicados para a avaliação emergencial da HAS a não ser em caso de suspeita de lesão em órgão-alvo cardíaco. Com base nos achados de um estudo recente, onde a ecocardiografia foi usada como critério-padrão, a prevalência de doença cardíaca hipertensiva subclínica em algumas populações parece ser substancial (≈ 90%), sugerindo a necessidade de desenvolvimento de uma estratégia de triagem mais eficiente.[62] A ultrassonografia cardíaca à beira do leito no PS enfocou a identificação da hipertrofia do VE e, talvez, da disfunção diastólica e mostrou bom potencial para este fim[63-65]; no entanto, a validação desta abordagem em ensaios prospectivos de grande porte é necessária antes que sua adoção ampla possa ser recomendada.

TRATAMENTO

Controle Agudo da Pressão Arterial

Terapia Anti-hipertensiva

A terapia anti-hipertensiva é indicada no tratamento da encefalopatia hipertensiva aguda e na presença de lesão específica em órgão-alvo (já discutida). O objetivo da terapia anti-hipertensiva aguda é a redução segura e eficaz da PA de forma relativamente

---

QUADRO 74.1

Classificação Fundoscópica da Suspeita de Retinopatia Hipertensiva

Grau 0 – normal
Grau 1 – estenose arterial mínima
Grau 2 – estenose arterial óbvia com irregularidades focais
Grau 3 – estenose arterial com hemorragias e/ou exsudato na retina
Grau 4 – grau 3 mais edema de disco

rápida e com manutenção da perfusão periférica. Embora algumas medicações orais (p. ex., clonidina) ou sublinguais (p. ex., captopril, nitroglicerina) possam fazer isso, os pacientes que realmente precisam da diminuição aguda da PA são beneficiados pelos efeitos controlados e previsíveis do agente parenteral em *bólus* titulados ou infusões ajustadas por via intravenosa (IV).

A pressão arterial média (PAM), uma medida resumida que representa a média da pressão arterial durante um ciclo cardíaco, é um conjunto de estímulos circulatórios. A relação é definida pela seguinte equação:

$$PAM = (DC \times RVS) + PVC$$

onde a RVS reflete o tônus vasogênico nas arteríolas (ou seja, a pós-carga), o DC reflete a força de bombeamento do coração e a pressão venosa central (PVC) representa o volume intravascular (ou seja, a pré-carga) e a força hidrostática eficiente no sistema circulatório. A resposta hemodinâmica a uma medicação ou classe medicamentosa específica é uma função de sua interação com esta equação e, como mostra a Tabela 74.3, os efeitos podem diferir de maneira substancial. Os agentes anti-hipertensivos IV existentes exercem seus efeitos diretamente, por ações mediadas por receptores (principalmente propriedades agonistas ou antagonistas), ou indiretamente, através da diminuição da produção ou liberação de vasoconstritores endógenos. A magnitude da redução da PA reflete o mecanismo de ação, bem como a atividade farmacocinética e farmacodinâmica, com alguma variabilidade nesta última conforme a idade do paciente.

De acordo com o registro STAT (*Studying a Treatment do Acute hyperTension*, Estudo do Tratamento da Hipertensão Aguda), o labetalol e a nitroglicerina são as medicações anti-hipertensivas IV mais comumente usadas no PS,[66] mas não há dados relacionados com agentes diferentes. Assim, embora estudos como CLUE (*Evaluation of IV Nicardipine and Labetalol Use in the Emergency Department*, Avaliação do Uso IV de Nicardipina e Labetalol em Pronto-Socorro)[67] sugiram efeitos mais favoráveis de redução de PA com a nicardipina, uma di-hidropiridina bloqueadora de canais de cálcio, a superioridade clara de um fármaco em relação a outro ainda não foi demonstrada. A Tabela 74.4 é um guia geral para a terapia anti-hipertensiva IV. No entanto, dependendo do perfil desejado de resposta, certos agentes podem parecer mais adequados do que outros para a indicação específica.

Pressão Arterial Ideal

O tratamento ideal da verdadeira emergência hipertensiva é a resolução do precipitante da lesão em órgão-alvo específico e das consequências agudas da PA elevada, e não da PA em si. Com base nas recomendações do JNC 7, a abordagem prolongada à terapia anti-hipertensiva aguda tem como alvo a redução máxima da PAM de 20% a 25% na primeira hora e a PA ideal de 160/100 mmHg em 2 a 6 horas.[13] Este valor é decorrente do entendimento da curva de autorregulação cerebral, que mantém o fluxo sanguíneo estável em diversas pressões (PAM de 60-160 mm Hg) sob circunstâncias normais, mas é reconfigurada na HAS crônica, com desvio do limite inferior para a direita. Este desvio tende a se fixar em um ponto aproximadamente 25% abaixo da PAM basal e, assim, há risco de diminuição do fluxo sanguíneo cerebral quando a PA é reduzida além deste valor. Embora esta consideração seja relevante em pacientes com HAS crônica mal controlada, a PA geralmente é bastante elevada em comparação com o valor basal e bem acima do limite inferior da curva de autorregulação do indivíduo durante uma emergência hipertensiva. Consequentemente, neste caso, há uma margem de segurança e a terapia anti-hipertensiva coloca a PA abaixo (e não junto) do platô de perfusão da porção ascendente da curva de autorregulação (Fig. 74.2). O uso de um único valor ideal para a PA em todas as emergências hipertensivas não considera este fato e pode impedir a interrupção da fisiopatologia que provoca a lesão aguda em órgão-alvo. Assim, a melhor abordagem é focar alvos específicos à doença. A Tabela 74.5 revisa os respectivos objetivos terapêuticos e as advertências relevantes em diferentes indicações.

Síndrome Coronária Aguda e Insuficiência Cardíaca Aguda

Na síndrome coronária aguda complicada pela HAS, o objetivo primário (além da rápida reperfusão) é a diminuição do trabalho cardíaco e a melhora da perfusão da artéria coronária, que podem

TABELA 74.3

Perfil do Efeito Hemodinâmico das Medicações Anti-hipertensivas Intravenosas Comuns

CLASSIFICAÇÃO	AGENTE(S)	EFEITO HEMODINÂMICO		
		DÉBITO CARDÍACO	RESISTÊNCIA VASCULAR SISTÊMICA	PRESSÃO VENOSA CENTRAL
Inibidores adrenérgicos				
• Bloqueadores α₁	Fentolamina, urapidil[a]	↑	↓	↑
• Bloqueadores β₁	Esmolol, metoprolol	↓	↑↓	↑↓
• Bloqueadores mistos α₁-β₁	Labetalol	↓	↓	↑↓
Inibidores da enzima conversora de angiotensina	Enalaprilat	↑↓	↓	↑↓
Bloqueadores de canais de cálcio				
Diidropiridina	Clevidipina, nicardipina	↑	↓	↑↓
Não diidropiridina	Diltiazem, verapamil	↓	↓	↑↓
Vasodilatadores de ação direta	Hidralazina	↑	↓	↑↓
Agonistas do receptor de dopamina 1	Fenoldopam	↑↓	↓	↑↓
Diuréticos de alça	Furosemida, bumetanida, torsemida	↑↓	↓	↓
Agonistas do receptor de peptídeo natriurético	Nesiritida	↑	↓	↓
Doadores de óxido nítrico	Nitroprussiato de sódio, nitroglicerina, dinitrato de isossorbida	↑	↓	↓

[a]Também apresenta propriedades de agonista de serotonina-1A (5-HT1A).
Adaptado de Levy P: Hypertensive emergencies: on the cutting edge. Advancing the standard of care: cardiovascular and neurovascular emergencies. www.emcreg.org.

TABELA 74.4
Guia para a Terapia Anti-hipertensiva Intravenosa

MEDICAÇÃO POR CLASSE	BÓLUS OU DOSE DE ATAQUE	TAXA DE INFUSÃO	TEMPO ATÉ A AÇÃO	DURAÇÃO DA AÇÃO	COMENTÁRIOS
INIBIDORES ADRENÉRGICOS					
Fentolamina	5-15 mg a cada 5 minutos	0,2-0,5 mg/minuto	1-2 minutos	10-30 minutos	Evite em pacientes com doença da artéria coronária
Urapidil	12,5-50 mg a cada 5 minutos	9-30 mg/hora	1-2 minutos	2,5 horas	Não é aprovado pela FDA
Esmolol	0,5-1 mg/kg × 1	50-300 µg/kg/minuto	1-2 minutos	20 minutos	
Metoprolol	5 mg a cada 5 minutos	Não há	10-30 minutos	5-8 horas	
Labetalol	20-80 mg a cada 10 minutos	1-2 mg/minuto	2-5 minutos	3-6 horas	Predominância dos efeitos betabloqueadores (1:7)
INIBIDOR DA ECA					
Enalaprilat	0,625-1,25 mg a cada 15 minutos	1-2 mg/hora	15-30 minutos	6-12 horas	Pode causar hipotensão prolongada; evite em gestantes
BLOQUEADORES DE CANAIS DE CÁLCIO					
Clevidipina	Não há	2-32 µg/hora	1-2 minutos	1-5 minutos	
Nicardipina	Não há	5-15 mg/hora	5-15 minutos	4-6 horas	Evite em pacientes com estenose aórtica e insuficiência hepática (metabolismo hepático)
Diltiazem	0,25-0,35 mg/kg a cada 15 minutos	5-15 mg/hora	5-15 minutos	6 horas	Diminui a pressão arterial, mas, de modo geral, não é usado nesta indicação
Verapamil	2,5-5 mg IV a cada 15 minutos	Não há	5-15 minutos	6 horas	
VASODILATADOR DE AÇÃO DIRETA					
Hidralazina	5-20 mg a cada 30 minutos	1,5-5 µg/kg/minuto	10-20 minutos	2-4 horas	Provoca a ativação reflexa do sistema nervoso simpático
ANTAGONISTA DE DOPAMINA					
Fenoldopam	Não há	0,1-0,3 µg/kg/minuto; titule em 0,1 µg/kg	< 5 minutos	30 minutos	Aumenta a pressão intraocular; contém metabissulfato de sódio – evite em pacientes com alergia a sulfas
DIURÉTICOS DE ALÇA					
Furosemida	40-240 mg a cada 12 horas	10-40 mg/hora	30-60 minutos	2-4 horas	Efeito anti-hipertensivo limitado em comparação com os outros agentes listados
Bumetanida	0,5-4 mg a cada 12 horas	Não há	30-60 minutos	2-4 horas	
Torsemida	10-20 mg a cada 12 horas	Não há	30-60 minutos	2-4 horas	
PEPTÍDEO NATRIURÉTICO					
Nesiritida	2 µg/kg × 1	0,01 µg/kg/minuto	15 minutos	18 minutos	Indicado somente para uso em insuficiência cardíaca aguda
DOADORES DE ÓXIDO NÍTRICO					
Nitroprussiato de sódio	Não há	0,25-10 µg/kg/minuto	Imediata	1-2 minutos	Pode causar queda súbita da pressão arterial com isquemia ventricular direita ou estenose da artéria renal; a administração em *bólus* é controversa; o nitroprussiato é associado ao risco de intoxicação por cianeto; evite toda a classe em pacientes tratados com inibidores de fosfodiesterase 5 (p. ex., sildenafila)
Nitroglicerina	1-2 mg a cada 5 minutos	5-200 µg/minuto	2-5 minutos	5-10 minutos	
Dinitrato de isossorbida	3-4 mg a cada 5 minutos	1-10 mg/hora	2-5 minutos	5-10 minutos	

ECA, Enzima conversora de angiotensina; FDA, Food and Drug Administration; IV, via intravenosa.

ser dramaticamente afetadas por alterações na pós-carga. Da mesma maneira, em pacientes com insuficiência cardíaca hipertensiva aguda, em que a elevação da RVS – mais especificamente, o índice de aumento – impede o fluxo anterógrado e exacerba o enrijecimento ventricular, a intervenção destinada à redução da pós-carga pode compensar as forças de resistência, permitindo a contração mais eficiente. Os doadores de óxido nítrico (NO) (medicações que exercem seus efeitos ao dar uma fonte exógena de NO), como a nitroglicerina, podem ser altamente benéficos nas duas circunstâncias, já que provocam a dilatação de pequenos vasos, que leva

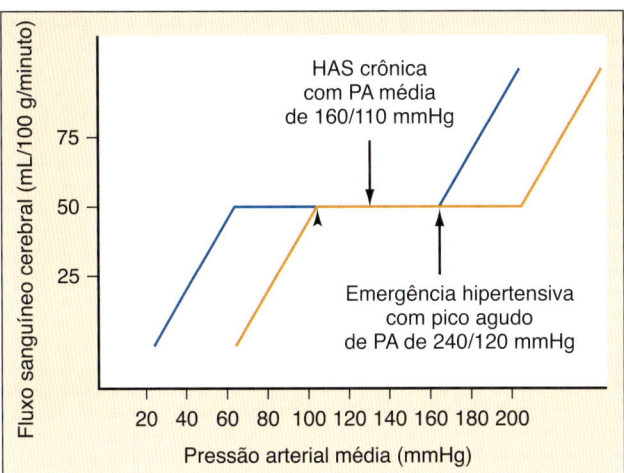

Fig. 74.2. Curva de autorregulação da pressão arterial (PA) cerebral *(linha preta)* e sua resposta de desvio para a direita em resposta à hipertensão crônica (HAS; *linha vermelha)*. Os dados mostrados são de um paciente hipotético com hipertensão crônica e mau controle inicial da pressão arterial *(seta azul)* com uma emergência hipertensiva *(seta preta)*. Como indicado pela *ponta de seta*, neste caso, o limite inferior da curva de autorregulação com desvio fica bem distante da redução de 25% da pressão arterial média.

à diminuição dose-dependente da resistência vascular geral e à intensidade da reflexão da onda arterial, melhorando, assim, o tempo de ejeção sistólica e o enchimento diastólico da artéria coronária.

A rápida redução da PAM é associada à profunda resolução dos sintomas e à melhora dos resultados em curto prazo entre os pacientes com insuficiência cardíaca hipertensiva aguda grave.[68] Como mostra a Figura 74.3, isto pode ser causado pela melhora da perfusão coronária e diminuição da isquemia subendocárdica. Isto pode requerer doses maiores de nitroglicerina do que a maioria dos médicos do PS está acostumada (ou seja, 1 a 2 mg em *bólus* ou taxas de infusão maiores do que 250 μg/minuto), mas esta abordagem parece ser bem tolerada, sem efeitos adversos, mesmo em reduções da PAM de 30% a 40%. Além disso, o uso de nitroglicerina desta maneira evita os desafios associados a alternativas como o nitroprussiato de sódio, inclusive a necessidade de monitoramento do acesso arterial, o risco de intoxicação por cianeto e a possibilidade de fotodegradação do composto. Talvez o único problema seja que os doadores de NO devam ser usados com cuidado em pacientes tratados com inibidores de fosfodiesterase 5 (PDE5), como sildenafila (Viagra®) ou tadalafil (Cialis®), nas 24 a 48 horas anteriores devido ao risco de diminuição mais profunda da PA e hipotensão persistente.

Os inibidores da ECA também são bem tolerados e foram associados à rápida melhora sintomática em pacientes com insuficiência cardíaca hipertensiva. O enalaprilato pode ser administrado como *bólus* ou infusão IV e é o inibidor da ECA preferido nos casos de insuficiência cardíaca aguda, mas dosagens cuidadosas (0,625 a 1,25 mg/dose, até o máximo de 2,5 mg por 30 minutos) são recomendadas, já que o fármaco tem ação longa e pode precipitar uma queda contínua da PA. Devido à sua meia-vida curta, a administração IV de bloqueadores de canais de cálcio da classe da di-hidropiridina de terceira e quarta gerações (p. ex., nicardipina, clevidipina) surgiram como possíveis alternativas e pelo menos um estudo prospectivo sugere que estes medicamentos podem reduzir a PA de maneira segura e eficaz ao mesmo tempo em que melhoram a dispneia com maior rapidez do que a terapia padrão em pacientes com insuficiência cardíaca hipertensiva aguda.[69] O labetalol e outros agentes IV com efeito de inibição β-adrenérgicos, como o metoprolol, devem ser evitados nos primeiros estágios do tratamento, já que diminuem o DC e, na síndrome coronária aguda, podem aumentar o risco de desenvolvimento de choque cardiogênico.[70]

Embora a redução da PA melhore os sintomas da insuficiência cardíaca hipertensiva aguda, a probabilidade de ocorrência de eventos adversos é maior quando a normalização da PA é rápida (ou seja, diminuição a ≤ 120/80 mmHg), principalmente em indivíduos com comprometimento da função cardíaca.[71] Assim, a terapia anti-hipertensiva para a síndrome coronária aguda ou a insuficiência cardíaca aguda deve ser titulada até a resolução dos sintomas, e não a uma PAM específica, com tolerância em curto prazo da PA com elevação persistente em pacientes com melhora clínica.

Dissecção Aórtica

Na dissecção aórtica, diferentemente das outras emergências hipertensivas, o controle da PA a um valor específico (PA sistólica < 110 mmHg) é essencial, já que reduz a lesão contínua e a probabilidade de eventos adversos perioperatórios.[72] O objetivo imediato é a redução das forças de cisalhamento da íntima por meio da diminuição da pressão decorrente da ejeção do VE a cada ciclo cardíaco (chamada *dP/dt*). A melhor forma de conseguir isso é pela diminuição da frequência cardíaca e do volume sistólico por meio da administração IV de um betabloqueador de ação rápida, como o esmolol. Embora a redução direta da PA também seja essencial, é importante que o tratamento com betabloqueadores comece antes da vasodilatação, já que esta última pode causar taquicardia reflexa e piora de dP/dt. Depois do início da administração dos betabloqueadores e a redução da frequência cardíaca a menos de 60 batimentos/minuto, agentes como o nitroprussiato de sódio, a nicardipina ou a clevidipina podem ser rapidamente titulados para a redução da PA sistólica ao máximo tolerado (e, de preferência, a < 120 mmHg) em 30 minutos. Uma vez que o labetalol tem propriedades alfa e betabloqueadoras, pode ser uma alternativa aceitável, principalmente se usado como infusão contínua. O diltiazem e o verapamil, que são bloqueadores mistos de canais de cálcio (ou seja, agentes com efeitos cardíacos e vasculares), também podem ser usados, embora não sejam ideais como monoterapia. Nos pacientes com elevação persistente da PA apesar da terapia inicial, o uso de múltiplos agentes de diferentes classes pode ser necessário.

Acidente Vascular Encefálico Isquêmico (AVEI) Agudo

No Acidente Vascular Encefálico isquêmico agudo, é essencial entender as nuances da PA elevada. Há uma relação em U entre a mortalidade e a PA, com resultados piores nos extremos altos e baixos. A faixa ideal parece ficar entre 120 e 200 mmHg de pressão sistólica e 81 a 110 mmHg de pressão diastólica, mas não há um consenso sobre alvos ou limites específicos. As orientações atuais da *American Heart Association/American Stroke Association* (AHA/ASA) determinam a redução da PA a menos de 185/110 mmHg somente quando a trombólise é planejada e sua manutenção abaixo de 180/110 nestes casos. Caso contrário, a terapia anti-hipertensiva não é indicada a não ser que a PA seja maior do que 220/120 mmHg e, mesmo nestes casos, o objetivo é a diminuição da PA em aproximadamente 15% de forma gradual, durante as primeiras 24 horas após o aparecimento dos sintomas.[73] As orientações da AHA/ASA são apoiadas por uma metarregressão de estudos de controle da PA em pacientes com AVEI, que sugere o seguinte: (1) uma associação entre grandes aumentos ou diminuições da PA e maus resultados; e (2) a redução da mortalidade e/ou dependência com a diminuição mais modesta da PA.

Com base nestas recomendações e nos dados de dois estudos randomizados de grande porte (*Scandinavian Candesartan Acute Stroke Trial*, Estudo Escandinavo de Acidente Vascular Encefálico Agudo com Candesartana [SCAST]; *N*= 2.029[74] e *China Antihypertensive Trial in Acute Ischemic Stroke*, Ensaio Anti-hipertensivo em Acidente Vascular Encefálico Isquêmico Agudo da China [CATIS]; *N*= 4.071])[75] que mostraram a ausência de benefício na redução da PA durante as primeiras 24 horas, indicando que o papel do

TABELA 74.5
Abordagem Específica à Indicação para o Tratamento de Emergências Hipertensivas

INDICAÇÃO	OBJETIVOS DO TRATAMENTO	AGENTES IDEAIS	TERAPIA ALTERNATIVA	ADVERTÊNCIAS
Síndromes coronárias agudas	Diminuição do trabalho cardíaco e melhora da perfusão da artéria coronária	*Primário* – nitroglicerina *Secundários* – metoprolol, labetalol	Esmolol, nicardipina	Uso de rotina da terapia intravenosa com betabloqueador é controverso
Síndromes de insuficiência cardíaca aguda	Redução da impedância do fluxo anterógrado e diminuição do trabalho cardíaco	*Primários* – nitroglicerina, furosemida *Secundário* – enalaprilat	Clevidipina, nicardipina, nitroprussiato de sódio	A entubação ou o suporte ventilatório não invasivo reduzem a pré-carga e podem diminuir a PA. O enalaprilat pode causar hipotensão prolongada. Embora aprovado pela FDA, o uso de nesiritida é controverso
Dissecção aórtica	Redução da força de cisalhamento e dP/dt	*Primários* – esmolol mais nitroprussiato de sódio *Secundário* – labetalol	Esmolol mais (clevidipina ou nicardipina), diltiazem, verapamil	Evite o uso de betabloqueadores na presença de regurgitação aórtica
Derrame isquêmico agudo[a]	Redução da conversão hemorrágica e do edema, ao mesmo tempo em que evita a ocorrência de hipoperfusão regional	*Primário* – nicardipina *Secundário* – labetalol	Esmolol	A redução aguda da PA é indicada somente em caso de administração planejada de fibrinolítico ou presença de disfunção secundária em órgão-alvo
Hemorragia intracerebral aguda[a]	Redução da expansão do hematoma e do edema ao seu redor	*Primário* – nicardipina *Secundário* – labetalol	Esmolol	A PA pode diminuir somente com o tratamento da dor. O uso de clevidipina está sendo pesquisado
Encefalopatia hipertensiva[a]	Diminuição do edema cerebral, redução da pressão intracraniana, melhora do controle de autorregulação	*Primário* – nicardipina *Secundário* – labetalol	Esmolol, enalaprilat	Outras causas de alteração da consciência devem ser consideradas durante a avaliação
Lesão renal aguda	Diminuição da pressão sobre o parênquima renal e o aparato glomerular	*Primários* – *Secundários* – clevidipina, nicardipina	Labetalol, nitroprussiato de sódio	Inibidores da enzima conversora de angiotensina e diuréticos devem ser evitados
Pré-eclâmpsia e eclâmpsia	Diminuição da pressão intracraniana com manutenção da perfusão placentária	*Primário* – hidralazina *Secundário* – labetalol	Nicardipina	A administração intravenosa de magnésio (a princípio, em dose de 6 g) é realizada em todos os casos. A cesárea de emergência é o tratamento definitivo
Crise simpática	Redução da vasoconstrição medicada por receptores alfa$_1$-adrenérgicos	*Primário* – fentolamina *Secundário* – nitroglicerina	Fenoldopam, clevidipina, nicardipina, nitroprussiato de sódio	Os benzodiazepínicos são a terapia de primeira linha quando a crise simpática é causada por cocaína ou anfetaminas. A monoterapia com betabloqueador (inclusive labetalol) é contraindicada

PA, Pressão arterial; *dP/dt*, mudança de pressão/mudança de tempo; *FDA*, Food and Drug Administration.
[a]Doadores de óxido nítrico e hidralazina devem ser evitados em pacientes com estas indicações.
Adaptado de Levy P: Hypertensive emergencies: on the cutting edge. Advancing the standard of care: cardiovascular and neurovascular emergencies. www.emcreg.org.

---

tratamento da PA elevada no PS em pacientes com Acidente Vascular Encefálico isquêmico agudo que não serão submetidos à trombólise parece ser limitado. No entanto, uma subanálise do SCAST também mostrou uma tendência à redução de eventos vasculares (mas não de resultados funcionais) entre os indivíduos tratados nas primeiras 6 horas após o surgimento dos sintomas,[74] sugerindo a possível existência de um componente dependente do tempo, com maior suscetibilidade aos efeitos adversos da elevação contínua da PA no início da doença.

Nos pacientes que precisam de terapia anti-hipertensiva IV, o labetalol e a nicardipina surgiram como os agentes de escolha por manterem a perfusão cerebral adequada ao mesmo tempo em que causam reduções generalizadas na resistência vascular. A nicardipina pode ter alguma vantagem em relação ao labetalol devido à obtenção mais rápida e constante dos objetivos de PA e redução de sua variabilidade, o que pode ser importante no resultado do paciente.[76,77] O esmolol também pode ser usado, embora seus efeitos sobre a PA dependam mais da redução do DC do que da resistência vascular sistêmica. Embora o nitroprussiato de sódio seja uma opção anti-hipertensiva altamente eficiente, deve ser evitado, assim como os demais doadores de NO, já que pode aumentar a pressão intracraniana.

Hemorragia Intracraniana Espontânea

A hemorragia intracraniana espontânea (HIE) é fortemente associada à HAS e a elevação persistente da PA contribui para a expansão do hematoma, do edema vasogênico e de novos sangramentos. Uma extensa revisão sistemática[78] e diversos estudos multicêntricos mostraram melhores resultados com reduções da

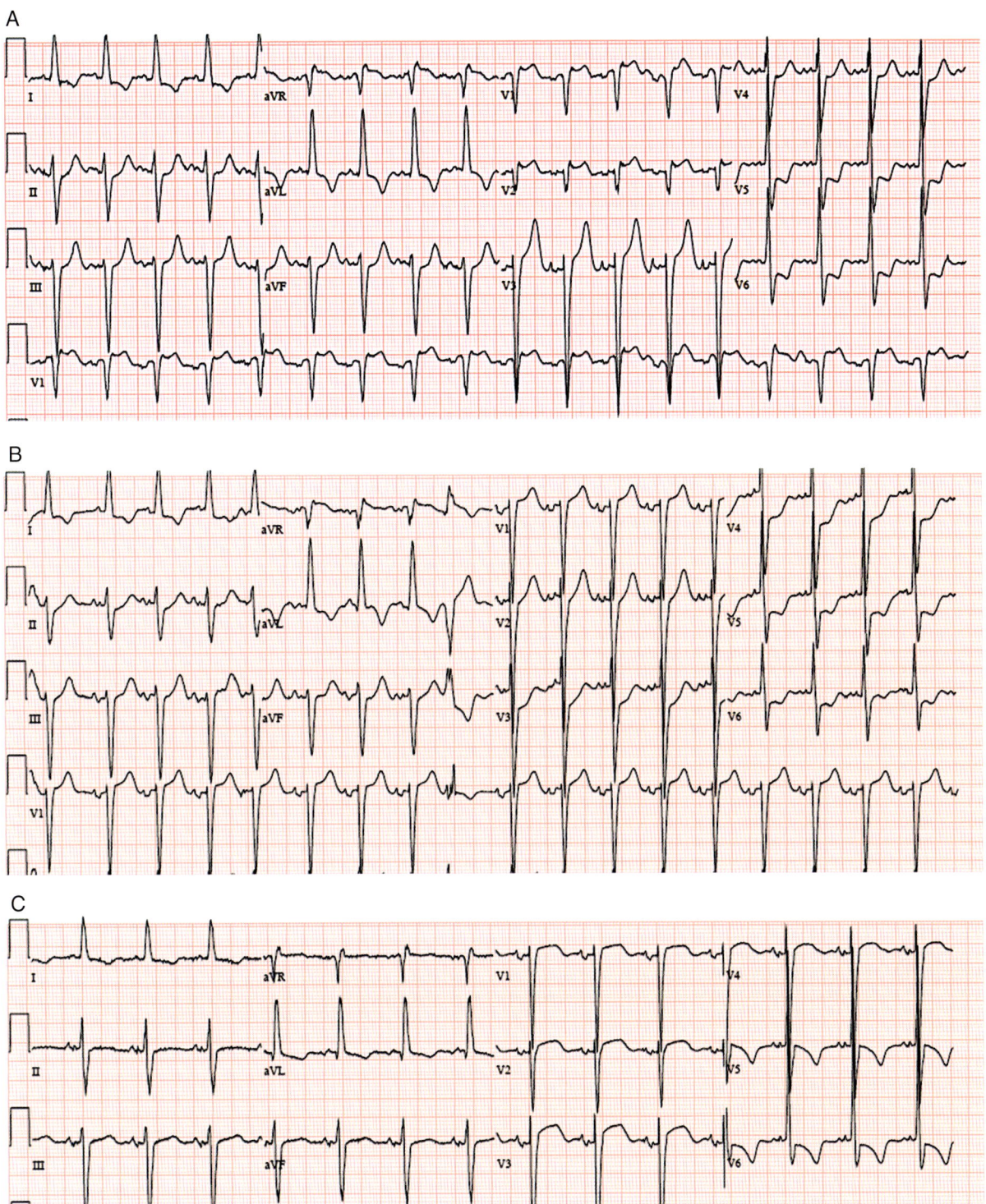

Fig. 74.3. Eletrocardiogramas seriados demonstrando a resolução da isquemia miocárdica relativa em um paciente com hipertensão grave e insuficiência cardíaca aguda após o tratamento com alta dose intravenosa de nitroglicerina. **A,** PA, 241/122 mmHg. As derivações anteriores (V1 a V3) mostram a elevação do segmento ST e as derivações laterais (V5 a V6) mostram a depressão de ST. **B,** PA, 192/103 mmHg. A elevação do segmento ST na derivação anterior resolveu-se, mas as depressões do ST na derivação lateral persistem. **C,** PA, 150/92 mmHg. De modo geral, os desvios do segmento ST resolveram-se.

PA para 140 a 150 mmHg.[79-82] Diferentemente do acidente vascular isquêmico, há poucas evidências que sugerem resultados adversos decorrentes da hipotensão na HIE. As orientações da AHA/ASA de 2010 recomendam a redução rápida quando a PA sistólica é superior a 200 mmHg ou a PAM é maior do que 150 mmHg e determinam que a PA sistólica-alvo de 140 mmHg é segura nestes pacientes.[83] Na presença de elevações mais modestas (PA sistólica > 180 mmHg ou PAM > 130 mmHg), alvos menores são indicados (PA, 160/90 mmHg ou PAM, 110 mmHg).

Embora razoavelmente informativas, estas orientações foram desenvolvidas com base em dados incompletos de eficácia, com inclusão de poucas informações sobre o momento ideal de obtenção das metas de PA. Os resultados recentes do *Second Intensive Blood Pressure Reduction in Acute Cerebral Hemorrhage Trial* (Segundo

Ensaio Intensivo de Redução da Pressão Arterial na Hemorragia Cerebral Aguda, INTERACT2; N= 2.829) somam-se às orientações da AHA/ASA e indicam o seguinte: (1) uma associação entre a terapia anti-hipertensiva intensiva, tendo como meta a PA sistólica de 140 mmHg em 1 hora; e (2) a melhora funcional em 90 dias em pacientes com PA sistólica basal entre 150 e 220 mmHg, embora diferenças em mortalidade ou incapacidade grave não tenham sido observadas.[84] No entanto, na recente análise *post hoc* de INTERACT2, a probabilidade de resultado adverso nos pacientes com redução da PA sistólica de 20 mmHg ou mais na primeira hora de tratamento (N= 1.092) foi 35% menor, sugerindo que a recuperação ideal da HIE aguda requer a terapia anti-hipertensiva intensiva e rápida.[85] Dados do estudo *Antihypertensive Treatment of Cerebral Hemorrhage* (Tratamento Anti-hipertensivo da Hemorragia Cerebral, ATACH II) (NCT01176565), com 1.280 pacientes e inclusão de um braço de intervenção com PA sistólica-alvo inferior a 140 mmHg nas primeiras 4,5 horas após o aparecimento da HIE, trarão informações muito necessárias sobre o momento e a intensidade do controle da PA nesta população de pacientes.[86]

Como no derrame isquêmico, o labetalol e a nicardipina são os agentes preferidos para a redução aguda da PA. No entanto, no estudo INTERACT2, a escolha da terapia anti-hipertensiva foi feita pelo médico do PS e o urapidil, um antagonista α-adrenérgico, foi o fármaco mais comumente administrado (32,5%) no braço de tratamento intensivo, seguido por nitroglicerina ou nitroprussiato (27%), nicardipina (16,2%) e labetalol (14,4%). Não se sabe se tal heterogeneidade na terapia anti-hipertensiva influenciou os resultados, o que deixa o estudo ATACH-II, pendente, no qual a nicardipina é usada de maneira exclusiva, ainda mais importante. A nimodipina, um bloqueador de canal de cálcio da classe da di-hidropiridina e de administração oral, é especificamente indicada em pacientes com hemorragia subaracnóidea, embora seu benefício pareça ser mais relacionado com a redução do vasoespasmo arterial intracraniano do que com um efeito sobre a RVS.

Encefalopatia Hipertensiva

Diferentemente das síndromes agudas de acidente vascular encefálico, no qual a HAS pode ser reativa, e não causal, há uma associação direta entre o grau de elevação da PA e os sintomas neurológicos em pacientes com encefalopatia hipertensiva. Depois de descartar causas alternativas de alteração da consciência, a terapia deve ser direcionada à rápida redução da PA. O objetivo é voltar a PA a um ponto em que a autorregulação possa recuperar o controle do fluxo sanguíneo cerebral, permitindo a reversão do processo causador do edema cerebral – a circunstância requer que a PAM volte ao platô da curva de pressão. Para isso, reduções de 30% a 40% na PAM podem ser necessárias. As metas da PAM ainda devem ser mantidas em mente, mas a resolução dos sintomas é a melhor medida da eficácia terapêutica e o tratamento deve ser especificamente direcionado à melhora da encefalopatia.

Os agentes de escolha para redução da PA na encefalopatia hipertensiva são o labetalol e a nicardipina por produzirem uma diminuição igual na resistência dos leitos vasculares em diferentes sistemas orgânicos. Por outro lado, os doadores de NO (nitroglicerina e nitroprussiato), embora amplamente usados para esta indicação, tem efeitos diferentes nas circulações cerebrais e sistêmicas, com aumento relativo da PA cerebral e efeito de *shunt* na circulação periférica. Isto diminui o fluxo sanguíneo cerebral e pode causar uma redução na perfusão cerebral maior do que a esperada, o que eleva o risco de isquemia em áreas bem-irrigadas do cérebro. Este risco pode ser elevado pelo aumento relativo da pressão intracraniana que ocorre com a terapia com nitroprussiato de sódio. Diversos relatos de caso descreveram a deterioração neurológica pela administração de nitroglicerina em pacientes com síndrome de encefalopatia posterior reversível (PRES), um subtipo de encefalopatia hipertensiva, mostrando que esta é uma preocupação real, não apenas teórica.[87] Efeitos circulatórios diferenciais similares também podem ocorrer com a hidralazina (um vasodilatador de ação direta que inibe a liberação de cálcio pelo retículo endoplasmático) e, a não ser que a PA seja completamente refratária a outro tratamento, é melhor evitar o uso destes agentes.

Lesão Renal Aguda

Definida pelo aumento no nível sérico de creatinina de 0,3 mg/dL ou mais em 48 horas, 1,5 ou mais vezes o valor em 7 dias ou o volume de urina inferior a 0,5 mL/kg/h em 6 horas,[88] a lesão renal aguda (LRA) representa uma piora abrupta da função renal. Embora normalmente uma manifestação da lesão glomerular contínua decorrente do mau controle crônico da PA, a deterioração da função renal em pacientes com HAS grave pode ser precipitada por causas pré-renais, inclusive depleção de volume (relacionada com a terapia diurética concomitante), alterações extrínsecas na TFG (causadas pela vasoconstrição arteriolar aferente desencadeada por fármacos e pela modulação autorreguladora induzida por inibidores da ECA) ou destruição intrínseca de néfrons pela sobrecarga aguda de pressão. Consequentemente, alguns pacientes precisam de administração de fluidos para aumentar o volume, enquanto outros precisam da terapia anti-hipertensiva para a redução do dano nefrogênico mediado pela pressão.

Os exames laboratoriais ajudam a diferenciar a abordagem que deve ser instituída. A razão ureia/creatinina (Cr) acima de 20 e a excreção fracional de sódio (FENa); calculada como:

$$\frac{Na\,Urinário \times Cr\,Sérica \times 100}{Na\,Sérico \times Cr\,Urinária}$$

abaixo de 1% – ou, em pacientes submetidos à terapia diurética crônica, a fração de excreção de ureia (FEureia); calculada como:

$$\frac{Cr\,Sérica \times Ureia\,Urinária \times 100}{Ureia\,Sérica \times Cr\,Urinária}$$

abaixo de 35% – atuam como indicadores de causas pré-renais.

Quando a terapia anti-hipertensiva é indicada, o fenoldopam, um potente agonista do receptor 1A da dopamina, é preferido porque aumenta a perfusão da região corticomedular e é associado à redução da necessidade de diálise subsequente e da taxa de mortalidade hospitalar. O enalaprilat deve ser evitado por produzir efeitos diferentes no leito vascular glomerular pré-capilar e pós-capilar (ou seja, maior vasodilatação em arteríolas eferentes do que aferentes), o que aumenta o risco de maior deterioração da TFG estimada. Os bloqueadores de canais de cálcio de ação periférica, como a clevidipina e a nicardipina, não tem efeito adverso sobre a autorregulação glomerular e são alternativas de primeira linha aceitáveis ao fenoldopam. Outros agentes, inclusive o labetalol e o nitroprussiato de sódio, também podem ser usados.

Pré-eclâmpsia e Eclâmpsia

Embora o parto seja o tratamento definitivo, o controle da PA é parte importante do início do tratamento.[89] Como na encefalopatia hipertensiva, a pré-eclâmpsia e, em grau maior, a eclâmpsia, representam a superação da autorregulação cerebral e a rápida redução da PA é essencial. Por serem complicações agudas (e não crônicas) na população que tende a ser jovem e saudável, não há, de modo geral, uma reconfiguração da curva de autorregulação na pré-eclâmpsia ou na eclâmpsia e as consequências adversas podem ocorrer em pressões que parecem "baixas" (mas são relativamente altas). O limiar para a intervenção, assim, é menor do que em outras emergências hipertensivas (ou seja, PA sistólica acima de 160 mmHg).[90]

O sulfato de magnésio é considerado a terapia de primeira linha em todos os casos de pré-eclâmpsia e eclâmpsia.[91] Este fármaco relaxa a musculatura lisa (em parte devido ao antagonismo com o cálcio), o que causa certa diminuição da resistência vascular periférica e cerebral, limita a formação do edema cerebral ao proteger a barreira hematoencefálica e possui atividade anticonvulsivante central. No entanto, seus efeitos anti-hipertensivos são modestos e, de modo geral, outro tratamento é necessário para controle da PA. A hidralazina e o labetalol em *bólus* IV são igualmente eficientes para este fim e têm impacto limitado sobre o fluxo sanguíneo placentário.[92] A nicardipina é uma alternativa razoável e pode causar uma diminuição mais profunda na PA do que o labetalol.

Crises Simpáticas

Os estados hiperadrenérgicos podem ser decorrentes de fontes endógenas de excesso de catecolaminas (p. ex.: feocromocitoma) mas, comumente, são desencadeados pela ingestão de substâncias exógenas que interferem com o metabolismo de noradrenalina – e, em menor grau, de adrenalina –, como cocaína, anfetaminas e alimentos que contêm tiramina, especialmente em pacientes tratados com inibidores de monoamina oxidase. O resultado final é uma resposta cardioestimuladora e vasopressora que se manifesta clinicamente como taquicardia e HAS significativa. Em pacientes com intoxicação por cocaína ou anfetamina, estes efeitos periféricos são causados pela ativação simpática central e os distúrbios hemodinâmicos geralmente melhoram com a administração de benzodiazepínicos e outras medicações sedativas.

Em caso de elevação persistente da PA e comprometimento de órgãos-alvos, o tratamento anti-hipertensivo é necessário. A fentolamina, um alfabloqueador puro e reversível, é considerada a terapia de primeira linha e produz a diminuição confiável da vasoconstrição periférica e coronária, com poucos efeitos adversos. A nitroglicerina também pode ser usada e é especificamente indicada para pacientes com dor torácica e suspeita de vasoespasmo da artéria coronária. Outros agentes, inclusive fenoldopam, clevidipina, nicardipina e nitroprussiato de sódio, são alternativas aceitáveis. O controle da frequência cardíaca também pode ser necessário, principalmente em pacientes com feocromocitoma, onde a adrenal pode liberar uma grande quantidade de adrenalina e um betabloqueador de ação curta, como o esmolol, é ideal para este fim. No entanto, para evitar a precipitação da atividade sem oposição do receptor alfa e a piora da HAS, a terapia com betabloqueador deve ser pareada com um vasodilatador. Embora o labetalol tenha propriedades combinadas de alfa e betabloqueador, os efeitos relacionados com o receptor beta são fortemente predominantes quando o fármaco é administrado em forma IV (razão alfa/beta de 1:7). Consequentemente, o labetalol IV é suscetível a respostas diferenciais similares e deve ser usado com cautela em caso de excesso de catecolamina.

Terapia Anti-hipertensiva Crônica

A HAS crônica mal controlada em uma única consulta ou uma clara tendência à elevação persistente da PA com o passar do tempo requer o encaminhamento para o rápido acompanhamento, com reforço das recomendações das metas de PA e ênfase na necessidade para adesão à dieta e à medicação por toda a vida. A instituição da terapia anti-hipertensiva oral para a HAS de novo aparecimento e a reinstituição ou o aumento da dose por titulação em pacientes com HAS crônica no PS são adequadas se o acompanhamento não puder ser assegurado.[93] Embora não se saiba se esta prática terá qualquer impacto nos resultados em longo prazo, é associada a uma redução substancial da PA ao acompanhamento e parece segura.[94]

Embora existam diversas opções medicamentosas, um algoritmo relativamente simples para prescrição da terapia anti-hipertensiva crônica é proposto pela AHA, começando um diurético da classe das tiazidas na maioria dos pacientes.[95] Bloqueadores de canais de cálcio, inibidores da ECA e bloqueadores do receptor de angiotensina (BRAs) são incluídos como alternativas aceitáveis de primeira linha e recomendados como adições em pacientes com PA persistente e mal controlada. Uma vez que a maioria dos pacientes com HAS em estágio II por fim requer múltiplos agentes para controle da PA, a instituição da terapia com dois fármacos, quando a PA sistólica é superior a 160 mmHg ou quando a PA diastólica é maior do que 100 mmHg, é recomendada.[13] Há cada vez mais evidências de que a melhora da adesão, a redução dos efeitos colaterais e os benefícios podem ser conseguidos com comprimidos de dose baixa, principalmente combinações de inibidores da ECA e diuréticos da classe das tiazidas.[96-99]

A abordagem geral proposta pelo JNC 8 é similar, mas inclui recomendações específicas sobre o uso de diuréticos da classe das tiazidas ou bloqueadores de canais de cálcio como terapias de primeira linha em afrodescendentes e inibidores da ECA ou BRAs em pacientes com doença renal crônica.[14] No entanto, diferentemente do JNC 7, o uso preferencial de inibidores da ECA ou BRAs em pacientes diabéticos não é mais recomendado no JNC 8 e metas menores de PA (ou seja, < 130/80 mmHg) para diabéticos e indivíduos com doença renal crônica não são mais endossadas. Além disso, o uso de betabloqueadores como terapia primária foi bastante minimizado e suas principais indicações passaram a ser o controle inadequado da PA apesar da administração de outros agentes em dose máxima ou a presença subjacente de doença da artéria coronária ou insuficiência cardíaca. O uso preferencial de betabloqueadores foi especificamente enfatizado no recente posicionamento científico sobre o tratamento da HAS em pacientes com doença da artéria coronária, assim como a meta menor de PA (< 130/80 mmHg) na presença de infarto do miocárdio, doença cerebrovascular, doença vascular periférica ou insuficiência cardíaca.[100]

O algoritmo da AHA e as recomendações do JNC 8 não tratam especificamente do tratamento no PS, mas os princípios básicos da terapia anti-hipertensiva crônica são relativamente consistentes e há poucos motivos para não seguir a convenção. Da mesma maneira, a abordagem modificada para a instituição e aumento da terapia anti-hipertensiva para uso em pacientes do PS sem comorbidade significativa é mostrada na Figura 74.4.

Como enfatizado em todo capítulo, a redução aguda da PA no PS não tem benefício algum em pacientes com HAS crônica e os expõe ao risco desnecessário de uma possível hipoperfusão em regiões

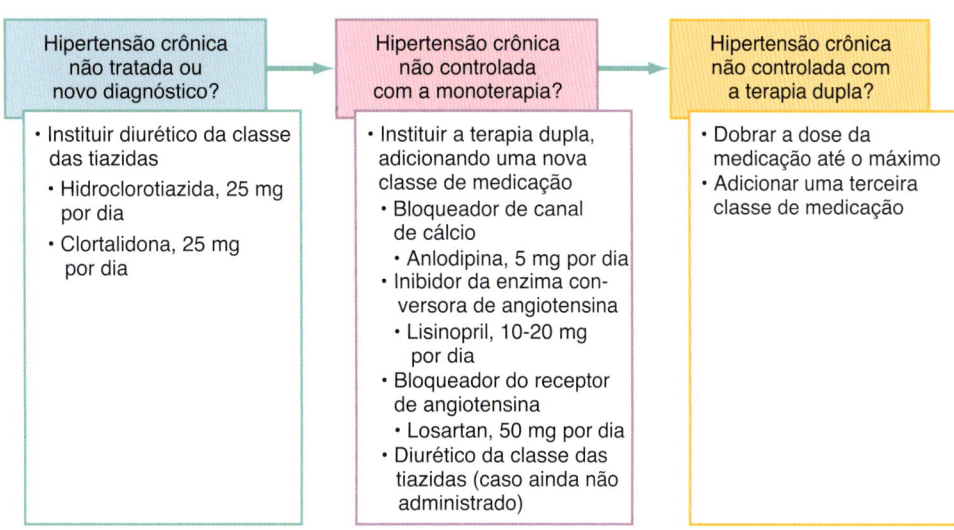

Fig. 74.4. Abordagem modificada para instituição e progressão da terapia anti-hipertensiva para uso em pacientes do PS. Note que as medicações propostas são representativas das classes listadas e podem ser substituídas por agentes alternativos da mesma classe e na mesma dose, conforme necessário.

onde o fluxo sanguíneo é governado pela autorregulação prolongada.[101] Quando estes pacientes apresentam sintomas como cefaleia ou dor torácica e não há suspeita de lesão aguda em órgão-alvo, o tratamento deve ser direcionado aos sintomas, não à PA. A administração de ansiolíticos ou analgésicos, acompanhada pelo reinício da terapia anti-hipertensiva crônica oral, é mais lógica e benéfica do que a instituição da terapia anti-hipertensiva de ação curta. No entanto, deve-se ter cuidado para evitar a prescrição de AINEs e outras medicações que podem ter impacto negativo sobre o controle da PA e levar ao desenvolvimento de complicações cardiovasculares.

ENCAMINHAMENTO

Indivíduos sem evidências de lesão aguda em órgão-alvo podem ter alta, mas pacientes com emergência hipertensiva devem ser internados, geralmente em unidade de terapia intensiva. Características clínicas como dor torácica, dispneia ao exercício ou piora da função renal podem confundir o quadro e a avaliação por um curto período em uma unidade de observação pode ajudar a determinar se a apresentação aguda representa uma emergência verdadeira.

Os resultados associados a uma determinada emergência hipertensiva são, em grande parte, uma lesão em órgão-alvo subjacente. No entanto, os dados do STAT sugerem que a HAS grave (pelo menos no subgrupo de pacientes que recebem anti-hipertensivos IV) é uma condição de alto risco, com taxas de mortalidade hospitalar e em 30 dias de 6,9% e 11%, respectivamente, e taxa de nova internação em 90 dias de quase 40%.[102] Quando associada à lesão renal aguda, a mortalidade é ainda maior, com razão de possibilidades de declínio estimado da TGF de 1,05 (P= 0,03)/10 mL/minuto.[103] Embora o risco de deterioração em curto prazo seja mínimo em pacientes com PA elevada sem evidências de lesão aguda em órgão-alvo, o risco em longo prazo de desenvolvimento de doença cardiovascular, cerebrovascular e renovascular é relativamente alto,[8,102] mostrando a necessidade de criação de modelos eficientes, de tratamento da HAS crônica no sistema de saúde centrados no paciente.[99]

CONCEITOS-CHAVE

- A pressão arterial elevada com ou sem sintomas associados é cada vez mais comum no PS.
- A verdadeira emergência hipertensiva é definida pela presença de lesão aguda em órgão-alvo e é distinta de outros quadros clínicos.
- A abordagem baseada em sistema orgânico para a avaliação e o tratamento de pacientes com pressão arterial elevada pode otimizar a tomada de decisão e assegurar a rápida instituição da terapia anti-hipertensiva nos indivíduos que dela necessitam.
- Nos pacientes sem lesão aguda em órgão-alvo, a terapia anti-hipertensiva imediata não é necessária. No entanto, os médicos do PS podem desempenhar um importante papel no cuidado deste grupo, realizando a triagem e a vigilância contínua para prevenção de complicações secundárias desta doença.
- A administração de um agente anti-hipertensivo potente e de ação curta, como clonidina, hidralazina ou nifedipina, simplesmente para diminuir os valores de PA, pode ser perigosa e não é recomendada no PS.

As referências para este capítulo podem ser encontradas on-line no website Expert Consult associado à obra.

CAPÍTULO 75
Dissecção de Aorta

Felix K. Ankel | Stephen C. Stanfield

PRINCÍPIOS

A dissecção aórtica (DA) resulta da clivagem longitudinal da camada média da aorta por uma coluna dissecante de sangue. O termo *aneurisma dissecante de aorta* é empregado de forma imprecisa para designar essa entidade desde os anos 1819, quando Rene Laënnec utilizou pela primeira vez o termo *aneurysme dissequant*. Atualmente, prefere-se o termo *dissecção aórtica* a aneurisma dissecante de aorta, uma vez que a aorta acometida raramente é aneurismática. Em 1955, o Dr. Michael DeBakey e sua equipe descreveram os princípios que continuam sendo a base do tratamento cirúrgico dessa entidade. O tratamento médico da dissecção aórtica foi defendido pela primeira vez na década dos anos 1960 e é indicado para determinados tipos de dissecção.[1-5] Outro marco do tratamento da dissecção aórtica foi a criação do International Registry of Acute Aortic Dissection – IRAD (Registro Internacional de Dissecção Aguda da Aorta) em 1996. O registro é um banco multinacional de dados coletados junto a 30 centros internacionais de excelência e pesquisadores clínicos de 11 países. O conhecimento adquirido a partir desse registro foi crucial, dada a dificuldade de se conduzir estudos randomizados controlados no contexto de uma condição com uma taxa de mortalidade tão elevada.[2,5,6] O grande avanço seguinte no tratamento da dissecção de aorta veio no final da década de 1990 com a implementação e o desenvolvimento das técnicas de enxerto de *stent* endovascular para o tratamento de determinados tipos de dissecção. Essas técnicas de intervenção, desde então, vêm revolucionando o tratamento de alguns tipos de dissecção.[7,8] Apesar dos avanços, a taxa de mortalidade intra-hospitalar para pacientes tratados por essa doença permanece em 27%.[4]

Epidemiologia

A dissecção de aorta é três vezes mais frequente em homens do que em mulheres, embora o sexo feminino tenha maior probabilidade de apresentar a condição mais tardiamente e com um prognóstico menos favorável. A incidência de dissecção de aorta aumenta também com a idade.[2,4,5] É difícil determinar a incidência e a prevalência exatas da doença devido à escassez de relatos dessa condição. A mortalidade é de 1 a 5/100.000 habitantes/ano. A hipertensão, fator de risco mais comum associado à dissecção de aorta, é observada na maioria dos pacientes.[2,4,5] História de cirurgia cardíaca está presente em 18% e valva aórtica bicúspide em 14% de todos os pacientes com dissecção aórtica, embora a frequência seja maior entre as dissecções proximais. Pacientes com dissecção de aorta podem apresentar um histórico familiar positivo.[4]

A dissecção da aorta é incomum antes dos 40 anos, exceto se associada a doença cardíaca congênita, doença do tecido conjuntivo ou vasculites inflamatórias. Até 44% dos pacientes com síndrome de Marfan, se não tratados, desenvolvem dissecção aórtica, representando cerca de 5% dos casos totais. Mulheres com síndrome de Marfan estão em situação de risco especialmente maior durante a gravidez.[10] Entretanto, em pacientes sem doença do tecido conjuntivo e com uma raiz aórtica de tamanho inferior a 40 mm, a gestação não parece ser um fator de risco independente.[10] A síndrome de Loyes-Dietz é uma condição genética autossômica dominante associada a aneurismas aórticos e características esqueléticas semelhantes à síndrome de Marfan. A doença vascular nesses pacientes progride rapidamente, e a idade média de morte é de 26 anos.[11] As vasculites inflamatórias associadas à doença da aorta torácica incluem arterite de Takayasu, arterite de células gigantes, doença de Behçet e sífilis.[12] A dissecção aguda de aorta ocorre também pelo uso de estimulantes, esforço e cirurgia cardíaca[6] ou pela inserção de um balão intra-aórtico.

Por sua vez, o trauma contuso decorrente de uma lesão por desaceleração em alta velocidade pode causar ruptura traumática da aorta, uma entidade diferente da dissecção da aorta (Capítulo 38).

Anatomia e Fisiologia

A cada contração, o coração gira e oscila simultaneamente de um lado para o outro, resultando na flexão da aorta ascendente e da aorta descendente. A aorta descendente flexiona-se distalmente à artéria subclávia esquerda, onde está fixada a porção móvel da aorta. Em uma média de 70 batimentos/min, essa sequência ocorre cerca de 37 milhões de vezes por ano, provocando um estresse repetitivo na aorta.

A parede da aorta possui três camadas distintas: íntima, média e adventícia. A camada média é composta por tecido elástico e músculo liso, que conferem ao vaso as suas propriedades de distensibilidade e integridade.[1,2] A dissecção ocorre através da degeneração da camada média, caracterizada pela perda das células de músculo liso e do tecido elástico, acompanhada pela formação de cicatriz, fibrose e alterações hialinas.

Fisiopatologia

A degeneração medial é uma precursora da dissecção de aorta e pode ser observada com o envelhecimento natural. A hipertensão acelera a evolução dessa condição. Embora inicialmente considerada de natureza não inflamatória, evidências mais recentes sugerem a presença de infiltração de células inflamatórias na degeneração medial.

As forças hidrodinâmicas repetitivas produzidas pela ejeção do sangue na aorta a cada ciclo cardíaco contribuem para o enfraquecimento da camada íntima da aorta e para a degeneração medial. Essas forças hidrodinâmicas acometem principalmente a aorta ascendente. A hipertensão sustentada intensifica essas forças, resultando em uma maior degeneração medial. A presença de uma válvula bicúspide, observada em 1% a 2% da população, é a anomalia congênita mais comum que afeta a valva aórtica e a aorta proximal.[4] Uma valva bicúspide pode alterar o fluxo laminar e redirecionar o fluxo de sangue para a parede da aorta, produzindo lesão local. Nas síndromes de Marfan e Ehlers-Danlos, as forças hidrodinâmicas normais atuam sobre uma camada média já enfraquecida.

Em consequência da degeneração medial e da repetida flexão da aorta, o estresse hidrodinâmico rompe a camada íntima da aorta, permitindo o acesso de uma coluna de sangue à camada média. Uma teoria alternativa sugere que esse estresse danifique os *vasa vasorum* da aorta, os quais se rompem provocando sangramento na camada média do vaso; esse fato pode explicar a ausência de ruptura

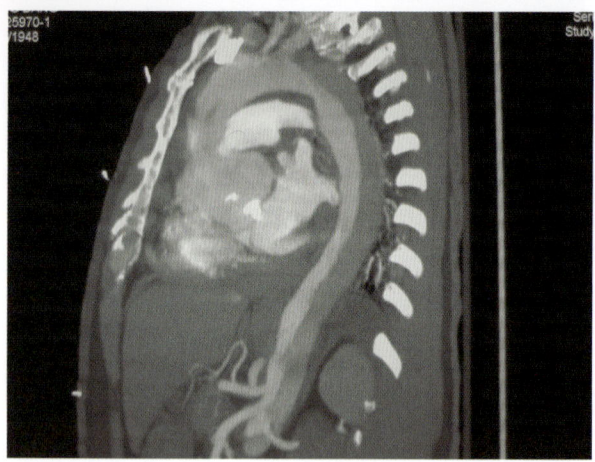

Fig. 75.1. Reconstrução da tomografia computadorizada de uma dissecção aórtica distal à artéria subclávia, Stanford tipo B ou DeBakey tipo III.

da camada íntima em alguns casos de dissecção. Independentemente de quaisquer dessas teorias estarem corretas, a profundidade da penetração na camada média e a distância e direção da dissecção são, pelo menos em parte, determinadas pelo grau de degeneração medial.

A partir do momento em que um hematoma dissecante se instala na camada média, pode haver migração anterógrada e/ou retrógrada do hematoma, formando o chamado falso lúmen. O falso lúmen se forma na metade externa da camada média e propaga-se até que se rompa no lúmen verdadeiro da aorta, resultando em uma rara cura espontânea, ou atravessa a camada adventícia e adentra o saco pericárdico ou a cavidade pleural. Como a parede externa da aorta que contém o hematoma é fina, é muito mais provável que a ruptura ocorra para fora do lúmen. Os fatores mais importantes que favorecem a dissecção continuada da aorta são o grau de elevação da pressão arterial e a inclinação (declive) da onda de pulso (padrão de ascensão no cardiograma apical, dP/dt). Esses dois fatores hemodinâmicos precisam ser controlados para deter a migração do hematoma.

Classificação

A classificação anatômica é importante para o diagnóstico e a terapia. A Classificação de Stanford é o sistema mais comumente utilizado e baseia-se na localização anatômica da dissecção. As lesões do tipo A envolvem a aorta ascendente e representam aproximadamente 62% das dissecções. As do tipo B envolvem apenas a aorta descendente e correspondem aos 38% restantes (Fig. 75.1).[3-5] As dissecções que envolvem a aorta ascendente geralmente apresentam maior letalidade do que aquelas limitadas à porção distal da aorta e requerem uma abordagem terapêutica específica. Os pacientes com dissecções distais tendem a ser mais velhos, tabagistas com doença pulmonar crônica e apresentar aterosclerose generalizada e hipotensão com mais frequência do que aqueles com dissecções proximais. A dissecção é classificada como aguda se tiver menos de 2 semanas de duração, subaguda, entre 2 e 6 semanas, e crônica, se persistir por mais de 6 semanas.[12]

Outras duas condições aórticas estão intimamente relacionadas com a dissecção: a hemorragia intramural[13] e a úlcera aórtica penetrante. Ambos os grupos de pacientes apresentam sintomas e manejo terapêutico semelhantes àqueles válidos para pacientes com dissecção de aorta. A hemorragia intramural é um hematoma contido na parede da aorta e ocorre em cerca de 10% das dissecções.[4] Acredita-se que a ruptura dos *vasa vasorum* seja o evento inicial. As úlceras ateroscleróticas penetrantes de aorta acometem pacientes hipertensos mais velhos com evidência de doença arterial coronariana. A tomografia computadorizada (TC) mostra uma ulceração focal sem dissecção, normalmente na porção distal da aorta descendente. A evolução das úlceras penetrantes resulta no aumento progressivo do diâmetro da aorta, com formação de aneurisma sacular e fusiforme. O paciente pode ter um hematoma intramural e uma úlcera aterosclerótica penetrante.

CARACTERÍSTICAS CLÍNICAS

Histórico

De acordo com os dados coletados junto ao IRAD, a dor é a queixa mais comum, presente em mais de 90% dos pacientes.[1,2,4] A maioria dos casos de dissecção indolor da aorta é de natureza crônica. A dor normalmente é excruciante, ocorre de forma súbita, é mais intensa no início e é descrita mais frequentemente como aguda[4] do que rasgante ou dilacerante. Um histórico familiar de doença da aorta torácica pode ser referido.[14]

A localização da dor pode ajudar a localizar a dissecção. A dor na porção anterior do tórax está associada à aorta ascendente, a dor no pescoço e na mandíbula, ao arco aórtico, a dor na região interescapular, à aorta torácica descendente, e a dor na região lombar ou no abdome, ao envolvimento abaixo do diafragma. A migração da dor compatível com a propagação da dissecção sugere a presença de dissecção da aorta, mas ocorre em apenas 17% dos casos.[4] A manifestação da dissecção da aorta geralmente é acompanhada por sintomas de dor visceral, como diaforese, náusea, vômito, sensação de desfalecimento e apreensão intensa.

Em aproximadamente 9% dos casos, há ocorrência de síncope no início da dissecção, podendo essa ser a única manifestação em alguns pacientes,[4] normalmente como um prenúncio de dissecção para o pericárdio, causando tamponamento pericárdico, mas pode ocorrer também em decorrência da interrupção temporária do fluxo de sangue para a vasculatura cerebral. Outras causas de síncope decorrente de dissecção de aorta são hipovolemia, tônus vagal excessivo e anomalias na condução cardíaca. Pacientes com dissecção de aorta e síncope apresentam taxas de mortalidade mais elevadas.[12] Sintomas neurológicos, como fraqueza segmentar ou alteração do estado mental, ocorrem em até 17% dos casos.[1,2,4]

Exame Físico

A apresentação varia muito, dependendo do paciente e da localização e da extensão da dissecção. Em geral, o paciente parece apreensivo. A maioria dos pacientes tem histórico de hipertensão crônica que pode estar exacerbada por uma liberação de catecolaminas relacionada com evento agudo. Hipertensão grave refratária à terapia medicamentosa pode ocorrer se a dissecção envolver as artérias renais com subsequente liberação de renina. Se houver presença de hipotensão, é porque a dissecção progrediu e adentrou o pericárdio, com consequente tamponamento pericárdico, ou porque houve hipovolemia secundária à ruptura da camada adventícia.

É possível que haja presença de pseudo-hipotensão, uma condição em que a pressão sanguínea nos membros superiores é baixa ou impossível de obter, enquanto a pressão arterial central é normal ou elevada. Essa condição resulta da interrupção do fluxo sanguíneo para as artérias subclávias.

A regurgitação aórtica ocorre em até 32% dos pacientes e é mais comum em dissecções do tipo A.[4] O sopro da insuficiência aórtica pode ter uma qualidade musical vibratória de intensidade variável, com possível desenvolvimento de insuficiência cardíaca congestiva. O paciente com dissecção presumida de aorta deve ser cuidadosamente examinado para a verificação de achados que sugiram a presença de sangramento para o pericárdio ou tamponamento, como distensão da veia jugular, bulhas cardíacas abafadas, taquicardia e hipotensão.

Quando a integridade de um dos ramos da aorta é comprometida, ocorrem os eventos isquêmicos correlatos. A redução do pulso e as discrepâncias de pressão arterial entre os membros podem ser úteis, se presentes, mas possuem uma sensibilidade de apenas 30%.[4] Normalmente, essas condições estão presentes nos membros superiores e são resultantes do envolvimento de uma ou de ambas as artérias subclávias. A obstrução de uma ou de ambas as artérias ilíacas comuns ou femorais superficiais pode produzir déficits de pulso nos membros inferiores. Pode ocorrer obstrução arterial por um dos dois mecanismos. Uma aba da camada íntima produzida pela dissecção pode cobrir o lúmen verdadeiro de um vaso secundário, ou o hematoma dissecante pode comprimir um lúmen verdadeiro adjacente. A reavaliação frequente pode detectar déficits de pulso transitórios. A chamada tríade letal de ausência de dor torácica, hipotensão e envolvimento de vasos secundários é uma preditora independente de morte intra-hospitalar.

Os achados neurológicos estão relacionados com o local de interrupção do fluxo sanguíneo. As dissecções proximais são causas frequentes de acidentes vasculares encefálicos (AVE) ou coma. O tratamento do AVE com um agente fibrinolítico para o paciente com dissecção de aorta pode ser fatal. A dissecção distal que oclui a artéria espinal anterior geralmente causa paraparesia isquêmica ou neuropatia periférica isquêmica.[4]

Em até 3% dos casos, uma dissecção proximal pode estender-se para o óstio de uma artéria coronária, normalmente a artéria coronária direita, e causar um infarto agudo do miocárdio, geralmente no sentido inferoposterior.[4] Falha na identificação da dissecção aórtica incitante com administração incorreta de um agente fibrinolítico, ocorre em cerca de 0,1% a 0,2% dos casos de infarto do miocárdio. A extensão distal das dissecções de aorta para o abdome pode causar isquemia mesentérica, insuficiência renal, déficits de pulso femoral e isquemia dos membros inferiores.[15]

CONSIDERAÇÕES DIAGNÓSTICAS

Diagnósticos Diferenciais

O diagnóstico diferencial do paciente com sintomas sugestivos de dissecção de aorta é extenso. Os sinais e sintomas associados à doença variam e dependem da extensão do envolvimento da aorta e seus ramos secundários. Pacientes com o diagnóstico final de dissecção de aorta geralmente são diagnosticados inicialmente com outras condições, como isquemia miocárdica, insuficiência cardíaca congestiva ou embolia pulmonar.[1,2,4] Várias síndromes clínicas são particularmente sugestivas de dissecção aórtica – dor no peito de inicio súbito, dor migratória, dor torácica com déficits neurológicos concomitantes ou síncope e dor no peito com assimetrias de pulso.[4]

Embora seja o sintoma mais presente na dissecção de aorta, a dor torácica é também a queixa mais comum em pelo menos três outras entidades clínicas graves e mais frequentes: infarto agudo do miocárdio, embolia pulmonar e pericardite. O eletrocardiograma (ECG) pode ser útil para a exclusão da hipótese de infarto do miocárdio, entretanto a dissecção de aorta e o infarto do miocárdio podem coexistir em consequência da extensão da dissecção para o óstio de uma artéria coronária. Nos casos em que a presença de dissecção de aorta é excluída, a TC pode revelar outras anomalias que explicam a condição manifestada pelo paciente (p. ex., embolia pulmonar). A ecocardiografia transesofágica (ETE) é útil para a identificação das causas de dor torácica que não causada por dissecção da aorta (p. ex., isquemia cardíaca).

Quando a manifestação inicial da dissecção de aorta é a dor ou a disfunção de um membro em decorrência de alteração do suprimento sanguíneo, os diagnósticos neurológicos periféricos devem ser incluídos no diagnóstico diferencial. Uma dissecção de aorta pode envolver a artéria carótida e simular um AVE. O diagnóstico de dissecção de aorta deve ser considerado em qualquer paciente com um novo diagnóstico de derrame pericárdico, tamponamento pericárdico ou insuficiência aórtica.

Teste Diagnóstico

Os testes laboratoriais de rotina são de pouca valia no diagnóstico de dissecção de aorta. O nível de hemoglobina geralmente se apresenta normal ou inalterado em relação ao basal do paciente. Em geral, a contagem de leucócitos apresenta-se ligeiramente elevada. Ultimamente, observa-se crescente interesse no diagnóstico bioquímico da dissecção aguda de aorta, incluindo a quantificação de D-dímero.[16] Vários autores já sugeriram que um D-dímero negativo torna improvável um diagnóstico de dissecção de aorta,[16,17] mas atualmente existem evidências insuficientes que respaldem o uso do D-dímero como o único teste de rastreamento de dissecção de aorta. Além disso, as seguintes condições podem resultar em um D-dímero baixo ou falso-negativo em pacientes com dissecção comprovada de aorta: presença de hematoma intramural ou trombose, dissecção de curta extensão e paciente jovem. Estudos recentes também revelaram uma correlação negativa entre os valores absolutos do D-dímero e o tempo decorrido desde a manifestação dos sintomas.[17,18] Consequentemente, as recomendações de 2010 de várias instituições especializadas importantes, bem como do Clinical Policy Statement de 2014 do American College of Emergency Physicians, são contrárias à prática do uso do D-dímero para a exclusão da presença de dissecção de aorta.[19]

Eletrocardiografia

O ECG geralmente é útil para a exclusão de infarto do miocárdio; entretanto, 15% dos pacientes com dissecção de aorta podem apresentar alterações eletrocardiográficas sugestivas de isquemia.[4] As dissecções proximais que envolvem a artéria coronária direita podem mostrar um infarto do miocárdio da parede inferior, podendo ser difícil distinguir o conjunto de sintomas e sinais – dor, diaforese, hipotensão – daqueles associados ao infarto primário agudo do miocárdio. O ECG normalmente revela sobrecarga do ventrículo esquerdo em 26% dos casos, refletindo uma hipertensão crônica. Outros achados incluem alterações não específicas do segmento ST – onda T e ondas Q patológicas de infartos prévios. Em 31% dos casos, não são observadas quaisquer alterações no ECG (Tabela 75.1).[4]

TABELA 75.1

Características da Dissecção de Aorta de Acordo com o International Registry of Acute Aortic Dissection (IRAD)

TIPO DE DISSECÇÃO DE AORTA	DOR TORÁCICA (%)	SÍNCOPE (%)	SOPRO CARDÍACO DECORRENTE DE INSUFICIÊNCIA AÓRTICA (%)	DÉFICIT DE PULSO (%)	RADIOGRAFIA DE TÓRAX NORMAL (%)	RADIOGRAFIA DE TÓRAX COM AUMENTO DE MEDIASTINO (%)	ECG NORMAL (%)	ISQUEMIA (%)	HIPERTROFIA DO VENTRÍCULO ESQUERDO (%)
Todos (n = 464)	73	9	32	15	12	62	31	15	26
Tipo A (n = 289)	79	13	44	19	11	63	31	17	25
Tipo B (n = 175)	63	4	12	9	16	56	32	13	32

ECG, eletrocardiografia.
Adaptado a partir de Suzuki T, et al.: Clinician profiles and outcomes of acute type B aortic dissection in the current era: Lessons from the international registry of aortic dissection (IRAD). Circulation 108:312-317, 2003.

Radiografia de Tórax

Os estudos radiográficos simples do tórax apresentam-se anormais em 80% a 90% dos pacientes, mas as anomalias são inespecíficas e raramente diagnósticas.[4] O alargamento do mediastino está presente em até 61% das radiografias de tórax de pacientes com dor no peito. Esse aumento pode ocorrer em qualquer porção da aorta e pode ser difícil diferenciá-lo da tortuosidade aórtica associada à hipertensão crônica. A radiografia de tórax é normal em até 12% dos pacientes com dissecção de aorta (Tabela 75.1).[4] Portanto, o exame é inadequado para descartar a presença da doença.

Outros sinais radiográficos úteis são a aparência de dupla densidade da aorta, sugerindo a presença dos lúmens verdadeiro e falso, o abaulamento localizado ao longo de um contorno aórtico normalmente liso, a disparidade de calibre entre a aorta descendente e a aorta ascendente, a obliteração do botão aórtico e o deslocamento da traqueia ou tubo nasogástrico para a direita em decorrência da dissecção. Radiografias prévias de tórax, quando disponíveis, são úteis para fins de comparação. Independentemente dos resultados do exame, é necessário um imageamento mais detalhado no caso de dor torácica aguda e de preocupação com a eventual presença de dissecção de aorta.

Ecocardiografia

A ETE é uma ferramenta de baixa sensibilidade para a detecção de dissecção de aorta, uma vez que não visualiza o arco aórtico ou grande parte da aorta descendente, e a qualidade das imagens pode ser prejudicada devido ao biotipo do paciente. Na ausência de exames de imagem mais sensíveis, no entanto, a ecocardiografia transtorácica pode fornecer informações valiosas sobre a presença de derrame pericárdico ou regurgitação aórtica, além de ajudar a determinar se um tamponamento cardíaco é a causa da hipotensão em um paciente com dissecção de aorta.

A ecocardiografia transesofágica é altamente sensível (Tabela 75.2) para o diagnóstico de dissecção de aorta. A proximidade entre o esôfago com a aorta e a capacidade de utilizar frequências de transdução mais elevadas auxiliam na visualização da aorta em sua totalidade e na detecção de derrame pericárdico e regurgitação aórtica. A ecocardiografia transesofágica pode ser realizada rapidamente à beira leito com a administração de sedação ou anestesia leve e não requer exposição a radiação ou injeção de meios de contraste. Antigamente, era difícil visualizar a porção distal da aorta ascendente e do arco proximal devido à interposição da traqueia e do brônquio principal esquerdo cheios de ar, mas a avaliação desse chamado "ponto cego" hoje conta com o auxílio de transdutores biplano e multiplano.

A precisão diagnóstica da ecocardiografia transesofágica depende da experiência e da disponibilidade do ecocardiografista. Trata-se do método diagnóstico de escolha em muitas instituições para a detecção de dissecção da aorta[4] e é o procedimento preferencial para pacientes instáveis que não podem deixar o setor de reanimação ou a sala de cirurgia.

TABELA 75.2

Sensibilidade e Especificidade dos Exame de Imagem para o Diagnóstico de Dissecção da Aorta

EXAME	ETE	TC HELICOIDAL	IRM
Sensibilidade (%)	98	100	98
Especificidade (%)	95	98	98

TC, Tomografia computadorizada; IRM, imageamento por ressonância magnética; ETE, ecocardiografia transesofágica.
Extraído de Shiga T, Wajima Z, Apfel CC, et al.: Diagnostic accuracy of transesophageal echocardiography, helical computed tomography, and magnetic resonance imaging for suspected thoracic aortic dissection: Systematic review and meta-analysis. Arch Intern Med 166:1350–1356, 2006.

Tomografia Computadorizada

A aortografia por TC é um exame confiável para o diagnóstico da dissecção de aorta (Tabela 75.2) e é o exame diagnóstico de primeira escolha da maioria das instituições.[5] Os resultados sugestivos de dissecção da aorta incluem a dilatação da aorta, a identificação de uma aba de camada íntima e a clara demonstração dos lúmens falso e verdadeiro (Fig. 75.2). A tomografia computadorizada *multislice* está sendo utilizada em alguns centros como parte de um protocolo de TC para triplo descarte (TRO CT) para pacientes com risco baixo a moderado de síndrome coronária aguda em que se considera também a presença de embolia pulmonar e dissecção de aorta. Entretanto, a maior dose de radiação ionizante, os maiores volumes de material de contraste iodado e a baixa incidência de dissecção de aorta demonstrada nos estudos de TRO CT limitam a viabilidade do uso rotineiro desse método para descartar a presença de dissecção da aorta.

Ressonância Magnética

A ressonância magnética (RM) é uma opção favorável para a detecção de dissecção aórtica de baixo grau em pacientes estáveis com diagnóstico incerto. A sensibilidade e a especificidade são excelentes (Tabela 75.2). A RM geralmente demonstra o local da ruptura da camada íntima, o tipo e a extensão da dissecção, a presença de insuficiência aórtica e as velocidades diferenciais de fluxo nos lúmens verdadeiro e falso e nos ramos secundários da aorta sem a injeção de material de contraste ou a aplicação de radiação ionizante, além de ser uma técnica não invasiva. A sua disponibilidade, no entanto, é limitada e de difícil execução em pacientes instáveis. É uma ferramenta particularmente útil para a avaliação da dissecção aórtica crônica, no acompanhamento de pacientes no período pós-operatório e para o monitoramento da progressão da dissecção em pacientes não cirúrgicos.

Escolha do Exame Diagnóstico

Embora a suspeita de dissecção de aorta possa ser baseada na anamnese e no exame físico do paciente, exames diagnósticos são necessários para determinar ou descartar a doença. Com uma taxa de mortalidade superior a 1%/hora após o início dos sintomas, um exame diagnóstico deve ser realizado tão logo for viável.[4] Em geral, é necessário mais de um exame para a conclusão do diagnóstico e a avaliação de complicações correlatas.

A estratégia diagnóstica deve considerar o seguinte: (1) modalidades tecnológicas disponíveis na instituição; (2) sensibilidade e especificidade próprios da instituição para os exames diagnósticos; (3) benefícios do diagnóstico de hipóteses alternativas para a dor torácica; e (4) facilidade de realização de cada exame, espe-

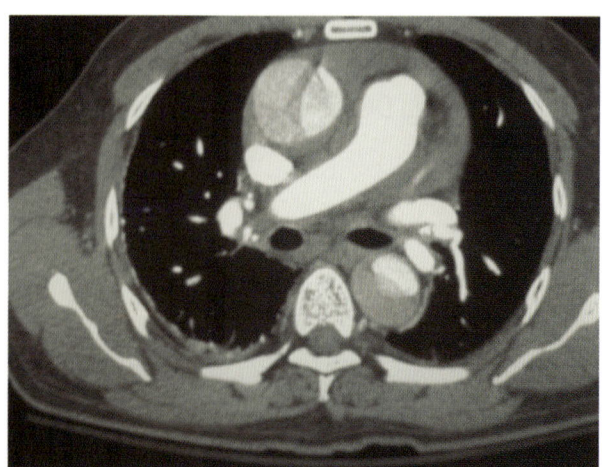

Fig. 75.2. Tomografia computadorizada evidenciando os lúmens verdadeiro e falso.

cialmente fora do horário comercial. Alguns exames (p. ex., TC, RM, aortografia) podem exigir o deslocamento de um paciente potencialmente instável para fora do departamento de emergência. No IRAD, o exame de escolha inicial foi a TC em 61%, a ETE ou a ETE em 33%, a aortografia em 4% e a RM em 2% dos pacientes.[4] A sensibilidade efetiva dos exames diagnósticos no IRAD foram de 93% na TC, 88% na ETE, 87% na aortografia e 100% na RM, e os pacientes realizaram em média 1,85 exames de imagem.[20] Uma metanálise sugeriu que a ETE, a TC helicoidal e a RM têm valor diagnóstico similar na confirmação ou no descarte da presença de dissecção da aorta.

A menos que as circunstâncias institucionais não permitam, a aortografia por TC com contraste é recomendada como o exame de primeira escolha. Em pacientes com insuficiência renal ou alergia ao contraste, ou aqueles considerados demasiadamente instáveis para submeter-se ao rastreamento por TC, a ETE é o método recomendado. Se o paciente tiver uma ecocardiografia transtorácica diagnóstica (i. e., positiva), o diagnóstico é estabelecido, mas exames confirmatórios adicionais podem ser necessários, dependendo da preferência do médico responsável pelo tratamento do paciente. Uma ecocardiografia transtorácica negativa não exclui a dissecção, razão pela qual o exame de imagem adicional é sempre indicado.

TRATAMENTO

Departamento de Emergência

A terapia precoce para dissecção de aorta é fundamental e deve ser iniciada antes mesmo da confirmação do diagnóstico, enquanto os exames diagnósticos ainda estão sendo realizados. Opioides devem ser administrados em doses adequadas para controlar a dor e reduzir o tônus simpático. Pacientes com dissecção de aorta normalmente estão hipertensos. Os dois objetivos do tratamento médico são a redução da pressão arterial e o decréscimo da taxa de elevação do pulso arterial (dP/dt), a fim de reduzir as forças de cisalhamento. Os alvos recomendados são uma pressão arterial sistólica de 100 a 120 mmHg e uma frequência cardíaca de menos de 60 batimentos/min.[1] Os bloqueadores beta-adrenérgicos constituem a pedra fundamental do tratamento da dissecção de aorta e são eficazes quando utilizados isoladamente, além da analgesia com opioides para controle da dor. Como os vasodilatadores – nitroprussiato de sódio ou fenoldopam, por exemplo – aumentam reflexivamente a frequência cardíaca, podendo aumentar também o dP/dt, esses agentes requerem o uso concomitante de um betabloqueador. Recomenda-se terapia inicial com esmolol ou labetalol, como descrito anteriormente, e uso de analgesia com opioides, como morfina ou fentanil, para a dor.

Terapia Recomendada

O esmolol e o labetalol são betabloqueadores tituláveis de curta ação que podem ser utilizados para o controle hemodinâmico no tratamento da dissecção de aorta. O esmolol é um betabloqueador de ação ultracurta administrado em um bólus inicial de 500 µg/kg, seguido por uma infusão de 50 a 200 µg/kg/min. Embora o esmolol seja usualmente utilizado no tratamento da dissecção aórtica, geralmente um agente complementar é necessário para intensificar seus efeitos anti-hipertensivos. O labetalol tem atividade alfa e betabloqueadora e é administrado inicialmente em um bólus de 20 mg IV a cada 5-10 minutos, aumentando gradativamente para 80 mg IV até que se obtenha uma frequência cardíaca de 60 batimentos/min ou que seja administrado um total de 300 mg. Uma infusão de manutenção de labetalol é então administrada na proporção de 1-2 mg/min. Se o paciente estiver normotenso, ainda assim se deve utilizar um betabloqueador para reduzir o dP/dt e manter uma frequência cardíaca de 60 batimentos/min. Em pacientes com histórico de doença pulmonar obstrutiva crônica ou risco de broncoespasmo, deve-se considerar a administração de um betabloqueador seletivo, como metoprolol ou atenolol.

Agentes Alternativos

O nitroprussiato de sódio era amplamente utilizado antes do advento do esmolol e do labetalol e é um agente razoável a ser usado, mas requer a administração concomitante de um betabloqueador para amenizar a taquicardia reflexa e é igualmente trabalhoso para ser preparado e administrado. A infusão inicial é de 0,5-3 µg/kg/min; essa infusão é ajustada para alcançar os mesmos objetivos hemodinâmicos descritos anteriormente.

A nitroglicerina intravenosa (IV) costuma ser utilizada inicialmente em pacientes com dor torácica de natureza hipertensiva e dissecção aórtica possível ou incerta. A nitroglicerina é um dilatador arterial menos eficaz do que o nitroprussiato e menos desejável do que o nitroprussiato para o tratamento de pacientes com dissecção de aorta. Assim como o nitroprussiato, a nitroglicerina deve ser acompanhada por um betabloqueador. O fenoldopam pode ser uma alternativa razoável ao nitroprussiato, embora também tenha demonstrado causar taquicardia reflexa e não tenha sido estudado especificamente em pacientes com dissecção de aorta.

A nicardipina pode ser utilizada como um agente de segunda linha em caso de baixa tolerância aos betabloqueadores. A nicardipina é um bloqueador vasosseletivo dos canais de cálcio pertencente à classe das di-hidropiridinas. A substância produz o seu efeito anti-hipertensivo mediante a redução da resistência vascular periférica e não tem efeito inotrópico negativo. Além disso, quando comparada com os nitratos, a nicardipina tem muito pouco efeito sobre a frequência cardíaca. Embora estudos recentes comparando a nicardipina com outros agentes tenham se mostrado promissores, o agente ainda não é utilizado como terapia de primeira linha.

Pacientes com hipotensão decorrente de ruptura da aorta ou tamponamento pericárdico devem ser reanimados com soluções IV e imediatamente transportados para a sala de cirurgia para que tenham chance de sobrevivência. A pressão arterial deve ser aferida nos quatro membros, se necessário, para que se tenha certeza de que não se trata de uma pseudo-hipotensão causada por uma aba de camada íntima obstruindo o membro em que a pressão arterial é mensurada. Em pacientes com hipotensão acentuada, a pericardiocentese pode elevar a pressão arterial enquanto o paciente aguarda a cirurgia definitiva.

Reparo Cirúrgico e Intervencionista

As dissecções aórticas agudas do tipo A requerem tratamento cirúrgico imediato. O segmento aórtico que contém a ruptura original da camada íntima é ressecado, quando possível, com a substituição da aorta ascendente por enxerto, de modo a permitir o redirecionamento do sangue para o lúmen verdadeiro. Na presença de insuficiência aórtica, a correção pode ser feita por meio de ressuspensão ou substituição da valva aórtica. Pacientes com dissecções do tipo A apresentam uma taxa de mortalidade intra-hospitalar de 27% quando tratados por meio cirúrgico, comparados com uma mortalidade de 56% daqueles tratados clinicamente.[11,21,22]

O tratamento definitivo das dissecções aórticas agudas do tipo B é menos claro. Em geral, esses pacientes tendem a representar riscos cirúrgicos maiores. As dissecções do tipo B são classificadas em dois grupos com base nos sintomas associados: complicadas e não complicadas. A dissecção complicada é qualquer dissecção com isquemia de órgão distal, sangramento ou ruptura, dilatação da aorta ou dor intratável e acomete 30% dos pacientes com dissecção aguda do tipo B. Os pacientes assintomáticos estáveis são classificados como não complicados.

As dissecções distais complicadas são tradicionalmente tratadas por meio cirúrgico, embora, na última década, essa prática esteja sendo contestada. As técnicas de reparo endovascular de aneurisma da aorta torácica (TEVAR) têm substituído a cirurgia no tratamento de dissecções complicadas do tipo B em muitos centros, especialmente em pacientes com isquemia renal e mesentérica.[7,8] Estudos recentes relataram que pacientes tratados por meio cirúrgico e aqueles tratados com endoprótese apresentaram taxas iniciais de mortalidade semelhantes, enquanto os resultados em longo prazo favorecem a abordagem intervencionista (Fig. 75.3).

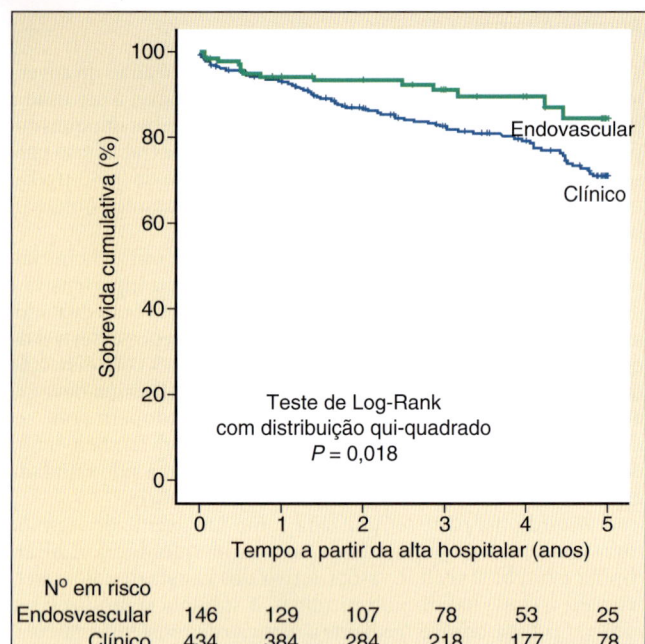

Fig. 75.3. Comparação gráfica da sobrevida em 5 anos proporcionada pelo tratamento clínico isolado *versus* por reparo endovascular do aneurisma de aorta torácica (TEVAR). (Cortesia de International Registry of Acute Aortic Dissection (IRAD) – Dr. Rossella Fattori, Daniel Montgomery, Dr. Luigi Lovato et al.)

Embora as evidências que respaldam o uso generalizado da intervenção endovascular pareçam promissoras, a decisão de implementar a terapia clínica de forma isolada ou combinada à intervenção intravascular é complicada e implica total conhecimento da condição específica de cada paciente. A decisão em relação à modalidade de tratamento possivelmente benéfica para um determinado caso deve ser do médico principal responsável pelo tratamento e do paciente, e a decisão deve envolver uma discussão dos possíveis riscos e benefícios de cada abordagem.

ENCAMINHAMENTO

Pacientes com dissecção da aorta do tipo A requerem interconsulta de emergência com um cirurgião cardiovascular, bem como manejo da pressão arterial e da frequência cardíaca no departamento de emergência antes mesmo do reparo intraoperatório. A internação hospitalar do paciente geralmente é necessária para que se mantenha o controle adequado dos parâmetros da pressão arterial e da frequência cardíaca. Pacientes com dissecção crônica da aorta já sobreviveram ao período de maior risco de mortalidade e normalmente são tratados com controle e rigoroso monitoramento da pressão arterial, a menos que eventuais complicações determinem o tratamento cirúrgico. Independentemente do tipo de terapia definitiva, todo paciente que tenha sofrido e sobrevivido a uma dissecção de aorta requer um cuidadoso tratamento em longo prazo. Com o tempo, as principais complicações que podem ocorrer são a reincidência da dissecção, o desenvolvimento de um aneurisma localizado e a insuficiência aórtica progressiva.

CONCEITOS-CHAVE

- A maioria dos pacientes com dissecção de aorta apresenta dor torácica, normalmente súbita, intensa e migratória. Dor no peito associada a sintomas neurológicos ou síncope aumenta a probabilidade de doença aórtica.
- Os achados do exame físico podem incluir pulso reduzido, sopro cardíaco decorrente de insuficiência aórtica e achados neurológicos, porém o exame físico sozinho geralmente não é diagnóstico, sendo um exame de imagem essencial para a confirmação ou exclusão da doença.
- Entre os exames confirmatórios, a aortografia por TC é a modalidade recomendada. A ecocardiografia transesofágica também é um excelente exame e pode ser utilizada quando a TC não estiver disponível ou em pacientes com alergia ao meio de contraste, insuficiência renal ou doença crítica que impeça a realização da TC.
- Pacientes com dissecção aórtica do tipo A requerem uma interconsulta de emergência com um cirurgião cardiovascular, bem como manejo adequado da pressão arterial e da frequência cardíaca no departamento de emergência antes do reparo cirúrgico.
- Pacientes com dissecção aguda do tipo B também requerem estabilização da pressão arterial e frequência cardíaca de modo a evitar a progressão dos sintomas e geralmente necessitam de internação hospitalar para monitoração. As decisões em relação ao tratamento em longo prazo de dissecções do tipo B devem ser baseadas nos sintomas atuais do paciente, nas decisões da equipe de cirurgia cardiovascular e na discussão com o paciente sobre os riscos e benefícios da terapia.

As referências para este capítulo podem ser encontradas on-line no website Expert Consult associado à obra.

CAPÍTULO 76
Aneurisma Aórtico Abdominal

Christopher B. Colwell | Charles J. Fox

PRINCÍPIOS

O aneurisma de aorta abdominal (AAA) é um aneurisma verdadeiro, ou seja, uma dilatação localizada da aorta que envolve as três camadas (íntima, média e adventícia) da parede arterial (Fig. 76.1). Um aneurisma falso, ou pseudoaneurisma, é uma coleção de sangue que se comunica com o lúmen arterial, mas não está confinado pela parede normal do vaso; ele é contido apenas pela adventícia ou pelo tecido mole circundante. Os pseudoaneurismas podem surgir de um defeito na parede arterial ou sangramento de uma anastomose após um reparo de AAA.

O AAA difere da dissecção aórtica, chamada incorretamente de aneurisma aórtico dissecante. Na dissecção aórtica, o sangue entra na camada média da aorta e disseca as camadas da sua parede (Cap. 75). O aneurisma aórtico e a dissecção aórtica são processos de doença muito diferentes, com apresentações clínicas, complicações, métodos de diagnóstico e tratamentos diferentes. Um aneurisma pode desenvolver-se em qualquer segmento da aorta, mas a maioria é infrarrenal. O diâmetro da aorta infrarrenal normal no adulto é de aproximadamente 2 cm e um diâmetro maior ou igual a 3 cm define um AAA.

Epidemiologia

O AAA é uma doença do envelhecimento, de prevalência crescente com o avançar da idade, sendo encontrado em 2% a 5% dos homens com mais de 50 anos de idade. A idade média no momento do diagnóstico é entre 65 e 70 anos de idade, com os homens sendo mais acometidos que as mulheres. O paciente frequentemente apresenta uma doença aterosclerótica oclusiva concomitante, incluindo o acometimento de coronárias, carótidas ou vasos periféricos, o que pode influenciar as apresentações clínicas, complicações e manejo. Diversos fatores de risco foram estabelecidos para o desenvolvimento do AAA, mas estes têm caráter epidemiológico, não são características individuais. A doença pode ser encontrada em 5% a 10% dos homens idosos que passam por rastreio com ultrassom, com uma prevalência crescente entre aqueles que possuem doença arterial coronariana ou doença vascular periférica concomitantes.[1] A presença ou ausência dos fatores de risco não deve influenciar significativamente as considerações do diagnóstico em qualquer paciente em particular (Tabela 76.1). Uma história familiar de AAA é um fator de risco extremamente importante; indivíduos com um parente de primeiro grau acometido têm um risco acentuadamente maior de também desenvolver um AAA. Embora o reconhecimento dos grupos de alto risco possa acelerar o diagnóstico da doença, a investigação do AAA não deve se restringir aos pacientes desses grupos. Evidências recentes sugerem que as mulheres podem sofrer atrasos no diagnóstico e têm uma pior mortalidade operatória após ruptura de um AAA, e até metade dos AAAs nos Estados Unidos ocorre em mulheres, em não tabagistas ou abaixo dos 65 anos.[2]

Fisiopatologia

Os AAAs tradicionalmente têm sido atribuídos à aterosclerose, mas pacientes com aterosclerose avançada apresentam doença oclusiva, não aneurismas. Pacientes com AAA possuem alterações bioquímicas que levam à perda de elastina e colágeno, os componentes estruturais principais da parede aórtica. A propensão para formar aneurismas pode ter também uma base genética, mas o modo exato de herança é desconhecido. A *Society for Vascular Surgery* recomenda denominar o AAA tipicamente degenerativo como 'inespecífico' em vez de 'aterosclerótico,' para refletir essa controversa que envolve sua etiologia. Os AAAs também podem ter etiologias específicas, como infecção, trauma, doenças do tecido conjuntivo e arterite. No entanto, esses aneurismas são raros quando comparados com os aneurismas degenerativos inespecíficos.

História Natural

Os AAAs aumentam progressivamente, resultando eventualmente em ruptura do aneurisma e hemorragia fatal. Embora outras complicações sejam possíveis, certamente a mais comum e mais importante clinicamente é a ruptura.

O fator determinante mais importante do risco de ruptura é o tamanho do aneurisma. O risco de ruptura aumenta dramaticamente com a expansão do aneurisma, e a maioria dos AAAs rotos tem diâmetro acima de 5 cm. A taxa de crescimento do AAA, além de outros fatores anatômicos, também pode ser importante na determinação do risco de ruptura.[3] Embora a ruptura dos aneurismas menores que 4 cm seja rara, nenhum aneurisma é completamente 'seguro.' Qualquer aneurisma pode romper e causar consequências importantes.

O AAA rompe comumente para o retroperitônio, onde a hemorragia pode ser limitada temporariamente pela formação de coágulos e tamponamento do sítio de ruptura, porém 10% a 30% apresentam ruptura intraperitoneal livre, o que costuma ser rapidamente fatal. Ocasionalmente, a ruptura ocorre para o trato gastrintestinal ou veia cava inferior.

Complicações podem surgir também de um AAA intacto. As paredes de um AAA frequentemente são revestidas por material coagulado e ateromatoso, que pode embolizar e ocluir vasos distais. As sequelas da oclusão e embolização podem ser as únicas pistas diagnósticas para o AAA. Trombose aórtica raramente ocorre e os pacientes podem ter ainda complicações devidas a compressão de estruturas adjacentes pelo aneurisma. Em aproximadamente 5% dos AAAs desenvolve-se uma densa reação inflamatória e fibrótica na parede aneurismática e no tecido retroperitoneal adjacente. Nesses AAAs 'inflamatórios', a fibrose periaórtica pode englobar e obstruir estruturas adjacentes, como ureteres ou duodeno.

A principal preocupação no paciente com um AAA é o potencial para ruptura do aneurisma, a qual pode ser prevenida apenas pelo reparo oportuno.

CARACTERÍSTICAS CLÍNICAS

Aneurismas Intactos

Como a maioria dos AAAs não provoca sintomas até sua expansão e ruptura, a prevalência dos sintomas nos pacientes com AAAs não rotos é difícil de determinar. Alguns pacientes podem ter sintomas

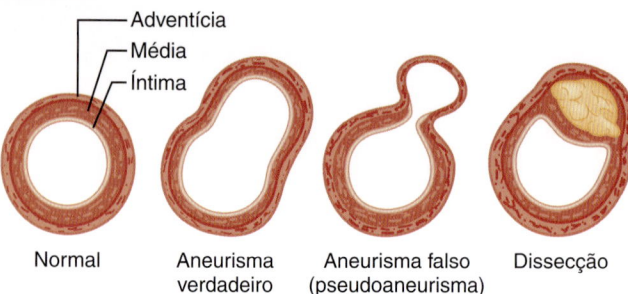

Fig. 76.1. Tipos de aneurismas aórticos. (Adaptado de LaRoy LL, et al.: Imaging of abdominal aortic aneurysms. Am J Roentgenol 152:785, 1989.)

TABELA 76.1
Prevalência dos Aneurismas Aórticos Abdominais em Grupos de Risco Selecionados

GRUPO	INCIDÊNCIA
Homens de 65 anos de idade ou mais[a,b]	5% a 10%
Pacientes com doença arterial coronariana[c] ou doença vascular periférica oclusiva[d]	10% a 15%
Irmãos de pacientes com aneurismas aórticos abdominais (AAAs)[e]	20% a 30%

[a]van Walraven C, et al.: Incidence, follow-up, and outcomes of incidental abdominal aortic aneurysms. J Vasc Surg 52:282-289, 2010.
[b]De Martino RR, et al.: Outcomes of symptomatic abdominal aortic aneurysm repair. J Vasc Surg 52:5-12, 2010.
[c]Hoffman B, et al.: Successful sonographic visualization of the abdominal aorta differs significantly among a diverse group of credentialed emergency department providers. Emerg Med J 28:472-476, 2010.
[d]Gupta PK, et al.: A comparison of open surgery versus endovascular repair of unstable ruptured abdominal aortic aneurysms. J Vasc Surg 60:1439-1445, 2014.
[e]United Kingdom EVAR Trial Investigators: Endovascular versus open repair of abdominal aortic aneurysm. N Engl J Med 362:1763-1871, 2010.

que levam à descoberta do aneurisma precocemente. Esses sintomas podem incluir dor em abdome, dorso ou flancos; sensação de massa abdominal ou plenitude; ou sensação de pulsações abdominais.

A dor associada aos aneurismas intactos estáveis costuma ter um início insidioso e uma qualidade vaga. Normalmente é constante, mas pode ser descrita como latejante ou em cólica. A dor súbita ou intensa é um sintoma ameaçador que sugere ruptura aórtica iminente ou ativa. Na maioria dos casos, o AAA é assintomático, sendo descoberto incidentalmente no exame físico, em um estudo radiológico feito por motivos não relacionados, ou por um programa de rastreio de aneurisma com ultrassonografia.[4] Os sintomas geralmente não se desenvolvem até o rompimento do mesmo.

O achado físico mais proeminente é de uma massa abdominal pulsátil, expansiva, acima do nível da bifurcação aórtica. Se as artérias ilíacas também estiverem aneurismáticas, a massa pode estender-se abaixo do umbigo. A borda direita de um AAA pode ser palpável à direita da linha média, enquanto uma aorta normal ou tortuosa normalmente não é. A maioria dos AAAs intactos é indolor; dor à palpação sugere expansão aneurismática ou ruptura.

Os aneurismas sintomáticos geralmente são grandes e frequentemente palpáveis ao exame abdominal cuidadoso. Do mesmo modo, o paciente com um aneurisma grande o bastante para justificar o reparo eletivo costuma apresentar uma massa palpável. No entanto, um AAA pode ser difícil de palpar se o aneurisma for pequeno ou o paciente for obeso. Dados da literatura indicam que 30% a 60% dos aneurismas íntegros medindo 3 a 3,9 cm na ultrassonografia podem ser detectados por palpação abdominal; 50% a 70% dos aneurismas medindo 4 a 4,9 cm e 75% a 85% dos aneurismas com 5 cm ou mais podem ser palpados. Esses dados baseiam-se no exame físico de pacientes com AAA íntegro e assintomático, sendo o exame direcionado especificamente para a mensuração da aorta. A dor à palpação é menos intensa quando o abdome não é palpado profundamente, nos pacientes hipotensos ou naqueles com defesa abdominal importante. Praticamente não há risco de causar ruptura do aneurisma através da palpação abdominal.

O exame físico pode evidenciar achados sugestivos de AAA mesmo com uma aorta de diâmetro normal. Uma aorta tortuosa pode dar a impressão de estar aumentada, e pulsações aórticas proeminentes, principalmente em pacientes magros, podem simular um aneurisma. Além disso, pulsações de uma aorta normal podem ser transmitidas para massas abdominais adjacentes. Portanto, na suspeita de AAA, o que inclui achados ao exame físico e anamnese, a investigação deve ser aprofundada.

O sopro abdominal é um achado incomum em pacientes com AAA. A presença de um sopro é também inespecífica, pois estes podem ser originados pela estenose de artérias renal, ilíaca ou mesentérica. Um sopro contínuo sugere o diagnóstico de uma fístula arteriovenosa, uma complicação rara do AAA. A perfusão distal geralmente é mantida, e a maioria dos pacientes possui pulso femoral normal. A redução dos pulsos pode ser resultante de uma doença oclusiva iliofemoral ou choque hemorrágico no paciente com aneurisma roto.

Complicações tromboembólicas podem ocorrer espontaneamente ou por ruptura de placas ateromatosas durante procedimentos intravasculares invasivos. Grandes êmbolos podem ocluir agudamente vasos principais, como as artérias ilíaca, femoral ou poplítea, causando isquemia dolorosa da extremidade inferior, com pulsos distais ausentes. Raramente o próprio aneurisma pode trombosar, deixando ambas as extremidades inferiores agudamente isquêmicas. Mais comumente, microêmbolos formados por cristais de colesterol ou coágulos obstruem vasos distais menores, como as artérias digitais dos dedos dos pés e as arteríolas e capilares da pele. Esses pacientes podem apresentar livedo reticular; um ou mais dedos dos pés frios, dolorosos e cianóticos; e pulsos pediosos palpáveis. Esta combinação de achados, chamada frequentemente de síndrome do dedo azul, é altamente sugestiva de uma fonte de embolia proximal. Quando a fonte é um AAA, o aneurisma frequentemente é muito pequeno para ser palpado e só é identificado através de investigação radiológica.

Em casos raros um AAA íntegro pode causar sintomas pela compressão das estruturas adjacentes, com os sintomas correspondentes às estruturas envolvidas. Os aneurismas grandes e de longo prazo podem causar erosão do corpo vertebral e dor lombar intensa. A compressão do duodeno entre a artéria mesentérica superior e um AAA pode causar obstrução duodenal, vômitos e perda de peso. A obstrução dos ureteres no paciente com aneurisma inflamatório pode causar sintomas sugestivos de cólica ureteral.

Aneurismas Rotos

Tríade Dor-Hipotensão-Massa

Embora a descrição clássica de um AAA roto seja a tríade de dor, hipotensão e massa abdominal pulsátil, muitos pacientes apresentam apenas um ou dois componentes desta tríade, e, às vezes, não possuem qualquer desses atributos clássicos.

A ruptura súbita muitas vezes é a primeira apresentação de um AAA. Não raramente porém, os pacientes podem ter um AAA previamente diagnosticado onde a decisão de não operar pode ter sido tomada pois o aneurisma era pequeno ou o paciente foi considerado de alto risco cirúrgico. Quaisquer sintomas novos ou agudos nesses pacientes devem ser considerados provenientes de ruptura aneurismática aguda. A maioria dos pacientes com um AAA roto sente dor no abdome, no dorso e no flanco. A dor é classicamente aguda, intensa e constante e, embora difícil de localizar, pode irradiar para o tórax, a coxa, a área inguinal ou o escroto. Uma história de dor pode ser difícil de se obter caso o estado mental do paciente estiver comprometido por hipotensão grave.

A origem da dor associada à ruptura do aneurisma não é claramente compreendida. Ela pode ser causada pela expansão da parede aórtica ou pela estimulação dos nervos sensoriais viscerais do retroperitônio. Dor idêntica pode ocorrer com os aneurismas íntegros, porém em expansão aguda, a qual pode ser impossível de diferenciar clinicamente dos aneurismas rotos.[5]

Nos pacientes com ruptura de aneurisma, a duração dos sintomas antes da apresentação pode variar radicalmente. Alguns pacientes apresentam-se imediatamente após a ruptura porque a dor é intensa, de início repentino e pode estar acompanhada por hipotensão. Em outros, a ruptura é contida inicialmente pelo retroperitônio, a perda sanguínea é pequena, a dor pode ser menor, aumentando e diminuindo, e a apresentação pode ser postergada. Alguns raros pacientes com AAA roto possuem sintomas por vários dias ou mesmo semanas antes de procurar atendimento médico; portanto, sintomas de longa duração não excluem o diagnóstico da doença.

A ruptura de um AAA pode vir acompanhada de náusea e vômito, além de dor ou, raramente ausente de dor intensa, e hemorragia súbita pode apresentar-se como síncope ou quase síncope. Mecanismos hemodinâmicos compensatórios podem restaurar a pressão arterial e a perfusão cerebral para os níveis normais. A melhora transitória dos sintomas é comum, mas será seguida por deterioração hemodinâmica se o diagnóstico e o tratamento forem postergados. Os AAAs rotos costumam ser grandes e em pacientes não obesos uma massa abdominal pode ser palpável. O exame do abdome pode ser difícil se defesa abdominal estiver presente ou se um íleo causar distensão importante; e as pulsações aórticas podem não ser proeminentes se a pressão arterial for baixa.

A hipotensão é o componente menos consistente da tríade, ocorrendo em aproximadamente metade dos pacientes e sendo frequentemente um achado tardio. Quando a perda sanguínea inicial é pequena, os sinais vitais podem ser normais. Estes pacientes com sinais vitais inicialmente normais estão mais propensos a serem diagnosticados equivocadamente e podem deteriorar e tornar-se hipotensos de modo rápido e imprevisível,

Ocasionalmente, a ruptura para o retroperitônio é ocluída e contida por muitas semanas ou meses. Quando isso ocorre, os pacientes desenvolvem dor abdominal ou lombar, presumivelmente na hora do sangramento do aneurisma, que subsequentemente diminui ou se resolve completamente. Se o diagnóstico for feito, ruptura crônica (hematoma organizado) é encontrada na cirurgia. Esses pacientes podem ter dor crônica e progredir para ruptura livre e hemorragia maciça a qualquer momento.

Fístula Aortoentérica

Uma fístula aortoentérica (FAE) primária é formada quando um AAA não corrigido erode para o trato gastrointestinal, na maioria das vezes para a terceira ou quarta porções do duodeno. A FAE secundária, uma comunicação entre o sítio da cirurgia aórtica prévia e o trato gastrintestinal, pode ocorrer como uma complicação após o reparo do AAA e deve ser considerada em qualquer paciente com sangramento gastrintestinal grave e história de colocação de prótese aórtica. Um AAA pode romper no trato gastrintestinal (FAE) ou na veia cava inferior (fístula aortocaval).

No início da formação de uma FAE primária, o AAA adjacente erode através da parede intestinal, de fora para dentro. Isso pode levar ao extravasamento do conteúdo intestinal, com infecção local e formação de abscesso. Eventualmente, o rompimento da parede aórtica leva a uma FAE e sangramento gastrintestinal. Pacientes com uma FAE podem ter dor abdominal ou lombar, febre e outros sinais de infecção intra-abdominal, ou sangramento gastrintestinal. Como a maioria dessas fístulas são duodenais, a hemorragia geralmente se manifesta como hematêmese ou melena. O sangramento inicial resulta da erosão dos vasos na parede intestinal e frequentemente é oculto ou em pequena quantidade. O sangramento maciço no lúmen intestinal decorrente da ruptura pode ocorrer dias ou mesmo semanas após o sangramento inicial. A FAE primária, embora rara, deve ser considerada em qualquer paciente com mais de 50 anos de idade e sangramento gastrintestinal maciço não explicado. Um AAA diagnosticado através da história, exame físico ou outra modalidade diagnóstica, apresentando sangramento gastrintestinal deve levantar a hipótese de uma FAE.

Fístula Arteriovenosa (Aortocaval)

Uma fístula arteriovenosa (geralmente aortocaval) surge quando uma inflamação periaórtica causa aderências entre a aorta e uma veia adjacente, com a pressão sobre as paredes do vaso causando o desenvolvimento de uma comunicação arteriovenosa. Se houver extravasamento de sangue concomitante para o retroperitônio, a apresentação clínica é similar à de outros pacientes com AAAs rotos. Mais comumente, no entanto, o aneurisma rompe para a veia cava, sem extravasamentos, e os sinais e sintomas de uma grande fístula arteriovenosa dominam o quadro clínico. Assim como em outros pacientes com AAAs, um paciente com uma fístula arteriovenosa pode ter dor abdominal ou lombar. Um aneurisma que se torna fistuloso com a veia cava geralmente é grande e 80% a 90% são palpáveis. Um sopro abdominal contínuo pode ser auscultado em aproximadamente 75% dos pacientes com fístulas arteriovenosas e 25% dos pacientes têm frêmito abdominal palpável. O desvio de sangue do sistema arterial para o venoso aumenta a pressão venosa, volume venoso e retorno venoso para o coração. Sinais e sintomas de insuficiência cardíaca congestiva de alto débito (dispneia, distensão venosa jugular, edema pulmonar) frequentemente estão presentes. Maior volume e pressão venosos podem causar edema de extremidades inferiores ou cianose, e as veias superficiais dilatadas podem ser vistas em membros inferiores ou parede abdominal. Distensão e ruptura das veias na mucosa da bexiga podem causar hematúria macroscópica ou microscópica e sangramento retal pode ocorrer por razões semelhantes. Devido ao desvio de sangue arterial para o sistema venoso, as extremidades inferiores podem ficar frias e com pulso reduzido.

O paciente com uma fístula arteriovenosa frequentemente tem insuficiência renal causada por uma diminuição na perfusão renal como consequência da insuficiência cardíaca congestiva de alto débito e da maior pressão venosa renal. Esses pacientes podem exibir hematúria, o que é comum na presença de uma fístula arteriovenosa, mas não em outros casos de AAAs. A tomografia computadorizada (TC), e de preferência a angiotomogradia computadorizada (ATC), podem ser úteis no diagnóstico ou exclusão da formação de fístula arteriovenosa.

DIAGNÓSTICOS DIFERENCIAIS

Sintomas sugestivos de AAA roto; dor abdominal, lombar ou em flancos, com ou sem hipotensão, também podem ser encontrados em outros diagnósticos, o que pode levar a atrasos ou falha diagnóstica (Quadro 76.1). O erro diagnóstico mais comum é de cólica renal, seguido por pancreatite, isquemia intestinal, outros distúrbios intra-abdominais inespecíficos e dor lombar musculoesquelética. A apresentação de dor epigástrica e hipotensão pode

---

QUADRO 76.1

Erros de Diagnóstico Comuns nos Pacientes com Aneurismas Aórticos Abdominais Rotos

Cólica renal
Abdome agudo
Pancreatite
Isquemia intestinal
Diverticulite
Colecistite
Apendicite
Víscera perfurada
Obstrução intestinal
Dor lombar musculoesquelética
Infarto agudo do miocárdio

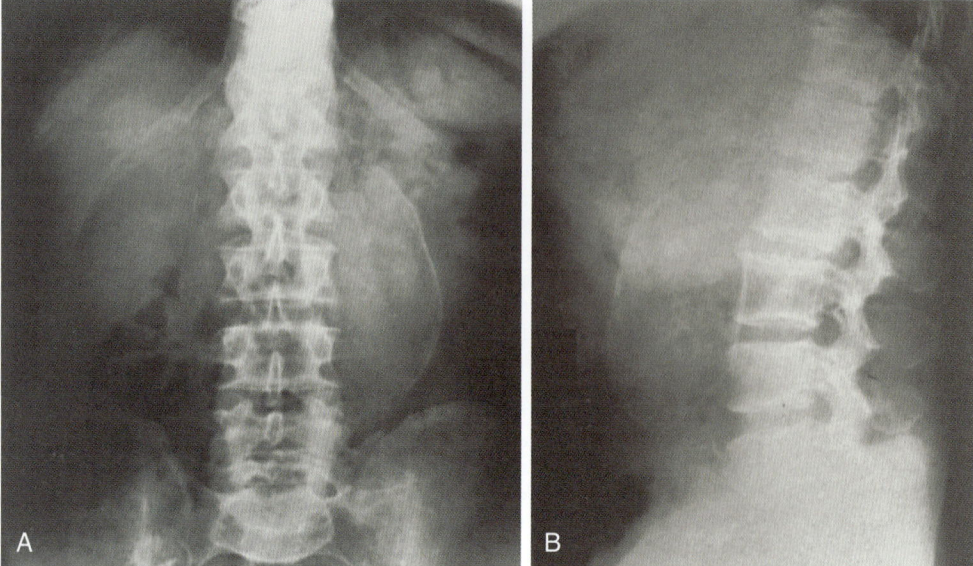

Fig. 76.2. Visão anteroposterior **(A)** e lateral **(B)** de grandes aneurismas aórticos abdominais (AAAs) com calcificação da parede aórtica. (Extraído de Juergens JL, et al.: Peripheral vascular diseases, ed 5, Philadelphia, 1980, WB Saunders; by permission of the Mayo Foundation.)

levar a um diagnóstico presuntivo de infarto agudo do miocárdio pois pacientes com ruptura de AAA costumam ter doença arterial coronariana concomitante, e a perda sanguínea decorrente de um aneurisma roto pode diminuir a perfusão coronariana e causar dor torácica ou alterações eletrocardiográficas coerentes com isquemia cardíaca. No contexto de dor abdominal ou lombar, esses achados não excluem a presença de um AAA roto.

Ruptura do AAA deve ser considerada nos pacientes de meia-idade ou idosos com qualquer componente da tríade clássica de dor, hipotensão e uma massa abdominal pulsátil. A hipótese de AAA roto também deve ser considerada ao se fazer os diagnósticos apresentados no Quadro 76.1, especialmente quando o diagnóstico não for claro ou o paciente apresentar alto risco de ter um AAA.

TESTES DE DIAGNÓSTICO

Radiografia Abdominal

A radiografia simples não é indicada na avaliação de um paciente com suspeita de AAA. Uma radiografia abdominal simples normal não exclui a presença de um AAA e raramente identifica patologia alternativa. Mesmo se um aneurisma for identificado na radiografia simples devido a calcificação, as imagens de TC são necessárias para identificar se o aneurisma é um achado acidental ou a causa da apresentação do paciente (Fig. 76.2)

Ultrassonografia

A ultrassonografia é praticamente 100% sensível na detecção dos AAAs (Fig. 76.3) quando pode ser obtido um estudo tecnicamente adequado. As mensurações do diâmetro aórtico são altamente precisas e reprodutíveis. Como é relativamente barata e não necessita de meios de contraste ou exposição à radiação, a ultrassonografia também é utilizada para rastreio de aneurismas e acompanhamento de pacientes com a doença após a avaliação prévia com a ATC.

A ultrassonografia *point of care* tem vantagens distintas na avaliação emergencial de um paciente com uma suspeita de AAA roto.

Ela pode ser feita rapidamente no leito do paciente, eliminando a necessidade de levar um paciente potencialmente instável para a sala de radiologia. Caso seja visualizada uma aorta de diâmetro normal por todo o seu curso abdominal, o paciente não tem um AAA. Além disso, por vezes, a ultrassonografia fornece explicações alternativas para a dor do paciente ao revelar outras condições, como colecistite aguda. Emergencistas podem identificar com pre-

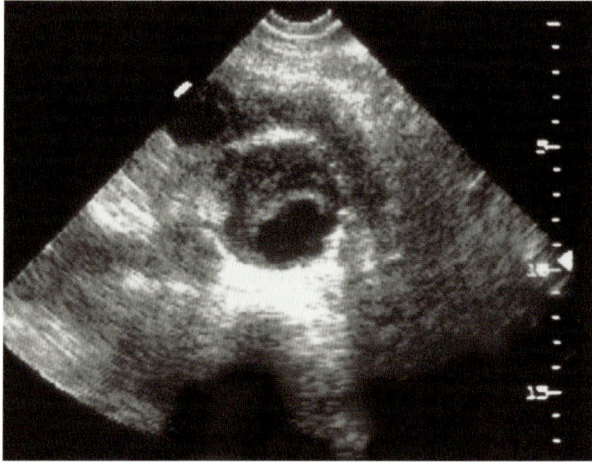

Fig. 76.3. Ecografia transversal de um aneurisma ártico abdominal (AAA). O lúmen patente central é circundado por um trombo mural ecogênico. (Cortesia do Dr. Richard Rensio.)

cisão a etiologia da dor abdominal não traumática aguda, incluindo os AAAs usando ultrassom *point of care*.[6]

A ultrassonografia à beira leito tem certas limitações, incluindo a maior dependência do operador em comparação com as demais modalidades e, portanto, é mais propensa a erros de técnica ou interpretação. A aorta pode não ser bem visualizada em decorrência de obesidade ou excesso de gases intestinais com maior frequência no departamento de emergência (DE), do que em estudos eletivos.[7] Embora a ultrassonografia seja extremamente sensível na detecção de um AAA, o exame não é confiável para determinar se o mesmo rompeu.

O sangue retroperitoneal ou intraperitoneal livre, visualizado na presença de um AAA, confirma a ruptura. No entanto, a sensibilidade da ultrassonografia à beira leito para detectar sangue extraluminal é muito baixa. O propósito do estudo é confirmar ou excluir a presença do aneurisma; o quadro clínico (ou uma TC) deve ser utilizado para determinar a probabilidade de ruptura. A ultrassonografia com o uso de meios de contraste pode ajudar na detecção de sangramento, mas a utilidade clínica desta modalidade ainda não foi determinada. Caso a ultrassonografia revele um AAA em um paciente instável, a ruptura do aneurisma pode ser presumida e avaliação cirúrgica emergencial para consideração de reparo do aneurisma deve ser iniciada.

Tomografia Computadorizada

A TC abdominal é o teste de diagnóstico de escolha na avaliação do paciente estável com suspeita de ruptura de AAA, tendo praticamente 100% de acurácia na determinação da presença ou não de um AAA ou de sangramento do mesmo. A TC também fornece informações anatômicas detalhadas sobre o aneurisma.

Um meio de contraste intravenoso é desejável, mas não essencial, nas situações de emergência. Na presença de hipotensão prolongada importante ou doença renal conhecida, o contraste intravenoso deve ser evitado para prevenir a nefropatia induzida por contraste. O contraste intravenoso torna o lúmen aórtico opaco, distinguindo o lúmen patente do trombo mural. Ele também pode evidenciar fibrose periaórtica, pois o tecido mole que circunda um AAA inflamatório frequentemente vai ser realçado. Embora o contraste intravenoso não seja necessário para identificar o aneurisma ou a hemorragia aguda, ele será crucial para o dimensionamento e o planejamento precisos se uma abordagem endovascular estiver sendo considerada.

A TC é muito mais sensível do que a ultrassonografia na detecção de hemorragia retroperitoneal associada à ruptura aneurismática. A sensibilidade relatada aproxima-se de 100% com o uso de tecnologia de escaneamento atual, às vezes ocorrendo estudos falso-negativos nas rupturas muito pequenas. O sangue é visualizado como um acúmulo de fluido retroperitoneal adjacente ao aneurisma, frequentemente no espaço perinéfrico ou ao longo do musculo psoas (Fig. 76.4).

Embora a TC às vezes revele sinais de ruptura aneurismática iminente, ela não consegue determinar de modo confiável se um AAA é a causa da dor do paciente ou se a ruptura do aneurisma é iminente. Uma causa alternativa da dor poderá ser considerada apenas se a TC não evidenciar o aneurisma ou se exibir um aneurisma intacto e demonstrar claramente uma explicação alternativa para os sintomas do paciente.

Outras Modalidades Diagnósticas

A angiografia convencional não tem lugar na avaliação de emergência de suspeita de AAA roto. Como o contraste realça apenas o lúmen patente e não o trombo mural, a angiografia frequentemente subestima o tamanho do aneurisma e pode simplesmente não demonstrar a presença do mesmo. Além disso, a angiografia é demorada e realizada fora do departamento de emergência. Se forem necessárias informações detalhadas sobre a anatomia do aneurisma ou de sua relação com os vasos próximos, a angiotomografia poderá fornecer essas informações.

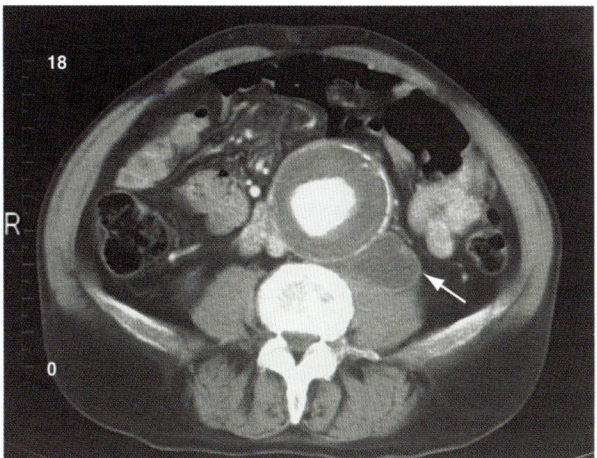

Fig. 76.4. Tomografia computadorizada (TC) de aneurisma aórtico abdominal (AAA) roto, com calcificação da parede aórtica e trombo intraluminal. O lúmen patente é realçado pela administração de meio de contraste, já o hematoma periaórtico (seta) não. (Cortesia do Dr. Richard Rensio.)

A imagem por ressonância magnética e a angiografia por ressonância magnética são muito demoradas, logisticamente complicadas e não possuem benefícios em relação à TC. Estes exames não são indicados na avaliação de um paciente com suspeita de AAA no departamento de emergência.

TRATAMENTO

Aneurismas Rotos

O paciente com ruptura de AAA é instável até que a aorta seja clampeada na sala de cirurgia ou estabilizado com técnicas endovasculares. Nenhum paciente com uma ruptura aórtica confirmada ou suspeita deve ser considerado estável, independente dos sinais vitais ou do nível de hemoglobina inicial. O AAA roto é uma doença tempo-dependente e os pacientes levados para a sala de cirurgia logo após a chegada ao departamento de emergência têm uma taxa de sobrevivência muito maior do que os pacientes com atendimento cirúrgico postergado. Assim que o paciente chega no departamento de emergência, devem ser providenciados acessos intravenosos de grosso calibre e uma amostra de sangue deve ser enviada para tipagem e prova cruzada. Pelo menos seis unidades de sangue devem ser disponibilizadas inicialmente, com a notificação para o banco de sangue da possível necessidade de transfusão maciça.[7] As equipes cirúrgica e anestésica devem ser notificadas em caráter de emergência. O tratamento posterior dependerá do estado hemodinâmico e do nível de incerteza diagnóstica. O paciente hemodinamicamente instável no qual foi diagnosticado um AAA roto ou onde há uma forte suspeita da doença deve ser levado para a sala de cirurgia o mais rápido possível (neste capítulo, o termo 'sala de cirurgia' inclui locais que podem ser utilizados para reparo endovascular de aneurisma) e os testes para diagnóstico devem ser restringidos ao essencial. O diagnóstico frequentemente pode ser feito com base na clínica e a ultrassonografia *point of care* pode rapidamente confirmar ou excluir a presença de um aneurisma. Uma TC de cortes finos com contraste IV do abdome e da pelve é adequada apenas se puder ser obtida rapidamente sem comprometer o cuidado do paciente. Testes demorados podem levar ao atraso evitável do tratamento definitivo e a um aumento do risco de exsanguinação. Os pacientes hipotensos podem ter que ser levados para a sala de cirurgia com base no forte pressuposto clínico do diagnóstico, sem uma imagem diagnóstica definitiva. Alguns desses pacientes não terão aneurismas rotos, mas geralmente apresentam outras condições abdominais agudas que exigem laparotomia.

Tentativas de ressuscitar esses pacientes até o ponto de normalização dos sinais vitais no departamento de emergência podem desperdiçar um tempo precioso e devem ser evitadas. Os pacientes hipotensos precisam ser conduzidos para a sala de cirurgia para que a aorta seja clampeada ou ocluída com um balão, detendo a hemorragia.

Ressuscitação Volêmica

A quantidade certa de volume para reanimação pré-operatória continua sendo controversa. A hipotensão pré-operatória é o mais forte indicador de mortalidade no paciente com um AAA roto, embora a correção da hipotensão antes do clampeamento da aorta possa não melhorar a mortalidade e até mesmo ser nociva, já que a hipotensão desacelera o sangramento nos pacientes com AAA e permite a formação de coágulo e tamponamento do sítio de ruptura. O aumento do volume intravascular e da pressão arterial antes da oclusão da aorta pode desalojar coágulos e provocar mais sangramento.[8] Grandes volumes de solução cristaloide podem contribuir para o sangramento ao piorar a acidose e causar coagulopatia por diluição. Essas preocupações são similares às dos pacientes com trauma penetrante e hemorragia não controlada.

No entanto, postergar a ressuscitação dos pacientes hipotensos até a chegada à sala de cirurgia também pode ter efeitos deletérios. O paciente com um AAA roto frequentemente sobrevive à cirurgia, mas morre no período pós-operatório precoce. Essas mortes são causadas por complicações da hipotensão prolongada, como infarto do miocárdio, insuficiência respiratória e insuficiência renal. O paciente com ruptura de AAA geralmente é idoso, frequentemente tem condições coexistentes e tolera mal a hipovolemia e a hipotensão. Não há estudos prospectivos comparando os diferentes regimes volêmicos pré-operatórios nos pacientes hipotensos com AAAs rotos e a estratégia ideal de reposição ainda não foi determinada. A prioridade nesses pacientes é o transporte rápido para a sala de cirurgia para o controle definitivo da hemorragia aórtica. No contexto pré-hospitalar e no departamento de emergência antes de a cirurgião e a sala de cirurgia estarem disponíveis, a pressão arterial deve ser elevada com cristaloides ou, de preferência, hemoderivados até um nível que mantenha a perfusão cerebral e miocárdica adequada. O objetivo é prevenir a falha irreversível de órgãos distais. Um alvo de pressão arterial arbitrário não pode ser especificado porque a pressão arterial necessária para a perfusão de órgãos vitais varia entre pacientes, mas um objetivo razoável é uma pressão arterial sistólica entre 80 a 100 mmHg. Se tiverem que ser administrados hemoderivados em quantidade maciça, plasma fresco congelado (FFP) e concentrados de hemácias (PRBCs) são benéficos nos pacientes com AAAs rotos.[8] Assim como nos pacientes do trauma uma proporção de PRCB : FFP menor que 2:1 resulta em redução da mortalidade.[8]

Raramente pacientes com um AAA roto podem estar hipertensos na admissão em razão de dor ou hipertensão crônica subjacente. Diferente da dissecção aórtica, não existe evidência de que baixar a pressão arterial traz benefícios para o paciente com um AAA roto e esses pacientes correm risco de desenvolver hipotensão acentuada.

Confirmação do Diagnóstico

Se for diagnosticado um AAA à beira-leito (exame abdominal ou ultrassonografia *point of care*), o cirurgião deve proceder imediatamente para a sala de cirurgia com um diagnóstico clínico de ruptura aneurismática, pois um atraso na cirurgia coloca o paciente em risco de deterioração hemodinâmica súbita e imprevisível. Se o paciente permanecer hemodinamicamente estável e um AAA não puder ser identificado com um teste *point of care*, ou se for necessário o detalhamento anatômico para o reparo endovascular, uma TC abdominal deve ser obtida. O exame irá confirmar ou excluir a presença de um aneurisma, definir a anatomia aórtica e determinar a adequabilidade do paciente para o reparo endovascular. O paciente enviado para TC deve ser monitorado atentamente e levado para a sala de cirurgia em caráter de emergência se houver deterioração hemodinâmica.

A TC pode proporcionar a confirmação da ruptura, permitindo que o cirurgião evite as complicações da cirurgia de emergência em um paciente com um aneurisma íntegro. Como a cirurgia de emergência pode não permitir a avaliação anatômica detalhada e o planejamento pré-operatório cauteloso ou a avaliação e otimização da função cardiopulmonar e renal do paciente, os doentes levados para cirurgia de emergência, nos quais foi constatada a presença de aneurismas sintomáticos íntegros, têm uma taxa de mortalidade maior do que os pacientes submetidos a reparo aneurismático eletivo.[5]

Cirurgia e Mortalidade

O AAA roto é geralmente fatal, a menos que seja tratado cirurgicamente. Desse modo, uma vez que o diagnóstico foi estabelecido, deve-se tentar o reparo na quase totalidade dos pacientes. Diversas tentativas de identificar os pacientes com uma probabilidade de sobrevivência muito baixa foram feitas, sendo sugerido que a cirurgia possa ser suspensa em pacientes com parada cardíaca pré-admissão ou no departamento de emergência. No entanto, não existem variáveis que possam ser avaliadas no DE, incluindo a parada cardíaca, que sejam universalmente preditivas de um resultado fatal. O reparo é indicado, a menos que o paciente tenha comorbidades que tornem a cirurgia desproporcionada, tenha um representante ou uma procuração de saúde recusando a cirurgia ou se o paciente estiver mentalmente capaz e recusar a cirurgia.

A hipotensão pré-operatória é o indicador mais relevante de mau resultado nos pacientes submetidos à cirurgia.[8]

Embora pacientes com ruptura de AAA tenham uma mortalidade de 30% a 40% com o reparo aberto, o reparo endovascular dos aneurismas rotos está ficando cada vez mais comum, mesmo nos pacientes instáveis. Existem evidências de que centros com alta demanda, experientes no reparo endovascular, têm uma morbidade operatória e uma taxa de mortalidade muito menores.[9,10]

Nem todos os pacientes com aneurismas rotos terão uma aorta anatomicamente adequada para o reparo endovascular. O método de reparo dependerá da preferência e do conjunto de habilidades do cirurgião, bem como da capacitação e adequabilidade institucional para uma abordagem endovascular. O planejamento do cuidado desses pacientes deve incluir o desenvolvimento de um protocolo ou guia acessíveis que aconselhem a equipe do departamento de emergência sobre quais serviços devem ser mobilizados e quais testes de diagnóstico devem ser feitos nos pacientes com suspeita de ruptura de AAA.

Aneurismas Íntegros, Assintomáticos

Um diagnóstico acidental de AAA pode ocorrer no departamento de emergência. A decisão de reparar um aneurisma assintomático depende do risco de ruptura do aneurisma, das comorbidades e do risco cirúrgico. O risco cirúrgico é determinado pela idade e pelas comorbidades do paciente, enquanto o risco de ruptura é basicamente uma função do tamanho do aneurisma.

Em dois ensaios clínicos, um dos quais com um acompanhamento de longo prazo, pacientes com aneurismas pequenos (< 5,5 cm) foram randomizados para cirurgia precoce ou acompanhamento rigoroso. No segundo grupo, os aneurismas foram acompanhados com ultrassons ou TCs seriadas e a cirurgia foi realizada apenas se quaisquer sintomas se desenvolveram, com documentação de expansão rápida ou ao atingir um diâmetro de 5,5 cm. Ambos os estudos mostraram taxas de sobrevivência equivalentes nos dois grupos. Consequentemente, hoje menos aneurismas pequenos são reparados em caráter eletivo, levando possivelmente a um grupo maior de pacientes que podem chegar ao departamento de emergência com complicações de um AAA.

Reparo Tradicional

A técnica convencional para reparo dos AAAs é uma abordagem aberta com laparotomia. O aneurisma é aberto longitudinalmente e reparado de dentro para fora (Fig. 76.5). Uma prótese é inserida dentro do aneurisma e anastomosada nos vasos não envolvidos acima e abaixo, uma vez ligados os vasos lombares e evacuado o trombo mural. Sempre que possível, utiliza-se uma prótese reta entre a aorta infrarrenal e distal, mas se o aneurisma envolver a

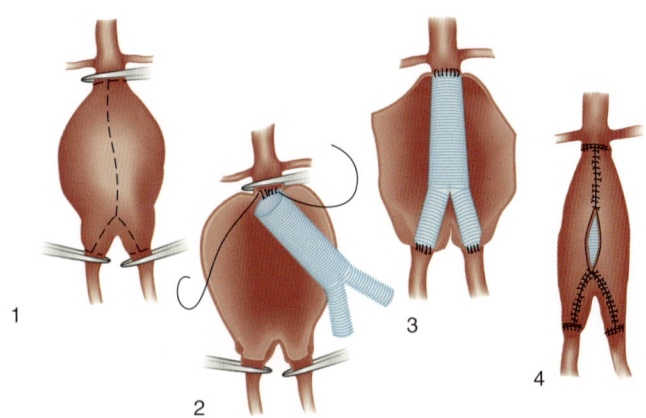

Fig. 76.5. Etapas no reparo de um aneurisma aórtico abdominal (AAA). Ver detalhes no texto. (Extraído de Kent KC, et al.: Surgical principles for operative treatment of aortic aneurysms. In Lindsay J Jr, editor: Diseases of the aorta, Philadelphia, 1994, Lea & Febiger, p 287.)

A bifurcação aórtica ou se estiver presente uma doença aneurismática ou oclusiva da artéria ilíaca, utiliza-se uma prótese bifurcada com a anastomose distal nas artérias ilíaca ou femoral. A coagulopatia é tratada e a parede do aneurisma é fechada em torno da prótese para ajudar a separá-la das estruturas adjacentes do retroperitônio. O intestino é inspecionado e a parede abdominal é frequentemente manejada com fechamento abdominal temporário usando curativo à vácuo durante o tratamento dos aneurismas rotos.

Reparo Endovascular

Mais da metade de todos os reparos de AAA é feita atualmente sem laparotomia, com o uso de técnicas endovasculares.[11] A mortalidade perioperatória é mais baixa do que no reparo aberto, mas não está claro se este benefício de mortalidade se sustenta no longo prazo.[12] Estudos mais recentes sugerem que a vantagem de sobrevida é mantida por 3 anos.[13] Diversos estudos citam uma redução clara na mortalidade precoce associada ao reparo do aneurisma endovascular (EVAR), mas continuam a enfatizar a importância de uma abordagem algorítmica organizada com uma equipe especializada.[14] Os pacientes hemodinamicamente estáveis são submetidos a uma ATC rápida de 64 cortes com reconstrução tridimensional. Embora muitos hospitais tenham salas de cirurgia híbridas, o EVAR pode ser feito com fluoroscopia portátil na sala de cirurgia.

Os pacientes estáveis podem ser submetidos à dissecção femoral bilateral para a passagem de cateteres e fios, dentro da sala de cirurgia. Entretanto, os pacientes instáveis podem exigir acesso transfemoral com um cateter 12 French seguido por oclusão com balão aórtico no departamento de emergência. Uma vez realizado um arteriograma com um cateter angiográfico de medição o plano endovascular é formulado, a menos que haja TC com contraste disponível para dimensionar a endoprótese.

Uma endoprótese (enxerto de tecido suportado por uma armação de nitinol) é colocada na artéria femoral percutaneamente ou através de uma incisão na virilha e avançada sob orientação fluoroscópica até uma posição que abranja o aneurisma infrarrenal (Fig. 76.6A). O ramo ilíaco contralateral é colocado de modo a formar uma prótese bifurcada (Fig. 76.6B). Uma vez na posição, a prótese é implantada e expandida para se encaixar firmemente contra as paredes da aorta. Esses dispositivos de autoexpansão têm forças radiais, mas também são superdimensionados em 10% a 20% para garantir a vedação adequada. Existem diversos dispositivos aprovados pela Food and Drug Administration (FDA) e todos têm características únicas. Os critérios-padrão para uso incluem um diâmetro aórtico transversal entre 18 e 32 mm, angulação menor que 60 graus e comprimento do colo (distância da artéria renal ao início do aneurisma) maior que 10 mm, diâmetro da zona de acomodação ilíaca entre 10 e 22 mm e diâmetro do acesso femoral maior que 8 mm.[12] O reparo endovascular resulta em reintervenções mais frequentes por complicações relacionadas com a endoprótese.[12] Como nem todos os aneurismas são prontamente adequados para o reparo endovascular, são necessárias as imagens e o planejamento pré-operatórios para determinar essa adequabilidade. Além disso, os pacientes que fizeram um reparo aneurismático endovascular continuam em risco de várias complicações – a mais importante sendo a ruptura do aneurisma.[12] Alguns autores sugerem hoje que o reparo endovascular passou a ser a primeira opção do tratamento do AAA em quase todos os pacientes com condição anatômica, fator mais importante para indicação de reparo aberto.[15] A falta de material e de experiência local com intervenções endovasculares continua a ser a maior barreira para a aplicação universal dessas tecnologias em evolução no uso emergencial. O reparo endovascular percutâneo está se tornando mais comum e pode representar uma alternativa adequada para o reparo vascular aberto em alguns pacientes.[16]

Sobrevivência

A taxa de mortalidade operatória do reparo eletivo de AAA é aproximadamente 1% a 2% com o reparo endovascular e 3% a 5% com o reparo aberto, em contraste com a mortalidade operatória muito maior entre os aneurismas rotos.[12] Os pacientes que sobrevivem à operação têm um prognóstico excelente, com uma sobrevida em longo prazo próxima da alcançada pela população geral. Após o reparo do aneurisma, a sobrevida em longo prazo é limitada principalmente pela doença cardíaca associada.

COMPLICAÇÕES TARDIAS DO REPARO

Infecção da endoprótese, formação de FAE e formação de aneurisma anastomótico (pseudoaneurisma) podem ocorrer a qualquer momento, de semanas até anos após a cirurgia. Essas complicações podem acontecer simultânea ou sequencialmente e são diagnosticadas de forma semelhante Além disso, o reparo endovascular do aneurisma tem várias complicações exclusivas, sendo as mais importantes delas os *endoleaks*

Infecção da Endoprótese

A infecção da endoprótese pode resultar da contaminação da mesma durante a cirurgia, disseminação de uma infecção contígua ou semeadura hematogênica. A infecção pode romper a anastomose entre a artéria nativa e a endoprótese, levando ao vazamento de sangue da anastomose e formação de pseudoaneurisma. A infecção pode ser localizada a uma porção da endoprótese, mais frequentemente na porção inguinal de uma prótese aortofemoral, ou pode envolver a prótese inteira.

A infecção do ramo distal de uma prótese aortofemoral pode causar sinais locais de infecção ou um falso aneurisma palpável. A infecção da prótese intra-abdominal costuma ser sutil, com febre baixa e dor abdominal ou lombar vaga. Dor à palpação abdominal ou uma massa palpável pode estar presente se houver uma anastomose com vazamento. Acúmulo de fluidos ou gás em volta da prótese na TC fornecem evidências de infecção, embora a TC possa ser falsamente negativa.

Fístula Aortoentérica

Conforme discutido anteriormente neste capítulo, uma FAE deve ser considerada em qualquer paciente com sangramento gastrintestinal e uma história de cirurgia aórtica abdominal. A maioria desses pacientes, entretanto, acaba tendo outras causas mais comuns de sangramento gastrintestinal. A abordagem diagnóstica depende da estabilidade hemodinâmica do paciente.

Se o paciente com suspeita de FAE estiver instável e com sangramento maciço, os testes diagnósticos podem ser perigosamente demorados. Nesses pacientes, pode ser necessária a laparotomia de

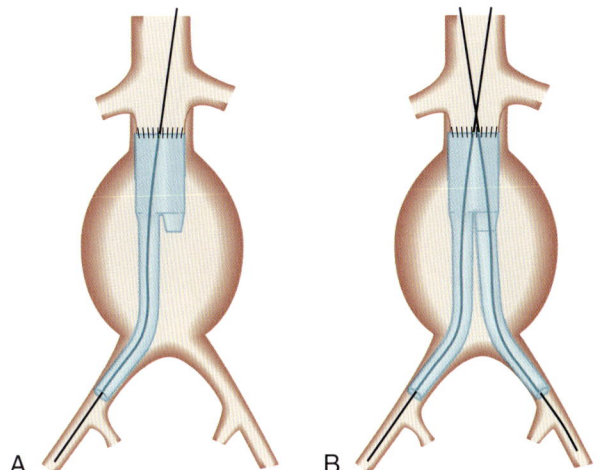

Fig. 76.6. Reparo endovascular de um aneurisma aórtico abdominal (AAA). **A,** Corte aórtico com ramo ilíaco acoplado. **B,** Adição do ramo ilíaco contralateral. (Extraído de Blum U, et al.: Endoluminal stent-grafts for infrarenal abdominal aortic aneurysms. N Engl J Med 336:13-20, 1997. Copyright © 1997, Massachusetts Medical Society. Todos os direitos Reservados.)

emergência para controlar a hemorragia e diagnosticar ou excluir a presença de uma FAE. Pacientes estáveis podem ser avaliados com endoscopia ou uma TC. Alguns pacientes com FAE podem ser tratados pela via endovascular, podendo apresentar menor morbidade e mortalidade perioperatórias.

A endoscopia digestiva alta, às vezes, é recomendada como teste para diagnóstico inicial. Algumas vezes é possível a visualização direta da fístula no duodeno distal. Não se pode confiar na endoscopia para identificar uma FAE e o seu maior valor está em estabelecer um diagnóstico diferencial. A cirurgia de emergência pode ser evitada se um sítio de sangramento ativo que não seja uma FAE for claramente visualizado.

A TC abdominal também pode ser utilizada para avaliar uma suspeita de FAE. Embora as imagens da fístula possam ser impossíveis de obter, a infecção do enxerto está quase invariavelmente presente nos pacientes com FAEs secundárias e a TC vai demonstrar a infecção associada. Distinguir radiograficamente uma FAE de infecção da prótese intra-abdominal isolada pode não ser possível.

Pseudoaneurisma (Aneurisma Anastomótico)

Os pseudoaneurismas podem surgir no sítio de vazamento da anastomose. Eles podem estar associados à infecção do enxerto ou formação de FAE, mas na maioria das vezes resultam de degeneração do vaso nativo. O paciente com um aneurisma anastomótico pode ter dor ou uma massa pulsátil no abdome ou virilha. O aneurisma pode dar origem à embolia distal ou romper e causar hemorragia fatal. A suspeita de pseudoaneurismas pode ser investigada com angiografia, TC ou ultrassonografia.

Complicações do Reparo Endovascular de Aneurismas

Uma porcentagem rapidamente crescente de reparos eletivos de AAA é feita com técnicas endovasculares e esses pacientes podem procurar o departamento de emergência por complicações pós-operatórias. A mais grave dessas complicações é o *endoleak* – fluxo de sangue por fora do lúmen da prótese, mas dentro do saco aneurismático, permitindo potencial aumento do aneurisma. Os *endoleaks* podem ser provocados pela separação da extremidade proximal ou distal da prótese em relação à parede aórtica (tipo I), fluxo contrário de sangue para o saco aneurismático a partir de vasos ramificados, como as artérias lombares (tipo II), vazamento entre os componentes modulares da prótese (tipo III), vazamento através do próprio material da prótese (tipo IV) ou, em casos mais raros, o saco aumenta sem um vazamento identificável, a também conhecida endotensão (tipo IV) (Fig. 76.7). Os pacientes com *endoleaking* persistente de sangue para o saco aneurismático correm um risco significativo de ruptura do aneurisma.[12]

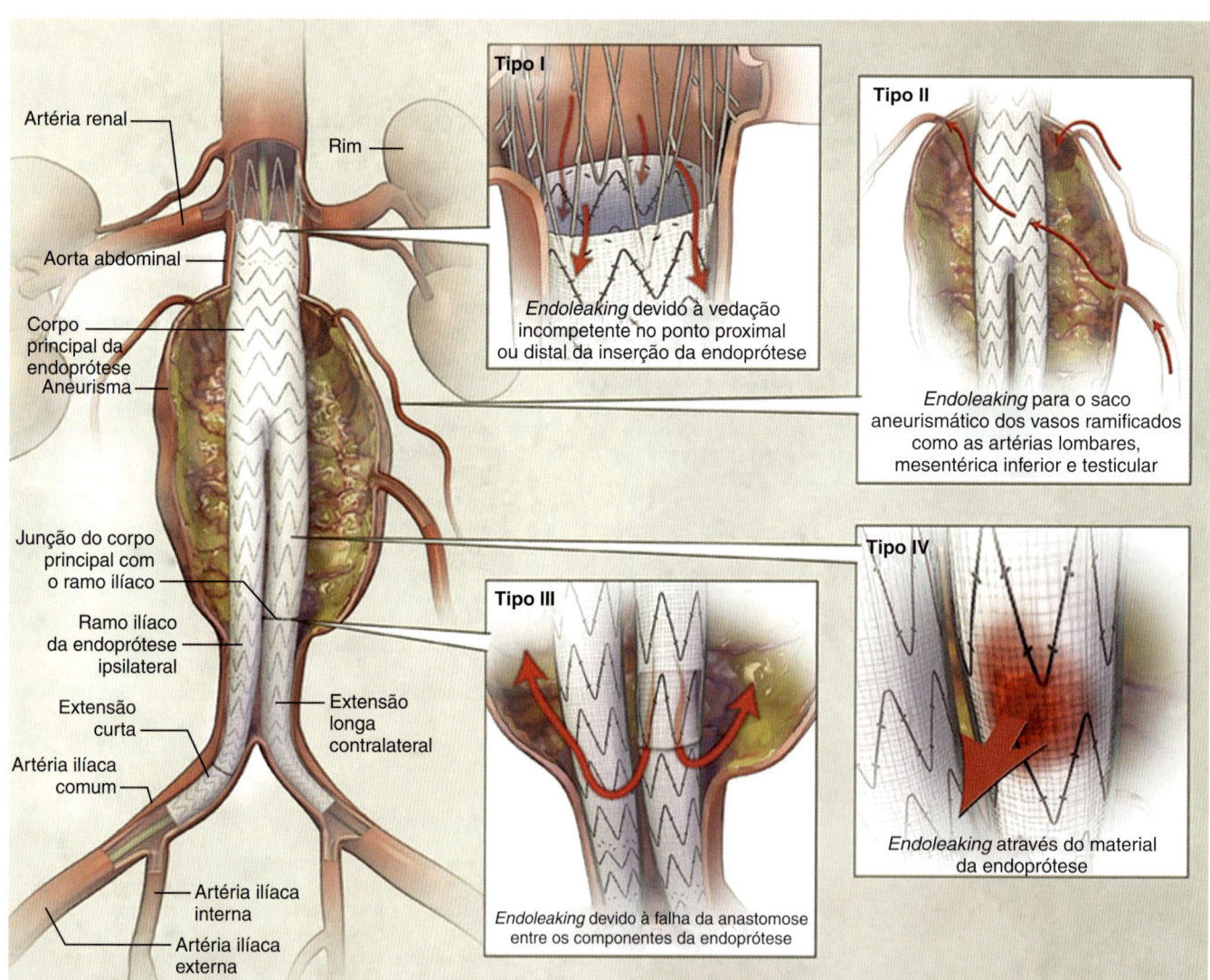

Fig. 76.7. Tipos e causas de *endoleaks*. (Extraído de Greenhalgh RM, Powell JT: Endovascular repair of abdominal aortic aneurysm. N Engl J Med 358:494-501, 2008. Copyright © 2008, Massachusetts Medical Society. Todos os direitos reservados.)

Os *endoleaks* podem desenvolver-se logo após o procedimento ou mais tardiamente. Eles foram relatados em até 20% dos pacientes que se submeteram ao reparo endovascular do aneurisma. Como muitos *endoleaks* do tipo II resolvem-se espontaneamente, os pacientes às vezes são observados durante meses antes do reparo com procedimentos endovasculares secundários ou intervenção cirúrgica.

Às vezes os pacientes têm outras complicações, como migração, estenose ou trombose da endoprótese e/ou falha estrutural de vários elementos da endoprótese (enxerto). Essas complicações levam frequentemente a *endoleaks* e ao risco de ruptura.

No departamento de emergência, a TC com contraste intravenoso deve ser empregada para avaliar as possíveis complicações do reparo endovascular. Um protocolo específico de TC pode ser desejável; o que deve ser discutido com o radiologista ou cirurgião vascular. Interconsulta cirúrgica imediata deve ser solicitada para os pacientes com quaisquer sintomas que possam estar relacionados com o mau funcionamento da endoprótese e o potencial para ruptura do aneurisma sempre deve ser considerado.

ENCAMINHAMENTO

Um paciente com um AAA subitamente sintomático requer avaliação cirúrgica de emergência e reparo emergencial. Um paciente cujo aneurisma é assintomático e descoberto acidentalmente deve ser encaminhado para consideração de reparo eletivo. O paciente com um AAA deve ser encaminhado para uma avaliação ambulatorial somente se estiver claro que os sintomas que o levaram a comparecer ao departamento de emergência não estão relacionados com o aneurisma. Embora a detecção acidental do AAA seja comum, esses pacientes podem sofrer com acompanhamento e monitoramento subsequentes deficientes.[4] Se o paciente receber alta, o encaminhamento correto para seguimento é crucial e devem ser fornecidas instruções para busca de atendimento médico imediato se houver desenvolvimento de dor abdominal, lombar ou em flancos.

No paciente que tem um AAA corrigido, febre sem explicação, dor abdominal ou sangramento gastrintestinal sugerem a presença de uma complicação relacionada com prótese e necessidade de avaliação em regime de internação hospitalar.

CONCEITOS-CHAVE

- AAA roto deve ser considerado em qualquer paciente com mais de 50 anos de idade apresentando dor abdominal ou lombar sem explicação. A tríade completa de dor, hipotensão e massa abdominal pulsátil pode não estar presente.
- No paciente com um AAA e sintomas agudos, a ruptura é iminente ou já aconteceu.
- O paciente com um AAA roto que está hemodinamicamente estável de início pode deteriorar subitamente a qualquer momento.
- O risco de ruptura aumenta radicalmente com o tamanho do aneurisma e a maioria dos AAAs rotos tem diâmetro acima de 5 cm.
- O ultrassom *point of care* pode ser utilizado para documentar um AAA ou líquido livre e ajudar no diagnóstico rápido de um AAA roto.
- A TC de abdome é o teste para diagnóstico de primeira escolha na avaliação do paciente estável com suspeita de ruptura de AAA; o contraste intravenoso não é essencial nas situações de emergência.
- O paciente submetido a reparo endovascular de um AAA continua correndo risco de ruptura do aneurisma.

As referências para este capítulo podem ser encontradas on-line no website Expert Consult associado à obra.

CAPÍTULO 77
Doença Arteriovascular Periférica

Tom P. Aufderheide

PRINCÍPIOS

Classificam-se as artérias em três categorias, com base no tamanho e nas suas características histológicas: (1) artérias de grande calibre ou artérias elásticas (artéria aorta e seus grandes ramos proximais imediatos, incluindo as artérias inominada, subclávia, carótida comum e artérias pulmonares); (2) artérias de médio calibre ou artérias musculares (distais e próximas das artérias elásticas, incluindo as artérias femorais comuns, axilares e carótidas); e (3) artérias de pequeno calibre (geralmente < 2 mm de diâmetro) que correm por dentro dos tecidos e órgãos. Este capítulo estuda as doenças das artérias de pequeno e médio calibres.

PRINCÍPIOS DA DOENÇA

Anatomia Arterial

Todas as artérias possuem três camadas: a túnica íntima, a túnica média e a túnica adventícia. Conforme as artérias periféricas diminuem em calibre, estas três camadas tornam-se progressivamente indistintas, não sendo mais possível identificá-las no nível da arteríola (vaso pré-capilar que contém músculo liso).

A túnica íntima possui um revestimento interno de células endoteliais circundadas por tecido conjuntivo subendotelial. A camada simples de endotélio contínuo é uma camada única resistente a trombos, entre o sangue e os tecidos subendoteliais potencialmente trombogênicos. A integridade do endotélio é uma exigência fundamental para a estrutura e a função normais da parede do vaso. A lesão endotelial resulta em trombose intraluminal e contribui para a aterosclerose.

A túnica media constitui-se principalmente de células musculares lisas, circulares ou espirais, organizadas em camadas concêntricas. O limite externo desta camada é marcado por uma membrana elástica externa bem definida. O conteúdo elástico da túnica média dá resistência às artérias de médio calibre. Com a idade, as fibras elásticas deterioram-se, sendo substituídas por tecido fibroso. Esta perda de elasticidade resulta em dilatação e alongamento, contribuindo para a tortuosidade progressiva e o desenvolvimento de aneurismas arteriais durante o envelhecimento. Além disso, as células musculares lisas vasculares podem contribuir para o acúmulo de lipídeos na parede do vaso no processo de aterosclerose, precipitando a vasoconstricção e dilatação.

A túnica adventícia é uma camada de tecido conjuntivo na qual estão distribuídos fibras nervosas e pequenos vasos nutrícios de parede fina (*vasa vasorum*). As artérias de médio calibre contêm mais fibras nervosas do que os grandes vasos, refletindo seu papel na regulação autônoma do fluxo sanguíneo.

O sistema vascular arterial periférico pode ser considerado como um órgão de terminação única, sujeito a oito processos patofisiológicos básicos: (1) aterosclerose, (2) aneurisma, (3) embolia, (4) trombose, (5) inflamação, (6) trauma, (7) vasoespasmo e (8) fístula arteriovenosa. Dois destes processos – aterosclerose e trombose – são responsáveis pela maioria das doenças.

Fisiopatologia

Aterosclerose

A aterosclerose é uma doença das artérias musculares de médio e grande calibres. A lesão básica, o ateroma, ou placa fibrogordurosa, é uma placa focal elevada dentro da túnica íntima; apresenta um centro lipídico coberto por uma capa fibrosa. Conforme as placas aumentam em número e tamanho, elas invadem progressivamente o lúmen da artéria e da túnica média adjacente. Os ateromas comprometem o fluxo sanguíneo arterial e enfraquecem as paredes das artérias afetadas.

A distribuição das placas ateroscleróticas é bem constante. A aorta abdominal é tipicamente mais suscetível à doença aterosclerótica do que a aorta torácica; as lesões aórticas são muito mais comuns e importantes ao redor dos óstios dos grandes ramos. Outros vasos afetados pela aterosclerose são as artérias ilíacas, femorais e poplíteas; aorta torácica descendente; artérias coronárias; artérias carótidas internas e círculo de Willis. Os vasos das extremidades superiores geralmente são poupados.

Conforme a aterosclerose progride, os ateromas se calcificam, resultando em vasos frágeis e endurecidos. A ruptura de placas ateromatosas libera fragmentos, produzindo ateroembolia (embolia de colesterol). Lesões ulceradas produzem trombose *in situ*, causando oclusão intraluminal.

A hemorragia dentro da placa pode comprometer ainda mais o lúmen arterial. Embora a aterosclerose afete primariamente a camada íntima, nos casos graves a túnica média sofre atrofia por pressão e perda de tecido elástico, com enfraquecimento da sua parede suficiente para criar uma dilatação aneurismática.

Aneurismas

Um aneurisma verdadeiro é uma dilatação localizada e anormal da parede intacta do vaso. No pseudoaneurisma ocorre a perfuração ou ruptura de toda a parede do vaso, com o sangue extravasado sendo contido pelos tecidos circundantes, formando eventualmente um saco fibroso que se comunica com a artéria.

Fatores intrínsecos à parede e mecânicos contribuem para a formação do aneurisma verdadeiro.[1] A principal causa dos aneurismas é uma fraqueza ou defeito na integridade da parede arterial. Os únicos aneurismas que se desenvolvem em um segmento arterial normal são os aneurismas pós-estenóticos, tais como na coarctação. A aceleração do fluxo, passando um ponto estreito, cria um fluxo mais lento além da estenose, lateralmente ao fluxo sanguíneo em jato, produzindo uma pressão aumentada aos lados. A dilatação aneurismática acelera, aumentando o risco de ruptura conforme o diâmetro aumenta, como descrito na lei de Laplace: a tensão (pressão lateral) na parede de uma cavidade preenchida por líquido varia diretamente com seu raio (tensão = pressão x raio).

A causa mais comum dos aneurismas é a aterosclerose grave que resulta do desgaste e da destruição da túnica media. Úlceras ateromatosas cobertas por trombos murais são comuns. Trombos murais formam êmbolos que então se alojam nos vasos distais.

Quando todo um aneurisma é preenchido com material trombótico, resulta a oclusão arterial.

Os aneurismas causam sintomas clínicos através de (1) ruptura com hemorragia subsequente, (2) compressão sobre as estruturas adjacentes, (3) oclusão de um vaso por compressão ou formação de trombo mural, (4) embolia a partir de trombo mural e (5) massa pulsátil.

Embolia Arterial

Um êmbolo, por definição, é um corpo estranho, mais comumente um coágulo sanguíneo, carregado pelo sangue para um local distante de seu ponto de origem. A maioria dos êmbolos é de formações trombóticas independentes ou tromboembolia. Os êmbolos menos comuns incluem fragmentos de placas ateroscleróticas rompidas, fragmentos tumorais ou corpos estranhos. Salvo quando indicado, define-se o termo êmbolo, neste capítulo, como tromboembolismo.

Tromboembolia. A maioria dos êmbolos arteriais (85%) originam-se a partir da formação de um trombo no coração. A formação de trombo no ventrículo esquerdo, resultante de infarto do miocárdio corresponde a 60% a 70% dos êmbolos arteriais. Trombos atriais associados à estenose mitral e doença cardíaca reumática respondem por apenas 5% a 10% dos êmbolos arteriais.[2] A fibrilação atrial coexistente, frequentemente sem estenose mitral, está presente em 60% a 75% dos pacientes com eventos embólicos arteriais periféricos, porque a fibrilação atrial por si só predispõe os pacientes à coagulação intracardíaca.[3]

A embolia arterial aguda frequentemente causa infarto do tecido distal. O desfecho clínico depende da quantidade de circulação colateral, do tamanho do vaso e do grau de obstrução. Pacientes com aterosclerose de longa duração apresentam circulação colateral bem desenvolvida, enquanto a oclusão súbita de uma artéria normal sem vias colaterais resulta em isquemia importante. Após a obstrução aguda, o êmbolo pode propagar-se proximal ou distalmente, fragmentar-se e embolizar posteriormente para os vasos distais ou precipitar trombose venosa ao iniciar uma reação inflamatória no local de impactação.

Já que os diâmetros dos vasos mudam abruptamente nos pontos de ramificação, a oclusão embólica ocorre mais frequentemente nas principais bifurcações arteriais. A bifurcação da artéria femoral comum é o local mais frequente, contando com 35% a 50% do total de casos.[2] As Artéria menores, como a femoral e as artérias poplíteas, estão duas vezes mais envolvidas do que os vasos maiores aórticos e ilíacos, o que reflete o tamanho pequeno da maioria dos êmbolos.

Êmbolos arteriais que resultam em oclusão arterial e isquemia subsequente, levam à morte celular produzindo altas concentrações de potássio, ácido láctico e mioglobina na extremidade distal à oclusão. A revascularização pode resultar em liberação súbita, que pode produzir hipercalemia com risco de morte, acidose metabólica e mioglobinúria. Esta síndrome mionefropática-metabólica responde por aproximadamente um terço das mortes por embolia arterial após revascularização.[4]

Ateroembolia. *Ateroembolia* refere-se a microêmbolos – compostos de colesterol, cálcio e agregados plaquetários – deslocados de placas ateroscleróticas proximais complicadas que se alojam nas artérias das extremidades distais. No sistema nervoso central, os ateroêmbolos causam acidentes isquêmicos transitórios e acidentes vasculares encefálico (AVE). No sistema vascular periférico, os ateroêmbolos causam, de maneira mais típica, dedos dos pés frios, dolorosos e cianóticos, caracterizando a síndrome do dedo azul.[5]

Os ateroêmbolos são causados por uma lesão arterial localizada proximalmente, em geral placas ateroscleróticas ou aneurismas. O envolvimento bilateral da extremidade distal implica em uma origem aórtica, enquanto a ateroembolia unilateral geralmente surge a partir de locais distais à aorta. As Lesões distais são mais comuns nas artérias femoropoplíteas (60%) e aortoilíacas (40%). Lesões aórticas (p. ex. aneurismas, enxertos de politetrafluoroetileno) são origens menos comuns de microêmbolos.[5]

Os ateroêmbolos são pequenos (100 a 200 mm de tamanho). Eventos ateroembólicos isolados raramente resultam em perda tecidual, mas os ateroêmbolos tendem a se aglomerar. Se não forem reconhecidos, eventos repetidos podem, por fim, resultar em perda de circulação colateral, sintomas progressivos e infarto tecidual extenso.[5]

Êmbolos infecciosos oriundos de endocardite bacteriana podem produzir infartos sépticos que podem transformar-se em grandes abcessos. Raramente, tumores cardíacos e não cardíacos ou corpos estranhos podem ter acesso à circulação arterial e embolizar. Já foram relatados êmbolos causados por neoplasias primárias ou metastáticas dos pulmões, melanoma maligno e projéteis. Com a cardiopatia congênita cianótica (p. ex. forame oval patente), o êmbolo venoso pode passar diretamente para a circulação arterial (embolia paradoxal). Embora rara, esta possibilidade deve ser considerada em qualquer paciente que apresente êmbolo arterial e venoso ao mesmo tempo, particularmente se não houver fonte evidente de êmbolo arterial.

Trombose Arterial

A trombose é a formação *in situ* de um coágulo sanguíneo dentro do sistema vascular arterial contínuo. Placas ateroscleróticas complicadas geralmente são responsáveis pelos dois principais fatores que causam trombose *in situ*: lesão endotelial e alterações no fluxo sanguíneo normal. Causas menos comuns incluem vasculite aguda e trauma. A trombose é rara em artérias normais.[6]

Trombos arteriais periféricos geralmente são oclusivos e firmemente aderidos à parede arterial danificada; não embolizam com frequência. A propagação do coágulo intensifica a isquemia.

Inflamação

A lesão arterial inflamatória pode ser causada por drogas, radiação, trauma mecânico ou invasão bacteriana. A principal causa da arterite é a vasculite necrosante sistêmica não infecciosa. A arterite infecciosa é causada pela invasão direta da parede da artéria. Septicemia, abuso de drogas intravenosas ou endocardite infecciosa frequentemente são os maiores responsáveis. Algumas infecções fúngicas, particularmente a aspergilose e a mucormicose, geralmente estão associadas à vasculite e trombose.

Trauma

O trauma vascular resulta em síndromes patológicas bem características. Lacerações arteriais parciais (não acometem todo o diâmetro do vaso) continuam a sangrar porque a porção intacta da parede do vaso impede a retração e o fechamento da ferida arterial. Isto pode formar um hematoma expansivo. A transecção arterial completa geralmente apresenta sangramento moderado ou insignificante por causa do espasmo arterial das extremidades atravessadas e da formação de um trombo temporário. A hemorragia tardia resulta do relaxamento do espasmo arterial, liquefação do trombo ou deslocamento do trombo pela pressão arterial. Lesão contusa do vaso promove a ruptura da íntima. Depois, a dissecção leva à obstrução progressiva e trombose. O vasoespamo pode acompanhar lesões adjacentes aos vasos sanguíneos traumatizados; sempre ocorre a resolução espontânea na ausência de ruptura arterial ou lesão da íntima.

Vasoespasmo

Os distúrbios vasoespásticos (doença de Raynaud, fenômeno de Raynaud, livedo reticular, acrocianose, eritromelalgia) produzem uma resposta vasomotora anormal em pequenas artérias distais. A causa é desconhecida, mas pode estar relacionada com a inervação autônoma das arteríolas periféricas. Distúrbios vasoespásticos caracterizam-se pela presença de sintomas isquêmicos e ausência de perda tecidual.

Não há alterações orgânicas reais dentro da parede arterial. Em contrapartida, pacientes com ulceração digital e gangrena sempre têm oclusões arteriais fixas em artérias da extremidade distal.

Fístula Arteriovenosa

A comunicação anormal entre artérias e veias pode resultar de defeitos congênitos, ruptura de aneurisma arterial dentro de uma veia adjacente, lesões penetrantes e necrose inflamatória. A artéria proximal e as veias distais à fístula tornam-se distendidas, tortuosas e aneurismáticas. As veias proximais e distais respondem às alterações hemodinâmicas com proliferação e fibrose da íntima, seguidas pela diminuição da lâmina elástica interna, resultando em distensão, tortuosidade e formação de aneurisma. A hipertensão venosa crônica causa dermatite e ulceração da pele sobrejacente. O tamanho da fístula geralmente aumenta com o passar do tempo.

Aproximadamente 60% das fístulas arteriovenosas se associam a um aneurisma falso.[7] A formação de aneurisma pode ocorrer como parte do trato fistular ou dilatação arterial ou venosa.[7] O aumento no débito cardíaco resulta em taquicardia, pressão de pulso alargada ou insuficiência cardiovascular de alto débito.

ASPECTOS CLÍNICOS

Anamnese

Pacientes com doença arterial periférica apresentam dor, possuem risco de perder tecido (ulceração ou gangrena) e sofrem mudanças na sensação ou aparência (edema, descoloração ou alteração da temperatura). As comorbidades que mostram evidências de aterosclerose são: doença cardíaca, infarto do miocárdio, arritmias cardíacas (p. ex. fibrilação atrial), acidente vascular encefálico, ataques isquêmicos transitórios e doença renal. Fatores de risco para aterosclerose são: tabagismo, diabetes, hipercolesterolemia e hipertensão. O uso de drogas intravenosas pode levar à lesão arterial.

Fatores de risco que não estão relacionados com a aterosclerose incluem lesões ou cirurgias prévias, histórico de flebite ou embolia pulmonar, doença autoimune, artrite ou anormalidades da coagulação.

Oclusão Arterial Aguda

Pacientes com oclusão arterial aguda geralmente exibem algumas das cinco variáveis: dor, palidez, ausência de pulso, parestesias e paralisia. Parestesias e paralisias indicam isquemia perigosa para o membro, requerendo intervenção cirúrgica de emergência independente da causa. Em pacientes com isquemias que não trazem risco aos membros, o tratamento será determinado a partir da pronta diferenciação entre embolia e trombose *in situ*. A embolia arterial é mais facilmente tratada através de embolectomia de emergência com cateter Fogarty. A isquemia que não traz risco para o membro, oriunda de trombose *in situ*, frequentemente é agravada por intervenção cirúrgica de emergência, sendo mais bem tratada, inicialmente, de forma não invasiva, se possível (Fig. 77.1). Já que a embolia arterial aguda geralmente ocorre em pacientes sem aterosclerose periférica significativa ou circulação colateral bem desenvolvida, geralmente se manifesta como uma isquemia súbita perigosa para o membro. Os pacientes descrevem a sensação de que a perna "está sendo atingida por uma dor insuportável". Normalmente, o paciente tem que se sentar ou cai no chão durante o evento repentino.

A trombose *in situ* geralmente ocorre com a aterosclerose periférica de longa duração e circulação colateral bem desenvolvida, frequentemente observada de forma subaguda com isquemia que não traz risco para o membro. É comum o histórico de claudicação na trombose *in situ*, enquanto é raro na embolia arterial.

Insuficiência Arterial Crônica

A insuficiência arterial crônica causa dois tipos característicos de dor: claudicação intermitente e dor isquêmica em repouso. A localização da oclusão arterial determina a localização da claudicação. A claudicação da panturrilha está associada a doença femoral e poplítea, tipicamente uma dor do tipo câimbra, seguramente reproduzida pelo mesmo grau de exercício e completamente aliviada pelo repouso (geralmente 1 a 5 minutos). A doença oclusiva aortoilíaca causa claudicação nas nádegas e nos quadris, assim como nas panturrilhas. A dor na panturrilha da doença aortoilíaca geralmente é mais importante do que a dor na nádega e na coxa, que é mais frequentemente descrita como dor moderada, desconforto ou fraqueza. Alguns pacientes dizem que não sentem dor, somente se queixando de que a coxa ou o quadril param de funcionar durante o exercício. A doença oclusiva aortoilíaca, importante o suficiente para produzir claudicação bilateral, quase sempre está associada à impotência em homens (síndrome de Leriche). Até mesmo na ausência de impotência, dor bilateral no quadril ou coxa em homens deve indicar a possibilidade de doença oclusiva aortoilíaca.

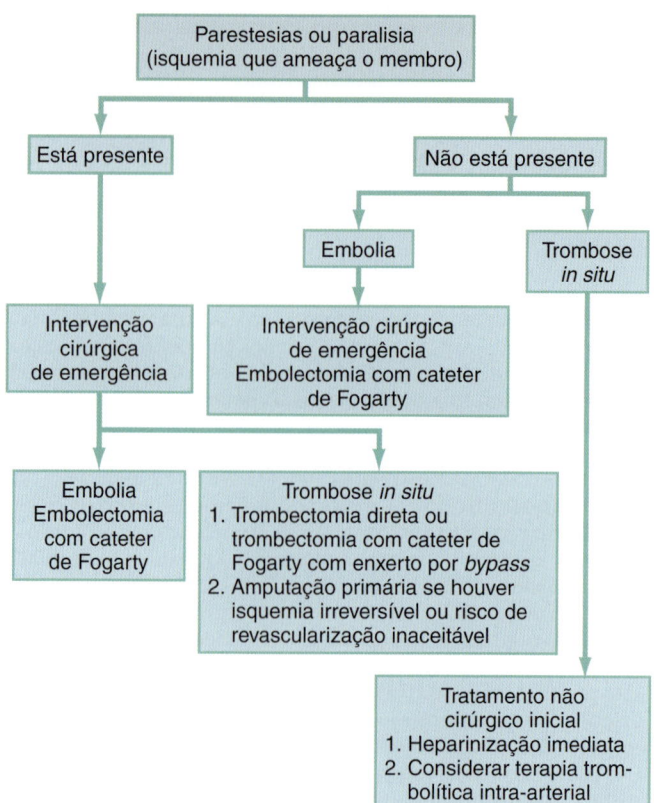

Fig. 77.1. Apresentação clínica e tratamento da oclusão arterial aguda.

A insuficiência arterial crônica pode progredir de modo que a dor isquêmica ocorra em repouso. A dor em repouso frequentemente se inicia no pé e tipicamente envolve a porção do pé distal aos metatarsos, acordando o paciente durante o sono. A dor isquêmica em repouso é uma dor importante, incessante, agravada pela elevação e não resolvida por analgésicos. Os pacientes têm alívio imediato com qualquer atividade que envolva a posição de pé; geralmente dormem sentados em cadeiras ou com a perna pendurada para fora da cama.

Exame Físico

Uma avaliação sistemática do sistema vascular periférico inclui palpação do volume de pulso nos pares de artérias braquiais, radiais, femorais, tibiais posteriores e dorsais do pé, documentado em uma escala de 0 a 4+. É importante lembrar que, aproximadamente 10% da população não possui um dos pulsos da artéria dorsal do pé.[8] Devem-se palpar as artérias carótidas gentilmente, uma de cada vez.

Devem-se examinar as extremidades inferiores para sinais de isquemia crônica e avançada. Atrofia muscular, particularmente nas extremidades inferiores, e perda de pelos ao redor dos dedos dos pés e no pé, com o espessamento das unhas dos pés resultante da lentidão no crescimento das unhas são sinais comuns de insuficiência arterial. Conforme a isquemia se torna mais avançada, a pele torna-se brilhante, escamosa e "esqueletizada" por causa da atrofia da pele, tecido subcutâneo e músculo.

Teste as áreas com suspeita de isquemia mediante o tempo de preenchimento capilar, a demora para retornar à cor normal (comparada com a extremidade não afetada) indica perfusão diminuída.

O sinal de Buerger fornece uma evidência confiável de isquemia importante avançada. Com o paciente em posição supina, elevam-se as pernas em 45º, a fim de trazer os pés 30 cm acima do átrio direito, notando-se qualquer palidez nos pés. Se a cor não se alterar, o paciente faz dorsiflexão dos pés por cinco ou seis vezes; a palidez induzida pelo exercício também pode indicar fluxo arterial inadequado. Depois, coloca-se o paciente na posição sentada, com os pés suspensos. Dentro de 10 a 15 segundos a cor deve retornar e as veias devem se encher. No pé isquêmico, tipicamente, o primeiro retorno de cor é cianótico, mudando para vermelho brilhante conforme ocorre hiperemia reativa. Se as veias levarem mais de 20 segundos para ficarem distendidas, há isquemia avançada. Com influxo arterial gravemente restrito e dilatação crônica do leito capilar periférico, o pé fica "branco como giz" durante a elevação e intensamente hiperêmico depois de 1 minuto de pendência das pernas. Palidez localizada ou cianose associada, com enchimento capilar deficiente, geralmente é um prenúncio de gangrena ou ulceração isquêmica.

Deve-se usar a ultrassonografia com Doppler em pacientes com pulsos questionáveis ou ausentes. O índice tornozelo-braquial (ITB) consiste na comparação da pressão arterial sistólica (PAS) no nível do tornozelo com a pressão arterial braquial. A pressão sistólica do tornozelo pode ser medida precisamente com uma sonda de Doppler posicionada sobre a artéria dorsal do pé ou sobre a artéria tibial posterior. Normalmente, esta pressão equivale a 90% ou mais da pressão sistólica braquial; na insuficiência arterial leve, encontra-se entre 70% e 90%; na insuficiência moderada, encontra-se entre 50% e 70%; na insuficiência grave, é menor que 50%.

O teste de Allen é útil na avaliação da permeabilidade da artéria radial ou ulnar, distais ao punho. Inicialmente, o paciente abre e fecha a mão; depois, cerra o punho para expulsar o sangue da mão, tanto quanto possível. Em seguida, o examinador comprime as artérias radial e ulnar. Quando o paciente abre o punho, a mão está pálida. Depois, o examinador libera a pressão da artéria radial e a mantém sobre a artéria ulnar. Se a artéria radial ficar patente, a mão rapidamente fica avermelhada; em caso de oclusão, a mão permanece pálida. Repete-se a manobra mantendo a pressão na artéria radial, liberando a artéria ulnar. Pode-se fazer uma comparação realizando a manobra na outra mão.

Embolia Arterial

O exame físico pode diferenciar a embolia arterial da trombose *in situ*. A perda repentina de um pulso é a marca da embolia arterial, mas pode ser difícil de reconhecer se o estado prévio do pulso for desconhecido ou anormal por causa de aterosclerose. Pode-se sentir um pulso limitante, inicialmente no local de um êmbolo, a partir de pulsações transmitidas através do coágulo fresco. Pacientes com embolia arterial apresentam poucos resultados físicos que sugerem doença vascular periférica de longa duração. Pode ocorrer sensibilidade à palpação no local da oclusão embólica.

Caso haja suspeita de embolia, deve-se direcionar o exame físico para a identificação da sua fonte (um trombo mural ventricular esquerdo [infarto do miocárdio prévio] ou um trombo atrial esquerdo [doença de valva mitral]). É comum a coexistência de fibrilação atrial.

O membro distal a uma oclusão embólica é inicialmente "branco como giz". Por causa da ausência de sangue nas veias subcapilares, o limite entre tecido isquêmico e não isquêmico é acentuado. Com o passar do tempo, aparece a cianose pela dessaturação do sangue, acompanhada da isquemia continuada. Parestesia ou paralisia indicam isquemia perigosa para o membro. A presença de sensibilidade ao toque suave é o melhor guia para a viabilidade do tecido. A anestesia completa requer intervenção cirúrgica de emergência. A paralisia representa isquemia muscular e neural importante, o que pode ser irreversível. Contratura muscular involuntária com "rigidez de madeira" representa isquemia irreversível.

Trombose Arterial

O exame físico da trombose *in situ* frequentemente é acompanhado pela evidência de doença oclusiva aterosclerótica. Os pulsos do membro proximal ou contralateral geralmente estão diminuídos ou ausentes. Uma origem embólica, tal como fibrilação atrial, geralmente está ausente. Por causa da circulação colateral, a delimitação da isquemia do membro é bem menos definida nestes pacientes (Tabela 77.1).

As artérias carótidas, renais e femorais podem apresentar sopros, podendo haver um aneurisma aórtico abdominal. Caso haja suspeita de oclusão dos vasos da extremidade superior, deve-se palpar a artéria subclávia na fossa supraclavicular para sentir-se o frêmito e auscultar para detectarem-se sopros.

Um exame fundoscópico pode produzir evidências de arteriosclerose ou hipertensão. Podem-se detectar placas de Hollenhorst (êmbolos ateromatosos contendo cristais de colesterol nas arteríolas da retina). As manchas de Roth (manchas brancas redondas ou ovais observadas perto do disco óptico) podem estar presentes em pacientes com endocardite infecciosa.

Fenômenos embólicos podem causar diversos danos a órgãos-alvo: hemiplegia por êmbolo cerebral, dor no flanco com hematúria por êmbolo renal, dor no quadrante abdominal superior esquerdo por infartos esplênicos e dor pleurítica com hemoptise por êmbolo pulmonar. A embolia pulmonar séptica por endocardite do lado direito pode ser confundida com pneumonia.

Inflamação

A doença vascular inflamatória manifesta-se, primariamente, como um envolvimento cutâneo. As lesões de pele aparecem tipicamente como púrpura palpável; outras manifestações cutâneas da vasculite incluem máculas, pápulas, vesículas, bolhas, nódulos subcutâneos,

TABELA 77.1
Diferença de Êmbolo para Trombose

ACHADOS CLÍNICOS	ÊMBOLO	TROMBOSE
Fonte identificável para o êmbolo	Comum, particularmente na fibrilação atrial	Menos comum
Histórico de claudicação	Raro	Comum
Achados físicos sugerem doença oclusiva	Poucos; pulsos proximais e contralaterais ao membro normais	Frequentemente presente; pulsos proximais e contralaterais ao membro diminuídos ou ausentes
Demarcação de isquemia	Bem delimitada	Difusa
Arteriografia	Aterosclerose mínima; parada de contraste (*stop*) bem delimitado; poucas colaterais	Aterosclerose difusa; parada de contraste (*stop*) irregular, pontiagudo; colaterais bem desenvolvidos

De Brewster DC, Chin AK, Fogarty TJ: Vascular surgery. Philadelphia, 1990, WB Saunders.

úlceras e urticária crônica e recorrente. As lesões cutâneas podem ser pruríticas ou dolorosas, com sensação de queimadura ou urticária. As lesões são mais comuns em áreas expostas à gravidade: extremidades inferiores em pacientes ambulatoriais ou região sacral em pacientes acamados. Ocorrem edema e hiperpigmentação em áreas de lesões recorrentes ou crônicas.

Vasoespasmo

Os distúrbios vasoespásticos causam uma área de divisão bem caracterizada entre o tecido normal e o tecido isquêmico. A doença de Raynaud caracteriza-se por ataques intermitentes de alterações cromáticas trifásicas: palidez, cianose e, em seguida, rubor.[9] O elemento mais importante é a palidez, durante a qual os dedos ficam "brancos como giz". Os ataques duram entre 15 e 60 minutos; ao aquecer-se a mão, restauram-se a cor e a sensibilidade. Não ocorrem alterações de cor acima das articulações metacarpofalângicas e raramente o polegar é envolvido.

O livedo reticular causa manchas cianóticas persistentes na pele com uma aparência típica de "rede de pesca", podendo envolver as extremidades e o tronco. A acrocianose, distúrbio vasoespástico menos comum, causa cianose persistente, indolor e difusa nos dedos, mãos, dedos dos pés e pés. A cianose se intensifica com a exposição ao frio e se abranda com o calor. As partes envolvidas são frias, exibem excessiva perspiração e possuem pulsos arteriais normais.

Fístula Arteriovenosa

Malformações arteriovenosas e fístulas, embora raras, devem ser distinguidas de sopros vasculares ou aneurismas. Aneurismas verdadeiros e estenoses arteriais associam-se a um sopro sistólico. Os pseudoaneurismas apresentam sopro sistólico alto e, algumas vezes, um fraco sopro diastólico. A fístula arteriovenosa produz sopros sistólico e diastólico constantes (vai e vem), associados a um frêmito palpável, similar a uma fístula arteriovenosa para diálise. As fístulas arteriovenosas podem ocorrer em locais de cirurgia prévia ou locais de trauma. A pele sobrejacente à lesão pode ser quente, porém, a temperatura é reduzida distalmente à lesão. As veias periféricas ficam distendidas e varicosas. Fístulas arteriovenosas grandes produzem alto débito cardíaco e pressão de pulso alargada. A compressão digital na artéria que leva à fístula pode diminuir a taquicardia (sinal de Branham).

DIAGNÓSTICO DIFERENCIAL

O diagnóstico diferencial relacionado com as doenças arteriovasculares periféricas pode ser extenso, sendo necessário considerarem-se diagnósticos dermatológicos, neurológicos, neurocirúrgicos, ortopédicos, cardíacos, malignidades, diabetes, infecções e outros diagnósticos não relacionados.

TESTES DIAGNÓSTICOS

Pode-se alcançar um diagnóstico preciso de doença arterial oclusiva periférica na maioria dos pacientes, através de história clínica e exame físico cuidadosos, complementados por testes na beira do leito.

Avaliação não Invasiva

A ultrassonografia com Doppler mede a velocidade do fluxo sanguíneo, detectando a mudança de frequência das ondas sonoras, refletidas a partir da movimentação das células vermelhas do sangue em direção ao transdutor ou afastando-se do mesmo. A análise das formas de onda do Doppler detecta doença oclusiva, mas é menos precisa para determinar sua localização exata.

O ultrassom é útil na detecção e na avaliação de placas ateroscleróticas, trombos murais e no dimensionamento do tamanho de aneurismas da aorta abdominal, artéria ilíaca, artéria femoral e artéria poplítea.[10] A ultrassonografia modo-B é não invasiva, indolor, mais barata que outras modalidades e universalmente disponível; é o procedimento diagnóstico de escolha para a avaliação inicial dos tamanhos dos aneurismas arteriais periféricos. O ultrassom *point-of-care* pode levar ao diagnóstico rápido de condições com risco de morte, reduzindo o número de procedimentos diagnósticos atrasados ou invasivos.[11] A ultrassonografia dúplex modo-B combina as imagens ultrassonográficas modo-B e uma sofisticada análise de computador *online* das ondas do Doppler, a fim de permitir a aquisição simultânea tanto da imagem da estrutura vascular como das características da velocidade do fluxo sanguíneo dentro da mesma. A Avaliação com Doppler *scan* permite o diagnóstico não invasivo da doença vascular periférica, doença cerebrovascular e doença venosa.

A imagem colorida do fluxo sanguíneo combinada com o Doppler é conhecida como *Doppler colorido*, *Angiografia com Doppler* ou *Angiodinografia* (*Eco-Doppler*). Enquanto procedimento de escolha para a maior parte das condições, o Doppler permite a detecção não invasiva e precisa das placas ateroscleróticas e estenoses, seu efeito no fluxo sanguíneo intraluminal e a presença de trombose venosa.

Arteriografia com Contraste

A angiografia é o exame definitivo para anatomia arterial periférica anormal, mas é inconclusivo a respeito da condição fisiológica dos tecidos. Deve-se considerar a razão risco/benefício deste procedimento. O meio de contraste tem efeitos tóxicos diretos no endotélio vascular, pode produzir insuficiência renal (especialmente em pacientes diabéticos), pode causar vasodilatação periférica com hipotensão, pode resultar em convulsões e derrame em pacientes com condições neurológicas e pode causar idiossincrasia severa e reações alérgicas. As complicações relacionadas com o cateter, incluindo embolização, quebra do cateter e ruptura vascular variam com a habilidade do operador e com a localização anatômica, mas a média é de 0,5%. A taxa de mortalidade geral por angiografia é de 0,03%.[12] A angiografia de emergência geralmente é necessária nas seguintes circunstâncias: (1) êmbolo arterial agudo ou trombose (se o diagnóstico clínico for incerto), (2) consideração de *bypass* arterial de emergência e (3) caracterização de anormalidade vascular antes de correção cirúrgica de emergência.

Tomografia Computadorizada e Ressonância Magnética

A angiotomografia (ATC) é o exame mais útil para avaliação da aorta abdominal.[13] No sistema arteriovascular periférico, a ATC é útil para observarem-se aneurismas ateroscleróticos, infeccionados e falsos, assim como na circulação cerebral. A angiorressonância magnética (ARM) vem sendo muito útil no delineamento de problemas cerebrovasculares (Cap. 101); observa-se amplo uso deste exame na avaliação da doença vascular periférica. A RNM detecta mudanças nas variáveis de relaxamento dos tecidos antes de alterações estruturais óbvias, diferenciando exclusivamente sangue, trombo, gordura e fibrose.

TRATAMENTO

O tratamento da oclusão arterial aguda depende do grau e da causa da isquemia. Pacientes com isquemias que ameaçam os membros, oriundas de embolia, devem ser submetidos à embolectomia de emergência com cateter de Fogarty.[14] Pacientes com isquemias que ameaçam os membros, oriundas de trombose *in situ*, precisam de trombectomia com cateter de Fogarty e enxerto por *bypass* vascular. A trombectomia isolada geralmente falha por causa da trombose recorrente. Pacientes que não podem fazer *bypass*, possuem isquemia irreversível ou são muito debilitados para tolerar a revascularização são tratados com amputação primária.

Um paciente com embolia que não traz ameaça ao membro também é tratado com embolectomia com cateter de Fogarty. A trombose *in situ* que não traz ameaça ao membro é tratada de forma conservadora, com anticoagulação sistêmica de emergência e consideração para terapia fibrinolítica intra-arterial (Figura 77.1).

O reparo cirúrgico eletivo de aneurismas arteriais periféricos ateroscleróticos assintomáticos é realizado pela excisão do aneurisma com anastomose terminoterminal ou interposição de enxerto. Aneurismas periféricos verdadeiros e falsos, infectados, precisam de ressecção, debridamento do tecido infectado e ligadura das artérias proximais e distais não infectadas. Tenta-se o *bypass* venoso autógeno através dos planos teciduais não infectados; há alto risco de infecção do enxerto protético. A abordagem cirúrgica para pseudoaneurismas não infectados é similar àquela dos aneurismas ateroscleróticos periféricos.

Pacientes com síndrome do desfiladeiro torácico que possuem costelas cervicais, envolvimento arterial ou sintomas neurológicos, necessitam de descompressão cirúrgica, remoção de faixas fibromusculares anômalas ou ressecção da primeira costela (se presente). Aneurismas subclávios e/ou axilares são tratados com ressecção e anastomose terminoterminal ou interposição de enxerto. Pacientes com oclusões embólicas distais recebem embolectomia com cateter de Fogarty. Tromboses venosas axilares e subclávias são mais bem tratadas com trombectomia cirúrgica ou terapia fibrinolítica sistêmica. O envolvimento do plexo braquial com sintomas mínimos é seguido de perto, com tratamento conservador.

O tratamento cirúrgico de fístulas arteriovenosas periféricas requer a interrupção do trato da fístula e restauração da continuidade arterial e venosa com anastomose terminoterminal ou interposição de enxerto. Se a localização anatômica excluir a possibilidade de intervenção cirúrgica, geralmente a embolização transvascular percutânea associada ao uso de colas teciduais líquidas (p. ex. isobutil 2-cianoacrilato) tem sucesso.

Terapia não Invasiva

Anticoagulação Aguda com Heparina

Para embolia arterial aguda, trombose arterial aguda e trombose da veia subclávia, indica-se a heparina em doses intravenosas-padrão (80 unidades/kg em bólus, seguido de infusão de manutenção de 18 unidades/kg/hora). A heparina minimiza a propagação do coágulo, que pode intensificar a isquemia do membro e comprometer o tecido. As contraindicações relativas incluem neurocirurgia recente (especialmente dentro de 2 semanas), cirurgia de grande porte dentro de 48 horas, parto dentro de 24 horas, diátese hemorrágica conhecida, trombocitopenia, lesão potencialmente hemorrágica e sangramento ativo.

Terapia Fibrinolítica

A terapia fibrinolítica intra-arterial de baixa dose vem sendo cada vez mais utilizada na oclusão arterial aguda. Pacientes com isquemia perigosa para o membro geralmente não são candidatos, porque não são capazes de tolerar o tempo necessário para atingir-se a lise do coágulo através desta abordagem (6 a 72 horas), sem que ocorra risco de perda do tecido ou do membro. A terapia fibrinolítica é adequada para pacientes com trombose *in situ* e isquemia sem risco de perda do membro.

Os agentes fibrinolíticos intra-arteriais induzem a lise do coágulo em pequenos vasos distais, diminuindo a resistência à saída do fluxo sanguíneo e permitindo que a artéria nativa se mantenha aberta por mais tempo. A fibrinólise geralmente descobre uma estenose crítica que, não tratada, pode levar à trombose recorrente. Após a terapia fibrinolítica bem-sucedida, a maioria dos pacientes necessita de revascularização secundária ou angioplastia. A estreptoquinase, a uroquinase e o ativador de plasminogênio tecidual vêm sendo utilizados com sucesso. A administração intravenosa de um agente fibrinolítico é menos eficaz do que a administração direta dentro do coágulo. É menos provável que se consiga uma lise bem-sucedida em coágulos com mais de 30 dias.

Terapia Invasiva

Trombectomia com Cateter de Fogarty

O cateter de Fogarty frequentemente é mais utilizado na embolectomia ilíaca, femoral e poplítea, normalmente só com anestesia local.[14] Remove-se o êmbolo aórtico em sela passando-se o cateter de Fogarty sequencialmente através de arteriotomias femorais comuns bilaterais.

Tromboses *in situ* recém-formadas frequentemente podem ser retiradas, com sucesso, utilizando-se o cateter de Fogarty. O trombo mais antigo adere-se com mais firmeza à parede lesionada do vaso, requerendo trombectomia cirúrgica direta. Não se utiliza o cateter de Fogarty no sistema venoso por causa das válvulas.

Angioplastia Transluminal Percutânea Periférica

O sucesso inicial e a permeabilidade em longo prazo alcançados com a angioplastia dependem da localização da lesão e da extensão da doença ateromatosa. Artérias proximais maiores (p. ex. ilíaca, femoral e poplítea) têm os melhores resultados (inicial e em longo prazo). Lesões estenóticas discretas (< 5 cm) apresentam melhores taxas de permeabilidade em longo prazo do que vasos com envolvimento difuso. Angioplastia com balão é o tratamento indicado para estenoses isoladas nos vasos renais, ilíacos e femorais superficiais. A angioplastia transluminal com *stent* intravascular é usada em vasos mais distais (incluindo a circulação poplítea e tibial), em casos de lesões mais difusas e em pacientes que têm riscos cirúrgicos proibitivos, embora seu valor continue sendo investigado.[15]

Os dispositivos de recanalização incluem o cateter de aterectomia percutânea, angioscópio percutâneo, *laser* de ponta quente (*hot-tip laser*), *laser* de *excimer* e fio e broca rotatórios de alta velocidade.

Enxerto

O enxerto vascular está associado a uma variedade de complicações que podem ser diagnosticadas no departamento de emergência. Enxertos venosos autógenos (geralmente uma veia safena magna) fornecem excelente permeabilidade em longo prazo para pequenas artérias. Os enxertos podem desenvolver aterosclerose, o que pode levar à estenose e à trombose dos mesmos. Podem-se formar pseudoaneurismas ao longo da linha de sutura. Utilizam-se os enxertos protéticos de politetrafluoroetileno (Teflon) em artérias médias e grandes, impossíveis de reparar com pequenos enxertos venosos. Enxertos protéticos têm maiores taxas de trombose do que enxertos venosos. Os êmbolos distais resultam de fixação precária da fibrina luminal. Enxertos protéticos que não sejam adequadamente cobertos por tecido viável podem sofrer erosão dentro de estruturas adjacentes e vísceras ocas. A infecção do enxerto protético, uma complicação devastadora, necessita da remoção completa do enxerto.

Enxertos vasculares podem ser usados para contornar oclusões arteriais ou reconstruir bifurcações arteriais danificadas; também podem ser interpostos entre secções de artérias excisionadas. As complicações mais comuns dos enxertos protéticos e venosos são a trombose e o desenvolvimento de um pseudoaneurisma em uma ou mais linhas de sutura. Geralmente, o enxerto por *bypass* é mais usado como tratamento paliativo para os sintomas de doença oclusiva aterosclerótica. Pacientes com estenose unilateral localizada podem ter taxas de sucesso comparáveis na angioplastia, com ou sem colocação de *stent*.[16]

Pacientes com claudicação da panturrilha em virtude de doença oclusiva femoral superficial ou poplítea podem desacelerar a progressão da doença se deixarem de fumar e mantiverem um estilo de vida ativo, com exercícios. Pacientes que sofrem progressão da doença, dor significativa em repouso ou perda de tecido requerem revascularização cirúrgica.

Simpatectomia

A simpatectomia lombar não é mais usada para tratar a isquemia proveniente da oclusão arterial. O benefício da simpatectomia no fenômeno de Raynaud não é claro, mas ainda é uma intervenção potencial para úlceras isquêmicas e dor no repouso em pacientes com doença de Buerger.[17]

Terapia Hiperbárica

A escassez de evidências objetivas indica que a terapia hiperbárica altera o curso dos distúrbios vasculares obliterativos crônicos em longo prazo, presumivelmente através da aceleração da formação de vasos finos. Com a terapia hiperbárica obteve-se maior sucesso na cura de úlceras isquêmicas diabéticas crônicas e no resgate de enxertos e retalhos de pele isquêmicos.[18] O encaminhamento para uma unidade hiperbárica deve ser feito pelo médico responsável pelo paciente ou pelo cirurgião vascular, mas não no departamento de emergência.

ENCAMINHAMENTO

O encaminhamento da maioria dos pacientes com suspeita ou confirmação de diagnóstico arteriovascular periférico deve ser feito em conjunto com o cirurgião vascular.

DOENÇAS ARTERIOVASCULARES ESPECÍFICAS

DOENÇAS POR INSUFICIÊNCIA ARTERIAL CRÔNICA

Arteriosclerose Obliterante

A arteriosclerose obliterante (doença oclusiva aterosclerótica, doença arterial oclusiva crônica, arteriosclerose obliterante) é a apresentação arterial periférica da aterosclerose. A arteriosclerose obliterante afeta mais frequentemente a aorta abdominal inferior, as artérias ilíacas e as artérias que irrigam as extremidades inferiores. São raras as manifestações na extremidade superior.

A arteriosclerose obliterante é responsável por 95% dos casos de doença arterial oclusiva crônica. É mais comum em pessoas com mais de 50 anos, mas cerca de 19% dos casos ocorrem em pacientes entre 30 e 49 anos. Os homens geralmente são mais afetados do que as mulheres (5:1 para 10:1). Aproximadamente um terço dos pacientes com arteriosclerose obliterante possui doença arterial coronariana coexistente. A incidência de diabetes melito é de 20% a 30%.[19]

Os fatores de risco para a arteriosclerose obliterante incluem tabagismo, hiperlipidemia e hipertensão. Entre os pacientes com arteriosclerose obliterante, 70% a 90% são fumantes quando do primeiro exame clínico, 75% têm hiperlipidemia e 30% têm hipertensão.[19]

Aspectos Clínicos e Diagnóstico Diferencial

Primariamente, exclui-se a oclusão arterial aguda por embolia, trombose ou trauma através da história clínica. Êmbolos ateromatosos de placas ulceradas proximais ou aneurismas causam pequenas lesões isquêmicas distribuídas nos dedos dos pés, pés ou pernas, causando a síndrome do dedo azul (Fig. 77.2). Os pulsos periféricos estão presentes. A claudicação induzida pelo exercício deve ser diferenciada das câimbras musculares noturnas, frequentemente observadas em pacientes idosos. A doença oclusiva aortoilíaca pode ser diferenciada da osteoartrite do quadril, que tende a ser mais variável de um dia para o outro, além de não se aliviar completamente com o repouso e não poder ser reproduzida através da mesma quantidade de exercício. A pseudoclaudicação pela síndrome da cauda equina é causada pelo estreitamento do canal lombar em virtude de espondilose, doença do disco intervertebral ou tumor da medula espinhal. Os sintomas mimetizam a claudicação intermitente, mas estão menos relacionados com o exercício e o repouso do que a claudicação verdadeira.

A causa das úlceras das extremidades inferiores deve ser cuidadosamente determinada. Aproximadamente 5% das ulcerações das extremidades inferiores são causadas por insuficiência arterial.[20] Estas geralmente estão localizadas distalmente ao tornozelo, tipicamente na porção terminal dos dedos, ao redor dos leitos ungueais ou entre os dedos, causadas pela fricção de um dedo no outro. Localizações menos comuns incluem as cabeças dos metatarsos, calcanhar e maléolos. Úlceras de insuficiência arterial são dolorosas, mas a dor melhora quando a extremidade se encontra em uma posição pendente. Associam-se às evidências de insuficiência arterial crônica (ausência de crescimento dos pelos no dorso do pé, atrofia da pele, pulsos ausentes e deformidades das unhas).

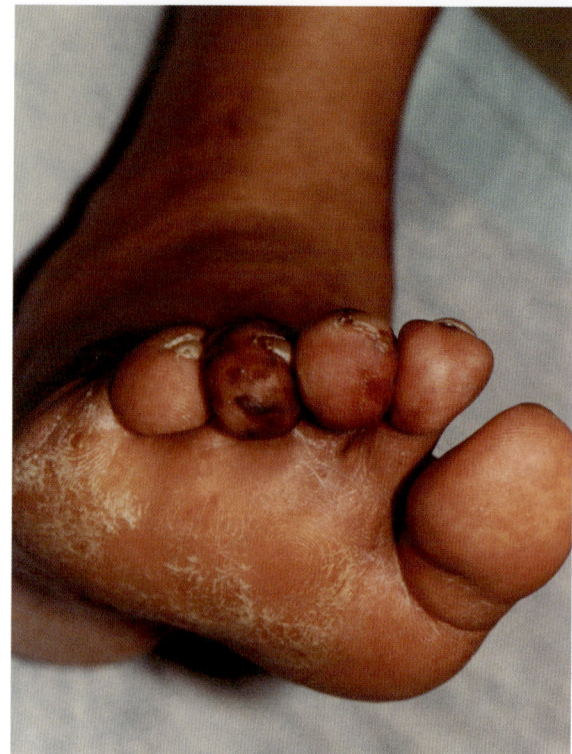

Fig. 77.2. Apresentação clínica dos êmbolos ateromatosos, ou síndrome do dedo azul. (Cortesia de Gary R. Seabrook, MD.)

Inicialmente, as úlceras são pequenas, superficiais e secas. A base é cinza, amarelada ou preta, com tecido de granulação mínimo ou ausente. A borda da úlcera é acentuada e indolente; não mostra sinais de proliferação celular ou epitelização.

Cerca de 90% das úlceras de extremidades inferiores são causadas por insuficiência venosa crônica.[20] Estas úlceras ocorrem na região do tornozelo (ou proximalmente às mesmas), especialmente perto do maléolo medial. Úlceras de estase venosa são moderadamente dolorosas e melhoram com a elevação da extremidade. Há evidência de insuficiência venosa crônica de longa duração, incluindo edema, veias superficiais proeminentes e dermatite por estase. As úlceras têm tamanho moderado, base bem delimitada e tecido de granulação extenso. Úlceras que se desenvolvem rapidamente são mais sugestivas de insuficiência venosa.

A maioria das úlceras das extremidades inferiores que restam é causada por neuropatia diabética, isolada ou em conjunto com insuficiência arterial.[20] A localização reflete locais de trauma repetido, incluindo os dedos dos pés, calcanhares e faces plantares dos pés, especialmente as cabeças dos metatarsos. As úlceras neurotróficas são indolores. Os pacientes podem ter evidência de insuficiência arterial periférica coexistente. As úlceras são profundas e penetrantes, frequentemente com drenagem supurativa causada por uma infecção secundária ou osteomielite crônica. Úlceras neurotróficas geralmente são circundadas por uma borda de fibrose rígida.

Úlceras hipertensivas são raras, refletindo hipertensão não controlada de longa duração. Estas úlceras são tipicamente perto do maléolo lateral e começam como áreas vermelho-azuladas dolorosas de pele enfartada. Desenvolve-se uma bolha hemorrágica que se transforma em uma úlcera superficial, que pode alcançar um tamanho de 5 a 10 cm. A úlcera isquêmica tem bordas bruscamente delimitadas, pouco tecido de granulação e drenagem mínima. A dor é a mais severa entre todas as úlceras das extremidades inferiores. Ulcerações isquêmicas múltiplas, acima e abaixo do tornozelo, sugerem vasculite ou embolia ateromatosa. Úlceras com bordas regulares em locais incomuns podem ser factícias ou podem resultar de injeção subcutânea de drogas ilícitas. Bordas espessadas, laminadas e elevadas, com uma depressão central contendo tecido de granulação, são características de úlceras malignas.

Tratamento

O primeiro passo é identificar os pacientes cujos sintomas são o resultado exclusivo da arteriosclerose obliterante, sem doença tromboembólica coexistente. O tratamento para pacientes sintomáticos depende da presença de isquemia funcional ou isquemia que ameaça o membro.[21]

A isquemia que ameaça o membro constitui uma emergência cirúrgica. Deve-se marcar uma angiografia para identificar a doença, suficientemente localizada que possa ser passível de enxertia por *bypass* de emergência.[21] Pacientes com isquemia funcional devem receber encaminhamento ambulatorial para avaliação vascular eletiva (invasivo ou não invasivo), para que sejam determinadas as opções de tratamento. Culturas de úlceras isquêmicas ou lesões de pele devem ser coletadas no departamento de emergência; antibióticos sistêmicos devem ser iniciados para cobrir organismos da pele, em caso de infecção. Devem-se tirar radiografias dos ossos subjacentes quando da suspeita de osteomielite. Pacientes com dor isquêmica de repouso requerem hospitalização, mesmo que não sejam candidatos à cirurgia. Repouso na cama, ambiente aquecido e manutenção do membro em posição pendente costumam aliviar a dor.

Doença de Buerger (Tromboangeíte Obliterante)

Princípios

Primeiramente descrita por Buerger nos anos 1908, a tromboangeíte obliterante é uma doença oclusiva inflamatória idiopática que envolve principalmente as artérias de pequeno e médio calibres, das mãos e dos pés.[22] Geralmente os pacientes são homens fumantes entre 20 e 40 anos de idade, embora relatos recentes indiquem que a frequência desta doença vem aumentando nas mulheres. A doença de Buerger afeta pessoas de todas as raças, porém é mais prevalente no Oriente Médio e no Extremo Oriente.[23] Nos Estados Unidos, a incidência é de 20 a cada 100.000.[23] Não se conhece a patogênese exata da doença, mas praticamente todos os pacientes são fumantes.

A tromboangeíte obliterante é caracterizada por inflamação aguda e crônica segmentar nas artérias menores das extremidades superiores e inferiores. O processo inflamatório arterial inicial progride e afeta as veias e nervos adjacentes, levando à trombose venosa associada e ao revestimento fibroso progressivo destas estruturas. Tratam-se de nódulos dolorosos, macios ou escuros sobre uma artéria periférica com pulso reduzido ou ausente (flebite migratória).

Aspectos Clínicos

Os critérios clínicos para doença de Buerger incluem: (1) histórico de tabagismo, (2) início antes dos 50 anos de idade, (3) lesões arteriais oclusivas infrapoplíteas, (4) envolvimento do membro superior e flebite migratória e (5) ausência de fatores de risco ateroscleróticos, que não sejam o tabagismo. Um sintoma característico da doença de Buerger é a claudicação do peito do pé, causada pela oclusão arterial infrapoplítea. Rubor intenso da extremidade afetada, particularmente quando pendente, também é uma característica. Os pulsos do pé podem estar ausentes, mesmo com os pulsos femoral e poplíteo normais. Frequentemente o envolvimento das mãos é bilateral e simétrico, levando ao desenvolvimento de claudicação na mão ou úlceras nas pontas dos dedos. A flebite migratória ocorre logo no início da doença. Aproximadamente 50% dos pacientes experimentam a resposta trifásica de cor do tipo Raynaud, em resposta ao frio. Nas extremidades superiores, as artérias digitais geralmente são mais envolvidas do que as artérias radial ou ulnar.[23]

Diagnóstico Diferencial

A arteriosclerose obliterante é mais provável em pacientes com mais de 50 anos, que possuem sinais de isquemia periférica. Em mulheres jovens, devem-se considerar as doenças autoimunes como esclerodermia ou lúpus eritematoso sistêmico.[23]

Teste Diagnóstico

O uso dos critérios clínicos diagnósticos é suficiente para o diagnóstico de doença de Buerger no departamento de emergência. O teste laboratorial vascular não invasivo confirma o diagnóstico e a extensão do envolvimento. Raramente necessária, a angiografia demonstra múltiplas oclusões segmentares.

Tratamento

A abstinência completa e permanente de cigarros é o único tratamento efetivo para a doença de Buerger. Se o paciente não parar de fumar completamente, períodos alternados de quiescência são seguidos por exacerbações de insuficiência arterial severa. Pacientes que param de fumar têm um curso clínico benigno da doença. Independente disso, muitos indivíduos que têm doença de Buerger continuam a fumar, incorrendo em dor severa em repouso, perda tecidual e, eventualmente, amputação.

Com sintomas precoces, sem ameaça de perda de tecido, a educação do paciente e o acompanhamento com um cirurgião vascular são suficientes. As opções de tratamento cirúrgico vascular são variadas para os pacientes com sintomas importantes ou ameaça de perda tecidual. A dor intratável pode ser controlada com anestesia epidural. Prostaglandina E_1 (intra-arterial ou intravenosa) e agentes antitrombóticos (incluindo aspirina e heparina) já foram utilizados com sucesso.[23] Pacientes com oclusão arterial de grandes vasos podem beneficiar-se da reconstrução arterial. A simpatectomia é um tratamento potencial para ulceração cutânea ou alívio da dor em repouso, em casos avançados.[17] Já que os pacientes com doença de Buerger têm boa cicatrização, o tratamento conservador intensivo geralmente obtém sucesso, evitando a amputação.

DOENÇAS POR OCLUSÃO ARTERIAL AGUDA

Embolia Arterial

Apesar dos avanços, o êmbolo arterial agudo continua a causar morbidade e mortalidade agudas. Aproximadamente 50% das oclusões arteriais agudas são causadas por embolia arterial e sua incidência ainda está aumentando. Os outros 50% são causados por trombose *in situ*.[2]

Diagnóstico Diferencial

A flegmasia *cerulea dolens* é uma trombose venosa profunda maciça do sistema venoso ileofemoral. O sintoma inicial é o surgimento agudo de uma perna edemaciada e dolorida. Conforme o inchaço continua, ocorre insuficiência arterial secundária com palidez associada (flegmasia *cerulea albens*). Geralmente o edema da perna está ausente na embolia arterial aguda. A embolia aguda produz uma palidez bem demarcada; a flegmasia *cerulea dolens* provoca uma perna com aparência cianótica.

A dissecção aórtica pode envolver as artérias da extremidade superior ou inferior, podendo mimetizar um êmbolo agudo. Dor importante, presença de insuficiência aórtica e envolvimento em diversos locais sugerem dissecção. Síndromes neurológicas (p. ex. mielite transversa, hemorragia subaracnoide, disco intervertebral rompido) podem produzir o surgimento súbito de fraqueza unilateral ou bilateral do membro inferior ou perda sensorial que mimetiza uma oclusão aórtica aguda em sela.

Extremidades azuladas e frias podem ser resultados de estados de perfusão reduzida, tais como hipovolemia, débito cardíaco diminuído e desidratação em pacientes com doença aterosclerótica de longa duração.

Tratamento

A embolia arterial aguda é uma emergência cirúrgica. A probabilidade de salvação do membro diminui depois de 4 a 6 horas. Com base somente no diagnóstico clínico, devem-se administrar doses completas de heparina intravenosa com urgência, a fim de minimizar a propagação do coágulo. Pacientes cujos resultados clínicos indicam claramente uma embolia arterial aguda devem ser submetidos à embolectomia com cateter de Fogarty urgente, sem angiografia prévia. Nestes pacientes, a ultrassonografia e a angiografia pré-operatórias raramente são úteis no diagnóstico, prolongando o estado isquêmico do membro.

Se a diferenciação de embolia aguda e trombose in situ for incerta, a angiografia pré-tratamento geralmente é diagnóstica. Pacientes com embolia aguda geralmente exibem sinais mínimos de aterosclerose, oclusão no local da bifurcação arterial, cortes bem demarcados e ausência de fluxo distal à oclusão. Em pacientes com trombose in situ, a arteriografia mostra aterosclerose difusa, oclusões em outros locais que não sejam bifurcações arteriais, parada (stop) de contraste irregular e afunilado e vasos colaterais bem desenvolvidos (Tabela 77.1).

A terapia trombolítica intra-arterial para embolia aguda permanece em investigação. A presença de isquemia que ameaça o membro exclui a consideração de tratamento com terapia trombolítica na maioria dos pacientes. Os riscos potenciais da terapia trombolítica em pacientes com embolia arterial e isquemia que não ameaça o membro incluem lise parcial do coágulo com embolização distal ou eventos embólicos recorrentes oriundos da fonte principal do êmbolo inicial.[24]

Ateroembolia (Síndrome do Dedo Azul)

Ateroêmbolos são microêmbolos compostos por colesterol, cálcio e fragmentos hemorrágicos que se soltam de placas ateroscleróticas proximais ou aneurismas, alojando-se em artérias da extremidade distal. No sistema nervoso central, a ateroembolia causa ataques isquêmicos transitórios e derrames. No sistema vascular periférico, encontram-se ateroêmbolos nas extremidades inferiores com dedos frios, doloridos e cianóticos, na presença de pulsos distais palpáveis (Figura 77.2).

Aspectos Clínicos

A apresentação típica de ateroembolia é o surgimento súbito de uma pequena área macia, cianótica, no pé, tipicamente no dedo.[25] Se for bilateral, a distribuição não é simétrica. O pulso tibial posterior e o pulso dorsal do pé estão presentes. O exame clínico deve focar em uma origem proximal, como um aneurisma aterosclerótico na artéria aorta ou ilíaca, femoral ou poplítea.

Diagnóstico Diferencial

Diversas condições podem mimetizar a síndrome do dedo azul. A acrocianose é indolor, tem uma distribuição simétrica e localiza-se nas mãos, no nariz e nos lábios. Também se deve pensar em perfusão periférica ruim devido ao baixo débito cardíaco. A vasculite geralmente causa lesões purpúricas palpáveis e sintomas constitucionais de febre de grau baixo e perda de peso. Queimadura por frio ocorrida previamente pode deixar as extremidades sensíveis ao frio. Síndrome do dedo azul também é facilmente diferenciado da lesão local do pé diabético.

Tratamento

O tratamento é voltado para a identificação e a remoção da fonte proximal de ateroembolia. A angiografia é o método diagnóstico mais preciso para determinar-se a origem dos êmbolos. Se a fonte for um aneurisma aórtico e o paciente for candidato à cirurgia, deve-se realizar o reparo cirúrgico. Podem-se tratar lesões estenóticas nas artérias ilíacas ou femorais com endarterectomia, bypass vascular ou angioplastia.[15] O tratamento médico com aspirina, dipiridamol, varfarina sódica (Coumadin) ou corticosteroides apresenta resultados variáveis.

Trombose Arterial

Aproximadamente 50% das oclusões arteriais agudas são causadas por trombose in situ.[2] A trombose arterial aguda quase sempre se sobrepõe a uma lesão aterosclerótica complicada, mas pode ser causada por vasculite ou trauma. Na isquemia que ameaça o membro, pode-se usar a angiografia para avaliar a viabilidade do enxerto por bypass de emergência. Na isquemia que não ameaça o membro, pode-se solicitar uma angiografia para distinguir-se embolia de trombose (Tabela 77.1).

Tratamento

Deve-se iniciar a heparinização quando se faz o diagnóstico. Pacientes com isquemia que ameaça o membro necessitam de trombectomia direta de emergência ou trombectomia com cateter de Fogarty, ambas combinadas com bypass. A trombectomia isolada frequentemente falha em virtude de retrombose. Pacientes que têm doença aterosclerótica não passível de bypass, são muito doentes para tolerar a revascularização ou têm isquemia irreversível requerem amputação primária. Pacientes com isquemia que não ameaça o membro são mais bem tratados de forma não cirúrgica, com heparina e terapia trombolítica intra-arterial de baixa dosagem.

ANEURISMAS ARTERIAIS PERIFÉRICOS

Um aneurisma verdadeiro é uma dilatação localizada anormal na parede do vaso intacto, causada por fraqueza na parede e por forças hemodinâmicas anormais. Os aneurismas aumentam em uma taxa determinada pela sua causa. Aneurismas causados por aterosclerose progridem lentamente ao longo dos anos; aneurismas causados por traumas ou infecções aumentam em dias, semanas ou meses. O principal risco dos aneurismas de vasos centrais (aorta abdominal, artérias ilíacas e artérias viscerais) é a ruptura (Cap. 84). Aneurismas de artérias periféricas raramente se rompem; ao contrário, complicam-se por trombose ou embolia, comprometendo tecidos distais a eles.[26]

A causa de um aneurisma depende de sua localização anatômica. Aneurismas da extremidade inferior quase sempre são ateroscleróticos. Aneurismas da extremidade superior geralmente são causados por trauma local. Aneurismas viscerais têm como causa a hemodinâmica anormal, a aterosclerose ou causas infecciosas.

Extremidade Inferior

Aneurismas da artéria femoral e da artéria poplítea quase sempre ocorrem em homens mais velhos, com aterosclerose avançada. Vinte e cinco por cento dos pacientes têm ateroembolia distal ou tromboembolismo; 15% adicionais possuem oclusão aneurismática total devido à trombose in situ.[26]

Aneurismas poplíteos são os aneurismas periféricos mais comuns, ocorrendo bilateralmente em 60% dos pacientes.[26] O aneurisma aórtico abdominal ocorre em 80% dos pacientes com aneurismas poplíteos bilaterais. A maioria dos pacientes apresenta claudicação, eventos tromboembólicos, eventos ateroembólicos ou gangrena. Com a dilatação do aneurisma, ocorrem compressão venosa e trombose venosa profunda.

O segundo tipo mais comum de aneurisma periférico é o aneurisma femoral, manifestando-se similarmente aos aneurismas poplíteos. A dilatação do aneurisma femoral também pode comprimir o nervo femoral, produzindo dor ou fraqueza na parte anterior da coxa.

O diagnóstico de aneurismas poplíteos e femorais é feito através da palpação de uma massa pulsátil. Radiografias simples podem mostrar aneurismas calcificados unilaterais ou bilaterais. Ultrassonografia e TC são diagnósticos. A arteriografia fornece o diagnóstico definitivo e o envolvimento dos vasos distais. Pacientes com aneurisma de extremidade inferior devem ser avaliados para a presença de outros aneurismas.

Pacientes assintomáticos podem ser submetidos à excisão cirúrgica eletiva do aneurisma e anastomose terminoterminal ou interposição de enxerto. Geralmente se faz o reparo simultâneo de aneurismas coexistentes na aorta abdominal ou na extremidade contralateral, combinado com bypass. Pacientes com eventos tromboembólicos que ameaçam o membro são tratados, primeiramente, por embolectomia com cateter de Fogarty.[26]

Extremidade Superior

A aterosclerose geralmente não atinge as extremidades superiores, de modo que aneurismas arteriais periféricos nas extremidades superiores são raros, fazendo do trauma localizado a causa mais comum.

As causas dos aneurismas arteriais subclávios são a obstrução da saída torácica (síndrome do desfiladeiro torácico), trauma e, mais raramente, aterosclerose. Aneurismas subclávios causados por aterosclerose representam doença importante, de modo que 30% a 50% dos pacientes afetados também apresentam aneurisma aortoilíaco ou outros aneurismas periféricos.[27] Os sintomas dependem da localização anatômica do aneurisma. Os pacientes podem apresentar dor no peito, pescoço e ombro em virtude da expansão aguda. A compressão do nervo laríngeo recorrente direito pode levar à alteração da voz. A compressão da traqueia pode causar estridor ou outras queixas respiratórias. A radiografia de tórax pode revelar uma massa mediastinal superior, que pode ser confundida com neoplasia.

A artéria subclávia pode ser comprimida por uma costela cervical completa que se articula com a primeira costela, produzindo uma dilatação pós-estenótica na artéria subclávia proximal e na artéria axilar distal. Esta síndrome ocorre mais frequentemente em mulheres e na extremidade superior dominante. Costelas cervicais ocorrem em 0,6% da população.[28]

Aneurismas arteriais axilares são causados por traumas compressivos por causa do uso prolongado e inadequado de muletas. Fratura de úmero ou luxação anterior do ombro são causas incomuns.[27]

Aneurismas arteriais subclávios, subclávio-axilares e axilares podem ter complicações por tromboembolismo, isquemia que ameaça o membro, disfunção sensorial e neuromuscular decorrente de compressão do plexo braquial e isquemia do sistema nervoso central, a partir de tromboembolia vertebral retrógrada e tromboembolia de carótida direita. É comum um sopro sistólico e frêmito palpável no local.

O procedimento diagnóstico de escolha é a arteriografia, para confirmar o diagnóstico e determinar o envolvimento dos vasos distais. O tratamento cirúrgico consiste em ressecção cirúrgica, enxerto vascular e restabelecimento da continuidade arterial.

A síndrome rara do aneurisma arterial ulnar (síndrome do martelo hipotenar) está associada ao trauma ocupacional, no qual a palma da mão é usada para martelar, empurrar ou torcer objetos.[29] Geralmente, os pacientes são mecânicos, carpinteiros ou operadores de maquinarias.

A artéria ulnar encaixa-se confortavelmente no canal ósseo da eminência hipotenar, abaixo do gancho do osso hamato. Uma lesão repetitiva em longo prazo pode resultar na formação de um aneurisma.[29] O aneurisma pode desenvolver um trombo mural que emboliza repetidamente para o arco palmar superficial ou para uma artéria digital. Os sintomas incluem parestesias, dor, sensação de frio na palma da mão e cianose, mais frequentemente nos dedos médio e indicador. Geralmente o polegar não é afetado, devido ao seu suprimento sanguíneo arterial radial. O diagnóstico é realizado de forma simples, encontrando-se uma massa pulsátil ou não pulsátil na eminência hipotenar da mão dominante. O teste de Allen demonstra oclusão da artéria ulnar. A angiografia dos vasos distais é diagnóstica. A angiografia proximal pode excluir as artérias subclávia e axilar como fontes embólicas. Para restabelecer a continuidade da artéria ulnar, faz-se necessária a ressecção cirúrgica do aneurisma. A terapia fibrinolítica pré-operatória adjunta pode ser útil.[29]

Vísceras

Aneurismas Arteriais Esplênicos

Os aneurismas arteriais esplênicos correspondem a 60% de todos os aneurismas arteriais viscerais. São os únicos aneurismas que são mais comuns em mulheres, com uma razão de 4:1 das mulheres para os homens.[30] Atribuiu-se a causa dos aneurismas arteriais esplênicos à fibrodisplasia arterial sistêmica, à hipertensão portal e ao desvio arteriovenoso esplênico aumentado que ocorre na gravidez.

Aneurismas da artéria esplênica quase sempre são assintomáticos. Pacientes sintomáticos exibem desconforto indefinido em quadrante superior esquerdo ou desconforto epigástrico e irradiação ocasional da dor para o ombro esquerdo ou área subescapular. Já que a maioria dos aneurismas arteriais esplênicos é inferior a 2 cm de diâmetro, não é possível palpar-se uma massa pulsátil. Ocasionalmente, pode-se ouvir um sopro sistólico no local.

Somente 2% dos aneurismas arteriais esplênicos resultam em ruptura com risco de morte.[30] Mais de 95% das rupturas ocorrem em mulheres jovens durante a gravidez, podendo ser confundidas com gravidez ectópica ou descolamento de placenta.

Aneurismas da artéria esplênica geralmente são descobertos acidentalmente na radiografia abdominal, sob a forma de calcificações em "anel de sinete" no quadrante superior esquerdo. A ultrassonografia, a TC e a RNM podem distinguir aneurismas de outras lesões císticas no quadrante superior esquerdo.[30] Geralmente se pede um angiograma para confirmar-se o diagnóstico. Aneurismas arteriais esplênicos sintomáticos requerem intervenção cirúrgica urgente, particularmente em mulheres grávidas ou em idade reprodutiva. A taxa de mortalidade materna por ruptura durante a gravidez é de aproximadamente 70%. Em pacientes assintomáticos, a embolização transcateter é uma alternativa para a cirurgia.[31]

Aneurismas da Artéria Hepática

Os aneurismas da artéria hepática representam 20% dos aneurismas arteriais viscerais. As lesões são causadas por aterosclerose, infecção (mais frequentemente como uma complicação por abuso de drogas intravenosas), trauma abdominal importante ou poliarterite nodosa. Aneurismas arteriais hepáticos afetam os homens duas vezes mais do que as mulheres, ocorrendo geralmente depois dos 60 anos de idade.

Muitos aneurismas permanecem assintomáticos, porém, aneurismas sintomáticos que não sofrem ruptura produzem sintomas similares à colecistite: dor difusa e persistente no quadrante superior direito ou dor epigástrica que se irradia para as costas. Grandes aneurismas podem causar desconforto abdominal superior importante, similar à pancreatite. Aneurismas da artéria hepática podem romper-se dentro do ducto biliar comum, peritônio ou vísceras ocas adjacentes, com uma taxa de mortalidade de 35%.

Um sopro abdominal ou massa pulsátil palpável geralmente não estão presentes no exame físico. Pode-se observar a calcificação aneurismal em uma radiografia abdominal simples, mas o diagnóstico é mais confiável através da angiografia. A ultrassonografia e a TC podem detectar aneurismas arteriais hepáticos assintomáticos.[30]

Em virtude da alta taxa de mortalidade por ruptura de aneurisma, é necessária uma abordagem agressiva para seu tratamento. Em pacientes candidatos à cirurgia, realiza-se a ressecção cirúrgica do aneurisma. Em pacientes com alto risco cirúrgico, pode-se utilizar a oclusão por cateter transarterial.[32]

Aneurismas da Artéria Mesentérica Superior

Os aneurismas da artéria mesentérica superior são o terceiro tipo de aneurisma visceral mais comum. Quase 60% são aneurismas infectados por causa de estreptococos não hemolíticos provenientes de endocardite bacteriana do lado esquerdo. A aterosclerose e o trauma são causas muito menos comuns. Os pacientes geralmente têm menos de 50 anos; homens e mulheres são igualmente afetados.

Os pacientes geralmente têm dor abdominal superior intermitente, com angina abdominal. Cinquenta por cento possuem uma massa abdominal pulsátil no exame físico. Os estigmas da endocardite bacteriana aguda podem estar presentes. Radiografias simples do abdome podem mostrar um aneurisma calcificado. A angiografia é necessária para confirmar-se o diagnóstico.

O tratamento do aneurisma arterial mesentérico superior deve abordar qualquer processo infeccioso subjacente. A abordagem cirúrgica é difícil, variando com a condição do paciente, com a

TABELA 77.2
Características Clínicas de Aneurismas Infectados

	ANEURISMA MICÓTICO	INFECÇÃO DE ARTÉRIAS ATEROSCLERÓTICAS	INFECÇÃO DE ANEURISMA EXISTENTE	PSEUDOANEURISMA INFECTADO PÓS-TRAUMÁTICO
Causa	Endocardite	Bacteremia	Bacteremia	Dependência química Trauma
Idade (anos)	30-50	> 50	> 50	< 30
Incidência	Rara	Mais comum	Incomum	Muito comum
Localização	Aorta Visceral Intracraniano Periférico	Aterosclerótico Aortoilíaca Defeitos na íntima	Infrarrenal Aorta	Femoral Carótida
Bacteriologia	Streptococci viridans	Salmonella	Staphylococcus	Staphylococcus aureus
S. aureus	Outros	Outros	Polimicrobiano	
Mortalidade	25%	75%	90%	5%

De Wilson SE, Van Wagenen P, Passaro E Jr: Arterial infection. Curr Probl Surg 15:1, 1978.

forma do aneurisma (sacular ou fusiforme) e com a verificação da viabilidade intestinal.

Aneurismas Infectados

Aneurismas Micóticos

O termo *aneurisma micótico* é uma fonte de confusão, porque não há associação com doença fúngica. Embora seja utilizado para descrever qualquer aneurisma infectado, deveria ser reservado para os aneurismas resultantes de endocardite bacteriana, conforme descrito originalmente por Osler nos anos 1885.[33,34]

Êmbolos sépticos de endocardite infecciosa implantam-se de duas maneiras: primeiro, pode ocorrer disseminação hematogênica de bactéria acometendo artérias não aneurismais danificadas por aterosclerose preexistente; segundo, êmbolos sépticos podem alojar-se nos *vasa vasorum* dos grandes vasos, causando isquemia da parede de vaso e infecção. Em vasos menores, os êmbolos sépticos tendem a se alojar nas bifurcações arteriais, fístulas arteriovenosas ou locais de estenoses arteriais. Os aneurismas micóticos são mais comuns na aorta, artéria mesentérica superior e artérias intracranianas e femorais.

O organismo infeccioso nos aneurismas micóticos reflete a bacteriologia da endocardite infecciosa. Os organismos mais comuns são os S*treptococci viridans*, embora usuários de drogas intravenosas sejam mais comumente infectados por *Staphylococcus aureus*. Pacientes que possuem aneurismas micóticos normalmente têm entre 30 e 50 anos. A taxa de mortalidade é de 25% (Tabela 77.2).[33,34]

Artérias Ateroscleróticas

Atualmente, a causa mais comum de um aneurisma infectado é a sepse com disseminação hematogênica de bactérias, tais como: *Salmonella*, *Staphylococcus* e *Escherichia coli*, para artérias ateroscleróticas. Grandes vasos (especialmente a aorta) são os locais mais comuns, em detrimento das artérias periféricas. Os pacientes tendem a ter mais de 50 anos e possuem aterosclerose bem estabelecida. Frequentemente a perfuração ocorre antes do diagnóstico, resultando em uma taxa de mortalidade de 75%.[33]

Aneurismas Preexistentes

Estima-se que a incidência de infecção em pacientes com aneurismas ateroscleróticos preexistentes seja de 3% a 4%; pacientes com aneurismas rompidos apresentam maior incidência de culturas de bactérias positivas do que aqueles que recebem tratamento cirúrgico eletivo de um aneurisma assintomático. Organismos Gram-positivos, especialmente *Staphylococcus*, predominam (60%). A taxa de mortalidade é extremamente alta (90%) por causa da ruptura do aneurisma.[34,35]

Pseudoaneurismas Pós-traumáticos

Aneurismas infectados pós-traumáticos resultam de monitoramento hemodinâmico invasivo, angiografia e uso de drogas intravenosas. A artéria mais comumente afetada é a femoral, por causa de seu envolvimento em procedimentos invasivos. A bactéria *S. aureus* é isolada em 30% a 70% dos casos. Em virtude da localização mais periférica e da identificação precoce, a taxa de mortalidade é mais baixa (5%).[35]

A apresentação clínica de um aneurisma infectado varia com a localização anatômica e com o processo fisiopatológico subjacente. Aneurismas abdominais infectados frequentemente são diagnosticados de forma errônea. Geralmente, o início é insidioso; uma febre baixa pode estar presente por diversos meses. Febre (75%), dor no abdome e nas costas (33%) e aneurisma palpável (53%) são comumente encontrados. Aneurismas mais periféricos, especialmente pseudoaneurismas femorais infectados, são caracterizados por uma massa compressível na virilha, algumas manifestam sepse ou sangramento.[36] Quase todos são facilmente palpáveis. Embora raras, as infecções fúngicas devem ser consideradas em pacientes cronicamente imunodeprimidos, em pacientes que tenham sido tratados recentemente para doença fúngica disseminada ou em pacientes diabéticos.[36,37]

Culturas de sangue positivas em um paciente com aneurisma preexistente induzem ao tratamento para aneurisma infectado, até que se prove o contrário. A bacteremia frequentemente é contínua e as culturas de sangue são positivas em aproximadamente 70% dos casos, mas culturas de sangue negativas não excluem este diagnóstico. Deve-se fazer uma angiografia quando há suspeita de aneurisma infectado.[38] Glóbulos brancos marcados com índio-111 podem confirmar ou excluir o diagnóstico de aneurisma infectado.[35]

O tratamento inclui antibióticos e reparo cirúrgico. A terapia com antibióticos geralmente é continuada por, no mínimo, 6 a 8 semanas, embora alguns médicos defendam o tratamento permanente após o reparo cirúrgico bem-sucedido.[39] A intervenção mais importante é o reparo em tempo oportuno.[36,37] Sem cirurgia, torna-se inevitável a ruptura do aneurisma com hemorragia exsanguinante.[35]

Aneurismas Traumáticos

Aneurisma traumático refere-se a um pseudoaneurisma que se instala após a perfuração da parede arterial, com a formação de um hematoma perivascular. Aneurismas traumáticos crônicos podem ou não estar associados a uma fístula arteriovenosa. *Pseudoaneurisma* é um termo sinônimo para *aneurisma falso*.

A apresentação típica é uma massa pulsátil encontrada perto do curso de uma artéria da extremidade, com uma história de trauma há mais de 1 mês.[40] O aneurisma em expansão pode comprimir nervos periféricos associados. A perfusão distal geralmente se mantém boa; o tromboembolismo é raro. Sopro sistólico alto e, possivelmente, um sopro diastólico fraco separado são característicos.

Angiografia convencional, arteriografia por subtração digital ou TC confirmam o diagnóstico. Indica-se a excisão cirúrgica o quanto antes, a fim de reduzir o risco de complicações como ruptura, trombose ou disfunção neurológica, causadas pela expansão contínua.

DISTÚRBIOS VASOESPÁSTICOS

Os distúrbios vasoespásticos caracterizam-se por uma resposta vasomotora anormal nas pequenas artérias distais. O fluxo sanguíneo na circulação periférica é controlado por mecanismos locais, autônomos e humorais.[9] Ainda não se sabe a causa da resposta vasoespástica aumentada.

A doença de Raynaud é o distúrbio vasoespástico mais comum, ocorrendo cinco vezes mais frequentemente em mulheres do que em homens. Por definição, os casos de doença de Raynaud não possuem evidências de causas subjacentes. O diagnóstico é correto em 95% dos casos que preenchem estes critérios: (1) os episódios são precipitados por exposição ao frio ou emoção; (2) os sintomas são bilaterais; (3) a gangrena não está presente ou é mínima, estando confinada à pele; (4) não há doença ou condição que poderia causar um fenômeno de Raynaud secundário e (5) os sintomas vêm ocorrendo por, no mínimo, 2 anos.[41]

O ataque de Raynaud clássico é trifásico: os dedos ficam brancos, depois azulados e, finalmente, avermelhados. Inicialmente, ocorre um fechamento completo das artérias palmares e digitais (e possivelmente das arteríolas), produzindo a cessação da perfusão capilar. Depois ocorre um ligeiro relaxamento do espasmo arterial, com um leve retorno sanguíneo dentro do leito capilar dilatado, que se dissipa rapidamente, provocando cianose. Posteriormente, o espasmo arterial se resolve, mas a hiperemia reativa produz uma extremidade avermelhada. Os ataques geralmente são precipitados pelo frio e por estresse emocional. A doença de Raynaud geralmente tem curso benigno. Não há alterações histológicas reais dentro do vaso. Tranquilização, educação e acompanhamento com cuidados básicos consistem no único tratamento para a doença de Raynaud verdadeira.

Fenômeno de Raynaud é o termo dado à doença de Raynaud quando há um distúrbio causador subjacente identificável. Doenças do tecido conjuntivo (incluindo escleroderma, artrite reumatoide e lúpus eritematoso sistêmico) têm a maior associação com o fenômeno de Raynaud. Deve-se direcionar o tratamento para a identificação da doença ou distúrbio subjacente e para a minimização de perda de tecido ameaçado, se presente.[41]

O livedo reticular benigno é causado pelo espasmo das arteríolas dérmicas. É mais comum quando a pele é exposta a um ambiente frio e nunca se associa à anormalidade vascular histológica, resolvendo-se rapidamente quando a pele exposta é coberta ou quando o ambiente é aquecido. Outras condições, similares às causas do fenômeno de Raynaud, podem apresentar livedo reticular secundário acompanhado de outras manifestações de doença vascular periférica.[42]

Acrocianose é o menos comum dos distúrbios vasoespásticos, caracterizando-se por cianose simétrica persistente e indolor dos dedos, mãos, lábios, nariz e, menos frequentemente, dos pés. A doença é benigna, sem associação com anormalidades vasculares ou doença subjacente. Não ocorrem dor, alterações tróficas da pele e ulceração. É mais comum em mulheres, intensificada pela exposição ao frio; diminui com o calor. O diagnóstico é feito pela natureza bilateral e persistente dos achados, localizado em mãos ou pés e com presença de pulsos arteriais normais. As extremidades envolvidas quase sempre estão frias, sendo comum a perspiração excessiva. Não é necessário tratamento; basta tranquilizar o paciente e protegê-lo do frio.[42]

A eritromelalgia primária é uma síndrome rara de vasodilatação paroxística com dor em queimação, aumento da temperatura da pele e vermelhidão dos pés e, menos frequentemente, das mãos. Pode ocorrer eritromelalgia secundária em casos de doença subjacente, mais frequentemente, lúpus eritematoso sistêmico, doenças mieloproliferativas, hipertensão, insuficiência venosa ou diabetes melito. A eritromelalgia é tão comum nas crianças quanto nos adultos, porém, é menos provável que esteja associada à doença sistêmica subjacente em crianças. Os ataques não são disparados pelo frio, ocorrendo em temperaturas ambientais moderadas. A temperatura da pele dos dedos envolvidos é alta, quando comparada com a temperatura central do paciente. Os sintomas podem permanecer leves durante anos ou podem tornar-se incapacitantes. Não ocorrem perda de tecido e alterações tróficas na pele. Embora a elevação das extremidades, compressas frias ou imersão em gelo possam aliviar temporariamente, não há tratamento efetivo para os múltiplos episódios de dor, frequentemente diários, que ocorrem.[42]

SÍNDROME DO DESFILADEIRO TORÁCICO

A síndrome do desfiladeiro torácico envolve a compressão do plexo braquial, veia subclávia ou artéria subclávia na abertura superior do tórax. As síndromes do desfiladeiro torácico foram classificadas, previamente, de acordo com a causa: escaleno anterior, costoclavicular, hiperabdução, síndrome da costela cervical e síndrome da primeira costela torácica. Atualmente são mais facilmente divididas em três tipos – neurológica, venosa e arterial – dependendo dos sintomas predominantes.

A compressão do plexo braquial causa o tipo neurológico da síndrome do desfiladeiro torácico, correspondendo a aproximadamente 95% de todos os casos.[43] Os sintomas começam entre os 20 e os 50 anos de idade, com a predominância das mulheres em uma taxa de 3:1. A compressão ou trombose da veia subclávia constitui o tipo venoso da síndrome do desfiladeiro torácico, sendo responsável por 4% do total de casos. Ocorre mais frequentemente em homens de 20 a 35 anos de idade. O tipo arterial da síndrome do desfiladeiro torácico é raro, ocorrendo em aproximadamente 1% dos casos, mas é potencialmente o mais sério entre os três tipos. Homens e mulheres são igualmente afetados em uma distribuição de idade bimodal de adultos jovens (por compressão de costela cervical), assim como pacientes com mais de 50 anos (por aterosclerose localizada causada por compressão arterial). A Figura 77.3 mostra a relação entre as anormalidades anatômicas e a compressão neurovascular.

Princípios

Roos descreveu quatro conceitos básicos das síndromes do desfiladeiro torácico[44]: (1) pacientes que têm síndrome do desfiladeiro torácico desenvolvem uma anormalidade anatômica que os predispõe aos sintomas em determinadas condições; (2) a compressão ou irritação do plexo braquial constitui aproximadamente 95% de todos os casos de síndrome do desfiladeiro torácico, raramente sendo causada pela compressão da artéria subclávia; (3) o teste à beira do leito para a síndrome do desfiladeiro torácico, com base na compressão posicional da artéria subclávia não é sensível e também não é confiável e (4) em casos avançados ou refratários, as anormalidades anatômicas causadoras devem ser corrigidas cirurgicamente.

A artéria subclávia corre sobre a primeira costela (entre o músculo escaleno anterior, anteriormente, e o músculo escaleno médio, posteriormente), enquanto passa por baixo da clavícula em direção à axila, onde o plexo braquial repousa posterior e lateralmente. Quatro anormalidades anatômicas foram associadas à síndrome do desfiladeiro torácico.

A síndrome da costela cervical resulta de uma anormalidade incomum (0,5% a 0,7% de todas as radiografias de tórax), que é bilateral em 70% dos pacientes.[44] Ocorre duas vezes mais em mulheres do que em homens. A maioria das costelas cervicais é incompleta, inserida em uma faixa fibrosa no tubérculo escaleno da primeira costela. O local de compressão é o hiato escaleno,

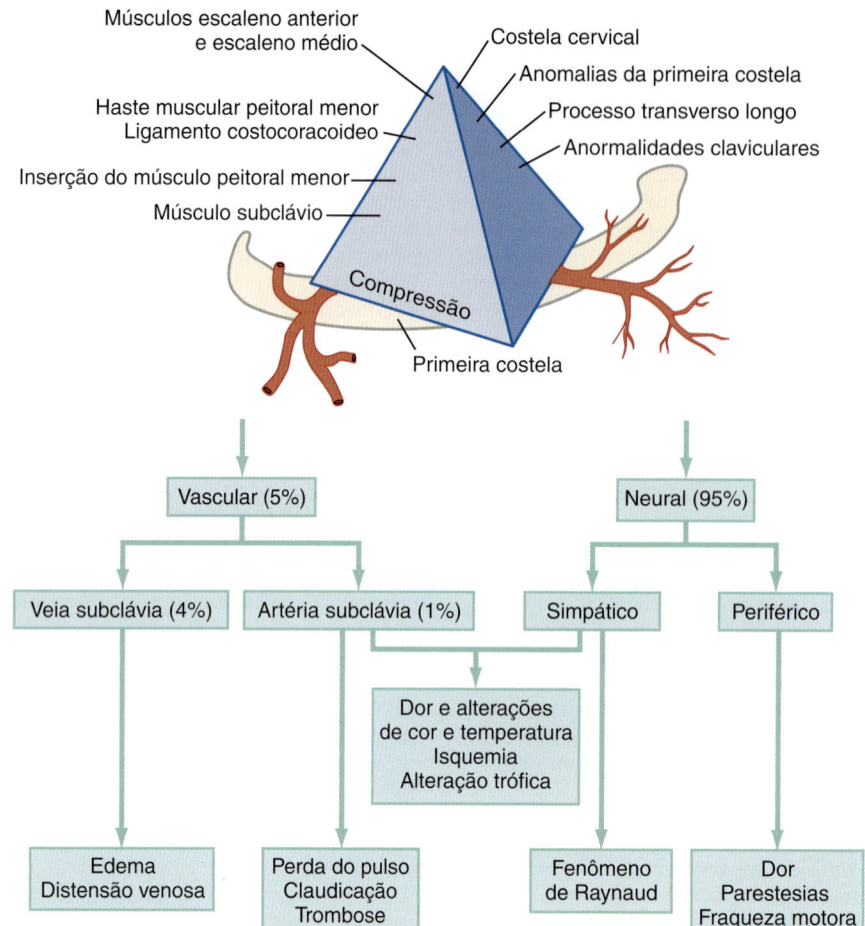

Fig. 77.3. Inter-relações dos músculos, ligamentos e anormalidades ósseas na saída torácica que podem comprimir as estruturas neurovasculares. (De Urschel HC Jr: Management of thoracic outlet syndrome. N Engl J Med 286:1140, 1972.)

constituído pelo músculo escaleno anterior (anteriormente), pelo músculo escaleno médio (posteriormente) e pela costela cervical (inferiormente).

A síndrome do escaleno anterior ocorre quando o feixe neurovascular sofre compressão pelas diversas inserções do músculo escaleno anterior, conforme passa pelo triângulo interescaleno. Em alguns pacientes, a artéria subclávia passa ao longo do corpo do músculo.

A síndrome costoclavicular ocorre quando os ombros são deslocados para trás e para baixo. As causas incluem hipertrofia do músculo subclávio, anormalidades da primeira costela e fraturas claviculares prévias.

A síndrome da hiperabdução resulta da compressão neurovascular que ocorre quando os braços estão na posição de hiperabdução. O local da compressão é no espaço retroclavicular, anterior à primeira costela, ou no ponto onde o feixe neurovascular passa abaixo do músculo peitoral menor.

Os tipos neurológico e venoso da síndrome do desfiladeiro torácico podem ser associados a qualquer anormalidade anatômica subjacente. Anormalidades ósseas (costela cervical, primeira costela torácica ou clavícula) são as causas mais comuns do tipo arterial da síndrome do desfiladeiro torácico (Fig. 77.4A).

Aspectos Clínicos

A compressão do plexo braquial afeta mais frequentemente as raízes nervosas inferiores, oitava raiz cervical (C8) e primeira raiz torácica (T1), produzindo dor e parestesia na distribuição do nervo ulnar. O segundo padrão mais comum são as três raízes nervosas superiores do plexo braquial (C5, C6 e C7), com sintomas referidos no pescoço, na orelha, no tórax superior e na parte lateral do braço, na

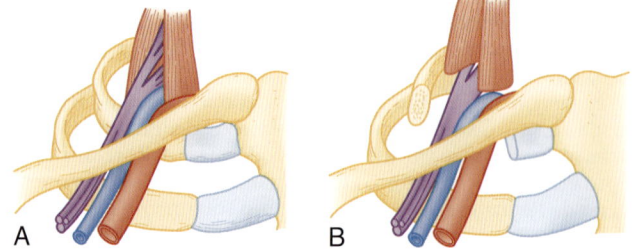

Fig. 77.4. A, Compressão da saída torácica no espaço costoclavicular. **B**, Descompressão da saída torácica por ressecção da primeira costela, com desarticulação da articulação costocondral. (De Etheredge S, et al.: Thoracic outlet syndrome. Am J Surg 138:175, 1979.)

distribuição do nervo radial. A compressão venosa progride para dano da íntima e trombose da veia subclávia, com congestão e edema da extremidade afetada. A compressão persistente da artéria subclávia resulta na formação de aneurisma pós-estenótico e suas sequelas.

Exame Físico

As manobras costoclavicular, de hiperabdução e de Adson não são confiáveis enquanto testes diagnósticos.[44] O teste mais confiável na triagem da síndrome do desfiladeiro torácico é o teste de elevação prolongado do braço (TEPB).[44] Com o paciente sentado, os braços são abduzidos 90° a partir do tórax e os cotovelos são flexionados em 90°, com os ombros fixados ligeiramente atrás do plano frontal. Pede-se que o paciente abra e feche os punhos lenta e constantemente por 3 minutos completos, descrevendo quaisquer sintomas que apareçam. Pacientes normais realizam o teste sem qualquer sintoma além da fadiga leve. O paciente com síndrome do desfiladeiro torácico geralmente tem fadiga e sensação de peso precoces no membro envolvido, início gradual de dormência na mão e dor progressiva ao longo do braço e acima no ombro. Dentro dos 3 minutos, o paciente geralmente deixa a mão cair sobre o colo para aliviar o sofrimento crescente, que se torna intolerável. Pacientes com síndrome do túnel do carpo experimentam parestesia nos dedos, mas não apresentam dor no ombro ou no braço. Pacientes com síndromes discais cervicais têm dor no pescoço e no ombro, mas não apresentam sintomas no braço ou na mão.

O TEPB avalia os três tipos de síndrome do desfiladeiro torácico: neurológica, venosa e arterial. Os pulsos radiais podem ser palpados pelo examinador durante o teste. A presença de um pulso radial e de um resultado positivo do teste TEPB constituem forte indicação de que a base dos sintomas é o envolvimento neurológico do plexo braquial.

Devem-se observar alterações na coloração da pele, temperatura, umidade ou atrofia muscular nas mãos. Deve-se testar a força do músculo tríceps braquial (inervado por C7) bilateralmente. Deve-se testar a força dos músculos interósseos (inervados por C8 a T1) pedindo-se ao paciente para abrir os dedos contra resistência. Os músculos inervados pelo nervo radial são testados pedindo-se que o paciente faça a hiperextensão do polegar e dorsiflexão do punho contra resistência. O nervo mediano inerva os músculos tenares, que podem ser testados pedindo-se ao paciente para abduzir o polegar para longe da palma, com o mesmo apontando diretamente para o teto. O sinal de Tinel ("choque elétrico" para as pontas dos dedos) é um indicativo de compressão do túnel do carpo do nervo mediano, sendo desencadeado pela percussão da face volar do punho. A pressão suave com o polegar na fossa supraclavicular, sobre o plexo braquial, pode reproduzir os sintomas da síndrome do desfiladeiro torácico.

Uma diferença de pressão arterial entre os dois braços é uma indicação confiável de envolvimento arterial. A pressão arterial é mais baixa no braço afetado. A ultrassonografia com Doppler pode ser útil para mostrar comparativamente a pressão reduzida nos pares de artérias radiais, ulnares e braquiais. Deve-se auscultar a região supraclavicular bilateralmente em busca de sopros subclávios.

Avaliação Complementar

Radiografias da coluna cervical com vistas oblíquas e radiografias de tórax identificam anormalidades esqueléticas (primeira costela, costela cervical, deformidade de clavícula), trauma, artrite, escoliose, tumor de Pancoast ou outra doença pulmonar. Eletromiografia com tempos de condução neural e potenciais evocados somatossensoriais geralmente são pouco confiáveis.[44] Pacientes com suspeita de discopatia cervical ou doença da medula óssea podem precisar de mielografia cervical, TC ou RNM.

Recomenda-se a arteriografia para (1) obliteração do pulso radial no TEPB, (2) pressão arterial 20 mmHg menor do que o membro oposto assintomático, (3) possível estenose subclávia ou aneurisma subclávio (sopro ou pulsação supraclavicular anormal), e (4) evidência de êmbolos periféricos na extremidade superior.[44] Indica-se a venografia para casos com edema da mão ou do braço, cianose unilateral ou padrão venoso proeminente do braço, ombro ou peito.[45]

Diagnóstico Diferencial

O diagnóstico diferencial da síndrome do desfiladeiro torácico inclui disco cervical herniado, espondilite cervical, tumor da medula óssea, compressão do nervo ulnar no cotovelo, síndrome do túnel do carpo, problemas ortopédicos no ombro, trauma, paralisia postural, angina *pectoris* e uma variedade de neuropatias, inclusive aquelas associadas à esclerose múltipla, alcoolismo e diabetes.

Pacientes com disco cervical herniado apresentam dor persistente mais severa, que se irradia bruscamente para a distribuição do dermátomo delimitado (normalmente C4 para C5 ou C5 para C6) e frequentemente possuem dor à palpação da coluna cervical no nível afetado. A síndrome do túnel do carpo caracteriza-se por sintomas noturnos de dor e parestesias, com sinal de Tinel associado. A compressão do plexo braquial pode ser confundida com outras condições vasculares como doença de Raynaud, distúrbios vasoespásticos, vasculite ou isquemia arterial. Sintomas unilaterais sugerem síndrome do desfiladeiro torácico, enquanto sintomas bilaterais sugerem um processo sistêmico. A trombose venosa subclávia ou axilar oriunda da síndrome do desfiladeiro torácico deve ser diferenciada da tromboflebite ou obstrução venosa mediastinal oriundas de um processo benigno ou maligno (tumor de Pancoast).

Tratamento

O tratamento depende se o envolvimento é neurológico, arterial ou venoso. O envolvimento do plexo braquial com sinais e sintomas mínimos frequentemente responde ao tratamento conservador com fisioterapia e exercícios para o manguito rotador do ombro. A cirurgia é reservada para os pacientes com dor intolerável ou perda de função e força no braço ou na mão. A ressecção da primeira costela ou do músculo anômalo ou do tecido fibroso fornece alívio considerável para os sintomas e a morbidade é mínima (Fig. 77.4B).

Pacientes com complicações arteriais da síndrome do desfiladeiro torácico (trombose, tromboembolia ou isquemia aguda) requerem heparinização e angiografia imediatas; embolectomia com cateter de Fogarty, se apropriado; e exploração cirúrgica de emergência ou urgência. Pacientes com trombose venosa axilar e subclávia também necessitam de heparinização e venografia emergenciais, sendo tratados com trombectomia cirúrgica ou terapia fibrinolítica sistêmica.[45]

Encaminhamento

Pode-se alcançar o diagnóstico correto da síndrome do desfiladeiro torácico em mais de 90% dos pacientes com uma anamnese cuidadosa, exame físico e teste à beira do leito isolados.[44] Indica-se a consulta neurológica, ortopédica ou de cirurgia vascular, de acordo com a condição patológica.

FÍSTULAS ARTERIOVENOSAS PERIFÉRICAS

Fístulas arteriovenosas periféricas adquiridas são mais frequentemente causadas por trauma (feridas causadas por projétil de arma de fogo, facadas ou cirurgia), sendo a malignidade, infecção e aneurismas arteriais causas menos comuns. Os pacientes buscam cuidados médicos meses depois de um procedimento cirúrgico invasivo ou lesão penetrante.

Diagnóstico Diferencial

Um diagnóstico de fístula arteriovenosa pode ser feito com o exame clínico isolado. É característico um sopro sistólico e diastólico constante com frêmito palpável associado. Sessenta por cento das fístulas arteriovenosas têm um falso aneurisma coexistente. Pacientes com doença venosa periférica podem apresentar manifestações cutâneas similares (veias varicosas e pigmentação de estase), mas não possuem sopros vasculares. A infecção pode complicar as fístulas grandes.

Tratamento

Fístulas arteriovenosas periféricas adquiridas geralmente aumentam de tamanho se houver atraso na cirurgia. Ocorre dilatação do vaso, isquemia periférica e aumento do débito cardíaco.[46] Utiliza-se a embolização transcateter com balões destacáveis e colas teciduais de acrílico líquido (p. ex. isobutil 2-cianoacrilato) para as fístulas inacessíveis cirurgicamente.[47]

ANORMALIDADE VASCULAR CAUSADA POR ABUSO DE DROGAS

Princípios

O uso de drogas parenterais causa lesões intravenosas ou intra-arteriais, incluindo isquemia arterial, pseudoaneurismas infectados, obstrução linfática ou lesão neurológica.

A isquemia arterial aguda resulta dos efeitos diretos da droga ou da liberação de catecolaminas endógenas após a injeção. O dano à parede endotelial estimula a agregação plaquetária e a formação de trombo. Cristais precipitados, talco ou êmbolos por corpos estranhos causam oclusão arterial. A arterite necrosante produz isquemia, especialmente em pacientes que abusam de metanfetaminas.

Pseudoaneurismas infectados associados às fístulas arteriovenosas resultam da perfuração total da artéria com contaminação bacteriana simultânea. Estas fístulas são as lesões vasculares mais comuns que resultam do abuso de drogas intravenosas. A infecção secundária da estrutura vascular pode ser associada a uma infecção do tecido mole circundante (celulite ou abcesso). Também podem ocorrer aneurismas infectados em locais distantes da injeção.

Pessoas que abusam do uso de drogas intravenosas podem desenvolver edema unilateral da mão ou "síndrome da mão inchada", devido à obliteração gradual dos vasos venosos superficiais e devido à obstrução linfática crônica. Podem resultar em lesão direta nos nervos adjacentes, polineurite e neurite isquêmica. As infecções coexistentes incluem celulite, sepse e endocardite bacteriana.[48]

Aspectos Clínicos

Os pacientes omitem as informações sobre o uso de drogas intravenosas, mas evidências objetivas podem estar presentes, como um rastro de marcas nos locais de injeção. Isquemia distal após uma injeção intra-arterial pode ocorrer na extremidade superior após a injeção na artéria braquial ou radial. O início imediato de uma dor importante, tipo queimação, no momento da injeção é uma marca característica.[49] Os pacientes têm uma extremidade superior edematosa e dolorosa, com descoloração desigual da pele (roxo-azulada). Geralmente, os pulsos distais estão presentes, mas a temperatura da pele da extremidade envolvida encontra-se reduzida. Já que os pacientes tendem a buscar atenção precocemente, pode-se identificar o local da injeção sobre a artéria radial ou artéria braquial. Evidências de gangrena, alterações pré-gangrenares ou déficits neuromusculares podem acompanhar esta síndrome.

Pacientes com pseudoaneurismas infectados possuem uma massa dolorosa diversos dias até semanas depois da injeção, com sangramento resultante. A massa é pulsátil e 50% destas apresentam sopro.[48] O pseudoaneurisma infectado é parte do diagnóstico diferencial do abcesso cutâneo do indivíduo que faz uso de drogas intravenosas. Os aneurismas infectados são mais comumente encontrados nas extremidades inferiores (80%). Deve-se realizar um exame vascular periférico com ausculta. Uma radiografia pode detectar fragmentos subcutâneos de agulhas. A angiografia é o procedimento diagnóstico de escolha quando se sugere um pseudoaneurisma ou isquemia distal. A ultrassonografia frequentemente não é capaz de distinguir um aneurisma de um abcesso ou celulite.

Tratamento

As considerações terapêuticas para isquemia aguda de injeção intra-arterial são principalmente conservadoras. Vasodilatadores intra-arteriais, heparina, dextrano de baixo peso molecular, terapia fibrinolítica, analgésicos, aquecimento sistêmico para estimular vasodilatação, antibióticos, elevação do membro afetado para promover a drenagem venosa e fisioterapia não alteraram significativamente o desfecho ou a taxa de amputação nesta população de pacientes. O tratamento cirúrgico é reservado para amputação e manejo tardio. A resolução gradual sem intervenção cirúrgica é o desfecho mais comum.

Pacientes com pseudoaneurismas infectados requerem ressecção do aneurisma, debridamento do tecido infectado e ligação das artérias proximais e distais não infectadas. Enxerto venoso autógeno através dos planos de tecidos não infectados podem precisar de uma abordagem cirúrgica extensa.[48] Recomenda-se a nafcilina intravenosa para infecções leves, nafcilina e cefalosporina de segunda ou terceira geração para infecções grandes e vancomicina e cefalosporina de segunda ou terceira geração ou um aminoglicosídeo para pacientes que estão bacterêmicos ou ostensivamente sépticos.[48] S. aureus resistentes à meticilina e bastonetes Gram-negativos estão aumentando em frequência como agentes causadores, devendo-se adicionar vancomicina se houver suspeita destes microrganismos.

CONCEITOS-CHAVE

- A oclusão arterial aguda é uma emergência que ameaça o membro, requerendo heparinização precoce e embolectomia com cateter de Fogarty. O diagnóstico clínico baseia-se em algumas destas cinco variáveis: dor, palidez, ausência de pulso, parestesias e paralisia. Não são necessários testes confirmatórios e aumentam o estado isquêmico do membro.
- A ateroembolia (síndrome do dedo azul) associa-se a dedos cianóticos, doloridos e frios na presença de pulsos distais palpáveis. Deve-se localizar uma fonte proximal, mais frequentemente um aneurisma aterosclerótico na artéria aorta ou na ilíaca, femoral ou poplítea.
- Aneurismas poplíteos são bilaterais em 60% dos pacientes, frequentemente coexistindo com aneurisma aórtico abdominal
- A crise Raynaud clássica é trifásica: os dedos ficam brancos, azulados e depois vermelhos. A doença de Raynaud não tem causa subjacente detectável e geralmente tem curso benigno. O fenômeno de Raynaud tem um distúrbio subjacente, geralmente doença do tecido conjuntivo.
- O único teste clínico confiável para detecção da síndrome do desfiladeiro torácico é o teste de elevação prolongado do braço (TEPB).
- Lacerações arteriais parciais continuam a sangrar, resultando em um hematoma que se expande. Transecções arteriais completas têm, inicialmente, somente sangramento moderado, mas podem resultar em hemorragia tardia. Lesão arterial sem corte pode produzir ruptura da íntima que resulta em dissecção, trombose e/ou obstrução. O vasoespasmo arterial pode acompanhar as lesões adjacentes ao vaso sanguíneo, mas sempre ocorre a resolução espontânea na ausência de ruptura arterial ou lesão da íntima.
- Aneurismas e estenoses arteriais são caracterizados por um sopro sistólico. Pseudoaneurismas, associados à cirurgia prévia ou locais de trauma, caracterizam-se por um sopro sistólico alto e, possivelmente, um sopro diastólico bem fraco, separado. Fístulas arteriovenosas caracterizam-se por um sopro "áspero" (vai e vem) associado à um frêmito palpável.
- A injeção intra-arterial de drogas ilícitas na artéria braquial ou radial associa-se ao início de uma dor importante, em queimação, e apresentação no pronto socorro com a pele descolorada, com manchas azul-arroxeadas. Já que os pacientes tendem a buscar ajuda precoce e podem reter informações sobre o uso de drogas intravenosas, é útil identificar-se o local da injeção para a confirmação da síndrome, que pode estar associada à isquemia e à perda tecidual.

As referências para este capítulo podem ser encontradas on-line no website Expert Consult associado à obra.

CAPÍTULO 78
Tromboembolismo Pulmonar e Trombose Venosa Profunda

Jeffrey A. Kline

PRINCÍPIOS

Este capítulo discute o diagnóstico e o tratamento do tromboembolismo venoso (TEV), incluindo a trombose venosa profunda (TVP) e o tromboembolismo pulmonar (TEP), pela perspectiva do emergencista e fornece um recurso para a consideração diagnóstica e o tratamento do TEV no departamento de emergência (DE).

Anatomia e Fisiopatologia da Trombose

Conforme ilustrado na Fig. 78.1, os coágulos se formam quando a produção de fibrina ultrapassa a sua eliminação. Os fatores que aumentam a síntese de fibrinogênio e promovem a catálise para fibrina incluem inflamação sistêmica, lesão vascular traumática ou relacionada com imunidade, trombofilias e hemoglobinopatias hereditárias, câncer, gravidez e estase sanguínea. A tríade lesão endotelial, estase sanguínea e hipercoagulabilidade são mecanismos incitantes cardinais do TEV, e a maioria das regras de decisão clínica para TEV incorpora esses fatores. Além disso, cada ano de vida a mais aumenta independentemente a probabilidade da formação desequilibrada de coágulos. A formação de coágulos pode ser acelerada pela fibrinólise deficiente, como ocorre na síndrome metabólica, e como consequência do tabagismo.

A TVP representa um espectro de doenças que varia de uma trombose isolada e minimamente sintomática de uma veia da panturrilha até uma obstrução venosa iliofemoral que ameaça o membro, causando uma condição conhecida como flegmasia *cerulea dolens* (Fig. 78.2). Em 2011, o Healthcare Cost and Utilization Project (HCUP) Nationwide Emergency Department Sample (NEDS) demonstrou que os emergencistas norte-americanos diagnosticam a TVP de membros inferiores em aproximadamente 170.000 pacientes ou cerca de 1 em cada 500 pacientes adultos atendidos no DE.[1]

A anatomia venosa dos membros inferiores é dividida nos sistemas profundo e superficial (Fig. 78.3). O sistema venoso superficial consiste principalmente nas veias safena magna e parva e nas veias perfurantes. O sistema venoso profundo inclui as veias tibial anterior, tibial posterior e peroneal, chamadas coletivamente de veias da panturrilha. As veias da panturrilha se juntam no joelho e formam a veia poplítea, que se estende na direção proximal e se transforma na veia femoral no canal adutor. A veia femoral chamava-se veia femoral superficial, mas, como esta nomenclatura provocava uma confusão perigosa, seu uso foi abandonado, sendo chamada veia femoral. A veia femoral une-se à veia femoral profunda e depois à veia safena magna, formando a veia femoral comum que subsequentemente se torna a veia ilíaca externa no ligamento inguinal. A TVP proximal refere-se a um coágulo na veia poplítea ou proximamente, enquanto uma trombose distal se refere a uma trombose isolada de uma veia da panturrilha. Os coágulos da veia safena magna às vezes são classificados como trombose superficial, mas os coágulos da safena magna perto de sua ligação com a veia femoral devem ser classificados e tratados como TVP proximal.[2] O conhecimento da anatomia venosa ajuda os profissionais a entenderem a diferença nos exames de ultrassom venoso. Um ultrassom venoso de dois pontos inclui a veia femoral comum e a veia poplítea. Um ultrassom de três pontos inclui as veias femoral comum, femoral e poplítea. Um ultrassom da perna inteira inclui um ultrassom de três pontos e as veias peroneal e tibiais da panturrilha.

Características Clínicas

Os sintomas típicos da TVP incluem dor e edema unilateral no membro. Frequentemente, a TVP produz sintomas iniciais sutis e inespecíficos, como uma sensação leve de câimbra ou de plenitude na panturrilha, sem edema objetivo ao exame. Muitos pacientes usam o termo "cavalo de Charley" para descrever a sensação de uma TVP inicial. Como a veia ilíaca esquerda é vulnerável à compressão pela artéria ilíaca esquerda (síndrome de May-Thurner), a TVP de membros inferiores ocorre com uma frequência ligeiramente maior no membro inferior esquerdo em comparação com o direito; a TVP bilateral de membros inferiores é encontrada em menos de 10% dos pacientes do DE diagnosticados com TVP. De modo similar, os sinais clínicos de TVP variam e podem incluir edema, eritema e calor na extremidade afetada, dor à palpação ao longo da distribuição do sistema venoso profundo, dilatação das veias colaterais superficiais e um cordão varicoso palpável. A febre sugere um diagnóstico alternativo, como celulite. A TVP do membro superior é, por definição, uma trombose na veia axilar, enquanto a trombose da veia braquial é uma trombose superficial. Normalmente, a TVP de membros superiores apresenta-se com edema do braço, no mesmo lado de um cateter de longa permanência ou de infusão endovenosa recente. Na ausência de um cateter, a localização mais frequente da TVP de membro superior é no lado da mão dominante e os pacientes podem apresentar-se com uma queixa sutil, como notar que seus anéis ficaram apertados nos dedos. Outros sítios de trombose venosa encontrados ocasionalmente no DE incluem as veias jugular, ovariana, mesentérica, renal, porta, hepática, cerebral e retiniana. Esses sítios de trombose venosa são considerados incomuns.

DIAGNÓSTICO

O diagnóstico de TVP e TEP começa com uma estimativa da probabilidade pré-teste (PPT). Essa estimativa pode ser feita pela avaliação subjetiva de um profissional experiente ou em conjunto com uma ferramenta de decisão clínica, como a que foi criada e validada por Wells (Tabela 78.1). A PPT para TVP também pode ser estimada por uma avaliação subjetiva ou por um método estruturado, com acurácia equivalente, embora o escore de Wells seja preferido porque foi testado em estudos maiores.[3] Um escore de PPT foi criado e inicialmente validado em pacientes grávidas, o escore LEFt: 1 ponto em caso de suspeita de trombose em membro inferior esquerdo (*L, left*), 1 ponto para edema (*E*) e 1 ponto se a suspeita ocorreu durante o primeiro trimestre (*Ft, first trimester*) de gravidez, com um escore de 0 ou 1 equivalente a uma PPT baixa.[4] A PPT dita a estratégia para a confrmação diagnóstica. (Fig. 78.4). O escore de Wells e o método não estruturado (impressão clínica ou

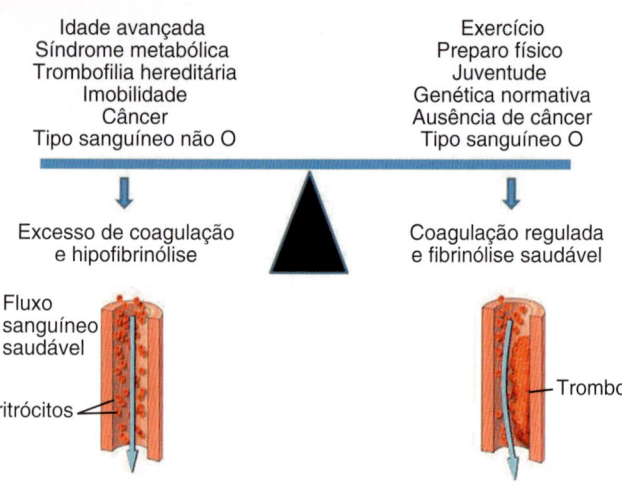

Fig. 78.1. Diagrama de risco de coagulação.

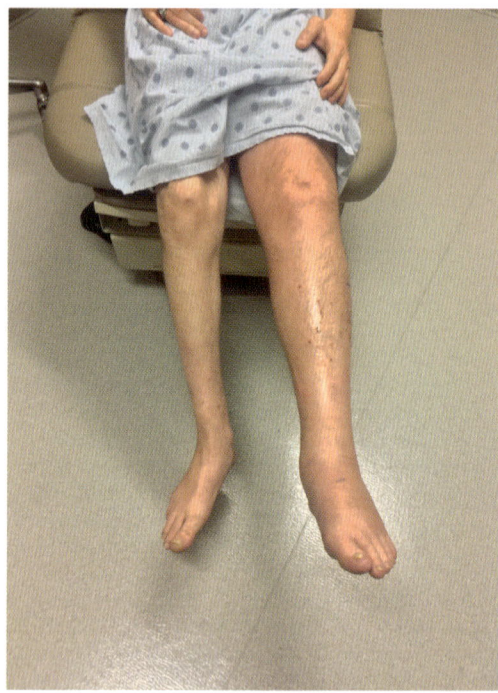

Fig. 78.2. Paciente com flegmasia *cerulea dolens*.

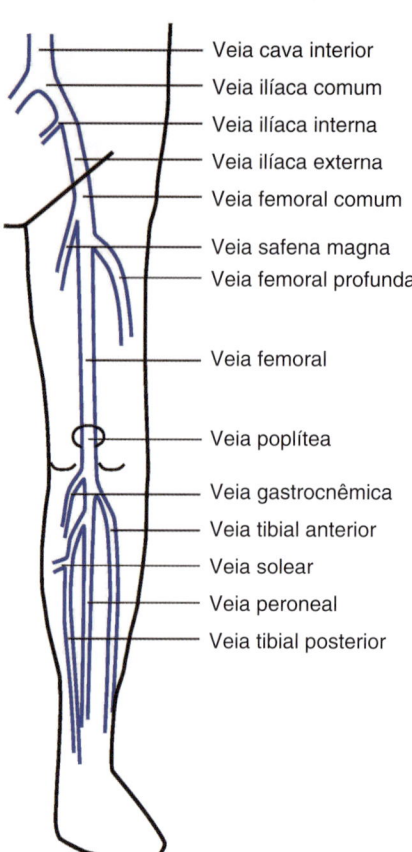

Fig. 78.3. Diagrama das veias da perna. Um ultrassom de três pontos inclui as veias femoral comum, femoral e poplítea. Um ultrassom da perna inteira acrescenta as veias safena magna, tibial posterior e peroneal e, em alguns centros, a veia gastrocnêmia.

TABELA 78.1
Escore de Wells para a Trombose Venosa Profunda

CARACTERÍSTICA CLÍNICA	ESCORE*
Câncer ativo (tratado até 6 meses antes ou recebendo atualmente tratamento paliativo)	1
Paralisia, paresia ou imobilização gessada recente dos membros inferiores	1
Recentemente acamado por 3 dias ou mais ou cirurgia importante em até 12 semanas, exigindo anestesia geral ou regional	1
Dor localizada ao longo da distribuição do sistema venoso profundo	1
Perna inteira edemaciada	1
Edema da panturrilha pelo menos 3 cm maior do que o lado assintomático (medido 10 cm abaixo da tuberosidade tibial)	1
Edema compressível confinado à perna sintomática	1
Veias superficiais colaterais (não varicosas)	1
Trombose venosa profunda documentada previamente	1
Diagnóstico alternativo pelo menos tão provável quanto o de trombose venosa profunda	– 2

*Um escore < 2 indica que a probabilidade de trombose venosa profunda é baixa.
Adaptado de Wells PS, Anderson D, Bormanis J, et al.: Value of assessment of pretest probability of deep-vein thrombosis in clinical management. Lancet 350: 1795-1798, 1994.

avaliação subjetiva) têm uma acurácia diagnóstica aproximadamente igual.[5,6] Qualquer um dos dois métodos é aceitável. Embora realizada apenas 50% das vezes, todos os pacientes deveriam ter a sua PPT avaliada e documentada antes de realizar outros exames para TVP ou TEP..[5] Para todos os efeitos práticos, o diagnóstico da TVP é confirmado com o teste de compressibilidade positivo ao ultrassom.

Diagnóstico Diferencial

A insuficiência venosa que causa hipertensão venosa e inflamação dolorosa é o diagnóstico alternativo mais comum para a TVP aguda, produzindo muitos achados iguais (Tabela 78.2). A celulite provavelmente é a segunda alternativa mais comum. No entanto, em um paciente com evidência clínica de celulite, a frequência de TVP simultânea é aproximadamente 3%, sugerindo que a avaliação diagnóstica da TVP nos pacientes portadores de celulite deve restringir-se aos com uma PPT elevada.[7-9] Outras condições que simulam a TVP incluem o estiramento muscular, hematoma, cisto de Baker e linfedema.

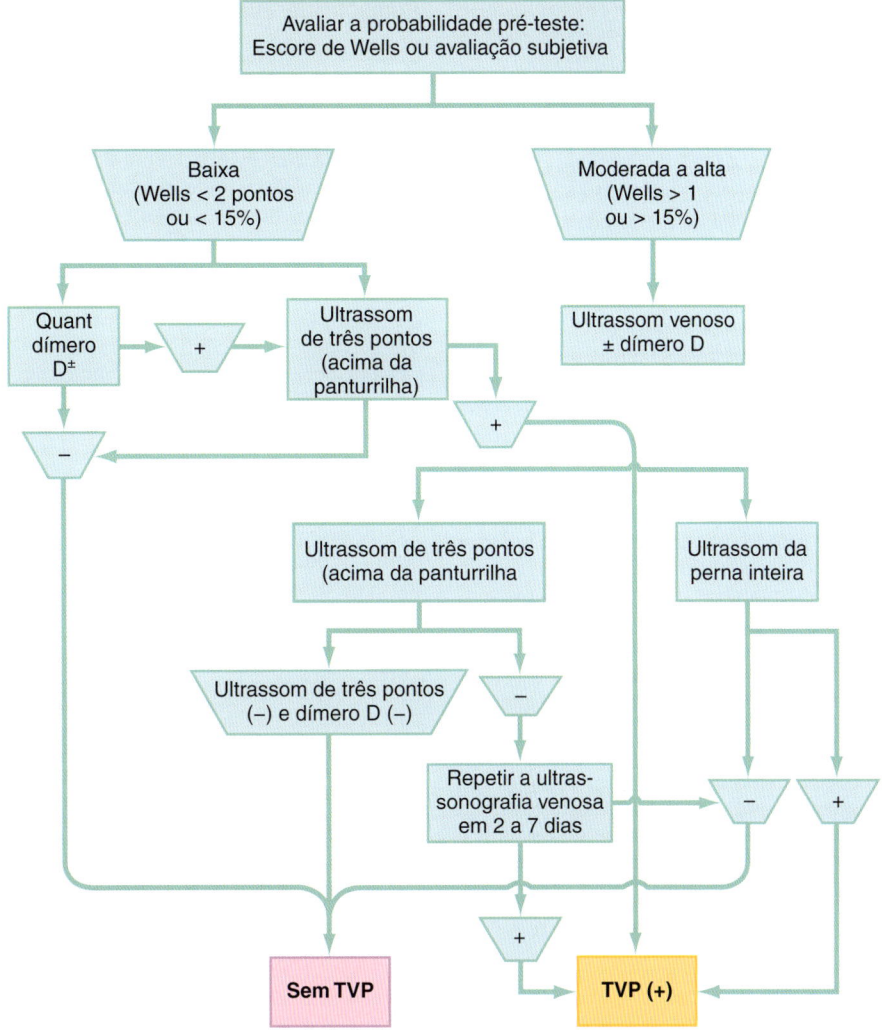

Fig. 78.4. Algoritmo para guiar o diagnóstico e a exclusão de trombose venosa profunda aguda. TVP, Trombose venosa profunda; *Quant*, quantitativo; −, teste negative; +, teste positivo.

TABELA 78.2
Patologias com Sintomas Similares aos da Trombose Venosa Profunda

PATOLOGIA	FREQUÊNCIA APROXIMADA (%)
Insuficiência venosa crônica*	60
Celulite	15
Estiramento ou rompimento muscular	5
Cisto de Baker	3
Hematoma	2
Claudicação/isquemia	2
Compressão intra-abdominal	2
Trauma não reconhecido	2

*A insuficiência venosa causa edema e tensão da parede venosa, levando à inflamação e dor.

Exames Diagnósticos

Avaliação Laboratorial

Um exame quantitativo normal de D-dímero em um paciente com PPT baixa pode ser utilizado para excluir TVP proximal (sensibilidade diagnóstica ≅ 95%; especificidade ≅ 50%). O D-dímero resulta da decomposição enzimática da fibrina em qualquer trombo intravascular. Muitas condições elevam o D-dímero, além da TVP e do TEP.[10] A Food and Drug Administration (FDA) liberou inúmeros ensaios de D-dímero e muitos usam variados pontos de corte como limite de normalidade. A maioria dos ensaios de D-dímero com liberação da FDA para ajudar no diagnóstico e exclusão de TVE tem um valor de corte de 500 ng/mL. No entanto, muitos laboratórios usam ensaios de D-dímero que não têm essa especificação e muitos desses ensaios têm cortes diferentes de 500 ng/mL.

Avaliação Radiográfica

Ultrassonografia venosa com Doppler, realizada por um profissional certificado e interpretada por um radiologista ou especialista similarmente credenciado, tem sensibilidade e especificidade de aproximadamente 95%, respectivamente, para a TVP proximal e é o teste diagnóstico preferido na maioria dos centros. Um paciente com uma PPT baixa pode ter o diagnóstico de TVP excluído por um ultrassom venoso de três pontos com Dopller, que produz imagens das veias femoral comum, femoral e poplítea (Fig. 78.2). No entanto, para pacientes com risco acima do baixo apenas um ultrassom negativo de três pontos é inadequado como método único para excluir a TVP, enquanto um ultrassom normal da perna inteira (incluindo as veias da panturrilha e a safena) é suficiente para excluir a TVP com qualquer PPT.[11] Um ultrassom de três pontos negativo, junto com um d-dímero quantitativo negativo, exclui a TVP com qualquer PPT.[12] Se for um paciente com uma PPT de moderada a alta e nível elevado de D-dímero (ou não realizado), se o ultrassom de três pontos inicial for negativo, ele deve ser repetido em 2 a 7 dias. Se for negativo, é suficiente para excluir a TVP e supostamente o TEP. Um ultrassom positivo realizado e interpretado por especialista é suficiente para confirmar o diagnóstico de TVP. O ultrassom não pode ser utilizado para excluir trombose da veia ilíaca ou pélvica. Quando o ultrassom com Doppler não estiver disponível, os pacientes com uma PPT de moderada a alta devem receber heparina de baixo peso molecular (LMW) empírica enquanto esperam para realizar um ultrassom, já que os pacientes com uma PPT baixa ou de moderada a alta com um D-dímero negativo não precisam de anticoagulação empírica enquanto esperam pelo exame diagnóstico..[13] Os dados agregados demonstram que o ultrassom de três pontos realizado pelo emergencista para TVP de membros inferiores tem uma acurácia adequada (96% de sensibilidade, 96% de especificidade) para diagnosticar e excluir a TVP, nas mãos de um profissional experiente em ultrassonografia.[14] A imagem por ressonância magnética (RM) consegue avaliar a vascularização pélvica e a veia cava, o que não é possível com o ultrassom. A RM não produz radiação ionizante. Desse modo, a RM é uma opção lógica para avaliar as veias pélvicas dos pacientes com alto risco de trombose de veia pélvica (p. ex., aqueles com malignidade ginecológica) e das pacientes grávidas. Seu uso é limitado pelo custo, disponibilidade, tamanho do paciente e tolerância a espaços apertados. A RM não é o teste diagnóstico de escolha inicial para pacientes com suspeita de TVP.

Tratamento

Para pacientes com uma PPT alta após horas e para os pacientes com um ultrassom positivo, a anticoagulação deve ser iniciada em caráter de emergência, salvo se houver contraindicação, conforme descrito na Tabela 78.3. A maioria dos pacientes com TVP pode ser tratada em casa, desde que o paciente possa cumprir efetivamente a estratégia de anticoagulação escolhida. O conceito antiquado de que os pacientes com TVP devem ficar de repouso no leito é categoricamente incorreto e os pacientes devem ser incentivados a deambular após o início da anticoagulação para TVP a fim de reduzir a incidência de síndrome pós-trombótica. Repare que a presença de uma TVP flutuante não aumenta o risco de embolização.[15] As meias compressivas não são mais indicadas rotineiramente para a TVP, embora os pacientes com edema persistente ou trombose superficial possam beneficiar-se.[16]

Tromboflebite Superficial da Perna

Com base nos resultados de um grande ensaio clínico randomizado, os pacientes com um coágulo na veia safena magna que se estende acima do joelho correm risco de progressão para TVP via junção da safena com a veia femoral e podem precisar de um curso abreviado de anticoagulação.[17] Evidências publicadas sugerem que a tromboflebite da veia safena distal pode ser tratada adequadamente com anti-inflamatórios não esteroidais, calor local e meias de compressão graduada (ajustada para exercer 30-40 mmHg de pressão no tornozelo), seguidos por um ultrassom agendado para ser repetido em 2 a 5 dias. Se um coágulo da veia safena for proximal, perto da conexão com a veia femoral (Fig. 78.3), a anticoagulação é indicada. A duração exata do tratamento com anticoagulação continua incerta, mas nós recomendamos dose plena de heparina de baixo peso molecular ou fondaparinux por 10 dias, seguido de um novo ultrassom.[18] Se o novo ultrassom exibir melhora, os anticoagulantes podem ser descontinuados.

Trombose Isolada de Veias da Panturrilha

A estratégia de tratamento ideal das tromboses das veias tibiais ou peroneal continua controversa, embora esteja claro que a anticoagulação desacelera a taxa de propagação proximal e a embolização.[19] Para a trombose das veias tibiais ou peroneal em um paciente ambulatorial saudável, sem outras indicações para anticoagulação, a recomendação é a anticoagulação de curto prazo, realizada com mais facilidade com rivaroxabana (15 mg duas vezes ao dia por 14 dias e depois 20 mg uma vez ao dia) ou apixabana (10 mg duas vezes ao dia, por 7 dias e depois 5 mg duas vezes ao dia, por 7 dias) ou terapia antiplaquetária com aspirina (325 mg/dia de ácido acetilsalicílico com revestimento entérico) e seguimento precoce com um novo ultrassom com Doppler em 2 a 5 dias para avaliar a propagação do coágulo.

Flegmasia *Cerulea Dolens* (Perna Cianótica e Dolorosa)

A oclusão maciça da veia iliofemoral resulta em edema da perna inteira, com congestão vascular extensa e isquemia venosa associada, produzindo uma extremidade cianótica e dolorosa. Pode haver um espasmo arterial associado resultando em flegmasia *alba dolens* (perna branca dolorosa ou perna de leite), que pode imitar uma oclusão arterial aguda. Deve-se solicitar uma avaliação imediata de cirurgião vascular porque os pacientes com flegmasia *cerulea dolens* podem necessitar de trombectomia de emergência. Se a avaliação rápida não for possível, a terapia trombolítica precoce pode ser um procedimento salvador do membro, na ausência de contraindicações. Uma estratégia é infundir alteplase por um cateter de infusão colocado no trombo. Este procedimento requer radiologia intervencionista e, portanto, os emergencista que cuidam de pacientes com evidência e flegmasia *cerulea dolens* nos hospitais sem recursos prontamente disponíveis não devem postergar a transferência para um centro com radiologia intervencionista.

TABELA 78.3

Anticoagulação para Trombose Venosa Profunda ou Tromboembolismo Pulmonar no Departamento de Emergência

ANTICOAGULANTE	DOSE INICIAL	RESTRIÇÃO	TEMPO ATÉ O PICO (H)
Heparina não fracionada	70-80 U/kg, depois 17-18 U/kg/h, IV	Trombocitopenia induzida por heparina	1
Enoxaparina	1 mg/kg subcutânea*	*Clareance* de creatinina < 30 mL/min	3
Dalteparina	200 U/kg subcutâneao *	*Clareance* de creatinina < 30 mL/min	4
Fondaparinux	5-10 mg subcutâneo *	*Clareance* de creatinina < 30 mL/min	3
Rivaroxabana	15 mg via oral com alimento	*Clareance* de creatinina < 30 mL/min	2-4
Apixabana	10 mg via oral, com ou sem alimento	*Clareance* de creatinina < 30 mL/min	3-4

*Embora os compostos de heparina de baixo peso molecular normalmente sejam injetados por via subcutânea, nenhum ensaio foi realizado para justificar essa via de injeção intravenosa. A injeção intravenosa alcança uma anticoagulação mais rápida e não produz mais sangramento.

Tromboses Venosas de Membros Superiores

As TVPs da membros superiores tornaram-se mais comuns junto com o maior uso dos cateteres venosos de longa permanência e os fios de dispositivos eletrônicos cardíacos. A TVP de membros superiores pode causar TEP e todos os pacientes com TVP acima do cotovelo requerem tratamento definitivo. Aproximadamente a metade de todas as TVPs de membros superiores estão associadas a um cateter de longa permanência e os cateteres centrais inseridos perifericamente (PICCs) implicam no maior risco.[20,21] Dados agregados indicam que apenas o ultrassom venoso foi corretamente validado como o método para diagnosticar e excluir a TVP de membros superiores e o D-dímero só foi analisado em um estudo.[22] Na ausência de dor ou infecção, a TVP associada ao cateter não justifica automaticamente a remoção do cateter se ele tiver uma função vital. No entanto, esses pacientes devem receber anticoagulação, na ausência de contraindicações. A duração recomendada da anticoagulação para TVP após a remoção do cateter continua variável, mas a maioria das diretrizes publicadas recomenda pelo menos 3 meses.[23] O TEP agudo originado de uma veia axilar ocorre em aproximadamente 9% dos pacientes com TVP no braço, embora o TEP tenda a ser menos grave quando provocado por uma TVP de membros superiores..[24] A TVP isolada de membro superior, especialmente a trombose da veia axilar-subclávia, também pode ser vista nos pacientes relativamente jovens, ativos e saudáveis após um uso repetitivo do braço dominante, conhecida como TVP por esforço ou síndrome de Paget-Schroetter. O melhor tratamento possível da trombose isolada da veia braquial, frequentemente uma consequência de infusão intravenosa recente (chamada flebite por infusão), também continua incerto e nenhum estudo demonstrou benefícios claros da anticoagulação sistêmica. Recomendo o mesmo plano de tratamento descrito para a tromboflebite superficial da perna.

Complicações

Embora a complicação mais temida da TVP seja o TEP fatal, a TVP danifica as válvulas venosas, causando insuficiência venosa. A insuficiência venosa, por sua vez, manifesta-se como um espectro variando de varicosidades indolores até a síndrome pós-trombótica grave, que pode causar dor incessante e edema, veias varicosas, alterações cutâneas e úlceras de difícil cicatrização em 5% a 10% dos pacientes.[25] A Fig. 78.5 mostra a perna de um operário da construção civil com uma TVP femoral que produziu síndrome pós-trombótica moderada, resultando em edema no trabalho, prejudicando sua capacidade para trabalhar. As meias de compressão reduziram o edema e proporcionaram alguma melhora.

Encaminhamento

Supondo que a anticoagulação sistêmica possa ser estabelecida de modo confiável, a maioria dos pacientes com TVP aguda pode receber alta do DE. Os protocolos que usam monoterapia, como a apixabana ou a rivaroxabana, podem facilitar este processo.[26] Recomendo escolher os pacientes para a terapia domiciliar usando os critérios de Hestia modificados (Quadro 78.1).

TROMBOEMBOLISMO PULMONAR

Princípios

Um TEP acontece quando um coágulo que se formou horas, dias ou às vezes semanas antes nas veias profundas é desalojado, viaja pelo sistema venoso e atravessa o ventrículo direito, entrando na circulação pulmonar.

Fisiopatologia da Oclusão Vascular Pulmonar

O ventrículo direito normalmente bombeia sangue através e uma circulação pulmonar com uma baixa resistência ao fluxo sanguíneao e as pessoas jovens sem doença cardiopulmonar (p. ex, insuficiência cardíaca congestiva, doença pulmonar obstrutiva crônica, sarcoidose avançada, fibrose pulmonar, esclerodermia, hipertensão pulmonar primária) conseguem tolerar pelo menos 30% de obstrução advinda de um coágulo, com sintomas ou sinais mínimos. O infarto pulmonar, por outro lado, pode produzir dor pleurítica grave. Embora uma artéria pulmonar segmentar constitua apenas 1/16 da circulação pulmonar total, um coágulo alojado profundamente em uma artéria segmentar pode obstruir o fluxo sanguíneo suficientemente para causar necrose tecidual. A Tabela 78.4 apresenta uma lista de fatores que aumenta significativamente a probabilidade de TEP na população do DE.[27] Nem todas as variáveis que aumentam a probabilidade de TEP nos estudos epidemiológicos também aumentam a probabilidade de um diagnóstico de TEP nos pacientes do DE com sinais e sintomas sugerindo TEP. De um ponto de vista epidemiológico, as pessoas que fumam têm um risco muito maior de desenvolver coágulos venosos do que as pessoas que não fumam. No entanto, no DE, o tabagismo não parece aumentar o risco de TEP de uma pessoa em relação a um não fumante com uma apresentação clínica idêntica. É possível que os fumantes sejam simplesmente mais propensos a ter outros problemas pulmonares que manifestam uma apresentação clínica similar à do TEP. Até 50% dos pacientes diagnosticados com TEP não têm fatores de risco conhecidos para TVE, mas realizar um teste genético para trombofilia não tem valor no DE, ou em qualquer outro contexto.[28]

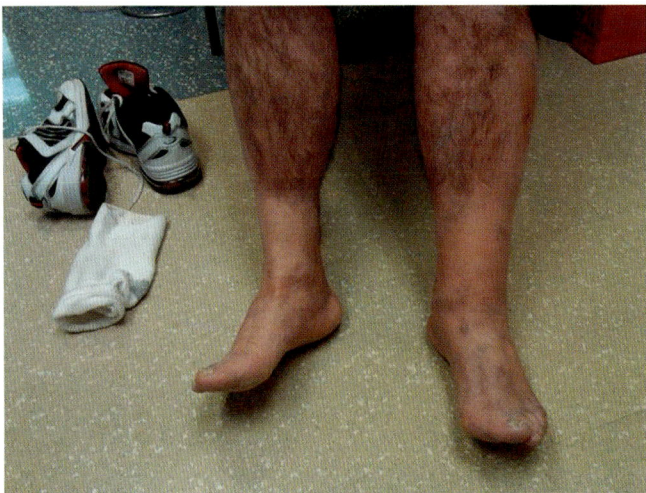

Fig. 78.5. Paciente com síndrome pós-trombótica moderada na perna esquerda vários meses após o diagnóstico com uma TVP em veia femoral comum. Observe a aparência edemaciada e a ligeira mudança de cor no pé.

QUADRO 78.1

Critérios de Hestia Modificado para Selecionar os Pacientes com Trombose Venosa Profunda e/ou Embolia Pulmonar Passíveis de Tratamento Ambulatorial

Identifica como TEP de baixo risco se:
- Pressão arterial sistólica > 100 mg Hg
- Nenhuma trombólise necessária
- Nenhum sangramento ativo
- Oxigênio necessário para manter a saturação de oxigênio > 94%
- Ausência de TEP diagnosticado na vigência de anticoagulação
- Ausência de dor forte exigindo > duas doses de narcóticos endovenosos
- Outras razões médicas ou sociais para internação
- Depuração de creatinina > 30 mL/min
- Sem gravidez, doença hepática grave ou trombocitopenia induzida por heparina

TABELA 78.4

Avaliação dos Fatores de Risco Clássicos e dos Achados Fisiológico do Tromboembolismo Pulmonar no Contexto do Departamento de Emergência (DE)

FATOR	MECANISMOS	FORÇA DA ASSOCIAÇÃO COM O DIAGNÓSTICO DE TEP NAS POPULAÇÕES DO DEPARTAMENTO DE EMERGÊNCIA
Trombofilia hereditária	Hipercoagulabilidade	++
Doença do tecido conjuntivo	Inflamação	Desconhecida
Trombofilia adquirida	Hipercoagulabilidade	Desconhecida
Câncer ativo (em tratamento)	Hipercoagulabilidade	++
Câncer inativo (considerado em remissão)	Hipercoagulabilidade presumida	Insignificante
Imobilidade do membro ou generalizada	Estase	++
Viagem recente	Estase	Mínima
EP ou TVP prévia	Múltiplos	+
Trauma nas últimas 4 semanas exigindo internação	Inflamação, lesão endotelial e estase	+++
Cirurgia nas últimas 4 semanas exigindo anestesia	Inflamação, lesão endotelial e estase	++++
Tabagismo	Inflamação e hipofibrinólise	Insignificante
Estrogênio	Hipercoagulabilidade	++
Gravidez, pós-parto	Hipercoagulabilidade	Mínima
História familiar de TVE	Condição hereditária	Insignificante
SINTOMAS		
Dor torácica pleurítica	Infarto pulmonar, estiramento muscular	+
Dor torácica subesternal	Isquemia cardíaca presumida	Insignificante
Dispneia	Distúrbio V/Q	+
Início súbito dos sintomas	Obstrução vascular	Insignificante
Hemoptise	Infarto	+++
Síncope	Obstrução vascular	Mínima
SINAIS		
Frequência cardíaca > 100 batimentos/minuto	Sobrecarga cardíaca, barorreceptores	++
Oximetria de pulso < 95% (ao nível do mar)	Distúrbio V/Q	+++
Edema unilateral da perna ou do braço	Obstrução venosa	++++
Normalização dos sinais vitais	Presumível do tratamento ou efeito Hawthorne	Insignificante

TVP, trombose venosa profunda; TEP, tromboembolismo pulmonar; V/Q, razão ventilação-perfusão.

Características Clínicas

Os sintomas variam amplamente durante este processo, desde a ausência de sintomas até o colapso cardiovascular. O paciente pode sentir dor localizada, em pontada, pleurítica e exibir uma posição antálgica à respiração. Ao longo de vários dias, o segmento infartado fica consolidado na radiografia torácica e exsuda um derrame pleural, manifestando um processo inflamatório subjacente intenso. A dor torácica do TEP sem infarto pode ser altamente variável e vaga, com até 30% dos pacientes com TEP diagnosticado não referindo dor torácica.[29]

Por outro lado, se forem perguntados de uma maneira detalhada e estruturada, aproximadamente 80% dos pacientes com TEP admitem ter alguma sensação de dispneia.[29] A dispneia pode ser constante e opressiva ou intermitente e percebida apenas com esforço, possivelmente devido a um aumento na resistência vascular pulmonar induzida por exercício. A embolia pulmonar pode produzir hipoxemia (oximetria de pulso < 95% no nível do mar ou < 92% em Denver ou Salt Lake City), mas o grau de hipoxemia é imprevisível. Aproximadamente metade de todos os pacientes com TEP não tem evidência de hipoxemia. Um modelo de suíno simulando oclusão vascular pulmonar maciça (aumento na pressão sistólica da artéria pulmonar para ≈ 65 mmHg) não mostrou qualquer diminuição na oximetria de pulso (de 98% pré-embolização para 98% pós-embolização).[30] Apesar de suas limitações como teste diagnóstico, a presença de hipoxemia (oximetria de pulso < 95%, respirando ar ambiente) que não pode ser explicada por uma doença conhecida aumenta a probabilidade de TEP. Por outro lado, uma saturação normal de oxigênio, apesar de tranquilizadora, não consegue excluir a possibilidade de TEP. Quando o TEP é diagnosticado, a gravidade da hipoxemia representa um indicador independente e relevante do desfecho do paciente. O TEP também causa efeitos altamente variáveis nos demais sinais vitais. No DE, cerca de metade de todos os pacientes com TEP têm frequência cardíaca maior que 100 batimentos/min.[27] A taquicardia decorrente do TEP resulta provavelmente do comprometimento do enchimento ventricular esquerdo, levando a um processo fisiopatológico que se assemelha ao do choque hemorrágico. Apenas cerca de metade dos pacientes têm uma frequência respiratória elevada (> 20 respirações/min). A probabilidade de TEP não foi menor nos pacientes que normalizaram qualquer sinal vital enquanto estavam no DE.[31] Aproximadamente a metade dos pacientes com TEP têm um VD dilatado no ecocardiograma obtido no DE.[32] A hipotensão arterial

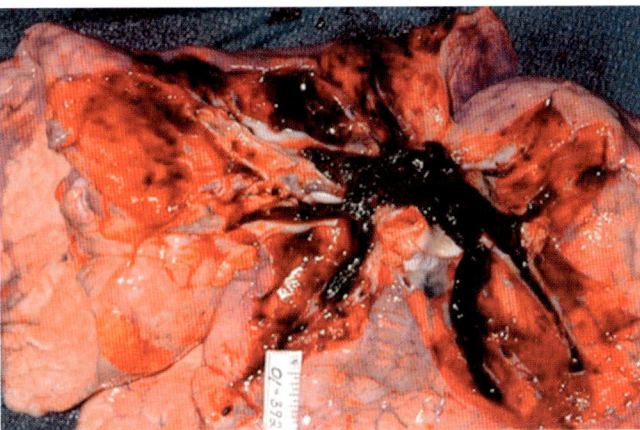

Fig. 78.6. Embolia pulmonar maciça na autopsia. Este homem morreu com um grande coágulo obstruindo ramos arteriais lobares distais, acabando por produzir obstrução quase completa do fluxo sanguíneo e subsequente parada cardíaca. Ele teve sintomas respiratórios vagos por 2 semanas, fazendo que procurasse um médico que diagnosticou bronquite.

QUADRO 78.2

Critérios de Exclusão de Tromboembolismo Pulmonar (Regra PERC)

É necessário ter baixa probabilidade pré-teste para TEP pela avaliação subjetiva do emergencista. Além disso, todos os itens a seguir devem ser verdadeiros:
- Idade < 50 anos
- Frequência cardíaca < 100 batimentos/min
- Saturação de oxigênio > 94%
- Sem hemoptise
- Sem edema unilateral da perna
- Nenhuma cirurgia ou trauma importante recente
- Nenhuma embolia pulmonar prévia ou trombose venosa profunda
- Nenhum uso de hormônio

TEP, Tromboembolismo pulmonar.

(pressão arterial sistólica < 90 mmHg) representa uma consequência hemodinâmica ominosa do TEP; ela ocorre em apenas cerca de 10% dos pacientes, mas significa um aumento de quatro vezes no risco de morte comparado com os pacientes normotensos.[33] Em sua forma mais extrema, o TEP pode obstruir o fluxo de saída ventricular direito inteiramente ao ocluir todos os ramos da circulação pulmonar (Fig. 78.6) ou ocluindo de forma aguda a artéria pulmonar principal. A atividade elétrica sem pulso (AESP, é o achado eletrocardiográfico mais comum do TEP obstrutivo. A taxa de sobrevivência após uma parada cardíaca decorrente de TEP é aproximadamente 20%, mesmo se a parada cardíaca for presenciada, e o tratamento com fibrinólise em bólus for iniciado.[34]

O TEP pode apresentar-se como uma parada cardíaca. A maioria dos pacientes com TEP fatal incipiente sofre angústia respiratória evidente, síncope ou atividade epileptiforme ou frequência cardíaca mais alta relativamente à pressão arterial sistólica antes da parada. Os primeiros socorristas que presenciam um paciente morrendo de TEP normalmente observam AESP como ritmo inicial de parada cardíaca (> 20 despolarizações/min, sem pulsos palpáveis). O mecanismo da AESP manifesta-se a partir da obstrução do fluxo de saída ventricular direito e comprometimento da contratilidade ventricular direita. O ultrassom realizado durante a parada em AESP decorrente de TEP exibe normalmente contrações cardíacas fracas, com um ventrículo direito dilatado e um ventrículo esquerdo pequeno. Alguns pacientes manifestam ritmos agônicos lentos com TEP fatal ou quase fatal, possivelmente devido à tensão da parede septal levando à isquemia ou a um efeito isquêmico equivalente no nó atrioventricular e nas vias condutoras infranodais. Praticamente qualquer visita ao DE por fraqueza, falta de ar, vertigem ou síncope, dor, desconforto nos membros ou mal-estar inespecífico ou deterioração funcional pode representar um possível TEP. No entanto, isto não significa que todo paciente com esses sintomas deve ser investigado para TEP, e esses sintomas precisam ser considerados racionalmente no contexto do quadro clínico completo. Um paciente com TEP tipicamente se apresenta com uma história de 2 a 3 dias de falta de ar contínua ou progressivamente pior. Para muitos pacientes, a dispneia está presente apenas com esforço e os pacientes frequentemente precisam ser solicitados a endossar este sintoma. Os pacientes descrevem normalmente dor torácica causada pelo TEP em termos vagos, a menos que tenham infarto pulmonar. Cerca de 20% dos pacientes do DE com TEP têm dor torácica pleurítica localizada, mas muitos dizem de maneira inespecífica que o seu tórax dói com a respiração, normalmente nas regiões laterais. Os pacientes com infarto pulmonar podem apresentar-se com quadro similar ao da pneumonia lobar, incluindo dor torácica focal, febre e estertores unilaterais na ausculta. Entretanto, uma temperatura acima de 101,5°F (38,6°C) sugere infecção em vez de infarto. De vez em quando, o infarto pulmonar pode apresentar-se com dor e hemoptise simultaneamente. Por outro lado, a pneumonia lobar apresenta-se normalmente com tosse produtiva por alguns dias antes do aparecimento do escarro hemoptoico. A dor torácica subesternal isolada é uma apresentação rara de TEP e, em geral, sugere uma origem cardíaca ou alternativa.

A maioria dos pacientes com TEP não tem alterações típicas de exame físico, a não ser uma aparência de angústia ou ansiedade, com desconforto respiratório.[35] O único achado positivo do exame físico detalhado que aumenta confiavelmente a probabilidade de TEP é a evidência de uma TVP – assimetria unilateral da perna, edema unilateral, dor ao longo da distribuição do sistema venoso profundo. Por outro lado, o sibilo, ou tempo expiratório prolongado, sugere o diagnóstico alternativo de broncoespasmo, que reduz a probabilidade de TEP. O estertor bilateral sugere o diagnóstico de insuficiência ventricular esquerda, embora o estertor localizado seja ouvido frequentemente sobre o tecido pulmonar infartado.

Quando se compara retrospectivamente os pacientes nos quais o diagnóstico de TEP foi postergado, os que foram internados no hospital tenderam a ter uma incidência maior de alteração do estado mental, nova ou no estado basal, e mais comorbidades.[36,37] Apenas um estudo recente avaliou os pacientes que receberam alta e que foram diagnosticados posteriormente com TEP. Esses pacientes apresentaram a uma incidência menor de dispneia e tinham dor torácica pleurítica e hemoptise, junto com um infiltrado pulmonar na radiografia, concentração mais baixa de D-dímero e pequeno coágulo distal visto na imagem da vascularização pulmonar. Desse modo, os pacientes que receberam alta com TEP pareceram ter infarto pulmonar isolado que frequentemente foi mal diagnosticado como pneumonia. Coincidentemente, em uma análise secundária de um grande banco de dados de pacientes com o diagnóstico de TEP confirmado, aos quais apliquei a regra PERC (critérios de exclusão de tromboembolismo pulmonar; Quadro 78.2) para entender melhor o perfil dos pacientes com TEP, mas PERC-negativos, a presença de dor torácica pleurítica surgiu como uma característica comum.[38] Portanto, parece que os emergencista estão propensos a deixar passar pequenos coágulos pulmonares distais que produzem um quadro clínico de pneumonia. São necessárias mais evidências para determinar se esses pacientes, na ausência de TVP, beneficiam-se da anticoagulação sistêmica.

Diagnóstico Diferencial

A pneumonia é o diagnóstico diferencial mais comum encontrado nos pacientes do DE, diagnosticada em 5% a 10% das tomografias, e em muitos estudos foi um achado mais comum que o TEP na angiotomografia computadorizada da artéria pulmonar (ângio-TC).[39] Outros achados similares incluem exacerbações da doença pulmonar obstrutiva crônica, asma, doença vascular pulmonar, incluindo todas as causas de hipertensão pulmonar, pericardite, pleurite, costocondrite, pneumotórax espontâneo, síndrome coronariana aguda (SCA) e trauma da parede torácica. A maioria dos diagnósticos diferenciais pode ser excluída com uma história completa, exame físico, radiografia de tórax, eletrocardiograma (ECG), teste de enzimas cardíacas e ecocardiografia.[40,41] Quando o diagnóstico é incerto, considere a observação ou internação.

Exames Diagnósticos

A Figura 78.7 ilustra um algorítimo para a exclusão e diagnóstico de TEP em pacientes não gravidas. A radiografia de tórax raramente fornece informações específicas, mas é útil na avaliação de diagnósticos diferenciais, como pneumonia, insuficiência cardíaca congestiva, ou pneumotórax. Se os sintomas estiverem presentes por 3 dias ou mais, um infarto pulmonar pode ser visível na radiografia de tórax como uma área de infiltrado em forma de cunha, pleural com ápice central, produzindo o achado conhecido como corcova de Hampton. A oligoemia pulmonar unilateral (sinal de Westermark) é uma manifestação radiográfica rara de uma grande TEP. Igualmente, um ECG de 12 derivações fornece mais informações sobre a presença de diagnósticos diferenciais (p. ex., pericardite, infarto) do que a presença de TEP. Quando o TEP causa alterações eletrocardiográficas, normalmente é resultado da hipertensão pulmonar aguda ou subaguda. As consequências mais comuns da hipertensão pulmonar no ECG são ataquicardia, a inversão simétrica da onda T nas derivações anteriores (V_1–V_4), o padrão S1Q3T3 de McGinn-White e o bloqueio incompleto ou completo do ramo direito (Fig. 78.8). Qualquer um desse achados dobra aproximadamente a probabilidade de TEP em um paciente sintomático.

No DE, a incapacidade para identificar uma etiologia que explica os sintomas ou sinais específicos pode ser uma pista importante para investigar o paciente quanto à TEP. Como até 50% dos pacientes diagnosticados com TEP não possuem fatores de risco clássicos identificáveis para trombose, a decisão de buscar o diagnóstico de TEP particular deve ser individualizada para cada paciente e não deve basear-se na presença ou na ausência de fatores de risco epidemiológicos.

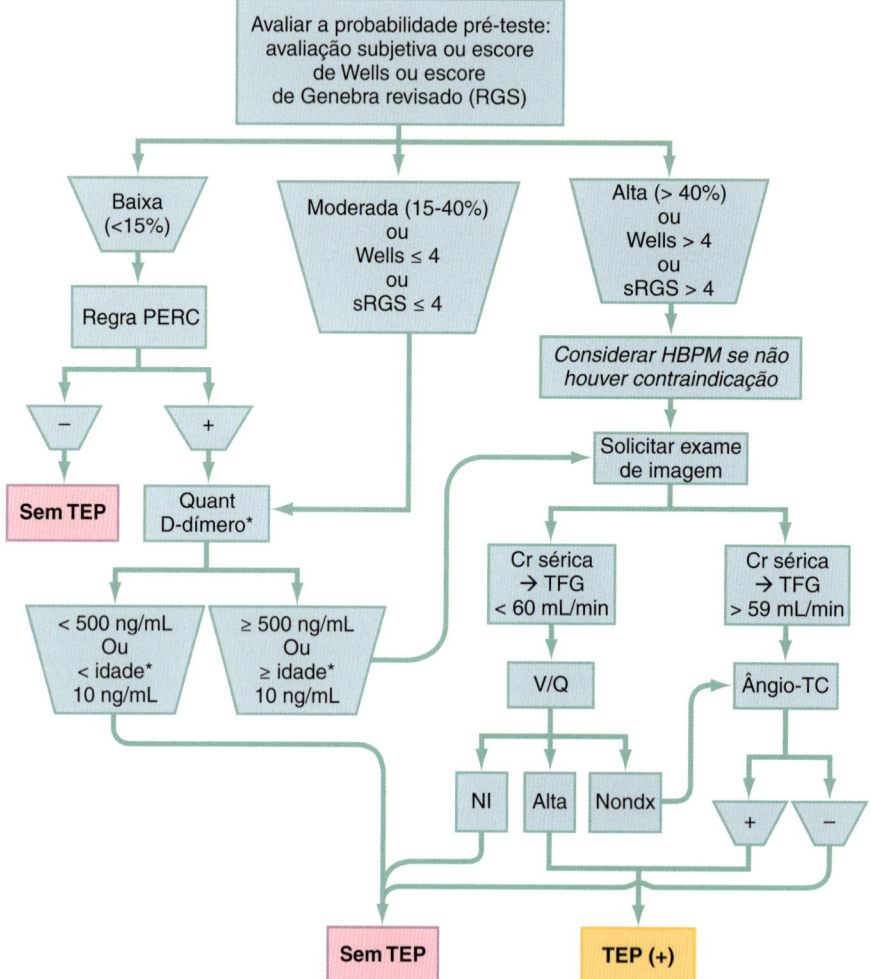

Fig. 78.7. Algoritmo sugerido para avaliar o tromboembolismo pulmonar (TEP) no departamento de emergência (DE). Este algoritmo inclui o uso da probabilidade pré-teste (PPT), do ensaio de imunoabsorção enzimática (ELISA) ou exame quantitativo de D-dímero imunoturbidimétrico e imagem da circulação pulmonar (angiotomografia computadorizada da artéria pulmonar). O algoritmo recomenda cintilografia V/Q para pacientes com comprometimento da função renal, definido por uma taxa de filtração glomerular (TFG) < 60 mL/min. *Assume-se um corte-padrão de 500 ng/mL para o valor normal de D-dímero. Os pacientes com uma alta probabilidade pré-teste e ângio-TC negativa ou cintilografia V/Q não diagnóstica podem necessitar de mais exames – ultrassom venoso de membros inferiores e, se esse exame for normal, ele deve ser repetido em uma semana. *CXR*, radiografia de tórax; *Cr*, creatinina; *TFG*, taxa de filtração glomerular; *Alta*, Alta probabilidade diagnóstica com os achados da cintilografia; *HBPM*, heparina de baixo peso molecular; *Nl*, normal; *Nondx*, não diagnóstica (qualquer leitura diferente do normal ou alta probabilidade); *PERC*, critérios de exclusão de tromboembolismo pulmonar; *quant*, quantitativo; *sRGS*, escore de Genebra revisado e simplificado; +, positivo para TEP; —, negativo para TEP.

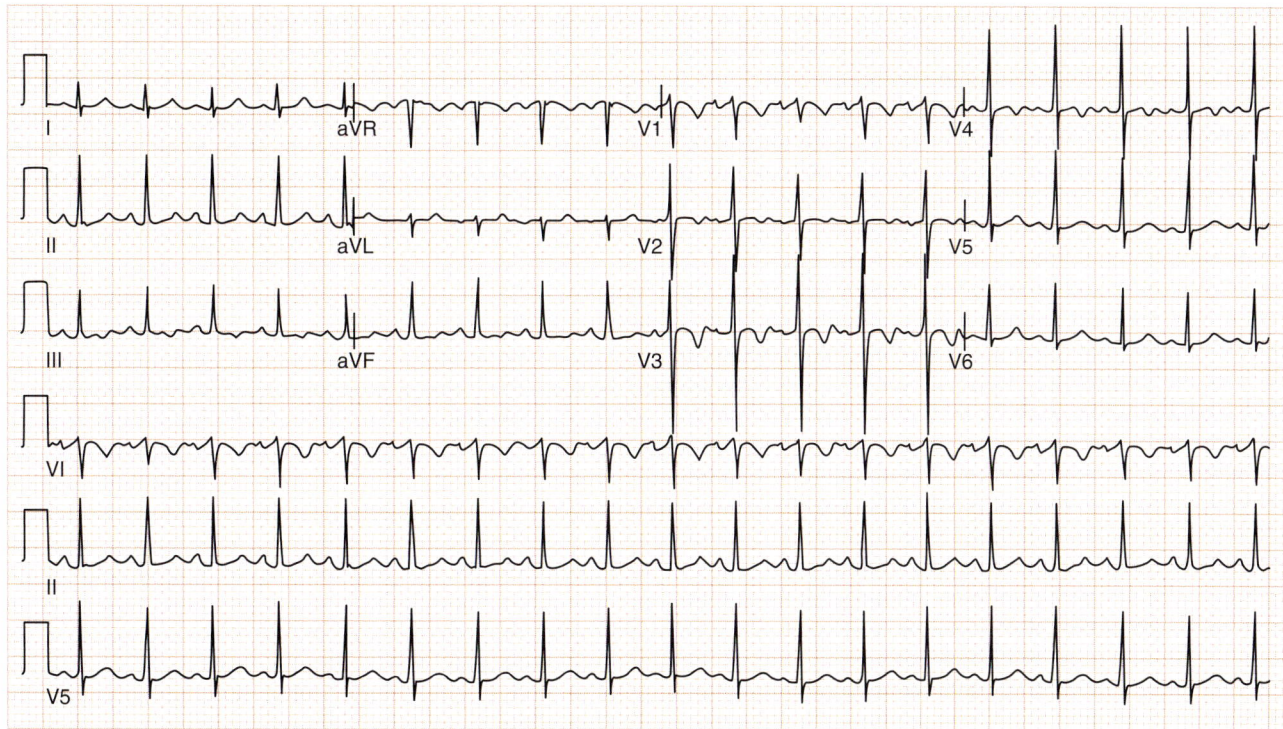

Fig. 78.8. Traçado inicial do eletrocardiograma de uma mulher de 18 anos de idade tomando contraceptivos orais que se apresentou no DE com síncope. Vários achados coerentes com embolia pulmonar são exibidos, incluindo taquicardia, padrão S1Q3T3 e bloqueio incompleto do ramo direito. A angiotomografia computadorizada da artéria pulmonar revelou tromboembolismo pulmonar bilateral extenso e a ecocardiografia exibiu disfunção cardíaca direita grave.

Em alguns casos, o TEP pode ser excluído com razoável nível de certeza tomando como base os dados disponíveis com o paciente, coletados somente pela história clínica e o exame físico. Estudos multicêntricos de DEs acadêmicos urbanos sugeriram que os emergencista solicitam ângio-TC atualmente para cerca de 2% de todos os pacientes para investigar TEP.[42,43] Todos os anos, mais de 16 milhões de pacientes, ou 12% de todos os pacientes que comparecem ao DE, têm dor torácica ou dispneia e nem todos necessitam de uma investigação para TEP.

Embora muitos casos de TEP provavelmente ainda não sejam detectados, a investigação excessiva para TEP pode ser nociva. Os riscos específicos incluem exposição à radiação ionizante e contraste IV necessário para a ângio-TCe o risco de uma interpretação falso-positiva, que pode incorrer em até 10% de dos exames laudados como positivos para TEP.[44] O uso correto D-dímero diminui a necessidade de solicitar tomografias para todos os pacientes com uma PPT que não seja elevada. Uma estratégia racional para avaliar um paciente com suspeitade TEP deve começar estimando a PPT para TEP. Os métodos para estimar a PPT podem ser implícitos, como a melhor avaliação subjetiva do médico, ou explícitos – use de um sistema de pontuação, que é sinônimo de ferramenta de decisão clínica, ou regra de previsão clínica para categorizar a probabilidade (p. ex., escore de Wells, critérios de Genebra, regra de Charlotte).[45] Uma abordagem para decidir sobre a investigação de TEP consiste em comparar a PPT com o limiar de investigação para TEP. O limiar de investigação representa o ponto acima do qual algum tipo de avaliação deve ser iniciado e abaixo do qual o clínico consegue justificar o fato de não iniciar a avaliação.

Para o TEP, o limiar de teste vai de 1% a 5%.[46] Recomendo que os paciente com uma PPT menor que 2%, aproximadamente, são mais suscetíveis a ser prejudicados do que beneficiados por uma avaliação e vice-versa para os pacientes com uma PPT maior que 2%. Desse modo, alguns pacientes com sintomas e sinais de TEP podem ter o diagnóstico de TEP excluído à beira-leito usando a combinação de PPT e outros critérios explícitos.

Outros pacientes requerem mais testes objetivos de diagnóstico. A investigação do TEP começa com uma avaliação da PPT e pacientes sem sintomas ou sinais de TEP (p. ex., sem dor torácica, falta de ar, ou dispneia aos esforços, com os sinais vitais normais e sem síncope recente) não devem ser investigados mais profundamente, mesmo na presença de fatores de risco. Além do mais, muitos pacientes com um fator de risco e um sintoma ou sinal de TEP ainda podem ter o tromboembolismo pulmonar excluído com segurança sem um exame de diagnóstico.

Como a avaliação do TEP se baseia fortemente na PPT, uma pergunta importante a ser respondida é como quantificar a PPT com precisão. Várias ferramentas de decisão clínica foram derivadas e validadas para a estratificação do risco de pacientes com possível TEP; no entanto, a dificuldade de lembrar espontaneamente e a preferência por uma avaliação subjetiva pelos médicos pode limitar o seu uso na prática clínica. Felizmente, avaliação subjetiva parece ser comparável com outras ferramentas de decisão validadas.[45,47] Embora a avaliação subjetiva e as ferramentas de decisão clínicas possam proporcionar uma estratificação adequada para guiar a investigação (i. e., D-dímero versus imagem da circulação pulmonar), esses métodos sozinhos não identificam de forma reprodutível a população de muito baixo risco cuja PPT fica abaixo do limiar de teste de 2%. Para identificar o grupo de muito baixo risco no qual o TEP poderia ser excluído com segurança ainda no leito, sem qualquer teste de diagnóstico, os critérios de exclusão de TEP (ou regra PERC; ver Quadro 78.2) podem ser utilizados.[48] Quando a suspeita clínica subjetiva do médico for baixa quanto à TEP e cada um dos oito elementos da regra for satisfeito, a regra PERC identifica uma população de muito baixo risco entre a qual nenhum paciente tem uma PPT para TEP maior que 2% e evita outros testes em cerca de 20% dos pacientes do DE.[48] Para um paciente com uma PPT alta (por qualquer método), os emergencista devem pedir imagens da circulação pulmonar e considerar o início da anticoagulação na ausência de contraindicações.[49] Os pacientes com uma PPT que não seja alta (escore de Genebra revisado simplificado < 5, escore de Wells < 5, ou PPT por avaliação subjetiva < 40%) podem ter o TEP excluído com uma concentração normal do D-dímero, usando o corte para valores anormais estabelecido pelo laboratório local. Além disso, supondo que o D-dímero usado tenha valor de corte anormal de 500 ng/mL, o TEP pode ser excluído com um valor de D--dímero mais elevado com base na idade usando a seguinte fórmula:

$$\text{Idade} \times 10 \text{ ng/mL}$$

Desse modo, um paciente de 80 anos de idade com um TEP improvável ou uma PPT não elevada pode ter TEP excluído com um valor de D-dímero menor que 800 ng/mL.[50,51] Esta estratégia mantém uma sensibilidade diagnóstica próxima de 95%, mas aumenta a porcentagem de pacientes que podem ter o TEP excluído sem imagens da circulação pulmonar. A segurança dessa estratégia não foi testada usando ensaios do D-dímero com valor de corte anormal diferente de 500 ng/mL.

As causas mais comuns de um D-dímero falsamente negativo são o TEP subsegmentar isolado e muito pequeno e o TEP crônico.[39] Como a meia-vida do D-dímero circulante é menos que 8 horas, a sensibilidade do D-dímero pode diminuir se os sintomas do paciente estiverem iniciados há mais de 3 dias. As medições falso-negativas do D-dímero também podem ser vistas com a lipemia grave e com a terapia contínua de warfarina.

Quando a PPT é alta, ou a triagem do D-dímero é positiva, aconselha-se a realizar imagem da circulação pulmonar por ângio-TC ou cintilografia V/Q.

Embora a ângio-TC não seja perfeita, ela tem várias vantagens em relação à cintilografia V/Q e normalmente consegue confirmar ou excluir a presença de TEP.

A maioria dos centros acadêmicos usa atualmente a ângioTC como método primário para investigar TEP. A sensibilidade diagnóstica e a especificidade de uma ângio-TC tecnicamente adequada, realizada em uma tomografia com cortes finos, são ambas 90%, aproximadamente.[52] Uma ângio-TC de boa qualidade oferece o nível mais alto de confiança para diagnosticar e excluir TEP agudo. A adequação técnica requer mais de 200 HU de opacificação por contraste na artéria pulmonar principal e ausência de artefato de movimento. Os emergencistas devem consultar o radiologista que interpretou a ângio-TC para garantir imagens de boa qualidade para os pacientes com um resultado negativo, mas uma PPT elevada. Se o radiologista indicar que o exame foi significativamente comprometido, o próximo passo sugerido é realizar a ultrassonografia de membros inferiores bilateral, se for negativa, repetir a ultrassonografia de membros inferiores bilateral 2 a 7 dias após. Os emergencistas observaram uma maior detecção de falhas de enchimento subsegmentares isoladas na ângio-TC, reveladas com imagens mais finamente colimadas, adquiridas com tecnologia de tomografia de cortes finos s.[43] Quando dois radiologistas avaliam independentemente a ângio-TC, sua concordância quanto à presença de falhas de enchimento subsegmentares isoladas é ruim.[53] A ângio-TC pode proporcionar mais informações para melhorar a sua utilidade no DE. Embora a tomografia possa ser estendida para incluir as veias da perna (venotomografia), a confiabilidade desta técnica foi questionada, fazendo que fosse abandonada na maioria dos centros.[54] A ângioTC fornece frequentemente informações sobre diagnósticos alternativos que poderiam explicar os sintomas do paciente. A cintilografia V/Q, introduzida no início dos anos 1960, continua sendo uma opção de diagnóstico viável para pacientes com contraindicações para o contraste endovenoso iodado e função renal ruim. A acurácia e a precisão da cintilografia V/Q foram mostradas no estudo Prospective Investigation of Pulmonary Embolism Diagnosis (PIOPED), que comparou os resultados da cintilografia V/Q com o exame padrão-ouro disponível no momento, a angiografia pulmonar. A Fig. 78.9 mostra os resultados de uma cintilografia V/Q de alta probabilidade. Uma cintilografia V/Q de alta probabilidade pode confirmar o TEP e uma cintilografia V/Q normal (*i. e.*, sem defeito de perfusão) exclui TEP. Uma cintilografia de probabilidade moderada ou indeterminada é essencialmente não diagnóstica e requer uma angiografia pulmonar ou ângio-TC adicional. Os pacientes com uma PPT baixa e uma cintilografia V/Q

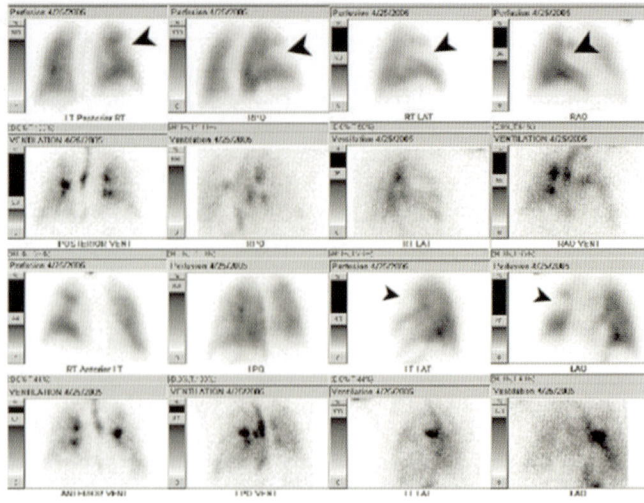

Fig. 78.9. Imagens da cintilografia pulmonar de ventilação-perfusão com (99Tc) mostrando alta probabilidade de tromboembolismo pulmonar agudo usando critérios definidos na investigação prospectiva de diagnóstico de embolia pulmonar (PIOPED). A primeira e a terceira linha projetam as fases de perfusão do exame e a segunda e a quarta linha mostram as fases de ventilação. As *pontas de seta pretas* apontam para defeitos em forma de cunha nas imagens de perfusão. A comparação com a fase de ventilação correspondente imediatamente abaixo mostra atividade de cintilação relativamente homogênea nos segmentos anatômicos que carecem de perfusão. Esses defeitos são coerentes com o efeito da embolia pulmonar.

de baixa probabilidade requerem outros testes, ângioTC ou ultrassonografia venosa com Doppler de membros inferiores bilateral..

Mulheres Grávidas

A Fig. 78.10 apresenta um algoritmo para diagnosticar TEP em pacientes grávidas. É prudente explicar as opções de diagnóstico para a paciente, incluindo os riscos e benefícios dos vários testes, obter suas preferências e documentar essas preferências. O algoritmo começa com o ultrassom venoso de membros inferiores bilateral. Se o ultrassom for positivo, o tratamento pode ser iniciado. Senão, o próximo passo é determinado pela avaliação da PPT. Até onde eu saiba, nenhuma ferramenta de PPT foi validada nas mulheres grávidas. Está claro que mais da metade de todos os casos de TVE diagnosticados na gravidez ocorrem no terceiro trimestre.[55] Com base nos dados disponíveis de pacientes grávidas no DE, os escores de Wells e Genebra altos, o terceiro trimestre ou a hipoxemia inexplicada (SaO_2 < 95% respirando ar ambiente no nível do mar) indicam uma PPT relativamente mais alta para TEP.[56] A maioria das gestantes selecionadas pelos emergencistas para investigação de TEP tem uma baixa probabilidade clínica.[56] Grupos de especialistas reconheceram a ausência de evidências relativas à abordagem recomendada para a investigação das pacientes grávidas com suspeita de TEP, mas todos concordam que deve ser feito um esforço para evitar a exposição à radiação e ao contraste iodado.[57,58] Para minimizar a exposição à radiação, proponho uma abordagem combinada, na qual a ultrassonografia venosa de membros inferiores bilateral negativa é apoiada por uma regra PERC negativa e um corte de D-dímero ajustado. O valor de corte do D-dímero pode ser ajustado de acordo com o trimestre de gravidez, da seguinte forma: primeiro trimestre, 750 ng/mL; segundo trimestre, 1.000 ng/mL; terceiro trimestre, 1.250 ng/mL.[59-60] Se a paciente tiver uma PPT que não seja alta, não tiver fatores de risco, for PERC-negativa, o ultrassom bilateral for negativo e o D-dímero for abaixo dos valores ajustados para o trimestre, o TEP pode ser excluído. Repare que essa recomendação não afirma que os critérios PERC podem ser utilizados isoladamente na gravidez.

Se o D-dímero for anormal ou se a paciente não preencher os critérios PERC, justifica-se um estudo de imagens da circulação pulmonar. A melhor opção de imagem é controversa e incerta.[57] Dados atuais indicam que a ângio-TC ou a cintilografia V/Q

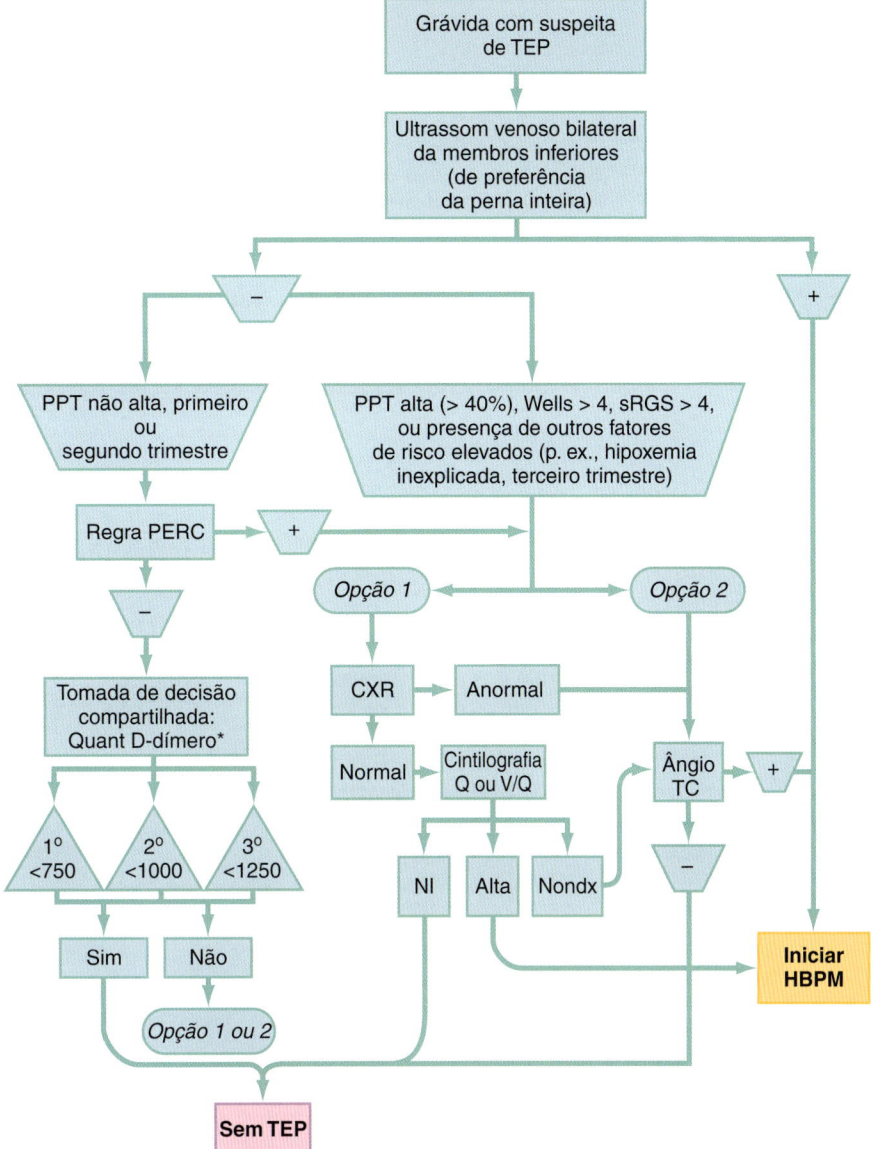

Fig. 78.10. Algoritmo para exclusão e diagnóstico de TEP em pacientes grávidas. A tomada de decisão compartilhada refere-se à discussão das opções de método diagnóstico com a paciente, incluindo o risco de TEP potencialmente fatal se não for diagnosticado e os riscos potenciais da ângio-TC ou cintilografia V/Q para o feto. PPT não alta se refere à ausência de PPT alta por avaliação subjetiva, Wells ou sRGS. Ver referências no texto. *As concentrações do D-dímero por trimestre são fornecidas em ng/mL, supondo um corte de D-dímero-padrão para valores anormais de 500 ng/mL. *CXR*, radiografia torácica; *Cr*, creatinina; ângio-TC angiotomografia computadorizada da artéria pulmonar; Alta, achados de alta probabilidade deiagnóstica; *HBPM*, heparina de baixo peso molecular; *Nl*, normal; *Nondx*, não diagnóstica (qualquer leitura diferente do normal ou probabilidade alta); *PERC*, critérios de exclusão da embolia pulmonar; *Q*, cintilografia de perfusão pulmonar; *quant*, quantitativo; *sRGS*, escore de Genebra revisado simplificado; +, positivo para TEP; −, negativo para TEP.

produzirá imagens adequadas para excluir e diagnosticar TEP em uma paciente grávida.[58,62,63] Os dados utilizados para estimar o risco de exposição fetal à radiação na ângio-TC *versus* na cintilografia V/Q são altamente especulativos. Blindar o abdome com um avental de chumbo ou bismuto-antimônio durante a realização da TC pode reduzir a radiação baseada em modelos de *phantom*.[64] Quando disponível, a tecnologia (moduladora) de regulagem da voltagem do tubo (tubo emissor de radiação) também pode servir para diminuir a exposição fetal à radiação, mais que a blindagem.[64] No entanto, se ambos os testes estiverem igualmente disponíveis, prefiro consultar um radiologista para coordenar uma avaliação gradual com radiografia torácica primeiro e, se for normal, proceder para a cintilografia pulmonar apenas de perfusão com meia-dose de macroagregado de ^{99}Tc. Como o ^{99}Tc é excretado na urina, a pré-hidratação com 1 L de soro endovenoso e inserção de um cateter de Foley parece ser uma etapa lógica, porém não comprovada, para reduzir a exposição fetal à radiação. O risco desta abordagem é que se a cintilografia pulmonar de perfusão não for normal e a ângio-TC acabar sendo necessária, a mãe e o feto serão expostos a mais radiação do que se tivesse sido realizada primeiro a ângio-TC.

Tratamento

A Figura 78.11 apresenta um plano de tratamento abrangente para o TEP diagnosticado, relevante para o contexto de um hospital grande e completo (conhecido tipicamente como de cuidados terciários). Estratégias similares a essas foram adotadas por equipes multidisciplinares de resposta ao TEP.[65] No lado mais à esquerda do algoritmo, os pacientes podem receber alta do DE para casa. No lado direito, os pacientes com TEP maciço e sem contraindicações recebem terapia trombolítica em bólus.

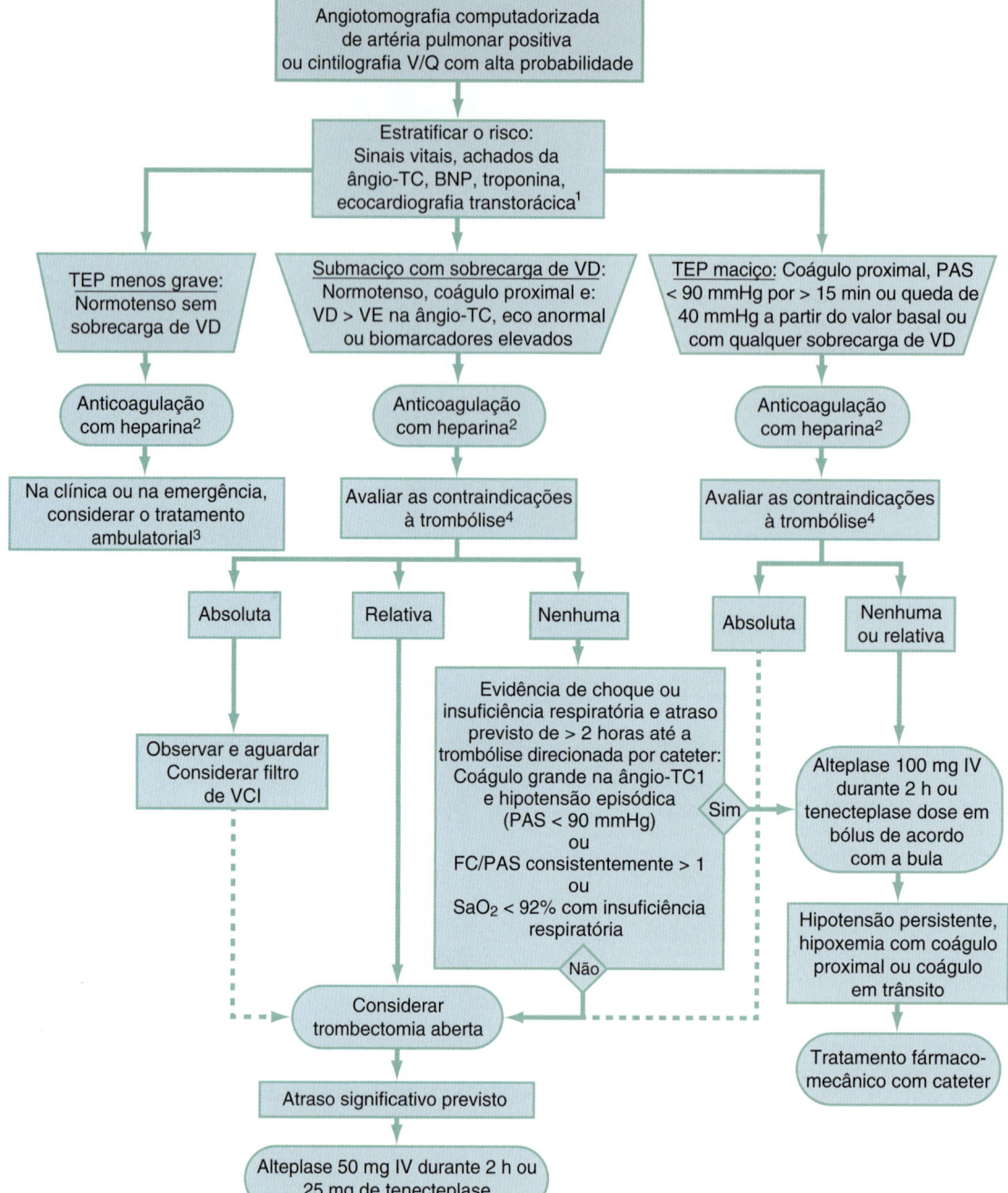

Fig. 78.11. Algoritmo de tratamento abrangente para embolia pulmonar aguda diagnosticada em um hospital terciário. *Indica uma via controversa que não está disponível em muitos hospitais menores. Muitos especialistas acreditam que a anticoagulação isoladamente produz resultados equivalentes. 1, Ângio-TC, achados de angiotomografia computadorizada de artéria pulmonar: falhas de enchimento em uma artéria lobar ou mais proximal; ventrículo direito (VD) > ventrículo esquerdo (VE) na TC; refluxo do contraste para a veia cava inferior (VCI) e o fígado. Achados ecográficos anormais incluem VD dilatado ou hipocinético e estimativa da pressão sistólica do VD > 40 mmHg.[84,85] Os biomarcadores elevados incluem peptídeo natriurético cerebral (BNP) > 90 pg/mL pro-BNP > 900 pg/mL ou qualquer concentração de troponina > 99º percentil para normal, com < 10% coeficiente de variabilidade (*i. e.*, limítrofe ou mais alta).[86-88] 2, Heparina não fracionada 80 U/kg e depois 16 a 18 U/kg/h para manter o TTPA de 2-2,5. 3, (Beam *et al.*[26] 4, Contraindicações para fibrinólise. *Contraindicações absolutas*: 1, sangramento gastrintestinal nos 30 dias anteriores; 2, hemorragia ativa em qualquer um dos seguinte sítios no momento da internação – intraperitoneal, retroperitoneal, pulmonar, uterino, vesical ou nasal ; 3, traumatismo craniano causando perda de consciência nos 7 dias anteriores; 4, Antecedente de AVC hemorrágico; 5, AVC isquêmico no último ano; 6, história e hemorragia intraocular; 7, metástase intracraniana conhecida ou suspeita; 8, insuficiência hepática com tempo de protrombina anormal (Relação Internacional Normalizada [INR] > 1,7); 9, cirurgia que exigiu abertura da cavidade torácica, peritônio, crânio ou canal espinhal nos 14 dias anteriores; 10, endocardite bacteriana subaguda em tratamento; 11, gravidez; 12, grande derrame pericárdico. *Contraindicações relativas*: idade > 75 anos; demência; cirurgia há mais de 30 dias, mas há menos de 60 dias ; qualquer AVC prévio; sintomas sugerindo acidente isquêmico transitório nos últimos 30 dias; qualquer sangramento gastrointestinal; uso concomitante de uma tienopiridina (p. ex., clopidogrel); INR > 1,7 decorrente do uso de varfarina; qualquer câncer metastático, mordida na língua, fratura recente, queda recente com trauma craniano, história de hematúria, sangramento nasal, extração dentária recente ou cirurgia ortopédica. *FC*, frequência cardíaca; *PAS*, pressão arterial sistólica.

Anticoagulação-padrão

Os pacientes com TTPA alto, sem contraindicação para anticoagulação e evidência de instabilidade hemodinâmica, incluindo síncope recente, qualquer hipotensão, hipoxemia ou evidência clínica de sobrecarga cardíaca direita (critérios definidos na Tabela 78.4 como TEP mais moderadamente grave ou TEP de alto rico) devem receber heparina empírica antes de esperar pelos resultados das imagens pulmonares. Os pacientes com um exame positivo para TVP ou TEP devem receber anticoagulação usando um dos agentes na Tabela 78.3, administrados no DE logo que o diagnóstico for confirmado.[66] A heparina de baixo peso molecular (HBPM) é vantajosa em comparação com a heparina não fracionada com base em metanálises robustas que demonstraram claramente taxas menores de hemorragias graves, trombocitopenia induzida por heparina e TVE, com custo similar.[67] Atualmente os pacientes podem ser anticoagulados no DE com apixabana (Eliquis) ou rivaroxabana (Xarelto), disponíveis como agentes orais que inibem especificamente uma enzima na cascata de coagulação. Esses medicamentos podem ser iniciados sem uso prévio ou concomitante de heparina e proporcionam um efeito de anticoagulação terapêutica tão rapidamente quanto a HBPM subcutânea (Tabela 78.3). Ao evitarem a necessidade de injeções subcutâneas duas vezes ao dia e a monitoração com exames séricos, esses medicamentos podem facilitar o tratamento ambulatorial da TVP e do TEP.

Os pacientes com história de trombocitopenia induzida por heparina devem receber fondaparinux, argatrobana, apixabana ou rivaroxabana. A maioria dos hematologistas, hospitalistas e obstetras prefere que as pacientes grávidas com TVE recebam HPBM duas vezes ao dia.[68]

O efeito anticoagulante da heparina não fracionada pode ser quase completa e rapidamente revertido com protamina, enquanto a HPBM só pode ser 50% neutralizada com protamina. A protamina não surte efeito no fondaparinux, rivaroxabana ou apixabana. No momento, com base nos dados de voluntários saudáveis, o melhor agente para corrigir a coagulopatia da apixabana ou rivaroxabana é o complexo protrombínico ativado de quatro fatores (Beriplex P/N ou K-Centra, 50 U/kg, IV).[69,70] Nenhum ensaio clínico foi publicado para testar o efeito desses agentes no sangramento em pessoas com coagulopatia por apixabana ou rivaroxabana.

Em relação ao TEP subsegmentar isolado, se o paciente não tiver evidência de TVP na ultrassonografia bilateral de membros inferiores, nenhum sinal de sobrecarga cardiopulmonar (p. ex., biomarcadores normais, ECG normal) e um grande risco permanente de trombose (p. ex., malignidade ativa, fibrilação atrial), é razoável e prudente suspender a anticoagulação nos pacientes com falhas de enchimento subsegmentar isolada na ângio-TC.[71] Se um paciente com uma ângio-TC negativa tiver dispneia constante ou sinais de hipertensão pulmonar – ventrículo direito dilatado,[72] artéria pulmonar dilatada ou refluxo do contraste para o fígado, o padrão mosaico, hipertensão pulmonar aguda no ECG[73] – ou hipoxemia sem uma causa alternativa aparente, no mínimo, o paciente deve realizar uma ecocardiografia transtorácica. Se isso demonstrar hipertensão pulmonar ou sobrecarga ventricular direita, o paciente deve ser internado ou encaminhado para um pneumologista para orientar outros testes..[40,41]

Evidências recentes indicaram que até 50% dos pacientes ambulatoriais diagnosticados com TEP são suficientemente estáveis para serem tratados ambulatorialmente (critérios de baixo risco; Tabela 78.4).[74,75] Nos casos em que pode ser obtido um bom acompanhamento e o paciente pode aprender a autoadministrar HBPM e acessar uma clínica de anticoagulação em até 48 horas, um paciente de baixo risco com TEP pode receber alta do DE. No entanto, eu opto por implementar um protocolo que inclui os critérios de Hestia para selecionar os pacientes de baixo risco (Quadro 78.1), junto com monoterapia usando apixabana ou rivaroxabana; isso tem sido associado a baixas taxas de complicações e vantagens econômicas.[26,76] Para um paciente diagnosticado com TEP na presença e uma contraindicação importante para anticoagulação, como uma hemorragia cerebral recente ou grande infarto cerebral, ou metástases cerebrais, deve ser contatado um especialista apropriado para a colocação urgente de um filtro de veia cava inferior. Se o filtro de veia cava não for colocado em até 12 horas, uma opção é realizar uma TC de crânio inicial, iniciar infusão de heparina não fracionada a 18 U/kg/h (sem o bólus) e internar o paciente na unidade de terapia intensiva para monitoração neurológica rigorosa e controle frequente do tempo de tromboplastina parcial ativado (TTPA). A justificativa para usar a heparina não fracionada é que ela pode ser revertida de modo mais confiável do que a enoxaparina pela descontinuação da infusão de heparina e pela administração de protamina, 1 mg/kg IV. Relatos e séries de casos sugeriram que o óxido nítrico inalado poderia ser útil para os pacientes com TEP grave e contraindicação absoluta para anticoagulação, mas este tratamento ainda não passou por estudos rigorosos.[77]

A maioria dos pacientes com TEP afirma que se sente bem no dia seguinte ao início da anticoagulação com heparina e mais da metade atinge uma recuperação quase completa do estado de saúde em comparação ao que tinha antes do TEP. Acreditava-se que a taxa de mortalidade hospitalar dos pacientes diagnosticados com TEP que permanecem hemodinamicamente estáveis enquanto estão no DE era de 10%, mas um registro norte-americano grande, multicêntrico e recente de 1.880 pacientes diagnosticados com TEP no DE constatou que a taxa de mortalidade hospitalar atribuível diretamente ao TEP era 1,1% e a taxa de mortalidade global era 5,4%.[29] Aproximadamente 10% a 20% dos sobreviventes de TEP se queixam de dispneia persistente e intolerância ao exercício que degrada permanentemente a sua qualidade de vida.[78]

Terapia Fibrinolítica (Trombolítica)

A terapia fibrinolítica no TEP continua sendo uma opção de tratamento controversa. Metanálises recentes de ensaios randomizados que compararam a fibrinólise e heparina combinadas com a heparina isoladamente chegaram a conclusões diferentes sobre o benefício na mortalidade, com um estudo constatando melhora significativa[79] e outro não encontrando diferença[80] na mortalidade. A maioria dos especialistas, mesmo os que geralmente se opõem à fibrinólise, acredita que os pacientes com hipotensão arterial (pressão arterial sistólica < 90 mmHg ou queda > 40 mmHg em relação à pressão basal) devem receber fibrinólise sistêmica em dose total (100 mg de alteplase durante 2 horas ou tenecteplase em doses ajustadas, de acordo com a bula da TNKase). Não há dúvida de que o risco de sangramento aumenta com a fibrinólise sistêmica, mas o risco de hemorragia intracraniana parecer estar mais confinado aos pacientes com mais de 65 anos de idade.[79] A controvérsia de "trombolisar ou não trombolisar o TEP" ficou mais complexa com estudos recentes sugerindo um possível risco mais baixo de hemorragia significativa associada à alteplase em meia-dose (50 mg em 2 horas), administrada por veia periférica.[81] Além disso, muitos centros de referência de tratamento adotaram o uso da trombólise direcionada por cateter que administra um fibrinolítico diretamente no trombo, com ou sem energia ultrassônica adjuvante.[82] A vantagem potencial desta abordagem é um risco mais baixo de hemorragia devida à dose menor do agente fibrinolítico (p. ex., 20-25 mg de alteplase infundidas intratrombo ao longo de 24 horas.) Ainda nenhuma evidência demonstrou uma vantagem de sobrevida ou qualquer desfecho vantajoso para o paciente da terapia direcionada por cateter. No entanto, um pequeno ensaio randomizado demonstrou maior qualidade de vida com a administração de tenecteplase em bólus para TEP submaciço grave.[83]

O curso clínico dos pacientes com TEP obstrutivo pode ser imprevisível. Muitos pacientes com TEP maciço continuam estáveis no DE. Outros pacientes estão estáveis ao chegar, mas deterioram progressivamente com o passar das horas, à medida que a função ventricular direita declina. Dos pacientes no DE sem hipotensão, 3% sofrem parada cardíaca enquanto estão no DE e morrem em 24 horas.[33] Um paciente pode estar estável e depois ficar hipotenso em minutos devido ao efeito altamente variável do coágulo na obstrução do fluxo de saída ventricular direita, especialmente quando atravessa a artéria pulmonar principal (Fig. 78.12).

Outros mecanismos que explicam a rápida evolução para instabilidade incluem nova embolização de coágulo, liberação de

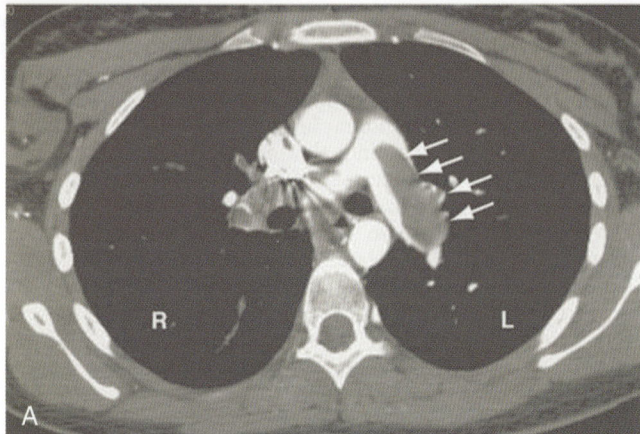
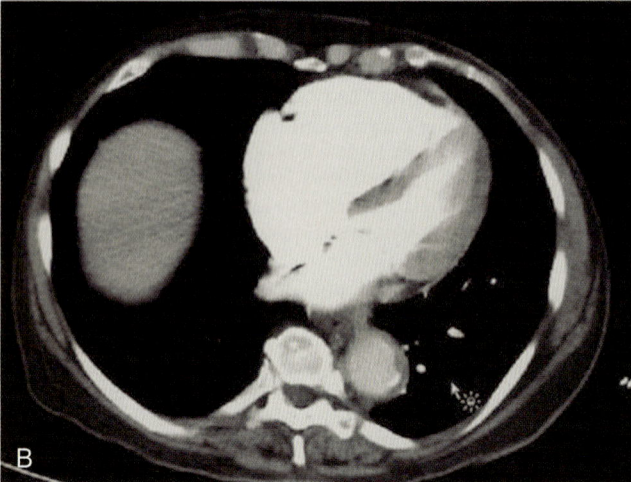

Fig. 78.12. Evidência de TC sugerindo TEP mais grave. **A**, Embolia pulmonar proximal em uma TC do tórax com contraste. Esta TC está no nível da bifurcação da artéria pulmonar principal. O ramo esquerdo da artéria pulmonar exibe uma falha de enchimento maciço (*setas*). **B**, Evidência de sobrecarga ventricular direita, exibida por um tamanho maior do ventrículo direito em comparação com o ventrículo esquerdo.

mediadores de vasoespasmo pulmonar, bradiarritmias súbitas e insuficiência respiratória. Os sinais que indicam uma descompensação cardiopulmonar emergente incluem a piora do desconforto respiratório e da hipoxemia, índice de choque crescente (a frequência cardíaca dividida pela pressão arterial sistólica), pressão arterial sistólica menor que 90 mmHg e síncope ou uma mudança nítida no estado mental, incluindo episódios convulsivos. A deterioração no ECG a partir de taquicardia de complexo estreito até um bloqueio incompleto do ramo direito e um bloqueio completo do ramo direito (Fig. 78.13) é evidência de hipertensão pulmonar potencialmente fatal e parada cardíaca iminente. Sinais clínicos de insuficiência respiratória iminente ou instalada indica a necessidade de intubação endotraqueal imediata usando a técnica-padrão de sequência rápida de intubação, de preferência com cetamina ou etomidato para indução da anestesia com bloqueio neuromuscular. Outros agentes de indução que deprimem a função cardíaca ou reduzem a pré-carga podem precipitar a hipotensão grave e devem ser evitados ou ter a sua dosagem reduzida. O efeito da ventilação não invasiva assistida com pressão positiva bifásica (BiPAP) na hemodinâmica do TEP maciça não foi estudado. Para os pacientes com TEP e hipotensão persistente, o papel da reposição volêmica para ressuscitar o TEP maciço ainda é incerto. A maioria dos especialistas usa norepinefrina como o vasopressor de escolha na tentativa de aumentar a pressão arterial. No caso de parada respiratória ou cardíaca iminente, a terapia fibrinolítica deve ser fortemente considerada.

Embolectomia cirúrgica

Para pacientes com trombos flutuantes conhecidos nas câmaras direitas do coração ou pacientes com hipotensão refratária grave, a cirurgia é a intervenção que mais provavelmente salvará a vida do paciente, a embolectomia cirúrgica inclui normalmente o *by--pass* cardiopulmonar extracorpóreo e um cirurgião cardiotorácico experiente. A embolectomia cirúrgica pode ser a melhor opção para pacientes com TEP grave e contraindicação para fibrinólise; no entanto, a circulação extracorpórea requer anticoagulação intensiva com heparina e o estado mental do paciente não pode ser monitorado durante a cirurgia – uma grande preocupação nos pacientes com um alto risco de hemorragia intracraniana.

Muitos relatos de caso sugeriram resultados heroicos a partir da administração da terapia trombolítica em bólus em pacientes com parada cardíaca decorrente de TEP. A administração de terapia fibrinolítica não exclui absolutamente a intervenção cirúrgica. Os pacientes que forem tratados com um agente fibrinolítico podem submeter-se a esternotomia ou toracotomia para embolectomia e sobreviver sem hemorragia fatal. A decisão de realizar a embolectomia pertence no final das contas ao cirurgião cardíaco.

Disposição

A Tabela 78.5 resume os critérios que podem ser utilizados para estratificar o risco dos pacientes com TEP em quatro grupos. Essa estratificação pode ajudar a guiar a decisão de colocar o paciente em uma unidade de cuidados intensivos ou em leito de internação intermediário ou enfermaria e a decisão de administrar apenas heparina ou considerar uma terapia escalonada (Fig. 78.11).

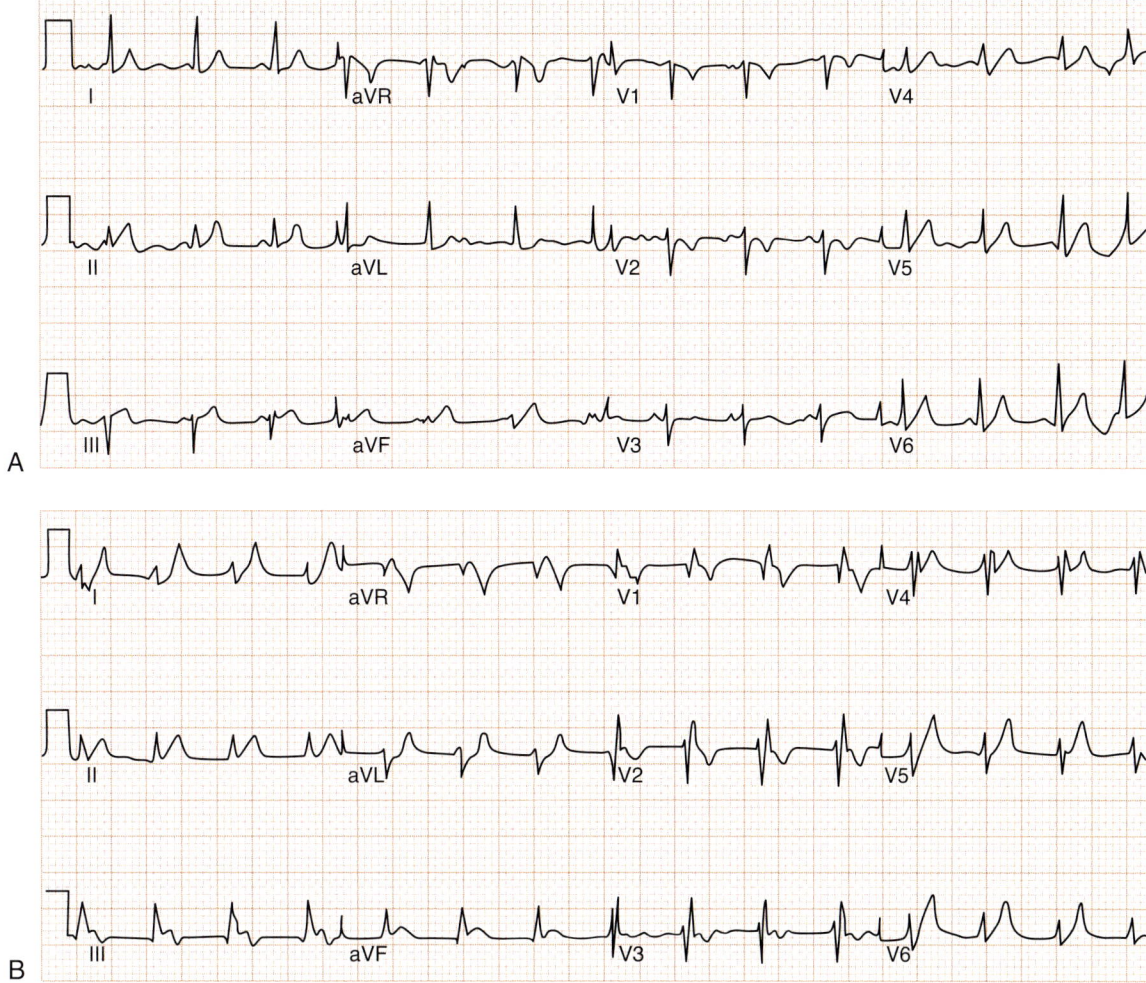

Fig. 78.13. Eletrocardiogramas seriados obtidos com 2 minutos de diferença mostram a progressão de um ritmo com complexo estreito **(A)** até um padrão de bloqueio do ramo direito **(B)** em um paciente com embolia pulmonar bilateral maciça. Logo após a obtenção do segundo traçado, o paciente desenvolveu colapso cardiovascular refratário a esforços de ressuscitação vigorosos.

TABELA 78.5

Estratificação do Risco e Recomendações de Tratamento Associadas para TEP Agudo

CATEGORIA	CRITÉRIOS	AÇÃO
TEP de baixo risco	sPESI de 0[89] Critérios de Hestia negativos (Quadro 78.1)[90] PAS > 90 mmHg todo o tempo e todos os fatores a seguir: nenhum coágulo proximal ou dilatação do VD na ângio-TC, índice de choque < 1, SaO_2 > 94%; sem hipertensão pulmonar no ECG (escore de Daniel < 3), nível normal de troponina, BNP ou pro-BNP	• Iniciar o tratamento com anticoagulante (Tabela 78.3) • Internação opcional em leito de enfermaria não monitorado • Considerar o tratamento ambulatorial, se for adequado • Adesão e acompanhamento podem ser garantidos
TEP de risco moderado	PAS > 90 mmHg o tempo todo e qualquer um dos seguintes fatores: Coágulo proximal e VD > VE na ângio-TC(Fig. 78.12)[72,84,85,88] Troponina elevada ou nível de BNP (> 90 pg/mL) ou nível de pro-BNP (> 900 pg/mL) Ecocardiograma com qualquer grau de hipocinesia ventricular direita	• Iniciar o tratamento com anticoagulante (Tabela 78.3) • Fibrinolíticos na minoria dos casos • Internação em leito com monitoração
TEP de risco moderado; mais grave (submaciço)	Qualquer critério de risco moderado e aparência de desconforto respiratório Índice de choque > 1 e hipocinesia ventricular direita grave na ecocardiografia Piora do escore de Daniel, particularmente um novo bloqueio incompleto do ramo direito (BRD) ou progressão de BRD incompleto para BRD completo SaO_2 < 90% e nível de troponina sérica claramente elevado Novo estado mental alterado	• Começar o tratamento com heprina • Tratamento fibrinolítico na maioria dos pacientes sem contraindicações no DE • Internação em uma unidade de terapia semi-intensiva ou intensiva
TEP de alto risco (maciço)	Qualquer PAS < 90 mmHg ou < 20 mmHg abaixo do valor basal documentado e desconforto respiratório Qualquer PAS < 90 mmHg persistentes, independentemente da aparência	• Começar o tratamento com heparina • Tratamento fibrinolítico em todos os pacientes sem contraindicações no DE • Internação na unidade de terapia intensiva

BNP, peptídeo natriurético cerebral; *ângio-TC*, angiotomografia computadorizada de artéria pulmonar ; *DE*, departamento de emergência; *TEP*, tromboembolismo pulmonar; *BRD*, bloqueio do ramo direito; *VD/VE* – relação ventrículo direito-ventrículo esquerdo; *PAS*, pressão arterial sistólica.

CONCEITOS-CHAVE

- A trombose venosa profunda apresenta-se frequentemente como uma sensação de câimbra inespecífica na extremidade superior ou inferior sem inchaço evidente.
- Um ELISA ou uma concentração imunoturbidimétrica do D-dímero menor que 500 ng/mL pode excluir a TVP nos pacientes com uma baixa probabilidade pré-teste (PPT).
- Um ultrassom de três pontos negativo, junto com um resultado quantitativo negativo do teste de D-dímero, exclui a TVP com qualquer PPT.
- Um ultrassom de três pontos negativo em um paciente com uma PPT moderada ou alta para TVP deve fazer outros testes, incluindo D-dímero ou repetir o ultrassom venoso em 3 a 7 dias.
- Um ensaio de imunoabsorção enzimático (ELISA) ou concentração imunoturbidimétrica do D-dímero menor que 500 ng/mL pode excluir TEP nos pacientes com PPT não alta, incluindo todas as pacientes grávidas.
- Um paciente com PPT baixa pode ter o diagnóstico de TVP excluído por um ultrassom com Doppler venoso de três pontos negativo realizado por um clínico de emergência ou radiologista qualificado.
- Um ultrassom da perna inteira excluir a TVP em todas as probabilidades pré-teste.
- Quando o ultrassom com Doppler não estiver disponível, os pacientes com uma PPT moderada a alta para TVP devem receber heparina LMW, apixabana oral ou rivaroxabana enquanto aguardam a disponibilidade da imagem por ultrassom; os pacientes com uma PPT baixa ou uma PPT de moderada a alta com um D-dímero negativo não precisam de anticoagulação empírica enquanto aguardam a imagem diagnóstica.
- Os pacientes com uma PPT baixa ou moderada para TEP devem ter o teste de D-dímero realizado antes da imagem pulmonar; o TEP pode ser descartado na PPT não alta, com um dímero D ajustado para a idade de acordo com esta fórmula: idade $\times$ 10 ng/mL.
- Um paciente com uma PPT menor que 2% não precisa ser investigado para TEP.
- Os pacientes com TEP e baixo risco de acordo com os critérios de Hestia (Quadro 78.1) podem ser tratados em casa, contanto que tenham acompanhamento adequado.
- Pacientes com TEP e hipotensão arterial (pressão arterial sistólica < 90 mmHg) devem receber fibrinólise sistêmica a menos que tenham uma contraindicação para fibrinólise.

As referências para este capítulo podem ser encontradas on-line no website Expert Consult associado à obra.

SEÇÃO CINCO
Sistema Gastrintestinal

CAPÍTULO 79

Esôfago, Estômago e Duodeno

Andrew W. Lee | *Jamie M. Hess*

DISFAGIA

Princípios

Introdução

A disfagia está dividida nas fases oral, faríngea e esofágica. É necessário o controle motor exato do ato de engolir para a garantia de que o alimento será transferido com sucesso da boca, através do esôfago, ao estômago. A falha em qualquer um desses níveis resulta em disfagia, que literalmente significa "deglutição difícil".

A disfagia, em qualquer idade, é anormal; é particularmente mais comum em idosos, com até 60% dos pacientes em cuidado assistido e casas de repouso referindo dificuldade de se alimentar.[1] A disfagia é classificada em dois tipos: orofaríngea e esofágica. A disfagia orofaríngea, também denominada *disfagia de transferência*, envolve dificuldade em transferir o bolo alimentar da orofaringe para o esôfago proximal. A disfagia esofágica envolve dificuldade no transporte do material pelo trajeto esofágico.

Disfagia Orofaríngea. As doenças neuromusculares causam aproximadamente 80% dos casos de disfagia orofaríngea, sendo a maioria das causas restantes por lesões estruturais localizadas. Grande parte das causas neuromusculares de disfagia resulta no direcionamento errôneo, aderência e necessidade de repetidas tentativas de deglutição do bolo alimentar. Líquidos, especialmente de temperaturas extremas, causam disfagia mais comumente do que sólidos, e os sintomas geralmente são intermitentes. Acidentes cerebrovasculares causam fraqueza da musculatura faríngea, sendo a falha no relaxamento do músculo cricofaríngeo a causa mais comum de disfagia neuromuscular. A fraqueza da musculatura lingual pode ocorrer, resultando em má transferência do bolo, e a fraqueza dos músculos da boca pode produzir escape de saliva e dificuldade em iniciar o processo de deglutição.

A segunda causa mais comum de disfagia neuromuscular é causada pelas miopatias inflamatórias, como polimiosite ou dermatomiosite. Esses distúrbios são caracterizados por mudanças inflamatórias e degenerativas no músculo estriado, podendo produzir disfagia pela debilidade do palato, faringe e esôfago superior. A disfagia pode ser um sintoma presente em pacientes com essas alterações.

A *miastenia gravis* é uma causa importante da disfagia orofaríngea. Pelo menos 40% dos pacientes com *miastenia gravis* têm disfagia, a qual é o sintoma inicial em até 15% dos pacientes. Essa disfagia torna-se progressivamente pior com repetidas tentativas de deglutição e é temporariamente reversível com edrofônio.

As anomalias congênitas do arco aórtico podem causar disfagia em crianças e adultos. Nas crianças, os sintomas respiratórios estão geralmente presentes e são comumente os sintomas predominantes. Em adultos, a artéria subclávia direita anômala é a causa vascular mais comum de disfagia, muitas vezes denominada *disfagia lusória*. Os pacientes geralmente não se tornam sintomáticos até a quarta década de vida; os sintomas mais comuns são dispneia aos esforços e disfagia. A compressão vascular do esôfago como causa da disfagia pode também ocorrer com aneurismas do arco aórtico e grandes vasos. O carcinoma broncogênico pode causar disfagia pelo envolvimento direto do esôfago ou pela compressão dos linfonodos aumentados.

Disfagia Esofágica. A disfagia esofágica é causada por lesões mecânicas ou um distúrbio de motilidade. As lesões mecânicas podem ser intrínsecas ou extrínsecas ao esôfago. As lesões intrínsecas incluem estenoses, teias e anéis esofágicos, tumorações, esofagite, alterações pós-cirúrgicas e corpos estranhos esofágicos. A pressão das lesões extrínsecas, como osteófitos, massas mediastinais ou aneurismas aórticos podem também causar disfagia.

Pacientes com disfagia esofágica sem causa mecânica prontamente identificável podem ter uma desordem motora. As desordens motoras intrínsecas do esôfago incluem: acalasia, espasmo esofágico difuso, esôfago "em quebra nozes" e esfíncter esofagiano inferior (EEI) hipertensivo. Doenças sistêmicas do tecido conjuntivo, esclerodermia, síndrome CREST (**c**alcinose, fenômeno de **R**aynaud, dismotilidade **e**sofágica, **e**sclerodactilia e **t**elangiectasia), doença de Chagas ou a síndrome paraneoplásica também podem causar alterações motoras secundárias.

A acalasia é uma desordem sem causa definida na qual a pressão de repouso do EEI é nitidamente aumentada, e a peristalse no corpo do esôfago está ausente. A incidência dessa patologia aumenta com a idade.

O espasmo esofágico difuso é outro tipo de desordem motora intrínseca e, quando intenso e prolongado, está associado a ondas peristálticas de alta intensidade, sendo então denominado esôfago "em quebra nozes".[2] As alterações motoras não específicas incluem contrações esofágicas repetitivas, contrações esofágicas não transmitidas e contrações esofágicas de baixa amplitude.

Fisiopatologia

A deglutição é um fenômeno complexo que requer atividade voluntária e involuntária da musculatura esquelética coordenada pelo centro de deglutição na medula. Os nervos cranianos trigêmeo, glossofaríngeo, vago e acessório são responsáveis pela transmissão sensorial aferente; a atividade motora eferente percorre através dos nervos cranianos trigêmeo, facial, glossofaríngeo, vago e hipoglosso.

Existem causas intrínsecas e extrínsecas de estenose esofágica, as quais podem levar aos sintomas de obstrução. As causas intrínsecas de estreitamento luminal incluem o carcinoma de esôfago e as teias esofágicas. A teia esofágica é uma estrutura fina, composta de mucosa e submucosa, encontrada geralmente no esôfago médio e no esôfago proximal. Embora as teias esofágicas possam ocorrer isoladas, elas também são vistas na síndrome de Plummer-Vinson, que é caracterizada por teias anteriores, disfagia, anemia ferropriva, queilose, coiloníquia, glossite e mucosa friável e fina na boca, faringe e esôfago superior. A maioria dos pacientes com esta síndrome é de mulheres de 30 a 50 anos de idade. Os pacientes geralmente referem disfagia, a qual inicialmente é intermitente e piora com sólidos. Se não for tratada, pode progredir e tornar-se constante. Raramente, as disfunções de motilidade e as alterações cirúrgicas após *bypass* gástrico podem também causar uma obstrução esofágica.

A compressão extrínseca do esôfago pode ocorrer em uma variedade de condições. No pescoço, o aumento da tireoide por causa do bócio ou carcinoma pode causar disfagia. Sintomas também podem ser vistos no paciente com divertículo faringoesofágico, também conhecido como divertículo de *Zenker,* uma evaginação progressiva da mucosa faríngea devida ao aumento da pressão gerada pela falha no relaxamento adequado do músculo cricofaríngeo. Deglutição ruidosa, disfagia, halitose e uma massa compressível, palpável no pescoço podem estar presentes. A aspiração laringotraqueal, que ocorre quando o paciente está em decúbito dorsal, resulta do esvaziamento do conteúdo do divertículo.

Características Clínicas

Uma anamnese cuidadosa ajuda a diferenciar a disfagia orofaríngea da esofágica em até 85% dos pacientes (Quadro 79.1). A anamnese foca na determinação do nível anatômico envolvido (orofaríngeo *vs.* esofágico), tipos de alimentos que causam os sintomas (líquidos, sólidos ou ambos), e se os sintomas são intermitentes ou progressivos. Dores associadas, histórico gastrintestinal e familiar também são úteis na determinação da causa.

O exame físico deve incluir uma avaliação minuciosa da cabeça e do pescoço, além de um exame neurológico detalhado. O paciente deve ser observado enquanto realiza o ato de deglutir. Dificuldade no início da deglutição, desvios do bolo alimentar, com regurgitação ou aspiração, e postura não habitual do paciente enquanto deglute, devem ser observados. Muitos pacientes com distúrbios neuromusculares dependem da gravidade para deglutir, e pedir para que deglutam na posição prona pode ser útil ao diagnóstico.

Disfagia Orofaríngea

A disfagia orofaríngea é caracterizada como uma incapacidade ou atraso excessivo no início da deglutição, aspiração do ingerido, regurgitação nasofaríngea ou alimento residual dentro da cavidade faríngea após deglutição. Isto pode ser causado por desvio do bolo alimentar, dor ou aderência e é complicado pelas múltiplas tentativas de deglutição. Os sintomas podem incluir desconforto ou dor na região cervical, tosse, engasgo, escape de saliva ou regurgitação nasal.

A fraqueza da musculatura da língua pode resultar em regurgitação oral. A incapacidade de fechar a nasofaringe em decorrência de obstrução ou fraqueza muscular pode causar regurgitação nasal. A elevação ineficaz da laringe por causa da fraqueza muscular ou uma laringe fixa podem resultar em aspiração laringotraqueal. Aspirações tardias podem ocorrer devido a fraqueza da faringe e acúmulo de comida nos recessos piriformes ou no divertículo. A incapacidade de contrair os músculos faríngeos geralmente é agravada pela falta de relaxamento cricofaríngeo, levando ao desvio do bolo alimentar ou à necessidade de repetidas tentativas de deglutição. Lesões inflamatórias da língua ou orofaringe podem resultar em odinofagia, a qual pode impedir a deglutição.

QUADRO 79.1

Causas de Disfagia

NEUROMUSCULAR

Vasculares
Acidente Vascular Encefálico

Immunológicas
Dermatomiosite
Esclerose Múltipla
Miastenia gravis
Polimiosite
Esclerodermia

Infecciosas
Botulismo
Difteria
Poliomielite
Raiva
Coreia de Sydenham
Tétano

Metabólicas
Intoxicação por Chumbo
Carência de Magnésio

Outras
Doença de Alzheimer
Esclerose lateral Amiotrófica
Tumor cerebral
Depressão
Neuropatia Diabética
Disautonomia Familial

Miopatias Metabólicas (p. ex, tireotoxicose)
Distrofias Musculares
Doença de Parkinson

OBSTRUTIVAS
Aneurisma de Aorta
Distúrbios da motilidade esofágica (p. ex, acalasia, Espasmo esofageano difuso, esôfago em quebra nozes)
Anéis esofágicos
Estenose de esôfago
Teias esofágicas
Esofagite
Corpos estranhos
Osteófitos Cervicais Anteriores
Lesões inflamatórias
Aumento de Átrio Esquerdo
Massa Mediastinal
Neoplasia
Aumento da Tireoide
Anormalidades Vasculares (p. ex, aorta alargada, artéria subclávia aberrante)
Divertículo de Zenker

OUTRAS
Alcoolismo
Diminuição da produção salivar (Síndrome de Sjögren, Pós-radiação)
Diabetes
Funcional
Doença do Refluxo Gastroesofágico
Pós-Operatório

Disfagia Esofágica

A disfagia a partir de lesões na parte superior do esôfago é geralmente percebida 2 a 4 segundos após o início da deglutição. A disfagia que o paciente localiza na área subesternal ou retroesternal pode estar anatomicamente exata, mas a localização dela no pescoço pode ser devida a acometimento de qualquer região do esôfago.

A disfagia é o sintoma inicial mais comum da acalasia e geralmente começa de forma insidiosa, tanto para sólidos quanto para líquidos. Os pacientes podem referir que manobras que aumentam a pressão esofágica (p. ex., levantar os braços acima da cabeça, ficar em pé ereto com costas retas) ajudam a passagem da comida. A odinofagia por espasmo esofágico pode também ser observada no início do quadro de acalasia. Os sintomas geralmente pioram com a ingestão rápida de alimentos e durante períodos de estresse. O paciente também pode relatar dor torácica como sintoma. Como a dilatação ocorre acima do esfíncter, há retenção do alimento não digerido no esôfago e o paciente pode notar gorgolejos enquanto ingere. A regurgitação do material não digerido pode ocorrer após a refeição, motivando consideração do diagnóstico de um distúrbio alimentar, ou com mudanças na posição ou após um exercício vigoroso. O alimento regurgitado geralmente não tem sabor ácido, a menos que a contaminação bacteriana cause fermentação do alimento não digerido. A aspiração laringotraqueal pode ocorrer, principalmente à noite, podendo causar tosse noturna. O exame físico geralmente é pouco relevante, exceto pela perda de peso. Radiograficamente, vê-se o esôfago dilatado proximal à junção gastroesofágica estreitada, com aparência de "bico de pássaro".

O espasmo esofágico pode ser induzido pela ingestão de líquidos muito quentes ou muito frios. Os sintomas incluem dor torácica, disfagia ou ambos. Na análise por manometria, notam-se contrações esofágicas simultâneas, prolongadas e fortes intercaladas durante as ondas peristálticas normais.

Se um esofagograma com bário for realizado durante o espasmo, pode-se notar a imagem como esôfago "em saca-rolha" ou ondulação na sua parede.

Diagnósticos Diferenciais

O diagnóstico diferencial da disfagia esofágica inclui a síndrome coronariana aguda (SCA). A dor torácica subesternal é o principal sintoma em 80% a 90% dos pacientes com alterações de motilidade esofágica. A dor torácica pode ser semelhante à angina, sendo descrita como em pressão ou aperto, com padrões de irradiação similares àqueles da dor torácica cardíaca. Nitroglicerina também pode aliviar a dor do espasmo, confundindo ainda mais o quadro.

Sintomas que sugerem uma causa esofágica para a dor torácica são dor prolongada e não desencadeada pelo esforço físico, dor que interrompe o sono, dor relacionada às refeições, dor que alivia com antiácidos, e a presença de outros sintomas de doença esofágica, como pirose, disfagia ou regurgitação. Em razão da considerável sobreposição dos sintomas, o diagnóstico de causa cardíaca deve ser excluído antes de atribuir à dor torácica a uma causa esofágica.

Exames Diagnósticos

A anamnese e o exame físico direcionam a necessidade de um exame complementar. A nasofaringoscopia é utilizada para a avaliação das anormalidades estruturais nos andares superiores. A decisão e o momento dos exames da deglutição (p. ex., videoesofagografia), avaliação de deglutição com bário, manometria e bioimpedância são mais bem coordenados por meio de interconsulta com especialista. Estes exames raramente são indicados no departamento de emergência (DE). Dito isso, pacientes incapazes de engolir com segurança ou manter hidratação adequada devem ser admitidos para avaliação mais detalhada.

Manejo

A acalasia é a única alteração de motilidade para a qual temos estudos razoáveis respaldando um tratamento específico. A terapia farmacológica é direcionada a diminuir o tônus do EEI. Houve tentativa de uso de nitratos e os bloqueadores de canais de cálcio, mas os efeitos colaterais limitam suas utilizações na prática. Outras terapias empregadas com algum grau de sucesso incluem a injeção de toxina botulínica, dilatação pneumática e a intervenção cirúrgica.

A terapia médica para os distúrbios da motilidade esofágica é limitada, e os resultados clínicos geralmente são mínimos. Medicamentos anticolinérgicos como o sulfato de hiosciamina ou a diciclomina têm sido usados por diminuírem a amplitude da peristalse esofágica e a pressão do EEI. No entanto, como esses medicamentos atrasam o esvaziamento gástrico e diminuem a peristalse esofágica, eles podem exacerbar os sintomas do refluxo. Outras terapias incluem uso dos bloqueadores do canal de cálcio, que diminuem a pressão do EEI e a amplitude das contrações esofágicas.

Encaminhamento

Pacientes com risco de aspiração ou incapazes de se hidratarem são candidatos à internação hospitalar. Caso contrário, indica-se avaliação ambulatorial imediata, por um gastroenterologista.

CORPOS ESTRANHOS

Princípios

Introdução

Pacientes com corpos estranhos no esôfago são classificados em quatro grupos maiores: (1) pacientes pediátricos; (2) pacientes psiquiátricos e prisioneiros; (3) pacientes com doença esofágica subjacente e (4) adultos sem dentição. Os pacientes pediátricos representam mais de 75% dos casos, com a incidência maior naqueles entre 18 e 48 meses de idade. A ingestão de moedas representa a maioria dos casos na faixa pediátrica, enquanto a maior parte das impactações em adultos é causada por alimentos, principalmente carne e ossos. Os pacientes com anormalidades estruturais do esôfago estão em risco maior para impactação de corpo estranho. Os adultos sem dentição também estão em maior risco devido a sensação oral prejudicada, que pode contribuir para o risco de ingestão acidental da prótese dentária.

Anatomia e Fisiologia

O esôfago começa na hipofaringe, aproximadamente no nível da cartilagem cricoide. Em cada lado dessa abertura e cranialmente estão os recessos piriformes, que são bolsos com fundo cego que podem, ocasionalmente, abrigar um corpo estranho. Existem quatro áreas naturais de estreitamento no esôfago, nas quais a maioria dos corpos estranhos fica retida – no músculo cricofaríngeo (esfíncter esofágico superior [EES]), no arco aórtico, no brônquio principal esquerdo e o EEI, no hiato diafragmático. A impactação na faixa pediátrica ocorre principalmente no nível do estreitamento cricofaríngeo, enquanto no adulto ocorre principalmente no EES (Fig. 79.1).

O esôfago é composto por duas camadas musculares principais, uma camada interna circular e uma camada externa longitudinal. O tônus de descanso desses músculos faz que o epitélio interno dobre sobre si mesmo, obliterando efetivamente o lúmen. As fibras elásticas possibilitam ao lúmen esofágico expandir-se, permitindo a passagem do bolo alimentar. O terço superior do esôfago, incluindo o músculo cricofaríngeo, contém musculatura estriada, permitindo o início voluntário da deglutição. O terço médio do esôfago é composto por uma mistura de musculatura esquelética e lisa, e o terço distal é composto somente por músculo liso. Embora esteja relativamente fixo na sua origem, o esôfago torna-se móvel conforme atravessa o mediastino e pode ser facilmente deslocado pelas estruturas adjacentes. O átrio ou o ventrículo esquerdo alargados, um bócio ou um tumor mediastinal podem causar deslocamento suficiente do esôfago para impedir a passagem do bolo alimentar ou do corpo estranho.

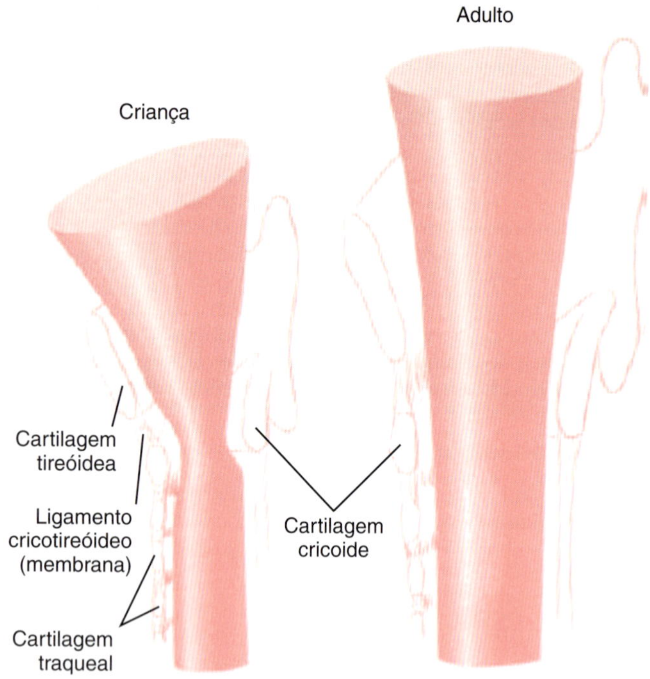

Fig. 79.1. Diferenças anatômicas entre as via aéreas da criança e do adulto.

Fisiopatologia

Embora a obstrução possa ocorrer em paciente com um esôfago normal, a existência de anormalidades estruturais prévias como estenose (péptica ou maligna), anéis da mucosa esofágica distal ou esofagite eosinofílica são identificadas em quase 90% dos pacientes com obstrução esofágica. Anel de *Schatzki* é um tipo específico de anel da mucosa que é presente em 15% da população, sendo caracterizado pela estrutura fibrosa, com estenose similar ao diafragma, próximo à junção gastresofágica.

Características Clínicas

Os pacientes com obstrução esofágica têm ampla variedade de sintomas, os quais normalmente começam minutos a horas após a ingestão. A maioria dos adultos é capaz de descrever o evento precipitante e comumente queixam-se de disfagia, odinofagia (dor ao deglutir) e dor no pescoço ou no tórax. Os pacientes normalmente são capazes de localizar corpos estranhos impactados devido à inervação somática da parte superior do esôfago. Em contraste, as impactações na parte inferior do esôfago causam um desconforto torácico do tipo visceral e desconforto epigástrico. A obstrução pode ser parcial ou completa. O paciente com obstrução completa é incapaz de deglutir as secreções orais, podendo apresentar movimentos de êmese violentos ao tentar regurgitar o bolo alimentar obstrutor. As grandes impactações proximais podem pressionar a traqueia, reduzindo o calibre das vias aéreas, o que se manifesta como engasgo, estridor ou tosse.

Pacientes pediátricos geralmente são levados ao DE após uma ingestão testemunhada. Dito isto, até 35% das crianças com impactação esofágica comprovada de um corpo estranho são assintomáticas no momento da apresentação. Os sintomas que devem levar à suspeição de uma ingestão de corpo estranho sem testemunho incluem febre, sibilos, estridor, ronco e má alimentação.

O termo *café coronary syndrome*, muito empregado nos EUA, refere-se a uma obstrução esofágica proximal causada por um alimento (geralmente pedaço de carne não mastigado), sendo caracterizada por cianose repentina e choque devido a obstrução das vias aéreas, podendo simular uma síndrome coronariana. Da mesma forma, a "síndrome da churrascaria" ocorre quando um grande pedaço de alimento, geralmente mastigado inadequadamente, é ingerido e provoca obstrução esofágica na distal do esôfago.

Após a ingesta de peixes os pacientes, muitas vezes, apresentam-se ao DE com dor aguda em garganta e a preocupação de ter engolido uma espinha de peixe. Apesar do desconforto e preocupação da espinha de peixe retida, isto raramente resulta em obstrução esofágica.

Diagnósticos Diferenciais

Os corpos estranhos esofágicos devem ser diferenciados daqueles nas vias aéreas. Esta distinção pode ser especialmente difícil nas crianças menores, porque os sintomas respiratórios podem ser o único indício de corpo estranho no esôfago, que pode resultar em compressão traqueal. Pacientes com obstrução esofágica podem ter dor retroesternal, semelhante à isquemia da SCA. A presença de odinofagia sugere lesão mucosa subjacente, como abrasão, laceração ou perfuração.

Exames Diagnósticos

Na maioria dos casos, a anamnese do paciente será o bastante para confirmar o diagnóstico e iniciar a intervenção terapêutica. Exames de imagem podem ser necessários nos casos desconhecidos, nos casos em que há dúvida da veracidade das informações ou nos pacientes incapazes de fornecer o histórico. As radiografias na derivação anteroposterior (AP) e lateral do pescoço, tórax e abdome são indicadas quando há suspeita de corpo estranho radiopaco. Objetos planos no esôfago, como moedas ou baterias-botão normalmente orientam no plano coronal, aparecendo como um objeto circular na derivação AP (Fig. 79.2). As baterias-botão podem ser diferenciadas das moedas pela aparência característica de dupla densidade radiográfica. Ossos pequenos ou objetos radiopacos ocasionalmente podem ser visualizados. As radiografias não são confiáveis para a detecção de espinha de peixe.

A nasofaringoscopia é útil na diferenciação de um corpo estranho retido de uma abrasão na mucosa. Na maioria desses pacientes, nenhuma espinha de peixe é identificada. A presença de ar nos tecidos pode ser evidenciada se uma perfuração tiver ocorrido. Dito isso, a falha para demonstrar corpo estranho nas radiografias não descarta sua presença. Persistência dos sintomas ou presença de sinais de alarme em um paciente sem evidência radiográfica de corpo estranho podem ser mais bem avaliados por laringoscopia e endoscopia.

Estudos contrastados com bário ou com Gastrografina® raramente são utilizados para investigação de um corpo estranho, pois eles apresentam o risco de aspiração e podem piorar a visualização se for necessária endoscopia subsequente. A tomografia computadorizada (TC) pode ser usada nos casos em que se há dúvida da veracidade das informações, para identificar e localizar corpos estranhos antes da endoscopia. A TC é mais sensível que a radiografia para identificação de corpos estranhos, incluindo ossos de frango ou espinhas de peixe, entre outros objetos não orgânicos. As TC têm valor adicional de permitir visualizar mudanças nos tecidos adjacentes associadas à perfuração.

Manejo

O tratamento para os corpos estranhos esofágicos depende do tipo e da localização do objeto, além do estado clínico do paciente. A endoscopia flexível com uso de sedação durante o procedimento é recomendada na maioria dos casos de obstrução esofágica completa, pois a endoscopia rígida requer anestesia geral e tem índice maior de complicações.

A intervenção de urgência é indicada para baterias-botão, objetos grandes ou pontiagudos, moedas alojadas no esôfago proximal, impactações que prejudiquem a manipulação das secreções e bolos alimentares com sinais de obstrução esofágica de grau elevado. Fatores associados ao risco de complicações incluem a duração mais longa da impactação, corpos estranhos ósseos e corpos estranhos de grande dimensão.

Embora seja aceitável adiar a endoscopia por um breve período em pacientes estáveis e sem obstruções graves para permitir pos-

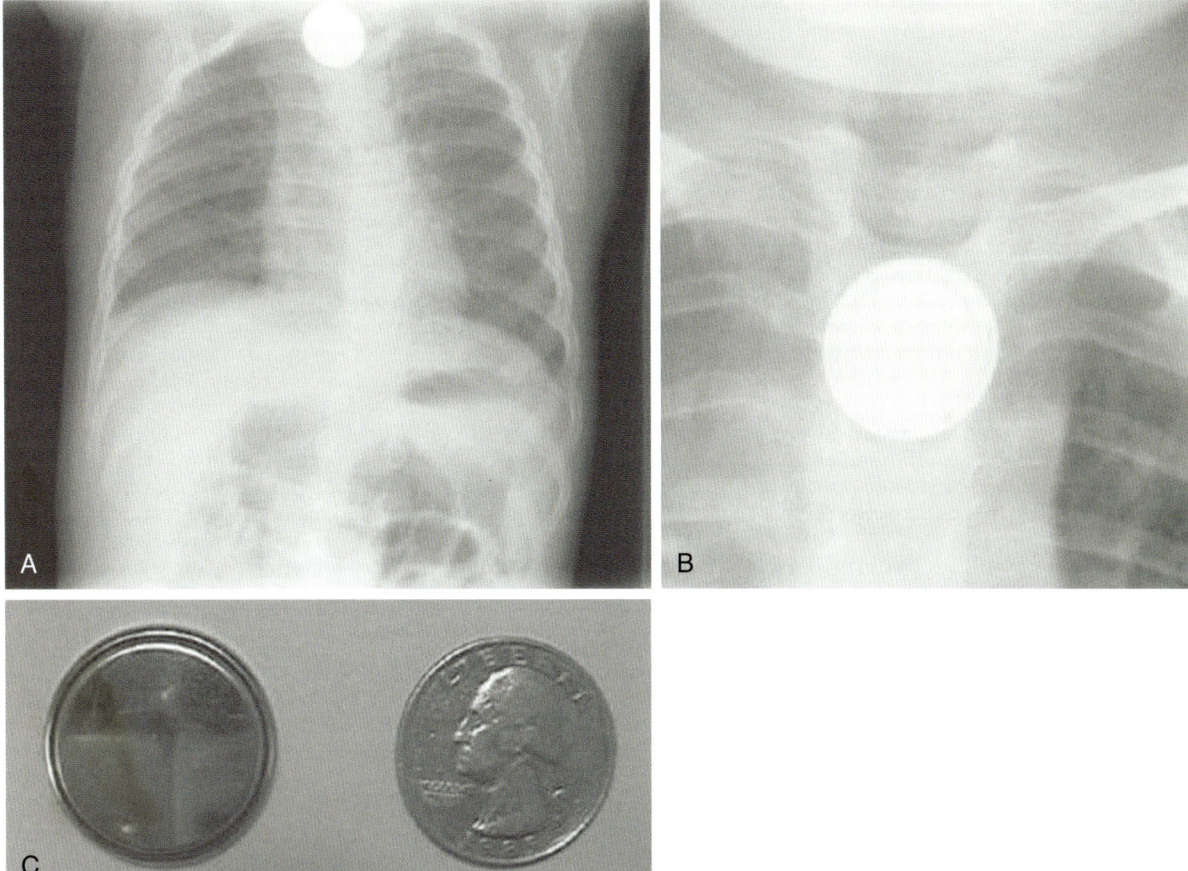

Fig. 79.2. Aparência da moeda e da bateria-botão nas radiografias de corpo estranho. **A**, Moeda no esôfago superior. **B**, Aparência da bateria-botão na radiografia. **C**, Comparação frontal da moeda e da bateria-botão.

sível passagem espontânea, a Sociedade Americana de Endoscopia Gastrintestinal recomenda que os bolos alimentares causando obstrução incompleta, sejam removidos dentro de 24 horas. Qualquer objeto que permaneça no esôfago por mais de 24 horas traz um maior risco de complicações, incluindo perfuração, fístula aortoentérica, fístula traqueoesofágica e abscessos. Estas complicações podem ocorrer até anos após a ingestão. Uma avaliação endoscópica de acompanhamento após o episódio de obstrução esofágica é necessária para descartar condições patológicas subjacentes.

Esôfago Superior

Corpos estranhos orofaríngeos geralmente podem ser removidos com uma pinça de Kelly ou uma pinça de Magill, sob visualização direta. Corpos estranhos lisos no esôfago superior, como moedas, muitas vezes podem ser removidos com uma sonda de Foley. Este procedimento requer um médico experiente, um paciente cooperativo e orientação fluoroscópica. O paciente é colocado em posição prona e a sonda é passada pelo esôfago até depois do ponto da impactação do corpo estranho. O balão é inflado e a sonda é retirada, puxando o corpo estranho junto com ele. A literatura relata que até 80% dos corpos estranhos são removidos com sucesso por esta técnica, e um adicional de 8% avançam para o estômago. Os índices de falha são mais elevados com crianças menores de 1 ano de idade. Existem controvérsias a respeito da segurança dessa técnica, porque não há controle direto do corpo estranho. Entretanto, grandes estudos mostram índices de complicação menor que 1% quando os pacientes são cuidadosamente escolhidos.

A remoção com a sonda de Foley não deve ser realizada em um corpo estranho que esteja impactado há mais de 1 semana, objetos que não sejam lisos, pacientes com evidência radiográfica de perfuração esofágica ou pacientes com quaisquer anormalidades estruturais esofágicas. Esta técnica tem vantagem econômica significativa quando comparada com os custos da anestesia geral em centro cirúrgico para a realização da endoscopia rígida.

Outra técnica, conhecida em inglês como *bougienage*, demonstra ser segura e eficaz na remoção de moedas. Nesta técnica um dilatador esofágico é passado através da boca para dentro do esôfago de modo a empurrar a moeda para dentro do estômago. Após isso o dilatador é rapidamente removido. Em um grande estudo, esse procedimento levou menos de 5 segundos para ser realizado e foi eficaz em 95% dos casos, com nenhuma complicação séria.

Esôfago Inferior

A obstrução do esôfago inferior geralmente é o resultado de impactação de um bolo alimentar. Teoricamente, a administração intravenosa (IV) de 1 mg de glucagon, até o total de 2 mg, pode causar relaxamento suficiente do músculo liso esofágico para permitir a passagem do bolo alimentar através do esôfago inferior. Dito isso, os resultados dos estudos que avaliaram a eficácia desse tratamento têm resultados variáveis e o único estudo duplo cego, placebo controlado demonstrou que o método é ineficiente. Além disso, o glucagon pode causar vômitos, aumentando o risco de aspiração ou perfuração esofágica. Baseado na falta de evidência e nos potenciais riscos, não se recomenda o uso de glucagon no tratamento dos corpos estranhos esofágicos. Os benzodiazepínicos IV são usados empiricamente como abordagem de primeira linha nos pacientes estáveis com impactação por carne, mas a evidência de respaldo aos seus benefícios é escassa e sugere que a eficácia não é melhor que o placebo.

Pequenos estudos avaliaram o papel de agentes efervescentes no tratamento de bolos alimentares. Eles não demonstraram evidência clara do benefício de seu uso e existe o potencial teórico de induzir a perfuração do esôfago distal, em possibilidade de isquemia, nos casos de obstrução completa. Do mesmo modo, o uso de amaciante de carne (papaína) para amolecer o bolo alimentar é potencialmente perigoso e não deve ser utilizado.

A endoscopia deve ser realizada imediatamente para pacientes com sofrimento e para crianças com impactação de bateria-botão alcalina, as quais quando alojadas no esôfago podem causar danos severos ao tecido em apenas 2 horas. O dano está principalmente relacionado com os efeitos corrosivos locais e ocorre por três principais mecanismos – vazamento de eletrolítico alcalino, pressão da necrose, e geração de uma corrente externa, que causa eletrólise dos fluidos teciduais, além de gerar hidróxido no polo negativo da pilha. As pilhas maiores têm risco maior de impactação e vazamento. As complicações tardias incluem perfuração esofágica, fístula traqueoesofágica, estenose esofágica e hemorragia após desenvolvimento de uma fístula com um grande vaso sanguíneo. Em uma revisão de mais de 8.000 ingestões de baterias que foram relatadas para o *National Battery Ingestion Hotline*, organização dos EUA que realiza atendimentos telefônicos para orientação quanto a ingesta desses objetos, as sequelas vêm piorando significativamente ao longo da última década. Isso é atribuído principalmente às baterias mais novas de lítio de 20 mm de diâmetro, as quais respondem por 92% das ingestões fatais.

As baterias que passam no estômago devem ser seguidas radiograficamente e clinicamente para assegurar sua passagem através do esôfago. Auxílio no manejo do paciente com ingestão de pilha-botão pode ser obtido nos EUA por meio de contato com o *National Button Battery Ingestion Hotline* (1-202-625-3333) ou pelo site www.poison.org/prevent/battery.asp.

Estômago

O tratamento ambulatorial conservador é apropriado para a maioria dos corpos estranhos que entram no estômago. Dito isso, determinados corpos estranhos que passam pelo estômago requerem recuperação endoscópica. Objetos com mais de 5 cm de comprimento ou mais largos que 2,5 cm de diâmetro (p. ex., escovas de dentes, colheres) raramente passam pelo duodeno. Todos os corpos estranhos afiados e pontiagudos (p. ex., palitos de dente, ossos) devem ser removidos antes que passem além do estômago devido ao risco de perfuração intestinal. Objetos menores que passam pelo estômago podem ser acompanhados com inspeções das fezes e radiografias seriadas, se necessário, para confirmar a passagem. A remoção cirúrgica deve ser considerada para os objetos que permaneçam no estômago por mais de 3 ou 4 semanas, ou que permaneçam na mesma localização intestinal por mais de 1 semana.

Seguimento

O paciente com corpo estranho no esôfago ou no estômago requer consulta com gastroenterologista e deve-se considerar a realização de endoscopia superior para a remoção do mesmo. O paciente não deve receber alta até que o corpo estranho tenha sido removido ou seja julgado seguro permitir o trânsito através dos intestinos. Pacientes submetidos à endoscopia devem ser observados até que despertem da sedação e sejam capazes de tolerar dieta por via oral. Estes pacientes devem receber alta com um inibidor de bomba de prótons e agendamento para repetir a endoscopia superior, para identificação de potenciais anormalidades estruturais. Se não for encontrado um corpo estranho e o paciente for capaz de ingerir líquidos, ele pode receber alta de forma segura, com acompanhamento ambulatorial.

PERFURAÇÃO ESOFÁGICA

Princípios

Contexto Geral

A perfuração esofágica pode resultar do aumento súbito da pressão intraesofágica devido aos vômitos forçados ou qualquer manobra semelhante à de *Valsalva*, incluindo parto, tosse e levantamento de peso. A perfuração esofágica iatrogênica pode ocorrer durante manipulações do esôfago, como durante a endoscopia superior, colocação do tubo nasogástrico ou entubação endotraqueal. Outras causas de perfuração incluem a ingestão de corpo estranho, ingestão de substâncias cáusticas, esofagite grave, carcinoma e lesão direta relacionada com trauma contuso ou penetrante. A ruptura espontânea de esôfago ocorre devido a um aumento rápido da pressão esofágica intraluminal através do EEI patente.

Anatomia e Fisiologia

Mais de 90% das rupturas esofágicas espontâneas ocorrem no esôfago distal. Em contrapartida, a ruptura resultante de trauma contuso no pescoço ou tórax geralmente ocorre nos terços proximal e médio do esôfago. A maioria das lesões iatrogênicas ocorre na junção faringoesofágica, pois a parede nessa área é fina, não possui camada serosa para reforçá-la e frequentemente se usa força para passar o tubo além do nível cricofaríngeo. Outro local frequente de ocorrência de lesão iatrogênica é a junção esofagogástrica. Nessa área, o esôfago se curva anteriormente e para a esquerda, conforme ele entra no abdome, e um endoscópio tem maior probabilidade de perfurar a parede posterior nessa região. Isso geralmente ocorre durante dilatação terapêutica para estenose ou acalasia.

Características Clínicas

As apresentações clínicas da perfuração esofágica variam e dependem da causa da perfuração, sua localização, seu tamanho e o seu grau de contaminação. Os sintomas relacionados com a perfuração iatrogênica podem não aparecer até várias horas após a realização do procedimento. Pacientes com perfuração da região superior do esôfago geralmente têm dor no pescoço ou no tórax, disfagia, desconforto respiratório e febre. Odinofagia, náuseas, vômitos, rouquidão e/ou afonia podem também estar presentes. Os três componentes da tríade de *Mackler*, enfisema subcutâneo, dor no peito e vômito são considerados patognomônicos para a ruptura esofágica espontânea quando presentes, mas a tríade completa é vista em menos de 50% dos casos.

Pacientes com perfuração da região inferior do esôfago podem ter dor abdominal, pneumotórax, hidropneumotórax e pneumomediastino. A dor pode irradiar-se para as costas, lado esquerdo do tórax, ombro esquerdo ou ambos os ombros. Os achados do exame físico incluem dor à palpação em região epigástrica ou todo abdome, geralmente com tensão e defesa involuntárias. Até 30% dos pacientes desenvolvem enfisema cervical ou pneumomediastino, que pode ser identificado pela crepitação à palpação ou pelo sinal patognomônico de *Hamman*, com som similar a estertores crepitantes ou bolhosos a cada bulha cardíaca, durante a ausculta. Pacientes com mediastinite grave podem estar em choque fulminante.

Diagnósticos Diferenciais

Diagnósticos errôneos ocorrem em mais de 50% dos pacientes com perfuração ou rotura esofágica por causa do grande espectro de diagnósticos diferenciais de dor torácica e abdominal. Entre eles incluem-se a embolia pulmonar, o infarto agudo do miocárdio, a dissecção de aorta, a úlcera perfurada, o pneumotórax, o abscesso pulmonar, a pericardite e a pancreatite. Perfurações esofágicas devem ser diagnosticadas o mais precoce possível, pois a morbidade e a mortalidade associadas às perfurações não reconhecidas aumentam dramaticamente com o tempo.

Exames Diagnósticos

A radiografia de tórax e abdome ortostático geralmente são os primeiros exames diagnósticos realizados nos pacientes com suspeita de uma perfuração esofágica. As anormalidades radiográficas podem ser detectadas em até 90% dos pacientes com perfuração esofágica (Fig. 79.3). Pacientes com lesões da região superior do esôfago comumente têm radiografias torácicas que mostram somente o pneumomediastino ou um derrame pleural do lado

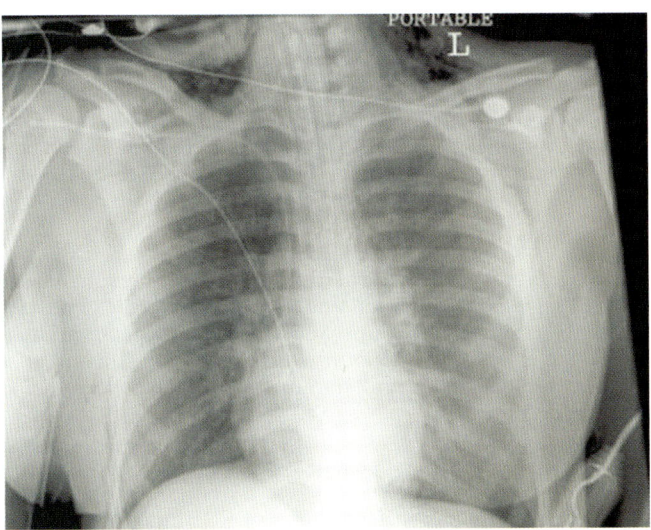

Fig. 79.3. Pneumomediastino devido à perfuração esofágica, após vômito forçado.

direito, enquanto os pacientes com perfurações esofágicas distais normalmente têm derrame pleural no lado esquerdo. Outras anormalidades radiográficas incluem enfisema subcutâneo, alargamento do mediastino e infiltrados pulmonares. Essas mudanças radiográficas geralmente não estão presentes nas primeiras horas após a perfuração, por isso a radiografia inicial normal não deve ser usada para excluir a possibilidade de perfuração esofágica.

Pacientes com suspeita de perfuração devem ser submetidos a exames radiográficos contrastados. O sulfato de bário é superior na identificação de pequenas perfurações, mas pode incitar uma resposta inflamatória nos tecidos. Os agentes hidrossolúveis (p. ex., Gastrografina®) são mais seguros, mas são menos densos e podem não demonstrar as alterações. Além disso, esses agentes possuem maior hipertonicidade, levando a maior risco de pneumonite, se aspirados. Nós recomendamos uma tentativa inicial com agentes hidrossolúveis para pacientes que não estejam em risco de aspiração. Se a perfuração não for identificada e a suspeita for alta, recomenda-se um segundo exame com bário.

A TC de tórax pode ser considerada se exame de contraste não demonstrar perfuração em um paciente com clínica suspeita. Ela pode também ser utilizada em pacientes entubados que não conseguem completar a esofagografia. Achados como pneumomediastino, extravasamento de contraste ou coleção de fluídos ou abscessos adjacentes ao esôfago confirmam a perfuração. A TC permite também a avaliação de outras áreas adjacentes, que podem sugerir um diagnóstico alternativo.

A endoscopia esofágica flexível é útil em visualizar diretamente a perfuração, especialmente nos casos de trauma externo penetrante, tendo uma sensibilidade de 100% e especificidade de 83%. Esta técnica não é recomendada para outras suspeitas de perfuração, pois a insuflação poderia potencialmente aumentar uma abertura transmural mínima.

Exames laboratoriais geralmente não são úteis logo após a perfuração, embora uma leucocitose possa ser notada.

Manejo

Os pacientes clinicamente instáveis com perfuração esofágica requerem ressuscitação e tratamento rápidos. Os antibióticos IV de amplo espectro devem ser iniciados precocemente; recomenda-se vancomicina 15 mg/kg e piperacilina + tazobactam, 3,375 g. Os pacientes devem permanecer em jejum via oral e é necessário uma interconsulta cirúrgica precoce. O tratamento dentro das primeiras 24 horas tem apresentado melhora na sobrevida quando comparado com o tratamento tardio.

Há evidência de que algumas das perfurações iatrogênicas em pacientes de baixo risco podem ser tratadas de forma conservadora.

Esses pacientes devem estar clinicamente estáveis, ter poucos sintomas e não ter sinais de sepse. Além disso, eles devem ter a perfuração contida na região do pescoço e um cirurgião deve estar disponível em caso de descompensação. O tratamento cirúrgico nesses pacientes, segundo estudos, tem demonstrado resultar em desfechos piores quando comparado ao tratamento não cirúrgico (p. ex., monitoração constante, jejum via oral, antibióticos de amplo espectro e nutrição parenteral). Outras intervenções, conhecidas como paliativas, incluindo a colocação de *stents* por endoscopia, gastrostomia com drenagem, alimentação por jejunostomia e drenagem torácica, têm se tornado mais comum.

Seguimento

Pacientes com perfuração esofágica estão em risco de rápida deterioração e requerem um monitoramento atencioso dentro do ambiente hospitalar. Recomenda-se a avaliação pela equipe da cirúrgica de forma antecipada.

ESOFAGITE

Princípios

A esofagite é a inflamação do esôfago. A causa mais comum é a doença do refluxo gastroesofágico (DRGE). Outras causas importantes incluem a gastroenterite eosinofílica, infecções, corpos estranhos, ingesta tóxica e radiação. O Capítulo 148 aborda a esofagite causada pela ingestão de substâncias cáusticas.

Doença do Refluxo Gastresofágico

O refluxo assintomático do conteúdo gástrico indo do estômago para o esôfago ocorre na maioria das pessoas diversas vezes ao dia como um fenômeno fisiológico normal. A DRGE ocorre quando o refluxo se torna sintomático ou causa alterações histopatológicas no trato gastrintestinal (GI) superior ou no trato respiratório. Nos Estados Unidos, o refluxo sintomático com sensação de azia ocorre diariamente em 7% dos adultos, semanalmente em 14%, e mensalmente em 40%.

O principal mecanismo que permite o refluxo do conteúdo gástrico para o esôfago é o relaxamento inapropriado do EEI. Isto pode ocorrer devido a uma diminuição do tônus geral do EEI, aumento da pressão intra-abdominal ou relaxamento transitório do EEI. Múltiplos fatores de risco podem diminuir a pressão do EEI e ocasionar o refluxo, incluindo medicamentos (p. ex., nitratos, bloqueadores de canais de cálcio, anticolinérgicos, albuterol), alimentos gordurosos e chocolate. Outros mecanismos que podem contribuir para a DRGE incluem as anormalidades na motilidade esofágica, aumento da pressão intragástrica (p. ex., obesidade, gravidez), hipersecreção ácida, obstrução da saída do conteúdo gástrico e condições que causam um esvaziamento gástrico tardio (p. ex., gastroparesia, doenças neuromusculares).

A exposição repetitiva ao conteúdo ácido pode levar a mudanças na mucosa esofágica. O refluxo contínuo pode levar à diminuição da camada normal de epitélio escamoso estratificado. Conforme a esofagite se desenvolve, ocorre uma resposta inflamatória na mucosa e na submucosa, com infiltração de leucócitos polimorfonucleares. A resposta inflamatória é o resultado da irritação química da mucosa esofágica devido ao refluxo do ácido gástrico, pepsina e ácidos biliares. Tanto os refluxos ácidos quanto os alcalinos produzem as mesmas alterações patológicas. A exposição contínua pode levar a alterações endoscopicamente visíveis, como erosões, ulcerações e fibrose, podendo no fim resultar na formação de uma estenose. A consequência histológica mais grave da DRGE é a substituição do epitélio escamoso estratificado normal pelo epitélio colunar metaplásico, em uma condição denominada "esôfago de *Barrett*". Nos pacientes com refluxo que são submetidos a endoscopia, aproximadamente 10% a 15% apresentam ter o esôfago de *Barrett*. Há forte correlação entre o desenvolvimento do esôfago de *Barrett* com o desenvolvimento do adenocarcinoma do esôfago.

Esofagite Eosinofílica

A esofagite eosinofílica resulta de uma infiltração eosinofílica dentro da mucosa esofágica ou em tecidos mais profundos. Considerada inicialmente uma doença de crianças, ela tem sido diagnosticada em adultos com uma frequência crescente. A causa ainda é desconhecida, apesar de haver uma associação com os alérgenos alimentares, especialmente nas faixas etárias menores. Mais de 50% dos pacientes têm atopias associadas, como asma ou eczema. Os critérios necessários para o diagnóstico da esofagite eosinofílica são: sintomas clínicos de disfunção esofágica, mais de 15 eosinófilos por campo de alta potência na análise de uma biópsia esofágica e a não resposta ao tratamento com altas doses de inibidores da bomba de prótons (IBPs).

Esofagite Infecciosa

As infecções esofágicas ocorrem principalmente em hospedeiros imunocomprometidos. Quando ocorrem em pacientes saudáveis, geralmente há uma anormalidade esofágica subjacente ou comprometimento imune em uma área localizada, algo que pode ocorrer com o uso de corticoides inalatórios. As alterações iatrogênicas nas defesas do hospedeiro pelo uso de agentes imunossupressores, agentes quimioterápicos potentes e antibióticos de amplo espectro podem predispor um indivíduo ao desenvolvimento de uma infecção esofágica. Outros distúrbios sistêmicos enfraquecem as defesas imunológicas em hospedeiros previamente normais, podendo predispor o esôfago às infecções. Entre esses distúrbios, incluem-se o diabetes melito, o alcoolismo, as malignidades subjacentes, o uso de corticosteroides e a idade avançada. As espécies de *Candida* (principalmente a *Candida albicans*) são os patógenos esofágicos mais comuns.

O vírus da imunodeficiência humana (HIV) é fator de risco para a esofagite infecciosa, mas os índices diminuíram desde o advento da terapia antirretroviral de alta eficácia (HAART). Os pacientes com síndrome da soroconversão aguda pelo do HIV, a qual ocorre 2 a 3 semanas após a primeira exposição ao vírus, podem desenvolver ulcerações esofágicas e odinofagia severa.

Conforme a profilaxia antifúngica empírica em estados de imunossupressão têm se tornado mais comum; a esofagite viral tem se tornado mais proeminente. O vírus do Herpes simplex tipo 1 (HSV-1) e o citomegalovírus (CMV) são os patógenos virais mais comuns. O papilomavírus humano também está associado a esofagite viral. Bactérias, micobactérias, outros fungos e organismos parasitários como o *Trypanosoma cruzi*, *Cryptosporidium* sp e o *Pneumocystis* sp são causas incomuns de esofagite infecciosa e geralmente são diagnosticados por cultura ou biopsia.

Esofagite por Pílulas

A incidência exata da esofagite por pílulas é desconhecida, pois a maioria dos casos não é reconhecida e, portanto, não relatada. Essa condição ocorre devido a um comprimido ou cápsula que não consegue passar para o estômago, permanecendo em contato com a mucosa esofágica por um longo período. Isto resulta em inflamação e lesão da mucosa esofágica.

A esofagite por pílula tem sido relatada em todas as faixas etárias. Os fatores predisponentes incluem idade avançada, diminuição da motilidade esofágica e compressão extrínseca. Comprimidos grandes são os que mais frequentemente ficam retidos, pois são revestidos por gelatina. Os comprimidos podem aderir-se ao esôfago normal, principalmente quando ingeridos sem água ou por paciente na posição supina. Qualquer área do esôfago pode ser afetada, embora os locais de compressão natural possam ser mais suscetíveis. Os compostos de liberação sustentada podem ser mais prejudiciais do que os compostos de liberação curta. A lesão pode ir desde uma irritação pequena até uma ulceração franca, hemorragia e, por fim, formação de estenose. Alguns dos medicamentos causadores mais comuns incluem os antibióticos (especialmente a família das tetraciclinas) e antivirais, a aspirina e outros medicamentos anti-inflamatórios não esteroides (AINEs), o cloreto de potássio, a quinidina, o sulfato ferroso, o alendronato e o pamidronato.

Esofagite Induzida por Radiação

Pacientes submetidos a tratamento radioterápico para uma malignidade subjacente podem desenvolver a esofagite. O grau da lesão está relacionado com a dose total de radiação recebida. A mucosa torna-se inflamada e friável. Os agentes usados durante a escleroterapia também podem causar esofagite.

Características Clínicas

A esofagite, independentemente da causa, geralmente se manifesta com disfagia ou odinofagia. A dor torácica frequentemente está presente, e pode ocorrer um sangramento esofágico, variando desde um extravasamento localizado secundário à inflamação, a uma hemorragia franca. A ulceração e a perfuração podem resultar em mediastinite.

Doença do Refluxo Gastresofágico

A manifestação clínica mais comum da DRGE é a pirose, definida como sensação de queimação que se inicia na região subxifoideana e irradia em direção ao pescoço. O refluxo também pode causar um desconforto constante, sensação de pressão localizada ou dor em aperto intensa em região central do tórax. O paciente pode parecer confortável ou apresentar diaforese, palidez, náuseas e vômitos, o que pode levar à consideração de uma síndrome cardíaca isquêmica. Uma anamnese detalhada geralmente é útil para a diferenciação entre a dor torácica de origem cardíaca da causada pelo refluxo, embora a distinção possa não ser possível no DE.

Outros sintomas da DRGE incluem regurgitação (aparecimento espontâneo de material ácido ou amargo na boca ou faringe) e *water brash* (resposta de hipersalivação mediada pelo nervo vago, que pode produzir mais de 10 mL de saliva em 1 minuto). Disfagia e odinofagia também podem ser queixas referidas, podendo estar associadas a complicações mais graves.

Qualquer condição ou agente que diminua a pressão no EEI, reduza a motilidade esofágica, ou prolongue o esvaziamento gástrico, predispõe os pacientes ao refluxo (Quadro 79.2). As posições

---

QUADRO 79.2

Agentes e Condições Relacionadas com o Refluxo Gastresofágico

DIMINUIÇÃO DA PRESSÃO DO ESFÍNCTER ESOFÁGICO INFERIOR
Medicamentos anticolinérgicos
Benzodiazepínicos
Cafeína
Bloqueadores dos canais de cálcio
Chocolate
Estrogênio
Etanol
Alimentos gordurosos
Nicotina
Nitratos
Hortelã-pimenta
Gravidez
Progesterona

DIMINUIÇÃO DA MOTILIDADE ESOFÁGICA
Acalasia
Diabetes melito
Esclerodermia

AUMENTO DO TEMPO DE ESVAZIAMENTO GÁSTRICO
Medicamentos anticolinérgicos
Gastroparesia diabética
Obstrução da saída gástrica

corporais que coloquem o esôfago a favor da gravidade em relação ao estômago ou que aumentam a pressão intra-abdominal, tendem a precipitar o refluxo. Abaixar-se, flexionar-se, inclinar-se para a frente, realizar manobras semelhantes às de *Valsalva* e assumir posição supina são precipitantes comuns.

A DRGE pode manifestar-se em localizações extraesofágicas. A asma induzida por refluxo resulta da microaspiração de conteúdos gástricos para o pulmão ou ativação de um arco reflexo vagal a partir do intestino para o pulmão. A DRGE foi identificada em até 80% dos pacientes asmáticos com base no monitoramento do pH, mas até 50% desses pacientes não referem sintomas de refluxo. Dito isso, estudos não mostram benefício em tratar pacientes asmáticos mal controlados com IBPs na ausência de sintomas da DRGE.

Se o refluxo atinge o esôfago proximal o paciente pode referir manifestações otorrinolaringológicas, mesmo na ausência de sintomas esofágicos. O refluxo pode causar rouquidão, laringite crônica, dor de garganta refratária e sensação de corpo estranho em garganta. O refluxo que entra na orofaringe pode provocar gengivite, halitose ou problemas dentários, como erosão das faces linguais dos dentes, como resultado de exposição a ácido. Otalgia e soluços podem também resultar do refluxo.

Esofagite Eosinofílica

O sintoma mais comum da esofagite eosinofílica em adultos é disfagia causada por alimentos sólidos. Além da disfagia, o paciente pode apresentar náuseas, vômitos, impactação alimentar e/ou pirose. As crianças podem apresentar sintomas mais vagos, como vômitos, regurgitação, náuseas, dor epigástrica ou abdominal, dor torácica, salivação excessiva (*water brash*) e diminuição do apetite. Crianças com esofagite eosinofílica têm uma incidência maior de atopia, alergias alimentares mediadas por imunoglobulina E (IgE) e histórico familiar de alergias. Este diagnóstico deve ser considerado nos pacientes que apresentam sintomas graves da DRGE, refratárias ao uso de medicamentos supressores da acidez e nos pacientes com disfagia crônica sem causa identificada ou impactação alimentar esofágica recorrente. O diagnóstico é confirmado por biópsia durante endoscopia.

Esofagite Infecciosa

A esofagite infecciosa geralmente provoca odinofagia grave. Podem estar presentes a disfagia para sólidos e líquidos. A dor pode ser tão intensa que o paciente se recusa a comer ou beber. Pirose e náuseas podem ser sintomas referidos, mas as queixas não atenuam com terapia antiácida. Pacientes imunocomprometidos podem ter febre ou sangramento sem disfagia ou odinofagia. Muitos pacientes com candidíase esofágica também apresentam candidíase oral, mas é possível ter apenas as manifestações esofágicas, o que torna o diagnóstico mais difícil.

Esofagite por Pílulas

Pacientes com esofagite por pílulas comumente apresentam dor torácica (72%), odinofagia (39%) e disfagia (30%). A maioria não tem histórico de doença esofágica e apresenta aparecimento repentino da dor, agravada pela deglutição. A disfagia pode ser um sintoma presente. Embora alguns pacientes queixem-se de que um comprimido tenha ficado retido no esôfago, o histórico da ingestão pode ser difícil de obter, pois os sintomas podem começar horas depois que o comprimido ofensivo foi ingerido. As apresentações atípicas incluem uma dor em queimação, sugerindo a DRGE como causa.

Diagnósticos Diferenciais

A síndrome coronariana aguda deve ser considerada como uma das possíveis causas de dor torácica em adultos. É difícil fazer a diferenciação entre síndrome coronariana aguda e a DRGE com base somente nas características da dor, localização ou irradiação. A irradiação da dor pode ser uma característica tanto da dor torácica de causa esofágica quanto a de causa cardíaca. A ocorrência de refluxo após refeições é uma característica importante de ser ressaltada no histórico. A sensação de plenitude abdominal após as refeições ocorre frequentemente no refluxo e é útil para a diferenciação entre este e a síndrome coronariana aguda.

O alívio da dor torácica causada pelo refluxo com o uso de antiácidos é um ponto chave no histórico; no entanto, não se deve colocar muito peso nesse achado como evidência absoluta contra a causa cardíaca. O alívio geralmente é breve e a dor pode retornar em curto espaço de tempo. A dor esofágica pode ser provocada pela deglutição. Outros distúrbios gastrointestinais (GI), como gastrite, esofagite, úlcera péptica e doença do trato biliar devem ser consideradas no diagnóstico diferencial.

Exames Diagnósticos

A DRGE é problema comum, e testes diagnósticos adicionais no DE raramente são necessários, supondo que outras causas mais graves para os sintomas do paciente foram excluídas. Pacientes com disfagia, odinofagia, ou sangramentos devem ser submetidos a exames adicionais.

A endoscopia pode ser usada para a avaliação de alterações patológicas, mas não há correlação direta entre os sintomas e as características endoscópicas. Na esofagite infecciosa a visualização direta pode revelar sinais característicos da infecção, como placas brancas de *Candida* sp ou vesículas herpéticas. O diagnóstico definitivo pode ser feito por meio de esfregaços e biópsias. Os estudos radiográficos geralmente não são úteis, porque os achados são inespecíficos.

Manejo

Refluxo Gástrico

A modificação do estilo de vida isoladamente como abordagem inicial para a DRGE tem pouco benefício terapêutico sem tratamento farmacológico concomitante. As modificações no estilo de vida para redução dos sintomas da DRGE incluem evitar os alimentos que precipitem o refluxo (p. ex., cafeína, álcool, chocolate, alimentos gordurosos) e de alimentos ácidos que possam causar a pirose (p. ex., produtos cítricos, alimentos condimentados). Além das mudanças alimentares, outras modificações comportamentais incluem a perda de peso, a cessação do tabagismo, a elevação da cabeceira da cama e evitar a posição reclinada por várias horas após a refeição. As únicas recomendações no estilo de vida que têm suporte com base em evidências são a perda de peso e a elevação da cabeceira da cama; no entanto, as outras medidas podem ser associações úteis para alguns pacientes.

A terapia farmacológica da DRGE inclui agentes que neutralizam ácidos, que diminuem a produção de ácidos, que agem sobre o EEI ou que afetem a motilidade, e os que protegem a mucosa. Entre eles, o tratamento mais eficaz da DRGE é a redução da produção de ácidos. Muitos pacientes se automedicam com antiácidos de venda livre em farmácia, antagonistas do receptor H_2 da histamina, ou IBPs. Uma revisão sistemática da Cochrane concluiu que os IBPs são mais eficazes do que os antagonistas do receptor de H_2 na eliminação dos sintomas e cicatrização dos danos na mucosa. Apesar disso, os antagonistas do receptor de H_2 são uma alternativa aceitável para pacientes com DRGE leve a moderada. Estes agentes não param o refluxo, mas reduzem a potência do refluxo. As escolhas de antagonistas do receptor de H_2 e dos IBPs estão listadas nas Tabelas 79.1 e 79.2. Todos esses agentes são geralmente considerados seguros e eficazes.

Outro agente que pode ser benéfico nos casos refratários de refluxo esofágico sintomático é o sucralfato, que pode ser usado em conjunto com outros agentes, como os IBPs e os bloqueadores de H_2. A dose recomendada é de 1 g a cada 6 horas. O sucralfato é um protetor da mucosa, que se gruda ao tecido inflamado para criar uma barreira protetora. Ela bloqueia a difusão de ácido gástrico e pepsina em toda a mucosa esofágica e pode limitar a ação erosiva da pepsina e da bile. Essa medicação tem poucos efeitos colaterais e pode ser usado com segurança em gestantes.

Os agentes procinéticos tratam a DRGE aumentando a pressão do EEI. Eles também podem ser usados para pacientes cujos sintomas sugerem algum distúrbio de motilidade acompanhante

TABELA 79.1
Resumo dos Antagonistas do Receptor de Histamina

AGENTE	DRGE	ÚLCERA PÉPTICA[A]
Cimetidina	800 mg, 2x/dia ou 400 mg, 4x/dia	800 mg, ao deitar ou 400 mg, 2x/dia
Famotidina	20 ou 40 mg, 2x/dia	40 mg ao deitar ou 20 mg, 2x/dia
Nizatidina	150 mg, 2x/dia	300 mg, ao deitar ou 150 mg, 2x/dia
Ranitidina	150 mg, 2x/dia	300 mg, ao deitar ou 150 mg, 2x/dia

DRGE, Doença do refluxo gastresofágico.
[a]Dose de manutenção para úlcera péptica é metade da dose ao deitar.

TABELA 79.2
Resumo dos Inibidores da Bomba de Próton[a]

AGENTE	DRGE	ÚLCERAS PÉPTICAS OU INDUZIDAS POR AINE[B]
Esomeprazol	20 ou 40 mg, 1x/dia	40 mg, VO, 1x/dia
Lansoprazol	30 mg, 1x/dia ou 2x/dia	30 mg, VO, 1x/dia
Omeprazol	20 mg, 1x/dia ou 2x/dia	20 mg, VO, 1x/dia
Pantoprazol	40 mg, 1x/dia ou 2x/dia	40 mg, VO, 1x/dia
Rabeprazol	20 mg, 1x/dia ou 2x/dia	20 mg, VO, 1x/dia

DRGE, Doença do refluxo gastresofágico; AINE, anti-inflamatório não esteroidal; VO, via oral.
[a]Todas as doses devem ser administradas antes do café da manhã; segunda dose (quando necessária) deve ser administrada antes do jantar.
[b]Os pacientes com ulcera duodenal devem ser tratados por 4 semanas; pacientes com úlcera gástrica devem ser tratados por 8 semanas.
Adaptado de Wolfe MM, Sachs G: Acid suppression: optimizing therapy for gastroduodenal ulcer healing, gastroesophageal reflux disease, and stress-related erosive syndrome. Gastroenterology 118: S9-S31, 2000.

(p. ex., regurgitação, engasgo, distensão abdominal). Além de melhorar a atividade propulsora do estômago e dos intestinos delgado e grosso, o aumento do peristaltismo esofágico e do tônus do EEI é uma terapia eficaz para refluxo, melhorando a depuração do material refluído. A metoclopramida (dose de 10 mg) pode ser usada para esses pacientes, mas sua eficácia não foi demonstrada de forma conclusiva, e ela pode causar efeitos colaterais extrapiramidais irreversíveis significativos como discinesia tardia.

Pacientes com manifestações clínicas de DRGE que não melhoram com a terapia empírica e aqueles que apresentam alto risco para complicações devem ser encaminhados a um gastroenterologista para confirmação do diagnóstico e acompanhamento. Nesses casos, pode ser necessária uma investigação adicional do diagnóstico. Pacientes que não toleram os medicamentos supressores de ácido podem ser candidatos à terapia cirúrgica com fundoplicatura laparoscópica. As terapias endoscópicas menos invasivas incluem a ablação térmica para estreitamento do esôfago no EEI, suturas para criar uma plicatura no EEI e injeção ou técnicas de implante para preenchimento do EEI.

Esofagite Eosinofílica

Esses pacientes geralmente demandam avaliação após as medidas-padrão antirrefluxo falharem ou após eles terem desenvolvido uma impactação de alimento. Após descartar a comida impactada como a causa do problema, iniciar tratamento empírico com IBP diário e encaminhar o paciente ao gastroenterologista para endoscopia de urgência são as medidas recomendadas. A esofagite eosinofílica sem tratamento pode levar à remodelação esofágica e formação de estenose em até 40% dos pacientes adultos. Embora ainda não tenhamos atingido um consenso em relação ao regime de tratamento ideal, há relato de sucesso com o uso de corticosteroides tópicos (p. ex., engolidos). Estudos pediátricos também mostram eficácia com o uso de budesonida viscosa oral.

Esofagite Infecciosa

Para a esofagite infecciosa, a terapia é direcionada ao organismo causador. Pacientes imunocompetentes e casos leves de candidíase orofaríngea podem ser tratados com comprimidos de clotrimazol (10 mg dissolvido na boca, cinco vezes ao dia, por 1 semana) ou nistatina (400.000 a 600.000 UI, por via oral (VO), quatro a cinco vezes ao dia, por 2 semanas). Pacientes com candidíase esofágica de moderada a severa devem ser tratados com fluconazol (400 mg como dose de ataque seguidas de 100-400 mg diariamente, por 14 a 21 dias). Nos pacientes incapazes de tolerar medicação oral, o fluconazol pode ser administrado por via EV.

Esofagite herpética geralmente é um processo autolimitado que se resolve dentro de 1 a 2 semanas. Pacientes imunocomprometidos devem ser tratados com antivirais, como o aciclovir (400 mg VO, cinco vezes ao dia, por 7 a 14 dias, ou 5 a 10 mg/kg EV, três vezes ao dia, por 7 a 14 dias), famciclovir (500 mg VO, três vezes ao dia, por 7 a 14 dias) ou valaciclovir (1 g, três vezes ao dia, por 7 a 14 dias). Para esofagite causada pelo CMV, o tratamento inicial pode começar com ganciclovir (5 mg/kg EV, duas vezes ao dia, por 2 a 3 semanas) ou foscarneto sódico (60 mg/kg IV, três vezes ao dia ou 90 mg/kg IV, duas vezes ao dia, 2 a 3 semanas).

Esofagite por Pílulas

Se o paciente com suspeita de esofagite por pílulas tem sintomas persistentes, uma endoscopia pode ser necessária e ajuda a determinar as causas alternativas. Nenhum dado respalda um tratamento específico, embora intuitivamente o medicamento antiácido possa evitar mais erosão da mucosa danificada. Os sintomas podem levar até 6 semanas para se resolverem.

O melhor tratamento para esofagite por pílulas é a prevenção. Pacientes devem ser instruídos a beber pelo menos 118 mL de líquidos ao ingerir qualquer medicamento. Todos os medicamentos devem ser ingeridos quando o paciente estiver em posição vertical e o mesmo deve permanecer nesta posição por alguns minutos após a ingestão. Pacientes com anormalidades esofágicas subjacentes ou acamados devem evitar o uso de comprimidos, sempre que possível.

Seguimento

O tratamento da esofagite é amplamente embasado nos sintomas e com medidas de suporte. Pacientes que não podem comer ou beber devido a uma lesão no esôfago devem ser admitidos para terapia EV com fluidos. O tratamento da DRGE é direcionado ao controle dos sintomas. A DRGE pode ser seguramente tratada de forma ambulatorial, mas as decisões de seguimento no DE são, em grande parte, calcadas na capacidade de descartar outras causas mais graves para as queixas do paciente, como a síndrome coronariana aguda. No caso da esofagite infecciosa, se não for possível identificar o organismo causador ou o paciente estiver severamente debilitado, a admissão em hospital pode ser necessária. Além da terapia direcionada ao organismo infectante, tratamento com antiácidos, anestésicos tópicos ou sucralfato podem proporcionar alívio dos sintomas.

Os pacientes que recebem alta do DE devem ter acompanhamento apropriado com especialista adequado (p. ex., gastroenterologista, infectologista).

GASTRITE E ÚLCERA PÉPTICA

Princípios

Introdução

A gastrite e a úlcera péptica frequentemente são difíceis de serem diferenciadas com base apenas no histórico. Estritamente falando, a gastrite é um diagnóstico histológico que denota inflamação da mucosa gástrica, consequentemente, o diagnóstico da gastrite pode ser feito somente por endoscopia e biópsia. Dito isso, é prática comum que os médicos usem o termo gastrite ao se referir aos sintomas de dispepsia. Para confundir o conjunto ainda mais, os gastroenterologistas frequentemente usam o termo "gastrite" para o achado endoscópico de mucosa edemaciada e friável. Entretanto, sem acompanhar a inflamação esse achado é mais apropriadamente denominado gastropatia do que gastrite. Esta seção considera gastrite e gastropatia juntas como uma entidade, porque a distinção tem pouca importância no contexto emergencial. Úlceras gástrica e duodenal geralmente são agrupadas como doenças de úlcera péptica devido a semelhança da patogênese e do tratamento.

Fisiopatologia

A causa mais comum de gastrite é a infecção pelo *Helicobacter pylori (H. pylori)*. Embora a maioria dos pacientes seja assintomática no momento da exposição inicial, a infecção aguda pelo *H. pylori* pode levar a gastrite grave e úlcera péptica. A identificação do *H. pylori* mudou drasticamente a noção de uma úlcera péptica relacionada com acidez de um processo mediado por doença infecciosa.

O *H. pylori* é um bastonete espiralado, flagelado e Gram-negativo, cujo hábitat natural é o estômago humano, entre a superfície da célula epitelial e o muco sobrejacente. Estima-se que 70% a 80% dos pacientes com úlcera duodenal e 60% a 70% dos pacientes com úlcera gástrica estão infectados com *H. pylori*. Essa bactéria é mais prevalente na população de nível socioeconômico mais baixo e em países em desenvolvimento. É provavelmente transmitida de pessoa para pessoa, por via oral-oral; embora a via fecal-oral e as transmissões iatrogênicas tenham também sido hipotetizadas.

Estima-se que até 40% da população dos Estados Unidos esteja infectada por *H. pylori*. Ele é encontrado em pessoas de todas as faixas etárias, embora a infecção normalmente seja adquirida durante a infância. Acredita-se que a sua presença causa uma inflamação da mucosa que desregula o mecanismo normal de defesa e leva a ulcerações. Ela também aumenta o risco de carcinoma gástrico e, menos frequente, de linfoma. Embora haja forte associação entre o *H. pylori* e a úlcera péptica, somente 5% a 10% dos pacientes infectados desenvolvem úlceras. Não está claro qual o papel desempenhado pelos fatores ambientais e do hospedeiro (p. ex., dieta). Atualmente se aceita que quase todas as úlceras não relacionadas aos anti-inflamatórios não esteroides sejam causadas pelo *H. pylori*. A erradicação da infecção por *H. pylori* resulta em cicatrização mais rápida das úlceras, impede a recidiva e diminui a chance de complicações da úlcera. O tratamento também é mais custo-efetivo do que o uso crônico de terapia antissecretora.

A gastrite supurativa, também conhecida como gastrite flegmonosa aguda, é uma doença rara e frequentemente fatal, que se desenvolve a partir de uma infecção bacteriana aguda da parede do estômago. As espécies bacterianas do *Streptococcus* estão envolvidas em quase 75% de todos os casos de gastrite supurativa. Os pacientes afetados geralmente têm anormalidades na mucosa acometida, como neoplasias, úlceras ou gastrite preexistentes. As causas infecciosas menos comuns de gastrite supurativa incluem micobactérias, vírus, parasitas e fungos.

O uso de ácido acetilsalicílico (AAS) e de outros anti-inflamatórios não esteroidais (AINEs) é a segunda causa mais comum de úlcera péptica. Até 25% de usuários crônicos de AINEs desenvolvem úlceras e 2% a 4% desses pacientes têm complicações graves, incluindo perfuração ou sangramento. A etiologia das úlceras relacionadas com o uso de AINEs é a supressão da síntese das prostaglandinas gástricas, as quais promovem a integridade da mucosa ao manter o fluxo sanguíneo adequado da mucosa, estimulando a produção do muco protetor e a formação de bicarbonato, e reduzindo a secreção de ácido pelas células da mucosa. Acredita-se que a inibição do ciclo-oxigenase (COX) pelos AINEs leve à diminuição do nível de prostaglandinas protetoras no estômago. Além disso, o efeito de agregação antiplaquetária dos AINEs pode aumentar o volume do sangramento associado às úlceras induzidas por AINEs.

Os AINEs diferem em seu potencial ulcerogênico. Estudos mostraram risco maior de sangramento GI superior com cetorolaco e o piroxicam, especialmente se o uso for por mais de 5 dias. Os

---

QUADRO 79.3

Risco de Complicações Gastrointestinais por Medicamentos Anti-inflamatórios não Esteroidais

MAIOR RISCO
Indometacina (risco relativo [RR], 2,25)
Naproxeno (RR, 1,83)
Diclofenaco (RR, 1,73)
Piroxicam (RR, 1,66)
Tenoxicam (RR, 1,43)
Ibuprofeno (RR, 1,43)

MENOR RISCO
Meloxicam (RR, 1,24)

---

inibidores específicos de COX-2 (p. ex., celecoxibe, rofecoxib, valdecoxibe) eram considerados inicialmente como de melhor perfil de segurança GI em relação aos AINEs tradicionais. Entretanto, estudos posteriores refutaram esta crença e notaram risco maior de efeitos colaterais cardiovasculares, incluindo infarto agudo do miocárdio e acidente vascular encefálico. Como consequência, rofecoxib (Vioxx®) e valdecoxibe (Bextra®) foram retirados do mercado. O celecoxibe (Celebrex®) ainda está disponível nos Estados Unidos como tratamento para artrite e polipose familiar, mas tem uma tarja preta de advertência na caixa relativo ao aumento da incidência de efeitos colaterais GI e aumento de risco cardiovascular (Quadro 79.3).

Pacientes com mais de 60 anos de idade, aqueles com histórico de úlcera ou hemorragia, os que recebem doses mais elevadas de AINEs, e os pacientes que tomam simultaneamente glicocorticoides ou anticoagulantes estão em risco mais elevado de toxicidade gastroduodenal induzida por AINE. Esses pacientes devem ser considerados para profilaxia de úlcera com IBP ou misoprostol.

Outros fármacos com potencial ulcerogênico incluem o 5-fluorouracil, o micofenolato de mofetila e os bisfosfonatos. Outros medicamentos causadores de gastrite são preparações à base de potássio e suplementos de ferro. A gastrite pode resultar de exposição ao etanol a curto e a longo-prazo.

Qualquer condição que cause hipovolemia ou hipotensão pode ocasionar em gastrite, e em último caso resultar na formação de uma úlcera. Isto pode ser o principal fator causal associado ao desenvolvimento da gastrite e da hemorragia do trato GI superior nos pacientes em unidades de terapia intensiva (UTIs). Outras causas de gastrite incluem radiação, reações autoimunes, doença de *Crohn*, e sarcoidose.

Muitos mecanismos podem proteger a mucosa gástrica dos efeitos digestivos do ácido clorídrico, das enzimas proteolíticas, da bile e de outras substâncias deletérias as quais está exposta. Normalmente, uma barreira de muco gástrico está presente entre a mucosa e o ácido gástrico intraluminal, impedindo a difusão de retorno dos íons de hidrogênio liberados no lúmen gástrico. Os íons sódio são impedidos de se mover no sentido oposto. Essa impermeabilidade iônica protege a mucosa gástrica dos danos induzidos pela própria secreção gástrica. O dano à barreira de muco gástrico por qualquer causa (Quadro 79.4) permite que os íons hidrogênio e as enzimas digestivas entrem em contato com a mucosa gástrica desprotegida, ocasionando inflamação, sangramento e potencial ulceração.

A infecção por *H. pylori* e o uso de AINEs respondem pela maioria dos casos de úlcera péptica. Somente 1% das úlceras gástricas é causado por hipersecreção ácida. A síndrome de Zollinger-Ellison é caracterizada por hipersecreção ácida devido ao aumento dos níveis de gastrina circulantes a partir de tumores produtores desse hormônio. A gastrina produzida estimula as células parietais do estômago a secretarem mais ácidos e causa hiperplasia das células parietais. Dessa forma, esses pacientes têm uma maior massa de células parietais e hipersecreção de ácidos, ocasionando na formação de úlcera.

A úlcera péptica também pode ocorrer na faixa pediátrica. Os recém-nascidos com úlcera péptica geralmente apresentam baixa

QUADRO 79.4

Substâncias e Condições que Danificam a Barreira dA Mucosa Gástrica

- Bile
- Fumaça de cigarro
- Etanol
- Glicocorticoides
- *Helicobacter pylori*
- Anti-inflamatórios não Esteroidais
- Secreções pancreáticas
- Estados de choque
- Estresse

---

aceitação alimentar, vômitos e atrasos no desenvolvimento. Até 25% das crianças têm hematêmese isolada ou melena como sinais na apresentação. As crianças com idade entre 1 e 3 anos e em idade pré-escolar podem ter dor abdominal, vômitos e sangramento. Dos que apresentam úlcera nessa faixa etária, 80% são úlceras por estresse secundárias a uma enfermidade sistêmica, tal qual a septicemia, o traumatismo craniano, queimaduras ou a anemia falciforme. As crianças acima de 3 anos e os adolescentes geralmente têm úlcera péptica primária com apresentação semelhante aos adultos.

Características Clínicas

A gastrite aguda e a úlcera péptica podem causar dor abdominal epigástrica, náuseas e vômitos. Por definição, a gastrite ou gastropatia não podem ser diagnosticadas com base somente nas características clínicas. Entretanto, uma boa anamnese referindo o uso recente de AINE ou a ingestão de álcool associados ao início da dor epigástrica em queimação, fortalecem o diagnóstico clínico presuntivo.

Pacientes com gastrite supurativa geralmente apresentam sinais de toxemia. Pacientes com gastrite resultante da diminuição do fluxo sanguíneo na mucosa, podem apresentar sintomas de dor abdominal e hemorragia do trato gastrointestinal superior, em adição aos sinais da doença subjacente. As complicações da gastrite incluem perfuração e obstrução da saída gástrica.

O sintoma clássico de apresentação da úlcera péptica é a dor epigástrica, descrita como um queimação ou corrosiva. Dito isso, até 2% dos pacientes com úlceras pépticas, comprovadas por endoscopia, são assintomáticos. Os pacientes podem também apresentar sintomas atípicos, incluindo dor em outras áreas do abdome, tórax ou dorso e podem descrever a dor como discreta ou em cólica. Sintomas associados incluem sensação de plenitude abdominal, náuseas, saciedade precoce e inchaço. A dor geralmente ocorre 2 a 5 horas após a refeição ou durante a noite. Os sintomas que despertam o paciente entre meia-noite e 3 h são os sinais clássicos de úlcera péptica, porque na maioria das pessoas a produção de ácido gástrico atinge seu pico por volta das 2 horas da manhã. A dor causada pela úlcera geralmente não está presente ao despertar pela manhã, pois a produção de ácido gástrico está mais baixa nesse período. A cólica abdominal raramente é de origem gástrica ou duodenal. Períodos bem definidos de exacerbação e remissão normalmente estão presentes nos casos de úlcera duodenal e ajudam no diagnóstico. Dor constante, com duração de semanas a meses não é característico de dor causada por úlcera. O alívio da dor após refeição é outra característica avaliada na úlcera gástrica ou duodenal. A dor proveniente de úlcera duodenal geralmente é pior imediatamente antes da refeição, e o alívio da dor ao comer é um achado clássico.

Embora alguns pacientes com úlcera possam apresentar vômitos, diagnósticos diferenciais, como volvo gástrico, obstrução da saída gástrica, obstrução do intestino delgado, pancreatite ou doenças do trato biliar devem ser descartadas nos pacientes que apresentam dor epigástrica associada a vômito. O alívio da dor abdominal com uso de antiácidos é um aspecto importante a ser levantado na anamnese. Os antiácidos geralmente proporcionam alívio da dor causada por úlcera péptica e por gastrite. Dos pacientes com úlcera péptica, 90% apresentam melhora dos sintomas com antiácidos, e 75% dos pacientes com gastrite têm alívio da dor com as mesmas medicações. Pacientes com úlcera duodenal geralmente têm alívio da dor 5 minutos após ingerirem antiácido.

Os achados físicos nos pacientes com úlcera péptica geralmente são mínimos. Uma dor à palpação epigástrica leve pode estar presente. A pesquisa positiva de sangue oculto em fezes pode ser evidência de uma úlcera de sangramento lento, mas outras causas de sangramento oculto também devem ser consideradas.

Complicações

As complicações mais sérias da úlcera péptica incluem hemorragia, perfuração, fistulização e obstrução da saída gástrica. A hemorragia é a complicação mais comum e ocorre em 15% a 20% dos pacientes. A ulceração levando a perfuração em uma artéria pode levar a hemorragia ameaçadora à vida. Os pacientes com mais de 60 anos de idade estão em risco maior de hemorragia. Aproximadamente 2% a 10% dos pacientes sofrem perfuração, que ocorre quando uma úlcera erode através da parede e extravasa ar e conteúdo digestivo para dentro da cavidade peritoneal. As úlceras duodenais correspondem por 60% de todas as perfurações, seguidas por úlcera gástrica antral (20%) e úlceras gástricas no organismo (20%). A fistulização é patologicamente similar à perfuração, exceto quando a úlcera erode para dentro de outro órgão, como o fígado (geralmente por úlcera gástrica) ou o pâncreas (geralmente por úlcera duodenal) em vez de a cavidade peritoneal. A obstrução da saída gástrica ocorre em 2% dos pacientes com úlcera como resultado de edema e fibrose perto da junção gastroduodenal. Os sintomas podem manifestar-se como refluxo gastroesofágico, saciedade precoce, perda de peso, dor abdominal e vômitos.

Os padrões de dor podem ser úteis no diagnóstico de algumas das complicações da úlcera péptica. Dor causada por uma úlcera duodenal perfurada geralmente é reconhecida primeiramente no epigástrio, mas torna-se generalizada em pouco tempo. O vômito está presente em 50% dos pacientes e geralmente resulta em sinais de peritonite. O pneumoperitônio frequentemente ocorre após perfuração de uma úlcera duodenal, e o ar acumulado abaixo do diafragma pode causar dor referida no ombro. Um ou ambos os ombros podem estar envolvidos, dependendo da localização do ar livre.

O histórico de uma dor abdominal anterior característica de úlcera, que começa a irradiar para as costas, sugere fistulização de úlcera duodenal. A dor geralmente é descrita como constante e é percebida no nível das vértebras torácicas inferiores e lombares superiores. A dor torna-se refratária ao tratamento com antiácidos e alimentos e pode irradiar-se para o tórax, quadrante superior direito e superior esquerdo em até 20% dos pacientes. O início repentino da dor, especialmente se não relacionado com a alimentação, sugere a perfuração da úlcera ou volvo gástrico.

Diagnósticos Diferenciais

Muitas outras patologias podem produzir uma dor epigástrica que mimetiza a dor da gastrite ou da úlcera péptica. Antes que cada um desses diagnósticos possa ser feito, outras patologias que causam náuseas, vômitos e dor abdominal superior devem ser excluídas, como pancreatite, doença do trato biliar e obstrução do intestino delgado. Alterações esofágicas como DRGE, esofagite ou espasmo esofágico podem apresentar-se com sintomas abdominais. A isquemia mesentérica deve ser considerada, especialmente em adultos mais idosos e naqueles com doença vascular subjacente ou fibrilação atrial. A possibilidade de SCA também deve ser considerada.

Pode ser difícil distinguir entre a gastrite e a úlcera péptica. O desconforto associado à gastrite frequentemente é de gravidade leve a moderada, e descrito como dor de queimação ou inchaço. Em particular, dor de queimação é duas vezes mais comum na gastrite do que na úlcera péptica.

Exames Diagnósticos

Como o diagnóstico de gastrite é feito clinicamente, testes diagnósticos específicos não são necessários. Os exames complementares devem ser clinicamente indicados para descartar outros possíveis diagnósticos ou avaliar as complicações da gastrite, como sangramentos, obstrução e perfuração.

A endoscopia digestiva alta (EDA) é o procedimento de escolha de confirmação do diagnóstico. Ela não é normalmente realizada no DE, a menos que seja necessário para tratar complicações da úlcera péptica, como sangramento grave.

Radiografias abdominais e torácicas devem ser requisitadas se houver suspeita de obstrução, perfuração ou fistulização, ou se uma causa pulmonar for considerada, embora radiografias negativas não descartem definitivamente esses diagnósticos. Deve-se realizar um eletrocardiograma em qualquer paciente suspeito de causa cardíaca para a dor. O teste de gravidez deve ser realizado em qualquer mulher no menacme.

Os pacientes podem ser testados para *H. pylori* por métodos invasivos e não invasivos. Estes incluem teste respiratório com carbono marcado, sorologia para *H. pylori*, pesquisa de antígeno nas fezes e biópsia direta da mucosa durante a EDA. Nenhum destes métodos é atualmente de uso prático no DE.

Manejo

A terapia de gastrite presuntiva deve ser direcionada ao tratamento da causa sugerida. A supressão ácida pode melhorar os sintomas da dispepsia nos pacientes que fazem uso de AINEs. Os pacientes com sintomas persistentes devem ser encaminhados ao gastroenterologista para avaliação diagnóstica mais detalhada.

Para úlceras relacionadas com AINEs, o tratamento deve começar com descontinuação do agente ofensivo e iniciação de um IBP. Para úlceras não relacionadas com AINEs, recomenda-se tratar a infecção por *H. pylori*.

Alguns regimes recomendados combinam antibióticos com agentes supressores da secreção ácida para o tratamento da infecção por *H. pylori* (Quadro 79.5). Também podem ser prescritas combinações de produtos comercialmente disponíveis, que podem auxiliar (p. ex. Prevpac®, que contém lansoprazol, amoxicilina, claritromicina, e o Helidac®, que contém subsalicilato de bismuto, metronidazol e tetraciclina). Recomenda-se terapia contínua com agentes antissecretores após um regime contendo antibióticos.

QUADRO 79.5

Regimes de Tratamento Sugeridos para o *Helicobacter pylori*

TERAPIA TRIPLA (REGIME DE 10 A 14 DIAS DE TRATAMENTO)
Claritromicina, 500 mg, 2x/dia
Mais
Amoxicilina, 1 g, 2x/dia
Ou
Metronidazol, 500 mg, 2x/dia (se alérgico a penicilina)
Mais
IBP

TERAPIA QUÁDRUPLA (REGIME DE 10 A 14 DIAS DE TRATAMENTO)
Subsalicilato de bismuto, 525 mg VO, 4x/dia
Mais
Metronidazol, 250 mg VO, 4x/dia
Mais
Tetraciclina, 500 mg, VO, 4x/dia
Mais
IBP ou ranitidina, 150 mg VO, 2x/dia

VO, Via Oral, IBP, inibidor da bomba de próton.
De Chey WD, Wong BCI: American College of Gastroenterology guideline on the managment of Helicobacter pylori infection. Am J Gastroenterol 102:1808 - 1825, 2007.

Antiácidos

No momento em que grande parte dos pacientes procura tratamento para queixas do trato gastrointestinal superior, muitos já tentaram alguma forma de terapia antiácida, porque esses agentes estão facilmente disponíveis com formulações que não precisam de prescrição médica. Os antiácidos oferecem alívio da dor para a maioria dos pacientes com úlcera péptica. Doses com baixa capacidade neutralizante (mais baixa que 30 mEq) promovem cicatrização da úlcera. Os antiácidos também podem agir se ligando aos ácidos biliares ou inibindo a pepsina.

A escolha do antiácido deve ser individualizada. Os antiácidos que contêm magnésio podem produzir diarreia em até 25% dos pacientes. Eles também podem causar aumento dos níveis séricos de magnésio e devem ser evitados ou usados com cautela nos pacientes com função renal debilitada. Os antiácidos que contêm alumínio podem causar constipação e o uso prolongado pode ocasionar na redução do fosfato. Os antiácidos que contêm cálcio são comercializados como neutralizantes de ácido e como meio de suplemento de cálcio, principalmente para mulheres na pós-menopausa. Considera-se que o antiácido com cálcio cause incidência mais alta de acidez rebote, um aumento paradoxal da secreção de gastrina e produção de ácido. Os antiácidos com cálcio podem também ocasionar em constipação e o consumo excessivo pode levar a hipercalcemia, alcalose e insuficiência renal (síndrome do leite-álcali).

Os antiácidos também podem diminuir a absorção de varfarina, digoxina, alguns anticonvulsivantes e alguns antibióticos. Recomenda-se que os antiácidos sejam administrados 1 a 3 horas após as refeições e na hora de dormir. Os antiácidos são os medicamentos mais baratos disponíveis para tratar úlcera péptica, mas o uso é limitado pela eficácia, efeitos colaterais e inconveniência nos horários de administração.

Antagonistas dos receptores de Histamina

A histamina é a principal estimulante à secreção do ácido gástrico. Ela se liga ao receptor de histamina-2 (H_2), localizado na porção basolateral da célula parietal, para estimular a liberação do ácido clorídrico. A descoberta da capacidade dos antagonistas dos receptores de H_2 em inibir a produção de ácido gástrico foi um grande avanço na terapia antiulcerosa, pois as úlceras não podem desenvolver-se na ausência do ácido. Esses medicamentos são inibidores competitivos, altamente seletivos de histamina para o receptor de H_2 nas células parietais e reduzem o volume do suco gástrico e sua concentração de íons de hidrogênio. Todos os antagonistas dos receptores de H_2 atualmente disponíveis são rapidamente absorvidos após dose oral, com níveis máximos atingidos dentro de 1 a 2 horas. Todos têm meias-vidas de aproximadamente 2 a 3 horas, então seus efeitos duram cerca de 6 horas. A maioria está disponível sem a necessidade de prescrição médica, em doses menores.

Os antagonistas do receptor de H_2 são eficazes no tratamento da úlcera duodenal e, em menor grau, da úlcera gástrica, embora não sejam tão eficazes quanto os IBPs. Eles são amplamente prescritos para os sintomas de dispepsia e funcionam bem nos pacientes com episódios de pirose. Todos os antagonistas dos receptores de H_2 são metabolizados principalmente no fígado e nos rins, com exceção da nizatidina, que é quase exclusivamente metabolizada nos rins. As dosagens de todos esses agentes devem ser reduzidas em pacientes com insuficiência renal.

Os antagonistas dos receptores de H_2 são seguros e geralmente bem tolerados. Efeitos colaterais são raros, mas incluem efeitos no sistema nervoso central, como sonolência, tonturas e confusão. Podem-se observar aumentos transitórios dos níveis séricos das enzimas hepáticas. Alguns pacientes podem apresentar anormalidades na condução cardíaca, porque existem receptores de H_2 no coração. A cimetidina tem demonstrado em estudos causar ginecomastia. As dosagens dos vários agentes estão resumidas na Tabela 79.1.

Inibidores da Bomba de Prótons

A bomba de H^+, k^+-ATPase (bomba de prótons) está localizada na porção apical da célula parietal e é responsável pela produção dos íons hidrogênio no ácido gástrico. Os IBPs são os inibidores mais potentes de secreção de ácido gástrico. Eles agem se ligando irreversivelmente às bombas de prótons, bloqueando a secreção de íons de hidrogênio. Embora não tenham efeito sobre o volume de suco gástrico produzido, a produção de ácido pode ser reduzida em até 95%. Tanto a secreção basal do ácido gástrico quanto a estimulada são reduzidas. Os efeitos antissecretores duram até 72 horas.

Os IBPs devem ser administrados antes da primeira refeição do dia, porque o número de bombas de prótons está em seu máximo após o período de jejum da noite. Em nível celular, bombas de prótons adicionais são continuamente recrutadas para produzir mais ácido em resposta à estimulação; portanto, várias doses de IBP são necessárias para o efeito antiácido máximo ser alcançado. O uso desses medicamentos conforme a necessidade do paciente não fornece uma boa resposta clínica, sendo os antagonistas do receptor de H_2 mais adequados para esse propósito.

Os IBPs são metabolizados hepaticamente e a dosagem deve ser modificada nos pacientes com insuficiência hepática. Os efeitos colaterais geralmente são mínimos e a segurança desses medicamentos, em longo prazo, foi demonstrada em múltiplos estudos.[3] Podem-se usar os IBPs em doses significativamente mais elevadas nos pacientes com síndrome de Zollinger-Ellison. As dosagens dos vários agentes estão resumidas na Tabela 79.2. O lansoprazol, pantoprazol e esomeprazol estão disponíveis como formulações EV.

Os IBPs foram associados à inibição dos efeitos das tienopiridinas, usadas para tratamento de doenças cardiovasculares. Os estudos laboratoriais mostraram diminuição da inibição da agregação plaquetária quando o clopidogrel (Plavix®) foi usado em conjunto com os IBPs em indivíduos saudáveis.[4] Estudos retrospectivos de observação também sugeriram potencial aumento do risco de novo infarto e hospitalização quando o uso de clopidogrel era concomitante ao uso de IBPs. O mecanismo hipotético para esses resultados é a inibição competitiva da isoenzima do citocromo p450 (CYP2C19), que converte o clopidogrel em seu metabólito ativo.[5] Dois estudos clínicos prospectivos randomizados foram realizados, mas ambos falharam em demonstrar aumento de risco cardiovascular para os pacientes usando o clopidogrel em associação aos IBPs.[6] Em geral, os dados estão divididos e pesquisas adicionais são necessárias para determinar se existe um importante efeito clínico nos pacientes que fazem uso concomitante do clopidogrel com IBPs.[7] Neste momento, recomenda-se o uso cauteloso de IBPs em conjunto com clopidogrel e somente quando os benefícios dos IBPs compensarem os potenciais riscos.

Prostaglandinas

As prostaglandinas exercem efeitos protetores na mucosa gástrica, inibindo a secreção de ácido e diminuindo a quantidade de monofosfato cíclico de adenosina (AMPc) gerado em resposta à histamina. A inibição da secreção de ácido gástrico, aumento da secreção de muco e de bicarbonato, e o estímulo ao fluxo sanguíneo da mucosa foram todos demonstrados. O misoprostol é um análogo da prostaglandina E_1, com maior duração de ação e maior potência que as prostaglandinas endógenas. Ele deve ser usado apenas para a prevenção de úlceras gástricas induzidas por AINEs, nos pacientes com alto risco. A dose é de 200 µg, quatro vezes ao dia, junto com alimentos, mas a presença de dor abdominal em cólica e diarreia podem necessitar o uso de dose um pouco menos eficaz, 100 µg, quatro vezes ao dia. O misoprostol é um medicamento abortivo e consequentemente é contraindicado para qualquer paciente do sexo feminino no menacme, que não esteja utilizando método contraceptivo.

Outros Agentes

O sucralfato une-se às células epiteliais e especialmente às superfícies ulceradas, fornecendo uma camada protetora, que inibe dano adicional por ácido. Seu mecanismo de ação ainda não é compreendido completamente, embora tenham demonstrado que o medicamento intensifica o crescimento epitelial, suprime a secreção de ácido e inibe o crescimento de *H. pylori*. A dose usual é de 1 g, quatro vezes ao dia, 30 a 60 minutos antes das refeições, e pode ser usado de forma complementar aos outros medicamentos.

Os compostos de bismuto, como o subsalicilato de bismuto, diminuem a atividade da pepsina, aumentam a secreção de muco e formam uma barreira contra os danos adicionais causados pelo ácido nas crateras da úlcera. Eles também aumentam a síntese de prostaglandina e retardam a difusão do íon hidrogênio através da barreira de mucosa. O bismuto pode também ajudar na cicatrização das úlceras por meio da sua ação bactericida sobre o *H. pylori*. Dito isso, os compostos de bismuto não são aprovados para tratamento de úlceras pépticas.

Seguimento

Sugere-se o encaminhamento ao gastroenterologista se algum dos seguintes sinais ou sintomas estiver presente: idade superior ou igual a 55 anos com novo episódio de dispepsia, disfagia, perda de peso progressiva não intencional, vômitos persistentes, anemia ferropriva ou massa epigástrica.[8] A maioria dos pacientes com úlcera péptica pode ser manejada de forma segura, de forma ambulatorial, com encaminhamento a um gastroenterologista para confirmação do diagnóstico por meio de uma EDA. É necessária avaliação mais aprofundada para pacientes com características clínicas de alto risco (p. ex., anemia, relato de sangramento GI, dor intratável, sinais de obstrução gástrica) antes da alta.

VOLVO GÁSTRICO

Princípios

Volvo gástrico é uma causa rara de dor abdominal intensa, que ocorre quando o estômago gira mais de 180 graus sobre si mesmo, criando obstrução de alça fechada. É uma condição rara cuja verdadeira incidência é desconhecida, porque alguns tipos de volvo são intermitentes e resolvem espontaneamente. O volvo gástrico pode ser classificado de acordo com a causa (primária *vs.* secundária), anatomia (eixo de rotação) ou aparecimento (agudo *vs.* crônica).[9]

O estômago é fixo em apenas dois pontos, na junção esofagocardíaca e no piloro. O restante do órgão é relativamente distensível e móvel e pode ocupar várias posições dentro do abdome. Quando uma pessoa está em decúbito dorsal, o estômago encontra-se inteiramente acima do umbigo, já que ele desce abaixo do umbigo quando a pessoa está na posição ereta. Independentemente de sua posição, o estômago mantém sua morfologia familiar por causa das inserções ligamentares aos órgãos circunvizinhos. O volvo primário (ou subdiafragmático) ocorre quando os ligamentos estabilizadores estão demasiadamente frouxos ou são congenitamente anormais, de tal forma que o estômago é capaz de girar sobre si mesmo. Aproximadamente um terço dos casos são deste tipo.

O volvo secundário (ou supradiafragmático) ocorre em pacientes com defeitos no diafragma, como hérnia hiatal paraesofágica, diafragma elevado, úlcera gástrica ou carcinoma, paralisia diafragmática, pressão extrínseca sobre o estômago a partir de outros órgãos, ou adesões abdominais. A combinação de um desses fatores e frouxidão ligamentar torna mais provável o desenvolvimento do volvo.

O volvo gástrico pode também ser classificado com base em seu eixo de rotação. A forma mais comum é o volvo organoaxial, que ocorre quando o estômago torce sobre o seu eixo longo. Menos frequente, o estômago dobra sobre seu eixo curto, da sua menor curvatura para a maior e é classificado como volvo mesenteroaxial. Aproximadamente um terço dos casos de volvo gástrico é desse tipo.

Características Clínicas

Volvo gástrico geralmente ocorre em pessoas entre 40 a 50 anos de idade e normalmente está associado à presença de uma hérnia paraesofágica.[10] Aproximadamente 20% dos casos ocorrem em crianças com menos de 1 ano de idade e frequentemente é associado a defeito diafragmático congênito.

As características de apresentação do volvo gástrico variam dependendo do seu tipo. O volvo primário pode apresentar-se com o surgimento repentino de intensas dores abdominais, e o abdome superior pode demonstrar distensão acentuada. Os pacientes com volvo secundário podem referir sintomas predominantes no tórax, com irradiação da dor para o dorso e os ombros, acompanhada de dispneia. O exame abdominal pode ser pouco relevante. Vômito não biliosos geralmente estão presentes e podem ser persistentes e graves. A combinação de dor epigástrica grave e distensão, vômitos seguidos de ânsia violenta e impossibilidade da passagem de sonda nasogástrica (tríade de *Borchardt*) aumenta a probabilidade de volvo gástrico. Até 25% das crianças com volvo gástrico agudo apresentam-se com eventos ameaçadores à vida que necessitam ressuscitação, incluindo apneia, cianose e angústia respiratória aguda.

O volvo pode ser crônico, se a rotação for mínima e não houver comprometimento vascular. Os sintomas normalmente consistem em dor abdominal superior leve e intermitente. Saciedade precoce, dispneia, distensão abdominal, eructações e sensação de plenitude abdominal podem estar presentes. Desconhece-se com que frequência o volvo crônico pode desenvolver um quadro agudo.

Complicações

Se um volvo agudo não for identificado e corrigido precocemente, ele pode levar a isquemia gástrica, perfuração e morte. A taxa de mortalidade devida ao volvo gástrico agudo que se tem relato chega a 50%. Felizmente, a frequência de infarto gástrico é baixa (reportadamente 5% a 28% para o volvo organoaxial) devida ao suprimento sanguíneo redundante do estômago. Outras complicações incluem ulceração, perfuração, hemorragia, necrose pancreática e avulsão do omento.

Diagnósticos Diferenciais

Os diagnósticos diferenciais do volvo gástrico incluem qualquer doença que possa surgir com dor súbita em abdome superior e vômitos. A úlcera péptica perfurada, obstrução da saída gástrica, doença do trato biliar e pancreatite aguda devem ser consideradas. Os sintomas de volvo podem mimetizar os sintomas da SCA.

Exames Diagnósticos

Uma radiografia abdominal simples geralmente demonstra uma grande alça do intestino, preenchida com gás, no abdome ou no tórax[16] (Fig. 79.4). O esofagograma com bário pode ajudar a visualizar a anormalidade, e a TC pode ser usada para a confirmação nos casos ambíguos. Não há achados laboratoriais específicos para o volvo, embora haja relatos de elevações nos níveis de amilase e fosfatase alcalina.

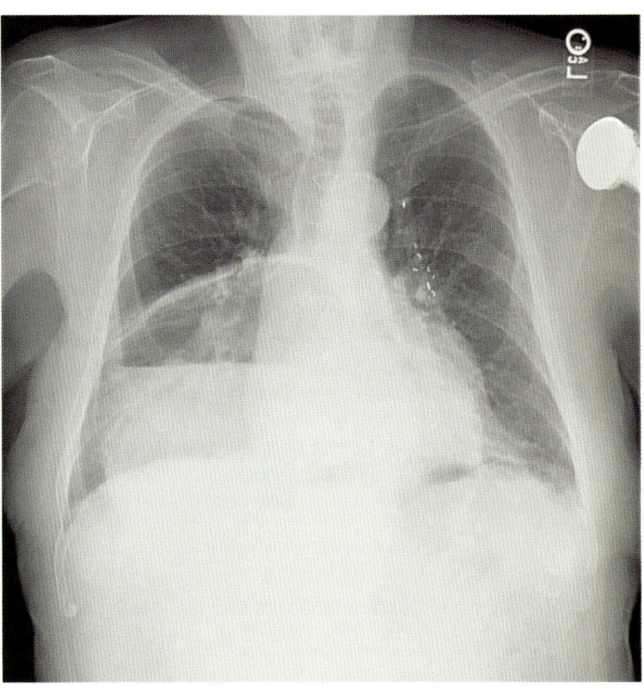

Fig. 79.4. Volvo gástrico organoaxial. (Cortesia de Radiopaedia.org: Gastric volvulus. http://radiopaedia.org/cases/gastric-volvulus.)

Manejo

O objetivo do tratamento do volvo gástrico agudo é a sua redução. Os índices de mortalidade aumentam com diagnóstico atrasado, em decorrência das complicações isquêmicas. No contexto agudo, deve-se tentar passagem de sonda nasogástrica, que pode ocasionalmente reduzir o volvo. Embora um tanto controverso, pacientes sem sinais de infarto gástrico podem ser submetidos à tentativa de redução endoscópica. No final, o tratamento é a cirurgia de emergência, com o objetivo de reduzir o volvo e de impedir a recorrência, fixando o estômago dentro do abdome. Recomenda-se também reparo cirúrgico de defeitos diafragmáticos predisponentes, a fim de impedir sua recorrência.

Seguimento

Os pacientes com volvo gástrico agudo requerem admissão hospitalar e avaliação cirúrgica em razão de alta morbidade e mortalidade associada à condição.

CONCEITOS-CHAVE

Disfagia
- Disfagia pode ser causada por lesões obstrutivas (aneurisma de aorta), alterações da motilidade (acalasia) e doenças neuromusculares, que podem ser de causa vascular (p. ex., acidente vascular encefálico), imunológica (p. ex., esclerose múltipla [EM]), infecciosa (p. ex., botulismo) ou de natureza metabólica.
- A incidência de acalasia aumenta com a idade, apresentando-se insidiosamente com igual frequência para sólidos e líquidos.
- Disfasia pode ser a apresentação inicial da *miastenia gravis*.
- O tratamento é direcionado para a causa subjacente (p. ex., *miastenia gravis*, EM).
- Indica-se esofagograma com bário ou endoscopia ambulatorial para a maioria dos pacientes com disfagia.

Corpos estranhos
- As anormalidades estruturais do esôfago são fator de risco importante para obstrução por corpo estranho, por isso os pacientes que obtêm alívio dos sintomas devem ser encaminhados ao gastroenterologista para avaliação e acompanhamento.
- Indica-se intervenção emergencial (imediata) para bateria-botão, bolos alimentares que causam obstrução de alto grau e pacientes com sofrimento significativo.
- Indica-se intervenção urgente (< 24 horas e se possível < 12 horas) quando não há obstrução ou para as obstruções de baixo grau causadas por objetos pontiagudos, moedas alojadas na proximal do esôfago e bolos alimentares.

(Continua)

CONCEITOS-CHAVE (CONT.)

- Recomenda-se intervenção urgente para corpos estranhos gástricos maiores que 2,5 cm ou com mais que 5 cm de comprimento.
- A endoscopia flexível com sedação é a intervenção terapêutica preferida para remover a maioria dos corpos estranhos.

Perfuração Esofágica
- As causas iatrogênicas, como por endoscopia, são as causas mais comuns de perfurações esofágicas.
- O contraste solúvel em água deve ser usado para os estudos iniciais de diagnóstico por imagem.
- Admissão com antibióticos de amplo espectro (p. ex., vancomicina, 15 mg/kg e piperacilina, 3,375 g) e avaliação cirúrgica precoce devem ocorrer na maioria dos casos de perfuração esofágica.
- Pacientes estáveis com perfuração esofágica pequena, contida podem ser manejados de forma conservadora, mantendo o paciente em jejum VO, utilizando esquemas de antibióticos de amplo espectro, uso de nutrição parenteral e tendo cirurgião prontamente disponível.

Esofagite
- DRGE é um diagnóstico de exclusão nos pacientes que se apresentam com dor torácica. É fundamental primeiro excluir outros diagnósticos, como SCA.
- Tratamento empírico da DRGE com modificações do estilo de vida, bloqueadores de H_2 ou IBPs é apropriado, mas se não houver melhora com estas medidas, o paciente deve ser encaminhado a avaliação mais detalhada.
- Sucralfato (1 g, 4x/dia) é um adjunto útil no tratamento da DRGE e pode com usado com segurança nas gestantes
- A esofagite eosinofílica apresenta-se geralmente como disfagia a alimentos sólidos. Uma vez a impactação do alimento for descartada, um IBP deve ser iniciado e o paciente deve ser encaminhado ao gastroenterologista.
- Esofagite infecciosa ocorre principalmente nos pacientes imunocomprometidos e a causa específica pode ser identificada por endoscopia.
- Os pacientes com esofagite por pílula normalmente se apresentam com surgimento repentino de dor retroesternal e odinofagia ao ingerirem medicamentos sem água. Nesses casos, o diagnóstico pode ser feito clinicamente, apenas com o histórico.
- Medicamentos associados à esofagite por medicamento incluem doxiciclina, AAS, AINE e cloreto de potássio.

Gastrite e Úlcera Péptica
- Embora a gastrite não possa ser diagnosticada definitivamente com base apenas nas características clínicas, histórico clínico, com o uso recente de AINE ou ingestão de álcool na presença dos sintomas clássicos, respaldam o diagnóstico presuntivo de gastrite.
- A causa mais comum de gastrite é infecção por *H. pylori*.
- O tratamento de primeira linha da infecção por *H. pylori* é um IBP (p. ex., omeprazol, 20 mg, 2x/dia), amoxicilina (1g, 2x/dia) e claritromicina (500 mg, 2x/dia) por 14 dias.
- As complicações mais sérias da úlcera péptica incluem hemorragia, perfuração, fistulização e obstrução da saída gástrica.

Volvo Gástrico
- O volvo gástrico agudo apresenta-se frequentemente com a combinação de dor epigástrica intensa, distensão e vômitos seguido por violenta ânsia não produtiva.
- Volvo tem morbidade e mortalidade muito alta. A redução por sonda nasogástrica pode ser tentada no DE, mas no fim esses pacientes precisam de avaliação cirúrgica de emergência.

As referências para este capítulo podem ser encontradas on-line no website Expert Consult associado à obra.

CAPÍTULO 80
Alterações do Fígado e do Trato Biliar

Elizabeth J. Haines | *Leslie C. Oyama*

ALTERAÇÕES HEPÁTICAS

HEPATITE

A *hepatite* é um termo genérico referente à inflamação do fígado. Geralmente é consequência de infecção viral ou abuso de álcool. Entretanto, é importante recordarmos que pode ser causada por outras infecções (p. ex., bacterianas, fúngicas ou parasitárias) e outras exposições tóxicas (p. ex., químicos industriais, medicamentos prescritos, suplementos nutricionais), assim como por alterações imunológicas.

Hepatite Viral

Princípios Gerais

Muitos vírus estão associados a algum grau mensurável de inflamação hepática. Entretanto, os casos mais significativos e potencialmente graves de hepatite viral são causados pelo tipo A (infeccioso), tipo B (sérico), tipo C (pós-transfusão) e a virose delta. O vírus *Epstein-Barr*, agente causador da mononucleose, é também causa comum de hepatite, embora seja mais importante clinicamente por seus efeitos não hepáticos.

Hepatite A. O vírus da hepatite A (VHA) é um enterovírus de RNA do grupo picornavírus. É disseminado pela via fecal-oral, diretamente ou através de água ou produtos alimentícios contaminados. Transmissão por sangue é uma possibilidade teórica, mas é extremamente rara. VHA pode ocorrer esporadicamente, mas é notório por sua associação a epidemias geralmente vinculadas a surtos de fonte comum. A infecção pelo VHA é muldialmente comum; existem evidências sorológicas de infecção anterior em aproximadamente 100% da população adulta em algumas regiões. Nos Estados Unidos, cerca de 50% dos adultos moradores urbanos são soropositivos para o anticorpo do VHA.[1] Índices elevados de soropositividade associados a número relativamente pequeno de episódios relatados respaldam a noção de que muitos casos podem ser assintomáticos. A doença oculta parece ser mais comum nas crianças e 70% daqueles infectados podem ser assintomáticos.[1] Recomenda-se a vacinação de rotina nas crianças, o que tem contribuído para mudança acentuada nos novos casos relatados em adultos — especificamente, homens que fazem sexo com homens (HSH), usuários de drogas injetáveis (UDIs) e usuários de drogas não injetáveis (Fig. 80.1). O fator de risco mais comum para hepatite A em pessoas com mais de 15 anos de idade é viagem para fora dos Estados Unidos.

O período de incubação da hepatite A varia de 15 a 45 dias (normalmente 30 dias), com duração relativamente curta de viremia, que é mais proeminente antes do aparecimento dos sintomas. A excreção fecal e a infecciosidade máxima ocorrem antes do aparecimento da doença sintomática e geralmente diminuíram quando aparece a icterícia (Fig. 80.2). VHA não está associado ao estado de portador crônico.

Hepatite B. O vírus da hepatite B (VHB) está contido em uma estrutura de 42 nm denominada partícula de Dane. Dentro desse vírion envelopado encontramos DNA viral, DNA polimerase, antígeno de superfície do vírus da hepatite B (AgHBs), antígeno do núcleo do vírus da hepatite B (AgHBc). O antígeno "e" da hepatite B (AgHBe) é um antígeno imunologicamente diferente, não incorporado aos vírions; pelo contrário, ele é secretado pelas células no sangue de pacientes infectados. Em contraste ao VHA, para o qual existe apenas uma variedade antigênica, vários genótipos do VHB, conforme definido pelo antígeno de superfície, são reconhecidos. VHB é transmitido principalmente por exposição parenteral, mas também por contato íntimo. Os maiores índices de infecção estão entre os UDIs e os homens homossexuais. Transmissão por transfusão de sangue, anteriormente uma fonte comum de infecção, foi eliminada por causa das técnicas modernas de triagem nos bancos de sangue. Semelhante ao VHA, a incidência da hepatite B continua a diminuir (Fig. 80.3).

O AgHBs é detectado em várias secreções corporais incluindo saliva, sêmen, fezes, lágrimas, urina e secreções vaginais. Embora a presença do AgHBs não seja sinônimo de infecciosidade, o DNA do VHB é identificado em vários desses fluidos e é suscetível de ser infeccioso. O intervalo normal entre a exposição e o aparecimento da doença clínica é de 60 a 90 dias; no entanto, marcadores sorológicos de infecção geralmente aparecem dentro de 1 a 3 semanas (Fig. 80.4). Aproximadamente 10% dos adultos e 90% dos recém-nascidos infectados, com sistemas imunológicos imaturos tornar-se-ão portadores crônicos assintomáticos do AgHBs. Trabalhadores em saúde, que rotineiramente entram em contato com sangue, têm prevalência do AgHBs de 1% a 2% e 15% a 30% mostram evidência sorológica de infecção prévia. Entre os médicos emergencistas, registram-se índices de soropositividade de 12% e 15%. A probabilidade de tornar-se infectado cronicamente com o VHB varia inversamente à idade em que ocorre a infecção. Acredita-se que essa relação dependente da idade esteja relacionada com a capacidade protetora da microbiota do intestino, que é conhecida por aumentar com a idade.[2] VHB transmitido de mães AgHBs-positivas aos recém-nascidos, resulta na transmissão do VHB em até 90% dos lactentes, enquanto apenas 6% a 10% dos adultos infectados agudamente tornam-se portadores. Em geral, menos de 5% das infecções por hepatite B em adultos imunocompetentes, saudáveis progredirá para hepatite crônica.

Hepatite crônica geralmente é definida como a presença do AgHBs no soro por mais de 6 meses, nível sérico do DNA do VHB superior a 20.000 UI/mL (105 cópias/mL; frequentemente são vistos valores mais baixos na hepatite B crônica AgHBe-negativo), elevação persistente ou intermitente da alanina aminotransferase (ALT) e dos níveis de aspartato aminotransferase (AST) e biópsia hepática demonstrando hepatite crônica com necroinflamação moderada ou grave.

Hepatite C e E. O que historicamente foi denominado *hepatite não A, não B* é causado por, pelo menos, dois vírus de RNA diferentes, o vírus da hepatite C (VHC) e o vírus da hepatite E. Nos Estados Unidos, a infecção por hepatite C é atualmente a principal causa de cirrose. Antes da triagem generalizada do suprimento de sangue, hepatite C era comumente transmitida através de transfusões de sangue e transplante de órgãos. Com a implementação nos anos 1992 da triagem do doador de sangue para os marcadores substitutos (aminotransferases) e anticorpos da hepatite C e testes de amplificação do ácido nucleico, o risco de transmissão da hepatite C por transfusão de sangue foi reduzido a aproximadamente 1 em 1 milhão (0,0001%)/unidades de transfusão.[3] Os fatores de risco mais fortes para infecção pelo VHC são o histórico de UDI, ter tido 20 ou mais parceiros sexuais e ter sido submetido a transfusões de sangue, antes dos anos 1992. Entre os pacientes infectados com o vírus da imunodeficiência humana (HIV), a incidência de coinfecção por hepatite C é de 15% a 30%. Este índice abrange 50% a 90% daqueles que adquiriram HIV por meio dos UDI.[4] Os pacientes coinfectados com HIV e VHC geralmente têm curso mais agressivo de ambas as infecções. Em 40% a 57% dos casos de hepatite C, nenhuma fonte de infecção é identificada. O período de incubação da hepatite C é de 30 a 90 dias (média, 50 dias). Após este período, começa a fase aguda autolimitada. Esta fase é assintomática em até 70% dos indivíduos, persiste por até 12 semanas e raramente está associada à insuficiência hepática. Aproximadamente 90% das infecções pelo VHC progridem para hepatite crônica. Estudos de acompanhamento em longo prazo, durante período de aproximadamente 20 anos da soroconversão, indicaram que a doença hepática clínica se desenvolve em apenas 10% a 20% dos infectados.[4a] Nos Estados Unidos estima-se que 4,1 milhões de pessoas estão infectadas com VHC, e 3,2 milhões de pessoas têm infecção crônica por hepatite C. Diferente do VHA e do VHB, a incidência do VHC continua a aumentar (Fig. 80.5). A soroprevalência da hepatite C, nas pessoas nascidas entre 1945 e 1965 (*baby boomers*), apresentada ao departamento de emergência (DE) foi documentada em 11% ou uma em cada nove visitas de emergência, nesse grupo etário. Esta prevalência alarmante associada a baixa informação sobre a doença, em uma população com acesso limitado aos serviços de saúde, tem provocado uma pressão para o rastreio no DE.[5,6]

Hepatite D. O vírus da hepatite delta (VHD) foi descoberto em 1977, em amostras de fígado de pacientes com infecção crônica pelo VHB. É um vírus RNA defeituoso, que pode infectar apenas os pacientes produtores ativos do AgHBs, necessário para o revestimento viral. Nos Estados Unidos, a incidência de anticorpos do VHD é de 4% a 30% dos pacientes com infecção crônica pelo VHB.[7]

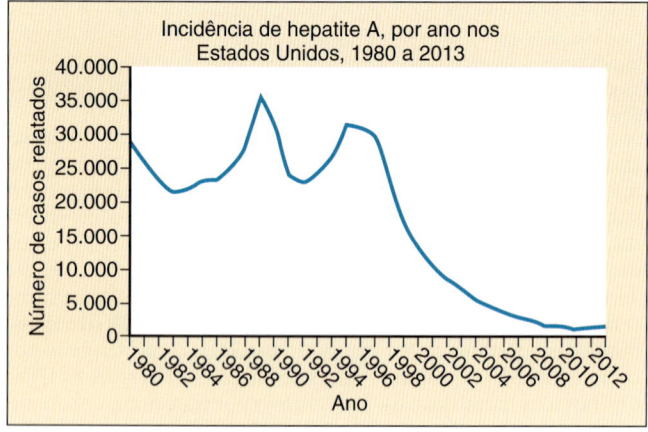

Fig. 80.1. Incidência de hepatite A.

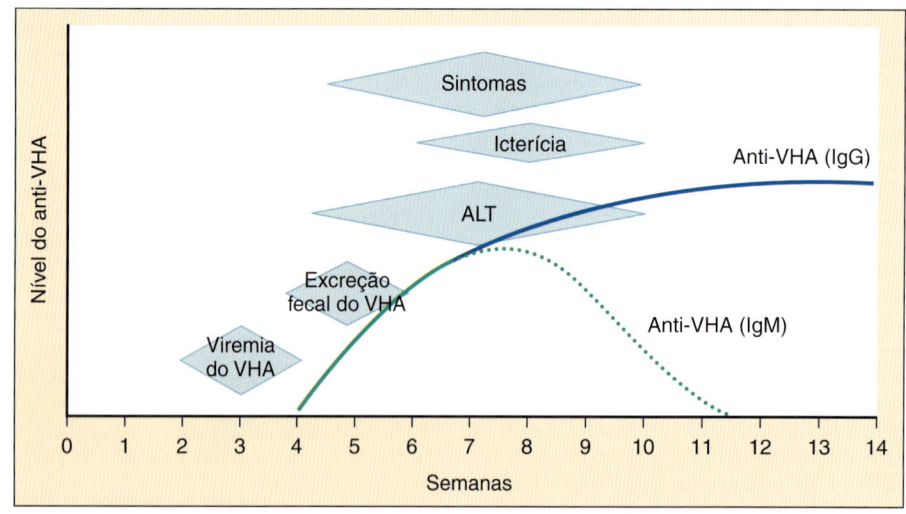

Fig. 80.2. Infecção aguda pelo vírus da hepatite A (VHA). *ALT*, alanina aminotransferase; *IgG*, imunoglobulina G; *IgM*, imunoglobulina M.

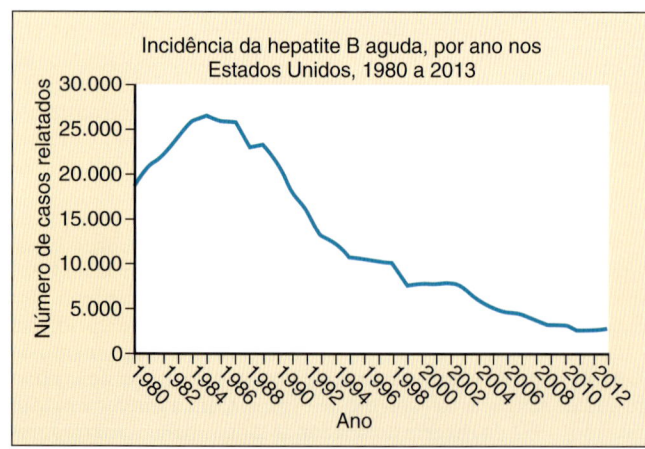

Fig. 80.3. Incidência de hepatite B.

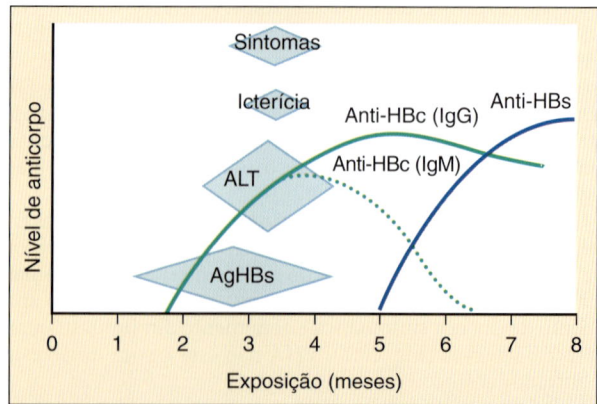

Fig. 80.4. Infecção aguda pelo vírus da hepatite B (VHB). *Anti*, anticorpo; *Ag*, antígeno; *ALT*, alanina aminotransferase; *HBc*, núcleo da hepatite B; *HBs*, superfície da hepatite B; *IgG*, imunoglobulina G; *IgM*, imunoglobulina M.

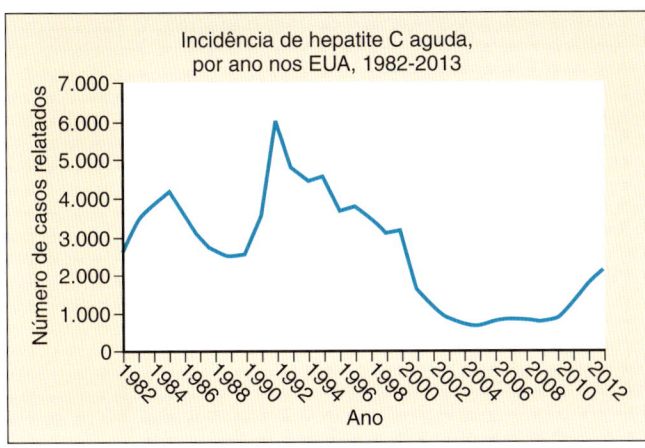

Fig. 80.5. Incidência de hepatite C.

Como consequência da habitual associação à infecção crônica pelo VHB, é provável que muitos casos de infecção pelo VHD sejam diagnosticados como hepatite B aguda ou reativada.

O VHD é disseminado de forma semelhante ao da hepatite B, sendo mais comum entre os UDIs, homossexuais do sexo masculino, promíscuos e pacientes com hemofilia. A infecção pelo VHD pode ocorrer concomitantemente ao VHB (coinfecção) ou subsequente à infecção pelo VHB (superinfecção), porque o VHD não pode replicar-se na ausência do VHB. Os casos de superinfecção podem apresentar-se desde doença aguda, autolimitada até hepatite fulminante ou infecção crônica. Hepatite fulminante é observada mais frequentemente como coinfecção VHB-VHD do que como monoinfecção pelo VHB.

Hepatites E e G. A hepatite E, associada à transmissão fecal-oral, é encontrada mais frequentemente na Ásia, na África e na Rússia e tem período de incubação de 15 a 60 dias.

O vírus da hepatite G (VHG), também chamado vírus da hepatite GB, tipo C, é a causa de hepatite viral identificada mais recentemente. É um vírus RNA transmitido por transfusão de sangue, exposição parenteral aos derivados de sangue e, possivelmente, durante contato sexual. O vírus foi identificado em pacientes com hepatite aguda e crônica. Acredita-se que seja observador passivo, com manifestações da doença atribuíveis à coinfecção por outro vírus de hepatite.

Características Clínicas

A apresentação clínica da hepatite viral é altamente variável, com número significativo de infectados assintomáticos. Os sinais e sintomas mais comuns são mal-estar, febre e anorexia, seguidos por náusea, vômito, desconforto abdominal e diarreia. O primeiro sinal de busca a cuidado médico normalmente é a icterícia. Pequeno número de pacientes com hepatite B pode apresentar pródromo, caracterizado por artralgia, artrite e dermatite. O envolvimento articular normalmente é poliarticular; as articulações menores das mãos e pulsos geralmente estão afetadas. O fluido articular geralmente não é inflamatório, com contagem celular acima de 90.000/mm.[3] A dermatite característica é a urticária, mas pode ser macular, papular ou petequial.

A hepatite fulminante é caracterizada por aparecimento agudo, que progride para insuficiência hepática e encefalopatia por um período caracterizado por alteração mental e sangramento mucoso espontâneo. Embora mais frequentemente encontrada como coinfecção ao VHB e o VHD, hepatite fulminante pode ocorrer associada a todos os vírus causadores (1% a 2% dos casos).

Achados físicos incluem temperatura elevada, icterícia escleral ou cutânea e sensibilidade abdominal. Pode haver vômito, resultando em taquicardia e hipotensão supina ou ortostática. Pode ocorrer hepatomegalia, caracterizada por superfície hepática lisa, homogênea e macia. Mesmo que o aumento do fígado não seja notado, pode haver sensibilidade à percussão sobre as costelas inferiores direitas. A icterícia escleral geralmente é perceptível antes da descoloração cutânea. A esclera turva, encontrada comumente entre os pacientes afro-americanos, pode obscurecer ou confundir esse achado; a superfície sublingual ou subungueal são locais alternativos para exame. A icterícia escleral geralmente ocorre quando o nível de bilirrubina sérica está acima de 2,5 mg/dL. Aranhas vasculares e a esplenomegalia, embora normalmente associadas à cirrose, podem ser características nas apresentações agudas. Fezes cinza ou amarelada são raras.

Diagnóstico Diferencial

A natureza inconstante dos sinais e sintomas associados à hepatite viral torna o diagnóstico diferencial desta doença bastante amplo. Além de uma variedade de enfermidades virais não hepáticas, todas as causas infecciosas, químicas e imunológicas da inflamação hepática devem ser consideradas, além de doença do trato biliar. Causa viral muitas vezes é sugerida pelo histórico médico, porém testes sorológicos são necessários para a confirmação. Hepatite alcoólica está associada ao histórico de consumo crônico ou excessivo de álcool, elevação menos acentuada dos níveis de transaminase hepática e os níveis de AST elevados acima dos da ALT. Obstrução extra-hepática, colecistite e colelitíase são excluídas por falta de associação à significativa elevação dos níveis de aminotransferase; o ultrassom abdominal ou a tomografia computadorizada (TC) pode ser necessária para exclusão de outras doenças.

Exame Diagnóstico

Testes laboratoriais são fundamentalmente importantes no diagnóstico da hepatite e determinação da causa específica. Os testes mais importantes são as medições dos níveis de aminotransferase e bilirrubina hepática. Normalmente, a hepatite está associada às elevações (10 a 100 vezes) dos níveis de AST e ALT séricos, com o nível de ALT geralmente acima do AST. O nível de bilirrubina pode estar moderadamente aumentado (5 a 10 mg/dL) e ocasionalmente acentuadamente elevado (15 a 25 mg/dL). Hiperbilirrubinemia normalmente surge vários dias a uma semana ou mais após o aparecimento dos sintomas clínicos. Os níveis diretos e indiretos de bilirrubina são elevados em proporções quase iguais. Níveis de fosfatase alcalina e lactato desidrogenase podem estar elevados, mas raramente estão 2 a 3 vezes acima do normal.

O tempo de protrombina (TP) ou a razão normalizada internacional (RNI) são úteis na avaliação hepática do grau de disfunção de síntese. Elevação do TP ou da RNI pode ser o primeiro indício de curso complicado. A contagem de leucócitos geralmente não é importante no diagnóstico, porque os valores variam de baixa contagem total, com predominância linfocítica, a acentuada leucocitose polimorfonuclear. Embora a determinação da causa exata da hepatite possa raramente ser alcançada no DE, testes sorológicos devem ser iniciados logo que possível (Tabela 80.1), porque eles afetam o prognóstico e as questões de saúde pública.

A hepatite A aguda é diagnosticada pela presença de anticorpos, imunoglobulina M (IgM), ao VHA, enquanto a infecção precedente é determinada pela detecção de anticorpo IgG. Hepatite B aguda é caracterizada pela presença de AgHBs e anticorpo IgM para AgHBc. Apenas o AgHBs não estabelece o diagnóstico da hepatite B aguda, porque ele pode estar ausente até decurso tardio da doença aguda ou cronicamente presente. Anticorpo anti-HBc geralmente é o melhor indicador de infecção anterior pelo VHB, enquanto o anticorpo anti-HBs é o melhor marcador para imunidade ao VHB. As Figuras 80.2 e 80.4 mostram relações temporais entre a infecção, os sintomas clínicos e as respostas sorológicas para as duas causas mais comuns da hepatite viral, VHA e VHB.

Devido ao período prolongado de incubação, o diagnóstico precoce da hepatite C é embasado no histórico de exposição e na eliminação de outras causas. A triagem é feita pela detecção sorológica dos anticorpos da hepatite C. A confirmação por análise da reação em cadeia da polimerase (PCR), que detecte o RNA do VHC facilita o diagnóstico definitivo. Pode haver atraso entre o

TABELA 80.1
Marcadores Sorológicos da Hepatite

MARCADOR SOROLÓGICO	ABREVIAÇÃO	INTERPRETAÇÃO
Anticorpo contra VHA	Anti-VHA	A combinação do anticorpo IgG e do IgM definem a infecção pelo VHA, aguda ou anterior
Anticorpo IgM do VHA	Anti-VHA IgM	Anticorpo contra o VHA, indicando infecção aguda
Antígeno de superfície da hepatite B	AgHBs	Antígeno de superfície associado à infecção aguda ou crônica pelo VHB
Antígeno 'e' da hepatite B	AgHBe	Antígeno associado a infecção aguda, aguda ou crônica e indicativo de alta infectividade
Anticorpo contra o antígeno de superfície da hepatite B	Anti-HBs	Anticorpo indicativo de infecção aguda ou anterior ou imunização
Anticorpo contra o antígeno do núcleo da hepatite B	AgHBc	Combinação dos anticorpos IgG e IgM definem infecção pelo VHB, aguda ou anterior
Anticorpo IgM contra o antígeno do núcleo da hepatite B	Anti-HBc-IgM	Anticorpo contra o antígeno do núcleo da hepatite B, indicando infecção aguda pelo VHB
Anticorpo contra o antígeno 'e' da hepatite B	Anti-HBe	Anticorpo contra o antígeno 'e', possível representação da resolução da infecção pelo VHB e diminuição da infectividade
Anticorpo contra o VHD	Anti-VHD	Anticorpo definindo infecção pelo VHD; AgHBs deve estar presente
Anticorpo contra o VHC	Anti-VHC	Novo anticorpo que define infecção pelo VHC, aguda ou anterior

VHA, vírus da hepatite A; *VHB*, vírus da hepatite B; *VHC*, vírus da hepatite C; *VHD*, vírus da hepatite delta; *IgG*, imunoglobulina G; *IgM*, imunoglobulina M.

aparecimento dos sintomas e o desenvolvimento do anticorpo para analisar. Além disso, o teste de anticorpos do VHC não difere a infecção aguda da crônica. Repetição do teste PCR em 6 meses pode definir a hepatite aguda em relação à crônica. Os níveis variáveis, baixos de RNA do VHC sugerem infecção aguda, enquanto níveis não variáveis, mais elevados do RNA do VHC são mais consistentes com a infecção crônica por hepatite C. Ainda, a presença de fibrose hepática avaliada pela análise histológica (biópsia) ou teste sérico não invasivo ou ultrassom, pode estabelecer se há presença de estado crônico.

Em decorrência da coinfectividade, o diagnóstico da infecção pelo VHD com teste sorológico para anticorpo do VHD (anti-VHD) requer abordagem completa, porque o teste pode facilmente estar errado por causa de infecção aguda ou crônica pelo VHB. A presença do anti-VHD em conjunto com o anticorpo IgM para o AgHBc sugere coinfecção com VHD e VHB. Anti-VHD associado ao anticorpo IgG para o AgHBc respalda o diagnóstico de superinfecção.

Tratamento

A maioria dos pacientes com hepatite viral tem doença autolimitada, com resolução sintomática e histológica em 2 a 4 semanas. O tratamento no DE é principalmente sintomático. Frequentemente é necessária a correção do desequilíbrio hidroeletrolítico, secundário a má ingestão oral, diarreia excessiva ou vômito. Os antieméticos podem permitir a retomada de ingestão adequada e evitar a necessidade de hospitalização. No paciente anoréxico ou nauseado, a ingestão de fluido deve ser incentivada, evitando os sólidos até que sejam palatáveis. Os medicamentos que requeiram metabolismo hepático não necessitam interrupção, nem ajuste da dosagem, a menos que haja disfunção hepática significativa, como indicado pelos níveis séricos elevados de aminotransferase e de bilirrubina, encefalopatia, ou aumento do TP ou da RNI. Os medicamentos não essenciais, com potencial hepatotoxidade devem ser evitados. Consumo de álcool deve ser completamente interrompido até que os sinais da lesão hepática tenham desaparecido. Pela falta de evidência, não recomendamos o uso dos corticosteroides no tratamento da hepatite.

As complicações da hepatite aguda geralmente estão relacionadas com o desequilíbrio hidroeletrolítico como resultado de ingestão inadequada ou êmese refratária. Vômitos graves podem resultar em sangramento gastrintestinal (GI) alto a partir de lesões esofágicas. A complicação mais grave da doença aguda é o desenvolvimento de insuficiência hepática, anunciada pela encefalopatia hepática.

Embora a hepatite A seja autolimitada e não progrida ao estado crônico, o isolamento, a lavagem das mãos e a atenção com as práticas de higiene devem ser realizadas para prevenção de disseminação da infecção. Os pacientes são transmissores durante o período de incubação e assim permanecem até uma semana após o aparecimento da icterícia.

Prevenção e Tratamento Pós-exposição. A profilaxia efetiva pré e pós-exposição ao VHA e VHB está disponível há mais de duas décadas. A imunização passiva com imunoglobina desempenha um papel na prevenção geral da doença e deve ser usada para tratamento dos indivíduos não imunizados, expostos ao VHB. Para ser eficaz na profilaxia, a imunoglobina sérica deve ser administrada dentro de 2 semanas da exposição. Entretanto, por causa do custo, da natureza autolimitada da doença e dos riscos de transmissão inerentes das fontes de imunoglobulina da hepatite A derivadas de sangue, seu uso é reservado aos indivíduos sem imunidade, que estão em risco maior de exposição à hepatite A ou àqueles alérgicos à vacina da hepatite A.

Os trabalhadores em cuidados emergenciais de saúde estão em risco maior de exposição a todos os tipos de hepatite por causa do contato frequente com fluidos corporais, sangue e interação com pacientes de alto risco. Historicamente, o índice de soropositividade entre as enfermeiras de DE é de 30%, e de 12% a 15% entre os médicos. Marcadores para hepatite C foram identificados em 18% dos pacientes, em DE de uma cidade do interior; desconhece-se o potencial risco à saúde associado para a equipe.

Todas as pessoas do DE envolvidas no trato de pacientes ou nos cuidados devem ser vacinadas para o VHA e o VHB antes ou logo após o começo do emprego. As vacinas são altamente eficazes e estão associadas à toxicidade mínima, aguda ou tardia. A série completa de três injeções da vacina – no deltoide para reação imunológica ideal – produz anticorpos protetores em aproximadamente 95% das pessoas. A imunoglobulina da hepatite A (HBIG) é recomendada para a imunização passiva imediata daqueles não imunizados anteriormente, expostos a material potencialmente infectado. A imunoglobulina diminui o risco de infecção pelo VHB em 75%. As pessoas não vacinadas expostas devem receber HBIG, 0,06 mL/kg intramuscular (IM), além da vacina contra o VHB. A Figura 80.6 descreve abordagem

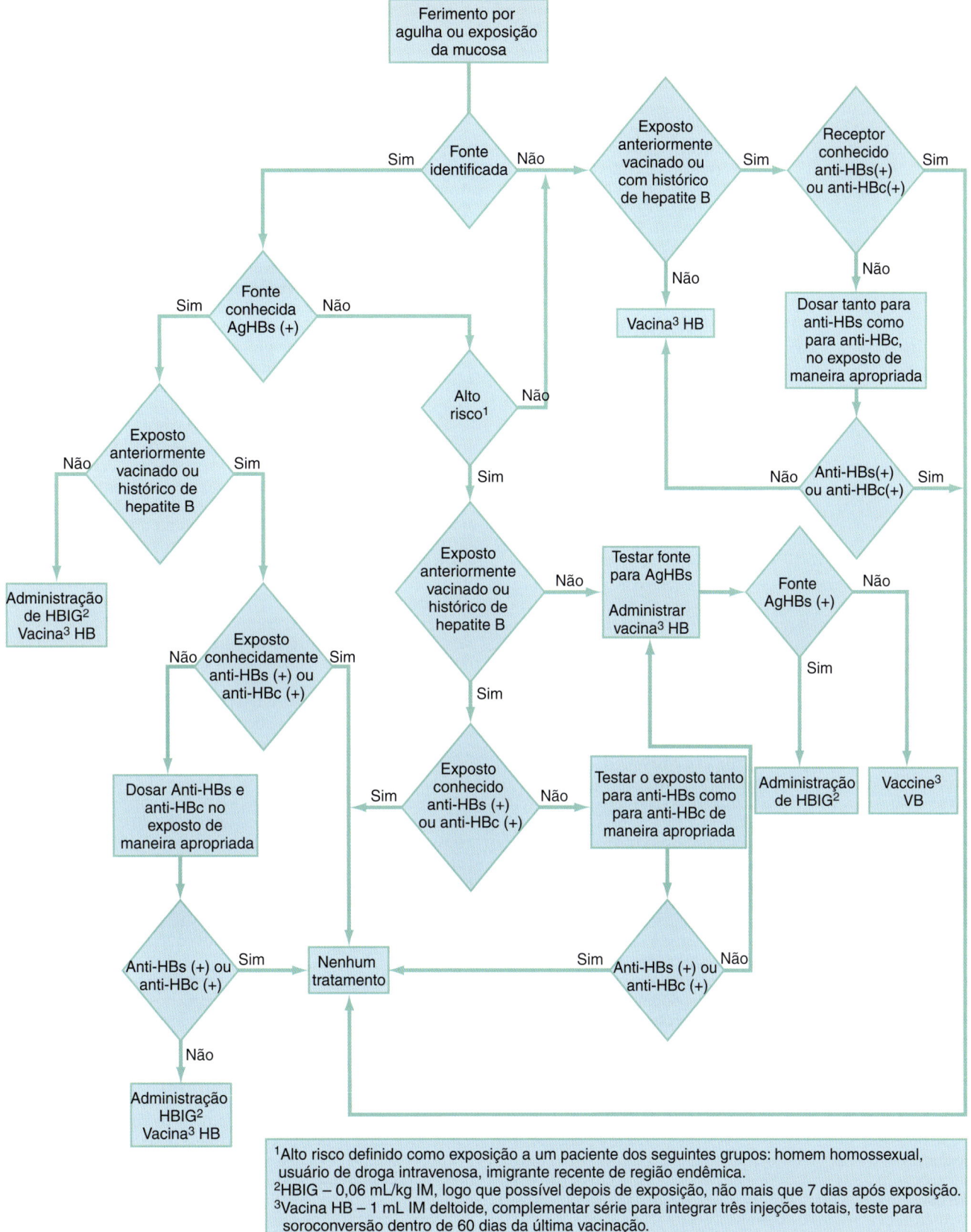

Fig. 80.6. Tratamento dos trabalhadores em cuidado de saúde expostos a sangue ou outras secreções infectadas. *HB*, hepatite B; *HBIG*, imunoglobulina HB; *Anti-HBc*, anticorpo do núcleo da hepatite B; Anti-HBs, anticorpo de superfície da hepatite B; *AgHBs*, antígeno de superfície da hepatite B; *IM*, intramuscular.

de tratamento dos trabalhadores em cuidados de saúde expostos a sangue ou a secreções potencialmente infectadas. Uma vacina segura e eficaz contra o VHA está disponível; entretanto, os trabalhadores em cuidados de saúde não estão atualmente na lista para imunização de rotina recomendada.

O risco do soroconversão após exposição percutânea a fonte positiva para o VHC é de aproximadamente 1,8%. Apesar do risco teórico de exposição ao VHC por sangue entre os trabalhadores de cuidado em saúde (TCSs), a prevalência da infecção pelo VHC nesse grupo é aproximadamente a mesma da população em geral. Nenhuma vacina eficaz para o VHC está disponível atualmente. Pensava-se que o uso do peginterferon alfa-2b podia diminuir a soroconversão nos trabalhadores de saúde expostos ao sangue de indivíduos infectados pelo VHC. No entanto, índices de transmissão baixos, associados a nenhum benefício adicional aos trabalhadores de saúde, tratados profilaticamente em relação aos não tratados, resultaram em não haver regime profilático pré-exposição ou pós-exposição aceito para o VHC. O sucesso recente no uso de agentes antivirais direcionados (p. ex., simeprevir, sofosbuvir, ledipasvir), permitiu que muitos considerassem um papel futuro desses agentes na profilaxia pós-exposição.[8] As precauções universais – uso de luvas, máscaras, óculos de proteção e vestuário – constituem o primeiro e melhor meio de defesa para pessoas que trabalham em proximidade a fluidos corporais potencialmente infectados.

Segmento

A hospitalização raramente é necessária para o tratamento da hepatite viral e, em geral, é reservada para o paciente com desequilíbrio hidroeletrolítico ou vômitos refratários. Pacientes com doença menos grave podem requerer hospitalização por problemas médicos concomitantes ou se houver problemas de ordem social. Alteração do nível de consciência, TP maior do que 5 segundos, ou RNI superior a 1,5, podem sugerir doença fulminante ou maior probabilidade de curso complicado, necessitando hospitalização para observação. O surgimento da doença fulminante deve fazer considerar a transferência para uma unidade que possa oferecer transplante hepático.

O tratamento da hepatite C crônica é uma área de medicina que evolui rapidamente. A terapia atual envolve regimes com antivirais de ação direta (AAD), específicos para o genótipo, com o uso de nucleosídeos inibidores da polimerase (p. ex., simeprevir, sofosbuvir, ledipasvir). O objetivo final é resposta virológica sustentada (RVS) definida como ausência do RNA do VHC por exame PCR, 3 a 6 meses depois do término do tratamento. Pesquisa em andamento investiga quais pacientes requerem combinação de AADs, com ou sem adição de ribavirina e/ou interferon.[9,10] Os regimes de tratamento levam em consideração vários fatores do paciente, incluindo aqueles ainda não expostos ao tratamento, recidiva anterior, resposta anterior parcial ou nula (declínio quantificado da carga viral em 4 semanas) e histórico de falha do inibidor de protease.[11] Todas as propostas curativas orais que utilizam dois inibidores de nucleosídeos para tratar o genótipo 1 possuem índice de resposta virológica sustentada que se aproxima de 99%, após 12 semanas de tratamento.[12] Recomenda-se encaminhamento ao especialista em doenças hepáticas para genotipagem viral, início do tratamento e controle contínuo.

A ansiedade sobre a transmissividade da doença pode afetar o seguimento. Os pacientes com possível infecção pelo VHA devem ser aconselhados a praticar higiene pessoal meticulosa, não compartilharem artigos de higiene pessoal e garantir a limpeza completa de utensílios e artigos de cozinha. Nos pacientes com suspeita de infecção pelo VHB ou pelo VHD, o risco relativamente baixo de transmissão por contato íntimo ou exposição parenteral deve ser enfatizado.

A hepatite viral é uma doença que requer notificação ao departamento de saúde local. A imunoprofilaxia deve ser fornecida aos membros da família do paciente e contatos pessoais próximos (se não imunizados anteriormente) aguardando determinação sorológica (Fig. 80.4; Tabela 80.2). Pacientes com infecção pelo VHA que processam ou manipulam alimentos não devem retornar ao trabalho enquanto estiverem potencialmente infectados. Embora a infectividade seja muito menor quando aparece a icterícia, é melhor prorrogar o retorno ao trabalho até que a icterícia tenha desaparecido totalmente.

Hepatite Alcoólica

Princípios Gerais

A doença hepática relacionada com o álcool representa pouco menos de 1% da mortalidade mundial.[13] O álcool e seus metabólitos são tóxicos para a maioria dos sistemas do organismo e amplamente eliminados pela degradação metabólica no fígado; até 15% de álcool é excretado inalterado na urina ou pelo ar expirado. A patogênese exata da doença hepática alcoólica é desconhecida e provavelmente multifatorial. Os fatores causais prováveis incluem desnutrição coexistente, acúmulo de metabólitos tóxicos (p. ex., acetaldeído), depleção de glutationa, metabolismo anormal da metionina, produção excessiva de nicotinamida adenina dinucleotídeo (NADH), indução de enzimas microssomais como resultado do metabolismo do álcool, e alteração da função imune.[14]

Embora a suscetibilidade ao dano no fígado varie com base na heterogeneidade genética, reconhece-se correlação aproximada entre a quantidade de etanol ingerida e o risco de desenvolvimento de doença hepática. O risco de lesão hepática aumenta à medida que o consumo diário excede 80 g de etanol, nos homens e 20 g, nas mulheres. Para os homens, isso equivale a seis latas de cerveja, quatro a seis copos de vinho ou três a quatro batidas, diariamente. A infiltração de gordura parece depender da duração e da quantidade de álcool consumida e, em geral, é reversível quando o paciente deixa de beber.

A doença hepática mais comum induzida pelo álcool é a esteatose. A infiltração gordurosa do fígado é provavelmente consequência do metabolismo alterado de ácido graxo, resultante da proporção diminuída de $NAD^+/NADH$, o que favorece a produção de triglicérides. Além do aumento do fígado, que geralmente é indolor, tendendo a ser um processo benigno.

À medida que a doença hepática relacionada com o álcool progride além da esteatose, pode ocorrer fibrose, cirrose e, por fim, carcinoma hepatocelular (Fig. 80.7). Em mais de 90% daqueles que consomem álcool regularmente, a esteatose pode ser vista no início da segunda semana. Dentro de 5 anos, 8% a 20% das pessoas com esteatose do fígado progridem para cirrose. As comorbidades que contribuem à progressão da doença incluem hepatite viral, HIV e hemocromatose. Aproximadamente 3% a 10% dos alcoólatras crônicos desenvolverão carcinoma hepatocelular.

Características Clínicas

A hepatite alcoólica é uma forma potencialmente grave de doença hepática induzida pelo álcool. A maioria dos casos provavelmente é subclínica, mas o espectro de apresentação pode variar desde náuseas, vômitos e dor abdominal até insuficiência hepática aguda. Os achados do exame físico incluem taquicardia, febre e hipotensão postural ou ortostática. A dor à palpação abdominal geralmente pode estar presente, especialmente no quadrante superior direito. A infiltração gordurosa coexistente pode produzir hepatomegalia palpável; a cirrose por doença crônica pode resultar em fígado pequeno, não palpável. Os sinais físicos característicos da cirrose podem estar presentes – ginecomastia, aranhas vasculares, perda muscular, ascite e eritema palmar. A icterícia pode ser notada em pacientes com nível de bilirrubina de pelo menos 2,5 mg/dL. À medida que a doença avança, podem estar presentes edema periférico, distensão abdominal, hematêmese e melena. Pacientes com sinais clínicos de hepatite alcoólica devem ser avaliados quanto aos sintomas de gastrite e sangramento GI.

Diagnóstico Diferencial

O diagnóstico diferencial da hepatite alcoólica é abrangente e inclui muitas outras doenças GI associadas ao álcool (p. ex.,

TABELA 80.2

Profilaxia Pós-Exposição à Hepatite

NATUREZA DA EXPOSIÇÃO	TRATAMENTO RECOMENDADO
HEPATITE A	
Contato pessoal próximo	IGS, 0,02 mL/kg IM
Centro de cuidado diário • Empregado • Participante	 IGS, 0,02 mL/kg IM IGS, 0,02 mL/kg IM
Contato escolar	Nenhum
Contato hospitalar	Nenhum
Contato no local de trabalho	Nenhum
Origem alimentar • Dentro de 2 semanas da exposição • Após 2 semanas da exposição	 IGS, 0,02 mL/kg IM Nenhum
Depois da ocorrência de surto por fonte comum	Nenhum

EXPOSIÇÃO INDIVIDUAL

NATUREZA DA EXPOSIÇÃO	FONTE	NÃO VACINADO	VACINADO[a]
HEPATITE B			
Percutânea ou mucosa	AgHBs (+)	1. HBIG x 1 2. Nova dose da vacina da hepatite B	Teste da pessoa exposta para anti-HBs; se o nível estiver adequado, nenhum tratamento Se o nível de anti-HBs for inadequado: 1. HBIG x 1 2. Iniciar série de vacinação contra a hepatite B
	AgHBs (−) Fonte desconhecida	1. Iniciar série de vacinação contra a hepatite B 1. HBIG x 1	Nenhum tratamento Teste da pessoa exposta para anti-HBs; se o nível estiver adequado, nenhum tratamento Se o nível de anti-HBs estiver inadequado: 1. HBIG x 1
	(Tratar como se AgHBs [+])	2. Iniciar série de vacinação contra a hepatite B	2. Nova dose da vacinação contra a hepatite B
Intimidade sexual	AgHBs (+)	1. HBIG x 1 2. Iniciar séries de vacinação contra a hepatite B	Teste da pessoa exposta para anti-HBs, se o nível estiver adequado, nenhum tratamento Se nível de anti-HBs estiver inadequado: 1. HBIG x 1 2. Nova dose de vacinação contra a hepatite B
HEPATITE C			
Benefício desconhecido da profilaxia; IGS, 0,06 mL/kg IM pode ser considerado para exposições parenterais nos pacientes com evidência de hepatite viral e resultados negativos dos testes sorológicos.			
HEPATITE DELTA			
Mesmo da hepatite B			

HBIG, imunoglobulina da hepatite B; *AgHBs*, antígeno de superfície da hepatite B; *IM*, intramuscular; *IGS*, imunoglobulina sérica.
[a] A dose recombinante da vacina HB vem em três formulações – pediátrica, adulta e para aqueles em hemodiálise. A formulação adulta (sem conservante) vem em concentração de 10 μg/mL. A dose é 1 mL para adultos. Cada dose de 1 mL contém 10 μg do antígeno de superfície da hepatite B.
Adaptado de Protection against viral hepatitis. Recommendations of the Immunization Practices Advisory Committee (ACIP). MMWR Recomm Rep 39(RR-2):1–26, 1990; and U.S. Public Health Service: Guidelines for the management of occupational exposures to HBV, HCV and HIV: recommendations for postexposure prophylaxis. MMWR Recomm Rep 50(RR-11):1–42, 2001.

---

gastropancreatite). Inicialmente, todos os potenciais distúrbios causadores devem ser considerados; no entanto, o histórico clínico e o perfil da aminotransferase devem facilitar um diagnóstico preciso. A ligeira elevação do nível de aminotransferase e a elevação acentuada do nível de bilirrubina são consistentes com a hepatite alcoólica; o ultrassom a diferenciará da obstruçãodo ducto comum. O sangue deve ser enviado para testes de IgM anti-VHA e IgM de anticorpos do núcleo do vírus hepatite B (Anti-HBc), mas os resultados geralmente não estão disponíveis para estabelecer esses diagnósticos no DE.

Exame Diagnóstico

Testes laboratoriais revelam elevações moderadas dos níveis de AST e ALT. Valores excedentes a 10 vezes o normal são incomuns, mesmo nos casos graves associados a eventual insuficiência hepática. Comparado com a hepatite viral, espera-se relativa predominância de AST em relação à ALT. O nível de bilirrubina geralmente está elevado, e a contagem de glóbulos vermelhos geralmente alta, variando de 10.000 a 20.000/ mm^3. O TP e a RNI fornecem avaliação aproximada da disfunção hepática. TP significativamente alargado ou

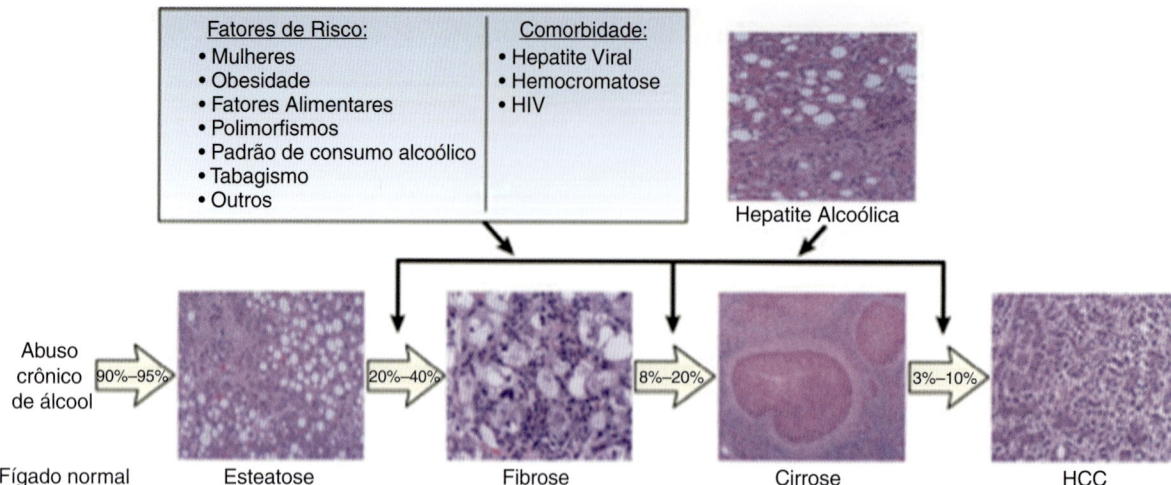

Fig. 80.7. Progressão de doença hepática relacionada com álcool. *HCC*, hepatocarcinoma.

valor elevado de RNI em paciente em que não se suspeita de cirrose crônica sugere um curso complicado. Podem ocorrer distúrbios eletrolíticos ou ácido-base com vômitos excessivos ou cetoacidose alcoólica.

Tratamento

O tratamento da hepatite alcoólica é principalmente de suporte. Os desequilíbrios hidroeletrolíticos devem ser corrigidos, geralmente requerem reposição parenteral de fluido; antieméticos podem diminuir a necessidade de tratamento IV. O álcool pode suprir a gliconeogênese, causando hipoglicemia. O nível de glicose no sangue deve ser medido e complementado, como indicado. Muitos etilistas estão desnutridos e, se houver suspeita de deficiência de tiamina, esta deve ser administrada na dose de 100 mg IV. A perda de magnésio induzida pelo etanol pode não ser aparente na medição de magnésio sérico e a reposição deve ser empírica, a menos que o paciente tenha contraindicação, como insuficiência renal ou hipermagnesemia conhecida. O magnésio pode ser administrado como sulfato numa dose de 1 g IV ou IM ou como óxido, cloreto ou aminoácidos conjugados, para terapia de reposição oral em dose diária de 200 a 1.000 mg.

O estado nutricional geral do paciente deve ser abordado com administração de dieta de alto teor calórico e suplementos vitamínicos. A quantidade de proteínas pode exigir restrição se existirem evidências de cirrose e encefalopatia incipiente. A gastrite coexistente deve ser tratada com antagonistas da histamina H_2, inibidores da bomba de prótons e antiácidos. O sangramento varicoso está associado a índice de mortalidade de 65% em 5 anos; os sangramentos agudos requerem intervenção farmacológica que diminua o fluxo sanguíneo portal, como octreotide (bólus de 50 μg seguido de 25 a 50 μg/h), somatostatina (bólus de 250 μg e infusão de 250 μg/h) ou vasopressina (bólus de 0,4 unidades seguidos de 0,4 a 1 unidade/minuto de infusão contínua).[15] Não deve ser adiada a identificação da fonte de sangramento. As varizes que continuam a sangrar exigirão tamponamento com balão. Se ocorrer novo sangramento, as opções de tratamento incluem ligação endoscópica das varizes, escleroterapia varicosa endoscópica, desvio portossistêmico intra-hepático transjugular (TIPS) ou desvio cirúrgico.

A American Association for the Study of Liver Disease (AASLD) recomenda que o tratamento seja embasado na avaliação da gravidade da doença. Existem várias escalas de gravidade. A mais amplamente usada é a pontuação da função discriminante de *Maddrey* (MDF) com base na coagulação e nos níveis de bilirrubina. A hepatite alcoólica grave é indicada pela pontuação MDF superior a 32. Na ausência de sangramento GI, síndrome hepatorrenal ou septicemia, a AASLD recomenda o início de corticosteroide (prednisolona oral, 40 mg por dia ou metilprednisolona parenteral, 32 mg por dia) para aqueles com hepatite alcoólica e pontuação MDF superior a 32.[15] A pentoxifilina, inibidora de citocinas, como inibidor do fator de necrose tumoral alfa, tem demonstrado proporcionar pouco benefício em relação ao placebo e pode ser usada no tratamento daqueles com contraindicações aos corticosteroides.[16] Comparado com os corticosteroides para tratamento da hepatite alcoólica, a pentoxifilina não demonstra melhor sobrevida de 28 dias.

Seguimento

A disposição é determinada pelo estado clínico do paciente – grau do distúrbio hidroeletrolítico, capacidade de reter o ingerido oralmente, quaisquer doenças ou complicações coexistentes e circunstâncias socioeconômicas. A hospitalização geralmente não é necessária. Todos os pacientes devem ser aconselhados a absterem-se de mais ingestão de álcool e devem ser encaminhados para desintoxicação ou tratamento de dependência alcoólica.

CIRROSE

Princípios Gerais

A *cirrose* é um termo genérico para a fase final da doença hepática crônica, caracterizada pela destruição dos hepatócitos e substituição da arquitetura hepática normal por tecido fibrótico e nódulos regenerativos. A cirrose de *Laennec* é um processo difuso que envolve todo o lobo e 10% a 20% dos alcoólatras crônicos desenvolvem esse transtorno. A cirrose pós-necrótica geralmente não é homogênea, caracterizada por regiões de fibrose e perda de hepatócitos alternadas com áreas normais. Na maioria das vezes é consequência de hepatite crônica por várias causas – infecciosa (viral, bacteriana, fúngica), induzida por medicamento ou metabólica. A cirrose biliar é muito menos comum e é consequência da obstrução biliar extra-hepática crônica ou principal alteração da inflamação e fibrose do ducto intra-hepático autoimune. A doença hepática gordurosa não alcoólica tornou-se causa cada vez mais reconhecida da cirrose criptogênica. Esta doença ainda pouco compreendida, com características semelhantes às da cirrose de *Laennec*, é mais comum em pacientes obesos e naqueles portadores de diabetes melito tipo 2.

Características Clínicas

As manifestações clínicas da cirrose estão relacionadas com a perda de hepatócitos, que causa disfunção metabólica e de síntese, ou à fibrose e arquitetura hepática alterada, resultando no fluxo sanguíneo da veia porta debilitado e hipertensão portal. Normalmente, o paciente com cirrose queixa-se de fadiga crônica e falta de apetite. Com exceção daqueles com cirrose biliar, muitos pacientes com cirrose podem ser assintomáticos até que se desenvolvam complicações, como sangramento GI, ascite ou encefalopatia hepática. Pacientes com cirrose biliar geralmente se queixam de prurido ou apresentam icterícia evidente antes da cirrose terminal ou desenvolvimento de complicações. A cirrose biliar primária pode estar associada a outros distúrbios imunomediados; esses pacientes podem ter sinais e sintomas característicos de esclerodermia ou da síndrome de CREST (*c*alcinose cutânea, fenômeno de *R*aynaud, desordem de motilidade *e*sofágica, *e*sclerodactilia e *t*elangiectasia).

O exame físico pode revelar perda muscular, adelgaçamento da pele com equimoses irregulares, aranhas vasculares, eritema palmar, contratura de *Dupuytren* e, nos homens, ginecomastia ou atrofia dos testículos. A icterícia geralmente está ausente nos casos leves ou no início da doença. O fígado pode não ser palpável se estiver extensamente fibrótico, mas um grande nódulo regenerativo, tumor ou infiltração gordurosa pode resultar em hepatomegalia. Complicações da cirrose incluem ascite, encefalopatia hepática e sangramento varicoso. A ascite é a mais comum delas, principalmente naqueles com doença avançada, e pode estar presente com distensão de veias da parede abdominal, conhecida como *caput* medusa.

Exame Diagnóstico

Os testes laboratoriais não são específicos. Os níveis de aminotransferase raramente estão mais do que minimamente elevados. O nível de bilirrubina pode estar aumentado, mas geralmente não até que a cirrose esteja muito avançada. A elevação do nível de fosfatase alcalina fora da proporção dos níveis das outras enzimas hepáticas é sugestiva de cirrose biliar. Estudos da coagulação comumente mostram anormalidades e o nível de albumina sérica está baixo, como resultado da síntese hepática debilitada. Anemia leve a moderada e trombocitopenia geralmente estão presentes na cirrose de *Laennec*. O nível de nitrogênio ureico sanguíneo elevado (BUN) ou da creatinina sugerem desidratação ou síndrome hepatorrenal. Ascite pode ser detectada em exame físico ou ultrassom realizado cuidadosamente. Ultrassom à beira-leito demonstrando superfície nodular difusa, com ou sem a presença de ascite, é consistente de cirrose (Fig. 80.8).

Nos pacientes com ascite e febre ou dor abdominal, deve-se considerar paracentese para excluir peritonite bacteriana espontânea (PBE). Cintilografia nuclear ou tomografia computadorizada (TC) pode revelar aparência hepática ou esplênica, característica da cirrose e da hipertensão portal, mas, em geral, estes testes devem ser adiados e realizados eletivamente.

Tratamento

Tratamento da cirrose no DE é limitado na ausência de complicações agudas. Deve-se corrigir o desequilíbrio de fluidos e eletrólitos e fornecer vitamina e suplementos nutricionais. A maioria dos pacientes pode receber alta, com encaminhamento ao clínico geral para avaliação mais detalhada e tratamento.

As complicações da cirrose incluem ascite com ou sem infecção, sangramento GI, síndrome hepatorrenal e encefalopatia, discutidos na seção a seguir.

Ascite

A ascite ocorre como consequência de hipertensão portal, circulação linfática hepática debilitada, hipoalbuminemia e retenção de sal pelos rins. Quando grave, pode causar comprometimento respiratório ou significativo desconforto. O tratamento é paracentese com retirada de 2 L de fluido ou mais. Remoção de quantidade muito grande de líquido ascítico pode resultar em anormalidades do fluido corporal e de eletrólitos, depleção do volume intravascular e instabilidade hemodinâmica, comumente conhecida como disfunção circulatória induzida por paracentese. Quando há remoção de mais de 5 L de líquido ascítico por paracentese, é necessária infusão coloide para evitar respostas cardiovascular, renal e neuro-humoral adversas. Dosagem-padrão de albumina depois da remoção de grande volume de paracentese é de 8 g/L. Estudos que avaliaram o uso de meia dose de albumina (4 g/L) para paracentese de grande volume foram promissoras.[17] A AASLD estabeleceu diretrizes para o tratamento da ascite secundária à cirrose (Tabela 80.3).[18]

Dieta de baixo teor de sódio de menos de 2.000 mg de sódio, em conjunto com antagonista de aldosterona, como espironolactona 100 mg ao dia, pode ser útil no tratamento da ascite crônica. Regime de baixa dose de tiazida ou de diurético de alça (furosemida, 40 mg/dia) pode acelerar a resolução da ascite e é provavelmente seguro, se o paciente tiver edema periférico coexistente e função renal normal. Furosemida deve ser administrada por via oral porque a dosagem IV pode resultar em declínio da função renal. A presença de edema periférico permite que a taxa da remoção de fluido seja mais rápida do que a remoção em pacientes apenas com ascite. Para evitar rápida depleção do volume intravascular e azotonia ao usar diuréticos para mobilização dos líquidos, os indivíduos com ascite sem edema periférico não devem ultrapassar a remoção de 500 mL de fluido/dia.

Sangramento Gastrintestinal

O Capítulo 27 discute o tratamento do sangramento GI. Nos pacientes com cirrose, o sangramento GI muitas vezes está relacionado com varizes esofágicas ou gástricas, porém mais de 50% dos casos resultam de alguma outra fonte (p. ex., gastrite, úlcera duodenal). Coagulopatia e a trombocitopenia em conjunto com sangramento ativo devem ser corrigidas com transfusão plaquetária. O objetivo é corrigir a contagem de plaquetas para mais de 50.000/mm^3. Há pouco respaldo para o uso de plasma fresco congelado para corrigir as anormalidades assintomáticas no TP e na RNI. Pode-se usar crioprecipitado (1 unidade/10 kg de peso corporal) tendo como alvo um nível de fibrinogênio superior a 100 mg/dL nos casos de sangramento ativo. Crioprecipitado melhora as coagulopatias com uso de menor volume que o de plasma fresco congelado. Com simples prolongamento do TP ou da RNI em indivíduos com perdas nutricionais ou gastrintestinais, pode-se usar o tratamento com suplementação oral de vitamina K (10 a 20 mEq, duas a quatro vezes ao dia).

A média da pressão arterial (MAP) é um preditor da mortalidade independente nos pacientes com cirrose. A redução da pressão pode afetar negativamente a sobrevida. Os inibidores da enzima conversora de angiotensina (ECA), bloqueadores dos receptores de angiotensina (BRAs) e betabloqueadores, como o propranolol, devem ser usados com cautela.

Síndrome Hepatorrenal

Síndrome hepatorrenal (SHR) é definida como insuficiência renal, que ocorre no cenário de cirrose, sem patologia renal evidente. Nível elevado de creatinina ou de nitrogênio ureico no sangue (BUN) pode anunciar o aparecimento da síndrome hepatorrenal

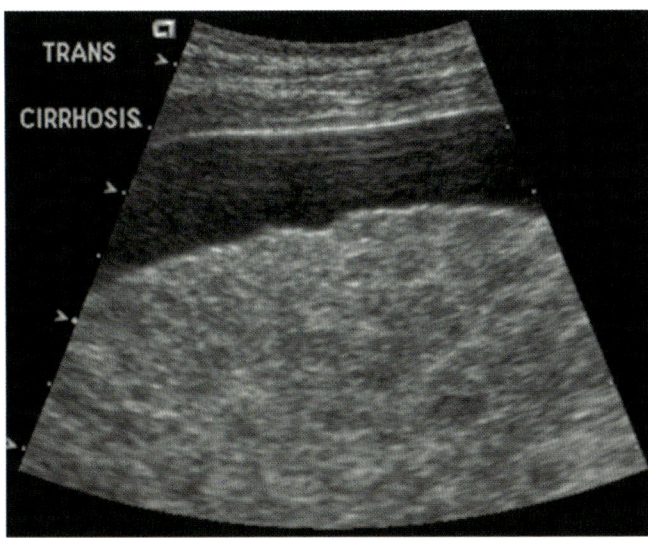

Fig. 80.8. Ultrassom demonstrante de cirrose hepática.

TABELA 80.3
Diretrizes do Tratamento da Ascite Secundária à Doença Cirrótica do Fígado

CONDIÇÃO	TRATAMENTO RECOMENDADO
Ascite	Interrupção do consumo de bebida alcoólica nos pacientes com doença hepática induzida por álcool Baclofeno, 5 a 10 mg, três vezes ao dia, para o tratamento de abstinência alcoólica. Paracentese diagnóstica nos pacientes com reincidência de ascite Acompanhamento hepatológico dentro de 1 semana da alta hospitalar ou do DE Alimentação com restrição de sódio Uso de diurético – espironolactona Proporção sódio/potássio da urina para monitorar a restrição de sódio Restrição de líquido para nível de sódio < 125 mmol/L Cautela com os agentes para anti-hipertensivos: inibidores de ECA e BRAs Evitar medicamentos anti-inflamatórios não esteroides (AINEs) Considerar encaminhamento para transplante do fígado
Ascites refratária	Midodrina oral, 7,5 mg, três vezes ao dia para ascite refratária ou recorrente Cautela com betabloqueadores, como propranolol Série de paracentese Infusão de albumina pós-paracentese (6 a 8 g/l removidos) para paracentese de grande volume (remoção de mais de 5 L) Considerar encaminhamento para colocação de *stent* para desvio transjugular intra-hepático portossistêmico ou desvio cirúrgico Encaminhamento imediato para transplante hepático
Peritonite bacteriana espontânea	Paracentese com contagem de PMN do fluido < 250 células/mm^3 e sinais e sintomas de infecção requer cefotaxima parenteral, 2 g, três vezes ao dia Paracentese com contagem de PMN no fluido > 250 células/mm^3 requer ceftriaxona parenteral, 2 g, três vezes ao dia Sinais de peritonite secundária – obtenção de fluido ascítico para proteína total, glicose, coloração de Gram, LDH, antígeno carcinoembrionário (CEA) e teste de fosfatase alcalina Obtenção de TC Repetir paracentese para pacientes com maior risco devido a exposição nosocomial ou recente a antibiótico Albumina, 1 g/kg de peso na presença de PMN > 250 células/mm^3, insuficiência renal (nitrogênio ureico sanguíneo > 30 mg/dL ou creatinina > 1 mg/dL)
Síndrome hepatorrenal (SHR)	Obtenção de lipocalina associada à gelatinase neutrofílica urinária para ajudar no diagnóstico Infusão de albumina mais midodrina vasoativa ou octreotide para SHR[a] tipo I Infusão de albumina mais norepinefrina para SHR[a] tipo I na UTI Encaminhamento urgente para transplante hepático para SHR[a] do tipo I ou SHR[a] do tipo II

[a]Síndrome hepatorrenal (SHR).
Adaptado de Runyon BA: Introduction to the Revised American Association for the Study of Liver Diseases Practice Guideline management of adult patients with ascites due to cirrhosis 2012. Hepatology 57:1651–1653, 2012.

e exige hospitalização do paciente para controle ideal de fluidos e eletrólitos. Existem duas classificações, SHR tipo I e a SHR tipo II. O tipo I é o mais grave e está associado a níveis séricos de creatinina superior a 2,5 mg/dL. Recomendações clínicas resumidas pela AASLD estão descritas na Tabela 80.3. Apesar do uso de albumina e drogas vasoativas como norepinefrina, para aumentar a PAM, a síndrome hepatorrenal tem alta mortalidade.

ENCEFALOPATIA HEPÁTICA

Princípios Gerais

Encefalopatia hepática é um estado clínico de alteração da função cerebral, resultante de falha do fígado em realizar adequadamente suas funções metabólicas normais. A amônia formada por bactérias, principalmente no trato GI, normalmente é absorvida pelo fígado e convertida em ureia. Na doença hepática grave, a amônia se acumula, atravessa a barreira hematoencefálica e combina sequencialmente com α-cetoglutarato e glutamato para formar glutamina. Níveis séricos de amônia não se correlacionam com a gravidade da encefalopatia, mas há associação dos níveis de amônia com os níveis de glutamina fluido cefalorraquidiano. Não se sabe se a glutamina é tóxica ou simplesmente representa um marcador para metabolismo alterado do sistema de nervoso central (SNC).

Características Clínicas

As manifestações clínicas da encefalopatia hepática variam de leve disfunção cognitiva, irritabilidade, confusão e até coma profundo. Asteríxis, movimentos de baixa amplitude, alternando flexão e extensão do pulso quando este é mantido em extensão, é característico de disfunção neuromuscular vista em grau ligeiro a moderado de encefalopatia. Achado similar pode ser desencadeado na dorsiflexão do pé ou com extensão do pescoço. Odor hepático, hálito com odor de mofo, presumivelmente devido ao mercaptano, pode ser detectado em casos graves. O exame físico normalmente revela sinais de cirrose — aranhas vasculares, atrofia dos testículos, desgaste dos músculos, hematomas superficiais, ginecomastia e ascite.

Diagnóstico Diferencial

Os diagnósticos diferenciais nos pacientes com suspeita de encefalopatia hepática incluem todas as causas de alterações sensoriais. A amplitude de diagnósticos diferenciais pode ser reduzida se o histórico do paciente incluir episódios anteriores de encefalopatia hepática, ou se o paciente tiver doença hepática subjacente grave e seus sinais físicos de suporte. Nos pacientes sem história prévia de encefalopatia, necessita-se de avaliação mais aprofundada, incluindo testes dos níveis de eletrólitos, toxinas e neuroimagem.

Provas Diagnósticas

Recomendam-se testes de função hepática, incluindo dosagem de albumina e coagulograma, embora os resultados possam ser normais. Os níveis séricos de amônia geralmente estão elevados, mas não necessariamente se correlacionam com a gravidade da encefalopatia. Resultados dos exames de síntese hepática (p. ex., albumina sérica, TP) geralmente estão anormais. É imperativa a avaliação das causas subjacentes tratáveis (Quadro 80.1). Testes químicos do soro para avaliar as alterações de eletrólito e metabólicas, bem como de α-fetoproteína podem revelar fatores precipitantes.

A presença de hipoalbuminemia deve ser considerada nos pacientes que necessitam medicamentos que se ligam às proteínas. A resultante diminuição da ligação às proteínas e aumento do volume de distribuição expõe o paciente a potencial toxicidade medicamentosa.[19] Medicamentos circulando no compartimento extracelular carregam risco maior. Alguns medicamentos que têm taxas elevadas de ligação às proteínas comumente prescritos incluem fenitoína, morfina e antimicrobianos, incluindo β-lactamases, glicopeptídeos e lipopeptídeos. É importante avaliar as dosagens de agentes que normalmente sofrem metabolismo hepático com grande extração de primeira passagem. Com fluxo hepático diminuído e desvio, esses agentes são mais capazes de aumentar biodisponibilidade e concentrações séricas. Por fim, redução de glutationa e diminuição da eliminação renal, que comumente estão presentes na cirrose, podem predispor os indivíduos a toxicidade maior e lesão hepática, necessitando de ajustes da dose pelo médico emergencista.

Tratamento

Tratamento agressivo do paciente com encefalopatia hepática pode reverter a condição. Como com qualquer paciente em coma, as vias aéreas são avaliadas primeiramente, não só para determinar a necessidade de suporte respiratório, mas também para evitar broncoaspiração. Pacientes afetados geralmente estão hemodinamicamente estáveis, mas têm aumento da incidência de sangramento GI. Hipocalemia, alcalose e sangramento GI contribuem para aumento da produção de amônia ou aumento da absorção, e a causa deve ser abordada quando qualquer uma dessas anormalidades for detectada. Graus relativamente leves de hiponatremia, hipoglicemia, azotemia ou desidratação muitas vezes terão efeito desproporcional na função cerebral e exigirão correção imediata. Todos os depressores do SNC e sedativos leves devem ser interrompidos.

O atual padrão de atendimento aos pacientes com encefalopatia hepática é o tratamento com dissacarídeos não absorvíveis (p. ex., lactitol, lactulose). Lactulose diminui a absorção de amônia pelos seus efeitos catárticos osmóticos, alterando o pH do cólon para manter a amônia como amônio nas fezes. A dose habitual de lactulose é de 30 a 60 g diariamente ou em quantidade suficiente para resultar em várias evacuações intestinais, diariamente. O principal efeito adverso é diarreia excessiva, com resultante desequilíbrio hidroeletrolítico.

Antibióticos orais aminoglicosídeos (p. ex., neomicina, vancomicina), bem como metronidazol têm sido usados efetivamente com e sem lactulose para reduzir as bactérias entéricas, produtoras de amônia nos pacientes com encefalopatia hepática. Neomicina é um aminoglicosídeo mal absorvido, administrado oralmente (PO) em dose inicial de 250 mg, duas a quatro vezes ao dia (máximo, 4.000 mg/dia). Nos pacientes letárgicos, a lactulose e a neomicina podem ser administradas por sonda nasogástrico ou enema retal. O uso prolongado de aminoglicosídeos nos pacientes com deficiência ou lesão renal pode resultar em nefrotoxicidade e ototoxicidade. De forma alternativa, a rifaximina é agente antimicrobiano, de absorção mínima, que se concentra no trato GI. Oferece mínima biodisponibilidade sistêmica e menos efeitos colaterais prejudiciais que a neomicina. Tem eficácia igual ou maior em comparação com outros antibióticos utilizados para encefalopatia hepática e parece ter menor resistência bacteriana do que antibióticos sistêmicos.[20] O fenilbutirato de glicerol pode ser adicionado ao regime de lactulose e rifaximina. O fenilbutirato de glicerol fornece remoção alternativa do nitrogênio perdido na forma de fenilacetil-glutamina na urina. A adição do fenilbutirato de glicerol à rifaximina diminui o número de eventos de encefalopatia hepática e os níveis médios de amônia plasmática.[21]

Menos comumente usada nos Estados Unidos, L-ornitina-L-aspartato (LOLA) tem demonstrado benefício na redução dos níveis pós-prandiais de amônia sérica sozinho e seguindo os procedimentos TIPS (conhecida por aumentar ou exacerbar a encefalopatia hepática). Pode ser benéfica, mesmo nos pacientes com encefalopatia hepática mínima.[22] As terapias complementares incluem probióticos como *Lactobacillus acidophilus* (para aumentar as bactérias não produtoras de urease), erradicação do *Helicobacter pylori* (produtor de urease) e reposição de zinco (o metabolismo da amônia é dependente do zinco e é deficiente na doença hepática).

Benzoato metaboliza amônia pela reação com glicina. O flumazenil, antagonista da benzodiazepina; a acarbose (inibe a conversão dos carboidratos no trato GI superior) e o polietilenoglicol (aumenta a excreção GI) têm estudos limitados para sustentar o uso e requerem mais investigação.

O sistema de adsorção molecular por recirculação usa albumina em solução de diálise para unir e remover as toxinas circulantes. Essa nova abordagem experimental para tratar a insuficiência hepática e a encefalopatia hepática parece ser segura e custo-efetiva, mas, no momento, está aprovada nos EUA somente para o tratamento de insuficiência hepática resultante de *overdose* ou envenenamento. Embora melhore a encefalopatia hepática, estudos não conseguiram demonstrar melhores resultados de sobrevida.[23]

O tratamento diário, constante requer ingestão nutricional de 25 a 40 Kcal/kg/dia com modificação alimentar da proteína. O consumo de proteína deve ser aproximadamente 1 a 1,5 g/kg/dia. Como a cirrose comumente é condição de comorbidade associada à nutrição precária, a proteína não deve ser restrita nos pacientes com encefalopatia hepática ativa.

Seguimento

Embora a maioria dos pacientes com encefalopatia hepática exija hospitalização, aqueles com encefalopatia grau I ou II, sem fatores de complicação e ambiente doméstico de suporte podem ser tratados em ambulatório. Além da prescrição de lactulose e rifaximina, é essencial uma orientação nutricional que garanta ingestão calórica adequada e máximo de 1,5 g/k /dia de proteína.

PERITONITE BACTERIANA ESPONTÂNEA

Princípios Gerais

A peritonite bacteriana espontânea é uma infecção bacteriana aguda do líquido ascítico nos pacientes com doença hepática, sem foco de infecção externo ou intra-abdominal aparente. Pode ocorrer em qualquer paciente com ascite. Estudos retrospectivos identificaram PBE em até 27% dos pacientes hospitalizados com cirrose e ascite.

A fisiopatologia da PBE está relacionada com combinação de função fagocitária debilitada no fígado e hipertensão portal, que pode causar edema da mucosa intestinal, alterações na microbiota intestinal e migração transmural dos organismos entéricos. A dispersão bacteriana também pode ocorrer a partir de outros locais no abdome, como a bexiga, bem como os pulmões e o sangue. Os organismos entéricos Gram-negativos, principalmente *Escherichia coli* e *Klebsiella*, são os organismos mais frequentemente identificados na PBE. Recentes tratamentos invasivos da cirrose, incluindo a ligação das varizes, colocação de desvio portossistêmico intra-hepático transjugular e profilaxia antibiótica em longo prazo, alteraram o tipo e a causa das infecções bacterianas agudas na cirrose. Com

---

QUADRO 80.1

Causas de Encefalopatia Hepática nos Pacientes com Doença Hepática Conhecida

- Sangramento gastrintestinal
- Anormalidades eletrolíticas, incluindo hipocalemia e alcalose
- Trombose venosa
- Íleo paralítico e constipação
- Medicamentos sedativos
- Desidratação e hipovolemia
- Lesão renal aguda ou crônica
- Infecção

a melhora dos cuidados da cirrose, a causa de ascite neutrocítica cirrótica nos pacientes encaminhados dos ambulatórios é predominantemente Gram-positiva. Foram relatadas infecções polimicrobianas e anaeróbicas, mas não são comuns.

Características Clínicas

A apresentação clínica da PBE varia de aparecimento de dor abdominal grave ao aparecimento insidioso, lento, de desconforto abdominal à encefalopatia. Os pacientes podem ter febre, embora temperatura elevada não seja sempre detectada. Calafrios e instabilidade hemodinâmica podem ter desenvolvimento lento. No exame físico, a palpação do abdome pode suscitar apenas dor leve ou revelar rigidez e distensão, com dor à descompressão brusca. Embora por definição ascite deva estar presente para o desenvolvimento da PBE, o fluido peritoneal livre pode não estar clinicamente aparente em todos os casos. Estudo identificou índice de 3,5% de culturas positivas de fluido peritoneal entre os pacientes considerados terem ascite assintomática. Essa observação realça o excepcional amplo espectro das manifestações e, geralmente achados físicos mínimos, são importantes para considerar o diagnóstico de PBE em todo paciente com ascite que tenha dor abdominal ou exiba deterioração clínica sem explicação.

Diagnóstico Diferencial

O diagnóstico diferencial para PBE inclui todas entidades que possam levar à peritonite e dor abdominal nos pacientes com ou sem doença hepática.

Exame Diagnóstico

O diagnóstico é feito por cultura do fluido ascítico, mas as decisões de tratar devem ser feitas antes desse resultado. Os granulócitos do fluido ascítico contam com mais de 500 células/mm^3 correlacionadas com as culturas positivas em mais de 90% dos casos; entretanto, o tratamento no DE para PBE deve iniciar se a contagem de neutrófilos for maior de 250 células/mm^3. Culturas do fluido ascítico orientam a escolha do antibiótico. Também, o teste químico do fluido pode ajudar no diagnóstico, quando a contagem de neutrófilos não é diagnóstica ou houver suspeita de peritonite secundária a outra fonte abdominal (p. ex., infecção do trato urinário, apendicite). Recomenda-se a determinação dos níveis de proteína, lactato desidrogenase (LDH), glicose, antígeno carcinoembrionário e fosfatase alcalina e coloração Gram para auxiliar com a diferenciação da PBE da peritonite secundária.

O resultado positivo do teste do fluido ascítico com uso de tiras de reagente leucócito-esterase (LES) tem alto grau de correlação com elevação significativamente clínica da contagem de células neutrofílicas no fluido. Embora não tão sensíveis como cultura, LES tem tido alta especificidade e moderada sensibilidade, levando muitos a recomendarem seu uso para teste e diagnóstico rápido de PBE. Teste do fluido ascítico antes da administração de antibióticos é essencial. Uma dose de antibiótico produzirá culturas negativas em 6 horas, em 86% dos pacientes com PBE.[23] Achados adicionais além da contagem neutrofílica elevada, incluem pH menor que 7,34; gradiente de pH entre o plasma do sangue arterial e o fluido ascítico maior que 0,1; ou gradiente da albumina sérica e do fluido ascítico sérico (albumina na ascite subtraída do nível da albumina sérica) acima de 1,1 g/dL são indicadores do início da PBE. Outros parâmetros laboratoriais (p. ex., níveis de aminotransferase e de bilirrubina, contagem de sangue periférico) estão comumente anormais, mas tais achados não são específicos e mais frequentemente são consequência de doença hepática subjacente do que de infecção. Devem-se medir o PT e a RNI antes da paracentese e deve-se administrar plasma fresco congelado se for identificada coagulopatia significativa.

Tratamento

O tratamento da PBE requer antibióticos IV. A escolha dos agentes é direcionada pela bacteriologia antecipada do processo. Cefalosporina de terceira geração, cefotaxima IV, 2 g a cada 8 horas, são consideradas o agente de escolha.[18] Nos pacientes capazes de terapia oral, sem exposição anterior à quinolona, o tratamento alternativo é ofloxacina oral, 400 mg, duas vezes ao dia. Ampicilina com um aminoglicosídeo também é eficaz, mas está associada a risco maior de toxicidade renal. A menos que seja identificada a resposta atípica, o perfil de risco ou o organismo resistente, os pacientes com PBE devem ser tratados por 5 dias.

Peritonite é uma complicação frequente nos pacientes submetidos à diálise peritoneal. Semelhante à peritonite na cirrose, a peritonite nos pacientes submetidos à diálise peritoneal pode ser espontânea ou secundária às alterações subjacentes do trato urinário, GI ou pulmonar. Os sintomas mais comuns incluem dor abdominal e efluente peritoneal turvo. O diagnóstico é considerado com mais de 100 células/mm^3 de leucócitos na solução dialisada e confirmado pela cultura. Nos pacientes com sintomas sugerindo peritonite, a solução dialisada deve ser coletada para análise e cultura e iniciado o tratamento. Importante considerar a remoção do cateter. A admistração de antimicrobiano intraperitoneal é preferível em relação ao regime IV. Orientações da International Society for Peritoneal Dialysis recomendam tratamento que inclua vancomicina ou cefazolina, mais cefepima, ceftazidima ou aztreomam.[24]

Seguimento

Qualquer paciente com ascite está em risco de desenvolvimento de PBE. Esse risco é acentuadamente maior nos pacientes com níveis de proteína no fluido ascítico menor que 1 g/dL. Outros fatores de risco importantes incluem nível de bilirrubina sérico maior que 3,2 mg/dL, contagem plaquetária menor que 98.000/mm^3 e histórico de PBE. Profilaxia antibiótica para os pacientes de alto risco pode reduzir 60% a 80% da incidência de PBE e ser custo-eficiência. O regime de profilaxia preferido é composto por norfloxacino, 400 mg ao dia; regimes adicionais de profilaxia incluem ciprofloxacino, 500 mg, duas vezes ao dia ou sulfametoxazol + trimetoprim (TMP-SMX), 800/160 mg ao dia.

Nos pacientes com cirrose internados por causa de sangramento GI, usa-se ceftriaxona profilático (1 g por dia) até que o paciente receba alimento via oral, quando deve ser realizada a mudança para o TMP-SMX.

Recomenda-se a profilaxia ambulatorial prolongada com norfloxacino, ciprofloxacino ou TMP-SMX para os pacientes que passaram por episódio de PBE e aqueles com risco elevado devido aos valores laboratoriais ascíticos (proteína < 1,5 g/dL, nível BUN > 25 mg/dL ou nível sérico de sódio < 130 mmol/L). Se for identificado paciente de alto risco com ascite no DE e não houver contraindicações, deve-se iniciar a terapia profilática.

Por fim, nos pacientes com ascite secundária à cirrose, a prevenção de PBE deve também incluir consideração de descontinuidade dos inibidores da bomba de prótons, que adversamente altera a secreção ácida e a microbiota intestinal e dos betabloqueadores, que podem aumentar o risco secundário de hipotensão sistêmica.

Pacientes com diagnóstico de PBE requerem hospitalização e necessitam encaminhamento ao médico da atenção primária ou gastroenterologista para acompanhamento ambulatorial. A maioria dos pacientes com PBE não necessita repetir a paracentese abdominal. Naqueles com sintomas inconsistentes, resposta anormal ao tratamento, organismos atípicos ou exposição recente a betalactâmicos, repetição da paracentese pode ajudar na diferenciação da peritonite bacteriana secundária que necessita intervenções cirúrgicas.

ABSCESSO HEPÁTICO

Os abscessos hepáticos apresentam duas amplas categorias, piogênico e amebiano. Embora possa haver semelhança na apresentação clínica, a fisiopatologia e o tratamento diferem significativamente.

Abscesso piogênico

Princípios Gerais

Os abscessos hepáticos geralmente estão associados à obstrução do trato biliar ou colangite, mas podem estar relacionados com diverticulite, abscesso pancreático, onfalite, apendicite, doença inflamatória do intestino, pneumonia ou bacteremia. Frequentemente não é identificada nenhuma causa subjacente. Abscessos únicos e múltiplos ocorrem com aproximadamente igual frequência, geralmente no lobo direito do fígado. Pacientes com múltiplas lesões tendem a estar mais gravemente doentes, com menos resultados favoráveis. Organismos causadores podem ser anaeróbicos e aeróbicos; *E. coli*, *Klebsiella*, *Pseudomonas* e *Enterococcus* spp., *estreptococos* anaeróbicos e vários *Bacteroides* spp. geralmente são isolados.

Características Clínicas

A apresentação clínica é caracterizada pelo aparecimento de febre alta, calafrios, dor no quadrante superior direito (QSD), náusea e vômito. Pacientes geralmente têm uma apresentação aguda grave e parecem bastante graves, especialmente se houver colangite subjacente. Achados físicos incluem temperatura elevada, sensibilidade no QSD, hepatomegalia e ocasionalmente fígado maciço à percussão e sons da respiração diminuídos sobre o lado direito do tórax. Icterícia pode estar aparente, especialmente se coexistir obstrução do trato biliar.

Diagnóstico Diferencial

O diagnóstico diferencial do abcesso hepático piogênico inclui abscesso hepático amebiano, hepatite, colangite, pancreatite e os abscessos subfrênicos.

Exame Diagnóstico

Os achados laboratoriais incluem leucocitose, em 70% a 80% dos casos; níveis elevados de fosfatase alcalina, em até 90% e nível de bilirrubina acima de 2 mg/dL, em 50% dos pacientes. Embora a sensibilidade da cultura sanguínea seja de aproximadamente 30% nos pacientes com abscesso piogênico. Os achados devem ser determinados antes do tratamento e enquanto se aguarda drenagem e teste definitivo do local do abscesso. O nível de aminotransferase sérico comumente está duas a quatro vezes acima do normal. Radiografias torácicas podem revelar efusão pleural direita, atelectasia basilar e/ou hemidiafragma direito elevado. As modalidades de imagem mais úteis, sensíveis e rápidas incluem o ultrassom e a TC (Figs. 80.9 e 80.10).

Tratamento

O tratamento inicial do abscesso hepático piogênico é a estabilização hemodinâmica, antibióticos IV e controle da dor. Pendente a identificação microbiana definitiva, deve-se iniciar a cobertura com antibióticos de amplo espectro e continuar por 2 a 6 semanas, dependendo do tamanho do abscesso e da reação do paciente. Embora não haja consenso sobre os regimes de tratamento, recomenda-se cobertura antibiótica IV direcionada às bactérias Gram-negativas e anaeróbicas. Isto pode incluir cefotaxima (2 g, três vezes ao dia) mais metronidazol (500 mg, três vezes ao dia) ou ampicilina (2 g, quatro vezes ao dia) em conjunto a gentamicina (1,7 mg/kg, três vezes ao dia) e metronidazol ou monoterapia com piperacilina + tazobactam (3.375 IV, quatro vezes ao dia), imipenem ou meropenem. A adição de vancomicina é indicada para paciente gravemente doente ou instável, assim como todo paciente com cocos Gram-positivos na coloração ou quando há grande suspeita de organismos enterococos ou estafilococos. Fluoroquinolonas, embora frequentemente combinadas ao metronidazol para continuidade do tratamento ambulatorial, deve ser evitada em áreas com resistência à *E. coli* maior de 10%.[25]

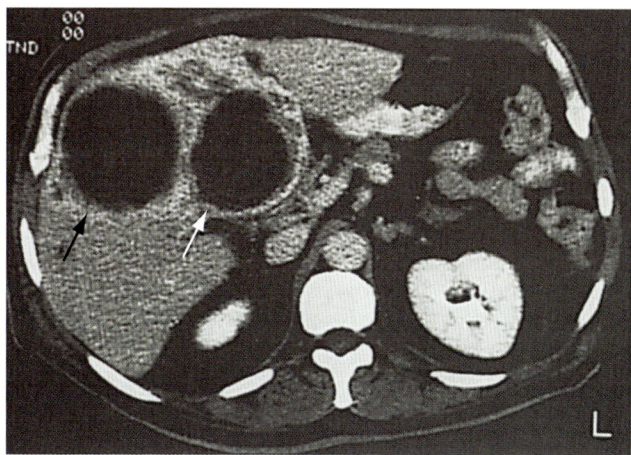

Fig. 80.9. TC com contraste de fígado mostra grandes massas císticas (*seta preta, seta branca*) com bordas irregulares, intensificadas pelo contraste, em paciente com abscesso hepático piogênico por *Streptococcus milleri*.

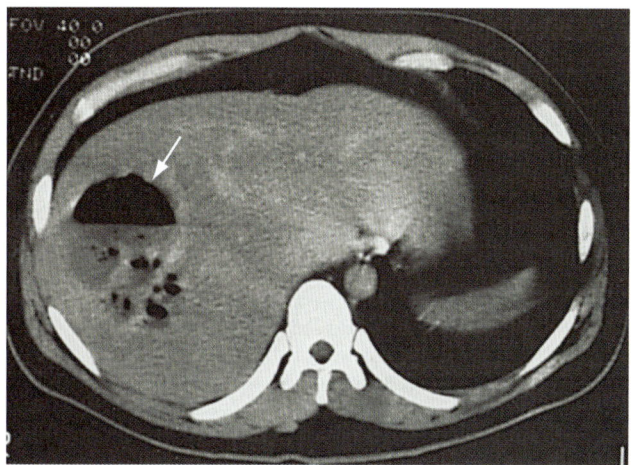

Fig. 80.10. TC de contraste de fígado mostra abscesso hepático piogênico. Massa cística complexa, com nível hidroaéreo (*seta*) causado por *Klebsiella pneumoniae* produtora de gás.

O tratamento definitivo para os abscessos maiores que 3 cm requer drenagem, geralmente feita percutaneamente guiada por imagem, reservando a drenagem cirúrgica aberta somente para casos complexos associados a escape fecal intraperitoneal, perfuração intestinal ou obstrução biliar. As complicações incluem ruptura do abscesso na cavidade peritoneal ou estrutura anatômica adjacente (p. ex., cavidade torácica, pulmão, pericárdio).

Encaminhamento

Pacientes com abscesso hepático piogênico requerem hospitalização. Consulta com um cirurgião geral, gastroenterologista ou radiologista intervencionista será necessária.

Abscesso Amebiano

Princípios Gerais

Amebíase é uma das infecções por protozoários mais comum mundialmente. Transmissão ocorre geralmente por via fecal-oral, frequentemente como consequência de ingestão de água ou alimentos contaminados. Embora a doença intestinal seja, sem dúvida, a manifestação mais comum, a doença extraintestinal pode ocorrer, com o fígado afetado mais comumente. *Entamoeba histolytica* é a única ameba responsável pela doença invasiva e apenas determinadas variedades de *E. histolytica* são patogênicas depois da invasão da mucosa intestinal e transitam através da veia porta. Assim como com o abscesso piogênico, o envolvimento do lobo direito do fígado é mais comum.

Características Clínicas

A apresentação clínica geralmente é grave, com febre, calafrios, náusea, vômito e dor abdominal. Diarreia é comum em crianças, mas está presente em menos de um terço dos adultos. Questionamento cuidadoso dos pacientes sem diarreia geralmente resulta em histórico de enfermidade intestinal várias semanas antes da apresentação. Muitos pacientes se queixam de tosse, o que pode desviar a atenção do fígado. Enfermidade crônica com várias semanas de duração, embora menos comum que a apresentação aguda, pode ocorrer. Achados físicos incluem temperatura elevada, sensibilidade no QSD, hepatomegalia e macicez à percussão, com diminuição do murmúrio vesicular sobre o lado direito do tórax.

Diagnóstico Diferencial

Por causa da frequência de ocorrência, o diagnóstico diferencial inclui abscesso piogênico, doença do trato biliar, hepatite, pneumonia, apendicite e pancreatite. Os sintomas respiratórios e anormalidades na radiografia torácica podem causar confusão com as enfermidades pulmonares. A imagem hepática é útil no estabelecimento do diagnóstico; entretanto, a diferenciação da enfermidade piogênica é difícil e requer teste laboratorial adicional.

Exame Diagnóstico

Achados laboratoriais nos pacientes com abscesso amebiano não são específicos. Leucocitose neutrofílica é comum. O nível de fosfatase alcalina é elevado em 75% dos casos e os níveis de aminotransferase em 50%. Hiperbilirrubinemia não é comum e quando presente, é indicativa de obstrução biliar. Radiografia torácica pode revelar efusão pleural direita, atelectasia basilar ou hemidiafragma direito elevado. Ultrassom do fígado pode revelar achados específicos do abscesso amebiano, especificamente uma massa com base periférica, redonda ou oval, com borda bem circunscrita e centro hipoecoico homogêneo (Fig. 80.11). TC e ressonância magnética (RM) são modalidades de imagens abdominais alternativas se o ultrassom não for conclusivo. O diagnóstico é respaldado pela identificação do protozoário patogênico nas fezes. Mesmo nos casos de doença intestinal invasiva, o teor pode ser baixo.

Ensaio de imunoadsorção enzimática (ELISA) e eletroforese em gel são os testes diagnóstico recomendados. O teste de hemaglutinação indireta permanece positivo por período maior e, portanto, não é útil no estabelecimento da presença de infecção aguda.

Tratamento

Tratamento do abscesso amebiano consiste de terapia de suporte e início da terapia amebicida. Metronidazol, 750 mg VO ou IV, três vezes ao dia, 7 a 10 dias, é o agente terapêutico de escolha. A maioria dos pacientes responde a esse regime sendo o cateter de drenagem percutânea necessário somente nos casos refratários ou complicados. A complicação mais séria da doença amebiana hepática é a ruptura para estruturas anatômicas adjacentes. O envolvimento do pulmão ocorre em 20% a 35% dos casos de doença extra-hepática, frequentemente se manifestando como efusão pleural maciça ou pneumonia consolidada. Com a ruptura em um brônquio, o paciente pode ter tosse produtiva de substância pastosa ou fragmentos necróticos ou hemoptise. A dor abdominal com peritonite pode resultar de ruptura para a cavidade abdominal. O envolvimento do pericárdio é visto ocasionalmente com lesões no lobo esquerdo do fígado e pode ser tão catastrófico quando resulta

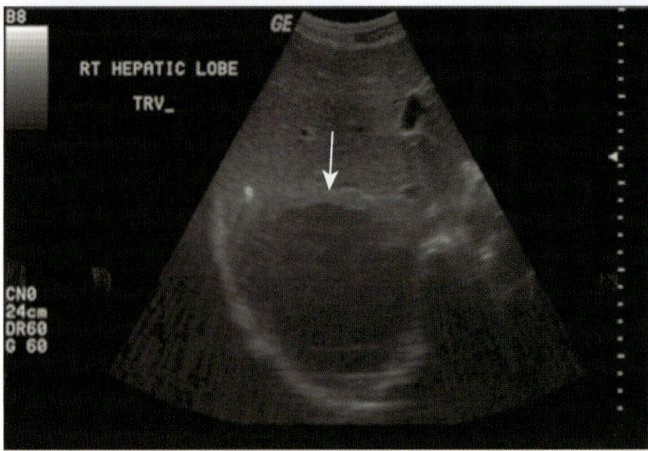

Fig. 80.11. Ultrassom de abscesso amebiano de fígado mostra abscesso localizado perifericamente com centro homogêneo, hipoecoico (seta).

em tamponamento cardíaco quanto cronicamente, por causa de pericardite constritiva.

Seguimento

Os pacientes com abscesso hepático amebiano podem ser tratados no ambulatório. Essa abordagem é mais adequada para aqueles com doença clínica leve, circunstâncias de vida estáveis e acesso adequado a medicamentos e cuidados de acompanhamento. Nos pacientes com doença mais grave, evidência de complicações, ou circunstâncias sociais questionáveis, recomenda-se a hospitalização.

ALTERAÇÕES E CONDIÇÕES VARIADAS DO FÍGADO

Doença Hepática na Gravidez

As duas principais alterações hepáticas associadas à gravidez são colestase benigna e esteatose hepática aguda.

Colestase Benigna

A colestase benigna da gravidez é comum e tem vínculo familiar. O aparecimento é no terceiro trimestre e é anunciado pelo desenvolvimento de prurido progressivo. O nível de bilirrubina pode estar elevado, mas não acentuadamente, com isso a icterícia não é comum. Os testes laboratoriais revelam níveis elevados de fosfatase alcalina, 5'- nucleotidase e de bilirrubina. Embora a preocupação principal da mãe seja o desconforto do prurido, a enfermidade pode prejudicar o feto, com incidência maior de prematuridade, natimorto e sofrimento fetal. Má absorção de vitamina K pode resultar em coagulopatia grave no feto e predisposição a sangramento intracraniano espontâneo. O tratamento é de suporte e deve incluir vitamina K subcutânea para a mãe, antes do parto e para o recém-nascido. A colestase se resolve espontaneamente depois do parto.

Esteatose aguda

A esteatose aguda da gravidez é uma alteração maligna que, se não reconhecida, pode progredir rapidamente para morte materna e fetal. A enfermidade ocorre no início do terceiro trimestre e é mais comum na primeira gestação e na gravidez de gêmeos. As características clínicas iniciais incluem fadiga, anorexia, náusea e vômito. Os achados físicos incluem icterícia leve e sensibilidade abdominal, mais proeminentemente na região epigástrica e no quadrante superior direito. O fígado pode não estar palpável por causa do aumento do útero.

Achados laboratoriais anormais incluem elevação dos níveis de aminotransferase (5 a 10 vezes o normal), hiperbilirrubinemia, hipoglicemia e evidência de coagulação intravascular disseminada – TP e tempo de tromboplastina parcial prolongados, hipofibrinogenemia, produtos da divisão da fibrina elevados e trombocitopenia. O tratamento envolve suporte agressivo de fluido e eletrólito, administração de glicose e parto imediato. A doença hepática na gravidez geralmente se resolve sem sequela permanente após o parto.

Síndrome de *Budd-Chiari*

A síndrome de *Budd-Chiari* é causada pela obstrução da saída venosa hepática localizada em algum lugar acima do nível das vênulas hepáticas. A alteração está associada a estados hipercoaguláveis, como fator V de *Leiden*, deficiência de proteína S e C, trombofilia, deficiência de antitrombina III, distúrbio mieloproliferativo, doença de *Behçet*, hemoglobinúria paroxística noturna e uso de contraceptivo oral.

A apresentação clínica varia desde insuficiência hepática fulminante, na obstrução aguda de alto grau, ao aparecimento insidioso de icterícia, à ascite em formas mais subagudas. Os sintomas clínicos correlacionam o grau de obstrução venoso com o índice de oclusão venosa. A doença fulminante é clinicamente não diferençável da necrose hepática aguda e da doença hepatocelular secundária à infecção viral. É importante fazer a distinção entre estas duas causas da insuficiência hepática precocemente, porque as opções de tratamento diferem. Intervenção imediata nos pacientes com a síndrome de *Budd-Chiari* oferece possibilidade de alívio eficaz dos sinais e sintomas, com resultado potencialmente favorável. Relata-se que a imagem de ultrassom com Doppler da veia hepática tem sensibilidade de 85% a 95% para o diagnóstico da síndrome de *Budd-Chiari* e emerge como modalidade diagnóstica de escolha no DE.

Tratamento da síndrome de *Budd-Chiari* relaciona-se com a gravidade e com quão aguda é a doença. Síndrome recentemente diagnosticada com descompensação aguda requer consulta e consideração imediata para a colocação de desvio portossistêmico intra-hepático transjugular, angioplastia percutânea ou terapia trombolítica. A doença previamente diagnosticada com agravamento da ascite pode ser tratada com modificação do diurético e paracentese terapêutica, seguidas pelo encaminhamento ao clínico geral ou ao gastroenterologista. Desvio porta-cava e transplante do fígado são opções para a doença refratária a intervenções médicas ou outras intervenções percutâneas menos invasivas.

Transplante de Fígado

O transplante ortotópico de fígado oferece índice de sobrevida de 5 anos a aproximadamente 80%, mas as complicações são comuns. As complicações iniciais incluem sangramento, rejeição aguda, problema vascular, do trato biliar e infecção. As complicações tardias incluem malignidade, recorrência de doença subjacente, infecção, rejeição crônica, toxicidade a medicamentos e insuficiência renal. Muitas das complicações iniciais se manifestarão durante o período pós-operatório imediato. As complicações tardias podem ocorrer 1 ano ou mais após o transplante.

Os recebedores de transplante de fígado estão em risco maior para as infecções oportunistas como consequência da terapia imunossupressora. Os sinais e sintomas apresentados podem ser sutis. A rejeição crônica manifesta-se com elevação da temperatura, fadiga e icterícia. As anormalidades laboratoriais previstas incluem níveis elevados de bilirrubina e transaminase, TP ou RNI prolongados e nível baixo de albumina sérica. A insuficiência renal pode não estar clinicamente aparente até que o índice de filtração glomerular tenha diminuído significativamente. A mensuração de rotina do nível de creatinina sérica é o melhor meio de identificação dessa alteração inicial, quando ainda é possível intervenção eficaz.

A combinação mais comum dos agentes imunossupressores usados depois do transplante do fígado inclui corticosteroide (p. ex., prednisona) junto com inibidor de calcineurina (p. ex., ciclosporina ou tacrolimo) e sirolimo, micofenolato ou azatioprina. A toxicidade do corticosteroide pode produzir intolerância à glicose, osteoporose, ulceração gástrica e perda muscular. Ciclosporina e o tacrolimo podem causar insuficiência renal, que é o efeito-dose limitante mais comum desses agentes. Azatioprina pode ser hepatotóxica, mas frequentemente está mais associada à supressão da medula óssea, colocando o paciente em risco maior de complicações infecciosas e diátese hemorrágica.

O tratamento dos pacientes com complicações relacionadas com o transplante do fígado é dirigido pela natureza do problema. Avaliação pode incluir hemograma completo, glicemia, BUN, creatinina, eletrólitos séricos, transaminases, bilirrubina e níveis de albumina, assim como coagulograma. A imagem hepatobiliar é indicada se houver suspeita de tumor, oclusão vascular, ou de obstrução do trato biliar. Os exames de ultrassom com pesquisa por Doppler podem ser particularmente úteis no DE. Recomenda-se consulta com especialista em transplante para todo paciente com problema potencialmente relacionado com o transplante do órgão ou com os medicamentos imunomoduladores.

DISFUNÇÃO DO TRATO BILIAR

COLELITÍASE

Princípios Gerais

A principal causa de doença do trato biliar está relacionada com o desenvolvimento dos cálculos biliares. Existem duas categorias de cálculos biliares, cálculos de colesterol e cálculos pigmentados.

Os cálculos de colesterol geralmente ocorrem como consequência de concentração elevada de colesterol na bile em relação a outros constituintes principais, ácidos biliares e fosfolipídios. Ácidos biliares e lecitina, os principais fosfolipídios biliares, agem em conjunto para solubilizar o colesterol. Enquanto os níveis de colesterol aumentam ou os níveis do ácido biliar e da lecitina diminuem, o colesterol tende a formar mais cristais. Estes cristais, particularmente em vesícula biliar parcialmente vazia, servem como nicho para a formação de cálculos. Fatores associados a risco maior de formação de cálculo de colesterol incluem idade avançada, gênero feminino, obesidade mórbida, perda rápida de peso, fibrose cística, parto, medicamentos (p. ex., clofibrato, contraceptivos orais) e tendência familiar.

Os cálculos pigmentados são de duas variedades, pretos e marrons. Os cálculos pretos ocorrem exclusivamente na vesícula biliar, contêm concentração elevada de bilirrubinato de cálcio e geralmente são encontrados em adultos mais velhos e naqueles com doenças hemolíticas intravasculares (p. ex., anemia falciforme, esferocitose hereditária). Os cálculos marrons estão associados à infecção e podem formar-se na vesícula biliar e nos sistemas de ductos de bile intra e extra-hepáticos. Embora as infecções bacterianas geralmente estejam incriminadas, parasitas (p. ex., *Ascaris lumbricoides*, *Clonorchis sinensis*) também estão vinculadas à formação de cálculo marrom. Ambos os tipos de cálculos pigmentados contêm bilirrubinato de cálcio e consequentemente podem ser visíveis nas radiografias abdominais. Para que um cálculo seja radiopaco, ele deve conter pelo menos 4% do seu peso em cálcio.

Características Clínicas

A manifestação clínica mais comum da colelitíase é a cólica biliar. A fisiopatologia está relacionada com a passagem de pequenos cálculos da vesícula biliar através do ducto cístico para dentro do ducto biliar comum. O termo *cólica* frequentemente é enganoso; os pacientes afetados comumente relatam mais dor constante do que intermitente ou desconforto de contração. A dor é percebida mais frequentemente no QSD, mas pode estar localizada sobre grande região do abdome superior. A irradiação da dor, se ocorrer, geralmente é para a base da escápula ou ombro direito. Os sinais e sintomas associados incluem náusea e vômito, que podem ser graves o bastante para ocasionar desequilíbrios hidroeletrolíticos. Pacientes com cólica biliar comumente relatam ocorrências semelhantes autolimitadas, no passado e podem oferecer associação entre o aparecimento do sintoma e a ingestão de alimentos. Os achados físicos incluem sensibilidade leve à palpação, sem defesa ou dor à descompressão no QSD ou na região epigástrica.

Diagnóstico Diferencial

As considerações no diagnóstico diferencial da cólica biliar incluem colecistite, úlcera péptica do estômago ou do duodeno, pancreatite e hepatite. Os pacientes com colelitíase podem ocasionalmente ter dor torácica, então se deve também considerar as síndromes cardiopulmonares. Histórico clínico compatível, em conjunto com valores normais dos testes laboratoriais (ALT, AST, lipase, e níveis de fosfatase alcalina), cálculos biliares em ultrassom e mínima ou nenhuma sensibilidade no QSD favorecem o diagnóstico de colelitíase. Se não forem visualizadas anormalidades, radiografia torácica ou eletrocardiograma podem ajudar na diferenciação entre patologia cardiopulmonar e biliar.

Exame Diagnóstico

Não são reconhecidos achados clínicos patognomônicos; os resultados dos testes realizados comumente estão dentro dos limites normais. Exames importantes incluem o nível de ALT e AST para avaliação da presença de hepatite, determinação do nível de bilirrubina e fosfatase alcalina à procura de evidência de obstrução do ducto e medição do nível de lipase para avaliar a presença de pancreatite.

O diagnóstico de cólica biliar é feito clinicamente em conjunto com demonstração de cálculos na vesícula biliar. Ultrassom é o procedimento de escolha para investigação da vesícula biliar, porque pode ser executado rapidamente, é altamente sensível e fornece valor adicional por permitir a avaliação das estruturas circunvizinhas (Fig. 80.12). Colecistograma oral com o uso de ácido iopanoico é uma alternativa (quando o ultrassom não está disponível ou não pode ser realizado com sucesso) e pode identificar a vesícula biliar em 95% dos pacientes com colelitíase, em quem a vesícula biliar pode ser visualizada.

Tratamento

O tratamento inicial da cólica biliar é a correção das alterações de fluido e eletrólitos e alívio dos sintomas. O vômito é controlado com antieméticos e, se necessário, descompressão por sonda nasogástrica. A dor frequentemente pode ser controlada com antiespasmódicos (p. ex., glicopirrolato), medicamentos anti-inflamatórios não esteroides (AINEs) e os agentes analgésicos opiáceos, conforme necessários. O tratamento definitivo da colelitíase geralmente envolve remoção cirúrgica da vesícula biliar; entretanto, outras opções estão disponíveis. A administração oral de ácido biliar (p. ex., quenodesoxicolato, ursodesoxicolato) durante meses a anos pode resultar na dissolução de cálculos pequenos a médios. Onda de choque extracorpóreo de litotripsia pode ser eficaz em um grupo seleto, tecnicamente adequado de pacientes com vesícula biliar funcional e, se possível, pequeno número de cálculos.

A complicação mais comum da cólica biliar é o desequilíbrio de fluido e de eletrólitos, secundário ao vômito. Outras consequências adversas incluem a síndrome de *Mallory-Weiss* causada por êmese

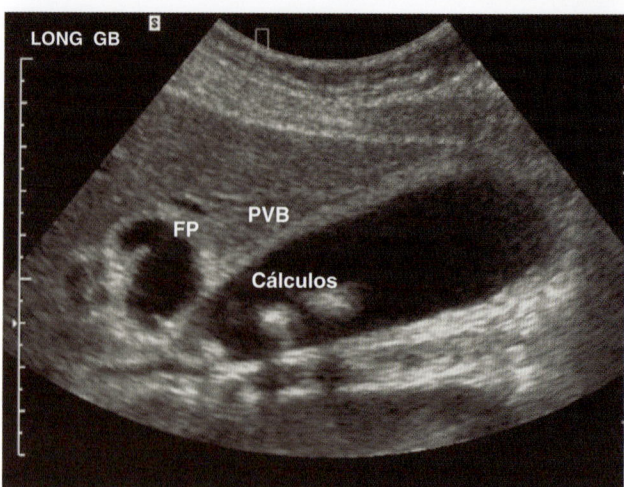

Fig. 80.12. Vesícula biliar com cálculos biliares (pedras), parede da vesícula biliar espessa (PVH) e fluido pericolecístico (FP). Juntos, estes achados constituem sinais ultrassonográficos da colecistite.

não controlada e colangite pela obstrução do ducto biliar comum, não reconhecida e persistente.

Considerações Especiais

A cólica biliar é um sintoma incomum nas crianças e geralmente está associada à alteração hemolítica subjacente (p. ex., anemia falciforme, esferocitose). O tratamento agudo da cólica biliar é o mesmo para crianças e adultos.

A colelitíase pode ser encontrada em mulheres grávidas. O diagnóstico desta população é feito com mais dificuldade pela ocorrência comum de náusea e vômito, principalmente no primeiro trimestre e a presença de útero aumentado no final da gravidez, o que altera a relação anatômica e interfere no exame abdominal. A imagem de ultrassom é de uso diagnóstico considerável nesta situação. O tratamento no DE é o mesmo para pacientes grávidas e não grávidas; entretanto, a terapia definitiva geralmente é postergada até depois do parto.

Seguimento

Hospitalização deve ser considerada para a dor contínua, intolerância à ingestão oral, anormalidades significativas dos eletrólitos ou testes laboratoriais indicando obstrução ou possível colecistite. Em outros pacientes, o controle de sintomas frequentemente pode ser alcançado e corrigida a depleção do volume e dos eletrolíticos, podendo receber alta com antieméticos e agentes para o controle da dor, após demonstrar tolerância à ingestão oral. O encaminhamento ao cirurgião geral como paciente ambulatorial para avaliação mais detalhada e consideração para colecistectomia deve ser incluído no planejamento da alta.

COLECISTITE

Princípios Gerais

Colecistite aguda é definida como inflamação repentina da vesícula biliar. Os fatores de risco para a colecistite são similares àqueles para a colelitíase – gênero feminino, idade avançada, paridade e obesidade. Embora os cálculos biliares desempenhem papel proeminente na patogênese da colecistite, a minoria dos casos é classificada como acalculosa.

A obstrução do ducto cístico parece ser o fator fundamental no desenvolvimento da inflamação da vesícula biliar. Cálculos biliares são identificados em 95% dos pacientes com colecistite e podem estar localizados no ducto biliar comum em muitos pacientes com colecistite sem cálculo. Causas de obstrução do ducto cístico não relacionadas com a doença calculosa incluem tumor, linfadenopatia, fibrose, parasitas e torção do ducto, o que leva ao preenchimento e à distensão da vesícula biliar. A reação inflamatória resultante pode estar relacionada com isquemia da mucosa, pelo aumento da pressão hidrostática ou pela ação dos produtos citotóxicos do metabolismo biliar (p. ex., lisofosfatidilcolina). Embora as bactérias estejam isoladas da bile das vesículas biliares inflamadas, na maioria dos casos, o papel da infecção não está compreendido completamente. Coliformes (p. ex., *E. coli*) representam os isolados mais comuns, mas anaeróbios foram identificados em até 40% dos casos.

Características Clínicas

O sintoma mais comum na apresentação da colecistite é a dor, geralmente no quadrante superior direito. Embora a dor inicialmente possa ser similar à cólica, ela se torna constante em praticamente todos os casos. Histórico anterior de sintomas semelhantes, mas menos graves e autolimitados é uma pista valiosa de diagnóstico, assim como é a documentação de cálculos biliares previamente. Náusea e vômito são características típicas, e o paciente pode apresentar febre ou descrever irradiação da dor, geralmente para a ponta da escápula direita.

Achados físicos incluem dor no QSD ou na região epigástrica, muitas vezes com defesa ou dor à descompressão. O sinal de *Murphy* (dor e pausa inspiratória provocada pela palpação do QSD durante respiração profunda) é compatível, mas não específico, à inflamação da vesícula biliar. Febre e taquicardia comumente estão ausentes, assim a colecistite permanece sendo um diagnóstico possível na ausência destes achados nos pacientes com dor abdominal e no QSD e dor à palpação.

Diagnóstico Diferencial

Considerações diagnósticas, além da colecistite incluem hepatite, abscesso hepático, pielonefrite, pneumonia no lobo inferior direito ou pleurite, pancreatite, úlcera péptica do duodeno, com perfuração ou penetração e apendicite. Um diagnóstico preciso frequentemente requer o uso de ultrassonografia ou, menos comumente, cintilografia ou TC.

Exame Diagnóstico

Leucocitose com polimorfonucleares com desvio à esquerda é comum, mas tem sido visto hemograma normal em até 40% dos pacientes. Níveis séricos de aminotransferase, bilirrubina e fosfatase alcalina podem estar levemente elevados, mas frequentemente estão dentro dos limites normais. Nível elevado de lipase deve sugerir diagnóstico de pancreatite, em vez de ou além de colecistite. Radiografia abdominal simples pode revelar cálculos calcificados, gás na vesícula biliar, ou alça sentinela do quadrante superior, mas não são comuns ou específicos.

O ultrassom é o teste mais útil no DE. Visualização da vesícula biliar sem identificação de cálculos tem valor prognóstico extremamente negativo para colecistite, enquanto a presença de cálculos, parede da vesícula biliar espessa e fluido pericolescístico tem valor prognóstico positivo acima de 90% (Fig. 80.13).

A cintilografia nuclear com ácido iminodiacético tecnécio 99m (IDA) geralmente é considerado o teste mais sensível e específico para colecistite. IDA administrado IV é absorvido pelos hepatócitos e secretado para os canalículos biliares. Falha na obtenção do contorno da vesícula biliar em até 1 hora da administração do IDA, na presença de visualização do ducto hepático e comum prova obstrução do ducto cístico. Em cenário clínico apropriado, este achado é diagnóstico de colecistite. Por outro lado, a visualização da vesícula biliar e do ducto comum dentro de 1 hora da administração tem alto valor preditivo negativo. Cintilografia com IDA perde sua sensibilidade conforme o nível de bilirrubina sérica se eleva acima de 5 a 8 mg/dL; no entanto, a cintilografia com di-isopropil IDA (ácido di-isopropil iminodiacético ou mebrofenina) permite a visualização da árvore biliar em pacientes com bilirrubina sérica total na faixa de 20 a 30 mg.

Embora não seja a modalidade preferencial de imagem, a TC pode identificar colecistite com sensibilidade de 92% e especificidade de 99%. É de particular valor nos casos de colecistite enfisematosa e hemorrágica.

Tratamento

As medidas de suporte fornecem alicerce para o tratamento inicial da colecistite aguda – administração IV de cristaloide para potencialização do estado volêmico e antieméticos para tratamento de êmese. Controle da dor pode ser abordado com AINEs ou

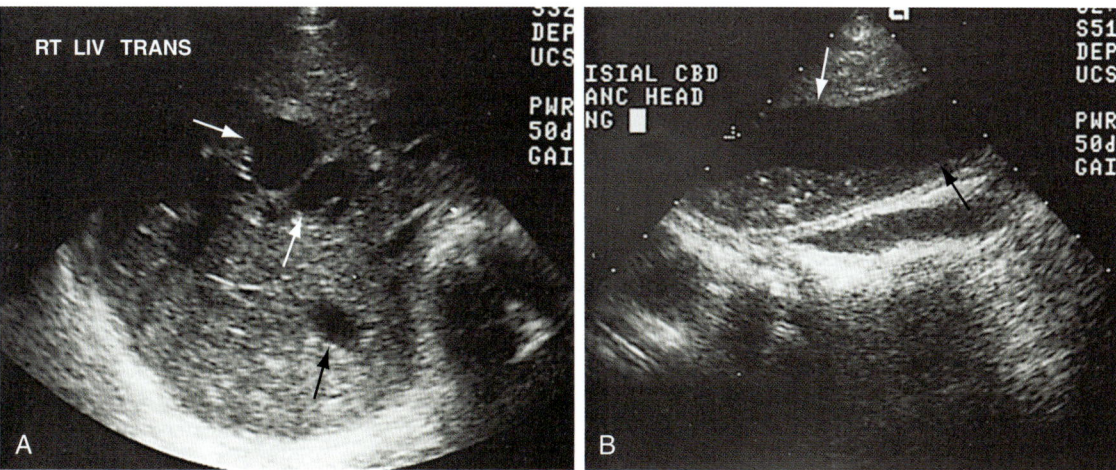

Fig. 80.13. Imagens de ultrassom abdominal de paciente com obstrução do ducto biliar comum. **A**, Múltiplos ductos intra-hepáticos dilatados (*setas*). **B**, Ducto biliar comum dilatado significativamente (*setas*). O ducto mede 2 cm de diâmetro.

analgésicos narcóticos e, possivelmente, descompressão nasogástrica, que pode ter benefício adicional por diminuir o estímulo de secreção e excreção biliar, adicionando alívio à dor. Apesar do papel questionável da infecção microbiana na patogênese da colecistite, antibióticos são recomendados e devem prosseguir até 1 dia depois da remoção da vesícula biliar. A menos que exista evidência clínica de septicemia, recomenda-se cobertura com único antibiótico de amplo espectro, como piperacilina-tazobactama IV (3,375 g, quatro vezes ao dia).

A complicação mais grave da colecistite é gangrena da vesícula biliar, com necrose e perfuração. Perfuração localizada pode levar à formação de abscesso pericolecístico ou de fístula; esta predispõe a íleo biliar posteriormente. Pacientes com diabetes melito estão em risco maior de invasão bacteriana da parede da vesícula biliar e colecistite enfisematosa (Fig. 80.14).

Considerações Especiais

Colecistite não é comum em crianças; no entanto, quando ocorre, deve ser tratada como nos adultos. Colecistite na grávida representa desafios no diagnóstico e na terapia. Terapia inicial é idêntica àquela da paciente não grávida, mas a questão da intervenção cirúrgica requer conduta individualizada em consenso entre o cirurgião e o obstetra.

Colecistite acalculosa. Isto é mais comum nos adultos com idade mais avançada e frequentemente é encontrada nos pacientes se recuperando de cirurgia que não seja do trato biliar. Na última década, a doença acalculosa foi encontrada cada vez mais como complicação da síndrome da imunodeficiência adquirida (SIDA), geralmente secundária à infecção pelo citomegalovírus (CMV) ou *Cryptosporidium*. Comparada com a doença com cálculo, a colecistite sem cálculo tende a ter curso mais agudo e maligno, com índice elevado de mortalidade. As mesmas técnicas são usadas para diagnosticar a doença sem cálculo de outras formas de colecistite, mas são menos sensíveis e específicas para esta entidade. Os achados da ultrassonografia incluem espessamento da parede da vesícula biliar, fluido pericolecístico e falta de resposta à colecistocinina. Os achados da cintilografia são os mesmos da doença com cálculo.

Colecistite Enfisematosa. Esta é uma variante incomum da colecistite, ocorrendo em aproximadamente 1% dos casos. É caracterizada pela presença de gás na parede da vesícula biliar, presumivelmente consequência da invasão da mucosa por organismos produtores de gás (p. ex., *E. coli*, *Klebsiella* spp., *Clostridium perfringens*). É mais comum nos pacientes diabéticos, tem predominância pelo sexo masculino e não apresenta cálculo em até 50% dos casos. A apresentação clínica e os achados físicos são similares àqueles da colecistite. As radiografias ou a TC do abdome revelam gás na parede da vesícula biliar. Por causa da alta incidência de gangrena e de perfuração, recomenda-se colecistectomia de emergência. Cobertura antibiótica deve incluir ceftriaxona, 1 a 2 g a cada 24 horas, mais metronidazol (500 mg IV, três vezes ao dia) ou monoterapia com inibidor de β-lactamase ou carbapenêmico. O índice de mortalidade para a colecistite enfisematosa é de aproximadamente 15%.

Seguimento

Hospitalização para terapia antibiótica e controle da dor é requerida. A cirurgia é recomendada para pacientes com colecistite; entretanto, o momento ideal para a cirurgia não é certo. A cirurgia geralmente é realizada depois que os sintomas tenham diminuído, mas enquanto o paciente ainda estiver hospitalizado. Colecistectomia ou colecistotomia imediatas são reservadas aos casos complicados em que o paciente tem gangrena ou perfuração.

COLANGITE

Princípios Gerais

A colangite obstrutiva aguda geralmente é a consequência de bloqueio do ducto comum por cálculo biliar, mas pode estar associada à malignidade ou à estenose benigna. Os fatores fundamentais que contribuem para a colangite são obstrução, pressão intraluminal elevada e infecção bacteriana. Obstrução incompleta ocorre mais comumente do que o bloqueio completo. As bactérias podem ter acesso ao ducto comum obstruído de maneira retrógrada a partir do duodeno, pela via linfática ou pelo sangue da veia portal. Os organismos mais comumente encontrados são semelhantes àqueles encontrados em outras variantes de doença do trato biliar – *E. coli*, *Klebsiella*, *Enterococcus* e *Bacteroides*.

Características Clínicas

Os pacientes frequentemente apresentam febre, calafrios, náusea, vômito e dor abdominal. A clássica tríade de achados físicos, descrita primeiramente por *Charcot*, é composta por dor no QSD,

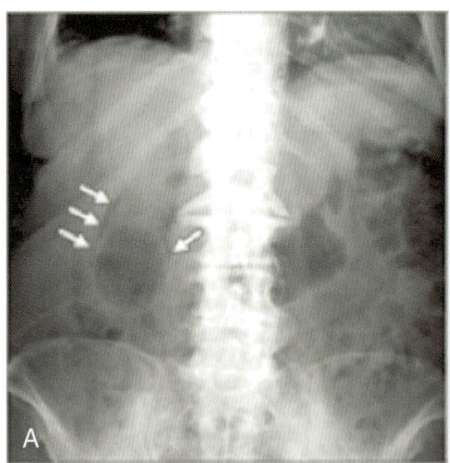
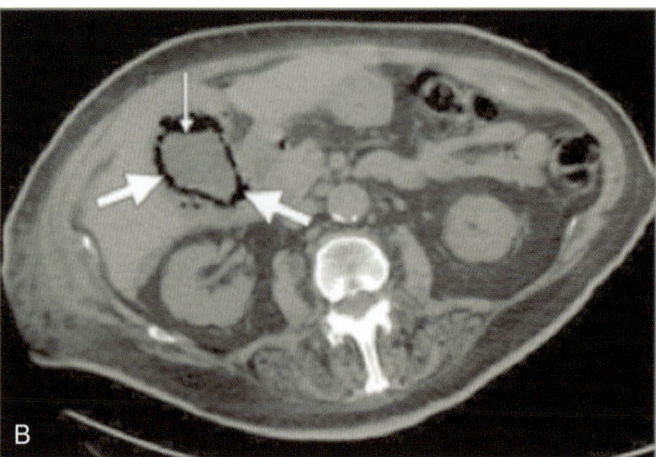

Fig. 80.14. (**A**) Raios X demonstram ar em torno da parede da vesícula biliar e TC (**B**) demonstra nível luminal hidroaéreo e ar dentro da parede da vesícula biliar.

febre e icterícia. Esses achados são compatíveis não somente com a colangite, mas também com colecistite e hepatite. Sepse é uma complicação comum e é evidenciada por taquicardia, taquipneia e hipotensão. A presença da tríade de *Charcot* juntamente com sinais clínicos de sepse – hipotensão e alteração do nível de consciência – é denominada de pêntade de *Reynolds*.

Diagnóstico Diferencial

Embora os pacientes com colangite geralmente tenham febre alta e pareçam mais enfermos do que aqueles com colecistite, considerável variabilidade e sobreposições são possíveis. A presença de icterícia é o sinal clínico mais útil na diferenciação entre as duas alterações. Nível elevado de bilirrubina é característico de colangite e não comum na colecistite. Evidência ultrassonográfica dos ductos comum e intra-hepático dilatados geralmente é necessária para diferenciar colangite da colecistite.

Exame Diagnóstico

As anormalidades laboratoriais comuns incluem leucocitose por polimorfonucleares, hiperbilirrubinemia, nível elevado de fosfatase alcalina e níveis moderadamente elevados de aminotransferase. Gasometria arterial é útil para identificação do déficit inicial como sinal precoce de sepse.

Ultrassonografia pode ser útil se demonstrar dilatação dos ductos comum e intra-hepático, enquanto a identificação de cálculos na vesícula biliar ou no ducto comum sugere causa de obstrução (Fig. 80.12). Embora cintilografia nuclear não possa determinar a causa, é um recurso mais sensível para diagnosticar obstrução precocemente. Há alta incidência de não visualização da árvore biliar com a cintilografia hepatobiliar nos pacientes com obstrução do ducto comum quando há falha na ultrassonografia para identificar dilatação.

Técnicas alternativas de imagem incluem TC, colangiografia percutânea trans-hepática (CPT) e colangiopancreatografia retrógrada endoscópica (CPRE). Embora estas técnicas possam ser mais caras e demoradas, as últimas duas têm benefício adicional de oferecer potencial benefício terapêutico. Colangioscopia endoscópica pode permitir cultura da bile, remoção direta dos cálculos obstrutores ou descompressão da árvore biliar por esfincterotomia ou colocação de *stent*.

Tratamento

Tratamento da colangite inclui estabilização hemodinâmica com soluções cristaloides e, se necessário, vasopressores. Cobertura com antibiótico de amplo espectro deve ser iniciada imediatamente depois da obtenção de amostras de cultura sanguínea. A escolha dos antibióticos deve ser guiada pela sensibilidade local e precisa fornecer cobertura para os micróbios entéricos. A Tabela 80.4 enumera as terapias antimicrobianas para colangite. A chave para a eficácia do tratamento é a descompressão precoce do trato biliar, o que pode ser alcançado com CPT, CPRE ou cirurgia.

Disposição

Pacientes com colangite necessitam hospitalização, preferencialmente em UTI. É necessária consulta imediata com serviço que possa fornecer descompressão para o trato biliar – cirurgia, radiologia intervensionista ou gastroenterologia.

COLANGITE ESCLEROSANTE

Colangite esclerosante é uma alteração inflamatória idiopática que afeta a árvore biliar, caracterizada por fibrose difusa e estreitamento dos ductos biliares intra e extra-hepáticos. Comumente

TABELA 80.4
Tratamento Antimicrobiano para Colangite Direcionado aos Patógenos Gram-Negativos e Anaeróbios

REGIME MEDICAMENTOSO	DOSAGEM
REGIME DE MEDICAMENTO ÚNICO DE PRIMEIRA LINHA	
Ampicilina-sulbactam	3 g IV, quatro vezes ao dia
Piperacilina-tazobactam	3,375 g IV, quatro vezes ao dia
REGIME DE MÚLTIPLOS MEDICAMENTOS DE PRIMEIRA LINHA	
Ceftriaxona + Metronidazol	1 g IV a cada 24 h + 500 mg IV, três vezes ao dia
REGIMES DE TRATAMENTO ALTERNATIVOS	
Ciprofloxacino + Metronidazol	400 mg IV a cada 24 h + 500 mg IV, três vezes ao dia
Levofloxacino + Metronidazol	750 mg IV, a cada 24 h + 500 mg IV, três vezes ao dia
Imipenem	500 mg IV, quatro vezes ao dia
Meropenem	1 g IV, três vezes ao dia
Doripenem	500 mg IV, três vezes ao dia
Ertapenem	1 g IV, a cada 24 h

está associada à doença inflamatória do intestino, especialmente a colite ulcerativa; entretanto, em 25% dos casos, aparece como alteração isolada. Pacientes geralmente relatam perda de peso, letargia, icterícia e prurido. A colangite infecciosa raramente se desenvolve. Diagnóstico imediato pode ser desafiador por causa da natureza esclerótica dos ductos biliares e da ausência da dilatação do ducto ao ultrassom. A exploração cirúrgica ou por CPRE frequentemente é necessária para o diagnóstico. O tratamento dos casos não infectados é principalmente sintomático. Colestiramina, um sequestrador de ácido biliar, pode diminuir o prurido.

COLANGIOPATIA ASSOCIADA À SIDA

As manifestações avançadas da doença do HIV, geralmente associadas à contagem menor que $200/mm^3$ de CD_{4+}, pode incluir qualquer grupo de alterações conjuntamente mencionado como colangiopatia associada à SIDA. Essas alterações incluem a estenose do ducto biliar, estenose papilar e colangite esclerosante. A fisiopatologia exata não é compreendida completamente, mas está relacionada com infecção com CMV, *Cryptosporidium*, microsporidia ou complexo *Mycobacterium avium*.

A apresentação clínica é semelhante àquela de outras causas de colangite, com febre e dor no QSD. Os resultados dos testes laboratoriais incluem níveis elevados de fosfatase alcalina e elevação menor dos níveis de transaminase. O nível de bilirrubina comumente está menos elevado do que em outras alterações que causam colangite. Ultrassonografia geralmente é útil na identificação de estenose do ducto biliar, espessamento ou dilatações, como o são a varredura com IDA. O tratamento envolve esfincterotomia endoscópica ou colocação de *stent* em conjunto com tratamento da infecção subjacente.

CONCEITOS-CHAVE

Hepatite
Hepatite Viral
A apresentação clínica da hepatite viral é altamente variável, e muitos casos, particularmente em crianças, são assintomáticos.
- Tempo de incubação varia – hepatite A, 15 a 45 dias; hepatite B, 60 a 90 dias; hepatite C, 30 a 90 dias.
- Existe imunização altamente eficaz contra os vírus das hepatites A e B.
- Existe imunização passiva, pós-exposição para os vírus das hepatites A e B, mas seu uso é limitado principalmente aos indivíduos não imunizados, expostos à hepatite B.
- Regimes antivirais de ação direta com uso de inibidores nucleosídeos têm revolucionado o tratamento da hepatite. Resposta virológica sustentada com teste negativo de RNA do VHC é alcançada em mais de 90% dos indivíduos.
- Hepatite viral é uma doença relatável. Cuidados adicionais no DE e educação do paciente devem ser fornecidos para prevenção da disseminação da doença.
- O processo de identificação do agente causador ou da fonte deve ser iniciado porque afeta o prognóstico da doença e a saúde pública.

Hepatite Alcoólica
- Doença hepática causada pela ingestão de bebida alcoólica, progride de esteatose para fibrose a cirrose, e por fim para o carcinoma hepatocelular. Hepatite pode acompanhar a cirrose.
- Com a interrupção da ingestão de bebida alcoólica, a esteatose pode reverter dentro de 2 semanas.
- Hepatite alcoólica, embora geralmente uma doença branda, com manifestações clínicas menores, pode ser causa de hepatite fulminante.
- Testes laboratoriais podem ajudar a distinguir a hepatite alcoólica da hepatite viral, onde a primeira está associada às elevações mais brandas do nível enzimático e a relativo predomínio de AST sobre os níveis de ALT.
- Tratamento dos pacientes com hepatite alcoólica devem incluir balanço hidroeletrolítico, dieta de alto teor calórico e suplementos vitamínicos e encaminhamento para tratamento de dependência alcoólica.
- O sangramento de varizes é tratado com octreotide (50 μg em bólus, seguido de 50 μg/h), somatostatina (250 μg em bólus e infusão de 250 μg/h) ou vasopressina (0,4 unid. em bólus seguido por 0,4 a 1 unid/min de infusão contínua).
- Prednisona oral, 40 mg diários ou metilprednisolona IV, 32 mg diários, deve ser usado para os pacientes com hepatite alcoólica e mDF maior que 32.

Cirrose
Pacientes com cirrose frequentemente apresentam-se ao DE com complicações de suas doenças – ascites, sangramento varicoso, síndrome hepatorrenal ou encefalopatia hepática.
- A função de síntese e metabólica do fígado é debilitada nos pacientes com cirrose e assim podem necessitar de correção da Coagulopatia antes dos procedimentos invasivos e modificação da dosagem de medicamentos.
- Antes de realizar os procedimentos, a contagem plaquetária almejada deve ser de mais de 50.000/mm.[3]
- Quando são removidos volumes de mais de 5 L durante paracentese para tratamento da ascite, albumina, (8 g/L de fluido ascítico removido) deve ser dada.
- Crioprecipitado, 1 unid/10 kg de peso, é preferido durante plasma fresco congelado quando do tratamento de coagulopatias associadas ao fígado, nos pacientes com sangramento ativo.
- Medicamentos inibidores da enzima conversora de angiotensina e os bloqueadores dos receptores de angiotensina devem ser evitadas nos pacientes com cirrose. Ambos abaixam a pressão arterial média e podem aumentar a mortalidade.
- Síndrome hepatorrenal é anunciada pelo nível crescente de creatinina na falência hepática. Está associada a alto índice de mortalidade e deve ser tratada com norepinefrina, 0,5 a 3 mg/h em conjunto com albumina 1 g/kg (máximo, 100 g).

Encefalopatia Hepática
- Encefalopatia hepática é um estado de disfunção cerebral e neuromuscular secundária a níveis aumentados de amônia e seus efeitos sobre o metabolismo cerebral.
- A gravidade da encefalopatia hepática não se correlaciona diretamente ao nível sérico de amônia.
- Consideração e avaliação para condições subjacentes exacerbadas, como sangramento GI, hipocalemia, infecção e desidratação, devem ser realizadas durante a avaliação e tratamento da encefalopatia hepática.
- O diagnóstico diferencial da encefalopatia hepática deve considerar todas as causas de rebaixamento do nível de consciência. O amplo escopo do diagnóstico diferencial pode exigir testes adicionais, incluindo exames séricos, estudos líquor, toxicologia e TC de crânio.
- Tratamento da encefalopatia hepática inclui correção de anormalidades de eletrólitos, orientação dietética, administração de lactulose (30 a 60 g/dia) e rifaximina (400 mg, três vezes ao dia).
- L-ornitina-L-arginina pode ser adicionada ao regime e demonstrou capacidade para baixar os níveis de amônia no soro.
- Probióticos, acarbose, flumazenil e polietileno glicol requerem mais investigação no tratamento da encefalopatia hepática.

Peritonite bacteriana espontânea
- PBE deve ser considerada em todo paciente com ascite, dor abdominal, febre ou deterioração clínica inexplicável.
- *E-coli* e *Klebsiella* permanecem os dois organismos identificados mais comumente na PBE.
- Diagnóstico de PBE depende da obtenção de fluido ascítico para contagem de células e cultura.
- Uso de tiras do reagente de leucócito esterase pode fornecer meio conveniente de triagem à beira-leito do fluido ascítico para PBE.
- A contagem de granulócitos do líquido ascítico maior que 250 células/mm^3 (100 células/mm^3 em pacientes em diálise peritoneal) é indicação para tratamento com antibiótico.
- Tratamento de PBE inclui cefotaxima, 2 g, três vezes ao dia, por 5 dias.
- Exames laboratoriais e de imagem adicionais podem auxiliar na diferenciação da PBE em relação à peritonite secundária a outras patologias abdominais ou pulmonares.

Abscesso Hepático
- Os abscessos piogênicos ocorrem frequentemente no lobo direito do fígado por micróbios anaeróbicos ou aeróbicos.
- Ultrassom abdominal e TC são as modalidades de imagem de escolha.
- A imagem não distingue o abscesso piogênico do amebiano.
- O tratamento deve ser iniciado antes da drenagem do abscesso.
- Os regimes de tratamento para o abscesso piogênico incluem:
  - Cefotaxima + metronidazol
  - Ampicilina + gentamicina + metronidazol
  - Ciprofloxacino ou levofloxacina ou moxifloxacina + metronidazol
  - Piperacilina/tazobactama
  - Impinem ou meropenem, ou doripenem ou ertapenem
- Tratamento definitivo para abcessos maiores que 3 cm inclui drenagem percutânea guiada por imagem.
- Drenagem cirúrgica é reservada para casos complexos.

Abscesso amebiano
- Embora similar ao abscesso piogênico, o diagnóstico é feito por meio da análise das fezes ou do teste ELISA.

CONCEITOS-CHAVE (Cont.)

- A maioria dos pacientes tem elevação dos níveis de fosfatase alcalina e aminotransferase.
- Ultrassom pode revelar achados específicos ao abscesso amebiano, incluindo abscesso localizado perifericamente, com borda bem circunscrita e centro homogêneo, hipoecoico.
- Associados à imagem, os dados laboratoriais, incluindo ELISA ou eletroforese em gel, podem ajudar na diferenciação do abscesso amebiano do piogênico.
- O tratamento definitivo do abscesso amebiano é terapia amebicida com metronidazol IV ou oral (750 mg, três vezes ao dia, por 7 a 10 dias).

Colelitíase
- Cólica biliar deve ser considerada nos pacientes com náusea, vômito e dor no QSD.
- Diagnóstico com ultrassom do sistema biliar e possivelmente anormalidades laboratoriais sugerem obstrução da árvore biliar.
- Tratamento inicial é de suporte, com objetivo de tratar a dor e corrigir anormalidades hidroeletrolíticas.
- Os pacientes sem achados de infecção que toleram ingestão oral podem ser tratados em ambulatório.
- Cuidado definitivo requer encaminhamento cirúrgico ambulatorial para colecistectomia.

Colecistite
- A maioria dos pacientes com colecistite tem cálculos biliares; entretanto, aproximadamente 8% têm a doença sem cálculo. O segundo grupo de pacientes tende a ter doença mais grave e está em risco maior para complicações.
- Apesar da relação não clara entre a infecção bacteriana e a fisiopatologia, recomenda-se a terapia antibiótica.
- Recomenda-se a combinação de terapia com cefalosporina de terceira geração e metronidazol ou monoterapia com carbapenemicos ou inibidores de β-lactamase
- Os pacientes sem cálculo e com colecistite enfisemamatosa estão em risco maior para gangrena e perfuração e requerem colecistectomia de emergência.

Colangite
- Colangite é uma condição emergencial resultante de obstrução do ducto biliar extra-hepático e infecção bacteriana.
- A tríade classicamente vista consiste de dor no QSD, febre e icterícia
- Tratamento eficaz requer ressuscitação imediata com fluido e administração de antibióticos de amplo espectro.
- Tratamento definitivo inclui hospitalização e descompressão precoce do trato biliar, que pode ser conseguido cirurgicamente, trans-hepaticamente ou por CPRE.

As referências para este capítulo podem ser encontradas on-line no website Expert Consult associado à obra.

CAPÍTULO 81
Pâncreas

Rachel Berkowitz | Gabriel Rose

PANCREATITE AGUDA

Introdução

A pancreatite aguda é uma condição inflamatória que ocorre quando a autodigestão enzimática e a cascata inflamatória resultam na destruição do tecido pancreático. Sua apresentação pode variar extensamente de doença branda, autolimitada a sepse e falência múltipla dos órgãos. Episódios recorrentes e intermitentes de pancreatite aguda podem resultar em mudanças na morfologia e na função da glândula, conhecida como pancreatite crônica.

A mortalidade geral decorrente de pancreatite aguda é de 4% a 10%, embora nos casos graves possa ser acima de 30%.[1] Embora a mortalidade por pancreatite aguda tenha diminuído com melhor reconhecimento, entendimento e terapia, a incidência anual da doença e o número de internações hospitalares atribuídas a ela estão tendendo a aumentar.

Causas

Existem inúmeras causas para a pancreatite aguda (Quadro 81.1); entretanto, as causas mais comuns nos Estados Unidos são os cálculos biliares (40% a 70%) e o consumo crônico de bebida alcoólica (25% a 35%).[3] Nas mulheres, o diagnóstico geralmente está relacionado com os cálculos biliares, enquanto nos homens, geralmente, está relacionado com o consumo de bebida alcoólica.[4] A colangiopancreatografia retrógrada endoscópica (CPRE) é a terceira principal causa de pancreatite aguda, seguida por medicamentos e traumatismo. As causas menos comuns inclue infecção, hipertrigliceridemia (níveis de triglicérides sérico > 1.000 mg/dL), hipercalcemia, tumores, defeitos enzimáticos genéticos e anomalias arquiteturais da glândula.[5] Em 10% a 30% dos casos, a causa permanece desconhecida, embora se considere que muitos desses casos idiopáticos sejam causados por microlitíase oculta. Na verdade, o risco de pancreatite biliar é correlacionado com a diminuição do tamanho dos cálculos biliares. Tabagismo e diabetes são fatores de risco independentes para o desenvolvimento da pancreatite.

Anatomia e Fisiologia

O pâncreas é um órgão retroperitoneal com funções endócrina e exócrina (Fig. 81.1). Contém três segmentos – cabeça, corpo e cauda – que se estendem transversos à região superior do abdome. A cabeça pancreática situa-se dentro da concavidade do "C" do duodeno, localizado no epigástrio. O corpo do pâncreas atravessa posteriormente ao estômago, e a cauda pancreática encosta no hilo esplênico, no quadrante superior esquerdo. Um grande ducto pancreático principal (ducto de *Wirsung*) percorre, por dentro do pâncreas, da cauda à cabeça, onde se encontra com o ducto biliar comum para formar a ampola de *Vater*, que drena seu conteúdo no duodeno através do esfíncter de *Oddi*.

A função exócrina do pâncreas é realizada pela excreção de várias enzimas digestivas, como o tripsinogênio. A função endócrina do pâncreas inclui secreção dos hormônios reguladores de insulina, glucagon e somatostatina.

Patofisiologia

A pancreatite aguda começa com um evento desencadeador, como exposição a uma toxina ou a um agente farmacológico, ou com obstrução do ducto, por cálculos biliares. A lesão celular interfere no fluxo celular normal desencadeando a ativação inapropriada do tripsinogênio e de outras enzimas digestivas. Isto, por sua vez, conduz a autodigestão do tecido pancreático e estímulo da cascata inflamatória, que danifica ainda mais o pâncreas. Localmente, as citocinas causam aumento da permeabilidade vascular, o que pode resultar em complicações como edema, hemorragia e/ou necrose. Sistemicamente, os mediadores inflamatórios podem levar à síndrome da resposta inflamatória sistêmica (SRIS) e potencialmente a sepse e choque. Pode ocorrer bacteremia devida à translocação da microbiota intestinal. Disfunções de órgãos a distância manifestadas, por exemplo, por derrames pleurais, síndrome da angústia respiratória aguda e insuficiência renal, podem também ocorrer.

Classificação da Doença

A pancreatite aguda pode ser classificada pelo tipo – pancreatite edematosa intersticial *versus* necrosante – e pelas complicações locais. A maioria dos pacientes tem o tipo edematoso intersticial, que geralmente se resolve na primeira semana da doença. Aproximadamente 5% a 10% dos pacientes desenvolvem pancreatite necrosante, que pode envolver o parênquima pancreático e os tecidos adjacentes. As complicações locais que envolvem o pâncreas, definidas pela Classificação de Atlanta nos anos 2012 revisada, são categorizadas com base na ocorrência do quadro na vigência de pancreatite intersticial ou necrosante e se são encapsuladas (Quadro 81.2).[6] O tecido necrótico pode permanecer estéril, liquefazer-se ou tornar-se infectado. As lesões infectadas estão associadas a um aumento na morbidade. As complicações locais geralmente ocorrem após a primeira semana e devem ser suspeitadas nos pacientes com sintomas prolongados ou recorrentes, elevação secundária dos marcadores pancreáticos séricos ou sinais da sepse, como febre e leucocitose.

Características Clínicas

Os pacientes com pancreatite aguda normalmente se queixam do aparecimento rápido de dor epigástrica constante ou no quadrante superior esquerdo. A dor geralmente é de intensidade moderada a severa, sem correlação com a gravidade da doença. A dor pode irradiar-se para o meio das costas ou flancos, às vezes distribuída em dermátomos e pode estar acompanhada por náuseas e vômitos. Os pacientes geralmente relatam episódios anteriores de dor similar, relacionados com cólica biliar ou episódios leves de pancreatite.

A aparência geral frequentemente é evidente no paciente que esteja agitado e com desconforto moderado, procurando por uma posição de conforto, como, por exemplo, inclinando-se para a frente. Sinais vitais geralmente refletem o desconforto do paciente ou a existência de um processo inflamatório, com elevação da temperatura, da frequência cardíaca ou da frequência respiratória. A pressão arterial pode estar ligeiramente elevada, secundária à dor,

QUADRO 81.1

Causas da Pancreatite Aguda

TÓXICO-METABÓLICA
Bebida alcoólica
Medicamentos
Hiperlipidemia
Hipercalcemia
Uremia
Veneno de escorpião

OBSTRUTIVA-MECÂNICA
Cálculos biliares
Congênitas – pâncreas *divisum*, pâncreas anular
Tumores – ampular, neuroendócrino, carcinoma de pâncreas
Pós-CPRE
Disfunção ampular ou estenose
Divertículo duodenal
Traumatismo

INFECCIOSA
Viral – caxumba, coxsackie, HIV, CMV, EBV, varicela
Bacteriana – TB, *Salmonella, Campylobacter, Legionella, Mycoplasma*
Parasitária – *Ascaris*

VASCULAR
Vasculite
Embolia
Hipoperfusão, isquemia
Hipercoagulabilidade

OUTRAS
Idiopática
Hereditária
Diabetes melito, CAD
Autoimune

CMV, citomegalovírus; *CAD*, cetoacidose diabética; *EBV*, vírus Epstein-Barr; *CPRE*, colangiopancreatografia retrógrada endoscópica; *HIV*, vírus da imunodeficiência humana; *TB*, tuberculose.

embora nos casos graves ou complicados a hipotensão e os sinais de choque possam estar presentes. Icterícia pode ser causada pela obstrução por cálculo biliar. A respiração pode estar curta devida a dor. O exame pulmonar pode revelar murmúrios vesiculares diminuídos ou crepitações nas bases decorrentes de complicações pulmonares.

O abdome pode parecer normal ou distendido. As descrições clássicas do sinal de *Cullen* (mancha azulada, periumbilical, devida ao hemoperitôneo) e sinal de *Grey Turner* (mancha marrom-avermelhada em torno dos flancos, devida a sangramento retroperitoneal) raramente são vistas, mas, nos casos de pancreatite necrosante hemorrágica, podem carregar prognóstico ruim. A ausculta do abdome pode revelar ruídos hidroaéreos normais, diminuídos ou ausentes, se o paciente tiver íleo adinâmico concomitante. A palpação do abdome frequentemente revela dor à palpação na região epigástrica com defesa, sendo a descompressão brusca dolorosa um achado menos comum. A dor à palpação do quadrante superior direito e a presença do sinal de *Murphy* podem ser observadas nos casos de pancreatite com cálculo biliar.

QUADRO 81.2

Complicações Locais da Pancreatite Aguda

PANCREATITE INTERSTICIAL EDEMATOSA
- Coleção aguda de fluido peripancreático – coleção homogênea de fluido adjacente ao pâncreas, vista dentro de 4 semanas do aparecimento dos sintomas.
- Pseudocisto pancreático – coleção homogênea de fluido com parede bem definida; vista dentro com mais de 4 semanas do aparecimento dos sintomas.

PANCREATITE NECROSANTE
- Coleção necrótica aguda – coleção heterogênea de fluido e necrose; intrapancreática e/ou extrapancreática.
- Necrose delimitada – coleção heterogênea de fluido e necrose com parede bem definida; intrapancreática e/ou extrapancreática; vista com mais de 4 semanas do aparecimento dos sintomas.

Adaptado de Banks PA, Bollen TL, Dervenis C, et al.: Classification of acute pancreatitis – 2012: revision of the Atlanta classification and definitions by international consensus. Gut 62:102-111, 2013.

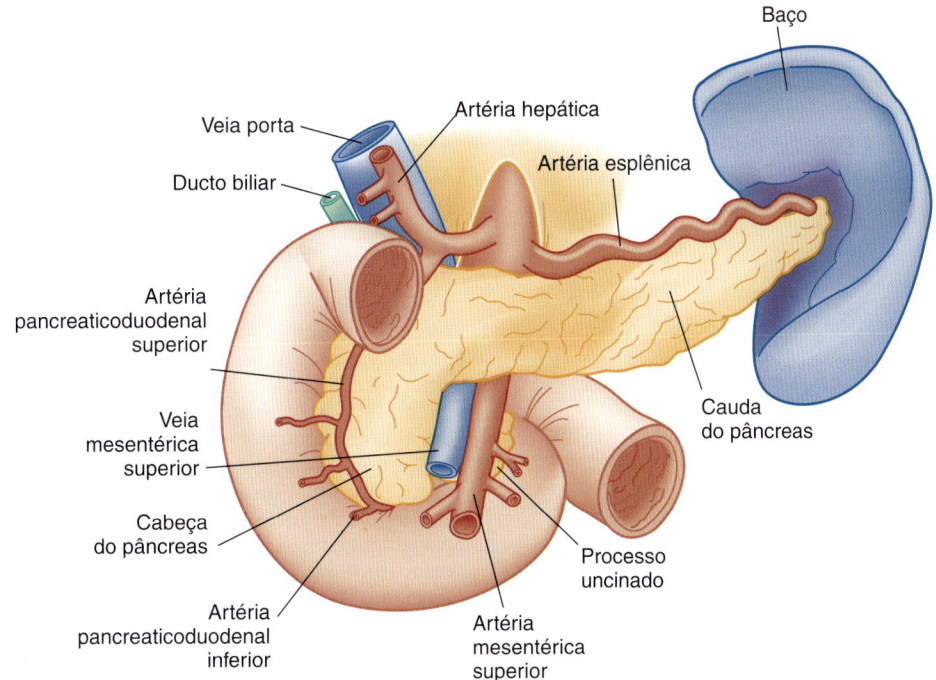

Fig. 81.1. Representação diagramática do pâncreas, visão anterior. (Desenho de Feldman M, Friedman LS, Sleisenger MH, editors: Sleisenger & Fordtran's gastrointestinal and liver disease: pathophysiology, diagnosis, management, ed 7, Philadelphia, 2002, Saundres.

Além da lesão direta do pâncreas, os pacientes podem ter complicações locais envolvendo as estruturas adjacentes – por exemplo, necrose intestinal, trombose esplênica ou da veia porta, sangramento gastrointestinal ou obstruçãodo piloro duodenal. A maioria destes achados tendem a ser tardios.

As complicações sistêmicas estão relacionadas com a progressão da inflamação local e podem resultar em SIRS. Embora, na maioria dos casos, estas condições se resolvam dentro de dias, se persistentes, pode haver progressão para sepse fulminante, choque e falência de órgãos, especialmente se houver doença crônica subjacente. Os sistemas cardiovascular, pulmonar e renal são os determinantes mais importantes na avaliação de falência de órgãos. O aumento da permeabilidade microvascular é a causa principal de sequela pulmonar, embora a degradação enzimática do surfactante possa também desempenhar um papel. Pacientes podem desenvolver síndrome da angústia respiratória aguda, atelectasia ou derrame pleural, manifestadas como hipoxemia ou desconforto respiratório. Os derrames pleurais estão presentes em até 50% dos pacientes e tendem a se desenvolver mais frequentemente no lado esquerdo. O colapso cardiovascular, evidenciado pela diminuição da pressão arterial média ou necessidade de suporte inotrópico, pode se desenvolver devido ao choque, resultante das alterações na localização dos fluidos e perda de volume. A insuficiência renal, demonstrada pelo nível de creatinina elevado, pode surgir da combinação de hipoperfusão e os efeitos dos mediadores inflamatórios.

Além disso, coagulopatia pode ocorrer pela ativação da cascata de coagulação mediada por citocinas, levando potencialmente à trombocitopenia ou à coagulação intravascular disseminada. Anormalidades metabólicas também são comuns. Hiperglicemia resulta da diminuição da produção de insulina e a hipocalcemia é causada pelos baixos níveis de albumina e magnésio.

Diagnóstico Diferencial

Inúmeros processos de doença têm capacidade de imitar a apresentação da pancreatite aguda e devem ser considerados no diagnóstico diferencial (Quadro 81.3). A inflamação dos órgãos intra-abdominais próximos, como vesícula biliar, estômago e duodeno, geralmente é caracterizada por padrão semelhante de dor epigástrica ou nos quadrantes superiores do abdome. Infarto do miocárdio, pneumonia e patologia aórtica também podem apresentar-se como dor torácica baixa ou em abdome superior com irradiação para as costas.

QUADRO 81.3

Diagnóstico Diferencial da Pancreatite Aguda

ALTERAÇÕES ABDOMINAIS
Úlcera péptica
Gastrite, gastroenterite
Cólica biliar, colecistite
Colangite
Cálculo ureteral
Obstrução intestinal
Isquemia mesentérica
Aneurisma de aorta abdominal (AAA)
Gravidez ectópica
Perfuração de víscera

ALTERAÇÕES CARDIOPULMONARES
Infarto do miocárdio
Pneumonia
Pericardite
Derrame pleural

ALTERAÇÕES SISTÊMICAS
Anemia falciforme
Cetoacidose diabética

Exame Diagnóstico

O diagnóstico da pancreatite aguda está embasado na presença de, ao menos, dois de três critérios – características clínicas, resultados laboratoriais e imagem. As características clínicas referem-se ao quadro clássico e aos achados no exame físico, como discutido anteriormente, por exemplo, dor constante na região superior do abdome, possivelmente com irradiação para as costas e dor à palpação. Os outros dois critérios dependem de exames diagnósticos.

Resultados Laboratoriais

O diagnóstico laboratorial de pancreatite baseia-se nos níveis séricos de amilase e lipase. Amilase é uma enzima que atua na digestão dos carboidratos e é produzida pelo pâncreas e pelas glândulas salivares, assim como por vários outros órgãos em menor extensão. Os níveis da amilase aumentam na pancreatite, mas esse aumento também pode ser visto em muitas outras condições, como neoplasias malignas, traumatismo, queimaduras, doença das glândulas salivares e hepática, colecistite, insuficiência renal, HIV e gravidez. Na pancreatite aguda, o nível da amilase normalmente se eleva em 3 a 6 horas e permanece elevada por aproximadamente 3 a 5 dias.

A lipase desempenha papel maior no metabolismo da gordura e é produzida predominantemente pelo pâncreas. Níveis elevados de lipase podem também ser vistos em determinados processos de doença extrapancreáticos, mas são mais específicos para a pancreatite do que a amilase. Embora o nível de lipase comece a aumentar ao mesmo tempo que o nível de amilase, ela atinge seu ápice mais rapidamente; devido à reabsorção renal, ao invés de excreção, mantém-se elevada por 1 a 2 semanas.

Recomenda-se o uso do nível de lipase no diagnóstico da pancreatite aguda. O nível de amilase já foi preferido porque era mais barato e amplamente disponível, mas esse não é mais o caso, e atualmente se reconhece que o nível de lipase tem especificidade e sensibilidade maiores.[8] A diferença na sensibilidade é especialmente notável nos pacientes com apresentação tardia e com pancreatite causada por consumo de bebida alcoólica e hipertrigliceridemia.[2] Teste para ambas as enzimas não melhora a sensibilidade ou a especificidade diagnóstica. Para ambas as enzimas, usa-se mais comumente três vezes o valor do limite superior da normalidade como ponto de corte, porque estudos demonstram alta sensibilidade nesse nível. O grau do aumento do nível de amilase ou de lipase não está correlacionado com a gravidade da doença ou com o prognóstico.

Os níveis séricos de transaminase, bilirrubina, cálcio e triglicérides podem ser úteis na determinação da causa da pancreatite. O nível de alanina aminotransferase mostra ser particularmente específico para a pancreatite biliar, com valor prognóstico positivo de 95%.

Imagem

A confirmação de pancreatite por imagem abdominal é feita pela tomografia computadorizada (TC) ou, menos comumente, por ressonância magnética (RM) ou ultrassom. Embora a TC seja muito sensível e específica para a pancreatite aguda, não é rotineiramente necessária para o diagnóstico ou indicada no departamento de emergência (DE). A TC somente é recomendada nas seguintes circunstâncias: (1) nos casos de diagnóstico incerto – por exemplo, dor abdominal atípica – ou níveis normais de enzimas pancreáticas no caso de alta suspeita clínica; (2) exclusão de outra patologia intra-abdominal suspeita – por exemplo, obstrução intestinal ou aneurisma de aorta; e (3) para a avaliação de complicações nos pacientes que não respondem à terapia apropriada depois de pelo menos 48 horas.[9] A avaliação das complicações por TC é feita melhor ao menos 3 a 7 dias depois da apresentação. Durante os primeiros dias, TC não identifica exatamente o grau de necrose pancreática, normalmente subestimando sua extensão. Complicações como abscesso e pseudocisto geralmente não se desenvolvem até várias semanas após o aparecimento dos sintomas. Estudos realizados de pacientes submetidos precocemente à TC não encontraram benefício comparado com aqueles que realizaram imagem tardiamente.[10]

Se a TC for realizada, deve ser feita com contraste intravenoso (IV). A TC está normal em 15% a 30% dos pacientes com casos leves de pancreatite. Achados anormais incluem aumento da glândula e perda da sua textura e das bordas características. Conforme a doença piora, a TC mostra um realce diminuído ou heterogêneo e aumento dos sinais inflamatórios, como presença de líquido peripancreático e densificação da gordura (Fig. 81.2). A necrose pancreática é sugerida por áreas não demonstrando realce (Fig. 81.3). Nos casos em que o contraste é contraindicado, TC sem contraste ainda pode ser útil: alternativamente, pode-se realizar RM.

Os achados da pancreatite na RM são semelhantes àqueles da TC. A RM fornece imagem superior da vesícula biliar e do trato biliar, mas é mais cara e tem disponibilidade limitada. O ultrassom pode mostrar um pâncreas edematoso, mas a imagem geralmente está obscurecida por gás intestinal. Embora tenha valor limitado no diagnóstico da pancreatite, o ultrassom é sensível para a doença biliar e deve ser realizado precocemente seguindo o diagnóstico de pancreatite, para ajudar a determinar a causa. As radiografias abdominais mostram principalmente achados não específicos e não contribuem para o diagnóstico da pancreatite. A radiografia de tórax deve ser realizada quando houver suspeita de complicações pulmonares.

Predição da Gravidade da DoençaEmbora o diagnóstico da pancreatite seja relativamente fácil e direto, a predição da trajetória da doença é difícil. Inúmeros esquemas de classificação e sistemas de escore de gravidade foram desenvolvidos, mas nenhum é especialmente útil no DE, no momento do primeiro atendimento ao paciente.

A Classificação de Atlanta de 2012, desenvolvida por um consenso internacional para fornecer um sistema universalmente aplicável de classificação da gravidade da pancreatite, é amplamente reconhecida (Quadro 81.4). Com base nessa classificação, o paciente não pode ser diagnosticado com pancreatite grave até as 48 horas seguintes à apresentação, enfatizando ainda mais a natureza dinâmica da pancreatite e a dificuldade no prognóstico da gravidade no momento da avaliação no DE.[6]

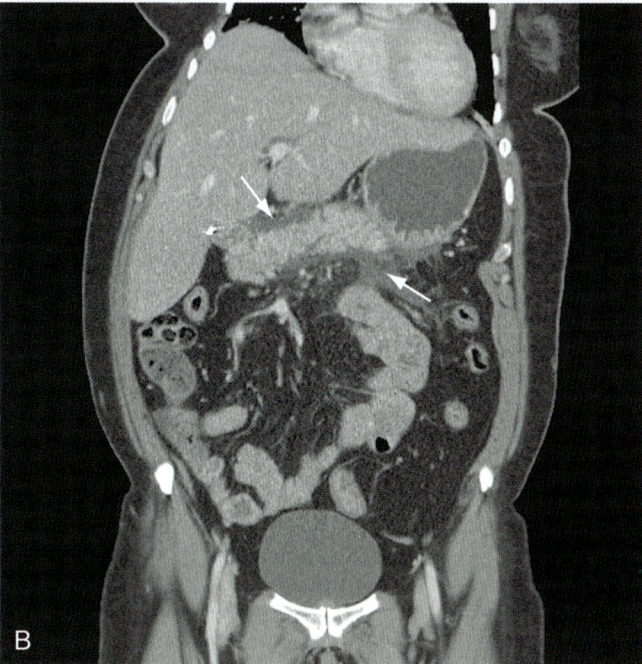

Fig. 81.2. TC mostrando pancreatite intersticial aguda com pouca quantidade de líquido peripancreático e densificação da gordura (*setas*). *A*, Corte axial. *B*, Corte coronal. (Cortesia de Dr. David T. Schwartz.)

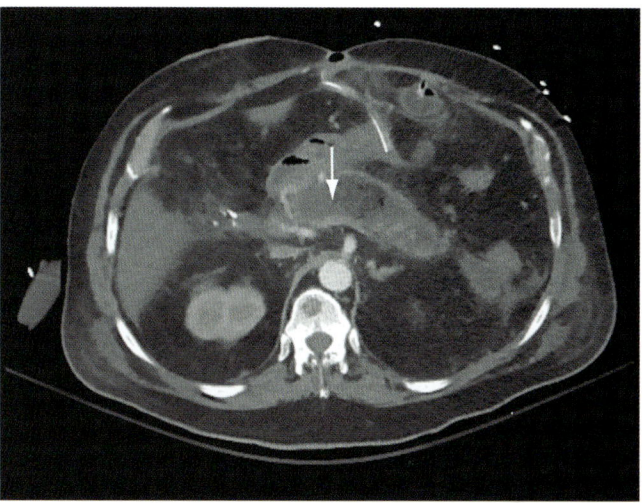

Fig. 81.3. TC mostrando pancreatite necrosante. Há uma diminuição do realce do pâncreas no local onde o parênquima foi substituído por fluído necrótico (seta). (Cortesia Dr. Cash Horn.)

QUADRO 81.4

Classificação de Atlanta Revisada da Pancreatite Aguda

LEVE
Ausência de falência de órgãos
Sem complicações locais ou sistêmicas

MODERADA
Falência temporária de órgão (< 48 h)[a]
Complicações locais ou sistêmicas

SEVERA
Falência persistente de órgão (> 48 h)[a]

[a]Falência de órgão definida como pontuação do escore de Marshall modificada de 2 ou mais para o sistema respiratório, cardiovascular ou renal.
Adaptado de Banks PA, Bollen TL, Dervenis C, et al.: Classification of acute pancreatitis – 2012: revision of the Atlanta classification and definitions by international consensus. Gut 62:102-111, 2013.

Os sistemas de escore para a avaliação da gravidade da pancreatite são embasados no uso de combinações de uma variedade de características clínicas, sinais vitais e marcadores séricos. Um dos mais antigos e mais conhecidos é o critério de *Ranson* (Quadro 81.5). Este sistema usa cinco critérios avaliados na apresentação e seis avaliados 48 horas depois. O número total de critérios presentes determina a pontuação que pode ser usada para predizer a taxa de mortalidade associada. Outro sistema de escore comumente usado é o *Acute Physiology and Chronic Health Evaluation II* (APACHE II), que foi um instrumento desenvolvido para ser usado na unidade de terapia intensiva (UTI) e consiste de 15 variáveis. Considera-se um escore de *Ranson* maior que 3 ou APACHE II maior que 8, alto risco para doença grave. Há também o sistema de classificação com base na imagem de pacientes submetidos à TC. O índice de severidade por TC modificado (CTSI) atribui pontos para vários achados na TC, como inflamação pancreática, necrose pancreática, coleções de líquido e complicações extrapancreáticas. O escore mostrou correlação com a duração da estada hospitalar e o desenvolvimento de falência de órgãos, mas não é mais acurada que os escores clínicos de pontuação na predição de desfechos (Tabela 81.1).[11]

Estes sistemas foram criticados pela sua complexidade, sensibilidade ou especificidade inadequada, necessidade de dados que podem não estar presentes de maneira imediata e na incapacidade de calcular o escore à apresentação. Como resultado, foram propostos esquemas mais novos e menos complicados. O índice de severidade da pancreatite aguda à beira do leito, BISAP, é um novo sistema de escore que se baseia em cinco fatores: nível de nitrogênio ureico sanguíneo, alteração do nível de consciência, SIRS, idade e derrames pleurais.[12] Comparado com outros sistemas de escore, ele tem sensibilidade menor e especificidade semelhante.[13]

QUADRO 81.5

Critério de *Ranson*[a]

NA INTERNAÇÃO
Idade > 55 anos
GB > 16.000/mm³
Glicose > 200 mg/dL
AST > 250 UI/L
DHL > 350 UI/L

NA INTERNAÇÃO (se causa biliar)
Idade > 70 anos
GB > 18.000/mm³
Glicose > 220 mg/dL
AST > 250 UI/L
DHL > 400 UI/L

EM 48 HORAS
Redução do hematócrito > 10%
Elevação de BUN > 5 mg/dL
Cálcio < 8 mg/dL
PO_2 < 60 mmHg
Déficit de base > 4 mEq/L
Sequestro de fluido > 6L

EM 48 HORAS (se causa biliar)
Redução do hematócrito > 10%
Elevação de BUN > 2mg/dL
Cálcio < 8mg/dL
Déficit de base > 5mEq/L
Sequestro de fluido > 4L

[a]Um ponto dado por critério: 0 a 2 pontos, taxa de mortalidade, 1%; 3 a 4 pontos, taxa de mortalidade, 15%; 5 a 6 pontos, taxa de mortalidade, 40%; ≥ 7 pontos, taxa de mortalidade, 100%.

AST, Aspartato aminotransferase; *BUN*, nitrogênio ureico sanguíneo; *DHL*, lactato desidrogenase; *GB*, glóbulos brancos

Segundo *Harmless Acute Pancreatitis Score* (HAPS), nos pacientes sem peritonite (sem descompressão brusca ou defesa) e níveis do hematócrito e de creatinina normais, há um risco muito baixo de mortalidade, necrose ou necessidade de hemodiálise ou suporte ventilatório. HAPS mostrou ser 97% específico para doença leve, embora não sensível.[14] Vários marcadores séricos isolados também foram propostos como indicadores da gravidade. A proteína C-reativa é a mais útil por sua alta sensibilidade e grande disponibilidade; entretanto, seu nível não atinge o pico até 72 horas após o aparecimento dos sintomas. A interleucina-6 e a procalcitonina também se mostraram promissores como marcadores.

Manejo

O tratamento da pancreatite aguda é principalmente de suporte. A reposição de volume é importante porque os pacientes com pancreatite frequentemente estão com volume reduzido pela ingestão oral diminuída, êmese, diaforese ou deslocamento de fluido para o terceiro espaço. A ressuscitação volêmica precoce reduz a incidência de SRIS e falência de órgãos em 72 horas.[15] A ressuscitação volêmica por via IV dentro das primeiras 24 horas parece ser mais importante do que o volume total recebido em 48 horas.[16] A ressuscitação volêmica deve ser direcionada para reverter a hipotensão e a hemoconcentração e manter o débito urinário. Hematócrito, nitrogênio ureico sanguíneo e a creatinina podem ser usados como marcadores substitutos para esses objetivos. As soluções de soro fisiológico (SF) e Ringer lactato (RL) são boas escolhas de fluido. Se disponível, dá-se preferência à RL porque parece oferecer resultados melhores.[17] Em grandes volumes, o uso de SF pode levar ao desenvolvimento de acidose metabólica hiperclorêmica. A acidose é conhecida por ser prejudicial nos estados de choque, contribuindo para a cascata inflamatória sistêmica. Além disso, pH baixo ativa o tripsinogênio, que torna as células pancreáticas acinares mais propensas à lesão, piorando a gravidade da pancreatite.

Conforme a volemia vai sendo corrigida, os níveis de eletrólitos podem também precisar de abordagem. Hipocalcemia frequentemente é devida à hipoalbuminemia, assim a reposição de cálcio não é necessária, a menos que o nível de cálcio ionizado esteja baixo ou os efeitos neuromusculares da hipocalcemia, como os sinais de *Chvostek* ou de *Trousseau* estejam presentes. Se houver hipomagnesemia concomitante, a reposição de magnésio pode corrigir a hipocalcemia. A hiperglicemia resulta da liberação prejudicada de insulina, aumento da gliconeogênese e alteração na captação de glicose. Alguns pacientes precisarão de insulina exógena porque a hiperglicemia não tratada pode contribuir para o agravamento da pancreatite e da função imunológica.

O controle da dor é outro aspecto importante do tratamento. Opioides são geralmente necessários porque a dor associada à pancreatite normalmente é severa. Quando disponível, dá-se preferência ao uso de analgesia controlada pelo paciente. Embora haja risco teórico da morfina causar espasmo no esfíncter de Oddi, não há estudo clínico mostrando que a administração da morfina cause ou piore a pancreatite ou a colecistite. Há também poucos dados comparando a eficácia de diferentes opioides para o alívio da dor na pancreatite.[18] Os antieméticos podem também ser necessários para alívio sintomático.

Foi considerado que a nutrição oral ou enteral pioraria a pancreatite pelo estímulo às secreções exócrinas do pâncreas e desse modo à autodigestão; entretanto, sabemos que isso não ocorre e a privação da alimentação enteral na verdade tem consequências. Ela causa atrofia e aumento da permeabilidade da mucosa gastrointestinal e amplifica o crescimento bacteriano excessivo e a translocação intestinal. Também se estabeleceu que a nutrição parenteral total esteja associada a muitas complicações.[19] Consequentemente, a nutrição oral ou enteral é o método de alimentação preferido e pode ser terapêutico. Nos casos de pancreatite moderada a grave, a alimentação enteral por sonda nasogástrica ou nasojejunal é segura e eficaz. Nos casos leves, a alimentação oral é segura e pode contribuir para menos dias de hospitalização.[20] Uma dieta sólida, com pouco teor de gordura, é tão segura quanto líquidos claros e pode ser dada conforme tolerada.[21]

TABELA 81.1
Características dos Testes dos Sistemas de Escore na Predição de Desfechos [30]

SISTEMA DE ESCORE	PREDIÇÃO DE PANCREATITE GRAVE		PREDIÇÃO DE MORTALIDADE	
	SENSIBILIDADE	ESPECIFICIDADE	SENSIBILIDADE	ESPECIFICIDADE
Ranson	84%	90%	100%	77%
APACHE II	70%	72%	100%	66%
CTSI	86%	71%	100%	59%
BISAP	38%	92%	57%	88%

APACHE, avaliação da fisiologia aguda e crônica; *CTSI*, índice de gravidade por tomografia computadorizada; *BISAP*, índice de gravidade da pancreatite aguda à beira do leito.
Dados de Papachristou GI, Muddana V, Yadav D, et al.: Comparison of BISAP, Ranson's, APACHE II, and CTSI scores in predicting organ failure, complications, and mortality in acute pancreatitis. Am J Gastroenterol 105:435-441, 2010.

Os antibióticos não são indicados para prevenção de sequela infecciosa. Mesmo nos casos graves de pancreatite, a profilaxia antibiótica não tem mostrado melhorar a mortalidade ou a necessidade de intervenção cirúrgica.[22] O uso desses medicamentos deve ser limitado à pancreatite necrosante infectada ou às infecções extrapancreáticas como colangite e bacteremia. As características da SRIS, como taquicardia e taquipneia são comuns na pancreatite aguda, mas não são específicas e não necessariamente anunciam sepse ou falência de órgãos. Entretanto, durante a apresentação inicial no DE, pode ser difícil a exclusão de sepse como causa. Consequentemente, os antibióticos devem ser iniciados, se houver suspeita de fonte infecciosa, mas não se baseando somente nos critérios da SRIS. Nos casos de necrose pancreática infectada conhecida, o regime antibiótico escolhido deve cobrir as bactérias Gram-negativas e Gram-positivas, assim como anaeróbicos. Quinolona mais metronidazol (ciprofloxacina, 400 mg e metronidazol, 500 mg, duas vezes ao dia) ou carbapenêmicos (meropenem, 1 g, ou imipenem-cilastatina, 500 mg a 1 g, três vezes ao dia) são regimes adequados por causa da cobertura bacteriana e da penetração no tecido pancreático.

Os inibidores de protease e os bloqueadores da histamina-2 (H2) foram propostos como opções de tratamento para a pancreatite aguda no passado, mas não são mais recomendados porque estudos não mostraram efeito sobre os desfechos clínicos.[23]

CPRE precoce é indicada para pacientes com colangite ou obstrução da via biliar e é recomendada dentro de 24 horas da hospitalização. Estudos não mostraram benefício para outros pacientes com pancreatite, independentemente da gravidade do quadro predita.[24] Por causa das potenciais complicações associadas à CPRE, esta não deve ser realizada, a menos que haja evidência de colangite ou de obstrução da via biliar, como icterícia, nível elevado de bilirrubina e sinais de sepse. Suspeita de coledocolitíase baseada na dilatação da árvore biliar na TC não justifica CPRE. A colangiopancreatografia por ressonância magnética (CPRM) ou ultrassom endoscópico (USE) são recomendados para avaliação adicional do caso.

A intervenção cirúrgica é raramente indicada no momento da apresentação. Recomenda-se que os pacientes com pancreatite biliar leve sejam submetidos à colecistectomia durante a internação, mas não emergencialmente. Necrose pancreática assintomática e pseudocistos não necessitam tratamento. Pancreatite necrosante infectada ou sintomática geralmente requer intervenção cirúrgica, endoscópica ou por radiologia intervencionista, mas não até aproximadamente 4 semanas posteriores, quando a coleção se torna delimitada.

Encaminhamento

É possível dar alta aos pacientes com apresentações leves, cujos sintomas estejam adequadamente controlados, tolerem ingestão oral e não tenham sinal de complicações. Entretanto, pelo curso imprevisível da pancreatite, a internação hospitalar para observação adicional e tratamento é normalmente justificada. A maioria dos pacientes com pancreatite aguda apresenta casos leves. Eles são tratados facilmente na área de clínica geral e geralmente recebem alta em uma semana. Aproximadamente 20% terão complicações e necessitarão de estada mais longa no hospital ou nível de cuidado mais elevado.

As características a seguir devem levar a consideração imediata de admissão na UTI – pancreatite moderadamente grave (de acordo com a classificação de Atlanta revisada), necessidade contínua de ressuscitação volêmica, SRIS persistente, anormalidades eletrolíticas significativas, idade avançada ou outros fatores que tornem um paciente com alto risco de deterioração. Os pacientes que possam necessitar de procedimentos endoscópicos, cirúrgicos, ou de radiologia intervencionista devem ser tratados dentro de centro especializado ou encaminhados a um, definido como um centro de alto volume, com acesso diário a estes serviços. Análise nacional mostrou que a admissão em hospital com volume anual de casos de pancreatite aguda no terço superior está associada à duração mais curta da estada e mortalidade mais baixa.[25]

PANCREATITE CRÔNICA

A pancreatite crônica é uma desordem inflamatória progressiva do pâncreas cujo parênquima da glândula é substituído gradualmente por tecido fibroso. É mais comumente diagnosticada na meia-idade, com idade média de 62 anos de idade. O risco é pelo menos duas vezes mais alto para os homens comparado com as mulheres e para os americanos afrodescendentes comparados com os brancos.[26]

Pancreatite existe como um espectro, com a forma aguda levando à forma aguda recorrente, que por sua vez leva à pancreatite crônica. Somente a minoria dos pacientes progride por esse espectro, com a evolução dependente de inúmeros fatores ambientais e hereditários. A pancreatite crônica pode ser classificada como tóxico-metabólica, obstrutiva, genética, autoimune, relacionada com pancreatite aguda recorrente, pós-necrótica ou idiopática. O abuso de bebida alcoólica é a causa mais comum. Risco maior está associado ao consumo de mais de cinco doses/dia. Tabagismo também é um fator de risco independente bem estabelecido. Os mecanismos exatos por meio dos quais os vários fatores de risco resultam na doença não são inteiramente compreendidos; entretanto, há uma via fisiopatológica comum que envolve inflamação progressiva e fibrose, levando à disfunção das células acinares e às mudanças morfológicas, que danificam as funções endócrina e exócrina. Os pacientes podem subsequentemente desenvolver desnutrição e diabetes e, em alguns casos, câncer pancreático.

Características Clínicas

Os pacientes com pancreatite crônica podem apresentar-se com dor abdominal prolongada ou recorrente, achados relacionados com complicações locais e mudanças estruturais (p. ex., obstrução intestinal, trombose vascular) ou sinais de disfunção pancreática endócrina e exócrina (p. ex., intolerância à glicose, má absorção, esteatorreia). A natureza da dor abdominal será frequentemente semelhante àquela da pancreatite aguda, descrita como dor epigástrica severa, constante, que irradia para o meio das costas, associada a náusea e vômitos. A ingestão de alimento e de bebida alcoólica tende a exacerbar a dor, e a perda de peso é comum. Considerou-se que conforme o processo da doença continua, a dor pode diminuir em decorrência da perda progressiva das células acinares funcionais, mas as evidências têm sido divergentes.[27] Ao exame físico, os pacientes podem parecer ictéricos devido à cirrose alcoólica ou à obstrução da via biliar ou a má nutrição e má absorção prolongadas. O abdome geralmente possui dor à palpação, e uma massa palpável, que representa pseudocisto ou um tumor pancreático, pode ser percebida.

Diagnóstico Diferencial

O diagnóstico da pancreatite crônica pode ser relativamente claro em um paciente com histórico de pancreatite recorrente ou de dor frequente, que é típica na presença de fatores de risco para a pancreatite. Entretanto, outros diagnósticos devem sempre ser considerados, porque os pacientes podem também ter patologias não relacionadas com o pâncreas ou com complicações da pancreatite. A lista de diagnósticos diferenciais é similar àquela para a pancreatite aguda (Quadro 81.3); entretanto, processos abdominais crônicos, como úlcera péptica, gastrite, cólica biliar e síndrome do intestino irritável são mais consistentes com episódios recorrentes de dor no andar superior do abdome. Além disso, pacientes com pancreatite crônica, dependentes de opioides podem ter os sintomas de abstinência semelhantes à exacerbação da pancreatite.

Exames Diagnósticos

O diagnóstico inicial da pancreatite crônica é feito por uma das diversas modalidades de imagem, incluindo TC, CPRM ou USE. Os achados da TC incluem ductos pancreáticos dilatados, atrofia, microcalcificações e complicações, como pseudocisto. CPRM e USE são métodos acurados para visualização de mudanças do parênquima e dos ductos pancreáticos. USE é o exame de imagem mais sensível para a pancreatite crônica e é capaz de detectar melhor mudanças sutis e iniciais.[28] CPRE foi substituída por CPRM porque a CPRE é invasiva e tem risco de 4% de precipitar um quadro da pancreatite. Estas técnicas de imagem podem também excluir o câncer pancreático, o que é importante porque 5% dos pacientes com câncer pancreático são inicialmente diagnosticados, erroneamente, com pancreatite crônica.[29]

Para as exacerbações agudas da pancreatite crônica, aplicam-se os mesmos princípios diagnósticos da pancreatite aguda – características clínicas, análise laboratorial e imagem. Entretanto, os testes laboratoriais são menos úteis na pancreatite crônica, pois os níveis séricos da lipase e da amilase não aumentam no mesmo grau e podem estar inclusive normais. Os resultados de testes da função hepática (p. ex., transaminase, fosfatase alcalina, níveis de bilirrubina) podem estar elevados nos pacientes com doença hepática recorrente relacionada com ingestão de bebida alcoólica ou obstrução da via biliar. Hipocalcemia e hipoalbuminemia são comuns, e a função pancreática endócrina debilitada pode estar refletida pela hiperglicemia. Embora não seja necessária radiografia abdominal, até 30% dos pacientes têm achados característicos de calcificação pancreática, que é patognomônica da doença.[27] Manejo

Tratamento da pancreatite crônica é de suporte e focado, em grande parte, no alívio da dor e na correção dos desequilíbrios de fluido e eletrólitos. Acetaminofeno e os medicamentos anti-inflamatórios não esteroides (AINEs) são os agentes iniciais preferidos, embora o escalonamento para tramadol ou analgésico opioide mais potente seja frequentemente necessário.[30] Nos pacientes que não respondem ao tratamento médico tradicional, outras opções de controle da dor, com variadas evidências de suporte incluem reposição enzimática oral, octreotide, antioxidantes e bloqueio do plexo celíaco. O encaminhamento para especialista em tratamento de dor pode ser benéfico, porque a dor pode ser difícil de controlar e o risco de dependência é significativo.

Além do cuidado no DE, pode-se indicar endoscopia para a drenagem dos pseudocistos sintomáticos e do vazamento ductal, que resultam em ascite ou para colocação de *stent* em vias biliares obstruídas. A cirurgia é direcionada à restauração da função gastrintestinal e alívio da dor pela descompressão da obstrução ductal, que geralmente é reservada para os pacientes cujos tratamentos médicos conservadores falharam. A reposição nutricional, junto às modificações do estilo de vida, como evitar o consumo de bebida alcoólica e cigarro, também são importantes no tratamento em longo prazo da pancreatite crônica.

Encaminhamento

Os pacientes com pancreatite crônica normalmente se apresentam no DE com exacerbação da dor ou complicações da doença. Os índices prognósticos usados para a pancreatite aguda podem ser aplicados a estes pacientes. A maioria deles requer internação hospitalar, com mais de 90% das internações relacionadas com as apresentações por dor abdominal.[31]

CÂNCER PANCREÁTICO

O câncer pancreático é uma forma particularmente letal de câncer, porque geralmente segue não detectado até estágios mais avançados. O índice de sobrevida é menor que 10%, com apenas cerca de 5% dos pacientes sobrevivendo 5 anos a partir do momento do diagnóstico. A maioria das mortes está relacionada com a doença metastática. As metástases geralmente ocorrem para dentro do abdome, especialmente para o fígado, mas também para os pulmões. As massas ampulares, que constituem uma pequena porcentagem dos casos, estão associadas a um prognóstico melhor (até 50% podem ser ressecadas com sucesso), pois tendem a causar obstrução biliar, levando à apresentação e ao diagnóstico precoces.

O câncer pancreático normalmente afeta pessoas com mais de 40 anos de idade, com média de 71 anos ao diagnóstico. Cerca de 85% dos casos são adenocarcinomas. Aproximadamente 10% são tumores neuroendócrinos, como gastrinomas (síndrome de *Zollinger-Ellison*), insulinomas e glucagonomas. Aproximadamente dois terços dos cânceres pancreáticos ocorrem na cabeça do pâncreas. Tabagismo é o fator de risco mais nitidamente vinculado ao câncer pancreático; outras associações incluem o abuso de bebidas alcoólicas, obesidade, diabetes e pancreatite crônica.[32]

Características Clínicas

Os sintomas típicos incluem dor abdominal, dor nas costas, anorexia, náusea, perda de peso e fraqueza. Os tumores podem causar obstrução, levando a colestase, icterícia, pancreatite ou obstrução piloro-duodenal. O diabetes também é comum. O aparecimento tardio do diabetes na vigência desses sintomas é sugestivo de câncer pancreático.[33] A apresentação de tumores neuroendócrinos está relacionada com os hormônios secretados pelo tumor. Por exemplo, insulinomas estão associados à hipoglicemia, gastrinomas às úlceras pépticas, refluxo gastresofágico e diarreia e glucagonomas à intolerância a glicose, perda de peso e dermatite.

Exames Diagnósticos

A TC abdominal com contraste IV é a modalidade de imagem recomendada para confirmar o diagnóstico e guiar o tratamento inicial. Na TC, o carcinoma pancreático aparece como área de hipoatenuação. A TC pode também mostrar sinais secundários, como separação do ducto pancreático, dilatação do ducto pancreático ou ducto biliar comum, atrofia ou irregularidades da borda.

Embora o ultrassom abdominal seja sensível para detectar a dilatação ductal, não é sensível o bastante para o diagnóstico de massas pancreáticas. Por outro lado, USE pode ser de valor no diagnóstico do câncer pancreático. É o teste mais sensível no início da doença e para massas menores que 2 cm.[33]

Manejo

A ressecção cirúrgica pode ser curativa, mas somente é possível em subgrupo muito pequeno de pacientes, sem extensão direta do tumor. Nos pacientes com a doença local e sistemicamente avançada, o tratamento é paliativo. A quimio e a radioterapia podem prolongar a sobrevida em pequena escala.[33]

O tratamento no DE geralmente envolve o controle da dor e o tratamento das complicações, como sangramento gastrointestinal, obstrução intestinal, colangite aguda e trombose venosa. Nas situações em que o diagnóstico do câncer pancreático é feito no DE, o processo da doença pode estar avançado e os pacientes podem beneficiar-se do emergencista para acelerar a avaliação e facilitar o envolvimento multidisciplinar no caso do paciente.

CONCEITOS-CHAVE

- A pancreatite aguda representa um amplo espectro da doença, variando de um quadro leve e de curta duração a um quadro grave com risco de vida, com índice de mortalidade tão alto quanto 30%.
- A maioria dos casos de pancreatite aguda é causada por cálculos biliares, seguida de perto pelo abuso de bebida alcoólica.
- O diagnóstico da pancreatite aguda depende da presença de, pelo menos, dois desses três critérios – características clínicas típicas, nível de amilase ou de lipase sérica 3 vezes o limite superior ao normal e imagem confirmatória.
- Determinação do nível de lipase sérica é preferível no nível de amilase, por causa de sua sensibilidade e especificidade maiores.
- A TC não necessita ser realizada rotineiramente, somente para casos de incerteza diagnóstica ou nas fases tardias para exclusão das complicações.
- Depois do diagnóstico da pancreatite, deve-se realizar ultrassom abdominal para determinar se a causa é biliar.
- O tratamento da pancreatite aguda é principalmente de suporte, com ressuscitação volêmica e controle da dor. A solução de Ringer lactato é mais fisiológica do que salina normal e pode conferir resultados melhores nos pacientes que recebem grandes volumes de fluido. Não há evidência para apoiar um agente analgésico sobre outro.
- Os antibióticos não são indicados para profilaxia e não são embasados puramente nos critérios de SRIS, mas devem ser administrados nos casos de necrose pancreática infectada ou outra evidência nítida que sugira infecção.
- CPRE é indicado somente nos casos de colangite ou obstrução biliar.
- A maioria dos pacientes requer hospitalização para controle sintomático, monitoração de hidratação e estado nutricional e tratamento das complicações.
- Não há um sistema de escore perfeito para ajudar a predizer a gravidade e os desfechos da pancreatite. Os sistemas mais aceitos incluem *Ranson*, APACHE-II, CTSI e BISAP. Cada um tem pontos fortes e fracos.

As referências para este capítulo podem ser encontradas on-line no website Expert Consult associado à obra.

CAPÍTULO 82
Disorders of the Small Intestine

Chad E. Roline | Robert F. Reardon

Conteúdo disponível on-line em inglês.

CAPÍTULO 83
Apendicite Aguda

Michael Alan Cole | Robert David Huang

PRINCÍPIOS

Contexto Geral

O apêndice foi considerado um órgão vestigial, no entanto, a teoria atual é que serve como depósito para as bactérias comensais auxiliarem nos processos digestivos normais e pode permitir recolonização da microbiota intestinal no momento da destruição das bactérias entéricas. Estudos filogenéticos apoiam o conceito de o apêndice provavelmente ter tido valor adaptativo positivo durante a evolução dos mamíferos, enquanto estudos clínicos de pesquisa recente demonstraram possível maior risco de infecções por *Clostridium* nos pacientes que tiveram apendicectomias.[1-3]

A apendicite é a causa mais comum de dor abdominal aguda, exigindo intervenção cirúrgica nos pacientes com menos de 50 anos de idade. É a emergência abdominal não obstétrica mais comum nas mulheres grávidas, geralmente ocorrendo no segundo trimestre da gravidez. Os fatores de risco para apendicite incluem etnia branca, sexo masculino e pouca idade (69% dos casos ocorrem em pacientes < 30 anos). Embora os homens tenham maior risco de apendicite (1,4:1), as mulheres têm quase duas vezes mais risco de serem submetidas à apendicectomia, que está parcialmente relacionado com o fato de as mulheres terem condições ginecológicas frequentemente semelhantes à apendicite.

Anatomia e Fisiologia

O apêndice vermiforme é um tubo de fundo cego que se origina do ceco, cerca de 3 cm da válvula ileocecal. É considerado parte do ceco e tem o mesmo arranjo histológico do intestino grosso. O aspecto característico do apêndice é de uma grande massa de tecido linfoide na mucosa e na submucosa. Embora tenha comprimento médio de 8 a 10 cm, pode ter mais que 20 cm de comprimento, o que possibilita que atravesse os quadrantes inferior esquerdo ou superior direito do abdome. O diâmetro médio do apêndice é de 6 a 11 mm; assim, somente o diâmetro, na ausência de outros achados radiológicos, muitas vezes não implica apendicite. Por fim, o apêndice normalmente tem espessura média da parede de 1,5 mm.

O apêndice mantém fibras sensoriais aferentes que seguem a inervação simpática e entram na medula espinhal a nível da décima vértebra torácica (T10). São esses nervos que carregam a sensação dolorosa e resultam no desconforto periumbilical associado à apendicite.

Há três características anatômicas importantes do apêndice que determinam o local da dor e da sensibilidade do paciente quando o órgão está inflamado: (1) localização da origem do apêndice fora do ceco; (2) curso que o apêndice faz a partir desta origem; e (3) comprimento do apêndice (como descrito anteriormente; Fig. 83.1). Todas estas características são variáveis, o que resulta em grande modificação de sinais e sintomas, que frequentemente criam dificuldade para o diagnóstico clínico da apendicite. Embora o local da origem do apêndice geralmente esteja posicionado no ponto de McBurney (exatamente entre 3,8 a 5 centímetros da espinha ilíaca anterossuperior direita, sobre linha reta desenhada, à cicatriz umbilical), a base pode estar a 10 cm deste local. De fato, somente 40% dos pacientes têm a base do apêndice no perímetro de 3 cm do ponto de McBurney, e 36% têm a base a mais de 5cm. A seguir, há variação significativa envolvendo o curso do apêndice da sua origem cecal. A frequência com que se encontra o apêndice em locais variados é ilustrada na Figura 83.2. Por fim, em casos raros, os pacientes podem apresentar-se com dor no quadrante inferior esquerdo ou no flanco direito decorrente de apêndice muito longo, que se desloca para a região inferior esquerda do abdome ou com localização retrocecal, estendendo-se ao retroperitônio, respectivamente.

Fisiopatologia

A causa da apendicite está na obstrução do lúmen do apêndice. A fisiopatologia subjacente é naturalmente progressiva e mais bem compreendida em etapas – a obstrução intraluminal impede a saída do muco e das bactérias do apêndice; a produção contínua de muco e a proliferação bacteriana resultam na distensão luminal, que estimula os nervos viscerais, aferentes de T10, e produz dor periumbilical, que normalmente dura de 4 a 6 horas. A pressão intraluminal eventualmente excede a pressão capilar local na parede do apêndice, impedindo a perfusão arterial, o que resulta em isquemia e inflamação tecidual, que comprometem a integridade da parede do apêndice e as bactérias o invadem. Isto causa inflamação transmural, que se estende pelos tecidos adjacentes (peritoneal, ileocecal e área pélvica), resultando em dor somática localizada, normalmente focada no quadrante inferior direito. Se este processo continua, o apêndice torna-se necrótico e perfura, liberando conteúdo entérico para dentro do peritônio, que resulta em peritonite e normalmente dor abdominal difusa. O período de tempo do início dos sintomas até a perfuração é altamente variável.

Embora a obstrução do lúmen do apêndice seja considerada fator desencadeante comum na apendicite, a causa dessa obstrução é variável e, em muitos casos, a fonte da obstrução não é detectada em exame de imagem ou anatomopatológico. Fecalitos (fezes endurecidas) são a causa mais comum de obstrução na apendicite não perfurada (65%), seguidos por apendicólitos (depósitos calcificados) e hiperplasia linfoide (primária ou secundária à infecção intestinal). Outras causas de obstrução são raras e incluem estase fecal, corpos estranhos (p. ex., matéria vegetal, espessamento de bário), tumores e parasitas intestinais.

Há dois processos patológicos adicionais associados à apendicite. Primeiro, denominado apendicite distal, é a inflamação localizada na parte distal do apêndice. O significado clínico desta alteração é que ela pode não ser detectada no exame de imagem, por causa da extensão limitada da doença e da falta de achados clássicos associados à apendicite; foi demonstrado contribuir com a taxa de falso-negativo associada à imagem da tomografia computadorizada (TC). Segundo; a apendicite do coto apendicular é entidade rara, que resulta da inflamação do remanescente do apêndice, o qual pode persistir depois da remoção cirúrgica do apêndice. O momento da ocorrência varia; tem sido diagnosticada 4 dias a 50 anos depois da apendicectomia inicial.[4]

CARACTERÍSTICAS CLÍNICAS

As apresentações típicas da apendicite geralmente permitem que um profissional experiente realize o diagnóstico de modo mais rápido; infelizmente, os achados típicos são exceção e não a regra. Para o propósito da história clínica, os achados classicamente associados à apendicite aguda incluem idade mais jovem, dor epigástrica, que migra para o quadrante inferior direito (QID) e a sensibilidade desta região. Entretanto, a combinação destes achados ocorre em menos de 50% dos pacientes com apendicite aguda, o que limita o uso deles na tomada de decisão clínica.[4a] A apendicite aguda não diagnosticada é uma das causas mais comuns de processos judiciais no ambiente da medicina de emergência, o que exprime os desafios do diagnóstico dessa patologia na presença de sintomas geralmente ambíguos.[5]

Nenhum elemento da anamnese ou do exame físico pode ser usado confiavelmente para diagnosticar ou excluir a apendicite. Portanto, focar em um achado pode ocasionar erro diagnóstico. Pelo contrário, a abordagem abrangente, com o emprego de múltiplos elementos da anamnese, exame físico e os exames laboratoriais devem ser usados para a classificação do risco dos pacientes para tomar decisões fundamentadas em relação a exame de imagem, tratamento e encaminhamento. Esta abordagem deve focar na anamnese e nos achados do exame físico que tenham os maiores valores preditivos.

Anamnese

A anamnese e a revisão dos sistemas fornecem percepção dos sintomas do paciente e ajudam na determinação dos diagnósticos alternativos. Histórico anterior de sintomas semelhantes sugere diagnóstico alternativo, pois a apendicite é uma enfermidade aguda. Além disso, como a fisiopatologia da apendicite é um processo progressivo, os sintomas do paciente normalmente pioram durante o curso da enfermidade, até ocorrer a perfuração do apêndice. Neste ponto, o paciente pode sentir algum alívio temporário, devido à diminuição da pressão intraluminal, mas subsequentemente apresenta deterioração clínica, por causa da peritonite resultante. A Tabela 83.1 lista os sintomas comuns e seus valores no prognóstico de probabilidade da apendicite. A duração dos sintomas é variável e geralmente não é útil na avaliação da apendicite.

Quando se consideram as características que excluem a apendicite, os achados que diminuem a probabilidade da enfermidade incluem a ausência de dor no QID e histórico de dor semelhante no passado. Contudo, esses achados isolados não excluem apendicite como possível diagnóstico e são mais bem usados como parte de processo abrangente de tomada de decisões clínicas.

Exame Físico

Todos os pacientes com dor abdominal devem ficar totalmente desnudos e as pacientes do sexo feminino devem, se possível, ser colocadas em sala onde possa ser realizado exame ginecológico (Tabela 83.1). Os epônimos de manobras clássicas de exames para apendicite têm, no geral, baixa sensibilidade, mas, se realizados, têm valor prognóstico modesto (Tabela 83.2). Embora a sensibilidade no ponto de McBurney tenha baixa correlação com a localização do apêndice e não seja altamente sensível para apendicite, a sensibilidade nesse local tem valor prognóstico modesto para a enfermidade.

Deve-se realizar exame geniturinário para a avaliação de patologia testicular ou hérnias, nos homens e patologia ginecológica, nas mulheres. Dor à movimentação do colo uterino não é específica de patologia pélvica e é notada em 28% das pacientes com apendicite. O exame retal contribui pouco para a avaliação da apendicite e não é recomendado rotineiramente.[6]

DIAGNÓSTICO DIFERENCIAL

Há muitos diagnósticos semelhantes à apendicite; a apendicite pode apresentar-se atipicamente e precisa ser considerada em todos os pacientes com dor abdominal, não apenas aqueles com dor

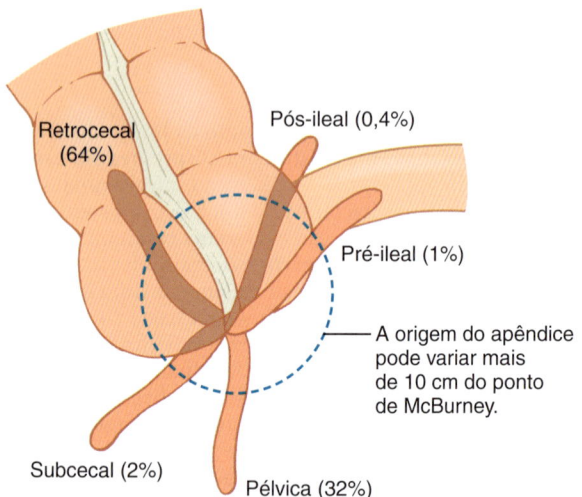

Fig. 83.1. Esta figura demonstra a variação na localização da base do apêndice e seu curso dentro do peritônio. O ponto de McBurney representa classicamente o ponto de sensibilidade máxima na apendicite; entretanto, dependendo do trajeto, comprimento e grau da inflamação do apêndice, o ponto verdadeiro de sensibilidade máxima é altamente variável.

TABELA 83.1
Valor Preditivo dos Sinais e Sintomas Comuns no Diagnóstico de Apendicite

CARACTERÍSTICA	MODERADAMENTE ÚTIL	LEVEMENTE ÚTIL	NÃO ÚTIL
Características da história clínica	Dor no QID Migração da dor para o QID Presença de dor precedendo o vômito Nenhum antecedente de dor semelhante	Vômito Sexo masculino Dor acentuada quando dirigindo sobre lombadas[34]	Anorexia Náusea Dor piora com tosse ou movimento
Características do exame físico[35]	Sensibilidade no QID Rigidez da parede abdominal Dor localizada no ponto de McBurney	Descompressão dolorosa Defesa abdominal Temperatura > 38,3 °C Sensibilidade à percussão Sinal do psoas	Exame retal Aumento da temperatura da pele

QID, Quadrante inferior direito.
Adaptado de Laurell H, Hansson L-E, Gunnarsson U. Manifestations of acute appendicitis: a prospective study on acute abdominal pain. Dig Surg 30:198–206, 2013.

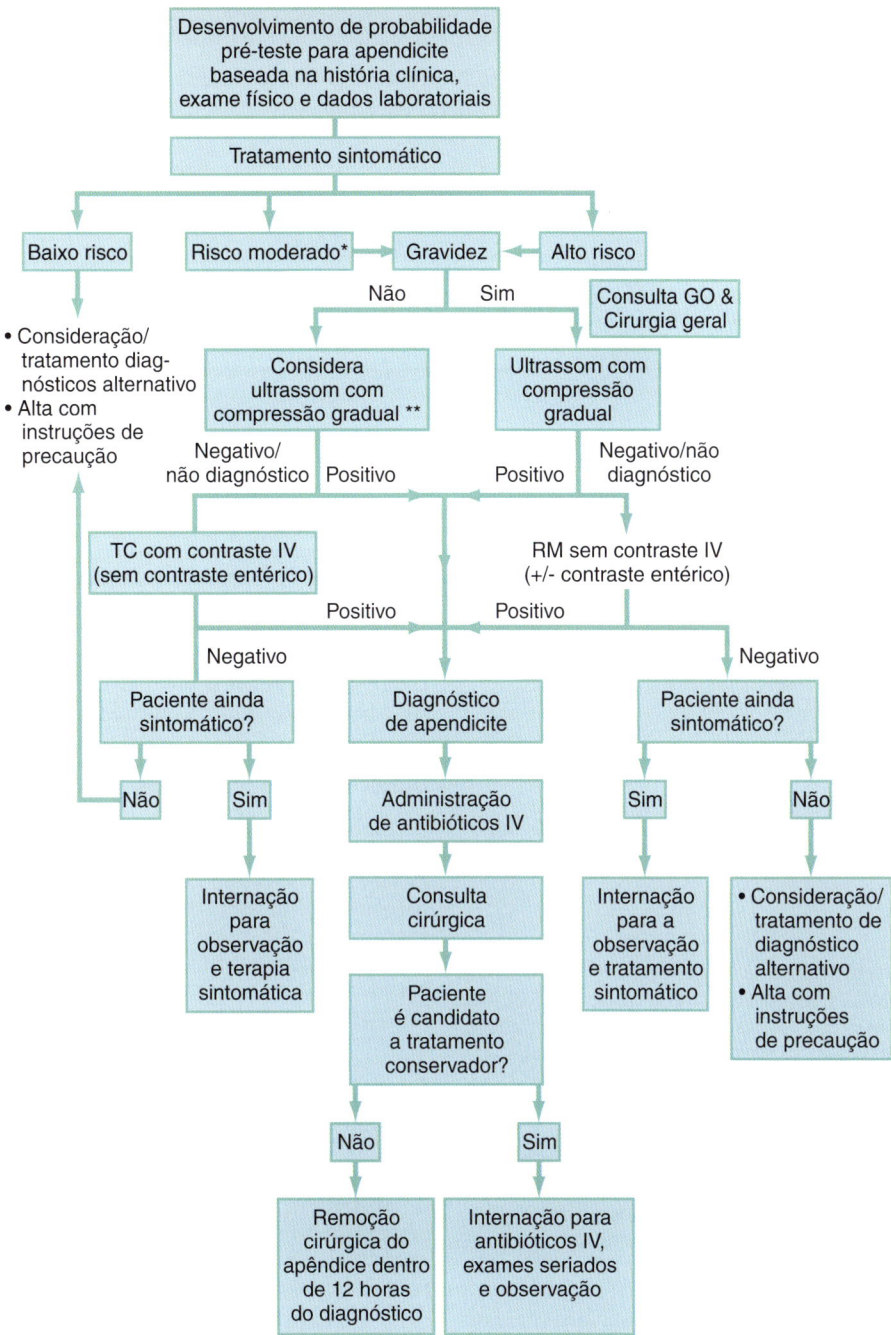

*Nos pacientes com probabilidade pré-teste moderada, o profissional pode considerar a internação para exames seriados ou dar alta em determinados casos.

**Nos pacientes pediátricos, a ultrassonografia com compressão gradual deve sempre ser o primeiro exame de imagem realizado.

Fig. 83.2. Via de manejo clínico sugerida para os pacientes do departamento de emergência, com possível apendicite. *Ge.*, Geral, *GO*, ginecologista e obstetra.

no quadrante inferior direito. A Tabela 83.3 lista os diagnósticos diferenciais mais comuns para a apendicite.

EXAMES COMPLEMENTARES

Dados Laboratoriais

Os dados laboratoriais não devem ser vistos como diagnóstico para a apendicite. Pelo contrário, eles devem ser usados associados a anamnese e exame físico do paciente para formular avaliação mais abrangente da condição clínica e estratificação do risco do paciente para as propostas de tratamento e encaminhamento.

Contagem Leucocitária

A contagem dos leucócitos (WBC) do paciente não tem por si sensibilidade, especificidade ou valor prognóstico necessário para ser útil clinicamente no diagnóstico ou exclusão da apendicite. Contagem elevada (> 10.000 a 12.000/mm^3) tem sensibilidade de 62% a 85%, especificidade de 32% a 82%, LR positivo de 1,59 a 2,7 e LR negativo

TABELA 83.2
Manobras Comuns e Achados de Exame Físico Associados à Apendicite e seus Valores Preditivos[a]

MANOBRA	DESCRIÇÃO	SENSIBILIDADE E ESPECIFICIDADE (%)
Sinal do iliopsoas (psoas)	Piora da dor abdominal com o paciente em decúbito lateral esquerdo enquanto o profissional passivamente estende a perna direita até o quadril com ambos os joelhos estendidos	Sensibilidade: 13 a 42 Especificidade: 79 a 95
Sinal de Rovsing	Dor abdominal, no QID enquanto palpa o quadrante inferior esquerdo	Sensibilidade: 7 a 68 Especificidade: 58 a 96
Sinal do obturador	Piora da dor abdominal no paciente em decúbito dorsal, conforme aplicado pelo profissional, rotação interna e externa na coxa direita com o quadril em flexão	Sensibilidade: 8 Especificidade: 94

QID. Quadrante inferior direito.
[a]Baixa sensibilidade geral diminui o valor destes achados. Entretanto, se encontrados, eles aumentam moderadamente a probabilidade de apendicite.

TABELA 83.3
Diagnóstico Diferencial da Apendicite

TODOS OS PACIENTES	PACIENTE DO SEXO FEMININO	PACIENTES PEDIÁTRICOS
Dor abdominal inespecífica Gastroenterite Apendagite epiploica Ureterolitíase, nefrolitíase Doença inflamatória intestinal Íleo adinâmico ou obstrução intestinal Perfuração intestinal Torsão testicular (homens)	Gravidez ectópica Torção ovariana Doença inflamatória pélvica Cisto ovariano	Púrpura de Henoch-Schönlein Linfadenite mesentérica Divertículo de Meckel

de 0,25 a 0,46. Mesmo em análise de subgrupo com valor de corte cada vez mais alto para a contagem leucocitária (p. ex., > 15.000 ou 20.000/mm³), ainda não é significativa o suficiente para ser usada na prática clínica como diagnóstico ou exclusão de apendicite aguda.[7,8]

Proteína C-Reativa

O nível de proteína C-reativa (PCR) é um marcador inflamatório sistêmico, não específico, sintetizado pelo fígado. Tem baixo valor prognóstico no diagnóstico e na exclusão da apendicite aguda.[8] A PCR elevada (> 8 a 10 mg/L) tem sensibilidade de 65 a 85%, especificidade de 32% a 87%, LR positivo de 1,59 a 4,2 e LR negativo de 0,11 a 3,2.[8,9] Alguns estudos sugeriram que a PCR pode ser útil no prognóstico da gravidade da apendicite e na probabilidade de complicações; entretanto, seu valor no diagnóstico da apendicite está na combinação da PCR com a contagem leucocitária (ver adiante).[10]

Conjunto dos Marcadores Inflamatórios

A recomendação clínica do American College of Emergency Physicians sobre pacientes com suspeita de apendicite afirma que a combinação de mais de 10.000/mm³ leucócitos e PCR maior que 8 mg/L tem razão de probabilidade positiva de 23 e negativa de 0,03. Esses achados laboratoriais combinados oferecem maior impacto quando da exclusão da apendicite nos pacientes com baixa probabilidade pré-teste da doença. Embora sejam necessários mais estudos, com base na melhor evidência disponível, recomenda-se o uso da combinação de baixa contagem leucocitária (< 10.000/mm³) e de PCR (< 8 mg/L) nos pacientes considerados de baixo risco para apendicite, calcado na avaliação clínica do profissional para a exclusão da apendicite. Não se considera que haja dados suficientes para o estabelecimento do diagnóstico conclusivo da apendicite embasado na combinação de níveis elevados de leucócitos e de PCR; pelo contrário, estes dados devem somente ajudar no processo de tomada de decisão a respeito da necessidade de exame de imagem.

Exame de urina

O exame de urina demonstra piúria, hematúria e/ou bactérias em até 48% dos pacientes com apendicite. Estas anormalidades são devidas ao apêndice inflamado, que delimita o ureter, com resultante inflamação ureteral. Não obstante, os achados no exame de urina de mais de 30 hemácias/campo de alta potência ou mais de 20 leucócitos/campo de alta potência são mais consistentes com as infecções do trato urinário do que com apendicite.

Outros Exames Laboratoriais

Recomenda-se exame sérico ou de urina para gravidez para toda mulher em idade fértil, com dor abdominal. Deve-se obter o painel metabólico básico, exames de função hepática e o nível de lipase dos pacientes com suspeita de apendicite para avaliação das alterações eletrolíticas e das causas alternativas de dor abdominal. A procalcitonina, atualmente, não desempenha papel no diagnóstico da apendicite, devido a seu baixo valor preditivo.[8] A contagem isolada de polimorfonucleares não tem valor clínico na avaliação da apendicite.

Exames de Imagem

Princípios Gerais

A decisão da obtenção de imagem baseia-se na avaliação clínica do profissional, que combina anamnese, exame físico e dados laboratoriais do paciente, para decidir sobre a probabilidade de apendicite. Se a probabilidade for baixa (e outros diagnósticos potencialmente graves tenham sido excluídos), o paciente pode receber alta do pronto-socorro (PS) ou ficar em observação, com avaliação seriada, em unidade de observação (Capítulo e6) ou internado. Entretanto, se houver preocupação com apendicite, deve-se realizar o exame de imagem.

Atualmente, os pacientes raramente são submetidos à apendicectomia com base apenas no quadro clínico. O índice de apendicectomia branca – número de apêndices normais removidos cirurgicamente – é muito mais baixo quando se usa exame de imagem.[11] Não obstante, em raros casos de homens jovens com apresentação clássica, a decisão de realizar a apendicectomia, na ausência de imagem, pode ser seguida a critério do cirurgião.

Radiografia

Devido à baixa sensibilidade e especificidade, o uso rotineiro das radiografias não tem valor clínico na avaliação da apendicite. O único valor das radiografias é a avaliação de outras causas para os sintomas do paciente, como obstrução ou perfuração intestinal. Entretanto, na apendicite, pode ocorrer íleo, semelhante à obstrução intestinal, decorrente de inflamação peritoneal, a apendicite avançada pode perfurar, resultando em pneumoperitônio nas radiografias abdominais. Por essa razão, é preciso cuidado ao fazer o diagnóstico calcado

TABELA 83.4
Critérios Diagnósticos na Imagem para Apendicite

ULTRASSONOGRAFIA	TOMOGRAFIA COMPUTADORIZADA	RESSONÂNCIA MAGNÉTICA
Os dois primeiros critérios a seguir precisam ser preenchidos:	Nem todos os critérios listados a seguir precisam ser preenchidos, mas a combinação e a gravidade destes achados contribuem para o diagnóstico:	Nem todos os critérios listados precisam ser preenchidos, mas a combinação e a severidade destes achados contribuem para o diagnóstico:
• diâmetro do apêndice > 6 a 7 mm[a]	Diâmetro do apêndice (> 6 mm com inflamação ao redor ou > 8mm sem tais alterações)	Diâmetro do apêndice > 7 mm
• Apêndice não compressível	Espessamento da parede do apêndice > 2 mm com realce mural (sinal de inflamação)	Espessamento da parede do apêndice > 2 mm
Densificação da gordura (sinais hiperecoicos associados à inflamação periapendicular) (achado secundário) e líquido livre na cavidade abdominal	Apendicólitos calcificados	Sinais de inflamação adjacente ao apêndice, como densificação da gordura ou formação de flegmão
Líquido livre em torno do apêndice (achado secundário)	Sinais de inflamação periapendicular (p. ex., densificação da gordura, borramento do mesentério adjacente)	Presença de abcesso ou líquido preenchendo o apêndice

[a]É importante notar que o diâmetro do apêndice normal, pode ser de até 11 mm, então os outros achados de apendicite devem estar integrados ao fazer o diagnóstico de apendicite com CT ou RM. Devido à técnica com compressão gradual usada na ultrassonografia, há mais certeza em relação aos critérios diagnósticos para o diâmetro do apêndice.

nos achados radiográficos, embora o pneumoperitônio geralmente indique o encaminhamento do paciente ao centro cirúrgico.

Ultrassonografia com Compressão Gradual

Dentro da comunidade médica, há crescente conscientização dos riscos associados à radiação ionizante, e esforça-se para usar métodos de diagnóstico que reduzam ou eliminem esses riscos.[12] A ultrassonografia com compressão gradual (USG) é uma ferramenta de imagem comumente usada na avaliação de apendicite nos pacientes. É uma técnica diagnóstica em que se aplica pressão constante com a sonda de USG no abdome para reduzir o gás intraluminal e colabar as paredes do intestino afim de promover visualização do apêndice. Estudos envolvendo USG com compressão gradual para o diagnóstico da apendicite relataram sensibilidade de 75% a 90%, especificidade de 83% a 95%, LR positivo de 4,5 a 5,8 e LR negativo de 0,19 a 0,27, com média do valor preditivo positivo de 90%.[13] A Tabela 83.4 lista os critérios do US para o diagnóstico da apendicite.

Os benefícios no uso da USG para diagnóstico de apendicite incluem o custo menor relativo a outras modalidades de imagem, ausência de exposição à radiação ionizante e menor tempo de diagnóstico. As limitações do uso da USG incluem menor especificidade e aumento da dor por causa da pressão do transdutor, necessária ao processo de compressão gradual. O mais importante é que em inúmeros exames de USG não se visualiza o apêndice (isto é, não são diagnósticos) por várias razões, incluindo a falta de experiência do operador, fatores do paciente (p. ex., obesidade), sobreposição de gás no intestino ou apêndice localizado atipicamente.[14] Nos casos não diagnosticados pela USG, o paciente normalmente requer imagem adicional de TC (ou ressonância magnética [RM]) na gravidez) ou hospitalização para observação e exames seriados. O ultrassom é mais útil nas crianças, para quem os riscos da radiação ionizante são maiores e os índices de sobrepeso e obesidade são mais baixos do que nos adultos e mulheres grávidas (Figs. 83.3 e 83.4).

Deve-se fazer a distinção entre a USG realizado na radiologia e a USG à beira do leito (point of care) realizado pelo emergencista. Estudos recentes demonstraram que a USG à beira do leito não é tão eficaz no diagnóstico da apendicite, com sensibilidade para diagnóstico de 60% a 70% e especificidade de 94% a 98%.[15,16]

Por fim, nas mulheres com mobilização cervical dolorosa, as massas encontradas no exame pélvico, ou se houver preocupação com causa ginecológica para os sintomas da paciente, a USG ginecológica

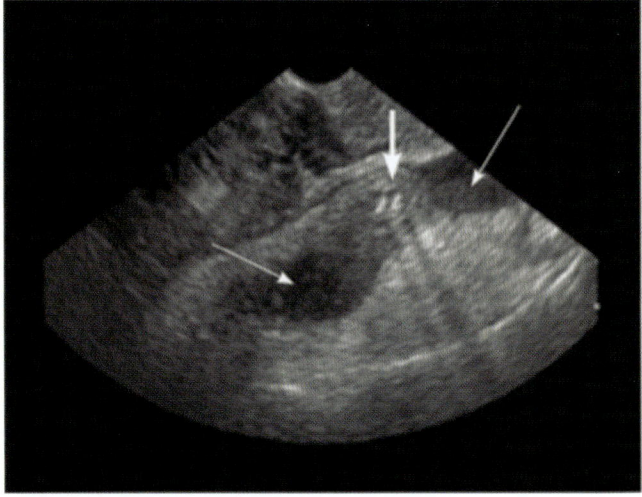

Fig. 83.3. Imagem de ultrassom de apendicite em uma menina de 8 anos. Note o apêndice não compressível dilatado (*setas finas*) e a presença de fecalitos, com sombra acústica posterior (*seta grossa*). (Cortesia de Dr. Michael Cole, com permissão.)

é um exame importante, que ajuda na determinação da patologia ovariana ou abscesso tubo-ovariano. Isto deve ser realizado antes da TC, na tentativa de elucidar diagnóstico alternativo e pode ser completado simultaneamente com USG com compressão gradual, para avaliação de apendicite.

Tomografia Computadorizada

Considera-se a TC abdominal e pélvica o exame de escolha para a avaliação definitiva de possível apendicite em pacientes não gestantes. Ela demonstra sensibilidade geral de 94% a 100% e especificidade de 91% a 99%, com LR positivo de 9,29 a 13,3, LR negativo de 0,1 a 0,09, e valor preditivo positivo de 95% a 97%.[13] A TC é acurada e consistente no diagnóstico da apendicite e diminui o índice de apendicectomia branca. Está prontamente disponível na maioria dos hospitais, pode ser realizada de forma rápida, não depende de operador, pode ser interpretada pela maior parte dos radiologistas e cirurgiões, e tem probabilidade maior de achar diagnóstico alternativo (*vs.* USG; Figs. 83.5 e 83.6).

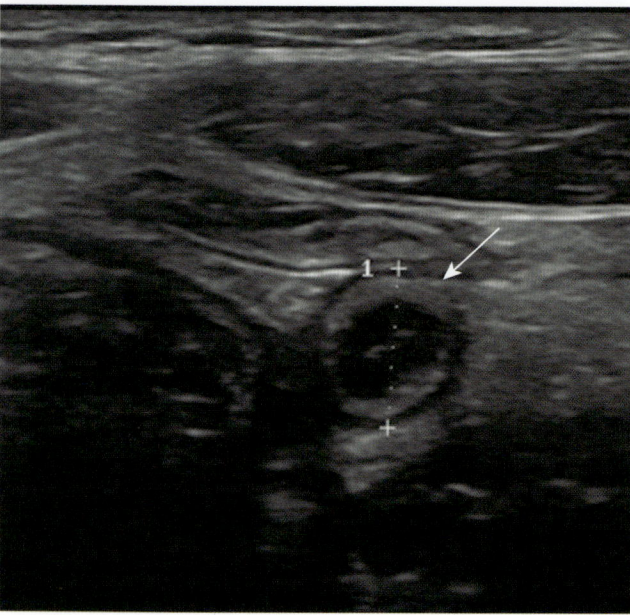

Fig. 83.4. Ultrassonografia com compressão gradual demonstrando apêndice não compressível dilatado (*seta fina*) representando apendicite.

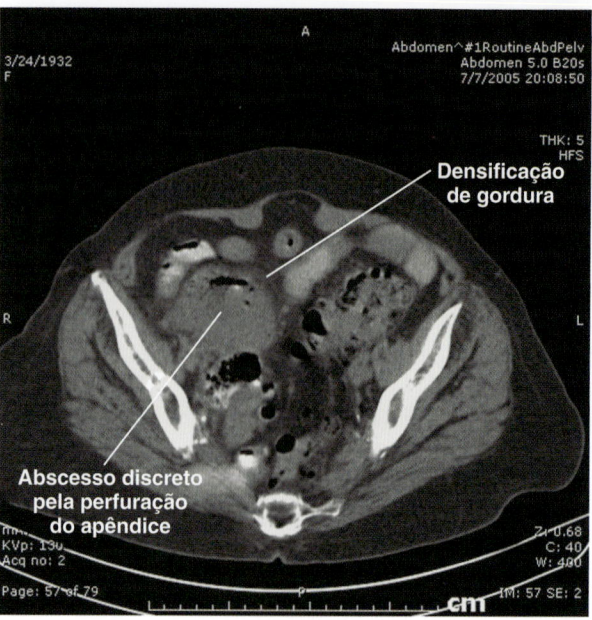

Fig. 83.6. TC com contraste oral mostra discreto abscesso pela perfuração do apêndice, com densificação da gordura periapendicular. (Cortesia de Jefferson Radiology, Avon, CT.)

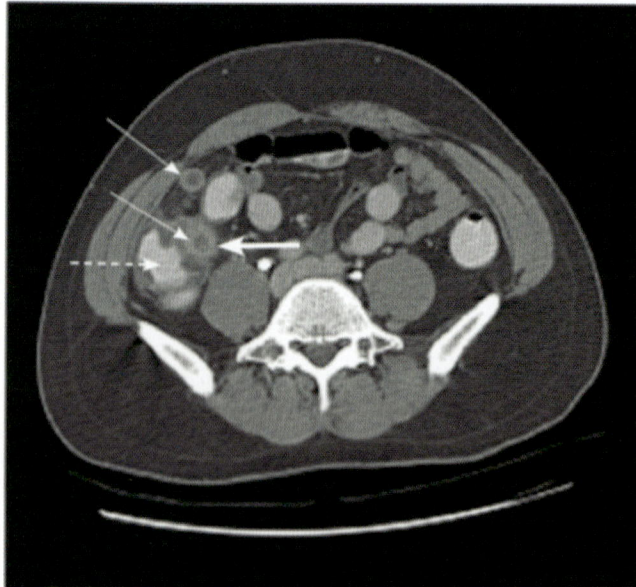

Fig. 83.5. TC do abdome com achados típicos de apendicite aguda. Seta grossa = apêndice; setas finas = alça intestinal espessada; seta tracejada = ceco.

A maior desvantagem da TC é a radiação ionizante. TC do abdome expõe o paciente a uma dose média de radiação ionizante equivalente a 200 radiografias de tórax. Para colocar isto em perspectiva, a dose média de radiação ionizante associada aos raios X no abdome é de 0.7 mSv, e a dose média associada à angioplastia coronária é de 15 mSv. A TC abdominal tem risco de neoplasia fatal de 1 em 2.000, valor ainda maior nas crianças. Entretanto, esse valor precisa ser pesado com o fato de que um terço da população geral tem risco de ser diagnosticada com câncer ao longo da vida. O risco de radiação aumenta inversamente à idade, sendo que crianças e fetos têm risco maior de resultados adversos à radiação devido ao menor desenvolvimento corporal, desenvolvimento celular mais rápido e aumento do tempo de incubação para as mutações genéticas se manifestarem.

Para essa finalidade, há estudos recentes de protocolos de TC com baixa dose de radiação para o diagnóstico da apendicite. Estes protocolos de baixa dose diminuem a dose média a aproximadamente 2 mSv, sem aumentar o índice de apendicectomia branca. No entanto, há menos certeza diagnóstica pelos radiologistas sobre o diagnóstico da apendicite com estes exames. Esses protocolos são relativamente novos e promissores, mas requerem mais estudos antes que possam ser adotados universalmente.[17,18]

A Tabela 83.4 lista os achados diagnósticos de apendicite na TC. Em alguns casos, o apêndice não pode ser visualizado. Nestes casos, se a TC não demonstrar achados de inflamação no QID, considera-se que a apendicite é improvável. No entanto, pacientes com pouca quantidade de gordura intra-abdominal podem não exibir sinais secundários de inflamação; consequentemente, estes pacientes podem não ter este importante marcador de apendicite na TC, o que conduz a resultados falso-negativos do exame. O termo *apendicite* distal refere-se à obstrução e inflamação limitada à extremidade distal do apêndice e é um achado sutil na TC e causa comum de interpretação falso-negativa.[19]

Para avaliação da apendicite, a TC deve ser realizada somente com contraste IV. O contraste entérico de qualquer tipo, oral ou retal, pouco contribui para a avaliação da apendicite. Ademais, estudos demonstraram que a TC sem contraste tem acurácia aceitável para o diagnóstico de apendicite. Além disso, segundo os critérios de adequação do American College of Radiology para imagem suspeita de apendicite, a TC com ou sem contraste IV é modalidade aceitável de imagem, com o uso de contraste entérico proposto a critério da preferência institucional. Por essa razão, se houver contraindicações para o contraste IV, não deve haver hesitação em mudar para TC sem contraste para a avaliação de apendicite.[17]

Ressonância Magnética

Quando se considera a avaliação para apendicite, evidências atuais respaldam o uso da RM para avaliação nas mulheres grávidas, se a USG não der o diagnóstico. A RM tem a vantagem de não usar radiação ionizante e não depende de operador. Entretanto, seu uso é limitado pelo custo elevado, aumento do tempo necessário para adquirir as imagens, disponibilidade limitada, e necessidade da habilidade do radiologista ou do cirurgião para a interpretação. Demonstra sensibilidade de 85% a 100%, especificidade de 95%

a 99,2%, média do valor preditivo positivo de 92.4%, e média de valor preditivo negativo de 99.7%.[20] A Tabela 83.4 lista os critérios da RM para o diagnóstico de apendicite.

Nas pacientes grávidas, não se deve usar contraste IV à base de gadolínio para a avaliação de apendicite, devido aos efeitos potencialmente prejudiciais ao feto.[21] O contraste entérico pode ser usado a critério do radiologista ou pelo protocolo da instituição.

Vias Combinadas de exames de imagens

As vias de imagens, que combinam USG e TC, nas quais a TC de abdome total é realizada se a USG de compressão gradual não for diagnóstica ou for negativa, demonstram sensibilidade de 94% a 99%, especificidade de 91% a 97,5% combinadas e redução significativa da utilização de TC.[22,23] Foi calculado que essa via economizaria $547/paciente em custos de imagem e $25 milhões/ano acumulados pela redução dos custos de imagem, cirurgias desnecessárias, e hospitalizações desnecessárias, sem mencionar menor exposição à radiação.[24] Conforme as instituições aumentam a experiência com o uso da USG para diagnosticar apendicite, considera-se que uma via USG-TC combinada ganharia aceitação e melhoraria a prestação de cuidados em saúde.

Curiosamente, a chamada via de imagem sem radiação, que combina USG e RM, onde a RM de abdome total é realizada se a USG for não diagnosticada ou for negativa, foi estudada recentemente na população da emergência pediátrica, com resultados semelhantes aos da via USG-TC combinada. Entretanto, neste momento, há escassez de dados suficientes e falta de recursos institucionais para sugerir o uso rotineiro desta abordagem.[25]

Resumo dos Métodos de Imagem

A Fig. 83.2 ilustra a via sugerida em relação aos exames de imagens. Para pacientes não gestantes, a USG com compressão gradual pode ser a primeira considerada. Em mulheres não gestantes, pode-se também considerar a USG ginecológica na avaliação de patologia ginecológica. A capacidade de visualização do apêndice na USG depende da instituição, e a decisão do profissional em usar a USG inicialmente pode depender do nível de experiência da instituição com a modalidade. Se os exames com USG são negativos ou não diagnósticos (isto é, o apêndice não é visualizado e nenhuma patologia alternativa é identificada), o paciente deve ser submetido à TC abdominal e pélvica com contraste IV (sem contraste VO). A alternativa à imagem por TC, nos casos de baixo risco com USG não diagnóstica, é internação para observação e exames seriados.

Se a paciente estiver grávida, a USG abdominal com compressão gradual e USG ginecológica devem sempre ser o exame inicial de escolha, seguido da RM abdominal sem contraste IV, nos casos dos achados da USG não serem diagnósticos ou serem negativos. Se a RM não estiver disponível e a transferência para uma unidade com recursos de RM não for viável, depois da consulta com o radiologista, o cirurgião geral e o obstetra, deve-se considerar a TC abdominal com contraste IV. Entretanto, em casos de baixo risco, internação para observação e exames seriados é uma alternativa aceitável.

TRATAMENTO

Cuidado de suporte

As decisões a respeito dos cuidados de suporte dependem da condição e das necessidades do paciente. Os cuidados de suporte devem iniciar antes do diagnóstico definitivo e continuar até que o paciente deixe o PS. Os pacientes devem continuar em jejum. Fluidos IV (salina normal ou Ringer lactato) podem ser administrados para manutenção da hidratação e suporte dos pacientes hipotensos. Os sinais sistêmicos de infecção são mais comuns na apendicite perfurada e o paciente deve receber suporte de fluidos IV, antipiréticos e antibióticos (ver a seguir). Dor e náusea do paciente devem ser tratadas com opioides parenteral e antieméticos, respectivamente.

Há inúmeros estudos de boa qualidade que respaldam o conceito de que a analgesia com opioides não interfere no exame abdominal quando o paciente tem condição abdominal que requer cirurgia.[26,27] Portanto, a analgesia com opioide parenteral não deve ser negada aos pacientes, a menos que haja contraindicações ao uso (p. ex., hipotensão grave, alergias). Em casos raros, a apendicite aguda pode causar grave septicemia ou choque séptico.

Antibioticoterapia

O antibiótico deve ser administrado imediatamente à identificação do diagnóstico de apendicite ou nos pacientes com suspeita de apendicite e sepse grave ou choque séptico. A escolha dos antibióticos deve incluir cobertura de amplo espectro dos Gram-negativos e anaeróbicos. Para a apendicite não perfurada, recomenda-se ciprofloxacino, 400 mg IV e metronidazol (Flagyl®), 500 mg IV ou ceftriaxona, 1 g IV e metronidazol, 500 mg IV; ou monoterapia com ampicilina-sulbactam, 3 g IV. Para a apendicite perfurada, recomendam-se antibióticos de amplo espectro, como piperacilina-tazobactam, 3,375 a 4,5 g IV, cefepima, 2 g IV ou imipenem-cilastatina, 500 mg IV. A cobertura do *Staphylococcus aureus* resistente à meticilina (MRSA) normalmente não é necessária no tratamento da apendicite, mas pode ser considerada se o paciente tiver conhecimento prévio da colonização pelo MRSA.[28]

Tratamento Definitivo

O tratamento definitivo da apendicite aguda depende se houver complicações associadas, e todas as decisões devem ser tomadas em consulta com o serviço de cirurgia. A apendicite não perfurada, com abscesso bem circunscrito deve ser tratada com antibióticos IV e drenagem percutânea. A apendicite perfurada com ou sem abscesso é tratada com antibióticos IV e intervenção cirúrgica urgente.[28]

A apendicite não perfurada sem abscesso (isto é, apendicite não complicada) é tratada tradicionalmente com os antibióticos IV e remoção cirúrgica do apêndice inflamado. Entretanto, dados recentes e históricos demonstraram que o tratamento conservador da apendicite, com terapia antibiótica e período de observação, com o paciente internado, pode ser opção viável para determinados pacientes. Há precedente histórico para o tratamento não cirúrgico da apendicite, e estudos recentes encontraram que pode haver valor para a estratificação de risco de pacientes com apendicite baseada nos achados da TC. Na apendicite com características de baixo risco, a terapia antibiótica, com período de internação para observação é uma opção viável.[29,30] As características associadas à falha do tratamento conservador incluem presença de fecalitos, abscesso, tumor, ou coleção de fluido ou diâmetro do apêndice maior que 1,1 cm.[31] Nos pacientes com quaisquer destas características, a intervenção cirúrgica é a escolha.

A minoria dos pacientes tratados conservadoramente pode falhar durante o período de internação para observação e ainda requerer cirurgia; uma minoria daqueles que receberam alta depois do tratamento conservador tem risco de recorrência da apendicite. Entretanto, com índice de apendicectomia branca de 3,6% a 10% e índice de complicação maior que 18% – incluindo a obstrução do intestino delgado, aderências, infecção no sítio cirúrgico e formação de abcessos – o cuidado não cirúrgico é opção que merece consideração.[32] A decisão a respeito do tratamento definitivo da apendicite aguda deve ser tomada em consulta com o serviço de cirurgia e os riscos e benefícios do tratamento conservador em relação à intervenção cirúrgica devem ser francamente discutidos com o paciente, cirurgião e emergencista.

Quando a decisão é tomada para prosseguir com a remoção cirúrgica do apêndice, na apendicite não complicada, a protelação da cirurgia até 12 horas depois do diagnóstico (p. ex., "esperando até a manhã seguinte") é aceitável e não conduz a resultados clínicos piores; estudo recente demonstrou que o atraso na apendicectomia do paciente internado por até 24 horas não resulta em resultados piores.[33] Embora o atraso da cirurgia, limitado aos pacientes internados não tenha mostrado aumento no risco de perfuração ou de morbidade, o atraso na busca por atendimento médico pelos pacientes, aumenta o risco de perfuração e de morbidade associada. A falta de convênio médico, sexo masculino e número maior de comorbidades são fatores associados ao aumento de risco de perfuração. A escolha da laparoscopia *versus* a apendicectomia aberta é feita pelo cirurgião; entretanto, a apendicectomia laparoscópica tem se tornado o método atual de escolha.

ENCAMINHAMENTO

Há três possíveis encaminhamentos quando se considera o diagnóstico de apendicite. Este é feito com base em imagem ou, raramente, apenas na avaliação clínica. Neste caso, os antibióticos devem ser iniciados, deve-se obter avaliação cirúrgica e o paciente deve ser admitido para a intervenção cirúrgica, ou em determinados casos, antibióticos IV e observação. Com base na avaliação clínica e laboratorial, o risco de apendicite é baixo, e nenhum exame de imagem foi realizado. Neste caso, o paciente pode receber alta se for viável, ter melhorado do quadro clinico (isto é, sentir-se melhor) e compreender o raciocínio clinico do profissional e instruções de precaução. Se estes critérios não forem encontrados, o paciente pode ser transferido a uma unidade de observação ou ser internado para avaliações seriadas. Se os resultados do exame de imagem do paciente forem inconclusivos ou se forem negativos, mas o paciente ainda apresenta sintomatologia, ele pode ser internado para observação, tratamento sintomático, exames seriados e manutenção do jejum, embora os pacientes dessa categoria possam ainda receber alta a critério do profissional.

CONCEITOS-CHAVE

- Apendicite é uma patologia progressiva causada pela distensão luminal do apêndice, seguida por isquemia da parede apendiceal, inflamação transmural e eventual perfuração, com peritonite resultante.
- A história clínica, exame físico e os achados laboratoriais necessitam ser combinados para formular uma avaliação abrangente. Nenhum achado pode diagnosticar ou excluir definitivamente a apendicite.
- As características mais úteis da anamnese, na avaliação de apendicite, são dor no QID, dor precedendo vômito e migração da dor para o QID.
- Os achados de exame físico mais úteis na avaliação da apendicite são sensibilidade e rigidez no QID.
- A dor à mobilização do colo do útero não é específica para patologia ginecológica e é encontrada em até 28% das mulheres com apendicite.
- Exame retal contribui pouco e não deve ser rotineiramente realizado na avaliação da apendicite.
- Somente a contagem leucocitária não é nem sensível nem específica para apendicite e oferece pouco na avaliação.
- Quando há possibilidade pré-teste para apendicite, a combinação da contagem de leucócitos abaixo de 10.000/mm^3 e do nível de PCR abaixo de 8 mg/L respaldam a exclusão de apendicite como diagnóstico provável.
- O tratamento não cirúrgico da apendicite aguda (antibióticos IV, internação) está ganhando sustentação. O paciente não deve ter características de alto risco (p. ex., presença de fecalito, abscesso, tumor, ou coleção líquida ou apêndice com diâmetro > 1,1 cm) e deve ser conscientizado do risco de falha durante observação do internado ou recorrência da apendicite, uma vez recebido alta. Ambas as situações requerendo remoção cirúrgica do apêndice.
- Uma vez feito o diagnóstico de apendicite, atraso de até 12 horas da apendicectomia no paciente internado não demonstrou resultados negativos quando comparado com o cuidado cirúrgico emergencial.

As referências para este capítulo podem ser encontradas on-line no website Expert Consult associado à obra.

CAPÍTULO 84
Gastroenterite

Thomas Nguyen | Saadia Akhtar

VISÃO GERAL

Introdução

Gastroenterite é a inflamação do estômago e dos intestinos delgado e grosso. A maioria dos casos apresenta-se como enfermidade autolimitada e a maior parte dos pacientes tem náusea, vômito e diarreia, esta geralmente como sintoma predominante. Diarreia é definida como a passagem diária de três ou mais fezes líquidas, não formadas, com mais de 250 g/dia ou que tomam a forma do recipiente onde são colocadas.[1] Disenteria refere-se à inflamação do intestino, principalmente do cólon e causa diarreia associada a sangue e muco; geralmente se associa a febre, dor abdominal e tenesmo retal (sensação de defecação incompleta).

A gastroenterite é uma das principais causas de morbidade e mortalidade em todo o mundo, especialmente das crianças. Aproximadamente 180 milhões de casos de diarreia aguda ocorrem a cada ano nos Estados Unidos, a maioria dos quais é autolimitada e sem consequências. A incidência tem aumentado em decorrência do crescente número de viagens internacionais e do consumo de produto cru, como espinafre e frutas frescas. Os vírus respondem pela maioria das causas infecciosas.[2]

Nos países desenvolvidos, as mortes relacionadas com a diarreia geralmente ocorrem em idosos ou pacientes debilitados; o *Clostridium difficile* e os norovírus estão mais frequentemente implicados. Pacientes com infecção por *C. difficile*, pelo HIV ou enterite relacionada com os imunocomprometidos ou com aqueles com febre e fezes sanguinolentas requerem diagnóstico precoce e tratamento para maximizar bons resultados. Devemos reservar os testes diagnósticos para os casos devidos a patógenos específicos, que causam quadro clínico mais grave ou em casos de surto. Os médicos podem desempenhar importante papel quanto ao controle e mitigação da disseminação infecciosa.

A gastroenterite é classificada como aguda ou crônica. A forma aguda está associada a sintomas que duram menos que 2 semanas, geralmente por causas virais ou bacterianas. A forma crônica consiste em sintomas que duram mais de 2 semanas, geralmente causados por parasitas ou condições não infecciosas.

Fisiopatologia

A fisiopatologia de uma infecção relacionada com a gastroenterite envolve um de quatro mecanismos – ingestão de toxinas pré-formadas, aderência de patógenos infecciosos às paredes celulares das células intestinais, invasão das paredes celulares de células de mucosas e produção de enterotoxinas e citotoxinas. Todos estes mecanismos conduzem ao aumento da secreção de fluido e/ou diminuição da absorção de fluido no trato gastrintestinal (TGI).[1]

Características Clínicas

Histórico

O histórico deve levar em consideração os fatores epidemiológicos que possam ajudar na identificação do provável organismo (Tabela 84.1). Por exemplo, viagem para fora dos Estados Unidos levanta suspeita de diarreia do viajante, contato com pessoas em cruzeiro marítimo com surto de gastroenterite é suspeito para norovírus, viagem recente para acampamento e exposição à água de rio sugere giardíase e, hospitalização recente ou uso de antibiótico e os pacientes em unidades de cuidado em longo prazo são fatores de risco para infecção por *C. difficile*.

Os fatores associados são úteis, pois diminuem a lista de possíveis microrganismos causadores, no início dos tratamentos. Por exemplo, sintomas do TGI após curto período de exposição (1 a 6 horas) podem implicar em toxinas pré-formadas por estafilococos ou *Bacillus*. Diarreia que dura mais de 2 semanas pode indicar presença de *Giardia* ou outros protozoários, embora devamos considerar as causas não infecciosas, como a doença inflamatória intestinal. Norovírus normalmente causa aparecimento repentino de episódios de vômito acentuados e diarreia moderada. Diarreia em grande volume geralmente indica envolvimento do intestino delgado, como gastroenterite viral ou quadro devido ao *Vibrio cholerae*. O envolvimento do cólon causa menor volume de perda e mais provavelmente é sanguinolenta ou tem leucócitos fecais pelos organismos invasivos. Vômito, sem diarreia, geralmente não deve ser encaminhado como gastroenterite. Devemos procurar por outras causas, como obstrução do intestino delgado. Histórico de febre, dor abdominal, tenesmo e fezes sanguinolentas são sinais de disenteria e podem implicar em microrganismos invasivos, como *Campylobacter* ou *Shigella*. A infecção do TGI por *Yersinia enterocolitica* frequentemente é semelhante à apendicite aguda ou à enterocolite regional devido à invasão dos nódulos linfáticos mesentéricos locais. Os pacientes com vertigem e hipotensão são prováveis de estarem desidratados pela diarreia e por vômito. Câimbras musculares podem significar hipocalemia ou hiponatremia pela falta de ingestão ou perda de eletrólitos na diarreia.

Exame Físico

O exame físico centra-se na situação geral de hidratação do paciente e avalia condições de risco de vida. O Emergencista deve primeiramente avaliar os sinais vitais. Na vigência de um quadro de gastroenterite, hipotensão e taquicardia, provavelmente o paciente está desidratado. Febre, alteração do nível de consciência e aparência toxemiada podem significar que o paciente tem um quadro grave e possivelmente sepse. Outras doenças podem imitar o quadro clínico de uma gastroenterite e um exame completo então é necessário. Por exemplo, febre baixa em paciente com taquicardia, tremores e diarreia na presença de bócio pode representar o hipertireoidismo.

A avaliação da pele para a presença de petéquias ou púrpuras, especialmente nas extremidades, pode sugerir sepse ou coagulação intravascular disseminada (CIVD). Mucosas secas, turgor da pele diminuído e débito urinário diminuído podem também ajudar na avaliação da desidratação. Em crianças, a medida exata da perda de peso, a falta de lágrimas, a diminuição do débito urinário ou a fontanela afundada são bons preditores de desidratação. O exame abdominal foca nas condições que podem imitar gastroenterite, como obstrução do intestino delgado, isquemia intestinal, apendicite e colite. O examinador deve escutar cuidadosamente os sons abdominais, que na gastroenterite aguda geralmente são

TABELA 84.1

Fatores Epidemiológicos

FATOR	IMPLICAÇÕES
Viagem para fora do país	Diarreia do viajante – *Escherichia coli* enterotoxigênica Sudeste asiático – espécies *Vibrio* Rotavírus – América do Sul, Ásia, África
Acampamento recente	*Giardia, Aeromonas, Cryptosporidium*
Antibióticos recentes	Aumento da infecção por *C. difficile*
Exposição em creche	Rotavírus
Exposição a frutos do mar crus	*Vibrio* não cólera
Sexo anal receptivo – homem que faz sexo com homem	*Shigella, Campylobacter, Salmonella*
Situação HIV-positivo	Complexo intracelular do *Mycobacterium avium*, microsporídia, citomegalovírus, *Giardia*
Surtos	Cruzeiro marítimo – norovírus Água local, alimentos, produtos e restaurantes contaminados; organismo geralmente identificado pelo departamento de saúde local (p. ex., *Campylobacter, Salmonella, E. coli*)

hiperativos. Os achados abdominais, como dor à palpação focal, descompressão brusca dolorosa, defesa, distensão e rigidez podem indicar abdome cirúrgico. Se o paciente relata sangue ou muco nas fezes ou queixa-se de dor retal, deve ser realizado exame retal para avaliar sangue, muco ou lesões retais.

Diagnóstico Diferencial

Outros diagnósticos a considerar incluem obstrução do intestino delgado (OID), diverticulite, doença inflamatória intestinal (DII), doença intestinal isquêmica, apendicite, má absorção, doença celíaca e síndrome do intestino irritável.

Paciente com histórico de cirurgia abdominal que apresenta cólica abdominal e vômito, abdome distendido, com dor à palpação e com parada da eliminação de gases ou fezes é provável que tenha OID. Na diverticulite, a dor geralmente está localizada no lado inferior esquerdo do abdome. DII geralmente se apresenta inicialmente no adulto jovem como diarreia recorrente, com cólica. As fezes podem conter muco e sangue. Os fatores de risco são obesidade, tabagismo e histórico familiar de DII, com risco maior nas mulheres e judeus de ascendência europeia. Pode haver manifestações extraintestinais, como uveíte e eritema nodoso. Os pacientes com isquemia intestinal podem apresentar dor abdominal, com dor à palpação que varia de leve a severa, com sinais peritoneais. Os fatores de risco incluem idade avançada, estado de baixo fluxo como desidratação, exacerbação recente de insuficiência cardíaca congestiva, sepse, tabagismo e doença aterosclerótica e aqueles em risco de eventos tromboembólicos, como fibrilação atrial. Pacientes com gastroenterite geralmente não são doentes críticos e a deterioração não é tão rápida como vista naqueles com isquemia intestinal.

Os vírus respondem por até 70% dos casos de gastroenterite infecciosa, as bactérias, 15% a 20% e os parasitas, aproximadamente, 10% a 15%. É difícil identificar o organismo exato causador de da gastroenterite no início da apresentação. A predominância de vômito junto aos sintomas respiratórios superiores está mais provavelmente associada à causa viral. Rápido aparecimento de vômito como sintoma predominante pode sugerir presença de toxinas bacterianas pré-formadas. A presença de febre alta, sangue nas fezes, dor abdominal ou colite indica provavelmente organismo bacteriano invasivo.[3]

Exames diagnósticos

Os exames diagnósticos para os pacientes com gastroenterite aparente são guiados pela avaliação clínica. Os testes laboratoriais rotineiros, incluindo hemograma completo e perfil metabólico sérico, não são necessários em todos os casos. Pode ser necessária avaliação adicional para pacientes com quadro grave ou desidratação grave.

Devem-se fazer testes laboratoriais para pacientes com febre alta, dor abdominal acentuada, fezes com sangue ou diarreia persistente. Deve-se dar atenção especial aos adultos com idade mais avançada, com dor abdominal e aos pacientes imunocomprometidos. Na maioria dos casos de gastroenterite, se o paciente parece bem e é provável que tenha quadro autolimitado, as culturas de fezes não são necessárias. Cultura de fezes deve ser realizada para pacientes com quadro grave, febre acima de 38,5° C ou mais alta, disenteria, diarreia persistente por 14 dias ou mais e para os pacientes imunocomprometidos ou recentemente hospitalizados ou sob antibióticos. Se a diarreia for persistente, as fezes devem ser encaminhadas para a pesquisa de ovos ou parasitas. As fezes encaminhadas para pesquisa de leucócitos fecais, lactoferrina, ou sangue podem ajudar na identificação de inflamação do cólon por organismo invasivo. Os exames e cultura de fezes devem ser realizados quando há suspeita de determinadas infecções bacterianas e parasitárias, como *C. difficile, Campylobacter, Escherichia coli* produtora de toxina Shiga (STEC), ou giardíase, porque se pode iniciar o tratamento antibacteriano dirigido para prevenir a propagação (p. ex., surto em funcionários de creche) e diminuir a duração dos sintomas. As Tabelas 84.2 a 84.4 resumem os testes diagnósticos específicos para infecções bacterianas, virais e parasitárias, respectivamente.

Manejo

Pacientes gravemente desidratados devem receber bólus de líquidos intravenosos (IV) de solução isotônica, como solução salina a 0,9% (SF) ou Ringer lactato (RL). Devem-se repor os eletrólitos, com atenção especial aos níveis de sódio e potássio. Antieméticos previnem a perda contínua dos fluidos e ajudam no início da terapia de reidratação oral (TRO).

Não se conhece a causa exata do vômito na gastroenterite, embora se considere ser devido ao estímulo periférico, decorrente de estímulo que ascende do TGI primariamente através do nervo vago ou pelo estímulo dos receptores 5-hidroxitriptamina 3 (5-HT 3) presentes no TGI pela serotonina. Estes sinais são transmitidos ao centro do vômito no tronco encefálico, que estimula os músculos no diafragma, na parede abdominal e no trato intestinal para produzirem vômito. Todas as áreas envolvidas na patogênese do vômito são ricas em receptores serotoninérgicos, dopaminérgicos, da histamina e muscarínicos, fornecendo assim a base para o uso dos inibidores da serotonina, inibidores da dopamina e os anti-histamínicos. A ondansetrona, 4 mg IV, ou o metoclopramida, 10 mg IV, são seguros e custo-efetivos e podem facilmente ser convertidos a uma dose oral. Os efeitos colaterais da ondansetrona incluem cefaleia e diarreia.

A American Academy of Pediatrics (AAP), Centers for Disease Control e Prevention (CDC), a European Society for Pediatric Gastroenterology e Nutrition (ESPGHAN), e a Organização Mundial da Saúde (OMS) respaldam fortemente o uso da terapia de reidratação oral (TRO) como o tratamento de primeira linha para a gastroenterite aguda, exceto nos casos de desidratação grave. Embora a TRO tenha sido estudada extensivamente nas crianças, os resultados geralmente podem ser aplicados em adultos. É conhecida por ser segura e eficaz como tratamento de escolha para desidratação leve e moderada. Podemos reduzir significativamente a morbidade e a mortalidade com o uso da TRO. Ela também está associada a menos eventos adversos importantes e resulta em menor tempo de hospitalização.

Fluidos que contêm glicose e eletrólitos fornecem reidratação ideal devido ao co-transporte de água através do lúmen intestinal. Algumas escolhas de solução oral de reidratação (SOR) são a SOR-padrão da OMS (331 mOsm/kg), SOR de osmolaridade reduzida da OMS (245 mOsm/kg) e Pedialyte® (solução oral de eletrólitos para crianças; 250 mOsm/kg). Uma revisão sistemática de 15 ensaios clínicos randomizados, com 2.397 crianças, mostrou que

TABELA 84.2

Bactérias: Diagnóstico e Tratamento

ORGANISMO	DIAGNÓSTICO	TRATAMENTO
Shigella	Cultura de fezes (convencional)	Ciprofloxacino, 750 mg, diariamente, por 3 dias ou azitromicina, 500 mg, diariamente, por 3 dias
Salmonella		
Não tifoide	Cultura de fezes (convencional)	Nenhum tratamento nos casos não graves. Para os casos graves (febre, diarreia sanguinolenta, bacteremia) – Levofloxacino (Levaquin®), 500 mg, diariamente, por 7 a 10 dias
Tifoide	Cultura de fezes (convencional)	Fluoroquinolona diariamente, por 7 dias; ceftriaxona IV, 1 a 2 g, por 7 dias
Campylobacter jejuni	Cultura de fezes (convencional)	Azitromicina, 500 mg, diariamente, por 3 dias
Vibrio cholerae	Cultura das fezes em meio contendo sal (TCBS)	Doxiciclina, 7 mg/kg até 300 mg, dose única
Vibrio – não cólera (Vibrio parahaemolyticus)	Cultura de fezes com TCBS	Ciprofloxacino, 750 mg, diariamente, por 3 dias ou azitromicina, 500 mg, diariamente, por 3 dias
Escherichia coli enterotoxigênica	Cultura das fezes; pesquisa de toxina	Ciprofloxacino, 750 mg, diariamente, por 3 dias, rifaximina 200 mg, três vezes ao dia, por 3 dias; azitromicina, 1 g, uma vez
E. coli produtora de toxina Shiga; E. coli O157:H7	Meio sorbitol MacConkey e sorotipagem para O157	Nenhum tratamento, somente cuidados de suporte; os antibióticos aumentam o risco de SHU
Yersinia enterocolitica	Agar cefsulodina-irgasan-novobiocina (CIN)	Cuidados de suporte; nos casos graves, SMX-TMP Bactrim®), fluoroquinolonas
Clostridium difficile	Fezes para a toxina do C. difficile	Metronidazol, 500 mg, três vezes ao dia, por 10 dias; vancomicina, 125 mg VO, quatro vezes ao dia, por 10 dias
Staphylococcus aureus	O alimento pode ser meio de cultura para Staphylococcus	Cuidados de suporte
Clostridium perfringens	Detecção de esporos nas fezes	Cuidados de suporte
Bacillus cereus	Alimento como meio de cultura	Cuidado de suporte; para casos graves – vancomicina, 125 mg, quatro vezes ao dia ou clindamicina, 500 mg, três vezes ao dia, por 7 a 10 dias

SHU, Síndrome hemolítica urêmica; SMX-TMP, sulfametoxazol + trimetoprima.

TABELA 84.3

Vírus: Diagnóstico e Tratamento

ORGANISMO	DIAGNÓSTICO	TRATAMENTO
Norovírus	Amostra de fezes – análise de reação de transcriptase reversa seguida de reação em cadeia da polimerase (RT-PCR)	Cuidados de suporte
Sapovírus	Análise de PCR, análise imunológica	Cuidado de suporte
Rotavírus	Antígeno de rotavírus em amostra de fezes	Cuidados de suporte; vacina e infecção natural não fornece imunidade; RotaTeq (RV5), administrada em três doses, na idade de 2, 4 e 6 meses ou Rotarix (RV1), administrada em duas doses, na idade de 2 e 4 meses
Adenovírus	Detecção do antígeno, análise de PCR, isolamento do vírus, sorologia	Cuidados de suporte
Astrovírus	Análise de PCR, microscopia eletrônica, análise imunológica	Cuidados de suporte

a solução de reidratação de osmolaridade reduzida está associada à necessidade menor de infusões IV não programadas, menor volume de fezes e menos vômitos comparada com a solução de reidratação-padrão da OMS.[4] Remédios caseiros simples como sucos de frutas diluídos e caldo de galinha ou soluções comerciais como Gatorade® também são suficientes.

A recomendação oficial da ESPGHAN é para hidratar oralmente com fluidos de osmolaridade reduzida ou hipotônicos. A ingestão de alimentos, se tolerada, deve ser continuada durante a o quadro, porque o jejum pode, na verdade, piorar a capacidade de o intestino absorver fluido. A presença de alimento no lúmen do intestino promove a recuperação da mucosa e melhora a absorção de fluido.[5]

Medicamentos antimotilidade como loperamida e cloridrato de difenoxilato podem ajudar a limitar o número de evacuações líquidas e prevenir a desidratação. A dose inicial da loperamida é de 4 mg via oral, seguida de 2 mg depois de cada evacuação sem consistência, até o máximo de 16 mg/ao dia, por 48 horas. Entretanto, nos pacientes com suspeita de disenteria bacteriana, recomenda-se que agentes antimotilidade sejam administrados em conjunto a antibióticos porque eles podem aumentar o tempo de contato com as toxinas ou os organismos invasivos.

Em geral, os antibióticos não são indicados para o tratamento da maioria dos casos agudos de gastroenterite. Entretanto, pode-se considerar a terapia empírica com antibiótico nas seguintes

TABELA 84.4

Infecções Parasitárias: Diagnóstico e Tratamento

ORGANISMO	DIAGNÓSTICO	TRATAMENTO
Giardia lamblia	Microscopia das fezes para ovos e parasitas; análise imunológica	Tinidazol – 2 g VO, dose única Metronidazol – 500 mg VO, duas vezes ao dia ou 250 mg, três vezes ao dia, por 5 a 7 dias Nitazoxanida – 500 mg, duas vezes ao dia, por 3 dias Agentes alternativos Albendazol – 400 mg, uma vez ao dia, por 5 dias Mebendazol – 200 mg VO, três vezes ao dia, por 5 dias Quinacrina – 100 mg VO, três vezes ao dia, por 5 dias Paromomicina – 10 mg/kg VO, três vezes ao dia, por 5 a 10 dias
Entamoeba histolytica	Microscopia das fezes, cultura, análise imunológica	Metronidazol – 500 a 750 mg VO, três vezes ao dia, por 7 a 10 dias; Tinidazol – 2 g VO, uma vez ao dia, por 3 dias; Nitazoxanida – 500 mg VO, duas vezes ao dia, por 3 dias Infecção intraluminal Paromomicina – 25 a 30 mg/kg VO, três vezes ao dia, por 7 dias Di-iodo-hidroxiquina – 650 mg VO, três vezes ao dia, por 20 dias para adultos Furoato de Diloxanida – 500 mg VO, três vezes ao dia, por 10 dias para adultos
Cryptosporidium	Microscopia das fezes, cultura, análise imunológica	Nitazoxanida – 500 mg VO, duas vezes ao dia, por 3 dias
Cyclospora cayetanensis	Microscopia das fezes, cultura de fezes, coloração álcool-ácido resistente, microscopia com fluorescência	Trimetoprima- sulfametoxazol-trimetoprima (SMX-TMP) dose dupla, comprimido de 160/800 mg VO, duas vezes ao dia, por 7 a 10 dias

circunstâncias – pacientes que parecem toxemiados ou têm febre ou disenteria (veja discussão adiante), pacientes com diarreia do viajante grave, pacientes com suspeita de colite por *C. difficile*, pacientes imunocomprometidos ou quando o organismo conhecido é isolado em surto na comunidade. As Tabelas 84.2 e 84.4 resumem os antibióticos recomendados para tratamento de várias infecções bacterianas e parasitárias, respectivamente.

Encaminhamento

A maioria dos pacientes com gastroenterite pode ser tratada em regime ambulatorial. Devem-se fornecer instruções escritas com recomendações de ingestão de líquidos, dieta e cuidados de acompanhamento. Considera-se a hospitalização dos pacientes com aparência toxemiada, sintomas graves ou persistentes, incapacidade de tolerar líquidos orais, anormalidades eletrolíticas significativas e desidratação grave. Considerações especiais devem ser dadas aos pacientes nos extremos de idade ou imunocomprometidos. Estes pacientes provavelmente requerem avaliação mais extensa e cuidados adicionais.

GASTROENTERITE BACTERIANA

Nos Estados Unidos, os quadros diarreicos de origem alimentar causados por bactérias cresceram na década passada. Os quatro patógenos bacterianos mais comumente relatados são *Campylobacter*, *Salmonella* não tifoide, STEC e *Shigella*. As causas da maioria das enfermidades diarreicas nunca são descobertas. A maioria dos laboratórios é equipada somente para cultura dos patógenos comuns e as culturas rotineiras de fezes para teste diagnóstico geralmente não identificam organismos como *E. coli* enterotoxigênica, *E. coli* enteroagregativa, *E. coli* enteroinvasiva e o *Vibrio* spp. não cólera.[6]

Existem vários fatores de risco que influenciam o desenvolvimento da gastroenterite bacteriana. Pacientes muito jovens têm baixa imunidade e perdem a imunidade materna passiva após o desmame do aleitamento materno. Idosos estão em risco devido à alteração da produção da mucosa intestinal relacionada com idade, microbiota intestinal e afinidade do receptor de superfície celular por toxinas. O uso de antiácidos, como os inibidores da bomba de prótons, diminuem o efeito bactericida do ácido gástrico. O uso de antibiótico reduz a flora intestinal normal e consequentemente aumenta a colonização por patógenos, como o *C. difficile*. Pacientes imunossuprimidos, como aqueles com infecção pelo HIV ou pacientes em quimioterapia estão propensos à *Salmonella* não tifoide. Condições sanitárias precárias e de superlotação também intensificam a disseminação dos organismos infectados.

Os organismos bacterianos são, em geral, classificados como invasivos e não invasivos. A gastroenterite invasiva é um diagnóstico clínico feito na presença de sinais ou sintomas de invasão da mucosa intestinal, como febre; sangue, presente ou oculto nas fezes; tenesmo (sensação de constante necessidade de defecar) ou dor abdominal intensa (Tabela 84.5). Os pacientes com gastroenterite não invasiva geralmente não apresentam febre, sangue nas fezes ou significativa dor abdominal. Ela provavelmente sugere a presença de patógeno viral ou de bactérias produtoras de toxinas. O quadro normalmente é breve, autolimitado e os testes diagnósticos não são de grande utilidade (Tabela 84.6).

BACTÉRIAS INVASIVAS

Campylobacter Enteritis

Epidemiologia

O *Campylobacter* é a causa mais comumente diagnosticada de enterite bacteriana nos países desenvolvidos. É mais comum durante os meses do verão. *Campylobacter* spp. é causa comum da chamada diarreia do mochileiro, junto com a *Giardia*, ambos frequentemente adquiridos pela ingestão de água de fontes na natureza.

Fisiopatologia

Os organismos *Campylobacter* são bactérias pequenas, espiraladas, Gram-negativas. As espécies mais comumente isoladas são *Campylobacter jejuni* (94%), *Campylobacter coli* (1%) e *Campylobacter fetus*. Campylobacter spp. produzem doença principalmente pela invasão direta do epitélio colônico. A maioria das infecções é adquirida por manuseio ou ingestão de carne de aves crua ou malcozida. Os principais reservatórios dos organismos *Campylobacter* são as galinhas. Outras causas incluem o consumo de carne bovina ou

TABELA 84.5

Bactérias Invasivas e Características Clínicas

ORGANISMO	CARACTERÍSTICAS CLÍNICAS	PERÍODO DE INCUBAÇÃO, DURAÇÃO, FONTE
Campylobacter jejuni	Bactérias mais comuns; organismo identificado em cultura de fezes; diarreia aquosa aguda, febre, características disentéricas	I, 2 a 5 dias D, 5 a 14 dias F, alimento, água, frango
SALMONELLA		
Não tifoide	Geralmente intoxicação alimentar (p. ex., aves); diarreia aquosa aguda, frequentemente com febre; comum em pacientes com anemia falciforme e nos imunocomprometidos	I, 12 a 24 horas D, 2 a 7 dias F, ovos, aves, leite não pasteurizado, animais de estimação
Tifoide	Febre, dor abdominal, íleo paralítico, efeitos sistêmicos; a maioria das infecções adquiridas durante viagem internacional	I, 12 a 24 horas D, 2 a 7 dias
Shigella	Organismo bacteriano mais comum identificado em culturas das fezes; diarreia aquosa aguda, febre, características disentéricas; toxigênica	I, 1 a 2 dias D, 2 a 7 dias F, água, pessoa a pessoa
Yersinia enterocolitica	Diarreia aguda, desidratação; raro nos Estados Unidos, mas comum com viagem à Ásia; pode ser semelhante à apendicite	I, 12 a 48 horas D, 5 a 14 dias F, alimento, água, leite, gatos, cachorros, porcos
Vibrio, não cólera (V. parahaemolyticus)	Associado a frutos do mar, marisco, diarreia aquosa, disenteria	I, 8 a 24 horas D, 5 a 14 dias F, frutos do mar crus, malcozidos
E. coli produtora de toxina de Shiga; E. coli O157:H7	Diarreia aquosa, sanguinolenta; intoxicação alimentar – carne e produtos contaminados; toxigênica; associada à SHU e PTT	I, 3 a 8 dias D, 5 a 10 dias F, carne crua, água, pessoa a pessoa, leite cru

D, Duração; SHU, síndrome hemolítica urêmica; I, incubação; F, fonte; PTT, púrpura trombocitopênica trombótica.

TABELA 84.6

Bactérias Toxigênicas não Invasivas e Características Clínicas

ORGANISMO	CARACTERÍSTICAS CLÍNICAS	PERÍODO DE INCUBAÇÃO, DURAÇÃO E FONTE
Staphylococcus aureus	Curto período de incubação, 2 a 7 horas; toxina pré-formada; vômito; duração < 24 h	I, 1 a 6 h D, 6 a 12 h F, maionese, salada de batata, manipuladores de alimentos
Clostridium perfringens	Diarreia aquosa, visto em grandes surtos alimentares	I, 6 a 24 h D, 1 dia F, carne de mesa a vapor, aves, molhos
Bacillus cereus	Vômito e/ou diarreia. Normalmente de arroz contaminado	I, 1 a 12 h D, 1 a 2 dias F, alimentos contaminados, arroz
Vibrio cholerae	Enterotoxina; diarreia aguda como água de arroz, disenteria, desidratação. Raro nos Estados Unidos, mas comum com viagem à Ásia.	I, 1 a 2 dias D, 6 a 8 dias F, mariscos crus, ostras
Vibrio não cólera (p. ex., V. vulnificus)	Enterotoxina. Diarreia aguda, disenteria ocasional. Visto na costa do golfo nos Estados Unidos. Pode causar choque séptico, infecção de ferida	I, 1 a 2 dias D, 6 a 8 dias F, mariscos crus, ostras
Bactérias da microbiota marinha (intoxicação por peixes escombrídeos)	Toxina histamínica, taquicardia, prurido, rubor, cólica, vertigem, gosto metálico	I, 5 a 60 minutos D, 6 h F, dourado do mar, atum
Gambierdiscus toxicus, dinoflagelado marinho (intoxicação por peixe contaminado pela toxina ciguatera-ciguatoxinas)	Ciguatoxina – termoestável. Dor, parestesia, disestesia, vômito, diarreia	I, 2 a 6 h D, 7 a 14 dias F, peixe de recifes de coral
Escherichia coli enterotoxigênica (ETEC)	Diarreia aquosa aguda. Causa comum da diarreia do viajante, mas nos Estados Unidos é uma causa crescente de doença de origem alimentar	I, 1 a 3 dias D, 1 a 7 dias F, água e alimento contaminados, sem saneamento básico
Clostridium difficile	Colite, diarreia, febre, megacólon tóxico. Uso recente de antibiótico ou de inibidor da bomba de prótons Mortalidade elevada nos idosos e imunocomprometidos	I, 5 a 14 dias D, variável F, pessoa a pessoa, superfícies contaminadas

D, duração; I, incubação; F, fonte.

suína estragadas, leite cru ou água não tratada e contato com animais domésticos infectados (principalmente gatos e cachorros) e animais de criação.

Características Clínicas

O período de incubação do *C. enteritis* é de aproximadamente 2 a 5 dias. O aparecimento da doença geralmente é rápido, com sinais e sintomas de febre, cólica abdominal e diarreia. Sintomas constitucionais de anorexia, mal-estar, mialgias e cefaleia são a regra e alguns pacientes sentem dor nas costas, artralgias e vômito. O aparecimento da diarreia geralmente acontece 24 a 48 horas após o início da febre e dor abdominal. Normalmente, as fezes são moles e da cor de bile, mas tornam-se aquosas e sanguinolentas ou melenosas aproximadamente 40% do tempo. Sangue vivo ou oculto nas fezes é encontrado em 60% a 90% dos pacientes com gastroenterite por *Campylobacter*. No auge da doença, os pacientes geralmente defecam 8 a 10 vezes ou mais/dia.

A maioria dos pacientes recupera-se em 1 semana ou menos; entretanto, a diarreia pode persistir por período maior. As recidivas são comuns, embora geralmente mais brandas que o episódio original e fatalidades são raras.

Exames Diagnósticos

Como a apresentação clínica é semelhante à de outros patógenos bacterianos invasivos, o diagnóstico da campilobacteriose não pode ser feito com base apenas na apresentação clínica. A identificação do patógeno requer análise de cultura das fezes ou reação em cadeia da polimerase (PCR) em tempo real; as amostras devem ser obtidas de pacientes com enterite aguda associada à febre, dor abdominal, sangue oculto ou hematoquezia. Nos casos limítrofes, o exame de fezes com coloração de azul de metileno para leucócitos fecais é facilmente disponível e pode ajudar na identificação dos pacientes que provavelmente abrigam um patógeno invasivo. Os resultados da hemocultura são raramente positivos, por isto, estes estudos não são indicados rotineiramente.

Manejo

Não se recomenda a terapia antibiótica empírica para os pacientes hígidos previamente com diarreia aguda invasiva, com exceção da diarreia relacionada com viagem (veja abaixo). O tratamento inicial da diarreia invasiva deve centrar-se na reidratação; a decisão de iniciar a terapia antibiótica deve ser adiada enquanto estiver pendente a identificação do organismo específico, por meio dos exames das fezes. O tratamento com antibióticos não é necessário para pacientes que demonstram melhora clínica enquanto os resultados tornam-se disponíveis.

Para pacientes que não estão melhorando, a terapia antibiótica encurta a duração da campilobacteriose em aproximadamente 1,3 dia. Eritromicina, 500 mg, duas vezes ao dia, por 5 dias ou azitromicina, 500 mg diários, por 3 dias, são o regime terapêutico de primeira linha recomendado. Pode-se usar ciprofloxacino, 500 mg, duas vezes ao dia, e o mesmo já foi o tratamento de escolha, mas alarmante resistência às fluoroquinolonas emergiu, considerada ser principalmente resultante do uso de antibióticos na indústria aviária. Aproximadamente 20% das cepas de *Campylobacter* nos Estados Unidos são resistentes às fluoroquinolonas, e resistência de mais de 80% foi documentada na Tailândia. Os organismos *Campylobacter* geralmente são também resistentes ao sulfametoxazol + trimetoprima (SMX-TMP). Pode ocorrer recidiva, mas a probabilidade diminui com tratamento antibiótico. Como a infecção por *Campylobacter* causa enterite invasiva, os agentes antimotilidade não são recomendados, a menos que seja administrado tratamento conjunto com antibióticos.

São raras as complicações da infecção por *Campylobacter*. Relata-se colecistite, pancreatite e sangramento massivo no TGI, como também meningite, endocardite e osteomielite. Há associação entre a infecção por *Campylobacter* e a síndrome de Guillain-Barré, com incidência de aproximadamente 1/1.000 casos.

Salmonelose

Epidemiologia

A *Salmonella* é a causa mais comum de enterite bacteriana nos Estados Unidos. A enterite por este organismo afeta pessoas de todos os grupos etários, mas especialmente as crianças, e aquelas com menos de 5 anos de idade respondem por 20% dos casos. Quase todas as infecções por *Salmonella* são adquiridas por ingestão de alimento ou bebida contaminada. Os produtos de avicultura e carne bovina são as fontes mais comuns; outras fontes incluem leite não pasteurizado, ovos, peixes e animais de estimação. Surtos já foram associados ao consumo de frutas, vegetais, produtos cozidos, carne de cobra e preparações medicinais. Aproximadamente 10% dos cães e gatos domésticos excretam salmonelas e os répteis de estimação, como tartarugas, cobras e iguanas já foram responsáveis por surtos.

Cozinhar os alimentos contaminados diminui a possibilidade de infecção, mas não elimina. As salmonelas podem sobreviver ao processo de cozimento, quando estão localizadas profundamente dentro dos alimentos e onde as temperaturas podem não alcançar faixa letal. Grandes surtos de infecção por *Salmonella* foram atribuídos a ovos tipo A contaminados, não quebrados. Embora o organismo esteja presente no ovo não quebrado, cozinhá-lo bem geralmente erradica ou reduz o inóculo a níveis clinicamente insignificantes.

As fontes comuns de infecção por *Salmonella* com base em ovo cru incluem molho *hollandaise* caseiro, gemada, molho para salada *Caesar*, sorvete, maionese, tiramisu, massa de biscoito (frequentemente consumida não cozida), merengue e mistura de rabanada. A *Salmonella enterica* subsp. *enterica* sorotipo enteritidis (isto é, *S. enteritidis*) é a espécie universalmente associada às infecções relacionadas com o ovo. Pacientes convalescendo de enterocolite relacionada com Salmonella e aqueles com infecção assintomática podem continuar a excretar organismos *Salmonella* durante semanas ou meses, servindo como fontes contínuas de infecção.

Fisiopatologia

Aproximadamente 2.000 sorotipos de *Salmonella* são conhecidos por causar doenças em humanos. Com base em valores da vigilância dos Estados Unidos, de 2010, os organismos isolados mais comuns são *S. entérica* sorovares *typhimurium*, *enteritidis* e *Newport*, que juntos respondem por aproximadamente metade dos sorotipos confirmados em cultura. Os diferentes sorotipos da *Salmonella* mostram variações acentuadas no potencial invasivo e estão associados a apresentações particulares: A *S. enterica* sorovar *typhi* à febre entérica (febre tifoide), *S. enterica* sorovar *choleraesuis* à sepse, *S. enterica* sorovar *typhimurium* à gastroenterite aguda e a *S. enterica* sorovar *enteritidis* às infecções por ovos.

Um número relativamente grande de salmonelas deve ser ingerido para produzir a doença. Entretanto, o estado de portador pode ser induzido, com ingestão de 10 a 100 vezes menos bactérias necessárias para induzir o estado de portador relativo ao número necessitado para induzir à doença. Em crianças e adultos com determinadas doenças subjacentes, um inóculo muito menor pode produzir a doença. Diminuição da acidez gástrica ou alteração da microbiota intestinal resultante da administração de antibióticos pode reduzir o tamanho do inóculo requerido de maneira impressionante. Taxas de infecção invasiva e da gravidade da doença são maiores nas crianças, idosos e pessoas com hemoglobinopatias, como, por exemplo, anemia falciforme, neoplasias malignas ou a síndrome da imunodeficiência adquirida (SIDA).

Características Clínicas

Os surtos familiares e os casos esporádicos são mais comuns que grandes epidemias. As salmonelas ingeridas penetram nas células da mucosa intestinal e se alojam na lâmina própria. Após período de incubação de 8 a 48 horas, o típico paciente com gastroenterite por *Salmonella* desenvolve febre, cólica abdominal e libera fezes aquosas, ocasionalmente contendo muco e sangue. Náusea e vômito são comuns, mas raramente são graves ou prolongados. Pode haver dor à palpação abdominal difusa, leve a moderada na maioria dos pacientes, mas dor à palpação severa e descompressão brusca dolorosa ocasionalmente podem ser notadas. Os sintomas geralmente diminuem dentro de 2 a 5 dias, e a recuperação tipicamente é rotineira. Pode ocorrer bacteremia constante ou intermitente, especialmente naqueles com anemia falciforme, neoplasias malignas ou SIDA.

Exames Diagnósticos

O diagnóstico de salmonelose é confirmado com culturas das fezes ou análise de PCR em tempo real. A coloração das fezes com azul de metileno para leucócitos fecais pode ajudar na identificação dos pacientes prováveis de abrigarem patógeno invasivo. Os resultados da hemocultura ocasionalmente são positivos e devem-se obter amostras de sangue de pacientes com quadro grave ou imunocomprometidos. Deve-se considerar a possibilidade de doença subjacente ou de imunodeficiência em todo paciente com infecção grave por *Salmonella*.

Manejo

Não se recomenda a terapia antibiótica empírica para pacientes previamente hígidos com suspeita de enterite por *Salmonella*. A terapia antibiótica não encurta a duração da doença e pode prolongar a duração de estado de portador. Embora sua eficácia não seja comprovada, a terapia antibiótica é recomendada para pacientes com colite grave e para os bebês com menos de 3 meses, adultos com mais de 50 anos, e aqueles em risco para doença grave, incluindo os imunocomprometidos, com anemia falciforme e com enxertos protéticos. As pessoas que representam risco de saúde pública também devem ser tratadas na tentativa de erradicar o estado de portador e prevenir a disseminação do microrganismo. Quaisquer desses regimes antibióticos geralmente são eficazes para o tratamento ambulatorial da gastroenterite por *Salmonella*: Ciprofloxacino, 500 mg, duas vezes ao dia, 5 a 7 dias; Norfloxacino, 400 mg, duas vezes ao dia, 5 a 7 dias ou azitromicina 1 g VO seguido por 500 mg/dia nos 6 dias seguintes. Também pode-se usar SMX-TMP, se o organismo for suscetível. Ciprofloxacino é eficaz no tratamento dos portadores crônicos de *S. typhi*; entretanto, o tratamento com fluoroquinolonas pode realmente prolongar a excreção de organismos não *S. typhi*. Pacientes que necessitam hospitalização são mais bem tratados com ceftriaxona IV até que os resultados dos exames de sensibilidade antibiótica se tornem disponíveis.

Deve-se providenciar o acompanhamento com o médico de família do paciente. Os manipuladores de alimentos e os profissionais de saúde não são permitidos de trabalhar até que o estado de portador tenha sido erradicado. Repetidos exames de fezes e decisões adicionais a respeito das situações de trabalho e escolares são requeridos. A higiene pessoal deve ser enfatizada pois os pacientes não tratados podem continuar a disseminar os organismos infectantes nas fezes por semanas ou mesmo meses. Como com outros patógenos invasivos, o uso de medicamentos antimotilidade, sozinhos, é contraindicado. Estes medicamentos prolongam a febre e a diarreia, aumentam a incidência da bacteremia e promovem o desenvolvimento de estado de portador nos pacientes com enterite por *Salmonella*. Entretanto, a administração de loperamida é segura quando dada concomitantemente a antibiótico.

A prevenção da salmonelose depende do cozimento da carne à temperatura interna de 71 °C e redução do tempo que os alimentos ficam na temperatura ambiente, para reduzir a possibilidade do crescimento bacteriano a um inóculo infeccioso. Higiene pessoal cuidadosa, incluindo a lavagem das mãos, também é importante. Embora a maioria dos pacientes se recupere totalmente, sem sequelas em longo prazo, até 30% (principalmente adultos) terão artrite reativa transitória. A síndrome de Reiter, que consiste em artrite reativa, conjuntivite e uretrite, é uma complicação bem conhecida e ocorre em aproximadamente 2% dos pacientes.

Shigelose

Epidemiologia

A Shigelose ou disenteria bacilar é mundial em distribuição e especialmente comum nos países com falta de saneamento eficaz. A *Shigella sonnei* é responsável por aproximadamente 75% das infecções que ocorrem nos Estados Unidos. A *Shigella flexneri* causa a maioria dos casos remanescentes, com a *Shigella boydii* e a *Shigella dysenteriae* responsáveis por menos de 4% dos casos.

As infecções por *Shigella* são comuns nas populações confinadas, como nas instituições mentais e penais, clínicas de repouso ou creches. As crianças com menos de 5 anos de idade respondem por 30% dos casos. O aumento da incidência tem sido documentado entre os homens homossexuais e na população com SIDA. É disseminada pela via fecal-oral e os humanos são os únicos hospedeiros naturais. Shigellae podem ser recuperadas em culturas de amostras coletadas dentro de 3 horas depois da contaminação. Surtos estão associados à água de locais de recreação, como piscinas, parques aquáticos, fontes, banheiras e *spas*.

Fisiopatologia

Diferente da *Salmonella*, que requer inóculo muito grande para produzir a doença, uma quantidade pequena como 50 a 100 bacilos *Shigella* podem causar infecção. Nenhum outro patógeno entérico é tão eficaz na produção de doença confirmada em humanos. A infecção geralmente é superficial, localizada no revestimento epitelial da mucosa do cólon; portanto, a perfuração do intestino ou a invasão na corrente sanguínea é extremamente rara. Sangramento decorre das ulcerações superficiais da mucosa.

Características Clínicas

A apresentação clínica varia entre as espécies de *Shigella*. *S. sonnei* normalmente causa diarreia aquosa de grande volume, com relativamente poucos sinais sistêmicos. Infecção com *S. flexneri*, *S. dysenteriae* ou *S. boydii* normalmente causa diarreia sanguinolenta de pouco volume e sintomas sistêmicos mais graves.

O período de incubação normal é de 24 a 48 horas e as manifestações clínicas variam consideravelmente, geralmente aparecendo de dois modos. A diarreia aquosa leve, com poucos, se alguns, sintomas constitucionais ou infecção assintomática ocorre em pequena proporção de pessoas infectadas. Quando a disenteria verdadeira se desenvolve, ela comumente é precedida por período reconhecível de diarreia aquosa, durando poucas horas a alguns dias. Os pacientes com disenteria têm diarreia sanguinolenta grave, tenesmo e sinais e sintomas constitucionais, como febre, náusea, vômito, cefaleia e mialgias. Se os sintomas forem graves o suficiente, pode ocorrer desidratação intensa e até colapso circulatório. As crianças com menos de 2 anos de idade podem ter manifestações neurológicas associadas, geralmente convulsões; letargia ou coma ocorre em pequena porcentagem dos pacientes. A infecção por *S. dysenteriae* tipo 1, raramente diagnosticada em países desenvolvidos, está associada à síndrome hemolítica-urêmica (SHU).

Geralmente, a shigelose é uma doença autolimitada. Os pacientes tornam-se afebris em 3 a 4 dias e as cólicas abdominais e a diarreia resolvem-se dentro de 1 semana. Alguns pacientes não tratados continuam a disseminar organismos nas fezes por 2 semanas ou mais, e aproximadamente 10% dos pacientes têm recidiva, a menos que a infecção seja tratada com antibióticos.

Exames Diagnósticos

A Shigelose deve ser considerada em todo paciente com doença febril aguda associada à diarreia, especialmente nos pacientes que aparentam estar mal ou têm fezes disentéricas. Há presença de leucócitos fecais, geralmente em grande número, em 85% a 95% dos casos, independentemente da aparência das fezes. Geralmente há sangue oculto nas fezes dos pacientes infectados. É comum a presença de leucocitose com desvio para a esquerda na contagem diferencial. Os resultados de hemoculturas para *Shigella* raramente são positivos.

O diagnóstico definitivo de shigelose é feito com cultura das fezes ou análise da PCR em tempo real. Os resultados da cultura das fezes são positivos em mais de 90% dos casos quando as amostras são obtidas durante os primeiros 3 dias da doença; entretanto, os resultados são positivos em somente aproximadamente 75% se as amostras forem obtidas mais de 1 semana depois do aparecimento da diarreia.

Manejo

O tratamento envolve a correção da volemia e dos distúrbios eletrolíticos. Se for feita cultura das fezes e o resultado constatar S. *sonnei* ou S. *flexneri*, a decisão de administrar antibióticos será com base na condição clínica do paciente e viabilidade de controle sanitário. Os pacientes assintomáticos ou em recuperação não precisam ser tratados com antibióticos, a menos que o tratamento seja necessário por medidas de saúde pública. Pacientes cujas condições não estão melhorando e aqueles imunocomprometidos devem recebem tratamento com antibióticos.

Os antibióticos diminuem o curso clínico e erradicam o patógeno das fezes, geralmente dentro de 48 horas. Sempre que isolarmos S. *dysenteriae*, o paciente deve ser tratado para prevenção de surtos de disenteria, mesmo que ele esteja assintomático quando o resultado da cultura retornar do laboratório.

Nos Estados Unidos, mais que 80% dos organismos *Shigella* são resistentes à ampicilina e 47% resistentes ao SMX-TMP. Resistência significativa ainda não foi encontrada nas quinolonas. Os medicamentos de escolha são ciprofloxacino, 500 mg VO e norfloxacino, 400 mg VO, duas vezes ao dia.

Nos pacientes imunocompetentes, o tratamento é necessário por somente 3 dias, mas deve ser estendido para 7 a 10 dias naqueles imunocomprometidos. Os agentes antimotilidade podem prolongar a febre, a diarreia e a excreção de *Shigella* nas fezes e são contraindicados nos pacientes com shigelose invasiva. Entretanto, eles podem ser seguros quando usados simultaneamente com antibióticos. Deve-se fazer o acompanhamento das culturas de fezes para os pacientes tratados com infecção por S. *dysenteriae*, para assegurar a erradicação dos organismos. O acompanhamento das culturas, entretanto, não é necessário depois do tratamento da infecção por S. *sonnei* ou S. *flexneri*, comprovando que a condição do paciente melhora clinicamente.

Shigelose é uma doença nacionalmente notificável. As complicações são raras e incluem bacteremia, síndrome de Reiter, SHU, megacólon tóxico, perfuração do cólon, convulsões e encefalopatia tóxica.

Gastroenterite por *Yersinia enterocolitica*

Epidemiologia

Yersinia enterocolitica, bactéria Gram-negativa, anaeróbia facultativa é um membro da família Enterobacteriaceae. *Y. enterocolitica* é uma causa relativamente infrequente de enterite nos Estados Unidos. Yersiniose é mais prevalente nas crianças e as infecções são distribuídas regularmente por todo o calendário anual.

Fisiopatologia

Depois da ingestão, a bactéria invade o epitélio intestinal e se localiza no tecido linfoide da mucosa, principalmente nas placas de Peyer. Ela então invade os nódulos linfáticos mesentéricos regionais. A enterite invasiva é a apresentação clínica em aproximadamente dois terços dos pacientes. Pseudoapendicite e adenite mesentérica respondem pelo remanescente das apresentações. A infecção origina-se de alimentos ou bebidas contaminadas. O consumo de leite contaminado ou de carne de porco crua contaminada já teve relação com casos esporádicos e por grandes surtos graves. A transmissão fecal-oral a humanos por uma variedade de animais (especialmente cachorros, gatos e porcos) e pessoa a pessoa provavelmente ocorre, mas a transmissibilidade parece ser baixa.

Características Clínicas

O quadro clínico com *Y. enterocolitis* geralmente se parece com infecções por outros organismos intestinais invasivos – febre (68%), cólica abdominal (65%), diarreia aquosa, esverdeada e, às vezes, sanguinolenta (26%) e sintomas constitucionais de anorexia, vômito (39%) e mal-estar. Entretanto, nos casos de gastroenterite por *Y. enterocolica*, a dor abdominal e a diarreia geralmente persistem por 10 a 14 dias ou mais.

Em um número substancial de pacientes com yersiniose, especialmente adolescentes e adultos jovens, pode-se desenvolver quadro inflamatório na região ileocecal. Nesses casos, o sintoma predominante é dor abdominal no andar inferior, com pouca ou sem diarreia e a apresentação clínica pode perfeitamente se assemelhar à da apendicite aguda. As manifestações pós-infecciosas, como eritema nodoso ou poliartrite persistente, ocorrem em 2% a 5% dos pacientes, principalmente nos adultos. Outras apresentações incluem sacroileíte, espondilite anquilosante, síndrome de Reiter, faringite exsudativa, pneumonia, empiema e abscessos pulmonares. A sepse por *Y. enterocolitica* é rara, mas ocorre mais frequentemente nos pacientes com diabetes melito, anemia grave, cirrose, hemocromatose ou neoplasias malignas.

Exames Diagnósticos

O diagnóstico de yersiniose pode ser confirmado com cultura das fezes ou análise da PCR em tempo real; entretanto, a maioria dos laboratórios não inclui rotineiramente a *Y. enterocolitica* no exame-padrão de fezes. A identificação da *Yersinia* pode ser feita por solicitação especial, se indicado clinicamente, como histórico de exposição à *Yersinia*, enterite invasiva prolongada, apesar de resultado negativo da cultura de fezes-padrão ou dor no quadrante inferior direito, com sinais de diarreia invasiva. As culturas de fezes requerem técnicas especiais e longo período de tempo para o crescimento. Pacientes com *Y. enterocolitis* geralmente continuam a excretar organismos nas fezes durante a convalescência, bem depois da diminuição do quadro de diarreia. A duração média da excreção de organismos pelas fezes é de aproximadamente 6 semanas.

Manejo

Geralmente, a infecção por *Y. enterocolitica* é autolimitada no estágio diarreico e resolve sem tratamento. Como com outros patógenos do TGI invasivos, os medicamentos antiperistálticos não são recomendados, a menos que o paciente seja tratado simultaneamente com antibióticos.

Tratamento com antibióticos não é essencial ou eficaz no manejo de *Y. enterocolitis* não complicada. Os organismos *Yersinia* geralmente são suscetíveis a SMX-TMP DS, um comprimido VO, duas vezes ao dia, que é o agente de escolha quando a terapia antibiótica é indicada. Doxiciclina, 100 mg VO, duas vezes ao dia, combinado com um aminoglicosídeo, é um regime alternativo, assim como na terapia com agente único, com quinolonas. Nos adultos imunocompetentes, curso de 3 dias é suficiente; e é estendido para 7 a 10 dias, se o paciente for imunocomprometido. O tratamento deve ser considerado para pacientes que ainda estejam significativamente doentes no momento do retorno do resultado do exame de fezes, principalmente se forem imunocomprometidos ou tiverem doença subjacente ou nos casos em que a excreção fecal poderia representar perigo de saúde pública. Em pacientes que interagem com pessoas potencialmente suscetíveis, medidas apropriadas devem ser realizadas para garantir que não disseminem a infecção.

Gastroenterite pelo *Vibrio parahaemolyticus*

Epidemiologia

O *Vibrio parahaemolyticus* é um bacilo halofílico (necessita de sal) Gram-negativo encontrado naturalmente nos ambientes marinhos de água quente, como nas águas das costas do Japão, Estados Unidos e outras regiões de áreas temperadas. No Japão, *V. parahaemolyticus* é a causa mais comum de enterite bacteriana, responsável por aproximadamente 70% dos casos. A fonte normalmente é o peixe cru. Nos Estados Unidos, a doença por *V. parahaemolyticus* é muito menos comum, embora sua incidência tenha aumentado. Nos Estados Unidos, os casos normalmente estão relacionados com o consumo de mariscos crus ou malcozidos, especialmente ostras, embora ameijoas, camarão, lagostas, mexilhões, berbigões, caranguejo e vieiras estejam implicados. Muitos casos ocorrem como surtos em cruzeiros marítimos ou com pessoas que frequentam um restaurante comum ou mercado que venda frutos do mar. A enterite por *V. parahaemolyticus* é muito mais comum nos meses de verão, 70% dos casos ocorrem de maio a outubro, quando as temperaturas quentes da água do mar favorecem a replicação do organismo. A taxa de ataque por exposição a uma fonte comum é bastante alta, mas há pouca evidência disponível para a transmissão humano a humano entre os membros da família de pacientes infectados.

Fisiopatologia

Considera-se que o mecanismo por meio do qual o *V. parahaemolyticus* cause enterite humana está relacionado com a produção de dois fatores de virulência da hemolisina termoestável direta (HTD). Os sorotipos que produzem um ou ambos os fatores de virulência se prendem ao epitélio do cólon e induzem um quadro de diarreia secretória, assim como lise de células locais. A dose infecciosa do *V. parahaemolyticus* é de 100.000 ou mais de unidades formadoras de colônia (UFCs). Embora a enterite seja a apresentação clínica mais comum e responda por 60% a 80% dos casos, as infecções por *V. parahaemolyticus* também se manifestam como infecções de ferida (34%) e sepse (5%). As infecções de ferida graves e a sepse ocorrem principalmente nas pessoas com doença hepática subjacente, alcoolismo ou diabetes melito.

Características Clínicas

Os sinais e sintomas geralmente aparecem 8 a 12 horas após a ingestão do alimento contaminado, mas o período de incubação pode variar de 4 a 48 horas. A manifestação predominante é a diarreia aguda, mas o volume de fluido perdido geralmente não é grande. Cólica abdominal moderadamente grave ocorre em 88%, náusea em 52%, vômito em 39% e febre em 33% dos casos. Os vômitos geralmente não são proeminentes. A doença é quase invariavelmente autolimitada e raramente dura mais que 24 a 48 horas. A infecção por *V. parahaemolyticus* deve ser suspeitada quando surto de doença diarreica aguda ocorre em pessoas expostas a uma fonte comum de frutos do mar frescos ou congelados.

Exames Diagnósticos

O diagnóstico da gastroenterite pelo *Vibrio* é feito pela cultura de fezes ou análise da PCR em tempo real. Embora o ágar sangue e outros meios não seletivos promovam o crescimento dessa espécie, o isolamento do organismo nas fezes geralmente requer uso de meio seletivo contendo tiossulfato, citrato, sais biliares e sacarose (ágar TCBS). Esse procedimento em cultura seletiva não é parte da cultura de fezes padrão na maioria dos hospitais americanos, mas pode ser obtido por solicitação especial nos casos de surtos relacionados com o consumo de mariscos crus ou malcozidos, especialmente nas áreas costeiras.

Manejo

Como a doença é autolimitada, a maioria dos pacientes não requer terapia. Embora os dados de eficácia da terapia antibiótica sejam insuficientes, pacientes que ainda permanecem com diarreia quando os resultados da cultura se tornam disponíveis podem beneficiar-se do tratamento com tetraciclina, fluoroquinolonas, ceftriaxona ou outro antibiótico, conforme direcionado pelo teste de suscetibilidade. Os agentes antimotilidade não são indicados. Como o *V. parahaemolyticus* está consideravelmente presente nas águas de regiões costeiras, as únicas medidas preventivas eficazes são cozimento adequado, refrigeração e práticas higiênicas no preparo dos frutos do mar para o consumo humano.

Escherichia coli Entero-hemorrágica (Produtora de Toxina Shiga)

Epidemiologia

A *E. coli* entero-hemorrágica foi reconhecida pela primeira vez como patógeno humano em 1982, depois que dois surtos de colite hemorrágica foram atribuídos à carne moída malcozida, contaminada por *E. coli* sorotipo O157:H7 e distribuída em uma cadeia de lanchonetes de *fast food*. Atualmente se reconhece que a *E. coli* O157:H7 é um dos mais de 30 sorotipos da *E. coli*, conhecidos por produzir toxina semelhante à toxina da *Shigella* (STEC) e que esses sorotipos STEC, como um grupo, constituem uma grande causa de colite hemorrágica, SHU e púrpura trombocitopênica trombótica (PTT) nos humanos. Crianças com menos de 10 anos de idade estão em risco muito maior de infecção grave por STEC. Aproximadamente 15% das crianças com diarreia por STEC desenvolvem SHU.

Hambúrguer inadequadamente cozido já causou surtos muito grandes. STEC, presente no intestino de gado saudável, contamina a carne durante o abate e o processo de trituração transfere os organismos da superfície da carne para o interior. A dose infecciosa é baixa, aproximadamente 100 bactérias. Os regulamentos de segurança alimentar do Departamento de Agricultura dos Estados Unidos agora requerem que o hambúrguer seja cozido à temperatura interna de 70 °C para matar efetivamente os organismos de *E. coli*. Há também ocorrência de surtos pelo consumo de carne de veado, salame, *pepperoni*, linguiça de carneiro curada, coalhada, cidra de maçã, leite cru, massa de biscoito não assada, frutas e vegetais, por contaminação de suprimentos municipais de água, contato com animais em abrigos de animais de estimação e por disseminação pessoa a pessoa em creches. Há relato de manipuladores de alimentos com diarreia relacionada com STEC que contaminaram as refeições, causando surtos institucionais. A enterite por STEC é mais comum nos meses do verão.

Fisiopatologia

A STEC ingerida multiplica-se competindo com a microbiota entérica bacteriana normal, adere às células epiteliais do intestino e elabora a toxina Shiga. As toxinas unem-se aos enterócitos absorventes na superfície luminal dos intestinos delgado e grosso, entram na célula e irreversivelmente inibem a síntese proteica, que resulta na morte dos enterócitos. As toxinas Shiga podem então entrar na corrente sanguínea pelo epitélio intestinal danificado e causar a morte das células endoteliais vasculares, pelo mesmo mecanismo. A lise das células endoteliais é acompanhada pela ativação e agregação plaquetária, secreção de citocinas, constrição vascular, contribuindo para o depósito de fibrina e formação de coágulos dentro do lúmen capilar. A microangiopatia se propaga distalmente conforme as toxinas são levadas para os rins, causando a síndrome clínica de hematúria e insuficiência renal (SHU). O desenvolvimento da SHU está associado principalmente a sorotipos que produzem a toxina Shiga 2. O CDC estima que 90% dos casos de SHU nos Estados Unidos são causados pela *E. coli* O157:H7.

Características Clínicas

Depois do período de incubação de 3 a 4 dias, os pacientes inicialmente produzem diarreia aquosa, que se torna sanguinolenta horas a dias depois. Aproximadamente 90% dos pacientes relatam fezes sanguinolentas. A quantidade de sangue varia, mas as fezes podem parecer consistir-se completamente de sangue e a infecção pode ser mascarada como sangramento do TGI por causas não infecciosas. A diarreia sanguinolenta normalmente é acompanhada por cólica abdominal acentuada, dor e geralmente vômitos. Febre é uma característica em menos de um terço dos casos e, se presente, geralmente é baixa. Leucócitos fecais são encontrados em aproximadamente 50% dos casos, mas em número pequeno, em contraste às placas de células brancas vistas na disenteria por *Shigella*. A infecção não complicada se resolve espontaneamente após 7 a 10 dias. O estado de portador pode permanecer mais 1 a 2 semanas, mas também se resolve espontaneamente.

A colite por STEC está associada a duas complicações sérias, SHU e PTT. Essas desordens clinicamente semelhantes compartilham as características de anemia hemolítica microangiopática, trombocitopenia, febre, déficit neurológico e disfunção renal. Na PTT, os achados neurológicos predominam e a disfunção renal não é usual. O oposto é visto com a SHU, que é mais comum nas crianças, especialmente naquelas com menos de 4 anos de idade, ocorrendo em até 15% dos casos. Desses, 5% são fatais. Aproximadamente 22% a 40% dos idosos em surtos nas clínicas de repouso adquirem SHU e 50% a 80% desses pacientes morrem. PTT é vista em 2% a 3% dos casos, mais frequentemente nos pacientes imunossuprimidos. SHU e PTT normalmente se manifestam 5 a 20 dias depois do aparecimento da infecção e a diarreia pode ser resolvida totalmente e ignorada quando o diagnóstico for estabelecido. Morte apenas pela colite por STEC ou de uma das complicações ocorre principalmente entre os idosos.

Exames Diagnósticos

O CDC recomenda que todas as fezes submetidas a teste de rotina dos pacientes com diarreia aguda adquirida na comunidade – independentemente de idade, estação do ano ou presença ou ausência de sangue nas fezes – sejam culturadas simultaneamente para E. coli O157:H7 e testadas com análise que detecte toxinas Shiga para detectar STEC não O157. Diagnóstico com base em cultura requer técnicas específicas de cultura de fezes. Além da série de meios de cultura de rotina, as espécies devem ser cultivadas em meio sorbitol MacConkey (SMAC). As cepas O157:H7 de E. coli são negativas para sorbitol em 18 a 24 horas de crescimento nesse meio e podem ser identificadas rapidamente com vários testes sorológicos, como aglutinação em látex ou teste de anticorpo fluorescente. Encontra-se comercialmente disponível um ensaio imunoenzimático da toxina Shiga para identificar cepas produtoras de toxina Shiga não O157 de E. coli.

Manejo

O tratamento é sintomático. Antibioticoterapia não oferece benefício clínico e pode aumentar o risco de SHU, pela eliminação da microbiota intestinal competidora, então não é recomendado para pacientes com infecção conhecida por E. coli O157:H7.

Deve-se abordar com cautela o tratamento antibiótico empírico para a diarreia sanguinolenta. Não é recomendado em crianças por causa do risco de SHU. Nos adultos, o tratamento empírico é recomendado somente para pacientes com temperatura acima de 38,5 °C, porque a presença de febre significativa sugere patógeno além da E. coli O157:H7.

BACTERIAS NÃO INVASIVAS FORMADORAS DE TOXINA

Os patógenos associados à enterite bacteriana induzida por toxina estão resumidos na Tabela 84.3. Em geral, a gastroenterite causada por bactérias formadoras de toxinas (conhecidas classicamente como intoxicação alimentar) manifesta-se como enterite aguda não invasiva, com diarreia aquosa, febre mínima, pouca ou sem cólica abdominal e ausência de leucócitos e eritrócitos fecais. O tratamento é principalmente de suporte e os exames diagnósticos geralmente não são indicados para os pacientes, outrora hígidos. O diagnóstico específico pode ser de ajuda na tentativa de identificação da fonte comum durante grandes surtos.

Staphylococcus spp.

Epidemiologia

Intoxicação alimentar relacionada com o Staphylococcus ocorre após a multiplicação de uma cepa de Staphylococcus formadora de enterotoxinas presente no alimento antes da ingestão. A contaminação dos alimentos pelo Staphylococcus é extremamente comum, porque o organismo é onipresente no ambiente. A maioria dos alimentos ricos em proteínas permite o crescimento dos estafilococos, especialmente presunto, ovos (mesmo muito cozidos), doces recheados com creme, maionese, leite e saladas de ovo, atum, frango, batata e macarrão. Alimentos que exigem manipulação considerável durante o preparo e depois são mantidos mornos, frequentemente são passíveis de serem contaminados. Temperaturas de 7 a 60 °C por apenas poucas horas permitem a proliferação do organismo nos alimentos contaminados e a produção de enterotoxinas o suficiente para causar a doença. Os alimentos que contêm enterotoxinas o suficiente para produzir quadro violento geralmente estão com aparência, odor e gosto normais. Os grandes surtos são mundialmente comuns, particularmente nas instituições como cafeterias de escola ou de hospital, bases militares, linhas aéreas e restaurantes.

Fisiopatologia

Embora a bactéria morra pelo cozimento em temperaturas acima de 60 °C, a enterotoxina do Staphylococcus é termoestável. Então, uma vez presente no alimento, reaquecê-lo ou mesmo cozinhá-lo não impede a doença. A toxina não tem efeito local no trato digestório. É um potente estimulador dos linfócitos T no hospedeiro, resultando na sua proliferação e liberação de citocinas. Os efeitos no TGI são considerados mediados pela liberação de interleucina-2, fator de necrose tumoral beta e interferon dos mastócitos. Fezes, vômito e sangue podem ser testados para a presença de enterotoxinas, mas isto normalmente é feito pelos departamentos locais da saúde ou pelo CDC durante grandes surtos e raramente é feito em laboratórios clínicos.

Características Clínicas

A doença tem início explosivo, começando de 1 a 6 horas após a ingestão do alimento contaminado. Cólica e dor abdominal, com náuseas e vômitos violentos e repetitivos são os sintomas predominantes. A diarreia é uma característica variável; em geral é branda, pode ser inteiramente ausente e com frequência não é profusa. A febre está presente ocasionalmente. A intoxicação alimentar estafilocócica é de vida curta, em geral diminui em 6 a 8 horas e é raro durar mais de 24 horas. Os pacientes frequentemente estão se recuperando quando procuram ajuda médica. O curto período de incubação e os múltiplos casos entre as pessoas que comem a mesma refeição são altamente sugestivas da doença. O exame das fezes não contribui e nenhum teste prático laboratorial está disponível clinicamente para a confirmação do diagnóstico.

Manejo

A regra é a recuperação rápida, não complicada e espontânea. Os agentes antieméticos parenterais ajudam no controle do vômito. Os pacientes que estão desidratados ou que têm vômito constante, particularmente os muito novos, idosos e os pacientes debilitados devem receber fluidos IV. Os antibióticos não têm valor no quadro, porque a intoxicação alimentar estafilocócica é causado pelas enterotoxinas pré-formadas e não por microrganismos viáveis. Adesão às práticas estritas de higiene pessoal pelos manipuladores de alimentos e a refrigeração imediata dos alimentos não pretendidos para consumo imediato são as medidas preventivas mais importantes. As temperaturas comuns da geladeira impedem a produção da enterotoxina. O alimento não deve ficar exposto à temperatura ambiente por longos períodos antes de ser servido.

Clostridium perfringens

Epidemiologia

Intoxicação alimentar pelo Clostridium perfringens é uma das enfermidades alimentares mais comumente relatadas nos Estados Unidos, com pelo menos 10 a 20 surtos relatados ao ano. A maioria dos casos ocorre em grandes grupos, com dúzias ou mesmo centenas de pessoas afetadas. A doença é causada pela ingestão de carne ou aves altamente contaminadas com esporos termorresistentes de C. perfringens tipo A. O organismo também é onipresente no ambiente e nas fezes humanas e de animais. Normalmente, a intoxicação resulta da ingestão de alimento cozido mais de 24 horas antes do consumo, o qual pôde resfriar lentamente na temperatura ambiente, e então ser servido frio ou reaquecido. Durante esse período de incubação, os esporos que sobreviveram ao cozimento germinam e a clostrídia se multiplica para alcançar número suficiente para constituir inóculo infeccioso.

Fisiopatologia

É necessária a ingestão de organismos vivos para produzir a doença, mas a enfermidade não é causada pela infecção; pelo contrário, é causada pela enterotoxina produzida pela esporulação do organismo no TGI. A enterotoxina é responsável por todos os sintomas da intoxicação alimentar por *C. perfringens*.

Características Clínicas

Os sintomas geralmente aparecem dentro de 6 a 12 horas, mas podem ocorrer até 24 horas após a ingestão do alimento contaminado. A passagem frequente de fezes diarreicas aquosas e cólicas abdominais moderadamente fortes são os principais sintomas. Febre, náusea e vômito são raros. A doença é autolimitada e raramente dura mais de 24 horas. Deve-se considerar intoxicação alimentar por *C. perfringens* no paciente com aparecimento agudo de cólica abdominal e diarreia aquosa logo após ter comido carne ou ave suspeita e quando outros que comeram a mesma refeição estão com quadros semelhantes. Leucócitos e eritrócitos não estão presentes no exame das fezes.

Manejo

Ocasionalmente, o paciente necessita de reposição volêmica por via IV. Os antibióticos não têm valor por causa da natureza toxigênica e da breve duração da doença. Intoxicação de alimento por *C. perfringens* pode ser prevenida evitando-se longos períodos de aquecimento ou de refrigeração de alimentos que já foram cozidos.

Bacillus cereus

Epidemiologia

O *Bacillus cereus* é um bastonete aeróbio, Gram-positivo, formador de esporos, que é causa comum de intoxicação alimentar. O organismo é uma das bactérias do solo mais frequentemente isoladas. Por causa de sua abundância e da dureza de seus esporos, *B. cereus* contamina quase todos os produtos agrícolas e desempenha importante papel arruinando itens alimentares, incluindo o leite pasteurizado e produtos lácteos. É isolado geralmente em massas, arroz, laticínios e produtos como leite em pó, temperos, alimentos desidratados, carne, frango, vegetais, frutos do mar, frutas e grãos. Como é onipresente e tolera temperaturas extremas, é muito difícil de se conseguir o controle desta bactéria no ambiente de processamento de alimentos.

B. cereus causa duas síndromes clínicas distintas, a forma emética produzida pela enterotoxina semelhante a toxina do *Staphylococcus*, termoestável, conhecida como cereulida e a forma diarreica resultante da enterotoxina termolábil, conhecida como HBL (hemolisina que consiste em três proteínas, B, L_1 e L_2), semelhante à da *E. coli*. A forma emética geralmente é causada pela ingestão de arroz frito contaminado, embora carne bovina, aves, creme de baunilha, creme pasteurizado, pudim de leite, massa, batata, queijo e fórmula infantil também estejam implicados. A síndrome diarreica geralmente está associada à ingestão de HBL nas carnes ou vegetais, mas surtos relatados também envolveram peixe, vegetais, sopas, molhos e laticínios.

Fisiopatologia

Os esporos do *B. cereus*, resistentes ao calor, sobrevivem ao cozimento e então germinam quando os alimentos cozidos, como o arroz frito, são deixados sem refrigeração. As formas vegetativas multiplicam-se e produzem a toxina. Fritura rápida ou breve reaquecimento do alimento antes de o servir geralmente não sejam suficientes para destruir a toxina emética pré-formada, termoestável. A manutenção inadequada da temperatura para o alimento cozido é a característica mais comum da intoxicação alimentar por *B. cereus*.

Características Clínicas

A síndrome emética é clinicamente indistinguível da causada pela enterotoxina estafilocócica. Depois do período de incubação de 1 a 5 horas, vômitos profusos e dor abdominal de grande intensidade ocorrem em todos pacientes. Diarreia está presente em aproximadamente 25% a 30% das pessoas afetadas. A duração é curta, geralmente menos que 10 horas e os pacientes se recuperam rotineiramente.

A síndrome diarreica começa depois do período de incubação de 6 a 14 horas e é caracterizada por diarreia em todos os pacientes e por cólica abdominal em aproximadamente 75%. Vômito ocorre em somente 20% dos casos. A duração da doença varia de 12 a 36 horas. Os sintomas são essencialmente os mesmos da intoxicação alimentar produzida por *C. perfringens*. Deve-se suspeitar de intoxicação alimentar por *B. cereus* quando um quadro de localização predominantemente no TGI superior se desenvolve menos de 6 horas depois da refeição ou quando ocorre quadro predominantemente no trato intestinal inferior 6 a 24 horas depois de refeição suspeita, geralmente de carnes e vegetais.

Exames Diagnósticos

Por causa da natureza breve e não invasiva da doença, normalmente não são realizados exames diagnósticos. Em resposta a grandes surtos, as autoridades em saúde pública podem escolher para teste, fontes alimentares comuns. O isolamento de 105 UFC/g de alimentos incriminados confirma o diagnóstico. A infecção entérica por *B. cereus* também pode ser confirmada pela detecção de toxina emética ou diarreica nas fezes, êmese ou alimentos, mas isto é feito somente em laboratórios de referência e somente durante a investigação de grandes surtos.

Manejo

Ambas as síndromes geralmente são brandas e autolimitadas. Antibióticos não são indicados, porque os sintomas são mediados pelas enterotoxinas. Os agentes antieméticos parenterais fornecem alívio eficaz nos pacientes com vômitos violentos. A intoxicação alimentar por *B. cereus* é evitável se o arroz ou os alimentos cozidos forem imediatamente comidos ou refrigerados e não deixados à temperatura ambiente.

Espécies *Vibrio* cólera e não cólera

Epidemiologia

Além do *V. parahaemolyticus*, outras espécies de *Vibrio* marinhos, halofílicos estão cada vez mais implicados na gastroenterite aguda associada aos frutos do mar. A epidemiologia é semelhante à do *V. parahaemolyticus* – presença em água marinha costeira, surtos associados à ingestão de mariscos crus ou cozidos inadequadamente e incidência acentuadamente limitada aos meses mais quentes do ano. Os surtos da verdadeira cólera continuam a ocorrer esporadicamente ao longo da costa do golfo dos Estados Unidos por caranguejos ou ostras cozidas inadequadamente. Outros alimentos identificados incluem frutos do mar importados, arroz cozido, leite de coco congelado ou frescos e fatias de melão vendidas em comércio de rua. Os surtos de cólera nos países em desenvolvimento têm levado a maior número de casos de cólera para os Estados Unidos.

Fisiopatologia

A diferença entre o *Vibrio* spp. cólera e não cólera em relação ao *V. parahaemolyticus* está no mecanismo da patogênese. O *V. parahaemolyticus* produz doença por meio das toxinas, que causam destruição da mucosa intestinal, enquanto as cepas do *Vibrio* cólera e não cólera produzem enterotoxinas *in vivo*, que estimulam a adenilatociclase dos enterócitos, interrompendo a absorção de fluidos pelas mucosas e ocasionando diarreia secretora. Portanto, os sintomas se assemelham com os de outras formas de gastroenterite induzida por enterotoxinas e não com as formas causadas por patógenos invasivos. A enterotoxina da espécie *Vibrio* não cólera é antigenicamente semelhante à enterotoxina do *V. cholerae* e produz diarreia secretora semelhante, embora muito menos grave.

Características Clínicas

Pacientes com a clássica cólera epidêmica apresentam a chamada diarreia como água de arroz, cólica abdominal e frequentemente náusea e vômito dentro de 24 a 48 horas depois da ingestão dos frutos do mar contaminados. Pode haver febre baixa. Nesses casos graves (cólera grave), as taxas de fluido diarreico perdido podem chegar a 1 L/hora; as taxas de fatalidade podem alcançar 25% a 50% nas populações não tratadas. A duração média da doença é de aproximadamente 7 dias, diferentemente do período de 1 a 2 dias de curso da infecção por *V. parahaemolyticus*. Apesar da notoriedade da forma clássica de cólera, o CDC estima que somente 1 em 20 casos esteja associado a cólera grave. A maioria dos pacientes apresenta quadro diarreico relativamente leve que pode seguir não documentada.

Outra espécie, o *Vibrio vulnificus*, também está associada à ingestão de frutos do mar crus, especialmente ostras. *V. vulnificus* pode causar gastroenterite autolimitada, com aparecimento aproximadamente 16 horas depois da ingestão, por pessoas saudáveis, de alimento contaminado. No hospedeiro comprometido, esse organismo pode causar sérias infecções de feridas quando a água do mar contaminada entra em contato com feridas abertas. Também pode resultar em síndrome de sepse primária caracterizada por bolhas hemorrágicas na pele e choque séptico, rapidamente progressivo.

A infecção por *V. vulnificus* é a principal causa de morte nos Estados Unidos associada ao consumo de frutos do mar. A sepse tem taxa de mortalidade de aproximadamente 50% nos pacientes com doença subjacente significativa, principalmente doença hepática crônica. Todos pacientes com doença hepática crônica, alcoolismo, SIDA ou outro estado de imunodeficiência devem ser aconselhados a evitar todos os mariscos crus.

Exames Diagnósticos

Como estas são espécies não invasivas de *Vibrio*, diferentemente do *V. parahaemolyticus*, os esfregaços fecais corados não mostram leucócitos ou eritrócitos. As culturas de fezes rapidamente identificam *V. cholerae* se realizadas em meio TCBS. A infecção por *V. vulnificus* pode ser diagnosticada com fezes, sangue ou culturas de ferida. Deve-se notificar o laboratório clínico quando houver suspeita da infecção, para que possa ser usado meio de cultura específico.

Manejo

Pacientes com cólera geralmente perdem fluido suficiente para requerer terapia de reidratação. A fórmula de reidratação oral da OMS tem sido usada mundialmente com sucesso no tratamento do cólera. O uso de hidratação por via oral ou IV é ditado pelo quadro clínico. O papel dos antibióticos no tratamento das infecções causadas pelo *Vibrio* spp. não cólera não foi claramente estabelecido. Entretanto, antibióticos diminuem a gravidade e a duração do cólera e podem ter o mesmo efeito sobre outras doenças diarreicas causadas por estes *Vibrio* spp. marinhos.

Antibióticos devem ser guiados pelas sensibilidades específicas das cepas, se disponível. As escolhas típicas incluem dose única oral de ciprofloxacino, 1 g; azitromicina, 1 g ou doxiciclina, 300 mg ou regime de 3 dias de SMX-TMP, dose dupla, duas vezes ao dia; tetraciclina, 500 mg quatro vezes ao dia ou eritromicina, 500 mg, quatro vezes ao dia. As medidas preventivas incluem o uso de água mineral filtrada, atenção meticulosa à lavagem das mãos antes da refeição e depois de usar o banheiro, evitar fontes de água em solo contaminado com fezes, cozimento completo dos alimentos, descascar frutas e vegetais, banhar-se e usar o banheiro, a pelo menos 28 metros de fontes de água potável. Cólera é infecção nacionalmente notificável.

Vacina oral contra cólera é disponível fora dos Estados Unidos. A vacina oral parece fornecer melhor imunidade, com menos efeitos colaterais que a vacina parenteral, anteriormente disponível. O CDC não recomenda essa vacina para os viajantes e ela não está disponível nos Estados Unidos.

Se houver conhecimento ou suspeita da infecção por *V. vulnificus*, deve-se iniciar os antibióticos imediatamente porque isto melhora a sobrevida. Deve-se fazer o debridamento das feridas, porque estas progredirão rapidamente e às vezes obrigam a fasciotomia ou amputação. Os regimes antibióticos de dose única incluem levofloxacino ou ciprofloxacino. Recomenda-se também a combinação de doxiciclina, 100 mg VO, duas vezes ao dia ou IV com uma cefalosporina de terceira geração, como ceftazidima, 1 a 2 g IV ou intramuscular (IM), três vezes ao dia. As crianças podem ser tratadas com SMX-TMP mais aminoglicosídeo.

Escherichia coli enterotoxigênica

Epidemiologia

A *E. coli*, produtora de enterotoxinas, ou *E. coli* enterotoxigênica (ETEC), é reconhecida como uma das principais causas de doença diarreica aguda na maior parte do mundo. É uma grande causa de diarreia nas pessoas que viajam para áreas subdesenvolvidas, especialmente sul da Ásia, África Subsaariana e América Latina. ETEC está cada vez mais sendo reconhecida como causa de intoxicação alimentar nos países desenvolvidos, incluindo os Estados Unidos. A infecção é adquirida por alimentos e bebidas contaminados por fezes. Frutas sem casca, hortaliças, água insalubre e gelo são as fontes mais comuns. A maioria dos turistas é cuidadosa em relação ao que comem e bebem, mas parece haver falta de correlação clara entre os hábitos alimentares individuais e a incidência da diarreia do viajante. É provável que a qualidade da higiene de uma determinada fonte de alimento em particular seja o principal determinante do risco; os viajantes devem selecionar os locais que tenham reputação de excelência na higiene.

Fisiopatologia

Para que uma cepa *E. coli* cause diarreia, ela precisa ter um fator de superfície que permita colonização (embora não invasiva) do intestino delgado e capacidade de secretar uma enterotoxina que cause extravasamento de fluidos e eletrólitos para dentro do lúmen do intestino delgado. A secreção induzida pela enterotoxina ocorre na ausência de qualquer dano histológico demonstrável nas células epiteliais ou nas células endoteliais dos capilares. *E. coli* produz toxinas termolábeis e termoestáveis. As perdas de fluido intestinal são qualitativamente idênticas àquelas no cólera e outras diarreias toxigênicas.

Características Clínicas

Após o período de incubação de 24 a 72 horas, ocorre o aparecimento abrupto de diarreia aquosa. A gravidade da doença varia de um quadro fulminante, semelhante ao cólera, a uma forma muito mais comum e mais branda, que é a diarreia do viajante, na qual os sintomas de diarreia leve, aquosa e cólicas abdominais são mais incômodos que ameaçadores à vida. Febre não é comum. Vômito ocorre em menos da metade dos adultos afetados e raramente é responsável por perdas significativas de fluido. Mesmo nos casos graves, a diarreia raramente dura mais que 48 a 72 horas e a resposta à reposição volêmica via oral ou IV é boa. A doença mais branda em geral diminui gradualmente, raras vezes persistindo por 1 semana ou mais. Virtualmente todas as pessoas se recuperam por completo, sem sequelas no longo prazo.

Deve-se suspeitar de doença por ETEC quando uma criança ou adulto tem diarreia aquosa frequente e poucos sintomas adicionais. Ela geralmente decorre como gastroenterite leve, não específica e que se resolve espontaneamente. ETEC é a causa mais comum da diarreia do viajante e a maioria das pessoas que adquirem diarreia toxigênica enquanto visitam um país em desenvolvimento provavelmente tem essa doença.

Exames Diagnósticos

Não há recursos fáceis e rápidos para o diagnóstico laboratorial de infecção por ETEC. Os métodos que dependem da identificação dos sorotipos específicos de *E. coli* são pouco confiáveis, porque a *E. coli* é parte da microbiota normal do cólon e sua capacidade de produzir enterotoxinas não está restrita a qualquer sorotipo específico. Métodos embasados na detecção de toxinas termoestáveis e termolábeis por meio do uso da análise da PCR em tempo real foram desenvolvidos, mas geralmente estão disponíveis apenas nos laboratórios de referência. Os preparos de fezes não mostram eritrócitos ou leucócitos.

Manejo

Como a infecção por ETEC quase sempre é uma doença autolimitada, não é necessário tratamento além da hidratação. Entretanto, se o organismo é identificado enquanto os sintomas ainda estão ativos ou se o paciente estiver viajando em área endêmica, antibióticos podem oferecer alívio sintomático. Para os sintomas mais brandos, dose única de ciprofloxacino, 750 mg VO, duas vezes ao dia, em adição à loperamida é eficaz. Para os sintomas mais graves, SMX-TMP, 160 mg/800 mg ou doses padronizadas de fluoroquinolonas por 3 dias devem erradicar o organismo.

Colite por *Clostridium difficile*

Epidemiologia

Clostridium difficile (*C. difficile*) é um bacilo anaeróbio, formador de esporos, Gram-positivo que é uma das principais causas da diarreia infecciosa associada aos cuidados em saúde. Tem sido associada a uma variedade de quadros, desde colonização assintomática a diarreia grave, colite pseudomembranosa, megacólon tóxico, perfuração intestinal e morte. É a causa principal de morbidade e mortalidade entre os idosos hospitalizados.[7] Estima-se que de 2001 a 2010, foram identificadas, com base nos registros de internações hospitalares, 2.773.521 altas com diagnóstico de colite por *C. difficile* nos Estados Unidos. Comparando com o período de 2001 a 2005, entre 2006 a 2010, testemunhou-se aumento de 47% no índice de colite por *C. difficile*. O aumento da incidência parece ser associado ao aumento de colite por *C. difficile* e à possibilidade do surgimento de cepa de *C. difficile* altamente virulenta. O aumento alarmante dos casos por *C. difficile* ressalta a necessidade de procedimentos de isolamento de contato, quando houver caso suspeito no departamento de emergência (DE).[8]

Fisiopatologia

As infecções por *C. difficile* geralmente estão relacionadas com o uso de antibióticos, que alteram a flora intestinal e permitem que as bactérias *C. difficile* colonizem o local e se proliferem. A colite por *C. difficile* pode se manifestar simultaneamente ao uso de antibióticos e até 3 a 4 semanas posteriores, embora a maioria das infecções por *C. difficile* ocorram dentro de 2 semanas do uso de antibióticos. Outros fatores de risco incluem hospitalização recente, morar em casa de repouso e uso de antiácidos. Os esporos do *C. difficile* são muito resistentes ao calor, aos ácidos e aos antibióticos, fato que faz que eles sejam altamente contagiosos para as infecções pessoa a pessoa ou superfície a pessoa. As bactérias *C. difficile* secretam toxinas A e B, que causam inflamação, lesão na mucosa e diarreia secretora. As infecções podem ocasionar colite pseudomembranosa, megacólon tóxico ou mesmo perfuração do cólon.

Características Clínicas

As manifestações da colite por *C. difficile* incluem diarreia aquosa até 10 a 15 vezes ao dia, com dor abdominal inferior, cólica, febre baixa e leucocitose. A febre está associada à colite por *C. difficile* em aproximadamente 15% dos casos. O exame físico inicialmente foca na volemia do paciente. O emergencista deve avaliar se a mucosa está ressecada, se há taquicardia, hipotensão e vertigem. Avalia-se o abdome para evidência de processo cirúrgico agudo. Abdome rígido ou distendido pode representar perfuração intestinal. Deve-se colher amostra de fezes para cultura e pesquisa de sangue. O examinador deve usar luvas e avental (isolamento de contato). Lavagem vigorosa das mãos com sabão e água quente depois de examinar cada paciente deve ser realizada para diminuir as infecções pessoa a pessoa, porque a assepsia das mãos não mata suficientemente *C. difficile*.[9]

Exames Diagnósticos

As fezes das pessoas infectadas devem ser analisadas para as toxinas A e B do *C. difficile*. Os testes de amplificação do ácido nucleico (NAATs) para os genes da toxina do *C. difficile*, por exemplo, análises da PCR, são superiores à AIE para toxinas A e B e são, portanto, o teste diagnóstico recomendado. A análise da glutamato desidrogenase (GDH) com subsequente AIE para as toxinas A e B tem sensibilidade mais baixa, mas é abordagem diagnóstica alternativa quando NAAT não está disponível. Além disso, hemograma completo, painel metabólico e determinação do nível de lactato devem ser considerados com base na situação volêmica do paciente e na gravidade dos sintomas. Leucocitose na colite por *C. difficile* é comum e a contagem de leucócitos geralmente é maior que 15.000 células/mm^3.

As pessoas nos extremos de idade tendem a infecções mais graves. A década passada viu o aparecimento de uma forma fulminante nos pacientes com mais de 65 anos. Idosos com contagem de leucócitos maior que 20 x 10^9/L, infecção nosocomial, insuficiência renal e imunossupressão estão em risco maior de complicações, como megacólon tóxico, choque, necessidade de colectomia e morte. Se a pessoa apresenta quaisquer desses fatores de risco, parece séptica e com abdome distendido e doloroso à palpação, recomenda-se colonoscopia de emergência para avaliar megacólon tóxico ou a presença de colite pseudomembranosa.[10]

Manejo

O tratamento da colite por *C. difficile* inclui descontinuidade de qualquer antibiótico desencadeador e início rápido do tratamento. Metronidazol, 500 mg VO, três vezes ao dia, por 10 a 14 dias, é o primeiro medicamento de escolha para a colite por *C. difficile* leve a moderada. Vancomicina, 125 mg VO, quatro vezes ao dia, por 10 a 14 dias, deve ser usada para colite por *C. difficile* grave. Pacientes geralmente se tornam afebris e mostram melhora clínica dentro de 36 a 72 horas.

A diarreia geralmente resolve em 5 a 7 dias, mesmo que os resultados da análise de toxina e cultura de fezes possam permanecer positivos por semanas. Até 50% dos pacientes têm recidiva, independentemente do antibiótico escolhido, da dosagem ou da duração do tratamento. Os fatores de risco para a recorrência da doença incluem nova exposição a antibióticos, idade acima de 65 anos, doença subjacente grave, nível baixo de albumina sérica, necessidade de internação em unidade de terapia intensiva e estada hospitalar estendida por 16 a 30 dias. A maioria desses pacientes responde a outro curso de terapia antibiótica.[11]

Hospitalização é indicada para os idosos, pacientes de clínicas de repouso, aqueles com comorbidades, como insuficiência renal, imunocomprometidos ou desidratação grave. Pacientes devem ser colocados em isolamento de contato e os protocolos do hospital para infecções por *C. difficile* devem ser seguidos.

A terapia ambulatorial é apropriada para os indivíduos sem comorbidades, que não aparentem estar toxemiados, com doença branda e que possam tolerar hidratação oral.

GASTROENTERITE VIRAL

A maioria dos casos de gastroenterite tem causas virais, que incluem norovírus, *Sapovirus*, rotavírus, adenovírus e astrovírus. As características clínicas sugestivas de causa viral consistem de período de incubação intermediário (24 a 60 horas) e curta duração infecciosa (12 a 60 horas). Desde que a vacina contra o rotavírus vem sendo usada cada vez mais nas crianças, o índice de gastroenterite associada a ele tem diminuído significativamente.

Pacientes com gastroenterite viral podem apresentar-se com náusea, vômito, cólica abdominal e diarreia. Achados físicos podem incluir febre e dor à palpação abdominal. Pacientes com quadro mais grave podem apresentar-se com sintomas e sinais de desidratação. Norovírus e rotavírus estão entre as duas causas virais mais prevalentes de gastroenterite. As Tabelas 84.3 e 84.7 contêm resumos das causas mais comuns, características clínicas, exames diagnósticos e tratamento da gastroenterite viral.

Norovírus

Epidemiologia

O norovírus, anteriormente chamado de vírus *Norwalk-like*, é a causa mais comum de gastroenterite aguda nas crianças e adultos e geralmente ocorre nos meses de inverno. É também a causa mais comum de intoxicação alimentar e de surtos pessoa a pessoa nos Estados Unidos. Norovírus causa aproximadamente 20 milhões de quadros/ano, com aproximadamente 400.000 visitas ao DE. Pacientes imunocomprometidos e em extremos de idade (adultos > 65 anos e crianças < 5 anos) estão em risco maior de complicações e morte.[12]

Fisiopatologia

A transmissão do norovírus ocorre pela via fecal-oral (p. ex., ingestão de alimento e água contaminada e exposição a gotículas de vômito lançadas no ar contendo partículas virais e fômites). Ele tem período de incubação de 1 a 2 dias, com sintomas que duram por 48 a 72 horas. Norovírus é altamente infeccioso para todos os grupos etários e pequena quantidade de inóculo (≈ 100 vírions) é necessária para transmissão do vírus. Excreção do vírus nas fezes pode ocorrer até 2 a 3 semanas depois do aparecimento dos sintomas.

Características Clínicas

O aparecimento dos sintomas é comumente abrupto e associado à rápida recuperação. Vômito é a característica proeminente. Pacientes desenvolvem diarreia, que geralmente é moderada na quantidade, definida como quatro a oito episódios durante período de 24 horas. A diarreia é caracterizada com fezes não sanguinolentas de consistência amolecida a aquosa com ausência de muco. Os sintomas associados incluem mal-estar generalizado, mialgias, cefaleia e febre, que ocorre em aproximadamente 50% dos casos. A infecção pode ser prolongada e os sintomas podem estar presentes por período mais longo devido à excreção viral prolongada, especialmente no paciente imunocomprometido.[13] As complicações pós-infecciosas incluem dispepsia, refluxo e constipação. Em raras circunstâncias, pacientes podem apresentar-se complicações no sistema nervoso central (SNC), como convulsões e encefalopatia.

Exames Diagnósticos

O diagnóstico da gastroenterite viral é comumente calcado nas características clínicas. Há suspeita de surto de norovírus na comunidade quando encontramos esses critérios: média do período de incubação de 24 a 48 horas, média da duração da enfermidade de 12 a 60 horas; presença de vômito em mais de 50% dos casos e ausência de patógenos bacterianos na cultura de fezes. Estes critérios têm 99% de especificidade e 68% de sensibilidade para o diagnóstico.[14]

Na maioria dos casos, não é necessária a identificação do agente viral causador exato. Entretanto, em um surto é muito importante o isolamento do organismo causador, para o reconhecimento de mecanismos eficazes que rompam a transmissão viral. As principais ferramentas laboratoriais para diagnóstico da infecção por norovírus são a amplificação genômica pela reação em cadeia da polimerase após transcriptase reversa (RT-PCR), ensaios imunológicos e microscopia eletrônica. A RT-PCR pode detectar carga viral nas fezes em níveis tão baixos quanto de 100 partículas/g. O teste da PCR pode também ser realizado em amostras de alimento e em amostras coletadas no ambiente. Em comparação com RT-PCR, os ensaios imunológicos têm sensibilidade e especificidade mais baixas e consequentemente têm uso limitado no diagnóstico de casos esporádicos de gastroenterite. A microscopia eletrônica é mais bem usada para o diagnóstico da gastroenterite viral devido ao rotavírus e ao astrovírus, porque nessas condições há excreção de cargas virais em maior quantidade nas fezes.

Manejo

A gastroenterite viral devida ao norovírus não tem tratamento específico. O tratamento baseia-se na condição clínica do paciente. Podem ser necessários cuidados de suporte, incluindo hidratação oral ou reposição volêmica por via IV. A chave para a prevenção da ocorrência da doença é a realização de higiene apropriada das mãos. Durante surtos de gastroenterite por norovírus, pacientes devem ser colocados em precauções de contato formando-se uma coorte com os mesmos. Deve-se também realizar a desinfecção e a limpeza de rotina das superfícies no ambiente e dos equipamentos.[15]

Rotavírus

Epidemiologia

O nome rotavírus, originado da palavra latina *rota*, que significa roda é fundamentado na aparência clássica do vírus sob

---

TABELA 84.7

Causas Virais e Características Clínicas

ORGANISMO	MODO DE TRANSMISSÃO	CARACTERÍSTICAS CLÍNICAS
Norovírus	Ingestão de alimento e água contaminados; contato com superfícies contaminadas; extremamente contagioso	Causa mais comum de gastroenterite e de surtos de doença de origem alimentar nos Estados Unidos; febre, cefaleia, mialgias, náusea, vômito, dor abdominal, diarreia; período de incubação, 1 a 48 horas
Sapovírus	Ingestão de alimento e água contaminados; via fecal-oral	Febre, náusea, vômito, diarreia; geralmente causa quadro leve
Rotavírus	Ingestão de alimento e água contaminados; contato com superfícies contaminadas	Febre, náusea, vômito, dor abdominal e diarreia aquosa; período de incubação ≅ 2 dias
Adenovírus	Contato pessoal próximo; contato com superfícies contaminadas	Causa rara de doença grave; febre, diarreia; pode causar quadro fora do TGI (p. ex., bronquite, pneumonia, conjuntivite)
Astrovírus	Via fecal-oral	Mal-estar, cefaleia, dor abdominal, diarreia; vômito é menos comum

microscopia eletrônica. O vírus predominantemente infecta bebês e crianças pequenas e nos adultos ocorre doença mais branda. Antes do desenvolvimento da vacina contra o rotavírus, ele era a principal causa de diarreia nos Estados Unidos entre os bebês e as crianças. Rotavírus é um vírus estável e transmitido principalmente pela via fecal-oral e contato direto com superfícies contaminadas. Nos Estados Unidos, as epidemias normalmente ocorrem no inverno e na primavera, de dezembro a junho.

Fisiopatologia

A patogênese da doença está associada à diarreia, que ocorre como resultado de três principais mecanismos – efeito direto da enterotoxina NSP4 do rotavírus, perda das enzimas na borda em escova e ativação do sistema nervoso entérico.

Características Clínicas

As características clínicas da infecção por rotavírus nas crianças incluem febre, náusea, vômito e diarreia aquosa não sanguinolenta. O vírus tem período de incubação de aproximadamente 2 dias. Os sintomas podem durar de 3 a 8 dias. Pacientes podem também apresentar perda de apetite e sinais de desidratação, incluindo mucosas ressecadas e débito urinário diminuído. As crianças com rotavírus podem também ter sintomas respiratórios em paralelo; 2% a 3% têm complicações no SNC, incluindo convulsões, encefalopatia e encefalite. Nos adultos ocorre a forma mais branda da infecção por rotavírus, especialmente nos membros das famílias de crianças infectadas. Pacientes idosos e imunocomprometidos estão em risco maior para doença mais grave, com quadro mais prolongado. Isto é importante para ajudar na determinação da duração do isolamento e repetição de teste para garantir a erradicação do vírus. Rotavírus tem sido implicado em casos episódicos de enterocolite necrosante, intussuscepção e atresia biliar.[16]

Exames Diagnósticos

A infecção por rotavírus é diagnosticada pela detecção do antígeno em amostras de fezes. Cargas virais grandes são excretadas pelas fezes, tornando a microscopia eletrônica um teste diagnóstico útil. Métodos adicionais incluem ensaios imunológicos, como ensaio de imunoabsorção enzimática (ELISA) e aglutinação em látex. ELISA detecta o vírus desde o aparecimento dos sintomas clínicos. Teste de ácidos nucleicos, como análise via PCR, é o teste mais sensível.[17]

Manejo

O rotavírus é uma doença autolimitada que dura poucos dias em indivíduos saudáveis. O tratamento envolve cuidados de suporte e controle da volemia do paciente. Hospitalização é necessária em aproximadamente 1 de 70 crianças infectadas com o vírus.

Prevenção da infecção por rotavírus ocorre com o uso de duas vacinas orais, vivas, atenuadas – a vacina recombinante de rotavírus bovino e humano pentavalente (RV5, PRV, RotaTeq) e a vacina de rotavírus humano atenuada (RV1, HRV, Rotarix). As duas vacinas têm eficácia e perfis de segurança semelhantes. Estudos mostraram que as vacinas são muito eficazes na prevenção do quadro viral e na hospitalização devido à gastroenterite por rotavírus.

O CDC recomenda o seguinte programa de vacinação: RotaTeq (RV5), dada em três doses, aos 2, 4 e 6 meses de idade e Rotarix (RV1), duas doses, aos 2 e 4 meses de idade. As vacinas contra o rotavírus são contraindicadas em certas crianças. As crianças que têm alergia a látex não devem receber a vacina RV1, pois o aplicador contém o material. As contraindicações adicionais da vacina contra o rotavírus incluem alergia a quaisquer dos ingredientes da vacina, anafilaxia à dose anterior da vacina, histórico de intussuscepção e imunodeficiência combinada grave (SCID).[18] Nem a infecção natural nem a vacina garantem proteção contra futuras infecções, então as crianças vacinadas e não vacinadas podem desenvolver múltiplos episódios de gastroenterite por rotavírus. Estima-se que a imunização contra o rotavírus tenha reduzido a gastroenterite por rotavírus em mais de 90% dos lactentes e mais de 70% em crianças entre 1 a 4 anos de idade.[19]

PARASITAS

A Tabela 84.8 lista as características clínicas dos parasitas comuns causadores de gastroenterite; a Tabela 84.4 resume os testes diagnósticos e tratamentos apropriados.

Giardia

Epidemiologia

Giardia lamblia é um protozoário parasita bem conhecido que causa gastroenterite esporádica ou epidêmica em todo o mundo. A doença ocorre mais comumente nos países em desenvolvimento, que têm condições sanitárias deficientes. Nos Estados Unidos ocorrem aproximadamente 20.000 casos anualmente, com o auge nos meses do verão ao outono. Lactentes, crianças mais jovens, viajantes, indivíduos imunocomprometidos e pacientes com fibrose cística ou hipocloridria estão em risco maior para o desenvolvimento da doença.

Fisiopatologia

G. lamblia existe em duas formas, trofozoíto (forma ativa) e cisto (forma inativa). Os trofozoítos se prendem ao revestimento mucoso do intestino delgado e causam os sintomas. Esta forma ativa de parasita é incapaz de sobreviver fora do corpo por período de tempo prolongado e consequentemente não pode disseminar a

TABELA 84.8

Parasitas e Características Clínicas

ORGANISMO	MODO DE TRANSMISSÃO	CARACTERÍSTICAS CLÍNICAS
Giardia lamblia	Ingestão de alimento e água contaminados; via fecal-oral	Náusea, vômito, cólicas abdominais, flatulência, fezes gordurosas, que podem boiar
Entamoeba histolytica	Ingestão de alimento e água contaminados; contato com superfícies contaminadas; via fecal-oral	Febre, anorexia, cólica abdominal, diarreia aquosa ou sanguinolenta; quadro varia de infecção assintomática, colite fulminante, peritonite à amebíase extraintestinal
Cryptosporidium	Uma das causas mais frequentes de doença transmitida pela água na população dos Estados Unidos	Cólica abdominal, diarreia
Cyclospora cayetanensis	Ingestão de alimento e água contaminados; via fecal-oral	Náusea, vômito, perda do apetite, perda de peso, distensão, cólica abdominal, diarreia

infecção. A forma cística, entretanto, é viável fora do corpo, por períodos prolongados; uma vez ingeridos os cistos, estes mudam para a forma de trofozoítos. Estes geram os cistos que saem do corpo através das fezes.

A infecção por *Giardia* é transmitida via cistos, por meio de várias vias, incluindo a ingestão de alimentos e água contaminados e transmissão por via fecal-oral. A infecção pode resultar da ingestão de menos de 10 cistos. Giardíase é causa comum de diarreia que ocorre com pessoas em excursão expostos a água contaminada. A transmissão pessoa a pessoa pode também ocorrer em locais com pouca higiene – por exemplo, creches com crianças não treinadas no uso do *toilet*. Infecção pode também ser transmitida através de relação sexual anal.

Características Clínicas

As características clínicas da giardíase aguda consistem no aparecimento repentino de diarreia associada a mal-estar, perda de peso, náusea, cólica abdominal e inchaço. As fezes são caracterizadas por terem odor fétido e serem gordurosas.

Exames Diagnósticos

As análises imunológicas têm sensibilidade diagnóstica mais elevada que a microscopia das fezes e são a modalidade diagnóstica preferida, quando disponível. Vários testes de análise imunológica estão disponíveis, incluindo as análises imunofluorescentes diretas, análises imunocromatográficas e ELISA.

A microscopia das fezes pode identificar ovos e parasitas, especialmente na fase aguda, quando os cistos e os trofozoítos aparecem nas fezes. Nos casos subagudos, crônicos e assintomáticos, os trofozoítos podem estar presentes nas fezes em pequeno número ou de modo intermitente. Coleta de múltiplas amostras de fezes (p. ex., três amostras de fezes coletadas em dias separados) pode aumentar a sensibilidade do teste.

Pode ser necessária a biópsia do tecido duodenojejunal ou aspiração da área por endoscopia para o diagnóstico quando repetidas amostras de fezes testadas para ovos e parasitas não resultam em quaisquer organismos.

Manejo

O tratamento dos casos sintomáticos consiste em metronidazol, 500 mg VO, duas vezes ao dia ou 250 mg VO, três vezes ao dia, por 5 a 7 dias. Dose única VO de tinidazol, 2 g ou nitazoxanida, 500 mg VO, duas vezes ao dia, por 3 dias, pode também ser dado. Agentes alternativos incluem albendazol, mebendazol e quinacrina.

Tratamento de giardíase assintomática é controverso. O portador assintomático pode ser alguém que foi inicialmente diagnosticado e tratado de giardíase, não tenha mais sintomas clínicos, mas ainda tenha cultura de fezes positiva. Os portadores assintomáticos, especialmente as crianças e manipuladores de alimentos, precisam ser tratados para se reduzir o risco de disseminação e de desenvolvimento de diarreia crônica intermitente. Nas áreas endêmicas, o índice de reinfecção é alto; portanto, o tratamento pode não ser custo-efetivo.

Prevenção da doença é promovida pelo uso da lavagem das mãos e evitando a ingestão de água contaminada. Para evitar a disseminação da doença nos hospitais, os pacientes diagnosticados com giardíase e os que estão incontinentes ou fazem uso de fraldas devem ser colocados em precauções de contato.

Amebíase

Epidemiologia

A amebíase é causada pelo protozoário *Entamoeba histolytica*, encontrado em todo o mundo. O gênero *Entamoeba* é composto de muitas espécies, mas a *E. histolytica* é a única vinculada à patologia da doença.

Amebíase é mais comum nos países em desenvolvimento com condições sanitárias deficientes. A maioria das infecções por *E. histolytica* é assintomática, com apenas 10% dos portadores apresentando-se com sintomas. Aproximadamente 50 milhões de casos de doença invasiva por *E. histolytica* ocorrem em todo o mundo, todos os anos. Grupos específicos de indivíduos são mais predispostos à colite amebiana, como aqueles nos extremos de idade, grávidas e indivíduos subnutridos. Os viajantes a áreas endêmicas também estão em risco de infecção.

Fisiopatologia

E. histolytica existe em duas formas, trofozoíto e a forma cística. O parasita é transmitido pela ingestão da forma cística, que é o estágio infectante da doença. Os cistos podem sobreviver no meio ambiente por semanas a meses e podem ser encontrados nas mãos contaminadas de manipuladores de alimentos ou em alimentos e água contaminados por fezes. A infecção pode também ser transmitida pela ingestão dos cistos via práticas sexuais anal-oral. Trofozoítos são formados quando ocorre excistação no íleo terminal ou cólon, resultando no estágio invasivo da doença. Trofozoítos podem causar destruição do tecido por penetrarem dentro da barreira mucosa do cólon, ocasionando diarreia secretora sanguinolenta e colite. Também pode ocorrer doença extra intestinal, pela disseminação hematogênica dos trofozoítos via circulação portal ao fígado e outros órgãos.

Características Clínicas

Disenteria amebiana aguda tem período de incubação que varia de 1 semana a 1 ano. Pacientes apresentam-se com aparecimento agudo de cólica abdominal grave associada a febre, diarreia sanguinolenta profusa e tenesmo. O aparecimento gradual dos sintomas pode resultar em colite amebiana crônica. Indivíduos neste caso apresentam-se com diarreia intermitente, duas a quatro defecções, de odor fétido diariamente, em geral contendo muco com estrias de sangue. Os sintomas associados de febre, perda de peso, cólica abdominal e flatulência podem estar presentes. A condição clínica pode ter períodos alternados sintomáticos e assintomáticos, que duram meses a anos. A complicação séria mais comum da colite amebiana é o abscesso hepático amebiano.

Exames Diagnósticos

O diagnóstico da colite amebiana no passado era embasado na identificação microscópica dos cistos e trofozoítos em amostras de fezes. Trofozoítos podem também ser identificados em amostras de biópsia, que podem ser obtidas durante colonoscopia. O desenvolvimento de análises de antígeno nas fezes tem melhorado o processo diagnóstico para a colite amebiana. *Kits* de ensaios imunoenzimáticos para detecção de anticorpo e antígeno da *E. histolytica* estão disponíveis. Análise molecular baseada em PCR pode também ser usada para distinção entre as espécies *E. histolytica* e as espécies não patogênicas de *Entamoeba dispar*.

Manejo

O tratamento do cisto benigno de amebíase consiste em paromomicina, 500 mg VO, três vezes ao dia, por 7 dias. Também podem ser administrados iodoquinol oral, 650 mg, três vezes ao dia, por 20 dias ou furoato de diloxanida, 500 mg VO, três vezes ao dia, por 10 dias. Para a doença leve a moderada, pode-se prescrever metronidazol, 750 mg, três vezes ao dia, por 10 dias, seguido por paromomicina, 500 mg VO, três vezes ao dia, por 7 dias. Paromomicina pode causar diarreia como efeito colateral, tornando difícil avaliar a reação do paciente ao metronidazol, se ambos são administrados juntos. Devem-se tomar medidas preventivas como o uso de precauções padronizadas para impedir a disseminação fecal-oral.

INTOXICAÇÃO ALIMENTAR

Princípios

A gastroenterite de origem alimentar é uma enfermidade causada pela ingestão de alimentos contaminados por vírus, bactérias ou toxinas das bactérias. Intoxicação alimentar é o termo normalmente usado para gastroenterite causada pela ingestão de toxinas pré-formadas, como as toxinas estafilocócicas, toxinas do B. cereus, substâncias semelhante à histamina provenientes da intoxicação por peixes escombrídeos, ciguatoxinas provenientes da intoxicação por peixe ciguatera ou as toxinas do *Clostridium botulinum*.

As enterotoxinas podem também ser produzidas *in vivo* após ingestão da bactéria e subsequente produção das enterotoxinas no lúmen intestinal. Exemplos são *C. perfringens*, *B. cereus*, *C. botulinum*, *E. coli* enterotoxigênica, *Vibrio cholerae*, *Vibrio* spp. não cólera, como *V. enterocolitica* e *E. coli* produtora de toxina Shiga. Veja na seção anterior ("Bactérias não Invasivas Produtoras de Toxinas") para introdução, apresentação clínica, diagnóstico e tratamento para cada um desses organismos. A intoxicação por peixes escombrídeos e ciguatera é discutida nesta seção.

Características Clínicas

A intoxicação alimentar geralmente se manifesta 1 a 6 horas depois da ingestão de toxinas pré-formadas por *Staphylococcus*, *B. cereus* (forma de incubação breve) e intoxicação por peixes escombrídeos ou ciguatera, também por peixe. Períodos de incubação moderados de 8 a 16 horas são vistos após a ingestão de bactérias formadoras de toxina, como *C. perfringens* ou *B. cereus* (forma de incubação longa). Os períodos de incubação mais longos que 16 horas estão associados a ETEC, STEC, *Shigella* e *Vibrio* spp.

A apresentação clínica geralmente envolve aparecimento abrupto de náusea, vômito e cólica abdominal seguida por diarreia aquosa. Geralmente não há febre e os sintomas devem resolver-se dentro de 24 horas. Em alguns casos, *B. cereus* predominantemente causa diarreia e cólica. Geralmente, há clara exposição alimentar, como um piquenique onde muitas pessoas compareceram e têm a mesma doença, ao mesmo tempo.

Exames Diagnósticos

Os exames diagnósticos geralmente não são indicados nos casos de intoxicação alimentar e a maioria dos indivíduos recupera-se dentro de 24 horas. Histórico detalhado com a obtenção da hora, tipos e locais das recentes fontes de ingestão alimentar deve ser obtido. Padrões semelhantes de doença do TGI envolvendo outros que podem ter ingerido os mesmos alimentos provavelmente identifiquem as causas. Se for necessária identificação para vigilância de surtos, podem-se enviar amostras de fezes para teste de organismos específicos.

A maioria dos departamentos de saúde estimula os consumidores a relatar os incidentes de intoxicação ao departamento de saúde local. Médicos e laboratórios precisam relatar cada infecção diagnosticada que esteja incluída na lista nacional de doenças notificáveis mantida pelas agências locais, estaduais e/ou federais. As doenças de origem alimentar estão incluídas nas listas de doenças notificáveis. Exemplos incluem: salmonelose, shigelose, cólera, *E. coli* produtora de toxina Shiga (STEC), norovírus e hepatite A.[20] Os médicos devem suspeitar de surto quando virem número de pessoas, maior que o normal, exibindo os mesmos sintomas.

Manejo

No geral, a hidratação oral é o fundamental do tratamento. Antieméticos, como ondansetrona, 4 mg VO ou metoclopramida, 10 mg VO, podem ser prescritos para reforçar a hidratação oral. A terapia antibiótica raramente é necessária porque a maioria dos pacientes tem enfermidade autolimitada.

Intoxicação por Peixes Escombrídeos

Epidemiologia

A intoxicação por peixes escombrídeos permanece uma das formas mais comuns de intoxicação por peixe nos Estados Unidos. A doença tem o nome da família *Scombridae* (p. ex., atum, cavala, gaiado, bonito e espécies relacionadas), mas resulta da ingestão de grande variedade de peixes de carne escura, incluindo as espécies não escombrídeas, como arenque, *bluefish*, anchova, sardinha, olho de boi, marlim preto e dourado do mar. As espécies de peixes implicadas mais comumente são o dourado do mar, atum e o *bluefish*.

A maioria dos casos nos Estados Unidos ocorre no Havaí e na Flórida, seguida em frequência pela Califórnia, Nova Iorque, Washington e Connecticut. Entretanto, a intoxicação por peixes escombrídeos pode ocorrer em qualquer localização onde os chamados peixes frescos são vendidos.

Fisiopatologia

A carne das espécies implicadas naturalmente contém níveis elevados não usuais de histidina. A intoxicação por peixes escombrídeos resulta da ingestão de toxinas termoestáveis, produzidas pela ação bacteriana sobre a histidina presente na carne escura do peixe. As bactérias responsáveis são constituintes normais da microbiota marinha de superfície, e não contaminantes. A atividade da histidina descarboxilase desses organismos produz histamina e substâncias semelhantes à histamina, que causam os sintomas da intoxicação pelos peixes escombrídeos. Altos níveis de histamina no peixe correlacionam-se diretamente à ocorrência da doença.

A formação das escombritoxinas está relacionada diretamente com conservação e refrigeração inadequada do peixe do momento em que foram pescados até quando cozidos. Em geral, o problema é causado pela refrigeração inadequada pelo fornecedor mais do que falha do restaurante que serve o peixe. Outros alimentos, especialmente o queijo suíço, contêm quantidades suficientes de histidina e também estão implicados.

Características Clínicas

Os sintomas de intoxicação por peixes escombrídeos assemelham-se àqueles da intoxicação por histamina. Ao comer o peixe, o paciente pode notar um gosto metálico, amargo, ou apimentado, embora muitos peixes afetados não tenham odor ou sabor anormal. Os sintomas geralmente se desenvolvem abruptamente dentro de 20 a 30 minutos e consistem de rubor facial, diarreia, cefaleia grave e latejante, palpitações e cólica abdominal. Outras manifestações podem incluir vertigem, boca seca, náusea, vômito e urticária. O rubor facial assemelha-se à queimadura solar e pode estender-se sobre toda a superfície da pele. As conjuntivas geralmente estão infectadas. A duração do complexo de sintomas principal geralmente é menor que 6 horas e, embora fraqueza e fadiga persistam por mais tempo, o curso clínico geralmente é benigno. A taxa de ataque é muito elevada; a maioria das pessoas que compartilham o mesmo peixe tóxico torna-se doente também.

Manejo

A terapia parenteral com anti-histamínicos, como difenidramina, 50 mg, IM ou IV, ou cimetidina, 300 mg IM ou IV, geralmente aliviam imediatamente todos os sintomas. Isto não é uma reação alérgica, assim os pacientes não devem ouvir que são alérgicos a estes peixes, nem devem ser proibidos de comê-los outra vez. Os casos suspeitos de intoxicação por peixes escombrídeos devem ser relatados imediatamente ao departamento de saúde.

Intoxicação por Peixes Ciguatera

Epidemiologia

A intoxicação por peixe ciguatera é um problema comum de saúde pública, com significado econômico apreciável. É endêmica nas regiões tropicais, mas é encontrada em todo o mundo. Os peixes pescados na costa havaiana e da Flórida causam a maioria dos casos americanos, mas como os peixes oceânicos responsáveis são comumente transportados ao interior, os casos podem ser vistos em qualquer lugar. Mais de 400 espécies de peixe que vivem nos recifes de corais estão implicadas como portadores de ciguatoxinas, porém menos de 50 são comercialmente importantes; estes incluem olho de boi, barracuda, garoupa, cavala, bodião, robalo, pargo, esturjão, cirurgião-patela e xaréu.

Fisiopatologia

A intoxicação por peixe ciguatera resulta da ingestão da neurotoxina ciguatoxina, que é produzida pelo dinoflagelado marinho, *Gambierdiscus toxicus*, que se une às algas marinhas e segue o caminho da cadeia alimentar. A toxina lipossolúvel acumula-se nos tecidos dos peixes predadores maiores dos recifes de corais, com concentrações mais elevadas no fígado, intestino, cabeça e ova. Ela não afeta o peixe de maneira alguma. Somente os seres humanos sofrem seus efeitos deletérios quando a toxina é ingerida.

A ciguatoxina é estável ao calor e a ácido, é inodora e insípida. Não é inativada pelo cozimento ou congelamento, nem é eliminada por secagem, salmoura, defumação, deixar um alimento marinando ou conserva. Não é possível predizer se um peixe contém quantidades suficientes de toxina para produzir a doença.

A ciguatoxina tem anticolinesterase e propriedades colinérgicas, mas sua neurotoxicidade é mediada pelo seu efeito sobre os canais de sódio. As ciguatoxinas causam uma variação hiperpolarizante na ativação dos canais dependentes de voltagem para que os canais de sódio estejam abertos durante o potencial de repouso da membrana. Um disparo espontâneo dos neurônios ocorre conforme os canais de sódio sensíveis à tetrodotoxina são ativados, dando origem aos sinais e sintomas neurológicos típicos.

Características Clínicas

A intoxicação pelo peixe ciguatera geralmente é vista nos meses da primavera e do verão. O período de incubação é de aproximadamente 2 a 6 horas, mas é comum atraso de 12 a 24 horas. As taxas de ataque são muito elevadas – 80% a 90% das pessoas expostas tornam-se doentes. Os sintomas tendem a estar relacionados com a quantidade de toxina ingerida e variam consideravelmente na gravidade. Se não totalmente recuperadas da ingestão inicial de ciguatoxinas, as pessoas afetadas são propensas a terem sintomas muito mais graves em uma segunda ingestão.

Normalmente, os pacientes exibem sintomas do TGI e sintomas neurológicos. Os sintomas do TGI (p. ex., náusea, vômito, diarreia aquosa profusa, cólica abdominal, diaforese) tendem a aparecer primeiro e resolvem-se durante as primeiras 24 horas. A constelação de sintomas neurológicos consiste em grande parte em disestesias e parestesias em torno da garganta e da área perioral – queimação nos pés, que pode assemelhar-se à neuropatia periférica alcoólica, amolecimento doloroso dos dentes e, às vezes, alterações no SNC, como ataxia, fraqueza, vertigem, alucinações visuais, e mesmo confusão e coma.

A distorção da percepção da temperatura é descrita pelos pacientes com intoxicação por ciguatera de maneira vívida. Alodinia ao frio, definida como uma disestesia experimentada ao contato com água fria ou objetos frios é quase patognomônica da intoxicação por ciguatera e geralmente é chamada incorretamente como inversão da temperatura frio-quente. Outra característica clássica é o retorno ou piora de todos os sintomas após a ingestão de bebida alcoólica.

A intoxicação por ciguatera dura em média 1 a 2 semanas, mas, pelo menos, 50% das vítimas ainda estão sintomáticas em 8 semanas. Os sintomas neurológicos, principalmente as parestesias e disestesias, tendem a persistir mais que os sintomas do TGI e foram relatados até anos depois.

Manejo

O tratamento é principalmente de suporte. Fluidos IV são administrados para reposição das perdas de volume por vômito e diarreia e analgésicos são dados conforme a necessidade. Nos casos graves, a toxina pode exibir alguma atividade de anticolinesterase, manifestada como bradicardia e hipotensão, que podem ser tratadas com atropina, 0,5 mg IV e dopamina, 5 a 20 μg/kg/min, via gotejamento IV. Pacientes devem ser avisados para absterem-se de bebida alcoólica em qualquer quantidade até o desaparecimento dos sintomas.

O prurido pode ser tratado com antagonista do receptor de histamina H1, como difenidramina, 25 mg VO, quatro vezes ao dia, ou cetirizina, 10 mg, uma vez ao dia. Amitriptilina, 25 mg, duas vezes ao dia, pode levar à grande redução do prurido e disestesias, dois dos sintomas mais incômodos e prolongados

Brevenal, um composto de ocorrência natural, mostrou inibir a neurossecreção induzida por ciguatoxina em estudos laboratoriais. Este composto pode se provar benéfico no tratamento de sequelas neurológicas provindas da intoxicação por peixe ciguatera.

GRUPOS ESPECÍFICOS COM GASTROENTERITE

Diarreia do Viajante

Epidemiologia

A diarreia do viajante é a doença mais comum que afeta as pessoas que viajam dos países desenvolvidos aos em desenvolvimento. Aproximadamente 10 milhões de viajantes internacionais desenvolvem a diarreia anualmente, geralmente dentro da primeira semana da viagem. O destino do viajante é o fator mais importante na avaliação do risco de se adquirir a doença. A ingestão de alimento e água contaminados é o principal modo de transmissão da diarreia do viajante.

Fisiopatologia

Uma variedade de vírus, bactérias e parasitas causam a diarreia do viajante. Os patógenos bacterianos e virais têm período de incubação que varia de 6 a 48 horas. As causas parasitárias têm período de incubação mais longo, de até 2 semanas de duração. Os patógenos bacterianos causam aproximadamente 80% dos casos. ETEC é a causa bacteriana mais comum para a diarreia do viajante (veja anteriormente, *Escherichia coli* Enterotoxigênica). Outros agentes causadores estão listados na Tabela 84.9.

Características Clínicas

Normalmente, a diarreia do viajante apresenta-se com três ou mais evacuações sem consistência em um período de 24 horas com, pelo menos, um destes sintomas: febre, náusea, vômito, dor ou cólica abdominal ou sangue nas fezes. Os pacientes com casos moderadamente graves têm uma ou duas evacuações sem consistência em 24 horas com, pelo menos, um destes sintomas ou a passagem de mais que duas evacuações sem consistência, em 24 horas, sem quaisquer outros sintomas. A doença leve relaciona-se com a passagem de uma ou duas evacuações sem consistência em 24 horas, sem a presença de outros sintomas. Os pacientes comumente se apresentam com febre baixa, cólica abdominal e diarreia aquosa. A diarreia do viajante normalmente é uma doença autolimitada.

Exames Diagnósticos

Os exames diagnósticos devem ser reservados para os pacientes com sintomas graves ou persistentes. As culturas de fezes são raramente necessárias. As culturas são enviadas principalmente para confirmação de surtos. Se as culturas de fezes forem enviadas, o teste deve, especificamente, procurar por *E. coli* enterotoxigênica, *Shigella*, *Campylobacter* e norovírus. Se a enterite for crônica (> 2 semanas de duração), associada a odor fétido e flatulência excessiva, as fezes devem ser examinadas para *Giardia*.[21]

Manejo

A melhor estratégia em relação à diarreia do viajante é a prevenção. Os viajantes devem evitar comer laticínios, frutas e vegetais crus ou

TABELA 84.9
Organismos Causadores e Tratamento da Diarreia do Viajante

ORGANISMO	TRATAMENTO
Escherichia coli enterotoxigênica (ETEC)	Ciprofloxacino, 500 mg, duas vezes ao dia ou 750 mg VO, uma vez ao dia, por 1 a 3 dias
E. coli enteroagregativa (EAEC)	Ciprofloxacino, 500 mg, duas vezes ao dia ou 750 mg VO uma vez ao dia, por 1 a 3 dias
Campylobacter	Azitromicina 500 mg VO diariamente, por 3 dias
Salmonella	Levofloxacino 500 mg VO diariamente, por 7 dias
Shigella	Ciprofloxacino 750 mg VO diariamente, por 3 dias
Norovírus	Cuidados de suporte
Rotavírus	Cuidados de suporte
Giardia	Metronidazol 500 mg VO, duas vezes ao dia ou 250 mg, três vezes ao dia, por 5 a 7 dias

TABELA 84.10
Medicamentos Preventivos e Tratamento para a Diarreia do Viajante em Adultos

AGENTE FARMACOLÓGICO	DOSE RECOMENDADA	EFEITOS COLATERAIS
PREVENÇÃO		
Subsalicilato de bismuto	524 mg VO, quatro vezes ao dia	Contém sulfato de hidrogênio, que escure as fezes e a língua
Ciprofloxacino	500 mg, uma ou duas vezes ao dia	Dano ao tendão de Aquiles; infecção por *Clostridium difficile*
Rifaximina	200 mg, uma ou duas vezes ao dia	Considerada segura porque não é absorvida
TRATAMENTO		
Subsalicilato de bismuto	524 mg VO, quatro vezes ao dia (~30 mL ou 2 comprimidos)	Contém sulfato de hidrogênio, que escure as fezes e a língua
Loperamida	Inicialmente 4 mg, a seguir 2 mg após cada evacuação sem consistência; não exceder 8 mg/dia	Deve ser utilizada dose mais baixa efetiva para evitar constipação após diarreia do viajante
Ciprofloxacina	500 ou 750 mg, uma vez ao dia, por 1 a 3 dias	Dano ao tendão de Aquiles; infecção por *C. difficile*
Rifaximina	200 mg três vezes, por 3 dias	Considerada segura, pois não é absorvida
Azitromicina	500 mg diariamente por 3 dias ou 1.000 mg em dose única	Náusea é efeito colateral comum

carne e frutos do mar malcozidos. As frutas descascadas geralmente são seguras. Os indivíduos devem usar água fervida, que é o método mais confiável para torná-la segura para consumo. Os viajantes devem também evitar gelo e alimentos servidos à temperatura ambiente. A Tabela 84.10 lista os medicamentos preventivos e o tratamento para a diarreia do viajante.

O risco da diarreia do viajante pode ser reduzido em mais de 90% com o uso de antibióticos profiláticos. Entretanto, devido ao desenvolvimento de efeitos colaterais e resistência, a profilaxia é recomendada apenas aos indivíduos com comorbidades, que os coloque em alto risco para complicações da diarreia (p. ex., pacientes com insuficiência renal, doença inflamatória intestinal ou com ileostomia ou colostomia). Antibióticos profiláticos não devem ser administrados por mais de 2 a 3 semanas.[22]

O risco de desenvolvimento da diarreia do viajante também é reduzido pelo uso de antissépticos à base de álcool nas mãos (que contenham > de 60% de álcool) e higiene meticulosa das mãos. O antiácido subsalicilato de bismuto diminui a incidência da diarreia do viajante em 65%, devido a seus efeitos antibacterianos e antissecretores. A dose recomendada é de dois comprimidos, quatro vezes ao dia ou aproximadamente 30 mL de líquido, quatro vezes ao dia. O subsalicilato de bismuto deve ser evitado naqueles alérgicos à aspirina porque contém salicilato. Os potenciais efeitos colaterais incluem escurecimento da língua e das fezes. Não deve ser administrado por mais de 3 semanas.[23]

Loperamida, um medicamento opioide, antimotilidade, pode diminuir a frequência de fezes moles. Nos pacientes com febre ou fezes sanguinolentas, o agente antimotilidade deve ser dado em conjunto a um antibiótico, porque o agente pode aumentar o tempo de contato da toxina ou dos agentes infecciosos invasivos com a mucosa intestinal. As crianças com menos de 2 anos de idade não devem receber loperamida, pois está vinculada a raros relatos de íleo paralítico associado à distensão abdominal.

O fundamental do tratamento da diarreia do viajante é a hidratação. Antibióticos como quinolonas, azitromicina e rifaximina e agentes antimotilidade podem ser prescritos, quando indicados (veja Tabela 84.8). A decisão de iniciar o tratamento para a diarreia do viajante está baseada na quantidade inicial de diarreia, gravidade dos sinais e sintomas associados e na necessidade de resolução da diarreia em relação aos planos de viagem do paciente. Embalagens de reidratação oral, comercialmente disponíveis, podem ser usadas pelos viajantes para manter sua volemia. Nos pacientes com sintomas leves, descritos como um a três episódios de fezes moles/24 horas, com ou sem sintomas entéricos brandos, a loperamida pode ser usada para diminuir o número de episódios de fezes moles. Subsalicilato de bismuto pode também ser administrado para controle da náusea. Prometazina, um anti-histamínico, pode ser dado na forma oral ou supositório para náusea e vômitos acentuados.

Nos pacientes com diarreia do viajante moderada a grave, os antibióticos podem encurtar a duração da doença em 1,5 dias. A escolha do antibiótico é baseada na localização do viajante. Fluoroquinolonas, como ciprofloxacino, é o antibiótico de escolha para a maioria das localizações geográficas. Pode ser administrada como 750 mg oral, em dose única ou curso de 3 dias. Azitromicina, 500 mg VO diariamente, por 3 dias é o medicamento de escolha para tratar *Campylobacter*, que é causa comum no sudeste asiático. Rifaximina, 200 mg VO, três vezes ao dia por 3 dias é um antibiótico substituto, que pode ser prescrito para os pacientes com doença não invasiva. Não é eficaz contra patógenos invasivos como *Campylobacter*, *Salmonella* e *Shigella* spp.[24]

Gastroenterite no Hospedeiro Imunocomprometido com VIH/SIDA

A avaliação da gastroenterite nos pacientes HIV-positivos merece atenção especial porque esses pacientes estão em risco de infecções entéricas oportunistas e são mais propensos a desenvolver gastroenterite crônica. Além dos patógenos bacterianos enteropáticos regulares, os pacientes HIV-positivos, principalmente aqueles com contagem de CD4+ menor que 200/mm[3,] são mais suscetíveis a determinados vírus e parasitas, como citomegalovírus (CMV), *Cyclospora*, *Cryptosporidium*, *Isospora*, complexo *Mycobacterium avium-intracellulare* (MAI) e *Giardia*. O próprio HIV pode também causar doença diarreica. Embora não seja exatamente claro, considera-se que o HIV pode causar infecção direta nos enterócitos e invasão dos tecidos linfoides do TGI. Pacientes com contagem de CD4 + extremamente baixa, menor que 100/mm³, normalmente tendem a ter infecções oportunistas de natureza crônica.[25]

Características Clínicas

O histórico deve determinar o tratamento com terapia altamente eficaz com antirretrovirais (TARV), contagem de CD4+ e a carga viral. Histórico de doença diarreica anterior relacionada com patógeno entérico é importante, porque os índices de recorrência são comuns. Relação sexual anal receptiva pode predispor o paciente a patógenos do cólon, como *Giardia*, *Entamoeba*, CMV, *Shigella* e *Campylobacter*.

Diarreia induzida por terapia antiviral também é conhecida por ser causa de diarreia aquosa em pacientes HIV-positivos. Nas populações não expostas previamente à TARV, as infecções por *Cryptosporidium* e por CMV são as duas causas mais comuns. Diarreia aquosa de grande volume e crônica é frequentemente indicativa de doença do intestino delgado por um dos coccídeos, *Cryptosporidium* e *Cystoisospora belli*. Embora autolimitada no hospedeiro saudável, a doença por coccídeos geralmente é persistente nos pacientes com contagem de CD4+ menor que 200/mm³. CMV e MAI também produzem doença crônica naqueles com contagem de CD4+ menor que 100/mm³.

Febre, perda de peso e dor abdominal são proeminentes; a diarreia é de branda a moderada e às vezes sanguinolenta, típica de doença do cólon. Microsporia emergiu como causa comum de diarreia nos pacientes com SIDA, com contagem de CD4+ menor que 100/mm³. As infecções por *Salmonella*, especialmente com a *S. typhimurium*, são comuns em hospedeiros imunocomprometidos. Os pacientes com SIDA que adquirem enterite por *Salmonella* estão em risco maior de bacteremia e infecção focal metastática quando comparados com os hospedeiros normais. A enterite por *C. difficile* ocorre mais comumente nos pacientes com SIDA devido ao uso comum de terapia antibiótica profilática e de hospitalizações frequentes. É a enterite bacteriana mais comum na população com SIDA.

Exames Diagnósticos

Nos pacientes com SIDA, os sinais e sintomas apresentados geralmente não permitem a classificação consistente da doença diarreica, como é feito para o hospedeiro imunocompetente, porque muitos pacientes com SIDA têm múltiplos patógenos entéricos concomitantes. Entretanto, alguns quadros clínicos são típicos. Pacientes com curso clínico fulminante geralmente têm infecção disseminada, como infecção complexa por CMV ou MAI. A perda maciça de peso também está associada à diarreia causada por infecção por esses dois organismos e os coccídeos *Cryptosporidium* e *Cystoisospora*. Diarreia aquosa volumosa geralmente é resultado de um dos organismos coccídeos, incluindo *Cyclospora* e *Isospora*. Pacientes com quadro semelhante à proctocolite frequentemente têm infecção pelo vírus do herpes simples ou por CMV.

Testes laboratoriais devem inicialmente focar em testar as amostras de fezes para as toxinas do *C. difficile* e outras bactérias, especificamente *Salmonella*. Se as fezes forem sanguinolentas e contagem de CD4+ for menor que 200/mm³, as fezes devem ser enviadas para teste para CMV e MAI. Se a diarreia estiver presente por mais de 14 dias, três amostras de fezes devem ser enviadas para pesquisa de ovos e parasitas. Esfregaço com coloração ácido-álcool resistente deve ser solicitado para se procurar por *Cryptosporidium*, *Cystoisospora*, *Isospora*, e *Cyclospora* se houver suspeita.

Se houver suspeita de o paciente ter colite infecciosa, mas análises recentes de fezes são negativas para quaisquer organismos, sigmoidoscopia flexível no paciente internado pode ser realizada para melhorar a coleta e aumentar a chance de se identificar o patógeno. Biópsia do intestino delgado e aspirado duodenal podem ser indicados quando o exame de fezes, culturas e sigmoidoscopia falharem no diagnóstico definitivo. Exames do intestino delgado são mais úteis na detecção de infecção por *Cryptosporidium*, CMV, MAI, *Giardia*, ou *C. belli*. A enterocolite no intestino delgado geralmente se apresenta com diarreia aquosa, sem febre ou leucócitos fecais.[26]

Manejo

O tratamento deve ser direcionado ao presumível organismo causador. Quanto aos pacientes imunocompetentes, sugere-se abordagem cautelosa para início de qualquer antibiótico. O tratamento antibiótico empírico deve ser iniciado se o paciente tiver febre, fezes sanguinolentas, aparentar estar doente ou baixa contagem de CD4 + . Ciprofloxacino, 500 mg VO, pode ser iniciado empiricamente enquanto a avaliação estiver em andamento. Se houver suspeita de *Giardia* ou *C. difficile*, deve-se adicionar metronidazol 500 mg VO. Se houver suspeita de colite por CMV, deve-se administrar foscarnet, 90 mg/kg IV. Veja as Tabelas 84.3 a 84.5 para tratamento de organismos específicos.

A falha no tratamento é comum e frequentemente é devida à terapia inicial incorreta. Por exemplo, colite por CMV pode também imitar patógenos bacterianos invasivos, porque também pode causar colite grave, com fezes sanguinolentas, febre e cólicas abdominais. As falhas do tratamento são também devidas à tendência à recorrência das infecções ou de tornarem-se crônicas. As infecções parasitárias nos pacientes imunocomprometidos podem ser difíceis de erradicar, mesmo com tratamento correto.

Gastroenterite no paciente HIV-positivo frequentemente é complexa, de duração prolongada e difícil de tratar. Recomenda-se que um infectologista seja envolvido nos cuidados desses pacientes. Os pacientes que têm SIDA ou são imunocomprometidos devem ser admitidos para tratamento adicional.

CONCEITOS-CHAVE

- A gastroenterite geralmente é autolimitada e requer somente cuidados de suporte.
- Exames laboratoriais ou culturas de fezes rotineiros não são indicados para a maioria dos pacientes.
- Deve-se utilizar de cautela no cuidado dos idosos ou dos muito novos. Eles têm morbidade e mortalidade mais altos com gastroenterite.
- Higiene das mãos com água e sabão ou com antissépticos contém a disseminação da maioria dos agentes infecciosos na gastroenterite.
- Pacientes com febre, disenteria, fezes sanguinolentas, desidratação grave, suspeita de *C. difficile* ou imunocomprometidos devem ter hemograma completo, eletrólitos e envio de culturas das fezes.
- Uso de terapia de reidratação oral (TRO) para desidratação é a estratégia de tratamento preferida.
- É preferível solução oral hipotônica de reidratação (p. ex., solução TRO modificada segundo a OMS).
- O uso de medicamentos antieméticos pode ajudar com a TRO. Ondansetrona, 4 mg IV ou IM, é segura e custo-efetiva.
- Recomenda-se a realimentação precoce com alimentos normais e sugere-se a continuação do aleitamento materno, se possível.
- O *Campylobacter* é a causa mais comum de enterite bacteriana nos países desenvolvidos.
- O norovírus, anteriormente chamado *Norwalk-like* vírus, é a causa mais comum de gastroenterite aguda nas crianças e adultos e geralmente ocorre nos meses de inverno.
- Os patógenos bacterianos causam aproximadamente 80% dos casos de diarreia do viajante; a *Escherichia coli* enterotoxigênica (ETEC) é a causa mais comum.
- Nos pacientes com febre ou fezes sanguinolentas, devemos administrar um agente antimotilidade em conjunto a um antibiótico, porque o o primeiro pode aumentar o tempo de contato da toxina ou dos agentes infecciosos invasivos com a mucosa intestinal.

CONCEITOS-CHAVE (Cont.)

- A intoxicação alimentar clássica manifesta-se geralmente 1 a 6 horas após a ingestão de toxinas pré-formadas dos organismos bacterianos, como *Staphylococcus*, *B. cereus* ou *C. perfringens*.
- A intoxicação alimentar geralmente é de duração curta (24 horas) e seu tratamento geralmente é de apenas cuidados de suporte.
- Fatores de risco para colite por *C. difficile* incluem uso recente de antibiótico (1 a 4 semanas), hospitalização recente, moradia em casa de repouso por tempo prolongado e o uso de antiácidos.
- Recomenda-se a avaliação (colonoscopia) para megacólon tóxico e colite pseudomembranosa nos pacientes com colite por *C. difficile* que são idosos, com leucocitose elevada, aparência séptica e abdome distendido doloroso à palpação. Considere o tratamento antibiótico empírico na suspeita de *C. difficile* (metronidazol, 500 mg, três vezes ao dia, por 10 dias ou diarreia do viajante (ciprofloxacina, 500 mg, duas vezes ao, por 1 a 3 dias).
- A intoxicação por peixes escombrídeos resulta da ingestão de peixe de carne escura estragada; não é reação alérgica pela ingestão de histamina.
- Além dos patógenos bacterianos enteropáticos comuns, os pacientes HIV-positivos, principalmente aqueles com contagem de CD4+ menor que 200/mm^3 são mais suscetíveis a determinados vírus e parasitas, como citomegalovírus (CMV), *Cyclospora*, *Cryptosporidium*, *Isospora*, complexo *Mycobacterium avium-intracellulare* e *Giardia*.
- Nos pacientes HIV positivos com diarreia persistente, pode-se indicar biópsia do intestino delgado e aspiração duodenal, quando o exame de fezes, culturas e sigmoidoscopia falharem na produção de um diagnóstico definitivo.
- Considere *Giardia* para diarreia com duração de mais que 2 semanas, fezes de odor fétido e sintomas de flatulência, distensão abdominal, cólica e exposição recente à água de rio contaminado.

As referências para este capítulo podem ser encontradas on-line no website Expert Consult associado à obra.

CAPÍTULO 85
Alterações do Intestino Grosso

Michael A. Peterson | *Andrea W. Wu*

SÍNDROME DO INTESTINO IRRITÁVEL

Princípios

A síndrome do intestino irritável (SII) é uma alteração crônica, que não implica ameaça à vida, caracterizada por dor abdominal e alteração nos hábitos intestinais. É extremamente comum, com prevalência de 10% a 15% na população norte americana e afeta duas vezes mais as mulheres. SII representa mais de 10% das consultas com clínico geral e mais de 25% de todas as consultas ao gastroenterologista. A SII é conhecida por afetar a qualidade de vida mais que o diabetes ou a insuficiência renal, embora não altere a mortalidade em longo prazo.

Não foi identificada anormalidade física ou laboratorial específica que defina a SII. É uma síndrome somática funcional, diagnosticada por critérios clínicos, na ausência de sintomas de alarme e achados que sugiram outros diagnósticos mais urgentes. No pronto-socorro (PS), o diagnóstico da SII é problemático, normalmente os pacientes recebem alta com diagnóstico de "dor abdominal por causa não identificada" ou equivalente.

Embora a causa da SII seja desconhecida, está associada a diversos achados fisiopatológicos que sugerem alteração da motilidade do intestino, sensação no intestino e percepção da atividade intestinal.[1] Testes fisiológicos mostram que os pacientes com SII têm distúrbios no padrão rítmico da atividade elétrica no intestino e em como o intestino responde aos estímulos. Recentemente, foram encontrados marcadores de inflamação crônica e alteração da microbiota intestinal em tecido intestinal de pacientes com SII, embora o significado desses achados ainda não seja conhecido.

As condições psiquiátricas geralmente coexistem com SII, variando de transtorno de ansiedade generalizado a depressão acentuada. Outras associações são fibromialgia, síndrome da fadiga crônica, dor pélvica crônica e histórico de abuso sexual.[2] Nas mulheres, os sintomas geralmente estão relacionados com o ciclo menstrual, sugerindo influência hormonal.

Características Clínicas

Nos pacientes, cujos sintomas não tenham outra explicação orgânica, o diagnóstico da SII é definido por critérios clínicos. Geralmente consideram-se os critérios Roma III (Quadro 85.1) como padrão diagnóstico, embora alguns gastroenterologistas acreditem que não sejam adequados, porque não incluem um dos sintomas mais comuns, o inchaço.[3]

Pacientes com SII apresentam sintomas intermitentemente, com média de 1 a cada 3 dias. As queixas incluem dor abdominal, inchaço e constipação ou diarreia. A evacuação normalmente alivia a dor e quando persiste, sugere outro diagnóstico. Excreção mucoide do reto frequentemente acompanha a diarreia. Os sintomas gastrintestinais superiores, como náusea e dispepsia também podem ocorrer. O exame físico pode apresentar sensibilidade abdominal branda, que varia na localização ou sensibilidade difusa. Podem ocorrer constipação (SII-C), diarreia (SII-D) ou ambas (SII-M).[2]

Dor progressiva, associada à anorexia ou à sensibilidade abdominal significativa sugere outros diagnósticos. Sinais e sintomas que não indicam diagnóstico de SII (sinais e sintomas de alarme) incluem aparecimento dos sintomas depois dos 50 anos de idade, perda de peso não intencional, anorexia, fezes sanguinolentas, diarreia noturna ou histórico familiar de doença significativa no cólon.[2] Na ausência de sintomas que sugiram outro diagnóstico, os critérios clínicos têm especificidade que variam de 87% a 100%, embora a sensibilidade possa ser somente de 60%. Nos pacientes definidos com SII pelos critérios clínicos, o acompanhamento da avaliação durante muitos anos raramente leva à mudança do diagnóstico.[2]

O diagnóstico final de SII geralmente é feito na atenção básica e não no PS. A avaliação no PS busca excluir causas mais urgentes para os sintomas do paciente.

Diagnóstico Diferencial

O diagnóstico diferencial da SII sintomática depende dos sintomas predominantes e inclui diversas alterações (Quadro 85.2). Avaliação para pancreatite, hepatite, cólica biliar ou alterações urológicas, incluindo urolitíase, pode ser apropriada, como indicado pelo padrão das queixas apresentadas.

Exame Diagnóstico

Nos indivíduos que se encaixam no padrão da SII, nenhum teste específico deve ser feito no PS.

Tratamento

Nem todos pacientes com SII necessitam de tratamento; a terapia deve ser iniciada somente se os sintomas afetarem a qualidade de vida. Terapias alimentares, comportamentais e farmacológicas são usadas na SII. A terapia específica é determinada pelo tipo de SII – SII-C, SII-D ou SII-M. As sugestões alimentares incluem alimentação com baixo índice de gordura, redução de açúcares não digestíveis e evitar os alimentos formadores de gases, porém, nenhuma dessas tem qualquer benefício comprovado. Embora os dados não estejam confluentes, evidências mais recentes sugerem que o suplemento de fibra pode ajudar a SII-C.[1]

Medicamentos com atividade antiespasmódica (p. ex., diciclomina, 20 a 40 mg, quatro vezes ao dia) são usados para cólica abdominal e narcóticos com ação periférica, como a loperamida (4 mg via oral, como dose inicial, seguida por 2 mg, para doses subsequentes), são usados para reduzir a diarreia. Antibióticos como rifaximina (550 mg, três vezes ao dia, por 14 dias) mostram reduzir os sintomas. Os laxantes osmóticos, como lactulose, podem ser úteis na constipação. Os antidepressivos tricíclicos e os inibidores seletivos da recaptação de serotonina são eficazes para determinados pacientes com SII. Evidências sugerem que óleo de hortelã e probióticos podem ter uso limitado.[4] Os medicamentos anti-inflamatórios não esteroides (AINEs) podem piorar os sintomas.

Disposição

SII não é doença com risco de vida e pode ser tratada em ambulatório, desde que outras alterações tenham sido excluídas. A procura

QUADRO 85.1

Critério Roma III para a Síndrome do Intestino Irritável

Dor abdominal recorrente ou desconforto ao menos 3 dias/mês nos últimos 3 meses associada a dois ou mais dos seguintes:
1. Melhora com defecação
2. Aparecimento associado a mudança na frequência das fezes
3. Aparecimento associado a mudança na forma (aparência) das fezes

De Kahn S, Chang L: Diagnosis and management of IBS. Nat Rev Gastroenterol Hepatol 7:565–581, 2010.

QUADRO 85.2

Diagnóstico Diferencial na Síndrome do Intestino Irritável

PREDOMÍNIO DE CONSTIPAÇÃO
Obstrução intestinal
Câncer
Adulto – aparecimento da doença de Hirschsprung
Retocele
Fechamento paradoxal do ânus durante defecação

PREDOMÍNIO DE DIARREIA
Infecção intestinal bacteriana ou parasitária
Doença inflamatória intestinal
Intolerância à lactose
Má absorção
Proctocolite por radiação
Doença celíaca

DOLOROSA
Doença inflamatória intestinal
Cólica ureteral
Obstrução intestinal
Doença diverticular
Refluxo ou úlcera gastresofágico
Doença hepática ou pancreática
Toxicidade por chumbo
Porfiria

---

pela terapia ideal geralmente envolve ensaios empíricos até que o ajuste correto seja encontrado. A alteração é crônica, mas, com a terapia apropriada, muitos pacientes apresentam melhora significativa na qualidade de vida.

DOENÇA DIVERTICULAR

Princípios

Doença diverticular é um mal da meia-idade e da civilização ocidental, que parece ter incidência crescente por razões não claras. A doença era desconhecida no ocidente antes do século 20 e ainda é rara em outras culturas. Estima-se que 5% a 10% das pessoas com mais de 45 anos de idade e 80% das com mais de 85 anos tenham divertículos. Esses são menos comuns nas pessoas abaixo de 40 anos de idade, representando aproximadamente 2% a 5% de todos os pacientes com a doença. A proliferação dessa doença coincidiu com a invenção e o uso generalizado do moinho de trigo, que remove a fibra contida na parte externa do grão do cereal. A coincidência promoveu a rotulagem da diverticulose como doença de deficiência moderna, embora a relação entre a diminuição na ingestão de fibra e a diverticulose tenha sido recentemente questionada.[5] Na África rural e na Ásia, onde a dieta é rica em fibra, desconhece-se a doença diverticular.

A diverticulose denota presença de divertículos no cólon. A maioria dos pacientes com essa condição é assintomática. A diverticulite consiste na inflamação do tecido diverticular, geralmente dolorosa. Estima-se que 10% a 25% dos pacientes com diverticulose desenvolva diverticulite.[6] A diverticulite complicada é definida pela presença de doença mais extensa, incluindo a formação de abscesso, peritonite, obstrução intestinal e formação de fístula.

A parede do cólon é penetrada em intervalos regulares por vasos sanguíneos, conhecidos como *vasa recta*, que abastecem as camadas intestinais internas. O local da penetração do vaso é aparentemente a parte mais fraca da parede do cólon, porque são nesses locais que se formam os divertículos. Embora o mecanismo patogênico exato seja desconhecido, uma teoria é que os divertículos se formam em resposta ao aumento da pressão dentro do cólon gerada quando o cólon processa fezes menores, sem fibras. Evidência experimental recente sugere que a inflamação crônica e a alteração na microbiota do intestino podem também ter influência.

Os pacientes com doença diverticular exibem pressão de descanso normal no cólon, mas pressão de pico mais elevada do que aqueles sem doença diverticular[6]; o que resulta na herniação da mucosa do cólon através da parede intestinal na *vasa recta*, criando pequenos apêndices semelhantes a sacos. Esses apêndices (divertículos) normalmente medem 5 a 10 mm de diâmetro, mas, em raras ocasiões, podem chegar a sacos enormes, que medem muitos centímetros transversalmente (divertículos gigantes do cólon). Os divertículos geralmente são assintomáticos. Os sintomas se desenvolvem quando há inflamação e ocorrem microperfurações do saco, resultando na inflamação das estruturas periféricas ao cólon e dor abdominal.

Classicamente, acredita-se que o saco diverticular fosse obstruído, conduzindo à estase e em infecção, apesar da falta de evidência da obstrução em amostras patológicas. Recentemente, foi demonstrado que o curso da diverticulite não é influenciado por terapia antibiótica, mas é afetado por agentes anti-inflamatórios. Amostras de tecido também evidenciam os marcadores da inflamação crônica, semelhantes àqueles encontrados na doença inflamatória intestinal.

Na diverticulite não complicada, somente a gordura periférica ao cólon está inflamada. Com o tempo, fleimão, abscesso ou perfuração grave podem se desenvolver. Toda a extensão da doença, além da gordura periférica ao cólon, é definida como diverticulite complicada. O segmento do cólon envolvido pode fistular em qualquer órgão adjacente, geralmente com a bexiga. O intestino adjacente pode tornar-se obstruído pelo efeito do abscesso ou pode resultar em íleo inflamatório. Os episódios recorrentes podem conduzir à estenose e subsequente obstrução do cólon.

Os divertículos podem também sangrar. Ocorre hemorragia grave em 3% a 5% de todos os pacientes com diverticulose e responde por aproximadamente 40% de todos os casos de hemorragia digestiva baixa. Sangramento notável ocorre na ausência de inflamação e normalmente é indolor. O uso de AINE está associado a esta complicação.

Características Clínicas

Diverticulose

Embora aproximadamente 75% permaneçam assintomáticos durante toda vida, os pacientes com diverticulose às vezes têm queixas abdominais crônicas não específicas, incluindo inchaço, cólica, excesso de gases e mudança nos hábitos intestinais. Em aproximadamente 10% a 30% dos pacientes, a diverticulite desenvolve-se a partir da diverticulose.

Diverticulite

Como a maioria dos divertículos encontrados nos ocidentais forma-se no lado esquerdo do cólon (no Japão predomina no lado direito do cólon), a apresentação típica da diverticulite é dor e sensibilidade persistentes no quadrante inferior esquerdo. A dor pode começar no hipogástrio antes de se localizar no quadrante inferior esquerdo e também pode ocorrer no pênis, bolsa escrotal ou na região suprapúbica. Diverticulite no lado direito pode manifestar-se como dor no quadrante inferior direito e é impossível distinguir clinicamente da apendicite. Achados adicionais sugerem diversas complicações – a sensibilidade difusa está associada a grave perfuração ou ruptura do abscesso; disúria está associada à fístula colovesical; massa está associada a abscesso; e vômito ou distensão abdominal está associada à obstrução intestinal. A matéria fecal ou os gases que emanam da vagina sugerem fístula colovaginal. Qualquer órgão adjacente pode estar envolvido no processo inflamatório. Pacientes diagnosticados recentemente com diverticulite, tratados em ambulatório, com antibióticos orais e que chegam ao PS ainda com sintomas ou piora, devem ser avaliados para a possibilidade de abscesso.

Cuidado especial deve ser dado aos pacientes idosos ou imunocomprometidos, porque os sinais e sintomas clínicos são muito menos acentuados, mesmo com doença mais grave. A perfuração, que é mais comum nesses pacientes (até 40%), manifesta-se com achados menos significativos e tem índice elevado de mortalidade.[6]

Diagnóstico Diferencial

A tentativa de diagnóstico da diverticulite pode basear-se apenas nos fundamentos clínicos; entretanto, o diagnóstico diferencial deve incluir o carcinoma do cólon, embora geralmente seja seguro esperar até depois que o episódio agudo tenha se resolvido para investigar essa possibilidade. Os diagnósticos adicionais a considerar incluem: colite (inflamatória ou isquêmica), cálculo ureteral, hérnia inguinal e patologia pélvica, incluindo gravidez ectópica ou doença inflamatória pélvica e patologia ovariana, com ou sem torsão do ovário. Deve haver suspeita de apendicite quando os sintomas forem predominantemente no lado direito. Em caso de dor abdominal difusa, a avaliação para outros problemas de ameaça à vida, incluindo extravasamento de aneurisma aórtico abdominal, peritonite, hemoperitôneo por gravidez ectópica e obstrução intestinal, deve ser realizada.

Exame Diagnóstico

Diverticulite não complicada

O diagnóstico clínico da diverticulite não complicada pode ser feito em pacientes com idade condizente que esteja apresentando dor e sensibilidade focal no quadrante inferior esquerdo com ausência de sinais ou sintomas que sugiram diagnóstico alternativo. Nenhuma massa ou irritação peritoneal deve ser encontrada no exame físico e exceto isso, o paciente deve parecer bem. Se o paciente se encaixar nesse quadro clínico, o tratamento pode ser iniciado empiricamente. Não é necessário teste laboratorial ou imagem diagnóstica. Os exames complementares são realizados principalmente para excluir diagnósticos alternativos. Quando o diagnóstico não está claro, podemos indicar exames para descartar doença ginecológica, renal, hepática, biliar ou pancreática, dependendo da apresentação do paciente e do grau de sofrimento. Deve-se considerar a tomografia computadorizada (TC) abdominal para os pacientes idosos e os imunocomprometidos para exclusão da possibilidade de apresentação sutil de diverticulite complicada.

Diverticulite Complicada

Tomografia Computorizada Abdominal. A TC abdominal, com contraste oral e/ou no cólon (pontuação adequada da American College of Radiologists [ACR] = 9) ou sem contraste (pontuação adequada da ACR = 6), é o método preferido de avaliação. A TC tem vantagem de avaliar o cólon e as estruturas em torno dele, facilitando assim o diagnóstico de diverticulite e, simultaneamente, avaliar a extensão da doença. Os achados na TC consistentes com diverticulite incluem presença de divertículos, inflamação da gordura periférica ao cólon, espessamento de mais de 4 mm da parede do intestino, ar abdominal livre e abscessos (Fig. 85.1). Ela também pode auxiliar no diagnóstico alternativo,

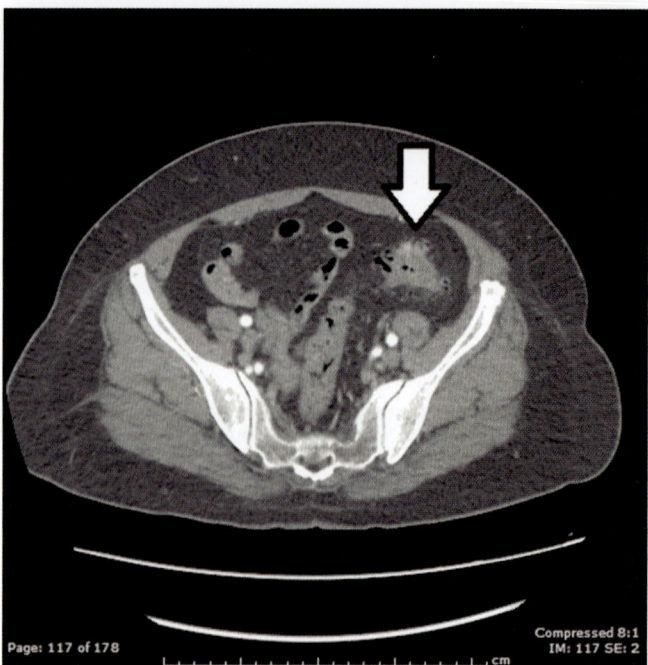

Fig. 85.1. Diverticulite não complicada (seta) mostrando múltiplas estruturas preenchidas com ar revestindo a borda esquerda do cólon (divertículo) e borda externa do segmento do intestino turva (aprisionamento de gordura) indicativo de inflamação.

quando há ausência de diverticulite. A sensibilidade e a especificidade para diverticulite variam de 69% a 95% e de 75% a 100%, respectivamente. O espessamento acentuado da parede do intestino, associado à diverticulite pode parecer câncer e podemos solicitar enema ou endoscopia de contraste para diferenciar entre os dois.

Enema de Bário. Embora o divertículo assintomático normalmente não requeira investigação, podemos usar exame com duplo contraste de bário, com radiografia simples, se a imagem for desejada. Entretanto, o bário deve ser evitado na diverticulite. O potencial para perfuração oculta pré-existente e subsequente risco de peritonite por bário limita sua utilidade.

Enema de Contraste Solúvel em Água. Embora, atualmente, raras vezes utilizado, o enema de contraste solúvel em água com radiografia simples é o método preferido de imagem, se for necessário estudo de radiografia simples no cenário agudo. Como o material de contraste geralmente abrange somente o lúmen intestinal, os enemas de contraste com radiografia simples fornecem menos informação sobre a extensão da doença fora do cólon que a TC.

Ultrassonografia. Exame com ultrassom pode detectar várias características patológicas da diverticulite, incluindo coleções de fluido em torno do cólon, parede do intestino mais espessa e hipoecoica e focos hiperecoicos adjacentes à parede intestinal, que sugerem inflamação na periferia do cólon. Os divertículos podem, ocasionalmente, ser visualizados pelo exame de ultrassom. Como frequentemente é o caso, a sensibilidade da imagem do ultrassom para esses achados varia significativamente com a experiência do operador. Atualmente, o papel da ultrassonografia na avaliação da diverticulite não é bem definido.

Colonoscopia. A colonoscopia é limitada à configuração aguda, por sua natureza mais invasiva, risco de perfuração e logística em providenciar esse procedimento emergencial.

Radiografia Simples sem Contraste. As radiografias simples do abdome geralmente não são úteis no diagnóstico da diverticulite, a menos que haja suspeita de obstrução ou perfuração intestinal.

Tratamento

Diverticulose

Recomenda-se que os pacientes com diverticulose sejam colocados em dieta de alto teor de fibra para a redução dos sintomas abdominais. O conselho comum antigamente – evitar alimentos que possam obstruir os divertículos, como nozes, sementes pequenas e pipoca – está desacreditado.[6]

Diverticulite não Complicada

Apesar da quantidade de evidência de que os antibióticos não fornecem benefício ao tratamento da diverticulite não complicada, há bastante controvérsia na recomendação para que ainda sejam usados. A diverticulite não complicada em paciente imunocompetente, não idoso, pode ser tratada em ambulatório, com antibióticos orais que deem cobertura às bactérias aeróbicas e anaeróbicas Gram-negativas (Quadro 85.3). Os pacientes podem ser colocados em dieta líquida para conforto, embora não seja imperativo. AINEs ou narcóticos são apropriados para o controle da dor. Evidência de suporte à dieta rica em fibra, para prevenção de recorrência após a resolução do episódio agudo é dúbia.[7]

Os pacientes com comorbidades ou outros problemas, incluindo incapacidade de tolerar líquidos orais, suporte social insuficiente ou incapacidade de cumprir o acompanhamento em prazo razoável (2 a 3 dias), devem ser considerados para hospitalização. Pacientes hospitalizados geralmente são tratados com antibióticos intravenosos (IV) (Quadro 85.4) e colocados no descanso intestinal, embora os pacientes hospitalizados por razões psicossociais possam ser tratados com medicamentos orais.

Diverticulite Complicada

Pacientes com diverticulite complicada devem ser hospitalizados e tratados com antibióticos IV e descanso do intestino. A consulta cirúrgica de emergência é indicada para pacientes com peritonite ou perfuração. Em alguns pacientes, técnicas mais novas que usam abordagem laparoscópica suplantam as técnicas cirúrgicas abertas.

QUADRO 85.3

Terapia Antibiótica Oral para Diverticulite não Complicada[a]

- Sulfametoxazol + trimetoprim, comprimido em dose dupla, duas vezes ao dia *e* metronidazol, 500 mg, a cada 6 horas *ou*
- Ciprofloxacino, 500 mg, duas vezes ao dia *e* metronidazol, 500 mg a cada 6 horas *ou*
- Amoxicilina + clavulanato, liberação prolongada, 1.000/62,5 mg, dois comprimidos, duas vezes ao dia

[a]Todos os regimes orais devem ser tomados por 5 a 10 dias.

QUADRO 85.4

Cobertura Antibiótica Intravenosa para Microbiota Intestinal

INFECÇÃO LEVE A MODERADA
- Ticarcilina – clavulanato, 3,1 g IV, a cada 6 horas *ou*
- Ciprofloxacino, 400 mg IV, a cada 12 horas *e* metronidazol, 1 g IV, a cada 12 horas

INFECÇÃO GRAVE
- Ampicilina, 2 g IV, a cada 6 horas *e* metronidazol, 500 mg IV, a cada 6 horas (*e* gentamicina, 7 mg/kg, a cada 24 horas *ou* ciprofloxacino, 400 mg IV, a cada 12 horas)
- Imipenem, 500 mg IV, a cada 6 horas

O contínuo declínio clínico, septicemia resistente ao tratamento médico ou nível alto de suspeita de carcinoma, justificam a consulta cirúrgica urgente. Pequenos abscessos podem ser tratados somente com antibióticos IV (Quadro 85.4), enquanto os abscessos maiores são drenados percutaneamente ou cirurgicamente. A obstrução do intestino durante crise de diverticulite geralmente é autolimitada e se resolve com tratamento conservador. A diverticulite recorrente crônica pode resultar em estenose. As fístulas geralmente são reparadas cirurgicamente, mas normalmente não são emergências.[6]

Tratamento Definitivo

Não se sabe se o tratamento médico ou alimentar é benéfico na diverticulose. O único modo comprovado de erradicação dos divertículos é a remoção cirúrgica do segmento afetado do cólon. É provável que a maioria dos pacientes que se recuperam da primeira crise de diverticulite permaneça assintomática por muitos anos. De acordo com alguns especialistas, pacientes mais novos (isto é, < 40 anos de idade) devem submeter-se à ressecção eletiva depois do primeiro episódio de diverticulite pelo maior risco de um segundo episódio, mas esta recomendação foi questionada em estudos recentes.[8] A maioria das ressecções pode ser feita por laparoscopia, em procedimento único (sem colostomia). Estimativas de recorrência da doença diverticular depois da ressecção variam de 3% a 27%, com até 25% dos pacientes ainda apresentando dor intermitente crônica.[9]

Disposição

Pacientes mais novos e os imunocompetentes com diverticulite não complicada podem receber alta com antibióticos orais e encaminhamento para avaliação de acompanhamento dentro de 2 a 3 dias para determinação do sucesso do tratamento. Aproximadamente 90% dos pacientes têm resolução eficaz com esta abordagem.[7] Pacientes que não melhoram com acompanhamento devem submeter-se a exame de imagem para procurar por abscesso e devem ser hospitalizados para a terapia antibiótica IV. Dos pacientes tratados por meio de medicamentos na primeira crise de diverticulite não complicada, 95% permanecem sem sintomas pelos 2 anos seguintes e 80% a 90% continuam sem sintomas. Embora, no passado, fosse recomendado que todos pacientes deveriam submeter-se à avaliação para câncer de cólon quando o episódio agudo estivesse resolvido por causa da alta incidência da coexistência do câncer, evidência recente sugere que não é necessária.[10]

Todos pacientes com diverticulite complicada requerem hospitalização para terapia antibiótica IV e descanso intestinal. A maioria dos pacientes (65% a 85%) recupera-se apenas com tratamento clínico, o restante requer intervenção cirúrgica. Os resultados geralmente são bons, com índices de mortalidade que variam de 1% a 6% para todos pacientes, aumentando para 12% a 18% para os pacientes que necessitam de cirurgia.

OBSTRUÇÃO DO INTESTINO GROSSO

Princípios

A obstrução do intestino grosso (OIG) é muito menos comum que a obstrução do intestino delgado, mas OIG é uma condição mais assustadora, porque frequentemente está associada à doença maligna. De todos os casos cirúrgicos que envolvem OIG nos Estados Unidos, 50% são resultado de câncer colorretal e até 20% dos pacientes com câncer de cólon desenvolvem obstrução aguda. As aderências, causas comuns de obstrução do intestino delgado, ocasionam somente pequeno número de OIGs. Outras causas incluem volvo, doença diverticular, impacção fecal, estenose (geralmente relacionada com a doença inflamatória do intestino ou isquemia crônica do cólon), aderências, hérnias e pseudo-obstrução. A maioria das causas é tratada cirurgicamente, mas a pseudo-obstrução responde bem ao tratamento clínico.

Quando a obstrução mecânica é causada por lesão obstrutiva, dentro do intestino (carcinoma) ou fora do intestino (abscesso diverticular, volvo), o intestino torna-se muito dilatado, com ar e fluido que não podem passar distalmente. Conforme a distensão aumenta, cresce a pressão intraluminal. Quando essa se aproxima da pressão sistólica, o fluxo sanguíneo da parede intestinal fica comprometido e o edema se estabelece, com subsequente transudação do fluxo dentro do lúmen. Essa transudação juntamente com reabsorção menor do fluido intraluminal conduz à desidratação. Eventualmente, conforme o fluxo arterial à parede do intestino é comprometido, há desenvolvimento de isquemia e gangrena. A translocação das bactérias do intestino comprometido pode conduzir à septicemia. Se o processo não for interrompido, ocorre a perfuração da parede do intestino.

A pseudo-obstrução, também denominada *síndrome de Ogilvie*, ocorre por mecanismo completamente diferente. Ela é definida como OIG onde nenhuma lesão obstrutiva pode ser identificada. Esta condição geralmente é encontrada nos pacientes com condições de comorbidades agudas significativas. Os pacientes normalmente têm histórico de traumatismo espinal ou retroperitoneal, graves distúrbios eletrolíticos ou exposição a narcóticos. Acredita-se que o mecanismo envolve o mau funcionamento do controle autônomo do intestino. As mudanças fisiopatológicas observadas com a pseudo-obstrução são as mesmas das descritas para a obstrução mecânica.

Características Clínicas

As queixas normalmente apresentadas na OIG são dor e distensão abdominais, obstipação e vômito. O prazo dentro do qual esses sintomas se desenvolvem varia de acordo com a rapidez do aparecimento da obstrução. OIG associada a volvo pode desenvolver-se rapidamente, enquanto a obstrução por câncer tende a ser gradual. Os pacientes reavaliados, no curso da obstrução, podem estar significativamente desidratados. Febre ou taquicardia devem suscitar investigação para gangrena e perfuração. Massa abdominal palpável pode representar tumor, abscesso ou simplesmente distensão do intestino. Exame retal é útil para procurar massa que cause obstrução retal ou grande volume de fezes duras no reto, consistente com impacção fecal.

Diagnóstico Diferencial

As causas mais comuns de OIG são: câncer colorretal (53%), volvo (17%), diverticulite (12%) e compressão por doença metastática (6%). Outras causas menos comuns são: estenose, hérnia encarcerada, impacção fecal, aderência e pseudo-obstrução.

Exame Diagnóstico

Testes laboratoriais

A mensuração dos eletrólitos pode ser útil no direcionamento da terapia de reposição de fluido e eletrólitos. Contagem elevada dos leucócitos (leucocitose) deve levantar suspeita para gangrena no intestino, enquanto anemia sugere a possibilidade de câncer colorretal.

Exames de Imagem

Radiografia simples. Distensão do cólon é característica da OIG (Fig. 85.2), embora o intestino delgado possa também estar distendido se a válvula ileocecal for ineficiente. Em alguns casos, o intestino delgado, cheio de gases, pode obscurecer a visualização do cólon, e conduzir a erro de diagnóstico de obstrução do intestino delgado. Diâmetro cecal que exceda 12 cm está associado a risco mais elevado de perfuração, mas sabe-se que essa ocorre em diâmetros menores.[11] A localização e a causa reais da OIG geralmente não são evidentes em incidências únicas.

Tomografia computadorizada. TC é ferramenta valiosa para determinarmos a causa da obstrução, especialmente se esta for abscesso ou intussuscepção diverticular. Ela tem a capacidade de localizar a lesão obstrutiva em 96% dos casos.[12] Isso normalmente

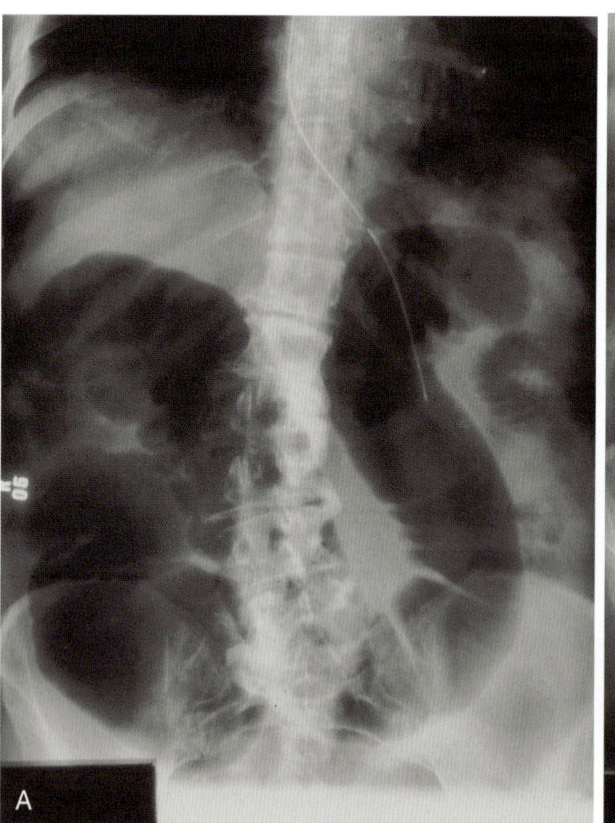 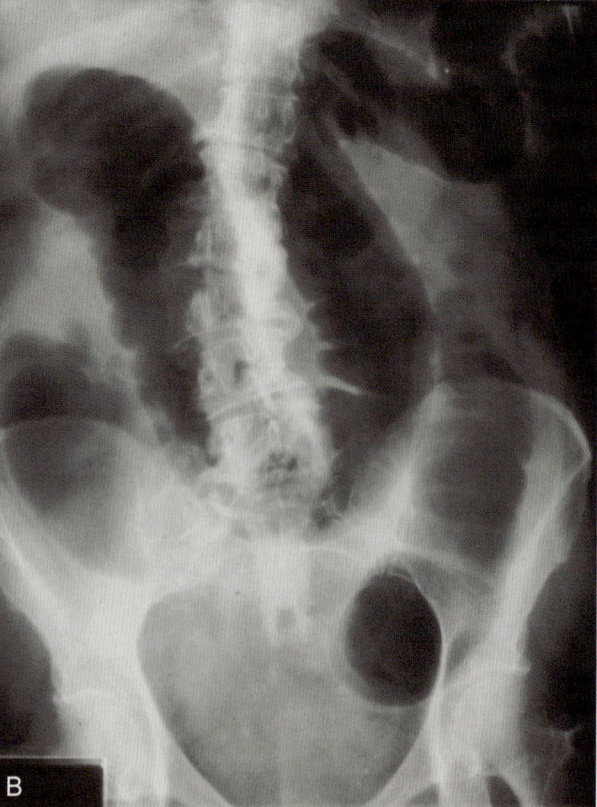

Fig. 85.2. Radiografia simples mostrando obstrução do intestino grosso no cólon sigmoide causado por carcinoma. **A**, Visão vertical. **B**, Visão em decúbito dorsal.

é menos útil na pseudo-obstrução, onde é necessário colonoscopia ou enema com contraste solúvel em água para o diagnóstico.

Colonoscopia e Enema com Contraste Solúvel em Água.
Os pacientes cuja causa da obstrução não é conhecida e que não são candidatos à intervenção cirúrgica urgente, devem submeter-se a enema com contraste solúvel em água ou à colonoscopia para determinar a causa da obstrução. Essa estratégia diagnóstica é muito mais exata para excluir a pseudo-obstrução do que imagem.

Tratamento

Tratamento no PS é direcionado ao alívio dos sintomas. Reidratação, reposição de eletrólitos e o controle da dor são as primeiras preocupações. A descompressão gástrica com sonda nasogástrica pode ser útil nos casos em que o vômito é proeminente ou quando há evidência de acúmulo de fluido e gases no intestino delgado; independentemente, o paciente deve ser mantido em "nada por boca". Antibióticos são indicados, se houver suspeita de gangrena ou perfuração (Quadro 85.4). O tratamento definitivo depende da causa da obstrução. Alguns abscessos diverticulares podem ser drenados percutaneamente, enquanto o volvo sigmoide ou a pseudo-obstrução pode ser descomprimido por endoscopia. A doença diverticular e o volvo sigmoide eventualmente necessitam de procedimento cirúrgico eletivo para prevenção de recorrência, embora geralmente possa ser postergada. Carcinoma, volvo cecal, estenose, intussuscepção, aderências e hérnias são tratados, principalmente, por cirurgia. Na obstrução maligna do lado esquerdo do cólon, pode-se fazer a colocação de *stent* paliativamente ou como ponte para a cirurgia.[11,13]

Contanto que a possibilidade de perfuração não seja preocupação imediata, a pseudo-obstrução é controlada nas primeiras 24 horas com descanso do intestino, hidratação e controle de quaisquer comorbidades agudas. Se a descompressão do cólon falhar, pode-se tentar intervenção colonoscópica ou farmacológica (p. ex., neostigmina), indicando cirurgia para os casos refratários.

Disposição

A maioria dos casos de OIG necessita de intervenção (cirúrgica, endoscópica ou percutânea) para alcance da resolução. Todos os pacientes requerem hospitalização e consulta com especialista capaz de realizar o procedimento apropriado. Consulta cirúrgica emergencial é justificada para pacientes com evidência de gangrena ou perfuração intestinal.

VOLVO

Princípios

O volvo do cólon ocorre quando a alça do intestino torce e obstrui o lúmen intestinal. Responde por 1% a 7% de todas as OIGs.[14] Ocorre em todos os grupos etários, mas os idosos (média da idade, 60 a 70 anos) são afetados mais frequentemente. Um terço dos casos dos países desenvolvidos ocorre com pacientes institucionalizados.[14] A maioria dos casos é dividida aproximadamente em parte iguais entre cólon sigmoide e ceco, embora possa ocorrer em todas as outras áreas do cólon. O volvo sigmoide normalmente é uma doença de idosos e o índice de mortalidade excede 50% nos pacientes com intestino gangrenoso. Na ausência de gangrena no intestino, o risco de morte é menor que 5%.[14]

Volvo Sigmoide

A exigência anatômica para o volvo sigmoide é uma longa seção do sigmoide, unida à parede abdominal por estreita faixa do mesentério. A fixação estreita permite que o mesentério gire sobre si mesmo, obstruindo o lúmen intestinal. Depois que o cólon gira sobre ele mesmo, a região proximal do cólon continua a forçar gás e líquido para dentro do segmento obstruído, causando, às vezes, dilatação maciça à distal do cólon. Podem ocorrer alterações nos eletrólitos, secundárias à formação do terceiro espaço e o comprometimento respiratório ocorre ocasionalmente pela grande distensão abdominal. Se a condição for deixada sem tratamento, o suprimento vascular pode tornar-se comprometido, resultando em gangrena e perfuração, aproximadamente 10% dos pacientes desenvolvem gangrena do segmento afetado.

Não está claro qual é o precipitador exato de um episódio agudo de volvo. Alimentação rica em fibra tem sido apontada; constipação crônica está associada ao volvo, mas não está claro como as duas condições estão relacionadas. Pacientes institucionalizados em longo prazo e com doença neurológica ou psiquiátrica estão predispostos ao volvo sigmoide, possivelmente como resultado das alterações na motilidade do cólon. Nenhuma associação à cirurgia precedente foi observada.

Volvo Cecal

Como no volvo sigmoide, um segmento móvel do ceco é um pré-requisito à doença. Esta mobilidade parece ser o resultado da fusão, congenitamente incompleta, do mesentério cecal à parede abdominal posterior. Estudos em cadáveres mostraram que 11% a 25% da população adulta têm ceco móvel o suficiente para causar torção. Apesar desses achados, o volvo sigmoide é relativamente raro, implicando que outro fator coexistente, como traumatismo, adesão ou malignidade possa estar presente.[15] A tendência ao volvo cecal pode estar relacionada com o espaço disponível dentro do abdome. As mulheres parecem ter risco mais alto de volvo cecal durante a gravidez, presumivelmente pelo aglomerado da cavidade abdominal causado pelo útero ampliado. Mesmo na gravidez a condição ainda é rara, ocorrendo aproximadamente uma por milhões de gravidezes. A gangrena do intestino é comum em 20% dos pacientes.

Características Clínicas

Volvo sigmoide

A característica do volvo sigmoide é a tríade de dor abdominal, distensão e constipação. A extensão a que o cólon sigmoide pode girar sobre ele mesmo varia, por isso a apresentação pode oscilar de sutil a significativa. O quadro clínico varia de mínimo desconforto abdominal, presente por vários dias, ao aparecimento agudo de dor abdominal intensa associada à distensão abdominal grave e sinais vitais instáveis. Às vezes, o diagnóstico do volvo sigmoide não é feito até que o paciente esteja hospitalizado por algum tempo, em média 3 ou 4 dias entre o início do sintoma e o diagnóstico com algum exame.

O exame físico pode revelar abdome timpânico, distendido, frequentemente com a maior porção da distensão no abdome superior, mas principalmente unilateral. Pacientes podem parecer bem para a quantidade de distensão encontrada. Dor abdominal significativa, febre, ausência dos ruídos intestinais, peritonite ou instabilidade cardiovascular sugerem intestino gangrenoso e devem incitar consulta cirúrgica imediata. Entretanto, a ausência desses achados não exclui gangrena e a duração apenas dos sintomas não é prognóstico de gangrena.

Volvo Cecal

Embora a maioria dos pacientes (90%) tenha dor abdominal, a tríade clínica de dor abdominal, distensão e constipação é inconsistente. Os padrões de apresentação variam em espectro semelhante àquele do volvo sigmoide. Vômito é visto em apenas 50% dos pacientes.

Diagnóstico Diferencial

Qualquer processo que cause OIG pode ser semelhante ao volvo, incluindo doença neoplásica, íleo paralítico, megacólon tóxico e pseudo-obstrução.

Exame Diagnóstico

Volvo Sigmoide

Na maioria dos casos, o diagnóstico de volvo sigmoide pode ser feito com radiografias simples.[16,17] A alça do cólon grosseiramente distendida, sem haustrações é típica e vista tão frequente no lado direito do abdome quanto no lado esquerdo (Fig. 85.3). O intestino pode ter a aparência de um tubo dobrado para o interior. Podemos ver ar livre na radiografia de tórax, na posição vertical ou na radiografia de decúbito lateral do abdome em pacientes que tenham perfuração. Nas radiografias simples, os gases que voltam para dentro do restante do cólon podem obscurecer a aparência de um volvo sigmoide, o que resulta em número significativo de exames não diagnosticados. A obstrução do volvo cecal e do intestino por outras causas pode ter aparência radiográfica semelhante. Quando há dúvida quanto ao diagnóstico, enema com contraste pode ser útil. O material de contraste preenche do cólon até a ponto onde a torção se afunila, dando a aparência de bico de pássaro à coluna de contraste (Fig. 85.4). A sigmoidoscopia é diagnóstica em muitos casos, visualizando a torção em espiral semelhante ao esfíncter na mucosa do cólon. A TC, quando usada, também é muito acurada, mas a maioria dos diagnósticos pode ser feita sem ela.[17,18]

Volvo Cecal

Radiografias simples geralmente são úteis no estabelecimento do diagnóstico de volvo cecal, mas os achados não são definitivos em até 50% dos casos. O ceco deve estar acentuadamente dilatado e deve conter certo nível de ar e/ou fluido. O intestino delgado geralmente também está distendido. Em contraste, com o volvo sigmoide, o cólon distal deve ter escassez de gás (Fig. 85.5).[19] O clássico sinal de grão de café, uma grande sombra oval de gás com uma linha ao meio representa o intestino dobrado sobre ele mesmo, pode ser visto no centro do abdome. Ar livre sugere perfuração e necessita de consulta cirúrgica emergencial. Erro comum é a interpretação errada da radiografia simples como mostrando volvo sigmoide. Se o diagnóstico não estiver claro, enema de contraste é útil para mostrar o local da torsão. A imagem do ultrassom geralmente não é útil. Na TC, podemos ver sinal do mesocólon girado (Fig. 85.6), indicando segmento torcido do mesentério; as reconstruções multiplanares são especialmente úteis.[20] Em muitos casos, o diagnóstico definitivo do volvo cecal é fornecido somente na cirurgia.

Tratamento

Volvo Sigmoide

Embora possa ocorrer redução espontânea do volvo sigmoide, não é frequente o suficiente para que seja uma indicação de tratamento. Se não houver evidência clínica de gangrena do intestino, deve-se tentar a distorção endoscópica por operador experiente, durante a qual um tubo flexível lubrificado é introduzido através da obstrução. Com a descompressão de gás e líquido das fezes, o intestino é capaz de destorcer sem intervenção. A descompressão endoscópica é eficaz em 50% a 90% dos casos.[18] Se o paciente apresenta intestino gangrenoso ou o volvo não responde à descompressão endoscópica, indica-se a cirurgia. Estima-se que os índices de recorrência sejam de 60%; a ressecção eletiva do sigmoide redundante é recomendada após a resolução do episódio agudo. A taxa de mortalidade para o volvo sigmoide é de 20% na população geral e excede 50% na subpopulação dos pacientes com gangrena.

Volvo Cecal

A natureza proximal do ceco torna-o de difícil manipulação endoscópica; o volvo cecal requer ressecção do ceco por técnica aberta ou laparoscópica.[21] A recorrência é rara depois da ressecção.

Disposição

Todos os pacientes com volvo requerem hospitalização para intervenção invasiva.

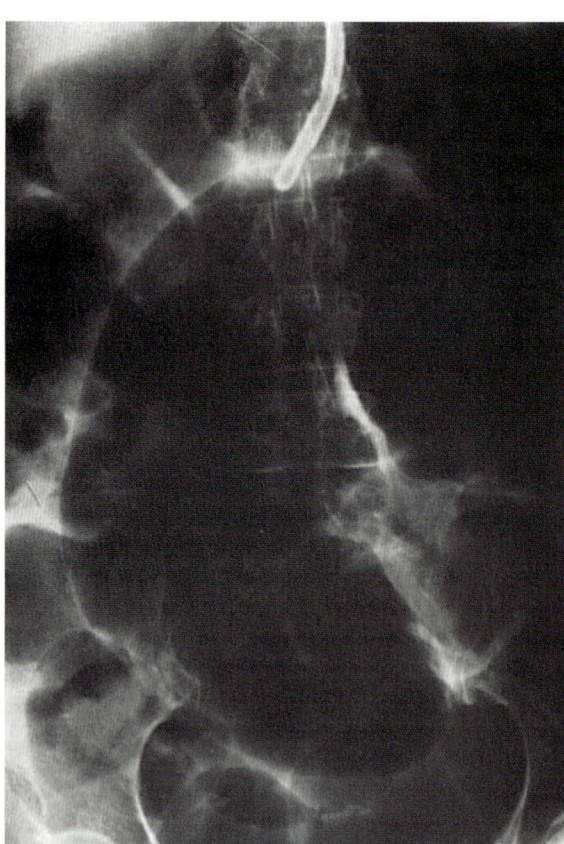

Fig. 85.3. Filme simples do abdome mostra alça ampla, dilatada, característica de volvo sigmoide.

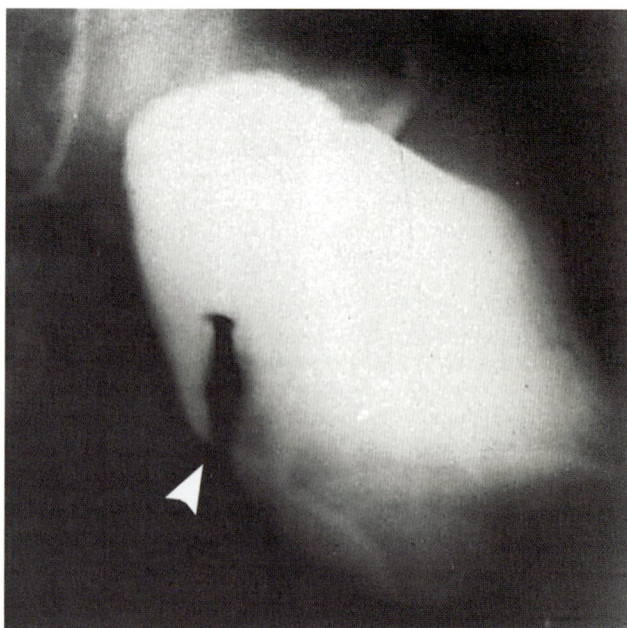

Fig. 85.4. Sinal de bico de pássaro característico de volvo (*ponta da seta*) mostrado nesta imagem de exame de enema baritado.

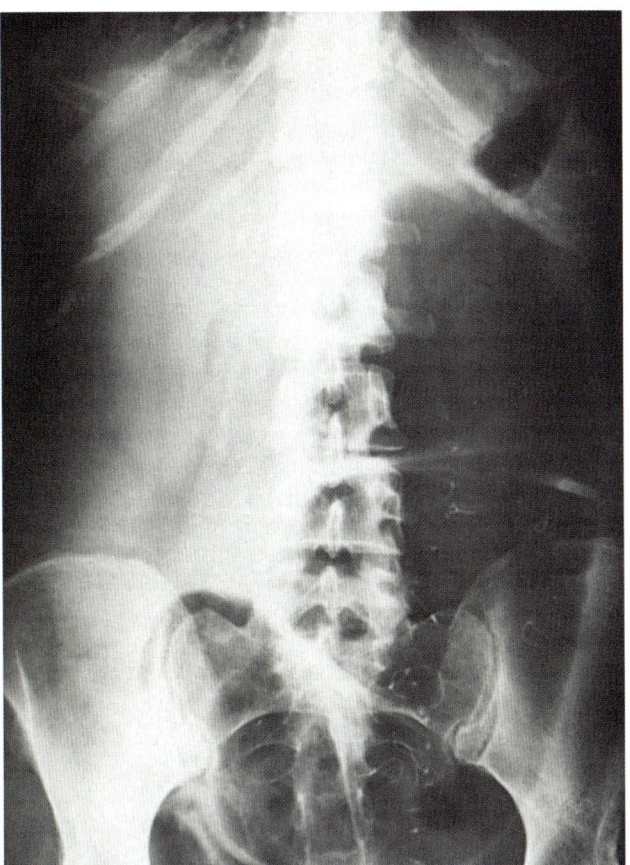

Fig. 85.5. Radiografia simples mostra cólon distendido característico de volvo cecal. Note a apresentação no quadrante inferior esquerdo e ausência de sombras de gases no lado direito.

INTUSSUSCEPÇÃO

Princípios

A intussuscepção é considerada a principal causa de obstrução do intestino nas crianças e a segunda causa mais comum de abdome agudo nas crianças, depois de apendicite.[22] A incidência máxima nos pacientes pediátricos é entre 4 e 10 meses de idade.[22-26] Ao contrário, a intussuscepção no adulto é rara e responde por apenas 5% de todas as intussuscepções,[23] e frequentemente está mais associada a neoplasias e às malignidades coexistentes.[27] Nos adultos, a condição ocorre em qualquer idade, em média aos 65 anos. A proporção masculino-feminino é de aproximadamente 3:1 nas crianças, mas nos adultos não há prevalência de gênero.

A intussuscepção tem ganhado atenção pública por causa da associação com a vacina contra o rotavírus. Os benefícios da vacina contra o rotavírus compensam os pequenos riscos da intussuscepção.[28,29]

O mecanismo exato da intussuscepção é desconhecido, mas acredita-se que um ponto da lesão muda as propriedades de motilidade do intestino, permitindo que o segmento proximal invagine dentro do segmento mais distal. Conforme a atividade peristáltica empurra o segmento invaginado, juntamente com o mesentério e os vasos sanguíneos mesentéricos distalmente abaixo do intestino, o suprimento sanguíneo do segmento pode ser comprometido e ocorrer isquemia. Edema associado à intussuscepção pode conduzir à obstrução mecânica do intestino. Se não tratado imediatamente, a redução do suprimento de sangue pode conduzir à necrose e à perfuração do intestino. As localizações mais comuns estão nas junções entre os segmentos que se movem livremente, retroperitoneais ou segmentos fixos por aderências.

Na maioria dos bebês, a intussuscepção envolve a invaginação do íleo através da válvula ileocecal dentro do ceco. Das intussuscepções nas crianças, 95% são idiopáticas.[30] Na população pediátrica, há associação comum à hiperplasia das placas de Peyer, secundária às infecções virais; 80% a 90% dos casos no adulto têm causa identificável. As intussuscepções no adulto, que ocorrem no intestino delgado, são causadas por lesões benignas 60% das vezes; o restante é causado por malignidade (30%) ou é idiopática (10%). Em contraste, a maioria das intussuscepções do cólon (60% a 65%) é causada por malignidade.

Características Clínicas

A intussuscepção manifesta-se em um de dois padrões, agudo ou subagudo. Na intussuscepção pediátrica, o padrão é agudo, com aparecimento abrupto de dor abdominal intermitente, como cólica, que pode causar episódios de choro e de puxar os joelhos de encontro ao abdome. Nos adultos, o mais comum é a obstrução intestinal parcial aguda, porque menos de 20% das intussuscepções causam obstrução completa. A típica queixa apresentada é a dor abdominal, depois vômito e sangramento retal. Constipação também pode estar presente. O abdome pode estar distendido e os ruídos intestinais geralmente estão diminuídos. Massa raramente é palpável; a tríade clássica de dor abdominal, massa e fezes com sangue notadas nas crianças é encontrada em menos de 50% das intussuscepções pediátricas e é raramente encontrada nos adultos.[31] De modo semelhante, fezes como geleia de morango e alteração do nível de consciência são apresentações raras e ocorrem frequentemente no final da progressão da doença. A presença de choro, massa abdominal, palidez e vômito são indicadores clínicos da intussuscepção pediátrica. Individualmente, cada variável não é útil, mas quando as quatro estiverem presentes, há grande probabilidade da doença.[26]

A apresentação subaguda é muito mais sutil, com dor abdominal intermitente por meses. O diagnóstico geralmente é feito somente quando a dor se torna implacável ou recorrente o bastante para imagem imediata.

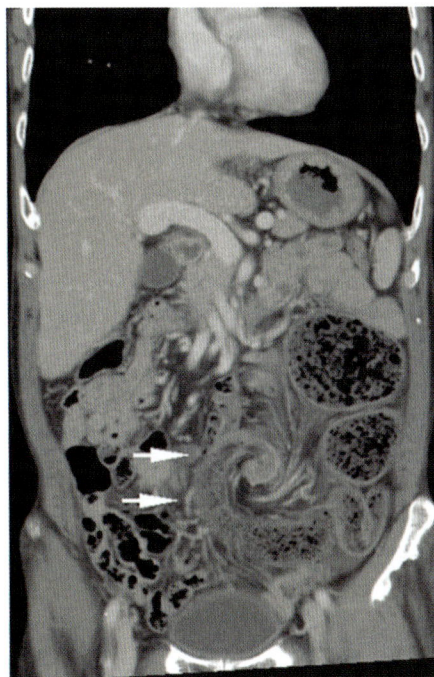

Fig. 85.6. TC do mesentério e intestino torcidos em turbilhão-padrão (setas), neste caso de volvo sigmoide. (De Shaw W, Huang C, Hung T, Yeh Y: Typical whirl sign in sigmoid volvulus. J. Emerg Med 46:383–384, 2014.)

Diagnóstico Diferencial

O diagnóstico diferencial inclui outras causas de obstrução do intestino.

Exame Diagnóstico

Exame de ultrassom

A ultrassonografia é útil na detecção da intussuscepção, mas não é tão útil quanto a TC em excluir outros diagnósticos. Pelo melhor treinamento técnico dos operadores, o ultrassom é o principal teste diagnóstico usado na população pediátrica.[25] Visão transversal da intussuscepção tem formato de rosquinha ou de alvo, com múltiplos anéis concêntricos. A visão longitudinal tem aparência semelhante àquela do rim (também chamado de sinal de pseudorrim), com área central brilhante, geralmente cercada por camada exterior mais escura (Fig. 85.7).

Radiografia Simples

A radiografia simples é um exame razoável de imagem nos pacientes com suspeita de obstrução do intestino, mas geralmente mostra somente dilatação não específica do intestino grosso.

Tomografia Computadorizada

A TC geralmente é o exame mais útil para pacientes adultos com suspeita de intussuscepção, mas não pode detectar a intussuscepção real em até 50% dos casos. Os achados característicos na TC incluem massa de tecido mole no formato de alvo ou de salsicha, com efeito em camadas, com os vasos mesentéricos dentro do lúmen intestinal (Fig. 85.8).

Enema Baritado

Embora o exame com enema baritado possa demonstrar intussuscepção e mesmo reduzi-la, é um exame menos desejável do que a TC ou o ultrassom para diagnóstico inicial. Não deve ser realizado nos pacientes com suspeita de perfuração do intestino.

Colonoscopia

A colonoscopia é útil na definição da lesão que causa intussuscepção, mas geralmente não detecta a intussuscepção.

Tratamento

Na intussuscepção pediátrica, o tratamento de escolha para a criança estável é a tentativa de redução pneumática ou hidrostática, quando os recursos radiológicos apropriados estão disponíveis. Isso pode reduzir a necessidade de cirurgia e a causa geralmente é benigna. A redução da intussuscepção pediátrica é tratamento suficiente em 80% dos pacientes.

A cirurgia é necessária na maioria dos casos de intussuscepção no adulto. Por causa da incidência elevada de malignidade e da preocupação da disseminação das células malignas dos pontos potencialmente malignos, a redução geralmente não é tentada em adultos antes da exploração cirúrgica. Recomenda-se o tratamento cirúrgico para os pacientes que estão gravemente doentes, que tenham evidência de perfuração, para quem a redução não operatória é malsucedida, quem precisa de avaliação ou ressecção de ponto patológico, ou quem é tratado em estabelecimento onde os recursos radiológicos não estão disponíveis. O cuidado no PS é de suporte e visa a melhora de fluido, descompressão do estômago, com sonda nasogástrica; reconhecimento da perfuração, administração de antibióticos, se houver suspeita de comprometimento do intestino e marcação da consulta cirúrgica no prazo apropriado. Ocasionalmente, a intussuscepção pode se resolver espontaneamente, mas, ainda assim, devemos realizar avaliação para exclusão de ponto patológico.

Disposição

Todos os pacientes diagnosticados com intussuscepção necessitam de hospitalização. A mortalidade operatória tende a ser mínima.

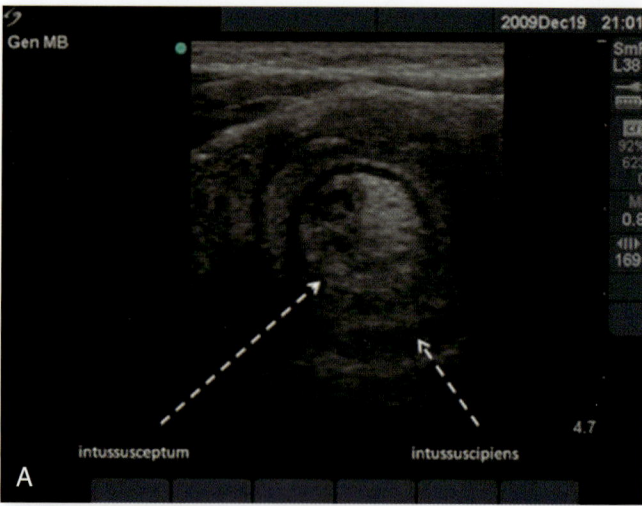
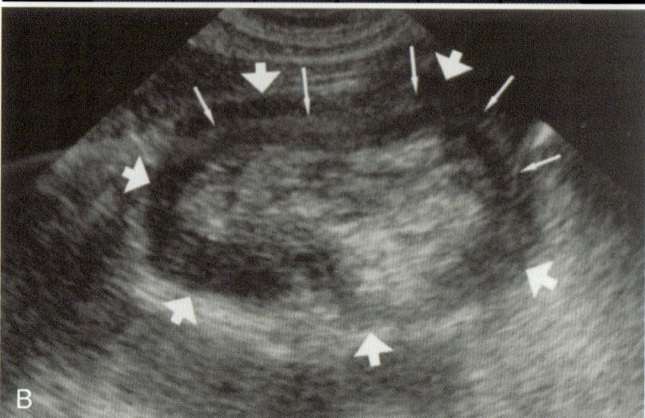

Fig. 85.7. Ultrassom de intussuscepção. **A**, Visão transversa mostrando forma de rosquinha ou de alvo, com múltiplos anéis concêntricos. **B**, Visão obliqua transversa do ultrassom mostrando massa em forma de rim (sinal de pseudorrim). As setas maiores indicam margem externa do intestino; as setas menores indicam as superfícies contíguas do intestino semelhante a telescópio. (**A** de Riera A, Hsiao AL, Langhan ML, et al.: Diagnosis of intussusception by physician novice sonographers in the emergency department. Ann Emerg Med 60:264–268, 2012; **B** de Dean AJ, Lafferty K, Villanueva TC: Emergency medicine bedside ultrasound diagnosis of intussusception in a patient with chronic abdominal pain and unrecognized Peutz-Jeghers syndrome. J. Emerg Med 24:203–210, 2003.)

DOENÇA INFLAMATÓRIA INTESTINAL

Princípios

A doença inflamatória intestinal (DII) inclui duas doenças clinicamente semelhantes, porém distintas, a doença de Crohn (DC) e a colite ulcerativa. Ambas as doenças são caracterizadas pela inflamação crônica e recidiva imprevisível do trato gastrintestinal. Estima-se que mais de 1 milhão de pessoas, nos Estados Unidos, sejam afetadas pela DII. Os casos são divididos aproximadamente entre o DC e a colite ulcerativa, com incidência anual de ambas de 10 casos/100.000. A prevalência é mais comum na América do Norte e na Europa e muito menos comum em populações da Ásia e África.[32] DII pode ocorrer em todas as idades, com pico entre 15 e 30 anos de idade.[33] Até 25% dos casos de DII desenvolvem-se durante a infância ou adolescência, enquanto que 10% a 15% dos pacientes recebem o diagnóstico com mais de 60 anos de idade. Tratamento em longo prazo da DII é um processo complexo, em etapas que envolvem múltiplos medicamentos e cirurgia. Os objetivos da avaliação no PS são: (1) reconhecimento de potenciais novos casos da DII; (2) consideração e exclusão das complicações sérias nos

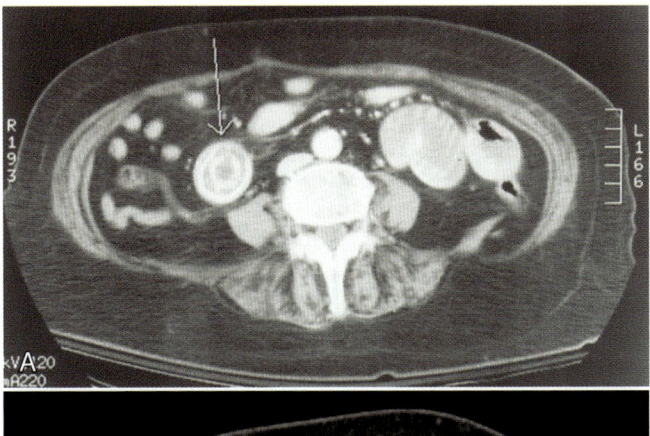
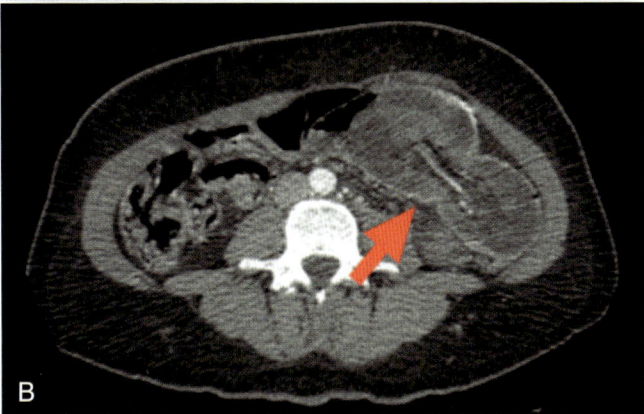

Fig. 85.8. TC com intussuscepção. **A**, massa de tecido mole no formato de alvo ou de salsicha com efeito de camadas, com vasos mesentéricos dentro do lúmen intestinal. **B**, Sinal de pseudorrim (*seta*). (**A** de Davis JM, Vilke GM: An elderly patient with intussusception. J Emerg Med 24:221–222, 2003; **B** de Shyy W, Knight RS, Teismann NA: Ultrasound disgnosis of adult intussusception. J. Emerg Med 49:498–499, 2015.)

pacientes com DII; e (3) identificação dos pacientes com DII que necessitam de cuidado hospitalar. Os planos de tratamento são mais bem desenvolvidos em consulta com médico experiente no tratamento em longo prazo.

Considera-se que a DII se desenvolve como resultado de alteração do sistema imune, dirigido por resposta imune à microbiota intestinal normal, em hospedeiro geneticamente susceptível.[34] Essencialmente, é a perda da tolerância normal a essas bactérias. Encontra-se uma maior prevalência familiar nos pacientes diagnosticados quando jovens, enquanto os modificadores ambientais são considerados influenciar o aparecimento tardio. Resulta em inflamação crônica do intestino, que pode conduzir a complicações e manifestações extraintestinais.

Colite Ulcerativa

A colite ulcerativa causa inflamação e ulceração em todo o cólon e no reto, mas não no intestino delgado. A inflamação é mais superficial do que na DC. Normalmente, a inflamação existe como lesão contínua originada no reto, que se estende a uma distância variável dentro do cólon, embora os casos de doença descontínua (chamadas lesões salteadas) semelhantes às da DC sejam relatados na colite ulcerativa. O índice de concordância entre gêmeos idênticos é baixo (6% a 14%), sugerindo que outros fatores, sem ser os genéticos, estão envolvidos. A mudança no estilo de vida ocidental está associada a risco maior, e o estresse pode provocar exacerbações.[32]

As artropatias inflamatórias e a colangite esclerosante primária são as manifestações extraintestinais mais comuns da colite ulcerativa. Outras manifestações extraintestinais incluem o envolvimento da pele, olhos e ossos.

Doença de Crohn

A DC pode afetar qualquer parte do trato gastrintestinal, geralmente a distal do intestino delgado e a proximal do cólon e, menos comum, o esôfago, o duodeno ou o estômago. Por causa da inflamação transmural, o desenvolvimento de estenose intestinal, abscessos ou fístulas dos órgãos adjacentes são potenciais complicações. A concordância entre gêmeos idênticos é de 45% a 50% e as mutações genéticas têm sido identificadas, o que sugere forte predisposição genética, modificada por outros fatores. Embora o aparecimento da doença ocorra a qualquer momento da vida, a DC afeta principalmente pacientes jovens, com o aparecimento da doença normalmente na adolescência e 20 anos. O aparecimento da doença pediátrica geralmente é mais grave e extenso, com maiores chances de acometimento no trato gastrintestinal superior comparada como aparecimento da doença em adultos.[34]

As manifestações extraintestinais, como artrite, estomatite aftosa, uveíte, eritema nodoso e espondilite anquilosante, ocorrem mais frequentemente na DC que na colite ulcerativa.[35]

Características Clínicas

As queixas normalmente apresentadas pelos pacientes com DII incluem dor abdominal e tenesmo, com diarreia sanguinolenta. Os pacientes com DC podem ter histórico de diarreia noturna, que ajuda a diferenciar DC dos pacientes que têm SII. O exame físico pode revelar significativa sensibilidade abdominal ou massa abdominal, que representa abscesso. Os pacientes com DC podem ter fissuras, hemorroidas ulceradas, estenose ou abscessos cutâneos ao redor do ânus. O aparecimento dos sintomas ocorre geralmente antes dos 30 anos de idade, embora o diagnóstico possa ser difícil nos estágios iniciais. Os indícios mais úteis de possível DII nas crianças com dor abdominal são diarreia, crescimento e atraso da puberdade, perda de peso, sangramento retal, palidez, fadiga, pólipos cutâneos perianais, fístulas ou abscesso e histórico familiar de DII.

Os pacientes geralmente chegam ao PS com conhecimento do diagnóstico de DII e sintomas abdominais piores. Razão comum para recidiva é a interrupção dos medicamentos, que mantêm a doença em remissão. Muitos pacientes se tornam complacentes durante os períodos silenciosos e param de tomar os medicamentos. A adesão contínua, pela vida toda e manutenção da terapia mostram reduzir o risco de crise aguda e câncer. As complicações comuns de DII incluem a formação de fístulas, estenose e abscessos; as complicações menos comuns, mas de risco à vida, incluem colite fulminante, megacólon tóxico e perfuração do intestino.

Megacólon Tóxico

O megacólon tóxico é a dilatação patológica do cólon, resultante de inflamação das camadas de músculo liso do intestino, que ocasionam a paralisia muscular, dilatação e, eventualmente, perfuração, se deixado sem tratamento. A característica do megacólon tóxico é a dilatação do cólon no paciente toxemiado com uma sabida inflamação do cólon. A toxicidade sistêmica diferencia o megacólon tóxico de outras alterações, que causam dilatação do cólon, incluindo obstrução mecânica, pseudo-obstrução e o megacólon congênito ou adquirido (Fig. 85.9).

O evento provocado pode ser ingestão recente de anticolinérgicos, agentes antimotilidade, narcóticos ou antidepressivos. Os pacientes geralmente experimentam sintomas graves de colite por diversos dias antes do início do megacólon tóxico. Os pacientes têm mais de 10 fezes diárias, sangramento contínuo, dor abdominal, distensão e sintomas tóxicos agudos e graves, incluindo febre e anorexia.

Manifestações Extraintestinais

As manifestações extraintestinais incluem condições inflamatórias da pele (p. ex., eritema nodoso, pioderma gangrenoso), olhos (p. ex., episclerite, esclerite, uveíte), articulações (p. ex., artrite, sacroileíte), osso (p. ex., osteoporose), espinal (p. ex., espondilite anquilosante) e fígado (p. ex., colangite esclerosante primária).[36] Eventos tromboembólicos nos pacientes com DII frequentemente são negligenciados e não diagnosticados, afetando os sistemas venoso e arterial. O processo inflamatório aumenta a formação de coágulos e diminui a atividade dos mecanismos de anticoagulação.[37] Há aumento de 60% da doença tromboembólica (p. ex., trombose venosa profunda [TVP], embolia pulmonar [EP]) comparando-se com o da população em geral.[38] As complicações cerebrovasculares, incluindo a trombose dos seios venosos cerebrais, são mais frequentes durante surtos de inflamação. Há também risco maior de doença isquêmica cardíaca e isquemia mesentérica. Neuropatia periférica é a complicação neurológica mais comum da DII, considerada devido às mudanças imunes, toxicidade do metronidazol e deficiência vitamínica.[35] A inflamação crônica pode ser o guia mais importante dessas complicações da DII.

Diagnóstico Diferencial

Os sinais e sintomas são inconstantes e coincidem com os de outras condições abdominais comuns, incluindo apendicite, colite infecciosa, colite por radiação, doença diverticular, câncer e obstrução do intestino. Nas crianças, o diagnóstico diferencial pode também incluir púrpura de Henoch-Schönlein, doença celíaca e dor abdominal funcional. Os sintomas das infecções intestinais geralmente são semelhantes aos sintomas da DII, incluindo os causados pela *Escherichia coli* O157:H7, *Clostridium difficile* e amebas.[36]

Exame Diagnóstico

Necessitamos da avaliação endoscópica com biópsia para a confirmação do diagnóstico. Inflamação da mucosa, difusa, contínua, envolvendo reto e estendendo-se ao ponto mais proximal no cólon é sugestivo de colite ulcerativa, enquanto lesão complexa ou fistulada, envolvendo o trato gastrintestinal superior, lesões salteadas ou granulomatosa são sugestivas de DC. Não há disponibilidade de teste laboratorial específico para diagnóstico de DII, embora testes recentes, direcionados aos anticorpos contra o *Saccharomyces cerevisiae* (ASCA) ou aos anticorpos anticitoplasma de neutrófilos (ANCA) ajudem a diferenciar entre DC e colite ulcerativa. Quando o valor ASCA está elevado é mais sugestivo de DC, enquanto nível alto de ANCA é mais provável colite ulcerativa. Anormalidades nos eletrólitos pode ser causada por diarreia grave, ou pode ocorrer anemia por perda de sangue gastrintestinal.

Nível elevado de proteína C-reativa ou do índice de sedimentação de eritrócitos pode ser útil para a classificação da gravidade da doença e diferenciá-la da SII, porque essa não está associada às elevações desses biomarcadores inflamatórios.[39-41] As infecções intestinais devem ser excluídas para diagnosticarmos definitivamente DII. Como as infecções intestinais comumente são semelhantes aos sintomas da DII, sugere-se que os novos pacientes devam ter exames microbiológicos para infecção bacteriana, incluindo a *E. coli* O157:H7, *C. difficile* e ameba. Esses exames são negativos nos pacientes com DII. Pacientes estabilizados, recentemente hospitalizados ou com antibioticoterapia recente devem ser testados para *C. difficile*. Os exames de fezes contêm leucócitos fecais, mas as culturas e exames microbiológicos devem estar normais.

Devemos limitar as radiografias simples aos pacientes com suspeita de complicações como obstrução intestinal, megacólon tóxico ou perfuração. Para o diagnóstico do megacólon tóxico, as radiografias simples são diagnósticas e mostram o cólon com diâmetro de 6 cm ou mais, embora essa característica possa não estar presente nos estágios iniciais (Fig. 85.9). A TC abdominal e pélvica com, pelo menos, contraste IV e preferencialmente contraste oral, se tolerado, é o melhor exame para a avaliação das complicações extraluminais (pontuação ACR adequada = 8). A enterografia por RM (com contraste oral; pontuação ACR adequada = 6) pode localizar os segmentos intestinais afetados e identificar fístulas, estenose e abscessos. Também tem a vantagem de não usar radiação, o que é preferível nas crianças, e também é considerada nos indivíduos que provavelmente serão submetidos a múltiplos exames de imagem, com o decorrer do tempo.

Tratamento

Para a maioria dos pacientes com DII, o tratamento médico é o fundamental da terapia. O tratamento normalmente é direcionado pela gravidade dos sintomas. Entretanto, modelos de tratamentos mais novos têm recomendado abrandar os sintomas e a remissão endoscópica para prevenir complicações pela progressão da doença devido à inflamação crônica.[42] Os regimes de tratamento devem ser discutidos com o gastroenterologista. As dosagens dadas nesta seção são doses de indução sugeridas.

Em geral, os pacientes são mantidos com aminossalicilatos orais, também conhecidos como agentes ácido 5-aminossalicílico (5-ASA), enquanto assintomáticos e depois colocados com esteroides, se houver recorrência dos sintomas. Uma vez a remissão seja alcançada, os esteroides são suspensos e o paciente é mantido com agentes 5-ASA. Se a remissão não for alcançada com esteroides, usamos outros agentes como antimetabólitos e imunossupressores. A escolha dos agentes depende da classificação da doença como leve, moderada ou grave (Quadro 85.5). O descanso intestinal não é benéfico, exceto como preparo para intervenção cirúrgica, que é reservada para pacientes com doença grave, que não respondem à terapia médica ou aqueles com sérias complicações.

Os agentes 5-ASA são a primeira linha de terapia para a doença leve a moderada e para a terapia de manutenção. Esses agentes podem ser administrados via oral ou via reto, se a doença estiver dentro ou perto do local. Um dos primeiros medicamentos dessa categoria a ser usado é a sulfassalazina, começando com 1 g, a cada 6 horas, para adultos e 40 a 60 mg/kg/dia, de 6 em 6 horas, para os pacientes pediátricos. Seu uso é limitado pela toxicidade da sulfa em doses mais altas, e tem efeitos colaterais, que incluem

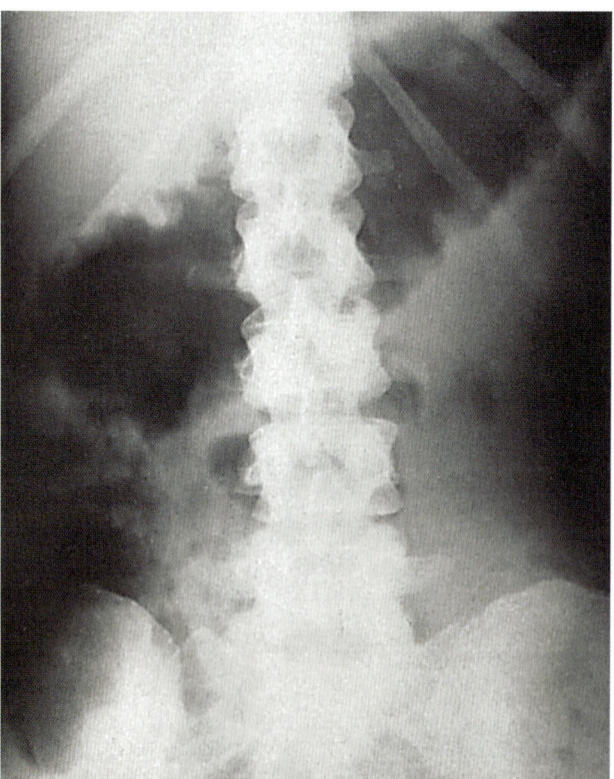

Fig. 85.9. Megacólon tóxico secundário à colite ulcerativa. As tênues reentrâncias vistas ao longo da margem do cólon representam pseudopólipos.

vômito, anorexia e cefaleia; raramente pode resultar em supressão da medula óssea, pancreatite, hepatotoxicidade, anemia e nefrite intersticial. Derivado mais novo do 5-ASA, a mesalamina, 1 g a cada 6 horas PO ou supositório de 2 a 4 g, diariamente, na hora de ir para a cama, tem menos toxicidade, permitindo dosagens mais altas.

Os antibióticos podem ser usados para tratamento da DII, mas seu uso é controverso. Evidências favoráveis ao uso de antibiótico são maiores para a DC que para a colite ulcerativa. Nos pacientes com DC luminal ativa ou formando fístula ou nos pacientes com DC, que não toleram 5-ASAs ou mostram melhora dentro de 4 semanas do início da terapia com 5-ASAs, metronidazol, 500 mg VO ou IV a cada 8 horas e ciprofloxacino, 400 mg VO ou IV a cada 12 horas, são usados mais comumente, com alguma evidência sugerindo que tobramicina ou rifaximina podem também ser benéficos.[43]

Corticosteroides orais são usados para pacientes com doença moderada a grave ou pacientes cuja DII não responde ao agente 5-ASA. Esteroides devem ser diminuídos quando a remissão é alcançada, para evitar os típicos efeitos colaterais. Reservamos os esteroides IV para os pacientes hospitalizados com doença grave. Geralmente iniciamos com prednisona, que diminui chegando à dose de indução de 40 a 60 mg diariamente. Novo esteroide oral, budesonida, 9 mg diariamente, degrada na primeira passagem através da corrente sanguínea e tem menos efeitos colaterais sistêmicos. O uso prolongado dos esteroides pode ocasionar lesão na mucosa gastrintestinal, problemas com cicatrização de ferida, osteopenia com fraturas e osteonecrose, que pode estar evidente apenas na RM.[36]

A azatioprina, medicamento imunomodulador, início com 2 mg/kg/dia e 6-mercaptopurina, início com 1 mg/kg/dia, são usadas nos pacientes resistentes a outras terapias ou para desmamar pacientes dependentes de esteroides. Pacientes que fazem uso desses medicamentos devem ser avaliados para supressão da medula óssea e pancreatite.

Geralmente usamos o agente imunossupressor, ciclosporina, 2 a 4 mg/kg IV diariamente, para os casos graves, como a colite fulminante, quando os pacientes não são candidatos à cirurgia. Embora a maioria dos pacientes tolere bem, a ciclosporina tem significativo potencial de toxicidade, incluindo mielossupressão, distúrbios eletrolíticos, toxicidade hepática e nefrotoxicidade. Sabemos da ocorrência de infecções oportunistas, incluindo a pneumonia pneumocística.

Infliximabe, anticorpo do fator de necrose tumoral alfa (TNF-α), é usado nos casos avançados, com doses de indução de 5 mg/kg IV. Geralmente tem perfil de efeito colateral benigno, mas carrega risco maior de infecções oportunistas, incluindo tuberculose e infecções fúngicas. Um por cento a 2% dos pacientes apresentam a doença do soro, com sintomas incluindo artralgias, mialgias, febre e erupção cutânea.[36]

A cirurgia é reservada para os pacientes com doença grave, refratária ao tratamento médico e para os pacientes com complicações, como obstrução intestinal, sangramento significativo, abscessos ou fístulas. Até 25% dos pacientes com colite ulcerativa sem controle necessitam de colectomia, que é curativa e melhora a qualidade de vida, mas não há cirurgia curativa para a DC. Geralmente, as manifestações extraintestinais respondem à terapia para doença intestinal.

Tratamento para megacólon tóxico inclui hidratação com fluido, corticosteroides IV, antibióticos com cobertura para a microbiota intestinal (Quadro 85.4) e avaliação para potenciais infecções intestinais, especialmente nos pacientes imunocomprometidos. Hipocalemia ou hipomagnesemia deve ser corrigida, se presente, porque pode exacerbar a dilatação do cólon.[36] O índice de mortalidade tem diminuído a menos de 2% como resultado do reconhecimento e do tratamento precoces.

A prevenção de TVP e EP deve estar à frente das preocupações dos médicos para os pacientes admitidos com DII.[38] Embora não haja diretrizes claras, alguns estudos recomendam heparina ou tromboprofilaxia mecânica para os pacientes hospitalizados.[37]

Para os pacientes em remissão, necessitamos do monitoramento endoscópico contínuo para o câncer. A prevalência de câncer, estimada entre os pacientes com DC, é significativa – até 2% – e os pacientes com colite ulcerativa têm 15 vezes mais risco de desenvolvimento de câncer colorretal que a população em geral.

Disposição

Recomenda-se consulta com o gastroenterologista antes da alta do paciente. A maioria dos pacientes com exacerbação não complicada, leve a moderada, de DII precisa somente recomeçar a terapia de manutenção, se foi interrompida, ou adicionar esteroides orais ao regime. Os pacientes com doença grave ou aqueles, em quem os esteroides orais falharam na melhora do resultado, precisam hospitalização para a administração de esteroides parenterais. Devemos solicitar consulta cirúrgica emergencial para hemorragia fatal, perfuração ou megacólon tóxico. Intervenção cirúrgica urgente (não emergencial) é indicada se o intestino

---

QUADRO 85.5

Critério da Gravidade da Doença na Doença Inflamatória do Intestino

COLITE ULCERATIVA

Doença branda
- Menos de quatro evacuações/dia
- Fezes podem conter algum sangue
- Nenhum sinal sistêmico de toxicidade (p. ex., febre, taquicardia, anemia, índice de sedimentação de eritrócitos elevado)

Doença Moderada
- Mais que quatro evacuações/dia
- Mínimos sinais de toxicidade

Doença Grave
- Mais que seis fezes sanguinolentas/dia
- Sinais de toxicidade sistêmica

DOENÇA DE CROHN

Doença Leve a Moderada
- Paciente de ambulatório e capaz de se alimentar
- Sem desidratação
- Sem toxicidade
- Sem dor abdominal significativa ou massa
- Perda de 10% do peso

Doença Moderada a Grave – Qualquer dos Seguintes
- Doença branda que falhou na resposta ao tratamento
- Paciente pode ter alguma toxicidade sistêmica, perda significativa de peso, anemia
- Febre, alguma dor ou sensibilidade abdominal, náusea ou vômito intermitente

Doença Grave
- Sintomas persistentes durante terapia com corticosteroides ou biológica (p. ex., infliximabe)
- Febre Alta, vômito persistente
- Obstrução intestinal
- Sensibilidade difusa
- Caquexia
- Abscesso

Adaptado de Hanauer SB, Present DH: The state of the art in the management of inflammatory bowel disease. Rev Gastroenterol Disord 3:81–92, 2003 e Lichtenstein GR, Hanauer SB, Sandborn WJ: Management of Crohn's disease in adults. Am J Gastroenterol 104:465-483, 2009.

estiver obstruído. Abscessos podem ser tratados percutaneamente com direcionamento por imagem ou cirurgicamente. Fístulas crônicas iniciais são tratadas com medicamentos. Depois da alta hospitalar, indica-se acompanhamento pelo monitoramento médico da doença para garantir que a remissão seja alcançada de modo oportuno e que o paciente cumpra a terapia supressora depois da crise aguda.

ISQUEMIA DO CÓLON

Princípios

A isquemia do cólon (IC) é a alteração isquêmica intestinal mais comum, ainda que continue mal compreendida.[44-46] A incidência da IC é de 1/2.000 hospitalizações e ocorre mais frequentemente nas mulheres. Sua apresentação coincide com a de muitas outras doenças abdominais e é difícil o diagnóstico sem visualização endoscópica da mucosa do cólon. Embora 90% dos casos de IC ocorram nos pacientes com mais de 60 anos de idade, a condição pode ocorrer em todos os grupos etários.

O mecanismo predominante da IC é não conclusivo, geralmente afeta áreas importantes com colateralização limitada, como flexão esplênica e junção retossigmoide. Frequência maior em idosos sugere relação às mudanças vasculares degenerativas. O principal dano é o baixo fluxo sanguíneo associado à variedade de fatores, incluindo insuficiência cardíaca congestiva, medicamentos vasoativos, aterosclerose e insuficiência renal. Os fatores implicados são trombofilia e infecções, especialmente por *E. coli* O157:H7.[44] As toxinas semelhantes à Shiga agem sobre o endotélio vascular dos vasos sanguíneos pequenos, considerados conduzir à colite, resultando em IC. Pacientes mais jovens podem desenvolver IC quando houver doença vascular do colágeno, alterações hematológicas, corrida de longa distância ou abuso de cocaína. Medicamentos associados à IC incluem digoxina, pseudoefedrina e sumatriptana.[45] IC é diagnosticada aproximadamente 3,5 vezes mais frequentemente nos pacientes com SII. Embora menos comum, é importante considerar que lesões obstruindo distalmente o cólon podem também, teoricamente, aumentar a pressão dentro do cólon e causar IC, pela redução do fluxo sanguíneo do cólon. IC é também vista como complicação depois de cirurgia cardiovascular maior.[47] IC complica até 7% das cirurgias eletivas na aorta e até 60% das cirurgias de aneurisma da aorta abdominal rompido e é responsável por 10% das mortes depois de substituição aórtica.

IC pode ocorrer em qualquer parte do cólon, incluindo reto, mas por razões desconhecidas ocorre mais frequentemente (80%) no segmento esquerdo do cólon. A isquemia isolada do cólon direito (IICD), com nenhum outro segmento envolvido, ocorre somente em 10% a 25% dos casos e tem resultado pior que IC afetando qualquer outra região do cólon.[44] Pacientes com IICD mais frequentemente sofrem de fibrilação atrial, doença arterial coronariana e doença renal crônica. Como a artéria mesentérica superior (AMS) supre o lado direito do cólon, como também o intestino delgado, considera-se que a IICD poderia ser o anúncio da apresentação de oclusão aguda da AMS.

IC representa espectro da doença cujas manifestações variam com a extensão do dano isquêmico. Na maioria dos casos, o episódio isquêmico é autolimitado e a condição resolve completamente com terapia conservadora, mas em um terço dos pacientes, lesões prolongadas ou graves resultam na formação de fibrose ou estenose do cólon e sintomas crônicos. Se a isquemia for transmural, há possibilidade de gangrena e perfuração intestinal.

Características Clínicas

A apresentação da IC normalmente envolve o aparecimento agudo de cólica abdominal leve no quadrante inferior esquerdo, com distensão abdominal e sangue nas fezes. IICD apresenta-se menos frequentemente com fezes sanguinolentas.[48] O paciente típico teve cirurgia recente ou enfermidade significativa. Náusea e vômito podem ocorrer com obstrução secundária à estenose ou íleo. Sensibilidade sobre o cólon afetado pode estar presente, mas geralmente não é acentuada. Os achados peritoneais, febre e contagem de leucócitos elevada sugerem intestino gangrenoso e perfuração. Megacólon tóxico é complicação reconhecida. Sem intervenção cirúrgica, a IC gangrenosa fulminante pode ocasionar perfuração, falência de múltiplos órgãos e morte.[46]

Diagnóstico Diferencial

Os sintomas da IC não são específicos e coincidem com os de inúmeras outras alterações, incluindo DII, diverticulite, colite infecciosa e outras causas de sangramento gastrintestinal inferior, não profuso. Se houver estenose, deve-se considerar a possibilidade de diverticulite ou câncer de cólon.

Exame Diagnóstico

Testes Laboratoriais

Não há reconhecimento de nenhum marcador bioquímico sensível ou específico para IC, embora anormalidades como níveis elevados de lactato sérico e de fosfatase alcalina possam estar presentes, uma vez ocorrido dano irreversível. Recomenda-se hemograma completo para exclusão e procura de leucocitose sugestiva de perfuração. Os níveis de eletrólitos séricos devem ser checados se a diarreia ou o vômito forem graves ou prolongados. Sangue e leucócitos nas fezes são achados comuns em várias das entidades, que apresentam semelhança à IC, incluindo DII e colite infecciosa. Infelizmente, o diagnóstico definitivo de IC raramente é feito no PS.

Exames de Imagem

Radiografia Simples. As radiografias simples geralmente mostram somente intestino dilatado, não específico. Os achados específicos para IC ocorrem em aproximadamente 20% dos pacientes. Os achados clássicos são: (1) proeminências intraluminais, conhecidas como impressão digital, que representam hemorragia na submucosa e edema e (2) espessamento da parede e segmentos haustrais. Ar no sistema venoso portal ou na parede do intestino sugere iminente infarto intestinal.

Tomografia Computadorizada. Embora a TC não permita o diagnóstico definitivo da IC, é útil para suporte à suspeita clínica, avaliar a extensão do envolvimento do cólon, diagnosticar potenciais complicações e excluir outras alterações. As características da TC sugestivas de IC incluem impressão digital, espessamento da parede e estreitamento luminal e hipoperfusão da parede interna, o chamado sinal do duplo halo (Fig. 85.10).

Enema Baritado. A impressão digital é detectada mais frequentemente pelo enema de bário que por radiografia simples. Entretanto, os enemas de bário têm sido substituídos pela colonoscopia.

Colonoscopia. A colonoscopia emergencial deve ser realizada depois que o cólon estiver preparado com enema. Colonoscopia com biópsia é o método preferido para o diagnóstico da IC porque visualiza a mucosa anormal do cólon e as amostras da biópsia ajudam a diferenciar entre câncer e outras causas não isquêmicas de colite. Pode também detectar intestino necrótico pela aparência cianótica ou escura. Se a colonoscopia for postergada, as mudanças patológicas consistentes de IC podem já ter desaparecido. O diagnóstico pode ser perdido na colonoscopia em até um terço dos casos.

Angiografia. A angiografia geralmente não é útil no diagnóstico ou no tratamento da IC. Na maioria dos casos, o defeito do fluxo sanguíneo está a nível microvascular e resolvido enquanto o paciente busca avaliação. A exceção é a IICD, na qual somente o cólon ascendente afetado sugere trombose da AMS.

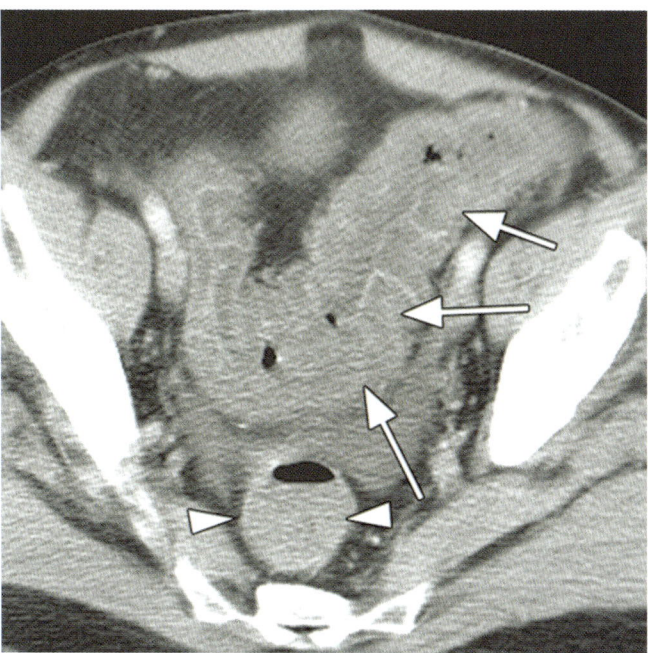

Fig. 85.10. TC de paciente com isquemia no cólon mostrando impressões digitais (*setas*) com espessamento do cólon sigmoide associado a múltiplos defeitos nodulares. Note que a parede retal (ponta da seta) está normal. (De Thoeni RF, Cello JP: CT Imaging of colitis. Radiology 240:623–638, 2006.)

Tratamento

Na ausência de complicações cirúrgicas, o tratamento da IC é de suporte e inclui descanso do intestino, hidratação e controle da dor. Antibióticos de amplo espectro com cobertura da microbiota intestinal são indicados para pacientes com sintomas mais significativos (Quadro 85.4).[49] Se a IC for precipitada por episódio de hipotensão, a causa subjacente precisa ser encontrada e tratada e o débito cardíaco aumentado. Considera-se a avaliação cardíaca e se identificado insuficiência cardíaca congestiva ou arritmia cardíaca, devemos iniciar tratamento médico.[45] Vasopressores, esteroides, AINEs e os catárticos orais devem ser evitados. Exames de fezes, incluindo culturas bacterianas, microscopia para procura de óvulos e parasitas e níveis de *C. difficile* são úteis se o diagnóstico for incerto. Série de imagens ou avaliações endoscópicas do cólon e monitoramento contínuo dos níveis de hemoglobina e eletrólitos são indicados até que a condição do paciente se estabilize. A distensão do cólon precisa de consulta cirúrgica imediata e descompressão com sonda retal, para diminuir a pressão transmural e melhorar a perfusão do cólon. Os pacientes que não se recuperam com tratamento médico devem receber tratamento cirúrgico. A consulta cirúrgica emergencial deve ser obtida para o seguinte: septicemia, mudanças peritoneais, ar abdominal livre, febre significativa, sangramento maciço e leucocitose significativa, que sugere infarto ou perfuração do cólon.

Disposição

Os pacientes com sintomas leves e sensibilidade ou sangramento abdominal mínimo podem ser tratados em ambulatório e encaminhados à colonoscopia urgente. Pacientes com achados mais significativos, especialmente se o diagnóstico de intestino gangrenoso não puder ser excluído, requerem hospitalização e consulta cirúrgica. Espera-se índice elevado de mortalidade (60%) para os pacientes submetidos à cirurgia emergencial, embora mortes antes dos 50 anos de idade sejam raras. A maioria dos pacientes melhora sem intervenção cirúrgica, e somente 5% têm recorrência da IC. Naquelas com continuidade de sintomas significativos, colectomia geralmente é curativa.

PROCTOCOLITE POR RADIAÇÃO

Princípios

Proctocolite por radiação (PR) é um efeito colateral comum da radioterapia e ocorre em 50% a 75% dos pacientes que recebem radiação na região pélvica. A dose de radiação é o principal determinante da gravidade da toxicidade aguda e tardia.[50] A doença tem duas apresentações distintas, aguda e crônica. A PR aguda começa durante ou logo após a radioterapia, dentro de 6 semanas, geralmente é de fácil diagnóstico e é autolimitada. A PR crônica ocorre em 5% a 10% dos pacientes submetidos à radioterapia pélvica e começa a qualquer momento após o final da terapia, o que pode tornar o diagnóstico desafiador.

A radiação é um tratamento eficaz para doença neoplásica, mas também danifica rapidamente o crescimento do epitélio intestinal. A lesão da mucosa conduz à perda da função normal da barreira e os micróbios luminais provocam resposta inflamatória aguda, levando a dano mucoso adicional. O reconhecimento deficiente da translocação bacteriana piora a resposta inflamatória e pode conduzir a mudanças inflamatórias crônicas, como estenose, fibrose e isquemia. As partes fixas do cólon, do ceco e do reto estão em risco maior de receberem doses mais elevadas de radiação.

Proctocolite Aguda por Radiação

O epitélio intestinal normalmente descama e é substituído rapidamente. Depois do início da radioterapia, o crescimento do epitélio substituto torna-se mais lento, mas a descamação continua na taxa anterior à exposição. Essa incompatibilidade conduz a lacunas no epitélio, que com o tempo coalesce em ulcerações. Além disso, edema e mudanças inflamatórias da submucosa causam secreção excessiva de muco e sangramento. Quando a radioterapia termina, finaliza-se o ciclo de danos e ocorre cicatrização durante as semanas seguintes.

Proctocolite Crônica por Radiação

O mecanismo patológico na PR crônica é inteiramente diferente e resulta de endarterite progressiva, com depósito anormal de tecido colágeno. O intestino afetado tem densidade microvascular diminuída, com subsequente diminuição da perfusão. Com o tempo, o intestino afetado torna-se gradualmente mais isquêmico, conduzindo à ulceração, fibrose e estreitamento do lúmen.

Características Clínicas

PR aguda manifesta-se com dor abdominal e retal, diarreia, sangramento e tenesmo. O aparecimento durante o curso da radioterapia, normalmente após diversas sessões, sugere o diagnóstico. Os sintomas podem ser graves e conduzir à interrupção da terapia ou à alteração do plano de tratamento em 5% a 15% dos casos.[50]

A PR crônica tem aparecimento mais insidioso, com variedade de apresentações, incluindo doença ulcerativa, estenose, obstrução, fístulas e perfuração do intestino ou pode apresentar-se semelhantemente à PR aguda. O sangramento é comum, mas geralmente não é hemodinamicamente significativo. Calibre diminuído das fezes, com força maior ou constipação, sugere estenose. Pode haver desenvolvimento de fístulas entre o intestino afetado e qualquer órgão adjacente, mas o local mais comum é a região retovaginal.

Alguns pacientes com PR, aguda ou crônica, podem exibir disfunção do esfíncter anal. Foi relatada incontinência fecal em até 20% dos pacientes, o que pode ser devastadora à qualidade de vida.

Diagnóstico Diferencial

Na PR crônica, a possibilidade de que os sintomas sejam resultado da recorrência de malignidade inicial ou nova malignidade, induzida pela exposição à radiação, deve ser entendida. Os sintomas da PR crônica geralmente não fazem distinção clínica daqueles de outras causas de inflamação do intestino, incluindo DII, colite infecciosa e colite isquêmica.

Exame Diagnóstico

A PR aguda é um diagnóstico clínico com base no desenvolvimento dos sintomas típicos da radioterapia e, geralmente, não justifica avaliação adicional.

PR crônica é diagnóstico de exclusão. A endoscopia pode ser sugestiva, revelando mucosa pálida, mais espessa e friável, com telangiectasias proeminentes. As amostras para biópsia geralmente revelam somente inflamação crônica, não específica.

Tratamento

Proctocolite Aguda por Radiação

O tratamento da PR aguda é sintomático e o plano terapêutico deve ser desenvolvido em conjunto com o radioterapeuta do paciente. Devem-se considerar medidas para melhorar a situação nutricional do paciente. Enemas com esteroides (p. ex., enema de hidrocortisona, 100 mg, duas vezes ao dia) para reduzir a inflamação, enemas de sucralfato (20 mL de suspensão aquosa a 10%, duas vezes ao dia) e suavizadores de fezes absorvedores de água, para reduzir a diarreia com muco são úteis. Redução da dose diária de radiação também pode reduzir significativamente os sintomas. Enemas com butirato podem acelerar a cicatrização na PR aguda por ser um ácido graxo de cadeia curta, que é o nutriente luminal preferido pelos colonócitos.

Proctocolite Crônica por Radiação

O tratamento da PR crônica também é sintomático. Se o envolvimento retal for significativo, agentes suavizadores de fezes, analgésicos, anti-inflamatório (p. ex., sulfassalazina, mesalazina) e enemas de sucralfato são úteis. Metronidazol 500 mg, via oral, três vezes ao dia, por 4 semanas, tem mostrado benefício na redução do sangramento retal, úlceras mucosas e diarreia, quando adicionado à terapia anti-inflamatória de enemas de mesalazina e de betametasona. O sangramento retal contínuo pode ser controlado com formalina tópica ou fotocoagulação a *laser*.[51] As estenoses minimamente sintomáticas podem ser tratadas, inicialmente, com suavizadores de fezes e enemas, que podem ser suficientes para reverter o edema e reduzir a extensão do estreitamento. As fístulas e as estenoses significativas geralmente necessitam de reparo cirúrgico. Aproximadamente 20% de todos os pacientes com lesão crônica por radiação no trato intestinal requerem algum tipo de intervenção cirúrgica. Devemos obter amostras de biópsias de ulcerações associadas a lesão crônica para exclusão de malignidade.

Disposição

Suspeita de perfuração requer consulta cirúrgica emergencial, e os sinais de obstrução intestinal precisam de consulta cirúrgica imediata. A menos que os sintomas sejam graves, os pacientes com PR, aguda ou crônica, geralmente podem ser tratados em ambulatório, com cuidados de radioterapeuta ou gastroenterologista. Com a doença aguda, os sintomas normalmente se resolvem semanas depois do término das sessões de radioterapia. A doença crônica branda normalmente se resolve com terapia médica, mas os sintomas mais graves geralmente necessitam intervenção.

CONCEITOS-CHAVE

Síndrome do Intestino Irritável
- SII é uma alteração crônica que afeta 10 a 15% das pessoas, que se apresentam com desconforto abdominal (inchaço) associado à mudanças na forma ou na frequência das fezes e alívio pela defecação.
- SII é tratada com terapia alimentar, comportamental e farmacológica.
- Sintomas novos ou atípicos, em paciente com conhecimento da SII, devem ter avaliação para outra patologia abdominal.

Doença Diverticular
- Divertículos no cólon estão presentes em 10% das pessoas com mais de 45 anos de idade e 80% das com mais de 85 anos de idade. Eles podem causar sangramento (diverticulose) ou tornarem-se obstruídos e inflamados (diverticulite).
- Muitos pacientes com casos leves, não complicados, de diverticulite podem ser diagnosticados sem imagem e tratados em ambulatório, com antibióticos e analgésicos.
- Casos de diverticulite moderados a graves e a maioria dos casos em pacientes idosos e imunocomprometidos necessitam de imagem para excluir complicações (p. ex., perfuração, formação de abscesso) e hospitalização para tratamento.

Obstrução do Intestino Grosso
- Mais de 50% dos casos de OIG são causados por malignidades; outras causas comuns incluem volvo, doença diverticular e impacção fecal.
- Gangrena ou perfuração devem ser suspeitas em qualquer paciente com taquicardia persistente sem explicação, febre ou acentuada sensibilidade abdominal associada a doença intestinal.
- Mais de 50% dos casos de OIG são causados por malignidades; outras causas comuns incluem volvo, doença diverticular e impacção fecal.

- Gangrena ou perfuração devem ser suspeitas em qualquer paciente com taquicardia persistente sem explicação, febre ou acentuada sensibilidade abdominal associada a doença intestinal.

Volvo
- Volvo ocorre em todas as faixas etárias, mas é mais comum nos idosos. Geralmente está associado a histórico de constipação, e um terço dos casos envolve pacientes institucionalizadas.
- Nas radiografias simples, geralmente aparece como obstrução não específica do intestino grosso. TC abdominal é o exame diagnóstico de escolha.
- Volvo sigmoide geralmente pode ser descomprimido endoscopicamente, a menos que haja suspeita clínica de intestino gangrenoso, enquanto o volvo cecal requer tratamento cirúrgico.

Intussuscepção
- A intussuscepção em adultos geralmente está associada a causa significativa, frequentemente malignidade.
- Nos adultos, geralmente manifesta-se como obstrução parcial do intestino delgado e raramente está associada a tríade clássica de dor abdominal, massa e fezes sanguinolentas vistas em crianças.

Doença do Intestino Irritável
- DII inclui duas alterações, a doença de Crohn (DC) e a colite ulcerativa (UC). A DC pode afetar qualquer parte do trato gastrintestinal, geralmente a distal do intestino delgado e a proximal do cólon. UC afeta o cólon e o reto, mas não o intestino delgado.
- DII é alteração recorrente a vida toda, que pode ser tratada com várias terapias. As decisões do tratamento são feitas melhor em consulta com o médico que continuará com os cuidados ao paciente.
- As complicações comuns da DII incluem formação de fístulas, estenose e abscessos; as complicações menos comuns, mas de risco à vida incluem colite fulminante, megacólon tóxico e perfuração do intestino.

CONCEITOS-CHAVE

- O tratamento da DII não complicada depende da classificação clínica da gravidade da doença (Quadro 85.5).
- Eventos tromboembólicos nos pacientes com DII frequentemente são negligenciados e não diagnosticados, afetando os sistemas venoso e arterial.
- Deve-se fazer novo diagnóstico de DII em idoso somente depois da exclusão de isquemia no cólon.

Isquemia no Cólon
- A apresentação da IC nos pacientes idosos é aparecimento agudo, de cólica abdominal leve, no quadrante inferior esquerdo, com distensão abdominal e sangue nas fezes.
- O diagnóstico diferencial inclui diverticulite, colite infecciosa e DII.
- Embora a TC abdominal não seja diagnóstica para IC, é útil no respaldo à suspeita clínica, avaliando a extensão do envolvimento do cólon, diagnosticando complicações e excluindo outras alterações.
- Na ausência de complicações cirúrgicas, o tratamento da IC é de suporte e inclui descanso do intestino, hidratação e controle da dor. Antibióticos de amplo espectro dando cobertura à microbiota do intestino são indicados aos pacientes com sintomas mais significativos. Tratamento cirúrgico é reservado aos pacientes que têm sinais peritoneais e/ou septicemia ou falha na terapia médica.

Proctocolite por Radiação
Proctocolite por Radiação Aguda
- A PR aguda apresenta-se como dor abdominal e retal, com diarreia e começo de sangramento durante ou logo depois do curso da radioterapia. Geralmente é diagnosticada clinicamente e é autolimitada.
- A PR Aguda é tratada sintomaticamente com enemas de esteroides, suavizantes de fezes absorvedores de água e frequentemente redução da dose diária de radiação.

Proctocolite por Radiação Crônica
- A PR crônica pode apresentar-se de modo semelhante à PR aguda, mas geralmente tem aparecimento mais insidioso, com variadas apresentações baseadas no tipo de complicação – estenose, fístulas, ulceração ou perfuração do intestino. Geralmente requer endoscopia e biópsia para o diagnóstico.
- O tratamento da PR crônica depende da apresentação de complicação. O envolvimento retal é comum e pode ser tratado com suavizantes de fezes, analgésicos, agentes anti-inflamatórios e enemas de sucralfato.

As referências para este capítulo podem ser encontradas on-line no website Expert Consult associado à obra.

CAPÍTULO 86

Desordens Anorretais

Wendy C. Coates

PRINCÍPIOS

Pacientes procuram o departamento de emergência (DE) com várias queixas anorretais. Deve-se manter a sensibilidade e a conduta profissional nas interações com esses pacientes, que podem achar difícil discutir abertamente detalhes da história e descrever as queixas físicas relacionadas com essa área do corpo e suas funções.

A região anorretal começa na junção retossigmoide, na altura da terceira vertebra sacral (S3), o reto segue a curvatura sacral por 12 a 15 cm e, então, gira acentuadamente posteroinferior ao músculo puborretal (Fig. 86.1). Neste local, começa o curso de 4 cm do canal anal até o ânus, que é suportado por três grupos de músculos – elevador do ânus, esfíncter interno e externo do ânus. As válvulas criptais e anais, com glândulas mucosas lubrificantes, estão situadas 2 cm proximais à margem anal, na linha denteada. Próximo às criptas estão as colunas de Morgagni, onde o epitélio do canal anal muda de colunar, cor-de-rosa (como no reto) para escamoso.

As artérias hemorroidais superior, média e inferior fornecem suprimento sanguíneo à região anorretal. Elas têm origem nas artérias mesentérica inferior, ilíaca interna e pudenda interna, respectivamente. As veias hemorroidais superiores drenam para o sistema porta e as inferiores para o sistema cava. A drenagem linfática de toda a área anorretal vai para os nódulos mesentéricos inferiores, acima da linha denteada e para os nódulos inguinais de todas áreas anorretais.

Os sistemas nervosos simpático e parassimpático funcionam em conjunto para retenção do conteúdo retal até o desejo da evacuação. As fibras simpáticas, de L1 a L3 (reto superior), e os nervos pré-sacrais (reto inferior) inibem a contração do músculo retal liso e as fibras L5 causam a contração do esfíncter interno. A eliminação das fezes ocorre quando as fibras parassimpáticas, das raízes anteriores de S2 a S4, causam contração da parede retal e relaxamento do esfíncter interno. O controle voluntário do esfíncter externo é mediado pelos ramos motores do nervo pudendo (S2, S3) e o ramo perineal de S4. O elevador do ânus é suprido pelo nervo pudendo e os ramos pélvicos das fibras S3 e S4. A percepção sensorial da distensão retal depende das fibras parassimpáticas de S2 a S4. As abundantes terminações nervosas sensoriais do epitélio anal distal transmitem por meio do nervo pudendo.

A defecação começa conforme o reto se torna distendido, o esfíncter interno relaxa e as fezes entram no canal anal. No momento e local apropriados, o esfíncter externo relaxa para completar o processo de eliminação. Quando é necessária força voluntária, os músculos abdominais se contraem, os ângulos retais esticam-se e o assoalho pélvico desce. Para adiar a defecação, o esfíncter externo contrai-se voluntariamente, relaxando a parede retal, suprimindo o desejo de defecar, a menos que haja alteração subjacente no esfíncter ou grande volume de fezes.

CARACTERÍSTICAS CLÍNICAS

História de sintomas anorretais e gastrintestinais (GI) e a presença de doença sistêmica elucidam o diagnóstico da maioria das disordens anorretais (Quadro 86.1; Fig. 86.2). As queixas comuns incluem sangramento, edema, dor, prurido e escape de fezes. O histórico deve incluir perguntas sobre o aparecimento, duração, qualidade, hábitos intestinais (mudanças da cor, frequência ou consistência das fezes e presença de força para evacuar, flatos e incontinência das fezes, sólidas ou líquidas); em alguns casos, o histórico de exposição à radiação ou de práticas sexuais é útil. Alterações GI subjacentes (p. ex., doença de Crohn, câncer, pólipos) geralmente produzem apresentações atípicas. Pacientes com doença sistêmica subjacente como AIDS, câncer, diabetes melito e coagulopatia podem desenvolver complicações mais sérias que as condições anorretais-padrão.

Pacientes que se apresentam com sangramento retal, a cor, a quantidade e a relação com a defecação são fatores importantes no estabelecimento da causa. Dor e sangue vermelho vivo significam fissuras anais e hemorroidas. A dor por fissura é acentuada, de aparecimento repentino e não está associada a edema, enquanto a dor por hemorroida prolapsada ou trombosada é corrosiva, contínua e de aparecimento gradual. Sangramento retal indolor ocorre com hemorroidas internas, câncer ou lesões pré-cancerosas. Sangue vermelho no papel higiênico geralmente é causado por fissuras anais ou hemorroidas externas; entretanto, quantidades mínimas podem resultar de qualquer irritação. Sangue vermelho vivo que goteja dentro do vaso sanitário ou traços de sangue ao redor das fezes é causado por hemorroidas internas. Sangue misturado às fezes originam-se acima do reto, enquanto melena indica fonte mais próxima. Muco sanguinolento está associado a câncer, doença inflamatória do intestino e proctite.[1]

Pacientes que relatam edema perianal ou têm sensação de plenitude retal geralmente listam hemorroidas como queixa principal. Edemas dolorosos com sangramento geralmente são hemorroidas trombosadas, mas podemos considerar abscessos, cisto pilonidal e hidradenite supurativa. Edemas indolores com prurido podem ser causados por condiloma acuminado ou sífilis secundária. Massa proeminente através do orifício anal pode sinalizar prolapso retal ou câncer (Fig. 86.3).

Dor anorretal intensa, episódica, não associada a sangramento ou edema pode representar proctalgia fugaz ou síndrome do elevador do ânus. Prurido perianal (prurido anal) é causado por qualquer lesão que torne difícil a higiene ou pode ser atribuído a determinados alimentos ou medicações.

O exame físico deve garantir conforto e privacidade ao paciente. Com o paciente em posição de decúbito lateral esquerdo e coberto com lençol, inspecione as nádegas e o orifício anal. Note elementos de higiene pessoal e lacerações anatômicas, como fissuras, cicatrizes na pele, lesões, hemorroidas proeminentes e abscessos. Peça ao paciente para fazer valsalva e note a integridade do assoalho pélvico, prolapso de hemorroidas ou da mucosa retal. O exame retal digital começa colocando-se o dedo enluvado, bem lubrificado, contra a abertura anal e exercendo leve pressão até que o esfíncter externo relaxe, permitindo que o dedo entre no ânus. Avalie o tônus do esfíncter anal pedindo ao paciente para comprimir os músculos anais. Com inspeção circunferencial, as áreas anorretais acessíveis podem ser examinadas para massa e áreas de sensibilidade. A próstata pode ser palpada por meio da parede retal. Quando retirado o dedo, o conteúdo na luva pode-se avaliar para sangue, muco ou pus oculto.

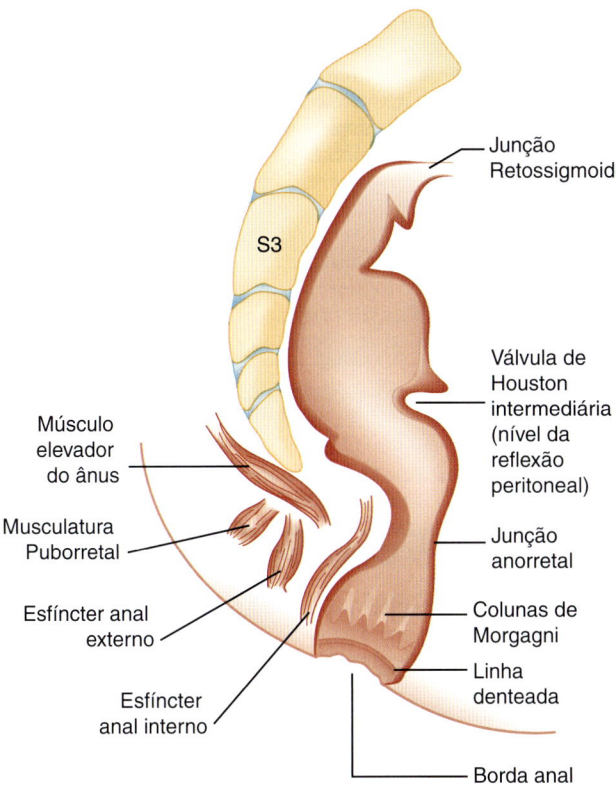

Fig. 86.1. Anatomia anorretal.

QUADRO 86.1

Histórico Médico no Diagnóstico das Desordens Anorretais

HISTÓRICO ANORRETAL
Dor
Sangramento
Edema
Prurido
Excreção
Urgência

HISTÓRICO GASTRINTESTINAL
Mudança nos hábitos intestinais (força, flatos, cor, consistência, frequência)
Náusea ou vômito
Incontinência das fezes
Doença GI subjacente (doença de Crohn, câncer, pólipos)

HISTÓRICO DE DOENÇA SISTÊMICA
Diabetes melito
Coagulopatia
Câncer
Infecção pelo HIV

HISTÓRICO DE SEXO ANAL
Penetração
Conhecimento de DSTs
Abuso sexual

GI, Gastrintestinal; *HIV*, vírus da imunodeficiência humana; *DST*, doença sexualmente transmissível

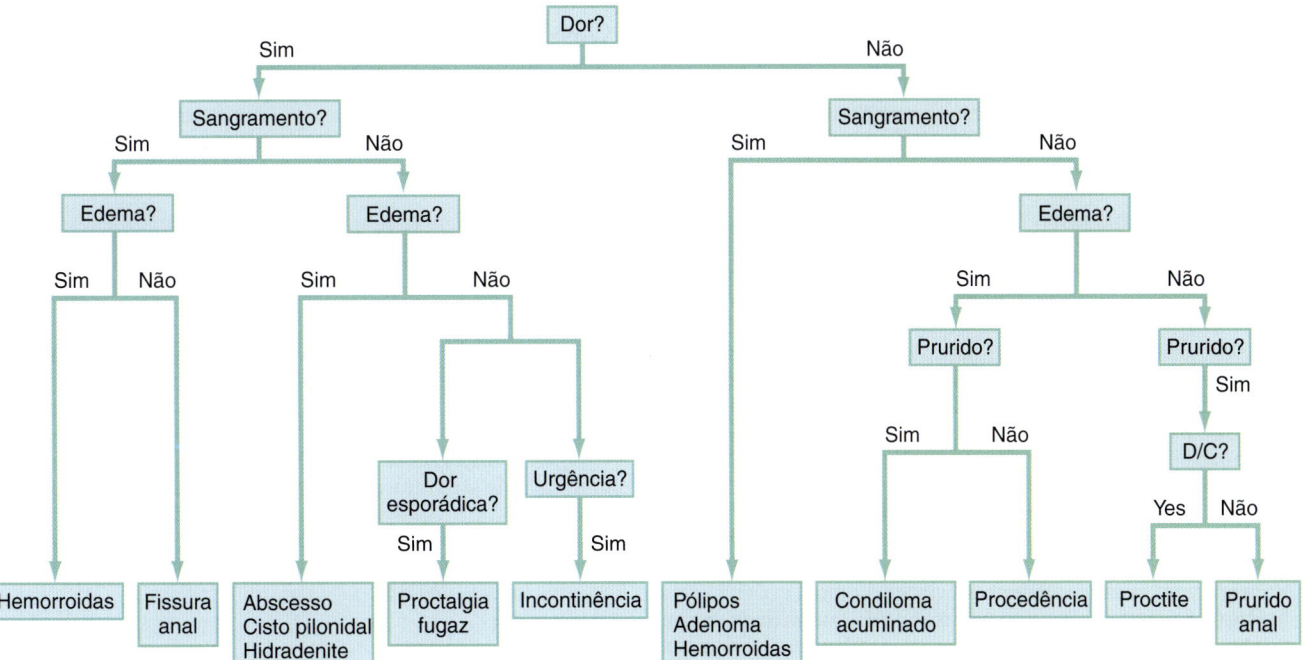

Fig. 86.2. Algoritmo para queixas anorretais. D/C, Alta.

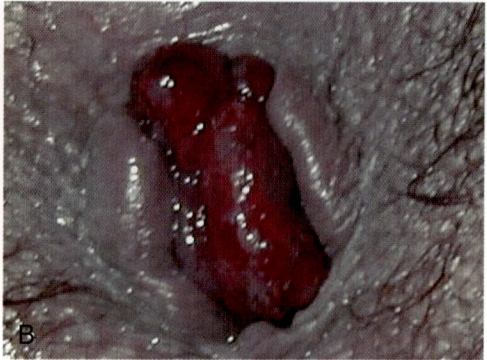

Fig. 86.3. Hemorroidas trombosadas. **A**, Externa. **B**, Interna. Note as hemorroidas externas dilatadas adjacentes às hemorroidas internas trombosadas. (**A**, Cortesia Dr. Michelle Lin, Harbor-UCLA Medical Center; **B**, cortesia Dr Gershon Effron, Sinai Hospital of Baltimore; de Seidel HM, et al., editores: Mosby's guide to physical examination, ed 4, St. Louis, 1999, Mosby.)

Podemos fazer a visualização direta do ânus por meio de anuscopia. Insere-se o anuscópio lubrificado dentro do ânus, com o obturador no local. Quando o obturador é removido, pode-se ver os locais de sangramento, hemorroidas, massas ou tecido anormal da mucosa retal, a linha denteada e o epitélio anal.

PROBLEMAS ANORRETAIS ESPECÍFICOS

Hemorroidas

Princípios

As hemorroidas ocorrem quando os três coxins vasculares submucosos anais tornam-se dilatados. O suprimento sanguíneo origina-se do sistema arterial, fazendo que o sangramento seja vermelho vivo. As camadas muscular e submucosa relaxam o canal anal durante a defecação e ajudam na continência fecal. Conforme o tecido de suporte se deteriora, podem ocorrer distensão venosa, prolapso, sangramento e trombose. Existem algumas controvérsias sobre se a força na defecação e a constipação causam essas mudanças pela volta do fluxo venoso por causa do aumento da pressão intra-abdominal.[2] Reconhece-se a predisposição familiar, mas não há conhecimento se a hemorroida resulta de fatores genéticos ou adquiridos, como a alimentação. A pressão direta sobre a veia hemorroidária pode produzir hemorroidas sintomáticas nas grávidas e as hemorroidas trombosadas estão associadas a partos traumáticos.

As hemorroidas não são veias varicosas, são estruturas normais que manifestam sintomas quando as camadas muscular e submucosa enfraquecem e os coxins anais são deslocados distalmente. As condições que aumentam o tônus do esfíncter correlacionam-se com a prevalência maior de hemorroidas. A hipertensão portal não causa hemorroidas nos adultos, embora pareça ser a causa nas crianças.[3] Sangramento em pacientes com hipertensão portal pode ser causado por varizes retais, que são comunicações vasculares entre as veias hemorroidais superior e média.

Características Clínicas

Pacientes geralmente se referem a qualquer condição perianal como hemorroidas. Defecação com sangramento é a queixa mais comum e, a menos que as hemorroidas estejam trombosadas, geralmente é indolor. Há relatos de quantidade variável de sangue vermelho vivo no papel higiênico ou no vaso sanitário. Muitos se queixam de edema, prurido, secreção mucoide ou área perianal úmida. A história deve abordar os padrões recentes das fezes, como diarreia ou constipação; problemas médicos crônicos, como hipertensão portal ou distúrbio hemorrágico e histórico alimentar e familiar. Movimentos intestinais frequentes, ficar sentado por tempo prolongado, levantar peso e fazer força ao defecar exacerbam os sintomas.

Ao exame físico deve-se verificar o tipo e o grau das hemorroidas, por inspeção visual em descanso e quando fizer valsalva.

TABELA 86.1
Tipos de Hemorroidas

TIPO	ORIGEM	EPITÉLIO
Externa	Plexo Hemorroidal Inferior Proximal à linha denteada	Epitélio escamoso modificado (derme anal)
Interna	Plexo Hemorroidal Superior Distal à linha denteada	Epitélio transicional ou colunar (mucosa)
Mista	Plexo hemorroidal superior e inferior	Epitélio transicional, colunar, ou escamoso modificado (mucosa e derme anal)

TABELA 86.2
Classificação da Gravidade das Hemorroidas Internas

TIPO	PROLAPSO	MODO DE REDUÇÃO	TRATAMENTO
Primeiro grau	Nenhum	N/A	Clínico
Segundo grau	Durante defecação	Espontâneo	Clínico
Terceiro grau	Pode ser espontâneo ou durante defecação	Manual	Clínico Reparo cirúrgico opcional
Quarto grau	Permanente	Irredutível	Reparo cirúrgico

N/A, Não aplicável.

Podemos visualizar as hemorroidas não prolapsadas no anuscópio como foco de sangramento ou, conforme elas incham quando o paciente faz força. A anuscopia é dolorosa e não é útil nos casos de hemorroidas prolapsadas ou trombosadas (Tabela 86.1). A Tabela 86.2 mostra a classificação das hemorroidas de acordo com o histórico, os achados físicos e a redutibilidade.

Tratamento

Os sintomas das hemorroidas externas não trombosadas e internas não prolapsadas podem ser melhorados por regime-padrão AAAA (água morna, analgésicos, amaciadores de fezes e alimentos com alto teor de fibras) direcionado a combater os problemas que levaram à formação (Quadro 86.2). A pressão no canal anal diminui na água morna (40 °C).[4] Pacientes podem direcionar uma ducha por alguns minutos ou tomar banho de assento. Tomar água ajuda na produção de fezes menos duras. Agentes analgésicos orais leves como acetaminofeno ou os medicamentos anti-inflamatórios não esteroides (AINEs) reduzem a dor. A passagem das fezes é facilitada com amaciadores de fezes e alimentação com alto teor de fibras (20 a 30 g de fibra alimentar/dia). Vários preparos, que não precisam de prescrição médica, estão disponíveis para o tratamento dos sintomas hemorroidais; entretanto, o uso desses agentes está mais direcionado à melhora da higiene e alívio temporário do sintoma do que à correção do problema. Na literatura encontramos recomendação de anestésicos tópicos, corticosteroides, adstringentes (p. ex., hamamélis), óleo mineral e manteiga de cacau, embora não haja evidência para respaldo do uso de um em detrimento de outro.[4] Uso prolongado de corticosteroides tópicos por mais de alguns dias produz mudanças cutâneas atróficas e não é recomendado.

Pacientes com hemorroida interna de segundo ou terceiro grau beneficiam-se do regime AAAA e podem receber alta do DE; entretanto, a resolução permanente dos sintomas pode requerer ligadura elástica, escleroterapia ou hemorroidectomia eletiva (Tabela 86.3). Os que se apresentam com hemorroida interna, de quarto grau, aguda, com gangrena, trombosada podem necessitar hemorroidectomia de emergência.[5]

As hemorroidas externas gravemente trombosadas podem ser excisadas (não incisada e drenada) no DE, para fornecer alívio dentro de 72 horas depois do aparecimento dos sintomas (Fig. 86.4). A incisão resulta na expulsão incompleta do coágulo, subsequente sangramento, edema e formação de cicatriz na pele. Se não excisada, a hemorroida externa trombosada resolve espontaneamente após alguns dias, quando ulcera e libera um sangue escuro acumulado. As cicatrizes cutâneas residuais podem persistir, tornando a higiene anal mais difícil. No DE, esse procedimento não é realizado comumente nos pacientes pediátricos, mulheres grávidas ou nos pacientes imunocomprometidos.

A terapia não cirúrgica, com nifedipina tópica (0,3%) e lidocaína gel (1,5%) pode aliviar os sintomas. Embora não largamente usado, a eficácia alegada desse regime está relacionada com a capacidade da nifedipina adaptar o tônus do esfíncter em descanso e desse modo reduzir a dor e a inflamação associadas.[6]

Fissuras Anais

Princípios

O desenvolvimento da fissura anal é a causa mais comum de sangramento retal, intensamente dolorosa e de aparecimento repentino. A laceração superficial da derme anal resulta da passagem de porção dura de fezes, forçada através do ânus, geralmente nos pacientes constipados. É o problema anorretal mais comumente encontrado nos pacientes pediátricos, especialmente nos bebês.[7] A maioria das fissuras ocorre ao longo da linha média posterior, onde as fibras do músculo esquelético, que circundam o ânus, são mais frágeis. As fissuras anteriores à linha média são mais comuns nas mulheres. As fissuras que ocorrem em outros lugares podem estar associadas à doença sistêmica como leucemia, doença de Crohn, infecção pelo vírus da imunodeficiência humana (HIV), tuberculose (TB) ou sífilis. Se não tratadas imediatamente, podem desenvolver a chamada tríade da fissura com úlcera profunda, plicoma sentinela e papilas anais hipertróficas (Fig. 86.5). O plicoma sentinela forma-se quando a pele, na base da fissura, torna-se edematosa e hipertrófica, que pode formar uma cicatriz cutânea permanente e trato fistuloso subjacente.

Características Clínicas

Paciente com fissura anal relata dor repentina, abrasadora durante a defecação, que pode ser acompanhada por pequena quantidade de sangue vermelho vivo nas fezes ou no papel higiênico. Isso é seguido por sensação de persistente queimação causada por espasmo do esfíncter interno. Os movimentos subsequentes do intestino são excruciantes e o esfíncter externo pode exibir espasmo reflexo. Deve-se realizar exame físico cautelosamente para evitar mais espasmo e dor. Devemos notar a profundidade da fissura, sua orientação em relação à linha média e a presença de plicoma sentinela coexistente. Geralmente é impossível o exame retal digital durante exacerbação por causa da dor e do espasmo do esfíncter.

Tratamento

As medidas específicas para o tratamento das fissuras anais estão resumidas no Quadro 86.3. Tratamento com regime AAAA (Quadro 86.2) foca na eliminação da constipação, com agentes dilatadores, amaciantes de fezes e alimentação com alto teor de fibras. O uso limitado de anestésicos tópicos pode ser útil. O estímulo dos pais aos pacientes pediátricos ajuda a evitar encoprese, que pode resultar do medo dos movimentos intestinais dolorosos. A maioria das fissuras não complicadas resolve-se em 2 a 4 semanas.

QUADRO 86.2

Regime AAAA para Tratamento de Hemorroidas

Água morna
Agentes analgésicos
Amaciadores de fezes
Alimentação com alto teor de fibra

TABELA 86.3

Tratamento Cirúrgico das Hemorroidas

CLASSIFICAÇÃO	TRATAMENTO
Hemorroidas externas trombosadas	Excisão no departamento de emergência
Hemorroidas internas de segundo e terceiro graus	Reparo cirúrgico eletivo Ligadura elástica Escleroterapia Hemorroidectomia
Hemorroidas de quarto grau (não trombosadas)	Hemorroidectomia não emergencial
Hemorroidas internas de quarto grau trombosadas ou gangrenosas	Hemorroidectomia de emergência

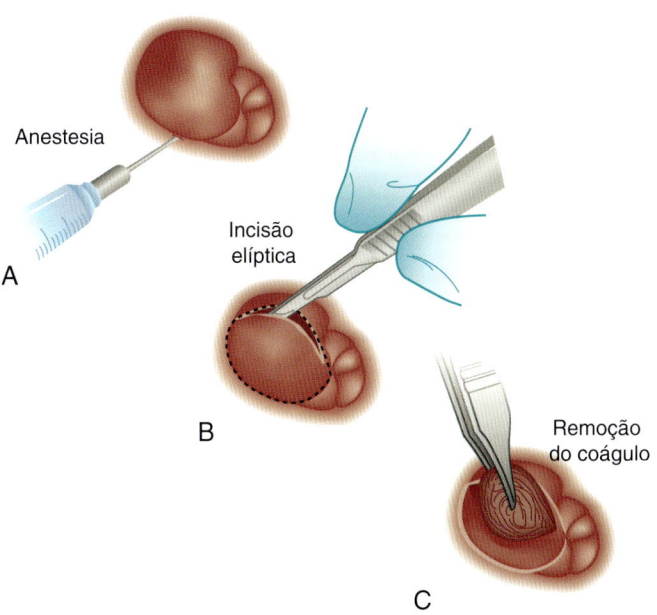

Fig. 86.4. Excisão de hemorroida externa trombosada. **A**, Bloqueio da região com anestesia local. **B**, Incisão elíptica feita em torno da hemorroida. **C**, Remoção da hemorroida trombosada. (De Larson S, et al., editores: Atlas of emergency procedures, St. Louis, 2001, Mosby.)

Para os pacientes adultos com fissuras anais crônicas, a aplicação de vários agentes tópicos dirigidos à redução da pressão no esfíncter e dor local pode ser eficaz. Pomadas de nitroglicerina aplicada localmente na mucosa anal 2 a 3 vezes ao dia, pode aliviar a dor, mas causar enxaqueca. Nifedipina gel (0,2%) combinada à lidocaína (1,5%) aplicada na área anal duas vezes ao dia é eficaz na cicatrização e na redução do desconforto no tratamento das fissuras anais pois diminui a pressão no canal anal por meio do bloqueio do canal de cálcio local. O encaminhamento para cirurgião colorretal para tratamento definitivo pode incluir injeção de toxina botulínica, dilatação anal e esfincterotomia.

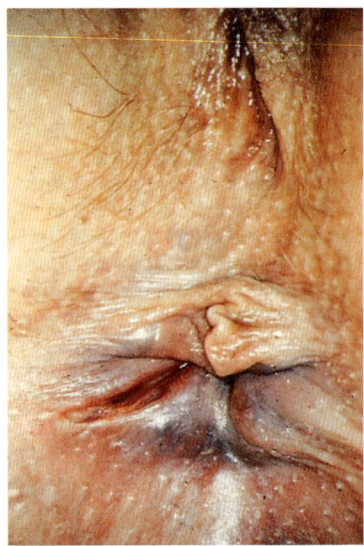

Fig. 86.5. Fissura anal lateral. (Cortesia (Dr. Gershon Effron, Sinai Hospital of Baltimore; de Seidel HM, et al., editores: Mosby's guide to physical examination, ed 4, St. Louis, 1999, Mosby.)

QUADRO 86.3

Tratamento das Fissuras Anais

- Regime AAAA
- Pomada de nitroglicerina (0,4%) duas ou três vezes ao dia
- Nifedipina gel (0,2%) duas vezes ao dia, com lidocaína (1,5%)
- Toxina botulínica (consulta cirúrgica)
- Dilatação anal realizada com o paciente sob anestesia geral
- Excisão cirúrgica

Abscessos e Fístulas

Princípios

Os abscessos e as fístulas anorretais também ocorrem nos adultos, que apesar desses problemas são saudáveis, quando há oclusão das glândulas produtoras de muco, na base das criptas anais, o que pode anunciar a presença de doença intestinal inflamatória, traumatismo, câncer, lesão por radiação ou infecção (TB, linfogranuloma venéreo, actinomicose). As bactérias causadoras comuns são *Staphylococcus aureus*, *Escherichia coli*, *Streptococcus*, *Proteus* e *Bacteroides*.[8]

O abscesso anorretal é uma doença aguda que progride naturalmente para a formação de fístula na tentativa de o corpo drenar a infecção espontaneamente. Os sintomas variam dependendo do local da infecção, mas a incisão e a drenagem constituem o tratamento curativo em todos os casos (Tabela 86.4). Protelar pode permitir a extensão da infecção e eventual comprometimento do mecanismo do esfíncter.[9] Indica-se terapia antimicrobiana adjunta para os pacientes imunocomprometidos ou diabéticos ou que tenham doença valvar cardíaca.[10]

Os locais de formação de abscesso anorretal estão retratados na Figura. 86.6. A dificuldade no diagnóstico é por que a dor, geralmente, precede os achados físicos de massa ou flutuação. Um terço dos pacientes com SIDA desenvolve abscessos e fístulas anorretais, o que pode também direcionar à terapia antibiótica. Pacientes infectados pelo HIV podem ter trato fistuloso incompleto, que impede drenagem espontânea, destacando a urgência no tratamento desses pacientes.

Tratamento

Abscessos Perirretal e Perianal. Os abscessos perirretal e perianal respondem por 40% a 45% dos abscessos anorretais. Eles produzem edema doloroso na borda anal, piorado pela defecação ou permanência em posição sentada. A maioria dos pacientes apresenta-se febril e tem sensibilidade localizada, eritema, edema e ponto de flutuação. Geralmente é possível o tratamento em DE, com incisão e drenagem, dos pacientes que não apresentam comorbidade (p. x., diabetes melito, muito novos ou idosos, situação imune comprometida). Alguns pacientes podem ser incapazes de tolerar o procedimento sem anestesia geral ou regional. O regime "4As" (Quadro 86.2) pode aliviar o desconforto depois do procedimento. Antibióticos não são necessários nos pacientes adultos saudáveis, exceto nos casos de celulite associada.[10-12]

Abscesso Isquiorretal. Um quinto a um quarto dos abscessos forma-se fora dos músculos do esfíncter, nas nádegas, e os pacientes geralmente apresentam queixa de dor acentuada. O diagnóstico é nítido se virmos massa endurecida nas nádegas, mas é mais difícil se o abscesso estiver profundo. Pacientes podem ter febre e leucocitose. Se não houver endurecimento, o ultrassom é útil para localizar a coleção de fluido e guiar a aspiração. Embora muitos dos abscessos

TABELA 86.4

Tipos de Abscessos Anorretais

CARACTERÍSTICAS	PERIANAL	ISQUIORRETAL	INTERESFINCTERIANO	SUPRAELEVADOR	PÓS-ANAL
Incidência	40 a 45%	20 a 25%	20 a 25%	< 5%	5 a 10%
Localização	Externo e borda	Nádegas	Abaixo do reto	Acima do músculo elevador do ânus	Mais profundo que o esfíncter externo
Sintomas	Massa perianal dolorosa	Dor na nádega	Plenitude retal	Dor perianal e na nádega	Plenitude retal, dor perto do cóccix
Febre, leucócitos↑	-	±	±	+	+
Associado a fístula	++	+	+++	+++	-
Incisão e drenagem no DE	+	±	-	-	-

DE, departamento de emergência; -, não ocorre; ±, ocorre às vezes; + +, ocorre frequentemente; + + +, geralmente ocorre.

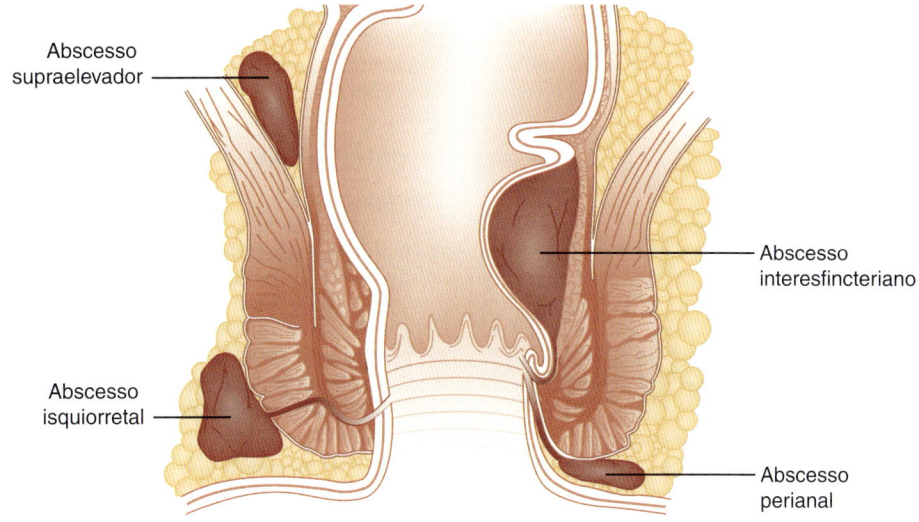

Fig. 86.6. Localização de abscessos anorretais comuns. (Adaptado de Gordon PH, Nivatvongs S: Principles and practices of surgery for colon, rectum, and anus, St Louis, 1992, Quality Medical Publishing.)

necessitem drenagem, realizada com o paciente sob anestesia geral, os abscessos superficiais podem ser tratados no DE. Se o paciente estiver febril, podemos considerar curta cobertura antibiótica, como cefalexina, iniciada com dose parenteral, antes da drenagem, seguida por 500 mg via oral, quatro vezes ao dia, por 3 a 7 dias.[13]

Abscesso Interesfincteriano. Um quarto dos abscessos forma-se no espaço mais profundo que o esfíncter externo e inferior ao músculo elevador do ânus. A infecção segue cefalicamente e pode parecer uma massa no reto, que pode ser confundida com hemorroida interna trombosada. Pacientes relatam pressão retal contínua e dor latejante exacerbada pela defecação ou permanência na posição sentada. Eles podem ter febre e leucocitose. Pode não haver evidência externa de inflamação, mas o exame retal revela massa eritematosa, endurecida, que às vezes drena. São comuns fístula e linfadenopatia inguinais associadas. É necessário tratamento cirúrgico para avaliação e tratamento do abscesso todo e da rede de fístulas.

Abscesso Supraelevador. Responsável por menos que 5% dos abscessos, os abscessos supraelevadores causam dor perianal e na nádega, associados a febre e leucocitose. Geralmente não há evidência externa, o que frequentemente atrasa o diagnóstico. Muitos pacientes são obesos ou têm diabetes, doença de Crohn, doença inflamatória pélvica ou diverticulite. Pode-se palpar massa macia ao exame retal ou pélvico. Indica-se tratamento cirúrgico emergencial para drenagem do abscesso e excisão do conjunto de fístulas.

Abscesso Pós-anal. Esses abscessos não são comuns e ocorrem posteriormente ao reto, mais profundo que o esfíncter externo e inferior ao músculo elevador do ânus. Pacientes sentem desconforto retal acentuado e dor coccígea. Eles geralmente estão febris e têm dor contínua, que não melhora com mudança de posição. Exame retal é doloroso e a drenagem anal é rara. Muitos desses abscessos estão ausentes na apresentação inicial e os pacientes geralmente retornam com abscesso drenando, que são tratados cirurgicamente.

Abscesso em Ferradura. Abscesso grande, comunicante, em formato de ferradura forma-se no espaço isquiorretal, interesfincteriano ou supraelevador. É necessário tratamento cirúrgico.

Infecção Necrosante. Atraso no tratamento do abscesso anorretal pode conduzir à destruição do tecido, especialmente nos pacientes diabéticos e imunocomprometidos. Celulite generalizada, tecido necrótico e gases na radiografia sugerem possibilidade de fasciite necrosante, gangrena de Fournier ou tétano. Indica-se grande debridamento cirúrgico, antibióticos de amplo espectro com cobertura de anaeróbicos e profilaxia antitetânica.

Fístulas. Fístula é uma conexão entre duas superfícies revestidas por epitélio e comumente se desenvolve nos pacientes com abscessos; outras causas incluem doença de Crohn, traumatismo, reação a corpos estranho, TB e câncer. A queixa anorretal pode ser o sintoma presente de doença subjacente. Pacientes notam excreção perianal recorrente ou persistente que se torna dolorosa quando uma das aberturas se oclui. Exame retal digital pode revelar trato no períneo ou no canal. Não recomendamos sondagem no trato fistuloso porque o perigo da criação de novo trato supera o benefício da identificação do caminho da fístula. É rara a resolução espontânea da fístula anal. Embora os sintomas possam resolver-se quando da administração de antibióticos, comumente eles retornam assim que acaba a terapia; o tratamento definitivo do total de fístulas no momento da incisão e drenagem do abscesso evita progressão contínua da doença. A fistulectomia ou a aplicação de cola de fibrina são práticas dos coloproctologistas, comumente realizadas.[13] Os tratamentos não cirúrgicos propostos para os pacientes com doença de Crohn incluem a administração de infliximabe ou ciclosporina e terapia de oxigênio hiperbárico.

Cisto Pilonidal

Princípios

Abscessos contendo pelo e pus na linha média da região sacral afligem adultos jovens com predominância de 4: 1 no sexo masculino e são mais comuns nas pessoas obesas e hirsutas. A doença é rara nas pessoas com mais de 40 anos de idade, mesmo naquelas afetadas na juventude e não deve ser confundida com as fístulas anais, abscessos perirretais, hidradenite supurativa ou doenças granulomatosas (p. ex., sífilis, TB). Acredita-se que surge quando bactérias entram no folículo piloso, geralmente estéril, e produzem inflamação e edema, desse modo ocluindo a abertura na superfície da pele. O conteúdo expande-se até que o folículo piloso rompa e o material dissemine dentro do tecido adiposo subcutâneo, onde a reação ao corpo estranho leva à formação de abscesso. A secreção purulenta subsequente direciona-se à pele pré-sacral através do trato epitelizado. Naqueles com doença crônica ou recorrente, pode-se identificar os tratos visíveis ou palpáveis contendo pelo e debris celulares.

Tratamento

As opções de tratamento variam da aspiração à extensa excisão cirúrgica. Antibióticos suplementares, como cefalexina 500 mg, quatro vezes ao dia, são indicados nos casos acompanhados por celulite, mas não são eficazes como a excisão. O tratamento em DE da doença pilonidal envolve drenagem do abscesso agudo, para alívio dos sintomas. A aspiração do pus, mais antibióticos e encaminhamento para um cirurgião em uma semana pode promover recuperação mais rápida do que incisão e drenagem.[14] Se houver incisão e drenagem, incisão longitudinal lateral à linha média evita novo acúmulo de fragmentos e minimiza a reação inflamatória na linha média. A doença recalcitrante pode necessitar incisão e curetagem, marsupialização ou grande excisão.

Hidradenite Supurativa

Princípios

A hidradenite supurativa perianal é a infecção das glândulas apócrinas. É mais comum em adultos jovens e está associada à higiene cutânea precária, hiper-hidrose, obesidade, acne, diabetes melito e tabagismo. Os ductos apócrinos ocluídos podem estar infectados com cepas de *Staphylococcus*, *Streptococcus*, *E. coli* ou *Proteus*. A extensão por meio da derme dissemina a infecção aos ductos vizinhos e à rede de tratos sinusais ocasionando extensa fibrose.[15]

Achados Clínicos

Pacientes relatam uma ou mais pústulas macias, que drenam na área perianal, que podem estar associadas à febre, leucocitose e mal-estar. Linfadenopatia local e celulite adjacente são comuns.

Diagnóstico Diferencial

Essa condição comumente é diagnosticada erroneamente como doença pilonidal ou fístula anal. Outras considerações no diagnóstico diferencial incluem cistos sebáceos, furúnculos, granulomas (por TB ou sífilis) e doença de Crohn.

Tratamento

O tratamento começa com atenção à higiene perianal, compressas mornas, antibióticos (p. ex., cefalexina, 500 mg PO, quatro vezes ao dia) e modificações alimentares (evitar produtos lácteos e alimentos com alto índice glicêmico). A drenagem isolada das lesões pode fornecer alívio sintomático, mas o índice de recorrência aproxima-se de 40%. Na doença cônica avançada, pode ser necessário o encaminhamento ao cirurgião para excisão do tecido envolvido.

Proctalgia

Dor anorretal (proctalgia) que não se origina das alterações orgânicas descritas anteriormente pode ser grave e difícil de tratar. Duas causas comuns são a síndrome do elevador do ânus e a proctalgia fugaz. Essas alterações podem ser diferenciadas por seus padrões de aflição. Devem-se considerar outras causas de dor pélvica, como tumores, síndrome da cauda equina e endometriose.

Síndrome do Elevador do Ânus

Pressão constante, lenta na região sacral precipitada pela defecação ou períodos prolongados na posição sentada sugerem a síndrome do elevador do ânus. O paciente geralmente tem sensibilidade nos músculos elevadores, que podem contrair-se firmemente ao exame. Não há estudo de algum regime de tratamento padronizado, mas relatos episódicos indicam que banhos de assento, massagem no músculo elevador do ânus e relaxantes musculares podem fornecer alívio.[16]

Proctalgia Fugaz

Proctalgia fugaz é um espasmo intensamente doloroso na área retal, que começa abruptamente e dura até 30 minutos, resultante de espasmo súbito do complexo músculo elevador ou do cólon sigmoide. Determinados profissionais, empresários, perfeccionistas e pessoas que frequentam mais o banheiro são mais propensos a serem afetados. Os sintomas começam abruptamente durante o sono, defecação, micção ou ato sexual. A natureza da dor é comparada com aquela do espasmo muscular (espasmos dolorosos nos músculos da perna) e pode irradiar para o cóccix ou períneo. Cada paciente tem sintomas únicos, mas recorrentes. O tratamento inclui regime de higiene do intestino, pressão manual ascendente no ânus, diazepam e nitratos tópicos.

Incontinência Fecal

Princípios

A incontinência fecal é uma condição embaraçosa que afeta mulheres no puerpério, idosos e pacientes com várias alterações neurológicas ou traumáticas. Nessa condição há o rompimento do delicado equilíbrio entre os músculos do assoalho pélvico, esfíncteres e sensação anorretal. Incontinência completa é a incapacidade de controlar a passagem de fezes sólidas. Incontinência parcial é caracterizada pela perda do controle da passagem de flatos ou fezes líquidas.

Foram descritas múltiplas causas da incontinência fecal (Quadro 86.4). As fezes líquidas podem penetrar ao redor de tumores ou corpos estranhos no reto ou no canal anal. A diarreia explosiva por abuso de laxante, inflamação ou infecção pode, temporariamente, omitir o mecanismo normal do esfíncter. Pode haver o desenvolvimento de encoprese nas crianças menores que sentem estresse emocional. Deve-se considerar abuso sexual envolvendo o ânus nas crianças, que além desses sintomas apresentam-se saudáveis.

Características Clínicas

Deve-se avaliar a região anorretal para massas, hemorroidas, evidência de cirurgia anterior e função neuromuscular. As causas neuromusculares da incontinência fecal são diagnosticadas por exame fisiológico anorretal.

Tratamento

A abordagem do tratamento da incontinência fecal depende da causa. Nos casos de incontinência transitória causada por diarreia, alimentação com alto teor de fibras e breve terapia com loperamida, 2 mg, depois de cada movimento intestinal, até o máximo de 16 mg por dia, pode solidificar as fezes e melhorar a conformidade retal. Pode-se indicar exercícios de Kegel, que contraem os músculos períneos, treino com *biofeedback* ou reparo cirúrgico.

Prurido Anal

Princípios

Pacientes com prurido anal queixam-se de coceira incontrolável na área perianal. A condição é mais comum no verão e mais evidente à noite. A sensação de prurido surge quando a pele perianal, intensamente inervada, torna-se irritada. Coçar vigorosamente pode resultar em escoriações. A causa mais comum é a presença de fezes na pele perianal. As condições variam de higiene pessoal precária a alterações anatômicas que permitem o acúmulo de fezes. Obesidade, fendas perianais profundas, cabelo, hemorroidas, cicatrizes na pele, prolapso retal, fissuras anais e fístulas tornam a área difícil de ser limpa de maneira eficaz. Circulação de ar diminuída pelo uso de calças apertadas ou roupa de baixo de tecido sintético não respirável pode exacerbar os sintomas. As causas do prurido anal estão resumidas no Quadro 86.5. O acrônimo "ITCH" classifica as causas típicas – *i*nfecção, irritantes *t*ópicos; condições *c*utâneas e câncer; *h*ipersensibilidade a alimentos e medicamentos.[2]

Exame Diagnóstico

Oxiuros são mais comumente encontrados nas crianças pequenas e contato íntimo, assim como nos pacientes institucionalizados. Os organismos podem ser identificados pela aplicação de fita transparente na área perianal e uni-la a uma lâmina de vidro. A

> **QUADRO 86.4**
>
> ### Causas da Incontinência Fecal
>
> **CAUSAS TRAUMÁTICAS**
> Lesão nervosa iatrogênica (cirúrgica)
> Lesão na medula espinal
> Traumatismo obstétrico
> Lesão esfincteriana
>
> **CAUSAS NEUROLÓGICAS**
> Lesões na medula espinal
> Demência
> Neuropatia autonômica (p. ex., diabetes melito)
> Obstétrica – dano ao nervo pudendo por estiramento durante cirurgia, doença de Hirschsprung
>
> **EFEITO DE MASSA**
> Carcinoma do canal anal
> Carcinoma do reto
> Corpo estranho
> Impacção fecal
> Hemorroidas
>
> **CAUSAS MÉDICAS**
> Procidência
> Doença inflamatória
> Diarreia
> Abuso de laxante
>
> **PACIENTES PEDIÁTRICOS**
> Congênito
> Meningocele
> Mielomeningocele
> Espinha bífida
>
> **OUTRAS CAUSAS**
> Após cirurgia corretiva para ânus imperfurado
> Abuso sexual
> Encoprese

> **QUADRO 86.5**
>
> ### Causas do Prurido Anal
>
> **DERMATITE**
> **Irritação Fecal**
> Higiene precária
> Condições anorretais – fissura, fístula, hemorroidas, cicatrizes cutâneas, fendas perianais
> Sistêmica – cafeína, chá, cerveja, alimentos condimentados, frutas cítricas, quinidina, hidrocortisona intravenosa, colchicina, tetraciclina
>
> **Dermatite de Contato**
> Agentes anestésicos, corticosteroides tópicos, sabonete perfumado
>
> **DOENÇAS SISTÊMICAS**
> **Dermatológicas**
> Psoríase, seborreia
> Líquen simplex ou líquen escleroso
>
> **Não Dermatológicas**
> Insuficiência renal crônica, mixedema, diabetes melito, tireotoxicose, policitemia vera.
> Deficiência de vitamina A ou D, deficiência de ferro
> Câncer – doenças de Bowen, de Paget, de Hodgkin
>
> **INFECÇÕES**
> **DSTs**
> Sífilis
> Infecção pelo HSV
> Infecção pelo HPV
>
> **Outros Processos Infecciosos**
> Escabiose
> Oxiuro
> Infecção bacteriana
> Infecção fúngica
>
> *HPV*, Papilomavírus humano; *HSV*, vírus do herpes simples; *DST*, doença sexualmente transmissíveis.

visualização dos ovos sob microscópio de baixa potência confirma o diagnóstico.

Tratamento

Histórico e exame físico cuidadosos geralmente identificam a causa do prurido anal. Importantes considerações incluem o cuidado higiênico do ânus, condições coexistentes anorretais ou sistêmicas, alimentação e práticas sexuais.

O agente de primeira linha para oxiuros é o mebendazol 100 mg via oral. Um agente alternativo é o pamoato de pirantel (anti-helmíntico), 1 g via oral (11 mg/kg, máximo de 1 g para pacientes pediátricos).[17] Deve-se repetir a dose após 2 semanas. A sarna e a pediculose pubiana devem ser tratadas com permetrina creme a 5%.

A dermatite causada por infecção fúngica é caracterizada por bordas acentuadamente demarcadas e é tratada com clotrimazol a 1% ou nistatina creme. O tratamento definitivo das condições anorretais concomitantes (p. ex., fissuras, fístulas, hemorroidas, cicatrizes na pele, prolapso retal) pode impedir a recorrência do prurido anal.

Deve-se tratar as doenças sistêmicas subjacentes que tenham manifestações perianais. Os pacientes devem limpar completamente a área com água morna após cada defecação, com tapinhas (melhor que esfregar), secar com tecido livre de irritantes químicos. Uso de roupas íntimas amplas e exposição ao ar fresco podem aliviar os sintomas. O tratamento da dermatite aguda inclui curto período de corticosteroides tópicos, como hidrocortisona a 2,5%; loção de calamina e anti-histamínicos sistêmicos. Foi relatado algum sucesso com aplicação tópica de capsaicina creme, embora haja evidência insuficiente para respaldar a recomendação.

Doença Sexualmente Transmissível e Proctite

Princípios

A propagação anorretal de doença sexualmente transmissível (DST) é uma preocupação com todos os pacientes sexualmente ativos com queixas anorretais, mas especialmente aqueles com o HIV. O histórico deve verificar se as práticas sexuais envolvem o contato oral-anal ou penetração anal e também se faz uso de preservativos. Informação em relação à transmissão das DSTs e à eficácia dos métodos de barreira são meios importantes de prevenção da doença em saúde pública.[18] O sêmen tem carga viral concentrada e o epitélio danificado da mucosa anal ulcerada torna o local porta de fácil entrada. Sífilis, gonorreia e infecção por clamídia foram documentadas nos homossexuais do gênero masculino. Para essa razão, indica-se a triagem rotineira para DST.

Gonorreia. Gonorreia é causada pelo diplococo, Gram-negativo *Neisseria gonorrhoeae*. A proctite (inflamação do reto) resulta do ato sexual anal ou da autoinoculação de secreções vaginais e torna-se sintomática após período de incubação de 5 a 7 dias. Pacientes sintomáticos relatam prurido anal, tenesmo e drenagem amarela sanguinolenta ou espessa purulenta. A anuscopia revela proctite e muco nas criptas anais. Coleta de microrganismos das criptas aumenta a probabilidade da identificação por coloração de

Gram. Deve-se usar água para lubrificar o anuscópio porque os lubrificantes contêm agente antibacteriano. A infecção gonocócica disseminada pode incluir artrite, lesões cutâneas, peri-hepatite, endocardite e meningite.

Infecção por Clamídia e Linfogranuloma Venéreo.
A infecção por *Chlamydia trachomatis*, organismo intracelular, endêmico dos trópicos, é uma DST comum nos Estados Unidos. Os sinais e sintomas incluem excreção retal mucoide ou sanguinolenta e tenesmo. Algumas pessoas são portadoras assintomáticas do microrganismo. O linfogranuloma venéreo é a manifestação mais grave causada por cepas específicas de *C. trachomatis*. Começa como ulceração anal ou perianal dolorosa, mucosa retal eritematosa e friável, febre e mal-estar. Os nódulos linfáticos unilaterais proeminentes coalescem para formar o bubão, que deve ser diferenciado do granuloma da sífilis secundária. Culturas retais são pouco confiáveis porque o microrganismo é intracelular. O diagnóstico é mais bem alcançado por exame anticorpo imunofluorescente. No estágio final, pode haver formação de estenose retal e fístulas retovaginais.

Infecção pelo Vírus do Herpes Simples.
A proctite por herpes é causada pelo vírus do herpes simples, tipo 1 (HSV-1) e pelo HSV-2. Os sintomas aparecem 1 a 3 semanas após a exposição. Aqueles com proctite podem ter dor retal, excreção mucoide sanguinolenta, tenesmo, constipação, parestesia sacral e/ou dificuldade de micção. O exame pode ser impossível sem anestesia. Vesículas únicas ou coalescidas e ulcerações ocorrem na área perianal e retal e a mucosa retal é eritematosa, friável e ulcerada. Considera-se a infecção mucocutânea crônica pelo HSV diagnóstico para AIDS. O diagnóstico definitivo por coloração viral ou imunofluorescente depende da coleção de fluido e raspagem da base da vesícula.

Sífilis.
A sífilis é causada pelo *Treponema pallidum*, uma espiroqueta móvel. Durante o coito anal, o microrganismo entra na mucosa retal ou do ânus e forma uma úlcera (cancro), no período de 2 a 6 semanas. O cancro anuncia a primeira fase da sífilis e pode parecer uma fissura anal. Os pacientes podem sentir desconforto durante a defecação, tenesmo, secreção mucoide e adenopatia inguinal. A sífilis primária pode ser confundida com linfoma, mas o diagnóstico pode ser feito pela visualização das espiroquetas na microscopia de campo escuro em amostras tiradas da base da úlcera.

Testes sorológicos são úteis várias semanas após o aparecimento do cancro. Os testes para treponema, como o teste fluorescente para o anticorpo do treponema (FTA) produz resultado positivo mais cedo do que o teste Venereal Disease Research Laboratory (VDRL) ou o teste rápido de reagina plasmática (RPR). Se o cancro permanecer imperceptível, o paciente pode apresentar-se com sífilis secundária, marcada por erupção maculopapular, que caracteristicamente envolve as palmas das mãos e solas dos pés e condiloma *latum*, lesão carregada de espiroquetas, exsudativa e verrugosa na área perianal que emite mau cheiro. É facilmente diferençável do condiloma acuminado, que tem aparência mais seca e queratinizada. Resultados de testes sorológicos geralmente são positivos. A sífilis terciária é rara, mas pode manifestar-se como goma retal, com dor perianal e paralisação dos esfíncteres e pode ser confundida com câncer anal.

Cancro mole.
O cancro mole é causado pelo bacilo Gram-negativo *Haemophilus ducreyi*; começa como pústula ou mácula inflamatória que se rompe para formar úlcera irregular. Em alguns dias, desenvolve-se adenite inguinal dolorosa. O cancro mole frequentemente é diagnóstico de exclusão.

Condiloma Acuminado.
O condiloma acuminado (verrugas genitais) é a DST anorretal mais comumente encontrada e é causado pelo papilomavírus humano. O modo de transmissão é principalmente por meio de ato sexual, mas a transmissão pode ocorrer por contato pessoal próximo, como frequentemente acontece nos casos pediátricos onde uma pessoa infectada muda a fralda e transmite o vírus devido à técnica deficiente de lavagem das mãos. É estabelecido, na avaliação física, consideração de abuso sexual nos casos pediátricos. Como metade dos pacientes HIV-positivos tem verrugas anais, recomenda-se o teste para o HIV nos pacientes com esse diagnóstico.

Crescimentos papiliformes rosa a cinza são o resultado do crescimento epitelial hiperplásico (Fig. 86.7), que podem coalescer e formar uma placa maciça que obscurece a borda anal. Os pacientes podem estar assintomáticos ou relatar prurido anal, hemorroida ou sangramento. A avaliação pode incluir anuscópio porque as verrugas geralmente crescem dentro do canal anal. A falha no tratamento das lesões internas resulta em recorrência. O diagnóstico diferencial inclui condiloma latum (sífilis secundária) e carcinoma de célula escamosa. O tratamento preferido é a crioterapia, mas o tratamento ambulatorial com podofilox solução ou gel 0,5% pode ser eficaz nos casos limitados.

Lesões Ulcerativas em Pacientes Infectados pelo HIV.
A maioria dos pacientes soropositivos para o HIV tem infecção presente ou passada por DST, que pode ser a razão inicial de procura por assistência médica. As queixas anorretais nesta população caem em três categorias: (1) condições proctológicas de rotina, como visto na população geral; (2) DSTs e (3) infecções oportunistas (Quadro 86.6). O tratamento das condições rotineiras e de DSTs comuns é semelhante àquele em outros pacientes, exceto que pode demorar mais para a cicatrização da ferida.

Tratamento

Um resumo das infecções comuns e diretrizes do tratamento estão apresentados na Tabela 86.5. Terapia empírica é indicada para pacientes que recentemente praticaram coito anal receptivo e têm excreção retal. O regime recomendado é de dose única de ceftriaxona, 250 mg intramuscular, mais doxiciclina, 100 mg, duas vezes ao dia, via oral, por 7 dias.[18] Os pacientes com infecções anorretais devem ser encaminhados para teste do HIV. Deve-se considerar a possibilidade de assédio sexual. O fornecedor de cuidado em saúde deve relatar DSTs e novos diagnósticos de infecção pelo VIH, segundo os regulamentos do departamento de saúde do Estado e local.

Nos pacientes imunocomprometidos, o diagnóstico diferencial das lesões anorretais ulcerativas deve incluir infecções oportunistas, linfoma e sarcoma de Kaposi. Pacientes com AIDS. geralmente exibem ulcerações anais idiopáticas com dor e sangramento. Antes da realização do diagnóstico, deve-se considerar outras causas possíveis das lesões (Quadro 86.6). Alívio sintomático geralmente pode ser alcançado com regime AAAA (Quadro 86.2), mas as lesões recalcitrantes podem necessitar excisão cirúrgica.

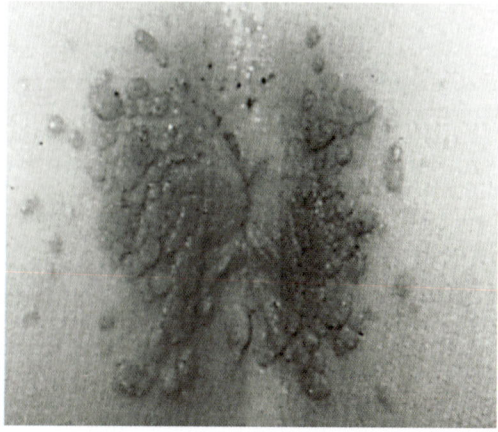

Fig. 86.7. Condiloma acuminado em criança.

Proctocolite por Radiação

Lesão do reto induzida por radiação geralmente é causada por tratamento de malignidades ginecológicas, urológicas e do TGI. A proctite por radiação imediata geralmente é autolimitada e responde ao tratamento sintomático. A manifestação tardia pode manifestar-se até 2 anos depois da exposição.

Os sinais e sintomas da proctite por radiação incluem: sangramento, que varia na gravidade desde mancha a hemorragia, tenesmo, diarreia, dor, fístula anal e estenoses retais. O diagnóstico

---

QUADRO 86.6
Lesões Anorretais no Paciente com Infecção pelo VIH

CONDIÇÕES COMUNS
Fissura anal
Abscesso e fístula
Hemorroidas
Prurido anal
Doença pilonidal

DSTS COMUNS
Gonorreia
Infecção por Clamídia
Herpes
Cancro mole

Sífilis
Condiloma acuminado

CONDIÇÕES ATÍPICAS
Infecciosas
TB, infecção por CMV, actinomicose, criptococose

Neoplásicas
Linfoma, sarcoma de Kaposi, carcinoma de célula escamosa

Outros
Úlcera anal idiopática

CMV, Citomegalovírus; *VIH*, vírus da imunodeficiência humana; *DST*, doença sexualmente transmissível; *TB*, tuberculose.

TABELA 86.5
Doença Anorretal Sexualmente Transmissível

DOENÇA OU CONDIÇÃO (COM PATÓGENO ESPECÍFICO QUANDO CONHECIDO)	ACHADOS	TRATAMENTO
CONDIÇÕES ULCERATIVAS		
LGV	Adenopatia inguinal unilateral Febre, mal-estar Excreção mucoide ou sanguinolenta	Doxiciclina, 100 mg VO, duas vezes ao dia, por 21 dias *Para grávidas ou alérgicos a tetraciclina* – eritromicina, 500 mg VO, quatro vezes ao dia, por 21 dias
Infecção pelo VSH	Dor retal, tenesmo, constipação Excreção mucoide sanguinolenta Vesículas e ulcerações Febre, mal-estar, mialgias, parestesia	*Primeiro episódio* – aciclovir, 400 mg VO, três vezes ao dia, 7 a 10 dias *ou* Aciclovir, 200 mg VO, cinco vezes ao dia, por 7 a 10 dias *ou* Famciclovir, 250 mg VO, duas vezes ao dia, por 7 a 10 dias *ou* Valaciclovir, 1 g VO, diariamente, por 7 a 10 dias
Sífilis primária (*Treponema pallidum*)	Cancro Tenesmo, dor, drenagem mucoide Linfadenopatia inguinal	Penicilina G benzatina, 2,4 milhões de unidades IM, uma vez ao dia
Cancro Mole (*Haemophilus ducreyi*)	Lesão inflamatória progride a úlcera Adenite inguinal – bubão	Azitromicina, 1 g VO, dose única *ou* ceftriaxona, 250 mg IM, dose única *ou* ciprofloxacino, 500 mg VO, duas vezes ao dia, por 3 dias *ou* eritromicina, 500 mg VO, três vezes ao dia, por 7 dias
Idiopática (geralmente HIV positivo)	Excêntrica, profunda, cicatrização deficiente, múltiplas lesões	Alívio sintomático ou encaminhamento cirúrgico
CONDIÇÕES NÃO ULCERATIVAS		
Condiloma acuminado (HPV)	Crescimento queratinizado, vegetativo no ânus ou pele Assintomático, prurido ou sangramento anal	Podofilox a 0,5%, uso tópico ou crioterapia
Gonorreia (*Neisseria gonorrhoeae*)	Prurido anal Tenesmo Secreção amarela, purulenta	Ceftriaxona, 250 mg IM, dose única *ou* cefixima, 400 mg VO, dose única
Infecção por clamídia (*Chlamydia trachomatis*)	Excreção mucoide ou sanguinolenta Tenesmo	Azitromicina, 1 g PO, dose única *ou* doxiciclina, 100 mg PO, duas vezes ao dia, por 7 dias
Sífilis (secundária)	Erupção maculopapular Condiloma latum	Penicilina G benzatina, 2,4 milhões de unidades IM, três doses

HIV, Vírus da imunodeficiência humana; *HPV*, papilomavírus humano; *HSV*, vírus do herpes simples; *IM*, intramuscular; *LGV*, linfogranuloma venéreo; *VO*, via oral.

é conseguido pela biópsia da mucosa retal, procedimento mais bem realizado com o paciente sob sedação ou anestesia.

Os regimes de tratamento incluem terapia de suporte e uso de agentes anti-inflamatórios, injeção de toxina botulínica, enemas com ácidos graxos de cadeia curta, terapia oral de sucralfato, terapia de oxigênio hiperbárico e terapia esclerosante.[19] Quando o paciente com suspeita de proctite por radiação apresenta-se ao DE, as medidas iniciais devem focar o tratamento da dor, enquanto da coordenação do plano de cuidados com o clínico geral.

Prolapso Retal

Prolapso retal ou procidência, é uma doença de pessoas em extremos de idade. O prolapso é completo se todas as camadas do intestino projetarem-se e incompleto se ocorrer envolvimento somente da camada mucosa. Nos adultos, a procidência completa é mais comum entre mulheres com mais idade e é causada pela flacidez das estruturas de inserção; geralmente acompanhada por prolapso uterino ou cistocele. Os pacientes relatam massa anal que se projeta durante a defecação, tosse ou espirro.

Os achados podem incluir incontinência fecal, excreção sanguínea ou mucoide e mau cheiro. Em alguns casos, o paciente pode reduzir manualmente o prolapso, enquanto em outros o tecido torna-se edemaciado e uma massa ulcerada, vermelha projeta-se do ânus (Fig. 86.8). Pode-se tentar a redução colocando o paciente em decúbito ventral e aplicar solução osmoticamente ativa, como gaze embebida em sacarose, sobre a massa. Após alguns minutos podemos aplicar leve pressão para guiar para trás o tecido dentro da calota retal. Deve-se tomar cuidado para não cutucar o tecido, porque isso poderia causar penetração por trauma. Quando isso é eficaz, o paciente pode receber alta com agentes para aliviar a constipação. Geralmente é necessário reparo cirúrgico.[20]

Nas crianças de até 4 anos de idade, a procidência geralmente está associada a constipação crônica ou doença diarreica. Entretanto, pode anunciar a presença de má nutrição, infecção parasitária, ou fibrose cística. As crianças geralmente têm prolapso mucoso. Os pais relatam protrusão durante defecação, com pequena quantidade de muco ou sangue. Essa condição deve ser diferençada da protrusão do pólipo juvenil e da intussuscepção. Deve-se tentar a redução delicadamente. O aumento de fibra alimentar e ingestão de líquidos geralmente é eficaz como terapia de primeira linha.

Corpos Estranhos Retais

Princípios

Os corpos estranhos anorretais podem resultar do uso do ânus para gratificação sexual, embora sejam encontrados também nas crianças, em pacientes psiquiátricos e em vítimas de assédio sexual ou ferimento iatrogênico. A maioria dos objetos é introduzida diretamente dentro do ânus, mas alguns tornam-se depositados no local depois de ingeridos. Os corpos estranhos precisam ser removidos para prevenir lacerações mucosas, perfuração e obstrução intestinal, sepse e peritonite.[21]

Alguns corpos estranhos ingeridos passam através do trato GI e subsequentemente se tornam alojados no reto ou nas criptas anais. Pacientes de risco mais alto de corpos estranhos ingeridos são as crianças, pacientes psiquiátricos e "mulas do tráfico".

Características Clínicas

Raramente, introduz-se iatrogenicamente um corpo estranho, como ponta de enema ou termômetro retal quebrado. Na maioria dos casos, o corpo estranho é colocado intencionalmente pelo paciente ou parceiro para propósitos medicinais ou sexuais. Os objetos comumente recuperados incluem frutas e vegetais, itens domésticos, especialmente aqueles cujas dimensões assemelham-se ao pênis, e artigos adquiridos especificamente com intenção erótico-anal. Às vezes, os pacientes chegam ao DE dias após a introdução do corpo estranho e eles provavelmente tentaram removê-lo em casa. A história da lesão geralmente é contada com relutância ou é vaga e inconsistente. A avaliação inicial no DE, conduzida sem fazer julgamento, deve verificar o tipo de corpo estranho envolvido, há quanto tempo está no local, quais tentativas foram feitas para removê-lo e se o paciente tem febre, dor abdominal ou sangramento retal. Deve-se considerar a possibilidade de abuso sexual.

O exame físico começa externamente para sinais de traumatismo. Se não há suspeita de objetos pontudos, o exame digital retal e anuscopia podem revelar o corpo estranho, esfíncter flácido ou lesão mucosa. O exame abdominal pode demonstrar sinais de perfuração ou obstrução.

Exame Diagnóstico

O corpo estranho pode estar visível nas radiografias abdominais ou sua presença pode ser deduzida por padrão não específico de gases, ar livre ou sinais de obstrução intestinal. Se houver suspeita de perfuração, pode-se introduzir material de contraste solúvel em água para delinear os corpos estranhos radiolúcidos.

Tratamento

O tratamento depende da localização e do tipo de objeto encontrado. No geral, os objetos moles e que estão baixos (< 10 cm da borda anal) podem ser removidos com segurança no DE. O paciente acordado pode ajudar na expulsão realizando a manobra de Valsalva. A pré-medicação com benzodiazepínicos é útil para relaxamento do esfíncter e do paciente. Com o paciente na posição de litotomia, a pressão suprapúbica pode ajudar na remoção (Fig. 86.9).

Vários métodos são eficazes para a remoção. O mais fácil é segurarmos a borda do corpo estranho com fórceps e aplicar tração quando o paciente arquear. A maioria dos corpos estranhos no reto não tem local conveniente para serem pegos, então necessitamos de outros métodos. O cateter de Foley pode ser colocado além do corpo estranho e o balão inflado (Fig. 86.10). Isso rompe a sucção da mucosa da parede retal e fornece um modo para guiar o objeto para fora da abóbada retal. Os objetos ocos podem ser preenchidos com emplastro de Paris, com o cateter de Foley inflado inserido para ser usado como alça.

Outros modos criativos de remoção de corpos estranhos no DE são bem-sucedidos e é essencial estratégia individualizada. Objetos grandes, duros e frágeis e aqueles que migraram proximalmente são de difícil remoção sem dilatação anal e instrumentação para auxiliar na passagem pela curva sacral e esfíncteres. São mais bem realizados com o paciente sob anestesia geral. Após a remoção do corpo estranho, deve-se considerar a possibilidade de lacerações ou perfurações da mucosa. Instruções de alta devem avisar o paciente sobre os sinais e sintomas de perfuração, peritonite e sepse.

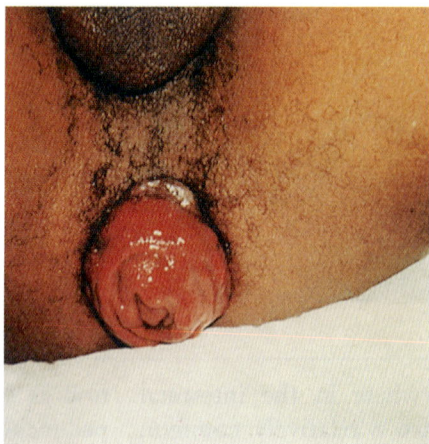

Fig. 86.8. Prolapso do reto. (Cortesia Dr. Gershon Effron, Sinai Hospital of Baltimore; de Seidel HM, *et al.*, editores: Mosby's guide to physical examination, ed 4, St. Louis, 1999, Mosby.)

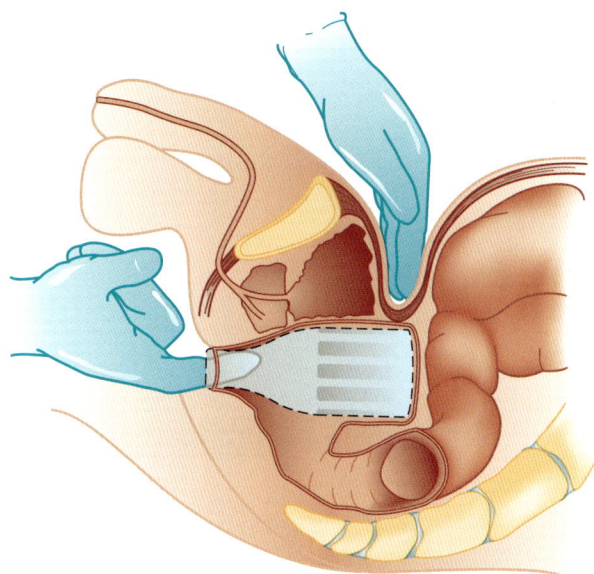

Fig. 86.9. Remoção de corpo estranho do reto.

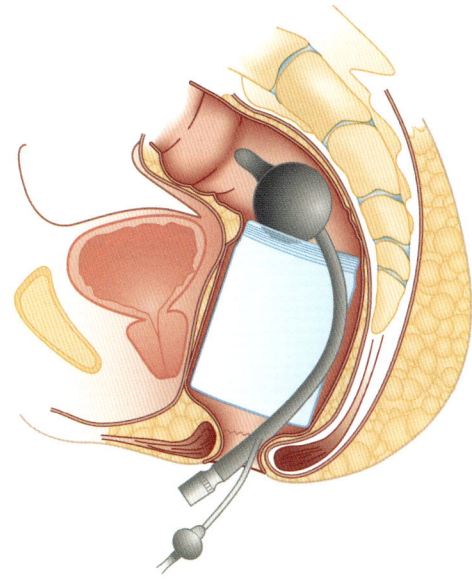

Fig. 86.10. Remoção de corpo estranho retal assistida por cateter de Foley.

CONCEITOS-CHAVE

- As condições anorretais podem ser diferenciadas de acordo com o algoritmo (Fig. 86.2), que aborda a presença ou a ausência de dor, sangramento, edema e prurido, em conjunto com a avaliação da saúde geral do paciente.
- Os pacientes que procuram tratamento com queixas anorretais, não específicas devem ser avaliados para a presença de doença sistêmica subjacente (p. ex., câncer, diabetes melito, imunodeficiência) porque as alterações do ânus podem anunciar a apresentação inicial de condições associadas.
- Pacientes com qualquer DST devem ser avaliados para infecção pelo HIV e questionado sobre sexo anal e a possibilidade de violência doméstica ou abuso.
- A maioria das condições anorretais pode estar sintomaticamente melhor pela adesão ao regime AAAA (água morna, analgésicos, amaciadores das fezes, alimentação rica em fibras).
- As hemorroidas externas trombosadas são cobertas pela derme anal modificada e podem ser excisadas e drenadas dentro de 48 horas.
- As hemorroidas internas são cobertas com a mucosa e devem ser encaminhadas ao coloproctologista para tratamento definitivo.
- As hemorroidas internas de quarto grau gravemente trombosadas, gangrenosas devem ser encaminhadas urgentemente ao cirurgião.
- Podemos drenar os abscessos superficiais no DE.
- Não se deve usar sonda nos tratos fistulosos.
- Os abscessos pilonidais devem ser drenados com aspiração por agulha ou incisão longitudinal para fora da linha média.
- Prurido anal é causado por várias condições, incluindo infecção, irritantes tópicos, condições cutâneas, câncer e hipersensibilidade a alimentos e medicamentos (Quadro 86.5).
- É necessário sensibilidade quando tratarmos pacientes com corpo estranho anorretal. A segurança do prestador de cuidados em saúde é essencial quando da avaliação de corpos estranhos com arestas afiadas.
- Corpos estranhos distais geralmente podem ser removidos no DE com uso de recursos criativos, enquanto os proximais ou pontudos devem ser removidos sob anestesia geral em centro cirúrgico.

As referências para este capítulo podem ser encontradas on-line no website Expert Consult associado à obra.

SEÇÃO SEIS
Sistemas Geniturinário e Ginecológico

CAPÍTULO 87

Insuficiência Renal

Allan B. Wolfson

A avaliação da doença renal no departamento de emergência (DE) requer uma abordagem integrada que incorpore exame de urina, determinações químicas do soro e da urina, e exames de imagem renal. Quando combinada, esta abordagem avalia o grau de disfunção renal e determina a base para a distinção entre insuficiência renal aguda (IRA) e doença renal crônica (DRC).

INSUFICIÊNCIA RENAL AGUDA

A marca registrada da IRA (anteriormente denominada *falência renal aguda* [FRA]) é a azotemia progressiva, que normalmente vem acompanhada de uma ampla gama de outros transtornos, dependendo da intensidade e da duração da disfunção renal. Entre eles incluem-se desarranjos metabólicos (p. ex., acidose metabólica, hipercalemia), transtornos do equilíbrio hídrico corporal (principalmente sobrecarga de volume), e uma variedade de efeitos em praticamente todos os sistemas orgânicos (Quadro 87.1).

As causas da IRA dividem-se entre as que diminuem o fluxo de sangue renal (pré-renais), as que produzem uma agressão parenquimal (intrarrenais), ou as que obstruem o fluxo urinário (obstrutivas ou pós-renais). A identificação de uma causa pré-renal ou pós-renal de IRA geralmente possibilita iniciar uma terapia corretiva específica; se estas duas amplas categorias de IRA podem ser excluídas, significa que a causa é intrarrenal. As causas parenquimais renais de IRA podem geralmente ser subdivididas nas que afetam principalmente os glomérulos, a vasculatura intrarrenal ou o interstício renal. O termo *necrose tubular aguda* representa outra ampla categoria de falência renal intrínseca que não pode ser atribuída a uma causa glomerular, vascular ou intersticial específica (Fig. 87.1).

Diversos outros importantes efeitos sistêmicos e específicos aos órgãos da insuficiência renal ocorrem. A uremia prejudica as defesas do hospedeiro, especialmente a função dos leucócitos, sendo que infecção é uma causa significativa de morbidade e mortalidade na IRA. Pericardite, que possui uma prevalência de 10% a 20% em pacientes de diálise portadores de DRC, também pode ocorrer em pacientes de IRA; diálise de urgência é indicada quando há associação com derrame pericárdico e tamponamento. Anormalidades neurológicas na IRA podem ser precipitadas por anormalidades em eletrólitos, medicamentos ou uremia. Anorexia, náusea, vômito, gastrite e pancreatite também estão associados à IRA. Hemorragia gastrintestinal (GI) significativa é observada em aproximadamente 10% dos pacientes.

Comprometimento da eritropoiese, redução da sobrevida dos glóbulos vermelhos (GV), hemólise, hemodiluição e perda de sangue por via GI desempenham um papel na anemia normocítica normocrômica que geralmente acompanha a IRA. Embora uma leve trombocitopenia possa estar presente, é o defeito qualitativo da função das plaquetas que se acredita ser causado pelo efeito da circulação de toxinas urêmicas, que é mais significativo e que contribui para as tendências hemorrágicas destes pacientes.

Características Clínicas

Quando se verificar a presença de azotemia ou falência renal, a primeira consideração na avaliação no DE deve ser a possibilidade de complicações potencialmente fatais (p. ex., hipercalemia, edema pulmonar). Presumindo-se que estas complicações tenham sido descartadas, o próximo passo é determinar se a condição representa IRA ou é resultado de doença renal pré-existente. A distinção clínica entre IRA e DRC geralmente é difícil, principalmente se registros antigos e resultados de laboratório não estiverem disponíveis. O achado de rins pequenos em radiografias abdominais ou alterações ósseas de hiperparatireoidismo secundário em radiografias de mão sugerem que a insuficiência renal é crônica. Anemia, hipocalcemia e hiperfosfatemia, por outro lado, não devem ser tomadas como base para identificar pacientes portadores de DRC, pois estas anormalidades podem desenvolver-se rapidamente na IRA.

Na avaliação de pacientes com azotemia, o médico do departamento de emergência utiliza o histórico, o exame físico e os testes de laboratório para buscar dicas para a causa e identificar os sinais e sintomas de uremia, sobrecarga de volume ou outras complicações da insuficiência renal. Na tentativa de identificar a causa, a estratégia geral é descartar causas pré-renais e pós-renais antes de considerar as diversas causas intrínsecas renais. Primeiramente, buscam-se possíveis fontes de perda de volume e causas de redução do débito cardíaco no histórico, e o paciente é questionado sobre vertigens, sangramentos, perda de fluidos por via GI, poliúria anormal ou sintomas de insuficiência cardíaca congestiva (ICC). Em homens, histórico de noctúria, frequência, hesitação ou redução do fluxo urinário sugerem obstrução prostática. Histórico de sintomas do trato inferior ou de tumor abdominal ou pélvico em ambos os sexos é determinado, assim como histórico de nefrolitíase ou infecções crônicas do trato urinário (ITU). Histórico de anúria aguda, definida como a produção de menos de 100 mL de urina/dia, é mais comumente o resultado de altos graus de obstrução do trato urinário, embora também possa acompanhar intensa depleção de volume, intensa glomerulonefrite aguda, necrose cortical ou oclusão vascular renal bilateral. Anúria intermitente, por outro lado, é característica de doença obstrutiva.

O uso de medicamentos e possíveis exposições a agentes de contraste radiográfico ou outras toxinas exógenas também são outros elementos importantes do histórico. Histórico de hipertensão, urina de cor escura, exantema, febre ou artrite sugere doença renal intrínseca ou transtorno multissistêmico.

O exame físico concentra-se em sinais de depleção de volume, como taquicardia e menor turgor cutâneo. Alterações documentadas de curta duração no peso corporal oferecem uma valiosa dica na avaliação do *status* de volume, especialmente em pacientes crônicos.

QUADRO 87.1

Características Clínicas de Insuficiência Renal Aguda

CARDIOVASCULARES
Edema pulmonar
Arritmia
Hipertensão
Pericardite
Derrame pericárdico
Infarto do miocárdio
Embolia pulmonar

METABÓLICAS
Hiponatremia
Hipercalemia
Acidose
Hipocalcemia
Hiperfosfatemia
Hipermagnesemia
Hiperuricemia

NEUROLÓGICAS
Asteríxis
Irritabilidade neuromuscular
Alterações do estado mental
Sonolência
Coma
Convulsões

GASTRINTESTINAIS
Náusea
Vômito
Gastrite
Úlcera gastroduodenal
Sangramento gastrintestinal
Pancreatite
Desnutrição

HEMATOLÓGICAS
Anemia
Diátese hemorrágica

INFECCIOSAS
Pneumonia
Septicemia
Infecção do trato urinário
Infecção de feridas

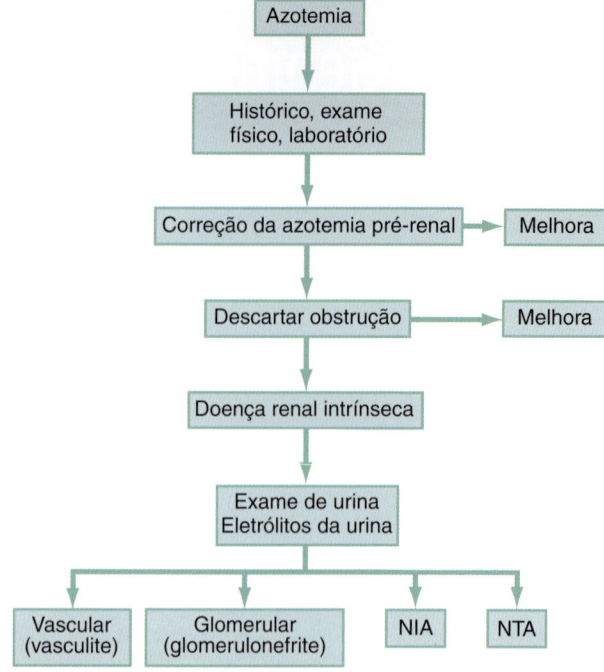

Fig. 87.1. Avaliação de azotemia. *NIA*, Nefrite intersticial aguda; *NTA*, necrose tubular aguda.

Além disso, suspeitas de hemorragia devem ser especificamente excluídas. Da mesma forma, sobrecarga de volume é determinada pela avaliação da distensão da veia jugular e atenção à presença de estertores ou edema.

Bexigas distendidas podem ser percutidas quando contêm 150 mL de urina, e sua cúpula é palpável abdominalmente quando contém 500 mL. Pode-se utilizar ultrassonografia para detectar distensão da bexiga ou volume residual pós-miccional se houver alguma dúvida sobre retenção urinária.

Um exame de próstata nos homens e um exame pélvico nas mulheres são elementos necessários do exame. A presença de exantema, púrpura, palidez ou petéquias é verificada, assim como artrite, sensibilidade musculoesquelética e achados que sugiram infecção ou malignidade.

Diagnóstico Diferencial

O tratamento da IRA requer uma abordagem sistemática quanto aos diagnósticos diferenciais que podem estar subjacentes no momento da apresentação. Uma vez consideradas as causas pré-renais ou pós-renais, as estratégias diagnósticas e de tratamento concentram-se nas patologias intrarrenais.

Azotemia Pré-renal

Uma redução da perfusão renal que seja suficiente para causar uma diminuição da taxa de filtração glomerular (TFG) resulta em azotemia. As possíveis causas são agrupadas em entidades que causam depleção do volume intravascular, redistribuição de volume ou redução do débito cardíaco (Quadro 87.2). Pacientes portadores de doença renal pré-existente são particularmente sensíveis aos efeitos da redução da perfusão renal.

A azotemia pré-renal é caracterizada pelo aumento da densidade da urina, uma proporção de ureia sérica para creatinina geralmente entre 10:1 e 20:1, concentrações de sódio na urina de menos de 20 mEq/dL e fração de excreção de sódio (FENa) de menos de 1%. A condição geralmente pode ser prontamente corrigida se expandindo o volume de líquidos extracelulares, aumentando o débito cardíaco ou descontinuando o uso de medicamentos anti-hipertensivos vasodilatadores. Contudo, azotemia pré-renal prolongada intensa pode resultar em necrose tubular aguda (NTA).

Pacientes portadores de ICC ou cirrose formam um importante subconjunto dos portadores de azotemia pré-renal. Estes pacientes geralmente apresentam sobrecarga de sal e sobrecarga de água, embora seu volume intra-arterial efetivo seja menor. A administração de diuréticos oferece a possibilidade de reduzir ainda mais o volume intravascular, resultando em menor filtração glomerular e azotemia pré-renal. Para alguns pacientes com ICC avançada ou doença hepática, uma condição de azotemia pré-renal crônica estável pode ser o melhor meio-termo factível entre sobrecarga sintomática de volume e hipoperfusão renal intensa.

A perfusão glomerular também pode ser reduzida em pacientes com volume intravascular normal e fluxo de sangue renal normal que tomam inibidores da enzima conversora de angiotensina (IECA), ou, mais comumente, inibidores da prostaglandina. Todos os medicamentos anti-inflamatórios não esteroidais (AINEs), incluindo a aspirina, inibem a síntese da prostaglandina. Prostaglandinas vasodilatadoras renais são fundamentais para a manutenção da perfusão glomerular em pacientes com condições como ICC, insuficiência renal crônica e cirrose, nos quais os níveis elevados de renina e angiotensina II circulantes reduzem o fluxo de

QUADRO 87.2

Causas de Azotemia Pré-renal

PERDA DE VOLUME
Gastrintestinal – vômito, diarreia, drenagem nasogástrica
Renal – diurese
Perda de sangue
Perdas insensíveis
Sequestro para o terceiro espaço
Pancreatite
Peritonite
Trauma
Queimaduras

CAUSAS CARDÍACAS
Infarto do miocárdio
Doença valvular
Cardiomiopatia
Redução do volume arterial efetivo
Medicação anti-hipertensiva
Nitratos

CAUSAS NEUROGÊNICAS
Sepse
Anafilaxia
Hipoalbuminemia
Síndrome nefrótica
Doença hepática

QUADRO 87.3

Causas Pós-renais de Insuficiência Renal

CAUSAS INTRARRENAIS E URETERAIS
Pedra no rim
Necrose papilar
Malignidade
Fibrose retroperitoneal
Precipitação de ácido úrico, ácido oxálico ou cristais de fosfato
Precipitação de sulfonamida, metotrexato, aciclovir ou indinavir

BEXIGA
Nefrolitíase
Coágulo sanguíneo
Hipertrofia de próstata
Carcinoma de bexiga
Bexiga neurogênica

URETRA
Fimose
Estenose

---

sangue renal e a TFG. Neste contexto, uma diminuição da produção de prostaglandinas vasodilatadoras pode resultar em alterações hemodinâmicas renais agudas e em redução reversível da função renal. Este fenômeno também é observado com a classe de AINEs dos inibidores seletivos da ciclo-oxigenase 2. Outros fatores de risco incluem idade avançada, uso de diuréticos, doença renovascular e diabetes. Esta entidade distingue-se de outras complicações renais de AINEs, incluindo nefrite intersticial e necrose papilar.

Insuficiência Renal Aguda Pós-renal (Obstrutiva)

Obstrução é uma causa eminentemente reversível de IRA e deve ser considerada em todos os pacientes com azotemia recém-verificada ou com piora da função renal. Pode ocorrer obstrução em qualquer nível do trato urinário, porém, geralmente, é produzida por hipertrofia prostática ou obstrução do colo vesical funcional (p. ex., secundária a efeitos colaterais de medicamentos ou bexiga neurogênica; Quadro 87.3). Obstrução intrarrenal pode resultar de precipitação intratubular de cristais de ácido úrico (p. ex., com lise tumoral), ácido oxálico (como na ingestão de etilenoglicol), fosfatos, proteínas de mieloma, metotrexato, sulfadiazina, aciclovir ou indinavir. Obstrução ureteral bilateral (ou obstrução do ureter de um rim solitário) pode ser causada por fibrose retroperitoneal, tumor, problema cirúrgico, pedras ou coágulos de sangue. Uma deterioração súbita da função renal no contexto de diabetes melito, nefropatia analgésica ou doença falciforme é sugestiva de necrose papilar.

Insuficiência Renal Aguda Intrínseca

Dos transtornos intrarrenais específicos que causam IRA, a glomerulonefrite, a nefrite intersticial, e anormalidades da vasculatura intrarrenal são suscetíveis a terapias específicas e são importantes de se considerar como possíveis causas. Estas entidades são responsáveis por apenas 5% a 10% dos casos de IRA em pacientes adultos; a maioria é causada por NTA. Em adultos cuja IRA se desenvolve fora do ambiente hospitalar, a incidência de doença glomerular, intersticial e de pequenos vasos é muito maior. Em crianças, estas entidades são responsáveis por aproximadamente 50% dos casos de IRA (Quadro 87.4).

Glomerulonefrite Aguda. Isto pode representar um processo renal primário ou pode ser a manifestação de qualquer uma de uma ampla gama de outras entidades patológicas (Quadro 87.4). Os pacientes podem apresentar urina escura, hipertensão, edema, ou ICC (secundária a sobrecarga de volume) ou podem ser completamente assintomáticos; neste caso, o diagnóstico se baseia em um achado incidental ou no exame de urina. A hematúria associada à doença glomerular pode ser microscópica ou macroscópica e pode ser persistente ou intermitente. Proteinúria, embora geralmente na faixa dos 500 mg/dia a 3 g/dia, não incomumente se encontra na faixa nefrótica, arbitrariamente definida como 3,5 g/dia ou mais. A presença de hematúria, proteinúria, ou depósitos de glóbulos vermelhos, é altamente sugestiva de glomerulonefrite. No entanto, a ausência de depósitos de glóbulos vermelhos, proteinúria e hematúria basicamente exclui a glomerulonefrite como causa da IRA.

O diagnóstico específico de glomerulonefrite aguda causada por doença renal primária em geral é finalmente feito por biópsia renal. Contudo, quando a glomerulonefrite é secundária a uma doença sistêmica, como o lúpus eritematoso sistêmico, os sinais e sintomas clínicos e os resultados dos exames de laboratório ajudam consideravelmente a reduzir o escopo do diagnóstico diferencial. Por via de regra, exames laboratoriais extensivos não são indicados no ambiente do DE, sendo mais adequadamente realizados como parte de avaliações de pacientes internados.

Nefrite Intersticial Aguda. A nefrite intersticial aguda (NIA) é geralmente precipitada por exposição a medicamentos ou por infecções. Não há conhecimentos profundos sobre a NIA induzida por medicamentos, mas a ausência de uma relação clara com a dose e a recorrência da síndrome em novas provocações com o agente agressor sugere que um mecanismo imunológico seja o responsável. Os medicamentos mais comumente envolvidos são as penicilinas, os diuréticos e os AINEs. Há relatos de NIA associada a infecções bacterianas, fúngicas, por protozoários e por Rickettsia.

Os pacientes portadores de NIA normalmente apresentam exantema, febre, eosinofilia e eosinofilúria, mas é comum a ausência de um ou mais destes sinais cardeais. Piúria, hematúria macro ou microscópica e leve proteinúria são observadas em alguns casos. Um diagnóstico definitivo pode ser feito somente com biópsia renal. O tratamento de NIA é direcionado à remoção da causa presumida; infecções devem ser tratadas e os medicamentos agressores descontinuados. A função renal geralmente volta ao normal

> **QUADRO 87.4**
>
> ## Doenças Renais Intrínsecas que Causam Insuficiência Renal Aguda
>
> **DOENÇAS VASCULARES**
> **Doenças de Grandes Vasos**
> Trombose ou estenose arterial renal
> Trombose venosa renal
> Doença ateroembólica
>
> **Doenças de Pequenos e Médios Vasos**
> Escleroderma
> Hipertensão maligna
> Síndrome urêmica hemolítica
> Púrpura trombocitopênica trombótica
> Microangiopatia associada a HIV
>
> **DOENÇAS GLOMERULARES**
> **Doenças Sistêmicas**
> Lúpus eritematoso sistêmico
> Endocardite infecciosa
> Vasculite sistêmica (p. ex., periarterite nodosa, granulomatose de Wegener)
> Púrpura de Henoch-Schönlein
> Nefropatia associada a HIV
> Crioglobulinemia mista essencial
> Síndrome de Goodpasture
>
> **DOENÇAS RENAIS PRIMÁRIAS**
> Glomerulonefrite pós-estreptocócica
> Outras glomerulonefrites pós-infecciosas
> Glomerulonefrite de progressão rápida
>
> **DOENÇAS E CONDIÇÕES TUBULOINTERSTICIAIS**
> Medicamentos (vários)
> Toxinas (p. ex., metais pesados, etilenoglicol)
> Infecções
> Mieloma múltiplo
>
> **NECROSE TUBULAR AGUDA**
> **Isquemia**
> Choque
> Sepse
> Azotemia pré-renal severa
>
> **Nefrotoxinas**
> Antibióticos
> Agentes de contraste radiográfico
> Mioglobinúria
> Hemoglobinúria
>
> **OUTRAS DOENÇAS E CONDIÇÕES**
> Doença hepática severa
> Reações alérgicas
> AINEs

HIV, vírus da imunodeficiência humana; AINEs, agentes anti-inflamatórios não esteroidais.

ao longo de várias semanas, embora haja relatos de ocorrência de insuficiência renal crônica.

Doença Vascular Renal. Esta pode ser classificada de acordo com o tamanho do vaso afetado. Transtornos como trombose arterial renal ou embolia, que afetam grandes vasos sanguíneos, devem ser bilaterais – ou devem afetar um único rim em funcionamento – para causar IRA. Atribuir ou não esses casos de IRA a uma causa vascular pré-renal ou renal é uma questão de semântica. A causa mais comum de trombose é provavelmente trauma; trombose também pode ocorrer após angiografia ou pode ser secundária a dissecções arteriais aórticas ou renais. Considera-se que ateroembolia renal possui uma ocorrência comum, pelo menos em nível microscópico, após arteriografia; porém, é uma causa incomum de IRA. Da mesma forma, pacientes com fibrilação atrial crônica ou endocardite infecciosa podem sofrer embolização do rim, porém raramente desenvolvem IRA como resultado. A embolia arterial renal pode causar infarto renal agudo, geralmente se manifestando como dor súbita em flancos, costas, peito, ou na região superior do abdome. Achados urinários, incluindo hematúria, são variáveis. O diagnóstico geralmente é feito através de varredura do fluxo renal ou arteriografia.

Várias doenças que afetam os vasos intrarrenais menores podem causar IRA (Quadro 87.4). Pacientes cuja doença é suficientemente grave para causar IRA também em geral apresentam hipertensão, anemia hemolítica microangiopática, e outras manifestações sistêmicas e orgânicas específicas. Infecção por *Escherichia coli* O157:H7 surgiu como uma das grandes causadoras de síndrome urêmica hemolítica, uma importante causa de IRA em crianças.

Pacientes com escleroderma (esclerose sistêmica) podem apresentar a chamada crise renal esclerodérmica, que é caracterizada por hipertensão maligna e insuficiência renal de rápida progressão. Enquanto a vasculite associada à inflamação capilar glomerular normalmente causa hematúria macroscópica ou microscópica e formação de depósitos de glóbulos vermelhos, o envolvimento vascular de vasos de tamanho médio, como o produzido pelo escleroderma, geralmente poupa os vasos pré-glomerulares e tende a não produzir um sedimento urinário ativo. Manifestações extrarrenais (p. ex., exantema, febre, artrite, sintomas pulmonares) são geralmente evidentes.

Quanto à hipertensão maligna, tanto como entidade isolada quanto como parte da crise renal esclerodérmica, o tratamento adequado pode gerar uma gratificante remissão da IRA. Há relatos de pacientes com hipertensão maligna que recuperaram a função renal após terapia anti-hipertensiva agressiva, com manutenção temporária com diálise, se necessário. Em pacientes com crise renal esclerodérmica, terapia específica com inibidores da ECA demonstrou resultar em melhora da função renal em uma proporção significativa dos casos.

Necrose Tubular Aguda. NTA se refere a uma deterioração geralmente reversível da função renal associada a uma variedade de agressões renais. Oligúria pode ou não ser uma característica. O diagnóstico é feito após causas pré-renais e pós-renais de FRA e transtornos associados a glomérulos, interstício e vasculatura intrarrenal terem sido excluídas. Em alguns poucos transtornos, estas discretas categorias se sobrepõem. Por exemplo, IRA associada a mieloma múltiplo ou toxicidade a etilenoglicol está relacionada com obstrução intrarrenal e doença intersticial, bem como com um provável efeito tóxico direto no próprio túbulo renal.

O precipitante mais comum de NTA é a isquemia renal que ocorre durante cirurgia ou após trauma e sepse. O restante dos casos ocorre no contexto de enfermidades médicas, geralmente em consequência da administração de um antibiótico aminoglicosídeo ou agente de radiocontraste nefrotóxico ou em associação a rabdomiólise. Múltiplas causas podem ser identificadas em alguns casos; em outros, uma causa definitiva jamais é estabelecida.

A diminuição da perfusão renal resulta em um espectro de disfunção renal que varia desde azotemia pré-renal passageira até NTA no outro extremo. No início do período de isquemia renal, a função renal pode ser completamente restaurada ao se restaurar o fluxo de sangue renal, mas, em certo ponto, a hipoperfusão contínua resulta em disfunção renal não reagente à reposição do volume, causando o advento da NTA. A NTA pode ocorrer na ausência de franca hipotensão; até mesmo uma modesta isquemia renal pode resultar em NTA em pessoas suscetíveis. A suscetibilidade individual a NTA pode estar relacionada com o equilíbrio das influências vasopressoras e vasodilatadoras mediadas pela prostaglandina na vasculatura renal.

NTA pós-isquêmica pode ocorrer no contexto de perda de volume pelo trato GI (superior ou inferior), pele ou rins, ou pode resultar de hemorragia severa ou grandes queimaduras. Insolação comumente está associada ao desenvolvimento de NTA, que é considerada resultante de uma combinação de perda de volume, hiperpirexia e rabdomiólise. Outra causa de NTA é a síndrome hiperosmolar hiperglicêmica, que pode estar associada à perda de até 25% do volume total de água do corpo. NTA também é observada no contexto de choque cardiogênico, sepse e perda de líquido para o terceiro espaço na pancreatite e na peritonite.

NTA é comum em pacientes de pós-operatório, embora nem todos os casos possam ser atribuídos a hipotensão intraoperatória ou hemorragia. Sepse concomitante, idade mais avançada, doença renal pré-existente e outras comorbidades estão associadas a resultados piores.

As nefrotoxinas constituem a outra principal causa de NTA. Entre as mais proeminentes delas estão os pigmentos endógenos mioglobina e hemoglobina, associadas à rabdomiólise (Quadro 87.5). Considera-se que a hipotensão secundária à perda de líquido no músculo afetado piora os efeitos da mioglobinúria no túbulo renal, assim como a acidose. Hemólise, que resulta na liberação de hemoglobina na circulação e hemoglobinúria, pode causar NTA, porém normalmente apenas na presença de desidratação ou acidose coexistente, ou de outras causas de redução da perfusão renal. A NTA pode estar associada à hemólise de até 100 mL de sangue.

A NTA associada a rabdomiólise é geralmente oligúrica; é caracterizada por aumentos rápidos dos níveis séricos de creatinina, potássio, fósforo e ácido úrico. A creatina liberada pelo músculo é metabolizada em creatinina, que pode resultar em aumentos dos níveis séricos de creatinina de mais de 2 mg/dL/dia, em comparação com o aumento de 0,5 a 1 mg/dL/dia normalmente observado em outras formas de IRA. A proporção ureia/creatinina geralmente é de menos de 21:1. O potássio intracelular liberado pelo músculo lesionado pode aumentar o nível sérico de potássio em 1 a 2 mEq/L em algumas horas. Da mesma forma, o fosfato liberado pelo músculo pode causar aumentos drásticos dos níveis séricos de fosfato. O ácido úrico, produzido pelo metabolismo de purinas liberadas pelo músculo lesionado, pode acumular-se a níveis suficientemente altos para causar nefropatia aguda do ácido úrico.

O teste de fita reagente (*dipstick*) dá um resultado positivo para heme em, no máximo, 50% dos pacientes portadores de rabdomiólise, pois a mioglobina é rapidamente eliminada do soro e pode, portanto, ser indetectável na urina no momento da apresentação.[1] Portanto, resultado negativo na sondagem urinária não descarta o diagnóstico. A creatina quinase (CK) sérica é eliminada muito mais lentamente; portanto, a medição dos níveis de CK é um exame mais sensível.

Antibióticos e agentes de contraste radiográfico são outras nefrotoxinas que estão comumente implicadas no desenvolvimento de NTA. Os aminoglicosídeos são os antibióticos mais comumente implicados. Doses mais elevadas e durações mais longas de terapia estão associadas a maiores níveis séricos do fármaco, levando a um maior acúmulo do medicamento no parênquima renal e maior probabilidade de nefrotoxicidade. Idade avançada, debilitação da função renal, desidratação e exposição a outras nefrotoxinas são fatores adicionais de risco. A administração única diária de uma dose um pouco mais elevada está associada a menor toxicidade, porém oferecendo igual eficácia.

NTA induzida por aminoglicosídeos normalmente tem um surgimento gradativo. Disfunção renal clinicamente significativa em geral ocorre após vários dias e normalmente depois de mais de 1 semana de terapia. No entanto, a insuficiência renal pode desenvolver-se em até 10 dias depois de interrompido o uso do medicamento, uma observação que parece ser explicada pela característica de meia-vida tecidual longa desses agentes. A função renal volta ao normal depois de uma média de 6 semanas, mas a condição ocasionalmente progride para lesão renal permanente.

Os agentes de contraste radiográfico constituem uma causa comum de insuficiência renal hospitalar. A IRA produzida por estes agentes tem sido definida como um aumento do nível de creatinina sérica de 25% em relação aos níveis básicos, com uma relação temporal com a administração do meio de contraste e na ausência de outras causas identificáveis. A NTA induzida por agentes de radiocontraste engloba um espectro que varia desde insuficiência renal não oligúrica assintomática até falência renal severa com necessidade de diálise, porém a maioria dos casos é leve. Pode ocorrer após qualquer procedimento que envolva a administração intravascular de material de contraste. Normalmente, observa-se um aumento dos níveis séricos de creatinina em um prazo de 3 dias a contar da exposição, retornando aos níveis normais de 10 a 14 dias.

Os fatores de risco mais importantes para NTA induzida por agente de radiocontraste são: insuficiência renal pré-existente, diabetes melito, mieloma múltiplo, idade acima de 60 anos, depleção de volume, e maiores doses de material de contraste. Entre estes, insuficiência renal pré-existente é o mais importante. Pacientes diabéticos com níveis de creatinina sérica de menos de 1,5 mg/dL apresentam baixo risco de desenvolver NTA induzida por agente de radiocontraste, enquanto aqueles cujos níveis séricos de creatinina são maiores do que 1,5 mg/dL estão sob grande risco. Depleção de volume parece ser um fator de risco independente, e a expansão agressiva de volume antes da exposição ao contraste provou exercer um efeito protetor.[1] Por fim, doses altas e doses repetidas de material de contraste estão associadas a um aumento de risco de NTA, especialmente se o segundo exame for realizado em um prazo de 72 horas em relação ao primeiro.

Em combinação com hidratação periprocedural, a N-acetilcisteína reduz a incidência de NTA associada a contraste, embora este não seja um achado consistente em estudos publicados. Volumes modestos de solução salina intravenosa (3 mL/kg por 1 hora, seguidos de 1,5 mL/kg/h por 4 horas após a exposição ao contraste) parecem ser eficazes em reduzir a probabilidade de nefrotoxicidade; bicarbonato de sódio não parece oferecer uma vantagem em relação à solução salina comum.

QUADRO 87.5

Causas de Insuficiência Renal Aguda Induzida por Pigmento

Rabdomiólise e mioglobinúria
    Lesão por esmagamento
    Síndrome compartimental
    Lesão elétrica
    Mionecrose por coma ou imobilização
    Oclusão arterial aguda
    Esforço físico vigoroso
    Status epilepticus
    Hipertermia/estresse por calor
    Miopatia metabólica
    Medicamentos/toxinas
    Hipocalemia
    Hipofosfatemia
Hemoglobinúria
    Hemólise aguda
    Reação à transfusão
    Medicamentos/toxinas
    Infecções

G6PD, Glicose-6-fosfato desidrogenase; *RBCs*, glóbulos vermelhos.

Testes Diagnósticos

A avaliação laboratorial começa com teste de fita reagente, exame de urina microscópica, e mensuração do débito urinário. Os níveis de ureia, creatinina sérica, sódio na urina e FENa são determinados para ajudar a avaliar a função renal e oferecem dicas sobre a causa da IRA. Um hemograma completo, um painel de eletrólitos séricos (expandido a fim de incluir medição sérica de cálcio, fósforo e magnésio), eletrocardiograma (ECG) e radiografias do tórax ajudam a estabelecer o estado inicial do paciente e a oferecer informações sobre possíveis complicações.

Volume da Urina

O fluxo urinário não diminui até que a TFG seja acentuadamente reduzida; dessa forma, o volume de urina não é um bom indicador de disfunção renal. Oligúria, definida como um volume urinário de 100 a 400 mL/24 h, pode ser observada em causas pré-renais (dependentes do fluxo sanguíneo), intrínsecas (renais) ou pós-renais (obstrutivas) de IRA. Embora incomum, a alternação entre oligúria e anúria (esta última definida como menos de 100 mL/24 h), é um indicador clássico de obstrução intermitente, que ocorre conforme a urina se acumula por trás de uma pedra obstrutora ou tumor e depois é deixada fluir conforme o material obstrutor muda de posição.

Exame de Urina

O exame de urina-padrão consiste em sondagem de varredura por pigmento heme, proteína, glicose, cetonas, esterase de leucócitos e do exame microscópico e de nitritos de um exemplar de urina recém-miccionada. Teste de fita reagente para verificação de heme e proteína pode oferecer informações importantes relacionadas com a função renal.

Heme. Sondagem teste de fita reagente detecta hemoglobina livre de glóbulos vermelhos que tenham sofrido lise (ou mioglobina) e a hemoglobina dentro dos glóbulos vermelhos, mas é mais sensível à hemoglobina livre. Embora somente até três glóbulos vermelhos/campo de alta potência (hpf) possam ser detectados, em qualquer determinada amostra a sonda pode não conseguir identificar de 10% a 15% dos pacientes em quem se verificou hematúria microscópica por outra forma, conforme definido por mais de cinco glóbulos vermelhos/hpf. Um resultado positivo no exame de fita reagente deve motivar o exame microscópico da urina. Se forem encontrados glóbulos vermelhos, o diagnóstico de hematúria é confirmado. Se o resultado da fita reagente for positivo, mas os achados no exame microscópico forem negativos, deve-se suspeitar de pigmentúria (mioglobina ou hemoglobina livre).

Proteína. O exame de fita reagente para proteína, que utiliza a alteração de cor do azul de tetrabromofenol, pode detectar proteínas em concentrações de 10 a 15 mg/dL, mas não produz resultados confiavelmente positivos até que a concentração seja maior que 30 mg/dL. Além disso, a relação entre a intensidade da cor e a concentração de proteína é somente aproximada. O reagente da fita é de três a cinco vezes mais sensível à albumina do que as globulinas e as cadeias leves de imunoglobulina (p. ex., proteína de Bence Jones), uma importante limitação. Resultados falso-positivos são causados por urina alcalina, hematúria, ou imersão prolongada da fita na urina. Resultados falso-negativos são observados em urina diluída.

Após a conclusão do exame de fita reagente, o sedimento de uma amostra de urina centrifugada é examinado sob microscópio. Um nível de dois a três glóbulos vermelhos/hpf é comumente aceito como normal.

Cilindros são formados pela proteína Tamm-Horsfall urinária – um produto das células epiteliais tubulares que se transforma em gel em pHs baixos e altas concentrações e quando misturada à albumina – ou pelos glóbulos vermelhos, células tubulares ou resíduos celulares na urina. A composição de um cilindro reflete o conteúdo do túbulo. Os moldes são classificados de acordo com sua aparência ou elementos (p. ex., hialina, glóbulos vermelhos, glóbulos brancos, granular ou cilindros de gordura). Cilindros hialinos, que são desprovidos de conteúdo, são observados na desidratação, após exercícios, ou em associação com proteinúria glomerular. Cilindros de glóbulos vermelhos indicam hematúria glomerular, como a observada na glomerulonefrite; a presença de até mesmo poucos cilindros de glóbulos vermelhos é significativa. Cilindros de glóbulos brancos implicam na presença de inflamação parenquimal renal. Cilindros granulares são compostos por resquícios e resíduos celulares. Cilindros de gordura, como corpos ovais de gordura, geralmente estão associados a proteinúria intensa e síndrome nefrótica.

O exame microscópico do sedimento urinário pode ser útil para estabelecer a causa da IRA. Um sedimento sem elementos formados ou com somente cilindros hialinos é característico de azotemia pré-renal ou obstrução. Cilindros de glóbulos vermelhos sugerem glomerulonefrite ou vasculite. Cilindros de gordura também sugerem doença glomerular. Na NTA, o sedimento urinário comumente mostra cilindros granulares e células epiteliais tubulares renais. Grandes quantidades de leucócitos polimorfonucleares são observados na nefrite intersticial, na necrose papilar e na pielonefrite. Cilindros que contêm eosinófilos, verificados somente após a coloração do sedimento, são típicos de nefrite intersticial alérgica. Cristais de ácido úrico sugerem nefropatia de ácido úrico, porém são extremamente inespecíficos; cristais de ácido oxálico ou ácido hipúrico podem ser observados em casos de ingestão de etilenoglicol.

Análise Química do Soro e da Urina

Creatinina e Ureia Sérica. A faixa de normalidade para a creatinina sérica vai de 0,5 mg/dL em pessoas magras a 1,5 mg/dL em pessoas musculosas. Falsas elevações (de até 2 mg/dL) podem ser causadas por acetoacetato, que causa uma reação cruzada com a creatinina em alguns ensaios comumente utilizados, e por determinados medicamentos que causam reação cruzada no ensaio ou reversivelmente inibem a secreção tubular de creatinina, a despeito de uma TFG normal, geralmente causando uma elevação da creatinina de menos de 0,5 mg/dL. A concentração de creatinina no soro é uma função da quantidade de creatinina introduzida no corpo pelos músculos, seu volume de distribuição e sua taxa de excreção. Pelo fato de as duas primeiras serem normalmente constantes, alterações na concentração sérica de creatinina geralmente refletem alterações na TFG. A eliminação da creatinina é comumente estimada pela equação de Cockcroft-Gault:

$$\text{Clearance de creatinina (mL/min)} = \frac{([140 - \text{idade}] \times \text{peso})}{(72 \times \text{creatinina sérica})(\times 0{,}85 \text{ se mulher})}$$

Sob condições estáveis, se a TFG for cortada pela metade, a creatinina sérica dobra. A cessação abrupta da filtração glomerular faz com que o nível sérico de creatinina suba de 1 a 2 mg/dL por dia. Assim sendo, um aumento diário de menos de 1 mg/dL sugere que, pelo menos, parte da função renal está preservada. Rabdomiólise libera creatina no plasma e pode fazer que o nível sérico de creatinina aumente mais do que 2 mg/dL por dia. O nível de ureia também aumenta com a disfunção renal, mas também é influenciado por vários fatores extrarrenais. Maior ingestão de proteínas, hemorragia GI e os efeitos catabólicos de febre, trauma, infecção e medicamentos como a tetraciclina e corticosteroides aumentam a movimentação de proteínas e resultam em maior produção de ureia hepática e níveis mais altos de ureia. Por outro lado, o nível de ureia tende a ser menor em pacientes com insuficiência hepática ou deficiência proteica.

Quando o filtrado glomerular é formado, a eliminação da ureia renal é basicamente uma função da taxa de fluxo. A eliminação da ureia é, portanto, menor em pacientes com azotemia pré-renal ou obstrução aguda, a despeito da preservação da função tubular. Nesses casos, a proporção ureia/creatinina geralmente é maior do que o valor normal de 21:1, já que esta proporção normalmente não é tão acentuadamente maior em casos de IRA intrínseca descomplicada.

Sódio Urinário e Fração de Excreção de Sódio. Normalmente, a concentração de sódio na urina é equivalente à ingestão de sódio. Uma concentração baixa de sódio na urina indica, portanto, não apenas uma função de reabsorção tubular intacta como também a presença de um estímulo para conservar sódio. A concentração de sódio na urina, bem como a FENa, uma medida adicional de manejo do sódio tubular, ajuda a distinguir entre as duas causas mais comuns de IRA: azotemia pré-renal e NTA.

Índices urinários são mais úteis em pacientes oligúricos. Um paciente oligúrico com concentração de sódio na urina de menos de 20 mEq/L e FENa de menos de 1% é propenso a ter azotemia pré-renal, enquanto uma concentração de sódio na urina de mais de 40 mEq/L e uma FENa de mais de 1% sugerem NTA. Os valores de pacientes com azotemia pré-renal sobrepõem-se de certa forma aos dos pacientes com NTA não oligúrica, principalmente se a lesão renal for leve e alguma capacidade de reter sódio tenha sido preservada. Portanto, valores intermediários de concentração de sódio na urina e de FENa são de pouca utilidade para a diferenciação entre as duas condições. A administração de manitol ou diuréticos de alça dentro das horas que precedem a coleta de urina também podem tornar a interpretação dos valores urinários difícil, pois o nível de sódio urinário tende a ser mais alto e a urina menos concentrada, fazendo que os resultados na azotemia pré-renal lembrem os de insuficiência renal intrínseca.

Na glomerulonefrite, os índices urinários geralmente refletem manejo do sódio tubular intacto, mas o diagnóstico é mais precisamente feito através de microscopia da urina. Na nefropatia obstrutiva, os valores dos índices urinários dependem da duração da obstrução e não podem ser usados como base para indicar a presença ou a ausência de obstrução.

Imagens Renais

Exames de imagem dos rins são geralmente úteis na avaliação de pacientes com disfunção renal, especialmente quando há suspeita de obstrução. A tomografia computadorizada (TC) realçada com contraste oferece uma imagem anatômica do trato urinário, mas não fornece uma avaliação da função renal. Os achados clássicos de obstrução na TC são rins de tamanho normal a grande, nefrogramas que se tornam cada vez mais densos ou opacificação retardada dos sistemas de coleta dilatados. Contudo, a TC realçada com contraste submete os rins de pacientes já azotêmicos ao risco de possíveis agressões adicionais pelo agente de contraste. Assim, técnicas como ultrassonografia e TC que não envolvem a administração de contraste são preferíveis para pacientes com insuficiência renal pré-existente (Fig. 87.2).

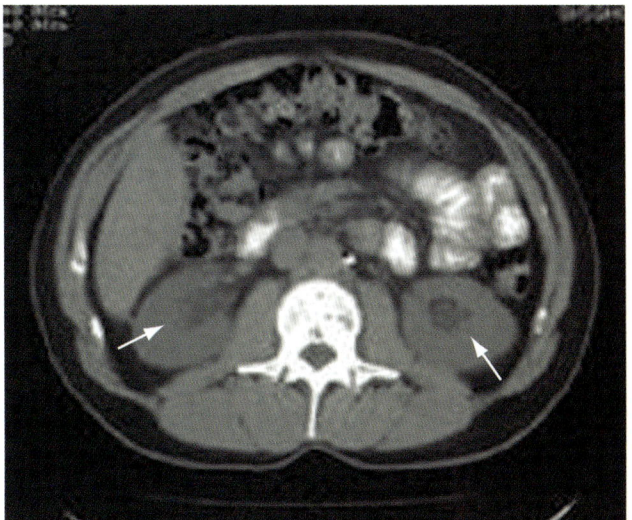

Fig. 87.2. Imagem de TC de rins hidronefróticos bilaterais sem meio de contraste IV.

Tomografia Computadorizada. TC sem contraste pode ser útil para a avaliação de alguns pacientes azotêmicos. Hidronefrose pode ser reconhecida sem o uso de material de contraste. Geralmente, ureteres dilatados também podem ser visualizados sem realce de contraste, e o nível da obstrução pode ser determinado. A causa da obstrução (p. ex., pedras bilaterais, linfoma, hemorragia retroperitoneal, câncer metastático, fibrose retroperitoneal) normalmente também pode ser delineada. Ocasionalmente, a obstrução ureteral bilateral produzida por malignidade ou por fibrose retroperitoneal pode não causar dilatação proximal detectável do trato urinário. Quando exames não invasivos produzem resultados negativos, o diagnóstico de obstrução pode ser feito por pielografia retrógrada ou pielografia anterógrada realizada através de nefrostomia percutânea.

Ultrassonografia. Ultrassonografia é um método seguro e razoavelmente confiável para excluir obstrução como causa de IRA. O rim normal mostra um parênquima renal livre de eco ao redor do urotélio central ecogênico da pelve renal e cálices. A aparência sonográfica do rim em obstrução é a de uma área sonolucente central aumentada que expande as ecodensidades centrais normais. Um padrão similar pode ser produzido por cistos renais, mas sem dilatação ureteral associada. A dilatação do sistema coletor geralmente é aparente em questão de 24 a 36 horas a contar do início da obstrução, mas a obstrução pode não ser evidente em pacientes que são avaliados no início do desenvolvimento de IRA obstrutiva.

Análise de Informações

Há suspeita de azotemia pré-renal no contexto de perda de volume, redistribuição de volume, ou menor perfusão renal efetiva. Está normalmente associada a exame de urina normal, alta proporção ureia/creatinina, maior osmolaridade da urina, concentrações de sódio na urina de menos de 20 mEq/L, e FENa menor que 1%. Uma rápida resposta à reposição de volume também é característica.

Obstrução uretral ou do colo vesical é documentada pelo achado de quantidades significativas de urina residual na bexiga por cateterização ou exame ultrassonográfico após o paciente ter urinado ou tentado urinar espontaneamente. Um ponto importante é que a capacidade de urinar não descarta a presença de obstrução. Na verdade, o volume de urina na presença de obstrução pode variar de zero a vários litros por dia. Dor nos flancos é, da mesma forma, um marcador insensível de obstrução. Índices urinários e a proporção ureia/creatinina tendem a não ser úteis, embora um aumento da última seja comum em casos de obstrução. Um transtorno parenquimatoso renal geralmente pode ser diagnosticado por suas manifestações no exame de urina microscópica ou por manifestações extrarrenais associadas (p. ex., com doença multissistêmica) ou no contexto clínico (p. ex., exposição recente a um novo medicamento). A ausência de evidência de causas pré-renais ou pós-renais em um paciente com IRA pode ser tomada como evidência pressuposta de um processo parenquimatoso renal. Entre estes, a possibilidade de agressão vascular aguda ou em curso deve ser mantida em mente, pois uma intervenção oportuna pode ser importante para a preservação da função renal final.

Tratamento

O manejo da IRA no DE é direcionado a reverter quedas na TFG e no débito urinário (se possível), ao mesmo tempo minimizando outras agressões hemodinâmicas e tóxicas, mantendo o equilíbrio normal de líquidos e eletrólitos, e tratando outras complicações da IRA, conforme a necessidade. Pelo fato de a insuficiência renal alterar o metabolismo e a ação de diversos medicamentos, geralmente de formas imprevisíveis, deve-se tomar muito cuidado ao prescrever qualquer medicamento. Um compêndio de diretrizes de dosagens de medicamentos em insuficiência renal, como o de Aronoff et al.,[2] é de grande utilidade para este fim.

Após garantir que os sinais vitais estejam adequados e que o paciente não esteja em risco imediato de desequilíbrios hemodinâmico ou metabólicos, o próximo passo é corrigir os fatores pré-

-renais e pós-renais, se estes forem identificados. O volume intravascular é reposto em pacientes hipovolêmicos e mantido em pacientes euvolêmicos relacionando o estímulo com o débito mensurado e insensível. Débito cardíaco inadequado é aumentado quando possível. IRA pós-renal ou obstrutiva é tratada através de restauração do fluxo normal de saída de urina. Obstrução da saída da bexiga pode ser aliviada passando-se um cateter Foley, já que obstruções do trato superior podem requerer nefrostomia percutânea.

Insuficiência renal secundária a AINEs é geralmente reversível após a suspensão do agente causador. Para pacientes que estão sob maior risco, mas que requerem tratamento com AINEs, uma fórmula de ação rápida (p. ex., ibuprofeno) deve ser prescrita, e o monitoramento de acompanhamento da função renal e do nível de potássio no soro deve ser iniciado em questão de dias, e não de semanas. Se a função renal se mantiver inalterada após um curto período de tratamento, é improvável que se verifiquem efeitos adversos com a continuação do tratamento, embora outros possíveis mecanismos para o desenvolvimento de disfunção renal (p. ex., nefrite intersticial) devem ser mantidos em mente.

O tratamento de IRA pós-renal consiste em aliviar a obstrução. Na ausência de infecção, é possível a recuperação total do rim, mesmo após 1 ou 2 semanas de obstrução total, embora o nível sérico de creatinina possa não retornar ao valor inicial durante várias semanas. Devido ao fato de que o início da perda irreversível da função renal com obstrução parece ser gradual, um atraso de alguns dias no diagnóstico geralmente é considerado aceitável. Ainda assim, o bom senso diz que obstruções devem ser detectadas e aliviadas prontamente.

Quando fatores pré-renais e pós-renais tiverem sido descartados, o desafio é identificar a causa de IRA renal intrínseca, mantendo em mente a enorme variedade de possíveis causas conhecidas (Quadro 87.4). O diagnóstico diferencial em geral pode ser estreitado significativamente considerando-se o contexto clínico e os achados físicos e laboratoriais. O quadro clínico é comumente mais consistente com a ampla categoria de NTA.

Pacientes portadores de IRA oligúrica têm uma taxa de mortalidade consideravelmente maior e um risco muito maior de complicações do que os que não são oligúricos.[3] A diferença no prognóstico pode simplesmente refletir uma agressão renal mais severa em pacientes que são oligúricos, contudo, e não está claro se intervenções que visam converter a IRA de oligúrica para não oligúrica exercem algum efeito benéfico sobre a função renal ou a mortalidade.[4] Não obstante, pelo fato de os pacientes não oligúricos serem mais fáceis de manejar, faz-se necessário tentar aumentar o fluxo de urina.

O uso de diuréticos de alça ou manitol geralmente é ineficaz para aumentar o fluxo urinário quando os déficits de volume intravascular tiverem sido corrigidos. Furosemida não demonstrou encurtar o curso clínico ou afetar a mortalidade. O manitol parece ser mais útil quando administrado no momento da agressão renal ou logo após a mesma; a dose recomendada é de 12,5 a 25 g, por via intravenosa (IV). Se o débito urinário não aumentar, outras doses podem causar hiperosmolaridade e sobrecarga de volume intravascular clinicamente significativa em pacientes com função renal debilitada. Dopamina também já foi usada, com ou sem furosemida, na tentativa de aumentar o débito urinário, mas não se provou eficaz.

Certas considerações específicas aplicam-se a NTA induzida por toxinas. NTA induzida por pigmento pode ser evitada através da prevenção de hemólise e lesão muscular e correção dos fatores (p. ex., desidratação, acidose) conhecidos por predispor pacientes portadores de pigmentúria ao desenvolvimento de insuficiência renal. Quando ocorre hemólise ou rabdomiólise, o tratamento é direcionado a eliminar a causa e prevenir o desenvolvimento de insuficiência renal.

Manitol demonstrou prevenir IRA em modelos experimentais de mioglobinúria, presumivelmente por induzir diurese osmótica e diminuir o depósito intratubular de pigmento. A furosemida, por outro lado, não demonstrou consistentemente um efeito benéfico. Outros estudos sugeriram precipitados de mioglobina em uma urina ácida, mas não em urina alcalina. Desta forma, reposição agressiva de volume, alcalinização e infusão de manitol têm sido tradicionalmente recomendadas após lesões por esmagamento para reduzir a probabilidade ou severidade da IRA, embora existam algumas evidências de que a ressuscitação agressiva do volume apenas pode ser igualmente eficaz. Quando da ocorrência de IRA, o tratamento é semelhante ao de outras formas de IRA, mas diálise precoce pode ser necessária para controlar rapidamente o desenvolvimento de hipercalemia, hiperfosfatemia e hiperuricemia.

Pacientes portadores de NTA induzida por agente de radiocontraste normalmente requerem apenas terapia de apoio. Um aspecto mais significativo do tratamento emergencial é prevenir a ocorrência de nefropatia por contraste, especialmente ao identificar fatores de risco em pacientes em quem exames com contraste estejam sendo considerados. Os níveis de ureia e creatinina sérica devem ser verificados antes de expor um paciente com fatores de risco ao contraste; o volume do paciente deve ser reposto antes do exame, e a dose administrada do agente de contraste deve ser mantida no nível mais baixo possível. Múltiplos exames devem ser evitados, assim como o uso concomitante de outras nefrotoxinas. N-acetilcisteína administrada antes e depois da aplicação do contraste parece reduzir a incidência de nefropatia por contraste.

Além das medidas gerais que visam minimizar quedas da TFG e aumentar o débito da urina, um importante componente do tratamento de IRA é a prevenção ou o controle de complicações sistêmicas. De especial importância neste contexto são os desequilíbrios metabólicos (p. ex., hipercalemia, hipocalcemia, hiperfosfatemia, acidose metabólica) e complicações de sobrecarga de volume (p. ex., hipertensão, ICC).

Hipercalemia e Outros Desequilíbrios Metabólicos

Hipercalemia. A causa metabólica mais comum de morte em pacientes com IRA resulta da incapacidade de excretar cargas endógenas e exógenas de potássio. Em pacientes oligúricos, o nível sérico de potássio normalmente aumenta de 0,3 a 0,5 mEq/L por dia, mas aumentos maiores ocorrem em pacientes catabólicos, sépticos ou traumatizados e na presença de acidose ou cargas de potássio exógeno pela dieta ou medicações. Isto é de particular preocupação em pacientes com rabdomiólise e IRA associada.

Hipercalemia resulta em graves distúrbios na eletrofisiologia cardíaca que podem culminar em parada cardíaca. Embora alguns pacientes hipercalêmicos observem fraqueza muscular, a maioria é assintomática até que manifestações graves de cardiotoxicidade surjam. Desta maneira, a detecção da hipercalemia é uma consideração primária nestes pacientes. Alterações eletrocardiográficas têm uma relação apenas superficial com o nível de potássio sérico. Hipercalemia leve (potássio sérico < 6 mEq/L) pode ser observada atentamente sem tratamento específico, enquanto todas as fontes exógenas de potássio são eliminadas. Se o nível de potássio sérico for maior do que 6,5 mEq/L, e, principalmente, se houver presença de alterações eletrocardiográficas, é necessária intervenção urgente.

Quando a cardiotoxicidade precisa ser revertida imediatamente (p. ex., quando há comprometimento hemodinâmico), cálcio IV (10 mL de gluconato de cálcio 10% em infusão por 2 minutos, repetidos após 5 minutos, se necessário) é o tratamento de escolha. O cálcio diretamente antagoniza os efeitos de membrana da hipercalemia. Insulina IV, administrada com glicose para prevenir hipoglicemia, desvia temporariamente o potássio para o espaço intracelular. Bicarbonato parece ser menos eficaz em desviar o potássio para as células do que se imaginava antigamente. Ele deve ser usado com cautela em pacientes com insuficiência renal pelo seu potencial de causar sobrecarga de volume e provocar tétano hipocalcêmico ou convulsões. A segurança e eficácia de β-agonistas em pacientes hipercalêmicos foram bem documentadas; como a insulina, a inalação de albuterol (em uma dose de 10 a 20 mg) faz que o potássio seja desviado para dentro das células, desta forma controlando a hipercalemia por 2 horas ou mais. Poliestireno sulfonato de sódio (Kayexalate), uma resina de troca iônica de ligação com potássio, há muito tempo tem sido administrado com sorbitol para promover a eliminação do potássio do corpo, mas não é mais considerado eficaz ou livre de efeitos adversos.[5]

Hipocalcemia. Esta é uma característica comum da IRA e pode desenvolver-se rapidamente após sua manifestação inicial. A absorção intestinal do cálcio dependente de vitamina D é menor na IRA por causa da redução da síntese renal de 1,25-di-hidroxivitamina D. Outro fator que promove a hipocalcemia é a formação de complexos de cálcio com fosfato retido. IRA associada a rabdomiólise, em particular, está geralmente relacionada com o depósito de complexos de cálcio no músculo e em outros tecidos. Hipocalcemia assintomática não requer tratamento imediato, mas tétano sutil ou patente deve ser tratado com cálcio IV (10–20 mL de gluconato de cálcio 10% por infusão durante vários minutos).

Hiperfosfatemia. Hiperfosfatemia resultante de redução da eliminação renal de fosfato é outra característica comum. O nível sérico de fósforo geralmente varia de 6 a 8 mg/dL, mas pode ser muito maior com rabdomiólise ou em estados catabólicos. Um produto cálcio X fosfato acima de 70 mg^2/dL^2 pode resultar em calcificação metastática de tecido mole. Hiperfosfatemia geralmente é tratada com antiácidos orais à base de cálcio que se ligam ao fosfato ingerido no intestino.

Ácidos produzidos em processos metabólicos normais acumulam-se na IRA e são tamponados em parte pelo bicarbonato sérico, resultando em uma diminuição dos níveis séricos de bicarbonato e acidose metabólica de *anion gap* aumentado. Hiperventilação compensatória pode ser erroneamente atribuída a insuficiência cardíaca primária ou sobrecarga de volume. A acidose metabólica associada à IRA é normalmente leve, e em geral não requer tratamento caso o nível de bicarbonato sérico seja maior do que 10 mEq/L. Correção exagerada pode resultar em hipocalemia, hipocalcemia ou sobrecarga de volume.

Hipermagnesemia. Isto pode complicar a IRA quando os pacientes tomam antiácidos que contêm magnésio ou laxantes. Sendo assim, estes produtos, inclusive o próprio magnésio (p. ex., quando administrado para pré-eclâmpsia ou para o tratamento de arritmia ou sibilo), devem ser evitados no contexto de IRA.

Transtornos de Regulação de Volume. Há expectativa de ocorrência destes transtornos na maioria dos pacientes portadores de IRA. Alguns pacientes não oligúricos excretam sal e água suficientes para produzir depleção de volume intravascular se não for proporcionada reposição adequada de líquidos. A depleção de volume prolonga a recuperação da IRA. Muito mais comumente, a IRA é complicada por sobrecarga de volume, pois a excreção de sódio e água pode ser inadequada para compensar até mesmo modestas ingestões. A sobrecarga de volume é amplamente responsável pela hipertensão, em geral observada nos portadores de IRA e comumente leva a ICC e edema pulmonar. Sobrecarga iatrogênica de volume é especialmente comum e pode ser prevenida apenas através de muita atenção à ingestão e ao débito de líquidos, com estimativas prudentes de perda insensível. A sobrecarga de volume pode ser tratada com diuréticos ou nitroglicerina intravenosa enquanto são feitos os preparativos para iniciar a diálise.

Destinação

Pacientes portadores de IRA de manifestação recente devem ser hospitalizados. Se não houver unidade de consulta nefrológica e diálise disponível, é aconselhável transferir o paciente para outra instituição assim que as anormalidades de volume e metabólicas tiverem sido controladas e que o paciente esteja hemodinamicamente estável.

Decisões referentes à diálise geralmente são tomadas pelo nefrologista, levando em consideração diversos fatores, incluindo anormalidades em exames laboratoriais e a presença ou ausência de sinais e sintomas de uremia (p. ex., náusea, vômito, alteração do estado mental). Vários nefrologistas optam por iniciar a diálise quando os níveis de ureia ultrapassam a marca de 210 mg/dL ou quando os níveis séricos de creatinina ultrapassam 10 mg/dL. Sobrecarga de volume intratável e hipercalemia potencialmente fatal são as duas indicações mais comuns para diálise de emergência.

DOENÇA RENAL CRÔNICA

A DRC denota lesão dos rins ou redução da função renal por 3 meses ou mais, sendo caracterizada pela perda irreversível de néfrons e formação de cicatriz. A insuficiência renal crônica, que denota uma condição na qual a TFG é moderadamente reduzida, mas não o suficiente para causar sintomas clínicos nítidos, foi substituída por uma indicação do grau em que a TFG é reduzida.[6] Doença renal de estágio final, atualmente denominada *falência renal*, descreve uma condição na qual a função renal foi reduzida a níveis baixos e na qual existe expectativa de ocorrência de manifestações graves e potencialmente fatais na ausência de diálise ou transplante. Neste estágio, os rins geralmente se encontram atrofiados e com cicatrizes difusas ao ponto em que pode ser impossível fazer um diagnóstico etiológico, mesmo com exame patológico.

Causas

Existem várias causas para a DRC; sua frequência relativa depende basicamente da população estudada. Assim como na IRA, elas podem ser convenientemente classificadas como pré-renal (vascular), renal intrínseca (glomerular e tubulointersticial), ou pós-renal (obstrutiva; Quadro 87.6). A doença glomerular é responsável por aproximadamente um terço ou metade dos casos de DRC; nos Estados Unidos, a nefropatia diabética compõe o maior grupo delas. Nefrosclerose hipertensiva é outra causa importante, principalmente entre negros, em quem esta pode ser a causa em 25% ou mais dos casos de DRC. Entre crianças e adolescentes, nefropatia de refluxo é a causa mais comum de DRC. Falência renal relacionada com o uso de medicamentos IV ou com a infecção pelo vírus da imunodeficiência humana é uma importante consideração em algumas populações. Dicas para outras causas específicas podem ser obtidas através de elementos do histórico, do exame físico e de exames de laboratório e de imagem. Embora a determinação da causa subjacente da DRC possa permitir o tratamento da doença subjacente e levar a alguma melhora na função renal em alguns casos, isto representa mais uma exceção do que uma regra.

Exceto pelo transplante renal, a DRC é uma condição essencialmente irreversível, em geral caracterizada pela redução contínua da função renal. Os problemas mais comuns que requerem intervenção emergencial são hipercalemia severa e sobrecarga sintomática de volume. No paciente com DRC que apresenta um problema agudo, o foco deve estar na identificação e no tratamento de uma doença intercorrente que tenha causado descompensação, com o objetivo de retornar o paciente a um estado estável e cronicamente compensado.

Fisiopatologia

Perda progressiva da função renal eventualmente resulta em uma síndrome reconhecível denominada *uremia*. Contudo, as manifestações clínicas só aparecem depois que a TFG já foi reduzida para aproximadamente 15% a 20% do normal. À medida que o paciente se torna incapaz de excretar uma carga de sal ou água prontamente, o equilíbrio externo de sódio e água é afetado; pode ocorrer sobrecarga de volume ou hipernatremia ou hiponatremia. Incapacidade de concentrar urina é uma manifestação inicial de insuficiência renal, podendo manifestar-se na forma de noctúria. A homeostase de potássio é da mesma forma interrompida, sendo que uma carga relativamente pequena de potássio pode levar à hipercalemia perigosa. O equilíbrio ácido-base é afetado, pois o rim não consegue eliminar a carga ácida metabólica diária por causa da menor capacidade de excretar amônio e fosfato; o resultado é uma acidose de *anion gap* não alterado nos estágios iniciais de DRC e uma acidose com alteração de *anion gap* sobreposta conforme a TFG vai caindo. O metabolismo do cálcio e do fosfato também é afetado; retenção de fosfato e perda progressiva da capacidade do rim de sintetizar 1,25-di-hidroxicolecalciferol, a forma ativa de vitamina D levam à hipocalcemia, hiperparatiroidismo secundário, e, finalmente, desenvolvimento de osteodistrofia renal.

Subprodutos nitrogenados de catabolismo de proteínas retidos no sangue são a causa presumida de várias das diversas

> **QUADRO 87.6**
>
> **Principais Causas de Doença Renal Crônica**
>
> **CAUSAS VASCULARES**
> Doença arterial renal
> Nefrosclerose hipertensiva
>
> **CAUSAS GLOMERULARES**
> **Glomerulopatias primárias**
> Glomerulonefrite (GN) esclerosante focal
> GN membranoproliferativa
> GN membranosa
> GN rapidamente progressiva
> Nefropatia por IgA
>
> **Glomerulopatias secundárias**
> Nefropatia diabética
> Doença vascular do colágeno
> Amiloidose
> Pós-infecciosa
> Nefropatia associada a HIV
>
> **CAUSAS TUBULOINTERSTICIAIS**
> Nefrotoxinas
> Nefropatia analgésica
> Hipercalcemia ou nefrocalcinose
> Mieloma múltiplo
> Nefropatia de refluxo
> Nefropatia falciforme
> Pielonefrite crônica
> Tuberculose
>
> **CAUSAS OBSTRUTIVAS**
> Nefrolitíase
> Tuberculose ureteral
> Fibrose retroperitoneal
> Tumor retroperitoneal
> Obstrução da próstata
> Anormalidades congênitas
>
> **CAUSAS HEREDITÁRIAS**
> Doença renal policística
> Síndrome de Alport
> Doença cística medular

HIV, vírus da imunodeficiência humana; IgA, imunoglobulina A.

anormalidades de função do órgão na falência renal. A maioria dos pacientes portadores de DRC demonstra menor tolerância à glicose, embora esta raramente seja bastante severa para necessitar de tratamento, a menos que o histórico médico inclua diabetes estabelecida. Neste último caso, pode ser necessário manter insulina ou outra terapia hipoglicemiante, mas geralmente em doses menores do que as necessárias, antes da manifestação da falência renal, pois o rim normal exerce um papel fundamental na degradação da insulina. Alterações no metabolismo de lipídios resultam em níveis elevados de lipoproteína de baixa densidade e hipertrigliceridemia em vários pacientes com DRC.

Características Clínicas

Uremia exerce efeitos específicos em uma variedade de sistemas orgânicos. Muitas destas manifestações são aliviadas através de diálise, mas outras não. Várias foram atribuídas até certo ponto à retenção de resíduos nitrogenados e a desequilíbrios no metabolismo de vitamina D e do hormônio da paratireoide (veja anteriormente).

Sistema Cardiovascular

O sistema cardiovascular é talvez mais dramaticamente afetado na DRC. Muitas das manifestações podem ser atribuídas aos efeitos da sobrecarga de volume crônica, anemia, hiperlipidemia, alterações no metabolismo do cálcio e do fósforo e hipertensão mediada pelo volume e hormônios. Pericardite, com ou sem acúmulo pericárdico de líquido, também é comum na DRC, especialmente entre pacientes que não foram submetidos à diálise.

Efeitos Pulmonares

Pleurite urêmica, com ou sem acúmulo de líquido pleural associado, pode desenvolver-se em alguns pacientes. O chamado pulmão urêmico, manifestado radiograficamente por infiltrados peri-hilares em asa de morcego, representa edema pulmonar e quase sempre é causado por sobrecarga de volume ou disfunção miocárdica. Derrame pleural não inflamatório causado por sobrecarga de volume também é razoavelmente comum. De especial importância na avaliação emergencial é que a aparência radiográfica no edema pulmonar pode, às vezes, ser inexata, simulando um infiltrado lobar infeccioso ou até mesmo assumindo uma aparência nodular em alguns casos.

Características Neurológicas

Disfunção neurológica é comum em pessoas com uremia avançada e normalmente se manifesta com letargia, sonolência, dificuldade de concentração, ou franca alteração do estado mental. Podem ocorrer convulsões, embora outras causas além de uremia isoladamente devam ser descartadas. Encefalopatia urêmica comumente se manifesta com soluços, asteríxis, ou espasmos mioclônicos. Estes últimos não devem ser confundidos com tétano causado por hipocalcemia, que também é comum em pacientes de DRC não tratados. No sistema nervoso periférico, uremia geralmente causa câimbras e neuropatia sensório-motora distal.

Sistema Gastrointestinal

Anorexia, náusea e vômito são características praticamente constantes de uremia. Estas manifestações de trato GI são causadas pelo acúmulo de resíduos nitrogenados que podem ser aliviados, mesmo em pacientes não submetidos à diálise, através da introdução de uma dieta de baixos níveis de proteína, e parecem estar grosseiramente relacionados com o nível de ureia.

Características Dermatológicas

A pele dos pacientes de DRC possui uma coloração amarelada característica. A geada urêmica, resultante do depósito de ureia através do suor evaporado na pele, é um achado clássico que como o chamado fedor urêmico, é observado raramente hoje em dia devido à disseminação do uso da diálise (Fig. 87.3). Prurido difuso é geralmente uma fonte importante de desconforto para o paciente de DRC; em alguns casos, pode ser causado pelo depósito de cálcio na pele secundário a desequilíbrios no metabolismo deste eletrólito.

O uso de agentes de contraste à base de gadolínio para exames de ressonância magnética foi associado ao desenvolvimento de fibrose sistêmica nefrogênica, um transtorno potencialmente fatal que ocorre em pacientes com insuficiência renal crônica.

Sistema Musculoesquelético

Os complexos transtornos do metabolismo do cálcio e do fosfato na DRC resultam em osteodistrofia renal, uma entidade clínica que engloba diversas variedades coincidentes de doença óssea que podem causar dor nos ossos ou fraturas patentes. Pacientes com DRC geralmente são tratados com cálcio oral e vitamina D por longo prazo na tentativa de prevenir hiperparatiroidismo secundário e osteodistrofia urêmica. Pacientes ocasionais terão uma reação insatisfatória à terapia e necessitam de paratiroidectomia. Um

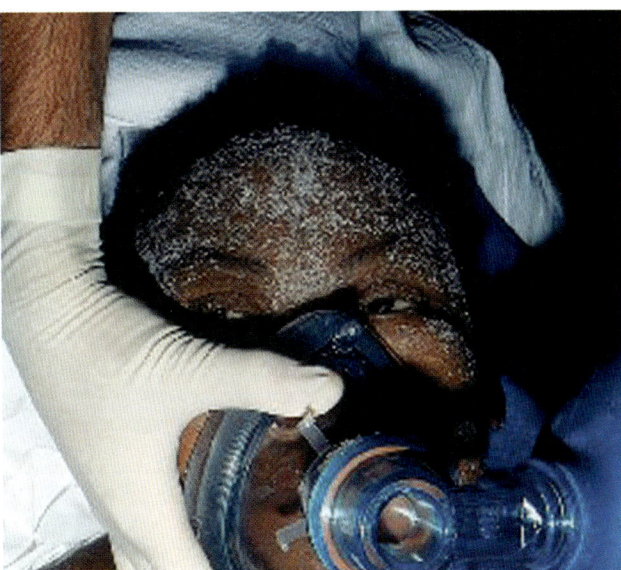

Fig. 87.3. Geada urêmica. Observe o fino pó branco sobre a pele deste paciente com insuficiência renal.

QUADRO 87.7

Fatores Reversíveis e Causas Tratáveis de Doença Renal Crônica

FATORES REVERSÍVEIS
Hipovolemia
Insuficiência cardíaca congestiva
Tamponamento pericárdico
Hipertensão severa
Estado catabólico, cargas de proteína
Agentes nefrotóxicos
Doença obstrutiva
Doença de refluxo

CAUSAS TRATÁVEIS
Estenose arterial renal
Hipertensão maligna
Nefrite intersticial aguda
Nefropatia hipercalcêmica
Mieloma múltiplo
Vasculite (p. ex., lúpus eritematoso sistêmico, granulomatose de Wegener, poliarterite nodosa)
Nefropatia obstrutiva
Nefropatia de refluxo

---

tipo específico de artrite causada pelo depósito de hidroxiapatita cálcica ou cristais de oxalato de cálcio nas articulações é observado em alguns pacientes, assim como depósitos de cálcio periarticular, ruptura espontânea de tendões, miopatia e síndrome do túnel do carpo.

Considerações Imunológicas

Há muito se tem observado que pacientes urêmicos apresentam maior suscetibilidade a infecções, mesmo quando não provocados pelos procedimentos invasivos associados à diálise. As imunidades humoral e celular são afetadas. A relativa importância de cada uma delas na patogênese da infecção na falência renal não foi esclarecida, mas defeitos na imunidade celular parecem ser mais significativos clinicamente. Embora pacientes com falência renal devam ser considerados imunocomprometidos, a maioria das infecções e pacientes com DRC é causada mais por patógenos comuns, do que por organismos oportunistas.

Efeitos Hematológicos

Uma pronunciada anemia normocrômica normocítica, com um valor de hematócrito comumente na faixa de 18% a 25%, é praticamente universal em pacientes de DRC não tratados, exceto entre pacientes com doença policística. É causada sobretudo pela diminuição da produção de eritropoietina pelo rim, um hormônio que estimula a produção de glóbulos vermelhos pela medula. Outros fatores contribuintes são o aumento da hemólise de glóbulos vermelhos, deficiências nutricionais e maior sangramento secundário a uma disfunção nas plaquetas.

Embora o número de plaquetas seja geralmente normal na anemia, o tempo de sangramento é prolongado devido à aderência e ativação das plaquetas defeituosas. Aparecimento de múltiplas equimoses, observadas em pacientes com DRC, é uma manifestação comum.

Diagnóstico Diferencial

Pacientes com DRC normalmente apresentam queixas inespecíficas que em geral são de origem insidiosa, como fraqueza generalizada, perda de apetite, ou deterioração do funcionamento mental. Contudo, pelo fato de a DRC poder afetar todos os sistemas, uma série de condições potencialmente fatais, incluindo hipercalcemia e infarto do miocárdio, estão no diferencial, sendo comumente indicada uma avaliação abrangente.

Em pacientes sem diagnóstico estabelecido de DRC, a primeira consideração no diferencial é determinar se a insuficiência renal é crônica em vez de aguda. Para este fim, um histórico explícito obtido por meio de fichas médicas anteriores ou do paciente ou seus familiares, oferece a confirmação mais direta e confiável, assim como a presença de um dispositivo de acesso à diálise no exame físico. Se não houver disponibilidade de obtenção deste histórico, o achado de rins pequenos bilaterais, prontamente detectados por radiografia abdominal simples ou ultrassonografia, constitui igualmente uma boa evidência. Contudo, o contrário não necessariamente é verdadeiro – um achado de rins de tamanho normal ou grande não descarta DRC. Nesses casos, passos diagnósticos adicionais são necessários para estabelecer o diagnóstico. Um histórico convincente de presença duradoura dos sintomas apresentados ou de sintomas como noctúria pode ser útil na sugestão de cronicidade, assim como históricos de doença renal na família, como doença do rim policístico ou síndrome de Alport.

Anormalidades laboratoriais, como anemia, acidose, hiperuricemia, hipocalcemia, e hiperfosfatemia podem ocorrer em pacientes com insuficiência renal aguda em até 10 dias após a manifestação inicial. Embora os achados urinários também tendam a ser inúteis, a presença de depósitos cerosos grandes no exame microscópico sugere doença crônica, já que um achado de sedimento ativo (p. ex., depósitos de glóbulos vermelhos) é uma boa evidência de processo agudo.

Embora via de regra a insuficiência renal crônica seja irreversível e lentamente progressiva, um elemento essencial da avaliação no DE é excluir a possibilidade de fatores potencialmente reversíveis (em efeito, descartar insuficiência renal "aguda em crônica") e assegurar-se de que as causas tratáveis de DRC – transtornos que, se tratados, poderiam permitir algum retorno da função renal – não tenham sido negligenciadas. É importante manter em mente estes fatores potencialmente reversíveis e causas tratáveis de DRC, pois eles representam a única possível oportunidade de reverter a doença do paciente em vez de simplesmente manejar seus resultados (Quadro 87.7).

Principalmente, entre os fatores reversíveis coincidentes estão os que levam à redução da perfusão renal. Destes, o mais comum é depleção de volume. Independentemente da causa iniciadora, o processo é exacerbado pela perda de capacidade do rim doente de conservar o sódio e concentrar a urina adequadamente. Redução da perfusão renal causada por disfunção cardíaca de qualquer causa é outro fator extremamente comum e potencialmente reversível.

Uma causa vascular não comumente encontrada, mas importante de deterioração reversível da função renal, é a crise renal esclerodérmica, uma síndrome de hipertensão acelerada e severa vasoconstrição em pacientes com escleroderma subjacente que pode ser revertida por intermédio do tratamento oportuno com inibidores da ECA. O maior catabolismo causado por infecção, trauma, cirurgia, corticosteroides ou hemorragia GI é outro fator reversível que normalmente é responsável pela piora da azotemia e pelo desenvolvimento de sintomas urêmicos.

Medicamentos e toxinas constituem outro importante grupo de fatores reversíveis. Estes agentes não apenas podem exacerbar a insuficiência renal ao causar depleção do volume intravascular (diuréticos), menor perfusão renal (agentes anti-hipertensivos), ou maior catabolismo (tetraciclina), como também podem causar NTA (material de contraste radiográfico), NIA (vários medicamentos), ou inibição da síntese de prostaglandinas renais (AINEs). Destaca-se a dramática queda da função renal produzida quando da administração de um inibidor da ECA a pacientes com insuficiência renal causada por estenose arterial renal bilateral ou estenose arterial renal em um rim solitário.

Fatores reversíveis pós-renais também são importantes devido à sua frequência, principalmente doença obstrutiva em pacientes mais velhos do sexo masculino e nefropatia de refluxo em crianças. Necrose papilar deve permanecer sendo uma consideração em pacientes diabéticos, em pacientes portadores de doença falciforme e em pacientes com histórico de uso prolongado de analgésicos. Cálculo renal, fibrose retroperitoneal, e até mesmo entidades mais raras, como tuberculose ureteral não devem ser negligenciadas.

Finalmente, o tratamento do transtorno subjacente causador da DRC pode ocasionalmente resultar na recuperação de um pouco da função renal, mais notavelmente em casos de mieloma renal, algumas formas de glomerulonefrite secundária e doença hipertensiva severa. Embora esta consideração deva referir-se a cuidados e acompanhamento em longo prazo, é adequado que o tratamento emergencial trate desta questão para garantir que a devida avaliação e destinação sejam providenciadas.

Exame Diagnóstico

Veja anteriormente em ("Insuficiência Renal Aguda: Exame Diagnóstico").

Tratamento

Pacientes de DRC são suscetíveis a infecções, hemorragias e várias outras complicações associadas à insuficiência renal, além daquelas que podem estar associadas ao transtorno causador subjacente. Ademais, estes pacientes são mais vulneráveis aos efeitos de qualquer doença ou trauma intercorrente. Os que são mantidos em hemodiálise crônica ou em diálise peritoneal estão sujeitos a possíveis complicações da própria terapia de diálise.

Pacientes com DRC também são excepcionalmente suscetíveis a doenças iatrogênicas. Primeiro, eles são menos capazes de lidar com cargas de líquidos e solutos do que as pessoas normais. De similar importância, a presença de insuficiência renal altera significativamente o metabolismo e a ação de diversos medicamentos, geralmente de maneiras imprevisíveis (Quadro 87.8). Sendo assim, a dose e a posologia de cada agente administrado, mesmo os aparentemente inócuos, como antiácidos, laxantes, antieméticos ou fórmulas multivitamínicas devem ser cuidadosamente consideradas, e o farmacêutico do hospital ou outro recurso confiável devem ser consultados. Em geral, recomenda-se consultar o nefrologista do paciente mediante a conclusão da avaliação inicial no DE, pois o tratamento e o monitoramento de acompanhamento, depois da saída do paciente do DE, são geralmente complexos.

Nos Estados Unidos, a maioria dos pacientes com DRC avançada eventualmente necessitará de diálise, mas várias emergências reais podem desenvolver-se no paciente de DRC antes da instituição da diálise crônica. Diagnóstico específico e considerações terapêuticas se aplicam ao tratamento destas condições, independentemente de se elas ocorrem em pacientes submetidos a diálise ou não.

QUADRO 87.8

Mecanismos de Toxicidade Medicamentosa na Insuficiência Renal

Excesso de medicamento
Deficiência na excreção renal de medicamentos
Deficiência na excreção renal de metabólitos ativos
Deficiência no metabolismo hepático
Maior sensibilidade a medicamentos
Alterações na ligação de proteínas
Alterações na distribuição de volume
Alterações na sensibilidade do órgão-alvo
Cargas metabólicas administradas com o medicamento
Erros de interpretação do nível verificado de medicamento no soro (p. ex., alteração na faixa terapêutica)

Hipercalemia

Possivelmente, a complicação mais rapidamente letal da DRC é a hipercalemia severa. Por via de regra, esta condição é clinicamente silenciosa até causar manifestações potencialmente fatais. Dessa forma, deve-se verificar se há hipercalemia em todos os pacientes de DRC. Estes pacientes podem ficar intensivamente hipercalêmicos quando instados a lidar com até mesmo modestas cargas de potássio exógeno e endógeno; além disso, mesmo medicamentos que exercem somente efeitos mínimos sobre os níveis séricos de potássio em pessoas normais, como os β-bloqueadores e inibidores da ECA, podem causar hipercalemia nestes pacientes. Há uma preocupação de que o uso de succinilcolina em pacientes com DRC tenha o potencial de causar uma rápida deterioração em pacientes que já são hipercalêmicos, embora isto aparentemente seja raro.

Deve-se obter um ECG sempre que houver possibilidade de hipercalemia, e, se forem observados sinais de hipercalemia, deve-se instituir a devida terapia imediatamente, mesmo antes da confirmação laboratorial de altos níveis de potássio sérico. Pode haver total ausência de alterações eletrocardiográficas, mesmo quando a hipercalemia é grave; portanto, um ECG normal não descarta a necessidade de confirmação laboratorial de níveis normais de potássio sérico. Um nível de potássio de 6 mEq/L deve ser considerado potencialmente perigoso, muito embora vários pacientes com DRC tolerem cronicamente níveis um pouco acima deste limite, sem alterações eletrocardiográficas. Um paciente com DRC em parada cardíaca deve ser considerado como hipercalêmico e tratado de acordo enquanto as medidas de ressuscitação usuais são tomadas. Veja anteriormente ("Insuficiência Renal Aguda: Tratamento") e a Tabela 87.1.

Em pacientes que ainda mantêm alguma função renal, a maneira mais efetiva de tratar a hipercalemia em pacientes com IRC pode ser administrar um diurético IV, como a furosemida (se o paciente não estiver hipovolêmico) e proporcionar volume, se necessário. Grandes doses de diurético podem ser necessárias para induzir uma diurese satisfatória. Tendo em vista o potencial de ototoxicidade com o uso de diuréticos ativos de alça, estes medicamentos devem ser administrados por infusão lenta em vez de em bólus e podem ser contraindicados em pacientes que também estejam recebendo outros agentes potencialmente ototóxicos. Durante o curso de qualquer uma dessas intervenções terapêuticas, os níveis de potássio sérico e o ECG devem ser monitorados frequentemente.

Edema Pulmonar

Talvez o problema emergencial mais comum em pacientes com DRC seja edema pulmonar secundário a sobrecarga de volume. Surpreendentemente, o diagnóstico nem sempre é direto. Históricos de aumento de dispneia com esforço físico ou dispneia paroxística noturna podem ser sugestivos, mas o exame físico pode não revelar os sinais esperados de ICC, e até mesmo radiografias de tórax podem ser enganosas. Ganho recente de peso ou peso

TABELA 87.1

Tratamento de Hipercalemia

AGENTE OU MODALIDADE	DOSE E REGIME	INÍCIO/DURAÇÃO DA AÇÃO	MECANISMO DE AÇÃO	COMENTÁRIOS
Gluconato de cálcio (10%)	10 mL IV (podendo repetir × 2 se necessário a cada 5-10 min)	1-5 min/ ≈ 1 h	Antagoniza os efeitos do K na membrana	Necessário monitoramento por ECG; não misturar com HCO^3 – *Atenção* – hipercalcemia
Albuterol	10-20 mg (nebulizados) por inalação	30 min/2 h ou mais	Movimento intracelular de K	Relativamente livre de efeitos colaterais significativos; taquicardia
Glicose e insulina	10-20 unidades de insulina regular/100 g glicose	30 min/até terminar a infusão	Movimento intracelular de K	*Atenção* – hiperglicemia, hipoglicemia. O volume infundido pode ser reduzido com a administração de Glicose 10%, 20%, ou 50%
Bicarbonato de sódio	150 mEq/L por infusão IV (taxa variável)	Aprox.—15 min/1–2 h	Possível movimento intracelular de K	Mais eficaz com acidose orgânica
Diálise	HD, DP	Minutos/até acabar	Remoção de K do sangue	HD pode remover 50 mEq/h *Atenção* – rebote de K DP pode remover 15 mEq/h
Diuréticos IV (líquido IV se o paciente for hipovolêmico)	Furosemida 40-80 mg IV	15 minutos/enquanto durar a diurese (dependendo da função renal)	Excreção urinária de K	Somente em pacientes com alguma função renal residual

$D_{10}W$, 10% dextrose em água; $D_{20}W$, 20% dextrose em água; $D_{50}W$, 50% dextrose em água; *ECG*, eletrocardiograma; *HD*, hemodiálise; *IV*, intravenoso; *DP*, diálise peritoneal; *VO*, via oral.

corporal consideravelmente acima do peso seco (normalmente > 2,27 quilos) é a dica mais confiável e, na ausência de evidência convincente de outra causa de dispneia, deve-se presumir como causa da sobrecarga de volume.

O tratamento de edema pulmonar em pacientes com DRC é uma necessidade de certa forma diferente do que em outros pacientes. Devem ser feitas preparações para início da diálise assim que possível, pois esta é a maneira mais rápida e eficaz de diminuir o volume intravascular na ausência de função renal. Outras providências imediatas podem ocasionalmente se provar suficientemente eficazes para evitar a diálise temporariamente em pacientes que ainda possuem alguma função renal residual, porém se deve prever que a reação, mesmo a terapias médicas extremamente agressivas, com exceção de diálise, será inadequada.

O paciente de DRC com edema pulmonar é colocado sentado, e oxigênio de alto fluxo é administrado por máscara. O uso de pressão positiva contínua ou binivelar nas vias aéreas (CPAP ou BiPAP) é um adjuvante útil para pacientes com DRC, assim como para pacientes sem falência renal. Nitroglicerina sublingual pode ser administrada imediatamente, agindo rapidamente na redução da pré-carga e pós-carga; uma infusão IV começando com 10 a 20 μg/min pode ser iniciada imediatamente e titulada até obter efeito. Não há expectativa de que diuréticos sejam úteis a menos que o paciente tenha mantido um nível significativo de função renal.

Infecção

Pelo fato de que infecções são um dos principais contribuintes para morbidade e mortalidade entre pacientes com DRC, a possibilidade de infecção grave deve ser investigada, mesmo quando os achados clássicos esperados não estiverem todos presentes. Por exemplo, bacteremia pode manifestar-se apenas com febre, assim como em outros pacientes com imunidade debilitada. Pacientes com pneumonia podem ter somente uma vaga dispneia ou mal-estar, sintomas que podem ser atribuídos a sobrecarga de volume ou uremia. Portanto, todas as possibilidades diagnósticas devem ser verificadas, sendo geralmente aconselhável uma cobertura antibiótica empírica de amplo espectro até que a infecção seja descartada no hospital. Bacteremia resultante de infecção no acesso vascular é comum em pacientes submetidos a hemodiálise, assim como peritonite em pacientes submetidos a diálise peritoneal.

ITU pode ocorrer até mesmo em pacientes com débito urinário mínimo ou naqueles com insuficiência renal duradoura. A estase urinária é indubitavelmente um fator predisponente. No entanto, piúria assintomática é comum nestes pacientes e não necessariamente um indicador de infecção. Para pacientes sintomáticos, cultura da urina é útil para orientar as decisões de tratamento. ITU superior associada a um quadro clínico típico de pielonefrite ou cólica renal é normalmente observado em pacientes portadores de doença renal policística e requer tratamento parenteral. Pode-se fazer um diagnóstico clínico presuntivo no DE, mas medidas invasivas às vezes são necessárias para documentar infecção e orientar a terapia. Para cistos infectados, antibióticos lipossolúveis (p. ex., ciprofloxacino, sulfametoxazol + trimetoprim) oferecem a melhor penetração antibiótica; no entanto, intervenção cirúrgica para infecção refratária, às vezes, se torna necessária.

Diálise

A diálise pode normalizar o equilíbrio de líquidos, corrigir anormalidades de eletrólitos e outros solutos, e remover toxinas urêmicas ou medicamentos da circulação quando os rins do paciente não são capazes de fazê-lo. A diálise também pode reverter alguns sintomas urêmicos, mas, geralmente em menor grau, e permitir melhor controle em longo prazo da hipertensão, anemia e osteodistrofia renal.

Principais Modalidades de Diálise. As duas principais modalidades de diálise são a hemodiálise e a diálise peritoneal. Cada uma é baseada em uma técnica pela qual o sangue do paciente entra em contato com uma membrana semipermeável, tendo em seu lado oposto uma solução fisiológica balanceada especialmente constituída. Água e solutos difundem-se através da membrana transportando concentração e gradientes osmóticos, efetivamente normalizando a composição do sangue.

Hemodiálise. Esta modalidade requer acesso especial à circulação do paciente, geralmente através de uma fístula arteriovenosa criada cirurgicamente ou de um implante colocado artificialmente ou de um cateter tunelizado inserido cirurgicamente. O local do acesso vascular deve ser tratado com cuidado, pois a hemodiálise não pode ser realizada sem o mesmo. Manipulação descuidada ou perfuração pode causar sangramento, infecção ou trombose, o que pode resultar em perda do acesso. O braço envolvido não deve ser usado para verificações de pressão sanguínea e não se deve aplicar torniquete.

Em geral, é extraído sangue e os acessos IV são estabelecidos em outros locais. Em circunstâncias excepcionais, se não houver outro local disponível e for essencial obter amostras de sangue rapidamente, a fístula ou o implante podem ser usados, porém com precauções. Não se aplica torniquete, a área deve ser meticulosamente limpa antes da perfuração, e deve-se tomar extremo cuidado para não perfurar a parede de suporte do acesso. Depois da perfuração, aplica-se pressão firme, porém não oclusiva por pelo menos 10 minutos. A presença de um frêmito antes e depois do procedimento é documentada. Precauções semelhantes são tomadas nos casos excepcionais em que é preciso usar a fístula ou o implante para acesso IV. Se isto for feito, uma bomba de infusão automática é essencial para controlar a taxa de infusão nestes vasos sanguíneos de pressão relativamente alta.

Diálise Peritoneal. Aqui, o peritônio do paciente age como membrana de diálise. Aplica-se o dialisato por infusão através de um cateter Silastic implantado cirurgicamente (cateter Tenckhoff) que penetra na parede abdominal inferior. As trocas de fluidos são realizadas várias vezes ao dia, normalmente pelo paciente, em casa. Em comparação com a hemodiálise, a diálise peritoneal oferece as vantagens teóricas de maior independência do paciente, evitar a anticoagulação, e controle mais suave do volume e da hipertensão, sem as rápidas variações intermitentes de soluto típicas da hemodiálise. Medicamentos como insulina e antibióticos podem ser administrados pela via intraperitoneal (IP), permitindo uma absorção mais uniforme e níveis sanguíneos mais estáveis. A principal desvantagem da diálise peritoneal é a grande incidência de peritonite bacteriana, que, no entanto, é normalmente fácil de se tratar.

Indicações para Diálise. A decisão de iniciar diálise crônica em pacientes de DRC geralmente é tomada pelo nefrologista do paciente no contexto de TFGs gradativamente decrescentes e progressivas manifestações de insuficiência renal. O valor absoluto do nível de ureia ou de creatinina sérica geralmente é usado somente como orientação grosseira para determinar quando a diálise crônica deve ser instituída. A provisão de acesso vascular ou peritoneal geralmente é preparada semanas ou meses antes do início previsto da diálise para permitir que o local de acesso amadureça e para minimizar quaisquer complicações mecânicas do procedimento.

Para pacientes que chegam ao DE com IRA, contudo, bem como para pacientes com DRC em quem se desenvolveram problemas agudos, o médico da emergência deve estar preparado para tomar a decisão de providenciar diálise de emergência (Quadro 87.9). Quão urgentemente a diálise deve ser iniciada depende não apenas da severidade e agudeza do problema apresentado, mas também da disponibilidade de instalações técnicas e pessoal treinado em diálise e da efetividade de medidas temporizadoras disponíveis para o problema em mãos.

O problema mais comum que requer diálise emergencial, especialmente em pacientes com DRC, é edema pulmonar secundário a sobrecarga de volume. Em geral, a causa motivadora é ingestão exagerada de líquidos e sal além da capacidade excretora renal já amplamente reduzida do paciente. A despeito da efetividade de medidas temporizadoras, muitos destes pacientes requerem diálise imediata – hemodiálise de emergência, ou, no caso de pacientes mantidos em diálise peritoneal, intensificação do regime atual de diálise.

Um problema relacionado que pode requerer diálise emergencial, ou pelo menos urgente, é hipertensão maligna, principalmente quando associada a encefalopatia hipertensiva ou descompensação cardiovascular. Pelo fato de hipertensão em pacientes com insuficiência renal ser dependente do volume, correção da sobrecarga de volume, mesmo se não aparente clinicamente, é um elemento central da terapia. Medidas temporizadoras, como a administração de nitroglicerina IV, em geral, permitem que a hipertensão seja controlada suficientemente para poder postergar a diálise por várias horas. Em muitos casos, hipertensão e sintomas associados são difíceis de controlar até que a diálise permita a correção da sobrecarga de volume. Pelo fato de que a pressão sanguínea geralmente responde drasticamente à redução do volume em circulação, outros agentes anti-hipertensivos com efeitos mais prolongados devem ser interrompidos até após a diálise para evitar hipotensão depois de uma redução drástica do volume circulante.

Hipercalcemia severa é outra indicação comum para diálise emergencial ou de urgência, especialmente em pacientes com IRA que são hipercatabólicos. Em pacientes com DRC, hipercalemia é geralmente causada pela ingestão excessiva de potássio, mas causas endógenas como hemólise ou rabdomiólise também devem ser consideradas. As medidas temporizadoras disponíveis podem ser usadas para controlar o nível sérico de potássio, mas a diálise continua sendo a maneira mais eficaz de remover o potássio do corpo. Para um rápido controle do nível sérico de potássio, hemodiálise, com suas altas taxas de eliminação, é preferível em relação à diálise peritoneal.

Outros desequilíbrios severos de eletrólitos e ácido-base, incluindo cetoacidose diabética, podem às vezes necessitar de diálise emergencial. Pacientes ocasionais com insuficiência renal e hipercalcemia severa incontrolável com outras modalidades (p. ex., pacientes com mieloma múltiplo causando tanto insuficiência renal quanto hipercalcemia) podem necessitar de diálise. Ocasionalmente, pacientes com insuficiência renal em quem se desenvolve hipermagnesemia após terapia inadequada ou ingestão de magnésio podem necessitar de diálise imediata para reverter paralisia potencialmente fatal ou disritmia cardíaca. Acidose metabólica severa no contexto da insuficiência renal é outra indicação para diálise emergencial, principalmente se sobrecarga de volume ou hipocalcemia (com risco de tétano e convulsões) impedem a administração de bicarbonato.

Uma situação relacionada refere-se a pacientes com insuficiência renal que tomaram uma superdosagem ou receberam de forma inadvertida medicamentos que são ordinariamente eliminados pelos rins. Se o agente puder ser adequadamente dialisado e sua contínua presença na circulação oferece um risco significativo para o paciente, diálise imediata pode salvar a vida. Um exemplo é a ingestão de metanol ou etilenoglicol por um paciente de diálise. Da mesma forma, o uso insensato de catárticos à base de magnésio ou enemas à base de fosfato por pacientes portadores de DRC pode levar a hipermagnesemia e hiperfosfatemia perigosas, respectivamente, e pode necessitar de diálise urgente.

Os níveis séricos de creatinina e ureia em si não são considerados indicações definitivas para diálise. Níveis de creatinina de 10 mg/dL ou de ureia de 210 mg/dL geralmente são usados como diretriz para instituição de diálise crônica em pacientes com insuficiência renal progressiva. Em pacientes dialisados, contudo, o nível sérico de creatinina é em geral consideravelmente maior do que 10 mg/dL, mas é um reflexo da massa muscular total do corpo mais do que da adequação da diálise. O nível de ureia é de certa forma um indicador melhor; em pessoas bem dialisadas, geralmente se encontra na faixa de 100 a 160 mg/dL, e acima de 210 mg/dL em pacientes menos bem dialisados. Nenhum dos níveis sanguíneos, no entanto, correlaciona-se mais do que grosseiramente com sintomas urêmicos, mesmo em pacientes não dialisados, e nem têm relação direta com a urgência com a qual a diálise deve ser iniciada.

QUADRO 87.9

Indicações para Diálise de Emergência

- Edema pulmonar
- Hipertensão severa descontrolada
- Hipercalemia
- Outros transtornos severos de eletrólitos ou ácido-base
- Algumas superdosagens
- Pericardite (possivelmente)

A ocorrência de sintomas ou sinais urêmicos, como náusea, vômitos, letargia ou espasmos indica necessidade de diálise, mas não necessita de início imediato da diálise a menos que os sintomas sejam severos. Pericardite, mesmo na ausência de tamponamento cardíaco, geralmente é considerada uma indicação para diálise urgente, mas pericardite também pode ocorrer em pacientes de DRC bem dialisados. Em pacientes não submetidos a diálise prévia e com insuficiência renal progressiva, o surgimento de pericardite indica que chegou o momento de iniciar a diálise, embora não necessariamente em âmbito emergencial.

COMPLICAÇÕES DA DIÁLISE

Uma série de complicações pode manifestar-se após o início da diálise.

Hemodiálise

Complicações Relacionadas com o Acesso Vascular

A realização da hemodiálise depende de um acesso vascular confiável, e é o dispositivo de acesso vascular que é responsável pelas complicações da diálise que normalmente requerem avaliação no contexto emergencial. Estes problemas devem ser tratados a fim de minimizar prontamente o risco de perder a salvação do paciente pela diálise.

Sangramento pelo local da punção da diálise pode ocorrer horas após o tratamento de hemodiálise, tanto de maneira espontânea quanto após traumas inadvertidos de pequeno porte no local. Tal sangramento pode normalmente ser interrompido aplicando-se pressão firme sobre o local de acesso. Deve-se tomar cuidado para não ocluir e possivelmente causar trombose do vaso comprimindo-o com vigor demasiado, e a presença de frêmito imediatamente após o procedimento deve ser documentada na ficha. Pode ser necessário manter o paciente no DE por um tempo a fim de garantir que o sangramento não volte a ocorrer. Sangramento recorrente, principalmente de aneurisma ou pseudoaneurisma, é mais bem avaliado por um cirurgião vascular.

Da mesma forma, se o paciente informar que o frêmito no acesso foi perdido, um cirurgião vascular deve ser consultado imediatamente. Embora seja comum serem usados agentes trombolíticos, o tratamento definitivo normalmente é revisão cirúrgica. O dispositivo de acesso não deve ser manipulado forçosamente ou irrigado, pois pode resultar em ruptura do vaso ou embolia venosa.

Infecção do acesso vascular pode resultar em bacteremia persistente ou recorrente, assim como perda do acesso. Infecção parece ser uma consequência de contaminação no momento da punção para diálise; a maioria das infecções é causada por estafilococos típicos da flora cutânea. Há maior probabilidade de ocorrência de infecções em implantes do que em fístulas nativas. Os sinais e sintomas de infecção no acesso – vermelhidão, calor e dor no local – geralmente são óbvios, mas, em vários casos, achados localizadores não estão presentes, e o paciente tem apenas febre ou histórico de episódios recorrentes de febre e bacteremia documentada. Por este motivo, a prática comum é obter culturas do sangue de todos os pacientes em hemodiálise que apresentem febre sem fonte óbvia de infecção e tratá-los presumivelmente de infecção no acesso.[7] Uma busca minuciosa por outras fontes de infecção é realizada antes que se conclua como causa a infecção não aparente de acesso. Infecções como abscesso odontogênico, celulite de extremidades (principalmente em diabéticos), e abscesso perirretal podem facilmente passar despercebidos.

Embora alguns nefrologistas prefiram internar todos os pacientes de diálise que apresentem febre, geralmente é possível o tratamento ambulatorial destes pacientes, desde que eles se sintam bem no geral e não aparentem estar sépticos e desde que eles possam cuidar de si mesmos em casa e retornar prontamente caso apresentem piora da condição. Este curso é mais viável pelo fato de que eles podem ser tratados com antibióticos IV que seguramente manterão os níveis adequados no sangue até o próximo tratamento de diálise agendado, quando os resultados da cultura e de exames de sensibilidade podem ser verificados e a terapia ajustada de acordo. Vancomicina IV, de 1 a 1,5 g, administrada como dose única, é o fármaco de escolha neste caso, pois a maioria das infecções de acesso é estafilocóccica, e porque este medicamento é somente minimamente hemodialisável e precisa ser dado somente a cada 5 a 7 dias em pacientes de diálise crônica. Se também houver probabilidade de infecção Gram-negativa, como em pacientes que sofreram episódios recentes de bacteremia Gram-negativa, uma dose de ataque de um segundo fármaco (p. ex., cefalosporina de terceira geração ou aminoglicosídeo) também pode ser administrada. Os pacientes podem receber uma nova dose de ataque destes medicamentos ao final de sua sessão de hemodiálise seguinte, caso o resultado da cultura indique positividade.

Complicações não Relacionadas ao Acesso Vascular

O procedimento de hemodiálise em si, que acarreta em invasão da vasculatura, anticoagulação e alterações significativas de fluidos e solutos, geralmente está associado a complicações agudas como hipotensão, falta de ar, dor no peito e anormalidades neurológicas.

Hipotensão. Hipotensão que ocorre após a diálise é geralmente o resultado de uma redução aguda do volume intravascular circulante e falha dos mecanismos homeostáticos do paciente de compensá-la. Pelo fato de a hemodiálise ser episódica, cada tratamento deve remover o excesso de líquido que se acumulou desde a última diálise (geralmente, de 2 a 3 dias), e pacientes geralmente apresentam sobrecarga relativa de volume no início de cada tratamento. Com a rápida remoção de fluido extracelular, não há tempo suficiente para trocas de fluidos, reporem o volume intravascular. Medicamentos anti-hipertensivos necessários quando o paciente se encontra em estado de volume expandido, principalmente os β-bloqueadores, podem contribuir para a hipotensão quando o volume intravascular é normalizado.

A maioria dos episódios de hipotensão que ocorrem durante a hemodiálise se resolve de forma espontânea ou podem ser prontamente tratados através de uma redução da taxa de fluxo sanguíneo ou da infusão de pequenos volumes de solução salina (para causar expansão passageira de volume) ou soluções hipertônicas (para reverter hipo-osmolaridade aguda passageira). Pacientes com hipotensão significativa que não reagem a estas manobras geralmente são trazidos ao DE para maiores avaliações. Pacientes em diálise devem ser considerados como em risco de infarto agudo do miocárdio, arritmias agudas e sepse. Estas são causas comuns de hipotensão entre todos os pacientes no DE, devendo-se considerar primeiramente estas entidades (Quadro 87.10).

Perda de sangue aguda é outra consideração quando o paciente de hemodiálise apresenta hipotensão, angina sintomática ou ICC. Os pacientes de diálise são comumente tratados com epoetina ou darbepoetina para prevenir anemia severa; pacientes sem tratamento normalmente apresentam baixos níveis basais de hemoglobina.[8] Níveis séricos de fatores de coagulação são normais na DRC, mas os pacientes passam rotineiramente por procedimento de anticoagulação em cada tratamento de hemodiálise, e, embora possa ocorrer trombocitopenia passageira durante o procedimento de diálise, o defeito qualitativo das plaquetas característico da insuficiência renal é um importante fator no sangramento que continua além do período peridiálise. Esta anormalidade é apenas parcialmente revertida pela diálise, mas pode ser corrigida através da administração de desmopressina, que eleva a liberação de polímeros do fator VIII-von Willebrand pelo endotélio vascular. Desmopressina tem sido usada com sucesso para normalização do tempo de sangramento em preparação para cirurgia de pacientes com DRC. Tanto crioprecipitados quanto estrogênio conjugado demonstraram produzir efeitos semelhantes por um período mais prolongado.[9]

Sangramento excessivo do trato GI, geralmente causado por angiodisplasia ou úlcera péptica, é comum e pode ser dramático. Hemorragia oculta em outros locais, porém, pode representar um desafio diagnóstico, pois os sinais e sintomas de perda de volume tendem a ser obscurecidos pelas manifestações locais de sangramento em um espaço fechado. Assim sendo, hemorragia retroperitoneal

QUADRO 87.10
Diagnóstico Diferencial de Hipotensão em Pacientes de Hemodiálise

Hipovolemia
Remoção excessiva de fluidos
Hemorragia
Septicemia
Choque cardiogênico
Disritmia
Tamponamento pericárdico
Infarto do miocárdio
Disfunção miocárdica ou valvular
Transtornos de eletrólitos
Hipercalemia ou hipocalemia
Hipercalcemia ou hipocalcemia
Hipermagnesemia
Instabilidade vascular
Relacionada com medicamentos
Relacionada com dialisato
Neuropatia autonômica
Excesso de fluxo no acesso arteriovenoso
Reação anafilactoide
Embolia aérea

---

ou pleural espontânea tende a se manifestar com dores nos flancos ou com dores no peito e falta de ar, respectivamente.

Embolia pulmonar aguda e embolia aérea aguda são duas possibilidades menores. A primeira, embora ocorra ocasionalmente em pacientes de diálise, é incomum. A última, embora relatada ocasionalmente no passado, na prática foi eliminada por aperfeiçoamentos no equipamento de monitoramento de diálise e mecanismos de segurança.

Duas entidades adicionais no diagnóstico diferencial de hipotensão são de especial importância no paciente de DRC – tamponamento pericárdico agudo e hipercalemia severa potencialmente fatal. Tamponamento pericárdico agudo pode ser o resultado de súbita hemorragia pericárdica ou súbita piora de um derrame pericárdico antigamente compensado após correção aguda de pré-carga elevada. As características clínicas do tamponamento no paciente de diálise são semelhantes às de outras populações, mas a pré-existência comum de cardiomegalia pode tornar difícil a interpretação das radiografias de tórax a menos que elas demonstrem o formato típico de garrafa de água e um aumento definido do tamanho do coração em relação a exames anteriores.

Da mesma forma, pressão venosa central elevada é de pouca utilidade para diferenciação de tamponamento de insuficiência cardíaca direita subjacente. Mesmo o achado de fluido pericárdico no exame ultrassonográfico em leito, embora sugestivo, não constitui prova da presença de tamponamento, pois muitos pacientes de diálise têm derrames pericárdicos crônicos que não causam comprometimento hemodinâmico. A demonstração ultrassonográfica de colapso diastólico ventricular direito é mais específica. Um diagnóstico definitivo de tamponamento depende da demonstração direta de pressões iguais nos átrios direito e esquerdo na cateterização cardíaca.

Pericardiocentese emergencial deve ocasionalmente ser realizada no DE para aliviar tamponamento agudo, mas geralmente há tempo suficiente para que o paciente seja transferido para a sala de cateterização ou para o centro cirúrgico para terapia mais segura e mais definitiva em um ambiente controlado. Se pericardiocentese imediata for considerada necessária, o médico da emergência não deve hesitar em realizar este procedimento potencialmente salvador de vida, a despeito das várias complicações possíveis e do maior risco de sangramento em pacientes com DRC. Da mesma forma, no caso de um paciente de diálise que esteja sofrendo um infarto agudo do miocárdio, deve-se geralmente tentar pericardiocentese caso os esforços de ressuscitação iniciais não tenham tido sucesso.

Hipercalemia severa potencialmente fatal, embora incomum em pacientes dialisados, pode ocorrer na presença de doença catabólica subjacente ou com períodos prolongados de hipotensão e baixo fluxo. Pacientes hipercalêmicos podem ter frequências cardíacas profundamente baixas, principalmente se estiverem sendo tratados com β-bloqueadores ou bloqueadores do canal de cálcio. Se o paciente de diálise estiver sofrendo um infarto do miocárdio, deve-se presumir a presença de hipercalemia, devendo ser administrado cálcio IV imediatamente.

Falta de Ar. Falta de ar em pacientes de diálise geralmente é causada por sobrecarga de volume. No paciente que sente falta de ar durante a diálise, no entanto, devem-se buscar outras causas – principalmente insuficiência cardíaca súbita, tamponamento pericárdico, derrame pleural ou hemorragia pleural. Embolia aérea e reações anafilactoides são causas incomuns. Frequentemente, pneumonia ou doença reativa das vias aéreas é responsável.

Dor no Peito. Doença cardiovascular é a principal causa de óbito em pacientes com DRC, sendo que a maior parte dos episódios de dor no peito que ocorrem durante a diálise provavelmente é de origem isquêmica. A maioria dos pacientes de diálise possui fatores de risco de doença arterial coronariana relacionada com a própria DRC ou com a condição subjacente que levou à insuficiência renal, e muitos deles têm doença arterial coronariana bem documentada. DRC está comumente associada a hipertensão, hiperlipidemia, intolerância a carboidratos e transtornos do metabolismo do cálcio e do fósforo. Além disso, os pacientes de diálise podem ser anêmicos e muitos apresentam sobrecarga crônica de volume. Durante a hemodiálise, estes fatores subjacentes podem ser adicionados a estresses fisiológicos agudos, como hipotensão e hipoxemia passageiras, que normalmente estão associadas ao procedimento de diálise, desta forma aumentando a demanda de oxigênio miocárdico e ao mesmo tempo diminuindo o fornecimento de oxigênio.

Na avaliação de suposta dor no peito isquêmica em um paciente com DRC, precipitantes reversíveis devem ser considerados. Deve-se determinar se anemia crescente, hipertensão mal controlada ou sobrecarga não corrigida de volume são fatores, principalmente quando um paciente cuja angina é estável começa a sofrer episódios mais frequentes e mais intensos de angina. Pacientes que repetidamente sentem dores no peito durante a diálise são candidatos a uma avaliação cardíaca completa. Pacientes de diálise que vão repetidamente ao DE por dor no peito devem ter uma estratégia coordenada desenvolvida por seus nefrologistas e cardiologistas para estabelecer diretrizes para futuras internações.

A presença de insuficiência renal e seus desequilíbrios de eletrólitos e ácido-base associados em geral não mascara as alterações eletrocardiográficas usuais de angina ou infarto agudo do miocárdio. O padrão da alteração nos níveis séricos de enzimas cardíacas com infarto agudo também não é alterado pela DRC, embora o nível basal destas enzimas possa ser maior do que na população geral.[10] Troponina parece ser um melhor marcador de infarto em pacientes com DRC.[11] O tratamento de dor isquêmica no peito é o mesmo que para outras populações.

Entre as causas não isquêmicas de dor no peito, pericardite deve ser sempre uma consideração, mesmo em pacientes bem dialisados. A apresentação é essencialmente a mesma que em pacientes não renais; febre, atrito pericárdico, ou arritmias atriais podem ser achados associados, e sinais de derrame pericárdico ou tamponamento inicial devem ser buscados. Indometacina geralmente é eficaz no alívio da dor, mas alguns pacientes eventualmente requerem outras medidas, como pericardiocentese com instilação de corticosteroides ou extração pericárdica. Pacientes com pericardite geralmente recebem diálise mais frequente ou intensificada, pois a pericardite é considerada um marcador de diálise inadequada.

Disfunção Neurológica. Disfunção neurológica que se manifesta durante ou imediatamente após a hemodiálise pode ser

> **QUADRO 87.11**
>
> **Diagnóstico Diferencial de Alteração de Estado Mental em Pacientes de Diálise**
>
> **CONDIÇÕES ESTRUTURAIS**
> Acidente vascular cerebral (principalmente hemorragia)
> Hematoma subdural
> Abscesso intracerebral
> Tumor cerebral
>
> **CONDIÇÕES METABÓLICAS**
> Síndrome de desequilíbrio
> Uremia
> Efeitos de medicamentos
> Meningite
> Encefalopatia hipertensiva
> Hipotensão
> Estado pós-ictal
> Hipernatremia ou hiponatremia
> Hipercalcemia
> Hipermagnesemia
> Hipoglicemia
> Hiperglicemia severa
> Hipoxemia
> Demência de diálise

causada por síndrome do desequilíbrio, uma miríade de sintomas e sinais considerados como resultantes de rápidas mudanças na composição e osmolaridade dos fluidos corporais durante a hemodiálise. Ocorre somente em pacientes com níveis elevados de ureia que acabam de iniciar a hemodiálise; a síndrome não ocorre com diálise peritoneal. Normalmente, os pacientes apresentam dor de cabeça, mal-estar, náusea, vômito, e câimbras musculares, mas, em casos mais severos, suas características podem incluir alteração do estado mental, convulsões ou coma. Os sintomas se resolvem em questão de horas, à medida que os fluidos e solutos são redistribuídos através das membranas celulares.

Alteração de estado mental no paciente de DRC não deve ser atribuída a síndrome de desequilíbrio a menos que outras causas tenham sido descartadas (Quadro 87.11), principalmente quando os sintomas persistem, oscilam ou pioram durante um período de observação razoável. Da mesma forma, quando ocorrem convulsões durante a diálise, é tentador, porém imprudente ao atribuir a síndrome de desequilíbrio sem considerar outras causas potencialmente graves, mesmo em pacientes que já tenham sofrido convulsões no passado. Em particular, o achado de qualquer nova anormalidade neurológica focal demanda, no mínimo, uma TC imediata da cabeça para detectar hemorragia intracraniana. Da mesma maneira, se houver presença de febre ou outra evidência de infecção, meningite requer consideração séria. Outras considerações incluem hiperglicemia e hipoglicemia, principalmente em pacientes diabéticos, anormalidades de eletrólitos, estados hipóxicos, hipotensão de qualquer causa e outras causas tóxicas ou metabólicas. O tratamento de convulsões em pacientes com DRC é basicamente o mesmo que o de outras populações.

Diálise Peritoneal

Assim como na hemodiálise, a maioria das complicações da diálise peritoneal está relacionada com o dispositivo de acesso de diálise, neste caso, o cateter peritoneal. Em comparação com a hemodiálise, porém, o processo de diálise peritoneal acarreta poucas dificuldades imediatas.

Peritonite é a complicação mais comum da diálise peritoneal. Felizmente, é em geral muito menos severa do que outros tipos de peritonite e pode ser tratada rapidamente em ambiente ambulatorial, a despeito da continuidade da presença de um corpo estranho – o cateter Tenckhoff – na cavidade peritoneal. Ocasionalmente, quando um episódio de peritonite responde mal à terapia antimicrobiana ou quando um paciente sofre episódios repetidos de peritonite causada pelo mesmo organismo, o cateter deve ser removido e o paciente deve ser mantido com hemodiálise até que a infecção esteja totalmente eliminada e um novo cateter seja implantado. Infecções repetidas trazem o risco de alterar permanentemente a permeabilidade peritoneal ou a área de superfície efetiva e necessitar de uma troca permanente para hemodiálise.

Peritonite em pacientes de diálise peritoneal é presumidamente causada por contaminação bacteriana inadvertida do dialisato ou de cateteres durante uma troca ou por extensão de uma infecção do local de saída ou do túnel subcutâneo para dentro da cavidade peritoneal. A maioria dos casos de peritonite é causada por *Staphylococcus aureus* ou *Staphylococcus epidermidis*, e a maioria dos demais (≈ 30%) por organismos entéricos Gram-negativos.[12] Infecções fúngicas são incomuns, mas geralmente são refratárias à terapia médica e são frequentemente consideradas como uma indicação para remoção do cateter. Infecção polimicrobiana sugere contaminação direta do trato GI e requer uma busca pelo local da perfuração ou fístula, embora essa fonte seja identificada somente em uma minoria dos casos. Nenhum organismo é identificado em aproximadamente 10% a 20% dos casos de peritonite associada à diálise peritoneal.

O diagnóstico de peritonite é normalmente feito pelo paciente quando um efluente turvo de diálise é observado, correspondente ao surgimento de glóbulos brancos no dialisato. Peritonite é geralmente, porém não invariavelmente, acompanhada de dor abdominal não específica, mal-estar ou febre. Quando um paciente tem febre ou sintomas abdominais, mesmo na ausência de fluido turvo, é aconselhável considerar peritonite e verificar o fluido, pois peritonite em fase inicial pode manifestar-se de maneira atípica. Em casos mais severos, a peritonite é acompanhada por náusea, vômito, dor intensa e hipotensão, necessitando de hospitalização e consideração da possibilidade cirúrgica de doença aguda.

No contexto do DE, o diagnóstico de peritonite é confirmado pelo achado de mais de 100 glóbulos brancos/mm^3 no fluido peritoneal, com mais de 50% de neutrófilos, ou por resultado positivo da coloração de Gram. Uma amostra do fluido é obtida para análise. Se houver disponibilidade de uma enfermeira especializada em diálise obter o fluido, isto pode ser preferível. Se não, o fluido é obtido através do uso de uma técnica estéril. O fluido é enviado para contagem e diferenciação celular, coloração de Gram e cultura, com o uso de frascos de cultura de sangue.

Peritonite associada à diálise peritoneal é tratada com uma dose inicial de ataque de antibiótico intraperitoneal (IP), seguida por um período de 10 a 14 dias de antibióticos IP autoadministrados pelo paciente em ambiente ambulatorial. Depois de confirmado o diagnóstico, é indicada uma consulta com o nefrologista do paciente ou com uma enfermeira especialista em diálise para determinar a antibioticoterapia e um plano para tratamento ambulatorial e avaliação de acompanhamento, ou, ocasionalmente, se a peritonite for severa ou o tratamento ambulatorial for impossível por motivos psicossociais, hospitalização. Um regime de tratamento comum é uma dose de ataque de vancomicina de 30 mg/kg IP, seguida por outras doses IP a cada 5 a 7 dias, mais ceftazidime ou cefepime, 1 g IP, ou gentamicina, 0,6 mg/kg IP. Os últimos dois regimes são dados como uma dose de ataque seguida por doses de manutenção administradas por via IP uma vez ao dia no momento da troca.[12] Quinhentas a 1.000 unidades de heparina também podem ser adicionadas a cada bolsa de dialisato nos primeiros dias de tratamento para ajudar a reduzir a formação de cordões de fibrina que podem obstruir o cateter. A enfermeira da diálise deve verificar os pacientes em 24 a 48 horas para avaliação da resposta à terapia e ajuste da antibioticoterapia, se necessário, após a revisão dos resultados da cultura e teste de sensibilidade.

Contaminação do cateter ou vazamentos através do cateter, linhas ou bolsa de dialisato devem ser tratados da mesma maneira que na peritonite franca. O local e a causa do vazamento devem ser identificados e os elementos danificados imediatamente substituídos. Ocasionalmente, com vazamento peritoneal de líquido ao redor do cateter, será necessária correção cirúrgica do problema subjacente.

Pacientes que apresentam dor abdominal severa, vômito, íleo, calafrios ou febre alta, ou hipotensão precisam ser hospitalizados para tratamento. Da mesma forma, pacientes com enfermidades subjacentes severas e os que não conseguem realizar trocas com segurança ou administrar antibióticos em casa também necessitam de tratamento hospitalar. Trocas de diálise continuam na mesma programação. O regime hospitalar de antibióticos é basicamente o mesmo que o de pacientes ambulatoriais.

Talvez a potencial armadilha mais grave em relação aos cuidados de pacientes mantidos em diálise peritoneal com dor abdominal ou outros sinais de peritonite seja negligenciar outras condições intra-abdominais graves cuja apresentação pode imitar a da peritonite. Pacientes em diálise peritoneal estão sob maior risco de hérnia da parede abdominal ou inguinal devido ao aumento crônico das pressões intra-abdominais; cirurgia abdominal prévia também os coloca sob risco de desenvolver hérnia, bem como de obstrução secundária a aderências. As manifestações de transtornos graves não relacionados à diálise (p. ex., apendicite aguda, diverticulite, colecistite, pancreatite aguda, isquemia intestinal, perfuração intestinal) também podem ser atribuídas a peritonite comum associada a diálise peritoneal, com possibilidade de consequências desastrosas. A acessibilidade do fluido peritoneal para exame pode provar-se útil para documentar a presença de processo inflamatório, mas também tem o potencial de desorientar a investigação emergencial de sua causa. Um achado de material de coloração parda ou fecal no dreno peritoneal deve sugerir perfuração intestinal até que se prove o contrário, devendo-se procurar aconselhamento cirúrgico imediato. A detecção de dor localizada, massa palpável ou hérnia encarcerada no exame físico pode ser extremamente útil para fazer o diagnóstico. Radiografia abdominal pode ser útil para demonstrar a presença de íleo, mas pneumoperitônio pode refletir apenas introdução de ar durante uma recente troca fluídica, em vez de perfuração intestinal.

Infecção no local de saída ou túnel do cateter é outro problema relativamente comum para o qual o paciente em diálise peritoneal crônica pode vir procurar atendimento no DE. Estas infecções tendem a ser causadas pela flora típica da pele e se manifestar com sinais localizados de infecção. Embora não sejam graves por si, infecções no local de saída podem levar à infecção do túnel subcutâneo, o que pode causar repetidos episódios de peritonite e resultar, por fim, em necessidade de remoção do cateter. Qualquer exsudato visível é submetido a cultura e coloração de Gram, iniciando-se terapia com antibióticos orais como cefalexina ou dicloxacilina, aguardando os resultados da cultura e do teste de sensibilidade. O paciente é instruído a higienizar o local meticulosamente várias vezes ao dia, utilizando uma solução de iodopovidone ou peróxido.

Infecções do túnel podem ser difíceis de detectar no exame físico e podendo passar despercebidas até depois do paciente ter sofrido várias crises de peritonite causadas pelo mesmo organismo. Assim como com outras infecções de espaço fechado, as infecções do túnel tendem a ser difíceis de erradicar a menos que o túnel seja parcialmente descoberto e drenado.

Pacientes mantidos em diálise peritoneal também podem procurar o DE com qualquer um de vários problemas basicamente mecânicos, entre os quais o mais comum é a falha do dialisato em drenar completamente no momento de uma troca. Ocasionalmente, este problema é causado simplesmente por dobraduras ou travamento inadvertido do cateter externo ou linha. Mais frequentemente, porém, é resultante de obstrução do cateter por resíduos fibrinosos, acotovelamento ou migração do cateter para dentro da cavidade peritoneal, geralmente associada a constipação. A posição do cateter é mais bem avaliada inicialmente por radiografia simples do abdome. Intervenção específica pode ser orientada pelo chamado cateterograma de contraste. Agentes fibrinolíticos já foram usados com sucesso para desobstruir cateteres, mas intervenção cirúrgica para substituição do cateter geralmente é necessária.

Transtornos metabólicos severos são muito menos comuns entre pacientes de diálise peritoneal do que em pacientes de hemodiálise, pois no primeiro grupo a diálise está sendo realizada continuamente e o sangue permanece próximo do equilíbrio com o dialisato. Contudo, transtornos significativos podem ocorrer ocasionalmente, em geral, em associação com estados hipercatabólicos, grandes indiscrições alimentares ou perda significativa de fluidos por via GI. Um desequilíbrio que ocorre ocasionalmente em pacientes diabéticos submetidos a diálise peritoneal é síndrome de hiperglicemia severa – às vezes, mesmo a despeito da continuação da dose usual de insulina – que resulta da absorção da glicose do dialisato hiperosmolar, com sintomas associados não específicos de mal-estar, fraqueza e dores de cabeça. Embora os níveis de glicose possam alcançar até 1.500 mg/dL nestes pacientes, eles não podem ser submetidos a diurese osmótica e permanecem clinicamente euvolêmicos. A correção da hiperglicemia deve ser realizada cuidadosamente para evitar mudanças rápidas de osmolaridade e volume.

CONCEITOS-CHAVE

- As causas de IRA podem ser classificadas como pré-renais, pós-renais e transtornos renais intrínsecos. A cessação abrupta da filtração glomerular normalmente resulta em um aumento do nível sérico de creatinina de 1 a 2 mg/dL por dia.
- O tratamento da IRA é direcionado primeiramente às suas complicações potencialmente fatais, como hipercalemia ou sobrecarga de volume, e depois à reversão da causa subjacente da disfunção renal. É importante evitar qualquer outra agressão hemodinâmica ou tóxica nos rins.
- Pacientes portadores de doença renal aguda ou crônica têm menor capacidade de manejar cargas de líquidos e solutos e apresentam alterações no metabolismo de diversos medicamentos. Portanto, a função renal debilitada do paciente deve ser considerada ao administrar líquidos ou prescrever medicamentos.
- A complicação mais rapidamente letal de doença renal aguda e crônica é a hipercalemia.
- Os problemas mais comuns com dispositivos de acesso vascular utilizados na hemodiálise são trombose, hemorragia e infecção. Infecção no acesso geralmente se apresenta como febre sem uma fonte óbvia e, neste caso, antibióticos adequados devem ser administrados por via IV empiricamente enquanto se aguardam os resultados da cultura do sangue.
- Peritonite associada à diálise peritoneal normalmente se apresenta com turvamento do efluente da diálise peritoneal. O diagnóstico é feito pela coloração de Gram ou do achado de mais de 100 glóbulos brancos/mm^3 no efluente, com pelo menos 50% de polimorfonucleados. É geralmente tratada ambulatorialmente com antibióticos intraperitoneais autoadministrados pelo paciente.
- Dor no peito de pacientes de diálise deve ser considerada, inicialmente, como resultante de síndrome coronariana aguda, embora outras causas potenciais graves também possam ser responsáveis. Os níveis de troponina sérica tendem a ser elevados em pacientes com função renal insatisfatória, mas pacientes com infarto do miocárdio demonstram o típico padrão temporal de elevação e queda dos níveis de troponina.
- Hipotensão em pacientes de DRC é geralmente causada por infecção, mas também pode ser resultante de remoção rápida de líquido durante a diálise. Normalmente, a resposta é rápida com a administração de fluidos. Tamponamento pericárdico é outra causa de hipotensão que deve ser considerada nestes pacientes.
- Alteração do estado mental deve-se mais comumente a causas semelhantes às observadas em pacientes sem doença renal, mas, às vezes, é resultante de trocas extremamente rápidas de fluidos e solutos intravasculares durante a diálise, o que é denominado de *síndrome de desequilíbrio*.

As referências para este capítulo podem ser encontradas on-line no website Expert Consult associado à obra.

CAPÍTULO 88
Doenças Sexualmente Transmissíveis

Jeffry McKinzie

PRINCÍPIOS

Doenças sexualmente transmissíveis (DSTs) são um grupo diversificado de patologias que são causadas por mais de 30 tipos de organismos virais, bacterianos e parasitários, os quais são transmitidos por contato sexual.[1] Aproximadamente 20 milhões de casos novos de DSTs ocorrem nos Estados Unidos a cada ano, gerando custos associados à Assistência em Saúde estimados em US$ 16 bilhões.[2,3] As DSTs são encontradas em todas as camadas demográficas, culturais e socioeconômicas; e todos os indivíduos sexualmente ativos estão sob risco de adquiri-las. Fatores associados a um maior risco de DSTs refletem a importância dos hábitos sexuais do indivíduo e comportamentos de risco (múltiplos parceiros sexuais, abuso de substâncias, profissionais do sexo, homens que fazem sexo com homens e práticas inseguras de sexo), bem como os diversos determinantes demográficos e sociais que influenciam a condição de saúde (adolescentes e jovens adultos, minorias, e baixo nível socioeconômico).

As DSTs estão entre as patologias urogenitais mais comumente encontradas no departamento de emergência (DE). O manejo de pacientes portadores de DSTs é particularmente desafiador por vários motivos: (1) a apresentação clínica é altamente variável; (2) os exames diagnósticos disponíveis têm sensibilidade limitada e seus resultados usualmente demoram para serem disponíveis; (3) a adesão ao tratamento, seguimento do paciente e notificação dos parceiros são frequentemente insatisfatórios; e (4) erros de diagnóstico e tratamento não otimizado podem resultar em sequelas graves. Além da morbidade associada às DSTs individualmente, muitas destas infecções também aumentam o risco de aquisição e transmissão do vírus da imunodeficiência humana (HIV) tanto na pessoa infectada quanto em seus parceiros sexuais. Sendo assim, as DSTs têm um impacto significativo na saúde individual e pública.

Pacientes portadores de DSTs frequentemente se apresentam com queixas relacionadas com a genitália, mas podem também apresentar uma variedade de queixas dermatológicas, gastrointestinais, musculoesqueléticas e sistêmicas inespecíficas. Pelo fato dos sinais e sintomas de muitas DSTs comuns serem inespecíficos, o examinador deve manter um alto nível de suspeição quanto a essas condições e suas complicações associadas. Uma anamnese completa, incluindo o histórico sexual, e um exame físico focado facilitam o diagnóstico e o tratamento adequados. O histórico sexual deve incluir a quantidade e o gênero dos parceiros sexuais, tipos de práticas sexuais, uso de métodos contraceptivos de barreira (preservativos), e história prévia de DSTs. Obter um histórico sexual preciso pode ser difícil devido à delicadeza do assunto, ausência de bom vínculo médico-paciente, e outras limitações do ambiente do DE. A avaliação é facilitada pelo uso de uma abordagem sem julgamentos, manutenção da privacidade do paciente e a garantia de confidencialidade.

Os diagnósticos diferenciais das DSTs são extensos, e incluem várias outras patologias infecciosas e não infecciosas (Tabela 88.1). A maioria das DSTs pode ser classificada de forma ampla como patologias caracterizadas por uma das seguintes manifestações: úlceras genitais, descargas genitais, infecções das células epiteliais, e infestação por ectoparasitas. Algumas das DSTs, como a sífilis, frequentemente apresentam sintomas sistêmicos associados em adição às suas manifestações geniturinárias. Outras DSTs, como o HIV, podem apresentar manifestações sistêmicas na ausência de sinais e sintomas geniturinários.

As DSTs frequentemente coexistem. O diagnóstico de uma DST deve levar a consideração de outras infecções coexistentes, as quais podem não ser clinicamente aparentes. A triagem de outras DSTs, incluindo HIV, devem ser consideradas, pois o diagnóstico e o tratamento precoces são benéficos tanto para o paciente quanto para a saúde pública. A despeito das atuais recomendações do Centros de Controle e Prevenção de Doenças (CDC) dos Estados Unidos da América (EUA) para a triagem de HIV de rotina para pacientes na faixa etária dos 13 aos 64 anos em todos os serviços de atendimento à saúde, o exame sistemático de HIV não é rotineiramente realizado no DE.[4] Quando disponível, deve-se considerar realizar um teste rápido de HIV. Os pacientes devem ser orientados quanto à necessidade de realização do exame de HIV caso este não seja realizado no DE.

O uso de antibioticoterapia empírica direcionada para a cobertura dos organismos infecciosos mais prováveis é recomendado nos pacientes com suspeita de DSTs, para maximizar a erradicação da doença e reduzir a transmissão da infecção a outros indivíduos suscetíveis. A terapia empírica é de especial importância quando há preocupações quanto à capacidade do paciente de obter um seguimento médico adequado. Os exames diagnósticos confirmatórios devem ser considerados, mesmo quando já se administrou a terapia empírica. O diagnóstico microbiológico confirma a escolha adequada da terapia empírica, oferece orientação para possíveis mudanças no tratamento e facilita a notificação de DSTs específicas às autoridades de saúde pública.

O diagnóstico de uma DST oferece ao médico um "momento de ensino", para educar o paciente sobre importantes assuntos, incluindo: (1) o comportamento da infecção e como ela é transmitida; (2) adesão à terapia prescrita e o seguimento recomendado; (3) importância de medidas preventivas, incluindo o uso de preservativos e outras práticas de sexo seguro; e (4) notificação e tratamento dos parceiros. Os pacientes diagnosticados com DSTs devem ser orientados a se abster de relações sexuais por pelo menos 7 dias após a conclusão do tratamento do paciente e do(s) parceiro(s). O aconselhamento adequado ajuda a garantir o sucesso do tratamento inicial e a reduzir a incidência de reinfecção. Quando há suspeita do diagnóstico de uma DST, mas ainda sem sua confirmação, o paciente deve ser informado a respeito da incerteza do diagnóstico e as razões para o tratamento empírico. O médico deve ser sensível ao estresse e à ansiedade que podem aflorar ao discutir o diagnóstico de uma DST, principalmente com um paciente que prefere estar em um relacionamento monogâmico. Deve-se manter uma atitude respeitosa, sem julgamentos e com compaixão.

O CDC recomenda o uso de terapia de parceiro acelerada (EPT) para garantir o tratamento de parceiros sexuais dos pacientes diagnosticados com gonorreia ou clamídia.[5] Com a EPT o médico oferece, por meio do próprio paciente, tratamento aos parceiros sexuais, sem avaliá-los pessoalmente. Embora a EPT seja viável em alguns ambientes de consultório, seu uso no DE é potencialmente problemático pela falta de conhecimento a respeito do histórico

TABELA 88.1
Diagnóstico Diferencial Sindrômico das Doenças Sexualmente Transmissíveis Comuns

ÚLCERAS GENITAIS	CORRIMENTOS GENITAIS	LESÕES DE CÉLULAS EPITELIAIS	ECTOPARASITOSES
Herpes genital	Gonorreia	Verrugas genitais	Piolhos pubianos
Sífilis primária	Clamídia	Sífilis secundária	Escabiose
Cancroide	Uretrite não gonocócica (UNG)	Molusco contagioso	Outros piolhos (corpo, cabeça)
Linfogranuloma venéreo	Doença inflamatória pélvica (DIP)	Neoplasia	Outros ácaros (trombiculídeos)
Granuloma inguinal	Tricomoníase	Nevos	Carrapatos
Trauma	Vaginose bacteriana	Pólipos cutâneos	
Neoplasia	Vaginite por *Candida*		
Doença de Behçet	Corpo estranho		
Abscesso (drenante)	Irritantes/alérgenos		

médico do parceiro sexual, suas alergias, se é gestante, entre outros fatores. Além disso, alguns estados nos EUA proíbem a prescrição ou fornecimento de medicamentos a pacientes que não tenham sido examinados pessoalmente e que não sejam conhecidos pelo profissional. Informações atualizadas sobre o uso da EPT e normas estaduais aplicáveis estão disponíveis *on-line* pelo *site* do CDC na internet.[6] Todos os pacientes diagnosticados com DST no DE devem ser aconselhados a notificar seus parceiros sexuais a buscar avaliação e tratamento imediatos.

Um mecanismo organizado de seguimento dos pacientes com resultados positivos para os exames diagnósticos é recomendado caso estes resultados não estejam disponíveis antes que o paciente ou o médico deixem o DE. Obter informações precisas dos contatos pessoais na primeira visita ao DE é importante para assegurar a notificação oportuna do paciente. As exigências de notificação variam de estado para estado, mas as seguintes DSTs devem ser notificadas em todos os 50 estados dos EUA: gonorreia, clamídia, sífilis, cancro mole, e HIV. A notificação pode ser feita via laboratório ou profissional de saúde, ou por ambos. O médico deve estar familiarizado com as exigências de notificação aplicáveis no Estado e o mecanismo de notificação utilizado pelo hospital onde trabalha.

Este capítulo revisa as características clínicas, o diagnóstico e o tratamento de algumas DSTs comumente encontradas no DE. Os leitores devem consultar as "Diretrizes de Tratamento das Doenças Sexualmente Transmissíveis" publicadas pelo CDC para maiores informações sobre o diagnóstico e tratamento destas condições, bem como de outras DSTs menos comuns.[7] Atualizações referentes a alterações nas diretrizes de tratamento são fornecidas pelo CDC no Relatório Semanal de Morbidade e Mortalidade, disponível em www.cdc.gov/mmwr.

DESORDENS CARACTERIZADAS POR ÚLCERAS GENITAIS

As úlceras genitais podem ser causadas por várias DSTs diferentes, além de diversas outras condições infecciosas e não infecciosas. O herpes genital é a DST ulcerativa mais comumente encontrada nos EUA, seguido pela sífilis. Cancro mole é uma causa incomum de úlceras genitais nos EUA, e outras DSTs que podem manifestar-se na forma de úlceras genitais (linfogranuloma venéreo, granuloma inguinal) são raras. Embora a história natural, a aparência clínica das úlceras e outros achados associados ofereçam dicas úteis para a diferenciação dos diversos diagnósticos diferenciais das úlceras genitais, estes achados não são suficientemente específicos para fornecer um diagnóstico definitivo. Exames diagnósticos como a microscopia de campo escuro, sorologia para sífilis, reação em cadeia da polimerase (PCR), e cultura viral devem ser considerados para diferenciação entre as diversas etiologias e facilitar o diagnóstico definitivo, mesmo quando a terapia empírica já tiver sido iniciada. O exame diagnóstico é especialmente importante em pacientes que não respondem à antibioticoterapia empírica aplicada. As DSTs ulcerativas desempenham um importante papel na facilitação da transmissão e aquisição do HIV.

Herpes

Princípios

O herpes genital é uma infecção viral que persiste por toda a vida e é causado por um de dois tipos do vírus herpes simplex (HSV): HSV-1 ou HSV-2. A transmissão sexual ocorre mais comumente com o HSV-2, com uma estimativa de 50 milhões de pessoas infectadas somente nos Estados Unidos.[8] Muitos casos não são diagnosticados. O HSV é frequentemente transmitido por pessoas que não sabem que estão infectadas, ou que são assintomáticas no momento da transmissão. A transmissão do HSV ocorre por contato viral com uma ruptura na barreira da pele ou em membranas mucosas intactas. O período médio de incubação é de 4 dias, mas pode variar de 2 a 12 dias. O vírus ascende através dos nervos sensoriais para os gânglios da raiz dorsal, onde se torna latente, mas pode reativar-se periodicamente. O herpes, assim como outras DSTs ulcerativas, facilita a transmissão e a aquisição de HIV. A infecção por herpes em gestantes pode resultar na transmissão do vírus para o recém-nascido no canal de parto, sendo associada a devastadoras morbidades neonatais e maior mortalidade neonatal.

Características Clínicas

As lesões herpéticas típicas começam com um aglomerado de pequenas vesículas eritematosas dolorosas, que rapidamente ulceram (Fig. 88.1). As lesões podem ocorrer em qualquer lugar em que o organismo seja inoculado, mas são tipicamente observadas na pele da genitália externa, do períneo, e das nádegas, e nas membranas mucosas da vagina, reto e orofaringe. A infecção primária ocorre quando o paciente é infectado pelo HSV-1 ou HSV-2 sem que ele possua anticorpos pré-existentes para qualquer um dos tipos do vírus. A infecção primária é geralmente mais dolorosa e sintomática, com linfadenopatia regional dolorosa ao toque, febre, mal-estar, dores de cabeça, e outros sintomas sistêmicos. A disúria é comum devido à proximidade das lesões em relação à uretra. Os sintomas da infecção primária não tratada normalmente duram de 2 a 4 semanas até resolverem espontaneamente.

A infecção não primária ocorre quando um paciente é infectado com HSV-1 ou HSV-2 mas possui anticorpos pré-existentes ao outro tipo de vírus (ou seja, quando um paciente com anticorpos pré-existentes para HSV-1 devido a herpes orolabial é infectado com HSV-2, causando herpes genital). Os pacientes com infecções não

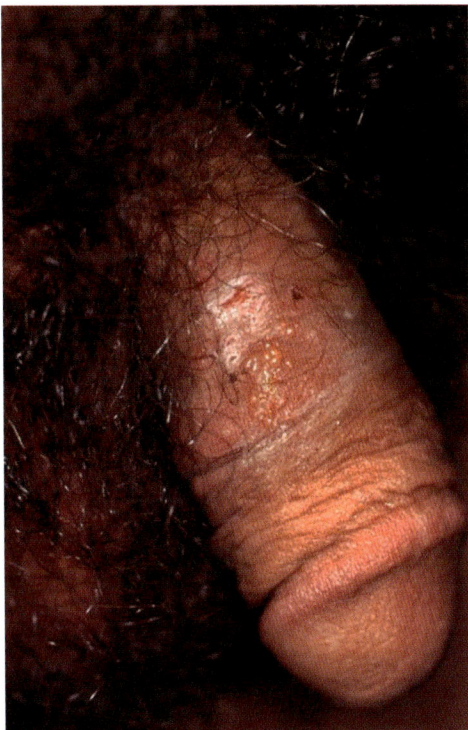

Fig. 88.1. Lesões de herpes genital no corpo peniano.

TABELA 88.2

Tratamento de Doenças Sexualmente Transmissíveis Ulcerativas Comuns[a]

DOENÇA	TRATAMENTOS RECOMENDADOS
Herpes simplex Primeiro episódio	Aciclovir 400 mg VO 3x ao dia por 7 a 10 dias *ou* Aciclovir 200 mg VO 5x ao dia por 7 a 10 dias *ou* Valaciclovir 1.000 mg VO 2x ao dia por 7 a 10 dias *ou* Fanciclovir 250 mg VO 3x ao dia por 7 a 10 dias
Episódios recorrentes	Aciclovir 400 mg VO 3x ao dia por 5 dias *ou* Aciclovir 800 mg VO 2x ao dia por 5 dias *ou* Aciclovir 800 mg VO 3x ao dia por 2 dias *ou* Valaciclovir 500 mg VO 2x ao dia por 3 dias *ou* Valaciclovir 1.000 mg VO 1x ao dia por 5 dias *ou* Fanciclovir 125 mg VO 2x ao dia por 5 dias *ou* Fanciclovir 1.000 mg VO 2x ao dia por 1 dia *ou* Fanciclovir 500 mg VO 1 dose, seguida de 250 mg VO 2x ao dia por 2 dias
Sífilis[b] Primária, secundária e latente inicial Neurossífilis	Penicilina Benzatina G 2,4 milhões de unidades IM – dose única Penicilina Aquosa G 3 a 4 milhões de unidades IV a cada 4 horas por 10 a 14 dias
Cancroide	Ceftriaxona 250 mg IM dose única *ou* Azitromicina 1.000 mg VO dose única *ou* Ciprofloxacino 500 mg VO 2x ao dia por 3 dias

IM, Intramuscular; *VO*, via oral.
[a]Regimes alternativos de tratamento para pacientes selecionados (incluindo gravidez, alergias a medicamentos) podem ser encontrados em www.cdc.gov/std/treatment.
[b]Mulheres gestantes com sífilis e alérgicas à penicilina devem ser hospitalizadas para dessensibilização e tratamento com penicilina.

primárias tipicamente apresentam menos lesões cutâneas e menos sintomas sistêmicos do que os que possuem infecções primárias. Os episódios recorrentes tendem a ser menos sintomáticos e de menor duração, sendo que as lesões ocorrem na mesma distribuição prévia, devido à reativação da infecção latente nas raízes do nervo afetado. Recidivas são mais frequentes com infecções causadas por HSV-2 do que por HSV-1. Crises recorrentes são geralmente precedidas por sintomas prodrômicos de coceira, queimação e parestesia antes do desenvolvimento das lesões de pele ou de membrana mucosa. A reativação do HSV latente pode ocorrer em resposta a uma variedade de desencadeantes, incluindo doença ou ferimentos de instalação aguda, imunossupressão, estresse psicológico, e a menstruação. As recidivas normalmente se tornam menos frequentes e menos severas com o passar do tempo. As complicações extragenitais da infecção por HSV incluem meningoencefalite, mielite transversa, hepatite, pneumonite, e infecção disseminada. A presença do vírus nas secreções corporais e sua transmissão podem ocorrer de forma assintomática e na ausência de lesões visíveis na pele ou nas membranas mucosas.

Exames Diagnósticos

O diagnóstico do herpes genital é geralmente feito com base nos achados clínicos. Apesar da presença de lesões típicas de pele ou de membrana mucosa serem sugestivas de herpes, o diagnóstico clínico não apenas é pouco sensível como também inespecífico. Um histórico de lesões semelhantes na mesma distribuição anatômica corrobora o diagnóstico clínico. O teste de PCR é o exame diagnóstico de escolha, com maior sensibilidade e especificidade na presença de lesões ativas. Cultura viral também é específica, porém menos sensível do que a RCP. A microscopia de campo escuro e a sorologia para sífilis devem ser consideradas para ajudar no diagnóstico diferencial de sífilis. A utilidade destes testes diagnósticos é limitada no DE, pois os resultados dos exames são tardios, mas podem ser úteis para o seguimento do paciente. A imunofluorescência direta (ID) e a sorologia para HSV são disponíveis, mas menos comumente utilizadas no ambiente do DE. O exame citológico (preparação de Tzanck) não é específico e nem sensível, não devendo ser utilizado como base para a realização do diagnóstico de infecção por HSV.

Manejo

O herpes genital é tratado com os medicamentos antivirais aciclovir, famciclovir, ou valaciclovir. A terapia antiviral não é curativa, mas demonstrou diminuir a duração e a gravidade dos sintomas e o desenvolvimento de infecção complicada por HSV, principalmente quando iniciada precocemente durante a infecção primária. O início imediato do tratamento com antivirais é a chave para se obter os maiores benefícios clínicos. Embora a maioria dos estudos tenha avaliado o início dos medicamentos dentro das 72 horas após o início dos sintomas, a terapia antiviral ainda pode ser oferecida depois deste período na presença de sintomas persistentes e com o desenvolvimento de novas lesões. Diversos regimes com antivirais orais estão disponíveis para o tratamento de episódios primários e recorrentes de herpes genital (Tabela 88.2). A terapia antiviral oral é geralmente bem tolerada, com poucos efeitos colaterais. A terapia supressiva com o uso de antivirais diariamente demonstrou reduzir a frequência das recidivas enquanto a medicação está sendo tomada, mas não afeta a frequência ou a gravidade das recidivas após a interrupção do uso do medicamento. A terapia antiviral tópica proporciona pouquíssimos benefícios clínicos, não sendo recomendada.

Seguimento

Muitos portadores de herpes genital são manejados ambulatorialmente. A hospitalização para terapia parenteral com aciclovir é indicada para complicações sistêmicas de infecção por HSV, incluindo meningoencefalite, hepatite, pneumonite e infecção disseminada. Pacientes com herpes genital devem ser orientados de que as vezes a transmissão pode ocorrer mesmo na ausência de sintomas clínicos. O uso de preservativos demonstrou reduzir, mas não eliminar, a incidência de transmissão do HSV. Casais sorodiscordantes (ou seja, aqueles em que apenas um dos parceiros é HSV +) devem ser aconselhados a evitar contato sexual durante crises ativas, durante as quais a transmissão viral é mais intensa. Preservativos devem ser usados durante períodos assintomáticos. Pacientes com herpes genital também devem ser aconselhados quanto ao maior risco de adquirir e transmitir o HIV na presença de úlceras genitais.

Sífilis

Princípios

O ser humano é o único hospedeiro conhecido do *Treponema pallidum*, o espiroqueta que causa sífilis. A incidência de sífilis caiu significativamente desde que a penicilina ficou mais amplamente disponível em 1945, mais ainda ocorrem surtos esporádicos. Após um declínio progressivo na incidência de sífilis de 1990 a 2000, está se evidenciando um aumento nos últimos anos. Mais de 17.000 casos de sífilis primária e secundária foram notificados ao CDC em 2013.[9] As taxas de sífilis primária e secundária são mais altas entre a faixa etária dos 20 aos 29 anos, grupos de minorias, e homens que fazem sexo com homens. É mais comumente encontrada no sudeste dos Estados Unidos em comparação com outras regiões daquele país.

Características Clínicas

A sífilis pode ser chamada de "a grande imitadora", pois suas manifestações clínicas são multifacetadas. A sífilis é dividida em estágio primário, secundário, latente e terciário com base nos achados clínicos e sorológicos. Os estágios primário e secundário de sífilis são os mais comumente observados no contexto do DE. A transmissão ocorre quando as espiroquetas ganham acesso através do epitélio rompido da pele ou das membranas mucosas. O período médio de incubação é de aproximadamente 21 dias, mas pode variar de 3 a 90 dias.

Sífilis primária é inicialmente manifestada pelo desenvolvimento de uma pápula indolor no sítio de inoculação. A lesão se ulcera, formando o cancro da sífilis primária (também conhecido como cancro duro) (Fig. 88.2). O cancro é classicamente descrito como uma úlcera com base limpa, relativamente indolor e com bordas endurecidas bem delimitadas, medindo aproximadamente de 1 a 2 cm. Uma linfadenopatia regional não dolorosa pode ser observada. Apesar de o cancro ser frequentemente encontrado na área genital ou perianal, ele pode ocorrer em qualquer local de inoculação, incluindo a orofaringe, as mamas, mãos e outros locais. O cancro se resolverá espontaneamente no decorrer de 3 a 6 semanas. Pelo fato de o cancro ser relativamente indolor, ele pode passar despercebido para o paciente.

Sífilis secundária se desenvolve em aproximadamente 25% dos pacientes com sífilis primária durante um período de várias semanas a meses. Manifestações de sífilis secundária incluem o exantema, a linfadenopatia generalizada, as lesões nas membranas mucosas e os sintomas sistêmicos. O exantema é difuso, envolvendo o rosto, o tronco e as extremidades, incluindo as palmas da mão e solas dos pés. A aparência do exantema é altamente variável. As lesões podem ser de aparências maculares, pápulas, lesões descamativas ou pústulas (Fig. 88.3). Placas mucosas são múltiplas erosões rasas da mucosa orofaríngea que são normalmente acompanhadas por outras manifestações dermatológicas e sistêmicas da sífilis secundária. Condilomas planos, que lembram verrugas genitais por HPV, são lesões papulares de base ampla que ocorrem na genitália e no períneo, e têm uma aparência típica de superfície úmida (Fig. 88.4). A linfadenopatia é tipicamente difusa, fibroelástica e indolor. A adenopatia epitroclear é especialmente sugestiva de sífilis secundária. Pode-se observar alopecia inespecífica em aspecto de "roído de traça". As manifestações sistêmicas incluem febre baixa, inapetência, cefaleia, mal-estar, mialgias e perda de peso. Os sintomas de sífilis secundária resolvem-se sem tratamento, com subsequente progressão para sífilis latente.

Sífilis latente está presente quando há evidência sorológica de infecção de sífilis na ausência de qualquer sinal ou sintoma clínico. A infecção latente adquirida nos últimos 12 meses é definida como sífilis latente precoce, enquanto a sífilis latente tardia corresponde aos casos de infecção latente com mais de 12 meses ou de desconhecida duração. Pacientes com sífilis latente precoce são considerados infectocontagiosos. Os portadores de sífilis latente tardia geralmente

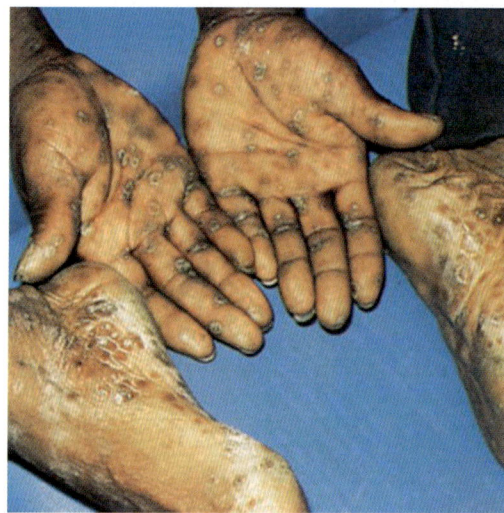

Fig. 88.3. Exantema de sífilis secundária nas palmas das mãos e solas dos pés. (De: Morse S, Ballard RC, Holmes KK, et al., editors: Atlas of sexually transmitted diseases and AIDS, ed. 4, London, 2010, Saunders/Elsevier, Fig. 7.24, p. 188.)

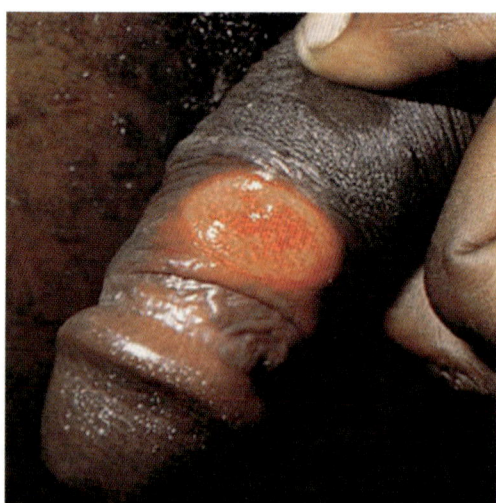

Fig. 88.2. Cancro de sífilis primária. (De: Morse S, Ballard RC, Holmes KK, et al., editors: Atlas of sexually transmitted diseases and AIDS, ed. 4, London, 2010, Saunders/Elsevier, Fig. 7.9, p. 185.)

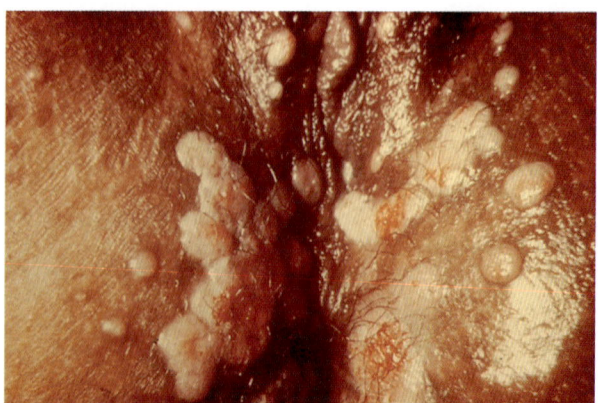

Fig. 88.4. Condiloma plano da sífilis secundária.

não são infectocontagiosos, com uma importante exceção: gestantes com sífilis latente tardia podem transmitir a infecção para o feto. Sífilis latente pode persistir indefinidamente antes de progredir para sífilis terciária.

Sífilis terciária, que inclui manifestações cardiovasculares e a goma sifilítica, é incomum nos Estados Unidos. Aortite, aneurisma de aorta e lesões gomosas da pele, ossos e outros órgãos podem ser observados. Em pacientes com sífilis não tratada, o risco estimado de eventual progressão para sífilis terciária varia de 25% a 40%. A neurossífilis refere-se à infecção que envolve o sistema nervoso central (SNC), e pode ser observada em qualquer estágio da sífilis. As manifestações da neurossífilis incluem alteração do estado mental, meningite, anormalidades de pares cranianos, acidente vascular encefálico, neuropatias periféricas e alterações auditivas e oftálmicas. A sífilis congênita, que é transmitida no período perinatal para o feto, tem sido relativamente incomum nos últimos anos nos Estados Unidos, porém apresenta uma morbidade associada significativa em crianças infectadas.

Exames Diagnósticos

O *T. pallidum* é um organismo fastidioso e não pode ser submetido à cultura em laboratório. O diagnóstico de sífilis pode ser confirmado por microscopia de campo escuro ou por exames sorológicos. A visualização de espiroquetas no exame de campo escuro de amostras obtidas do cancro ou do condiloma plano da sífilis secundária oferece um diagnóstico imediato. A microscopia de campo escuro é particularmente útil na sífilis primária, na qual a sorologia falso-negativa é comum. A sensibilidade e a especificidade da microscopia de campo escuro variam dependendo da experiência do microscopista e do uso de técnicas adequadas na coleta de amostras. A utilidade da microscopia de campo escuro é limitada pela necessidade de equipamentos de laboratório especializados e de profissionais devidamente treinados, ambos em falta em diversos hospitais. Os exames sorológicos para sífilis incluem testes não treponêmicos não específicos e testes treponêmicos específicos. Ambos os tipos de testes sorológicos são necessários para o diagnóstico adequado de sífilis. Testes não treponêmicos incluem o laboratório de pesquisa de doenças venéreas (VDRL) e a reagina plasmática rápida (RPR). O VDRL e a RPR oferecem avaliações quantitativas de anticorpos não específicos que são produzidos em resposta à infecção por *T. pallidum*. Os títulos dos testes não treponêmicos relacionam-se com a atividade da doença, normalmente aumentando na infecção ativa de sífilis e diminuindo após o tratamento bem-sucedido. A sensibilidade dos testes não treponêmicos é de aproximadamente 70% a 80% na sífilis primária, mas aumenta para praticamente 100% na sífilis secundária. Testes não treponêmicos falso-positivos podem ser encontrados em uma variedade de condições, incluindo gestação, endocardite, doenças autoimunes e outras enfermidades agudas ou crônicas. Um teste não treponêmico positivo deve sempre ser confirmado com um teste treponêmico específico. Testes treponêmicos específicos incluem a absorção do anticorpo treponêmico fluorescente (FTA-ABS) e o teste de micro-hemaglutinação para anticorpos de *T. pallidum* (MHA-TP). Estes testes treponêmicos oferecem avaliações qualitativas de anticorpos antitreponêmicos específicos. Embora estes testes treponêmicos sejam altamente específicos para sífilis, eles podem continuar positivos para o resto da vida, mesmo após o sucesso do tratamento e da cura. Um teste não treponêmico é usado para fins de triagem e serve como melhor marcador para infecção aguda, sendo o teste treponêmico específico usado para confirmar o diagnóstico.

Manejo

Penicilina é a base do tratamento de sífilis, com o *T. pallidum* ainda permanecendo altamente sensível à penicilina. A dosagem e a preparação da penicilina e a duração do tratamento variam dependendo do estágio da doença e das manifestações clínicas associadas (Tabela 88.2). Uma dose única de penicilina benzatina G de ação prolongada (2,4 milhões de unidades por via intramuscular) é curativa na maioria dos casos de sífilis primária, secundária e latente inicial. Pacientes com alergia significativa à penicilina podem ser tratados com doxiciclina ou tetraciclina por 2 semanas se não houver contraindicação para estes medicamentos. Ceftriaxona possui atividade antitreponema, mas a dosagem e a duração ideais da terapia não foram estabelecidas. Azitromicina possui certa eficácia, mas não é recomendada como primeira linha de terapia pela resistência documentada e as falhas de tratamento. A penicilina continua sendo o medicamento de escolha para pacientes com neurossífilis, sífilis congênita, e sífilis durante a gestação, mesmo na presença de alergia à penicilina, devido à eficácia comprovada da penicilina e à ausência de terapias alternativas comprovadas. Pacientes com estas condições devem ser internados para dessensibilização e tratamento com penicilina.

A reação de Jarisch-Herxheimer é uma piora aguda dos sintomas que pode desenvolver-se após o início da antibioticoterapia para sífilis. O paciente normalmente refere piora do mal-estar, mialgias e febre em 24 horas após o início do tratamento com antibióticos. Esta condição é tradicionalmente considerada como causada pela súbita lise das espiroquetas, mas o mecanismo ainda é pouco compreendido. O tratamento dessa reação é com medidas de suporte, incluindo repouso, hidratação e antipiréticos. Os sintomas desaparecem espontaneamente. Orientações antecipadas a respeito do manejo desta reação autolimitada comum podem prevenir retornos ao DE.

Seguimento

A maioria dos casos de sífilis é tratada de forma ambulatorial. A hospitalização é recomendada para pacientes com alergia à penicilina que necessitem de dessensibilização precedendo a terapia com penicilina, incluindo mulheres gestantes portadoras de sífilis e pacientes com neurossífilis ou sífilis congênita.

Cancroide

Princípios

Cancroide (também conhecido como cancro mole) é uma DST ulcerativa causada pelo organismo Gram-negativo *Haemophilus ducreyi*. O cancroide é comum nos países em desenvolvimento, mas é raro nos Estados Unidos, com apenas 10 casos notificados em 2013. Assim como outras DSTs ulcerativas, o cancroide é um cofator para a transmissão e aquisição do HIV.

Características Clínicas

Após um período de incubação de menos de 1 semana, uma pápula eritematosa sensível ao toque desenvolve-se no local da inoculação. A lesão inicial rapidamente se ulcera, subsequentemente formando múltiplas úlceras dolorosas (Fig. 88.5). As úlceras têm normalmente uma aparência irregular, inflamada e "suja" em comparação com os

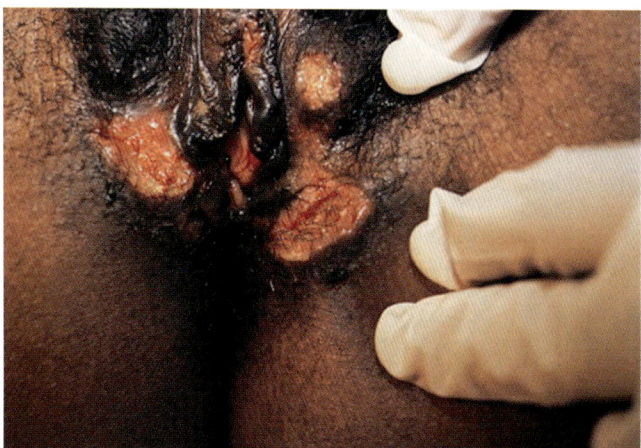

Fig. 88.5. Várias úlceras vulvares decorrentes do cancroide. (De: Morse S, Ballard RC, Holmes KK, et al., editors: Atlas of sexually transmitted diseases and AIDS, ed. 4, London, 2010, Saunders/Elsevier, Fig. 8.14, p. 219.)

cancros de base limpa e bem circunscritos da sífilis, e às pequenas e de bordas retas vistas nas úlceras herpéticas. Linfadenopatia inguinal dolorosa é comum e pode progredir para a formação do bubão. Um bubão é um linfonodo inguinal grande, doloroso, flutuante e unilateral, que pode romper-se espontaneamente e drenar material purulento.

Exames Diagnósticos

O diagnóstico diferencial de úlceras genitais inclui herpes e sífilis, sendo que ambas são mais comuns do que cancroide nos Estados Unidos. Embora a aparência das úlceras possa sugerir o diagnóstico de cancroide, o diagnóstico clínico pode ser impreciso. A microscopia de campo escuro e teste sorológico são úteis para identificar sífilis, enquanto que o PCR e cultura viral podem confirmar infecção por HSV. O cancroide é normalmente um diagnóstico clínico embasado na presença de úlceras genitais dolorosas típicas e adenopatia dolorosa ao toque associada. A cultura oferece um diagnóstico definitivo, mas é difícil devido à natureza fastidiosa do *H. ducreyi*, o qual requer um meio de cultura especial.

Manejo

Pacientes com cancroide são tratados ambulatorialmente. Terapia com uma dose única de azitromicina ou ceftriaxona é recomendada para suspeita de cancroide (Tabela 88.2). Regimes alternativos de tratamento incluem ciprofloxacino ou eritromicina oral.

TRANSTORNOS CARACTERIZADOS POR CORRIMENTOS GENITAIS

Algumas DSTs, incluindo gonorreia, clamídia, tricomoníase e a doença inflamatória pélvica (DIP), são frequentemente caracterizadas pela presença de corrimento genital na ausência de úlceras genitais e linfadenopatia. O diagnóstico diferencial dos corrimentos genitais é amplo, incluindo infecções que não são sexualmente transmissíveis e condições não infecciosas (Tabela 88.1). Exemplificando, a vaginose bacteriana e a candidíase são condições comuns que não são consideradas sexualmente transmissíveis, mas que são frequentemente encontradas durante a avaliação de mulheres com corrimento vaginal. A uretrite, a cervicite e a vaginite causadas por vários organismos podem estar presentes com corrimento genital associado.

As causas infecciosas de uretrite são geralmente divididas em duas categorias: uretrites gonocócicas e uretrites não gonocócicas (UNG). A uretrite acomete tanto homens quanto mulheres e pode ser assintomática, principalmente em pessoas com UNG. Quando presentes, os sintomas incluem disúria, prurido uretral e corrimento uretral. A ausência de corrimentos visíveis não exclui o diagnóstico. O diagnóstico clínico de uretrite pode ser feito com base em qualquer um dos seguintes achados no cenário de sintomas compatíveis: (1) corrimento uretral mucoide, mucopurulento ou purulento; (2) coloração de Gram da secreção uretral contendo dois ou mais leucócitos por campo de óleo de imersão; (3) sedimento da primeira urina da manhã contendo 10 ou mais leucócitos por campo de alta potência; e (4) teste positivo de leucócito-esterase na primeira urina da manhã. O diagnóstico e o manejo das causas específicas de uretrite são discutidos posteriormente.

A cervicite é caracterizada pela presença de corrimento purulento ou mucopurulento do endocérvice e pela presença de friabilidade cervical. Muitas mulheres com cervicite são assintomáticas. O corrimento pode ser visível no canal endocervical ou observadas em uma amostra de *swab* endocervical. A friabilidade cervical é demonstrada quando o sangramento endocervical é facilmente induzido passando-se delicadamente o *swab* pelo orifício cervical. A gonorreia e a clamídia são causas comuns de cervicite, mas tricomonas e HSV também podem causá-la. Frequentemente, nenhum organismo é isolado a despeito da presença de achados clínicos consistentes de cervicite. Mulheres com cervicite podem queixar-se de corrimento vaginal anormal, dispareunia e sangramento vaginal pós-coito. O exame pélvico pode demonstrar o corrimento endocervical e a friabilidade, conforme descritos anteriormente. Estes achados são insensíveis, e a ausência dos mesmos no histórico e no exame físico não exclui o diagnóstico de cervicite. Causas específicas de cervicite e seu manejo serão discutidas posteriormente.

Gonorreia

Princípios

A Gonorreia é a segunda DST mais comumente notificada nos Estados Unidos, com mais de 300.000 casos notificados ao CDC anualmente. Os seres humanos são os únicos reservatórios do organismo causador da gonorreia, *Neisseria gonorrhoeae*, um diplococo intracelular Gram-negativo. A prevalência de gonorreia varia amplamente, com maior incidência da doença observada entre adolescentes e jovens adultos, minorias, pessoas com baixo nível socioeconômico, pessoas com histórico de abuso de substâncias, e os que possuem comportamentos sexuais de alto risco.

Características Clínicas

Os sinais e sintomas da gonorreia variam dependendo do sexo do paciente, do local da inoculação e da disseminação local ou sistêmica da infecção. O período de incubação tipicamente varia de 3 a 7 dias. A maioria dos homens com uretrite gonocócica torna-se sintomática dentro de 1 a 2 semanas, levando-os a procurar tratamento curativo. Os pacientes queixam-se de corrimento uretral e disúria. O corrimento é normalmente volumoso e purulento, embora a aparência clínica em si não ofereça diferenciação entre uretrite gonocócica e UNG (Fig. 88.6). Mulheres com cervicite gonocócica são frequentemente assintomáticas até que a infecção ascendente se desenvolva. Pelo fato de muitas mulheres permanecerem assintomáticas por períodos prolongados, existe um contingente maior de mulheres não tratadas. Quando presentes, os sintomas de cervicite gonocócica podem incluir corrimento vaginal anormal, dispareunia, e sangramento intermenstrual. Mulheres com cervicite gonocócica também podem queixar-se de disúria devida à uretrite associada.

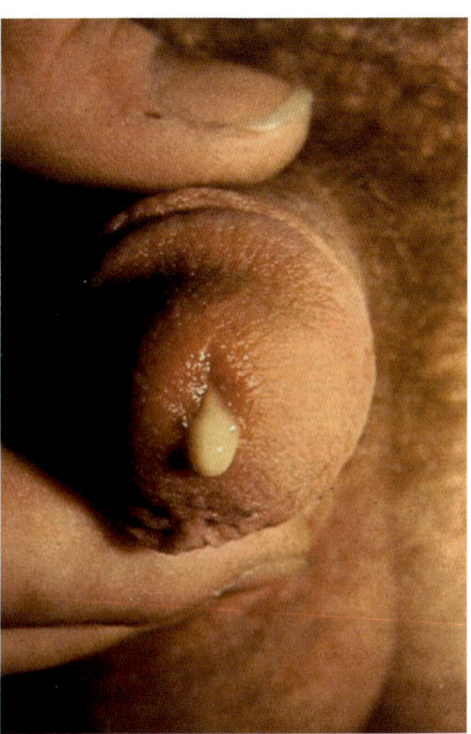

Fig. 88.6. Corrimento uretral purulento devido a uretrite gonocócica.

A proctite gonocócica pode ocorrer em homens que praticam sexo anal passivo e em mulheres que são inoculadas por secreções vaginais infectadas. Os pacientes com proctite gonocócica geralmente são assintomáticos, mas podem se queixar de dor no reto, tenesmo, corrimento ou sangramento retal. A anoscopia pode revelar um corrimento retal anormal e uma mucosa retal friável e inflamada.

A faringite gonocócica é geralmente adquirida através da realização do sexo oral. Pacientes com faringite são normalmente assintomáticos, mas podem queixar-se de dor de garganta. Eritema tonsilar e linfadenopatia cervical podem estar presentes.

A conjuntivite gonocócica tem sido historicamente observada com maior frequência em recém-nascidos de mães infectadas. O fato de os recém-nascidos atualmente serem submetidos à profilaxia de rotina no nascimento faz que a conjuntivite gonocócica seja mais comum em adultos que se autoinoculam, esfregando os olhos com dedos infectados. Na conjuntivite gonocócica normalmente se observa uma hiperemia conjuntival severa com secreção purulenta copiosa. A infecção pode progredir rapidamente para ulceração de córnea, perfuração e cegueira, se não tratada.

A infecção gonocócica disseminada (IGD) resulta da propagação hematogênica da N. gonorrhoeae. A IGD pode ocorrer na ausência de qualquer sinal ou sintoma da infecção local inicial. Os achados clínicos característicos incluem exantema, poliartralgias, tenossinovites e artrites sépticas. O exantema normalmente consiste de lesões petequiais ou pustulares em distribuição acral nas extremidades distais. O exantema é constituído de múltiplas lesões, sendo comumente observado com 2 a 10 lesões de pele e incomumente com mais de 40 lesões. A artrite séptica apresenta-se na forma de edema, hiperemia, calor e dor articular. Uma ou mais articulações podem ser envolvidas. Os joelhos, pulsos e tornozelos são os locais mais comumente acometidos. As complicações mais raras de IGD incluem hepatite, meningite e miocardite.

Exames Diagnósticos

Em homens sintomáticos, a coloração de Gram do corrimento uretral que revele diplococos intracelulares Gram-negativos possui sensibilidade e especificidade de aproximadamente 100% para o diagnóstico de gonorreia. Os resultados da coloração de Gram são concluídos rapidamente. Uma coloração positiva de Gram não exclui coinfecção por clamídia ou outros organismos. Cultura e testes de amplificação de ácido nucleico (TAANs) são úteis para confirmar o diagnóstico. Os TAANs estão amplamente disponíveis nos EUA e têm substituído a cultura como método padrão-ouro de diagnóstico. A sensibilidade dos TAANs para a detecção de N. gonorrhoeae é maior do que a da cultura. Uma variedade mais ampla de amostras pode ser usada para os TAANs, incluindo a primeira urina da manhã e swabs da uretra, colo do útero e vagina. As amostras adequadas podem ser obtidas pelo médico examinador ou fornecidas pelo paciente. Embora os TAANs ainda não sejam aprovados pela Food and Drug Administration (FDA) para uso em amostras obtidas da orofaringe, reto ou conjuntivas, alguns laboratórios já determinaram especificações de desempenho e cumpriram as diretrizes da Emenda para Melhoria dos Laboratórios Clínicos de 1988 (CLIA) para uso de TAANs com amostras da orofaringe e do reto. A cultura com meio seletivo de ágar de Thayer-Martin ainda é útil em pacientes selecionados e possui a vantagem de permitir o teste de suscetibilidade antimicrobiana. O isolamento de N. gonorrhoeae do sangue, líquido sinovial ou lesões de pele estabelece um diagnóstico definitivo de IGD, mas a sensibilidade destas culturas é insatisfatória. O organismo pode ser mais rapidamente identificado em coleta de outros locais (uretra, colo do útero, reto ou faringe), mesmo na ausência de sintomas localizados nessas regiões. Quando acompanhada de uma apresentação clínica típica, a identificação de gonorreia por TAANs ou cultura, de qualquer região supracitada, é suficiente para um diagnóstico presumível de IGD.

Tratamento

As opções recomendadas de tratamento para gonorreia sofreram mudanças nos últimos anos devido ao aumento da resistência antimicrobiana da N. gonorrhoeae. A ceftriaxona continua sendo a droga de escolha para o tratamento de gonorreia. A terapia de dose única com injeção intramuscular de ceftriaxona 250 mg é recomendada para a maioria dos casos de uretrite, cervicite, proctite e faringite gonocócica (Tabela 88.2). A terapia concomitante com uma dose única de azitromicina 1 g via oral (VO) é recomendada para proporcionar cobertura sinérgica junto com a ceftriaxona contra a N. gonorrhoeae e cobertura de possíveis coinfecções por clamídia. O tratamento diretamente observado tanto com ceftriaxona quanto com azitromicina pode ser administrado no DE para garantir a adesão. O uso de cefalosporinas ou fluoroquinolonas orais não é mais recomendado para o tratamento de gonorreia, devido ao aumento da resistência antimicrobiana.[10,11] A IGD e a artrite gonocócica são tratadas com 1 g de ceftriaxona parenteral por dia. Vários regimes antibióticos parenterais estão disponíveis para o tratamento de DIP severa ou complicada (discutidas posteriormente neste capítulo).

Seguimento

As infecções gonocócicas não complicadas são tratadas ambulatorialmente. Pode ser necessária a hospitalização em casos mais severos de infecção do trato geniturinário superior, como DIP, epididimite e orquite. Internação e tratamento com ceftriaxona parenteral são recomendados para casos de IGD, artrite séptica e conjuntivite.

Clamídia

Princípios

A Clamídia é a DST mais comumente verificada nos Estados Unidos, como mais de 1.400.000 de casos notificados ao CDC em 2013. *Chlamydia trachomatis*, um organismo intracelular obrigado, é o patógeno causador. Aproximadamente 50% dos homens e 70% das mulheres que são infectados com clamídia permanecem assintomáticos. Adolescentes e jovens adultos de 15 a 24 anos de idade constituem a faixa etária com maior incidência de infecção por clamídia. A incidência notificada de clamídia é o dobro em mulheres em relação aos homens, refletindo o maior número de mulheres que são triadas quanto à presença desta infecção.

Características Clínicas

A infecção por clamídia é uma causa comum de UNG. Quando presente, o corrimento uretral associado à clamídia é normalmente escasso, mucoide e menos purulento do que o observado na gonorreia. A disúria é menos pronunciada e a apresentação é geralmente tardia. A cervicite por clamídia pode apresentar-se na forma de corrimento cervical mucopurulento ou sangramento pós-coito, mas geralmente é assintomática. Quando não tratada a Clamídia pode progredir para infecção do trato geniturinário superior, incluindo epididimite e orquite em homens e DIP em mulheres. Pacientes com epididimite e orquite queixam-se de dor e edema escrotal unilateral, podendo também relatar sintomas de uretrite. Edema e dor à palpação do epidídimo e do testículo geralmente estão presentes. A epididimite é mais comum na infecção isolada por clamídia ou na coinfecção de gonorreia e clamídia do que na infecção por gonorreia isoladamente. A clamídia frequentemente contribui para o desenvolvimento de DIP, a qual pode ser indolente ou clinicamente silenciosa, mas resulta em sequelas crônicas significativas.

Exames Diagnósticos

A diferenciação entre a infecção por clamídia e a gonocócica baseada unicamente na história e no exame físico não é confiável, e estas infecções frequentemente coexistem. Os TAANs são o exame diagnóstico de escolha, tendo sensibilidade de mais de 90% e especificidade de 99% para o diagnóstico de clamídia. Os ensaios com

TABELA 88.3

Tratamento de Doenças Sexualmente Transmissíveis Associadas a Corrimentos Genitais[a]

DOENÇA	TRATAMENTOS RECOMENDADOS
Gonorreia Uretrite, cervicite, proctite, faringite	Ceftriaxona 250 mg IM dose única *mais* Azitromicina 1 g VO dose única
Clamídia Uretrite, cervicite, proctite, faringite	Azitromicina 1 g VO dose única *ou* Doxiciclina 100 mg VO 2x ao dia por 7 dias
Uretrite não gonocócica (UNG)	Azitromicina 1 g VO dose única *ou* Doxiciclina 100 mg VO 2x ao dia por 7 dias
Tricomoníase	Metronidazol 2 g VO dose única *ou* Tinidazol 2 g VO dose única

IM, Intramuscular; *VO*, via oral.
[a]Regimes alternativos de tratamento para pacientes selecionados (incluindo gravidez, alergias a medicamentos) podem ser encontrados em www.cdc.gov/std/treatment.

TABELA 88.4

Tratamento de Doenças Sexualmente Transmissíveis Complicadas ou do Trato Geniturinário Superior[a]

DOENÇA	TRATAMENTOS RECOMENDADOS
Gonorreia disseminada	Ceftriaxona 1 g IV ou IM a cada 24 horas *mais* Azitromicina 1 g VO dose única *Hospitalização e consulta de identificação recomendadas*
Conjuntivite gonocócica	Ceftriaxona 1 g IV ou IM dose única *mais* Azitromicina 1 g PO dose única *Considerar hospitalização e consulta de identificação*
Epididimite/orquite	Ceftriaxona 250 mg IM dose única *mais* Doxiciclina 100 mg VO 2x ao dia por 10 dias[b] *ou* Ceftriaxona 250 mg IM dose única *mais* Levofloxacino 500 mg VO diariamente por 10 dias[c] *ou* Levofloxacino 500 mg VO diariamente por 10 dias[d]
Doença Inflamatória Pélvica (DIP) Pacientes hospitalizados Pacientes não hospitalizados	Cefotetano 2 g IV a cada 12 horas *mais* Doxiciclina 100 mg VO ou IV a cada 12 horas *ou* Cefoxitina 2 g IV a cada 6 horas *mais* Doxiciclina 100 mg VO ou IV a cada 12 horas *ou* Clindamicina 900 mg IV a cada 8 horas *mais* Gentamicina 2 mg/kg IV como dose de ataque, seguida por 1,5 mg/kg a cada 8 horas Ceftriaxona 250 mg IM dose única *mais* Doxiciclina 100 mg VO 2x ao dia por 14 dias ± Metronidazol 500 mg VO 2x ao dia por 14 dias

IM, Intramuscular; *PO*, per os (por via oral).
[a]Regimes alternativos de tratamento para pacientes selecionados (incluindo gravidez, alergias a medicamentos) podem ser encontrados em www.cdc.gov/std/treatment.
[b]Para suspeita de gonorreia e/ou clamídia.
[c]Para suspeita de gonorreia e/ou clamídia e organismos entéricos (isto é, homens que praticam relação sexual anal insertiva).
[d]Para suspeita de organismos entéricos.

TAANs são aprovados para uso em amostras obtidas da uretra, do cérvice uterino, da vagina, ou da primeira urina da manhã. Alguns laboratórios seguem as diretrizes da CLIA para a realização de TAANs em amostras obtidas da orofaringe e do reto.

Tratamento

Os regimes recomendados para tratamento de uretrite ou cervicite por clamídia incluem dose única de azitromicina 1 g VO ou um tratamento de 7 dias com doxiciclina 100 mg via oral, duas vezes ao dia (Tabela 88.3). Ambos os regimes são igualmente eficazes quando tomados conforme orientado, mas a azitromicina em dose única é preferível caso haja suspeita de não adesão ao tratamento com doxiciclina. A azitromicina é o medicamento de escolha em gestantes. Regimes alternativos para o tratamento de infecção de trato geniturinário inferior por clamídia incluem um período de 7 dias de eritromicina, levofloxacino ou ofloxacino. A suspeita de infecção do trato geniturinário superior por clamídia (ou seja, epididimite, DIP) requer um período maior de antibioticoterapia, variando de 10 a 14 dias (Tabela 88.4).

O tratamento empírico tanto para gonorreia quanto para clamídia é recomendado quando o resultado dos exames confirmatórios não estiver disponível, pois a anamnese e o exame físico não conseguem diferenciar com confiança estas condições, sendo que coinfecções ocorrem com frequência. A dose única de ceftriaxona 250 mg IM associada a uma dose única de azitromicina 1 g VO é o tratamento para gonorreia não complicada além de infecção de trato geniturinário inferior por clamídia.

Seguimento

A maioria das infecções por clamídia é tratada ambulatorialmente. Pacientes com infecções graves do trato geniturinário superior e complicações associadas (abscesso tubo-ovariano, DIP grave) podem necessitar de hospitalização para a administração de antibióticos parenterais, controle da dor, antieméticos, hidratação e outras terapêuticas.

Uretrite não Gonocócica

A UNG é mais frequentemente causada pela *Chlamydia trachomatis*, mas também pode ser causada por *Trichomonas vaginalis*, *Mycoplasma genitalium*, outras espécies do gênero *Mycoplasma*, gênero *Ureaplasma*, e outros organismos. Pacientes portadores de UNG geralmente são assintomáticos. Os sintomas, quando presentes, são normalmente menos proeminentes do que os observados na uretrite gonocócica. As características clínicas não são suficientemente específicas para diferenciar a uretrite gonocócica da UNG, sendo comum haver coinfecção por ambos os agentes. Os TAANs possuem alta sensibilidade e especificidade para clamídia e gonorreia. A microscopia de montagem molhada pode identificar casos de tricomoníase. Os testes diagnósticos para outras causas de UNG não são realizados rotineiramente. Felizmente, a maioria dos organismos causadores da UNG responde à terapia com azitromicina 1 g VO em dose única. A azitromicina é mais eficaz do que a doxiciclina para infecções por *M. genitalium*. O tratamento empírico adicional com dose única de ceftriaxona 250 mg IM é recomendado quando não for descartada a presença de gonorreia através de TAANs negativos. Uma dose única de metronidazol 2 g VO é recomendada para casos de tricomoníase.

Tricomoníase

Princípios

O *Trichomonas vaginalis* é o organismo protozoário flagelado responsável pela tricomoníase, a DST curável mais comum em todo o mundo. As mulheres são normalmente mais sintomáticas do que os homens, porém a infecção assintomática ocorre em ambos os sexos. A tricomoníase normalmente causa uma doença leve, mas pode acarretar em morbidade significativa. A tricomoníase é associada

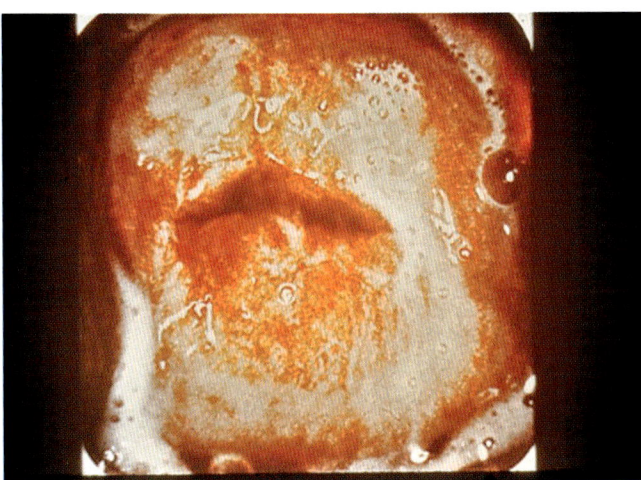

Fig. 88.7. Corrimento vaginal espumoso devido a tricomoníase. (De: Morse S, Ballard RC, Holmes KK, et al., editors: Atlas of sexually transmitted diseases and AIDS, ed. 4, London, 2010, Saunders/Elsevier, Fig. 5.23, p. 140.)

à DIP, partos prematuros entre gestantes, prostatites, epididimites e maior suscetibilidade à aquisição do HIV.

Características Clínicas

A tricomoníase causa vaginite em mulheres. Sintomas comuns dessa patologia incluem corrimento vaginal, prurido, disúria, polaciúria, dispaurenia e sangramento pós-coito. O corrimento é classicamente descrito como mal cheiroso, espumoso e de coloração amarelo-esverdeada (Fig. 88.7). O exame pélvico pode revelar eritema da mucosa vaginal e vulvar, além do corrimento. Hemorragias pontilhadas no colo do útero ("colo em framboesa") são observadas em até 10% dos casos. A tricomoníase é geralmente assintomática em homens, mas pode causar uretrite com disúria e corrimento uretral associados.

Exames Diagnósticos

O diagnóstico de tricomoníase é normalmente confirmado por exame microscópico de uma lâmina em preparação úmida com solução salina, que revela as tricomonas flageladas móveis e os leucócitos (Fig. 88.8). A sensibilidade da lâmina de montagem molhada é de aproximadamente 50% a 65%. As tricomonas podem ser observadas incidentalmente na análise microscópica do sedimento urinário. Os TAANs são superiores em relação ao exame microscópico, com sensibilidade e especificidade relatadas maiores do que 95% em alguns ensaios. O teste de detecção de antígeno para tricomonas à beira-leito já é disponível nos EUA. A cultura também é confirmatória, mas raramente usada no DE.

Manejo

O tratamento de tricomoníase é indicado em homens e mulheres não gestantes, tanto nos sintomáticos quanto nos assintomáticos. Tanto a dose única de metronidazol 2 g VO quanto a dose única de tinidazol 2 g VO são altamente eficazes, com índices de cura relatados que variam de 90% a 95% (Tabela 88.3). Alternativamente, o tratamento com metronidazol 500 mg duas vezes ao dia por 7 dias pode ser usado. O metronidazol é o tratamento recomendado para tricomoníase sintomática durante a gestação. Uma meta-análise não conseguiu revelar qualquer relação entre a exposição ao metronidazol durante o primeiro trimestre de gestação e a ocorrência de anormalidades fetais.[12] As atuais diretrizes do CDC informam que o uso da terapia com dose única de metronidazol pode ser administrada durante qualquer período da gestação. O tratamento de gestantes assintomáticas portadoras de tricomoníase é controverso, pois há dados conflitantes a respeito de um possível aumento na incidência de partos prematuros em gestantes tratadas com metronidazol.

Seguimento

A tricomoníase é tratada ambulatorialmente. Os pacientes devem ser aconselhados a evitar consumir bebidas alcoólicas do início até pelo menos 24 horas após a conclusão do tratamento com metronidazol e 72 horas após a conclusão do tratamento com tinidazol devido à ocorrência do "efeito dissulfiram" no uso dessas medicações, após o consumo de álcool.

Doença Inflamatória Pélvica

Princípios

A DIP é uma infecção ascendente que começa no nível do endocérvice, mas progride para o trato reprodutivo superior, causando endometrite, salpingite e peritonite. A *N. gonorrhoeae* e a *Chlamydia trachomatis* estão tradicionalmente implicadas no desenvolvimento da DIP, mas muitas mulheres diagnosticadas com DIP não apresentam resultado positivo para nenhum destes organismos.[13] Os testes negativos para a gonorreia e a clamídia a partir de amostras endocervicais não são confiáveis para excluí-las de serem a possível causa de uma infecção do trato geniturinário superior. O envolvimento polimicrobiano é comum, sendo que organismos anaeróbicos, entéricos, da flora vaginal e causadores de outras DSTs estão frequentemente envolvidos na DIP. Estima-se que 10% a 20% das mulheres com gonorreia ou clamídia podem desenvolver DIP se não receberem um tratamento adequado. Entre as mulheres com DIP, 18% apresentam dor pélvica crônica, 9% desenvolvem gravidez ectópica e 8% desenvolvem infertilidade.[14]

Características Clínicas

A DIP causa um espectro de afecções, as quais variam desde infecção assintomática até doença grave com peritonite e toxicidade sistêmica associada. A dor no baixo ventre é a queixa mais comumente referida. Outros sintomas incluem dispaurenia, corrimento ou sangramento vaginal anormal, disúria e febre. Náuseas, vômitos, diarreia e inapetência podem estar presentes, simulando condições gastrintestinais. Os achados físicos podem incluir dor à palpação abdominal inferior, friabilidade cervical, corrimentos mucopurulentos, dor à movimentação do colo, e dor à palpação anexial. Alterações em sinais vitais, como febre e taquicardia, podem estar presentes.

Exames Diagnósticos

A DIP é um diagnóstico clínico. Isoladamente, nenhuma anamnese, achado em exame físico ou laboratorial, ou qualquer combinação

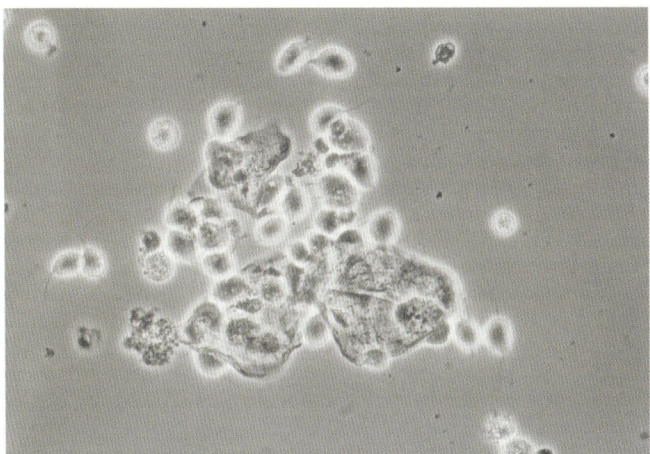

Fig. 88.8. *T. vaginalis* em uma lâmina de montagem molhada. (De: Centros de Controle e Prevenção de Doenças [CDC]: Biblioteca Pública de Imagens de Saúde [PHIL]. Imagem n°14500. Disponível em phil.cdc.gov/phil/.)

TABELA 88.5

Diagnóstico de Doença Inflamatória Pélvica[a]

CRITÉRIOS MÍNIMOS	CRITÉRIOS ADICIONAIS[b]
Sensibilidade à mobilização cervical *ou*	Corrimento cervical mucopurulento
Sensibilidade Dolorosa ao toque anexial *ou*	Friabilidade cervical
Sensibilidade Dolorosa ao toque uterino	Temperatura oral > 38,3 °C Taxa de sedimentação de eritrócitos elevada Proteína C-reativa elevada Leucócitos na microscopia de secreções vaginais Confirmação laboratorial de gonorreia endocervical ou clamídia

[a]Em mulheres sexualmente ativas sob risco de adquirir doenças sexualmente transmissíveis (DSTs) que apresentem dor abdominal e sem um diagnóstico alternativo identificado, um diagnóstico presumível de doença inflamatória pélvica (DIP) pode ser embasado nos critérios relacionados nesta tabela.
[b]Critérios adicionais aumentam a especificidade, mas reduzem a sensibilidade do diagnóstico de DIP.

de achados é suficientemente sensível ou específico para fazer um diagnóstico definitivo de DIP. Pelo fato de a DIP causar morbidade significativa, o CDC recomenda um limiar baixo para o diagnóstico e tratamento empírico da DIP. O diagnóstico de DIP deve ser considerado e o tratamento presumido iniciado em qualquer mulher sexualmente ativa sob risco de adquirir DSTs que apresente dor no baixo ventre ou pélvica se nenhum diagnóstico alternativo for identificado ou se um ou mais dos seguintes achados estiver presente no exame pélvico: (1) dor à mobilização do colo; ou (2) dor à palpação uterina; ou (3) dor à palpação anexial. Esses critérios têm alta sensibilidade, mas baixa especificidade para o diagnóstico de DIP. Pelo fato do uso desses critérios resultar em um excesso de diagnóstico de DIP, deve-se sempre considerar outros possíveis diagnósticos. O uso de critérios adicionais aumenta a especificidade do diagnóstico de DIP, mas diminui a sensibilidade diagnóstica (Tabela 88.5).

Os TAANs para gonorreia e clamídia são recomendados. O teste de gravidez deve ser sempre solicitado, pois a gravidez ectópica e outras condições relacionadas com a gestação podem simular os sintomas de DIP. A tomografia computadorizada (TC) e a ultrassonografia pélvica podem revelar achados que reforçam o diagnóstico de DIP, incluindo evidência de aumento e inflamação dentro da cavidade endometrial e dos tubos ovarianos. Exames de imagem também são úteis para descartar outros diagnósticos, como apendicite, e para identificar complicações da DIP, como o abscesso tubo-ovariano. A laparoscopia pode confirmar o diagnóstico, mas tem limitação de uso por causa de sua natureza invasiva, disponibilidade limitada e custo. Além disso, a laparoscopia pode não identificar casos leves de DIP.

Manejo

O tratamento deve ser iniciado no momento em que é realizado o diagnóstico, não devendo esperar os resultados do exame microbiológico ou outros testes diagnósticos mais demorados. O atraso no início da antibioticoterapia contribui para o desenvolvimento de complicações da DIP. Diversos regimes ambulatoriais e hospitalares de antibióticos estão disponíveis para o tratamento da DIP (Tabela 88.4). A duração total da antibioticoterapia é de 14 dias. A adição de cobertura de anaeróbios com metronidazol deve ser considerada. O médico deve ponderar o benefício potencial de oferecer uma cobertura antibiótica de maior espectro em relação aos possíveis riscos de efeitos colaterais desses antibióticos, seu custo mais elevado, e a falta de adesão do paciente a regimes mais complexos de tratamento. As medidas de suporte incluem analgésicos, antipiréticos e hidratação. A paciente e seu parceiro devem se abster das relações sexuais até que os sintomas tenham desaparecido e a terapia com antibióticos tenha sido concluída.

Seguimento

A maioria das mulheres com DIP é tratada de maneira ambulatorial. As atuais recomendações não mais exigem a hospitalização para adolescentes ou pacientes HIV-positivos portadores de DIP.[7] O acompanhamento dentro de 72 horas é recomendado para garantir a resposta adequada ao tratamento inicial. Mulheres que atendam a qualquer um dos critérios a seguir devem ser consideradas para tratamento hospitalar de DIP:
- Não exclusão de emergências cirúrgicas (apendicite, entre outras).
- Gestantes.
- Abscesso tubo-ovariano.
- Doença grave, náuseas e vômitos, ou febre alta.
- Incapacidade de seguir ou de tolerar tratamentos orais ambulatoriais.
- Falha em responder à terapia com antibióticos orais.

Além de dor pélvica crônica, gravidez ectópica e infertilidade, outras complicações de DIP são comuns. Abscesso tubo-ovariano ou piossalpinge podem ser identificados no ultrassom ou TC pélvicos. A peri-hepatite, conhecida como síndrome de Fitz-Hugh-Curtis, é ocasionalmente observada e pode resultar em dor no quadrante superior direito do abdome.

Vaginose Bacteriana

Princípios

A vaginose bacteriana é a causa mais comum de corrimento vaginal anormal nos Estados Unidos. Embora a vaginose bacteriana não seja considerada uma DST, ela frequentemente é encontrada durante a avaliação de pacientes com corrimento vaginal anormal. A vaginose bacteriana é decorrente de uma alteração da flora vaginal com substituição das espécies de *Lactobacillus* normalmente encontrados por um grupo polimicrobiano de organismos, incluindo *Gardnerella vaginalis*, anaeróbios, entre outros.

Características Clínicas e Exames Diagnósticos

Muitas mulheres com vaginose bacteriana são assintomáticas. As mulheres sintomáticas queixam-se de corrimento vaginal fino, esbranquiçado e malcheiroso. O "odor de peixe" é frequentemente referido, o qual pode acentuar-se com a adição de uma solução de hidróxido de potássio (KOH) a 10% em uma lâmina de preparação úmida no momento do exame pélvico ("teste de whiff"). O pH do fluido vaginal é maior do que 4,5. O exame microscópico da lâmina de preparação úmida revela células-chave, também chamadas de *clue cells*, que são células epiteliais vaginais com bordas irregulares devido a uma camada de bactérias. A vaginose bacteriana está associada a um risco maior de DIP e de complicações na gravidez (rompimento prematuro de membranas e parto prematuro). A vaginose bacteriana também pode ser um cofator na aquisição e na transmissão de outras DSTs, incluindo HIV.

Manejo

O tratamento é recomendado para todas as mulheres sintomáticas portadoras de vaginose bacteriana, independentemente do *status* gestacional. O benefício estabelecido da terapia é o alívio dos sintomas vaginais. Há dados conflitantes no que diz respeito à eficácia do tratamento para a redução da incidência de doenças associadas em mulheres gestantes e não gestantes. O tratamento de vaginose bacteriana em mulheres assintomáticas não é recomendado. O tratamento dos parceiros sexuais masculinos não traz benefício. Os regimes recomendados de tratamento para vaginose bacteriana incluem: (1) metronidazol 500 mg VO duas vezes ao dia, por 7 dias; (2) metronidazol gel concentração de 0,75%, aplicando 5 g intravaginal uma vez ao dia, por 5 dias; e (3) clindamicina creme, concentração de 2%, aplicando 5 g intravaginal antes de dormir, por 7 dias. Gestantes sintomáticas podem ser tratadas com os mesmos regimes orais ou tópicos recomendados para mulheres não gestantes. O uso de preparações intravaginais de *Lactobacillus* e de outros probióticos não possui benefícios comprovados para a restauração da flora vaginal normal ou para o tratamento da vaginose bacteriana.

Candidíase Vulvovaginal

Princípios

A candidíase vulvovaginal é normalmente causada pela espécie de fungo *Candida albicans*. Estima-se que 75% das mulheres terão pelo menos um episódio de candidíase ao longo da vida, sendo que episódios recorrentes são comuns. Assim como a vaginose bacteriana, a candidíase não é considerada uma DST, mas é frequentemente encontrada na avaliação de pacientes com corrimento vaginal anormal.

Características Clínicas e Exames Diagnósticos

Os sintomas comuns geralmente são inespecíficos e incluem prurido, corrimento anormal, dispareunia e disúria externa. O exame pélvico pode revelar eritema e edema vulvar com lesões satélites, eritema da mucosa vaginal, e corrimento vaginal espesso, grumoso e esbranquiçado. O exame microscópico de montagem molhada pode revelar a presença de blastoconídios de leveduras ou pseudo-hifas. O diagnóstico é facilitado pelo uso de KOH a 10%, o qual rompe outras estruturas celulares e facilita a visualização de elementos fúngicos. A cultura de fungos é o padrão-ouro para o diagnóstico, mas raramente é realizada.

Manejo

Vários medicamentos antifúngicos tópicos da classe dos "azóis" são recomendados para o tratamento de candidíase vulvovaginal, incluindo clotrimazol, miconazol, butoconazol, terconazol e tioconazol. Diversos agentes tópicos estão disponíveis em farmácia mesmo sem prescrição médica. O fluconazol é o único agente antifúngico oral aprovado pela FDA para o tratamento de candidíase. Uma dose única de fluconazol 150 mg VO é altamente eficaz para tratamento em mulheres não gestantes, porém é contraindicado durante a gestação. Um período de 7 dias de tratamento com algum dos azóis tópico é recomendado durante a gestação. A terapia de dose única e de curta duração com azóis está associada a um índice de cura de 80% a 90% em casos de vulvovaginite por *Candida* não complicados. Os parceiros sexuais masculinos podem desenvolver balanite por *Candida*, a qual normalmente responde à terapia antifúngica tópica. O tratamento de parceiros sexuais assintomáticos não possui benefício comprovado.

INFECÇÕES DE CÉLULAS EPITELIAIS

Condiloma Acuminado (Verrugas Genitais)

Princípios

As verrugas genitais são causadas pelo papilomavírus humano (HPV). Mais de 40 tipos de HPV podem infectar os seres humanos, sendo que a maioria das infecções por HPV permanece assintomática ou não reconhecida. Verrugas clinicamente aparentes ocorrem em aproximadamente 1% dos casos. Os HPV dos tipos 6 e 11 causam a maioria dos casos de verrugas genitais visíveis e são considerados não oncogênicos. Os HPV dos tipos 16 e 18 são responsáveis pela maioria dos casos de câncer de colo e também estão associados a cânceres de vagina, vulva, ânus, pênis e orofaringe. Vacinas bivalentes e quadrivalentes contra HPV estão aprovadas para uso nos Estados Unidos em crianças, adolescentes e jovens adultos.

Achados clínicos

Verrugas genitais normalmente se manifestam na forma de pequenas lesões papulares, carnudas e indolores na pele ou nas

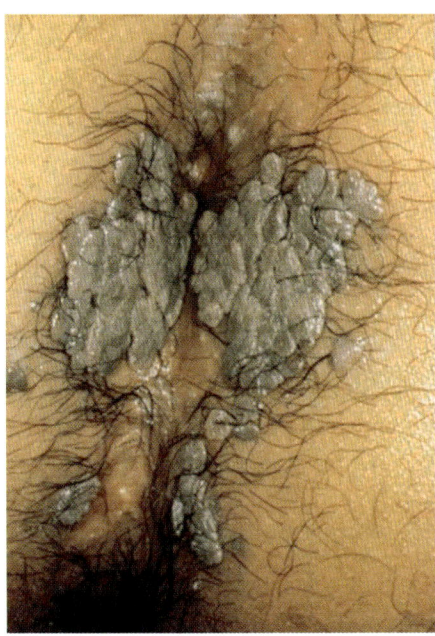

Fig. 88.9. Condiloma acuminado perianal. (De: Morse S, Ballard RC, Holmes KK, et al., editors: Atlas of sexually transmitted diseases and AIDS, ed. 4, London, 2010, Saunders/Elsevier, Fig. 11.10, p. 294.)

membranas mucosas (Fig. 88.9). As lesões de crescimento lento gradualmente se tornam de aparência mais lobulada, pedunculada ou verrucosa. As lesões podem tornar-se friáveis e dolorosas em decorrência de irritação local ou infecção secundária. As verrugas são tipicamente encontradas na genitália externa, nas nádegas e no períneo, mas podem ocorrer em qualquer local em que o organismo for inoculado.

Exames Diagnósticos

O diagnóstico clínico de verrugas genitais geralmente é feito pela inspeção visual. O diagnóstico diferencial inclui molusco contagioso, pólipos cutâneos, nevos, neoplasias e condiloma plano. As verrugas genitais podem apresentar aparência úmida em áreas intertriginosas, mas normalmente não têm a superfície desnuda tipicamente observada no condiloma plano na sífilis secundária. A duração das lesões e a presença de sintomas associados são achados úteis, pois as verrugas genitais geralmente permanecem por meses ou anos sem causar sintomas sistêmicos associados. A microscopia de campo escuro e sorologia são úteis para descartar o diagnóstico de sífilis. Embora geralmente não seja realizada no DE, a biópsia pode confirmar o diagnóstico e excluir neoplasia. A aplicação de ácido acético tópico em lesões de mucosa para triagem de HPV é inespecífica e não recomendada.

Manejo

Todos os tratamentos disponíveis para HPV possuem taxas de falha significativas. Entre as opções de tratamento incluem-se regimes aplicados pelos próprios pacientes e regimes administrados pelo profissional de saúde. Os regimes aplicados pelo paciente incluem a aplicação tópica de imiquimode creme, podofilina solução ou gel, ou pomada de sinecatequinas. O paciente também deve ser capaz de visualizar e alcançar adequadamente as lesões para utilização dos agentes, pois são administrados pelo próprio paciente. Alguns pacientes preferem essa modalidade de tratamento, pois podem administrá-lo na privacidade de seus lares. Tratamentos administrados por profissionais de saúde incluem excisão cirúrgica, crioterapia ou terapia tópica com ácido tricloroacético (ATA) ou ácido bicloroacético (ABA). A terapia à base de podofilina é contraindicada durante a gestação por causa dos possíveis efeitos teratogênicos. O médico da emergência pode decidir postergar o início do tratamento para verrugas genitais e encaminhar o paciente a um clínico geral ou a uma clínica de DST, pois a condição não é emergencial, sendo geralmente necessário um período prolongado de tratamento.

Molusco Contagioso

O molusco contagioso é uma infecção cutânea localizada causada por um membro da família do vírus da varíola (*Poxviridae*). A condição é comum na infância, quando é normalmente adquirida através de contato não sexual. Pode ser adquirida sexualmente em adolescentes e adultos. Sua aparência clínica consiste de uma ou mais lesões papulosas e pequenas, tendo de 2 a 5 mm. As lesões têm uma aparência de cera, sendo comum apresentar umbilicação central. A resolução espontânea normalmente ocorre em questão de 6 a 12 meses. O diagnóstico diferencial inclui as verrugas genitais, cânceres de pele, nevos, pólipos cutâneos, entre outras lesões benignas de pele. O diagnóstico clínico é embasado na aparência típica das lesões. Nenhum exame diagnóstico ou tratamento específico no DE é necessário. O paciente pode ser encaminhado a um clínico geral ou dermatologista para curetagem, crioterapia ou tratamento com agentes tópicos em caso de lesões persistentes.

ECTOPARASITOSES

Pediculose Pubiana

A pediculose pubiana é uma infestação parasitária causada pelo *Phthirus pubis*, o piolho pubiano. Embora o piolho pubiano seja normalmente transmitido através do sexo, ele também pode ser transmitido através de contato não sexual com pessoas infectadas ou por contato com fômites contaminados, como lençóis ou vestimentas. Seus sintomas incluem prurido e leve desconforto no local das picadas. Pequenas lesões maculopapulares eritematosas com sangramento pontilhado associado podem ser observadas. Os piolhos são visíveis nos pelos pubianos ou aderidos à pele enquanto estão se alimentando. Os ovos (lêndeas) ficam aderidos aos fios dos pelos pubianos. O diagnóstico é confirmado por inspeção visual.

O tratamento inclui cremes e enxaguantes tópicos de permetrina a 1% que estão disponíveis sem a necessidade de prescrição médica. A permetrina deve ser aplicada à área afetada e enxaguada somente após 10 minutos. Agentes tópicos alternativos incluem xampu de piretrina, malation e lindano. O paciente deve tentar remover quaisquer lêndeas visíveis, pois o tratamento tópico nem sempre é ovicida. Roupas de cama e de uso pessoal potencialmente infestadas devem ser lavadas com água quente com detergente. A repetição do tratamento tópico pode ser aplicada em 1 a 2 semanas para eliminar qualquer piolho recém-eclodido. Existem diversos relatos de resistência a pediculicidas. Um agente tópico alternativo a ivermectina oral podem ser utilizados em casos de falha do tratamento.

Escabiose

O *Sarcoptes scabiei* é o ácaro responsável pela escabiose. O organismo é transmitido via contato pessoal direto ou exposição a roupas de cama e de uso pessoal infestadas. Embora a transmissão sexual seja comum, muitos casos ocorrem por contato não sexual. O ácaro cria tocas superficiais na pele, onde os ovos e excrementos são depositados. Prurido intenso é causado por uma reação de hipersensibilidade ao material estranho na pele. Uma inspeção minuciosa geralmente revela as tocas características na pele. Escoriações, pápulas, e nódulos são frequentemente observados. Áreas comumente afetadas incluem a virilha, a genitália, as axilas e os espaços interdigitais das mãos. O diagnóstico pode ser confirmado através de exame microscópico de raspagens das lesões cutâneas características, o qual revela os ácaros. O tratamento preferencial é a aplicação tópica de creme de permetrina a 5% e subsequente enxágue após 8 a 14 horas. A permetrina é atóxica e pode ser usada com segurança durante a gestação e em pacientes de todas as idades. Agentes alternativos incluem benzoato de benzila, lindano tópico, ou ivermectina oral. As roupas de cama e de uso pessoal devem ser lavadas com água quente e detergente.

CONCEITOS-CHAVE

- O diagnóstico de DSTs no DE é geralmente embasado nos achados clínicos. Tratamento antibiótico empírico é necessário para oferecer cobertura contra os organismos infectantes mais prováveis, com base no histórico e nos achados do exame físico. Exames diagnósticos rapidamente disponíveis (coloração de Gram, microscopia de campo escuro, microscopia de montagem úmida, e outros) aumentam a sensibilidade e a especificidade do diagnóstico.
- Exames diagnósticos confirmatórios (PCR, cultura, sorologia e outros) devem ser considerados mesmo quando os resultados não ficarem imediatamente prontos. Deve-se estabelecer um mecanismo para seguimento dos resultados dos exames e as devidas informações de contato do paciente devem ser obtidas.
- As DSTs frequentemente coexistem. O diagnóstico de uma DST deve motivar consideração e verificação de existência de outras, incluindo HIV.
- Infecção com qualquer DST aumenta o risco de aquisição e transmissão de HIV.
- Herpes genital, a DST ulcerativa mais comum, é geralmente transmitida por pessoas que não sabem que estão infectadas ou que são assintomáticas no momento do contágio.
- Exames sorológicos não treponêmicos de triagem (VDRL, RPR) podem produzir resultados falso-positivos ou falso-negativos em pacientes com úlcera genital e suspeita de sífilis.
- Em pacientes com úlcera genital, a visualização de espiroquetas na microscopia de campo escuro é altamente específica para o diagnóstico de sífilis, fornecendo rápidos resultados confirmatórios.
- A terapia de dose única de antibiótico deve ser utilizada para o tratamento de DSTs sempre que possível. A observação direta da terapia administrada no DE aumenta a adesão ao tratamento.
  - Uma dose única de azitromicina 1 g VO trata casos de clamídia que estejam causando infecção do trato geniturinário inferior (uretrite, cervicite), mas não é adequada para tratamento de infecção do trato geniturinário superior (DIP, epidídimo-orquite).
  - Uma dose única de ceftriaxona 250 mg IM trata casos de gonorreia que estejam causando infecções do trato geniturinário tanto superior quanto inferior em homens e mulheres.
  - Uma dose única de benzatina penicilina G de ação prolongada (2,4 milhões de unidades IM) trata casos de sífilis primária e secundária.
  - A dose única de metronidazol 2 g VO é o tratamento de escolha para tricomoníase sintomática durante todas as fases da gestação.
- Antibioticoterapia de dose única é inadequada para o tratamento de DIP.
- HIV, sífilis, gonorreia, clamídia e cancroide são doenças com necessidade de notificação em todos os 50 estados dos Estados Unidos.

As referências para este capítulo podem ser encontradas on-line no website Expert Consult associado à obra.

CAPÍTULO 89
Transtornos Urológicos Selecionados

Carl A. Germann | Jeffrey A. Holmes

INFECÇÃO DO TRATO URINÁRIO EM ADULTOS

A infecção do trato urinário (ITU) é a infecção bacteriana mais frequente, ocorrendo mais em mulheres do que em homens. Nos Estados Unidos, o trato urinário é a fonte mais comum de infecção em pacientes que apresentam choque séptico, com uma mortalidade associada de 10% a 20%.

ITU descreve uma reação inflamatória do urotélio a micro-organismos do trato urinário, resultando em sintomas que incluem disúria, polaciúria, urgência, hematúria e desconforto suprapúbico ou no ângulo costovertebral. O diagnóstico de ITU exige a presença de sintomas ou sinais específicos do trato urinário em um paciente que apresenta bacteriúria e que não tenha detectado outra fonte de infecção.[1] Bacteriúria significa a presença de bactérias na urina, mas não é considerada como representativa de ITU na ausência de manifestações clínicas. Bacteriúria acompanhada por sintomas deve ser tratada, enquanto bacteriúria na ausência de sintomas deve ser tratada somente em determinados pacientes (p. ex., gestantes e pacientes imunossuprimidos).

ITUs são classificadas em baixa (restrita à bexiga) ou alta (envolvendo os ureteres ou rins) e como complicada ou não complicada. Uma infecção não complicada ocorre em pessoas não gestantes com o trato urinário estrutural e funcionalmente normal. ITU complicada é um termo heterogêneo que pode ser associado a uma anormalidade funcional ou estrutural subjacente, a um histórico de instrumentação urinária ou transplante de órgão, ou a doenças sistêmicas, como insuficiência renal, diabetes e imunodeficiência. ITUs em homens são geralmente classificadas como complicadas pela alta incidência de associação com anormalidades urológicas. Contudo, homens podem ter uma ITU na ausência de anormalidade estrutural ou funcional subjacente. ITUs complicadas normalmente precisam de antibioticoterapia prolongada e uma abordagem mais aprofundada com exames e avaliação anatômica.

O termo *uretrite* refere-se à inflamação da uretra secundária a uma infecção ou trauma. Frequentemente, a uretrite pode ser uma manifestação de uma doença sexualmente transmissível (DST), como uretrite gonocócica em infecções por *Neisseria gonorrhoeae*, mas também pode ocorrer em outros cenários clínicos. Cistite geralmente se refere à inflamação da bexiga resultando em maior frequência e urgência urinária, disúria e dor suprapúbica. As causas da cistite podem ser separadas em bacterianas e não bacterianas (p. ex., radiação). Pielonefrite aguda é uma ITU que envolve o parênquima renal e o sistema coletor, manifestando-se com a síndrome clínica de febre, calafrios e dor nos flancos. O tratamento e o seguimento dos pacientes com pielonefrite aguda dependem de se a infecção é simples ou complicada.

Anatomia e Fisiologia

Em mulheres, a uretra é curta e tem sua abertura próxima das áreas vulvar e perirretal. Isto contribui para a incidência muito maior de ITU em mulheres. A via da infecção em homens é ascendente, da uretra para a próstata, daí para a bexiga e então para o rim. Entre os fatores de risco de cistite e pielonefrite estão relações sexuais, uso de espermicidas, ITU prévia, novo parceiro sexual e histórico de ITU em parente de primeiro grau do sexo feminino.

Fisiopatologia

ITUs ocorrem quando os patógenos urinários do intestino ou da vagina colonizam a mucosa periuretral e sobem através da uretra até alcançar o sistema coletor. Raramente, a infecção bacteriana do trato urinário é originada por fonte hematogênica ou linfática. Esse é geralmente o mecanismo em pacientes debilitados ou cronicamente doentes que estão imunossuprimidos. Diversas anormalidades do trato urinário interferem na capacidade inata de resistir à infecção. Obstrução de qualquer causa, com consequente estase da urina, é o principal fator causador. Cálculos urinários podem causar obstrução e maior suscetibilidade ao desenvolvimento de ITU.

Subgrupos de pacientes que são mais suscetíveis do que a população normal a ITUs incluem pacientes diabéticos, mulheres grávidas, adultos mais idosos, pacientes que não conseguem esvaziar a bexiga completamente, pacientes com sondas vesicais de demora e os portadores de imunodeficiência. ITUs baixas são mais comuns em homens mais idosos no contexto do aumento ou obstrução da próstata.

Escherichia coli é responsável por aproximadamente 75% a 95% dos casos de ITU e pielonefrite em homens e mulheres.[2] Outras bactérias menos comuns que podem ser responsáveis pela infecção incluem *Staphylococcus saprophyticus* e outros membros da família Enterobacteriaceae (*Klebsiella pneumonia* e *Proteus mirabilis*). Micro-organismos incomuns podem ser encontrados em populações institucionalizadas ou hospitalizadas. Esses ambientes e condições predispõem os pacientes a alterações na flora gastrintestinal (GI), levando a ITUs complexas. Os uropatógenos presentes nesses pacientes incluem cepas mais resistentes de *Escherichia*, *Klebsiella*, *Proteus* e *Enterobacter*, assim como *Pseudomonas*, *Enterococcus*, *Staphylococcus*, *Providencia*, *Serratia*, *Morganella*, *Citrobacter*, *Salmonella*, *Shigella*, e *Haemophilus* spp., *Mycobacterium tuberculosis* e fungos.

Características Clínicas

ITU normalmente se manifesta como disúria, com ou sem polaciúria, urgência, hematúria ou desconforto suprapúbico. Os sintomas de disúria, polaciúria, hematúria, noctúria e urgência aumentam a probabilidade de ITU, com razão de verossimilhança entre 1,10 e 1,7, enquanto a presença de corrimento vaginal diminui a probabilidade de ITU.[3] A probabilidade de cistite é de mais de 90% em mulheres que têm disúria e polaciúria sem corrimento ou irritação vaginal.

Os sintomas de ITU em homens também podem representar problemas de armazenamento e esvaziamento vesical que são comuns em homens idosos (p. ex., por aumento da próstata). Comumente, homens com ITUs baixas apresentam sintomas de urgência e polaciúria, disúria, hematúria e dor suprapúbica. Se houver presença de febre e calafrios associados a sintomas irritativos e dificuldade de esvaziamento, a prostatite bacteriana aguda deve ser seriamente considerada. O toque retal da glândula prostática avaliando o tamanho, o formato e a consistência pode identificar aumento, inflamação ou câncer de próstata.

Os sinais e sintomas que sugerem pielonefrite incluem febre, calafrios, dor nos flancos, dor à percussão do ângulo costovertebral e náusea ou vômito, com ou sem sintomas de cistite. A apresentação

TABELA 89.1

Diferenciação Clínica das Principais Causas de Disúria

CAUSA	CARACTERÍSTICAS CLÍNICAS
Infecção do Trato Urinário	Disúria interna Polaciúria, urgência, pequenos volumes de urina esvaziados Manifestação abrupta Dor suprapúbica Geralmente associada ao uso de diafragma Presença de piúria Presença de hematúria (50% dos pacientes)
Doença sexualmente transmissível	Disúria interna Histórico ocasional de polaciúria, urgência, pequenos volumes de urina esvaziados Manifestação gradual Histórico de novo ou vários parceiros sexuais Corrimento vaginal
Vaginite	Disúria externa Manifestação gradual Corrimento vaginal Odor vaginal Prurido

De: Stamm W: Protocol for diagnosis of urinary tract: reconsidering the criterion for significant bacteriuria. Urology 32(Suppl 2):6–12, 1988.

da pielonefrite pode ser especialmente desafiadora em pessoas debilitadas e em idosos, pois eles podem não ser capazes de verbalizar seus sintomas e podem apresentar-se sem febre; esses pacientes podem apresentar-se com queixas inespecíficas, como confusão mental, letargia, dor abdominal ou fraqueza generalizada.

Diagnóstico Diferencial

ITU bacteriana é a causa mais comum de disúria. Diagnósticos diferenciais incluem uretrite aguda ou vaginoses por infecções transmitidas sexualmente, além de trauma mecânico ou irritação (Tabela 89.1). No geral, se as informações da história incluem contato com vários parceiros sexuais, troca recente de parceiro sexual ou parceiro sexual com disúria ou secreção uretral, infecção por *Chlamydia trachomatis* e *N. gonorrhoeae* deve ser seriamente considerada. Pelo fato de o diagnóstico de ITU ser mais raro em homens, deve-se manter uma alta suspeita de DST, como uretrite gonocócica ou não gonocócica. Trauma, cálculos, irritação química, infecções por *Candida*, transtornos psicogênicos, neoplasmas e malformações ou lesões que ocupam espaços comprimindo o trato geniturinário distal também podem causar disúria. Homens idosos podem ter disúria em decorrência de hipertrofia da próstata ou prostatite.

Exame Diagnóstico

Exame de urina e Urocultura

Uma amostra de jato de urina coletado de forma limpa e descartando o inicial é o tipo adequado de amostra para análise. Isso é especialmente importante em mulheres, em que a contaminação do períneo pode resultar em resultados falso-positivos. Contudo, mesmo quando o procedimento é realizado corretamente, a amostra pode ser contaminada, pois as áreas circundantes podem ser difíceis de limpar. Uma predominância de células epiteliais sugere que a amostra está contaminada. Sondagem vesical estéril é o método mais preciso para se obter uma amostra de urina em mulheres e pode ser a melhor solução para obter um exame de urina confiável, caso a paciente não seja capaz de fornecer uma amostra limpa ou se estiver menstruando ativamente. Em homens, a amostra não é significativamente afetada pela falta de esterilidade ou pelo momento da coleta da amostra. Portanto, não é adequado sondar adolescentes ou adultos do sexo masculino simplesmente com o objetivo de coletar uma amostra de urina, a menos que o paciente esteja sofrendo retenção urinária.

Exames de urina oferecem uma ferramenta diagnóstica rápida e barata, com o objetivo de prever com confiança as amostras cujas culturas serão positivas ou negativas. Os exames de urina mais utilizados identificam esterase leucocitária e nitrito. Ambos podem ser detectados em um teste de fita de papel. A esterase leucocitária é uma enzima encontrada nos neutrófilos e o nitrito é produzido a partir de nitrato redutase, presente em bactérias Gram-negativas. Contudo, nem todos os uropatógenos, como *S. saprophyticus* e *Enterococcus*, convertem nitrato em nitrito.[4] Teste de fitas de papel com reação positiva para hematúria também demonstrou aumentar a probabilidade de ITU.[3] Esses achados geralmente aumentam a chance de ITU. Um exame de urina com presença de nitrito ou leucócitos e hematúria microscópica é moderadamente sensível (75%), mas menos específico (66%) para predizer ITU.[5] Esses exames devem ser usados com cautela, pois podem ser menos sensíveis do que o exame microscópico da urina. Devido ao limitado valor preditivo negativo do exame de reagente de urina, pode ser difícil descartar a presença de ITU, mesmo quando todas as características são negativas.[6] Entretanto, quando existe pouca probabilidade pré-teste de ITU, um resultado negativo de esterase leucocitária e nitritos exclui infecção.[6] Quando a história é altamente sugestiva de ITU e o exame for negativo, recomenda-se que seja feita a cultura da urina.

A análise microscópica da urina é um adjuvante do exame de reagente de fita de papel e ajuda a reduzir o número de culturas urinárias realizadas. Embora nenhum nível específico de piúria seja diagnóstico de ITU, uma quantificação cuidadosa em câmara de contagem ou hemocitômetro encontrará piúria em praticamente todos os casos de ITU aguda causada por coliformes. Piúria é definida como 10 ou mais leucócitos/mm^3. O exame microscópico da urina para identificar bactérias continua sendo o exame mais confiável para diagnóstico de ITU, mas geralmente não há disponibilidade do mesmo.

O diagnóstico de uma ITU pode ser feito somente com os sintomas clínicos e a determinação de bacteriúria; contudo, o diagnóstico é confirmado por cultura da urina. A Sociedade Americana de Doenças Infecciosas (IDSA) define cultura positiva como 10^5 ou mais unidades formadoras de colônia (UFC)/mL.[7] A presença de 10^5 UFCs/mL de bactérias em uma cultura urinária está associada a uma probabilidade de infecção de 95%, enquanto 10^4 UFCs/mL está associada a uma probabilidade de infecção de 50%. Não há nenhum número absoluto de UFCs que determine o diagnóstico de ITU; os resultados isolados da cultura não são diagnósticos de infecção e devem ser combinados com sintomas sugestivos de ITU. A presença de bactérias na cultura na ausência de manifestações clínicas nem sempre indica infecção, mas pode ser devida à contaminação da amostra.

A decisão de solicitar uma urocultura deve levar em conta a sua relevância para o cuidado do paciente. Pacientes com polaciúria, urgência, disúria e dor suprapúbica devem ser tratados com base em seus sintomas, não sendo necessária uma urocultura para orientar o tratamento. Deve-se solicitar urocultura em pacientes com recaídas ou infecções recorrentes, com infecção complicada ou naqueles em que há suspeita de organismos resistentes a múltiplas drogas com base em microbiologia ou com base na exposição prévia a antibióticos (Quadro 89.1).

Uma DST pode mimetizar uma ITU e, em pacientes sexualmente ativos, culturas para *C. trachomatis* e *N. gonorrhoeae* devem ser consideradas. Outras causas agudas de disúria incluem infecções por *Trichomonas vaginalis* e por vírus herpes simplex.

Exames de imagem

A maioria dos pacientes com cistite ou pielonefrite aguda não necessita de exames de imagem de emergência. Eles são reservados para pacientes com suspeita clínica de anormalidades estruturais subjacentes ou fatores complicadores, como abscesso, urolitíase ou pielonefrite enfisematosa. Pacientes com pielonefrite que estão graves ou que apresentam piora ou febre persistente de 48 a 72 horas após o início do tratamento antibiótico correto devem ser

QUADRO 89.1

Grupos de Pacientes para os quais Cultura Urinária é Indicada

- Crianças
- Homens adultos
- Pacientes imunocomprometidos
- Pacientes com falha de tratamento (ou seja, com sintomas urinários persistentes a despeito de período de tratamento recém-concluído de antibióticos)
- Pacientes com sintomas que duram mais de 4 a 6 dias
- Pacientes mais velhos, sob risco de bacteremia
- Pacientes com aparência toxêmica que apresentam sinais e sintomas sugestivos de pielonefrite ou bacteremia
- Mulheres grávidas
- Pacientes com infecção renal crônica ou recorrente comprovada
- Pacientes com alterações anatômicas urológicas conhecidas
- Pacientes com suspeita de obstrução do trato urinário (p. ex., cálculos, hipertrofia prostática benigna)
- Pacientes com doenças médicas graves, incluindo diabetes melito, anemia falciforme, câncer e outras doenças debilitantes
- Pacientes alcoólatras ou dependentes químicos
- Pacientes recentemente hospitalizados
- Pacientes que estejam tomando antibióticos
- Pacientes que foram recentemente submetidos a instrumentação do trato urinário (p. ex., cistoscopia, sondagem vesical)

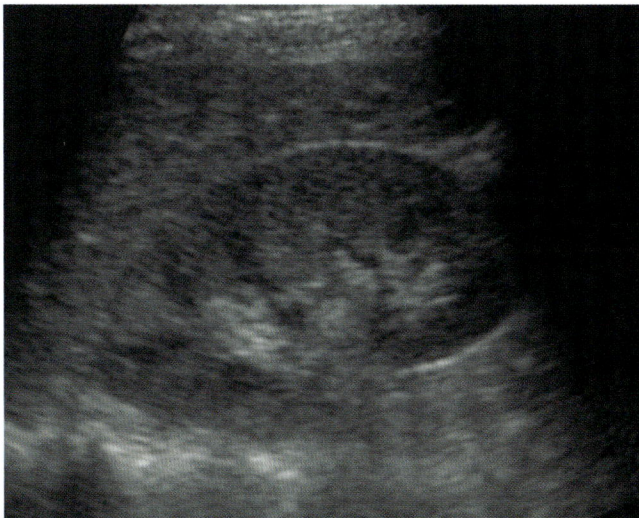

Fig. 89.2. Imagem de ultrassom demonstrando um rim normal. (Cortesia: Dr. Peter Croft.)

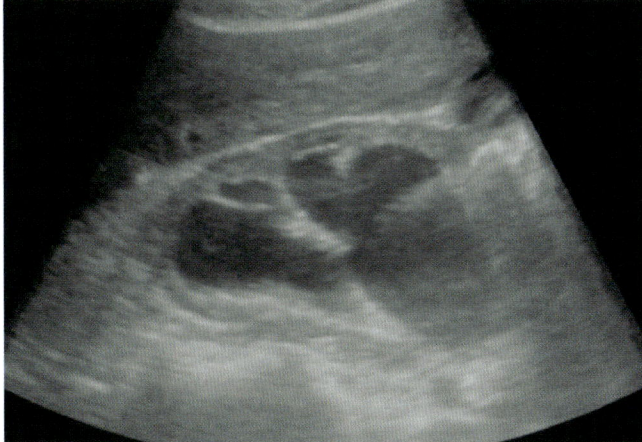

Fig. 89.1. Imagem de ultrassom demonstrando hidronefrose com sistema coletor dilatado (Cortesia: Dr. Peter Croft.)

submetidos a exames de imagem para excluir nefrolitíase, abscessos ou obstrução.

A ultrassonografia está indicada para avaliar possíveis obstruções urinárias. Embora não seja tão sensível quanto a tomografia computadorizada (TC) com contraste, é uma ferramenta sensível para detecção de volume residual pós-miccional da bexiga, de abscessos intrarrenal e perinéfrico e da presença de hidroureter e hidronefrose (Fig. 89.1 e 89.2). O ultrassom também pode detectar a presença de pielonefrite e anomalias congênitas. Independentemente da idade do paciente, esse procedimento é relativamente barato e evita os riscos da exposição a contrastes e à radiação. Uma suspeita de obstrução baseada no exame clínico ou na ausência de resposta ao tratamento mostra necessidade de realizar um ultrassom abdominal ou TC sem contraste.

Uma TC com contraste do abdome é o exame inicial mais abrangente para a avaliação de rins, ureteres e bexiga.[8] Possui alta sensibilidade para a detecção de abscesso, obstrução e inflamação aguda. A TC de abdome é recomendada para pacientes com pielonefrite e com anormalidades funcionais ou anatômicas conhecidas, instrumentação recente, imunossupressão ou suspeita de obstrução. Suas desvantagens incluem exposição à radiação, custo e possibilidade de reações ao contraste e lesão renal aguda. Complicações induzidas por contraste ocorrem raramente em pacientes com níveis séricos de creatinina de menos de 1,5 mg/dL e podem também ser evitadas através de hidratação intravenosa (IV) com soro fisiológico. TC sem contraste pode ser realizada em pacientes com insuficiência renal, sendo o exame de preferência em pacientes com suspeita clínica de urolitíase.

Tratamento

Infecção Simples do Trato Urinário

Em 2011, a IDSA lançou diretrizes atualizadas para o tratamento de cistite não complicada.[7] As opções para o tratamento de ITU baixa não complicada incluem dose única de fosfomicina, 5 dias de nitrofurantoína ou 3 dias de sulfametoxazol-trimetoprim (Tabela 89.2). Fluoroquinolonas, como ciprofloxacino ou levofloxacino, não devem ser usadas como agentes de primeira linha para tratamento empírico de ITUs não complicadas. Elas devem ser reservadas para pacientes que não apresentaram bons resultados com a terapia de primeira linha ou que apresentem contraindicações. As diretrizes mais recentes da IDSA se concentraram no uso desnecessário de fluoroquinolonas para ITUs não complicadas, pois a resistência de E. coli a ciprofloxacino nos Estados Unidos passou de 3% no ano 2000 para 17% em 2010.[7] Por outro lado, a resistência à nitrofurantoína e fosfomicina não aumentou significativamente desde que foram lançadas.[7] As diretrizes da IDSA reconhecem que a cistite é geralmente uma infecção autolimitada, com a melhora espontânea dos sintomas ocorrendo em até 50% dos pacientes.[9] No entanto, existem poucas evidências de tratamentos sem uso de antimicrobianos para ITUs.

Os antibióticos devem ser escolhidos tendo em mente os padrões de resistência locais. A IDSA recomenda evitar agentes antimicrobianos quando a resistência local for de mais de 20%, enfatizando a necessidade de se estar a par dos padrões locais de resistência nos pacientes dos ambulatórios. Embora a maioria dos hospitais monitore a resistência de organismos submetidos à cultura em seus laboratórios de microbiologia, esses dados podem refletir mais os organismos do ambiente hospitalar, expostos a fármacos, do que os adquiridos na comunidade e em ambientes ambulatoriais. Portanto, antibiogramas hospitalares provavelmente superestimam padrões de resistência na comunidade.

A nitrofurantoína é um excelente medicamento para o tratamento de cistite bacteriana aguda. É um produto barato com baixos níveis no sangue e altos níveis na urina. Ela é eficaz contra E. coli, mas não é ativa contra outros patógenos, como Proteus e Pseudomonas aeruginosa. A taxa de eliminação é proporcional à

TABELA 89.2
Opções de Antibióticos para Cistite Aguda não Complicada

ANTIMICROBIANO	DOSE (ORAL)	DURAÇÃO	EFEITOS COLATERAIS COMUNS
Trimetoprima-sulfametoxazol	160/800 mg 2x/dia	3 dias	Náusea, vômito, anorexia, reações de hipersensibilidade
Nitrofurantoína	100 mg 2x/dia	5 dias	Transtornos GI, dores de cabeça, reações alérgicas
Fosfomicina	3 g como dose única		Diarreia, náusea, dores de cabeça, vaginite, tontura

TABELA 89.3
Opções de Antibióticos para Pielonefrite Aguda não Complicada

ANTIMICROBIANO	DOSE (ORAL)	DURAÇÃO	EFEITOS COLATERAIS COMUNS
Ciprofloxacino	500 mg 2x/dia	7 dias	Transtornos GI, dores de cabeça, tontura, tremores, inquietação, confusão, exantema, infecções por Candida
Levofloxacino	750 mg 1x/dia	5 dias	Os mesmos do ciprofloxacino
Trimetoprima-sulfametoxazol	160/800 mg 2x/dia	10–14 dias	Náusea, vômito, anorexia, reações de hipersensibilidade

TABELA 89.4
Opções de Antibióticos para Pielonefrite Complicada

ANTIMICROBIANO	DOSE (IV)	EFEITOS COLATERAIS COMUNS
Cefepima	1–2 g a cada 12 horas	Dor abdominal, câimbras musculares, náusea, vômito
Ceftriaxona	1 g a cada 24 horas	Febre, tosse, dor de garganta, fadiga
Piperacilina-tazobactam	3,375 g a cada 6 horas	Diarreia, náusea, vômito, exantema
Aztreonam	1 g a cada 8-12 horas	Tosse, dor abdominal, náusea, vômito
Ciprofloxacino	400 mg a cada 12 horas	Transtornos GI, dores de cabeça, tontura, tremores, inquietação, confusão, exantema, infecções por Candida
Levofloxacino	500 mg a cada 24 horas	Os mesmos do ciprofloxacino

depuração da creatinina e ajustes das doses são necessários na presença de insuficiência renal. Os efeitos adversos mais comuns do uso de nitrofurantoína são efeitos gastrointestinais, incluindo náusea, vômito e diarreia.

O uso de fosfomicina é atrativo para o departamento de emergência (DEporque pode ser dado como dose única para cistite simples e, portanto, não exige que o paciente vá até a farmácia. A fosfomicina é um inibidor da síntese da parede celular, estruturalmente não relacionada com nenhum outro antibiótico, sendo ativa contra a maioria dos patógenos do trato urinário. Tanto a nitrofurantoína quanto a fosfomicina continuam eficazes contra bactérias de amplo espectro produtoras de β-lactamase.[10]

Uma terapia adjuvante útil para ITUs é fenazopiridina (Pyridium). Ela produz analgesia tópica no trato urinário e ajuda a aliviar a disúria. Os pacientes devem ser advertidos de que as secreções e excreções corporais (p. ex., lágrimas, urina) terão uma coloração alaranjada. Esse efeito colateral pode manchar lentes de contato e assustar pacientes que não sabem disso.

As apresentações clínicas de ITUs e DSTs podem sobrepor-se e, às vezes, o tratamento empírico deve ser direcionado para ambas as possibilidades. Nesses casos, levofloxacino (500 mg/dia por 7 dias) possui atividade contra uropatógenos comuns, bem como para clamídia, e pode ser usado junto com uma dose intramuscular de ceftriaxona (250 mg) para cobertura contra gonorreia.

Infecção Complexa do Trato Urinário

Os pacientes com pielonefrite leve a moderada sem fatores complicadores podem ser tratados com segurança ambulatorialmente, desde que o paciente seja capaz de se alimentar sozinho, que sua dor esteja adequadamente controlada e que tenha o devido apoio social em casa. Devido ao risco de doença sistêmica, bacteremia e progressão para sepse grave, os medicamentos devem alcançar níveis terapêuticos não apenas na urina, como também nos tecidos renais e na circulação sanguínea. Portanto, fluoroquinolonas são a primeira escolha (Tabela 89.3). Em áreas em que a prevalência de resistência a fluoroquinolonas for de menos de 10%, recomendamos um período de 7 dias de ciprofloxacino para tratamento ambulatorial empírico para pielonefrite não complicada. Em áreas em que há mais de 10% de resistência a fluoroquinolonas, as diretrizes da IDSA recomendam administrar um antibiótico parenteral de ação prolongada, como 1 g de ceftriaxona, seguido de 10 a 14 dias de alguma cefalosporina oral.[7] Sulfametoxazol-trimetoprim (SMX-TMP) por 10 a 14 dias é uma alternativa de tratamento. Nitrofurantoína e fosfomicina não alcançam níveis adequados no sangue e nos tecidos, não sendo, portanto, eficazes para pielonefrite.

Uma grave ITU alta que necessita de hospitalização deve ser inicialmente tratada com antibióticos parenterais, como cefepima, ceftriaxona, piperacilina-tazobactam, aztreonam ou com uma fluoroquinolona, passando para terapia oral depois que o paciente estiver afebril por 24 a 48 horas (Tabela 89.4).

A terapia oral deve ser mantida por 2 semanas. Pelo fato de 20% das culturas serem resistentes a ampicilina, cefalotina e sulfonamidas, a antibioticoterapia deve ser iniciada com uma fluoroquinolona. Culturas urinárias de monitoramento são recomendadas devido à diversidade da flora e ao alto índice de resistência antimicrobiana.

Em homens, se não houver sinais de toxicidade, o paciente pode ser tratado ambulatorialmente com qualquer um dos agentes antibacterianos urinários (p. ex., TMP-SMX, nitrofurantoína, fluoroquinolonas) por 7 a 14 dias. Se houver suspeita de prostatite concomitante, recomenda-se TMP-SMX ou uma fluoroquinolona por 14 dias. Se a avaliação demonstrar suspeita de envolvimento da próstata, infecção recorrente ou hematúria, o paciente deve ser encaminhado a um urologista para prosseguir a avaliação. Pacientes com sintomas de aumento da próstata podem ser tratados com antagonistas dos receptores α-adrenérgicos e/ou com terapia com inibidores da 5-alfarrredutase (Tabela 89.5). O tratamento cirúrgico proporciona a maior e mais duradoura melhora dos sintomas; ele inclui a ressecção transuretral da próstata, prostatectomia aberta, vaporização a *laser*, terapia transuretral por micro-ondas ou ablação com agulha. As decisões quanto às opções de tratamento são baseadas no grau de obstrução e nos sintomas.

Seguimento. É necessária uma hospitalização na presença de toxicidade clínica (p. ex., febre, taquicardia, hipotensão, vômito), incapacidade de tomar medicamentos orais, imunocomprometimento, terceiro trimestre de gestação, falha da terapia ambulatorial oral, anormalidades urológicas ou pacientes com comorbidades significativas, incluindo insuficiências cardíaca e renal. Um subgrupo de pacientes com ITU alta não requer hospitalização imediata, mas podem beneficiar-se de hidratação IV e controle da dor e da febre, juntamente com uma dose inicial de fluoroquinolona IV antes de receber alta do departamento de emergência. O Capítulo e6 discute o uso de unidades de observação do DE para esse tipo de atendimento. Se esses pacientes não apresentarem contraindicações, conforme discutido anteriormente, e se apresentarem melhora clínica e puderem tolerar alimentos e bebidas por via oral, eles podem receber alta com segurança com uma prescrição de 10 a 14 dias de uma fluoroquinolona oral, com seguimento precoce pela atenção primária. Urocultura com antibiograma e outras avaliações diagnósticas não são necessárias nessa população de pacientes.

Infecção Complicada do Trato Urinário em Populações de Alto Risco

Gravidez. ITU durante a gravidez representa uma situação especial. Embora a incidência de ITU na gestação seja aproximadamente a mesma que em mulheres não gestantes, a pielonefrite é mais comum durante a gestação.[1] Isso é provavelmente uma consequência das alterações fisiológicas que ocorrem no trato urinário das mulheres grávidas, que incluem dilatação ureteral e da pelve renal. Fatores associados a um risco mais alto de bacteriúria incluem história prévia de infecção do trato urinário, diabetes melito, maior paridade e baixo nível socioeconômico.

Diferentemente da bacteriúria em mulheres não grávidas, a bacteriúria em gestantes, mesmo quando assintomática, deve ser tratada. Bacteriúria sem tratamento durante a gestação está associada a parto prematuro, recém-nascidos de baixo peso, maior mortalidade perinatal, anemia materna e pielonefrite materna. Assim como nas mulheres não grávidas, *E. coli* é o uropatógeno mais comum. Os sintomas de ITU e pielonefrite também são os mesmos dos pacientes não gestantes; no entanto, polaciúria e urgência urinária podem ser sintomas normais na gestação. A coleta de amostras e as estratégias de diagnóstico também são semelhantes. Uma urocultura deve ser obtida, assim como uma cultura de controle após o tratamento.

Opções para o tratamento empírico de ITUs incluem amoxicilina-clavulanato, cefpodoxima, nitrofurantoína, fosfomicina e TMP-SMX (Tabela 89.6). TMP-SMX e nitrofurantoína devem ser evitadas durante o primeiro trimestre. TMP-SMX está associada a riscos teratogênicos e a nitrofurantoína pode causar malformações no feto quando usada durante o primeiro trimestre. Ambos os medicamentos também devem ser evitados durante a fase final da gestação, pois a TMP-SMX pode causar *kernicterus* e a nitrofurantoína pode precipitar anemia hemolítica quando utilizada após a 37ª semana de gestação.[11] Fluoroquinolonas devem ser evitadas durante toda a gestação.

Internação hospitalar deve ser considerada para pacientes no terceiro trimestre que aparentem estar doentes ou que apresentem evidência de pielonefrite e que poderiam beneficiar-se do tratamento com antibióticos parenterais e fluidos IV. Esquemas parenterais para tratamento empírico de pielonefrite são similares aos utilizados em pacientes não grávidas, exceto pelo uso de fluoroquinolonas, e incluem ceftriaxona, cefepima, aztreonam e piperacilina-tazobactam (Tabela 89.7). Nitrofurantoína e fosfomicina não atingem níveis suficientes nos tecidos para tratar a pielonefrite adequadamente. Pacientes grávidas hospitalizadas que se encontrem afebris por 48 horas podem receber alta com prescrição de antibióticos orais, direcionados pelo antibiograma, que devem ser seguidos por 10 a 14 dias.

Sonda Vesical de Demora Permanente e Temporária. As diretrizes publicadas pela IDSA definiram ITU associada à sonda vesical de demora como a presença de sintomas (p. ex., febre nova ou que está em piora, calafrios, confusão mental, mal-estar ou letargia sem nenhuma outra causa identificada; dor nos flancos, dor à percussão do ângulo costovertebral, hematúria aguda ou desconforto pélvico) e mais de 1.000 UFC/mL de uma ou mais espécies de bactérias.[1] Não é indicado o rastreio ou o tratamento de bacteriúria assintomática em pacientes com SVD.

TABELA 89.5
Opções de Medicamentos para Aumento da Próstata

ANTIMICROBIANO	DOSE
ANTAGONISTA DOS RECEPTORES ALFA-ADRENÉRGICOS	
Alfuzosina	10 mg 1x/dia
Doxazosina	1 mg 1x/dia
Tansulosina	0,4 mg 1x/dia
Terazosina	1 mg 1x/dia ou ao se deitar
INIBIDORES DA 5-ALFA-REDUTASE	
Dutasterida	0,5 mg 1x/dia
Finasterida	5 mg 1x/dia

TABELA 89.6
Opções de Antibióticos para Bacteriúria na Gestação

ANTIMICROBIANO	DOSE (ORAL)	DURAÇÃO	CONTRAINDICAÇÕES
Amoxicilina-clavulanato	500 mg 3x/dia	3-7 dias	
Cefpodoxima	100 mg 2x/dia	3-7 dias	
Nitrofurantoína	100 mg 2x/dia	5-7 dias	Primeiro trimestre e 38 semanas até o parto
Fosfomicina	3 g como dose única		
Trimetoprima-sulfametoxazol	160/800 mg 2x/dia	3 dias	Primeiro trimestre e final da gestação

TABELA 89.7
Opções de Antibióticos Parenterais para Gestantes com Pielonefrite

ANTIMICROBIANO	DOSE (IV)
Ceftriaxona	1 g a cada 24 horas
Cefepima	1 g a cada 12 horas
Piperacilina-tazobactam	3,375 g a cada 6 horas
Aztreonam	1 grama a cada 8-12 horas

O tratamento com antibióticos resulta no desenvolvimento de microrganismos resistentes, enquanto a remoção da sonda leva à eliminação espontânea das bactérias em muitos pacientes. O tratamento de pacientes com ITU que têm contraindicação à remoção da SVD inclui urocultura com antibiograma, antibioticoterapia, substituição da sonda e considerar fortemente internação naqueles pacientes que demonstram alterações dos sinais vitais, sintomas sistêmicos ou aparência toxêmica.

Muitos pacientes com SVD permanentes que se apresentam no DE são idosos e incapazes de verbalizar seus sintomas ou não apresentam sinais clínicos de infecção. Tendo em vista que a ITU associada à SVD é uma causa comum de bacteremia e mortalidade nessa população, a terapia empírica antimicrobiana e a substituição da sonda são geralmente medidas apropriadas nesses pacientes. A urocultura com antibiograma ajudará a orientar a antibioticoterapia nesses pacientes. O fator de risco mais importante para bacteriúria é o tempo de uso da SVD. A estratégia mais eficaz para o tratamento das ITUs associadas a SVDs é prevenir a ocorrência da infecção ao solicitar SVD somente quando houver indicação e considerar o uso de cateterização intermitente e uso de cateter tipo condom, quando adequado.

PROSTATITE

Mais de 90% dos homens com ITU febril demonstram envolvimento da próstata.[12] A prostatite engloba quatro processos clínicos distintos: prostatite bacteriana aguda, prostatite bacteriana crônica, síndrome da dor pélvica crônica, ou prostatite crônica, e prostatite inflamatória assintomática.

A prostatite bacteriana aguda geralmente afeta homens na faixa etária dos 20 a 40 anos, com um segundo pico em homens de mais de 60 anos. A prostatite aguda é causada por uma infiltração bacteriana que é normalmente precipitada por refluxo de urina infectada por *E. coli*, *Klebsiella*, *Enterobacter*, *Proteus*, ou *Pseudomonas* spp.

Prostatite bacteriana crônica é uma infecção bacteriana persistente da próstata de duração de mais de 3 meses. Aproximadamente 10% dos casos de prostatite bacteriana aguda evoluem para prostatite bacteriana crônica.[13] Isso pode ser causado por tratamento inadequado de prostatite bacteriana aguda ou por cepas altamente virulentas. Assim como na prostatite bacteriana aguda, bactérias Gram-negativas são responsáveis pela maioria dos casos de prostatite crônica.

Dos pacientes com prostatite bacteriana crônica, 10% acabam por evoluir para síndrome da dor pélvica crônica (SDPC).[14] A SDPC é definida como uma dor urológica na região pélvica associada a sintomas urinários ou disfunção sexual de duração mínima de 3 meses entre os últimos 6 meses. A SDPC não está associada a infecção atual, malignidade ou alteração estrutural. Os sintomas de prostatite bacteriana crônica podem não ser diferentes dos da SDPC. Essa é uma condição heterogênea com amplos critérios diagnósticos e causa incerta, dificultando a determinação de um esquema de tratamento confiável e eficaz.

Características Clínicas

Pacientes com prostatite aguda geralmente relatam sintomas de ITU, como febre, calafrios, disúria, polaciúria ou urgência urinária e/ou dor no períneo e na região lombar. Um exame retal revelará uma glândula prostática extremamente dolorosa à palpação e ede-

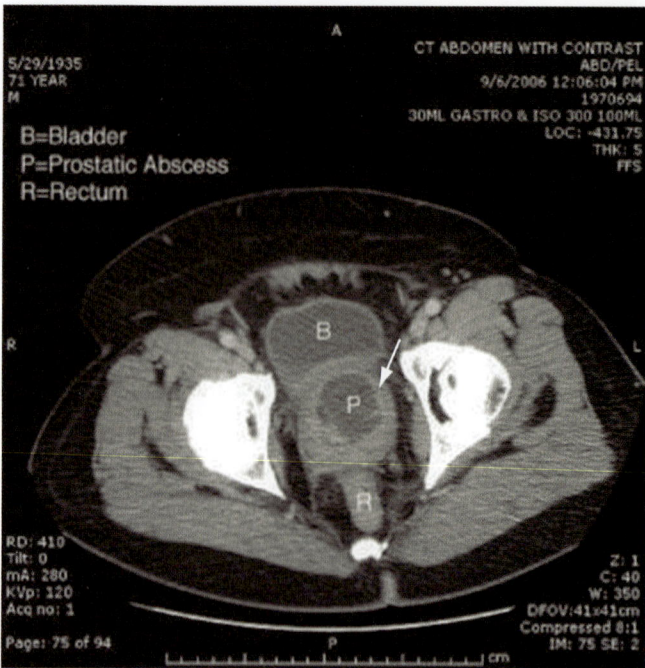

Fig. 89.3. Abscesso de próstata. *B*, Bexiga; *P*, próstata; *R*, reto. (De: Vandover JC, Patel N, Dalawari P: Prostatic abscess. J Emerg Med 2011;40: e83-e85, 2011.)

maciada em mais de 90% dos pacientes. Não há evidência de que a realização de exame retal induza à bacteremia significativa.

As manifestações clínicas de prostatite crônica variam amplamente, tornando seu reconhecimento difícil. A maioria dos pacientes relata certo grau de sintomas miccionais (p. ex., polaciúria, urgência, disúria), dor na região lombar e no períneo e, ocasionalmente, mialgias. Febre e calafrios são incomuns, exceto durante uma crise aguda da infecção crônica. Achados no exame físico, inclusive no exame da próstata, são geralmente banais. O diagnóstico é embasado no histórico, no exame físico e na cultura positiva da urina.

Exames Diagnósticos

Prostatite bacteriana aguda é um diagnóstico clínico. Coloração de Gram e cultura da urina são recomendadas para identificar os organismos causadores e para orientar o tratamento. Hemoculturas são recomendadas para pacientes com prostatite aguda e febre que ainda não tenham recebido antibióticos.[15] Embora a prostatite bacteriana aguda seja normalmente causada por patógenos urinários típicos, uma DST como clamídia e gonorreia deve ser considerada, principalmente em pacientes sexualmente ativos. Esfregaços uretrais ou amostras de primeiro jato de urina com cultura ou PCR devem ser obtidos em caso de suspeita de DST.

As complicações mais comuns da prostatite aguda são retenção urinária aguda e abscesso prostático. Aproximadamente 10% dos homens com prostatite aguda apresentarão um pouco de retenção urinária, que pode ser diagnosticada utilizando-se ultrassom à beira do leito. Ultrassom transretal ou TC podem detectar abscesso prostático e devem ser considerados em pacientes que não conseguem melhorar com antibióticos (Fig. 89.3).

Tratamento

Pode-se utilizar terapia ambulatorial caso o paciente não apresente manifestações sistêmicas, possa tolerar medicações orais e não tenha retenção urinária. Medidas gerais de suporte para pacientes ambulatoriais devem incluir repouso absoluto, analgésicos, agentes anti-inflamatórios não esteroidais (AINEs), hidratação e emolientes fecais. Terapia com alfabloqueadores também é recomendada para sintomas de esvaziamento relacionados com prostatite (Tabela 89.5).

Não há consenso em relação ao esquema ideal de tratamento; portanto, padrões locais de resistência a antibióticos devem ser considerados. Poucos agentes antimicrobianos são capazes de penetrar na próstata e alcançar concentrações suficientes para erradicar a infecção. As fluoroquinolonas, como ciprofloxacino ou levofloxacino, atingem as mais altas concentrações na próstata e são os agentes de primeira linha no tratamento de prostatite bacteriana. Antibióticos parenterais empíricos, como ciprofloxacino, levofloxacino ou ceftriaxona são recomendados até que a febre e outros sintomas tenham diminuído. Após a melhora, antibióticos orais são recomendados por, pelo menos, 4 semanas (Tabela 89.8). Se houver suspeita de alguma DST, azitromicina pode tratar tanto clamídia quanto gonorreia.

Se o paciente apresenta manifestações sistêmicas ou se não for capaz de tolerar medicações orais ou apresentar retenção urinária, deve-se indicar a internação e antibióticos parenterais. Entre as opções de tratamento estão 400 mg de ciprofloxacino IV a cada 12 horas, 500 mg de levofloxacino IV a cada 24 horas ou 2 g de ceftriaxona IV a cada 24 horas, com ou sem gentamicina, de 3 a 5 mg/kg por dia. Após a melhora clínica, o paciente pode passar para o regime oral com uma fluoroquinolona, por exemplo. A duração do tratamento deve ser de, no mínimo, 2 semanas, embora possam ser necessárias 4 a 6 semanas.

O tratamento de prostatite bacteriana crônica consiste de antibióticos por 4 a 12 semanas (Tabela 89.8). Dos tratamentos pesquisados, bloqueadores dos receptores α-adrenérgicos e antibióticos, como monoterapia ou em combinação, resultam na maior melhora dos sintomas. Anti-inflamatórios também podem ser benéficos. Pacientes diagnosticados como portadores de prostatite crônica ou SDPC devem ser encaminhados a um urologista.

O tratamento de abscesso prostático consiste de antibióticos de amplo espectro administrados por via intravenosa (p. ex., 400 mg de ciprofloxacino IV a cada 12 horas) e de consulta com o urologista para drenagem perineal ou debridamento cirúrgico.

CÁLCULOS RENAIS

Diversos fatores patogênicos interagem causando a formação de cálculos renais. Entre os fatores de risco estão idade mais avançada, sexo masculino, obesidade e histórico familiar (Quadro 89.2). Sua incidência depende de fatores geográficos, étnicos, alimentares e genéticos. Cálculos renais afetam até 20% da população mundial, com taxas de recorrência de aproximadamente 50%.[16] Nos Estados Unidos, os índices de prevalência de cálculos renais são de 11% em homens e 7% em mulheres; a incidência de nefrolitíase continua crescendo em todas as faixas etárias e entre os gêneros.[17] Praticamente 70% de todos os cálculos ureterais ocorrem em indivíduos de idades entre 20 e 50 anos, com maior prevalência relatada em áreas de climas quentes ou secos.

Fisiopatologia

A maioria dos cálculos ureterais origina-se no rim e então passa para dentro do sistema coletor. A composição química dos cálculos do trato urinário é um fator fundamental para determinar o tratamento ideal. Os cálculos são geralmente compostos por cálcio, estruvita ou ácido úrico. A maioria dos cálculos (75%) é composta por oxalato de cálcio, isoladamente ou em combinação com fosfato de cálcio. A excreção exagerada de cálcio é um grande fator contribuinte para a formação de cálculos; sua causa mais comumente identificada é o hiperparatiroidismo. Outras condições médicas que levam a aumentos dos níveis de cálcio incluem hipercalcemia da malignidade, sarcoidose e ingestão excessiva de cálcio ou maior absorção intestinal. O outro elemento importante das pedras de cálcio, o oxalato, é influenciado pela alimentação. Hiperoxalúria ocorre na presença de doença do intestino curto, cirurgia bariátrica, doença de Crohn, colite ulcerativa e enterite por radiação.

Cálculos de fosfato de amônio e magnésio (estruvita) são responsáveis por aproximadamente 15% de todos os cálculos renais. Cálculos de estruvita ocorrem praticamente de forma exclusiva em pacientes com ITUs e geralmente são chamados de cálculos infecciosos. Eles se formam como resultado da presença de organismos que decompõem a ureia, como *Proteus*, *Providencia*, *Klebsiella*, *Pseudomonas* e *Staphylococcus*. Pacientes com alterações anatômicas que predispõem a ITUs recorrentes estão sob maior risco de desenvolver cálculos de estruvita. A maioria dos cálculos coraliformes – aqueles que preenchem a maior parte do sistema coletor – é composta por estruvita.

Cálculos de ácido úrico são responsáveis por 10% de todos os cálculos nos Estados Unidos. Aproximadamente 15% dos pacientes com gota sintomática têm cálculos de ácido úrico e a incidência de cálculos de ácido úrico aumenta com o uso de agentes uricosúricos. Além de hiperuricosúria, a acidúria é considerada necessária, já que a precipitação de ácido úrico é improvável com urinas de pH mais elevado. Uma característica distinta dos cálculos de ácido úrico é sua radiolucência.

A impactação ao longo do trato urinário é uma complicação grave dos cálculos renais e pode causar diversas alterações fisiológicas. Uma vez que a obstrução ocorre, uma rápida redistribuição do fluxo de sangue renal resulta em uma diminuição da taxa de filtração glomerular (TFG). À medida que a função glomerular e tubular é reduzida, a excreção renal passa para o rim não afetado. Obstrução também causa uma rápida diminuição da atividade peristáltica ureteral. Na presença de infecção, a função renal e ureteral pode ser prejudicada. Obstrução completa dos ureteres pode levar à perda da função renal, com maior incidência de danos irreversíveis após 1 a 2 semanas, incluindo ruptura do cálice renal. Obstrução parcial está associada a uma menor probabilidade de lesões renais, mas ainda pode resultar em danos irreversíveis.

Embora o tamanho e a localização dos cálculos sejam importantes determinantes do grau da doença, a principal causa de danos

TABELA 89.8

Opções de Antibióticos Parenterais e Orais para Prostatite (4 a 6 Semanas de Duração)

ANTIMICROBIANO	DOSE
Ciprofloxacino	400 mg a cada 12 horas (IV)
Levofloxacino	500 mg a cada 24 horas (IV)
Ceftriaxona	2 g a cada 24 horas (IV)
Ciprofloxacino	500 mg a cada 12 horas (VO)
Levofloxacino	500 mg 1x/dia (VO)
Trimetoprima-sulfametoxazol	160/800 mg 2x/dia (VO)

QUADRO 89.2

Fatores de Risco para Urolitíase

Doença ou transtorno metabólico
  Doença de Crohn
  Síndrome do leite-álcali
  Hiperparatiroidismo primário
  Hiperoxalúria
  Hiperuricosúria
  Sarcoidose
  ITU recorrente
  Acidose tubular renal (tipo I)
  Gota
  Abuso de laxantes
Histórico familiar positivo
Climas quentes e áridos (sudeste dos Estados Unidos)
Sexo masculino (homens brancos são mais comumente afetados do que os negros)
Histórico de cálculo no rim
Desidratação

ITU, infecção do trato urinário.

renais progressivos está associada à infecção. O cálculo se comporta como um corpo estranho e leva a estase e obstrução, reduzindo a resistência do hospedeiro e aumentando a incidência de infecção. Complicações infecciosas subsequentes incluem pielonefrite, abscesso perinefrético e sepse por bactérias Gram-negativas.

Os três principais preditores de passagem do cálculo sem necessidade de intervenção cirúrgica são o tamanho do cálculo, sua localização e o grau de dor do paciente. O fator mais importante relacionado com a passagem de um cálculo através do trato geniturinário é seu tamanho. Aproximadamente 90% das pedras menores que 5 mm atravessam espontaneamente em um prazo de 4 semanas. Esta porcentagem cai para 15% para pedras de 5 a 8 mm de diâmetro. Até 95% das pedras de mais de 8 mm ficam impactadas ao longo do trato geniturinário, sendo que litotripsia ou remoção cirúrgica podem ser necessárias. A intervenção cirúrgica pode ser feita ambulatorialmente, desde que o paciente seja capaz de tolerar a ingestão de medicamentos por via oral e que ele possua controle adequado da dor, a menos que o cálculo esteja infectado, que o dano renal seja considerável, que haja pedras obstruindo ambos os lados ou se há obstrução de um rim único ou rim transplantado. A passagem espontânea é mais frequente quando os cálculos estão localizados abaixo do terço médio do ureter do que quando se localizam acima do terço médio do ureter.

Cálculos renais raramente causam obstrução completa. Existem cinco pontos ao longo do ureter em que é mais provável que os cálculos fiquem impactados (Fig. 89.4). Primeiramente, um cálculo pode alojar-se no cálice do rim ou passar para dentro da pelve renal e se alojar na junção ureteropélvica. A pelve renal relativamente grande (1 cm) se estreita abruptamente em sua porção distal, onde tem diâmetro igual ao ureter adjacente (de 2 a 3 mm). A terceira região fica próxima da borda pélvica, onde o ureter se curva sobre os vasos ilíacos posteriormente em direção à pelve verdadeira. A área mais constrita ao longo do ureter, e um local comum de impactação, é a junção ureterovesical. Este é o ponto no qual o ureter entra na camada muscular da bexiga (ureter intramural). No momento do diagnóstico, até 75% dos cálculos estão localizadas no terço distal do ureter. Finalmente, os cálculos podem ficar alojados no orifício vesical.

Características Clínicas

A dor se manifesta normalmente de forma súbita, com uma piora progressiva de dor extrema que começa pelos flancos, estende-se lateralmente ao redor do abdome e se irradia para a virilha. A dor pode irradiar-se para os testículos nos homens e para os grandes lábios nas mulheres. Um desconforto constante e difuso no flanco é comum entre os episódios de cólica. A causa da dor intensa nos flancos como uma cólica é o hiperperistaltismo do músculo liso dos cálices, pelve e ureter, enquanto a causa da dor difusa possa ser obstrução aguda e distensão capsular renal. Sintomas gastrointestinais de náusea e vômito são comuns.

Um terço dos pacientes tem hematúria macroscópica, com ou sem coágulos de sangue na urina. Os sintomas de urgência urinária e polaciúria geralmente se desenvolvem conforme o cálculo se aproxima da bexiga. Histórico de febre e calafrios é altamente sugestivo de infecção concomitante; esses casos devem ser considerados como verdadeiras emergências urológicas.

Um paciente com cólica renal sente dor intensa e se debate ou retorce na maca, incapaz de encontrar uma posição confortável. Febre, se presente, é altamente sugestiva de infecção. O abdome deve ser auscultado e palpado em busca de sopros e frêmitos sobre a aorta abdominal e vasos ilíacos, pois as manifestações clínicas de aneurismas da aorta abdominal podem imitar as da cólica renal. Os pacientes normalmente se apresentam com dor intermitente que pode praticamente se resolver entre os episódios de desconforto intenso.

Diagnóstico Diferencial

Uma série de doenças clínicas pode produzir dor semelhante à da cólica renal (Quadro 89.3). Diagnósticos alternativos potencialmen-

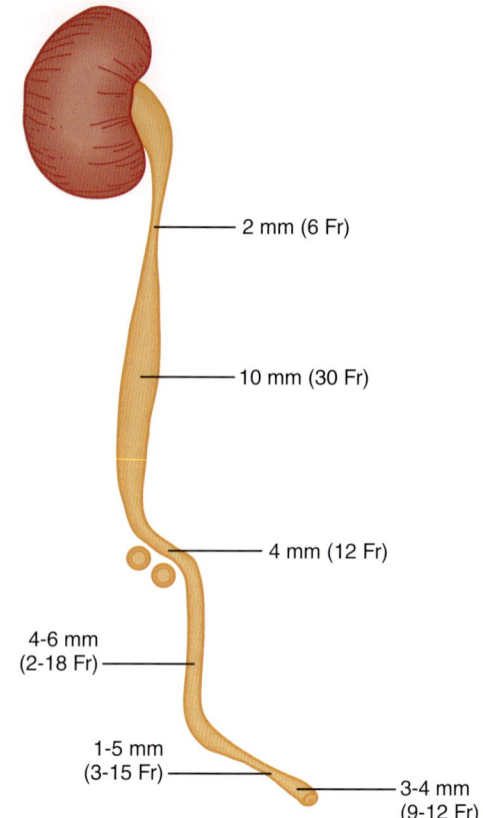

Fig. 89.4. Variações do calibre o ureter. *Fr*, tamanho da sonda. (Adaptado de: Eisendrath, Rolnick. Lich R Jr, et al.: Childhood disorders and diseases. In Harrison JH, et al., editors: Campbell's urology, vol 1, ed. 4, Philadelphia, 1978, WB Saunders.)

te graves ou fatais incluem embolia pulmonar, gravidez ectópica, obstrução intestinal, hérnia inguinal encarcerada, pancreatite, colecistite, trombose venosa renal, neoplasias renais malignas e infarto renal.[17a] Uma revisão de laudos de TC consecutivos de pacientes que se apresentaram no DE com dor aguda nos flancos demonstrou que os diagnósticos alternativos mais comuns eram doença biliar, apendicite, pielonefrite, cisto ovariano, massa renal e aneurisma da aorta abdominal (AAA), com e sem ruptura.

Exames Diagnósticos

Exame de Urina e Urocultura

Geralmente são encontradas hemácias na urina de pacientes com urolitíase. Contudo, a ausência de hemácias na urina não exclui o diagnóstico. Até 20% dos pacientes com urolitíase documentada não apresentam hematúria microscópica.[3] Além disso, não há nenhuma correlação entre o grau de obstrução e a ausência de hematúria.

Piúria estéril pode ocorrer na ausência de infecção como resultado de inflamação ureteral, mas a presença de uma ITU deve ser investigada caso outros sinais clínicos de infecção estejam presentes, como febre e calafrios. Um exame de urina com urocultura deve ser realizado a fim de verificar se há presença de piúria e bacteriúria e para avaliar os níveis de nitritos e de esterase leucocitária quando há suspeita de infecção.

O rim não produz urina com pH acima de 7,5 sob condições normais; portanto, um pH urinário de mais de 7,5 deve levantar suspeita da presença de organismos decompositores de ureia, como, por exemplo, *Proteus*. Acidose tubular renal e ingestão de álcalis absorvíveis também podem aumentar o pH urinário e devem ser considerados no diagnóstico diferencial. Um pH abaixo de 5 geralmente está associado à formação de cálculos de ácido úrico.

QUADRO 89.3

Diagnóstico Diferencial para Dor Associada à Urolitíase

DOENÇA UROLÓGICA
Trato Urinário Superior
Infarto renal
Tumores do parênquima renal
Tumores uroteliais
Necrose papilar
Pielonefrite
Hemorragia (coágulo sanguíneo)

Ureter
Tumores uroteliais
Hemorragia (coágulo sanguíneo)
Cirurgia prévia (p. ex., estenose)
Tumores metastáticos

Trato Urinário Inferior
Tumores uroteliais
Retenção urinária

DOENÇA NÃO UROLÓGICA
Intra-abdominal
Peritonite (principalmente apendicite)
Cólica biliar
Obstrução intestinal

Vascular
Aneurisma da aorta abdominal
Oclusão da artéria mesentérica superior

Retroperitoneal
Linfadenopatia retroperitoneal
Fibrose retroperitoneal
Tumor

Ginecológica
Câncer de colo do útero
Endometriose
Síndrome da veia ovariana

Musculoesquelética
Estiramento muscular ou lesão óssea

De: Lingeman J: Calculous disease of the kidney and bladder. Em Harwood-Nuss A, Linden CH, Sternbach G, et al., editors: The clinical practice of emergency medicine, ed 2, Philadelphia, 1996, JB Lippincott.

Outros Exames Laboratoriais

A verificação dos níveis de ureia e de creatinina sérica não é rotineira, mas deve ser realizada em pacientes que tenham cálculo renal em um rim único, em rim transplantado ou em caso de histórico de insuficiência renal. Em raras ocasiões, a urolitíase pode apresentar-se como insuficiência renal aguda resultante de obstrução de ambos os ureteres ou do ureter de um rim único. Uma contagem ligeiramente elevada de leucócitos em pacientes com cálculos renais pode ser resultante de desmarginação de neutrófilos pela dor aguda, mas esse não é um exame sensível e deve ser realizado somente em pacientes considerados infectados. Uma contagem de leucócitos significativamente elevada ou desvio à esquerda no diferencial sugere infecção ativa.

Exames de Imagem

Não são necessários exames de imagem em todos os pacientes que apresentam cólica renal, mas devem ser realizados quando os sinais

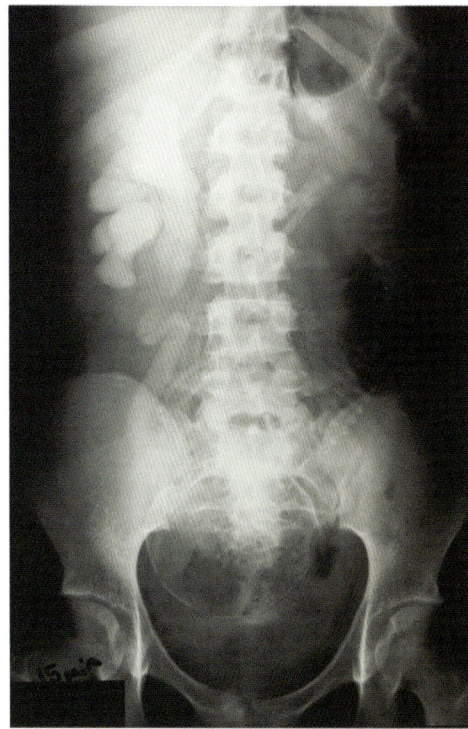

Fig. 89.5. Em uma mulher em final de gestação e com uma obstrução no rim esquerdo, esta pielografia intravenosa demonstra um nefrograma tardio. O rim direito apresenta hidronefrose fisiológica por compressão ureteral causada pela cabeça do feto.

e sintomas são atípicos e quando há dúvidas a respeito do diagnóstico, quando o paciente tem um rim único ou transplantado, ou quando há aparência toxêmica suspeita de alto grau de obstrução.

Radiografia de Rim, Ureter e Bexiga. Como exame de imagem inicial, a radiografia de rim, ureter e bexiga (RUB) oferece apenas evidência presumível de cálculos (especificidade de < 70%); portanto, deve ser acompanhado por um estudo mais definitivo ou deve ser evitada totalmente. Uma radiografia de RUB é o estudo radiográfico inicial padrão realizado antes da injeção de meio de contraste durante a pielografia intravenosa (Fig. 89.5 e 89.6). É de utilidade limitada quando feita de forma isolada, exceto se usada como uma imagem de controle depois que a TC já tenha identificado um cálculo radiopaco.

Pielografia Intravenosa. Pielografia intravenosa é uma modalidade de imagem para detectar cálculos renais, mas é raramente usada atualmente, pois a TC e a ultrassonografia se tornaram as modalidades de imagem de primeira linha. É bastante sensível, capaz de estabelecer o diagnóstico de doença de cálculo em 96% dos casos, e pode quantificar a presença e a gravidade da obstrução.

Tomografia Computadorizada. O exame de TC helicoidal (espiral) sem contraste intravenoso é a modalidade de exame de imagem-padrão nos Estados Unidos. Possui 98% de sensibilidade e 97% de especificidade, com um valor preditivo negativo de 97% na detecção de cálculos ureterais e obstrução ureteral.[18] Raramente, algumas pedras no rim podem ser radiolucentes (como as encontradas em pacientes portadores de HIV sob tratamento com inibidores de protease). Outras vantagens incluem sua capacidade de detectar cálculos de até 1 mm de diâmetro e oferecer visualização direta de condições complicadoras, como hidroureter, hidronefrose (Fig. 89.7) e edema ureteral.

A TC é superior a modalidades alternativas de imagem em sua capacidade de reconhecer outras patologias, como malignidade, abscesso renal e aneurisma de aorta abdominal. Outras vantagens incluem ausência de exposição a contraste, rápida duração do exame e facilidade de interpretação. Para pacientes com índice de

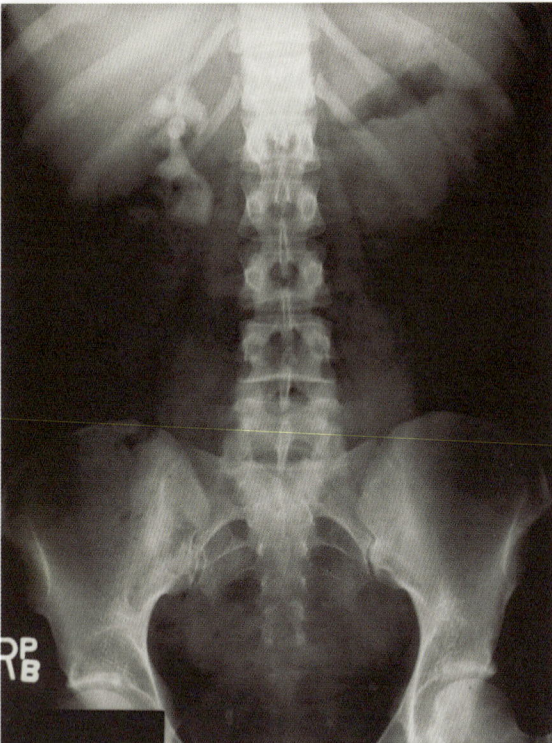

Fig. 89.6. Em uma mulher em final de gestação e com uma obstrução no rim esquerdo, esta pielografia intravenosa demonstra um nefrograma tardio. O rim direito apresenta hidronefrose fisiológica por compressão ureteral causada pela cabeça do feto.

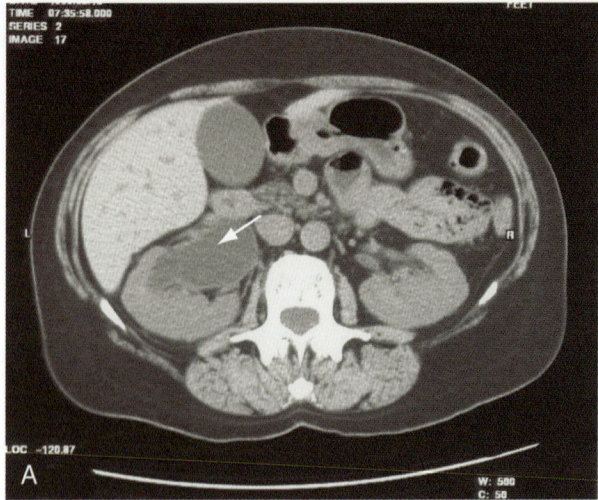

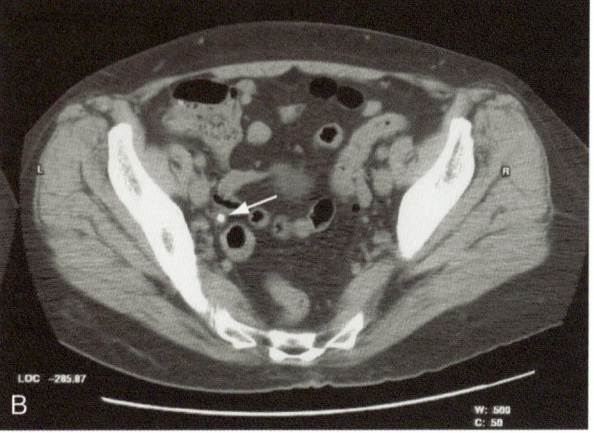

Fig. 89.7. TC obtidas de um paciente com cólica renal. **A**, Hidronefrose do lado direito. **B**, Cálculos ureterais à direita.

massa corporal menor que 30 kg/m², protocolos de baixas doses de radiação podem ser usados, ainda com sensibilidades e especificidades relatadas de mais de 90%.[15]

A maioria dos pacientes com histórico de nefrolitíase e quadro clínico compatível com cólica renal não deve ser submetida a qualquer forma de exame de imagem. Exames de imagem são adequados em pacientes com histórico de nefrolitíase que não melhoram com o tratamento, naqueles em que o exame de urina demonstra infecção, nos que possuem somente um rim ou um rim transplantado ou em quem se suspeita de outros diagnósticos além de cólica renal.[19]

Ultrassonografia. Em comparação com a TC, a ultrassonografia renal está associada a uma menor exposição cumulativa de radiação e demonstra resultados semelhantes em fatores como identificação de outros diagnósticos de alto risco com complicações, eventos adversos graves, escalas de dor, readmissão ao DE e internação.[20] É segura e fácil de ser realizada, mas é muito menos confiável do que a TC para detectar pequenos cálculos (< 5 mm de diâmetro) ureterais e do terço médio do ureter.[21] Embora tenha uma sensibilidade de apenas 45% na detecção de cálculos, o exame de ultrassom mostra hidronefrose com uma sensibilidade de 85% a 94% e especificidade de 100% (Fig. 89.8). É o exame de escolha para descartar a presença de hidronefrose em pacientes grávidas com pielonefrite, caso haja preocupação quanto a urolitíase, ou em pacientes obesos que não podem ser submetidos a uma TC.

Tratamento

A prioridade absoluta para um paciente com diagnóstico presumido de nefrolitíase é o controle adequado da dor. AINEs são os agentes de primeira linha, mas a administração parenteral geralmente é necessária devido a náusea e vômitos. Cetorolaco, 30 mg IV, ou diclofenaco, 75 mg via intramuscular (IM), oferecem analgesia rápida e efetiva e diminuem o espasmo ureteral e a pressão na cápsula renal ao reduzirem a TFG no rim obstruído. Dessa forma, deve-se ter cautela ao utilizar estes agentes em pacientes portadores de insuficiência renal ou úlcera péptica. Um narcótico IV, como fentanila (1-2 μg/kg) também é bastante eficaz em promover rápida analgesia. A combinação de AINES e opiáceos pode reduzir o tempo de permanência no DE. No paciente que não consegue tolerar líquidos orais, os fluidos IV e um antiemético, como ondansetrona, 4 mg IV, devem ser administrados. Não existem estudos que comprovem definitivamente que fluidoterapia de alto volume em pessoas com cólica renal aguda facilite a passagem do cálculo ou proporcione melhores resultados.[22]

Infecção concomitante com um cálculo obstrutivo e hidronefrose constitui uma verdadeira emergência urológica e pode requerer imediata intervenção urológica para colocação de *stents* ureterais e descompressão da pelve renal por meio de nefrostomia percutânea.

Seguimento

Indicações para Internação

A internação é recomendada para pacientes que estejam intensamente desidratados e que estejam sentindo dor ou tendo episódios de vômito contínuos ou para os que estão com uma infecção urinária subjacente (Quadro 89.4). Sepse e lesões renais são riscos que estão associados à presença de obstrução e infecção; portanto, esses pacientes requerem uma consulta urológica de emergência para avaliar a necessidade de intervenção cirúrgica para promover a drenagem e o alívio da obstrução. Se houver sinais de sepse (p. ex., taquicardia, febre, hipotensão, choque), deve ser administrado 1 g de ceftriaxona IV e deve-se realizar ressuscitação volêmica enquanto se aguarda a avaliação urológica.

Existem diversas estratégias de intervenção disponíveis ao urologista para tratamento de cálculos que não passam espontaneamente. O tratamento ideal depende do tamanho, da localização e da composição do cálculo. Ureteroscopia e litotripsia extracorpórea por ondas de choque (LECO) são as duas técnicas mais comumente utilizadas. Uma revisão Cochrane revelou que a remoção ureteroscópica de cálculos ureterais, comparada com a LECO, consegue eliminar mais cálculos e reduz a necessidade de novos tratamentos, mas está associada a um índice mais elevado de complicações e tempo mais longo de internação.[23] A nefrolitotomia percutânea, que estabelece um trato da pele até o sistema coletor, é utilizada para cálculos grandes ou duros demais para a realização de LECO ou ureteroscopia por removê-las diretamente da pelve renal.

QUADRO 89.4
Indicações para Internação de Pacientes com Urolitíase

ABSOLUTAS
Cálculo obstrutivo com sinais de infecção urinária
Náusea ou vômito incontroláveis
Dor intensa necessitando de analgésicos parenterais
Extravasamento urinário
Crise de hipercalcemia

RELATIVAS
Comorbidade significativa dificultando o tratamento ambulatorial
Obstrução de grande porte
Leucocitose
Rim único ou doença renal intrínseca
Fatores psicossociais que afetam adversamente o tratamento domiciliar

Tratamento Ambulatorial

A maioria dos pacientes com nefrolitíase pode ser tratada ambulatorialmente com segurança. Eles devem ser instruídos a retornar ao DE imediatamente em caso de dor incontrolável ou grave, náusea e vômitos persistente, febre ou calafrios ou dificuldade de urinar. A passagem espontânea geralmente ocorre em questão de 4 semanas após a manifestação dos sintomas. Pacientes que têm cálculos pela primeira vez ou aqueles cujos cálculos não passaram por análise química devem coar toda a urina ou simplesmente urinar em um recipiente de vidro; o cálculo deve ser visível no fundo. O cálculo pode ser enviado para o urologista que acompanha o caso para análise. Se o cálculo não for expelido em 4 semanas, é indicada intervenção em decorrência do risco de complicações como estenose ureteral e aumento da deterioração da função renal. O paciente deve ser instruído a beber uma quantidade moderada de líquidos, tomar analgésicos conforme a necessidade em caso de dor e praticar atividades de acordo com seu nível de tolerância.

Terapia médica expulsiva é outra modalidade de tratamento potencialmente útil para controle de cálculos ureterais distais menores que 10 mm. Antagonistas α1 (p. ex., tansulosina, 0,4 mg por via oral ao dia) e bloqueadores do canal de cálcio (p. ex., nifedipino XR 30 mg por via oral ao dia) facilitam a expulsão de cálculos distais e reduzem o tempo até a passagem espontânea do cálculo ao bloquear a contração do músculo liso ureteral, melhorando o movimento anterógrado do cálculo.[24] Embora ambos tenham demonstrado aumentar o índice de expulsão de cálculos, existem mais evidências em relação aos alfabloqueadores. Uma recente revisão Cochrane concluiu que alfabloqueadores reduzem os episódios de cólica, a necessidade de medicação analgésica e a internação.[25] Efeitos colaterais leves, como tontura, palpitações, dores de cabeça, rinite, ejaculação retrógrada, fadiga e astenia, reações cutâneas e hipotensão postural raramente requerem interrupção do tratamento.

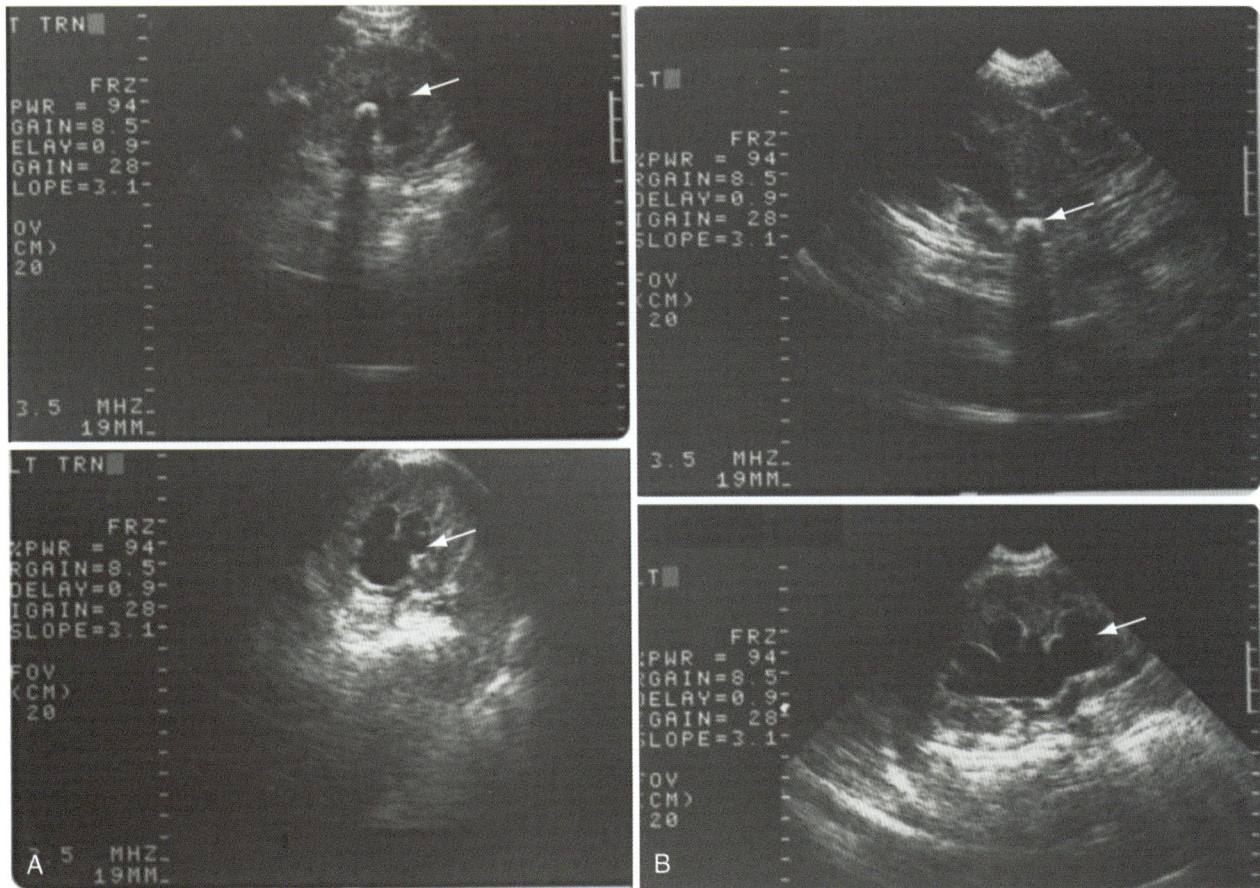

Fig. 89.8. A, Imagens ultrassonográficas do rim de um paciente com cólica renal. São visualizadas hidronefrose e calcificação com uma sombra acústica. **B**, Imagens ultrassonográficas do rim de um paciente com cólica renal. O eixo curto revela um cálculo no rim e hidronefrose.

TABELA 89.9
Diferenciação Entre as Causas Comuns de Escroto Agudo

PARÂMETRO	TORÇÃO TESTICULAR	TORÇÃO DE APÊNDICE	EPIDIDIMITE
Idade	< 1 ano, puberdade	7 a 14 anos	Adultos
Manifestação	Horas	1-2 dias	Dias a semanas
Local da dor	Todo o testículo	Polo superior	Epidídimo
Posição do testículo	Testículo elevado Alinhamento transverso	Posição normal Alinhamento vertical	Posição normal Alinhamento vertical
Sintomas sistêmicos	Náusea, vômito	Nenhum	Possivelmente febre
Reflexo cremastérico	Não	Intacto	Intacto
Piúria	Raramente	Não	Sim
Achados ultrassonográficos	Difusamente hipoecoico Testículos assimétricos Fluxo normal ou reduzido Distorção do cordão espermático	Focalmente hipoecoico Testículos simétricos Fluxo normal	Epidídimo hipoecoico Testículos simétricos Fluxo aumentado
Tratamento	Cirurgia	De suporte	Antibióticos; pré-puberdade: somente de apoio

Observação: Nenhum achado específico em pacientes com escroto agudo pode diferenciar com segurança torção de outros transtornos. Quando torção é uma possibilidade diagnóstica, imediata consulta urológica e outros exames são obrigatórios.

Tanto a Associação Urológica Europeia (EAU) quanto a Associação Urológica Americana (AUA) recomendam alfabloqueadores para a expulsão de cálculos ureterais distais quando não há indicação para remoção cirúrgica imediata da pedra.[26]

CÁLCULOS VESICAIS (DA BEXIGA)

Aproximadamente 5% dos cálculos têm como origem a bexiga. Cálculos na bexiga ocorrem quase exclusivamente em homens idosos, geralmente como complicação de uma infecção de urina residual na bexiga com organismos decompositores de ureia ou SVD permanente. Outros transtornos que predispõem à formação de cálculos na bexiga incluem obstrução do colo da bexiga (geralmente secundária à hiperplasia prostática), bexiga neurogênica, divertículos vesicais, danos causados por irradiação e esquistossomose.

Características Clínicas

Pedras na bexiga causam dor ao urinar e hematúria. O paciente pode relatar uma súbita interrupção do jato urinário, o que é altamente sugestivo de pedra vesical que obstrui intermitentemente a saída da bexiga. Polaciúria, urgência miccional e disúria são descritas por até 50% dos pacientes, sendo comum a presença de ITUs.

O exame físico raramente tem utilidade; o exame retal pode revelar próstata alargada ou malignidade prostática. Tônus inadequado do esfíncter pode sugerir bexiga neurogênica.

Exame Diagnóstico

O exame de urina geralmente revela piúria, bacteriúria e hematúria. Radiografias simples da pelve revelam cálculo na bexiga em 50% dos casos. Tomografias com contraste podem demonstrar alterações obstrutivas nos tratos urinários altos ou divertículos na bexiga. A ultrassonografia também é útil no diagnóstico de cálculos na bexiga.

Tratamento

Cirurgia é, atualmente, o padrão-ouro de tratamento. Dependendo do tamanho do cálculo, utiliza-se uma abordagem endoscópica ou aberta.

DOR ESCROTAL AGUDA

As causas mais comuns de dor escrotal aguda são a epididimite e torções do testículo e do apêndice testicular (Tabela 89.9). Um atraso no tratamento de torção testicular de mais de 6 horas está associado ao aumento do risco de perda do testículo e infertilidade (Fig. 89.9). O Quadro 89.5 apresenta uma série de outros transtornos que podem apresentar-se como dor escrotal. Alguns são condições cirúrgicas emergenciais, como gangrena de Fournier e hérnias encarceradas, enquanto outros requerem tratamentos menos invasivos e menos emergenciais, como antibióticos para epididimite e observação para casos de massas benignas ou torção do apêndice dos testículos.

A Fig. 89.10 demonstra a anatomia do escroto e do testículo. Um escroto normal é relativamente simétrico, e ambos os testículos têm massas e volumes iguais. O testículo esquerdo muitas

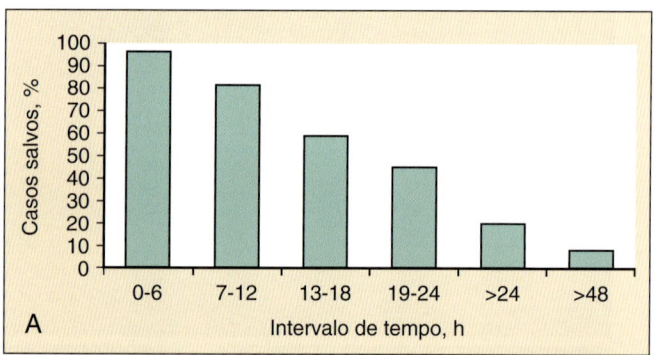

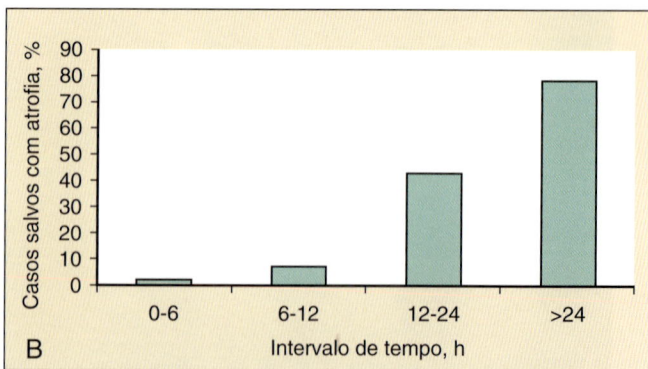

Fig. 89.9. Índices de salvamento e atrofia testicular em relação ao tempo na torção testicular. **A**, Salvamento cirúrgico imediato (precoce) após a torção. **B**, Subsequente atrofia de testículos salvos cirurgicamente após torção em diversos intervalos de tempo. (De: Visser AJ, Heyns CF: Testicular function after torsion of the spermatic cord. BJU Int 92:200–203, 2003.)

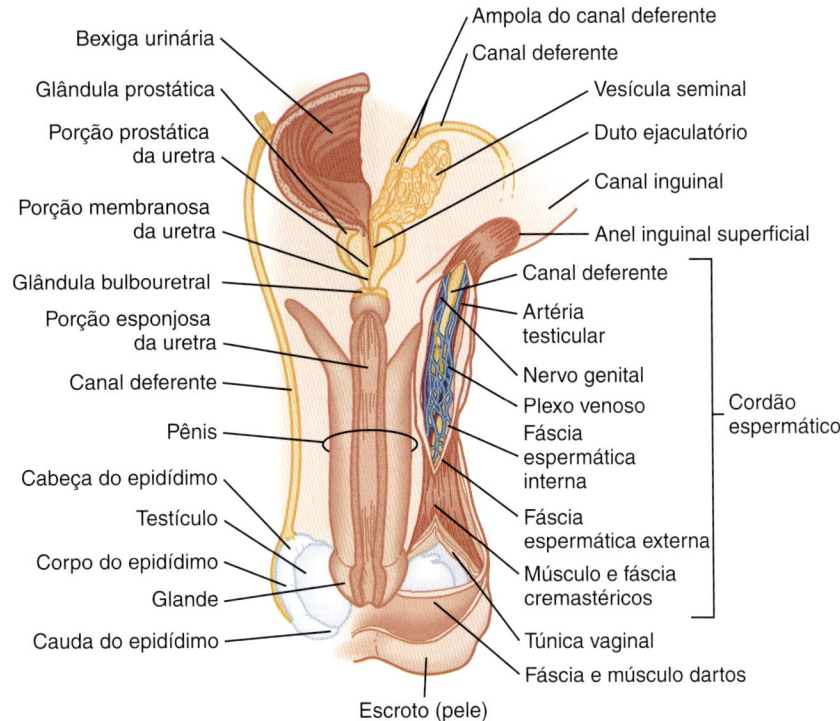

Fig. 89.10. Testículos, epidídimo, canal deferente, e glândulas do sistema reprodutor masculino. (De: Seeley RR, et al., editors: Anatomy and physiology, New York, 1989. McGraw-Hill.)

QUADRO 89.5
Causas de Edema Escrotal Agudo

RECÉM-NASCIDOS
Hérnia
Hidrocele

CRIANÇAS
Hérnia
Torção
Epididimite

ADOLESCENTES
Epididimite
Torção
Trauma

ADULTOS
Epididimite
Hérnia
Trauma
Tumor
Torção
Gangrena de Fournier

Transtornos Específicos

Torção Testicular

Torção testicular está presente em 3% a 17% das crianças que dão entrada no DE com dor escrotal. Possui incidência bimodal, no primeiro ano de vida e na puberdade, quando o rápido aumento do volume testicular predispõe o testículo a torções (Fig. 89.11). Até 40% dos casos ocorrem em adultos. É mais comum nos meses de inverno, provavelmente pelo fato de que baixas temperaturas ambientes induzem a contração dos músculos cremastéricos.

Com a torção, um defeito congênito do testículo resulta em rotação testicular anormal durante a contração cremastérica. Isto faz que o cordão espermático se retorça, resultando em obstrução da drenagem venosa, subsequente comprometimento do fluxo arterial e isquemia testicular. Torção decorrente do defeito congênito mais comum lembra o badalo de um sino tocando – daí a descrição da chamada malformação em badalo de sino.

O salvamento testicular depende do grau da torção e da duração da isquemia. Torções que chegam ao DE dentro de 6 horas estão associadas a índices de salvamento testicular de 80% a 100%, enquanto na persistência dos sintomas por mais de 6 horas, esses índices são de até 44%.[27]

Características Clínicas. Os pacientes normalmente relatam uma dor súbita de intensidade rapidamente progressiva no escroto, hipogástrio ou área inguinal que os acorda do sono ou se desenvolve muitas horas depois de atividades físicas. Embora um tempo curto entre a manifestação dos sintomas e a apresentação favoreça torção, isso não pode ser confiavelmente usado para diferenciar entre outras causas de dor escrotal. Em um estudo de grande escala, 72% dos pacientes com torção se apresentaram mais de 12 horas após a manifestação de seus sintomas.[28] Até 29% dos pacientes com torção testicular descrevem dores semelhantes no passado, causadas por torção intermitente prévia em um testículo com predisposição. Os pacientes geralmente relatam náusea e vômito ou dor abdominal causada pela estimulação reflexa do gânglio celíaco.[28] Pelo fato de que até 10% dos casos de torção podem apresentar-se com dor abdominal e nenhuma dor escrotal, o escroto deve ser examinado em todos os pacientes que se apresentem com dor abdominal.

vezes é maior que o direito, pois seu fluxo sanguíneo drena para a veia cava, grande e de baixa pressão, enquanto o direito drena para a veia renal, menor e de maior pressão. Um testículo normal se encontra no eixo vertical com uma ligeira inclinação para a frente e o epidídimo fica acima do polo superior, na posição posterolateral. O epidídimo está localizado posterolateralmente em relação ao testículo e normalmente não é doloroso nem endurecido. O reflexo cremastérico é desencadeado ao tocar ou beliscar o aspecto interno da coxa; uma elevação de mais de 0,5 cm do testículo ipsilateral é considerada como evidência de reflexo normal. Esse reflexo normalmente está ausente em 50% dos bebês do sexo masculino menores de 30 meses.

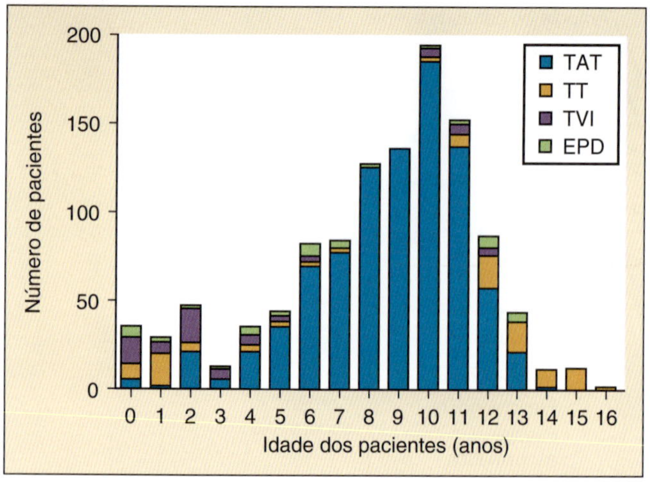

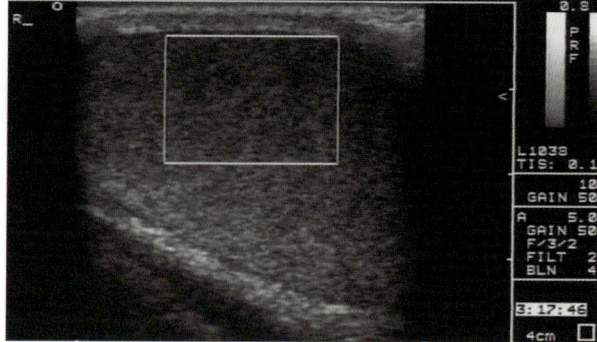

Fig. 89.11. Distribuição de idade de meninos com torção do apêndice testicular (TAT), torção testicular (TT), inflamação da túnica vaginal (ITV), e epididimite (EPD). (De: Yang C, Song B, Liu X, et al.: Acute scrotum in children: an 18-year retrospective study. Pediatr Emerg Care 27:270-274, 2011.)

Fig. 89.12. Imagem de ultrassom com Doppler mostrando um testículo sem nenhum fluxo como resultado de torção (*quadrado branco*). OK? (De: Blaivas M, Brannam L: Testicular ultrasound. Emerg Med Clin North Am 22:723-748, 2004.)

Uma história de trauma escrotal reduz a probabilidade de que um paciente esteja com torção testicular; contudo, aproximadamente 10% dos pacientes com torção testicular relatam trauma contuso prévio no escroto.[29] Nestes casos, os sintomas de torção geralmente são erroneamente atribuídos ao trauma em si, postergando o diagnóstico e piorando o índice de salvamento testicular.

O exame físico é muito mais confiável do que a história para a determinação da presença de torção testicular. O reflexo cremastérico geralmente está ausente em pacientes com torção; contudo, sua presença não pode ser usada para descartar torção. Pacientes com torção frequentemente têm um testículo firme e sensível que pode estar mais alto do que o testículo contralateral devido ao encurtamento do cordão espermático conforme este se retorce. Essa torção também pode deixar o testículo na posição transversal e deslocar o epidídimo de sua localização usual ao longo do aspecto posterior do escroto. Geralmente, o escroto do paciente está tão inchado e doloroso que é impossível realizar um exame físico completo. Após 24 horas, o exame físico não é particularmente útil, pois muitos dos achados mencionados anteriormente não estão mais presentes.

Diagnóstico Diferencial. Não há um achado da história ou do exame físico que diferencie com precisão ou confiabilidade a torção de outros transtornos (Tabela 89.9). Qualquer paciente com manifestação aguda de dor escrotal em que o diagnóstico de torção não pode ser descartado deve ser submetido a outros exames diagnósticos.

Exame Diagnóstico

Exame de urina. Em pacientes em que a história e os achados do exame físico sejam altamente sugestivos de torção, se faz necessária uma consulta de emergência com o cirurgião. Se o diagnóstico for ambíguo, testes complementares devem ser realizados a fim de determinar a causa da dor. Embora resultados do exame de urina que sugerem infecção sejam compatíveis com uma epididimite, esses achados também podem ser observados em pacientes com torção e ITU concomitante.

Exames de Imagem. Ultrassonografia para torção testicular apresenta uma sensibilidade de 64% a 100% e uma especificidade de 97% a 100%.[30,31] O testículo torcido normalmente se apresentará hipoecoico e aumentado (Fig. 89.12). Achados falso-negativos ocorrem quando o testículo é examinado no início do curso da doença, quando ainda há fluxo sanguíneo com torção intermitente. O exame do cordão espermático em busca de torções, em vez do exame do testículo em si, demonstrou reduzir a frequência desses resultados falso-negativos.

Técnicas de Doppler colorido podem aumentar a especificidade das imagens de ultrassom para 100% ao demonstrarem redução do fluxo sanguíneo no testículo afetado. Exames de Doppler podem ser mais difíceis de interpretar em crianças menores, pois o fluxo sanguíneo é fisiologicamente baixo nos testículos de crianças na fase pré-puberal. Até 50% dos meninos menores de 8 anos de idade não demonstram fluxo intratesticular.[32] Esta hipovascularidade pode resultar em diagnósticos falso-positivos, que poderiam potencialmente levar a explorações cirúrgicas desnecessárias. A comparação com o testículo contralateral pode ajudar a evitar esse erro diagnóstico; assim como em pacientes normais, o fluxo sanguíneo para os dois testículos será semelhante.

A aparência do testículo no Doppler colorido depende do grau de torção do cordão espermático. Com 180 graus ou menos de torção do cordão, o fluxo venoso do testículo cessa, mas o fluxo arterial persiste. Isso leva a edema do testículo no ultrassom, que pode ser mal interpretado como incompatível com torção. Em compensação, com mais de 180° de torção do cordão, o fluxo arterial também cessa, levando à ausência de sinal do Doppler no ultrassom.

A ecogenicidade do parênquima no ultrassom pode ajudar a predizer a viabilidade do testículo. Uma textura homogênea do eco do parênquima foi associada a uma maior probabilidade de salvação do testículo. Uma revisão retrospectiva de 25 casos de torção testicular revelou uma taxa de recuperação zero em testículos com ecogenicidade heterogênea.[33] No futuro, a aparência do parênquima poderá ajudar a determinar quais pacientes são candidatos adequados para cirurgia de emergência.

O exame de imagem ultrassonográfica com Doppler colorido oferece a vantagem de ser um exame rápido e barato, prontamente realizável no ambiente de emergência. É útil quando demonstra torção em pacientes com achados ambíguos na história e no exame físico, porém não apresenta sensibilidade suficiente para descartar o diagnóstico de torção. Uma análise de 669 ultrassonografias escrotais revelou um valor preditivo negativo de 98% para torção.[26] O urologista deve avaliar qualquer paciente cujos achados ultrassonográficos sejam negativos, mas com história e achados físicos sugestivos de torção. Além disso, o exame ultrassonográfico jamais deve postergar a avaliação do urologista em qualquer paciente com provável torção.

Exame de ressonância magnética (RM) e varredura de radionuclídeo do escroto também têm sido usados para diagnosticar torção testicular, mas são muito demorados. Eles têm sido geralmente substituídos pelo ultrassom.

Tratamento. O primeiro passo no tratamento de suspeita de torção testicular é a consulta imediata com o urologista. Quanto mais tempo o cordão espermático permanecer retorcido, menor a probabilidade de salvação do testículo. Além disso, a consulta precoce permite que o urologista acompanhe o paciente na ultrassonografia – se conseguirem ser feitas as imagens – onde as imagens podem ser revistas em tempo real com o radiologista. Após a consulta, estabelece-se um acesso venoso, proporcionando analgesia sistemicamente ou mediante o bloqueio do cordão espermático.

Se não houver urologista disponível imediatamente, deve-se tentar corrigir a torção manualmente. O paciente deve sentir alívio quando o operador gira o testículo afetado afastando-o da linha média, como se estivesse virando páginas de um livro. Se esta manobra for bem-sucedida, os pacientes devem relatar melhora imediata dos sintomas. Se apenas alívio parcial da dor for sentido, deve-se tentar a correção da torção além de 360 graus, pois pode haver um grau de rotação maior. Se a dor aumentar ou se não houver alívio, considere reverter a direção da redução, pois até um terço dos casos pode ser torcionado lateralmente. O uso de ultrassom pode ajudar a orientar este procedimento. Se houver tentativa de corrigir manualmente a torção, um bloqueador de cordão espermático ou analgésicos sistêmicos devem ser administrados (Fig. 89.13). Além disso, a avaliação do urologista nunca deve ser postergada para realizar este ou qualquer outro teste ou manobra.

CORREÇÃO MANUAL DE TORÇÃO TESTICULAR

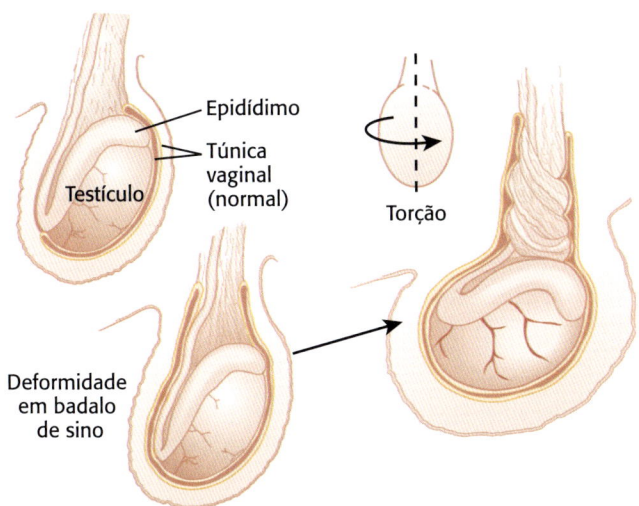

A. Anatomia da torção testicular. A torção testicular ocorre quando o testículo se enrosca dentro da túnica vaginal. Pacientes com a deformidade em badalo de sino (ou seja, fusão incompleta da túnica ao longo do epidídimo, resultando na adesão incompleta do testículo ao escroto) estão sob maior risco.

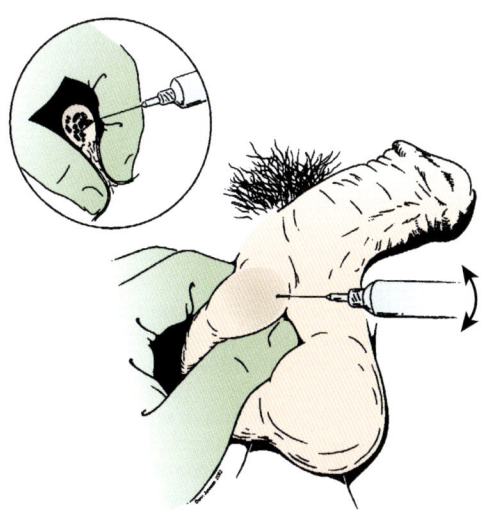

B. Bloqueio do cordão espermático. Segure o cordão espermático entre o polegar e o indicador. Use uma agulha de 30 *gauge* para infiltrar todo o corte transversal do cordão espermático e suas bordas com anestésico. Isto causará um abaulamento visual do segmento selecionado do cordão. Massageie delicadamente esta protuberância para espalhar o anestésico. Normalmente, são necessários aproximadamente 10 mL.

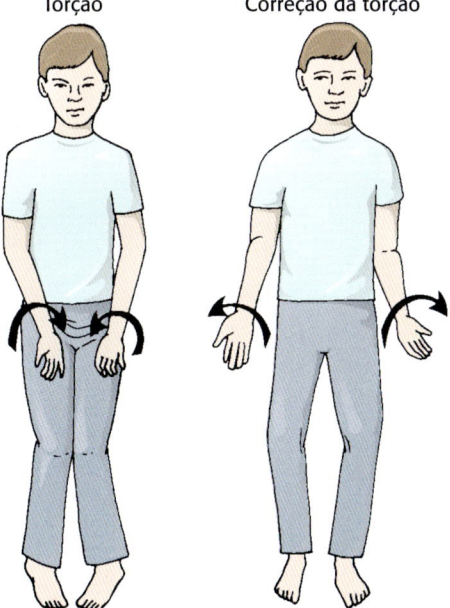

C. A torção testicular ocorre mais comumente na direção medial. Inicialmente, tente corrigir a torção girando o testículo para fora, em direção à coxa. Esta manobra certo é mais eficaz quando tentada nas primeiras horas de torção, antes da manifestação de inchaço escrotal significativo. Narcóticos intravenosos (p. ex., fentanila) podem ser administrados ou pode-se realizar o bloqueio de cordão antes de tentar corrigir a torção.

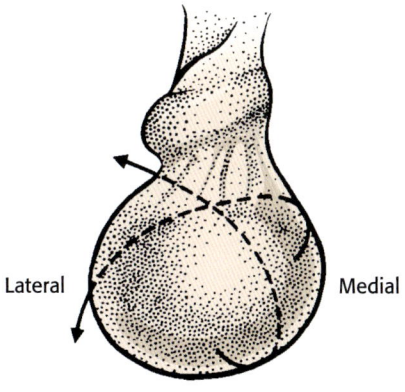

D. Manobra de correção da torção. A correção da torção testicular pode requerer rotação do testículo através de dois planos. Para liberar o músculo cremastérico, gire o testículo na direção caudal para craniana simultaneamente com uma rotação medial para lateral. Aqui, o testículo direito é ilustrado.

Fig. 89.13. Correção manual de torção testicular. (Adaptado de: Roberts J, Custalow CB, Thomsen TW, editors: Roberts and Hedges'clinical procedures in emergency medicine, ed. 6, St. Louis, 2014, Elsevier Health Sciences.)

Independentemente do resultado da correção manual da torção ou da duração dos sintomas antes da apresentação, os pacientes ainda requerem avaliação cirúrgica. O cirurgião pode confirmar a redução e estabilizar os testículos através de orquidopexia. Mesmo para sintomas de mais de 24 horas de duração, o salvamento testicular é possível para torção incompleta, e a orquidopexia pode ajudar a prevenir recorrências. A remoção de testículos necróticos acelera a recuperação.

Seguimento. O rápido diagnóstico de torção testicular é essencial e deve ser acompanhado por exploração escrotal emergencial e orquidopexia bilateral, se necessário. Perda do testículo é normalmente o resultado de demora em procurar atendimento médico. Contudo, quase 30% dos casos em que não se consegue salvar o testículo são atribuídos a erros de diagnóstico, e outros 13% a atrasos no tratamento depois de ter sido dado o diagnóstico correto. Erros de diagnóstico praticamente universalmente levam a orquiectomia e representam uma fonte comum de litígios.

Torção dos Apêndices do Testículo

Um escroto normal possui vários apêndices que também podem torcer e se tornar isquêmicos, com consequente dor escrotal. Este processo é mais comum entre os 7 e os 14 anos de idade, com média de idade de 10 anos. Em análises retrospectivas, torção de apêndice equipara-se à epidídimo-orquite como a causa mais comum de escroto agudo.

O apêndice testicular, um resquício do duto paramesonéfrico, está presente em 92% dos pacientes. Está localizado no aspecto superior do testículo, entre este e o epidídimo (Fig. 89.14). Este apêndice é suscetível a torções devido ao seu formato pedunculado. Após vários dias de isquemia causada pela torção, ele sofre necrose, com eventual reabsorção. Sua perda não afeta permanentemente a fertilidade nem tem qualquer impacto nas estruturas circundantes.

Características Clínicas. Assim como na torção testicular, pacientes com torção de um apêndice se queixam de dor escrotal, mas relatam sintomas mais leves, com uma manifestação mais gradativa. Eles relatam náusea, vômito, sintomas urinários ou episódios anteriores de dor semelhante menos comumente do que os pacientes com torção testicular. Eles normalmente demoram mais para procurar atendimento médico do que os pacientes com torção testicular, geralmente após 48 horas do início dos sintomas.

No exame físico, a torção do apêndice testicular leva à formação de um nódulo duro e sensível de 2 a 3 mm no pólo superior do testículo. Diferentemente da torção testicular, o testículo inteiro não fica doloroso. O testículo também não apresenta alteração no seu tamanho geral, e o escroto normalmente não aumenta de tamanho até as fases mais finais da doença. O reflexo cremastérico normalmente permanece intacto. Sob transiluminação, o apêndice isquêmico pode raramente ser visto como um ponto azul.

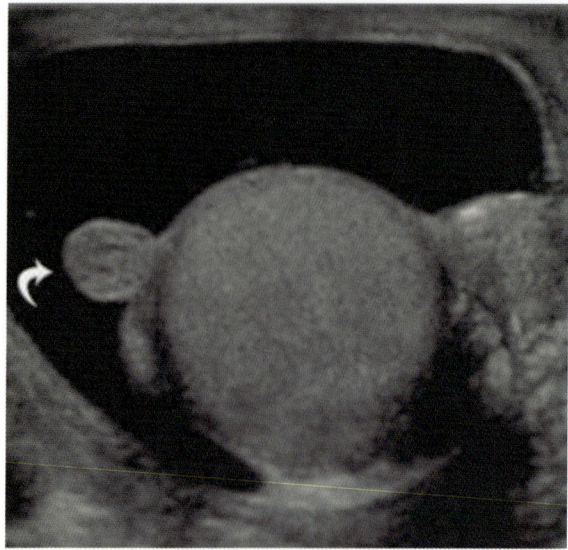

Fig. 89.15. A imagem transversa de ultrassom mostra uma massa hiperecoica (*seta curva*) com minúsculas áreas hipoecoicas centrais adjacentes ao testículo esquerdo e epidídimo com hidrocele reativa e leve espessamento da parede escrotal. (De: Mirochnik B, Bhargava P, Dighe MK, Kanth N: Ultrasound evaluation of scrotal pathology. Radiol Clin North Am 50:317-332, 2012.)

Exame Diagnóstico. O exame de urina não demonstra evidência de infecção. No exame de ultrassom, o apêndice sob torção parecerá hipoecoico. O ultrassom com Doppler colorido pode demonstrar fluxo reduzido em apêndices normais e torcidos. Com a torção do apêndice, há a presença de um nódulo esférico hipoecoico com um diâmetro de mais de 5 mm sobre o aspecto superior do testículo (Fig. 89.15).

Tratamento e Seguimento. Se for descartada a presença de torção testicular, a excisão cirúrgica do apêndice raramente é

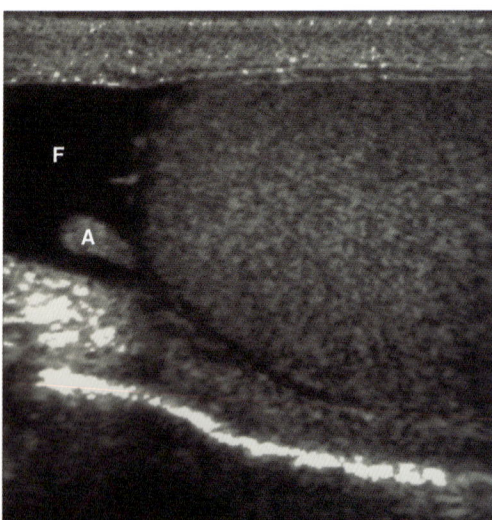

Fig. 89.14. Imagem de ultrassom mostrando apêndice testicular (A) cercado por hidrocele (F). (De: Blaivas M, Brannam L: Testicular ultrasound. Emerg Med Clin North Am 22:723-748, 2004.)

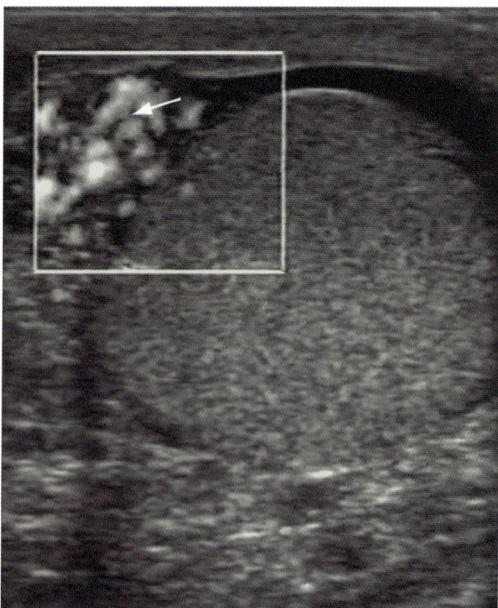

Fig. 89.16. Ultrassom do testículo mostrando epidídimo aumentado e maior fluxo de sangue na imagem de ultrassom com Doppler (*quadrado branco*). (De: Blaivas M, Brannam L: Testicular ultrasound. Emerg Med Clin North Am 22:723-748, 2004.)

necessária. O tratamento consiste de suporte escrotal, gelo e AINEs. Pode-se esperar que a resolução dos sintomas ocorra em 7 a 10 dias. A excisão cirúrgica é reservada para casos de dor incontrolável.

Epididimite

Epididimite é a doença inflamatória intraescrotal mais comum. A maioria dos casos ocorre em homens entre os 18 e 35 anos de idade, mas a doença pode afetar indivíduos do sexo masculino de qualquer idade. É incomum na fase pré-puberal. Se não tratada, a epididimite pode levar à orquite, abscesso testicular e, raramente, sepse.

O epidídimo é uma área tubular firmemente enrolada ao longo do aspecto posterior dos testículos, onde o esperma amadurece antes de se conduzir para o canal deferente. O epidídimo fica infectado quando organismos são transportados de forma retrógrada do canal deferente. Com a infecção, o testículo ipsilateral também é comumente envolvido, uma condição conhecida como orquiepididimite.

A rota comum da infecção é extensão local, principalmente proveniente de infecções da uretra (patógenos transmitidos sexualmente) ou da bexiga (patógenos urinários). Os organismos específicos envolvidos na infecção dependem da atividade sexual do paciente. Embora a literatura descreva classicamente homens abaixo de 35 anos de idade, que são propensos a infecções por *C. trachomatis* e *N. gonorrhoeae*, todos os homens sexualmente ativos, independentemente da idade, estão sob risco de adquirir epididimite por esses organismos. Epididimite aguda causada por enteropatógenos transmitidos sexualmente ocorre em homens que são os parceiros ativos durante relações sexuais anais. Outras causas raras de epididimite incluem infecções por *M. tuberculosis, Treponema pallidum*, fungos; uso de amiodarona e condições inflamatórias sistêmicas, como a doença de Behçet.

Em homens de mais de 35 anos de idade, os patógenos do trato urinário tornam-se a causa predominante de epididimite. Diferentemente dos pacientes mais jovens, os homens mais velhos com epididimite tendem a apresentar alterações do trato urinário que os predispõem a estas infecções. Mais de 50% dos homens acima dos 60 anos de idade com epididimite possuem obstrução do trato urinário inferior. Homens mais velhos também são mais propensos a ter prostatite concomitante, hipertrofia prostática benigna (HPB), imunossupressão ou doença sistêmica, ou ainda de terem sido submetidos a instrumentação ou cateterização urinária recente.

Epididimite em crianças é normalmente idiopática, embora crianças também possam ter anomalias geniturinárias congênitas que os predispõem a infecções recorrentes. A anormalidade mais comumente associada é bexiga neurogênica, que produz aumento da pressão durante a micção e refluxo para dentro dos dutos ejaculatórios. Em bebês, causas bacterianas são mais comuns.

Características Clínicas. Pacientes com epididimite sentem dor escrotal de manifestação progressiva, o que com que se apresentem mais tarde no decorrer do curso clínico do que os pacientes com torção. Inicialmente, esta dor pode localizar-se no hipogástrio ou nos flancos, causada por inflamação do canal deferente. Febre é incomum. Nos estágios iniciais da doença, a dor fica confinada ao epidídimo, mas se espalha rapidamente para o testículo ipsilateral. Mais adiante no curso da doença, o escroto pode tornar-se edemaciado, eritematoso e extremamente sensível. O testículo localiza-se na sua posição anatômica normal, com reflexo cremastérico intacto. Embora o sinal de Prehn – diminuição da dor com a elevação do escroto – tenha sido divulgado como indicativo de epididimite, possui pouca sensibilidade e especificidade. Apenas 10% dos pacientes com epididimite por organismos transmitidos sexualmente apresentam sintomas de uretrite ou secreção uretral no momento do exame. Nenhum fator histórico ou achado físico demonstrou a capacidade de diferenciar torção de epididimite com confiança.

Exame Diagnóstico. O diagnóstico de epididimite é normalmente feito com base em achados compatíveis do exame físico e confirmado por exames laboratoriais. O exame de urina normalmente demonstra evidência de piúria. Se os pacientes estiverem sob risco de DST, uma amostra de esfregaço uretral ou da primeira urina do dia deve ser testada quanto à presença de *C. trachomatis* e *N. gonorrhoeae*; ensaios de reação em cadeia da polimerase (PCR) e outros testes de amplificação de ácido nucleico têm a maior sensibilidade e devem ser usados quando houver disponibilidade. Estudos sugeriram que este exame é subutilizado, sendo que menos de 10% dos adultos com epididimite são submetidos a exames de DSTs.[34]

Leucocitose pode estar presente, mas trata-se de um achado inespecífico e não diferencia epididimite de torção. Em crianças em fase pré-puberal, o exame de urina e a cultura urinária raramente são positivas; uma revisão retrospectiva de 73 crianças com epididimite demonstrou bacteriúria em apenas uma criança.[35] Entretanto, nestes pacientes, as culturas de urina ainda devem ser obtidas a fim de descartar infecção bacteriana, pois infecções bacterianas não tratadas podem levar a complicações em longo prazo.

Pelo fato de que a história e as características do exame físico não podem distinguir confiavelmente torção de epididimite ou outras doenças, apresentações ambíguas de epididimite *versus* torção testicular devem ser avaliadas utilizando-se ultrassom testicular com Doppler. No ultrassom, epidídimos inflamados parecem aumentados e hipoecoicos (Fig. 89.16). Contudo, uma minoria de pacientes com torção tem fluxo preservado que pode parecer semelhante ao da epididimite; nestes casos, a presença de distorção do cordão espermático, indicativa de torção, deve ser verificada.

Crianças em fase pré-puberal com epididimite recorrente devem ser submetidas a ultrassonografia e cistografia para identificar possíveis anormalidades subjacentes do trato urinário. Sua identificação é importante para reduzir o risco de inflamação futura.

Tratamento. Antibióticos empíricos são selecionados de acordo com a idade e o histórico sexual do paciente, além de qualquer anormalidade ou instrumentação anterior do trato geniturinário (Tabela 89.10). O tratamento se concentra em curar a infecção, melhorar os sintomas, prevenir a transmissão e reduzir futuras complicações.

Em pacientes com suspeita de infecção adquirida sexualmente, devem ser administrados 250 mg de ceftriaxona IM para tratar possíveis infecções por *N. gonorrhoeae*. Conjuntamente, deve-se prescrever 100 mg de doxiciclina por via oral duas vezes ao dia por 10 a 14 dias para tratar infecções por *C. trachomatis* ou *Ureaplasma urealyticum*.[36] O tratamento de parceiros sexuais deve ser feito, mesmo que a cultura da amostra do parceiro não demonstre crescimento.

TABELA 89.10
Tratamento de Epididimite

MEDICAMENTO DE ESCOLHA	DOSE E VIA DE ADMINISTRAÇÃO	REGIME(S) ALTERNATIVO(S)
EPIDIDIMITE PRESUMIVELMENTE ADQUIRIDA SEXUALMENTE		
Ceftriaxona *seguida por*	250 mg IM uma vez	
Doxiciclina	100 mg VO 2x/dia por 10 dias	
EPIDIDIMITE PRESUMIVELMENTE NÃO ADQUIRIDA SEXUALMENTE[a]		
Levofloxacino	500 mg VO ao dia por 10 dias	Ofloxacino, 300 mg VO 2x/dia por 10 dias
Pré-puberdade		
	Somente cuidados de suporte	Obter cultura da urina; administrar antibióticos somente se a cultura for positiva

IM, por via intramuscular; *VO*, por via oral.
[a]Ajustar a terapia antibacteriana de acordo com os resultados da cultura da urina.

Em pacientes com infecções por organismos entéricos, recomendam-se 500 mg de levofloxacino por via oral uma vez ao dia ou 300 mg de ofloxacino por via oral a cada 12 horas. Se o paciente está sob alto risco de infecções sexualmente transmissíveis e organismos entéricos, o tratamento deve incluir ceftriaxona e fluoroquinolonas. A despeito da ausência de evidência que corrobore algum benefício, também recomendamos repouso absoluto, elevação escrotal, analgésicos e bolsas de gelo.

A maioria dos casos de epididimite pediátrica é idiopática, não sendo recomendados antibióticos rotineiramente. Devem-se obter amostras de urina para urocultura e a antibioticoterapia deve ser feita somente se a cultura revelar bactérias. A despeito da ausência de evidência que corrobore algum benefício, recomendamos que os meninos limitem suas atividades, elevem o escroto com bolsas de gelo e reduzam a inflamação com AINEs. Por outro lado, recém-nascidos geralmente têm epididimite bacteriana e devem ser tratados empiricamente com antibióticos até que saiam os resultados da urocultura.

Seguimento. Pacientes com sinais sistêmicos de toxicidade (febre, calafrios, náusea, vômito) ou complicações de epididimite aguda devem ser internados e tratados com antibióticos parenterais. A maioria dos pacientes com epididimite não complicada pode ser tratada ambulatorialmente. Acompanhamento urológico deve ser arranjado para os possivelmente infectados com organismos entéricos. Sinais e sintomas de epididimite que não diminuam em 3 dias requerem reavaliação do diagnóstico e da terapia.

Orquite

Orquite é uma rara infecção dos testículos. Com exceção das doenças virais, as infecções do trato geniturinário raramente envolvem primariamente o testículo. É mais comum em meninos em fase pré-puberal, tendo como o mais frequente fator causador infecções virais como a caxumba. Orquite raramente se desenvolve em crianças de fase pré-puberal com caxumba, sendo mais comum em adolescentes com caxumba. O problema tende a surgir vários dias após a manifestação da parotidite. Embora a vacinação tenha reduzido significativamente a incidência de caxumba, já ocorreram surtos esporádicos. Infecções em indivíduos vacinados são cada vez mais comuns, presumivelmente em decorrência de falha na vacina ou diferenças antigênicas entre a cepa infectante e a da vacina.

Devido ao limiar relativamente alto dos testículos de resistência a infecções, orquite bacteriana normalmente resulta da disseminação local de bactérias pelo epidídimo, normalmente chamada de orquiepididimite. Os patógenos bacterianos mais frequentes são *N. gonorrhoeae*, *C. trachomatis*, *E. coli*, *Klebsiella* e *P. aeruginosa*. Estes organismos tendem a infectar indivíduos do sexo masculino após a puberdade e homens de mais de 50 anos com HPB.

Características Clínicas. Um paciente com orquite por caxumba apresenta dor e inchaço testicular que normalmente começam de 4 a 6 dias após a manifestação da parotidite, embora possa desenvolver-se na ausência de parotidite. O curso clínico varia, com adultos apresentando sintomas mais graves. A resolução clínica normalmente ocorre em 4 a 5 dias.

Pacientes com orquite bacteriana normalmente apresentam febre e dor escrotal. Eles geralmente têm sinais e sintomas sistêmicos, incluindo náusea, vômito, mialgia e mal-estar. O testículo afetado – a doença é unilateral em 70% dos pacientes – e o escroto ficam inchados, sensíveis e eritematosos.

Exame Diagnóstico. Assim como com todas as causas de dor escrotal, a prioridade absoluta é excluir torção testicular. Se o paciente claramente tem orquite por caxumba com base na apresentação clínica e no histórico de parotidite precedente, não são necessários outros exames. Para todos os demais pacientes, deve-se realizar exame de urina, cultura de urina e ultrassonografia. No ultrassom, a orquite demonstra hipervascularização, normalmente descrita como inferno testicular. Normalmente, exames de sangue não são úteis, pois resultados falso-negativos são comuns com testes sorológicos, especialmente em indivíduos vacinados.

Tratamento. Em pacientes sexualmente ativos, ceftriaxona e doxiciclina devem ser usados para cobertura contra *N. gonorrhoeae* e *C. trachomatis*. Em pacientes mais velhos, fluoroquinolonas oferecem a melhor cobertura contra organismos Gram-negativos. O tratamento de orquite viral é apenas de suporte. Embora corticoides possam melhorar os sintomas, eles podem reduzir os níveis de testosterona. Todos os pacientes devem receber cuidados escrotais locais conforme descrito para epididimite. Pacientes com dor acentuada, febre alta ou sintomas sistêmicos devem ser internados e receber antibióticos parenterais.

Tumores de Testículo

Princípios. O tumor de testículo é a malignidade mais comum em homens jovens, mas é responsável por apenas 1% de todos os cânceres masculinos. Estes tumores são mais comuns em pacientes inférteis e em brancos. Eles também ocorrem com maior frequência em testículos não descidos e descidos de pacientes com criptorquidia. Aproximadamente 95% dos tumores de testículo são tumores de células germinativas, com 50% desses sendo seminomas e os outros 50% sendo de tipos mistos, incluindo teratomas, coriocarcinomas e tumores do saco vitelino. Os outros 5% dos tumores testiculares são tumores estromais do cordão sexual. O curso da doença dependerá do tipo de tumor presente, bem como da idade do paciente.

Características Clínicas. O câncer de testículo geralmente se apresenta como uma massa escrotal unilateral indolor ou como um achado ultrassonográfico incidental. Contudo, dor escrotal pode ser o primeiro sintoma em até 20% dos casos de pacientes com câncer testicular. Diferentemente de outras massas escrotais indolores, como hidrocele e varicocele, os tumores não podem ser separados do testículo subjacente. Tumores palpáveis têm maior probabilidade de serem malignos em comparação com tumores identificados somente em exames de imagem.

Exame Diagnóstico. Todos os pacientes com aumento escrotal ou lesões escrotais palpáveis mediante o exame físico devem ser submetidos à ultrassonografia. Este estudo pode revelar hidrocele concomitante ou lesão hipoecoica homogênea. Tumores intratesticulares são normalmente hipervascularizados, com ramificações de vasos irregulares. Tumores de células de Leydig são singulares, pois mostram hipervascularidade ao redor da lesão, mas nenhum fluxo interno no Doppler colorido. Embora seja útil para fins de estadiamento, TC do tórax e do abdome é necessária no DE somente se o paciente tiver queixas relacionadas com estas partes do corpo. A maioria das massas paratesticulares se trata de lesões benignas, como cistos epididimais, epididimite, espermatocele, hidrocele ou hérnias.

Tratamento e Seguimento. Encaminhamento urgente ao urologista é indicado para pacientes com massas intratesticulares. A natureza radiossensível de seminomas torna o tratamento combinado de orquiectomia e radioterapia altamente bem-sucedido para a doença em estágio inicial. Câncer testicular se tornou uma das neoplasias sólidas mais curáveis, com uma taxa de sobrevivência em 5 anos de mais de 95%.[37]

Trauma Testicular

A lesão mais preocupante associada a trauma envolve a ruptura do testículo. Ruptura testicular é caracterizada pela laceração da túnica albugínea e extrusão dos túbulos seminíferos. A apresentação pode variar desde um escroto doloroso, alargado, hemorrágico até edema mínimo, com dor leve do testículo. Se houver qualquer preocupação quanto à ruptura, ultrassom escrotal é indicado. Interrupções da ecogenicidade da túnica albugínea representam ruptura com sensibilidade de 100% e especificidade de 65%. Intervenção cirúrgica precoce está associada a índices mais elevados de salvamento testicular. Hematomas podem ser intratesticulares ou extratesticulares, com ou sem ruptura testicular. Semelhante à ruptura, a rápida drenagem de um hematoma intratesticular reduz o risco de necrose. Hemorragia extratesticular para a túnica vaginal é chamada de *hematocele*, sendo o achado mais comum após lesão escrotal contusa. Exploração cirúrgica com extração do hematoma é recomendada para pacientes com grandes hematoceles para prevenir atrofia testicular. Aproximadamente 10% dos pacientes com torção testicular têm trauma associado e requerem identificação e correção imediata da torção.

Hérnia Inguinal, Hidrocele Agudo, Varicocele e Espermatocele

Hérnias inguinais, hidroceles, varicoceles e espermatoceles são considerações no diagnóstico diferencial de uma massa escrotal aguda. Estas entidades clínicas são normalmente indolores e imediatamente identificáveis no exame físico.

A maioria das crianças com hérnias inguinais não apresenta massa palpável no momento do exame, mas relatam histórico de abaulamento na virilha que surge mediante esforço físico ou choro. Menos comumente, uma massa inguinal é palpável e pode estender-se até o escroto. Se esta massa se torna encarcerada, ela ficará dolorosa e geralmente a pele sobre ela edemaciará e ficará eritematosa. As crianças normalmente desenvolvem irritabilidade, vômitos ou distensão abdominal. Hérnias encarceradas devem ser prontamente reduzidas para prevenir infarto intestinal por estrangulamento. A redução pode ser feita colocando o paciente em posição de Trendelenburg e aplicando pressão delicadamente para expelir o gás e as fezes no intestino pela hérnia. Aplica-se, então, pressão sobre o aspecto distal da hérnia para reduzir o intestino. Se esta técnica não der certo, cogita-se cirurgia. Após a redução de uma hérnia encarcerada, as crianças normalmente precisam ser internadas e fazer correção cirúrgica posteriormente.

Hidroceles agudas normalmente são benignas. São causadas pelo acúmulo de fluido entre as duas camadas da túnica vaginal. São indolores, localizadas no escroto e apresentam transiluminação.

Varicoceles são veias aumentadas do cordão espermático que normalmente são indolores ou causam somente mínimo desconforto. Ao exame, são geralmente descritas como algo parecido com um saco de vermes, exatamente acima do testículo, e diminuem de tamanho quando o paciente se encontra na posição supina. Em compensação, uma espermatocele é um cisto que contém esperma que é palpado como uma massa não dolorosa posterior ao testículo. Ultrassonografia pode diagnosticar estas condições. Nenhum tratamento emergencial é necessário, mas os pacientes requerem avaliação urológica ambulatorial.

Independentemente da causa do inchaço escrotal, patologias concomitantes são sempre uma consideração. Deve-se avaliar cuidadosamente a presença de torção, epididimite e tumores.

RETENÇÃO URINÁRIA AGUDA

Epidemiologia

Retenção urinária aguda (RUA) é a súbita incapacidade de esvaziar urina da bexiga de forma voluntária. O risco de RUA ao longo da vida aumenta com a idade, ocorrendo em 10% dos homens na faixa dos 70 anos e em 33% das mulheres em seus 80 anos. RUA é normalmente causada por uma lesão obstrutiva, mas também pode ser a manifestação presente de outros processos patológicos. RUA em mulheres é muito menos comum do que em homens; causas comuns entre mulheres incluem bexiga atônica, inflamação pós-parto ou secundária a herpes, abscesso de Bartholin, uretrite aguda ou vulvovaginite. Em pacientes mais jovens, é geralmente causada por obstrução, cistite e transtornos neurológicos.

Fisiopatologia

Conter a urina requer o relaxamento do músculo detrusor da bexiga mediante inibição parassimpática e estimulação β-adrenérgica e contração do colo da bexiga e do esfíncter interno por estimulação α-adrenérgica. Por outro lado, a micção requer uma contração coordenada do músculo detrusor, com o simultâneo relaxamento do músculo esfíncter uretral. RUA resulta de uma interrupção desta fisiologia coordenada causada por uma maior resistência ao fluxo por meios mecânicos (p. ex., estenose uretral, retenção de coágulos) ou dinâmicos (p. ex., maior atividade α-adrenérgica, inflamação prostática) ou por menor controle neurogênico do músculo detrusor (p. ex., medicamentos que inibem a capacidade de contração da bexiga, cistopatia diabética).

A causa mais comum de RUA observada no DE é obstrução do trato urinário distal à bexiga. Em homens, HPB é o fator precipitador mais comum. Aumento da próstata juntamente com a constrição da uretra prostática pelo aumento do tônus α-adrenérgico obstrui a saída de urina. Estenoses da uretra após trauma de procedimento anterior, infecção ou radioterapia também podem levar à RUA. Outras causas obstrutivas menos comuns de RUA incluem câncer de próstata, fimose (incapacidade de retrair a pele que recobre a glande) e parafimose (incapacidade de reduzir a pele que recobre uma glande edemaciada). Em mulheres, as causas obstrutivas mais frequentes são massas pélvicas e prolapso de órgãos pélvicos, como bexiga, reto ou útero. Estas estruturas causam RUA por comprimirem a uretra e obstruírem o fluxo de urina. Finalmente, válvulas uretrais posteriores congênitas são a fonte mais comum de RUA em crianças.

Condições infecciosas e inflamatórias também podem causar RUA por edema uretral e obstrução, especialmente no contexto de doença prostática subjacente. O transtorno infeccioso causador de RUA mais comum é a prostatite aguda, seguida pela uretrite e a vulvovaginite. Em pacientes pediátricos, ITUs podem induzir a tanta disúria que a criança se recusa a urinar, com consequente retenção urinária.

Agentes farmacológicos associados a RUA incluem os agentes anticolinérgicos e simpatomiméticos. Os agentes anticolinérgicos inibem a contração do músculo detrusor, enquanto os agentes simpatomiméticos aumentam o tônus α-adrenérgico na próstata. AINEs e bloqueadores do canal de cálcio também são conhecidos por aumentar o índice de RUA por inibirem a contração do músculo detrusor mediada pela prostaglandina e pelo cálcio.

Causas neurogênicas de RUA resultam de um déficit cortical, da medula espinhal ou do nervo periférico no suprimento do nervo sensorial ou motor do músculo detrusor. A maioria das causas neurológicas de RUA refere-se a condições crônicas como esclerose múltipla, doença de Parkinson, neoplasias e neuropatia periférica diabética. Outras condições neurológicas mais agudas que devem ser diagnosticadas de forma emergencial como fatores causadores no DE incluem trauma raquimedular, derrame, abscesso epidural e herniação de disco intervertebral.

Características Clínicas

Embora as possíveis causas de RUA sejam diversas, a história e o exame físico podem estreitar consideravelmente o diagnóstico diferencial (Tabela 89.11). A maioria dos pacientes com RUA relata dor súbita e notam que sua bexiga está distendida e dolorosa. Pacientes com demência ou capacidade verbal limitada podem apresentar-se somente com inquietação e agitação. Com lesões proximais em relação à bexiga, os pacientes normalmente relatam dor no flanco, já que lesões distais em relação à bexiga podem produzir dor que se irradia para o escroto ou grandes lábios. Com obstrução aguda, a dor é geralmente bastante intensa. Pacientes com obstruções de desenvolvimento lento ou crônicas são normalmente mais velhos e relatam incontinência por extravasamento e pouca ou nenhuma dor.

Quando a obstrução é causada por RUA, o paciente geralmente se lembrará de vários episódios anteriores de retenção urinária. Além deste histórico, pacientes com HPB relatam polaciúria, urgência, hesitação, noctúria, dificuldade de iniciar o jato de urina, diminuição da força do jato, sensação de micção incompleta e gotejamento terminal. A próstata é aumentada, firme e não nodular. Achados normais ao exame da próstata não excluem HPB. Pacientes

TABELA 89.11
Apresentação e Diagnóstico de Retenção Urinária Aguda

CAUSA	HISTÓRICO	ACHADOS DO EXAME FÍSICO	DIAGNÓSTICO[a]
Hipertrofia prostática benigna	Polaciúria, urgência, hesitação Retenção anterior	Próstata aumentada e firme	Exame de urina
Câncer de próstata	Polaciúria, urgência, hesitação Retenção anterior Sintomas constitucionais	Próstata aumentada e firme Próstata nodular	Exame de urina
Fimose, parafimose	Dor no pênis	Prepúcio não retrátil Pênis edemaciado	Somente clínico
Prostatite	Disúria, frequência, urgência Febre, calafrios	Próstata quente, e dolorosa Secreção peniana	Exame de urina Cultura urinária
Uretrite, vulvovaginite	Disúria, polaciúria, urgência Coceira	Secreções/corrimento	Exame de urina Cultura urinária Cultura uretral ou cervical
Massa pélvica	Dor pélvica em pressão	Prolapso do reto, bexiga, útero	Exame de urina Imagem de ultrassom, TC
Bexiga neurogênica	Outras queixas neurológicas	Défices neurológicos	Exame de urina TC, RM

TC, Tomografia computadorizada; *RM*, ressonância magnética..
[a]No contexto do departamento de emergência, cada um destes diagnósticos é dado principalmente pelo histórico e pelos achados do exame físico. Exames adicionais são necessários conforme descrito.

com câncer de próstata podem apresentar sintomas semelhantes, mas estes são mais frequentemente acompanhados por perda de peso, dores ósseas e outros sinais e sintomas sistêmicos. Estes pacientes geralmente terão próstatas aumentadas e com nódulos. O exame do pênis é importante para identificar fimose ou parafimose. Em mulheres com obstrução, dor e pressão pélvica são sintomas comumente associados a RUA. Prolapso de bexiga, reto ou útero e aumento de ovários ou do útero podem ser identificados no exame ginecológico.

Pacientes com causas infecciosas de seus sintomas podem queixar-se de disúria, polaciúria, urgência, hematúria, febre, calafrios e dor lombar. Na prostatite aguda, estes sintomas podem estar associados a secreções penianas e próstata dolorosa. A despeito da obstrução, o paciente pode ser capaz de urinar pequenas quantidades. Na vulvovaginite e na uretrite, as queixas também podem incluir corrimento, prurido e achados cutâneos vulvares.

Pacientes com causas neurogênicas de RUA podem já ter históricos de doença neurológica que contribui para a RUA. O exame deve concentrar-se em quaisquer achados sugestivos de déficit neurológico agudo. A força, a sensibilidade e os reflexos nas extremidades inferiores devem ser examinados, pois elas têm inervações semelhantes à da bexiga. Reflexo bulbocavernoso, reflexo anal, tônus do esfíncter e sensibilidade perineal também devem ser avaliados.

Diagnóstico Diferencial

O diagnóstico diferencial de RUA é muito amplo e depende dos sintomas do paciente (Quadro 89.6). RUA que se apresenta como dor no baixo ventre pode parecer semelhante à obstrução do intestino delgado, infecção do trato urinário ou prostatite. Dor nos flancos e na região lombar secundária a hidronefrose pode ser confundida com nefrolitíase, pielonefrite e doença da coluna. Sintomas urinários de incontinência por extravasamento e hesitação urinária podem ser confundidos com infecção do trato urinário ou compressão da medula espinhal. Dor genital pode apresentar similaridade com trauma, torção testicular ou hérnia inguinal.

Exame Diagnóstico

O único exame diagnóstico sugerido no DE para RUA é o exame de urina. Esta avaliação pode revelar infecção ou presença de hematúria por infecção, tumor ou cálculos. Um painel bioquímico básico para avaliação da função renal deve ser obtido somente quando houver preocupações quanto a danos renais ou hidronefrose. Não há um achado da história, exame físico ou ultrassonográfico que possam correlacionar-se com confiança a um nível agudamente elevado de creatinina. Deve ser considerado para pacientes com obstrução prolongada ou insuficiência renal pré-existente.

Estudos adicionais são seletivamente indicados com base na história e no exame físico para identificar causas potencialmente graves ou reversíveis ou quando o diagnóstico de RUA não estiver claro. Quando há dúvida na história ou no exame físico, a ultrassonografia à beira do leito pode confirmar RUA. Exames de ultrassonografia renal e da bexiga oferecem visualização de qualquer aumento de volume residual pós-miccional, obstrução, hidronefrose ou outra causa de doença do trato urinário superior. O exame ultrassonográfico pélvico e a TC avaliam massas ou malignidades que possam estar causando obstrução. RM da coluna detecta hérnias de disco, compressão medular e síndrome da cauda equina. Cistoscopia e cistouretrografia retrógrada podem identificar problemas no trato urinário inferior e são geralmente realizadas como procedimentos ambulatoriais. O antígeno prostático específico não é útil para diagnosticar ou diferenciar câncer de próstata de outras causas de RUA, não devendo ser rotineiramente solicitado.

Tratamento

O tratamento é focado na descompressão da bexiga e na identificação da causa subjacente. A colocação imediata de uma sonda de Foley de 14 Fr a 18 Fr deve proporcionar descompressão da bexiga. Se isto não der certo, a colocação de uma sonda com ponta angulada (ponta de Coudé) com orientação cefálica deve ser tentada para auxiliar o desvio de qualquer obstrução. Se nenhuma destas técnicas der certo, deve-se chamar a urologia. Se for considerado que a obstrução é causada por coágulos de sangue retidos, uma sonda de três vias deve ser colocada para permitir a irrigação da bexiga. Quando é necessária a descompressão imediata da bexiga e não há urologista disponível, quando há trauma uretral de grande porte ou quando o paciente tiver sido submetido recentemente a cirurgia uretral, drenagem suprapúbica da bexiga deve ser realizada.

Foi relatado que a colocação de sonda vesical causava poliúria pós-obstrutiva, hipotensão e hematúria. Acredita-se que estes problemas estejam relacionados com a rápida descompressão da

QUADRO 89.6

Causas de Retenção Urinária Aguda em Adultos

OBSTRUTIVAS
Hipertrofia prostática benigna
Prostatite
Fimose
Parafimose
Estenose do meato
Tumor
Corpo estranho
Cálculo
Estenose
Hematoma
Carcinoma

INFECCIOSAS, INFLAMATÓRIAS
Uretrite (grave)
Infecção do trato urinário
Prostatite
Vulvovaginite grave
Herpes genital

CAUSAS NEUROLÓGICAS
Paralíticas Motoras
Choque medular
Síndromes medulares

Paralíticas Sensoriais
Tabes dorsalis
Diabetes
Esclerose múltipla
Siringomielia
Síndromes medulares
Herpes zoster

MEDICAMENTOS
Anti-histamínicos
Agentes anticolinérgicos
Agentes antiespasmódicos
Antidepressivos tricíclicos
Estimuladores α-adrenérgicos
Comprimidos para gripe
Derivados de efedrina
Anfetaminas

PROBLEMAS PSICOGÊNICOS
Estressantes psicodinâmicos (p. ex., síndrome da bexiga preguiçosa)

---

bexiga, portanto, historicamente, tem-se recomendado descompressão gradativa para prevenir estas complicações. Não há significância clínica provada de nada disso. Recomendamos que todos os pacientes com RUA sejam submetidos a uma rápida e completa descompressão da bexiga.

Embora cateter sonda seja uma inconveniência para o paciente e seu uso crônico estar associado a ITUs, trauma, cálculos e estenoses uretrais, a remoção precoce da sonda também está associada a um maior risco de recorrência da RUA, relatada em até 70% dos casos. Deixar a sonda no lugar por 3 a 7 dias reduz a incidência de retenção recorrente.

Estudos sugeriram que a administração de um bloqueador α-adrenérgico, como a tansulosina, no momento da inserção da sonda aumenta a probabilidade de micção espontânea após a remoção da sonda e também pode aumentar a probabilidade de o paciente não necessitar de repetidas sondagens. Estes medicamentos estão associados a um maior risco de hipotensão ortostática, especialmente em idosos, de forma que o tratamento deve ser coordenado com o médico do paciente. Inibidores da 5-alfa-redutase, outro agente normalmente usado para HPB, não conseguiram comprovar capacidade de reduzir a recorrência de RUA.

Antibioticoterapia profilática não é recomendada para pacientes com RUA. Embora bacteriúria se desenvolva com frequência em pacientes com sondas permanentes, esta não é clinicamente significativa, sendo que o uso de antibióticos profiláticos somente promove resistência.

O tratamento definitivo geralmente requer a correção cirúrgica de qualquer obstrução subjacente. Isto não deve ser realizado na emergência, pois cirurgias precoces estão associadas a um aumento da morbidade.

Seguimento

Após a drenagem da bexiga, pacientes saudáveis e confiáveis podem receber alta do DE com segurança portando uma SVD e mediante acompanhamento urológico. Pacientes com infecção concomitante, com comorbidade significativa, função renal alterada, défices neurológicos ou complicações da sondagem requerem diagnósticos e tratamentos mais aprofundados e, possivelmente, internação.

HEMATÚRIA

A presença de sangue na urina pode ser microscópica ou macroscópica. Embora geralmente associada a um processo benigno, ela pode refletir patologias subjacentes graves, como neoplasia maligna urotelial. Portanto, após a avaliação no DE, os pacientes com hematúria necessitam de monitoramento ambulatorial. Menos comumente, os pacientes chegam ao DE se queixando de sangue visível na urina. Em comparação com a hematúria microscópica, sangue visível na urina é mais provável de representar um sintoma de malignidade subjacente. Independentemente da idade ou da presença de sangue visível na urina, os pacientes com hematúria necessitam de avaliação no DE para descartar diagnósticos potencialmente fatais, como malignidade e AAA.

Hematúria macroscópica e microscópica pode surgir em qualquer lugar ao longo do trato urinário. Nas partes superior e inferior do trato urinário, infecção, trauma e cálculos renais são as causas mais comuns. Os pacientes também podem ter causas mais graves de hematúria, como malignidade ou lesões vasculares (p. ex., AAA), sendo que estes diagnósticos devem ser excluídos. Verifica-se que até 5% dos pacientes com hematúria microscópica assintomática e até 30% a 40% dos pacientes com hematúria macroscópica são portadores de malignidade do trato urinário. O risco de malignidade urológica é maior entre pacientes acima de 35 anos de idade, indivíduos do sexo masculino e entre os que têm histórico de tabagismo.

Ocasionalmente, hematúria também é atribuída ao uso de warfarina, HPB e exercícios. Terapia anticoagulante supraterapêutica pode levar à presença de sangue na urina, mas a anticoagulação terapêutica normalmente não produz hematúria espontânea. Da mesma forma, HPB pode levar a um aumento da vascularização da próstata, mas não aumenta o risco de hematúria. Exercícios de alta intensidade também podem produzir hematúria. Este sangramento é normalmente passageiro e não causa consequências clínicas. Pelo fato de o uso de warfari-

> **QUADRO 89.7**
>
> **Causas de Urina de Coloração Avermelhada sem Hematúria**
>
> Fenazopiridina
> Nitrofurantoína
> Rifampina
> Cloroquina
> Hidroxicloroquina
> Iodo
> Brometo
> Corantes alimentícios
> Beterraba
> Frutas vermelhas
> Ruibarbo

na, HPB e exercícios não causarem hematúria persistente, os pacientes com sangramento recorrente requerem uma avaliação urológica mais aprofundada.

Características Clínicas

Uma anamnese cuidadosa geralmente consegue identificar uma causa benigna para a hematúria, como menstruação, exercícios pesados recentes, procedimento urológico recente, atividade sexual e uso de agentes que podem produzir urina vermelha sem sangue (Quadro 89.7). Episódios repetidos de sangramento durante e após a menstruação em mulheres sugerem endometriose do trato urinário. Os pacientes podem relatar polaciúria, urgência e disúria no contexto de infecção. Eles podem observar dor nos flancos com urolitíase ou pielonefrite. Hematúria microscópica no contexto de uma ITU deve resolver-se após o devido tratamento antibiótico.

O exame físico pode apontar a causa subjacente. Por exemplo, hipertensão ocorre com glomeruloesclerose e, no contexto de edema periférico, sugere síndrome nefrótica. Sopro abdominal à ausculta pode ser causado por uma fístula arteriovenosa, enquanto uma massa abdominal palpável pode representar um AAA. Dor nos flancos e dor à percussão podem surgir em casos de pielonefrite ou nefrolitíase. O exame genital externo pode demonstrar evidência de trauma ou tumor e pode revelar uma fonte retal ou vaginal de sangramento. O exame ginecológico deve ser realizado em mulheres para identificar se há uma fonte vaginal ou uterina de sangramento.

Exame Diagnóstico

Hematúria microscópica é definida como a presença de três ou mais hemácias/campo de alta potência (cap) de sedimento urinário. Uma amostra de urina espontânea ou por sonda deve ser obtida em todos os pacientes com hematúria. A sondagem em si induz hematúria em aproximadamente 15% dos pacientes, mas a quantidade de sangramento é irrelevante, raramente excedendo três hemácias/hpf. Deve-se realizar o teste de reagente em fita de papel nesses casos. Testes negativos descartam a presença de hematúria e evita a necessidade de microscopia urinária. Se positiva para sangue, a microscopia urinária deve ser realizada.

Apenas 1 mL de sangue em 1 L de urina pode produzir hematúria macroscópica, deixando a urina vermelha. Uma série de outras substâncias e reações podem deixar a urina avermelhada e a centrifugação da urina e a análise microscópica diferenciam estes resultados falso-positivos de hematúria verdadeira. Após a centrifugação, a cor vermelha persiste somente no sedimento de urina com hematúria. Em compensação, um sobrenadante vermelho que não contenha hemácias na análise microscópica normalmente representa uma condição benigna (Quadro 89.7).

A microscopia revelará leucócitos além de hemácias na presença de infecção. Proteinúria, cilindros celulares e eritrócitos dismórficos são observados na doença glomerular. Pacientes com estes achados também podem apresentar urina de cor de refrigerante de cola, devendo ser encaminhados a um nefrologista.

Tratamento e Seguimento

A combinação de anamnese cuidadosa, exame físico e exames laboratoriais deve identificar causas benignas de micro-hematúria, como infecção, menstruação, exercícios vigorosos e trauma. De acordo com as Diretrizes da Associação Americana de Urologia (AAU) para hematúria microscópica assintomática, uma vez descartadas as causas benignas, uma avaliação urológica ambulatorial deve ser conduzida.[38] Esta avaliação geralmente consiste de uma avaliação da função renal (níveis de ureia, creatinina e cálculo da TFG) e urografia multifásica por TC, incluindo fases suficientes para avaliar o parênquima renal e o urotélio dos tratos superiores.

A urografia por TC identifica hidronefrose, cálculos urinários e lesões renais e ureterais. Para pacientes com contraindicação à TC de contraste, a urografia por RM é uma alternativa de exame de imagem aceitável. Finalmente, as diretrizes recomendam a realização de cistoscopia em todos os pacientes de 35 anos ou mais ou naqueles que possuem fatores de risco de malignidade do trato urinário, como tabagismo, exposição a substâncias químicas carcinogênicas (p. ex., corante de anilina, benzidina, derivados do petróleo) ou histórico de ITUs crônicas. Os fatores de risco para malignidade do trato urinário em pacientes com hematúria microscópica estão relacionados no Quadro 89.8. Para hematúria microscópica persistente após avaliação negativa, são recomendados exames anuais de urina, com consideração para repetir o exame urológico a cada 3 a 5 anos.

Por outro lado, os pacientes com hematúria macroscópica requerem uma avaliação minuciosa antes de receberam alta do DE. A função renal deve ser avaliada para descartar o desenvolvimento de insuficiência renal. O paciente também deve ser submetido aos devidos exames de imagem, embora não exista um consenso absoluto sobre qual seria o estudo radiográfico ideal. Se na avaliação inicial não for possível identificar uma causa benigna para a hematúria, deve-se realizar um exame de TC com contraste ou ultrassonografia renal. A TC apresenta alta sensibilidade para cálculos, massas e outras doenças do trato urinário superior. Se for preciso evitar TC por causa de gravidez, insuficiência renal ou histórico de anafilaxia ao meio de contraste, ultrassonografia deve ser a modalidade de escolha. O ultrassom é menos sensível do que a TC para detectar cálculos, pequenas massas e causas traumáticas de hematúria.

TC é a modalidade adequada de imagem para hematúria traumática, pois sua sensibilidade e especificidade são maiores do que as do ultrassom. O nível exato de hematúria que deve aparecer nas imagens não está claro, mas parece que pacientes sem hematúria macroscópica ou evidência de lesões abdominais ou pélvicas coexistentes apresentam pouca probabilidade de ter lesões clinicamente significativas na TC (Capítulo 40).

> **QUADRO 89.8**
>
> **Fatores de Risco para Malignidade do Trato Urinário**
>
> Idade > 35 anos
> Histórico de tabagismo anterior ou atual
> Exposição ocupacional (substâncias químicas ou corantes)
> Abuso de analgésicos
> Corpo estranho interno crônico
> Infecção crônica do trato urinário
> Exposição a agentes carcinogênicos ou quimioterápicos conhecidos
> Hematúria macroscópica
> Sintomas de micção irritativa
> Irradiação pélvica
> Transtorno ou doença urológica

CONCEITOS-CHAVE

- Obstrução urinária deve ser descartada em pacientes com infecção do trato urinário (ITU) e naqueles em choque séptico.
- Infecções agudas e não complicadas do trato urinário devem ser tratadas com fosfomicina, nitrofurantoína ou sulfametoxazol-trimetoprim.
- Fluoroquinolonas não são recomendadas como primeira linha terapêutica para casos de ITU não complicada.
- Os três principais preditores de passagem de cálculo sem a necessidade de intervenção cirúrgica são: tamanho do cálculo, localização e grau de dor do paciente. O fator mais importante relacionado com a passagem de um cálculo através do trato geniturinário é seu tamanho (cálculos < 5 mm têm 90% de chance de passar espontaneamente em 4 semanas).
- Não há necessidade de submeter todos os pacientes com cólica renal a exames de imagem. Se os sinais e sintomas forem atípicos, o diagnóstico for duvidoso, o paciente tiver um único rim ou um rim transplantado ou se parecer tóxico ou houver suspeita de obstrução de grande porte, deve-se realizar um exame de imagem.
- Dor escrotal aguda deve ser considerada como resultante de torção testicular até que se prove o contrário.
- Não há nenhum histórico ou achado de exame físico que possa diferenciar com precisão ou confiança torção testicular de outros transtornos. Qualquer paciente com manifestação aguda de dor escrotal cujo diagnóstico de torção não possa ser descartado deve ser submetido a outros exames diagnósticos.
- O rápido diagnóstico de torção testicular é essencial e deve ser seguido por exploração escrotal cirúrgica imediata e orquidopexia bilateral, se necessário. A perda do testículo normalmente é uma consequência de demora na procura de atendimento médico.
- Dor ou edema escrotal após trauma requer a realização de ultrassonografia escrotal para avaliar a presença de ruptura ou torção testicular.
- Homens sexualmente ativos devem tomar ceftriaxona e doxiciclina para tratar epididimite. Pacientes em que organismos entéricos são os prováveis causadores da epididimite devem receber fluoroquinolonas. A maioria dos casos de epididimite pediátrica é idiopática, não sendo recomendados antibióticos rotineiramente.
- Retenção urinária aguda (RUA) é geralmente causada por uma lesão obstrutiva, mas também pode ser uma manifestação de outros processos patológicos.
- Pacientes com RUA e infecção concomitante, massa pélvica ou défices neurológicos devem ser submetidos a exames de imagem no DE.
- Pacientes com RUA devem ser submetidos à drenagem completa da bexiga através de sondagem vesical ou, se isto não for possível, por aspiração suprapúbica. Para aumentar a probabilidade de micções espontâneas futura em homens, um bloqueador α-adrenérgico, como a tansulosina, deve ser administrado no momento da inserção.
- A maioria dos casos de hematúria microscópica é passageira e idiopática, mas também pode desenvolver-se devido a infecção, trauma e exercícios.

As referências para este capítulo podem ser encontradas on-line no website Expert Consult associado à obra.

CAPÍTULO 90
Transtornos Ginecológicos Selecionados

Trevor R. Pour | *Carrie D. Tibbles*

Muitas mulheres chegam ao departamento de emergências (DE) com dor pélvica ou sangramento vaginal. Depois de descartada qualquer possibilidade de problemas relacionados com a gestação, o objetivo principal é reconhecer a presença de condições que requeiram intervenção urgente, como torção anexial, em relação àquelas que podem ser tratadas ambulatorialmente, como sangramento uterino pós-menopausa. A maioria das pacientes também se beneficia com o alívio dos sintomas e orientações. Este capítulo trata especificamente do manejo emergencial de torção anexial, cistos ovarianos, sangramento uterino anormal, e a disponibilização de contracepção de emergência. A abordagem geral em relação a sangramento vaginal é discutida no Capítulo 31, complicações da gestação são discutidas no Capítulo 178, e doenças sexualmente transmissíveis são discutidas no Capítulo 88.

TORÇÃO OVARIANA

Princípios

A torção anexial é responsável por aproximadamente 3% das emergências ginecológicas e refere-se à torção do ovário e das tubas uterinas no eixo entre os ligamentos utero-ovariano e infundibulo-pélvico.[1] Normalmente, ambas as estruturas estão envolvidas neste processo. Contudo, torção ovariana isolada e, mais raramente, torção das tubas uterinas isoladamente podem ocorrer.[2] Na torção ovariana, inicialmente ocorre obstrução venosa e linfática, progredindo para isquemia e necrose.[3]

Além da perda da função tubária ou ovariana, torções não tratadas podem progredir causando hemorragia, peritonite e infecção. Devido ao suprimento duplo de sangue para o ovário pelas artérias uterina e ovariana, é raro observar interrupção arterial completa (Fig. 90.1). Esse quadro pode ocorrer em qualquer idade, mas é mais comum no período reprodutiva, devido ao desenvolvimento regular de cistos de corpo lúteo durante o ciclo menstrual. A maioria dos casos de torção nesta população está associada a ovários aumentados (> 5 cm), tanto secundários a neoplasias benignas quanto por cistos, conforme observado nos casos de indução da ovulação, síndrome da hiperestimulação, ou síndrome do ovário policístico. Em pacientes pré-menárquicas contudo, a torção frequentemente ocorre independentemente do tamanho dos ovários, sendo considerada secundária a mobilidade excessiva dos anexos em relação a pacientes mais velhas.[4] Massas propensas a criar aderências, como tumores malignos, endometriomas, ou abscessos tubo-ovarianos, apresentam menor probabilidade de desenvolver torções do que lesões benignas. Torção pode ser uma complicação da gestação, com maior probabilidade de ocorrência no primeiro e no início do segundo trimestre.[5] História de ligadura tubária é fator de risco para torção ovariana.[6] Ligeira predominância de torção à direita foi observada, possivelmente relacionada com o efeito estabilizador do cólon sigmoide fixado à esquerda.

Características Clínicas

Os sintomas clássicos de torção ovariana incluem dor intensa, unilateral, em baixo ventre, acompanhada de náuseas; contudo, esses sintomas podem ou não estar presentes. A despeito de avanços nas modalidades de exames de imagem, o índice de diagnóstico pré-operatório é de aproximadamente 40%, tornando a avaliação clínica imprescindível. A presença de fatores de risco conhecidos, como massa ovariana ou tratamentos recentes contra infertilidade, podem sugerir o diagnóstico em pacientes pós-menárquicas.

As pacientes normalmente relatam dor de duração de horas a dias. Raramente, as pacientes relatam dor de duração de semanas ou meses, nesses quadros o diagnóstico provável é de torção intermitente.[7] Náusea e vômito estão presentes em cerca de 70% dos casos.

A maioria das pacientes apresentará dor à palpação abdominal, mas até 75% das pacientes não apresentará massa anexial palpável.[8] Foram desenvolvidas ferramentas de decisão clínica para torção ovariana, mas estas possuem baixa sensibilidade e, portanto, não podem ser recomendadas.[9] Sinais clínicos de torção tubária isolada são indistinguíveis dos da torção ovariana.

Diagnóstico Diferencial

Considerações no diagnóstico diferencial incluem outras causas de dor aguda em baixo ventre, como apendicite, cisto ovariano roto, infecção do trato urinário, nefrolitíase, doença inflamatória pélvica, leiomioma uterino, diverticulite, obstrução intestinal e gravidez ectópica. Teste de gravidez, exame físico e de imagem com ultrassom ou tomografia computadorizada (TC), se necessários, podem geralmente distinguir entre estas possibilidades.

Exames Diagnósticos

Exames Laboratoriais

Nenhum exame laboratorial específico é rotineiramente usado no diagnóstico de suspeita de torção. Dois pequenos estudos com interleucina 6 sérica, uma citocina pró-inflamatória, revelaram uma sensibilidade conjunta de 85% e especificidade de 84% para torção, podendo evoluir com marcador sérico no futuro se os estudos forem reproduzidos de forma ampla.[10] O teste negativo de gravidez pode excluir gravidez ectópica do diagnóstico diferencial, mas teste positivo não descarta a presença de torção anexial. Leucocitose não é um indicador confiável de torção.

Exames de Imagem

Ultrassonografia. O exame de ultrassom é o teste inicial de imagem na avaliação de pacientes com dor pélvica sugestiva de torção ovariana, mas os achados podem variar dependendo da ocasião e duração dos sintomas. Aumento assimétrico do ovário é o achado mais comum. O aumento do tamanho ovariano com um estroma heterogêneo secundário a edema juntamente com folículos pequenos deslocados perifericamente é a aparência ultrassonográfica clássica de torção, mas geralmente está ausente, principalmente se isquemia duradoura.[11] O ultrassom pode revelar uma massa ovariana, evidência de hemorragia, ou líquido livre na pelve (Fig. 90.2). Cistos hemorrágicos e outras massas não neoplásicas estão frequentemente associadas à torção; podem parecer cheios de líquido, exibir um padrão complexo com detritos e septações, ou serem visualizados como uma massa sólida. A aparência característica da torção pode ser difícil de verificar caso ocorra sobreposição de imagem, por massa associada. Na torção tubária

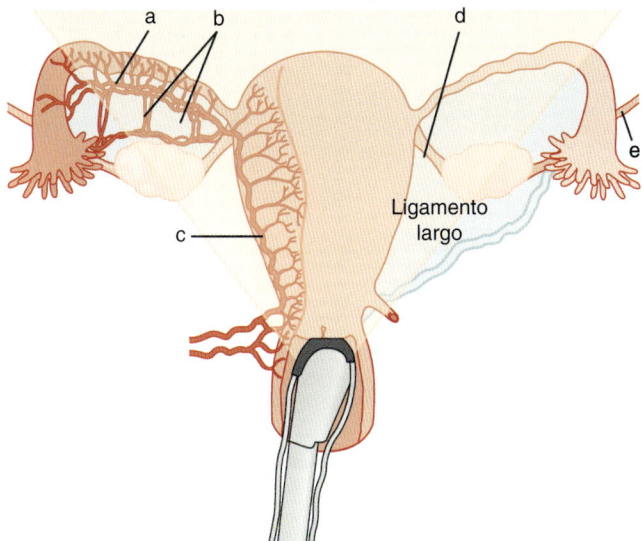

Fig. 90.1. Suprimento sanguíneo ovariano. **a**, Artéria e veia ovariana. **b**, Arteríolas ramificadas que irrigam o ovário. **c**, Ligamento útero-ovariano. **d**, Ligamento útero-ovariano. **e**, Ligamento infundíbulo-pélvico. (De: Andreotti RF, Shadinger L, Fleischer A: The sonographic diagnosis of ovarian torsion: pearls and pitfalls. Ultrasound Clin 2:155, 2007.)

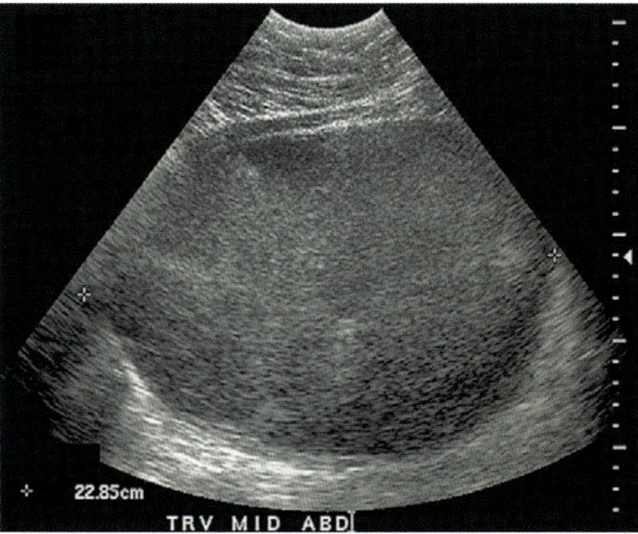

Fig. 90.2. Torção ovariana com uma grande massa pélvica. Esta imagem transabdominal revela uma massa pélvica bastante homogênea de 22,8 cm. (De: Cicchiello LA, Hamper UM, Scoutt LM: Ultrasound evaluation of gynecologic causes of pelvic pain. Obstet Gynecol Clin North Am 38:85-114, 2011.)

isolada, lesões como hidrossalpinge ou abscesso tubo-ovariano, podem ser observadas.

Os achados do ultrassom com Doppler são inconsistentes para diagnosticar torção ovariana. Até 60% das torções cirurgicamente comprovadas terão fluxo de sangue documentado no exame com Doppler (Fig. 90.3).[3] Os achados podem variar de acordo com o momento do exame, pois a torção pode ocorrer intermitentemente, e os sintomas clínicos podem preceder o comprometimento arterial. Se houver presença de massas grandes, o exame também pode ser tecnicamente difícil de ser realizado. A despeito destas limitações, o exame com Doppler ainda é útil, e a detecção de fluxo venoso anormal é particularmente importante nos casos iniciais de torção (Fig. 90.4). A ausência de fluxo arterial é altamente específica para torção, com um valor preditivo positivo de 94% a 100%.[3] A visualização do entrelaçamento do pedículo e vasos espiralizados é chamada de sinal do redemoinho, e possui um valor preditivo positivo de 90% para torção.[12]

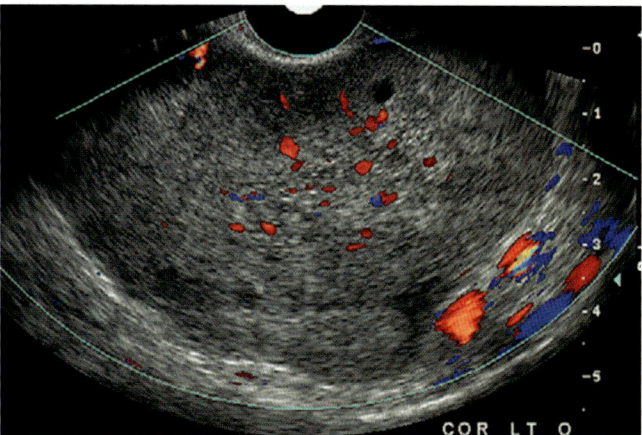

Fig. 90.3. Torção ovariana com imagem de Doppler colorido demonstrando fluxo venoso e arterial. (De: Cicchiello LA, Hamper UM, Scoutt LM. Ultrasound evaluation of gynecologic causes of pelvic pain. Obstet Gynecol Clin North Am 38:85-114, 2011.)

Tomografia Computadorizada. Quando patologias abdominais alternativas são grandes considerações no diagnóstico diferencial de dor pélvica aguda, TC abdominopélvico pode ser o melhor exame inicialmente, especialmente em pacientes com apresentações atípicas de torção. Na torção ovariana, os achados da TC incluem aumento assimétrico do ovário ou intensificação anexial assimétrica após a injeção de contraste IV, espessamento das tubas uterinas ou pedículo vascular retorcido, acúmulo de gordura ao redor do apêndice afetado e desvio uterino para o lado da torção.[3] Pode ser observado líquido livre em pacientes com infarto hemorrágico. Um estudo retrospectivo de TC em paciente com torção confirmada demonstrou que todos estes pacientes tinham alguma normalidade ovariana, incluindo o aumento ou a presença de massa, sugerindo que a torção é improvável se TC com presença de ovários normais; outro estudo mais recente de caso-controle comparando o ultrassom pélvico com a TC confirmou estes achados.[13] Portanto quando a suspeita clínica de torção é grande, os achados de imagem negativos devem ser interpretados com cautela, porém nos casos de baixa probabilidade diagnóstica o ovário de aparência normal à TC deve tranquilizar o examinador.

Ressonância Magnética. A ressonância magnética (RM) pode demonstrar achados consistentes com torção. É particularmente útil se o diagnóstico não é claro, como nos casos de dor intermitente por dias, para pacientes grávidas quando o histórico é altamente sugestivo, mas os achados do ultrassom são inconclusivos ou ambíguos. Achados na RM que sugerem torção são semelhantes aos da TC (Quadro 90.1).

Laparoscopia. Laparoscopia diagnóstica é o exame padrão ouro em pacientes com alta suspeita, apesar de resultados negativos de imagem. Em estudo com 100 pacientes não gestantes com abdome agudo, somente 29 dos 66 casos comprovados laparoscopicamente de torção ovariana foram diagnosticados antes da cirurgia.[14] A laparoscopia também permitiu o diagnóstico de outras condições que não estavam sob suspeita, incluindo cistos ovarianos, apendicite e doença inflamatória pélvica.

Tratamento e Destinação Manejo e Encaminhamento

Uma vez feito o diagnóstico de torção ovariana, a paciente deve ser levada ao centro cirúrgico o mais rapidamente possível. O ovário geralmente se recupera, mesmo se estiver com uma aparência necrótica no momento da cirurgia, devido a seu suprimento duplo de sangue; portanto, sempre se deve tentar salvar os ovários, mesmo que o diagnóstico tenha sido feito tardiamente. Isto é especialmente verdadeiro em pacientes adolescentes. A função ovariana retorna na maioria das pacientes.

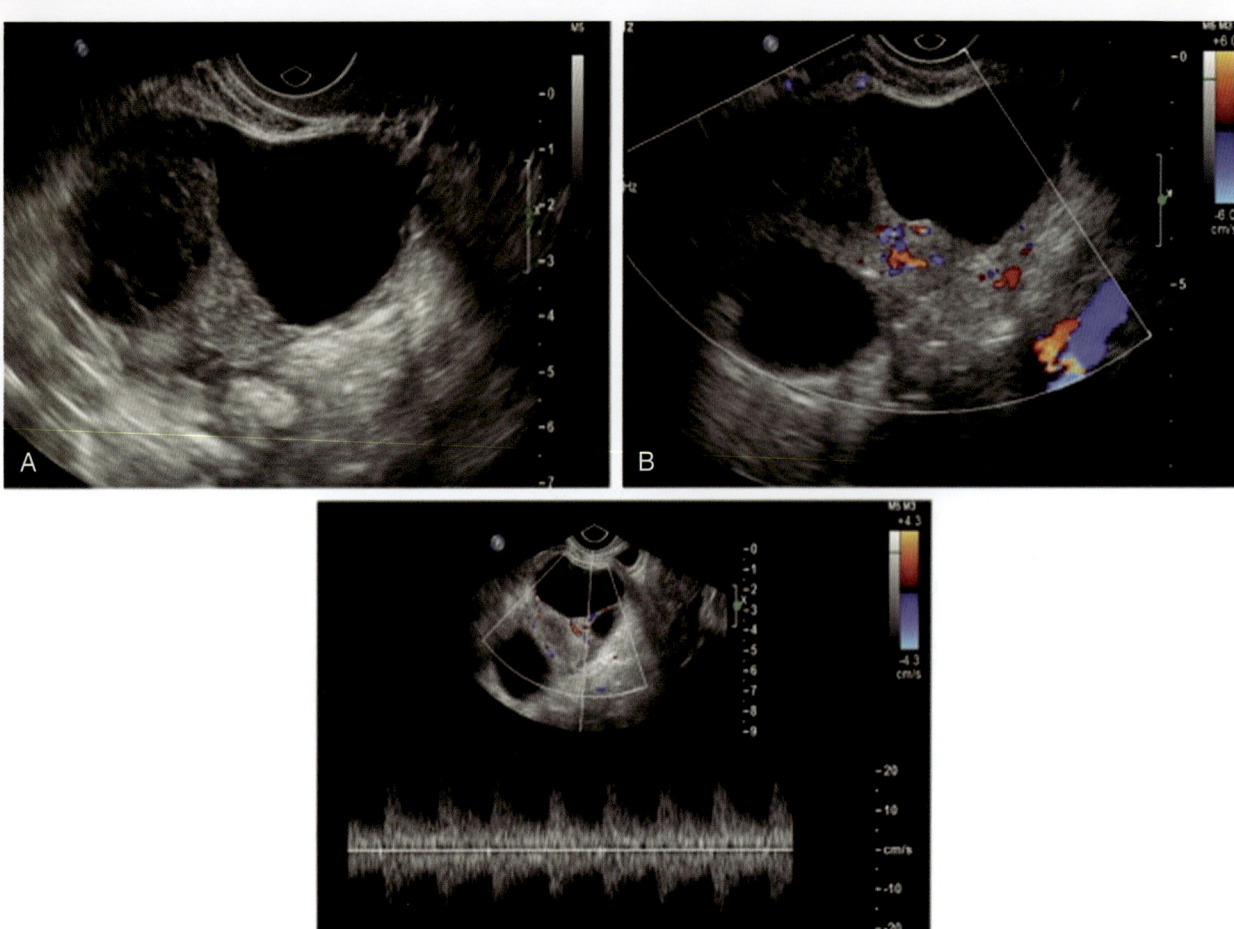

Fig. 90.4. Doppler com sinal arterial, ausência de sinal venoso em paciente com torção cirurgicamente comprovada. O exame no ultrassom também demonstrou cisto hemorrágico associado. (De: Andreotti RF, Shadinger L, Fleischer A: The sonographic diagnosis of ovarian torsion: pearls and pitfalls. Ultrasound Clin 2:155, 2007.)

QUADRO 90.1
Características da Torção Anexial em Exames de Imagem

ULTRASSONOGRAFIA
Aumento do ovário
Massa ovariana associada
Perda de reforço
Edema
Líquido livre na pelve Perda de formatos de onda venosos
Perda de formatos de onda arteriais

TOMOGRAFIA COMPUTADORIZADA E RESSONÂNCIA MAGNÉTICA
Aumento do ovário
Massa ovariana associada
Espessamento das tubas uterinas
Líquido livre na pelve Edema do ovário
Desvio do útero para o lado afetado
Hemorragia associada

CISTOS E MASSAS OVARIANAS

Princípios

Cistos são a causa mais comum de massas ginecológicas. Eles ocorrem em qualquer fase da vida, mas são mais frequentes nos anos reprodutivos devido às alterações cíclicas do ovário associadas à menstruação (Fig. 90.5). A maioria dos cistos ovarianos em mulheres na pré-menopausa e pós-menopausa é benigna e se resolve sem intervenção, mas, ocasionalmente, podem tornar-se malignos ou associados a complicações, como hemorragia ou torção.[15,16] Cistos benignos são menos comuns em meninas pré-menárquicas, porém, com uma incidência de malignidade de até 25% quando são encontradas massas anexais.[17]

O tipo mais comum de cisto é o folicular simples, ou cisto funcional, que se desenvolve a partir de um folículo que não consegue se romper ou regredir, sendo definido como patológico quando seu diâmetro ultrapassa 3 cm. Cistos foliculares normalmente têm paredes finas e são cheios de líquido transparente, enquanto o cisto de corpo lúteo geralmente é preenchido por líquido hemorrágico. Vários outros tipos de massas císticas podem ocorrer no ovário, incluindo endometriomas (cistos chocolate), lesões não neoplásticas, como teratoma cístico benigno (cisto dermoide), fibroma, cistadenoma e diversos tipos de neoplasias malignas.[18]

Características Clínicas

A apresentação mais comum de pacientes com cisto ovariano é dor pélvica. A ruptura de um cisto folicular pode produzir dor pélvica passageira, estar associada à dispareunia, ou ser assintomática.

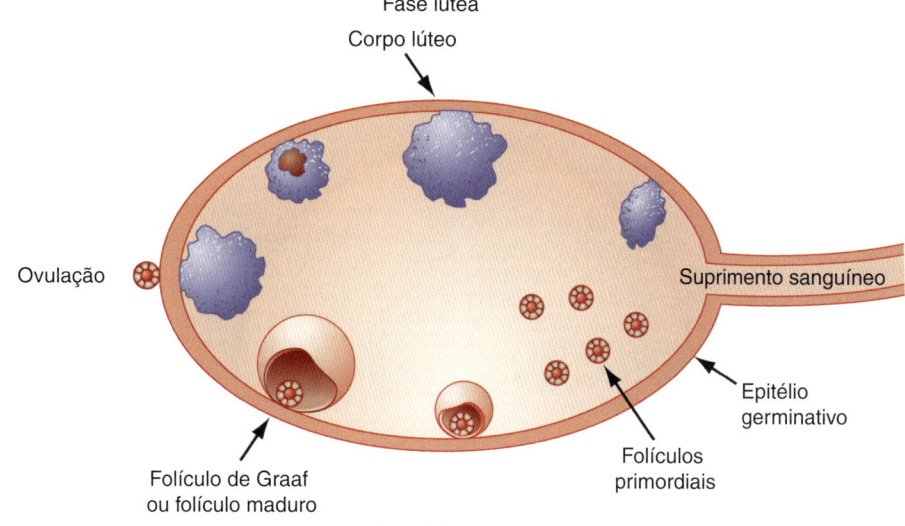

Fig. 90.5. Função ovariana durante o ciclo menstrual normal. (De: Lambert MJ, Villa M: Gynecologic ultrasound in emergency medicine. Emerg Med Clin North Am 22:683-696, 2004.)

Devido à sua fina e frágil parede, um cisto folicular pode romper-se durante a relação sexual ou durante o exame pélvico. Cistos foliculares raramente estão associados à hemorragia.

A apresentação de um cisto de corpo lúteo pode variar desde uma massa assintomática, uma dor pélvica imprecisa e crônica, até dor intensa associada à ruptura. A ruptura de um cisto de corpo lúteo está frequentemente associada a significativa hemorragia. Assim como nos cistos foliculares, a ruptura pode acontecer após exame pélvico, relação sexual, exercícios ou trauma. A ruptura de cisto grande ou complexo pode resultar em dor intensa e em sinais de peritonite. Ocasionalmente, pode-se descobrir cisto grande durante exame pélvico de rotina como uma massa assintomática, mas isto é incomum.

Diagnóstico Diferencial

Considerações diagnósticas em pacientes com cistos e massas ovarianos incluem outras causas de dor pélvica que requerem intervenção urgente, como gravidez ectópica, doença inflamatória pélvica, infecções do trato urinário, nefrolitíase, apendicite e diverticulite. Tumores ou abscessos do trato gastrintestinal também podem imitar massas anexiais.

Exames Diagnósticos

Exames Laboratoriais

O passo inicial na avaliação de dor pélvica é excluir gravidez através de teste de urina ou de gonadotrofina coriônica humana β (β-hCG). O hematócrito pode ser valioso em pacientes instáveis como marcador de sangramento. O antígeno sérico CA-125 é elevado em 80% das mulheres com câncer de ovário epitelial, mas também pode ser elevado por condições não malignas, como endometriose, gravidez e doença inflamatória pélvica limitando sua utilidade no contexto emergencial.[19]

Exames de Imagem

Ultrassonografia. A ultrassonografia é a modalidade de imagem inicial-padrão utilizada para diagnosticar e caracterizar todos os processos patológicos e lesões ovarianos, incluindo cistos e massas. Aproximadamente 90% das massas anexiais são adequadamente caracterizadas somente com imagem de ultrassom.[20] Exames transabdominais e endovaginais oferecem informações úteis. A abordagem transabdominal deve ser realizada com a bexiga

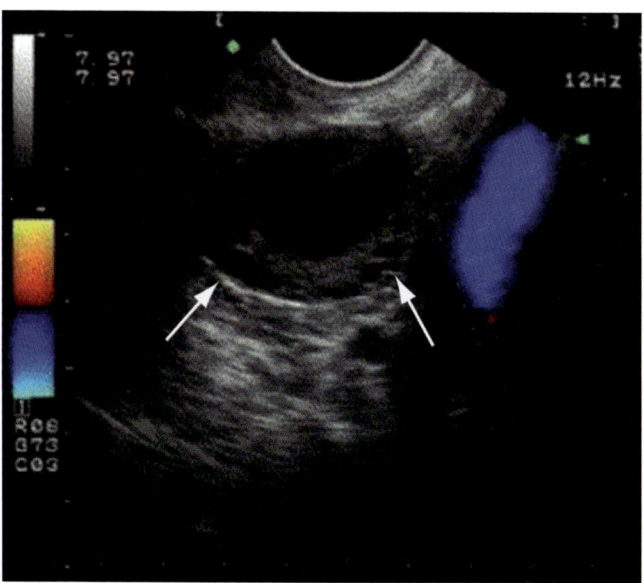

Fig. 90.6. Imagem de ultrassom endovaginal de ovário normal com folículo dominante (*setas*). (De: Lambert MJ, Villa M: Gynecologic ultrasound in emergency medicine. Emerg Med Clin North Am 22: 683-696, 2004.)

cheia como janela ultrassonográfica. Isto permite uma visualização geral da pelve e evidenciará grandes massas e líquido livre na pelve O uso do probe endovaginal, deve ser realizado com a bexiga vazia para reduzir artefatos, possibilitando a visualização detalhada dos ovários. Os folículos fazem parte da arquitetura normal do ovário e normalmente têm menos de 1 cm de diâmetro, enquanto o folículo dominante pode ter até 2,5 cm no momento da ovulação. Dependendo do momento da realização do exame e do grau de formação e lise de coágulos, pode-se observar hemorragia. A Figura 90.6 demonstra um ovário normal com um folículo dominante, a Figura 90.7 demonstra um cisto grande, e a Figura 90.8 demonstra hemorragia e presença de líquido livre. Achados ultrassonográficos sugestivos de malignidade incluem septações internas, elementos sólidos dentro das estruturas císticas, parede espessa, e grande ascite ou líquido livre.

Tomografia Computadorizada. Quando o diagnóstico diferencial de dor pélvica unilateral é amplo, particularmente em pacientes com sintomas ou achados físicos não exclusivamente confinados à pelve, TC pode ser o exame de imagem inicial mais adequado. Não é recomendado como exame de imagem de primeira linha caso massa anexial seja uma preocupação principal devido à discriminação insatisfatória dos tecidos moles.[21] Uma vez que o diagnóstico de malignidade tiver sido feito, contudo, o ultrassom é insensível para estadiamento ou como exame de acompanhamento, sendo que TC com contraste é indicada nesses casos. O exame de TC pode detectar um cisto e complicações associadas, incluindo torção, conforme observado anteriormente. Achados de TC sugestivos de malignidade são massa cística sólida, necrose em uma lesão sólida, lesão cística ou complexa com paredes espessas e irregulares, e presença de ascite, metástases peritoneais e linfadenopatia.

Ressonância Magnética. A RM oferece melhor contraste de tecidos moles em comparação com a TC, e tem demonstrado em diversos estudos a capacidade de diferenciar massas anexiais benignas de malignas em comparação com o ultrassom. Seu uso é limitado por disponibilidade, custo e duração do exame. RM deve ser considerada em pacientes grávidas ou naquelas cujos achados ultrassonográficos ou de TC são ambíguos.

Manejo e Encaminhamento

Pacientes com um cisto simples e melhora dos sintomas podem receber alta segura com encaminhamento a um ginecologista para acompanhamento ambulatorial garantindo a resolução do cisto. A maioria dos cistos simples descomplicados se resolve sem maiores intervenções. A dor deve ser controlada com agentes anti-inflamatórios não esteroidais (AINEs) como primeira linha de conduta e com opioides orais reservados apenas para casos severos. Contraceptivos orais não são recomendados para o tratamento de rotina de cistos ovarianos; apesar de haver teorias quanto a sua capacidade de acelerar a regressão de cistos ovarianos, diversos estudos controlados randomizados revelaram não haver diferença na resolução dos cistos em comparação com o tratamento expectante.[22]

Um cisto complexo com sinais sugestivos de malignidade requer intervenção ginecológica urgente. Estas pacientes podem beneficiar-se da consulta ginecológica no DE, especialmente se monitoramento confiável for improvável ou se a paciente estiver particularmente sintomática.

SANGRAMENTO UTERINO ANORMAL EM PACIENTE NÃO GRÁVIDA

Princípios

Conhecer o ciclo menstrual normal é necessário para compreender as possíveis causas de sangramento uterino anormal (Fig. 90.9). O ciclo menstrual começa no primeiro dia da menstruação. Durante a primeira parte do ciclo menstrual, o endométrio fica mais espesso sob a influência do estrogênio, e um folículo dominante se desenvolve no ovário, liberando um óvulo no ponto médio do ciclo. Após a ovulação, a fase lútea começa sendo caracterizada pela produção de progesterona pelo corpo lúteo. A progesterona amadurece o endométrio, e, se não há fecundação, o corpo lúteo morre, acompanhado por quedas bruscas dos níveis de progesterona e estrogênio. A estas alterações, normalmente segue a menstruação. O sangramento menstrual é geralmente previsível, cíclico e resulta da interrupção dos efeitos dos hormônios no endométrio, que ocorrem aproximadamente 14 dias após a ovulação.

Um sistema revisado de terminologia, o PALM-COEIN, referente a sangramento uterino anormal (SUA) foi criado em 2011 pela Federação Internacional de Ginecologia e Obstetrícia (FIGO) para padronizar os termos e facilitar investigações multi-institucionais (Quadro 90.2).[23] As primeiras quatro letras – PALM – representam causas estruturais de SUA: *p*ólipo, *a*denomiose,

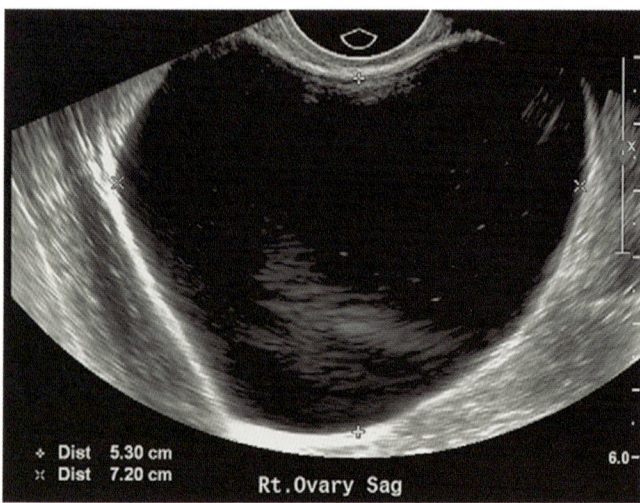

Fig. 90.7. Imagem de ultrassom endovaginal de cisto folicular, com parede regular e intensificação da parede posterior. (De: Cicchiello LA, Hamper UM, Scoutt LM: Ultrasound evaluation of gynecologic causes of pelvic pain. Obstet Gynecol Clin North Am. 38:85-114, 2011.)

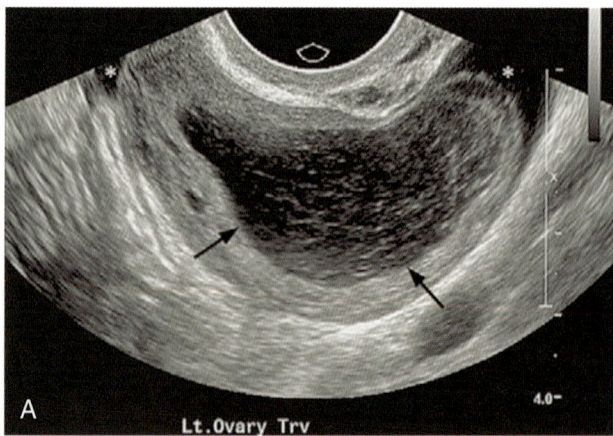 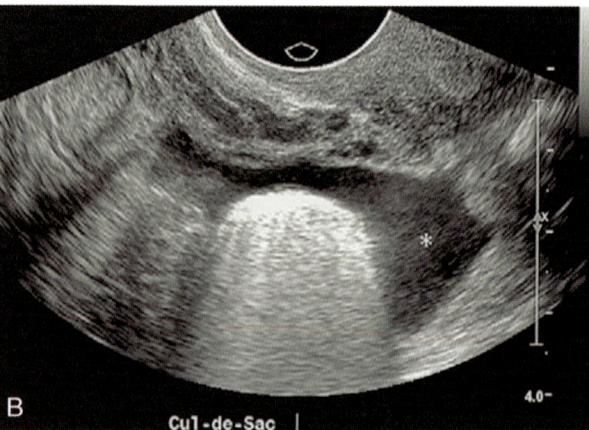

Fig. 90.8. Imagem de ultrassom endovaginal de cisto ovariano hemorrágico com líquido livre (*). (De: Cicchiello LA, Hamper UM, Scoutt LM: Ultrasound evaluation of gynecologic causes of pelvic pain. Obstet Gynecol Clin North Am. 38:85-114, 2011.)

CAPÍTULO 90 Transtornos Ginecológicos Selecionados

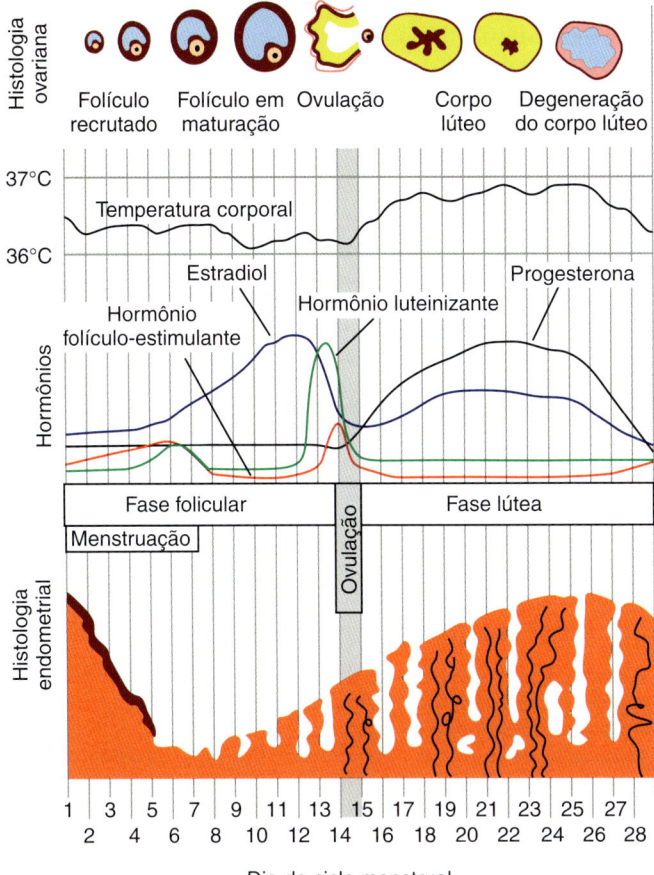

Fig. 90.9. Ciclo menstrual normal.

QUADRO 90.2

Classificação PALM-COEIN de Sangramento Uterino Anormal (SUA)

PALM – CAUSAS ESTRUTURAIS
Pólipos (SUA-P)
Adenomiose (SUA-A)
Leiomioma (SUA-L)
    Leiomioma submucoso (SUA-LSM)
    Outros leiomiomas (SUA-LO)
Malignidade e hiperplasia (SUA-M)

COEIN – CAUSAS NÃO ESTRUTURAIS
Coagulopatia (SUA-C)
Ovulação Disfuncional (SUA-O)
Endometrial (SUA-E)
Iatrogênica (SUA-I)
Não classificada ainda (SUA-N)

leiomioma, e malignidade ou hiperplasia, enquanto que as últimas cinco letras — COEIN — representam causas não estruturais: coagulopatia, disfunção ovulatória, endometrial, iatrogênica, e não classificada. O termo *sangramento uterino disfuncional* deixou de ser utilizado.[24]

A interrupção do eixo hipotalâmico-hipofisário-ovariano devido a uma série de causas pode resultar em sangramento relacionado com a disfunção ovulatória (SUA-O). O retorno do equilíbrio de estrogênio e progesterona com contraceptivos orais ajuda várias pacientes a regular seus ciclos, com redução ou cessação de sangramentos uterinos anormais.[25]

Características Clínicas

Histórico

Um grande número de condições causa sangramento uterino anormal; história clínica e exame físico detalhado podem ajudar a estreitar as possibilidades. Sangramento vaginal antes da menarca é anormal e pode ser resultado de infecção, trauma, como abuso sexual ou corpo estranho, ou lesão estrutural.[26] Em mulheres de idade reprodutiva, sangramento uterino anormal inclui mudança na frequência, duração ou quantidade de sangramento, ou sangramentos entre os ciclos menstruais. Em mulheres pós-menopausa qualquer sangramento 12 meses após a cessação das menstruações ou sangramentos imprevisíveis durante a terapia hormonal são anormais. A quantidade, a frequência do sangramento e a duração dos sintomas, bem como a relação com o ciclo menstrual, devem ser estabelecidas. Ciclo menstrual com duração inferior a 21 dias ou superior a 35 dias entre si, ou fluxo menor de 2 dias ou maior que 7 dias, é classificado como anormal. Padrão de sangramento irregular entre ciclos ou mudança abrupta no padrão anterior de sangramento também devem ser determinados.

Condições sistêmicas, como doença hepática ou da tireoide, podem estar relacionadas com sangramento uterino anormal. Câncer endometrial está associado a diabetes melito, síndrome metabólica, obesidade, ciclos anovulatórios, nuliparidade e idade acima de 55 anos. Displasia cervical ou outras patologias do trato genital podem causar sangramento pós-coito ou irregular, e as pacientes devem ser questionadas sobre fatores de risco de doenças sexualmente transmissíveis.

Histórico prévio de parto cesariana pode contribuir com SUA iatrogênico; estudos revelaram que a cicatrização irregular pós-operatória leva a uma maior prevalência de sangramentos vaginais pontuais.[27] Interrupções do eixo hitotalâmico, hipofisário e ovariano levando à anovulação são frequentemente causas de SUA. A interrupção deste eixo pode ser fisiológica, como durante a adolescência, perimenopausa, ou lactação. Causas patológicas incluem síndrome do ovário policístico (SOP), disfunção hipotalâmica observada na anorexia nervosa, hiperprolactinemia e doença hipofisária primária.

As pacientes devem ser questionadas quando a sangramento excessivo, presença de hematomas, sobre qualquer histórico familiar de transtornos hemorrágicos, já que até 20% das mulheres que se apresentam com sangramento menstrual intenso têm coagulopatia subjacente.[28] Doença de Von Willebrand é a mais comum delas, observada em até 13% dos casos de SUA, e geralmente se apresenta inicialmente como sangramento uterino intenso desde a menarca.[29]

Exame Físico

Com sangramento intenso prolongado, sinais de anemia crônica podem ser observados ao exame físico. SOP é uma causa comum de sangramento uterino anormal, e achados físicos sugestivos da mesma incluem obesidade, acne, hirsutismo e acantose *nigricans*. Outras causas de sangramento incluem lesões vaginais ou cervicais, que podem ser visíveis no exame especular. Leiomioma ou útero fibroide podem ser palpáveis no exame bimanual.

Diagnóstico Diferencial

As causas de sangramento uterino anormal em pacientes não grávidas são inúmeras, mas podem ser divididas por faixa etária. Em adolescentes, considere coagulopatia não diagnosticada, infecção pélvica, desregulação do eixo hipotalâmico-hipofisário-ovariano devido a imaturidade fisiológica ou SOP. Pacientes além da adolescência devem ser consideradas em relação a lesões estruturais, como pólipos, leiomiomas, hiperplasia endometrial, anovulação secundária a SOP ou outras condições relacionadas anteriormente. Em pacientes de mais de 40 anos na perimenopausa, sangramento anovulatório é provável, assim como carcinoma endometrial, hiperplasia e leiomioma. Pacientes pós-menopáusicas requerem avaliação quanto a suspeita de malignidade.

Exames Diagnósticos

Estudos Laboratoriais

Ao avaliar mulher em idade reprodutiva com sangramento vaginal, teste de gravidez, sérico ou urinário, é indispensável. Em paciente com sangramento excessivo, instabilidade hemodinâmica, evidência clínica de anemia (p. ex., fadiga excessiva, conjuntiva pálida), hemograma e hematócrito podem ser úteis. Se houver suspeita de distúrbio de coagulação, dosagem de plaquetas, protrombina e tempo da tromboplastina parcial devem ser avaliados. Exame de *Chlamydia trachomatis* é indicado em pacientes sob risco de infecção. Disfunção tireoidiana, especialmente hipotiroidismo, está associada à SUA, e, portanto, recomenda-se teste para determinar o nível sérico de hormônio estimulador da tireoide.

Exame de Imagem

A decisão de realizar exame de ultrassom no DE depende da urgência em se determinar a causa do sangramento e na confiabilidade do acompanhamento ambulatorial. Ultrassonografia transvaginal (USTV) pode revelar útero fibroide, espessamento endometrial ou massa focal (Figura 90.10). Em pacientes pós-menopáusicas com SUA, o endométrio de menos de 4 a 5 mm de espessura no USTV exclui adequadamente câncer endometrial. Endométrios espessados podem indicar uma lesão subjacente ou excesso de estrogênio.

Para a maioria das pacientes não grávidas com SUA, os achados ultrassonográficos não afetam imediatamente a tomada de decisão no DE. Em pacientes que tenham acesso a serviços ginecológicos, os exames de imagem devem ser reservados até a avaliação com o ginecologista.

Tratamento

O provável transtorno causador, além da quantidade de sangramento e a estabilidade da paciente, guiará o tratamento emergencial. AINEs são geralmente eficazes no alívio de dor pélvica associada a cólicas.[30] Para sangramento anovulatório, pílulas anticoncepcionais orais combinadas podem ajudar a regular o ciclo e também antagonizar os efeitos em longo prazo do estrogênio sem oposição no endométrio. Recomendamos uma combinação de contraceptivo oral com 35 μg de etinilestradiol ou 20 mg ou medroxiprogesterona três vezes ao dia, por 1 semana. Devem ser revistas as contraindicações com a paciente antes de prescrever estes medicamentos, especificamente para determinar históricos de trombose venosa profunda, embolia pulmonar, tabagismo, câncer de mama, e doença hepática.

Ácido tranexâmico oral, um agente protrombótico, também pode ser usado para tratamento ambulatorial de sangramentos. A dose é de 1,3 g por via oral a cada 8 horas, por 5 dias. Raramente, a paciente se apresentará com sangramento descontrolado e sinais de perda volêmica; neste caso, ela deve ser submetida a ressuscitação com hemocomponente, assim como é feito em outros tipos de choque hemorrágico. Nestas pacientes, devem-se considerar opções cirúrgicas, incluindo dilatação e curetagem urgentes, embolização da artéria uterina, ou histerectomia. Alternativamente, estrogênio equino conjugado intravenoso pode ser usado, tendo sido demonstrado em um estudo controlado randomizado capaz de interromper o sangramento em 72% das participantes do estudo em 8 horas, em comparação com 38% tratadas com placebo.[25] A dose é de 25 mg por via intravenosa a cada 4 a 6 horas durante 24 horas ou até que o sangramento pare.

Encaminhamento

A maioria das pacientes com dor pélvica decorrente de cistos ovarianos ou sangramento uterino anormal sem comprometimento hemodinâmico pode ser tratada com terapias específicas para minimizar os sintomas e encaminhadas a um ginecologista para tratamento ambulatorial definitivo. Pacientes com sangramento uterino anormal intenso e agudo e sinais de instabilidade hemodinâmica requerem consulta ginecológica urgente e hospitalização.

CONTRACEPÇÃO DE EMERGÊNCIA

Contracepção de emergência, também conhecida como pílula do dia seguinte, consiste de uma terapia para prevenir gravidez após relações sexuais desprotegidas. Atualmente, há três formulações orais disponíveis mundialmente — o acetato de ulipristal, um modulador dos receptores de progesterona, levonorgestrel, e contraceptivos orais combinados que consistem de progestina e estrogênio.

O regime mais comumente usado, e a única fórmula disponível sem prescrição médica nos Estados Unidos, consiste de uma dose única de 1,5 mg ou de duas doses de 0,75 mg de levonorgestrel com intervalo de 12 horas entre elas. A dose única é mais simples de ser usada, sendo tão eficaz quanto o regime de duas doses.[31] É indicada para uso em até 72 horas após a relação sexual. Outro regime, um comprimido único de 30 mg de acetato de ulipristal, somente pode ser adquirido com receita médica, e tem demonstrado eficácia por até 120 horas após a relação sexual, tornando-o a opção preferencial em relação a levonorgestrel além da janela de 72 horas.[32] Ambas as formas de contracepção têm eficácia máxima quando utilizadas no prazo de 24 horas.[33] Contraceptivos orais combinados, também conhecidos como método Yuzpe, praticamente deixaram de ser utilizados por causa da eficácia do levonorgestrel.

Efeitos adversos da contracepção oral de emergência incluem náusea e cefaleia, sendo que os contraceptivos orais combinados produzem índices significativamente maiores de náusea do que o levonorgestrel ou o ulipristal isoladamente. Sangramento menstrual irregular, pode ocorrer 7 a 30 dias após o tratamento, com resolução espontânea.

Além da contracepção oral de emergência, o dispositivo intrauterino (DIU) de cobre é altamente eficaz quando colocado em um prazo de 5 dias após a relação sexual e parece ser eficaz por até 10 dias.[34] O DIU de cobre apresenta um risco de 1/1.000 de perfuração uterina e está associado a cólicas, porém, também proporciona benefícios contraceptivos contínuos.

Tanto o levonorgestrel quanto o ulipristal agem no sentido de retardar ou inibir a ovulação, enquanto o DIU de cobre previne a fertilização. Assim sendo, um equívoco comum é que a contracepção

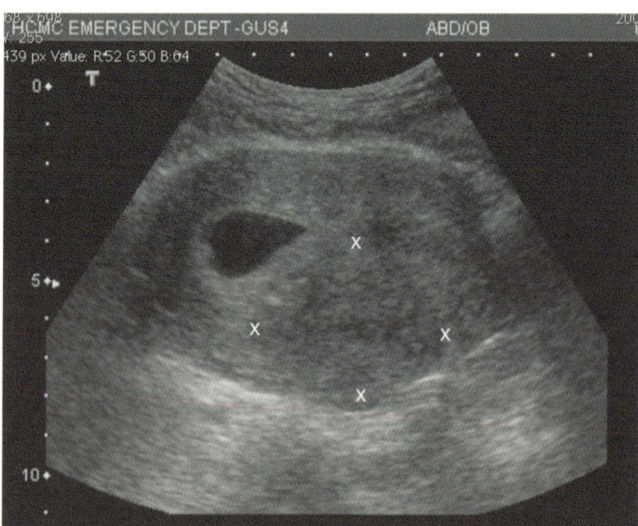

Fig. 90.10. Visualização longitudinal do útero com endométrio espessado. (Cortesia: Dr. Robert Reardon, Hennepin County Medical Center, Minneapolis; com permissão.)

de emergência é equivalente a um aborto médico. Nenhum dos métodos discutidos envolve exterminação de uma gestação pré-existente, e a contracepção de emergência não demonstra exercer efeito adverso sobre fetos em desenvolvimento quando tomada durante uma gestação estabelecida. Ainda é possível para paciente que utiliza contracepção de emergência ficar grávida no mesmo período menstrual; portanto, as pacientes devem ser aconselhadas a utilizar um método contraceptivo alternativo e realizar testes de gravidez caso ocorra atraso menstrual superior a 3 semanas. Pacientes que recebem contracepção de emergência devem ser aconselhadas quanto a medidas contraceptivas e teste de gravidez para monitoração caso o próximo ciclo não ocorra.

CONCEITOS-CHAVE

- Torção ovariana pode passar facilmente despercebida na apresentação inicial, e o diagnóstico não pode ser embasado simplesmente em achados radiológicos. Ultrassom com Doppler é o exame de imagem ideal; a ausência de fluxo arterial, embora nem sempre presente, é altamente específica para torção. Torção deve ser considerada em qualquer paciente com fatores de risco conhecidos, mesmo que os sintomas sejam sutis ou atípicos.
- O exame de ultrassom pode distinguir entre os diversos tipos de cistos ovarianos e identificar complicações associadas, como torção, hemorragia e malignidade. A maioria dos cistos ovarianos é constituída de cistos foliculares simples que se resolvem sem intervenção farmacológica ou cirúrgica.
- Sangramento uterino anormal possui várias causas estruturais, hormonais e distúrbios de coagulação. Exames selecionados de imagem e laboratório, com base na história clínica e no exame físico, podem geralmente levar à determinação da causa. Pílulas anticoncepcionais orais combinadas podem ajudar a regular o ciclo e aliviar o SUA.
- A contracepção de emergência é uma opção eficaz e segura para prevenção de gravidez indesejada. Tanto levonorgestrel quanto ulipristal são medicamentos orais eficazes e estão associados a menos efeitos colaterais do que o método tradicional de anticoncepcionais combinados.

As referências para este capítulo podem ser encontradas on-line no website Expert Consult associado à obra.

SEÇÃO SETE
Neurologia

CAPÍTULO 91
Acidente Vascular Encefálico

Todd J. Crocco | William J. Meurer

PRINCÍPIOS

Introdução

O acidente vascular encefálico é a quinta maior causa de morte nos Estados Unidos e uma causa importante de incapacidade duradoura.[1] Ele afeta aproximadamente 795.000 pessoas por ano. Em média alguém tem um acidente vascular encefálico a cada 40 segundos e alguém morre por causa disso a cada 4 minutos.[2] Os pacientes com acidente vascular encefálico têm mortalidade intra-hospitalar de 5% a 10% para os acidentes vasculares isquêmicos e de 40% a 60% para as hemorragias intraparenquimatosas (AVEh).[3] Somente 10% dos sobreviventes de um acidente vascular encefálico vêm a se recuperar totalmente, tornando essa condição a causa mais importante de incapacidade em adultos.

O *acidente vascular encefálico* pode ser definido como qualquer lesão vascular que reduza o fluxo sanguíneo cerebral (FSC) a uma região específica do cérebro, da retina ou da medula espinal, causando uma lesão neurológica. Aproximadamente 87% de todos os acidentes vasculares encefálicos são de origem isquêmica, causados pela oclusão de um vaso cerebral. Aproximadamente 13% deles são acidentes vasculares hemorrágicos, causados pela ruptura de um vaso sanguíneo no parênquima do cérebro (AVEh) ou no espaço subaracnoide (hemorragia subaracnoide [HSA]). São discutidos nesse capítulo somente os acidentes vasculares isquêmicos envolvendo o cérebro e os AVEh. A HSA é discutida no Capítulo 93.

Antes da era da reperfusão, o tratamento dos acidentes vasculares encefálicos não focava na reversão dos danos e consistia em estabilização, observação e reabilitação. Os métodos atuais de tratamento intervencionistas visam reverter ou reduzir a um mínimo os danos cerebrais.[4] As estratégias incluem o controle da pressão arterial (PA), anticoagulação, terapia trombolítica, intervenções vasculares e cirurgia.

Epidemiologia

Acidente Vascular Encefálico Isquêmico

Estima-se que ocorram a cada ano nos Estados Unidos 610.000 acidentes vasculares encefálicos isquêmicos novos. Eles podem ocorrer em consequência de uma trombose *in situ* ou a partir de um êmbolo de uma fonte mais proximal, geralmente o coração. Em mais de um terço desses acidentes vasculares novos não é identificada uma causa clara. Os acidentes vasculares encefálicos de todos os subtipos são mais comuns em afro-americanos e em hispânicos *versus* indivíduos brancos não hispânicos.

Aproximadamente um terço de todos os acidentes vasculares encefálicos isquêmicos é de natureza trombótica. Esses acidentes vasculares podem ser causados pela oclusão de grandes ou pequenos vasos. São áreas comuns de oclusão de grandes vasos os pontos de ramificação de vasos cerebrais, especialmente na distribuição da artéria carótida interna. A trombose decorre habitualmente da formação de um coágulo na área de uma placa aterosclerótica ulcerada, que se forma em áreas de fluxo sanguíneo turbulento, como a bifurcação de um vaso. Uma redução acentuada no fluxo ocorre quando a estenose oclui mais de 90% do dímetro do vaso sanguíneo. Com a progreção da ulceração e da trombose, as plaquetas aderem à região. Um coágulo então se emboliza ou obstrui a artéria.

As lacunas, ou acidentes vasculares de pequenos vasos, envolvem pequenas ramos terminais dos vasos e ocorrem mais comumente em pacientes portadores de diabetes e hipertensão. Antecedente de hipertensão está presente em 80% a 90% dos pacientes que apresentam acidentes vasculares lacunares. As áreas subcorticais do cérebro e do tronco encefálico são envolvidas com frequência. Os infartos variam de tamanho de alguns milímetros a 2 cm e são vistos mais comumente nos gânglios da base, tálamo, ponte e cápsula interna. Eles podem ser causados por pequenas embolias ou por um processo designado como *lipo-hialinose*, que ocorre em pacientes com vasculopatia hipertensiva cerebral.

Um quarto de todos os acidentes vasculares encefálicos isquêmicos é de natureza cardioembólica. O mecanismo mais comum é o da embolização de um trombo mural em pacientes com fibrilação atrial e os pacientes portadores dessa condição têm um risco aproximadamente cinco vezes maior de vir a apresentar um acidente vascular encefálico. As origens não cardíacas de embolias podem incluir porções doentes de artérias extracranianas, ocasionando uma embolia artéria a artéria. Um exemplo comum é a amaurose fugaz, em que um êmbolo de uma placa na artéria carótida proximal se emboliza à artéria oftálmica, causando uma cegueira monocular transitória.

Embora o risco dos acidentes vasculares encefálicos aumente com a idade, aproximadamente 3% a 4% de todos os acidentes vasculares ocorrem em pacientes com idade de 15 a 45 anos e foram observadas tendências indicando que a idade média do primeiro acidente vascular encefálico está se tornando mais baixa.[5] Enquanto a aterosclerose é a causa mais comum em indivíduos idosos, as causas em pacientes mais jovens são com frequência incomuns e podem ser reversíveis. Gravidez, o uso de anticoncepcionais orais, anticorpos antifosfolípides (como o anticoagulante lúpico e os anticorpos anticardiolipina), deficiência de proteína S e C, anemia falciforme e policitemia, todas essas condições predispõem os pacientes à trombose, aumentando assim o risco de acidentes vasculares. A displasia fibromuscular dos vasos cerebrais também pode levar a um acidente vascular encefálico e em raros casos uma vasoconstricção prolongada por uma síndrome enxaquecosa causa um acidente vascular encefálico. Drogas recreativas como cocaína, fenilpropanolamina e anfetaminas são vasoconstritores potentes que foram associados tanto a acidentes vasculares isquêmicos quanto aos hemorrágicos. Processos infecciosos, especialmente varicela e recentemente a meningite por fungos, podem induzir vasculopatias que levam a acidentes vasculares, assim como podem induzir processos inflamatórios prolongadosque acabam por causar um acidente vascular encefálico..

Dissecções carotídeas e vertebrais associam-se frequentemente a traumas, mas podem acontecer após eventos de menor gravidade como espirros. As dissecções são a principal causa conhecida de acidentes vasculares encefálicos em jovens e são um pouco mais raras que os acidentes vasculares isquêmicos idiopáticos. Dissecções carotídeas e vertebrais são também vistas mais frequentemente em pessoas apresentando uma patologia subjacente da parede vascular, como a displasia fibromuscular e transtornos do tecido conectivo. Alterações na íntima vascular podem levar a estenose do vaso, oclusão ou embolia. O paciente pode relatar um evento prévio, como uma manipulação da coluna, ioga, trabalhar com os braços acima da cabeça, tosse ou vômitos. As manifestações iniciais podem incluir cefaleia, dores faciais, alterações visuais, paralisias de nervos cranianos (NC), dor sobre o vaso afetado, síndrome de Horner, amaurose fugaz, HSA ou um acidente vascular encefálico isquêmico. A cefaleia é com frequência unilateral e pode ocorrer dias antes do aparecimento dos outros sintomas neurológicos. As dissecções são tipicamente diagnosticadas por modalidades não invasivas, como ultrassonografia, angiografia por ressonância magnética (ARM) e angiografia por tomografia computadorizada (ATC). As opções de terapia clínica incluem a anticoagulação precoce caso não se suspeite de HSA/dissecção intracraniana. Os dados existentes comparando o tratamento antiplaquetário com anticoagulação são de modo geral limitados e o tratamento antiplaquetário é geralmente mais simples e mais seguro.[6] O uso do ativador do plasminogênio tecidual (tPA) é considerado tão seguro e efetivo em pacientes de dissecção carótida ou vertebral extracraniana quanto em qualquer outro paciente elegível.[7]

Ataque Isquêmico Transitório

Um ataque isquêmico transitório (AIT) era definido historicamente como um déficit neurológico agudo com resolução completa em até 24 horas; todavia, parte dos casos de AIT apresenta evidências de isquemia cerebral permanente, com formação de neuroimagens. Por esta razão, a American Heart Association (AHA) adotou uma definição de base tecidual: um episódio transitório de disfunção neurológica ocasionado por uma isquemia focal do encéfalo, da medula espinal ou da retina, sem um infarto agudo.

Ocorrem anualmente nos Estados Unidos aproximadamente 240.000 AIT, com incidência de 8 por 1.000 pessoas-ano. Os AIT constituem um importante sinal de alerta quanto ao desenvolvimento futuro de um infarto cerebral. Cerca de 10% dos pacientes que apresentam um AIT vão ter um acidente vascular encefálico dentro de 3 meses do evento sentinela e metade desses acidentes vasculares ocorre nos primeiros 2 dias.

Acidentes Vasculares Encefálicos Hemorrágicos

Um AVEh espontâneo causa de 10% a 15% de todos os acidentes vasculares encefálicos agudos, afetando aproximadamente 65.000 pacientes por ano. Ela tem mortalidade em 30 dias de até 50%, com metade dos pacientes falecendo nos primeiros 2 dias. Entre os sobreviventes, apenas um em cada cinco se encontra vivendo independentemente aos 6 meses.

As duas principais causas subjacentes do AVEh são a vasculopatia hipertensiva (causada por uma hipertensão de longa duração) e a angiopatia amiloide cerebral (encontrada habitualmente em indivíduos idosos, sendo decorrente do depósito de amiloide nas paredes de vasos cerebrais). A hemorragia hipertensiva decorre de alterações degenerativas nas pequenas artérias penetrantes e nas arteríolas, acarretando a lipo-hialinose de pequenas artérias penetrantes profundas. Essas hemorragias ocorrem geralmente nas regiões profundas, incluindo gânglios da base e tálamo. Os locais mais comuns de hemorragia hipertensiva estão relacionados no Quadro 91.1. Os AVEh causados pela angiopatia amiloide tendem a ser de natureza lobar e a ocorrer mais comumente em adultos de idade mais avançada.

Outros fatores que causam AVEh incluem malformações vasculares subjacentes (isto é, malformações arteriovenosas [MAV] e aneurismas, intoxicações por drogas [especialmente simpatomiméticas como a cocaína], hipertensão maligna, aneurismas saculares, discrasias sanguíneas, trombose de seios venosos, transformação hemorrágica de um acidente vascular isquêmico, doença de moya-moya e tumores). As características que aumentam a suspeita para formas secundárias de AVEh incluem a localização lobar, a presença de sangue intraventricular e uma idade mais baixa.

QUADRO 91.1
Locais Mais Comuns de Hemorragia Intracraniana Hipertensiva

ÁREA AFETADA (FREQUÊNCIA)
Putâmen (44%)
Tálamo (13%)
Cerebelo (10%)
Ponte (9%)
Outras áreas corticais (25%)

MANIFESTAÇÕES CLÍNICAS INICIAIS COMUNS
Perda motora/sensorial contralateral
Dor nos membros, dificuldade de fala
Movimentos descoordenados do tronco e dos membros
Parestesia, fraqueza, ataxia, tontura
Parestesia, fraqueza, distúrbios da linguagem

Fisiopatologia

Os vasos cerebrais suprem ao cérebro um rico fluxo sanguíneo que contém a quantidade essencial de oxigênio e glicose, necessária para a função cerebral normal. Ao ocorrer um acidente vascular encefálico há alterações imediatas no FSC e alterações extensas na homeostase celular. O FSC é aproximadamente 40 a 60 mL/100 g do cérebro por minuto. Várias alterações fisiológicas ocorrem quando o FSC se reduz a menos de 15 a 18 mL/100 g de cérebro por minuto. O cérebro perde atividade elétrica, tornando-se eletricamente "silencioso," ainda que a integridade e a função das membranas neuronais permaneçam intactas. Clinicamente, a área do cérebro que mantém silêncio elétrico manifesta um déficit neurológico, embora as células cerebrais estejam viáveis. A insuficiência da membrana celular vem a ocorrer quando o FSC se reduz abaixo de 10 mL/100 g de cérebro por minuto, causando um aumento subsequente no potássio extracelular e no cálcio intracelular e finalmente a morte celular.

A penumbra isquêmica é a área do cérebro circundando a lesão primária, que é preservada por um tênue suprimento sanguíneo proveniente de vasos colaterais. Essa zona marginal de tecido neuronal é a área de maior interesse para os investigadores pelo potencial de recuperação da lesão de acidentes vasculares encefálicos tanto isquêmicos quanto hemorrágicos. Nos acidentes vasculares isquêmicos, a duração da oclusão tem um papel criticamente importante na sobrevida neuronal.

Nos AVEh o sangramento é causado mais comumente pela patologia subjacente aos pequenos vasos e causa lesões por diversos mecanismos. Em primeiro lugar, há o efeito de massa tumoral pelo próprio hematoma, seguido pela ativação da cascata da coagulação, a liberação de citocinas inflamatórias e a lesão da barreira hematoencefálica (BHE). Isso leva à formação de um edema peri-hematoma e à lesão cerebral secundária. Por fim, em muitos pacientes há sangramento contínuo ou expansão do hematoma—seja pelo sangramento contínuo do foco primário, seja por um foco secundário na periferia da hemorragia.

Anatomia e Fisiologia

O cérebro é suprido de sangue pela circulação anterior e a posterior. A circulação anterior origina-se do sistema carotídeo e é responsável pela perfusão de 80% do cérebro, incluindo o nervo óptico, a retina e os lobos frontoparietais e temporais anteriores. O primeiro ramo que sai da artéria carótida é a artéria oftálmica, que supre o nervo óptico e a retina. Em consequência disso, uma perda de visão súbita-monocular indolor (amaurose fugaz) identifica um acidente vascular encefálico que envolve a circulação anterior (mais especificamente a artéria carótida ipsilateral) no nível da artéria oftálmica ou abaixo dela. As artérias carótidas internas terminam ao ramificar em artérias cerebrais anteriores e médias no círculo de Willis.

A artéria cerebral anterior supre o aspecto basal e o medial dos hemisférios cerebrais e se estende até os dois terços anteriores do lobo parietal. A artéria cerebral média emite os ramos lenticuloestriados, que suprem o putâmen, parte do ramo anterior da cápsula interna, o núcleo lentiforme e a cápsula externa. Os principais ramos corticais da artéria cerebral média suprem as superfícies laterais do córtex cerebral, da parte anterior do lobo frontal até o lobo occipital posterolateral.

Embora seja menor e supra habitualmente apenas 20% do cérebro, a circulação posterior supre o tronco encefálico (que é impotantíssimo para a função normal da consciência, do movimento e da sensação), o cerebelo, o tálamo, os centros auditivos e vestibulares do ouvido, o lobo temporal medial e o córtex visual occipital. A circulação posterior deriva das duas artérias vertebrais, que sobem através dos processos transversos das vértebras cervicais. As artérias vertebrais penetram no crânio pelo forame magno e suprem o cerebelo pelas artérias cerebelares posteriores inferiores. Elas se unem e formam a artéria basilar, que se ramifica para formar as artérias cerebrais posteriores. Há algumas variantes, sendo importante a origem fetal da artéria cerebral posterior, em que essa artéria é suprida efetivamente pela circulação anterior.

A extensão da lesão num acidente vascular encefálico anterior ou posterior depende tanto do vaso envolvido como da presença de um fluxo sanguíneo colateral distalmente à oclusão do vaso. Um paciente com fluxo sanguíneo colateral excelente pelo hemisfério contralateral pode ter déficits clínicos mínimos apesar de uma oclusão total da carótida. Um paciente com fluxo colateral deficiente, em contraste, pode ter uma hemiplegia com a mesma lesão.

CARACTERÍSTICAS CLÍNICAS

Acidentes Vasculares Encefálicos Isquêmicos

Os sinais e sintomas de um acidente vascular encefálico isquêmico podem aparecer subitamente e sem aviso ou podem ter um início titubeante e insidioso. A interrupção do fluxo de um dos ramos vasculares mais importantes da circulação cerebral vai ocasionar alterações fisiológicas na área anatômica do cérebro suprida por esse vaso sanguíneo. Os acidentes vasculares encefálicos isquêmicos podem ser classificados como acidentes vasculares da circulação anterior ou da circulação posterior, dependendo dos vasos envolvidos. A presença de déficits neurológicos depende muito do fluxo colateral. Além do suprimento vascular envolvido, os acidentes vasculares isquêmicos podem ser descritos ainda pela escala temporal de manifestação de seus déficits neurológicos.

Um "acidente vascular em evolução" é aquele em que os déficits neurológicos focais se agravam no decorrer de um período de minutos a horas. Aproximadamente 20% dos acidentes vasculares da circulação anterior e 40% daqueles da circulação posterior vão apresentar evidências de progressão. Os acidentes vasculares da circulação anterior podem evoluir até nas primeiras 24 horas, enquanto os acidentes vasculares posteriores podem progredir por até 3 dias. A propagação de um trombo foi postulada como um mecanismo provável de progressão. Nos acidentes vasculares da circulação anterior (envolvendo de forma variável e predominante a artéria carótida, a cerebral anterior e a cerebral média), o quadro clínico inicial raramente inclui a perda total da consciência, a não ser que a lesão ocorra no hemisfério cerebral não afetado anteriormente de um paciente que já teve um acidente vascular encefálico contralateral.

As oclusões na artéria cerebral anterior afetam principalmente a função do lobo frontal. O paciente apresenta alterações da atividade mental em associação a distúrbios do juízo crítico e da percepção, bem como a presença de reflexos primitivos de preensão e de sucção ao exame físico. Incontinência intestinal e vesical podem ser características dos acidentes vasculares da artéria cerebral anterior. São características a paralisia e a hiperestesia do membro do lado oposto à lesão. A fraqueza da perna é mais acentuada que aquela do braço em acidentes vasculares na distribuição da artéria cerebral anterior. Podem-se notar igualmente apraxia ou marcha ceifante.

Distúrbios motores e sensoriais acentuados são as características típicas da oclusão da artéria cerebral média. Eles ocorrem do lado do corpo contralateral ao lado da lesão e são geralmente piores no braço e na face que na perna. Esses distúrbios podem envolver apenas parte de um membro ou da face, mas se acompanham quase sempre de parestesia na mesma região da perda motora. Uma hemianopsia, ou amaurose em metade do campo visual, ocorre ipsilateralmente à lesão. É comum a agnosia, ou a incapacidade de reconhecer objetos anteriormente conhecidos, e a afasia pode estar presente se a lesão se der no hemisfério dominante. Os pacientes apresentam com frequência uma preferência em olhar em direção ao hemisfério afetado, devido à alteração dos centros corticais laterais do olhar.

A afasia, um transtorno da linguagem em que o paciente articula com clareza, mas usa a linguagem de forma incorreta ou a compreende mal, é também comum nos acidentes vasculares do hemisfério dominante. A afasia pode ser de expressão, de compreensão ou uma combinação de ambas. A *afasia de Wernicke* ocorre quando o paciente se mostra incapaz de processar estímulos sensoriais, como a fala, e por isso não compreende a comunicação verbal (afasia de compreensão). A *afasia de Broca* designa a incapacidade de se comunicar verbalmente de maneira efetiva, ainda que a compreensão esteja intacta (afasia de expressão). A afasia deve ser distinguida da disartria, que é um déficit motor dos músculos da boca e da fala; o paciente disártrico articula mal, mas compreende as palavras e as opções de palavras. É importante se reconhecer a afasia porque ela geralmente localiza uma lesão ao córtex cerebral dominante (comumente o esquerdo) na distribuição da artéria cerebral média. *Afasia* e *disfasia* são termos que são usados como sinônimos, mas devem ser distinguidos da *disfagia*, que é a dificuldade de deglutição.

Uma patologia no sistema vertebrobasilar (isto é, acidentes vasculares da circulação posterior) pode causar a variedade mais ampla de sintomas e por esta razão pode ser aquela de diagnóstico mais difícil. Os sintomas refletem déficits de NC, o envolvimento cerebelar e o envolvimento de tratos neurossensoriais. O tronco encefálico contém igualmente o sistema reticular ativador ascendente, que é responsável pela mediação da consciência, e os centros do vômito. Diferentemente dos pacientes com acidentes vasculares da circulação anterior, aqueles com acidentes vasculares posteriores podem ter perda de consciência e com frequência têm náuseas e vômitos. A artéria cerebral posterior supre partes dos lobos parietal e occipital, de modo que a visão e o processamento dos pensamentos se alteram. A agnosia visual, a incapacidade de se reconhecer objetos vistos, pode ser uma das características, assim como a alexia, a incapacidade de se compreender palavras escritas. Pode haver uma paralisia do terceiro nervo craniano e o paciente pode apresentar uma hemianopsia homônima. Um dos aspectos mais curiosos dessa síndrome é que o paciente pode não perceber qualquer problema visual (negligência visual). Vertigem, síncope, diplopia, defeitos do campo visual, fraqueza, paralisia, disartria, disfagia, espasticidade, ataxia ou nistagmo podem estar associados à insuficiência da artéria vertebrobasilar. Os acidentes vasculares da circulação posterior também demonstram déficits cruzados, tais como déficits motores de um lado do corpo e perda sensorial do outro lado. Nos acidentes vasculares da circulação anterior, em contraste, as anormalidades se limitam sempre a um lado do corpo.

Um exame neurológico dirigido deve avaliar o nível de consciência, a fala, a função dos NC, a função motora e sensorial e a função cerebelar. O nível de consciência e a fluência da fala podem ser avaliados rapidamente num diálogo com o paciente para se determinar a presença de disartria ou de afasia. Deve-se avaliar a cabeça quanto a sinais de trauma. O tamanho e a reatividade das pupilas e os movimentos extraoculares fornecem informações importantes a respeito da função do tronco encefálico, especialmente do NC III ao NC VI; uma função anormal do terceiro nervo pode ser o primeiro sinal de uma herniação transtentorial. A preferência do olhar sugere um envolvimento cortical ou do tronco encefálico. A paralisia facial central por um acidente vascular encefálico deve ser distinguida das causas periféricas de paralisia do VII NC. Numa lesão periférica o paciente é incapaz de franzir a testa. A avaliação da sensibilidade facial, da elevação das sobrancelhas e de estrabismo, da simetria do sorriso, da acuidade auditiva, do reflexo de vômito da elevação do ombro, da força do esternocleidomastoideo e da protrusão da língua completam a avaliação dos NC.

São realizados a seguir os testes motores e sensoriais. O tônus muscular pode ser avaliado movendo-se um membro relaxado. A força de grupos musculares proximais e distais é avaliada contra resistência. O desvio pronador de um braço é um sinal sensível de fraqueza muscular e pode ser testado simultaneamente fazendo o paciente sentar com os olhos fechados e os braços estendidos, com a palma das mãos voltada para o teto, por 10 segundos. A assimetria da sensibilidade tátil e dolorosa pode ser sutil e de difícil detecção. O teste de extinção simultânea dupla, que avalia a negligência sensorial, pode ser realizado com facilidade tocando-se simultaneamente o membro direito e o esquerdo. O paciente sente o toque nos membros direito e esquerdo quando eles são tocados separadamente, mas não percebe o toque em um dos lados quando são tocados simultaneamente. Da mesma forma, a capacidade de se discernir um número traçado de leve sobre um antebraço, a grafestesia, constitui outra função do lobo parietal cortical testada facilmente. Esses testes podem ajudar a diferenciar um déficit motor puro de um acidente vascular encefálico lacunar de um déficit sensitivomotor da artéria cerebral média.

Testes cerebelares e a avaliação dos reflexos e da marcha completam o exame. As manobras de index-nariz e de calcanhar-joelho são testes importantes da função cerebelar. A assimetria dos reflexos tendinosos profundos ou sinal de Babinski unilateral pode ser um achado precoce de disfunção do trato corticoespinhal. O teste da marcha não é realizado frequentemente, mas contribui bastante com o exame neurológico quando pode ser realizado com segurança. A observação da marca normal e da marcha ao andar com o calcanhar e com a ponta dos pés pode demostrar um grau sutil de ataxia, fraqueza ou lesões cerebelares profundas.

Várias escalas pré-hospitalares de acidentes vasculares encefálicos foram elaboradas para auxiliar o serviço de atendimento pré-hospitalar (APH) na avaliação rápida de pacientes com suspeita de acidente vascular encefálico. Muitas dessas escalas pré-hospitalares foram validadas prospectivamente quanto a sua precisão na detecção de acidentes vasculares encefálicos. Duas das mais comumente empregadas dessas escalas incluem a Cincinnati Prehospital Stroke Scale (Fig. 91.1) e a Los Angeles Prehospital Stroke Screen (Fig. 91.2).

A National Institutes of Health Stroke Scale (NIHSS) é um instrumento rápido e útil para a quantificação de déficits neurológicos em pacientes apresentando um acidente vascular encefálico e pode ser utilizada para determinar opções de tratamento (Tabela 91.1). Os escores da NIHSS foram demonstrados como sendo reprodutíveis e válidos e como se correlacionando bem à quantidade de tecido infartado identificado na tomografia computadorizada (TC). O escore inicial da NIHSS pode identificar pacientes que são candidatos apropriados à terapia fibrinolítica, assim como aqueles em risco aumentado de hemorragia, embora seja possível que pacientes tenham acidentes vasculares encefálicos incapacitantes com um escore zero na NIHSS (ataxia do tronco grave). Além disso, a escala tem sido usada como um instrumento prognóstico para a predição do desfecho e está sendo usada atualmente por alguns centros de acidente vascular na estratificação de pacientes para a inclusão em estudos.

Acidentes Vasculares Encefálicos Hemorrágicos

O quadro clínico inicial clássico dos AVEh consiste no início súbito de cefaleia, vômitos, elevação importante da PA e déficits neurológicos focais com progressão em minutos. De maneira semelhante aos acidentes vasculares isquêmicos, o AVEh associa-se frequentemente a um déficit motor e sensorial contralateral à lesão cerebral. Quase 40% dos pacientes vão demonstrar um aumento significativo no volume da hemorragia nas primeiras horas.

Embora seja comum a ocorrência de cefaleia, vômitos e coma, muitos pacientes não apresentam esses achados e as manifestações clínicas iniciais podem ser idênticas àquelas de pacientes com acidente vascular isquêmico; os dois não podem ser diferenciados de maneira confiável na ausência da aquisição de neuroimagens.

A avaliação contínua do estado mental e das vias aéreas tem importância primordial em pacientes com AVEh porque uma deterioração aguda é sempre uma possibilidade. O manejo da via aérea na emergência requer um julgamento cuidadoso. Por um lado, o controle da via aérea pode evitar a aspiração, a hipóxia e a hipercapnia; por outro lado, a sedação e a paralisia podem dificultar a avaliação do exame neurológico, que pode ajudar a monitorar quanto à expansão da hemorragia, a elevação da pressão intracraniana (PIC), a atividade convulsiva e a herniação do tronco encefálico.

Tal como ocorre com os acidentes vasculares isquêmicos, um exame neurológico cuidadoso é importante para localizar a região e determinar a extensão da lesão. Escores iniciais da NIHSS e da escala de coma de Glasgow podem ser usados para se avaliar a gravidade do acidente vascular encefálico, porém a escala de coma de Glasgow (ECG) pode ser mais prático para se acompanhar quanto à deterioração neurológica (Tabela 91.2). Além disso, exames seriados podem detectar alterações precocemente que podem sugerir um sangramento contínuo durante a fase aguda. O ICH Score pode predizer a mortalidade (Tabela 91.3).

Os indicadores de um mau prognóstico em pacientes com AVEh incluem um pior nível de consciência à admissão, hemorragia intraventricular e um grande volume do AVEh, todos os quais podem ser avaliados no departamento de emergência (DE) (Fig. 91.3).

DIAGNÓSTICO DIFERENCIAL

Acidentes Vasculares Encefálicos Isquêmicos

Coleções sanguíneas extra-axiais secundárias a um trauma podem simular um acidente vascular encefálico. Um hematoma epidural ou subdural pode causar um estado mental alterado, sinais neurológicos focais e a evolução rápida ao coma. Os idosos, que constituem o grupo etário em maior risco de acidentes vasculares encefálicos, podem ser vítimas de quedas recorrentes que levam a hematomas subdurais crônicos. A dissecção de carótida pode ocorrer após um trauma cervical ou a hiperextensão cervical súbita e pode causar sinais e sintomas neurológicos focais, tal como ocorre com uma dissecção aórtica que se estenda às artérias carótidas.

Outras lesões estruturais que podem causar sinais neurológicos focais incluem tumores e abscessos cerebrais. Deve-se suspeitar de uma embolia gasosa no contexto de alterações acentuadas da pressão atmosférica, como durante o mergulho ou durante procedimentos médicos ou lesões que podem permitir a entrada de ar no sistema vascular. Convulsões, alterações do estado mental e achados neurológicos focais também podem ser manifestações de uma embolia gasosa.

Anormalidades metabólicas também podem imitar acidentes vasculares encefálicos. A hipoglicemia é frequentemente responsável pela alteração no estado mental e é uma causa bem conhecida de sintomas neurológicos focais duradouros, que podem persistir por vários dias. A encefalopatia de Wernicke causa oftalmoplegia,

---

Cincinnati Prehospital Stroke Scale

Paralisia Facial
Normal: Ambos os lados da face se movem de maneira igual
Anormal: Um lado da face não se move tão bom quanto o outro

Queda do membro superior
Normal: Ambos os braços são sustentados igualmente ou se movem de maneira igual
Anormal: Um braço se move ou cai em comparação com o outro

Fala
Normal: Paciente usa as palavras corretamente, com pronúncia clara
Anormal: Palavras ininteligíveis, inadequadas ou é incapaz de falar

Fig. 91.1. Cincinnati Prehospital Stroke Scale. (Adaptado de Kothari RU, Pancioli A, Liu T, et al. Cincinnati Prehospital Stroke Scale: reproducibility and validity. Ann Emerg Med 33[4]:373-378, 1999.)

Los Angeles Prehospital Stroke Scale (LAPSS)	Nome do paciente: _____ Nome do avaliador: _____ Data: _____

Critérios de avaliação	Sim	Não
4. Idade acima de 45 anos	___	___
5. Sem antecedente de crises convulsivas	___	___
6. Início dos sintomas neurológicos há menos de 24 horas	___	___
7. Paciente deambulava anteriormente (antes do evento)	___	___
8. Glicemia entre 60 e 400	___	___

9. Procurar uma assimetria evidente

	Normal	Direito	Esquerdo
Sorriso/expressão facial:	☐	☐ Queda	☐ Queda
Preensão:	☐	☐ Preensão fraca ☐ Ausência de preensão	☐ Preensão fraca ☐ Ausência de preensão
Força nos braços:	☐	☐ Cai lentamente ☐ Cai rapidamente	☐ Cai lentamente ☐ Cai rapidamente

Com base no exame, paciente tem fraqueza apenas unilateral (e não bilateral): Sim ☐ Não ☐

10. Se sim (ou não determinado) a todos os itens acima avaliados pela LAPSSS Sim ☐ Não ☐

11. Se os critérios de avaliação da LAPSS forem sugestivos de acidente vascular encefálico, ligar para o hospital que vai receber o paciente com "CÓDIGO DE ACIDENTE VASCULAR ENCEFÁLICO," caso contrário retornar ao protocolo de tratamento apropriado. O paciente ainda pode estar apresentando um acidente vascular encefálico, mesmo que os critérios da LAPSS não sejam satisfeitos.)

Fornecido pelo internet stroke center — www.strokecenter.org

Fig. 91.2. Los Angeles Prehospital Stroke Scale. (Adaptado de Kidwell CS, Starkman S, Eckstein M, et al. Identifying stroke in the field: prospective validation of the Los Angeles Prehospital Stroke Screen [LAPSS]. Stroke 31:71-76, 2000.)

ataxia e confusão mental, que podem ser tomados erroneamente por sinais de infarto cerebelar.

A migrânea pode manifestar-se com achados neurológicos focais, com ou sem cefaleia. Uma crise convulsiva seguida da paralisia de Todd pós-ictal pode imitar um acidente vascular encefálico. A paralisia de Bell, a labirintite, a neurite vestibular, a paralisia de um nervo periférico e as doenças desmielinizantes podem todas imitar um acidente vascular encefálico. Pode ser difícil distinguir a doença de Menière de um acidente vascular ou um AIT da circulação posterior. Tontura, vertigen, perda auditiva e zumbido nos ouvidos são comuns na doença de Menière, enquanto a alteração na acuidade visual ou de fala ou outros sintomas focais são incomuns.

Tal como o acidente vascular encefálico, a arterite de células gigantes é uma doença de adultos de idade mais avançada. Ela pode causar cefaleia intensa, distúrbios visuais e, em raras ocasiões, afasia e hemiparesia. Outros sintomas incluem febre intermitente, mal-estar, claudicação da mandíbula, rigidez matinal e mialgia. Deve-se suspeitar desse diagnóstico em pacientes com velocidade de hemossedimentação (VHS) muito elevada e ele é confirmado pela biópsia da artéria temporal. Doenças vasculares do colágeno como poliarterite nodosa, lúpus e outros tipos de vasculite podem causar síndromes de acidente vascular encefálico.

A trombose de seios venosos cerebrais (TSVC) é outra causa de sintomas neurológicos focais, afetando mais comumente o seio

TABELA 91-1

Pontuação do National Institutes of Health Stroke Scale

ITEM	ASPECTO AVALIADO	PONTUAÇÃO
1a. Nível de consciência (LOC)	0 = Alerta 1 = Desperta a estímulos leves 2 = Desperta a estímulos vigorosos, repetitivos e/ou dolorosos 3 = Não desperta	
1b. Orientação: Perguntar ao paciente sua idade e o mês atual. Resposta deve ser exata	0 = Ambas corretas 1 = Uma correta (ou disartria, intubado, fluente em outra língua) 2 = Nenhuma das duas correta	
1c. Comandos: Abrir e fechar os olhos, abrir e fechar a mão não parética (Outros comandos simples ou por mímica também aceitáveis)	0 = Ambos corretos (aceitável caso alterado por fraqueza) 1 = Um correto 2 = Nenhum deles correto	
2. Melhor olhar: MOE horizontais voluntários ou à manobra de olhos de boneca	0 = Normal 1 = Paralisia parcial da motricidade ocular extrínseca, olhar anormal em um dos olhos ou em ambos 2 = Desvio do olhar que não pode ser suprimível pelo reflexo óculocefálico ou paresia total.	
3. Campo visual: Usar ameaça visual se necessário. Caso monocular, atribuir escore ao campo do olho bom	0 = Ausência de perda visual 1 = Hemianopsia incompleta, quadrantoanopsia ou extinção visual 2 = Hemianopsia completa 3 = Hemianopsia bilateral ou cegueira	
4. Paralisia facial: Se o paciente estiver torporoso, verificar simetria da expressão facial à dor	0 = Normal 1 = Paralisia discreta, PNL plana, sorriso assimétrico 2 = Paralisia parcial (parte inferior da face = lesão do NMS) 3 = Paralisia total (parte superior e inferior da face)	
5. Motricidade do membro superior: Braços estendidos a 90° (sentado) ou a 45° (decúbito dorsal) por 10 segundos. Estimule um bom desempenho. Indicar o membro parético na pontuação	0 = Sem queda por 10 segundos 1 = Queda em menos de 10 segunda, mas não bate no leito 2 = Vence um pouco a gravidade, mas não consegue sustentar 3 = Não vence a gravidade, mas até mesmo um movimento mínimo conta 4 = Absolutamente nenhum movimento X = Impossível avaliar devido a amputação, fratura e assim por diante	E ou D
6. Motricidade do membro inferior: Elevar a perna a 30 (a partir do decúbito dorsal) por 5 segundos. Indicar o membro parético na pontuação	0 = Sem queda por 5 segundos 1 = Queda em menos de 5 segundos, mas não bate no leito 2 = Vence um pouco a gravidade, mas não consegue sustentar 3 = Não vence a gravidade, mas até mesmo um movimento mínimo conta 4 = Absolutamente nenhum movimento X = Impossível avaliar devido a amputação, fratura e assim por diante	E ou D
7. Ataxia de membro: Verificar index-nariz-index, texto do calcanhar-joelho; e atribuir pontos somente se desproporcional à paralisia	0 = Nenhuma ataxia (ou afásico, hemiplégico) 1 = Ataxia em membro superior ou inferior 2 = Ataxia em membro superior e inferior X = Impossível avaliar devido a amputação, fratura e assim por diante	E ou D
8. Sensitivo: Usar alfinete. Verificar expressão fácil ou retirada a dor caso paciente esteja torporoso. Atribuir pontuação unicamente para perdas relacionadas com o acidente vascular	0 = Normal 1 = Perda unilateral leve-moderada, mas paciente percebe o contato (ou afásico, confuso) 2 = Perda total, paciente não percebe o contato, coma, perda bilateral	
9. Linguagem: Descrever quadro do pote de biscoito, nomear objetos, ler frases. Pode-se usar repetição, escrita, estereognosia	0 = Normal 1 = Afasia leve-moderada (fala difícil de entender, mas parcialmente compreensível) 2 = Afasia grave (quase nenhuma informação fornecida) 3 = Mutismo, afasia global, coma; nenhum comando simples	
10. Disartria: Ler lista de palavras	0 = Normal 1 = Leve-moderada; porém compreensível 2 = Grave; incompreensível ou mudo X = Intubação ou barreira mecânica	
11. Extinção ou heminegligência: Teste os campos visuais bilateralmente e a audição, toque as duas mãos, teste o reconhecimento de partes do corpo e avalie a heminegligência.	0 = Normal, nenhuma delas detectada (perda visual tão somente) 1 = Negligência ou extinção à estimulação dupla simultânea em qualquer modalidade (visual, auditiva, sensitiva, espacial, partes do corpo) 2 = Negligência profunda em mais de uma modalidade	

App Android Free: https://play.google.com/store/apps/details?id=com.myprograms.nihss
App Apple Free: https://tunes.apple.com/us/app/nih-stroke-scale-from-statcoder/id408788598?mt=8
Calculador NIHSS online: www.mdcalc.com/nih-stroke-scale-score-nihss/
MEO, movimentação ocular extrínseca; *E*, esquerda; *LOC*, nível de consciência; *PNL*, prega nasolabial; *D*, direita; *NMS*, neurônio motor superior.
Modificado de: Massachusetts General Hospital Stroke Service. NIH stroke scale matyerials. Scoring form. Disponível em www2.massgeneral.org/stopstroke/pdfs/scorin_form.pdf

TABELA 91.2

Escala de Coma de Glasgow*

ABERTURA OCULAR (A)	RESPOSTA VERBAL (V)	RESPOSTA MOTORA (M)
4 = Espontânea	5 = Orientado	6 = Normal
3 = Ao estímulo verbal	4 = Confuso	5 = Localiza estímulos dolorosos
2 = Ao estímulo doloroso	3 = Palavras inapropriadas	4 = Retirada inespecífica a dor
1 = Ausente	2 = Sons incompreensíveis	3 = Decorticação
	1 = Ausente	2 = Descerebração
		1 = Ausente

*Escore total = A + V + M
Shoestring Graphics: Glasgow coma scale.
Disponível em www.ssgfx.com/CP2020/medtech/glossary/glasgow.htm.

TABELA 91.3

Escore de Hemorragia Intraparenquimatosa Predizendo a Mortalidade após uma Hemorragia Intraparenquimatosa Aguda

CARACTERÍSTICA	PONTOS
ESCALA DE COMA DE GLASGOW	
3 a 4	2
5 a 12	1
13 a 15	0
VOLUME DA HEMORRAGIA INTRAPARENQUIMATOSA	
> 30 mL	1
≤ 30 mL	0
HEMORRAGIA INTRAVENTRICULAR (SANGUE INTRAVENTRICULAR)	
Presente	1
Ausente	0
LOCALIZAÇÃO DA HEMORRAGIA INTRAPARENQUIMATOSA	
Infratentorial	1
Supratentorial	0
IDADE	
≥ 80 anos	1
< 80 anos	0
MORTALIDADE AOS 30 DIAS PARA A PONTUAÇÃO TOTAL NO ESCORE DE HEMORRAGIA INTRAPARENQUIMATOSA	
0 = 0%	
1 = 13%	
2 = 26%	
3 = 72%	
4 = 97%	
5 = 100%	
6 = Estimada como sendo de 100%; nenhum paciente do estudo foi incluído nessa categoria	

Adaptado de Hemphill JC, et al.: The ICH Score. Stroke 32:891-897, 2001.

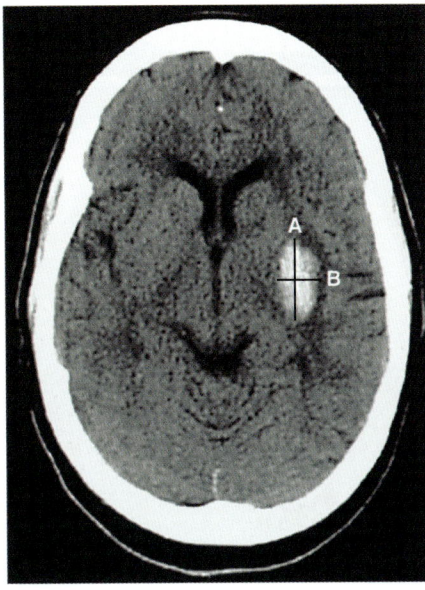

Fig. 91.3. É identificado o corte da tomografia computadorizada (TC) com a maior área de hemorragia. O maior diâmetro da hemorragia nesse corte é medido em centímetros *(linha A)*. É medido o maior diâmetro num eixo a 90° em relação a linha A, no mesmo corte *(linha B)*. C é o número aproximado de cortes de 10 mm em que foi vista a hemorragia intraparenquimatosa (AVEh). (Muitos centros utilizam cortes de 5 mm, caso em que se pode fazer um ajuste dividindo-se por 2.) O volume da hemorragia = A x B x C ÷ 2(ABC/2).

sagital superior e os seios laterais (Capítulo 93).[8] O diagnóstico da TSVC pode ser difícil devido à natureza inespecífica dos sintomas, assim como à variabilidade temporal do início dos sintomas (de algumas horas a algumas semanas). Os pacientes podem apresentar cefaleia difusa, náuseas, vômitos, paresia, distúrbios visuais, rebaixamento do nível de consciência, convulsões ou até mesmo sintomas atribuídos habitualmente a transtornos psiquiátricos (como a depressão). Dependendo da localização do trombo, o exame físico do paciente pode revelar papiledema, proptose ou paralisias do III, IV e VI NC, bem como outros sinais e sintomas neurológicos focais. Os fatores de risco de TSVC incluem traumas, processos infecciosos, estados de hipercoagulabilidade, estados de baixo fluxo, compressão do seio venoso, desidratação, drogas diversas (como androgênios, ecstasy e anticoncepcionais orais) e gravidez ou puerpério.

Acidentes Vasculares Hemorrágicos

O diagnóstico diferencial dos AVEh é semelhante àquele dos acidentes vasculares isquêmicos; as considerações incluem enxaqueca, convulsões, tumores, abscessos, encefalopatia hipertensiva e traumas. A encefalopatia hipertensiva e a enxaqueca também podem manifestar-se inicialmente por cefaleia, náuseas e vômitos, porém sinais neurológicos focais ocorrem em frequência menor nessas condições. Na encefalopatia hipertensiva, os pacientes apresentam habitualmente uma elevação acentuada da PA e outras evidências de lesão de órgãos terminais, como proteinúria, cardiomegalia, papiledema e retinopatia hipertensiva. Esses pacientes em geral melhoram significativamente com o tratamento de sua hipertensão. A síndrome de encefalopatia posterior reversível é um subgrupo importante das manifestações da encefalopatia hipertensiva e apresenta alterações características nos exames TC ou de ressonância magnética (RM).

Uma vez percebido AVEh em exames de neuroimagem, pode ser difícil se determinar a causa subjacente. O AVEh primário manifesta-se tipicamente por um hematoma do parênquima, com sintomas neurológicos novos. Os pacientes com transformação hemorrágica de um acidente vascular isquêmico podem apresentar a recorrência ou o agravamento de déficits já estabelecidos anteriormente. Pacientes com um câncer subjacente conhecido, ou com um edema peri-hematoma desproporcional à hemorragia, devem ser considerados quanto a uma hemorragia numa metástase ou no tumor primário. Finalmente, os pacientes com fatores de risco conhecidos para tromboembolias venosas podem ter uma TSVC subjacente.

EXAMES DIAGNÓSTICOS

Acidentes Vasculares Encefálicos Isquêmicos

Embora os dados clínicos possam ajudar a estabelecer o diagnóstico, a causa e a localização do acidente vascular encefálico, métodos diagnósticos confirmatórios são frequentemente necessários para estabelecer a causa final ou para eliminar outras causas dos déficits. A avaliação imediata inclui imagens cranianas, um eletrocardiograma (ECG) e testes hematológicos, especialmente a determinação da glicose sérica.

Uma TC de crânio não contrastada é a técnica inicial padrão de imagem para avaliar um paciente com um possível acidente vascular encefálico. Ela pode diferenciar prontamente um acidente vascular isquêmico de um AVEh e de outras massas tumorais. Essa informação é crucial para as decisões terapêuticas subsequentes, que têm de ser tomadas com rapidez. Uma TC pode identificar quase todas as hemorragias do parênquima com diâmetro superior a 1 cm e tem elevada sensibilidade na detecção de HSA.[9] Na maioria dos acidentes vasculares isquêmicos, sinais evidentes de infarto não aparecem a exames de TC de rotina por pelo menos 6 a 12 horas, dependendo do tamanho do infarto. Alterações isquêmicas iniciais sutis, porém, são observadas em até 67% dos exames de TC não contrastados nas primeiras 3 horas. Essas alterações isquêmicas iniciais incluem o sinal da artéria hiperdensa (trombo agudo num vaso), apagamento de sulcos, perda da diferenciação da substância cinzenta/branca, efeito de massa e hipodensidade aguda (Fig. 91.4). Além disso, pode-se recorrer à ATC para se identificar a presença de tromboses intravascular, dissecção de vasos ou estenose. A aquisição de imagens por ARM ou ATC é indicada em casos em que se suspeita de dissecção arterial.[10]

A importância clínica dos achados isquêmicos iniciais à TC no que diz respeito à terapia fibrinolítica em até 3 horas após o aparecimento dos sintomas é questionável, porque a capacidade dos médicos responsáveis pelo tratamento em identificar de forma reprodutível esses achados é insuficiente e a sua significância é duvidosa. Somente a hipodensidade aguda e o efeito de massa foram demonstrados como se associando a um risco aumentado de AVEh após a fibrinólise (em relação aos pacientes tratados que não apresentavam esses achados). Todavia, esses achados não excluem os pacientes da terapia fibrinolítica, que se associa a um desfecho neurológico melhor. Pacientes com sinal da artéria hiperdensa e hipodensidade aguda de um terço da distribuição da artéria cerebral média tendem a ter um prognóstico pior; contudo, sua evolução final ainda é melhor com o tratamento por tPA que sem esse tratamento.

A RM pode visualizar infartos isquêmicos mais precocemente e identificar acidentes vasculares agudos da circulação posterior com maior precisão que a TC e pode ser tão eficaz quanto a TC na identificação de AVEh.[10] O uso da RM em acidentes vasculares encefálicos agudos, porém, é limitado pela disponibilidade, pela dificuldade no acesso a pacientes em estado crítico e pelo tempo de exame. Avanços na tecnologia de ARM possibilitaram um método não invasivo de demonstração de oclusões de grandes vasos da circulação anterior e da posterior, porém oclusões de pequenos vasos intracranianos podem não se evidenciar facilmente. Com os aperfeiçoamentos na velocidade e na resolução da RM e da ARM, alguns centros de acidente vascular estão substituindo protocolos de TC por um "protocolo de acidente vascular encefálico" limitado com RM ou ARM como a modalidade de escolha inicial de aquisição de imagens. A escolha da modalidade inicial de aquisição de imagens cranianas depende muito da rapidez com que esses exames podem ser realizados e interpretados em cada centro individualmente.

A aquisição de imagens ponderadas em difusão (DWI) e a aquisição de imagens ponderadas em perfusão (PWI) são técnicas de RM que levam alguns minutos para serem realizadas e que podem possibilitar a diferenciação entre lesões neuronais reversíveis e irreversíveis. Outras modalidades de aquisição de imagens potenciais incluem a ATC e os exames de perfusão. Na ATC, um exame de TC é intensificado por um meio de contraste intravenoso (IV) para se definir melhor os vasos do cérebro. Áreas de estenose e de oclusão vascular podem ser visualizadas com o uso dessa técnica. Essa

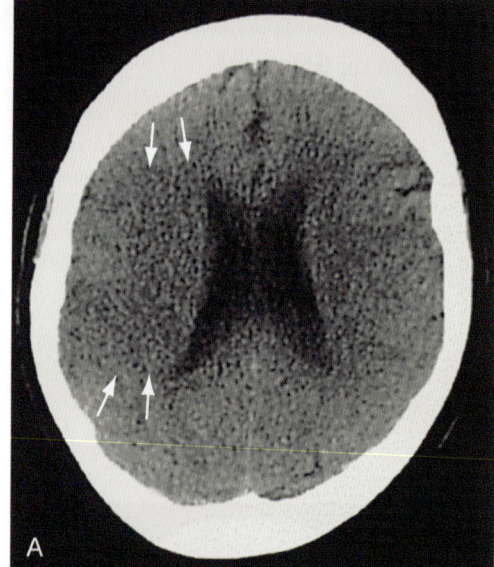

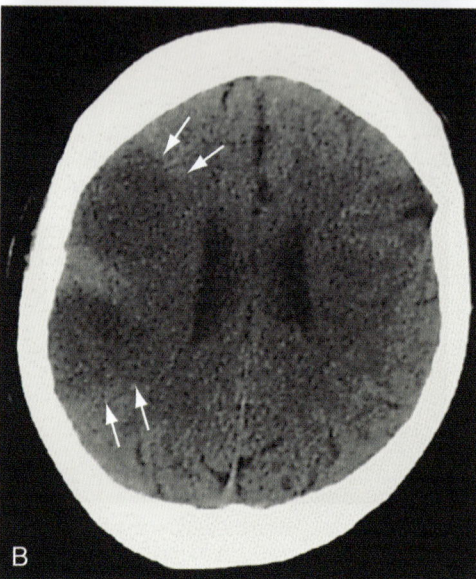

Fig. 91.4. A, Exame de tomografia computadorizada (TC) obtido 2 horas e 50 minutos após uma grande oclusão da artéria cerebral média direita. Há alterações isquêmicas sutis, ultraprecoces, incluindo a perda da diferenciação entre a substância cinzenta e a branca *(setas)* e evidências sutis de apagamento de sulcos. **B,** Exame de TC do mesmo paciente aproximadamente 8 horas após o início dos sintomas demonstra hipodensidade aguda *(setas)* e um apagamento de sulcos mais proeminente.

informação pode ser usada então por médicos intervencionistas para determinar se uma lesão se presta à trombectomia endovascular. Também necessitando de contraste IV, os exames de TC de perfusão podem revelar déficits de perfusão em diferentes regiões do cérebro. Além disso, a ATC e a TC de perfusão podem diferenciar lesões isquêmicas reversíveis das irreversíveis.

Um ECG é indicado em todos os pacientes com um acidente vascular isquêmico agudo porque a fibrilação atrial e o infarto do miocárdio agudo estão associados em até 60% de todos os acidentes vasculares encefálicos cardioembólicos. A avaliação hematológica inclui um hemograma completo com contagem de plaquetas, tempo de protrombina (incluindo a razão normalizada internacional [INR]), tempo parcial de tromboplastina, enzimas cardíacas e a medida da glicose sérica. A elevação da viscosidade sanguínea, mesmo quando os níveis do hematócrito não estão francamente policitêmicos, pode afetar o fluxo sanguíneo e o prognóstico. Uma contagem de plaquetas pode identificar uma trombocitose ou trombocitemia, que pode precipitar uma trombose ou hemorragia. Os estudos da coagulação são particularmente úteis para orientar o tratamento em pacientes nos quais a anticoagulação está sendo considerada ou em pacientes apresentando um acidente vascular hemorrágico.

Outros exames diagnósticos auxiliares a serem considerados incluem um ecocardiograma, um Doppler de carótida e uma angiografia. Alguns centros estão realizando esses estudos como parte de um protocolo de unidade de observação de AIT, para afastar um forame oval patente ou uma vegetação valvar naqueles pacientes em que se suspeita de um acidente vascular cardioembólico. Um ecocardiograma também deve ser realizado em pacientes sem uma causa evidente para o acidente vascular encefálico.[11] Finalmente, a angiografia convencional pode demonstrar a estenose ou oclusão tanto de grandes como de pequenos vasos sanguíneos da cabeça e do pescoço. Ela pode detectar anormalidades sutis, tal como as que ocorrem na dissecção, na qual podem não ser demonstradas as técnicas não invasivas de aquisição de imagens.

Ataques Isquêmicos Transitórios

Pacientes com um evento novo de AIT devem receber avaliação e tratamento de imediato devido ao considerável risco em curto prazo de acidentes vasculares e outros eventos adversos.[12] Deve-se proceder à aquisição de neuroimagens emergenciais, à aquisição de imagens vasculares (como o estudo Doppler de carótida, ARM ou ATC), à eletrocardiografia e a exames sanguíneos básicos. Deve-se procurar uma causa de AIT passível de tratamento clínico ou cirúrgico (p. ex., estenose carotídea de alto grau, trombose mural), que tornaria necessário um tratamento intra-hospitalar, como anticoagulação, colocação de um *stent* ou endarterectomia carotídea.

Acidentes Vasculares Hemorrágicos

A avaliação hematológica de um paciente apresentando um acidente vascular hemorrágico deve ser efetuada da mesma maneira que num paciente com um acidente vascular isquêmico. Deve-se dirigir uma atenção especial para diagnosticar a presença de uma coagulopatia. Um exame para a detecção de drogas deve ser obtido para avaliar o uso de simpatomiméticos caso se suspeite de abuso de drogas. O aumento do estímulo simpático secundário à hemorragia pode levar a um aumento nas disritmias. Essas disritmias podem sinalizar a compressão iminente do tronco encefálico por uma hemorragia em expansão.

Tal como num acidente vascular isquêmico, o exame de TC craniano é o teste diagnóstico de escolha para avaliar se há um AVEh. O exame de TC não contrastado vai diagnosticar de forma confiável pacientes com AVEh agudo clinicamente relevante. Hemorragias que tenham vários dias de aparecimento podem não ser tão evidentes quanto as hemorragias agudas e podem aparecer como regiões isodensas.

Além disso, tal como ocorre nos acidentes vasculares isquêmicos, as modalidades avançadas de aquisição de neuroimagens estão ganhando terreno nos AVEh. A ATC produz imagens de alta qualidade dos vasos arteriais maiores e pode ajudar a afastar causas secundárias, como um aneurisma, uma MAV ou uma fístula. Alguns pacientes com um AVEh primário apresentam extravasamento de contraste à ATC e esses pacientes têm um risco particularmente alto de sangramento contínuo e de expansão do hematoma. Pode-se adicionar a esse estudo uma fase venosa (venografia por tomografia computadorizada [VTC]) para se avaliar quanto a uma CVST. Uma RM pode ajudar a detectar lesões subjacentes (como um tumor) e pode proporcionar melhor resolução na avaliação do edema peri-hematoma. Quando disponíveis, a ARM e a venografia por ressonância magnética (VRM) podem ser usadas em lugar da ATC e da VTC.

TRATAMENTO

Acidentes Vasculares Isquêmicos

Visando a maior rapidez no diagnóstico, na avaliação e no tratamento dos acidentes vasculares encefálicos, muitos hospitais otimizaram o cuidado dos pacientes para atingir as metas reco-

TABELA 91.4

Metas Recomendadas pelo National Institute of Neurological Disorders and Stroke para a Avaliação de Acidentes Vasculares Encefálicos em Candidatos Potenciais à Trombólise

COMPONENTE DO TRATAMENTO	META TEMPORAL
Porta ao atendimento médico	10 minutos
Porta ao término da TC	25 minutos
Porta à análise do exame de TC	45 minutos
Porta ao tratamento	60 minutos
Acesso ao neurologista*	15 minutos
Acesso ao neurocirurgião*	2 horas

*Por telefone ou pessoalmente.
TC, tomografia computadorizada.

mendadas de tempo (Tabela 91.4). Isso levou ao desenvolvimento de protocolos, manejo intensivo e equipes de intervencionistas para acidentes vasculares encefálicos, que podem ser acionados até mesmo antes de o paciente chegar ao departamento emergência.

No contexto pré-hospitalar, o foco deve estar em assegurar a oxigenação e a perfusão adequada do sistema nervoso central (SNC), a identificação rápida, a notificação imediata a um hospital e o transporte rápido. Embora seja incomum que pacientes com acidente vascular isquêmico estejam arresponsivos na chegada ao hospital, sua capacidade de comunicação pode estar alterada por disfasia. Depois de um acidente vascular isquêmico, os pacientes geralmente conseguem manter a via aérea pérvia, a não ser que o tronco encefálico seja afetado ou um edema cerebral significativo esteja comprimindo o hemisfério oposto. Pacientes com preservação dos reflexos protetores da via aérea devem receber oxigênio se estiverem em hipóxia (saturação de oxigênio abaixo de 95%) e deve-se estabelecer uma monitoração e um acessoIV. Deve-se evitar a suplementação de oxigênio de rotina em pacientes com acidente vascular que tenham saturação de oxigênio normal.[13]

Deve-se evitar a hidratação excessiva para impedir o edema cerebral. A desidratação, em contraste, pode levar à diminuição da perfusão cerebral e deve-se infundir soro fisiológico caso se suspeite de desidratação. Soluções contendo dextrose devem ser evitadas em pacientes normoglicêmicos com suspeita de terem tido um acidente vascular encefálico, porque níveis de glicose sanguínea elevados podem agravar um déficit isquêmico. A equipe pré-hospitalar deve tentar verificar prontamente a glicemia do paciente; se isso não for possível, deve-se administrar glicose em casos de suspeita forte de hipoglicemia, sabendo-se que a hiperglicemia pode ser neurotóxica. A monitoração eletrocardiográfica é recomendada para identificar arritmias que possam pôr em risco a vida do paciente e a fibrilação atrial.

Devem-se verificar as circunstâncias em torno do acidente vascular encefálico, assim como as condições médicas concomitantes. Uma parte-chave das informações sobre pacientes com acidente vascular é a documentação inicial dos provedores de cuidados pré-hospitalares quanto ao momento exato em que o paciente foi visto pela última vez como estando neurologicamente normal e ao nível do funcionamento neurológico. Isso é particularmente importante porque lesões reversíveis podem remitir completamente até o paciente chegar ao hospital.

Deve-se notar o nível de consciência, déficits motores focais macroscopicamente evidentes, dificuldades de fala, movimentos desajeitados, assimetria facial e quaisquer outros déficits focais. As escalas pré-hospitalares de acidente vascular encefálico auxiliam na identificação dos pacientes que tiveram um acidente vascular e que sejam candidatos potenciais à terapia fibrinolítica. O reconhecimento, a notificação e o transporte imediatos por um serviço pré-hospitalar associam-se à melhor taxa de administração do tratamento fibrinolítico e à melhora dos desfechos.[14]

No contexto do departamento de emergência, os sinais vitais devem ser reavaliados continuamente, porque os pacientes podem deteriorar rapidamente, mesmo em um acidente vascular encefálico subagudo. Alguns pacientes com acidente vascular são encontrados em casa 1 ou 2 dias após o evento ter ocorrido e podem ter doenças concomitantes, como pneumonia por aspiração, desidratação, hipotermia, rabdomiólise ou isquemia miocárdica. A febre torna necessária uma avaliação para se identificar fontes de infecção, seguida da pronta instituição do tratamento. Até mesmo graus menores de hipertermia foram associados a um aumento das lesões neurológicas. Deve-se suspender as medicações (e os alimentos) por via oral até que se tenha efetuado alguma forma de avaliação da deglutição, devido ao risco de aspiração em pacientes com um acidente vascular encefálico agudo.

Controle da Pressão Arterial

O controle da PA em pacientes com um acidente vascular isquêmico agudo e um AIT é controverso devido aos dados limitados. As diretrizes atuais para o tratamento da hipertensão em pacientes apresentando um acidente vascular isquêmico agudo recomendam que o tratamento anti-hipertensivo seja reservado para aqueles com elevação acentuada da PA, a não ser que a terapia fibrinolítica esteja planejada ou estejam presentes indicações clínicas específicas. Essas indicações clínicas incluem infarto agudo do miocárdio, dissecção aórtica, encefalopatia hipertensiva e insuficiência ventricular cardíaca esquerda.

Não são administradas drogas orais ou parenterais, a não ser que a pressão sistólica do paciente esteja acima de 220 mmHg, sua pressão diastólica esteja acima de 120 mmHg ou a pressão arterial média (PAM) esteja acima de 130 mmHg (Quadro 91.2). Caso sejam usadas drogas parenterais, dá-se preferência ao labetalol, 10 a 20 mg em *bolus* IV, ou a um bloqueador de canais de cálcio (p. ex., nicardipina, iniciando a 5 mg/hora IV), devido à facilidade de ajuste e ao efeito discreto sobre os vasos sanguíneos cerebrais. Não se recomenda o uso de nifedipina sublingual nem de nitroglicerina sublingual, porque qualquer uma dessas drogas pode produzir uma redução abrupta na PA.

Se estiver planejada a terapia fibrinolítica, um controle rígido da PA é indicado para reduzir o potencial de hemorragia intracraniana após a administração da droga trombolítica (ver Quadro 91.2).

A terapia trombolítica não é recomendada para pacientes cuja pressão sistólica esteja consistentemente acima de 185 mmHg ou cuja pressão diastólica esteja a 110 mmHg no momento do tratamento. Pode-se recorrer a medidas simples para tentar baixar a PA abaixo desses níveis. As abordagens recomendadas incluem o uso de labetalol, 10 a 20 mg, ou o uso contínuo de nicardipina. Depois de iniciada a terapia fibrinolítica, a PA deve ser monitorada atentamente e a hipertensão deve ser tratada de maneira agressiva.

Tão problemática quanto pode ser a PA elevada, uma PA baixa pode ser bastante prejudicial a pacientes com um acidente vascular isquêmico. Pacientes com acidente vascular encefálico normalmente normotensos com PA baixa ou pacientes com acidente vascular encefálico normalmente hipertensos com PA baixa ou até mesmo normal recebem hidratação maciça para se tentar aumentar a perfusão cerebral. Isso é particularmente importante em pacientes em estado de desidratação. Se a reposição hídrica inicial se mostrar ineficaz, os pacientes podem necessitar de terapia vasopressora (com dopamina, por exemplo) para se elevar gradualmente a PAM e melhorar a perfusão cerebral.

Terapia Trombolítica

Até o momento a única medicação trombolítica IV aprovada pela Food and Drug Administration (FDA) norte-americana para o tratamento de pacientes com um acidente vascular isquêmico agudo é o ativador tecidual de plasminogênio recombinante (rtPA), alteplase (Activase). A aprovação se baseou inicialmente nos resultados do ensaio clínico do National Institute of Neurological Disorders and Stroke (NINDS), porém a análise subsequente de outros estudos apoiou seu uso.[15,16] Inicialmente havia dúvidas quanto a segurança da alteplase quando utilizado na prática rotineira; todavia, uma metanálise do uso em lugares não relacionados com ensaios clínicos demonstrou eficácia e segurança semelhantes àquelas relatadas no ensaio NINDS; isso foi também replicado num ensaio clínico controlado randomizado realizado em Michigan, EUA.[17] A dose recomendada para o rtPA é de 0,9 mg/kg IV até um máximo de 90 mg (10% da dose administrada em *bolus*, seguida por uma infusão com duração de 60 minutos). Embora a janela de tempo recomendada inicialmente para a administração IV do rtPA fosse de até 3 horas do último momento em que o paciente estava em seu estado neurológico basal, um estudo subsequente demonstrou a utilidade do rtPA IV com 3 a 4,5 horas num subgrupo criteriosamente selecionado de pacientes com acidente vascular isquêmico agudo (Tabela 91.5 e Quadro 91.3). Um ensaio aberto randomizado focando em pacientes apresentando "incerteza razoável" relativamente ao benefício esperado do rtPA encontrou redução da mortalidade e da dependência aos 6 meses; uma grande proporção dos pacientes nesse estudo era de idade bem avançada

---

QUADRO 91.2

Terapia Anti-hipertensiva de Emergência em Acidentes Vasculares Encefálicos Isquêmicos Agudos

INDICAÇÃO DE QUE O PACIENTE É ELEGÍVEL PARA TRATAMENTO POR ATIVADOR TECIDUAL DE PLASMINOGÊNIO RECOMBINANTE INTRAVENOSO OU OUTRA INTERVENÇÃO AGUDA DE REPERFUSÃO

Nível da Pressão Arterial

Sistólica > 185 mmHg ou diastólica > 110 mmHg
 Labetalol 10 a 20 mg IV por 1 a 2 minutos; pode ser repetido uma vez
 ou
 Infusão de nicardipina, 5 mg/h; aumentar em 2,5 mg/h a intervalos de 5 a 15 minutos, dose máxima de 15 mg/h; reduzir para 3 mg/h ao se chegar à PA desejada
Outras drogas (hidralazina, enalaprilat etc.) podem ser consideradas quando apropriado
Se a PA não baixar e permanecer > 185/110 mmHg, não administrar rtPA

CONTROLE DA PRESSÃO ARTERIAL DURANTE E APÓS O TRATAMENTO POR ATIVADOR TECIDUAL DE PLASMINOGÊNIO RECOMBINANTE OU OUTRA INTERVENÇÃO AGUDA DE REPERFUSÃO

Monitorar PA a cada 15 minutos durante o tratamento e em seguida por outras 2 horas, depois a cada 30 minutos por 6 horas e em seguida a cada hora por 16 horas

Nível da Pressão Arterial

Sistólica 180 a 230 mmHg ou diastólica 105 a 120 mmHg
 Labetalol 10 mg IV por 1 a 2 minutos; pode ser repetido a cada 10 a 20 minutos; dose máxima de 300 mg
 ou
 Labetalol 10 mg IV seguidas por uma infusão a 2 a 8 mg/min
Sistólica > 230 mmHg ou diastólica 121 a 140 mmHg
 Labetalol 10 mg IV por 1 a 2 minutos; pode ser repetido a cada 10 a 20 minutos; dose máxima de 300 mg
 ou
 Labetalol 10 mg IV seguidas de uma infusão a 2 a 8 mg/min
 ou
 Infusão de nicardipina, 5 mg/h; aumentar até o efeito desejado aumentando 2,5 mg/h a cada 5 minutos até o máximo de 15 mg/h
Se a PA não for controlada, considerar nitroprussiato de sódio

PA, Pressão arterial; *IV*, intravenoso; *rtPA*, ativador tecidual de plasminogênio recombinante.
Adaptado de Jauch EC, Saver JL, Adams HP Jr., et al.; Guidelines for the early management of patients with acute ischemic stroke: a guideline for healthcare professionals from the American Heart Association/American Stroke Association 44:870-947, 2013.

TABELA 91.5

Comparação das Diretrizes para Tratamento de Acidentes Vasculares Encefálicos Agudos da AHA/ASA e Informações da FDA Norte-Americana sobre as Informações para Prescrição Antiga e Atualizada da Alteplase (Activase) para o Tratamento por Acidentes Vasculares Isquêmicos Agudos

Critérios para a inclusão na terapia fibrinolítica
- Diagnóstico de acidente vascular isquêmico causando déficits neurológicos mensuráveis
- Início dos sintomas menos de 3 horas antes se iniciar o tratamento

CRITÉRIO	DIRETRIZES AHA/ASA 2013ᴬ PARA TRATAMENTO DE ACIDENTES VASCULARES ENCEFÁLICOS AGUDOS	IP ANTIGAS PARA ALTEPLASE (ACTIVASE) (ATUALIZADA 2009)	IP ATUALIZADAS PARA ALTEPLASE (ACTIVASE) (FEVEREIRO 2015)
Acidente vascular anterior	Exclusão: acidente vascular anterior há menos de 3 meses	Contraindicação: acidente vascular anterior recente (menos de 3 meses)	Removida inteiramente
Convulsão no início do quadro	Exclusão relativa: convulsão no início do quadro com alterações neurológicas pós-ictais	Contraindicação: convulsão no início do quadro do acidente vascular	Removida inteiramente
Diátese hemorrágica/ ACO	Exclusão: Contagem plaquetas < 100.000/mm³ Heparina recebida há menos de 48 h, ocasionando elevação anormal do TTPA Uso atual de anticoagulante com INR > 1,7 ou TP > 15 s Uso atual de inibidores diretos de trombina ou de inibidores diretos do fator Xa, com testes laboratoriais sensíveis elevados	Contraindicação: diátese hemorrágica conhecida, incluindo mas não se limitando a: Uso atual de ACO (p. ex., warfarin sódica), INR > 1,7 ou TP > 15 s Administração de heparina há menos de 48 h antes do início do acidente vascular, com TTPA elevado na avaliação inicial Contagem de plaquetas < 100.000/mm³ Alerta para todas as indicações: pacientes em uso de ACO	Diátese hemorrágica continua a ser uma contraindicação, mas todos os valores laboratoriais e exemplos específicos foram removidos
AVEh	Exclusão: antecedente de AVEh prévio	Contraindicação: antecedente de AVEh	Contraindicação: removida Alerta adicionado para AVEh recente
PA	Exclusão: PA elevada (sistólica > 85 mmHg ou diastólica > 10 mmHg)	Contraindicação: hipertensão não controlada no momento da trombólise (p. ex., 185 mmHg sistólica ou 110 mmHg diastólica)	Contraindicação: hipertensão grave não controlada permanece, valores específicos de PA removidos Alerta para PA > 175/110 mmHg permanece para todas as indicações de alteplase (Activase)
Glicemia	Exclusão: glicemia < 50 mg/dL	Alerta: devido ao risco aumentado de diagnóstico incorreto de acidentes vasculares isquêmicos, é necessária uma diligência especial neste diagnóstico quando os valores de glicemia estiverem ≈50 ou > 400 mg/dL	Removida inteiramente
Acidente vascular encefálico extenso	Não relacionado	Alerta: pacientes com déficits neurológicos importantes (escore NIHSS > 22) à apresentação inicial: há um risco aumentado de AVEh nesses pacientes	Removida inteiramente
Acidente vascular encefálico pequeno	Exclusão relativa: somente sintomas de acidente vascular encefálico mínimos ou melhorando rapidamente (desaparecendo espontaneamente)	Alerta: segurança e eficácia em pacientes com déficits neurológicos mínimos ou com sintomas melhorando rapidamente não foram avaliadas; por isso não é recomendado o tratamento de pacientes com déficits neurológicos mínimos ou com sintomas melhorando rapidamente	Removida inteiramente
Achados de neuroimagens	Exclusão: TC demonstrando infarto multilobar (hipodensidade > 1/3 do hemisfério cerebral)	Alerta: Sinais precoces de infarto grave (grau substancial de edema, efeito de massa ou desvio da linha média à TC)	Removida inteiramente
HSA	Exclusão: sintomas sugestivos de HSA	Contraindicação: Suspeita de HSA à avaliação pré-tratamento	Contraindicação: hemorragia subaracnoide

TABELA 91.5

Comparação das Diretrizes para Tratamento de Acidentes Vasculares Encefálicos Agudos da AHA/ASA e Informações da FDA Norte-Americana sobre as Informações para Prescrição Antiga e Atualizada da Alteplase (Activase) para o Tratamento por Acidentes Vasculares Isquêmicos Agudos *(Cont.)*

CRITÉRIO	DIRETRIZES AHA/ASA 2013[a] PARA TRATAMENTO DE ACIDENTES VASCULARES ENCEFÁLICOS AGUDOS	IP ANTIGAS PARA ALTEPLASE (ACTIVASE) (ATUALIZADA 2009)	IP ATUALIZADAS PARA ALTEPLASE (ACTIVASE) (FEVEREIRO 2015)
Uso em populações específicas			
Gravidez	Exclusão relativa	Alerta: Categoria C na gravidez	Nenhuma alteração
Mães em aleitamento	Não relacionada	Não mencionada	Risco não estabelecido
Crianças	Inclusão: idade ≥ 18 anos	Indicado para adultos	Uso pediátrico não estabelecido
Idosos	Não relacionada	Alerta para todas as indicações: idade avançada (p. ex., > 75 anos) pode aumentar o risco	Alerta adicionado: idade > 77 anos foi uma de várias características inter-relacionadas associadas a um risco aumentado de AVEh; resultados da eficácia sugerem um desfecho ainda favorável, mas em grau menor
Sangramento gastrointestinal ou geniturinário	Alerta: sangramento gastrointestinal ou genitourinário nos últimos 21 dias	Alerta: sangramento gastrointestinal ou geniturinário nos últimos 21 dias	Alerta: sangramento gastrointestinal ou geniturinário

[a] De Jauch EC, Saver JL, Adams HP Jr., et al.; on behalf of the American Heart Association Stroke Council; Council on Cardiovascular Nursing; Council on Peripheral Vascular Disease; Council on Clinical Cardiology. Guidelines for the early management of patients with acute ischemic stroke: a guideline for healthcare professionals from the American Heart Association/American Stroke Association 44:870-947, 2013.
AHA/ASA, American Heart Association/American Stroke Association; *TTPA*, tempo de tromboplastina parcial ativada; *PA*, pressão arterial; *TC*, tomografia computadorizada; *FDA*, Food and Drug Administration; *AVEh*, hemorragia intraparenquimatosa; *INR*, risco normalizado internacional; *NIHSS*, National Institute of Health Stroke Scale; *ACO*, anticoagulação oral; *IP*, informações para prescrição; *TP*, tempo de protrombina; *HSA*, hemorragia subaracnoide.
De: Demaerschalk BM, Kleidorfer DO, Adeoye OM, et al.: American Heart Association Stroke Council and Council on Epidemiology and Prevention. Scientific Rationale for the Inclusion and Exclusion Criteria for Intravenous Alteplase in Acute Ischemic Stroke: A Statement for Healthcare Professionals from the American Heart Association/American Stroke Association. Stroke 47(2):581-641, 2016.

QUADRO 91.3

Critérios de Inclusão e Exclusão para Terapia Fibrinolítica para Acidentes Vasculares Encefálicos Agudos na Janela Temporal de 3 a 4,5 Horas

CRITÉRIOS DE INCLUSÃO
Diagnóstico de acidente vascular encefálico isquêmico causando déficits neurológicos mensuráveis
Início dos sintomas dentro de 3 a 4,5 horas antes de se iniciar o tratamento

CRITÉRIOS DE EXCLUSÃO
Idade acima de 80 anos
Acidente vascular encefálico extenso (NIHSS > 25)
Fazendo uso de um anticoagulante oral, independentemente do INR
História tanto de diabetes quanto de acidente vascular encefálico isquêmico anterior

INR, Razão normalizada internacional; *IV*, intravenoso; *NIHSS*, National Institute of Health Stroke Scale; *rtPA*, ativador tecidual do plasminogênio recombinante.

ou tinha um acidente vascular antigo (> 4,5 horas) ou ambos.[18] Esses resultados não devem influenciar a prática clínica, porque a maioria da população incluída nesse grande ensaio clínico difere acentuadamente da população de pacientes com acidente vascular que recebe trombólise no contexto das diretrizes atuais.

A American Stroke Association recomenda que o rtPA seja administrado dentro de 60 minutos da admissão dos pacientes com acidente vascular isquêmico apropriadamente selecionados. As diretrizes recentes do American College of Emergency Physicians concordam com isso, mas enfatizam igualmente que um sistema de cuidados adequados deve estar presente ao mesmo tempo para garantir segurança e bons desfechos.[19]

Os estudos sugerem que pacientes com sintomas leves ou com resolução rápida ainda podem beneficiar-se do uso do rtPA IV e um estudo clínico está em andamento atualmente nessa área. Um estudo promissor de fase inicial com tenecteplase foi completado recentemente em pacientes com acidente vascular encefálico pequeno e estenose de alto grau de grandes vasos. Todavia, essa estratégia ainda não pode ser recomendada; se possível, os médicos devem considerar a transferência urgente de pacientes com sintomas mínimos e estenose de alto grau para um centro com capacidade de tentar estratégias de reperfusão, incluindo a trombectomia mecânica.[20] Desfechos não tão favoráveis foram demonstrados nessa população específica de pacientes de acidente vascular encefálico de menor gravidade, sem trombólise. Como o risco de hemorragia intracraniana sintomática (AVEhS) é proporcional à gravidade, nós recomendamos que se discuta cuidadosamente com os pacientes os benefícios e os riscos ao se considerar o rtPA em pacientes com déficits de menor gravidade ou que estejam melhorando (mas não tenham se resolvido). Esses pacientes têm menor risco de complicações em comparação com os pacientes com acidente vascular moderado a grave, porém muitos que não são tratados ainda apresentam uma incapacidade em longo prazo significativa.[21]

O rtPA IV não é recomendado em casos em que não se pode estabelecer de maneira fidedigna o momento de início do acidente vascular encefálico, incluindo acidentes vasculares reconhecidos ao despertar. Embora o risco agregado de AVEh sintomático seja superior a 6% em ensaios clínicos e em estudos observacionais, cada paciente vai ter probabilidades individualmente diferentes de benefícios e de riscos. Métodos ótimos para a comunicação eficaz sobre os benefícios e riscos não foram elaborados ou não se disseminaram amplamente, porque todas as ferramentas de decisão revistas apresentaram deficiências metodológicas.[22] No entanto, pacientes mais jovens e acidentes vasculares menores (NIHSS < 10) têm claramente um risco mais baixo de AVEhS. É razoável adequar as expectativas relativas ao desfecho ao se discutir os benefícios e os riscos com pacientes mais idosos com acidentes vasculares mais extensos (incluindo achados precoces significativos na TC). O risco de incapacidade grave e de morte é bastante alto nessa população, com ou sem fibrinólise. A fibrinólise precoce de acidentes vasculares encefálicos extensos altera o desfecho e reduz a incapacidade desta população em longo prazo.[23] Alguns ensaios clínicos recentes sugeriram que esses desfechos podem ser ainda melhores se uma seleção criteriosa for feita para indicar terapia endovascular de resgate.

Terapia Endovascular de Resgate

Os resultados de vários ensaios clínicos concomitantes investigando a realização precoce da terapia endovascular de resgate (geralmente após a terapia trombolítica IV) *versus* o tratamento clínico foram publicados no final de 2014 e no início de 2015. Esses estudos demonstraram de maneira conclusiva que pacientes com acidentes vasculares encefálicos graves e evidência de oclusões proximais de grandes vasos apresentam desfechos funcionais significativamente melhores quando tratados com os dispositivos de nova geração.[24-26] Cada um desses ensaios usou critérios de inclusão clínicos e de imagem diferentes, porém foi comum a todos os protocolos a presença de uma oclusão proximal e o tratamento precoce, de preferência em menos de 3 horas. Esses ensaios clínicos enfatizaram a necessidade da melhor regionalização do cuidado dos acidentes vasculares encefálicos para se reduzir o tempo até a reperfusão definitiva.[27] Em contraste com os acidentes vasculares isquêmicos agudos, os casos não agudos de oclusões intracranianas são tratados de maneira melhor clinicamente e por *stents* intracranianos não permanentes.[28] Atualmente, a trombólise intra-arterial não tem um papel definido no tratamento de acidentes vasculares isquêmicos agudos.

Os ensaios recentes demonstrando benefícios evidentes para a trombectomia endovascular vieram após uma década de estudos negativos. A diferença nos resultados se deve a uma combinação de melhores dispositivos, ênfase na intervenção precoce e seleção cuidadosa dos pacientes.[29-31] Dados de dois grandes ensaios clínicos envolvendo quase 40.000 pacientes indicaram que o uso precoce de aspirina em pacientes com um acidente vascular isquêmico agudo que não foram tratados com fibrinólise associou-se a uma redução pequena, porém significativa, na frequência de recorrência e de mortalidade dos acidentes vasculares. Esses estudos combinados sugeriram um número necessário para tratar de 77 (isto é, 77 pacientes de acidente vascular encefálico precisariam ser tratados por terapia diária com aspirina para se impedir um resultado desfavorável, como morte, dependência à alta ou 6 meses após o acidente vascular, num paciente). O ensaio clínico CHANCE, mais recente, verificou que a dupla terapia antiplaquetária por aspirina e clopidogrel por 90 dias reduziu significativamente a recorrência do acidente vascular encefálico (de 11,7% para 8,2%) em pacientes apresentando inicialmente um AIT de alto risco ou um acidente vascular pequeno (NIHSS abaixo de 4).[32] Não se deve administrar a aspirina nas primeiras 24 horas em pacientes que receberam uma droga fibrinolítica; esta só pode ser dada após ter sido realizado um estudo de deglutição.

Anticoagulação

O uso de doses terapêuticas de heparina de baixo peso molecular (LMWH) ou de heparina não fracionada foi praticamente abandonado nos dias atuais no cuidado de rotina de pacientes com acidente vascular encefálico; a administração profilática para se evitar tromboembolias venosas, porém, é uma medida de nível de qualidade hospitalar e relatada publicamente.[33] Pode ser que qualquer redução no risco de acidente vascular isquêmico subsequente seja contrabalançada por um risco aumentado de acidente vascular hemorrágico. Até o momento não houve algum estudo estabelecendo definitivamente a eficácia dos anticoagulantes no tratamento de pacientes com um acidente vascular isquêmico agudo e as recomendações das diretrizes atuais da AHA são contrárias ao uso de rotina de heparina nessa população.[4] No entanto, a heparina é por vezes considerada por neurologistas vasculares em pacientes selecionados com alto risco de progressão do acidente vascular, incluindo pacientes com um AIT em crescendo ou um AIT de origem cardioembólica (p. ex., pacientes com fibrilação atrial, com uma estenose arterial carotídea de alto grau, pacientes com AIT da circulação posterior e pacientes com acidentes vasculares em evolução). A heparina ou a LMWH é instituída com frequência no tratamento de dissecções arteriais carotídeas e vertebrais, a não ser que esteja presente uma contraindicação como a extensão intracraniana. Caso seja diagnosticada uma dissecção e o paciente não tenha sintomas de isquemia, o tratamento com terapia antiplaquetária tão somente pode ser uma opção. A terapia com heparina não deve ser iniciada em pacientes com suspeita de endocardite ou em qualquer paciente até que um exame de TC tenha afastado um sangramento intracraniano.

Hemorragias Intraparenquimatosas

Nenhuma terapia específica demonstrou melhorar substancialmente o desfecho de pacientes com um AVEh. Um dos fatores de predição da mortalidade de maior peso ao se considerar pacientes com AVEh de gravidade comparável é a implementação precoce de limitações ao cuidado. Quando a equipe de saúde estabelece precocemente a ordem de não reanimar (ONR), pacientes com prognóstico equivalente têm maior probabilidade de vir a morrer. Em consequência disso, somos da opinião que se deve evitar o estabelecimento precoce de limitação de cuidados no departamento de emergência. As evidências atuais apoiam os benefícios do cuidado clínico agressivo. Pacientes admitidos a uma unidade especializada, pacientes que são encaminhados rapidamente à unidade de terapia intensiva (UTI), aqueles admitidos num dia útil e aqueles tratados de maneira mais agressiva parecem ter uma desfecho neurológico mais favorável.[61-63] Mesmo na ausência de terapias especificamente comprovadas em ensaios clínicos fase III, portanto, o cuidado multidisciplinar por equipes especialmente treinadas parece proporcionar benefícios.

Pacientes com suspeita de AVEh necessitam de avaliação rápida e de transporte imediato a um centro de cuidado com capacidade de aquisição rápida de neuroimagens e de tratamento numa unidade de terapia intensiva. O tratamento pré-hospitalar é semelhante àquele para acidentes vasculares isquêmicos, incluindo a determinação do momento de início, medicações concomitantes e aplicação de uma escala pré-hospitalar para acidentes vasculares encefálicos.

Medidas de suporte envolvendo o manejo da via aérea e da boa perfusão têm a prioridade. Os pacientes com um acidente vascular hemorrágico têm maior probabilidade de ter um nível de consciência alterado, que pode evoluir rapidamente, tornando necessária a intubação endotraqueal de emergência. Depois da intubação, deve-se considerar uma medicação de ação curta para sedação, para que um exame neurológico possa ser efetuado repetidas vezes e os achados sejam avaliados. O cuidado-padrão inclui o estabelecimento do acesso IV e monitoração cardíaca. A avaliação da glicemia e a administração apropriada de dextrose e de naloxone são essenciais em todo e qualquer paciente com alteração do nível de consciência.

Os pacientes vistos logo após o início dos sintomas estão em alto risco de estar com um sangramento contínuo. Aproximadamente 30% desses pacientes vão apresentar uma expansão significativa do hematoma durante a avaliação inicial, ocasionando deterioração neurológica e um desfecho pior. As terapias mais importantes visando a redução desse risco incluem a redução da PA, a reversão da anticoagulação e a terapia hemostática.

O controle da PA é realizado comumente após um AVEh. Essa intervenção é controversa, porque a hipertensão pode tornar um sangramento ainda maior, mas a redução da PA num paciente com hipertensão crônica pode diminuir o FSC, agravando as lesões cerebrais. Um ensaio clínico randomizado verificou que a redução da PA sistólica abaixo de 140 reduzia os sangramentos contínuos, mas não houve alteração no desfecho neurológico, sugerindo que essa terapia pode não proporcionar benefícios em pacientes mal selecionados. Um ensaio clínico maior focando em desfechos funcionais demonstrou que a redução precoce a uma pressão arterial sistólica (PAS) de 140 mmHg pode reduzir ligeiramente a incapacidade funcional e é segura de modo geral.[34] O consenso atual relativo ao tratamento do AVEh orienta fornecer o tratamento anti-hipertensivo com drogas parenterais no caso de pressões sistólicas acima de 160 a 180 mmHHg. As drogas recomendadas incluem labetalol, esmolol, nicardipina, clevidipina e hidralazina.³

Muitos pacientes apresentam uma coagulopatia por ocasião de seu AVEh ; e no caso de pacientes em uso de anticoagulantes, a reversão emergencial teoricamente reduz o risco de sangramentos adicionais, embora isso não seja apoiado por evidências de ensaios clínicos. No caso de pacientes em uso de warfarin, a reversão é obtida usando-se vitamina K IV (10 mg IV ou por via subcutânea), suplementada por plasma fresco congelado (PFC) (2 a 4 unidades) ou por concentrado de complexo protrombínico (CCP) (Kcentra 25 a 50 unidades/kg dependendo do INR—a dose varia para CCP de outra r formulação).³ Entre os novos anticoagulantes orais, somente o dabigatran tem um antídoto específico (idarucizumab) que comprovadamente reverteu os efeitos coagulantes em ensaios clínicos em seres humanos.³⁵ O CCP de quatro fatores pode ser a droga de reversão mais rapidamente disponível para o apixaban e para o rivaroxaban; a hemodiálise vai eliminar rapidamente o dabigatran da circulação, mas de modo geral não é muito prática em pacientes apresentando sangramentos graves.³⁶ A terapia hemostática (tratamento com drogas procoagulantes; p. ex., fator VII recombinante ativado em pacientes sem uma coagulopatia conhecida) mostrou-se inicialmente promissora, mas um ensaio clínico fase III não demonstrou benefício clínico.

Levando-se em consideração outras coagulopatias iatrogênicas, a hemorragia intracraniana pós-trombolítica sintomática é uma complicação grave. Embora diversos protocolos tenham sido empregados para hemorragias intracranianas pós-trombólise, um estudo observacional comparativo avaliando a reversão por OCF ou crioprecipitado *versus* o tratamento conservador (nenhuma reversão) demonstrou um desfecho desfavorável em ambos os grupos. A mortalidade foi ligeiramente mais alta no grupo de reversão, porém esse estudo incluiu apenas 48 pacientes.³⁷ Com base nas evidências limitadas, no momento nós recomendaríamos a administração do crioprecipitado (6 a 8 unidades) para HIC associadas à trombólise ocorrendo precocemente (0 a 3 horas) depois da administração de alteplase. Um AVEh mais tardio (3 horas a dias) tem pouca probabilidade de estar associado a uma coagulopatia significativa, porque a depleção de fibrinogênio após a administração de alteplase é transitória; por esta razão, as drogas para reversão parecem conferir riscos sem benefícios biológicos potenciais nessa janela terapêutica.

Finalmente, são conflitantes os dados referentes ao tratamento de pacientes com um AVEh espontâneo que estavam em tratamentos antiplaquetários previamente, como aspirina ou clopidogrel. Um estudo observacionalcom um subgrupo pequeno (27 pacientes) sugeriu que pacientes recebendo uma infusão de plaquetas em até 12 horas após o aparecimento dos sintomas tinha uma chance melhor de um bom desfecho funcional.³⁸ No momento, os dados não apoiam transfusões de plaquetas em pacientes com um AVEh espontâneo que usam drogas antiplaquetárias, a não ser que tenha se evidenciado uma nova trombocitopenia (contagem de plaquetas < 30.000).

Em pacientes com evidências clínicas ou radiográficas de PIC elevada devem ser consideradas terapias visando baixar a PIC. Primeiramente se obtém uma interconsulta neurocirúrgica para avaliar o benefício de uma derivação ventricular externa (DVE) ou da evacuação de um hematoma. Enquanto se aguarda essa consulta, estão disponíveis algumas terapias clínicas visando reduzir a PIC; todavia, essas intervenções não devem ser usadas profilaticamente.³ A hiperventilação pode ser uma medida temporária enquanto se aguarda um tratamento mais definitivo. O manitol remove líquido do compartimento intracraniano, reduzindo assim o edema cerebral. Pode-se usar soro fisiológico hipertônico (3% ou 23,4%) como alternativa ao manitol ou em combinação ao mesmo. Outras modalidades experimentais incluem o coma barbitúrico e a hipotermia.

Convulsões podem causar lesões neuronais, elevações na PIC e a desestabilização de um paciente já em estado crítico. Entretanto, há evidências de estudos observacionais de que a administração profilática de drogas antiepilépticas (DAE) pode ser prejudicial; por esta razão, as DAE devem ser reservadas para pacientes com convulsões conhecidas ou suspeitas, incluindo crises não convulsivas.³

A evacuação cirúrgica do hematoma não é benéfica em muitos casos de AVEh não cerebelar. Pacientes selecionados, com uma hemorragia lobar considerável que seja próxima à superfície cortical e esteja associada a uma deterioração neurológica progressiva, podem beneficiar-se da drenagem cirúrgica. Estudos recentes sugeriram igualmente que uma cirurgia minimamente invasiva (p. ex., inserção estereotáxica de um cateter) pode proporcionar algum benefício em pacientes selecionados. Naqueles com hemorragia cerebelar a cirurgia pode salvar a vida do paciente, porque o espaço infratentorial é muito mais limitado e uma PIC elevada pode alterar funções vitais do tronco encefálico. Por esta razão, muitos neurocirurgiões consideram a cirurgia de emergência em até 48 horas do início.

Em casos de hemorragia intraventricular grave ou de hemorragias na fossa posterior, a circulação normal do líquor cefalorraquiano (LCR) pode ser interrompida, levando ao desenvolvimento de hidrocefalia. Essa condição se caracteriza por um aumento anormal no volume do LCR. Nesses casos, os neurocirurgiões colocam frequentemente um cateter ventricular. Alguns grupos efetuam a infusão de drogas trombolíticas através do cateter para ajudar a decompor o coágulo e reduzir ao máximo o risco de hidrocefalia.

Finalmente, tal como ocorre nos acidentes vasculares isquêmicos, cuidados gerais e medidas de suporte devem ser prestados para se reduzir a um mínimo as lesões neurológicas. Isso inclui o tratamento da hipertermia (com acetaminofeno, por exemplo) e o tratamento da hiperglicemia com insulina.

SEGUIMENTO

Acidentes Vasculares Isquêmicos e Ataques Isquêmicos Transitórios

Foram estabelecidas definições de *stroke center* e há nos Estados Unidos um processo nacional de credenciamento de *primary stroke centers* (PSC) e *comprehensive stroke centers* (CSC). Em termos amplos, o credenciamento institucional como um PSC requer o estabelecimento de uma infraestrutura para acidente vascular encefálico (isto é, uma equipe de acidente vascular, unidade de acidente vascular, protocolos para o cuidado dos pacientes e serviços de apoio, incluindo a disponibilidade de exames de TC e de exames laboratoriais), assim como suporte administrativo institucional e uma liderança forte.⁴,³⁹ Os CSC oferecem modalidades avançadas de aquisição de imagens, realizam intervenções cirúrgicas e endovasculares e apresentam uma infraestrutura básica, como uma unidade de acidente vascular e um arquivo de registro dessas condições. O estabelecimento de PSC e de CSC visa melhorar o desfecho dos pacientes com acidente vascular encefálico por assegurar um cuidado coordenado de alto nível.

O nível mais recente de classificação de hospitais para receber acidentes vasculares encefálicos é o do hospital pronto para acidentes vasculares encefálicos agudos (ASRH). Esses hospitais são tipicamente instituições menores e com um menor volume de pacientes com acidente vascular encefálico. Um ASRH é capaz de estabelecer o diagnóstico inicial de acidente vascular e também de proporcionar a estabilização inicial e o tratamento. O uso de teletecnologias entre o ASRH e os PSC/CSC vai ter possivelmente um papel fundamental no suporte ao cuidado clínico. Após a estabilização e o tratamento iniciais, os pacientes com acidente vascular vão ser frequentemente transferidos para instituições PSC ou CSC.⁴⁰

Recomenda-se que pacientes com sintomas consistentes com um acidente vascular encefálico agudo sejam transportados para departamentos de emergência capazes de iniciar a terapia fibrinolítica dentro de 1 hora da chegada ao hospital. Isso requer no mínimo capacidades de TC, um "protocolo para acidente vascular encefálico agudo" institucional e a disponibilidade de um médico com conhecimento do uso da terapia trombolítica. Monitoração intensiva e equipe de neurocirurgia devem estar disponíveis dentro de 2 horas após se iniciar a administração da droga, seja no hospital que executa o tratamento seja por transporte por helicóptero ou terrestre a uma instituição com capacidade apropriada.³⁹

Em muitos casos, depois de estabelecido o diagnóstico de um acidente vascular encefálico agudo ou de uma síndrome de acidente vascular, a hospitalização vai ser necessária para avaliação e tratamento. Os pacientes podem apresentar deterioração nas primeiras 24 horas e necessitar de uma cuidadosa monitoração intra-hospitalar. Muitos pacientes podem ser tratados numa unidade de clínica geral ou de telemetria, embora haja evidências sugerindo benefícios para a admissão a uma unidade específica para acidentes vasculares encefálicos. Pacientes apresentando grandes acidentes vasculares hemisféricos agudos (com um risco aumentado de herniação) ou alterações significativas relacionadas com a circulação posterior e aqueles tratados com uma droga fibrinolítica devem ser monitorados numa unidade de cuidados semi-intensivos ou numa UTI por pelo menos 24 horas.

Em muitos centros, os pacientes precisam ser internados para receber uma avaliação rápida de um AIT. Entretanto, alguns centros elaboraram protocolos para unidades de observação no departamento de emergência ou seguimento ambulatorial muito precoce a fim de assegurar uma avaliação efetiva (ver Capítulo e6). Um instrumento comumente usado e disponível para ajudar a selecionar pacientes de AIT que estejam em maior risco (e, portanto, passíveis de sereminternados) *versus* aqueles de risco mais baixo (nos quais pode, portanto, ser seguro se realizar uma avaliação ambulatorial precoce) é o escore ABCD2 (Tabela 91.6). Além disso, muitos pacientes sem contraindicações vão começar a receber terapia antitrombótica no departamento de emergência após a consulta a um neurologista.

A maioria dos pacientes com um acidente vascular hemorrágico agudo deve ser admitida a uma UTI em que consultas com o especialista estejam disponíveis. Se isso não estiver disponível na instituição que faz a avaliação, o paciente deve ser transportado para uma instituição apropriada.

TABELA 91.6
Escore ABCD2 para a Avaliação do Risco de Acidente Vascular Encefálico em Pacientes com um Ataque Isquêmico Transitório

FATOR DE RISCO	PONTOS
Idade > 60 anos	1
PA inicial > 140/90 mmHg	1
Fraqueza unilateral	2
ALTERAÇÃO DA FALA	
Sem fraqueza	1
Sintomas por 10 a 59 minutos	1
Sintomas ≥ 60 minutos	1
História de diabete	1
RESULTADO	
0 a 3 = Risco baixo (risco de 1% de acidente vascular encefálico em 48 horas)	
4 a 5 = Risco moderado (risco de 4,1% de acidente vascular encefálico em 48 horas)	
≥ 6 = Risco alto (risco de 8% de acidente vascular encefálico em 48 horas)	

PA, Pressão arterial.

CONCEITOS-CHAVE

- Os acidentes vasculares da circulação anterior acarretam hemiparesia contralateral da face e do corpo.
- Os acidentes vasculares vertebrobasilares acarretam déficits de NC ipsilaterais e hemiparesia contralateral.
- O acidente vascular da artéria cerebral posterior causa paralisia do III NC ipsilateral e hemianopsia homônima contralateral.
- A síndrome de Wallenberg (síndrome medular lateral) causa vertigens, síndrome de Horner, dormência facial unilateral, perda do reflexo corneopalpebral e perda contralateral da sensibilidade térmica e dolorosa.
- A dissecção arterial cervical é uma causa comum de acidentes vasculares encefálicos em pacientes jovens; AIT precedendo o acidente vascular nesses pacientes passam frequentemente despercebidos.
- O objetivo nos pacientes elegíveis é receber drogas trombolíticas menos de 90 minutos após o aparecimento dos sintomas; a dose de alteplase é de 0,9 mg por kg, com 10% administrados em *bolus* e os 90% restantes administrados em 1 hora.
- Pacientes com acidente vascular isquêmico agudo recebendo alteplase estarão em risco de vir a apresentar uma hemorragia intracraniana espontânea; o risco é mais baixo em pacientes com um escore de acidente vascular baixo, sem hipertensão, sem diabetes e com idade inferior a 70 anos.
- Em acidentes vasculares isquêmicos agudos deve-se informar o paciente e/ou seus familiares quanto aos riscos e benefícios do tratamento com alteplase.
- Pacientes com um acidente vascular hemorrágico em uso de cumarínicos devem ser *prontamente revertidos* com o uso de vitamina K e PFC ou CCP.
- O prognóstico é pior em acidentes vasculares encefálicos agudos no contexto de febre, hipotensão, hipóxia e hiperglicemia.
- Doppler de carótidas, ARM ou ATC da carótida são recomendados antes da alta de um paciente com AIT do serviço de emergência.
- Deve-se evitar um tratamento excessivamente agressivo da pressão parterial em pacientes apresentando um acidente vascular isquêmico agudo.
- A identificação correta do momento exato em que o paciente estava reconhecidamente em seu nível neurológico basal deve ser documentada em todos os casos de acidente vascular encefálico.
- A administração IV de alteplase, seguida de trombectomia endovascular, é recomendada em pacientes com uma grande oclusão arterial da circulação anterior.

As referências para este capítulo podem ser encontradas on-line no website Expert Consult associado à obra.

CAPÍTULO 92
Convulsões

Elaine Rabin | *Andy S. Jagoda*

PRINCÍPIOS

Introdução e Classificação

As *crises convulsivas* são uma atividade neuronal anormal excessiva associada a alterações na função sensorial, motora, autonômica e/ou cognitiva. A *convulsão* designa especificamente as manifestações motoras de uma crise convulsiva. O *período ictal* é aquele durante o qual ocorre uma atividade convulsiva ou convulsiforme. Um *período pós-ictal* é um intervalo de estado mental alterado imediatamente após uma convulsão, geralmente com duração inferior a uma hora.

As crises convulsivas podem ser provocadas por, ou serem secundárias a um processo clínico agudo (p. ex., lesões, toxinas e distúrbios metabólicos agudos do sistema nervoso central [SNC]) (Quadro 92.1). Por outro lado, as crises convulsivas primárias não são provocadas e não têm uma patologia desencadeante aguda.

A *epilepsia* designa uma condição de convulsões não provocadas recorrentes. Um paciente que sofre um traumatismo cranioencefálico, por exemplo, pode ter uma convulsão, mas não seria considerado como tendo epilepsia, a não ser que haja eventos ictais não provocados recorrentes em consequência da lesão cerebral. Muitos casos de epilepsia são idiopáticos e seu início se dá tipicamente durante a infância ou a adolescência. Convulsões não provocadas podem se iniciar espontaneamente na idade adulta, mas isso é raro e este é, portanto, um diagnóstico de exclusão.

As convulsões não provocadas podem ocorrer ao acaso ou de maneira previsível. A recorrência cíclica foi relatada ao despertar, à privação de sono, ao estresse emocional ou físico e à menstruação. Um estímulo sensorial específico, tal como luzes piscando ou um odor específico, pode desencadear convulsões em determinados pacientes. Veja que as convulsões ainda são consideradas como "não provocadas" quando são desencadeadas por um processo que não causaria uma convulsão num paciente não epiléptico.

As crises convulsivas são classificadas como parciais (focais) ou generalizadas (Fig. 92.1). As *crises parciais* envolvem a descarga neuronal anormal numa população limitada de neurônios num hemisfério cerebral e as manifestações clínicas tendem a refletir a área de atividade elétrica. As *crises focais simples* designam tradicionalmente crises focais com preservação do estado mental, enquanto que *crises focais complexas* envolvem algum grau de alteração da consciência. Uma *crise generalizada* denota descargas neuronais anormais em toda a extensão de ambos os hemisférios e envolve sempre uma alteração da consciência. As crises *secundariamente generalizadas* começam como uma crise focal e depois evoluem para um evento generalizado.

Embora não seja mais utilizada, a subclassificação das crises focais é útil clinicamente para descrever a origem e as manifestações da crise.[1] Os sintomas podem ser motores (como abalos faciais ou movimentos rítmicos do membro ipsilateral), autonômicas (como taquicardia ou diaforese), somatossensorial (como parestesias ou a percepção de um determinado odor) ou psíquicas (como uma sensação de déjà vu). As crises psíquicas e somatossensoriais, que envolvem unicamente sintomas subjetivos e não observáveis, são designadas como *auras* quando precedem uma crise convulsiva generalizada.

Os sintomas das crises generalizadas são mais globais. Um dos subtipos, o das *crises de ausência*, manifesta-se por breves estados dissociativos, frequentemente sem alterações musculares ou posturais. Outras crises generalizadas são classificadas pelo tipo específico de atividade motora: *tônicas* (enrijecimento), *clônicas* (abalos rítmicos), *tônico-clônicas*, *mioclônicas* (contrações musculares violentas discretas) ou *atônicas* (perda do tônus muscular). O termo comum *crise grande mal* designa as crises tônico-clônicas generalizadas.

O *status epilepticus* (estado de mal epiléptico) é uma atividade convulsiva incessante com duração superior a cinco minutos ou uma atividade convulsiva recorrente sem retorno ao estado mental basal.[2] As definições anteriores do status epilepticus exigiam 30 minutos de atividade contínua, com base no tempo considerado como sendo necessário para as crises acarretarem danos secundários. Todavia os efeitos secundários podem ocorrer em menos de 30 minutos e a atividade convulsiva tem pouca probabilidade de cessar espontaneamente se já tiver se mantido por cinco minutos.[2,3]

O status epilepticus é dividido em duas categorias básicas: status epilepticus convulsivo generalizado (SECG) e o status epilepticus não convulsivo (SENC). O SECG envolve tipicamente crises tônico-clônicas e constitui uma emergência médica, com a mortalidade se correlacionando diretamente à duração do evento. O SENC se manifesta clinicamente por alterações do comportamento que se associam a descargas epileptiformes contínuas ao eletroencefalograma (EEG). A alteração do estado mental pode variar de uma alteração sutil ao coma e pode se associar a sinais motores sutis, como abalos, piscar, desvio ocular e afasia persistente, ou achados somatossensoriais. O SENC deve ser considerado em pacientes em coma de etiologia não determinada e em pacientes que pareçam ter um evento pós-ictal prolongado. O SENC pode estar presente em 10% ou mais dos pacientes hospitalizados com uma redução prolongada da cognição de etiologia indeterminada.[4]

Um paciente é considerado como estando em um status epilepticus refratário quando a crise não termina após o tratamento por um benzodiazepínico e uma segunda droga antiepiléptica. Ver o Capítulo 15 para uma descrição detalhada do tratamento do status epilepticus.

Uma questão relevante para o emergencista tratando o paciente em convulsão é se o número ou a duração das crises convulsivas tem alguma significância relativamente ao potencial de recorrência e de que maneira isso pode influenciar os resultados cognitivos finais. Os pacientes com crises convulsivas provocadas demonstram uma incidência igual de desenvolvimento posterior de epilepsia, independentemente do tratamento à base de drogas antiepilépticas ter ou não sido iniciado imediatamente após o evento desencadeante.[5] No caso de pacientes com crises não provocadas, as evidências não são tão claras.

Ainda se discute se uma atividade convulsiva prolongada ou recorrente pode levar à deterioração cognitiva. De modo geral, os dados atuais colocam em questão a noção de um mecanismo comum dependente das crises convulsivas para a progressão da epilepsia e da alteração intelectual. Embora alguns estudos tenham proposto que o status epilepticus por si só pode acarretar alterações

QUADRO 92.1

Etiologia do Status Epilepticus: Transtornos Causadores Comuns

DISTÚRBIOS METABÓLICOS
Encefalopatia hepática
Hipocalcemia
Hipoglicemia ou hiperglicemia
Hiponatremia
Uremia

PROCESSO INFECCIOSOS
Abscessos do SNC
Encefalites
Meningites

SÍNDROMES DE ABSTINÊNCIA
Álcool
Drogas antiepilépticas
Baclofen
Barbitúricos
Benzodiazepínicos

LESÕES DO SISTEMA NERVOSO CENTRAL
Hidrocefalia aguda
Lesões anóxicas ou hipóxicas
Malformações arteriovenosas
Metástases cerebrais
Acidentes vasculares cerebrais
Epilepsia crônica

Eclâmpsia
Traumas cranioencefálicos
Hemorragias intracerebrais
Neoplasias
Neurocirurgias
Leucoencefalopatia posterior reversível
Lesões estruturais remotas

INTOXICAÇÕES
Bupropiona
Cânfora
Clozapina
Ciclosporina
Flumazenil
Fluoroquinolonas
Imipenem
Isoniazida
Chumbo
Lidocaína
Lítio
MDMA
Metronidazol
Canabinoides sintéticos
Teofilina
Antidepressivos tricíclicos

SNC, Sistema nervoso central; *MDMA*, *N*-metil-3,4-metilenodioxianfetamina.

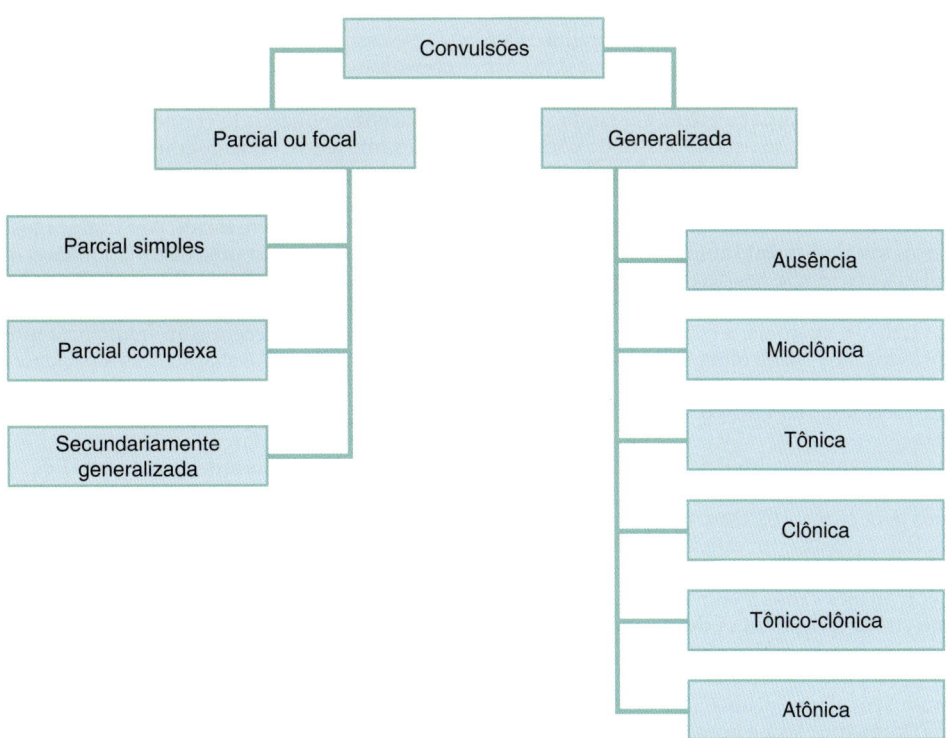

Fig. 92.1. Classificação simplificada das convulsões. (De ILAE proposal for revised terminology for organization of seizures and epilepsies 2010. Disponível em www:ilae.org/commission/class/documents/ILAE%20 HandoutV10.pdf.)

cognitivas, qualquer que seja a causa desencadeante, estudos mais recentes demonstraram que a maioria dos pacientes com epilepsia não apresenta um *deficit* progressivo. Os raros casos de declínio intelectual e agravamento progressivo das crises convulsivas se limitam a eventos epilépticos específicos (p. ex., epilepsia do lobo temporal mesial, que pode ter uma evolução progressiva induzida pela atividade convulsiva recorrente).[6]

Epidemiologia

Pacientes que chegam ao departamento de emergência (DE) apresentando convulsões têm uma distribuição bimodal, com a incidência mais alta em crianças e em indivíduos com idade acima de 75 anos. Isso é explicado pela elevada prevalência de convulsões febris em crianças e de danos cerebrais estruturais em idosos. Até 45% dos adultos apresentando uma primeira convulsão não provocada vão ter outra dentro de dois anos, com a maioria delas ocorrendo no primeiro ano. O risco é mais alto em associação a lesões cerebrais reconhecidas, anormalidades à aquisição de imagens ou crises noturnas. Até 50% dos pacientes com epilepsia têm crises recorrentes apesar do início da terapia.

Fisiopatologia

Quando há uma neurofisiologia normal, as membranas celulares neuronais são estabilizadas por gradientes eletroquímicos por meio das membranas e pelo equilíbrio entre os neurotransmissores inibitórios, como o ácido gama-aminobutírico (GABA), e os neurotransmissores excitatórios, incluindo glutamato e acetilcolina. As convulsões têm início ao se alterar o equilíbrio por intermédio da membrana celular, levando a descargas elétricas anormais de neurônios corticais e subcorticais.

Infecções, toxinas, desequilíbrios eletrolíticos e outros processos patológicos podem alterar o equilíbrio neuronal localmente e desencadear uma atividade elétrica, ocasionado uma crise convulsiva. A atividade elétrica, por sua vez, pode levar ao recrutamento de neurônios vizinhos e uma crise parcial pode se generalizar. Esse é o mecanismo subjacente à marcha jacksoniana, em que sintomas de crises motoras focais se disseminam gradativamente por etapas.

O sistema reticular ativador pode ser afetado, alterando a consciência, quando a atividade elétrica se estende abaixo do córtex até estruturas mais profundas. Nas crises generalizadas o foco é com frequência subcortical e na linha média, o que explica possivelmente a súbita perda de consciência e o envolvimento bilateral.

As crises convulsivas são tipicamente autolimitadas; em algum momento, a hiperpolarização remite e as descargas elétricas provenientes do foco cessam. Essa cessação pode estar relacionada com a inibição reflexa, a perda da sincronia, a exaustão neuronal ou a alteração do equilíbrio local de acetilcolina e GABA em favor da inibição. A maioria das drogas utilizadas para interromper crises convulsivas age sobre receptores do subtipo $GABA_A$, estimulando a atividade inibitória.

Durante a atividade convulsiva contínua os receptores $GABA_A$ neuronais podem ser degradados e internalizados, enquanto os receptores excitatórios para *N*-metil-D-aspartato (NMDA) podem ser suprarregulados. Isso perpetua um estado excitatório e leva a uma atividade convulsiva prolongada, o que o faz à base fisiológica do antigo adágio, "convulsões causam convulsões". A perda dos receptores $GABA_A$ no status epilepticus pode diminuir a resposta a drogas GABAérgicas, como benzodiazepínicos, barbitúricos e propofol.[3]

As convulsões produzem alguns distúrbios fisiológicos secundários. A estimulação simpática leva a aumento na temperatura corporal, frequência cardíaca, frequência respiratória, glicose e ácido lático sérico. A elevação do lactato ocorre dentro de 60 segundos de um evento convulsivo e se normaliza dentro de uma hora após a crise. Uma elevação na contagem de leucócitos no sangue periférico sem um aumento dos segmentados é também observada com frequência. Em quadros convulsivos mais prolongados podem sobrevir hipoglicemia, edema pulmonar neurogênico, danos musculares esqueléticos e, em raras ocasiões, uma rabdomiólise franca.

A descarga autonômica e o envolvimento de músculos bulbares podem acarretar incontinência urinária ou fecal, vômitos, mordedura de língua e alteração potencial das vias aéreas. Também em raras ocasiões a força produzida pelas contrações musculares nessas convulsões pode ser suficientemente intensa para causar luxações posteriores do ombro ou fraturas

CARACTERÍSTICAS CLÍNICAS

Ao cuidar de pacientes que podem ter tido uma crise se deve tentar primeiramente determinar se o evento em questão foi uma convulsão. Um cenário clínico comum para o emergencista é o paciente que se apresenta com história de ter tido um episódio semelhante a uma convulsão, geralmente envolvendo a perda súbita de consciência e algum tipo de atividade motora. Todavia as crises neurogênicas não são o único processo que pode causar esses sintomas. (ver a seção sobre Diagnóstico Diferencial, mais adiante, para a discussão dos mimetizadores comuns de convulsões.)

A identificação das circunstâncias em torno do evento, tais como possíveis fatores desencadeantes e a progressão e a duração dos sintomas, vai fornecer indicações importantes relativamente ao episódio ter sido uma convulsão ou não, via de regra. Porém, nenhuma característica clínica ou modalidade diagnóstica individual é 100% confirmatória quanto à ocorrência de uma crise neurogênica. Um estudo prospectivo que avaliou os aspectos clínicos que ajudam a distinguir uma convulsão de uma síncope verificou que uma convulsão era cinco vezes mais provável que uma síncope quando o paciente se mostrava desorientado após o evento e três vezes mais provável caso o paciente tivesse idade superior a 45 anos. Deve-se notar que incontinência e trauma não foram achados discriminativos entre convulsão, síncope e transtorno de ataque não epiléptico. Outros estudos demonstraram que confusão mental pós-ictal, mordedura de língua, cianose, ausência de resposta confirmada, déjà vu ou jamais vu precedendo o evento, virar a cabeça ou o olho para um dos lados e abalos rítmicos dos membros ou posturas distônicas são também marcadores fortes de uma convulsão.

No caso do paciente que pode ter tido ou ainda esteja tendo uma convulsão, o emergencista deve tratar toda e qualquer atividade convulsiva persistente e considerar a possibilidade de uma patologia subjacente requerendo tratamento emergencial. Uma história e um exame físico meticulosamente realizados orientam em grande parte a avaliação e podem comumente evitar a necessidade de testes diagnósticos numa base ampla. Infelizmente, pacientes em convulsão ativa ou em estado pós-ictal se mostram frequentemente incapazes de fornecer uma história confiável ou de cooperar durante o exame inicial. Testemunhas, familiares, socorristas, pulseiras de alerta médico, antigos prontuários médicos e listas ou recipientes de medicação fornecem com frequência indicações criticamente importantes para a avaliação desses pacientes.

História Clínica

O médico deve obter qualquer história de trauma (seja antes ou durante a crise), intoxicação ou uso abusivo de álcool e gravidez. Ver a seção sobre Casos Especiais para discussões separadas de convulsões nesses contextos.

Enquanto convulsões febris são comuns em crianças (ver discussão separada das convulsões em pacientes pediátricos no Capítulo 174), isso não é válido para adultos, e a febre precedendo uma convulsão pode indicar uma infecção do SNC. Estão em risco particularmente alto pacientes que sejam imunocomprometidos, tenham sido submetidos recentemente a uma neurocirurgia ou tenham um dispositivo no SNC (tal como uma derivação). Até 15% dos pacientes com meningite bacteriana vão ter pelo menos uma convulsão e os sobreviventes têm risco aumentado de epilepsia.

Uma cefaleia forte antes da crise suscita preocupação quanto a um sangramento intracraniano, especialmente em idosos e em pacientes em anticoagulação. Pacientes com derivações fixas e uma cefaleia antes da crise podem ter insuficiência da derivação. A cefaleia *após* uma convulsão pode ser indicativa de sangramento, mas também pode fazer parte de uma síndrome pós-ictal.

Pacientes em convulsão precedida por déficit neurológico podem ter a convulsão como sintoma de um acidente vascular cerebral agudo. Um acidente vascular isquêmico ou hemorrágico é uma causa importante de convulsões de início recente em indivíduos idosos.[7,8] A incidência global de convulsões em associação a acidentes vasculares encefálicos varia de 5% a 15%; mais da metade delas ocorre na primeira semana após o acidente vascular. A incidência de epilepsia após acidentes vasculares encefálicos é de 4% a 9%. Convulsões que ocorrem agudamente em associação a um acidente vascular cerebral decorrem supostamente de alterações metabólicas locais no SNC. Esses eventos são transitórios e as crises são com frequência focais e autolimitadas. As convulsões relacionadas com um acidente vascular cerebral que se manifestam mais tardiamente têm maior probabilidade de serem generalizadas.

Disritmias sintomáticas podem causar hipoperfusão e hipóxia cerebral, que podem levar à atividade convulsiva. A síndrome do QT longo já foi diagnosticada erroneamente como um transtorno convulsivo primário. Uma história cuidadosa pode identificar sintomas cardíacos anteriores, tais como palpitações, atordoamento ou diaforese. Um eletrocardiograma (ECG) pode ser diagnóstico; mas quando isso não for claro, pode estar indicada uma avaliação cardíaca concomitante.

Como demonstram esses exemplos, a obtenção de uma história verificando comorbidades não neurológicas tem um papel importante na identificação de patologias subjacentes necessitando de tratamento direcionado. Além de exames motivados por doenças cardíacas já reconhecidas ou suspeitadas, a existência de insuficiência renal, imunossupressão ou anormalidade eletrolítica recente pode levar a investigações laboratoriais de eletrólitos e de uremia. Diabetes levanta a preocupação quanto a hipoglicemia. Pacientes com uma história psiquiátrica podem ter crises psicogênicas, mas também apresentam hiponatremia devido a uma intoxicação hídrica patológica ou como efeito adverso de uma medicação psiquiátrica. Aqueles com depressão ou psicose podem estar em maior risco de convulsões relacionadas a drogas ou toxinas. Pacientes portadores de uma condição maligna podem ter uma lesão do SNC nova ou em expansão. A doença de Alzheimer foi observada como fator de risco para aumentar em dez vezes o risco de epilepsia.

A história social do paciente também é importante. A não aderência a anticonvulsivantes é a causa mais comum de procura de um DE devido a convulsões recorrentes. Algumas drogas recreativas (como cocaína, fenciclidina e êxtase) diminuem reconhecidamente o limiar convulsivo. Causas comuns de crises parciais com início na idade adulta em países em desenvolvimento incluem a neurocisticercose (especialmente na América Central e do Sul) e malária, e ambas devem ser consideradas em viajantes ou em migrantes. Finalmente, a investigação de precipitantes potenciais (tais como privação de sono, infecção ou medicações novas, especialmente aquelas que podem fazer baixar o limiar convulsivo ou afetar o metabolismo mais avançado de drogas antiepilépticas) é a chave para se controlar um paciente reconhecidamente portador de um transtorno convulsivo que tenha um evento típico enquanto em medicação.

Exame Físico

Um conjunto de sinais vitais colhidos com precisão constitui a base de qualquer exame físico. Enquanto uma febre baixa é comum imediatamente após uma convulsão prolongada, uma temperatura persistentemente alta sugere uma infecção ou uma reação medicamentosa. A hipertensão associada a bradicardia pode ser consequente a uma pressão intracraniana em elevação e a uma herniação iminente. Uma frequência cardíaca irregular pode acompanhar um acidente vascular cerebral. Síndromes anticolinérgicas e simpatomiméticas podem sugerir uma convulsão relacionada a drogas, o que pode fazer uma diferença significativa no tratamento.

Se o paciente se apresentar em convulsão ativa, observe as características específicas da atividade motora. Anormalidades focais e desvio ocular são sinais de um foco epiléptico. As pupilas são frequentemente relatadas anedoticamente como estando dilatadas

---

QUADRO 92.2

Diagnóstico Diferencial do Estado Mental Alterado em Pacientes que Tiveram uma Convulsão

PERÍODO PÓS-ICTAL
SENC ou status epilepticus sutil (pode imitar os seguintes):
- Hipoglicemia
- Infecções do SNC
- Evento vascular do SNC
- Toxicidade medicamentosa
- Transtorno psiquiátrico
- Encefalopatia metabólica
- Migrânea
- Amnésia global transitória

SNC, Sistema nervoso central; *SENC*, status epilepticus não convulsivo.

---

durante uma convulsão ou após a mesma; uma midríase persistente pode refletir a toxicidade anticolinérgica ou simpatomimética. Alguns pacientes em SENC são erroneamente considerados como estando em estado pós-ictal ao invés de em convulsão ativa.

O estado mental deve ser documentado cuidadosamente e observado quanto a alterações. Sempre que possível recrute membros da família ou contatos que conheçam o estado mental basal do paciente. A confusão mental pós-ictal geralmente remite em uma hora; a ausência de melhora deve levar a uma busca de explicações alternativas (Quadro 92.2).

Um exame neurológico minucioso é o componente-chave da avaliação. Hiper-reflexia e respostas plantares extensoras são sugestivas de uma convulsão recente e devem remitir durante o período pós-ictal imediato. Déficits neurológicos podem indicar uma lesão antiga, uma nova patologia intracraniana ou uma paralisia pós-ictal (de Todd). A paralisia de Todd é um déficit motor focal que pode persistir por até 24 horas após crises parciais complexas ou generalizadas e que pode ser causada por uma hipoperfusão cerebral focal transitória.[9] O quadro clínico inicial varia da fraqueza de um membro a uma hemiparesia completa. A paralisia de Todd se associa a uma alta probabilidade de uma causa estrutural subjacente para a convulsão. Em casos de suspeita de paralisia de Todd que não remita rapidamente, o médico deve afastar uma lesão estrutural.

As convulsões se associam frequentemente a lesões e o paciente deve ser avaliado quanto a traumas tanto das partes moles quanto dos ossos. Traumatismo cranioencefálico e lacerações da língua são comuns. A atividade convulsiva também pode produzir luxações e fraturas. As luxações posteriores do ombro são extremamente raras, mas devem levar à suspeita de ter ocorrido uma convulsão quando presentes. As fraturas induzidas por convulsões também são raras, mas comumente passam despercebidas; o úmero, a coluna torácica e o fêmur são os locais mais comumente envolvidos.

DIAGNÓSTICO DIFERENCIAL

Síncope Convulsiva

Uma síncope associada a movimentos convulsiformes, *síncope convulsiva*, associa-se mais comumente à bradicardia. Nesses casos, a atividade muscular anormal cessa com o retorno da frequência cardíaca ao normal e não há um período pós-ictal.[10] Com base em estudos de observação em doadores de sangue, até 40% dos pacientes com síncope vão ter algum componente de atividade motora, envolvendo mais comumente a extensão tônica do tronco ou abalos mioclônicos dos membros. Esse fenômeno foi observado em pacientes que estão numa posição sentada. Esses eventos geralmente não se associam a movimentos tônico-clônicos, mordedura de língua, cianose, incontinência ou confusão mental pós-ictal. Náuseas ou sudorese antes do evento tornam uma convulsão muito menos provável que uma síncope.

Ataques Não Epilépticos

Também designados como *crises não epilépticas*, são eventos neurológicos paroxísticos não epilépticos que podem se assemelhar a convulsões na aparência, mas não decorrem de uma descarga cortical anormal. As etiologias desses eventos podem incluir crises de prender a respiração, movimentos involuntários, postura descerebrada ou descorticada e crises psicogênicas.

As crises psicogênicas (também designadas como *pseudocrises* ou *crises não epilépticas*) foram relatadas em 12% a 18% dos pacientes com perda transitória da consciência e podem existir concomitantemente a crises neurogênicas.[11] As crises psicogênicas raramente são causadas por simulação, mas são mais comumente, isto sim, um transtorno sintomático neurológico funcional, designado anteriormente como *transtorno conversivo*. As características típicas de uma crise psicogênica incluem uma atividade tônico-clônica fora de fase, protrusão pélvica e movimentos oculares voluntários em direção oposta ao examinador.

TESTES DIAGNÓSTICOS

Estudos Laboratoriais

A probabilidade de um transtorno eletrolítico é extremamente baixa num paciente com uma convulsão de início recente que não tenha uma doença comórbida significativa e tenha um exame normal (incluindo o estado mental). O American College of Emergency Physicians (ACEP) publicou, em 2014, uma orientação clínica baseada em evidências sobre a abordagem inicial a pacientes apresentando um quadro de crises convulsivas. As diretrizes enfatizam que não são indicados testes metabólicos extensos em pacientes que haviam retornado a um nível basal normal após uma convulsão pela primeira vez.[12] Assim também, somente uma glicose sérica e um nível de sódio, bem como um teste de gravidez (em mulheres em idade reprodutiva), são provavelmente necessários em pacientes que estejam fora isso sadios, com uma convulsão de início recente e estado neurológico normal. Essa é a mesma conclusão a que se chegou num parâmetro de prática publicado em 2007 pela American Academy of Neurology (AAN) sobre a avaliação de convulsões ocorrendo pela primeira vez.

Pacientes com alteração persistente do estado mental, aqueles em status epilepticus e aqueles que apresentaram febre ou déficit neurológico de início recente são singulares por tornarem necessários extensos testes diagnósticos. Isso inclui glicose sérica, eletrólitos, ureia, creatinina, magnésio, cálcio, hemograma completo, teste de gravidez em mulheres em idade reprodutiva, níveis de drogas antiepilépticas, provas de função hepática e avaliação de triagem quanto a drogas de abuso.

A hipoglicemia é uma causa metabólica comum de convulsões provocadas. A atividade convulsiva pode ocorrer a um nível de glicose abaixo de 45 mg/dL, porém alguns pacientes podem ter uma convulsão a níveis mais altos. Crises convulsivas e não convulsivas generalizadas e crises focais podem todas ocorrer durante a hipoglicemia. Veja que convulsões prolongadas podem *causar* hipoglicemia. Convulsões que não cessem após a correção da glicose sanguínea baixa justificam avaliação e tratamento adicionais quanto a causas alternativas.

Uma gasometria que seja obtida num paciente em convulsão (ainda que não esteja rotineiramente indicada) pode mostrar uma acidose metabólica com anion gap aumentado secundária à acidose lática. Essa acidose deve remitir dentro de uma hora após o término da convulsão. A persistência além desse período sugere um processo subjacente, como sepse, cetose (alcoólica ou diabética) ou intoxicação (metanol, ferro, isoniazida, etileno glicol, salicilatos, monóxido de carbono ou cianeto).

Uma avaliação quanto a drogas de abuso e um nível de álcool devem ser considerada em pacientes com convulsões pela primeira vez, embora não haja evidências de que esses testes alterem a evolução final. Uma avaliação positiva quanto a abuso de drogas não prova ser a causa e o paciente ainda necessitaria de EEG e um estudo de neuroimagens para dirigir o tratamento. A avaliação pode, porém, sugerir uma etiologia e ajudar no encaminhamento clínico e psiquiátrico futuro. A convulsão devido à intoxicação alcoólica ou à abstinência de álcool é um diagnóstico de exclusão, porque os alcoólatras têm risco aumentado de anormalidades eletrolíticas e de lesões traumáticas.

Tanto a cretina fosfoquinase como a prolactina foram investigadas como marcadoras de convulsões. Nenhuma delas foi verificada como sendo sensível ou específica o suficiente para serem usadas no DE.

Eletrocardiograma

Pacientes com história de doença cardíaca, sintomas cardíacos anteriores ou no momento e aqueles que continuam a convulsionar podem se beneficiar do monitoramento cardíaco. Ele também é válido para pacientes com suspeita de overdose. Um ECG é também uma avaliação inicial para toxicidade de drogas. A cardiotoxicidade dos tricíclicos pode se manifestar por um complexo QRS com duração de mais de 0,1 segundo ou por um desvio para a direita dos 40 ms terminais no plano frontal. O ECG também pode identificar um QT longo, uma onda delta, um padrão de Brugada ou um bloqueio cardíaco, que podem compor informações adicionais quanto à etiologia da convulsão.

Neuroimagens

Há um consenso geral de que a aquisição de neuroimagens está indicada em pacientes com uma convulsão não febril ocorrendo pela primeira vez, porém em pacientes selecionados que retornaram a um estado basal normal e que tenham acesso a cuidados de seguimento, as imagens podem ser obtidas num contexto ambulatorial. As diretrizes da American Academy of Neurology reforçam isso, assim como estudos sugerindo que a tomografia computadorizada (TC) altera o tratamento agudo de pacientes com uma nova convulsão em até 17% dos casos.[13,15] A utilidade da aquisição emergencial de imagens depende da situação clínica. O Quadro 92.3 resume critérios úteis para se determinar quem vai se beneficiar de um exame TC enquanto no DE.

A aquisição de imagens por ressonância magnética (RM) é geralmente o teste diagnóstico da preferência dos neurologistas na avaliação de convulsões de primeira vez, por ser melhor do que a TC na identificação de lesões pequenas. No entanto a RM não é melhor do que a TC na detecção de hemorragias agudas e não há estudos realizados no DE que tenham avaliado a utilidade da RM no tratamento de convulsões.

Punção Lombar

A punção lombar deve ser considerada em pacientes apresentando febre, cefaleia intensa ou alterações persistentes do estado mental. Pacientes assintomáticos com história ou com suspeita forte de

---

QUADRO 92.3

Fatores Associados a Achados Anormais da Tomografia Computadorizada em Pacientes Procurando o Departamento de Emergência com uma Convulsão

- Anormalidade focal ao exame neurológico
- Condições malignas
- Lesão cranioencefálica fechada
- Transtorno neuromuscular
- Início focal da crise
- Ausência de história de uso abusivo de álcool
- História de cisticercose
- Alterações do estado mental
- Paciente com idade acima de 65 anos
- Duração da convulsão de mais de 15 minutos

TABELA 92.1
Tratamento de Convulsões em "Situação Especial" em Departamentos de Emergência

SITUAÇÃO CLÍNICA	TERAPIA DE ESCOLHA	DOSE/COMENTÁRIO
Hiponatremia	Solução salina hipertônica (3%)	De 2 a 3 mL/kg de NaCl 3% em bólus maciças sequenciais rápidos até a cessação das crises
Hipocalcemia	Cloreto ou gluconato de cálcio	Ampolas sequenciais até a cessação das crises
Overdose de antidepressivos tricíclicos	Alcalinização	Administrar de 0,5 a 1,0 mEq/kg em bólus IV; repetir quando necessário para manter um pH sanguíneo de 7,4 a 7,5
Overdose de salicilatos	Alcalinização; hemodiálise em casos graves	Administrar de 0,5 a 1,0 mEq/kg em bólus IV; repetir quando necessário para manter um pH sanguíneo de 7,4 a 7,5
Overdose de isoniazida	Piridoxina	5 g IV (adultos) ou 70 mg/kg (pediátricos)
Intoxicação por cocaína	Benzodiazepínicos	Como para convulsões idiopáticas
Toxicidade do lítio	Hemodiálise	
Convulsão associada ao álcool	Lorazepam	0,05 a 0,10 mg/kg
MDMA	Benzodiazepínicos	Estar ciente de uma possível hipertermia ou hiponatremia
Eclâmpsia	Magnésio	Dose de ataque IV de 4 a 6 g por 15 a 20 minutos; em seguida, infusão de 1 a 2 g/h; monitorar os pacientes quanto à hiporreflexia; como alternativa, lorazepam (Ativan) 4 mg IV por dois a cinco minutos ou diazepam (Valium) 5 a 10 mg IV lentamente pode ser usado para fazer cessar a convulsão, após ter administrado sulfato de magnésio

IV, intravenoso; *MDMA,* N-metil-3,4-metilenodioxianfetamina; *NaCl,* cloreto de sódio.

---

imunocomprometimento também são candidatos a uma punção lombar. Não há, na literatura, um caso de uma infecção bacteriana do SNC se manifestando sem febre ou achados neurológicos anormais em indivíduos imunocompetentes. Teoricamente, pode haver exceção em casos de meningite parcialmente tratada.

Uma pleocitose transitória do líquor cefalorraquiano (LCR) de até 20 leucócitos/mm^3 foi relatada em até 23% dos pacientes apresentando convulsões. Todavia se deve supor que a presença de leucócitos no LCR de um paciente em convulsão indica uma meningite até que se prove o contrário.

Eletroencefalograma

Um EEG é o teste definitivo para o diagnóstico de um transtorno convulsivo, ainda que sua sensibilidade varie dependendo do momento de realização e da localização do foco convulsivo. Ele é particularmente útil quando há dúvida quanto ao diagnóstico, tal como em estados agudos de confusão e comas, assim como para o diagnóstico do SENC.[14] Um SENC foi identificado em até 25% dos pacientes tratados de SECG que foram considerados como não estando mais tendo convulsões. A demora no diagnóstico do SENC se associa a um aumento da mortalidade.[15]

TRATAMENTO

Unicamente, cuidados de suporte podem ser necessários em pacientes que tiveram uma convulsão antes da chegada ao hospital ou ao DE, mas não estão em convulsão ativa. Podem ser necessárias contenções durante a confusão mental pós-ictal para se evitar quedas, especialmente em pacientes com paralisia de Todd, que apresentam fraqueza motora, além da confusão mental. Todavia o uso de contenções exige um monitoramento cuidadoso e elas devem ser removidas o mais brevemente possível. Coxins para convulsões podem proteger no caso da recorrência das convulsões. Deve-se obter um acesso vascular caso o paciente necessite de um tratamento abortivo adicional e o paciente deve ser monitorado quanto à melhora até o estado basal.

O tratamento de um paciente que teve uma convulsão começa pelo controle ativo e antecipatório da via aérea. Pode haver necessidade de tração da mandíbula, do uso de uma via aérea nasofaríngea e de oxigênio suplementar. Em crises generalizadas, o reflexo do engasgo é suprimido e podem ocorrer vômitos ou aspiração. A sucção deve estar disponível e, sempre que possível, o paciente deve ser colocado numa posição de decúbito lateral esquerdo para se diminuir a chance de aspiração. Deve-se ter o cuidado de evitar um trauma iatrogênico pela colocação forçada de dispositivos intraorais. O paciente deve ser protegido de traumas acidentais durante a crise, com os gradis laterais elevados e coxins para convulsões usados quando disponíveis. Se já não estiver presente, uma linha intravenosa (IV) deve ser colocada para o caso de ser necessário o tratamento abortivo. Muitas convulsões são autolimitadas e remitem em alguns minutos; todavia os emergencistas devem prever a necessidade de um cuidado agressivo caso se manifeste um status epilepticus. A Tabela 92.1 relaciona tratamentos específicos para convulsões ativas devido a uma patologia subjacente estabelecida. O tratamento do status epilepticus é discutido no Capítulo 15.

Início das Drogas Antiepilépticas

Convulsões Ocorrendo pela Primeira Vez

Com base nas melhores evidências disponíveis, a política vigente da ACEP afirma que emergencistas não precisam iniciar uma droga antiepiléptica em pacientes que tenham tido uma primeira convulsão provocada ou não provocada e não tenham evidências de doença ou lesão cerebral.[12] Ao invés disso, o paciente deve receber alta com um encaminhamento a uma consulta neurológica. A justificativa para essa abordagem é tríplice. Em primeiro lugar, o diagnóstico pode estar incorreto, especialmente se a atividade convulsiforme não foi testemunhada por um pessoal médico experiente. Estimou-se que 20% a 25% dos pacientes diagnosticados como tendo convulsões são finalmente determinados como não apresentando crises convulsivas, sendo os diagnósticos alternativos mais frequentes os de etiologias cardiovasculares e psicopatológicas.

Segundo, o paciente pode não ter uma convulsão recorrente. Estimou-se que menos de 50% dos pacientes que tiveram uma única convulsão não provocada vão ter uma convulsão recorrente dentro de dois anos. A presença de anormalidades no EEG sugere um risco maior, mas essa informação geralmente não está disponível no contexto do DE. Outros fatores associados a um risco aumentado de recorrência são crises focais (versus generalizadas), status epilepticus, cirurgia ou trauma intracraniano e a presença

TABELA 92.2
Via de Administração da Dose de Carga de Drogas Antiepilépticas ao se Retomar o Tratamento num Departamento de Emergência

DROGA	DOSE DE IMPREGNAÇÃO, VIA	EFEITOS ADVERSOS POTENCIAIS
Carbamazepina	8 mg/kg suspensão oral, dose oral única IV não disponível	Sonolência, náusea, tontura
Gabapentina	900 mg/dia oralmente a 300 mg três vezes ao dia por três dias IV não disponível	Sonolência, tontura, ataxia, fadiga
Lacosamida	Preparações orais e IV disponíveis, mas dose de impregnação não estudada	Tontura, cefaleia
Lamotrigine	6,5 mg/kg dose oral única IV não disponível	Náusea
Levetiracetam	1.500 mg via oral Impregnação IV rápida até 60 mg/kg	Fadiga, tontura
Fenitoína	20 mg/kg divididas em doses máximas de 400 mg a cada duas horas oralmente; ou 18 mg/kg IV a ≤ 50 mg/min	IV: Hipotensão, bradiarritmias, lesões por extravasamento
Fosfenitoína	20 PE/kg à razão máxima de 150 PE/min; também pode ser administrada por via IM	Menos proeminentes que com fenitoína
Valproato	Até 30 mg/kg IV à razão máxima de 10 mg/kg/min	Irritação local

IM, intramuscular; *IV,* intravenoso; *PE,* equivalentes de fenitoína sódica.
Dados de Bacon D, Fisher RS, Morris K, et al: American Academy of Neurology position statement on physician reporting of medical conditions that may affect driving competence. Neurology 68(15):1174-1177, 2007.

---

de uma anormalidade neurológica persistente, como uma paralisia de Todd. Além disso, embora diminua o risco de uma convulsão inicial recorrente, o tratamento não afeta o prognóstico em longo prazo da epilepsia nem tem impacto sobre a qualidade de vida do paciente, com exceção das limitações a dirigir veículos.

Terceiro, as medicações antiepilépticas têm efeitos colaterais que podem superar os benefícios do tratamento, especialmente em mulheres em idade reprodutiva (devido à sua teratogenicidade); em pacientes portadores de patologias hepáticas, renais ou hematológicas; e em paciente já fazendo uso de múltiplas medicações. (as diretrizes baseadas em evidências da American Academy of Neurology notam que esses efeitos são geralmente leves e reversíveis.)

Em pacientes com história de acidente vascular cerebral, trauma cerebral, tumor ou outra doença ou lesão do SNC, as diretrizes do ACEP afirmam que a terapia por drogas antiepilépticas pode ser iniciada, mas advertem que é melhor que isso seja feito por um neurologista em coordenação com o provedor de cuidados primários do paciente. A razão para se iniciar drogas antiepilépticas nesse grupo de pacientes é sua maior probabilidade de recorrência. Ver a Tabela 92.2 quanto às doses de drogas antiepilépticas.

Pacientes com História de Convulsões

Não aderência às drogas antiepilépticas e níveis subterapêuticos de drogas antiepilépticas num paciente que já teve uma convulsão são encontrados comumente no DE. Os níveis séricos de drogas antiepilépticas devem ser verificados nesses pacientes sempre que possível e repostos caso estejam baixos. A literatura, quanto à recomendação de administração de drogas antiepilépticas em relação à outra (oral versus parenteral) é inconclusiva, principalmente porque muitos dos estudos disponíveis utilizaram como medida primária do resultado final níveis de concentração sérica de drogas antiepilépticas ao invés da recorrência imediata da convulsão. Com essas evidências limitadas, muitos estudos compararam fenitoína e fosfenitoína em vias oral e IV. A via oral foi relatada como tendo menos eventos medicamentosos adversos (hipotensão, p. ex.) que qualquer dos métodos de via IV. Como seria de se esperar, concentrações plasmáticas terapêuticas são obtidas de maneira significativamente mais rápida ao uso da via IV. Alguns emergencistas ainda preferem a via parenteral de fenitoína ou fosfenitoína para assegurar um nível sérico adequado à alta. Entretanto não há boas evidências de que essa prática diminua o risco de recorrência das convulsões.

CASOS ESPECIAIS

Crises Convulsivas Relacionadas ao Álcool

Entre os pacientes de convulsão procurando um DE, de 20% a 40% têm convulsões relacionadas com o abuso de álcool. As convulsões por abstinência de álcool constituem uma parte substancial dessas convulsões relacionadas ao álcool, mas o uso abusivo e a dependência de álcool colocam os pacientes em risco de convulsão de muitas outras maneiras, como por uma incidência aumentada de lesões cerebrais traumáticas, por hipomagnesemia devido à desnutrição e pela possível coingestão de outras toxinas. Em mais de 50% dos casos, as crises relacionadas com álcool ocorrem como um adjuvante a outros fatores de risco, incluindo uma epilepsia preexistente, lesões cerebrais estruturais e uso de drogas recreativas.

Uma convulsão por "abstinência" ocorrendo pela primeira vez deve ser avaliada como qualquer convulsão de "primeira vez", mesmo em alcoólatras que afirmem já ter tido convulsões anteriormente, mas nos quais não se disponha de alguma documentação de convulsões ou avaliações anteriores. Outras condições precisam ser afastadas pela história, o exame físico e por testes diagnósticos, incluindo eletrólitos, glicose e TC do cérebro.

A produtividade diagnóstica da TC após uma primeira convulsão relacionada com álcool é alta. Um estudo de Denver, de 1988, relatou resultados de TC da cabeça em 259 pacientes com uma primeira convulsão relacionada com o álcool. Uma lesão clinicamente significativa foi encontrada em 16 (6,2%) pacientes, sete dos quais estavam lúcidos, tinham exames neurológicos não focais e não tinham nenhuma história de trauma. Quase 4% dos pacientes tinham achados TC que modificaram o tratamento clínico (p. ex., hematoma subdural, aneurisma, hemorragia subaracnoide e neurocisticercose). Nesses pacientes, a história e o exame físico não predisseram a anormalidade TC. Esse estudo ressalta a necessidade de se considerar seriamente a aquisição de neuroimagens nesse grupo especial de pacientes.

O diagnóstico de convulsão por abstinência de álcool, após a exclusão de outras etiologias, baseia-se numa história de eventos recorrentes temporalmente relacionados com a cessação ou a redução significativa da ingestão de álcool. As convulsões por abstinência de álcool são habitualmente eventos generalizados e ocorrem entre seis e 48 horas após o indivíduo parar de beber. Ocorrem convulsões em um terço desses pacientes.

Uma vez feito o diagnóstico de convulsão por abstinência de álcool, o tratamento focaliza a segurança do paciente, a redução a um mínimo do risco de uma segunda crise por abstinência e a instrução ao paciente. Convulsões recorrentes foram relatadas em 13% a 60% desses pacientes, com a maioria delas ocorrendo dentro de 12 horas da abstinência. Os achados clínicos não podem predizer quem pode ter uma convulsão recorrente no DE. O paciente pode ou não apresentar outros sinais de abstinência de álcool (como taquicardia, confusão mental ou tremores) que podem indicar uma probabilidade de vir a ter uma crise convulsiva.

Os benzodiazepínicos são o tratamento de escolha nas convulsões por abstinência de álcool. Eles proporcionam tolerância cruzada com o álcool por agir no local receptor GABA e reduzem os sinais e sintomas da abstinência de álcool. Todos os benzodiazepínicos parecem ser igualmente eficazes na cessação de convulsões por abstinência de álcool; todavia o lorazepam é o único benzodiazepínico que demonstrou diminuir a incidência de recorrência das convulsões e a necessidade de hospitalização. O número necessário para se evitar outras convulsões por abstinência em seis horas é de cinco.

A fenitoína não tem papel no controle de convulsões relacionadas puramente ao álcool no DE.[17]

Toxinas

As toxinas podem alterar o equilíbrio cerebral de neurotransmissores excitatórios e inibitórios e causar convulsões. Muitas drogas ilícitas alteram o equilíbrio, incluindo cocaína e outros estimulantes e narcóticos. Crises tônico-clônicas foram relatadas em associação ao uso de canabinoides sintéticos (p. ex., "spice" e "K2").[18] A maconha, porém, não se associa comumente a convulsões; inclusive, alguns casos de epilepsia grave podem ser tratadas por maconha medicinal.[19] Convulsões ocorrendo após o uso abusivo de compostos à base de N-metil-3,4-metilenodioxianfetamina (MDMA) (p. ex., "ecstasy" e "Molly") podem ser devido a hiponatremia e hipertermia associadas. As convulsões também podem decorrer com a abstinência de benzodiazepínicos ou barbitúricos.

Os casos de status epilepticus refratário induzido por toxinas constituem um desafio especial, porque o mecanismo do status epilepticus pode ser diferente daquele por outras causas. Algumas toxinas (isoniazida, p. ex.) causam a depleção do neurotransmissor GABA; como algumas das drogas farmacológicas típicas agem pela sensibilização do receptor GABA, elas se mostram menos eficazes. Nesses casos, a administração imediata de piridoxina pode ser vantajosa, porque ela efetua a reposição do GABA no cérebro. A dose inicial é de 5 g EV em adultos e 70 mg/kg EV em crianças.

A maioria das convulsões induzidas por drogas, particularmente as secundárias a cocaína e outros estimulantes, responde bem à terapia benzodiazepínica. Barbitúricos ou propofol também são boas opções. Como nas convulsões induzidas por álcool, a fenitoína é ineficaz para a maioria das convulsões induzidas por drogas e em alguns casos pode ser prejudicial, como na overdose de teofilina e de tricíclicos.

A administração de fenitoína é geralmente contraindicada em casos de ingestão, porque sua ação bloqueadora dos canais de sódio pode agravar o impacto hemodinâmico da ingestão.[20]

Convulsões Pós-Traumáticas

A incidência de convulsões após um traumatismo cranioencefálico está relacionada com a gravidade da lesão. A incidência após uma lesão cranioencefálica de menor gravidade (Escala de Coma de Glasgow [GCS] < 12), aumentando para 17% após uma lesão cranioencefálica traumática de maior gravidade (GCS < 9). A incidência se aproxima dos 30% em pacientes com uma fratura de crânio com afundamento.[21] As convulsões pós-traumáticas imediatas e precoces (dentro de uma semana) são mais comuns em crianças que em adultos e as crianças também têm maior propensão que os adultos a apresentar status epilepticus na fase pós-traumática imediata ou inicial.

A incidência de convulsões pós-traumáticas na primeira semana após uma lesão cerebral traumática de maior gravidade diminui para menos de 4% ao tratamento inicial com fenitoína. Depois da primeira semana, porém, não há diferença estatística na incidência de convulsões quer os pacientes sejam tratados com fenitoína quer não. Portanto o tratamento com uma semana de drogas antiepilépticas é recomendado em adultos e pode ser considerado em crianças para a profilaxia relativa a convulsões pós-traumáticas. Drogas antiepilépticas profiláticas por um período longo não são indicadas para a prevenção de convulsões pós-traumáticas tardias.

Gravidez

As convulsões na gravidez podem ser classificadas em três tipos: (1) aquelas que ocorrem em pacientes epilépticas que estão no momento grávidas, (2) convulsões de início recente em pacientes grávidas e (3) convulsões que ocorrem no contexto da eclâmpsia.

O mais completo estudo de observação prospectivo de mulheres grávidas com epilepsia é o International Registry of Antiepileptic Drugs and Pregnancy (EURAP). Mais da metade de 1.956 gestações estavam sem crises convulsivas, 17,5% apresentaram aumento na frequência das crises e 15,9% tiveram diminuição na frequência.[22] Os fatores que podem fazer baixar o limiar convulsivo em mulheres que estão grávidas incluem não aderência, privação de sono, náuseas e vômitos.

De modo geral, não há risco aumentado de status epilepticus durante a gravidez.[23] Embora haja poucos dados orientando o uso de drogas antiepilépticas para status epilepticus durante a gravidez, os riscos ao feto de hipóxia e acidose relacionadas com o status epilepticus são maiores que a teratogenicidade potencial das medicações anticonvulsivantes; por essa razão, pacientes que estejam ativamente em convulsão devem ser tratadas como pacientes não grávidas. Em pacientes que estejam com mais de 24 semanas de gestação deve-se proporcionar o monitoramento fetal durante e após uma crise convulsiva.

Pacientes grávidas com convulsões de início recente (não com eclâmpsia) devem ser investigadas como qualquer paciente com convulsões de início recente, com um perfil metabólico, EEG e TC de crânio com proteção abdominal apropriada. As etiologias desencadeantes, como infecções e toxicidades medicamentosas, devem ser igualmente investigadas. Se não for identificada uma origem, os anticonvulsivantes devem ser suspensos e a paciente deve ser encaminhada para acompanhamento contínuo.

A eclâmpsia é a consideração principal em pacientes grávidas com pelo menos 20 semanas de gestação que apresentem convulsões de início recente. A eclâmpsia pós-parto é responsável por 25% das convulsões eclâmpticas, pode ocorrer até oito semanas após o parto e pode ser vista em mulheres sem pré-eclâmpsia anterior.

Demonstrou-se que o magnésio é a terapia de escolha no tratamento de convulsões eclâmpticas agudas e para a prevenção de crises eclâmpticas recorrentes. Demonstrou-se que ele foi consideravelmente mais eficaz que a fenitoína no que diz respeito à recorrência das convulsões e à morte materna. As complicações, incluindo depressão respiratória e pneumonia, têm menor probabilidade de ocorrer em associação ao magnésio que à fenitoína. O sulfato de magnésio também se associa a benefícios para o bebê, incluindo menos admissões à unidade intensiva neonatal.

Na paciente em eclâmpsia deve-se administrar 4 g de sulfato de magnésio IV por 20 minutos, seguidas de uma infusão a 2 g/h (alguns centros usam regimes intramusculares). De acordo com o American College of Obstetrics and Gynecology e o National High Blood Pressure Education Program, em trabalho conjunto, a hipertensão na gestação tem como drogas de escolha para o controle da pressão arterial, no contexto de emergência, a hidralazina (primeira linha) e o labetalol.[24] As convulsões eclâmpticas refratárias ao magnésio podem responder a benzodiazepínicos ou barbitúricos, com ou sem fenitoína. Uma discussão mais profunda da eclâmpsia pode ser encontrada no Capítulo 178.

ENCAMINHAMENTO

A necessidade de hospitalização é óbvia em pacientes que estão clinicamente doentes, mas há um dilema ao se determinar o destino de pacientes que retornam ao estado basal após a ocorrência de uma convulsão pela primeira vez. O melhor fator de predição da recorrência das convulsões é constituído pela etiologia em combinação aos achados do EEG. Em muitos casos, essas informações requerem recursos que não estão disponíveis rotineiramente em DE e há poucos estudos baseados em DE para orientar esse seguimento. Estudos retrospectivos sugerem que há uma taxa de recorrência de convulsões de 19% dentro de 24 horas da apresentação ao DE, que se reduz a 9% ao se excluir eventos relacionados com álcool ou lesões focais à TC. Entretanto o viés de seleção nesses estudos torna impossível avaliar se a recorrência poderia ter sido predita com base em achados físicos ou em fatores comórbidos. No momento atual, portanto, não há evidências suficientes para orientar a decisão quanto à internação. Recomenda-se que essa decisão seja ajustada ao paciente e que seja empregada uma tomada de decisões compartilhada, levando-se em consideração o acesso do paciente aos cuidados de seguimento e os fatores de risco sociais (p. ex., alcoolismo ou falta de acesso a serviços de saúde). Devem ser considerados para admissão ao hospital pacientes apresentando comorbidades, incluindo aqueles com idade acima de 60 anos, reconhecidamente portadores de uma doença cardiovascular, com história de câncer ou história de imunocomprometimento.

Os pacientes e seus familiares devem ser aconselhados e instruídos quanto a medidas de segurança básicas visando à prevenção de complicações (tais como traumas) durante as crises convulsivas. Os pacientes devem ser aconselhados, por exemplo, a evitar nadar ou andar de bicicleta após uma convulsão, pelo menos até que tenham sido reavaliados por seu neurologista e sua terapia antiepiléptica tiver sido otimizada, caso necessário. Deve ser considerada a necessidade de uma pulseira de "alerta médico" ou outro identificador de condições médicas.

Um aspecto particularmente importante em pacientes convulsivos é a orientação contrária a dirigir veículos. Embora as evidências relativas a essa questão ainda sejam controversas, há um consenso geral de que pacientes epilépticos não controlados que dirigem veículos automotores estão em risco de uma colisão, com lesões potenciais ou morte para si mesmos e outras pessoas. Por essa razão, muitos estados dos EUA não permitem que esses pacientes dirijam, a não ser que estejam livres de convulsões em uso de medicação há um ano. De acordo com dados de levantamentos populacionais, de 0,01% a 0,1% de todos os acidentes com veículos automotores podem ser atribuídos a crises convulsivas.[25] Embora em seis estados dos EUA (Califórnia, Delaware, Nevada, Nova Jérsei, Oregon e Pensilvânia) os médicos sejam obrigados a relatar às autoridades de trânsito pacientes que apresentam convulsões, o relato obrigatório não comprovou a redução do risco de acidentes com veículos automotores em pacientes portadores de epilepsia.

As implicações psicológicas e sociais do novo diagnóstico de um transtorno convulsivo para o paciente podem ser profundas. O medo das crises e a estigmatização são comuns; a empregabilidade e a capacidade de adquirir um plano de saúde podem ser afetadas. Embora o emergencista não esteja habitualmente numa posição adequada para conseguir um aconselhamento, o encaminhamento a grupos locais de apoio à epilepsia pode ser útil.

CONCEITOS-CHAVE

- As convulsões podem ser provocadas por muitos processos agudos, incluindo infecções, toxinas, disritmias cardíacas e lesões do SNC.
- A epilepsia é uma condição de convulsões *não provocadas* recorrentes.
- As crises convulsivas parciais se limitam a um dos hemisférios cerebrais e apresentam manifestações clínicas que refletem a área de atividade elétrica. As crises generalizadas envolvem ambos os hemisférios e acarretam sempre alterações da consciência.
- Não há um teste individual que confirme que um paciente teve uma convulsão e há vários mimetizdores de crises convulsivas, incluindo a síncope convulsiva. Uma alteração pós-ictal no estado mental torna o diagnóstico de convulsão cinco vezes mais provável de uma convulsão do que de uma síncope.
- Embora muitas convulsões sejam autolimitadas, o tratamento do paciente convulsivo envolve uma busca direcionada de uma patologia subjacente, o tratamento das sequelas das crises quando necessário e a prevenção de episódios futuros.
- O acidente vascular cerebral é a principal causa de convulsões (novas) em pessoas de idade avançada.
- A não aderência à medicação antiepiléptica é a causa mais comum de procura de um DE devido a convulsões recorrentes.
- Durante uma crise convulsiva, o paciente deve ser colocado na posição de decúbito lateral esquerdo sempre que possível. A sucção pode evitar a aspiração, mas dispositivos intraorais causam trauma sem produzir benefícios significativos.

- Pacientes com convulsões de início recente que retornem ao estado mental basal e não tenham uma doença comórbida não necessitam de testes diagnósticos além de níveis séricos de glicose e de sódio, um teste de gravidez (em mulheres) e uma TC de crânio não contrastada.
- O status epilepticus não convulsivo deve ser considerado em todo e qualquer paciente com alterações prolongadas e não explicadas do estado mental.
- Em pacientes com uma convulsão ocorrendo pela primeira vez e sem uma doença ou lesão clara do SNC, as evidências não apoiam o início de drogas antiepilépticas no DE.
- A dependência de álcool coloca o paciente em risco de convulsões de várias maneiras e convulsões por abstinência de álcool só devem ser diagnosticadas após serem afastadas outras causas. Essas crises, assim como as crises devido a outras drogas de uso abusivo, respondem a benzodiazepínicos, porém não a medicações antiepilépticas tradicionais.
- As medicações antiepilépticas demonstraram reduzir as convulsões pós-traumáticas na primeira semana após a lesão, mas não depois disso.
- Em pacientes grávidas, a avaliação quanto a convulsões de início recente antes da 20ª semana de gestação deve ser a mesma que em pacientes não grávidas. Depois da 20ª semana, a eclâmpsia é uma causa importante de convulsões e é tratada com magnésio.

As referências para este capítulo podem ser encontradas on-line no website Expert Consult associado à obra.

CAPÍTULO 93
Transtornos de Cefaleia

Thomas Kwiatkowski | *Benjamin W. Friedman*

A cefaleia é uma queixa comum, sendo responsável por aproximadamente cinco milhões de consultas a departamentos de emergência (DE) nos Estados Unidos. Além do mais, muitos outros pacientes apresentam cefaleia como parte de uma doença constitucional, fazendo do sintoma de cefaleia uma das queixas mais frequentes em DE.

A cefaleia é dividida em transtornos primários e secundários. Os *transtornos de cefaleia primários* incluem cefaleias enxaquecosas, em salvas e do tipo tensional, constituindo a maioria das cefaleias vistas na prática do emergencista.[1] Os *transtornos de cefaleia secundários* incluem várias doenças orgânicas em que a dor de cabeça é um sintoma de um processo patológico distinto e passível de identificação. Para facilitar uma abordagem padronizada ao tratamento das cefaleias, a International Headache Society publicou um sistema de classificação e critérios diagnósticos para transtornos de cefaleia, neuralgias cranianas e dores faciais.[2] Esse sistema abrangente e amplamente aceito inclui 14 categorias mais importantes de transtornos de cefaleia e emprega critérios diagnósticos operacionais específicos para definir cada tipo de cefaleia (Quadro 93.1). Muitos pacientes que chegam a um DE com cefaleia têm um transtorno de cefaleia primário benigno, que requer apenas tratamento sintomático e encaminhamento. O desafio para o emergencista é identificar o subgrupo bem pequeno de pacientes que têm uma cefaleia como sintoma de uma doença grave ou com o potencial de colocar em risco sua vida.

TRANSTORNOS DE CEFALEIA PRIMÁRIOS

Migrânea ou Cefaleia Enxaquecosa

Princípios

A migrânea é uma doença neurovascular comum, crônica, por vezes incapacitante, caracterizada por ataques recorrentes de cefaleia intensa, disfunção do sistema nervoso autônomo e, em alguns pacientes, por uma aura causando sintomas visuais, sensoriais, motores ou outros sintomas neurológicos. Este é um transtorno de cefaleia primário com base genética.

As migrâneas são responsáveis por mais de 1,2 milhões de consulta ao DE por ano.[3] Os ataques de enxaqueca se iniciam tipicamente na segunda década de vida e têm prevalência máxima na quarta década, com uma prevalência num período de um ano de 7% dos homens e de 24% das mulheres.[4] De modo geral, a enxaqueca é mais prevalente em mulheres (18%) do que em homens (6%). Durante a infância, porém, não há diferença entre os sexos na prevalência da enxaqueca. Depois da menopausa a prevalência da enxaqueca em mulheres diminui.

Historicamente, as migrâneas eram consideradas como sendo de origem vascular. Todavia, essa hipótese não se sustenta mais, já que as alterações no fluxo sanguíneo cerebral não se correlacionam às diversas fases do ataque de cefaleia ou os territórios vasculares e não explicam características de uma enxaqueca aguda, tais como os distúrbios do humor premonitórios, as náuseas e a osmofobia. Em vez disso, as alterações vasculares são consideradas atualmente como sendo um epifenômeno do evento neurológico primário.[5]

A ativação anormal do nervo trigêmeo, desencadeada possivelmente pela depressão cortical em disseminação ou, menos provavelmente, por um processo inflamatório estéril induzido por neuropeptídeos, leva à dor e à sensibilização de neurônios de ordem superior no tronco encefálico e no tálamo. A modulação descendente pode estar igualmente comprometida. Ainda não se sabe o que desencadeia o processo fisiopatológico que leva a um ataque de enxaqueca. A migrânea é comumente dividida em duas categorias principais: (1) migrânea sem aura, que é a mais frequente das formas de migrânea e constitui aproximadamente 80% de todos os casos (Quadro 93.2); e (2) migrânea com aura, que tem sintomas neurológicos reversíveis específicos que precedem a cefaleia efetiva (Quadro 93.3) e é vista em frequência menor.

Características Clínicas

A migrânea é, por definição, uma doença crônica e recorrente. A cefaleia é caracteristicamente unilateral, de natureza pulsátil, de intensidade moderada a forte, exacerbada por atividades rotineiras. O local da cefaleia pode variar a cada ataque individual e a cefaleia pode ser bilateral em 40% dos pacientes. O início é geralmente gradual e os ataques duram tipicamente de quatro a 72 horas. A frequência das cefaleias é variável; aqueles pacientes com mais de 15 dias de enxaqueca por mês são considerados como tendo uma enxaqueca crônica. Os sinais e sintomas associados incluem náuseas, vômitos, anorexia, fotofobia, fonofobia, osmofobia (aversão a odores), vista turva, atordoamento, vertigens, hipersensibilidade muscular e congestão nasal. Muitos pacientes apresentam uma sensibilidade acentuada à luz e ao som e procuram um quarto escuro, fresco e tranquilo. Alguns pacientes apresentam alterações cognitivas premonitórias durante os dias anteriores ao ataque agudo, produzindo tendência ao esquecimento, irritabilidade e depressão.

A aura enxaquecosa consiste de sintomas neurológicos focais que precedem e anunciam a cefaleia. Por definição, a aura é totalmente reversível e dura, tipicamente, de 10 a 20 minutos, embora possa continuar por até uma hora. A aura mais comum é visual; as características podem incluir escotomas cintilantes (orla brilhante em torno de uma área de perda visual), teicopsia (imagem visual subjetiva percebida com os olhos abertos ou fechados), espectros de fortificação (linhas passando em ziguezague pelo campo visual), fotopsias (breves flashes ou centelhas luminosas malformadas) e vista turva. Auras mais raras incluem fenômenos somatosensoriais, tais como formigamento ou dormência, distúrbios motores e transtornos cognitivos ou de linguagem.

A migrânea *retiniana* é uma síndrome rara, consistindo de ataques recorrentes de disfunção visual monocular, incluindo sintomas positivos (como cintilações) ou sintomas negativos (como cegueira). Tal como ocorre com as auras, esses sintomas são inteiramente reversíveis.

A migrânea *hemiplégica* se caracteriza por uma aura motora consistindo de hemiparesia ou hemiplegia. A progressão do déficit motor é gradual e, em muitos casos, é acompanhada de um distúrbio visual, sensorial ou da fala. Os sintomas neurológicos duram até 60 minutos, seguidos de cefaleia. Em raras ocasiões, o déficit motor é persistente, decorrendo de um efetivo acidente vascular cerebral

QUADRO 93.1

Classificação de Cefaleias da International Headache Society

CEFALEIAS PRIMÁRIAS
1. Migrânea
2. Cefaleia do tipo tensional
3. Cefaleia em salvas ou cefalalgias trigêmeas autonômicas
4. Outras cefaleias primárias

CEFALEIAS SECUNDÁRIAS
5. Cefaleias atribuídas a traumas ou a lesões à cabeça ou pescoço
6. Cefaleias atribuídas a um transtorno vascular craniano ou cervical
7. Cefaleias atribuídas a um transtorno intracraniano não vascular
8. Cefaleias atribuídas a uma droga ou à abstinência dela
9. Cefaleias atribuídas a infecções
10. Cefaleias atribuídas a um distúrbio da homeostase
11. Cefaleias ou dores faciais atribuídas a um transtorno de crânio, pescoço, olhos, ouvidos, nariz, seios da face, dentes, boca ou outras estruturas faciais ou cranianas
12. Cefaleias atribuídas a transtornos psiquiátricos

NEUROPATIAS CRANIANAS DOLOROSAS, OUTRAS DORES FACIAIS E OUTRAS DORES DE CABEÇA
13. Neuralgias cranianas e outras dores faciais
14. Outros transtornos de cefaleia

QUADRO 93.2

Migrânea Sem Aura (Enxaqueca Comum): Critérios da International Headache Society

A. Pelo menos cinco ataques satisfazendo critérios em B, C, D, E
B. O ataque tem duração de quatro a 72 horas (não tratado ou tratado sem êxito)
C. A cefaleia tem pelo menos duas das características que se seguem:
   1. Localização unilateral
   2. Natureza pulsátil
   3. Dor de intensidade moderada a forte
   4. Agravada por atividade física de rotina (caminhar ou subir escadas, por exemplo) ou causando a evitação de atividade física
D. Durante a cefaleia, pelo menos um dos seguintes:
   1. Náuseas ou vômitos (ou ambos)
   2. Fotofobia ou fonofobia
E. Não pode ser atribuída a outro transtorno

Disponível em: http://ihs.classification.org/en/.

QUADRO 93.3

Migrânea Com Aura (Enxaqueca Clássica): Critérios da International Headache Society

A. Pelo menos dois ataques satisfazendo o critério B
B. Presença de pelo menos três das quatro características seguintes para um diagnóstico de enxaqueca clássica:
   1. Um ou mais sintomas de aura inteiramente reversíveis indicando uma disfunção focal do córtex cerebral ou do tronco encefálico (ou de ambos).
   2. Pelo menos um sintoma se manifestando gradativamente por mais de quatro minutos ou dois ou mais sintomas ocorrendo em sucessão.
   3. Nenhum sintoma individual de aura com duração superior a 60 minutos.
   4. Cefaleia iniciando *durante* ou *depois* da aura, com um intervalo livre de sintomas de menos de 60 minutos (também pode se iniciar *antes* da aura).
C. Exclusão de doenças orgânicas relacionadas por meio de uma história, um exame físico e um exame neurológico apropriados, com testes diagnósticos apropriados.

Disponível em: http://ihs.classification.org/en/.

---

enxaquecoso. Uma versão familiar de enxaqueca hemiplégica se associa a canalopatias genéticas.

A *migranea com aura do tronco encefálico* se manifesta por uma aura referente ao tronco encefálico. Os achados neurológicos comuns incluem disartria, tinidos, vertigens, diplopia e alteração do nível de consciência.

O estado migranoso é uma cefaleia migranosa forte e incessante, que persiste sem alívio por mais de 72 horas.

Muitos fatores podem desencadear cefaleias migranosas em pessoas predispostas. Os precipitantes comuns incluem privação de sono, estresse, fome, alterações hormonais (incluindo a menstruação) e o uso de determinadas drogas, incluindo anticoncepcionais orais e nitroglicerina. Além disso, alguns pacientes relatam sensibilidade a alimentos específicos, como chocolate, cafeína e alimentos ricos em tiramina, a glutamato monossódico e a nitratos. O álcool, especialmente vinhos tintos ou do Porto, também foi apontado como responsável. Em outros pacientes, um ataque pode ser desencadeado por alguns estímulos sensoriais, como uma claridade forte ou odores intensos, ruídos altos e mudanças climáticas.

Diagnósticos Diferenciais

Entre pacientes sem cefaleias recorrentes estereotipadas, pode ser difícil distinguir a enxaqueca de causas secundárias de cefaleia. Outros transtornos que imitam a enxaqueca incluem hemorragias subaracnoides aneurismáticas (HSAs), doenças vasculares cerebrais, lesões expansivas e hipertensão intracraniana idiopática (HII).

Testes Diagnósticos

A aquisição de neuroimagens não é necessária em pacientes apresentando cefaleias enxaquecosas recorrentes típicas.[6] A aquisição de neuroimagens deve ser considerada em pacientes mais idosos ou imunocomprometidos com cefaleias de início recente, cefaleias associadas a anormalidades neurológicas não explicadas e cefaleias com início abrupto.[7] Esses pacientes têm maior probabilidade de ter uma causa secundária de cefaleia, como um sangramento intracraniano ou uma lesão expansiva. Entre os pacientes com cefaleia enxaquecosa aguda, os testes laboratoriais devem se limitar a um teste de gravidez para aquelas pacientes que vão ser tratadas por medicações que podem ser teratogênicas, e eletrólitos para aqueles pacientes com náuseas, anorexia ou vômitos acentuados que vão necessitar de hidratação intravenosa (IV).

Tratamento

O tratamento farmacológico da enxaqueca se divide em terapias abortivas, que tentam limitar a intensidade e a duração de um determinado episódio, e terapias profiláticas, que visam a diminuir a frequência e a intensidade dos ataques. A terapia profilática geralmente não é iniciada no DE. Os objetivos da terapia abortiva incluem o alívio rápido da dor, a redução a um mínimo da recorrência da cefaleia e dos efeitos colaterais da medicação e a restauração da capacidade de funcionar do paciente.

São várias as abordagens ao tratamento do episódio agudo de cefaleia, dependendo da gravidade do ataque (Tabela 93.1). A escolha das drogas depende da resposta anterior do paciente a terapias específicas, da existência de comorbidades e da presença ou ausência de náuseas ou vômitos. A estase gástrica é comum durante ataques agudos de enxaqueca e pode limitar a eficácia das drogas orais.

Em ataques leves a moderados, analgésicos simples como acetaminofeno ou anti-inflamatórios não esteroides (AINEs) são

TABELA 93.1
Medicações Selecionadas para Ataques Agudos de Enxaqueca

MEDICAÇÃO	DOSE E VIA DE ADMINISTRAÇÃO	COMENTÁRIOS
LEVES A MODERADOS		
Acetaminofeno	500-1.000 mg VO	
Ibuprofeno	600-800 mg VO	Mal-estar gastrointestinal
Naproxeno sódio	275-550 mg VO	Mal-estar gastrointestinal
MODERADOS A GRAVES		
Drogas de Primeira Linha:		
Di-idroergotamina (DHE)	1 mg IV ou IM, pode ser repetida em 1 hora	Náuseas (pré-tratadas com antieméticos)
		Cautela ao uso de inibidores da enzima CYP450 3A4
Triptanos		
Sumatriptano	6 mg SC	Dor precordial, aperto na garganta, rubor facial
		Contraindicado em casos de hipertensão, doença coronariana, doença vascular periférica e gravidez
		Não pode ser usado dentro de 24 horas do uso de ergot
Proclorperazina	10 mg IV	Sedação e reação distônica
Metoclopramida	10 mg IV	Reação distônica
Droperidol	2,5 mg IV	Prolongamento QT; reação distônica
Cetorolaco	30 mg IV ou 30 a 60 mg IM	Mal-estar gastrointestinal; evitar essa medicação em idosos e em pacientes em insuficiência renal
Drogas de Segunda Linha:		
Morfina	4 a 8 mg IM ou IV	Opioides menos eficazes que outras modalidades de tratamento
Magnésio	2 g IV	Mais eficaz em migrânea com aura
Ácido valproico	1 g IV	Contraindicado na gravidez
Para se Impedir a Recorrência da Cefaleia Após a Alta do Departamento de Emergência:		
Esteroides	Diversos regimes	Sangramento gastrointestinal, infecções, cataratas, necrose asséptica, distúrbios de memória

IM, Intramuscular; *IV*, intravenoso; *VO*, (via oral); *SC*, subcutâneo

frequentemente eficazes.[8] Na presença de náuseas ou vômitos, a adição de uma droga como a metoclopramida, aumenta a absorção e a eficácia dessas medicações. Doses apropriadas e efeitos colaterais possíveis estão relacionados na Tabela 93.1.

Em ataques moderados a graves, três classes de medicações podem ser recomendadas como terapia parenteral inicial: antieméticos, antagonistas de dopamina, como metoclopramida, proclorperazina e droperidol; drogas específicas para enxaqueca, como os triptanos e a di-idroergotamina (DHE); e medicações não esteroidais parenterais, como cetorolaco.

Os antagonistas de dopamina, como o neuroléptico proclorperazina, e os antieméticos, metoclopramida e droperidol, são altamente eficazes como monoterapia para ataques agudos de enxaqueca. Devido à sua eficácia, tolerabilidade e poucas contraindicações, eles são frequentemente empregados como terapia de primeira linha na enxaqueca aguda. Para essa classe de medicação, a pesquisa clínica se distanciou do trabalho pré-clínico e por isso não se tem um mecanismo de ação convincente. Todavia, a patogênese da enxaqueca envolve provavelmente as vias da dopamina.[9] Os efeitos colaterais mais comuns após a administração parenteral incluem sedação e sintomas extrapiramidais, notadamente acatisia, que pode ser tratada por difenidramina, 25 mg IV, ou midazolam, 2 mg IV.[10,11]

A DHE é administrada por via intravenosa numa dose de 1,0 mg por dois minutos; essa dose pode ser repetida em uma hora caso não se tenha obtido o controle da dor. Como a DHE pode causar náuseas e vômitos, os pacientes devem ser previamente tratados por um antiemético, como metoclopramida 10 mg IV ou proclorperazina 10 mg IV. As contraindicações ao uso de DHE incluem gravidez, amamentação, uma hipertensão mal controlada, doença coronariana e doença vascular periférica. A DHE não deve ser usada se o paciente já tiver tomado alguma droga da classe dos triptanos ou se o paciente estava fazendo uso de macrolídeos ou inibidores de protease.

Sumatriptano, a primeira medicação aprovada na classe triptano, uma classe de agonistas seletivos dos receptores 5-HT (1B/1D), está disponível para administração oral (100 mg) e subcutânea (6mg) e é a preparação mais comum dos triptanos utilizada em contextos de emergência.[3] Outros triptanos orais incluem eletriptano (40 mg), almotriptano (12,5 mg), zolmitriptano (2,5 mg), naratriptano (2,5 mg), trovatriptano (2,5 mg) e rizatriptano (10 mg). Os efeitos colaterais comuns dos triptanos incluem formigamento, rubor facial, ondas de calor ou frio, dor torácica em aperto e o agravamento inicial da cefaleia subjacente. Sumatriptano tem contraindicações semelhantes àquelas da DHE e não deve ser usado dentro de algumas horas da administração de uma medicação contendo ergotamina ou DHE. Uma dose mais baixa de sumatriptano subcutâneo pode limitar os efeitos colaterais. As preparações intranasais e retais de triptanos não têm lugar no tratamento da enxaqueca no DE.

Os analgésicos opioides (como morfina, à dose de 0,1 mg/kg) devem ser reservados para pacientes que não respondam a qualquer das medicações citadas ou que tenham contraindicações a todas as terapias padrão para enxaqueca. Embora sejam frequentemente usadas, hidromorfona e meperidina são menos eficazes que outras drogas e se associam a consultas frequente ao DE.

A recorrência da enxaqueca dentro de 24 horas da alta do DE é comum, independentemente da medicação administrada ou da intensidade da dor à alta.[12] Nós recomendamos que se use dexametasona 10 mg IV para diminuir a recorrência da enxaqueca após a alta do DE.[13] Nós recomendamos também naproxeno oral (500 mg) ou sumatriptano (100 mg), porque ambos têm eficácia comparável.[14]

A terapia profilática é indicada em pacientes que tenham mais de dois ou três episódios incapacitantes por mês.[15] Diversas classes de medicação são utilizadas na profilaxia da enxaqueca, incluindo beta-bloqueadores, antidepressivos tricíclicos e drogas antiepilépticas (DAEs). É melhor se iniciar a terapia profilática em consulta ao médico da atenção básica ou ao neurologista do paciente.

Encaminhamento

Muitos pacientes que chegam ao DE para o tratamento de migrâneas podem ser tratados e receber alta após uma ou várias doses de medicação e hidratação IV caso necessário. Os pacientes que necessitam de admissão ao hospital têm com frequência uma enxaqueca crônica, com mais de 15 dias de enxaqueca por mês e uma concomitante *cefaleia por uso excessivo de medicação*, que é um transtorno caracterizado por agravamento da frequência das cefaleias no contexto do uso aumentado de medicação analgésica ou abortiva para enxaqueca. Os pacientes com migrânea admitidos ao hospital recebem hidratação IV, doses frequentes de medicação parenteral para enxaqueca e desintoxicação das medicações que contribuem para a cefaleia por uso excessivo.

Cefaleia em Salvas

Princípios

A cefaleia em salvas é a única síndrome de cefaleia que é mais comum em homens que em mulheres. Ela ocorre tipicamente em adultos jovens a de meia-idade que fumam. As cefaleias tendem a ocorrer repetidamente, durante um intervalo de tempo bem definido, por isso o termo em *salvas*. Pode haver diversos ataques num único dia e um período de salvas típico pode durar de semanas a meses. Vários fatores precipitantes foram apontados como contribuindo, notadamente a ingestão de álcool. O estresse e alterações climáticas também podem contribuir em pessoas suscetíveis. Tal como ocorre com a migrânea, a ativação anormal do nervo trigêmeo contribui para a nocicepção da cefaleia. A ativação parassimpática secundária causa sintomas associados típicos, como lacrimejamento e rinorreia.

Características Clínicas

As cefaleias em salvas ocorrem subitamente, com pouco aviso, e múltiplos episódios podem ocorrer num período de 24 horas. Cada cefaleia dura de 15 minutos a três horas. A cefaleia se inicia tipicamente por uma dor aguda unilateral em pontada no olho, que pode despertar o paciente do sono. O ataque ocorre única e exclusivamente no território do nervo trigêmeo. Em contraste com os portadores de migrâneas, o paciente com cefaleia em salvas se mostra previsivelmente agitado e ansioso, balançando o corpo, esfregando a cabeça e andando de um lado para o outro. O ataque remite rapidamente, muitas vezes deixando o paciente exaurido.

Acompanham a cefaleia sintomas autonômicos ipsilaterais, como ptose, miose e sudorese da fronte ou da face. Fequentemente, o olho apresenta hiperemia conjuntival e lacrimejamento, e muitos pacientes apresentam congestão nasal unilateral.

Diagnóstico Diferencial

Outros transtornos de cefaleia que imitam a cefaleia em salvas incluem a dissecação arterial carotídea, a neuralgia do trigêmeo e cefalalgias autonômicas trigêmeas raras, incluindo hemicranias paroxísticas e ataques de cefaleia neuralgiforme uniforme de curta duração com injeção conjuntival e lacrimejamento (SUNCT). A dissecção de carótida deve ser afastada como diagnóstico nos pacientes que apresentam inicialmente dores unilaterais na face ou no pescoço e síndrome de Horner. Na neuralgia do trigêmeo, a dor atinge o máximo dentro de segundos, dura apenas alguns minutos e pode ser provocada por pontos desencadeantes específicos na face ou na mucosa oral. As cefalalgias autonômicas trigeminais se manifestam por uma breve cefaleia unilateral, que apresenta recorrência várias vezes ao dia, acompanhada frequentemente dos mesmos sintomas oculares e nasais unilaterais da cefaleia em salvas.

Testes Diagnósticos

Em pacientes sem padrão estabelecido de cefaleias em salvas, o emergencista deve considerar lesões expansivas do sistema nervoso central (SNC), que podem estar ocultas na fossa posterior, e patologias arteriais carotídeas. A aquisição de imagens por ressonância magnética (RM) é necessária para se afastar uma patologia sutil da fossa posterior. Se a RM não estiver disponível no DE, em nossa opinião, uma alternativa razoável é uma tomografia de crânio para afastar lesões óbvias, seguido de uma RM ambulatorial. A aquisição de imagens neurovasculares é necessária para se afastar a dissecação carotídea em casos de suspeita desse diagnóstico.

Tratamento

A cefaleia em salvas tem duração breve e pode remitir antes do paciente procurar cuidados médicos. A terapia de primeira linha é por oxigênio em alto fluxo. Administrada por uma máscara não reinalante a um fluxo de 12 L/min, ela faz abortar a cefaleia dentro de 15 minutos em aproximadamente 80% dos pacientes.[16] O sumatriptano subcutâneo também constitui uma terapia eficaz na cefaleia em salvas aguda e deve ser administrado na dose de 6 mg. Doses mais altas não acarretam benefícios adicionais e podem contribuir para efeitos colaterais da medicação. Como alternativa, o octreotide subcutâneo (100 μg) pode ser eficaz.

Depois de aliviado o ataque agudo, o foco passa para a "salva" contínua de cefaleias que vai, provavelmente, ocorrer novamente no dia seguinte. Corticosteroides foram propostos hipoteticamente como ajudando a quebrar a salva, porém não se dispõe de evidências de alta qualidade quanto a isso. Nós recomendamos um regime de 100 mg de prednisona diariamente por cinco dias, seguido de uma redução gradativa por 12 dias. Verapamil, administrado à dose de 120 mg três vezes ao dia, pode diminuir a frequência dos ataques até o final da primeira semana de terapia e deve ser considerado em todos os pacientes com cefaleia em salvas que tenham alta do DE.[17]

Encaminhamento

Os pacientes com cefaleia em salvas geralmente não necessitam de admissão ao hospital. Como essas cefaleias podem continuar nos dias e semanas subsequentes, o paciente deve ser encaminhado a um médico com experiência no tratamento de cefaleias.

Cefaleia do Tipo Tensional

Princípios

A cefaleia do tipo tensional é o transtorno de cefaleia recorrente mais comum, afetando 40% da população dos Estados Unidos, mas é uma causa pouco frequente de consultas ao DE. As mulheres são afetadas em frequência ligeiramente superior à dos homens e, tal como ocorre na enxaqueca, a prevalência máxima é na quarta década de vida. Essas cefaleias tipicamente não causam incapacidade funcional considerável e os pacientes conseguem manter suas atividades cotidianas normais. Por definição, as cefaleias do tipo tensional episódicas duram de apenas 30 minutos a até sete dias.

A fisiopatologia da cefaleia do tipo tensional ainda não foi esclarecida. Não há evidências consistentes de que está presente uma atividade muscular aumentada. O exame físico vai revelar áreas hipersensíveis no couro cabeludo e no pescoço, tanto nas cefaleias tensionais como nas migrâneas. Apesar de perfis epidemiológicos distintos, a resposta semelhante a muitas terapêuticas sugere que cefaleias tensionais e enxaquecas podem fazer parte de um continuum com mecanismos fisiopatológicos semelhantes.

Características Clínicas

Os pacientes se queixam tipicamente de um desconforto em faixa apertada em torno da cabeça, que é não pulsátil e surdo. Eles também podem apresentar o enrijecimento dos músculos cervicais. A maioria dos pacientes não procura assistência médica, porque a cefaleia geralmente tem intensidade leve e não causa incapacidade funcional. Ocasionalmente, o desconforto pode aumentar lentamente e sua intensidade pode flutuar por alguns dias. Em contraste com a migrânea, a cefaleia não piora a atividade física e são raros os sintomas associados (tais como náuseas, vômitos, fonofobia e fotofobia). A ansiedade e a depressão podem coexistir com a cefaleia tensional crônica, que, por definição, ocorre mais do que 15 dias ao mês e pode ser diária e incessante.

Diagnósticos Diferenciais

A cefaleia tensional é o menos característico de todos os transtornos de cefaleia primários e seu diagnóstico se baseia, principalmente, na ausência de características sugestivas de outro transtorno de cefaleia. Os transtornos que mais comumente imitam a cefaleia tensional são a migrânea, a HII, a disfunção oromandibular, a espondilose cervical, doenças dos seios da face ou do ouvido e massas intracranianas. Infecções indolentes sutis (como a meningite criptocócica) devem ser consideradas em pacientes imunocomprometidos.

Testes Diagnósticos

Pacientes que apresentem uma cefaleia de natureza semelhante a cefaleias anteriores não necessitam de avaliação diagnóstica em DE. Uma cefaleia de início recente com características de cefaleia do tipo tensional torna necessária a avaliação em pacientes com 50 anos ou mais, bem como em pacientes imunocomprometidos. Essa avaliação pode ocorrer no contexto ambulatorial, em que uma RMN marcada proporciona maior sensibilidade para uma gama de patologias do que uma TC não contrastada.

Tratamento

Na maioria dos pacientes com cefaleias tensionais, analgésicos simples, como acetaminofeno ou AINEs, são adequados para o controle da dor. Antieméticos, como metoclopramida, são mais eficazes do que AINEs em pacientes com cefaleia do tipo tensional que necessitam de tratamento parenteral.[18] Os opioides geralmente não se justificam. A acupuntura é uma terapia não farmacológica eficaz.[19] Apesar da dor e hipersensibilidade musculares em muitos desses pacientes, a terapia de manipulação espinal tem pouca probabilidade de produzir benefícios nesses pacientes.

Encaminhamento

Na ausência de comorbidades, os pacientes com cefaleia do tipo tensional não necessitam de admissão ao hospital. A cefaleia do tipo tensional crônica é de difícil controle; esses pacientes devem ser encaminhados a médicos com experiência no tratamento de cefaleias ou de dor.

TRANSTORNOS DE CEFALEIA SECUNDÁRIOS

Hemorragia Subaracnoide

Princípios

A HSA designa o extravasamento de sangue para o espaço subaracnoide. A presença de sangue ativa nociceptores meníngeos, levando a dores occipitais difusas juntamente com sinais de meningismo. A HSA constitui até 10% de todos os acidentes vasculares cerebrais e é a mais comum causa de morte súbita por um acidente vascular.

Aproximadamente, 80% dos pacientes com uma HSA não traumática têm ruptura de aneurismas saculares. Outras causas incluem malformações arteriovenosas, angiomas cavernosos, aneurismas micóticos, neoplasias e discrasias sanguíneas. A HSA pode ser causada secundariamente por um hematoma intraparenquimatoso que disseca seu caminho até o espaço subaracnoide.

O risco de HSA aneurismática aumenta com a idade; muitos casos ocorrem entre as idades de 40 e 60 anos. Em crianças e adolescentes, os aneurismas não são comuns e, quando ocorrem, a HSA é geralmente secundária a uma malformação arteriovenosa. Estima-se que 2% da população geral sejam portadores de um aneurisma sacular e o risco de ruptura pode aumentar com o tamanho do aneurisma. Outros fatores de risco associados à HSA incluem hipertensão, tabagismo, consumo excessivo de álcool e uso de drogas simpatomiméticas. Foi descrita uma associação familiar de aneurismas cerebrais a várias doenças, incluindo a doença do rim policístico autossômica dominante, a coarctação da aorta, a síndrome de Marfan e a síndrome de Ehlers-Danlos tipo IV.

De todos os pacientes que chegam ao DE com queixa primária de cefaleia, menos de 1% têm HSA. Muitos pacientes com HSA morrem antes de chegar ao hospital; as taxas de mortalidade pré-admissão variam de 3% a 26%. A mediana da mortalidade nos Estados Unidos é de 32%, com aproximadamente 20% dos sobreviventes apresentando déficits funcionais e cognitivos significativos.

Características Clínicas

O quadro clínico inicial da HSA é um dos mais característicos da medicina. Aproximadamente, 80% dos pacientes apresentam inicialmente uma cefaleia súbita explosiva em trovoada, que é frequentemente descrita como "a pior dor de cabeça da minha vida." Em até 20% dos pacientes, o início da cefaleia pode se associar a um esforço físico, à manobra de Valsalva ou a relações sexuais, mas a maioria delas ocorre na ausência de atividade física vigorosa. A cefaleia da HSA classicamente atinge intensidade máxima dentro de segundos a minutos.[20] Cefaleias que levam mais tempo para chegar à intensidade máxima têm menor probabilidade de serem HSA. Os sinais e sintomas associados incluem síncope, náuseas e vômitos, rigidez de nuca, fotofobia e crises convulsivas.

Os achados físicos dependem da extensão da HSA. O meningismo está presente em 50% dos pacientes e até 20% deles têm anormalidades neurológicas focais. O exame fundoscópico pode revelar hemorragias da retina ou sub-hialoides e os pacientes podem ter igualmente uma paralisia isolada do terceiro ou do sexto nervo. A compressão do nervo oculomotor (terceiro) secundária a um aneurisma em expansão da artéria comunicante posterior leva à dilatação pupilar. Aproximadamente, 50% dos pacientes com a ruptura de um aneurisma se mostram inquietos ou têm uma alteração do nível de consciência. Até um terço dos pacientes se recordam de uma cefaleia sentinela dias a semanas antes do diagnóstico de hemorragia subaracnoide.[21]

O prognóstico do paciente está relacionado com o estado neurológico à admissão ao hospital. A escala Hunt & Hess estratifica os pacientes de acordo com seus sinais e sintomas por ocasião das manifestações iniciais e é preditiva da evolução final (Tabela 93.2). Pacientes que apresentam inicialmente uma hemorragia grau 1 ou grau 2 tendem a ter um bom prognóstico. Pacientes com hemorragias grau 4 ou 5 tendem a evoluir mal, apresentando-se já com alteração do estado mental, variando do torpor ao coma, juntamente com sinais e sintomas neurológicos focais. Os pacientes com uma hemorragia grau 3 apresentam inicialmente sonolência ou confusão mental e estão em risco de deterioração clínica rápida.

Diagnósticos Diferenciais

Diversas condições clínicas podem imitar a cefaleia de início abrupto associada à HSA. Essas condições incluem a dissecção arterial cervical (DAC), a trombose venosa central (TVC), a síndrome de vasoconstricção cerebral reversível, o acidente vascular cerebral hemorrágico ou isquêmico e os transtornos de cefaleia primários, incluindo enxaqueca e cefaleias em salvas. As infecções do SNC

TABELA 93.2
Escala de Gradação Clínica Hunt & Hess para Aneurismas Cerebrais e Hemorragias Subaracnoides

GRAU	CONDIÇÃO
0	Aneurisma não rompido
1	Assintomático ou com cefaleia mínima e leve rigidez de nuca
2	Cefaleia moderada a forte, rigidez de nuca, ausência de outro déficit neurológico que não paralisia de nervos cranianos
3	Sonolência, confusão mental ou déficit focal leve
4	Torpor, hemiparesia moderada a grave
5	Coma profundo, postura descerebrada, aparência moribunda

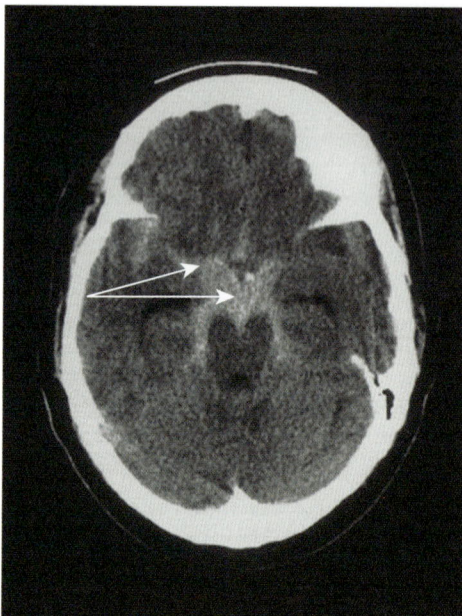

Fig. 93.1. Aneurisma cerebral. É mostrada uma tomografia computadorizada (TC) de uma hemorragia subaracnoide (HSA) aneurismática numa mulher de 55 anos. O sangue subaracnoide pode ser visto na cisterna interpeduncular e na cisterna perimesencefálica e na fissura silviana direita pela ruptura de um aneurisma na junção da artéria carótida direita com a artéria comunicante posterior. (De Brisman JL. Neurosurgery for cerebral aneurysm. Emedicine, atualizado em 23 de setembro de 2010. Disponível em: http://emedicine.medscape.com/article/252142-overview#a1.)

causam alteração do estado mental e meningismo, mas geralmente podem ser distinguidas pela presença de febre.

Testes Diagnósticos

Uma TC de crânio não contrastada deve ser obtida de emergência caso se suspeite de uma HSA (Fig. 93.1). Na presença de hemorragias agudas com menos de 24 horas de ocorrência, a sensibilidade dos aparelhos de tomografia de terceira geração com múltiplos detectores na identificação de hemorragias é de mais de 90%; no entanto a sensibilidade diminui para aproximadamente 50% ao final da primeira semana.[22] Houve um estudo bem desenhado, prospectivo, demonstrando que em pacientes examinados nas seis primeiras horas após o início da cefaleia a TC era tanto 100% sensível como 100% específica para HSA.[23] As diretrizes atuais, porém, ainda recomendam uma punção lombar (PL) de seguimento nos casos em que a TC se mostre não diagnóstica.[7] Até que sejam realizados estudos adicionais, nós recomendamos que seja feita uma PL em pacientes com TC negativa e com suspeita de terem tido uma HSA.

A interpretação dos resultados da PL pode ser um desafio, porque até um terço dos das análises do líquido cefalorraquiano (LCR) apresentam sangue ou produtos de degradação dele.[24] Para se diferenciar uma PL traumática de uma HSA, o LCR do paciente deve ser centrifugado e o sobrenadante deve ser observado quanto à xantocromia. Essa pigmentação amarelada é secundária ao metabolismo da hemoglobina a moléculas pigmentadas de oxi-hemoglobina e de bilirrubina, um processo cuja ocorrência pode levar até 12 horas. Dados colhidos prospectivamente indicam que a inspeção visual quanto à xantocromia por si só pode não diagnosticar todos os casos de HSA.

O método de comparar a contagem de eritrócitos no primeiro e no último tubo de LCR não demonstrou ser preciso e não é possível se afastar uma HSA caso um número substancial de eritrócitos persista no tubo 4. Todavia, uma contagem de eritrócitos inferior a 100 no tubo 4 torna improvável uma HSA aneurismática.[26] A xantocromia do LCR em combinação a achados normais ao exame TC é sugestiva de HSA. Depois de estabelecido o diagnóstico, deve-se proceder a uma angiografia para se estudar a anatomia vascular e se identificar a origem da hemorragia.

Ao invés de uma TC não contrastada seguida de PL, o emergencista pode solicitar uma TC de crânio não contrastada seguida de uma angiografia por tomografia computadorizada (ATC); isso é razoavelmente sensível e pode ser apropriado em pacientes considerados com menor risco da doença, pacientes que recusam uma PL e pacientes nos quais uma PL não pode ser realizada.[27] As dúvidas de exposição adicional à radiação e de toxicidade dos meios de contraste devem ser pesadas relativamente aos riscos de uma PL.

Uma TC de crânio não contrastada normal seguida de uma análise do LCR normal afasta definitivamente a HSA e não precisa ser seguida de angiografia, mesmo em pacientes em alto risco de doença.[7] Entretanto essa estratégia não afasta outras causas de cefaleia explosiva em trovoada que podem estar no diagnóstico diferencial, como a dissecção arterial carotídea, a trombose de seios venosos cerebrais e a síndrome de vasoconstrição cerebral reversível.

Até 50% dos pacientes com HSA apresentam arritmias cardíacas ou anormalidades eletrocardiográficas sugestivas de isquemia cardíaca aguda, que podem levar a um diagnóstico cardíaco primário errôneo. Os achados eletrocardiográficos típicos incluem alterações do segmento ST, ondas U e prolongamento do QT.

Há regras de decisão para ajudar a se estratificar pacientes com uma possível HSA; todavia uma sensibilidade elevada é obtida às custas da especificidade. As regras de decisão podem ajudar a padronizar as avaliações, mas não reduziram significativamente a frequência atual de investigações (TC e PL).[28]

Tratamento

O tratamento da HSA visa tratar complicações clínicas e neurológicas agudas, prevenir a recorrência da hemorragia e impedir as complicações isquêmicas do vasoespasmo.[29] Devido a uma alteração do nível de consciência, os pacientes com HSA de grau 3 ou mais estão em risco de terem depressão respiratória e hipercapnia, que podem ocasionar aumentos ainda maiores na pressão intracraniana (PIC); em consequência disso, esses pacientes necessitam de intubação endotraqueal imediata. A pressão arterial deve ser monitorada atentamente devido ao risco de sangramento continuado ou de recorrência da hemorragia. O nimodipino, um bloqueador de canais de cálcio, deve ser iniciado logo após ser feito um diagnóstico de HSA para se diminuir a probabilidade de evolução final desfavorável devido ao vasoespasmo, ainda que a pressão arterial do paciente esteja normal.[30] Como o nimodipino pode causar uma hipotensão transitória em alguns pacientes, há a necessidade de um monitoramento hemodinâmico durante sua administração. A dose recomendada é de 60 mg por via oral ou por sonda nasogástrica a cada quatro horas. Na ausência de contraindicações, drogas antifibrinolíticas (ácido aminocaproico, p. ex.) são utilizadas para se reduzir o risco de um novo sangramento imediato em pacientes com uma demora inevitável na obliteração do aneurisma. Os corticosteroides não foram demonstrados como sendo benéficos.[31]

O tratamento da pressão arterial na HSA deve ser determinado pelo estado clínico do paciente, com o envolvimento do neurocirurgião responsável pelo tratamento. O objetivo terapêutico típico é uma pressão arterial sistólica abaixo de 160 mmHg ou uma pressão arterial média abaixo de 130 mmHg, a não ser que esteja presente um vasoespasmo.[29]

Devem ser usados analgésicos, incluindo opioides, em casos de cefaleia persistente. Em pacientes apresentando náuseas ou em risco de vômitos, deve-se administrar antieméticos. Pacientes agitados necessitam de sedação e todos os pacientes devem ser colocados em repouso no leito, num ambiente tranquilo e escuro. Convulsões clinicamente evidentes devem ser tratadas por anticonvulsivantes, mas o uso profilático dessas drogas é controvertido. Para o tratamento definitivo, a embolização por cabo endovascular é preferível à excisão neurocirúrgica, mas essa decisão tem por base o tamanho, a localização e as características morfológicas do aneurisma, assim como na perícia da equipe.[32]

Encaminhamento

A maioria dos pacientes com ruptura de aneurisma necessita de monitoramento hemodinâmico e da PIC num contexto de tratamento intensivo.

Neoplasias Intracranianas

Princípios

A cefaleia é a queixa inicial mais comum em pacientes com tumores cerebrais.[33] Ela ocorre em frequência menor em pacientes de idade mais avançada com tumores cerebrais, presumivelmente devido à atrofia relacionada com a idade. A cefaleia pode ser causada por neoplasias primárias do SNC, assim como por lesões metastáticas. As causas mais comuns de metástases são carcinomas de pulmão e de mama, seguidos pelo melanoma maligno e por carcinomas do trato gastrointestinal.[34]

A cefaleia das neoplasias intracranianas pode ser causada por vários mecanismos, incluindo tração sobre estruturas sensíveis à dor (como as meninges ou vasos cerebrais maiores), ou pode ser um sintoma de aumento da PIC ou de hidrocefalia. Os padrões de dor produzidos são muito variáveis, dependendo da localização e do tamanho da massa e das estruturas envolvidas. Tumores de crescimento rápido tendem mais a se associar a cefaleias.

Características Clínicas

A localização da cefaleia pode ser ipsilateral, contralateral ou bilateral e não prediz a localização do tumor. O paciente típico apresenta queixas de uma cefaleia de agravamento progressivo que está presente há semanas ou meses. A cefaleia pode ter estado presente inicialmente apenas ao despertar (muito provavelmente em pacientes com aumento da PIC), tornando-se contínua gradualmente. A tríade classica de cefaleia de tumores cerebrais distúrbios de sono, dor intensa e náuseas e vômitos é vista numa proporção minoritária dos pacientes. Quando presentes, os vômitos podem ser em jato e não serem precedidos por náuseas e, muitas vezes, podem ser atribuídos ao aumento da PIC. Na presença de aumento da PIC, a cefaleia é com frequência bilateral e é agravada por tosse, espirro, ao se inclinar o corpo, defecação e relações sexuais. Outras manifestações iniciais das neoplasias intracranianas incluem convulsões, alterações de personalidade e dificuldades cognitivas.

Diagnósticos Diferenciais

Alguns processos mórbidos podem imitar a cefaleia dos tumores cerebrais. Esses processos incluem outras lesões expansivas, como um abscesso ou uma hemorragia cerebral intra-axial ou extra-axial; doenças associadas ao aumento da PIC, como a hipertensão intracraniana idiopática; e uma vasculite, como a arterite de células gigantes (ACG). Depois de se afastar as causas malignas de cefaleia, muitos desses pacientes vão ser diagnosticados como apresentando um transtorno de cefaleia crônico, como enxaqueca crônica, cefaleia de tipo tensional crônica ou a *cefaleia diária persistente nova*, que é um transtorno de cefaleia primário, caracterizando-se por início abrupto e evolução sem remissão.

Testes Diagnósticos

O diagnóstico de cefaleia de tumores cerebrais pode ser suspeitado pela história e pelo exame neurológico. Ao início da evolução, os pacientes podem apresentar cefaleia e um exame neurológico normal, porém a maioria das neoplasias intracranianas acaba por causar déficits neurológicos focais. A aquisição de neuroimagens por TC ou RMN é a maneira mais eficiente de se confirmar o diagnóstico. A intensificação pelo contraste à TC melhora com frequência a identificação da lesão tumoral subjacente e ajuda a diferenciá-la de outras causas, incluindo abscessos, hematomas e malformações vasculares.

Tratamento

O tratamento das cefaleias associadas a tumores cerebrais depende do tipo de tumor, do estado funcional do paciente e do estágio da doença. O tratamento consiste do encaminhamento urgente a cuidados especializados e do tratamento de quaisquer complicações agudas, incluindo a PIC aumentada e crises convulsivas. Em pacientes que apresentam já de início sintomas sugestivos de PIC aumentada (p. ex., cefaleia, náuseas, vômitos, confusão mental, fraqueza), o tratamento por corticosteroides proporciona com frequência um dramático alívio temporário da cefaleia e de outros sintomas de aumento da PIC. Analgésicos também podem ser necessários. A dexametasona é utilizada mais comumente para se tratar o edema associado a tumores cerebrais. Ela tem diversas vantagens em relação aos glicocorticoides, incluindo meia vida mais longa, um efeito mineralocorticoide reduzido e menor incidência associada de complicações cognitivas e comportamentais. A dose exata de esteroides necessária para cada paciente varia de acordo com as características histológicas, o tamanho e a localização do tumor e a quantidade de edema presente. De modo geral, muitos pacientes necessitam entre 8 mg e 16 mg de dexametasona por dia. Uma dose inicial apropriada no DE é de 10 mg IV, seguidas de 4 mg a cada seis horas.

Pacientes que tenham convulsão devem receber uma DAE de primeira geração, como fenitoína, carbamazepina ou valproato; uma DAE de segunda geração (como levetiracetam) é uma alternativa, especialmente se o paciente apresentar uma patologia hepática. A escolha da DAE deve ser feita em consulta ao especialista, assumindo o cuidado do paciente. O tratamento empírico ou profilático com DAE não parece retardar ou impedir o início da atividade convulsiva e pode expor o paciente a complicações desnecessárias e à toxicidade.[35]

Encaminhamento

Pacientes com cefaleias de tumor cerebral devem ser tratados em consulta à equipe de atenção básica do paciente. A hospitalização versus alta vai depender da gravidade do quadro clínico inicial do paciente.

Arterite de Células Gigantes

Princípios

A ACG é uma vasculopatia inflamatória que ocorre em artérias médias e grandes, com camadas murais bem desenvolvidas e vasa vasorum na adventícia.[36] Ela envolve tipicamente os ramos principais da aorta e tem predileção pelos ramos extracranianos da artéria carótida (p. ex., artérias temporais e occipitais). Ela pode envolver a artéria oftálmica, a vertebral e a subclávia distal, assim como a aorta torácica. A ACG é designada com frequência como *arterite temporal*, porque afeta comumente as artérias temporais superficiais.

A idade média para o início da ACG é de 71 anos e ela é rara antes dos 50 anos.[37] Patologicamente, a arterite causa um infiltrado

> **QUADRO 93.4**
>
> **Características Clínicas Comuns em Pacientes Apresentando Arterite de Células Gigantes**
>
> Idade acima de 50 anos
> Mulheres mais que homens
> Cefaleia
> Sintomas visuais:
>   Amaurose fugaz
>   Perda visual
>   Diplopia
> Claudicação mandibular
> Hipersensibilidade da artéria temporal
> Sintomas sistêmicos
>   Febre
>   Perda de peso
>   Fadiga

inflamatório da parede arterial, ocasionando hiperplasia da íntima e estenose e oclusão subsequentes, levando a várias complicações isquêmicas. Na maioria dos casos, a perda de visão se deve a uma neuropatia óptica isquêmica arterítica anterior (NOIAA), que é causada quase sempre pelo estreitamento ou pela oclusão das artérias ciliares posteriores.

Características Clínicas

A arterite temporal é a mais típica manifestação inicial da ACG e se evidencia por um amplo espectro de características clínicas atribuíveis por um lado à isquemia e, por outro lado, a uma inflamação sistêmica (Quadro 93.4). A cefaleia é a manifestação inicial mais comum e ocorre em mais de 70% dos pacientes.[38] A cefaleia geralmente é de dois a três meses de duração e pode ser contínua ou intermitente; ela pode se agravar à noite ou à exposição ao frio. A dor pode ser descrita como aguda, pulsátil, penetrante, irritante e se localiza habitualmente na região temporal, mas pode ocorrer em qualquer ponto da cabeça. O exame físico pode revelar hipersensibilidade no couro cabeludo na área da artéria temporal, com exacerbação da dor ao se usar um chapéu ou ao se repousar a cabeça num travesseiro. Os pacientes podem apresentar igualmente claudicação do maxilar secundariamente à insuficiência vascular dos músculos masseter e temporal. Estão frequentemente presentes, sinais e sintomas sistêmicos, incluindo febre, anorexia e perda de peso. Aproximadamente, 40% dos pacientes vêm a apresentar sintomas de polimialgia reumática, dor em suas grandes articulações proximais e sintomas referidos ao pescoço, ao tronco e à região dorsal inferior. A dor e a rigidez se mostram tipicamente piores pela manhã e diminuem com o correr do dia.

    A complicação mais grave da ACG é a perda visual permanente, que ocorre em aproximadamente 15% dos pacientes.[39] A amaurose fugaz pode ocorrer antes da perda visual permanente. Outras complicações incluem neuropatias periféricas, ataques isquêmicos transitórios e acidentes vasculares cerebrais. O exame físico pode revelar anormalidades das artérias temporais, melhor detectadas pela apalpação leve imediatamente anterior e ligeiramente superior ao trago auricular. Os achados incluem hipersensibilidade, pulsos reduzidos ou ausentes, eritema e nodularidade ou tumefação. Deve-se proceder ao exame da acuidade visual, a testes visuais e a um exame de fundo de olho meticuloso. A presença de um defeito pupilar aferente relativo (pupila de Marcus Gunn) deve aumentar a suspeita de ACG, porém esses pacientes em geral vão ter igualmente uma perda visual ou um defeito do campo visual.

Diagnósticos Diferenciais

Os sintomas sistêmicos da ACG são inespecíficos. Por essa razão, o diagnóstico diferencial é bastante amplo e inclui infecções, condições malignas e outras vasculites. A arterite de Takayasu pode afetar igualmente a aorta e seus ramos principais, mas acomete pacientes mais jovens e a perda visual não é comum. A poliarterite nodosa, a poliangeíte microscópica, a granulomatose com poliangeíte (designada anteriormente como *granulomatose de Wegener*) podem afetar em raras ocasiões a artéria temporal, mas apresentam histopatologia e envolvimento vascular diferentes. O acidente vascular cerebral isquêmico pode causar cefaleia acompanhada de perda visual ou de amaurose fugaz. A apoplexia hipofisária classicamente se manifesta por cefaleia em trovoada e perda de campo visual bitemporal.

Testes Diagnósticos

O diagnóstico da ACG se baseia na história e no exame físico, em estudos laboratoriais e de aquisição de imagens e na biópsia da artéria temporal. A maioria dos pacientes vai apresentar elevações significativas tanto da velocidade de hemossedimentação (VHS), geralmente para mais de 50 mm/h e frequentemente para mais de 100 mm/h, como da proteína C-reativa (PCR), assim como a presença de trombocitose e de anemia. A sensibilidade de uma elevação da VHS ou de uma PCR foi relatada como estando na faixa de 85%, mas a especificidade é de apenas 30%.[40] Contudo, somente 4% dos pacientes com ACG apresentam VHS e PCR normais por ocasião do diagnóstico. Em pacientes nos quais haja alta suspeita da doença, deve-se proceder a uma biópsia da artéria temporal mesmo que ambos esses biomarcadores estejam normais.[41] Algumas modalidades de aquisição de imagens podem acabar por ajudar no diagnóstico da ACG. A ultrassonografia doppler colorida das artérias temporais pode revelar um alo hipoecoico periluminar que indica um edema das paredes vasculares; todavia ela é muito dependente do operador e seu valor diagnóstico precisa ser determinado de maneira mais aprofundada. A RMN de alta resolução das artérias temporais também já foi estudada, porém há necessidade de mais dados antes que ela possa ser recomendada.

    O único teste que confirma o diagnóstico da ACG é uma biópsia da artéria temporal. A biópsia, porém, tem sensibilidade de apenas 70% a 90%, porque a ACG é uma doença esparsa com lesões salteadas. Em consequência disso, alguns pacientes com ACG são diagnosticados unicamente com base na clínica.

Tratamento

Pacientes que apresentem um quadro inicial de sintomas visuais (como amaurose fugaz ou diplopia) devem ser tratados emergencialmente por glicocorticoides, porque eles estão em risco de perda visual, que é tipicamente permanente. Devido às evidências disponíveis, em nossa opinião esses pacientes devem ser tratados por pulsoterapia IV (p. ex., 1.000 mg de metilprednisolona por dia por três dias consecutivos), para se otimizar a imunossupressão e suprimir o edema tecidual. Em pacientes sem sintomas visuais devem ser usadas doses mais baixas de esteroides, na faixa de 40 a 60 mg/dia de prednisona.[36]

Encaminhamento

Pacientes portadores de ACG devem ser tratados por especialistas apropriados, incluindo neurologia, oftalmologia e reumatologia.

Dissecção Arterial Carotídea e Vertebral

Princípios

Aproximadamente, 2% de todos os acidentes vasculares cerebrais isquêmicos são causados por uma DAC. Em pacientes com idade inferior a 50 anos, a DAC é a causa mais frequente de acidente vascular isquêmico e constitui de 10% a 25% dos casos.[42] Esses valores possivelmente subestimam a incidência real, porque pacientes com sintomas mínimos muitas vezes não são diagnosticados. Embora as dissecções possam ocorrer espontaneamente, uma história cuidadosa identifica frequentemente uma associação a um movimento súbito do pescoço ou um trauma a essa região precedendo o evento. Os mecanismos relatados incluem a torção do pescoço, a manipulação quiropática, acessos de tosse, quedas de menor gravidade, levantamento de objetos pesados, esportes diversos, incluindo basquetebol e voleibol, relações sexuais, parto e colisões com veículos automotores. Os sinais e sintomas iniciais podem ser sutis e demoras no diagnóstico são comuns na ausência de achados neurológicos. O atraso médio do aparecimento dos sintomas ao diagnóstico pode ser de vários dias.

A lesão patológica nas DACs é uma hemorragia intramural na média da parede arterial. O hematoma pode estar localizado ou se estender circunferencialmente ao longo do comprimento do vaso, acarretando uma oclusão parcial ou completa. Danos à íntima acarretam agregação plaquetária e a formação de trombos, comprometendo ainda mais a permeabilidade do vaso ou causando embolização distal. O momento de ocorrência desses sintomas é variável e um paciente pode vir a apresentar sintomas de isquemia cerebral dias a anos após a dissecção.

Características Clínicas

O quadro clínico inicial típico da DAC consiste no início abrupto de dores na cabeça ou no pescoço, com frequência associado a sintomas decorrentes das consequências isquêmicas da dissecção e de embolias. Os achados neurológicos secundários à isquemia cerebral ocorrem habitualmente nas primeiras horas após o início da cefaleia ou dor cervical. Embora a dissecção da artéria carótida e da artéria vertebral possam ter muitos aspectos em comum, seu quadro clínico inicial pode ter algumas características específicas.

Dissecção da Artéria Carótida. A tríade clássica de sintomas da dissecção arterial carotídea inclui (1) cefaleia ou dor cervical unilateral, irradiando-se por vezes ao olho ipsilateral; (2) síndrome de Horner ipsilateral parcial; e (3) cegueira, devido à isquemia da retina, ou déficits motores contralaterais, causados por isquemia cerebral. Entretanto essa tríade completa está presente unicamente numa proporção minoritária dos pacientes. A cefaleia é com frequência forte e pulsátil, mas pode ser subaguda e semelhante a cefaleias anteriores e pode se associar a tinidos pulsáteis.

Dores retro-orbitais agudas intensas numa pessoa até então sadia e sem história de cefaleias em salvas são sugestivas de dissecção da carótida. Pacientes apresentando a dissecção de uma carótida estão em risco de terem uma isquemia cerebral embólica. Os sintomas de alarme incluem ataques isquêmicos transitórios, amaurose fugaz, atordoamento episódico e síncope. A dissecção espontânea da artéria carótida tem prognóstico favorável e a recorrência não é comum. Os fatores associados a um prognóstico pior incluem idade mais avançada, doença oclusiva à angiografia e um acidente vascular cerebral como sintoma inicial.[43]

Dissecção da Artéria Vertebral. As dissecções arteriais vertebrais não são tão frequentes quanto às dissecções carotídeas. O quadro clínico inicial clássico é aquele de uma pessoa relativamente jovem com uma forte cefaleia posterior unilateral e um déficit neurológico rapidamente progressivo, com sintomas de isquemia do tronco encefálico e do cerebelo. Os achados comuns incluem vertigens, vômitos graves, ataxia, diplopia, hemiparesia, fraqueza facial unilateral e tinidos. A gravidade do acidente vascular cerebral tende a ser menor do que a daquele associado à dissecção carotídea. A dissecção arterial vertebral espontânea parece ser relativamente rara. Aproximadamente, 10% dos pacientes que vêm a apresentar uma dissecção morrem durante a fase aguda, secundariamente a um acidente vascular cerebral maciço. O prognóstico nos pacientes que sobrevivem é geralmente bom.[44]

Diagnósticos Diferenciais

Os diagnósticos diferenciais de dores unilaterais na cabeça e no pescoço, com ou sem síndrome de Horner, incluem enxaqueca e cefaleia em salvas. A cefaleia em salvas, mais particularmente, pode se manifestar inicialmente por ptose. A dissecção arterial cervical pode se manifestar por um início abrupto de cefaleia intensa, que pode ser confundida com uma HSA ou outras causas vasculares de cefaleia. Tanto acidentes vasculares cerebrais isquêmicos quanto os hemorrágicos devem ser

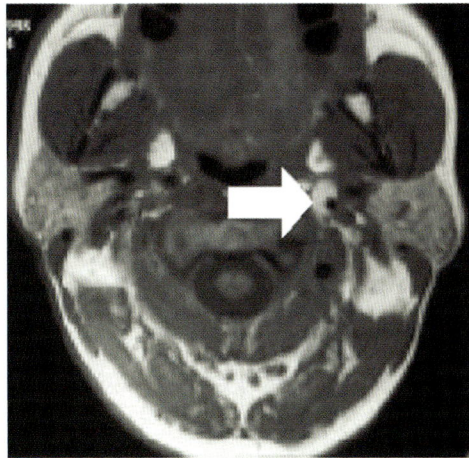

Fig. 93.2. Imagem por ressonância magnética (RMN) em T1 axial demonstrando um sinal de crescente lunar (*seta*) num paciente com dissecção da artéria carótida interna esquerda. (De Kidwell C. Dissection syndromes. Emedicine, atualizado em 19 de setembro de 2011. Disponível em: http://emedicine.medscape.com/article/1160482-overview.)

considerados como etiologias possíveis em pacientes que apresentem inicialmente sintomas de isquemia cerebral. Reciprocamente, a DAC deve ser considerada em pacientes que apresentem um acidente vascular cerebral agudo, especialmente pacientes mais jovens.

Testes Diagnósticos

A identificação de pacientes apresentando uma dissecção pode ser um desafio, especialmente na ausência de isquemia cerebral. Uma TC de crânio não contrastada se mostra com frequência normal em casos de dissecção não complicada. A angiografia continua a ser o padrão ouro diagnóstico, porém vários estudos consideraram a ATC e a angiografia por ressonância magnética (RMN) como sendo razoavelmente sensíveis e uma opção apropriada para a avaliação de triagem inicial. A Figura 93.2 mostra um exemplo de dissecção arterial carotídea à RMN. Ultrassonografia doppler não é sensível o suficiente para afastar a dissecção.[45]

Tratamento

Os pacientes de DAC com um acidente vascular cerebral isquêmico agudo são candidatos à terapia trombolítica. Os estudos mostraram que esse tratamento é seguro e tem eficácia semelhante ao do acidente vascular cerebral por outras causas.[43]

Em pacientes de DAC sem acidente vascular cerebral agudo, o objetivo principal do tratamento é a prevenção de complicações isquêmicas cerebrais. O papel das drogas antiplaquetárias versus a anticoagulação com heparina não foi esclarecido. Uma Cochrane Review publicada em 2010 não encontrou diferenças significativas em eficácia entre essas duas modalidades, mas se baseou unicamente em estudos de observação.[46] Foi publicado recentemente o primeiro estudo randomizado, que verificou que a recorrência do acidente vascular cerebral em três meses é rara, sem diferenças significativas quanto à evolução final entre aqueles pacientes tratados com drogas antiplaquetárias ou com anticoagulação.[42]

Encaminhamento

Os pacientes com DAC devem ser admitidos ao hospital para monitoramento e tratamento adicional.

Trombose Venosa Cerebral

Princípios

A trombose de veias e de seios intracranianos é um transtorno raro, causando aproximadamente 1% de todos os acidentes vasculares cerebrais. Ela se manifesta tipicamente por cefaleia e afeta de maneira desproporcional indivíduos mais jovens em fatores de risco vasculares cerebrais tradicionais.[47]

São múltiplas as causas de TVC e os fatores de risco estão classicamente ligados à tríade de Virchow de estase sanguínea, anormalidades da parede de vasos sanguíneos e um estado de hipercoagulação. Foram associadas à TVC tanto condições genéticas quanto condições pró-trombóticas adquiridas. As causas genéticas mais comuns são trombofilias transmitidas hereditariamente, como as deficiências de antitrombina III, de proteína C e de proteína S, e a mutação do fator V de Leiden. As causas adquiridas de TVC incluem gravidez e a condição maligna puerperal; traumatismos cranioencefálicos, cirurgias, infecções parameníngeas e hormônios exógenos, como os anticoncepcionais orais. Outras causas incluem transtornos inflamatórios sistêmicos, incluindo vasculites, doença inflamatória intestinal e transtornos do tecido conectivo e procedimentos neurocirúrgicos.[48]

Características Clínicas

Os achados clínicos na TVC se distribuem geralmente por duas categorias principais, dependendo do mecanismo de disfunção neurológica: (1) Aqueles que estão relacionados com a PIC aumentada devido à alteração da drenagem venosa e (2) aqueles relacionados com lesões cerebrais focais por causas venosas, ocasionando isquemia, infarto ou hemorragia. Uma cefaleia difusa aumentando de intensidade por dias a semanas é o sintoma mais comumente apresentado por pacientes com TVC e se associa com frequência à PIC aumentada. Quando presentes, os achados neurológicos focais estão relacionados com a região do cérebro que foi lesada e pode haver o envolvimento cerebral bilateral. É frequente a ocorrência de convulsões, tanto focais quanto generalizadas. Os achados oculares associados à TVC incluem dores orbitais, proptose, quimose, paralisia de músculos extraoculares e papiledema.

Diagnósticos Diferenciais

Os diagnósticos diferenciais da TVC inicial, em que os sintomas se limitam a cefaleia e papiledema, incluem tumores cerebrais e hipertensão intracraniana idiopática. As manifestações tardias de TVC incluem alteração da consciência, convulsões e déficits neurológicos focais. Nessa altura, os diagnósticos diferenciais incluem acidentes vasculares cerebrais isquêmicos e hemorrágicos; infecções intracranianas, como abscessos cerebrais, meningites e encefalites; e condições sistêmicas, incluindo sarcoidose e lúpus eritematoso sistêmico. Os achados neurológicos na TVC não seguem um território arterial típico e a presença de papiledema é sugestiva de TVC. Achados do LCR e estudos de aquisição de neuroimagens ajudam a diferenciar a TVC dessas outras condições.

Testes Diagnósticos

Estudos sanguíneos de rotina, incluindo um hemograma completo, um painel químico, VHS e estudos da coagulação, incluindo um tempo de protrombina (TP) e um tempo parcial de tromboplastina (TPT), devem ser obtidos em todos os pacientes com suspeita de TVC. Esses estudos são úteis para determinar a presença de estado hipercoagulável subjacente, um processo infecioso ou um transtorno inflamatório contribuindo para o desenvolvimento da TVC. Um dímero D normal é útil em pacientes com baixa probabilidade de TVC e, juntamente com os achados clínicos, pode ser usado para se afastar o diagnóstico em pacientes individuais em baixo risco da doença.[49,50] O diagnóstico definitivo da TVC se baseia na aquisição de neuroimagens da área da trombose. Uma TC não contrastada por si só é um teste insensível, mas pode revelar lesões tardias inespecíficas, como um infarto, uma hemorragia ou edema. Ocasionalmente, é possível ver a hiperdensidade de uma veia cortical ou de um seio venoso. A chave para o diagnóstico está em se obter imagens do próprio sistema venoso. Isso é mais bem obtido por uma combinação de RMN para se visualizar o vaso trombosado e venografia por ressonância magnética (VRM) para se detectar a não visualização do mesmo vaso.[51] Também se pode recorrer à ATC e à VTC para a visualização do sistema venoso cerebral, especialmente em pacientes que tenham uma contraindicação à RM.

Tratamento

Os pacientes que apresentam uma TVC devem ser anticoagulados para se impedir a propagação da trombose e a ocorrência de complicações embólicas (embolia pulmonar, p. ex.). O tratamento é por heparina não fracionada em dose ajustada ou por heparina de baixo peso molecular baseada no peso em doses anticoagulantes integrais, independentemente da presença de uma hemorragia intracerebral.[52] Em pacientes cuja condição clínica se agrave apesar da anticoagulação, é possível se considerar a trombólise ou a trombectomia em centros com perícia em procedimentos de intervenção. As convulsões são tratadas por drogas antiepilépticas.

O prognóstico na TVC se baseia na etiologia subjacente, na condição do paciente por ocasião do diagnóstico e na ocorrência de complicações. A mortalidade total é baixa em comparação a outros tipos de acidente vascular cerebral, mas a morbidade pode ser aumentada por demoras no reconhecimento e no tratamento.[48]

Encaminhamento

Os pacientes com TVC necessitam de hospitalização, de preferência numa unidade de acidentes vasculares cerebrais, para a anticoagulação sistêmica.

Hipertensão Intracraniana Idiopática

Princípios

Embora essa doença seja designada por vezes como *pseudotumor cerebral* ou *hipertensão intracraniana benigna*, o termo *hipertensão intracraniana idiopática (HII)* descreve melhor o conhecimento atual relativo à fisiopatologia e o fato desse transtorno não ser benigno, já que pode haver perda visual permanente. O termo *síndrome de pseudotumor cerebral* inclui tanto a HII como outras condições (p. ex., lúpus eritematoso sistêmico) que podem causar manifestações clínicas iniciais semelhantes.[53] Em comparação a outros transtornos de cefaleia, a HII é uma doença neurológica relativamente incomum, vista predominantemente em mulheres obesas jovens em idade reprodutiva. Diversos fatores predisponentes foram sugeridos, incluindo antibióticos (mais comumente tetraciclinas), vitamina A e retinoides e o hormônio do crescimento humano. O mecanismo fisiopatológico da doença não foi esclarecido, mas é atribuído com frequência a um desequilíbrio entre a produção e a reabsorção do LCR.

Características Clínicas

Os critérios clínicos e diagnósticos para HII estão relacionados no Quadro 93.5. O sintoma mais proeminente é uma cefaleia generalizada, que é com frequência de início gradual e de intensidade moderada. Não foi documentado um padrão localizatório específico, mas em alguns pacientes a cefaleia piora aos movimentos oculares. Ela pode despertar o paciente do sono e é exacerbada pela inclinação do corpo para frente e pela manobra de Valsalva, e ambas dificultam o retorno venoso.

QUADRO 93.5

Critérios para Diagnóstico da Hipertensão Intracraniana Idiopática

Cefaleia que remite à normalização da pressão do LCR
Papiledema
Exame neurológico não focal
Pode haver paralisia do NC VI
Pressão de abertura do LCR aumentada
  > 250 mm em adultos
  > 280 mm em crianças
Estudos diagnósticos do LCR normais
Estudos de aquisição de neuroimagens normais
Não identificada alguma outra causa de PIC aumentada

NC, nervo craniano; *LCR*, líquido cefalorraquiano; *PIC*, pressão intracraniana

São comuns as queixas visuais e os pacientes podem apresentar escurecimentos visuais transitórios (EVT), que são blecautes momentâneos da visão, provavelmente devido à interrupção temporária da microcirculação do nervo óptico. Eles ocorrem geralmente em associação a alterações posturais e não são preditivos de uma perda visual permanente. Os pacientes podem se queixar também de náuseas, vômitos, tonturas e zumbidos pulsáteis. O exame físico vai revelar papiledema, defeitos do campo visual ou perda visual ocorrem em até 50% dos pacientes. Felizmente, na maioria dos pacientes os defeitos do campo visual são reversíveis com o tratamento.[54] Ocasionalmente, é notada uma paralisia do sexto nervo (isto é, um sinal localizatório falso).

Diagnósticos Diferenciais

Os diagnósticos diferenciais das HII incluem outras causas de PIC aumentada num paciente apresentando um quadro inicial de cefaleia. As considerações importantes incluem TVC, lesões tumorais, hidrocefalia obstrutiva e infiltração leptomeníngea por processos neoplásicos ou infecciosos.

Testes Diagnósticos

A RMN com VRM é a modalidade preferencial para o diagnóstico da HII, devido à sua capacidade de detectar não apenas lesões tumorais e hidrocefalia, como também TVC e outros processos meníngeos. Se as neuroimagens se mostrarem normais, deve-se proceder a uma PL na posição de decúbito lateral para se medir a pressão de abertura do LCR e para se obter estudos diagnósticos do LCR, incluindo contagens celulares, níveis de proteína e glicose, cultura e citologia. Uma pressão de abertura de 250 mm H_2O ou mais (normal de 70 a 180 mm H_2O) é necessária para se fazer o diagnóstico. Uma consulta oftalmológica também deve ser solicitada para testes detalhados do campo visual.

Tratamento

Muitos pacientes não apresentam de início perda do campo visual e uma terapia sintomática é tudo que é necessário. A remoção de uma grande quantidade de LCR (> 20 mL) para diminuir a pressão do LCR e aliviar a cefaleia do paciente é recomendada em todas as diretrizes de tratamento de HII. Em nossa opinião, isso deve ser considerado em todos os pacientes que apresentam uma cefaleia causada por HII, ainda que os benefícios dessa prática não tenham sido estabelecidos em estudos clínicos. O LCR é produzido de maneira relativamente rápida, o que limita a duração do benefício. Em pacientes com evidências de perda do campo visual é indicado o tratamento por medicações para fazer baixar a PIC. A medicação mais potente para baixar a PIC é a acetazolamida e a dose de início habitual é de 500 mg duas vezes por dia. Outras medicações que têm sido empregadas incluem furosemida, topiramato e esteroides. No caso de um paciente que não responda às medicações ou apresente sintomas progressivos, pode estar indicado o encaminhamento a um oftalmologista para a descompressão da bainha do nervo óptico ou a um neurocirurgião para um procedimento de desvio do LCR (p. ex., derivação lomboperitoneal ou ventriculoperitoneal).[54]

Encaminhamento

Como a perda visual pode ocorrer precoce ou tardiamente na evolução da HII, devem estar envolvidos na avaliação, no tratamento e na destinação final do paciente especialistas apropriados, incluindo oftalmologistas e neurologistas.

Cefaleia Pós-Punção Dural

Princípios

A cefaleia pós-punção dural (CPPD) é uma complicação frequente da punção dural, quer realizada para fins diagnósticos ou terapêuticos quer acidentalmente, como complicação da anestesia epidural. A incidência é mais alta na faixa etária de 18 a 30 anos e é rara em crianças pequenas e em adultos com idade acima de 60 anos. Fora a idade, os fatores de risco incluem sexo feminino, índice de massa corporal (IMC) baixo e história de cefaleia crônica.[55]

A fisiopatologia da CPPD não foi totalmente esclarecida. A explicação mais provável é um vazamento de LCR persistente que supera a produção de liquor, acarretando hipotensão liquórica. Caso seja perdida uma quantidade suficiente de LCR, o cérebro desce na abóbada craniana quando o paciente assume a postura ereta, ocasionando tração aumentada sobre as fibras de dor. Portanto, a cefaleia é caracteristicamente posicional, aumentando com a posição ereta e diminuindo com a decúbito. O tempo que a pessoa permanece em decúbito após a PL não parece afetar a incidência da cefaleia.

Alguns fatores relacionados com o equipamento foram apontados como causas de CPPD, incluindo o tamanho ou o diâmetro da agulha espinal, a orientação do bisel durante o procedimento e a quantidade de liquor retirada. Agulhas de diâmetro menor (p. ex., agulhas de corte calibre 20 ou 22) causam menos vazamento e postulou-se que a inserção da agulha com o bisel para cima (isto é, bisel apontando para cima quando o paciente se encontra na posição lateral) minimiza o dano às fibras durais. O uso de agulhas atraumáticas (p. ex., Whittaker ou Sprotte) também mostrou reduzir a incidência de CPPD.[56] Caso não estejam disponíveis agulhas atraumáticas, recomendamos o uso de uma agulha de corte 20 ou 22 sempre que possível.

Características Clínicas

A característica principal da CPPD é uma cefaleia ortostática ou posicional, que é precipitada pela posição ereta e aliviada quando o paciente se deita. Em torno de 90% delas ocorrem nas primeiras 72 horas após a PL e remitem tipicamente em uma semana.[57] A cefaleia é descrita frequentemente como bilateral e pulsátil, em muitos casos na região frontal ou occipital. Os sinais e sintomas associados incluem rigidez de nuca, náuseas, vômitos, distúrbios auditivos, incluindo zumbidos e hipoacusia, e fotofobia.

Diagnósticos Diferenciais

Em muitos pacientes, a CPPD é um transtorno benigno. Em pacientes que não respondam a modalidades de tratamento padrão, porém, é preciso considerar outros transtornos de cefaleia secundários. Isso é particularmente válido em pacientes em que a TVC é uma consideração importante.

Testes Diagnósticos

O diagnóstico da CPPD se baseia nas características clínicas e muitos pacientes têm uma evolução benigna que não requer testes diagnósticos. Os vazamentos espontâneos de LCR se manifestam inicialmente por cefaleias ortostáticas, que às vezes são intensas, e devem ser consideradas na ausência de uma PL recente. O diagnóstico é feito ao se encontrar pressões baixas do LCR à PL. No período pós-parto, a TVC pode ser afastada por VRM.

Tratamento

Muitas CPPD remitem espontaneamente dentro de cinco a sete dias com repouso no leito, hidratação adequada e analgésicos leves. Drogas à base de metilxantina (tais como cafeína e aminofilina) têm sido usadas em casos de cefaleia persistente, mas sua eficácia não foi comprovada. Nós não recomendamos seu uso de rotina no DE. Em cefaleias intensas que não respondam a medidas conservadoras deve-se usar um tampão sanguíneo epidural (TSE). Esse procedimento envolve a injeção de 15-30 mL de sangue autólogo no espaço epidural, próximo ao local da punção dural original, ocasionando um coágulo sanguíneo que fecha o orifício dural. O TSE tem uma taxa muito alta de êxito e deve ser utilizado em casos de CPPD que não respondam a medidas conservadoras.[58]

Encaminhamento

A maioria dos pacientes com CPPD tem evolução benigna, necessitando apenas de tratamento conservador. Em pacientes com queixas persistentes deve-se fazer uma consulta à anestesia ou à radiologia quanto a um TSE. Outras causas secundárias de CPPD devem ser consideradas em pacientes que não respondam ao TSE, especialmente pacientes pós-parto.

Cefaleia Pós-traumática

Princípios

A cefaleia é o sintoma mais comum após uma concussão ou outra lesão cerebral traumática (LCT). Geralmente, ela faz parte de uma síndrome pós-concussão complexa que pode incluir tonturas, fadiga, insônia, irritabilidade, perda de memória e dificuldade de concentração. Uma cefaleia persistente ocorre em mais de 50% dos pacientes que sofreram uma LCT.[59] Paradoxalmente, pacientes com lesões mais leves tendem a relatar mais a persistência dos sintomas, bem como pacientes com transtornos de cefaleia preexistentes. Para o emergencista, o tratamento da cefaleia pós-traumática (CPT) difere no período imediatamente subsequente ao trauma, no qual se tem como importância primordial afastar as causas que acarretam risco de vida, versus lidar com a cronicidade da CPT durante os dias, as semanas e os meses que se seguem ao trauma, quando já ficou claro que não há emergência neurocirúrgica. O mecanismo fisiopatológico dos sintomas não foi esclarecido e pode ter tanto componentes anatômicos quanto funcionais.

Características Clínicas

Pelos critérios internacionais, a CPT se evidencia dentro de sete dias da lesão ou da recuperação da consciência. A CPT aguda remite em menos de três meses, enquanto que a CPT persistente se estende por mais de três meses. Os pacientes nos quais a CPT se evidencia após lesões cranioencefálicas de menor gravidade têm achados normais ao exame neurológico e aos estudos de aquisição de neuroimagens. Muitos pacientes ficam mais preocupados quanto à causa da cefaleia do que quanto à própria cefaleia.

A CPT pode assumir várias características, incluindo a dor unilateral pulsátil e as características associadas da enxaqueca, a dor simples e em aperto da cefaleia do tipo tensional ou a cefaleia inespecífica frequentemente relacionada com a musculatura do pescoço.

Diagnósticos Diferenciais

No contexto agudo, devem ser afastadas as causas patológicas de cefaleia, incluindo hemorragias intracranianas ou fraturas de crânio ou cervicais. A distensão cervical e paralisias do nervo oculomotor são outras etiologias de CPT que devem ser consideradas. Além do contexto agudo, pode ser difícil se distinguir a CPT da enxaqueca ou da cefaleia do tipo tensional, uma distinção que se torna menos importante com o passar do tempo.

Testes Diagnósticos

No contexto agudo, após uma LCT, as lesões traumáticas do cérebro, do crânio e do pescoço devem ser avaliadas usando-se as regras de decisão clínica disponíveis (Cap. 34). Pacientes que retornem ao DE com sintomas persistentes após a aquisição de imagens normais devem ser tranquilizados de que não há necessidade de aquisição de imagens de seguimento, supondo-se que o paciente tenha um exame neurológico normal e não esteja usando anticoagulantes ou medicações antiplaquetárias.

Tratamento

Não há evidências suficientes para se determinar o tratamento ideal da CPT. Nós recomendamos o mesmo arsenal de medicações usadas no tratamento de cefaleias primárias agudas, mais especificamente antagonistas dopaminérgicos antieméticos, como metoclopramida ou proclorperazina, e AINEs. Os opioides devem ser evitados.

Encaminhamento

Os pacientes com CPT devem receber alta e ir para casa com acompanhamento ambulatorial.

Cefaleia Hipertensiva

Princípios

A relação entre pressão arterial elevada e cefaleia não é clara. Estudos de monitoramento ambulatorial da pressão arterial não demonstraram uma associação, ainda que esses estudos fossem limitados pelas elevações relativamente modestas da pressão arterial durante o período do estudo.[2] No DE, quase um quarto dos pacientes que procuram o DE com cefaleia apresentam uma pressão arterial sistólica acima de 150 mmHg ou uma pressão diastólica acima de 95 mmHg. Pacientes que se apresentam com cefaleia tendem mais a ter uma elevação acentuada da pressão arterial do que pacientes com outra queixa principal. Todavia, o nexo causal, se é que existe um, não foi estabelecido com base nas evidências atuais. De fato, tanto a hipertensão crônica quanto a elevação aguda na pressão arterial foram ligadas a uma sensibilidade diminuída à dor em modelos animais e humanos. Os critérios internacionais atribuem cefaleia à pressão arterial elevada quando ela se encontra acima de 180 mmHg sistólica ou 120 mmHg diastólica, e quando a cefaleia remite à resolução da pressão arterial elevada.[42]

Características Clínicas

A cefaleia da hipertensão grave é geralmente caracterizada como bilateral e pulsátil. Os relatos iniciais de uma cefaleia hipertensiva típica vieram de pacientes com hipertensão acentuada não tratada, que tinham cefaleias matinais cuja intensidade era maior antes do paciente despertar e remitiam tipicamente quando o paciente se ocupava com as atividades da manhã.

Diagnósticos Diferenciais

Com base na prevalência na população, os diagnósticos mais prováveis em pacientes com elevação da pressão arterial e cefaleia são enxaqueca ou cefaleia do tipo tensional com hipertensão concomitante.[60]

A pré-eclampsia, um transtorno caracterizado por pressão arterial elevada e cefaleia, deve ser considerada em pacientes nos últimos estágios da gravidez e no período pós-parto imediato. A síndrome de encefalopatia posterior reversível se caracteriza por alterações da substância branca no diagnóstico por imagens. A hipertensão maligna, incluindo a hipertensão induzida por drogas, requer evidências de danos a órgãos terminais.

Testes Diagnósticos

Na ausência de déficits neurológicos focais, achados anormais ao exame da retina ou déficits visuais, não está indicada uma avaliação diagnóstica.

Tratamento

Não foi estabelecido com certeza se estratégias visando a reduzir agudamente a pressão arterial aliviam a cefaleia. Nós recomendamos o uso de drogas antidopaminérgicas ou não esteroides, sendo o uso de drogas anti-hipertensivas reservado para pacientes com evidências de dano a órgãos terminais. A terapia anti-hipertensiva oral pode ser prescrita no DE se não for possível assegurar um acompanhamento ambulatorial oportuno.

Encaminhamento

Na ausência de sintomas neurológicos objetivos, os pacientes com cefaleia hipertensiva não necessitam de internação hospitalar. A pressão arterial elevada deve ser tratada numa base ambulatorial.

Síndrome de Vasoconstricção Craniana Reversível

Princípios

Também designada como *síndrome de Call-Fleming*, a síndrome de vasoconstrição craniana reversível (SVCR) é uma arteriopatia cerebral caracterizada por áreas segmentares de vasoconstricção em vasos de tamanho grande e médio. Essa é a mesma doença que a angiopatia pós-parto ou o vasoespasmo migranoso. A SVCR causa cefaleias explosivas em trovoada recorrentes em pacientes suscetíveis e pode causar acidentes vasculares cerebrais isquêmicos ou hemorrágicos. A prevalência desse transtorno presumivelmente raro não foi estabelecida. A SVCR está sendo relatada em frequência maior devido à ampla disponibilidade das imagens neurovasculares não invasivas. Alguns dados sugeriram que esse transtorno pode causar a maioria das cefaleias explosivas em trovoada.[61]

Características Clínicas

A cefaleia da SVCR é caracteristicamente uma cefaleia explosiva em trovoada, de início abrupto e forte. Geralmente, ela é pulsátil e se associa a náuseas, vômitos e fotofobia. A cefaleia pode ser provocada pelo uso de medicações ou substâncias vasoativas.

Diagnósticos Diferenciais

Os diagnósticos diferenciais da cefaleia em trovoada incluem HSA e outros acidentes vasculares encefálicos hemorrágicos, TVC, DAC e a apoplexia hipofisária. Diferentemente desses outros diagnósticos patológicos, a SVCR se caracteriza por cefaleias em trovoada recorrentes num período de tempo discreto. Uma cefaleia em trovoada durante a atividade sexual pode ocorrer antes ou depois do orgasmo e é classificada como *cefaleia primária associada à atividade sexual*, depois de se afastar outras causas de cefaleia em trovoada. Então um diagnóstico de *cefaleia em trovoada primária* é atribuído.

Testes Diagnósticos

Pacientes com o quadro clínico inicial de cefaleia em trovoada devem ser submetidos a uma TC de crânio e a uma PL para se afastar uma HSA e outras patologias intracranianas. A repetição das imagens neurovasculares ou da angiografia diagnóstica deve ser obtida em pacientes com cefaleias em trovoada recorrentes.

Tratamento

Não há opções de tratamento baseadas em evidências disponíveis para a SVCR. Os objetivos do tratamento incluem a prevenção de acidentes vasculares cerebrais isquêmicos ou hemorrágicos e a eliminação da cefaleia. Até o momento, a história natural desse transtorno não foi inteiramente esclarecida. Já foi descrito o tratamento à base de bloqueadores dos canais de cálcio, mas não ficou claro quando se deve iniciar o tratamento.

Encaminhamento

Pacientes com cefaleia em trovoada que receberam avaliação diagnóstica apropriada no DE podem ter alta e ir para casa com um acompanhamento adequado.

CONCEITOS-CHAVE

- Os objetivos da avaliação de uma cefaleia no DE são (1) distinguir entre transtornos de cefaleia primária benignos e causas secundárias de cefaleia com potencial risco de vida e (2) tratar a dor de cabeça de maneira efetiva e rápida, sem causar efeitos colaterais indevidos.
- Pacientes com quadros clínicos iniciais de cefaleia que se seguem estão em risco de uma grave doença subjacente: cefaleia explosiva súbita; primeira cefaleia da vida ou "pior já sentida"; cefaleia de início recente após a idade de 50 anos; cefaleia associada à papiledema, alteração de consciência ou perda de consciência ou sintomas neurológicos focais; cefaleia subaguda com frequência ou intensidade progressivamente crescente; cefaleia associada à febre, câncer ou imunossupressão; e cefaleia desencadeada por esforço físico, atividade sexual ou manobra de Valsalva.
- A necessidade de estudos diagnósticos é ditada pela causa secundária de cefaleia de que se suspeita.
- Medicações à base de sumatriptano são a primeira linha de terapia para cefaleias migranosas.
- Pacientes com uma enxaqueca tratada no DE devem receber alta com uma terapia de resgate caso a cefaleia apresente recorrência.
- O oxigênio em alto fluxo irá cessar a maioria das cefaleias em salvas.
- Os opioides não são a primeira linha de terapia para cefaleias primárias e são reservados para casos refratários a outras intervenções.
- O diagnóstico diferencial de uma cefaleia súbita intensa inclui HSA, TVC, DAC e HII.
- Deve-se suspeitar de TVC em mulheres que tenham um novo tipo de cefaleia e estejam grávidas ou em uso de pílulas anticoncepcionais.
- A dissecção arterial carotídea pode acarretar cefaleia, ptose e miose.
- Pacientes com suspeita de uma CPT devem ser avaliados quanto a uma neurapraxia do IV ou do VI par craniano e quanto a uma distensão cervical como causa de sua cefaleia.

As referências para este capítulo podem ser encontradas on-line no website Expert Consult associado à obra.

CAPÍTULO 94
Delirium e Demência

Gallane Abraham | Lesli S. Zun

PERSPECTIVA GERAL

A cognição é um composto de atenção, orientação, memória, linguagem, habilidade visual-espacial e função executiva. Tanto o *delirium* quanto a demência afetam a cognição, mas de formas muito diferentes e por períodos de tempo muito diferentes; dito isso, o *delirium* pode ocorrer concomitantemente em um paciente com demência, fazendo que o diagnóstico seja desafiador. No passado, termos como *estado confusional agudo, sundowning* e *síndrome cerebral orgânica* foram usados para descrever um grande número de estados cognitivos anormais. Síndrome cerebral orgânica é um termo nebuloso que a quinta edição do Manual Diagnóstico e Estatístico de Transtornos Mentais (DSM-5) evita porque a conotação "orgânico" sugere que os então intitulados transtornos mentais funcionais não têm uma base biológica.[1] Os mais utilizados são *etiologia médica ou psiquiátrica*. Embora o DSM-5 ainda use os termos *delirium, demência, amnésticos e outros transtornos cognitivos*, a terminologia mais adequada é *transtornos neurocognitivos*.

O *delirium* se caracteriza por um distúrbio neurocomportamental flutuante tipicamente progressivo ao longo de um período curto de tempo. É uma consequência direta de um fator de estresse sistêmico ou do sistema nervoso central (SNC) agudo. A demência, por outro lado, tende a ter uma evolução mais gradual, estendendo-se por meses ou até anos. Embora os pacientes com demência evidenciem confusão mental, diferente do *delirium*, as manifestações das anormalidades do sistema nervoso autônomo são mínimas ou ausentes e um distúrbio no nível da consciência geralmente não é uma característica.

A avaliação dos pacientes que se apresentam ao pronto-socorro (PS) com um distúrbio neurocomportamental é melhor conduzida de acordo com as seguintes orientações básicas:
1. A primeira etapa consiste em se determinar se esse estado representa *delirium* ou demência por se obter um histórico cuidadoso do paciente, membros da família e cuidadores, empregando ferramentas de triagem para confusão mental e avaliações cognitivas para demência. Os achados clínicos podem ser sutis e estabelecer um diagnóstico pode ser desafiador, especialmente porque a confusão mental pode estar sobreposta à demência e a demência permanece como um fator de risco independente para o *delirium*.
2. A segunda etapa consiste em tratar rapidamente o transtorno subjacente em pacientes com *delirium*.
3. A terceira etapa consiste em se estabelecer um ambiente de suporte e empregar coadjuvantes farmacológicos conforme a necessidade.

DELIRIUM

Princípios

Origens

O *delirium* é um estado agudo ou subagudo de disfunção cognitiva causada por uma condição fisiológica subjacente. Várias características-chave são necessárias para um diagnóstico de *delirium* (Quadro 94.1). Os pacientes em *delirium* podem ter distúrbios na consciência, memória, cognição e percepção. Esses distúrbios tendem a se desenvolver num período de tempo curto (horas ou dias) e são caracterizados como estado confusional agudo se os sintomas durarem horas a dias, ou como estado confusional persistente se os sintomas durarem semanas a meses.[1] O distúrbio na consciência pode se manifestar inicialmente por uma incapacidade de focalizar a atenção. O curso flutuante de sintomas e a desatenção são as marcas registradas do *delirium*. As deficiências na cognição podem se manifestar por desorientação e déficits de memória. Os distúrbios perceptivos incluem alucinações e delírios. O paciente com *delirium* pode estar sonolento ou agitado e o processo de pensamento pode variar de levemente perturbado a claramente desorganizado. O quadro clínico inicial pode ser subagudo ou explosivo. O ciclo de sono-vigília do paciente pode ser alterado ou invertido; a agitação frequentemente está presente durante a noite. Existem três tipos de *delirium*: hiperativa, hipoativa e nível misto de atividade. O tipo hiperativo demonstra hiperatividade com labilidade emocional, agitação e pode incluir recusa de cuidados médicos; o tipo hipoativo demonstra lentidão e letargia; o tipo misto é encontrado em uma pessoa com um nível normal de atividade, mas com distúrbio de atenção e consciência ou flutuações nos níveis de atividade.

A confusão mental foi relatada como estando presente em até 24% dos adultos de idade mais avançada tratados no PS.[2,3] Esse é um diagnóstico que frequentemente passa despercebido quando não são usados os instrumentos de triagem padronizados. Isso é problemático porque as taxas de mortalidade aumentam em 10% para aqueles diagnosticados no PS para 36% quando o diagnóstico passa despercebido. Esse aumento na mortalidade está associado a uma frequência elevada de incontinência, escaras de decúbito e desnutrição.

Os fatores predisponentes a um estado confusional incluem comorbidades, demência, idade avançada, sexo masculino, medicações, déficits neurológicos e doenças psiquiátricas (Tabela 94.1). Os fatores precipitantes incluem infecções, transtornos endócrinos e metabólicos, medicações, eventos do SNC, transtornos cardiovasculares e eventos relacionados à iatrogenia.

A intoxicação ou a abstinência a drogas (incluindo etanol) são as causas mais comuns de *delirium* na população adulta jovem. Na população adulta mais idosa, as drogas também são uma causa comum de *delirium*; drogas com propriedades anticolinérgicas estão frequentemente presentes, mas quase todas as classes de drogas podem ser precipitantes. Exposições industriais (p. ex., dissulfeto de carbono, metais pesados, inseticidas, cianeto, monóxido de carbono), medicações à base de ervas e a ingestão de certas plantas (p. ex., noz-moscada, dedaleira, estramônio, cogumelos contendo psilocibina) são, ainda, outras causas de *delirium* a serem consideradas.

O *delirium* pode ser uma característica proeminente de qualquer infecção do SNC ou sistêmica, particularmente nos pacientes muito jovens, idosos e imunocomprometidos. Todos os transtornos metabólicos colocam os pacientes em risco de confusão mental, sendo a hipoglicemia e a hipóxia os transtornos mais comuns. O *delirium* está associado a acidentes vasculares cerebrais, especialmente aqueles na distribuição de sangue da artéria cerebral média não dominante e da artéria cerebral posterior. As vasculites do SNC e as síndromes paraneoplásicas são considerações adicionais.

QUADRO 94.1

Critérios Diagnósticos para *Delirium*

QUATRO CARACTERÍSTICAS-CHAVE
- Distúrbio da atenção e da consciência.
- O distúrbio se desenvolve num período de tempo curto, constitui uma alteração relativa à atenção e à consciência basais e tende a flutuar em intensidade durante o dia.
- Há outros distúrbios da cognição, como na memória, desorientação, linguagem, capacidade visual e espacial ou percepção.
- Os distúrbios não são explicados de maneira melhor por outro transtorno neurocognitivo preexistente, estabelecido ou em evolução e não ocorrem no contexto de um coma.

Adaptado de American Psychiatric Association: Diagnostic and statistical manual of mental disorders, ed 5, Arlington, VA, EUA, 2013, American Psychiatric Association.

TABELA 94.1

Fatores Predisponentes e Precipitantes do *Delirium*

FATORES	NÍVEL DE EVIDÊNCIA
VARIÁVEIS PREDISPONENTES	
Idade	Forte
Sexo	Nenhuma evidência
Uso de álcool	Inconclusiva
Uso de nicotina	Inconclusiva
Demência	Forte
Hipertensão	Forte
Estado físico segundo a American Society of Anesthesiologists (ASA)*	Inconclusiva
Doença cardíaca	Inconclusiva
VARIÁVEIS PRECIPITANTES	
Coma	Forte
Episódio anterior de *delirium*	Forte
Cirurgia de emergência	Forte
Ventilação mecânica	Forte
Doença respiratória aguda	Inconclusiva
Função renal	Inconclusiva
Admissão clínica	Inconclusiva
Insuficiência de órgãos	Moderada
Traumas	Forte
MEDICAÇÕES	
Analgésicos/sedativos	Inconclusiva
Benzodiazepínicos	Inconclusiva
Opioides	Inconclusiva
OCORRÊNCIA REDUZIDA DE *DELIRIUM*	
Dexmedetomidina	Forte

*American Society of Anesthesiologists (ASA) Physical Status Classification System.
Adaptado de Zaal IJ, Devlin JW, Peelen LM, et al. A systematic review of risk factors for *delirium* in the ICU. Crit Care Med 43(1):40-47, 2015.

Fisiopatologia

Ao nível celular, o *delirium* é decorrente de uma alteração generalizada na atividade metabólica cerebral, com desregulação secundária da síntese e do metabolismo de neurotransmissores. É afetado tanto o córtex cerebral quanto as estruturas subcorticais, produzindo alterações na ativação, na vigilância, na atenção, no processamento de informações e no ciclo normal de sono-vigília.

Embora o processo fisiopatológico exato ainda não tenha sido bem esclarecido, múltiplos neurotransmissores foram identificados como responsáveis por causar a confusão mental. O estado confusional se associa frequentemente a uma perturbação da transmissão colinérgica central. A atividade anticolinérgica sérica está aumentada e níveis baixos de acetilcolina são vistos em idosos em estado confusional. Isso é mais acentuado em pacientes apresentando *delirium* secundário a drogas anticolinérgicas. Níveis de serotonina aumentados foram encontrados na encefalopatia hepática, na síndrome da serotonina, na sepse e na ingestão de drogas psicodélicas. Alguns dos distúrbios que ocorrem no estado confusional são deficiências de substratos de metabolismo oxidativo (por exemplo, glicose, oxigênio); distúrbios da passagem iônica por meio das membranas excitáveis; aumento nas citocinas; desequilíbrio da homeostase noradrenérgica, serotoninérgica, dopaminérgica e colinérgica normal; e, em alguns casos, síntese de falsos neurotransmissores.

Drogas e toxinas exógenas podem produzir *delirium* por meio de efeitos diretos no SNC. Embora o sistema límbico pareça ser particularmente vulnerável aos efeitos das drogas, os hemisférios cerebrais e o tronco cerebral também podem ser profundamente afetados. Antidepressivos tricíclicos podem causar *delirium* por meio de inibição colinérgica; drogas sedativo-hipnóticas deprimem a atividade no SNC, especialmente no sistema límbico, tálamo e hipotálamo. Os narcóticos afetam a atividade do SNC, principalmente pela interação com vários locais receptores de opiáceos. As drogas psicodélicas agem provavelmente como agonistas nos locais receptores de serotonina. A fenciclidina (PCP) inibe a receptação de dopamina, norepinefrina, serotonina e ácido α-aminobutírico e também pode agir como um falso neurotransmissor.

A hipertermia e a hipotermia podem causar *delirium* devido a alterações na razão metabólica cerebral. Na hipotermia, o metabolismo cerebral diminui de 6% a 7% para cada 1°C a menos na temperatura de 35 °C a 25 °C. Na hipertermia, o dano celular com desacoplamento de fosforilação oxidativa começa a ocorrer a temperaturas superiores a 42 °C. Pacientes sofrendo de insolação podem ter edema cerebral, alterações neuronais degenerativas (envolvendo especialmente as células de Purkinje do cerebelo) e petéquias nas paredes do terceiro e quarto ventrículos. Estados confusionais ocorrendo a temperaturas abaixo de 40 °C têm origem multifatorial e não são causados apenas por aumento da temperatura central.

O *delirium* causado por anormalidades metabólicas, como hiponatremia, hipernatremia, hiperosmolaridade, hipercapnia e transtornos hiperglicêmicos, está associado a uma variedade de distúrbios metabólicos a níveis neuronais e de astrócitos. Tais distúrbios podem incluir deficiências nos suprimentos de energia, alterações nos potenciais da membrana em repouso, alterações na morfologia celular e alterações no volume de água cerebral.

A maioria dos pacientes em *delirium* apresenta atividade metabólica cerebral reduzida. Essa redução no metabolismo cerebral se reflete numa diminuição na frequência de atividade elétrica de fundo ao eletroencefalograma (EEG). São exceções a hipertermia, a abstinência de sedativo-hipnóticos, o *delirium tremens* e certos estados induzidos por drogas, nos quais o metabolismo cerebral está normal ou aumentado.

Características Clínicas

O *delirium* é frequentemente a primeira manifestação de uma doença subjacente. A história natural do *delirium* de um paciente pode progredir de apatia a agitação acentuada no curso de algumas horas (Quadro 94.1). Sintomas prodrômicos inespecíficos, como ansiedade, inquietação e insônia, tipicamente emergem em horas a dias.

TABELA 94.2
Avaliações Comuns para Demência em Serviços de Emergência

TESTE	ITEM(NS)	APLICAÇÃO	ADMINISTRAÇÃO	TEMPO (MINUTOS)
Mini-Mental State Examination (MMSE)	30	Clínica, triagem	Entrevistador	5 a 10
Teste de desenho de relógio	1	Clínica, triagem	Paciente	3
Short Portable Mental Status Questionnaire (SPMSQ)	10	Triagem	Entrevistador	5
Cognitive Capacity Screening Examination (CCSE)	10	Clínica	Especialista	5 a 15

Adaptado de Woodford HJ, George J: Cognitive assessment in the elderly: a review of clinical methods. QJ Med 100:469-484, 2007; Wong CL, Holroyd-Leduc J, Simel DL, et al: Does this patient have *delirium*? Value of bedside instruments. JAMA 304(7):779-786, 2010.

Aspectos-chave das alterações cognitivas devem se mostrar evidentes durante um exame físico cuidadoso e a elaboração de uma história completa. O distúrbio de atenção é o aspecto central de um diagnóstico de *delirium*. O paciente se distrai facilmente e tem dificuldade em se manter focalizado num tópico em particular ou em interagir com uma única pessoa. A desorientação acompanha frequentemente a desatenção, mas não é uma característica invariável. O paciente geralmente está desorientado com relação ao tempo e ocasionalmente ao local; em casos extremos, pode também ser notada a desorientação com relação a pessoas. O *delirium*, porém, pode estar presente em um paciente que está completamente orientado com relação a pessoas, lugares e ao tempo. Um exame do estado mental que consista apenas de perguntas que avaliem a orientação não vai detectar a confusão mental nesses casos.

O paciente em *delirium* sempre tem algum grau de alteração de memória, estando o maior impacto na memória de curto prazo. Os processos de pensamento e a fala podem estar desorganizados. O distúrbio no ciclo de sono-vigília ocorre frequentemente no início da evolução do estado confusional. São comuns os distúrbios perceptivos, incluindo a percepção incorreta do meio ambiente em que se encontram, delírios malformados e alucinações. O paciente em *delirium* pode apresentar alucinações visuais, auditivas, táteis, gustativas ou olfativas. Além disso, o paciente em *delirium* tem capacidade reduzida de modulação de expressões emocionais finas e pode demonstrar extrema labilidade emocional.

O paciente com alterações cognitivas pode fornecer uma história não confiável. Informações valiosas podem ser frequentemente obtidas de familiares, amigos e pessoal de fora do hospital. Uma investigação específica deve ser feita sobre os problemas médicos atuais do paciente e a história médica pregressa, incluindo diabete, hipertensão, doença renal ou hepática, estados da imunidade e quaisquer problemas neurológicos ou psiquiátricos. Uma história detalhada de medicações, incluindo o uso de medicações prescritas ou vendidas sem receita, suplementos dietéticos e álcool ou outras substâncias, é essencial. Os informantes devem ser capazes de fornecer informações sobre o ambiente doméstico do paciente, frascos de comprimidos pertencentes ao paciente ou encontrados perto do paciente e a possibilidade de um trauma.

O exame físico deve começar por uma avaliação cuidadosa dos sinais vitais, incluindo oximetria de pulso e uma avaliação de dor. O paciente com *delirium* apresenta frequentemente, ao exame físico, anormalidades do sistema nervoso autônomo, incluindo aumento ou diminuição do pulso, da pressão arterial, da frequência respiratória e da temperatura. O exame também inclui avaliação da cabeça quanto a sinais de trauma e das pupilas quanto à simetria e ao reflexo à luz; exame fundoscópico quanto a hemorragias e papiledema; exame dos ouvidos quanto ao hemotímpano; avaliação do pescoço quanto à rigidez da nuca, ruídos e aumento da tireoide; avaliação do coração e dos pulmões; avaliação do abdome quanto a visceromegalias e ascite; e exame das extremidades quanto à cianose. A pele deve ser cuidadosamente examinada quanto a erupções cutâneas, petéquias, equimoses, hemorragias em lascas e rastros de agulha.

O exame neurológico inclui a avaliação dos nervos cranianos, da força motora, da sensibilidade, dos reflexos e da presença de movimentos anormais (p. ex., oftalmoplegia, tremor, asterixis, mioclonias). Uma constelação específica de achados neurológicos pode sugerir um diagnóstico específico. Um exemplo disso é a tríade clássica da encefalopatia de Wernicke: oftalmoplegia, ataxia e confusão mental. Os reflexos são avaliados quanto à simetria e à presença de hiperreflexia ou hiporreflexia. Achados que sugerem tipicamente um problema neurológico metabólico ou estrutural não são necessariamente específicos para essa categoria de transtorno. Por exemplo, o asterixis é uma marca registrada da encefalopatia metabólica, mas pode ser visto na doença cerebral focal. Da mesma forma, sinais neurológicos focais que tipicamente se associam a lesões estruturais do SNC também podem estar presentes em várias anormalidades metabólicas, como hipoglicemia, hiperglicemia, encefalopatia hepática, uremia e hipercalcemia.

O exame físico frequentemente não é útil na determinação da droga ou classe de drogas específica causando alterações cognitivas agudas. A única exceção a essa regra é a presença de uma "toxídrome", que é uma constelação de sinais e sintomas característicos de intoxicação por certas drogas ou classes de drogas (Cap. 139).

Embora um grande número de escalas de *delirium* seja encontrado na literatura, o Confusion Assessment Method (CAM) é um instrumento validado que tem sensibilidade de 93% a 100% e especificidade de 90% a 95%. Usar o CAM leva 5 minutos e ele é frequentemente usado em conjunto a outros testes (p. ex., Mini-Mental State Examination [MMSE] ou Richmond Agitation-Sedation Scale [RASS]) para fornecer uma avaliação basal composta da cognição em pacientes com evidências de sintomas de *delirium* e demência (Tabela 94.2).[4-7] O CAM tem quatro características-chave usadas na triagem da confusão mental: (1) início agudo e curso flutuante, (2) desatenção, (3) pensamento desorganizado e (4) nível de consciência alterado. Para um diagnóstico definitivo de *delirium* devem estar presentes as duas primeiras características e uma das últimas duas. Esse instrumento se mostrou valioso devido à sua fácil administração e alta confiabilidade entre observadores. Além disso, ele foi demonstrado como sendo mais sensível que a impressão clínica tão somente.

Diagnóstico Diferencial

As considerações no diagnóstico diferencial do *delirium* incluem demência e transtornos psiquiátricos. Demência, depressão, mania, paranoia e esquizofrenia podem todas se assemelhar ao *delirium*, mas podem ser distinguidas usando-se características históricas e clínicas, como início, evolução temporal, estado mental flutuante e desatenção (Tabela 94.3). Diferentemente do *delirium*, a demência e os transtornos psiquiátricos tendem a ser processos insidiosos que se desenvolvem durante meses a anos. Tipicamente, os sinais vitais dos pacientes se mostram normais. Além disso, as alterações cognitivas da demência apresentam pouca flutuação durante horas ou dias e ocorre predominantemente em idosos. Um ponto que vale a pena ser enfatizado é que os pacientes com demência têm probabilidade maior de desenvolver *delirium*.

Estudos Diagnósticos

Como o *delirium* é geralmente a manifestação de um transtorno subjacente, está indicada uma avaliação abrangente procurando etiologias estruturais, metabólicas e infecciosas (Tabela 94.4). Apesar dessas avaliações diagnósticas, não é conhecida a causa do *delirium* em até 16% dos pacientes. Um ânion gap elevado (> 15 mEq/L) pode indicar a presença de ânions não medidos, como cetoácidos em diabéticos ou a cetoacidose alcoólica; lactato em estados pós-ictal ou associados a hipotensão; sulfato na insuficiência renal; e toxinas exógenas, como etileno glicol, metanol e salicilatos.

Além de uma medida da oximetria de pulso para se avaliar quanto à hipoxemia, uma análise dos gases arteriais é obrigatória em pacientes em risco de insuficiência respiratória com hipercarbia. Um exame de urina de rotina e uma radiografia do tórax devem ser obtidos para se afastar uma infecção oculta, que é com frequência a causa da confusão mental em idosos.

Um eletrocardiograma e uma avaliação da troponina devem ser obtidos para se afastar uma síndrome coronária aguda silenciosa. Além disso, estudos laboratoriais adicionais fora do escopo da avaliação do PS podem ser apropriados nos casos em que a causa do *delirium* permanecer desconhecida. Esses estudos adicionais podem incluir estudos da função da tireoide, testes de vitamina B_{12} e de ácido fólico, *rapid plasma reagin* teste (RPR), medida de anticorpos antinucleares séricos, análise do porfobilinogênio urinário e testes para metais pesados.

Eventos adversos a medicamentos, incluindo interações medicamentosas, são responsáveis por 30% dos casos de *delirium*; eles podem ocorrer a doses e níveis terapêuticos. É recomendada uma revisão abrangente de todas as medicações e também são recomendados testes para níveis de todas as medicações quando disponíveis. Testes toxicológicos padrão são utilizados de forma excessiva como testes diagnósticos e têm utilidade limitada na avaliação da maioria dos pacientes com *delirium*.

A aquisição de neuroimagens por um exame tomográfico computadorizado da crânio (TC) deve ser realizada em pacientes com uma história de trauma (especialmente aqueles que estejam fazendo uso de medicações anticoagulantes), procedimentos neurocirúrgicos anteriores, imunodeficiência ou sinais neurológicos focais para se detectar lesões estruturais causando *delirium*. A aquisição de imagens adicionais ou uma punção lombar (PL) é necessária no caso de infartos precoces, pequenas lesões no tronco encefálico, meningite ou encefalite, lesões cranioencefálicas fechadas, trombose venosa sagital e pequenos hematomas subdurais isodensos que podem passar despercebidos num exame de TC. Além disso, uma pequena percentagem das hemorragias subaracnoides agudas não é detectada por exames de TC de crânio e precisam de PL para o diagnóstico.

O papel da aquisição de imagem por ressonância magnética (RMN) na avaliação do paciente em *delirium* não foi claramente estabelecido. A RMN é superior a TC na detecção de pequenas lesões intracerebrais e do tronco encefálico, pequenas contusões cerebrais, algumas encefalites e anormalidades da substância branca (p. ex., leucoencefalopatia). Os exames por RMN da perfusão são mais sensíveis na detecção de um evento vascular agudo.

A análise do líquor cefalorraquidiano (LCR) é uma parte essencial da avaliação de pacientes selecionados em *delirium*. Em pacientes com febre e disfunção cognitiva, mesmo sem meningismo, uma PL deve ser realizada para se descartar etiologias infecciosas, inflamatórias ou neoplásicas. Esse teste é particularmente importante em pacientes muito jovens, idosos e imunocomprometidos, que têm menor probabilidade de apresentar sinais clássicos de meningite.

TABELA 94.3
Comparação de *Delirium* e Demência

	DELIRIUM	DEMÊNCIA
Início	Agudo	Lento
Consciência	Rebaixada	Clara
Vigilância	Flutua	Normal
Orientação	Alterada	Alterada
Memória	Alterada	Alterada
Percepção	Alucinações	Intacta
Pensamento	Desorganizado	Vago
Linguagem	Lenta	Dificuldade em encontrar palavras

TABELA 94.4
Estudos Diagnósticos e Achados Clínicos no *Delirium*

ESTUDOS DIAGNÓSTICOS	EXEMPLOS DE ACHADOS CLÍNICOS
Sinais vitais	Hipoxemia, hipotensão/hipertensão, hipotermia/hipertermia, dor
Glicemia capilar	Hipoglicemia/hiperglicemia
Gases arteriais	Hipoxemia, hipercarbia, alcalose respiratória, acidose metabólica
Hemograma completo: hemoglobina, contagem de leucócitos com contagem diferencial, contagem de plaquetas, volume corpuscular médio	Anemia, infecções ocultas, púrpura trombocitopênica, anemia megaloblástica, hiperviscosidade por leucemia meiloide, policitemia
Eletrólitos séricos: glicose, sódio, cálcio, cloreto, bicarbonato, ureia sanguínea, creatinina, magnésio, fosfato, osmolalidade	Hipoglicemia/hiperglicemia, hiponatremia/hipernatremia, uremia, hipo-osmolar/hiperosmolar, acidose por hiato aniônico
Exame de urina de rotina: nitritos, leucócitos, cetonas	Infecções ocultas, acidose
Raio X de tórax	Infecções ocultas, pneumotórax
Níveis de drogas	Digoxina, lítio, quinidina, salicilatos, antiepilépticos
Outros testes: troponina, estudos da função hepática e da tireoide, amônia, TP, TTPA, INR, análises da vitamina B_{12} e do ácido fólico, teste da reagina plasmática rápida, medida de anticorpos antinucleares séricos, análise do porfobilinogênio urinário, avaliações quanto a metais pesados, avaliações toxicológicas do sangue e da urina, metanol, etileno glicol, monóxido de carbono, cianeto	Infarto do miocárdio, insuficiência hepática, hipotireoidismo/hipertireoidismo, transtornos hemorrágicos, anticoagulação excessiva, deficiência de vitamina B_{12} ou de folato, infecções ocultas, vasculites, porfiria aguda, toxinas
TC/RM do crânio	Acidentes vasculares cerebrais, lesões estruturais, lesões cranioencefálicas traumáticas
PL/análise do LCR	Meningites, encefalites, hemorragias subaracnoides
EEG	Status epilepticus não convulsivo, *delirium*

BUN, Ureia sanguínea; *CBC*, hemograma completo; *LCR*, líquido cefalorraquiano; *TC*, tomografia computadorizada; *EEG*, eletroencefalograma; *INR*, razão normalizada internacional; *PL*, punção lombar; *RM*, ressonância magnética; *TP*, tempo de protrombina; *TPT*, tempo parcial de tromboplastina.

Os pacientes com déficits neurológicos focais, estados imunocomprometidos ou evidências de aumento da pressão intracraniana devem ser submetidos à TC de crânio antes da PL e devem receber antibióticos antes da TC.

Embora raramente seja prática no contexto de PS, o EEG pode ser um instrumento diagnóstico na avaliação do status epilepticus não convulsivo e na determinação da presença de *delirium*. Anormalidades eletroencefalográficas simétricas difusas bilaterais são uma característica relativamente consistente do *delirium*. Na maioria dos casos, as alterações consistem em lentificação generalizada inespecífica da atividade de basal e podem ajudar a distinguir a confusão mental de outras anormalidades neurocomportamentais.

Tratamento

O *delirium* é uma emergência médica. A evolução final depende da causa, do estado de saúde geral do paciente e de um tratamento no momento oportuno. A presença de *delirium* hiperativo ou hipoativo tem alguma significância prognóstica. A forma hipoativa tende a ser mais comum em idosos e leva a um prognóstico geral pior, talvez por ser frequentemente não reconhecida. O reconhecimento e o tratamento imediatos de *delirium* em idosos é essencial porque se associa a um aumento no risco de institucionalização em longo prazo, desenvolvimento de demência e mortalidade geral aumentada.[8]

Os pacientes que apresentam *delirium* devem ser testados rapidamente quanto a causas prontamente reversíveis, como hipoglicemia, hipóxia e doses excessivas de narcóticos. A intoxicação aguda requer atenção pronta e o fornecimento de antídotos quando disponíveis.

Outras condições que exigem intervenção médica imediata incluem infecções. Pacientes com sinais de meningite aguda ou sepse devem receber rapidamente antibióticos, juntamente com uma reposição hídrica. Os antibióticos para meningites devem ser administrados em doses de acordo com a idade e os fatores predisponentes (Capítulo 99). Outras condições emergenciais que podem se manifestar inicialmente por *delirium* e que necessitam de intervenção imediata incluem a hipotermia grave, a hipertermia e condições vasculares do SNC, incluindo encefalopatia hipertensiva, hematomas epidurais ou subdurais agudos, hemorragias subaracnoides e acidentes vasculares cerebrais. Pacientes apresentando encefalopatia de Wernicke necessitam de tratamento imediato com 100 mg de tiamina intravenosa (IV), com ajuste de doses adicionais até a resolução da oftalmoplegia. A resistência à tiamina pode decorrer de uma hipomagnesemia, porque o magnésio é um cofator da tiamina transcetolase. A administração de glicose em pacientes com deficiência grave de tiamina pode precipitar uma encefalopatia de Wernicke. O tratamento específico do *delirium tremens* (e de outras síndromes de abstinência de álcool) envolve a substituição por uma droga de ação prolongada que apresente tolerância cruzada ao álcool. Os benzodiazepínicos são as drogas de escolha para a redução da agitação e de outros sintomas hiperativos no *delirium tremens* (Cap. 142).

Os deliriuns secundários à desidratação, à hiponatremia, à hipernatremia, à hipercalcemia e a patologias hepáticas ou renais remitem gradualmente em horas a dias à reposição hídrica e eletrolítica.

Os cuidados de apoio a todos os pacientes em *delirium* incluem idealmente um ambiente com iluminação adequada e redução a um mínimo da sobrecarga sensorial; o paciente deve ser colocado numa área que possa ser observada facilmente pela equipe e deve-se usar os gradis laterais da maca para evitar quedas. O uso de "auxílios para assentar" pode ser necessário para proporcionar uma supervisão contínua. O paciente deve ser protegido de autoagressões ou de agredir outros pacientes ou membros da equipe. Em casos de *delirium* hiperativo, o paciente pode necessitar de contenção física até que o controle farmacológico faça efeito. A contenção física deve ser considerada unicamente como uma ação contemporizante, porque pode aumentar a agitação e o risco de lesão ao paciente. Ela foi associada a lesões e até mesmo à morte por asfixia e não substitui o controle farmacológico.

As intervenções farmacológicas são o pilar de sustentação do tratamento comportamental enquanto está sendo abordada a condição clínica subjacente que causou o *delirium*. A droga sedativa inicial deve ter as seguintes características: toxicidade baixa com mínimos efeitos anticolinérgicos, meia vida curta, efeitos mínimos sobre os sistemas cardiovascular e respiratório e nenhum efeito sobre o limiar convulsivo. Antipsicóticos e benzodiazepínicos têm sido utilizados no controle da agitação aguda em pacientes com estado confusional indiferenciado. Os opioides não têm um papel no tratamento do *delirium*.

As medicações antipsicóticas empregadas no tratamento de estados confusionais incluem os antipsicóticos típicos, especialmente as butirofenonas, e as drogas antipsicóticas atípicas mais recentes. Embora não haja uma droga ideal, o antipsicótico típico haloperidol continua a ser recomendado como monoterapia no controle da agitação em estados confusionais agudos com base em uma extensa experiência clínica.[9] O uso das drogas antipsicóticas atípicas no *delirium* e na agitação aguda não foi bem caracterizado. As drogas antipsicóticas atípicas mais recentes (risperidona, olanzapina, ziprasidona, aripiprazol) podem ter eficácia igual ou maior e menos efeitos colaterais (especialmente acatisia e distonia) no tratamento da agitação aguda na população psiquiátrica.

Como droga primária no controle do *delirium* hiperativo, o haloperidol é uma droga potente bloqueadora da dopamina, com menos efeitos anticolinérgicos e mínimos efeitos hipotensivos. O principal efeito da droga agudamente é a tranquilização. A incidência de efeitos colaterais extrapiramidais em pacientes que recebem haloperidol IV para o tratamento do *delirium* com agitação é relativamente baixa. Estudos da administração aguda de haloperidol relataram uma incidência de efeitos colaterais extrapiramidais de 8% a 30%, com as acatisias sendo os efeitos mais comuns e a distonia aguda ocorrendo em menos de 10% dos pacientes.

O haloperidol pode prolongar o intervalo QT, de maneira mais acentuada quando administrado por via intravenosa, mas o efeito não é significativo clinicamente e não requer um eletrocardiograma pré-tratamento. Justifica-se a cautela ao uso dessa droga em pacientes que estejam tomando medicações que prolonguem o QT (p. ex., drogas antiarrítmicas classe 1A e classe III, alguns antibióticos, inibidores do sistema do citocromo P_{450}) e em pacientes que apresentam isquemia coronariana aguda, insuficiência cardíaca congestiva não compensada ou disfunção hepática. O efeito sobre o QT geralmente não é preocupante à administração intramuscular do haloperidol.

A dose de haloperidol deve variar de acordo com o nível de agitação, a idade e o peso do paciente e sua resposta ao tratamento. Em muitos pacientes, a administração intramuscular de 2,5 a 10 mg (ajustada de acordo com o peso e as comorbidades do paciente) é bem tolerada como dose inicial e os níveis podem ser ajustados conforme o necessário. Em idosos, recomenda-se uma dose inicial mais baixa, de 0,5 a 1,0 mg. Doses mais altas podem ser necessárias em pacientes mais jovens.

Os antipsicóticos atípicos podem ser usados agudamente no tratamento da agitação. Essas drogas já foram estudadas para uso em pacientes psicóticos e em pacientes com doença de Parkinson que apresentam quadro inicial de agitação aguda. O mecanismo de ação inclui o antagonismo de receptores α-adrenérgicos, serotoninérgicos, muscarínicos, dopaminérgicos e histamínicos. Essas drogas bloqueiam a recaptação de dopamina e de serotonina e as drogas mais recentes apresentam igualmente efeitos agonistas de dopamina (aripiprazol). Em comparação ao haloperidol, algumas dessas drogas atípicas (ziprasidona, risperidona, clozapina e olanzapina) foram demonstradas em séries de casos não randomizados como controlando a agitação de maneira igualmente eficaz, com menos sedação e menos efeitos colaterais extrapiramidais. Devido ao limitado efeito de antagonismo de dopamina, os antipsicóticos atípicos constituem as drogas preferenciais em pacientes que apresentam Parkinsonismo e agitação.

Os benzodiazepínicos também são considerados eficazes como monoterapia ou quando usados em combinação aos antipsicóticos típicos no tratamento de síndromes de agitação indiferenciada aguda, de intoxicação ou de abstinência.[10,11] O lorazepam, um benzodiazepínico de ação mais curta que apresenta conjugação glicurônica e depuração renal rápida é a droga preferida no tratamento de sintomas de abstinência. O diazepam deve ser evitado como droga para o tratamento do comportamento agitado em muitos pacientes em estado confusional, devido à sua meia-vida longa e ao risco de acúmulo da droga à administração repetida. O uso prolongado de benzodiazepínicos pode agravar o *delirium* e as quedas.

O tratamento do *delirium* foi identificado pela National Institutes of Health Task Force on Research in Emergency Medicine como uma área específica que necessita de pesquisas adicionais. Com base nas melhores evidências disponíveis, recomendamos a avaliação de triagem e o tratamento de causas prontamente reversíveis de *delirium* e o tratamento inicial não farmacológico, seguido de uma seleção de drogas farmacológicas efetuada com base na etiologia do estado confusional e nas comorbidade do paciente.[12] Nós recomendamos um benzodiazepínico ou um antipsicótico (típico ou atípico) utilizado como monoterapia. Pode-se usar como alternativa a combinação de um antipsicótico em dose baixa e um benzodiazepínico (haloperidol 5 mg IM mais lorazepam 2 mg, p. ex.). A abordagem combinada foi verificada como sendo superior a qualquer das classes isoladamente no tratamento de casos de agitação aguda indiferenciada e tem o benefício adicional de reduzir a um mínimo os efeitos adversos.[12]

Disposição

Os pacientes em *delirium* secundariamente à intoxicação aguda por droga podem receber alta do PS desde que o processo se reverta prontamente durante um período curto de observação e a droga não tenha uma toxicidade tardia potencialmente grave. Em muitos pacientes em *delirium* por processos metabólicos, infecciosos ou do SNC, a hospitalização é necessária para avaliação diagnóstica e tratamentos adicionais. O único problema metabólico prontamente reversível associado a um estado confusional que pode ser inteiramente controlado no PS é a hipoglicemia.

Para a maioria dos pacientes com *delirium*, mas sem doença médica subjacente, o resultado é a recuperação completa. Após um episódio de *delirium*, os pacientes mais jovens podem apresentar disfunção cognitiva leve, que pode durar de semanas a meses. Os idosos, por outro lado, frequentemente apresentam declínio persistente em seu nível basal de funcionamento, com perda de pelo menos uma atividade da vida diária, após estado confusional agudo. O *delirium* em adultos de idade mais avançada, hospitalizados e sem demência basal, associa-se a taxas de mortalidade mais elevadas em um ano, taxas mais altas de institucionalização e um risco maior de desenvolvimento de demência. Em adultos de idade mais avançada, um episódio de *delirium*, especialmente naqueles apresentando alterações cognitivas basais, pode ter consequências em longo prazo, apesar de um bom cuidado de apoio multidisciplinar.

DEMÊNCIA

Princípios

Introdução

A demência não é uma entidade mórbida única, mas, sim, uma síndrome clínica altamente variável, que se caracteriza por uma deterioração gradualmente progressiva da função cognitiva. O prognóstico depende da causa subjacente (Quadro 94.2). A demência é classificada como irreversível (degenerativa primária) ou como potencialmente reversível (secundária); ela é classificada, ainda, de acordo com o grau de alteração cognitiva. Uma demência leve indica alguma alteração das atividades laborativas e sociais; a capacidade de vida independente, porém, permanece intacta. Na demência moderada, a vida independente é um risco e há necessidade de algum grau de supervisão. Numa demência grave há a necessidade de uma supervisão continuada e com frequência de cuidados custodiais.

As demências degenerativas primárias incluem a doença de Alzheimer, a demência com corpos de Lewy, demências subcorticais envolvendo os gânglios da base e o tálamo (p. ex., paralisia supranuclear progressiva, coreia de Huntington, doença de Parkinson) e demências do tipo do lobo frontal, que incluem a doença de Pick. A demência com corpos de Lewy manifesta-se clinicamente por alucinações visuais bem formadas persistentes e por proeminentes movimentos extrapiramidais; foi verificada como sendo o terceiro tipo mais comum de demência. No envelhecimento avançado, a demência pode ter causas mistas com a coexistência frequente da doença de Alzheimer e da demência vascular. Uma percentagem menor das demências pode ser atribuída a causas diversas, tais como a encefalopatia anóxica, a degeneração hepatolenticular, tumores e infecções por vírus lentos.

As demências potencialmente reversíveis são causadas por reações adversas a drogas, endocrinopatias, anormalidades metabólicas, processos intracranianos e depressão. A manifestação clínica é um estado confusional agudo ou uma alteração cognitiva aguda ou gradualmente progressiva, que se reverte assim que a etiologia subjacente é abordada e resolvida. A demência induzida por drogas ocorre principalmente em idosos e pode ser causada por diversas drogas psicotrópicas, medicações anti-hipertensivas, anticonvulsivantes, anticolinérgicos e medicações diversas, como a L-dopa. A demência também pode ser causada por metais pesados e por outros compostos exógenos, como o monóxido de carbono, dissulfeto de carbono e tricloroetileno.

Endocrinopatias e anormalidades metabólicas que podem causar demências secundárias e potencialmente reversíveis incluem hipotireoidismo, hipertireoidismo, patologias da paratireoide, doença de Addison, doença de Cushing e o pan-hipopituitarismo.

QUADRO 94.2

Causas de Demência

DEMÊNCIAS DEGENERATIVAS PRIMÁRIAS
Doença de Alzheimer
Doença de corpos de Lewy
Doença do lobo frontal (doença de Pick)

DEMÊNCIAS SUBCORTICAIS
Doença de Parkinson
Doença de Huntington

DEMÊNCIA VASCULAR
Demência por múltiplos infartos

PROCESSOS INTRACRANIANOS
Lesões expansivas (tumores, hematoma subdural)
Hidrocefalia
Infecções do SNC (HIV-1, neurossífilis, meningites crônicas)
Traumas cranioencefálicos repetidos

ENDOCRINOPATIAS
Doenças de Addison e de Cushing
Patologias da tireoide e da paratireoide

DEFICIÊNCIAS NUTRICIONAIS
Tiamina
Niacina
Folato
Vitamina B_{12}

EXPOSIÇÕES TÓXICAS
Metais pesados
Monóxido de carbono
Dissulfeto de carbono

DROGAS
Psicotrópicos
Anti-hipertensivas
Anticonvulsivantes
Anticolinérgicos

DEPRESSÃO
Pseudodemência

SNC, Sistema nervoso central; *HIV-1*, vírus de imunodeficiência humana tipo 1.
Adaptado de American Psychiatric Association: Diagnostic and statistical manual of mental disorders, ed 5, Arlington, VA, EUA, 2013, American Psychiatric Association.

As anormalidades metabólicas, como as deficiências nutricionais que causam demências, incluem a deficiência de tiamina (síndrome de Wernicke), a deficiência de niacina (pelagra), a deficiência de vitamina B_{12} e a deficiência de folato.

Processos intracranianos, lesões expansivas e hidrocefalia também podem causar demência. Traumas intracranianos repetidos, incluindo aqueles por esportes de contato, podem produzir uma síndrome cerebral orgânica crônica sem evidências de hematomas ou de contusões significativas (demência pugilística). Os processos intracranianos que podem levar finalmente a uma síndrome cerebral orgânica crônica incluem infecções por vírus lentos, a infecção pelo vírus de imunodeficiência humana tipo 1 (HIV-1), meningites crônicas (tuberculosas ou fúngicas), abscessos cerebrais e neurossífilis. Além da infecção primária do SNC pelo HIV-1, a toxoplasmose, a meningite criptocócica, doenças malignas e infecções devidas a vírus herpes, citomegalovírus, vírus varicela zoster e papovavírus (leucoencefalopatia multifocal progressiva) podem causar alterações cognitivas progressivas no grupo de pacientes imunocomprometidos e precisam ser afastadas.

Há duas categorias de demência degenerativa primária que são coletivamente designadas como *demência* e que apresentam as mesmas alterações neuropatológicas: (1) a demência pré-senil, vista em pacientes mais jovens, e (2) a demência senil. A doença de Alzheimer constitui de 60% a 80% de todas as demências; a demência vascular (com ou sem doença de Alzheimer) é responsável por 20% dos casos e os 20% dos casos remanescentes podem ser atribuídos a mais de 50 causas conhecidas.

Em todo o mundo, aproximadamente 24,3 milhões de pessoas sofrem de demência e 4,6 milhões de casos novos são diagnosticados anualmente. A prevalência é de aproximadamente 1% à idade de 60 anos, mas dobra a cada cinco anos, até atingir de 30% a 50% por volta dos 85 anos. Em 2014 a prevalência estimada da demência de Alzheimer foi de cinco milhões para adultos nos Estados Unidos com idade de 65 anos ou mais, e foi projetada como aumentando para 16 milhões por volta do ano de 2050.[13] Estudos de alterações cognitivas baseados em PS relataram que até 70% dos adultos de idade mais avançada vistos com alterações cognitivas têm uma demência não diagnosticada. A demência é um forte fator de predição da mortalidade, que varia de acordo com a idade e o subtipo.

Os critérios do DSM-5 para o diagnóstico de demência são apresentados no Quadro 94.3. É preciso haver uma alteração cognitiva que interfira na independência em um de seis domínios: atenção complexa, função executiva, aprendizado e memória, linguagem, função perceptivo-motora ou cognição social.[1] Algumas características clínicas precisam ser enfatizadas. A alteração de memória deve envolver tanto a memória em curto prazo como aquela em longo prazo. A alteração cognitiva envolve comumente o pensamento abstrato, o juízo crítico e outras funções corticais superiores. A alteração cognitiva precisa interferir nas relações interpessoais, no trabalho e nas atividades sociais. Embora um declínio leve no funcionamento intelectual, caracterizado por incapacidade de aprender e de reter informações novas sem alteração das funções cotidianas, possa fazer parte do processo de envelhecimento normal, alterações intelectuais macroscopicamente evidentes da memória em curto e em longo prazo ou confusão mental não são normais. A alteração cognitiva leve é distinta da demência.

Os objetivos da avaliação em OS em casos de suspeita de demência são (1) reconhecer os sinais e sintomas de formas não diagnosticadas e potencialmente reversíveis de demência, (2) identificar prontamente as manifestações de doença aguda num paciente demenciado e (3) avaliar os achados clínicos em lugar da alteração cognitiva do paciente e facilitar uma alta segura e um acompanhamento imediato.

Fisiopatologia

A doença de Alzheimer é a demência mais bem conhecida e envolve várias alterações anatômicas, patológicas e neuroquímicas características. A alteração predominante é uma atrofia cortical mais proeminente nas regiões temporais e do hipocampo, causada pela perda progressiva de sinapses e de neurônios na substância cinzenta cerebral. Essa atrofia é geralmente seguida por uma perda de substância branca (atrofia subcortical). A doença de Alzheimer não tem um componente isquêmico. A perda celular ocorre efetivamente em associação ao processo de envelhecimento normal, porém não no grau observado na demência. Nem todos os pacientes portadores de demência apresentam uma atrofia cerebral macroscopicamente evidente.

As características histológicas típicas da doença de Alzheimer incluem o depósito extracelular de proteína β-amiloide e a presença de emaranhados neurofibrilares intracelulares que contribuem para a perda neuronal. O processamento anormal da proteína β-amiloide é possivelmente fundamental para a patogênese da doença de Alzheimer. Os emaranhados neurofibrilares são filamentos helicoidais pareados intraneuronais constituídos da proteína tau, a proteína estrutural envolvida na regeneração de neuritos, fosforilada de maneira anormal. As placas senis são lesões extracelulares constituídas de processos neuronais em degeneração e de proteína β-amiloide anormal. Essas placas se encontram amplamente disseminadas por todo o córtex cerebral e não se correlacionam à gravidade da demência. Outras alterações neuro-histopatológicas consistentes na doença de Alzheimer incluem a degeneração granulovascular, corpos de Hirano, o depósito de material β-amiloide nos pequenos vasos sanguíneos corticais e uma perda neuronal na área límbica.

Muitas anormalidades bioquímicas já foram descritas em pacientes com doença de Alzheimer. É característica uma diminuição do neurotransmissor acetilcolina. Os níveis da enzima colina acetiltransferase, que sintetiza acetilcolina no cérebro, podem estar reduzidos para 20% daqueles em indivíduos controle de idade equivalente.

Já foram reconhecidos vários fatores de risco para a doença de Alzheimer, incluindo idade avançada, história familiar, baixo nível educacional, hipercolesterolemia e traumas cranioencefálicos. O alelo da apolipoproteína E épsilon 4 no cromossomo 19 foi associado à doença de Alzheimer de início tardio, tanto familiar quanto esporádica. A apolipoproteína E é responsável pelo transporte do colesterol e dos fosfolípides necessários para o reparo de dendritos e de sinapses. Há algumas variantes alélicas, mas aqueles indivíduos homozigóticos ou heterozigóticos para a variante E4 têm risco aumentado de desenvolvimento e de expressão da doença. Anormalidades nos cromossomos 1 e 14 também foram associadas à doença de Alzheimer.

As demências frontotemporais têm prevalência menor que a da doença de Alzheimer e se caracterizam por atrofia frontal e temporal causada por morte celular. O achado histológico mais comum nas demências frontotemporais é a combinação de uma proeminente perda celular e gliose nas regiões frontais e temporais do córtex, o que é designado como *demência* carecendo de histologia típica.

Aproximadamente, de 15% a 20% das demências são causadas por múltiplas lesões vasculares do SNC; o déficit consequente a isso é designado como *demência por múltiplos infartos*. Esses infartos múltiplos envolvem tipicamente os hemisférios cerebrais e os gânglios da base. A demência por múltiplos infartos tem frequentemente uma idade de início mais precoce que a doença de Alzheimer e ocorre mais comumente em adultos do sexo masculino e em pacientes que apresentam fatores de risco para aterosclerose. Aproximadamente, 29% das demências são de variedade mista, com

---

QUADRO 94.3

Critérios Diagnósticos para Demência

A. Declínio cognitivo comparado a um nível anterior de desempenho em um ou mais domínios cognitivos: atenção complexa, função executiva, aprendizado e memória, linguagem, função perceptivo-motora ou cognição social.
B. O transtorno tem início insidioso e progressão gradual.
C. Os déficits não ocorrem exclusivamente durante a evolução de um *delirium*.
D. Os déficits cognitivos não são explicados de maneira melhor por outro transtorno mental, como uma depressão maior ou esquizofrenia.

Adaptado de American Psychiatric Association: Diagnostic and statistical manual of mental disorders, ed 5, Arlington, VA, EUA, 2013, American Psychiatric Association.

componentes tanto de doença vascular cerebral isquêmica como de doença de Alzheimer.

As condições inflamatórias do SNC causadas por vírus convencionais incluem a panencefalite esclerosante subaguda pela infecção por vírus do sarampo, a leucoencefalopatia multifocal progressiva por infecção pelo vírus John Cunningham (JC) (um papovavírus), a encefalite progressiva da rubéola e a infecção associada à doença por HIV. As infecções virais não convencionais incluem o kuru, a doença de Creutzfeldt-Jakob (DCJ) e a DCJ variante (que parece estar ligada à encefalopatia espongiforme bovina, o processo patológico na "doença da vaca louca") e se associam a alterações histopatológicas inflamatórias mínimas no SNC; essas doenças causam vacuolização fina do tecido nervoso e em consequência disso são designadas como *encefalopatias virais espongiformes subagudas*.

A infecção do SNC por vírus lentos pode causar uma demência progressiva que é irreversível. Nessas infecções, transcorrem meses a anos entre a infecção pelo vírus e o aparecimento da doença clínica. As infecções do SNC por vírus lentos são causadas tanto por vírus convencionais como por agentes semelhantes a vírus lentos, designados como *príons*. Um príon é uma partícula infecciosa proteinácea com a capacidade aparente de desencadear uma reação em cadeia que altera a forma de moléculas proteicas benignas a formas anormais, lentamente destrutivas. Os príons estão presentes na DCJ e na DCJ variante.

Uma das mais prevalentes infecções por vírus lentos que causam demência progressiva é a infecção pelo HIV-1. O HIV pode produzir um transtorno neurotrófico primário, além de causar o comprometimento imunológico que permite que outros vírus se repliquem e danifiquem o tecido nervoso. A demência por HIV ou complexo de síndrome de imunodeficiência adquirida (AIDS) e demência ocorre em aproximadamente um quarto dos pacientes portadores de AIDS. Ela é considerada como sendo causada pelo direcionamento do vírus HIV-1 a células microgliais e aos macrófagos, que podem produzir substâncias tóxicas, como o fator de necrose tumoral e as interleucinas. As alterações patológicas ocorrem predominantemente no hipocampo e nos gânglios da base e incluem atrofia, dilatação ventricular e fibrose.

Algumas das causas potencialmente reversíveis de demência se associam também a anormalidades neuropatológicas ou neuroquímicas. A hidrocefalia com pressão normal afeta geralmente pessoas mais jovens; 50% dos pacientes têm menos de 60 anos. Muitas das condições que causam hidrocefalia envolvem um defeito na captação do LCR pelas vilosidades aracnoides, o que ocasiona uma dilatação ventricular gradual.

O consumo crônico e intenso de álcool se associa à demência. A neurotoxicidade do etanol parece ser independente da deficiência de tiamina. O consumo crônico intenso de álcool causa atrofia cortical cerebral, mas não há uma síndrome demencial única relacionada com o álcool.

Características Clínicas

Familiares ou amigos geralmente levam o paciente ao PS devido a uma piora súbita no estado mental, a uma alteração nas atividades do paciente (recusa em se alimentar, p. ex.) ou a uma alteração na capacidade do prestador de cuidados em controlar o paciente. As manifestações clínicas iniciais podem variar de acordo com a causa da demência e o estágio de sua evolução. Muitos idosos com demência apresentam estado confusional superposto às manifestações iniciais.

Os sinais, os sintomas e a evolução das alterações cognitivas crônicas raramente são diagnosticáveis para que possibilitem a identificação da causa específica da demência. A doença de Alzheimer se inicia insidiosamente. Sinais ou sintomas de disfunção cognitiva podem estar presentes há anos antes de se fazer o diagnóstico. Os primeiros sinais e sintomas da doença de Alzheimer são vagos e inespecíficos; os pacientes manifestam sintomas de ansiedade, depressão, insônia, frustração e queixas somáticas, que são com frequência mais proeminentes que a perda de memória. Os pacientes negam frequentemente quaisquer déficits cognitivos e mudam o assunto da conversa para não admitirem sua crescente tendência a se esquecer das coisas. Muitas vezes, os médicos não percebem os sinais sutis de demência nessa fase da doença. Diversos testes da função cognitiva podem ser usados para melhorar a frequência de detecção de casos sutis, documentar uma alteração em seu nível de cognição ou auxiliar na determinação da competência (Tabela 94.2).

Em muitos casos, a depressão é a manifestação inicial da doença de Alzheimer e está presente em até 40% dos casos. No início da doença é afetada a memória de curto prazo, com o esquecimento de eventos recentes, tais como encontros e o nome de pessoas conhecidas recentemente. Os pacientes frequentemente repetem as perguntas. A alteração de memória pode fazer que eles se retraiam de situações sociais e de atividades recreativas. As tentativas de executar tarefas complexas podem produzir ansiedade e confusão. O paciente apresenta com frequência dificuldades nas relações interpessoais. O afeto pode estar superficial e lábil e eventos de menor importância podem produzir risos ou choro inadequados. A compensação dos déficits iniciais pode incluir uma disposição metódica excessiva e a esquiva de situações em que o defeito possa ser observado. Os pacientes, que nessa fase inicial são tratados com antidepressivos com propriedades anticolinérgicas, podem apresentar agravamento de seus sintomas. Drogas sedativo-hipnóticas prescritas para ansiedade também podem acelerar a disfunção cognitiva.

Com a progressão da demência, os déficits cognitivos se mostram mais óbvios e devem ficar ainda mais evidentes em exame do estado mental. Podem ser notados problemas de memória recente, alterações da memória remota, déficits de linguagem e dificuldades na fala espontânea. Numa doença de gravidade moderada, os pacientes podem ter dificuldade em nomear objetos (disnomia). Até 50% dos pacientes apresentam ideias delirantes, geralmente do tipo paranoide. As manifestações iniciais atípicas da doença de Alzheimer incluem afasia, agnosia visual, síndrome do lobo parietal direito, achados neurológicos focais, sinais extrapiramidais, distúrbios da marcha e perda de memória pura. No estágio final da demência, os pacientes apresentam alterações cognitivas acentuadas, apraxia e alterações de personalidade significativas. Eles se encontram frequentemente acamados e não conseguem executar as atividades da vida diária rotineiras.

Como a demência da doença de Pick afeta o lobo frontal e o temporal, os pacientes apresentam frequentemente sinais de liberação frontal, incluindo alterações comportamentais acentuadas de desinibição e inadequação social. Os transtornos degenerativos dos gânglios da base que têm a demência como uma característica proeminente são a coreia de Huntington, a doença de Parkinson e a doença de Wilson. Uma das várias características que distinguem as demências corticais das subcorticais é um transtorno de movimento proeminente, incluindo posturas anormais, ataxia, tremor e coreia, que tendem a ocorrer logo no início da doença. Outras características dessas demências incluem lentidão da fala, hipotonia e disartria, que podem evoluir para o mutismo.

Os pacientes portadores de demências vasculares têm deterioração progressiva por etapas na memória e na função cognitiva a cada lesão vascular cerebral. O quadro clínico inicial pode apresentar um de dois cenários. No cenário mais comum, o paciente apresenta vários acidentes vasculares cerebrais, que envolvem grandes volumes de estruturas corticais e subcorticais em ambos os hemisférios. O paciente apresenta, então, demência, juntamente com outras incapacidades neurológicas (p. ex., fraqueza focal, hiperreflexia, respostas plantares extensoras). Num segundo grupo de pacientes, as manifestações iniciais são mais sutis. Esses pacientes são caracteristicamente hipertensos e apresentam múltiplos infartos diminutos (lacunas), envolvendo estruturas subcorticais profundas. Pode não haver sinais neurológicos focais residuais, exceto por uma demência progressiva com retardo psicomotor. O tratamento anti-hipertensivo em idosos não reduz a incidência de demência.

As manifestações clínicas das infecções do SNC por vírus lentos são múltiplas. Na panencefalite esclerosante subaguda, após um início insidioso de deterioração mental sobrevém uma progressão rápida, que se associa a abalos mioclônicos, descoordenação e ataxia. Na leucoencefalopatia multifocal progressiva, os sinais e sintomas neurológicos refletem o envolvimento assimétrico difuso de ambos os hemisférios cerebrais. A DCJ esporádica, de etiologia não conhecida, tende a afetar pessoas mais idosas, com uma frequência de doença entre 50 a 70 anos de um caso por milhão de habitantes. Nesses pacientes é característica uma demência de evolução rápida associada a mioclonias. As características típicas do transtorno são deterioração mental, sinais neurológicos de múltiplos sistemas e alterações eletroencefalográficas típicas, que evoluem durante meses. A DCJ variante afeta pacientes mais jovens (média de idade de 24 anos), com características-chave que incluem sintomas afetivos iniciais, evoluindo para alterações cognitivas e distúrbios da marcha e levando, finalmente, a uma deterioração neurológica progressiva. O período de incubação parece estar na faixa de 10 a 15 anos e muitos pacientes morrem menos de 14 meses após o início clínico dos sintomas.

A tríade clássica de demência progressiva, ataxia e incontinência urinária ocorre em pacientes com hidrocefalia com pressão normal, que afeta tipicamente pacientes que são mais jovens que aqueles com demência degenerativa primária. Mais da metade dos casos relatados são em pessoas com idade inferior a 60 anos. A hidrocefalia secundária a um trauma cranioencefálico ou uma infecção anterior tem prognóstico mais favorável que aquele da hidrocefalia primária.

Em aproximadamente 20% dos casos reversíveis, a demência é secundária a uma massa tumoral intracraniana. Os pacientes podem apresentar sinais neurológicos focais ou não focais. De 10% a 15% das demências reversíveis são causadas por intoxicação por medicações ou por substâncias químicas, complicando com frequência uma história de uso acentuado de álcool. Os indivíduos idosos têm suscetibilidade aumentada às toxicidades devido à polifarmácia e às alterações do metabolismo relacionadas com a idade. O quadro clínico inicial de um paciente que apresenta demência relacionada a uma droga ou a uma toxina pode ser indistinguível daquele de um paciente com um processo degenerativo primário.

Além disso, a encefalopatia traumática crônica (ETC), causada por lesões cerebrais traumáticas leves repetidas e caracterizada por neurodegeneração progressiva e pelo depósito de tau hiperfosforilada (p-tau) como emaranhados neurofibrilares, pode se manifestar inicialmente por demência e alteração cognitiva.[14] Essa forma de encefalopatia ocorre de 8 a 10 anos após o trauma e evolui para demência, anormalidades da marcha e da fala e Parkinsonismo. A ETC pode ser confundida clinicamente com a doença de Alzheimer ou a demência frontotemporal.[14]

Diagnóstico Diferencial

Esquecimento da Senescência

O declínio cognitivo subagudo ou crônico pode ser causado por uma doença demencial ou pode ser uma das manifestações do esquecimento da senescência, dos estados confusionais ou da depressão. O esquecimento da senescência é uma realidade praticamente inevitável do envelhecimento. É comum um distúrbio leve tanto da memória em curto prazo quanto da em longo prazo. Em contraste com a demência, o distúrbio cognitivo no esquecimento da senescência não interfere no trabalho ou na atividade social costumeira.

Estados Confusionais

Em muitos casos, a distinção clínica entre o estado confusional e a demência é óbvia (Tabela 94.3). As características-chave distintivas são o início dos sintomas, a progressão dos sinais e sintomas, os distúrbios perceptivos, as anormalidades na avaliação dos sinais vitais e as flutuações no nível de consciência.[15] Todavia, a demência constitui um fator de risco de estados confusionais e é mais difícil se diferenciar um estado confusional quando superposto num paciente com demência.

Depressão

A depressão em adultos de idade mais avançada pode simular a demência. O diagnóstico da pseudodemência ou depressão mascarando-se como demência pode ser difícil e pode tornar necessárias intervenções terapêuticas para se confirmar o diagnóstico clínico. Complicando o problema, a depressão coexiste frequentemente com a demência; um estudo verificou que 40% dos pacientes com demência estavam deprimidos. Depressão, ansiedade e apatia são comuns nos pródromos e na evolução da doença de Alzheimer. Algumas características distintivas sugerem que o problema é de depressão e não de demência; o início das alterações cognitivas na pseudodemência pode ser frequentemente apontado com precisão e os sintomas geralmente têm duração curta antes de se procurar ajuda médica. A progressão dos sintomas é rápida e os familiares usualmente percebem a gravidade da disfunção. É comum uma história de doença psiquiátrica. Os pacientes portadores de pseudodemência habitualmente se queixam de disfunção cognitiva e enfatizam seus insucessos e suas incapacidades. A alteração afetiva é com frequência generalizada e o paciente faz pouco esforço para executar tarefas simples. A perda das habilidades sociais ocorre em geral logo ao início da evolução da doença e os pacientes comunicam uma forte sensação de angústia e de incapacidade de trabalhar. Em muitos casos é difícil avaliar o funcionamento intelectual na pseudodemência devido à falta de cooperação por parte do paciente ou a achados inconsistentes aos testes neuropsicométricos. A atenção e a concentração frequentemente estão intactas, mas os pacientes dão comumente respostas tais como "não sei" em testes de orientação, de concentração e de memória. As perdas de memória para eventos recentes e remotos são igualmente graves e a variabilidade na realização de tarefas com graus semelhantes de dificuldade pode ser acentuada. Tarefas de alta capacidade (p. ex., teste da memória retardada com distração) podem ser úteis para se identificar pacientes deprimidos.

Estratégias Diagnósticas

A avaliação de pacientes com suspeita de demência inclui história médica, psiquiátrica e de medicação focalizada, além de história colateral obtida de familiares e amigos. O exame físico deve incluir um exame neurológico detalhado e uma avaliação do estado mental. A demência frequentemente deixa de ser reconhecida em pacientes que se mostram lúcidos, sociáveis e cooperativos. Um teste de avaliação cognitiva validado pode ter papel-chave na identificação precoce da demência em pacientes que mantiveram a capacidade social e de conversação.

Avaliação Cognitiva

Um exame do estado mental deve ser realizado em todos os pacientes com suspeita de apresentar uma disfunção cognitiva. O teste do estado mental em pacientes demenciados pode revelar formas sutis de demência. A avaliação da orientação quanto a pessoas, ao espaço e ao tempo não é sensível o suficiente para estabelecer uma disfunção cognitiva. Uma avaliação cognitiva deve incluir tanto componentes psiquiátricos quanto neurológicos (Quadro 94.4).

Vários instrumentos padronizados para avaliação cognitiva foram aplicados com sucesso em sPSs. O teste do estado mental inclui a avaliação da orientação, da memória, da atenção e da concentração; alguns testes incorporam igualmente avaliações de tarefas construcionais, da discriminação espacial, da capacidade aritmética e da escrita. O funcionamento cognitivo pode ser avaliado rapidamente em aproximadamente sete a 10 minutos. A avaliação da memória requer o teste da capacidade do paciente em repetir séries curtas de

---

QUADRO 94.4

Elementos do Exame do Estado Mental na Avaliação de Demências

OBSERVADOS ROTINEIRAMENTE
Aparência, comportamento e atitude
Humor e afeto

TORNAM NECESSÁRIA A INVESTIGAÇÃO
Transtornos do pensamento: ideação suicida e homicida
Insight e juízo crítico: conhecimento a respeito da doença
Transtornos da percepção: alucinações e delírios
Consciência e inteligência: alterações cognitivas

palavras ou de números (evocação imediata), de aprender informações novas (memória em curto prazo) e de recuperar informações armazenadas anteriormente (memória em longo prazo). A apraxia construcional é avaliada fazendo-se o paciente executar tarefas, tais como desenhar figuras geométricas interligadas ou mostradores de relógio e ligar pontos. A disnomia (incapacidade de nomear objetos corretamente) e a disgrafia (alteração da capacidade de escrever) são dois dos indicadores mais sensíveis de um estado confusional superposto à demência. Praticamente, todos os pacientes em confusão mental aguda apresentam alterações da escrita, incluindo desorganização espacial, erros de ortografia e tremor. Em pacientes com avaliação positiva para estado confusional, portanto, não se pode utilizar os instrumentos padronizados para se avaliar a demência.

Nenhum dos testes cognitivos que podem ser administrados rapidamente junto ao leito do paciente é ideal. Há diversos testes da função cognitiva, alguns dos quais já foram testados em PSs (Tabela 94.2). O MMSE, desenvolvido por Folstein e colaboradores foi mais validado que qualquer outro teste e é com grande frequência recomendado como um instrumento para a avaliação de triagem rápida. Em pacientes hospitalizados, esse teste tem sensibilidade de 87% e especificidade de 82% na detecção da síndrome cerebral orgânica. O MMSE não mede a função executiva e é insensível na detecção dos sinais iniciais de alteração cognitiva leve (sem demência) e de uma demência inicial.

O MMSE consiste de uma série de perguntas que testam a orientação, o registro (memória), a atenção, o cálculo, a evocação e a linguagem, com a atribuição de escores numa escala de 30 pontos. O tempo de administração do teste pode ser reduzido para cinco minutos pela eliminação dos componentes de escrita e de desenho, com apenas uma redução modesta na sensibilidade. A seção de registro testa tanto a memória imediata como a em curto prazo; a seção de evocação avalia igualmente a memória em curto prazo. A capacidade de evocar dois ou mais objetos tem 81% de sensibilidade e 74% de especificidade na exclusão da síndrome cerebral orgânica. Pedir ao paciente para subtrair "setes em série" de 100 para trás avalia a atenção, a concentração e a capacidade aritmética. Esse teste é específico, porém não sensível, quanto à ausência de qualquer síndrome cerebral orgânica; até 40% das pessoas em não estado confusional e não demenciadas não conseguem realizar corretamente as tarefas desse teste, o que reflete limitações devido à capacidade de linguagem e à educação. Via de regra, os pacientes com alterações cognitivas leves apresentam um escore de 18 a 26 em 30 e aqueles com alterações graves apresentam um escore abaixo de 10.

Outro teste frequentemente empregado é o do desenho de um relógio. Nele, são atribuídos escores numa escala de 6 pontos de nenhum erro à ausência de uma representação razoável de um relógio. Pacientes com escore de 1 a 2 pontos estão sem alterações e aqueles com 3 a 6 pontos apresentam alterações cognitivas. Todos os testes da cognição junto ao leito têm limitações e podem deixar passar despercebidos graus leves de alteração. O nível de instrução e a inteligência geral do paciente podem afetar substancialmente o resultado final. Além disso, um teste junto ao leito individual reflete o funcionamento cognitivo do paciente apenas num momento no tempo.

A doença de Alzheimer é um diagnóstico clínico feito tipicamente com base na probabilidade; nenhum teste laboratorial disponível rotineiramente confirma a presença da doença (ainda que o exame de RM, exames funcionais que avaliam de maneira regional o fluxo sanguíneo ou o metabolismo de glicose, análises de biomarcadores específicos e a análise do LCR possam aumentar a probabilidade da presença da doença). O exame físico raramente auxilia na detecção de demências passíveis de tratamento, devido à considerável superposição clínica com as demências irreversíveis.

Testes Laboratoriais e Estudos de Aquisição de Imagens

Não se dispõe de dados que apoiem ou refutem claramente a solicitação de estudos laboratoriais "de rotina" para a avaliação da demência; no entanto alguns estudos são recomendados para se afastar causas tratáveis (Quadro 94.2). Em pacientes com suspeita de demência não diagnosticada em um PS indica-se uma avaliação laboratorial basal, incluindo o hemograma completo, um painel metabólico abrangente e um exame de urina de rotina. Caso se suspeite clinicamente de uma neurossífilis, deve-se fazer um teste de absorção do anticorpo treponêmico fluorescente sérico, além de um teste VDRL (Venereal Disease Research Laboratory), porque a análise sérica do VDRL pode dar resultados negativos em pacientes com sífilis terciária. A avaliação radiológica deve incluir um exame TC de crânio não contrastado. O TC é utilizado para se diagnosticar hidrocefalia ou lesões expansivas, ou para se afastar a presença dessas condições, e os achados no TC podem apoiar uma etiologia vascular para a demência.

Os pacientes necessitam de testes laboratoriais adicionais à avaliação de seguimento; esses testes podem incluir a determinação dos níveis séricos de vitamina B_{12} e de folato, estudos de função da tireoide, velocidade de hemossedimentação, análise de anticorpos antinucleares fluorescentes, medida dos níveis urinários de corticosteroides e, caso indicadas pela história, avaliações urinárias quanto a drogas e a metais pesados. Pacientes selecionados devem ser submetidos a uma PL com análise do LCR, da RM, do exame tomográfico por emissão de pósitrons, de eletroencefalografia (na DCJ podem ser características eletroencefalográficas a lentificação característica e os complexos periódicos), testes neuropsicológicos e testes de potenciais evocados visuais, potenciais evocados auditivos do tronco encefálico e potenciais evocados somatossensoriais.

O EEG raramente ajuda no estabelecimento do diagnóstico de demência senil. Um achado na RM de atrofia temporal medial sugere a doença de Alzheimer, mas não é específico nem sensível para o diagnóstico desse transtorno. A aquisição de neuroimagens por RM ou TC é controvertida, mas é indicada em pacientes com alterações cognitivas de início agudo ou em deterioração rápida, para se identificar uma demência rapidamente progressiva e acidentes vasculares cerebrais.

Resumo

A avaliação diagnóstica de pacientes com suspeita de demência inclui uma anamnese, história psiquiátrica e de medicação focalizada, um detalhado exame neurológico e psiquiátrico, com avaliação do estado mental e da cognição, seguida de uma avaliação laboratorial basal, incluindo um hemograma completo, um painel metabólico abrangente e um exame de urina, e uma TC de crânio não contrastada. A avaliação adicional deve ser guiada pela história e o exame físico.

A avaliação cognitiva e do estado mental pode ser realizada por meio de alguns instrumentos padronizados que já foram aplicados com sucesso em PS. O teste inicial do estado mental pela CAM pode identificar formas sutis de estado confusional. A CAM tem quatro características-chave utilizadas na avaliação quanto a um estado confusional: (1) início agudo e evolução flutuante, (2) desatenção, (3) pensamento desorganizado e (4) alteração do nível de consciência. Para um diagnóstico definitivo de estado confusional precisam estar presentes as duas primeiras características e uma das duas últimas. Se o paciente for CAM negativo, testes adicionais da cognição se justificam então para a identificação de uma demência. O MMSE é um teste de função cognitiva validado que consiste em uma curta série de perguntas que testam a orientação, o registro (memória), a atenção, o cálculo, a evocação e a linguagem. O teste do desenho de um relógio é um teste alternativo de alteração cognitiva, que pode ser útil no contexto de PS. Todos os testes do estado mental e da cognição podem ser afetados pelo nível de instrução e pela inteligência geral e refletem o funcionamento cognitivo de um paciente apenas num momento no tempo. Os pacientes identificados com alterações cognitivas num PS devem ser submetidos a testes neuropsiquiátricos adicionais e a um tratamento.

Tratamento

Demências reversíveis e condições que causem o agravamento de uma demência basal necessitam de diagnóstico precoce e tratamento imediato. A determinação das causas reversíveis de demência durante a avaliação num PS é ocasionalmente possível com base na história (incluindo a história de medicações), o exame físico e uma TC de crânio. Pacientes que apresentam alterações agudas no estado mental ou início relativamente rápido dos sintomas vão necessitar de hospitalização para uma avaliação abrangente. Pacientes que apresentam um declínio gradual recente na função cognitiva sem uma condição médica aguda subjacente podem ser submetidos à avaliação adicional numa base ambulatorial.

A farmacoterapia aprovada pela Food and Drug Administration (EDA) dos EUA para o tratamento da doença de Alzheimer leve a moderada inclui os inibidores da colinesterase donepezil (Aricept), rivastigmina (Exelon) e galantamina (Razadyne). Houve múltiplos ensaios clínicos em grande escala, randomizados e controlados com placebo, estabelecendo a eficácia na melhora das funções cognitivas e das atividades da vida diária em pacientes com demência leve a moderada. Essas drogas não são consideradas como modificadoras da doença e no momento atual são limitados os dados sobre o benefício dessas drogas além de dois a três anos (uma percentagem significativa dos pacientes suspende o uso das drogas devido a efeitos colaterais). O efeito colateral mais comum dessas drogas é constituído pelos efeitos colinérgicos, incluindo náuseas, vômitos e diarreia.

Em 2003, a Food and Drug Administration (FDA) aprovou a memantina (Namenda), uma droga modificadora da doença que ajuda a regular os efeitos excitatórios do glutamato pelo antagonismo ao receptor para N-metil-D-aspartato. Não ficou claro se essa droga altera o processo mórbido subjacente, mas estudos de duração curta mostraram melhoras na cognição em pacientes que apresentam doença de Alzheimer moderada e de moderada a grave. São conflitantes os estudos sobre a eficácia de outras drogas, como gingko biloba, vitamina E, drogas não esteroides e estatinas. Não é indicada a reposição estrogênica para melhoras cognitivas ou para manutenção em mulheres portadoras de doença de Alzheimer, e ela pode se mostrar prejudicial. Em última análise, a chave para se alterar a evolução da doença consiste em fazer cessar a perda neuronal. Em casos graves de demência, o objetivo do tratamento é o cuidado de apoio.

Atualmente, há muitas terapias em investigação para a modulação e o tratamento inicial da doença de Alzheimer. Essas terapias incluem antibióticos (dirigidos a organismos *Chlamydophila pneumoniae*), moduladores da secretase para os níveis séricos de β-amiloide, imunização para reduzir a carga de placas amiloides, queladores para promover a dissolução do material β-amiloide, medicações anti-inflamatórias não esteroides, suplementação por ácidos graxos ômega-3 e testosterona.

Crescem as evidências sugestivas de que algumas medidas não farmacológicas, incluindo métodos comportamentais e a evitação de desencadeantes ambientais, podem ser eficazes na redução da agitação e da ansiedade em pacientes com demência.[16] Ocasionalmente, as medicações se fazem necessárias para os sintomas comportamentais da demência. Os pacientes afetados tipicamente não melhoram com ansiolíticos. Os efeitos adversos contrabalançam as modestas vantagens na eficácia das drogas antipsicóticas no tratamento da psicose, da agressividade ou da agitação em muitos pacientes com doença de Alzheimer, e essas drogas devem ser evitadas sempre que possível. Entretanto, apesar da falta de consenso quanto às indicações para uso e às doses em pacientes demenciados de idade mais avançada, verificou-se que butirofenonas (como haloperidol, 0,5 a 5 mg IM) ou o antipsicótico atípico olanzapina (2,5 a 5 mg IM) são eficazes no controle da agitação aguda.

A clozapina pode ser eficaz no tratamento das psicoses associadas a demências tanto do tipo Alzheimer como do tipo Parkinson. Em abril de 2005, porém, a FDA emitiu um alerta em caixa preta no sentido de que o uso de antipsicóticos atípicos no tratamento de pacientes de idade mais avançada com psicoses relacionadas com a demência se associava a um risco aumentado de morte em comparação ao placebo, razão pela qual devem ser considerados os riscos e os benefícios do uso dessas drogas.

Não foi identificada uma opção de tratamento clara para a agitação e a psicose nos portadores de demência. Os antipsicóticos suscitam preocupação quanto ao prolongamento do QT, a sintomas extrapiramidais, à sedação, a efeitos anticolinérgicos e a interações medicamentosas; os benzodiazepínicos têm risco de quedas, confusão mental, alterações de memória e sedação excessiva. Qualquer que seja a intervenção empregada, é preciso usar a dose mais baixa possível e, em seguida, ajustá-la cuidadosamente até o efeito.

A agitação em pacientes com demência pode se dever ocasionalmente a uma depressão ou a uma dor não reconhecida. Pode-se justificar um tratamento de prova com inibidores seletivos da recaptação de serotonina (ISRS) (como citalopram, 20 mg por via oral) e o tratamento adequado da dor. A escolha do ISRS deve se basear no perfil de efeitos colaterais e nas interações medicamentosas. Os distúrbios de sono podem ser tratados com temazepam (7,5 mg oralmente), que é a droga de escolha. A meia-vida do temazepam é de oito a 10 horas para pacientes de todas as idades; a droga contorna o sistema de enzimas oxidativas hepáticas.

Disposição Final

Os pacientes com demência chegam a um PS devido a uma deterioração aguda, a alterações de comportamento ou a uma crise decorrente de estresse familiar. Uma observação breve, a hospitalização clínica ou psiquiátrica aguda, a estadia em um lar de idosos ou em alguma outra instituição (programa de cuidados de repouso) pode estabilizar o paciente e dar à família tempo para mobilizar recursos e retomar o regime de cuidado domiciliar. As assistentes sociais podem desempenhar um papel fundamental na tentativa de facilitar o tratamento continuado. Uma chave para o planejamento bem-sucedido da disposição final é o uso de instrumentos de avaliação para se avaliar o status cognitivo, funcional e psicossocial de pacientes com *delirium* e demência. É essencial prever e abordar as barreiras cognitivas ou funcionais à aderência ao plano de alta e ao plano de cuidados de transição.

CONCEITOS-CHAVE

- O *delirium* (estado confusional) é uma condição aguda que se caracteriza por uma alteração do nível de consciência, pensamento desorganizado e desatenção. Ele evolui por um período curto e os sintomas tendem a flutuar durante horas a dias.
- O *delirium* é causado comumente por medicações, por intoxicação por drogas ou abstinência a elas, infecções, distúrbios metabólicos, eventos cardiovasculares e do SNC e distúrbios do sistema nervoso autônomo.
- A demência é uma condição crônica que se caracteriza por alterações cognitivas. Ela tem início lento e natureza progressiva. Esse transtorno tem muitas causas, algumas das quais são reversíveis pelo tratamento. É essencial pesquisar etiologias subjacentes reversíveis que possam estar agravando uma alteração cognitiva.
- Pacientes portadores de demência ou de um transtorno psiquiátrico podem vir a apresentar um estado confusional superposto, muitas vezes tornando difícil a identificação da causa subjacente de seu comportamento anormal.
- O clínico deve usar de cautela ao atribuir distúrbios de comportamento a uma doença psiquiátrica na presença de sinais vitais anormais ou de uma alteração de consciência.
- Métodos não farmacológicos, incluindo métodos comportamentais e a evitação de desencadeantes ambientais, devem ser considerados no tratamento da agitação em pacientes com demência.
- Antipsicóticos e benzodiazepínicos são usados com cautela no controle da agitação aguda em casos de *delirium* e de demência. A escolha da droga é determinada pelo perfil de efeitos colaterais e pela etiologia do *delirium* ou da agitação aguda
- Antipsicóticos e benzodiazepínicos não foram aprovados para o tratamento em longo prazo dos sintomas comportamentais da demência.
- Os antipsicóticos podem causar prolongamento do intervalo QT e mortalidade aumentada, especialmente quando administrados por via intravenosa.
- Doses mais baixas das medicações podem ser apropriadas em adultos de idade mais avançada, para diminuir o risco de efeitos adversos e, ao mesmo tempo, tratar efetivamente a agitação aguda.

As referências para este capítulo podem ser encontradas on-line no website Expert Consult associado à obra.

CAPÍTULO 95
Brain and Cranial Nerve Disorders

Brian A. Stettler

Conteúdo disponível on-line em inglês.

CAPÍTULO 96
Spinal Cord Disorders

Andrew D. Perron | J. Stephen Huff

Conteúdo disponível on-line em inglês.

CAPÍTULO 97
Peripheral Nerve Disorders

David C. Snow | *E. Bradshaw Bunney*

Conteúdo disponível on-line em inglês.

CAPÍTULO 98
Neuromuscular Disorders

Peter Shearer

Conteúdo disponível on-line em inglês.

CAPÍTULO 99
Infecções do Sistema Nervoso Central

David M. Somand | William J. Meurer

PRINCÍPIOS

Introdução

A *meningite* é uma inflamação das membranas do cérebro ou da medula espinal, também chamada de *aracnoidite* ou *leptomeningite*. A *encefalite* denota a inflamação do próprio cérebro e a *mielite* designa a inflamação da medula espinal. Os termos *meningoencefalite* e *encefalomielite* descrevem processos inflamatórios mais difusos. Coleções de materiais infecciosos e purulentos podem se formar no sistema nervoso central (SNC) como abscessos. Os abscessos cerebrais podem ser intraparenquimatosos, em localizações epidurais ou subdurais, ou podem ser encontrados em localizações intramedulares ou epidurais espinais.

O espectro etiológico das infecções do SNC modificou consideravelmente em consequência do desenvolvimento, do uso de antibióticos e do surgimento epidêmico de doenças e condições que comprometem o sistema imune (vírus de imunodeficiência humana [HIV], p. ex.). Da mesma forma, foram desenvolvidos recursos diagnósticos que possibilitam a identificação precisa de patógenos, incluindo testes da reação em cadeia da polimerase (RCP) para ácidos nucleicos virais no líquido cefalorraquiano (LCR). O uso de vacinas pneumocócicas, meningocócicas e contra *Haemophilus influenza* tipo B (Hib) reduziram drasticamente a incidência da meningite. Infelizmente, apesar dos avanços, a morbidade e a mortalidade dessas doenças permanecem consideráveis.

Meningite Bacteriana

A inflamação meníngea pode ser causada por diversos processos mórbidos, mas predominam as etiologias infecciosas. São patógenos comuns de infecções do SNC: *Streptococcus pneumoniae, Neisseria meningitidis, Listeria monocytogenes* e *Haemophilus influenza*. Embora sua incidência tenha diminuído, *S. pneumoniae* continua a ser o patógeno predominante em pacientes adultos, seguido por *N. meningitidis* e *L. monocytogenes*.[1,2] *N. meningitidis* é o organismo predominante em adultos com idade inferior a 45 anos.

Cinco sorogrupos principais causam a maior parte das doenças meningocócicas em todo o mundo (A, B, C, Y e W-135). O sorogrupo A é responsável pela maioria dos casos em países em desenvolvimento. Uma vacina nova para o sorogrupo A pode vir a reduzir potencialmente o impacto da doença em quase meio bilhão de indivíduos em risco.[3] A distribuição dos sorogrupos de doença invasiva se modificou acentuadamente nos Estados Unidos, sendo, atualmente, os grupos B, C e Y os mais prevalentes. Curiosamente, a maior letalidade dos casos foi observada em surtos de *N. meningitidis* versus casos esporádicos, devido, possivelmente, à virulência aumentada das cepas relacionadas aos surtos.

A infecção meníngea também pode ocorrer em associação a uma fístula dural secundária a uma neurocirurgia ou a um neurotrauma. São patógenos comuns nessa população: *Streptococcus pneumoniae, Staphylococcus aureus, Pseudomonas aeruginosa* e bactérias coliformes.

A sequência patogenética na meningite bacteriana se inicia geralmente pela colonização da nasofaringe e invasão da mucosa. Os micro-organismos virulentos secretam proteases imunoglobulina A, induzem a perda de atividade ciliar das células mucosas e sobrevivem intracelularmente por evasão da via do complemento. As diversas propriedades capsulares de cada micro-organismo protegem as bactérias. Depois que as bactérias atravessam a barreira hematoencefálica e penetram no LCR, os mecanismos de defesa do hospedeiro no LCR se mostram frequentemente ineficazes, devido aos baixos níveis de complemento, de imunoglobulinas e da atividade de opsonização. Há, então, uma proliferação bacteriana, o que estimula a convergência de leucócitos para o LCR.

A inflamação das meninges e do espaço subaracnoide se associam à liberação de citocinas no LCR, principalmente o fator de necrose tumoral e as interleucinas 1 e 6. Essas citocinas desencadeiam uma cascata inflamatória que promove o aumento da permeabilidade da barreira hematoencefálica, vasculite cerebral, edema e aumento da pressão intracraniana (PIC). Uma redução subsequente no fluxo sanguíneo cerebral leva à hipóxia cerebral. O transporte de glicose para o LCR diminui concomitantemente ao aumento da utilização de glicose, ocasionando insuficiência metabólica celular.

A taxa de letalidade dos casos para a meningite pneumocócica tem melhorado e é inferior a 20%, com taxas de letalidade mais elevadas ocorrendo em pacientes com uma grave doença subjacente ou de idade avançada. O prognóstico está relacionado ao grau de alteração neurológica nas manifestações iniciais. Em geral, de 20% a 30% dos sobreviventes de uma meningite pneumocócica apresentam algum déficit neurológico residual. A taxa de letalidade dos casos de meningite por *Listeria* pode ser de até 40%.

Meningite Tuberculosa

A mortalidade por meningite tuberculosa na faixa etária adulta varia de 10% a 50% dos casos, sendo a incidência diretamente proporcional à idade do paciente e à duração dos sintomas antes das manifestações iniciais. Acidente vascular cerebral isquêmico focal pode ocorrer em decorrência da vasculite cerebral associada. Em casos de doença avançada, até 25% dos pacientes podem necessitar de algum procedimento neurocirúrgico devido à obstrução (derivação ventriculoperitoneal ou drenagem). Em muitos pacientes se evidencia algum déficit neurológico, mas sequelas graves duradouras entre os sobreviventes são raras.

Meningite Viral e Encefalite

A incidência real de meningite viral não é conhecida, porque muitos casos deixam de ser relatados. Observa-se nos meses de verão um aumento proeminente nos casos, o que é concomitante à predominância sazonal do grupo dos enterovírus e dos picornavírus. Os mesmos organismos responsáveis pela meningite viral também podem se associar à encefalite.[4] Um mecanismo comum de transmissão é por meio de insetos vetores; por exemplo, a infecção por arbovírus. Entretanto a doença clínica ocorre apenas em uma pequena percentagem das pessoas picadas pelos insetos. Considera-se que a encefalite herpética ocorre por transmissão neuronal direta de um local periférico via nervo craniano.

Os vírus penetram no hospedeiro humano pela pele (isto é, insetos vetores); pelo trato respiratório, gastrointestinal ou urogenital; ou pela transfusão de derivados sanguíneos ou transplante de órgãos infectados. Subsequentemente, ocorre a replicação viral fora do SNC, seguida, mais frequentemente, pela disseminação hematogênica ao SNC. Outras vias até o SNC incluem a transmissão retrógrada ao longo de axônios neuronais e a invasão direta do espaço subaracnoide após uma infecção da submucosa nasal

O desenvolvimento de uma infecção viral do SNC está ligado à virulência do vírus específico, ao nível de inoculação viral e ao estado imune do hospedeiro humano. O tropismo do vírus por tipos celulares específicos do SNC também influencia a natureza focal da doença e suas manifestações. Vírus específicos podem atacar de maneira preferencial neurônios corticais, límbicos ou espinais, células ependimárias ou oligodendrócitos. Um exemplo disso é o tropismo do vírus herpes simples (HSV) pelos lobos temporais e a ocorrência de crises do lobo temporal e alterações de comportamento nos pacientes afetados.

Com raras exceções, o prognóstico global quanto à recuperação completa da meningite viral é excelente. Complicações diversas relacionadas com os efeitos sistêmicos do vírus específico incluem orquite, parotidite, pancreatite e várias dermatoses. Todas essas complicações comumente regridem sem sequelas. Curiosamente, a meningite por HSV frequentemente se associa à ocorrência inicial do herpes genital e, ao contrário da encefalite por HSV, a evolução final é habitualmente favorável.

Nas encefalites virais, a evolução depende do agente infeccioso. A mortalidade da encefalite por HSV antes do uso de aciclovir era de 60% a 70%. O tratamento com aciclovir reduziu a mortalidade para aproximadamente 30%.[4] As complicações mais frequentes observadas nos sobreviventes incluem crises convulsivas, déficits motores e alterações cognitivas. As encefalites causadas pelos vírus da encefalite japonesa, vírus da encefalite equina do Leste e vírus da encefalite de St. Louis são graves, com mortalidade elevada e sequelas neurológicas praticamente universais entre os sobreviventes. O vírus West Nile produz encefalite em apenas 0,5% dos infectados, porém acarretou 120 mortes em 2003. O vírus da encefalite equina do Oeste e o vírus da encefalite da Califórnia causam infecções mais leves e raramente levam ao óbito. A incidência de complicações neurológicas é muito variável e parece depender tanto do hospedeiro como do agente infeccioso. A encefalite transmitida por carrapatos é endêmica em partes da Europa e é uma importante causa a ser considerada em moradores dessas regiões e em viajantes recentes a elas. Surgiram relatos recentes de encefalite por influenza A H1N1 em adultos, que apresentam uma semelhança notável com a "encefalite letárgica" relatada como complicação de doenças gripais na década de 1920.

A encefalomielite pós-infecciosa (EPI), apesar de não ser causada diretamente pela invasão do SNC pelo vírus do sarampo, apresenta complicações que devem ser consideradas. A EPI afeta predominantemente adolescentes, até um quarto dos pacientes evoluem para óbito e a maioria dos sobreviventes apresenta sequelas neurológicas graves e incapacidade permanente; esse processo parece ser mediado por uma resposta do sistema imune, que ataca a proteína mielínica básica. A paralisia flácida associada ao enterovírus D68 afetou algumas crianças, levando a déficits permanentes semelhantes aos da poliomielite.

Meningite por Fungos

A meningite por fungos se desenvolve provavelmente da mesma forma que a meningite bacteriana, porém tal mecanismo não foi completamente estudado. A exposição pulmonar seguida de disseminação hematogênica é o mecanismo patogênico inicial na maioria dos casos. Condições que afetam o sistema imune ou medicações imunossupressoras comprometem os mecanismos de defesa do hospedeiro, levando à infecção do SNC. A injeção iatrogênica de metilprednisolona contaminada foi responsável pelo maior surto de meningite por fungos nos Estados Unidos.[5]

As complicações comuns no SNC da meningite por fungos incluem abscessos, aumento da PIC, déficits neurológicos, crises convulsivas, invasões ósseas e coleções líquidas. A invasão direta do nervo óptico acarreta anormalidades oculares em até 40% dos pacientes que apresentam meningite criptocócica. A mortalidade é elevada, porém variável, e está relacionada com o diagnóstico precoce, com a doença subjacente e com os regimes terapêuticos.

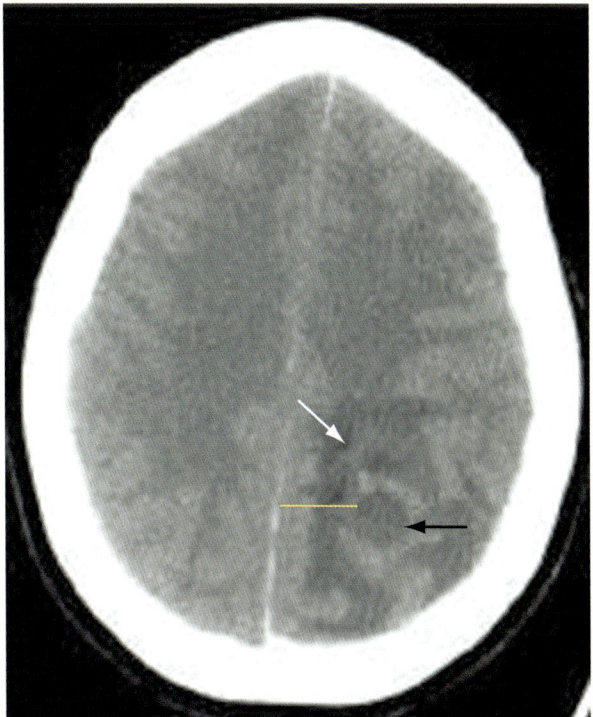

Fig. 99.1. Abscesso do sistema nervoso central (SNC). Tomografia computadorizada (TC) de um abscesso intraparenquimatoso (setas).

Abscessos do Sistema Nervoso Central

Os abscessos do SNC podem ocorrer em qualquer idade e época do ano. Eles se associam a infecções locais contíguas e sistêmicas, ao uso de drogas intravenosas (IV), a cirurgias neurológicas e a traumatismos cranianos. Os abscessos cerebrais secundários à otite média ocorrem mais frequentemente em populações pediátricas ou idosas. Cada vez mais os abscessos do SNC são vistos na população imunocomprometida, principalmente nos portadores do vírus HIV e em receptores de transplantes de medula óssea e de órgãos sólidos. Todavia a profilaxia antimicrobiana em pacientes imunossuprimidos e o tratamento mais agressivo de otites e sinusites diminuíram a incidência de abscessos do SNC.

Os abscessos cerebrais intraparenquimatosos, empiemas subdurais ou abscessos epidurais intracranianos ou espinais decorrem da inoculação de micro-organismos no SNC por disseminação contígua, a partir de uma infecção dos seios paranasais, do ouvido médio, dentária ou por embolia séptica de um sítio distante (p. ex., infecção pulmonar ou endocardite). A infecção primária pode ser identificada em 75% a 85% dos casos. Essas condições também podem ocorrer após cirurgia ou trauma craniano penetrante, especialmente quando fragmentos ósseos são retidos no tecido cerebral. Os abscessos otogênicos ocorrem mais comumente no lobo temporal em adultos e no cerebelo em crianças, enquanto que os abscessos sinogênicos ocorrem tipicamente em áreas frontais. Múltiplos abscessos cerebrais sugerem disseminação hematogênica de micro-organismos, frequentemente de origem pulmonar, porém também podem ocorrer lesões isoladas (Fig. 99.1).

A mortalidade dos abscessos cerebrais diminuiu drasticamente, de aproximadamente 50% para menos de 20%, devido a vários fatores, incluindo o diagnóstico precoce proporcionado pelo uso da tomografia computadorizada (TC) de crânio, a melhora da terapia antimicrobiana e as abordagens terapêuticas combinadas, incluindo cirurgia, aspiração e terapia clínica.

CARACTERÍSTICAS CLÍNICAS

Meningite

Inúmeros fatores relacionados com o hospedeiro foram apontados como responsáveis pela ocorrência de meningites, porém a doença

QUADRO 99.1

Fatores do Hospedeiro Predispondo a Meningites

Idade abaixo de cinco anos
Idade acima de 60 anos
Sexo masculino
Baixo nível socioeconômico
Aglomerações (p. ex., recrutas militares)
Esplenectomia
Doença falciforme
Raça afrodescendente
Alcoolismo e cirrose
Diabetes
Imunodeficiências
Colonização recente
Lesão dural (p. ex., traumático, cirúrgico, congênito)
Infecções contíguas (sinusite, p. ex.)
Contactante domiciliar com paciente de meningite
Talassemia maior
Uso abusivo de drogas intravenosas (IV)
Endocardite bacteriana
Derivação ventriculoperitoneal
Condições malignas

QUADRO 99.2

Complicações da Meningite Bacteriana

IMEDIATAS
Coma
Perda dos reflexos das vias aéreas
Convulsões
Edema cerebral
Colapso vasomotor
Coagulação intravascular disseminada (CID)
Parada respiratória
Desidratação
Derrame pericárdico
Morte
Outras

TARDIAS
Transtorno convulsivo
Paralisia focal
Derrame subdural
Hidrocefalia
Déficits intelectuais
Perda auditiva sensorineural
Ataxia
Cegueira
Hemorragia suprarrenal bilateral
Morte
Trombose venosa cerebral
Outras

também ocorre quando nenhum deles está presente (Quadro 99.1). O conjunto de sintomas que pode ocorrer classicamente em uma infecção aguda do SNC consiste em febre, cefaleia, fotofobia, rigidez de nuca, letargia, mal-estar, alteração da consciência, convulsões, vômitos e calafrios.[6] Infelizmente, também são comuns manifestações iniciais sutis, especialmente em pacientes imunossuprimidos e idosos, nos quais alteração do nível de consciência pode ser o único achado. Todavia, boas referências na literatura sugerem que a ausência de febre, rigidez de nuca e alteração do nível de consciência afasta a meningite em adultos imunocompetentes. Uma revisão sistemática de dados prospectivos em crianças verificou que os fatores clínicos úteis para aumentar a probabilidade de meningite bacteriana incluíam fontanelas abauladas, rigidez de nuca e convulsões em crianças fora da faixa etária típica de convulsões febris.[6] Não foi identificada uma combinação de fatores que confirme ou afaste a doença, o que é esperado, devido à diversidade de manifestações clínicas iniciais em crianças.[7]

O quadro clínico inicial da meningite por fungos pode ser obscuro até mesmo em adultos hígidos. Cefaleia, febre baixa, fadiga e perda de peso podem estar presentes, porém frequentemente em graus tão leve que o diagnóstico correto não é considerado inicialmente. Isso é igualmente válido para a meningite tuberculosa que, muitas vezes, tem uma evolução lenta e manifestações clínicas iniciais inespecíficas, consistindo de febre, perda de peso, sudorese noturna e mal-estar, com ou sem cefaleia, e sinais meníngeos.

Os achados de exame físico na meningite variam de acordo com o hospedeiro, os agentes etiológicos e a gravidade da doença. O sinal de Kernig (incapacidade de realizar extensão total do joelho quando o paciente está deitado em decúbito dorsal com o quadril flexionado em ângulo reto) e o sinal de Brudzinski (flexão involuntária dos quadris quando realizada manobra de flexão passiva do pescoço) estão presentes em aproximadamente 50% dos adultos. Ao se avaliar pacientes com suspeita de meningite, a sensibilidade do sinal de Kernig, do sinal de Brudzinski e da presença de rigidez da nuca são de 5%, 5% e 30%, respectivamente, sugerindo que esses achados no exame físico têm um valor diagnóstico limitado. Por outro lado, em crianças, as diretrizes de 2010 do *National Institute for Health and Clinical Excellence* verificaram que de 85% a 95% das crianças com meningite tinham febre, 66% tinham o sinal de Brudzinski, 53% tinham o sinal de Kernig ou rigidez da nuca e 83% tinham pelo menos um dos três achados objetivos.[8] Os reflexos tendinosos profundos podem estar aumentados e a oftalmoplegia pode estar presente, especialmente dos músculos retos laterais. A presença de papiledema, quando observada, ou de ausência de pulsatilidade venosa, são sinais sugestivos do aumento da PIC e deve-se aventar a hipótese de lesão estrutural. Além disso, pacientes em coma (Escala de Coma de Glasgow [GCS] < 9) não devem ser submetidos à punção lombar (PL) devido ao risco de herniação.

Os achados sistêmicos na meningite podem incluir um sítio infeccioso primário evidente, como sinusite, otite média, mastoidite, pneumonia ou infecção do trato urinário. Podem estar presentes diversas manifestações de endocardite. A artrite pode ser vista em associação a *N. meningitidis* e, ocasionalmente, a outras bactérias. Petéquias e hemorragias cutâneas são amplamente relatadas na meningococcemia, mas também ocorrem em infecções por Hib, organismos pneumocócicos, *L. monocytogenes* e echovírus, além da endocardite estafilocócica. Choque séptico ocorre frequentemente na doença meningocócica grave, mas também pode estar presente nos estágios avançados de qualquer meningite bacteriana. Em toda infecção sistêmica grave deve ser considerada a possibilidade de uma infecção concomitante do SNC.

As complicações imediatas e tardias da meningite bacteriana são apresentadas no Quadro 99.2. A incidência de hemorragia suprarrenal bilateral (síndrome de Waterhouse-Friderichsen) é muito mais alta na presença de menigococemia. A hidrocefalia pode estar presente em até 5% dos pacientes apresentando meningites adquiridas na comunidade e, quando isso está presente à admissão, a proporção de mortes ou de uma evolução final desfavorável se aproxima dos 50% a 70%.[9] Trombose venosa cerebral tardia pode ocorrer em pacientes que inicialmente apresentam uma recuperação completa da meningite pneumocócica, sugerindo vasculopatia imunológica.

Encefalite Viral

Os pacientes com encefalite também podem apresentar sintomas de irritação meníngea. Alterações do nível de consciência e delírio estão presentes em praticamente todos os pacientes. Febre, cefaleia, alterações de personalidade, confusão mental e desorientação também estão comumente presentes. Alucinações e alterações de comportamento podem preceder em vários dias as manifestações motoras, reflexas e outras manifestações neurológicas, ocasionalmente levando a um diagnóstico inicial de transtorno psiquiátrico. Como déficits neurológicos focais e crises convulsivas ocorrem muito mais comumente na encefalite que na meningite, exames de neuroimagens são indicados para avaliar a ocorrência de abscesso cerebral. Identificar o agente etiológico na encefalite é clinicamente difícil, porém a encefalite por HSV acarreta uma incidência mais elevada de disfasia e convulsões se comparadas às outras encefalites virais. Em alguns pacientes, o vírus *West Nile* produz uma mielite que afeta as células do corno anterior da medula espinal, acarretando uma paralisia flácida com consciência clara, semelhante aos achados da poliomielite ou da síndrome de Guillain-Barré. Um exame meticuloso da pele e das mucosas é importante para avaliar a presença de lesões herpéticas.

Abscessos do Sistema Nervoso Central

Crises convulsivas são as complicações mais comuns de um abscesso intracraniano, ocorrendo em 80% dos pacientes. São comuns outros achados neurológicos como déficits sensoriais ou motores focais e alterações do nível de consciência. As complicações de um abscesso espinal decorrem principalmente da compressão medular, incluindo paralisia, déficits motores e sensoriais e disfunções intestinal e vesical. Os pacientes com abscesso intracraniano podem ser indistinguíveis ao exame físico daqueles que apresentam meningite ou encefalite. Muitos pacientes com abscesso intraparenquimatoso têm evolução clínica subaguda, com os sintomas evoluindo por duas semanas ou mais. Rigidez da nuca e febre estão presentes em menos de 50% dos casos. Déficits neurológicos focais estão presentes com frequência; todavia o acesso mais fácil aos exames de imagens está propiciando diagnósticos mais precoces, antes que os déficits focais se manifestem.

De modo geral, os sintomas neurológicos associados a um abscesso cerebral estão relacionados com as áreas cerebrais afetadas. Uma deterioração neurológica abrupta pode ocorrer em consequência de uma herniação uncal ou da ruptura do abscesso no sistema ventricular. De maneira semelhante às manifestações iniciais subagudas dos tumores cerebrais, déficits motores discretos, alterações de memória ou convulsões localizadas são mais comuns que os déficits abruptos observados em acidentes vasculares cerebrais agudos.

Os pacientes com abscesso subdural ou epidural apresentam com frequência cefaleia, febre e déficits focais. Muitos pacientes com abscesso espinal tipicamente apresentam dores na coluna e outros sinais e sintomas de compressão medular.

DIAGNÓSTICO DIFERENCIAL

Os pacientes com meningite podem ter sinais e sintomas variando desde cefaleia leve com febre até um estado de coma e choque. Para facilitar a discussão do diagnóstico e do tratamento, a meningite pode ser dividida em três síndromes clínicas, com base na escala temporal: meningite aguda, meningite subaguda e meningite crônica.

A *meningite aguda* compreende pacientes com sinais e sintomas claros de meningite, que são avaliados menos de 24 horas após o início de seus sintomas e que deterioram rapidamente. Em muitos desses pacientes não há dúvida quanto ao diagnóstico de meningite e a conduta essencial é o início imediato da terapia antimicrobiana. Os patógenos mais frequentes nessa síndrome são S. pneumoniae e N. meningitidis. Embora já tenha sido relatado nesse contexto, H. influenzae não é comumente apontado como responsável na população adulta. Nesse cenário, diante de um quadro de início abrupto, os diagnósticos diferenciais mais importantes são a meningite viral, hemorragia subaracnoide aguda (HSA) e dissecção arterial craniocervical aguda.

A distinção entre meningites virais e bacterianas constitui um desafio e é descrita com mais detalhes na seção Testes Diagnósticos. O sangramento no espaço subaracnoide é bastante irritativo para as meninges e causa dores cervicais ao migrar pelo forame magno; ele pode ser diferenciado da meningite com o uso de imagens de tomografia computadorizada ou por uma punção lombar. Em geral, a HSA e a dissecção arterial não apresentam sinais e sintomas infecciosos associados, tais como pródromos ou febre.

Na síndrome da *meningite subaguda*, os sinais e sintomas que levam o paciente a procurar o serviço de saúde se desenvolvem durante um período de um a sete dias. Essa síndrome inclui praticamente todos os casos de meningite viral, juntamente com muitas das etiologias bacterianas, e algumas das fúngicas. O diagnóstico diferencial depende dos sinais e sintomas iniciais. Tumores cerebrais, toxicidades ou efeitos de drogas são considerações importantes. Por outro lado, deve-se ter cuidado para evitar diagnósticos precoces, especialmente em indivíduos idosos e imunossuprimidos; por exemplo, mesmo na presença de febre e alteração do nível de consciência, o quadro pode ser erroneamente atribuído a outra doença fora do SNC, como pneumonia ou infecção do trato urinário, e a rigidez da nuca pode ser erroneamente atribuída a uma doença degenerativa articular.

O diagnóstico diferencial de encefalites e abscessos cerebrais se dá no contexto da síndrome da meningite subaguda. O abscesso cerebral deve ser considerado, especialmente se a febre for baixa ou se houver achados neurológicos focais. Além disso, devem ser considerados outros diagnósticos, como: empiema subdural, tumor cerebral, HSA, hematoma subdural e hemorragia intracraniana traumática. O estado epilético não convulsivo deve ser considerado em pacientes que apresentam alterações do nível de consciência, especialmente se houver história de convulsões ou lesão cerebral estrutural conhecida.

O espectro da *meningite crônica* inclui as meningites virais e as meningites causadas pelo bacilo da tuberculose, sífilis e por fungos. Muitos pacientes desse grupo apresentaram sintomas por pelo menos uma semana antes das manifestações clínicas iniciais e têm, geralmente, uma evolução indolente prolongada, caracterizada por diagnósticos difíceis e variados e por múltiplas terapias. As causas da meningite asséptica definida de maneira simples, como todos os casos com culturas bacterianas do LCR negativas estão relacionadas no Quadro 99.3[22]

Deve-se suspeitar de um *abscesso epidural espinal* em pacientes com dores não traumáticas súbitas na região lombar. São particularmente preocupantes os pacientes com cirurgia e manipulação espinal, uso abusivo de drogas IV e em imunossupressão. Dissecação de aorta ou embolia pulmonar são dois diagnósticos diferenciais importantes, que devem ser considerados nesses pacientes. Outra preocupação é o hematoma epidural espinal, especialmente em pacientes em uso de anticoagulação. Algumas lesões altas, como as da coluna cervical, podem manifestar sintomas unicamente nos membros inferiores; também já foram relatados abscessos epidurais espinais na coluna torácica média imitando a síndrome da cauda equina.

TESTES DIAGNÓSTICOS

Testes Laboratoriais

Tal como ocorre em outras doenças infecciosas, o hemograma completo com contagem diferencial de células é um adjuvante inespecífico na avaliação diagnóstica de pacientes com suspeita de infecção do SNC. As contagens celulares periféricas frequentemente se apresentam normais mesmo na vigência de uma doença grave e podem até mesmo estar reduzidas, principalmente em indivíduos idosos ou imunossuprimidos. A contagem de leucócitos e o diferencial de células "normais" não devem dissuadir o médico de continuar investigando o diagnóstico de uma infecção do SNC. A procalcitonina está emergindo como um marcador sérico promissor de infecções bacterianas graves e pode ajudar a diferenciar entre etiologias bacterianas e virais de meningite e a monitorar a resposta terapêutica. Entretanto, o teste necessita de mais estudos antes de ser recomendado como marcador para excluir diagnósticos de meningite.[10,11]

Outros exames de sangue, como eletrólitos, glicemia, ureia e creatinina devem ser solicitados para facilitar a interpretação do nível de glicose do LCR e estabelecer a função renal e o balanço eletrolítico

QUADRO 99.3

Causas de Meningite Asséptica

CAUSAS INFECCIOSAS

Vírus
Enterovírus pólio, Coxsackie, echovírus
Grupo de vírus herpes
    Vírus herpes simples (HSV) tipos 1 e 2
    Vírus varicela zoster
    Citomegalovírus
    Vírus Epstein-Barr
    Vírus herpes humano 6 (HHV-6)
Vírus respiratórios
    Adenovírus
    Rinovírus
    Vírus influenza tipos A e B
Arbovírus
Vírus da caxumba
Coriomeningite linfocitária
Vírus de imunodeficiência humana (HIV)

Bactérias
Meningites parcialmente tratadas
Infecções parameníngeas
Endocardite
Mycoplasma pneumonia
Mycobacterium tuberculosis
Ehrlichiose
Borrelia burgdorferi
Treponema pallidum
Brucella
Leptospirose

Fungos
Cryptococcus neoformans
Histoplasma capsulatum
Coccidiodes immitis
Blastomyces dermatitides
Candida

Parasitas
Toxoplasma gondii
Neurocisticercose
Triquinose
Naegleria
Hartmannella
Bartonella henselae

Riquétsias
Febre maculosa das Montanhas Rochosas
Tifo

CAUSAS NÃO INFECCIOSAS

Pós-infecciosas/Pós-vacinais
Rubéola
Varicela
Varíola
Vacina para raiva
Vacina para coqueluche (pertussis)
Vacina para gripe (influenza)
Vaccinia
Vacina para febre amarela

Drogas
Drogas anti-inflamatórias não esteroides (AINEs)
Trimetoprim-sulfametoxazol, amoxicilina
Muromonab cD3 (OKT3)
Azatioprina
Imunoglobulina intravenosa (IV)
Isoniazida
Metotrexate intratecal
Citosina arabinósido intratecal
Alopurinol
Carbamazepina
Sulfasalazina

Doenças Sistêmicas
Doenças vasculares do colágeno
    Lúpus eritematoso sistêmico
    Granulomatose de Wegener
    Vasculites do sistema nervoso central (SNC)
    Artrite reumatoide
    Doença de Kawasaki
Sarcoidose
Câncer leptomeníngeo
Transtorno linfoproliferativo pós-transplante
Doença de Behçet
Síndrome de Vogt-Koyanagi

Transtornos Neoplásicos
Leucemia
Meningite carcinomatosa secundária a tumores primários ou secundários do cérebro

Inflamações de Estruturas Vizinhas
Abscessos cerebrais
Abscessos epidurais

Diversas
Aracnoidite
Enxaqueca
Infecções do trato urinário

De: Kumar R. Aseptic meningitis: diagnosis and management. Indian J Pediatr 72:57-63, 2005.

Duas ou três hemoculturas devem ser coletadas em todos os pacientes com suspeita de infecção do SNC, ainda que a terapia antimicrobiana já esteja sendo administrada. As hemoculturas podem auxiliar na identificação dos agentes etiológicos, especialmente no caso de pneumococos e, em menor escala, de meningococos. Embora não sejam de utilidade imediata no diagnóstico agudo da meningite, as hemoculturas podem ter uma importância clínica considerável posteriormente no tratamento da doença.

Aquisição de Neuroimagens

Tomografia computadorizada (TC) ou ressonância magnética (RM) de crânio é indicada na avaliação de todo e qualquer paciente com suspeita de infecção do SNC em que haja a possibilidade de um abscesso intracraniano, uma hemorragia intracraniana ou uma massa tumoral. Todavia a aquisição de neuroimagens não deve retardar a PL ou a terapia antimicrobiana. Mais de 50% das neuroimagens na meningite aguda não demonstram anormalidades específicas.

O exame de TC pode mostrar lesões hipodensas nos lobos temporais em pacientes com encefalite por HSV, porém o exame de RM revela essa anormalidade muito mais precocemente (Fig. 99.2). A TC ou a RM contrastada é útil no diagnóstico de abscessos do SNC (Fig. 99.3). O exame RM também é útil na avaliação de outras encefalites infecciosas e não infecciosas. A aquisição de imagens TC da coluna não é uma modalidade apropriada para afastar um abscesso epidural espinal. Nesses casos, a RM é o teste de escolha (Fig. 99.4). A TC com mielografia é uma alternativa potencial em pacientes que não podem ser submetidos a RM devido ao uso de marca-passo ou a outros implantes metálicos.

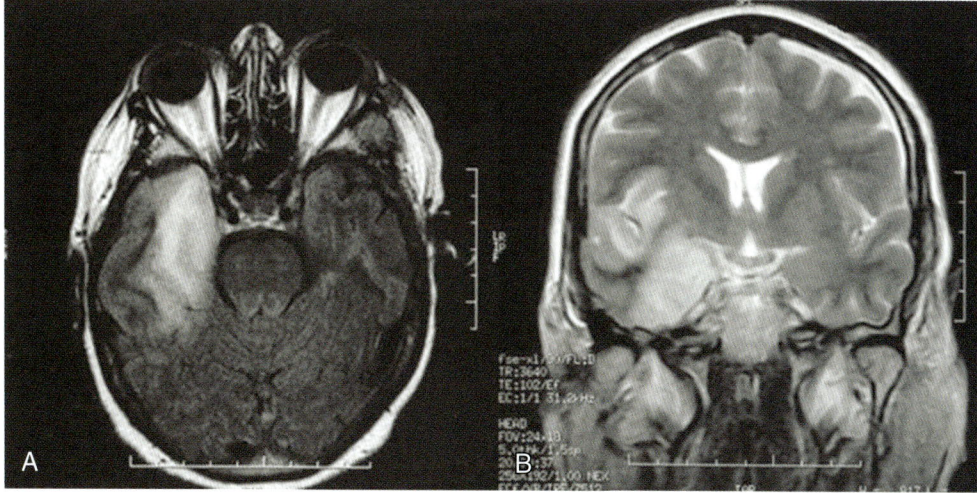

Fig. 99.2. RM ocasionando um diagnóstico provável de encefalite do lobo temporal. As imagens T1 ponderada axial e T2 ponderada coronal mostram uma lesão hiperintensa no lobo temporal direito e no córtex insular. A lesão evidencia o padrão típico da encefalite por vírus herpes. O estudo de imagem RM foi obtido 20 dias após a ressecção do meningioma paraselar. (De Alvarez de Eulate-Beramendi S, Santirso-Rodriguez D, Piña-Batista KM, et al. Encefalitis por vírus herpes simple 1 tras extirpación de meningioma. Neurologia 30:455-457, 2015, fig. 1)

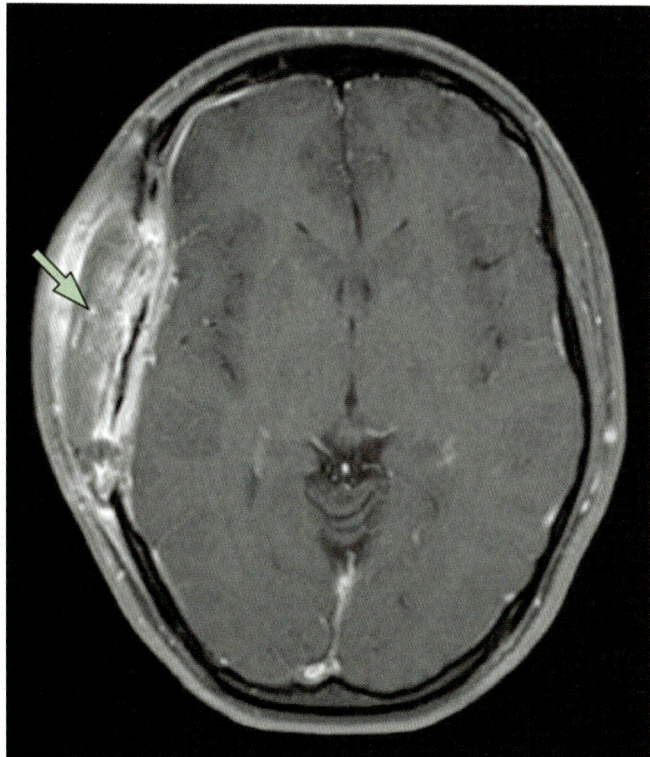

Fig. 99.3. Sequência RM T1 ponderada (contrastada) mostrando um abscesso epidural intracraniano pós-craniotomia. (De Pradilla G, Ardila GP, Hsu W, et al. Epidural abscesses of the CNS. Disponível em www.thelancet.com/neurology. Vol. 8, março 2009, fig. 1.)

Análise do Líquor Cefalorraquiano Espinal

A análise do LCR é indicada em toda suspeita de infecção do SNC, a não ser que o procedimento esteja contraindicado pela presença de infecção de pele, ou de partes moles no local de punção, ou pela possibilidade de herniação cerebral. Na maioria dos paciente com meningite que não apresentem achados neurológicos focais (incluindo a ausência de alterações do nível de consciência), a PL pode ser realizada com segurança sem aquisições prévias de neuroimagens. Como isso pode não ocorrer no caso de outras patologias cerebrais, em muitas circunstâncias nós recomendamos que seja realizada a TC de crânio antes da PL. Um algoritmo para o diagnóstico e a tomada de decisões terapêuticas são apresentados na Figura 99.5. Essas indicações devem ser analisadas cuidadosamente em relação à condição do paciente, à probabilidade de meningite e à disponibilidade do exame de TC ou RM. Em alguns casos, a PL pode ocasionar uma intensificação meníngea em uma RM subsequente. Nós recomendamos que se faça a PL depois da RM em casos de suspeita de encefalite viral na qual o tratamento já tenha sido iniciado.

Afirmava-se convencionalmente que na presença de um aumento da PIC, a PL pode ser prejudicial ou fatal para o paciente. Até 30% dos pacientes com meningite bacteriana vão apresentar herniação ainda que não tenham sido submetidos a uma PL, sugerindo que as herniações observadas em alguns estudos são consequentes ao processo mórbido subjacente e não ao teste. A presença de sinais neurológicos focais, papiledema, convulsões e rebaixamento do nível de consciência estão associados a um aumento das complicações da PL e por isso nossa recomendação é não realizar tal teste nesses pacientes.

O início imediato da terapia antimicrobiana não deve ser retardado em função da PL. As alternativas do algoritmo são: (1) PL imediata, seguida do início do tratamento antibiótico antes de se obter os resultados ou (2) início do tratamento antibiótico seguido do exame TC de crânio e depois da PL. Essa última opção de tratamento empírico com antibióticos é a rotina atualmente em muitas instituições, porém, em muitos casos, poderia ser considerada uma terceira opção: antibióticos sem PL mesmo com exame TC sem alterações.

A controvérsia que vem surgindo em razão à não realização da PL apesar da ausência de achados tomográficos baseia-se em algumas revisões e em alguns relatos de casos descrevendo herniações relacionadas temporalmente com a PL em pacientes com exame TC normal. A elevação da PIC pode não ser detectada de maneira fidedigna na TC. Sinais clínicos de aumento da PIC, alterações rápidas do nível de consciência e convulsões recentes foram identificados como fatores de risco predizendo a deterioração, apesar da TC normal. Os riscos de manter um tratamento empírico com antibióticos sem informações adicionais da análise do LCR parecem ser baixos, enquanto que a positividade de hemoculturas e outras técnicas diagnósticas, como a PCR, é relativamente alta. Em consequência disso, nossa recomendação é que não seja realizada a PL em pacientes que apresentem deterioração neurológica rápida, convulsões ou sinais de herniação.

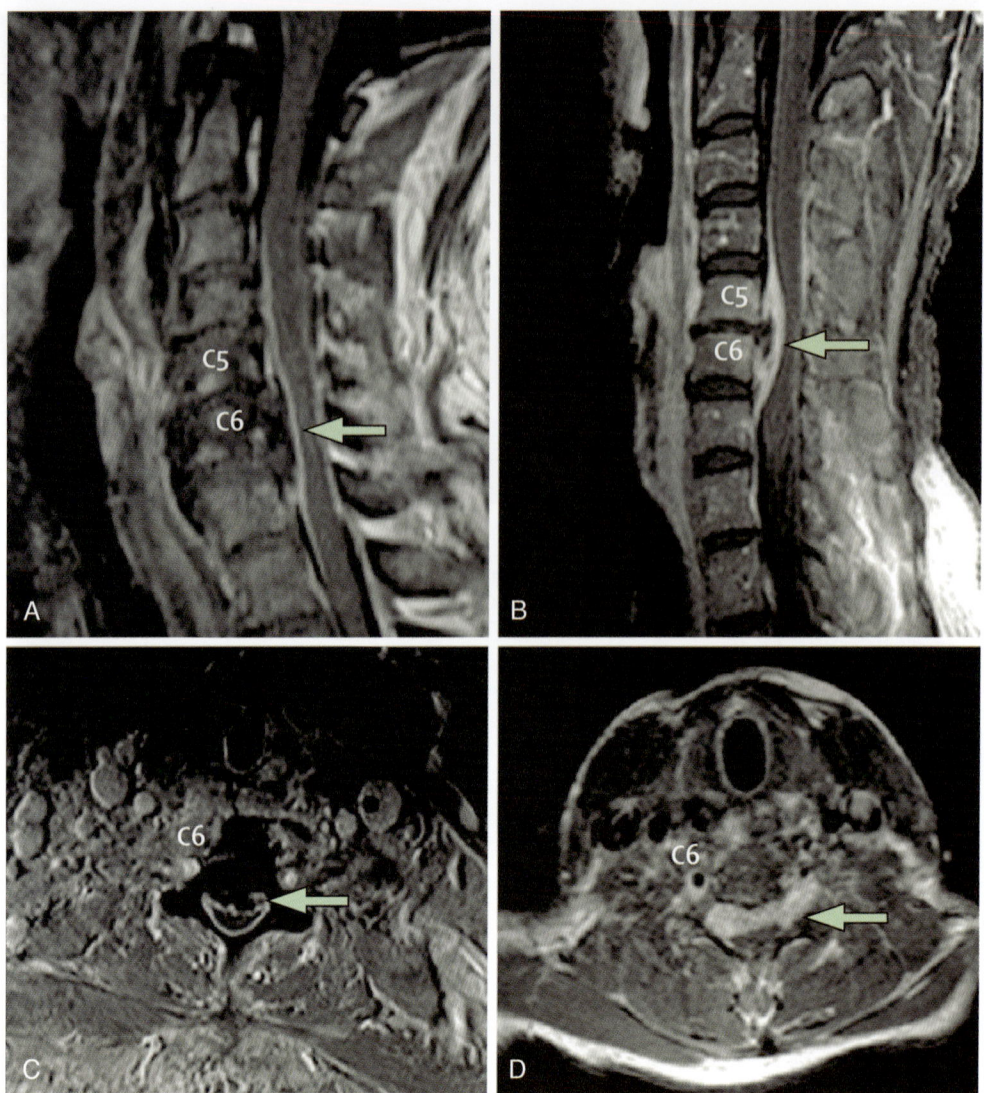

Fig. 99.4. RM da coluna cervical não contrastada (**A** e **B**) e contrastada (**C** e **D**) mostrando discite e osteomielite C5-C6 e um grande abscesso epidural espinal com compressão medular substancial. **A** e **C**, Cortes sagitais. **B** e **D**, Cortes transversais. (De Pradilla G, Ardila GP, Hsu W, et al. Epidural abscesses of the CNS. Disponível em: www.thelancet.com/neurology. Vol. 8, março 2009, fig. 1.)

Pressão de Abertura

A pressão de abertura normal do LCR nos adultos varia de 5 a 20 cm H_2O. Esse valor se aplica apenas para pacientes na posição de decúbito lateral e pode aumentar consideravelmente se o paciente estiver na posição sentada. A pressão frequentemente está elevada em quadros de meningites bacterianas, tuberculosas e fúngicas, e em vários processos não infecciosos. A pressão pode estar falsamente elevada se o paciente estiver tenso, for obeso ou apresentar contrações musculares acentuadas. A ultrassonografia pode auxiliar na identificação dos processos espinhosos, da linha média e dos espaços interespinhosos (Fig. 99.6). Nós recomendamos que seja realizada a marcação nos pacientes antes do procedimento, ao contrário da visualização direta recomendada durante outros procedimentos, como a passagem do cateter venoso central.

Coleta do Líquor Cefalorraquiano Espinal

Pelo menos três tubos estéreis contendo de 1 a 1,5 mL de LCR são obtidos e numerados em sequência. Um quarto tubo pode ser coletado caso sejam necessários outros estudos. O líquor é enviado ao laboratório para a análise imediata da opacidade, xantocromia, glicose, proteínas, contagem celular e diagnóstico diferencial, coloração pelo Gram, cultura bacteriana e testes de antígenos (Tabela 99.1). Em alguns casos, deve-se obter o estudo de antígenos criptocócicos (que está substituindo a coloração pela tinta da Índia anteriormente utilizada), coloração bacteriológica para bacilos acidófilos ou teste VDRL (*Venereal Disease Research Laboratory*). Caso apenas uma pequena quantidade de líquor seja obtida, os estudos mais importantes são a contagem celular com diagnóstico diferencial, a coloração pelo Gram e culturas bacterianas. Idealmente, as contagens celulares devem ser realizadas tanto no primeiro como no terceiro ou quarto tubos, para ajudar a diferenciar uma efetiva pleocitose do LCR de uma contaminação do material por uma PL traumática. O LCR é avaliado imediatamente quanto à opacidade ou turvação pela pessoa que executa a PL. O LCR normal é inteiramente límpido e incolor e é indistinguível da água, de modo que qualquer grau de turvação é patológico. A leucocitose é a causa mais comum de turvação do LCR; contagens acima de 200 células/mm^3 geralmente causam alterações clinicamente detectáveis na clareza do LCR.

Contagens Celulares do Líquor Cefalorraquiano Espinal

O LCR de um indivíduo adulto saudável contém no máximo 5 leucócitos/mm^3, com no máximo um granulócito (leucócito polimorfonuclear [PMN]); por esta razão, a presença de mais do que um PMN ou a contagem celular total de mais de 5 células/mm^3

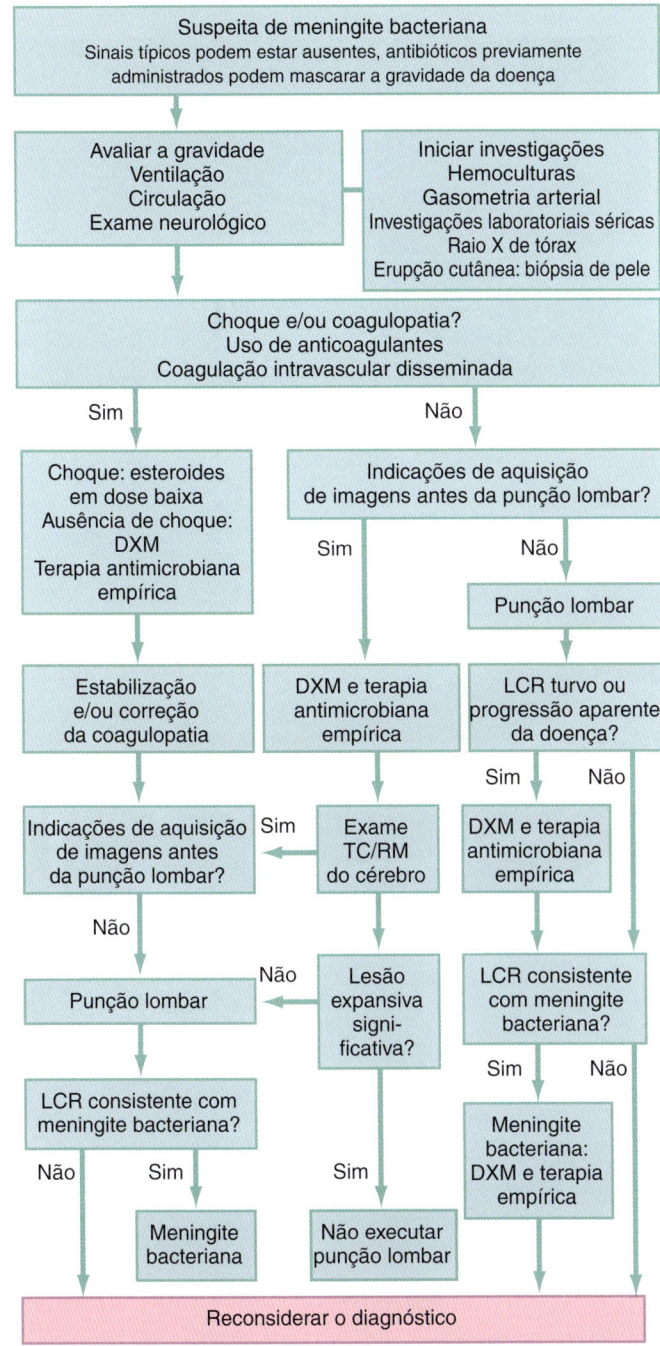

Fig. 99.5. Algoritmo para tomada de decisões diagnósticas e terapêuticas em casos de suspeita clínica de meningite bacteriana. *LCR*, Líquor cefalorraquiano. *TC*, tomografia computadorizada. *DXM*, dexametasona. *RM*, aquisição de imagens por ressonância magnética.

constitui uma evidência de infecção do SNC. Além disso, a presença de qualquer eosinófilo no LCR é anormal; ocasionalmente, podem ser vistos basófilos na ausência de doença. O pré-tratamento com algumas doses de antibióticos, embora diminua consideravelmente a positividade da coloração pelo Gram e das culturas, não deve afetar as contagens celulares do LCR na meningite.

As contagens celulares em geral estão acentuadamente elevadas na meningite bacteriana, superando, por vezes, 10.000 células/mm^3, e apresentam um desvio importante dos granulócitos. Habitualmente, as contagens superam 500 células/mm^3, com predomínio de leucócitos PMN. Entretanto a análise inicial do LCR apresenta linfocitose (contagem de linfócitos acima de 50%) em 6% a 13% dos casos de meningite bacteriana. Considerando-se somente os pacientes portadores de meningite bacteriana apresentando menos de 1.000 células/mm^3, de 24% a 32% deles têm predomínio de linfócitos. Além disso, a mesma população de pacientes com frequência apresenta apenas variações discretas dos níveis de glicose e de proteínas no LCR. Em casos bem-estabelecidos de meningite viral e de encefalite, as contagens ficam geralmente abaixo de 500 células/mm^3 e praticamente 100% das células são mononucleares. Casos com manifestações iniciais precoces (48 horas) podem apresentar aumento significativo de PMN no LCR e podem, portanto, ser indistinguíveis das manifestações iniciais na meningite bacteriana.

Assim também, diferenciais e contagens celulares normais não afastam a meningite bacteriana, ainda que sejam reconfortantes. Pacientes que apresentem forte suspeita clínica de meningite precisam ser hospitalizados, com reavaliações frequentes, nova PL e terapia antimicrobiana.

Abscessos cerebrais e infecções parameníngeas, como o empiema subdural ou abscesso epidural, geralmente apresentam contagens celulares no LCR e diagnósticos diferenciais semelhantes aos da meningite viral e da encefalite, mas o LCR também pode se mostrar normal.

Uma PL traumática é sugerida pela presença de coágulo nos tubos ou pelo clareamento do LCR, e a diminuição da contagem de eritrócitos do primeiro ao terceiro tubo. Na presença de uma PL traumática é possível estimar o grau efetivo de pleocitose linfocitária do LCR com o uso da seguinte fórmula:

$$\text{Leucócitos efetivos no LCR} = (\text{leucócitos medidos LCR}) \times \frac{(\text{eritrócitos LCR}) \times (\text{eritrócitos sanguíneos})}{\text{eritrócitos sanguíneos}}$$

Como alternativa, em casos em que as contagens celulares periféricas estão normais, o LCR de uma PL traumática deve conter, aproximadamente, um leucócito para cada 700 eritrócitos.

Coloração pelo Gram

A coloração pelo Gram corretamente realizada de uma amostra centrifugada de LCR identifica o agente etiológico em casos de meningite bacteriana em aproximadamente 80% das ocasiões. As características da coloração pelo Gram dos organismos frequentemente encontrados estão descritas na Tabela 99.2. A positividade desse teste diminui em 20% a 30% nos casos em que há tratamento anterior com antimicrobianos. A identificação errônea de organismos gram-positivos como gram-negativos ocorre também reconhecidamente em pacientes pré-tratados, porque os organismos com células danificadas se coram de maneira imprevisível.

Xantocromia

A *xantocromia* é a coloração amarelada do sobrenadante da amostra de LCR centrifugada. Ela é anormal e decorre da lise dos eritrócitos e da liberação dos produtos de decomposição, como a oxihemoglobina, bilirrubina e metemoglobina. Esse processo se inicia normalmente dentro de duas horas e os pigmentos podem persistir por até 30 dias; por essa razão, é essencial efetuar a análise imediata da amostra de LCR. Os pigmentos sanguíneos podem causar xantocromia caso uma punção traumática tenha introduzido plasma suficiente para elevar o nível de proteínas do LCR para 150 mg/dL ou mais. Se o nível de proteínas do LCR estiver abaixo de 150 mg/dL, porém, e não houver hipercarotenemia sistêmica, a xantocromia de uma amostra centrifugada de LCR indica a ocorrência de uma HSA.

Glicose

Habitualmente, o valor normal de glicose no líquor é entre 50 e 80 mg/dL quando a glicose sérica está normal. Normalmente, a glicose do LCR apresenta uma razão de 0,6:1 para a glicose sérica, exceto na presença de uma hiperglicemia sistêmica acentuada, caso em que a razão se aproxima dos 0,4:1. Em consequência disso, uma

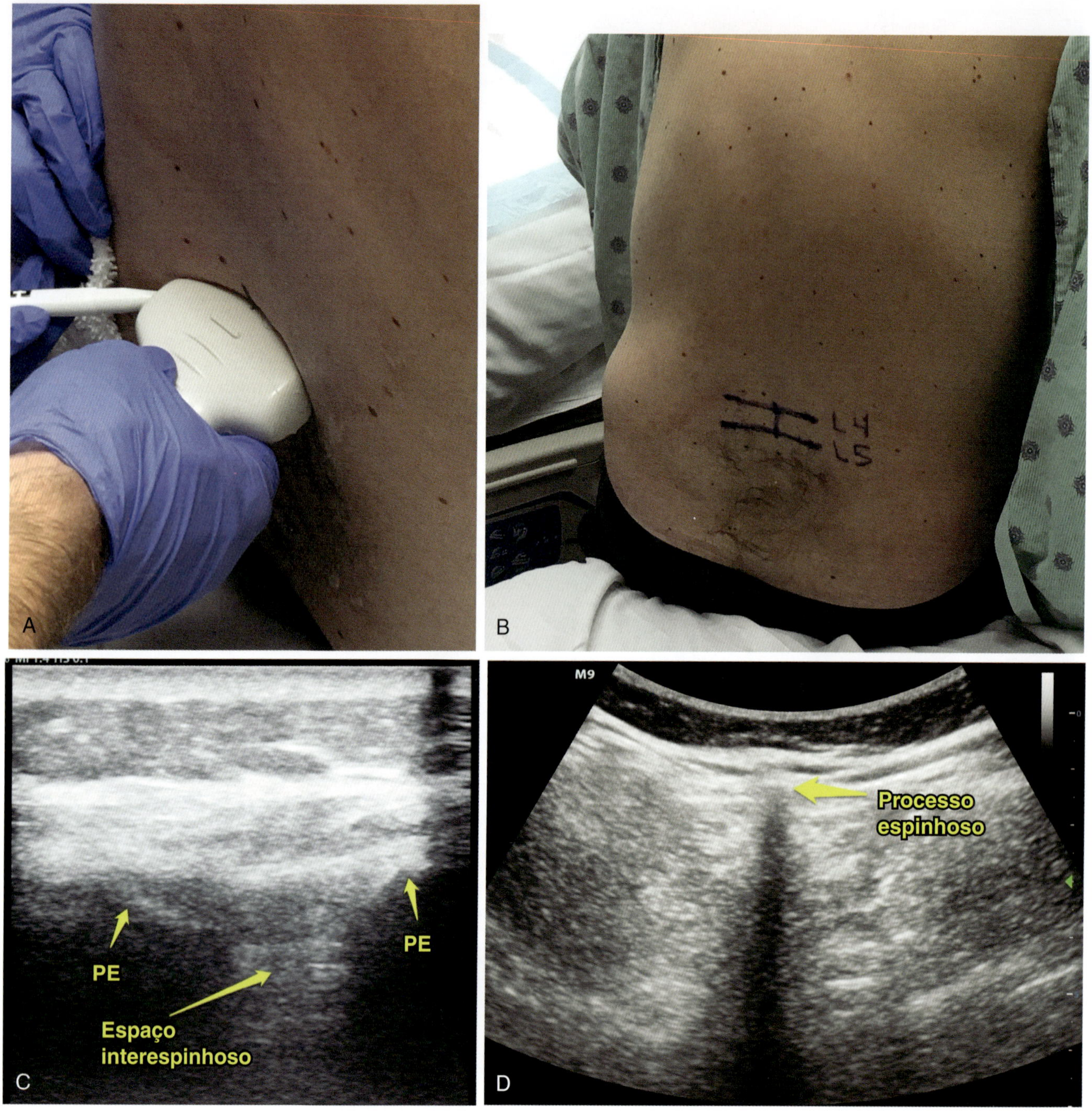

Fig. 99.6. Orientação ultrassonográfica para a punção lombar (*PL*). **A,** Antes de preparar a área, marca-se a localização das vértebras L4 e L5 utilizando um transdutor curvilíneo no eixo curto. **B,** As marcações devem indicar os níveis e a parte média dos processos espinhosos. **C,** No eixo longo é possível identificar a localização dos processos espinhosos (*PE*) na linha média, juntamente com o espaço interespinhoso. **D,** No eixo curto, procede à identificação da linha média do processo espinhoso.

razão de glicose liquórica para sérica abaixo de 0,5 em indivíduos normoglicêmicos ou de 0,3 em indivíduos hiperglicêmicos é anormal e pode indicar alterações nos mecanismos de transporte de glicose e o consumo aumentado de glicose no SNC, que são sugestivos de meningites piogênicas. Diminuições pequenas no nível de glicose do LCR podem ocorrer em determinados processos virais e parameníngeos. Todavia meningites bacterianas ou fúngicas devem ser presumidas como sendo a causa da glicose baixa no LCR, designada como *hipoglicorraquia*, até que cada uma delas seja claramente afastada. Se o nível sérico de glicose for aumentado rapidamente (após a administração de glicose a 50%, por exemplo), o equilíbrio no LCR pode demorar até quatro horas para ser estabelecido e por isso a interpretação das razões de glicose liquórica para a sérica pode não ser confiável.

Proteínas

O nível normal de proteínas no LCR em adultos varia de 15 a 45 mg/dL. Um nível elevado de proteínas no LCR, geralmente acima de 150 mg/dL, ocorre comumente em meningites bacterianas agudas. Nos casos de PL traumática, as proteínas do LCR podem ser corrigidas quanto à presença de sangue, subtraindo-se 1 mg/dL de proteínas para cada 1.000 eritrócitos. Concentrações elevadas de proteínas no LCR podem ocorrer em qualquer causa de meningite, HSA, vasculites do SNC, sífilis, encefalite viral, neoplasias e síndromes desmielinizantes. Níveis de proteínas no LCR muito aumentados (> 1.000 mg/dL) na presença de manifestações clínicas iniciais relativamente benignas sugerem uma doença por fungos.

TABELA 99.1
Análise do Líquor Cefalorraquiano

TESTE	VALOR NORMAL	SIGNIFICADO DA ALTERAÇÃO
Contagem celular	≤ 5 leucócitos/mm³ ≤ 1 PMN/mm³ ≤ 1 eosinófilo/mm³	Contagens de leucócitos aumentadas são vistas em todos os tipos de meningite e de encefalite; a contagem aumentada de leucócitos PMN sugere um patógeno bacteriano
Coloração pelo Gram	Ausência de micro-organismos	Organismo causador é identificado em 80% das meningites bacterianas e em 60% em caso de pacientes pré-tratados
Turvação	Claro	Turvação está associada a leucocitose, sangue ou concentração elevada de micro-organismos
Xantocromia	Nenhuma	Presença de eritrócitos no líquor cefalorraquiano; causada ocasionalmente por uma punção traumática (caso proteínas > 150 mg/dL) ou por hipercarotenemia
Razão entre glicose do LCR esérica	0,6:1	Diminuída na presença de meningite piogênica ou hiperglicemia; intervalo de tempo em caso de administração intravenosa da glicose
Proteínas	15-45 mg/dL	Elevada em meningites bacterianas ou fúngicas agudas; também elevada em casos de vasculite, sífilis, encefalite, neoplasias e síndromes desmielinizantes
Coloração por tinta da Índia	Negativa	Positiva em um terço dos casos de meningite criptocócica
Antígeno criptocócico	Negativo	90% de precisão na doença criptocócica
Ácido lático	≤ 35 mg/dL	Elevado em meningites bacterianas e tuberculosas
Testes para antígenos bacterianos	Negativos	≥ 95% de especificidade para o micro-organismo testado, taxa de falso-negativos de até 50%
Coloração acidófila	Negativa	Positiva em 80% dos casos de meningite tuberculosa na presença de ≥ 10 mL de líquor

LCR, Líquor cefalorraquiano; PL, punção lombar; PMN, polimorfonucleares

TABELA 99.2
Características da Coloração pelo Gram de Patógenos Meníngeos Selecionados

PATÓGENO	CARACTERÍSTICAS TÍPICAS
Estafilococos	Cocos gram-positivos: individuais, duplos, tétrades, aglomerados
Streptococcus pneumoniae	Cocos gram-positivos: diplococos pareados
Outros estreptococos	Cocos gram-positivos: pares e cadeias
Listeria monocytogenes	Bastonetes gram-positivos: individuais ou em cadeias
Neisseria meningitidis	Cocos gram-negativos: diplococos pareados negativos; aparência de rim ou de grão de café
Haemophilus influenzae	Cocobacilos gram-negativos: bacilos "pleomórficos"
Enterobacteriáceas (incluindo Escherichia colii)	Bastonetes gram-negativos
Pseudômonas aeruginosa	Bastonetes gram-negativos

Preparação de Tinta da Índia

Historicamente, a coloração do LCR por tinta da Índia era realizada para diagnosticar meningites criptocócicas. Isso foi substituído pelo teste dos antígenos criptocócicos, que apresenta sensibilidade semelhante quando medido no soro, no LCR ou na urina.

Ácido Lático e Outros Marcadores

Embora sejam inespecíficas, elevações nas concentrações de ácido lático do LCR (> 2,8 mmol/L) são potencialmente indicativas de meningite bacteriana e o lactato pode se elevar antes do declínio da glicose. Níveis normais de lactato (> 2,8 mmol/L) são vistos comumente em pacientes com meningites virais. Uma revisão sistemática recente sugeriu que um lactato elevado no LCR tem um desempenho melhor que a glicose, as proteína e a contagem de leucócitos do LCR no diagnóstico de meningites bacterianas, entretanto a evidência é fraca.[12] Atualmente, nós não recomendamos que se use o lactato do LCR como um teste definitivo, mas futuramente ele pode ter um papel importante.

A proteína C reativa, a dosagem de cloreto do LCR e o teste de Limulus não têm utilidade definida na avaliação do LCR.

Detecção de Antígenos

A contraimunoeletroforese (CIE), o teste da aglutinação do látex e a coaglutinação são métodos para a detecção de antígenos específicos e teoricamente têm valor até mesmo em pacientes que fizeram uso de antibióticos. Todavia o uso desses métodos não trouxe grandes benefícios em meningites bacterianas e por essa razão esses testes não são mais recomendados.[13]

Testes de amplificação de ácidos nucleicos como a PCR têm sensibilidade descrita de 92% para H. influenza, 100% para S. pneumoniae e 88% para N. meningitidis; as especificidades se aproximam de 100% para todos os três organismos. O valor do incremento no diagnóstico para essas técnicas ainda não foi estabelecido, devido à baixa prevalência desses patógenos e à falta de estudos prospectivos de proporções adequadas. A sensibilidade da cultura bacteriológica é muito menor, especialmente para N. meningitidis, a 37% a 55%, e para H. influenza, a 50%.

Os testes de antígenos e anticorpos têm particular utilidade na encefalite por HSV. Embora o ensaio de imunoabsorção enzimática (ELISA) possa detectar a produção de anticorpos do HSV, o aparecimento dos anticorpos no LCR ocorre muito tardiamente para auxiliar nas decisões terapêuticas. A amplificação da PCR e a identificação do DNA do HSV demonstraram sensibilidade de 95% a 100% e especificidade de 100% no início da evolução da doença e diminuíram acentuadamente a necessidade de uma biópsia cerebral diagnóstica nessa doença.[14] A PCR melhorou o diagnóstico da meningite tuberculosa, com sensibilidade de 80% a 85% e especificidade de 97% a 100%, e é superior às técnicas padrão de coloração pelo gram e cultura. Além disso, a PCR foi demonstrada como sendo superior na identificação de enterovírus e outras etiologias virais tanto em pacientes imunocomprometidos como nos imunocompetentes. Os testes de PCR praticamente triplicaram a precisão diagnóstica em comparação às culturas virais isoladas.

A crescente disponibilidade de técnicas moleculares não sugere, no entanto, que elas devam ser empregadas rotineiramente como testes diagnósticos iniciais. Muitos dos casos de meningite bacteriana aguda são prontamente diagnosticados e tratados como base nos métodos padrão de coloração pelo Gram e cultura. A PCR deve ser reservada para quadros clínicos iniciais não muito claros, pacientes previamente tratados por antibióticos e casos em que haja suspeita de infecções tuberculosas, criptocócicas e infecções virais tratáveis do SNC. Uma abordagem razoável consiste em guardar a amostra do LCR e considerar a solicitação de PCR nos casos de forte suspeita de infecções agudas específicas com base nos resultados iniciais da contagem celular e da coloração pelo Gram.

Culturas Bacteriológicas

Culturas bacteriológicas do LCR devem ser realizadas ainda que os resultados não estejam disponíveis para o tratamento emergencial. A positividade das culturas bacterianas diminui significativamente em pacientes pré-tratados com antibióticos. Culturas virais devem ser igualmente consideradas caso seja forte a suspeita de uma meningite não bacteriana. Embora os testes de antígenos sejam promissores, a baixa prevalência dessas doenças e a ausência de estudos prospectivos não estabeleceram que os testes de antígenos por si só podem substituir as culturas bacteriológicas no momento atual.

Investigações Adicionais

Até 50% dos pacientes com meningites pneumocócicas apresentam evidências de pneumonia na radiografia de tórax inicial. A associação ocorre em menos de 10% dos casos de meningite causada por Hib e *N. meningitidis* e em aproximadamente 20% dos casos de meningite causada por outros organismos. Cerca de 10% dos casos de abscesso cerebral têm uma infecção pulmonar associada vista na radiografia de tórax, o que pode auxiliar na identificação dos organismos causadores e na terapia antimicrobiana apropriada.

Outras investigações auxiliares, como a ecocardiografia, culturas de outros fluidos corporais e cintilografias ósseas podem ser obtidas quando necessário para se avaliar doenças coexistentes ou complicadas.

Algumas anormalidades características, porém não patognomônicas, do eletroencefalograma (EEG) foram associadas à encefalite por HSV tipo 1. A presença de anormalidades focais ou lateralizadas do EEG em casos de encefalites devem ser consideradas como forte evidências para uma diagnóstico de encefalite por HSV; entretanto não há literatura apoiando a realização de EEG na avaliação inicial da suspeita de meningite ou encefalite em departamentos de emergência (DE).

TRATAMENTO

O tratamento inicial de pacientes com suspeita de infecção do SNC prioriza assegurar a oxigenação e a perfusão. Embora haja preocupação quanto à indução de um edema cerebral pela reposição de volume, especialmente em crianças, estabelecer uma pressão arterial média que mantenha a perfusão cerebral tem prioridade. Um edema cerebral agudo ou a elevação da PIC é tratado com intubação orotraqueal imediata e a manutenção da normocapnia. Pode-se recorrer a substâncias osmóticas, como manitol, assegurando-se, ao mesmo tempo, que o paciente não venha a apresentar depleção de volume e hipotensão.

TABELA 99.3
Recomendações Quanto à Terapia Antimicrobiana Empírica para Meningites Purulentas com Base na Idade do Paciente e na Condição Predisponente Específica

FATOR PREDISPONENTE	PATÓGENOS BACTERIANOS COMUNS	TERAPIA ANTIMICROBIANA
Idade		
< 1 mês	*Streptococcus agalactiae, Escherichia coli, Listeria monocytogenes*, espécies de *Klebsiella*	Ampicilina mais cefotaxime ou ampicilina mais aminoglicosídeo
1-23 meses	*Streptococcus pneumoniae, Neisseria meningitidis, S. agalactiae, Haemophilus infuenzae, E. coli*	Vancomicina mais cefalosporina de terceira geração[a,b]
2-50 anos	*N. meningitidis, S. pneumoniae*	Vancomicina mais cefalosporina de terceira geração[a,b]
> 50 anos	*S. pneumoniae, N. meningitidis, L. monocytogenes*, bacilos aeróbicos gram-negativos	Vancomicina mais ampicilina mais cefalosporina de terceira geração[a,b]
Trauma cranioencefálico		
Fratura de base de crânio	*S. pneumoniae, H. influenzae*, estreptococos β-hemolíticos do grupo A	Vancomicina mais cefalosporina de terceira geração[a,b]
Traumas penetrantes	*Staphylococcus aureus*, estafilococos coagulase negativos (especialmente *Staphylococcus epidermidis*), bacilos aeróbicos gram-negativos (incluindo *Pseudomonas aeruginosa*)	Vancomicina mais cefepima, vancomicina mais ceftazidime ou vancomicina mais meropenem
Pós-neurocirurgia	Bacilos aeróbicos gram-negativos (incluindo *P. aeruginosa*), *S. aureus*, estafilococos coagulase negativos (especialmente *S. epidermidis*)	Vancomicina mais cefepime, chalcomicina mais ceftazidime ou vancomicina mais meropenem
Derivações do LCR	Estafilococos coagulase negativos (especialmente *S. epidermidis*), *S. aureus*, bacilos aeróbicos gram-negativos (incluindo *Pseudomonas aeruginosa, Propionibacterium acnes*)	Vancomicina mais cefepime,[c] vancomicina mais ceftazidime[c] ou vancomicina mais meropenem[c]

LCR, líquor cefalorraquiano.
[a] Ceftriaxona ou cefotaxime.
[b] Alguns especialistas acrescentariam rifampicina caso seja também administrada dexametasona.
[c] Em lactentes e crianças, a vancomicina isoladamente é razoável, a não ser que a coloração pelo Gram revele a presença de bacilos gram-negativos.
De Tunkel AR, et al: Practice guidelines for bacterial meningitis. Clin Infect Dis 39:1267-1284, 2004.

Meningite Bacteriana

A terapia da meningite bacteriana requer antibióticos bactericidas que penetrem a barreira hematoencefálica e atinjam concentrações terapêuticas no LCR. A cobertura de amplo espectro para os patógenos mais comuns é indicada (Tabela 99.3) até que o micro-organismo patogênico seja identificado. Nós recomendamos cefotaxime ou ceftriaxona (2 gramas IV em adultos, 75 a 100 mg/kg em crianças, 50 mg/kg em lactentes com menos de um mês de idade) mais vancomicina (15 mg/kg) para cobrir os organismos potencialmente resistentes. A ampicilina em dose alta (100 mg/kg) é também adicionada caso haja a preocupação quanto a *Listeria*, especialmente em pessoas idosas e em lactentes com menos de um mês. Em pacientes alérgicos a penicilina e a cefalosporinas nós recomendamos meropenem (2 gramas IV) ou cloranfenicol (12,5 mg/kg IV) mais vancomicina (15 mg/kg IV).

O tratamento com corticosteroide é adicionalmente recomendado na meningite bacteriana aguda em adultos. Entretanto as evidências quanto a sua eficácia estão gradativamente perdendo força em consequência das mudanças da epidemiologia nos países desenvolvidos devido às vacinas.[15] Resoluções mais precoces dos sinais clínicos e nas alterações liquóricas da meningite e uma redução na ocorrência de perda auditiva em longo prazo são observadas em lactentes e crianças que recebem dexametasona em associação a cefuroxima ou ceftriaxona em comparação àqueles recebendo apenas o antibiótico, especialmente nos casos de meningite por *H. influenzae*.[16]

Na meningite bacteriana adulta observa-se uma redução de 10% no risco de uma evolução final desfavorável ao se administrar dexametasona 15 minutos antes dos antibióticos, ou concomitante a eles, e manter a droga por quatro dias com intervalos de seis horas.[17] Esse benefício é maior nos paciente com *S. pneumoniae*. Apesar da incerteza devido a ensaios clínicos conflitantes, nós recomendamos uma dose inicial de dexametasona de 10 mg IV antes dos antibióticos empíricos ou concomitante e aos em pacientes com suspeita de meningite adquirida na comunidade que não apresentem sinais de choque séptico. Devido aos efeitos adversos potenciais dos corticosteroides em altas doses em pacientes com choque séptico, o uso de doses baixas de hidrocortisona, 50 mg IV, em vez da dexametasona em dose alta, constitui uma abordagem razoável, porém não foram demonstrados benefícios claros.

Na meningite na faixa etária pediátrica as evidências em apoio à dexametasona adjuvante têm força ainda menor. As infecções por Hib e pneumocócicas invasivas foram drasticamente reduzidas pela vacinação. Um ensaio clínico randomizado de dexametasona na meningite infantil na África subsaariana não demonstrou benefícios e uma análise retrospectiva de dados dos Estados Unidos não demonstrou benefícios em termos da mortalidade. As recomendações atuais são específicas para cada micro-organismo, o que acarreta uma grande limitação, tendo em vista que as recomendações são de iniciar a terapia empírica antes dos resultados laboratoriais em casos de suspeita de meningite. Os especialistas não concordam quanto a uma recomendação de usar corticosteroides na meningite pneumocócica e os dados não são suficientes para demonstrar um benefício claro em crianças. Em consequência disso, no momento nós não recomendamos a dexametasona adjuvante no tratamento da meningite na faixa etária pediátrica.

Meningite Tuberculosa

A intervenção quimioterápica imediata na meningite tuberculosa aguda melhora o prognóstico do paciente. Quadros clínicos sugestivos dessa doença constituem em uma indicação adequada para iniciar a terapia antituberculosa. O regime de tratamento padrão consiste em isoniazida, rifampicina, pirazinamida e etambutol ou estreptomicina. Também foi demonstrado que os corticosteroides reduzem as complicações secundárias.

Meningite por Fungos

Dispõe-se de quatro drogas para o tratamento de meningites por fungos: anfotericina B, flucitosina, miconazol e fluconazol. Entre essas drogas, o regime terapêutico inicial recomendado é à base de anfotericina B, isoladamente ou em combinação com a flucitosina. Essas doenças raramente acarretam um risco imediato à vida do paciente, mas são lentamente progressivas. Há necessidade de terapia prolongada, muitas vezes com múltiplas drogas. O início da terapia antifúngica raramente é indicado no departamento de emergência.

Meningites Virais

Não se dispõe de drogas específicas para o tratamento da maioria das meningites virais. Felizmente, com exceção da meningite por HSV, as meningites virais contraídas nos Estados Unidos se caracterizam habitualmente por uma evolução curta, benigna e autolimitada, seguida por uma recuperação completa. Por essa razão, a consideração terapêutica principal em casos de meningite viral é a confirmação do diagnóstico. Os casos iniciais de meningite viral podem ser indistinguíveis da meningite bacteriana e análise do LCR pode não ser confirmatória; em casos de dúvidas quanto ao diagnóstico, devem ser obtidas culturas e o paciente deve ser internado. A terapia antimicrobiana para uma suposta meningite bacteriana pode ser iniciada com base nas manifestações clínicas iniciais ou se pode optar por não introduzir antibiótico inicialmente, manter observação clínica rigorosa e repetir a PL em oito a 12 horas.

Encefalite Viral

No caso de suspeita ou confirmação diagnóstica de meningoencefalite por herpes deve-se administrar aciclovir IV, na dose de 10 mg/kg a cada 8 horas.. Ganciclovir, foscarnet e cidofovir também são eficazes em infecções por vírus herpes humano (HHV) e o pleconaril se mostrou eficaz em casos de doença por enterovírus. Estão em fase de desenvolvimento outros tratamentos antivirais.

Como muitas encefalites virais são disseminadas por mosquitos ou outros insetos, a prevenção pelo controle das populações de mosquitos é um método importante para limitar o impacto do vírus *West Nile* e de outras doenças transmitidas por insetos. Com base em estudos ecológicos e modelos estatísticos, o uso de inseticidas parece ter benefícios.[18]

Abscessos do Sistema Nervoso Central

O tratamento dos abscessos cerebrais necessita de avaliação neurocirúrgica. A localização, o tamanho e o número dos abscessos influenciam a escolha de tratamento clínico, excisão cirúrgica, aspiração ou a combinação dessas modalidades. De modo geral, abscessos pequenos e múltiplos são tratados clinicamente, enquanto que grandes lesões cirurgicamente acessíveis devem ser excisadas. A terapia antimicrobiana empírica antes da identificação dos micro-organismos por aspiração ou por excisão cirúrgica deve ser guiada pelos princípios de penetração no LCR e da cobertura dos patógenos prováveis.

Os abscessos otogênicos e sinogênicos são frequentemente tratados por cefotaxima ou ceftriaxona (75 a 100 mg/kg IV, geralmente 2 gramas IV em adultos) mais metronidazol. Os abscessos de origem traumática ou neurocirúrgica devem ter cobertura para *S. aureus* ou *S. aureus* resistentes a meticilina com vancomicina (15 mg/kg IV). Pacientes com alto risco de abscesso tuberculoso, fúngico ou parasitário devem receber cobertura para o patógeno de risco. Os corticosteroides devem ser reservados especificamente para o controle de qualquer edema cerebral associado; em outras circunstâncias, o uso de corticosteroides se associa a um aumento da mortalidade.

Quimioprofilaxia

Em contactantes domiciliares, a incidência da transmissão do meningococo é de aproximadamente 5%; por essa razão, nós recomendamos que os contactantes domiciliares de casos bacteriologicamente confirmados recebam rifampicina (adultos 600 mg, crianças com idade acima de um mês 10 mg/kg e crianças com menos de um mês 5 mg/kg) por via oral a cada 12 horas, com total de quatro doses. Além disso, os contactantes devem ser aconselhados a ficar atentos a febre, garganta inflamada, erupção cutânea ou quaisquer sintomas de meningite. Eles devem ser hospitalizados e submetidos à terapia antimicrobiana apropriada caso haja sinais de doença meningocócica ativa, pois a rifampicina é ineficaz contra a doença meningocócica invasiva.

Contactantes não domiciliares íntimos que tiveram exposição da mucosa às secreções orais do paciente também devem receber profilaxia com rifampicina. Os profissionais de saúde não têm risco aumentado da doença e não necessitam de profilaxia, a não ser em caso de contato direto da mucosa com as secreções do paciente, tal como pode ocorrer durante a ventilação boca a boca, a intubação endotraqueal ou a aspiração nasotraqueal. Alternativas em dose única são: ciprofloxacina 500 mg por via oral (apenas adultos) e ceftriaxona 250 mg por via intramuscular (125 mg por via intramuscular em crianças com menos de 15 anos).

Não há indicação de quimioprofilaxia na meningite pneumocócica. A profilaxia com rifampicina para os contactantes de pacientes com meningite por Hib é recomendada para contatos domiciliares (exceto mulheres grávidas) quando houver no domicílio crianças com menos de quatro anos (adultos 600 mg por via oral, crianças 20 mg/kg por via oral diariamente por quatro dias).

Imunoprofilaxia

A vacina quadrivalente é baseada na cápsula polissacarídea e confere proteção contra meningococos dos grupos A, C, Y e W-135; é usada rotineiramente em militares dos Estados Unidos desde a década de 1980. Entretanto as vacinas de polissacarídeo capsular utilizadas para a imunização de adultos não são imunogênicas nem protetoras em crianças menores de dois anos, devido à baixa resposta de anticorpos. Além disso atualmente não há vacina licenciada disponível contra meningococos do sorogrupo B. O polissacarídeo capsular do sorogrupo B se mostrou pouco imunogênico tanto em adultos como em crianças.

A vacina é recomendada em epidemias meningocócicas estabelecidas e para viajantes a países em que naquele momento a doença meningocócica seja epidêmica. A vacinação eletiva de estudantes universitários recém ingresso foi recomendada pelo *Advisory Committee on Immunization Practices* (ACIP) nos Estados Unidos e por autoridades de saúde pública no Reino Unido. O Reino Unido também implementou a imunização universal de crianças com a vacina conjugada para o grupo C.

O desenvolvimento de vacinas pneumocócicas eficazes tem sido prejudicado pelo grande número de sorotipos do organismo. Dose única da vacina deve ser considerada para pacientes idosos ou debilitados, especialmente aqueles com doenças pulmonares e em pacientes apresentando função esplênica alterada, esplenectomia ou anemia falciforme. A vacina pneumocócica conjugada pentavalente foi desenvolvida e é recomendada para a imunização universal de crianças pelo ACIP norte-americano.

A vacina conjugada contra Hib foi elaborada e é eficaz para uso na população pediátrica, porém não na população adulta. Ela parece ser aproximadamente 90% protetora e tem uma incidência muito baixa de reações adversas. A imunização atual de crianças contra Hib elevou para 25 anos a idade média dos pacientes afetados pela meningite por *Haemophilus* e diminuiu em 55% a incidência de meningites de qualquer etiologia.

Também está disponível a vacinação contra o vírus da encefalite japonesa e é recomendada para pessoas que realizem extensas atividades ao ar livre ou passem mais de 30 dias em áreas endêmicas durante estações de transmissão. A eficácia protetora relatada para a vacina é de aproximadamente 90%. Atualmente não há vacina humana para o vírus *West Nile*, mas já foram desenvolvidas vacinas para o *Nonhumam mammals*.

DISPOSIÇÃO

Com exceção das meningites virais e as meningites crônicas, todas as demais infecções do SNC necessitam inicialmente de avaliação e tratamento hospitalar. Estão indicados o repouso no leito, o uso de analgésicos e a instituição de drogas antimicrobianas IV apropriadas.

Alguns pacientes com suspeita de meningite viral precisam ser hospitalizados. Esse grupo de pacientes inclui aqueles que apresentam casos mais graves de doença, cefaleia refratária, imunocomprometidos e suspeita de meningite por HSV. Embora as práticas locais variem, nós recomendamos que os pacientes com quadros clínicos iniciais clássicos de meningite viral recebam tratamento ambulatorial, com reavaliação rigorosa dentro de 24 horas.

CONCEITOS-CHAVE

- Uma infecção do SNC deve ser considerada em todos os pacientes apresentando cefaleia, rigidez de nuca, febre, alteração da consciência ou achados neurológicos difusos ou focais.
- Infecção por *S. pneumoniae* é umas das duas principais causas de meningite bacteriana em adultos. A mortalidade por esses organismos é de 30%.
- Realizar (e documentar) o exame de fundo de olho e o exame neurológico focal que inclua o estado mental (atenção ao segundo, terceiro, quarto e sexto nervos cranianos).
- A alteração do estado mental num paciente com suspeita de meningite pode ser um sinal de elevação da PIC ou de encefalite.
- A coleta do LCR é o único método para avaliar a presença ou ausência de meningite. Na ausência de contraindicações, qualquer suspeita de meningite é uma indicação para efetuar a análise do LCR.
- É importante proporcionar um monitoramento e estar ciente do risco de deterioração rápida.
- O início imediato da terapia antimicrobiana empírica é recomendado em casos de suspeita de uma infecção aguda do SNC. A administração de antibióticos não deve ser retardada pela análise do LCR ou a aquisição de estudos de neuroimagens.
- Deve-se assegurar a quimioprofilaxia antibiótica para contactantes íntimos de pacientes com meningite por *S. Meningitidis* ou de *H. influenza*. Estão disponíveis regimes de dose única e de múltiplas doses.
- Infecções concomitante do SNC devem ser consideradas fortemente em qualquer paciente sintomático que apresenta outra infecção sistêmica grave, como infecções do trato urinário ou pneumonia.
- O tratamento de primeira linha para a meningite bacteriana consiste em ceftraixona mais vancomicina.
- Recomenda-se o uso de aciclovir em pacientes com suspeita de meningoencefalite.
- Recomenda-se o uso de dexametasona antes do tratamento com antibióticos em adultos.
- Discutir com pacientes e familiares a natureza crítica da doença e o potencial de morbidade e mortalidade.

As referências para este capítulo podem ser encontradas on-line no website Expert Consult associado à obra.

SEÇÃO OITO
Doenças Psiquiátricas e Transtornos Comportamentais

CAPÍTULO 100

Transtornos do Pensamento

Matthew P. Kelly | Dag Shapshak

PRINCÍPIOS

Os pacientes com histórico de doença mental apresentam taxas maiores de atendimento no departamento de emergência (DE) do que a população em geral. Os indivíduos que passaram por pelo menos um atendimento devido a queixa psiquiátrica no DE têm probabilidade quatro vezes maior de se tornarem usuários frequentes em comparação àqueles que não utilizaram esse serviço.[1] Os pacientes psiquiátricos foram responsáveis por quase 10% de todos os atendimentos no DE em 2010.[2]

Os pacientes normalmente são levados ao DE pela família, polícia ou serviço de atendimento móvel de urgência (SAMU), com sintomas relativos a alteração do comportamento ou pensamento desorganizado. A linguagem e as ideias expressas por esses pacientes podem ser consideradas inadequadas e não condizentes com os padrões aceitos de interação social. Seja um problema no conteúdo do pensamento (delírios) ou em sua forma (estrutura do pensamento), a impressão clínica é de psicose (perda de contato com a realidade e as normas da sociedade). Os pacientes com psicose aguda podem ser um risco à sua própria segurança e à segurança daqueles ao seu redor.

O papel do emergencista é de, primeiramente, prevenir e controlar o comportamento violento e disruptivo e, então, determinar se a etiologia subjacente do transtorno mental tem natureza funcional (psiquiátrica) ou orgânica (clínica). As causas funcionais incluem a esquizofrenia e o transtorno esquizofreniforme, a mania e as psicoses associadas ao transtorno do humor. As causas orgânicas podem mimetizar o comportamento psicótico da psicose primária. Efeito medicamentoso, abuso de substâncias e determinadas doenças clínicas precisam ser excluídas antes que a psicopatia possa ser atribuída a uma doença psiquiátrica subjacente.

A esquizofrenia geralmente se manifesta como transtorno do pensamento ou psicose. Internacionalmente, a prevalência da esquizofrenia chega a 1%. A incidência é de aproximadamente 1,5 novos casos por ano a cada 10.000 pessoas. O número de homens diagnosticados é ligeiramente maior do que o de mulheres (1,4:1) e o diagnóstico em mulheres tende a ser mais tardio.[3] A taxa de mortalidade em pacientes com esquizofrenia é 2,5 vezes maior do que a da população em geral e continua aumentando. Migrantes, moradores de centros urbanos, pessoas com baixa condição socioeconômica e que vivem em latitudes maiores têm maior risco para o desenvolvimento da doença.

Embora a etiologia da esquizofrenia seja multifatorial, há um componente genético substancial e 80% da variação no traço da doença são atribuídos a fatores genéticos.

Alterações nas vias dopaminérgicas, serotonérgicas, colinérgicas e glutamatérgicas foram associadas a fisiopatologia da esquizofrenia.[4] A neuroinflamação e as patologias da substância branca podem ser associadas à doença. Estudos de neuropatologia e neuroimagem mostram evidências consistentes na associação de esquizofrenia a ativação e proliferação da micróglia.[5] Postula-se também que a esquizofrenia é relacionada com a interação entre fatores ambientais e do neurodesenvolvimento, o que aumentaria o risco da doença. O estresse, a hipóxia perinatal, a má nutrição, as infecções, a deficiência de vitamina D e a deficiência de zinco foram associados ao desenvolvimento de esquizofrenia.[6] Evidências indicam a existência de uma progressão contínua da doença, começando com a depressão unipolar e passando a transtorno bipolar, psicose esquizoafetiva e, por fim, esquizofrenia. Pesquisas mostram que lesões cerebelares primárias podem ocorrer no início do desenvolvimento cerebral, muito antes da expressão clínica da doença. Interações entre as alterações prematuras do neurodesenvolvimento e eventos patológicos no amadurecimento pós-natal do cérebro parecem necessários para desencadear esquizofrenia evidente.[7]

CARACTERÍSTICAS CLÍNICAS

Os transtornos do pensamento afetam a atividade mental de maneira ampla e podem ser associados a vários graus de prejuízo funcional. A psicopatologia principal da esquizofrenia e de outros transtornos do pensamento, de acordo com o *Manual de Diagnóstico e Estatística dos Transtornos Mentais, Quinta Edição* (DSM-5), inclui alucinações, delírios, desorganização, disfunção cognitiva e sintomas negativos.[8,9] Os sintomas positivos da esquizofrenia se manifestam de muitas formas, inclusive como distorção da realidade. As alucinações são uma percepção do processo sensorial na ausência de uma fonte externa. As alucinações podem ser de natureza auditiva, olfativa, visual, gustativa ou somática. A maior parte das pessoas com esquizofrenia apresenta alucinações auditivas.

Outra alteração presente na maioria dos esquizofrênicos é o pensamento delirante. Os delírios são crenças falsas fixas que persistem frente a grandes evidências contraditórias. Devido à percepção inadequada, os pacientes com transtornos do pensamento geralmente têm explicações delirantes para suas alucinações. Os delírios podem ser bizarros e claramente implausíveis, ou razoáveis e compreensíveis, embora irreais.

Os pacientes com esquizofrenia normalmente apresentam desorganização de comportamento e pensamento. Seus padrões desorganizados de fala refletem a má organização interna do pensamento. Isso leva à ausência do foco coerente de ideias. Os padrões de fala anormal mais comumente observados são a tangencialidade e a circunstancialidade, em que a narrativa se desvia do tópico inicial da conversa. Nos casos mais graves de transtornos do pensamento, há descarrilhamento, neologismos, desconexão de palavras e afinco. Nos casos severos, o conteúdo pode não ser compreensível e a fala é ininteligível. Um grupo à parte de pacientes com déficit mais extremo de comunicação é composto por aqueles com catatonia. Esse comportamento inclui imobilidade, estupor, mutismo, resistência a instruções, oposicionalismo, fenômenos de eco e retraimento. Embora classicamente relacionada com a esquizofrenia devido às deficiências profundas de comunicação e pensamento, estudos mais recentes destacam a grande associação entre a catatonia e os transtornos do humor às doenças clínicas. Apesar de seus quadros similares, somente uma minoria dos pacientes catatônicos tem esquizofrenia.[10]

Junto com a desorganização, os transtornos do pensamento podem estar associados à disfunção cognitiva significativa. Essas dificuldades de atenção, memória, raciocínio, compreensão verbal e tomada de decisão geralmente precedem o aparecimento de sintomas positivos.[11] Essas características são cada vez mais consideradas um aspecto central dos transtornos do pensamento e não um subproduto de outros sintomas ou medicações.

Os sintomas negativos representam uma ausência ou diminuição dos processos cerebrais normais. Os sintomas negativos incluem embotamento afetivo, retraimento emocional, retraimento social, má convivência com outras pessoas, dificuldade com pensamentos abstratos, perda da conversação espontânea e pensamento estereotipado. Os sintomas negativos da esquizofrenia estão associados ao aparecimento insidioso da doença, menor chance de remissão e pior prognóstico em longo prazo. Também são associados a habilidades interpessoais pré-mórbidas piores, quociente de inteligência (QI) menor e tendem a progredir com o passar do tempo.

O desenvolvimento da esquizofrenia ocorre em três fases. A *fase pré-mórbida* é caracterizada pelo desenvolvimento de sintomas negativos, com deterioração do funcionamento pessoal, social e intelectual. Os pacientes normalmente são jovens e podem apresentar retraimento social progressivo. Esses indivíduos podem negligenciar a aparência e a higiene pessoal. Há deterioração da vida profissional, escolar e doméstica. Geralmente, a *fase progressiva* é precipitada por um evento estressante, com o desenvolvimento de sintomas positivos. A fase progressiva começa quando o paciente desenvolve as características clássicas de esquizofrenia, já mencionadas. Os pacientes podem apresentar agitação ou estado de retraimento com hipervigilância, caracterizado por balançar o corpo ou olhar fixo, além de comportamento violento e bizarro. O paciente é normalmente trazido ao DE por familiares, amigos, policiais ou transeuntes durante a fase progressiva. A *fase residual* é caracterizada por persistência dos sintomas residuais e inaptidão. Redução das capacidades sociais e cognitivas, má higiene, delírios, comportamento bizarro e isolamento social podem ser observados. Em média, o resultado funcional é mau e os pacientes podem ter diversos níveis de resistência ao tratamento. A mortalidade é substancialmente maior devido ao risco elevado de suicídio e às maiores taxas de comorbidades médicas mal controladas.

DIAGNÓSTICO DIFERENCIAL

Doenças Clínicas

Diversas doenças agudas e crônicas podem precipitar o aparecimento dos transtornos do pensamento (Quadro 100.1). Além disso, os pacientes com doença psiquiátrica subjacente podem desenvolver doenças clínicas que exacerbam os sintomas comportamentais e atrapalham a distinção entre as doenças psiquiátricas e cerebrais orgânicas.

Os fatores associados às doenças primárias incluem o aparecimento de novos sintomas, a alteração aguda de consciência, a flutuação recente dos sintomas comportamentais, o surgimento na quinta década de vida ou após, o desenvolvimento dos sintomas após a hospitalização e a presença de alucinações não auditivas, letargia, anomalias em sinais vitais e mau desempenho em exames de função cognitiva, principalmente a orientação em três esferas (tempo, lugar e pessoa). As doenças psiquiátricas primárias são mais comumente associadas às alucinações auditivas, ao histórico familiar de psicose e ao aparecimento insidioso entre o final da segunda e meados da terceira década de vida. O delírio clínico é comum em idosos; assim, deve-se dar atenção especial aos sintomas de psicose nessa população. Os profissionais de saúde frequentemente atribuem o delírio clínico a outras causas, como demência, psicose ou depressão.[12] O delírio clínico pode não ser diagnosticado em idosos levados ao DE por apresentarem alterações comportamentais.[13]

Os pacientes intoxicados com drogas de abuso normalmente são trazidos ao DE devido ao comportamento bizarro ou perigoso.

QUADRO 100.1
Doenças que Podem Causar Psicose Aguda

DISTÚRBIOS METABÓLICOS
Hipercalcemia
Hipercarbia
Hipoglicemia
Hiponatremia
Hipóxia

DOENÇAS INFLAMATÓRIAS
Sarcoidose
Lúpus eritematoso sistêmico
Arterite temporal (células gigantes)

FALÊNCIA DE ÓRGÃOS
Encefalopatia hepática
Uremia

DOENÇAS NEUROLÓGICAS
Doença de Alzheimer
Doença cerebrovascular
Encefalite (inclusive infecção pelo HIV)
Encefalopatias
Epilepsia
Doença de Huntington
Esclerose múltipla
Neoplasias
Hidrocefalia com pressão normal
Doença de Parkinson
Doença de Pick
Doença de Wilson

DOENÇAS ENDÓCRINAS
Doença de Addison
Doença de Cushing
Pan-hipopituitarismo
Doença paratireoidiana
Psicose pós-parto
Psicose menstrual recorrente
Coreia de Sydenham
Doença tireoidiana

ESTADOS DE DEFICIÊNCIA
Niacina
Tiamina
Vitamina B_{12} e folato

HIV, Vírus da imunodeficiência humana.

Drogas como cocaína, anfetaminas, sais de banho, alucinógenos e *cannabis* sintética afetam as vias serotonérgicas e dopaminérgicas e podem provocar reações psicóticas que lembram doenças psicóticas primárias ou revelam a esquizofrenia latente.[14] Alguns agentes farmacológicos também podem causar psicose aguda e mimetizar um transtorno do pensamento (Quadro 100.2).

Doenças Psiquiátricas

Depois de descartar as causas médicas e acreditando que a etiologia seja psiquiátrica, é bom classificar o tipo de psicose apresentado pelo paciente. A quinta edição do Manual Diagnóstico e Estatístico de Transtornos Mentais (DSM-5) usa quatro classes de informações para diferenciar os diversos tipos de psicose: o tipo de sintoma psicótico, a progressão da doença, as consequências das doenças e as exclusões.[15] Cada categoria pode ajudar a distinguir a esquizofrenia de outras doenças que têm a psicose entre seus sintomas. A definição de esquizofrenia do DSM-5 é mostrada no Quadro 100.3.

QUADRO 100.2

Agentes Farmacológicos que Podem Causar Psicose Aguda

ANSIOLÍTICOS
Alprazolam
Clordiazepóxido
Clonazepam
Clorazepato
Diazepam
Etclorvinol

ANTIBIÓTICOS
Isoniazida
Rifampicina

ANTICONVULSIVOS
Etosuximida
Fenobarbital
Fenitoína
Primidona

ANTIDEPRESSIVOS
Amitriptilina
Doxepina
Imipramina
Protriptilina
Trimipramina

FÁRMACOS CARDIOVASCULARES
Captopril
Digitálicos
Disopiramida
Metildopa
Procainamida
Propranolol
Reserpina

DROGAS DE ABUSO
Álcool
Anfetaminas
Cannabis
Cocaína
Alucinógenos
Opioides
Fenciclidina
Sedativos-hipnóticos

OUTROS FÁRMACOS
Anti-histamínicos
Antineoplásicos
Brometos
Cimetidina
Corticosteroides
Disulfiram
Metais pesados

QUADRO 100.3

Critérios Diagnósticos de Esquizofrenia do *Manual de Diagnóstico e Estatística dos Transtornos Mentais*, Quinta Edição

1. Dois (ou mais) dos seguintes, cada um presente por um período significativo durante um mês (ou menos, caso tratado com êxito). Pelo menos um desses deve ser (1), (2) ou (3):
   A. Delírios.
   B. Alucinações.
   C. Fala desorganizada (p. ex., descarrilhamento frequente ou incoerência).
   D. Comportamento totalmente desorganizado ou catatônico.
   E. Sintomas negativos (ou seja, diminuição da expressão emocional ou avolição).
2. Durante um espaço significativo de tempo desde o início do distúrbio, o nível de funcionamento em uma ou mais áreas principais, como trabalho, relações interpessoais ou autocuidado, encontra-se significativamente abaixo do nível atingido antes do início (ou, quando o início ocorre na infância ou na adolescência, fracasso em atingir o nível esperado de desempenho interpessoal, acadêmico ou ocupacional).
3. Sinais contínuos do distúrbio persistem por, pelo menos, seis meses. Esse período de seis meses deve incluir pelo menos um mês (ou menos, caso tratado com êxito) com os sintomas que satisfazem o Critério A (ou seja, sintomas da fase ativa) e podem incluir períodos de pródromo ou sintomas residuais. Durante esses períodos prodrômicos ou residuais, os sinais do distúrbio podem ser manifestados somente por sintomas negativos ou por dois ou mais sintomas listados no Critério A presentes em uma forma atenuada (p. ex., crenças bizarras, experiências sensoriais incomuns).
4. Os diagnósticos de distúrbio esquizoafetivo e distúrbio depressivo ou bipolar com características psicóticas foram descartados porque (1) episódios de depressão maior ou mania não ocorreram simultaneamente aos sintomas de fase ativa ou (2) em caso de ocorrência de episódios de humor durante os sintomas da fase ativa, estavam presentes por uma minoria da duração total dos períodos ativo e residual da doença.
5. O distúrbio não é atribuível aos efeitos fisiológicos de uma substância (p. ex., uma droga de abuso, um medicamento) ou outra doença.
6. Se há histórico de transtorno do espectro autista ou distúrbio de comunicação de aparecimento durante a infância, o diagnóstico adicional de esquizofrenia é estabelecido somente se delírios ou alucinações proeminentes, além de outros sintomas necessários de esquizofrenia, também estejam presentes por pelo menos um mês (ou menos, se tratado com êxito).

Reimpresso com permissão de Diagnostic and Statistical Manual of Mental Disorders, Fourth Edition, (Copyright ©2000). American Psychiatric Association. Todos os Direitos Reservados.

durante períodos de alterações do humor, o diagnóstico de transtorno do humor com características psicóticas se aplica. Se sintomas consistentes com a esquizofrenia persistirem por mais de duas semanas na ausência de um episódio proeminente de transtorno do humor, o diagnóstico de *transtorno esquizoafetivo* é feito. Os pacientes com *transtornos de personalidade* podem ocasionalmente apresentar episódios psicóticos breves, em especial quando sob estresse. Nenhum dos transtornos anteriormente mencionados pode ser atribuído aos efeitos de substâncias ou outras doenças.[9]

O *transtorno delirante* é caracterizado por um ou mais delírios presentes por mais de um mês e sem atendimento dos critérios de esquizofrenia. Os pacientes podem acreditar que pessoas famosas estão apaixonadas por eles (erotomania) ou que têm poderes extraordinários ou possuem uma relação especial com uma deidade ou pessoa famosa (tipo grandioso). Outros delírios comuns são de infidelidade dos parceiros sexuais (tipo ciumento), de estar sendo maltratado (tipo persecutório) ou de presença de algum defeito

No *transtorno psicótico breve*, há o aparecimento súbito de sintomas psicóticos em resposta a um estresse maior, com duração de vários dias a um mês. A *psicose periparto* é incluída sob o diagnóstico de transtorno psicótico breve. Os pacientes com *transtorno esquizofreniforme* apresentam sintomas similares ao transtorno psicótico breve com duração maior, de um mês a menos de seis meses. Até um terço dos pacientes com transtorno esquizofreniforme pode se recuperar em seis meses; os outros dois terços desenvolvem esquizofrenia clínica.[16] Os pacientes com *transtornos do humor* podem desenvolver sintomas psicóticos como parte de sua doença. No caso de desenvolvimento dos sintomas psicóticos físico ou doença (tipo somático). De modo geral, a função não é gravemente alterada e o comportamento pode não ser bizarro, à exceção quando sob impacto dos delírios. Os indivíduos podem ter aparência e comportamento normais enquanto não discutem os delírios de forma ativa, mas as crenças ilusórias podem causar problemas sociais, matrimoniais, laborais e legais.

EXAMES DIAGNÓSTICOS

Exames diagnósticos são indicados quando o quadro clínico do paciente não pode ser explicado apenas pelos achados à anamnese e ao exame físico. De modo geral, não há informações suficientes imediatas para que o emergencista tenha certeza de que o paciente apresenta somente um transtorno do pensamento. As possíveis causas clínicas de transtornos do pensamento são muito amplas; assim, se a avaliação clínica for indicada, os exames devem ser específicos para cada caso e baseados nos processos clínicos que o médico acredita estar causando ou exacerbando o transtorno do pensamento. O julgamento clínico do médico responsável, e não painéis de exames de rotina, deve ser usado para solicitação eficiente e adequada de exames diagnósticos.

A avaliação do "primeiro" quadro de psicose ou transtorno do pensamento em um paciente na emergência é substancialmente diferente da avaliação do paciente com doença crônica e sintomas recorrentes. A análise do paciente que apresenta um transtorno do pensamento pela primeira vez pode incluir a avaliação laboratorial e radiológica maior e mais detalhada. Hemograma completo, eletrólitos, glicemia, função tireoidiana, Urina tipo I, níveis de cortisol, vitamina B_{12}, ácido metilmalônico e reagina plasmática rápida (RPR) podem ser úteis em determinadas situações clínicas e solicitados conforme necessário.

Há controvérsias sobre a realização de exames de neuroimagem na avaliação inicial de pacientes com transtornos do pensamento. Achados incidentais à tomografia computadorizada (TC) ou ressonância magnética (RM) ocorrem em taxas similares para controlar pacientes e raramente levam à descoberta de doenças com relevância clínica na ausência de sinais neurológicos.[17] A neuroimagem para detecção de lesões intracranianas, vasculites, doenças desmielinizantes, tumores, doenças cerebrovasculares ou abscessos pode ser indicada com base nos achados da anamnese e do exame físico. Devido aos custos em longo prazo do tratamento para a esquizofrenia, a realização de exames de neuroimagem em jovens com psicose pela primeira vez exclui causas raras e tratáveis de psicose, pode apoiar o diagnóstico de esquizofrenia e deve ser considerada pelo médico em cada caso.

Exames auxiliares além daqueles necessários para esclarecimento clínico da emergência psiquiátrica raramente alteram o tratamento, principalmente nos indivíduos com diagnóstico estabelecido de esquizofrenia ou outros transtornos crônicos do pensamento. As políticas que exigem painéis diagnósticos antes da internação psiquiátrica são onerosas e desnecessárias. Um dos maiores custos desnecessários é decorrente do uso de exames de rotina para detecção de drogas na urina, que raramente altera a condução dos casos psiquiátricos do DE, em especial quando combinado a uma boa anamnese acerca do abuso de substâncias.[18] A identificação da toxídrome clínica e do histórico de uso deve ser mais enfatizada ao tentar determinar as drogas e os fármacos que contribuem para os sintomas de psicose.

TRATAMENTO

A segurança do paciente e da equipe do DE é uma questão importante em caso de comportamento psicótico agressivo e imprevisível. Os fatores de risco para violência em pacientes com esquizofrenia incluem excitação intensa, violência prévia, alucinações auditivas, sistematização dos delírios, incoerência da fala e duração prolongada da doença. Por outro lado, traços como abuso de substâncias e episódios antissociais não são reconhecidos como fatores significativos associados à violência.[19] Estratégias para controle do comportamento disruptivo e violento em pacientes com psicose e transtornos do pensamento incluem técnicas de manejo, sedação química e contenção física.

Embora as intervenções química e física possam ser adequadas em pacientes com comportamento perigoso, a intervenção não física, como as técnicas verbais para acalmar o paciente, deve ser considerada primeiro. O emergencista deve comportar-se de maneira calma e não preconceituosa, demonstrando a preocupação adequada e evitando a estimulação excessiva, posturas agressivas e contato visual prolongado. O paciente deve ter oportunidade para expressar suas dúvidas, bem como para identificar necessidades não atendidas que possam ser corrigidas com facilidade (p. ex., controle inadequado da dor, falhas de comunicação ou questões sociais). Se possível, considere recrutar pessoas confiáveis (p. ex., familiares, amigos, assistentes) para ajudar a prevenir o aumento da agitação.[20]

Se a técnica verbal for ineficaz ou inadequada para acalmar o paciente, a contenção física ou isolamento pode ser necessário. Os fatores de risco para o uso de amarras ou isolamento incluem encaminhamentos iniciados por terceiros, pacientes que chegam contidos ao DE e a percepção clínica do paciente como gravemente disruptivo, já com psicose ou em episódio maníaco.[21]

A contenção química em pacientes com agitação psicomotora é uma intervenção comum e necessária. A velocidade do efeito e a confiabilidade são dois fatores importantes a serem considerados durante a escolha da via de administração da sedação em pacientes com transtornos comportamentais. A sedação oral é indicada quando o paciente pode ser tranquilizado com técnicas verbais de maneira segura, concorda com a administração oral de medicações e não há risco iminente de lesão. Caso a sedação precise ser mais rápida, a via parenteral tem as vantagens de efeito imediato e titulação da dose. Nesses pacientes, o objetivo da titulação é a indução de sono que possa ser despertado, não a inconsciência.[22]

Os benzodiazepínicos e os antipsicóticos são as duas medicações mais comumente usadas na contenção química. A administração de um único agente ou, em pacientes mais graves, a combinação de duas classes pode ser considerada. Os agentes comuns e suas dosagens são listados na Tabela 100.1.

Combinada a contenção física à ingestão prévia de substâncias intoxicantes, há risco significativo de sedação excessiva e comprometimento respiratório. A combinação de haloperidol e lorazepam causa depressão respiratória em até 50% dos pacientes; um número significativo de pacientes também apresenta hipóxia. Felizmente, a maioria dos episódios é rapidamente corrigida com a estimulação verbal ou o reposicionamento das vias aéreas. Assim, recomendamos o uso do oxímetro de pulso ou monitoramento de CO_2 em pacientes submetidos à contenção química para detecção dos primeiros sinais de depressão respiratória.[15] Além do monitoramento das vias aéreas e do nível de consciência, os pacientes sedados e contidos devem ser submetidos ao monitoramento comportamental com frequência. A contenção física pode causar pressão excessiva no pescoço, tórax ou abdômen do paciente e requer visualização direta contínua. Objetos possivelmente perigosos devem ser removidos da área do paciente.

TABELA 100.1

Fármacos Comuns para Sedação

FÁRMACO	DOSE USUAL EM ADULTOS	EVENTOS ADVERSOS
Midazolam	2,5 a 5 mg IM (ação rápida)	Depressão respiratória Sedação excessiva Hipotensão Reação de excitação paradoxal em pacientes com doença cerebral orgânica
Lorazepam	1 a 2 mg VO ou IM	
Diazepam	5 a 10 mg VO ou IM (ação mais longa)	
Haloperidol	5 a 10 mg VO ou IM	Maior risco de mortalidade em idosos com psicose relacionada com a demência Cautela em pacientes com prolongamento de QT ou histórico de neutropenia
Ziprasidona	10 a 20 mg VO ou IM	
Olanzapina	10 mg VO ou IM	

IM, Intramuscular; *VO*, via oral.

Os catéteres de Foley podem ser retirados à força sem esvaziamento do balão caso os membros do paciente contido sejam liberados antes da remoção do dispositivo, causando lesão uretral.

ENCAMINHAMENTO

De modo geral, o encaminhamento adequado dos pacientes com transtornos de pensamento descompensados é difícil no atual cenário da medicina de emergência. Embora os recursos institucionais e psiquiátricos apresentem grande variação regional, parece haver uma tendência nacional à diminuição dos serviços de psiquiatria e números crescentes de consultas psiquiátricas no DE.[23] O número de leitos para internação psiquiátrica caiu dramaticamente em todo o país e muitos DEs acolhem esses pacientes por períodos prolongados.

O encaminhamento adequado é baseado na etiologia da psicose subjacente, na resposta ao tratamento, nas considerações sobre a segurança do paciente e da comunidade e na existência de um plano adequado de acompanhamento ambulatorial.

Os pacientes ativamente suicidas, que representam perigo para as outras pessoas e que apresentam grave debilidade mental, impedindo o autocuidado, ou aqueles apresentando primeiro episódio psicótico, devem ser internados. A decisão de internação psiquiátrica nem sempre é precisa. Os médicos do DE e os psiquiatras consultados podem discordar sobre a necessidade de internação involuntária e o encaminhamento final, mas a consulta psiquiátrica pode ajudar a confirmar a segurança para alta e facilitar a internação e o acompanhamento ambulatorial.[24]

A telemedicina vem surgindo como uma tecnologia que pode aliviar a crescente falta de recursos psiquiátricos adequados para os pacientes do DE ao facilitar a consulta psiquiátrica urgente. Um estudo recente mostrou que a telemedicina pode ser usada com segurança e não é associada a diferenças significativas de atendimento em comparação às avaliações psiquiátricas presenciais.[25]

A não adesão ao tratamento medicamentoso é um motivo comum para que um paciente com esquizofrenia conhecida chegue ao DE com um episódio psicótico descompensado. Às vezes, o paciente cuja psicose é estabilizada no DE com medicação pode ser liberado com segurança para voltar à comunidade. O planejamento da alta segura pode ocorrer desde que o paciente seja capaz de cuidar adequadamente de si mesmo e não haja risco para outras pessoas. O paciente deve ser capaz de aderir ao plano acordado, inclusive medicamentoso. Os indivíduos com doenças psiquiátricas graves subjacentes podem ter algum grau de deficiência mental persistente mesmo quando submetidos ao tratamento ideal. Nesses casos, familiares e amigos podem ajudar a estabelecer se o paciente voltou ao seu basal para assegurar a segurança. A transição segura à comunidade requer o suporte social adequado, inclusive o acompanhamento por um serviço de saúde mental.[21]

CONCEITOS-CHAVE

- Os sintomas do transtorno do pensamento podem ser precipitados por etiologias psiquiátricas, clínicas subjacentes e toxicológicas.
- Os exames diagnósticos devem ser específicos para o paciente e baseados nos processos clínicos que o médico acredite poder causar ou exacerbar o transtorno do pensamento, e não painéis de exames de rotina.
- A princípio e quando adequada, considere a intervenção não física; a sedação química e a contenção física, porém, são imediatamente necessárias em pacientes com comportamento agressivo e perigoso.
- O encaminhamento adequado depende da etiologia da psicose subjacente, da resposta ao tratamento e das considerações de segurança do paciente e da comunidade e, com maior frequência, inclui uma consulta psiquiátrica.

As referências para este capítulo podem ser encontradas on-line no website Expert Consult associado à obra.

CAPÍTULO 101
Transtornos do Humor

Leslie S. Zun | Kimberly Nordstrom

PRINCÍPIOS

O humor é um estado emocional subjetivo. A experiência humana normal é ter flutuações do humor em resposta às ocorrências da vida diária. A mudança de humor passa a ser "transtorno do humor" quando prejudica o funcionamento de maneira significativa. No departamento de emergência (DE), os pacientes com transtornos do humor geralmente estão bastante debilitados, com pensamentos de suicídio, homicídio ou autonegligência profunda. Esses pacientes frequentemente apresentam uma crise emocional, que pode não ser a queixa principal. Aproximadamente, de um quarto a um terço dos pacientes do DE apresentam transtornos do humor.

O *Manual de Diagnóstico e Estatística dos Transtornos Mentais*, Quinta Edição (DSM-5) divide os transtornos do humor em duas categorias amplas: os transtornos depressivos e os transtornos bipolares.[1] Os transtornos do humor também podem ser decorrentes de uma doença geral ou induzidos por substâncias. Uma vez que os mecanismos fisiopatológicos específicos dessas doenças não são compreendidos por completo, são categorizados por grupos de sintomas que persistem por períodos definidos.

EPIDEMIOLOGIA

Os pacientes da saúde mental compõem o grupo de maior crescimento entre aqueles que são atendidos no DE. Em 2007, 13% dos 94 milhões de atendimentos em DE norte-americanos foram por motivos psiquiátricos, um aumento de 5% em comparação a 2000.[2] Esse aumento é quase o dobro do que seria esperado apenas pelo crescimento da população.[3] Até 50% dos norte-americanos atendem aos critérios de transtorno do DSM-5 em algum momento de suas vidas e estima-se que 21% apresentem um transtorno do humor.

Segundo a Organização Mundial da Saúde (OMS), o transtorno depressivo maior é uma das doenças mais predominantes e debilitantes do mundo. O predomínio em 12 meses do transtorno depressivo maior é de 5% e ao longo da vida é de 13%. Os pacientes com transtorno depressivo maior frequentemente apresentam outras comorbidades mentais, inclusive transtornos de ansiedade, de personalidade e de abuso de substâncias.

O predomínio, ao longo da vida, de transtornos do espectro bipolar é de aproximadamente 4%. A depressão e a mania são transtornos graves e com risco de vida. Até 80% dos pacientes com transtorno bipolar apresentam comportamento suicida e metade tenta o suicídio. O comportamento suicida pode ocorrer durante todas as fases do transtorno bipolar, mas os pacientes que apresentam episódio depressivo ou misto são mais suscetíveis, principalmente aqueles com sintomas depressivos graves e sensação de desesperança.

FISIOPATOLOGIA

A fisiopatologia dos transtornos do humor não é bem estabelecida, mas muito se sabe sobre a neurofisiologia, a genética e os aspectos psicossociais dessas doenças.[4]

Neurofisiologia

Os antidepressivos aumentam a disponibilidade e a atividade da serotonina e da noradrenalina na sinapse para estimulação do neurônio pós-sináptico. Isso é feito por ligação direta a receptores pré-sinápticos e pós-sinápticos, bloqueando a recaptação do neurotransmissor ou inibindo a degradação enzimática do neurotransmissor. Uma vez que os sistemas de noradrenalina e serotonina atravessam grandes partes do cérebro, supõe-se que a deficiência de monoamina seja a causa de depressão. A depleção de triptofano e tirosina por via oral, aminoácidos essenciais para a produção de serotonina e noradrenalina, respectivamente, pode induzir um episódio depressivo em indivíduos com histórico de depressão, mas não em controles saudáveis. Os níveis de metabólitos da monoamina no líquor, no plasma, na urina e no cérebro *postmortem* de pacientes com depressão não são deficientes, indicando a possível existência de efeitos em fases posteriores da cascata e alteração de sistemas de segundos mensageiros, como monofosfato cíclico de adenosina e fosfatidilinositol.

Outros sistemas neurotransmissores podem participar do desenvolvimento da depressão. Níveis menores de glutamato e ácido γ-aminobutírico foram observados no córtex pré-frontal de indivíduos deprimidos. A administração intravenosa de cetamina, um antagonista de *N*-metil-d-aspartato (NMDA), induz um efeito antidepressivo rápido e sugere a participação do glutamato no processo fisiopatológico da depressão. O cérebro depende das ações de citocinas protetoras e regenerativas, como o fator neurotrófico derivado do cérebro (BDNF). Todos os antidepressivos conhecidos elevam os níveis de BDNF e, subsequentemente, provocam neurogênese em determinadas regiões do cérebro, como o hipocampo. Outras teorias incluem o sistema melatonérgico e as anomalias relacionadas no ritmo circadiano com a menor síntese de neuroesteroides, alterações no funcionamento dos opioides endógenos, desequilíbrio de monoamino-acetilcolina, efeitos inflamatórios das citocinas e disfunção de estruturas e circuitos específicos do cérebro.

A neurofisiologia do transtorno bipolar não é tão bem compreendida como a da depressão unipolar, em parte por causa da flutuação do estado do humor e a heterogeneidade do transtorno. O transtorno bipolar pode ser parcialmente decorrente de anomalias nas conexões no interior das estruturas cerebrais e entre elas.[5] Os circuitos especificamente implicados interconectam a amígdala, o hipotálamo, o estriado e subdivisões do córtex frontal e participam da geração e da regulação das emoções.[5]

Neuroanatomia

Os estudos de neuroimagem do cérebro sugerem que anomalias em determinadas áreas e nas interconexões entre elas podem estar envolvidas nos transtornos do humor. Um achado comum à ressonância magnética (RM) em pacientes com transtornos do humor, principalmente transtorno bipolar, é uma maior ocorrência de hiperintensidades subcorticais nas áreas periventriculares, nos gânglios da base e no tálamo. A RM de alta resolução mostra redução dos volumes no hipocampo, no córtex orbital e no cíngulo anterior. Esses achados são associados a doenças mais graves, transtorno bipolar e maiores níveis de cortisol. A redução volumétrica do hipocampo é associada à alta cronicidade da doença.

A amígdala é um agrupamento de células que processam os estímulos emocionais, principalmente medo, raiva e tristeza. A neuroimagem funcional sugere que a atividade da amígdala é maior quando o indivíduo é exposto a estímulos emocionalmente relevantes. A amígdala tem conexões por todo o cérebro. O menor volume da amígdala está associado à depressão unipolar.

Sistema Endócrino

Alterações fisiológicas, como hipervigilância, inapetência, taquicardia e ativação do eixo hipotalâmico-hipofisário-adrenal (HPA) ocorrem quando o indivíduo está sob estresse. O eixo HPA pode participar da depressão, principalmente em casos na primeira infância e estresse crônico.[4] A ativação do eixo HPA leva à secreção de hormônio liberador de corticotropina (CRH) pelo hipotálamo. Embora não de maneira específica, os pacientes com depressão podem apresentar níveis maiores de cortisol livre no plasma, no líquor e na urina. A maior concentração de CRH foi demonstrada no líquor e níveis maiores de seu RNA mensageiro e proteína foram observados nas regiões límbicas do cérebro. Embora nenhuma dessas medidas seja confiável como ferramenta diagnóstica, o tratamento eficaz até a remissão reverte parte dessas anomalias.

Genética

A vulnerabilidade genética a transtornos do humor não foi rastreada a um único gene. É provável que se deva aos efeitos aditivos de muitos genes e influências ambientais em como esses genes são expressos. Estudos com famílias, irmãos gêmeos e indivíduos adotados geraram evidências de que o transtorno depressivo maior é familiar, mas de menor herdabilidade do que o transtorno bipolar. O transtorno bipolar é uma das doenças médicas de maior herdabilidade, de 80% a 85%, com concordância entre gêmeos monozigóticos de cerca de 40%.

Fatores Psicossociais

A etiologia da maioria dos problemas psiquiátricos, inclusive dos transtornos do humor, envolve interações complexas entre fatores biológicos e psicossociais.[4] Um mecanismo neurológico complexo que regula o humor responde e é modificado pelas experiências de cada pessoa, inclusive eventos no começo da infância, como abuso sexual infantil, recompensas e castigos durante o crescimento e o desenvolvimento, outros traumas durante a vida, problemas matrimoniais, baixo apoio social e diversos tipos de perda. As teorias psicossociais sobre os transtornos do humor formam a base da psicoterapia.[4]

CARACTERÍSTICAS CLÍNICAS

Transtorno Depressivo Maior

O transtorno depressivo maior é caracterizado por um ou mais episódios depressivos maiores, definidos pelos critérios do DSM-5 (Quadros 101.1 e 101.2).[1] O episódio depressivo maior é caracterizado por distúrbios em quatro áreas principais: humor, atividade psicomotora, cognição e função vegetativa. O paciente deve apresentar pelo menos cinco sintomas por, no mínimo, duas semanas, e um deles deve ser o humor deprimido ou anedonia (menor interesse ou prazer).[1]

Transtornos do Humor

Os pacientes deprimidos geralmente sentem profunda desesperança e desamparo. Muitas palavras e frases podem ser usadas para descrever a depressão; alguns pacientes não reconhecem estarem "deprimidos", mas podem descrever o sentimento de alguma outra maneira. Uma pessoa que não sente emoções (em depressão profunda) pode responder "não" ao ser questionada sobre o humor deprimido.

Por outro lado, a pessoa pode atender aos critérios de episódio depressivo maior e não apresentar humor deprimido. A depressão também pode ser manifestada como a menor capacidade de sentir prazer ou de se interessar por atividades que seriam prazerosas. Essa perda de interesse é chamada *anedonia*. Como já mencionado, o paciente deve apresentar humor deprimido ou anedonia para atender aos critérios do DSM-5 para o diagnóstico de episódio depressivo maior.

> **QUADRO 101.1**
>
> **Resumo dos Critérios de um Episódio Depressivo Maior segundo o *Manual de Diagnóstico e Estatística dos Transtornos Mentais*, Quinta Edição**
>
> A. Cinco ou mais dos seguintes sintomas estavam presentes por quase todos os dias durante o mesmo período de duas semanas e representam uma mudança do funcionamento anterior; pelo menos um dos sintomas é (1) humor deprimido ou (2) perda de interesse ou prazer. Observação: não há inclusão de sintomas causados por uma doença geral.
>   1. Humor deprimido (pode ser humor irritável em crianças e adolescentes).
>   2. Perda de interesse ou prazer em atividades.
>   3. Perda de peso significativa sem dieta ou ganho de peso ou diminuição ou aumento do apetite.
>   4. Insônia ou hipersonia.
>   5. Agitação ou retardo psicomotor.
>   6. Fadiga ou perda de energia.
>   7. Sentimentos de inutilidade ou culpa excessivos ou inadequados.
>   8. Menor capacidade de pensamento ou concentração ou indecisão.
>   9. Pensamentos recorrentes de morte (não apenas medo de morrer), ideação suicida recorrente ou plano ou tentativa de suicídio.
> B. Os sintomas causam desconforto ou disfunção clinicamente significativa nas esferas sociais, ocupacionais ou outras.
> C. Os sintomas não são causados pelos efeitos fisiológicos diretos de uma substância (p. ex., droga de abuso, medicação) ou doença geral (p. ex., hipotireoidismo).
> D. Os sintomas não são mais bem explicados por outro transtorno de saúde mental.
> E. Nunca houve episódio maníaco ou hipomaníaco.
>
> Modificado de American Psychiatric Association: Diagnostic and statistical manual of mental disorders, ed 5, Arlington, VA, 2013, American Psychiatric Association.

> **QUADRO 101.2**
>
> **Mnemônicos dos Sintomas de Depressão e Mania**
>
> **MNEMÔNICO DOS SINTOMAS DE DEPRESSÃO**
>
> **Sic E Caps**
> **S**ono em quantidade maior ou menor
> **I**nteresse (anedonia)
> **C**ulpa
> **E**nergia menor
> **C**oncentração menor
> **A**petite maior ou menor
> **A**tividade Psicomotora maior ou menor
> **I**deação Suicida
>
> **MNEMÔNICO DOS SINTOMAS DE MANIA**
>
> **Dig Fasd**
> **D**istraibilidade
> **I**rritabilidade
> **G**randiosidade
> **F**uga de ideias
> **A**tividade maior
> **P**erda de Sono
> **D**escuido (impulsividade, assumir maior risco)

Distúrbios da Atividade Psicomotora

Na depressão, a atividade motora pode ser aumentada ou diminuída. O retardo psicomotor é a lentificação significativa da atividade motora. No retardo psicomotor, o pensamento e a fala podem ser lentos e, assim, há demora em responder às perguntas. Os pacientes deprimidos geralmente descrevem fadiga e ausência geral de energia e motivação. Por outro lado, os pacientes podem apresentar agitação psicomotora, que pode se manifestar como inquietação, caminhar a esmo, torcer as mãos ou agitação.

Transtornos Vegetativos

Os sintomas vegetativos incluem transtornos em três áreas principais: sono, apetite e função sexual. Os pacientes deprimidos podem se queixar de insônia ou hipersonia. A insônia pode se manifestar como dificuldade em adormecer, despertares frequentes durante a noite ou acordar nas primeiras horas da manhã. Os pacientes deprimidos com hipersonia podem relatar dormir por 12 a 14 horas por dia ou mais. As alterações no apetite e nos padrões de alimentação também podem ocorrer, causando ganho ou perda significativa de peso durante um curto período. A perda de interesse na atividade sexual e a disfunção sexual também podem acompanhar a depressão, embora não sejam listadas como critério no DSM-5.

Processo de pensamento e conteúdo

Os pacientes deprimidos geralmente descrevem dificuldade de concentração e problemas de memória. O funcionamento executivo também pode ser prejudicado. Nos casos graves, isso reduz a capacidade de realização das atividades básicas da vida diária.

O conteúdo do pensamento tende a ter viés negativo, como ideias recorrentes de culpa, fracasso, inutilidade e autocrítica.

Os pacientes com episódios depressivos apresentam maior risco de suicídio. Os pensamentos suicidas podem variar de noções vagas de que a vida não vale a pena (passivos) a planos completos de suicídio, com intenção definitiva de tirar a própria vida (ativos). Todos os pacientes deprimidos devem ser questionados sobre pensamentos suicidas. Uma vez que os pacientes normalmente não são diretos quanto aos seus pensamentos sobre o suicídio, a revisão meticulosa dos fatores de risco e dos fatores protetores precisa formar a base das decisões clínicas para oferecer o nível necessário de atenção em saúde. Os pacientes com depressão grave podem ter sintomas psicóticos. As alucinações e os delírios que acompanham a depressão normalmente são congruentes com o humor e, assim, os temas do conteúdo psicótico são consistentes com o humor deprimido.

Depressão Oculta

Os transtornos do humor podem não ser claros à apresentação. O paciente deprimido pode ter somente sintomas somáticos vagos. As queixas comuns incluem fraqueza, fadiga, cefaleia e dor abdominal, e as avaliações médicas são realizadas em resposta direcionada a tais queixas. Os pacientes podem não estar cientes de sua depressão e, normalmente, são grandes usuários do sistema de saúde. Mais da metade dos pacientes com transtorno depressivo maior apresenta, a princípio, apenas sintomas somáticos, que podem mascarar uma depressão oculta. O transtorno do humor é sugerido pelo aparecimento recente de um conjunto de comportamentos incomuns, distúrbio social significativo, como perda de emprego, estresse financeiro, dificuldades matrimoniais e comportamento autodestrutivo (p. ex., abuso de substâncias e promiscuidade sexual).

Considerações Especiais

Crianças e Adolescentes. Os critérios para diagnóstico de depressão em crianças e adolescentes são os mesmos usados em adultos. Nessas faixas etárias, porém, a apresentação da depressão pode ser diferente. As crianças pré-púberes são mais propensas às queixas somáticas, agitação psicomotora e alucinações congruentes ao humor, com menor probabilidade de distúrbios de sono e apetite. Algumas crianças são erroneamente diagnosticadas como portadoras de transtorno de déficit de atenção, principalmente se os sintomas incluírem má concentração, inquietação, agitação e retraimento nas atividades diárias.

Os adolescentes com depressão podem apresentar maior irritabilidade, comportamento de oposição e abuso de substâncias. Outras características são retraimento social, maior sensibilidade à rejeição e declínio do desempenho escolar. Alguns adolescentes podem ser diagnosticados com depressão pela primeira vez durante o tratamento de problemas relacionados a drogas e álcool.

Transtorno Disruptivo da Desregulação do Humor. Um fenômeno recém-descrito em crianças previamente diagnosticadas com depressão ou transtorno bipolar é o transtorno disruptivo da desregulação do humor. As crianças e os adolescentes que recebem esse diagnóstico apresentam reações explosivas graves e recorrentes, desproporcionais à situação e inconsistentes com o nível de desenvolvimento. As reações explosivas devem ocorrer três ou mais vezes por semana e, entre elas, o humor é irritável ou raivoso na maioria dos dias. Há critérios de duração de 12 meses, sem períodos de três ou mais meses consecutivos sem atendimento dos critérios. Os sintomas devem ocorrer antes dos 10 anos de idade.[1]

Pacientes Geriátricos. A depressão é mais comum em idosos devido às ocorrências mais frequentes de perda, comorbidades e perda de autonomia. Os idosos tendem a relatar mais queixas somáticas quando deprimidos. Esses pacientes são também mais vulneráveis ao desenvolvimento de depressão melancólica, caracterizada por despertar nas primeiras horas da manhã, variação diurna no humor, baixa autoestima e baixa reatividade do humor. Os pacientes idosos deprimidos também podem apresentar sintomas de perda de memória, desatenção, retraimento em atividades diárias e lapsos na higiene pessoal e social que sugerem demência, e não depressão. Quando tais sintomas são de depressão, o transtorno é denominado *pseudodemência*. A depressão grave em idosos é altamente tratável e reversível.

Outros Transtornos Depressivos

Depressão Pós-Parto

A depressão pós-parto é um transtorno depressivo que ocorre até quatro semanas após o parto e permite o uso do especificador "com aparecimento periparto". Os sintomas de depressão são comuns no período perinatal. Como mencionado no DSM-5, de 3% a 6% das mulheres apresenta depressão maior durante a gestação ou nas semanas a meses seguintes.[1] Da mesma maneira, mas com menor gravidade, até 65% das mães relata humor deprimido após o parto, geralmente chamado *melancolia pós-parto (baby blues)*. Os sintomas geralmente são brandos e transitórios; no entanto em 10% das mães podem levar a um episódio de depressão maior.

Os episódios de humor pós-parto com características psicóticas podem ser muito perigosos. Geralmente, o infanticídio é associado às alucinações de comando para matar a criança ou delírios associados. Seu risco é relacionado principalmente com o histórico de episódios pós-parto com psicose, ao histórico de depressão ou transtorno bipolar ou ao histórico familiar de transtorno bipolar.

Transtorno Depressivo Persistente

O transtorno depressivo persistente é um novo diagnóstico que combina dois diagnósticos anteriores: o transtorno depressivo maior crônico e o transtorno distímico. Os critérios específicos são: humor deprimido na maior parte do dia, na maioria dos dias, por pelo menos dois anos; dois ou mais dos seguintes: inapetência ou hiperfagia, insônia ou hipersonia, baixa disposição ou fadiga, baixa autoestima, má concentração ou dificuldade de tomar decisões e sentimentos de desesperança; nunca mais de dois meses dos dois anos sem sintomas; e deve causar desconforto ou disfunção significativa. Os critérios de exclusão incluem o histórico de hipomania ou mania e o histórico de doença psicótica. Além disso, não pode ser devido a uma substância ou doença.[1] Múltiplos especificadores podem ser aplicados a esse diagnóstico.

Transtorno Disfórico Pré-Menstrual

A síndrome disfórica pré-menstrual é um novo diagnóstico incluído no DSM-5. Pelo menos cinco dos sintomas listados devem estar presentes na última semana antes da menstruação, começarem a melhorar alguns dias após a menstruação e estarem ausentes ou serem mínimos na semana após a menstruação. Esses sintomas devem ser observados na maioria dos ciclos durante o ano anterior. O aparecimento pode ocorrer em qualquer ponto após a menarca. Os riscos para seu desenvolvimento incluem estresse, histórico de trauma interpessoal, alterações sazonais e aspectos socioculturais do comportamento sexual feminino.

Transtorno Afetivo Sazonal

O transtorno afetivo sazonal não é um transtorno do humor separado, mas, sim, um especificador do transtorno depressivo maior. Um exemplo do uso do especificador é "transtorno depressivo maior, recorrente, moderado, com padrão sazonal". Esse especificador somente pode ser usado com um transtorno depressivo maior recorrente. Seus critérios incluem: uma relação temporal regular entre o aparecimento do episódio depressivo e uma determinada época do ano; remissões totais em uma determinada época do ano; dois episódios depressivos em dois anos que demonstrem a relação temporal; ausência de episódios não sazonais no mesmo período e número substancialmente maior de episódios depressivos sazonais do que de episódios não sazonais durante a vida da pessoa.[1] A melatonina, um hormônio secretado no cérebro e produzido em altos níveis no escuro, foi implicada na etiologia desse transtorno. A fototerapia é um tratamento eficiente e seguro para a depressão sazonal. A exposição dos olhos à luz parece ser essencial, mas o mecanismo exato de ação ainda é desconhecido.

Transtornos Bipolares

O transtorno bipolar é vitalício, com exacerbação episódica dos sintomas e deterioração da função caracterizada por episódios de humor extremo. Os pacientes com transtorno bipolar podem precisar de diferentes formas e intensidades de tratamento em diferentes estágios da doença. O *transtorno bipolar I* inclui pelo menos um episódio maníaco e os pacientes normalmente apresentaram um ou mais episódios depressivos maiores, embora o episódio depressivo não seja necessário para o diagnóstico. O *transtorno bipolar II* envolve um episódio hipomaníaco e pelo menos um episódio depressivo maior. O episódio hipomaníaco inclui as características do episódio maníaco sem psicose, grande disfunção ou necessidade de hospitalização.

Episódio Maníaco

Durante um episódio maníaco (Quadros 101.2 e 101.3), o transtorno do humor deve ser grave o suficiente para incluir psicose, necessidade de hospitalização ou disfunção significativa. Os transtornos bipolares são muito menos comuns do que o transtorno depressivo maior. A prevalência geral do episódio maníaco é de cerca de 2%, tanto em mulheres quanto em homens.

Em muitos casos, os pacientes maníacos são levados ao DE por alguém (p. ex., família, polícia ou serviço de atendimento móvel de urgência). Durante o episódio maníaco, os pacientes podem ser gregários, bem-humorados e cativantes e, subitamente, apresentar beligerância e irritabilidade. Os pacientes podem apresentar fala sob pressão, em que eles continuam a falar, geralmente de forma rápida e alta, sem pausas entre os pensamentos ou as frases, e é difícil interrompê-los. Na mania, o processo do pensamento é

> **QUADRO 101.3**
>
> ## Resumo dos Critérios de um Episódio Maníaco segundo o *Manual de Diagnóstico e Estatística dos Transtornos Mentais*, Quinta Edição
>
> A. Período distinto de humor anormal e persistentemente elevado, expansivo ou irritável, e de aumento anormal e persistente de atividade dirigida a objetivos ou energia com duração de pelo menos uma semana (ou com qualquer duração em caso de necessidade de hospitalização).
> B. Durante o período de transtorno do humor e maior energia ou atividade, três ou mais dos seguintes sintomas persistiram (quatro, se o humor for apenas irritável) e apresentavam grau significativo:
>   1. Autoestima inflada ou grandiosidade.
>   2. Menor necessidade de sono (p. ex., sente-se descansado após somente três horas de sono).
>   3. Mais loquaz do que o usual ou pressão para continuar falando.
>   4. Fuga de ideias ou experiência subjetiva de que os pensamentos estão acelerados.
>   5. Distraibilidade (ou seja, a atenção é desviada muito facilmente por estímulos externos insignificantes ou irrelevantes).
>   6. Aumento da atividade dirigida a objetivos (social, profissional, escolar, sexual) ou agitação psicomotora.
>   7. Envolvimento excessivo em atividades prazerosas, com alta possibilidade de consequências dolorosas (p. ex., surtos desenfreados de compras, indiscrições sexuais, investimentos financeiros insensatos).
> C. O transtorno do humor é suficientemente grave para causar prejuízo acentuado do funcionamento profissional ou social ou há a necessidade de hospitalização a fim de prevenir dano a si mesmo ou a outras pessoas, ou existem características psicóticas.
> D. Os sintomas não são causados pelos efeitos fisiológicos diretos de uma substância (p. ex., droga de abuso, medicação) ou doença geral (p. ex., hipertireoidismo).
>
> Modificado de American Psychiatric Association: Diagnostic and statistical manual of mental disorders, ed 5, Arlington, VA, 2013, American Psychiatric Association.

caracterizado por associações ilógicas e fuga de ideias. A autoestima inflada e os delírios de grandiosidade podem fazer que sejam argumentativos, impacientes e condescendentes. A grandiosidade tende a ser centrada em temas amplos, dramáticos ou universais, como religião ou política. O paciente pode descrever um grande esforço, como "unir as igrejas do mundo" ou "acabar com a pobreza do planeta". Esses sintomas graves normalmente são acompanhados pela profunda ausência de bom senso. Apesar da alteração óbvia do comportamento, do mau julgamento e do mau controle de impulsos, o paciente pode insistir que não há nada de errado ou culpar os outros pelos problemas.

Os pacientes maníacos têm necessidade menor ou nula de sono e normalmente relatam estarem acordados há dias. Essas pessoas podem estar envolvidas em um projeto enorme (p. ex., escrever um romance), desconsiderar por completo as consequências de suas ações, ter dificuldades financeiras (p. ex., cartões de crédito cancelados) e se comportar de maneira arriscada (p. ex., encontros sexuais com estranhos, dirigir de forma irresponsável). Sempre que possível, um histórico corroborativo também deve ser obtido dos familiares ou outras pessoas que conheçam o comportamento do paciente.

Os pacientes maníacos podem chegar ao DE como vítimas de trauma, machucados por uma ação que reflete sua grandiosidade (p. ex., tentar voar), impulsividade ou beligerância (p. ex., briga, resistência à prisão). O episódio maníaco pode ser pontuado por períodos abruptos de choro e depressão profunda, inclusive ideação suicida. Quando características depressivas e maníacas ocorrem de forma concomitante, o transtorno é chamado *misto* ou *bipolar, fase mista*.

Transtorno Ciclotímico

O transtorno ciclotímico é caracterizado por alterações crônicas de humor que não atendem aos critérios para um episódio hipomaníaco ou depressivo. Os episódios de humor devem ocorrer por pelo menos dois anos, serem observados pelo menos metade do tempo e o indivíduo não pode deixar de apresentar sintomas por mais de dois meses por vez.[1]

Transtornos do Humor Causados por uma Doença Geral

Esse diagnóstico requer um período proeminente e persistente de humor deprimido ou anedonia, que predomina no quadro clínico, com evidências de que o transtorno é uma consequência fisiopatológica direta da doença e não é melhor explicada por outro transtorno mental ou ocorre durante um delírio.[1] O transtorno bipolar requer um período proeminente e persistente de humor anormalmente elevado, expansivo ou irritável; e atividade ou energia anormalmente maior, que predomina no quadro clínico, com evidências de consequência fisiopatológica direta de outra doença e não é mais bem explicada por outro transtorno mental ou ocorre durante um delírio.[1]

Determinadas doenças clínicas têm associação bem estabelecida com transtorno do humor. Na doença de Parkinson, a estimulação elétrica de uma certa área da substância negra reduz os sintomas de depressão. A estimulação de uma área a apenas 2 mm distante pode causar sintomas agudos reversíveis de depressão, como choro, não querer viver e desesperança. A doença de Parkinson tem uma associação bem conhecida à depressão e até 40% dos pacientes apresentam depressão maior.

Determinadas neoplasias malignas têm associação bem estabelecida com a depressão, inclusive o carcinoma pancreático, a neoplasia cerebral e a doença maligna disseminada (p. ex., linfoma). A doença coronariana, o infarto do miocárdio, o acidente vascular cerebral (AVC), a doença renal terminal, a síndrome de imunodeficiência adquirida (SIDA), diversas doenças endócrinas e a doença do tecido conjuntivo também são associados ao transtorno depressivo maior. Após um infarto do miocárdio, os pacientes com depressão têm um aumento de 3,5 vezes na mortalidade cardiovascular em comparação a pacientes não deprimidos. O desenvolvimento de AVC, diabetes e osteoporose é mais provável em pacientes com depressão do que naqueles que não são deprimidos.

A depressão relacionada com doenças pode ser diferente em alguns aspectos da depressão primária e responde de maneira menos favorável a tratamento antidepressivo.

Transtornos do Humor Causados por Medicamentos ou Outras Substâncias

Esses transtornos são muito similares aos transtornos do humor causados por doenças, à exceção de que os sintomas devem ocorrer durante ou logo após a intoxicação ou abstinência da substância ou a exposição à medicação capaz de provocar a sintomatologia.[1]

Muitos medicamentos estão associados a sintomas de transtornos do humor. Múltiplos anti-hipertensivos, anticonvulsivos e hormônios são associados a sintomas depressivos e determinados antibióticos e corticosteroides são associados a sintomas maníacos. A intoxicação ou o uso crônico intenso de álcool, sedativos, hipnóticos, ansiolíticos, narcóticos e outros agentes depressivos pode causar sintomas de um episódio depressivo maior. Estimulantes como cocaína, fenciclidina, alucinógenos e anfetaminas podem causar sintomas do episódio maníaco. Os sintomas de transtorno do humor também podem se desenvolver durante a abstinência. Para qualificar esse diagnóstico, os sintomas não devem ocorrer exclusivamente durante um delírio, devem provocar desconforto ou disfunção significativa e devem se desenvolver em um mês da intoxicação ou abstinência da substância. Quando o transtorno de humor é anterior ao período de abuso de substâncias ou perdura por mais de um mês após o período de abuso, o diagnóstico pode ser um transtorno do humor subjacente, como transtorno depressivo maior ou transtorno bipolar, com a comorbidade de abuso de substâncias ou diagnóstico de dependência.

DIAGNÓSTICO DIFERENCIAL

Doenças clínicas, Medicamentos e Abuso ou Abstinência de Substâncias

Doenças clínicas, medicações e abuso ou abstinência de substâncias podem causar ou mimetizar os transtornos do humor. Um paciente com sintomas e sinais de depressão pode ter uma neoplasia maligna não conhecida ou intoxicação por sedativos. As considerações diagnósticas diferenciais de sintomas maníacos incluem abuso de estimulantes (p. ex., cocaína, anfetaminas), abuso de alucinógenos, abstinência de álcool ou sedativos, delírio, hipertireoidismo e outras doenças que provocam agitação. Veja mais informações na seção anterior. Os pacientes podem ser tratados com antidepressivos por diversas doenças que não a depressão, como ansiedade, transtorno obsessivo-compulsivo, transtorno de estresse pós-traumático, síndromes álgicas, interrupção do tabagismo e síncope vasodepressora.

Luto e Melancolia

O luto e a melancolia são reações humanas normais à perda de outra pessoa, da saúde, da posição social ou do emprego. O período de luto é caracterizado por tristeza, menor sensação de bem-estar (queixas somáticas) e insônia, que são desencadeadas pelos pensamentos de perda. No luto normal, porém, não há culpa, perda de autoestima, sensação de inutilidade, intenção suicida, retardo psicomotor ou disfunção ocupacional. A duração normal do luto e da melancolia difere entre as culturas e os indivíduos de uma mesma cultura, mas os sintomas graves tendem a se resolver em seis a 12 meses.

Transtornos de Ajuste

Os transtornos de ajuste são transtornos comportamentais ou emocionais que ocorrem em resposta a um estresse ou estressores identificáveis, com desconforto significativo e desproporcional à gravidade do estressor. O componente emocional pode ser composto por tristeza, baixa autoestima, comportamento suicida, desesperança, desespero ou outros comportamentos de perigo autoinfligido. O transtorno agudo de ajuste ocorre em três meses do estressor e não perdura por mais de seis meses.[1] Os estressores normalmente não são tão graves quanto aqueles que precipitam reações de melancolia e as respostas tendem a ser de má adaptação.

Transtorno de Personalidade Borderline

O transtorno de personalidade *borderline* é caracterizado por instabilidade nos relacionamentos pessoais e na autoimagem e por comportamentos de autodestruição. O transtorno pode incluir sentimentos crônicos de vazio, que podem ser erroneamente diagnosticados como depressão, ou reatividade do humor, que pode ser confundida com mania ou hipomania. Esses pacientes normalmente vivem em crise e conflito constante.

Demência

A demência pode ser confundida com a depressão, mas é caracterizada por consciência anormal, inclusive anomalias em teste de memória, cálculo e julgamento.

EXAMES DIAGNÓSTICOS

A anamnese e o exame físico devem determinar se o paciente apresenta um transtorno do humor ou se há possibilidade de que o abuso de drogas, medicações ou uma doença clínica seja responsável pelo quadro observado. É essencial identificar as doenças que podem exacerbar um quadro psiquiátrico. A anamnese psiquiátrica deve questionar os sintomas atuais, eventos precipitantes

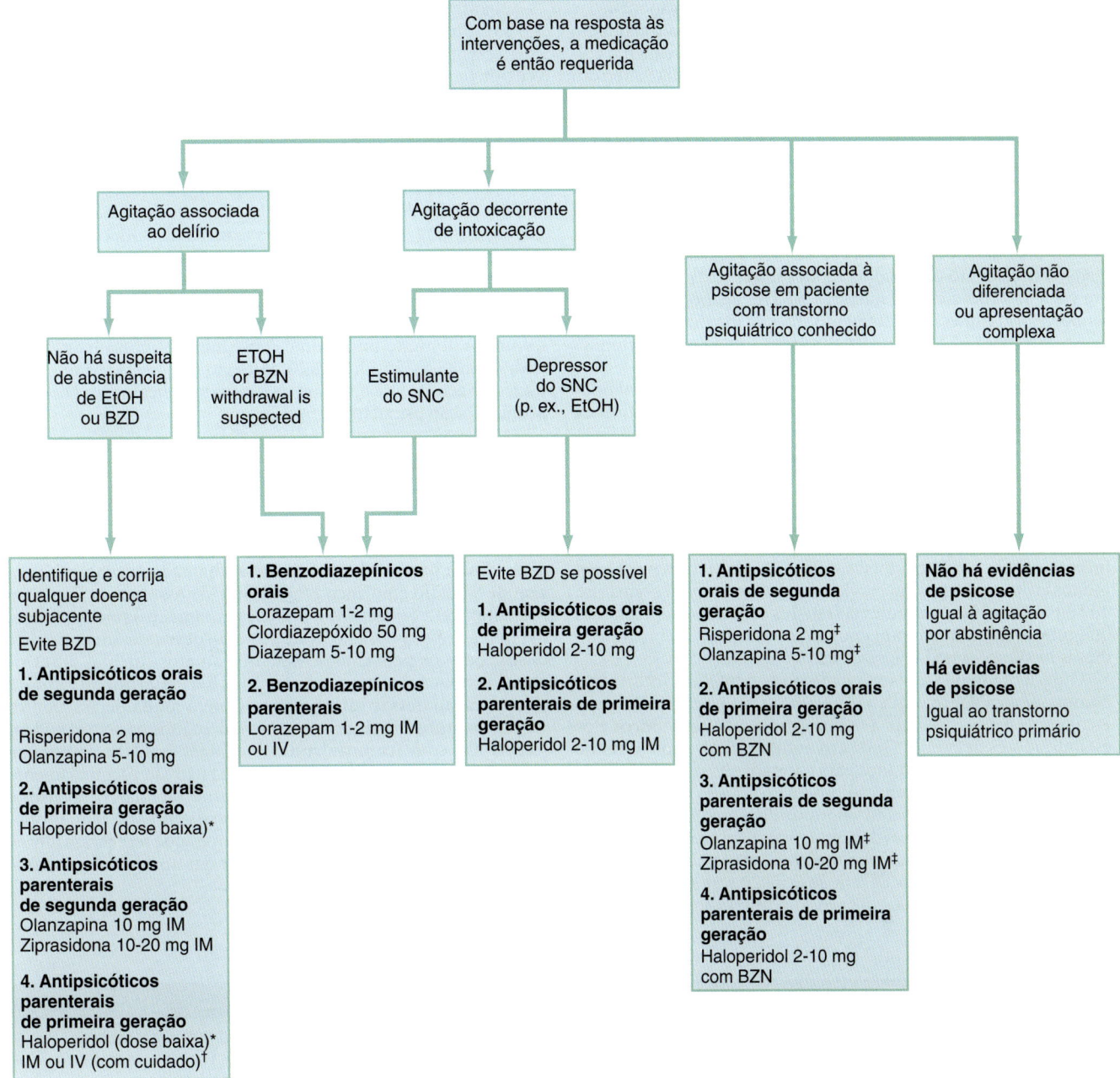

Fig. 101.1. Protocolo para tratamento da agitação. *BZD,* Benzodiazepínico; *SNC,* sistema nervoso central; *EtOH,* álcool etílico; *IM,* intramuscular; *IV,* intravenosa. *Há fortes evidências sobre a associação entre doses acima de 3 mg (por dia) em pacientes com delírio e o risco significativo de desenvolvimento de efeitos colaterais extrapiramidais (EPS); assim, os pacientes tratados com mais de 3 mg/dia devem ser cuidadosamente avaliados quanto à ocorrência de EPS. †Consulte as orientações da Food and Drug Administration (FDA). ‡Se a administração apenas de um antipsicótico não for suficiente, associe lorazepam em dose de 1 a 2 mg (oral ou parenteral). (Redesenhado de Wilson MP, Pepper D, Currier GW, et al: The psychopharmacology of agitation: consensus statement of the American Association for Emergency Psychiatry Project BETA Psychopharmacology Workgroup. WJEM 13[1]:26-34, 2012.)

(p. ex., perda de emprego ou término de relacionamento), histórico psiquiátrico e de abuso de substância, histórico de autolesão ou tentativas de suicídio e identificação de sistemas de apoio. Mesmo se não sugerido pelo paciente, o questionamento cuidadoso acerca dos pensamentos suicidas é necessário. Se possível, o histórico deve ser confirmado pelos profissionais de saúde que atendem o paciente com regularidade e por familiares, amigos ou testemunhas dos eventos que levaram o indivíduo ao DE. Uma hipótese diagnóstica pode ser estabelecida por meio do uso dos critérios do DSM-5. Exames laboratoriais para investigação de doenças podem ser necessários, com base em características específicas do quadro clínico, mas nenhum exame pode confirmar ou excluir o diagnóstico de transtornos do humor. Os pacientes com novos sintomas compatíveis com transtornos do humor precisam ser submetidos às investigações clínica e psiquiátrica mais extensa do que aqueles com um transtorno conhecido.

TRATAMENTO

Os pacientes que apresentam sintomatologia de transtorno do humor normalmente estão em crise, nervosos e assustados. O DE é um local caótico e estimulante, que pode causar ou exacerbar o nível de agitação dos pacientes. Criar um ambiente seguro e estável para o paciente é de alta prioridade. O paciente com episódio maníaco agudo pode ser disruptivo, recusar a avaliação médica e tentar repetidamente sair do DE. A primeira etapa no tratamento de um paciente tão disruptivo é oferecer ajuda para reduzir a agitação. A recente orientação consensual produzida pela American Association for Emergency Psychiatry descreve as medidas para acalmar o paciente.[6] Uma dessas medidas é o oferecimento de um ansiolítico precocemente, no início do quadro do paciente. Se as técnicas de abordagem não coercitiva para tranquilizar o paciente e a medicação não resolverem a agitação, pode ser necessário colocar o paciente em ambiente protegido ou contê-lo para sua segurança e a de outras pessoas. Esse é o último recurso após o insucesso das demais medidas. Se uma causa clínica para a agitação for encontrada, o tratamento é dirigido à causa subjacente (p. ex., oxigênio em pacientes com delírio hipóxico). No DE, de modo geral, pode ser necessário começar o tratamento antes da identificação total da causa da agitação.[7] A Figura 101.1 mostra um algoritmo simples para abordagem ao paciente agitado.

O tratamento da depressão no DE é mais controverso. Inibidores seletivos da recaptação de serotonina (ISRSs) e inibidores da recaptação de serotonina e noradrenalina (IRND) são os principais tratamentos da depressão. No paciente que aguarda a hospitalização psiquiátrica, essas medicações podem ser instituídas na consulta, com o serviço de internação. Se o paciente apresentar depressão branda a moderada, sem necessidade de hospitalização, o tratamento com ISRS pode ser instituído desde que o acompanhamento próximo esteja programado. Os ISRSs são conhecidos por terem muitos efeitos colaterais, que podem levar à interrupção prematura do tratamento.[8] Nos pacientes já tratados com psicotrópicos, mas que interromperam a terapia por algum motivo, a reinstituição dessas medicações no DE é razoável.

O paciente maníaco não agitado pode conseguir informar a equipe médica sobre o que já funcionou no passado. Há duas escolhas de medicação para a mania aguda: os antipsicóticos e os estabilizadores de humor. Todos os antipsicóticos atípicos ou de segunda geração são aprovados para o tratamento da mania aguda como monoterapia ou terapia adjunta, à exceção da paliperidona e da iloperidona. O lítio, o ácido valproico/divalproato e a carbamazepina são os estabilizadores de humor mais bem estudados. O lítio e a carbamazepina precisam ser titulados, mas o ácido valproico pode ser administrado no DE em dose de 20 a 30 mg/kg por dia (dose dividida) em pessoas saudáveis com função hepática normal.

Os antipsicóticos atípicos, como a ziprasidona, a risperidona, a olanzapina, o aripiprazol e a quetiapina causam menos efeitos colaterais (como distonia aguda) do que os antipsicóticos convencionais. As doses orais devem ser oferecidas primeiro e diversos agentes, inclusive a risperidona, a olanzapina e o aripiprazol, são comercializados em comprimidos de dissolução rápida. Três são comercializados como injeção intramuscular: a ziprasidona (Geodon⇌), a olanzapina (Zyprexa⇌) e o aripiprazol (Abilify⇌). A ziprasidona em dose de 10 mg a 20 mg é eficiente; no entanto seu uso é limitado a 40 mg por 24 horas. A olanzapina, em dose de 2,5 mg a 10 mg, é eficiente, mas está associada à hipotensão postural e não é recomendada em combinação a benzodiazepínicos parenterais devido ao risco de depressão cardiopulmonar. O aripiprazol é mais novo e, em doses de 9,75 mg a 15 mg, parece ser o menos sedativo entre os atípicos, mas tende a causar mais náusea e vômitos. É muito importante conseguir uma consulta psiquiátrica durante a instituição do tratamento da agitação, já que esses pacientes geralmente precisam de terapia significativa no DE ou de hospitalização psiquiátrica.

ENCAMINHAMENTO

A determinação do encaminhamento adequado dos pacientes com transtorno do humor requer a avaliação do risco de suicídio. A Substance Abuse and Mental Health Services Administration desenvolveu uma ferramenta prática, chamada Avaliação e Triagem de Suicídio em Cinco Etapas (Suicide Assessment Five-Step Evaluation and Triage, SAFE-T).[9] Os pensamentos suicidas atuais, os fatores de risco e os fatores de proteção devem ser identificados, assim como os pensamentos, planos ou atos suicidas anteriores. A intervenção adequada só pode ser determinada após a consideração dessas informações. Com a ajuda de assistentes sociais ou profissionais de saúde mental, muitos pacientes podem receber alta com acompanhamento cuidadoso. Os pacientes que recebem o tratamento inicial no DE, mas não são adequadamente encaminhados para o serviço ambulatorial, são mais propensos a retornar. Se possível, é preferível que o assistente social ou profissional de saúde mental conecte os pacientes que receberam alta às agências e serviços externos, ao invés de dar uma lista de encaminhamentos.

CONCEITOS-CHAVE

- Os pacientes com aparentes transtornos do humor devem ser avaliados para detecção de doenças clínicas, efeitos medicamentosos ou abuso ou abstinência de substâncias, que podem mimetizar a depressão e a mania.
- Os transtornos do humor devem ser suspeitos em pacientes com múltiplas queixas vagas e não específicas e em indivíduos que são usuários frequentes do sistema de saúde.
- A diferenciação entre depressão e demência em idosos pode ser difícil, mas é importante, já que a depressão geralmente responde muito bem ao tratamento.
- Os pacientes com transtornos do humor devem ser avaliados quanto ao risco de suicídio.

As referências para este capítulo podem ser encontradas on-line no website Expert Consult associado à obra.

CAPÍTULO 102
Transtornos de Ansiedade*

Leslie S. Zun | Kimberly Nordstrom

PRINCÍPIOS

Introdução

A ansiedade é um estado desconfortável específico de tensão que avisa a presença de perigo, real ou imaginado, conhecido ou não conhecido, e geralmente é verbalizada como preocupação intensa. Até certo ponto, a ansiedade pode melhorar o desempenho; no entanto respostas extremas podem levar à deterioração dele. Com o aumento do nível de disfunção, o paciente é muito mais propenso a apresentar um verdadeiro transtorno de ansiedade.

A ansiedade aguda é comum em pacientes em Departamento de Emergência (DE) com transtornos primários de ansiedade, transtornos concomitantes de ansiedade e situações de crise. É importante diferenciar a origem da ansiedade para oferecer o tratamento adequado. Por exemplo, muitas doenças mimetizam transtornos de ansiedade e até 42% dos pacientes que, a princípio, aparentam ter transtornos de ansiedade são, mais tarde, diagnosticados com doenças orgânicas.

Os médicos do DE devem ser capazes de diferenciar os transtornos de ansiedade das doenças de causas orgânicas (Quadro 102.1) e, se necessário, tratar ambos. Tendo em vista o aumento da demanda metabólica gerada pelos estados de ansiedade, sistemas orgânicos descompensados podem evoluir à falência. Em um estudo recente, 48% dos pacientes com queixas de dor apresentavam ansiedade moderada a grave e somente 1% recebia o tratamento ansiolítico.[1]

Epidemiologia

Aproximadamente, 40 milhões de norte-americanos com mais de 18 anos de idade, cerca de 20% dos adultos, são afetados por transtornos de ansiedade a cada ano. Muitos pacientes dos serviços de atenção primária apresentam alteração significativa do humor e sintomas de ansiedade, como transtornos de pânico, transtornos de ansiedade generalizada (TAGs) e depressão, mas quase metade desses pacientes sintomáticos nunca recebe tratamento adequado. Pacientes com doenças crônicas e que passam por consultas médicas frequentes apresentam maiores taxas de ansiedade e depressão. A prevalência de transtornos de ansiedade ultrapassa a de qualquer outro transtorno de saúde mental, inclusive abuso de substâncias. Há uma relação íntima entre o abuso de álcool e os transtornos de ansiedade.

A incidência de transtornos específicos de ansiedade varia: a de fobia específica é de 7% a 9%; de fobia social, 7%; transtorno de pânico, 3%; e TAG, 3%.[2] O risco de desenvolvimento de transtorno de estresse pós-traumático (TEPT) ao longo da vida é de cerca de 9%, mas a prevalência em 12 meses é de aproximadamente 4%. A ansiedade induzida por substâncias ou medicamentos e a ansiedade decorrente de doença têm prevalência desconhecida, mas pode ser relativamente alta nos pacientes de um DE.

Uma forma diferente de ansiedade, relacionada com o medo de sofrer de uma doença, agora chamada de *transtorno de ansiedade de doença* (antes denominado hipocondria), pode ser observada em incidência elevada, de até 8%, nas populações médicas ambulatoriais.[2] Os pacientes podem apresentar uma queixa física e tentar disfarçar sua ansiedade, dissociando seus sintomas físicos de um transtorno psiquiátrico, e eles são distintos dos indivíduos com transtorno somatoforme.

Fisiopatologia

Há muitas formas de transtornos de ansiedade e os mecanismos subjacentes precisos para seu desenvolvimento ainda não foram totalmente elucidados. Os sistemas serotoninérgico e noradrenérgico são vias comuns associadas à ansiedade. Acredita-se que haja baixa atividade do sistema serotoninérgico e alta atividade do sistema noradrenérgico e, portanto, inibidores seletivos da recaptação de serotonina (ISRSs) e inibidores da recaptação de serotonina e noradrenalina (IRSNs) são frequentemente usados como tratamento. Há também correlação considerável a transtornos depressivos e as evidências mostram semelhanças genéticas e neurobiológicas relacionadas principalmente com a serotonina.

A eficácia bem-estabelecida dos benzodiazepínicos no tratamento da ansiedade levou ao estudo do sistema do ácido gama-aminobutírico (GABA) e sua relação com a ansiedade. O GABA é o principal neurotransmissor inibidor do sistema nervoso central e os benzodiazepínicos atuam em receptores $GABA_A$. Os estudos tiveram como foco o papel que os corticosteroides podem desempenhar no medo e na ansiedade. Acredita-se que os corticosteroides induzam alterações químicas em determinados neurônios que fortalecem ou enfraquecem certas vias neurais e afetam o comportamento sob estresse.[3]

Pesquisas sugerem a influência de fatores genéticos na ansiedade, mas sua natureza precisa é desconhecida. Os cinco principais transtornos de ansiedade, o transtorno de pânico, o TAG, as fobias, o transtorno obsessivo-compulsivo (TOC) e o TEPT, compartilham fatores de risco genéticos, psicológicos e ambientais em indivíduos biologicamente predispostos.

QUADRO CLÍNICO

Muitos pacientes chegam ao DE ansiosos em relação aos desconfortos aos quais poderão ser submetidos, como realização de procedimentos invasivos e suas intimidades expostas a estranhos. Além disso, o paciente pode ter dúvidas sobre sua doença e suas possíveis implicações.

A ansiedade pode ser uma manifestação do distúrbio físico ou uma expressão de um transtorno psiquiátrico subjacente. A distinção entre ansiedade como sintoma ou como síndrome no DE pode ser difícil. Os sintomas físicos de estimulação autônoma (p. ex., taquipneia, taquicardia, diaforese, vertigem) podem ser as únicas manifestações da ansiedade. Os sintomas clássicos de transtorno de pânico, como dor torácica, dispneia e sensação de catástrofe iminente, frequentemente levam o paciente ao DE, em especial se for o primeiro episódio.[3] A ansiedade associada às doenças orgânicas tende a se manifestar como sintomas físicos e é menos associada ao comportamento de evitação (Quadro 102.1).

---

*Os autores agradecem Rick McPheeters e Joshua L. Tobias por suas contribuições a este capítulo nas edições anteriores deste texto.

QUADRO 102.1

Fatores de Risco para Quadros de Ansiedade Causados por Doenças Orgânicas

Aparecimento de sintomas de ansiedade após os 35 anos de idade.
Ausência de histórico pessoal ou familiar de transtorno de ansiedade.
Ausência de histórico significativo de ansiedade, fobias ou transtorno de ansiedade de separação.
Ausência de comportamento de evitação.
Ausência de eventos significativos que gerem ou exacerbem os sintomas de ansiedade.
Má resposta a ansiolíticos.

QUADRO 102.2

Características do Ataque de Pânico

Aparecimento abrupto de medo ou desconforto intenso que chega ao máximo em minutos, com ocorrência de quatro ou mais dos seguintes sintomas:
Palpitações.
Sudorese.
Tremor.
Dispneia ou sensação de estrangulamento.
Sensação de asfixia.
Dor ou desconforto torácico.
Náusea ou desconforto abdominal.
Tontura ou vertigem.
Calafrios ou ondas de calor.
Parestesias.
Desrealização ou despersonalização.
Medo de perder o controle ou "enlouquecer".
Medo de morrer.

Adaptado de American Psychiatric Association: Diagnostic and statistical manual of mental disorders, ed 5, Arlington, VA, 2013, American Psychiatric Association.

QUADRO 102.3

Características do Transtorno de Estresse Pós-traumático*

Exposição a episódio concreto ou ameaça de morte, lesão grave ou violência sexual.
Presença de sintomas intrusivos associados ao evento traumático.
Evitação persistente do estímulo associado ao evento traumático.
Alterações negativas em cognição e humor associadas ao evento traumático.
Alterações significativas na excitação e na reatividade associadas ao evento.
Duração superior a um mês.
O transtorno causa desconforto ou disfunção clinicamente significativa.
O transtorno não é atribuível aos efeitos fisiológicos de uma substância ou outra doença.

*Os especificadores são "com sintomas dissociativos" e "com expressão tardia".
De American Psychiatric Association: Diagnostic and statistical manual of mental disorders, ed 5, Arlington, VA, 2013, American Psychiatric Association.

As manifestações clínicas de transtornos específicos de ansiedade são consideravelmente diferentes, justificando uma revisão de seus tipos principais.

Transtorno de Pânico

O transtorno de pânico é um diagnóstico de exclusão, mesmo em pacientes com doença psiquiátrica conhecida, já que diversos distúrbios mentais causam ataques de pânico como manifestação secundária. Para o diagnóstico de transtorno de pânico, o indivíduo deve apresentar ataques recorrentes e inesperados de pânico (Quadro 102.2), bem como ter a preocupação persistente sobre ataques futuros ou alteração comportamental de má adaptação relacionada com os ataques. Assim como em outros distúrbios, o transtorno não deve estar relacionado com o uso de substâncias, outra doença ou outro transtorno psiquiátrico.[2] Um ataque de pânico, com diferenciação para o transtorno, é um medo ou desconforto abrupto que chega ao pico em minutos e é associado a sintomas físicos e cognitivos.[2] O ataque pode ocorrer em associação a qualquer transtorno de ansiedade ou como parte de outro distúrbio mental ou físico. O ataque de pânico não é um diagnóstico, mas um sinal de um transtorno subjacente. A presença de ataques de pânico geralmente influencia no tratamento e resultado da doença primária. Um ataque pode ser replicado pela hiperventilação intencional. A hiperventilação intencional pode ser diferenciada da hiperventilação espontânea por sua irregularidade e interrupções. Em caso de dúvida, a avaliação psiquiátrica formal é indicada, principalmente antes da prescrição de terapia farmacológica que possa ser danosa ou viciante.

Transtorno de Ansiedade Generalizada

A TAG é definida como a preocupação excessiva que ocorre na maioria dos dias por um período maior que seis meses e envolve diversos eventos ou atividades.[2] A ansiedade pode causar desconforto ou disfunção significativa. A TAG foi associada ao uso excessivo dos serviços médicos e, de modo geral, não é reconhecida, o que leva à ineficácia do tratamento.

Transtorno de Estresse Pós-Traumático

O TEPT é causado pela experiência ou testemunho de um evento altamente traumático. Os pacientes com TEPT manifestam sintomas de revivescência, evitação de desencadeantes, alterações de cognição e humor e alterações de excitabilidade e reatividade (Quadro 102.3). As taxas de TEPT são maiores entre militares veteranos e pessoas cuja profissão oferece riscos de exposição traumática.[2] As equipes de DE também são suscetíveis ao risco de desenvolvimento de TEPT relacionado com eventos traumáticos incomuns e mortes inesperadas e, infelizmente, o apoio a esses profissionais tende a ser mínimo.[4]

Fobias Específicas

A fobia é um medo irracional que resulta em evitação. A fobia passa a ser um transtorno quando interfere nas atividades da vida diária de um indivíduo. A fobia social, agora chamada de *transtorno de ansiedade social*, é caracterizada por ansiedade clinicamente significativa sobre uma ou mais situações sociais em que o indivíduo se sinta avaliado.[2] Esse medo geralmente leva ao comportamento de evitação de atividades, como falar em público, atuar, visitar, uso de chuveiros ou banheiros públicos ou comer em locais públicos.

Transtorno Obsessivo-Compulsivo

O TOC é caracterizado por pensamentos recorrentes, intrusivos e indesejados (obsessões), como medos de contaminação ou comportamentos ou atos mentais compulsivos (compulsões) que a pessoa se sente obrigada a fazer, como lavar as mãos ou contar. O TOC é considerado um transtorno de ansiedade porque (1) a ansiedade ou tensão é geralmente associada a obsessões e resistência a compulsões, (2) a ansiedade ou tensão tende a se resolver de maneira imediata ao se ceder às compulsões e (3) o TOC normalmente é associado a outros transtornos de ansiedade.[2] Em resumo, as obsessões e os pensamentos intrusivos aumentam a ansiedade e as compulsões e os comportamentos repetitivos diminuem a ansiedade, mas com perturbação significativa da vida do indivíduo.

Sintomas Somáticos e Doenças Relacionadas

Embora não necessariamente considerado um transtorno de ansiedade, este grupo de doenças tem uma associação não definida, porém estabelecida, à ansiedade e aos transtornos depressivos. Este grupo inclui o transtorno de sintoma somático, o transtorno de ansiedade de doença (antes chamado hipocondria), o transtorno conversivo (antes chamado transtorno de sintoma neurológico funcional) e os fatores psicológicos que afetam outras doenças. Nas doenças somáticas, o paciente se queixa de um ou mais sintomas físicos, que causam disfunção, apesar de avaliação negativa. Esses sintomas não são fingidos de maneira intencional, como na simulação ou transtorno factício. A alta utilização dos serviços médicos é correlacionada a essas doenças, independentemente da comorbidade. Os pacientes com transtorno de pânico, no entanto, buscam muito menos atenção psiquiátrica do que aqueles com doenças somatoformes.

DIAGNÓSTICOS DIFERENCIAIS

Em pacientes com sintomas predominantes de ansiedade, mesmo naqueles com transtornos ansiosos conhecidos, antes de se considerar os diagnósticos relacionados discutidos no *Manual de Diagnóstico e Estatística dos Transtornos Mentais, Quinta Edição* (DSM-5), o médico do DE deve primeiramente considerar as doenças orgânicas e os efeitos relacionados com medicações associadas à ansiedade.

Os pacientes com transtornos de ansiedade podem apresentar um quadro de doença física aparente e muitas doenças físicas são fortemente associadas aos sintomas de ansiedade. Diversos fatores ajudam a diferenciar a síndrome ansiosa causada por um problema médico subjacente de um transtorno primário de ansiedade (Quadro 102.1). Classificações dos transtornos de ansiedade no DSM-5 incluem ansiedade causada por outras condições médicas.[2]

Uma vez que a ansiedade pode ser o sintoma mais óbvio de uma doença subjacente, o paciente deve ser avaliado quanto à exacerbação de uma doença preexistente conhecida, bem como a uma nova doença, já que a ansiedade aumenta o risco de exacerbação aguda de uma doença crônica.

O quadro clássico de embolia pulmonar e hipertireoidismo como causas de ansiedade é bem documentado. Os pacientes com ansiedade após um infarto do miocárdio podem apresentar desfechos piores do que aqueles sem ansiedade documentada. Os pacientes com doenças respiratórias, como asma e doença pulmonar obstrutiva crônica, geralmente têm ansiedade associada a enfermidades prolongadas. Além disso, muitas das medicações usadas no tratamento dessas doenças podem induzir ansiedade. Uma das causas médicas mais comuns de ansiedade é a intoxicação pelo uso de álcool e drogas ou, com maior frequência, estados de abstinência.

Doenças Cardíacas

Aproximadamente, 25% dos pacientes com dor torácica que comparece ao DE apresentam transtorno de pânico. O transtorno geralmente demora a ser diagnosticado, resultando em múltiplas consultas e avaliações cardíacas de custo elevado. Os sintomas de infarto do miocárdio e angina pectoris podem incluir dor torácica em aperto, dispneia, náusea, palpitações, transpiração intensa e sentimento de morte iminente. Esses também são os sintomas primários de ansiedade aguda, mas a dor geralmente é descrita como atípica e os pacientes são do sexo feminino e mais jovens. Devido à morbidade e mortalidade da doença cardiovascular, a avaliação cardíaca completa é justificada quando a diferenciação entre o infarto do miocárdio e a ansiedade aguda não é estabelecida.

As disritmias cardíacas podem causar palpitações, desconforto, vertigem, dificuldade respiratória e síncope. Os sintomas do ataque de pânico são similares. Felizmente, a maioria das disritmias pode ser documentada e caracterizada em monitores cardíacos ou por eletrocardiografia. A síndrome do prolapso da válvula mitral pode ser associada a palpitações e ataques de pânico que não podem ser diferenciados de um transtorno de pânico. Os benzodiazepínicos podem ser usados para alívio sintomático em pacientes com dor torácica decorrente da ansiedade.

Doenças Endócrinas

As doenças endocrinológicas mais comumente associadas aos estados ansiosos são o hipoparatireoidismo, o hipertireoidismo e o hipotireoidismo, a hipoglicemia, o feocromocitoma e o hiperadrenocorticismo. A ansiedade é o sintoma predominante em 20% dos pacientes com hipoparatireoidismo. Estudos indicam maior incidência de ansiedade no subgrupo de pacientes submetidos à remoção cirúrgica das paratireoides. Embora outros sintomas possam melhorar com a suplementação, os pacientes apresentam depressão significativa, ansiedade, somatização e fobia mesmo após o tratamento com cálcio e vitamina D.

Os sintomas de ansiedade são observados em até 40% dos diabéticos e 14% desses indivíduos apresentam transtornos de ansiedade. Há evidências de que os diabéticos tratados com ansiolíticos apresentam não apenas redução da ansiedade, mas também dos níveis de hemoglobina glicada e lipoproteína de alta densidade. Um estudo descobriu que os diabéticos com problemas de saúde mental são menos propensos à melhora do controle glicêmico e sugeriu o uso adjunto da avaliação e da terapia psicológica.[5]

Os feocromocitomas são tumores raros que produzem níveis elevados de catecolaminas no corpo. Os ataques do feocromocitoma podem ser similares aos ataques de pânico e serem precipitados por estresse emocional. Os níveis elevados de catecolamina na urina ou metanefrina no plasma confirmam o diagnóstico de feocromocitoma.

O hipertireoidismo é uma das doenças endócrinas mais frequentemente associadas à ansiedade. Como nos transtornos de pânico, o hipertireoidismo é associado à ansiedade episódica aguda. A tirotoxicose provoca ansiedade, palpitações, transpiração, pele quente, pulso rápido, reflexos ativos, diarreia, perda de peso, intolerância ao calor, proptose e retração palpebral. Uma parte substancial dos pacientes continua a apresentar manifestações psiquiátricas mesmo após o tratamento.

Os quadros psiquiátricos podem ser o primeiro sinal de hipotireoidismo e são o sintoma inicial em 2% a 12% dos casos relatados, junto com os déficits de memória recente e aprendizado. A gravidade dos transtornos de ansiedade nos estados hipotireoideos é relacionada com a rapidez das alterações do nível de hormônio tireoidiano e não com as suas concentrações absolutas. De modo geral, a avaliação dos níveis séricos de hormônio tireoestimulante e tiroxina livre são suficientes para o diagnóstico de doença tireoidiana no DE.

Doenças Respiratórias

A maioria das doenças que provocam comprometimento das vias aéreas ou alteração da troca gasosa não mimetiza doenças psiquiátricas. No entanto algumas doenças que causam hipóxia ou hipercapnia podem levar ao desenvolvimento de ansiedade significativa. Mais de um terço dos pacientes com doença pulmonar obstrutiva crônica preenche os critérios de transtorno de ansiedade.

Os pacientes com asma grave apresentam duas vezes mais chances de sofrerem um transtorno de ansiedade e quase cinco vezes mais de terem fobia em comparação a indivíduos não asmáticos. A dispneia aguda de um ataque puro de pânico com boa movimentação de ar e sons pulmonares normais é facilmente diferenciada de um ataque de asma, mas estudos mostram, de maneira consistente, que os transtornos de ansiedade aumentam a morbidade e a mortalidade da asma.

A dispneia aguda em qualquer paciente não deve ser imediatamente atribuída à ansiedade, principalmente porque pode ser o único sintoma da embolia pulmonar. Felizmente, a embolia pulmonar pode quase sempre ser diferenciada pelos achados à anamnese e ao exame físico, pela avaliação dos fatores de risco para doença tromboembólica e pelos resultados dos exames laboratoriais (p. ex., oximetria de pulso, eletrocardiografia, radiografia de tórax e ensaio de D-dímero).

Doenças Neurológicas

Muitas doenças neurológicas são associadas a sintomas de ansiedade. O estresse, por exemplo, é uma das causas mais relatadas de convulsões. Os indivíduos que relatam o estresse como desencadeante tendem a apresentar pontuações maiores em testes de ansiedade; além disso, o estresse pode ser agudo ou crônico.[6] Convulsões do lobo temporal, convulsões parciais complexas, tumores, malformações arteriovenosas e isquemia ou infarto foram associados a ataques de pânico. Os transtornos de ansiedade também ocorrem após um trauma crânioencefálico (TCE). Aproximadamente, 23% dos indivíduos que sofrem TCE leve são suscetíveis ao desenvolvimento de um transtorno de ansiedade; isso é frequentemente observado em militares. Na doença de Huntington, a ansiedade é o pródromo mais comum. A ansiedade ocorre em mais de 40% dos pacientes com doença de Parkinson e mais de 37% dos pacientes com esclerose múltipla. Da mesma maneira, sintomas de ansiedade são comuns em casos moderados de doença de Alzheimer.

Intoxicação por Drogas e Estados de Abstinência

Anfetaminas, cocaína e outras drogas simpatomiméticas são usadas por suas propriedades estimulantes e de alteração da consciência. Os pacientes geralmente chegam ao DE com quadros de agitação ou ansiedade no caso de uso dessas drogas em doses altas e por períodos prolongados. A cafeína é muito utilizada como estimulante e estudos sugerem que 240 mg a 300 mg de cafeína por dia deve ser o limite superior do consumo saudável. O consumo de doses maiores pode causar intoxicação por cafeína, com inquietação, nervosismo, excitação, insônia, diurese, distúrbio gastrointestinal, taquicardia, agitação psicomotora e outros sintomas indesejados.[2] Os sintomas agudos de intoxicação por cafeína e TAG são quase idênticos.

Os usuários de maconha acreditam que a droga reduz a ansiedade, mas alguns apresentam despersonalização, que provoca grande ansiedade, medo e sintomas de agorafobia. A intoxicação por *cannabis* é associada a alterações comportamentais ou psicológicas, como ansiedade, e sinais físicos, como injeção conjuntival, boca seca e taquicardia.[5] A dietilamida de ácido lisérgico (LSD), a fenciclidina (PCP) e o *ecstasy* (3,4-metilenedioxi-metanfetamina [MDMA]) são alucinógenos cujo uso crônico pode produzir ansiedade e paranoia ou "*bad trips*". *Flashbacks* afetam alguns usuários de LSD; a pessoa pode apresentar sintomas de ansiedade e paranoia semanas ou meses após o uso.[7]

Fármacos sedativos, hipnóticos ou ansiolíticos (p. ex., benzodiazepínicos, barbitúricos) são usados para redução da ansiedade ou da insônia, mas a interrupção do tratamento pode causar abstinência e ansiedade rebote.[2] A gravidade da síndrome de abstinência depende da droga, da dosagem, da duração do uso e da velocidade de eliminação. Os sintomas incluem alerta excessivo, tensão motora, dores musculares, agitação, ansiedade, insônia, tremores, náusea, vômito, convulsões, delírio e até mesmo morte.[2]

Embora o abuso de antidepressivos seja raro, a interrupção abrupta de sua utilização pode causar uma síndrome de descontinuação ou privação, com sintomas sensoriais e gastrointestinais, insônia, letargia e ansiedade extrema.[8]

A abstinência de álcool pode surgir de seis a 12 horas após o último uso ou a redução significativa do consumo. Nesse momento, de modo geral, os pacientes apresentam nível sérico detectável de álcool. A ansiedade é um dos primeiros e mais proeminentes sintomas e observado nas primeiras 24 a 48 horas do estado de abstinência.[9] Os sintomas de ansiedade, a insônia e a disfunção autônoma podem durar de três a seis meses após a interrupção do consumo de álcool.

EXAMES DIAGNÓSTICOS

A anamnese e o exame físico devem focar nas queixas atuais para determinar se o paciente apresenta um transtorno de ansiedade ou ansiedade causada por abuso de drogas, uso de medicamentos ou doença geral. A anamnese psiquiátrica deve incluir, no mínimo, os sintomas atuais, os eventos precipitantes (p. ex., perda de emprego ou término de relacionamento), histórico psiquiátrico, de abuso de substâncias e autolesão ou tentativas de suicídio e identificação de sistemas de apoio. A avaliação completa do risco de suicídio é essencial. Entre os pacientes em DE, os ataques de pânicos são bastante associados à ideação (43%) e à intenção suicida (55%). O Capítulo 105 discute a avaliação do risco de suicídio.

O exame físico com enfoque na área de queixa é necessário mesmo quando não há evidências francas de doença física. Alterações de sinais vitais sugerem uma causa médica orgânica para os sintomas de ansiedade. Exames laboratoriais podem ser necessários com base no quadro clínico, mas nenhum exame pode confirmar ou excluir o diagnóstico de transtornos de ansiedade. Os pacientes com novos sintomas requerem investigações médicas e psiquiátricas mais extensas do que aqueles com um transtorno conhecido.

TRATAMENTO

O paciente deve ser colocado em uma área tranquila para avaliação. Alguns pacientes se acalmam ao saírem do ambiente caótico do DE. Se isso não for possível, a redução dos fatores estimulantes ambientais, como apagar as luzes, pode ajudar. Se o médico do DE tiver dificuldade para acalmar o paciente, familiares podem auxiliá-lo.

Tratamento Farmacológico

A administração oral, intravenosa ou intramuscular de medicamentos pode ser necessária quando o estado de ansiedade está tão fora de controle que há uma ameaça significativa à segurança do paciente e de outras pessoas. A medicação também pode ser adequada em um paciente ansioso por doença orgânica ou submetido a um procedimento médico. O lorazepam, em pequenos incrementos, pode ajudar a reduzir a ansiedade associada aos estados de abstinência de substâncias. O midazolam diminui a ansiedade e aumenta a amnésia para procedimentos do DE.

Os ISRSs e os ISRNs se tornaram o tratamento de primeira linha da maioria dos transtornos de ansiedade devido a seu amplo espectro de eficácia e alta tolerabilidade por grande parte dos pacientes. Esses fármacos apresentam potencial menor de dependência e são mais seguros do que as classes antigas de antidepressivos e ansiolíticos. A melhora é geralmente observada em quatro a seis semanas, mas o ajuste de doses pode ser necessário. A instituição do tratamento em longo prazo é geralmente feita pelos clínicos da atenção primária ou psiquiatras. É importante começar o tratamento com doses baixas de ISRSs (de modo geral, metade das doses iniciais usadas na depressão) e agendar consultas frequentes de acompanhamento em curto prazo, já que o aumento da ansiedade pode ser observado no começo da terapia. Não recomendamos a instituição desses tratamentos no DE a não ser que seja acompanhada pela orientação do paciente e do acompanhamento cuidadoso numa unidade de atenção primária ou psiquiatra.

Os benzodiazepínicos podem ser prescritos para pacientes em quadro de ansiedade exógena aguda causado por estresse pontual. Os benzodiazepínicos são uma alternativa atraente à resposta tardia do ISRS quando a redução imediata dos sintomas seja desejada ou haja necessidade de tratamento em curto prazo. Esses fármacos têm papel importante no tratamento médico de emergência, mas sua administração por períodos longos é questionável. Na maioria dos casos, os benzodiazepínicos devem ser prescritos por uma semana ou menos. Os pacientes que não melhoram em uma semana tendem a não ser beneficiados pelo fármaco. Os médicos geralmente prescrevem um benzodiazepínico para a primeira semana de instituição do tratamento com ISRS ou ISRN. Os pacientes com histórico de alcoolismo ou abuso de drogas, excessiva e emocionalmente dependentes ou que ficam ansiosos em resposta ao estresse normal são mais suscetíveis à dependência e não são bons candidatos a esse tratamento.

Os inibidores de monoamina oxidase (IMAO) e os antidepressivos tricíclicos são eficientes no tratamento da ansiedade, mas não tanto quanto os SSRIs. A buspirona, um não benzodiazepínico, tem latência significativa e eficácia questionável, principalmente após o uso de benzodiazepínicos.

Os pacientes com transtornos aparentes ou conhecidos de ansiedade devem ser encaminhados a uma unidade de atenção primária à saúde ou psiquiatria, para avaliação meticulosa do tipo de ansiedade e criação de um plano terapêutico em longo prazo.

Terapia Não Farmacológica

A terapia de apoio pode ser usada para acalmar os pacientes e permitir a resolução de problemas. Os médicos e a equipe do DE também podem usar a psicoeducação para normalizar o que está acontecendo e ensinar habilidades simples, como técnicas de respiração. É muito importante que os pacientes aprendam o papel desempenhado por estimulantes (p. ex., a cafeína) e os depressores (p. ex., o álcool) na promoção da ansiedade.

Diversas terapias em longo prazo podem ajudar os pacientes com ansiedade, mas não são usadas no DE. A psicoterapia pode auxiliar os indivíduos cuja formação psicológica, estilo de enfrentamento, dinâmica interpessoal e estressores situacionais contribuem com sua ansiedade patológica. O uso da terapia familiar de apoio, com boa orientação, é importante quando esses fatores são proeminentes no quadro do paciente. A terapia cognitiva-comportamental ajuda o paciente a corrigir suas percepções cognitivas incorretas e reações exageradas. A terapia cognitiva-comportamental é muito eficiente, mas requer o comprometimento do paciente. Meditação, *biofeedback* e hipnose sugestiva também podem ser usadas no tratamento em longo prazo.

ENCAMINHAMENTO

Os pacientes que recebem o tratamento inicial no DE, sem encaminhamento adequado ao serviço ambulatorial são mais propensos a retornar. Se possível, é preferível que um assistente social ou profissional de saúde mental conecte os pacientes que receberam alta às agências e serviços externos, ao invés de dar uma lista de encaminhamentos aos pacientes.

A maioria dos pacientes com transtorno de ansiedade pode ter alta de maneira segura com acompanhamento cuidadoso em unidade de atenção primária à saúde ou psiquiatria. Os pacientes com transtorno de ansiedade associado à ideação suicida ou homicida ou com depressão grave precisam de atenção psiquiátrica urgente e internação hospitalar.

CONCEITOS-CHAVE

- Os sintomas predominantes de ansiedade podem ser decorrentes de doenças orgânicas, efeitos de medicamentos ou abuso ou abstinência de substâncias.
- A ansiedade pode acompanhar o aparecimento de uma doença orgânica grave, aumentar demandas metabólicas e estresse de sistemas orgânicos já descompensados.
- A ansiedade provocada por doenças de causas orgânicas geralmente é distinguida pelos achados físicos do paciente, mas a realização de exames pode ser necessária para melhor delineamento da causa.
- A administração oral, intravenosa ou intramuscular de medicamentos pode ser necessária em pacientes que representam perigo significativo para si mesmos ou outras pessoas e em pacientes ansiosos com doença orgânica significativa.
- A terapia benzodiazepínica limitada pode auxiliar alguns pacientes.

As referências para este capítulo podem ser encontradas on-line no website Expert Consult associado à obra.

CAPÍTULO 103
Somatoform Disorders

Adria Ottoboni Winter

Conteúdo disponível on-line em inglês.

CAPÍTULO 104
Factitious Disorders and Malingering

Jag S. Heer

Conteúdo disponível on-line em inglês.

CAPÍTULO 105
Suicídio

Marian E. Betz | Jeffrey M. Caterino

PRINCÍPIOS

Introdução

Emergencistas atendem a inúmeros pacientes com ideação suicida e com lesões autoprovocadas. Dois fatores são muito importantes no atendimento a pacientes suicidas. Primeiramente, muitas tentativas de suicídio ocorrem durante uma crise aguda, como uma perda pessoal ou a exacerbação de um transtorno psiquiátrico subjacente. De modo geral, essa crise aguda tem curta duração e pode ser resolvida ou tratada. Em segundo lugar, os pacientes suicidas normalmente são ambivalentes sobre a morte e gratos pela ajuda. Uma abordagem empática, centrada no paciente e baseada em evidências, dá-nos dá a oportunidade de salvar vidas.

Epidemiologia

Em 2011, o suicídio foi a quarta maior causa de morte nos Estados Unidos em adultos com 18 a 65 anos de idade.[1] Há mais de um milhão de tentativas de suicídio e 41.000 mortes por suicídio nos Estados Unidos e esses números estão subindo.[2] Entre 1999 e 2010, a taxa de suicídio ajustada por idade entre indivíduos com 35 a 64 anos aumentou 28,4%.[3] Nos Estados Unidos, há mais de 800.000 consultas no departamento de emergência (DE) a cada ano devido a lesões autoprovocadas.[4] Muitos pacientes avaliados quanto ao comportamento suicida têm alta; em 2008, somente metade das consultas no DE por tentativas de suicídio levaram à hospitalização.[5]

As taxas de suicídio variam conforme a idade e são maiores em idosos, principalmente em homens caucasianos e idosos (Fig. 105.1 e Tabela 105.1).[6] Caucasianos e nativos norte-americanos apresentam taxas maiores de suicídio do que afrodescendentes, hispânicos ou asiáticos. As mulheres tentam suicídio com frequência de três a quatro vezes mais do que os homens, enquanto a taxa de mortalidade de homens após uma tentativa é de três a quatro vezes maior (devido ao uso de métodos mais letais); além disso, as taxas de morte por suicídio em homens é maior em todas as faixas etárias (Fig. 105.1).[7] A gestação e a maternidade parecem proteger as pacientes do suicídio, exceto nos casos de depressão pós-parto. A orientação sexual também é associada ao risco de suicídio, visto que jovens identificados como lésbicas, gays ou bissexuais são mais suscetíveis à ideação suicida e às tentativas de suicídio.[8-9] O suicídio também varia geograficamente, com taxas maiores no oeste dos Estados Unidos, nas áreas rurais, em maiores altitudes e em áreas com maiores taxas de posse de armas de fogo.[2,10,11] Entre militares, o risco de suicídio é maior em homens e indivíduos com histórico psiquiátrico, abuso de álcool ou que estiveram em áreas de combate.[12-14] Em 2012, o suicídio ultrapassou a guerra como principal causa de morte no Exército.[15]

Fatores de Risco

Há muitos fatores associados a maior risco de suicídio (Tabela 105.1), embora seja importante reconhecer que alguns desses fatores têm associações mais fortes do que outros. Alguns fatores de risco são dinâmicos, enquanto outros são estáticos; assim, o risco de um paciente pode variar ao longo do tempo, mas ajudar alguém com risco atualmente baixo de suicídio pode prevenir o futuro aumento ao alto risco.[16]

Lesões Autoprovocadas

O histórico de lesões autoprovocadas não suicida ou tentativa de suicídio, mesmo em um passado remoto, é um fator de risco importante (Tabela 105.1).[17,18] Uma vez que de 10% a 15% dos indivíduos que tentam suicídio acabam por falecer por esse motivo, a tentativa prévia de suicídio é um dos fatores preditivos mais importantes da futura tentativa.[19] Ao mesmo tempo, até 80% dos indivíduos que se suicidam não têm histórico de tentativas e morrem na primeira tentativa conhecida.[1,20]

Transtorno Mental

A presença de um transtorno afetivo, principalmente depressão maior, também é um forte fator independente de risco para o suicídio. As taxas de suicídio são maiores em pacientes com esquizofrenia, transtorno bipolar, traços ou transtorno de personalidade *borderline*, transtorno de ansiedade e transtorno de estresse pós-traumático.[21,22] De modo geral, o risco de suicídio em pacientes com transtorno mental aumenta com a presença de tentativas anteriores, hospitalização psiquiátrica recente, sexo masculino, sintomas mais graves, desesperança, comorbidades psiquiátricas, uso de álcool ou drogas e histórico familiar de suicídio. A presença de depressão como comorbidade em pacientes com outro transtorno mental é um fator muito forte. Em pacientes hospitalizados por transtornos psiquiátricos, o risco para suicídio é maior no primeiro mês após a alta, em especial na primeira semana. Alguns pacientes, principalmente crianças e adolescentes, podem apresentar aumento dos pensamentos ou tentativas suicidas logo após a instituição do tratamento antidepressivo.[23] Isso pode ser decorrente da teoria de "mobilização de energia", que sugere que pacientes com depressão profunda somente têm forças para tentar o suicídio com a melhora de seu quadro pelo tratamento. O médico deve considerar o período próximo à instituição da terapia com antidepressivos como um momento em que há maior necessidade de escrutínio de pensamentos ou comportamentos suicidas.

Abuso de Álcool e Substâncias

O abuso crônico e agudo de álcool é associado ao suicídio. Os pacientes com uso crônico de álcool apresentam risco nove vezes maior de morte por suicídio. Os etilistas que morrem por suicídio geralmente apresentam múltiplos fatores de risco, inclusive depressão maior, desemprego, comorbidades e perda interpessoal. O uso agudo de álcool é associado ao maior risco de suicídio em indivíduos com e sem abuso crônico do álcool e esse risco persiste por 24 a 48 horas após a ingestão da bebida, em especial em grandes quantidades.[24-26] Esse efeito é maior entre adultos jovens e é associado, principalmente, a formas violentas de suicídio (p. ex., armas de fogo ou enforcamento).[27] O abuso de substâncias é associado à maior frequência, repetitividade e letalidade das tentativas de suicídio. Substâncias ilícitas são normalmente detectadas no momento do suicídio; de todos os suicídios em 16 estados norte-americanos em 2010, 33%

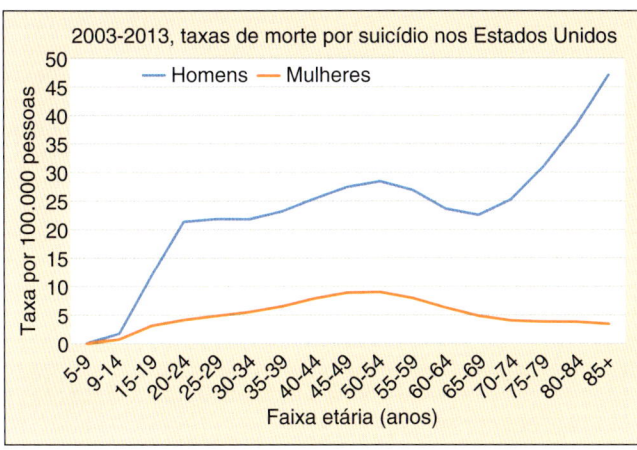

Fig. 105.1. Taxas ajustadas por idade de morte por suicídio, de acordo com o gênero e a faixa etária (Estados Unidos, 2003 a 2013.) (Dados de Centers for Disease Control and Prevention, National Center for Injury Prevention and Control: Web-based injury statistics query and reporting system (WISQARS). Disponível em: www.cdc.gov/injury/wisqars/index.html.)

TABELA 105.1
Fatores de Risco para o Suicídio

Demográficos	Faixas etárias: adolescência, idosos Sexo: masculino Etnia: caucasiana, nativo americano, nativo do Alasca
Biopsicossociais	Transtornos mentais (inclusive transtornos do humor, esquizofrenia, transtorno de personalidade *borderline*, transtornos de ansiedade, transtorno de estresse pós-traumático) Abuso de álcool ou substâncias Tentativa anterior de suicídio Alta recente de hospital psiquiátrico Histórico familiar de suicídio Histórico de trauma ou abuso Dor crônica ou doença física grave Doença terminal Desesperança Impulsividade e/ou tendências
Ambientais	Perda de emprego ou financeira (p. ex., desempregados, em situação de rua) Perda de relacionamento ou social (p. ex., viúvos, enlutados, prisão recente) Acesso a meios letais (p. ex., armas) Grupos locais de suicídio com influência contagiosa
Socioculturais	Ausência de apoio social e sensação de isolamento Estigma associado ao comportamento de buscar ajuda Acesso inadequado ao tratamento de saúde mental ou abuso de substâncias Determinadas crenças culturais e religiosas (p. ex., suicídio como solução nobre de dilema pessoal) Exposição, inclusive por meio da mídia, e influência de outros que se suicidaram

Adaptado de Rodgers P, Suicide Prevention Resource Center (SPRC): Understanding risk and protective factors for suicide: a primer for preventing suicide, 2011. Disponível em: www.sprc.org/sites/sprc.org/files/library/RiskProtectiveFactorsPrimer.pdf.)

foram positivos para álcool, 24% para opioides, 20% para antidepressivos, 15% para maconha, 8% para cocaína e 4% para anfetaminas.[28]

Adolescência

O suicídio é a terceira principal causa de morte em pessoas com 15 a 24 anos de idade.[29] Na pesquisa nacional de alunos do ensino médio dos Estados Unidos, no ano anterior, 17% haviam pensado

TABELA 105.2
Outros Fatores de Risco para o Suicídio na Adolescência

Demográficos	Orientação sexual (lésbica; gay; bissexual; incerta)[9]
Biopsicossociais	Atividades sedentárias (≥ três horas por dia de TV ou jogos eletrônicos; sono < oito horas por noite) Preocupações com o peso (acha que está com sobrepeso; histórico de jejum, remédios para emagrecer ou vômito/laxantes para controle do peso) Saúde sexual (relações sexuais anteriores; sexo antes dos 13 anos de idade; quatro ou mais parceiros; sexualmente ativo; sem uso de preservativos)
Ambientais	Exposição à violência (posse de arma; briga física, *bullying* eletrônico ou pessoalmente; forçado a fazer sexo; abuso físico por ente querido; sensação de insegurança ou ameaça na escola)
Socioculturais	Participação na subcultura gótica

Adaptado de Lowry R, Crosby AE, Brener ND, et al: Suicidal thoughts and attempts among U.S. high school students: trends and associated health-risk behaviors, 1991-2011. J Adolesc Health 54:100-108, 2014.

seriamente sobre o suicídio, 13% planejaram o suicídio e 8% tentaram suicídio.[30] Como na população adulta, as adolescentes do sexo feminino são mais propensas a tentar o suicídio, enquanto os do sexo masculino são mais propensos a falecer por suicídio. A maioria dos adolescentes que morrem por suicídio fez ameaças anteriores de tirar a própria vida. Os fatores de risco de suicídio em adolescentes e adultos jovens têm sido identificados (Tabela 105.2). O histórico de tentativas de suicídio e de lesões autoprovocadas não suicidas são fatores de risco muito importantes.[31,32]

Terceira Idade

As taxas de suicídio são muito altas em idosos, principalmente homens caucasianos, responsáveis por mais de 80% das mortes por suicídio nessa faixa etária (Fig. 105.1).[2,33] Os idosos que tentam suicídio são mais propensos ao óbito porque há uso de métodos de maior letalidade, planejamento mais avançado e menor probabilidade de pedir ajuda, ter sinais de alerta reconhecidos pelas outras pessoas ou passar por uma intervenção eficaz da crise. As taxas de suicídio entre o gupo da geração *baby boomer* parecem ser maiores do que as das gerações anteriores, destacando a necessidade de orientação dos esforços de prevenção de suicídio para esse grupo.[3] Entre os idosos, a depressão é o principal fator de risco para suicídio, com prevalência de até 80% entre os idosos suicidas.[34-37] Outros importantes fatores de risco em idosos são a disfunção cognitiva, a menor capacidade funcional, a melancolia ou outros eventos estressantes da vida, o isolamento social e a solidão.[19,33,36]

Doença Crônica

Muitas doenças crônicas são associadas a maior risco de suicídio, principalmente em pacientes com dor crônica ou dificuldades em atividades da vida diária.[36] A infecção pelo vírus da imunodeficiência humana (HIV) ou a presença de síndrome de imunodeficiência adquirida (SIDA) continua associada a maior risco de suicídio, decorrente da incidência mais elevada de depressão maior e disfunção cognitiva em pacientes idosos com HIV/SIDA.[38-41]

Outros Fatores de Risco

O estresse financeiro pode aumentar o risco de suicídio; as taxas de suicídio em homens e mulheres são maiores em épocas de recessão e aumento de desemprego.[42,43] As pessoas sem-teto com transtorno mental apresentam alto risco de suicídio que é, em parte, decorrente da alta prevalência de outros fatores de risco. A privação de liberdade recente também é um fator de risco para o suicídio. O risco de suicídio em presidiários soltos há pouco tempo é similar à de pacientes psiquiátricos que recentemente tiveram alta.

Métodos de Suicídio

As armas de fogo são responsáveis por mais da metade (52%) dos suicídios, seguidas pelo enforcamento ou sufocamento (25%) e o envenenamento (16%).[28] As armas de fogo são o método mais comum de suicídio entre homens (58%), mas os envenenamentos são mais comum entre as mulheres (37% para envenenamento em comparação a 31% para armas de fogo).[28] Em um estudo de grande porte, o envenenamento com drogas foi responsável por 74% dos atos, mas somente 14% das mortes; as armas de fogo e o enforcamento foram responsáveis por apenas 10% dos atos, mas 67% das mortes. Há uma relação bem-estabelecida entre a presença de arma de fogo na casa e as maiores taxas de suicídio.[11] Em comparação a domicílios sem armas de fogo, aqueles com arma apresentam taxas maiores de suicídio, mas taxas similares de transtornos mentais, abuso de substâncias, ideação suicida e planejamento suicida. Isso sugere que a presença de armas de fogo tem um efeito independente sobre o risco de morte por suicídio por causa da associação à alta taxa de fatalidade dessa forma de suicídio.

O envenenamento é responsável por mais de dois terços dos atendimentos no DE por tentativa de suicídio ou autolesão.[44] Fármacos de venda controlada são muito mais comumente associados a esses atendimentos do que drogas ilícitas; entre esses fármacos, ansiolíticos, sedativos e hipnóticos são os mais comuns (41%), seguidos pelos antidepressivos (20%).[45]

Fisiopatologia

A etiologia do suicídio é uma mistura complexa de fatores sociais, genéticos e psicológicos. Atualmente, as pesquisas sugerem a existência de uma base biológica para a depressão e o suicídio, com participação de sistemas serotonérgicos. As pessoas que tentam suicídio apresentam alterações funcionais no receptor de serotonina e baixos níveis dessa molécula. A base genética do suicídio não é entendida com clareza, mas diversos genes que afetam o sistema da serotonina são implicados.[46] Outros possíveis mecanismos são a neurotransmissão noradrenérgica excessiva e a hiperatividade do eixo hipotalâmico-hipofisário, mas os estudos ainda são conflitantes. Níveis séricos e liquóricos baixos de fator neurotrófico derivado de cérebro, um fator neurotrófico que regula o desenvolvimento, a função e a sobrevida de neurônios, também foram associados ao suicídio.[47]

CARACTERÍSTICAS CLÍNICAS

A possibilidade de suicídio deve ser considerada em pacientes com fatores específicos de risco (Tabela 105.1) e naqueles com *overdose* "não intencional" ou feridas "acidentais" por armas de fogo, lacerações nos pulsos, acidentes automobilísticos ou quedas de grandes alturas. Os profissionais também devem considerar os pensamentos suicidas ou o comportamento suicida em pacientes que repetidamente compareçam ao DE devido à não adesão ao tratamento de suas doenças crônicas. Os pacientes que não são obviamente deprimidos ou suicidas, mas que apresentam um ou mais desses quadros de alto risco descritos, devem ser avaliados com empatia, mas direta, usando uma abordagem "gradual". O bom relacionamento pode ser estabelecido primeiramente, durante as anamneses médica geral e psiquiátrica, com avaliação da situação doméstica, profissional e social do paciente, seguidas por perguntas específicas sobre sinais e sintomas de depressão e pensamentos suicidas. Essas perguntas não colocam o conceito de suicídio na mente de alguém que não estava pensando no assunto.

A abordagem anteriormente descrita pode ser denominada *triagem indicada* (questionamento de pacientes com fatores agudos, de "alerta" de risco para suicídio, como estressores psicossociais).[48] Uma abordagem mais sistemática é a *triagem seletiva* (questionamento de todos os pacientes em grupos de alto risco, como aqueles com fatores crônicos de risco de suicídio, como tentativas prévias ou transtorno mental).[47] Na *triagem universal* do risco de suicídio, todos os pacientes são questionados sobre pensamentos ou comportamentos suicidas.[47] Os defensores da triagem universal argumentam que as outras abordagens não detectam pacientes com ideação suicida "oculta"; as pesquisas sugerem que aproximadamente 10% de todos os pacientes do DE apresentam ideação suicida ou comportamentos suicidas recentes e 40% das vítimas de suicídio compareceram ao DE no ano anterior.[49] A Meta Nacional de Segurança do Paciente (*National Patient Safety Goal*, 15.01.01) da *Joint Commission* exige que "hospitais gerais que tratam indivíduos com transtornos emocionais ou comportamentais identifiquem os pacientes com risco de suicídio".[50] Essa meta pode ser obtida por meio da triagem direcionada ou universal. Para que seu funcionamento seja ideal, o programa de triagem deve ser integrado aos prontuários médicos eletrônicos e ao fluxo atual de trabalho para aumento da eficiência e da detecção pelos profissionais.[51]

DIAGNÓSTICO DIFERENCIAL

A *violência autoprovocada (VAP)* compreende comportamentos de lesão autoprovocada suicida ou não. A *VAP não suicida* "resulta deliberadamente em lesão ou possibilidade de lesão em si mesmo" na ausência de intenção suicida (p. ex., cortes ou queimaduras).[52] A *ideação suicida* se refere a pensamentos de causar a própria morte, com ou sem um plano específico. O *comportamento suicida* é qualquer comportamento com a intenção de acabar com a própria vida. A *tentativa de suicídio* é um "comportamento não fatal, autodirigido e com possibilidade de lesão com qualquer intenção de morrer em decorrência do comportamento".[52] Uma *tentativa interrompida de suicídio* é a tentativa de suicídio abortada pelo indivíduo ou outra pessoa.[52] No *suicídio oculto*, os pensamentos ou comportamentos suicidas não são admitidos pelo paciente, como atos de autodestruição disfarçados como acidentes (p. ex., motorista deprimido e intoxicado que bate o carro). O *suicídio por policial* ocorre quando o indivíduo suicida provoca intencionalmente a polícia ao orquestrar uma situação em que o policial é forçado a atirar em autodefesa ou para proteger outros civis.[53] Evite (devido à sugestão de julgamento de valor) os termos suicídio *cometido* ou *eficaz*, *gesto suicida*, *ato manipulativo* e *ameaça de suicídio*.[52]

EXAMES DIAGNÓSTICOS

Emergencistas são solicitados com frequência a fornecer até *atestados médicos* a pacientes com emergências psiquiátricas. No entanto o termo preferido é *avaliação médica focada;* a avaliação médica focada negativa não indica a ausência de problemas médicos, mas, sim, que tais problemas podem ser resolvidos de forma não urgente. A avaliação médica focada deve ser realizada principalmente para obtenção da anamnese e do exame físico adequados do paciente.

A anamnese deve incluir detalhes sobre os pensamentos suicidas do paciente (inclusive seu aparecimento e frequência), os planos (inclusive método, intenção de agir e acesso a meios letais) e os comportamentos (inclusive tentativas anteriores ou recentes, bem como tentativas abortadas ou interrompidas). Outros pontos importantes são as comorbidades e os transtornos psiquiátricos prévios, tratamentos psiquiátricos ambulatoriais ou hospitalares anteriores, as medicações atuais e o uso atual de drogas ou álcool (inclusive o uso recente). A anamnese também deve avaliar sintomas sugestivos de comorbidades. A intoxicação não deve impedir a anamnese, mas o profissional deve repeti-la quando o paciente estiver sóbrio.

O exame deve avaliar as evidências de ingestão de drogas, trauma ou comorbidades associadas, bem como evidências de comportamento autolesivo, como cortes nos punhos. A análise do estado cognitivo, dos sinais vitais, das pupilas, da pele e do sistema nervoso ajuda a detecção de doenças orgânicas, principalmente intoxicações associadas às ingestões comuns (Cap. 139). Em caso de alteração do nível de consciência, o profissional deve determinar se a doença tem causa orgânica (clínica) ou funcional (psiquiátrica) (Cap. 100). O médico deve identificar as doenças que precisam de tratamento

TABELA 105.3
Possíveis Exames Diagnósticos em Pacientes com Ideação Suicida no Pronto-socorro

TIPO LABORATORIAL	TIPO DE EXAME*
Exames gerais	Teste de gravidez (em mulheres em idade reprodutiva) Hemograma completo (em caso de suspeita de anemia) Bioquímica sérica (em caso de suspeita de distúrbios eletrolíticos) Exame de urina (em caso de suspeita de infecção) Exames de função hepática, amônia (em caso de suspeita de doença hepática ou uso de ácido valproico) Coagulograma Hormônio tireoestimulante (TSH) (em caso de suspeita de tireotoxicose ou anomalia tireoidiana)
Exames toxicológicos	Exame de urina para detecção de drogas de abuso (para explicar a alteração aguda da consciência; auxiliar o tratamento psiquiátrico contínuo) Nível de etanol (para explicar a alteração aguda da consciência; auxiliar o tratamento psiquiátrico contínuo) Exame para detecção de possível ingestão tóxica (p. ex., aspirina, paracetamol, ânion-gap sérico) Níveis séricos de fármacos passíveis de mensuração (p. ex., lítio, ácido valproico, fenitoína)
Técnicas de diagnóstico por imagem	Eletrocardiograma (ECG) (em pacientes cardiopatas ou tratado com medicações que sabidamente afetam a condução cardíaca) Radiografia de tórax Tomografia computadorizada (TC) de crânio (para explicar a alteração aguda da consciência)

*De modo geral, os exames devem dirigidos ao paciente e realizados caso haja indicação clínica, e não como parte de um painel de triagem de rotina.
De Parmar P, et al: Value of mandatory screening studies in emergency department patients cleared for psychiatric admission. West J Emerg Med 13:388-393, 2012.

agudo no DE ou em um futuro próximo e observar os achados incidentais que requerem tratamento ambulatorial posterior ou doenças que possam influenciar o atendimento psiquiátrico.

A realização de exames diagnósticos gerais de rotina de todos os pacientes suicidas (p. ex., estudos laboratoriais ou radiográficos obrigatórios) não é necessária e não demonstrou qualquer benefício clínico.[54-56] Em diversos estudos em crianças e adultos, o encaminhamento de menos de 1% dos pacientes foi alterado por exames considerados desnecessários pelo médico do DE.[54] Exames diagnósticos específicos devem ser baseados em achados clínicos (Tabela 105.3). No entanto, as práticas locais são variáveis e algumas instituições de saúde mental podem exigir exames iniciais de rotina.

TRATAMENTO

O atendimento de possíveis suicidas requer uma abordagem empática e centrada no paciente. Os pacientes se sentem mais confortáveis para discutir problemas pessoais quando os profissionais de saúde são amigáveis, imparciais e apoiadores.[57] Os profissionais podem melhorar a experiência no DE ao explicar aos pacientes o que esperar da avaliação (p. ex., espera estimada) e atender confortos básicos (p. ex., alimento, cobertores ou televisão).[57] Especialistas em treinamento, se à disposição, também podem atuar como mediadores dos pacientes e das famílias, melhorando a experiência.[57,58] O uso da abordagem centrada também pode aumentar a satisfação do paciente e a probabilidade de acompanhamento.[59] Infelizmente, a equipe do DE pode não ser simpática com pacientes que tentam suicídio, geralmente por conta de crenças pessoais ou treinamento, tempo ou profissionais inadequados à realização da avaliação psiquiátrica.[60] A equipe do DE pode entender o comportamento do paciente como abusivo ou manipulador e ficar frustrada com a ineficácia das opções de encaminhamento e acompanhamento. A não aceitação e superação desses fatores podem prejudicar a avaliação do paciente e reduzir ainda mais sua autoestima, que está baixa.

A primeira prioridade no atendimento desses pacientes é a realização da avaliação médica focada para identificação e tratamento das doenças associadas que podem ser responsáveis pela alteração da consciência ou comportamento suicida. A presença de ordem de não reanimar em paciente que tenta o suicídio gera dilemas éticos e legais, pois se debate se a tentativa de suicídio foi uma decisão "racional". Nos Estados Unidos, as políticas variam entre os estados e, infelizmente, não há orientações definitivas para emergencistas.[61] Quando possível, a consulta com o comitê de ética ou representante jurídico do hospital pode ajudar, mas, em casos em que o tempo é essencial (p. ex., depressão respiratória), o médico deve errar em favor da ressuscitação. Os pacientes com lesão significativa, envenenamento ou outros problemas médicos agudos devem ser hospitalizados para serem tratados sob observação constante do risco de suicídio e, mais tarde, passar pela avaliação psiquiátrica adequada.

Precauções do Suicídio

O DE deve garantir a segurança do paciente e prevenir as tentativas de suicídio ou de lesões autoprovocadas em suas dependências.[62] Nenhum paciente suicida deve ter permissão para sair antes da realização da avaliação.[63] Os pacientes suicidas que estão calmos e cooperativos devem ser colocados em uma área onde possam ser observados pela equipe com segurança. Ter uma "babá" exclusiva ou um segurança para observar o paciente reduz a necessidade de contenção.[63] A visita de familiares ou amigos pode dar apoio ao paciente, mas essas pessoas não devem ser usadas como cuidadoras, visto que podem não interferir se o paciente tentar ir embora. O uso de pulseiras com sensores, que disparam um alarme caso o paciente atravesse um limite estabelecido pode ajudar o monitoramento.

Logo após a chegada no DE, a equipe médica ou de segurança deve revistar os pacientes suicidas para confisco de possíveis armas, drogas ou outros materiais que possam ser usados para causar lesão (p. ex., cintos, gravatas ou cadarços longos); trocar a roupa do paciente por um avental pode facilitar esse processo.[62] Em uma análise recente sobre a raiz do problema em 10 anos de suicídios e tentativas de suicídio nos hospitais Veterans Affairs (para veteranos de guerra) ou em DEs, os métodos mais frequentes foram corte (mais comumente com lâmina de barbear), enforcamento (principalmente em portas) e estrangulamento.[63] Todos os objetos que podem ser perigosos, inclusive medicações, instrumentos e objetos de vidro, devem ser removidos do quarto do paciente. É importante ter um protocolo oficial do DE sobre esses processos, para assegurar a segurança do paciente e também mostrar ao indivíduo que esses procedimentos são padrões.[63]

Uso de Contenção

O uso da contenção mecânica e química é baseado principalmente no julgamento do médico sobre o risco imediato de lesões autoprovocadas pelo paciente, de lesão de algum membro da equipe de saúde ou de fuga do paciente. O médico deve primeiro tentar outros métodos para tranquilização de pacientes agitados, tendo em vista que a contenção pode ter suas desvantagens. As contenções mecânicas podem prejudicar o bom relacionamento com a equipe, serem traumáticas e contribuirem para a baixa autoestima em pacientes depressivos; as contenções químicas podem dificultar a avaliação psiquiátrica em curto prazo. Ainda assim, a contenção pode ser essencial e até mesmo salvar a vida de pacientes não cooperativos, violentos ou psicóticos. Nos Estados Unidos, a Joint Commission e os governos estaduais e federal têm exigências estritas para o uso de contenções e cada DE deve ter uma política que obedeça a essas orientações e uma planilha de fluxo das contenções mais utilizadas. A solicitação médica, com data e hora, e novas verificações frequentes são necessárias em todos os pacientes submetidos à contenção, inclusive aqueles em isolamento com vigia.

Tratamentos Farmacológicos

Não existem protocolos de aceitação geral ou baseados em evidências para o tratamento farmacológico de pensamentos suicidas no DE. Antidepressivos, lítio e antipsicóticos têm sido administrados a pacientes suicidas, mas essas medicações são normalmente prescritas por psiquiatras e seus efeitos ocorrem depois de algumas semanas. No DE, a farmacoterapia geralmente é direcionada ao tratamento da agitação conforme necessário, com uso de benzodiazepínicos ou um antipsicóticos de ação curta, como o haloperidol ou a olanzapina (Cap. 189).

Avaliação de Risco

Os principais objetivos da avaliação do risco de suicídio são identificar o tratamento e a intervenção adequada e tomar decisão pertinente sobre o encaminhamento (inclusive sobre a possibilidade de hospitalização psiquiátrica). A probabilidade de uma tentativa iminente de suicídio determina o encaminhamento: hospitalização psiquiátrica, consulta psiquiátrica de emergência ou alta com acompanhamento ambulatorial. Muitos pacientes suicidas precisam de uma consulta com psiquiatra para auxiliar o processo, mas os pacientes com baixo risco de suicídio podem ser tratados pelo emergencista e receber alta sem uma consulta formal com esses profissionais. Assim, como na avaliação da dor torácica e outras queixas físicas, o papel do emergencista é estimar o risco, fazer intervenções rápidas e consultar os especialistas como indicado.

Todas as avaliações de risco de suicídio devem ser realizadas com o paciente sóbrio. Os pacientes intoxicados que expressam pensamentos suicidas ainda podem estar em risco mesmo ao negarem esses sentimentos quando sóbrios. As avaliações de risco também devem incluir informações adquiridas com um familiar ou amigo, pois os pacientes podem dar informações falsas ou incompletas.[64] Se possível, esses contatos devem ser feitos com o consentimento do paciente. No entanto o médico pode fazer tal contato sem o consentimento quando a obtenção de informações privilegiadas for necessária para prevenção ou redução de uma ameaça grave à segurança do indivíduo ou das outras pessoas.[1]

A avaliação de risco de suicídio deve considerar a possível letalidade do método escolhido. Em particular, o plano de utilização de um método altamente letal (como armas de fogo) deve causar preocupação. No entanto os pacientes podem apresentar alto risco de suicídio caso acreditem que o método escolhido provavelmente seja letal, mesmo que isso não seja real do ponto de vista médico (p. ex., ingestão de ibuprofeno). Os pacientes que planejam e escondem sua tentativa de suicídio também podem ter maior risco de morte do que aqueles que fazem a tentativa em frente a um familiar ou que buscam atendimento médico. Em pacientes deprimidos, o sentimento intenso de desespero é um importante fator preditivo de suicídio. Outra consideração importante é o desejo de viver ou de morrer de um paciente; nos que desejam morrer, a probabilidade de morte por suicídio é seis vezes maior.

Uma abordagem prática e gradual para a avaliação do risco de suicídio (Fig. 105.2) é composta por etapas breves e abrangentes. A *avaliação breve do risco* normalmente envolve um pequeno conjunto de perguntas e é realizada por um emergencista. Nenhum teste psicológico é capaz de prever, de maneira precisa, as tentativas de suicídio e as escalas mais preditivas não são projetadas para uso no DE ou mesmo adequadas para esse fim.[65-68] Uma opção é a versão reduzida da *Columbia-Suicide Severity Rating Scale* (Escala de Classificação da Gravidade de Suicídio de Columbia), gratuitamente disponibilizada em inglês e espanhol com pontos de corte sugeridos para encaminhamento e consulta.[69] Outra opção e mais recente é a *Decision Support Tool* (Ferramenta de Apoio à Decisão; Tabela 105.4; Fig. 105.2), que foi desenvolvida com o consenso de especialistas e identifica pacientes de baixo risco que podem receber alta sem consulta psiquiátrica.[59] A resposta "sim" a qualquer uma das seis perguntas da *Decision Support Tool* sugere a necessidade de realização de uma avaliação abrangente do risco de suicídio e, se possível, consulta com um psiquiatra.

A *avaliação abrangente de risco* faz perguntas mais detalhadas sobre os diversos fatores de risco de suicídio e fatores de proteção e, de modo geral, é realizada por um psiquiatra; no entanto o emergencista ainda deve fazer um julgamento independente sobre o risco de suicídio de um paciente. Nos casos em que a consulta psiquiátrica não é possível, o médico pode realizar a avaliação abrangente de risco de suicídio com auxílio da ferramenta *Suicide Assessment Five-step Evaluation and Triage* (Avaliação e Triagem do Risco de Suicídio em Cinco Etapas, SAFE-T; Fig. 105.3). A SAFE-T, disponibilizada como cartão de bolso ou aplicativo para telefone celular, orienta o médico a primeiramente avaliar os fatores de risco e proteção do paciente e a especificar pensamentos ou planos suicidas e, então, combinar esses fatores para estimativa do risco.[70,71] Alguns pacientes podem preferir avaliações por meios informa-

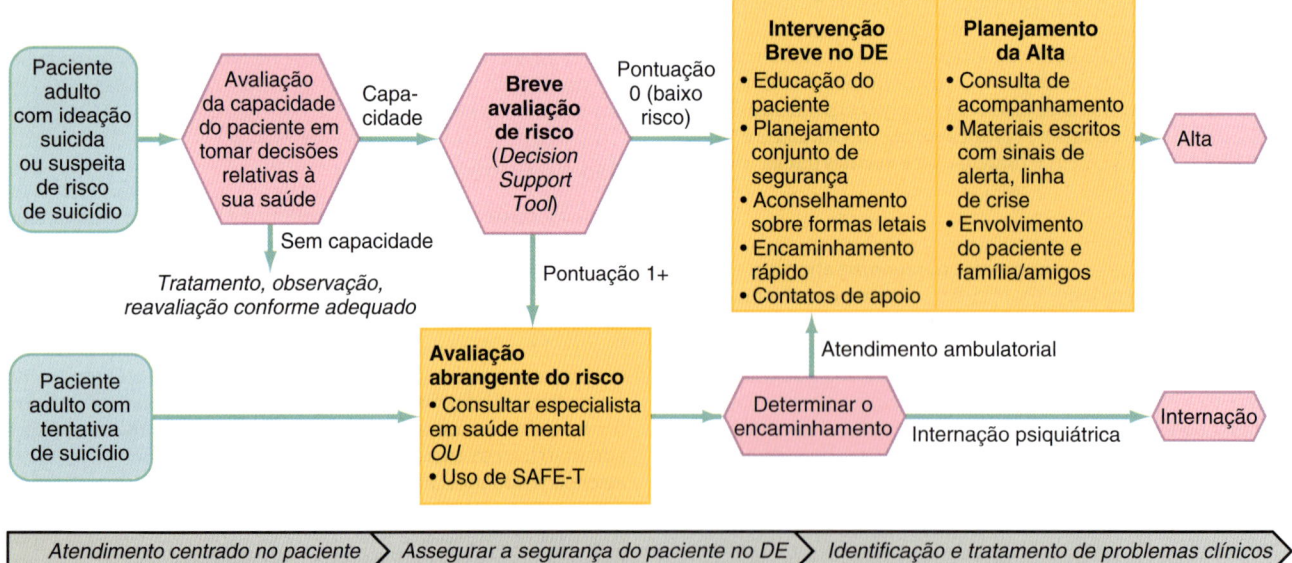

Fig. 105.2. Estrutura para uso da Decision Support Tool e das intervenções para prevenção de suicídio no departamento de emergência (DE). (Adaptado de Capoccia L, Labre M: Caring for adult patients with suicide risk: a consensus-based guide for emergency departments. Waltham, MA, 2015, Education Development Center, Inc., Suicide Resource Prevention Center.)

TABELA 105.4

Ferramenta de Apoio à Decisão

Pergunta de transição:

Afirmação da ideação suicida	Recentemente, você pensou em se suicidar? Há outras evidências de pensamentos suicidas, como relatos de familiares ou amigos?
1. Pensamentos de realização de um plano	Recentemente, você tem pensado em como se suicidar? Se sim, avalie as necessidades imediatas de supervisão do paciente.
2. Intenção suicida	Você tem qualquer intenção de se suicidar?
3. Tentativa prévia de suicídio	Você já tentou se suicidar?
4. Problemas significativos de saúde mental	Você recebe tratamento para seus problemas emocionais? Você tem um problema de saúde mental que afeta sua capacidade de pensar na vida?
5. Problemas de uso de substância	Você já teve problemas decorrentes do consumo de álcool ou remédios? Ou administre o questionário CAGE ou outra ferramenta padronizada de triagem sobre transtornos de uso de substância.
6. Irritabilidade/agitação/agressão	Recentemente, você ficou ansioso ou agitado ao extremo? Você tem tido conflitos ou brigas com outras pessoas?

Pontuação: ≥ 1 resposta positiva sugere a necessidade de avaliação total do risco de suicídio e consulta emergencial com um psiquiatra (se possível); Fig. 105.2.

De Capoccia L, Labre M: Caring for adult patients with suicide risk: a consensus-based guide for emergency departments. Waltham, MA: 2015, Education Development Center, Inc., Suicide Resource Prevention Center.

tizados (p. ex., por internet) para discussão de tópicos delicados com um estranho.[72]

Por fim, a avaliação do risco de suicídio continua a ser um processo altamente individualizado de integração de informações sobre a crise que precipitou o evento suicida, a condição emocional atual do paciente e seu histórico de saúde mental e a presença ou ausência de ambiente doméstico seguro e acolhedor. As crises que precipitam as tentativas de suicídio normalmente são de curta duração, de algumas horas a poucos dias. Se a crise tiver passado ou for resolvida de maneira adequada, o risco de suicídio diminui substancialmente. A hospitalização ou avaliação psiquiátrica de emergência deve ser fortemente considerada quando o paciente não pode ou não deseja participar de uma avaliação da crise atual ou quando a resolução do problema é improvável. Métodos como a *Decision Support Tool* ou a SAFE-T podem informar, reforçar e justificar a decisão do profissional.

Documentação

A documentação é importante devido à natureza variável do risco de suicídio, as baixas taxas de acompanhamento ambulatorial e a dificuldade de previsão do risco iminente. É muito importante em pacientes submetidos à contenção, hospitalizados de maneira involuntária ou liberados. Qualquer uso de contenção deve obedecer às orientações regulamentares e ser documentada por uma prescrição médica com data e hora, novas avaliações e planilha de fluxo da enfermagem. Se houver necessidade de hospitalização involuntária, os profissionais devem documentar por que o paciente é um perigo para si mesmo ou outras pessoas. Se o paciente receber alta, o prontuário deve refletir por que o paciente é considerado em baixo risco para autoagressão iminente, inclusive com descrição da situação doméstica (p. ex., ausência de possíveis métodos letais de suicídio), informações de familiares e plano de acompanhamento.[64]

ENCAMINHAMENTO

Internação Psiquiátrica

Seguindo os princípios do atendimento empático, centrado no paciente e colaborativo, a hospitalização voluntária é preferível à involuntária. A eficácia da hospitalização como medida preventiva em longo prazo é controversa e, de modo geral, o encaminhamento rápido ao atendimento ambulatorial é preferível caso seja viável e adequado. Não há provas de que a internação previna o suicídio futuro e a hospitalização pode até mesmo precipitar consequências psiquiátricas adversas (p. ex., aumento dos sentimentos de desesperança e dependência). Ainda assim, apesar da ausência de dados objetivos, a internação continua a ser a intervenção primária quando pacientes são considerados suicidas agudos. As abordagens hospitalares (e ambulatoriais) eficientes incluem a terapia comportamental dialética, a terapia comportamental cognitiva e a *Collaborative Assessment and Management of Suicidality* (Avaliação e Tratamento Colaborativo da Suicidalidade, CAMS).[73,74]

Nos Estados Unidos, os estatutos de internação civil são diferentes nos 50 estados e no Distrito de Columbia. A maioria dos estados possui disposições de "internação de emergência" que, normalmente, exigem que o paciente (1) apresente um transtorno mental e (2) seja um risco a si mesmo e aos outros.[75] A duração das internações emergenciais varia em cada estado, de 72 horas a 15 dias.[75] Em alguns estados, os pacientes que concordam com a hospitalização ainda podem precisar de documentos de internação involuntária para transporte até a instituição psiquiátrica; isso ocorre para que haja base legal para contenção do paciente caso mude de ideia durante a viagem.

Alta

Muitos pacientes que relatam pensamentos suicidas ou têm sintomas de depressão podem ser tratados de maneira segura em ambulatório caso o risco de suicídio subsequente seja considerado baixo e aceitável. Embora o médico possa fazer essa determinação em muitos casos (Figs. 105.1 e 105.2), a avaliação por um psiquiatra pode ser importante em caso de dúvida acerca da segurança do tratamento ambulatorial; além disso, os enfermeiros também desempenham um papel importante no planejamento da alta.[76] Um familiar ou amigo deve concordar em ficar com o paciente que teve alta, ou estar à sua disposição imediata, até o início do acompanhamento. O paciente deve ser encaminhado para um ambiente doméstico estável e acolhedor, sem acesso a armas ou medicações letais. O ideal é que o processo de planejamento de alta inclua pelo menos um dos seguintes: educação breve do paciente, planejamento conjunto de segurança, aconselhamento sobre a restrição de meios letais, encaminhamento para o atendimento ambulatorial e "contatos de pessoas queridas".[59,77]

A *educação breve do paciente* sobre a prevenção do suicídio deve incluir o uso de informações verbais e escritas e técnicas de "feedback", no qual o paciente explica as informações aprendidas para o profissional.[76] As informações podem incluir uma lista personalizada de fatores de risco e proteção, cuidado doméstico, acompanhamento e sinais de alerta que devem levar ao pedido de ajuda. O processo de educação deve engajar o paciente de maneira empática e respeitosa e deve, com o consentimento do paciente, incluir familiares ou amigos íntimos.[57] Existem materiais educacionais de diversas organizações norte-americanas.[78,79]

No *planejamento conjunto de segurança*, o profissional trabalha com o paciente para desenvolvimento de um plano sobre o que fazer em caso de piora dos sintomas (Tabela 105.5). O plano deve ser redigido com as próprias palavras do paciente, ser fácil de entender e incluir sinais de alerta, uma lista de estratégias de enfrentamento e recursos como telefones de emergência e de fami-

1. Identificação dos fatores de risco
- **Comportamento suicida:** tentativas anteriores de suicídio ou comportamento de autoagressão
- **Transtornos psiquiátricos atuais/passados:** principalmente, transtornos do humor, transtornos psicóticos, abuso de álcool/substância, TDAH, LCT, TEPT, transtornos da personalidade do Grupo B, transtornos de conduta (comportamento antissocial, agressão, impulsividade)
- **Principais sintomas:** anedonia, impulsividade, desesperança, ansiedade/pânico, insônia, alucinações de comando
- **Histórico familiar:** de suicídio, tentativas ou transtornos psiquiátricos do Eixo 1 com necessidade de hospitalização
- **Precipitantes/Estressores/Interpessoais:** eventos desencadeantes que causam humilhação, vergonha ou desespero (p. ex., perda de relacionamento, financeira ou de saúde – real ou esperada); doenças crônicas (principalmente doenças do SNC, dor); intoxicação; problema/caos familiar; histórico de abuso físico ou sexual; isolamento social
- **Mudança no tratamento:** alta de hospital psiquiátrico, mudança do profissional ou do tratamento
- **Acesso a armas de fogo**

2. Identificação dos fatores de proteção
- **Intrínsecos:** capacidade de lidar com o estresse, crenças religiosas, tolerância à frustração
- **Extrínsecos:** responsabilidade com filhos/animais de estimação, relacionamentos terapêuticos positivos, apoio social

3. Condução da pesquisa de suicídio
- **Ideação:** frequência, intensidade, duração – nas últimas 48 horas, no último mês e a pior de todas
- **Planejamento:** momento, local, letalidade, disponibilidade, atos de preparação
- **Comportamentos:** tentativas anteriores, tentativas abortadas, ensaios (fazer o nó da forca, carregar a arma) versus ações de autoagressão não suicidas
- **Explore a ambivalência:** motivos para morrer contra motivos para viver

4. Determinação do nível de risco e da intervenção

A **avaliação** do nível de risco é baseada no julgamento clínico, após a realização das etapas 1-3

Risco baixo	Risco moderado	Risco alto
• Negação dos pensamentos, do plano e da intenção de suicídio • Tristeza ou raiva branda ou ausente; ausência de psicose • Sem tentativa recente ou com uma tentativa recente de baixa letalidade • Não há uso de substâncias ou o uso é limitado • Bom suporte, aceitação da ajuda, esperança no futuro	• Ideação, planejamento, intenção ou tentativa de suicídio • Depressão, raiva e desesperança moderadas • Ideação ou ameaças frequentes; baixa letalidade • Abuso de substâncias • Apoio moderado, não deseja aceitar ajuda • Acesso a meios letais	• Ideação frequente, intensa e duradoura • Planos específicos • Alta intenção (p. ex., tentativas com alta letalidade) • Perda de autocontrole, disforia grave, desesperança, sentimento de inutilidade • Histórico corroborativo ruim • Muitos fatores de risco, recusa de ajuda

5. Documentação
- Nível de risco e justificativa; plano terapêutico para determinação/redução do risco atual (p. ex., ambiente, medicação, psicoterapia, TEC, contato com entes queridos, consulta); instruções sobre armas de fogo, se relevantes; plano de acompanhamento
- No caso de pacientes jovens, o plano terapêutico deve incluir a atuação de pais/responsáveis

Fig. 105.3. Avaliação e triagem de casos de suicídio em cinco etapas. (Modificado de Davidson CL, Olson-Madden JH, Betz ME, et al: Emergency department identification, assessment, and management of the suicidal patient. In Koslow SH, Ruiz P, Nemeroff CB, editors: A concise guide to understanding suicide. United Kingdom, 2014, Cambridge University Press, pp 244–255; Suicide Assessment Five-Step Evaluation and Triage [SAFE-T]. Substance Abuse and Mental Health Services Administration. Disponível em: http://store.samhsa.gov/product/Suicide-Assessment-Five-Step-Evaluation-and-Triage-SAFE-T/SMA09-4432; e Substance Abuse and Mental Health Services Administration [SAMHSA]; Suicide safe: the suicide prevention app for health care providers free from SAMHSA. Disponível em: http://store.samhsa.gov/apps/suicidesafe/.) *LCT*, lesão cerebral traumática; *SNC*, sistema nervoso central; *TDAH*, transtorno de déficit de atenção com hiperatividade; *TEC*, terapia eletroconvulsiva; *TEPT*, transtorno de estresse pós-traumático.

liares ou amigos de confiança.[80] Nos Estados Unidos, o número da *National Suicide Prevention Hotline* (Linha Direta Nacional de Prevenção de Suicídio, 1-800-273-TALK [8255]) deve ser dado a todos os pacientes que receberam alta; esse telefone nacional, de ligação gratuita, e conversa *online*, oferece orientação em caso de crise, conexão a recursos locais e serviços para militares veteranos. Há, também, aplicativos de planejamento de segurança para telefones celulares que permitem o armazenamento de contatos e estratégias de enfrentamento pelo paciente (p. ex., "MY3") e orientam os profissionais durante a avaliação do risco de suicídio e a elaboração do plano de segurança (p. ex., "Suicide Safe").[81] É importante notar que plano de segurança não é o mesmo que "contrato de segurança" ou "contrato de não suicídio". Esses contratos não têm evidências de eficácia e, por darem uma falsa sensação de segurança, não devem ser utilizados pelos profissionais. O aconselhamento sobre a segurança de meios letais uma das duas únicas abordagens de prevenção de suicídio com fundamentação empírica sólida também pode ser importante. A base teórica dessa abordagem é que (1) muitas crises suicidas são agudas e de curta duração, (2) muitos atos suicidas são impulsivos (às vezes, com

TABELA 105.5

Componentes do Plano de Segurança

Sinais de alerta	Pensamentos, imagens, humor, situação, comportamento que indica o possível desenvolvimento da crise (liste por escrito)
Estratégias internas de enfrentamento	Coisas que posso fazer para parar de pensar nos problemas sem entrar em contato com outra pessoa (técnica de relaxamento, atividade física) (liste por escrito)
Pessoas e ambientes sociais para distração	(escreva os nomes e números de telefone) Pessoas: Locais:
Pessoas para quem posso pedir ajuda	(escreva os nomes e números de telefone)
Profissionais ou agências com quem posso entrar em contato durante a crise	Nomes e telefones de médicos Endereço e telefone de local para atendimento de urgência: Telefone da *Suicide Prevention Lifeline* (Linha Direta para Prevenção de Suicídio - EUA): 1-800-273-TALK (8255)
Deixar o ambiente seguro	Coisas que posso fazer para deixar minha casa mais segura, como remover armas e medicações tóxicas
A coisa que é mais importante para mim e faz que a vida valha a pena	(escreva)

Adaptado de Stanley B, Brown GK: Safety planning intervention: a brief intervention to mitigate suicide risk. Cogn Behav Pract 19:256–264, 2012.

poucos minutos entre a decisão de agir e a tentativa), (3) o método escolhido pode ser um dos de maior disponibilidade e (4) a letalidade do método escolhido afeta a probabilidade de mortalidade. Diversos estudos mostraram a associação consistente entre o acesso a armas de fogo e morte por suicídio, mesmo após o controle de outros fatores de risco.[82] As práticas seguras de armazenamento de armas (p. ex., mantidas em local trancado, não municiadas e separadas da munição) podem reduzir o risco de suicídio. Em nível populacional, as regulamentações de armas de fogo (p. ex., períodos de espera, exigências de treinamento e idade ou outras restrições) são associadas a taxas menores de suicídio relacionado com esses artefatos.[83] No DE, o aconselhamento sobre a segurança de meios letais pode afetar o comportamento do paciente e, em suicidas, é apoiado por múltiplas organizações médicas e listada como a "melhor prática" para prevenção do suicídio.[78,84] Os médicos devem aconselhar os pacientes suicidas e suas famílias a remover as armas de casa e guardá-las temporariamente em um local adequado (p. ex., loja de armas, delegacia de polícia ou com um familiar, se a legislação local permitir); travas ou armários que não podem ser acessados pelo paciente são uma alternativa.

Os pacientes que recebem alta também devem ser *encaminhados para o atendimento ambulatorial*, de preferência nas primeiras 72 horas, visto que o risco de suicídio continua elevado logo após a saída do DE.[85] Baseado em evidências, o tratamento ambulatorial pode reduzir o risco futuro de suicídio e os emergencistas são muito importantes no encaminhamento dos pacientes ao tratamento.[73] Um número significativo de pacientes do PS que têm alta não comparece às consultas subsequentes, mas a adesão ao acompanhamento pode ser maior pelo agendamento de consultas específicas para os pacientes. Outra estratégia é ter familiares ou amigos que assegurem que o paciente compareça às consultas de acompanhamento. Além disso, pode ser importante dar o telefone do médico ou uma lista dos recursos de saúde mental na comunidade. Com o consentimento do paciente, o médico pode enviar informações da consulta para o clínico geral do paciente ou profissional do encaminhamento ambulatorial para melhorar a continuidade do atendimento.

Outra possível intervenção em pacientes que receberam alta é o *contato de pessoas queridas* ou as comunicações breves após a saída do DE.[59,86,87] Essas intervenções com suporte empírico assumem diversas formas, inclusive mensagens de texto, *e-mails*, telefonemas e cartões postais, e podem ser uni ou bidirecionais. Um sistema automatizado, com suporte do registro eletrônico de saúde, pode facilitar o processo; alternativamente, os contatos podem ser feitos por um membro da equipe clínica ou não do DE.

CONCEITOS-CHAVE

- O suicídio é uma causa de morte comum, mas passível de prevenção.
- Os pensamentos ou comportamentos suicidas normalmente são desencadeados por uma crise de curta duração, tratável ou reversível, e a maioria dos sobreviventes das tentativas de suicídio é grata por estar viva.
- Os riscos de suicídio mudam com o passar do tempo e a estimativa do risco iminente não são baseadas em evidências.
- Exames laboratoriais de rotina para "triagem" têm pouco valor na maioria dos pacientes do DE com comportamentos de autoagressão. A avaliação deve ser direcionada a sinais ou sintomas preocupantes específicos.
- Muitos indivíduos suicidas consultam um médico pouco antes da morte. Uma consulta no DE por conta de pensamentos ou comportamentos suicidas representa uma crise e é um momento de aprendizado.

- Uma abordagem empática, centrada no paciente e colaborativa, com incorporação de informações de fontes colaterais (p. ex., família), pode melhorar o atendimento.
- As precauções ao suicídio no DE incluem o uso adequado de "cuidadores" e, quando necessário, contenção física e química e internação involuntária.
- A análise breve do risco por um emergencista pode identificar pacientes com necessidade de avaliação abrangente e consulta com um especialista em saúde mental (se possível).
- Os pacientes com baixo risco de suicídio podem ter alta para um ambiente seguro, apoiador e sem acesso a armas ou medicações tóxicas.
- Os pacientes que recebem alta devem receber informações educativas e um plano de segurança no DE e logo passar por uma consulta de acompanhamento com um psiquiatra.

As referências para este capítulo podem ser encontradas on-line no website Expert Consult associado à obra.

SEÇÃO NOVE
Doenças Imunológicas e Inflamatórias

CAPÍTULO 106

Artrite

Nicholas Genes

PRINCÍPIOS

Introdução

A artrite e suas condições relacionadas com a doença representam a causa mais comum de incapacitação nos Estados Unidos.[1] Por causa da dor e das limitações associadas com a inflamação articular, pacientes com queixas oriundas da artrite recorrem com frequência a avaliações de emergência. Muitas artrites estão relacionadas com a mortalidade prematura e seus tratamentos estão associados com efeitos adversos. A articulação inflamada pode ser um indício diagnóstico para uma grave doença sistêmica e a identificação correta das emergências relacionadas com as artrites podem impedir ou atenuar graves deficiências.

A artrite e as condições relacionadas estão entre as patologias mais antigas já descritas. As culturas romana, grega e egípcia fizeram referência à gota e à atrite reumatoide e até associaram essas doenças com a dieta e a condição socioeconômica. Muitas figuras famosas na medicina, tais como Hipócrates, Galeno e Sydenham, contribuíram para a descrição, classificação e tratamento de distúrbios reumáticos.[2] A síndrome de Reiter, no entanto, recebe essa denominação devido a um criminoso de guerra nazista desacreditado. Muitos, incluindo o médico que concedeu em primeiro lugar o epônimo na literatura inglesa em 1942, Ephraim Engleman, defendem a denominação genérica de *artrite reativa*.

Fisiopatologia

Em oposição às articulações em sinartrose das suturas do crânio e às anfiartroses nas junções de fibrocartilagem, como a sínfise púbica, as articulações preocupantes na artrite aguda são as articulações sinoviais ou diartroses (em movimento). Essas articulações sinoviais são compostas por duas extremidades do osso subcondral cobertas pela cartilagem articular, circundadas por uma cápsula que é revestida com uma fina membrana sinovial e apoiada por ligamentos, tendões e músculos (Fig. 106.1A).

A cartilagem articular é um tecido avascular, aneural, composto de uma matriz de fibras de colágeno e proteoglicanos sintetizados pelos condrócitos. As propriedades da cartilagem articular permitem uma enorme sustentação de carga. Juntamente com o fluido sinovial lubrificante viscoso, um ultrafiltrado de sangue suplementado com ácido hialurônico e proteínas de baixo peso molecular, permitem que a cartilagem que articula o movimento seja quase isenta de atritos.

Enquanto as alterações específicas da doença recebem detalhes adicionais nas seções subsequentes, a trajetória comum final da artrite é desencadeada por trauma, infecção ou inflamação humoral e das células endógenas, estimulada por infecção ou doença autoimune.

O processo patológico da artrite pode ser evidenciado durante horas ou anos. A destruição tecidual pode ser mediada por vias catabólicas de ação rápida, ou alterações em longo prazo na composição da matriz extracelular da cartilagem podem ser provocadas por padrões anormais de carga ou trauma. O líquido sinovial desempenha um papel decisivo na deposição de cristais e na resposta inflamatória (Fig. 106.1B).

CARACTERÍSTICAS CLÍNICAS

História

Pacientes com problemas articulares que recorrem ao departamento de emergência (DE) normalmente se queixam de dor, embora a distribuição e a cronicidade possam variar acentuadamente. Além de avaliar o histórico e sintomas associados, o médico deve determinar se a origem da inflamação ou dor é articular ou periarticular (fora da cápsula articular).

A artrite verdadeira produz dor articular generalizada, calor, inchaço e sensibilidade. O desconforto aumenta com o movimento ativo e passivo da articulação, uma vez que o líquido sinovial inflamado é extremamente sensível ao alongamento e todas as partes da articulação estão envolvidas no processo inflamatório. Em contrapartida, a inflamação periarticular (bursite, tendinite ou celulite localizada) tende a ser mais focal.

Quando o sítio de dor do paciente for articular, a classificação da artrite como monoarticular (p. ex., artrite séptica ou gota) ou poliarticular pode auxiliar no diagnóstico. A artrite poliarticular pode ser simétrica (p. ex., reumatoide ou induzida por fármacos) ou assimétrica (p. ex., rubéola, febre reumática aguda [FRA], doença de Lyme, ou artrite gonocócica). Além disso, a artrite pode ser também migratória (p. ex., gonocócica ou decorrente de rubéola), diminuindo em uma área antes de se apresentar em outra, ou aditiva, permanecendo na primeira articulação e progredindo para outras articulações (Tabela 106.1).

A distribuição do envolvimento articular pode revelar indícios para a doença: a primeira articulação metatarsofalangeana (MTF) é classicamente afetada na gota; as articulações metacarpofalangeanas (MCF) e as articulações interfalangenas proximais (IFP), na artrite reumatoide; e as articulações interfalangeanas distais (IFD) e a primeira articulação carpometacarpiana, na osteoartrite. Pacientes com artrite inflamatória podem apresentar febre de baixo grau; febre alta com calafrios é mais indicativa de uma artrite séptica. Rigidez matinal (fenômeno de gel sinovial) e a melhora dos sintomas com a atividade sugerem a artrite inflamatória, enquanto a melhora com o repouso sugere distúrbios mecânicos. Cálculos renais concomitantes sugerem gota, ulcerações genitais ocorrem na doença de Behçet e artrite reativa, e uma secreção uretral purulenta sugere artrite gonocócica ou artrite reativa. O uso de isoniazida, procainamida e hidralazina pode precipitar lúpus e as tiazidas podem aumentar o nível sérico de ácido úrico, levando à artrite gotosa.

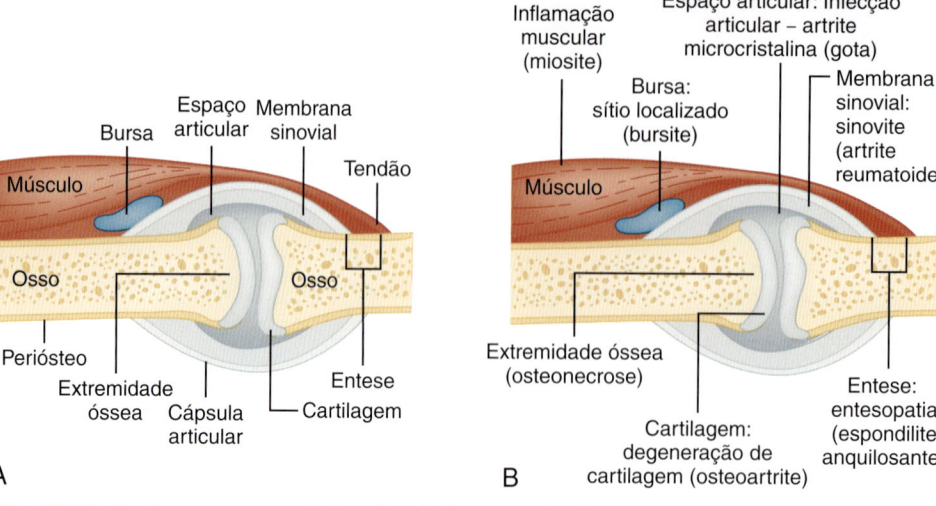

Fig. 106.1. A e B, estruturas anatômicas da articulação com localização de artrites selecionadas. (Redesenhado de Goldman L, Ausiello DA, editors: Cecil medicine, ed 23, Philadelphia, 2008, Saunders/Elsevier.)

TABELA 106.1
Diagnóstico Diferencial de Artrite no Departamento de Emergência com base em Distribuições Típicas

MONOARTICULAR	POLIARTICULAR: SIMÉTRICA	POLIARTICULAR: ASSIMÉTRICA
Artrite séptica	Crise de artrite reumatoide	Artrite gonocócica
Gota	Artrite psoriática	Artrite por Lyme
DDPC/pseudogota	Polimialgia reumática	FR
Osteoartrite	Artrite entérica	Artrite reativa
Trauma, hemartrose	Espondilite anquilosante	Artrite viral

FR, Febre reumática aguda; *DDPC,* doença por deposição de pirofosfato de cálcio diidratado

TABELA 106.2
Sinais Sistêmicos de Doenças Artríticas*

SISTEMAS	ACHADOS	DOENÇAS
Vias aéreas	Obstrução das vias aéreas	Artrite reumatoide, policondrite recidivante
Cardíaco	Sopros pericardite	Artrite reumatoide, FR, policondrite recidivante Espondilite anquilosante
Olhos	Irite, uveíte Conjuntivite	Espondiloartropatias Artrite reativa
Gastrointestinal	DII Disenteria	Espondiloartropatias Artrite reativa
Genital	Lesões, corrimento uretral	Artrite reativa, gonococcemia
Hematológico	Anemia aplástica, anemia de doença crônica	Parvovírus Qualquer doença de artrite crônica
Neurológico	Síndrome de cauda equina Instabilidade da coluna cervical	Espondilite anquilosante Espondilite anquilosante, artrite reumatoide, osteoartrite
Mucosa oral	Ulcerações	Artrite reativa
Pulmonar	Pleurite, nódulos	Artrite reumatoide
Renal	Crise renal, FR	Escleroderma
Pele	Placas nos cotovelos, joelhos Esclerodactilia, calcinose Eritema crônico migratório Tofos Eritema marginado Nódulos subcutâneos	Psoríase Escleroderma Doença de Lyme Gota Febre reumática Artrite reumatoide

FR, Febre reumática aguda; *DII,* doença inflamatória intestinal.
*Exclui doenças de vasculite reumática.

Exame Físico

Exame Geral

O exame físico busca evidências de manifestações locais e sistêmicas de doenças reumáticas (Tabela 106.2).

Articulações

As articulações são examinadas para detectar efusão de calor, espessamento sinovial, deformidade, amplitude de movimento, dor no movimento contra resistência e sensibilidade (generalizada ou localizada, articular ou periarticular). Sensibilidade localizada e dor associada a movimento ativo apresentam maior probabilidade para a origem periarticular. Sensibilidade generalizada e dor, tanto em repouso como no movimento ativo e passivo, sugerem o envolvimento articular.

Coluna Vertebral

A avaliação da coluna vertebral é mais bem realizada com o paciente em pé; a coluna vertebral é avaliada quanto à curvatura anormal ou assimétrica. Embora as evidências de apoio sejam escassas, a manobra de Schober é usada para avaliar a limitação do movimento da coluna lombar que ocorre na espondilite anquilosante (em um paciente saudável em pé, a linha de 15 cm que inicia 5 cm abaixo da L5 e percorre até 10 cm acima da L5 deve atingir até 20 cm ou mais quando o paciente se curva para tocar o chão).[3]

Membros Superiores

Um ombro afetado por artrite crônica ou bursite apresentará atrofia do músculo deltoide. Os sinais precoces de inflamação articular no cotovelo são limitação de extensão e aumento no ângulo normal em que o paciente mantém o cotovelo ao lado do corpo. A avaliação do punho é difícil, considerando que esse local pode não apresentar um edema evidente. O desconforto e a redução da amplitude de movimento, especialmente na extensão, pode indicar o envolvimento sinovial.

A mão e o punho fornecem muitos indícios da presença de doenças reumáticas de longa duração: as articulações MCF e interfalangeanas IFP são afetadas na artrite reumatoide; e a primeira articulação carpometacarpiana, a articulação IFP e a articulação IFD, são afetadas na osteoartrite. Os dedos podem estar edemaciados ou com a aparência de salsichas, uma indicação de psoríase ou artrite reativa. Subluxação nas articulações MCF, desvio ulnar e deformidades em pescoço de cisne ocorrem na artrite reumatoide. As unhas podem apresentar pequenos furos característicos da artrite psoriática.

Membros Inferiores

A inflamação que afeta a articulação do quadril pode se manifestar como dor na parte anterior da coxa, joelho ou virilha. Um derrame na articulação do quadril pode causar a flexão parcial do quadril, que será mantida pelo paciente. Uma perna rotacionada externamente e abduzida em pacientes pediátricos sugere acentuadamente uma infecção, em oposição à sinovite transitória ou doença de Legg-Calvé-Perthes.[4]

Um derrame da articulação do joelho é relativamente fácil de detectar quando aparece como uma ampla flutuação medial e lateral. O abaulamento da fossa poplítea pode indicar o cisto de Baker. A amplitude passiva de movimento pode provocar crepitações (indicação de doença articular degenerativa) ou estalidos (indicando uma ruptura meniscal). O derrame das articulações tibiotalares produzem inchaço sob o maléolo medial e torna difícil a palpação do tendão extensor longo do hálux. Sensibilidade, calor e edema da articulação metacarpofalangeana (MCF) do hálux ocorre em casos de gota, mas também pode ocorrer com osteoartrite e artrite reumatoide. Edema dos dedos semelhantes a salsichas são observados na artrite reativa.

EXAMES DIAGNÓSTICOS

Exames Laboratoriais

Os exames laboratoriais apresentam valor diagnóstico limitado na avaliação da artrite no DE. A velocidade de hemossedimentação (VHS), o nível da proteína c-reativa (PCR), a contagem de leucócitos e o nível sérico de ácido úrico são utilizados de forma mais eficaz no contexto de investigação de formas específicas de artrite; não existem diretrizes ou estudos apoiando o uso de exames laboratoriais como uma avaliação geral de artrite aguda indiferenciada no DE.

Exames Radiológicos

Radiografia Simples

As radiografias simples são mais úteis em pacientes com doença crônica do que naqueles com artrite aguda. Os achados comuns que ajudam a distinguir as formas diferentes de artrite são mostrados na Tabela 106.3. Para as extremidades inferiores, as radiografias com sustentação de peso podem avaliar melhor o estreitamento do espaço articular.

TABELA 106.3
Achados Radiológicos Comuns na Artrite

ARTRITE	ACHADOS
Artrite aguda (gota, pseudogota, artrite séptica)	Edema de partes moles
Artrite séptica tardia (requer pelo menos de oito a 10 dias para que as alterações sejam observadas)	Destruição do osso subcondral Nova formação óssea do periósteo Perda de espaço articular Osteoporose Estreitamento tardio do espaço articular
Pseudogota tardia (joelho, quadril; articulações radiocarpal, mediocarpal e todas as articulações MCF])	Calcificação linear na cartilagem Estreitamento assimétrico do espaço articular Articulação MCF com "esporões em gancho" na HHC Formação de osteófitos Formação de cistos subcondrais Ausência de osteoporose
Artrite degenerativa (acromioclavicular, primeira articulação carpometacarpiana, primeira articulação MCF, articulações IFD; joelho, quadril, coluna cervical, coluna vertebral lombossacral)	Estreitamento assimétrico do espaço articular Esclerose óssea justa-articular Esporões ósseos e cistos adjacentes à degeneração severa da cartilagem Não há osteoporose
Artrite tuberculosa (joelho, quadril, ombro)	Edema de partes moles Desmineralização acentuada Rarefação óssea Pouca esclerose reativa Destruição óssea tardia Espaço articular preservado
Artrite reumatoide tardia (punho, articulações MCF, IFD, MTF, primeira articulação IF; pé, articulação atlantoaxial, articulação glenoumeral)	Estreitamento simétrico do espaço articular Osteoporose periarticular Erosões marginais (sem margens suspensas como na gota) Pouca formação óssea reativa

IFD, interfalangeana distal; *HHC*, hemocromatose hereditária; *IF*, interfalangeana; *MCF*, metacarpofalangeana; *MTF*, metatarsofalangeana; *IFP*, interfalangeana proximal.

Tomografia Computadorizada, Imagem por Ressonância Magnética e Ultrassonografia

Outras modalidades radiológicas são realizadas ocasionalmente como parte da avaliação da artrite em um cenário emergencial. A ultrassonografia é comparada de forma favorável com a radiografia simples na avaliação dos derrames articulares e sinovite associada com a artrite reumatoide, e é útil para avaliar o derrame em um quadril pediátrico e para orientar a artrocentese.[5] A imagem por ressonância magnética (RM) é bem adequada para as imagens do ligamento cruzado do joelho, detecção de edema precoce nas estruturas periarticulares e coleta de fluido nas bainhas tendíneas, e determinação da extensão da destruição da cartilagem. A RM é também o estudo de escolha para o diagnóstico de osteonecrose e é mais sensível do que a radiografia simples para a osteomielite precoce.[6]

Artrocentese

A artrocentese é uma modalidade de diagnóstico fundamental para a identificação da artrite séptica ou da doença articular induzida por cristais.

Indicações e Contraindicações. As indicações emergenciais para a artrocentese na avaliação de dor articular são para obter o fluido articular para análise, para drenar hemartroses tensas em pacientes com trauma ou hemofilia (dos cotovelos, joelhos, ou tornozelos e após a substituição adequada do fator de coagulação), para avaliar se uma laceração se comunica com o espaço articular e para introduzir analgésicos e agentes anti-inflamatórios para o tratamento de artrite aguda e crônica.

As diretrizes do American College of Rheumatology (Colégio Americano de Reumatologia) recomendam a artrocentese para avaliar pacientes com histórico estabelecido de artrite que apresentam febre e dor articular nova ou derrame. Embora exista uma literatura escassa sobre inoculação de espaços articulares, a artrocentese emergencial em casos de celulite sobrejacente, é relativamente contraindicada e, se possível, deve-se evitar a área afetada durante a punção. Coagulopatia é outra contraindicação relativa, mas a artrocentese foi realizada com segurança em 99,8% de pacientes com índices terapêuticos da razão normalizada internacional (INRs) em uma revisão retrospectiva.[7] A artrocentese de articulações com próteses deve ser realizada apenas para excluir infecção e é melhor realizada na consulta com um cirurgião ortopédico.

Complicações. As principais complicações da artrocentese são sangramento ou infecção no espaço articular, reação a agentes anestésicos e complicações relacionadas com a administração prolongada de corticosteroides. Aspirações secas (quando nenhum fluido é aspirado após a punção articular) são mais comuns em pacientes com artrite crônica por causa da obstrução com cristais de ácido úrico ou anormalidades anatômicas no líquido sinovial e tecidos periarticulares. O uso de uma seringa menor ou uma agulha maior pode ajudar nesses casos.

Técnica. As aspirações articulares bem-sucedidas começam com o posicionamento dos pacientes para que estejam confortáveis, com a exposição adequada e suporte almofadado para a articulação. A tensão muscular durante o procedimento pode reduzir o volume das articulações, tornando esse procedimento mais difícil. Palpar cuidadosamente as proeminências ósseas e preparar a pele com uma técnica asséptica. A anestesia local adequada é obtida pelo uso de anestésicos em spray ou infiltração local com solução anestésica, como a lidocaína a 1% ou 2%. Com uma agulha de calibre 18 ou 19 (grandes articulações) ou de calibre 20 a 22 (articulações menores) fixada em uma seringa, o espaço articular é puncionado e aspirado com cuidado, para evitar a abrasão da cartilagem articular. A sucção excessiva pode trazer tecido sinovial para a agulha, limitando a aspiração. Após a aspiração, um anestésico de longa duração pode ser injetado para aliviar a dor. Como regra geral, não é recomendado injetar corticosteroides a menos que uma artrite séptica tenha sido excluída. Para as abordagens de articulações específicas, consultar o Quadro 106.1.

QUADRO 106.1

Técnicas de Artrocentese para Articulações Comuns

PUNHO: ARTICULAÇÃO RADIOCARPAL (ABORDAGEM DORSAL)
1. Identificar os pontos de referência pela palpação do tubérculo de Lister na extremidade distal do rádio dorsal.
2. Palpar o tendão extensor longo do polegar, que passa sobre o lado radial do tubérculo de Lister (essa região é mais bem palpada enquanto o punho está em extensão). A agulha deverá ser inserida no lado ulnar do tendão extensor longo do polegar, distal ao tubérculo de Lister.
3. Colocar o punho em uma almofada, de modo que ele seja flexionado em 20 a 30 graus.
4. Aplicar tração dos dedos e desvio leve do nervo ulnar, e inserir uma agulha de calibre 22 na região dorsal.

COTOVELO: ARTICULAÇÃO RADIOUMERAL (ABORDAGEM LATERAL)
1. Identificar os pontos de referência pela extensão do cotovelo e, a seguir, palpar a depressão entre o epicôndilo lateral do úmero e a cabeça do rádio.
2. Manter seu dedo na cabeça radial, flexionar o cotovelo do paciente, manter o antebraço pronado e colocar a palma da mão em uma superfície plana.
3. Inserir uma agulha de calibre 20 apenas distal ao epicôndilo lateral, direcionada medialmente.

OMBRO: ARTICULAÇÃO GLENOUMERAL (ABORDAGEM POSTERIOR)
1. Colocar o braço do paciente, rotacionado internamente, em torno da cintura.
2. Identificar o canto posterolateral do acrômio.
3. Inserir uma agulha de calibre 20 em 2 a 3 cm na parte inferior a esse ponto, posicionada no sentido anterior e medial (e ligeiramente no sentido superior), em direção ao processo coracoide.

QUADRIL: ARTICULAÇÃO ACETABULOFEMORAL (ABORDAGEM LATERAL)
1. Colocar o paciente na posição supina e rotacionar internamente a perna afetada.
2. Palpar o trocanter maior.
3. Inserir uma agulha de calibre 18 e 9 cm de comprimento na parte superior ao trocanter, no sentido horizontal e paralelo à maca. Se o colo femoral for encontrado, retirar a agulha em 2 mm a 4 mm e redirecionar ligeiramente no sentido cefálico, até que o líquido sinovial seja aspirado.

JOELHO: ARTICULAÇÃO PATELOFEMORAL (ABORDAGEM MEDIAL)
1. Flexionar o joelho de 15 a 20 graus (essa flexão muitas vezes é alcançada com uma toalha enrolada debaixo do joelho). O pé deve estar perpendicular ao piso.
2. Palpar a extremidade patelar anteromedial no ponto médio patelar ou porção superior.
3. Inserir uma agulha de calibre 18 em 1 cm no sentido medial a esse ponto, posicionada em direção à superfície posterior da patela.

TORNOZELO: ARTICULAÇÃO TIBIOTALAR (ABORDAGEM ANTEROMEDIAL)
1. Com o paciente na posição supina, proceder a flexão plantar do pé do paciente.
2. Identificar o tendão tibial anterior.
3. Inserir uma agulha de calibre 20 ou 22 e 9 cm de comprimento no sentido medial a esse tendão, na depressão da borda anterior do maléolo medial.

ARTICULAÇÃO METATARSOFALANGEANA (ABORDAGEM DORSOMEDIAL)
1. Identificar a cabeça metatarsiana e a base proximal da primeira falange.
2. Identificar o tendão extensor solicitando ao paciente para estender o hálux.
3. Enquanto o paciente estiver na posição supina, flexionar o hálux 15 a 20 graus, e a seguir aplicar tração.
4. Inserir uma agulha de calibre 22 no sentido dorsal apenas medial ao tendão extensor.

De Genes N, Chisolm-Straker M: Monoarticular arthritis update: current evidence for diagnosis and treatment in the emergency department. Emerg Med Pract 14(5):1–19, 2012.

TABELA 106.4
Achados Específicos do Líquido Sinovial pelo Tipo de Artrite

	NÃO INFLAMATÓRIO	INFLAMATÓRIO	SÉPTICO	HEMORRÁGICO
Cor	Claro/amarelo	Amarelo/branco	Turvo/opaco	Opaco, pode conter gotas de gordura
Viscosidade	Espesso, fibroso	Variável	Fino, aquoso	Variável
Leucócitos do líquido sinovial	200 a 2.000/mm³ < 25.000/mm³ + RV para AS = 0,32	2.000 a 50.000/mm³ < 50.000/mm³ + RV para AS = 0,42	25.000/mm³ + RV para AS = 2,9 > 50.000/mm³ + RV para AS = 7,7 > 100.000/mm³ +RV para AS = 28	< 2.000/mm³
Células polimorfonucleares no líquido sinovial	Variável	Variável	> 90% + RV para AS = 2,7	< 25%
Coloração de Gram	Negativo	Negativo	29% a 65% positivo	Negativo
Diagnóstico avançado	Osteoartrite	Gota, artrite reativa	Artrite bacteriana	Trauma, hemofilia

RV, razão de verossimilhança; *AS*, artrite séptica.
De Genes N, Chisolm-Straker M: Monoarticular arthritis update: current evidence for diagnosis and treatment in the emergency department. Emerg Med Pract 14(5):1–19, 2012.

Exame do Líquido Sinovial. A análise do líquido sinovial é fundamental para a identificação das causas por cristais e supurativas da artrite aguda (Tabela 106.4).

Aparência Geral. A inspeção à beira do leito do líquido sinovial para cor, limpidez e viscosidade pode fornecer indícios para o diagnóstico. O líquido sinovial normal é claro e incolor, com uma viscosidade que permite o alongamento de um "fio" de líquido entre o dedo polegar e o indicador. O líquido inflamado é mais opaco devido à contagem elevada de glóbulos brancos, com uma viscosidade semelhante à água devido à degradação enzimática de glicosaminoglicanos. A hemartrose é manifestada após trauma agudo ou na presença de coagulopatia, especialmente a hemofilia. A lipo-hemartrose indica lesão ligamentar ou uma fratura intra-articular e o líquido sinovial acastanhado pode indicar o diagnóstico raro de sinovite vilonodular pigmentada.

Estudos do Líquido Sinovial. A análise laboratorial de rotina inclui uma contagem de células com análise de cristais e da coloração diferencial de Gram; as concentrações sinoviais de glicose e proteína sinovial representam baixo valor diagnóstico. Uma coloração de Gram positiva é diagnóstico, mas um resultado negativo para bactérias não exclui a artrite séptica; amostras para cultura também devem ser obtidas. Frascos de cultura sanguínea são mais sensíveis do que outros meios na identificação de patógenos.[8]

Contagem de leucócitos. As contagens de leucócitos sinoviais são usadas com frequência para diferenciar tipos de fluido sinovial; infelizmente, existe uma sobreposição significativa entre as causas sépticas e inflamatórias de artrite aguda, com uma contagem muito elevada de células no líquido sinovial ou pleocitose de células polimorfonucleares (PMN) sugerindo infecção, mas a contagem de células mais modestas não consegue excluir esse processo. A razão de verossimilhança (RV) para a artrite séptica aumenta à medida que a contagem de leucócitos aumenta no fluido articular. De acordo com uma revisão sistemática, uma contagem de células inferior a 25.000/mm³ = RV + para artrite séptica de 0,32; uma contagem de células superior a 25.000/mm³ = RV de 2,9; uma contagem de células superior a 50.000/mm³ = RV de 7,7; e uma contagem de células superior a 100.000/mm³ = RV de 28,0.[9] No entanto as contagens baixas de células ocorrem no início da artrite infecciosa e nas infecções tratadas parcialmente; as contagens altas de células (> 50.000/mm³) podem ocorrer na artrite reumatoide, gota, pseudogota. A maior parte das células na artrite séptica e inflamatória grave é de células polimorfonucleares (PMN).

Análise de Cristais. A análise de cristais de urato monossódico ou de pirofosfato de cálcio é mais bem realizada por microscopia de polarização de uma gota fresca de líquido sinovial colocado em uma lâmina com tampa deslizante; a confiabilidade inter-avaliadores é aceitável na diferenciação dos dois componentes. Os cristais de urato monossódico são em forma de agulha e birrefringentes fortemente negativos (amarelos quando paralelos ao compensador e azuis quando perpendiculares), e apresentam uma variação no tamanho de 2 a 10 μm. Em contrapartida, os cristais de pirofosfato de cálcio são polimórficos, romboides e positivamente (embora fracamente) birrefringentes. O lipídio aparece como uma esfera com uma cruz de Malta e a hidroxiapatita é difícil de reconhecer.

DIAGNÓSTICO DIFERENCIAL E TRATAMENTO

Artrite Monoarticular Aguda

Condições inflamatórias dos tecidos moles periarticulares, como a bursite do olécrano, tendinite do manguito rotador do ombro e bursite pré-patelar podem assemelhar-se à artrite monoarticular, condições clássicas poliarticulares, como a artrite reumatoide, e as espondiloartropatias soronegativas podem apresentar-se inicialmente em apenas uma articulação. No entanto os casos agudos apresentados no DE relativos à artrite monoarticular devem sempre levar em consideração a artrite séptica (Fig. 106.2).

Artrite Séptica Bacteriana Não Gonocócica

Princípios

Epidemiologia. Em uma série de casos prospectivos de pacientes que se apresentaram no DE com artrite monoarticular requerendo a realização de artrocentese, uma porcentagem significativa desses pacientes apresentava infecções articulares bacterianas. A incidência de artrite séptica na população em geral é aproximadamente de dois a 10 casos por 100.000 ao ano, com picos de distribuição bimodal de idade para crianças pequenas e adultos com idade superior a 55 anos. Os fatores de risco adicionais que aumentam a probabilidade de artrite séptica incluem idade superior a 80 anos, baixo nível socioeconômico, uso de drogas injetáveis (em que as infecções articulares envolvem tipicamente o esqueleto axial, mas podem envolver extremidades), alcoolismo, diabetes, infecções da pele, infecção avançada do vírus da imunodeficiência humana (HIV) ou outros estados imunossupressores, artrite crônica (especialmente osteoartrite reumatoide, cristalina e degenerativa), e injeções recentes de corticosteroides intra-articulares ou implante de próteses.[9]

Fisiopatologia. Os patógenos bacterianos infectam os espaços articulares sinoviais mais comumente por disseminação hematogênica, mas a inoculação direta e a disseminação contígua das infecções ósseas e de tecidos moles também ocorrem. Uma vez no espaço articular, as bactérias proliferam sem controle no líquido sinovial altamente vascular, que não apresenta membrana basal limitante. Componentes bacterianos e toxinas, bem como a cascata

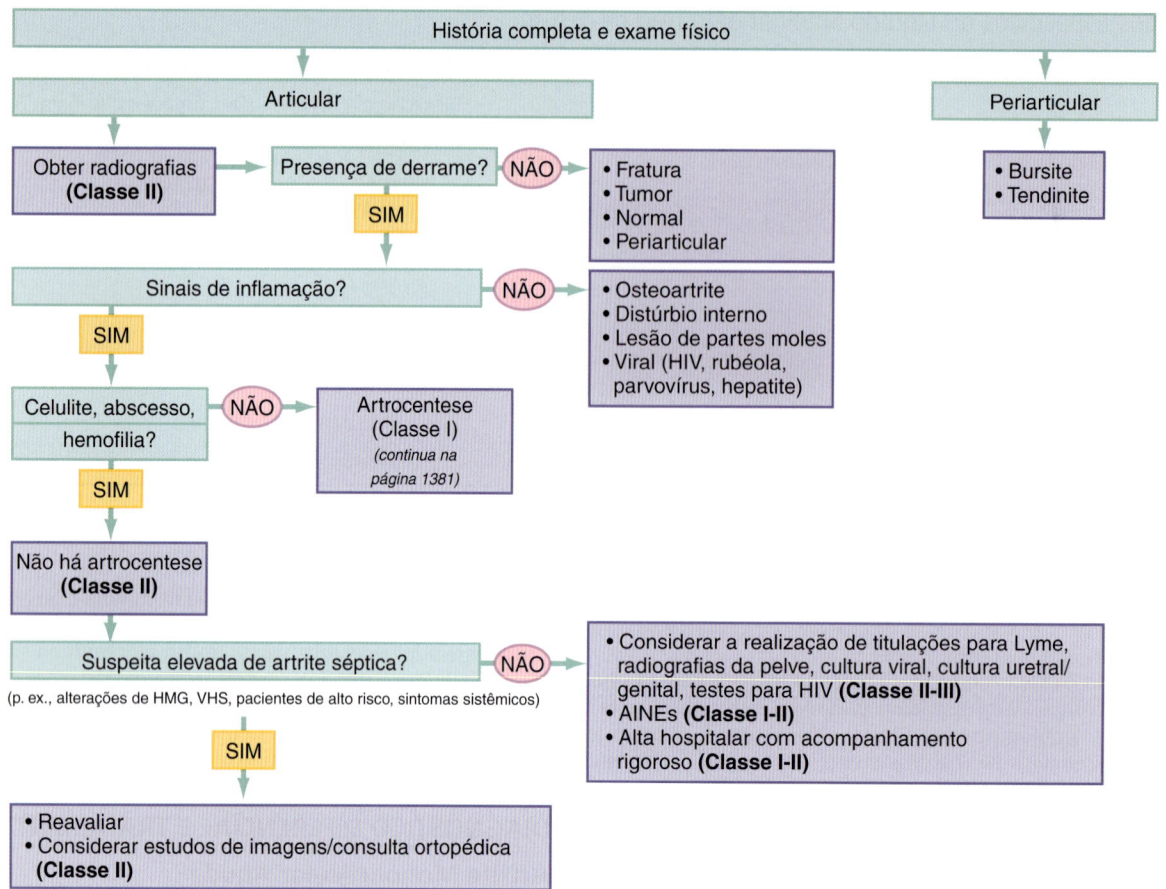

Fig. 106.2. Abordagem inicial para o paciente com artrite monoarticular. *HMG,* Hemograma completo; *Cx,* cultura; *VHS, velocidade de hemossedimnetação; HIV,* vírus da imunoedeficiência humana; *AINE,* anti-inflamatório não esteroidal; *PMN,* polimorfonuclear; *PT/PTT,* tempo de protrombina/tempo de tromboplastina parcial; *WBC,* glóbulos brancos. (Modificado de EB Practice LLC, 2004).

inflamatória que induzem, desencadeiam a proliferação sinovial com neovascularização e a subsequente degradação enzimática, celular e de citocinas da cartilagem articular.

A artrite séptica, a menos que rapidamente reconhecida e tratada, resulta em morbidade incapacitante grave em até metade dos pacientes, com índices significativos de mortalidade também. A artrite séptica pode ocorrer simultaneamente com outras formas de artrite, especialmente a artrite reumatoide e a gota.[10] O diagnóstico de artrite infecciosa em um paciente com artrite por cristais identificada pode ser desafiante, considerando que as crises agudas de gota ou pseudogota podem causar febre e a artrite por cristais pode precipitar em uma articulação infectada. Por esse motivo, a artrocentese para a coloração de Gram e cultura deve ser considerada em casos selecionados.

Microbiologia. A microbiologia da artrite não gonocócica permaneceu bastante constante ao longo do tempo, exceto pela diminuição de espécies de *Haemophilus* e pneumococos no período após o surgimento das vacinas e pelo aumento de *Staphylococcus aureus* resistentes à meticilina (MRSA). A artrite séptica não gonocócica aguda em adultos é causada com frequência pelos organismos gram-positivos (75% a 90%), seguidos pelos bacilos gram-negativos (10% a 20%) e, posteriormente, pelos anaeróbios, micobactérias, fungos e outros organismos incomuns. A *Neisseria gonorrhoeae* representa apenas 20% dos casos de artrite séptica monoarticular e é manifestada mais comumente com poliartrite; esse processo é discutido separadamente. Populações selecionadas apresentam maiores predisposições para organismos infectantes específicos (Tabela 106.5).

As infecções articulares relacionadas com próteses são classificadas como precoces (no prazo de um mês após a cirurgia) ou tardias.

TABELA 106.5

Microbiologia da Artrite Séptica Bacteriana Relacionada com o Paciente

PACIENTES	ORGANISMOS
Recém-nascidos e lactentes	*Staphylococcus aureus,* estreptococos do grupo B, BGN
Crianças	*Haemophilus influenzae, S. aureus*
Adolescentes e adultos jovens	*Neisseria gonorrhoeae, Clamydia trachomatis*
Adultos idosos	*S. aureus, Streptococcus,* BGN
Anemia falciforme	*Salmonella*
Usuários de drogas injetáveis	*Pseudomonas, S. aureus,* BGN

BGN, bacilo gram-negativo.
De Noble J, Greene HL: Textbook of primary care medicine, ed 3, St Louis, 2001, Mosby.

As infecções tardias podem ser causadas pela disseminação hematogênica de outra infecção ou por organismos indolentes introduzidos na cirurgia, que podem não se manifestar até o período de um ano. Considerando que a articulação é literalmente substituída, a biodisponibilidade antibiótica e a resposta imune do hospedeiro são prejudicadas no contexto protético. Uma ampla variedade de organismos causadores foi identificada; a incidência de *Staphylococcus aureus* resistente à meticilina (MRSA) está aumentando. O diagnóstico por artrocentese de uma suspeita de infecção de prótese

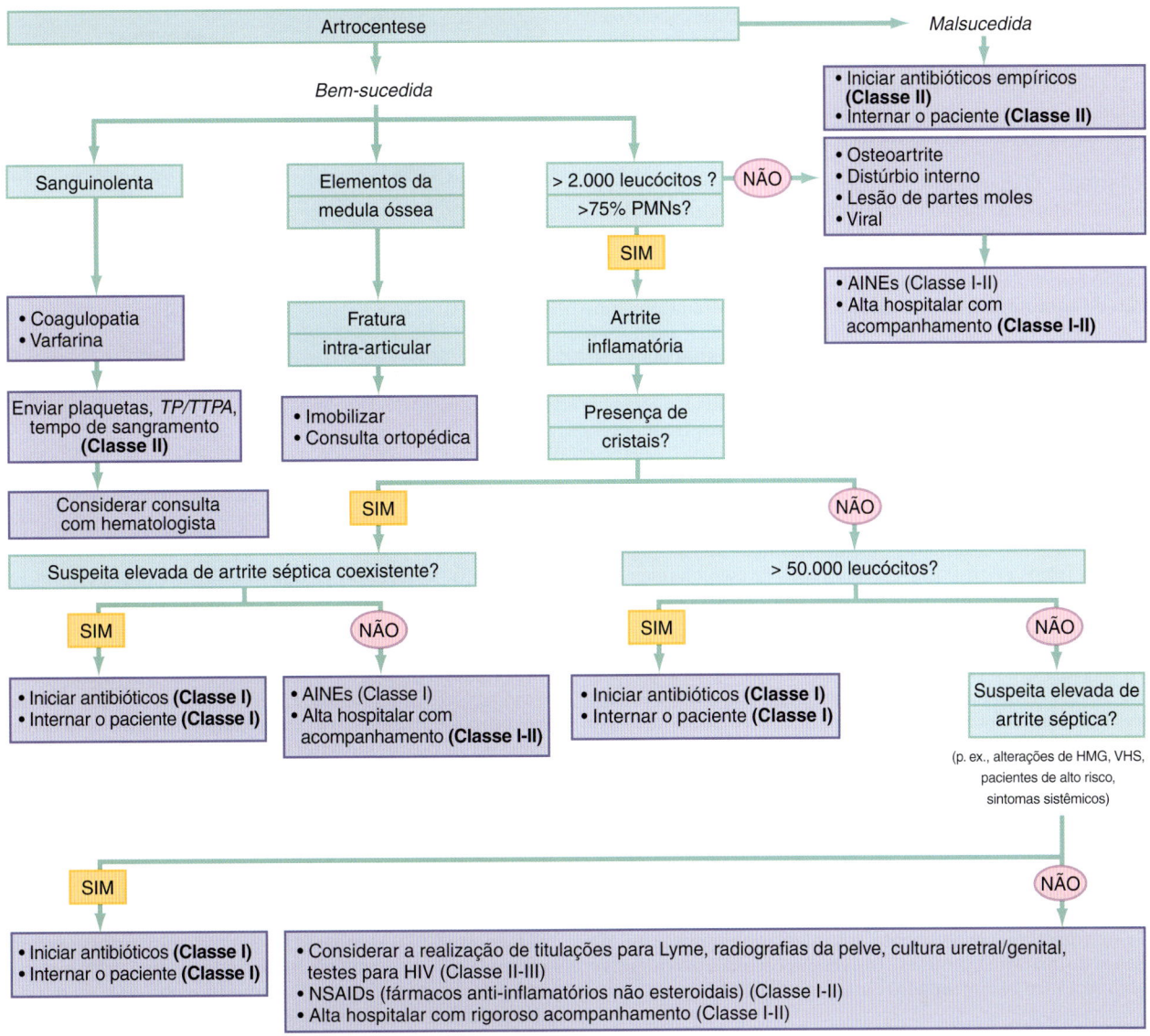

Fig. 106.2, cont'd.

articular é mais bem realizado na consulta com o cirurgião. Uma contagem de leucócitos no líquido sinovial superior a 1.100/mm³ ou uma pleocitose superior a 64% de células polimorfonucleares (PMN) são procedimentos sensíveis e específicos para infecção no cenário de articulações protéticas.

Características Clínicas. Pacientes com artrite séptica apresentam febre, dor articular e derrame, especificamente em uma única grande articulação (a articulação do joelho é mais comum). Febre moderada ocorre em 50% dos casos, mas pode ser menos comum pacientes em com idade avançada ou imunossuprimidos. Rigidez e calafrios são relatados em apenas 20% dos pacientes. O processo poliarticular ocorre em 20% dos casos, especialmente em pacientes com artrite reumatoide ou doença articular crônica, infecções meningocócicas ou sepse grave. Outros sinais físicos, como edema, sensibilidade e redução da amplitude de movimento não foram avaliados adequadamente pelos seus valores prognósticos.

Exames Diagnósticos. Apesar da avaliação laboratorial incluir tipicamente a contagem completa de glóbulos sanguíneos, velocidade de hemossedimentação (VHS) e o nível de proteína C-reativa (PCR), uma contagem de leucócitos superior a 10.000/μL e uma VHS superior a 30 mm/h apenas aumenta minimamente a probabilidade de artrite séptica. Em um ensaio clínico prospectivo de artrite pediátrica do joelho em áreas endêmicas de Lyme, nenhuma criança com VHS inferior a 40 mm/h com uma contagem absoluta de neutrófilos inferior a 10.000 por mm³ apresentava artrite séptica.[11] No entanto revisões sistemáticas revelaram evidências insuficientes para um nível normal de PCR, VHS, contagem de leucócitos ou nível de procalcitonina para considerar a artrite séptica abaixo do limiar para uma avaliação complementar em adultos.[9,12,13] As culturas sanguíneas séricas revelam o micro-organismo causador em menos da metade das coletas.

As radiografias demonstram apenas o edema de partes moles quando esse quadro clínico está presente; as alterações ósseas da artrite séptica geralmente não estão presentes no exame inicial. As radiografias podem auxiliar na avaliação da osteomielite ou servir como base de referência para comparações futuras. A tomografia computadorizada (TC) ou a ressonância magnética (RM) podem ser úteis na avaliação de alterações ósseas precoces ou edema de tecidos moles em áreas difíceis de palpar ou aspirar, como a articulação sacroilíaca.

A análise do líquido sinovial é o melhor teste para a artrite séptica. A probabilidade da existência de artrite séptica aumenta com a contagem de leucócitos no líquido sinovial. Concentrações de PMN acima de 90% estão associadas também com aumento de probabilidade para a artrite séptica. Em uma metanálise de quatro ensaios clínicos, os níveis de lactato no líquido sinovial superiores a 5,6 mmol/L apresentaram RV + de 2,4 e acima, embora esses valores não tenham sido obtidos com dispositivos modernos *point of care*.[9] Os níveis da desidrogenase láctica (DHL) sinovial acima de 250 U/L são sensíveis para a artrite séptica e os níveis de DHL abaixo desse limiar parecem excluir a artrite séptica, de acordo com um estudo. Baixa glicose sinovial e altas concentrações de proteína não são sensíveis nem específicas para a artrite séptica. A coloração de Gram deverá revelar bactérias na maioria das articulações infectadas. Culturas do líquido sinovial para organismos aeróbicos e anaeróbicos devem ser realizadas.

Manejo. O diagnóstico precoce de artrite séptica é crucial; atrasos substanciais agravam diretamente o prognóstico. A terapia antibiótica empírica é baseada na coloração de Gram ou na consideração presumível de organismos prováveis. Uma vez que o diagnóstico é realizado, a internação é indicada para a administração de antibióticos intravenosos (IV) e para a drenagem com agulha, artroscopia ou aberta da articulação afetada.[14] Embora a utilidade de realizar ou não a drenagem não foi estudada prospectivamente, as revisões retrospectivas sugerem boas taxas de cura com drenagem, com resultados dependentes da gravidade inicial. Os casos mais graves exigem aspirações articulares frequentes, potencialmente diárias.

Não há ensaios clínicos controlados randomizados de regimes de antibióticos na artrite séptica. A seleção do antibiótico é baseada inicialmente nos resultados da coloração de Gram e depois ajustada com base nos resultados da cultura final e sensibilidades. Para organismos gram-positivos, o fármaco de escolha inicial é a vancomicina 30 mg/kg diariamente, com a administração dividida em duas doses, considerando que o *Staphylococcus aureus* resistente à meticilina (MRSA) é frequentemente o causador. Para os bacilos gram-negativos, o uso de uma cefalosporina de terceira geração, como a ceftriaxona 2 g IV, uma vez ao dia, cefotaxima 2 g IV três vezes ao dia, ou ceftazidima com gentamicina (especialmente se houver suspeita de infecção por *Pseudomonas*). Embora não tenham sido relatados ensaios clínicos sobre a duração do antibiótico, a terapia antibiótica geralmente é administrada por via parenteral, durante duas a quatro semanas, dependendo da resposta, e a seguir é realizada a administração de terapia antibiótica oral durante o período de duas a seis semanas.

A artrotomia aberta para drenagem é indicada para a resposta insatisfatória à terapia após alguns dias de internação, na presença de osteomielite, envolvimento dos quadris ou ombros, ou na presença de quaisquer próteses. Analgésicos opioides parenterais e imobilização são recomendados para dor e desconforto.

Artrite Gonocócica

Princípios. A artrite gonocócica foi considerada a artrite infecciosa mais comum nos Estados Unidos nas décadas de 1970 e 1980, e permanece como a forma mais comum de infecção articular na população sexualmente ativa. Nos últimos anos, a incidência diminuiu, muito provavelmente por causa de uma redução geral da prevalência de *N. gonorrhoeae*, especialmente das cepas mais virulentas. Os fatores de risco do hospedeiro para a disseminação da infecção gonocócica incluem gravidez, menstruação e deficiência do sistema complemento. Houve predominância feminina de 4:1 atribuída às infecções de mucosas em mulheres frequentemente serem assintomáticas.

A artrite gonocócica representa um processo clínico e patológico nitidamente diferente de outras infecções bacterianas e apresenta menor probabilidade de produzir doenças articulares de longa duração.

Características Clínicas. A infecção gonocócica sistêmica complica em 0,5% a 3% das infecções de mucosas e se manifestam como duas síndromes musculoesqueléticas ligeiramente sobrepostas. A primeira é uma artrite séptica localizada, mais frequentemente uma oligoartrite do que uma monoartrite, predominantemente no punho, joelho ou tornozelo. Os derrames podem ser modestos. A verdadeira infecção gonocócica disseminada (algumas vezes denominada de *síndrome artrite-dermatite*) se manifesta com bacteremia, artralgias migratórias difusas, lesões características da pele e tenossinovite (Fig. 106.3). Uma síndrome similar foi reconhecida como um resultado de infecção por *Neisseria meningitidis*.

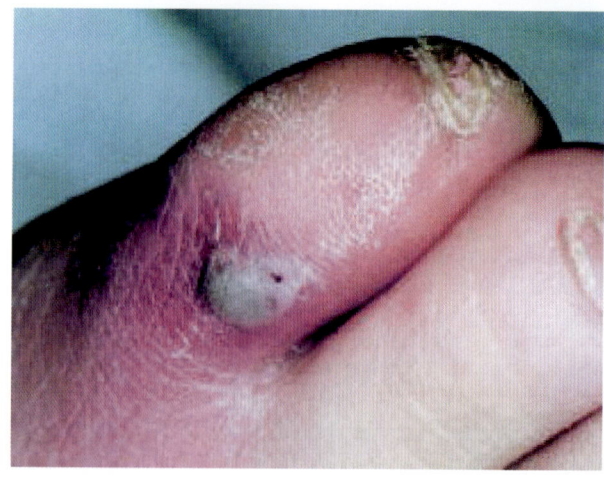

Fig. 106.3. Lesão pustular com infecção gonocócica disseminada. (De Mandell GL, Bennett JE, Dolin R, editors: Mandell, Douglas, and Bennett's principles and practice of infectious diseases, ed 6, Philadelphia, 2005, Elsevier/Churchill Livingstone.)

Manejo. O diagnóstico microbiológico é difícil, considerando que as culturas sanguíneas e do líquido sinovial são positivas para gonococos em não mais da metade dos casos. A acurácia diagnóstica é mais elevada quando as amostras são plaqueadas no meio de cultura Thayer-Martin e se apresenta ainda maior com o uso da reação em cadeia da polimerase (PCR). O líquido sinovial muitas vezes produz um resultado de coloração Gram positivo e a contagem de leucócitos do líquido sinovial tende a ser mais baixa do que na artrite não gonocócica (geralmente de 40.000 a 60.000 célula/mm^3). As culturas cervicais, uretrais, retais e faríngeas são positivas em até 75% dos casos, de modo que todos os orifícios de mucosas do paciente (e do(a) parceiro(a), se possível) devem ser submetidos adequadamente a culturas. Na infecção gonocócica disseminada, as lesões da pele com frequência contêm os diplococos gram-negativos.

As diretrizes mais recentes dos Centros de Controle e Prevenção de Doenças (CPD) recomendam a internação, principalmente se a etiologia ou conformidade forem indefinidas, e tratamento com administração de ceftriaxona 1 g intramuscular (IM) ou intravenosa (IV) a cada 24 horas, associada a uma dose única de azitromicina oral 1 g. Outra alternativa é a administração de ceftizoxime IV ou cefotaxima 1 g três vezes ao dia, associada a azitromicina oral 1 g em uma dose única, com abordagem de descontinuação gradual dentro de 24 a 48 horas para os antimicrobianos orais, determinada por sensibilidades, durante pelo menos uma semana.[15] Os parceiros devem ser avaliados. O tratamento presumível de *Chlamydia* (ou Clamídia) também é recomendado.

As artrocenteses terapêuticas repetidas podem não ser necessárias nessa forma de artrite séptica. Com a antibioticoterapia imediata, os problemas articulares residuais são raros.

Artrite Gotosa

Princípios

Epidemiologia. A gota intermitente aguda é manifestada especificamente em homens de meia-idade ou mulheres na pós-menopausa, muitas vezes no cenário de consumo excessivo de álcool ou indiscrição alimentar, estresse fisiológico agudo (como doença, trauma ou cirurgia) ou medicações novas. A prevalência dessa doença nos Estados Unidos está estimada em 4% da população e até 13% da população com idade superior a 80 anos.[16] Os fatores de risco incluem obesidade crônica, hipertensão, diabetes, diuréticos tiazídicos ou o uso de ciclosporina e exposição ao chumbo ou radiocontraste. Dietas ricas em purina (carne; frutos do mar, especialmente anchovas e mariscos; cerveja e legumes) predispõe os indivíduos em risco a crises; xarope de milho com alto teor de frutose e refrigerantes também estão envolvidos.[17] O consumo elevado de produtos lácteos e café demonstrou reduzir o risco para a gota intermitente aguda.

Fisiopatologia. Gota resulta de inflamação causada pela precipitação aguda de cristais de ácido úrico de líquido extracelular superssaturado. Ácido úrico é um produto metabólico final normal do metabolismo das purinas. A hiperuricemia resulta da subexcreção de ácido úrico nos rins ou, menos comumente, da superprodução sistêmica dessa substância causada por erros congênitos do metabolismo e por doenças mieloproliferativas. Durante uma crise de artrite gotosa, os cristais são ingeridos pelas células polimorfonucleares (PMN), resultando na liberação de citocinas e na reação sinovial inflamatória.

A hiperuricemia assintomática existe há décadas e menos de um quarto desses pacientes apresentam manifestações agudas. Além disso, nem todos os pacientes com níveis elevados de ácido úrico ou mesmo cristais articulares apresentam crises agudas e muitos pacientes com artrite gotosa aguda apresentam nível normal de ácido úrico.

Características Clínicas. As crises gotosas ocorrem mais comumente na articulação MTF do hálux (*podagra*, até 75%, com 90% dos pacientes manifestando eventualmente hiperemia articular), joelho *(gonagra)*, tornozelo e articulações tarsais. Geralmente, apenas uma articulação é envolvida inicialmente, mas aproximadamente 20% dos pacientes podem apresentar o envolvimento poliarticular, bursite, tenossinovite ou mesmo inflamação da pele. A dor é muitas vezes intensa no início. Os sintomas sistêmicos podem incluir febre. Sem tratamento, a crise é autolimitada, atingindo o pico durante 24 a 48 horas e durando cerca de uma semana.

As crises subsequentes tendem a ser mais próximas, envolvem mais articulações e permanecem durante um período maior, eventualmente se transformando no estágio final de artrite gotosa crônica após uma década, se não for tratada. As sequelas em longo prazo incluem cálculos renais e tofos gotosos nas unidades musculotendinosas, como a bursa do olécrano, tendão de Aquiles, superfície ulnar do antebraço, mãos e dedos, joelhos, pé e artelhos, e até a hélice da orelha.

Exames Diagnósticos. A observação com um microscópio polarizante de cristais negativamente birrefringentes no aspirado de fluido articular permanece como o "padrão ouro" para o diagnóstico de artrite gotosa.

Exames Laboratoriais. Considerando que os níveis mais altos de ácido úrico sérico são observados geralmente em pacientes com gota, esse achado laboratorial não é útil na determinação do diagnóstico de gota no cenário agudo. Os níveis de urato podem ser transitoriamente normais, um processo mediado pelos efeitos uricosúricos do hormônio adrenocorticotrófico endógeno (ACTH) e da epinefrina liberada como parte da resposta à dor. Devido a associação de gota com insuficiência renal e a nefrotoxicidade decorrente de várias terapias, exames da função renal são recomendados.

Exames Radiológicos. Durante uma crise aguda, as radiografias da articulação afetada poderão demonstrar apenas o edema de partes moles, mas a doença crônica produz erosões ósseas assimétricas específicas, ligeiramente removidas da articulação (em oposição às erosões da artrite reumatoide, que são mais proximais da superfície articular Fig. 106.7). Os depósitos de cristais de gota causam também uma margem suspensa de tecidos moles pela erosão. A tomografia computadorizada (TC) com sistema de dupla fonte de energia usando um algoritmo e composição mineral mostrou-se promissora em pequenos ensaios clínicos e em vários casos observacionais para diagnóstico de depósito de ácido úrico nas articulações.[18,19] A ultrassonografia também foi estudada para avaliar a doença inflamatória de gota, considerando que o material cristalino nas articulações gotosas reflete ondas sonoras mais fortes do que os tecidos moles e cartilagem. Um protocolo para ultrassonografistas experientes para avaliar agregados hiperecoicos e o sinal de "contorno duplo" de deposição de cristais, revelou sensibilidade e especificidade adequadas em um estudo prospectivo de caso-controle de pacientes recrutados de clínicas de reumatologia.[20] No entanto ainda não está definido se essa abordagem pode auxiliar no diagnóstico de pacientes que se apresentam no DE com episódios agudos de gota.

Manejo. As terapias para gota estão divididas em tratamento agudo e profilaxia em longo prazo. A profilaxia geralmente não é uma abordagem de emergência, mas muitos pacientes apresentam crises importantes. Novas diretrizes para gota recomendaram que os agentes profiláticos (como o alopurinol), ou agentes mais novos (como, febuxostato e probenecida), não devem ser interrompidos nem iniciados durante uma crise aguda.[21]

Os principais fundamentos farmacológicos do DE para a crise aguda de gota são os fármacos anti-inflamatórios não esteroidais (AINEs; incluindo os agentes seletivos de ciclooxigenase-2), corticosteroides (incluindo hormônio adrenocorticotrófico [ACTH]) e colchicina. A utilização desses agentes deve ser realizada com cuidado, considerando que hipertensão, diabetes, doenças renais e vasculares são prevalentes nesse grupo de pacientes.

Fármacos Anti-inflamatórios Não Esteroidais. Embora os AINEs, especialmente a indometacina, sejam considerados terapia de primeira linha para as crises agudas de gota, existem poucas evidências para determinar sua superioridade sobre outros agentes, e os ensaios clínicos entre os AINEs não demonstraram diferenças evidentes na eficácia.

Para crises agudas, a indometacina é administrada tipicamente em 50 mg três vezes ao dia, naproxeno em 500 mg duas vezes ao dia, e ibuprofeno em 800 mg três ou quatro vezes ao dia. Se a terapia com AINEs for iniciada precocemente, o alívio dos sintomas ocorre rapidamente nas primeiras 24 horas. O tratamento deve continuar por mais 24 horas após melhora e remissão dos sintomas; o tratamento durante uma semana pode ser necessário se o início do tratamento for tardio.

Colchicina. A colchicina inibe a formação de microtúbulos e impede a resposta inflamatória à presença de cristais no líquido sinovial. O uso desse fármaco para gota antecede a fundação da Food and Drug Administration (FDA), em 1938, e novos ensaios clínicos para segurança e eficácia foram realizados para obter a exclusividade sancionada pelo governo.[22] A colchicina oral demonstrou ser eficaz para gota em pequenos ensaios clínicos randomizados placebo-controlados em uma dose de ataque de 1 mg, seguida por 0,5 mg por via oral a cada duas horas, ou em um regime de 4,8 mg administrados a cada seis horas.[23] No entanto pacientes estudados com colchicina nessas doses apresentaram eventualmente gases, náuseas, vômitos ou diarreia. Em 2010, um estudo prospectivo duplo-cego de uma dose de ataque oral de 1,2 mg de colchicina seguida por 0,6 mg uma hora depois, demonstrou alívio superior de dor com a administração de colchicina sobre o placebo, com uma incidência inferior de queixas gastrointestinais (GI) em comparação a outros regimes de tratamento.[24] Dosagem inferior é recomendada para os idosos; em vários relatos de casos, a dosagem de colchicina em 0,6 mg administrada três vezes ao dia também foi efetiva para o alívio da dor.[10]

A colchicina é efetiva também no alívio de sintomas de outras artrites por cristais (ou cristalinas) e, portanto, não é útil quando é usada para propósitos diagnósticos.[24]

A colchicina é contraindicada em pacientes com insuficiências hematológicas, renais e hepáticas; seu baixo índice terapêutico torna esse fármaco potencialmente letal na superdosagem.[25] De forma semelhante, a colchicina IV geralmente não é recomendada, apesar do seu rápido início de ação e da reduzida toxicidade GI. A colchicina IV apresenta meia-vida longa e uma estreita margem terapêutica; mais de 20 mortes iatrogênicas foram relatadas em um amplo espectro de idades.

Corticosteroides. Uma vez que a artrite séptica tenha sido excluída, a administração injetável de corticosteroides pode ser efetiva para indivíduos com envolvimento de articulações acessíveis. A triancinolona acetonida em uma dose de 20 a 40 mg para o joelho e 5 a 10 mg para articulações menores é recomendada.

Corticosteroides sistêmicos, como a prednisona oral (40 mg/dia durante três a cinco dias, com ou sem desmame), são usados comumente. No entanto uma revisão sistemática Cochrane de três ensaios clínicos de vários costicosteroides contra outros agentes foi insatisfatória na demonstração de evidências de eficácia para os corticosteroides sistêmicos.[26]

Hormônio Adenocorticotrófico (Corticotrofina). Embora não seja utilizado comumente (ou estudado) por causa de seu custo dispendioso e ausência de disponibilidade de modo geral, o ACTH é uma alternativa desejável para os agentes anteriores, devido ao seu rápido início de ação e a toxicidade reduzida nos pacientes idosos. *As Diretrizes do American College of Rheumatology* (ACR) para o tratamento de gota agora aprovam a administração subcutânea de 25-40 UI de ACTH como uma alternativa adequada para os pacientes com a recomendação de jejum via oral

Outros Agentes. As diretrizes para o tratamento de gota aguda recomendam que se ocorrer uma crise enquanto um paciente estiver recebendo um diurético, essa administração deve ser interrompida sempre que possível.[12] Analgésicos narcóticos e bloqueios de anestésicos locais ou regionais são potenciais terapias adjuvantes. O gelo tem demonstrado ser uma terapia adjuvante útil.[27] O repouso e a elevação da articulação inflamada também podem ser úteis.

Resumo. Os AINEs e a colchicina são considerados terapias de primeira linha para a gota; esses dois tipos de fármacos são usados muitas vezes de forma conjunta nos pacientes sem contraindicações, como a insuficiência renal. As melhores evidências disponíveis apoiam uma estratégia de tratamento de início imediato da terapia com AINEs (p. ex., 50 mg de indometacina três vezes ao dia, ou 500 mg de naproxeno duas vezes ao dia), ou conchicina 1,2 mg seguida por uma dose de 0,6 mg uma hora depois.

Pacientes para os quais os AINEs ou colchicina são contraindicados podem ser tratados com administrações injetáveis intra-articulares de triancinolona ou ACTH (corticotrofina). Os esteroides sistêmicos, embora utilizados comumente, apresentam uma base de evidências mais fracas, mas um ensaio clínico sugere que a prednisolona 35 mg/dia é comparável ao naproxeno 500 mg duas vezes ao dia durante o período de quatro dias. O seguimento, preferencialmente com um reumatologista, é recomendado para a profilaxia adequada contra crises futuras.

Doença de Deposição de Pirofosfato de Cálcio Diidratado (Pseudogota)

Princípios. A doença de deposição de pirofosfato de cálcio diidratado (DDPC) resulta quando cristais de complexo de cálcio se formam nas superfícies articulares. A DDPC é evidenciada em radiografias como condrocalcinose (Fig. 106.4). Quando os cristais se precipitam, desencadeiam uma sinovite inflamatória denominada como *pseudogota*. Os mecanismos patológicos não estão completamente definidos, mas envolvem a superprodução de pirofosfato de condrócitos, aumento de cálcio e alterações histológicas na matriz extracelular da cartilagem. A DDPC está fortemente associada ao envelhecimento e cirurgia articular, mas hemocromatose, hipotireoidismo, hiperparatireoidismo, amiloidose, hipomagnesemia, doença de Wilson e osteoartrite inflamatória também têm sido relacionados. Essa doença é frequentemente assintomática e sua incidência verdadeira é desconhecida.

Características Clínicas. A apresentação clínica da DDPC é semelhante aos sintomas da gota, sendo importante o diagnóstico do líquido sinovial. Pacientes com pseudogota em geral apresentam idade superior a 65 anos e o joelho é mais comumente envolvido.

Exames Diagnósticos. O diagnóstico de DDPC e pseudogota envolve a demonstração de cristais sinoviais característicos e alterações radiográficas. As radiografias demonstram a deposição de cristais como densidades puntiformes e lineares na cartilagem articular (como o menisco do joelho) ou cápsulas articulares. O exame do líquido articular revela os cristais birrefringentes romboidais fracamente positivos na DDPC. Como ocorre com a gota, os sintomas do paciente podem ser semelhantes aos da artrite séptica e as duas condições também podem ocorrer simultaneamente.

Manejo. Não há ensaios clínicos randomizados para apoiar qualquer terapia para uma crise de pseudogota. A terapia é complicada pelo fato de que, uma vez presentes, os cristais de pirofosfato de cálcio não podem ser removidos. As diretrizes recomendam os AINEs, porém com cuidados relativos ao sangramento GI, deficiência renal e eventos cardiovasculares. A colchicina é recomendada também, mas em uma dose inferior àquela administrada para a gota: 0,5 mg três ou quatro vezes ao dia, com ou sem uma dose de ataque de 1 mg.[28] As administrações injetáveis intra-articulares de glicocorticoides são aprovadas por especialistas e um pequeno ensaio clínico apoia uma única dose IM de betametasona (7 mg) ou uma dose IV de metilprednisolona (125 mg) associada a uma terapia oral com diclofenaco, por múltiplos dias. O tratamento de causas metabólicas secundárias de DDPC, embora importante, não parece influenciar a evolução da doença ou a frequência de crises agudas de pseudogota.

Doença por deposição de Cristais de Hidroxiapatita Fosfato Básico de Cálcio

Uma forma variante de doença cristalina resulta de depósitos de hidroxiapatita fosfato básico de cálcio (BCP). A deposição de BCP no líquido sinovial é mais difícil de detectar com microscopia ótica e é mais rapidamente progressiva e destrutiva do que a DDPC.[29] A artropatia por deposição de cristais de BCP se manifesta também com tendinite e bursite calcificada e uma "pseudopodagra" do hálux em mulheres jovens. A *síndrome do ombro de Milwaukee* é caracterizada por osteoartrite bilateral grave da articulação glenoumeral, rápida destruição do manguito rotador e deposição de cristais de BCP, levando à instabilidade articular e subluxação ascendente.[29] AINEs/corticoesteroides sistêmicos e intra-articulares são tipicamente citados como terapia convencional, sem muitas evidências. Para a dor articular refratária, uma série de casos apoiam o uso de aspiração e lavagem.

Periartrite Cálcica Aguda

A periartrite cálcica aguda ocorre quando depósitos amorfos de hidroxiapatita de cálcio extravasam em tecidos moles periarticulares, causando uma reação inflamatória autolimitada induzida por cristais.[30] Esse processo ocorre geralmente em mulheres e envolve mais comumente a mão ou o manguito rotador; os sintomas duram menos de uma semana e os achados radiográficos apresentam uma resolução após um período de três semanas. Os AINEs e os corticosteroides são recomendados sem dados de ensaios clínicos; um ensaio clínico randomizado sugere que a terapia por ondas de choque extracorpórea funciona para os casos refratários.[31]

Trauma e Hemartrose

Trauma é uma causa comum de derrame monoarticular agudo. Estudos prospectivos de hemartrose de joelho, atendidas no período de 12 horas após as lesões, identificaram rupturas completas ou

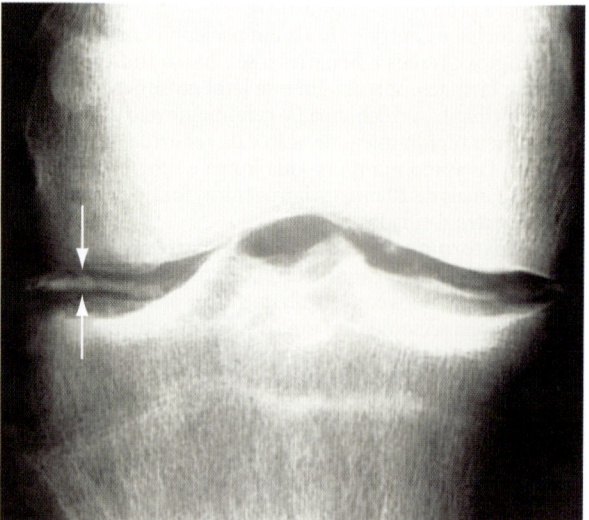

Fig. 106.4. Condrocalcinose (*setas*) na doença de deposição de pirofosfato de cálcio diidratado (*DDPC*). (De Mettler FA: Essentials of radiology, ed 2, Philadelphia, 2005, Saunders/Elsevier.)

parciais do ligamento cruzado anterior em 70% dos pacientes e rupturas meniscais em 16%; a ruptura sinovial foi considerada responsável em 5% em outras séries de casos de pacientes com trauma agudo com radiografias normais, e a hemartrose observada na aspiração também revelou lesões patológicas graves, como rupturas do ligamento cruzado anterior, ligamento cruzado posterior ou ligamento colateral após artroscopia imediata. Os autores recomendaram a aspiração de um derrame tensotraumático e uma artroscopia de urgência.

Artrite Monoarticular Crônica

Osteoartrite (Doença Articular Degenerativa)

Princípios. A osteoartrite, ou doença articular degenerativa, é a forma mais comum de artrite entre adultos, especialmente em pacientes idosos e com sobrepeso. A sobrecarga mecânica na cartilagem interfere na produção de moléculas da matriz extracelular por condrócitos. Incrementos na carga (como trauma ou excesso de peso), combinados com fatores genéticos e bioquímicos, influenciam a sinalização de citocinas e a composição da matriz, causando, finalmente, o crescimento ósseo excessivo subcondral, degradação da cartilagem e inflamação da membrana sinovial.

Características Clínicas. Pacientes com osteoartrite descrevem classicamente a manifestação de dor que se agrava com atividade e melhora com o repouso. A ausência de sintomas sistêmicos ajuda também a distinguir osteoartrite de artrite reumatoide. Esporões osteofíticos (nódulos de Heberden e Bouchard nas articulações interfalangeanas distais (DIP) e nas articulações interfalangeanas proximais (PIP), respectivamente) podem ser palpados. As articulações afetadas podem evidenciar crepitações nas movimentações ativa e passiva.

As radiografias mostram classicamente o estreitamento assimétrico do espaço articular, embora o grau de estreitamento muitas vezes não se correlacione com a percepção de dor do paciente. As radiografias também podem evelar a formação de osteófitos nas margens articulares e cistos subcondrais.

O líquido sinovial é difícil de aspirar na osteoartrite, mas é classicamente não inflamatório, com menos de 2.000 células/mm^3 e poucos PMN.

Manejo

Terapia não farmacológica. Muitas terapias não farmacológicas para o joelho e osteoartrite do quadril foram endossadas por meio de diretrizes clínicas e metanálises, tais como perda de peso, exercícios, educação do paciente e sapatos solados em cunha.[32] Para a mão, órteses e talas também estão aprovadas com o apoio de dados de ensaios clínicos prospectivos.[32,33]

Terapia Farmacológica. Paracetamol em 4 g ao dia é aprovado por uma revisão sistemática de 15 ensaios clínicos, mostrando-se superior ao placebo, apesar de inferior aos AINEs para o quadril e joelho. No entanto, como os efeitos adversos do paracetamol são mais leves e menos prováveis do que os do AINEs, o paracetamol é indicado como terapia de primeira linha nas diretrizes da European League Against Rheumatism (Liga Europeia contra o Reumatismo) e do American College of Rheumatology (Colégio Americano de Reumatologia).[34]

Os inibidores da ciclo-oxigenase-2 (p. ex., celecoxibe) estão associados com menor risco de sangramento GI do que os fármacos anti-inflamatórios não esteroidais tradicionais em ensaios clínicos randomizados, com a mesma eficácia aparente. No entanto as preocupações subsequentes com o aumento da toxicidade cardiovascular limitaram seu uso.

Uma revisão sistemática de 34 ensaios clínicos (a maioria comparando a administração, quatro vezes ao dia, de solução tópica de diclofenaco com gel placebo) detectou o número necessário de pacientes para tratar (NNT) de 6,4 a 11 para 50% de alívio da dor de osteoartrite durante o período de oito a 12 semanas. Outros estudos sugerem eficácia semelhante entre os AINEs tópicos e orais, com o AINEs tópicos demonstrando menores eventos adversos GI, mas maiores reações cutâneas (na maioria dos casos de forma moderada).[35]

A capsaicina é outro agente tópico de baixa toxicidade que pode ajudar especialmente no alívio da dor da osteoartrite das mãos.[35] Os analgésicos opioides para a dor da osteoartrite são aprovados por uma metanálise para a redução da dor e melhoria funcional; entretanto as discussões são controversas devido aos efeitos adversos dos opioides que limitam a validade da metanálise. Terapias envolvendo glicosamina e condroitina mostraram benefícios variáveis. Uma metanálise em rede não revelou resultados clínicos significativos com esses fármacos, isolados ou em combinação, quando comparados com placebo.[36]

Injeções de glicocorticoides intra-articulares, como a triancinolona, demonstraram alívio da dor durante meses, mas a eficácia foi desigual nas articulações e não se observou qualquer efeito mensurável nas funções físicas. A dose de triancinolona geralmente é de 10 mg para as articulações das mãos; 20 mg para as articulações dos cotovelos, tornozelos e acromioclaviculares; e 40 mg para joelhos, quadris e ombros. As administrações injetáveis intra-articulares de ácido hialurônico demonstraram alguma melhora superior na função física e no alívio da dor em comparação com as injeções intra-articulares de corticosteroides (embora apenas notada após um período de semanas ou meses).

Muitos médicos injetam anestésicos locais de amida (como a lidocaína ou bupivacaína) com corticosteroides ou ácido hialurônico nas articulações para produzir um início mais rápido de alívio da dor. Recentemente, condrólise e destruição de cartilagem foram relatadas após o uso pós-operatório de bombas de amidas para o alívio da dor.[37] Ensaios clínicos prospectivos com animais demonstraram os efeitos condrotóxicos da lidocaína e bupivacaína após uma única injeção de amida, embora os danos de uma única injeção intra-articular de anestésicos tópicos de amida em humanos não tenham sido relatados.[38]

Resumo. O manejo realizado no DE para a osteoartrite é o alívio sintomático. O paracetamol 4 g/dia é aprovado por muitas revisões pela segurança e eficácia. Os AINEs e os opioides demonstraram superioridade em relação ao paracetamol para tipos específicos de osteoartrite, mas a preocupação com os eventos adversos limita sua utilização. Os AINEs tópicos demonstram o mesmo alívio da dor que os AINEs sistêmicos, com menos eventos adversos graves, embora faltem comparações com paracetamol. Em pacientes resistentes a essas terapias, as injeções intra-articulares de triancinolona demonstraram o alívio da dor em longo prazo, dependendo da articulação, mas sem quaisquer melhorias das atividades físicas.

Os emergencistas não devem deixar de recomendar as terapias não farmacológicas comprovadas para o joelho e osteoartrite do quadril, como: perda de peso, exercícios e os sapatos solados em cunha, e encaminhar o paciente para um cirurgião ortopédico para tratamento complementar.

Artrite Poliarticular Aguda

O diagnóstico diferencial de artrite poliarticular é mais amplo do que o diagnóstico de artrite monoarticular (Fig. 106.5). Uma classificação útil das apresentações da artrite poliarticular é a diferenciação de aguda (definida como inferior a seis semanas) da crônica (superior a seis semanas). As apresentações poliarticulares agudas incluem a artrite gonocócica, artrite viral (p. ex., rubéola, hepatite), doença de Lyme, artrite reativa e febre reumática. As apresentações poliarticulares crônicas são causadas pela artrite reumatoide, lúpus eritematoso sistêmico, esclerodermia, artrite psoriática, dermatomiosite e outras doenças autoimunes. Alternativamente, as apresentações poliarticulares podem ser classificadas como simétricas ou assimétricas. A artrite reumatoide e o lúpus eritematoso sistêmico tendem as ser simétricos; as outras apresentações são assimétricas. As espondiloartropatias (espondilite anquilosante, artrite reativa, artrite psoriática e artropatia de doença inflamatória intestinal) envolvem predominantemente as articulações maiores, mas a artrite psoriática afeta as articulações menores das mãos.

As artrites virais apresentam diversos mecanismos de inflamação (Tabela 106.6), mas se manifestam especificamente como uma artrite poliarticular aguda, não destrutiva e autolimitada.[39]

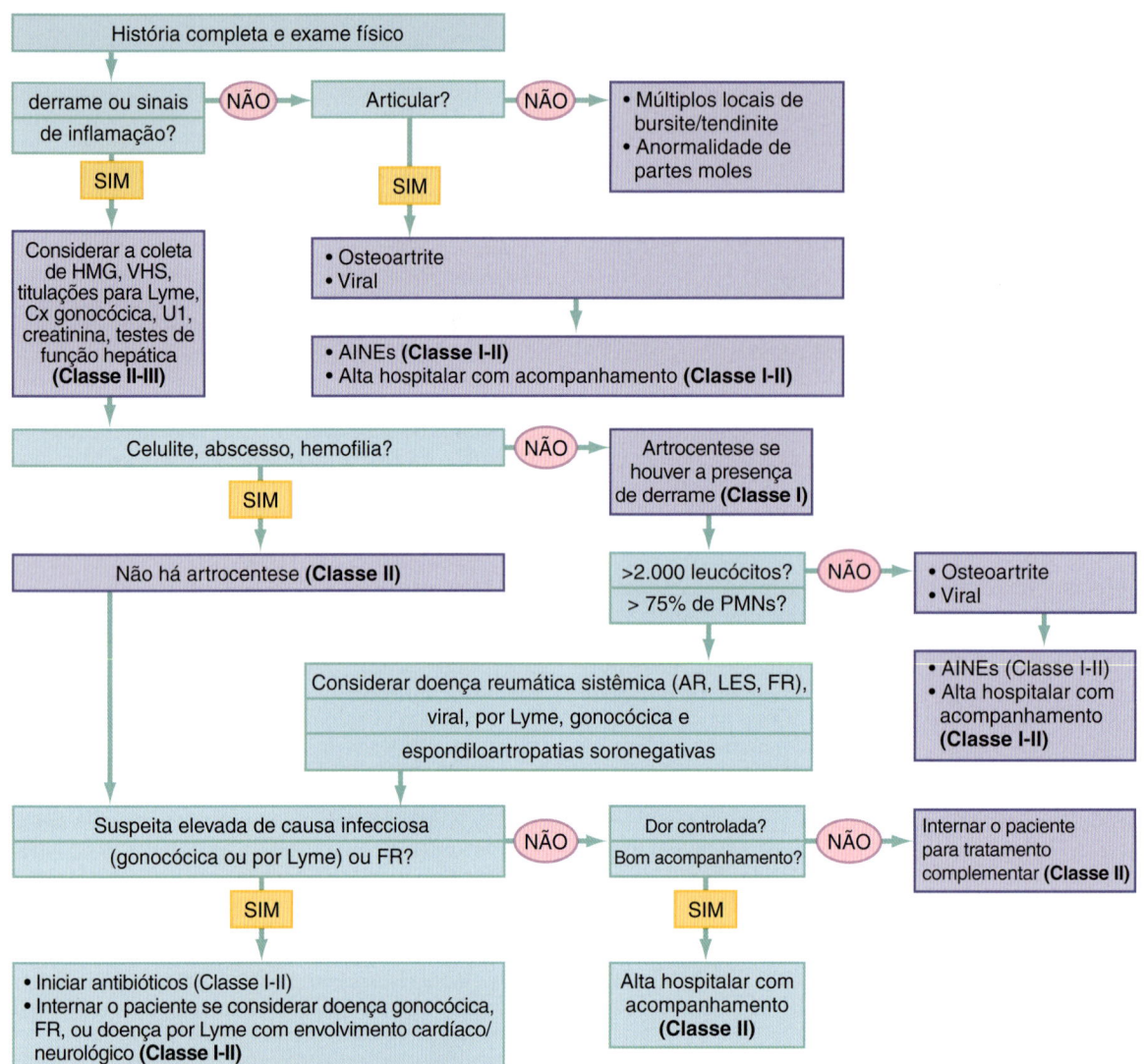

Fig. 106.5. Abordagem inicial para paciente com sintomas poliarticulares. *HMG,* hemograma completo; *Cx,* cultura; *VHS,* velocidade de hemossedimentação, *AINES,* anti-inflamatório não esteroidal; *PMN,* polimorfonuclear; *AR,* artrite reumatoide; *FR,* febre reumática; *LES,* lúpus eritematoso sistêmico; *U1,* urinálise. (Modificação de EB Practice LLC, 2004.)

Doença de Lyme

Princípios. A infecção por *Borrelia burgdorferi* causa o distúrbio multissistêmico conhecido como doença de Lyme, a doença mais comum transmitida por vetores no mundo ocidental. Nos Estados Unidos, as áreas endêmicas para a *B. burgdorferi* e seu vetor, o carrapato *Ixodes,* incluem o nordeste, a região setentrional do centro-oeste e o norte da Califórnia. Mais de 250 mil casos foram relatados para os Centros de Controle e Prevenção de Doenças (CPD) desde 1992, com aproximadamente 30.000 casos por ano nos últimos anos.[40]

Características Clínicas. A doença de Lyme segue um padrão de doença com disseminação precoce (semanas ou meses após a picada do carrapato) e tardia (vários meses ou anos depois). As manifestações musculoesqueléticas do estágio inicial, quando presentes, consistem principalmente de mialgias e artralgias migratórias sem evidências de artrite ou derrames. A artrite é a manifestação mais comum da doença de Lyme na fase tardia.[11] Quando essa doença não é tratada, de 50% a 60% dos pacientes terão artrite assimétrica franca dentro de seis meses mais comumente nas grandes articulações, especialmente os joelhos. A história natural da artrite de Lyme é representada por episódios intermitentes, que diminuem gradualmente em intensidade e frequência durante vários anos, mesmo que não seja tratada. A artrite de Lyme parece ser imunomediada em vez de um resultado direto da infecção por espiroquetas, mas a terapia antibiótica precoce reduz claramente sua incidência. A artrite de Lyme parece ser mais prevalente nas infecções nos Estados Unidos, devido à cepa endêmica de *B. burgdorferi* exibir propriedades artritogênicas mais fortes do que outras.

Exames Diagnósticos. A história de uma picada anterior de carrapato de uma área endêmica ou a erupção clássica do eritema migrans (apesar de muitas vezes não lembradas pelo paciente) pode ajudar o médico na suspeita do diagnóstico. Os pacientes apresentam discreta dor articular e geralmente estão afebris, apesar dos grandes derrames articulares. O material aspirado é inflamatório, com predomínio de células polimorfonucleares (PMN), mas a cultura da *Borrelia* não pode ser obtida com esse material. O diagnóstico diferencial inclui artrite gonocócica, artrite séptica, insuficiência renal aguda (IRA), artrite reumatoide e artrite reativa. O exame de sangue de rotina é inespecífico. O diagnóstico confirmatório é realizado por sorologias para IgM e IgG.

Manejo. A terapia profilática após uma picada de carrapato geralmente não é recomendada, exceto em casos de um *Ixodes* aderido por

TABELA 106.6
Características da Artrite Viral

VÍRUS	APRESENTAÇÃO DA ARTRITE	ETIOLOGIA DOS SINTOMAS	DURAÇÃO DOS SINTOMAS	TERAPIA
Hepatite B	É semelhante ao início da artrite reumatoide com sintomas simétricos, migratórios ou articulares aditivos	Deposições de complexos imunes na fase prodrômica afeta de 10% a 25% dos pacientes com hepatite B	Diminui com o início de icterícia	Suporte
Hepatite C	Semelhante à artrite reumatoide simétrica ou artrite monoarticular intermitente, muitas vezes associada com inflamação de glândulas salivares	Hepatite C—induzida por crioglobulemia mista	Variável, intermitente	Suporte; os fármacos da artrite reumatoide muitas vezes são úteis
Vírus da Imunodeficiência Humana (HIV)	Com frequência artrite monoarticular envolvendo pés e tornozelos, com envolvimento potencial de tendões, bursa, pele e também inflamação muscular	Pelo próprio vírus ou pela artrite reativa, miopatia induzida por fármacos, síndrome da reconstituição imune, ou artrite séptica por infecção oportunista	Variável	Direcionada pela etiologia
Parvovírus B19	Provoca uma síndrome do tecido conjuntivo nos adultos	Rigidez simétrica na articulação IFP, articulação MCF, sem erosão articular	Autolimitada, mas pode apresentar recorrência	Suporte
Vírus da rubéola, vírus da vacina contra rubéola	Além da erupção maculopapular clássica e linfadenopatia, 30% das mulheres e 6% dos homens com rubéola apresentam sintomas de artrite	O vírus apresenta um crescimento acentuado no tecido sinovial, causando artrite por infecção direta	Os sintomas aparecem dentro de duas semanas da vacinação ou uma semana da infecção por rubéola; autolimitada	Suporte
Alphavírus (Ross River, chikungunya, Mayaro)	transmitido por mosquitos, muitas vezes visto em epidemias após chuvas sazonais	O vírus persiste em macrófagos sinoviais; os sintomas surgem a partir do desencadeamento da resposta do hospedeiro	O início é algumas vezes abrupto ou insidioso; os sintomas podem durar de três a 6seis meses; alguns pacientes apresentam anos de desconforto	Amplamente de suporte; os corticosteroides já foram contraindicados, mas recentemente demonstraram ser eficazes

MCF, Metacarpofalangeana; *IFP*, Interfalangeana proximal.

um período superior a 36 horas em uma região endêmica; nesses casos, uma dose única de doxiciclina de 200 mg é recomendada pelas diretrizes clínicas da Infectious Disease Society of America (IDSA) (Sociedade Americana de Doenças Infecciosas). Geralmente, a artrite de Lyme pode ser tratada durante um período de quatro semanas, com doxiciclina oral 100 mg três vezes ao dia. A doxiciclina é preferida por sua excelente absorção oral, baixo custo e atividade anti-inflamatória como inibidor de metaloproteinase de matriz. A amoxicilina 500 mg três vezes ao dia e a axetilcefuroxima 500 mg três vezes ao dia são alternativas aceitáveis. A amoxicilina é usada em vez da doxiciclina para mulheres grávidas e lactantes e para crianças com idade inferior a oito anos. Se a doença de Lyme for diagnosticada no estágio inicial do eritema migrans, apenas duas semanas de tratamento é recomendado. Para pacientes com sintomas neurológicos ou cardíacos, ou artrite de Lyme refratária, o infectologista deve ser consultado e os antibióticos IV devem ser considerados.

Febre Reumática Aguda

Princípios. A febre reumática aguda (FR) é uma doença sistêmica desencadeada por uma resposta hiperimune complexa nas semanas após a faringite estreptocócica do grupo A. A resposta humoral e celular do hospedeiro à infecção estreptocócica do grupo A atinge as articulações, tecidos cardíacos e outros tecidos, em parte por meio de mecanismos de mimetismo molecular. A incidência da FR diminuiu drasticamente nas últimas décadas, em parte devido à transformação das cepas estreptocócicas do grupo A, melhorias na higiene e uso generalizado de antibióticos; nos Estados Unidos, a incidência está estimada em dois a 14 casos por 100.000 pessoas.

Características Clínicas. O diagnóstico clínico de FR é baseado nos critérios de Jones. A presença de dois critérios principais (poliartrite, cardite, coreia, eritema marginado, e/ou nódulos subcutâneos; Fig. 106.6), ou um critério principal e dois critérios menores (artralgia, febre, VHS/PCR elevadas e/ou intervalo PR longo no ECG), com evidência laboratorial de infecção estreptocócica prévia do grupo A, são necessários.

A artrite relacionada com a infecção estreptocócica do grupo A, tipicamente migratória, ocorre em 75% dos pacientes e afeta, principalmente, as grandes articulações. A artrite apresenta uma duração de dois a três dias em cada articulação e de duas a três semanas de forma global; o esqueleto axial é poupado. As articulações parecem discretamente inflamadas, porém a dor é desproporcionalmente dolorosa para o paciente. A artrite da FR responde drasticamente à terapia com salicilato ou corticosteroides e o diagnóstico pode ser mascarado; a ausência de resposta deve levar a um diagnóstico diferencial. O naproxeno mostrou-se tão

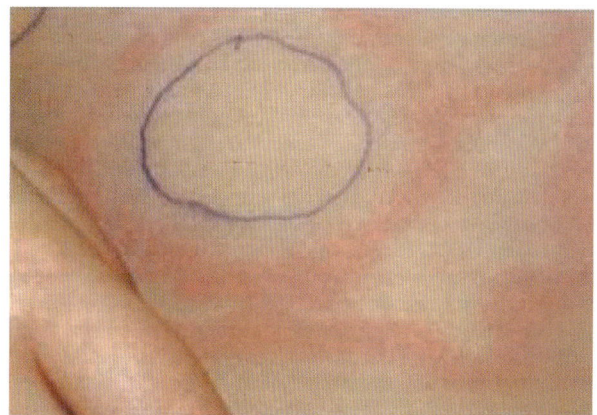

Fig. 106.6. Eritema marginado na *FR*. A marca da caneta mostra o local da erupção cutânea aproximadamente 60 minutos antes. (De Cohen J, Powderly WG: Infectious diseases, ed 2, New York, 2004, Mosby/Elsevier.)

eficaz quanto à aspirina e é melhor tolerado em um ensaio clínico randomizado em crianças.

Para os pacientes que não cumprem os critérios de Jones, a artrite reativa pós-estreptocócica (ARPE) é outra artrite estéril relacionada com infecção estreptocócica do grupo A, com uma evolução mais aditiva do que migratória.

Exames Diagnósticos. O diagnóstico de FR é predominantemente clínico; a avaliação laboratorial para a suspeita de FR não é útil no DE. As culturas da garganta são negativas em 75% dos pacientes com manifestações sistêmicas de FR. As titulações de anticorpos para a estreptolisina O e anti-DNase B podem demonstrar infecção estreptocócica do grupo A antecedente. O aspirado sinovial é de natureza inflamatória e estéril, com uma contagem de leucócitos amplamente variáveis, sem cristais, e uma cultura negativa.

Manejo. O tratamento recomendado para a suspeita de infecção estreptocócica aguda do grupo A é a penicilina benzatina de 0,6 a 1,2 milhões de unidades por via intramuscular ou 10 dias de penicilina oral (ou eritromicina se o paciente for alérgico à penicilina). O tratamento profilático em longo prazo para impedir recorrências da FR é administrado com penicilina ou eritromicina oral ou parenteral. A duração da profilaxia depende da idade do paciente, da presença de envolvimento cardíaco, do número de crises anteriores e outros fatores.

Além dos antibióticos, os tratamentos da FR foram desenvolvidos antes da era de ensaios clínicos randomizados, de forma que sua base probatória é insuficiente. Doses elevadas de aspirina (50 a 100 mg/kg/dia em quatro doses diárias) durante duas a quatro semanas melhoram a artrite e a febre, mas não os sintomas de cardite. Estudos menores sugeriram benefício para a hidrocortisona IM (intramuscular) em relação a aspirina quando a cardite estiver presente (1 a 2 mg/kg/dia, desmamados lentamente durante duas a quatro semanas).

Poliartrite Crônica

Artrite Reumatoide

Princípios. Embora a artrite reumatoide seja considerada uma doença crônica e insidiosa, ao menos 20% dos pacientes manifestam apresentação aguda. A artrite reumatoide se desenvolve com maior frequência nas mulheres, duas a três vezes mais do que nos homens, com um pico de incidência entre a quarta e quinta décadas de vida. A prevalência se apresenta entre 0,5% e 1% nas populações ocidentais e 5% em mulheres aos 70 anos de idade. Parece haver uma predisposição genética formando imunocomplexos que estimulam as células PMN a liberar enzimas que causam destruição articular. As células sinoviais aumentam drasticamente em número e produzem ainda mais substâncias inflamatórias. O tecido conjuntivo de origem inflamatória granular (pannus) é formado, destruindo a articulação.

Características Clínicas. Os pacientes geralmente procuram tratamento após um período prodrômico de fadiga, fraqueza e dor musculoesquelética, com ou sem febre e perda de peso, que podem apresentar duração de semanas ou meses. As articulações dos pacientes começam a inchar em um padrão simétrico e aditivo, especialmente as mãos (MCF e IFP), punhos e cotovelos. Classicamente, os pacientes descrevem rigidez matinal com duração superior a uma hora. As articulações interfalangeanas distais (IFD) dos dedos não estão envolvidas, o que ajuda a diferenciar a artrite reumatoide da osteoartrite, artrite reativa e artrite psoriática.

As apresentações agudas podem apresentar apenas articulações quentes, sensíveis e edemaciadas, que podem ser difíceis de diferenciar de uma artropatia viral. A tenossinovite pode ocorrer na artrite reumatoide aguda.

As alterações em longo prazo da artrite reumatoide incluem edema nas articulações MCF e IFP, desvio ulnar, deformidades em pescoço de cisne e em botoeira das mãos e limitação da dorsiflexão do punho. Complicações extra-articulares são observadas em metade dos pacientes com artrite reumatoide e incluem: nódulos de subcutâneo, vasculite cutânea, fibrose pulmonar, mononeurite múltipla, pericardite e síndromes de Sjögren e de Felty. A artrite reumatoide de longa data está associada a subluxação atlantoaxial, bem como ao desvio laríngeo, que deve ser reconhecido antes da intubação endotraqueal.

Exames Diagnósticos. A avaliação do DE do paciente com suspeita de artrite reumatoide é direcionada para excluir outras causas de artrite, especialmente a artrite séptica. No entanto o diagnóstico definitivo de artrite reumatoide é complicado e envolve sorologia confirmatória e uma cronicidade de seis semanas ou mais.[41] Os níveis VHS e PCR podem estar elevados, mas são inespecíficos. O fator reumatoide, um anticorpo contra a gamaglobulina, está presente em aproximadamente 75% a 85% dos pacientes com artrite reumatoide, embora esse fator esteja presente em apenas 50% nos primeiros seis meses.

As características radiográficas iniciais da artrite reumatoide são evidenciadas pelo edema de partes moles e osteoporose justa-articular, levando ao estreitamento uniforme do espaço articular (Fig. 106.7). A subluxação com perda do alinhamento articular é um achado tardio.

A análise do líquido sinovial é útil para descartar processos infecciosos ou cristalinos. A artrocentese revela líquido inflamatório com contagens de leucócitos entre 4.000 e 50.000/mm³ e predomínio maior de células PMN (75%) do que normalmente são observadas nas doenças de artrite cristalina.

Manejo. O movimento excessivo aumenta a inflamação, de forma que o tratamento inicial para a doença precoce ou leve é repouso, em combinação com medicamentos anti-inflamatórios. A prednisona, de 5 a 15 mg por dia, pode controlar efetivamente a inflamação leve, como uma ponte para uma terapia mais avançada na doença precoce. Uma revisão sistemática concluiu que baixas doses de corticosteroides em curto prazo (prednisona 15 mg/dia) são consideravelmente mais eficazes do que os AINEs (e placebo) para o alívio de sintomas da artrite reumatoide. Mesmo que as recomendações para o uso precoce de fármacos antirreumáticos modificadores da doença (DMARDs) na artrite reumatoide tenham se fortalecido, a segurança e a eficácia de baixas doses de corticosteroides tornam esse tratamento uma terapia adequada de primeira linha no DE.[42]

Estudos clínicos apoiam a eficácia de uma combinação de metotrexato e um bloqueador do fator de necrose tumoral na redução da

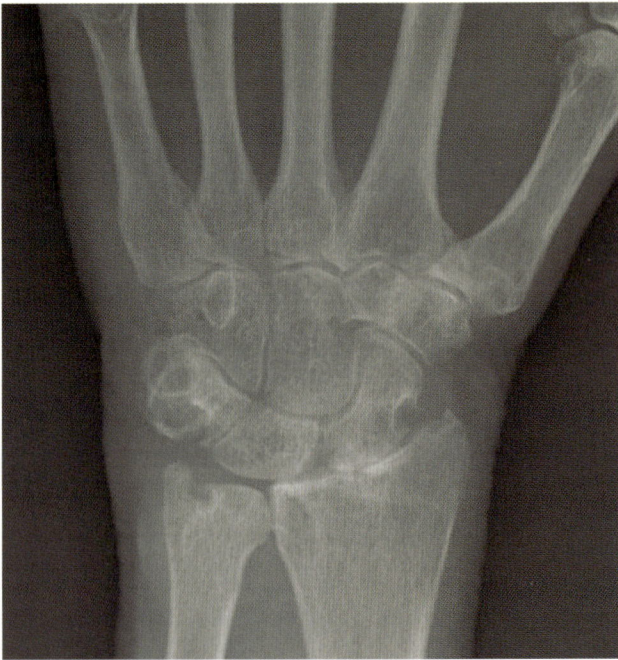

Fig. 106.7. Artrite reumatoide do punho com erosões ósseas evidenciadas no local, incluindo os ossos piramidal, pisiforme, escafoide e rádio. Existem também erosões na face ulnar do rádio distal e o processo estiloide ulnar secundário ao envolvimento do compartimento radioulnar inferior. A perda difusa de cartilagem também é evidente no compartimento radiocarpal. (De Firestein GS: Kelley's textbook of rheumatology, ed 8, Philadelphia, 2008, WB Saunders.)

TABELA 106.7

Toxicidades Comumente Encontradas de Fármacos Antirreumáticos Modificadores da Doença

FÁRMACO	EVENTOS ADVERSOS COMUNS	PRINCIPAIS TOXICIDADES (COM RARIDADE)
Metotrexato	Náuseas, alopecia, dor abdominal, ITU	Hepatotoxicidade, pneumonite intersticial, anemia aplástica
Sulfassalazina	Náuseas, tonturas, cefaleia, dor abdominal, diarreia	Hepatotoxicidade, deficiência de folato, anemia hemolítica na deficiência de G6PD
Fármacos antimaláricos	Visão turva, náuseas	Agranulocitose, anemia aplástica, ceratopatias oculares
Compostos de ouro	Erupção cutânea, prurido, úlceras das mucosas	Supressão da medula óssea, glomerulonefrite membranosa
Azatioprina	Náuseas, dor abdominal	Hepatite, pancreatite, linfoma
D-Penicilamina	Erupção cutânea, dor abdominal, náuseas	Leucopenia, trombocitopenia, anemia aplástica raramente, LES, polimiosite, MG
Ciclosporina A	Náuseas, estomatite, úlceras das mucosas, erupção cutânea, ITU	Nefrotoxicidade
Inibidores de TNF (etanercepte, infliximabe)	Erupção cutânea, reações no local da injeção	Erupções de lúpus, sepse, pneumonia, tuberculose, desmielinização

G6PD, Glicose-6-Fosfato Desidrogenase; *MG*, miastenia grave; *LES*, lúpus eritematoso sistêmico; *TNF*, fator de necrose tumoral; *ITU*, infecção do trato urinário.
Adaptado de Aletaha D, Kapral T, Smolen JS: Toxicity profiles of traditional disease modifying antirheumatic drugs for rheumatoid arthritis. Ann Rheum Dis 62(5):482–486, 2003; Donahue KE, Jonas DE, Hansen RA, et al: Drug therapy for rheumatoid arthritis in adults: an update [internet]. Comparative Effectiveness Reviews, No. 55. April 2012.

atividade precoce da doença. Combinações de sulfassalazina 1000 mg duas ou três vezes ao dia e hidroxicloroquina 200 a 400 mg/dia são prescritas comumente. Embora a escolha do DMARD seja deixada a critério dos reumatologistas, os emergencistas devem estar familiarizados com suas complicações potencialmente fatais (Tabela 106.7).

Injeções intra-articulares de glicocorticoides foram estudadas, mas muitas vezes com agentes ou em regimes terapêuticos que não são aplicáveis à prática da medicina de emergência. Revisões sistemáticas não revelaram evidências para apoiar o uso de relaxantes musculares nem evidências limitadas para recomendar o uso de opioides fracos para a artrite reumatoide.[43,44] Repouso articular e uso de talas não demonstraram melhoria de função, sintomas ou qualidade de vida, embora os pacientes tenham demonstrado preferência para o uso de talas ao invés de não utilizá-las. Sapatos com solado acolchoado demonstraram melhora da deambulação e da dor ao longo dos meses.

Doença de Still do adulto

A doença de Still do adulto é um distúrbio inflamatório sistêmico raro (um a 34 casos a cada um milhão, mundialmente), caracterizado por artrite aguda, erupção cutânea característica, febres de padrão diário ou vespertino (com temperaturas mais elevadas observadas no final da tarde ou início da noite). A erupção cutânea é um processo fugaz, com máculas na cor salmão que ocorrem apenas com a febre. As manifestações da doença de Still do adulto incluem dor de garganta, mialgias, esplenomegalia, hepatite e pericardite. O diagnóstico diferencial inclui outras artrites agudas (especialmente febre reumática) e outras causas de "febre de origem desconhecida". Com base em estudos retrospectivos mostrando controle sintomático insatisfatório, os AINEs (como a indometacina 150 a 250 mg/dia) devem ser considerados apenas como terapia de suporte durante o processo de diagnóstico. Corticosteroides (prednisona 0,5 a 1 mg/kg/dia) foram mais eficazes no alívio dos sintomas. Especialistas podem considerar os DMARDs, a imunoglobulina IV e os agentes biológicos.[45]

Policondrite Recidivante

A policondrite recidivante, um distúrbio multissistêmico raro de etiologia desconhecida, manifesta-se com inflamação severa recorrente das articulações, esclera, ouvidos, nariz e vasos sanguíneos do coração e rins. A maior parte dos pacientes apresenta, eventualmente, edema e rubor unilateral ou bilateral no ouvido externo. Não há ensaios clínicos controlados de terapias por causa da raridade desse distúrbio, embora a prednisona 0,5 a 1 mg/dia e a dapsona 50 a 200 mg/dia sejam recomendadas.[46] Em alguns casos, as exacerbações dessa doença responderam bem à colchicina (0,6 mg três vezes ao dia). No entanto a inflamação da cartilagem traqueobrônquica é possível e pode ser repentina, causando desconforto respiratório e comprometimento das vias aéreas. Para esse cenário clínico, pulsoterapia com corticosteroides (1 g/dia), epinefrina e, algumas vezes, o implante de stents é recomendado.

Espondilopatias Soronegativas

As espondilopatias soronegativas compartilham as características do envolvimento das articulações sacroilíacas, da artropatia inflamatória periférica, ausência de fator reumatoide, alterações patológicas ao redor da entese (inserção ligamentar ou tendínea no osso) e um componente genético relacionado com o marcador HLA-B27. As mais importantes dessas doenças inflamatórias poliartríticas crônicas são a espondilite anquilosante, artrite reativa, artropatia da doença inflamatória intestinal (artrite enteropática) e artrite psoriática. Apesar de existir alguma sobreposição clínica, cada uma apresenta características distintas.

Espondilite Anquilosante

Características Clínicas. Pacientes com espondilite anquilosante geralmente são homens, idade inferior a 40 anos, com desconforto crônico e insidioso nas costas por mais de três meses, com evidências radiológicas de sacroileíte. A uveíte é a manifestação extra-articular mais comum, mas doenças da raíz da aorta, potencialmente fatais, raramente ocorrem. As articulações periféricas estão envolvidas em até 30% dos pacientes com envolvimento entesopático, como fascite plantar e tendinopatia de Aquiles. No exame radiológico, há uma quadratura simétrica das margens dos corpos vertebrais e, posteriormente, o desenvolvimento de uma "espinha em bambú". As alterações nas imagens de RM ocorrem ainda mais precocemente na articulação sacroilíaca.

Manejo. Os objetivos da terapia são o controle da dor, reduzir a inflamação e iniciar a fisioterapia e os exercícios de fortalecimento. A revisão recente da literatura e o consenso com o uso da metodologia de Delphi recomendam a tentativa de pelo menos dois AINEs para pacientes sintomáticos.[47] Inibidores do fator de necrose tumoral, sulfassalazina, metotrexato e anticorpos monoclonais são opções para incapacidade mais severa e dor.

Artrite Reativa (antiga Síndrome de Reiter)

Características Clínicas. A artrite reativa ocorre em hospedeiros geneticamente suscetíveis após infecção com *Chlamydia trachomatis* no trato genitourinário, ou por organismos de *Salmonella*, *Shigella*, *Yersinia*, ou *Campylobacter* no trato gastrointestinal (GI). Vários outros micro-organismos têm sido considerados como agentes causadores.

A artrite reativa é, geralmente, uma doença de pacientes na idade de 20 a 40 anos, nos quais a artrite se desenvolve em duas a três semanas após um episódio de uretrite, cervicite ou disenteria. A síndrome é predominantemente poliarticular, assimétrica e com característica aditiva (Fig. 106.8). As articulações de sustentação de peso das extremidades inferiores são comumente envolvidas: joelhos, tornozelos e pés, especialmente os calcanhares ("calcanhar de

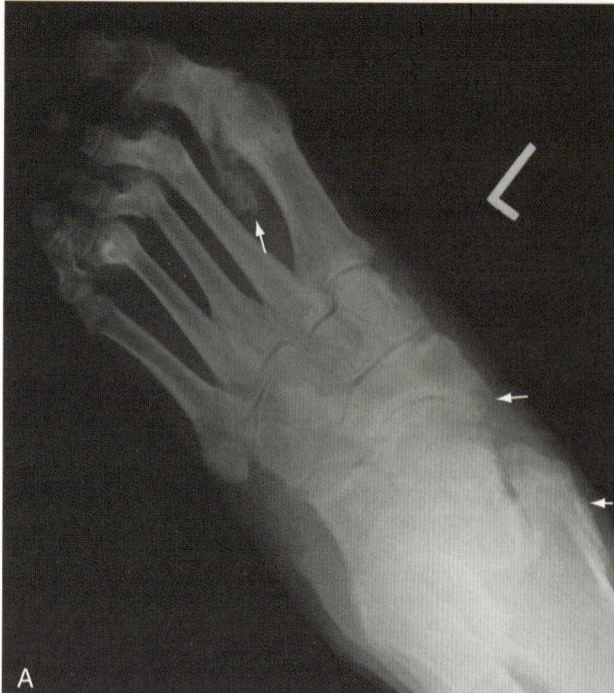
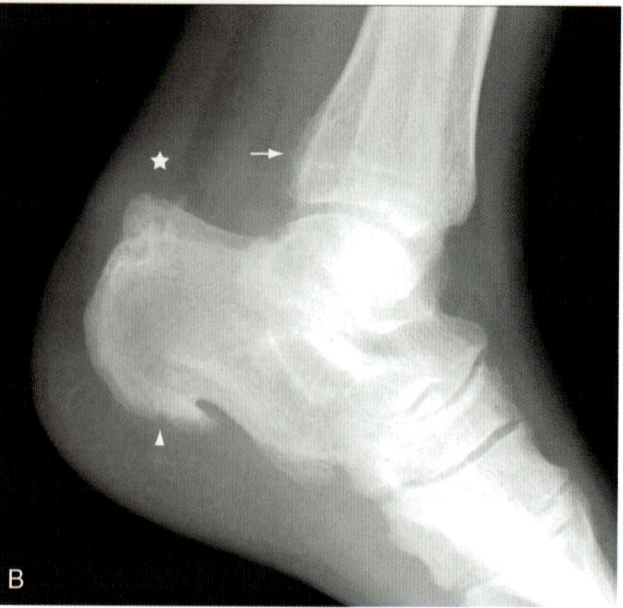

Fig. 106.8. Achados radiográficos do pé na artrite reativa. *A*, A vista anteroposterior do pé revela erosões e proliferação óssea da primeira até a quarta articulação *MTF* com subluxação. Proliferação óssea discreta é observada ao longo do maléolo medial, parte média do pé (mediopé) e sesamoide da cabeça do primeiro metatarso *(setas). B,* Vista lateral do retropé mostra entesófitos calcâneos plantares mal definidos *(ponta de seta),* nova formação óssea de periósteo ao longo da face posterior da tíbia distal *(seta),* bursite retrocalcânea e espessamento do tendão de Aquiles *(estrela)* e erosões no calcâneo subjacente. (De Firestein GS: Kelley's textbook of rheumatology, ed 8, Philadelphia, 2008, WB Saunders.)

amantes do salto alto"; Fig. 106.8B). Outros sinais físicos aparecem precocemente e podem desaparecer à medida que as queixas musculoesqueléticas persistem. Os pacientes podem ter conjuntivite no início da doença, que pode progredir para a uveíte. Até 10% dos pacientes apresentam lesões indolores da mucosa oral e língua, que posteriormente se tornam úlceras dolorosas superficiais. Lesões semelhantes são observadas na glande do pênis (balanite circinada), especialmente em homens não circuncidados (20% dos pacientes). Dedos das mãos e pés podem ficar edemaciados e assemelharem-se a salsichas, um fenômeno que ocorre também na artrite psoriática. O aspirado de líquido sinovial é de natureza inflamatória, com predominância de células PMN. Antígenos de *Chlamydia, Salmonella e Yersinia* foram detectados na membrana sinovial e até mesmo no fluido articular, mas as culturas se apresentam estéreis. As radiografias iniciais mostram uma entesite em que os ligamentos se fixam ao osso, que ocorre nas articulações sacroilíacas, tuberosidades isquiáticas, trocanter maior e inserção de Aquiles. Os pacientes podem apresentar um único episódio (a duração média de um episódio é de quatro a sete meses), episódios recorrentes de artrite ou um espectro contínuo de doença geralmente envolvendo os tornozelos e o calcâneo.

Manejo. Pacientes com artrite reativa apresentam boa resposta à administração de AINEs, especialmente no que se refere à indometacina, até 200 mg/dia. Os antibióticos melhoram o tempo de recuperação para pacientes com artrite reativa desencadeada por *Chlamydia*; não foram detectados benefícios para a artrite com causa gastrointestinal (GI).

Artrite Enteropática. Aproximadamente, 46% dos pacientes com doença inflamatória intestinal apresentam manifestações musculoesqueléticas da doença, tipicamente uma poliartrite inflamatória, assimétrica, migratória e aguda das articulações periféricas, especialmente os joelhos.[48] A artrite periférica geralmente se correlaciona com crises da doença intestinal, o que não ocorre nas manifestações da coluna vertebral. Os AINEs são a terapia de primeira linha para a inflamação das articulações axiais e periféricas, embora esses fármacos possam exacerbar a doença inflamatória intestinal.

As administrações injetáveis intra-articulares de sulfassalazina e glicocorticoides são também opções para a artrite periférica.

Artrite Psoriática. A artropatia psoriática ocorre em até 20% dos pacientes com psoríase. Essa doença se apresenta de várias formas: oligoartropatia assimétrica (com os dedos em forma de salsicha), poliartropatia simétrica, espondilite (assimétrica como na artrite reativa), envolvimento da articulação interfalangeana distal (IFD) e artrite mutilante (Fig. 106.9). Embora tenham sido realizados poucos ensaios clínicos relativos à artrite psoriática, uma recente declaração de consenso da European League Against Rheumatism (EULAR) (Liga Europedia contra o Reumatismo), decorrente de ensaios clínicos envolvendo artrite reumatoide, osteoartrite e espondilite anquilosante, recomendou os AINEs como terapia de primeira linha.[49] As administrações injetáveis locais de glicocorticoides podem ser consideradas como uma terapia adjuvante, mas faltam evidências para o tratamento com corticosteroides sistêmicos. A abordagem precoce pelo reumatologista e o uso de DMASDs demonstraram melhores resultados, embora possa demorar meses para uma crise diminuir.

Fibromialgia

Características Clínicas. Pacientes com fibromialgia geralmente se apresentam no DE com dor musculoesquelética difusa. A consulta clínica pode ser insatisfatória para o paciente e o médico, considerando que a doença está mal definida, pode haver suspeita de abuso de analgésicos e comorbidades psiquiátricas são comuns. O conceito atual sobre o mecanismo fisiopatológico desse distúrbio salienta a hipótese de que os pacientes processam os estímulos normais de dor de forma exacerbada. Pacientes com fibromialgia apresentam um histórico de três meses ou mais de dor idiopática generalizada (regiões bilateral, superior e inferior do corpo e coluna vertebral) e um exame revelando sensibilidade excessiva de 11 dos 18 locais específicos de tendões musculares. O diagnóstico diferencial inclui outras doenças reumáticas, hipotireoidismo e depressão, e uma avaliação mais abrangente deve ser considerada

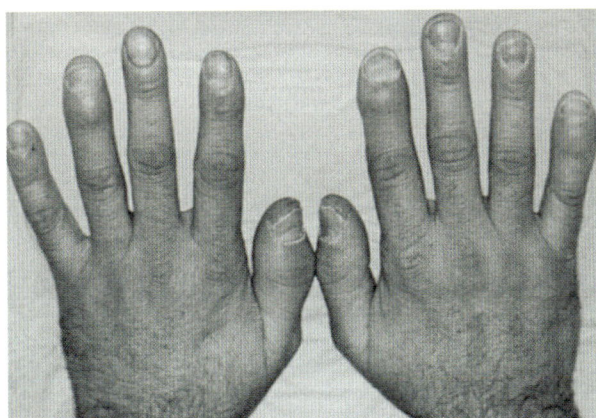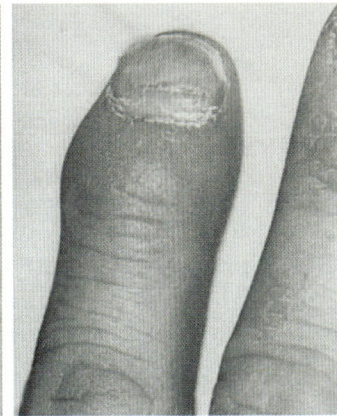

Fig. 106.9. Artrite psoriática. Observar a assimetria do envolvimento da articulação *IFD* e a doença psoriática das unhas. (De Firestein GS: Kelley's textbook of rheumatology, ed 8, Philadelphia, 2008, WB Saunders.)

com sintomas de curta duração. A fibromialgia não é compatível com a presença de sinovite, febre ou déficits neurológicos.

Manejo. O manejo no DE inclui a exclusão de doenças associadas, provisão de empatia e educação, recomendação de exercícios físiocos (que aumentam o limiar da dor e melhoram os sintomas) e o encaminhamento do paciente para um profissional de saúde com experiência no tratamento de dores crônicas. Para os pacientes com desconforto significativo pode-se considerai iniciar uma monoterapia. Os antidepressivos tricíclicos com baixa dosagem (como a amitriptilina 10 mg, uma vez ao dia, antes de dormir), inibidores seletivos de recaptação de serotonina e pregabalina demonstraram melhora das dores e do sono em pacientes com fibromialgia.[50] Os medicamentos opioides não apresentam resultados eficazes para a fibromialgia.[51]

Polimialgia Reumática

A polimialgia reumática se manifesta com dores musculoesqueléticas simétricas e rigidez matinal com duração de várias semanas, especialmente do ombro e cintura pélvica, quase sempre em pessoas com idade superior a 50 anos. Os sinais físicos são discretos. A VHS elevada pode ser usada para detectar uma artrite inflamatória; um ensaio clínico prospectivo demonstrou que a maioria de casos de polimialgia reumática apresenta uma VHS > 40mm, muitas vezes acima de 100 mm/h. Valores da PCR superiores a 10 mg/L também indicam inflamação clinicamente significativa, embora esclerodermia, polimiosite e dermatomiosite não sejam acompanhadas pela elevação da proteína c-reativa (PCR).

A polimialgia reumática geralmente é autolimitada, e uma revisão sistemática sugeriu que a maioria dos pacientes responde à prednisona em baixas doses (15 mg/dia ou em doses menores). Todos os pacientes devem ser encaminhados para uma avaliação complementar, redução de corticosteroides e avaliação da progressão para a arterite de células gigantes, um distúrbio estreitamente relacionado.

Esclerodermia (Esclerose Sistêmica)

A esclerodermia apresenta muitas manifestações discutidas em outros capítulos; as manifestações musculoesqueléticas de esclerodermia incluem a rigidez matinal das articulações, a presença de atritos tendinosos, artralgias simétricas e artrite, esclerodactilia e fenômeno de Raynaud. Embora não existam ensaios clínicos prospectivos de terapia, a artrite da esclerodermia geralmente responde ao tratamento que é administrado para a artrite reumatoide, incluindo os AINES e corticosteroides.[52]

ENCAMINHAMENTO

Considerando que a maioria das apresentações de artrite na emergência pode ser seguida satisfatoriamente em um ambiente laboratorial, o desafio para os emergencistas na avaliação da artrite aguda é decidir quais apresentações podem levar a uma doença rapidamente progressiva e a deficiências, e merecem uma avaliação adicional e o tratamento precoce.

Pacientes diagnosticados com artrite séptica não gonocócica, com base em um resultado positivo de cultura ou coloração de Gram, ou forte suspeita clínica em face de um resultado negativo da coloração de Gram, são internados para a administração de antibióticos parenterais e avaliação da possibilidade de realizar os procedimentos de artroscopia ou artrotomia. Pacientes para os quais existe a suspeita de infecção gonocócica disseminada são hospitalizados para a administração parenteral de antibióticos e consulta ortopédica, exceto nos casos em que o paciente apresente-se em bom estado geral, com sintomas leves e seja capaz de cumprir o tratamento diário e os planos de acompanhamento. Pacientes com causas não infecciosas de artrite podem receber alta hospitalar, considerando que suas dores estão controladas e o acompanhamento adequado pode ser estabelecido.

CONCEITOS-CHAVE

- As causas mais prováveis das crises emergenciais de artrite normalmente são identificadas considerando o número de articulações envolvidas (monoarticular *versus* poliarticular), a distribuição do envolvimento articular (articulações grandes *versus* pequenas e envolvimento das articulações simétricas *versus* assimétricas) e o período de evolução.
- A possibilidade de artrite séptica deve ser considerada em todos os pacientes que apresentam a artrite monoarticular aguda.
- Não há combinação de achados de exames ou exames de sangue que desconsiderem a execução de artrocentese para diagnóstico de atrite séptica em pacientes adultos que apresentam uma nova articulação dolorosa, inchada e quente. A análise do líquido sinovial é necessária para a estratificação de risco da artrite séptica e os atrasos no tratamento pioram os resultados.
- A presença de cristais no líquido sinovial ou um resultado de coloração negativa de Gram não elimina completamente a possibilidade de artrite séptica. A artrite bacteriana pode coexistir com gota ou pseudogota e o resultado da coloração de Gram é positivo em apenas 50% a 80% dos casos de artrite séptica.
- Muitas outras artrites comuns, como a gota, a artrite reumatoide e a osteoartrite podem ser tratadas com AINEs como terapia de primeira linha. Nos pacientes que não toleram ou não apresentaram melhoras com os AINEs, a terapia sistêmica ou intra-articular com esteroides apresentou eficácia variável. O seguimento adequado é fundamental para a profilaxia contra as crises futuras.

As referências para este capítulo podem ser encontradas on-line no website Expert Consult associado à obra.

CAPÍTULO 107
Tendinopathy and Bursitis

Christopher Hogrefe | *Emily Martin Jones*

Conteúdo disponível on-line em inglês.

CAPÍTULO 108

Systemic Lupus Erythematosus and the Vasculitides

Robert T. Arntfield | *Christopher M. Hicks*

Conteúdo disponível on-line em inglês.

CAPÍTULO 109
Alergia, Hipersensibilidade e Anafilaxia

Aaron N. Barksdale | *Robert L. Muelleman*

ALERGIA

Princípios

Contexto e Terminologia

O sistema imune humano é um conjunto de elementos celulares e humorais que trabalham juntos de uma forma altamente complexa, coordenada e elegante, para alcançar o objetivo principal de proteger o hospedeiro humano (o próprio indivíduo) contra agressores nocivos (fatores externos). A exposição a agressores ativa os diversos mecanismos imunológicos a fim de causar reações imunes que visam a neutralizar os perigosos fatores externos, ao mesmo tempo preservando o indivíduo. O sistema imune, porém, pode ter uma reação exagerada a agentes externos que não são por si só nocivos, produzindo reações inadequadas que são prejudiciais para o hospedeiro, dando origem a alergias ou doenças alérgicas. Essas reações de hipersensibilidade se manifestam na forma de sintomas clínicos que variam de ligeiramente inconvenientes a fatais. Para fins de praticidade, o termo *alergia* é utilizado neste capítulo para se referir a reações de hipersensibilidade mediadas por mastócitos. Para que a maioria das doenças alérgicas ocorra, pessoas predispostas precisam ser expostas a alérgenos por meio de um processo denominado *sensibilização*. Substâncias que provocam uma reação alérgica são chamadas de *alérgenos*, e as que provocam uma reação de anticorpo (ativada pelos receptores de células B e T) são chamadas de *antígenos*.

Nesse contínuo de alergia, há diversas síndromes alérgicas importantes frequentemente encontradas no departamento de emergência (DE). *Urticária* é uma reação alérgica comum a alimentos, medicamentos ou estímulos físicos, sendo clinicamente caracterizada por exantema eritematoso, de alto relevo e pruriginoso. *Angioedema* é outra síndrome importante, ou mediada por um mecanismo alérgico (histaminérgico) em resposta à exposição a alimentos, medicamentos, estímulos físicos, ou mediada por um mecanismo não alérgico (não histaminérgico) (p. ex., angioedema hereditário [AEH], ou inibidor da enzima conversora da angiotensina [IECA]). O angioedema é caracterizado por edema dos tecidos subcutâneos ou submucosos, que pode causar comprometimento das vias aéreas caso a língua ou a laringe estiverem envolvidas.[1]

No outro extremo nesse contínuo alérgico está a *anafilaxia*, uma reação alérgica sistêmica potencialmente fatal caracterizada por início brusco e envolvimento de vários órgãos. Em termos de mecanismo, anafilaxia é uma reação de hipersensibilidade do tipo I (alérgica), mediada pela imunoglobulina E (IgE). Em sua forma mais comum, a anafilaxia é precipitada pela exposição a alérgenos em indivíduos previamente sensibilizados (imunológica).[2] Antigamente, o termo *reação anafilactoide* se referia a uma síndrome clinicamente semelhante à anafilaxia que não é mediada pela IgE (não imunológica). Sua apresentação clínica e tratamento são idênticos aos da anafilaxia. Reações não IgE (não imunológicas) parecem resultar da degranulação direta dos mastócitos (e basófilos) e pode ser desencadeada por uma única e primeira exposição a determinados agentes provocadores. As atuais diretrizes da Organização Mundial de Alergia (OMA) utilizam o termo *anafilaxia* para se referir tanto a reações mediadas pela IgE quanto para as não mediadas pela IgE, evitando a necessidade de uso do termo *reação anafilactoide*.[2]

Fisiopatologia

Pelo fato de a alergia estar intimamente relacionada com a imunologia, incluímos uma breve revisão neste capítulo. Reações imunológicas a *antígenos* em humanos são coordenadas por dois sistemas: o primitivo sistema imune *inato*, que os humanos herdaram dos invertebrados, e o recentemente evoluído sistema imune *adaptativo*, que está presente em humanos e vertebrados (Fig. 109.1). O sistema imune inato é considerado a primeira linha de defesa, caracterizado por suas reações rápidas, porém inespecíficas, a agentes agressores ou micróbios. Seus elementos efetores incluem células residentes (células epiteliais, mastócitos, macrófagos, células dendríticas, proteínas antimicrobianas), células infiltrativas (células exterminadoras naturais, neutrófilos, monócitos, células dendríticas), e várias proteínas (peptídeos antimicrobianos, complementos, citocinas, sistema receptor de reconhecimento de padrão patogênico [RRP]).[3] O sistema inato reage a sinais de perigo rapidamente e de forma inespecífica, enquanto que o sistema imune adaptativo leva algum tempo para que as células antígeno-específicas (células B e T) se amplifiquem por meio de um processo conhecido como *expansão clonal*, para formar uma reação imune específica. Os linfócitos T e B são capazes de reconhecer uma miríade de antígenos por intermédio de uma vasta biblioteca de anticorpos e receptores (até 10).[15] Essa diversidade é obtida mediante a reorganização somática de menos de 400 genes.

Desenvolvimento do Sistema Imune e Mecanismo de Lesões Imunomediadas. Os sistemas imunes inato e adaptativo se originam das células tronco hematopoiéticas pluripotentes, que são derivadas do saco vitelino e que mais tarde se encontram na medula óssea. Essas células tronco se diferenciam e evoluem para células precursoras linfoides e células tronco megacariócitos (CFU-GEMM). As células precursoras linfoides se diferenciam em linfócitos bursa-equivalentes (células B), linfócitos derivados do timo (células T) e células exterminadoras naturais (NK). As células CFU-GEMM se desenvolvem em mastócitos, basófilos e outros (Fig. 109.1). Quando o hospedeiro encontra um antígeno estranho, os componentes celulares do sistema imune adaptativo interagem com os componentes celulares e proteicos do sistema imune inato para formar uma defesa organizada com o objetivo de neutralizar o antígeno.

Desenvolvimento das Células T. Células precursoras linfoides migram da medula óssea para o timo, onde continuam sua ontogenia. Sob a regulação das citocinas e interações célula a célula, esses precursores passam por um rearranjo genético e seleção positiva e negativa. No processo, as células T adquirem os receptores antigênicos da célula T e diversos marcadores superficiais. Dois tipos de células T amadurecem e saem do timo: as CD4 +, também chamadas de *células T auxiliares* (60% a 70%), e CD8 −, também chamadas de *células T supressoras* (30% a 40%).[3] Dependendo do tipo de citocina produzida, as células T auxiliares se diferenciam em células auxiliares tipo 1 (T_H1) e células auxiliares tipo 2 (T_H2),

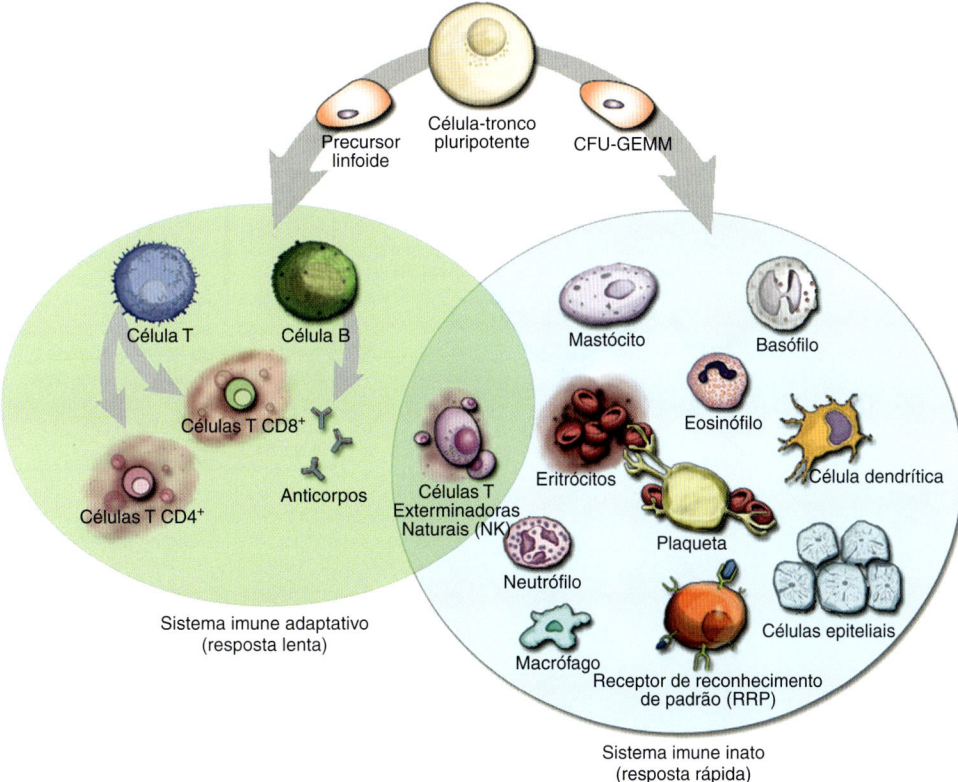

Fig. 109.1. Rotas de desenvolvimento dos sistemas imune e hematopoiético. *CFU-GEMM,* Unidade formadora de colônia de granulócitos, eritroide, mieloide e megacariócito.

com atividades opostas. As células T_H1 inibem a produção de IgE e a mudança do isótipo IgE. Acredita-se que o equilíbrio dessas atividades estimuladoras e inibitórias das células T_H1 e T_H2 determine a propensão de um indivíduo a desenvolver doenças alérgicas ou atopia e pode explicar a maior prevalência de alergia em sociedades urbanizadas e ocidentais nas últimas três décadas.[3] Desde o útero e logo após o nascimento, os linfócitos T naïve ("virgens") no sistema imune do bebê são dominados pelas células T_H2, propensas a alergias e suas respectivas citocinas (interleucinas 4, 5, e 13). Essas citocinas são importantes indutoras da produção de anticorpos IgE. Mais tarde, entre a fase de colo até o início da infância e adolescência, o sistema imune do bebê não atópico gradualmente passa desse ambiente propenso a alergias das T_H2 para o ambiente protetor contra alergias das T_H1. As citocinas associadas a esse ambiente de T_H1 incluem a interleucina 2 e o interferon γ. Acredita-se que essa mudança seja causada pela exposição contínua do sistema imune do jovem a estímulos alergênicos do ambiente à sua volta, principalmente a micróbios. Acredita-se que recursos do estilo de vida ocidental (p. ex., alterações na alimentação dos bebês, uso disseminado de antibióticos, famílias com menos membros e cuidados infantis mais higiênicos) reduzem essa exposição antigênica estimuladora nos primeiros anos de vida de um indivíduo, levando a um ambiente no qual o sistema imune é dominado por um sistema de T_H2 persistentemente propenso a alergias (a hipótese da higiene). Há uma teoria de que é esse desequilíbrio entre os dois sistemas imunes que leva à atopia e à propensão de determinadas populações a alergias.

Desenvolvimento das Células B e Imunoglobulinas. A ontogenia das células B é dividida nos estágios antígeno-independente e antígeno-dependente. Durante a fase antígeno-independente, as células B amadurecem em órgãos linfoides primários (medula óssea e fígado fetal), onde são submetidas a um rearranjo genético e adquirem vários marcadores de superfície. Mais tarde, durante a fase antígeno-dependente, nos órgãos linfoides secundários (linfonodos e baço), as células B se diferenciam em células B de memória e plasmócitos, estando prontas para secretar imunoglobulinas. Durante toda a ontogenia das células B, a maturação das células B, a mudança de isótipo e a produção de imunoglobulina são conduzidas pelas células T ativadas, citocinas e pela interação com antígenos e células estromais da medula óssea.[3]

As imunoglobulinas são moléculas de proteína compostas de duas cadeias pesadas idênticas de polipeptídeos e duas cadeias leves idênticas de polipeptídeos, covalentemente vinculadas por pontes dissulfetos (Fig. 109.2). As cadeias pesadas (H) têm um domínio variável (V_H) e três ou quatro domínios constantes (C_H). As cadeias leves (L) têm um domínio variável (V_L) e um domínio constante (C_L). Juntos, os domínios variáveis das cadeias pesadas e leves formam um par de locais de ligação de antígeno idênticos e, com o par de domínios constantes pesados adjacentes, formam a região Fab (fragmento de ligação a anticorpo) da molécula de imunoglobulina. Juntos, os demais domínios constantes das cadeias pesadas formam a região Fc (fragmento cristalizável) da molécula de imunoglobulina. O Fc se liga aos receptores da superfície das células efetoras, como os mastócitos, células B ou macrófagos. Existem cinco isótipos ou classes de imunoglobulinas (IgG, IgA, IgM, IgD, e IgE); o isótipo IgG possui quatro subclasses (IgG1, IgG2, IgG3, e IgG4), e o IgA possui duas subclasses (IgA1 e IgA2). O corpo normalmente produz anticorpos IgM na primeira vez que se depara com um antígeno. Repetidas exposições ao antígeno, no entanto, podem fazer que a região constante da IgM mude para outra classe (IgA, IgG ou IgE), em um processo conhecido como *mudança de isótipo.* Os isótipos IgE e IgG4 são os anticorpos mais importantes na patogênese da doença alérgica e da anafilaxia.[3]

Mastócitos, basófilos e seus mediadores são os efetores centrais na alergia e na anafilaxia. A exposição de um indivíduo geneticamente predisposto a um alérgeno leva à síntese e liberação de IgE alérgeno-específica pelos plasmócitos na circulação. A fixação dessa IgE alérgeno-específica nos receptores da superfície dos mastócitos completa o processo conhecido como *sensibilização.* Esses mastócitos portadores de IgE geralmente se encontram nas superfícies de mucosas, tecidos submucosos (ao redor de vênulas) e superfícies cutâneas, onde podem ser ativados pela re-exposição a um determinado alérgeno. A ligação cruzada dos receptores dos mastócitos por um alérgeno multivalente específico inicia uma

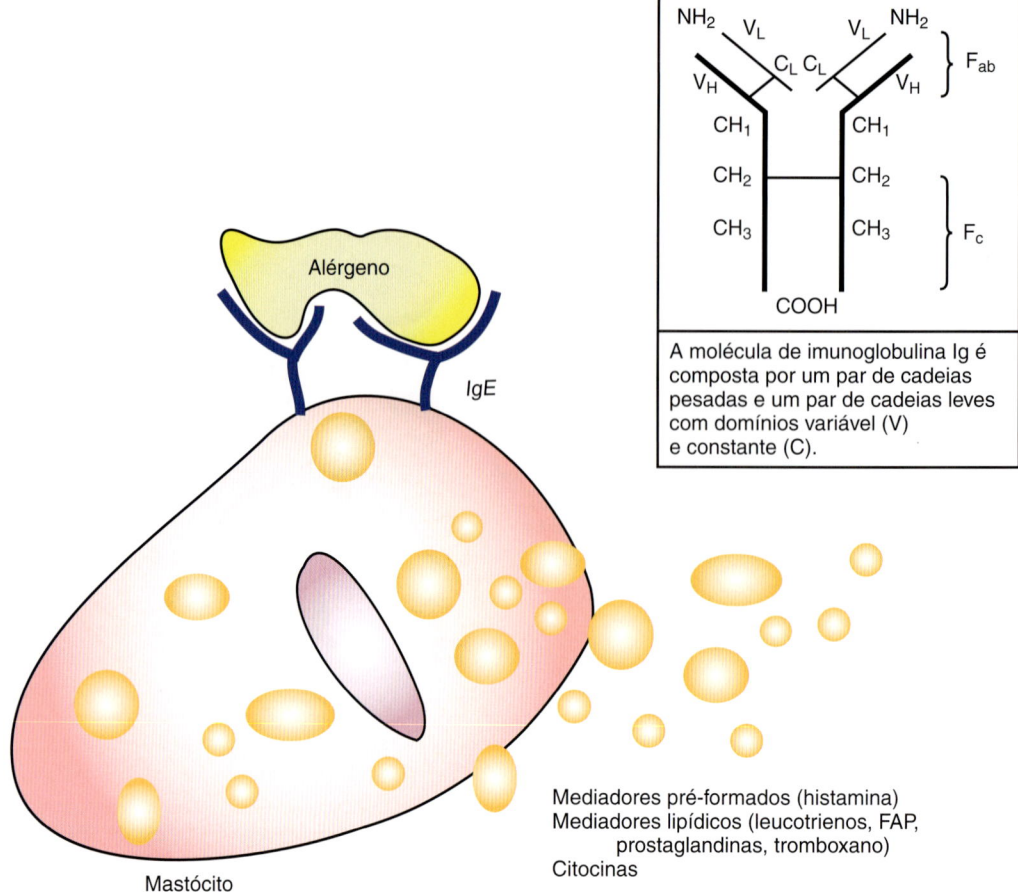

Fig. 109.2. Ativação de mastócitos com degranulação de mediadores dos mastócitos por ligação cruzada de antígeno de imunoglobulina E *(IgE)* adjacente na superfície celular. *FAP,* fator ativador de plaquetas.

cascata de eventos conformacionais e bioquímicos, causando a degranulação de mediadores pré-formados, a subsequente geração e liberação de metabólitos do ácido araquidônico, elaboração de citocinas e quimiocinas e a ativação de componentes celulares pelos sistemas inato e adaptativo. Essa série de eventos acaba por levar às síndromes clínicas de alergia e anafilaxia (Fig. 109.2).

Classificação das Reações

O termo *alergia* é comumente usado para descrever doenças clínicas produzidas por reações exageradas de um sistema imune normal a alérgenos de outra forma inócuos. Neste capítulo, adaptamos a clássica classificação de Coombs e Gell para categorizar essas reações de hipersensibilidade (Quadro 109.1).

Reações do Tipo I (hipersensibilidade imediata) são mediadas pela IgE e são responsáveis pela maioria das reações alérgicas e anafiláticas observadas em seres humanos. A exposição a alérgenos sensibilizadores faz que os mediadores dos mastócitos e basófilos sejam liberados, tanto por mecanismos IgE-dependentes quanto IgE-independentes (degranulação direta dos mastócitos). Rinite causada por pólen de tasneira e anafilaxia causada por alimentos são exemplos de mecanismos IgE-dependentes.

Reações do Tipo II (citotóxicas) denotam reações citotóxicas mediadas por anticorpos. IgG (ou IgM) de fixação ao complemento acionam o antígeno vinculado à célula, ativando a via clássica do sistema complemento e levando à fixação de complexos de ataque à membrana na superfície da célula e subsequente lise celular. No processo, as anafilatoxinas C3a e C5a fazem que os mastócitos sejam liberados, produzindo a mesma síndrome clássica observada na anafilaxia alérgica.

Reações do Tipo III (imunocomplexas) são mediadas pelos complexos IgG ou IgM. Complexos imunes solúveis antígeno-anticorpo migram da circulação para serem depositados no espaço intersticial perivascular, ativando o sistema complemento. Reações anafiláticas a transfusões de sangue e terapias com componentes hematológicos, incluindo soroterapia (administração de imunoglobulina), são exemplos de reatividade coincidente dos tipos II e III. Portanto, essas reações são classificadas como anafilaxia mediada por complemento ou mediada por complexo imune.

Reações do Tipo IV (hipersensibilidade tardia) são mediadas pelas células T e não têm relação documentada com a patogênese da anafilaxia.

ANAFILAXIA

Princípios

Epidemiologia e Fatores de Risco

Não se sabe qual é a exata incidência da anafilaxia, mas evidências recentes sugerem que ela está aumentando e que, atualmente, ocorrem aproximadamente 1.500 casos fatais nos Estados Unidos por ano.[4,5] Na última década, especialistas no assunto desenvolveram critérios de consenso específicos para permitir uma abordagem mais objetiva em relação ao diagnóstico de anafilaxia. A literatura recente sugere que mais de 50% dos pacientes que se apresentam nos DEs foram erroneamente diagnosticados e até 80% não receberam a devida primeira linha de tratamento.[6]

Foi demonstrado que há maior incidência de anafilaxia entre mulheres grávidas, bebês, adolescentes e idosos.[7] Outros fatores de risco incluem atopia (predisposição genética ao desenvolvimento de doenças alérgicas), estresse emocional, ocorrência sazonal nos meses de verão e outono, condição socioeconômica mais elevada, habitantes de regiões do norte (possivelmente correlacionados aos níveis de vitamina D) e presença de infecção aguda. Anafilaxia severa está associada a asma insatisfatoriamente controlada,

QUADRO 109.1

Classificação de Gell e Coombs para Reações Imunes

TIPO I: HIPERSENSIBILIDADE IMEDIATA
A ligação de antígenos multivalentes a IgE na superfície dos mastócitos e basófilos leva à degranulação de mediadores. Em indivíduos previamente sensibilizados, a reação se desenvolve rapidamente (minutos). Esse tipo de reação de hipersensibilidade é observado em doenças alérgicas (p. ex., rinite alérgica, asma alérgica, urticária, angioedema e anafilaxia). Reação não imunológica (anafilactoide) se refere à liberação direta de mediadores pré-formados nos mastócitos independentemente da IgE.

TIPO II: REAÇÃO A ANTICORPO CITOTÓXICO
A ligação de anticorpos (IgM, IgG) de antígenos ligados à membrana leva à citotoxicidade e lise celular por meio do sistema complemento ou células mononucleares (macrófagos, neutrófilos, e eosinófilos). Esse tipo de reação é observado em reações de transfusão e incompatibilidade de Rh.

TIPO III: REAÇÃO MEDIADA POR COMPLEXO IMUNE
A ligação de anticorpos (IgM, IgG) a antígenos forma complexos imunes solúveis, que são depositados nas paredes dos vasos, causando uma reação inflamatória local (reação de Arthus), levando à inflamação e lesão tecidual. Esse tipo de reação é observado no lúpus eritematoso sistêmico e na doença do soro (após a administração de globulina antitimocítica).

TIPO IV: HIPERSENSIBILIDADE TARDIA MEDIADA POR CÉLULAS
Linfócitos sensibilizados (células TH_1) reconhecem o antígeno, recrutam outros linfócitos e células mononucleares para o local e iniciam a reação inflamatória. Não há envolvimento de anticorpos. Esse tipo de reação é observado na dermatite de contato, no eritema multiforme, na síndrome de Stevens-Johnson, e na necrólise epidérmica tóxica.

IgE, Imunoglobulina E; *IgG*, imunoglobulina G; *IgM*, imunoglobulina M; *TH_1*, célula T auxiliar tipo 1.

QUADRO 109.2

Fatores de Risco para Anafilaxia e Maior Intensidade e Mortalidade por Anafilaxia

FATORES DE RISCO PARA O DESENVOLVIMENTO DE ANAFILAXIA
Idade e sexo
    Mulheres grávidas, bebês, adolescentes, idosos
Via de administração
    Parenteral > oral
Maior status socioeconômico
Época do ano
    Verão e outono (maior tempo ao ar livre)
Histórico de atopia
Estresse emocional
Infecção aguda
Esforço físico
Histórico de mastocitose

FATORES DE RISCO PARA MAIOR INTENSIDADE E MORTALIDADE POR ANAFILAXIA
Extremidades etárias
    Muito jovens (subreconhecimento)
    Idosos
Condições comórbidas
    Doença cardiovascular (insuficiência cardíaca, doença isquêmica cardíaca, hipertensão)
    Doença pulmonar (asma, doença obstrutiva de vias aéreas)
Outros
    Uso concomitante de agentes anti-hipertensivos, especificamente betabloqueadores e inibidores da enzima conversora da angiotensina (IECAs)
    Uso concomitante de medicamentos que prejudicam a cognição (p. ex., álcool, drogas recreativas, sedativos, tranquilizantes)
Episódio recente de anafilaxia

Modificado de: Simons ER, et al: World Allergy Organization anaphylaxis guidelines: 2013 update of the evidence base. Int Arch Allergy Immunol 162:193-204, 2013; Muraro A, et al: Anaphylaxis: guidelines from the European Academy of Allergy and Clinical Immunology. Allergy 69:1026–1045, 2014; Ben-Shoshan M, Clarke AE: Anaphylaxis: past, present and future. Allergy 66:1–14, 2011.

---

histórico de mastocitose, grandes esforços físicos, exposição a um gatilho durante o uso concomitante de determinados medicamentos (IECAs, betabloqueadores e agentes anti-inflamatórios não esteroidais [AINEs]) e histórico de reação anafilática prévia (Quadro 109.2).[8-10] Em geral, quanto mais rápida a ocorrência de uma reação anafilática após a exposição, maior a probabilidade de que ela seja intensa e potencialmente fatal. A dose, frequência, duração e via de administração de um medicamento também podem afetar a tendência ao desenvolvimento de uma reação anafilática (p. ex., a via parenteral apresenta maior probabilidade de causar uma reação anafilática do que a via oral). Um aspecto interessante da anafilaxia relacionada a medicamentos é a constância da administração. Uma reação anafilática pode não ocorrer em um paciente suscetível desde que o medicamento seja administrado em intervalos regulares. O mesmo paciente, contudo, pode ter uma reação anafilática caso o medicamento seja retomado após uma interrupção do tratamento.

Os IECAs podem causar acúmulo de quininas e bradiquinina e, portanto, pode exacerbar o componente de angioedema da anafilaxia. Betabloqueadores podem antagonizar as ações de agentes adrenérgicos utilizados no tratamento da anafilaxia. Um recente estudo que avaliou a anafilaxia no DE demonstrou que o uso corrente de qualquer medicamento anti-hipertensivo estava associado a envolvimento de vários órgãos, reações mais intensas e maior incidência de hospitalização.[7]

Gatilhos Comuns de Anafilaxia

Virtualmente, qualquer agente que seja capaz de ativar mastócitos ou basófilos pode potencialmente precipitar uma reação anafilática. Contudo, em até 60% dos adultos e 10% das crianças, não se pode identificar o agente precipitante, sendo essas reações classificadas como *anafilaxia idiopática*.[11] Quando se pode determinar o gatilho, alimentos, picadas de insetos e medicamentos são as causas mais comuns. O Quadro 109.3 relaciona alguns dos agentes comuns por seu proposto mecanismo imunológico.[4,8]

Alimentos. Os alimentos são os principais agentes causadores identificáveis, responsáveis por aproximadamente um terço dos casos de anafilaxia. Os alimentos mais comumente identificados são castanhas, amendoim, peixe, moluscos, soja, leite de vaca e ovos. A maioria das reações severas e fatais parece estar associada à exposição a amendoim e castanhas, principalmente se o paciente tiver histórico de asma.[8] A maioria dessas reações ocorre após a ingestão, mas podem ocorrer após a inalação de partículas de alimento ou até mesmo por contato com a pele, com vômito contendo o agente instigador.[7] Para uma pessoa com uma alergia conhecida, pode ser difícil evitar reações alérgicas, pois a identidade do alérgeno pode ser obscurecida durante o processamento do produto (p. ex., consumir vinho contaminado com veneno de *Hymenoptera*).

Picadas de Insetos. Picadas de insetos são a segunda causa mais comum de reações anafiláticas, sendo a maioria delas associada a venenos de himenópteros (vespas, abelhas, formigas e outros mosquitos) e picadas de formigas-de-fogo. Essas reações geralmente requerem exposição sensibilizadora, mas há vários relatos de reações anafiláticas após uma primeira picada ou mordida percebida. Crianças tendem a sofrer reações cutâneas mais sistêmicas, enquanto os adultos têm maior propensão a sofrer

> **QUADRO 109.3**
>
> ### Agentes Etiológicos Causadores de Anafilaxia por Mecanismos Imunológicos
>
> **MECANISMOS IMUNOLÓGICOS (IGE-DEPENDENTES)**
> Alimentos: ovos, amendoim, castanhas, leite, frutas, frutos do mar, soja, gergelim
> Medicamentos: Antibióticos, AINEs, agentes quimioterápicos, imunomoduladores
> Picadas de insetos: Venenos de *himenópteros*, picadas de formigas-de-fogo
> Látex de borracha natural
> Hormônios: Insulina, metilprednisolona, paratormônio, estradiol, progesterona, corticotrofina
> Anestésicos locais: principalmente da família dos ésteres (procaína, tetracaína, benzocaína)
> MCR
> Alérgenos ocupacionais: enzimas, proteínas animais, proteínas botânicas
> Aeroalérgenos: pólen, poeira, esporos, pelos de animais
>
> **MECANISMOS IMUNOLÓGICOS (IGE-INDEPENDENTES)**
> MCR
> AINEs
> Dextranos
> Agentes biológicos: anticorpos monoclonais, imunomoduladores
>
> **MECANISMOS NÃO IMUNOLÓGICOS (ATIVAÇÕES DIRETAS DOS MASTÓCITOS)**
> Fatores físicos: esforço físico, frio, calor, luz do sol
> Etanol
> Medicamentos: alguns opiáceos
>
> **IDIOPÁTICOS (NENHUM GATILHO APARENTE)**
>
> *IgE*, Imunoglobulina E; *AINE*, Agente anti-inflamatório não esteroidal; *MCR*, meio de contraste radiológico.
> Modificado de: Simons ER, et al: World Allergy Organization Guideline for the assessment and management of anaphylaxis. J Allergy Clin Immunol 127(3):593 e1–e23, 2011.

> **QUADRO 109.4**
>
> ### Protocolo Padrão de Tratamento de Pacientes com Histórico de Anafilaxia Induzida por Contraste Radiológico
>
> Prednisona 50 mg por via oral administrados 13 horas, sete horas e uma hora antes do procedimento
> Difenidramina 50 mg via oral administrada uma hora antes do procedimento
> Considere efedrina 25 mg via oral administrada uma hora antes do procedimento
> Considere um antagonista de H_2, como ranitidina 150 mg via oral administrada três horas antes do procedimento

Acredita-se que a aspirina e outros AINEs causam anafilaxia por meio da interrupção do metabolismo do ácido araquidônico, um processo não mediado pela IgE (não imunológico). A incidência de anafilaxia por aspirina e AINEs varia amplamente, e essas reações parecem ser específicas ao medicamento e sem reatividade cruzada com outros AINEs. As síndromes de doença respiratória exacerbada por aspirina (DREA) e doença respiratória induzida por AINEs são exclusivas em indivíduos com histórico de asma ou rinite alérgica, não sendo consideradas reações anafiláticas.[12]

Embora corticosteroides sejam frequentemente usados no tratamento de síndromes alérgicas e anafilaxia, existem relatos de reações anafiláticas a esses medicamentos. Isso parece ser raro, sendo que a maioria delas estava associada à administração parenteral de metilprednisolona e hidrocortisona. Quando são necessários esteroides para o tratamento de outras condições, um teste cutâneo pode demonstrar o agente específico responsável pela hipersensibilidade, permitindo sua substituição por uma classe diferente.[12]

Látex de Borracha Natural. Alergia a látex de borracha natural (LBN) é o resultado da sensibilidade às proteínas ou substâncias químicas contidas nos produtos de látex. Essa reação de sensibilidade pode ser uma dermatite de contato tardia (tipo IV) ou uma reação de hipersensibilidade imediata (tipo I) (Quadro 109.1). Além de luvas de borracha, o LBN pode ser encontrado em uma variedade de outros suprimentos hospitalares, incluindo tubos endotraqueais, garrotes de pressão sanguínea, linhas do estetoscópio, máscaras de respiração, torniquetes e cateteres. LBN também é encontrado em balões, preservativos, chupetas, equipamentos esportivos e brinquedos. Nos últimos anos, a maioria dos ambientes de atendimento à saúde incorporou o uso de luvas e produtos livres de LBN, tornando as reações anafiláticas pelo látex um evento incomum.[2,4]

Meios de Contraste Radiológico. Meios de Contraste Radiológico (MCR) representam uma importante classe de agentes que podem causar uma reação anafilática. Aproximadamente, 10 milhões de exames radiológicos utilizando MCR são realizados anualmente nos Estados Unidos. Reações anafiláticas a MCR são basicamente idiossincrásicas, ocorrem em um prazo de minutos após a infusão e não são dependentes da dose. O mecanismo fisiopatológico das reações anafiláticas a MCR é desconhecido, mas acredita-se que seja não imunológico (não IgE). Entre os fatores de risco de uma reação anafilática estão: reação adversa prévia a MCR, histórico de atopia ou doença alérgica, asma e determinados medicamentos. Histórico de alergia a peixe ou moluscos não constitui contraindicação ao uso dos atuais MCR disponíveis e nem aumenta o risco de uma reação adversa a MCR. Clinicamente, o risco de reação adversa severa com materiais de contraste iônicos e não iônicos é de menos de 1%. Estima-se que a taxa de mortalidade por reações a MCR seja de 1 a 3 para cada 100.000 administrações de material de contraste. Foram desenvolvidos protocolos para minimizar os riscos de uma reação alérgica grave em pacientes que já apresentaram reações adversas anteriormente a MCR, mas que ainda requerem outros exames radiográficos com agentes de contraste (Quadro 109.4).

colapso hemodinâmico. As pessoas que apresentam uma grande reação local na área da picada ou mordida são menos propensas a sofrer uma reação sistêmica.[2,8]

Medicamentos. Antibióticos, agentes quimioterápicos, AINEs, e imunomoduladores são os gatilhos mais comumente relatados, e os medicamentos enquanto classe representam a terceira causa mais frequente de reação anafilática.[4]

Penicilina é a causa mais comum de anafilaxia induzida por medicamento. Embora os pacientes normalmente relatem histórico de alergia a penicilina, isso pode não resistir a uma análise mais aprofundada. Estudos demonstraram que até 90% das pessoas com histórico relatado de alergia a penicilina podem usar penicilina com segurança. Geralmente, essas pessoas são tachadas erroneamente de alérgicas à penicilina ou deixam de ser alérgicas após anos evitando se expor à substância. Penicilina administrada por via parenteral é responsável pela maioria dessas reações anafiláticas.[2,12]

As cefalosporinas compartilham a estrutura do anel betalactâmico e as cadeias laterais das penicilinas, mas a reatividade alérgica cruzada parece ser pequena, algo em torno de 1% a 8% dos pacientes. Pacientes que tiveram urticária ou reações anafiláticas após tomar penicilina são mais propensos a ter uma reação adversa às cefalosporinas, mas, mesmo nesse contexto, o risco de uma reação anafilática é muito baixo. Em pacientes com histórico de alergia a penicilina, uma cefalosporina é considerada segura se seu resultado do teste cutâneo de penicilina for negativo. Se o teste cutâneo de penicilina for positivo, eles poderiam ser submetidos a uma provocação gradativa ou a um processo de dessensibilização rápido.[12]

Anafilaxia Induzida por Exercícios. Em certos contextos, o exercício tem sido reconhecido como um evento gerador de reação tipo anafilaxia. Seu mecanismo não está claro, mas a liberação de mediadores pelos mastócitos e basófilos está implicada. Pacientes com anafilaxia induzida por exercícios são geralmente atletas dedicados que podem ter um histórico pessoal ou familiar de atopia. Em alguns indivíduos, anafilaxia ocorre somente se gatilhos comuns ou cofatores específicos estiverem presentes durante ou antes do início do exercício e normalmente não causam sintomas sem esforço físico. Entre eles podem estar incluídos certos alimentos, medicamentos ou níveis mais elevados de pólen na área. Alimentos provocativos, se identificados, devem ser evitados. Os pacientes devem descontinuar o exercício mediante o surgimento de exantema ou prurido. Quando se continua o exercício além desse ponto, deterioração clínica é provável em indivíduos suscetíveis. O tratamento profilático com anti-histamínico pode ser de útil.[2,13]

Anafilaxia Idiopática. Conforme mencionado anteriormente, de 30% a 60% dos adultos e até 10% das crianças não têm um gatilho identificável para suas reações anafiláticas. O diagnóstico de anafilaxia idiopática é geralmente feito após uma extensiva avaliação por um alergista. Na tentativa de prevenir episódios recorrentes, esses pacientes são geralmente tratados com medicações profiláticas diárias, como anti-histamínicos e, às vezes, corticosteroides. Algumas mulheres diagnosticadas com anafilaxia idiopática podem, na verdade, representar anafilaxia a "progesterona". Mulheres que sofrem desse transtorno apresentam episódios recorrentes de anafilaxia que estão temporariamente relacionados a seus ciclos menstruais.[11]

Mediadores da Anafilaxia

Os diversos mediadores liberados pelos mastócitos e basófilos exercem efeitos fisiológicos coincidentes nos órgãos e tecidos-alvo, tornando difícil atribuir manifestações clínicas específicas a qualquer um desses mediadores. A histamina é o mediador mais importante e um contribuinte essencial para a hipersensibilidade imediata e inflamação. Sua infusão demonstrou produzir a maioria das características clínicas observadas durante a reação anafilática (Tabela 109.1). Existem três classes de receptores de histamina: H_1, H_2 e H_3. A estimulação dos receptores de H_1 produz contração dos músculos lisos dos brônquios, intestinos e útero. Também leva a um aumento da permeabilidade vascular, produção de muco nasal e quimiocinese e quimiotaxia de eosinófilos e neutrófilos. A estimulação dos receptores de H_2 aumenta os batimentos cardíacos, a força de contração ventricular, a secreção de ácidos gástricos, a produção de muco nas vias aéreas e permeabilidade vascular, ao mesmo tempo causando broncodilatação e inibição da liberação de histamina pelos basófilos. Os receptores de H_3 são encontrados em neurônios no sistema nervoso central e nos tecidos periféricos, e controlam a síntese e a liberação de histamina.[14]

Além da histamina, há diversos metabólitos de lipídios produzidos por meio de rotas dos prostanoides e leucotrienos que contribuem para os efeitos fisiológicos adversos induzidos pela histamina. A prostaglandina D_2 (PGD_2) é o principal metabólito do ácido araquidônico liberado por mastócitos ativados. A PGD_2 e os tromboxanos são sintetizados do ácido araquidônico por intermédio da rota da ciclo-oxigenase (tanto pea COXl-1 quanto pela COX-2). A PGD_2 induz hipotensão, inibição da agregação de plaquetas, e é aproximadamente 30 vezes mais potente do que a histamina em causar broncoconstrição. Os leucotrienos LTB_4, LTC_4, LTD_4 e LTE_4 são sintetizados do ácido araquidônico por meio da rota da lipo-oxigenase. Eles estão envolvidos no broncoespasmo colinérgico-independente, aumento da permeabilidade vascular e aumento de produção da glândula mucosa.[14]

O fator ativador de plaquetas (FAP) é um fosfolipídio e um potente composto que desencadeia a agregação das plaquetas humanas. Suas outras ações incluem a ativação e a quimiotaxia dos neutrófilos, juntamente com contração do músculo liso do íleo e do parênquima pulmonar. Os efeitos clínicos do FAP incluem diminuição da força de contração do miocárdio, vasoconstrição coronariana, edema pulmonar e aumento prolongado da resistência pulmonar total com menor complacência dinâmica.[14,15]

Dados recentes destacaram os importantes papéis que o óxido nítrico e a esfingosina monofosfato desempenham na anafilaxia. A esfingosina monofosfato pode desencadear o influxo de cálcio, estimulando a síntese de citocinas e a degranulação dos mastócitos. O óxido nítrico é sintetizado no endotélio vascular e sua ação pode ser aumentada por histamina, leucotrienos, fator de necrose tumoral alfa (TNF-α) e pelo FAP. É um potente vasodilatador que contribui para a hipotensão ocasionalmente observada na anafilaxia.[14]

Características Clínicas

As reações anafiláticas variam em termos de duração e intensidade, mas normalmente se manifestam rapidamente e podem resultar em morte. Elas geralmente se apresentam como uma combinação de características clínicas, comumente afetando uma série de sistemas orgânicos, incluindo pele (de 80% a 90% dos episódios), trato respiratório (70% dos episódios), trato gastrointestinal (de 30% a 45% dos episódios), cardiovascular (de 10% a 45%), e sistema nervoso central (de 10% a 15% dos episódios).[5,8] As apresentações clínicas dependem do grau de hipersensibilidade do indivíduo; da quantidade, via e índice de exposição ao antígeno; do padrão da liberação de mediadores; e da sensibilidade e reatividade do órgão-alvo. Os sintomas de anafilaxia geralmente ocorrem minutos após a exposição, embora algumas reações possam se desenvolver horas após o contato com o agente desencadeador.[2] O National Institute of Allergy and Infectious Diseases/Food Allergy and Anaphylaxis Network (NIAID/FAAN) e a WAO – World Allergy Organization adotaram diretrizes diagnósticas específicas para auxiliar os médicos a reco-

TABELA 109.1

Mediadores na Anafilaxia e Suas Ações Fisiológicas e Manifestações Clínicas

MEDIADORES	ATIVIDADE FISIOLÓGICA	MANIFESTAÇÃO CLÍNICA
Histamina, leucotrienos, tromboxano, prostaglandinas, fator ativador de plaquetas, óxido nítrico	Permeabilidade vascular, vasodilatação, espasmo de músculos lisos, secreção de glândulas mucosas, estímulo de nociceptores, depressão do miocárdio	Urticária generalizada e angioedema, prurido, sibilos, broncoconstrição, rinorreia e broncorreia, coriza, conjuntivite, síncope, taquicardia, hipotensão, choque, dor abdominal, náusea, vômito, diarreia
Triptase, carboxipeptidase, quimase, catepsina G	Ativação do sistema complementar, quimioatração, ativação e degranulação dos mastócitos	A reação anafilática é amplificada pelo recrutamento e ativação do sistema complementar e degranulação adicional de mediadores dos mastócitos
TNF-α, citocinas, quimiocinas, fatores quimiotáticos eosinofílicos	Indução da produção do fator antiativação de plaquetas, controle da migração de eosinófilos e outras células inflamatórias	Podem ser responsáveis pela intensidade e duração prolongada dos sintomas, e pela reação multifásica do ataque anafilático

TNF-α, Fator de necrose tumoral alfa.

QUADRO 109.5

Critérios Clínicos para o Diagnóstico de Anafilaxia

Anafilaxia é altamente provável quando qualquer um dos três critérios a seguir está presente:

1. Súbita manifestação de uma doença (de minutos a várias horas) com envolvimento da pele, tecidos mucosos ou ambos (p. ex., urticária generalizada, coceira ou vermelhidão, inchaço nos lábios-língua-úvula) e pelo menos um dos seguintes:
   a. Comprometimento respiratório (p. ex., falta de ar, sibilo, tosse, estridor, hipoxemia)
   b. Queda na pressão arterial ou sintomas associados de disfunção de órgão-alvo (p. ex., hipotonia [colapso], síncope, incontinência)
2. Dois ou mais dos seguintes ocorrendo rapidamente (de minutos a várias horas) após exposição a um provável alérgeno ou outro gatilho para aquele paciente:
   a. Envolvimento do tecido cutâneo-mucoso (p. ex., urticária generalizada, coceira-vermelhidão, inchaço nos lábios-língua-úvula)
   b. Súbito comprometimento respiratório (p. ex., falta de ar, sibilo, tosse, estridor, hipoxemia)
   c. Súbita queda na pressão arterial ou sintomas associados de disfunção de órgão-alvo (p. ex., hipotonia [colapso], síncope, incontinência)
   d. Súbitos sintomas gastrointestinais (p. ex., dor abdominal tipo cólica, vômito)
3. Queda na pressão arterial após exposição a um alérgeno conhecido para aquele paciente (de minutos a várias horas):
   a. Bebês e crianças: baixa PA sistólica (específica à idade) ou queda de mais de 30% da PA sistólica*
   b. Adultos: PA sistólica de menos de 90 mmHg ou queda de mais de 30% em relação ao valor basal daquele paciente

PA, Pressão arterial.
*Pressão arterial sistólica baixa em crianças é definida como < 70 mmHg de um mês a um ano de vida, < 70 mmHg + (duas × idade) de um a 10 anos de idade, e < 90 mmHg dos 11 aos 17 anos de idade.
Modificado de: Simons ER, et al: 2012 Update: World Allergy Organization Guidelines for the assessment and management of anaphylaxis. Curr Opin Allergy Clin Immunol 12:389–399, 2012.

QUADRO 109.6

Diagnóstico Diferencial de Anafilaxia

Urticária aguda generalizada
Exacerbação de asma
Infarto do miocárdio
Embolia pulmonar
Síncope
Reação medicamentosa cutânea adversa
Ataques de ansiedade/pânico

SÍNDROME DO RUBOR
Rubor associado a alimentos
  Álcool
  GMS
  Sulfitos
  Escombroidose
Tumor carcinoide
Perimenopausa
Tirotoxicose
Leucemia basofílica
Mastocitose (mastocitose sistêmica e urticária pigmentosa)
Tumores de peptídeos vasointestinais

SÍNDROMES DE CHOQUE
Choque séptico
Choque hipovolêmico
Choque cardiogênico
Choque distributivo

DIVERSOS
Hipoglicemia
Angioedema adquirido e AEH
Angioedema associado a IECAs
Síndrome do Homem Vermelho (Vancomicina)
Transtornos neurológicos (convulsão, derrame, epilepsia autonômica)
Síndrome da disfunção das cordas vocais
Feocromocitoma

ECA, Enzima conversora da angiotensina; *AEH*, Angioedema hereditário; *GMS*, glutamato monossódico.
Modificado de: Simons ER, et al: World Allergy Organization guideline for the assessment and management of anaphylaxis. J Allergy Clin Immunol 127(3):593 e1–e23, 2011; Muraro A, et al: Anaphylaxis: guidelines from the European Academy of Allergy and Clinical Immunology. Allergy 69:1026–1045, 2014.

---

nhecer melhor e de maneira mais consistente casos de anafilaxia (Quadro 109.5). Esses critérios diagnósticos foram validados nos DEs e demonstraram uma altíssima sensibilidade.[16,17]

A maioria das reações anafiláticas (de 80% a 90%) envolve a pele. Elas podem se apresentar na forma de calor e formigamento no rosto, boca, palmas e solas dos pés, ou como rubor generalizado, prurido e urticária difusa. Congestão nasal, espirros, coceira nos olhos e lacrimejamento também são queixas comuns. Os pacientes que apresentam angioedema podem se queixar de inchaço e sensação de queimação na área afetada. Isso pode ser seguido por dificuldades de respiração de intensidade leve a grave. O paciente pode apresentar tosse, sensação de aperto no peito, dispneia ou chiados audíveis. Pacientes com edema de laringe geralmente se queixam de rouquidão, garganta fechada ou estridor.[4,8] Hipotensão ou disritmias podem se manifestar na forma de vertigem ou síncope. Pode-se observar, em raras ocasiões, atividade convulsiva devido à redução da perfusão cerebral. Sintomas gastrointestinais, mais comuns em idosos, incluem dor abdominal tipo cólica, com associação de náusea, vômito, diarreia ou tenesmo.[2,8] As reações anafiláticas variam bastante de um indivíduo para outro e mesmo entre diferentes episódios em um mesmo paciente. Deve-se notar que hipotensão e choque raramente são características apresentadas por bebês e crianças, sendo muito mais comuns na população adulta.[4,7] Um resumo das manifestações clínicas observadas de anafilaxia juntamente com suas respectivas alterações fisiopatológicas é apresentado na Tabela 109.2.

Diagnóstico Diferencial

O diagnóstico de anafilaxia é imediatamente aparente em um paciente que apresente exantema agudo, dificuldade de respirar e hipotensão após uma exposição a um alérgeno, mas existem vários outros processos patológicos que podem apresentar sintomas semelhantes. Síncope, ataques de pânico e exacerbações de asma são algumas das apresentações mais comuns que podem potencialmente instigar esse dilema diagnóstico. Exacerbação aguda de asma raramente se apresenta com hipotensão, dor abdominal e exantema, mas pode ser muito provável que um paciente que esteja sofrendo de anafilaxia aguda tenha histórico de asma.[4] Síndrome do rubor pode ocorrer pela liberação excessiva de histamina endógena após certas ingestões, como na intoxicação escombroide e em alimentos que contêm glutamato monossódico (GMS), mas essas apresentações isoladas não demonstrarão outros critérios clínicos necessários para se encaixar na definição de anafilaxia. Síncope vasovagal geralmente se apresenta com bradicardia, hipotensão e palidez, ao invés de taquicardia, urticária e dificuldade de respiração geralmente associadas à anafilaxia.[4,9] Uma lista de diagnósticos diferenciais de anafilaxia pode ser encontrada no Quadro 109.6.

TABELA 109.2
Manifestações Clínicas de Anafilaxia e suas Respectivas Alterações Fisiopatológicas

SISTEMA ORGÂNICO	REAÇÃO	SINTOMAS	SINAIS	ALTERAÇÕES FISIOPATOLÓGICAS
Trato Respiratório				
Superior	Rinite	Congestão nasal Coceira nasal Espirros	Edema da mucosa nasal Rinorreia	Maior permeabilidade vascular Vasodilatação Estimulação das terminações nervosas
	Edema de laringe	Dispneia Rouquidão Compressão de garganta Hipersalivação	Estridor de laringe Edema supraglótico e glótico	Como acima, mais aumento de secreções de glândulas exócrinas
Inferior	Broncoespasmo	Tosse Sibilos Compressão retroesternal Dispneia	Tosse Sibilo, ronqueira Taquipneia Dificuldade para respirar Cianose	Como acima, mais contração do músculo liso dos bronquíolos

Sistema Cardiovascular	Colapso circulatório
	Disritmias
	
	Parada cardíaca
		Vertigem
		Fraqueza generalizada
		Síncope
		Dor isquêmica no peito
		Idem acima, mais palpitações
			Taquicardia
			Hipotensão
			Choque
			
			Alterações ECG:
			  Taquicardia
			  Alterações não específicas e isquêmicas do segmento ST e onda T
			  Não específicas e isquêmicas
			  Alterações da onda ST-T
			  Sobrecarga ventricular direita
			  Contrações atriais e ventriculares prematuras
			  Ritmo nodal
			  Fibrilação atrial
			Alterações
			ECG sem pulso:
			  fibrilação ventricular
			  Assistolia
				Maior permeabilidade vascular
				Vasodilatação
				Perda de tônus vasomotor
				Maior capacitância venosa
				Redução do débito cardíaco
				Menor supressão do miocárdio induzida por mediadores
				Redução do volume efetivo de plasma
				Menor pré-carga
				Menor pós-carga
				Hipóxia e isquemia
				Disritmias
				Efeitos iatrogênicos de medicamentos usados no tratamento
				Doença cardíaca preexistente

Pele	Urticária	Prurido Formigamento e calor Rubor Vergões	Urticária Eritema difuso	Maior permeabilidade vascular Vasodilatação
	Angioedema	edema não pruriginoso de extremidades, periorbital e perioral	Edema não compressível, geralmente assimétrico	Maior permeabilidade vascular
Olho	Conjuntivite	Coceira ocular Aumento do lacrimejamento Vermelhidão ocular	Inflamação da conjuntiva	Estimulação das terminações nervosas
Trato gastrointestinal		Disfagia Cólicas, dor abdominal Náusea e vômito Diarreia (raramente com sangue) Tenesmo	Não específicos	Aumento da secreção de muco Contração dos músculos lisos gastrointestinais
Sistema nervoso central – Diversos		Apreensão Sensação de fatalidade iminente Dor de cabeça Confusão	Ansiedade Convulsões (raramente) Coma (tardio)	Secundário à hipóxia e hipoperfusão cerebral Vasodilatação
Hematológicos	Fibrinólise e coagulação intravascular disseminada	Sangramento e formação anormal de hematomas	Hemorragia de membrana mucosa, coagulação intravascular disseminada Aumento do tônus uterino Sangramento vaginal	Recrutamento e ativação de mediadores Contração dos músculos lisos do útero Contração dos músculos lisos da bexiga
Geniturinário		Dor pélvica Incontinência urinária	Incontinência urinária	

ECG, Eletrocardiográfico.

Exame Diagnóstico

Anafilaxia é basicamente um diagnóstico clínico. Um bom histórico e exame físico são as melhores ferramentas para se fazer um diagnóstico preciso e eficiente de anafilaxia. O Quadro 109.5 relaciona os critérios diagnósticos para anafilaxia. Níveis séricos elevados de histamina medidos em um prazo de uma hora e níveis de triptase verificados em cinco horas do surgimento dos sintomas demonstraram ter uma correlação com a anafilaxia. Esses exames laboratoriais não são úteis no contexto da manifestação aguda, pois os ensaios normalmente demoram uma hora para serem realizados. Da mesma forma, os níveis de triptase podem não estar elevados em casos de anafilaxia induzida por alimentos.[7,16] O objetivo de exames de triagem deve ser descartar outras emergências que possam potencialmente ser confundidas com anafilaxia (Quadro 109.6).

Tratamento

Visão Geral

No contexto da anafilaxia, a chave para evitar resultados adversos é reconhecer a condição imediatamente e iniciar as devidas intervenções. A incapacidade de tomar essas medidas imediatamente, mesmo por alguns minutos, pode levar à hipóxia e até mesmo à morte.[7]

Após o reconhecimento da presença de anafilaxia, um esforço inicial rápido deve ser feito para remover qualquer agente desencadeador (ou seja, ferrão de inseto, interrupção da infusão de medicamentos). A respiração, circulação, pele, estado mental, e peso corporal do paciente devem ser rapidamente verificados. O paciente deve ser colocado em um monitor cardíaco contínuo e oxímetro de pulso, um acesso intravenoso (IV) deve ser providenciado e oxigênio suplementar deve ser administrado.[4] A maioria das morbidades e as mortalidade associadas à anafilaxia são causadas por insuficiência respiratória aguda ou colapso cardiovascular. Portanto, os próximos passos do tratamento devem se concentrar na tríade de administração rápida de epinefrina, garantir patência de via aérea e expansão do volume intravascular com fluidos IV. Anti-histamínicos (bloqueadores de H_1 e H_2) e corticosteroides são comumente administrados em casos de anafilaxia, mas não existe evidência objetiva de que eles melhorem o resultado geral e não devem ser considerados medicamentos de primeira linha de tratamento.[4,18] O Quadro 109.7 oferece um resumo do algoritmo de tratamento para anafilaxia.

Posicionamento

Pacientes hipotensos devem ser imediatamente colocados em posição supina com suas extremidades inferiores elevadas. Se eles estiverem sentindo dificuldades respiratórias ou vomitando, deixe que o paciente se coloque em uma posição confortável e tente elevar suas pernas, se possível. Esse posicionamento ajuda a prevenir choque distributivo e permite que a epinefrina chegue ao coração

---

QUADRO 109.7

Algoritmo de Tratamento para Anafilaxia

MEDIDAS EMERGENCIAIS (TOMADAS SIMULTANEAMENTE)
Remover qualquer agente desencadeador.
Colocar o paciente em posição supina.
Iniciar monitoramento cardíaco, oximetria de pulso e monitoramento autônomo da pressão arterial.
Oxigênio suplementar, se houver indicação.
Acessos venosos de grosso calibre (p. ex., de 16 ou 18 gauge).
Garantir patência de vias aéreas. Preparar-se para intubação endotraqueal com ou sem intubação de sequência rápida.
Preparar-se para utilizar técnica de via aérea adjuvante (p. ex., intubação acordada por fibra ótica, acesso cirúrgico de vias aéreas).
Iniciar rápida infusão de cristaloide isotônico (solução salina normal):
 Adultos: 1.000 mL IV nos primeiros cinco minutos em adultos (vários litros de solução salina normal podem ser necessários)
 Crianças: incrementos de 20 a 30 mL/kg IV

MEDICAMENTOS PARA TRATAMENTO DE ANAFILAXIA
Agente de Primeira Linha
A epinefrina é o medicamento de primeira linha e deve ser administrada imediatamente mediante a primeira suspeita de reação anafilática.
 Adultos: de 0,3 a 0,5 mg IM (concentração de 1:1000) na região anterolateral da coxa a cada cinco a 10 minutos, de acordo com a necessidade
 Crianças: 0,01 mg/kg IM (concentração de 1:1000) na região antero lateral da coxa a cada cinco a 10 minutos, de acordo com a necessidade
 Alternativamente, a epinefrina (EpiPen, 0,3 mL; ou EpiPen Jr, 0,15 mL) pode ser administrada na região anterolateral

Agentes de Segunda Linha (Não Devem Preceder a Administração de Epinefrina)
Anti-histamínicos
Difenidramina:
 Adultos: 50 mg IV ou 50 mg oral
 Crianças: 1 mg/kg IV ou oral
Ranitidina:
 Adultos: 50 mg IV (150 mg oral)
 Crianças: 1 mg/kg IV ou oral

Beta-Agonistas Aerossóis (em caso de broncoespasmo)
Adultos:
 Salbutamol: 2,5 mg, diluído em 3 mL de solução salina normal; pode ser administrado continuamente
 Ipratrópio: 0,5 mg em 3 mL de solução salina normal; repetir conforme necessário
Crianças:
 Salbutamol: 2,5 mg, diluído em 3 mL de solução salina normal; pode ser administrado continuamente
 Ipratrópio: 0,25 mg em 3 mL de solução salina normal; repetir conforme necessário

Glicocorticoides (Sem Benefício no Tratamento Agudo)
Metilprednisolona:
 Adultos: de 125 a 250 mg IV
 Crianças: de 1 a 2 mg/kg IV
Prednisona/prednisolona:
 Adultos: de 40 a 60 mg oral
 Crianças: de 1 a 2 mg/kg oral

HIPOTENSÃO REFRATÁRIA
Considere infusão IV por gotejamento contínuo de epinefrina (diluir 1 mg (1 mL 1:1000) em 1000 mL de solução salina normal ou SG 5% para produzir uma concentração de 1 μg/mL)
Adultos: de 1 a 10 μg/minuto IV (titulado até o efeito desejado)
Crianças: de 0,1 a 1,5 μg/minuto IV (titulado até o efeito desejado)

OUTROS VASOPRESSORES A SEREM CONSIDERADOS
Dopamina: de 5 a 20 μg/kg por minuto em infusão IV contínua (titulada até o efeito desejado)
Norepinefrina: de 0,05 a 0,5 μg/kg por minuto (titulada até o efeito desejado)
Fenilefrina: de 1 a 5 μg/kg por minuto (titulada até o efeito desejado)
Vasopressina: de 0,01 a 0,4 unidades/min (titulada até o efeito desejado)

PACIENTES QUE TOMAM BETABLOQUEADORES
Glucagon: de 1 a 5 mg IV durante cinco minutos, seguidos por 5 a 15 μg/min de infusão IV contínua

SG 5% solução glicosada; *IM*, intramuscular; *IV*, intravenoso.

e seja distribuída para todo o corpo.[4] Mulheres grávidas devem ser colocadas em decúbito lateral esquerdo para prevenir compressão da veia cava e para promover o retorno venoso do sangue para o coração.[7]

Epinefrina

A epinefrina deve ser o primeiro medicamento administrado quando o médico suspeitar que um paciente esteja tendo uma reação anafilática. A dose de epinefrina aquosa é de 0,3 a 0,5 mg de concentração 1:1000 (1 mg/mL) por via intramuscular (IM) para adultos e de 0,01 mg/kg de concentração 1:1000 IM para pacientes pediátricos, podendo ser repetida a cada cinco ou 10 minutos, conforme a necessidade. Ela deve ser administrada por via IM na lateral da coxa distalmente (vasto lateral). Isso demonstrou proporcionar concentrações de pico mais rápidas no plasma (oito minutos) quando comparado à via subcutânea anteriormente sugerida (34 minutos).[2]

Se o paciente continuar hipotenso após várias doses de epinefrina IM e expansão adequada de volume com o objetivo de aumentar a pressão sanguínea, epinefrina IV deve ser considerada. Epinefrina IV aumenta os riscos de disritmias cardíacas, requerendo contínuo monitoramento cardíaco e hemodinâmico. Recomendam-se diluição e administração lenta para reduzir efeitos desfavoráveis. Em adultos, a literatura recente sugere preparar uma concentração de 1,0 µg/mL com uma infusão inicial a uma taxa de 1 µg/minuto. Deve-se aumentar a taxa até se alcançar estabilidade hemodinâmica ou a dose máxima de 10 µg/min. Isso pode ser preparado misturando-se 1 mg (1 mL) de epinefrina a uma concentração de 1:1000 com 1.000 mL de dextrose a 5% em água ou solução salina normal; isso produz uma infusão de 1 mL/minuto equivalente a 1 µg/minuto. Em crianças e bebês, uma taxa de infusão de 0,1 µg/kg por minuto é recomendada, podendo ser aumentada em incrementos de 0,1 µg/kg por minuto até o máximo de 1,5 µg/kg por minuto.[2,6]

Acesso venoso central é recomendado ao se administrar epinefrina IV devido ao risco de necrose tecidual por extravasamento. Além da via IM, a administração bem-sucedida de epinefrina por vias intraósseas, sublinguais e endotraqueais já foi relatada empiricamente, embora somente a via parenteral seja recomendada de acordo com as diretrizes recentes.[4,7]

As diretrizes de dosagem e concentração nessas vias de administração de epinefrina são as mesmas que para a administração IV.

O valor terapêutico da epinefrina se origina de suas ações alfa adrenérgicas e beta adrenérgicas combinadas. A estimulação alfa 1 adrenérgica aumenta a vasoconstrição, aumenta a resistência vascular periférica e diminui o edema de mucosa. Por meio da estimulação beta 1 adrenérgica, a atividade cardíaca inotrópica e cronotrópica é intensificada. A estimulação beta 2 adrenérgica também proporciona estabilização dos mastócitos e basófilos, induzindo broncodilatação.[4] Esses efeitos combinados resultam na diminuição da liberação de mediadores por parte dos mastócitos e basófilos, o que traz melhora da urticária e broncoespasmo, reduz o edema e inchaço de mucosas, e reverte a hipotensão sistêmica. A epinefrina, portanto, age diretamente no sentido de melhorar as características clínicas mais comumente observadas em uma reação anafilática.

A epinefrina pode produzir uma série de efeitos colaterais indesejáveis, incluindo palpitações, ansiedade, tremor, palidez, tontura e dor de cabeça. Arritmias ventriculares, edema pulmonar e crise hipertensiva são os eventos adversos mais graves que se sabe que ocorrem, mas eles estão geralmente relacionados com a administração IV ou a níveis tóxicos devido a dosagens inadequadas.[4] A despeito dessas questões, os benefícios da administração rápida de epinefrina na anafilaxia se sobrepõem em muito aos riscos conhecidos. Não há contraindicação absoluta para o uso de epinefrina, que é o medicamento de escolha na anafilaxia e nos choques anafiláticos.[7]

Vias Aéreas

Pacientes com dificuldades para respirar e que estejam recebendo múltiplas doses de epinefrina devem ser colocados em oxigênio suplementar e preparados para possível manejo avançado de vias aéreas. Pacientes com broncoespasmo podem se beneficiar de broncodilatadores ou nebulizadores com beta-agonistas, mas isso não deve excluir a administração da epinefrina. Obstrução das vias aéreas superiores por angioedema de laringe podem progredir rapidamente; portanto preparações para dificuldades nas vias áreas devem ser feitas precocemente. Isso pode incluir intubação acordada com o auxílio de laringoscopia por fibra óptica ou do equipamento necessário para proporcionar acesso cirúrgico das vias aéreas.[4,6]

Expansão de Volume

Juntamente com a avaliação das vias aéreas, deve-se iniciar a ressuscitação fluídica. Para adultos, deve-se infundir de um a dois litros de solução salina normal rapidamente por meio de linhas IV de grande calibre (p. ex., 16 gauge). Pacientes pediátricos devem receber bólus em incrementos de 20 mL/kg. Quando não se pode estabelecer um acesso IV, a colocação de um cateter intraósseo é uma alternativa. O auxílio de uma bomba de infusão ou bolsa de pressão deve ser utilizado quando se estiver administrando fluidos dessa maneira. Grandes volumes de solução salina normal (de dois a sete litros) podem ser necessários para reverter os efeitos do extravasamento de fluidos no espaço extravascular e o colapso circulatório ocasionalmente observado na anafilaxia. Pacientes com insuficiência cardíaca ou insuficiência renal devem ser monitorados atentamente em relação a sinais de sobrecarga de volume.[4,6]

Anti-histamínicos

Anti-histamínicos H_1 e H_2 podem ser considerados adjuvantes e tratamentos de segunda linha, mas eles não devem substituir a administração de epinefrina no tratamento da anafilaxia. Anti-histamínicos H_1 podem ajudar a aliviar sintomas cutâneos, como urticária, prurido, angioedema, sintomas oculares e nasais, e rubor. Anti-histamínicos H_2 podem contribuir para o alívio desses sintomas cutâneos e são considerados sinérgicos quando administrados junto com anti-histamínicos H_1.[4,9] Veja o Quadro 109.7 para sugestões de posologia.

Glicocorticoides

Glicocorticoides não desempenham um papel imediato no tratamento agudo da anafilaxia e devem ser considerados como intervenções de terceira linha. Seu início de ação normalmente só ocorre após várias horas e não devem ser administrados antes de tratamentos de primeira e segunda linhas. Eles podem, porém, oferecer benefícios por prevenirem sintomas prolongados ou uma reação bifásica, mas isso jamais foi comprovado.[4,9] Atualmente, não há estudos avaliando especificamente o papel dos glicocorticoides no tratamento da anafilaxia.[19,20] Veja o Quadro 109.7 para sugestões de posologia.

Pacientes que Tomam Betabloqueadores

Glucagon, com efeitos positivos cardíacos inotrópicos e cronotrópicos mediados independentemente por receptores alfa e beta, pode ser útil em pacientes com reações anafiláticas que estejam tomando betabloqueadores e que não respondem à epinefrina e a outras modalidades padrão de tratamento. A dose IV inicial é de 1 a 5 mg para adultos e de 20 a 30 µg/kg (dose máxima de 1 mg) para crianças, e pode ser seguida por uma infusão de 5 a 15 µg/minuto. Náusea e vômito são efeitos colaterais comuns; portanto o médico deve estar preparado para administrar um antiemético quando indicado.[6,9]

Seguimento

Até 20% dos pacientes podem sofrer uma reação bifásica definida como recorrência dos sintomas sem re-exposição ao agente desencadeador. A maioria dessas reações ocorre em um prazo de oito horas, mas há relatos de prazos de até 72 horas. A maioria responderá novamente ao tratamento adequado e a literatura recente sugere que reações bifásicas clinicamente importantes e fatalidades são, na verdade, muito mais raras do que anteriormente relatado.[21,22] Reações bifásicas são mais comuns em pacientes com histórico de asma, nos que ingerem o alérgeno ou que apresentam edema de laringe, sibilos ou sintomas gastrointestinais.[4,22] Diretrizes de consenso sugerem que os pacientes que respondem ao tratamento e cujos sintomas se resolvem completamente podem receber alta após um período de observação de quatro a oito horas. Considere prolongar a observação ou o período de hospitalização em pacientes que: (1) apresentam anafilaxia prolongada, hipotensão ou envolvimento das vias aéreas; (2) recebem epinefrina IV ou mais do que duas doses de epinefrina IM; ou (3) têm pouco apoio social e ambulatorial.[6]

Antes da alta, o médico deve assumir um papel ativo na educação do paciente a respeito de sua alergia e anafilaxia. O paciente deve receber alta com uma prescrição de dois dispositivos autoinjetáveis de epinefrina, um para deixar em casa e o outro para carregar sempre com ele. Também é importante explicar minuciosamente e demonstrar como utilizar o dispositivo.[6] Os pacientes devem ser estimulados a desenvolver um plano de ação emergencial para anafilaxia e adquirir um dispositivo de identificação médica (p. ex., pulseira, cartão de bolso). Deve-se enfatizar a necessidade de acompanhamento oportuno, preferencialmente com um alergista-imunologista de sua região.[7]

URTICÁRIA E ANGIOEDEMA

Princípios e Características Clínicas

Urticária é uma apresentação alérgica comumente encontrada no DE, sendo caracterizada pela presença de pápulas (erupções cutâneas), angioedema ou ambos. Ambas as entidades são geralmente observadas isoladamente, sem outros critérios clínicos que satisfaçam o diagnóstico de anafilaxia, e devem ser diferenciadas de outras condições, como síndromes autoinflamatórias e outras causas de angioedema não histaminérgico. A urticária se manifesta na forma de pápulas ou vergões, que consistem de inchaço central com eritema reflexo circundante, e está associada a coceira e sensação tipo queimação (Fig. 109.3).[1,23] Essas lesões são resultado de mediadores (predominantemente histamina) liberados pelos mastócitos. Elas tendem a ocorrer nas extremidades e no tronco, e são geralmente passageiras, com a pele normalmente retornando à sua aparência normal em questão de 24 horas. Episódios espontâneos de urticária de duração de menos de seis semanas são considerados agudos (90%), e aqueles que persistem por mais de seis semanas são classificados como crônicos (10%). Também há vários tipos de urticária induzida, incluindo urticária por frio, de pressão retardada, por calor, solar, aquagênica, colinérgica e de contato.[23,24]

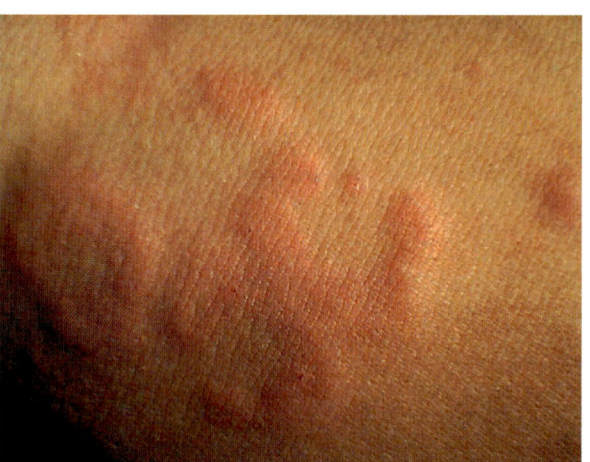

Fig. 109.3. Urticária aguda. (©2001–2003, Johns Hopkins University School of Medicine. http://dermatlas.med.jhmi.edu/derm.)

Angioedema é caracterizado por edema dos tecidos subcutâneos ou submucosos, normalmente envolvendo o rosto, a boca, os lábios, língua, extremidades e genitália. É resultado de vasodilatação aguda e aumento da permeabilidade vascular, permitindo que os fluidos se movam do espaço vascular para o intersticial. Devido ao fato de o inchaço estar localizado nas camadas mais profundas da pele, sua aparência geralmente é de cor normal, e os pacientes podem se queixar mais de uma dor ou sensação de pressão do que de coceira. De especial preocupação é quando a língua, a faringe posterior ou a laringe estão envolvidas, pois há a possibilidade de progressão para obstrução e comprometimento das vias aéreas. Angioedema é mediado por um mecanismo alérgico (histaminérgico) ou por um mecanismo não alérgico (não histaminérgico) (p. ex., AEH ou IECAs).[1]

O angioedema não histaminérgico (não alérgico) é tipicamente o resultado de níveis elevados de bradicinina. Essa classificação inclui AEH com ou sem deficiência do inibidor de esterase C1, deficiência adquirida do inibidor de esterase C1 (DAIC), angioedema induzido por IECA e angioedema idiopático. No caso de AEH com deficiência do inibidor de C1 e DAIC, a ausência do inibidor de C1 causa a ativação do sistema calicicreína-cinina, aumentando o consumo de cininogênio, resultando em uma maior produção de bradicinina. No contexto do angioedema induzido por IECA, a inibição da enzima conversora da angiotensina, um dos principais desativadores da bradiquinina, resulta no aumento dos níveis de bradicinina.[1,25]

A literatura recente sugere que o angioedema não histaminérgico é responsável por, aproximadamente, de 80.000 a 112.000 visitas ao DE anualmente, e 30% são resultantes de angioedema induzido por IECAs. Sua incidência geral é de 0,1% a 0,2%, mas é de três a quatro vezes mais provável de ocorrer em afro-americanos, sendo que as mulheres apresentam um risco 50% maior do que os homens. Angioedema induzido por IECAs tem predileção pelo rosto, geralmente envolvendo os lábios, pálpebras, língua, laringe ou faringe. A maior incidência ocorre no primeiro mês de tratamento, embora já tenham sido relatados casos em até 10 anos após o início da terapia.[25,26]

Estratégias Diagnósticas

Similarmente à anafilaxia, o angioedema é um diagnóstico clínico. Não há exames laboratoriais que sejam úteis no contexto agudo. A maioria dos casos de urticária aguda e de angioedema se trata de reações de hipersensibilidade, comumente desencadeadas por alérgenos. Um histórico detalhado deve se concentrar na identificação de quaisquer exposições recentes a alimentos, medicamentos, estímulos físicos, infecções (principalmente hepatite viral), elementos ocupacionais ou picadas de insetos. Os pacientes também devem ser questionados sobre o histórico prévio de sintomas semelhantes e qualquer histórico familiar de angioedema não histaminérgico.

Tratamento

Angioedema Com Urticária

Angioedema que ocorre em conjunto com urticária é normalmente de natureza histaminérgica (alérgica). Em casos que não atendem aos critérios de anafilaxia, anti-histamínicos são considerados como a primeira linha de tratamento. Anti-histamínicos H_1 de segunda geração, como a cetirizina, loratadina e fexofenadina são os agentes de preferência, e até quatro vezes a dose convencional pode ser considerada. Pelo fato de que 15% dos receptores de histamina na pele são do tipo H_2, a adição de um anti-histamínico H_2 (p. ex., ranitidina) também pode trazer benefícios. Um curto período de tratamento com corticosteroides orais (p. ex., prednisona) pode ser considerado como segunda linha de terapia.[23] Em pacientes com sintomas severos e sem fatores de risco cardíaco, pode-se considerar epinefrina (dosagem anafilática). Na tentativa de prevenir recorrência, o paciente deve ser educado a evitar se expor aos possíveis agentes que desencadearam o evento.

Angioedema Sem Urticária

Ataques agudos de angioedema não histaminérgico (relacionados com a bradiquinina) normalmente não respondem a tratamentos com epinefrina, anti-histamínicos ou esteroides. Em situações que ameaçam causar comprometimento respiratório, agentes paralíticos devem ser administrados com cautela e o médico deve estar preparado para utilizar medidas alternativas para proteger as vias aéreas do paciente (p. ex., laringoscopia com fibra ótica, acesso cirúrgico das vias aéreas).[1]

Foi relatado que plasma fresco congelado (PFC), que contém inibidor de C1, é eficaz na supressão de ataques agudos; no entanto existem raros relatos de exacerbação do angioedema por PFC. Diversos novos agentes foram aprovados pela Food and Drug Administration (FDA) para uso nos Estados Unidos em pacientes com AEH comprovado. Berinert é um concentrado de inibidor de esterase C1 (C1-INH) derivado do plasma humano aprovado para o tratamento de AEH nos Estados Unidos. A dose é de 20 unidades/kg IV. Ecallantide é um inibidor de calcicreína, administrado em três injeções subcutâneas separadas de 10 mg, totalizando 30 mg. Icatibant é um inibidor dos receptores da bradiquinina 2, administrado por meio de uma dose única injetável subcutânea de 30 mg. Conestat alfa (Ruconest) é um concentrado de C1-INH recombinante, administrado por via IV a uma dose de 50 unidades/kg.[1]

Em pacientes que apresentam angioedema com risco de obstrução de vias aéreas e sem histórico anterior, sugere-se, inicialmente, administrar epinefrina e anti-histamínicos em doses anafiláticas. Conforme mencionado anteriormente, angioedema não histaminérgico raramente responde a esses tratamentos. Para angioedema induzido por IECAs, o tratamento é basicamente de suporte. A medicação deve ser descontinuada e o paciente deve ser instruído a não tomar IECAs no futuro. Há relatos de uso bem-sucedido de PFC em casos severos de angioedema induzido por IECAs.[26] Teoricamente, as medicações descritas para o tratamento de AEH seriam eficazes no angioedema induzido por IECA, mas nenhuma delas é aprovada pela FDA para uso até o momento. Estudos iniciais com Ecallantide não demonstraram ser promissores, mas Icanibant em estudos de fase 2 parece ser eficaz em melhorar angioedema induzido por IECAs.[27-29] Atualmente, vários estudos estão em andamento para avaliar melhor os efeitos desses novos medicamentos no angioedema induzido por IECA.

Seguimento

Não existem dados suficientes para fornecer diretrizes concretas de destinação. A maioria concordará que os pacientes que apresentam resolução completa de seus angioedemas, ou que têm envolvimento somente facial, podem receber alta após um período de observação no DE. Hospitalização deve ser rigorosamente considerada em pacientes com angioedema persistente da área sublingual, da língua, palato mole, faringe ou laringe.[1]

CONCEITOS-CHAVE

- Anafilaxia é uma reação alérgica ou não alérgica sistêmica potencialmente fatal de início agudo e envolvimento de vários órgãos; seu reconhecimento e tratamento oportunos são essenciais para maximizar os bons resultados.
- Um histórico de súbito exantema urticariforme acompanhado de dificuldade para respirar, dor abdominal ou hipotensão é altamente sugestivo de diagnóstico de anafilaxia.
- Epinefrina é a primeira linha de tratamento em pacientes com anafilaxia, devendo ser administrada imediatamente.
- Não há contraindicações absolutas para o uso de epinefrina no contexto da anafilaxia.
- Anti-histamínicos e corticosteroides são os agentes de segunda e terceira linha no tratamento da anafilaxia e não devem substituir ou preceder o uso da epinefrina.
- Considere observação prolongada ou internação de pacientes que: (1) apresentem anafilaxia prolongada, hipotensão ou envolvimento das vias aéreas; (2) recebam epinefrina IV ou mais de duas doses de epinefrina IM; ou (3) tenham pouco apoio social e ambulatorial.
- Pacientes que recebem alta após um evento anafilático devem receber uma prescrição de uma EpiPen e serem instruídos quanto ao seu uso, encorajados a desenvolverem um plano de ação emergencial e serem encaminhados ao acompanhamento médico adequado.
- Pacientes com hipotensão refratária podem necessitar de glucagon (que tomam betabloqueadores) ou infusão contínua IV de epinefrina.
- Angioedema não histaminérgico (angioedema não alérgico) normalmente não responde à epinefrina e anti-histamínicos. Novos medicamentos, incluindo berinert, icatibant, ecallantide e Ruconest, foram aprovados para uso em AEH. PFC já foi usado com sucesso variável em AEH, DAIC e angioedema induzido por IECAs.

As referências para este capítulo podem ser encontradas on-line no website Expert Consult associado à obra.

CAPÍTULO 110
Apresentações Dermatológicas

Catherine A. Marco

VISÃO GERAL

Princípios

Introdução

As afecções da pele são motivos comuns para se procurar o departamento de emergência (DE).[1,2] Doenças da pele e dos tecidos subcutâneos representam cerca de cinco milhões dos atendimentos no DE anualmente, o que corresponde a uma porcentagem aproximada de 4% de todas as consultas realizadas no DE.[3] O espectro de gravidade dos distúrbios dermatológicos vai desde risco de morte até condições menores. Os diagnósticos frequentes entre os pacientes no DE incluem infecções, condições inflamatórias, reações alérgicas e reações medicamentosas.

Anatomia e Fisiologia

A pele é composta de três camadas: epiderme, derme e camada subcutânea. A epiderme é uma camada fina de epitélio escamoso estratificado, consistindo, principalmente, de queratinócitos, que evoluem por meio de estágios de diferenciação à medida que realizam a migração da camada basal para a superficial. Essas camadas são o estrato germinativo (base do epitélio), estrato espinhoso, estrato granuloso e estrato córneo (camada superficial). A epiderme inclui também outras células, como os melanócitos e as células de Langerhans. Os melanócitos produzem melanina, que funciona para adicionar pigmento à pele e também para absorver a radiação ultravioleta. As células de Langerhans são um componente do sistema imunológico e funcionam na fagocitose e processamento dos antígenos estranhos. A epiderme não possui suprimento sanguíneo e depende da derme para ser nutrida, por difusão, pela junção dermo-epidérmica. Essa junção é o sítio de lesões imunológicas, resultando no aparecimento de bolhas, como o pênfigo bolhoso e a epidermólise bolhosa.

A derme consiste de tecido conjuntivo, vasos sanguíneos, vasos linfáticos, terminações nervosas e células imunes. A principal função da derme é dar sustentação para a epiderme e contribuir para as funções protetoras da pele. Os fibroblastos produzem pró-colágeno e fibras elásticas, usadas para formar os tecidos conjuntivos que oferecem sustentação e elasticidade à pele. As glândulas sudoríparas e a rede de vasos sanguíneos na derme auxiliam na termorregulação.

A camada subcutânea é composta de tecido conjuntivo e tecido adiposo, funciona como uma proteção almofadada para a pele sobrejacente e contém estruturas linfáticas e neurovasculares.

A pele desempenha várias funções fisiológicas importantes. Ela representa uma barreira entre os ambientes interno e externo. A pele protege o organismo contra os materiais tóxicos e infecciosos, e assegura que os fluidos internos e eletrólitos sejam mantidos em homeostase; a pele desempenha um papel fundamental na homeostase da temperatura por meio de sua função de barreira, mecanismo de transpiração e constrição ou dilatação dos vasos sanguíneos; a pele funciona na absorção de radiação ultravioleta e produção de vitamina D; as terminações nervosas sensoriais na pele realizam funções importantes de sensibilidade; e, finalmente, certas células da pele desempenham funções imunológicas importantes, incluindo as células de Langerhans, linfócitos, mastócitos e queratinócitos.

Características Clínicas

Uma abordagem geral para uma erupção cutânea desconhecida está especificada no Quadro 110.1.

Informações importantes da anamnese incluem o tempo de início, duração de sintomas e a relação a quaisquer novos alérgenos potenciais, como alimentos, medicamentos, sabões, animais de estimação, joias, e assim por diante. Informações sobre alterações ao longo do tempo devem ser verificadas, incluindo se a erupção cutânea progrediu, melhorou, cresceu ou diminuiu. Dor associada, prurido, febre, histórico sexual, ocupação ou passatempos (hobbies) devem ser identificados. Histórico médico relevante do passado inclui condições médicas, condições da pele, medicamentos, uso de drogas ilícitas, alergias, viagem recente, exposição à luz solar e história familiar.

O exame físico é essencial para identificar o diagnóstico cutâneo. O exame deve ser realizado com iluminação adequada. Lesões primárias e secundárias, bem como as características e padrões das lesões, devem ser identificados. As lesões podem ser palpadas usando-se luvas para identificar as características de textura, branqueamento ou descamação. O sinal de Nikolsky pode ser testado e, quando positivo, a fricção suave da pele resulta em descamação da camada superior da epiderme. Para pacientes com queixas sistêmicas deve ser realizado um exame visual completo, da cabeça às solas dos pés, incluindo pele, mucosa e genitália.

A identificação e descrição das lesões são essenciais. As lesões podem ser classificadas como lesões primárias e secundárias. As lesões primárias surgem diretamente como um resultado do processo da doença. As lesões secundárias resultam de fatores subsequentes, como coceira, tratamentos, cicatrizações ou complicações de infecções. As lesões primárias e secundárias e as descrições estão especificadas nas Tabelas 110.1 e 110.2. O significado da distribuição das lesões está especificado na Tabela 110.3.

Testes Diagnósticos

Os testes laboratoriais são desnecessários para a maioria dos pacientes com uma erupção cutânea. Testes específicos para doenças clinicamente suspeitas podem ser indicados, como os testes sanguíneos para a sífilis secundária, anticorpos heterófilos (teste de monospot) para mononucleose ou esfregaços da garganta para teste rápido e cultura de estreptococos do grupo A. Testes cutâneos adjuvantes podem ser considerados, incluindo a preparação de hidróxido de potássio (KOH), esfregaço de Tzanck, coloração de Gram, taxa de sedimentação de eritrócitos (TSE) ou biópsia. Para o paciente com doença sistêmica grave devem ser considerados um hemograma completo, culturas sanguíneas, estudos de punção lombar, eletrólitos, nitrogênio ureico sanguíneo (NUS), creatinina, glicose e testes de função hepática.

Tratamento

Os tratamentos têm como objetivo combater a causa e aliviar os sintomas das doenças dermatológicas. Se os agentes causadores forem identificados, eles devem ser eliminados do ambiente. Terapias tópicas ou sistêmicas podem ser indicadas para uma ampla variedade de condições.

Veículos para as preparações dermatológicas tópicas podem ser importantes no efeito terapêutico.[4] Os veículos incluem cremes

QUADRO 110.1

Abordagem para o Tratamento de Erupção Cutânea Desconhecida

1. Tempo de início
2. Características do histórico
3. História médica
4. Lesão primária
5. Lesões secundárias
6. Distribuição das lesões
7. Doença sistêmica
8. Testes diagnósticos
9. Categoria da erupção cutânea
   a. Infecciosa
   b. Imune
   c. Vascular
   d. Alérgica
   e. Maligna
10. Tratamento

TABELA 110.1

Lesões Primárias

LESÃO	DESCRIÇÃO	TAMANHO
Mácula	Área pigmentada circunscrita plana	< 0,5 cm de diâmetro
Mancha	Área pigmentada circunscrita plana	> 0,5 cm de diâmetro
Pápula	Lesão elevada, sólida, palpável, de coloração variável	< 0,5 cm de diâmetro
Placa	Lesão elevada, sólida, palpável, de coloração variável	> 0,5 cm de diâmetro
Nódulo	Lesão subcutânea, sólida, palpável	< 0,5 cm de diâmetro
Abscesso	Nódulo eritematoso, flutuante, sensível e preenchido com líquido	Indiferente
Tumor	Lesão subcutânea, sólida, palpável	> 0,5 cm de diâmetro
Vesícula	Lesão elevada, com paredes finas, circunscrita e preenchida com líquido claro	< 0,5 cm de diâmetro
Pústula	Lesão elevada, purulenta, circunscrita, preenchida com líquido.	Indiferente
Bolha	Lesão elevada, com paredes finas, circunscrita e preenchida com líquido	> 0,5 cm de diâmetro
Petéquias	Lesões planas, eritematosas ou violáceas sem branqueamento	< 0,5 cm de diâmetro
Púrpura	Lesões eritematosas ou violáceas sem branqueamento, e podem ser palpáveis	> 0,5 cm de diâmetro

TABELA 110.2

Lesões Secundárias

LESÃO SECUNDÁRIA	DESCRIÇÃO
Descamação	Área espessada de epitélio queratinizado
Crosta	Área seca de proteínas plasmáticas, resultante de inflamação
Fissuras	Fissuras profundas nas superfícies da pele, estendendo-se até a derme
Erosões	Ruptura do epitélio superficial, geralmente linear, traumática
Úlcera	Erosão profunda estendendo-se até a derme
Cicatriz	Acúmulo denso de colágeno, um resultado de cicatrização após trauma ou procedimentos
Escoriação	Erosões lineares tipicamente secundárias a coceira ou fricção
Infecções	Bacterianas, virais, fúngicas ou por protozoários, causadas por rupturas na junção dermo-epidérmica, muitas vezes eritematosas
Hiperpigmentação	Aumento de melanina contida em células epidérmicas
Liquenificação	Camada anormalmente densa de células epidérmicas queratinizadas

TABELA 110.3

Distribuição e Padrões de Doenças Específicas

DIAGNÓSTICO DERMATOLÓGICO	DISTRIBUIÇÃO E PADRÕES DE LESÕES
Dermatite atópica infantil	Face, couro cabeludo, superfícies flexoras das extremidades
Eczema atópica em adultos	Face, pescoço, superfícies flexoras das extremidades
Dermatomiosite	Articulações metacarpofalangeanas dorsais, região periorbital
Gonorreia disseminada	Extremidades distais, próximas às articulações
Eritema nodoso	Região tibial anterior, superfícies ulnares
Infecção por herpes-zóster	Distribuição dos dermátomos, comuns no tronco
Líquen plano	Punhos, tornozelos, superfícies flexoras
Eczema numular	Extremidades distais
Escoriações neuróticas	Extremidades, face, parte superior das costas, pescoço
Pitiríase rósea	Tronco, extremidades, padrão de "Árvore de Natal"
Porfiria cutânea tardia	Áreas expostas ao sol, mãos, antebraços, pés
Psoríase	Superfícies extensoras das extremidades, região sacral
Rosácea	Face, pescoço
Sarcoidose	Face, extremidades, costas
Dermatite seborreica	Tórax, dobras ou sulcos nasolabiais
Sífilis secundária	Torso ou tronco, palmas das mãos e solas dos pés
Lupus eritematoso sistêmico	Nariz e bochechas, cabeça e pescoço, fotossensibilidade, alopécia
Tinea versicolor	Parte superior das costas e tórax

MCP, Metacarpofalangeana.

(emulsão de óleo à base de água), pomadas (suspensão à base de óleo, que melhora a penetração do ingrediente ativo), géis (emulsão não oleosa, semissólida, transparente) e pastas (base de pomada com pó, apresentando consistência rígida). Para condições secas e escamosas, os emolientes, como as pomadas, podem ser eficazes. Para as condições úmidas pode ser preferível a utilização de um veículo mais seco, como um gel ou pó. Os componentes do veículo podem variar com as preparações genéricas e, desse modo, é importante monitorar o êxito clínico quando as preparações genéricas forem prescritas. A comunicação com o paciente sobre as preferências pode ser importante. A preferência e a conformidade do paciente estão estreitamente ligadas aos resultados bem-sucedidos.

Os esteroides tópicos são usados comumente para tratar condições dermatológicas inflamatórias. Eles apresentam vários mecanismos de ação, incluindo efeitos anti-inflamatórios, efeitos antiproliferativos nos fibroblastos e colágeno, redução de aderência leucocitária aos capilares, redução da permeabilidade da parede capilar, redução dos componentes do sistema complemento e antagonismo histamínico. Os efeitos adversos podem incluir a atrofia da pele, estrias, lesões acneiformes, alterações pigmentares, telangiectasia, supressão do eixo hipotalâmico-pituitário a partir da absorção sistêmica e exacerbação de certas condições, como as infecções fúngicas e virais. Os esteroides tópicos devem ser prescritos na potência mais baixa para uma duração mais curta, que seja eficaz para o paciente de forma individual. As terapias sistêmicas são adequadas para condições sistêmicas. Comumente usadas, as terapias sistêmicas incluem os esteroides orais, intramusculares (IM) ou intravenosos (IV), agentes antipruríticos, antibióticos, agentes antifúngicos e os agentes antivirais.

Disposição

A maior parte dos pacientes no DE com queixas dermatológicas pode ser tratada com êxito pelo atendimento ambulatorial. As indicações para a hospitalização dos pacientes incluem distúrbios sistêmicos com desidratação, descontrole da termorregulação, infecção sistêmica ou outros distúrbios sistêmicos que exijam tratamentos com hospitalização, e a incapacidade de autocuidado ou de manter a ingestão oral adequada.

DISTÚRBIOS INFECCIOSOS

Infecções Bacterianas

Impetigo

O impetigo é causado especificamente por *Staphylococcus aureus* e/ou *Streptococcus* β-hemolítico. Pacientes pediátricos são mais comumente afetados. O impetigo estreptocócico (ectima) é evidenciado com maior frequência na face e em outras áreas expostas. A erupção geralmente começa como uma única pústula, mas posteriormente se desenvolvem múltiplas lesões. Esse processo começa como vesículas de 1 a 2 mm, com margens eritematosas. Quando essas vesículas rompem, elas deixam erosões vermelhas cobertas com uma crosta amarela dourada (Fig. 110.1). As lesões podem ser pruriginosas, mas geralmente não são dolorosas. A linfadenopatia regional em geral está presente. As lesões são contagiosas entre os bebês e as crianças pequenas (idade inferior a três anos), e apresentam menor contágio em crianças mais velhas e adultos. A glomerulonefrite aguda após infecção piodérmica é uma complicação reconhecida de impetigo estreptocócico.

O impetigo estafilocócico é diferenciado do impetigo estreptocócico por ser mais superficial e ter menor eritema circundante. Outras hipóteses diagnósticas são o vírus da herpes simples (VHS) e as infecções fúngicas inflamatórias. Uma coloração de Gram de uma erosão úmida obtida após a remoção da crosta deverá revelar cocos gram-positivos. O impetigo por *Staphylococcus aureus* resistente à meticilina (MRSA) é cada vez mais comum. Os fatores de risco incluem colonização ou infecção anterior com MRSA.[5]

O impetigo bolhoso é causado pela toxina liberada pelos estafilococos. É observado principalmente em bebês e crianças pequenas (idade inferior a três anos). As lesões iniciais da pele são de paredes finas, com bolhas de 1 a 2 cm (Fig. 110.2). Quando ocorre a ruptura dessas bolhas, elas deixam uma crosta serosa fina e um remanescente, semelhante ao colarinho da parte superior da bolha, na borda da crosta. A face, pescoço e extremidades são afetados com maior frequência. O diagnóstico diferencial inclui dermatite de contato, infecção por VHS, infecções fúngicas superficiais e pênfigo vulgar. Uma coloração de Gram do fluido de uma bolha revela cocos gram-positivos. As culturas são positivas em 95% dos casos.

A terapia empírica deve ser instituída com antibióticos tópicos ou orais. Os antibióticos orais são indicados para as lesões graves ou múltiplas. As terapias tópicas incluem a mupirocina ou a retapamulina. As terapias orais são consideradas um regime com um agente ativo contra *S. aureus*, como a dicloxacilina ou cefalexina. Se houver suspeita de MRSA é recomendada a administração de doxiciclina, clindamicina ou trimetoprima + sulfametoxazol (TMX + SMX).

A terapia para o impetigo bolhoso consiste de um antibiótico sistêmico, como a dicloxacilina, etilsuccinato de eritromicina ou azitromicina. Sem tratamento, o impetigo geralmente cicatriza dentro de três a seis semanas.

Foliculite

Foliculite é uma inflamação no folículo piloso, geralmente causada pelo *S. aureus*. Aparece como pústulas com um pelo central. As lesões em geral estão nas nádegas e coxas, ocasionalmente na barba ou couro cabeludo, e podem causar leve desconforto. O diagnóstico diferencial inclui acne, queratose pilar e infecção fúngica. A foliculite Gram-negativa com *Pseudomonas aeruginosa* pode ocorrer após a exposição em banheiras de hidromassagem infectadas e piscinas ou em indivíduos sob a administração de antibióticos para a acne; esse processo pode ser diferenciado da foliculite estafilocócica por uma coloração de Gram da lesão.

O tratamento com um produto antisséptico para a limpeza da pele, como a povidona iodada ou clorexidina, diariamente ou em dias alternados, durante várias semanas, geralmente é adequado. Para os pacientes com um envolvimento abrangente, uma prescrição de antibióticos sistêmicos pode ser incluída, como a doxiciclina ou dicloxacilina.

Celulite

A celulite se apresenta com eritema localizado, inchaço e dor nos tecidos moles (Fig. 110.3). Erisipela é uma infecção estreptocócica da pele e tecidos subcutâneos. Os sintomas sistêmicos podem

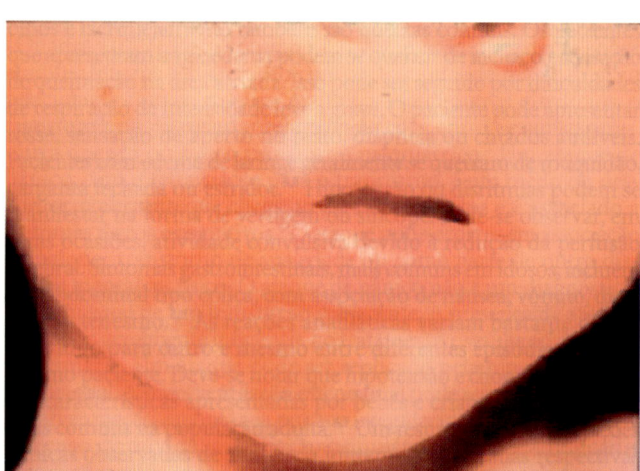

Fig. 110.1. Impetigo. (Cortesia de Jonathan Singer, MD.)

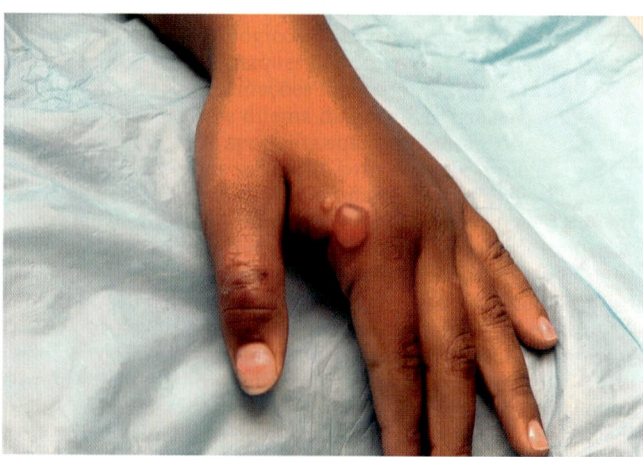

Fig. 110.2. Impetigo bolhoso. (Cortesia de David Effron, MD.)

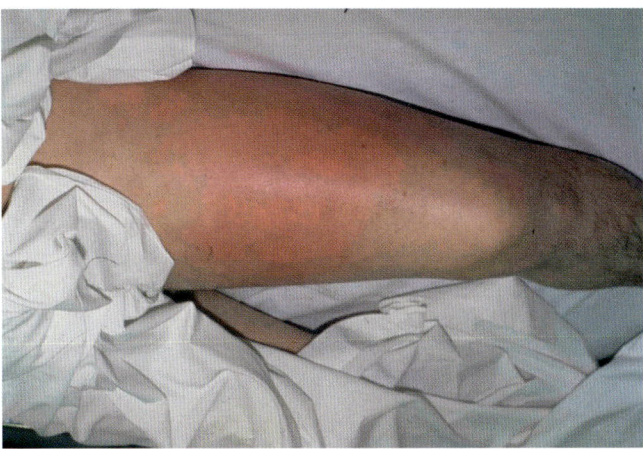

Fig. 110.3. Celulite. (Cortesia de Jonathan Singer, MD.)

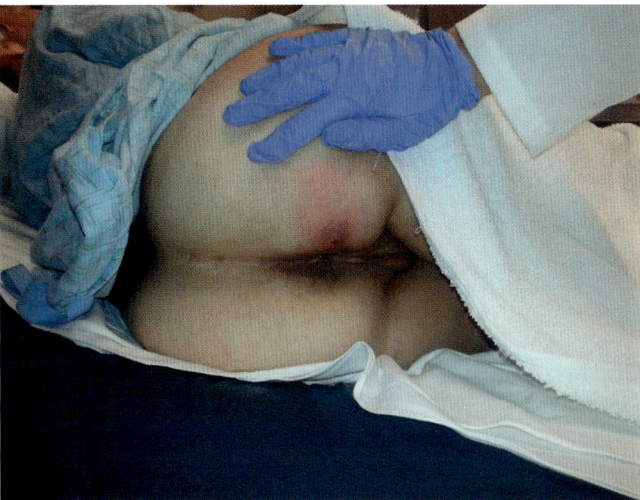

Fig. 110.4. Abscesso com celulite por *Staphylococcus aureus* resistente à meticilina (MRSA).

incluir febre, mialgias e mal-estar. A celulite pode ser uma causa de sepse. A ultrassonografia pode ser útil na diferenciação do abscesso, que aparece como uma cavidade preenchida de fluido da celulite, que aparece como um padrão de paralelepípedos, com áreas reticulares finas de encarceramento hipoecoico.

Os casos leves de celulite podem ser tratados com um antibiótico oral, como a penicilina VK, uma cefalosporina, dicloxacilina ou clindamicina. Os casos moderados, que necessitam de terapia intravenosa (IV), devem ser tratados com uma penicilina, ceftriaxona, cefazolina ou clindamicina. Os casos graves devem ser tratados com vancomicina IV, associada com piperacilina e tazobactam. A fasciíte necrosante ou necrótica e uma consulta cirúrgica de emergência devem ser consideradas.[6]

Infecções da pele e tecidos moles são discutidas com mais profundidade no Capítulo 129.

Abscesso

Os abscessos podem se apresentar com inchaço localizado dos tecidos moles, eritema e flutuação (Fig. 110.4). A ultrassonografia pode ser útil na diferenciação do abscesso, que aparece como uma cavidade preenchida de fluido da celulite, que aparece como pedras arredondadas, com áreas reticulares finas de encarceramento hipoecoico. Os abscessos leves necessitam apenas de incisão e drenagem. A literatura recente sugere maior taxa de cura para o tratamento com antibióticos utilizando trimetoprima e sulfametoxazol (TMP-SMX), além da incisão e drenagem.[7] Os abscessos moderados ou graves devem ser submetidos à cultura e aos testes de sensibilidade. A terapia antibiótica empírica pode ser iniciada com agentes como TMP-SMX ou doxiciclina. Se os antibióticos IV forem indicados, os agentes podem incluir vancomicina, daptomicina, linezolida, televancina ou ceftarolina.[6]

A hidradenite ou hidrosadenite supurativa afeta as glândulas sudoríparas apócrinas. A formação de abscessos recorrentes nas axilas e virilhas é semelhante à furunculose localizada. Essa condição tende a ser recorrente e pode ser extremamente resistente à terapia. A ultrassonografia poderá ajudar na diferenciação dos abscessos das estruturas vasculares ou linfoides. A hidradenite supurativa pode ser tratada com drenagem de abscessos se eles forem flutuantes, dolorosos e grandes. Os antibióticos antiestafilocócicos são úteis se forem administrados precocemente e durante um período prolongado. O tratamento para a doença leve deve ser iniciado com a clindamicina tópica, durante três meses. Nos pacientes com doença mais grave e não responsiva, iniciar a clindamicina oral combinada com rifampicina durante três a seis meses.[8] A terapia antiandrogênica pode ser considerada se os antibióticos não produzirem melhora do quadro clínico. Entretanto muitos casos não respondem ao tratamento e, eventualmente, exigem excisão local e enxerto cutâneo da área envolvida.

Carbúnculo

Um carbúnculo é um abscesso grande que se desenvolve na pele espessa e inelástica na parte de trás do pescoço, costas ou coxas, e geralmente envolve folículos pilosos. Os carbúnculos podem produzir dor grave e febre. A septicemia pode acompanhar as lesões. Em geral, o diagnóstico de abscesso da pele, furúnculo ou carbúnculo é realizado clinicamente. A ultrassonografia muitas vezes é útil no diagnóstico de carbúnculos ou abscessos, que podem não aparecer flutuantes no exame. Calor local deve ser aplicado aos furúnculos e carbúnculos, que devem ser incisados e drenados quando forem evidenciados de forma flutuante. Antibióticos são desnecessários com incisão e drenagem, a menos que haja presença de celulite ou septicemia.

Staphylococcus Aureus Resistentes à Meticilina

A incidência de MRSA (*Staphylococcus Aureus* Resistentes à Meticilina) adquiridas na comunidade aumentou desde o primeiro relato, em 1993. Em muitas das principais cidades nos Estados Unidos, o MRSA é atualmente o patógeno mais comum submetido à cultura, sendo detectado em pacientes no DE com infecções da pele e tecidos moles. A principal preocupação refere-se ao fato de que o MRSA pode ser mais virulento do que as cepas sensíveis à meticilina e a colonização com MRSA pode produzir infecções mais ostensivas. Infecções isoladas de MRSA adquiridas em ambiente hospitalar podem sobreviver em uma variedade de superfícies inanimadas, algumas vezes durante semanas. Ainda não está definido se esse processo é verdadeiro também para os isolados de MRSA adquiridos na comunidade; se for verdadeiro, a presença de MRSA em itens como roupas, toalhas e equipamentos esportivos pode contribuir para o desencadeamento de surtos. Animais de estimação (incluindo cães e gatos), rebanhos de gado e pássaros foram identificados como portadores de MRSA; o papel desses animais na transmissão de MRSA para os humanos ainda está indefinido.

As infecções por MRSA são manifestadas com maior frequência como supuração da pele e tecidos moles, como um abscesso, furúnculo ou celulite. As lesões frequentemente exibem necrose central e muitas vezes são confundidas com picadas de aranhas pelos pacientes. As características clínicas não podem distinguir com segurança as infecções da pele e tecidos moles causadas por MRSA daquelas causadas por *S. aureus* sensíveis à meticilina. Apesar de ser rara, a infecção por MRSA também pode ser manifestada como fasciíte necrosante. As recorrências de celulite por MRSA são comuns. O contágio entre contatos domiciliares próximos dos pacientes, bem como os contatos em instituições correcionais, escolas e equipes esportivas é bem reconhecido.

Diversos estudos demonstraram excelentes resultados para os abscessos causados pelos MRSA, que são tratados apenas com incisão e drenagem. A terapia antimicrobiana é recomendada juntamente com a incisão e drenagem para os pacientes com doença grave ou abrangente, apresentando progressão rápida na presença de celulite associada, doença sistêmica, comorbidades associadas ou imunossupressão, extremos etários, abscesso em uma área de difícil drenagem, flebite séptica associada e ausência de resposta somente para os procedimentos de incisão e drenagem.⁹

Se houver conhecimento dos padrões de resistência local, eles devem orientar a escolha antimicrobiana. A clindamicina é eficaz tanto contra MRSA como contra a maioria dos outros organismos gram-positivos. Um estudo recente não detectou diferença entre a eficácia da clindamicina e da TMP-SMX (trimetoprima-sulfametoxazol) para o tratamento de infecções da pele sem complicações, incluindo a celulite e abscessos.¹⁰ A rifamicina apresenta atividade anti-MRSA, porém a resistência se desenvolve rapidamente, de modo que esse fármaco não deve ser usado como monoterapia. A linezolida é ativa contra quase todas as infecções isoladas de MRSA e estreptococos do grupo A. As desvantagens do seu uso incluem custo elevado, falta de disponibilidade de rotina, efeitos secundários hematológicos e potencial para resistência entre cepas de S. aureus. A administração prolongada de linezolida aumenta a probabilidade de resistência. Outros agentes efetivos contra MRSA incluem TMP-SMX, minociclina ou doxiciclina. As cefalosporinas e os macrolídeos são especificamente ineficazes contra MRSA. As fluoroquinolonas devem ser evitadas, considerando que o S. aureus desenvolve resistência rapidamente.

Para os pacientes com grandes abscessos, localizados em áreas de alto risco, com febre, apresentando sinais de infecção sistêmica, jovens ou portadores de imunodeficiência, é necessário considerar a hospitalização imediata. A vancomicina é considerada o fármaco parenteral de escolha para os pacientes com infecção invasiva por *S. aureus resistente a Metiilina*, embora tenham sido relatados resultados clínicos insatisfatórios. É recomendável combinar a vancomicina com outro agente antiestafilocócico eficaz, considerando que muitos antibióticos apresentam uma atividade bactericida melhor. Em pacientes gravemente doentes, os fármacos carbapenêmicos, como o meropenem, panipenem e ertapenem, são recomendados, considerando que são ativos contra MRSA e apresentam efeitos sinérgicos com a vancomicina. Outros agentes parenterais eficazes podem incluir a clindamicina, linezolida, daptomicina, tigeciclina ou telavancina.⁶

As infecções recorrentes geralmente são tratadas como episódios iniciais. Embora as estratégias de "descolonização" tenham sido recomendadas, nem as indicações para seu uso nem a eficácia na redução do risco de recorrências estão estabelecidas. As estratégias de descolonização incluem o uso de mupirocina intranasal para reduzir o transporte nasal de MRSA; entretanto a erradicação de colonização nasal parece ser transitória.

Os antissépticos comuns parecem manter uma atividade razoável contra MRSA, embora os resultados dos estudos sejam um pouco conflitantes. Boa higiene pessoal, incluindo técnicas adequadas de lavagem das mãos, separação de pacientes infectados de outros tipos de pacientes e a limpeza de rotina de equipamentos compartilhados são essenciais para limitar a propagação dos MRSA.

Eritema Migratório

A doença de Lyme é causada pela bactéria *Borrelia burgdorferi* e é transmitida pela picada de carrapatos de cervo (Fig. 110.5). A maioria dos casos ocorre na primavera e no início do verão. As áreas endêmicas nos Estados Unidos incluem o nordeste, centro-oeste, oeste e outras áreas dispersas. Embora de 36 a 48 horas de fixação do carrapato sejam necessárias para a transmissão da doença, menos de 33% dos pacientes reclamam da picada de um carrapato. O período de incubação é de três a 30 dias.

As apresentações clínicas incluem três estágios da doença. O estágio I ocorre na fase inicial e é manifestado por mal-estar, dor de cabeça, febre, linfadenopatia e artralgias. O estágio I é estabelecido especificamente em quatro semanas. O eritema migratório ocorre em 60% a 80% dos casos e se manifesta como anular eritematoso, lesão sem descamação com clareamento central (Fig. 110.6). O estágio II se apresenta com lesões anulares secundárias, febre, linfadenopatia, manifestações neurológicas ou anormalidades da condução cardíaca que podem permanecer durante semanas a meses. O estágio III se manifesta como artrite crônica, dermatite e doença do sistema nervoso central (SNC).

Os testes diagnósticos podem incluir uma velocidade de hemossedimentação (VHS) elevada e inespecífica, e testes sorológicos, que

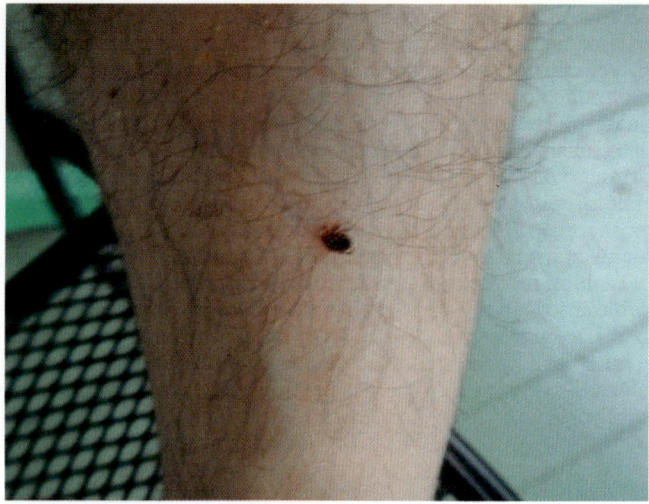

Fig. 110.5. Carrapato.

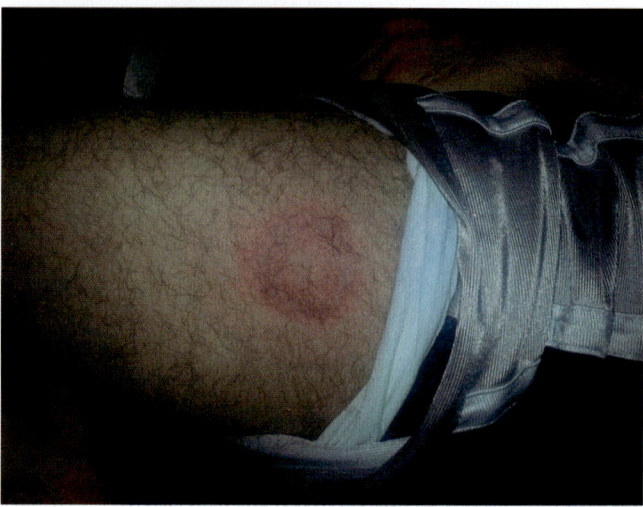

Fig. 110.6. Eritema migratório.

podem ser úteis no estabelecimento do diagnóstico definitivo, mas não estão facilmente disponíveis.

O tratamento deve incluir a administração adequada de antibióticos. O regime de antibióticos pode incluir a doxiciclina durante 10 a 21 dias ou, como alternativa, a cefuroxima, ceftriaxona ou a penicilina G. A amoxicilina pode ser usada em pacientes pediátricos e gestantes.

Uma discussão mais profunda sobre a doença de Lyme pode ser encontrada no Capítulo 126.

Fasciíte Necrosante

A fasciíte necrosante deve ser considerada como uma infecção da pele e tecidos moles com sinais de toxicidade sistêmica ou como uma infecção grave (Figs. 110.7, 110.8 e 110.9). Nesse quadro clínico é recomendada a consulta cirúrgica com urgência. A antibioticoterapia empírica deve ser instituída com ampla cobertura (p. ex., vancomicina ou linezolida com piperacilina e tazobactam ou carbapenem; ou associado com ceftriaxona e metronidazol), considerando que a etiologia pode ser polimicrobiana (uma mistura de bactérias aeróbicas e anaeróbicas) ou monomicrobiana (estreptococos do grupo A, MRSA adquirida na comunidade).⁹

Uma discussão mais profunda sobre a fasciíte necrosante pode ser verificada no Capítulo 129.

Infecção Meningocócica

A infecção meningocócica é causada pela bactéria *Neisseria meningitides*, transmitida especificamente pelas secreções respiratórias. A

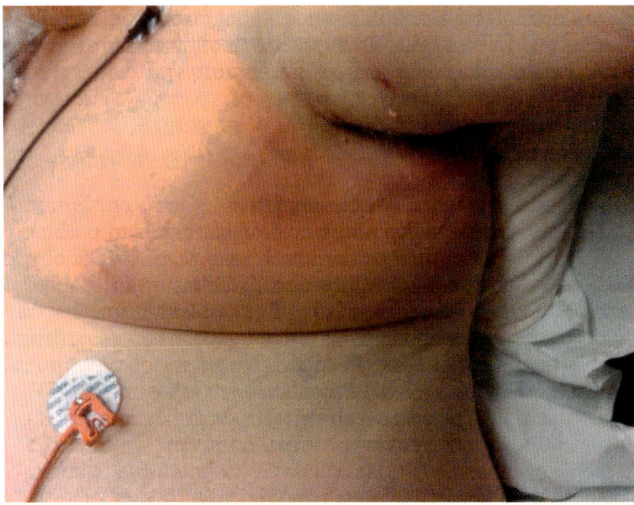

Fig. 110.7. Fasciíte necrosante.

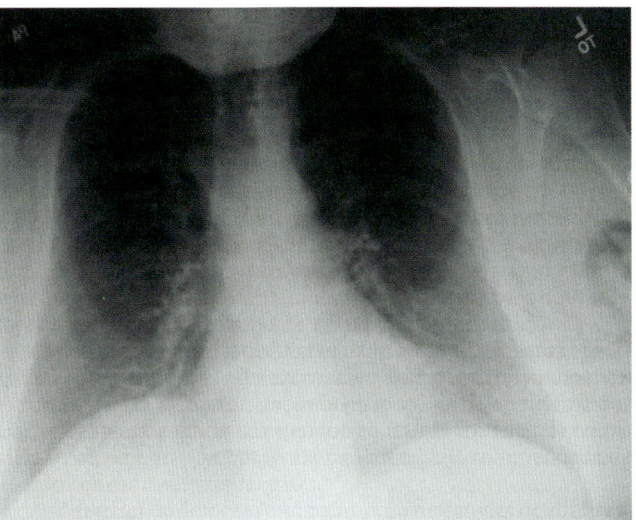

Fig. 110.8. Fasciíte necrosante. Observar o ar nos tecidos subcutâneos.

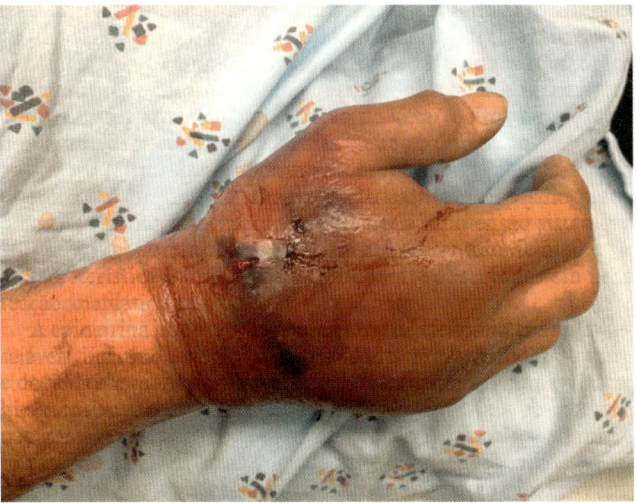

Fig. 110.9. Fasciíte necrosante.

doença meningocócica pode se manifestar como uma das três síndromes: meningite, bacteremia ou pneumonia bacteriana. A doença meningocócica afeta tipicamente crianças saudáveis e adolescentes, e pode resultar em morbidade ou mortalidade significativas. A infecção é fatal em aproximadamente 10% dos casos.

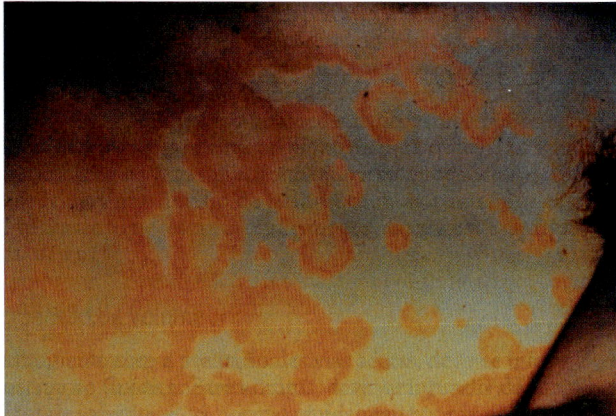

Fig. 110.10. Eritema marginado associado a febre reumática. (Cortesia de David Effron, MD.)

O quadro clínico pode incluir febre, mal-estar, artralgias, náuseas e vômitos. As manifestações cutâneas de máculas, pápulas, vesículas, petéquias ou púrpuras podem estar presentes.

Uma parcela percentual de 10% dos casos pode se apresentar com a síndrome de Waterhouse-Friderichsen, caracterizada pelo choque com a hemorragia intracutânea.

Uma discussão mais detalhada sobre a doença meningocócica pode ser localizada no Capítulo 121.

O diagnóstico deve ser suspeito clinicamente na avaliação do DE e deve ser tratada com urgência. Os testes confirmatórios podem incluir culturas sanguíneas, culturas do líquido cefalorraquidiano (LCR) ou raspagens de pele. A rápida administração de antibióticos é essencial. A terapia empírica deve ser instituída com agentes como uma cefalosporina de terceira geração (p. ex., ceftriaxona ou cefotaxima) associada a vancomicina. Os antibióticos alternativos podem incluir a penicilina G, cloranfenicol, uma fluoroquinolona ou aztreonam. A dexametasona deve ser considerada também para a meningite suspeita ou comprovada. A imunização contra a infecção meningocócica é recomendada para os grupos que apresentam maior risco para infecção, incluindo adolescentes e pessoas em risco de exposição.

Febre Escarlate

A febre Escarlate (ou escarlatina) resulta da infecção estreptocócica do grupo A. A doença apresenta um início abrupto com febre, calafrios, mal-estar e dor de garganta, seguida por uma erupção cutânea que se inicia dentro de 12 a 48 horas, de distribuição centrífuga (início no tórax e se propaga rapidamente para os membros e face), em geral dentro de 24 horas. Pode ser observada palidez perioral (sinal de Filatov). A pele apresenta uma textura áspera, como lixa, devido às inúmeras lesões do tamanho de uma cabeça de alfinete. A faringe fica congestionada e pode haver lesões eritematosas ou petéquias no palato. Após a resolução dos sintomas ocorre a descamação das áreas envolvidas, sendo esse processo característico da doença. O eritema marginado pode ser observado em 10% dos casos e se apresenta com lesões anulares eritematosas, que podem ser transitórias e reaparecerem ao longo de alguns dias, semanas ou meses (Fg. 110.10).

As complicações incluem o desenvolvimento de uma infecção estreptocócica de linfonodos, amígdalas, ouvido médio e trato respiratório. As complicações tardias incluem a febre reumática e a glomerulonefrite aguda.

O tratamento é realizado com penicilina oral VK ou penicilina benzatina IM (administrada como Bicilina C-R). Nos pacientes alérgicos à penicilina, o tratamento pode ser iniciado com eritromicina, outros macrolídeos ou cefalosporina.

Sífilis

A sífilis é a terceira infecção mais comum transmitida sexualmente nos Estados Unidos (após clamídia e gonorreia) e é transmitida por

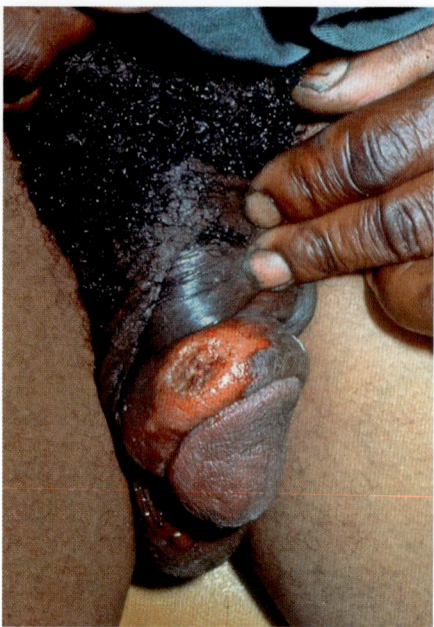

Fig. 110.11. Sífilis primária. (Cortesia de David Effron, MD.)

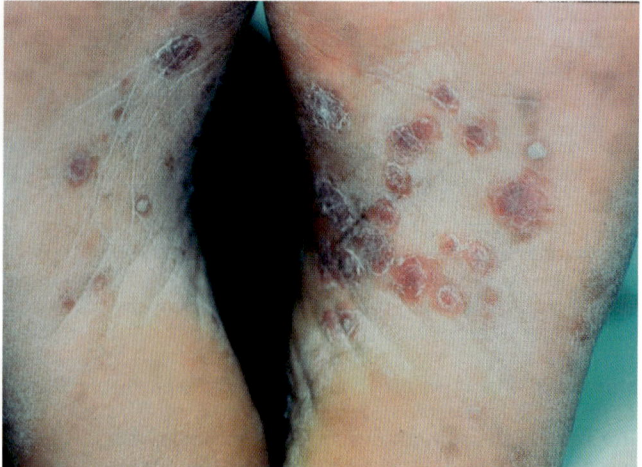

Fig. 110.12. Sífilis secundária. (Cortesia de David Effron, MD.)

contato direto com uma lesão infecciosa. A bactéria causadora é a espiroqueta *Treponema pallidum*. Após um período de incubação de 10 a 90 dias, a lesão primária aparece, permanecendo por um período de três a 12 semanas e cicatriza espontaneamente. Num período de seis semanas a seis meses após a exposição, o estágio secundário aparece, envolvendo uma variedade de lesões mucocutâneas. Essas lesões também cicatrizam espontaneamente em dois a seis semanas à medida que a doença entra na fase latente. A seguir, ocorre a fase latente prolongada ou a sífilis terciária. Entre os pacientes não tratados, 25% exibem pelo menos uma recorrência de lesões mucocutâneas da cavidade oral ou da região anogenital.

O cancro é a manifestação dermatológica da sífilis primária. Os cancros aparecem geralmente como lesões isoladas, mas podem se manifestar de forma múltipla. Esses processos aparecem no local de inoculação da espiroqueta, em geral nas membranas mucosas da boca ou genitália. O cancro começa como uma pápula e se desenvolve caracteristicamente em uma úlcera de aproximadamente 1 cm de diâmetro, com uma base clara e bordas levantadas (Fig. 110.11). O cancro é indolor, a menos que esteja infectado secundariamente, e pode ser acompanhado por linfadenopatia indolor. Muitos pacientes não reclamam do cancro primário.

O estágio secundário geralmente ocorre após o estágio primário durante seis semanas ou mais, mas raramente se sobrepõe à sífilis primária. Existe uma série de manifestações cutâneas de sífilis secundária. As lesões podem ser eritematosas, do tipo máculas ou pápulas, em geral com uma distribuição simétrica generalizada. A sífilis secundária deve ser considerada no diagnóstico diferencial de qualquer erupção maculopapular. As máculas pigmentadas e as pápulas podem aparecer nas palmas das mãos e nas solas dos pés (Fig. 110.12). A linfadenopatia generalizada e mal-estar acompanham as lesões cutâneas. O condiloma plano (latum) verrucoso, liso e úmido pode aparecer na área genital. Essas lesões são altamente contagiosas.

O diagnóstico de sífilis primária ou secundária deve ser realizado no DE em conformidade com o quadro clínico. O diagnóstico definitivo é feito pela identificação de espiroquetas com microscopia de campo escuro e por testes sorológicos. O resultado do teste do Venereal Disease Research Laboratory (VDRL), o mais comumente usado, é positivo em aproximadamente três quartos dos pacientes com sífilis primária, mas pode ser negativo no início da evolução da doença. O resultado do teste do VDRL é invariavelmente positivo nos casos de sífilis secundária, em geral nas titulações de 1:16 ou maiores. O teste sorológico mais específico e sensível é o teste de absorção de anticorpos treponêmicos fluorescentes (FTA-ABS). Uma resposta biológica de teste sorológico falso-positivo para sífilis é definida como um teste VDRL positivo com resultado negativo do teste FTA-ABS. Essa situação é observada de forma acentuada após vacinação ou infecções, especialmente pneumonia micoplásmica, mononucleose, hepatite, sarampo, varicela, malária e na gestação. As reações biológicas crônicas falso-positivas (ou seja, aquelas que duram mais de seis meses) podem ocorrer com lúpus eritematoso sistêmico, tireoidite, linfoma e toxicodependência, ou em pacientes idosos. A maioria das reações falso positivas ocorre em faixas de baixa titulação de 1:1 a 1:4.

As diretrizes para o tratamento da sífilis, incluindo em indivíduos alérgicos à penicilina, estão disponíveis em www.cdc.gov. As sífilis primária e secundária são tratadas com penicilina benzatina G, em dose de 2,4 milhões de unidades IM. Os pacientes infectados pelo vírus da imunodeficiência humana (HIV) necessitam de uma terapia mais intensiva. Os pacientes com sífilis latente precoce são tratados da mesma forma que os pacientes com a doença primária; a sífilis latente e a terciária são tratadas com penicilina G benzatina, três doses de 2,4 milhões de unidades IM em intervalos semanais, para um total de 7,2 milhões de unidades. O tratamento da neurossífilis necessita de infusão de penicilina cristalina aquosa, 3 a 4 milhões de unidades IV a cada quatro horas durante 10 a 14 dias.[13] Após um período de 12 horas do recebimento da terapia, os pacientes podem apresentar uma reação febril e erupção difusa, denominada de reação de *Jarisch-Herxheimer*; desse modo, é melhor alertar os pacientes sobre essa possibilidade. A reação é resolvida espontaneamente, em geral dentro de 24 horas.

O tratamento pode ser administrado no DE se o diagnóstico for realizado de acordo com fundamentos clínicos, microscópicos ou sorológicos. Se esse procedimento não puder ser realizado, uma amostra sorológica deve ser coletada e o paciente encaminhado para o tratamento. A resposta ao teste VDRL pode retornar ao resultado não reativo seis a 12 meses após o tratamento da doença primária, ou 1 a 1 ½ anos após o tratamento da doença secundária. Entretanto os pacientes com a sífilis terciária que são tratados adequadamente podem manter um resultado sorológico positivo.

Uma discussão mais detalhada da sífilis pode ser verificada no Capítulo 88.

Dermatite Gonocócica

A síndrome artrite-dermatite é a apresentação mais comum da doença gonocócica disseminada. Esse quadro clínico ocorre em menos de 2% dos pacientes com gonorreia, afetando principalmente as mulheres. Febre e poliartralgias migratórias geralmente acompanham as lesões da pele. As lesões muitas vezes são múltiplas e apresentam uma predileção por regiões periarticulares das extremidades distais. As lesões começam como pápulas eritematosas ou hemorrágicas, que evoluem para pústulas e vesículas com um halo eritematoso (Fig. 110.13). Podem ser sensíveis e apresentar um centro necrótico ou hemorrágico cinza. A cicatrização com a formação de crostas ocorre geralmente dentro de quatro ou cinco

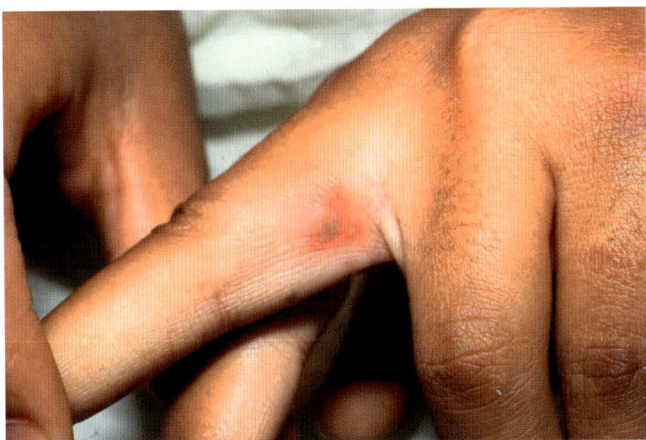

Fig. 110.13. Gonorreia disseminada (Cortesia de David Effron, MD.)

dias, embora culturas recorrentes de lesões possam aparecer mesmo após o início da administração de antibióticos.

A bactéria pode ser cultivada a partir das lesões cutâneas. A coloração de Gram revela apenas ocasionalmente os organismos. Uma técnica diagnóstica mais confiável é a coloração de anticorpos imunofluorescentes de esfregaços das pústulas. Esse método indica que as lesões podem ser o resultado da disseminação hematogênica de gonococos não viáveis.

O tratamento atual de infecção gonocócica disseminada é com Ceftriaxona IV, ou ceftizoxima ou cefotaxima. Pacientes alérgicos aos antibióticos β-lactâmicos ou aqueles com alergias graves à penicilina podem ser tratados com espectinomicina. Ciprofloxacino ou ofloxacino não são recomendados devido ao aumento dos padrões de resistência. A hospitalização é recomendada para os pacientes com infecção gonocócica disseminada.

Uma discussão mais aprofundada relativa à doença gonocócica pode ser verificada no Capítulo 88.

Síndrome Estafilocócica da Pele Escaldada

A síndrome estafilocócica da pele escaldada (SEPE) ocorre geralmente em crianças de seis anos de idade ou mais novas. Essa patologia é causada por uma infecção com estafilococos produtores de exotoxinas de bacteriófagos (ou fagos) do grupo II. A doença começa com eritema e crostas ao redor da boca. O eritema então se espalha pelo corpo, seguido pela formação de bolhas e descamação. As membranas mucosas em geral são tipicamente envolvidas. Após a ocorrência da descamação, as lesões secam rapidamente, com uma resolução em três a sete dias.

A maior parte dos organismos produtores de toxinas do grupo II são resistentes à penicilina. Embora a maioria dos pacientes possa se recuperar sem o tratamento antibiótico, a terapia IV com nafcilina, cefalexina ou dicloxacilina é recomendada.[14] A clindamicina, vancomicina ou linezolida podem ser consideradas nos casos de suspeita de MRSA (estafilococos aureus resistentes à meticilina).

Uma discussão mais detalhada sobre a SEPE pode ser encontrada no Capítulo 129.

Síndrome do Choque Tóxico

A síndrome do choque tóxico (SCT) é uma doença febril aguda caracterizada por uma eritrodermia descamativa difusa. A apresentação clínica pode incluir febre alta, hipotensão, sintomas constitucionais, envolvimento de múltiplos órgãos e erupção cutânea. A síndrome alcançou notoriedade no início dos anos 1980, por causa da associação com o uso de absorventes internos. Entretanto, essa síndrome é bem evidenciada em homens e crianças. Sua aparência tem sido associada com frequência aos *S. aureus* produtores de exotoxinas. Aproximadamente, 50% dos casos estão associados à menstruação. Outros casos ocorrem no quadro pós-operatório, queimaduras, infecção pós-parto, osteomielite, artrite, empiema, fasciíte, aborto séptico, abscesso peritonsilar, sinusite e abscesso subcutâneo.

A síndrome do choque tóxico (SCT) é causada por *S. aureus* ou estreptococos do grupo A, denominados também de *Streptococcus pyogenes*. Foi relatada em pacientes previamente saudáveis, pacientes imunocomprometidos e idosos. Fadiga, dor localizada e sintomas inespecíficos anunciam o início dessa doença, seguidos por choque séptico e falência múltipla do sistema de órgãos.

O diagnóstico da SCT requer a presença de: (1) temperatura de pelo menos 38,9 °C; (2) hipotensão, com uma pressão sanguínea sistólica de 90 mm Hg ou menos; (3) erupção cutânea; e (4) envolvimento de ao menos três sistemas de órgãos. O envolvimento sistêmico pode incluir o trato gastrointestinal, sistema muscular ou SNC e evidências laboratoriais de disfunção renal, hepática ou hematológica. Dor de cabeça, mialgias, artralgia, alteração de consciência, náuseas, vômitos e diarreia podem estar presentes.

A erupção cutânea é tipicamente uma eritrodermia macular difusa com branqueamento. O acompanhamento de inflamação não exsudativa da membrana mucosa é comum. A faringite, algumas vezes acompanhada com o padrão "língua de morango", conjuntivite ou vaginite pode ser observada. De modo geral, a erupção cutânea desaparece dentro de três dias do seu aparecimento. Esse processo é seguido por uma descamação de espessura total, envolvendo mais comumente as mãos e os pés.

O tratamento inicial da SCS consiste na reposição de fluidos por via IV, suporte ventilatório, agentes pressores, antibióticos com espectro abrangendo *S. aureus* (incluindo MRSA) e *S. pyogenes*. Os regimes antibióticos empíricos iniciais podem incluir clindamicina, vancomicina, linezolida, imipenem, meropenem, ticarcilina-clavulanato ou piperacilina-tazobactam.

Uma discussão profunda de SCT pode ser verificada no Capítulo 129.

Febre Maculosa das Montanhas Rochosas (ou Tifo Exantemático)

A febre maculosa das Montanhas Rochosas é causada por *Rickettsia ricketsii*, um organismo abrigado por uma variedade de carrapatos. O organismo é transmitido aos humanos pela saliva do carrapato no momento de uma picada ou quando o carrapato é esmagado quando está em contato com o hospedeiro. Muitos pacientes não relatam a exposição a carrapatos. Embora descrita originalmente na região das Montanhas Rochosas, essa doença ocorre em outras áreas do Norte, Sul e América Central. A maioria dos casos relatados é do sudeste dos Estados Unidos.

O início da doença geralmente é abrupto, com dor de cabeça, náuseas e vômitos, mialgias, calafrios e febre. Ocasionalmente, o início é mais gradual, com anorexia progressiva, mal-estar e febre. A doença pode durar três semanas e pode ser grave, com envolvimento acentuado do SNC, sistemas cardíaco, pulmonar, gastrpintestinal e renal, coagulação intravascular disseminada ou choque.

A erupção cutânea se desenvolve no segundo ao sexto dia. Esse processo começa com máculas eritematosas que branqueiam com a pressão, aparecendo em primeiro lugar nos punhos e tornozelos. Essas máculas se espalham até as extremidades, tronco e face. Podem se tornar em petéquias ou na forma hemorrágica (Fig. 110.4). As lesões nas palmas das mãos e solas dos pés são particularmente características. O aumento da fragilidade capilar e a esplenomegalia podem estar presentes.

O diagnóstico da febre maculosa das Montanhas Rochosas deve ser realizado de acordo com o quadro clínico no DE. Os testes definitivos não estão disponíveis no DE e podem incluir a reação de Weil-Felix e procedimentos mais específicos de imunofluorescência. O tratamento deve ser iniciado tão logo a doença seja suspeita com base nos fundamentos clínicos.

A doxiciclina é o antibiótico de escolha. A falha na administração de antibióticos em tempo hábil nessa doença aumenta drasticamente a morbidade e a mortalidade. O cloranfenicol pode ser usado para pacientes alérgicos às tetraciclinas e em crianças com idade inferior a nove anos. Os fármacos à base de sulfa devem ser evitados, considerando que podem exacerbar a doença. As riquetsias normalmente são resistentes às penicilinas, cefalosporinas, aminoglicosídeos e eritromicina. A erliquiose pode ser

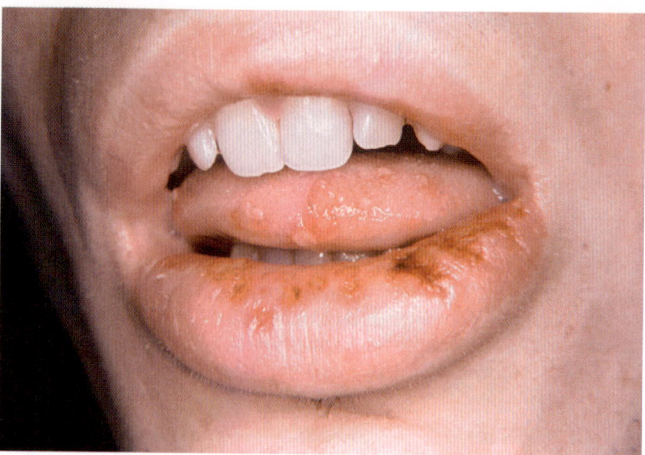

Fig. 110.14. Febre maculosa das Montanhas Rochosas. (Cortesia de Jonathan Singer, MD.)

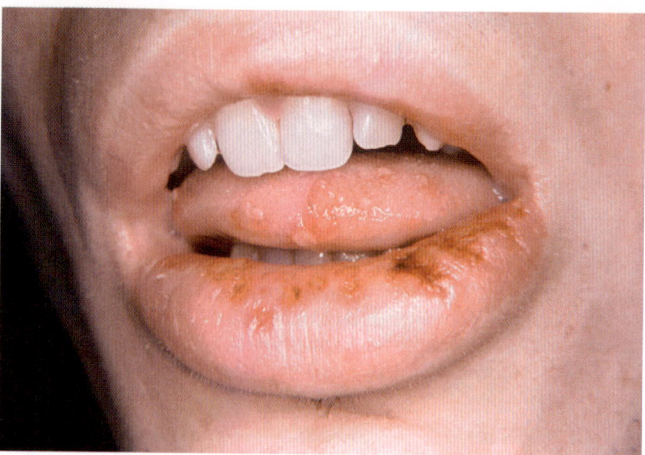

Fig. 110.16. Herpes simples. (Cortesia dos Centros para o Controle e Prevenção de Doenças [CDC] Public Health Image Library, Robert E. Sumpter.)

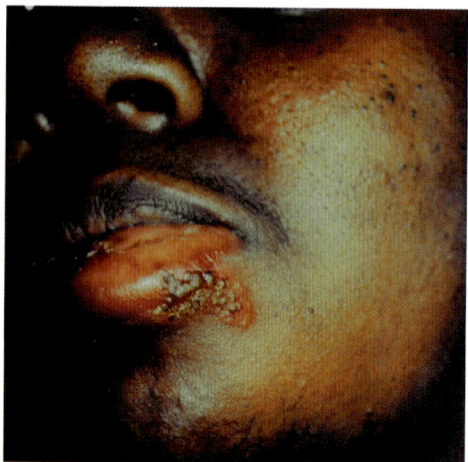

Fig. 110.15. Infecção pelo vírus da herpes simples tipo 1 (HSV-1). (Cortesia de David Effron, MD.)

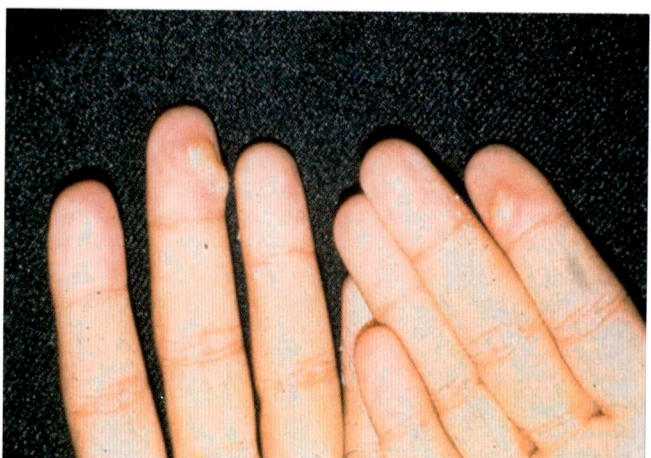

Fig. 110.17. Panarício herpético. (Cortesia de Jonathan Singer, MD.)

difícil de ser diferenciada clinicamente da febre maculosa das Montanhas Rochosas e também é tratada de forma confiável com a doxiciclina. A eficácia do cloranfenicol nessa doença ainda não foi estabelecida.

Infecções Virais

Vírus da Herpes Simples

Duas variantes conhecidas do HSV causam infecção humana: HSV-1 e HSV-2. O HSV-1 afeta principalmente os sítios não genitais, enquanto as lesões causadas pelo HSV-2 são encontradas predominantemente na área genital e são transmitidas de forma específica, principalmente pelo contato sexual.

A manifestação característica de infecção da pele com HSV são vesículas agrupadas, dolorosas, em uma base eritematosa (Fig. 110.15). As lesões geralmente estão localizadas em uma distribuição não dermátoma. A distribuição da pele pode tornar-se mais generalizada em pacientes com dermatite atópica e outras dermatoses. Adultos com infecção por HSV devem evitar o contato com crianças com dermatite atópica, especialmente nos primeiros três a cinco dias de infecção.

A boca é o local mais comum das infecções por HSV-1. As crianças são mais comumente afetadas do que os adultos. Aparecem pequenos aglomerados de vesículas que logo são desnudados, deixando erosões de forma irregular e crostas. A gravidade das gengivoestomatites varia a partir da presença de pequenas úlceras a ulcerações abrangentes da boca, língua e gengivas, acompanhadas por febre e linfadenopatia cervical (Fig. 110.16). A infecção pode ser tão grave que a ingestão oral de líquido torna-se difícil, podendo resultar em desidratação. A cicatrização ocorre especificamente em sete a 14 dias, a menos que ocorra uma infecção bacteriana secundária.

O panarício herpético é uma infecção por herpes da mão, afetando especificamente a falange distal (Fig. 110.17). Pode ser causado por HSV-1 (60%) e HSV-2 (40%).

As infecções por HSV-2 em homens se apresentam como vesículas isoladas ou múltiplas na haste peniana ou na glande do pênis. Febre, mal-estar e adenopatia regional podem estar presentes. Um pródromo de dor local e hiperestesia podem preceder o aparecimento das lesões cutâneas. As vesículas se abrem após vários dias, evoluindo para crostas, cicatrizando em 10 a 14 dias. As infecções em mulheres envolvem o introito vaginal, colo do útero ou vagina. As vesículas podem estar agrupadas ou confluentes. A cervicite herpética ou vaginite podem ser causa de dor pélvica grave, disúria ou corrimento vaginal. A recorrência é comum, mas os episódios recorrentes tendem a ser menos graves. A correlação baseada em dados sorológicos e epidemiológicos foi descoberta entre as infecções do trato reprodutivo por HSV-2 e carcinoma de colo do útero.

O tratamento recomendado para o primeiro episódio clínico de herpes genital é com aciclovir, fanciclovir ou valaciclovir. Esses agentes reduzem a duração da disseminação viral, aceleram a cicatrização e reduzem a duração dos sintomas, mas não impedem os episódios recorrentes. A administração profilática de aciclovir pode ser eficaz na melhoria da gravidade do herpes genital recorrente, mas os efeitos da administração em longo prazo são desconhecidos.

A terapia IV deve ser considerada para os pacientes imunocomprometidos. A infecção por herpes mucocutâneo nesses pacientes é potencialmente fatal, considerando que essa infecção apresenta tendência para a generalização e disseminação aos órgãos internos.

Qualquer erupção vesicular na pele ou nas membranas mucosas em um recém-nascido deve causar preocupação imediata para infecção por HSV, considerando que existe alta probabilidade de disseminação nesse grupo. A menos que um diagnóstico alternativo seja estabelecido, o teste urgente do fluido das vesículas para HSV, juntamente com a terapia de aciclovir, são indicados.

Cuidados de suporte e controle da dor são componentes importantes do tratamento. Os analgésicos sistêmicos e os agentes anestésicos tópicos podem ser úteis. A orientação do paciente sobre a prevenção ou a propagação da doença durante o contato sexual e o processo de nascimento (transmissão da mãe com lesões vaginais para o RN durante parto vaginal) é indispensável.

Uma discussão profunda da infecção por HSV pode ser verificada no Capítulo 122.

Vírus Varicela-Zóster

Varicela. Varicela, ou catapora, é uma infecção causada pelo vírus varicela-zóster. Após um período de incubação de 14 a 21 dias, a doença começa com febre baixa, dor de cabeça e mal-estar. O exantema coincide com esses sintomas nas crianças e apresentam um seguimento de um ou dois dias nos adultos.

As lesões da pele progridem rapidamente a partir de máculas a pápulas para vesículas com crostas, algumas vezes dentro de seis a oito horas. A vesícula da varicela apresenta de 2 a 3 mm de diâmetro e é circundada por uma borda eritematosa (Fig. 110.18). Uma forma incomum de varicela apresenta bolhas maiores. A secagem da vesícula começa na parte central, produzindo umbilicação. As crostas secas caem em cinco a 20 dias.

As lesões aparecem no tronco, onde são observadas na concentração mais elevada, no couro cabeludo, face e extremidades. A marca característica da varicela é o aparecimento de lesões em todos os estágios de desenvolvimento em uma região do corpo. As erupções mais abrangentes muitas vezes estão associadas a febre alta e prolongada.

As complicações incluem encefalite, meningite, pneumonia, celulite estafilocócica ou estreptocócica, trombocitopenia, artrite, hepatite e glomerulonefrite. A pneumonia por varicela ocorre mais comumente em adultos do que em crianças.

A doença é autolimitada e o tratamento é sintomático. Os salicilatos devem ser evitados para minimizar o risco subsequente da síndrome de Reye. O aciclovir oral pode ser eficaz se a administração desse fármaco puder ser iniciada dentro de 24 horas do desenvolvimento da erupção cutânea para pacientes com doença respiratória ou cutânea crônica. Alguns estudos relatam diminuição na duração e magnitude da febre e do número e duração das lesões com o uso precoce de aciclovir.

O isolamento de pacientes infectados muitas vezes é inútil, levando em consideração que a doença pode ser transmitida antes que o diagnóstico esteja clinicamente evidenciado. Considerando que a doença apresenta um potencial de contágio até que todas as vesículas estejam com crostas e secas, as pessoas infectadas devem ser mantidas em casa até que esse estágio seja alcançado.

A imunoglobulina humana contra a varicela-zóster (VariZIG) é indicada para a administração em indivíduos de alto risco dentro de 10 dias (preferencialmente, dentro de quatro dias) da exposição à catapora (vírus varicela-zóster).[15]

A vacina contra varicela é um vírus vivo atenuado; é altamente eficaz e muito segura. Uma única dose é eficiente em crianças entre as idades de um e 13 anos. Para crianças mais velhas, duas doses com um intervalo de quatro a oito semanas são recomendadas. Além disso, a incidência de varicela-zóster que ocorre após a vacinação parece ser inferior à doença adquirida naturalmente.

Uma discussão mais detalhada sobre a infecção por varicela pode ser encontrada no Capítulo 122.

Herpes-zóster. Herpes-zóster é uma infecção causada pelo vírus varicela-zóster. Essa doença ocorre exclusivamente em indivíduos que tiveram catapora anteriormente. A dor nos dermátomos pode preceder a erupção por um a 10 dias e é variável na intensidade; essa dor pode ser descrita como aguda, enfadonha ou ardente. A erupção cutânea consiste de vesículas agrupadas em uma base eritematosa, envolvendo um ou vários dermátomos. O tórax é envolvido na maioria dos casos e a distribuição trigêmea é a região mais próxima comumente envolvida.

Inicialmente, as vesículas aparecem claras e a seguir ficam turvas e progridem para a formação de cascas e crostas. Esse processo leva de 10 a 12 dias e as crostas caem em duas ou três semanas (Fig. 110.19). O herpes-zóster apresenta um pico de incidência em pacientes de 50 a 70 anos de idade e é mais rara em crianças. Embora a associação com leucemia, linfoma de Hodgkin e outras neoplasias malignas seja bem conhecida, raramente a aparência antecede o diagnóstico dessas doenças. A maioria dos casos de herpes-zóster ocorre em indivíduos saudáveis.

O herpes-zóster pode ser transmitido de pacientes com catapora para indivíduos suscetíveis. A catapora pode ser adquirida por contato com erupção cutânea com bolhas, embora esse processo de contágio seja menos comum. Entretanto acredita-se que o herpes-zóster é causado por uma reativação do vírus varicela-zóster latente desde o início da primoinfecção. Durante o período de latência entre as duas doenças, considera-se que o vírus reside nas células dos gânglios das raízes dorsais.

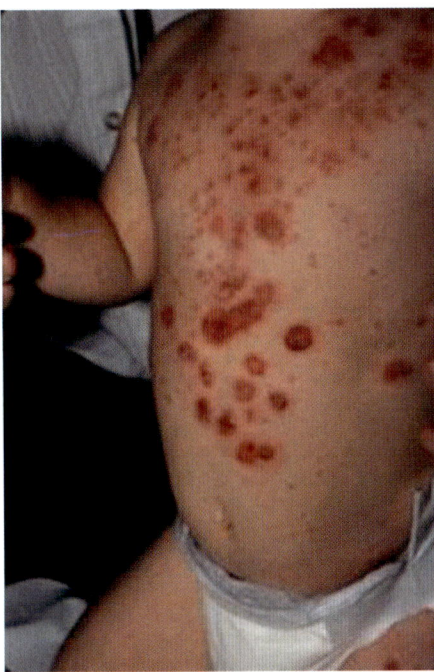

Fig. 110.18. Varicela-zóster. (Cortesia de Jonathan Singer, MD.)

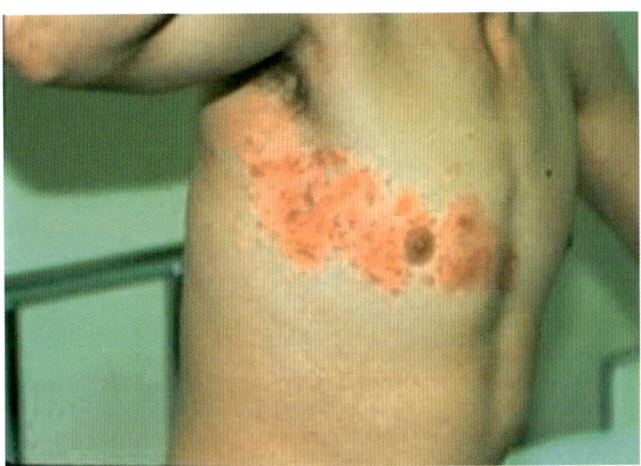

Fig. 110.19. Herpes-zóster. (Cortesia de David Effron, MD.)

O herpes-zóster apresenta uma taxa muito baixa de mortalidade e raramente é fatal, exceto quando ocorre a disseminação para os órgãos viscerais. As complicações incluem o envolvimento do SNC, infecção ocular e neuralgia. Meningoencefalite, mielite e neuropatia periférica foram relatadas.

As complicações oculares ocorrem em 20% a 70% dos casos envolvendo a divisão oftálmica do nervo trigêmeo. A gravidade varia de conjuntivite leve a panoftalmite, que ameaça o olho. As lesões dentríticas na córnea podem ser visíveis no exame de fluoresceína. O envolvimento dos olhos pode produzir uveíte anterior, glaucoma secundário e cicatrizes corneanas. Existe uma estreita correlação entre o envolvimento ocular e as vesículas localizadas na ponta o nariz (sinal de Hutchinson).

O herpes-zóster geralmente tende a ser mais grave nos pacientes imunossuprimidos, especialmente aqueles com a síndrome da imunodeficiência adquirida (AIDS), doença de Hodgkin ou outros linfomas. A disseminação cutânea ocorre mais comumente nesses pacientes do que na população em geral. A disseminação visceral e no SNC apresenta maior probabilidade de ocorrência nesses pacientes; assim, essa categoria de pacientes deve ser considerada para hospitalização.

Os medicamentos antivirais são indicados, especialmente dentro de 48 horas do início da erupção, para reduzir a duração de sintomas e a dor associada. A terapia antiviral pode ser iniciada com aciclovir, fanciclovir ou valaciclovir.[16] Os cuidados de suporte são importantes para o controle da dor e do prurido. Compressas de solução de Burow diluída em 1:20 a 1:40 em água podem ser aplicadas para acelerar a secagem. A administração de corticosteroides é controversa. Os esteroides podem reduzir a dor e melhorar o sono e a capacidade funcional, mas não têm demonstrado reduzir a incidência da neuralgia pós-herpética.

A administração IV de aciclovir pode apresentar algum benefício no tratamento de herpes-zóster ocular grave. O tratamento inclui midríase, induzida por atropina a 1% ou escopolamina a 0,25%, e a aplicação de corticosteroides tópicos. Ao contrário da situação da conjuntivite causada por herpes simples, o envolvimento ocular causado por herpes-zóster não parece ser exacerbado por corticosteroides. A imunização contra o herpes-zóster é recomendada nos adultos idosos.

A neuralgia pós-herpética pode ocorrer em 15% dos pacientes e é mais comum nos idosos. Os tratamentos podem incluir opioides, amitriptilina, capsaicina tópica, lidocaína tópica e gabapentina tópica ou oral.[17,18]

A vacina contra varicela tem demonstrado aumentar a imunidade contra o vírus herpes-zóster (erupção com bolhas [shingles]) e é recomendada para pacientes com 60 anos de idade e mais idosos.[19] Essa vacina reduz a ocorrência de erupção cutânea com bolhas e também reduz ligeiramente a dor, comparando-se com pacientes que não foram vacinados e que, finalmente, desenvolveram erupções cutâneas com bolhas.

Uma discussão mais profunda sobre a infecção por herpes-zóster pode ser verificada no Capítulo 122.

Exantemas Virais

Um exantema é definido como uma erupção cutânea que ocorre como um sintoma de uma doença generalizada. Na população pediátrica, 72% dos casos de febre e erupção cutânea são causados por vírus e 20% são causados por bactérias. Aproximadamente, 30 enterovírus, predominantemente os grupos de coxsaquievírus e ecovírus, e quatro tipos de adenovírus, são conhecidos por produzirem exantemas (Fig. 110.20). Os exantemas dos coxsaquievírus e ecovírus apresentam uma documentação científica mais completa. A maioria dos exantemas virais é maculopapular, embora as erupções escarlatiniformes, eritematosas, vesiculares e petequiais sejam observadas ocasionalmente. As erupções são variáveis em sua extensão, não pruriginosas e não descamam. As lesões orofaríngeas podem estar presentes.

Os exantemas virais clássicos são sarampo, rubéola (sarampo alemão), roséola (ou exantema súbito ou sexta doença), eritema infeccioso (ou parvovirose ou quinta doença) e enterovirose (ecovírus e coxsaquievírus). Os programas de imunização generalizada reduziram a incidência de sarampo e rubéola.

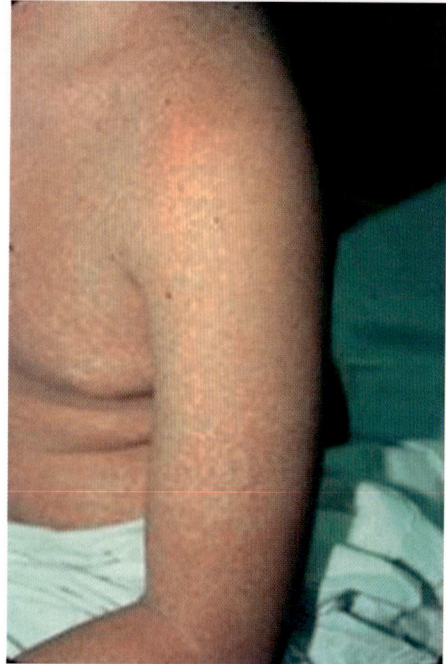

Fig. 110.20. Enterovírus. (Cortesia de Jonathan Singer, MD.)

Uma discussão mais detalhada sobre as infecções virais pode ser verificada no Capítulo 122.

Roséola Infantil. A roséola infantil, conhecida também como *exantema súbito* ou *sexta doença*, é uma doença benigna causada pelo herpesvírus humano 6 e o herpesvírus humano 7, e normalmente é transmitida pela saliva. É uma doença caracterizada por febre e uma erupção cutânea. Noventa e cinco por cento dos casos são observados em crianças de seis meses a três anos de idade. Convulsão febril pode ocorrer. A febre normalmente apresenta um início abrupto, com a temperatura subindo rapidamente para 39 °C a 41 °C, permanecendo de forma consistente ou intermitente durante três ou quatro dias, momento em que a temperatura cai precipitadamente para o parâmetro normal. A erupção cutânea normalmente aparece com defervescência (redução ou declínio da febre). As lesões são discretas máculas ou maculopápulas de coloração rosa ou rosadas de 2 ou 3 mm de diâmetro, que empalidecem com a pressão e raramente aglutinam (Fig. 110.21). O tronco é envolvido inicialmente, com a erupção se propagando para o pescoço e extremidades. As erupções ocasionalmente estão limitadas ao tronco. A erupção cutânea clareia durante um ou dois dias sem descamação.

Apesar da presença de febre alta, a criança geralmente demonstra estar bem. A encefalite é uma complicação muito rara. O prognóstico é excelente e não é necessário tratamento.

Sarampo. O Sarampo, é uma doença viral altamente contagiosa, causada pelo mixovirus (RNA), disseminada pelo contato com gotículas infecciosas, com um período de incubação de 10 a 14 dias. Nos últimos anos, especificamente menos de 100 casos são detectados anualmente nos Estados Unidos, em comparação aos quatro a cinco milhões de casos por ano antes da imunização. Um surto em 2014 foi observado nos Estados Unidos, com mais de 500 casos. O sarampo apresenta maior probabilidade para infectar indivíduos não vacinados, incluindo, muitas vezes, pré-escolares em casas populares ou em áreas densamente povoadas. Os pacientes são considerados contagiosos a partir de cinco dias antes do início dos sintomas até cinco a seis dias após o início do envolvimento dermatológico.

Os sintomas começam com febre e mal-estar. Em geral, a febre aumenta diariamente, de modo gradual, até o quinto ou sexto dia da doença. Tosse, coriza e conjuntivite são sintomas associados. No segundo dia da doença, as manchas de Koplik, que são patognômonicas da condição, aparecem na mucosa jugal como pequenas manchas vermelhas, irregulares e brilhantes, com centros brancos

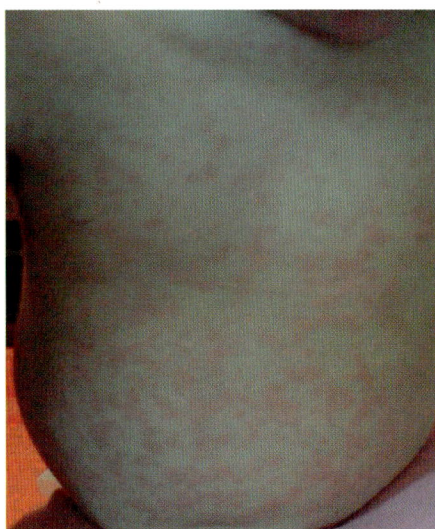
Fig. 110.21. Roséola.

azulados, em região interna da bochecha. Começando no lado oposto aos molares, as manchas de Koplik podem se espalhar para envolver uma extensão variável da orofaringe.

A erupção cutânea de sarampo começa caracteristicamente no terceiro ao quinto dia da doença. As lesões eritematosas maculopapulares envolvem a fronte e a parte superior do pescoço e se espalham para envolver a face, tronco, braços e, finalmente, as pernas e os pés. As manchas de Koplik começam a desaparecer de forma simultânea com o aparecimento da erupção cutânea. No terceiro dia de sua presença, a erupção cutânea começa a desaparecer, fazendo isso na ordem de seu aparecimento, e a febre diminui.

As complicações podem incluir otite média aguda, encefalite e pneumonite. A otite média aguda é a complicação mais comum. A encefalite ocorre em aproximadamente 1 em 1.000 casos de sarampo e provoca 15% de mortalidade. A pneumonia por sarampo também pode ser fatal.

O tratamento é principalmente de suporte e deve incluir antipiréticos, hidratação e tratamento do prurido. Os suplementos de vitamina A têm sido associados com reduções de aproximadamente 50% na morbidade e mortalidade e parecem ajudar na prevenção da cegueira e danos oculares. Se a invasão bacteriana ocorre com otite ou pneumonia, o uso de antibióticos é indicado. O isolamento de crianças infectadas é de valor limitado, considerando que a exposição ocorre geralmente antes do aparecimento da erupção cutânea. O sarampo não é contagioso após o quinto dia da presença da erupção cutânea. A infecção confere imunidade ao longo da vida.

A profilaxia após a exposição pode ser administrada com a vacina contra o sarampo ou a imunoglobulina humana.[20]

Rubéola. Rubéola, ou sarampo alemão, é uma doença viral caracterizada por febre, erupção cutânea e linfadenopatia generalizada. O contágio ocorre pelo contato com gotículas e o pico de incidência é no inverno e início da primavera. O período de incubação é especificamente de 14 a 21 dais e a erupção cutânea anuncia o início da doença em crianças. O tempo máximo de contágio ocorre poucos dias antes e cinco a sete dias após o início da erupção cutânea. Os bebês com rubéola congênita podem eliminar vírus por mais de um ano. Nos adultos, um pródromo de um a seis dias de dor de cabeça, mal-estar, dor de garganta, coriza e febre baixa precede a erupção cutânea. Esses sintomas geralmente desaparecem dentro de 24 horas após o aparecimento da erupção cutânea.

O exantema é caracterizado como maculopápulas rosadas a vermelhas e aparece em primeiro lugar na face, espalhando-se rapidamente para o pescoço, tronco e extremidades. As erupções no tronco podem se aglutinar, mas as lesões nas extremidades não. A erupção cutânea permanece durante um cinco dias, desaparecendo classicamente no final de três dias. Embora o clareamento possa ser acompanhado por uma fina descamação, esse sinal em geral é ausente.

As principais complicações da rubéola incluem encefalite, artrite e trombocitopenia. A complicação mais grave é o dano fetal. Um total de 24% de fetos infectados apresentam defeito congênito. A infecção materna pode ser diagnosticada pela obtenção de plasma ou soro para as determinações de anticorpos de inibição de hemaglutinação. As amostras são colhidas no momento da suspeita e em sete a 21 dias depois. Um aumento de quatro vezes na titulação é diagnóstico de infecção por rubéola.

Nenhum tratamento é necessário na maioria dos casos de rubéola. Os antipiréticos e analgésicos normalmente são adequados para o tratamento de dor de cabeça, artralgias e linfadenopatia dolorosa.

Eritema Infeccioso. Eritema infeccioso, ou "quinta doença", é causado pela infecção pelo parvovírus B19 e afeta geralmente os pacientes pediátricos. Essa doença é caracterizada por sintomas sistêmicos leves, febre em 10% a 15% dos pacientes e uma erupção cutânea característica. Artralgia e artrite ocorrem comumente em adultos, mas raramente em crianças. A erupção cutânea é intensamente vermelha na face e dá uma aparência semelhante a "uma face esbofeteada" com palidez circumoral (perioral ou ao redor da boca). Uma erupção reticular maculopapular, que pode ser observada nos braços, movimenta-se no sentido caudal para o tronco, nádegas e coxas. A erupção pode apresentar recorrência com alterações na temperatura e exposição à luz solar. Geralmente, o período de incubação é entre quatro e 14 dias. A infecção é benigna e requer apenas cuidados de suporte.

Infecções Fúngicas

As infecções fúngicas podem afetar a pele, o couro cabeludo ou membranas mucosas. As dermatofitoses são infecções fúngicas superficiais que são limitadas à pele. Os dermatófitos geralmente apresentam um crescimento mais acentuado em ambientes quentes e úmidos, crescendo apenas na queratina ou na camada externa da pele, unhas e cabelo. Qualquer infecção dermatofítica potencial pode ser examinada sob o microscópio em uma preparação de KOH (hidróxido de potássio). A amostra é examinada no que se refere às ramificações características das hifas dos dermatófitos ou no que diz respeito às hifas curtas e espessas, e aos esporos agrupados de tinea versicolor.

Tinea Corporis (ou Tinea do Corpo)

Tinea refere-se à infecção dermatofítica superficial da pele, cabelo e/ou unhas, causada geralmente pelo organismo *Trichophyton*. A tinea corporis, mencionada comumente como "micose", apresenta-se como uma lesão anular, acentuadamente marginada, com bordas elevadas ou vesiculares e clareamento central (Fig. 110.22). As lesões podem ser isoladas ou múltiplas. Outras formas relacionadas de tinea podem ser observadas, incluindo a tinea cruris, que envolve a virilha; tinea manuum, afetando as mãos; e tinea pedis, infecção dos pés.

Os diagnósticos diferenciais de tinea corporis incluem eritema migratório, granuloma anular, psoríase, celulite e eritrasma.

As infecções do corpo, virilha e extremidades geralmente respondem aos agentes antifúngicos tópicos. Inúmeros agentes antifúngicos tópicos eficazes estão disponíveis, incluindo clotrimazol, haloprogina, miconazol, tolnaftato, terbinafina, naftifina e outros. Duas ou três aplicações diárias na forma de creme de qualquer uma dessas preparações resultam na cicatrização da maior parte das lesões superficiais em uma a três semanas.[21]

Tinea Capitis (ou micose do couro cabeludo)

A tinea capitis é uma infecção fúngica do couro cabeludo. Os micro-organismos mais comuns incluem as espécies de *Microsporum* e *Trichophyton*. Embora essa infecção seja observada com maior frequência em pacientes pediátricos de seis a 10 anos de idade, a tinea capitis pode ocorrer também em adultos. Essa incidência é mais comum entre os indivíduos negros, por razões não definidas. A transmissão hospitalar de infecções dermatófitas, como o *Trichophyton tonsurans*, também foi relatada. A alopécia pode ser observada especificamente com o couro cabeludo escamoso e espessado. Fios de cabelo quebrados semelhantes a pontos pretos

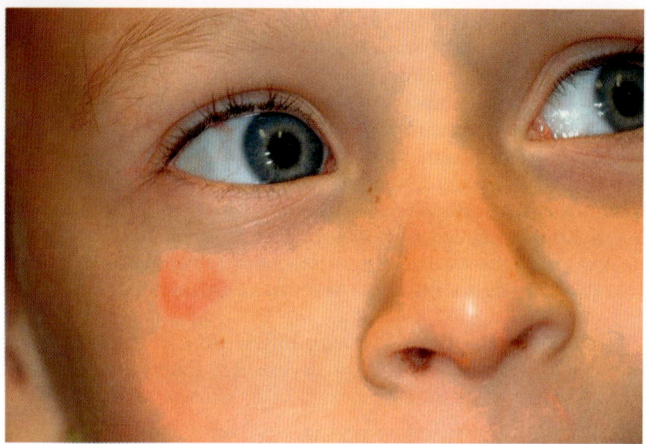

Fig. 110.22. Tinea corporis (tinea corporal). (Cortesia de David Effron, MD.)

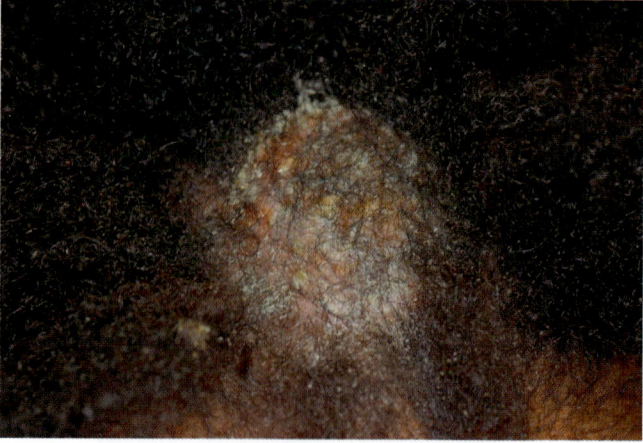

Fig. 110.23. Tinea capitis (ou micose do couro cabeludo). (Cortesia de David Effron, MD.)

próximos do couro cabeludo podem ser observados. A perda de cabelo é o resultado das hifas crescendo dentro da haste capilar, tornando-a frágil, de modo que os fios de cabelo se rompem 1 a 2 mm acima do couro cabeludo. A doença pode ser transmitida pelo contato próximo entre crianças e o contato com animais domésticos, chapéus, pentes, tesouras de barbearia ou itens semelhantes. As complicações podem incluir a formação de quérion (ou kerion), linfadenite, piodermite bacteriana, pitiríase alba pigmentada, reação dermatofítica de identidade após tratamento, infecção bacteriana secundária e alopecia cicatricial.

O diagnóstico diferencial de tinea capitis inclui alopecia areata, dermatite atópica, eczema numular, infecção bacteriana, psoríase, dermatite seborreica, "tinea" amiantacea, tricotilomania (compulsão por arrancar pelos ou cabelos do corpo) e histiocitose de células de Langerhans.

Uma preparação de KOH (hidróxido de potássio) não é útil na presença de um quérion (ou kerion) ou na ausência de alopecia. O diagnóstico é realizado especificamente em conformidade com o quadro clínico. Se houver dúvidas, uma amostra de cultura fúngica pode ser obtida.

A terapia sistêmica é necessária para a tinea capitis, devido à invasão fúngica dos folículos capilares. O tratamento deve ser realizado com um agente antifúngico sistêmico, como a terbinafina ou griseofulvina. A terapia deve ser administrada durante quatro a seis semanas. O paciente deve ser encaminhado para um seguimento ambulatorial com cuidados primários dentro de quatro semanas. A terapia alternativa inclui fluconazol e itraconazol, durante quatro a seis semanas. Os membros da família devem ser examinados no que se refere a possível infecção.

Kerion

Um kerion é uma infecção fúngica que afeta os folículos capilares, sendo caracterizada por inflamação intensa e uma massa eritematosa e lamacenta que afeta especificamente o couro cabeludo (Fig. 110.23). A lesão pode conter pus franco. A inflamação geralmente é uniforme e não exibe lesões satélites. O kerion afeta normalmente o couro cabeludo e é mais comum em crianças e nos indivíduos negros. Alopecia local e cicatrizações podem ocorrer. A linfadenopatia pode estar presente. A diferenciação exata de um kerion com ou sem superinfecção pode ser desafiadora. O exame sob a lâmpada de Wood e uma raspagem do couro cabeludo com preparação de KOH (hidróxido de potássio) podem ajudar na diferenciação do kerion de uma infecção bacteriana secundária.

Os kerions são tratados da mesma forma que a tinea capitis, com agentes antifúngicos, durante seis a oito semanas. Se houver superinfecção bacteriana, um antibiótico deve ser adicionado. As opções de antibióticos incluem a cefalexina oral, dicloxacilina ou clindamicina. A clindamicina é recomendada quando MRSAs (*Staphyloccus aureus* resistente à meticilina) adquiridos da comunidade é uma preocupação. A drenagem cirúrgica de kerions não é útil e deve ser evitada.

Tinea Pedis (Pé de atleta)

Tinea pedis, mencionada comumente como *pé de atleta*, apresenta-se com escamação, maceração, vesiculação e fissuração entre os artelhos e na superfície plantar do pé. As etiologias comuns incluem *Trichophyton rubrum, Trichophyton interdigitale* e *Epidermophyton floccosum*. Pode ocorrer infecção bacteriana secundária. A forma de erupção vesicular com pústulas de tinea pedis deve ser considerada quando as vesículas e pústulas no peito do pé são observadas. As lesões interdigitais podem causar sintomas mínimos e servem como uma porta de entrada para a celulite bacteriana. O diagnóstico diferencial inclui a dermatite de contato e o eczema desidrótico. Uma preparação de KOH é útil para diferenciar esses processos. As opções de tratamento incluem agentes antifúngicos tópicos, como a terbinafina três vezes ao dia, durante duas a quatro semanas; miconazol creme, pó ou vaporização três vezes ao dia, durante duas a quatro semanas; e clotrimazol creme, solução ou loção duas vezes, ao dia durante duas a quatro semanas. Para doenças graves ou se o tratamento tópico não foi bem-sucedido, a terapia sistêmica pode ser instituída com terbinafina durante duas semanas; fluconazol semanalmente, durante duas a quatro semanas; ou griseofulvina diariamente, durante duas semanas.

Tinea Versicolor (ptiríase versicolor ou pano branco)

Tinea versicolor, ou pitiríase versicolor, é uma infecção fúngica causada pelo gênero *Malassezia*. Manchas superficiais hiperpigmentadas ou hipopigmentadas ocorrem principalmente no tórax e tronco, mas podem se estender para a cabeça e membros. Como o nome indica, as lesões podem apresentar uma variedade de cores, incluindo rosa, castanho e branco. A doença pode estar associada a prurido. No exame físico, uma descamação fina e sutil é observada, demonstrando uma aparência hipopigmentada (Fig. 110.24). Uma coloração amarela pálida ou laranja fluorescente pode ser observada sob a luz de Wood. O diagnóstico diferencial inclui vitiligo e dermatite seborreica. Uma preparação de KOH revela hifas curtas misturadas com esporos (semelhantes a "espaguete picado e almôndegas").

A tinea versicolor pode ser tratada com agentes antifúngicos tópicos, como shampoo de sulfeto de selênio a 2,5%, cremes de imidazol e creme ou espuma de cetoconazol. A terapia sistêmica pode ser indicada, como o cetoconazol oral. A recorrência é comum. A pigmentação pode não retornar ao normal durante meses.

Tinea Ungueal (Onicomicose)

A tinea ungueal pode ser causada por dermatófitos, cândida ou outras espécies de fungos. Paroníquia ou tinea pedis não tratada podem ser fatores de predisposição. A onicomicose se apresenta nas unhas das mãos ou dos pés de forma espessada, opaca, rachada ou destruída. Os resíduos subungueais estão presentes e a unha pode conter faixas ou estrias longitudinais amareladas (Fig. 110.25).

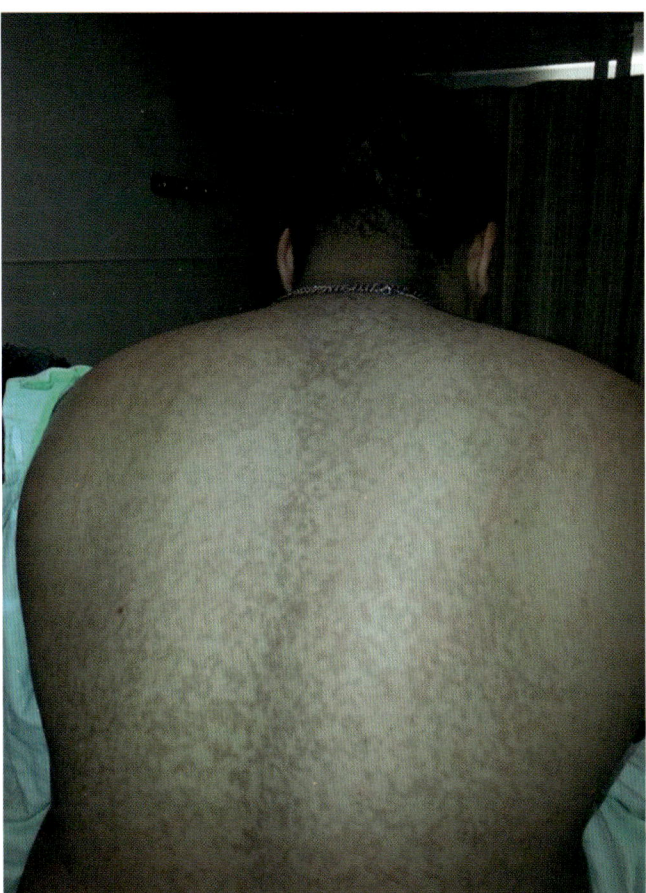

Fig. 110.24. Tinea versicolor.

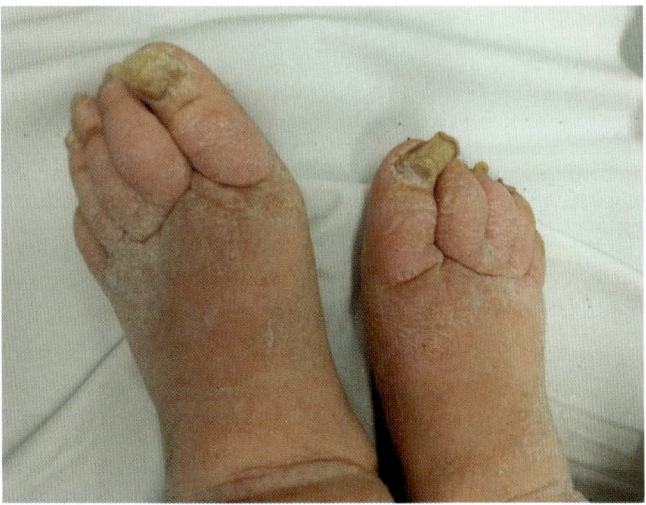

Fig. 110.25. Onicomicose (tinea ungueal)

A unha hálux é mais comumente envolvida. O diagnóstico diferencial inclui tinea pedis, psoríase ungueal ou verrugas.

A terapia tópica apenas das unhas raramente resulta em cura, considerando que a penetração na queratina da unha é insatisfatória. Em geral, as unhas das mãos respondem mais rapidamente à terapia do que as unhas dos pés. O envolvimento de uma ou duas unhas pode ser tratado com agentes antifúngicos tópicos. A infecção mais abrangente exige terapia sistêmica com um agente antifúngico, como terbinafina ou itraconazol.[22] Agentes de terceira linha podem incluir griseofulvina ou cetoconazol, que exigem períodos prolongados de administração, com altas taxas de reincidência e numerosos efeitos colaterais. As falhas de tratamento ou recorrências são comuns e podem ser atribuídas à adequação insatisfatória do paciente, baixa biodisponibilidade, ausência de

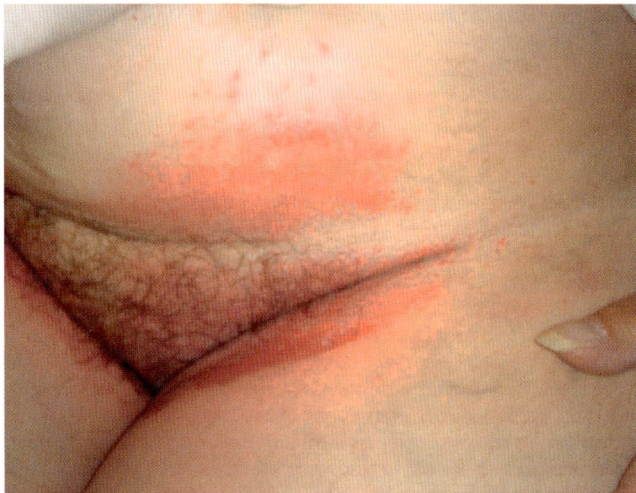

Fig. 110.26. Intertrigo candidiásico.

penetração do fármaco na unha, resistência a fármacos e interações medicamentosas. As terapias adicionais podem incluir a remoção cirúrgica da unha, terapia fotodinâmica ou terapia a laser.

Candidíase

A infecção por *Candida albicans* pode ocorrer em pacientes de todas as idades. Muitas condições predispõem à infecção, incluindo o diabete, infecção por HIV, gravidez, obesidade, tabagismo, desnutrição, malignidade ou tratamento com corticosteroides, antibióticos ou agentes imunossupressores.

Candidíase Oral. A candidíase oral ("tordo" ou "afta") é a mais comum das expressões clínicas de infecção por *Candida*. Trata-se de uma infecção comum nos recém-nascidos, pessoas idosas, indivíduos imunossuprimidos ou pessoas que usam próteses dentárias. A candidíase oral é comum nos recém-nascidos, com um terço sendo afetado na primeira semana de vida. Essa infecção aparece como manchas de material friável branco ou cinzento cobrindo uma base eritematosa na mucosa bucal, gengiva, língua, palato ou amígdalas. Fissuras ou crostas nos cantos da boca podem estar presentes. O diagnóstico diferencial de candidíase oral inclui líquen plano (que ao contrário da *C. albicans* não é facilmente raspado) e leucoplasia pilosa. A infecção da mucosa oral com *C. albicans* é uma doença definidora de AIDS. Se o paciente não usa prótese dentária e não tomou antibióticos recentemente, a imunossupressão subjacente deve ser considerada.

O tratamento de candidíase oral pode ser realizado com agentes antifúngicos tópicos, como pastilhas de clotrimazol cinco vezes ao dia ou suspensão oral de nistatina quatro vezes ao dia. Outra alternativa são as pastilhas de nistatina quatro vezes ao dia. O tratamento deve prosseguir durante cinco a sete dias após o desaparecimento das lesões. Para a candidíase esofágica, uma terapia antifúngica sistêmica é sempre necessária. As opções para essa terapia são o fluconazol oral, fluconazol IV ou anfotericina B.

Candidíase Cutânea. A candidíase cutânea favorece a umidade e maceração das áreas intertriginosas os espaços das membranas interdigitais, virilha, axila e dobras intergluteais e inframamárias. As lesões aparecem como máculas vermelhas, úmidas e brilhantes, com um colarinho de escamação, com pequenas pápulas satélites ou pústulas, que ficam apenas periféricas ao corpo principal da erupção (Fig. 110.26). Essas lesões satélites são indicadores específicos de uma infecção por *Candida*. As lesões intertriginosas estão propensas à superinfecção bacteriana.

O diagnóstico diferencial de candidíase cutânea inclui dermatite de contato, tinea cruris, intertrigo, herpes simples (como panarício herpético) e foliculite. Entretanto a candidíase é menos agressiva do que a tinea cruris e apresenta uma coloração vermelha mais brilhante do que o intertrigo. Uma preparação de KOH de uma amostra coletada de uma pústula e da parte superior da lesão poderá revelar hifas e pseudo-hifas.

O tratamento de lesões intertriginosas requer a remoção do excesso de umidade e maceração. As lesões devem ser expostas ao ar circulante de um ventilador várias vezes ao dia. As lesões inflamatórias são encharcadas ou cobertas com compressas de água fria ou solução de Burow (antisséptico e adstringente, composto por acetato de alumínio e água). Os cremes de imidazol tópico, como clotrimazol e miconazol, são aplicados com moderação nas áreas afetadas. As prescrições de cremes, como econazol, cetoconazol e sulconazol, são também eficazes.

Candidíase Vulvovaginal. A candidíase vaginal é responsável por 20% a 25% das ocorrências de vaginite. Estima-se que 75% das mulheres deverão apresentar candidíase vaginal pelo menos uma vez. Os fatores de predisposição incluem diabete, gravidez, imunossupressão e terapia de reposição hormonal. Prurido é uma queixa comum. Outros sintomas podem incluir dispareunia, disúria ou queimação vaginal. O diagnóstico diferencial inclui infecção transmitida sexualmente, vaginose bacteriana e infecção do trato urinário. Uma preparação de KOH poderá revelar hifas e formas de leveduras oriundas de brotamento. Uma única dose de 150 mg de fluconazol é recomendada para o tratamento de candidíase vulvovaginal causada por Candida. Para os casos mais leves, os fármacos imidazólicos intravaginais isentos de prescrição médica podem ser eficazes.

Infestações

Escabiose (sarna)

Escabiose, causada pelo ácaro humano, da palavra de origem latina *scabere*, coçar, é uma infestação da pele humana causada pela penetração do ácaro parasita humano *Sarcoptes scabiei-var hominis* na epiderme. Geralmente, ocorre nos meses de inverno. É transmitido principalmente por meio de contatos pessoais próximos. Essa infestação também pode ser propagada pela exposição a objetos contaminados, considerando que o ácaro da escabiose (sarna) pode viver fora da pele humana durante três dias. O número médio de ácaros que um hospedeiro abriga é geralmente inferior a 20. A escabiose se manifesta com prurido intenso e erupção cutânea, que se desenvolve normalmente após uma a oito semanas após a exposição. O prurido é tipicamente pior à noite. As evidências clínicas incluem pequenas pápulas ou pústulas (< 5 mm) e pequenos túneis subcutâneos elevados ou achatados. Classicamente, a escabiose afeta vários sítios da pele e são distribuídos normalmente entre as redes digitais, os lados dos dedos, aspectos volares dos punhos e das palmas laterais, tronco, cotovelos, axilas, escroto e a aréola nas mulheres (Figs. 110.27 e 110.28). A escabiose em bebês e crianças pequenas muitas vezes pode se apresentar com o envolvimento generalizado da pele, incluindo a face, couro cabeludo, palmas das mãos e solas dos pés. Nos bebês, as lesões de apresentação mais comum são as pápulas e vesicopústulas.

Na *escabiose crostosa* (conhecida anteriormente como *escabiose norueguesa*), placas hiperceratóticas se desenvolvem difusamente, com frequência nas regiões palmar e plantar, com espessamento e distrofia dos dedos das mãos e dos pés. Especificamente, com a escabiose crostosa, um hospedeiro pode abrigar mais de um milhão de ácaros. Os indivíduos com infecção pelo vírus da imunodeficiência humana, idosos e pacientes com imunossupressão induzida por medicamentos correm risco de desenvolvimento de escabiose crostosa.

A escabiose é um diagnóstico clínico e é baseado, principalmente, na história e no exame físico. O diagnóstico definitivo é realizado pela identificação microscópica dos ácaros da escabiose, ovos ou grânulos (ou pelotas) fecais *(Scybala)*. Existem várias técnicas para a coleta de amostras, incluindo a raspagem da lesão ou a biópsia da pele.[23] Considerando que essas técnicas podem ser impraticáveis no DE, o tratamento deve ser instituído de acordo com a suspeita clínica.[24]

O diagnóstico diferencial de escabiose deve incluir pitiríase rósea, urticária papular, sífilis secundária, foliculite, dermatite de contato, dermatite atópica, seborreia, dermatite herpetiforme, líquen plano e psoríase.

O tratamento de primeira linha de escabiose é a permetrina creme tópico a 5% (Elimite).[25] A permetrina creme deve ser aplicada do pescoço para baixo, cobrindo todas as áreas do corpo, incluindo embaixo das unhas, umbigo, em torno dos mamilos e nas áreas genitais. A face e o couro cabeludo devem ser tratados nos bebês e crianças pequenas afetados. Preferencialmente, o tratamento deve ser aplicado antes de dormir, deixado durante a noite e, então, lavado de oito a 12 horas depois. É fundamental tratar não apenas o paciente, mas também os membros da família e os contatos próximos. Um segundo tratamento deve ser administrado em uma a duas semanas. A terapia alternativa pode incluir uma dose única de ivermectina 200 µg/kg por mês, ou crotamion creme tópico. Para os pacientes infestados severamente e/ou imunocomprometidos, é recomendável que a ivermectina seja administrada uma vez por semana, durante duas a três semanas. Um estudo recente demonstrou a eficácia da terapia empírica com uma dose única de ivermectina entre indivíduos sem teto com prurido. Lindano, um agente usado anteriormente, deixou de ser prescrito devido ao potencial de neurotoxicidade e resistência.

Igualmente importante no tratamento é a descontaminação das vestimentas, roupas de cama e toalhas, pela lavagem em água quente e secagem em máquina com ar quente. Os itens que não podem ser lavados ou submetidos à limpeza a seco podem ser descontaminados por selagem em um recipiente hermético durante pelo menos 72 horas.

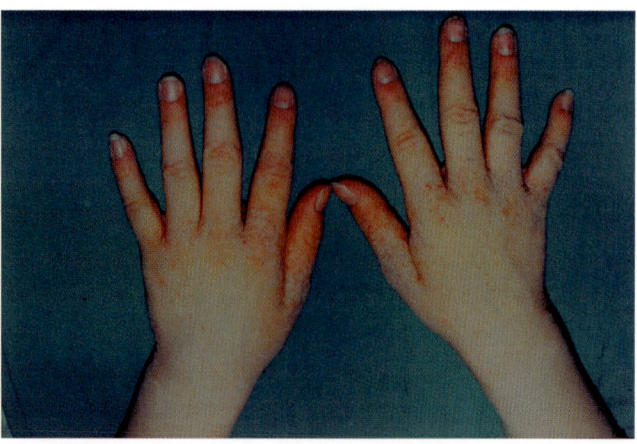

Fig. 110.27. Escabiose (sarna). (Cortesia de David Effron, MD.)

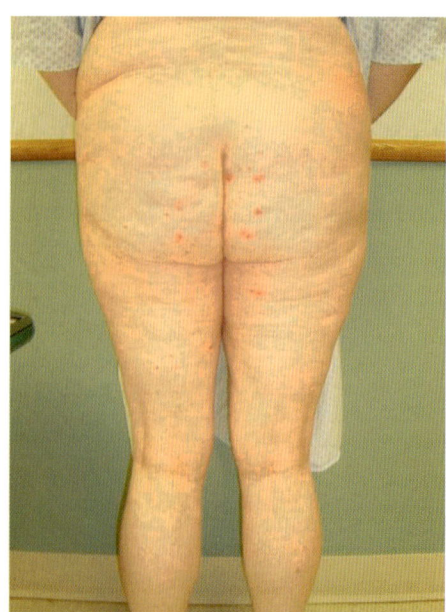

Fig. 110.28. Escabiose (sarna).

Pediculose

A pediculose (piolho) pode afetar o couro cabeludo (pediculosis capitis, causada pelo ácaro *Pediculus humanus capitis*), corpo (pediculosis corporis, causada pelo *Pediculus humanus corporis*) e genitália (piolho pubiano, causado pelo *Pthirus pubis*). A infestação está associada especificamente a prurido significativo. As lesões podem ser máculas eritematosas, pápulas ou pústulas.

A pediculosis capitis é a forma mais comum de infestação de piolhos nos Estados Unidos e é observada frequentemente em crianças de três a 12 anos de idade. Estima-se que de 10% a 40% de crianças em idade escolar nos Estados Unidos foram infectadas com pediculosis capitis. Essa infecção pode ser transmitida pelo compartilhamento de escovas de cabelo, pentes, chapéus e pelo contato com móveis, vestimentas e roupas de cama infestadas. A higiene e o comprimento do cabelo não estão relacionados com a infecção. A incidência é maior durante o outono. A pediculosis capitis é menos comum entre os pacientes negros. Pruridos no couro cabeludo, região occipital e pós-auricular são comuns em pacientes com pediculosis capitis. Eritema no pescoço e região auricular, pápulas, vesículas e linfadenopatia podem ser observados.

A pediculosis corporis pode se apresentar com prurido intenso e máculas ou pústulas eritematosas. A pediculosis corporis ocorre tipicamente em pacientes com higiene precária ou residindo em condições superlotadas.

A pediculose púbica ("caranguejo") é uma doença transmitida sexualmente e é observada mais comumente entre adultos jovens. Outras doenças concomitantes transmitidas sexualmente devem ser consideradas e descartadas.

O diagnóstico diferencial inclui condições como a *tinea capitis*, dermatite seborreica, dermatite atópica, eczema, escabiose (sarna), foliculite e dermatite de contato.

O diagnóstico de pediculose é realizado pela identificação de piolho ou lêndeas na haste do cabelo (Fig. 110.29). As lêndeas, que aparecem como pontos brancos ou grãos, são identificadas mais facilmente do que o piolho real. As lêndeas fluorescem com a lâmpada de Wood (ultravioleta). O exame com um pente fino para a retirada de lêndeas melhora a exatidão do diagnóstico e é mais rápido do que a visualização direta.

A terapia para a pediculose deve ser iniciada com um pediculicida, como a permetrina a 1% (Nix, Lyclear), que é eficaz em 90% dos casos.[26] A permetrina deve ser aplicada no cabelo e couro cabeludo secos e permanecer durante 10 minutos. O tratamento deve ser repetido em uma semana, para matar quaisquer piolhos recém-incubados. Spinosad a 0,9% suspensão (Natroba) é um novo agente com eficácia pediculicida demonstrada.[27,28] O Spinosad a 0,9% está aprovado para uso em pacientes com idade superior a quatro anos e é efetivo contra as populações de piolhos resistentes à permetrina. O Spinosad é ovicida, matando os ovos (lêndeas) e piolhos; assim, o procedimento de pentear as lêndeas de forma abrangente não é necessário. Entretanto os custos podem ser proibitivos. A ivermectina oral (Stromectol, Mectizan) tem demonstrado eficácia pediculicida.[29,30] A loção tópica de ivermectina tem demonstrado também segurança e eficácia.[31] Outros tratamentos podem ser considerados, incluindo a malationa, albendazol ou tiabendazol, loção de álcool benzílico (Ulefsia) ou levamisol (Ergamisol).[32] O lidano, uma terapia mais antiga, deve ser reservado para os casos incomuns de resistência aos agentes de primeira linha, considerando a neurotoxicidade e a atividade pediculicida insatisfatória. Os produtos isentos de prescrição apresentam taxas variáveis de sucesso, em parte devido à resistência. As lêndeas devem ser removidas com um pente especial de dentes finos. O ambiente também deve ser tratado. Chapéus, escovas de cabelo e pentes, e roupas de cama, bem como as vestimentas, devem ser tratados. Os itens devem ser fervidos ou lavados e secos em altas temperaturas. Pisos e móveis devem ser aspirados. Desinfetar o ambiente não é necessário. Os membros da família devem ser examinados e tratados, se estiverem infestados. Os parceiros sexuais dos pacientes com pediculose púbica devem ser tratados. A American Academy of Pediatrics (Academia Americana de Pediatria) recomenda que as crianças não faltem à escola por causa dos piolhos.[33]

Percevejos

Os percevejos *(Cimex lectularius)* aparecem na coloração marrom, com aproximadamente 5 a 6 mm de comprimento. Os percevejos podem ser vetores para muitos fungos, vírus e bactérias, incluindo MRSA (estafilococos aureus resistentes à meticilina) e *Enterococcus faecium* resistentes à vancomicina, embora a doença humana de percevejos como portadores não tenha sido documentada.[34] Os percevejos são encontrados não apenas nas roupas de cama, mas em móveis, bagagens, paredes, rodapés e edifícios. Esses insetos frequentemente se alimentam de células humanas à noite, com uma mordida indolor.

O quadro clínico pode aparecer como verrugas eritematosas, máculas, pápulas, urticária, púrpura, vesículas ou bolhas, com prurido intenso. A distribuição é muitas vezes sobre áreas descobertas, como braços, pernas e ombros. As lesões se resolvem espontaneamente, em uma ou duas semanas. O tratamento sintomático deve ser realizado com anti-histamínicos e corticosteroides tópicos.[35,36] Um paciente com uma erupção pruriginosa, escamosa e persistente deve ser tratado com permetrina creme a 5%, ivermectina ou crotamitona. A erradicação do ambiente é desafiadora, devido, em parte, ao aumento de resistência aos inseticidas. Os métodos de erradicação podem incluir inseticidas, extermínio pelo calor, vapor, congelamento ou aspiração. Os perigos do uso disseminado de inseticidas, incluindo o potencial para a malignidade ou efeitos adversos no SNC, criaram um dilema na erradicação.

REAÇÕES ALÉRGICAS

Uma discussão aprofundada sobre as reações alérgicas sistêmicas e anafilaxia pode ser verificada no Capítulo 109.

Dermatite de Contato

A dermatite de contato é uma reação inflamatória da pele contra um agente químico, físico ou biológico, que atua como um sensibilizador irritante ou alérgico. A dermatite de contato alérgica é uma forma de hipersensibilidade tardia, mediada pelos linfócitos sensibilizados pelo contato do alérgeno com a pele. É menos comum do que a dermatite de contato irritativa. Solventes industriais cáusticos e detergentes são causas comuns de dermatite irritativa. Vestimentas, joias, sabões, cosméticos, látex, plantas e medicamentos contêm alérgenos que normalmente causam dermatite de contato alérgica. Os alérgenos mais comuns incluem compostos de borracha; plantas das espécies *Toxicodendron*, incluindo a hera venenosa, carvalho e sumagre; níquel, muitas vezes usado nas ligas de joias; parafenilenodiamina, um ingrediente usado em corantes capilares e produtos químicos industriais; e etilenodiamina, um estabilizante nos medicamentos tópicos.

As lesões primárias da dermatite de contato são as pápulas, vesículas e bolhas, em uma base eritematosa. Lesões entremeadas, lineares e intensamente pruriginosas são características. Um padrão na região em contato com o alérgeno é típico (Fig. 110.30).

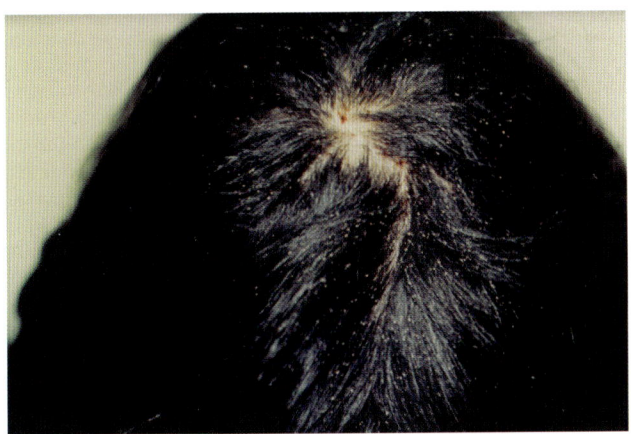

Fig. 110.29. Lêndeas e piolhos. (Cortesia de David Effron, MD.)

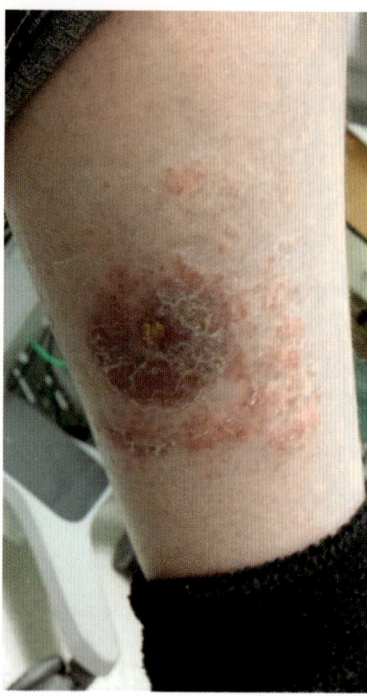

Fig. 110.30. Alergia a neomicina. (Cortesia de Joana Marco, MD.)

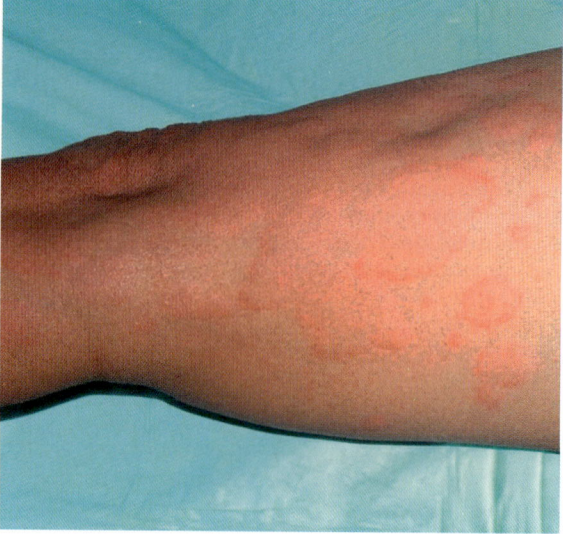

Fig. 110.31. Urticária. (Cortesia de David Effron, MD.)

Erupções associadas com dermatite de contato podem aparecer após várias horas da exposição ou podem ser postergadas por dias.

O tratamento da dermatite de contato inclui evitar agentes irritantes ou alérgenos e prosseguir com o tratamento da inflamação. Os cremes de esteroides tópicos de baixa potência podem ser aplicados nas áreas eritematosas ao redor dos orifícios, e os cremes de média potência podem ser usados em outras partes. Os esteroides tópicos são ineficazes em áreas com bolhas. Lesões com exsudação ou vesiculadas devem ser tratadas com compressas úmidas e frias de soluções de Domeboro ou de Burow (acetato de alumínio). Os banhos tópicos, disponíveis isentos de prescrição, também podem ser confortantes. Os anti-histamínicos sistêmicos, como a hidroxizina e a difenidramina, podem ajudar no controle do prurido; os anti-histamínicos não sedativos são preferidos para uso durante o dia. Se houver a presença de infecção bacteriana secundária, ela também deve ser tratada.

Urticária

A urticária pode ocorrer de forma isolada ou como parte de uma reação anafilática sistêmica. A discussão a seguir pertence à urticária que ocorre na ausência de sintomas sistêmicos. As reações anafiláticas e o angioedema são discutidos no Capítulo 109. Aproximadamente, de 15% a 20% da população apresenta a manifestação de urticária ao longo da vida. A urticária aguda é observada em ambos os sexos e é mais provável que a causa seja de origem alérgica. A urticária crônica é mais comum em mulheres aos 40 e 50 anos de idade. Metade de todos os pacientes com urticária crônica apresenta a doença durante cinco anos e um quarto durante 20 anos.

Vários mediadores, incluindo histamina, bradicinina, calicreína e acetilcolina, desempenham papel importante na produção dessa lesão. A urticária pode ser iniciada por mecanismos imunológicos e não imunológicos. A urticária não imunológica pode ser produzida pela degranulação dos mastócitos, que pode ser causada por diversos alimentos e fármacos, incluindo a aspirina e narcóticos.

Praticamente, qualquer medicamento pode produzir urticária, embora a penicilina e a aspirina sejam os mais comuns. Traços de penicilina podem estar presentes em produtos lácteos, bem como em medicamentos. O mecanismo de produção de urticária pela aspirina é desconhecido, mas provavelmente é não imunológico, e seus efeitos podem persistir durante várias semanas após a ingestão. O papel dos medicamentos na produção de urticária é discutido na seção sobre reações de fármacos. Substâncias que podem causar urticária pelo contato com a pele incluem alimentos, tecidos, pelos e saliva de animais, plantas, medicamentos tópicos, produtos químicos e cosméticos. Uma variedade de alergias alimentares relacionadas com frutos do mar, nozes, amendoim e ovos podem resultar em urticária. Além disso, alimentos como lagosta e morangos podem liberar histamina por meio de um mecanismo não imunológico.

A infecção é uma causa comum de urticária. As infecções virais que produzem urticária incluem as infecções por rinovírus, rotavírus, hepatites, mononucleose e coxsackievírus. Infecções ocultas com *Candida*, dermatófitos, bactérias, vírus e parasitas também podem causar urticária.

A inalação de pólens, mofo, pelos de animais, poeira, produtos vegetais e aerossois podem produzir a lesão em questão. Sintomas respiratórios podem acompanhar a dermatose e um padrão sazonal de ocorrência pode estar presente. Ferroadas e picadas de insetos, artrópodes e vários animais marinhos também podem produzir uma erupção urticariforme.

Em algumas ocasiões, pacientes com lúpus eritematoso, linfoma, carcinoma, hipertireoidismo, febre reumática e artrite reumatoide juvenil desenvolvem uma erupção com esse padrão.

Diversos agentes físicos produzem urticária. O dermografismo está presente quando uma pancada firme na pele produz uma pápula urticariforme em 30 minutos, e é a forma mais comum de urticária física. A urticária de pressão é diferenciada do dermografismo na medida em que o seu início é postergado por quatro a oito horas após a aplicação de pressão física.

A urticária fria (devido ao frio) pode ser familiar ou, mais comumente, adquirida. Essa condição também pode estar associada a doença subjacente, como crioglobulinemia, criofibrinogenemia, sífilis e doença dos tecidos conjuntivos. Os anti-histamínicos não sedativos, como a rupatadina, ajudam a suprimir essa forma da lesão.[37] Quando administrados de 30 a 60 minutos antes da exposição ao frio, podem ser úteis. A urticária colinérgica é induzida por exercícios, calor ou estresse emocional. Pode ser associada com prurido, náuseas, dor abdominal e dor de cabeça. Essas lesões são pápulas de 1 a 3 mm de diâmetro, circundadas por erupções eritematosas extensas e, ocasionalmente, por pápulas satélites. Os anti-histamínicos não sedativos geralmente são usados no tratamento.

Calor é uma causa rara. A urticária solar, também incomum, está restrita às áreas de pele expostas ao sol e clareia rapidamente quando o estímulo de luz é removido. A exposição excessiva à luz solar pode causar sibilância (chiado) nas vias respiratórias, tontura e síncope em um indivíduo suscetível. Os protetores solares não têm eficácia comprovada quanto à prevenção. A fototerapia pode ser usada para induzir tolerância.

A urticária aparece como placas edematosas com centros pálidos e bordas vermelhas e é facilmente reconhecível (Fig. 110.31). As urticárias individuais são tipicamente transitórias, durando menos de 24 horas, embora novas lesões possam se desenvolver continuamente, o que representa edema dérmico localizado produzido pelo extravasamento de fluido transvascular.

O diagnóstico diferencial de urticária inclui a erupção cutânea decorrente do uso de fármacos, exantemas, eritema multiforme, eritema marginado e artrite reumatoide juvenil.

O tratamento de urticária envolve a remoção do fator incitante, quando aplicável, e a administração de anti-histamínicos ou outros antipruriginosos. A hidroxizina (Atarax, Vistaril) geralmente é efetiva em fornecer alívio sintomático. Para a urticária crônica, a terapia de longa duração com anti-histamínico pode ser necessária. Os anti-histamínicos não sedativos são preferidos. A cetirizina, fexofenadina ou loratadina podem ser usadas. Uma dose única de um bloqueador H_2 pode ser adicionada.

Os esteroides podem ser uma terapia adjuvante útil.[38] Pacientes com urticária moderada a grave podem se beneficiar com a prednisona ou dexametasona. Pacientes com urticária recorrente podem ser beneficiados com os tratamentos mais longos com os esteroides orais (14 a 21 dias, com redução gradual). A administração crônica de esteroides não é recomendada.

Pacientes com urticária crônica podem ser tratados com prescrição para uma combinação de um anti-histamínico H_1 e H_2, mas faltam evidências quanto à adição dos bloqueadores H_2.[39] Para os pacientes com urticária recorrente, uma prescrição de epinefrina injetável pode ser indicada.

Hera Venenosa

Espécies de *toxicodendron* muitas vezes resultam em erupções vesiculares ou bolhosas. Exsudação, crostas, descamação e fissuração podem ser encontradas juntamente com a liquenificação das lesões crônicas. A distribuição da erupção depende do contato específico e pode ser localizada, linear assimétrica ou unilateral (Fig. 110.32). As membranas mucosas geralmente são poupadas, a menos que estejam diretamente expostas ao agente incitante. A sensibilização à hera venenosa resulta na sensibilização a outras plantas da mesma família, como as árvores de caju, manga, laca e ginkgo biloba.

Além dos regimes de tratamento mencionados anteriormente para a dermatite de contato, uma administração de corticosteroides sistêmicos pode ser indicada para tratar a dermatite associada ao *Toxicodendron*. Uma dose decrescente de prednisona durante 21 a 30 dias pode ser indicada para evitar o rebote da doença. Os pacientes devem ser aconselhados a lavar todas as roupas ou itens que possam ter entrado em contato com a planta, considerando que seu óleo irritante pode persistir nesses objetos. Uma vez que o agente agressor seja removido com segurança da pele e das roupas, a progressão das lesões é atribuível ao contato inicial e não disseminado a partir do líquido seroso das bolhas. O paciente não é contagioso para outros indivíduos, a menos que haja contato com o óleo da planta em pessoas que sejam sensíveis a esse elemento irritante.

REAÇÕES MEDICAMENTOSAS

As reações a medicamentos são comuns e estima-se que ocorram em 1% a 5% dos pacientes. As lesões cutâneas representam o tipo mais comum de reação. Muitos medicamentos possuem potencial para produzir essas reações. Os pacientes com maior risco para manifestar reações medicamentosas estão incluídos naqueles com imunodeficiência, certas infecções e predisposição genética. As erupções mais comuns são a erupção mobiliforme (Fig. 110.33), urticária ou erupção medicamentosa permanente ou fixa.[40] As reações mais graves podem incluir vasculite, eritema nodoso, angioedema, anafilaxia, síndrome de Stevens-Johnson, necrólise epidérmica tóxica, dermatoses bolhosas, lúpus induzido por fármacos, erupções liquenoides induzidas por fármacos, erupções psoriasiformes induzidas por fármacos, dermatoses neutrofílicas induzidas por fármacos (ou seja, síndrome de Sweet, eritema nodoso e pioderma gangrenoso), reações medicamentosas semelhantes ao linfoma cutâneo.[41,42]

Muitas vezes, as reações medicamentosas aparecem dentro de quatro a 21 dias após a administração do medicamento. As lesões cutâneas podem aparecer após a administração do fármaco ter sido interrompida e pode ocorrer um agravamento se o fármaco ou seus metabólitos persistirem no sistema. Uma observação especial deve ser feita para a penicilina, considerando que esse fármaco representa uma causa comum de reação medicamentosa. Doença do soro e urticária são manifestações comuns de alergia à penicilina. Pacientes geriátricos, com infecção por HIV, atópicos e aqueles com história de febre do feno, asma ou eczema, apresentam maior risco.

Vários tipos de reações cutâneas estão associadas a reações medicamentosas. As erupções cutâneas medicamentosas exantemáticas, incluindo as erupções cutâneas medicamentosas maculopapulares e mobiliformes, representam o tipo mais comum de manifestação cutânea e são responsáveis por mais de 80% das reações.[43] O quadro clínico é especificamente uma erupção cutânea simétrica generalizada de máculas e pápulas rosadas ou vermelhas, que podem se tornar convergentes. Os casos graves podem progredir para dermatite esfoliativa.

Outras apresentações podem incluir reações medicamentosas urticariformes, erupção cutânea medicamentosa eczematosa, vasculite, reações medicamentosas fotossensíveis ou erupção cutânea medicamentosa permanente (ou fixa). As erupções cutâneas medicamentosas permanentes ou fixas aparecem e retornam ao mesmo sítio anatômico, após a exposição repetida ao mesmo fármaco. Em geral, as lesões são acentuadamente marginadas e arredondadas ou ovais. Essas lesões podem ser pigmentadas, eritematosas ou violáceas. O prurido pode ser proeminente.

O tratamento das erupções cutâneas medicamentosas começa com a interrupção do uso do agente incitante. A maioria das reações cutâneas medicamentosas enfraquece dentro de uma semana da inter-

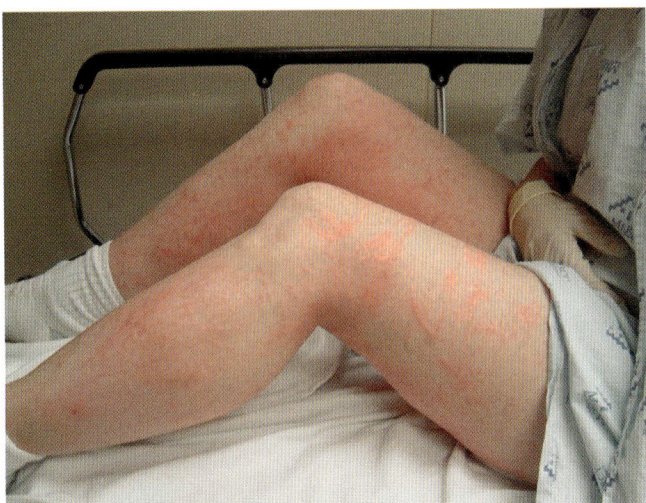

Fig. 110.32. Toxicodendron (hera venenosa).

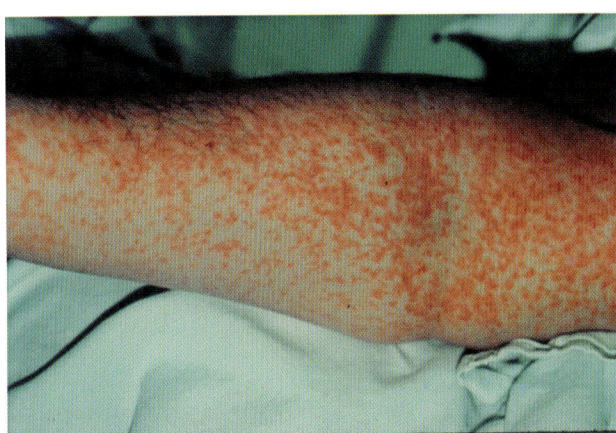

Fig. 110.33. Erupção medicamentosa morbiliforme. (Cortesia de David Effron, MD.)

rupção do uso do agente agressor. Anti-histamínicos, antagonistas do receptor H_2 e os esteroides tópicos ou sistêmicos podem ser indicados.

Reações graves, como a necrólise epidérmica tóxica, síndrome de Stevens-Johnson e reações de hipersensibilidade justificam a hospitalização.

CONDIÇÕES INFLAMATÓRIAS

Dermatite Atópica

A dermatite atópica é uma condição dermatológica comum, mencionada muitas vezes como *eczema* ou *dermatite crônica*. A dermatite atópica é a manifestação cutânea de um estado atópico e, embora não seja um distúrbio alérgico, está associada com doenças alérgicas, como a asma e a rinite alérgica. Pacientes com dermatite atópica são identificados como portadores de anormalidades das imunidades humoral e mediada por células. O mecanismo exato não está definido, mas a ativação dos eosinófilos, mastócitos e linfócitos, desencadeada pelo aumento da produção de interleucina-4 por células T auxiliares específicas, parece estar envolvida. A evolução da dermatite atópica envolve remissões e exacerbações. Mais de 90% dos pacientes apresentam os primeiros sintomas antes dos cinco anos de idade.

A dermatite atópica é uma condição inflamatória da pele. Os critérios de diagnóstico incluem o prurido cutâneo e três ou mais dos seguintes fatores: história de envolvimento de faces flexoras, pele seca generalizada no ano anterior, história de asma ou febre do feno, início de erupção cutânea antes dos dois anos de idade e dermatite flexural.

Geralmente, as lesões da pele aparecem como lesões inflamatórias espessadas, papulares ou pápulo-vesiculares. A pele se apresenta tipicamente seca e pode descamar, porém na fase aguda também pode apresentar vesículas, secreção ou exsudação. No estágio crônico, as lesões se apresentam espessadas e liquenificadas.

A distribuição das lesões varia de acordo com a idade do paciente. Nos bebês, as placas inflamatórias exsudativas são observadas na face, nas superfícies extensoras e na área das fraldas. As crianças mais velhas e os adultos apresentam lesões nas áreas de flexão antecubital e poplítea, pescoço, face e parte superior do tórax. Geralmente, a dermatite atópica em bebês começa entre o quarto ao sexto mês de vida e melhora no terceiro ao quinto ano de vida. A dermatite atópica da infância ocorre em crianças entre três e seis anos de idade e se resolve espontaneamente ou continua na forma adulta.

Prurido intenso é uma característica da dermatite atópica. Durante as crises, os pacientes podem apresentar queixas de coceira intensa e falha dos tratamentos de rotina para controlar os sintomas. Os pacientes também podem apresentar infecções secundárias. A coceira pode ser focal ou generalizada, é pior durante o inverno e é desencadeada pelo aumento da temperatura do corpo e por estresse emocional. Pode ser particularmente irritante à noite. As escoriações podem ser proeminentes e a infecção bacteriana secundária das lesões escoriadas é comum. Coçar e esfregar repetidamente produzem liquenificação, espessamento da pele e aumento acentuado dos sulcos da pele. A liquenificação é uma característica comum da dermatite atópica crônica.

O tratamento deve ser direcionado para o controle da inflamação, ressecamento e coceira. Esse tratamento inclui uma revisão cuidadosa dos cuidados diários da pele com os pacientes ou cuidadores. As recomendações gerais para todos os pacientes incluem evitar irritantes cutâneos inespecíficos, lã, produtos de uso pessoal não essenciais e detergentes, e usar roupas de algodão o máximo possível.

Os corticosteroides tópicos representam a base da terapia e, muitas vezes, são melhor prescritos na forma de pomada. Aproximadamente, 80% dos pacientes apresentam melhora dos sintomas com o tratamento de esteroides tópicos. Quando a dermatite é grave, a aplicação de uma pomada de corticosteroide fluorado de potência média, como o valerato de betametasona, é recomendado para as áreas afetadas, três vezes ao dia. Os corticosteroides fluorados não devem ser usados na face, considerando que podem produzir atrofia cutânea. As preparações de corticosteroides mais leves, como a pomada de triancinolona a 0,025%, podem ser usadas na face e áreas intertriginosas. Pacientes com doença extremamente grave podem necessitar de esteroides sistêmicos. O tratamento com ultravioleta B é moderadamente eficaz. A ciclosporina e outros agentes imunossupressores estão sendo usados com algum benefício promissor. Estudos complementares são necessários para determinar a dosagem ideal e os perfis de segurança desses agentes.

O ressecamento da pele é tratado com pomadas lubrificantes, como Vaselina ou ureia a 10% no creme Eucerin (não em loção). O tratamento das áreas exsudativas inclui a aplicação de curativos úmidos, que são úteis para as ações hidratantes, anti-inflamatórias e antipruriginosas. Duas ou três camadas de gaze embebidas em solução de Burow devem ser aplicadas durante 15 a 20 minutos, quatro vezes ao dia, para as lesões exsudativas. Os anti-histamínicos podem ajudar na redução do prurido e são úteis também pelos seus efeitos soporíferos e sedativos, embora não haja evidências convincentes de que os anti-histamínicos H_1 reduzam a coceira nos pacientes com eczema atópico.

A internação hospitalar é uma consideração para aqueles pacientes que apresentam eritema e esfoliação (eritrodermia) generalizados ou coceira intratável nas lesões cutâneas, considerando que podem ocorrer infecções bacterianas ou virais secundárias graves.

Pacientes com dermatite atópica são suscetíveis a infecção e colonização por uma variedade de organismos, devido ao defeito de suas funções de barreira cutânea e imunodeficiência cutânea local.

As infecções virais disseminadas de forma generalizada, como molusco contagioso (eczema molluscum), eczema vaccinatum, eczema herpético e pustulose estafilocócica recorrente são especialmente preocupantes.

Pitiríase Rósea

A pitiríase rósea é uma erupção cutânea leve detectada predominantemente em crianças e adultos jovens. A etiologia é desconhecida, embora as etiologias virais, bacterianas e fúngicas tenham sido implicadas. As idades entre 10 e 35 anos são comumente afetadas. O quadro clínico inclui múltiplas placas ou pápulas ovais rosadas ou pigmentadas de 1 a 2 cm de diâmetro no tronco e extremidades proximais. Um histórico pode revelar uma mancha inicial maior ("mancha arauto") que precede a erupção generalizada (Figs. 110.34 e 110.35). A descamação leve pode estar presente. As lesões se apresentam paralelas às costelas, formando uma distribuição semelhante a uma árvore de Natal no tronco e extremidades. As lesões orais são raras. Nas crianças podem ocorrer variantes vesiculares ou papulares da doença. A erupção geralmente é assintomática, embora possa haver a presença de prurido. O diagnóstico diferencial inclui tinea corporis, psoríase gutata, líquen plano, erupção medicamentosa, doença de Lyme e sífilis secundária.

A psoríase rósea é autolimitada, apresentando uma resolução em oito a 12 semanas. As recorrências são raras. O tratamento deve incluir cuidados de suporte, incluindo o alívio do prurido. Óxido de zinco tópico e loção de calamina são úteis para o prurido. Se a doença apresentar um quadro grave ou generalizado (p. ex., pitiríase rósea vesicular), podem ser usados esteroides tópicos ou orais. Não é indicada qualquer restrição de atividade ou isolamento.

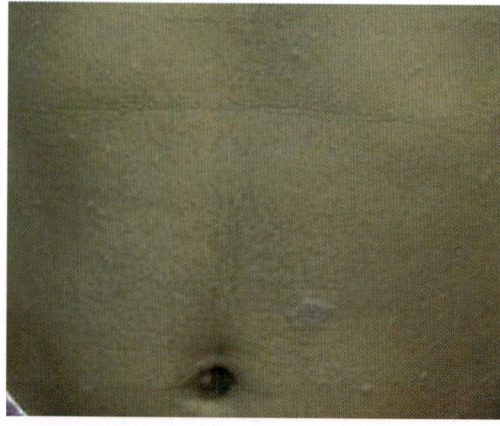

Fig. 110.34. Mancha arauto (mancha inicial maior) de pitiríase rósea.

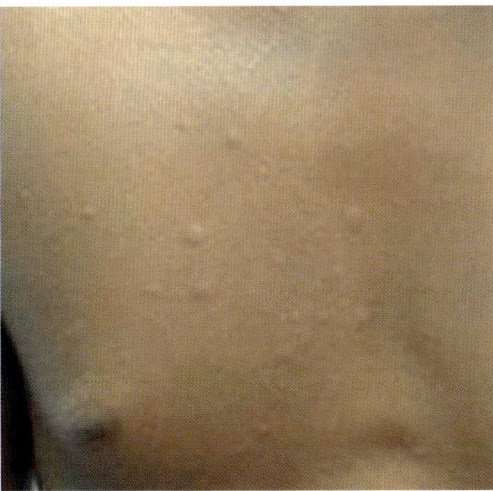

Fig. 110.35. Pitiríase rósea.

Doença de Kawasaki (Síndrome de Linfonodos Mucocutâneos)

A doença de Kawasaki (síndrome de linfonodos mucocutâneos) é uma das vasculites mais comuns da infância. É observada em bebês e crianças pequenas. A idade de pico está entre um e dois anos. A doença é muito rara em crianças com idade superior a 14 anos ou em adultos. É mais comum em meninos. Embora os casos da doença de Kawasaki tenham sido relatados em crianças de todas as origens étnicas, a incidência mais alta é entre crianças de ascendência asiática. A doença ocorre especificamente no inverno e primavera e em geral é autolimitante. Apresenta resolução espontânea num período de duas a quatro semanas. Entretanto 15% a 20% dos casos deverão apresentar complicações, como danos nas artérias coronárias, levando ao infarto do miocárdio e insuficiência cardíaca.

As características clínicas são evidenciadas por três fases. O período febril agudo (fase I) é manifestado pelo início abrupto de febre, permanecendo aproximadamente 12 dias. Durante a fase I, os achados clínicos incluem lesões cutâneas eritematosas nas palmas das mãos e solas dos pés. No período de dois dias, as lesões eritematosas e maculares se espalham para as extremidades e tronco. A conjuntivite não exsudativa, observada em aproximadamente 90% dos pacientes, pode se apresentar durante 1 a 3 semanas. A hiperemia orofaríngea difusa com língua de "morango" muitas vezes está presente. Diarreia, artrite e fotofobia podem estar presentes. Na fase subaguda (fase II), descamação, trombocitose, artrite, artralgias e cardites podem estar presentes. Essa fase pode durar 30 dias. Existe alto risco de morte súbita durante essa fase da doença se ela não for tratada. Durante a fase de convalescença (fase III), que ocorre no período de oito a 10 semanas após o início da doença, a maior parte dos sinais clínicos dessa patologia se apresenta resolvida. Os aneurismas coronarianos se apresentam em 25% dos casos e podem ser diagnosticados por ecocardiograma ou angiografia das coronárias.

Para a vigilância epidemiológica, os Centros para o Controle e Prevenção de Doenças (CDC) definem um caso de doença de Kawasaki como a doença em um paciente com febre de cinco ou mais dias de duração e a presença de ao menos quatro dos cinco sinais clínicos especificados a seguir:

- Erupção cutânea.
- Linfadenopatia cervical (com ao menos 1,5 cm de diâmetro).
- Conjuntivite bilateral.
- Alterações da mucosa oral.
- Alterações das extremidades periféricas.

O diagnóstico é realizado especificamente em conformidade com os achados clínicos. Os testes laboratoriais que dão suporte ao diagnóstico incluem testes de função hepática elevada, leucocitose, trombocitose e uma proteína c-reativa elevada (PCR). A Velocidade de hemossedimentação (VHS) se eleva durante a fase II e retorna ao normal na fase III. A piúria pode ser observada na análise urinária. O eletrocardiograma (ECG) pode revelar alterações nos prolongamentos dos intervalos PR e QT ou na onda T e segmento ST.

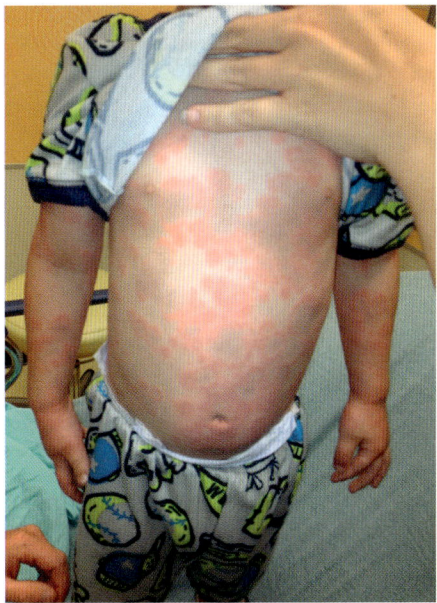

Fig. 110.36. Eritema multiforme.

O tratamento da doença de Kawasaki inclui internação hospitalar, terapia com imunoglobulina intravenosa em altas doses (IgIV ou IVIG) (dose única de 2 g/kg), e terapia com aspirina (80 a 100 mg/kg por dia). O tratamento com IgIV ou IVIG dentro dos primeiros 10 dias da doença reduz a incidência de aneurismas das artérias coronárias em cinco vezes na comparação com crianças não tratadas com IgIV ou IVIG. A avaliação cardiológica precoce é importante para identificar e tratar o possível envolvimento das artérias coronárias.

Eritema Multiforme

Eritema multiforme é considerado como uma reação de hipersensibilidade e pode ser causado por uma reação medicamentosa; infecção por HSV (vírus da herpes simples) e outras infecções virais, especialmente hepatite e influenza A; doenças fúngicas, como dermatofitose, histoplasmose e coccidioidomicose; e infecções bacterianas, especialmente infecções estreptocócicas e tuberculose. Vários distúrbios vasculares do colágeno têm sido considerados como causadores do eritema multiforme, incluindo a artrite reumatoide, o lúpus eritematoso sistêmico, a dermatomiosite e a periartrite nodosa. A gravidez e várias neoplasias malignas também têm sido associadas ao eritema multiforme. A etiologia é desconhecida em aproximadamente 50% dos casos. O diagnóstico diferencial inclui urticária, síndrome da pele escaldada, pênfigo e exantemas virais e penfigoides.

Eritema multiforme é uma doença aguda, geralmente autolimitada. Essa doença é caracterizada por lesões cutâneas que são máculas eritematosas ou violáceas, pápulas, vesículas ou bolhas. Sua distribuição muitas vezes é simétrica, envolvendo mais comumente as solas dos pés e as palmas das mãos, as costas das mãos ou pés, e as superfícies extensoras das extremidades. A presença de lesões das palmas das mãos e solas dos pés é particularmente característica. A lesão "em alvo" com três zonas de cor é a evidência clínica característica do eritema multiforme (Fig. 110.36). É uma vesícula ou pápula escura central, que é circundada por uma zona pálida, um halo de eritema, e é detectada normalmente nas mãos ou punhos.

O tratamento começa com a identificação da causa subjacente. As formas leves sem sintomas sistêmicos, com lesões limitadas às extremidades e sem envolvimento das membranas mucosas, geralmente se resolvem de forma espontânea em duas ou três semanas. Pacientes com lesões no tronco e os pacientes que são imunocomprometidos, especialmente aqueles com múltiplas lesões, exigem tratamento com esteroides sistêmicos durante 14 a 21 dias, com redução gradual e encaminhamento dermatológico urgente. Pacientes com envolvimento da membrana mucosa, sintomas sistêmicos ou com aumento na formação de vesículas causam preocupação no que diz respeito à síndrome de Stevens-Johnson.

Necrólise Epidérmica Tóxica e Síndrome de Stevens-Johnson

A síndrome de Stevens-Johnson e a necrólise epidérmica tóxica (NET) são consideradas um espectro contínuo da mesma doença, uma reação de hipersensibilidade mediada por imunocomplexos. A síndrome de Stevens-Johnson é considerada uma forma menor de necrólise epidérmica tóxica, com envolvimento inferior a 10% da área de superfície corporal (ASC). A necrólise epidérmica tóxica inclui pacientes com envolvimento superior a 30% da ASC. Existe uma sobreposição com pacientes apresentando de 10% a 30% de envolvimento da ASC. A principal característica da necrólise epidérmica tóxica não induzida por estafilococos, ou a doença de Lyell, é a separação de grandes folhas de epiderme a partir da derme subjacente. A necrólise epidérmica tóxica pode ser causada por medicamentos, infecção, malignidade, ou apresentar origem idiopática (30% a 50% dos casos). Os medicamentos que podem causar essa condição incluem os fármacos contendo sulfa, anti-inflamatórios não esteroidais (AINEs), penicilinas, aspirina, barbitúricos, fenitoína, carbamazepina e alopurinol.

A mortalidade pode ser de até 30% com a necrólise epidérmica tóxica. Os fatores de risco para o prognóstico insatisfatório incluem a idade superior a 40 anos, malignidade subjacente, frequência cardíaca superior a 120, porcentagem inicial de descolamento epidérmico superior a 10%, nível de nitrogênio ureico sanguíneo (BUN) superior a 10 mmol/L, nível de glicose sérica superior a 14 mmol/L (ou 250 mg/dL) e nível de bicarbonato inferior a 20 mmol/L.

A necrólise epidérmica tóxica começa normalmente com sintomas prodrômicos, como febre, mal-estar, rinite, dor de garganta e mialgias. Esses sintomas são seguidos pelo desenvolvimento de uma erupção macular que pode aparecer como lesões-alvo. As extremidades normalmente são envolvidas, embora qualquer área possa ser afetada. O exantema torna-se confluente, resultando na dissociação entre a epiderme e a derme; o sinal de Nikolsky (desnudamento com estresse de cisalhamento) está presente e a pele normalmente se apresenta dolorida ao toque (Fig. 110.37). O envolvimento da membrana mucosa pode ocorrer com eritema, bolhas, descamação ou necrose (Fig. 110.38). O envolvimento da conjuntiva e córnea pode levar a cicatrizes permanentes e cegueira. O envolvimento sistêmico pode ocorrer, com lesões renais, gastrointestinais ou do trato respiratório, resultando em hematúria, diarreia, bronquite ou pneumonia. Morbidade e mortalidade muitas vezes estão relacionadas com a infecção e a desidratação.

O tratamento da síndrome de Stevens-Johnson e da necrólise epidérmica tóxica inclui a interrupção do agente ofensor e a introdução de cuidados de suporte, incluindo hidratação, prevenção de infecção secundária e tratamento especializado das feridas. Esse procedimento geralmente é mais bem realizado em um centro com experiência no tratamento de pacientes queimados. A administração sistêmica de corticosteroides é controversa. Esses fármacos apresentam pouco efeito sobre a doença e podem mascarar os sinais de sepse iminente. Altas doses de imunoglobulina intravenosa (IgIV ou IVIG) podem ser administradas aos pacientes com necrólise epidérmica tóxica ou síndrome de Stevens-Johnson. A plasmaférese é considerada após consulta com um especialista.

Uma discussão profunda referente à síndrome de Stevens-Johnson e à necrólise epidérmica tóxica pode ser encontrada no Capítulo 129.

Eritema Nodoso

O eritema nodoso é uma reação inflamatória da derme e tecido adiposo que se apresenta com nódulos subcutâneos eritematosos ou violáceos dolorosos. Esses nódulos dolorosos ocorrem mais comumente sobre a tíbia anterior, mas podem ser observados também nos braços ou corpo (Fig. 110.39). Febre e artralgia dos tornozelos e joelhos podem preceder a erupção cutânea. À medida que as lesões evoluem, elas podem apresentar a coloração amarelo-arroxeado, assemelhando-se a hematomas. As mulheres são afetadas com uma frequência três vezes maior do que os homens, com uma incidência mais elevada entre a terceira e a quinta décadas de vida. A menos que as lesões se resolvam rapidamente, uma pesquisa relativa às condições subjacentes deve ser realizada.

Diversas doenças estão associadas com o eritema nodoso; essas doenças incluem reações medicamentosas, sarcoidose, coccidioidomicose, histoplasmose, tuberculose, colite ulcerativa, enterite

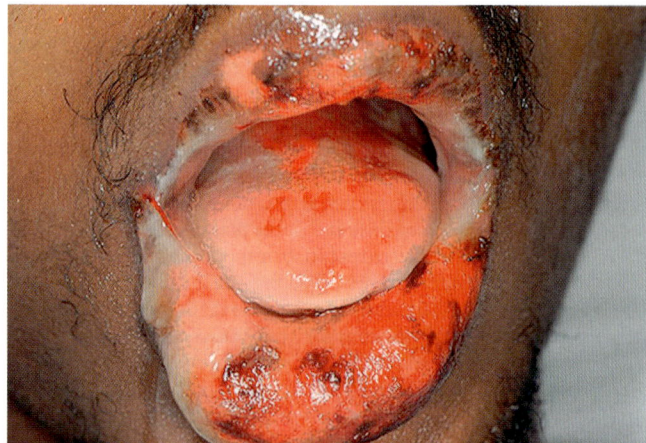

Fig. 110.38. Necrólise epidérmica tóxica. (Cortesia de David Effron, MD.)

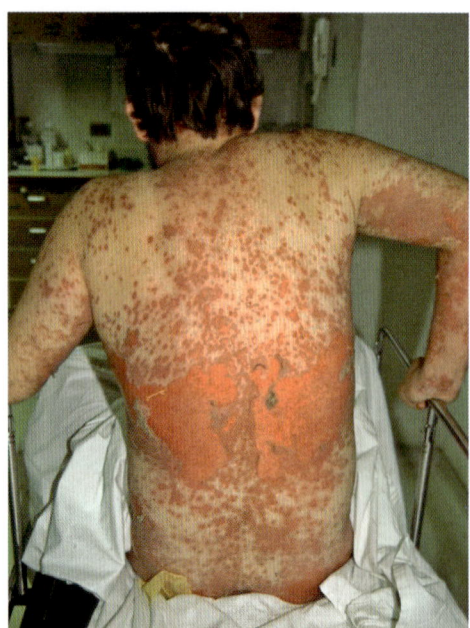

Fig. 110.37. Necrólise epidérmica tóxica. (Cortesia de David Effron, MD.)

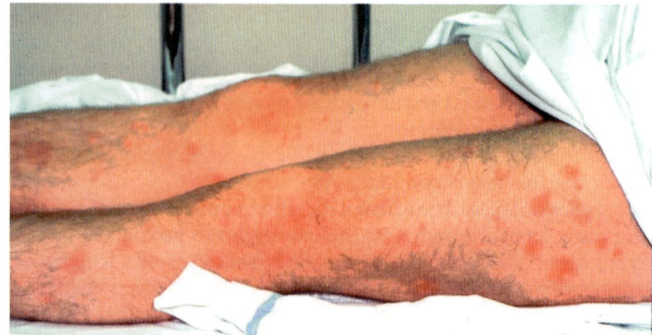

Fig. 110.39. Eritema nodoso. (Cortesia de David Effron, MD.)

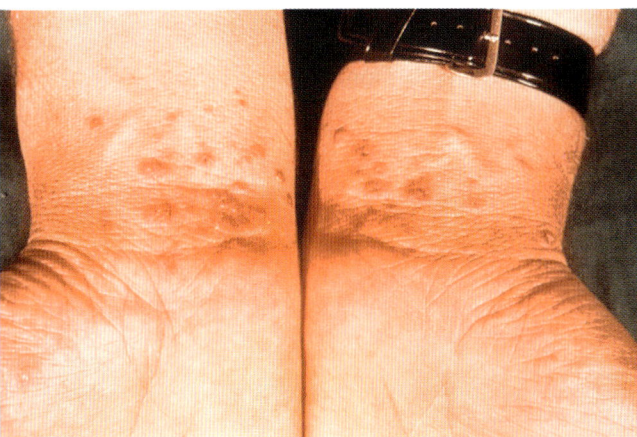

Fig. 110.40. Líquen plano. (Cortesia dos Centros para o Controle e Prevenção de Doenças [CDC] Public Health Image Library, Susan Lindsley.)

regional, gravidez e infecções com estreptococos, *Yersinia enterocolitica* e *Chlamydia*. Da mesma forma que ocorre para o eritema multiforme, muitos casos de eritema nodoso são idiopáticos. O diagnóstico diferencial inclui hematomas traumáticos e necrose adiposa subcutânea.

O controle começa com o tratamento da etiologia subjacente. A radiografia torácica pode ser considerada para descartar a possibilidade de sarcoidose, tuberculose ou infecção fúngica pulmonar. Descanso na cama, elevação das pernas e o uso de meias elásticas reduzem a dor e o edema. Aspirina em uma dosagem de 650 mg a cada quatro horas ou outros fármacos anti-inflamatórios não esteroidais (AINEs) também podem proporcionar algum alívio. O eritema nodoso é um processo autolimitado, que geralmente é resolvido em três a oito semanas. Os pacientes com dor grave podem ser tratados com iodeto de potássio durante três ou quatro semanas. O iodeto de potássio pode atuar por meio de um mecanismo imunossupressor mediado pela liberação de heparina a partir dos mastócitos.

Líquen Plano

O líquen plano é uma condição inflamatória de etiologia desconhecida. As lesões são tipicamente pápulas violáceas achatadas com prurido (conhecidas também como os cinco "Ps": pápulas, roxas—do inglês *purple*, planares, poligonais e pruriginosas). As lesões aparecem especificamente nos punhos e tornozelos (Fig. 110.40). As lesões podem ocorrer em uma área de trauma (fenômeno de Koebner). Outras áreas podem ser afetadas, como a mucosa oral, região anogenital, couro cabeludo e outras áreas.

Os esteroides tópicos de alta potência são o tratamento de escolha. O prurido pode ser tratado com agentes sistêmicos, como a difenidramina ou a hidroxizina. Terapias alternativas incluem esteroides sistêmicos, retinoides orais ou fototerapia.[44]

DISTÚRBIOS AUTOIMUNES

Pênfigo Bolhoso

O pênfigo bolhoso é uma doença autoimune que afeta geralmente os pacientes idosos. As manifestações clínicas são, com frequência, o prurido e as bolhas generalizadas da pele (Fig. 110.41). O sinal de Nikolsky é negativo. O pênfigo bolhoso muitas vezes apresenta uma evolução clínica crescente e minguante. Embora não haja comprovação, essa doença tem sido associada a inúmeras condições sistêmicas, incluindo malignidade, diabete, acidente vascular cerebral (AVC), doença de Parkinson e doença cardiovascular.

Os esteroides sistêmicos são o tratamento de escolha. Os esteroides tópicos podem ser usados para os casos de doença localizada ou limitada. Outras modalidades de tratamento podem incluir azatioprina, ciclofosfamida, metotrexato e outros agentes. Esses tratamentos devem ser realizados após consulta com um(a) dermatologista.[45]

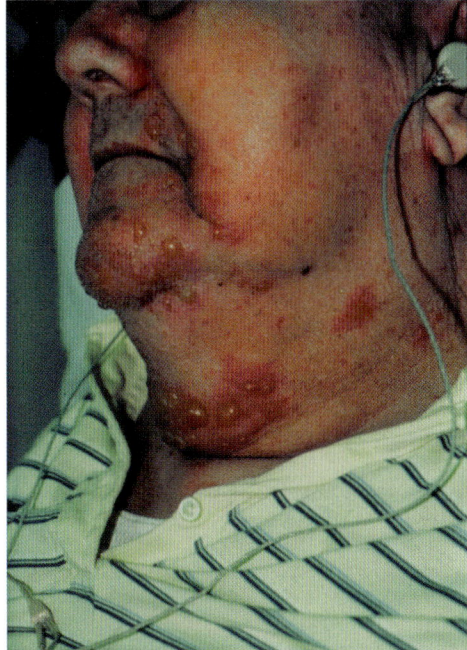

Fig. 110.41. Pênfigo bolhoso. (Cortesia de David Effron, MD.)

Pênfigo Vulgar

O pênfigo vulgar é um distúrbio dermatológico incomum, mas importante. A taxa de mortalidade antes do uso de esteroides foi de aproximadamente 95%. A taxa de mortalidade atual é de 10% a 15% com o tratamento adequado. O pênfigo é uma doença bolhosa, afetando igualmente ambos os sexos, e é mais comum em pacientes de 40 a 60 anos de idade. A doença apresenta maior prevalência em indivíduos de descendência judaica, mediterrânea ou do sul da Ásia.

As lesões cutâneas típicas são bolhas flácidas e pequenas que se rompem facilmente, formando erosões superficiais e ulcerações crostadas. Qualquer área do corpo pode estar envolvida. O sinal de Nikolsky está presente e representa uma característica da doença. O sinal de Nikolsky é positivo quando a fricção suave da pele produz esfoliação da camada mais externa, formando uma vesícula ou bolha.

Muitos pacientes apresentam também lesões orais (50% a 60%). As lesões orais antecipam as lesões cutâneas por vários meses. O local mais comum é na boca, especialmente as gengivas e as bordas vermelhas dos lábios. As lesões orais são bolhosas, mas normalmente se rompem, deixando áreas desnudas e dolorosas de ulceração superficial.

O controle da dor e os cuidados com as feridas locais são componentes essenciais da terapia. Uma vez que o diagnóstico seja realizado, o tratamento com os glicocorticoides orais, em doses iniciais de 100 a 300 mg de prednisona, ou um fármaco equivalente, deve ser instituído em conjunto com um(a) dermatologista. Outros fármacos imunossupressores também podem ser usados. Morbidade e mortalidade podem ocorrer, relacionadas com uma disseminação descontrolada da doença, infecção secundária, desidratação, efeitos colaterais da terapia de esteroides e tromboembolismo.

MALIGNIDADES CUTÂNEAS

Aproximadamente, cinco milhões de casos de câncer de pele são diagnosticados anualmente nos Estados Unidos.[46] As malignidades cutâneas mais comuns são o carcinoma basocelular ou de células basais, carcinoma de células escamosas e melanoma.[47,49]

O carcinoma basocelular é o câncer de pele mais comum nos Estados Unidos. É mais comum entre homens e é observado em geral em pacientes com pele clara, submetidos à exposição solar, ocupação em ambiente externo e idosos. A apresentação clínica é tipicamente nas áreas expostas ao sol, normalmente na cabeça e pescoço. A aparência característica é uma pápula perolada com bordas mal definidas e telangiectasias, embora diversas variantes possam ser observadas. As lesões suspeitas devem ser encaminhadas a um(a) dermatologista para biópsia.

O carcinoma de células escamosas é o segundo câncer de pele mais comum nos Estados Unidos. É mais comum em homens do que em mulheres. O risco de desenvolvimento de carcinoma de células escamosas da pele aumenta com o avanço da idade e a exposição ao sol, e são detectados especificamente em áreas fotoexpostas, mais comumente na cabeça e pescoço. A aparência é tipicamente um crescimento irregular com eritema, endurecimento, inflamação, crostas ou exsudação. As lesões suspeitas devem ser encaminhadas a um(a) dermatologista para biópsia.

O melanoma é menos comum e representa apenas 4% a 5% dos cânceres de pele. Entretanto esse tipo de câncer é responsável pela maioria das mortes decorrentes de malignidades cutâneas. Os fatores de risco incluem pele clara, nevos displásicos, nevos múltiplos (> 50), história anterior de melanoma, história familiar, estado imunocomprometido e xeroderma pigmentoso. O melanoma tende a aparecer com maior frequência nas extremidades inferiores e na cabeça em mulheres, pescoço e tronco nos homens, e pode ocorrer em qualquer área da pele. A aparência típica é uma lesão assimétrica com pigmentação e textura irregulares, bordas mal definidas e diâmetro superior a 6 mm ou com aumento crescente. As lesões suspeitas devem ser encaminhadas a um(a) dermatologista para biópsia.

O sarcoma de Kaposi aparece com maior frequência em homens que mantêm relações sexuais com outros homens do que em outros grupos de risco. Clinicamente, essa doença apresenta nódulos e pápulas indolores, aumentados, negros-acastanhados, que não branqueiam. Os locais comuns são a face, tórax, genitais e a cavidade oral, mas pode ocorrer a disseminação generalizada envolvendo órgãos internos. Considerando que o sarcoma de Kaposi cutâneo geralmente não está associado a morbidade ou mortalidade, a terapia é indicada apenas para as lesões extensas, dolorosas ou esteticamente desfigurantes.

Embora o DE não ofereça um tratamento definitivo para as malignidades cutâneas, o reconhecimento de possíveis lesões malignas pode facilitar o encaminhamento rápido e eficiente para o tratamento definitivo. Qualquer lesão com pigmentação irregular, bordas ou texturas irregulares, sangramento fácil ou alteração recente na lesão, ela deve ser encaminhada a um(a) dermatologista.

CONDIÇÕES CUTÂNEAS ASSOCIADAS A DOENÇA SISTÊMICA

Uma doença sistêmica deve ser considerada com as apresentações dermatológicas generalizadas significativas. Doença sistêmica deve ser suspeita em pacientes com sintomas sistêmicos, como febre, fadiga, perda ou ganho de peso, fraqueza, imunossupressão ou outros sintomas generalizados. Doenças sistêmicas com achados cutâneos podem incluir infecções sistêmicas, distúrbios autoimunes ou dos tecidos conjuntivos, malignidades, diabete, distúrbios endocrinológicos e estados de imunodeficiência (Tabela 110.4).

As lesões cutâneas mais diretamente ligadas a uma doença maligna interna surgem a partir da extensão do tumor para a pele ou pela metástase linfática ou hematogênica. As neoplasias que mais comumente produzem extensão cutânea são os linfomas, leucemias e cânceres de mama, trato gastrointestinal, pulmões, ovários, próstata, útero e bexiga. As metástases cutâneas geralmente significam um mau prognóstico.

Prurido pode ser um sinal de doença sistêmica, como colestase, doença renal, malignidade ou doença mieloproliferativa.[50] As malignidades associadas com prurido incluem a doença de Hodgkin, leucemia, adenocarcinoma ou carcinoma de células escamosas de vários órgãos, síndrome carcinoide, mieloma múltiplo e policitemia vera. A doença sistêmica pode estar presente anos antes da doença maligna subjacente ser identificada. Pode ser intratável e associada a urticária, eritrodermia, escoriação ou liquenificação.

A púrpura pode ser uma manifestação de leucemia monocítica ou granulocítica aguda, mieloma, linfoma e policitemia vera. Púrpura é causada por anormalidades vasculares, trombocitopenia ou outros defeitos de coagulação. Diversas doenças e condições podem ser a causa subjacente e o tratamento deve ser direcionado para

TABELA 110.4
Sinais Cutâneos de Doença Sistêmica

SÍTIO ANATÔMICO	SINAL	DOENÇA SISTÊMICA
Generalizado	Urticária	Reação medicamentosa
		LES
		Infecção
	Prurido	Anemia
		Doença renal
		Colestase
		Policitemia
		Linfoma
		Malignidades
		Doença da tireoide
Cabeça e pescoço	Xantelasma	Hiperlipidemia
	Nevos aranha	Doença hepática
		Hipertireoidismo
	Eritema malar	LES
	Erupção cutânea fotossensível	LES
		Porfiria
	Alopécia	Doença da tireoide
		Fármacos
		Anemia
		Desnutrição
		LES
		Infecção fúngica
	Descoloração do heliótropo e edema palpebral	Dermatomiosite
Mãos	Pápulas de Gottron	Dermatomiosite
		Malignidade interna
	Fenômeno de Raynaud	Normal
		Doenças dos tecidos conjuntivos
	Hipocratismo digital ou baqueteamento digital	Normal
		Malignidade interna
		Doença cardíaca cianótica
		DII
		Doença pulmonar
	Eritema multiforme	Fármacos
		Infecções
	Eritema palmar	Normal
		Doença hepática
		Gravidez
		Artrite reumatoide
		LES
Pernas	Eritema nodoso	Infecção por estreptococos
		Fármacos
		Gravidez
		Tuberculose
		Sarcoidose
		DII
	Pioderma gangrenoso	DII
		Hepatite
		Artrite reumatoide
		Malignidade
	Mixedema pré-tibial	Hipotireoidismo
		Hipertireoidismo
	Necrobiose lipoídica	Diabete

DII, Doença inflamatória intestinal; *LES*, lúpus eritematoso sistêmico.

essa causa sempre que possível. As formas trombocitopênicas e não trombocitopênicas são diferenciadas pelos resultados da contagem de plaquetas do paciente.

Petéquias são manifestações de hemorragia intradérmica. As petéquias podem estar associadas a trombocitopenia, reações alérgicas, infecções, trauma ou malignidades (Fig. 110.42).

TRATAMENTO

Os tratamentos para as condições dermatológicas devem ser direcionados para o tratamento definitivo das manifestações das doenças subjacentes e para o tratamento sintomático. Se os agentes causadores forem identificados, eles devem ser descartados ou eliminados do ambiente. As terapias tópicas ou sistêmicas podem ser indicadas para uma variedade de condições.

Os veículos para as preparações dermatológicas tópicas podem ser importantes no efeito terapêutico.[51] Os veículos incluem cremes (emulsão de óleo em água), loções (pó para suspensão reconstituída em água), pomadas (suspensão à base de óleo, que melhora a penetração do ingrediente ativo), géis (emulsão não oleosa, semissólida, transparente), espumas (útil para o couro cabeludo ou nas áreas difíceis de alcançar) e pastas (base de pomada com pó de consistência rígida). Para as condições de ressecamento e descamação, emolientes, como as pomadas, podem ser mais eficazes. Para as condições úmidas, um veículo mais seco, como um gel ou pó, podem ser preferíveis. Os componentes do veículo podem variar com preparações genéricas e é importante monitorar o sucesso clínico se as preparações genéricas forem prescritas. A comunicação com o paciente sobre as preferências pode ser importante. A preferência e a conformidade do paciente estão estreitamente ligadas aos resultados bem-sucedidos.

Os esteroides tópicos são usados normalmente para tratar condições dermatológicas inflamatórias. Esses medicamentos apresentam vários mecanismos de ação, incluindo efeitos anti-inflamatórios nos fibroblastos e colágeno, redução da aderência leucocitária aos capilares, redução da permeabilidade da parede capilar, redução de componentes do complemento e antagonismo da histamina. Os efeitos adversos podem incluir atrofia cutânea, estrias, lesões acneiformes, alterações pigmentares, telangiectasia, supressão do eixo hipotalâmico-pituitário a partir da absorção sistêmica e exacerbação de certas condições, como infecções fúngicas e infecções virais. Os esteroides tópicos devem ser prescritos na potência mais baixa e durante um curto período de duração que seja eficaz para o paciente, de forma individual (Tabela 110.5).

As terapias sistêmicas são adequadas para as condições sistêmicas. As terapias sistêmicas usadas comumente incluem agentes

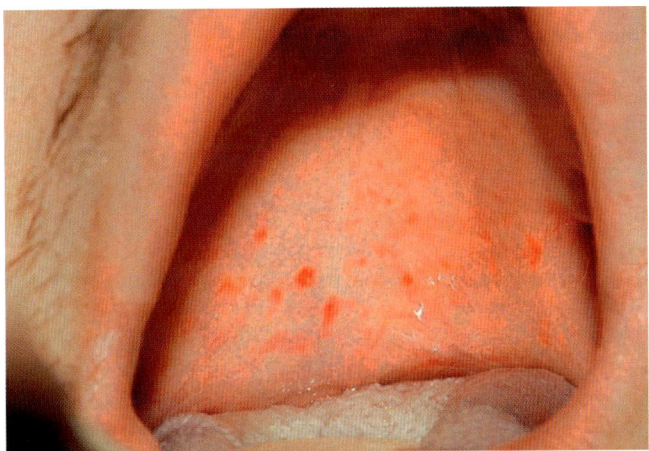

Fig. 110.42. Petéquia palatina secundária à trombocitopenia em um paciente com leucemia mieloide aguda (LMA ou AML). (Cortesia de Jason R. Pickett, MD.)

TABELA 110.5

Potência de Esteroides Tópicos

MARCA	NOME GENÉRICO	MARCA	NOME GENÉRICO
CLASSE 1: SUPERPOTENTE		Topcort gel, 0,05%	Desoximetasona
Clobex loção, aerosol ou shampoo, 0,05%	Propionato de clobetasol	**CLASSE 3: POTÊNCIA MÉDIA SUPERIOR**	
Cormax creme ou loção, 0,05%	Propionato de clobetasol	Cutivate pomada, 0,005%	Propionato de fluticasona
Diprolene pomada, 0,05%	Dipropionato de betametasona	Lidex-E creme, 0,05%	Fluocinonida
Olux-E espuma, 0,05%	Propionato de clobetasol	Luxiq espuma, 0,12%	Valerato de betametasona
Olux espuma, 0,05%	Propionato de clobetasol	Topcort LP creme, 0,05%	Desoximetasona
Temovate creme, pomada ou solução, 0,05%	Propionato de clobetasol	**CLASSE 4: MÉDIA POTÊNCIA**	
		Cordran pomada, 0,05%	Flurandenolida
Ultravate creme ou pomada, 0,05%	Propionato de halobetasol	Elocon, creme, 0,1%	Furoato de mometasona
Vanos creme, 0,1%	Fluocinonida	Kenalog creme ou aerosol, 0,1%	Triancinolona acetonida
Psorcon pomada, 0,05%	Diacetato de diflorasona	Synalar pomada, 0,03%	Fluocinolona acetonida
Psorcon-E pomada, 0,05%	Diacetato de diflorasona	Westcort pomada, 0,2%	Valerato de hidrocortisona
CLASSE 2: POTENTE		**CLASSE 5: MÉDIA POTÊNCIA INFERIOR**	
Diprolene-AF creme, 0,05%	Dipropionato de betametasona	Capex shampoo, 0,01%	Fluocinolona acetonida
Elocon pomada, 0,1%	Furoato de mometasona	Cordran creme, loção ou fita adesiva, 0,05%	Flurandenolida
Florone pomada, 0,05%	Diacetato de diflorasona	Cultivate creme ou loção, 0,05%	Propionato de fluticasona
Halog pomada ou creme, 0,1%	Halcinonida	Dermatop creme, 0,1%	Prednicarbato
Lidex creme, gel ou pomada, 0,05%	Fluocinonida	DesOwen loção, 0,05%	Desonida
Psorcon creme, 0,05%	Diacetato de diflorasona	Locoid creme, loção, pomada ou solução, 0,1%	Hidrocortisona
Topicort creme ou pomada, 0,25%	Desoximetasona		

(Continúa)

TABELA 110.5
Potência de Esteroides Tópicos (Cont.)

MARCA	NOME GENÉRICO	MARCA	NOME GENÉRICO
Pandel creme, 0,1%	Hidrocortisona	Verdeso espuma, 0,05%	Desonida
Synalar creme, 0,3%, 0,01%	Fluocinolona acetonida	**CLASSE 7: POTÊNCIA MÍNIMA**	
Westcort creme, 0,2%	Valerato de hidrocortisona	Cetacort loção, 0,5%, 1%	Hidrocortisona
CLASSE 6: LEVE		Cortaid creme, aerosol, ou pomada	Hidrocortisona
Aclovate creme ou pomada, 0,05%	Dipropionato de alclometasona	Hytone creme ou loção, 1%, 2,5%	Hidrocortisona
Derma-Smoothe/FS óleo, 0,01%	Fluocinolona acetonida	MiCort-HC creme, 2%, 2,5%	Hidrocortisona
Desonato gel, 0,05%	Desonida	Nutracort loção, 1%, 2,5%	Hidrocortisona
Synalar creme ou solução, 0,01%	Fluocinolona acetonida	Synacort creme, 1%, 2,5%	Hidrocortisona

Modificada com permissão da National Psoriasis Foundation: Topical steroids potency chart (gráfico da potência dos esteroides tópicos. Disponível em: www.psoriasis.org/page.aspx?pid=469.

antipruriginosos, esteroides orais, IM ou IV, antibióticos, agentes antifúngicos e agentes antivirais.

SEGUIMENTO

A maioria dos pacientes do DE com queixas dermatológicas pode ser tratada com êxito como pacientes ambulatoriais. As indicações para a hospitalização incluem distúrbios sistêmicos com desidratação, distúrbios de termorregulação, infecção sistêmica ou outros distúrbios sistêmicos que necessitam de tratamento hospitalar, incapacidade de desenvolver ações de autocuidado ou manter a ingestão oral adequada. O acompanhamento ambulatorial dermatológico ou a consulta hospitalar podem ser procedimentos adequados.

CONCEITOS-CHAVE

- Descrições precisas da(s) lesão(ões) são essenciais para o diagnóstico e tratamento adequados.
- As principais etapas no diagnóstico das erupções desconhecidas incluem uma história precisa, exame físico, incluindo lesões e distribuição, e testes diagnósticos adequados. As infecções bacterianas podem se apresentar como abscesso, celulite, impetigo ou outras infecções cutâneas.
- Incisão e drenagem é a terapia adequada para os abscessos simples.
- Antibióticos para combater MRSA (*Staphylococcus aureus* resistente à meticilina) são adequados para a maioria das infecções cutâneas e de tecidos moles.
- Tinea capitis (ou Tinea do couro cabeludo) necessita de quatro a oito semanas de tratamento antifúngico sistêmico.
- Onicomicose (ou tinea unguium—micose da unha) requer tratamento sistêmico de longa duração.
- As reações alérgicas são comuns. Identificação e remoção da exposição ao alérgeno, e tratamento anti-histamínico são os fundamentos básicos da terapia.
- Os anti-histamínicos não sedativos mais recentes são uma alternativa aos sedativos mais antigos no controle do prurido e das erupções cutâneas mediadas por histamina, permitindo que o paciente permaneça ativo.
- As infestações devem ser diagnosticadas clinicamente e tratadas com rapidez, mesmo sem a prova definitiva da infestação.
- As reações medicamentosas são comuns e podem resultar de qualquer medicamento, especialmente no período de quatro a 21 dias após a administração do medicamento.
- As erupções cutâneas que estão associadas com lesões mucosas, bolhas ou descamação da pele muitas vezes são causadas por infecções significativas de tecidos moles, erupção medicamentosa ou distúrbios imunes.
- Pacientes com a síndrome de Stevens-Johnson e necrólise epidérmica tóxica necessitam de tratamento hospitalar, preferencialmente em uma unidade para pacientes queimados.
- Os sinais cutâneos de doença sistêmica podem incluir prurido, urticária, eritema multiforme, eritema nodoso, pioderma gangrenoso e outros.
- Os médicos devem estar familiarizados com uma ou duas preparações de esteroides tópicos de baixa, média e alta potência e os respectivos usos terapêuticos adequados.
- A maioria dos pacientes com manifestações dermatológicas pode ser tratada adequadamente com tratamento ambulatorial e acompanhamento com um(a) dermatologista. As condições potencialmente fatais com risco para desidratação e infecção necessitam de tratamento hospitalar.

As referências para este capítulo podem ser encontradas on-line no website Expert Consult associado à obra.

SEÇÃO DEZ
Hematologia e Oncologia

CAPÍTULO 111

Sangue e Hemocomponentes

Matthew Emery

PRINCÍPIOS

Introdução e Importância

A era moderna das transfusões de sangue começou com a identificação do sistema de antígenos ABO das hemácias, no início do século XX. A descoberta subsequente de que a adição de citrato permitia o armazenamento do sangue anticoagulado levou ao estabelecimento dos primeiros bancos de sangue nos Estados Unidos, na década de 1930, e a rápida expansão destes após a Segunda Guerra Mundial. Nas décadas seguintes, as pesquisas sobre a transfusão focaram principalmente em problemas como o desenvolvimento da terapia com hemocomponentes, o prolongamento da duração dos hemoderivados e a redução do risco de reações transfusionais e infecções relacionadas à transfusão.

As decisões sobre quais pacientes seriam beneficiados pela transfusão de hemácias foram orientadas pelos conselhos especializados de pioneiros como John Lundy, da *Mayo Clinic*, que propôs que os indivíduos deveriam ser submetidos à transfusão quando seu nível de hemoglobina (Hb) era inferior a 10 g/dL ou após a perda de mais de 15% do volume sanguíneo circulante. Estas recomendações, porém, não foram baseadas em evidências e os estudos randomizados realizados nas duas últimas décadas levaram à adoção de orientações mais restritivas para a transfusão de hemácias; estas pesquisas também destacaram a necessidade de que os emergencistas ponderem cuidadosamente os riscos e benefícios associados à administração de todos os hemoderivados.

Anatomia, Fisiologia e Fisiopatologia

A decisão sobre a transfusão é baseada no conhecimento da fisiologia e patologia subjacentes, assim como a familiaridade com os principais estudos clínicos que fundamentam as atuais evidências. Este conhecimento facilita a solicitação e interpretação eficiente de exames laboratoriais, administração de hemoderivados e tratamento de complicações.

Bancos de Sangue

Os métodos de armazenamento de hemácias tentam garantir a viabilidade de pelo menos 75% das células, 24 horas após a infusão. As bolsas de coleta de sangue contêm um anticoagulante que permite a duração de 35 dias e o hematócrito de 70% a 80% do concentrado de hemácias. As soluções adicionadas fornecem nutrientes e estendem o armazenamento máximo a 42 dias. Os hemoderivados leucorreduzidos são agora usados em mais de 95% dos pacientes nos Estados Unidos.[1] A leucorredução universal pré-armazenamento de hemoderivados tem sido adotada por um crescente número de países desenvolvidos, mas ainda é controversa nos Estados Unidos devido a dúvidas sobre a relação custo-benefício. Recomenda-se o uso, se possível, de hemoderivados leucorreduzidos pré-armazenamento.

Diversas alterações bioquímicas e estruturais são documentadas durante o armazenamento das hemácias, inclusive perda de deformabilidade, extravasamento de potássio, alterações irreversíveis na membrana e mudanças bioquímicas que podem afetar a capacidade de liberação de oxigênio pelas hemácias para a microcirculação.[2] Estas alterações pioram com o aumento do tempo de armazenamento e são denominadas lesão por armazenamento. Vários estudos observacionais e alguns ensaios prospectivos randomizados mostraram resultados conflitantes quanto à importância clínica destas alterações.[3] Um estudo randomizado de grande porte publicado em 2015, porém, comparou o uso de sangue fresco (tempo de armazenamento, 6,1 ± 4,9 dias) à utilização de sangue comum (tempo de armazenamento, 22,0 ± 8,4 dias) em adultos em estado crítico e não identificou diferenças na taxa de mortalidade em 90 dias.[4] Um segundo estudo, também publicado em 2015, comparou o uso de hemácias armazenadas por 10 dias ou menos com hemácias armazenadas por 21 dias ou mais em pacientes acima de 12 anos de idade submetidos a cirurgias cardíacas complexas e, novamente, não observou diferenças na ocorrência de falência múltipla de órgãos.[5]

Tipagem de Sangue

A tipagem sanguínea identifica os antígenos e anticorpos sanguíneos com relevância clínica. O emergencista deve estar familiarizado com os testes comuns de compatibilidade: tipagem e prova cruzada. A tipagem é solicitada quando cogita-se a realização de uma transfusão, já que permite a seleção rápida do sangue mais adequado no hemobanco para a prova cruzada completa, caso a transfusão seja posteriormente indicada. A tipagem e a prova cruzada são solicitadas o quanto antes, assim que a transfusão de sangue é indicada. Depois da solicitação de tipagem e prova cruzada, um número especificado de unidades será reservado para um determinado receptor até a administração dos hemoderivados ou o término da validade da solicitação. A solicitação excessiva de tipagem e prova cruzada em pacientes com baixo risco de necessitar de hemoderivados pode reduzir os estoques, enquanto o uso meticuloso da solicitação de tipagem ajuda a aumentar a capacidade do banco de sangue para atendimento das necessidades de um número maior de pacientes.

Tipagem. A solicitação de tipagem requer a realização dos seguintes exames em uma amostra de sangue do paciente — sistema ABO, tipagem Rh e detecção de anticorpos não ABO/Rh.

Os antígenos das hemácias incluem os antígenos ABO e carboidratos relacionados (H, P, I e Lewis),[48] os antígenos do sistema Rh e mais de 200 antígenos não ABO/Rh. Para determinar o sistema ABO, testam-se as hemácias do receptor com soro anti-A e anti-B, bem como o soro do receptor com hemácias A e B. Aos 6 meses de idade, a maioria dos bebês apresenta anticorpos formados contra os antígenos A e B que não possuem. Aqueles com sangue de tipo AB não formam anticorpos do grupo ABO. Os pacientes com sangue do tipo O apresentam anticorpos contra ambos. O principal antígeno Rh clinicamente significativo é o antígeno D. A tipagem Rh é geralmente realizada por meio da adição de um reagente comercial (anti-D) às hemácias do receptor.[6] Em todos os bebês, porém, o teste inicial de compatibilidade deve incluir a tipagem ABO e Rh e a pesquisa de anticorpos.[6]

A pesquisa de anticorpos identifica anticorpos não ABO/Rh no soro do paciente. Estas moléculas se desenvolvem em resposta à exposição a antígenos de hemácias estranhas durante a transfusão alogênica ou gestação. Neste teste, o soro do paciente é combinado a misturas comerciais de hemácias que expressam os antígenos clinicamente relevantes. A incidência destes anticorpos na população geral é baixa (<1%-2%), mas, em caso de resultado positivo, mais testes de compatibilidade devem ser executados.

Tipagem e Prova Cruzada. Quando um hemocomponente é solicitado, a prova cruzada é realizada após a tipagem. Em uma situação ideal, o sangue com grupo ABO e Rh idêntico ao do paciente é usado. O estoque do hemobanco, porém, pode determinar a utilização de uma unidade não idêntica, mas compatível. Os pacientes com grupo sanguíneo AB (que não apresentam antígenos anti-A e anti-B), por exemplo, são conhecidos como receptores universais — estes indivíduos podem receber sangue de quaisquer grupos ABO. O sangue de tipo O (que não apresenta antígenos A e B), também conhecido como doador universal, por outro lado, pode ser administrado a qualquer pessoa. A compatibilidade Rh também é importante. A sensibilização Rh pode ocorrer em pacientes Rh-negativos expostos ao sangue Rh-positivo e tal sensibilização, por sua vez, pode causar a doença hemolítica do recém-nascido em gestações subsequentes.

A prova cruzada tradicional é feita pela mistura do soro do receptor com as hemácias do doador e a observação de aglutinação como teste de compatibilidade antes da transfusão. Se a pesquisa de anticorpos for negativa, uma segunda prova cruzada com centrifugação em temperatura ambiente faz a verificação final da compatibilidade ABO. A prova cruzada completa é geralmente feita antes da transfusão caso a pesquisa de anticorpos seja positiva. Isto requer a incubação a 37 °C (98,6 °F) e a adição de uma globulina anti-humana (reagente de Coombs) para promover a aglutinação. Alguns bancos de sangue também substituem a prova cruzada laboratorial pela computadorizada para pacientes cujo sangue foi testado pelo menos duas vezes em seu sistema. O teste completo de compatibilidade é demorado. A detecção de anticorpos e a prova cruzada com centrifugação requerem, no mínimo, 45 a 60 minutos. Isto presumindo-se pesquisa negativa de anticorpos e realização da prova cruzada com centrifugação em temperatura ambiente. Se a pesquisa de anticorpos for positiva, a imunoglobulina é identificada por meio de procedimentos mais elaborados e a prova cruzada completa (com utilização do teste de Coombs) é necessária. Este processo pode levar horas ou até mesmo dias, um tempo inaceitável em algumas situações emergenciais.

Embora a compatibilidade ABO seja obrigatória em todos os pacientes, os antígenos não ABO são menos propensos a causar hemólise intravascular imediata.[7] Assim, o concentrado de hemácias universais (grupo O) é geralmente usado em caso de necessidade destes componentes em pacientes instáveis com hemorragia antes que qualquer teste possa ser feito.[8] Pacientes do sexo feminino recebem sangue O-negativo para prevenção de doença hemolítica do recém-nascido a não ser que não haja chance de gestação subsequente. Todos os demais pacientes podem receber sangue O-positivo, já que, mesmo se houver sensibilização, os anticorpos Rh geralmente não fixam complemento; assim, é improvável que causem uma reação hemolítica intravascular aguda com risco de morte no raro caso em que um receptor Rh-negativo recebe, por duas vezes, uma transfusão emergencial de sangue Rh-positivo. Por outro lado, o tipo universal de plasma fresco congelado (PFC) é o tipo AB, que não contém anticorpos a antígenos A ou B. O sangue de tipo específico (com tipagem ABO e Rh) pode ser disponibilizado em cerca de 15 minutos após o recebimento da amostra de sangue do paciente.

Caso o teste completo de compatibilidade após pesquisa positiva de anticorpos implique em atraso da transfusão de hemoderivados a um paciente em estado crítico, o emergencista pode pular esta etapa. A comunicação direta com o banco de sangue facilita a determinação do melhor plano de ação.

TRATAMENTO

Tomada de Decisão

Para escolha dos hemocomponentes mais adequados na emergência, os emergencistas consideram a causa do déficit de hemoglobina, a gravidade dos sintomas, a probabilidade de hemorragia contínua, as demandas teciduais por oxigênio e a capacidade do paciente de compensação da redução do transporte de oxigênio que, por sua vez, é influenciada pela idade, doenças subjacentes e estabilidade hemodinâmica do indivíduo. A avaliação clínica, inclusive a aparência (palidez, diaforese), nível de consciência (alerta, confusão), frequência cardíaca, pressão arterial e natureza do sangramento (ativo, controlado, não controlado), pode ser complementada pela avaliação laboratorial.

Diversos estudos foram realizados para apoiar a estratégia conservadora para transfusão de hemácias em pacientes estáveis e recomenda-se o uso de um limiar de 7 a 8 g/dL em pacientes euvolêmicos sem hemorragia contínua significativa.[9] Estudos randomizados também sustentam o uso de transfusões profiláticas de plaquetas em casos de trombocitopenia em pacientes adultos estáveis e sem complicações — aqueles sem febre, infecção ou tratados com fármacos que sabidamente inibem a função plaquetária — e recomendamos a contagem de plaquetas inferior a 10.000/μL como limiar adequado para este fim.[10] Em crianças, o limiar para transfusão de plaquetas deve ser discutido com um hematologista pediatra. Uma revisão da *Cochrane* evidenciou que não há estudos de alta qualidade sobre o uso de PFC e os limiares adequados não foram definido precisamente.[11] Mais detalhes sobre limiares para transfusão e circunstâncias especiais serão discutidas a seguir, nas seções que descrevem hemoderivados específicos.

Antes que o hemoderivado possa ser infundido, dois profissionais qualificados devem checá-lo à beira do leito para prevenir um erro de administração potencialmente fatal. Esta verificação inclui a identificação do receptor e da unidade, assim como a confirmação da compatibilidade e da data de validade. A identificação automatizada do paciente (p. ex., com leitor de código de barras) pode substituir o segundo profissional caso apenas um esteja à disposição.

Se o sangue já submetido à tipagem e à prova cruzada chegar com um paciente que está sendo transferido entre instituições, é importante que a temperatura seja mantida entre 1 °C e 10 °C (33,8 °F e 50 °F) durante o transporte. Se o sangue não for imediatamente utilizado e o banco de sangue optar por mantê-lo reservado para o paciente, o material é processado e submetido à prova cruzada como outras bolsas de sangue e fica armazenado por 24 horas. O sangue pode ser devolvido ao banco de sangue, mas para que isso seja feito, deve ter sido constantemente mantido em temperatura entre 1 °C e 10 °C (33,8 °C e 50 °F), com todos os lacres intactos e com os cateteres ainda ligados à bolsa.

Farmacologia

Os concentrados de hemácias são infundidos por cateter intravenoso (IV) com filtro juntamente com soro fisiológico. Nenhuma outra solução deve ser utilizada a não ser que aprovada pela Food and Drug Administration (FDA) (p. ex., Normosol-R®, pH 7,4; Plasma-Lyte 148®).[6] A solução de Ringer lactato, por exemplo, pode provocar coagulação pois contém cálcio, e a hemólise pode ser decorrente do uso de uma solução hipotônica, como soro glicosado. Medicamentos também não devem ser adicionados à unidade ou administrados no mesmo acesso que os hemocomponentes, embo-

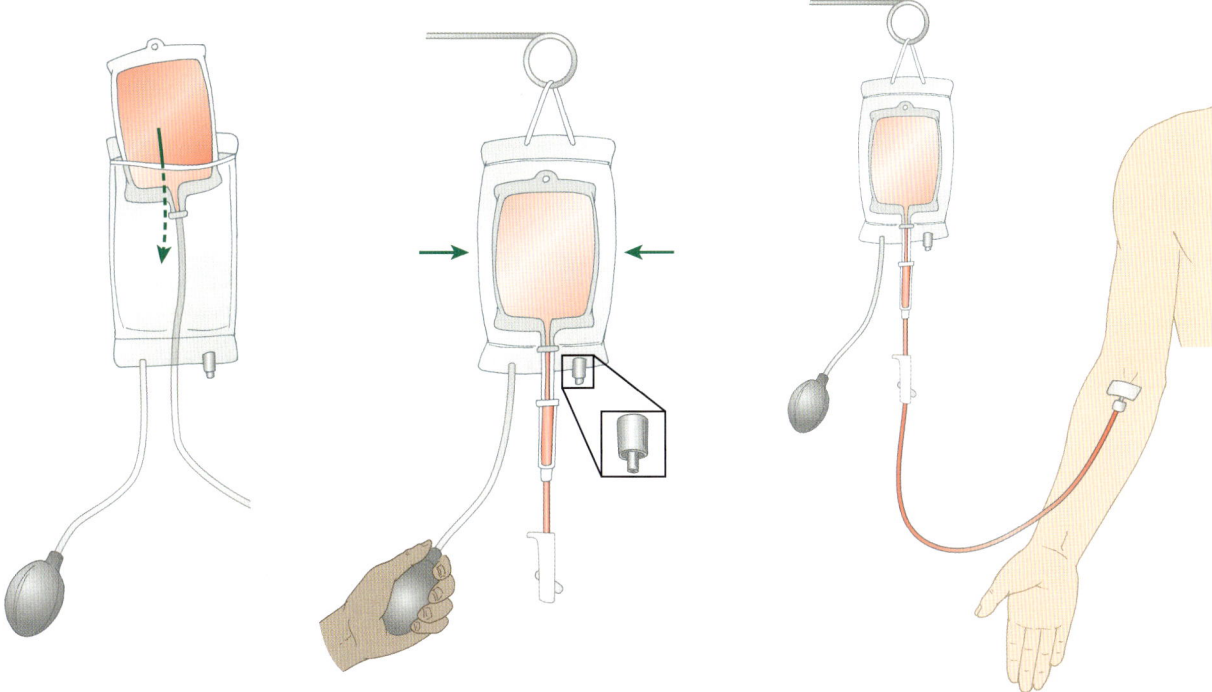

Fig. 111.1. A bolsa de hemoderivado é colocada na bolsa pressurizada. O bulbo é, então, usado para inflar a bolsa pressurizada até que a pressão desejada seja atingida.

ra alguns estudos relatem que a administração de morfina, hidromorfona e meperidina pode ser feita com segurança na falta de vias alternativas. O uso rotineiro de anti-histamínicos para prevenção de reações alérgicas leves e antipiréticos para prevenção de reações transfusionais febris e não hemolíticas, embora pouco estudado, é aceitável desde que o risco de efeitos colaterais seja considerado. A maioria das transfusões dura de 60 a 90 minutos, nunca mais de 4 horas. O sangue não utilizado deve ser imediatamente devolvido ao banco de sangue. Quaisquer unidades não refrigeradas por mais de 30 minutos devem ser descartadas.

Existem pesquisas sobre carreadores de oxigênio à base de Hb e emulsões de perfluorocarbono,[12,13] mas, até agora, nenhum produto foi aprovado pela FDA para uso clínico nos Estados Unidos. Diversos problemas ainda não foram solucionados. Os carreadores à base de Hb, por exemplo, causam vasoconstrição por depleção de óxido nítrico (NO), liberação de endotelina e sensibilização de receptores α-adrenérgicos periféricos. As emulsões de perfluorocarbono requerem pressão parcial de oxigênio (PO_2) relativamente alta e, consequentemente, a administração de oxigênio puro.

Dispositivos e Técnicas

Transfusões de urgência exigem fluxos mais rápidos do que a gravidade fornece. Um equipo com bombeamento manual é o método mais simples de acelerar a infusão. Existem também bolsas pressurizadas (Fig. 111.1) que envolvem completamente a bolsa de sangue e aplicam pressão de modo uniforme. Na infusão sob pressão, acessos de grosso calibre são recomendados para prevenção da hemólise. Se apenas agulhas de fino calibre estiverem à disposição, a transfusão pode ser diluída com soro fisiológico normal, mas isto pode causar a expansão indesejada do volume. Em transfusões eletivas, não há hemólise significativa com o uso de acessos de fino calibre caso a taxa máxima de infusão seja inferior a 100 mL/h. A autotransfusão (Fig. 111.2) pode ser usada em emergências, na presença de trauma torácico grave, e foi considerada segura e eficiente em um estudo retrospectivo com grande número de participantes.[14] Esta estratégia tem diversas vantagens — disponibilidade imediata, compatibilidade sanguínea, eliminação da transmissão de doenças do doador para o paciente, menor risco de sobrecarga volêmica e menor número de complicações diretas (p. ex., hipercalcemia, hipo-

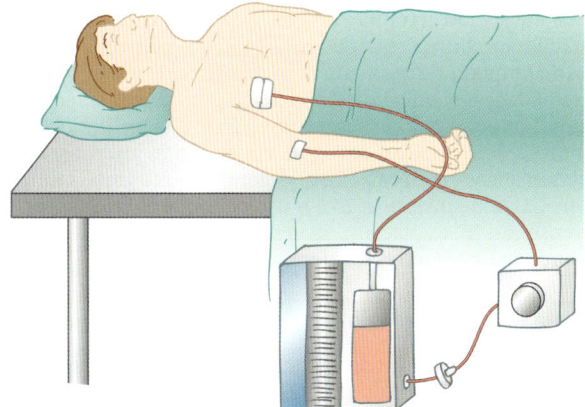

Fig. 111.2. Há vários produtos comerciais para facilitar o uso da transfusão autóloga de sangue em pacientes com trauma torácico.

termia, hipocalcemia, acidose metabólica). Esta técnica também é mais aceita por pacientes cujas convicções religiosas proíbem as transfusões. No entanto, é impraticável em alguns casos, devido ao número limitado de pacientes elegíveis vítimas de trauma, ao treinamento necessário para a operação e ao tempo necessário para a montagem do equipamento.

A tromboelastografia, uma tecnologia antiga que volta a atrair interesses, principalmente em casos de trauma e sepse no pronto-socorro (PS),[15-17] pode ser importante na orientação da transfusão, mas, hoje, não é usada com frequência em PS. Uma descrição completa está fora do escopo deste capítulo, mas este exame traz informações sobre a função das plaquetas e os fatores de coagulação, inclusive o fibrinogênio.

Sangue Total

Relatos intrigantes sobre o uso de sangue total em hospitais militares de campanha foram publicados. Na população civil norte-americana, porém, a disponibilidade do sangue total é pequena e seu uso é raro, sendo responsável por somente 0,15% de todas as transfusões em 2011.[18] No entanto, o interesse no uso de sangue total cresceu, inclusive com utilização de sangue total armazenado ou fresco, apesar das dificuldades logísticas óbvias, e estudos na população civil foram propostos.[19,20]

Concentrados de Hemácias

O concentrado de hemácias é indicado para melhora da oxigenação dos tecidos em nível microvascular e, assim, melhora do consumo intracelular de oxigênio, embora a demonstração definitiva da eficácia das hemácias para este fim (ou a melhora do desfecho clínico) seja complicada.[21] Atualmente, é improvável a realização de um estudo prospectivo randomizado em que a administração de hemácias seja completamente proibida em um grupo terapêutico.

As recomendações publicadas em 2012 pela AABB (*American Association of Blood Banks*) são derivadas de uma revisão sistemática de estudos de 1950 a fevereiro de 2011. Esta revisão sustenta o uso da estratégia restritiva de transfusão (7 a 8 g/dL) na maioria dos pacientes internados estáveis.[22] Recomenda-se também que as decisões sobre a transfusão sejam baseadas nos sintomas e na concentração de hemoglobina, especialmente em pacientes com doença cardiovascular preexistente, sugerindo que os emergencistas considerem a transfusão nestes indivíduos quando apresentem sintomas ou nível de hemoglobina menor ou igual a 8 g/dL. No entanto, o nível de evidência para essa recomendação é fraco e indicações específicas para pacientes hemodinamicamente estáveis com síndrome coronária aguda não puderam ser feitas.[22]

Para muitos pacientes, a decisão de transfusão de hemácias requer julgamento clínico. O limiar adequado para pacientes com hemorragia ativa, por exemplo, não é bem estabelecido, embora um estudo com pacientes com sangramento gastrointestinal agudo tenha observado certa melhora na sobrevida geral de indivíduos tratados com limiar restritivo de 7 g/dL.[23] Recomenda-se a transfusão em qualquer paciente com hemorragia grave contínua e instabilidade hemodinâmica, apesar da ressuscitação volêmica adequada. Por outro lado, às vezes considera-se não realizar transfusão em níveis de Hb abaixo de 6 g/dL em pacientes jovens, saudáveis, assintomáticos e com baixo risco de sangramento grave. Outra área interessante de investigação é o uso de limiares fisiológicos para a transfusão (p. ex., lactato, saturação venosa mista de oxigênio), contudo mais pesquisas são necessárias.[24]

Plasma Fresco Congelado

Uma unidade de PFC contém todos os fatores de coagulação e, normalmente, tem volume de 200 a 250 mL. O PFC deve ser ABO-compatível e é administrado com equipo de sangue. O PFC é transfundido nas primeiras 24 horas após o descongelamento.

As indicações para transfusão de PFC são baseadas em estudos observacionais e na opinião de especialistas.[22] Estas indicações parecem razoáveis baseadas nas evidências atuais: coagulopatia do trauma, pacientes com hemorragia e coagulopatia resultante de disfunção hepática ou coagulação intravascular disseminada (CIVD), plasmaferese em casos de púrpura trombocitopênica trombótica (PTT) e reversão emergencial de antagonistas de vitamina K na presença de hemorragia clinicamente significativa.[25] É importante notar, no entanto, que é difícil prever o efeito terapêutico. Um grande volume de PFC é necessário para reversão da coagulopatia causada pelos antagonistas da vitamina K (pelo menos 10 mL/kg e, talvez, até 30 mL/kg), suficiente para que um paciente idoso com insuficiência cardíaca congestiva desenvolva edema pulmonar. As orientações publicadas pelo *American College of Chest Physicians* recomendaram o uso de concentrado de complexo protrombínico (CCP) para reversão da razão normalizada internacional (RNI) elevada em pacientes com sangramento ou hemorragia intracraniana com risco de morte, e as evidências atuais mostram que a estabilização mais rápida do RNI nestes pacientes ocorre com a administração de CCP, e não de PFC. CCPs com três e quatro fatores de coagulação são hoje aprovados pela FDA nos Estados Unidos; os produtos com quatro fatores contêm todos aqueles dependentes de vitamina K, enquanto os produtos com três fatores não possuem o fator VII. Uma revisão sistemática que compara CCPs de três e quatro fatores em pacientes com sangramento grave associado à warfarina mostrou que o produto com quatro fatores é mais confiável para redução do RNI a menos de 1,5 em 1 hora e recomenda-se sua utilização, se disponível.[26] Além disso, recomenda-se que todos os pacientes com hemorragia associada à warfarina com risco de morte também recebam 10 mg de vitamina K por infusão IV lenta (em velocidade abaixo de 1 mg/minuto).

Como descrito a seguir, na seção sobre transfusões maciças, as evidências de ensaios retrospectivos sustentam o uso do PFC em pacientes nos quais se estima necessidade superior a 10 unidades de concentrado de hemácias. Isto, porém, não deve ser generalizado a todos os pacientes submetidos à transfusão. Um estudo retrospectivo de caso-controle, com 1.716 pacientes com trauma e submetidos à transfusão de menos de 10 unidades de concentrado de hemácias, observou que a administração de PFC não é associada ao aumento de sobrevida, e tem maior risco de complicações, inclusive síndrome da angústia respiratória aguda, pneumonia, sepse e falência múltipla de órgãos.[27]

O PFC normalmente é não recomendado para expansão de volume, reversão não urgente de antagonista de vitamina K ou tratamento do RNI anormal por qualquer causa na ausência de sangramento. Da mesma maneira, evidências limitadas não conseguem apoiar o uso do PFC em pacientes com RNI elevada antes da realização de procedimentos invasivos, como colocação de cateter central e punção lombar, embora a administração de PFC em caso de RNI superior a 1,5 a 2,0 seja prática comum.[6] Um dos problemas é que a RNI é um mau fator preditivo clínico de sangramento.

Em caso de identificação de deficiência de um fator específico (p. ex., hemofilia), a reposição direcionada deste fator, se possível, é recomendada. De modo geral, a realização de provas cruzadas é desnecessária em transfusões de plaquetas, mas pacientes Rh-negativos são tratados com plaquetas Rh-negativas, já que a quantidade de hemácias no concentrado de plaquetas pode ser suficiente para causar a sensibilização ao Rh. O uso de plaquetas leucorreduzidas reduz o risco de sensibilização ao antígeno leucocitário humano (HLA) e, assim, é benéfico em pacientes submetidos a transfusões frequentes de plaquetas. Depois da ocorrência de sensibilização e o desenvolvimento de respostas imunológicas às plaquetas, diversas estratégias terapêuticas podem ser consideradas juntamente com um hematologista, inclusive a seleção de doador de acordo com HLA ou a realização de provas cruzadas em plaquetas.

Tradicionalmente, as transfusões de plaquetas são feitas de maneira profilática quando a contagem é inferior a 10.000/μL; este valor inclui uma margem de segurança, já que, aparentemente, a hemostasia é bem mantida, mesmo com contagens de 5.000/μL, um limiar às vezes utilizado em pacientes internados estáveis e afebris. Não há estudos randomizados de grande porte para basear as recomendações de uso da transfusão profilática de plaquetas antes de procedimentos invasivos à beira do leito, como punção lombar ou colocação de cateter central.

Dados retrospectivos apoiam a segurança de realização da punção lombar com contagens baixas de plaquetas, de 10.000/μL. Em caso de colocação de cateter central, a contagem de plaquetas de 20.000 a 30.000/μL é geralmente considerada adequada e pelo menos um estudo retrospectivo apoiou o limiar de 20.000/μL.[28] Em cirurgias de grande porte, a contagem de 50.000/μL é aceitável, embora limites maiores (100.000/μL) sejam normalmente empregados em procedimentos de alto risco, como aqueles realizados no olho ou no cérebro.[2] A transfusão de hemácias pode melhorar a função plaquetária em pacientes anêmicos, já que as hemácias deslocam as plaquetas para a periferia dos vasos, aproximando-as do endotélio.[2]

Por fim, em caso de trombocitopenia decorrente da destruição imunemediada de plaquetas por púrpura trombocitopênica idiopática ou PTT, a transfusão tende a ser ineficaz, embora ainda possa ser considerada na presença de hemorragia com risco de morte. Se a destruição imunemediada for decorrente da sensibilização ao HLA de transfusões anteriores, diversas estratégias podem ser utilizadas, inclusive o uso de plaquetas com compatibilidade HLA completa ou parcial. A consulta com um hematologista pode auxiliar estes casos.

RESULTADOS

Segurança e Eficácia

As considerações de segurança são mostradas na Tabela 111.1. Em um adulto mediano, 1 unidade (450 mL) de concentrado de hemácias aumenta o nível de Hb em cerca de 1 g/dL ou o hematócrito em cerca de 3%. Em pacientes pediátricos, um aumento similar é obtido com a administração de 10 mL/kg.

Uma unidade de atividade para qualquer fator de coagulação é igual à atividade de coagulação observada em 1 mL de PFC. A dosagem adequada de PFC não é bem fundamentada em evidências clínicas. Como mencionado, na transfusão maciça, muitos centros agora usam o PFC em razão 1:1 com hemácias. Em outras indicações, parece razoável começar com infusões de 10 a 30 mL/kg, lembrando que os resultados são um tanto imprevisíveis e que a avaliação laboratorial e clínica de acompanhamento é necessária para a orientação do tratamento posterior.[6]

Embora sem base em evidências, as plaquetas normalmente são administradas a adultos em dose de 6 unidades de concentrado de plaquetas e, em crianças, em dose de 1 unidade/10 kg de peso corpóreo; espera-se que esta quantidade aumente a contagem de plaquetas em cerca de 40.000 a 60.000/μL. Uma vez que a hemostasia é mantida com contagens de plaquetas baixas, de 5.000/μL, parece provável que transfusões menores e mais frequentes de plaquetas tenham a mesma eficácia, mas melhor relação custo-benefício, principalmente em pacientes hospitalizados. Esta prática é apoiada por um estudo randomizado com inclusão de quase 1.300 pacientes submetidos à transfusão profilática de plaquetas, que demonstrou a ausência de aumento das complicações hemorrágicas com

TABELA 111.1
Efeitos Adversos da Transfusão de Hemácias

REAÇÃO	INCIDÊNCIA	DESCRIÇÃO E CAUSA	QUADRO CLÍNICO	TRATAMENTO
EFEITOS ADVERSOS DA TRANSFUSÃO NÃO MACIÇA DE HEMÁCIAS				
Efeitos Adversos Imunomediados				
Hemólise intravascular aguda	1:76.000	A reação transfusional hemolítica intravascular é a reação transfusional mais grave. De modo geral, é decorrente da incompatibilidade ABO, normalmente causada por erro na seleção do hemocomponente. A reação antígeno-anticorpo provoca a destruição intravascular das hemácias transfundidas, o que causa hemoglobinemia e hemoglobinúria.	Os sintomas surgem de maneira imediata e podem incluir febre, calafrios, cefaleia, náusea, vômito, sensação de compressão torácica, dor articular ou lombar grave, sensação de queimação no local de infusão e sensação de morte iminente. Os efeitos clínicos podem incluir hipotensão, CIVD e necrose tubular aguda.	O tratamento requer a interrupção imediata da transfusão, com substituição de todos os equipos e cateteres e administração vigorosa de cristaloides e vasopressores, se o paciente ainda apresentar sintomas. Diuréticos também podem ser usados para manter o débito urinário em 1-2 mL/kg/h. Amostras de sangue e urina são enviadas ao laboratório, assim como o restante do hemocomponente, os equipos e cateteres com sangue. O diagnóstico pode ser confirmado pela detecção de Hb livre no sangue e na urina e pelo resultado positivo do teste de Coombs nas amostras pós-transfusão e negativo pré-transfusão.
Reação transfusional febril não hemolítica	0,1%-1%	É definida como a elevação de temperatura de 1 °C (1,8 °F) ou mais que ocorre com a transfusão sem outra explicação médica. Acredita-se que as reações sejam decorrentes de anticorpos antileucocitários, geralmente formados por uma transfusão anterior.	Febre, calafrios e, ocasionalmente, rigor muscular	O uso de hemácias leucorreduzidas pode diminuir o risco desta reação e apoia ainda mais o uso da leucorredução pré-armazenamento. A reação febril ocorrida na primeira transfusão deve ser tratada como uma reação hemolítica aguda até prova em contrário. Em reações recorrentes, o tratamento é sintomático, com antipiréticos e anti-histamínicos. Os pacientes com calafrios e rigores também podem receber analgésicos. O pré-tratamento com antipiréticos é indicado para pacientes com reações recorrentes.
Reações alérgicas leves	1%-3%	A urticária pode ocorrer durante a transfusão sem outros sinais ou sintomas e sem repercussões graves. De modo geral, é atribuída a uma resposta alérgica mediada por anticorpos contra proteínas plasmáticas do doador.	Prurido, urticária	A transfusão não precisa ser interrompida e o tratamento com um anti-histamínico é suficiente. O pré-tratamento de pacientes com reações alérgicas leves recorrentes com um anti-histamínico é uma prática comum e indicada para a maioria destes indivíduos.

(Continua)

TABELA 111.1
Efeitos Adversos da Transfusão de Hemácias (Cont.)

REAÇÃO	INCIDÊNCIA	DESCRIÇÃO E CAUSA	QUADRO CLÍNICO	TRATAMENTO
Anafilaxia	1:20.000-1:50.000	A anafilaxia pode ser causada por uma reação contra a imunoglobulina A (IgA) no sangue do doador. É provável que o paciente apresente deficiência genética de IgA.	O quadro é similar ao de reações anafiláticas por outras causas	O tratamento é feito com adrenalina, anti-histamínicos e corticosteroides. A recidiva pode ser prevenida em transfusões subsequentes pelo uso de hemácias lavadas ou produtos plasmáticos de indivíduos com deficiência de IgA.
Lesão pulmonar aguda relacionada à transfusão (TRALI)[37,38]	1:1.200-1:190.000; hoje, é a principal causa de mortalidade relacionada à transfusão relatada à FDA	A TRALI é uma lesão pulmonar aguda (LPA) que ocorre durante ou até 6 horas após a transfusão sem relação temporal a uma causa alternativa para a LPA e com os seguintes achados clínicos: • Edema pulmonar bilateral • Hipóxia (relação $PaO_2/FIO_2 \leq 300$ ou saturação de oxigênio < 90% na oximetria de pulso em ar ambiente). Mesmo que houver uma causa alternativa, o diagnóstico provável de TRALI deve ser considerado. Uma das causas propostas é a reação entre anticorpos transfundidos e leucócitos do receptor, assim como os efeitos de fatores biologicamente ativos que se acumulam no sangue armazenado (citocinas e lipídios).	Os efeitos clínicos podem incluir edema pulmonar não cardiogênico, com dispneia, hipóxia e observação de infiltrados bilaterais em radiografias de tórax. Febre, hipotensão e leucopenia transitória também podem ser observados.	Uma estratégia sugerida para redução da ocorrência de TRALI é o uso de doadores de plasma somente do sexo masculino para evitar os anticorpos leucocitários alotípicos, que podem se desenvolver em mulheres devido a gestações anteriores, ou a triagem para detecção destes anticorpos e exclusão dos doadores caso os anticorpos sejam encontrados. Interrompa a transfusão, notifique o banco de sangue e providencie o suporte respiratório, que pode incluir intubação e ventilação mecânica. A continuação da transfusão com hemoderivados de outro doador é segura. A resolução completa do quadro geralmente ocorre em 48-96 horas. O prognóstico geral é melhor do que o esperado em muitas outras causas de LPA, com taxa de mortalidade de 6% em um estudo.
Reação hemolítica transfusional extravascular	1:2.500-1:11.000	Esta reação pode ser decorrente de uma resposta imune não mediada por ABO, geralmente causada por resposta anamnéstica em pacientes com sensibilização prévia a antígenos de hemácias por transfusão, gestação ou transplante. A aloimunização primária pode ocorrer após a transfusão, mas é menos comum.	Os efeitos clínicos podem incluir febre, anemia e icterícia. Os sintomas normalmente não são graves, mas há casos raros de oligúria ou CIVD. De modo geral, não há hemoglobinemia e hemoglobinúria.	O tratamento é principalmente de suporte, mas o banco de sangue deve ser notificado.
Doença do enxerto versus hospedeiro associada à transfusão	Rara	Esta complicação rara, mas altamente letal, ocorre quando os linfócitos transfundidos se proliferam e atacam o receptor. A imunodeficiência celular torna os pacientes mais suscetíveis, assim como ter tipo de HLA idêntico entre doador e receptor (observado principalmente entre parentes de primeiro grau).	Os sintomas começam 3 a 30 dias após a transfusão e incluem febre, erupção cutânea eritematosa, diarreia, elevação dos níveis de enzimas hepáticas e pancitopenia.	A mortalidade é superior a 95%. Os esforços são dirigidos à prevenção, com uso de irradiação gama em todos os componentes celulares, impossibilitando a proliferação dos linfócitos do doador. O uso de componentes leucorreduzidos também é recomendado. Esta doença deve ser lembrada ao considerar a realização de transfusão nestes pacientes de alto risco: • Imunodeficiência congênita • Neoplasia hematológica • Transplante de células-tronco • Tratamento com análogos de purina (p. ex., fludarabina) • Doação feita por parente próximo Consulte um hematologista para decidir sobre o uso de componentes celulares irradiados nestes grupos de alto risco.

TABELA 111.1

Efeitos Adversos da Transfusão de Hemácias (Cont.)

REAÇÃO	INCIDÊNCIA	DESCRIÇÃO E CAUSA	QUADRO CLÍNICO	TRATAMENTO
EFEITOS ADVERSOS NÃO IMUNOMEDIADOS				
Sobrecarga volêmica	Variável	Pacientes idosos com anemia crônica e normovolemia são mais suscetíveis ao desenvolvimento de insuficiência cardíaca congestiva decorrente da infusão rápida de sangue.	Os pacientes apresentam os achados típicos de sobrecarga volêmica, variando do desconforto respiratório brando ao edema pulmonar franco.	Medidas padrão para insuficiência cardíaca congestiva são indicadas. A taxa de transfusão deve ser ajustada conforme necessário; a transfusão mais lenta (por um período máximo de 4 horas) e a administração de diuréticos ajudam a prevenir esta complicação.
Contaminação bacteriana	1/2.000-3.000 unidades de plaquetas	A contaminação bacteriana, geralmente por *Yersinia enterocolitica*, que cresce em ambientes frescos e ricos em ferro, ocorre em menos de 1/1.000.000 de unidades de hemácias armazenadas. O risco de contaminação bacteriana é maior, no entanto, em plaquetas, armazenadas em temperatura mais elevada.	Durante ou após a transfusão, o paciente pode apresentar rigor, vômito, câimbras abdominais, febre, choque, insuficiência renal e CIVD.	A mortalidade pode ser alta, de até 60%. Interrompa a transfusão, solicite hemoculturas de amostras da bolsa e do paciente e inicie o tratamento com antibióticos de amplo espectro e suporte hemodinâmico.
Vírus da imunodeficiência humana (HIV) e da hepatite	HIV: 1:1.467.000 Hepatite C: 1:1.149.000 Hepatite B: 1:282.000-357.000	O aperfeiçoamento das técnicas de seleção e teste de doadores de sangue reduziram drasticamente o risco de transmissão de doenças virais pela transfusão. O estoque sanguíneo dos Estados Unidos é seguro.	O quadro clínico é típico do vírus em questão.	Os pacientes com suspeita destas complicações devem ser submetidos ao tratamento padrão, inclusive com encaminhamento à subespecialidade adequada.
CMV	Variável	O CMV também pode ser transmitido pela transfusão de sangue, mas este risco pode ser reduzido pela leucorredução.	As populações vulneráveis incluem os receptores de células-tronco alogeneicas ou transplante de órgão sólido e neonatos.	O uso de hemoderivados CMV-negativos deve ser considerado em pacientes vulneráveis.
Vírus do Oeste do Nilo		Esta infecção foi praticamente eliminada pelo teste com amplificação de ácido nucleico.		

CIVD, Coagulação intravascular disseminada; FDA, Food and Drug Administration; Hb, hemoglobina; HLA, antígeno leucocitário humano; CMV, citomegalovírus.

---

o uso de doses baixas, médias ou altas de plaquetas (quantidades correspondentes a cerca de 2, 4 ou 6 unidades de concentrado de plaquetas).[29] Isto pode ser impraticável nos pacientes ambulatoriais, onde o aumento da frequência de transfusão pode ser mais onerosa; de modo geral, recomenda-se avaliar o caso com o hematologista do paciente.

Complicações

Efeitos Adversos das Transfusões Maciças

Quando esperam-se hemorragias extensas e contínuas, as complicações decorrentes da transfusão maciça devem ser consideradas. A transfusão maciça não tem definição formal, mas a administração de pelo menos 10 unidades de hemácias em 24 horas é comumente usada como limite. Embora os pacientes que recebam qualquer quantidade de sangue sejam suscetíveis a diversos insultos infecciosos, fisiológicos e imunológicos, esta seção discutirá os efeitos adversos mais associados à transfusão maciça, assim como as estratégias terapêuticas que tentam resolvê-los.

Algumas das complicações da transfusão maciça são bem compreendidas e tratadas com facilidade. A hipotermia é comum nestes pacientes e pode diminuir a atividade de fatores de coagulação. Fluidos IV aquecidos, aquecedores de sangue, luzes aquecedoras e cobertores normalmente são necessários. Exames laboratoriais frequentes identificam distúrbios eletrolíticos (níveis baixos de magnésio e cálcio; hipo ou hipercalemia) que, de modo geral, são tratados da maneira usual, por meio da reposição de déficits ou administração de cálcio nos casos de hipercalemia. A acidose é um achado comum em pacientes com hemorragia intensa, mas também pode ser causada por hipoperfusão e acredita-se que a contribuição do sangue transfundido à acidose seja variável. O citrato do sangue armazenado, por exemplo, é metabolizado no fígado em bicarbonato, o que, ocasionalmente, pode provocar alcalose metabólica. Com a infusão rápida ou a redução da função hepática, porém, esta metabolização pode não ocorrer e o efeito geral da administração de grandes quantidades de citrato pode ser a piora da acidose metabólica. A resposta racional à acidose metabólica é a otimização da oxigenação e da ventilação. Os benefícios da administração de bicarbonato de sódio não foram comprovados e não são recomendados.

Os pacientes submetidos à transfusão maciça também são suscetíveis a coagulopatia e trombocitopenia. Nestes pacientes, há consumo e diluição de fatores de coagulação e plaquetas devido à hemorragia contínua, administração de fluidos em *bólus* e transfusão de concentrado de hemácias. Isto, sem dúvidas, contribui com a coagulopatia de trauma, mas esta coagulopatia geralmente ocorre em traumas extensos, mesmo antes destes mecanismos estarem instalados.[30,31] Diversos estudos retrospectivos sugerem que a administração precoce de plasma e plaquetas em transfusão maciça é associada a desfechos melhores. Em resposta, muitas instituições adotaram protocolos de transfusão maciça com administração de plasma, e geralmente de plaquetas, em razão de 1:1 com hemácias.[32] Uma revisão sistemática concluiu que não há evidências para quaisquer recomendações definitivas sobre proporções específicas de hemocomponentes na transfusão maciça.[33] O único estudo clínico randomizado multicêntrico de grande porte (publicado no início de 2015), chamado PROPPR, comparou o uso em pacientes com trauma submetidos à transfusão maciça em razão 1:1:2 (plasma, plaquetas e concentrado de hemácias) ou 1:1:1 e não detectou diferença na mortalidade em 24 horas ou 30 dias, embora poucos pacientes do grupo 1:1:1 tenham falecido por exsanguinação em 24 horas.[34]

Quando proporções fixas não são usadas, consideram-se o quadro clínico e os valores laboratoriais como a RNI, o tempo parcial de tromboplastina e fibrinogênio e as contagens de plaquetas. Embora não exista evidência que apoie qualquer limiar para reposição de plaquetas ou fatores de coagulação em pacientes com hemorragia grave[35], as metas comumente recomendadas são a manutenção da RNI abaixo de 1,5, o nível de fibrinogênio superior a 1 a 2 g/L e a contagem de plaquetas acima de 50.000 a 100.000/μL.[35,36]

Efeitos Adversos da Transfusão Não Maciça de Hemácias

Consulte a Tabela 111.1.

CONCEITOS-CHAVE

- A transfusão de hemácias é indicada para aumentar a oxigenação tecidual.
- Uma unidade de concentrado de hemácias pode aumentar o nível de hemoglobina de um adulto em 1 g/dL. Um aumento similar é esperado em crianças após a transfusão de 10 mL/kg de concentrado de hemácias.
- Ensaios controlados randomizados de grande porte sustentam estratégias restritivas de transfusão de hemácias. Embora novas pesquisas devam ser realizadas, o limiar de transfusão de 7 a 8 g/dL é adequado para a maioria dos pacientes hospitalizados estáveis.
- As transfusões de plaquetas são usadas de maneira profilática em pacientes sem sangramento com contagens inferiores a 10.000/μL e pacientes que serão submetidos a cirurgias com contagens abaixo de 50.000/μL. Os pacientes submetidos a procedimentos cirúrgicos de alto risco, como neurocirurgia, recebem transfusões de plaquetas com contagens inferiores a 100.000/μL.
- Relatos prospectivos e retrospectivos sugerem um benefício dos protocolos de transfusão maciça, e os resultados do estudo PROPPR, que comparou a razão de 1:1:1 entre PFC, plaquetas e concentrado de hemácias à razão de 1:1:2, não encontraram diferenças na mortalidade em 24 horas ou 30 dias, embora a análise *post hoc* tenha observado menos mortes por exsanguinação nas primeiras 24 horas com a razão 1:1:1.
- O PFC não é recomendado para expansão volêmica, reversão não urgente de antagonista de vitamina K ou tratamento de RNI anormal de qualquer causa na ausência de sangramento. Nestes casos, o CCP é recomendado, sendo os concentrados de quatro fatores, quando disponíveis, os de escolha.
- A reação transfusional hemolítica intravascular é a reação transfusional mais grave. De modo geral, é decorrente da incompatibilidade ABO e provoca sintomas imediatos, como febre, calafrios, cefaleia, náusea, vômito, sensação de compressão torácica, dor articular ou lombar grave, sensação de queimação no local de infusão e sensação de morte iminente.
- A lesão pulmonar aguda relacionada à transfusão é hoje a principal causa de mortalidade relacionada à transfusão relatada à FDA.
- O aperfeiçoamento das técnicas de seleção e teste de doadores de sangue reduziram dramaticamente o risco de transmissão de doenças virais pela transfusão. Acredita-se que o suprimento sanguíneo dos Estados Unidos nunca foi tão seguro.

As referências para este capítulo podem ser encontradas on-line no website Expert Consult associado à obra.

CAPÍTULO 112
Anemia e Policitemia

Timothy G. Janz | Alan A. Dupré

ANEMIA

Princípios

Introdução e Importância

A anemia é uma diminuição absoluta no número de hemácias circulantes. O diagnóstico é feito quando as medidas laboratoriais ficam abaixo dos valores normais aceitos (Tabela 112.1). A anemia é dividida em duas abordagens: emergencial, anemias com complicações imediatas e risco de morte; e não emergencial, aquelas com perigo menos iminente para o paciente. Fatores que não o número absoluto de hemácias circulantes podem colocar o paciente em uma categoria ou outra (p. ex., padrão de evolução e reserva hemodinâmica subjacente do paciente). Os dois grupos precisam de uma abordagem diagnóstica sólida, mas a abordagem emergencial consiste em uma terapia de suporte concomitante ou anterior ao diagnóstico definitivo da anemia. Embora os pacientes com anemia que não exigem abordagem emergencial normalmente sejam encaminhados a um especialista, a urgência da consulta depende principalmente da tolerância hemodinâmica do indivíduo com anemia.

Anatomia e Fisiologia

A principal função das hemácias é o transporte de oxigênio dos pulmões para os tecidos e o transporte de dióxido de carbono na direção inversa. O transporte de oxigênio é influenciado pela quantidade de hemoglobina, sua afinidade pelo gás e o fluxo sanguíneo. Uma alteração em quaisquer destes componentes maiores normalmente gera alterações compensatórias nos outros dois. A diminuição da concentração de hemoglobina, por exemplo, é compensada por alterações cardíacas inotrópicas e cronotrópicas que aumentam o fluxo sanguíneo e reduzem a afinidade da hemoglobina no nível tecidual, permitindo maior liberação de oxigênio. Dependendo da gravidade da doença ou das enfermidades subjacentes, estas respostas compensatórias podem falhar, o que causa hipóxia tecidual e morte celular.

A anemia estimula um mecanismo compensatório de eritropoiese, controlado pelo hormônio eritropoietina, uma glicoproteína produzida pelos rins (90%) e pelo fígado (10%). A eritropoietina regula a produção de hemácias ao controlar a diferenciação das células-tronco de linhagem eritroide e é estimulada pela hipóxia tecidual e por produtos da destruição de hemácias durante a hemólise. Em concentração elevada em muitos tipos de anemia, a eritropoietina estimula o crescimento e a diferenciação dos progenitores eritroides.

A medula óssea contém células-tronco pluripotentes que podem se diferenciar em progenitores eritroides, mieloides, megacariocíticos e linfoides. Após perder seu núcleo, o eritroblasto tardio ainda contém a rede ribossomal, que identifica o reticulócito. O reticulócito retém sua rede ribossomal por aproximadamente 4 dias, dos quais 3 dias são passados na medula óssea e 1 dia na circulação periférica. As hemácias amadurecem conforme os reticulócitos perdem sua rede ribossomal e circulam por 110 a 120 dias. Então a hemácia é removida por macrófagos que detectam sinais de envelhecimento celular. Em condições basais, a massa de hemácias não se altera, já que um número igual de reticulócitos substitui as hemácias senescentes destruídas.

Fisiopatologia

Nos traumas, os locais comuns de perda de sangue são os espaços pleurais, peritoneais, pélvicos e retroperitoneais. Em circunstâncias não traumáticas, principalmente em pacientes submetidos ao tratamento com anticoagulantes, o trato gastrointestinal, o espaço retroperitoneal, o útero e os anexos precisam ser considerados.

Determinadas condições patológicas também podem causar destruição intravascular rápida de hemácias (Quadro 112.1). Os casos mais comuns, no entanto, são os pacientes com anemia hemolítica crônica compensada (p. ex., anemia falciforme), que podem descompensar devido à menor produção de hemácias desencadeada por uma infecção viral.

Além da destruição de hemácias, o envenenamento por monóxido de carbono, a metemoglobinemia desencadeada por nitratos, a intoxicação por cianeto e por sulfeto de hidrogênio podem causar uma diminuição funcional grave da hemoglobina. Estes pacientes geralmente apresentam fadiga, alteração da consciência, dispneia e outras manifestações de hipóxia, mas sem sinais de perda de hemácias ou depleção de volume.

Características Clínicas

A manifestação clínica da anemia depende da velocidade de queda do hematócrito e também da capacidade de compensação do paciente. Os sinais e sintomas clínicos da perda aguda de sangue incluem taquicardia, redução da pressão arterial, hipotensão postural, vertigem, aumento da frequência cardíaca e aumento da frequência respiratória. Sede, alteração do nível de consciência e redução da diurese também podem ser observados. A faixa etária, as comorbidades e os estados hematológico, neurológico e cardiovascular de base influenciam muito os achados clínicos. As crianças e os adultos jovens podem tolerar perdas significativas de sangue sem alteração dos sinais vitais até que ocorra o aparecimento da hipotensão. Pacientes idosos comumente apresentam doenças subjacentes que comprometem sua capacidade de compensação da perda de sangue.[1] Os aspectos importantes da anamnese e os achados do exame físico dos pacientes com anemia aguda são listados no Quadro 112.2.

Por outro lado, as anemias que não exigem abordagem emergencial normalmente são observadas em pacientes ambulatoriais com queixas de fadiga e fraqueza, irritabilidade, cefaleia, vertigem postural, angina, redução da tolerância ao exercício, dispneia ou redução da libido. Nos pacientes sem evidências de sangramento agudo ou condição emergencial, os elementos da anamnese e do exame físico podem ajudar a identificação da causa (Quadro 112.3). Quando o aparecimento da anemia é lento, o paciente pode se adaptar até que a concentração de hemoglobina seja muito baixa. A maioria destes pacientes não precisa de estabilização imediata e pode ser avaliada em ambulatório.

Diagnóstico Diferencial

O diagnóstico diferencial da anemia é facilitado pela sua classificação em um de três grupos: hipoproliferativa, hemolítica e pós-hemorrágica. Uma abordagem complementar usa a morfologia das hemácias e os índices hematimétricos. A Figura 112.1 mostra um algoritmo para a avaliação da anemia.

TABELA 112.1

Valores Normais do Hemograma

IDADE	HEMOGLOBINA (G/DL)	HEMATÓCRITO (ML/DL)	NÚMERO DE HEMÁCIAS ($\times 10^6$)
3 meses de idade	10,4-12,2	30-36	3,4-4,0
3 a 7 anos de idade	11,7-13,5	34-40	4,4-5,0
Homem adulto	14,0-18,0	40-52	4,4-5,9
Mulher adulta	12,0-16,0	35-47	3,8-5,2

QUADRO 112.1

Causas de Destruição Intravascular Rápida de Hemácias

Hemólise mecânica associada à coagulação intravascular disseminada
Queimaduras extensas
Toxinas (p. ex., alguns venenos e peçonhas: aranha marrom, cobra)
Infecções, como malária ou sepse por *Clostridium*
Deficiência grave de glicose-6-fosfato desidrogenase (G6PD) com exposição a estresse oxidativo
Reação transfusional de incompatibilidade ABO
Hemólise por anticorpos frios (p. ex., *Mycoplasma*, mononucleose infecciosa)
Hemoglobinúria paroxística noturna exacerbada por transfusão
Hemólise por imunecomplexos (p. ex., quinidina)

Exames Diagnósticos

Em um paciente com suspeita de sangramento agudo, amostras são coletadas para realização dos seguintes exames laboratoriais iniciais:
- Hemograma completo e esfregaço de sangue periférico
- Amostra de sangue para tipagem e prova cruzada
- Tempo de protrombina e razão normalizada internacional (RNI)
- Tempo de tromboplastina parcial
- Níveis séricos de eletrólitos
- Glicemia (em caso de alteração de consciência)
- Nível sérico de creatinina
- Urinálise para pesquisa de hemoglobina livre
- Amostras de sangue com e sem anticoagulante para exames posteriores

Se possível, a dosagem do hematócrito ou da hemoglobina deve ser realizada no departamento de emergência (DE). Embora possa levar horas para que o valor do hematócrito ou da hemoglobina reflita, corretamente, o grau de perda de sangue, o valor inicial auxilia a determinação de um nível basal. Às vezes, este valor revela uma anemia subjacente com sobreposição da perda aguda de sangue. Dependendo da gravidade, a amostra de sangue é enviada para tipagem e prova cruzada. A interpretação do esfregaço de sangue periférico é feita nas amostras de sangue obtidas antes do tratamento.

A avaliação laboratorial inicial para o paciente com anemia de caráter *não* emergencial também inclui o hemograma completo com contagem diferencial de leucócitos, contagem de reticulócitos, esfregaço de sangue periférico (Fig. 112.2) e índices hematimétricos, inclusive o volume corpuscular médio (VCM), a hemoglobina corpuscular média (HCM) e a concentração de hemoglobina corpuscular média (CHCM). Os índices hematimétricos auxiliam a classificação das anemias hipoproliferativas (Tabela 112.2). O VCM é uma medida do tamanho das hemácias; sua redução e seu aumento refletem a microcitose e a macrocitose, respectivamente. A HCM representa tanto o tamanho das hemácias quanto a concentração de hemoglobina e é o valor que menos contribui para o diagnóstico. A CHCM é uma medida da concentração de hemoglobina. Valores baixos representam hipocromia, enquanto valores altos são observados somente em pacientes com redução da membrana celular em relação ao volume da célula, como no caso da esferocitose. Outro índice hematimétrico é o índice de anisocitose eritrocitária (RDW, do inglês *red cell distribution width*), uma medida da homogenecidade das hemácias. O RDW é automaticamente calculado como o desvio-padrão de VCM dividido pelo VCM multiplicado por 100. O RDW normal é de 13,5 ±1,5%. O RDW é elevado em anemias causadas por deficiências nutricionais; no entanto, não é específico para qualquer anomalia.

As medidas do estado de coagulação, eletrólitos, glicemia, ureia e creatinina auxiliam o diagnóstico de doenças subjacentes que possam estar relacionadas à anemia de um paciente. Uma vez que os valores de folato, vitamina B_{12}, ferro, capacidade total de ligação ao ferro, reticulócitos e antiglobulina direta (teste de Coombs) são alterados pela transfusão, as amostras para esses testes devem ser coletadas antes do tratamento em pacientes com anemia de causa desconhecida.

QUADRO 112.2

Anamnese e Exame Físico em Casos de Anemia Clinicamente Grave

ANAMNESE
Geral
Estado fora do hospital, terapia, resposta à terapia
Diátese hemorrágica
Transfusão prévia de sangue
Doenças subjacentes, inclusive alergias
Medicações atuais, principalmente aquelas que provocam inibição plaquetária

Trauma
Natureza e momento de ocorrência da lesão
Perda de sangue no local

Sem Trauma
Pele: Petéquias, equimoses
Gastrointestinal: Hematêmese, hematoquezia, melena, úlcera péptica
Genitourinário: Última menstruação, menorragia, metrorragia, hematúria

EXAME FÍSICO
Aferição Seriada dos Sinais Vitais
Pressão arterial, pulso, frequência respiratória, saturação de oxigênio
Pressão arterial e pulso em ortostase (contraindicados em pacientes com hipotensão grave)
Nível e conteúdo de consciência

Pele
Palidez
Diaforese
Icterícia
Cianose
Púrpura, equimoses, petéquia
Evidências de feridas penetrantes

Cardiovascular
Sopros, S_3, S_4
Qualidade dos pulsos femorais e carotídeos

Abdômen
Hepatoesplenomegalia
Dor, proteção, descompressão brusca
Exame retal e pélvico
Massas
Pesquisa de hemoglobina nas fezes

QUADRO 112.3

Anamnese e Exame Físico em Casos de Anemia Não Emergencial

ANAMNESE

Sintomas de Anemia
Dor torácica, redução da tolerância ao exercício, dispneia
Fraqueza, fadiga, vertigem, síncope

Diátese Hemorrágica
Sangramento após trauma, injeções, extrações dentárias
Sangramento espontâneo, como epistaxe, menorragia
Púrpura e petéquia espontâneas

Locais de Perda de Sangue
Respiratório: Epistaxe, hemoptise
Gastrointestinal: Hematêmese, hematoquezia, melena
Genitourinário: Menstruação anormal, gestação, hematúria
Pele: Petéquia, equimoses

Icterícia Intermitente, Urina Escura

Histórico Dietético
Vegetarianismo
Má nutrição

Uso de Drogas e Exposição a Toxinas, Inclusive Álcool

Origem Étnica, Histórico Familiar

Doença Subjacente
Uremia, doença hepática, hipotireoidismo
Doenças crônicas (p.ex., câncer, doença reumática ou doença renal)
Cirurgia prévia

Outros
Tratamento anterior de anemia
Perda de peso
Dor nas costas

EXAME FÍSICO

Pele
Palidez
Púrpura, petéquia, angiomas
Ulcerações

Olho
Icterícia conjuntival, palidez
Hemorragia fundoscópica, petéquias

Oral
Atrofia da língua, inflamação papilar

Cardiopulmonar
Tamanho do coração, sopros, sons extracardíacos
Estertores, outros sinais de edema pulmonar

Abdômen
Hepatomegalia, esplenomegalia
Ascites
Massas

Linfonodos

Neurológico
Alteração da percepção de posicionamento ou vibração
Neurite periférica

Retal e Pélvico

TABELA 112.2

Cálculo de Índices Hematimétricos e Valores Normais

ÍNDICE	FÓRMULA PARA CÁLCULO	FAIXA NORMAL
Volume corpuscular médio	Hematócrito (%) dividido pelo número de hemácias ($10^6/\mu L$)	81-100 fL
Hemoglobina corpuscular média	Hemoglobina (g/dL) dividida pelo número de hemácias ($10^6/\mu L$)	26-34 pg
Concentração de hemoglobina corpuscular média	Hemoglobina (g/dL) dividida pelo hematócrito (%)	31%-36%

fL, Fentolitro.

Tratamento

A estabilização da anemia emergencial comumente é paralela à avaliação. Se os sinais e sintomas sugerirem possível risco de morte, acessos intravenosos são obtidos.

Encaminhamento

Os critérios para a internação de pacientes com anemia sem caráter emergencial são mostrados no Quadro 112.4.

QUADRO 112.4

Critérios de Internação em Casos de Anemia Não Emergencial

Desenvolvimento de sintomas cardíacos, como dispneia ou dor torácica, ou sintomas neurológicos
Valor inicial não explicado de hemoglobina inferior a 8-10 g/dL ou hematócrito inferior a 25% a 30%*
Dificuldade na obtenção de atendimento ambulatorial para pacientes com níveis de hemoglobina significativamente baixos ou na presença de comorbidades*

*Considere o encaminhamento à unidade de observação para avaliação e estabilização inicial.

ANEMIAS HIPOPROLIFERATIVAS

Princípios

Introdução e Importância

As anemias causadas pela menor produção de hemácias têm aparecimento insidioso e são associadas a menor número de reticulócitos. A subclassificação das anemias hipoproliferativas, segundo os índices hematimétricos, é mostrada no Quadro 112.5. Os índices hematimétricos e o esfregaço de sangue periférico ajudam o estabelecimento do diagnóstico. O diagnóstico definitivo pode requerer

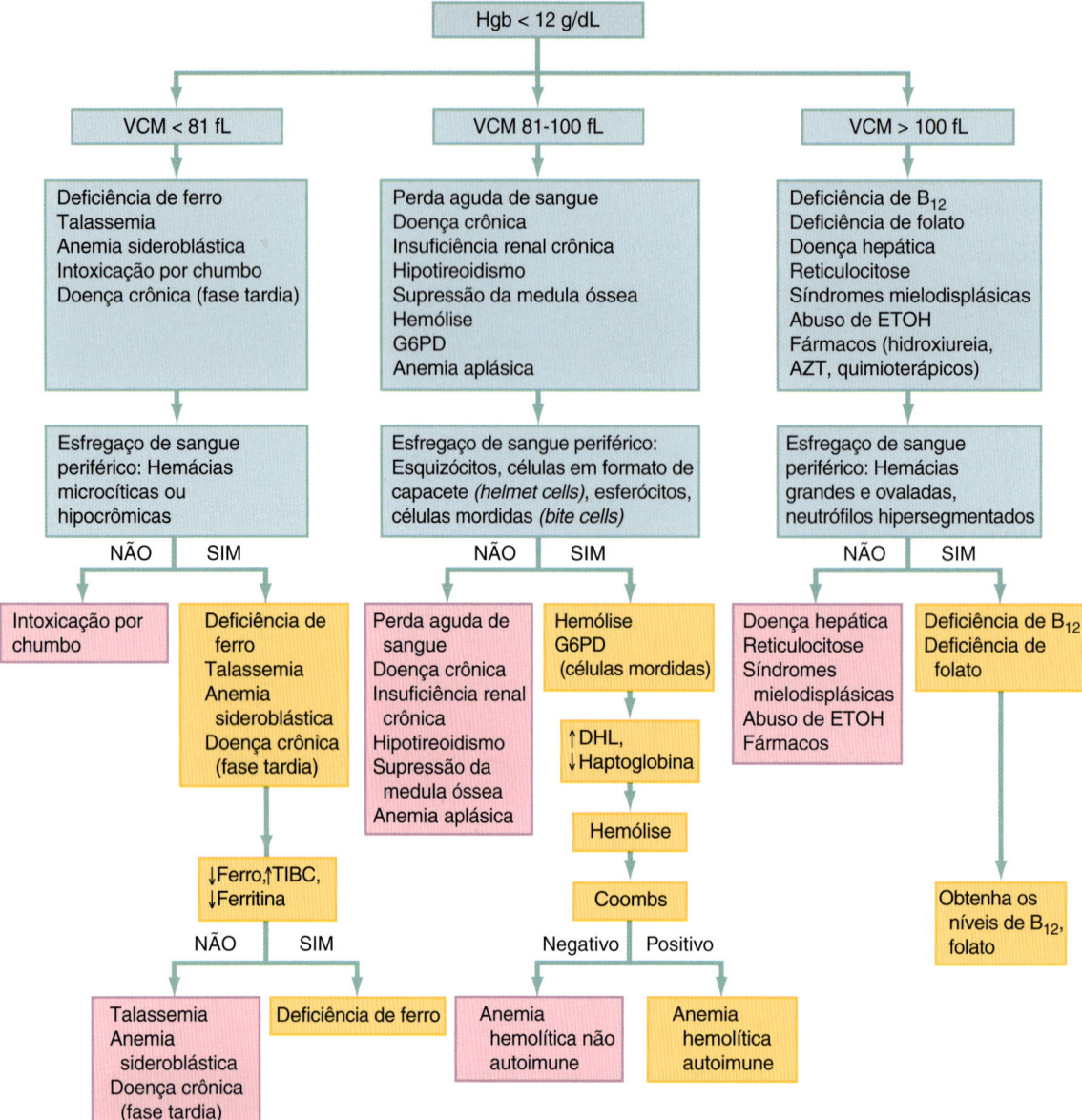

Fig. 112.1. Algoritmo para a avaliação de anemia. *AZT,* Azatioprina; *ETOH,* etanol; *fL,* fentolitro; *G6PD,* glicose-6-fosfato desidrogenase; *Hgb,* hemoglobina; *LDH,* lactato desidrogenase; *TIBC,* capacidade total de ligação ao ferro; *VCM,* volume corpuscular médio.

uma avaliação da medula óssea. O médico do DE raramente inicia a terapia de reposição, exceto em circunstâncias com necessidade de transfusão. A reposição de ferro, vitamina B_{12} ou folato sem confirmação da causa da anemia geralmente é desnecessária e imprudente.

As anemias microcíticas hipocrômicas são subdivididas nas deficiências ou defeitos de três componentes principais da hemoglobina: ferro (anemia ferropriva; Fig. 112.3), globina (talassemia) e porfirina (anemia sideroblástica e envenenamento por chumbo). A anemia da doença crônica, que apresenta distúrbio secundário do ferro, completa o diagnóstico diferencial. Nem todas as anemias microcíticas são causadas por deficiência de ferro, e o tratamento de rotina com ferro de pacientes com VCM e CHCM baixos é inadequado.[2]

Anemia Ferropriva

Princípios. A deficiência de ferro é uma causa frequente da anemia crônica observada no DE. É a anemia mais comum em mulheres em idade reprodutiva. Em pacientes idosos, a perda oculta de sangue, principalmente gastrointestinal, pode, a princípio, ser observada como anemia ferropriva. Uma vez que as alterações no tamanho das hemácias e no teor de hemoglobina ocorrem somente após a depleção dos depósitos de ferro na medula óssea e nos citocromos, o paciente pode apresentar os primeiros sintomas de deficiência de ferro (p. ex., fadiga) sem manifestar modificações na estrutura das hemácias.

Características Clínicas. A maioria das anemias secundárias à deficiência de ferro não tem caráter emergencial. Os sintomas relacionados à anemia são secundários à capacidade de adaptação do corpo aos baixos níveis de hemoglobina com o passar do tempo e à incapacidade final dos tecidos de receber oxigênio suficiente para atender suas demandas metabólicas. As características clínicas da anemia ferropriva são iguais às anteriormente descritas.

Exames Diagnósticos. O diagnóstico é estabelecido pela avaliação laboratorial do nível sérico de ferro, ferritina e da capacidade total de ligação ao ferro em jejum. A interpretação laboratorial e as dificuldades são descritas na Tabela 112.3. A pesquisa de perda oculta de sangue é essencial.[3]

Tratamento. A terapia é composta pela reposição oral de ferro. O sulfato ferroso é uma opção com bom custo-benefício. A dosagem é de 300 mg em adultos (60 mg de ferro elementar) ou 3 mg/kg/dia em crianças. Esta medicação geralmente é bem tolerada, embora possa causar náuseas, vômitos ou constipação. Os pacientes devem ser avisados que o ferro deixa as fezes enegrecidas e que o sangramento do trato digestivo também pode se manifestar desta maneira. Em pacientes com má tolerância ou má absorção oral, a terapia parenteral com ferro pode ser necessária.[3]

O paciente pode perceber melhora rápida, até mesmo em 24 horas. A reticulocitose aparece geralmente em 3 ou 4 dias nas crianças, mas pode levar mais de 1 semana nos adultos. A concentração de hemoglobina aumenta de maneira similar. As explicações para a ausência de resposta ao tratamento com ferro incluem as seguintes: não adesão do paciente à suplementação, suplementação insuficiente, diagnóstico incorreto ou presença de outro processo acentuando a deficiência de ferro.[4]

Talassemia

Princípios. A molécula de hemoglobina apresenta duas cadeias pareadas de globina. Cada tipo de hemoglobina é formada por diferentes globinas. A hemoglobina adulta normal (HbA) é composta por duas cadeias alfa e duas cadeias beta ($\alpha_2\beta_2$). A HbA$_2$ é $\alpha_2\delta_2$ e é uma variante da hemoglobina A, com duas cadeias alfa e duas

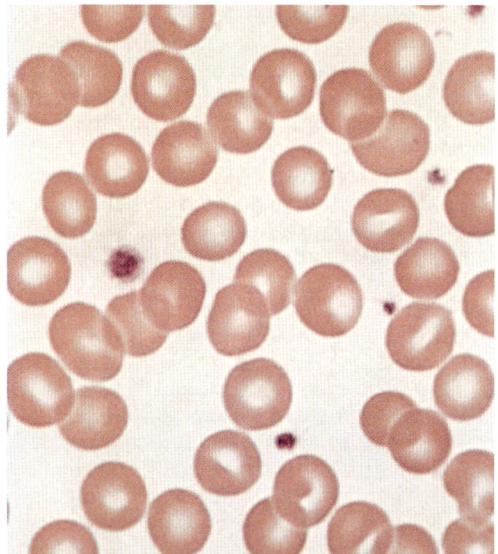

Fig. 112.2. Esfregaço normal. (De Hoffbrand AV, Pettite JE: Color atlas of clinical hematology, ed 3, London, 2000, Mosby, p 22.)

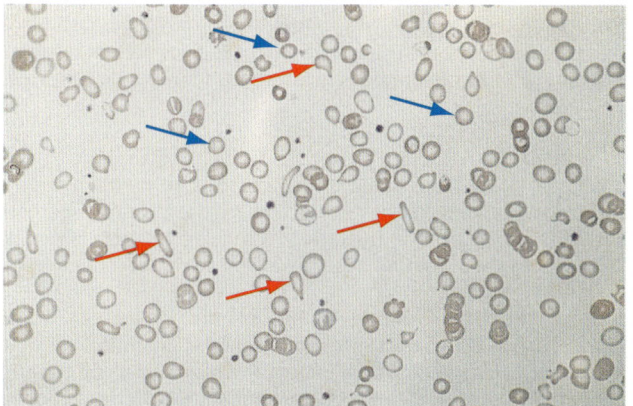

Fig. 112.3. Anemia ferropriva com células hipocrômicas, microcíticas e poiquilócitos (células de formato anormal). (De Hoffbrand AV, Pettite JE: Color atlas of clinical hematology, ed 3, London, 2000, Mosby, p 44.)

QUADRO 112.5

Diagnóstico Diferencial das Anemias Hipoproliferativas Subclassificação por Índices Hematimétricos

ANEMIAS MICROCÍTICAS E HIPOCRÔMICAS (VCM E CONCENTRAÇÃO DE HEMOGLOBINA MENORES)
Deficiência de ferro
Talassemia
Anemia sideroblástica ou envenenamento por chumbo
Doença crônica (p. ex., câncer, doença renal ou inflamatória); índices normocrômicos e normocíticos são geralmente observados

ANEMIAS MACROCÍTICAS (VCM ELEVADO)
Deficiência de vitamina B$_{12}$
Deficiência de folato
Doença hepática
Hipotireoidismo

ANEMIA NORMOCÍTICA (VCM E CONCENTRAÇÃO DE HEMOGLOBINA NORMAIS)
Acometimento primário da medula óssea: Anemia aplásica, metaplasia mieloide com mielofibrose, anemia mielotísica
Resultante de doença subjacente: Estado hipoendócrino (tireoidiano, adrenal, hipofisário), uremia, inflamação crônica, doença hepática

VCM, Volume corpuscular médio.

TABELA 112.3

Exames para Diagnóstico da Anemia por Deficiência de Ferro

EXAME	RESULTADO NORMAL	NÍVEL DE DEFICIÊNCIA DE FERRO	INTERPRETAÇÃO
Ferro sérico em jejum	60-180 µg/dL	< 60 µg/dL	Variação diurna (coleta pela manhã); concentração maior em casos de hepatite, hemocromatose, anemia hemolítica e anemia aplásica; concentração menor em infecções
Capacidade total de ligação ao ferro	250-400 µg/dL	> 400 µg/dL	Maior no final da gestação ou na hepatite; menor em infecções
Porcentagem de saturação (ferro sérico) de capacidade total de ligação ao ferro	15%-45%	< 15%	
Ferritina sérica	10-10.000 mg/mL	< 10 mg/mL	Reflete os depósitos de ferro; pode aumentar como reagente de fase aguda em infecções
Ferro corável na medula óssea	Grânulos de hemossiderina em células reticuloendoteliais	Ausente	Padrão para avaliação de depósitos de ferro

cadeias delta. A hemoglobina fetal (HbF) é $\alpha_2\gamma_2$. Existe um gene autossômico diferente para cada cadeia de globina.

Fisiopatologia. A talassemia é um defeito genético autossômico que reflete numa menor síntese das cadeias de globina. Deleções nestes genes de globina provocam a ausência ou a redução da função do RNA mensageiro que codifica cada globina. As globinas (α,β,δ e γ) podem ser afetadas por diferentes erros genéticos. Na talassemia, a diminuição da síntese de globina prejudica a formação da hemoglobina gerando distúrbio da eritropoese e um aumento da destruição intramedular das hemácias. A talassemia beta cursa com excesso de alfa-globinas, o que leva à formação de tetrâmeros de alfa-globina, e a talassemia alfa cursa com excesso de β-globinas, com formação de tetrâmeros de β-globina chamados *hemoglobina H*. A produção anômala de hemoglobinas em diferentes concentrações resulta em complicações, como ruptura de membrana e hemólise. A classificação clínica é feita por fenótipo: a talassemia pode ser maior, intermediária, menor ou silente. Na eritropoiese normal, há produção de hemácias deficientes que não são liberadas para a corrente sanguínea numa incidência de 10% a 20%, mas este valor pode dobrar ou triplicar nos pacientes com talassemia.[5,6]

Características Clínicas. Embora a talassemia possa ter muitas variações, apenas três são comumente consideradas. A talassemia com homozigose de cadeia β (talassemia maior) ocorre predominantemente em populações mediterrâneas. Esta talassemia é uma das doenças de gene único mais comuns. A doença é caracterizada por anemia grave, hepatoesplenomegalia, icterícia, desenvolvimento anormal e morte prematura. Os pacientes dependem de múltiplas transfusões e vão a óbito devido à deposição de ferro nos tecidos, principalmente no miocárdio, ou por infecção.[7,8]

A talassemia com heterozigose de cadeia β (talassemia menor) se manifesta como anemia branda e a maioria dos pacientes é assintomática.

A talassemia alfa varia em um espectro de portador assintomático até morte pré-natal. Quatro *loci* gênicos controlam esta faixa. As formas toleradas são mais comumente observadas em populações asiáticas e afrodescendentes.

Exames Diagnósticos. A talassemia é uma anemia microcítica hipocrômica. No esfregaço de sangue periférico são observados hipocromia, células em alvo e pontilhado basofílico. O VCM é comumente mais baixo do que na anemia ferropriva e os níveis séricos de ferro são normais. O diagnóstico é estabelecido pela eletroforese de hemoglobina e testes genéticos. A pesquisa diagnóstica nos portadores é realizada por aferição dos índices hematimétricos e estimativa da concentração de HbA_2. O diagnóstico pré-natal pode ser feito por análise do sangue fetal ou DNA fetal obtido a partir das vilosidades coriônicas.

Tratamento. A terapia é composta por transfusões de sangue; o objetivo da terapia transfusional é a correção da anemia, a supressão da eritropoiese e a inibição da maior absorção gastrointestinal de ferro. A quelação de ferro é geralmente necessária. A deferoxamina, um quelante de administração subcutânea, é considerada terapia de escolha e ainda é usada. No entanto, muitos centros preferem o quelante oral deferasirox (Exjade®) devido à maior satisfação do paciente e à facilidade de administração. O deferasirox é eliminado pelos rins; assim, ajustes de dose podem ser necessários em pacientes com insuficiência renal crônica, e o medicamento é contraindicado em indivíduos com doença renal em estágio terminal.[6,9]

O transplante de medula óssea de doadores com antígeno leucocitário humano (HLA) de doador idêntico leva à sobrevida livre de doença em 60% a 90% dos casos, mas seu papel na talassemia ainda não foi determinado e, por ora, não há terapia genética.[10]

De modo geral, a talassemia menor não requer tratamento.

Anemia Sideroblástica

Princípios. Na anemia sideroblástica, há um defeito na síntese de porfirina que prejudica a produção de hemoglobina, provocando a deposição de ferro em excesso nas mitocôndrias dos precursores das hemácias, maior nível sérico de ferro e de ferritina e maior saturação de transferrina. A síntese defeituosa de heme diminui a eficácia da eritropoiese, causa anemia leve a moderada e esfregaço de sangue periférico com micrócitos hipocrômicos, macrócitos e células normais.

Características Clínicas. Embora a anemia sideroblástica também ocorra na rara forma hereditária ligada ao sexo, a forma idiopática é um tipo comum de anemia refratária em pacientes idosos. Palidez e esplenomegalia podem ser observados e a coloração de ferro no esfregaço de sangue periférico pode demonstrar a presença de corpos de inclusão contendo o metal nas hemácias. A anemia sideroblástica idiopática é considerada um estado pré-leucêmico e há desenvolvimento de leucemia mieloide aguda em aproximadamente 5% dos pacientes.

Diagnóstico Diferencial. As causas secundárias de anemia sideroblástica incluem toxinas, como cloranfenicol, isoniazida e cicloserina, assim como doenças, como a anemia hemolítica, anemia megaloblástica, infecções, carcinoma, leucemia e artrite reumatoide. Os mecanismos exatos destes agentes causais e doenças associadas são desconhecidos. O envenenamento por chumbo, uma causa reversível de anemia sideroblástica, pode ser sugerido pela presença de pontilhado basofílico no esfregaço de sangue periférico. Níveis elevados de chumbo no sangue são diagnósticos. O abuso de álcool também pode provocar a alteração da síntese de heme, que pode ser corrigida pela interrupção de consumo ou pela administração parenteral de fosfato de piridoxal (piridoxina ativada) em casos de abuso contínuo. O tratamento oral com piridoxina pode ser ineficaz devido à menor conversão à forma ativa em pacientes alcoólatras.[11]

Tratamento. Alguns pacientes com anemia sideroblástica primária apresentam deficiência de piridoxina (vitamina B_6) e respondem ao tratamento com 100 mg de piridoxina três vezes ao dia. Cerca de dois terços respondem, mas a maioria continua anêmica. Estes pacientes são suscetíveis à sobrecarga de ferro se houver necessidade de terapia transfusional de repetição, mas podem responder à quelação. O tratamento das formas secundárias é de suporte.

Anemia da Doença Crônica

Princípios. A anemia da doença crônica é secundária à menor produção de hemácias pela medula óssea e ao menor tempo de sobrevida das hemácias na circulação periférica. Neoplasias malignas, inflamação crônica, insuficiência renal, insuficiência cardíaca crônica, doença pulmonar obstrutiva crônica e infecções são causas comuns.

Características Clínicas. Os sintomas normalmente são aqueles relacionados à doença subjacente, e não da anemia.

Exames Diagnósticos. A anemia da doença crônica é comum e tipicamente normocítica e normocrômica. É caracterizada por baixos níveis séricos de ferro, baixa capacidade total de ligação ao ferro e níveis normais ou elevados de ferritina. A medula óssea é normal, mas a coloração revela uma anormalidade na mobilização de ferro das células reticuloendoteliais. Esta anemia pode ser diferenciada da anemia ferropriva pela capacidade total de ligação ao ferro, nível sérico de ferritina, exame da medula óssea e ausência de resposta ao tratamento com ferro. A pesquisa completa para detecção da perda oculta de sangue é necessária durante a avaliação deste diagnóstico, já que pode haver deficiência de ferro sobreposta.

Tratamento. Uma vez que o hematócrito raramente é inferior a 25% a 30%, o tratamento, de modo geral, não é necessário. O tratamento deve ser direcionado às causas subjacentes.[12,13]

Anemias Macrocíticas e Megaloblásticas

Princípios. Manifestação hematológica da alteração orgânica completa da síntese de DNA, a anemia megaloblástica é causada pela deficiência de vitamina B_{12} e ácido fólico, que é clinicamente observada em tecidos de rápida substituição celular, inclusive células hematopoiéticas e de superfícies mucosas, principalmente no trato gastrointestinal. Esta deficiência é caracterizada por eritropoiese ineficaz e pancitopenia. A deficiência de vitamina B_{12} e folatos tem histórias diferentes de desenvolvimento, mas o resultado clínico é similar. A diferenciação das deficiências de folato e vitamina B_{12} geralmente depende de exames laboratoriais.

Características Clínicas. A Tabela 112.4 lista os diversos problemas associados à anemia megaloblástica e seus estados pato-

TABELA 112.4

Correlação Clinicopatológica das Manifestações da Anemia Megaloblástica

CARACTERÍSTICAS CLÍNICAS	CONDIÇÃO PATOLÓGICA
Pele de coloração amarelo-limão	Combinação de palidez com icterícia de baixo grau decorrente da eritropoiese ineficaz
Petéquia, sangramento mucoso	Trombocitopenia
Infecção	Leucopenia
Fadiga, dispneia ao exercício, hipotensão postural	Anemia
Feridas na boca ou na língua	Megaloblastose das superfícies mucosas
Diarreia e perda de peso	Má absorção por alteração nas superfícies mucosas
Parestesias e ataxia	Relacionado a anomalias na mielina, somente na deficiência de vitamina B_{12}

QUADRO 112.6

Causas de Deficiência de Folato

Ingestão dietética inadequada
    Dieta de má qualidade, excessivamente cozida ou processada
    Alcoolismo
Captação inadequada
    Má absorção por psilose e outras doenças crônicas do trato intestinal superior, fármacos como fenitoína e barbitúricos ou síndrome de alça cega
Uso inadequado
    Bloqueio metabólico causado por fármacos, como metotrexato ou trimetoprima
    Deficiência enzimática, congênita ou adquirida
Maior requerimento
    Gestação
    Maior substituição (*turnover*) de hemácias: Eritropoiese ineficaz, anemia hemolítica, perda crônica de sangue
    Doença maligna: Doenças linfoproliferativas
Maior excreção ou destruição ou diálise

QUADRO 112.7

Causas de Deficiência de Vitamina B_{12}

Ingestão dietética inadequada
    Vegetarianismo total: Sem ovos, leite ou queijo
    Alcoolismo crônico (raro)
Absorção inadequada
    Ausência, inadequação ou anomalias no fator intrínseco, como observado em pacientes com gastrectomia e anemia perniciosa; na anemia, anticorpos autoimunes atacam as células parietais gástricas e o fator intrínseco
    Íleo anormal, como pode ocorrer na psilose e na doença intestinal inflamatória
Uso inadequado
    Deficiência enzimática
    Proteína ligante de vitamina B_{12} anormal
Maior requerimento pelo aumento do metabolismo corpóreo
Maior excreção ou destruição

---

lógicos subjacentes. Uma característica exclusiva à deficiência de vitamina B_{12} é o acometimento neurológico. Os pacientes podem apresentar parestesias em mãos e pés, redução da propriocepção ou da sensibilidade à vibração, fraqueza e espasticidade dos membros inferiores com alterações de reflexos e alterações mentais variáveis, como depressão, ideação paranoide, irritabilidade e problemas de memória. As duas últimas queixas também foram observadas na deficiência de ácido fólico. Os pacientes com deficiência de vitamina B_{12} apresentam alguns dos menores níveis de hemoglobina encontrados em qualquer doença.

Diagnósticos Diferenciais. O ácido fólico, absorvido no duodeno e no jejuno, é comumente encontrado em vegetais verdes, cereais e frutas. A molécula pode ser completamente destruída pelo cozimento. O corpo requer aproximadamente 100 μg/dia e, de maneira geral, armazena de 6 a 20 mg. Assim, há uma reserva para 2 a 4 meses antes do desenvolvimento das alterações megaloblásticas. As causas de deficiência de folato são listadas no Quadro 112.6. Na maioria dos pacientes com deficiência de folato, a ingestão dietética é inadequada, como em alcoólatras, ou o uso é maior, como nas gestantes.

A vitamina B_{12} é encontrada em alimentos de origem animal e é absorvida no íleo após a ligação a um fator intrínseco, que é uma glicoproteína secretada pelas células parietais gástricas. O requerimento adulto é de 1 ou 2 μg/dia, com estoque corpóreo de 5 mg. Assim, o desenvolvimento das alterações megaloblásticas pode levar até 4 anos após a interrupção da ingestão de vitamina B_{12}. As diversas causas de deficiência de vitamina B_{12} são listadas no Quadro 112.7. A causa mais comum é a má absorção crônica.

A anemia megaloblástica não responsiva a folato ou vitamina B_{12} é comumente relacionada a antimetabólitos usados na quimioterapia ou às raras doenças congênitas de síntese de DNA.

As anemias macrocíticas não relacionadas a alterações megaloblásticas são observadas com frequência. A doença hepática, geralmente associada ao alcoolismo, é a causa mais comum. As hemácias macrocíticas em alvo podem ser detectadas no esfregaço de sangue periférico nesses casos. O hipotireoidismo e a hemólise também podem se manifestar como anemia macrocítica.

Exames Diagnósticos. O diagnóstico de anemia macrocítica é sugerido pelo VCM superior a 100 fL, mas outros critérios precisam ser atendidos para que a megaloblastose seja considerada causa da anemia macrocítica. No esfregaço de sangue periférico, hemácias ovais grandes (macro-ovalócitos) e neutrófilos hipersegmentados são diagnósticos (Fig. 112.4). O aspirado de medula óssea pode revelar a presença de alterações morfológicas consistentes com a eritropoiese megaloblástica. Outros exames laboratoriais que podem ser importantes são a determinação dos níveis de vitamina B_{12} e folato séricos, de folato nas hemácias e de lactato desidrogenase (LDH). As técnicas laboratoriais, os valores e as interpretações são listadas na Tabela 112.5. Os exames de triagem para diferenciação entre a anemia megaloblástica e a anemia macrocítica por outras causas incluem o esfregaço de sangue periférico para detecção de macro-ovalócitos, neutrófilos hipersegmentados e o nível de LDH.

Tratamento. Uma vez que uma deficiência pode causar alterações da absorção gastrointestinal que geram outras deficiências, o médico do PS pode ser forçado a instituir o tratamento antes do estabelecimento do diagnóstico final. No entanto, é importante obter amostras para a realização de exames laboratoriais antes do início do tratamento. A dosagem usual para pacientes com anemia megaloblástica secundária a deficiência de folato é de 1 mg de ácido fólico por via oral por dia. A administração parenteral é geralmente desnecessária, já que a maioria dos casos se deve a uma deficiência dietética. Por outro lado, a má absorção é a causa mais comum de deficiência de vitamina B_{12}, e a terapia parenteral é iniciada com 100 μg/dia por via intramuscular pelos primeiros 7 a 10 dias. A seguir, apenas doses mensais de 100 μg são necessárias. A resposta geralmente é dramática, com aumento de 30% a 50% das contagens de reticulócitos e normalização dos números de hemácias, leucócitos e plaquetas em 6 a 8 semanas. Não recomendamos a suplementação de vitamina B_{12} ou folato em pacientes sem diagnóstico de anemia. Infelizmente, a administração de vitamina B_{12} injetável em idosos ainda é uma prática comum.[14]

Anemias Normocíticas e Normocrômicas

Princípios. A origem das anemias normocíticas e normocrômicas secundárias à menor produção não é tão óbvia quanto a das anemias macrocíticas e microcíticas, já que estas indicam sua origem pelas alterações nos índices hematimétricos. Um parâmetro hematológico que pode auxiliar o diagnóstico da anemia normocítica associada à hipoprodução é a contagem de reticulócitos, que reflete a produção de hemácias na medula óssea. Os reticulócitos são liberados da medula óssea a cada 1 a 3 dias e contêm RNA residual que pode ser detectado por coloração supravital. Com um VCM médio de 160 fL, números suficientes de reticulócitos podem aumentar o VCM da contagem total de hemácias. O número de reticulócitos é expresso como uma porcentagem da população total de hemácias e precisa ser relacionado ("corrigido") conforme o número de hemácias do paciente. A contagem corrigida de reticulócitos é igual à porcentagem medida de reticulócitos multiplicada pelo hematócrito (%) do paciente dividido por 45% (considerado o hematócrito normal). A faixa normal é de 1% a 3%.

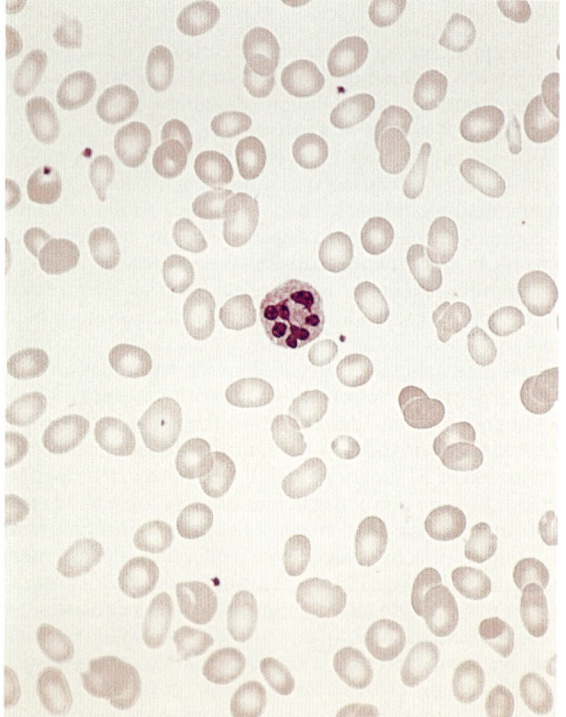

Fig. 112.4. Anemia megaloblástica com hemácias macrocíticas e polimorfonucleares neutrófilos hipersegmentados. (De Hoffbrand AV, Pettite JE: Color atlas of clinical hematology, ed 3, London, 2000, Mosby, p 61.)

A anemia normocítica pode ser classificada como decorrente do acometimento primário da medula óssea ou uma resposta medular secundária à doença subjacente.

Diagnósticos Diferenciais. A anemia mielotísica é a falência da medula óssea resultante de sua substituição por um tumor invasivo, leucemia, linfoma ou, raramente, granuloma. Um defeito mais básico ou um agente inibidor pode complicar o quadro, já que o grau de anemia nem sempre corresponde à extensão da invasão da medula óssea. Qualquer paciente com doença oncológica pode desenvolver este tipo de anemia. Pistas importantes desse diagnóstico são os sinais de hematopoiese extramedular, como hepatoesplenomegalia e evidência de leucoeritroblastos, leucócitos imaturos, hemácias nucleadas e poiquilocitose (hemácias em formato de lágrima), no esfregaço de sangue periférico. O diagnóstico final é estabelecido pelo exame da medula óssea e o tratamento é direcionado ao transtorno subjacente.

A mielofibrose de origem desconhecida é a causa usual de falência primária da medula óssea associada à hematopoiese extramedular. O diagnóstico pode ser feito com o exame da medula óssea. O tratamento é de suporte, embora a esplenectomia ou a administração de agentes alquilantes possa ajudar a resolução das complicações da produção extramedular de células sanguíneas, como a hepatoesplenomegalia.

As anemias hipoplásicas de origem secundária são comumente observadas como anemias leves crônicas com baixas contagens de reticulócitos. Nestas anemias, os valores de VCM e RDW são normais. Estes diagnósticos são de exclusão. A anemia da doença crônica pode ter índices microcíticos ou normocíticos e está associada à inflamação crônica (p. ex., artrite reumatoide, infecções crônicas como tuberculose e osteomielite, e doenças malignas). Distúrbios endócrinos como hipotireoidismo, hipocortisolismo ou hipopituitarismo cursam com redução do metabolismo, de modo que a medula óssea responde mal à eritropoietina, ou ainda os níveis desta molécula podem ser baixos. Acredita-se que a anemia da insuficiência renal crônica seja provocada por diversos fatores, inclusive menor produção de eritropoietina, hemólise, supressão por fatores dialisáveis e maior perda de sangue causada por anomalias plaquetárias. Se necessário, pode ser corrigida pela terapia de reposição de eritropoietina.[15]

Anemia Aplásica

Princípios. A anemia aplásica é rara, mas pode ter manifestações graves. É suspeita em pacientes anêmicos com índices normais, contagem baixa de reticulócitos e histórico de exposição a determinados fármacos ou substâncias químicas (Tabela 112.6), que é a causa em 50% dos casos. Doenças autoimunes, hepatite viral, radiação e gestação também estão associadas à anemia aplásica. O estado aplástico pode se estender a todas as linhagens celulares e resulta da destruição imune por linfócitos ou da falência das células-tronco medulares. Às vezes, há falência de apenas uma linhagem celular, como na aplasia de hemácias. Esta condição se dá pela ocorrência de uma lesão em um estágio final da diferenciação celular.

TABELA 112.5
Exames de Sangue para Diagnóstico e Diferenciação da Anemia Megaloblástica

EXAME	TÉCNICA	VALOR	INTERPRETAÇÃO
Vitamina B_{12}	Microbiológica ou radioisótopo	Normal: 300-900 µg/L Deficiente: <200 µg/L	Embora a sobreposição clínica seja possível, o nível de vitamina B_{12} geralmente é normal na deficiência de folato.
Folato	Microbiológica ou radioisótopo	Deficiente: <3 µg/L	A deficiência de vitamina B_{12} pode elevar os níveis de folato ao bloquear a transferência do folato sérico para as hemácias; a hemólise pode elevar os níveis de folato.
Folato em hemácias	Calculado	Normal: 200-700 µg/L Deficiência de folato: <140 µg/L	O índice de folato tecidual é menos influenciado pela dieta e é maior na deficiência de vitamina B_{12} devido ao bloqueio.
Lactato desidrogenase	Espectrofotométrico	Normal: 95-200 UI Anemia megaloblástica: 4 a 50 vezes o valor normal	Normal em outras anemias macrocíticas; duas a quatro vezes acima do normal nas anemias hemolíticas; as isoenzimas podem ajudar.

TABELA 112.6
Anemia Aplásica Causada por Fármacos ou Substâncias Químicas

CAUSA	INCIDÊNCIA RELATIVA (%)
Cloranfenicol	61
Fenilbutazona	19
Anticonvulsivantes	4
Inseticidas	4
Solventes	4
Sulfonamidas	3
Ouro	3
Benzeno	2

De Silver BJ, Zuckerman KS: Aplastic anemia: recent advances in pathogenesis and treatment. Med Clin North Am 64:607, 1980.

Características Clínicas. As manifestações clínicas podem ser relacionadas à anemia em si, como fadiga. Mas o quadro mais comum é composto por infecções secundárias à neutropenia ou sangramento mucoso pela trombocitopenia associada.

Exames Diagnósticos. O diagnóstico da anemia aplásica é sugerido pela presença de baixo nível de hemoglobina, baixa contagem de leucócitos e baixo número de plaquetas. A baixa contagem de reticulócitos também é observada, mas o diagnóstico preciso requer o exame da medula óssea.

Tratamento. O tratamento geral da anemia aplásica inclui a remoção das toxinas medulares suspeitas do ambiente, a interrupção do uso de ácido acetilsalicílico, a higiene oral e a supressão da menstruação. As transfusões são administradas em circunstâncias com risco de morte. O transplante de células-tronco da medula óssea ou de sangue periférico de um irmão histocompatível pode curar a falência medular, com taxas de sobrevida de 78% a 94%.[16] No entanto, somente 30% dos pacientes possuem irmãos que podem ser doadores compatíveis para a realização do transplante alogênico. A imunossupressão com globulina antitimócito, globulina antilinfócito e outras quimioterapias citotóxicas é usada na maioria de pacientes que não são candidatos ao transplante de células-tronco. Doadores não aparentados são preferidos para evitar a sensibilização do paciente contra antígenos não HLA presentes na medula óssea de um doador que seja membro da família. A doença tem ampla gama de gravidade e a taxa de sobrevida geral em 5 anos é de 30% a 40%. Mesmo com o tratamento de suporte, até 80% dos pacientes com anemia aplásica grave vão a óbito. Embora compatibilidade imunológica seja difícil de encontrar, o transplante de medula óssea antes da sensibilização por hemocomponentes tem taxa de sobrevida geral em 5 anos de 80%. O transplante é geralmente combinado à terapia imunossupressora com globulina antilinfócito.[17,18]

HEMOLÍTICAS
Princípios
Patofisiologia

Definidas pela menor vida das hemácias, as anemias hemolíticas agudas podem ser devastadoras e requerem diagnóstico e intervenção rápidos (Quadro 112.1). Felizmente, são relativamente raras em comparação às doenças hemolíticas crônicas. As doenças crônicas podem ser relacionadas a doenças hematológicas primárias (p. ex., anemia falciforme) ou pode ser decorrente de outras enfermidades (p. ex., insuficiência renal crônica). Estas doenças podem se manifestar como anemia hemolítica aguda em caso de perturbação do tênue equilíbrio entre a produção e a destruição de hemácias. Se houver demonstração simultânea de valores normais de hematócrito e contagem de reticulócitos, a diferenciação entre a anemia hemolítica adquirida e congênita é possível.

Características Clínicas

Os sinais e sintomas clínicos da anemia hemolítica são, em geral, causados por processos intravasculares ou extravasculares, e esta divisão auxilia a abordagem ao diagnóstico diferencial.

A hemólise intravascular é geralmente associada a um processo agudo e tem quadro dramático. Grandes números de hemácias podem sofrer lise na circulação. O processo patológico envolve principalmente o destino da hemoglobina liberada e a resposta compensatória a uma diminuição aguda da oxigenação. A princípio, a hemoglobina livre se liga à haptoglobina e à hemopexina. Este complexo é transportado para o fígado, convertido à bilirrubina, conjugado e excretado. Quando a proteína carreadora se esgota, observamos hemoglobina livre no sangue corada em rosa. Em contraste, a mioglobina é uma molécula pequena que é rapidamente depurada do soro. Portanto, o sangue total centrifugado na mioglobinemia é claro, na hemólise intravascular é rosado e na hemólise extravascular é amarelo em função de maior produção de bilirrubina. Em casos graves, a hemólise extravascular também pode gerar hemoglobina livre.

O quadro clínico da hemólise intravascular pode variar da anemia crônica leve, observada em casos de hemólise mecânica, até prostração, febre, dor abdominal, dor lombar e alterações mentais, como nas reações transfusionais. Ainda podem ocorrer: icterícia, urina de coloração marrom a vermelha e oligúria associada à insuficiência renal aguda induzida pelo complexo de hemoglobina.

O quadro clínico da hemólise extravascular geralmente é composto por anemia leve a moderada, icterícia intermitente e aumento de volume do baço. Os sinais e sintomas variam de acordo com a gravidade e a cronicidade da hemólise. O fluxo sanguíneo esplênico reduz a velocidade de transporte à medida que as hemácias passam pelos sinusoides próximos ao sistema reticuloendotelial, que é projetado exclusivamente para remoção de células senescentes ou danificadas. Condições como hiper-reatividade esplênica primária, alterações mediadas por anticorpos ou anomalias nas membranas das hemácias podem fazer que esta função esplênica normal aumente a um grau patológico. A hemólise também pode ocorrer no interior da medula óssea. A eritropoese normal é ineficaz em 10% a 20% dos casos e pode aumentar durante a produção de hemácias anormais, como na talassemia, na anemia megaloblástica ou em algumas anemias hemolíticas.[19] Após a desmontagem da hemoglobina na célula reticuloendotelial, a globina volta para o conjunto de aminoácidos, o ferro é transportado pelas transferrinas para a medula óssea ou os depósitos de ferro e o anel pirrol é convertido em bilirrubina. A bilirrubina não conjugada circula até o fígado e é transformada e excretada na urina como bilirrubina conjugada.

Diagnósticos Diferenciais

As anemias hemolíticas podem ser classificadas como congênitas ou adquiridas, Coombs-positivas ou Coombs-negativas, causadas por processos intrínsecos ou extrínsecos à membrana celular. Este último método dá origem a uma boa classificação para diagnóstico diferencial de hemólise (Quadro 112.8).

Defeitos Enzimáticos Intrínsecos. Entre 85% e 90% da produção de energia para manutenção da membrana da hemácia se dá pela via glicolítica anaeróbica. Pelo menos oito deficiências enzimáticas conhecidas são associadas a esta via. A mais comum é a deficiência de piruvato quinase, que se manifesta como icterícia hemolítica e é geralmente diagnosticada na infância.

Os 10% a 15% restantes da glicólise das hemácias ocorre por meio do *shunt* da hexose monofosfato. Este mecanismo de desvio ocorre nos primeiros estágios da via glicolítica e gera fosfato de dinucleotídeo de adenina e nicotinamida (NADPH) reduzido, que é importante na manutenção da glutationa reduzida. A glutationa é essencial na proteção da hemoglobina contra a lesão

QUADRO 112.8

Classificação da Anemia Hemolítica

INTRÍNSECA
Defeito enzimático
    Deficiência de piruvato quinase
    Deficiência de glicose-6-fosfato desidrogenase (G6PD)
Anomalia de membrana
    Esferocitose
    Estomatocitose elíptica
    Hemoglobinúria paroxística noturna
    Anemia com acantocitose
Anomalias na hemoglobina
    Hemoglobinopatias
    Talassemias (anemias)
    Hemoglobina instável
    Hemoglobina M

EXTRÍNSECA
Imunológica
    Aloanticorpos
    Autoanticorpos
Mecânica
    Anemia hemolítica microangiopática
    Cardiovascular (p.ex., valvopatia com prótese)
Ambiental
    Fármacos
    Toxinas
    Infecções
    Térmica
Sequestros anormais, como no hiperesplenismo

QUADRO 112.9

Fármacos Associados à Hemólise na Deficiência de Glicose-6-Fosfato Desidrogenase

Analgésicos e antipiréticos: Acetanilida, ácido acetilsalicílico, fenacetina
Antimaláricos: Primaquina, quinacrina, quinina
Nitrofuranos
Sulfas: Sulfametoxazol, sulfacetamida, sulfonas
Outros: Naftaleno, fava (*Vicia faba*), azul de metileno, fenilidrazina, ácido nalidíxico

---

oxidativa. A deficiência da primeira enzima desta via, glicose-6-fosfato desidrogenase (G6PD), ocorre em 11% dos homens afrodescendentes. Nesta doença, a enzima se deteriora com a idade e as hemácias mais velhas são sujeitas à hemólise por estresse oxidativo. A deficiência de G6PD é ligada ao sexo e tem ampla gama de gravidade. A forma mais comum em afrodescendentes é autolimitante, já que, conforme a medula óssea responde, as células mais novas com níveis normais de G6PD predominam e lidam com o estresse oxidativo. Uma variante em sicilianos, gregos e árabes pode ser muito grave. De modo geral, a manifestação clínica é um episódio hemolítico agudo que pode ser intravascular e extravascular. Este episódio ocorre 24 a 48 horas após a ingestão de um fármaco oxidante (Quadro 112.9) ou após infecções agudas, como a hepatite viral. A anemia induzida por fármacos oxidantes é relacionada à dose ingerida. As células mais velhas lisam com determinados níveis de fármacos. O oxidante cria formas de oxigênio ativado, como peróxido, que desnatura a hemoglobina ou destrói as membranas celulares. O primeiro processo produz os corpúsculos de Heinz, agrupamentos de hemoglobina desnaturada encontrados nas hemácias e removidos pelo baço. O diagnóstico é feito por triagem enzimática para G6PD, mas este exame não pode ser realizado imediatamente após um episódio hemolítico. A espera por 3 semanas evita resultados falsos-negativos causados pela predominância de células jovens. O tratamento inclui o volume, transfusões e interrupção da administração de fármacos oxidantes.

Anomalias Intrínsecas na Membrana. Estas anomalias se manifestam de diversas formas. A alteração de formato é a principal característica de esferocitose ou eliptocitose hereditária autossômica dominante. O baço sequestra estas células anormais. As sequelas clínicas variam da anemia compensada assintomática às crises de aplasia adquirida grave e com risco de morte. O diagnóstico é estabelecido pela revisão do histórico familiar, do esfregaço de sangue e do exame da fragilidade osmótica. A esplenectomia é o tratamento de escolha nos pacientes que precisam de intervenção terapêutica.

A hemoglobinemia paroxística noturna é um defeito nas células-tronco que altera a sensibilidade de hemácias, neutrófilos e plaquetas a proteínas do sistema complemento. De modo geral, é observada como hemólise crônica, hemosiderinúria, leucopenia e trombocitopenia. O esfregaço de sangue periférico é normal e o resultado do teste de Coombs direto é negativo. Sua principal complicação é a trombose, com predileção pela veia hepática. A ativação normal de proteínas do sistema complemento, com uso de hemólise por sucrose ou ácido (teste de Ham) é diagnóstica. A transfusão pode ser fatal em pacientes com esta doença, já que a lise das hemácias é causada pelo complemento do doador. Assim, somente concentrados de hemácias lavadas devem ser usados.

Anomalias Intrínsecas na Hemoglobina. Mais de 350 tipos de hemoglobina anormal foram documentados. Os problemas observados incluem hemoglobinas instáveis que geram anemia com corpúsculos de Heinz, hemoglobinas M que fixam ferro em seu estado férrico ou de meta-hemoglobina e as hemoglobinas com maior afinidade por oxigênio, que provocam hipóxia tecidual e eritrocitose.

Aloanticorpos Extrínsecos. Os aloanticorpos são formados em resposta a antígenos de hemácias estranhas. No caso do sistema ABO, estes anticorpos são pré-formados. Por representar um dos antígenos mais importantes na parede das hemácias, a incompatibilidade ABO que resulta em destruição das células do doador pelos aloanticorpos do receptor pode ser uma reação com risco de morte. Estes anticorpos, imunoglobulinas M (IgM), podem atuar como hemolisina, aglutinando hemácias, fixando complemento e, consequentemente, causando hemólise intravascular.

O sistema Rh é outro conjunto de antígenos nas hemácias. Os indivíduos não têm anticorpos correspondentes a antígenos do sistema Rh a não ser que tenham sido sensibilizados pela exposição prévia a antígenos que não possuem. Os anticorpos produzidos são da classe IgG e aceleram a destruição extravascular das hemácias pelo baço e pelo fígado. A maioria dos anticorpos autoimunes é dirigida a antígenos do sistema Rh.

Autoanticorpos Extrínsecos. A avaliação da hemólise autoimune é tão complexa quanto sua origem. A principal característica da hemólise autoimune é a produção de anticorpos IgG ou IgM a antígenos presentes na membrana das hemácias. Os anticorpos IgM podem aglutinar, fixar complemento e atuar como hemolisinas intravasculares. Os anticorpos IgG podem fixar complemento em uma célula, mas geralmente não completam o processo de hemólise. Estas células marcadas com IgG ou C3 sofrem destruição extravascular acelerada. O teste direto de antiglobulina auxilia a detecção das células marcadas por anticorpos ou complemento.[20]

As anemias hemolíticas autoimunes são doenças adquiridas e 40% a 50% dos casos são idiopáticos. Os demais são associados a diversas doenças (Quadro 112.10). A classificação das anemias hemolíticas autoimunes é baseada na temperatura ideal em que

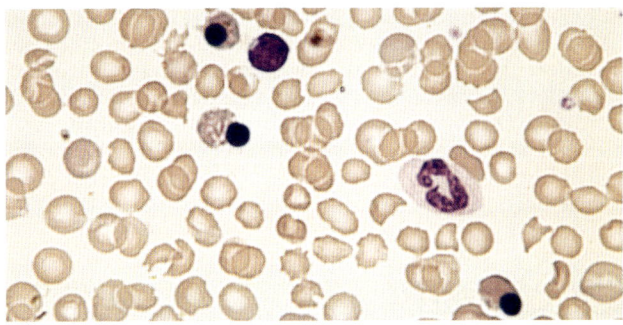

Fig. 112.5. Esquizócitos (células fragmentadas e hemácias nucleadas). (De Hoffbrand AV, Pettite JE: Color atlas of clinical hematology, ed 3, London, 2000, Mosby, p 115.)

QUADRO 112.10

Doenças Associadas à Anemia Hemolítica Autoimune

NEOPLASIAS
Malignas: Leucemia linfocítica crônica, linfoma, mieloma, timoma, leucemia mieloide crônica
Benignas: Teratoma ovariano, cisto dermoide

COLAGENOSES VASCULARES
Lúpus eritematoso sistêmico
Periarterite nodosa
Artrite reumatoide

INFECÇÕES
Mycoplasma
Sífilis
Malária
Bartonella
Vírus: Mononucleose, hepatite, influenza, coxsackievírus, citomegalovírus

OUTRAS
Doenças tireoidianas, colite ulcerativa
Reações imunes a fármacos

QUADRO 112.11

Fármacos Associados à Anemia Hemolítica Autoimune

Tipo hapteno: anticorpos contra o fármaco
  Com anticorpo de fixação de complemento: Quinidina, quinina, fenacetina, ácido etacrínico, *p*-aminosalicilato, sulfas, hipoglicemiantes orais
  Sem anticorpo de fixação de complemento: Doses de penicilina >20 milhões de unidades/dia
Tipo autoimune: anticorpos contra a membrana das hemácias:
  D-metildopa, L-dopa, ácido mefenâmico, clordiazepóxido
As cefalosporinas em dosagens >4 g/dia podem causar hemólise por lesão direta da membrana

---

os anticorpos reagem com a membrana das hemácias. Assim, há anticorpos quentes (>37 °C) e frios (<37 °C).

As aglutininas frias são caracterizadas pela maior incidência em pacientes jovens (30 a 60 anos de idade), predominância em mulheres, fixação variável de complemento e resultado positivo do teste de antiglobulina direta para IgG. As aglutininas frias são observadas predominantemente em homens e pacientes idosos (50 a 80 anos de idade) e com fixação de complemento por IgM. Também podem ser encontradas em pacientes com mononucleose infecciosa, infecção por *Mycoplasma* e linfoma. A hemólise pode ser intravascular e extravascular e o resultado do teste de antiglobulina direta é positivo para complemento.

O diagnóstico da anemia hemolítica induzida por fármacos pode ser difícil. O emergencista deve saber quais são os fármacos mais associados à anemia com Coombs-positivo e reconhecer que o resultado deste exame é, às vezes, positivo somente na presença do fármaco. Fármacos comuns e mecanismos de ação são listados no Quadro 112.11.[17]

Causas Mecânicas Extrínsecas. A hemólise pode ser causada por trauma às hemácias. O esfregaço de sangue periférico pode demonstrar a presença de esquizócitos ou células fragmentadas (Fig. 112.5). A anemia hemolítica microangiopática, o trauma cardíaco e a hemoglobinemia induzida por exercício são as formas mais comumente encontradas de hemólise traumática.

A anemia hemolítica microangiopática é uma forma de fragmentação microcirculatória por filamentos de fibrina depositados nas arteríolas. Uma doença subjacente pode ser observada em lesões renais, como hipertensão maligna e pré-eclâmpsia, vasculite, púrpura trombocitopênica trombótica, coagulação intravascular disseminada e anomalias vasculares. Os sinais e sintomas são de hemólise intravascular; o tratamento é direcionado à causa.

O trauma cardíaco às hemácias é decorrente da maior turbulência. Pode ser observado em pacientes com próteses valvares, fístulas arteriovenosas traumáticas, estenose aórtica e outras lesões no lado esquerdo do coração. A correção cirúrgica pode ser necessária. De modo geral, o tratamento de suporte com ferro é necessário.

A hemoglobinemia da *marcha atlética* é uma forma de trauma causada pela ruptura intravascular das hemácias por golpes repetitivos. Soldados, maratonistas e qualquer pessoa que sofra golpes repetidos contra superfícies rígidas podem sofrer este problema. O tratamento recomendado é composto por tranquilização do paciente e mudança de seu padrão de atividade.

Causas Ambientais. A hemólise pode ser observada em casos de queimaduras graves, afogamento em água doce e hipertermia. As causas tóxicas de hemólise são de origem animal, como picadas de aranha marrom e algumas cobras; origem vegetal, como mamona e determinados cogumelos; e origem mineral, como cobre. Determinadas infecções são associadas a estados hemolíticos, inclusive malária, infecção por *Bartonella* e sepse por *Clostridium*.

Sequestro Anormal. O hiperesplenismo pode ser causado por qualquer doença que aumente o volume do baço ou estimule o sistema reticuloendotelial. Um ciclo infeliz pode se desenvolver onde o baço aumentado aprisiona mais componentes do sangue e cresce ainda mais. De modo geral, há esplenomegalia com pancitopenia e hiperatividade medular. As hemácias marcadas com cromo podem demonstrar maior aprisionamento pelo baço. O tratamento da doença sintomática ou grave é a esplenectomia. Os adultos normalmente toleram bem a esplenectomia, mas as crianças devem ser abordadas de maneira conservadora, já que o risco de sepse pós-esplenectomia com risco de morte é significativamente maior.

Exames Diagnósticos

Em caso de suspeita de hemólise, a anamnese e os exames laboratoriais têm precedência diagnóstica sobre o exame físico. Os pontos mais importantes da anamnese e do exame físico são listados no Quadro 112.12. Os principais exames para diagnóstico da hemólise são mostrados no Quadro 112.13 e as interpretações da avaliação laboratorial das anemias hemolíticas são incluídas na Tabela 112.7. O esfregaço de sangue tende a ser mais diagnóstico do que o exame da medula óssea. A típica célula observada na hemólise intravascular é o esquizócito (Fig. 112.5). A célula clássica da hemólise extravascular é o esferócito. Esta célula pode ser observada na esferocitose congênita, mas geralmente indica a atividade esplênica contra a membrana das hemácias revestidas por anticorpos. O aumento dos macrócitos reflete a presença de células mais jovens associadas à reticulocitose. O diagnóstico específico pode ser estabelecido por um esfregaço de sangue com células falciformes ou corpúsculos de Heinz na deficiência de G6PD.

A haptoglobina se liga à hemoglobina, uma molécula por vez. Sua ausência implica em saturação e degradação após a ligação com a hemoglobina e é um dos primeiros achados em pacientes com hemólise. Sua faixa normal é de 40 a 180 mg/mL, com redução na insuficiência hepática e aumento como reagente de fase aguda. Após a ligação com a haptoglobina, a hemoglobina se liga à hemopexina, à transferrina e à albumina antes de circular em sua forma livre. Os níveis plasmáticos de hemoglobina livre são determinados em casos suspeitos de hemólise intravascular. O resultado é considerado positivo se o nível for superior a 40 a 50 mg/dL. A hemoglobina é excretada pelo rim e pode ser observada como um pigmento vermelho escuro positivo para ortotoluidina sem presença de hemácia associada. Grânulos de hemossiderina, corados por azul da Prússia, podem ser encontradas no interior das células tubulares renais excretadas na urina durante estados hemolíticos crônicos.

A DHL é liberada após a destruição das hemácias na periferia ou na medula. A concentração de DHL é elevada na anemia hemolítica, talassêmica, sideroblástica e megaloblástica, mas também pode ser

QUADRO 112.12
Fatores Pertinentes na Anamnese e no Exame Físico para Diagnóstico da Anemia Hemolítica

ANAMNESE
Alteração de cor da urina ou das fezes
Associação a fármacos, frio, sono
Histórico de anemia de aparecimento precoce ou recente com sintomas
Origem étnica
Histórico familiar de anemia ou icterícia
Exposição a fármacos ou toxinas
Doenças associadas à hemólise, como lúpus eritematoso sistêmico, insuficiência renal, linfoma, mononucleose infecciosa, prótese em valva cardíaca

EXAME FÍSICO
Icterícia
Hepatoesplenomegalia
Ulcerações, principalmente nos membros inferiores
Aumento de volume dos linfonodos

QUADRO 112.13
Exames Diagnósticos em Casos de Hemólise

Esfregaço de sangue periférico
Índice de reticulócitos corrigido ou índice de produção de reticulócitos
Níveis de haptoglobina
Hemoglobina urinária e plasmática livre
Nível de lactato desidrogenase
Nível de bilirrubina fracionada
Teste de Coombs direto e indireto
Estabilidade das membranas das hemácias (fragilidade osmótica)

TABELA 112.7
Avaliação Laboratorial das Anemias Hemolíticas

EXTRAVASCULAR DESTRUIÇÃO	LACTATO DESIDROGENASE	HAPTOGLOBINA	CONTAGEM DE RETICULÓCITOS	TESTE DE COOMBS	ESFREGAÇO DE SANGUE PERIFÉRICO
DEFEITOS CONGÊNITOS EM HEMÁCIAS					
Defeitos enzimáticos (p. ex., G6PD)	↑	↓	↑	Negativo	Células "mordidas" (*bite cells*)
Hemoglobinopatias (anemia falciforme)	↑	↓	↑	Negativo	Células falciformes
Defeitos de membrana (p. ex., esferocitose hereditária)	↑	↓	↑	Negativo	Esferócitos
DEFEITOS ADQUIRIDOS EM HEMÁCIAS					
Anemia hemolítica autoimune	↑	↓	↑	Positivo	Esferócitos
Doença hepática	↑	↓	↑	Negativo	Acantócitos (células em espora)
Infecções (p. ex., malária)	↑	↓	↑	Negativo	Hemácias com inclusões
Toxinas (p. ex., nitratos, dapsona, anilina)	↑	↓	↑	Negativo	Esferócitos
Hiperesplenismo	↑	↓	↑	Negativo	Corpúsculos de Howell-Jolly
DESTRUIÇÃO INTRAVASCULAR					
Anemia hemolítica microangiopática (p. ex., CIVD, PTT, SUH)	↑	↓	↑	Negativo	Esquizócitos, células em capacete
Reações transfusionais	↑	↓	↑	Positivo	Esquizócitos, células em capacete
Sepse	↑	↓	↑	Negativo	Hemácias "fantasmas", esquizócitos, células em capacete
Hemoglobinúria paroxística noturna	↑	↓	↑	Negativo	Esquizócitos, células em capacete
Lesão por calor	↑	↓	↑	Negativo	Esquizócitos, células em capacete

CIVD, Coagulação intravascular disseminada; *G6PD*, glicose-6-fosfato desidrogenase; *SHU*, síndrome hemolítica urêmica; *PTT*, púrpura trombocitopênica trombótica.

observada em casos de uremia, policitemia vera e eritroleucemia. Os níveis normais de DHL variam de 95 a 200 UI e podem ser fracionados.

Na hemólise extravascular, a bilirrubina geralmente chega ao fígado com maior rapidez do que o mecanismo de conjugação consegue dar conta. Os níveis totais normais são inferiores a 1,5 mg/dL, com um componente indireto de menos de 0,5 mg/dL. A concentração de bilirrubina não conjugada ou indireta pode subir muito, a até 4 ou 5 mg/dL, mesmo com função hepática normal. Os níveis maiores indicam algum grau de insuficiência hepática subjacente.

O teste direto de antiglobulina (Coombs-direto) detecta anticorpos ou proteínas do sistema complemento nas membranas das hemácias humanas. Este teste é essencial na avaliação da hemólise. Aproximadamente 90% dos pacientes com anemia hemolítica autoimune apresentam resultado positivo no teste direto de Coombs (anemia hemolítica autoimune por aglutininas quentes). O teste indireto mede os títulos de anticorpos no soro (anemia hemolítica autoimune por aglutininas frias). O componente essencial do teste direto de antiglobulina é o reagente, que contém uma imunoglobulina G (IgG) anti-humana produzida em coelhos. Esta IgG anti-humana, em sua forma em amplo espectro, reage com a IgG, a IgM ou as proteínas C3 que podem recobrir as hemácias. A reação causa uma aglutinação das hemácias, que é classificada de 0 a 4. As propriedades aglutinantes dependem do tamanho da imunoglobulina. A IgM é um anticorpo grande que pode se estender entre as células, causar aglutinação e fixar complemento. O teste direto de antiglobulina é limitado no diagnóstico da hemólise mediada por IgM. Este teste é melhor na determinação de IgG ou complemento na superfície das hemácias. A IgG não é grande o suficiente para causar aglutinação e a globulina anti-humana une as hemácias ligadas pela IgG, o que permite a aglutinação. A detecção de C3 é feita de maneira similar. Ambas representam possíveis causas imunológicas de hemólise. Esta forma de hemólise é geralmente mediada no meio extravascular, no baço, já que IgG é um mau iniciador do sistema complemento. O teste direto de antiglobulina avalia a superfície das hemácias quanto à presença de marcadores imunológicos. O teste indireto assume a presença de IgG ou C3 no soro e determina a atividade dos anticorpos séricos contra as hemácias. Os testes positivos para marcadores imunológicos não correlacionam a atividade de aglutinação à gravidade da hemólise.

Tratamento

Em pacientes com reticulocitopenia ou anemia hemolítica grave recém-diagnosticada, o emergencista pode precisar instituir a terapia transfusional. Encontrar sangue compatível pode ser quase impossível, já que os anticorpos podem reagir com quase todos os doadores. As células doadas com maior compatibilidade em termos de sistema ABO e Rh devem ser transfundidas sabendo que não serão mais compatíveis do que as próprias células do sangue do paciente. Em caso de necessidade de transfusão de sangue em caráter emergencial, o sangue de tipo específico ou tipo O (Rh-positivo para homens; Rh-negativo para mulheres em idade reprodutiva) é indicado, assim como a administração de prednisona ou equivalente em dose de 1 mg/kg. A prednisona pode causar melhora em 60% dos pacientes com reações por anticorpos quentes. A esplenectomia e a terapia imunossupressora também são eficientes. A anemia hemolítica por aglutininas frias pode ser autolimitante, como após a mononucleose infecciosa. Outras formas respondem bem a evitar o frio, variavelmente a agentes imunossupressores, mas pouco a corticosteroides e à esplenectomia. A morte é normalmente decorrente da hemólise não controlada, da doença primária subjacente e da embolia pulmonar.[16]

Anemia Falciforme

Princípios. A anemia falciforme é geneticamente determinada. Um alelo anormal nos *loci* gênicos para as cadeias beta da hemoglobina produz um RNA mensageiro alterado que, por sua vez, leva à substituição do ácido glutâmico por valina na sexta posição da extremidade N-terminal da cadeia beta. O resultado é a célula falciforme, que é menos passível de deformação, um aumento de viscosidade e a tendência de sedimentação do sangue e o sequestro de hemácias no baço e no fígado. O complexo clínico de eventos vaso-oclusivos, hemólise crônica, trombose e lesão orgânica é derivado deste processo patológico. Os pacientes com anemia falciforme geralmente caem em dois grupos fenotípicos: o fenótipo de hemólise e o fenótipo de vaso-oclusão. Estes grupos não são geneticamente determinados e ainda não se sabe por que algumas pessoas pertencem a um grupo ou outro. Os pacientes propensos à hemólise normalmente não apresentam dor, AVC ou síndrome torácica aguda; ao invés disso, normalmente têm hipertensão pulmonar e úlceras nos membros inferiores. Sua concentração de hemoglobina tende a ser muito baixa, mas seu nível de DHL geralmente é alto. Os pacientes com fenótipo de vaso-oclusão normalmente apresentam dor, síndrome torácica aguda e AVC; estes indivíduos apresentam concentração maior de hemoglobina, leucocitose e níveis menores de DHL e bilirrubina indireta.

A globina da hemoglobina é formada por dois pares de cadeias polipeptídicas idênticas. Cada pessoa possui dois *foci* gênicos não ligados ao sexo para as cadeias de β-globina, um de cada progenitor. Os indivíduos normais expressam seis diferentes tipos de hemoglobina com combinações variáveis de cadeias de globina: três hemoglobinas embrionárias, HbA ($\alpha_2\beta_2$), HbA$_2$ ($\alpha_2\delta_2$) e HbF ($\alpha_2\gamma_2$). As hemoglobinas embrionárias são expressas somente *in utero* e, após os 6 meses de idade, a HbA é responsável por mais de 95% da hemoglobina de uma pessoa normal. As síndromes falciformes são decorrentes de mutações no gene da β-globina. Ao invés de HbA ($\alpha_2\beta_2$), uma hemoglobina anormal, HbS, é produzida. As hemoglobinas embrionárias e fetais não contêm β-globina; assim, não há manifestações clínicas no início da infância. Com o declínio de sua produção, a HbA normal ($\alpha_2\beta_2$) não é sintetizada e há o desenvolvimento de sintomas.

No traço falciforme (HbAS), o paciente é heterozigótico e somente um dos progenitores contribui com o alelo S anormal. Em cada célula, aproximadamente 40% da hemoglobina é HbS. A doença falciforme (HbSS) é homozigótica e mais de 85% da hemoglobina é HbS. Uma vez que um dos pais pode contribuir com alelos que não S, há um grande número de variantes. Duas variantes S clinicamente importantes são a β-talassemia falciforme e a doença falciforme com hemoglobina C. Assim, nem todas as hemoglobinopatias que causam anemia falciforme são HbS. Além disso, a HbSS não é limitada à população afrodescendente. Até 10% dos pacientes com diversas doenças falciformes não são etnicamente afrodescendentes.[19,21]

O traço falciforme é observado em 8% a 10% de afrodescendentes. O diagnóstico é geralmente estabelecido após a triagem de células falciformes (Sickledex®) e o resultado característico à eletroforese da hemoglobina. A maioria dos indivíduos com traço falciforme é assintomática, mas pode apresentar hematúria espontânea, necrose papilar renal, infarto esplênico, tromboembolia venosa, hifema traumático, rabdomiólise por exercício e morte súbita ao exercício. A literatura recente sugere que a gestação em mulheres com traço falciforme não é associada ao maior risco de eventos adversos.[22] Em pacientes com traço falciforme e trauma ocular, a tonometria seriada e a observação são indicadas para monitoramento das complicações.

Características Clínicas. A anemia falciforme tem duas características clínicas principais, a hemólise e os eventos vaso-oclusivos agudos. A manifestação característica da anemia falciforme e motivo mais comum para as consultas no DE é a crise vaso-oclusiva dolorosa.[23] Infecção prévia, exposição ao frio e estresse, como trauma, são possíveis fatores precipitantes. Acredita-se que a crise dolorosa seja originária da isquemia tecidual causada pela maior viscosidade, sedimentação e obstrução microvascular decorrentes das células falciformes irreversíveis. A sedimentação e o bloqueio vascular provocam estase, perda de oxigenação e acidose local, que promovem falciformação contínua. A dor normalmente é profunda e ocorre no abdômen, no tórax, nas costas e nos membros. A doença pode mimetizar o abdômen agudo (p. ex., colecistite), embolia pulmonar, cólica renal ou outros problemas dolorosos. A anamnese direcionada, relacionando este padrão de dor a episódios falciformes anteriores, a repetição cuidadosa do exame físico e a realização de exames laboratoriais específicos podem diferenciar as crises "não complicadas" de uma patologia mais grave. As crianças podem sofrer crises esqueléticas que provocam deformidades ósseas. Nestes casos, há necessidade de diferenciação de osteomielite e infarto ósseo.[24]

Complicações neurológicas podem ocorrer e incluem ataques isquêmicos transientes, infarto cerebral, infarto da medula espinhal, problemas vestibulares com diminuição da audição e até surdez. As complicações neurológicas ocorrem em 25% dos pacientes com anemia falciforme até 45 anos de idade; 13% apresentam infarto ou isquemia na ausência de sintomas.[25] O Doppler transcraniano pode auxiliar a identificação de indivíduos com anemia falciforme suscetíveis a AVC.[26] As transfusões regulares de sangue podem reduzir o risco de eventos cerebrovasculares em 54%.[27] Em caso de acidente vascular agudo, a exsanguinotransfusão é recomendada, com metas de hemoglobina S inferior a 30% e nível total de hemoglobina limitado a 10 g/dL.[27,28] A administração de ativador tecidual de plasminogênio (tPA) deve ser considerada em pacientes adultos com anemia falciforme e AVCs não hemorrágicos agudos. Nestes casos, o tPA é usado da mesma forma que em pacientes com AVC agudo sem anemia falciforme.[28]

A síndrome torácica aguda é a doença pulmonar mais associada à anemia falciforme e uma das principais causas de morte.[29] Esta síndrome é uma causa comum de hospitalização de pacientes com anemia falciforme, perdendo apenas para a crise vaso-oclusiva. Os pacientes com síndrome torácica aguda têm febre, tosse, dor torácica, dispneia e novos infiltrados à radiografia de tórax. O mecanismo fisiopatológico da síndrome não é bem compreendido, mas pode ser uma forma específica de lesão pulmonar aguda. Acredita-se que a lesão seja relacionada à sedimentação microvascular pulmonar, ao infarto do parênquima pulmonar e à embolia de gordura da medula óssea por infarto ósseo. A embolia pulmonar macrovascular e a infecção também podem ter papel patogenético. Embora as causas da síndrome torácica aguda sejam incertas, aproximadamente 54% dos casos são associados à infecção, inclusive por *Mycoplasma* e *Chlamydia*. O diagnóstico diferencial inclui pneumonia, embolia pulmonar, insuficiência cardíaca congestiva e síndrome do desconforto respiratório adulto. O tratamento é principalmente de suporte e composto por hidratação, analgesia, espirometria de incentivo, manutenção da oxigenação adequada, ventilação e administração empírica de antibióticos. Aproximadamente 13% dos pacientes apresenta insuficiência respiratória grave o suficiente para precisar de ventilação mecânica. A escolha do antibiótico é similar à realizada em casos de pneumonia em outras populações. As exsanguinotransfusões, usadas de maneira similar ao AVC, normalmente são realizadas e associadas à melhora da troca gasosa na síndrome torácica aguda.[30] No entanto, não há estudos randomizados controlados que demonstrem a melhora dos desfechos devido às transfusões.

Embora a maioria dos problemas diagnósticos e terapêuticos da anemia falciforme seja relacionada com as crises vaso-oclusivas, outras complicações graves devem ser esperadas. A anemia falciforme é um estado hemolítico crônico com compensação razoável do hematócrito, na faixa de 20% a 30%, e altos números de reticulócitos. Este equilíbrio compensado pode ser perdido por uma rara deficiência de ferro ou, mais comumente, deficiência de folato. A crise aplásica com risco de morte pode ser decorrente da supressão da eritropoiese por uma enfermidade pós-infecciosa aguda ou deficiência de folato. Esta aplasia é suspeita quando o nível de hemoglobina cai 2 g/dL ou mais a partir dos valores prévios estáveis e a contagem de reticulócitos continua baixa (<2%).

Por fim, as crianças podem apresentar síndrome de sequestro esplênico agudo. Nesta síndrome, há aumento agudo de volume do baço devido à maior falciformação e obstrução intraesplênica. A criança pode apresentar fraqueza e estar em choque. Isto pode ser resultante da rápida queda do número de hemácias e dos sintomas progressivos de anemia. Os pacientes com HbSS também podem apresentar outras causas de anemia, como hemólise por deficiência de G6PD. A maior suscetibilidade a infecções é bem documentada em indivíduos com HbSS.[31]

Na infância, a sepse e a meningite pneumocócica podem levar à morte. Leucogramas e hemoculturas devem ser realizados em todas as crianças febris com anemia falciforme. Os pacientes com HbSS e menos de 2 anos de idade com temperaturas de 39,5 °C ou mais e contagens de leucócitos superiores a 20.000/mm³ devem ser imediatamente submetidos ao tratamento intravenoso com antibióticos. Os adultos com febre devem ser cuidadosamente avaliados e submetidos a exames laboratoriais, inclusive com as culturas adequadas. A instituição precoce da antibioticoterapia, como ceftriaxona em dose de 1 a 2 g, dose adulta, por via intravenosa ou intramuscular, é necessária em pacientes com fonte discernível de infecção. Em crianças e adultos, as infecções por espécies de *Staphylococcus* e *Pneumococcus* e *Haemophilus influenzae* são muito comuns.[32] Uma maior incidência de osteomielite por *Salmonella* também é observada. Acredita-se que a origem desta deficiência imunológica relacionada seja multifatorial, envolvendo a asplenia funcional, a má migração de neutrófilos e a menor produção de opsoninas.

Os danos orgânicos graves e crônicos em pacientes com anemia falciforme são comuns e listados na Tabela 112.7. Com base em achados clínicos e necroscópicos, as principais causas de morte em pacientes com HbSS são a síndrome torácica aguda (22%), a sepse (22%) e falência múltipla de órgãos (17%).[33]

Em pacientes com suspeita de anemia falciforme, deve-se pesquisar o histórico familiar, a ocorrência prévia de episódios dolorosos e sintomas relativos à anemia crônica, a suscetibilidade a infecções e a presença de dano orgânico isquêmico. A Tabela 112.8 sugere um roteiro para o exame físico.

Diagnósticos Diferenciais

β-Talassemia Falciforme. A β-talassemia falciforme é mais comumente observada em pessoas de ascendência mediterrânea. A gravidade da doença é relacionada à concentração de HbS nas hemácias e à diminuição de CHCM. Esta doença deve ser considerada em pacientes com VCM baixo e resposta positiva ao preparado

TABELA 112.8

Dano Orgânico Observado na Anemia Falciforme

ÓRGÃO OU SISTEMA	LESÃO
Pele	Úlcera por estase
Sistema nervoso central	Acidente vascular cerebral
Olho	Hemorragia retiniana, retinopatia
Cardíaco	Insuficiência cardíaca congestiva
Pulmonar	*Shunt* intrapulmonar, embolia, infarto, infecção
Vascular	Fenômeno oclusivo em qualquer local
Fígado	Infarto hepático, hepatite causada por transfusão, sequestro hepático, colestase intra-hepática
Vesícula biliar	Maior incidência de cálculos biliares de bilirrubina causados por hemólise
Baço	Sequestro agudo
Urinário	Hipostenúria, hematúria
Genital	Redução da fertilidade, impotência, priapismo
Esquelético	Infartos ósseos, osteomielite, necrose asséptica
Placenta	Insuficiência com perda fetal
Leucócitos	Imunodeficiência relativa
Hemácias	Hemólise crônica

falciforme. De modo geral, é uma forma mais branda do que a HbSS homozigótica, mas pode ser tão grave quanto a anemia falciforme. A doença HbSC tem gravidade entre a HbSS e a HbS-talassemia. Além de muitas das complicações de HbSS, a doença HbSC tem maior incidência de hemorragia ocular e problemas gestacionais, além de poder causar esplenomegalia. O esfregaço de sangue periférico demonstra a combinação de células falciformes e células normocíticas em alvo.

Exames Diagnósticos

Na maioria dos pacientes, a não ser naqueles com crise dolorosa leve, o hemograma completo deve ser realizado e comparado aos resultados de consultas anteriores. A contagem de reticulócitos é recomendada sempre que o nível de hemoglobina do paciente cair em 2 g/dL a partir do valor basal. Na anemia falciforme, a contagem absoluta típica de reticulócitos é três ou quatro vezes o limite superior da normalidade. A contagem de reticulócitos de 3% ou inferior ao valor usual do paciente pode sugerir uma crise aplásica. A contagem de reticulócitos superior a 12%, principalmente se acompanhada por diversas hemácias nucleadas, pode indicar a hemólise rápida. Infelizmente, nenhum exame pode indicar se o paciente está em crise, e esta determinação é baseada no quadro clínico. Nos casos não diagnosticados, o esfregaço de sangue periférico pode apresentar células falciformes (Fig. 112.6), mas o diagnóstico definitivo de anemia falciforme é confirmado pela eletroforese de hemoglobina.

Tratamento

A hidroxiureia, agente antifalciforme, reduz a frequência das crises dolorosas em adultos com histórico de três ou mais crises anuais. Assume-se que os efeitos benéficos da hidroxiureia na anemia falciforme são decorrentes da indução de hemoglobina F, mas outros mecanismos podem atuar. A hidroxiureia pode reduzir a incidência de crise dolorosa aguda, assim como aumentar a sobrevida. No entanto, os efeitos da hidroxiureia podem levar semanas, e este agente não é rotineiramente recomendado em episódios agudos.[34,35] Outros medicamentos, como clotrimazol, magnésio, 5-azacitidina, eritropoietina, L-glutamina e ácido butírico, podem vir a ser recomendados. O transplante de medula óssea é a única possibilidade de cura da anemia falciforme e é associada a taxas de sobrevida superiores a 90% e taxas de sobrevida livre de doença de 80% a 90%. No entanto, o papel do transplante de medula óssea ainda é incerto, devido à incapacidade de prever quais pacientes serão beneficiados, à elegibilidade limitada dos pacientes por causa das vasculopatias pulmonares e neurológicas avançadas e às questões relativas à mortalidade do transplante e ao desenvolvimento de neoplasias malignas induzidas pelo tratamento.[36]

Os tratamentos atuais, inclusive repouso, nutrição adequada, hidratação, oxigenação, analgesia, transfusão e tratamento de infecções, são direcionados ao alívio sintomático e às tentativas de interrupção do ciclo de falcização com desoxigenação e sedimentação intravascular. A maioria dos pacientes com anemia falciforme apresenta desidratação leve devido à dificuldade de concentração de urina. A reposição de fluidos pode ser oral ou intravenosa. A fluidoterapia não é recomendada, a não ser na presença de sinais de choque e, para a maioria dos pacientes, recomenda-se uma abordagem mais conservadora com soro glicosado a 5% em solução salina normal num fluxo que não exceda uma vez e meia a taxa de manutenção.[37] Embora a suplementação de oxigênio possa ter algumas vantagens teóricas na anemia falciforme, não demonstrou reduzir o uso de opioides ou a hospitalização de pacientes que não apresentam hipóxia.

A analgesia é o tratamento inicial mais importante em uma crise falciforme aguda. Uma vez que um pequeno subgrupo de pacientes repetidamente busca atendimento no DE, os profissionais podem, de maneira bastante compreensível, suspeitar de suas necessidades e motivações. Muitos DEs que cuidam de grandes populações com anemia falciforme desenvolveram protocolos para melhora do relacionamento entre médicos e pacientes e diminuição da chance de adição a narcóticos e manipulação. Um protocolo para dor grave em adultos e crianças com mais de 50 kg é composto pela avaliação dos pacientes, tratamento com oxigênio, hidratação e administração intravenosa de sulfato de morfina em dose de 5 a 10 mg a cada 2 a 4 horas ou hidromorfona em dose de 1,5 mg a cada 3 a 4 horas. Para crianças com menos de 50 kg, um bólus intravenoso de sulfato de morfina, em dose de 0,1 a 0,15 mg/kg, pode ser administrado a cada 2 a 4 horas ou a administração intravenosa de hidromorfona, em dose de 0,015 a 0,020 mg/kg, pode ser feita a cada 3 a 4 horas. Depois de 4 a 6 horas, o paciente pode decidir se prefere o tratamento hospitalar ou ambulatorial. A terapia ambulatorial inclui 4 a 6 dias de administração de um analgésico eficiente por via oral. Uma dose de 40 mg de sulfato de morfina ou equivalente por via oral é dada 1 ou 2 horas antes da interrupção da infusão. Este protocolo pode uniformizar as expectativas do paciente sobre o tratamento e as decisões do médico acerca da terapia e da internação. Sua principal desvantagem é a tendência de tratamento automático dos pacientes, ao invés da cuidadosa consideração das possíveis complicações agudas da anemia falciforme. Não há um tratamento padronizado para a dor relacionada à anemia falciforme. Diversos analgésicos (anti-inflamatórios não esteroidais, agonistas-antagonistas opioides mistos e opioides), dosagens e intervalos de tempo podem ser escolhidos. Uma vez que muitos pacientes com anemia falciforme podem apresentar graus variáveis de disfunção hepática ou renal, o acetaminofeno e os anti-inflamatórios não esteroidais devem ser usados com cautela. Como muitos pacientes com episódios de dor aguda são tratados de maneira inadequada, o aspecto mais importante do tratamento da dor é a abordagem consistente, meticulosa e atenciosa, que ofereça alívio verdadeiro.

A transfusão de sangue selecionado pode diminuir os problemas transfusionais crônicos de sensibilização ao antígeno, sobrecarga de ferro e desenvolvimento de hepatite. Os pacientes com crises aplásicas ou de sequestro esplênico podem precisar de transfusão. Enquanto o objetivo geral da terapia transfusional simples na anemia sintomática é a concentração de hemoglobina até 10 g/dL, os pacientes assintomáticos não devem receber transfusões, independentemente do valor de hemoglobina.[38]

O priapismo é uma complicação dolorosa da anemia falciforme e pode provocar impotência. A terapia de primeira linha para o priapismo com mais de 2 horas de duração é a aspiração de sangue do corpo cavernoso e a irrigação com um agente α-adrenérgico (p. ex., fenilefrina). O tratamento cirúrgico urológico é reservado aos casos em que a aspiração e a irrigação não são eficazes.[38] As

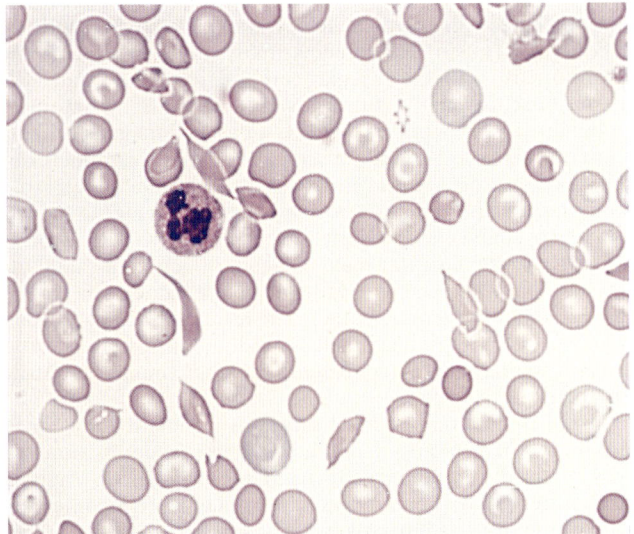

Fig. 112.6. Células falciformes. (De Hoffbrand AV, Pettite JE: Color atlas of clinical hematology, ed 3, London, 2000, Mosby, p 103.)

exsanguinotransfusões para tratamento do priapismo são controversas, mas hoje não são recomendadas.[39]

As exsanguinotransfusões são recomendadas em outras complicações, como acidentes vasculares cerebrais, em gestantes e antes de cirurgias de grande porte. Os sintomas do AVC podem ser revertidos e a frequência de recidivas, reduzida, quando são estabelecidos programas de transfusões regulares a cada 3 ou 4 semanas. O objetivo é a supressão da reticulocitose e a diminuição do nível de HbS a menos de 25%. Raramente, as transfusões são usadas para controle de crises ósseas ou viscerais. Estas transfusões não são procedimentos do DE e são consideradas somente após a consulta com hematologista.

Encaminhamento

Muitos pacientes com crise dolorosa podem ser controlados no DE e ter alta com prescrição de analgésicos. A internação pode ser justificada caso a dor não possa ser controlada com duas a três doses ou se o paciente não tolerar a administração oral de analgésicos.

POLICITEMIA

Princípios

Policitemia é um termo comumente usado para eritrocitose (ou seja, aumento do número de hemácias). Esse distúrbio é definido pelo número elevado de hemácias, geralmente maior do que o hematócrito. Embora ocasionalmente observado na medicina de emergência, a policitemia raramente requer intervenção emergencial. Na policitemia, o VCM é baixo e a concentração sérica de ferro é diminuída e há menor estoque de ferro. Os exames laboratoriais específicos são discutidos na seção Diagnóstico Diferencial.

A eritropoiese é controlada pelo hormônio glicoproteico eritropoietina, produzido nos rins. A molécula é ativada no fígado e regula as células-tronco comprometidas com a linhagem eritropoiética. Seu principal estimulante é a hipóxia tecidual. A disfunção neoplásica da medula óssea também pode aumentar o número absoluto de hemácias.

As principais complicações da policitemia são relacionadas ao aumento da viscosidade do sangue devido ao maior número de hemácias. Com o aumento do hematócrito a mais de 60%, a viscosidade se eleva de maneira quase exponencial, o que causa redução do fluxo tecidual, trombose e hemorragia. Este risco é reduzido pelo aumento associado do volume sanguíneo e pela dilatação vascular que diminui a viscosidade.[40]

Características Clínicas

Os sintomas podem variar de cefaleias leves à franca síndrome de hipervolemia (vertigem, tontura, visão borrada e cefaleia), hiperviscosidade (trombose venosa) e disfunção plaquetária (epistaxe, formação espontânea de hematomas e sangramento gastrointestinal).

Ao exame físico, a pele e as membranas mucosas apresentam pletora, ingurgitamento e congestão venosa (Fig. 112.7). Outros sistemas a serem examinados são a fundoscopia, para detecção de congestão venosa, o abdômen, quanto evidências de esplenomegalia, e o sistema cardiopulmonar, para sinais de insuficiência cardíaca congestiva. A investigação de tumores uterinos, no sistema nervoso central, renais e hepáticos deve ser realizada, já que estas doenças são associadas à policitemia secundária.

Diagnóstico Diferencial

A policitemia é classificada como aparente, primária ou secundária (Quadro 112.14). A policitemia aparente é a diminuição do volume plasmático sem que o volume de hemácias exceda o limite superior da normalidade. Observada em homens de meia-idade com sobrepeso e hipertensão, a policitemia por "estresse" é uma tendência à elevação do hematócrito, talvez relacionada ao tabagismo e seu

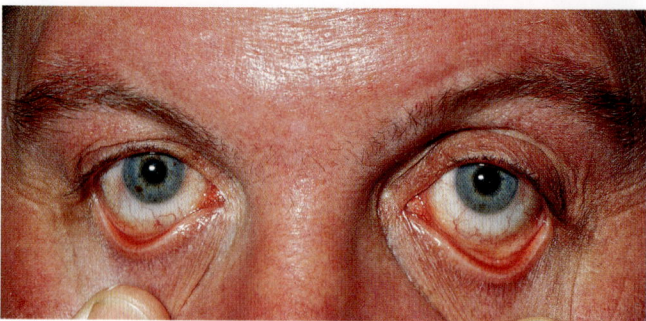

Fig. 112.7. Policitemia vera. Pletora facial e sufusão conjuntival em uma mulher de 40 anos de idade (hemoglobina, 19,5 g/dL). (De Hoffbrand AV, Pettite JE: Color atlas of clinical hematology, ed 3, London, 2000, Mosby, p 248.)

QUADRO 112.14

Causas de Policitemia Aparente e Secundária

Aumento adequado da concentração de eritropoietina causado por hipóxia tecidual
   Cardiopatia congênita com *shunt* da direita para a esquerda
   Doença pulmonar (p. ex., doença pulmonar obstrutiva crônica do tipo brônquico)
   Carboxiemoglobinemia
   Aclimatização a alta altitude
   Liberação tecidual menor de oxigênio em hemoglobinopatias com alta afinidade pelo gás
Produção autônoma inadequada de eritropoietina
   Origem renal: Carcinoma, hidronefrose, cisto
   Outras lesões: Fibromas uterinos, hepatoma de origem adrenal, hemangioma cerebelar
   Produção excessiva congênita
   Eritrocitose pura ou essencial
   Síndrome de imunodeficiência adquirida (AIDS) e tratamento com zidovudina

maior nível de carboxiemoglobina. O tratamento inclui perda de peso e controle da pressão arterial. O risco de complicações oclusivas vasculares é mínimo. O hematócrito geralmente é inferior a 60% e os parâmetros hematimétricos são normais.[41]

A policitemia vera primária é uma doença mieloproliferativa observada predominantemente em pacientes de meia-idade ou idosos. Os sintomas não específicos são relatados em até 30% dos pacientes e incluem cefaleia, fraqueza, vertigem, sudorese excessiva e prurido. Os problemas mais graves são os episódios trombóticos (acidente vascular cerebral, infarto do miocárdio e trombose de veia profunda), sangramento e hematoma. A policitemia vera primária envolve todas as linhagens celulares — células-tronco hematopoiéticas, eritroides, granulocíticas e megacariocíticas. A elevação da concentração de hemoglobina e da massa de hemácias é observada em praticamente todos os casos, mas contagens de plaquetas acima de 400.000/μL ocorrem em apenas 60% e contagens de leucócitos acima de 12.000/μL em somente 40%. A celularidade medular é aumentada em 90% dos pacientes e o armazenamento de ferro na medula é ausente em 94%. Os critérios diagnósticos usados pelo Grupo de Estudo em Policitemia Vera (*Polycythemia Vera Study Group*) são listados no Quadro 112.15.[42]

A policitemia vera pode ser satisfatoriamente tratada por flebotomia. A redução do hematócrito melhora alguns sintomas, mas não há diminuição da contagem de leucócitos ou plaquetas. A manutenção do hematócrito abaixo de 55% é recomendada para diminuição da hipervolemia e da hiperviscosidade. As complicações que precisam de tratamento adicional são hiperuricemia, aumento progressivo do número de hemácias, prurido intenso,

> **QUADRO 112.15**
>
> ## Critérios Diagnósticos da Policitemia Vera*
>
> **CATEGORIA A**
> Maior massa de hemácias
>   Em homens: Hemoglobina > 18,5 g/dL
>   Em mulheres: Hemoglobina > 16,5 g/dL
> Saturação arterial normal de oxigênio (>92%)
> Esplenomegalia
>
> **CATEGORIA B**
> Trombocitose: Plaquetas >400.000/mm³
> Leucocitose: Contagem de leucócitos >12.000/mm³ (sem febre ou infecção)
> Pontuação de fosfatase alcalina leucocitária >100
> Vitamina B_{12} >900 pg/mL, ausência de capacidade de ligação à vitamina B_{12}
>
> *Para o diagnóstico de policitemia vera, todos os três critérios da categoria A ou os dois primeiros critérios da categoria A com quaisquer dois critérios da categoria B precisam estar presentes.

esplenomegalia excessiva e trombocitose. Embora os estudos não demonstrem a melhora consistente da sobrevida em longo prazo, o tratamento pode incluir hidroxiureia, busulfan, clorambucil, interferon alfa, anagrelida ou fósforo radioativo (^{32}P).[43] A história natural da doença é a resolução em 15 a 20 anos. No entanto, pode haver desenvolvimento de mielofibrose com metaplasia mieloide. Em 10% dos casos, há desenvolvimento rápido de leucemia aguda pouco responsiva. A sobrevida em 15 anos de pacientes com policitemia vera é de 65%.[44,45] As causas de morte mais comuns são trombose (29%), neoplasias malignas hematológicas (23%), neoplasias malignas não hematológicas (16%), hemorragia e mielofibrose com metaplasia mieloide.

Exames Diagnósticos

A policitemia secundária pode ocorrer em função de uma resposta adequada da eritropoietina à oxigenação tecidual anormal. Este grupo de doenças deve ser descartado quando há saturação arterial de oxigênio normal. Por outro lado, pode haver uma produção autônoma inadequada de eritropoietina. O que pode ser confirmado com a dosagem de eritropoietina. Devido à forte associação a doenças renais, a tomografia computadorizada deve ser usada para avaliação de pacientes com a suspeita de produção inadequada de eritropoietina. A maioria dos pacientes com policitemia secundária não apresenta sintomas relacionados ao sistema nervoso central ou esplenomegalia. Além disso, uma vez que a eritropoietina estimula somente a via das hemácias, estes pacientes devem apresentar contagens normais de leucócitos e plaquetas.

Tratamento

O tratamento emergencial da policitemia sintomática é a flebotomia. De modo geral, cerca de 500 mL de sangue são removidos e substituídos por uma quantidade comparável de soro fisiológico. Se realizado lentamente, este procedimento não causa comprometimento hemodinâmico. Nas emergências verdadeiras, até 1 a 1,5 L de sangue pode ser removido durante um período de 24 horas. O objetivo inicial é a redução do hematócrito a 60%. O objetivo final é o valor abaixo de 55%. A administração de ácido acetilsalicílico em dose baixa, de 80 a 100 mg/dia, previne as complicações trombóticas em pacientes com policitemia vera e pode ser usada no tratamento agudo e crônico deste transtorno.[46]

Encaminhamento

Alguns pacientes com policitemia conhecida podem ser tratados com flebotomias ambulatoriais seriadas. Em paciente recém-diagnosticado ou sintomático, deve ser avaliada a necessidade de internação para uma avaliação completa.

> **CONCEITOS-CHAVE**
>
> - A anemia é causada por três mecanismos básicos: sangramento, hemólise e diminuição da produção de hemácias. Os índices hematimétricos e os esfregaços de sangue periférico podem ajudar a determinar o mecanismo da anemia.
> - A anemia em idosos geralmente é uma exacerbação de uma comorbidade preexistente.
> - A anemia de etiologia incerta deve ser meticulosamente avaliada. Se o paciente não apresentar repercussões hemodinâmicas, a avaliação deve ser realizada ambulatorialmente. Caso contrário, deve ser instituído tratamento em unidade de observação até que seja alcançada a estabilidade que possibilite o tratamento ambulatorial.
> - Os pacientes com anemia falciforme devem ser considerados portadores de crise álgica e tratados adequadamente até que se prove o contrário.
> - A síndrome torácica aguda é uma das causas mais comuns de morte em pacientes com anemia falciforme.
> - A terapia transfusional é mais utilizada na anemia falciforme associada ao AVC (em crianças), à síndrome torácica aguda e ao sequestro esplênico.
> - A policitemia é classificada como aparente (p. ex., desidratação), primária (p. ex., doença mieloproliferativa) ou secundária (p. ex., carcinoma ou outras doenças), e o tratamento é direcionado à causa.

As referências para este capítulo podem ser encontradas on-line no website Expert Consult associado à obra.

CAPÍTULO 113
White Blood Cell Disorders

Timothy G. Janz | *Alan A. Dupré*

Conteúdo disponível on-line em inglês.

CAPÍTULO 114
Distúrbios da Hemostasia

Alan A. Duprè | Timothy G. Janz

FUNDAMENTOS

Contexto e Importância

A hemostasia é o processo de formação do coágulo sanguíneo e representa uma resposta coordenada à lesão vascular. Ela necessita de uma resposta orquestrada de plaquetas, cascata de coagulação, endotélio e fibrinólise. A formação de coágulos estimulada pela trombina e a fibrinólise induzida pela plasmina estão intimamente relacionadas e reguladas. Este processo dinâmico é melhor visualizado em fases: a formação do tampão plaquetário, propagação da cascata de coagulação, formação do coágulo e fibrinólise.

A maioria dos distúrbios da hemostasia é adquirida e resulta da ação de drogas (p. ex., aspirina ou varfarina [Coumadin®]), doenças associadas (p. ex., insuficiência hepática), ou por causas iatrogênicas (p. ex., transfusões múltiplas).

Anatomia e Fisiologia

A integridade vascular é mantida por um revestimento de células endoteliais não reativas sobrepostas apoiadas por uma membrana basal, tecido conjuntivo e musculatura lisa. Estas células são importantes para manutenção de uma barreira contra macromoléculas e, quando lesadas, contribuem com a resposta metabólica e vasoconstrição local. O endotélio participa tanto na formação como na regulação do coágulo através da produção de substâncias, como o fator de von Willebrand (FvW), antitrombina III, sulfato de heparina, prostaciclina, óxido nítrico e inibidor da via do fator tecidual.

As plaquetas possuem diversos papéis na hemostasia. Elas são complexos fragmentos citoplasmáticos liberados de megacariócitos da medula óssea sob o controle da trombopoietina. As plaquetas contêm lisossomos, grânulos, uma membrana plasmática trilaminar, microtúbulos e um sistema canalicular. Grânulos são um importante componente da hemostasia e contêm aproximadamente 300 substâncias metabolicamente ativas, incluindo fator plaquetário 4, glicoproteínas de adesão e agregação, fatores de coagulação e inibidores fibrinolíticos. Cada um participa no processo de coagulação e contribui para a cicatrização de feridas pela mediação da inflamação, resposta imune e controle de infecções. A função das plaquetas é chamada de *hemostasia primária*, e é a defesa inicial contra a perda de sangue.[1] Um coágulo de fibrina que incorpora fatores de coagulação reforça um tampão plaquetário. A atividade plaquetária é resumida no Quadro 114.1. Qualquer um dos passos listados pode estar ausente, alterado ou inibido por distúrbios hereditários ou adquiridos.

A cascata de coagulação é um sistema complexo de fatores em equilíbrio que resulta na formação controlada de um coágulo de fibrina. Fatores de coagulação foram designados de forma padrão como numerais romanos correspondentes à sua ordem de descobrimento (Quadro 114.2). Uma versão simplificada da cascata de coagulação está apresentada na Figura 114.1. A cascata de coagulação é tradicionalmente composta pelas vias intrínseca e extrínseca. A via intrínseca é iniciada pela exposição do sangue a uma superfície de cargas elétricas negativas, como a superfície de vidro no exame de tempo de coagulação da tromboplastina parcial ativada. A via extrínseca é ativada pela exposição de fator tecidual no local da lesão vascular ou tromboplastina. Ambas as vias convergem para ativar o fator X, que então transforma a protrombina em trombina. O evento fisiológico primário que inicia a coagulação é a exposição do fator tecidual no local lesado do vaso. O fator tecidual é um cofator crítico necessário para ativação do fator VII. O fator VII ativado ativa o fator X diretamente, ou indiretamente, pela ativação do fator IX.

Fisiopatologia

A hemostasia depende da função normal e integração dos vasos sanguíneos, plaquetas e via de coagulação. Em razão das quantidades limitadas de fator tecidual e rápida inativação deste pelo inibidor da via do fator tecidual, a via extrínseca inicia o processo de coagulação, mas a síntese sustentada de trombina e formação do coágulo dependem da via intrínseca por meio da conversão do fator IX pelo fator VII ativado. As vias intrínseca, extrínseca e comum funcionam normalmente para que ocorra a hemostasia, e cada uma pode ser avaliada por testes laboratoriais. Os grupos clinicamente significativos de fatores de coagulação são demonstrados no Quadro 114.3.

Fatores dependentes de trombina são ativados pela trombina e podem dar origem a um distúrbio hemorrágico se ocorrer síntese defeituosa. Fatores dependentes de vitamina K também podem causar hemorragia por síntese defeituosa, como ocorre nas hepatopatias e uso de anticoagulantes cumarínicos. A heparina em combinação com a antitrombina III afeta a via de coagulação em vários pontos.

Todos os componentes da cascata de coagulação são necessários para prevenir hemorragia excessiva. A hemostasia é um balanço entre o estado de hemorragia excessiva e a trombose. Assim que a coagulação é iniciada, são necessários controles para prevenir trombose local ou generalizada (Quadro 114.4).

CARACTERÍSTICAS CLÍNICAS

Anamnese e Exame Físico

Um resumo da anamnese e exame físico é apresentado no Quadro 114.5. A história por si só pode ser útil para diferenciação entre anormalidades plaquetária e de fatores de coagulação. Distúrbios plaquetários são geralmente manifestados como petéquias adquiridas, púrpuras ou sangramentos em mucosas e são mais comuns em mulheres. Anormalidades plaquetárias podem ser causadas por doenças congênitas, mas a maioria delas é oriunda de condições adquiridas. A fonte da hemorragia é usualmente capilar, resultando em petéquias cutâneas e mucosas, ou equimoses. Epistaxe, menorragia e hemorragia gastrointestinal são sintomas iniciais comuns. A hemorragia geralmente é leve e ocorre imediatamente após cirurgia ou extrações dentárias. Petéquias e púrpuras podem ser notadas ao exame físico, e equimoses superficiais podem ser encontradas ao redor de locais de punção venosa. A púrpura associada aos distúrbios plaquetários é tipicamente assintomática e não palpável. Em contraste, a púrpura associada à vasculite pode queimar ou coçar e é palpável. Hematomas musculares profundos e hemartroses não são típicos dos distúrbios plaquetários. O tempo de sangramento está prolongado, e a contagem plaquetária pode estar baixa, normal ou alta.

Problemas de coagulação são comumente congênitos, caracterizados por hemorragias tardias muscular profunda ou articulares, e são mais comumente observados em homens. Vasculopatias têm apresentação semelhante àquela dos estados trombocitopênicos. As formas hereditárias são raras. Formas adquiridas estão geralmente associadas a alterações do tecido conjuntivo ou lesão endotelial.

Trombocitopenia

A trombocitopenia por diminuição da produção pela medula óssea é geralmente causada pela toxicidade de drogas quimioterápicas, mieloftise, ou efeitos diretos de agentes sobre a medula óssea, como álcool ou tiazídicos. O sequestro esplênico é uma causa rara de

QUADRO 114.1
Papel das Plaquetas na Hemostasia

Adesão ao tecido conjuntivo subendotelial: colágeno, membrana basal, e microfibrilas não colagenosas; fator VIII sérico (fator de von Willebrand [FvW]) permitem esta função; a adesão cria o tampão inicial para cessar a hemorragia

Liberação de adenosina difosfato, o mediador primário e amplificador da agregação; liberação de tromboxano A, outro agregador e potente vasoconstritor; liberação de cálcio, serotonina, epinefrina e pequenas quantidades de trombina.

Agregação plaquetária sobre a área de lesão endotelial

Estabilização do tampão hemostático por interação com o sistema de coagulação:
    Fator plaquetário 3, um fosfolipídio que ajuda a acelerar certas etapas na cascata de coagulação
    Fator plaquetário 4, uma proteína que neutraliza a heparina
    Iniciação e aceleração da coagulação por produção de trombina
    Possível secreção de formas ativas de proteínas de coagulação
Estímulo de reações limitantes de atividade plaquetária

QUADRO 114.2
Fatores de Coagulação

I. Fibrinogênios
II. Protrombina
III. Tromboplastina tecidual
IV. Cálcio
V. Fator lábil (proacelerina)
VI. Não designado
VII. Proconvertina
VIII. Fator anti-hemofílico A
IX. Fator anti-hemolítico B (componente plasmático da tromboplastina, fator de Christmas)
X. Fator de Stuart-Prower
XI. Precursor da tromboplastina plasmática
XII. Fator de Hageman (fator de contato)
XIII. Fator estabilizante da fibrina

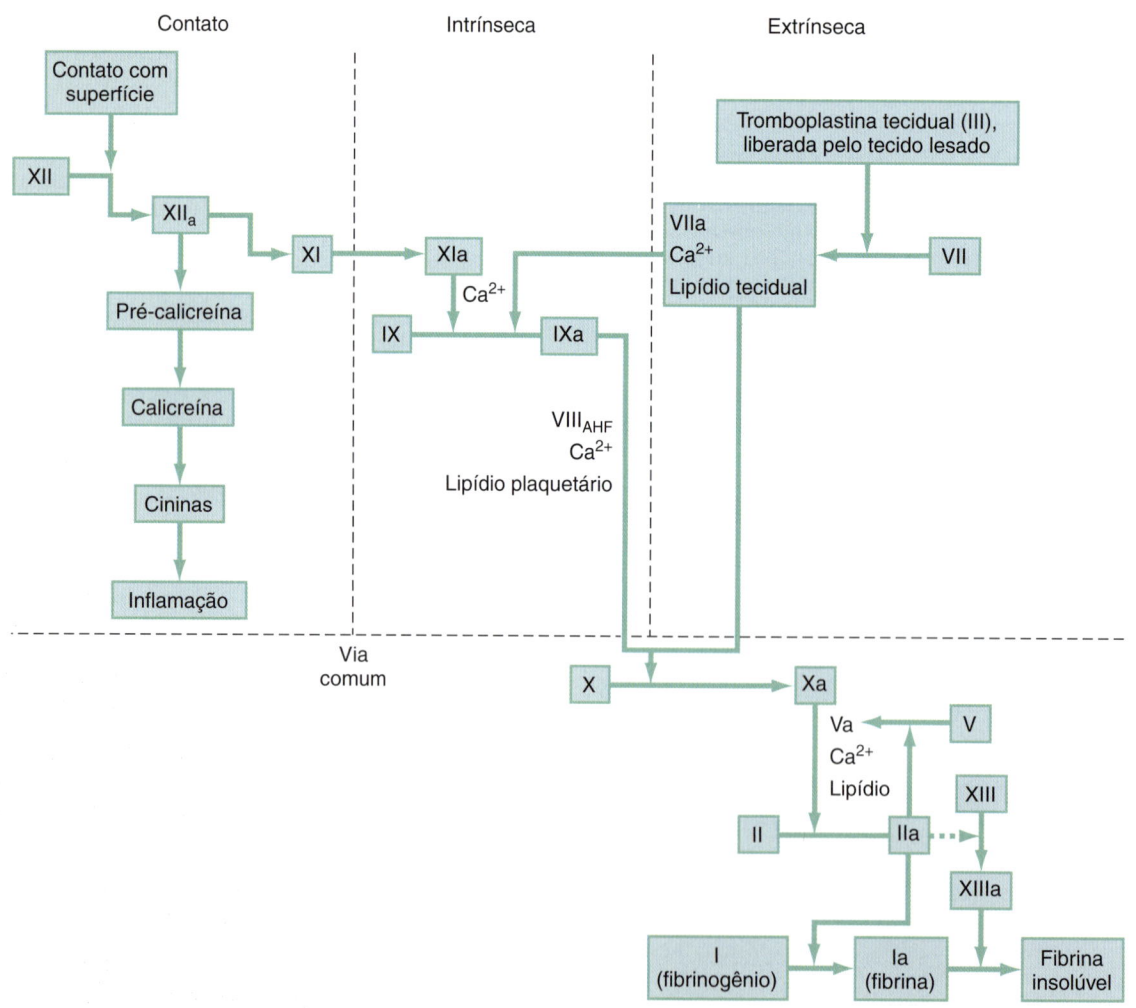

Fig. 114.1. Via de coagulação

QUADRO 114.3

Grupos Clinicamente Importantes de Fatores de Coagulação

Fatores dependentes da trombina que contribuem para a resposta metabólica e vasoconstrição local: I, V, VIII, XIII
Fatores dependentes da vitamina K: II, VII, IX, X
Locais de atividade da heparina: IIa, IXa, Xa (principal local), XIa, fator plaquetário 3

QUADRO 114.4

Controles Normais de Coagulação

Remoção e diluição dos fatores de coagulação ativados pelo fluxo sanguíneo, que também opõe-se mecanicamente ao crescimento do tampão hemostático
Alteração da atividade plaquetária por óxido nítrico e prostaciclina geradas pelo endotélio
Remoção dos componentes de coagulação ativados pelo sistema reticulo-endotelial
Regulação da cascata de coagulação pela antitrombina III, proteína C, proteína S e inibidor da via do fator tecidual
Ativação do sistema fibrinolítico

QUADRO 114.5

Avaliação Clínica de um Paciente em Hemorragia

HISTÓRICO
Característica da hemorragia
    Petéquias
    Púrpura
    Equimose
    Episódios hemorrágicos significativos
Locais de hemorragia
    Pele
    Mucosa: Oral ou Nasal
    Muscular
    Gastrointestinal
    Geniturinário
    Articulações
Padrões de hemorragia
    Início recente ou por toda a vida
    Frequência e gravidade
    Espontânea ou após lesão
Dificuldade de hemostasia
    Extração dentária
    Procedimentos cirúrgicos
    Associação a medicamentos, particularmente aspirina
Medicamentos
Doenças associadas
    Uremia
    Hepatopatia
    Infecção
    Neoplasia maligna
Transfusão prévia
Histórico familiar

EXAME FÍSICO
Sinais vitais
Pele: Natureza da hemorragia, sinais de hepatopatia
Mucosa: Oral ou Nasal
Linfadenopatia
Abdome: Tamanho e formato do fígado, esplenomegalia
Articulações: Sinais de hemorragia prévia
Outros locais de perda sanguínea: Pélvica, retal, trato urinário

---

trombocitopenia, mas é observado principalmente após hiperesplenismo, resultante de doença maligna hematológica, hipertensão portal ou distúrbios que envolvam o aumento da destruição esplênica das hemácias (RBC), como a esferocitose hereditária ou anemia hemolítica autoimune. A trombocitopenia resultante do aumento da destruição possui várias etiologias importantes.

Trombocitopenia Imune. Trombocitopenia associada ao aumento da destruição periférica de plaquetas e diminuição da sobrevida plaquetária causadas por um anticorpo antiplaquetário é observada em uma série de doenças. Doenças vasculares e do colágeno, particularmente o lúpus eritematoso sistêmico, podem causar diminuição relacionada à presença de anticorpo antiplaquetário. Associações semelhantes foram notadas em casos de leucemia e linfoma, principalmente linfoma linfocítico. Todas as avaliações de trombocitopenia imunomediada devem incluir um hemograma, esfregaço sanguíneo periférico, teste do anticorpo antinuclear e exame da medula óssea.

Algumas drogas estão associadas à trombocitopenia imunológica. Quinina e quinidina são agressores comuns que afetam plaquetas por um mecanismo de reação cruzada. A plaqueta é recoberta por um complexo droga-anticorpo, o complemento é fixado e ocorre lise plaquetária intravascular. Em razão de sua frequência relativamente alta, a heparina é uma importante causa de trombocitopenia induzida por drogas em pacientes hospitalizados. As plaquetas são ativadas pela formação do complexo imunoglobulina G (IgG) – heparina.

Heparinas de baixo peso molecular (HBPM) podem estar associadas a menor trombocitopenia do que as heparinas não fracionadas (HNF); entretanto, ambas as formas de heparina demonstram reatividade cruzada.[2] A trombocitopenia induzida por heparina (TIH) é um efeito colateral imunomediado grave associado à heparina.[3] O risco geral de TIH é de cerca de 1.2% para todos os pacientes que recebem HNF ou HBPM, sendo que determinadas condições cirúrgicas ou clínicas conferem maior risco.[2] Ela usualmente ocorre cinco a sete dias após o início do tratamento com heparina. O trombo ocorre em aproximadamente metade dos pacientes com TIH. As complicações trombóticas podem levar à perda de membros em até 20% e morte em até 30%. O diagnóstico é sugerido por trombocitopenia absoluta ou uma redução maior que 50% nas plaquetas após o início da heparina. Os testes diagnósticos mais específicos para TIH são ensaios de liberação de serotonina, ensaios de agregação plaquetária induzida por heparina e imunoensaios de fase sólida. Níveis de IgG antiplaquetas estão comumente elevados, mas este achado é menos específico e sensível do que outros testes diagnósticos. Mais preocupante para o emergencista é a TIH de início tardio. Esta forma de TIH ocorre em média 14 dias após o início da heparina, mas pode ocorrer até 40 dias após. Trombose arterial ou venosa tipicamente ocorrem em pacientes com TIH. A administração de heparina resulta na geração de anticorpos contra o complexo heparina – fator plaquetário 4, o qual é removido da circulação e resulta em trombocitopenia. Entretanto, este complexo também resulta na geração de microparticulas que possuem propriedades pró-coagulantes e formação de trombo.

Digoxina, sulfonamidas, fenitoína e aspirina são outros medicamentos que podem estar associados à trombocitopenia. O paciente geralmente ingeriu o medicamento nas últimas 24 horas. Um tipo de síndrome de púrpura trombocitopênica idiopática (PTI) também foi relatada em usuários de cocaína intravenosa. Testes clínicos com antagonistas da glicoproteína IIb/IIIa plaquetária sugerem que inibidores intravenosos de glicoproteína IIb/IIIa podem conferir maior risco de trombocitopenia associada, independente da terapia com heparina.[4] A contagem plaquetária pode cair abaixo de 10.000/mm^3 e ser complicada por hemorragias graves. Exames laboratoriais podem confirmar a presença de anticorpos, especialmente após a utilização de quinina e quinidina. Após cessar a administração da droga, as contagens plaquetárias melhoram lentamente durante o período de três a sete dias. Um ciclo curto de corticoides, como a prednisona em dose de 1 mg/kg com rápido desmame, pode facilitar a recuperação.[5]

A trombocitopenia imunomediada pós-infecciosa está geralmente associada a doenças virais, como sarampo, rubéola e varicela.

Embora muitos casos associados à sepse possuam origem mecânica, alguns mecanismos imunes foram demonstrados.[5]

A trombocitopenia pós-transfusão é um distúrbio raro que causa uma queda grave no número de plaquetas aproximadamente uma semana após a transfusão. Em 90% dos casos, sua origem está ligada aos 98% da população que carreia um antígeno PLA1 nas plaquetas. Apesar do fato de que 2% dos receptores de sangue sejam incompatíveis com relação a este antígeno, a ocorrência dessa reação é rara. Quando um paciente negativo para o antígeno PLA1 recebe uma transfusão de plaquetas, as plaquetas com anticorpos anti-PLA1 ligados provocam uma resposta anamnéstica, mas o mecanismo verdadeiro da destruição plaquetária permanece desconhecido. A contagem plaquetária frequentemente cai rapidamente abaixo de $10.000/mm^3$, com um risco significativo de hemorragias graves. A hemorragia intracraniana ocorre em aproximadamente 10% de tais casos. Os pacientes geralmente são mulheres de meia-idade com histórico de gravidez que possam ter sido previamente sensibilizadas ao antígeno PLA1 durante a gravidez. A terapia de troca de plasma é uma intervenção efetiva.[5]

Púrpura Trombocitopênica Idiopática.
A PTI autoimune é considerada após a exclusão de outras causas de trombocitopenia. A PTI está associada ao anticorpo antiplaquetário IgG, que é difícil de ser detectado. As duas formas clinicamente importantes são a aguda e a crônica.[6]

A forma aguda de PTI é observada mais frequentemente em crianças de dois a seis anos de idade. Um pródromo viral comumente ocorre dentro de três semanas antes da PTI. A contagem plaquetária diminui, usualmente a níveis menores que $20.000/mm^3$. O curso é autolimitado, com uma taxa de remissão espontânea maior que 90%. A morbidade e mortalidade são baixas, embora a recuperação completa possa demorar várias semanas. O tratamento da PTI aguda é de suporte. Terapia com esteroides e imunoglobulina intravenosa são reservadas para pacientes com hemorragia ativa.[5]

A forma crônica de PTI é primariamente uma doença adulta observada três vezes mais em mulheres do que em homens. O início da PTI crônica é insidioso, sem pródromo, e é manifestado como hematomas de fácil ocorrência, menstruações prolongadas e hemorragia de mucosas. O paciente pode apresentar petéquias ou púrpura, e as contagens plaquetárias ficam na faixa entre $30.000/mm^3$ e $100.000/mm^3$. Complicações hemorrágicas são de frequência e gravidade imprevisíveis, embora a taxa de mortalidade em longo prazo seja de aproximadamente 1%.[7] A esplenomegalia é incomum, seja na forma aguda ou crônica da PTI.

Um padrão semelhante de trombocitopenia foi reconhecido entre pacientes com vírus da imunodeficiência humana (HIV). Embora os achados clínicos e resposta à terapia mimetizem aqueles da PTI, o mecanismo é multifatorial e envolve a ação de imunocomplexos, anticorpos antiplaquetários e anti-HIV que reagem de forma cruzada com a membrana plaquetária, e efeitos secundários de drogas e infecções oportunistas. Desde o advento da terapia antirretroviral de alta eficácia, a prevalência do HIV associado à trombocitopenia diminuiu.[8]

Trombocitopenia Não Imunomediada.
A destruição plaquetária não imunomediada é geralmente por consumo ou mecânica. O consumo ocorre como parte do processo de coagulação intravascular, embora possa ser observado em locais de significativa perda endotelial. A púrpura trombocitopênica trombótica (PTT), síndrome hemolítico-urêmica (SHU) e vasculite promovem destruição plaquetária pelo dano endotelial.[7] A diferença mais evidente entre as primeiras duas é a idade de início e prognóstico.

Púrpura Trombocitopênica Trombótica.
A fisiopatologia da PTT é o depósito subendotelial e intraluminal de fibrina e agregados plaquetários em capilares e arteríolas. A SHU é considerada semelhante à PTT; entretanto, a SHU está associada a menor comprometimento do sistema nervoso central e maior prejuízo renal do que a PTT. Uma discussão mais completa de SHU é encontrada no capítulo 173. Embora os mecanismos da doença sejam incertos, supostamente a prostaciclina e a agregação plaquetária anormal têm um papel fundamental na patogênese. A doença pode afetar pacientes de qualquer idade ou sexo, mas a maioria dos pacientes tem entre 10 e 40 anos de idade, sendo 60% dos casos em mulheres. A maior parte dos casos de PTT é idiopática, entretanto a PTT pode estar associada a medicamentos. A quinina tradicionalmente é associada com a doença. As drogas antiplaquetárias ticlopidina e clopidogrel, os quais são utilizados para tratar uma série de distúrbios cardiovasculares e cerebrovasculares, também foram associadas à PTT. É classicamente descrita a associação de púrpura trombocitopênica, anemia hemolítica microangiopática, sintomas neurológicos intermitentes, doença renal e febre, entretanto a pêntade clássica não é comumente observada, devendo o diagnóstico ser suspeitado e o tratamento iniciado em casos de trombocitopenia inexplicada em associação a anemia hemolítica microangiopática.

A contagem plaquetária na PTT varia de $10.000/mm^3$ a $50.000/mm^3$, e queixas de púrpura e hemorragias generalizadas são frequentes. A anemia é universal, e os níveis de hematócrito são comumente menores que 20%. A hemólise pode causar icterícia ou palidez, e o esfregaço sanguíneo caracteristicamente contém numerosos esquisócitos e hemácias fragmentadas. Sintomas neurológicos incluem acidente vascular encefálico, convulsões, parestesias, rebaixamento do nível de consciência e coma, todas as quais caracteristicamente possuem intensidade flutuante. O componente renal varia de hematúria e proteinúria até insuficiência renal aguda. A febre está presente em 90% dos pacientes.

Trombocitopenia Dilucional.
A trombocitopenia dilucional ocorre em casos de transfusão maciça, transfusão por troca ou circulação extracorpórea. A reposição volêmica com sangue total armazenado é pobre em plaquetas porque as plaquetas possuem um tempo de vida de apenas nove dias. O número de transfusões está diretamente relacionado ao grau de trombocitopenia. A estratégia atual de transfusão envolve a monitorização da contagem plaquetária para cada 10 unidades de hemácias transfundidas, e transfusão de plaquetas assim que a contagem destas chegar a $50.000/mm^3$.

Trombocitopatia

O conhecimento da função anormal plaquetária como um distúrbio clínico tem crescido rapidamente nos últimos anos. A forma induzida por drogas pode ser uma das causas mais comumente observadas, especialmente em pacientes na unidade de terapia intensiva (UTI).[7] Defeitos podem ocorrer em qualquer nível de função plaquetária, incluindo adesão, liberação e agregação.

Defeitos de Adesão.
A doença de von Willebrand (DvW) representa os distúrbios de adesão, embroa seja mais um problema do fator VIII do que uma deficiência plaquetária em si. As plaquetas estão normais em morfologia, número, liberação e agregação. A adesão anormal da deficiência plasmática de um componente do fator VIII (FvW) que permite a adesão plaquetária.

Defeitos de Liberação.
Defeitos de liberação incluem síndromes de "armazenamento" na qual a liberação é normal, mas quantidades de adenosina difosfato, cálcio e serotonina estão diminuídas. Defeitos de liberação podem ser congênitos ou adquiridos, como no lúpus eritematoso sistêmico, alcoolismo ou linfoma. Drogas induzem o problema de liberação mais comum. Aspirina e drogas relacionadas bloqueiam a enzima cicloxigenase, que participa na formação do tromboxano A_2. A diminuição do tromboxano A_2 resulta em diminuição da agregação e menor vasoconstrição local. Ambos podem aumentar o risco hemorrágico. O exame para avaliação desse risco pode ser realizado pelo tempo de sangramento pós-aspirina. A aspirina é única no sentido de que afeta permanentemente esta reação para a vida da plaqueta em doses de somente 300 a 600 miligramas. A indometacina afeta a função somente enquanto está presente na circulação. Um problema semelhante pode ocorrer em pacientes com uremia ou disproteinemia e é raro como forma hereditária.

Defeitos de Agregação. Os defeitos de agregação primária estão associados à rara trombastenia de caraterística recessiva. Esta anormalidade da membrana plaquetária pode ser detectada pela ausência de retração do coágulo durante um teste de retração de duas horas.

Trombocitose

A trombocitose envolve uma contagem plaquetária maior que 600.000/mm³; o Quadro 114.6 apresenta uma lista de causas potenciais. É geralmente causada por infecções ou deficiência de ferro, nas quais não estão geralmente associadas a complicações. Quando primária ou autônoma pode estar associada à hemorragia ou trombose. É frequentemente um achado associado em pacientes com policitemia vera, mielofibrose ou leucemia mielocítica crônica, e em crianças com doença de Kawasaki. A trombocitose autônoma sugerida requer uma avaliação hematológica completa.

Distúrbios da Via de Coagulação

O sistema de coagulação faz a hemostasia secundária por uma cascata enzimática complexa. Os distúrbios clinicamente significativos possuem uma série de achados que ajudam a diferenciá-los de distúrbios plaquetários (Quadro 114.7).

O tempo de protrombina (TP) e tempo de tromboplastina parcial (TTP) são as ferramentas diagnósticas laboratoriais básicas para a avaliação dos distúrbios de coagulação e podem ser utilizadas para organizar a abordagem ao diagnóstico.

Tempo de Protrombina Anormal e Outros Resultados Normais

Um TP elevado reflete uma anormalidade da via extrínseca por deficiência do fator VIII. A forma hereditária é causada por uma rara mutação de um gene autossômico recessivo. A forma adquirida é comumente observada e pode ser resultado de deficiência de vitamina K, utilização de varfarina ou hepatopatia. Como o fator VIII possui a menor meia-vida dos fatores de coagulação (três a cinco horas), é o primeiro a manifestar uma deficiência quando sua forma ativa é subproduzida. O TP é uma medida sensível da função hepática e da eficácia da administração de varfarina. A razão normalizada internacional (RNI) calcula a relação de protrombina elevada ao poder do índice de sensibilidade internacional para reagentes específicos de tromboplastina. É recomendado que, na maioria das terapias com a varfarina, a RNI seja mantida entre 2.0 e 3.0, exceto em situações de doença valvar cardíaca, na qual a RNI almejada é de 2.5 a 3.5.

Tempo de Tromboplastina Parcial Anormal e Outros Resultados Normais

Dois grupos de distúrbios hereditários são manifestados como uma elevação isolada no TTP. O primeiro grupo envolve deficiências dos fatores de contato (p. ex., XII [fator de Hageman]), pré-calicreína (fator de Fletcher), e cininogênio de alto peso molecular. Eles causam um distúrbio benigno no qual o TTP está elevado, mas o paciente não tem diátese hemorrágica. Estas deficiências existem como anormalidades laboratoriais isoladas, e, desta forma, não devem ser elencadas como uma causa de hemorragia em um paciente. Elas podem ser testadas especificamente quando for necessário um diagnóstico preciso.

O segundo grupo causa problemas hemorrágicos significativos resultantes de deficiências de fatores dentro do sistema de coagulação intrínseco. Elas são as anormalidades hereditárias mais comuns de todo sistema de coagulação. Deficiências de fatores VIII, IX e XI correspondem a 99% dos distúrbios hemorrágicos hereditários. Pacientes com hemorragia ativa com risco de morte que supostamente possuem um distúrbio hemorrágico congênito podem ser tratados com plasma fresco congelado, 15 mL/kg, enquanto testes diagnósticos estão sendo realizados.

Em um paciente com TTP prolongado e um histórico de longa data de hemorragias, o teste mais importante é a avaliação do fator VIII e fator IX. Este teste afere a capacidade do plasma do paciente corrigir o TTP prolongado do plasma deficiente em fator VIII. Esta capacidade é comparada com aquela do plasma normal, e o resultado é dado como uma porcentagem do normal. O teste mede a atividade pró-coagulante do fator VIII, mas não discrimina entre atividade anormal resultante do fator VIII anormal e níveis baixos de fator VIII normal. As duas formas desta deficiência são hemofilia A e DvW.

QUADRO 114.6

Diagnósticos Diferenciais de Distúrbios Plaquetários

HISTÓRICO
Diminuição da produção
Diminuição de megacariócitos secundária a drogas, toxinas ou infecções
Megacariócitos normais com hematopoiese megaloblástica ou origem
  hereditária
Armazenamento de plaquetas e sequestro esplênico
  Aumento da destruição
Imunológica
  Relacionada à doença vascular colagenosa, linfoma, leucemia
  Relacionada a drogas
  Infecção
  Pós-transfusão
  Púrpura trombocitopênica idiopática (autoimune)
Mecânica
  Coagulação intravascular disseminada (CIVD)
  Púrpura trombocitopênica trombótica (PTT)
  Síndrome hemolítico-urêmica (SHU)
Vasculite
  Dilucional, secundária à transfusão sanguínea massiva

TROMBOCITOPATIA
Defeitos de adesão, como na Doença de von Willebrand (DvW)
Defeitos de liberação: Adquiridos e relacionados a drogas
Defeitos de agregação, como na trombastenia

TROMBOCITOSE
Autônoma (trombocitemia primária)
Reativa (trombocitemia secundária)
Deficiência de ferro
Infecção ou inflamação
Trauma
Doença maligna não hematológica
Pós-esplenectomia
Rebote por álcool, terapia com drogas citotóxicas, deficiência de folato
  ou vitamina B_{12}

QUADRO 114.7

Características dos Distúrbios de Coagulação que os Diferenciam de Distúrbios Plaquetários

A fonte da hemorragia é frequentemente um hematoma intramuscular
  ou partes moles profundas, oriunda de pequenas arteríolas
A forma congênita da doença ocorre predominantemente em homens,
  frequentemente com herança ligada ao sexo
A hemorragia pode ocorrer após cirurgia ou trauma, mas demora a
  iniciar em até 72 horas.
Epistaxe, menorragia e fontes gastrointestinais de hemorragia são raras,
  enquanto hematúria e hemartrose são comuns em casos graves.
O tempo de sangramento está normal, exceto em pacientes com
  Doença de von Willebrand (DvW).
Doença maligna não hematológica
Pós-esplenectomia

Hemofilia A. A hemofilia A é causada por uma forma variante do fator VIII que está presente em níveis normais, mas com função anormal. O fator VIII circula no plasma em concentrações muito baixas e normalmente está ligado ao FvW. A fonte de produção do fator VIII é incerta, mas supostamente o fígado é a principal fonte, uma vez que a hemofilia A pode ser corrigida por transplante hepático. A incidência da hemofilia A é de 60 a 80 por milhão de pessoas. Dos casos conhecidos, foi observado que 70% possuem uma natureza recessiva ligada ao sexo; ou seja, a doença é carreada no cromossomo X na localização Xq28. Os 25% a 30% restantes dos casos da doença supostamente são resultado de uma anormalidade genética ao acaso. A forma familiar possui uma consistência impressionante de gravidade de geração a geração, embora o grau de gravidade possua variação considerável. Esta gravidade pode estar diretamente relacionada ao nível da atividade coagulante do fator VIII (fator VIII:C). Casos com menos de 1% de atividade são graves, com tendência de hemorragia espontânea. Casos com 1% a 5% de atividade são moderados, com hemorragia espontânea rara, mas com maiores problemas após cirurgia ou trauma. Casos com 5% a 10% de atividade e acima são considerados leves, com pouco risco de hemorragia espontânea, mas ainda com risco após trauma e cirurgia. Muitos hemofílicos podem ter atividade acima de 10%, mas apresentam poucos problemas sob condições normais. O TTP pode não ter sensibilidade para este grupo, pois estará significativamente prolongado somente com níveis de fator VIII:C menores que 35% a 40%.[9]

A doença é observada como um distúrbio da hemostasia secundária com um padrão característico de hemorragia. A hemorragia pode ocorrer em qualquer local, mas músculos profundos, articulações, o trato urinário e locais intracranianos são os mais comuns. A hemartrose recorrente e destruição articular progressiva são as principais causas de morbidade na hemofilia. A hemorragia intracraniana é a principal causa de morte em todas as faixas etárias de hemofílicos. A hemorragia de mucosas, como a epistaxe ou hemorragia oral, ou menorragia, são raras a menos que a doença esteja associada à DvW ou inibição plaquetária, como após o uso de aspirina. A hemorragia gastrointestinal é rara, a menos que ocorra também a doença ulcerosa péptica. O trauma é um precipitante comum de hemorragia em todos os graus de gravidade. Este risco deve ser previsto em todos os hemofílicos, pois a hemorragia tardia pode ocorrer, usualmente em até oito horas, mas principalmente dentro de um a cinco dias e, raramente, mesmo após mais tempo após lesão traumática.[10]

Doença de von Willebrand. Para compreender a DvW, é útil revisar a nomenclatura utilizada para se referir ao fator VIII em alguns centros. O fator VIII possui pelo menos três atividades. A primeira é a atividade anti-hemofílica, ou pró-coagulante, VIII:C. Todas as referências ao fator VIII neste capítulo estão relacionadas a esta atividade. Uma segunda atividade suporta a adesão plaquetária e a agregação in vitro pelo antibiótico ristocetina; é chamada de *atividade de fator de von Willebrand*, ou VIII/FvW. Um terceiro componente reage com anticorpos de coelhos ao fator VIII; é chamado de *antígeno fator VIII*, ou VIII:Ag, e está relacionado ao nível plasmático mensurado, e não à atividade de fator VIII. A atividade do antígeno e do cofator para a função plaquetária estão estruturalmente relacionadas. A DvW diminuiu tanto os níveis de fator VIII:Ag como a atividade VIII:C secundária à menor produção. As plaquetas dos pacientes estão em número, condição morfológica e outras funções normais, mas na ausência de VIII:FvW circulante, suas propriedades de adesão estão diminuídas. A DvW é o distúrbio hemorrágico hereditário mais comum, com uma prevalência estimada de 1%. A doença ocorre em 5 a 10 pacientes por população de milhão como um traço autossômico dominante com variável padrão de penetrância. Uma rara hereditariedade ligada ao cromossomo X foi descrita.[11]

Manifestações de DvW são usualmente mais discretas e menos devastadoras do que aquelas da hemofilia. O nível de fator VIII:C está na faixa de 6% a 50%. Os locais de hemorragia predominantemente são as mucosas (p. ex., epistaxe) e pele. Hemartroses são raras, mas menorragia e hemorragia gastrointestinal são comuns.

A diferenciação laboratorial da hemofilia A inclui tempo de sangramento anormal, diminuição do nível de fator VIII:Ag, e agregação plaquetária anormal após ristocetina.

Hemofilia B (Doença de Christmas). A hemofilia B é uma deficiência da atividade do fator IX. Seu padrão genético e achados clínicos são indistinguíveis daqueles da hemofilia A, mas sua incidência é menor, cerca de um quinto da hemofilia A. O fator IX é uma glicoproteína dependente de vitamina K. Sua deficiência é diagnosticada por teste do fator IX, geralmente após o teste de fator VIII:C ser normal.

Distúrbios de Coagulação Diversos

Uma série de outros distúrbios pode ser causada por uma deficiência na via comum de coagulação. Um nível alterado de fibrinogênio ou função anormal é uma causa relativamente comum. Pacientes com esta deficiência também apresentam tempo de trombina anormal. As formas hereditárias são raras. As formas adquiridas têm sido relacionadas a substâncias bloqueadoras de fibrina e hipofibrinogenemia, que são observados mais frequentemente em casos de coagulação intravascular disseminada (CIVD) e disfibrinogenemia associada à macroglobulinemia, mieloma múltiplo e tumores hepáticos. No contexto da medicina de emergência, o papel mais importante do fibrinogênio está relacionado a sua atividade na CIVD.

Os outros componentes da via comum (fatores II, V e X) possuem raras deficiências hereditárias. As formas adquiridas são mais comuns e relacionadas à deficiência de vitamina K (diminuição da atividade dos fatores II, VII, IX e X), utilização de varfarina (mesmos fatores que a deficiência de vitamina K), insuficiência hepática (potencialmente todos os fatores, com exceção do VIII) e transfusão massiva de sangue armazenado (fatores VI e VIII, e plaquetas baixos).

Coagulação Intravascular Disseminada. A CIVD é uma coagulopatia adquirida relativamente comum. Sua natureza ubíqua, origens múltiplas e sequelas potencialmente devastadoras, balanceadas por um modo efetivo de terapia, tornam crítico o diagnóstico precoce deste processo hematológico. É mais frequentemente observada em situações de cuidado crítico. A hemostasia é alcançada por um balanço fino entre pró-coagulantes e inibidores, e formação de trombos e lise. O equilíbrio pode ser rompido por processos patológicos que resultam em uma coagulação e cascata fibrinolítica fora do controle dentro da circulação sistêmica. A sequência anormal de coagulação observada na CIVD é demonstrada no Quadro 114.8.

A consequência clínica destes processos é a combinação com risco de morte de uma diátese hemorrágica oriunda da perda de plaquetas e fatores de coagulação, fibrinólise e interferência dos produtos de degradação da fibrina; a obstrução de pequenos vasos e isquemia tecidual pela deposição de fibrina; lesão de hemácias e anemia por deposição de fibrina. Esta entidade precisa ser con-

---

QUADRO 114.8

Sequência de Coagulação Anormal da Coagulação Intravascular Disseminada

Plaquetas e fatores de coagulação são consumidos, especialmente fibrinogênio e fatores V, VIII e XIII.
A trombina é formada e suprime seu sistema inibitório, atuando para acelerar o processo de coagulação e ativando diretamente o fibrinogênio.
A fibrina é depositada em pequenos vasos em diversos órgãos.
O sistema fibrinolítico por conta da plasmina pode lisar a fibrina e prejudicar a formação de trombina.
Os produtos de degradação da fibrina são liberados e afetam a função plaquetária, além de inibir a polimerização da fibrina.
Os fatores de inibição da coagulação (p. ex., antitrombina III, proteína C e inibidor da via do fator tecidual) estão diminuídos.

TABELA 114.1

Diagnóstico Laboratorial da Coagulação Intravascular Disseminada

EXAME	ACHADO	FISIOPATOLOGIA
Esfregaço periférico	Plaquetas baixas, esquizócitos, fragmentos de hemácias	Fragmentação de hemácias em cordões de fibrina; esquizócitos nem sempre observados
Contagem plaquetária	Baixa (frequentemente menor que 100.000/mm^3)	Consumidas na coagulação; números menores interferem no tempo de coagulação
Tempo de protrombina (TP)	Prolongado	Fatores II e IV consumidos
Tempo de tromboplastina parcial (TTP)	Prolongado	Fatores II, V e VIII consumidos
Tempo de trombina	Prolongado	Diminuição no fator II e produtos de degradação da fibrina
Nível de fibrinogênio	Baixo	Fatores II consumido; pode ser difícil interpretar porque é um reagente de fase aguda
Produtos de degradação da fibrina (dímero-D)	Zero a aumentado	Dependente da quantidade de fibrinólise secundária
Creatinina sérica ou urinálise	Pode estar alterado	Avaliação funcional do órgão mais comumente lesado pelo depósito de fibrina

QUADRO 114.9

Diagnósticos Diferenciais de Distúrbios Vasculares

HEREDITÁRIOS
Doenças do tecido conjuntivo
    Pseudoxantoma elástico
    Síndrome de Ehlers-Danlos
    Osteogênese imperfeita
Doenças dos vasos sanguíneos
    Telangiectasia hemorrágica

ADQUIRIDOS
Escorbuto (deficiência de vitamina C)
Púrpura simples ou senil
Púrpura secundária ao uso de esteroides
Dano vascular
    Infecção (meningococcemia)
    Síndrome hemolítico-urêmica (SHU)
    Hipoxemia
    Púrpura trombocitopênica trombótica (PTT)
    Acidente ofídico
    Púrpura disproteinêmica

QUADRO 114.10

Exames de Coagulação

Hemograma e esfregaço (EDTA – tampa roxa)
Contagem plaquetária (EDTA – tampa roxa)
Tempo de sangramento
Tempo de protrombina (TP; citrato – tampa azul)
Tempo de tromboplastina parcial (TTP; citrato – tampa azul)
Outros exames de coagulação: dosagem de fibrinogênio, teste anti-Xa, tempo de trombina, solubilidade do coágulo, dosagem de fatores, exames de inibidores
Conforme necessário: Valores de eletrólitos; concentrações de glicose, UNS e creatinina; tipagem e prova cruzada

UNS, ureia nitrogenada sanguínea; *EDTA*, ácido etilenodiaminotetracético.

---

siderada em qualquer paciente no qual púrpura, uma tendência hemorrágica, e sinais de lesão em órgãos, particularmente do sistema nervoso central e rins, ocorrem. Esta descrição ampla é ainda mais confusa clinicamente pela variável velocidade e intensidade da coagulação intravascular, a efetividade da fibrinólise e outras manifestações sistêmicas da doença precipitante. O diagnóstico clínico da CIVD é confirmado por testes laboratoriais (Tabela 114.1).

Duas condições que podem simular a CIVD são hepatopatia grave e fibrinólise primária. A hepatopatia desta gravidade é usualmente manifestada por icterícia clínica e esplenomegalia. A fibrinólise primária é um distúrbio raro que afeta o fibrinogênio e a fibrina, mas geralmente deixa os componentes da coagulação (plaquetas, fator V e fator VIII) na faixa abaixo do normal. Exames laboratoriais adicionais podem ser utilizados para confirmar o diagnóstico de fibrinólise primária, mas estes não são tipicamente obtidos no departamento de emergência (DE) e são melhor requisitados em conjunto com um hematologista.

DIAGNÓSTICO DIFERENCIAL

Quando um distúrbio hemorrágico é diagnosticado ou suspeitado, a avaliação inicialmente inclui estabilização, que pode necessitar de reposição volêmica, de hemácias e de fatores de coagulação. Se o distúrbio for conhecido, complicações clínicas associadas a sua condição fisiopatológica precisam ser consideradas. Se o distúrbio for desconhecido, deve ser feito um rápido diagnóstico diferencial. O diagnóstico diferencial de distúrbios vasculares está listado no Quadro 114.9. Os diagnósticos diferenciais de distúrbios plaquetários estão listados no Quadro 114.6.

TESTES DIAGNÓSTICOS

Um diagnóstico definitivo depende de avaliação laboratorial. Testes pertinentes ao DE são discutidos nas seções seguintes e listados no Quadro 114.10.

Hemograma e Esfregaço Sanguíneo

O hemograma avalia o grau de anemia associado ao episódio hemorrágico. Reduções na hemoglobina e hematócrito geralmente têm um atraso para identificar a verdadeira perda de hemácias na hemorragia aguda, em razão de um tempo de equilíbrio lento. O esfregaço sanguíneo periférico pode demonstrar esquizócitos ou hemácias fragmentadas em anemias hemolíticas microangiopáticas, como na PTT ou CIVD. Hemácias em formato de lágrimas ou nucleadas podem refletir mielofitise. Uma morfologia característica de leucócitos é observada com trombocitopenia associada à mononucleose infecciosa, deficiência de folato ou vitamina B_{12}, ou leucemia.

Contagem plaquetária

A contagem plaquetária pode ser estimada pelo esfregaço. Normalmente, uma plaqueta está presente para cada 10 a 20 hemácias. Frequentemente, a contagem é automatizada, sendo que a variação normal vai de 150.000 a 400.000/mm^3. Contagens plaquetárias menores que 100.000/mm^3 definem a trombocitopenia. Com a função plaquetária normal, o tempo de sangramento aumenta em relação direta à diminuição na contagem plaquetária abaixo de 100.000/mm^3. Níveis menores que 20.000/mm^3 podem estar associados a hemorragias espontâneas graves, entretanto a contagem não dá informação alguma sobre a função das plaquetas.

Tempo de Sangramento e Ensaio para Função Plaquetária

Historicamente, o tempo de sangramento foi considerado o melhor teste para determinar tanto a integridade vascular como a função plaquetária. Entretanto, este teste é pouco sensível para identificação da disfunção plaquetária associada a medicações, DvW, e para prever hemorragias transcirúrgicas.[12] Algumas instituições substituíram o tempo de sangramento tradicional por um aparelho de análise de função plaquetária, que é mais conveniente, com valor clínico semelhante. Um tempo normal é de 8 minutos, um tempo de 8 a 10 minutos é limítrofe, e um tempo maior que 10 minutos é anormal. O ensaio de função plaquetária demonstrou ser altamente sensível para detecção de DvW moderada a grave, disfunção plaquetária relacionada a medicamentos, e distúrbios de função plaquetária. Embora menos sensível a doenças de menor repercussão clínica, o ensaio de função plaquetária é útil para detecção de patologias plaquetárias relevantes ao emergencista.[12] Em razão da alta incidência de disfunção plaquetária induzida por drogas, questione o paciente sobre medicamentos, particularmente aspirina e outros antiplaquetários (p. ex., clopidogrel). Testes de função plaquetária são independentes das vias de coagulação.

Tempo de Protrombina

O TP testa os fatores das vias extrínseca e comum. O plasma anticoagulado do paciente é combinado ao cálcio e fator tecidual preparado a partir de tecido cerebral de coelho ou ser humano. A sensibilidade para deficiências de fatores depende da fonte do fator tecidual. O TP detecta deficiências no fibrinogênio, protrombina (fator II), fator V, fator VII e fator X. Os resultados são relatados em segundos ou como a relação de protrombina. Para gerar a relação de protrombina, o tempo em segundos da amostra é dado sobre o tempo de um controle normal, por exemplo, 12.5/11.5. Os resultados são geralmente relatados em RNI, que compensa as diferenças na sensibilidade de diversos reagentes de tromboplastina aos efeitos da varfarina. O teste é útil para monitorização da utilização de anticoagulante cumarínicos, e o tempo pode estar prolongado em pacientes hepatopatas e com outras anormalidades de fatores sensíveis à vitamina K.

Tempo de Tromboplastina Parcial

O TTP testa os componentes das vias intrínseca e comum, ou seja, essencialmente todos os fatores, com exceção do VII e XIII em toda a cascata de coagulação. Neste teste, uma fonte de fosfolipídeos e um agente ativador de contato (caolina) são adicionados ao plasma citratado anticoagulado. Após um período de incubação que permite que o fator XII seja ativado, o cálcio é adicionado e o tempo de coagulação é registrado. Uma amostra controle normal é testada simultaneamente. Os intervalos normais podem variar entre laboratórios. O tempo médio é de 25 a 29 segundos. A sensibilidade do teste varia de fator para fator, mas os níveis de fatores usualmente são menores que 40% antes que o TTP esteja prolongado. O teste pode estar alterado por inibidores dos fatores de coagulação de origem externa (p. ex., heparina) ou interna (p. ex., anticorpo anti-VIII). Valores inapropriadamente altos podem ocorrer se o plasma estiver muito túrbido ou ictérico. O TTP ativado é mais sensível a anormalidades na sequência da cascata de coagulação que precede a ativação do fator X.

Ensaio Anti-Xa

O ensaio anti-Xa é um ensaio cromogênico que está se tornando cada vez mais disponível aos emergencistas para monitorização dos níveis de HBPM e não fracionada, e quantificação dos medicamentos rivaroxaban e apixaban. Ao monitorar os níveis de heparina, o teste deve idealmente ser realizado três a quatro horas após a administração do medicamento para monitorização do nível no pico de ação. Como este exame não está sujeito à variabilidade do TTP, esse teste tem se tornado mais atrativo pela diminuição dos custos nos últimos anos. O teste é considerado o padrão de referência para aferição da atividade da heparina *in vivo* e representa o único meio confiável de quantificar os níveis dos medicamentos rivaroxaban e apixaban.

Fibrinogênio

O fibrinogênio está presente em concentração suficiente para ser mensurado diretamente. Como é o substrato final da coagulação, seu nível reflete o equilíbrio entre produção e consumo. Pode estar diminuído por queda da produção, como na hepatopatia grave, ou por consumo excessivo, como na CIVD. Níveis baixos e alteração da função aumentam o TP, TTP e tempo de coagulação da trombina. Como o fibrinogênio é um reagente de fase aguda, certas condições, incluindo neoplasias, sepse, inflamação e gravidez podem alterar o resultado do teste.

Tempo de Trombina

A aferição do tempo de coagulação da trombina desvia das vias intrínseca e extrínseca pela conversão direta de fibrinogênio em fibrina. É um teste de triagem útil para anormalidades qualitativas e quantitativas de fibrinogênio e inibidores, como a heparina e produtos de degradação da fibrina. O teste também é um meio valioso para aferir a atividade de drogas inibidoras diretas da trombina, como o dabigatran.

Solubilidade do Coágulo

O resultado do teste de solubilidade do coágulo pode ser a única anormalidade em distúrbios que envolvem deficiência do fator XIII. Um coágulo lavado é incubado em ácido acético ou ureia. Se o coágulo de fibrina não estiver apropriadamente reticulado pelo fator XIII, ele dissolve.

Ensaios do Nível de Fatores

Os níveis de fatores são determinados seja por bioensaio, no qual a capacidade da amostra de plasma de normalizar de forma controlada o plasma deficiente em substrato é avaliada, seja por ensaio imunológico. Testes de triagem de inibidores revelam anticorpos no plasma que prolongam o tempo de coagulação normal do plasma quando misturados.

TRATAMENTO

Tratamento Doméstico

O tratamento ambulatorial de distúrbios hemostáticos não apresenta questões especiais além da identificação e controle de potenciais hemorragias. A compressão local e reposição volêmica são os pilares da terapia para perda sanguínea. Coagulopatias podem complicar qualquer problema clínico ou trauma. Coagulopatias podem ocorrer rapidamente em doentes críticos. Pacientes que não respondem rapidamente às medidas usuais de hemostasia devem ser considerados como portadores de um distúrbio hemorrágico importante.

Distúrbios Plaquetários

Transfusões de Plaquetas. A maioria dos distúrbios de função plaquetária *não é* tratada por transfusão de plaquetas, pois sua eficácia é questionável e pode ocorrer aloimunização. Transfusões de plaquetas são indicadas para distúrbios primários da medula óssea (p. ex., anemia aplásica ou leucemia aguda). A avaliação do risco de hemorragia espontânea por contagens de plaquetas é uma ciência imprecisa. Plaquetas menos maduras associadas a consumo periférico ou sequestro menos provavelmente permitirão hemorragias espontâneas do que aquelas associadas ao acometimento primário da medula óssea. Uma estimativa da funcionalidade é combinada à contagem plaquetária para melhor predizer a função hemostática. Em contagens abaixo de 40.000 a 50.000/mm³, um grau variável de risco existe, especialmente associado a trauma, úlceras ou procedimentos invasivos. Em contagens maiores que 50.000/mm³, a hemorragia causada por baixo número de plaquetas é improvável. Hemorragias espontâneas na ausência de cirurgia, trauma ou outros fatores de risco podem ocorrer em pacientes com contagens plaquetárias abaixo de 5.000 a 10.000/mm³, e transfusões plaquetárias profiláticas devem ser reservadas para este nível de trombocitopenia. A transfusão de plaquetas nesta situação deve ser iniciada após consulta a um hematologista.

Trombocitopenia Induzida por Medicações

Conforme mencionado anteriormente, a digoxina, sulfonamidas, fenitoína, aspirina, antagonistas das glicoproteínas IIb/IIIa, quinina e quinidina, e aspirina são drogas que podem estar associadas à trombocitopenia. Após cessar o medicamento, a contagem plaquetária melhora lentamente durante um período de 3 a 7 dias. Um curto período de corticoidoterapia, como prednisona na dose de 1 mg/kg com rápido desmame, pode facilitar a recuperação.[5]

Trombocitopenia Pós-Transfusão

Para o raro distúrbio que causa trombocitopenia pós-transfusão, a terapia de troca de plasma é uma intervenção eficaz.[5]

Púrpura Trombocitopênica Idiopática

O tratamento da PTI é de suporte. Esteroides e terapia com imunoglobulina intravenosa são reservados para pacientes com hemorragia ativa.[5] Entretanto, na PTI crônica, doenças associadas, tais como linfoma e lúpus eritematoso sistêmico, precisam ser descartadas antes da conclusão do diagnóstico de PTI. Testes laboratoriais quantitativos de anticorpos antiplaquetários podem diferenciar entre pacientes que responderão favoravelmente à terapia daqueles que não responderão. A hospitalização é recomendada durante a avaliação inicial, porque o diagnóstico diferencial é complexo e o risco de hemorragia é significativo. O tratamento inclui a interrupção de todos medicamentos não essenciais, particularmente aqueles que inibem a função plaquetária (p. ex., aspirina). O tratamento inicial da PTI crônica é tipicamente realizado com corticosteroides (prednisona 1 mg/kg por dia). A imunoglobulina intravenosa e imunoglobulina anti-D, em conjunto com esteroides, também já foram utilizados como terapia de primeira linha. Entretanto, estas terapias são melhor utilizadas após consulta com hematologista. Esplenectomia, terapia com anticorpos monoclonais e imunossupressores são considerados em casos de falha dos esteroides.[5] Foi recentemente demonstrado que um agonista receptor de trombopoietina (eltrombopag), em um teste bem desenvolvido, aumentou as contagens plaquetárias em pacientes com PTI recidivante ou refratária, e assim pode ter um papel no futuro.[13] Transfusões plaquetárias são utilizadas somente para controlar hemorragias que causam risco de morte, em razão do aumento dos títulos de anticorpos antiplaquetários e efeito hemostático de curta duração. Embora seja rara, a hemorragia com risco de morte é tratada com transfusões plaquetárias, imunoglobulina intravenosa (0.7 g/kg) e metilprednisolona (15 mg/kg intravenoso).[5] Embora o fator VIIa recombinante tenha sido utilizado na PTI para cessar a hemorragia, questões relacionadas à trombose limitam sua utilização quando alternativas mais seguras estão disponíveis.

Púrpura Trombocitopênica Trombótica

Antes da disponibilidade da plasmaférese, a PTT tinha um curso progressivo e fatal, com taxa de mortalidade de 90% um a três meses após o diagnóstico. A terapia incluiu corticosteroides, esplenectomia, anticoagulação, transfusão de troca e dextrano. Entretanto, a troca do plasma fresco congelado (plasmaférese) é a terapia-padrão, frequentemente com rituximabe como adjuvante.[14] Esta terapia reduziu a mortalidade para menos que 6.4%.[15] Além da troca do plasma, a terapia inicial pode também incluir esteroides (como a prednisona) e agentes antiplaquetários (como a aspirina e dipiridamol). Se houver suspeita de PTT no DE, um hematologista deve ser consultado antes que qualquer terapia seja iniciada. Com a exceção de hemorragias com risco de morte, a transfusão plaquetária é evitada porque as plaquetas podem causar trombos adicionais na microcirculação.

Hemofilia A

Tratamento da Hemofilia A

O tratamento da hemofilia envolve um esforço de equipe entre médicos, enfermeiros especializados, fisioterapeutas, assistentes sociais, paciente e família. A responsabilidade terapêutica do emergencista consiste de três áreas: (1) preparação e identificação do problema, avaliação inicial, e admissão de pacientes hemofílicos recém-diagnosticados; (2) terapia de reposição para episódios hemorrágicos; e (3) antecipação de potenciais ameaças à vida e admissão de pacientes sabidamente com hemofilia A para observação em circunstâncias selecionadas. Em um momento, o tratamento da hemorragia associada à hemofilia foi uma atividade relativamente comum para o emergencista, mas desde 1975, a terapia domiciliar para hemofilia tem aumentado. Portanto, vários hemofílicos agora vêm ao DE somente com complicações ou dificuldades relacionadas a traumas, e a maioria bem esclarecida sobre sua doença.

Preparação. O tratamento da hemofilia no DE é melhor alcançado com planejamento avançado que inclui protocolos desenvolvidos em conjunto com um hematologista para a administração de fator VIII. Emergencistas devem ter rápido acesso às informações relevantes dos pacientes hemofílicos, incluindo médicos generalistas e hematologistas, diagnósticas, nível de atividade do fator VIII, tipo sanguíneo, presença de anticorpos fator anti-hemofílico e tempo da última hospitalização. Isso pode ser alcançado por um sistema de registro médico eletrônico ou um arquivo mantido de pacientes sabidamente hemofílicos.

Terapia de Reposição. A terapia aceita para hemofilia A é a reposição com fator VIII por crioprecipitado ou concentrados de fator VIII:C. Estes concentrados são tratados por calor ou solventes e detergentes para diminuir a transmissão do vírus da hepatite B, vírus da hepatite C e HIV. O fator VIII também é produzido por técnicas recombinantes de DNA, sendo este considerado como o produto de reposição de escolha.[16] O fator VIII recombinante é comparável ao fator VIII derivado do plasma em termos de eficácia para o controle da hemorragia. Concentrados de fator VIII:C são comumente utilizados na hemofilia grave e para terapia domiciliar. O crioprecipitado é a fração proteica precipitável no frio derivada a partir do plasma fresco congelado descongelado entre 1° e 6 °C. Já foi o pilar da terapia para hemofilia A e pode ser utilizado quando concentrados de fator VIII não estão disponíveis.[10]

Antes de 1985, terapias de reposição derivadas do plasma causaram risco de transmissão do vírus da hepatite C, vírus da hepatite B e HIV. Entretanto, com os métodos atuais de exames do doador, técnicas antivirais e testes de segurança, e com a disponibilidade de fatores de coagulação recombinantes, o risco de transmissão viral é extremamente baixo.

A terapia para um episódio hemorrágico inclui uma série de considerações: as circunstâncias nas quais o fator VIII é administrado, a dosagem, a periodicidade da manutenção, a duração da dosagem, a presença de anticorpos, e os meios de avaliação da efetividade. Como regra geral, 1 UI/kg de fator VIII aumentará o nível circulante de fator VIII em 2%. A dose do fator VIII necessária é a suficiente para o aumento da porcentagem desejada na atividade do fator VIII x 0.5 x o peso em quilogramas. A porcentagem típica almejada de atividade do fator VIII varia de 25% a 40% para hemorragias menores ou trauma, maior que 50% para hemorragias moderadas, e 80% a 100% para hemorragias com risco de morte ou traumas graves. As

TABELA 114.2
Terapia por Fator VIII Recomendada para Problemas Específicos na Hemofilia

TIPO DE HEMORRAGIA	DOSAGEM INICIAL	DURAÇÃO	COMENTÁRIO
PELE			
Abrasão	Nenhum	Nenhum	Tratar com compressão local e trombina tópica
Laceração			
Superficial	Usualmente nenhum; se necessário, tratar como hemorragia leve	Nenhum	Pressão local e anestésicos com epinefrina podem ser benéficos; observe 4 horas após a sutura; reexaminar após 24 horas
Profunda	Hemorragia leve (25 mg/kg)	Dose única	Pode necessitar de hospitalização para observação; doses repetidas podem ser necessárias para retirada de pontos
EPISTAXE			
Espontânea	Usualmente nenhum; pode necessitar de tratamento como hemorragias leve	Nenhum	Incomum; considerar inibição plaquetária; tratar de maneira usual
Traumática	Hemorragia moderada (25 mg/kg)	Até 5 a 7 dias	Hemorragia relacionada a traumas pode ser significativa
ORAL			
Mucosas ou mordidas na língua	Usualmente nenhum; tratar como leve se o sangramento persistir	Dose única	Comumente observada
Traumática (laceração) ou extração dentária	Moderada (25 UI/kg) a grave (50 UI/kg)	Dose única; pode precisar de mais	A saliva tem importante atividade fibrinolítica; ácido ε-aminocaproico oral (Amicar®) pode ser administrado em 5 g (100 mg/kg) durante a primeira hora, então 1 g por hora durante 8 horas ou até que a hemorragia seja controlada para bloquear a fibrinólise; verificar contraindicações; hospitalizar pacientes com hemorragia severa
Hematomas de tecidos moles ou musculares	Moderada (25 UI/kg) a grave (50 UI/kg)	2 a 5 dias	Pode ser complicada por compressão em nervos ou vasos (p. ex., iliopsoas, antebraço, panturrilha)
HEMARTROSE			
Precoce	Leve (25 UI/kg)	Dose única	Tratar no sintoma mais precoce (dor); joelho, cotovelo, tornozelo mais comuns
Tardia ou casos irresponsivos de hemartrose precoce	Leve a moderada (25 UI/kg)	3 a 4 dias	Artrocentese raramente necessária e somente com nível de cobertura de 50%; a imobilização é um ponto crítico da terapia
Hematúria	Leve (12.5 UI/kg)	2 a 3 dias	A uroquinase é uma enzima fibrinolítica presente na urina; com hematúria persistente, uma causa orgânica deve ser descartada
Hemorragia importante ou com risco de morte	Hemorragia grave (50 UI/kg)	7 a 10 dias ou três a cinco dias após cessar a hemorragia	Em traumas cefálicos, a terapia deve ser administrada profilaticamente; a TC precoce da cabeça é recomendada para todos

TABELA 114.3
Dosagem do Fator VIII (Fator Anti-hemofílico)

RISCO HEMORRÁGICO	NÍVEL DESEJADO DE FATOR VIII (%)	DOSE INICIAL (UI/KG)
Leve	5 a 10	12.5
Moderado	20 a 30	25
Grave	50 ou maior	50

Tabelas 114.2 e 114.3 incluem as diretrizes para o tratamento recomendado em uma série de circunstâncias. O cálculo padronizado da dosagem de fator VIII (fator anti-hemofílico) é o seguinte:

1. Volume de plasma do paciente (50 mL/kg x peso em kg) x (nível desejado de fator VIII [porcentagem]) – (nível atual de fator VIII [porcentagem]) = número de unidades para dose inicial.
2. Na terapia emergencial, assume-se que o nível presente de fator VIII seja zero.
3. Uma unidade é a atividade do fator de coagulação presente em 1 mL de plasma humano normal.
4. Como a meia-vida do fator VIII é de 8 a 12 horas, o nível desejado é mantido administrando metade da dose inicial a cada 8 a 12 horas.
5. Assume-se que o crioprecipitado tenha 80 a 100 UI de fator VIII:C por bolsa; os concentrados de fator VIII:C listam as unidades por frasco no rótulo.

De maneira mais importante, o emergencista deve atuar e instituir a terapia precoce para pacientes que referem hemorragia.

A resposta à terapia pode ser monitorada pela melhora clínica, diminuição do TTP, e, de melhor forma, níveis seriados de atividade de fator VIII:C. A ausência de resposta à administração de fator VIII deve levantar a possibilidade de anticorpos circulantes. Todos os hemofílicos devem ser testados para o desenvolvimento destes anticorpos fatores anti-hemofílicos quando eles são administrados na terapia hospitalar ou se sua condição se torna refratária à terapia domiciliar.

Os 7% a 20% de pacientes nos quais estes anticorpos IgG ocorrem geralmente possuem uma grave deficiência que necessita de diversas transfusões de fator VIII. O tratamento pode ser complexo, e a hospitalização é necessária. Uma série de terapias tem sido considerada, mas os tratamentos atuais incluem agentes de indução de tolerância imunonológica.[17] O fator VIIa recombinante utilizado na hemofilia complicada por inibidores de aloanticorpos demonstrou cessar a hemorragia em 93% dos casos.[18] Hemorragias graves ou intratáveis podem melhorar em alguns pacientes não hemofílicos após a utilização do fator VIIa recombinante, entretanto não foi comprovada melhora na sobrevida, e a incidência do tromboembolismo pode ser aumentada.[19] Até que mais dados estejam disponíveis, o papel do fator VIIa recombinante em situações fora dos distúrbios congênitos de coagulação deve ainda ser determinado. Anticorpos adquiridos IgG anti-hemofílicos podem existir em pacientes não hemofílicos. Eles podem ocorrer no período pós-parto; como reações imunológicas à penicilina ou fenitoína; e em associação ao lúpus eritematoso sistêmico, artrite reumatoide ou doença inflamatória intestinal. O diagnóstico é confirmado pela ocorrência de uma síndrome adquirida semelhante à hemofilia com títulos positivos de anticorpos.

O acetato de desmopressina demonstrou aumentar os níveis de fatores VIII:C e VIII:Ag em pacientes com hemofilia A e em alguns com DvW. É administrado por via intravenosa em 0.3 µg/kg por dose. Os benefícios são notados em pacientes com doença leve a moderada, e os efeitos de uma única dose duram por 4 a 6 horas.[20] A utilização de desmopressina no DE é provavelmente melhor indicada para pacientes que foram tratados com sucesso por ela no passado ou em consulta com o hematologista do paciente.

Profilaxia. A antecipação da hemorragia tardia em pacientes com hemofilia pode necessitar de internação e observação para uma série de lesões relacionadas a traumas. Candidatos para internação profilática são pacientes com lacerações profundas; aqueles com lesões em tecidos moles em áreas onde a pressão por um hematoma em desenvolvimento pode ser destrutiva, como olhos, boca, pescoço, costas e coluna espinhal; e pacientes com um histórico de forças traumáticas importantes mesmo que sem lesão. O trauma cefálico potencialmente causa risco de morte a hemofílicos, e a hemorragia do sistema nervoso central é a principal causa de morte nestes pacientes em todas as faixas etárias. Estudos observam um risco de 3% a 13% de hemorragia intracraniana. Em pacientes com doença grave que sofrem trauma cefálico, há probabilidade significativamente menor de sofrer hemorragia intracraniana tardia quando administrada terapia de reposição dentro de seis horas. Pacientes que sofrem trauma cefálico, mas que têm exames de tomografia computadorizada normais, devem ter iniciada a terapia com fator VIII para um nível de atividade maior que 50%. Todos os hemofílicos que sofrem trauma cefálico devem ser considerados para hospitalização com consulta hematológica precoce.

A terapia gênica representa um desenvolvimento potencial no tratamento da hemofilia. Com o objetivo de aumentar a expressão de fator VIII funcional, a possibilidade existe tanto para a cura parcial como completa da hemofilia por diversas abordagens de terapia gênica. Estudos iniciais são encorajadores, mas desafios significativos ainda impedem que a terapia gênica seja uma opção aprovada neste momento.[20] Entretanto, testes e aconselhamentos genéticos estão disponíveis.

Hemofilia B

O esquema de reposição para o fator IX é semelhante àquele da hemofilia A, mas um concentrado purificado de fator IX ou preparação recombinante de fator IX são utilizados. O complexo protrombínico (fatores II, VII, IX e X) e plasma fresco congelado também são úteis, mas eles causam um risco maior de transmissão viral e trombose venosa ou arterial. O esquema de dose de manutenção é aumentado a cada 24 horas em razão da maior meia-vida do fator IX. Questões clínicas e estratégias terapêuticas associadas à hemofilia A também se aplicam à hemofilia B.

Semelhante à hemofilia A, testes e aconselhamento genéticos estão disponíveis. A terapia gênica na hemofilia B avançou além da hemofilia A devido a uma simplicidade relativa e menor tamanho dos genes. Vários estudos clínicos recentes utilizando terapia gênica para tratar hemofilia B foram iniciados.[21]

Doença de von Willebrand

Em pacientes com DvW grave, a reposição de concentrado de fator VIII de pureza intermediária é o método de escolha. A dose inicial é de 50 UI/kg seguida por 20 a 40 UI/kg a cada 12 horas para manter os níveis de FvW em 50% ou para controlar as hemorragias.[22] Uma resposta singular à transfusão de componentes plasmáticos em pacientes com DvW é a estimulação do incremento progressivo na atividade VIII:C que dura 12 a 40 horas. Após a dose inicial, menos unidades são necessárias, e esquemas posológicos mais longos podem ser seguidos por uma resposta clínica e uma combinação de atividade de fator VIII:C e tempos de sangramento seriados. O crioprecipitado não é mais recomendado em razão do risco de transmissão viral.

A desmopressina é benéfica em pacientes com DvW leve a moderadamente grave. Como a maioria dos pacientes está nesta categoria, é o tratamento preferido dado o baixo custo e riscos associados a esta medicação. Agentes antifibrinolíticos adjuvantes, como o ácido tranexâmico, também demonstraram benefícios na DvW.[22] Em circunstâncias extremas sem alternativas, o plasma fresco congelado pode ser utilizado. Um concentrado de fator VIII (Humate-P®) também demonstrou presença de fatores VIII/FvW suficientes para tratar a doença.

Hemorragia Induzida por Medicamentos

A anticoagulação excessiva por varfarina ocorre por uma série de causas, incluindo interações entre varfarina e outras drogas, ou alimentos e doenças concomitantes que interferem com a absorção ou metabolismo desse fármaco. O tratamento da anticoagulação excessiva por varfarina depende do grau de elevação da RNI e se a hemorragia acompanha o estado de anticoagulação excessiva. Se a RNI estiver abaixo de 5.0 e não for acompanhada por hemorragia, o tratamento consiste de suspensão da varfarina. Se a RNI estiver entre 5.0 e 9.0 sem hemorragia, além de cessar a administração de mais doses de varfarina, 1.0 a 2.5 mg de vitamina K por via oral como terapia é recomendada. Pacientes com RNI acima de 9.0, mas sem hemorragia, são tratados com 5 mg de vitamina K por via oral. Pacientes com RNI elevado e hemorragia necessitam de 10 mg de vitamina K e a administração de plasma fresco congelado ou concentrados de complexo protrombínico. A vitamina K pode ser administrada por via oral, intravenosa ou subcutânea. A dose oral é superior a outras vias de administração, e a aplicação subcutânea é o método menos desejável de administração. Em casos de anticoagulação excessiva com varfarina que são acompanhados por hemorragia grave ou com risco de morte, a vitamina K é frequentemente administrada por via intravenosa. A vitamina K aplicada por via intravenosa deve ser administrada como uma infusão durante 20 a 30 minutos, e não como uma injeção em *bólus*.

A hemorragia por terapia com heparina não chega a ser um problema no DE, mas ainda pode necessitar de cuidados (p. ex., pacientes oriundos da diálise). Além da descontinuação da heparina, a administração de sulfato de protamina pode urgentemente reverter os efeitos da heparina. O efeito neutralizante completo da heparina não fracionada é alcançado com 1 mg de protamina para cada 100 unidades de heparina. A protamina também pode ser utilizada para reverter os efeitos da HBPM; entretanto, ela não interrompe completamente os efeitos anticoagulantes como faz com a HNF. Quando é utilizada para hemorragias causadas por HBPM, a dose de protamina é de 1 mg para cada 1 mg de HBPM. Como a administração rápida de protamina resulta em hipotensão, a taxa recomendada de administração não deve exceder 50 mg para cada 10 minutos. O fator recombinante VIIa pode ser considerado em formas resistentes de hemorragia por anticoagulação; entretanto, não é um substituto para vitamina K, protamina ou transfusões de hemocomponentes.

Nos últimos anos, novos anticoagulantes orais (NOACs) têm ganhado popularidade. O primeiro a ganhar a aprovação da Food and Drug Administration (FDA), dabigatran, é um inibidor direto da trombina. As outras duas medicações aprovadas, rivaroxaban e apixaban, são inibidores seletivos de fator Xa. Ao contrário da varfarina e heparina, diretrizes clínicas específicas relativas aos NOACs não abordam a reversão no caso de hemorragias. Isso impõe um desafio ao emergencista que provavelmente atenderá pacientes com hemorragias por estas medicações. Para todas estas três medicações, o TP e TTP ativado são insensíveis para exclusão de concentrações clinicamente impactantes das drogas. Conforme discutido na seção de Testes Diagnósticos, o tempo de trombina pode ser utilizado para quantificação da droga dabigatran, e a atividade anti-Xa pode ser utilizada para quantificação de rivaroxaban e apixaban.[23] Em razão da curta meia-vida destes agentes, em hemorragias leves e moderadas, o suporte clínico e observação ao mesmo tempo da interrupção do anticoagulante pode ser suficiente na maioria dos pacientes. Em hemorragias graves com risco de morte, o complexo protrombínico é recomendado para suporte da reversão, já que nenhum agente de reversão específico foi aprovado. Além disso, a diálise pode ser considerada em casos que envolvem dabigatran, já que aproximadamente 57% da droga é removida após 4 horas de diálise. No caso do apixaban, carvão ativado demonstrou reduzir a absorção se administrado dentro de 6 horas após a ingestão.[24] Diversos agentes de reversão específicos para os NOACs estão atualmente em desenvolvimento.

Coagulação Intravascular Disseminada

Ao planejar a terapia, o emergencista deve lembrar que a CIVD é secundária a um processo patológico subjacente. Assim que o diagnóstico for confirmado, o tratamento inicial é focado na reversão do mecanismo desencadeador. Vários episódios de CIVD são autolimitados, como na reação transfusional, ou compensados, como na associação com tumores, e não necessitam de intervenção que não o suporte.

A terapia de reposição é usualmente instituída simultaneamente a tentativas de controlar o processo primário. O objetivo é evitar depleção dos fatores de coagulação. O tratamento é parcialmente baseado em qual dos dois principais componentes patológicos da CIVD predomina no cenário clínico. Se houver hemorragia ativa, a terapia de reposição com plaquetas, plasma fresco congelado e crioprecipitado (I, V e VIII) é recomendada. A terapia de reposição seletiva pode ser baseada na resposta laboratorial e clínica. O retardo da hemorragia, diminuição dos produtos de degradação da fibrina e um aumento nas contagens plaquetárias e níveis de fibrinogênio são monitoramentos úteis. A normalização dos tempos de coagulação ocorre muito tardiamente para ser considerada uma forma de acompanhamento.

A heparina possui indicação restrita no tratamento da CIVD quando a deposição de fibrina e trombose dominam a situação patológica. Certos estados mórbidos estão associados mais à deposição de fibrina, na qual a terapia com heparina deve ser considerada. Exemplos incluem púrpura fulminante, fetos mortos retidos antes do parto, hemangioma gigante e leucemia mieloide aguda. A terapia com heparina é de pouco benefício em casos de menigococcemia, descolamento de placenta, hepatopatia grave e trauma. Baixas doses de heparina (300 a 500 unidades/hora) como infusão contínua são atualmente recomendadas. HBPM também podem ser utilizadas ao invés de HNF. A monitorização contínua da resposta clínica, níveis de heparina e estado hemorrágico é necessária.

Outros agentes terapêuticos, como a antitrombina III e proteína C ativada, já foram avaliados, entretanto nenhum demonstrou melhorar os resultados na CIVD, e somente a proteína C ativada recombinante (drotrecogina alfa) foi associada a melhores resultados no choque séptico, independentemente da presença do quadro de CIVD.[25]

Os objetivos do cuidado emergencial de pacientes com CIVD incluem o reconhecimento inicial, busca pelo diagnóstico, compreensão das potenciais complicações com risco de morte e, raramente, início da terapia.

ENCAMINHAMENTO

Todos os pacientes com distúrbios hemorrágicos de causa desconhecida ou de gravidade significativa devem ser hospitalizados para melhor avaliação. As circunstâncias nas quais um paciente com distúrbio hemorrágico conhecido possa receber alta para cuidados domiciliares são discutidas em seções anteriores ou estados mórbidos individuais. A transferência destes pacientes pode ser necessária, particularmente se a consulta com um hematologista não for prontamente disponível. A estabilização hemodinâmica, monitorização apropriada e conhecimento completo e compreensão por parte da família, além de aceitação do médico devem ocorrer antes da transferência. Em razão do padrão tardio de hemorragia em hemofílicos, transportes por longas distâncias devem ser realizados com extrema cautela. Portanto, a importância de conhecimento avançado e preparação é enfatizada. Pacientes fora do ambiente hospitalar são usualmente tratados sob a tutela de hematologistas. A notificação precoce e consultas de acompanhamento apropriadas devem ser feitas com estes especialistas.

CONCEITOS-CHAVE

- Embora distúrbios hemostáticos sejam confirmados por padrões específicos em exames laboratoriais, uma história cuidadosa e exame físico focado são a chave para o diagnóstico de doenças hematológicas.
- Todos os pacientes com distúrbios hemorrágicos de causa desconhecida ou de gravidade significativa devem ser hospitalizados para melhor avaliação.
- A frequência de distúrbios hemorrágicos observados no DE é desconhecida; entretanto, eles são provavelmente mais comuns do que pensamos. Embora doenças clássicas como a hemofilia e a CIVD sejam incomuns, a utilização de agentes antiplaquetários e anticoagulantes é comum em outros estados mórbidos, como em doenças cardiovasculares.
- Pacientes hemofílicos frequentemente são bem esclarecidos sobre sua condição. A contribuição do paciente deve ser solicitada e respeitada, e a consulta precoce com o hematologista do paciente é encorajada. Considere a terapia inicial de reposição de fatores de coagulação ao mesmo tempo em que são realizados os testes diagnósticos.
- Pacientes com hemorragias ativas com risco de morte que supostamente possuem um distúrbio hemorrágico congênito podem ser tratados com plasma fresco congelado, 15 mL/kg, enquanto exames diagnósticos estiverem sendo realizados.
- A disfunção plaquetária é frequentemente associada a baixas contagens plaquetárias. Embora trombocitopenias críticas aumentem o risco de hemorragias, particularmente após traumas e cirurgias, a disfunção pode ocorrer com contagens normais. Por exemplo, a terapia com aspirina e nefropatias podem alterar a função plaquetária sem reduzir as contagens no sangue.
- Todas avaliações de suspeita de PTI incluem hemograma, esfregaço periférico, teste de anticorpo antinuclear e avaliação da medula óssea.
- Deve-se suspeitar de PTT em situações de trombocitopenia e anemia hemolítica microangiopática, e a terapia precoce com troca de plasma deve ser iniciada mesmo na ausência da pêntade clássica. A transfusão de plaquetas deve ser evitada.

As referências para este capítulo podem ser encontradas on-line no website Expert Consult associado à obra.

CAPÍTULO 115
Selected Oncologic Emergencies

Michael T. McCurdy | *David A. Wacker*

Conteúdo disponível on-line em inglês.

SEÇÃO ONZE
Metabolismo e Endocrinologia

CAPÍTULO 116
Distúrbios Acidobásicos

Reuben J. Strayer

FUNDAMENTOS

O tratamento dos diversos desequilíbrios acidobásicos requer identificação e tratamento da causa de base. Emergencistas devem reconhecer a presença do distúrbio acidobásico e utilizar uma abordagem sistemática que incorpora uma compreensão de elementos essenciais da fisiologia acidobásica, as causas mais importantes de desarranjos acidobásicos, e os principais passos no manejo. Vários processos celulares básicos são sensíveis a pequenas alterações no pH sérico; os rins, pulmões e tampões fisiológicos determinam o pH sérico, que normalmente está situado entre 7.36 e 7.44. O pH sérico é determinado pelas concentrações relativas de bicarbonato (HCO_3^-) e dióxido de carbono (Pa_{CO2}) = [1.5 x HCO_3^- sérico] + [8 ± 2]; quando duas destas variáveis são conhecidas, a terceira pode ser calculada. A maioria dos gasômetros mede pH e Pa_{CO2}, e reporta o [HCO_3^-] calculado. A maior parte dos laboratórios, quando relata uma concentração sérica de bicarbonato, refere uma concentração aferida de dióxido de carbono total, que é a soma do bicarbonato sérico e dióxido de carbono dissolvido. O dióxido de carbono dissolvido usualmente contribui minimamente para a concentração de dióxido de carbono total, mas pode se tornar significativo em pacientes com hipercapnia.

Uma acidose é um processo que diminui o HCO_3^- ou eleva a Pa_{CO2}, criando uma acidemia quando o pH sérico está abaixo de 7.36. Do contrário, uma alcalose representa um processo que eleva o HCO_3^- e/ou diminui a Pa_{CO2}, criando uma alcalemia quando o pH sérico está acima de 7.44. Os termos *acidemia* e *acidose* não são substituíveis – acidose ou alcalose descrevem um processo que leva o pH para baixo ou para cima; acidemia e alcalemia são descritores do pH sérico. Um paciente que está acidêmico tem pelo menos uma acidose, mas pode ter duas ou mais acidoses e uma ou mais alcaloses. Pacientes com um pH sérico normal podem ter acidoses e alcaloses cujo efeito final líquido é a neutralidade sérica.

A concentração de bicarbonato é regulada predominantemente pelos rins; Pa_{CO2} é regulada principalmente pela ventilação pulmonar. Doenças que afetam a função renal podem causar uma acidose ou alcalose metabólica, para as quais os pulmões tentarão compensar diminuindo ou aumentando a Pa_{CO2}, respectivamente. Igualmente, doenças pulmonares podem causar uma acidose ou alcalose respiratória, para as quais os rins tentarão compensar aumentando ou diminuindo o HCO_3^- sérico, respectivamente. Acidemia ou alcalemia severas (< 6.80 ou > 7.80) são consideradas insustentáveis e podem causar hipocontratilidade e irritabilidade cardíaca, convulsões, edema cerebral e distúrbios metabólicos, como hipercalemia e resistência a catecolaminas.[1] Nesses casos, a terapia empírica pode ser direcionada para normalização do pH sérico ao mesmo tempo em que se busca a causa de base.

Uma redução da concentração sérica de bicarbonato define uma acidose metabólica, que pode ser o distúrbio primário ou uma compensação para uma alcalose respiratória primária. Uma elevação da concentração de bicarbonato define uma alcalose metabólica, que pode ser o distúrbio primário ou uma compensação para uma acidose respiratória primária. Da mesma forma, uma redução da Pa_{CO2} representa uma alcalose respiratória, e uma elevação da Pa_{CO2} representa uma acidose respiratória. Quando somente um distúrbio primário e sua compensação correspondente estão presentes, é descrito como um distúrbio acidobásico simples. Um distúrbio acidobásico misto existe quando mais de um distúrbio primário ocorre simultaneamente.

Alterações no pH sérico são inicialmente combatidas por tampões fisiológicos intracelulares e extracelulares, seguidas por respostas específicas dos pulmões e rins. Quimiorreceptores periféricos e centrais ajustam a ventilação pulmonar em resposta a alterações no pH sérico. Em uma acidose metabólica primária, um aumento na ventilação diminui a Pa_{CO2} e leva o pH sérico a próximo do normal. Da mesma forma, uma alcalose metabólica primária leva a uma redução na ventilação para elevar a Pa_{CO2}.

A resposta dos rins a alterações no pH sérico ocorre ao longo de horas a dias. Uma acidemia sustentada promove excreção renal de H^+ e retenção de HCO_3^-, enquanto a alcalemia causa excreção renal de HCO_3^- e retenção de H^+. O rim transporta íons hidrogênio em troca do potássio, cuja concentração sérica deve se manter dentro de parâmetros estreitos. Isso pode se tornar clinicamente importante quando, por exemplo, a correção da alcalemia é tentada; a retenção de H^+ não pode ocorrer a menos que os estoques de potássio sejam suficientes para permitir a excreção urinária de K^+. A suplementação de potássio pode, portanto, ser necessária para alcalinizar a urina (p. ex., na toxicidade por antidepressivos tricíclicos).

Frequentemente, distúrbios acidobásicos são inicialmente identificados quando os resultados dos exames laboratoriais pedidos para avaliar os sintomas do paciente demonstram alterações no nível de bicarbonato, pH ou Pa_{CO2}. A possibilidade de um distúrbio acidobásico é sugerida por eventos clínicos tais como ingestões de substâncias tóxicas, vômitos frequentes, ou diarreia, assim como em pacientes com doenças que afetam principalmente os pulmões e os rins. Todos os pacientes em estado crítico e todos aqueles que estejam em ventilação mecânica devem ser avaliados com relação ao seu estado acidobásico. Quando um distúrbio acidobásico for identificado ou suspeito, a elucidação de sua(s) causa(s) de base é primordial para o manejo apropriado. Quando a causa de um distúrbio acidobásico não é evidente, a avaliação no departamento de emergência começa com anamnese e exame físico completos, seguidos de exames laboratoriais direcionados.

Distúrbios acidobásico simples são categorizados pelo pH sérico, e pelas concentrações de Pa_{CO2} e HCO_3^- (tabela 116.1). Quando o distúrbio primário é identificado, o próximo passo é determinar sua causa e se uma compensação apropriada ocorreu. Uma compensação inadequada sugere que o processo de base do distúrbio primário impediu uma resposta apropriada ou que mais de um distúrbio primário esteja presente. Assim que o distúrbio primário for identificado, fórmulas simples podem ser utilizadas para calcular uma resposta apropriada. Processos compensatórios geralmente levam o pH em direção à normalidade, mas não ao normal e nunca além do normal; essa "compensação" exagerada representa um segundo distúrbio primário.

TABELA 116.1
Categorização de Distúrbios Acidobásicos Simples

DISTÚRBIO	PH	Pa_{CO_2}	HCO_3^-	COMPENSAÇÃO ESPERADA
Acidose metabólica	↓	↓	↓	$\Delta Pa_{CO_2} = 1.2\ \Delta HCO_3^-$
Acidose respiratória	↓	↑	↑	$\Delta HCO_3^- = 0.10\ \Delta Pa_{CO_2}$ (aguda) $\Delta HCO_3^- = 0.35\ \Delta Pa_{CO_2}$ (crônica)
Alcalose metabólica	↑	↑	↑	$\Delta Pa_{CO_2} = 0.9\ \Delta HCO_3^-$
Alcalose respiratória	↑	↓	↓	$\Delta HCO_3^- = 0.2\ \Delta Pa_{CO_2}$ (aguda) $\Delta HCO_3^- = 0.2\ \Delta Pa_{CO_2}$ (crônica)

A gasometria e os exames bioquímicos permitem o cálculo e a interpretação do ânion gap sérico:

$$\text{Ânion gap} = Na^+ - (Cl^- + HCO_3^-)$$

O plasma deve ser mantido eletricamente neutro: a soma dos ânions e cátions (mensuráveis e não mensuráveis) deve ser igual. Quando maior o ânion gap, mais provável que um ou mais ânions não mensuráveis estejam gerando uma acidose metabólica. O ânion gap representa a concentração de ânions que não sejam cloreto e bicarbonato no sangue, pois cátions mensuráveis excedem rotineiramente ânions mensuráveis. Vários destes ânions estão normalmente presentes, mas a albumina sérica corresponde a maior parte do ânion gap fisiológico (normal), geralmente entre 9 e 15. O impacto da albumina pode ser levado em conta na equação do ânion gap pela multiplicação da concentração de albumina (g/dL) relatada por 2.5:

$$\text{Ânion gap corrigido pela albumina} = \text{ânion gap} + 2.5 \times (\text{albumina normal} - \text{albumina aferida})$$

A correção pela albumina é importante porque uma diminuição significativa do nível sérico de albumina reduzirá o ânion gap, e pode mascarar a presença de um importante ânion não aferido. Por exemplo, um alcoólatra cronicamente desnutrido pode apresentar cetoacidose alcoólica, mas também pode ter hipoalbuminemia crônica, que causa um aumento substancial na concentração sérica de bicarbonato. Uma cetonemia aguda reduzirá o nível sérico de bicarbonato até o normal, resultando em um ânion gap normal. Pacientes em risco de hipoalbuminemia que possuem doença importante devem ter seus níveis séricos de albumina aferidos. Nestes pacientes, se a albumina estiver baixa, uma concentração sérica de bicarbonato normal representa uma acidose metabólica.

Além da albumina, ânions clássicos não mensuráveis, como o lactato e cetonas, também podem ser medidos e incorporados em um algoritmo diagnóstico. Por exemplo, um nível de lactato de 4 mEq/L pode presumivelmente corresponder a um ânion gap de 16 mEq/L, mas não a um ânion gap de 25 mEq/L; neste caso, deve-se procurar outros ânions não mensuráveis. Cátions não mensuráveis também estão presentes e podem corresponder a um ânion gap elevado na hipomagnesemia ou hipocalcemia, frequentemente em combinação com hipocalemia; como a concentração sérica de potássio varia muito pouco, é geralmente deixada fora dos cálculos de ânion gap e é, portanto, funcionalmente um cátion não mensurável. Concentrações elevadas de cátions não aferidos podem causar um ânion gap baixo (< 3 mEq/L), como em casos de intoxicação por lítio e hipergamaglobulinemia no mieloma múltiplo. A intoxicação por brometo pode causar uma falsa hipercloremia, e a hipertrigliceridemia pode causar uma falsa hiponatremia, que também podem levar a um ânion gap baixo ou negativo. De forma geral, um ânion gap normal não afasta acidose clinicamente significativa ou altas concentrações de ânions não mensuráveis. Deve-se solicitar a dosagem de componentes que frequentemente causam elevação do ânion gap (p. ex., lactato, cetonas, álcoois tóxicos) quando houver suspeita clínica, apesar de ânion gap normal.

Independente dos níveis de bicarbonato, sódio e cloreto possuem um importante papel no estado acidobásico. Quando a forte diferença de íons ($[Na^+ + K^+] - [Cl^-]$) for significativamente menor do que 40, está ocorrendo uma acidose. Uma alternativa à utilização do ânion gap para identificação da presença e causa de distúrbios acidobásicos começa com o excesso de base, calculado na gasometria, subtraindo o efeito do cloreto de sódio[a] e subtraindo o efeito da albumina[b]. O que sobra é, no caso da acidose metabólica, os ânions não mensuráveis (p. ex., lactato, cetonas, ácidos urêmicos, álcoois tóxicos, outras toxinas).[2]

$$\text{Ânions não mensuráveis} = \text{excesso de base} - [Cl^-] - 38) - 2.5 \times (4.2 - [\text{albumina aferida}])$$

Esta abordagem físico-química (Stewart) pode detectar desarranjos acidobásico com maior sensibilidade do que o ânion gap convencional,[3] embora a relevância clínica das anormalidades metabólicas ocultas aos cálculos baseados no bicarbonato seja incerta. Alguns autores sugeriram integrar os princípios das duas abordagens,[4] enquanto outros questionaram o valor do método físico-químico na prática clínica.[5] A utilização do ânion gap clássico para identificação de distúrbios acidobásicos é apropriada na maioria das situações emergenciais, especialmente se os níveis de lactato e albumina forem medidos e incorporados.

A dolorosa coleta de sangue arterial é desnecessária para a avaliação de distúrbios acidobásicos. Valores de Pa_{CO_2}, HCO_3^- e pH obtidos por sangue venoso periférico, venoso central, intraósseo e capilar são todos adequados para avaliação acidobásica.[6]

DISTÚRBIOS ACIDOBÁSICOS ESPECÍFICOS

Acidose Respiratória

A acidose respiratória ocorre quando a hipoventilação leva à elevação inapropriada da Pa_{CO_2}, resultando em acidemia. Qualquer condição que reduza a ventilação pulmonar pode causar acidose respiratória (Quadro 116.1). Isso comumente ocorre agudamente na situação de comprometimento de vias aéreas, injúrias pulmonares, politrauma, catástrofe intracraniana e depressores do sistema nervoso central (SNC); ocorre cronicamente nas doenças pulmonares progressivas, fraqueza muscular neurológica e na síndrome da hipoventilação por obesidade. A acidose respiratória pode estar acompanhada por hipoxemia, qual, dependendo de sua velocidade e gravidade, causará efeitos em órgãos-alvo, como cefaleia, angina, alteração do estado mental (usualmente agitação), bradicardia e colapso circulatório. A hipercapnia é melhor tolerada do que a hipoxemia; quando a oxigenação tecidual for adequada, a hipercapnia tenderá a causar sonolência e obnubilação, com vasodilatação cerebral e elevação resultante da pressão intracraniana.

Iniciando 6 a 12 horas após o início e progredindo durante três a cinco dias, os rins respondem à acidose respiratória com a retenção de bicarbonato. A alcalose metabólica compensatória resultante, com nível sérico de bicarbonato elevado, corrige parcialmente o pH sérico. Como os íons cloreto são excretados na urina para aumentar o HCO_3^- sérico, é notado frequentemente que pacientes com acidose respiratória crônica (p. ex., como observado na doença pulmonar obstrutiva crônica) possuem hipocloremia. Uma compensação metabólica apropriada para acidose respiratória é um aumento de aproximadamente 3.5 mEq/L na concentração sérica de HCO_3^- para cada aumento de 10 mmHg na Pa_{CO_2}. Espera-se que um paciente com doença respiratória crônica resultando em Pa_{CO_2} basal de 60 mmHg tenha níveis séricos de bicarbonato de aproximadamente 30 mEq/L e uma discreta acidemia, pois sem outra anormalidade acidobásica primária, a correção nunca leva a um pH normal.

Acidose respiratória aguda é o distúrbio acidobásico mais imediatamente perigoso. O alívio da obstrução das vias aéreas e utilização de ventilação não invasiva ou ventilação mecânica frequentemente corrigirá hipoxemia iminentemente perigosa ou

---
[a] Efeito do sódio e cloreto = $[Na^+] - [Cl^-] - 38$.
[b] Efeito da albumina = $2.5\ (4.2 - [\text{albumina}])$.

QUADRO 116.1

Causas de Acidose Respiratória

AGUDA
Obstrução das vias aéreas
Doenças pulmonares
    Pneumonia
    Asma
    Edema pulmonar
    Pneumonite aspirativa
Depressão do sistema nervoso central
    Drogas recreacionais (opioides, barbitúricos, benzodiazepínicos, álcool, gama-hidroxibutirato [GHB])
    Catástrofe intracraniana (hemorragia intracerebral, hemorragia subaracnoide, acidente vascular cerebral)
    Sedação intravenosa
Distúrbios neuromusculares
    Miastenia gravis
    Síndrome Guillain-Barré
Trauma torácico
    Pneumotórax
    Tórax instável

CRÔNICA
Doenças pulmonares
    Doença pulmonar obstrutiva crônica
    Doença pulmonar intersticial, fibrose pulmonar idiopática
Distúrbios neuromusculares
    Esclerose lateral amiotrófica
    Distrofia muscular
Síndrome da hipoventilação por obesidade (Pickwick)

QUADRO 116.2

Causas de Alcalose Respiratória

Hiperventilação causada por hipóxia
    Alta altitude
    Anemia severa
    Desequilíbrio ventilação-perfusão
Hiperventilação central
    Voluntária ou psicogênica
    Acidente vascular cerebral
    Pressão intracraniana elevada (tumor, hemorragia, trauma)
Tóxica ou farmacológica
    Salicilatos
    Cafeína, nicotina
    Catecolaminas
    Tiroxina
Pulmonar
    Embolia pulmonar
    Pneumonia
    Edema pulmonar
    Asma
    Hiperventilação pela ventilação mecânica (iatrogênica)
Endócrina
    Gravidez
    Hipertireoidismo
Sepse
Encefalopatia hepática
Hiponatremia

---

hipercapnia ao mesmo tempo em que se inicia a terapia direcionada ao distúrbio de base.

Pacientes com acidose respiratória crônica são frequentemente hipoxêmicos de base e podem ser susceptíveis a aumentar a hipoventilação se a saturação de oxigênio for prontamente reestabelecida a níveis normais.[7] Tipicamente, um paciente com doença pulmonar obstrutiva crônica sendo tratado para uma exacerbação aguda recebe alto fluxo de oxigênio e é posteriormente encontrado obnubilado, com profunda hipercapnia. A acidose respiratória crônica resulta em um estímulo respiratório que é mais dependente dos níveis de P_{O_2} do que de P_{CO_2}. Quando é aplicado o alto fluxo de oxigênio, o estímulo respiratório é suprimido, e a P_{CO_2} aumenta ainda mais, levando à sonolência e, por fim, a apneia. É, desta forma, prudente almejar uma saturação de oxigênio inferior à normal em pacientes habituados a hipoxemia; Sp_{O_2} entre a faixa final de 80 e inicial de 90 são geralmente bem toleradas nesta população.

Entretanto, a suplementação de oxigênio não deve ser removida de pacientes com saturação de oxigênio perigosamente baixa (Sp_{O_2} na faixa de 70 ou menos) ou de pacientes com disfunção hipóxica em órgãos-alvo, como em isquemia miocárdica ou cerebral. Nesses casos, a oxigenioterapia agressiva deve ser iniciada, preferivelmente em combinação com ventilação não invasiva, com preparações feitas para ventilação mecânica, se necessário. As configurações padrões de ventilação aplicadas a pacientes que hipoventilam cronicamente podem precipitar alcalose metabólica pós-hipercapnêmica. Emergencistas devem almejar um pH sérico discretamente acidêmico (≈ 7.35), que, dependendo da gravidade e cronicidade da acidose respiratória basal do paciente, pode corresponder a níveis notavelmente altos de Pa_{CO_2}.

Alcalose Respiratória

A alcalose respiratória ocorre quando o aumento da ventilação causa uma diminuição da Pa_{CO_2} e subsequente elevação no pH sérico. Embora comumente associada à hiperventilação pela ansiedade, o emergencista deve considerar condições clínicas antes de chegar a um diagnóstico psiquiátrico (Quadro 116.2).

Uma importante causa de alcalose respiratória aguda é a intoxicação por salicilato, um distúrbio acidobásico misto perigoso e tratável (descrito posteriormente) que pode ser manifestado por hiperventilação. Ingestões suicidas de aspirina frequentemente causam a síndrome clássica de zumbido, hipertermia, confusão e uma série de desarranjos metabólicos, levando finalmente a convulsões, coma e colapso cardiovascular. O salicilismo crônico, entretanto, é notoriamente sutil em sua apresentação e ocorre em pacientes idosos mais doentes que aparentemente possuem explicações mais plausíveis para seus sintomas. A intoxicação por salicilato deve ser fortemente considerada nesses pacientes, assim como naqueles com uma alcalose respiratória sem explicação.

O pH sanguíneo altera a afinidade de ligação do cálcio pela albumina. Quando o pH diminui, o cálcio perde a afinidade pela albumina (aumentando o cálcio livre); quando o pH aumenta, o cálcio se liga mais fortemente à albumina (diminuindo o cálcio livre). Assim, características clínicas da alcalose respiratória incluem aquelas decorrentes da hipocalcemia – parestesia de lábios e extremidades, espasmos cárpicos podais, câimbras musculares, vertigem e síncope. A resposta homeostática à alcalose respiratória inicialmente envolve secreção celular de H^+ em troca do K^+; se a alcalose respiratória persistir, os rins excretam bicarbonato e retêm cloreto, levando a uma acidose metabólica compensatória, com redução dos níveis séricos de HCO_3^-, hipocalemia e hipercloremia.

Mulheres grávidas hiperventilam durante a gestação e normalmente possuem uma Pa_{CO_2} entre 31 e 35 mmHg, pH sérico entre 7.46 e 7.50, e concentração sérica de bicarbonato entre 18 e 22 mEq/L. Assim, a eucapnia ($PaCO2 \approx 40$ mmHg) pode representar hipoventilação em mulheres grávidas.

Assim como em outros distúrbios acidobásicoa, o tratamento da alcalose respiratória deve ser direcionado à causa de base. Quando causas orgânicas de alcalose respiratória forem excluídas, sintomas de hipocapnia podem ser aliviados em pacientes com hiperventilação psicológica com a tranquilização. A técnica de utilização de um saco de papel para causar a reinalação provavelmente funciona pelo efeito placebo em vez de alterações na Pa_{CO_2}, mas possui o perigo pontencial de induzir hipoxemia.

Acidose Metabólica

A acidose metabólica, definida por uma redução da concentração sérica de bicarbonato, ocorre quando ácidos são adicionados por processos intrínsecos ou a partir de fontes exógenas, há disfunção da excreção de ácidos, ou há perda inapropriada de álcalis. Acidoses metabólicas são classicamente divididas em ânion gap normal e ânion gap elevado para ajudar a determinar suas causas.

Acidose Metabólica com Ânion Gap Elevado

Ânions comuns não mensuráveis que causam elevação do ânion gap incluem lactato, ácidos cetônicos (usualmente por cetoacidose diabética), produtos ácidos de toxinas exógenas (p. ex., os álcoois tóxicos) e ácidos orgânicos que acumulam na insuficiência renal. As causas de acidose metabólica com elevação do ânion gap são classicamente lembradas pelo mnemônico **MUDPILES**; entretanto, é mais útil focar na identificação do ânion não aferido (quadro 116.3). Por exemplo, se for concluído que a causa de uma acidose metabólica com ânion gap elevado seja o lactato ou cetonas, o próximo passo é determinar a causa da lactenemia ou cetonemia.

Acidose láctica. O aumento da produção de lactato é uma causa comum de acidose metabólica com ânion gap elevado, e o nível sérico de lactato deve ser medido sempre que outra causa não seja aparente. Um ânion gap normal não exclui acidose láctica clinicamente importante, em razão dos distúrbios acidobásicos simultâneos que podem estar presentes em pacientes com altos níveis séricos de lactato.[8] Causas de acidose láctica podem ser divididas em estados hipóxicos ou de hipoperfusão (p. ex., choque) e toxinas celulares exógenas, como o cianeto e monóxido de carbono. Causas idiossincráticas de acidose lática incluem síndrome do intestino curto (geralmente após cirurgia bariátrica), terapia com inibidores da transcriptase reversa para infecção pelo vírus da imunodeficiência humana (HIV), e terapia com metformina. A probabilidade de uma acidose láctica causada por metformina é considerada maior na insuficiência renal (níveis séricos de creatinina > 1.5 mg/dL), insuficiência cardíaca congestiva, acidose metabólica coexistente e exposição a meios de contraste radiológicos intravenosos (IV). Entretanto, em pacientes que tomam metformina e que têm função renal e hepática normais, sem abuso de álcool, não possuem insuficiência cardíaca, isquemia miocárdica ou muscular periférica, ou sepse ou infecção severa, a metformina não precisa ser descontinuada antes da administração IV do contraste, e a função renal não precisa ser checada após.[9]

A exposição ao monóxido de carbono e cianeto causa acidose lática por hipóxia tecidual. Embora pacientes retirados de incêndios possuem uma série de razões para ter altas concentrações de lactato, a maioria destes pacientes, especialmente se estiverem obnubilados ou em parada cardíaca, deve ser empiricamente tratada para intoxicação por monóxido de carbono e cianeto. A primeira escolha para o tratamento da intoxicação por cianeto é a hidroxicobalamina.[10] Se estiver utilizando o antigo kit de antídoto e houver suspeita de exposição simultânea ao cianeto e ao monóxido de carbono, a porção de nitrito deve ser evitada porque a hipóxia tecidual adicional resultante da metemoglobinemia será mal tolerada, dada a carga de carboxihemoglobina. A gravidade da exposição ao monóxido de carbono e necessidades terapêuticas podem ser melhor previstas pelo grau da acidemia inicial do que pelo nível de carboxihemoglobina.[11,10]

Cetoacidose Diabética. A cetoacidose diabética (CAD) é um distúrbio acidobásico comum definido por hiperglicemia, cetonemia e acidemia. Pacientes com CAD classicamente se queixam de poliúria progressiva, polidipsia e mal-estar, mas a CAD pode ser manifestada atipicamente por queixas importantes de vômito, dor abdominal e/ou alteração do estado mental. A concentração de sódio não é corrigida para o cálculo do ânion gap em casos de hiperglicemia porque esse efeito dilucional influencia outros íons no cálculo também. A CAD geralmente é causada por não adesão ao tratamento, mas pode ser complicada por qualquer estresse fisiológico; quando a CAD é diagnosticada, a identificação do precipitante é uma prioridade do tratamento. O tratamento da CAD foca na expansão volêmica com fluidos IV, insulinoterapia e atenção cuidadosa e reposição dos eletrólitos, particularmente o potássio.

Cetoacidose Alcoólica. A cetoacidose alcoólica (CAA) causa acidose metabólica com elevação do ânion gap que pode ser confundida com CAD. A CAA pode ocorrer quando um usuário em longo prazo de etanol abruptamente para de beber; as cetonas são geradas por uma combinação de desnutrição e desidratação. Pacientes com CAA podem demonstrar um ânion gap alto, mas um distúrbio acidobásico misto pode estar presente devido a abstinência alcoólica concomitante, que pode causar uma alcalose respiratória e alcalose metabólica pelo vômito. Como resultado, o pH sérico pode estar acidêmico, normal ou alcalêmico. Assim como a CAD, a CAA inclui sintomas de vômitos, dor abdominal, desidratação alteração do estado mental, prostração e letargia; entretanto, pacientes com CAA geralmente não demonstram hiperglicemia ou glicosúria. Na CAA, a relação do ácido cetônico β-hidroxibutirato com seus metabólitos acetoacetato e acetona é o dobro da relação observada na CAD, pois os metabólitos do álcool causam redução do acetoacetato em β–hidroxibutirato. Uma fita de urinálise pode detectar o acetoacetato, mas não o β–hidroxibutirato; isso causa uma piora aparente da cetonúria conforme o paciente metaboliza β–hidroxibutirato em acetoacetato, embora o paciente esteja de fato se recuperando. O tratamento da CAA envolve a administração de fluidos que contêm dextrose; a insulina é contraindicada.

Metanol e Etilenoglicol. Os álcoois tóxicos, metanol e etilenoglicol, representam importantes causas potenciais de uma

---

QUADRO 116.3

Causas de Acidose Metabólica com Ânion Gap Elevado

CETOACIDOSE
Cetoacidose diabética
Cetoacidose alcoólica
Cetoacidose por jejum

ACIDOSE LÁTICA
Isquemia tecidual global
   Choque
   Convulsão generalizada (refratária ao tratamento padrão, considerar intoxicação por isoniazida)
Isquemia focal em órgão-alvo (isquemia de membro, isquemia mesentérica)
Oxigenação sanguínea inadequada
   Hipóxia (por distúrbio das vias aéreas ou respiratório)
   Monóxido de carbono, metemoglobinemia
Incapacidade dos tecidos de utilizar oxigênio por toxinas celulares
   Cianeto (ou terapia por nitroprussiato), sulfeto de hidrogênio, aspirina, ferro
Distúrbio de clearance do lactato
   Insuficiência hepática
   Metformina ou fenformina (aumento do risco com insuficiência renal concomitante [creatinina > 1.5 mg/dL], insuficiência cardíaca congestiva, acidose metabólica coexistente, e exposição a meios de contraste radiológicos intravenosos)
   Inibidores da transcriptase reversa (para terapia por infecção por HIV)

INSUFICIÊNCIA RENAL

TOXINAS METABOLIZADAS EM ÁCIDOS
Álcoois tóxicos (metanol, etilenoglicol)
Tolueno
   Paraldeído
   Aspirina

RABDOMIÓLISE SEVERA

acidose metabólica com ânion gap elevado. Suas consideráveis morbidade e mortalidade podem ser prevenidas pelo tratamento precoce, e a presença de um ânion gap elevado pode ser o sinal mais evidente destas perigosas ingestões. Álcoois tóxicos são tipicamente consumidos por alcoólatras buscando uma bebida menos cara, por crianças em casos de ingestão acidental (usualmente etilenoglicol, que é doce) ou em tentativas de suicídio. O primeiro sinal mensurável de intoxicação tóxica por álcool é o gap osmolar, que precede a elevação do ânion gap. O tratamento é direcionado na prevenção da conversão enzimática do metanol e etilenoglicol em seus metabólitos tóxicos pela utilização de etanol ou fomepizol. Vários laboratórios reportarão uma concentração falsamente elevada de lactato na presença de glicolato, um subproduto da intoxicação por etilenoglicol. A ingestão do álcool isopropílico (antisséptico) causa intoxicação, cetose e um gap osmolar, mas não leva à acidose.

Insuficiência Renal. O corpo normalmente gera uma carga resultante de ácido que os rins devem excretar continuamente. Qualquer condição que reduza a taxa de filtração glomerular prejudicará essa função, e ânions não aferidos como sulfato, fosfato, urato e hipurato gerarão uma acidose metabólica com ânion gap elevado. Na insuficiência renal crônica, pacientes com acidose metabólica associada à uremia podem receber bicarbonato de sódio ou citrato de sódio como uma ponte para terapia de substituição renal. Na insuficiência renal aguda que causa acidose metabólica, o bicarbonato de sódio pode controlar a acidose até que o paciente possa ser dialisado. Emergencistas devem ser cuidadosos com pacientes com oligúria ou sobrecarga volêmica, pois o bicarbonato de sódio pode causar uma carga volêmica hemodinamicamente significativa.

Intoxicação por isoniazida. A intoxicação por isoniazida (INH) é usualmente listada entre os diferenciais para acidose metabólica, mas deve-se considerar intoxicação por INH principalmente em casos de convulsões intratáveis. São as convulsões que causam a acidose lática, e não o INH diretamente. A intoxicação por INH é uma importante consideração nestes casos, pois causa convulsões refratárias aos tratamentos usuais. A atividade convulsiva contínua, além de comprometimento cardiorrespiratório, causa uma acidemia profunda e ameaçadora à vida pela geração de lactato. O tratamento inicial do estado epilético relacionado à intoxicação por INH é a administração de vitamina B6 (piridoxina). Terapias específicas direcionadas a causas não epiléticas de convulsões, como hipoglicemia, eclampsia, hiponatremia e intoxicação por cianeto, também devem ser consideradas no paciente com convulsões refratárias à terapia-padrão.

Intoxicação por Salicilatos. A intoxicação por salicilato inicialmente causa uma alcalose respiratória, conforme descrito previamente. Se não tratada, a síndrome evolui para um distúrbio acidobásico complexo com acidúria paradoxal durante a alcalose respiratória inicial, seguida por uma acidose metabólica com ânion gap elevado e hipertermia devido a sua interferência com o metabolismo celular. O pH sérico pode estar normal durante a fase inicial da doença, uma falsa tranquilidade. Desidratação, distúrbios eletrolíticos, fadiga e lesão pulmonar finalmente levam à descompensação com acidose respiratória – completando o assim chamado distúrbio acidobásico triplo – seguido por colapso cardiovascular. O tratamento da intoxicação por aspirina inclui descontaminação gastrointestinal, alcalinização da urina, terapia de suporte cuidadosa e hemodiálise.

Ingestão de ferro. A ingestão de ferro é uma perigosa causa de acidose metabólica que apresenta-se como irritação gástrica causando vômitos proeminentes e outros sintomas gastrointestinais. Essa fase é seguida por uma toxicidade sistêmica – depressão miocárdica, injúria hepática e acidose lática por envenenamento mitocondrial celular. Uma radiografia simples do abdome pode fornecer evidências de ingestão de ferro enquanto a concentração sérica de ferro é determinada. Medidas terapêuticas incluem res-

QUADRO 116.4

Causas de Acidose Metabólica com Ânion Gap Normal

PERDA GASTROINTESTINAL DE HCO_3^-
Diarreia
Colostomia ou ileostomia
Fístulas entéricas
Resinas de troca de íons (p. ex., sulfonato poliestireno sódico [Kayexalate®])

PERDA RENAL DE HCO_3^-
Acidose tubular renal
Doença renal tubulointersticial
Hiperparatireoidismo

INFUSÃO RÁPIDA DE SOLUÇÃO FISIOLÓGICA
Procedimentos urológicos
Ureterossigmoidostomia
Derivação urinária

INGESTÕES
Acetazolamida
Cloreto de cálcio ($CaCl_2$)
Sulfato de magnésio ($MgSO_4$)

OUTROS
Hipoaldosteronismo
Hipercalemia
Tolueno (após acidose metabólica com ânion gap elevado inicial)

suscitação volêmica, descontaminação gastrointestinal e quelação com deferoxamina.

Acidose Metabólica com Ânion Gap Normal

A acidose metabólica com ânion gap normal tem menor chance de ser imediatamente perigosa ou causada por uma condição iminentemente perigosa. A maioria dos casos observados no departamento de emergência (DE) é causada por perda gástrica de bicarbonato em situações de diarreia. Uma série de outras condições e medicamentos podem causar uma acidose metabólica com ânion gap normal (Quadro 116.4), incluindo acidose tubular renal e procedimentos urológicos de desvio urinário. Uma causa iatrogênica comum de acidose metabólica com ânion gap normal é a rápida infusão de grandes volumes de solução salina normal, que contém 154 mEq/L de sódio e cloreto sem bicarbonato ou qualquer outro tampão e é, portanto, ácida comparada ao soro. A acidose hiperclorêmica associada ao uso de solução fisiológica é geralmente bem tolerada. Estudos de unidade de terapia intensiva (UTI) que comparam estratégias de fluidos contendo cloreto liberais e restritivas são observacionais;[12,13] entretanto, o consenso atualmente favorece o cristaloide fisiológico isotônico. Embora 1 a 2 L de solução fisiológica provavelmente não causem consequências quando comparadas a outras soluções, pacientes que necessitam de ressuscitação em grande volume, particularmente quando acompanhada por acidemia, hipercalemia ou lesão renal, devem receber uma solução balanceada (p. ex., solução de Ringer lactato, Normosol®, Plasmalyte®).[14,15]

Compensação Fisiológica da Acidose Metabólica

A compensação fisiológica imediata para uma acidose metabólica ocorre por meio do sistema bicarbonato-ácido carbônico e tampões proteicos intracelulares. Quimiorreceptores medulares aumentam a ventilação alveolar para eliminar dióxido de carbono, corrigindo parcialmente o pH sérico. Na acidose metabólica grave (pH < 7.1), a hiperventilação é profunda e assume o aspecto de respirações de Kussmaul, na qual a hiperpneia (aumento do volume corrente) é

> **QUADRO 116.5**
>
> ## Causas de Alcalose Metabólica
>
> **VOLUME CONTRAÍDO (RESPONSIVO À SALINA)**
> Vômitos, sucção gástrica
> Diuréticos (alcalose hipovolêmica)
> Acidose pós-respiratória
> Fórmula infantil deficiente em íons
> Adenomas vilosos colônicos secretores de cloreto
>
> **EUVOLÊMICO, VOLUME EXPANDIDO (RESISTENTE À SALINA)**
> Hiperaldosteronismo
> Hipercortisolemia
> Severa depleção de potássio
> Adenocarcinoma
> Síndrome de Bartter
>
> **NÃO CLASSIFICADO**
> Hipoalbuminemia
> Síndrome do leite-álcali
> Penicilina e compostos relacionados
> Hipercalcemia maligna
> Transfusão massiva (pelo citrato), especialmente com insuficiência renal

observada fora de proporção à taquipneia (aumento da frequência respiratória). Em casos de acidose metabólica prolongada, o rim gera uma acidúria compensatória pela secreção de H^+ e retenção de HCO_3^-.

Alcalose Metabólica

A alcalose metabólica ocorre pela perda de H^+ ou retenção de HCO_3^-. É usualmente uma consequência de vômitos prolongados ou sucção nasogástrica, ou ainda uma compensação para acidose respiratória crônica. O diagnóstico diferencial inclui uma série de distúrbios predominantemente endócrinos e eletrolíticos (Quadro 116.5). Pacientes que estejam em tratamento com medicações diuréticas podem reduzir seu volume plasmático com uma concentração estável de HCO_3^-, causando uma alcalose de contração. A alcalose de contração geralmente apresenta-se com hipocalemia, o que por si só leva a uma alcalose metabólica, já que o K^+ intracelular é trocado pelo H^+ extracelular.

Na fase aguda, os pulmões compensam uma alcalose metabólica pela diminuição da ventilação minuto e retenção do dióxido de carbono; a P_{CO_2} deve aumentar em aproximadamente 0.7 mmHg para cada aumento de 1 mEq/L no HCO_3^- sérico. (É importante destacar que deve-se assumir que a hipoventilação é um distúrbio respiratório primário mais perigoso até que se prove o contrário). A alcalose metabólica prolongada leva à excreção renal compensatória de HCO_3^-.

TESTES DIAGNÓSTICOS E DISTÚRBIOS MISTOS

Um distúrbio acidobásico simples é uma combinação de um distúrbio primário e sua compensação subsequente. Distúrbios acidobásicos mistos ocorrem quando dois ou mais distúrbios acidobásicos primários estão presentes ao mesmo tempo. Essas condições simultâneas podem levar o pH sérico na mesma direção ou oposta, e cada um gerará suas próprias respostas compensatórias; distúrbios mistos podem, desta forma, ser difíceis de reconhecer por características clínicas ou laboratoriais. Em pacientes no departamento de emergência com distúrbios acidobásicos mistos, há comumente um problema precipitante dominante que complica uma doença preexistente ou causa falha de mecanismos compensatórios.

O corpo normalmente não compensa completamente um distúrbio acidobásico primário, então, por exemplo, uma acidose metabólica primária deve gerar uma alcalose respiratória compensatória, mas espera-se que o pH sérico ainda esteja abaixo de 7.36. A comparação da Pa_{CO_2} aos dois últimos dígitos do pH sérico pode ser utilizada para saber se uma compensação respiratória apropriada a uma acidose metabólica ocorreu. Em uma acidose metabólica primária com compensação respiratória apropriada, estes dois valores devem ser semelhantes; ou seja, um paciente com um pH sérico de 7.20 deve ter uma Pa_{CO_2} de 20 mmHg. Se o pH sérico for de 7.17 e a Pa_{CO_2} for de 30 mmHg, a compensação respiratória é menor do que a esperada e uma acidose respiratória primária está presente. Isso é frequentemente observado em pacientes cuja condição dominante causa uma acidose metabólica, mas também dificulta a respiração, como a sepse.

O delta gap (ΔG) descreve a diferença entre o desvio do ânion gap (AG) do normal e o desvio da concentração sérica de bicarbonato do normal:

$$\Delta G = (AG - 12) - (24 - [HCO_3^-])$$

Conceitualmente, o cálculo do delta gap tentou determinar se o ânion gap é responsável pela alteração na concentração sérica de bicarbonato. Em pacientes com ânion gap elevado e um delta gap maior que +6, o que significa que o nível sérico de bicarbonato está significativamente maior do que seria previsto pelo número de ânions não mensuráveis, uma alcalose metabólica em conjunto com uma acidose metabólica provavelmente esteja presente. Isso é comumente observado quando a condição de acidose dominante causa vômitos severos (p. ex., cetoacidose diabética). Em pacientes com ânion gap elevado e delta gap mais negativo que -6, significando que o nível sérico de bicarbonato está significativamente menor do que o esperado dado o ânion gap, uma acidose metabólica com ânion gap normal provavelmente está presente em conjunto com a acidose metabólica com ânion gap elevado. Isso é geralmente observado quando uma acidose láctica complica um quadro de diarreia severa.

TRATAMENTO

Acidose

O tratamento da acidose metabólica é direcionado à identificação e tratamento da causa de base ao mesmo tempo em que terapia ressuscitativa e de suporte adequadas são fornecidas. Um exemplo desse paradigma é o manejo de convulsões generalizadas; convulsões frequentemente causam acidemia profunda, mas, se cessadas prontamente, o pH sérico é normalizado rapidamente e sem sequelas.

O papel do bicarbonato de sódio IV no tratamento da acidemia é controverso. Danos teóricos incluem os seguintes:
- Acidose paradoxal do SNC – o sangue alcaliniza muito mais rápido do que o fluido cerebroespinhal, pois o bicarbonato de sódio não cruza prontamente a barreira hematoencefálica. Conforme o pH sérico sobe, a ventilação pulmonar diminui e o dióxido de carbono, que cruza imediatamente a barreira hematoencefálica, fornece uma carga ácida adicional ao SNC.
- Hipocalemia, a qual pode causar fraqueza de músculos respiratórios, dificultando a compensação respiratória, hipocalcemia, hipernatremia
- Sobrecarga volêmica
- Hiperosmolaridade
- Alcalose excessiva

Vários autores questionam o valor da terapia com bicarbonato, mesmo em casos de acidemia severa, dadas as lesões potenciais e a ausência de benefícios demonstrados.[16] Embora seja comumente recomendado tratar um pH sérico menor que 7.1 com bicarbonato de sódio (1 mEq/kg),[17] nós acreditamos que a melhor evidência atualmente suporte evitar a terapia com bicarbonato como um tratamento empírico para acidemia em favor do tratamento de sua causa de base. Se o bicarbonato for utilizado, os objetivos da terapia incluem um pH acima de 7.1 e concentração sérica de bicarbonato acima de 10 mEq/L. Uma solução isotônica de bicarbonato é preparada pela adição de 150 mEq de bicarbonato de sódio (três ampolas do carrinho de emergência, que geralmente possuem 50 mL em solução 8.4%) em 1 L de Soro Glicosado 5%, infundindo tão lentamente quanto a situação clínica permitir (p. ex.,

75-200 mL/h). O bicarbonato de sódio não deve normalmente ser adicionado à solução fisiológica normal em razão da preocupação com a hipertonicidade.

Uma importante armadilha clínica é a utilização de bicarbonato de sódio para tratar acidose metabólica sem reconhecer a presença de uma acidose respiratória concomitante. Por exemplo, um paciente em CAD severa com acidose metabólica profunda pode cansar após horas de compensação respiratória; a alcalose respiratória neste caso torna-se inadequada, que é então considerada uma acidose respiratória primária. O fornecimento de suporte ventilatório para o tratamento da acidose respiratória é muito mais importante do que a terapia com bicarbonato. Em uma compensação respiratória apropriada para a acidose metabólica, a Pa_{CO_2} cai na mesma quantidade que a concentração sérica de bicarbonato. Considera-se que a respiração espontânea não pode reduzir de forma sustentável a Pa_{CO_2} além de 10 a 12 mm Hg, que é a alcalose respiratória compensatória adequada para uma acidose metabólica que leva o pH para cerca de 7.10. A ventilação não invasiva ou mecânica pode ser necessária para prevenir uma acidemia mais severa, a qual provavelmente é resultado da disfunção de múltiplos órgãos. A equação de Winter (Pa_{CO_2} = [1.5 x HCO_3^- sérico] + [8 ± 2]) pode ser utilizada para calcular a P_{CO_2} arterial esperada para o nível de bicarbonato sérico. Se a P_{CO_2} for maior que o esperado, o paciente pode estar em fadiga e necessita de suporte ventilatório.

Embora a administração de bicarbonato de sódio provavelmente não seja benéfica na maioria de casos de acidemia causados por produção endógena de ácidos (p. ex., acidose láctica, cetoacidose), a terapia com bicarbonato de sódio teoricamente é mais atrativa para condições nas quais o problema de base é a perda de bicarbonato, o que geralmente causa uma acidose metabólica hiperclorêmica ou com ânion gap normal, ou diminuição da secreção de ácidos, como a insuficiência renal. Muitas das síndromes de acidose causadas por toxinas exógenas (p. ex., aspirina, antidepressivos heterocíclicos) requerem o bicarbonato como terapia específica; esses casos são distintos da utilização empírica de bicarbonato para o tratamento da acidemia.

A administração em bólus de solução hipertônica de bicarbonato de sódio (8.4%) é ineficaz e não deve ser utilizada para tratar a hipercalemia.[18,19] Pacientes hipercalêmicos (especialmente se em acidemia) podem ser tratados com uma infusão isotônica de bicarbonato de sódio, conforme descrito anteriormente. A solução fisiológica pode exacerbar a hipercalemia e provavelmente é inferior à utilização de soluções cristaloides alternativas nesse contexto.[18,19]

O bicarbonato tem sido amplamente recomendado e utilizado como terapia empírica na parada cardíaca, entretanto a maioria dos estudos não demonstrou benefícios ou resultados piores após sua utilização, e as diretrizes de 2010 da American Heart Association referem que o uso rotineiro do bicarbonato de sódio não é recomendado para pacientes em parada cardíaca.[20]

Em resumo, o bicarbonato de sódio não deve ser usado rotineiramente para tratar acidemia indiferenciada ou acidemia causada por acidose lática ou cetoacidose. Se o pH estiver tão severamente reduzido ao ponto que a acidemia por si só seja considerada uma ameaça imediata à vida, a terapia com bicarbonato é uma opção. Um limiar mais baixo para a terapia é apropriado na acidemia causada por perda de bicarbonato ou insuficiência renal, e o bicarbonato não deve ser evitado quando é especificamente indicado para tratar a causa de base de uma acidose.

A acidemia causa hipercalemia, já que o H^+ é trazido para dentro das células em troca do K^+. Emergencistas devem monitorar cuidadosamente a concentração sérica de potássio durante o tratamento de pacientes com distúrbios acidobásicos; conforme a acidose é resolvida, o nível sérico de potássio diminuirá e pode necessitar de reposição. Isso é classicamente observado em pacientes com CAD, que invariavelmente estão com concentração corporal total de potássio diminuída, independentemente das concentrações séricas iniciais de potássio.

Alcalose

A alcalose metabólica raramente causa alcalemia perigosa, o que faz que o tratamento desta condição seja direcionado à identificação e tratamento de causas de base perigosas. Fluidoterapia IV e reposição eletrolítica para pacientes com perda volêmica, vômito ou hipocalemia responderão à alcalose metabólica responsiva à solução fisiológica. Pacientes edematosos ou euvolêmicos com condições que causam retenção renal de Na^+ – e perda concomitante de H^+ – podem ter uma alcalose metabólica resistente à salina, mas isso geralmente não necessita de terapia no departamento de emergência. Em casos raros, a alcalose metabólica severa pode causar tetania hipocalcêmica, convulsões, alteração do estado mental ou arritmias e necessita de terapia empírica emergencial, usualmente em conjunto com a atuação de um nefrologista, com acetazolamida ou ácido hidroclórico.

CONCEITOS-CHAVE

- Pacientes com acidose metabólica severa aguda dependem de uma compensação respiratória robusta; nesses casos, a adequação da resposta ventilatória deve ser avaliada e aumentada, com ventilação não invasiva ou ventilação mecânica, se necessário.
- A diferença de íons fortes = ([Na^+ + K^+] – [Cl^-]). Quando significativamente menor que 40, uma acidose está presente.
- O delta gap (ΔG) = (AG – 12) – (24 – [HCO_3^-]). Seu cálculo determina se o ânion gap é responsável pela alteração na concentração sérica de bicarbonato. Uma elevação do ânion gap e ΔG maior que 6 indica que uma alcalose metabólica em conjunto com uma acidose metabólica provavelmente esteja presente.
- Pacientes que apresentam acidose respiratória crônica (p. ex., na doença pulmonar obstrutiva crônica) possuem risco de alcalemia severa se forem ventilados com parâmetros rotineiros. A gasometria nestes casos deve ser realizada frequentemente e as configuração ajustadas de acordo com o pH sérico.
- A cetoacidose alcoólica pode ser manifestada de maneira semelhante à cetoacidose diabética, mas é muito menos comum; a insulina é contraindicada na cetoacidose alcoólica.
- Quando é identificada a elevação do ânion gap, a avaliação inicial foca na identificação de um dos quatro casos: cetoacidose, ingestão de tóxicos, acidose láctica e insuficiência renal. Tipicamente, somente a insuficiência renal crônica causa acidose significativa.
- Ânion gap = Na^+ - (Cl^- + HCO_3^-). Causas de elevação do ânion gap incluem cetoacidose, acidose lática, toxinas metabolizadas em ácidos e insuficiência renal.
- Quando a causa da elevação do ânion gap for identificada como lactato ou cetonas, os esforços diagnósticos são direcionados à identificação da causa de acidose láctica ou cetoacidose.
- O bicarbonato de sódio não é recomendado para o tratamento empírico da acidemia; é uma opção em casos de queda severa do pH que se considere uma ameaça à vida imediata.

As referências para este capítulo podem ser encontradas on-line no website Expert Consult associado à obra.

CAPÍTULO 117
Distúrbios Eletrolíticos

Camiron L. Pfennig | *Corey M. Slovis*

Os distúrbios eletrolíticos são comuns na medicina de emergência e podem variar muito em importância, gravidade e sintomas. Os distúrbios eletrolíticos assintomáticos podem ser gradualmente corrigidos, enquanto aqueles que causam alterações de consciência ou arritmias potencialmente letais exigem tratamento imediato para evitar sequelas permanentes ou morte. Em alguns casos, o tratamento de um distúrbio eletrolítico potencialmente letal pode preceder confirmação laboratorial.

HIPERCALEMIA
Princípios

A hipercalemia, definida como a concentração sérica de potássio maior do que 5,0 mEq/L, é o distúrbio eletrolítico agudo mais perigoso; podendo causar arritmias graves e morte. Embora a hipercalemia possa ter sintomas vagos e variados, ela é, em geral, totalmente assintomática e a ocorrência de parada cardíaca pode ser seu primeiro "sintoma". A concentração sérica de potássio varia normalmente de 3,5 a 5,0 mEq/L e é rigorosamente regulada pelos rins. A hipercalemia geralmente se desenvolve a partir de excreção renal inadequada ou liberação excessiva de potássio pelas células; no entanto, na ocasião de doença renal crônica avançada ou doença renal dialítica, a ingestão dietética de potássio pode ser um fator significativo para o surgimento da hipercalemia. Os fatores de risco para a ocorrência de hipercalemia incluem excreção inadequada de potássio causada por desidratação e insuficiência renal, além de medicamentos que causam retenção de potássio. A avaliação do eletrocardiograma (ECG) de 12 derivações realizado em pacientes em risco para esse distúrbio eletrolítico ajuda na decisão sobre o tratamento mais adequado. A hipercalemia pode ser rapidamente progressiva e exige intervenções emergenciais assim que exista a menor suspeita de toxicidade.

A hipercalemia provoca cardiotoxicidade através da elevação do potencial de repouso da membrana dos miócitos cardíacos que, por sua vez, torna a membrana hiperexcitável; inversamente, a hipercalemia diminui tanto a despolarização quanto a duração da repolarização. Em concentrações muito elevadas, o potássio faz que o limiar de despolarização aumente e, como consequência, a função cardíaca fica prejudicada. Quase qualquer tipo de arritmia cardíaca pode ser visto como hipercalemia, incluindo bloqueios cardíacos, bradiarritmias, pseudoinfarto devido ao supradesnivelamento do segmento ST, padrão de Brugada e o padrão clássico de "onda senoidal"[1]. À medida que a hipercalemia avança, o resultado final é parada cardíaca, geralmente por degeneração à fibrilação ventricular, atividade elétrica sem pulso ou assistolia. Uma concentração de potássio de 10,0 mEq/L geralmente é fatal, mas descompensação e morte podem ocorrer em qualquer concentração acima de 7 a 8 mEq/L.

A causa mais comum de hipercalemia é elevação acidental da concentração de potássio devido à hemólise durante ou após a retirada de sangue para a realização de exames. Portanto, deve-se usar o ECG para pesquisar por hipercalemia real enquanto a nova amostra é analisada. O quadro 117.1 mostra as causas mais comuns de hipercalemia. A presença de uma dessas condições pode ser a única indicação de ocorrência de hipercalemia.

Características Clínicas

Apenas os sinais clínicos são insuficientes para o diagnóstico definitivo de hipercalemia. A hipercalemia é classificada como leve (K 5,5 a 6,0), moderada (K 6,1 a 6.9) ou grave (K > 7,0). Pacientes com hipercalemia leve a moderada são frequentemente identificados durante realização de exames de sangue de rotina para a investigação de alguma condição não relacionada à hipercalemia em si. Pacientes com hipercalemia moderada a grave podem apresentar problemas gastrointestinais como náuseas, vômitos e diarreia, condições que são comumente atribuídas às suas doenças de base. Pacientes com hipercalemia grave podem apresentar alterações neuromusculares como cãibras, fraqueza generalizada, parestesia, tetania e paralisia focal ou global. Os sinais e sintomas da fraqueza muscular progressiva, parestesia, dispneia e depressão dos reflexos tendíneos profundos não são nem sensíveis nem específicos, nem aparecem em uma dada concentração sérica de potássio em particular. Pacientes com hipercalemia grave podem apresentar instabilidade hemodinâmica e arritmias cardíacas que exigem intervenção imediata.

Diagnóstico

O ECG é útil para o diagnóstico de hipercalemia e pode ser usado em pacientes instáveis que precisam ser rapidamente tratados (Figs. 117.1, 117.2 e 117.3). O aparecimento sequencial das alterações eletrocardiográficas clássicas – onda T apiculada, achatamento da onda P com prolongamento do intervalo PR ou ausência total de onda P, aumento da duração do QRS e aparência de onda senoidal, alterações que indicam parada cardíaca iminente – está relacionado às concentrações séricas crescentes de potássio. As ondas T apiculadas geralmente aparecem com concentrações séricas de potássio superiores a 5,5 a 6,5 mEq/L; o desaparecimento da onda P e o prolongamento do intervalo PR são comuns com concentrações acima de 6,5 a 7,5 mEq/L; e concentrações acima de 7,0 a 8,0 mEq/L podem resultar em prolongamento QRS. Embora essas mudanças possam ocorrer em apenas metade dos pacientes, o reconhecimento desses padrões é vital para o diagnóstico rápido e o início do tratamento vital. Uma concentração sérica de potássio acima de 5,0 mEq/L já é diagnóstico de hipercalemia, mas o valor em si nem sempre consegue prever as alterações eletrocardiográficas ou o grau de cardiotoxicidade. Além disso, pacientes estáveis que provavelmente não apresentam concentração elevada de potássio não devem ser preventivamente tratados com base somente em alterações sutis no eletrocardiograma. Ao corrigir hipercalemia grave, o ciclo do *flutter* atrial pode reduzir e progredir até a ocorrência de fibrilação atrial, já que os átrios ficam mais excitáveis.[2] Além disso, a hipercalemia pode se apresentar como bradicardia resistente à atropina, com ou sem bloqueio cardíaco aparente.[2a]

Tratamento

Pacientes com hipercalemia suspeita ou conhecida devem ter acesso endovenoso (EV) e monitoramento cardíaco contínuo. O tratamento da hipercalemia deve ser guiado pelo cenário clínico combinado com o ECG e o valor de concentração sérica de potássio determinada por exame laboratorial, e consiste em três etapas principais: (1) estabilização da membrana cardíaca, (2) deslocamento de potássio para dentro das células e (3) remoção de potássio do corpo. Há várias opções de tratamentos disponíveis para hipercalemia aguda, incluindo administração de cálcio, insulina, agonistas beta$_2$-adrenérgicos, bicarbonato de sódio, resinas e diálise (Tabela 117.1).

A administração EV de cálcio estabiliza a membrana cardíaca através da restauração do gradiente elétrico. O cálcio aumenta o

QUADRO 117.1

Cinco Causas Mais Comuns de Hipercalemia

- Elevação espúria: hemólise devido à coleta ou armazenamento da amostra laboratorial ou hemólise pós-coleta devido a um grande número de leucócitos, eritrócitos ou plaquetas
- Insuficiência renal: aguda ou crônica
- Acidose: cetoacidose diabética (CAD), doença de Addison, insuficiência adrenal, acidose tubular renal do tipo 4
- Morte celular: rabdomiólise, síndrome de lise tumoral, hemólise ou transfusão maciça, lesão por esmagamento, queimadura
- Drogas: betabloqueadores, toxicidade digitálica aguda, succinilcolina, inibidores da enzima conversora da angiotensina, bloqueadores do receptor de angiotensina, anti-inflamatórios não-esteroidais (AINEs), espironolactona, amilorida, suplementação de potássio

limiar de despolarização e o gradiente de cálcio através da membrana cardíaca e isso, por sua vez, diminui a excitabilidade dos miócitos e aumenta a velocidade de condução cardíaca, com consequente estreitamento do QRS. O cálcio não diminui as concentrações séricas de potássio, e seu efeito, embora rápido (ocorre entre 1 e 3 minutos), é transitório (30 a 60 minutos ou menos). A dose é uma ampola ou 10 mL de solução de cloreto de cálcio 10%. O cloreto de cálcio é preferencialmente administrado através de um acesso venoso central, devido ao risco de necrose tecidual caso o cloreto de cálcio extravase no local da injeção. Serão necessários mais de 10 mL de gluconato de cálcio, já que essa substância contém somente um terço do cálcio encontrado no cloreto de cálcio. O gluconato de cálcio é utilizado em situações onde faz-se necessária a infusão lenta de cálcio, como em casos pediátricos ou em pacientes hipercalêmicos não emergenciais (ou seja, mais crônicos).

O potássio desloca-se para dentro das células na presença de agonistas beta$_2$, insulina, solução salina e, potencialmente, na presença de bicarbonato de sódio. A insulina é o agente mais confiável para deslocar potássio para dentro das células, mas os agonistas do receptor beta$_2$-adrenérgico também oferecem benefícios em alguns pacientes. A insulina administrada EV, em combinação com glicose para prevenir hipoglicemia, também desloca potássio para dentro das células por estimulação da bomba de sódio e potássio (Na$^+$, K$^+$-ATPase). O início da ação dessa combinação é inferior a 15 minutos e o efeito é máximo entre 30 e 60 minutos, com uma queda máxima de aproximadamente 0,6 mEq/L.

O salbutamol nebulizado é eficaz em mobilizar potássio para dentro das células por estimulação da bomba de sódio e potássio. O salbutamol nebulizado começa a ter um efeito mensurável após 15 minutos e diminui a concentração sérica de potássio em 0,5 a 1 mEq/L, dependendo da dose. A dose efetiva é pelo menos quatro vezes maior do que a tipicamente usada para broncodilatação. A

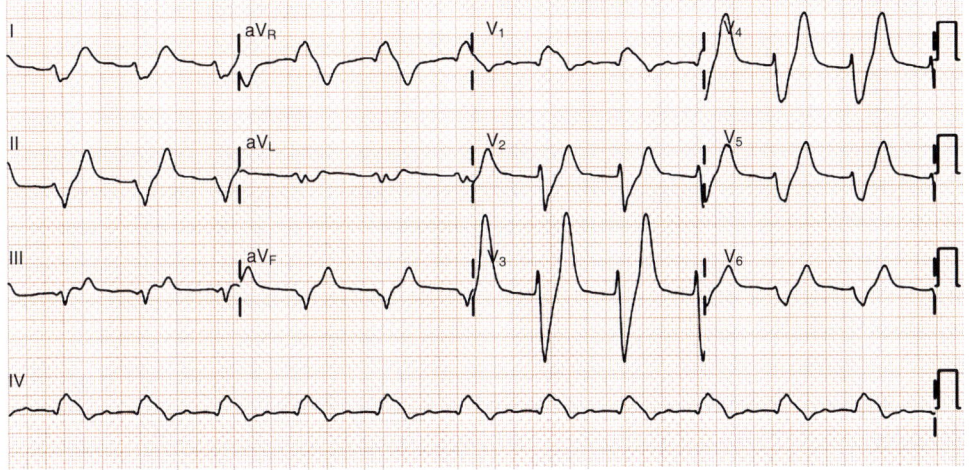

Fig. 117.1. Hipercalemia com alargamento do complexo QRS mesclando-se com a onda T, onda P ausente.

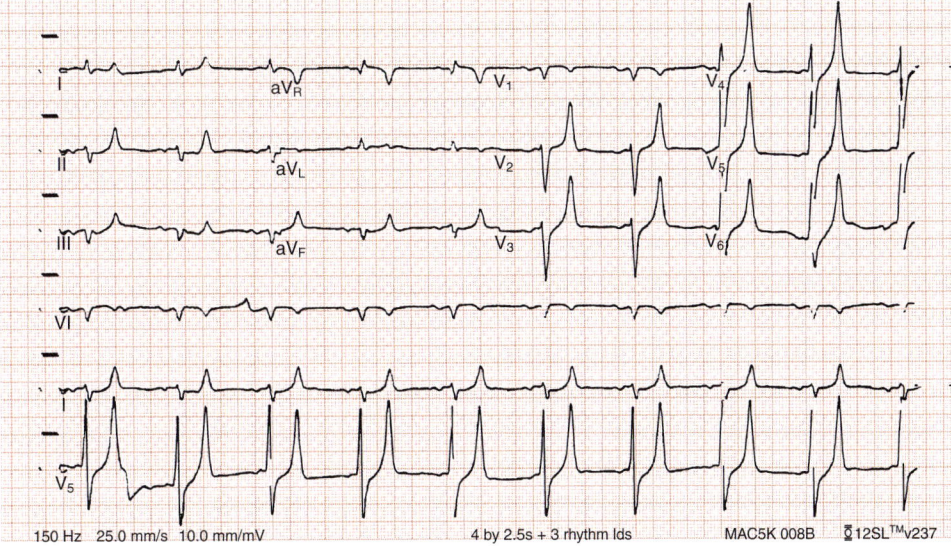

Fig. 117.2. Hipercalemia no mesmo paciente da Figura 117.1, após início do tratamento para redução do potássio. Ondas T apiculadas, diminuição da onda P.

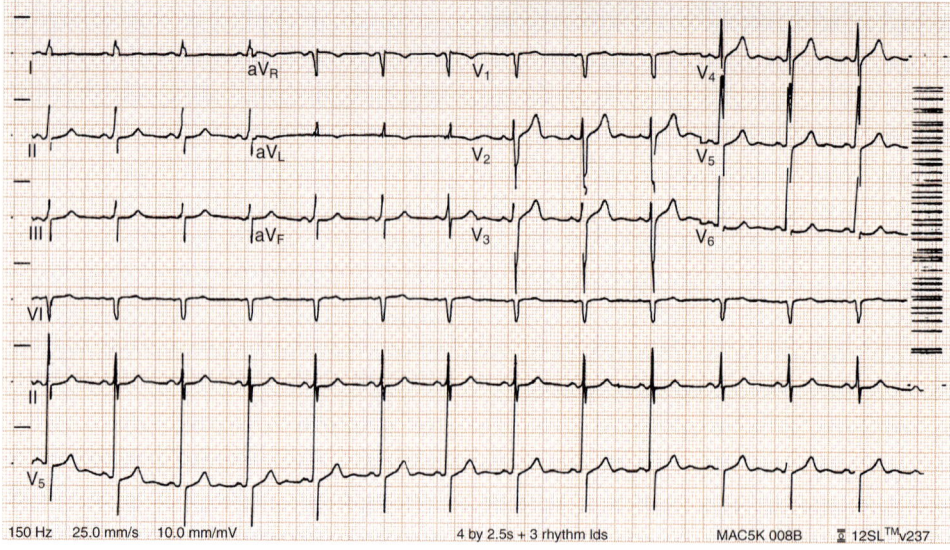

Fig. 117.3. O mesmo paciente das Figuras 117.1 e 117.2, após diálise. O eletrocardiograma (*ECG*) retornou à normalidade.

TABELA 117.1

Tratamento da Hipercalemia

TRATAMENTO	MEDICAÇÃO	CARACTERÍSTICAS
Estabilizar a membrana cardíaca	Cloreto de cálcio (10 mL, máximo de 20 mL) ou gluconato de cálcio (10 a 30 mL), bólus EV	Para o QRS largo, restaura o gradiente elétrico; não diminui potássio sérico Início em minutos; dura de 30 a 60 minutos
Deslocar o potássio para o meio intracelular	Insulina, 10 unidades, bólus EV, combinado com 100 mL de glicose a 50%, bólus EV Salbutamol inalado, em alta dose, por máscara facial (15 a 25 mg por inalação contínua) Bicarbonato 50 a 100 mL Salina a 0,9% 100 a 250 mL	Insulina: início em < 15 minutos; efeito máximo em 30 a 60 minutos (redução de ~ 0,6 mEq/L) Salbutamol inalado: Início em < 15 minutos (redução de 0,5 a 1 mEq/L) Se estiver com acidose grave Em conjunto com o nefrologista, se dialítico
Remover o potássio do corpo	Hemodiálise Solução salina a 0,9% e furosemida Resina de troca iônica	Emergencialmente em parada cardíaca, urgentemente em insuficiência renal; pode ser postergada se a função renal estiver normal Em pacientes com rabdomiólise ou síndrome de lise tumoral com produção inalterada de urina, não efetiva na forma aguda

EV, Endovenosa.

combinação de albuterol nebulizado e insulina com glicose parece ser aditiva e diminui a concentração sérica de potássio em aproximadamente 1,2 mEq/L.

Infusões salinas também estimulam a bomba de sódio e potássio; são necessárias somente algumas centenas de mililitros para efeitos benéficos. As infusões salinas devem ser administradas de forma criteriosa em pacientes anúricos e com auxílio de um nefrologista. O bicarbonato de sódio é eficaz em pacientes hipercalêmicos com acidose e não beneficia pacientes hipercalêmicos que não estejam nessa condição. O bicarbonato de sódio tampona os íons de hidrogênio no espaço extracelular enquanto desloca o potássio para o interior das células, mas deve ser usado em combinação com outras opções de tratamento e somente em pacientes com acidose confirmada.[3]

A hemodiálise reduz efetiva e confiavelmente a concentração sérica de potássio em pelo menos 1 mEq/L na primeira hora e mais 1 mEq/L durante as próximas 2 horas. Esse é o único método confiável de remoção de potássio que foi experimentalmente estudado e deve ser instituído logo no início do tratamento de hipercalemia potencialmente fatal em pacientes com insuficiência renal. Não é necessária a realização de hemodiálise em pacientes hipercalêmicos com função renal intacta, mesmo em casos extremos, a não ser que todas as outras opções de tratamento falhem. Não há estudos clínicos randomizados que abordem a utilização de diuréticos (p. ex. furosemida) na conduta emergencial da hipercalemia, mas em casos como rabdomiólise ou síndrome da lise tumoral, a utilização de uma infusão salina normal suplementada por furosemida pode ser apropriada para melhorar a diurese e a excreção urinária de potássio. Resinas de troca catiônica, como o poliestirenossulfonato de sódio (Kayexalate®), não diminuem a concentração sérica de potássio nas primeiras 4 horas de tratamento e não são efetivas na conduta emergencial de hipercalemia.[4]

O controle da hipercalemia em pacientes com doença renal crônica e naqueles com insuficiência cardíaca continua a ser difícil. No entanto, dois medicamentos orais diferentes, patirômer e ciclossilicato de zircônio dissódico (ZS-9), parecem promissores na diminuição das concentrações séricas de potássio em estudos clínicos em curso.[5,6] O ZS-9 é um trocador catiônico altamente seletivo que aprisiona potássio no trato intestinal em troca de sódio e hidrogênio. O patirômer é um polímero não absorvível que liga potássio em troca de cálcio, predominantemente no cólon distal – onde há a maior concentração de potássio livre.

A cetoacidose diabética (CAD) pode resultar em hipercalemia sérica, embora a maioria dos pacientes hipercalêmicos com CAD esteja, de fato, com deficiência de potássio corporal total. Nesse estado de acidose metabólica e deficiência em insulina, as concentrações séricas de potássio aumentam – já que o potássio intracelular se desloca para o meio extracelular. O tratamento da causa subjacente da CAD também tratará a hipercalemia. Na verdade, o principal tratamento de CAD – fluidos e insulina – é muito semelhante ao tratamento de hipercalemia isolada.

A hipercalemia progressiva pode levar a uma parada cardiorrespiratória devido à fibrilação ventricular, atividade elétrica sem pulso ou assistolia. Quando há suspeita ou certeza da ocorrência de parada cardiopulmonar devido à hipercalemia, o tratamento deve começar com suporte avançado à vida cardiovascular combinado com o uso de múltiplos medicamentos que diminuem a concentração de potássio.[3] A epinefrina reduz a concentração de potássio em 0,25 mEq/L.[7] O cloreto de cálcio deve ser administrado imediatamente, em bólus EV, seguido por insulina e glicose. O bicarbonato deve ser administrado em bólus quando há suspeita de acidose metabólica. Para pacientes com insuficiência renal ou hipercalemia potencialmente fatal não responsiva às medidas descritas acima, recomendamos a rápida transferência para um centro de diálise para realização de hemodiálise emergencial. Pode-se fazer hemodiálise através de acesso venoso central durante a ressuscitação cardiopulmonar (RCP) em curso, para diminuir abruptamente a concentração sérica de potássio. Ainda, a hemodiálise pode resultar no reestabelecimento da circulação espontânea com estado neurológico intacto, mesmo após esforços prolongados de ressuscitação e falhas nos medicamentos convencionais e na desfibrilação.

HIPOCALEMIA

Princípios

A hipocalemia é o distúrbio eletrolítico mais comum encontrado na prática médica. Mais de 20% dos pacientes hospitalizados e até 40% dos pacientes ambulatoriais recebendo diuréticos tiazídicos têm uma concentração de potássio inferior a 3,5 mEq/L.[8] Há dois tipos de hipocalemia: moderada, quando a concentração sérica de potássio varia de 2,5 a 3 mEq/L, e grave, quando a concentração sérica de potássio é inferior a 2,5 mEq/L. Embora a hipocalemia seja geralmente assintomática, concentrações muito baixas de potássio podem resultar em arritmias cardíacas graves ou rabdomiólise, devido ao efeito do potássio no coração e nos músculos esqueléticos.[9] A hipocalemia está frequentemente associada à hipomagnesemia, e pacientes com baixas concentrações séricas de potássio devem ser também considerados hipomagnesêmicos.

As cinco causas mais comuns de hipocalemia são perdas renais, aumento das perdas não renais, diminuição da ingestão de potássio, deslocamento intracelular de potássio e etiologias endócrinas (Quadro 117.2). O aumento da excreção de potássio, especialmente associado a uma baixa ingestão desse íon, é a causa mais comum de hipocalemia, e pacientes que recebem diuréticos representam o grupo de pacientes mais comuns encontrados na prática médica. É mais comum que a hipocalemia seja causada mais por causa dos diuréticos tiazídicos do que por causa dos diuréticos osmóticos e de alça, mas tanto a tiazida como os diuréticos de alça bloqueiam o sódio associado ao cloreto e aumentam a passagem de sódio para os túbulos coletores. A hipocalemia é um efeito adverso comum do tratamento com diuréticos e pode causar arritmias fatais e aumentar o risco de toxicidade digitálica.[10] Além dos diuréticos, outras drogas e distúrbios podem causar perdas significativas de potássio nos rins, incluindo hiperaldosteronismo, excesso de esteroides, acidose metabólica, CAD, acidose tubular renal e consumo de álcool. Quando administrados em altas doses, a penicilina e seus derivados sintéticos promovem a excreção renal de potássio através do aumento da passagem de sódio para o néfron distal. Indivíduos com hiperaldosteronismo secundário, seja por insuficiência cardíaca congestiva (ICC), insuficiência hepática ou síndrome nefrótica, também podem apresentar hipocalemia. Pacientes com acidose tubular renal podem tornar-se hipercalêmicos, já que um defeito no túbulo distal provoca o aumento da excreção de potássio.

A administração de insulina pode causar uma redução na concentração sérica de potássio devido à capacidade da insulina em estimular a bomba de sódio e potássio ATPase e aumentar o deslocamento de potássio para dentro das células; a hipocalemia pode ser uma complicação perigosa com intoxicações intencionais de insulina ou durante o tratamento de CAD. Embora a maioria dos pacientes com CAD tenha concentrações séricas de potássio no limite superior da normalidade ou levemente elevadas, geralmente apresenta deficiência de 2 a 3 mEq/kg de potássio corporal total. Para evitar arritmias ou parada cardíaca em decorrência de hipocalemia, deve-se iniciar uma infusão de potássio assim que uma hipercalemia significativa tenha sido descartada e função renal intacta tenha sido confirmada.

A hipocalemia também pode ocorrer por causa de perdas gastrointestinais e dérmicas. Em estados diarreicos, grandes quantidades de potássio podem ser perdidas nas fezes, com consequente hiperaldosteronismo secundário. Grandes doses de laxativos e enemas repetidos também causam perda excessiva de potássio nas fezes. Embora a hipocalemia seja frequentemente observada após vômitos prolongados ou sucções nasogástricas, apenas 5 a 10 mEq/L de potássio são perdidos no líquido gástrico. A hipocalemia nessas situações é secundária à alcalose metabólica, perdas de cloreto e hiperaldosteronismo. Ocasionalmente, a transpiração excessiva pode levar a hipocalemia por perdas de potássio através da pele. Pacientes com queimaduras extensas também podem sofrer de hipocalemia por causa de perdas significativas pela pele. Deve-se considerar deficiência dietética de potássio em pacientes com desnutrição grave ou etilistas crônicos. O baixo consumo de potássio combinado com o aumento de perdas não renais pode resultar em hipocalemia grave.

A hipocalemia também pode resultar de alterações no transporte de potássio do compartimento extracelular para o intracelular. Isso é mais comum em pacientes com alcalose metabólica ou em hiperventilação, assim como em pacientes que tomam medicamentos como os agonistas beta-adrenérgicos ou descongestionantes. A estimulação dos receptores beta-adrenérgicos pode causar hipocalemia, especialmente em pacientes que usam doses altas e repetitivas de agonistas beta-adrenérgicos para o tratamento de doença pulmonar obstrutiva crônica ou asma. Uma dose padrão de salbutamol nebulizado reduz a concentração sérica de potássio em 0,2 a 0,4 mEq/L, e uma segunda dose feita em até 1 hora pode reduzir essa concentração em até quase 1 mEq/L. Pacientes com privação alimentar podem desenvolver hipocalemia quando alimentados, já que a secreção de insulina e o aumento da absorção celular pode causar uma migração abrupta de potássio para o meio intracelular.

Características Clínicas

A hipocalemia é geralmente assintomática, mas pode apresentar-se com queixas inespecíficas, principalmente fraqueza e dor muscular.[11] Embora curtos períodos de depleção leve de potássio sejam tipicamente bem tolerados em indivíduos saudáveis, a depleção grave de potássio pode resultar em instabilidade cardiovascular grave, disfunção neurológica, intolerância à glicose, sintomas gastrointestinais e insuficiência renal, além de afetar o equilíbrio ácido-base no corpo.[11] A probabilidade de ocorrência dos sintomas parece estar correlacionada com a rapidez na diminuição da concentração sérica de potássio.

Em pacientes sem doença cardíaca subjacente, anormalidades na condução cardíaca são extremamente incomuns, mesmo quando a concentração sérica de potássio é inferior a 3,0 mEq/L. Podem

---

QUADRO 117.2

Cinco Causas Mais Comuns de Hipocalemia

- Perdas renais: uso de diuréticos, drogas, uso de esteroides, acidose metabólica, hiperaldosteronismo, acidose tubular renal, cetoacidose diabética (CAD), consumo de álcool
- Aumento de perdas não-renais: sudorese, diarreia, vômitos, uso de laxativos
- Diminuição da ingestão: etanol, desnutrição
- Deslocamento para o meio intracelular: hiperventilação, alcalose metabólica, drogas
- Endócrinas: doença de Cushing, síndrome de Bartter, terapia com insulina

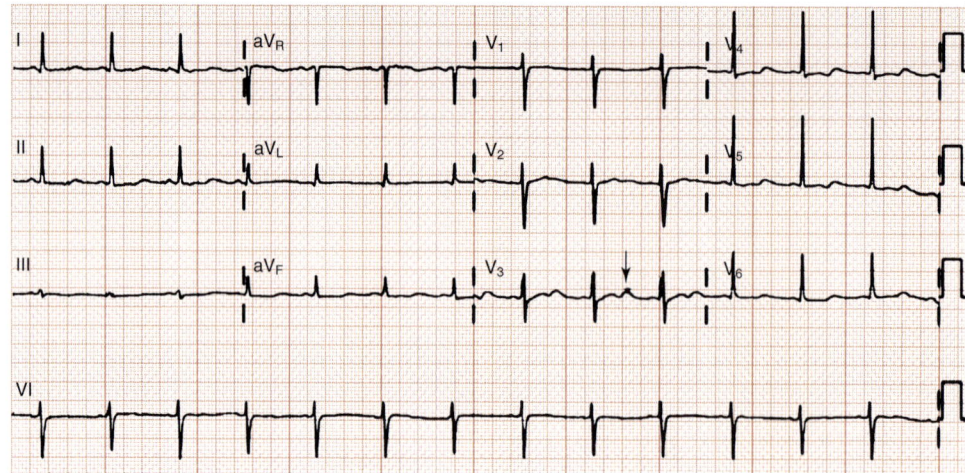

Fig. 117.4. Alterações eletrocardiográficas da hipocalemia, incluindo onda T achatada, intervalo QT prolongado, alterações inespecíficas no intervalo ST e onda U proeminente (seta).

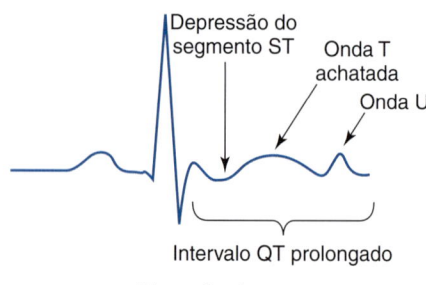

Fig. 117.5. Alterações eletrocardiográficas na hipocalemia.

ocorrer parestesia, redução dos reflexos tendíneos profundos, fasciculações, fraqueza muscular e confusão quando a concentração sérica de potássio é menor do que 2,5 mEq/L. No entanto, em pacientes com isquemia cardíaca ou insuficiência cardíaca, mesmo a hipocalemia leve a moderada aumenta a probabilidade de arritmias cardíacas secundárias ao efeito do potássio sobre o potencial de ação. A hipocalemia é um fator de risco independente que contribui para a redução da sobrevivência de pacientes cardíacos e aumento da incidência de morte arrítmica. Com base nas evidências disponíveis, as concentrações séricas de potássio devem ser mantidas acima de 4,5 mEq/L em pacientes com infarto agudo do miocárdio. Pacientes hipocalêmicos podem demonstrar bloqueio cardíaco de primeiro ou segundo graus, fibrilação atrial, fibrilação ventricular e assistolia. Arritmias cardíacas potencialmente fatais são tratadas através da restauração das concentrações séricas de potássio para o intervalo normal. A paralisia periódica hipocalêmica é uma doença rara caracterizada por episódios de fraqueza muscular potencialmente fatal quando o envolvimento inclui músculos respiratórios.

Diagnóstico

A hipocalemia raramente é diagnosticada apenas com base na apresentação clínica. Geralmente esse diagnóstico é feito pela medição da concentração sérica de potássio durante exames laboratoriais de rotina. Se houver alguma suspeita de hipocalemia ou um paciente apresentar fraqueza generalizada, palpitações ou arritmias, deve-se realizar um ECG. Assim como as ondas T apiculadas são características da hipercalemia, pode-se observar o achatamento das ondas T na hipocalemia. A hipocalemia pode produzir ondas U, que são pequenas deflexões após a onda T (Figs. 117.4 e 117.5). A hipocalemia também pode causar um intervalo QT perigosamente prolongado. Embora não haja um limite preciso de prolongamento do intervalo QT para a ocorrência de *torsades de pointes*, o risco de ocorrência dessa condição aumenta de duas a três vezes caso o intervalo QT seja maior do que 500 milissegundos.[12] A hipocalemia também é notória por causar alterações inespecíficas de ST e onda T. Além disso, o esgotamento prolongado de potássio, mesmo em proporções modestas, pode provocar ou exacerbar lesão renal ou hipertensão. Um grau severo de hipocalemia com paralisia é uma emergência médica potencialmente fatal, pode ocorrer quando a concentração de potássio fica abaixo de 2,0 mEq/L.

Tratamento

Como o potássio é um cátion essencialmente intracelular, uma baixa concentração sérica de potássio quase sempre reflete uma deficiência significativa no potássio corporal total. Uma queda de 0,3 mEq de potássio abaixo do normal significa uma deficiência de potássio corporal total de aproximadamente 100 mEq. Na ausência de náuseas ou vômitos como causa da hipocalemia, pacientes com hipocalemia leve ou moderada podem ser tratados somente com terapia de reposição oral de potássio. A reposição oral está disponível na forma líquida, em pó e comprimido. O cloreto de potássio é a suplementação mais utilizada, e a administração oral de 40 a 60 mEq a cada 2 a 4 horas geralmente é bem tolerada. Se a causa da hipocalemia for incerta, ou a hipocalemia for grave e associada a uma fraqueza profunda, determine a concentração urinária de potássio antes de iniciar o tratamento, para avaliar se os rins do paciente estão inapropriadamente excretando potássio excessivamente por causa de alguma anormalidade renal ou endócrina.

O tratamento da hipocalemia é essencial em múltiplas populações de pacientes. A hipocalemia é arritmogênica, especialmente em condições de infarto agudo do miocárdio, estados elevados de catecolaminas e ventrículos hipertrofiados ou dilatados. A hipocalemia é um importante fator de risco independente para morbidade e mortalidade em pacientes com insuficiência cardíaca, exigindo concentrações séricas de potássio entre 4,0 e 5,0 mEq/L nessa população.

Caso seja necessária a realização de infusão endovenosa, o cloreto de sódio pode ser administrado com segurança com uma taxa de infusão de 10 a 20 mEq/h. Em raras ocasiões, quando se planeja uma reposição EV com uma taxa de infusão maior do que 20 mEq/h, o paciente deve ter monitoramento cardíaco contínuo e acesso venoso central estabelecido.

A hipocalemia está associada à hipomagnesemia, e a severidade da hipocalemia correlaciona-se com um grau semelhante de hipomagnesemia. A reposição de magnésio deve, na maior parte das vezes, acompanhar a reposição de potássio.[12a] A menos que o paciente receba pelo menos 0,5 g/h de sulfato de magnésio juntamente com reposição de potássio, o potássio será deslocado para o meio intracelular e o paciente perderá potássio através da excreção. A correção de uma deficiência significativa de potássio pode demorar vários dias de reposição de potássio realizada simultaneamente por via oral e EV.

HIPERNATREMIA

Princípios

A hipernatremia é definida como uma concentração sérica de sódio acima de 145 mEq/L. Essa condição é raramente observada em pacientes previamente saudáveis e geralmente indica um prognóstico ruim. A maioria dos pacientes hipernatrêmicos tem a sensação de sede prejudicada ou não tem acesso à água: idosos, lactentes, pacientes com deficiência mental e aqueles que estão intubados e paralisados apresentam maior risco para este transtorno. A hipernatremia pode ser dividida em três combinações fisiológicas: (1) hipernatremia com desidratação e sódio corporal total baixo, (2) hipernatremia com baixa água corporal total e sódio corporal total normal e (3) hipernatremia com aumento de sódio corporal total (Quadro 117.3). O *diabetes insipidus*, transtorno onde há produção insuficiente de (ou falta de resposta ao) hormônio antidiurético, pode causar hipernatremia potencialmente fatal (Quadro 117.4).

Características Clínicas

É comum que os pacientes apresentem múltiplas causas de hipernatremia grave. A hipernatremia em adultos é quase exclusivamente devido a um déficit de água livre. Deve-se considerar a ocorrência de hipernatremia em quaisquer pacientes que apresentem estado mental alterado — indivíduos com retardo mental grave, paralisia cerebral, trauma crânio encefálico e pacientes acamados sem acesso à água. Pacientes com função alterada do hormônio antidiurético podem se queixar de poliúria ou polidipsia. Outros podem ter causas óbvias de perda de fluído por mecanismo extra renal, enquanto alguns podem não ter queixas.

Diagnóstico

Além dos exames de sangue habitualmente solicitados, é aconselhável também que se realize exames para que sejam determinadas a osmolaridade sérica, concentração urinária de sódio, assim como a osmolalidade urinária. O grau de hipernatremia quase sempre é igual ao déficit de água corporal total (ACT) em adultos. O déficit de ACT do paciente pode ser estimado pela fórmula

$$\text{Déficit de ACT} = ACT \times ([Na^+_{sérico}]/140) - 1$$

A ACT de um paciente é calculada pela multiplicação do peso do corpo do paciente em quilogramas por 0,6. No entanto, devido às diferenças na porcentagem de gordura corporal relacionadas à idade e ao sexo do paciente, é mais preciso usar os fatores de correção listados na Tabela 117.2.

Tratamento

O tratamento da hipernatremia tem três objetivos interdependentes: primeiro, rápida correção do choque subjacente, da hipoperfusão ou de hipovolemia significativa com solução salina a 0,9%; em segundo lugar, tratar a causa subjacente de hipernatremia, como febre, vômitos ou *diabetes insipidus*; e, em terceiro lugar, redução cuidadosa da concentração sérica de sódio, geralmente por correção do déficit de água corporal total. Até que a hipoperfusão e a hipovolemia sejam corrigidas, os mecanismos homeostáticos para o equilíbrio de sódio promoverão a reabsorção de sódio para manter o volume intravascular mesmo às custas da concentração sérica de sódio.

A velocidade de correção na hipernatremia é extremamente importante para minimizar a morbidade e a mortalidade. Tanto

QUADRO 117.3
Três Tipos de Hipernatremia

HIPERNATREMIA COM DESIDRATAÇÃO E BAIXO SÓDIO CORPORAL TOTAL
Insolação
Aumento de perdas insensíveis: queimaduras, transpiração
Perda gastrointestinal: Diarreia, vômito prolongado, sucção gastrointestinal contínua
Diurese osmótica: glicose, manitol, alimentação enteral

HIPERNATREMIA COM ÁGUA CORPORAL TOTAL BAIXA E SÓDIO CORPORAL TOTAL NORMAL
Diabetes insipidus
Neurogênicas
Idosos com SIADH tipo C
Disfunção hipotalâmica
Tumores das regiões supra ou infra-selares
Doença renal
Drogas (anfotericina, fenitoína, lítio, aminoglicosídeos, metoxiflurano)
Doença falciforme

HIPERNATREMIA COM AUMENTO DO SÓDIO CORPORAL TOTAL
Ingestão de comprimido de sal
Ingestão de água salgada
Infusões salinas
Enemas salinos
Bicarbonato de sódio EV
Alimentação com intervalos pouco diluídos
Hiperaldosteronismo primário
Hemodiálise
Síndrome de Cushing
Síndrome de Conn

EV, Endovenoso.

QUADRO 117.4
Causas Mais Comuns de *Diabetes Insipidus*

CENTRAL
Idiopática
Doença familiar
Câncer
Encefalopatia hipóxica
Doenças infiltrativas
Após taquicardia supraventricular
Anorexia nervosa

NEPROGÊNICA
Insuficiência renal crônica
Doença renal policística
Toxicidade por lítio[a]
Hipercalcemia
Hipocalemia
Nefrite túbulo-intersticial
Hereditária
Doença falciforme

[a]Andreasen A, Ellingrod VL: Lithium-induced diabetes insipidus: Prevention and management. Current Psychiatry 12(7):42, 2013.

TABELA 117.2
Cálculo da Água Corporal

POPULAÇÃO	ÁGUA CORPORAL TOTAL
Crianças e homens adultos	Peso corporal (kg) × 0,6
Mulheres adultas	Peso corporal (kg) × 0,5
Homens idosos	Peso corporal (kg) × 0,5
Mulheres velhas	Peso corporal (kg) × 0,45

velocidades de correção muito rápidas quanto muito lentas estão associadas a um aumento no risco de morte, independentemente da concentração inicial de sódio.[13] Em pacientes adultos que desenvolvem hipernatremia durante um curto período de tempo como resultado de uma sobrecarga de sódio, uma "correção rápida" com uma taxa de diminuição de 1 a 2 mEq/h no sódio sérico parece relativamente segura.[14] No entanto, a maioria dos pacientes adultos desenvolve hipernatremia ao longo de dias a semanas. Nesse grupo de pacientes, a concentração sérica de sódio deve ser lentamente corrigida com uma taxa máxima de 0,5 mEq/h ou 10 a 12 mEq/dia.

Deve-se iniciar a administração de solução salina a 0,9% para reposição volêmica até que o paciente esteja hemodinamicamente estável. Após estabilização hemodinâmica, deve-se administrar uma solução salina 0,45% a uma taxa de 100 mL/h, uma vez que os sinais vitais foram normalizados. O tratamento de *diabetes insipidus* central com desmopressina (DDAVP) é uma forma efetiva de melhorar a poliúria e a hipernatremia com doses iniciais em casos agudos variando de 1 a 2 μg.

HIPONATREMIA

Princípios

A hiponatremia, definida como a concentração sérica de sódio menor do que 135 mEq/L, é o segundo distúrbio eletrolítico mais comum encontrado na prática médica e pode ser um marcador de alguma doença subjacente. As causas mais comuns de hiponatremia grave em adultos são terapia com tiazidas, estado pós-operatório em pacientes com síndrome da secreção inapropriada do hormônio antidiurético (SIADH), polidipsia psicogênica, hiponatremia associada ao exercício e hiperidratação acidental. Perda de fluidos gastrointestinais, ingestão de fórmulas excessivamente diluídas, ingestão acidental excessiva de água e aplicação de múltiplos enemas com água são as principais causas de hiponatremia grave em lactentes e crianças. A maioria dos pacientes que se apresentam no departamento de emergência com hiponatremia é assintomática e não precisa de tratamento emergencial. Na presença de sintomas, esses são tipicamente baseados no grau de hiponatremia e no quão aguda é a hiponatremia desenvolvida. Os sintomas variam de dor de cabeça, náuseas e vômitos até confusão, convulsões e coma. Há dois grupos de pacientes hiponatrêmicos que necessitarão de tratamento com solução salina normal ou hipertônica: (1) hiponatremia grave, assintomática, com concentração de sódio igual ou abaixo de 110 mEq/L e (2) hiponatremia aguda sintomática com concentração de sódio abaixo de 120 mEq/L.

Danos no sistema nervoso central (SNC) devido à hiponatremia podem ser causados por edema cerebral e aumento da pressão intracraniana, por mobilizações de fluido osmótico durante o tratamento excessivamente agressivo, ou por ambos. Quando os neurônios são submetidos a um ambiente hiponatrêmico, eles perdem sódio e potássio em uma tentativa de limitar sua própria osmolaridade para prevenir alterações no fluido intracelular que levariam a edema cerebral. Se a fluidoterapia aumentar a concentração extracelular de sódio muito rapidamente, os fluidos se deslocam dos neurônios para o meio extracelular, causando desmielinização difusa. Isso pode resultar em paralisia flácida e morte por mielinólise pontina central, síndrome mais precisamente rotulada como síndrome de desmielinização osmótica (SDO).[15]

As causas da hiponatremia se dividem em quatro categorias gerais: pseudo-hiponatremia, hiponatremia com desidratação e diminuição do volume extracelular, hiponatremia com aumento do volume extracelular e hiponatremia euvolêmica com aumento de ACT (Quadro 117.5).

Pseudo-hiponatremia

A pseudo-hiponatremia é um resultado falso positivo de baixa concentração de sódio causado pela presença de outras partículas osmolares no soro. O fenômeno de pseudo-hiponatremia é explicado pelo aumento da porcentagem de grandes partículas moleculares que não contribuem para a osmolalidade plasmática

---

QUADRO 117.5
Causas da Hiponatremia

PSEUDO-HIPONATREMIA
Hiperlipidemia
Hiperproteinemia (mieloma múltiplo, macroglobulinemia)

DILUCIONAL
Hiperglicemia*

HIPONATREMIA HIPOVOLÊMICA: ÁGUA E SÓDIO CORPORAIS TOTAIS BAIXOS, COM UMA DIMINUIÇÃO RELATIVAMENTE MAIOR DE SÓDIO
Perdas de fluido corporal: transpiração, vômitos, diarreia, sucção gastrointestinal
Extravasamento para o terceiro espaço: obstrução intestinal, queimaduras, pancreatite, rabdomiólise
Causas renais: diuréticos, deficiência de mineralocorticoides, diurese osmótica, acidose tubular renal, nefropatias perdedoras de sal

HIPONATREMIA HIPERVOLÊMICA: AUMENTO DO SÓDIO CORPORAL TOTAL COM UM AUMENTO RELATIVAMENTE MAIOR NA ÁGUA CORPORAL TOTAL
Insuficiência cardíaca
Insuficiência renal crônica
Insuficiência hepática ou cirrose

HIPONATREMIA EUVOLÊMICA: AUMENTO DA ÁGUA CORPORAL TOTAL COM SÓDIO CORPORAL TOTAL PRÓXIMO DO NORMAL
SIADH
Drogas que causam SIADH (diuréticos, barbitúricos, carbamazepina, clorpropramida, clofibrato, opioides, tolbutamida, vincristina)
Polidipsia psicogênica
Potomania de cerveja
Hipotireoidismo
Insuficiência adrenal
MDMA (ecstasy)
Intoxicação acidental ou intencional por água

*A hiperglicemia é referida por alguns como pseudo-hiponatremia, mas a hiperglicemia é, na verdade, uma hiponatremia dilucional.
MDMA, N-metil-3,4-metilenodioxianfetamina; *SIADH*, síndrome da secreção inapropriada do hormônio antidiurético.

---

relativa ao sódio. A hipertrigliceridemia grave e a hiperproteinemia são duas causas comuns dessa condição. A retirada de sangue ou erro laboratorial também devem ser considerados como possíveis causas de hiponatremia, especialmente quando um nível de sódio muito anormal é relatado em um paciente saudável e a amostra de sangue tenha sido coletada perto de um local de infusão de solução glicosada a 5% (SG 5%).

Algumas vezes a hiperglicemia é considerada uma causa da pseudo-hiponatremia; porém, a hiperglicemia, na realidade, causa uma hiponatremia dilucional, através da mobilização de água para o espaço vascular por osmose. Na pseudo-hiponatremia verdadeira, a osmolalidade sérica é normal e não ocorrem deslocamentos hídricos. Duas fórmulas diferentes, baseadas no grau da hiperglicemia do paciente, são atualmente usadas para corrigir as concentrações séricas de sódio. A fórmula mais recomendada defende a adição de 1,6 mEq/L à concentração de sódio medida para cada 100 mg/dL de glicose acima de 100. No entanto, outra fórmula aceitável recomenda o uso de 2,4 mEq como fator de correção porque os valores de glicose acima de 400 mg/dL podem diminuir os valores da concentração de sódio em 4 mEq/L para cada 100 mg/dL de aumento de glicose.[14] Ambas fórmulas são aceitas, sendo o conceito principal de que com o aumento significativo da concentração de glicose, a concentração sérica "normal" de sódio é distintamente anormal.

Hiponatremia hipovolêmica

A hiponatremia hipovolêmica, ou hiponatremia com desidratação, ocorre quando há redução do volume extracelular combinado com uma perda ainda maior de sódio. A hiponatremia secundária às perdas de fluido corporal deve ser diferenciada da hipovolêmica devido a perdas renais. A hiponatremia com desidratação devido a perdas de líquidos corporais inclui transpiração, vômitos, diarreia e sucção gastrointestinal. A hiponatremia hipovolêmica também é vista como um "extravasamento para o terceiro espaço" em obstrução intestinal, queimaduras e sepse intra-abdominal. A hiponatremia hipovolêmica devido a causas renais inclui o uso de diuréticos, deficiência de mineralocorticoides, acidose tubular renal e nefropatia perdedora de sal. A hiponatremia hipovolêmica pode ser exacerbada quando as perdas de líquido são repostas com solução salina hipotônica.

Hiponatremia hipervolêmica

A hiponatremia hipervolêmica ou hiponatremia com aumento de volume extracelular ocorre quando o sódio e a água são retidos, mas a retenção de água excede a retenção de sódio. A maioria desses pacientes se apresenta com edema. A hiponatremia com aumento do sódio corporal total ocorre em pacientes com insuficiência cardíaca, insuficiência renal crônica e insuficiência hepática. A retenção de líquidos nesses estados é secundária à hipoperfusão renal, resultando em aumento da secreção de aldosterona e diminuição da excreção de água livre.

Hiponatremia Euvolêmica

A última categoria de hiponatremia é aquela em que os pacientes são euvolêmicos, mas com aumento na ACT. As causas desse tipo de hiponatremia incluem SIADH, potomania do bebedor de cerveja, polidipsia psicogênica, hipotireoidismo, uso de diuréticos em pacientes com insuficiência cardíaca congestiva leve e intoxicação por água acidental ou intencional. A hiponatremia euvolêmica também foi descrita em pacientes após o uso da droga recreativa N-metil-3,4-metilenodioxianfetamina (MDMA, ou ecstasy). A hiponatremia induzida por MDMA é multifatorial e relacionada ao aumento da ingestão de água livre para evitar a desidratação e rabdomiólise. Além disso, o paciente tende a ser muito ativo enquanto sob efeito da droga, o que leva à sudorese e secreção de hormônio antidiurético.[16] Por razões semelhantes, há vários relatos de caso de hiponatremia significativa associada ao exercício em atletas de resistência.

A SIADH é uma causa importante de hiponatremia que ocorre quando o hormônio antidiurético é secretado independentemente da necessidade corporal de retenção de água. O processo é resultado da produção excessiva de hormônio antidiurético que aumenta a ACT e causa a diminuição de sódio sérico. Os pacientes com SIADH concentram a sua urina de forma inadequada apesar de uma baixa osmolalidade sérica e volume normal de sangue circulante. Apesar da ACT em excesso, esses pacientes não têm nenhum sinal de edema, ascite ou insuficiência cardíaca porque a maior parte do aumento da água é intracelular em vez de intravascular. As três causas mais comuns de SIADH são (1) massas pulmonares e infecções, (2) distúrbios do SNC e (3) drogas (Quadro 117.6). Câncer de pulmão (especialmente câncer de pequenas células), pneumonia e tuberculose podem causar SIADH. Infecções do SNC, massas e psicose também podem causar SIADH. Várias medicações estão associadas à SIADH, sendo as mais comuns os diuréticos tiazídicos, os narcóticos, lítio, hipoglicemiantes orais, barbitúricos e antineoplásicos. O principal tratamento da maioria dos pacientes com SIADH e outras causas de hiponatremia euvolêmica é restrição à água livre.

Diagnóstico

A medição da concentração urinária de cloreto ou de sódio pode ajudar a determinar se a hiponatremia é de origem renal (Tabela 117.3). Pacientes com hiponatremia hipovolêmica por causas não renais geralmente apresentam baixas concentrações urinárias de sódio ou cloreto (<20 mEq/L), já que há retenção de soluto nesses pacientes. Pacientes com hiponatremia hipovolêmica devido a causas renais terão concentrações urinárias elevadas de sódio e cloreto (> 20 mEq/L), já que seus rins não conseguem reter o sódio ou o cloreto. Pacientes com hiponatremia euvolêmica têm geralmente concentrações urinárias de sódio maiores do que 20 mEq/L, secundárias à expansão volumétrica causada pela retenção de água. Pacientes com polidipsia psicogênica que estão ingerindo grandes quantidades de água urinarão e apresentarão urina diluída com baixas quantidades de sódio urinário. Pacientes com hiponatremia

---

QUADRO 117.6

Três Causas Mais Comuns de Síndrome de Secreção Inapropriada de Secreção de Hormônio Antidiurético

MASSAS PULMONARES
Câncer (especialmente de células pequenas)
Pneumonia
Tuberculose
Abscesso

DISTÚRBIOS DO SISTEMA NERVOSO CENTRAL
Infecção (meningite, abscesso cerebral)
Massa (subdural, pós-operatória, acidente vascular cerebral)
Psicose (com polidipsia psicogênica)

DROGAS
Diuréticos tiazídicos
Narcóticos
Agentes hipoglicemiantes orais
Barbitúricos
Antineoplásicos

TABELA 117.3

Interpretação dos Resultados da Análise de Amostra Urinária

	HIPONATREMIA HIPOVOLÊMICA	HIPONATREMIA HIPOVOLÊMICA	HIPONATREMIA EUVOLÊMICA	HIPONATREMIA EUVOLÊMICA	HIPONATREMIA HIPERVOLÊMICA	HIPONATREMIA HIPERVOLÊMICA
Etiologias subjacentes	Causas não renais	Causas renais	SIADH, Endocrinopatias	Polidipsia psicogênica	Distúrbios edematosos: p. ex., ICC, cirrose	Insuficiência renal
Sódio urinário	<20 mEq/L	> 20 mEq/L	> 20 mEq/L	< 20 mEq/L	<20 mEq/L	> 20 mEq/L
Mecanismo	Perda extra renal de soluto	Perda renal de soluto	Expansão de volume	Resposta renal normal ao excesso de volume e à retenção de sódio	Hipoperfusão renal	Perda renal de soluto

ICC, insuficiência cardíaca congestiva; SIADH, síndrome da secreção inapropriada do hormônio antidiurético.

hipervolêmica secundária à insuficiência cardíaca congestiva ou cirrose apresentam concentrações urinárias de sódio inferiores a 20 mEq/L por causa de hipoperfusão renal, enquanto que aqueles com hiponatremia hipervolêmica por causas renais ou com SIADH apresentam concentrações urinárias de sódio superiores a 20 mEq/L, uma vez que seus rins não retêm o sódio. Ao interpretar as concentrações séricas de sódio, considere a possibilidade de erro de amostragem se o valor relatado não se mostrar consistente com a condição do paciente e confirme se algum diurético que aumenta as perdas urinárias de sódio, como a furosemida, não foi administrado recentemente. Considere a possibilidade de insuficiência adrenal quando um paciente desidratado tem hiponatremia e hipercalemia.

Características Clínicas

Os sinais e sintomas da hiponatremia pioram à medida que a concentração de sódio diminui e se correlacionam com a rapidez com que a hiponatremia se desenvolve. Os sinais inespecíficos de hiponatremia incluem anorexia, náuseas, vômitos e fraqueza generalizada. Pacientes agudamente hiponatrêmicos, nos quais a concentração de sódio cai abaixo de 120 mEq/L em 24 a 48 horas, podem apresentar achados neurológicos graves, incluindo confusão, convulsões, coma e herniação do tronco cerebral. A determinação do estado de hidratação do paciente pode ajudar a estabelecer a etiologia da hiponatremia e então direcionar o tratamento. A ocorrência de hiponatremia *hipovolêmica* é mais provável no paciente com diminuição de turgor da pele, aumento do tempo de enchimento capilar, membranas mucosas secas e hipotensão ortostática; a ocorrência de hiponatremia *hipervolêmica* é mais provável no paciente com distensão venosa jugular, edema periférico ou congestão pulmonar. Pacientes com SIADH não terão edema e apresentarão turgor de pele normal. Ainda, em pacientes geriátricos, o risco de hiponatremia duplica para aqueles que apresentam fraturas em ossos longos.

Tratamento

O tratamento da hiponatremia é orientado pela apresentação clínica do paciente, gravidade dos sintomas, duração estimada da doença, estado hídrico e causa subjacente do desequilíbrio de sódio. Normalmente, o sódio deve ser corrigido entre 48 a 72 horas. Alterações neurológicas associadas à correção rápida de sódio, incluindo paralisia flácida, disartria, disfagia e hipotensão são referidas como *síndrome de desmielinização osmótica* (SDO), anteriormente denominada de *mielinólise pontina central*. A maioria dos casos de SDO ocorre em etilistas, indivíduos desnutridos e na população idosa, embora esse efeito colateral devastador possa ocorrer também em jovens pacientes saudáveis. Se um paciente desenvolver sintomas de SDO durante o tratamento, deve-se interromper a administração de todos os fluidos contendo sódio e deve-se administrar imediatamente SG 5% para diminuir temporariamente a concentração de sódio. A maioria dos pacientes que se apresenta no departamento de emergência com hiponatremia está estável e não requer tratamento emergencial. Contudo, pacientes com concentrações séricas de sódio significativamente inferiores a 120 mEq/L e aqueles com alterações agudas no estado mental, convulsões ou novos achados focais devidos a hiponatremia precisam de intervenção imediata. A Tabela 117.4 apresenta a concentração de sódio em várias soluções de infusão e a seguinte equação é útil para estimar o efeito de 1 litro de qualquer solução de infusão sobre a concentração de sódio sérico:

$$\Delta[Na^+_{sérico}] = ([Na^+_{na\ solução}] - [Na^+_{sérico}])/ACT - 1$$

Não há consenso quanto ao tratamento ideal de hiponatremia sintomática. No entanto, concorda-se que a correção deve ocorrer com um ritmo e uma magnitude suficientes para reverter as manifestações de hipotonicidade, mas não pode ser tão rápida a ponto de representar um risco para o desenvolvimento de SDO.[15,17] Para pacientes relativamente assintomáticos com valores de sódio de 115 a 135 mEq/L, o tratamento mais importante é a restrição à água livre.

TABELA 117.4
Características das Soluções de Infusão

SOLUÇÃO DE INFUSÃO	SÓDIO INFUNDIDO (MMOL/L)	DISTRIBUIÇÃO DO FLUIDO EXTRACELULAR (%)
Solução salina hipertônica a 3%	513	100
Solução salina a 0,9%	154	100
Solução de Ringer lactato	130	97
Solução salina a 0,45%	77	73
Cloreto de sódio a 0,2% + SG5%	34	55
SG5%	0	45

SG5%, Solução glicosada 5%.

Em casos mais graves, quando o valor do sódio é igual ou menor do que 120 mEq/L e o paciente tem alterações no seu estado mental, achados focais ou está convulsionando, indica-se solução salina hipertônica a 3% (513 mEq/L de sódio).[18,19] A correção de hiponatremia de 4 a 6 mEq/L em 6 horas, com infusão de bólus de solução salina a 3%, se necessário, é suficiente para tratar as manifestações mais graves de hiponatremia. Inicialmente, 100 mL de solução salina hipertônica a 3% devem ser infundidos em 10 minutos. Se for necessário um segundo bólus, 100 ml adicionais da solução a 3% podem ser administrados durante os próximos 50 minutos. Para minimizar a probabilidade de SDO, é essencial que a concentração de sódio em pacientes sintomáticos com hiponatremia grave seja elevada lentamente. Diretrizes anteriores afirmavam que era seguro elevar o sódio sérico em até 10 a 12 mEq nas primeiras 24 horas. Porém, em pacientes provavelmente hiponatrêmicos por mais de 48 horas, a hiponatremia grave deve ser corrigida por não mais do que 8 mEq nas primeiras 24 horas.[20,20a]

A deficiência de potássio deve ser corrigida de forma agressiva no tratamento de pacientes hiponatrêmicos com um desequilíbrio de sódio. Se os pacientes estiverem retendo volume e a diurese não for adequada, pode-se usar furosemida; infunde-se SG 5% caso a concentração de sódio esteja subindo muito rapidamente.[18] Os pacientes podem se recuperar completamente de alterações neurológicas causadas pela SDO com a reindução da hiponatremia nesses casos extremos. Demeclociclina em uma dosagem diária de 600 a 1200 mg é eficaz em pacientes com hiponatremia refratária.

Hiponatremia hipovolêmica

O tratamento da hiponatremia hipovolêmica começa com reidratação. Pacientes hipotensos e desidratados devem ser submetidos à ressuscitação volêmica com solução salina a 0,9%. Uma vez que o paciente esteja hemodinamicamente estável, a taxa de infusão deve ser reduzida. Em geral, a infusão de solução salina normal é iniciada com uma taxa de 500 a 1000 mL/h até que a pressão arterial fique estável; quando isso ocorrer, a taxa de infusão deve ser diminuída para 200 mL/h com frequentes verificações da concentração de sódio. Se o valor do sódio for inferior a 120 mEq/L, deve-se aumentar a concentração de sódio com uma taxa de infusão aproximada de 0,5 mEq/h ou de 10 a 12 mEq/dia.[19] A causa subjacente da hiponatremia deve ser identificada e tratada.

Hiponatremia hipervolêmica

As soluções salinas a 0,9% e hipertônica podem causar edema pulmonar no paciente hiponatrêmico hipervolêmico. A restrição a fluidos e ao sódio é o tratamento preferido, mas os diuréticos de alça podem ser usados em casos graves. A hemodiálise é uma alternativa em pacientes com insuficiência renal e deve ser considerada em pacientes com insuficiência renal crônica com hiponatremia significativa e com sobrecarga volêmica. Os pacientes com insuficiência cardíaca congestiva geralmente se beneficiam de diuréticos que aumentam a excreção de água e causam vasodilatação, para melhora do débito cardíaco.[21] Em pacientes com insuficiência hepática, deve-se considerar albumina juntamente com diuréticos e, possivelmente, paracentese, para atenuar o processo patológico subjacente. Restrição hídrica pode exercer grande impacto nos cuidados em longo prazo desses pacientes.

Hiponatremia Euvolêmica

O principal suporte do tratamento da hiponatremia euvolêmica é restrição de água livre, uma vez que a hipo-osmolalidade no SIADH é resultado de uma abundância relativa de água nos espaços intra e extracelular, mantida pela capacidade reduzida de excreção de água. Contudo, a restrição de água é insuficiente para tratar a hiponatremia grave aguda e não é recomendada como única intervenção para pacientes que precisam de correção mais rápida, com base na apresentação clínica. O único tratamento definitivo da SIADH é a eliminação da sua causa subjacente. SIADH causado por cânceres tem melhora com a utilização de terapia antineoplásica efetiva, assim como a maioria dos casos de SIADH causados por medicamentos é tratada com a pronta descontinuação do agente agressor.

Em pacientes com SIADH, a solução salina a 0,9% pode fazer que a concentração sérica de sódio caia mais ainda à medida que água livre é retida e a urina hipertônica é excretada. Se um paciente estiver sintomático devido a uma diminuição rápida da concentração sérica de sódio, recomenda-se o tratamento com solução salina hipertônica. Pode ocorrer rápida correção de hiponatremia durante hemodiálise. Para minimizar a riscos de SDO, a hemodiálise é reservada para pacientes com insuficiência renal documentada sob estrito monitoramento. A utilização de antagonistas do receptor da vasopressina, vaptanos, no tratamento de pacientes com hiponatremia devido a SIADH, está sendo estudada, porém estudos adicionais ainda são necessários para que esses agentes possam ser efetivamente utilizados no tratamento dessa condição.[18,22]

HIPERCALCEMIA

Princípios

Considera-se hipercalcemia quando a concentração sérica de cálcio está cima de 10,5 mg/dL; os valores normais da concentração sérica desse eletrólito variam de 9 a 10,5 mg/dL. A hipercalcemia é considerada leve quando a concentração sérica de cálcio está entre 10,5 a 12 mg/dL; concentrações superiores a 14 mg/dL podem ser fatais. Uma crise hipercalcêmica tipicamente evolui a partir de hipercalcemia leve preexistente que se torna uma emergência hipercalcêmica grave e aguda.

Há cinco principais causas de hipercalcemia (Quadro 117.7). O hiperparatiroidismo é a causa mais comum de hipercalcemia em pacientes ambulatoriais, enquanto a presença de doenças malignas é a causa mais comum em pacientes hospitalizados; juntas, essas duas etiologias representam 80% dos casos de hipercalcemia.[22a] A hipercalcemia leve em uma pessoa previamente saudável pode ocorrer devido a diuréticos tiazídicos no cenário de desidratação mínima. Outras causas menos comuns de concentração elevada de cálcio devem ser consideradas após descartar a presença de doenças malignas e distúrbios na paratireoide. A hipercalcemia associada à malignidade ocorre em até 10% de todos os pacientes com câncer avançado e geralmente é sinal de prognóstico ruim. Outras causas de hipercalcemia são doenças granulomatosas, como sarcoidose e tuberculose; medicamentos e agentes farmacológicos e uma série de condições diversas, como rabdomiólise e imobilização prolongada.

Características Clínicas

A apresentação clínica da hipercalcemia é muitas vezes vaga e inespecífica. Os sintomas incluem dor abdominal inespecífica, constipação, fadiga, dores no corpo, anorexia, polidipsia, poliúria, náuseas e vômitos. A gravidade dos sintomas depende do grau de hipercalcemia, da rapidez do seu surgimento e das condições neurológica e renal de base do paciente. Distúrbios neuropsiquiátricos

---

QUADRO 117.7

Cinco Causas Mais Comuns de Hipercalcemia

DOENÇAS MALIGNAS
Secreções ectópicas de paratormônio, mieloma múltiplo, metástases ósseas
Mais comuns: mama, pulmão, hematológicas, rim, próstata

ENDÓCRINA
Hiperparatiroidismo, neoplasias endócrinas múltiplas, hipertireoidismo, feocromocitoma, insuficiência adrenal

DOENÇA GRANULOMATOSA
Sarcoidose, tuberculose, histoplasmose, beriliose, coccidioidomicose

AGENTES FARMACOLÓGICOS
Vitaminas A e D, diuréticos tiazídicos, estrogênios, síndrome do leite-álcali

DIVERSOS
Desidratação, imobilização prolongada, iatrogênica, rabdomiólise, familiar, erro laboratorial

---

incluem ansiedade, depressão e alucinações. As manifestações do SNC que muitas vezes predominam em casos mais graves incluem letargia, estado mental alterado, convulsões e coma. A morte por hipercalcemia relaciona-se geralmente a complicações causadas por coma, desidratação ou distúrbios eletrolíticos. Podem ocorrer distúrbios no ritmo cardíaco, sendo as bradiarritmias os distúrbios mais comuns. A hipercalcemia grave (> 14 mg/dL) também está associada aos bloqueios sinoatrial e atrioventricular, à fibrilação atrial e à taquicardia ventricular.

Diagnóstico

A avaliação diagnóstica de um paciente com suspeita de hipercalcemia começa com a realização de exames para a determinação de eletrólitos e da função renal e um ECG. O cálcio é medido através da determinação da concentração sérica do cálcio total ou iônico. O cálcio ionizado é a forma ativa do cálcio total. O cálcio iônico é mais preciso no diagnóstico e no tratamento da hipocalcemia, mas precisa ser rotineiramente avaliado na hipercalcemia. A concentração sérica de cálcio total representa tanto o cálcio ligado quanto o livre e, portanto, deve ser corrigida com base na concentração de albumina. O ajuste à albumina sérica é realizado através da adição ou subtração de 0,08 mg/dL à concentração sérica de cálcio total medido para cada 1,0 g/L de albumina abaixo ou acima de 4 g/L albumina, respectivamente.

A observação de um intervalo QT curto na hipercalcemia é considerado um achado clássico. No entanto, embora a incidência e a duração do encurtamento do intervalo QT pareçam se correlacionar com o grau de hipercalcemia, tal achado não é confiável e não é rotineiramente observado na maioria dos pacientes (Fig. 117.6.). A elevação do segmento ST é menos bem documentada, porém é o achado eletrocardiográfico mais consistente, tornando a hipercalcemia uma causa potencial de elevação no segmento ST causada por outras condições que não seja o infarto do miocárdio.[23] Em casos graves de hipercalcemia, também pode-se observar a ocorrência de bradicardia sinusal e bloqueios atrioventriculares e bloqueios de ramo.

Tratamento

Pacientes em crise hipercalcêmica estão geralmente desidratados, muitas vezes obnubilados, e predispostos a arritmias como resultado dos distúrbios eletrolíticos concomitantes; portanto, tais pacientes precisam de acesso EV com uma infusão salina a 0,9% e acompanhamento especial. A solução salina inibirá a reabsorção

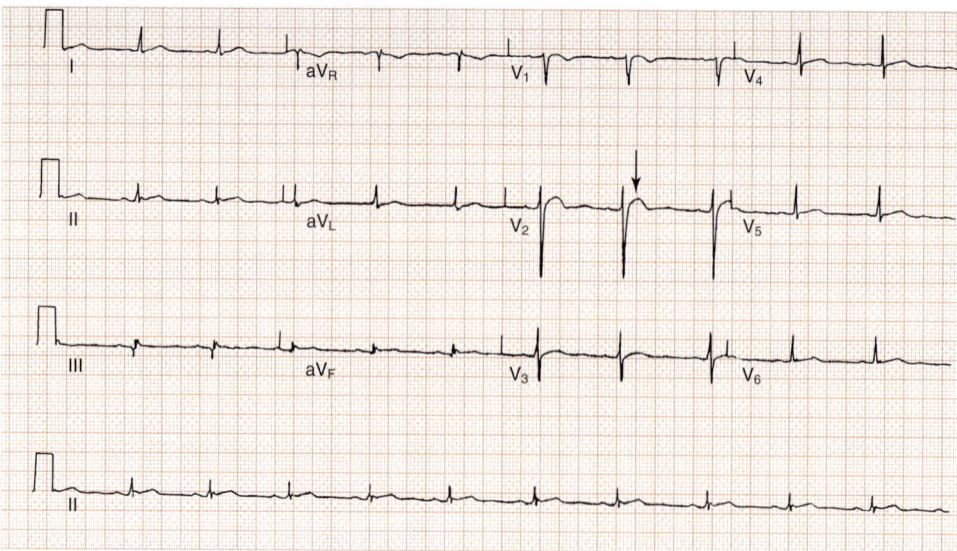

Fig. 117.6. Intervalo QT curto (*seta*) em um paciente com mieloma múltiplo e uma concentração de cálcio de 14,2 mg/dL (Cortesia de Dr. Barton Campbell.)

de cálcio no túbulo proximal e corrigirá a depleção de volume do paciente. A solução salina a 0,9% deve ser infundida rapidamente até que a pressão sanguínea e a perfusão se normalizem. Após o bólus inicial, a infusão de solução salina deve ser ajustada para uma taxa de aproximadamente 200 a 300 mL/h (dependendo da idade, função renal e cardíaca, além de outras comorbidades do paciente) para estabelecer uma produção adequada de urina (2 L/dia).[24] Embora a administração de maiores volumes de solução salina possa aumentar ainda mais a excreção de cálcio, é muito mais provável que isso resulte em aumento da morbidade e da mortalidade por sobrecarga de volume, edema pulmonar e isquemia miocárdica. Não se recomenda mais o uso rotineiro de furosemida no tratamento da hipercalcemia. Achava-se que a furosemida bloqueava a reabsorção distal de cálcio, complementando assim os efeitos no túbulo proximal; porém, a furosemida não mostrou ter efeitos significativos no bloqueio da reabsorção de cálcio. O uso de furosemida deve ser reservado para o aumento da diurese salina para evitar a sobrecarga de volume durante o tratamento da hipercalcemia. Diuréticos de alça administrados a pacientes cujos volumes ainda não foram repletos podem deteriorar a hemodinâmica e o estado renal do paciente e ainda piorar a hipercalcemia. Tão logo se inicie o processo de excreção de cálcio por infusão de solução salina, outros valores eletrolíticos devem ser cuidadosamente monitorados, com especial atenção à concentração sérica de potássio.

A utilização de terapias inibidoras de osteoclastos para hipercalcemia grave é geralmente considerada conjuntamente ao médico de família ou oncologista do paciente. Os medicamentos que inibem a reabsorção mediada por osteoclastos são os bisfosfonatos, a mitramicina, a calcitonina e os glicocorticoides. Os bisfosfonatos EV são os mais amplamente estudados e os mais eficientes para o tratamento de hipercalcemia associada à malignidade. Seu efeito redutor de cálcio é alcançado predominantemente pela inibição da função e sobrevivência dos osteoclastos. O ácido zoledrônico é o bisfosfonato de escolha na hipercalcemia associada à malignidade.[17] A infusão ocorre durante 15 minutos; o ácido zoledrônico pode ser mais efetivo do que outros bisfosfonatos na redução da concentração de cálcio ao longo do tempo. O uso de bisfosfonatos IV é restrito ao tratamento de hipercalcemia aguda associada a concentrações séricas de cálcio acima de 15 mg/dL e deterioração rápida do SNC e funções cardíaca, gastrointestinal e renal.

No caso raro em que um paciente apresentar arritmia hipercalcêmica potencialmente fatal ou bloqueio cardíaco, deve-se considerar a utilização de fosfatos e hemodiálise. Em casos de crise hipercalcêmica resultante de hiperparatiroidismo primário, paratireoidectomia urgente é potencialmente curativa. A hipercalcemia leve isolada raramente requer tratamento urgente; porém, deve-se discutir uma avaliação ambulatorial de hipercalcemia nos planos de alta dos pacientes, já que até 20% deles serão diagnosticados com hiperparatiroidismo.[25]

HIPOCALCEMIA

Princípios

A regulação do cálcio é crítica para manter as funções celulares normais assim como para a transmissão neuronal, estabilidade da membrana, estrutura óssea, coagulação sanguínea e sinalização intracelular. O cálcio corporal total é controlado por um sistema de retroalimentação em que o paratormônio induz os ossos e os rins a aumentarem as concentrações séricas de cálcio. A vitamina D facilita a absorção intestinal de cálcio. Por outro lado, concentrações elevadas de cálcio normalmente inibem a liberação do paratormônio.

Há múltiplas causas de hipocalcemia, das quais a hipoalbuminemia é a mais comum (Quadro 117.8). Como o cálcio é ligado à albumina e a outras proteínas séricas, a hipoalbuminemia causa uma queda no cálcio sérico medido em cerca de 0,8 mg/dL para cada redução de 1 g/dL na albumina sérica. A forma ativa de cálcio é o cálcio iônico, que não é afetado por mudanças na albumina.

O hipoparatiroidismo é uma causa comum de hipocalcemia e geralmente se desenvolve após cirurgias de câncer de cabeça e pescoço; o hipoparatiroidismo se desenvolve em 1% a 2% dos pacientes submetidos a tireoidectomia total. Pacientes com deficiência de

---

QUADRO 117.8

Causas Mais Frequentes da Hipocalcemia

Hipoalbuminemia
Hipoparatiroidismo: hereditário, pós-cirúrgico, autoimune, infiltrativo
Deficiência de vitamina D e resistência à vitamina D: Síndrome da má absorção, doença hepática, desnutrição, sepse, anticonvulsivantes, falta de exposição solar
Insuficiência renal crônica
Hiperfosfatemia
Hipomagnesemia
Alcalose respiratória
Pancreatite grave
Drogas: Bisfosfonatos, fenitoína, fosfato, calcitonina
Síndrome de lise tumoral
Rabdomiólise

> **QUADRO 117.9**
>
> **Cinco Causas mais Comuns de Hipocalcemia Sintomática Observadas no Departamento de Emergência**
>
> - Hiperventilação: ansiedade, simpaticomiméticos
> - Abuso de etanol, desnutrição crônica: hipoalbuminemia
> - Transfusão de sangue maciça: mais de 10 unidades
> - Toxinas: ácido fluorídrico, etilenoglicol
> - Pancreatite grave

vitamina D, incluindo aqueles com síndromes de má absorção, doença hepática, desnutrição e baixa exposição à luz solar correm alto risco de desenvolvimento de hipocalcemia. Os distúrbios de magnésio e fosfato também podem causar hipocalcemia. Pacientes hiperfosfatêmicos geralmente apresentam hipocalcemia por causa da afinidade de ligação do fosfato ao cálcio, enquanto que hipomagnesemia causa resistência de órgão-alvo ao paratormônio e inibe o ciclo de retroalimentação hipocalcêmico. Pacientes com sepse apresentam hipocalcemia geralmente associada a hipoalbuminemia.

As causas mais comuns de hipocalcemia sintomática são transfusões maciças de sangue, toxinas, pancreatite, síndrome de lise tumoral e desnutrição crônica (Quadro 117.9). Os pacientes que recebem transfusões maciças de sangue estão em risco de desenvolvimento de hipocalcemia devido à toxicidade do citrato. Deve-se monitorar cuidadosamente as transfusões de sangue realizadas de forma rápida e a administração de contrastes radiológicos contendo infusões de citrato em pacientes com insuficiência hepática, ICC ou outros estados de baixo débito para evitar hipocalcemia.

A hipocalcemia na pancreatite aguda é causada principalmente por precipitação de sais de cálcio saponificados na cavidade abdominal, mas a liberação de calcitonina estimulada por glucagon e a diminuição da secreção do paratormônio também podem estar envolvidos. As exposições tóxicas ao ácido fluorídrico e ao etilenoglicol podem causar hipocalcemia significativa porque tais substâncias são agentes quelantes de cálcio. Os pacientes com neoplasias malignas em tratamento estão em risco de desenvolvimento de síndrome de lise tumoral e distúrbios eletrolíticos secundários múltiplos. Atribui-se a hipocalcemia à precipitação de sais de fosfato de cálcio. Finalmente, deve-se suspeitar de hipocalcemia em pacientes malnutridos e etilistas crônicos que se apresentam ao departamento de emergência, especialmente etilistas com hiperventilação devido à abstinência de álcool.

Características Clínicas

Embora existam muitas manifestações clínicas de hipocalcemia, os achados neuromusculares e cardiovasculares predominam. A gravidade dos sintomas não está relacionada apenas ao nível absoluto de cálcio, mas também à taxa de aumento de cálcio. O paciente pode se queixar de câimbras musculares, parestesias perioral e digital, dispneia secundária a broncoespasmo e contrações tetânicas. A hipocalcemia sintomática pode resultar em colapso cardiovascular, hipotensão e arritmias. Uma hipocalcemia mais grave pode causar colapso cardiovascular, hipotensão, síncope, arritmias, ICC, angina e prolongamento no intervalo QT.[25a] A hipocalcemia crônica pode se manifestar como catarata, dentição precária, pele seca, cabelos crespos e prurido. O sinal de Chvostek pode estar presente: quando o examinador percutir o nervo facial, será provocado um espasmo nos músculos faciais ou no orbicular do olho. O sinal de Trousseau também pode estar presente: quando o examinador infla o manguito do esfigmomanômetro para 20 mmHg acima da pressão arterial sistólica durante 3 minutos, são induzidos espasmos carpais devido ao aumento da excitabilidade causada pela isquemia local do nervo ulnar e mediano. O sinal de Trousseau é relativamente específico para hipocalcemia, enquanto o sinal de Chvostek é menos diagnóstico.

Diagnóstico

A maioria dos casos de hipocalcemia é descoberta por suspeita clínica seguida de exames laboratoriais adequados. Uma concentração sérica de cálcio menor do que 8,5 mg/dL ou uma concentração de cálcio iônico inferior a 2,0 mEq/L é considerada diagnóstica. O cálcio sérico total é aproximadamente 50% livre (iônico) e 50% ligado, principalmente à albumina; portanto, a concentração sérica deve ser "corrigida" na presença de hipoalbuminemia. A concentração de cálcio iônico, que não é afetado pela concentração de albumina, é mais precisa no diagnóstico de hipocalcemia. É melhor determinar rapidamente o cálcio iônico sanguíneo total para evitar que seja quelado ou que haja mudanças no pH. Em casos selecionados, o conhecimento sobre a concentração de paratormônio pode auxiliar tanto o médico interconsultor quanto aquele que fará a internação do paciente. Recomenda-se a realização de monitoramentos eletrocardiográfico e cardioscópico na suspeita de hipocalcemia, com o objetivo de avaliar tanto o intervalo QT quanto a presença de possíveis arritmias.

Tratamento

A maioria dos pacientes assintomáticos e aqueles com sintomas leves podem ser tratados com suplementação oral de cálcio, como carbonato de cálcio. O cálcio EV é administrado, seja na forma de cloreto de cálcio ou gluconato de cálcio, aos pacientes com sintomas moderados a graves; 100 a 300 mg de cálcio elementar administrados de 5 a 30 minutos elevarão o nível de cálcio iônico de 0,5 a 1,5 mEq. O cloreto de cálcio contém 272 mg de cálcio elementar, mas essa substância pode ser cáustica para as veias; como resultado, o cloreto de cálcio deve ser administrado por meio de acesso central, exceto se os pacientes estiverem criticamente doentes e sem acesso central. O gluconato de cálcio contém 92 mg de cálcio elementar. Apesar dessa quantidade ser um terço da quantidade contida no cloreto de cálcio, o gluconato de cálcio é mais seguro para ser administrado e sua administração pode ser realizada perifericamente. A maioria dos pacientes que precisam de cálcio EV deve ser admitida ao hospital para monitoramento e tratamento de náuseas, vômitos, hipertensão e bradicardia. Os pacientes que tomam digoxina apresentam maior sensibilidade cardíaca às flutuações no cálcio sérico, por isso a administração EV de cálcio deve ser acompanhada por monitoramento eletrocardiográfico contínuo.[20]

HIPERMAGNESEMIA

Princípios

A hipermagnesemia é um distúrbio eletrolítico relativamente raro e definido como uma concentração sérica de magnésio acima de 2,2 mg/dL. A hipermagnesemia é mais frequentemente observada em pacientes que não podem regular adequadamente a excreção de magnésio (p. ex., insuficiência renal), especialmente à medida que sua carga de magnésio aumenta. Há relatos de casos fatais e quase fatais envolvendo hipermagnesemia em pacientes com insuficiência renal não reconhecida e que receberam magnésio. A hipermagnesemia também pode ser causada por laxativos e antiácidos que não necessitam de prescrição. Embora a maioria dos pacientes em risco de hipermagnesemia tenha insuficiência renal subjacente, a hipermagnesemia também ocorre em pacientes com função renal normal, especialmente em idosos. O quadro 117.10 lista as causas mais comuns de aumento da concentração sérica de magnésio.

A hipermagnesemia iatrogênica ocorre com maior frequência a partir de infusões intravenosas excessivas de magnésio em pacientes sob tratamento de pré-eclâmpsia ou eclampsia, arritmias cardíacas ou exacerbações de asma. A administração de magnésio durante a eclampsia também pode causar hipermagnesemia fetal, já que o magnésio atravessa a barreira placentária. A hipermagnesemia também pode ser observada em pacientes com insuficiência renal crônica em hemodiálise caso o conteúdo de magnésio, o dialisato, não seja cuidadosamente monitorado.

> **QUADRO 117.10**
>
> **Cinco Causas Mais Comuns de Hipermagnesemia**
>
> - Iatrogênica: administração IV, dialisato
> - Administração oral: laxantes, antiácidos, vitaminas, catárticos
> - Eliminação prejudicada – hipomotilidade: obstrução intestinal, constipação crônica
> - Eliminação prejudicada – medicamentos: anticolinérgicos, narcóticos, lítio
> - Diversos: hipotiroidismo, síndrome de lise tumoral, insuficiência adrenal, síndrome do leite-álcali

TABELA 117.5

Efeitos Clínicos da Hipermagnesemia

EFEITO	CONCENTRAÇÃO (MG/DL)
Diminuição dos reflexos tendíneos profundos	4 a 5
Hipotensão	5 a 7
Insuficiência respiratória	10
Bloqueio cardíaco	10 a 15
Parada cardíaca	10 a 24

Em pacientes com função renal normal, grandes quantidades de magnésio podem ser excretadas diariamente nas fezes e na urina. Contudo, em pacientes com insuficiência renal, pode-se observar hipermagnesemia mesmo com doses terapêuticas de produtos que contenham magnésio. Uma dose adulta de aproximadamente 284 g de xarope laxativo resulta em um consumo de aproximadamente 2,0 g de magnésio elementar para cada dose. Um adulto saudável pode excretar mais de 6,0 g de magnésio diariamente, mas os pacientes com disfunção renal podem não ser capazes de tolerar pequenas doses de xarope laxativo.[26] Assim, pacientes com insuficiência renal não devem usar citrato de magnésio para tratamento da constipação. Há relatos de ocorrência de hipermagnesemia por causa de gargarejos de sal de Epsom e enemas salinos.[26a]

A diminuição da eliminação e aumento da absorção gastrointestinal de magnésio devido à hipomotilidade intestinal também pode resultar em toxicidade. Pode-se observar a ocorrência de hipermagnesemia em obstrução intestinal, colite, dilatação gástrica e uso de medicamentos que diminuem a motilidade, incluindo narcóticos e anticolinérgicos. Outras causas menos comuns de hipermagnesemia são rabdomiólise, síndrome de lise tumoral, insuficiência adrenal, hiperparatiroidismo e hipotireoidismo.

Características Clínicas

Os pacientes com hipermagnesemia podem apresentar *flushing*, náuseas, vômitos, dor de cabeça e diminuição nos reflexos tendinosos profundos. Normalmente, os sintomas começam a se manifestar quando a concentração de magnésio está em torno de 4 mg/dL (Tabela 117.5). O magnésio é um depressor neuromuscular e do SNC e pode causar instabilidade cardíaca. O magnésio atua como um bloqueador de canais de cálcio e também bloqueia canais de potássio, necessários para a repolarização. À medida que as concentrações de magnésio aumentam, podem ocorrer hipotensão e alterações eletrocardiográficas, como o alargamento do intervalo QRS e prolongamento dos intervalos QT e PR. Quando a concentração sérica de magnésio atinge valores maiores do que 7 mg/dL, os pacientes podem apresentar sinais e sintomas de hipotensão, insuficiência respiratória e bloqueios cardíacos. Há relatos de parada cardíaca e morte em pacientes com concentrações séricas de magnésio acima de 10 mg/dL. A hipermagnesemia pode interferir na coagulação sanguínea, interferindo no tempo de coagulação e na agregação plaquetária.[26b] Finalmente, a hipermagnesemia causa supressão de secreção de paratormônio e pode estar associada à hipocalcemia.

Diagnóstico

As concentrações plasmáticas de magnésio geralmente não refletem o conteúdo total de magnésio e, portanto, é difícil correlacionar consistentemente sintomas com valores específicos da concentração desse eletrólito.[26c] Embora debata-se o papel da medição do magnésio iônico em pacientes com hipomagnesemia, apenas o magnésio total corporal deve ser acompanhado em pacientes hipermagnesêmicos.

Tratamento

O tratamento da hipermagnesemia é ditado pela ocorrência de alterações neuromusculares, cardiovasculares e alterações do SNC. A maior parte dos pacientes hipermagnesêmicos assintomáticos ou estáveis pode ser tratada com a interrupção de magnésio terapêutico. À medida que os sintomas se tornam mais pronunciados, administram-se fluidos isotônicos EV, para diluir o magnésio extracelular. Os diuréticos podem ser usados para promover a excreção de magnésio, enquanto se organiza um tratamento mais definitivo.

Em pacientes com concentrações séricas de magnésio muito altas ou com sintomas mais graves, deve-se consultar imediatamente um nefrologista para organizar a realização de diálise. A administração EV de cálcio para reverter a toxicidade por magnésio deve ser reservada para pacientes com sintomas potencialmente fatais, enquanto a diálise está sendo preparada. O cálcio antagoniza diretamente os efeitos neuromusculares e cardiovasculares do magnésio e é recomendado em pacientes hipotensos com depressão respiratória e instabilidade cardíaca. Ao tratar hipermagnesemia potencialmente fatal, administre inicialmente 100 a 200 mg de cálcio EV como cloreto de cálcio ou gluconato de cálcio (1 a 2 mL de cloreto de cálcio a 10% ou 5 mL de gluconato de cálcio a 1% por 2 a 5 minutos) e, em seguida, titule para obter o efeito desejado.[27] Quando necessário, pode-se administrar uma infusão contínua de 2 a 4 mg/kg/h enquanto a diálise está sendo preparada.

HIPOMAGNESEMIA

Princípios

A hipomagnesemia é um distúrbio eletrolítico comum que muitas vezes não é detectado. As concentrações séricas normais de magnésio variam de 1,5 a 3,0 mEq/L. Os sintomas da hipomagnesemia geralmente começam a se manifestar com concentrações séricas abaixo de 1,2 mEq/L, embora os sintomas muitas vezes não estejam bem correlacionados à concentração sérica do paciente. Isso ocorre porque a maior parte do magnésio corporal é intracelular, portanto uma única amostra de sangue com baixa concentração sérica de magnésio pode não refletir exatamente o magnésio corporal total ou a extensão da verdadeira hipomagnesemia.

O magnésio existe em três estados: (1) magnésio iônico, (2) ligado a proteínas e (3) ligado a ânions séricos. Apesar de alguns estudos mostrarem a importância da medição de cálcio iônico, outros mostram que o magnésio iônico pode ser inferido do magnésio total. Atualmente, o papel clínico da medição do magnésio iônico não está claro, e tal medição, portanto, ainda não é realizada rotineiramente nos departamentos de emergência. Porém, a medição de magnésio iônico parece ter alguma importância no ambiente de cuidados intensivos.[28]

Há muitas causas de hipomagnesemia (Quadro 117.11). As seções a seguir descrevem as cinco apresentações associadas à hipomagnesemia mais comumente observadas nos departamentos de emergência.

> **QUADRO 117.11**
>
> **Causas Mais Comuns da Hipomagnesemia**
>
> Dietética
> Gastrointestinal
> Renal
> Endócrina ou metabólica
> Induzida por droga

Pacientes em uso de diuréticos

Os pacientes que utilizam diuréticos tiazídicos ou de alça estão em maior risco de hipomagnesemia. Esses dois tipos de diuréticos podem inibir a reabsorção de magnésio. Por outro lado, os diuréticos poupadores de potássio são também poupadores de magnésio, já que eles aumentam a reabsorção de magnésio e diminuem a excreção de magnésio. O grau de hipomagnesemia induzida pelos diuréticos tiazídicos e de alça geralmente é leve, em parte porque a contração volumétrica associada tende a reabsorção proximal de sódio, água e magnésio.

Pacientes malnutridos e etilistas

Pacientes saudáveis consomem magnésio suficiente para manter seus estoques normais de magnésio corporal total ao ingerirem regularmente vegetais verdes, legumes, frutas, frutos do mar, carne fresca e cacau. Contudo, a hipomagnesemia é comum em pacientes com desnutrição proteico-calórica associada à falta de minerais e vitaminas essenciais, incluindo magnésio. Isso é especialmente verdade em etilistas crônicos que não comem alimentos ricos em magnésio. As perdas de magnésio aumentam ainda mais em etilistas crônicos por causa dos efeitos diuréticos do álcool. A hipomagnesemia pode também ser observada em pacientes com transtornos de mal absorção (doença celíaca e síndrome do intestino curto), pacientes com aumento de excreção de magnésio (diarreia crônica ou condições intestinais inflamatórias) e pacientes com transtornos dismórficos corporais graves. É comum a ocorrência de hipocalemia após RCP, mas hipocalemia grave abaixo de 2,5 mmol/L após ressuscitação deve suscitar preocupação sobre transtornos alimentares subjacentes e avaliação posterior devido a extrema hipocalemia acidental autoinduzida.

Pacientes com hipocalemia

Tanto o potássio quanto o magnésio são críticos para a estabilização do potencial de membrana, para diminuir a excitabilidade celular e para a função da bomba de sódio e potássio. Aproximadamente 50% dos pacientes com hipocalemia também têm uma deficiência concomitante de magnésio. Graus crescentes de hipocalemia estão correlacionados ao aumento da probabilidade de um déficit de magnésio. Pacientes hipocalêmicos que são refratários à reposição de potássio provavelmente também são hipomagnesêmicos.[12a]

Pacientes com doença arterial coronariana aguda e arritmias ventriculares

Parece haver uma relação entre baixas concentrações séricas de magnésio e desenvolvimento subsequente de doença cardíaca coronária. É mais provável que os pacientes com infarto do miocárdio estejam hipomagnesêmicos do que pacientes controles.[28a] Atualmente, recomenda-se o suplemento de magnésio apenas para os pacientes com síndrome coronariana aguda que apresentam evidência de hipocalemia, intervalo QT prolongado ou hipomagnesemia conhecida. Da mesma forma, pacientes com infarto agudo do miocárdio que têm hipomagnesemia leve parecem ter um aumento de duas a três vezes na frequência de arritmias ventriculares nas primeiras 24 horas em comparação aos pacientes com concentrações normais de magnésio. Há controvérsia sobre a administração empírica de magnésio após infarto agudo do miocárdio.[29] A arritmia é a manifestação cardiovascular mais comum em hipomagnesemia. O magnésio afeta a duração da fase 2 do potencial de ação, e hipomagnesemia pode prolongar o intervalo QT. O magnésio também tem efeitos na fase 4, o potencial de repouso da membrana, onde ajuda a manter a célula mais negativa, estimulando a bomba de sódio e potássio. O exato mecanismo subjacente a uma possível associação entre hipomagnesemia e arritmias é desconhecido. As arritmias são provavelmente causadas devido à ocorrência simultânea de hipocalemia, hipomagnesemia, ou ambas, resultando em um intervalo QT prolongado e aumento da despolarização espontânea.

Pacientes recebendo medicamentos específicos

Além dos diuréticos, muitos medicamentos estão associados a hipomagnesemia. Muitas drogas nefrotóxicas, incluindo aminoglicosídeos, anfotericina B, cisplatina e pentamidina podem aumentar a excreção de magnésio. A utilização, em longo prazo, de inibidores de bomba de prótons pode estar associada a alterações na absorção intestinal de magnésio.[30] A hipomagnesemia grave também pode ser observada em pacientes usando preparações intestinais à base de polietileno glicol, para colonoscopia.

Características Clínicas

A determinação das consequências clínicas da hipomagnesemia isolada muitas vezes é confundida pela coexistência de hipocalemia, hipocalcemia ou hiponatremia. No entanto, muitos sinais e sintomas são atribuídos à hipomagnesemia, incluindo cãibras, astenia, palpitações, vertigem, ataxia, depressão e convulsões. Mulheres com ingestão adequada de magnésio são menos propensas a serem afetadas por pré-eclâmpsia. As manifestações clínicas mais provavelmente observadas nos departamentos de emergência envolvem os sistemas neuromuscular e cardiovascular. Os pacientes podem apresentar reflexos tendíneos hiperativos, cãibras musculares, sinais de Trousseau e Chvostek, além de disartria e disfagia, por causa da dismotilidade esofágica.[30a] Anormalidades da condução cardíaca secundária à depleção de magnésio, com coexistência frequente de hipocalemia, podem resultar no prolongamento dos intervalos PR e QT. Arritmias, incluindo fibrilação atrial, taquicardia atrial multifocal, extrassístoles ventriculares, taquicardia ventricular, torsades de pointes e fibrilação ventricular são as manifestações cardiovasculares mais comuns de hipomagnesemia. Hipomagnesemia grave também pode precipitar as arritmias induzidas por digoxina.[31,32]

Diagnóstico

As manifestações clínicas da hipomagnesemia começam com concentrações séricas abaixo de 1,2 mEq/L, mas os sintomas nem sempre se correlacionam à concentração sérica total de magnésio. Como a maior parte do magnésio corporal total é intracelular, somente a concentração de magnésio não é suficiente para guiar o tratamento. No entanto, considera-se a possibilidade de hipomagnesemia em pacientes com desnutrição, hipocalemia significativa ou refratária e arritmias ventriculares. Os achados eletrocardiográficos em hipomagnesemia não são específicos e podem ser causados tanto por hipomagnesemia quanto por hipocalemia concomitante. Deve-se suspeitar de hipomagnesemia sempre que achados eletrocardiográficos de hipocalemia forem observados, incluindo prolongamento dos intervalos PR e QT, depressão do segmento ST, achatamento e alargamento das ondas T, baixa voltagem e ondas U.

Tratamento

A via de reposição de magnésio varia de acordo com a gravidade das manifestações clínicas. Recomenda-se magnésio parenteral para condições potencialmente fatais. Em pacientes com função renal normal, 1 a 2 g de sulfato de magnésio é uma dose inicial apropriada. Um paciente estável com hipomagnesemia pode ser tratado com uma dose inicial de 1 a 2 g de sulfato de magnésio durante 10 a 60 minutos, seguido de uma dose de manutenção de

0,5 a 1 g/h, até o desaparecimento dos sintomas. Porém, pacientes em parada cardíaca devem receber um bólus de 1 a 2 g de sulfato de magnésio em bólus EV.

A administração de magnésio é fortemente encorajada em pacientes recebendo reposição EV de potássio. Uma dose de 0,5 g/h é segura em pacientes bem hidratados e com função renal normal. Há efeitos adversos potenciais em decorrência de uma rápida reposição de magnésio, com uma taxa superior a 1 a 2 g/h, incluindo diminuição nos reflexos tendíneos profundos, depressão respiratória e bloqueio cardíaco. Pode-se administrar suplementação oral com gluconato de magnésio caso o paciente esteja apenas ligeiramente hipomagnesêmico e assintomático. A absorção oral é variável, mas em geral pode-se administrar 400 mg de óxido de magnésio duas vezes ao dia a pacientes com função renal adequada. Ao preparar qualquer paciente para alta, os médicos podem incentivar mudanças de estilo de vida, incluindo a ingestão adequada de magnésio – que pode beneficiar o controle da pressão arterial, promover a perda de peso e diminuir o risco de doenças crônicas.

HIPERFOSFATEMIA

Princípios

A hiperfosfatemia é definida como uma concentração sérica acima de 2,5 mg/dL, mas em geral ela é clinicamente significativa apenas quando as concentrações são maiores do que 5 mg/dL. Embora seja rara na população em geral, a hiperfosfatemia é extremamente comum em pacientes com insuficiência renal. Quase todos os pacientes com insuficiência renal apresentam hiperfosfatemia em algum momento durante o curso de sua doença. A hiperfosfatemia pode ocorrer por causa de quatro principais motivos: (1) diminuição da excreção de fosfato, (2) ingestão excessiva de fosfato, (3) aumento da reabsorção tubular renal e (4) alterações no deslocamento do fosfato do espaço intra para o extracelular. Além disso, os médicos devem estar cientes da ocorrência de elevações espúrias de fosfato (Quadro 117.12).

A diminuição da excreção de fosfato combinada com ingestão excessiva é o mecanismo mais comum para o desenvolvimento de hiperfosfatemia. A ingestão excessiva de fosfato por si só é uma causa incomum de hiperfosfatemia em pacientes com função renal normal. Quando os pacientes têm taxas de filtração glomerular abaixo de 30 mL/min, os rins não excretam a quantidade total de fosfato ingerido para manter a homeostase. O fosfato exógeno, obtido por administração EV ou oral ou através de enemas e laxantes, podem sobrecarregar os rins caso esses não tenham função basal normal.[8] Em 2014, a Food and Drug Administration (FDA), emitiu um alerta sobre a ingestão de uma ou mais doses de fosfato de sódio, em uma concentração maior do que a recomendada, depois de identificar mais de 50 casos de eventos adversos, especialmente em pacientes que também tomam medicamentos que atuam sobre a função renal.[26,32] Hipoparatiroidismo, intoxicação por vitamina D e tireotoxicose aumentam a reabsorção renal de fosfato e podem elevar a sua concentração. A hiperfosfatemia também pode ocorrer quando há alterações no deslocamento de fosfato do meio intracelular para o meio extracelular, sobrecarregando a capacidade do rim para excretar o fosfato. Essa causa de hiperfosfatemia é observada na rabdomiólise, síndrome de lise tumoral e cetoacidose diabética.

A hiperfosfatemia pode ser uma descoberta espúria em casos de hiperproteinemia, como no mieloma múltiplo, hiperlipidemia, hemólise ou hiperbilirrubinemia. A obtenção de amostra sanguínea de um acesso que contém heparina é outra causa de falsa elevação na concentração de fosfato.[32a]

Características Clínicas

Os pacientes com hiperfosfatemia podem apresentar múltiplas queixas relacionadas a distúrbios eletrolíticos, particularmente hipocalcemia. A hiperfosfatemia provoca hipocalcemia através da precipitação de cálcio e diminuição da produção de vitamina D. É essa hipocalcemia secundária que pode causar cãimbras musculares, tetania e convulsões. A hiperfosfatemia crônica também pode causar calcificações metastáticas nas articulações, tecidos e artérias.

Tratamento

A restrição dietética isoladamente pode ser suficiente para o controle da hiperfosfatemia em pessoas com insuficiência renal leve, mas é inadequada para pacientes com franca insuficiência renal. Como a maioria dos pacientes que apresentam hiperfosfatemia grave também tem hipocalcemia, o tratamento concentra-se na correção de ambos. Em pacientes com função renal normal, a excreção de fosfato pode ser aumentada por infusão salina juntamente com diuréticos de alça. A hiperfosfatemia geralmente desaparece em 6 a 12 horas, em pacientes com função renal normal. Em pacientes com hiperfosfatemia com insuficiência renal, deve-se considerar a realização de hemodiálise ou diálise peritoneal precocemente. Atualmente, inicia-se o controle do fosfato apenas na ocorrência de hiperfosfatemia, mas uma intervenção mais precoce pode ser benéfica em pacientes com doença renal crônica.[33] Embora não se conheça um método ideal para o controle do fosfato sérico em pacientes dialíticos, esse poderia envolver combinações de modificação dietética e aumento da depuração de fosfato através de sessões de diálise mais longas.[34]

HIPOPOSFATEMIA

Princípios

A hipofosfatemia é definida como leve (2 a 2,5 mg/dL), moderada (1 a 2 mg/dL) ou grave (< 1 mg/dL). A hipofosfatemia leve a moderadamente grave geralmente é assintomática e, como a hipomagnesemia, muitas vezes não é identificada. Embora a maioria dos pacientes permaneça assintomática, a hipofosfatemia grave pode resultar em complicações potencialmente fatais. As principais sequelas clínicas geralmente ocorrem apenas em hipofosfatemia grave.

Os sintomas da hipofosfatemia geralmente começam a se manifestar em concentrações séricas abaixo de 1,0 mg/dL. A hipofosfatemia aguda é mais comumente devido a um rápido deslocamento de

---

QUADRO 117.12

Cinco Causas Mais Comuns de Hiperfosfatemia

DIMINUIÇÃO DA EXCREÇÃO DE FOSFATO
Insuficiência renal aguda e crônica

AUMENTO DA REABSORÇÃO TUBULAR RENAL
Hipoparatiroidismo
Tireotoxicose
Excesso de uso de vitamina D

INGESTÃO EXCESSIVA DE FOSFATO
Enemas de fosfato ou laxativos
Administração EV ou oral de fosfato

DESLOCAMENTO DE FOSFATO DO MEIO INTRA PARA O MEIO EXTRACELULAR
CAD
Lise tumoral
Rabdomiólise

HIPERFOSFATEMIA ESPÚRIA
Paraproteinemia
Hiperbilirrubinemia
Hemólise
Hiperlipidemia

CAD, cetoacidose diabética; *EV*, endovenosa.

fosfato para o meio intracelular. Hiperventilação, glicose, insulina, expansão volumétrica e acidose em resolução podem causar hipofosfatemia por induzirem um rápido deslocamento de fosfato para o meio intracelular. As muitas causas de hipofosfatemia incluem diminuição na ingesta de fosfato ou aumento no estado absortivo, estados hiperventilatórios, efeitos hormonais e endócrinos, medicamentos e estados patológicos (Quadro 117.13).[35] Os pacientes que se apresentam ao departamento de emergência mais susceptíveis à hipofosfatemia são aqueles que estão malnutridos com abstinência alcoólica, hiperventilação aguda, sépticos ou pacientes com cetoacidose diabética ou alcoólica em que a reintrodução de insulina e glicose provoca a absorção de fosfato pelas células.

Características Clínicas

A hipofosfatemia leve a moderada geralmente é assintomática, mas manifestações clínicas importantes podem ocorrer com hipofosfatemia grave. Como o fosfato é um componente essencial para o trifosfato de adenosina, a hipofosfatemia pode afetar uma variedade de órgãos e gerar uma grande variedade de sintomas (Quadro 117.14). Pacientes com hipofosfatemia podem apresentar queixas inespecíficas incluindo dores articulares, mialgia, irritabilidade e depressão. A hipofosfatemia grave pode se manifestar como convulsões, arritmias, cardiomiopatia, resistência à insulina, necrose tubular aguda, rabdomiólise e insuficiência respiratória aguda.

Tratamento

Recomendamos a reposição de fosfato em pacientes com concentrações de fosfato abaixo de 2,0 mg/dL; pacientes com concentrações abaixo de 1,0 mg/dL precisam de tratamento. Como a hipofosfatemia é frequentemente associada à hipocalemia, pacientes com hipofosfatemia muitas vezes precisam também de reposição de potássio. Pode-se administrar oralmente 250 a 500 mg de fósforo, duas vezes ao dia, a pacientes estáveis ou assintomáticos. Preparações EV estão disponíveis na forma de fosfato de sódio (Na_2PO_4 e $NaPO_4$) ou fosfato de potássio (K_2PO_4 e KPO_4) e a taxa de infusão e a escolha da dosagem inicial devem ser baseadas na gravidade da hipofosfatemia e presença de sintomas.

Se a concentração sérica de fósforo for inferior a 1,5 mg/dL (0,48 mmol/L), pode-se administrar 1,3 mmol/kg de fósforo elementar (até um máximo de 100 mmol) em três ou quatro doses divididas em um período de 24 horas. Para a reposição de rotina, administre 0,5 mL/hr de K_2PO_4; pode-se aumentar para 1 mL/h em pacientes sintomáticos graves. Cada mililitro de K_2PO_4 contém 3 mmol de fósforo e 4,4 mEq de potássio.

QUADRO 117.13

Cinco Causas Mais Comuns de Hipofosfatemia no Departamento de Emergência

DIMINUIÇÃO DA INGESTÃO OU AUMENTO DE ESTADOS ABSORTIVOS
Alcoolismo crônico
Nutrição parenteral domiciliar
AIDS
Quimioterapia
Vômitos
Síndromes de mal absorção
Diarreia secretora
Deficiência de vitamina D

ESTADOS HIPERVENTILATÓRIOS
Sepse
Abstinência alcoólica
Envenenamento por salicilato
Síndrome neuroléptica maligna
Ataques de pânico
CAD
Coma hepático

EFEITOS HORMONAIS E ENDÓCRINOS
Carga de insulina
Carga de glicose
Epinefrina exógena
Hiperparatiroidismo

MEDICAMENTOS[a]
Diuréticos
Ingestão crônica de antiácidos
Esteroides
Quelante de fosfato
Derivados de xantina
Agonistas beta$_2$

ESTADOS PATOLÓGICOS
Trauma
Queimaduras térmicas graves
Insuficiência renal aguda
Gota

[a]Kaplan LJ, Kellum JA: Fluids, pH, ions and electrolytes. Curr Opin Crit Care 16:323-331, 2010.
AIDS, síndrome da imunodeficiência adquirida; CAD, cetoacidose diabética.

QUADRO 117.14

Manifestações Clínicas de Hipofosfatemia

SISTEMA NERVOSO CENTRAL
Irritabilidade
Confusão
Parestesia
Depressão
Disartria
Convulsão
Coma

CARDIOVASCULAR
Cardiomiopatia
Depressão da contratilidade miocárdica
Arritmias

RESPIRATÓRIA
Insuficiência respiratória aguda
Depressão da contratilidade miocárdica

GASTROINTESTINAL
Íleo paralítico, disfagia

HEMATOLÓGICA
Concentrações baixas de 2,3-difosfoglicerato e adenosina trifosfato
Disfunção leucocitária
Hemólise
Disfunção plaquetária

RENAL
Necrose tubular aguda
Acidose metabólica
Hipercalcemia

ENDÓCRINA
Resistência à insulina
Hiperparatiroidismo

A terapia de reposição típica fornece aproximadamente 1 g de fósforo por dia. Os pacientes devem ser monitorados para o desenvolvimento de hipocalcemia, hipercalemia e hiperfosfatemia enquanto o fosfato EV é administrado, especialmente em pacientes com insuficiência renal. Os pacientes com cetoacidose diabética são inicialmente hipofosfatêmicos, porém nenhum estudo mostrou benefícios significativos da terapia de reposição de fosfato em pacientes com cetoacidose diabética. Os riscos da terapia de reposição com fosfato incluem hiperfosfatemia, insuficiência renal, hipocalcemia e hipomagnesemia. Em pacientes com desnutrição grave ou hipofosfatemia significativa, pode-se considerar terapia de reposição, mas nunca administre mais de 60 mmol/dia sem motivo.

CONCEITOS-CHAVE

- Em geral, os distúrbios eletrolíticos assintomáticos podem ser lentamente corrigidos, mas aqueles que causam alterações profundas no estado mental ou arritmias potencialmente fatais precisam de correção imediata para evitar parada cardíaca ou convulsões.
- O cálcio EV deve ser usado apenas em emergências hipercalêmicas, que são caracterizadas pelos seguintes achados: alargamento do intervalo QRS; onda senoidal; parada cardíaca que se acredita ser devido à hipercalemia; ou alterações eletrocardiográficas evoluindo rapidamente do normal ao aparecimento de onda T apiculada e perda de onda P. Aumentos agudos e rápidos na concentração sérica de potássio são raros, mas podem ser observados na síndrome da lise tumoral, rabdomiólise ou hemólise maciça.
- Após a decisão crítica sobre a administração de cálcio, pode-se administrar agonista beta$_2$, insulina e glicose, solução salina a 0,9% e bicarbonato (se o paciente estiver com acidose), para estimular o deslocamento de potássio para o espaço intracelular.
- No tratamento da hipocalemia, o médico também deve repor sulfato de magnésio, além de potássio, ou o paciente excretará a maior parte do potássio infundido na urina.
- Baixas concentrações séricas de potássio refletem uma deficiência de potássio total muito maior; a correção de grandes deficiências pode exigir vários dias.
- A solução salina hipertônica deve ser reservada para pacientes gravemente hiponatrêmicos (tipicamente entre 100 e 110 mEq) que apresentem coma, convulsões ou alterações neurológicas focais. Se a concentração sérica de sódio for elevada rapidamente, em mais de 10 a 12 mEq/dia, pode ocorrer mielinólise pontina central.

As referências para este capítulo podem ser encontradas on-line no website Expert Consult associado à obra.

CAPÍTULO 118
Diabetes Melito e Distúrbios da Homeostase da Glicose

Gerald E. Maloney, JR | Jonathan M. Glauser

DIABETES MELITO

Fundamentos

Contexto

O diabetes melito é a endocrinopatia mais comum. Ela compreende um grupo heterogêneo de distúrbios hiperglicêmicos caracterizados por uma alta concentração sérica de glicose e distúrbios do metabolismo de carboidratos e lipídios. As complicações agudas incluem hipoglicemia e hiperglicemia, cetoacidose diabética (CAD) e estado hiperosmolar hiperglicêmico (EHH). As complicações em longo prazo afetam diversos sistemas orgânicos pelo envolvimento microvascular e incluem retinopatia, nefropatia, neuropatia e angiopatia. Como resultado, complicações como doenças coronarianas e vasculares cerebrais, cegueira, doença renal crônica, infecções complicadas e amputações estão presentes em uma incidência muito maior em diabéticos do que em não diabéticos. O diabetes está frequentemente ranqueado entre as cinco primeiras doenças crônicas que correspondem a uma proporção significativa dos custos do nosso sistema de saúde. Diversos estudos demonstraram em vários graus que o controle glicêmico rigoroso pode reduzir o risco de morte e complicações microvasculares severas. Pacientes com diabetes melito implicam em custos ao departamento de emergência (DE) três vezes maiores do que aqueles de pacientes não diabéticos, e são hospitalizados quatro vezes mais frequentemente.

Fisiologia

Como a glicose plasmática é o combustível metabólico predominante utilizado pelo sistema nervoso central (SNC), a manutenção da glicemia plasmática é essencial para a sobrevivência. O SNC não pode sintetizar glicose, armazenar mais do que um suprimento de alguns poucos minutos ou concentrar glicose oriunda da circulação. Hipoglicemia breve pode causar profunda disfunção do SNC, e hipoglicemia severa prolongada pode causar morte celular. Os sistemas regulatórios da glicose evoluíram para prevenir e corrigir a hipoglicemia.

A glicemia plasmática é normalmente mantida dentro de uma faixa relativamente estreita, entre 60 e 150 mg/dL, apesar de amplas vlariações nos níveis de glicose após refeições e exercícios. A glicose é derivada de três fontes – absorção intestinal da dieta, quebra do glicogênio (glicogenólise) e a formação de glicose a partir de precursores (gliconeogênese), incluindo lactato, piruvato, aminoácidos e glicerol. Após a ingestão de glicose, a concentração de glicose plasmática aumenta como resultado da absorção de glicose. A produção endógena de glicose é suprimida, e o nível de glicemia plasmática rapidamente declina em resposta à insulina a um nível abaixo do basal.

Insulina. Os receptores de insulina nas células beta do pâncreas sentem elevações na concentração sanguínea de glicose e desencadeiam a liberação de insulina no sangue. Por razões não totalmente compreendidas, a glicose ingerida por via oral causa maior liberação de insulina do que a glicose por via parenteral. Determinados aminoácidos induzem liberação de insulina e até mesmo causam hipoglicemia em alguns pacientes. Os agentes hipoglicemiantes orais, como a sulfonilureia, trabalham, em parte, na estimulação da liberação de insulina pelo pâncreas.

O número de sítios receptores ajuda a determinar a sensibilidade particular do tecido à insulina circulante. O número e sensibilidade de sítios receptores também são fatores primários na eficácia em longo prazo de agentes hipoglicemiantes orais à base de sulfonilureia. Os sítios receptores estão em maior número na deficiência de glicocorticoides e podem estar relativamente em menor número em pacientes obesos.

Sob circunstâncias normais, a insulina é rapidamente degradada pelo fígado e rins. A meia-vida da insulina é de três a 10 minutos na circulação. Enquanto a insulina é o principal hormônio anabólico implicado no diabetes, o glucagon é o principal hormônio catabólico em distúrbios da homeostase da glicose.

Embora a maioria dos tecidos possua os sistemas enzimáticos necessários para sintetizar e hidrolisar o glicogênio, somente o fígado e os rins contêm glicose-6-fosfatase, a enzima necessária para a liberação de glicose na circulação. O fígado é essencialmente a única fonte de produção endógena de glicose. A gliconeogênese e liberação de glicose renais contribuem substancialmente para o armazenamento sistêmico de glicose somente durante jejum prolongado.

Mecanismos Regulatórios da Glicose. A manutenção da concentração plasmática glicêmica normal requer equilíbrio preciso da utilização de glicose com a produção endógena de glicose e ingestão dietética da glicose. Os mecanismos regulatórios que mantêm o equilíbrio sistêmico da glicose envolvem fatores hormonais, neurohumorais e autorregulatórios. Hormônios regulatórios da glicose incluem insulina, glucagon, epinefrina, cortisol e hormônio do crescimento. A insulina é o principal hormônio que diminui os níveis de glicose. A insulina suprime a produção endógena de glicose e estimula a utilização dela. A insulina é secretada pelas células beta das ilhotas pancreáticas na circulação portal hepática e possui ações importantes sobre o fígado e tecidos periféricos. A insulina estimula a captação de glicose, armazenamento e utilização por outros tecidos sensíveis à insulina, como gordura e músculo.

Hormônios contrarregulatórios incluem glucagon, epinefrina, norepinefrina, hormônio do crescimento e cortisol. Quando a glicose não é transportada para as células em razão da falta de ingestão de alimentos ou ausência da insulina, o corpo percebe o estado de jejum e libera glucagon, tentando fornecer a glicose necessária para a função cerebral. O glucagon é liberado em resposta à hipoglicemia, assim como ao estresse, trauma, infecções, exercícios e jejum prolongado. Ele aumenta a produção hepática de glicose dentro de minutos, embora transitoriamente.

A epinefrina estimula tanto a produção hepática de glicose como também limita a utilização dela, por ações diretas e indiretas mediadas por mecanismos α–adrenérgicos e β-adrenérgicos. A epinefrina também atua diretamente para aumentar a glicogenólise e gliconeogênese hepática. Ela atua dentro de minutos e causa um aumento transitório da produção de glicose, mas continua a suportar a produção de glicose em níveis próximos dos basais após esta ação. A norepinefrina exerce ações hiperglicêmicas por mecanismos semelhantes àquelas da epinefrina, com exceção ao fato da norepinefrina ser liberada por axônios terminais de neurônios pós-ganglionares simpáticos.

Fisiopatologia

O diabetes tipo 1 resulta de um processo autoimune crônico que geralmente existe em um estado pré-clínico durante anos. As manifestações clássicas do tipo 1 – hiperglicemia e cetose – ocorrem tardiamente no curso da doença, um sinal explícito de destruição das células beta. A característica mais evidente do diabetes tipo 1 crônico é a ausência quase total de células beta secretoras de insulina e da própria insulina, com a preservação de células alfa secretoras de glucagon, células delta secretoras de somatostatina e células secretoras de polipeptídeo pancreático.

Embora a causa exata do diabetes permaneça incerta, pesquisas têm demonstrado várias pistas. Estudos da patogênese do diabetes melito demonstraram que a causa do distúrbio da homeostase glicêmica varia de indivíduo para indivíduo. Esta causa pode determinar a apresentação clínica em cada paciente. Pacientes individuais não são atualmente estudados com relação à origem da sua doença, com exceção de bases experimentais. Os objetivos dos trabalhos em curso, entretanto, são identificar quem é susceptível para o desenvolvimento do diabetes e prevenir emergências diabéticas e sequelas ou a expressão da doença.

Tipos de Diabetes

A American Diabetes Association (ADA) define quatro tipos principais de diabetes melito – diabetes melito tipo 1, diabetes melito tipo 2, diabetes gestacional e diabetes devido a processos mórbidos secundários ou drogas.[1] O National Diabetes Data Group de 1997 relatou a descontinuação de termos *diabetes melito insulino-dependente* e *diabetes melito não insulino-dependente* porque eles são muito confusos e clinicamente imprecisos. Além disso, o uso de numerais arábicos, 1 e 2, em vez de numerais romanos, é o padrão. A atualização mais recente aos padrões de cuidado para o diabetes foi publicada em Janeiro de 2015.[1] Os critérios diagnósticos para o diagnóstico do diabetes foram alterados, em 2010, dos padrões prévios de concentração elevada da glicemia em jejum e resultado anormal do teste oral de tolerância a glicose em duas horas (OGTT) para a utilização do valor de hemoglobina glicada (HbA_{1c}) como o teste confirmatório preferido.[1] Um valor de HbA_{1c} acima de 6.5% é agora considerado diagnóstico de diabetes. Entretanto, a glicemia plasmática em jejum e OGTT em duas horas são ainda considerados válidos, assim como a presença de aferição glicêmica randômica em valores acima de 200 mg/dL em um paciente que não esteja em jejum com sintomas de diabetes. A utilização da glicemia plasmática em jejum ajuda a identificar pacientes em risco de diabetes – ou seja, a glicemia está elevada, mas não cruza o limiar para o diagnóstico de diabetes.

Diabetes melito tipo 1. O diabetes tipo 1 é causado por uma insuficiência abrupta de produção de insulina com tendência a cetose, mesmo no estado basal. A insulina parenteral é necessária para manter a vida. De 85% a 90% dos pacientes com diabetes tipo 1 demonstram evidências de um ou mais autoanticorpos implicados na destruição imunomediada das células beta do pâncreas. A destruição autoimune possui diversas predisposições genéticas e pode estar relacionada a insultos ambientais não definidos.

Diabetes melito tipo 2. Pacientes com diabetes tipo 2 podem permanecer assintomáticos por longos períodos e demonstrar níveis baixos, normais ou elevados de insulina. A cetose é rara no tipo 2 da doença. Os pacientes frequentemente possuem hipertrigliceridemia e uma alta incidência de obesidade. Não existe associação com infecções virais, autoanticorpos contra células das ilhotas, ou expressão do antígeno leucocitário humano (HLA). A hiperinsulinemia pode estar relacionada à resistência tecidual periférica à insulina em razão de defeitos no receptor de insulina. Defeitos na síntese de glicogênio muscular possuem um papel importante na resistência insulínica.

Diabetes Gestacional. O diabetes melito gestacional é caracterizado por um resultado anormal de OGTT que ocorre durante a gravidez e retorna ao normal durante o período pós-parto ou permanece anormal. A patogênese clínica supostamente é semelhante àquela do tipo 2. A apresentação clínica geralmente é de hiperglicemia não cetótica durante a gravidez. O exame é realizado ao redor da 24ª a 28ª semana com uma carga de 75 gramas de glicose oral em uma mulher sem histórico prévio de diabetes.

Diabetes de Outras Causas. Inúmeras causas de diabetes já foram identificadas, incluindo pancreatite crônica, fibrose cística, defeitos genéticos na célula beta ou receptores de insulina, e induzida por químicos (p. ex., Vacor®; quimioterápicos, antipsicóticos ou medicações antivirais). O tratamento do diabetes devido a estas condições é causa-específico e depende se o processo fisiopatológico subjacente se assemelha mais intimamente ao diabetes tipo 1 ou 2.

Pré-diabetes. A intolerância à glicose (ITG) foi substituída pelo termo pré-diabetes para identificar indivíduos em alto risco de desenvolvimento de diabetes.[1] A patogênese do pré-diabetes supostamente está relacionada à resistência insulínica. Este grupo é composto por pessoas cujos níveis glicêmicos estão entre o normal e o diabético; eles possuem maior risco de diabetes e doença cardiovascular. As apresentações do pré-diabetes incluem hiperglicemia não cetótica, resistência insulínica, hiperinsulinismo e, frequentemente, obesidade. A pré-diabetes não está associada ao mesmo grau de complicações do diabetes melito, e muitos destes pacientes possuem tolerância normal à glicose. Entretanto, a cada ano, cerca de 1% a 5% dos pacientes com ITG desenvolverão diabetes melito.[1]

Epidemiologia

Os dados mais recentes estimam que 9% dos americanos e 12% dos adultos com mais de 20 anos possuam diabetes.[1] A incidência do diabetes naqueles mais novos que 20 anos de idade alcança até 45/100.000 nos anos da adolescência. O tipo do diabetes depende da idade; a maioria daqueles com menos de 10 anos de idade tem o tipo 1, enquanto o tipo 2 predomina na faixa etária entre 10 e 19 anos de idade.[1]

O tipo 1 é menos comum que o tipo 2. O pico de idade de início do diabetes tipo 1 vai de 10 a 14 anos, e aproximadamente 1 a cada 600 crianças em idade escolar possui esta doença. Nos Estados Unidos, a prevalência do tipo 1 é de aproximadamente 0.26% na faixa etária de 20 anos de idade, e a prevalência ao longo de toda a vida chega a 0.4%. A incidência anual entre pessoas do nascimento aos 16 anos de idade nos Estados Unidos vai de 12 a 14/1 milhão. A incidência é dependente da idade, aumentando da quase ausência durante a infância para um pico de ocorrência na puberdade e outro pequeno pico no meio da vida.[1]

A morbidade no diabetes está relacionada principalmente a suas complicações vasculares. Uma taxa de mortalidade de 36.8% foi atribuída a causas cardiovasculares, 17.5% a causas cerebrovasculares, 15.5% a comas diabéticos e 12.5% à insuficiência renal.

Características Clínicas

Tipo 1

O paciente com diabetes tipo 1 é geralmente magro, com menos de 40 anos de idade, e predisposto à cetose. Os níveis plasmáticos de insulina são ausentes ou baixos; os níveis plasmáticos de glucagon são altos, mas suprimíveis pela insulina, e os pacientes necessitam de insulinoterapia para tratar seus sintomas. O início dos sintomas pode ser abrupto, com polidipsia, poliúria, polifagia e perda de peso de desenvolvimento rápido. Em alguns casos, a doença é anunciada pela cetoacidose. Inúmeros problemas relacionados ao diabetes tipo 1 podem levar à consulta no DE, incluindo complicações metabólicas agudas, como a CAD, e complicações tardias, como anormalidades cardiovasculares ou circulatórias, retinopatia, nefropatia, neuropatia, úlceras nos pés, infecções severas e diversas lesões cutâneas.

Tipo 2

O paciente com diabetes tipo 2 usualmente possui meia idade ou mais e sobrepeso, com níveis normais a elevados de insulina. Os níveis de insulina são menores do que seria previsto pelos níveis glicêmicos, entretanto, levando a uma deficiência relativa de insulina. Pacientes tipo 2 demonstram alteração da função da insulina relacionada à baixa produção de insulina, incapacidade da insulina em chegar ao local de ação, ou insuficiência de resposta de um órgão final à insulina. Embora a maioria dos pacientes adultos com tipo 2 seja obesa, 20% não o são.

Os sintomas no diabetes tipo 2 tendem a começar mais gradativamente do que no tipo 1. O diagnóstico do tipo 2 é frequentemente confirmado pela descoberta de níveis elevados glicêmicos em exames laboratoriais de rotina. A hiperglicemia pode ser controlada por terapia dietética, agentes hipoglicemiantes orais, ou administração de insulina. A descompensação da doença geralmente leva mais à EHH do que à cetoacidose.

Exames Diagnósticos

Nível Glicêmico Sérico

O diagnóstico do diabetes pode ser estabelecido de quatro maneiras – nível glicêmico plasmático randômico acima de 200 mg/dL, glicemia plasmática em jejum acima de 126 mg/dL, OGTT pós-carga de 75g em duas horas maior que 200 mg/dL, ou valor de HbA_{1c} acima de 6.5%. Na ausência de hiperglicemia com descompensação metabólica, estes critérios devem ser confirmados por testes repetidos em dias diferentes. A confirmação pode ser feita pelo mesmo teste ou por dois testes diferentes (p. ex., glicemia plasmática em jejum e HbA_{1c}). Um valor em jejum acima de 150 mg/dL provavelmente distinguirá pacientes diabéticos de não diabéticos mais precisamente. OGTTs formais são desnecessárias, exceto durante a gravidez ou em pacientes que supostamente têm diabetes, mas não alcançam os critérios para uma classificação particular. A Organização Mundial da Saúde e ADA forneceram protocolos para realização de OGTT.[1]

Hemoglobina Glicada

A aferição da HbA_{1c} é uma das formas mais importantes de avaliar o nível de controle glicêmico. Uma elevação do nível sérico de glicose é ligada progressivamente e irreversivelmente ao aminoácido terminal, a valina, da cadeia β da hemoglobina. A aferição da HbA_{1c} fornece percepção sobre a qualidade do controle glicêmico com o passar do tempo. Dada a longa meia-vida das hemácias, a porcentagem de HbA_{1c} é um índice da concentração de glicose das seis a oito semanas precedentes, com valores normais de 4% a 6% da hemoglobina total, dependendo do método utilizado. Níveis em pacientes com doença mal controlada podem chegar a 10% a 12%. A ADA recomendou pelo menos aferições bianuais da HbA_{1c} para o acompanhamento de todos os tipos de diabetes. A ADA atualmente determina um valor de HbA_{1c} menor que 7% como alvo terapêutico.

Nível de Glicose Urinária

Os métodos de aferição de glicose na urina são de dois tipos, testes reagentes e fitas reagentes. Os testes reagentes (p .ex., Clinitest®) são testes de redução de cobre. Os testes reagentes são raramente utilizados porque eles são difíceis de realizar, e o material do exame é tóxico para ingestão ou exposição dérmica. Os testes de fita geralmente utilizam glicose oxidase, que também podem ser afetados por diferentes substâncias. As fitas têm baixo custo e são convenientes, mas podem variar com relação à sensibilidade e força de reação a uma dada concentração de glicose. A interpretação da fita pode variar significativamente, dependendo do observador e do tipo de iluminação. Podem ocorrer leituras falsamente altas e baixas da glicose urinária. Com o sistema de cruzes, 1 + , 2 + , 3+ e 4+ possuem implicações diferentes sobre as concentrações de glicose na urina, dependendo da marca da fita. A utilização de refratômetro colorimétrico para ler as fitas aumenta a eficácia.

Nível de Cetona na Urina

As fitas de cetonas urinárias utilizam a reação de nitroprussiato, o qual é um bom teste para acetoacetato, mas não mede β–hidroxibutirato. Embora a relação usual entre acetoacetato e β-hidroxibutirato na CAD seja 1:2.8, ela pode chegar a 1:30, caso no qual a fita de urina não reflete o nível verdadeiro de cetose. Quando as cetonas estão na forma de β-hidroxibutirato, a fita de cetonas urinárias pode infrequentemente fornecer resultados negativos em pacientes com cetose significativa.

Nível de Glicose Sanguíneo pela Fita

Tiras para teste do nível glicêmico sanguíneo são claramente mais precisas do que as tiras de urina como formas de monitorar a concentração glicêmica, mas elas também podem ser imprecisas. Hematócritos abaixo de 30% ou acima de 55% causam leituras imprecisamente altas ou baixas, respectivamente, e uma série de tiras especificamente declinam a precisão quando utilizadas em neonatos. A sensibilidade das tiras a uma série de fatores varia de acordo com determinadas marcas. Os maiores erros ocorrem na faixa hiperglicêmica. As leituras das tiras raramente erram mais de 30 mg/dL quando a concentração verdadeira está abaixo de 90 mg/dL. Embora concentrações glicêmicas específicas podem não ser precisamente representadas, as tiras de glicemia são úteis para estimar a variação geral do valor da glicose. Refratômetros aumentam a acurácia da determinação do nível glicêmico pela tira. A utilização de glicosímetros suplantou a utilização de tiras na maioria das situações clínicas e tende a ser moderadamente precisa, exceto, novamente, nos extremos dos níveis glicêmicos (< 30 mg/dL ou > 600 mg/dL). Se a acurácia máxima for desejada, o nível glicêmico por exame laboratorial deve ser determinado.

Tratamento

Abordagem à Hiperglicemia Inicial no Departamento de Emergência

Pacientes frequentemente chegam ao DE com sintomas típicos do diabetes, como poliúria, polidipsia e polifagia. Muitos têm concentrações séricas de glicose acima de 200 mg/dL, mas não são cetóticos. Pacientes com hiperglicemia recém-diagnosticada com valores normais de eletrólitos podem ser tratados somente com hidratação por via intravenosa (IV) ou com insulina, frequentemente reduzindo a concentração de glicose a 150 mg/dL. Em pacientes estáveis cuja concentração inicial de glicose é maior que 400 mg/dL, o início da terapia hipoglicêmica oral pode ser apropriada, com modificação do estilo de vida. Um valor de HbA_{1c} deve ser obtido antes do início da terapia para confirmar um diagnóstico de diabetes e para estabelecer um valor basal.

A terapia inicial com sulfonilureias é apropriada; a gliburida (2.5-5 mg uma vez por dia) ou glipzida (5 mg uma vez por dia) é recomendada.[1,2] A metformina pode ser iniciada também, em uma dose de 500 mg diariamente; entretanto, ela diminui o nível glicêmico em média somente em cerca de 100 mg/dL, e diabéticos recém-diagnosticados frequentemente necessitam de agentes adicionais para controlar sua glicemia. Pacientes com nefropatias podem ter complicações a partir da utilização de uma sulfonilureia ou metformina e provavelmente necessitarão de insulinoterapia. O acompanhamento deve ser enfatizado e sinais de alarme de hipoglicemia, discutidos.

Tratamento do Diabetes

Embora médicos emergencistas raramente forneçam cuidados longitudinais aos seus pacientes diabéticos, estes pacientes frequentemente são encaminhados ao DE, e nós acreditamos que é útil que eles compreendam os princípios básicos do tratamento e correntes modernas no tratamento desta importante enfermidade. Os conceitos básicos da dieta diabética permanecem inalterados, embora vários estudos enfatizem alimentos e medicamentos que alterem a absorção de glicose. Várias dietas com altos níveis de fibras melhoram o controle glicêmico. O número de suplementos ou petiscos de baixo índice glicêmico foi elevado na última década. O exercício continua como um pilar do tratamento do diabetes, embora se deva ter cuidado para balanceá-lo com a ingestão calórica apropriada e utilização de medicamentos.

Agentes Hipoglicemiantes Orais. Os objetivos do tratamento do diabetes incluem a diminuição da Hemoglobina A_{1c} a menos de 7% e manutenção do nível glicêmico em jejum dentro da faixa entre 90 a 130 mg/dL. Quando iniciada a monoterapia, após três anos, aproximadamente 50% dos pacientes necessitam de um segundo medicamento. Houve um número crescente de agentes orais para hiperglicemia disponíveis nos últimos anos. Alguns destes possuem efeitos colaterais sérios, o que faz que o médico emergencista precise estar familiarizado com estes medicamentos. Se for esperado que estes efeitos sejam prolongados, o paciente pode necessitar de observação. Categorias de agentes orais podem ser divididas naquelas que aumentam o suprimento de insulina, incluindo sulfonilureias, secretagogos e a insulina por si só. Medicamentos que diminuem a resistência insulínica incluem as biguanidas e tiazolidinedionas; drogas que reduzem a taxa de absorção de glicose incluem inibidores da α–glicosidase. Agentes hipoglicemiantes orais geralmente diminuem os níveis de HbA_{1C} em 0.5 a 1.5%. A metformina é geralmente utilizada como agente de primeira escolha para terapia oral. Se o objetivo de diminuir os níveis de HbA_{1C} não forem atingidos, deve ser considerada a adição de uma sulfonilureia ou pioglitazona.

Biguanidas. A ADA e European Association for the Study of Diabetes já recomendaram mudanças no estilo de vida, incluindo controle do peso, no momento do diagnóstico do diabetes. A metformina (uma biguanida) é a droga inicial de escolha porque não induz ganho de peso, possui baixo custo e boa tolerabilidade, e tende a não induzir hipoglicemia. Utilizada sozinha, a metformina não causa hipoglicemia, mas é contraindicada em pacientes com insuficiência renal. A metformina é excretada pelos rins e deve ser utilizada cautelosamente se o nível de creatinina estiver acima de 1.4 em mulheres ou 1.5 em homens.

A acidose metabólica é sempre uma preocupação com biguanidas. De maneira ideal, a metformina deve ser suspensa por 48 horas antes da administração de meios de contraste iodados. Em situações emergenciais, a metformina deve ser suspensa após a administração do contraste durante 48 horas devido ao risco de acidose. É aconselhável verificar o nível sérico de creatinina antes de retornar esta medicação após administração de contraste ou cirurgia. A metformina deve ser utilizada com precaução em pacientes com hipoxemia, gravidez, insuficiência cardíaca, comprometimento hepático ou alcoólatras. Estes pacientes podem ter riscos de desenvolvimento de acidose lática, que já esteve associada a uma taxa de mortalidade de 50%.

Sulfonilureias. Criada na década de 1940, as sulfonilureias historicamente foram o pilar do tratamento oral do diabetes. Estas drogas aumentam a secreção de insulina pela ligação a receptores específicos nas células beta. Esta classe de drogas é especialmente útil para pacientes com diabetes melito tipo 2 em fase inicial e níveis glicêmicos em jejum menores que 300 mg/dL. Esta classe de drogas é contraindicada em pacientes que sabidamente são alérgicos a agentes da classe das sulfas. Pacientes com insuficiência renal podem ser predispostos à hipoglicemia. Exemplos de sulfonilureias incluem glipzida (Glucotrol®, Glucotrol XL®), glimepirida (Amaryl®) e gliburida (DiaBeta®, Glynase PresTab®, Micronase®). Estas interagem com os canais de potássio na membrana da célula beta. O risco de hipoglicemia é maior em adultos mais velhos e naqueles com disfunção renal ou hepática; elas podem estar associadas a ganho de peso. Elas geralmente diminuem a glicemia em 20%, e os níveis de HbA_{1c} em 1% a 2%. A glipzida possui ação mais curta e, portanto, menos provavelmente induzirá hipoglicemia prolongada em comparação a outras sulfonilureias. Entretanto, para todas as sulfonilureias, existem já vários relatos de caso de início tardio de hipoglicemia após 12 a 21 horas da ingestão, levando a recomendações gerais de observar o paciente por um período de 24 horas.

Tiazolidinedionas. As tiazolidinedionas reduzem a resistência insulínica e são especialmente úteis em pacientes que necessitam de grandes quantidades de insulina e ainda não conseguiram atingir um controle glicêmico adequado. Têm sido associadas à hepatotoxicidade e necessitam de monitorização da função hepática por pelo menos um ano após o início. Por esta razão, a troglitazona foi retirada do mercado; a pioglitazona (Actos®) e rosiglitazona permanecem aprovadas para monoterapia. Riscos cardiovasculares, incluindo infarto miocárdico, podem ser maiores pelo uso da rosiglitazona. Estes agentes podem estar associados a ganho de peso, retenção de líquidos e insuficiência cardíaca. Eles aumentam a sensibilidade insulínica e é esperado que reduzam o valor de HbA_{1c} em 0.5% a 1.4%. Eles são contraindicados para pacientes com insuficiência cardíaca classe III ou IV pela NYHA.

Inibidores da α–glicosidase. Os inibidores da α–glicosidase atrasam a absorção intestinal de monossacarídeos e previnem a quebra de carboidratos complexos; estes agentes incluem a acarbose (Precose® e genéricos) e miglitol (Glyset®). Eles devem ter sua dose titulada para minimizar efeitos colaterais gastrointestinais (GI) e não devem ser utilizados em pacientes com determinados distúrbios GI. A função hepática deve ser monitorada em razão da hepatotoxicidade dose-dependente. Eles devem ser administrados com refeições porque atrasam a absorção de glicose. Efeitos colaterais incluem dor abdominal, diarreia e flatulência por carboidratos não absorvidos. Eles diminuem a HbA_{1c} em 0.5% a 0.8%.

Meglitinidas. Os secretagogos que não são do grupo das sulfonilureias, as meglitinidas, são semelhantes às sulfonilureias em ação e mecanismo. Eles se ligam aos canais de potássio sensíveis à adenosina trifosfato (ATP) das células beta para aumentar a secreção de insulina. Eles possuem um rápido início de ação e devem ser administrados antes de uma refeição, envolvem menos riscos de hipoglicemia e são compatíveis para pacientes alérgicos a sulfa. Os agentes específicos disponíveis são a nateglinida (Starlix®) e repaglinida (Prandin®). Elas podem ser melhores para pacientes com disfunção renal devido ao metabolismo hepático. O tratamento da hipoglicemia refratária nestes agentes pode ser feito de maneira semelhante àquela das sulfonilureias, pela utilização de octreotida em bólus ou infusão.

Análogos e Agonistas do Peptídeo Semelhante ao Glucagon. Os análogos e agonistas do peptídeo semelhante ao glucagon (GLP-1) estimulam a liberação de insulina pelas células pancreáticas. A exanatida (Byetta®) é aprovada pela Food and Drug Administration (FDA) para uso subcutâneo duas vezes ao dia em pacientes com diabetes tipo 2 que não alcançaram controle satisfatório com metformina, uma sulfonilureia, pioglitazona, ou modificações do estilo de vida. Ela diminui as concentrações séricas de glucagon e retarda o esvaziamento gástrico. A liraglutida (Victoza®) também faz parte desta classe. O GLP por si só possui uma meia-vida de somente alguns minutos. Os agonistas do GLP se ligam ao receptor GLP no pâncreas e possuem uma meia-vida muito mais longa. Foi demonstrado que a exanetida facilita a obtenção das metas de HbA_{1c}, mesmo quando administrada somente uma vez por semana. A experiência clínica com sua toxicologia é limitada, mas houve episódios relatados de hipoglicemia. As recomendações de observação não são estabelecidas, mas dada a meia-vida de medicações, nós recomendamos um período de pelo menos 24 horas.

Inibidores da Dipeptidil Peptidase-4. Os inibidores da dipeptidil peptidase-4 (DPP-4) incluem a sitagliptina (Januvia®), saxagliptina (Onglyza®) e linagliptina (Tradjenta®). A DPP-4 degrada a GLP endógena; os inibidores da DPP-4, pela prevenção desta degradação, prolongam a meia-vida da GLP e aumentam a secreção de insulina. Estes são geralmente utilizados como agentes de segunda ou terceira linha. A sitagliptina é aprovada pela FDA como monoterapia, mas também está disponível em combinação com outras medicações hipoglicêmicas. Pacientes com doença renal crônica podem correr risco de hipoglicemia e devem ser tratados sintomaticamente. Estes inibem a liberação de glucagon e retardam o esvaziamento gástrico. É esperado que causem uma diminuição na HbA_{1c} na ordem de 0.4% a 0.8%.

Análogo da Amilina. A pramlintida, administrada três vezes diariamente antes das refeições, é um agente amilinomimético, ou análogo da amilina, e diminui o esvaziamento gástrico e secreção de glucagon. Foi aprovado para utilização em pacientes com diabetes tipos 1 e 2 e pode promover perda de peso.

Inibidores dos cotransportadores sódio-glicose 2. A dapagliflozina (Farxiga®), canagliflozina (Invokana®) e SGLT2 são inibidores dos cotransportadores sódio-glicose 2. A SGLT2 é uma proteína que transporta glicose filtrada a partir do túbulo renal proximal em direção às células epiteliais tubulares, aumentando os níveis de excreção urinária de glicose. Eles também podem diminuir a pressão sanguínea e induzem certo grau de perda de peso.[3]

Insulina. Certos princípios são aplicados a todas as insulinas, como sua capacidade de aumentar a gliconeogênese e lipogênese, e suprimir a glicogenólise. As insulinas humanas são disponíveis hoje como insulina regular e protamina neutra de Hagedorn (NPH). A insulina regular, que é utilizada no tratamento da CAD, possui um início de ação dentro de 30 a 60 minutos e é tipicamente administrada 30 a 45 minutos antes da refeição. Sua duração de ação é de aproximadamente quatro a 12 horas. A insulina NPH (p. ex., Humulin®, Novolin®), sendo de ação mais longa, é tipicamente administrada quatro a seis horas antes de uma refeição; possui uma duração de ação de 12 a 24 horas e é administrada duas a três vezes por dia. As insulinas regular e NPH podem ser misturadas para diminuir o número de aplicações diárias.

Mais recentemente, os análogos da insulina foram criados. Estes acarretam modificação do terminal da cadeia A ou B da molécula de insulina. As insulinas de ação rápida atualmente disponíveis no mercado são a glulisina, insulina lispro (Humalog®) e insulina aspart (NovoLog®); seu início de ação é de aproximadamente 10 a 30 minutos e a duração é de três a cinco horas. Elas são tipicamente administradas cinco a 20 minutos antes da refeição. Os análogos da insulina de longa ação são detemir (Levemir®) e glargina (Lantus®); seu início de ação é de três a quatro horas e sua duração de ação chega a 24 horas, semelhante àquela da NPH. As insulinas glargina e detemir, sendo de longa ação, mas sem pico de ação, mimetizam mais proximamente a infusão contínua.

Embora o tratamento do diabetes tipo 2 seja tradicionalmente iniciado com agentes orais, a terapia com análogos da insulina foi recentemente preconizada como a terapia inicial para o diabetes tipo 2. O diabete tipo 2 está associado ao declínio da função das células beta com o passar do tempo, e a insulinoterapia intensiva é preconizada por repousar as células beta e possivelmente preservar sua função com o passar do tempo. O início da terapia com 10 unidades/dia de glargina, com 6 unidades de aspart no momento da refeição, tem sido utilizada como tratamento primário do diabetes tipo 2.[4] Os algoritmos de titulação da insulina basal pela ADA, American College of Endocrinology, Canadian Diabetes Association e International Diabetes Federation recomendaram doses iniciais de 10 unidades/dia, diminuindo 1 a 3 unidades a cada um a três dias, objetivando níveis de HbA_{1c} abaixo de 6.5% a 7%.[5]

Os análogos de insulina de ação ultrarrápida reduzem as flutuações pós-prandiais da glicose e anormalidades.[6] A intenção é equiparar a absorção de insulina e ação a elevações relacionadas a alimentos no nível glicêmico plasmático.[7] Estes análogos de insulina basais podem permitir que o momento da administração da insulina varie amplamente.[4] Embora diversos médicos emergencistas se sintam mais confortáveis em iniciar o tratamento de pacientes com agentes hipoglicemiantes orais no tratamento do diabetes tipo 2, mais pacientes podem ser tratados inicialmente com insulina como terapia inicial para o diabetes tipo 2. Insulinas glargina, detemir ou NPH podem ser iniciadas na dose de 0.1 a 0.2 unidades/kg, ou quase 10 unidades/dia, com acompanhamento em três a quatro dias para ajuste da dose. A menos que o emergencista seja particularmente bem versado sobre insulinoterapia, esta última abordagem frequentemente envolve o desenvolvimento de um protocolo de terapia doméstica com um especialista (p. ex., endocrinologista).

Transplante de Pâncreas. O transplante do pâncreas tem se tornado mais comum; diversos centros já realizaram transplantes combinados de pâncreas e rins naqueles pacientes em estágio final da doença renal devido à nefropatia diabética. O transplante ameniza diversas complicações secundárias do diabetes, como nefropatias, neuropatias, gastroparesia, retinopatia e alterações microvasculares. A porcentagem de enxertos funcionando após um ano e a taxa de sobrevida em um ano é maior que 75% em centros médicos selecionados. Entretanto, rejeição, pancreatite pós-transplante e trombose do enxerto, assim como outros problemas vasculares e de imunossupressão, continuam a atormentar os receptores do transplante.

Novas Correntes no Tratamento do Diabetes. Alterações na terapia do diabetes recentemente incluíram a utilização maior da insulina humana, que tem prevenido algumas das reações adversas por produtos bovinos e suínos.[2,7] Infelizmente, alguns pacientes demonstram reações de hipersensibilidade, mesmo à insulina humana. Alguns médicos estão ensinando seus pacientes diabéticos e familiares a administrar glucagon para tratar hipoglicemia severa.

O início da terapia imunossupressora no diagnóstico inicial do diabetes tipo 1 pode prolongar a capacidade do paciente de secretar insulina. Este efeito benéfico, alcançado tanto pela azatioprina como pela ciclosporina, não é usualmente sustentável.[2,7] Os potenciais efeitos colaterais de agentes imunossupressores impossibilitaram grandes estudos em pacientes na fase inicial da doença. A insulinoterapia profilática, nicotinamida, insulina oral ou glutamato descarboxilase, ou ainda evitar o consumo do leite de vaca podem prevenir ou adiar o início do diabetes tipo 1 em pacientes com risco.

O controle glicêmico atualmente envolve a melhora da tecnologia e mais monitorização individual disseminada dos ajustes diários da dose da insulina. Pacientes diabéticos com controle glicêmico rigoroso são beneficiados pela limitação da progressão da doença microvascular – neuropatia, nefropatia e certos tipos de retinopatia. Entretanto, mais provavelmente estes pacientes sofrerão episódios de hipoglicemia quando comparados a outros diabéticos.

Médicos emergencistas e profissionais de instituições que atendem a domicílio estão se deparando com pacientes com bombas de insulina.[2,7] Várias bombas de insulina estão disponíveis, sendo que cada uma possui um mecanismo de bombeamento, reservatório para a insulina, equipo e agulhas de tunelamento subcutâneo. Elas são fixadas, geralmente com fitas adesivas, ao corpo do paciente e administram insulina em uma taxa regular ajustável. A maioria das bombas também permite que o paciente administre bólus adicionais de insulina, conforme necessário. Estas bombas fornecem apoio ao controle glicêmico rigoroso e são aceitáveis em alguns pacientes. Entretanto, pacientes motivados podem alcançar controle equivalente pelo ajuste das administrações diárias. Bombas de insulinas estão associadas a uma série de problemas, incluindo hipoglicemia. Mais recentemente, foi notado que um pâncreas bi-hormonal biônico automatizado, que pode ser implantado junto ao corpo, melhora os níveis glicêmicos médios, com episódios hipoglicêmicos menos frequentes entre adultos com diabetes melito tipo 1. O pâncreas biônico recebe dados a partir de um monitor glicêmico contínuo para controlar a liberação subcutânea de insulina e glucagon.[8]

Como a glicose rotaciona a polarização das ondas de luz, foi desenvolvida uma nova tecnologia de fibra óptica para determinar o nível glicêmico de forma não invasiva.[2,7] Esta técnica pode ser aplicada a bombas de infusão do futuro. Insulinas de ação ultrarrápida e insulinas biossemelhantes podem também estar disponíveis no futuro próximo. Uma insulina inalada (Afrezza®) recentemente foi liberada no mercado, mas foi associada à tosse e possível exacerbação dos sintomas reativos de doenças das vias aéreas.

Análogos da insulina mais modernos estão sendo desenvolvidos, como a deglutec e U-500, que melhoram o controle glicêmico sem contribuir para a hipoglicemia.²,⁷ Agentes na classe dos inibidores de DPP-4 não foram associados a ganho de peso. Portanto, agentes farmacológicos oferecem a promessa de melhorar o controle glicêmico por períodos mais longos, com menores flutuações glicêmicas, menor ganho de peso e menos hipoglicemia. Outras novas áreas de pesquisa têm incluído agentes que aumentam a excreção urinária de glicose ou aumentam a gliconeogênese hepática.

CETOACIDOSE DIABÉTICA

Princípios

Fisiopatologia

A CAD é uma síndrome na qual a deficiência insulínica e excesso de glucagon se combinam ocasionando um paciente hiperglicêmico, desidratado e acidótico, com profundo desequilíbrio eletrolítico. Todos os distúrbios que causam CAD estão inter-relacionados e baseados na deficiência insulínica (Figura 118.1). A CAD pode ser causada pela interrupção da administração da insulina ou por estresse físico ou emocional, mesmo com o uso contínuo de insulina. Os efeitos da deficiência da insulina podem ser mimetizados nos tecidos periféricos por uma ausência de receptores de insulina ou sensibilidade à insulina nos receptores ou em locais pós-receptores. Quando a hiperglicemia se torna suficientemente marcante, o limiar renal é ultrapassado, e a glicose é excretada na urina. A hiperosmolaridade causada pela hiperglicemia e desidratação é o determinante mais importante do estado mental do paciente.[9]

A glicose nos túbulos renais puxa água, sódio, potássio, magnésio, cálcio, fósforo e outros íons da circulação para a urina. Esta diurese osmótica, combinada à baixa ingestão e vômitos, causa a desidratação profunda e desequilíbrio eletrolítico associado à CAD (Tabela 118.1). A disfunção pancreática exócrina é muito semelhante à disfunção das células beta endócrinas, causando má absorção que limita ainda mais a ingestão de fluido pelo organismo e exacerba a perda eletrolítica.

Em 95% dos pacientes com CAD, o nível total de sódio é normal ou baixo. Os *deficit*s de potássio, magnésio e fósforo são geralmente marcantes. Como resultado da acidose e desidratação, todavia, os valores relatados inicialmente destes eletrólitos podem ser maiores do que os estoques corporais verdadeiros. A hipocalemia também pode inibir a liberação de insulina.

As células, incapazes de receber combustíveis da circulação, atuam como fazem no jejum prolongado por outras causas. Elas diminuem a captação de aminoácidos e aceleram a proteólise, o que faz que grandes quantidades de aminoácidos sejam liberadas ao fígado e convertidos em fragmentos de dois carbonos.

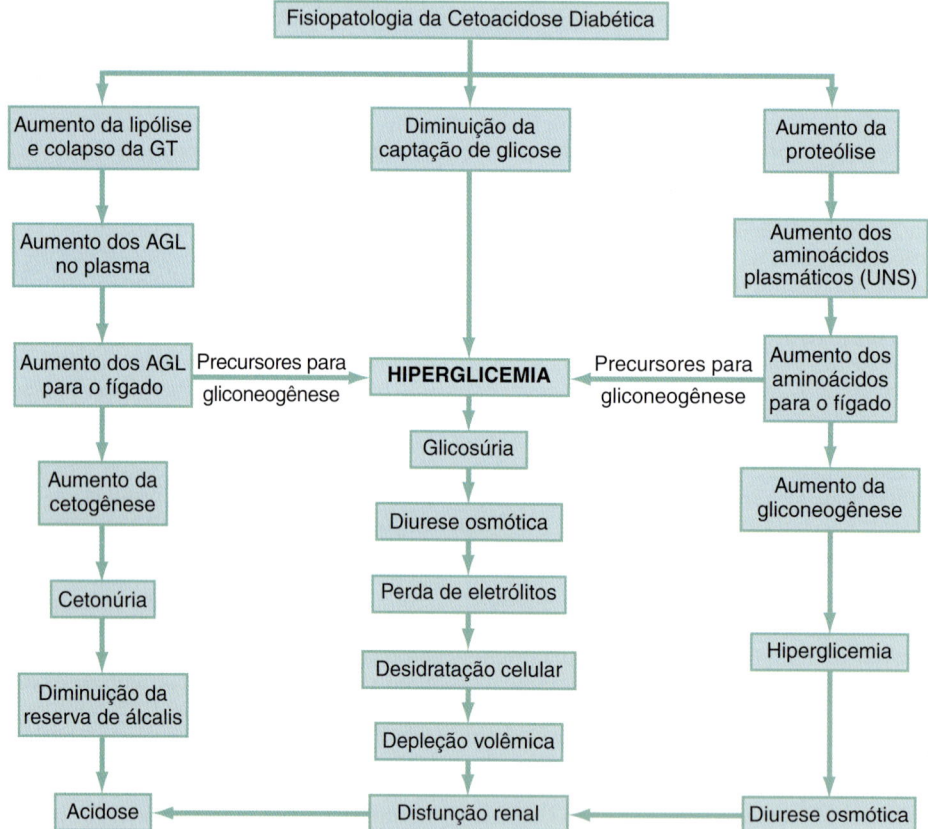

Fig. 118.1. Síndrome da cetoacidose diabética. *UNS*, ureia nitrogenada sanguínea; *AGL*, ácidos graxos livres; *GT*, glicemia total.

TABELA 118.1

Deficits Hidroeletrolíticos Médios na Cetoacidose Diabética Severa[a]

PESO	ÁGUA (ML/KG)	SÓDIO (MEQ/L)	POTÁSSIO (MEQ/L)	CLORO (MEQ/L)	FÓSFORO (MEQ/L)
≤ 10 kg	100-120	8-10	5-7	6-8	3
10-20 kg	80-100	8-10	5-7	6-8	3
≥ 20 kg	70-80	8-10	5-7	6-8	3

[a]Por quilograma de peso corporal

O tecido adiposo no paciente com CAD falha em limpar a circulação de lipídios. A deficiência insulínica resulta na ativação da lipase hormônio-sensível que aumenta os níveis de ácidos graxos livres (AGLs) circulantes. AGLs de cadeia longa, agora circulantes em abundância como resultado da deficiência insulínica, são parcialmente oxidados e convertidos no fígado em acetoacetato e β–hidroxibutirato. Apesar do aumento patológico da produção de cetonas, o organismo atua como faz em qualquer forma de jejum prolongado a fim de diminuir a utilização de cetonas como combustíveis nos tecidos periféricos. A combinação do aumento da produção de cetonas com diminuição da utilização delas leva à cetoacidose.

A acidose desempenha um papel proeminente na apresentação clínica da CAD. O paciente acidótico tenta aumentar a ventilação pulmonar a fim de eliminar o excesso de ácidos do organismo pela respiração de Kussmaul. O bicarbonato é gasto no processo. A acidose agrava o efeito da cetose e a hiperosmolaridade, que deprimem diretamente o estado mental.

A acidemia não está invariavelmente presente, mesmo com acidose significativa. A cetoalcalose foi relatada em pacientes diabéticos com êmese durante vários dias e em alguns com severa desidratação e hiperventilação. O achado de alcalemia, entretanto, deve levar à consideração imediata da cetoacidose alcoólica, na qual a alcalemia é muito mais comum. Embora estes casos sejam raros, se houver preocupação com relação a um distúrbio acidobásico misto, uma amostra para hemogasometria arterial deve ser obtida em vez de uma amostra de hemogasometria venosa, a fim de delinear as anormalidades metabólicas que estejam presentes.

Causas

A CAD mais comumente acomete pacientes com diabetes tipo 1 e está associada à administração inadequada de insulina, infecções, ou infarto miocárdico. A CAD também pode ocorrer no diabetes tipo 2, e pode estar associada a qualquer tipo de estresse, como sepse ou hemorragia do trato GI. Aproximadamente 25% de todos episódios de CAD ocorrem em pacientes cujo diabetes não foi previamente diagnosticado.

Características Clínicas

Clinicamente, a maioria dos pacientes com CAD queixa-se de um histórico recente de polidipsia, poliúria, polifagia, visão turva, fraqueza, perda de peso, náusea, êmese e dor abdominal. Aproximadamente 50% destes pacientes, especialmente crianças, relatam dor abdominal. Em crianças, esta dor é usualmente idiopática e provavelmente causada por distensão gástrica ou estiramento da cápsula hepática; ela melhora conforme as anormalidades metabólicas são corrigidas. Em adultos, entretanto, a dor abdominal mais frequentemente significa doença abdominal verdadeira que pode estar desencadeando a CAD.

O exame físico pode ou não demonstrar depressão do estado mental. Os achados típicos incluem taquipneia com respiração de Kussmaul, taquicardia, hipotensão franca ou alterações ortostáticas da pressão sanguínea, hálito cetônico e sinais de desidratação. Hipertermia é raramente causada pela CAD por si só e sugere uma infecção incitante.

Testes Diagnósticos

Testes iniciais permitem a confirmação preliminar do diagnóstico e início da terapia (Tabela 118.2).[9] Exames subsequentes são realizados para determinar mais especificamente o grau de desidratação, acidose e desequilíbrio eletrolítico, e revelam a causa precipitante da CAD.

Exames laboratoriais devem incluir níveis de glicose sérica, eletrólitos e hemogasometria. Embora os níveis séricos de cetoácidos sejam frequentemente aferidos, eles não servem necessariamente para o diagnóstico da CAD e podem estar elevados em estados não cetoacidóticos (p. ex., jejum prolongado por utilização inadequada dos estoques de glicose) ou desidratação. Se a determinação do pH

TABELA 118.2

Valores Laboratoriais Típicos na Cetoacidose Diabética (CAD) e Estado Hiperosmolar Hiperglicêmico (EHH)

	CAD	EHH
Glicose (mg/dL)	> 350	> 700
Sódio (mEq/L)	Abaixo de 130	Faixa de 140
Potássio (mEq/L)	≈4.5-6.0	≈5
Bicarbonato (mEq/L)	< 10	> 15
Ureia Nitrogenada Sanguínea (mg/dL)	25-50	> 50
Cetonas séricas	Presente	Ausente

for a única preocupação, amostras de hemogasometria venosa são bem correlacionadas ao pH arterial. Uma amostra de hemogasometria arterial deve ser testada se houver preocupação com relação à adequação da compensação respiratória ou à existência de um distúrbio acidobásico misto (p. ex., alcalose metabólica concomitante pela êmese). A fórmula de Winter (Pa_{CO_2} esperada = [1,5 x HCO_3^- sérico] + [8 ± 2]) pode ser aplicada para determinar se há compensação respiratória apropriada ou presença de diversos distúrbios acidobásicos. O nível de glicose está usualmente elevado acima de 350 mg/dL; entretanto, a CAD euglicêmica (nível glicêmico ≤ 300 mg/dL) foi relatada em até 18% dos pacientes. A aferição da gasometria geralmente revela um pH baixo, com a já mencionada rara exceção de uma alcalemia concomitante, que pode resultar em uma pseudonormalização do pH. A acidose metabólica com ânion gap é primariamente o resultado dos níveis plasmáticos elevados de acetoacetato e β-hidroxibutirato, embora o lactato, AGLs, fosfatos, depleção volêmica e diversas medicações também possam contribuir. Raramente, um paciente bem hidratado com CAD pode ter uma acidose hiperclorêmica pura sem ânion gap se for reidratado de forma agressiva com solução salina normal. Novamente, embora raros, existem relatos de caso de ânion gap normal em um paciente com CAD. Isso ocorre se a êmese foi suficiente para causar uma alcalose metabólica concomitante de tal grau que o pH e o nível de bicarbonato parecem estar na faixa normal porque os desarranjos combinados resultam em valores laboratoriais falsos aparentemente normais.[9] Se um nível de potássio não estiver disponível de forma imediata pela análise da gasometria, um eletrocardiograma pode revelar sinais de hipercalemia ou hipocalemia. Níveis séricos iniciais de potássio estão tipicamente normais ou altos na CAD devido à saída intracelular do potássio das células em troca dos íons séricos de hidrogênio em concentração elevada. Entretanto, conforme o potássio é perdido na urina, o potássio corporal total geralmente diminui em diversas centenas de miliequivalentes. Isso, em combinação com as doses de insulina administradas na CAD, podem resultar em hipocalemia com risco de morte. Um painel metabólico básico deve ser obtido a fim de avaliar a função renal, estado acidobásico, e níveis glicêmicos e eletrolíticos. Como os *deficits* de magnésio e potássio são comuns na CAD, nós recomendamos determinar estes níveis também. A urinálise, além da presença de cetonas, também podem ajudar a confirmar uma infecção do trato urinário como precipitante da CAD. A utilização de hemoculturas e uroculturas deve ser determinada pela situação clínica.

O nível sérico de sódio geralmente é enganoso na CAD; está frequentemente baixo na presença de desidratação significativa porque é muito afetado pela hiperglicemia, hipertrigliceridemia, ingestão de líquidos com baixo teor de sais, aumento das perdas GI e renais, e perdas insensíveis. Quando a hiperglicemia for marcante, a água flui das células para os vasos para diminuir o gradiente osmolar, criando, desta forma, hiponatremia dilucional. Níveis lipídicos elevados causam uma pseudo-hiponatremia pela diminuição da fração de soro que é composta por água. Autoanalisadores mais modernos removem os triglicérides antes do exame, eliminando, assim, este artefato. O valor verdadeiro do nível do sódio pode ser aproximado pela adição de 1.6 mEq/L ao valor do sódio no laudo laboratorial para cada 100 mg/dL de glicemia acima do normal. Assim, se o laboratório relatar um nível sérico de sódio de 130 mEq/L e nível glicêmico de 700 mEq/L, o nível sérico total de sódio é mais precisamente avaliado em 139.6 mEq/L.

A acidose e a hiperosmolaridade induzidas por hiperglicemia desviam potássio, magnésio e fósforo do espaço intracelular para o extracelular. A desidratação resulta em hemoconcentração, que contribui para leituras normais ou altas de potássio, magnésio e fósforo séricas iniciais na CAD, mesmo com profundos *deficits* totais corporais. O efeito da acidose sobre a determinação do nível sérico de potássio pode ser corrigido pela subtração de 0.6 mEq/L do nível laboratorial de potássio para cada diminuição de 0,1 no pH notada na análise dos gases sanguíneos arteriais. Assim, se o nível sérico de potássio for relatado como 5 mEq/L e o pH for 6.94, o valor corrigido de potássio seria de somente 2 mEq/L, representando hipocalemia severa. Conforme a insulina é administrada e a concentração do íon hidrogênio diminui, o paciente necessita de considerável reposição de potássio. Finalmente, a hiperglicemia e o ânion gap possuem efeitos significativos sobre a concentração plasmática de potássio, independente da acidose. Nenhum fator de conversão foi desenvolvido para a estimativa dos verdadeiros níveis de magnésio, embora os valores iniciais possam estar altos.

Todas as determinações laboratoriais devem ser interpretadas com cuidado. As determinações dos níveis séricos de creatinina feitas por autoanalisadores podem estar falsamente elevadas. A leucocitose mais intimamente reflete o grau de cetose do que a presença de infecção. Foi demonstrado que somente a elevação da linha de neutrófilos indicam a presença de infecções, com sensibilidade de 100% e especificidade de 80% a partir de um único estudo retrospectivo pequeno. Historicamente, o diagnóstico de pancreatite em um paciente com CAD pode ser confundido pela elevação dos níveis de amilase na CAD. Dada a força da literatura atual que demonstra maior especificidade da lipase para o diagnóstico da pancreatite, esta deve ser o teste sanguíneo de escolha se a pancreatite for uma preocupação.

Diagnósticos Diferenciais

Etilistas, especialmente aqueles que recentemente pararam de beber, com respiração de Kussmaul, hálito adocicado e valores de hemogasometria arterial acidêmicos podem ter cetoacidose alcoólica. Estes pacientes podem estar euglicêmicos ou hipoglicêmicos, e uma grande parte de sua acidose frequentemente é causada pelo ácido β-hidroxibutírico não aferido. A cetoacidose alcoólica corresponde a aproximadamente 20% de todos os casos de cetoacidose. A cetoacidose também pode ocorrer pelo jejum, comumente no terceiro trimestre de gravidez e em mães lactantes que não se alimentam.

Os diagnósticos diferenciais são amplos e incluem qualquer entidade que possa causar elevação do ânion gap, cetose ou ambos. A presença da CAD não deve excluir a investigação para outras causas de acidose metabólica com ânion gap, como sepse, envenenamento ou acidose lática, porque o estresse fisiológico por uma destas outras causas pode precipitar a CAD.

Tratamento

O paciente comatoso, especialmente se vomitando, necessita de intubação. Assim que o paciente for intubado, a manutenção da hiperventilação previne a piora da acidose. O paciente em choque hipovolêmico necessita de ressuscitação fluida agressiva com cristaloides isotônicos em vez de vasopressores; considerar outras possíveis causas de choque (p. ex., sepse ou disfunção miocárdica secundária a infarto). A ultrassonografia ambulatorial pode ter benefícios com relação à exclusão de outras causas de hipotensão e avaliação do estado volêmico de um determinado paciente. Embora não seja rotineiramente utilizada em situações emergenciais, em casos nos quais o estado volêmico seja de difícil avaliação em razão de desarranjos fisiológicos complexos subjacentes (p. ex.,

> **QUADRO 118.1**
>
> ### Resumo do Tratamento da Cetoacidose Diabética
>
> Identificar a cetoacidose diabética – níveis séricos de glicose, eletrólitos e cetonas, e análise dos gases sanguíneos arteriais; também obtenha hemograma com contagem diferencial, urinálise, radiografia torácica e eletrocardiograma, se indicados.
> Suplementar a insulina.
> - Reposição com insulina – 0,1 unidades/hora de insulina regular IV
> - Troque a solução IV para D_5W/salina normal (SN) 0,45% quando a concentração de glicose estiver ≤ 300 mg/dL.
>
> Reidratar.
> - 1-2 L SF IV durante 1-3 horas
> - Crianças – 20 mL/kg SF durante a primeira hora
>
> Corrigir anormalidades eletrolíticas.
> - Sódio – corrija com a administração de SF ou SF 0,45%
> - Potássio – garanta adequada função renal. Adicione 20-40 mEq de KCl para cada litro (quando o potássio sérico < 5,5 mEq/L) de fluido até que a cetoacidose seja corrigida e o potássio seja normalizado. (Não administre insulina até que o potássio esteja 3,3 mEq/L ou maior)
> - Fósforo – usualmente é desnecessário repor.
> - Magnésio – corrija com 1-2 g de $MgSO_4$. Os níveis séricos de magnésio podem não estar correlacionados aos estoques corporais.
>
> Corrigir acidose.
> - Administrar fluidos IV e insulina.
>
> Pesquisar e corrigir precipitantes subjacentes.
> Monitorar o progresso e manter fluxogramas meticulosos.
> - Sinais vitais
> - Ingestão de fluido e débito urinário
> - Glicose, K^+, Cl^-, HCO_3^-, CO_2 e pH séricos
> - Quantidade de insulina administrada
>
> Hospitalizar ou internar na unidade de terapia intensiva.
> - Considerar a terapia doméstica em crianças com cuidadores confiáveis e
> - pH inicial ≥ 7,35
> - HCO_3^- inicial ≥ 20 mEq/L
> - Pode tolerar fluidos orais
> - Resolução de sintomas após tratamento no departamento de emergência
> - Sem causa de base precipitante que necessite de hospitalização

insuficiência cardíaca congestiva, insuficiência renal), a ultrassonografia rápida para avaliação do choque e hipotensão (Cap. e5) ou monitorização hemodinâmica invasiva pode ser necessária para direcionar a fluidoterapia.

Quando hiperglicemia, cetose e acidose já estão estabelecidas, a fluidoterapia, reposição eletrolítica e insulinoterapia devem ser iniciadas (Quadro 118.1).

Insulina

A CAD não pode ser revertida sem insulina, e a insulinoterapia deve ser iniciada assim que o diagnóstico for confirmado. Não existem ainda estudos randomizados que comparem a insulina a placebos ou outras terapias para CAD. Entretanto, a mortalidade pela CAD foi de 90% em controles históricos antes da administração de insulina exógena e 50% após introdução da insulina; com apropriado suporte terapêutico, a mortalidade alcançou os níveis atuais de 5% a 7%.[9]

Embora a dosagem de infusões de insulina já tenha sido estabelecida, o valor de um bólus IV antes da infusão permanece controverso e não é mais rotineiramente recomendado. Mais recentemente em pacientes selecionados com CAD discreta, a administração subcutânea ou intramuscular de insulina se mostrou segura e tão efetiva como a administração IV de insulina. Em casos selecionados com bom acompanhamento ambulatorial do paciente, o tratamento da CAD com doses intermitentes em bólus de insulina regular pela via subcutânea ou intramuscular sem internação demonstrou ser segura. Tal estratégia necessita de um paciente bem hidratado e discretamente acidótico, que seja bem ensinado sobre o tratamento de sua doença e possua excelente acompanhamento ambulatorial. A má perfusão pode dificultar a absorção de insulina intramuscular ou subcutânea, resultando em absorção errática, o que faz que a infusão IV seja a via de escolha em pacientes mais críticos com CAD.[1,9] A terapia inicial atual de escolha, conforme recomendado pela ADA, é a insulina regular infundida em 0,1 unidades/kg/hr até 5 a 10 unidades/hora, misturada com fluidos IV.

Crianças com CAD impõem desafios terapêuticos adicionais. Enquanto os princípios gerais de reposição hídrica e eletrolítica em conjunto com a insulinoterapia permanecem as mesmas, existe controvérsia com relação à dose e administração de fluidos e insulina, em razão das questões relacionadas ao risco de indução de edema cerebral em crianças com CAD. Apesar de preocupações frequentemente manifestadas sobre esta complicação, ela permanece rara, com uma incidência geral de 1% em pacientes pediátricos com CAD. Virtualmente, todas as evidências atuais que apoiam que a contenção da utilização de doses maiores de insulina e agressiva ressuscitação hídrica contribuem para o desenvolvimento de edema cerebral vêm de revisões retrospectivas e pequenos estudos de casos. A melhor evidência disponível demonstra associações somente com níveis menores de Pa_{CO_2} e maiores de ureia nitrogenada sanguínea, indicando que a severidade da doença, em vez das intervenções terapêuticas, possui o papel mais importante. O edema cerebral relacionado à CAD é mais provável em crianças com menos de cinco anos de idade, e bons dados prospectivos são necessários para ajudar a direcionar as recomendações. Atualmente, há um estudo clínico corrente que avalia o risco e resultados prospectivamente (clinicaltrials.gov). Dada a disponibilidade de dados atuais, os pacientes devem ser cuidadosamente monitorizados e receberem manitol na suspeita mais precoce de edema cerebral.

Como a meia-vida da insulina regular vai de três a 10 minutos, a insulina deve ser administrada IV por infusão contínua em vez de repetição de bólus. Quando a glicemia cair a níveis na faixa de 250-300 mg/dL, a adição de dextrose aos fluidos IV reduz o risco de hipoglicemia iatrogênica e edema cerebral causado por alterações bruscas na osmolaridade. Em pacientes com CAD euglicêmica, a dextrose deve ser adicionada aos fluidos IV no início da insulinoterapia.

A resistência insulínica ocorre raramente em pacientes diabéticos e requer um aumento na dosagem para que uma resposta satisfatória seja obtida. A resistência pode ser causada por obesidade ou degradação acelerada da insulina.

Fluidos intravenosos

O paciente adulto severamente desidratado provavelmente terá um *deficit* hídrico de 3 a 5 L. Não existe fórmula que seja aceita uniformemente para a administração de fluido neste distúrbio. Se o paciente estiver em choque hipovolêmico, solução cristaloide isotônica deve ser dada o mais rápido possível no adulto ou em bólus de 20 mL/kg na criança até que a pressão sistólica atinja 80 mmHg. Não existe consenso com relação ao fluido ideal de utilização; foram levantadas questões com relação à exacerbação da acidose metabólica pelo uso de grandes quantidades de salina normal. Pelo menos um pequeno estudo avaliou a utilização de solução cristaloide balanceada (Plasmalyte®) na CAD, com relatos de restauração mais rápida dos parâmetros fisiológicos normais.

No adulto com desidratação marcante na ausência de choque clínico ou insuficiência cardíaca, 1 L de fluido pode ser administrado na primeira hora. De forma geral, a administração de 2 L de fluido de ressuscitação durante as primeiras uma a três horas é seguida por uma infusão mais lenta de uma solução hipotônica, como solução salina normal 0,45%. Pacientes em CAD sem depleção volêmica extrema podem ser tratados com sucesso com um volume inferior de reposição hídrica IV. Um bólus inicial de 20 mL/kg durante a primeira hora é a terapia de reposição hídrica usual para uma criança. A taxa de fluido deve ser ajustada de acordo com a idade, estado cardíaco e grau de desidratação a fim de obter um débito urinário de 1 a 2 mL/kg/hora.

A reposição volêmica por si só pode ajudar a diminuir a hiperglicemia. Como níveis baixos de insulina circulante podem estar presentes, o aumento da perfusão pode transportar insulina a locais receptores previamente não alcançados. Além disso, um grande volume de glicose pode ser eliminado pelos rins em resposta à melhora da perfusão renal. Foi notado que a concentração plasmática média glicêmica caiu em 18% após a administração de solução salina sem insulina.[1]

A acidose também diminui após a infusão de fluido, pois o aumento da perfusão melhora a oxigenação tecidual e diminui a formação de lactato. O aumento da perfusão renal promove perda renal do íon hidrogênio, e a melhora da ação da insulina no paciente melhor hidratado inibe a cetogênese. Embora a fluidoterapia diminua a concentração sérica de glicose e melhore a acidose, a deficiência subjacente na CAD ainda requer a administração de insulina para correção da cetoacidose.

Potássio

A reposição de potássio é invariavelmente necessária na CAD. O nível inicial de potássio está frequentemente normal ou alto, apesar de um grande *deficit* ocasionado pela acidose severa. Os níveis de potássio geralmente despencam após correção da acidose e administração de insulina. Assim que os níveis de potássio chegam a 5,0 a 5,5 mEq/L e o paciente estiver produzindo urina, o potássio deve ser administrado enquanto é monitorada a função renal.[1,2] Em pacientes com concentrações séricas relativamente menores de potássio no momento do atendimento (3,3 a 5 mEq/L), a hipocalemia pode trazer riscos de morte quando a insulinoterapia for administrada; portanto, a administração IV de potássio em concentrações de 20 a 40 mEq/L deve ser realizada com a administração de insulina. Em pacientes com hipocalemia (< 3,3 mEq/L), a insulina deve somente ser iniciada assim que o potássio for reposto até alcançar níveis de 3,3 mEq/L ou maiores. A primeira razão para tais recomendações conservadoras com relação à administração de potássio é que os níveis séricos não se correlacionam aos estoques corporais totais no paciente em CAD, e o nível de potássio pode cair mais rapidamente do que antecipado pela administração de insulina.

Antes, acreditava-se que havia sempre um *deficit* de fósforo na CAD. Como resultado, após o término da administração inicial de potássio pelo cloreto de potássio, o fosfato de potássio foi utilizado para prosseguir com a administração de potássio a fim de corrigir o *deficit* de fósforo. Não existem evidências científicas que apoiem esta prática, e somente relatos de caso isolados apoiaram questões sobre a hipofosfatemia clinicamente significativa na CAD. Se o nível sérico de fósforo aferido estiver baixo, ele deve ser reposto com fosfato de potássio.

Magnésio

A deficiência de magnésio é um problema comum em pacientes com CAD sem nefropatia. Tanto o processo fisiopatológico inicial como a terapia para CAD induzem profunda diurese do magnésio. A deficiência de magnésio pode exacerbar a êmese e alterações mentais, promover hipocalemia e hipocalcemia, e/ou induzir disritmia cardíaca fatal. Se houver questões relacionadas à hipomagnesemia, nós recomendamos a adição de magnésio aos fluidos IV, sendo que o paciente adulto típico necessita de 1 a 3 g para reposição.

Acidose

No passado, o bicarbonato de sódio foi recomendado para pacientes severamente acidêmicos (pH < 7), entretanto pesquisas demonstraram piores resultados para pacientes que receberam bicarbonato, incluindo exacerbação de *deficits* eletrolíticos, como hipocalemia, demora na eliminação do quadro de cetose, piora paradoxal da acidose no líquido cefalorraquidiano (LCR) devido à supressão de compensações respiratórias e permeabilidade preferencial da barreira hematoencefálica ao CO_2. A menos que necessária para impedir a iminente parada cardíaca em um paciente severamente acidêmico, nós não recomendamos a administração rotineira de bicarbonato.

Complicações

As causas precipitantes de CAD podem ter taxas de morbidade e mortalidade associadas iguais ou piores do que aquelas da CAD por si só. Estas incluem causas iatrogênicas, infecções e infarto miocárdico. A morbidade na CAD é amplamente iatrogênica – hipocalemia por reposição inadequada de potássio, hipoglicemia por monitorização inadequada da glicemia, incapacidade de repor a glicose em soluções IV quando a concentração sérica de glicose cair abaixo de 250 a 300 mg/dL, alcalose por reposição excessivamente agressiva de bicarbonato e edema pulmonar por hiper-hidratação.

A taxa de mortalidade na CAD tratada é de aproximadamente 5% a 7%. As causas primárias de morte permanecem sendo infecções, especialmente pneumonia, tromboses arteriais e choque. A diminuição da taxa de mortalidade demonstrou que a terapia apropriada pode fazer a diferença. O edema cerebral permanece como uma importante causa de morbidade e mortalidade em crianças com CAD.

Edema cerebral deve ser considerado quando o paciente em CAD está com o estado mental alterado ou entra em coma após reversão da acidose. O edema cerebral geralmente ocorre seis a 10 horas após o início da terapia; não existem sinais prévios, e a taxa de mortalidade associada é de 90%.[2] O edema cerebral é menos comum em adultos e crianças com mais de cinco anos, e parece estar mais fortemente relacionado à severidade da doença (acidemia e azotemia), embora o edema cerebral subclínico em crianças seja provavelmente comum. Ademais, o edema cerebral subclínico pode preceder ou seguir o início da terapia, levantando a questão se é causado pela terapia ou é simplesmente uma manifestação dos mecanismos fisiopatológicos básicos da CAD. O tratamento do edema cerebral é amplamente de suporte e os resultados são ruins. Nenhum grande estudo clínico identificou uma terapia eficaz, embora alguns autores recomendem o manitol. Esteroides não demonstraram ser efetivos.

Discussão

A maioria dos pacientes com CAD necessita de hospitalização, frequentemente em uma unidade de terapia intensiva. A utilização de unidades de observação para o tratamento da CAD não complicada em pacientes selecionados demonstrou ser efetiva (Cap. e6). Todas as pacientes grávidas diabéticas em CAD necessitam de internação e consulta com um endocrinologista e obstetras especializados no cuidado de casos de gravidez de alto risco. Algumas crianças (pH inicial ≥ 7,35; bicarbonato ≥ 20 mEq/L) com resolução dos achados clínicos que podem tolerar a administração de fluidos orais após três ou quatro horas de tratamento podem receber alta com um cuidador doméstico confiável. Pacientes que têm CAD discreta podem ser tratados no ambiente ambulatorial se o paciente ou parente for confiável, as causas subjacentes não necessitarem de terapia hospitalar, e o acompanhamento minucioso for necessário.

ESTADO HIPEROSMOLAR HIPERGLICÊMICO

Princípios

O EHH representa uma síndrome de descompensação diabética aguda caracterizada por hiperglicemia marcante, hiperosmolaridade, desidratação e diminuição da função mental que pode progredir para coma franco. A terminologia foi alterada recentemente do termo anterior *coma hiperosmolar hiperglicêmico não cetótico* porque alguns pacientes possuem graus discretos de cetose, e o coma não está universalmente presente.[1,9] A cetoacidose geralmente é mínima ou ausente, embora a acidose metabólica por outra fonte, como a acidose lática pela sepse ou uremia por insuficiência renal aguda, possa ocorrer. Sinais neurológicos focais podem estar presentes, ou pode haver uma encefalopatia global. A CAD e EHH podem ocorrer simultaneamente.

Fisiopatologia

Assim como na CAD, os mecanismos fisiopatológicos do EHH variam de acordo com determinado paciente. Como a maioria dos pacientes com EHH é de adultos mais velhos, a diminuição da eliminação renal de glicose causada pelo declínio da função renal com a idade frequentemente contribui para a enfermidade. A diminuição da ação da insulina resulta em glicogenólise, gliconeogênese e diminuição da captação periférica de glicose. A hiperglicemia puxa líquido do espaço intracelular para o extracelular, mantendo transitoriamente a perfusão adequada. Logo, entretanto, este fluido é perdido em uma profunda diurese osmótica, limitada finalmente pela hipotensão e uma queda subsequente na taxa de filtração glomerular (TFG). A urina é extremamente hipotônica, com uma concentração de sódio na urina entre 50 a 70 mEq/L, comparada a 140 mEq/L no fluido extracelular. Esta diurese hipotônica causa desidratação profunda, levando à hiperglicemia, hipernatremia e hipertonicidade associada. Frequentemente, o paciente não consegue ingerir líquidos de forma adequada em razão de AVCs, doença de Alzheimer ou outras doenças, exacerbando de forma importante a desidratação.

A razão para a ausência de cetoacidose no EHH é desconhecida. Os níveis de AGL são menores do que na CAD, limitando assim os substratos necessários para formação de cetonas. A razão mais provável para a liberação abrupta de hormônios contrarregulatórios e ausência de cetose parece ser a secreção contínua de minúsculas quantidades de insulina que bloqueiam a cetogênese.

Causas

O EHH é uma síndrome de desidratação severa que resulta de uma diurese hiperglicêmica sustentada na qual o paciente é incapaz de ingerir líquidos suficientes para compensar as perdas urinárias. A síndrome plena não ocorre usualmente até que a depleção volêmica tenha progredido ao ponto de diminuir o débito urinário.

O EHH é mais comum em pacientes geriátricos com diabetes tipo 2, mas foi relatado em crianças com diabetes tipo 1. O EHH pode ocorrer em pacientes que não sejam diabéticos, especialmente após queimaduras, hiperalimentação parenteral, diálise peritoneal ou hemodiálise.

Características Clínicas

O pródromo do EHH é significativamente maior do que aquele da CAD. Clinicamente, desidratação extrema, hiperosmolaridade, depleção volêmica e achados relacionados ao SNC predominam. Se estiverem conscientes, os pacientes podem reclamar de febre, sede, poliúria ou oligúria. Aproximadamente 20% dos pacientes não possuem histórico conhecido de diabetes tipo 2. As doenças mais comumente associadas são insuficiência renal crônica, pneumonia por bactérias Gram-negativas, hemorragia do trato GI e sepse por bactérias Gram-negativas. Aproximadamente 85% dos pacientes possuem disfunções renais ou cardíacas subjacentes como um fator predisponente. Tromboses arteriais e venosas são comuns e frequentemente complicam a situação.

O paciente frequentemente exibe hipotensão ortostática ou hipotensão franca, taquicardia e febre, com sinais de desidratação marcante. A diminuição do nível de consciência está diretamente correlacionada ao grau e velocidade de desenvolvimento da hiperosmolaridade. Alguns pacientes têm estado mental normal. Questões neurológicas são comuns no EHH. Enquanto uma diminuição do nível de consciência é o achado neurológico mais comum, convulsões, síndromes de *deficit* e distúrbios dos movimentos foram relatados em várias séries de casos. Ainda permanece incerto se o EHH é a causa ou o resultado destes distúrbios, e não existem evidências atualmente que recomendem a utilização profilática de agentes antiepiléticos ou antitrombóticos em pacientes com EHH.

Exames Diagnósticos

Achados laboratoriais usualmente revelam um nível glicêmico acima de 600 mg/dL e osmolaridade sérica acima de 350 mOsm/L. A concentração de ureia nitrogenada sanguínea está invariavelmente elevada. Embora pacientes com EHH não tenham cetoacidose ocasionada pelo diabetes, eles podem ter uma acidose metabólica secundária a alguma combinação de acidose lática, cetose por jejum prolongado e retenção de ácidos inorgânicos atribuíveis à hipoperfusão renal.

O paciente com EHH tipicamente possui um desequilíbrio eletrolítico mais profundo do que o paciente com CAD. Os níveis de potássio, magnésio e fósforo podem parecer inicialmente altos, mesmo na presença de um *deficit* total marcante. Na ausência de acidemia, entretanto, a discrepância entre a leitura inicial dos eletrólitos e os estoques corporais é menor do que aquela da CAD. As leituras iniciais do sódio sérico são imprecisas em razão da hiperglicemia.

Diagnósticos Diferenciais

Os diagnósticos diferenciais do EHH são idênticos aos da CAD. Além disso, pacientes diabéticos que recebem clorpropamida estão sujeitos à intoxicação por água com hiponatremia dilucional, que pode ser manifestada como coma sem acidose, quadro que é clinicamente indistinguível do EHH. O paciente com EHH que possua depressão aguda do estado mental pode não ser distinguido inicialmente do paciente com severa hipoglicemia. Quando a concentração glicêmica não puder ser rapidamente avaliada, a administração imediata de uma ampola de dextrose 50% em água ($D_{50}W$) piora minimamente o EHH e pode salvar a vida de pacientes com hipoglicemia.

Tratamento

Os regimes de fluidoterapia, eletrólitos e insulina para a ressuscitação inicial no EHH estão sujeitos às mesmas controvérsias que as terapias para CAD (ver Quadro 118.1). Surgiram diversas recomendações sobre quais fluidos IV deveriam ser administrados, geralmente com base em cálculos de *deficit*s hídricos. Não surgiram ainda estudos randomizados bem feitos que comparem a ressuscitação entre fluidos isotônicos e hipotônicos; a utilização de um cristaloide isotônico é uma escolha razoável no paciente com depleção volêmica. O edema cerebral foi notado em relatos de caso isolados em adultos, especialmente com níveis glicêmicos acima de 700 mg/dL. Uma associação entre ressuscitação por fluidoterapia IV e edema cerebral não foi demonstrada na literatura; relatos prévios desta associação podem ter sido feitos devido à confusão que é observada em pacientes críticos que recebem frequentemente reposição volêmica mais agressiva.

Fluidos Intravenosos

Para pacientes em choques hipovolêmico, a infusão inicial de fluidos IV é administrada o mais rapidamente possível. A glicose deve ser adicionada aos fluidos de reposição quando o nível glicêmico cai abaixo de 300 mg/dL. Formas não invasivas e invasivas de monitorização hemodinâmica podem ser necessárias para direcionar a administração de fluidos quando houver suspeita clínica de edema pulmonar ou sobrecarga volêmica, pois vários pacientes em EHH são idosos com doenças concomitantes, como insuficiência cardíaca congestiva e insuficiência renal.

Eletrólitos

A aferição dos níveis séricos de eletrólitos deve ser utilizada para direcionar a reposição no paciente em EHH. Em particular, como o grau de acidose é geralmente menor, os níveis de potássio mais precisamente refletem os estoques corporais totais do que na CAD.

Insulina

Os mecanismos fisiopatológicos do EHH são diferentes daqueles da CAD, e há geralmente função basal da insulina suficiente para prevenir cetoacidose franca. Portanto, uma infusão contínua IV de insulina não é necessária nestes pacientes, como ocorre na CAD. Entretanto, existem momentos onde a utilização de uma infusão IV de insulina pode ajudar a diminuir a concentração de glicose em uma forma mais controlada, particularmente em pacientes com níveis glicêmicos muito altos (> 700 mg/dL) ou aqueles que estejam severamente hipoperfundidos, nos quais a absorção intramuscular ou subcutânea da insulina pode ser errática. Se uma infusão IV de insulina for utilizada, deve ser feita em uma taxa de infusão semelhante àquela para CAD (0,1 unidade/kg/hr).

Outras Considerações

Uma pesquisa minuciosa pelo precipitante subjacente do EHH deve ser objetivada. A resposta à terapia deve ser acompanhada na maneira descrita para pacientes na CAD. A fenitoína (Dilantin®) é contraindicada para as convulsões do EHH porque é frequentemente ineficaz e pode prejudicar a liberação endógena de insulina.[1,9] Pacientes hospitalizados devem receber heparina subcutânea em baixas doses para diminuir os riscos de trombose, o qual é maior pela depleção volêmica, hiperviscosidade, hipotensão e inatividade associada ao EHH.

Complicações Agudas

As razões para altas taxas de morbidade e mortalidade não estão sempre claras, mas vários pacientes com EHH são idosos com cardiopatias ou nefropatias subjacentes. O EHH pediátrico difere do adulto no fato de que crianças possuem uma incidência muito maior de edema cerebral fatal. Outras causas de morbidade e mortalidade são semelhantes àquelas descritas para CAD. A taxa de mortalidade de pacientes com EHH tratados foram de 40% a 70% no passado, mas agora está na faixa de 8% a 25%.[1,9]

Disposição

De forma geral, pacientes com EHH necessitam de hospitalização para hidratação IV, controle glicêmico e avaliação de condições precipitantes e complicadoras.

COMPLICAÇÕES TARDIAS DO DIABETES

As complicações tardias do diabetes causam morbidade e mortalidade significativa, e ocorrem aproximadamente 15 a 20 anos após o início da hiperglicemia evidente. O Diabetes Control and Complications Trial demonstrou que o controle glicêmico rigoroso reduz significativamente o risco de doença microvascular, como a microalbuminúria (o sinal mais precoce de nefropatia), neuropatia e retinopatia, mas às custas de aumentar amplamente o risco de hipoglicemia recorrente.[1]

Complicações Vasculares

O diabetes está associado a maior risco de aterosclerose e complicações tromboembólicas, que são causas importantes de morbidade e morte prematura. A causa de aterosclerose acelerada é desconhecida, embora esteja provavelmente relacionada à oxidação da lipoproteína de baixa densidade e aumento da atividade plaquetária. As lesões ateroscleróticas são disseminadas, causando sintomas em vários órgãos. A doença coronariana e derrames são comuns. Pacientes diabéticos possuem maior incidência do chamado infarto miocárdico silencioso, infartos miocárdicos complicados e insuficiência cardíaca congestiva. A doença vascular periférica é notada clinicamente por claudicação, úlceras que não cicatrizam, gangrena e impotência. Além disso, testes padrões de estresse ergométrico possuem sensibilidade menor para detecção de doença coronariana em diabéticos. Por esta razão, ecocardiogramas durante exercícios ou estresse farmacológico, ou um exame de imagem de medicina nuclear devem ser considerados quando um teste provocativo é necessário para avaliação do paciente diabético com relação à síndrome coronariana aguda.[1]

Nefropatia Diabética

A nefropatia é uma causa importante de morte e fragilidade em pacientes diabéticos. Aproximadamente 50% dos casos de nefropatias em estágio final nos Estados Unidos é causada por nefropatia diabética. O surgimento de microalbuminúria está correlacionado à presença de doença coronariana e retinopatia. A azotemia não ocorre até 10 a 15 anos após o diagnóstico do diabetes. A progressão da nefropatia é acelerada pela hipertensão. O controle meticuloso do diabetes pode reverter a microalbuminúria e retardar a progressão da nefropatia. A pressão sanguínea deve ser monitorada agressivamente; inibidores da enzima conversora de angiotensina são eficazes no controle da hipertensão e diminuição da microalbuminúria. A hemodiálise crônica e transplante renal são desfechos infelizes para muitos pacientes diabéticos nefropatas.

Retinopatia

O diabetes é uma causa importante de cegueira em adultos no Estados Unidos. Aproximadamente 11% a 18% de todos os pacientes diabéticos possuem retinopatias diabéticas tratáveis, que variam de discretas a severas, e são manifestadas de várias formas. A severidade da retinopatia diabética está claramente relacionada à qualidade do controle glicêmico. A retinopatia de base é observada na maioria dos pacientes com diabetes prolongado e caracterizada por microaneurismas, obstrução de pequenos vasos, manchas algodonosas, exsudatos suaves ou graves e isquemia macular. A retinopatia proliferativa define uma entidade de formação de novos vasos e cicatrização, assim como hemorragia vítrea e descolamento de retina associados. O paciente diabético pode ter queixas que variam do surgimento agudo de visão turva à cegueira súbita unilateral ou até mesmo bilateral. Menos frequentemente, pacientes diabéticos possuem perda mais gradativa da visão causada por catarata senil comum (ou catarata em flocos de neve), que pode desaparecer conforme a hiperglicemia for sendo corrigida. Pacientes diabéticos com retinopatia devem ser encaminhados a um oftalmologista. Mesmo naqueles com visão normal, procedimentos oftalmológicos podem limitar a perda de visão ou prevenir crises, como o glaucoma neovascular.

Neuropatia

Neuropatias autonômicas e periféricas são complicações bem conhecidas do diabetes. A prevalência de neuropatias periféricas varia de 15% a 60%. A causa da neuropatia ainda não é claramente compreendida, mas estudos sugeriram diversos fatores em seu desenvolvimento, incluindo os efeitos da doença vascular diabética nos vasos nervosos. Manifestações neurológicas do diabetes podem regredir com melhora do controle glicêmico.

Diversos tipos distintos de neuropatias foram reconhecidos no diabetes.[10] A neuropatia simétrica periférica é um distúrbio sensorial primário, lentamente progressivo, manifestado bilateralmente por anestesia, hiperestesia ou dor. A dor é frequentemente severa e piora à noite. Ela afeta os membros superiores e inferiores, embora as pernas e porções mais distais dos nervos envolvidos sejam mais frequentemente afetados. Pode haver uma deficiência motora também. A dor pode ser de muito difícil controle; analgésicos opioides têm sido utilizados, mas medicações não opioides, como a gabapentina, pregabalina e amitriptilina são preferidas. A pregabalina é o mais moderno destes agentes e parece ser o mais promissor quando utilizado em altas doses (até 600 mg/dia). A duloxetina em uma dose de 60 mg/dia também é eficaz. Tanto a pregabalina como a duloxetina atingem controle significativo da dor em pelo menos 50% dos pacientes. A gabapentina, 300 mg 3x/dia, possui certa eficácia, alcançando alívio significativo da dor em cerca de um terço dos pacientes; a amitriptilina na dose diária de 25 mg demonstra resultados semelhantes. Uma abordagem razoável para o emergencista envolve o início da terapia com duloxetina ou pregabalina, pois estes demonstraram ter a maior eficácia com relação ao controle da dor, com a compreensão de que pode demorar vários dias para que o pico de efeito seja atingido.[11] A gabapentina em particular possui uma margem terapêutica estreita; para vários pacientes, os benefícios terapêuticos completos não ocorrem até que a dose seja igual ou maior que 600 mg 3x/dia, em tal ponto que a sedação se torna severa o suficiente para tornar o tratamento intolerável.

A mononeuropatia, ou mononeuropatia múltipla, afeta nervos motores e sensoriais, sendo geralmente um nervo por vez. O início é rápido, com desgaste e sensibilidade dolorosa dos músculos envolvidos. Pode haver subitamente paralisia dos músculos do punho, do pé ou paralisia dos nervos cranianos III, IV e VI. A mononeuropatia diabética do tronco ocorre rapidamente em uma distribuição radicular. Ao contrário de outras mononeuropatias, é principalmente, se não exclusivamente, sensorial. Se causa dor, pode mimetizar aquela do infarto miocárdico ou inflamação abdominal aguda. Assim como a mononeuropatia diabética, pode ser mais incômoda pela noite e geralmente cessa em alguns meses. Enquanto a mononeuropatia diabética é frequentemente a primeira indicação do diabetes, a mononeuropatia do tronco é mais frequentemente observada em pacientes sabidamente diabéticos. O tratamento é semelhante a outras neuropatias diabéticas, com a exceção da paralisia do NC III, que usualmente necessita de terapia.

A neuropatia autonômica ocorre de diversas formas. A neuropatia do trato GI, com gastroparesia resultante, é manifestada pela dificuldade de deglutição, retardo do esvaziamento gástrico, constipação e/ou diarreia noturna. Impotência e disfunção vesical ou paralisia podem ocorrer. Hipotensão ortostática, síncope e até mesmo parada cardíaca resultaram de neuropatia autonômica. A diarreia diabética responde ao difenoxilato e atropina, loperamida ou clonidina. A hipotensão ortostática é tratada pela elevação da cabeça durante o sono, evitar levantar ou sentar de forma súbita e utilização de meias compressivas. Para a gastroparesia, nós recomendamos metoclopramida por suas propriedades procinéticas e antieméticas. Vários pacientes com gastroparesia se queixam de dor abdominal; opioides não são recomendados a este grupo devido ao risco de piora da motilidade do trato GI.

O Pé Diabético

Aproximadamente 20% das hospitalizações em pacientes diabéticos estão relacionados a problemas podais.[1] Neuropatias sensoriais, isquemia e infecções são os principais contribuintes para doença do pé diabético. A perda de sensibilidade leva à necrose por pressão por calçados que não estão bem ajustados e pequenas feridas que passam despercebidas. A causa mais comum de lesão é a pressão em proeminências ósseas plantares. Todas as úlceras podais neuropáticas devem ser avaliadas com relação a infecções, debris teciduais mortos e radiografias obtidas para avaliação da presença de corpos estranhos, enfisema em tecidos moles ou anormalidades ósseas.[1]

Nem todas as úlceras estão infeccionadas. A infecção é sugerida por inflamação local ou crepitação. De forma controversa, algumas úlceras não inflamadas estão associadas à osteomielite subjacente. A maioria das infecções discretas é causada por cocos Gram-positivos, como *Staphylococcus aureus* ou estreptococos, e podem ser tratadas com antibióticos orais com atividade contra organismos Gram-positivos, como o sulfametoxazole-trimetoprim, 800/160 mg 2x/dia, uma cefalosporina de primeira geração como a cefalexina, 500 mg 4x/dia, ou clindamicina, 300 mg 4 vezes ao dia. Regimes rigorosos que impeçam o apoio de peso, meticuloso cuidado da ferida e acompanhamento diário também são vitalmente importantes para a cicatrização de feridas. Esta abordagem pode não ser possível quando pacientes são julgados não aderentes, não possuem bom suporte doméstico ou não possuem pronto acesso aos cuidados de acompanhamento.

TABELA 118.3
Infecções Séricas Comuns em Diabéticos e Suas Terapias Antimicrobianas

CONDIÇÃO INFECCIOSA	TERAPIA ANTIMICROBIANA
Infecção do pé diabético	Discreta – considerar sulfametoxazole-trimetoprim, 800/160 2x/dia ou clindamicina 300 mg 4x/dia Moderada a severa – clindamicina, 600 mg IV 4x/dia ± piperacilina-tazobactam (Zosyn®) 3,375 g IV e vancomicina,n 15 mg/kg IV 2x/dia
Otite externa maligna	Oral – ciprofloxacina, 500 mg VO 2x/dia durante 10-14 dias IV- ceftazidima, 2 g IV ± gentamicina, 2 mg/kg IV 3x/dia
Mucormicose	Anfotericina B, 1-1,5 mg/kg/dia Posaconazol, 400 mg 2x/dia
Candidíase mucocutânea	Cetoconazol, 200 mg VO diariamente; pode necessitar de várias semanas de terapia
Gangrena gasosa não clostridium (incluindo gangrena de Fournier)	Clindamicina, 600 mg 4x/dia + cefalosporina de terceira geração + vancomicina, 15 mg/kg 2x/dia

TABELA 118.4
Medicações Comuns Orais Diabéticas

MEDICAÇÃO	FUNÇÃO	DETALHES
Biguanidas (metformina)	Diminuem a glicogenólise hepática	500-1.000 mg 2x/dia
Sulfonilureias (glipzida, glimepirida)	Estimulam a liberação pancreática de insulina	2,5 – 5 mg diariamente
Tiazolidinedionas (pioglitazone, rosiglitazone)	Sensibilizadores insulínicos, diminuem gliconeogênese hepática	Aumento do risco de eventos cardíacos adversos
Meglitinidas (repaglinida, nateglinida)	Estimulam a liberação pós-prandial de insulina	Administrada somente com refeições
Inibidores da dipeptidil peptidase 4 (sitagliptina)	Diminuem a degradação da insulina e gliconeogênese	Uma vez por dia; podem ser observados em diversas combinações de medicamentos
Inibidores da α-glicosidase (acarbose, miglitol)	Atrasam a quebra de carboidratos nos intestinos	Principal efeito colateral é a diarreia

Infecções mais profundas que causam riscos aos membros – conforme evidenciado por ulcerações de todas as camadas, celulite com mais de 2 cm de diâmetro, com ou sem linfangite, envolvimento ósseo ou articular, ou intoxicação sistêmica – possuem origem geralmente polimicrobiana e são causadas por cocos Gram-positivos aeróbicos, bacilos Gram-negativos e anaeróbicos. Estes pacientes requerem hospitalização e, após cultura, terapia antimicrobiana empírica de amplo espectro IV (Tabela 118.3), restrição severa do apoio de peso, controle glicêmico rigoroso, intervenção cirúrgica precoce para debridamento e cuidado meticuloso da ferida. Osteomielite oculta deve ser considerada em todos os casos de ulceração neuropática.[1] Oxigênio hiperbárico demonstrou ter certa eficácia no tratamento de infecções complicadas, especialmente por organismos anaeróbicos. Até um terço dos pacientes são submetidos à amputação.

Infecções

Pacientes diabéticos são mais susceptíveis a complicações de infecções em razão de sua incapacidade de limitar a invasão microbiana com leucócitos polimorfonucleares e linfócitos efetivos. Eles possuem maior incidência de infecções de membros e pielonefrite quando comparados à população geral. Além disso, eles são particularmente susceptíveis a outras determinadas infecções, como tuberculose, candidíase mucocutânea, intertrigo, mucormicose, infecções de tecidos moles, gangrena gasosas por bactérias não clostridium, osteomielite e otite externa maligna por *Pseudomonas* (Tabela 118.4); controle glicêmico e geralmente hospitalização são recomendadas.

Manifestações Cutâneas

A hipersensibilidade dérmica é manifestada por placas eritematosas pruriginosas que ocorrem nos locais de injeção da insulina. A prevalência em declínio desta condição é concomitante à melhor purificação da insulina. De forma semelhante, a lipoatrofia insulínica parece ser resultado de impurezas da insulina e é manifestada por depressões subcutâneas nos locais de aplicação. Embora a lipoatrofia seja mais comum que a hipersensibilidade dérmica, sua prevalência também diminuiu de forma marcante em razão da melhora das preparações insulínicas. A lipohipertrofia insulínica é manifestada por elevações de depósitos de gordura subcutâneos nos locais de aplicação da insulina. Estas lesões geralmente refletem a incapacidade do paciente em alterar de forma adequada os locais de aplicação. Elas somem espontaneamente com o passar dos meses se a aplicação da insulina for evitada nas áreas afetadas e se os locais forem apropriadamente rodiziados.

Bombas de insulina estão frequentemente associadas a problemas dermatológicos localizados, usualmente uma reação à fita que fixa o equipo e as agulhas. Nesta situação, a sensibilidade aos cateteres é observada. Infecções cutâneas no local de aplicação são as complicações mais comuns de bombas de insulina. A alteração da insulina bovina-suína não tamponada para a suína pura tamponada é a única intervenção que parece reduzir a taxa de infecções. Foi notado que alguns pacientes possuem nódulos firmes nos locais de aplicação. A causa destes nódulos é incerta.

Pacientes diabéticos que utilizam agentes hipoglicemiantes orais podem ter erupções associadas a estas medicações. Após consumo de etanol, aproximadamente 38% dos pacientes tipo 2 que são tratados com clorpropamida exibem um eritema facial que consiste de vermelhidão da face e pescoço, além de sensação de aquecimento ou queimação. Pacientes podem demonstrar urticária em resposta à insulina e hipoglicemiantes orais.

Condições Cutâneas. Condições cutâneas diabéticas incluem infecções fúngicas, acantose nigricans, necrobiose lipoídica diabeticorum, xantoma diabeticorum, bulose diabeticorum e dermopatia diabética.

Acantose nigricans. Esta é caracterizada por espessamento aveludado marrom enegrecido da camada queratínica, mais frequentemente nas superfícies flexoras. É o marcador cutâneo para um grupo de endocrinopatias com resistência insulínica.

Necrobiose Lipoídica Diabeticorum. Esta começa como lesões papulares ou nodulares eritematosas, usualmente na área pré-tibial, mas também em outras áreas. As lesões iniciais podem conter telangiectasias. Estas lesões se disseminam e frequentemente formam uma área pigmentada única de pele atrófica, frequentemente com um centro amarelado e algumas vezes ulcerado e uma margem eritematosa. Um histórico prévio de trauma é observado em algumas vezes.

Xantoma Diabeticorum. Esta é evidência de hiperlipidemia associada ao diabetes. É semelhante ao xantoma em pacientes hiperlipidêmicos não diabéticos. Xantomas podem ter uma base eritematosa e tonalidade amarelada.

Bulose Diabeticorum. Esta é uma rara ocorrência. As bolhas são geralmente preenchidas por um líquido claro e são mais frequentemente observados em membros, especialmente os pés. O fluido é ocasional e discretamente hemorrágico. As bolhas usualmente regridem espontaneamente, sem deixar cicatriz.

Dermopatia Diabética. Também conhecida como *skin spots*, este é o achado mais comum no diabetes. Surge como lesões discretas, deprimidas e de tonalidade marrom geralmente menores que 15 mm de diâmetro e observadas em áreas pré-tibiais.

Impetigo ou Intertrigo. Impetigo ou intertrigo resistente e agressivo sugere diabetes.

DIABETES GESTACIONAL

Antes da descoberta da insulina em 1922, o diabetes gestacional estava associado à taxa de morte fetal de 60% a 72% e morbidade materna de aproximadamente 30%.[12] Em 1977, uma relação linear entre controle glicêmico e mortalidade pré-natal foi descoberta. O controle metabólico rigoroso é agora um objetivo em todas as grávidas diabéticas.[13]

Pacientes grávidas devem ser monitoradas rigorosamente e tratadas agressivamente para CAD iminente ou real. Por uma série de razões, mulheres grávidas têm uma predisposição especial por intolerância à glicose e produção excessiva de cetonas. Embora incomum, a CAD pode reduzir o fornecimento fetal de oxigênio e causar asfixia perinatal. *Deficits* intelectuais nos filhos têm sido associados à cetonúria materna por qualquer causa.

A hipoglicemia é comum na gravidez, em parte por conta da insulinoterapia intensiva a fim de manter a euglicemia. Os efeitos da hipoglicemia sobre o feto são incertos. A cetoacidose severa está associada a 50% a 90% de taxa de mortalidade fetal devido à hipoperfusão da placenta.[13]

HIPOGLICEMIA

Princípios

A hipoglicemia é um problema comum em pacientes com diabetes tipo 1, especialmente se o controle glicêmico rigoroso for praticado; é a complicação aguda mais perigosa do diabetes. A incidência estimada de hipoglicemia em pacientes diabéticos é de 9 a 120 episódios/100 pacientes-anos. Enquanto continuam-se os esforços significativos para manter as concentrações glicêmicas em jejum e pós-prandiais dentro da faixa normal, a incidência de hipoglicemia pode aumentar. A causa mais comum de coma associado ao diabetes é um excesso de insulina administrada relacionada à ingestão de glicose. Hipoglicemia severa está usualmente associada a níveis glicêmicos abaixo de 40 a 50 mg/dL e disfunções cognitivas.

A proteção contra hipoglicemia é normalmente ocasionada pela interrupção da liberação de insulina e mobilização de hormônios contrarregulatórios, os quais aumentam a produção hepática de glicose e diminuem a utilização dela. Pacientes diabéticos que utilizam insulina estão vulneráveis à hipoglicemia em razão do excesso de insulina e falha do sistema contrarregulatório.

A hipoglicemia possui várias causas, como pular uma refeição (diminuição da ingestão), aumento do débito energético (exercícios) e aumento da dose da insulina. Também pode ocorrer na ausência de qualquer precipitante. Agentes hipoglicemiantes orais também têm sido implicados como causadores de hipoglicemia, tanto durante o curso da terapia como também como um agente de overdose.

A hipoglicemia sem sintomas de alarme, ou hipoglicemia desconhecida, é uma complicação perigosa do diabetes tipo 1 e é provavelmente causada pela exposição prévia a baixas concentrações glicêmicas,[14] pois até mesmo um único episódio hipoglicêmico pode reduzir as respostas contrarregulatórias neuro-hormonais aos episódios subsequentes. Outros fatores associados a surtos hipoglicêmicos recorrentes incluem insulinoterapia muito agressiva ou intensificada, histórico mais longo de diabetes, neuropatia autonômica e diminuição da secreção ou sensibilidade à epinefrina.

O fenômeno Somogyi é um problema comum associado à hipoglicemia iatrogênica no paciente diabético tipo 1. O fenômeno é iniciado por dose excessiva da insulina, resultando em episódio hipoglicêmico não reconhecido que geralmente ocorre no início da manhã enquanto o paciente está dormindo. A resposta hormonal contrarregulatória causa hiperglicemia rebote, evidente quando o paciente acorda. Frequentemente, o paciente e o médico interpretam esta hiperglicemia como uma indicação para aumentar a dose da insulina, o que exacerba o problema. Em vez disso, a dose da insulina deve ser diminuída ou o momento da aplicação alterado.

Características Clínicas

A hipoglicemia sintomática ocorre na maioria dos adultos com nível glicêmico abaixo de 40 a 50 mg/dL. A velocidade na qual o nível glicêmico diminui, entretanto, e a idade do paciente, sexo, tamanho, saúde geral e reações hipoglicêmicas prévias contribuem para o desenvolvimento dos sintomas. Sinais e sintomas de hipoglicemia são causados por secreção excessiva de epinefrina e disfunção do SNC; estes incluem sudorese, inquietude, tremores, taquicardia, polifagia e sintomas neurológicos, que variam de comportamento bizarro e confusão a convulsões e coma. Em pacientes com hipoglicemia desconhecida, o pródromo da hipoglicemia marcante pode ser mínimo ou ausente, e estes indivíduos podem se tornar rapidamente irresponsivos. Eles podem ter uma convulsão ou demonstrar sinais neurológicos focais, que melhoram após administração de glicose.

Diagnósticos Diferenciais

A hipoglicemia no paciente não diabético pode ser classificada como pós-prandial ou de jejum. A causa mais comum da hipoglicemia pós-prandial é o hiperinsulinismo alimentar, como aquele observado em pacientes que foram submetidos à gastrectomia, gastrojejunostomia, piloroplastia ou vagotomia. A hipoglicemia de jejum é causada quando há um desequilíbrio entre produção e utilização de glicose. As causas de produção inadequada de glicose incluem deficiências hormonais, defeitos enzimáticos, deficiências de substratos, hepatopatia severa e drogas. Causas de utilização excessiva de glicose incluem a presença de um insulinoma, insulina exógena, sulfonilureias, drogas, choque endotóxico, tumores extrapancreáticos e uma série de deficiências enzimáticas.

Exames Diagnósticos

Os testes laboratoriais cardeais para hipoglicemia envolvem a determinação da glicemia. Deve ser realizada, se possível, antes do início da terapia. Como notado, as leituras com glicosímetros são úteis por permitir estimativas rápidas e razoavelmente precisas do nível glicêmicos antes da terapia.

Exames laboratoriais devem abordar qualquer causa sugerida de hipoglicemia, como ingestão de etanol ou outra droga. Se houver sugestão de hipoglicemia fictícia, testes para anticorpos anti-insulínicos ou baixos níveis de peptídeo C podem ser úteis. Um paciente que esteja administrando veladamente insulina exógena terá níveis normais a baixos de peptídeo C e níveis elevados de forma marcante de insulina.

Tratamento

Em pacientes alertas com sintomas discretos, o consumo oral de alimentos que contenham açúcar ou bebidas é geralmente adequado. Em outros pacientes, após coleta do sangue para determinação da glicose, uma a três ampolas de $D_{50}W$ são administradas IV enquanto as vias aéreas, respiração e circulação do paciente são avaliadas e mantidas. A melhora do nível glicêmico pela administração de uma ampola de $D_{50}W$ pode variar de menos de 40 mg/dL a mais de 350 mg/dL. Se for sugerido alcoolismo, a tiamina é administrada.

Em crianças com menos de oito anos de idade, os médicos devem fornecer $D_{25}W$ ou $D_{10}W$. A $D_{25}W$ pode ser preparada pela diluição de $D_{50}W$ em água destilada, na proporção 1:1. A dose é de 0.5 a 1 g/kg de peso corporal ou 2 a 4 mL/kg ao utilizar $D_{25}W$.

Se o acesso IV não puder ser rapidamente obtido, 1 a 2 mg de glucagon pode ser administrado por via intramuscular ou subcutânea. O início da ação é de 10 a 20 minutos, e o pico de resposta ocorre em 30 a 60 minutos. Pode ser repetido conforme necessário. O glucagon também pode ser administrado IV; 1 mg possui um efeito semelhante àquele de uma ampola de $D_{50}W$. O glucagon é ineficaz em causas de hipoglicemia nas quais o glicogênio está ausente, como ocorre notavelmente na hipoglicemia induzida pelo álcool.

Famílias de pacientes diabéticos tipo 1 frequentemente são ensinadas a administrar o glucagon por via intramuscular em casa. Das famílias assim instruídas, somente 9% a 42% injetam de fato o glucagon quando indicado. O glucagon intranasal ainda não foi amplamente utilizado. Todos os pacientes com reações hipoglicêmicas severas necessitam de aspiração e precauções com relação a convulsões. Embora a resposta à administração IV de glicose seja geralmente rápida, pacientes mais velhos podem necessitar de vários dias até a recuperação completa.

O tratamento da hipoglicemia secundária a agentes hipoglicemiantes orais depende do agente. Metformina e as tiazolidinedionas raramente causam hipoglicemia significativa ou prolongada, enquanto as sulfonilureias, que são secretagogos da insulina, causam hipoglicemia. Agentes hipoglicemiantes orais do grupo das sulfonilureias impõem problemas especiais porque a hipoglicemia que induzem tende a ser prolongada e severa. Pacientes com overdose de agentes hipoglicemiantes do grupo das sulfonilureias devem ser observados por um período de 24 horas se a hipoglicemia recidivar no DE após tratamento do episódio inicial. Pacientes em risco de hipoglicemia por sulfonilureias orais incluem aqueles com disfunção renal, pacientes pediátricos e pacientes que nunca receberam agentes hipoglicemiantes. Embora os sintomas possam ocorrer após uma overdose, vários relatos de caso em pacientes (p. ex., com insuficiência renal e pacientes pediátricos) já descreveram hipoglicemia refratária após ingestão de um único comprimido. Uma série de casos de pacientes pediátricos atendidos após ingestão de sulfonilureias que estavam euglicêmicos inicialmente demonstrou um tempo médio para início de oito horas até o episódio hipoglicêmico inicial.[15] Entretanto, em alguns pacientes, o início dos sintomas foi adiado em até 18 horas. Como resultado, recomenda-se 24 horas de observação para pacientes com ingestão conhecida ou suspeita de agentes hipoglicemiantes.

Um paciente com hipoglicemia por sulfonilureias, além de reposição glicêmica padrão, frequentemente requer terapia com um agente que iniba liberação adicional de insulina, como a octreotida, um análogo da somatostatina. Várias séries de casos descreveram a utilização da octreotida em pacientes adultos e pediátricos que sofrem por hipoglicemia induzida por sulfonilureia, frequentemente relatando resultados satisfatórios, com diminuição significativa no número de episódios de hipoglicemia recorrente. Um estudo clínico randômico concluiu que pacientes que recebem octreotida tinham uma necessidade diminuída de suplementação de glicose.[16] Nenhum protocolo único estabelecido para uso foi descrito; entretanto, doses típicas para adultos variaram de 50 a 100 µg IV ou por via subcutânea a cada 12 horas, e doses pediátricas de 0,1 mcg/kg IV ou por via subcutânea. Embora a experiência até agora com octreotida tenha sido positiva, ela não evita a necessidade de observação prolongada e aferições seriadas da glicemia.

Disposição

Pacientes diabéticos tipo 1 com episódios breves de hipoglicemia não complicada por outra enfermidade podem ser liberados do DE se uma causa de hipoglicemia puder ser identificada e corrigida através de orientações ou medicações. Todos os pacientes devem receber uma refeição antes da alta para garantir sua capacidade de tolerar alimentações por via oral e para começar a repor os estoques de glicogênio em pacientes com deficiência de glicogênio. Pacientes que foram liberados devem receber acompanhamento em curto prazo para avaliação contínua. Pacientes com hipoglicemia causada por sulfonilureias de longa ação devem ser observados no hospital se apresentarem hipoglicemia recorrente após um período de observação no DE. Outros agentes, como a metformina, não causam tipicamente hipoglicemia, embora eles possam ter outros problemas, como acidose lática, que pode justificar a internação.

A determinação entre a avaliação hospitalar e ambulatorial da hipoglicemia em um paciente não diabético deve ser baseada na causa sugerida e natureza do episódio (isto é, fatores tais como severidade, persistência e recorrência).

CONCEITOS-CHAVE

- O diagnóstico de diabetes pode ser determinado por um ou mais de quatro métodos – nível glicêmico randômico acima de 200 mg/dL, glicemia plasmática em jejum acima de 126 mg/dL, OGTT 2 horas pós-carga de 75 g de glicose > 200 mg/dL ou valores de HbA_{1c} acima de 6,5%.
- A CAD é diagnosticada pela presença de hiperglicemia, acidose metabólica com ânion gap e níveis elevados de cetoácidos.
- O tratamento essencial da CAD inclui restauração da insulina, correção da desidratação, correção do nível de potássio, correção da acidose e tratamento da causa subjacente.
- A utilização de bicarbonato de sódio para correção da acidose na CAD não demonstrou qualquer benefício e pode estar associada a piores resultados.
- Um estado hiperosmolar hiperglicêmico é geralmente observado em idosos com múltiplas comorbidades e é distinguido da CAD pela ausência de cetoacidose. Além da reposição volêmica e correção da hiperglicemia, o tratamento deve ser direcionado à causa do estado, que inclui infecções, infarto miocárdico e acidente vascular cerebral.
- A neuropatia periférica diabética é comum e possui várias modalidades terapêuticas, incluindo gabapentina, pregabalina e duloxetina.
- Úlceras podais diabéticas e outras infecções de tecidos moles em diabéticos (p. ex., gangrena gasosa, gangrena de Fournier) são frequentemente polimicrobianas e necessitam de antibioticoterapia de amplo espectro que cubra Gram-positivos, Gram-negativos e anaeróbicos.
- A hipoglicemia pode estar associada à significativa morbidade e mortalidade. Quando o diagnóstico for sugerido e, se possível, confirmado por avaliação laboratorial, a terapia deve ser iniciada imediatamente.
- A hipoglicemia causada por agentes hipoglicemiantes orais do grupo das sulfonilureias pode ser prolongada. Os pacientes devem ser observados por um período maior ou hospitalizados.

As referências para este capítulo podem ser encontradas on-line no website Expert Consult associado à obra.

CAPÍTULO 119

Rhabdomyolysis

Ram Parekh

Conteúdo disponível on-line em inglês.

CAPÍTULO 120
Thyroid and Adrenal Disorders

Molly E.W. Thiessen

Conteúdo disponível on-line em inglês.

SEÇÃO DOZE
Doenças Infecciosas

CAPÍTULO 121

Bactérias

Madonna Fernández-Frackelton

DIFTERIA

Princípios

Introdução

No século V a.C., Hipócrates descreveu pela primeira vez o que era provavelmente a difteria, caracterizada por dor de garganta, formação de membrana (na região faríngea) e morte por asfixia. Em 1821, Pierre Bretonneau denominou a condição *diphterite* (grego para couro) descrevendo a membrana faríngea característica. Em 1883, Klebs observou o organismo *Corynebacterium diphtheriae* em esfregaços dessas estruturas. Em 1890, von Behring e Kitasato criaram a primeira antitoxina diftérica (DAT), que foi administrada pela primeira vez em seres humanos 1 ano depois. A imunização diminuiu a incidência de difteria nos Estados Unidos de 200.000 casos em 1921 para apenas 55 casos entre 1980 e 2010.[1,2]

Epidemiologia

O ser humano é o único reservatório para *C. diphtheriae*. A propagação ocorre de pessoa para pessoa através de gotículas respiratórias, por contato direto com secreções, exsudatos de lesões cutâneas ou, raramente, fômites e alimentos. A transmissão está associada às condições de moradia em aglomerados. Os indivíduos podem transmitir a doença quando estão ativamente doentes, no estágio convalescente ou como carreadores assintomáticos.[1,3,4]

A imunização contra a difteria é altamente eficaz (Fig. 121.1). Antes da ampla imunização nos Estados Unidos, a incidência de difteria excedia 100 casos por 100.000 habitantes, afetando predominantemente crianças. A maioria das pessoas adquire imunidade natural contra a difteria aos 15 anos de idade, e a exposição recorrente às cepas toxigênicas das bactérias atua como um reforço. Uma vez que a imunização infantil praticamente eliminou as cepas toxigênicas na população, a imunidade em adultos diminui, assim, mais adultos em nações industrializadas são suscetíveis à difteria. Nos anos de 1980, o Centers for Disease Control and Prevention (CDC) relatou a ocorrência de 0 a 5 casos por ano nos EUA. Atualmente, casos esporádicos ocorrem principalmente em adolescentes e adultos inadequadamente imunizados.[2] Três surtos urbanos de difteria cutânea ocorreram em Seattle entre 1972 e 1982 em indivíduos com consumo abusivo de álcool na população urbana. Os surtos estão associados à má higiene, aglomeração, doenças cutâneas, fômites contaminados, piodermite e o aparecimento de novas cepas de *C. diphtheriae*.[1] Mesmo em países industrializados nos quais as taxas de vacinação infantil são elevadas, mais de 50% dos adultos com mais de 40 anos de idade não desenvolveram anticorpos protetores. A facilidade das viagens internacionais e a epidemia no Leste Europeu ressaltam a importância da continuidade das imunizações na infância e a reimunização dos adultos.

Etiologia

A difteria é causada pelo *C. diphtheriae*, um bacilo gram-positivo, não encapsulado, imóvel, denominado por sua forma (*korynee*, para "clava") e sua manifestação clínica característica (*diphtheria*, para "couro", descrevendo a membrana faríngea coriácea).[1]

A infecção por *C. diphtheriae* pode ocorrer em vários sítios do trato respiratório ou na pele. A difteria respiratória pode ser classificada como faríngea (ou tonsilar), nasal ou laríngea (traqueobrônquica), de acordo com a localização primária da infecção. A difteria cutânea pode ocorrer como infecção cutânea primária ou como infecção secundária a uma lesão pré-existente.[1,3]

Fisiopatologia

As cepas toxigênicas da bactéria *C. diphtheriae* são lisogenizadas com o fagotipo B e produzem uma exotoxina que inibe a síntese de proteína celular. A membrana diftérica, composta de leucócitos, eritrócitos, fibrina, células epiteliais e bactérias, resulta da necrose causada por efeitos locais da exotoxina. Inicialmente, a faringe aparece eritematosa, mas quando a necrose ocorre, manchas brancas acinzentadas aparecem e eventualmente coalescem. A membrana causa edema circundante e adenite cervical. O aspecto em camadas, branco acinzentado, muda para uma membrana espessa de coloração negra acinzentada com margens claramente definidas. Essa membrana se adere ao tecido subjacente, e a hemorragia ocorre se a remoção é realizada.[1]

A exotoxina circulante causa sintomas sistêmicos, afetando significativamente o sistema nervoso, coração e rins.[1,3] O grau de toxicidade local e sistêmico depende da localização e extensão da formação da membrana. A difteria faríngea tem maior toxicidade em relação à cutânea. A exotoxina rompe a síntese da proteína celular e causa neuropatia periférica manifestada por fraqueza muscular. Aproximadamente 5% dos pacientes com infecção respiratória terão polineurite, mas 75% dos pacientes com doença grave desenvolverão alguma forma de neuropatia.[5] Os músculos do palato geralmente são afetados primeiro. Menos comumente, nervos cranianos, nervos periféricos e a medula espinal são afetados. As lesões degenerativas desenvolvem-se na raiz dorsal e gânglios do corno ventral da medula espinal e nos núcleos do nervo craniano. As células corticais são poupadas. Os grupos musculares proximais são afetados primeiramente. Em casos graves, a paralisia pode ocorrer nos primeiros dias de doença. Em geral, a paralisia não dura mais do que 10 dias, mas pode durar até 3 meses. A recuperação completa por um tempo mais longo é a regra.[1]

Sinais de disfunção miocárdica geralmente aparecem 1 a 2 semanas após o início da doença, mas pode surgir mais precocemente em casos graves. A exotoxina causa lesão diretamente nas células miocárdicas. As alterações eletrocardiográficas sugestivas de miocardite

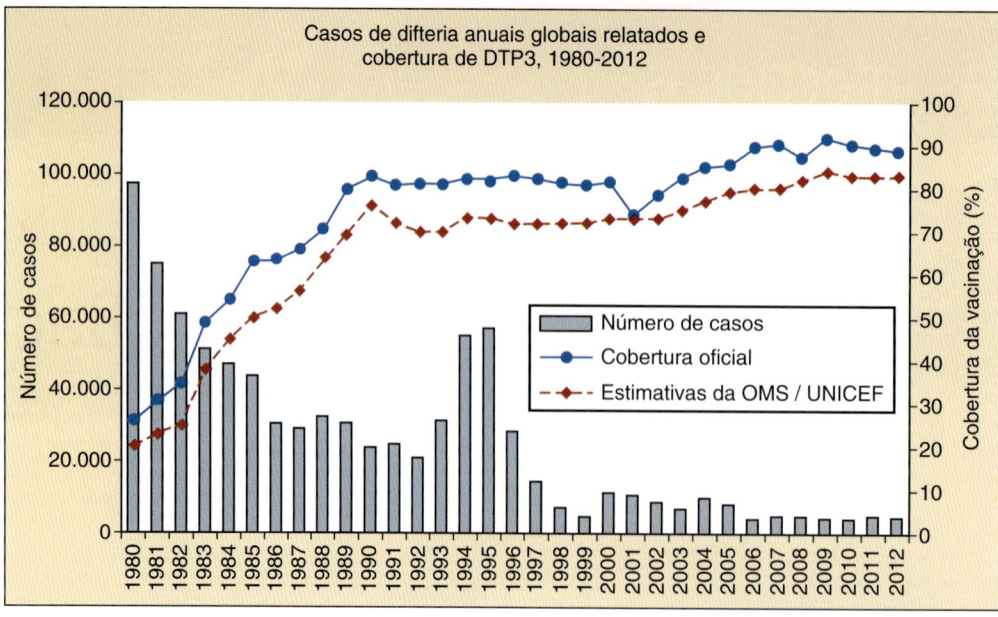

Fig. 121.1. Casos de difteria relatados anualmente no mundo inteiro em comparação com a porcentagem de cobertura da imunização de 1980 a 2012. *DTP3,* Terceira dose da vacina difteria-tétano-coqueluche; *UNICEF,* Fundo das Nações Unidas para a Infância; *OMS,* Organização Mundial da Saúde. (De World Health Organization, 2013 Global Summary. Geneva, WHO, 2013. World Health Organization: Immunization, vaccines and biologicals: diphtheria. Disponível em: www.who.int/immunization/monitoring_surveillance/burden/diphtheria/en/.)

ocorrem em até dois terços dos pacientes, mas as manifestações clínicas de miocardite ocorrem em apenas 10% a 25% dos casos.

Aspectos Clínicos

Sinais e Sintomas

O período médio de incubação da difteria no trato respiratório é de 2 a 4 dias (varia de 1 a 8 dias). Sinais e sintomas são indistinguíveis daqueles observados em outras infecções do trato respiratório superior. Febre baixa e dor de garganta são as queixas mais frequentes manifestadas. Fraqueza, disfagia, cefaleia, mudanças de voz e perda de apetite também são comuns. Tosse, dispneia, secreção nasal e edema em região cervical ocorrem em menos de 10% dos pacientes. A adenopatia cervical ocorre em aproximadamente um terço dos pacientes e uma membrana é observada em mais da metade de todos os pacientes.

Em pacientes com difteria faríngea, a extensão da membrana estabelece um paralelo com a toxicidade clínica. Se a membrana é limitada às tonsilas, a doença pode ser branda; se cobre a faringe inteira, o início da doença geralmente é súbito e a doença, grave. A linfadenopatia cervical e a infiltração de tecidos no pescoço podem ser tão extensas que o paciente tem um aspecto de "pescoço de touro". Pacientes com essa forma de difteria maligna geralmente apresentam febre alta, fraqueza muscular grave, vômito, diarreia, agitação e delírio. A morte ocorre por obstrução do trato respiratório ou insuficiência cardíaca em decorrência da miocardite. A difteria nasal manifesta-se com secreção nasal serosa ou sorossanguinolenta. Uma membrana pode ser visível. Esses pacientes geralmente não apresentam sintomas constitucionais. O tratamento é importante para prevenir uma condição de carreador persistente. A difteria laríngea pode ter início na laringe e disseminar-se para a região inferior. O edema do trato respiratório com obstrução da via aérea superior subsequente pode se desenvolver.

Pacientes com difteria cutânea geralmente não desenvolvem toxicidade sistêmica. A pele caracteristicamente apresenta uma úlcera com membrana acinzentada. As feridas das quais *C. diphtheriae* é cultivado são clinicamente indistinguíveis de outras condições cutâneas crônicas.[1]

Complicações

As complicações mais sérias de difteria são a obstrução das vias aéreas, insuficiência cardíaca, distúrbios de condução cardíacos e paralisia muscular. A mortalidade geral é menor que 3%, mas aumenta para 7% em pacientes com miocardite e 26% em pacientes com a forma maligna da doença com edema do pescoço.[5] Embora a doença invasiva seja rara, a endocardite, aneurismas micóticos, osteomielite e a artrite séptica são descritas em hospedeiros imunocomprometidos.[1]

Diagnóstico

Quando há suspeita de infecção por *C. diphtheriae*, o laboratório deve ser notificado, pois as culturas de rotina não identificam o organismo. Os *swabs* da garganta ou da nasofaringe devem ser obtidos na difteria respiratória e, se presente, o material membranoso deve ser examinado. As amostras devem ser obtidas a partir das lesões de pele em infecções cutâneas. Os espécimes devem ser coletados antes que a terapia com antibióticos seja iniciada e transportados ao laboratório imediatamente para a inoculação rápida em meio de cultura seletivo contendo telurito.[1,3] A identificação definitiva é feita pelo uso de uma combinação da morfologia das colônias, aspecto microscópico e reações de fermentação.[1] As bactérias isoladas devem ser testadas quanto à produção de toxina. O método de Elek para a toxina A é tecnicamente trabalhoso e sujeito à interpretação errônea por profissionais inexperientes, mas está disponível no CDC. A reação em cadeia da polimerase (PCR), que é mais confiável, mas não é prontamente disponível, pode ser utilizada para detectar o gene estrutural da toxina. Métodos mais recentes que detectam rapidamente a toxina por espectrometria de massas não estão prontamente disponíveis, mas podem ser utilizados no futuro.[6] Uma cultura positiva para estreptococos beta-hemolíticos do grupo A não exclui a difteria, pois até 30% dos pacientes com difteria apresentam teste positivo para coinfecção ou estado de carreador de *Streptococcus*.

A leucocitose, trombocitopenia branda e proteinúria são comuns, mas não são sensíveis nem específicas para difteria. Alterações no eletrocardiograma (ECG) são inespecíficas e incluem alterações de onda ST-T, graus variáveis de bloqueio atrioventricular e disrritmias.¹ Um ECG pode ser normal mesmo na presença de miocardite. Um ecocardiograma pode mostrar cardiomiopatia dilatada ou hipertrófica. As enzimas cardíacas podem estar elevadas e os níveis séricos de troponina correlacionam com a gravidade da miocardite.

Diagnóstico Diferencial

Pode ser difícil diferenciar a difteria respiratória de muitas outras condições respiratórias, principalmente na fase precoce de infecção (Quadro 121.1). Em geral, a membrana diftérica é mais escura, mais fibrosa e mais firmemente ligada aos tecidos subjacentes do que em outras condições que apresentam aspecto membranoso. A angina de Vincent envolve frequentemente as gengivas, que não são afetadas na difteria. A epiglotite bacteriana aguda geralmente tem um início muito mais rápido do que a difteria, e a laringoscopia revela uma epiglote eritematosa e edematosa sem formação de membrana.¹

É difícil diferenciar a difteria cutânea de outras lesões cutâneas ulcerativas agudas e crônicas. *C. diphtheriae* pode infectar secundariamente qualquer lesão, principalmente em pacientes de alto risco, tais como indivíduos alcoolizados e pessoas não imunizadas ou subimunizadas.

Manejo

Pacientes com evidência clínica de difteria devem ser submetidos ao isolamento respiratório e tratados presuntivamente para *C. diphtheriae*. Os objetivos da terapia são proteger as vias aéreas, limitar os efeitos da toxina já produzida e interromper a produção posterior de toxinas pelo término do crescimento bacteriano. Embora a obstrução das vias aéreas em função da difteria seja rara nos Estados Unidos, a conduta terapêutica é idêntica a de outras formas de obstrução respiratória. A intubação precoce deve ser considerada para pacientes com comprometimento da laringe. Pacientes podem ficar desidratados em decorrência de febre e redução da ingestão oral relacionada à disfagia ou prejuízo neurológico. A reanimação volêmica deve ser feita cautelosamente, pois o efeito da toxina no miocárdio pode resultar em insuficiência cardíaca.¹

A antitoxina diftérica (DAT) em soro equino deve ser administrada imediatamente após o diagnóstico clínico de difteria respiratória ser considerado provável (Quadro 121.2) e antes da confirmação laboratorial.¹,⁷ O DAT não é licenciado pela Food and Drug Administration (FDA) para uso nos Estados Unidos e vários países não detêm atualmente o estoque de DAT.⁸ O CDC pode distribuir o DAT aos médicos como um novo medicamento de investigação. O DAT pode ser obtido entrando em contato com o Centro de Operações Emergenciais do CDC no telefone 770-488-7100. O tamanho e localização da membrana, duração da doença e nível geral de toxicidade do paciente determinam a dose do DAT. Pacientes com difteria respiratória provável ou confirmada são elegíveis para receber o DAT (20.000 a 40.000 unidades para comprometimento da faringe ou laringe com duração de 2 dias; 40.000 a 60.000 unidades para lesões nasofaríngeas; 80.000 a 100.000 unidades para doença sistêmica com duração superior ou igual a 3 dias ou para edema difuso do pescoço).⁷ Após o teste de sensibilidade cutânea intradérmica ou conjuntival, a antitoxina é administrada por via intravenosa. Se o paciente exibe sensibilidade à antitoxina, a dessensibilização deve ser realizada. A imunização ativa contra a difteria também deve ser iniciada, pois a infecção clínica não confere necessariamente imunidade.

Os antibióticos previnem o crescimento e a disseminação do organismo, mas não substituem a antitoxina. A eritromicina em doses de 40 mg/kg/dia (máximo de 2 g) por via intravenosa ou oral em doses divididas é o tratamento de escolha. Uma droga alternativa é a penicilina G procaína 300.000 unidades/dia para pacientes com menos de 10 kg e 600.000 unidades/dia para paciente com mais de 10 kg, divididas em duas doses, por via intramuscular.¹,³ As falhas terapêuticas são mais comuns com a penicilina do que com a eritromicina. A azitromicina e a claritromicina apresentam atividade similar à eritromicina *in vitro* e podem resultar em melhor cumprimento. Esses agentes não têm sido testados adequadamente na doença clínica. A terapia oral diária pode ser substituída quando o paciente é capaz de engolir. As culturas negativas devem ser documentadas após o tratamento.

A miocardite e a neurite são tratadas com terapia de apoio e monitoramento cuidadoso. Pacientes com alterações no ECG consistentes com miocardite possuem três a quatro vezes a taxa de mortalidade daqueles com ECGs normais. A taxa de mortalidade

---

QUADRO 121.2

Lista de Verificação para Avaliar um Paciente com Suspeita de Difteria

CASO SUSPEITO
- Faringite, nasofaringite, tonsilite, laringite, traqueíte (ou qualquer combinação destas), febre ausente ou baixa
- Pseudomembrana aderente acinzentada presente
- Hemorragia da membrana, se manipulada ou deslocada

CASO PROVÁVEL
Caso suspeito descrito anteriormente, além de um ou mais dos seguintes achados:
- Estridor
- Pescoço do touro (edema cervical)
- Colapso circulatório tóxico
- Insuficiência renal aguda
- Petéquias submucosas ou subcutâneas
- Miocardite
- Morte
- Retorno recente (<2 semanas) de viagem à área com difteria endêmica
- Contato recente (<2 semanas) com caso de difteria confirmado ou carreamento
- Contato recente (<2 semanas) com visitante de área com difteria endêmica
- Contato recente com animais de fazenda ou gado leiteiro ou animais domésticos
- Estado de imunização: Notar a dose de atualização DTPa/DT/dTpa/dT nos últimos 10 anos

CASO CONFIRMADO NO LABORATÓRIO
- Cultura positiva de Corynebacterium diphtheriae (ou Corynebacterium ulcerans) e
  - Teste de Elek positivo ou
  - PCR para o gene tox (positiva para a subunidade A e B)

DT, Difteria-tétano; *DTPa*, difteria, tétano e *pertussis* acelular; *PCR*, reação em cadeia da polimerase; *dT*, difteria-tétano; *dTpa*, difteria, tétano, *pertussis* ativado.
Disponível em: www.cdc.gov/diphtheria/downloads/dip-cklist-diag.pdf.

QUADRO 121.1

Diagnóstico Diferencial de Difteria Respiratória

Faringite estreptocócica
Faringite viral (vírus Epstein-Barr, adenovírus, herpes simples)
Tonsilite
Angina de Vincent (*Borrelia vincenti*)
Epiglotite aguda
Mononucleose
Laringite
Bronquite
Traqueíte
Candida albicans (candidíase)
Rinite

para pacientes com bloqueio de ramo esquerdo e bloqueio atrioventricular é de 60% a 90%. Os ECGs seriados são recomendados e os sobreviventes podem ter anormalidades de condução permanentes. Nenhum dado sustenta o uso de esteroides.

As lesões cutâneas devem ser desbridadas do tecido necrótico e limpas vigorosamente. Um período de terapia com antibióticos é recomendado, mas o DAT para lesões cutâneas é de valor questionável. Alguns especialistas recomendam 20.000 a 40.000 unidades de antitoxina, mas poucos dados suportam seu uso nessa condição.[1,7]

Os carreadores de *C. diphtheriae* devem receber penicilina G oral ou eritromicina por 7 dias ou penicilina benzatina intramuscular (IM) (600.000 unidades para aqueles pesando menos de 30 kg e 1.200.000 unidades para pacientes com mais de 30 kg). A imunização ativa também deve ser fornecida para carreadores não imunizados e parcialmente imunizados. Após 2 semanas de terapia, culturas devem ser obtidas; se positivas, a terapia com eritromicina deve ser administrada por 10 dias adicionais.[1]

Indivíduos em contato próximo com pacientes infectados devem realizar culturas e serem mantidos sob vigilância por 7 dias. Os contatos estreitos previamente imunizados devem receber um reforço de toxoide diftérico, se o último reforço foi dado há mais de 5 anos. A vacina deve ser para difteria, tétano e *pertussis* acelular (DTaP) ou difteria-tétano (DT ou dT) quando apropriada para a idade. Os contatos próximos não imunizados ou aqueles cuja condição de imunização é desconhecida devem receber a mesma terapia antimicrobiana como os carreadores (previamente descrito), ter os espécimes de cultura realizados antes e depois da terapia e ter a imunização ativa iniciada. Os contatos estreitos que não podem ser mantidos sob vigilância devem receber penicilina benzatina intramuscularmente para assegurar a adesão e um reforço com dT (adequado para a idade e história de imunização). A DAT não é recomendada para esse grupo por causa do risco de alergia ao soro de cavalo.[7]

Um programa de imunização primário universal com reforços regulares a cada 10 anos é o método mais eficaz para o controle da difteria. Os médicos de emergência devem administrar rotineiramente os toxoides tetânicos e diftéricos de acordo com a idade como parte do manejo da lesão.

Seguimento

Todos os pacientes com uma provável difteria faríngea devem ser isolados, admitidos no hospital e monitorados para detecção de arritmias. Um cardiologista deve ser consultado por pacientes com evidência de miocardite. O CDC deve ser contatado para todos os casos suspeitos ou confirmados de difteria.

COQUELUCHE

Princípios

Introdução

A coqueluche é uma doença respiratória aguda primeiramente descrita em 1578, quando uma epidemia assolou Paris. Coqueluche significa "tosse violenta". Também é denominada *tosse convulsa*, pois os vários episódios de tosse são seguidos por inspiração vigorosa, que cria um som ruidoso característico, como um grito. Bordet e Gengou identificaram o agente etiológico em 1900. Na era pré-vacinação, a coqueluche foi a principal causa de mortalidade entre bebês e crianças nos Estados Unidos. A vacina foi desenvolvida nos anos de 1940, mas a coqueluche ainda permanece como uma causa significativa de morbidade e mortalidade no mundo todo.[9]

Epidemiologia

A coqueluche é uma doença respiratória altamente contagiosa, transmitida por gotículas de aerossol. Pode ocorrer em qualquer idade, mas é predominantemente uma doença pediátrica e de adolescentes. As taxas de ataque são superiores a 50% em adultos expostos com mais de 12 anos após o término da série de vacinações e de até 90% em indivíduos suscetíveis com exposição domiciliar. Metade dos casos nos Estados Unidos ocorre de junho a setembro. O período médio de incubação é de 7 a 10 dias (varia de menos de 1 semana a 3 semanas). Nem a vacina nem a infecção prévia confere imunidade duradoura.

A coqueluche é prevalente mundialmente. A Organização Mundial de Saúde (OMS) estima a ocorrência de mais de 16 milhões de casos em 2008 com 195.000 mortes.[10] Nos Estados Unidos, as taxas anuais de coqueluche declinaram bruscamente após a introdução da vacina, atingindo um nadir de 1.010 casos em 1976. Desde então, houve um crescimento contínuo, com 11.647 casos relatados em 2003, 25.616 em 2005 e mais de 28.000 casos em 2014 (Fig. 121.2A e B).[11] A incidência é mais elevada em bebês que não receberam a série de vacinação completa (Fig. 121.2C). A imunidade em declínio na população adulta e o aumento de relatos de efeitos adversos da vacina podem ser fatores determinantes. Um relato de 1991 encontrou uma possível relação entre a vacina e a encefalopatia aguda. Embora não pareça haver relação entre a vacina e complicações neurológicas em longo prazo, o relato resultou em um declínio no uso da vacina *pertussis* com células inteiras. A vacina *pertussis* acelular foi aprovada nos Estados Unidos desde 1991 para pessoas de 15 meses a 64 anos e desde 1997 para bebês.

Etiologia

A coqueluche é causada por organismos do gênero *Bordetella*, que são pequenos cocobacilos gram-negativos, aeróbios. *Bordetella pertussis* e *Bordetella parapertussis* são os principais responsáveis pela doença em humanos. Os organismos são fastidiosos e necessitam de meio contendo carvão, sangue ou amido e temperatura ideal de 35° a 37° C para crescerem. *Bordetella bronchiseptica*, um organismo móvel, flagelado, causa doença em animais, incluindo tosse canina e raramente pode causar infecção respiratória em humanos imunocomprometidos.[12]

Fisiopatologia

Bordetella adere-se preferencialmente às células epiteliais respiratórias ciliadas, mas não invade além da submucosa e quase nunca é isolada na corrente sanguínea. É capaz de elaborar várias toxinas que atuam localmente e sistemicamente, incluindo a toxina *pertussis*, toxina dermonecrótica, toxina adenilato ciclase e citotoxina traqueal. O dano tecidual local consiste em alterações inflamatórias na mucosa respiratória. A pneumonia secundária ou otite média pode ocorrer. Os efeitos sistêmicos da toxina *pertussis* incluem sensibilização aos efeitos letais da histamina e excreção aumentada de insulina. Essa hiperinsulinemia pode causar hipoglicemia, particularmente em crianças pequenas.[9]

Aspectos Clínicos

Sinais e Sintomas

A coqueluche apresenta três estágios clínicos: a fase catarral, a fase paroxística e a fase convalescente. A *fase catarral* ou *prodrômica* começa após um período de incubação de aproximadamente 7 a 10 dias e dura aproximadamente 1 a 2 semanas. A infectividade é maior durante a fase catarral, quando a doença é clinicamente indistinguível de outras infecções do trato respiratório superior. Sinais e sintomas incluem rinorreia, febre baixa, mal-estar e hiperemia conjuntival. Uma tosse seca geralmente se inicia no final da fase catarral.[9,12]

A *fase paroxística* tem início quando a febre diminui. A tosse aumenta e dura de 1 a 6 semanas, mas pode persistir por até 10 semanas. Os paroxismos da tosse em crises ocorrem em média 15 vezes por dia e são seguidas por uma única inalação súbita e vigorosa que produz o "sibilo" característico. Apenas um terço dos adultos com coqueluche desenvolvem esse sibilo e é raro em crianças pequenas, que podem manifestar episódios apneicos e

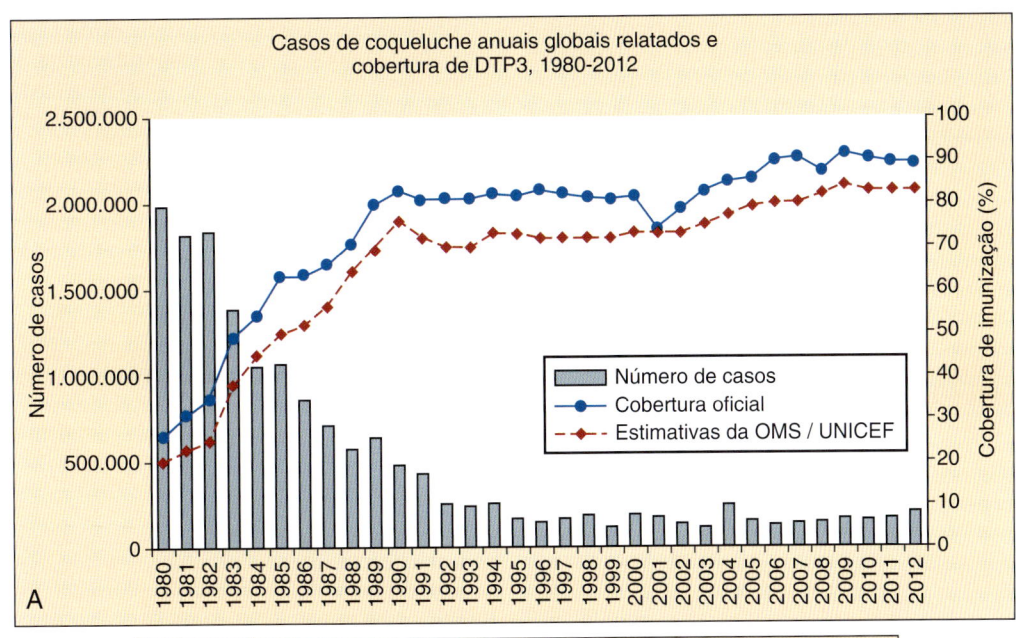

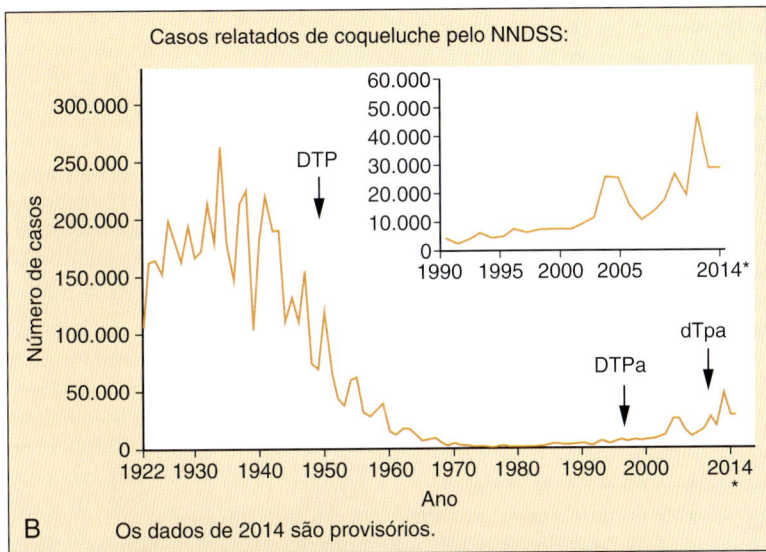

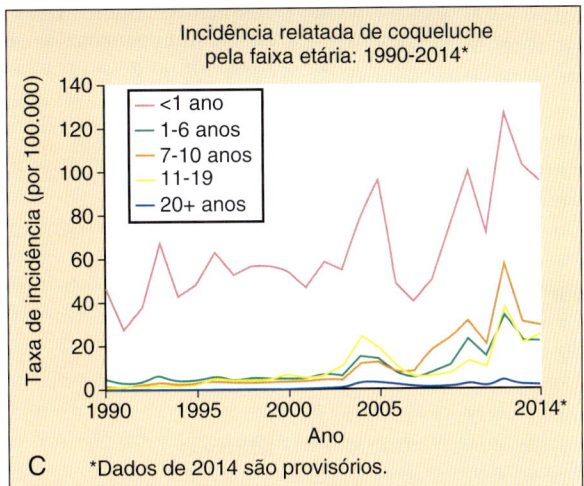

Fig. 121.2. *A*, Casos de coqueluche anuais globais relatados comparados com a porcentagem de cobertura da imunização. *B*, Incidência de casos relatados de coqueluche nos Estados Unidos por ano. *C*, Incidência de coqueluche nos Estados Unidos pela idade, Center of Disease Control and Prevention 2014. *DTPa*, Difteria, tétano e *pertussis* acelular; *DTP3*, Terceira dose da vacina difteria-tétano-coqueluche; *NNDSS, National Notifiable Diseases Surveillance System* (Sistema Nacional de Vigilância de Doenças Notificáveis); *dTpa*, difteria, tétano e *pertussis* ativado; *UNICEF*, Fundo das Nações Unidas para a infância; *OMS*, Organização Mundial da Saúde. (*A*, De World Health Organization: WHO/IVB database 2013; 194 *WHO* states. Disponível em: www.who.int/immunization/monitoring_surveillance/burden/vpd/surveillance_type/passive/pertussis/en/. *B* e *C*, De Centers for Disease Control and Prevention: National Notifiable Diseases Surveillance System: Pertussis (whooping cough). Disponível em: www.cdc.gov/pertussis/surv-reporting.html.)

sem outros sintomas. Os paroxismos podem ser espontâneos e ocorrem com mais frequência a noite ou podem ser precipitados por barulho ou frio. Durante o paroxismo, o paciente pode exibir cianose, diaforese, protrusão da língua, salivação e lacrimejamento. O vômito pós-tosse, síncope e apneia podem ocorrer. Bebês podem ficar exaustos após um paroxismo típico. Entre os episódios de tosse, os pacientes não parecem gravemente doentes.[9,12]

Na *fase convalescente* uma tosse residual pode durar várias semanas a meses. Os paroxismos da tosse podem ser estimulados por infecção respiratória não relacionada ao Pertussis ou por exposição a um irritante respiratório. Essa recorrência da tosse não representa recidiva da coqueluche.

Manifestações atípicas podem ocorrer em crianças pequenas e prematuras. A febre geralmente está ausente na coqueluche neonatal não complicada. A taquipneia, apneia e episódios cianóticos e de bradicardia podem ser os sintomas predominantes.[13] Crianças mais velhas e adultos que possuem proteção parcial pela vacinação ou doença prévia podem ter tosse seca incurável de longa duração que é frequentemente diagnosticada erroneamente como bronquite. O vômito pós-tosse em adultos é altamente sugestivo de coqueluche.[9,14]

Os achados de exame físico são inespecíficos. A taquipneia é variavelmente presente e pode estar relacionada ao grau de comprometimento pulmonar. A febre baixa, hiperemia conjuntival e rinorreia são comuns durante a fase catarral. A febre durante outros estágios de doença sugere infecção secundária. Petéquias acima da linha do mamilo, hemorragias subconjuntivais, pneumotórax e epistaxe podem ocorrer por causa da pressão intratorácica aumentada durante os paroxismos de tosse.[9,12] O exame torácico pode revelar roncos; a presença de estertores sugere pneumonia.

Complicações

O Quadro 121.3 lista as complicações da coqueluche. A superinfecção por pneumonia bacteriana ou viral é a principal causa de morte, principalmente em bebês e crianças pequenas. A aspiração de conteúdos gástricos e secreções respiratórias podem ocorrer durante o paroxismo da tosse, ruído e vômito. A infecção pulmonar secundária pode ser resultante da diminuição da desobstrução respiratória causada pelo organismo *Bordetella* e suas toxinas na mucosa brônquica e pulmonar. A febre durante a fase paroxística deve alertar ao médico sobre uma possível superinfecção.[9,10,12]

As convulsões e a encefalopatia ocorrem em aproximadamente 1% dos pacientes, mas são mais comuns em bebês. Isso pode ser devido à hipóxia, hipoglicemia, petéquia cerebral, efeito de toxinas ou infecção secundária por bactérias ou vírus neurotrópicos. Hemorragias do sistema nervoso central (SNC) podem ocorrer por pressões cerebrovasculares aumentadas durante o paroxismo da tosse. Aumentos súbitos nas pressões intratorácicas e intra-abdominais podem resultar em várias outras complicações.[9,12]

QUADRO 121.3

Complicações da Coqueluche

Edema periorbital
Hemorragia da subconjuntiva
Petéquias
Epistaxe
Hemoptise
Enfisema subcutâneo
Pneumotórax
Pneumomediastino
Ruptura diafragmática
Hérnias umbilicais e inguinais
Prolapso retal

Bradicardia, hipotensão e parada cardíaca podem ocorrer em neonatos e crianças pequenas com coqueluche. A hipertensão pulmonar grave é reconhecida nesta faixa etária e pode levar à hipotensão sistêmica, agravamento da hipóxia e mortalidade aumentada.[13] O monitoramento em cuidado intensivo é recomendado para esses pacientes, independentemente da forma como aparecem na admissão hospitalar.

Estratégias Diagnósticas

A coqueluche deve ser considerada em pacientes com tosse que dura mais de 2 semanas, apresentando paroxismas, sibilos ou vômito pós-tosse, independentemente da condição de vacinação prévia.[13] Até 27% dos adultos nos Estados Unidos com tosse prolongada apresentam evidência sorológica de coqueluche.

Estudos complementares têm valor limitado no departamento de emergência. Durante as fases catarral tardia e paroxística precoce, a leucocitose evidente e a linfocitose característica com frequência estão presentes. Uma contagem de leucócitos (WBC, *white blood cells*) maior do que 20.000/mL não é incomum.[12] Adultos com coqueluche não apresentam muitas vezes leucocitose e linfocitose características, e algumas crianças e hospedeiros imunocomprometidos podem não desenvolver essa resposta. A radiografia do tórax pode mostrar espessamento peribrônquico, atelectasia ou consolidação pulmonar.

A confirmação laboratorial é importante para propósitos epidemiológicos. O aspirado ou *swab* nasofaríngeo (sintético, não algodão) deve ser obtido para cultura e PCR, se ambas estiverem disponíveis; o escarro e os *swabs* da garganta são inadequados, pois as células epiteliais respiratórias ciliadas são necessárias.[12] O organismo *Bordetella* é fastidioso e o isolamento requer um meio impregnado com antibióticos para reduzir o crescimento excessivo de bactérias competidoras. As colônias de *B. pertussis* levam 3 a 7 dias para aparecerem. As culturas bacterianas têm sensibilidade de 30% a 50%, diminuindo para menos de 3% após 3 semanas do início da tosse. As técnicas de imunofluorescência direta para detecção de anticorpos são úteis como teste rápido de triagem para a coqueluche, mas são variavelmente específicas e não devem ser utilizadas como base para confirmação laboratorial de *B. pertussis*. Indivíduos adultos geralmente têm acompanhamento médico em fase tardia da doença, período em que as culturas raramente são positivas. A PCR é mais acurada para identificar o organismo durante as primeiras 3 semanas de doença, mas tem uma elevada taxa de falso-positivo. O teste sorológico também é frequentemente realizado. A maioria dos laboratórios utiliza o ensaio imunoenzimático, que aumenta 2 a 3 semanas após infecção ou imunização primária. Os testes sorológicos pareados que apresentam um aumento de duas vezes são considerados positivos, mas são relatados como casos "prováveis" pelo CDC, exceto se realizados pelo CDC ou laboratório do estado de Massachusetts. Ver Quadro 121.4 para a definição de caso.

Diagnóstico Diferencial

O diagnóstico diferencial inclui infecção viral aguda do trato respiratório superior, pneumonia, bronquiolite, fibrose cística, tuberculose, exacerbação da doença pulmonar obstrutiva crônica e aspiração de corpo estranho. A leucocitose acentuada pode sugerir leucemia.

Manejo

Tratamento Agudo

O tratamento de coqueluche é de suporte e inclui oxigênio, frequente aspiração, hidratação apropriada, nutrição parenteral quando necessária e evitar irritantes respiratórios. Pacientes com suspeita de coqueluche e pneumonia associada, hipóxia, complicações do SNC ou aqueles que manifestam paroxismos graves devem ser hospitalizados. Crianças com menos de 1 ano de idade também devem ser admitidas, porque ainda não estão completamente imunizadas

QUADRO 121.4

Definição de Caso da Coqueluche

CASO CLÍNICO

Tosse e doença por mais de 2 semanas sem qualquer outra causa *mais* um dos seguintes achados:
- Paroxismos da tosse
- "Sibilos" inspiratórios
- Vômito pós-tosse

CASO PROVÁVEL

Todos os seguintes fatores:
- Preenche a definição de caso clínico
- Nenhum achado laboratorial confirmado (Apenas PCR e cultura são consideradas para a confirmação laboratorial.)
- Não associado epidemiologicamente ao caso confirmado no laboratório

CASO CONFIRMADO

Um dos seguintes achados:
- Tosse aguda de qualquer duração com cultura positiva para *Bordetella pertussis*
- Um caso que preenche a definição de caso clínico e é confirmado por PCR por *B. pertussis*
- Um caso que preenche a definição de caso clínico e é epidemiologicamente associado a um caso confirmado tanto por cultura ou PCR

PCR, Reação em cadeia da polimerase

e possuem risco mais elevado de morbimortalidade. Neonatos com coqueluche devem ser admitidos em uma unidade de terapia intensiva neonatal (UTIN), pois a apneia e complicações cardíacas significativas podem ocorrer sem qualquer alerta.[9,12]

O tratamento com antibiótico não reduz significativamente a gravidade ou duração da doença em qualquer fase. O objetivo da terapia com antibióticos é reduzir a infectividade e carreamento.[14] O CDC recomenda o éster de eritromicina (estolato) a 40-50 mg/kg/dia (máximo de 2 g/dia) dividida em quatro doses por 14 dias. Um período de 7 dias de éster de eritromicina (estolato) a 1 g/dia é igualmente eficaz para erradicar *B. pertussis* com melhor adesão ao tratamento. Recomenda-se a azitromicina a 10 mg/kg/dia por 5 dias em crianças menores de 1 ano de idade em decorrência de uma associação entre eritromicina oral e estenose pilórica hipertrófica. Tratamentos alternativos incluem azitromicina (10 mg/kg no dia 1, seguida por 5 mg/kg nos dias 2 a 5) ou claritromicina (15 mg/kg/dia; máximo de 1 g/dia em duas doses divididas). O trimetoprim-sulfametoxazol (8 mg/kg/dia de trimetoprim) é um tratamento alternativo para pacientes alérgicos ao macrolídeo, mas a eficácia não é comprovada. Pacientes devem ser considerados contagiosos por 3 semanas após o início da fase paroxística ou até pelo menos 5 dias após o início do uso de antibióticos.[9] O isolamento rigoroso de gotículas é recomendado durante esse período.

Os corticosteroides, principalmente em crianças pequenas gravemente enfermas, podem reduzir a gravidade e a evolução da doença, mas a eficácia não é estabelecida. Os agonistas beta$_2$-adrenérgicos não reduzem a frequência ou gravidade dos episódios de tosse paroxística, mas podem ser úteis em pacientes com doença reativa das vias aéreas. Os ensaios clínicos com imunoglobulina anti-*pertussis* são limitados e, até o momento, sem benefício comprovado. Os supressores de tosse e os anti-histamínicos padrões são ineficazes.[15]

A profilaxia pós-exposição com um macrolídeo apropriado é recomendada para aqueles em alto risco para o desenvolvimento de coqueluche grave, incluindo contatos domésticos de um caso de coqueluche, bebês e mulheres em seu terceiro trimestre de gestação, pessoas com problemas de saúde preexistentes que podem ser exacerbadas pela coqueluche e os próprios contatos que apresentam relação próxima com qualquer uma das pessoas listadas anteriormente. Isso inclui, mas não é limitado àqueles que trabalham em UTINs, unidades de cuidados pediátricos e alas de maternidade. Mulheres em seu terceiro trimestre de gravidez podem ser uma fonte de coqueluche para a criança recém-nascida.[16]

Vacinação

As vacinas de *pertussis* de células inteiras e acelulares são distribuídas em combinação com os toxoides diftéricos e tetânicos como DPT e DTPa, respectivamente. A vacina de célula inteira tem eficácia de 70% a 90% na prevenção de infecção grave pela coqueluche. A maioria dos receptores tem febre, irritabilidade, mudanças comportamentais e desconforto local no sítio de inoculação. As reações moderadamente graves são incomuns, mas incluem temperatura acima de 40° C, choro estridente, persistente e convulsões. As complicações neurológicas graves (convulsões prolongadas e encefalopatia) ocorrem raramente, mas levaram ao uso reduzido da vacina na forma de células inteiras e ao desenvolvimento da DTPa.[17] As vacinas acelulares contra a coqueluche contêm a toxina *pertussis* inativada e um ou mais outros componentes bacterianos; são menos eficazes do que a vacina de células inteiras, mas apresentam menos reações adversas relatadas.[18,19] A DTPa substitui a DPT para imunizações infantis nos Estados Unidos e é aprovado para crianças com 6 semanas a 6 anos de idade.[12,20] Existem três vacinas acelulares contra a coqueluche pediátrica disponíveis nos Estados Unidos. As vacinas não contêm timerosal como conservante. O Infanrix® e o Daptacel® contêm 2-fenoxietanol como conservante e Tripedia® é livre de conservantes.

A imunidade contra a coqueluche declina 5 a 10 anos após a imunização e 15 anos após infecção natural, causando uma incidência crescente da doença em pessoas com mais de 15 anos de idade. A Tríplice Bacteriana Acelular do Adulto (dTpa) (com toxoide diftérico reduzido e *pertussis* acelular) é indicado como vacina de reforço em pessoas de 11 a 18 anos de idade. É seguro e eficaz em adultos, incluindo mulheres grávidas e em indivíduos com mais de 65 anos de idade. Pessoas com idade superior a 65 anos que nunca receberam dTpa e contato próximo prévio com crianças menores de 12 meses devem receber uma única dose dessa vacina, independentemente do intervalo desde a última vacinação com dT.[20,21] Uma vacina nasal viva atenuada recentemente completou a fase um dos ensaios clínicos em humanos.[22]

TÉTANO

Princípios

Introdução

O tétano é uma doença mediada por toxinas caracterizada por espasmos graves e descontrolados do músculo esquelético. O comprometimento do músculo respiratório leva à hipoventilação, hipóxia e morte. Descrições drásticas dessa doença datam do Egito antigo, quando os médicos reconheciam uma relação frequente entre a lesão tecidual e o espasmo fatal subsequente.[23] A injeção profilática da antitoxina tetânica forneceu imunidade passiva para soldados feridos durante a Primeira Guerra Mundial. Em 1924, uma vacina eficaz foi desenvolvida e o teste em grande escala durante a Segunda Guerra Mundial indicou que o toxoide tetânico confere alto grau de proteção contra a doença.[24]

Epidemiologia

Apesar da disponibilidade de uma vacina eficaz, o tétano permanece endêmico mundialmente. É mais comum em climas quentes, úmidos e relativamente raro em regiões frias. A incidência global anual de casos relatados de tétano diminuiu com a introdução de programas de vacinação (Fig. 121.3A). A OMS relatou 14.860 casos de tétano em 2011, mas estima-se que milhares de casos não relatados ocorram anualmente, resultando em aproximadamente 58.000 mortes neonatais. A maioria desses casos ocorre na África e Sudeste Asiático devido a baixas taxas de imunização e má higiene.[23,25]

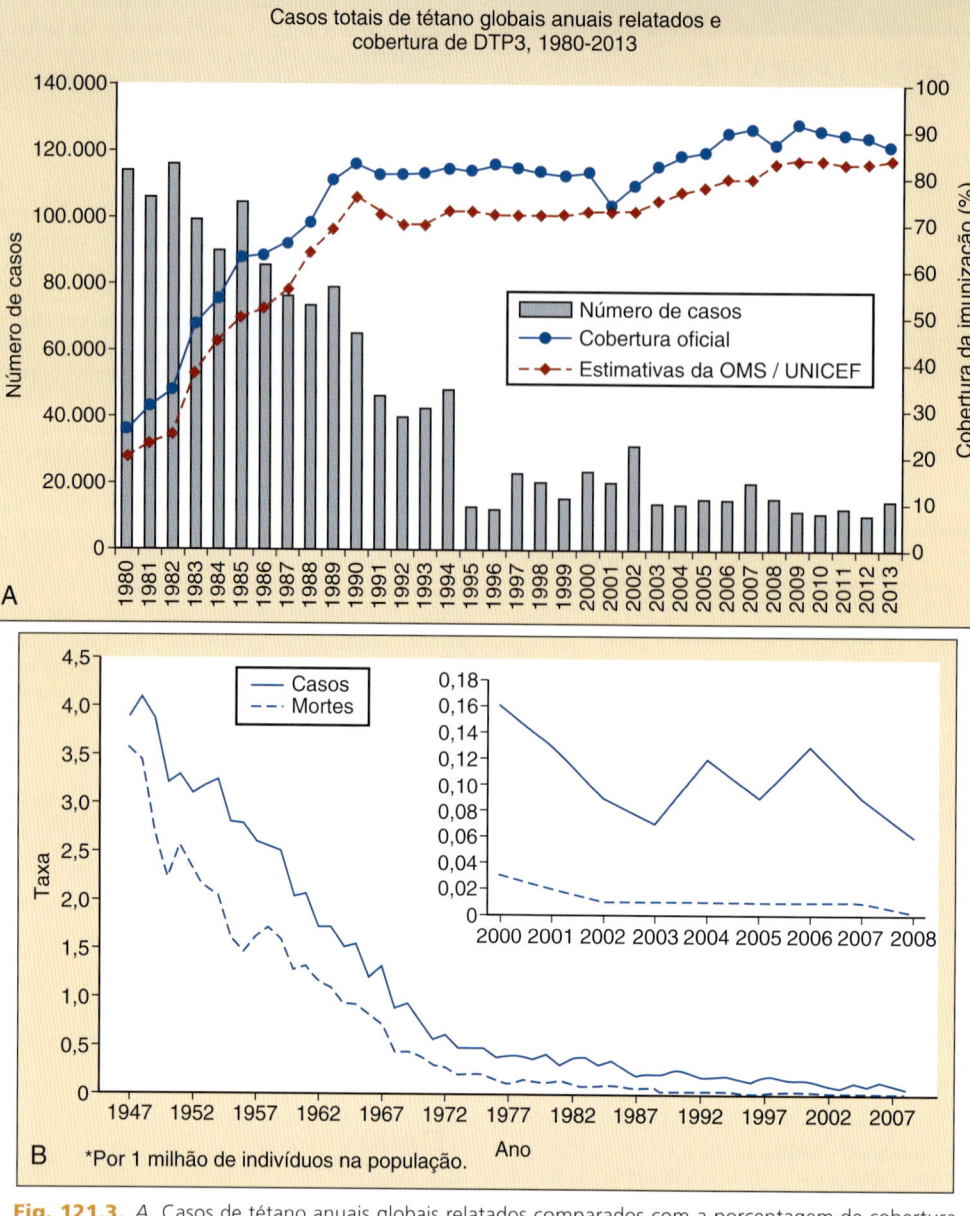

Fig. 121.3. *A,* Casos de tétano anuais globais relatados comparados com a porcentagem de cobertura da imunização. *B,* Incidência de casos de tétano relatados nos Estados Unidos anualmente. *DTP3,* terceira dose da vacina contra difteria-tétano-coqueluche; *UNICEF,* Fundo das Nações Unidas para a Infância; *OMS,* Organização Mundial da Saúde. (*A,* De World Health Organization: Immunization, vaccines and biologicals: tetanus. Disponível em: www.who.int/immunization/monitoring_surveillance/burden/vpd/surveillance_type/passive/tetanus/en/. *B,* De Centers for Disease Control and Prevention National Notifiable Diseases Surveillance System. Reproduzido de *Morb Mortal Wkly Rep* 60:365-369, 2011.)

Desde a introdução dos programas de vacinação nos Estados Unidos, a incidência de tétano declinou constantemente, de quatro casos por milhão de habitantes nos anos de 1940 para menos de 0,01 casos por milhão de habitantes em 2010 (Fig. 121.3B).[26] A incidência mais elevada ocorre em pessoas com mais de 65 anos de idade (0,23 casos por milhão de habitantes) e a incidência em hispano-americanos é quase o dobro do observado em não hispânicos. Metade dos casos ocorre em usuários de drogas injetáveis. A taxa de letalidade global dos casos é de 18%, mas atinge 50% em pacientes com mais de 70 anos de idade (Fig. 121.4). Casos são relatados em pacientes completamente vacinados, mas sem ocorrência de mortes.[26]

O tétano classicamente ocorre como consequência de uma ferida penetrante profunda. Uma história de lesão está presente em mais de 70% dos pacientes, mas a lesão pode ser negligenciada. Os demais podem ter outra condição identificável ou sem fonte aparente.[23] As portas de entrada mais comuns são as feridas perfurantes, lacerações e abrasões. O tétano também é relatado em associação às úlceras de pele crônicas, abscessos, otite média, corpos estranhos, abrasões da córnea, parto e procedimentos dentários. O tétano pós-operatório é relatado em pacientes que foram submetidos a operações intestinais e abortos. Nesses casos, a fonte de bactérias é provavelmente endógena, pois até 10% dos humanos são colonizados por *Clostridium tetani* no cólon.

A imunização primária inadequada e a redução da imunidade continuam a ser fatores de risco primários para o tétano nos Estados Unidos. Com a melhora da vacinação antitetânica de crianças, pessoas mais velhas são responsáveis por uma porcentagem crescente de casos relatados.

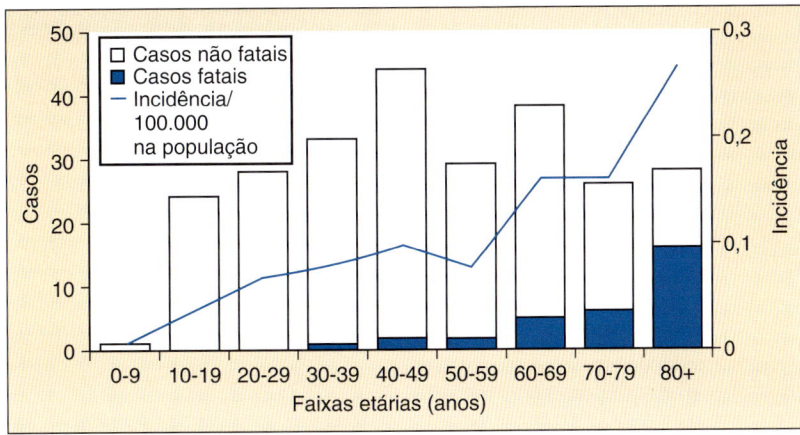

Fig. 121.4. Incidência e mortalidade relacionada ao tétano por faixa etária nos Estados Unidos, 2000-2009. (Centers for Disease Control and Prevention: Manual for the surveillance of vaccine-preventable diseases. Disponível em: www.cdc.gov/vaccines/pubs/surv-manual/chpt16-tetanus.html.)

Etiologia

C. tetani é um bacilo anaeróbio obrigatório, em forma de bastonete, móvel e formador de esporos. Apresenta coloração gram-positiva em cultura à fresco, mas apresenta padrão de coloração variável em cultura e amostras de tecido. C. tetani é ubíquo em solo e poeira e também é encontrado nas fezes de animais e humanos. Os esporos são resistentes ao calor e aos desinfetantes químicos e podem sobreviver no solo por meses a anos. Quando introduzido em uma ferida, os esporos podem não germinar por semanas em decorrência de condições teciduais desfavoráveis. Quando a lesão favorece o crescimento anaeróbio, os esporos germinam para bacilos maduros, que formam um endósporo terminal esférico único, produzindo um aspecto de baqueta característico. Somente esses bacilos maduros produzem a toxina tetânica que causa a doença clínica.[23]

Fisiopatologia

C. tetani é um organismo não invasivo. O desenvolvimento da doença clínica requer uma porta de entrada e condições teciduais que promovem a germinação e crescimento em um hospedeiro suscetível. As feridas suscetíveis ao tétano apresentam tecido lesionado ou desvitalizado, corpos estranhos ou outras bactérias. Sob essas condições, C. tetani produz a neurotoxina que causa doença clínica. A germinação e replicação de C. tetani podem ocorrer sem sinais clínicos de feridas infectadas.

C. tetani produz a neurotoxina tetanospasmina no sítio de lesão tecidual. A tetanospasmina liga-se à terminação nervosa motora e move-se por transporte axonal retrógrado e propagação transsináptica ao SNC. Liga-se preferencialmente aos neurônios inibitórios (GABAérgicos e glicinérgicos) e bloqueia a liberação pré-sináptica desses neurotransmissores. Os interneurônios aferentes aos neurônios alfa motores são afetados primeiramente. Sem o controle inibitório, os neurônios motores sofrem descarga excitatória contínua, resultando no espasmo muscular característico do tétano.[27]

A tetanospasmina também pode afetar os neurônios simpáticos pré-ganglionares e centros parassimpáticos, resultando em disfunção do sistema nervoso autônomo. As manifestações clínicas incluem disritmias e flutuações extensas na pressão sanguínea e frequência cardíaca. A ligação da tetanospasmina na sinapse é irreversível; a recuperação ocorre apenas quando um novo terminal axonal é produzido.[23]

Aspectos Clínicos

Sintomas e Sinais

O período de incubação do tétano varia de um dia a vários meses. Um período de incubação mais curto evidencia um pior prognóstico.[23] A duração do período de incubação não é útil em realizar o diagnóstico de tétano, pois muitos pacientes não apresentam histórico prévio de feridas. Quatro tipos de formas clínicas do tétano são descritos.

Tétano Generalizado. Tétano generalizado, a forma mais comum da doença, resulta em espasmos de grupos musculares agonistas e antagonistas por todo o corpo. O sintoma clássico inicial de manifestação é o trismo, causado pelo espasmo do músculo masseter, e está presente em 50% a 75% dos pacientes. Quando outros músculos faciais estão envolvidos, um sorriso sardônico característico aparece (*risus sardonicus*). Outros sintomas iniciais incluem irritabilidade, fraqueza, mialgias, cãibras musculares, disfagia, hidrofobia e sialorreia. Quando a doença progride, os espasmos musculares generalizados não controláveis ocorrem espontaneamente ou como resultado de estímulos menores, tais como toque ou ruído. Espasmos podem causar fraturas vertebrais e dos ossos longos, além de rupturas dos tendões. O opistótono é uma contração prolongada do tônus que se assemelha à postura em decorticação. Espasmos dos músculos laríngeos e respiratórios podem causar insuficiência ventilatória e morte. A disfunção autonômica é a principal causa de morte em pacientes que sobrevivem à fase aguda e é manifestada por taquicardia, hipertensão, hipertermia, disritmias cardíacas e diaforese. A doença progride ao longo de 2 semanas. Se o paciente sobreviver, a recuperação é completa após 4 semanas ou mais. Durante todo o curso dessa doença, pacientes permanecem completamente lúcidos, a menos que estejam quimicamente sedados.[23]

Tétano Localizado. O tétano localizado é uma forma da doença caracterizada por espasmos musculares persistentes próximos ao sítio de lesão. Os sintomas podem ser brandos ou graves, mas a mortalidade é menor do que o tétano generalizado. O tétano local pode progredir para doença generalizada. Essa apresentação pode refletir a imunidade parcial à tetanospasmina e pode persistir por semanas a meses antes da resolução.[23]

Tétano Cefálico. O tétano cefálico, uma variante rara do tétano localizado, resulta em paralisia dos nervos cranianos e espasmos musculares. As paralisias precedem o espasmo em muitos casos, resultando em diagnóstico incorreto. O nervo craniano mais comumente envolvido é o nervo facial (VII), mimetizando a paralisia de Bell. A maioria dos casos ocorre após o trauma facial ou otite média. Pacientes manifestam trismo e paralisias do nervos III, IV, VII, IX, X ou XII ipsilateral ao sítio de infecção local. A evolução clínica é variável. Em um terço dos casos, a resolução dos sintomas é completa. Os demais casos progridem para o tétano generalizado com uma taxa de mortalidade geral de 15% a 30%.[18,23]

Tétano Neonatal. O tétano neonatal é o tétano generalizado do recém-nascido e ocorre quase exclusivamente em países em desenvolvimento, no qual a imunização materna é inadequada e material contaminado é utilizado para cortar e proteger os cordões umbilicais. Os sintomas começam durante a primeira semana de vida e incluem irritabilidade e má alimentação. A mortalidade chega a 100% por causa da alta carga de toxinas para o peso corporal e suporte médico inadequado. Mesmo com recursos limitados, a mortalidade pode ser reduzida para menos de 50% com medicação básica e equipe médica experiente.

Complicações

A insuficiência respiratória aguda resulta de espasmos musculares respiratórios ou laringoespasmos e obstrução das vias aéreas. Se o paciente sobrevive na fase inicial aguda da doença e apresenta suporte ventilatório adequado, a disfunção autonômica torna-se a principal causa de morte. A instabilidade autonômica ocorre vários dias após o início dos espasmos generalizados. A desinibição do sistema nervoso simpático predomina e causa disritmias, hipertensão, miocardite e edema pulmonar. As disritmias e o infarto miocárdico são os eventos fatais mais comuns durante essa fase.

Os espasmos musculares tetânicos vigorosos podem causar fraturas e subluxações vertebrais, fraturas de ossos longos e deslocamentos articulares temporomandibulares e nos ombros. A rabdomiólise ocorre ocasionalmente e pode causar insuficiência renal aguda, a qual também pode ser resultante da desidratação e hiperatividade do sistema nervoso simpático.

A infecção secundária pode ocorrer na ferida inicial por inoculação, ou como uma complicação que surge em decorrência de modalidades de tratamento invasivo, tais como ventilação mecânica. A hipertermia também pode resultar de espasmos musculares e hiperatividade simpática. A imobilidade prolongada pode levar à trombose venosa profunda e embolia pulmonar. As complicações gastrintestinais incluem úlceras pépticas, íleo adinâmico, perfuração intestinal e constipação. A síndrome da secreção inapropriada de hormônio antidiurético ocorre em um pequeno número de pacientes. A hemólise também é relatada.

A mortalidade depende da condição de imunização prévia, período de incubação, gravidade e rapidez do início da doença, comorbidades, idade e sofisticação do tratamento médico disponível. Com o tratamento adequado no cuidado intensivo, os idosos podem ter sucesso na terapia, assim como seus equivalentes de meia-idade. As complicações físicas em longo prazo em sobreviventes são raras. O problema persistente mais comum é o trauma psicológico relacionado à doença e seu tratamento.[23]

Estratégias Diagnósticas

O diagnóstico de tétano deve ser feito apenas com base clínica. As culturas das feridas têm pouca utilidade e são positivas em apenas um terço dos casos. Uma cultura positiva não indica se a bactéria é uma cepa produtora de toxinas. Não existem testes laboratoriais que confirmem ou excluam o diagnóstico de tétano.[23]

A punção lombar pode ser indicada para excluir a meningite em neonatos quando o diagnóstico de tétano é incerto. A análise de imagem por tomografia computadorizada (TC) é útil na avaliação da doença intracraniana. O nível de cálcio sérico é útil para excluir a hipocalcemia. A eletromiografia pode ser útil, se o diagnóstico de tétano cefálico ou localizado é duvidoso.

O teste da espátula envolve o toque da orofaringe com a espátula de língua. Com o resultado negativo do teste, o paciente engasga e expele a espátula. Com o resultado positivo, o paciente apresenta espasmo reflexo do músculo masseter e morde a espátula. Esse teste tem 94% de sensibilidade e 100% de especificidade para o tétano.

Diagnóstico Diferencial

O envenenamento por estricnina é a única condição clínica que verdadeiramente mimetiza o tétano generalizado. A estricnina,

> **QUADRO 121.5**
>
> **Diagnóstico Diferencial de Tétano**
>
> Abdome agudo
> Picada da aranha viúva negra
> Abscesso / Infecção dentária
> Mandíbula deslocada
> Reação distônica
> Encefalite
> Trauma encefálico
> Síndrome de hiperventilação
> Hipocalcemia
> Meningite
> Abscesso peritonsilar
> Rigidez muscular flutuante progressiva (síndrome de Stiff-man)
> Psicogênico
> Raiva
> Sepse
> Estado epiléptico
> Envenenamento com estricnina
> Hemorragia subaracnóidea
> Síndrome da articulação temporomandibular

como a tetanospasmina, antagoniza a liberação de glicina, mas ao contrário da tetanospasmina, não possui efeito sobre a liberação de ácido gama-aminobutírico (GABA). Pacientes desenvolvem opistótono enquanto permanecem em alerta. As incidências anuais de tétano e envenenamento por estricnina são semelhantes nos Estados Unidos e os testes no soro e na urina para estricnina devem ser realizados quando o tétano é considerado.[23]

Em pacientes que manifestam espasmo generalizado difuso, o diagnóstico é pouco provável que seja incorreto, mas, preferencialmente, a doença deve ser considerada e diagnosticada nos estágios precoces para minimizar as complicações e reduzir a mortalidade. Algumas condições com similaridades clínicas ao tétano são listadas no Quadro 121.5. O trismo é com frequência causado por infecções intraorais que podem ser excluídas com história clínica e exame físico cuidadoso. O deslocamento mandibular pode ser descartado com radiografias apropriadas da mandíbula e articulações temporomandibulares. As reações distônicas podem ser diferenciadas do tétano por histórico de medicação e sintomas que são aliviados por benztropina ou difenidramina. Pacientes com encefalite geralmente exibem uma condição mental alterada. A meningite pode ser excluída por exame do líquido cefalorraquidiano (LCR). A raiva deve ser considerada quando houver sintomas de disfunção do tronco encefálico, incluindo disfagia e disfunção do músculo respiratório. História de exposição a secreções de um animal infectado é o dado da anamnese mais útil. Além disso, a raiva não causa trismo.

O tétano cefálico é particularmente difícil de diagnosticar quando a paralisia do nervo craniano precede o trismo. O diagnóstico diferencial, dessa forma, também inclui paralisia de Bell, botulismo, paralisias do nervo craniano e celulite facial com compressão do nervo facial e oftalmoplegia.

Manejo

Tratamento Agudo

As quatro estratégias de tratamento para pacientes com tétano devem ser realizadas simultaneamente: suporte intensivo, eliminação de tetanospasmina não ligada, imunização ativa e prevenção de produção adicional de toxinas.[23,24]

Suporte. O suporte inicia-se com o controle dos espasmos musculares. Os espasmos reflexos resultam da estimulação do paciente causada por qualquer movimento ou ruídos altos. A estimulação desnecessária deve ser evitada. Os benzodiazepínicos são a base da terapia sintomática para o tétano. Esses medicamentos são agonistas GABA e indiretamente antagonizam muitos dos efeitos da tetanospasmina. Não têm efeito na inibição da liberação de glicina pela toxina. O diazepam é o mais amplamente estudado, mas o lorazepam e o midazolam são igualmente eficazes. O diazepam tem um início rápido de ação, ampla margem de segurança e pode ser administrado oralmente, por via retal ou intravenosa. É barato e disponível na maior parte do mundo. Sua longa meia-vida cumulativa e metabólitos ativos podem causar sedação prolongada e depressão respiratória. As formulações IV de diazepam e lorazepam contêm propilenoglicol, que, em altas doses, podem produzir acidose lática. A liberação gastrintestinal desses agentes é limitada por problemas de motilidade associadas ao tétano. O midazolam tem meia-vida curta e não contém propilenoglicol, mas deve ser administrado por infusão contínua e seu custo é alto na maioria das áreas do mundo. A infusão de propofol é eficaz, mas cara, e os pacientes podem não tolerar o veículo lipídico. Os neurolépticos, barbitúricos e baclofen intratecal não têm vantagem em relação aos benzodiazepínicos. O dantroleno sódico é um relaxante muscular direto sem atividade no SNC. É relatado como um agente adjuvante para espasmos musculares e pode diminuir a necessidade para ventilação mecânica.[19] A infusão com sulfato de magnésio é defendida tanto como adjuvante quanto terapia de primeira linha para o tétano, embora não existam dados que apoiem seu uso nessa condição.[28]

Se o espasmo não pode ser controlado com esses regimes ou sinais de comprometimento das vias aéreas são desenvolvidos, o paciente deve receber o bloqueio neuromuscular e ventilação mecânica. A succinilcolina pode ser utilizada na fase *inicial* da doença, mas há risco de hipercalcemia grave resultante de seu uso em qualquer doença neuromuscular. Este efeito não começa até cerca de 4 dias após o início da doença. Os agentes não despolarizantes de longa ação são preferidos. O pancurônio é tradicionalmente empregado, mas é um inibidor de recaptação das catecolaminas e pode piorar a instabilidade autonômica. O vecurônio e o rocurônio têm ação mais curta, não apresentam efeitos cardiovasculares adversos significativos, mas necessitam de infusão contínua. Qualquer que seja o agente utilizado, a sedação adequada deve ser fornecida e o bloqueio neuromuscular deve ser suprimido pelo menos uma vez ao dia para avaliar o estado do paciente. Todos os pacientes intubados devem ser considerados para realizar traqueostomia precoce para diminuir os espasmos reflexos causados pelo tubo endotraqueal.

A instabilidade autonômica requer o monitoramento e tratamento agressivo. A hiperatividade simpática pode ser tratada com os antagonistas alfa e beta-adrenérgicos combinados, tais como labetalol e propranolol. O uso somente de beta-antagonistas pode levar à alfa-atividade sem oposição, resultando em hipertensão grave. Se os beta-antagonistas são necessários, um agente de ação rápida como o esmolol deve ser utilizado. A clonidina apresenta sucesso variável na modulação do efluxo simpático nesses casos. A infusão de morfina e sulfato de magnésio, assim como a anestesia espinal e o baclofen intratecal demonstraram melhorar a disfunção autonômica.[23] Os diuréticos devem ser evitados para o controle da pressão sanguínea, visto que a depleção do volume pode piorar a instabilidade autonômica. A bradidisritmia deve ser tratada com o espaçamento temporário. A atropina e os medicamentos simpatomiméticos devem ser empregados com precaução, visto que a instabilidade autonômica é essencialmente devido ao excesso de catecolaminas.

Eliminação de Toxina Não Ligada e Imunização Ativa. A imunização passiva com imunoglobulina antitetânica humana (HTIG) e a imunização ativa com Td devem ser iniciadas o mais rápido possível em todos os pacientes com suspeita de tétano. A HTIG neutraliza a toxina circulante assim como a toxina no sítio de produção, além de reduzir a mortalidade; porém, não neutraliza a toxina já presente no sistema nervoso, nem trata qualquer sintoma existente. A HTIG deve ser administrada em sítio distinto da Td. Uma dose de 500 unidades é tão eficaz quanto as doses mais elevadas. Doses adultas e pediátricas são as mesmas. A administração de uma porção de HTIG proximal ao sítio de inoculação é frequentemente recomendada, mas não é estudada. A preparação de HTIG disponível nos Estados Unidos não é licenciada para administração intratecal, que tem benefício questionável.

Prevenção da Produção Adicional de Toxina. A produção de toxina é eliminada pelo tratamento da infecção por *C. tetani*. O desbridamento da ferida e a administração de antibióticos podem causar uma liberação transitória de tetanospasmina, assim essas medidas devem ser adiadas somente depois da administração de HTIG. O metronidazol (500 mg oralmente ou IV a cada 6 horas) é o antibiótico de escolha para *C. tetani*. A Tabela 121.1 lista as doses pediátricas de metronizadol com base na idade e peso.

A penicilina tem boa atividade *in vitro* e *in vivo* contra a bactéria, mas também possui atividade antagonista de GABA e pode potencializar os efeitos da tetanospasmina. O metronidazol tem melhor penetração do que a penicilina no tecido desvitalizado e em abscessos e é superior em termos de tempo de recuperação e efeito na mortalidade. Os macrolídeos, doxiciclina, cloranfenicol e tetraciclina são alternativas eficazes em pacientes alérgicos ao metronidazol.[23]

Vacinação

O toxoide tetânico é uma forma inativada de tetanospasmina. A vacinação confere níveis de anticorpos protetores em quase 100% das pessoas que recebem três doses. A imunidade declina entre 5 e 10 anos após a conclusão das séries de imunização. Em pacientes de alto risco, tais como idosos, usuários de drogas injetáveis, pacientes com infecção pelo vírus da imunodeficiência humana (HIV) e outras causas de imunocomprometimento, a imunidade diminui com mais rapidez e a resposta à vacina é mais lenta.

Adultos com história incerta de imunização primária completa devem receber uma série primária de três doses de toxoide tetânico, seguidos por doses de reforço a cada 10 anos. As orientações específicas em relação à idade na profilaxia do tétano foram desenvolvidas pelo Advisory Committee on Immunization Practices (ACIP) e publicadas pelo CDC (Tabelas 121.2 e 121.3).

A vacinação contra o tétano deve ser atualizada para todos os pacientes que foram avaliados para o tratamento de ferida. Pacientes com estado de imunização desconhecido ou incerto devem ser considerados como não imunizados. Indivíduos com idade inferior a 7 anos devem receber a vacina difteria-tétano ou DTaP. Pacientes com idade superior ou igual a 7 anos devem receber Tdap.

A profilaxia com HTIG (250 unidades IM) é recomendada para pacientes não imunizados ou não imunizados por completo com feridas de alto risco (> 6 horas de vida, > 1 cm de profundidade, contaminada, estrelada, desnervada, isquêmica, infectada). Quando

TABELA 121.1
Doses Pediátricas de Metronidazol Baseadas na Idade e Peso

PESO E IDADE	DOSAGEM
Neonatos < 1.200 g e 0 a 7 dias	7,5 mg/kg IV ou via oral a cada 24 horas
Neonatos < 1.200 g e 8 a 28 dias	7,5 mg/kg IV ou via oral a cada 12 horas
Neonatos > 1.200 g e 0 a 7 dias	7,5 mg/kg IV ou via oral a cada 12 horas
Neonatos > 1.200 g e 8 a 28 dias	25 a 30 mg/kg/dia IV ou via oral a cada 12 horas
Lactentes e crianças	30 mg/kg/dia IV dividida a cada 6 horas, máximo de 4 g/dia

IV, Intravenosa

TABELA 121.2

Esquema de Rotina de Vacinação Contra a Difteria, Tétano e Coqueluche para Crianças e Adultos — Estados Unidos

DOSE	IDADE HABITUAL	IDADE/INTERVALO	PRODUTO
Primária 1	2 meses de idade	6 semanas ou mais	DTPa
Primária 2	4 meses de idade	4 a 8 semanas após a primeira dose[b]	DTPa
Primária 3	6 meses de idade	4 a 8 semanas após a segunda dose[b]	DTPa
Primária 4	15 a 18 meses de idade	6 a 12 meses após a terceira dose[b]	DTPa
Reforço	4 a 6 anos de idade, não necessário, se a quarta vacinação foi administrada após o aniversário[a]		DTPa
Reforço adicional	11 a 18 anos de idade		dTpa
Reforço adulto	> 18 anos de idade Todas as mulheres gestantes	A cada 10 anos	dTpa ou dT[c]

[a]Se as imunizações primárias são iniciadas após os 6 anos de idade, as séries devem começar e continuar com *dTpa*.
[b]Prorrogação do intervalo não requer o reinício das séries.
[c]*dT* deve ser administrada em pacientes adultos que previamente receberam *dTpa*. *dTpa* pode ser administrada independentemente do intervalo desde a última dose de *dT*.
DTPa, Difteria, tétano e pertussis acelular (coqueluche); *dT*, difteria-tétano; *dTpa*, difteria, tétano e pertussis ativado (coqueluche).
Modificado de Recommended childhood immunization schedule—United States, 2011. Disponível em www.cdc.gov/vaccines/recs/acip and *MMWR* 62(7):131-135, 2013.

TABELA 121.3

Guia Resumido para Profilaxia do Tétano no Tratamento de Rotina das Feridas

HISTÓRIA DE TOXOIDE TETÂNICO ABSORVIDO (DOSES)	FERIDAS PEQUENAS LIMPAS		TODAS AS OUTRAS FERIDAS[a]	
	dTpa[b] ou dT	IAH	dTpa[b] ou dT	IAH
Desconhecida ou menos do que três	Sim	Não	Sim	Sim
Três ou mais[c]	Não[d]	Não	Não[e]	Não

[a]Tal como, mas não limitada a feridas contaminadas com sujeira, fezes, solo e salina; lesões perfurantes; avulsões; e feridas resultantes de mísseis, esmagamento, queimaduras e ulcerações causada pelo frio.
[b]Para crianças com menos de 7 anos de idade, o *DTPa* é preferido. Para pessoas com mais de 7 anos de idade, o *dTpa* é preferido para o toxoide tetânico sozinho. *dT* é preferível em adultos que receberam previamente uma dose de *dTpa*.
[c]Se apenas três doses do toxoide fluido foram recebidas, uma quarta dose de toxoide, preferivelmente um toxoide adsorvido, deve ser administrada.
[d]Sim, se idade superior a 10 anos, desde a última dose.
[e]Sim, se idade superior a 5 anos, desde a última dose. (Reforços mais frequentes não são necessários e podem acentuar os efeitos adversos.)
IAH, Imunoglobulina anti-tetânica humana; *dT*, difteria-tétano; *dTpa*, tétano, difteria, pertussis ativada.
Modificado de Pink Book. Centers of Disease Control and Prevention: National enteric disease surveillance: botulism annual summary in 2012. Disponível em: www.cdc.gov/nationalsurveillance/PDFs/Botulism_CSTE_2012.pdf.

o toxoide tetânico e a HTIG são administrados simultaneamente, diferentes sítios de injeção devem ser utilizados. A única contraindicação para os toxoides tetânicos e diftéricos é a história de reação neurológica ou hipersensibilidade grave a uma dose anterior. Os efeitos adversos mais comuns da vacina contra o tétano são pequenos: edema local, dor, eritema, prurido, febre, náusea, vômito, mal-estar, e erupção cutânea inespecífica. As reações locais não excluem o uso futuro de toxoide. As reações anafiláticas graves são raras. Se um paciente que necessita de toxoide possui um histórico sugestivo de reação anafilática grave ou neurológica, a HTIG deve ser administrada sozinha para proteger o paciente do desenvolvimento de tétano como resultado da injúria presente. A HTIG não confere imunidade ativa e tais pacientes devem ser encaminhados a um alergologista para medida dos níveis de anticorpos, a dessensibilização com antitoxina e imunização. Não há evidência que os toxoides tetânicos e diftéricos seja teratogênicos. A HTIG não é contraindicada na gravidez. Para pacientes inadequadamente imunizados em qualquer faixa etária, o encaminhamento deve ser feito para assegurar que o paciente receba o restante das imunizações necessárias.

BOTULISMO

Princípios

Introdução

O botulismo é uma doença paralítica rara, de risco à vida, causada por neurotoxinas produzidas por *Clostridium botulinum*. A doença ocorre em uma das cinco formas: botulismo alimentar, botulismo infantil, botulismo por feridas, botulismo não classificado e o botulismo inadvertido.[29] Desde a aprovação das toxinas botulínicas A e B pela FDA para usos cosméticos e terapêuticos nos Estados Unidos, casos de botulismo iatrogênicos foram relatados.[30]

Em 1820, Kerner notou pela primeira vez uma associação entre a ingestão de salsicha e doença paralítica. O termo *botulismo* vem do latim *botulus*, que significa "salsicha", por causa das descrições anteriores da doença. O botulismo recebeu atenção primeiramente nos Estados Unidos durante a Primeira Guerra Mundial, quando mulheres foram encorajadas a conservar frutas e vegetais. Os métodos de aquecimento para conservação caseira não destruíam os esporos e a epidemia de botulismo ocorreu. O botulismo por feridas foi primeiramente descrito em 1943. Em 1950, o CDC iniciou a vigilância dessa forma da doença. O botulismo infantil, que agora é a forma mais comum da enfermidade, foi inicialmente descrito em 1976.

Epidemiologia

Sete toxinas (A até G) são produzidas por *C. botulinum*. Os tipos A, B, E e F causam a doença em humanos e os tipos C e D causam a doença em animais. O tipo G foi encontrado no solo, mas não associado a surtos em humanos ou animais. Os esporos de *C. botulinum* são encontrados nos Estados Unidos inteiro. O tipo A é mais comum no Oeste e o tipo B, no Leste. O tipo E é frequentemente associado a produtos de pesca.[29] Um total de 160 casos de botulismo foi relatado ao CDC em 2012, que foi um aumento de 121 casos em 2009; 16% foram botulismo de origem alimentar, 76% foram botulismo infantil e 5% de botulismo por feridas.[31] Apesar da natureza ubíqua dos esporos botulínicos e a variedade de rotas possíveis de entrada da toxina, a incidência da doença é baixa.

O botulismo alimentar típico resulta da ingestão da toxina termolábil pré-formada em vez da ingestão de esporos ou bactérias vivas. O botulismo de origem alimentar geralmente resulta da exposição a alimentos em conserva caseira que são preservados inadequadamente e malcozidos, mas grandes surtos ocorrem ocasionalmente após a ingestão de alimento contaminado em restaurantes ou por fontes comerciais. Uma variedade de alimentos em conserva está associada ao botulismo, que também foi relatado ser resultante da ingestão de alimentos frescos preparados e estocados inadequadamente.

O botulismo infantil ocorre em crianças menores de 1 ano de idade, com incidência máxima na faixa etária de 6 semanas a 6 meses. Ao contrário do botulismo de origem alimentar em adultos, o botulismo infantil é causado pela ingestão de esporos com a produção *in vivo* de toxinas. O mel e, em menor extensão, o xarope de milho são apontados como fontes de esporos de *C. botulinum* no botulismo infantil. O solo e a poeira do aspirador de pó também são envolvidos, mas a fonte de ingestão permanece desconhecida na maioria dos casos. As toxinas botulínicas dos tipos A e B são responsáveis por quase todos os casos infantis. Parece não haver relação entre o botulismo infantil e a síndrome da morte súbita do lactente.

O botulismo por feridas antigamente era responsável por aproximadamente um caso de botulismo ao ano, mas o uso de heroína do tipo alcatrão negro resultou em um aumento significativo nos casos. Grande parte dos casos ocorre na Califórnia, entre usuários de drogas injetáveis. A toxina do tipo A é o agente causador mais frequente.[31,32]

O botulismo infeccioso do adulto ou não classificado é uma doença rara que é análoga ao botulismo infantil. A bactéria *Clostridium* produz sua toxina *in vivo*. Pacientes com acidez gástrica, distúrbios de motilidade gastrintestinal ou flora bacteriana intestinal anormal podem ser suscetíveis à produção *in vivo* da toxina botulínica.

O botulismo inadvertido é uma forma iatrogênia da doença que ocorre em pacientes que foram tratados com injeções de toxina botulínica para distonia e outros distúrbios de movimento, além de propósitos cosméticos. A fraqueza generalizada inadvertida, assim como a fraqueza focal não intencional, podem ser observadas.[33]

Há um potencial para que a toxina botulínica seja utilizada como arma biológica. É altamente potente e fácil de produzir. O Aum Shinrikyo, responsável pelo ataque com gás sairin no metrô de Tóquio em 1995, produziu e dispersou aerossóis de toxina botulínica no Japão em pelo menos três ocasiões entre 1990 e 1995. Em 1995, o Iraque admitiu às Nações Unidas que havia produzido 19.000 L de toxina botulínica concentrada e abasteceu 10.000 L nas ogivas. Esses 19.000 L não são totalmente contabilizados e constituem três vezes a quantidade necessária para matar a população humana inteira pela inalação.

Etiologia

C. botulinum é um organismo anaeróbio, gram-positivo, em forma de bastonete. Forma esporos que germinam sob determinadas condições ambientais. Produz uma exotoxina potente que é responsável pela doença. Cada cepa de *C. botulinum* produz um tipo específico de toxina — A até G. Apenas os tipos A, B, E e F produzem a doença em humanos.[34] As toxinas botulínicas são os compostos biológicos mais potentes conhecidos. Doses tão pequenas quanto 0,09 a 0,15 μg IV ou 0,7 a 0,9 μg inaladas podem causar morte em um humano de 70 kg.[35] O aquecimento a 85 °C por 5 minutos destrói qualquer toxina botulínica e o aquecimento de alimento contaminado pela toxina logo antes da ingestão previne o botulismo de origem alimentar. Os esporos são altamente resistentes e podem sobreviver a uma temperatura de 100 °C por várias horas.

Fisiopatologia

O botulismo de origem alimentar resulta da ingestão de alimento que contém toxina pré-formada. O alimento contaminado por toxina pode ter aspecto e sabor normais ou exibir sinais de deterioração causados por enzimas proteolíticas produzidas pelas cepas dos tipos A e B. Por causa da potência acentuada, uma pequena quantidade de alimento ingerido pode expor uma pessoa à toxina suficiente para causar doença clínica. As enzimas digestivas não destroem a toxina pré-formada. O botulismo infeccioso infantil e adulto resultam da elaboração *in vivo* de toxina pela bactéria no trato gastrintestinal. A acloridria e o uso recente de antibióticos predispõem o trato gastrintestinal à colonização com *C. botulinum*. O botulismo por ferida resulta da elaboração bacteriana *in vivo* da toxina em uma ferida. O botulismo inadvertido ou iatrogênico resulta da injeção de toxina pré-formada para propósitos médicos.[34] Estudos com primatas indicam que a toxina botulínica aerossolizada também pode ser absorvida sistemicamente pelo trato respiratório.[35]

A neurotoxina botulínica é semelhante em estrutura e função à toxina tetanospasmina produzida por *C. tetani*, mas os efeitos clínicos diferem drasticamente. A tetanospasmina tem como alvo os interneurônios inibitórios no SNC, causando espasmo muscular generalizado, enquanto a toxina botulínica tem como alvo as junções neuromusculares periféricas e as sinapses autonômicas, causando paralisia flácida. Quando a toxina botulínica é absorvida, ela circula até alcançar os neurônios. A toxina liga-se à membrana nervosa pré-sináptica, torna-se internalizada e inibe a liberação de acetilcolina, predominantemente nas sinapses colinérgicas dos nervos cranianos, nervos autonômicos e junção neuromuscular. Clinicamente, isso se manifesta por paralisias do nervo craniano, bloqueio parassimpático e paralisia flácida descendente. Uma vez afetado com a toxina do tipo A, o nervo é permanentemente danificado e a recuperação requer a regeneração axonal e a formação de novas sinapses, que podem levar vários meses. A recuperação após a infecção com a toxina do tipo F é substancialmente mais rápida.[29]

Aspectos Clínicos

Sinais e Sintomas

O *botulismo alimentar* é o protótipo para a compreensão dos sinais e sintomas clínicos de todas as formas de botulismo. Os sintomas começam 6 horas a 8 dias após a ingestão do alimento contendo a toxina. Um período de incubação mais curto está associado a uma forma mais grave da doença. Os sintomas iniciais incluem fraqueza, mal-estar, vertigem, náusea, vômito e constipação. Esses sintomas geralmente não são graves e ocorrem em menos da metade dos pacientes.

Os sintomas neurológicos podem começar imediatamente ou demorar para se manifestarem por vários dias. Os nervos cranianos são primeiramente afetados. Pacientes manifestam diplopia, visão turva, disfonia, disfagia, disartria e vertigem. Em seguida, observa-se a ocorrência de fraqueza muscular descendente simétrica, envolvendo as extremidades superior e inferior e os músculos da respiração. O bloqueio das fibras colinérgicas do sistema nervoso autonômico leva a uma variedade de sintomas. A salivação diminuída causa boca seca, que pode ser tão grave que o paciente se queixa de dor na língua e garganta inflamada. Íleo adinâmico e retenção urinária podem ocorrer.

O paciente com botulismo geralmente está alerta e sem febre a menos que a infecção secundária esteja presente. A hipotensão postural pode estar presente. Sinais oculares são acentuados e incluem ptose, paralisias extraoculares e pupilas marcantemente dilatadas e fixas; a ausência de anormalidades oculares não exclui o diagnóstico. A orofaringe pode estar eritematosa, com membranas mucosas secas. O reflexo do vômito está deprimido ou ausente. A fraqueza muscular geralmente está presente e varia de branda a grave. Os músculos do pescoço muitas vezes estão fracos. Os músculos da extremidade superior são afetados mais do que aqueles da extremidade inferior e os músculos proximais são mais fracos do que os músculos distais. Os reflexos do tendão profundo podem ser normais, simetricamente reduzidos ou ausentes. O exame sensorial é normal. O abdome pode estar distendido com sons intestinais hipoativos ou ausentes. A distensão da bexiga pode ser evidente no exame. As respirações podem ter caráter de taquipneia e ser superficiais ou normais. Na doença avançada, os sinais de insuficiência respiratória podem estar presentes.

As manifestações atípicas de botulismo alimentar foram relatadas e alguns sorotipos produzem variações distintas no padrão dos sintomas. A doença do tipo A pode ser mais grave e é mais comumente associada aos achados bulbares e fraqueza da extremidade superior. A doença com o tipo A e o tipo B pode raramente causar um nível diminuído de consciência. O tipo E está associado a uma maior incidência de sintomas gastrintestinais.[29]

A manifestação clínica do *botulismo infantil* é diferente daquela observada no botulismo alimentar. A constipação é uma queixa comum presente, seguida por vários dias a semanas de má alimentação, choro fraco, perda de controle de cabeça e hipotonia. No exame físico, pacientes apresentam tônus muscular reduzido e reflexos deprimidos do tendão profundo. O comprometimento do nervo craniano causa alterações na expressão facial, ptose e paralisias extraoculares. A insuficiência respiratória ocorre em 50% dos pacientes. A febre é ausente, a menos que uma infecção secundária esteja presente.[36]

O *botulismo por feridas* tem diferenças notáveis em relação ao botulismo alimentar. O período de incubação é maior, de 4 a 14 dias, pois a toxina deve ser produzida dentro da ferida após a germinação dos esporos. Se a ferida é infectada, o paciente deve estar febril. Os sintomas gastrintestinais são notavelmente ausentes no botulismo por feridas. Os episódios recorrentes são bem descritos.[32]

A manifestação clínica de *botulismo não classificado (infeccioso adulto)* é semelhante ao do botulismo alimentar, embora a taxa de mortalidade seja significativamente maior. A recuperação do botulismo é lenta e os sobreviventes são hospitalizados por várias semanas a meses.

Complicações

Complicações do botulismo estão relacionadas à insuficiência respiratória e problemas associados ao manejo prolongado da terapia intensiva. A aspiração de secreções orais e de conteúdos gástricos pode ocorrer, pois a perda de reflexos protetores das vias aéreas pode ser observada. Nos últimos 50 anos, a taxa de mortalidade geral diminuiu de 50% para menos de 1% com a terapia intensiva moderna. As taxas de mortalidade são maiores em pacientes com botulismo por ferida (15% a 17%) e menor em pacientes com botulismo infantil (< 1%). Para aqueles que se recuperam, a força e resistência muscular podem não retornar ao normal por um período de 1 ano e problemas psicológicos persistentes são comuns.[31]

Estratégias Diagnósticas

O botulismo é um diagnóstico clínico que deve ser considerado em qualquer paciente que manifesta um conjunto de disfunções gastrintestinais, autonômicas e do nervo craniano. O comprometimento bilateral do nervo craniano e a progressão dos achados neurológicos deve aumentar a suspeita clínica. Os estudos laboratoriais de rotina não têm utilidade no diagnóstico. Se uma punção lombar é realizada, o LCR em pacientes com botulismo é normal ou pode mostrar uma discreta elevação de proteínas.[34]

O diagnóstico é confirmado pela detecção de toxina botulínica no sangue do paciente; a toxina botulínica ou *C. botulinum* nos conteúdos gástricos, fezes ou feridas do paciente; ou toxina ou organismos na fonte alimentar suspeita. Os departamentos de saúde local e o CDC devem ser notificados para instrução no manuseio de espécimes. De preferência, as amostras devem ser obtidas antes da administração de antitoxina, mas o tratamento não deve esperar a confirmação laboratorial. As medidas seriadas da capacidade vital do paciente são úteis em reconhecer a deterioração da função ventilatória.[29]

A eletromiografia pode detectar as anormalidades consistentes com o diagnóstico de botulismo e pode ser útil em diferenciar o botulismo de outras doenças paralíticas. A assinatura eletromiográfica de botulismo é a amplitude diminuída do potencial de ação muscular composto em resposta ao estímulo supramáximo e a facilitação do potencial de ação muscular com estimulação repetitiva do nervo. Nem todas as unidades motoras são afetadas e os resultados normais do teste não excluem o diagnóstico.[29]

Diagnóstico Diferencial

O diagnóstico diferencial de *botulismo adulto* inclui uma ampla variedade de doenças. Comumente, a primeira manifestação clínica é diagnosticada incorretamente, pois os sintomas iniciais sugerem faringite ou gastroenterite, sendo que ambos afetam vários membros de uma única residência. Somente após a progressão de um ou mais casos para o botulismo clássico é que o diagnóstico geralmente é sugerido.

O botulismo deve ser diferenciado de outras doenças que causam paralisia. Na síndrome de Guillain-Barré, a fraqueza geralmente começa distalmente e ascende, as parestesias podem estar presentes e o nível de proteína no LCR pode estar elevado. A paralisia por carrapatos é uma paralisia ascendente, que é notável pela falta de envolvimento bulbar e a presença de um carrapato. Na miastenia grave, os sinais oculares também são proeminentes, mas a resposta pupilar é preservada, os sintomas autonômicos não estão presentes e a fraqueza responde à administração de edrofônio ou gelo aplicado ao grupo muscular afetado. É importante ressaltar que a melhora mínima na fraqueza após administração de edrofônio é relatada no botulismo.[37] A poliomielite causa febre, sinais de assimetria neurológica e anormalidades no LCR. A difteria pode ser diferenciada pelo intervalo prolongado entre faringite e sintomas neurológicos. A síndrome de Eaton-Lambert não envolvem geralmente os músculos bulbares. Acidentes vasculares encefálicos de tronco têm um início agudo e os sinais e sintomas são assimétricos e de localização neuroanatômica.

Algumas toxinas devem ser consideradas também no diagnóstico diferencial de botulismo. Os anticolinérgicos (atropina, beladona, quinquilho) causam dilatação da pupila e membranas mucosa secas e avermelhadas, mas também causam delírio com alterações no estado mental. Os inseticidas organofosfatos causam hipertermia e estado mental alterado. As reações distônicas são autolimitadas e respondem à difenidramina ou benztropina. O bloqueio neuromuscular por administração de aminoglicosídeos é diferenciado pela história de medicamentos. O envenenamento por metais pesados produz alterações no estado mental. A toxicidade por magnésio pode mimetizar o botulismo, mas a história e os níveis séricos de magnésio distinguem essas entidades. No envenenamento paralítico com mariscos, as parestesias são evidentes, história de ingestão de mariscos está presente e a recuperação ocorre em 24 horas.

O *botulismo infantil* tem um diagnóstico diferencial mais amplo. As doenças comuns que mimetizam a apresentação clínica de botulismo infantil incluem sepse, doenças virais, desidratação, encefalite, meningite e déficit no desenvolvimento nerupsicomotor. As doenças neurológicas, tais como a síndrome de Guillain-Barré, miastenia grave e poliomielite também devem ser consideradas.[36] Hipotireoidismo, hipoglicemia, difteria e exposições a toxinas fazem parte do diagnóstico diferencial a ser considerado, como em condições menos comuns, tais como erros inatos de metabolismo, distrofia muscular congênita e doenças neurodegenerativas.

Manejo

O tratamento de botulismo consiste em cuidado de suporte e tratamento específico com antitoxina e outros medicamentos para bloquear os efeitos da toxina. Todos os pacientes com suspeita de botulismo devem ser admitidos no hospital e colocados em uma unidade de terapia intensiva (UTI), pois a insuficiência respiratória pode se desenvolver rapidamente. A diminuição da capacidade vital para menos de 30% do previsto ou menos de 12 mL/kg é um critério apropriado para intubação. Íleo paralítico deve ser tratado com sucção nasogástrica e retenção urinária com um sonda vesical de demora. Felizmente, a disfunção autonômica do botulismo é muito menos grave do que a do tétano e raramente requer intervenção.[31]

Enemas salinos e catárticos foram recomendados por alguns autores para limpar o trato gastrintestinal da toxina residual. Os catárticos não devem ser administrados na presença de íleo e aqueles contendo magnésio devem ser evitados, pois os níveis séricos elevados de magnésio podem exacerbar a fraqueza muscular. Um cuidado especial deve ser tomado com o uso de *clearance* gastrintestinal em crianças com botulismo. Como a fonte da toxina está localizada fora do trato gastrintestinal no botulismo por feridas, a descontaminação intestinal não é indicada.[31]

A antitoxina equina, que contém anticorpos para as toxinas dos tipos A, B e E, deve ser administrada o mais rápido possível após obtenção das amostras laboratoriais. Ela neutraliza a toxina circulante, mas não tem efeito sobre a toxina ligada. A administração precoce previne a progressão da doença, diminui a duração da permanência no ambiente hospitalar, previne a insuficiência respiratória e encurta a duração da insuficiência respiratória em pacientes com doença grave. A antitoxina pode ser obtida do CDC ou departamento estadual de saúde (EUA). Após a realização do teste cutâneo de hipersensibilidade, um frasco de 10 mL deve ser administrado por via IV. A meia-vida sérica é de 5 a 8 dias. Por essa razão, e ao contrário da informação na bula, apenas um frasco da antitoxina é necessário. Doses repetidas são desnecessárias e aumentam o risco de reações de hipersensibilidade, que ocorrem em aproximadamente 9% dos pacientes.[31]

O botulismo infantil é tratado com a imunoglobulina para o botulismo humano (BabyBIG)®, que é o *pool* de plasma derivado de adultos imunizados com altos títulos de anticorpos para as toxinas A e B.[37] O BabyBIG® reduz a duração de permanência no hospital em uma média de 3,1 semanas e a ventilação mecânica em uma média de 1,7 semanas. Pode ser obtido pela ligação ao California Department of Public Health Infant Botulism Treatment and Prevention Program nos números 510-231-7600 ou 510-540-2646.[36,37]

Os antibióticos não são recomendados atualmente para o botulismo alimentar e podem aumentar a lise celular e promover a liberação de toxinas. No botulismo por feridas, visto que a fonte de toxinas é a produção *in vivo* dentro da ferida infectada, o debridamento e a administração de antibióticos devem ser considerados apenas após a antitoxina ter sido administrada. De outro modo, o uso de antibióticos deve ser limitado para o tratamento de infecções secundárias que podem se desenvolver. O tratamento com antibióticos tanto do botulismo infantil quanto por feridas não tem benefício comprovado. Se um antibiótico é utilizado por qualquer razão em um paciente com botulismo, todas as tentativas devem ser feitas para evitar os aminoglicosídeos e tetraciclinas, pois podem prejudicar a entrada de cálcio nos neurônios e agravar os efeitos da toxina botulínica.[29]

O hidrocloreto de guanidina pode aumentar a liberação de acetilcolina das fibras nervosas terminais e foi recomendado como um componente experimental de terapia para o botulismo.[37]

Seguimento

Todos os pacientes com possível botulismo devem ser admitidos no hospital e colocados em uma UTI, visto que a insuficiência respiratória pode se desenvolver rapidamente e insidiosamente. Um infectologista deve ser consultado para as questões de conduta terapêutica. O CDC deve se comunicado para assistência em qualquer caso de suspeita de botulismo. O CDC pode ser contatado pelos telefones 404-639-3311 (dias) e 404-639-2540 (noites, finais de semana e feriados). Os departamentos de saúde estaduais e locais também podem ser úteis na investigação e prevenção de grandes epidemias. Os departamentos de emergência da área devem ser alertados de forma que os casos subsequentes possam ser procurados e diagnosticados.

PNEUMOCOCCEMIA

Princípios

Introdução

Streptococcus pneumoniae é uma causa significativa de morbidade e mortalidade mundialmente. A pneumococcemia é definida como a presença de *S. pneumoniae* no sangue. A manifestação clínica varia de doença branda a síndrome sistêmica, fulminante e de risco à vida. *S. pneumoniae* também causa uma infinidade de infecções localizadas, incluindo otite média, pneumonia, meningite e, menos comumente, endocardite, artrite séptica e peritonite.[33,38]

S. pneumoniae foi descoberto em 1881 por Sternberg nos Estados Unidos e simultaneamente por Pasteur na França. Foi denominado pneumococos, pois era a causa mais comum de pneumonia lobar. A primeira vacina pneumocócica foi licenciada para uso nos Estados Unidos em 1977 e hoje existem duas formas disponíveis: um para crianças menores de 2 anos e indivíduos imunossuprimidos e um para indivíduos sadios com mais de 2 anos de idade.[39-42]

Epidemiologia

S. pneumoniae permanece como uma causa substancial de doença grave apesar da disponibilidade de antibióticos e vacinas. A infecção pneumocócica manifesta-se esporadicamente em indivíduos normais e em pacientes imunossuprimido. A maioria dos casos de infecções pneumocócicas é adquirida na comunidade e a incidência máxima é no inverno.[33] A doença pneumocócica invasiva (DPI) é definida como isolamento de *S. pneumoniae* a partir de um sítio normalmente estéril (sangue, fluido pleural, LCR). A pneumococcemia ocorre em menos de 2% de todos os pacientes hospitalizados com pneumonia adquirida na comunidade, mas em até 7,3% daqueles admitidos na UTI, 11,5% daqueles com infiltrados multilobares, 15% daqueles com temperatura superior ou igual a 40 °C ou inferior ou igual a 35 °C, 20% daqueles com pressão sanguínea sistólica abaixo de 90 mmHg e 22% dos indivíduos com HIV. Outras fontes incluem as meninges (8%) e os seios nasais ou orelha média (4%). A bacteremia é primária em 18% dos adultos, mas muito maior em crianças. As pessoas em risco mais elevado para pneumococcemia incluem aqueles com doença respiratória crônica ou cardiovascular, com alcoolismo crônico, pacientes com cirrose, diabetes melito ou baço ausente ou funcionalmente deficiente (pós-esplenectomia ou doença falciforme), aqueles que recebem terapia imunossupressora, com insuficiência renal crônica, síndrome nefrótica, transplante de órgãos, linfoma, doença de Hodgkin, mieloma múltiplo e síndrome da imunodeficiência adquirida (AIDS).[41] O *pneumococcus* é transmitido de pessoa para pessoa pelo contato íntimo, e as condições de moradia superlotada estão associadas à epidemia.

A taxa de mortalidade da pneumococcemia é de 10% a 20% para adultos jovens e muito maior para idosos, indivíduos com doença de base e aqueles com infecções localizadas, como a meningite.[43] A taxa de mortalidade é significativamente inferior em crianças.

Etiologia

A pneumococcemia é causada por *S. pneumoniae*, uma bactéria coco gram-positiva, anaeróbia facultativa, encapsulada. As diferenças antigênicas na cápsula polissacarídica distingue *S. pneumoniae* em 90 sorotipos.[33] Nos Estados Unidos, os sete sorotipos presentes em Prevnar® (vacina) são responsáveis pela maioria das doenças invasivas em crianças menores de 6 anos de idade e 50% da doença invasiva em pessoas com mais de 6 anos de idade. Mundialmente, 10 tipos capsulares são responsáveis por dois terços da doença invasiva.

Fisiopatologia

S. pneumoniae entra na corrente sanguínea por uma das duas rotas: (1) Começa como uma infecção pulmonar e dissemina-se para os linfonodos mediastinais, o ducto torácico e para a circulação; (2) coloniza ou causa infecção no trato respiratório superior e dissemina-se para o espaço subaracnóideo através dos vilos aracnóideos para os seios venosos e para o sangue (com ou sem envolvimento da meninge).

A bacteremia por *S. pneumoniae* causa um quadro clínico que varia de doença febril leve a choque séptico de risco à vida. As diferentes cápsulas de *S. pneumoniae* conferem níveis variáveis de resistência à fagocitose, resultando em um espectro de virulência entre esses sorotipos. Diversos fatores de virulência contribuem para aderência aos tecidos, inibição da fagocitose, ativação do complemento e estimulação de citocinas.[33]

As defesas do hospedeiro dependem fortemente da produção de anticorpos e do complemento, e as pessoas com imunidade humoral deficiente são mais suscetíveis à DPI. Em pacientes com infecções pneumocócicas, os anticorpos específicos ao sorotipo da cápsula desenvolvem-se em vários dias do início da infecção. Essa resposta ocorre aproximadamente 30 dias após um paciente receber a vacina pneumocócica. Pacientes que demonstram considerável resistência do hospedeiro são capazes de desenvolver imunidade ativa e algumas crianças podem eliminar espontaneamente a pneumocecemia comprovada pela cultura.

Aspectos Clínicos

Sinais e Sintomas

A manifestação clínica de pneumococcemia varia de doença leve a doença fulminante, progredindo para morte em várias horas. A bacteremia oculta começa como uma doença febril na qual a única indicação direta de pneumococcemia é uma cultura de sangue positiva (frequentemente 24 a 48 horas). A sepse é a resposta sistêmica à infecção, manifestada por dois ou mais dos seguintes fatores: (1) temperatura superior a 38 °C ou inferior a 36 °C; (2) frequência cardíaca maior do que 90 batimentos/minuto; (3) frequência respiratória maior do que 20 respirações/minuto ou pressão parcial de dióxido de carbono em gasometria arterial inferior a 32 mmHg; e (4) contagem de leucócitos superior a 12.000/mm³, inferior a 4.000/mm³ ou mais do que 10% de formas imaturas (bastonetes).[44] Pacientes podem manifestar letargia, sinais de baixa perfusão tecidual, cianose e hipoventilação ou hiperventilação. Tanto a bacteremia oculta ou sepse podem ocorrer em conjunto com a infecção localizada.

Os sintomas podem incluir febre, calafrios, tosse, dificuldade de respiração, cefaleia e erupção cutânea. Acredita-se que os calafrios com tremores que ocorrem com a pneumococcemia sejam causados por uma toxina. A manifestação clínica de pneumococcemia é semelhante ao de outras doenças febris comuns. Embora os sinais de infecção focal, tais como a pneumonia, possam estar presentes, frequentemente a única indicação de pneumococcemia é a febre ou outros sinais de toxicidade bacteriana.

A maioria dos pacientes adultos apresenta febre ou hipotermia. A tosse, rigidez, dor pleurítica e sintomas gastrointestinais ocorrem em aproximadamente um terço dos pacientes adultos. Os pacientes se queixam de sintomas constitucionais inespecíficos, semelhantes àqueles das doenças virais comuns. A febre alta (temperatura > 38,5 °C) ocorre em 90% dos pacientes mais jovens, mas em menos de 60% daqueles com mais de 65 anos de idade. Pacientes com sinais de sepse têm risco aumentado de evolução fulminante com rápida deterioração. Os achados do exame físico variam de acordo com o sítio de infecção primária. Uma fonte primária focal de infecção é mais comum em adultos do que em crianças. Os clínicos devem avaliar a presença de sinais de otite média, sinusite e meningite. A pneumococcemia é considerada primária em 18% dos adultos e 30% das crianças, de forma que a ausência de infecção localizada como uma fonte não descarta a DPI.

Complicações

O colapso cardiovascular pode ocorrer com a sepse pneumocócica fulminante. Pacientes que desenvolvem a doença grave por pneumococcemia podem ter lesões em órgãos-alvo por perfusão inadequada, coagulação intravascular disseminada (CIVD), embolia séptica, insuficiência respiratória, meningite, hemorragia gastrintestinal, coma hepático, insuficiência renal e infarto do miocárdio.

A pneumococcemia ocasionalmente resulta na disseminação hematogênica, causando peritonite, artrite, endocardite, meningite e celulite. Adultos e crianças com asplenia funcional ou anatômica podem desenvolver pneumococcemia fulminante, denominada *infecção fulminante pós-esplenectomia (IFPE)*, caracterizada por choque séptico, hemorragia adrenal e CIVD. Embora a incidência de IFPE seja desconhecida, os estudos demonstram que é uma doença substancial e que o risco não diminui ao longo do tempo após a esplenectomia. As infecções pneumocócicas invasivas ocorrem nos primeiros 2 anos pós-esplenectomia e cerca de dois terços ocorrem entre 5 e 20 anos. A IFPE pode se originar com sintomas indistinguíveis daqueles das doenças virais comuns.[45,46] O aumento na incidência em 100 vezes da bacteremia pneumocócica e meningite em crianças com doença falciforme é provavelmente primariamente devido à disfunção esplênica, mas as anormalidades no complemento também podem ter uma função.[47]

Estratégias Diagnósticas

O único teste específico para pneumococcemia é a cultura sanguínea que cresce *S. pneumoniae*. O exame complementar deve incluir um hemograma completo com culturas diferenciais, sanguíneas e de urina, valores de eletrólitos, concentração de glicose, nível de creatinina sérica, lactato sérico e nível de nitrogênio ureico no sangue. Uma radiografia torácica pode demonstrar pneumonia. Os resultados da coloração de Gram do escarro, cultura e teste de sensibilidade podem auxiliar a direcionar posteriormente a assistência hospitalar. Os espécimes de escarro devem ser coletados antes da terapia antimicrobiana ser instituída, se possível; contudo, a terapia não deve ser adiada para o único propósito de obtenção do escarro. O teste de antígeno da urina para o polissacarídeo pneumocócico tem sensibilidade de até 100% na DPI.[47]

Se o paciente parecer toxemiado ou tiver sinais de comprometimento respiratório, os exames de gasometria arterial, lactato sérico e perfil de coagulação devem ser obtidos. Se os sinais de meningite ou alterações no estado mental estão presentes, uma punção lombar deve ser realizada. A coloração de Gram da série branca pode ser positivo em casos de sepse pneumocócica fulminante. A contagem de leucócitos geralmente é elevada. Uma contagem normal ou baixa de leucócitos é sugestiva de doença mais grave, assim como a hipoxemia e hipercarbia. O aumento da mortalidade ocorre em pacientes com níveis séricos de creatinina maiores do que 2,0 mg/dL, níveis de bilirrubina maiores do que 1,5 mg/dL e níveis de albumina inferiores a 2,5 g/dL.

Diagnóstico Diferencial

A pneumococcemia em sua forma mais benigna deve ser diferenciada de outras doenças febris, tais como as infecções virais. A combinação de achados clínicos e resultados da cultura possibilita distinguir a bacteremia e sepse de outros sinais. A presença de febre e choque, com ou sem erupção cutânea diferenciada, sugere a possibilidade de sepse causada por *Haemophilus influenzae*, *Neisseria meningitidis* e outros tipos de estreptococos. A presença de pneumococcemia confirmada não exclui outros diagnósticos, tais como influenza e neoplasia pulmonar.

Manejo

Tratamento Agudo

O manejo de pneumococcemia consiste em estabilização das condições de risco à vida, erradicação da infecção e tratamento de condições coexistentes ou predisponentes. Todos os pacientes sépticos devem ser tratados com a terapia precoce guiada por metas (Cap. 130).[48,49] A decisão para iniciar a terapia de antibióticos é frequentemente realizada com dados objetivos limitados, que incluem os achados clínicos, idade do paciente, condições de base e possíveis estudos preliminares laboratoriais.

O início imediato de antibióticos é essencial para reduzir a morbidade e a mortalidade da infecção pneumocócica e deve acontecer na sala de emergência. Para simplificar a seleção de uma estratégia de tratamento, pacientes podem ser divididos em três grupos:
1. Bacteremia ou sepse sugeridos pelos achados clínicos; organismo não identificado: Os antibióticos de amplo espectro são administrados neste grupo de pacientes, com base no organismo mais provável, idade do paciente, condição imunológica, presença de distúrbios coexistentes e padrões locais de resistência aos

antibióticos. O regime de antibióticos é alterado após identificação positiva do organismo e suas sensibilidades.

2. Crescimento de *S. pneumoniae* é relatado em hemoculturas (geralmente 1 a 2 dias antes): O regime de tratamento para bacteremia oculta é conduzido pela idade do paciente, história, exame físico, estado geral e resultados de teste complementar. O antibiótico selecionado na visita inicial pode ser suficiente para tratar a bacteremia pneumocócica subsequentemente identificada pelo laboratório. O paciente deve ser reavaliado imediatamente. A repetição da cultura sanguínea deve ser obtida se o paciente não estiver tomando um antibiótico. Para crianças em bom estado geral, um período de 7 a 10 dias de tratamento com antibiótico oral apropriado é razoável. A decisão para admitir uma criança é baseada nos achados durante a reavaliação.

3. Bacteremia ou sepse é sugerida e *S. pneumoniae* é identificado de um sítio de infecção local, tais como coloração de Gram do escarro: O regime de antibióticos é centrado estritamente.

Pacientes adultos com pneumococcemia confirmada por laboratório podem ser tratados com penicilina G cristalina, se a suscetibilidade foi documentada: 2 a 4 milhões de unidades IV a cada 4 horas, se os padrões de resistência local à penicilina ainda forem baixos. A meningite é tratada com 4 milhões de unidades de penicilina G cristalina a cada 4 horas. Em crianças, a dosagem para meningite é de 250.000 unidades/kg/dia, em doses divididas a cada 4 horas IV até um máximo de 20 milhões de unidades.

S. pneumoniae suscetível à penicilina nos Estados Unidos continua a declinar.[50] A menos que a suscetibilidade à penicilina tenha sido documentada, o tratamento deve iniciar com a ceftriaxona (1 a 2 g IV a cada 12 a 24 horas; 50 a 100 mg/kg/dia em crianças) ou cefepime (1 a 2 g IV a cada 12 horas; 50 mg/kg a cada 8 horas em crianças). Quando a meningite estiver presente, as doses mais elevadas devem ser administradas. Em áreas onde a resistência à ceftriaxona emergiu, a vancomicina deve ser administrada (1 g IV a cada 12 horas; 40 mg/kg/dia dividido a cada 6 a 8 horas em crianças). Um infectologista pode ser capaz de auxiliar com o antibiótico.

A ceftriaxona IM é administrada comumente em crianças com suspeita de bacteremia oculta tratados como pacientes ambulatoriais enquanto os resultados de hemocultura estão em andamento. A ceftriaxona (dose inicial de 50 a 100 mg/kg IM ou IV, seguida por dosagem diária de 100 mg/kg em doses divididas a cada 12 horas, até um máximo de 4 g) e cefotaxima (200 mg/kg/dia em doses divididas a cada 6 horas IV, até um máximo de 12 g) são antibióticos excelentes para *N. meningitidis* e *H. influenzae*. O tratamento alternativo inicial de pneumococcemia em pacientes alérgicos à penicilina ou cefalosporinas inclui vancomicina, imipenem e cloranfenicol. O cloranfenicol tem o risco associado de toxicidade e interação com medicamentos anticonvulsivantes.

Pacientes com pneumococcemia podem não responder ao tratamento nas primeiras 24 a 48 horas de terapia. Isso pode ser atribuído à evolução normal da doença, um diagnóstico incorreto, doença de base ou regime de antibiótico que não trata a infecção suficientemente.

Vacinação

A vacina pneumocócica é eficaz em prevenir a infecção; a vacina 23-valente disponível atualmente contém antígenos polissacarídicos purificados dos sorotipos que causam 70% a 88% das infecções pneumocócicas nos Estados Unidos. Embora seja apenas 60% a 70% eficaz na prevenção da doença invasiva, é segura, barata e de utilidade considerável para grupos de risco bem definidos.[39,41] A vacina pneumocócica 23-valente tem imunogenicidade limitada em crianças mais jovens do que 2 anos. A vacina conjugada heptavalente PCV7, licenciada em 2000, que liga o polissacarídeo a proteínas, resultando em melhor resposta imunogênica em crianças com idade inferior a 2 anos.[51] Essa vacina significativamente diminuiu a DPI causada pelos sorotipos incluídos, mas um aumento na doença causada por sorotipos não incluídos na vacina levaram ao desenvolvimento de uma vacina conjugada 13-valente. A PCV13 foi licenciada nos Estados Unidos em 2010 e substituiu a PCV7.[39] As recomendações para o uso de PCV13 e vacinas 23-valente (PPSV23) são apresentadas nas Tabelas 121.4, 121.5 e 121.6.[52,53]

Aproximadamente 50% da DPI em crianças com comorbidades é causada por sorotipos não incluídos na vacina 13-valente ou 23-valente.[54] Outras medidas preventivas para a pneumococcemia incluem imunização passiva com imunoglobulinas para pacientes com doenças causadas por imunodeficiências congênitas ou adquiridas e profilaxia diária com antibióticos para crianças com asplenia funcional ou anatômica.[55]

Seguimento

O seguimento do paciente depende da sua idade, condição clínica e presença de comorbidades. Os pacientes com aparência tóxica em qualquer idade devem ser tratados imediatamente com antibióticos e admitidos ao hospital. Pacientes com condições de base ou coexistentes e aqueles com evolução incerta da doença também devem ser admitidos ou observados.

As crianças que são afebris e parecem bem durante o exame inicial são improváveis de apresentarem sequelas graves. A decisão para tratar uma criança febril com antibióticos em unidade ambulatorial deve ser baseada em achados clínicos, história de vacinação, história médica, capacidade dos pais para seguirem as instruções na alta hospitalar e disponibilidade de seguimento em tempo hábil.

MENINGOCOCCEMIA

Princípios

Introdução

Poucas situações clínicas na medicina de emergência produzem maior ansiedade do que a infecção meningocócica. Praticamente todos os clínicos de emergência experientes tiveram um paciente que apareceu relativamente bem na apresentação inicial que evoluiu para condição crítica, com infecção fulminante horas depois. Vieusseux inicialmente descreveu "Febre epidêmica cerebroespinal" em 1805 e Weichselbaum identificou o agente bacteriano causador em 1887. A introdução da terapia com sulfonamida em 1937 melhorou significativamente o desfecho clínico. A profilaxia com sulfonamida também foi eficaz na erradicação do estado de carreador e foi utilizada para prevenir a epidemia que ocorreu em quartéis militares. Nos anos de 1940, a resistência à sulfonamida tornou-se emergente. Em 1963, um surto de doença meningocócica resistente ocorreu nos Estados Unidos, que impulsionou esforços para o desenvolvimento da vacina. A resistência mundial subsequente resultou em esforços contínuos para desenvolver vacinas seguras e eficazes.[55]

Epidemiologia

Humanos representam o único reservatório para *N. meningitidis*. Em 2013, 564 casos de doença meningocócica foram relatados nos Estados Unidos. A Active Bacterial Core surveillance, órgão do CDC, relata uma incidência de 0,14 por 100.000 indivíduos na população, uma diminuição notável desde o licenciamento da primeira vacina meningocócica conjugada, em 2005 (Fig. 121.5). Dos mais de 13 sorogrupos, os grupos A, B, C, Y e W-135 causam a maioria das infecções. Grande parte dos casos ocorre esporadicamente, com surtos ocasionais, notavelmente em dormitórios dos campi universitários ou em outras situações de moradia com grande aglomeração. Mais da metade dos casos em crianças é causada pelo sorogrupo B, para o qual não existe vacina eficaz. Os sorogrupos C, Y e W-135 causam 75% da doença meningocócica em pacientes com mais de 11 anos de idade.[56] Embora o agrupamento seja importante para rastrear a doença, todos os grupos são capazes de causar o mesmo espectro de doença clínica.

TABELA 121.4
Recomendações do Centers for Disease Control and Prevention para o Uso da PVC13 e PPSV23 em Adultos

GRUPO DE RISCO	CONDIÇÃO MÉDICA DE BASE	PCV13 RECOMENDADA	PPSV23[a] RECOMENDADA	REVACINAÇÃO AOS 5 ANOS APÓS A PRIMEIRA DOSE
Indivíduos imunocompetentes	Doença cardíaca crônica[b]		✓	
	Doença pulmonar crônica[c]		✓	
	Diabetes mellitus		✓	
	Extravasamento de LCR	✓	✓	
	Implantes cocleares	✓	✓	
	Alcoolismo		✓	
	Doença hepática crônica		✓	
	Tabagismo		✓	
Pessoas com asplenia funcional ou anatômica	Doença falciforme / outras hemoglobinopatias	✓	✓	✓
	Asplenia congênita ou adquirida	✓	✓	✓
Indivíduos imunocomprometidos	Imunodeficiências congênitas ou adquiridas[d]	✓	✓	✓
	Infecção pelo HIV	✓	✓	✓
	Insuficiência renal crônica	✓	✓	✓
	Síndrome nefrótica	✓	✓	✓
	Leucemia	✓	✓	✓
	Linfoma	✓	✓	✓
	Doença de Hodgkin	✓	✓	✓
	Malignidade generalizada	✓	✓	✓
	Imunossupressão iatrogênica[e]	✓	✓	✓
	Transplante de órgãos sólidos	✓	✓	✓
	Mieloma múltiplo	✓	✓	✓

[a]Todos os adultos com idade superior ou igual a 65 anos devem receber uma dose de PPSV23, independentemente da história prévia de vacinação com a vacina pneumocócica
[b]Incluindo insuficiência cardíaca congestiva e cardiomiopatias
[c]Incluindo doença pulmonar obstrutiva crônica, enfisema e asma
[d]Inclui deficiência de linfócitos B (humoral) ou T, deficiências no sistema complemento (particularmente deficiências nos componentes C1, C2, C3 e C4) e distúrbios fagocíticos (excluindo a doença granulomatosa crônica)
[e]Doenças que necessitam de tratamento com medicamentos imunossupressores, incluindo corticosteroides sistêmicos de longo prazo e radioterapia
LCR, Líquido cefalorraquidiano; HIV, Vírus da imunodeficiência humana.

TABELA 121.5
Recomendações do Centers for Disease Control and Prevention para o Uso da Vacina PCV13 Entre Lactentes e Crianças que Não Receberam Doses Prévias de PCV7 ou PCV13, por Idade na Primeira Dose

IDADE NA PRIMEIRA DOSE	SÉRIE DE PCV13 PRIMÁRIA[A]	DOSE DE REFORÇO DA PCV13[B]
2 a 6 meses	3 doses	1 dose na idade de 12 a 15 meses de idade
7 a 11 meses	2 doses	1 dose na idade de 12 a 15 meses de idade
12 a 23 meses	2 doses	—
24 a 59 meses (crianças sadias)	1 dose	—
24 a 71 meses (crianças com algumas doenças crônicas ou condições de imunocomprometimento (Tabela 121-5B)	2 doses	—

[a]Intervalo mínimo entre as doses é de 8 semanas, exceto em crianças vacinadas com < 12 meses de idade para os quais o intervalo mínimo entre as doses é de 4 semanas. A idade mínima para administração da primeira dose é de 6 semanas de idade.
[b]Administrada pelo menos 8 semanas após a dose prévia.
Advisory Committee on Immunization Practices (ACIP), Estados Unidos, 2010.

TABELA 121.6
Condições Médicas de Base que São Indicações para Vacinação Pneumocócica Entre Crianças, pelo Grupo de Risco

GRUPO DE RISCO	CONDIÇÃO
Crianças imunocompetentes	Doença cardíaca crônica[a] Doença pulmonar crônica[b] Diabetes melito Extravasamento de LCR Implante coclear
Crianças com asplenia funcional ou anatômica	Doença falciforme e outras hemoglobinopatias Asplenia congênita ou adquirida ou disfunção esplênica
Crianças com condições de imunocomprometimento	Infecção pelo HIV Insuficiência renal crônica e síndrome nefrótica Doenças associadas ao tratamento com medicamentos imunossupressores ou radioterapia, incluindo neoplasias malignas, leucemias, linfomas e doença de Hodgkin; ou transplante de órgãos sólidos Imunodeficiência congênita[c]

[a]Particularmente a doença cardíaca congênita cianótica e insuficiência cardíaca.
[b]Incluindo asma, se tratada com corticosteroides orais de alta dose prolongada.
[c]Inclui deficiência de linfócitos B (humoral) e T; deficiências do complemento, particularmente deficiência de C1, C2, C3 e C4; e distúrbios fagocíticos (excluindo a doença granulomatosa crônica).
LCR, Líquido cefalorraquidiano; HIV, Vírus da imunodeficiência humana.
Advisory Committee on Immunization Practices (ACIP), Estados Unidos, 2010.

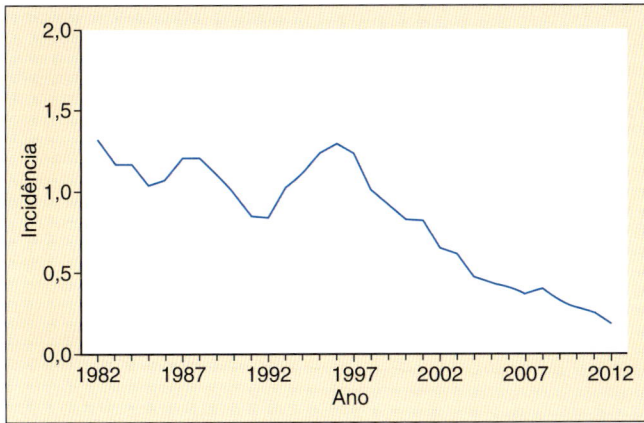

Fig. 121.5. Incidência anual de doença meningocócica nos Estados Unidos de 1982-2012. (De Adams D, et al: Summary of notifiable diseases—United States, 2012. *MMWR: Weekly* 61[53]:1-121, 2014.)

A incidência de doença meningocócica é máxima no inverno. A sobreposição nesta variação anual são os picos cíclicos de doença a cada 5 a 15 anos. Aproximadamente a cada 10 anos, os enormes surtos do sorogrupo A ocorrem na África Subsaariana ("cinturão de meningite"). O último surto foi em 2013 com mais de 9.000 casos e próximo a 900 mortes.[57] Durante os períodos não epidêmicos, crianças com menos de 5 anos de idade tiveram a incidência elevada de infecção. Durante a epidemia, a incidência aumenta entre crianças na faixa etária de 5 a 9 anos, uma observação que pode ser útil em prever o início de uma epidemia. Condições de moradia superlotadas aumentam o risco de disseminação da doença meningocócica. A incidência de doença e o estado do carreador são várias vezes maiores entre recrutas militares nas primeiras semanas do serviço do que no público em geral. Isso também é verdadeiro em calouros universitários, particularmente aqueles morando em dormitórios. Outros fatores de risco para o desenvolvimento de doença meningocócica invasiva incluem contato íntimo com um paciente infectado, deficiência do complemento, deficiência em properdina, asplenia, alcoolismo crônico, tabagismo ativo e passivo, uso de corticosteroides e doença respiratória recente.

A taxa de mortalidade de meningococemia é de 40% nos Estados Unidos. A septicemia sem meningite leva a uma taxa de mortalidade muito mais elevada (até 70%) do que a meningite sozinha (menos de 10%).[55,56,58]

Etiologia

A doença meningocócica é causada por *N. meningitidis*, um diplococo gram-negativo, aeróbio, fastidioso. *N. meningitidis* é um organismo encapsulado classificado em pelo menos 13 sorogrupos com base nos polissacarídeos capsulares.[55]

Fisiopatologia

N. meningitidis é um patógeno humano obrigatório que se liga às células epiteliais não ciliadas da nasofaringe. Pode permanecer tanto na superfície epitelial ou produzir sintomas leves de infecção do trato respiratório superior. O estado de carreador atua como um processo de imunização. Em alguns pacientes, as bactérias entram na corrente sanguínea e causam infecção localizada, bacteremia, sepse ou infecção fulminante. Várias características do hospedeiro e do microrganismo podem determinar se a doença clínica se desenvolve, mas a presença de anticorpos bactericidas é protetora. A deficiência no sistema complemento tem um papel na incapacidade do hospedeiro em erradicar essa infecção. A cápsula é necessária para a adesão da *N. meningitidis* ao epitélio, mas somente os meningococos não encapsulados entram nas células epiteliais; demonstrou-se que a biossíntese capsular é interrompida quando as bactérias entram na célula epitelial.[55] A liberação de lipo-oligossacarídeo (LOS) e endotoxina pela autólise da célula de *N. meningitidis* é o evento inicial no desenvolvimento da sepse meningocócica. Todos os principais eventos fisiopatológicos de sepse meningocócica são causados pela resposta inflamatória do hospedeiro ao organismo, causando dano funcional e histológico à microvasculatura, resultando em aumento da permeabilidade vascular, vasoconstrição e vasodilatação patológicas, perda de tromborresistência, CIVD e disfunção miocárdica profunda.[55]

Aspectos Clínicos

A manifestação de meningococemia varia de doença febril leve a fulminante progredindo para morte em poucas horas. A maioria dos pacientes tem febre na apresentação. Outras queixas incluem cefaleia, irritabilidade, letargia, mialgia, êmese, diarreia, tosse e rinorreia. Algo em torno de 27% a 77% dos pacientes manifestarão lesões cutâneas hemorrágicas clássicas.[55] Esses pacientes podem progredir rapidamente para púrpura fulminante, com hipotensão, hemorragia adrenal e falência de múltiplos órgãos. As seguintes categorias mostram em detalhes os cinco padrões de apresentação.

Bacteremia Oculta. Esta condição é uma doença febril na qual a única indicação direta de meningococcemia é uma hemocultura positiva, com resultados disponíveis muitas vezes 24 a 48 horas após a avaliação inicial. Em sua forma mais branda, a bacteremia meningocócica não pode ser clinicamente diferenciada das doenças febris mais benignas. Os diagnósticos iniciais nesses pacientes incluem infecções comuns na infância, tais como otite média, infecções virais agudas do trato respiratório superior e gastroenterite. Para alguns pacientes, a doença se resolve após o tratamento com um regime oral de antibióticos; outros apresentam resolução espontânea sem tratamento com antibióticos. *N. meningitidis* são responsáveis por menos de 1% dos casos de bacteremia oculta, mas esses pacientes têm maior probabilidade de desenvolverem meningite (até 58%) do que aqueles com *S. pneumoniae*. Apesar da ausência total de indícios clínicos de infecção meningocócica na apresentação inicial, alguns pacientes não tratados terão subsequentemente uma rápida piora.

Meningite Meningocócica. Pacientes com meningite meningocócica têm manifestação clínica semelhante àqueles com meningite de outras causas, com cefaleia, fotofobia, vômito, febre e sinais de inflamação na meninge. Essa tríade clássica de febre, rigidez da nuca e estado mental alterado está presente em menos de 30% dos pacientes.[59] Lactentes e crianças pequenas podem manifestar febre, irritabilidade e vômito como as únicas queixas. Mais da metade dos pacientes com meningite meningocócica desenvolvem erupção cutânea na apresentação e 20% manifestam convulsões. O início dos sintomas é menos abrupto (geralmente durante 24 horas) e o prognóstico é melhor em pacientes com meningite meningocócica do que em pacientes com meningococcemia sem sinais clínicos de meningite.

Septicemia Meningocócica. Pacientes com septicemia meningocócica apresentam letargia, má perfusão tecidual, cianose e hipoventilação ou hiperventilação. As lesões cutâneas hemorrágicas estão presentes em 28% a 77% dos pacientes, mas uma erupção cutânea macular ou maculopapular pode ocorrer e ser confundida com uma variedade de exantemas virais. As petéquias geralmente aparecem nas extremidades e sob pontos de pressão, tais como os fios elásticos das meias e roupas íntimas, podendo progredir para envolver quase toda a superfície corporal, incluindo a mucosa e esclera, mas normalmente poupam as palmas das mãos, solas dos pés e cabeça. As lesões maculares podem progredir para púrpura e equimoses na meningococcemia fulminante. As púrpuras não são uma coalescência das petéquias, mas uma entidade distinta que caracteriza mais especificamente a meningococcemia. A *purpura fulminans*, a forma mais avançada de septicemia meningocócica, ocorre com mais frequência em crianças e geralmente está associada à CIVD. Essa condição é caracterizada por equimoses de rápida disseminação e gangrena das extremidades. A hemorragia gastrointestinal e das mucosas, assim como a exsudação de sítios intravenosos (IV), podem ocorrer. Os sinais clínicos de meningite e pleocitose do LCR podem não estar presentes, mesmo quando os diplococos são isolados do líquor. Isso é provável em decorrência da progressão sistêmica da doença que é tão rápida que impede a resposta inflamatória na meninge do hospedeiro. O choque é resultado da perda de volume intravascular e insuficiência cardíaca congestiva, provavelmente relacionado à miocardite. A insuficiência renal, coma e hemorragia bilateral da adrenal frequentemente ocorrem.[55]

Febre e Erupção Cutânea Petequial. Até 30% dos pacientes não apresentam sinais de meningite ou septicemia. Geralmente são admitidos por febre e erupção cutânea não branqueável e sem outros achados específicos. Se não forem tratados, a meningite ou septicemia fulminante e choque podem se desenvolver.[52,58]

Meningococcemia Crônica. Esta síndrome é caracterizada por febre, erupção cutânea e artrite em conjunto com uma hemocultura positiva para *N. meningitidis*. A cefaleia e sintomas do trato respiratório superior são muitas vezes frequentes. É a forma mais rara de doença meningocócica, sendo responsável por menos de 2% dos casos. Pode progredir para meningite, endocardite ou meningocemia fulminante independente do tratamento.

Complicações

O colapso circulatório é uma complicação comum de meningococemia e a causa mais comum de morte. Muitos dos mediadores inflamatórios liberados durante a sepse causam vasodilatação periférica, extravasamento capilar e disfunção miocárdica. Acidose, hipoglicemia, hipocalemia, hipocalcemia, hipofosfatemia e hipóxia também contribuem para a disfunção miocárdica, que pode se tornar não responsiva a medicamentos inotrópicos positivos.

A insuficiência respiratória aguda ocorre por extravasamento capilar, CIVD e necessidade de grandes volumes na condição de função cardíaca diminuída. Os pacientes frequentemente necessitam de ventilação mecânica. A insuficiência renal é comum em decorrência da perfusão renal comprometida. Se a meningite acompanha a meningococcemia, os déficits neurológicos focais e as convulsões podem ocorrer, mas são menos comuns do que na meningite pneumocócica. As sequelas neurológicas de longo prazo incluem a perda auditiva, deficiência visual, comprometimento do desenvolvimento neurológico, paralisias de nervos cranianos e hemi- e quadriparesia. A púrpura fulminante pode resultar em lesões cutâneas que necessitam de cirurgia plástica e perda dos dedos e membros por gangrena. A artrite purulenta ou por imunocomplexos e a pericardite com tamponamento também podem ocorrer. O herpes labial ocorre em 5% a 20% dos pacientes com doença meningocócica.

Os indicadores de mau prognóstico incluem convulsões, hipotermia, hiperpirexia, contagem total de leucócitos do sangue periférico inferior a 500/mm^3, contagem de plaquetas menor de 100.000/mm^3, acidose metabólica (pH < 7,3), desenvolvimento de púrpura fulminante, início das petéquias em 12 horas da admissão, ausência de meningite, presença de choque, baixa taxa de sedimentação e extremos de idade. Em um estudo, todos os pacientes que desenvolveram falência dos órgãos desenvolveram um ou mais dos seguintes achados clínicos durante a apresentação inicial: insuficiência circulatória (hipotensão ou choque), contagem de leucócitos periféricos inferior a 10.000 células/mm^3 ou coagulopatias.[53]

Estratégias Diagnósticas

O diagnóstico presuntivo de meningococcemia é baseado nos achados clínicos e confirmado pelo isolamento de *N. meningitidis* a partir de hemoculturas ou geralmente qualquer outro sítio estéril, tais como LCR ou fluido sinovial, pleural ou pericárdico.

De preferência, os espécimes de hemocultura devem ser obtidos antes da administração de antibióticos, a menos que atrase indevidamente o tratamento do paciente. As hemoculturas são positivas em aproximadamente 50% a 80% dos casos. Uma punção lombar deve ser realizada apenas em pacientes estáveis sem evidência de CIVD. O LCR mostra tanto diplococos gram-negativos na coloração de Gram ou cultura positiva em aproximadamente 46% a 94% dos casos. Mesmo os pacientes sem sinais clínicos de meningite frequentemente apresentam o organismo cultivado em LCR. A coloração de Gram de raspados de petéquias podem revelar a presença de diplococos gram-negativos em até dois terços dos casos e o organismo raramente pode ser visualizado na série leucocitária do sangue periférico. Os testes antigênicos altamente específicos para o LCR estão disponíveis, mas possuem uma taxa alta de falso-negativo. A PCR da série leucocitária ou LCR é mais sensível e específica do que outros testes anteriores e não é afetada pela terapia antibiótica prévia.[55,56]

Os testes laboratoriais complementares têm baixa eficiência no estabelecimento de um diagnóstico específico de sepse meningocócica, mas podem ser úteis em excluir outra doença, determinando o prognóstico e o monitoramento de complicações. A contagem de leucócitos pode ser alta, baixa ou normal, mas um aumento de bastonetes geralmente está presente. Os sintomas e sinais de infecção do SNC podem ser inespecíficos no lactente e na criança menor de 2 anos de idade. Se a meningite está presente, a pressão de abertura de LCR geralmente é elevada, o nível de proteína, aumentado, e a concentração de glicose, diminuída. A pleocitose geralmente está presente, com uma predominância de leucócitos polimorfonucleares. Os diplococos gram-negativos podem ser vistos na microscopia. No início da doença ou com doença fulminante, o LCR pode ser livre de células inflamatórias. A evidência sorológica de CIVD é muitas vezes presente.[56,57] Uma radiografia torácica é útil na avaliação de pneumonia e síndrome do desconforto respiratório agudo. Um ecocardiograma auxilia na avaliação da disfunção miocárdica e efusão pericárdica. O lactato sérico pode auxiliar na condução da terapia.

Diagnóstico Diferencial

É difícil distinguir os sinais clínicos de meningococcemia daqueles observados na bacteremia causada por *S. pneumoniae*, outros grupos de estreptococos, *H. influenzae* e *Neisseria gonorrhoeae*. Uma erupção cutânea hemorrágica é mais comumente associada à doença meningocócica. O diagnóstico diferencial de meningococcemia também inclui exantemas virais, a febre maculosa, tifo, febre tifoide, endocardite, síndromes vasculíticas (poliarterite nodosa e púrpura de Henoch-Schönlein), síndrome do choque tóxico (TSS), febre reumática aguda, dengue, reações medicamentosas, púrpura trombocitopênica idiopática e púrpura trombocitopênica trombótica.

Manejo

Tratamento Agudo

A morbidade e mortalidade na meningococcemia são reduzidas com o reconhecimento rápido e imediata terapia com antibióticos. As demoras na terapia para a conclusão dos estudos diagnósticos ou admissão em uma unidade ambulatorial devem ser evitadas. Para simplificar a seleção de uma estratégia de tratamento, os pacientes devem ser divididos em três grupos:

1. Bacteremia ou sepse sugerida pelos achados clínicos; organismo não identificado: Pacientes devem receber antibióticos de amplo espectro com base em fatores que incluem o organismo mais provável, idade do paciente e estado imunológico, presença de distúrbios coexistentes e padrões locais de resistência aos antibióticos. Um agente de espectro mais restrito é selecionado após identificação positiva do organismo e suas sensibilidades.
2. O crescimento de *N. meningitidis* é relatado em hemoculturas prévias: O tratamento de bacteremia oculta é guiado pela idade do paciente, história, exame físico, estado geral e resultados

de testes complementares. O antibiótico selecionado durante a consulta inicial pode ser suficiente para tratar a bacteremia meningocócica subsequentemente identificada pelo laboratório. A decisão de hospitalizar o paciente é baseada nos achados no momento da reavaliação e o risco de sequelas. Independentemente do achado clínico, a maioria dos médicos coleta o sangue para culturas repetidas, considera a punção lombar e realiza a admissão hospitalar do paciente até que os resultados das culturas repetidas sejam obtidos.

3. A bacteremia ou sepse é sugerida e *N. meningitidis* é identificado: O regime de antibióticos é centrado estritamente.

O regime padrão de antibióticos para a meningococcemia confirmada por laboratório é a penicilina G cristalina (4 milhões de unidades a cada 4 horas IV para adultos) e penicilina G cristalina (250.000 a 300.000 unidades/kg/dia em doses divididas a cada 4 horas IV para crianças, até um máximo de 20 milhões de unidades). A resistência à penicilina em *N. meningitidis* permanece baixa nos Estados Unidos, mas é relatada na Espanha e no Reino Unido.[55]

Embora seja a primeira linha de terapia adequada, a penicilina é raramente considerada como o agente inicial em pacientes com suspeita de sepse meningocócica ou meningite. A ceftriaxona (100 mg/kg IV, seguida por dosagem diária de 100 mg/kg em doses divididas a cada 12 horas, até um máximo de 4 g) e cefotaxima (100 mg/kg/dia IV em doses divididas a cada 6 horas, até um máximo de 12 g) também são antibióticos apropriados para uso inicial. As cefalosporinas são seguras e apresentam início rápido de ação e excelente cobertura para *S. pneumoniae* e *H. influenzae*. O cloranfenicol (100 mg/kg/dia dividido a cada 6 horas a um máximo de 4 g/dia) deve ser considerado em pacientes alérgicos à penicilina e cefalosporinas. A ceftriaxona IM é administrada ocasionalmente em crianças com suspeita de bacteremia que são tratadas como pacientes ambulatoriais, enquanto os resultados de cultura são aguardados. Vários relatos demonstraram a eficácia de ceftriaxona (80 a 100 mg/kg IV) em uma única dose diária; contudo, a dosagem aplicada duas vezes ao dia permanece a recomendação padrão neste período. Pacientes tratados com ceftriaxona apresentam uma esterilização mais rápida do LCR e uma incidência menor de perda auditiva do que os pacientes tratados convencionalmente.

Pacientes com meningococcemia fulminante necessitam de manejo imediato das vias aéreas. As necessidades de fluidos podem ser altas por causa do terceiro espaço do fluido; e na condição de disfunção miocárdica frequente, o monitoramento cardiovascular intensivo é requerido. As anormalidades eletrolíticas e ácido-base devem ser corrigidas. Se o paciente é oligúrico ou anúrico, a hemodiálise pode ser necessária para corrigir essas anormalidades. O plasma a fresco congelado deve ser considerado em pacientes com complicações hemorrágicas.

O papel dos esteroides para o tratamento de meningococemia sem meningite permanece controverso. Embora os corticosteroides fossem antes amplamente recomendados para o tratamento da insuficiência adrenal associada à meningococemia fulminante, estudos mais recentes demonstram que a função da adrenal não é prejudicada em todos os pacientes. Nós acreditamos que os pacientes com choque persistente, apesar da ressuscitação vigorosa de fluidos e terapia com vasopressores, devem receber terapia com glicocorticoides e teste para função da adrenal.[59]

O uso de corticosteroides em pacientes com meningite bacteriana é atualmente recomendada para adultos e crianças, mas não para neonatos. A administração de corticosteroides antes da administração de antibióticos diminui as sequelas neurológicas de longo prazo em adultos e crianças. Há também uma redução discreta na mortalidade. Embora esses benefícios não sejam vistos em pacientes com meningite meningocócica, o organismo não é identificado normalmente quando a terapia com esteroides é iniciada. A dexametasona (0,4 a 0,6 mg/kg/dia a cada 6 horas por 4 dias) deve ser administrada aos pacientes com meningite bacteriana. A primeira dose deve ser aplicada antes da primeira dose de antibióticos, se possível.[60,61]

A plasmaferese, troca sanguínea e oxigenação de membrana extracorporal foram descritas, mas os dados são limitados.

Profilaxia com Antibióticos e Vacinação

Indivíduos em contato próximo com o paciente (ambiente domiciliar, jardins de infância, creches, recrutas militares, dormitórios universitários, colegas de equipe) devem receber profilaxia com antibióticos. Contatos próximos e profissionais da saúde com exposição íntima (p. ex., ressuscitação boca-a-boca, intubação ou aspiração) devem receber rifampicina, 10 mg/kg (até 600 mg) por via oral a cada 12 horas para quatro doses. A dose para neonatos é de 5 mg/kg. Pacientes devem ser alertados de que a rifampicina descolore a urina e as secreções; lentes de contato devem ser removidos para evitar a coloração permanente. A ceftriaxona IM (125 mg para crianças com menos de 15 anos de idade e 250 mg para aqueles com mais de 12 anos de idade) é eficaz e é uma alternativa para mulheres grávidas e pessoas nos quais o cumprimento com um regime oral não pode ser assegurado. A ciprofloxacina (500 mg por via oral) é outra alternativa para adultos.[58]

A vacina meningocócica deve ser considerada um adjuvante para a profilaxia em epidemias e para contatos próximos em casos esporádicos, se um dos sorotipos contidos na vacina é identificado como o agente etiológico. As vacinas atualmente disponíveis são quadrivalentes e contêm os sorogrupos A, C, Y e W-135. Nenhuma vacina é licenciada para o grupo B, um sorogrupo que causa uma porção significativa de infecção meningocócica nos Estados Unidos, mas os ensaios estão atualmente em curso.[62] As vacinas conjugadas (MCV4: Menactra® e Menveo®) produzem uma resposta imune superior comparada à vacina polissacarídica (MPS4: Menomune®). A vacina de rotina com MPSV4 não é recomendada e deve ser limitada a pacientes com mais de 55 anos de idade ou quando a MCV4 não está disponível. A vacinação de rotina com MCV4 é para pessoas com 11 ou 12 anos e com dose de reforço aos 16 anos de idade. A vacinação também é recomendada para aqueles em risco aumentado de doença meningocócica, incluindo microbiologistas que trabalham rotineiramente com *N. meningitidis*, recrutas militares, crianças com asplenia funcional ou anatômica, pessoas que viajam para áreas endêmicas do mundo, tais como África Subsaariana.[56]

Seguimento

Todos os pacientes com meningococcemia possível ou confirmada devem ser colocados em isolamento respiratório e hospitalizados, preferivelmente em uma UTI, pois eles podem descompensar rapidamente e sem aviso. Uma possível exceção é a criança em bom estado geral com *N. meningitidis* confirmada pela cultura e que estão tomando antibióticos em acompanhamento ambulatorial. Essa criança deve realizar a punção lombar para determinar o comprometimento do LCR, se não foi realizado na avaliação inicial. Os antibióticos devem ser continuados em uma unidade hospitalar, mas uma UTI pode não ser necessária se a criança estiver em bom estado geral.

SÍNDROME DO CHOQUE TÓXICO

Princípios

Introdução

A SCT é uma síndrome de resposta inflamatória sistêmica mediada por toxinas que foi primeiramente descrita em 1978 em uma série de sete crianças com 8 a 17 anos de idade que tiveram febre alta, erupção cutânea, cefaleia, confusão, hiperemia conjuntival, edema, vômito, diarreia, insuficiência renal, disfunção hepática, CIVD e choque. *S. aureus* foi cultivado de vários sítios corporais, mas não do sangue, em cinco dos sete casos.

A doença ganhou notoriedade no início dos anos 1980 quando muitos casos foram relatados em associação ao uso de tampão em mulheres jovens, sadias, com menstruação. O termo *síndrome do choque tóxico* foi criado para descrever a constelação de sinais e sintomas. Investigadores notaram culturas vaginais positivas para *S. aureus*, a recidiva da doença durante as menstruações subsequentes e a utilidade dos antibióticos anti-estafilocócicos na prevenção de recidivas. Em resposta à preocupação crescente sobre a SCT, mudanças foram realizadas para reduzir a capacidade absorvente e a composição dos tampões. Casos não menstruais foram reconhecidos também em homens e mulheres como consequência de uma variedade de condições predisponentes, e uma definição de caso foi publicada em 1982 (Quadro 121.6).[63,64]

No final dos anos 1980, vários relatos descreveram a infecção por estreptococos do grupo A associada ao choque e falência de múltiplos órgãos, que foi denominada *síndrome do choque tóxico estreptocócico*, pois compartilha muitos aspectos da SCT estafilocócica. O Quadro 121.7 mostra a definição de caso para SCT estreptocócica.[67]

Epidemiologia

A incidência máxima de SCT ocorreu nos anos de 1980, quando 890 casos foram relatados, 91% dos quais foram associados com o uso de tampão. Desde então, a redução nos casos da forma menstrual de SCT seguiu um esforço ativo para diminuir a capacidade absorvente dos tampões e alterar sua composição. A menstruação permanece a condição mais comum de SCT, mas a forma não menstrual responde por pouco menos da metade dos casos. A SCT também foi relatada em associação aos anticoncepcionais de barreira e ao parto. A SCT não menstrual ocorre em pessoas de todas as idades e em ambos os sexos. O CDC relatou uma média de aproximadamente 200 casos ao ano (cerca de 1 caso por 100.000 indivíduos na população) de 1994 a 2010, com um aumento constante na incidência da forma estreptocócico e uma diminuição na incidência da estafilocócico. A distribuição etária e de gênero reflete a associação com a menstruação. A SCT estreptocócica é responsável por dois terços dos casos.[65]

A SCT estafilocócica não menstrual está associada à superinfecção de várias lesões cutâneas, incluindo queimaduras, sítios cirúrgicos, cateteres de diálise e pulmões (associada à gripe). Pode ocorrer também em associação com infecções respiratórias estafilocócicas ou mesmo com a colonização por uma cepa toxigênica do organismo, sem uma fonte de infecção evidente. A SCT estreptocócica é classicamente associada a infecções mais graves do tecido mole, tais como fasciíte necrotizante e miosite, assim como pneumonia, peritonite, miometrite e osteomielite.

A taxa de mortalidade por SCT estafilocócica declinou desde a primeira descrição da doença. A taxa de casos fatais em 1980 foi de 10% e é agora de 5%. A SCT estreptocócica permanece uma doença altamente fatal, com taxa de mortalidade de 30% a 70%.

QUADRO 121.6

Definição de Caso da Síndrome do Choque Tóxico (Revisada)

DEFINIÇÃO DE CASO CLÍNICO

Febre: Temperatura > 38,9° C
Erupção cutânea: Eritrodermia macular difusa
Descamação 1 a 2 semanas após o início da doença, particularmente das palmas das mãos e solas dos pés
Hipotensão: Pressão sanguínea sistólica <90 mmHg para adultos ou abaixo do quinto percentil pela idade para crianças com menos de 16 anos de idade, queda ortostática na pressão sanguínea diastólica >15 mmHg da posição deitado para sentado, síncope ortostática ou tontura ortostática
Envolvimento multissistêmico — *três* ou mais dos seguintes sítios:
  Gastrintestinal: Vômito ou diarreia no início da doença
  Muscular: Mialgia grave ou nível de CPK pelo menos duas vezes o limite superior do normal no laboratório
  Membrana mucosa: Hiperemia vaginal, orofaríngea ou conjuntival
  Renal: BUN ou creatinina pelo menos duas vezes o limite superior do normal para o laboratório ou sedimento urinário com piúria (>5 leucócitos / campo em maior aumento) na ausência de infecção do trato urinário
  Hepático: Bilirrubina total, AST e ALT pelo menos duas vezes o limite superior do normal para o laboratório
  Hematológico: Plaquetas <100.000 / mm³
  SNC: Desorientação ou alterações na consciência sem sinais neurológicos focais quando a febre e hipotensão são ausentes

CRITÉRIOS LABORATORIAIS PARA O DIAGNÓSTICO

Resultados negativos nos seguintes testes, se obtidos:
  Culturas do sangue, garganta ou LCR (hemocultura pode ser positiva para *Staphylococcus aureus*)
  Elevação do título na febre maculosa, leptospirose ou rubéola

CLASSIFICAÇÃO DE CASO

Provável: Um caso que preencha os critérios laboratoriais e nos quais quatro dos cinco achados clínicos estão presentes
Confirmado: Um caso que preencha os critérios laboratoriais e nos quais todos os cinco dos achados clínicos estão presentes, incluindo descamação, a menos que o paciente morra antes da ocorrência de descamação

ALT, alanina transaminase; *AST*, asparto transaminase; *NUS*, nitrogênio ureico sanguíneo; *SNC*, sistema nervoso central; *LCR*, líquido cefalorraquidiano

---

QUADRO 121.7

Definição de Caso da Síndrome do Choque Tóxico Estreptocócico

DEFINIÇÃO DE CASO CLÍNICO

Hipotensão: Pressão sanguínea sistólica ≤90 mmHg para adultos ou abaixo do quinto percentil pela idade em crianças com menos de 16 anos de idade
Envolvimento multissistêmico — dois ou mais dos seguintes:
  Renal: Creatinina >2 mg/dL (117 μmol/L) em adultos ou mais de duas vezes o limite superior para a idade ou mais de duas vezes a elevação acima da linha basal para pacientes com doença renal preexistente
  Hematológico: Plaquetas <100.000/mm³ ou CIVD, definida como tempos de coagulação prolongados, baixo nível de fibrinogênio e a presença de produtos de degradação da fibrina
  Hepático: Bilirrubina total, AST e ALT em pelo menos duas vezes o limite superior do normal do laboratório ou um aumento de duas vezes em pacientes com doença hepática preexistente
  Síndrome do desconforto respiratório agudo: Definida pelo início agudo de infiltrados pulmonares e hipoxemia na ausência de insuficiência cardíaca ou por evidência de extravasamento capilar difuso manifestado por início agudo de edema generalizado ou efusões pleurais ou peritoneais com hipoalbuminemia
  Erupção cutânea maculopapular eritematosa generalizada que pode descamar
  Necrose do tecido mole, incluindo fasciíte necrotizante, miosite ou gangrena

CRITÉRIOS LABORATORIAIS PARA O DIAGNÓSTICO

Isolamento de estreptococos do grupo A

CLASSIFICAÇÃO DE CASO

Provável: Um caso que preencha a definição de caso clínico na ausência de outra causa identificada de doença e com isolamento de estreptococos do grupo A proveniente de um sítio não estéril
Confirmado: Um caso que preencha a definição de caso clínico e com isolamento de estreptococos do grupo A de um sítio normalmente estéril (p. ex., LCR ou fluido articular, pleural ou pericárdico)

ALT, alanina transaminase; *AST*, aspartato transaminase; *LCR*, líquido cefalorraquidiano; *CIVD*, coagulação intravascular disseminada.

Etiologia

A SCT estafilocócica é causada por colonização ou infecção com cepas toxigênicas de *S. aureus*, que produzem a síndrome do choque tóxico 1 (SCTT-1). *S. aureus* está presente em praticamente todos os casos de ambas as formas da doença. *S. aureus* foi isolado da vagina ou colo uterino em 98% das mulheres com SCT menstrual, em comparação com uma taxa de colonização inferior a 10% das mulheres não afetadas. Como o organismo é frequentemente não invasivo, as hemoculturas são frequentemente negativas. A SCT estreptocócica é causada por infecção invasiva com cepas toxigênicas de estreptococos do grupo A.[63,64,66]

Fisiopatologia

Os efeitos de várias exotoxinas produzidas por *S. aureus* e estreptococos do grupo A causam o choque e disfunção de múltiplos órgãos associados à Síndrome. *S. aureus* produz SCTT-1 e enterotoxina B. A SCTT-1 é identificado em mais de 90% dos casos menstruais e em 60% dos casos não menstruais. Outras toxinas podem ter papel na SCT não menstrual. Os anticorpos para essas toxinas são protetores contra a doença. Estreptococos do grupo A produzem exotoxinas pirogênicas A e B. Essas exotoxinas são absorvidas na corrente sanguínea através das membranas mucosas inflamadas ou traumatizadas ou de áreas de infecção focal. As toxinas absorvidas agem como superantígenos, induzindo as células mononucleares a sintetizarem e liberarem citocinas, o fator de necrose tumoral (TNF-α) e interleucinas em uma taxa e magnitude muitas vezes maior do que a apresentação normal de antígenos, que começa a cascata de vasculite sistêmica e as manifestações multissistêmicas da doença. Os fatores imunes do hospedeiro são importantes na patogênese da síndrome. O estreptococo do grupo A é um organismo invasivo e as formas circulantes dessa bactéria induzem a produção de TNF-α e outras citocinas por células mononucleares.[64]

Aspectos Clínicos

Sinais e sintomas

As manifestações clínicas da SCT estreptocócica e estafilocócica são semelhantes. A diferença principal é que uma fonte infecciosa identificável é praticamente sempre presente com a SCT estreptocócica e a colonização sozinha pode ser a fonte na SCT estafilocócica.

A SCT deve ser considerada em pacientes que apresentam febre, erupção cutânea, hipotensão e evidência de dano ao órgão-alvo, tais como insuficiência respiratória ou estado mental alterado. Os pacientes podem manifestar doença prodrômica com febre, calafrios, vômito, diarreia aquosa, cefaleia, mialgias e faringite, que podem durar 2 a 3 dias antes da progressão para a sepse evidente e disfunção de órgãos. Outros pacientes podem se tornar abruptamente sintomáticos em poucas horas. A progressão rápida é mais característica de SCT estreptocócica. Pacientes podem se queixar de dor no sítio da infecção mais frequente com a SCT estreptocócica. Os fatores de risco para SCT são listados no Quadro 121.8.

A febre é geralmente alta e súbita no início, embora os pacientes sépticos possam apresentar hipotermia. A erupção cutânea clássica é uma eritrodermia macular, não prurítica, difusa, branqueável, que se desenvolve nos primeiros dias da doença e pode ser tênue, evanescente e confundida com o rubor associado à febre. Geralmente é difusa, mas pode ser localizada no tronco, extremidades ou períneo. Aproximadamente uma semana depois, observa-se a ocorrência de esfoliação escamosa na face, tronco e extremidades, seguida por descamação da espessura total das palmas das mãos, solas dos pés e dedos. Essa progressão clássica de erupção cutânea é muito mais comum na SCT estafilocócica e está presente em menos de 10% dos pacientes com SCT estreptocócica. Pacientes com SCT estreptocócica podem ter erupção cutânea semelhante à febre escarlatina, petéquias ou lesões maculopapulares. O comprometimento das mucosas também pode ocorrer, incluindo hemorragias da conjuntiva e esclera, "língua de morango" e ulceração de mucosas.

QUADRO 121.8
Fatores de Risco para Síndrome do Choque Tóxico

- Uso de tampões superabsorventes
- Infecções de feridas pós-operatórias
- Período pós-parto
- Tamponamento nasal
- Câncer
- Infecções bacterianas comuns
- Consumo abusivo de etanol
- Infecção com o vírus *influenza* A
- Infecção com vírus varicela
- Diabetes melito
- Infecção com o vírus da imunodeficiência humana (HIV)
- Doença cardíaca crônica
- Doença pulmonar crônica
- Uso de medicamento anti-inflamatório não esteroidal (AINE) (pode mascarar sintomas em vez de ser um fator de risco)

TABELA 121.7
Comparação da Síndrome do Choque Tóxico Estafilocócico e Estreptocócico

CARACTERÍSTICA	ESTAFILOCÓCICA	ESTREPTOCÓCICA
Idade	Principalmente 15 a 35 anos de idade	Principalmente 20 a 50 anos de idade
Gênero	Maior em mulheres	Ambos
Dor grave	Rara	Comum
Hipotensão	100%	100%
Erupção cutânea	Muito comum	Menos comum
Insuficiência renal	Comum	Comum
Bacteremia	Baixa	60%
Necrose tecidual	Rara	Comum
Fatores de predisposição	Tampões, tamponamento, uso de AINE?	
Trombocitopenia	Comum	Comum
Taxa de mortalidade	<3%	30% a 70%

AINE, Medicamento anti-inflamatório não esteroidal.

O estado mental do paciente é frequentemente anormal — desproporcional ao grau de hipotensão. Confusão, sonolência, agitação e combatividade estão presentes em 55% dos pacientes com SCT estreptocócica e ainda mais em pacientes com SCT estafilocócica.

Outros achados no exame físico incluem eritema faríngeo, hiperemia conjuntival e edema periférico. Hiperemia da mucosa vaginal e secreção vaginal purulenta podem estar presentes na SCT menstrual, mas não são necessárias para o diagnóstico ser realizado. Como múltiplos órgãos tornam-se envolvidos, uma ampla constelação de sinais e sintomas pode ser observada. O comprometimento gastrintestinal é manifestado por vômito, diarreia e dor abdominal grave. A hepatomegalia pode estar presente. A síndrome do desconforto respiratório agudo desenvolve-se em mais da metade dos pacientes e é manifestada por estertores no exame pulmonar e hipóxia. As comparações entre as formas estafilocócica e estreptocócica estão presentes na Tabela 121.7.

Complicações

Complicações de SCT incluem síndrome do desconforto respiratório agudo, choque, gangrena, CIVD e um amplo conjunto de sintomas neuropsiquiátricos. Insuficiência renal ocorre em 80% dos pacientes, mas é irreversível em apenas 10%. Achados menos comuns na SCT estafilocócica incluem rabdomiólise, convulsões, pancreatite, pericardite e cardiomiopatia. Mulheres com a forma menstrual de SCT podem manifestar um ou mais episódios recorrentes; recidivas da forma não menstrual são raras. As taxas de complicação são maiores com a SCT estreptocócica. A rabdomiólise ocorre em até 63% dos pacientes com SCT estreptocócica e geralmente é relacionada às infecções subjacentes do tecido mole.

Estratégias Diagnósticas

O diagnóstico de SCT não requer cultura positiva para *S. aureus*, mas o isolamento de organismos *Streptococcus* é um critério. As definições de caso (Quadros 121.6 e 121.7) são úteis, mas não são específicas nem infalíveis.

Alterações laboratoriais inespecíficas estão associadas à SCT, mas muitas anormalidades são comuns. A leucocitose ou leucopenia pode ocorrer. Desvio à esquerda acentuado é comum, e podem ser observados mielócitos e metamielócitos. Níveis elevados de creatinina e hemoglobinúria ocorrem na maioria dos pacientes. A disfunção renal ocorre antes da hipotensão em metade dos pacientes. A hipoalbuminemia (85%) e hipocalcemia (79%) são inicialmente evidentes e persistem ao longo do curso da doença. Outras anormalidades incluem anemia, trombocitopenia, protrombina prolongada e tempos de tromboplastina parcial ativado, hiper-bilirrubinemia, níveis elevados de transaminases, acidose metabólica grave e piúria estéril. Níveis de creatina fosfoquinase (CPK) podem ser elevados em pacientes com fasciíte necrotizante e mionecrose.[66]

As hemoculturas são positivas para bactérias em 60% dos casos associados a estreptococos do grupo A, mas são raramente positivas na SCT estafilocócica. As colorações de Gram e culturas de feridas podem identificar o organismo. A cultura do colo uterino ou vagina é positiva em 90% dos casos menstruais de SCT, mesmo na ausência de infecção local.

A radiografia torácica pode revelar a síndrome do desconforto respiratório agudo ou uma fonte pulmonar do organismo. As radiografias simples de qualquer pele infectada ou sítio de tecido mole geralmente mostram apenas o edema do tecido mole, mas podem revelar evidência de um corpo estranho retido ou ar no tecido mole. A falta de ar no tecido mole não exclui a infecção necrotizante.

O ECG pode revelar evidência de isquemia, arritmias e graus variáveis de bloqueio atrioventricular em associação à sepse. A análise de gasometria pode indicar acidose metabólica secundária à hipotensão ou hipóxia. Uma punção lombar deve ser realizada em pacientes febris com estado mental alterado para avaliar a meningite. É prudente aguardar os resultados do perfil de coagulação antes da punção lombar ser realizada, pois estes pacientes podem ter CIVD na apresentação. O LCR é normal em pacientes com SCT.

Diagnóstico Diferencial

O diagnóstico diferencial de SCT inclui qualquer doença séptica com exantemas. Outras doenças consideradas incluem insolação, celulite, doença de Kawasaki, síndrome da pele escaldada estafilocócica, febre escarlatina, reações medicamentosas, tais como síndrome de Stevens-Johnson, necrólise epidérmica tóxica (NET), febre maculosa, gangrena gasosa clostridial, leptospirose, meningococcemia, sepse gram-negativa, sarampo atípico e doenças virais.

A doença de Kawasaki ocorre quase exclusivamente em crianças, geralmente sem progressão para o choque, não apresenta envolvimento multissistêmico, manifesta-se com febre prolongada e está associada à trombocitose posterior em sua evolução.[67] A síndrome da pele escaldada estafilocócica manifesta-se com erupção cutânea descamativa aguda, enquanto a descamação de SCT ocorre na fase convalescente. A síndrome da pele escaldada estafilocócica não progride para choque, não está associada à doença multissistêmica e não tem envolvimento da membrana mucosa. A febre escarlatina difere em sua evolução clínica pela ausência de choque e comprometimento multissistêmico, culturas positivas para estreptococos do grupo A e um aumento nos títulos convalescentes. A síndrome de Stevens-Johnson geralmente ocorre após administração de medicamentos e a descamação é ausente. A NET pode ser difícil de distinguir da SCT; pacientes com NET geralmente são febris, estão em choque e podem progredir para a falência multissistêmica. A descamação na NET ocorre em fase precoce na evolução da doença e geralmente ocorre após administração de um medicamento.[68] A febre maculosa ocorre após picada de carrapato, apresenta erupção cutânea distinta e está associada a cefaleia grave sem um estado mental alterado ou hipotensão. A leptospirose ocorre em áreas endêmicas e pode ser diferenciada por estudos sorológicos positivos e culturas. As petéquias e púrpuras que ocorrem em qualquer lugar na pele caracterizam a erupção cutânea da meningococcemia.

Manejo

Pacientes com SCT devem receber a reanimação volêmica com cristaloides e podem necessitar até 10 a 15 L/dia. O oxigênio suplementar deve ser fornecido para todos os pacientes sépticos, independentemente da leitura inicial da oximetria de pulso. Isso permite a oxigenação tecidual máxima e reduz a acidose. Pacientes devem ser colocados em condição monitorada. A ventilação assistida pode ser necessária em pacientes com síndrome do desconforto respiratório agudo. A fonte de bactérias, tais como tampões, tamponamento nasal e outros corpos estranhos, deve ser removida. A consulta cirúrgica imediata deve ser obtida para desbridar as feridas. Se os espécimes são enviados para cultura, o laboratório deve ser informado quanto ao diagnóstico suspeito. Pacientes que não respondem à reanimação volêmica necessitam de vasopressores, tais como noradrenalina, dopamina, fenilefrina e adrenalina.

Os antibióticos devem ser iniciados precocemente no tratamento de SCT, pois a manifestação clínica da doença é semelhante se a fonte é estafilocócica ou estreptocócica. Para pacientes sépticos sem o organismo identificado, os antibióticos de amplo espectro devem ser administrados. Embora as penicilinas resistentes à penicilinase (nafcilina, oxacilina) sejam amplamente utilizadas no tratamento de SCT, nós recomendamos a clindamicina como agente de primeira linha. A clindamicina é um potente supressor da síntese de toxina bacteriana; também facilita a fagocitose de estreptococos pela inibição da síntese de proteína M, diminui a síntese de citocinas por monócitos e tem um efeito pós-antibiótico mais longo do que os β-lactâmicos. A dose é de 600 a 900 mg IV a cada 8 horas. (A dose pediátrica é de 20-40 mg/kg/dia dividida a cada 6 a 8 horas).[66]

Pacientes que não respondem à reanimação volêmica intensa, antibióticos e vasopressores devem ser considerados para o tratamento com imunoglobulina intravenosa (IGIV), principalmente se o edema pulmonar desenvolve-se e a ventilação mecânica é necessária. O pool de imunoglobulinas tem altos títulos de anticorpos para a SCTT-1 e outras exotoxinas, e melhora significativa é relatada com seu uso na SCT estreptocócica. Visto que os dados sobre SCT estafilocócica são inconclusivos e a mortalidade é relativamente baixa, a imunoterapia deve ser reservada para casos de risco à vida. Se for utilizada, a dose recomendada é de 1 a 2 g/kg no dia 1 de administração intravenosa durante várias horas, seguida por 400 a 500 mg/kg/dia por até 5 dias.[63]

A hemodiálise ou hemoperfusão pode ser necessária, uma vez que mais da metade dos pacientes com SCT estreptocócica desenvolvem insuficiência renal. Ambas as modalidades podem reduzir as concentrações de toxinas circulantes, e um estudo na Suécia demonstrou a taxa de mortalidade mais baixa já registrada na SCT estreptocócica.[66]

O valor dos corticosteroides na SCT é indefinido. Não são recomendados atualmente para o tratamento de SCT estafilocócica ou estreptocócica, mas devem ser administrados a pacientes que apresentarem insuficiência adrenal relacionada à doença de base ou uso crônico de esteroides.

Seguimento

Todos os pacientes com suspeita de SCT devem ser admitidos em uma UTI. A consulta cirúrgica imediata deve ser obtida para pacientes com uma fonte de feridas.

CONCEITOS-CHAVE

- Todos os pacientes com manifestação de sepse devem ser tratados com antibióticos de amplo espectro o mais rápido possível, mesmo antes da realização do diagnóstico definitivo.
- Um cirurgião deve ser consultado o quanto antes em pacientes com sepse e fonte desbridável de infecção.
- A imunidade contra a difteria, tétano e coqueluche declina significativamente em adultos. A coqueluche deve ser considerada como causa persistente de tosse em adultos. A história de vacinação contra o tétano deve ser sempre obtida de pacientes com trauma ou infecção. Quando houver dúvida sobre a história clínica, a vacina em idade apropriada de acordo com as diretrizes do CDC é administrada.
- Neonatos com suspeita de coqueluche devem ser admitidos em uma unidade de terapia intensiva.
- O botulismo deve ser mantido no diagnóstico diferencial para a criança pequena com falha no desenvolvimento, constipação ou tônus muscular diminuído e para o usuário de drogas injetáveis com sintomas neurológicos.
- Pacientes com pneumococcemia, meningococcemia e SCT podem descompensar rapidamente. A terapia antimicrobiana deve ser iniciada imediatamente, antes da identificação de um organismo.

As referências para este capítulo podem ser encontradas on-line no website Expert Consult associado à obra.

CAPÍTULO 122
Viroses

Raghu Seethala | Sukhjit S. Takhar

PERSPECTIVA

A maioria das infecções virais, como o resfriado comum, é leve e autolimitada. No entanto, alguns vírus são altamente patogênicos, contagiosos e com potencial de causar doenças devastadoras. Além de infecções antigas, como a tuberculose, existem também novas infecções, como a gripe aviária, a síndrome respiratória do Oriente Médio (MERS) e o enterovírus D68 (EV-D68). Com o aumento do fluxo das viagens internacionais, os médicos de emergência devem estar familiarizados com as infecções emergentes que estão se espalhando para além das áreas de origens endêmicas. Os pacientes estão procurando os pronto-socorros (PS) nos Estados Unidos com infecções tradicionalmente consideradas tropicais ou estrangeiras. Além de reconhecer os sintomas e conhecer o tratamento dessas infecções, os médicos da emergência devem estar familiarizados com as práticas de isolamento e notificação das infecções sentinelas que podem ser vitais para a prevenção de pandemias globais.

Os avanços na área da biologia molecular melhoraram nosso conhecimento sobre essas infecções, bem como a capacidade de diagnóstico, e permitiram mais opções de tratamento. Os vírus são classificados de acordo com o tipo e estrutura do ácido nucleico, capsídeo e presença ou ausência de envelope (Tabela 122.1). Na prática, é útil agrupar os vírus com base nas síndromes clínicas que eles causam. Este capítulo analisa doenças virais selecionadas que apresentam alta morbidade e mortalidade, aquelas com tratamentos específicos e as que apresentam grandes consequências para a saúde pública. Começamos revisando várias doenças evitáveis que estão ressurgindo por causa da diminuição das taxas de imunização causadas por medos infundados de complicações ou efeitos colaterais.

INFECÇÕES EVITADAS PELA VACINAÇÃO INFANTIL

A imunização infantil está entre as mais importantes medidas de saúde pública e salvou milhões de crianças de doenças graves, incapacitações e até a morte. Um exemplo disso é a erradicação da varíola em 1977. No entanto, tem havido uma tendência preocupante de aumentar as isenções, sem recomendação médica, de vacinas obrigatórias para entrada na escola em nações desenvolvidas, e imunizações de rotina foram rejeitadas por alguns por causa da questão de sua segurança e a falta de percepção de ameaça de doenças graves evitáveis por vacinas.[1] Os médicos dos pronto-socorros podem, portanto, desempenhar um papel significativo na educação dos pais quanto à segurança e eficácia das imunizações infantis. O *U.S. Advisory Committee on Immunization Practices* (ACIP), A *American Academy of Pediatrics* (AAP) e a *American Academy of Family Physicians* recomendam um calendário específico de imunização infantil a cada ano. A Tabela 122.2 resume as vacinas virais atualmente disponíveis e o cronograma recomendado.

Caxumba

Princípios

A caxumba é causada por um vírus de RNA membro da família *Paramyxoviridae*. Causa uma doença febril com tumefação e sensibilidade da glândula parótida. Desde a criação da vacina contra caxumba em 1967, houve uma redução de 99% na incidência de caxumba nos Estados Unidos. Apesar da vacina, surtos recentes em nações desenvolvidas, mesmo em indivíduos vacinados, levantaram preocupações sobre o ressurgimento de caxumba.[2] A caxumba é transmitida por meio de secreções respiratórias infectadas que entram no trato respiratório suscetível. O período de incubação é de 16 a 18 dias, variando de 12 a 25 dias. Os pacientes infectados são mais contagiosos 1 a 2 dias antes do início da doença, mas podem permanecer infectantes até 7 dias antes dos sintomas e até 9 dias após o início dos sintomas.

Características Clínicas

A parotidite, unilateral ou bilateral, é a marca registrada dessa infecção, ocorrendo em mais de 95% dos pacientes sintomáticos (Fig. 122.1). As outras glândulas salivares não são comumente afetadas. Os sintomas geralmente começam com febre, mal-estar e cefaleia. Cerca de um terço das infecções por caxumba são assintomáticas. Até 30% das infecções por caxumba causam orquite, que geralmente ocorre 1 semana após o início da parotidite e é mais comumente observada em indivíduos mais velhos. A orquite geralmente é unilateral, mas pode ocorrer em ambos os testículos em até um terço dos casos. Há alta incidência de pleocitose no líquido cerebrospinal (LCR) em pacientes com caxumba, mas menos de 10% desenvolve meningite sintomática e menos de 1% desenvolve encefalite. A mortalidade da caxumba é muito baixa, mas a maioria da morbidade e mortalidade associadas à caxumba ocorre nos casos de encefalite.

Diagnóstico Diferencial

Durante um surto, a caxumba pode ser fácil de diagnosticar. Outras infecções virais que podem causar parotidite (vírus Epstein-Barr [EBV], Parainfluenza, vírus Influenza A, vírus Coxsackie, Adenovírus, Parvovírus B19, vírus da coriomeningite linfocítica e vírus da imunodeficiência humana [HIV]), infecções bacterianas, celulite facial, e tumor são todos os outros diagnósticos que devem ser considerados.

Teste de Diagnóstico

A caxumba pode ser confirmada pela detecção do RNA viral, via reação em cadeia da polimerase por transcrição reversa (PCR-TR), detecção do próprio vírus da amostra clínica ou detecção de anticorpos (imunoglobulina M [IgM] ou aumento de quatro vezes na imunoglobulina G [IgG] entre amostra sérica aguda e a amostra de convalescença). Isso envolve coletar uma amostra de swab bucal ou oral para isolamento de vírus e amostra de sangue para teste sorológico. A coleta antecipada de amostras melhora o rendimento, pois o isolamento do vírus diminui muito após a primeira semana de sintomas.

Tratamento e Discussão

A base do tratamento é o tratamento de suporte com antipiréticos e analgésicos. Não há tratamento antiviral específico. A maioria dos casos apresenta uma evolução benigna e autolimitada e não requer hospitalização. No hospital, esses pacientes devem ser submetidos

TABELA 122.1
Classificação dos Vírus

FAMÍLIA	EXEMPLOS	DOENÇAS REPRESENTATIVAS E COMENTÁRIOS
VÍRUS DE DNA		
Poxviridae	Varíola Orf	Varíola Dermatite pustular contagiosa
Herpesviridae	HSV-1, HSV-2 CMV VZV HHV-6 EBV Herpesvírus do sarcoma de Kaposi	Úlceras mucocutâneas, encefalite herpética Pneumonite em pacientes imunocomprometidos Varicela, zóster Roséola infantum Mononucleose Sarcoma de Kaposi
Adenoviridae	Adenovírus (50+ espécies)	Infecção do trato respiratório superior, diarreia
Papillomaviridae	Papilomavírus (80+ espécies)	Verrugas (p. ex., plantar, genital)
Polyomaviridae	John Cunningham	PML
Hepadnaviridae	Hepatite B	Hepatite
Parvoviridae	Parvovírus B19	Anemia Aplásica
VÍRUS DE RNA		
Reoviridae	Febre do carrapato do Colorado Rotavírus	Febre e erupção cutânea Gastroenterite
Togaviridae	EEE Rubéola	Encefalite epidêmica Sarampo alemão
Flaviviridae	Febre amarela Dengue West Nile Hepacivírus, vírus da Hepatite C	Febre hemorrágica DHF Encefalite WNV Hepatite crônica
Coronaviridae	Coronavírus SARS-CoV	Infecções do trato respiratório superior SARS
Paramyxoviridae	RSV Sarampo Parainfluenza	Bronquiolite Sarampo (rubeola), SSPE Crupe
Rhabdoviridae	Raiva	Raiva
Filoviridae	Ebola	Febre Hemorrágica
Orthomyxoviridae	Influenza A, B	Gripe
Bunyaviridae	La Crosse Hanta	Encefalite Febres Hemorrágicas, ARDS
Arenaviridae	Lassa Vírus da coriomeningite linfocítica	Febre Hemorrágica Meningoencefalite
Retroviridae	HIV Poliovírus Coxsackievírus B Hepatite A Rinovírus (mais de 115 espécies)	AIDS Pólio Miocardite Hepatite entérica URIs
Caliciviridae	Vírus Norwalk	Gastroenterite
Vírus sem classificação	Hepatite E	Hepatite entérica

AIDS, Síndrome de imunodeficiência adquirida; *SDRA*, síndrome do desconforto respiratório agudo; *CMV*, citomegalovírus; *DHF*, febre hemorrágica da dengue; *EBV*, vírus de Epstein-Barr; *EEE*, encefalite equina oriental; *HHV*, herpesvírus humano; *HIV*, vírus da imunodeficiência humana; *HSV-1*, vírus herpes simplex tipo 1; *HSV-2*, vírus herpes simplex tipo 2; *PML*, leucoencefalopatia multifocal progressiva; *RSV*, vírus sincicial respiratório; *SARS*, síndrome respiratória aguda grave; *SARS-CoV*, síndrome respiratória aguda grave por coronavírus; *SSPE*, panencefalite esclerosante subaguda; *URI*, infecção respiratória alta; *VZV*, vírus varicela-zóster; *WNV*, vírus do Nilo ocidental.

TABELA 122.2
Vacinas Virais

VÍRUS	VACINA	TIPO	INDICAÇÃO	RECOMENDAÇÃO
Varíola	Vaccinia	Vivo	Para pessoas em risco ou para atender emergência	Uma vez, antes da exposição ao risco
Pólio	Vacina contra a poliomielite oral (Sabin)	Vivo	Durante surtos Viajantes não vacinados	Vacina inativada contra poliomielite preferida em quase todos os casos
	Vacina para poliomielite inativada (Salk)	Inativada	Todas as crianças	Aos 2, 4 e 6 a 18 meses e aos 4 aos 6 anos de idade
Sarampo	Sarampo, caxumba e rubéola (MMR)	Vivo	Todas as crianças normais	Aos 12 a 15 meses de idade e 4 a 6 anos de idade
Caxumba	MMR	Vivo	Todas as crianças normais	Igual ao sarampo
Rubéola	MMR	Vivo	Todas as crianças normais	Igual ao sarampo
Vírus da Hepatite A	Vacina para o vírus da Hepatite A (HAV)	Inativa	Pessoas com risco (p. ex., viajantes, pessoas morando em áreas de alta prevalência)	Duas doses, com 6 meses de intervalo Idealmente deve ser admnistrada um mês antes da viagem Imunoglobulina deve ser administrada se a viagem for iminente
Vírus da Hepatite B	Vacina para o vírus da Hepatite B (HBV)	Inativa ou recombinante	Todas as crianças Pessoas com risco de exposição (p. ex., profissionais de saúde)	No nascimento, com 1 a 2 meses de idade e entre 6 e 18 meses de idade Imunoglobulina da hepatite B (HBIG) deve ser administrada adicionalmente em caso de exposição de alto risco.
Influenza A e B	Vacina para gripe	Inativada	Em 2010, os Centers for Disease Control and Prevention (CDC) expandiram a recomendação para a vacinação anual contra gripe incluindo todas as pessoas acima de 6 meses de idade.	Uma dose anual no outono ou inverno
	Vacina intranasal	Vivo, adaptado ao frio	Conforme descrito acima, para pessoas de 2 a 49 anos de idade Evitar em gestantes, pessoas imunossuprimidas, crianças pequenas com asma, alérgicos a ovos	Conforme descrito acima
Raiva	Vacina de células diploides humanas (HDCV)	Inativada	Profilaxia pós-exposição ou para profilaxia pré-exposição em indivíduos de alto risco	Exposição pós-exposição – HDCV ou PCEC 1,0 mL IM na região deltoide nos dias 0, 3, 7 e 14 Deve ser administrada imunoglobulina da raiva (RIG) 20 UI/kg ao redor do local da ferida, com o restante administrado por via IM em um local anatomicamente distante Pré-exposição – HDCV ou PCEC 1,0 mL IM na região deltoide nos dias 0, 7, 21 e 28
	Célula de embrião de galinha purificada (PCEC)	Inativada	Profilaxia pós-exposição ou para profilaxia pré-exposição em indivíduos de alto risco	Conforme descrito acima
Febre amarela	Cepa 17D do vírus	Vivo	Pessoas a partir de 9 meses a 59 anos viajando para áreas endêmicas Contraindicado em menores de 6 meses de idade, precaução na faixa etária de 6 a 8 meses e 60 anos ou mais	Reaplicação a cada 10 anos
Rotavírus	RV1 RV5	Vivo Vivo	Todas as crianças Todas as crianças	Duas doses: aos 2 e 4 meses de idade Três dose: aos 2 e 4 meses de idade
Varicela	Varicela	Vivo	Todas as crianças Adultos em risco (aqueles sem evidência de imunidade e alto risco de exposição ou transmissão)	Aos 12 a 15 meses e aos 4 a 6 anos Pessoas com mais de 13 anos devem receber duas doses com 4 a 8 semanas de intervalo
Zóster	Zóster	Vivo	Qualquer pessoa com 60 anos ou mais, contraindicada em pessoas com imunodeficiência	Uma única dose única em adultos com 60 anos ou mais

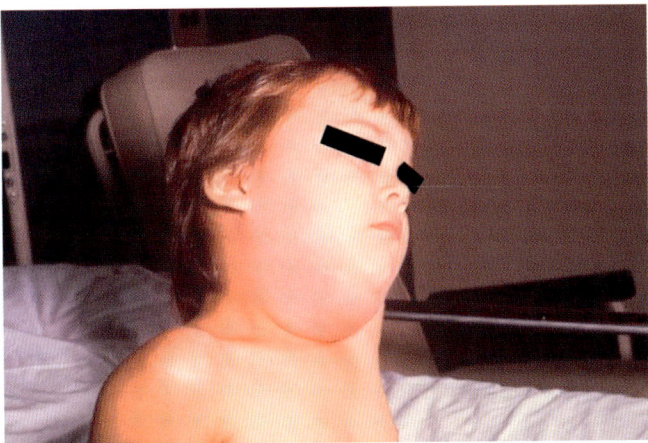

Fig. 122.1. Infecção por caxumba demonstrando parotidite. (Cortesia Centers for Disease Control and Prevention: Public health image library [PHIL]. Available at: http://phil.cdc.gov/phil/details.asp?pid=130.)

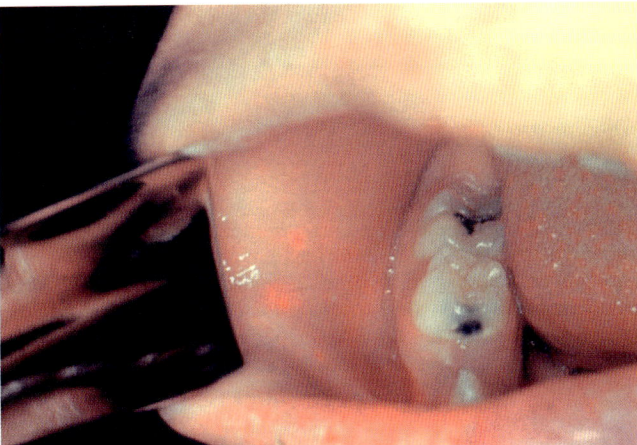

Fig. 122.2. Manchas de Koplik. (Cortesia Centers for Disease Control and Prevention: Public health image library [PHIL]. Available at: http://phil.cdc.gov/phil/details.asp?pid=6111.)

a precauções de gotículas. Os pacientes devem ficar isolados por 5 dias após o início da tumefação da parótida. Indivíduos com contato próximo ao paciente infectado devem receber a vacinação se não foram imunizados.

Sarampo

Princípios

O sarampo é causado por um vírus de RNA considerado o mais contagioso entre seres humanos. Foi uma doença comum da infância, responsável por 3 a 4 milhões de casos anuais nos Estados Unidos na década de 1960, mas o número de casos diminuiu drasticamente desde a criação da vacina contra o sarampo. Apesar da introdução da vacina contra o sarampo na década de 1960, o sarampo continua sendo comum nos países em desenvolvimento, principalmente em partes da África e da Ásia. As iniciativas globais de saúde destinadas a eliminar o sarampo concentram-se em alcançar e manter uma cobertura de mais de 95% com duas doses de vacina contra a doença. Progresso foi feito para a eliminação do sarampo; de 2003 a 2013, a incidência anual de sarampo diminuiu em 73% e as mortes relacionadas ao sarampo diminuíram em 63% na região do Sudeste Asiático da Organização Mundial da Saúde (OMS).[3]

O sarampo ainda ocorre nos Estados Unidos e em outros países desenvolvidos, principalmente entre indivíduos não vacinados ou incompletamente vacinados expostos a indivíduos infectados oriundos de uma região endêmica. Em 2011, a França apresentou um surto de sarampo com quase 15.000 casos. O surto mais recente nos Estados Unidos foi relacionado à exposição a um parque temático da Disney na Califórnia, com mais de 100 casos ocorrendo, geralmente em crianças muito jovens para a vacinação ou naqueles cujos pais tinham receios infundados sobre a segurança das vacinas.[4]

Características Clínicas

O período de incubação é de 7 a 21 dias. Os primeiros sintomas manifestam-se durante a fase prodrômica, que dura aproximadamente 3 dias. Durante esta fase, os pacientes apresentam febre, mal-estar, tosse, coriza e conjuntivite. Manchas de Koplik, que são pequenas manchas branco-azuladas na mucosa oral em região de palato (Fig. 122.2), são patognomônicas para o diagnóstico e podem ser observadas durante a fase prodrômica. O paciente desenvolverá então a erupção cutânea típica; lesões maculopapulares não pruriginosas que começam na cabeça e face e se espalham por todo o corpo nos próximos 2 a 3 dias (Fig. 122.3). Os pacientes são contagiosos 4 dias antes e 4 dias após o início da erupção cutânea.

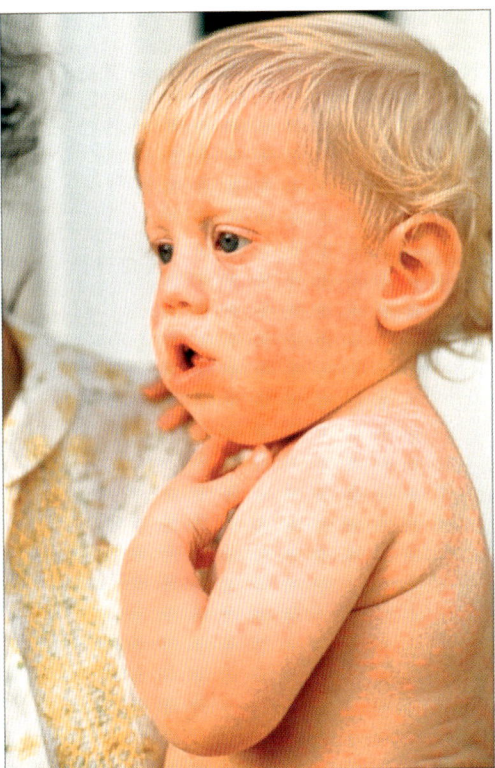

Fig. 122.3. Erupção típica associada à infecção do sarampo. (Por Kremer JR, Muller CP: Measles in Europe—there is room for improvement. Lancet 373[9661]:356-358, 2009.)

As complicações do sarampo incluem otite média, laringite, traqueobronquite, bronquiolite, pneumonite, diarreia grave e encefalite aguda. O vírus em si também pode causar pneumonia. Superinfecção bacteriana também pode ocorrer. As populações que estão em alto risco para doença grave ou complicações incluem crianças menores de 5 anos de idade, adultos com mais de 20 anos de idade, gestantes e imunocomprometidos.

Panencefalite esclerosante subaguda (PEES) é uma complicação rara, porém fatal do sarampo. A PEES é uma infecção progressiva lenta do sistema nervoso central (SNC) que resulta de uma infecção prévia por sarampo. Acredita-se que ocorra em virtude da infecção contínua do sarampo no SNC. O tempo médio de início da PEES é de 7 anos após a infecção pelo sarampo. Os sintomas incluem alteração de comportamento, déficit intelectual, ataxia e convulsões mioclônicas, seguidas por deterioração neurológica progressiva e morte. Desde o desenvolvimento da vacina contra o sarampo, esta doença quase desapareceu nos Estados Unidos.

Diagnóstico Diferencial

O sarampo pode ser confundido com outras doenças virais respiratórias agudas com erupção cutânea ou mesmo doenças não infecciosas que apresentam febre e erupção cutânea. Outros diagnósticos a serem considerados incluem rubéola, roséola, dengue, doença de Kawasaki e erupção cutânea após uso de medicação. O sarampo deve ser considerado em pacientes que viajaram para regiões endêmicas e retornam com febre e erupção cutânea.

Teste Diagnóstico

O diagnóstico geralmente é realizado clinicamente, por meio da identificação tanto das manchas de Koplik quanto da erupção característica, juntamente com tosse, coriza e conjuntivite. No entanto, a doença não é comum no mundo desenvolvido e pode ser confundida com outras doenças. Diante da suspeita de um diagnóstico de sarampo, recomenda-se entrar em contato com os departamentos de saúde locais. Eles podem ser úteis para instruir os profissionais a obter as amostras necessárias para diagnóstico e vigilância. Os métodos mais comuns de confirmação são testes sorológicos para anticorpos IgM específicos para o sarampo e detecção de RNA do vírus do sarampo por PCR-TR. Para fins de vigilância, amostras de nasofaringe e urina podem ser obtidas para isolamento viral.

Tratamento

A base do tratamento é o cuidado de suporte. A superinfecção bacteriana deve ser tratada adequadamente. A profilaxia pós-exposição é importante em indivíduos que não apresentam evidência de imunidade ao sarampo e que sofreram exposição ao sarampo, porque pode fornecer proteção ou diminuir a gravidade da doença. A profilaxia pós-exposição consiste na vacina contra sarampo, caxumba e rubéola (SCR) dentro de 72 horas, ou imunoglobulina dentro de 6 dias. Crianças saudáveis devem receber 0,25 mL/kg de imunoglobulina por via intramuscular, e crianças imunocomprometidas devem receber 0,5 mL/kg por via intramuscular, até 15 mL. As crianças e os indivíduos desnutridos hospitalizados com sarampo grave podem se beneficiar da vitamina A.

Discussão

Pacientes com sarampo necessitam de internação hospitalar com base na gravidade da doença. Pacientes com sarampo não complicado devem ser tratados em casa para evitar a disseminação da doença. É importante, no entanto, observar precauções de isolamento adequadas no ambiente hospitalar. Indivíduos infectados devem permanecer em isolamento aéreo por 4 dias após desenvolverem a erupção cutânea.

Rubéola (Sarampo Alemão)

Princípios

A rubéola é causada por um vírus de RNA de fita simples membro da família *Togaviridae*. Desde a implementação em larga escala da vacina, os casos caíram mais de 99%. Como resultado, a rubéola não é mais considerada endêmica nos Estados Unidos. O vírus é transmitido através do contato com gotículas respiratórias. Em pacientes gestantes, o vírus é transmitido via transplacentária para o feto, causando infecção

Características Clínicas

A rubéola adquirida é uma doença febril leve associada a uma erupção maculopapular difusa, mal-estar, cefaleia e artrite. Encefalite e trombocitopenia são complicações raras. A rubéola geralmente é uma doença leve, mas as consequências para gestantes podem ser devastadoras. Pode causar aborto espontâneo, óbito intrauterino, parto prematuro ou síndrome da rubéola congênita. A síndrome da rubéola congênita é caracterizada por defeitos congênitos graves, incluindo deficiência auditiva, catarata, retinopatia, retardo mental, microcefalia e uma variedade de defeitos cardíacos congênitos.

Diagnóstico Diferencial

O diagnóstico de rubéola com base clínica pode ser difícil devido à sobreposição com muitas outras doenças. Doenças que compartilham características comuns incluem sarampo, roséola, eritema infeccioso (quinta doença), toxoplasmose e escarlatina.

Teste Diagnóstico

O diagnóstico de rubéola pode ser realizado por detecção do vírus ou teste sorológico. O método mais comum é a detecção de anticorpos IgM ou o aumento de quatro vezes no título de anticorpos IgG entre amostra aguda e de convalescença. A cultura de vírus e a PCR-TR também podem ser isoladas do sangue ou da nasofaringe.

Tratamento e Discussão

Não existe tratamento antiviral específico para a rubéola. O tratamento se concentra no controle dos sintomas com antipiréticos e analgésicos. A evolução desta doença é benigna e de curta duração. A maioria dos pacientes pode ser tratada em casa.

INFECÇÕES VIRAIS COM ERUPÇÃO VESICULAR

Herpes Simples

Princípios

O vírus Herpes simples tipo 1 (HSV-1) e o vírus Herpes simples tipo 2 (HSV-2) são vírus de DNA de cadeia dupla da família *Herpesviridae*. As infecções causadas pelos vírus herpes simples envolvem principalmente a pele ou superfícies mucosas com ocasional envolvimento grave de órgãos. As infecções pelo vírus Herpes simples (HSV) variam em gravidade desde uma infecção assintomática até eventos fatais. O HSV-1 normalmente causa infecções orofaciais, mas pode afetar o fígado, pulmão, olhos, genitália e o SNC. O HSV-2 geralmente causa herpes genital, mas também pode afetar outros sistemas. As infecções por HSV são comuns, a soroprevalência descrita do HSV-1 tem sido de 57,7% em pessoas de 14 a 49 anos nos Estados Unidos, e a soroprevalência do HSV-2 tem sido de 17,0% na mesma população.

A infecção inicial pelo HSV-1 geralmente ocorre na infância. O HSV ganha entrada por meio de soluções de continuidade da pele ou nas superfícies mucosas. A replicação viral é então iniciada nas células epidérmicas e dérmicas. A infecção então se dissemina para o sistema nervoso, onde fica latente nos gânglios do nervo sensitivo. Qualquer agente estressor, como estresse emocional, trauma, luz solar intensa ou febre, pode desencadear a reativação do vírus. As taxas de recorrência são altas para infecções herpéticas. As infecções causadas pelo HSV-2 geralmente são adquiridas na adolescência ou na idade adulta por meio do contato sexual. Infecção neonatal pelo HSV-2 ocorre durante o parto através do contato com o canal de parto da mãe infectada.

Características Clínicas

Infecção Oral. O primeiro episódio da infecção pelo HSV-1 geralmente ocorre precocemente e se manifesta como gengivoestomatite e faringite. Os sintomas incluem febre, mal estar e lesões vesiculares em qualquer parte da boca ou orofaringe. As infecções podem durar entre 10 a 14 dias. A reativação geralmente é muito menos grave e ocorre na forma de herpes labial, pequenas vesículas

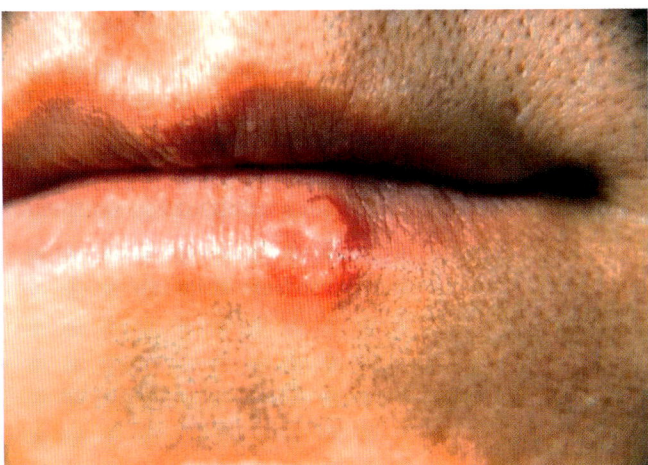

Fig. 122.4. Herpes labial. (Cortesia Centers for Disease Control and Prevention: Public health image library [PHIL]. Available at: http://phil.cdc.gov/phil/details.asp?pid=1573.)

nas bordas do lábio (Fig. 122.4). Essas vesículas geralmente formam crostas em 48 horas.

Herpes genital. Esta infecção é caracterizada por vesículas e úlceras dolorosas na genitália externa. A primeira infecção geralmente é a mais grave e pode ser acompanhada por sintomas sistêmicos como febre, cefaleia, mal-estar e mialgias. Também é comum a manifestação de disúria e linfadenopatia inguinal dolorosa. A infecção também pode se espalhar para a região perianal e retal.

Infecção do Sistema Nervoso Central. O HSV-1 é uma causa comum de encefalite infecciosa; causa encefalite hemorrágica necrotizante, tipicamente envolvendo os lobos temporais. A encefalite causada pelo Herpes simples é caracterizada pelo início agudo dos sintomas, incluindo febre, cefaleia, alteração do estado mental, convulsões e déficits neurológicos focais resultantes da necrose do lobo frontal e temporal. Se não tratada, a mortalidade é maior que 70%. O HSV-2 pode causar meningite em mais de 25% dos pacientes com infecção primária, mais comumente em mulheres. Em contraste com a encefalite por HSV, a meningite por HSV apresenta evolução benigna. A encefalite neonatal por HSV é causada pelo HSV-2 adquirido durante o parto vaginal de uma mãe infectada.

Outras infecções. O vírus Herpes simples pode causar uma variedade de manifestações cutâneas. Elas geralmente causam o surgimento clássico de vesículas agrupadas dolorosas em uma base eritematosa na área afetada. Panarício herpético é quando essas lesões ocorre nos dedos. O herpes gladiatorum é uma infecção cutânea que pode ocorrer em qualquer parte do corpo e está associada a esportes de contato. O herpes também pode causar infecções oculares, incluindo ceratite, conjuntivite e necrose aguda da retina. Os pacientes imunocomprometidos correm risco de infecções raras, como pneumonite por HSV, esofagite ou hepatite.

Diagnóstico Diferencial

Ao suspeitar de infecção por HSV orofacial, outras considerações diagnósticas incluem outras doenças vesiculares e ulcerativas, como úlceras aftosas, infecções pelo vírus Coxsackie (herpangina e síndrome mão-pé-e-boca), mononucleose infecciosa, síndrome de Stevens-Johnson ou doença de Behçet. O diagnóstico diferencial da infecção por herpes genital deve incluir outras infecções sexualmente transmissíveis vesiculares e ulcerativas, como sífilis ou cancroide, ou doenças não infecciosas, como a doença de Behçet. A encefalite por HSV pode ser difícil de distinguir de outras emergências agudas do SNC como meningite bacteriana, abscesso cerebral, outras encefalites virais, tumor cerebral ou acidente vascular encefálico.

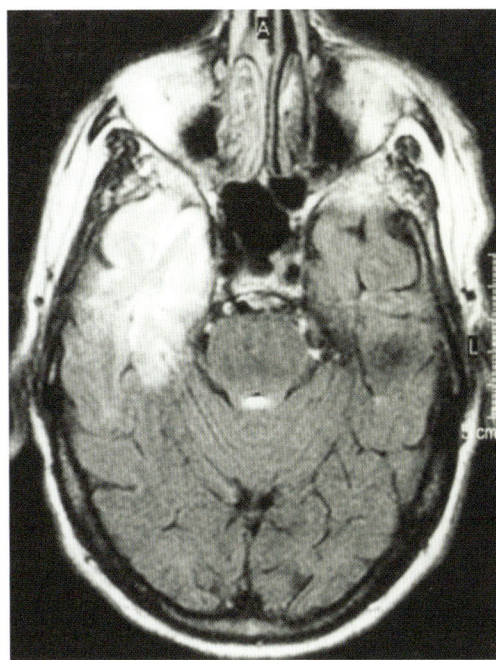

Fig. 122.5. Ressonância magnética ponderada em T-2 com gadolínio demonstrando aumento do lobo temporal secundário à encefalite por HSV-1. (Por Martin K, Franco-Paredes C: Herpes encephalitis. Lancet 360[9342]:1286, 2002.)

Teste Diagnóstico

Muitas vezes, os médicos diagnosticarão infecções por HSV orais ou genitais clinicamente em função da aparência clássica das vesículas e úlceras. No entanto, devido aos estigmas e risco de transmissão, os testes devem ser realizados, se possível. O diagnóstico definitivo pode ser estabelecido por cultura viral, anticorpo fluorescente direto (AFD) ou reação em cadeia da polimerase (PCR) das vesículas, úlceras ou locais mucocutâneos. A PCR é mais sensível que a cultura viral. O esfregaço de Tzanck apresenta baixa sensibilidade e especificidade e é principalmente de interesse histórico.

O diagnóstico de encefalite por HSV é realizado por PCR do LCR. Os exames laboratoriais de rotina enviados após uma punção lombar (PL) para avaliar a meningite bacteriana não avaliarão adequadamente a encefalite por HSV. Classicamente, a análise do LCR mostrará uma contagem elevada de leucócitos, com predomínio de linfócitos. Dependendo do grau de necrose cerebral, uma contagem elevada de eritrócitos também pode ser observada. Embora seja raro, os resultados do LCR podem estar normais na encefalite por HSV, particularmente em indivíduos imunocomprometidos.[5] Isso ressalta a importância de esperar pelos resultados da PCR antes de considerar a descontinuação do tratamento em casos suspeitos de encefalite por HSV. Nos casos de PCR negativo do LCR com alta suspeita de encefalite por HSV, recomendamos continuar o tratamento empírico e reenviar o PCR do LCR em 72 horas. A neuroimagem por tomografia computadorizada (TC) ou ressonância magnética (RM) pode ser altamente sugestiva de encefalite por HSV, mas a imagem pode ser negativa no início da doença (Fig. 122.5).

Tratamento

Agentes antivirais constituem a base do tratamento. A dose e a duração do tratamento do herpes simples dependem da síndrome clínica que está presente. Aciclovir, valaciclovir e famciclovir são os medicamentos antivirais comumente utilizados com atividade contra o HSV. Estes fármacos são análogos de nucleosídeos que agem inibindo a síntese de DNA viral. O aciclovir é o único agente disponível em formulação intravenosa (IV).

Gengivoestomatite herpética ou Herpes labial: Os primeiros episódios são tratados com aciclovir oral 200 mg cinco vezes ao dia (regime alternativo: 400 mg três vezes ao dia), valaciclovir 1 g duas vezes ao dia ou famciclovir 250 mg três vezes ao dia por sete dias. As infecções recorrentes são tratadas com aciclovir 400 mg cinco vezes ao dia durante 5 dias, valaciclovir 2 g duas vezes ao dia durante 1 dia ou famciclovir 1500 mg em dose única.

Herpes genital: Os primeiros episódios são tratados com aciclovir oral 200 mg cinco vezes ao dia (regime alternativo: 400 mg três vezes ao dia), valaciclovir 1 g duas vezes ao dia ou famciclovir 250 mg três vezes ao dia por 7 a 10 dias. Um curso mais curto geralmente é adequado para o tratamento da recorrência. Para a supressão de episódios recorrentes, o aciclovir 400 a 800 mg duas vezes ao dia ou o valaciclovir 500 mg por dia podem ser usados.

Panarício herpético e outras manifestações mucocutâneas: Administrar aciclovir 200 mg cinco vezes ao dia ou 400 mg três vezes ao dia por 5 dias.

Ceratite herpética: administrar aciclovir 400 mg cinco vezes ao dia. Valaciclovir e famciclovir provavelmente também são eficazes, mas não foram estudados em ensaios clínicos. Se usado para ceratite, recomendamos o uso da dosagem para herpes-zóster. A terapia antiviral tópica com trifluridina, aciclovir ou ganciclovir é igualmente eficaz.[6]

Encefalite por HSV: administrar aciclovir IV 10 mg/kg a cada 8 horas por 14 a 21 dias. Dada a alta mortalidade associada a essa condição, a terapia antiviral deve ser iniciada assim que houver suspeita do diagnóstico. Recomendamos tratar empiricamente todos os pacientes que estão sendo descartados também por meningite bacteriana, porque existe essa sobreposição com a apresentação clínica.

Discussão

A maioria das infecções herpéticas pode ser tratada com terapia antiviral oral em nível ambulatorial. Pacientes imunocomprometidos e com doença mucocutânea grave ou doença disseminada irão se beneficiar da internação com tratamento com aciclovir IV. Todos os pacientes com suspeita de encefalite devem ser hospitalizados para tratamento empírico e resultados diagnósticos. A internação na unidade de terapia intensiva (UTI) pode ser necessária, dependendo da gravidade dos sintomas neurológicos. Para pacientes com encefalite por HSV, recomendamos o envolvimento precoce de especialistas em doenças infecciosas para ajudar a orientar o tratamento e de neurologistas para o manejo do edema cerebral e dos sintomas neurológicos graves.

Vírus Varicela-Zóster

Princípios

O vírus varicela-zóster (VZV) é outro vírus de DNA de cadeia dupla, membro da família *Herpesviridae*. VZV causa duas infecções comuns: varicela (catapora) e zóster (cobreiro). A transmissão ocorre através do trato respiratório por meio de gotículas respiratórias e também pelo contato direto com o vírus presente no líquido das vesículas que ocorrem na doença. O VZV inicialmente infecta a nasofaringe e se espalha para o tecido linfático. O vírus presente nas vesículas que se desenvolvem na pele infecta as terminações nervosas da pele e se deslocam para os gânglios dorsais, onde permanecem de forma latente.

A infecção primária do VZV ocorre como varicela (catapora). A varicela é altamente contagiosa e ocorre durante todo o ano, com predileção pelos meses de inverno e primavera. Antes do desenvolvimento da vacina contra varicela em 1995, a maioria das pessoas desenvolvia a infecção na infância. Após a adesão generalizada à vacina, a incidência de varicela diminuiu em 90%, com subsequente declínio da mortalidade. Herpes-zóster é resultado da reativação do vírus latente. Fatores de risco para o desenvolvimento de zóster incluem idade avançada e imunossupressão.

Características Clínicas

Varicela (catapora). A catapora é uma doença febril caracterizada por mal-estar e erupção cutânea. A erupção inicia-se pelo couro cabeludo e rosto e depois se espalha para o tronco e extremidades. As lesões apresentam-se como maculopapulares e progridem para vesículas cheias de líquido que, eventualmente, formam crostas (Fig. 122.6). As lesões ocorrem em surtos, se apresentando em vários estágios de desenvolvimento. Os pacientes são contagiosos até que todas as lesões tenham cicatrizado, o que pode levar de 1 a 2 semanas. Para a maior parte das pessoas, esta doença apresenta evolução benigna. Os adultos manifestam a doença de forma mais grave que as crianças. A complicação mais comum é uma infecção bacteriana secundária às lesões da pele. O VZV tem sido associado a infecções invasivas por estreptococos do grupo A e fasciíte necrotizante.[7] Pacientes imunocomprometidos correm risco de doença disseminada e envolvimento de órgãos viscerais. Pacientes gestantes também estão em risco de doença grave. A pneumonia da varicela é responsável pela maior parte da morbidade relacionada a esta doença. As complicações neurológicas são raras, mas podem incluir encefalite, meningite asséptica, mielite transversa e síndrome de Reye. Embora extremamente raro, é importante reconhecer a associação do uso de Aspirina® com a síndrome de Reye, uma encefalopatia progressiva com lesão hepática

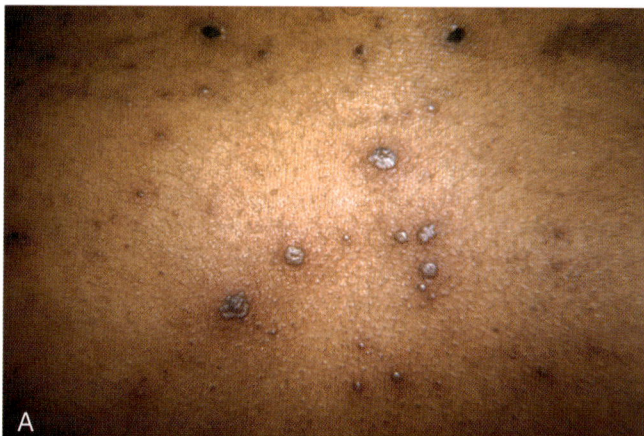

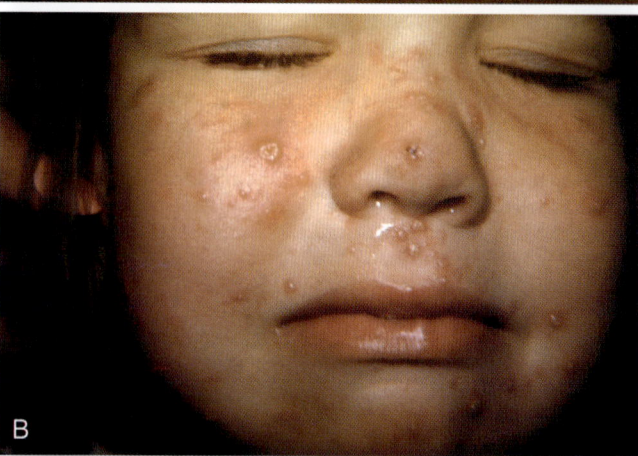

Fig. 122.6. **A e B.** Infecção por varicela demonstrando a erupção típica com lesões em diferentes estágios de cicatrização. (Cortesia Centers for Disease Control and Prevention: Public health image library [PHIL]. Available at: http://phil.cdc.gov/phil/details.asp?pid=10484; http://phil.cdc.gov/phil/details.asp?pid=10486.)

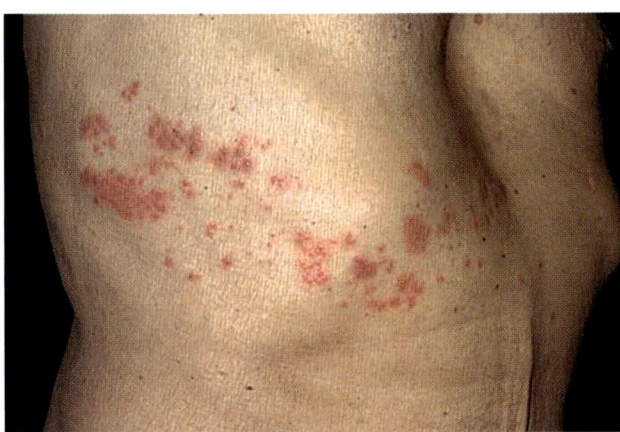

Fig. 122.7. Infecção por herpes-zóster.

aguda. A associação da aspirina deve ser evitada no tratamento, especialmente em crianças.

Zóster. O herpes-zóster normalmente causa uma erupção vesicular com base eritematosa que ocorre unilateralmente em um único dermátomo (Fig. 122.7). A erupção é muito dolorosa e é frequentemente precedida por parestesias ou hipoestesia. Em indivíduos imunocompetentes, a erupção cutânea evoluirá para crosta em 7 a 10 dias e, nesse momento, os pacientes não serão mais contagiosos. A neuralgia pós-herpética, definida como dor que persiste por mais de 90 dias, é a complicação temida. Os fatores de risco para a neuralgia pós-herpética incluem idade avançada e gravidade da dor no início.[8] O herpes-zóster oftálmico é uma reativação viral dentro do gânglio do nervo trigêmeo. O envolvimento ocular ocorre em mais de 50% desses casos. O sinal de Hutchinson, vesícula na ponta do nariz, tem sido associado ao envolvimento ocular. O herpes-zóster ótico (síndrome de Ramsay Hunt) é caracterizado por paralisia do nervo facial, dor e erupção vesicular na orelha e no canal auditivo. Zóster disseminado envolvendo múltiplos dermátomos pode ocorrer em pacientes imunocomprometidos.

Diagnóstico diferencial

A varicela clássica é distinta, mas os outros diagnósticos importantes a serem considerados são outras doenças febris com erupções cutâneas, como infecção por HSV disseminada, infecção por Coxsackievírus, sarampo ou varicela por Rickettsia. Antes da erradicação, a varíola era uma consideração, apresentando lesões no mesmo estágio de desenvolvimento. A erupção cutânea de zóster também é geralmente muito característica. Outros diagnósticos a serem considerados incluem infecção por herpes simples ou dermatite de contato.

Teste Diagnóstico

A maioria dos diagnósticos de varicela e herpes-zóster é realizada clinicamente. O diagnóstico confirmatório pode ser obtido por meio de cultura viral, AFD ou teste de PCR do fluido da vesícula.

Tratamento

Varicela. O tratamento consiste principalmente em medidas de suporte com antipiréticos e anti-histamínicos para diminuir o prurido causado pelas lesões da pele. A Aspirina® deve ser evitada em crianças devido à associação com a síndrome de Reye. A terapia antiviral com aciclovir demonstrou diminuir a duração da febre e o número total de lesões em crianças saudáveis, mas não reduz o número de complicações relacionadas à varicela. Portanto, não recomendamos o tratamento de crianças saudáveis com varicela. Recomendamos tratar grupos de alto risco para complicações da varicela com aciclovir, incluindo aqueles com mais de 12 anos de idade, adultos, pacientes grávidas, pessoas com distúrbios pulmonares, pessoas em terapia com salicilato, pessoas em uso de corticosteroides em aerossol e pacientes imunocomprometidos. O tratamento deve ser iniciado dentro de 24 horas após a erupção aparecer para melhores resultados. A dose de aciclovir para tratamento com VZV é maior do que a para HSV, 800 mg por via oral quatro vezes ao dia durante 5 dias. Se o paciente estiver imunocomprometido e apresentar doença grave, o aciclovir IV deve ser administrado.

Zóster. Os objetivos do tratamento para zóster são tratar a infecção viral e controlar a dor que ocorre com a erupção cutânea. O zóster não complicado no hospedeiro imunocompetente pode ser tratado com os seguintes esquemas por 1 semana: aciclovir 800 mg cinco vezes ao dia, famciclovir 500 mg três vezes ao dia ou valaciclovir 1 g três vezes ao dia. O tratamento antiviral deve ser iniciado dentro de 72 horas após o início da erupção, porque a eficácia além de 72 horas não é clara. Pacientes imunocomprometidos devem ser tratados independentemente do tempo de início da erupção cutânea. Zóster envolvendo mais de um dermátomo ou zóster disseminado deve ser tratado com aciclovir IV. A doença frequentemente é muito dolorosa e requer agentes opioides. Atualmente, não há tratamentos que tenham mostrado, de forma confiável, uma redução na ocorrência da neuralgia pós-herpética. O tratamento antiviral mostrou resultados mistos na prevenção da neuralgia pós-herpética. Os corticosteroides foram estudados extensivamente, mas a última revisão da Cochrane não apoiou seu uso na prevenção da neuralgia pós-herpética.[9]

Discussão

A maioria dos pacientes com varicela e zóster pode ser tratada em casa. Os pacientes com varicela são altamente contagiosos e devem ser instruídos a evitar pessoas que não foram totalmente vacinadas ou nunca tiveram a doença, pessoas imunocomprometidas ou gestantes até que todas as suas lesões tenham se tornado crostosas. Pacientes imunocomprometidos, pacientes com zóster disseminado ou pacientes com complicações geralmente necessitam de hospitalização. Em geral, os pacientes com varicela devem estar sob precauções de contato e respiratória até que todas as lesões tenham se tornado crostas. Um paciente imunocompetente que manifesta zóster localizado requer apenas precauções-padrão, enquanto um paciente imunocomprometido que manifesta zóster ou um paciente com disseminado é tratado como paciente com varicela, necessitando de precauções de contato e aéreo.

INFECÇÕES VIRAIS QUE CAUSAM DOENÇAS FEBRIS INESPECÍFICAS

Vírus Epstein-Barr

Princípios

O EBV é um membro da família *Herpesviridae*. É classicamente conhecido por causar mononucleose infecciosa. Também está associada a vários tipos de câncer, incluindo linfoma de Burkitt, carcinoma nasofaríngeo, doença de Hodgkin e linfoma de células B. O EBV é onipresente com a maioria dos indivíduos testando positivo para anticorpos na idade adulta. Um estudo demonstrou que 50% das crianças entre 6 e 8 anos apresentavam anticorpos contra o EBV, enquanto 89% das pessoas entre 18 e 19 anos apresentavam resultado positivo.[10] O EBV é transmitido por secreções salivares. O vírus infecta a orofaringe e depois se espalha pela corrente sanguínea e infecta os linfócitos B. Há uma proliferação resultante de linfócitos B e linfócitos T infectados, o que leva ao aumento do tecido linfoide.

Características Clínicas

A infecção pelo EBV em crianças pequenas geralmente é assintomática ou desencadeia faringite leve. Adolescentes e adultos jovens tendem a apresentar a mononucleose infecciosa clássica (febre, faringite exsudativa, linfadenopatia, mialgias e fadiga). Esplenomegalia é comum—observada em até 50% dos casos. Hepatomegalia e icterícia ocorrem em menos de 10% dos casos. A duração do sintoma tipicamente é de 1 a 3 semanas, com alguns casos apresentando mal-estar e fadiga por vários meses. A ruptura esplênica é rara, ocorrendo em menos de 0,5% dos pacientes. Deve ser suspeitada em pacientes com dor no quadrante superior esquerdo e é mais comum durante as primeiras 3 semanas da doença. A obstrução das vias aéreas ocorre em menos de 5% das crianças com mononucleose e é uma das causas mais comuns de internação hospitalar. As complicações neurológicas raras incluem encefalite, meningite asséptica, mielite transversa, síndrome de Guillain-Barré, neurite retrobulbar e neuropatias periféricas. Pacientes tratados com amoxicilina ou ampicilina para presumível faringite estreptocócica desenvolvem uma erupção cutânea macular não alérgica.

Diagnóstico Diferencial

O EBV causa 90% de mononucleose infecciosa; o 10% restante é causado por citomegalovírus (CMV). A infecção aguda pelo HIV, a faringite estreptocócica, a toxoplasmose e outras causas de faringite viral devem ser consideradas em pacientes com mononucleose em potencial.

Teste Diagnóstico

É difícil diagnosticar a mononucleose com base apenas na história e no exame físico. Dados laboratoriais podem ajudar a confirmar o diagnóstico. Historicamente, o teste de anticorpos heterófilos (*monospot*) tem sido o teste de confirmação da infecção primária por EBV. O teste apresenta sensibilidade variável entre 63% a 84% e especificidade entre 84% a 100%.[11] O teste muitas vezes não é positivo em crianças pequenas. A contagem de leucócitos geralmente exibe predominância de linfócitos e, às vezes, linfócitos atípicos podem ser observados no esfregaço de sangue periférico. Uma contagem de linfócitos inferior a 4×10^9/L em adultos demonstrou ser altamente preditiva de um teste monospot negativo.[12] Os profissionais de saúde podem testar anticorpos contra o capsídeo viral e o antígeno nuclear do EBV se o teste mencionado for equívoco.

Tratamento

A mononucleose infecciosa geralmente apresenta uma evolução autolimitada. O tratamento é de suporte com repouso, antipiréticos e analgesia. Os glicocorticoides têm sido usados para diminuir a gravidade dos sintomas, mas não há evidências suficientes para apoiar essa prática. O tratamento antiviral com o aciclovir não demonstrou ser eficaz na redução dos sintomas clínicos da doença. É importante aconselhar os pacientes a evitar esportes de contato por pelo menos 3 semanas para evitar a temida complicação da ruptura esplênica. A ultrassonografia abdominal para avaliação do tamanho do baço pode ter um papel na determinação de quando é seguro retornar ao esporte.[13]

Discussão

A maioria dos pacientes será tratada em casa. A internação é necessária para pacientes com obstrução das vias aéreas e pacientes que exibem complicações significativas, como ruptura esplênica.

Citomegalovírus

Princípios

O CMV é um vírus de DNA de cadeia dupla que pertence à família *Herpesviridae*. Dependendo da localização geográfica, a soroprevalência varia de 45% a 100%.[14] O espectro de doenças causadas pelo CMV varia de uma infecção assintomática a doença disseminada grave no paciente imunocomprometido. O CMV é particularmente prejudicial em pacientes gestantes, porque pode levar à infecção congênita, causando defeitos neurológicos profundos e perda auditiva permanente. O CMV está presente no leite materno, na saliva, nas fezes, na urina, no sêmen, nas secreções cervicais e no sangue. O vírus se dissemina através da exposição prolongada a esses fluidos corporais. Após a infecção primária, o CMV estabelece uma infecção latente ao longo de toda a vida.

Características Clínicas

A infecção primária por CMV é subclínica na maioria dos indivíduos. Alguns adultos imunocompetentes desenvolverão uma síndrome semelhante à mononucleose. A doença pode durar de 2 a 6 semanas e é caracterizada por febre, fadiga, mal-estar, mialgia e dor de cabeça. Ao contrário da mononucleose do EBV, a faringite exsudativa e a linfadenopatia são menos comuns. Embora seja raro, o CMV pode causar doença grave no indivíduo imunocompetente. A colite por CMV e a infecção do SNC (meningite, encefalite, mielite transversa) são os locais mais frequentes de infecção grave por CMV no hospedeiro imunocompetente. Até um terço dos pacientes imunocompetentes gravemente doentes apresentam evidências de reativação do CMV.

A maioria dos neonatos com infecção congênita pelo CMV parece saudável ou normal ao nascimento. Problemas comuns causados pela infecção congênita pelo CMV incluem parto prematuro, retardo de crescimento intrauterino, microcefalia, convulsões, trombocitopenia, hepatoesplenomegalia ou pneumonite. Sequelas de infecção congênita pelo CMV podem se manifestar até 2 anos após o nascimento. Complicações frequentes que ocorrem são perda auditiva, comprometimento neurológico e distúrbios oculares.

O CMV pode causar uma doença séria e potencialmente letal em pacientes imunocomprometidos. A infecção por CMV ocorre em mais de 40% dos pacientes com transplante de órgãos sólidos durante os primeiros 3 meses, quando a terapia imunossupressora é mais forte. Pacientes transplantados que são soronegativos para CMV e recebem um doador soropositivo para CMV correm maior risco. Pacientes com HIV com contagem de CD4 menor que 100/μL também correm alto risco de infecção por CMV. No hospedeiro imunocomprometido, o CMV se manifesta inicialmente como febre, mal-estar e mialgias. A infecção pode então progredir para leucopenia, pneumonia, esofagite/gastrite, hepatite, colite, encefalite, polirradiculopatia e retinite. A retinite por CMV é a causa mais comum de cegueira em pacientes com HIV.

Diagnóstico Diferencial

É difícil estabelecer o diagnóstico de infecção por CMV apenas com base clínica. A mononucleose infecciosa causada por EBV apresenta-se de forma muito semelhante. Na fase perinatal, os bebês com infecções aparentes devem ser avaliados para as outras infecções congênitas comuns: toxoplasmose, rubéola, herpes simples, sífilis, VZV e parvovírus B19. Como a infecção por CMV pode causar uma ampla gama de doenças no hospedeiro imunocomprometido, o diagnóstico diferencial deve ser amplo e incluir outros patógenos virais, infecções bacterianas, infecção por *Pneumocystis* e infecções fúngicas.

Teste Diagnóstico

É improvável que o diagnóstico seja estabelecido no pronto-socorro ou atendimento de emergência. A confirmação deste diagnóstico está centrada no isolamento do vírus, no teste sorológico ou na histopatologia. Métodos comuns envolvem PCR, cultura viral ou teste de anticorpos. A contagem de leucócitos pode mostrar predomínio de linfócitos com mais de 10% de linfócitos atípicos, muito parecido com infecções por EBV.

Tratamento

Na maioria dos casos, a infecção por CMV no hospedeiro imunocompetente requer apenas cuidados sintomáticos para a síndrome mononucleose-like. As recomendações de tratamento para pacientes imunocompetentes criticamente doentes com infecção por CMV são menos claras.[15,16] Pacientes imunocomprometidos com infecção por CMV são tratados de forma mais agressiva. O tratamento antiviral é necessário em virtude do risco de vida.

O ganciclovir é um agente IV usado para tratar infecções por CMV. O tratamento para a retinite por CMV é a terapêutica de indução: 5 mg/kg/dose de 12 em 12 horas durante 14 a 21 dias, seguidos de 5 mg/kg/dose, uma vez por dia durante um ciclo de manutenção prolongado. Febre, diarreia e trombocitopenia são reações adversas comuns. O valganciclovir é um pró-fármaco oral que é metabolizado em ganciclovir. O regime de tratamento é: 900 mg duas vezes por dia durante 21 dias, seguido de manutenção de 900 mg uma vez por dia. Foscarnet e cidofovir são agentes IV utilizados no tratamento do CMV resistente ao ganciclovir, e ambos também podem ser usados para tratar o HSV resistente ao aciclovir. A principal toxicidade limitante desses fármacos está associada à insuficiência renal.

Discussão

A maioria dos pacientes imunocompetentes com infecção pelo CMV pode ser tratada em casa. Por outro lado, pacientes imunocomprometidos com infecção por CMV geralmente requerem hospitalização e, dependendo da extensão do dano ao órgão acometido, podem necessitar de internação na UTI. Apenas precauções padrão são necessárias para cuidar desses pacientes.

Enterovírus

Princípios

Os Enterovírus compõem um grupo de vírus de RNA de cadeia simples capazes de se multiplicar dentro do trato gastrointestinal. A maioria das infecções é assintomática ou indiferenciada leve. Apesar de seu nome, sua principal manifestação não é gastroenterite. Há uma infinidade de enterovírus; os mais comuns incluem Poliovírus, Coxsackievírus A e B, Ecovírus e Enterovírus. Esses vírus são encontrados globalmente e são transmitidos pela via fecal-oral. A vacinação existe para o poliovírus; e nos Estados Unidos e em outros países desenvolvidos, a doença foi declarada erradicada.

Características Clínicas

A maioria das infecções causadas por enterovírus é de doenças febris assintomáticas ou autolimitadas. As infecções mais graves são discutidas nas seções a seguir.

Poliovírus. O poliovírus causa uma doença febril inespecífica com mal-estar, mialgia, cefaleia e dor de garganta. A apresentação mais temida da infecção por poliovírus é a poliomielite paralítica. Esta se manifesta como meningite asséptica seguida de dor nas costas, pescoço e músculos, e depois no desenvolvimento de fraqueza motora. A paralisia geralmente é assimétrica e afeta mais os músculos proximais. Geralmente, alguma recuperação da função motora ocorre meses depois, mas aproximadamente dois terços dos pacientes apresentam alguma forma de fraqueza permanente.

Enterovírus Não Poliomielite. A maioria das infecções por enterovírus é subclínica, mas também pode causar uma variedade de sintomas e síndromes. Os enterovírus são responsáveis pela maioria das causas de meningite viral e encefalite. Pericardite e miocardite são comumente causadas por enterovírus, particularmente Coxsackievírus B. Os sintomas geralmente incluem dor torácica, febre, dispneia e podem progredir para insuficiência cardíaca grave. Os enterovírus também são uma causa comum de exantemas virais. A herpangina é causada pelo Coxsackievírus A e desencadeia febre, dor de garganta, odinofagia e lesões vesiculopapulares nas bochechas e palato mole (Fig. 122.8).

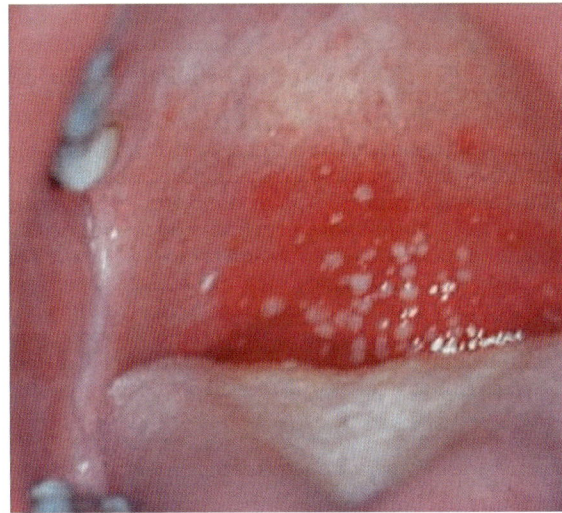

Fig. 122.8. Herpangina. (Por Cohen J, Powderly WG: Infectious diseases, ed 2, St Louis, 2004, Mosby.)

A doença das mãos-pés-e-boca é causada pelo Coxsackievírus A ou pelo enterovírus 71 e comumente se manifesta como febre e mal-estar, seguida por vesículas na boca e vesículas nas mãos e pés (Fig. 122.9). A pleurodinia é uma doença dolorosa caracterizada por febre e espasmos da parede torácica e do abdome que ocorrem em paroxismos.

Em 2014, houve um surto nos Estados Unidos de EV-D68.[17] O vírus afetou principalmente crianças e foi grave nas crianças com asma. Normalmente, o EV-D68 causa doenças respiratórias leves, rinorreia, espirros, tosse e mialgias, mas ocasionalmente causa doença grave com sibilos e desconforto respiratório. Também houve associação com paralisia flácida e mielite anterior na infecção pelo EV-D68.[18]

Diagnóstico Diferencial

Os médicos devem considerar outros diagnósticos, dependendo dos sintomas específicos e da síndrome causados pela infecção por enterovírus. Para as doenças com lesões cutâneas e orofaríngeas, Herpes simples, estomatite aftosa, mononucleose e faringite bacteriana devem ser consideradas. As doenças com manifestações neurológicas primárias apresentarão semelhantemente à meningite bacteriana e outras causas de meningite viral ou encefalite, incluindo a encefalite por Herpes simples. A miopericardite pode se assemelhar a embolia pulmonar, infarto do miocárdio ou pneumonia.

Teste Diagnóstico

O diagnóstico é confirmado por cultura viral, sorologia ou PCR. As amostras coletadas da nasofaringe ou orofaringe através de swabs ou lavagens, líquor, soro, fezes ou líquido pericárdico podem ser analisadas. Outros testes diagnósticos devem ser solicitados de acordo com os sintomas, como ECG, radiografia de tórax e biomarcadores cardíacos para avaliação da mioperaricardite. Se segura, punção lombar deve ser realizada para avaliação de meningite ou encefalite.

Tratamento

O tratamento é principalmente sintomático, porque não há terapias antivirais específicas para enterovírus atualmente recomendadas. A doença das mãos-pés-e-boca pode causar desidratação grave, porque as crianças se recusam a comer por causa das lesões dolorosas

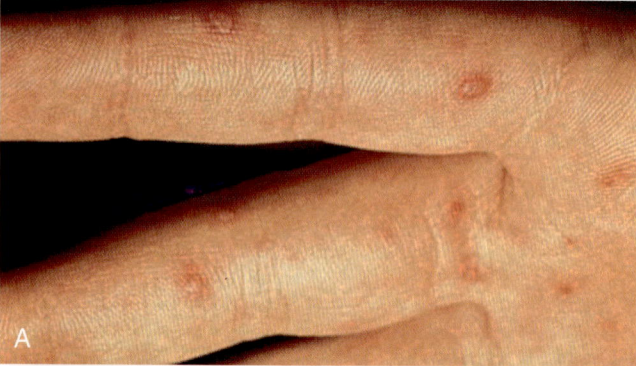
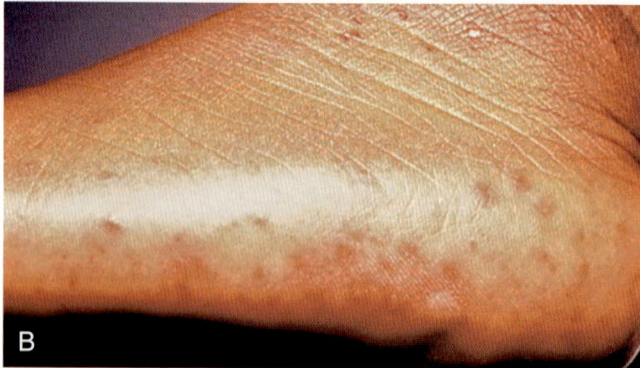
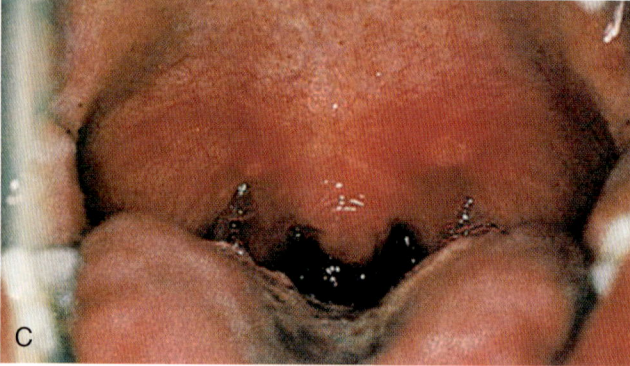

Fig. 122.9. **A a C**, Síndrome mão-pé-e-boca. (Por Cohen B: Pediatric dermatology, ed 4, St Louis, 2013, Elsevier, p 110.)

> **QUADRO 122.1**
>
> **Condições que Aumentam o Risco de Complicações Graves Relacionadas à Gripe (Influenza)**
>
> - Idade menor de 2 anos
> - Idade 65 anos e mais
> - Desordens pulmonares crônicas, incluindo asma
> - Transtornos cardiovasculares crônicos, exceto hipertensão isoladamente
> - Insuficiência renal crônica
> - Distúrbios hepáticos crônicos
> - Condições hematológicas crônicas, incluindo doença falciforme
> - Transtornos metabólicos e endocrinológicos, incluindo diabetes melito
> - Distúrbios neurológicos, incluindo distúrbios cerebrais, medula espinal, nervos periféricos e musculares, como paralisia cerebral, distúrbios convulsivos, acidente vascular cerebral, deficiência intelectual (retardo mental), atraso do desenvolvimento moderado a grave, distrofia muscular ou lesão da medula espinal
> - Imunossupressão, incluindo a causada por medicamentos ou por infecção pelo vírus da imunodeficiência humana (HIV)
> - Gravidez ou período pós-parto (dentro de 2 semanas após o parto)
> - Etnia pertencente aos índios americanos / nativos do Alasca
> - Obesidade mórbida (ou seja, índice de massa corporal ≥ 40)
> - Residência em casas de repouso e outras instalações de cuidados crônicos

na boca. Esta doença tipicamente é tratada com analgesia e estimulação para ingestão oral. Analgesia tópica com difenidramina e hidróxido de alumínio e hidróxido de magnésio podem ser usados. A lidocaína viscosa e a benzocaína tópica devem ser evitadas em crianças pequenas devido ao risco de toxicidade sistêmica e também de eficácia questionável.[19] Se houver suspeita de meningite, deve-se instituir terapia empírica para meningite bacteriana e encefalite por Herpes simples enquanto se aguarda resultados de cultura e PCR, porque ambas as doenças acima mencionadas apresentam morbidade e mortalidade significativamente maiores quando se retarda o o início do tratamento.

Discussão

A maioria dos enterovírus causa uma doença benigna e os pacientes podem ser tratados em casa. Sequelas não são esperadas. Dependendo da gravidade dos sintomas, alguns pacientes podem necessitar de hospitalização para desidratação, doença respiratória grave ou infecção neurológica. A miocardite viral pode causar insuficiência cardíaca grave e disritmias, exigindo hospitalização e cuidados na UTI. Os desfechos após miocardite viral podem variar de retorno da função cardíaca normal à cardiomiopatia grave que requer transplante cardíaco.

VÍRUS ASSOCIADOS A INFECÇÕES RESPIRATÓRIAS

Gripe (Influenza)

Princípios

O Influenza é um vírus de RNA da família *Orthomyxoviridae* que causa sintomas respiratórios agudos. Este vírus é altamente contagioso e é transmitido através de grandes partículas de gotículas respiratórias. A transmissão geralmente requer contato próximo entre indivíduos com menos de 1 metro de distância. Epidemias e surtos ocorrem quase anualmente, com o pico da atividade do Influenza geralmente nos meses de inverno nos Estados Unidos. A gripe ocasionalmente causa pandemias devastadoras. Durante a pandemia de influenza de 1918, aproximadamente 50 a 100 milhões de pessoas morreram em todo o mundo. A pandemia mais recente ocorreu em 2009, quando surgiu uma nova cepa da influenza H1N1.

Existem três tipos principais de Influenza: A, B e C. A maioria das infecções humanas é causada pelos vírus Influenza A e B. A influenza pode ser subdividida com base nas duas principais glicoproteínas de superfície presentes, hemaglutinina (H) e neuraminase (N). O influenza A é responsável pela maioria das epidemias e pandemias graves devido à sua capacidade de expressar antígenos de superfície que apresentam alterações periódicas. Isso é conhecido como *drift* antigênico quando as mudanças são pequenas e *shift* antigênico quando as mudanças são maiores.

Características Clínicas

A gripe tipicamente se apresenta como febre e sintomas constitucionais (cefaleia, mal-estar e mialgias) e respiratórios (tosse, dor de garganta, rinite). Esses sintomas geralmente duram de 3 a 7 dias. Os indivíduos geralmente são contagiosos 1 dia antes do início dos sintomas e até 1 semana depois. A maioria dos casos de gripe é benigna e autolimitada. Pacientes com as seguintes condições estão em risco de influenza grave e complicações relacionadas à influenza (Quadro 122.1). As complicações relacionadas à gripe comum incluem pneumonia (tipicamente devido a *Staphylococcus aureus*), sinusite e otite média. O vírus Influenza também pode afirmar seus efeitos patogênicos exacerbando condições subjacentes de saúde como quadros cardiopulmonares e outras condições crônicas de saúde. Ocasionalmente, a própria gripe pode causar uma pneumonia de rápida progressão que leva à síndrome do desconforto respiratório agudo (SDRA).

Diagnóstico Diferencial

O diagnóstico diferencial é amplo, pois muitas doenças infecciosas diferentes podem apresentar sintomas semelhantes. Outros vírus respiratórios, como VSR, Rinovírus ou Coronavírus, podem ter uma apresentação semelhante. Além disso, infecções bacterianas como pneumonia e meningite podem se apresentar de forma semelhante.

Teste Diagnóstico

O Influenza pode ser diagnosticado clinicamente com base nos sinais e sintomas, especialmente durante a temporada de gripe, mas a precisão do diagnóstico clínico na ausência de exames de suporte não é alta porque a gripe compartilha características comuns com muitas infecções virais e bacterianas. Isoladamente, o diagnóstico clínico apresenta sensibilidade ente 62% e 65% e uma especificidade de 63% a 67%.[20] Existem vários testes diagnósticos disponíveis para o clínico de emergência. Os testes rápidos de diagnóstico de Influenza baseiam-se em ensaios imunocromatográficos que detectam antígenos específicos do Influenza, produzindo resultados em menos de 30 minutos. A sensibilidade desses testes pode variar de 50% a 70%, com especificidades acima de 95%.[21] Os testes confirmatórios são cultura viral e PCR-TR. Culturas virais podem levar de 3 a 10 dias para fornecer resultados e não são úteis para um quadro de emergência. A PCR-TR pode levar de 1 a 6 horas para resultar e pode ser útil se houver alta suspeita de influenza, e a confirmação do diagnóstico mudará o manejo.

Tratamento

O tratamento da gripe concentra-se no controle dos sintomas com antipiréticos, analgésicos e hidratação. Existem vários agentes antivirais disponíveis para o tratamento da influenza, mas há alguma controvérsia em torno do tratamento com esses agentes.

Inibidores da Neuraminidase. O oseltamivir, o zanamivir e o peramivir são os inibidores da neuraminidase atualmente disponíveis. Eles agem inibindo a liberação de progênie viral a partir das células infectadas. Esses fármacos são ativos contra influenza A e B.

O oseltamivir está disponível para ser usado via oral, como cápsula ou suspensão. A dose de tratamento em adultos e crianças com peso superior a 40 kg é de 75 mg duas vezes ao dia durante 5 dias. Para crianças com menos de 1 ano de idade, a dose é de 3 mg/kg duas vezes por dia. Para crianças com 1 ano de idade ou mais, a dose varia em peso: para aqueles com peso menor ou igual a 15 kg, a dose é de 30 mg duas vezes ao dia; para aqueles que pesam entre 15 a 23 kg, 45 mg duas vezes ao dia; e aqueles que pesam entre 23 a 40 kg, 60 mg duas vezes ao dia. A dosagem requer ajuste em indivíduos com insuficiência renal baseado no clearence de creatinina. Os principais efeitos colaterais relatados foram náuseas e vômitos.

O zanamivir está disponível como aerossol em pó e é administrado por inalação através de um inalador especial e é aprovado para uso em pacientes a partir dos 7 anos de idade. A dose de tratamento é de duas inalações duas vezes ao dia durante 5 dias. Não é recomendado em pacientes com asma subjacente e doença pulmonar obstrutiva crônica (DPOC), porque pode causar broncoespasmo.

O peramivir é o primeiro inibidor da neuraminidase IV disponível para tratamento em pacientes com influenza. Em dezembro de 2014, obteve aprovação da Food and Drug Administration (FDA). A dose de tratamento é de 600 mg IV administrada uma vez em dose única.

Antivirais Derivados do Adamantano. Amantadina e rimantadina são os antivirais derivados do adamantano atualmente disponíveis. Eles previnem ou reduzem grandemente a liberação do RNA viral do vírus Influenza A após a ligação e endocitose pelas células hospedeiras. Eles não exercem atividade contra a influenza B. No passado, eles foram usados para profilaxia e tratamento do Influenza A. Nos últimos anos, as cepas de Influenza circulantes demonstraram mais de 90% de resistência a esses fármacos. Portanto, eles não são atualmente recomendados para uso no tratamento da influenza.

A controvérsia em torno do uso de inibidores da neuraminidase (IN) centrou-se no seu efeito modesto de tratamento. A revisão Cochrane mais recente descobriu que o oseltamivir reduziu a duração dos sintomas em 16,8 horas nos pacientes tratados até 48 horas após o início dos sintomas, mas não teve efeito sobre a taxa de hospitalização ou redução das complicações graves da influenza.[22] No entanto, outra metanálise recente constatou que o tratamento com oseltamivir foi associado à melhora acelerada dos sintomas, redução do risco de complicações do trato respiratório inferior e diminuição do número de admissões hospitalares. Investigações também descobriram que o tratamento de pacientes hospitalizados com inibidores de neuraminidase está associado à redução na mortalidade.[24,25] O maior benefício está no tratamento precoce (dentro de 6 horas do início dos sintomas), mas alguns estudos demonstraram benefício até 5 dias após o início dos sintomas em pacientes hospitalizados.[26] As recomendações do *Centers for Disease Control and Prevention* (CDC) são tratar todos os pacientes o mais cedo possível, hospitalizados, com doença grave ou que correm risco de complicações relacionadas à influenza.[27] A população de pacientes com risco de complicações relacionadas à influenza está listada no Quadro 122.1.

Discussão

A maioria dos pacientes com gripe recebe alta hospitalar com instruções de tratamento sintomático, embora isso dependa da virulência específica da cepa circulante da estação. Pacientes com influenza severa requerem admissão. Esses pacientes geralmente apresentam comorbidades cardiopulmonares concomitantes. Um estudo prospectivo em PS demonstrou que apenas 6% dos pacientes com cultura ou PCR confirmada para influenza foram hospitalizados.[28] Um pequeno número de pacientes com influenza necessitará de internação em UTI devido à gripe primária ou exacerbação aguda de uma doença subjacente. A influenza pode causar SDRA rapidamente progressiva com insuficiência respiratória hipoxêmica refratária. Esses pacientes com SDRA rapidamente progressiva podem se beneficiar da transferência para centros que realizam oxigenação por membrana extracorpórea (ECMO). Durante a pandemia de H1N1 em 2009, alguns centros tiveram sucesso com o manejo de pacientes com SDRA através da ECMO.[29]

Coronavírus

Princípios

Coronavírus são vírus de RNA de fita simples que causam doença respiratória. Existem várias cepas conhecidas em humanos, e a maioria deles causa o resfriado comum. A síndrome respiratória aguda grave por Coronavírus (SARS-CoV) é causada por um coronavírus particularmente virulento que surgiu pela primeira vez na China em novembro de 2002. A SARS-CoV causou a síndrome respiratória aguda grave (SARS). A SARS afetou pelo menos 8.098 pessoas em 29 países da Ásia, Europa e América do Norte e do Sul. A maioria dos casos foi da China e Hong Kong, com uma taxa de mortalidade próxima a 10%. Desde 2004, não houve caso relatado de SARS. O período de incubação para SARS-CoV é tipicamente de 3 a 10 dias. A SARS é transmitida através do contato próximo com indivíduos infectados através de gotículas respiratórias. O vírus também pode ser transmitido tocando uma superfície contaminada com secreções infectadas. Os pacientes são considerados contagiosos por até 10 dias após a resolução da febre, caso os sintomas respiratórios estejam melhorando.

Em 2012, surgiu outro novo Coronavírus que causou preocupação internacional chamado de Coronavírus da síndrome respiratória do Oriente Médio (MERS-CoV). A maioria dos casos foi descrita na Arábia Saudita e nos Emirados Árabes Unidos, mas casos foram relatados nos Estados Unidos, Europa e Ásia. Todos os casos relatados foram associados à exposição direta ou indireta a viagens ou residências nos seguintes países: Arábia Saudita, Emirados Árabes Unidos, Catar, Jordânia, Omã, Kuwait, Iêmen, Líbano e Irã.[30]

Este vírus apresenta alta taxa de mortalidade e compartilha muitas características com SARS-CoV. O modo de transmissão ainda não foi totalmente elucidado, mas o caminho mais provável é via transmissão direta por aerossol. Não está claro o quão contagioso é o MERS-CoV. Houve relatos de casos de transmissão no ambiente de cuidados de saúde através de um encontro de menos de 10 minutos, mantendo-se a cerca de 1 metro de distância, mas sem equipamento de proteção individual (EPI).[31] Por outro lado, as investigações também revelaram nenhuma transmissão entre contactantes íntimos.[32] O tempo de incubação relatado para MERS-CoV é entre 5 a 14 dias.

Características Clínicas

Síndrome Respiratória Aguda Grave. A SARS causa inicialmente febre alta, mal-estar, mialgias, calafrios e rigidez. Em seguida há manifestação de tosse, falta de ar, taquipneia e dor pleurítica. Dor de garganta e febre são menos comuns na SARS, e a diarreia pode ocorrer mais tarde na evolução da doença. Quase um terço dos pacientes terá melhora dos sintomas após a doença febril inicial. Aproximadamente 20% a 30% necessitam de ventilação mecânica secundária à hipoxemia. Insuficiência respiratória grave, sepse e insuficiência de múltiplos órgãos são as causas mais comuns de morte nesses pacientes. Os fatores de risco para mortalidade incluem idade acima de 60 anos, presença de diabetes mellitus e doença cardíaca.

Síndrome Respiratória do Oriente Médio. A MERS causa uma doença respiratória aguda com febre, tosse, dispneia, dor de garganta, mialgias e até um terço dos pacientes também manifestam sintomas gastrointestinais. MERS pode se deteriorar rapidamente para insuficiência respiratória aguda. Quase metade dos pacientes necessitará de admissão na UTI e o tempo médio até a internação na UTI após o início dos sintomas é de 2 dias.[33,34] Semelhante à SARS, idade, diabetes melito, doença cardíaca isquêmica e outros problemas crônicos de saúde são fatores de risco para mau prognóstico.[35]

Diagnóstico diferencial

Os Coronavírus menos graves e mais comuns têm apresentações semelhantes às outras infecções benignas do trato respiratório superior, como rinovírus, Adenovírus, Parainfluenza e outras causas virais de infecção das vias aéreas superiores (IVAS). Para SARS e MERS, outros diagnósticos que devem ser considerados incluem pneumonia bacteriana, gripe, outras pneumonias virais ou outras causas de SDRA.

Teste de Diagnóstico

Testes laboratoriais de rotina não são indicados para as IVAS benignas causadas por Coronavírus. O diagnóstico laboratorial da SARS pode ser obtido por PCR, teste sorológico ou cultura viral. As amostras podem ser enviadas de secreções nasais, sangue e até fezes. O diagnóstico de MERS também pode ser confirmado por PCR_TR de amostras do trato respiratório superior ou inferior. Não há anormalidades laboratoriais patognomônicas para a SARS, mas anormalidades comuns incluem anemia, leucopenia, linfocitopenia, trombocitopenia e aumento de transaminases. Os pacientes com MERS tendem também a ter leucopenia, linfocitopenia e transaminases elevadas. Uma radiografia de tórax deve ser obtida; de 60% a 100% dos pacientes com SARS apresentarão anormalidades em algum momento durante a doença. Cerca de 80% dos pacientes com MERS apresentam anormalidades na radiografia de tórax, variando de achados sutis a infiltrados bilaterais extensos.[36]

Tratamento

Não existe tratamento antiviral específico para infecções por Coronavírus, incluindo SARS e MERS. A base do tratamento é o cuidado de suporte. Para a IVAS benigna, nada mais que repouso, antipiréticos e analgésicos são necessários. Por outro lado, pacientes com SARS e MERS podem necessitar de medidas de suporte mais invasivas. O diagnóstico de SARS ou MERS não será imediatamente aparente, então eles devem ser tratados inicialmente com antibióticos cobrindo a pneumonia adquirida na comunidade ou pneumonia nosocomial. Se a ventilação mecânica for necessária, eles devem ser ventilados de acordo com a estratégia ARDSNet com baixos volumes correntes para limitar ainda mais a lesão pulmonar.

A prevenção da transmissão é um componente importante do manejo da SARS e da MERS. Isso envolve a identificação precoce de casos e o imediato isolamento de casos suspeitos. A obtenção de um histórico de viagem preciso de todos os pacientes febris com doença respiratória é fundamental para a identificação precoce de casos de SARS e MERS. O surto nosocomial foi um componente crítico do surto de SARS de 2003. As diretrizes do CDC sobre medidas de controle de infecção para essas infecções podem ser encontradas em www.cdc.gov/sars/infection/index.html e www.cdc.gov/coronavirus/mers/infection-prevention-control.html

Discussão

A maioria dos pacientes com Coronavírus pode ser tratada em casa. Pacientes com SARS podem necessitar de internação hospitalar, com até 30% necessitando de cuidados em UTI. Os pacientes com MERS apresentam taxa de letalidade de 35% e provavelmente exigirão hospitalização e UTI, dependendo da gravidade da doença. Pacientes com suspeita de SARS e MERS devem ser devidamente isolados com precauções de contato e isolamento respiratório. A equipe de controle de infecção hospitalar e o departamento de saúde pública devem ser notificados imediatamente para pacientes sob investigação por SARS e MERS.

Rinovírus

Princípios

O rinovírus humano é a causa mais comum do resfriado comum. Infecções atingem o seu pico no outono e primavera, mas pode ocorrer durante todo o ano. A infecção é transmitida através de secreções respiratórias e contato direto com pacientes infectados. O vírus pode permanecer contagioso em superfícies por várias horas. A inoculação mão-rosto é provavelmente um dos mecanismos predominantes de disseminação, enfatizando a importância da lavagem frequente das mãos para diminuir a transmissão.

Características Clínicas

Os sintomas da infecção por rinovírus geralmente são limitados ao nariz, nasofaringe e faringe. Os sintomas comuns que ocorrem são dor de garganta, congestão nasal, febre baixa, espirros e tosse. Menos comumente em crianças, o rinovírus pode causar infecções do trato respiratório inferior, como pneumonia e traqueobronquite.

Diagnóstico Diferencial

Outros vírus que causam doenças respiratórias, como Coronavírus, vírus sincicial respiratório (VSR), vírus Parainfluenza, vírus Influenza, Adenovírus e Enterovírus, podem produzir síndromes clínicas similares às produzidas pelos rinovírus.

Teste de Diagnóstico

Geralmente, os testes diagnósticos definitivos não são necessários para o rinovírus. Existem painéis de vírus que usam PCR para detectar rinovírus.[37] As amostras são tipicamente retiradas do nariz, nasofaringe ou orofaringe.

Tratamento e Discussão

A pedra angular do tratamento é o alívio sintomático com analgésicos e antipiréticos. Os medicamentos para a tosse devem ser evitados em crianças com menos de 6 anos de idade. Esta infecção apresenta evolução benigna e pode ser tratada em casa.

Adenovírus

Princípios

Os adenovírus são vírus de DNA de cadeia dupla que comumente causam infecções do trato respiratório superior, sintomas gastrintestinais e conjuntivite. A infecção é transmitida através de gotículas respiratórias e contato próximo. Os vírus são resilientes e podem sobreviver fora do corpo por até 2 semanas.

Características Clínicas

A apresentação mais comum do adenovírus é como uma IVAS com dor de garganta, tosse e febre. Gastroenterite e conjuntivite também são manifestações comuns. Outras síndromes menos frequentemente causadas por adenovírus incluem cistite hemorrágica, diarreia infantil, miocardite, encefalite e meningoencefalite. Em lactentes e pacientes imunocomprometidos, particularmente em transplantes de células-tronco hematopoiéticas e em pacientes submetidos a transplantes de órgãos sólidos, o adenovírus pode causar doença grave com risco à vida.

Diagnóstico Diferencial

Outros patógenos que causam síndromes de pneumonia atípicas similares incluem os vírus Influenza e Parainfluenza e *Mycoplasma pneumoniae*. As síndromes diarreicas podem ser semelhantes às causadas pelos Rotavírus.

Teste Diagnóstico

Como o Adenovírus causa principalmente uma doença autolimitada benigna, o teste de diagnóstico de rotina é desnecessário. Se o teste for necessário, a PCR qualitativa ou quantitativa do soro, tecido ou fluido corporal é o método mais diagnóstico.

Tratamento e Discussão

A maioria dessas infecções requer apenas tratamento sintomático. Não há terapia antiviral específica que seja recomendada rotineiramente. Há relatos de uso de cidofovir em pacientes imunocomprometidos com infecção por Adenovírus com risco de vida, mas isso não é recomendado rotineiramente. A maioria desses pacientes será tratada em casa. Os casos mais graves podem necessitar de hospitalização.

Parainfluenza

Princípios

Parainfluenza é um vírus de RNA de cadeia simples que pertence à família *Paramyxoviridae*. Esta infecção geralmente é adquirida na infância. Nos Estados Unidos, foi relatado que as infecções por Parainfluenza são responsáveis por até um quarto das doenças respiratórias em crianças. Nos adultos, o ônus da doença causada pelo vírus Parainfluenza é muito menor. Existem quatro tipos, cada um com sua própria apresentação clínica. O vírus Parainfluenza é transmitido por contato próximo através de secreções respiratórias infectadas.

Características Clínicas

O Parainfluenza tipo 1 é a causa mais comum de crupe. Parainfluenza tipo 2 também está associada ao crupe, mas causa menor morbidade. Os sintomas do crupe geralmente pioram à noite e são caracterizados por tosse forte. Normalmente, os pacientes apresentam febre e sintomas de infecção do trato respiratório 1 a 2 dias antes da tosse. Taquipneia e voz rouca são comuns também. Em casos graves, o estridor em repouso pode estar presente. Os vírus Parainfluenza tipo 1 e 2 também causam infecções do trato respiratório inferior em crianças. O Parainfluenza tipo 3 causa mais frequentemente bronquite, bronquiolite e pneumonia. A Parainfluenza tipo 4 é menos comum e causa doença respiratória leve. Em adultos e crianças mais velhas, as infecções por Parainfluenza são leves e apresentam-se como uma simples infecção do trato respiratório.

Diagnóstico diferencial

Os Adenovírus, Rinovírus, vírus Influenza, VSR, Ecovírus, Coxsackievírus e Coronavírus podem causar sintomas semelhantes de infecção do trato respiratório. Se a apresentação primária for o crupe, é importante considerar a epiglotite como um diagnóstico potencial.

Teste Diagnóstico

O diagnóstico é obtido a partir de cultura viral, teste rápido de antígeno ou PCR. Os espécimes geralmente são obtidos a partir de swabs nasais ou na garganta, ou lavado nasofaríngeo.

Tratamento

Não há tratamento antiviral específico para a infecção por Parainfluenza. O tratamento é principalmente sintomático. Para o crupe leve e moderado, uma dose única de dexametasona oral (0,6 mg/kg, dose máxima de 20 mg) pode ser administrada.[38] Para o crupe grave, deve-se administrar epinefrina racêmica nebulizada, além de corticosteroides orais ou intramusculares.

Discussão

A maioria das infecções por Parainfluenza pode ser tratada como um paciente ambulatorial. Pacientes com crupe leve podem receber alta hospitalar. Pacientes com crupe moderado e grave devem ser observados no PS para garantir a melhora antes de receber alta. Se não houver melhora após 4 horas, a internação deve ser considerada. Os pacientes que recebem epinefrina racêmica devem ser monitorados por pelo menos 2 horas para garantir que seus sintomas graves não se repitam. Se estiverem aparentemente melhores, podem ir para casa. Os pacientes que apresentam estridor contínuo em repouso, retrações torácicas moderadas a graves ou hipoxemia devem ser hospitalizados.

Vírus Sincicial Respiratório

Princípios

O RSV é um vírus de RNA que pertence à família *Paramyxoviridae*. RSV causa morbidade significativa em crianças. É uma importante causa de óbito em crianças pequenas no mundo em desenvolvimento. Nos Estados Unidos, o RSV está associado a aproximadamente 20% das hospitalizações e 18% das consultas de emergência em crianças menores de 5 anos de idade. O RSV também é uma importante causa de doença respiratória nos idosos, afetando de 3% a 10% da população com mais de 65 anos a cada ano. O RSV é transmitido por meio do contato com indivíduos infectados, pela exposição a secreções respiratórias e fômites.

Características Clínicas

O RSV causa uma série de doenças respiratórias. A doença é mais grave em lactentes, causando pneumonia e bronquiolite. Neonatos com RSV podem apresentar apneia. Os sintomas geralmente começam com congestão nasal, rinorreia, febre baixa e tosse. Então, 1 a 2 dias após o início dos sintomas, os pacientes desenvolvem sibilos e aumento do esforço respiratório. Os sintomas podem durar até 2 semanas. Em adultos e crianças mais velhas, o RSV geralmente causa uma infecção do trato respiratório benigna, geralmente com duração de menos de 5 dias. Idosos, pacientes imunossuprimidos e adultos com doenças crônicas podem desenvolver doença grave do trato respiratório inferior.

Diagnóstico Diferencial

A apresentação clínica causada por infecções por RSV é semelhante a outros patógenos do trato respiratório superior e inferior, incluindo Rinovírus, Parainfluenza, Influenza, Enterovírus, Coronavírus e causas bacterianas de pneumonia. É importante considerar causas não infecciosas de hipoxemia em bebês, como aspiração de corpo estranho e asma.

Teste de Diagnóstico

Os métodos comuns de diagnóstico incluem cultura viral, PCR e testes rápidos de detecção de antígenos. Os espécimes são tipicamente obtidos a partir de swabs nasofaríngeos ou lavados. Outros testes diagnósticos de rotina geralmente são desnecessários e devem ser direcionados para os sintomas.

Tratamento

A base do tratamento é o cuidado de suporte. Os broncodilatadores beta-agonistas não são recomendados de acordo com as diretrizes mais recentes publicadas pela AAP.[39] Concordamos que inalação com broncodilatadores não deve ser usada de rotina para bronquiolite por VSR, devido à falta de evidência de desfechos melhores. No entanto, é razoável estabelecer um estudo com o uso de albuterol inalatório na doença grave, porque a maioria desses pacientes foi excluída dos estudos e alguns dos pacientes podem ter exacerbação da asma induzida por vírus. Os corticosteroides não comprovaram proporcionar qualquer benefício. Oxigênio suplementar deve ser fornecido para aqueles com oximetria de pulso menor que 90%. Solução salina hipertônica nebulizada pode ser usada em pacientes hospitalizados, atualmente os dados não suportam o uso no PS. Para casos graves, a pressão positiva contínua nas vias aéreas nasais (CPAP) pode ser testada para evitar a intubação. Também é importante tratar a desidratação associada à doença com fluidos IV ou nasogástricos se o paciente não puder manter a ingestão oral. Para a prevenção da infecção por VSR em pacientes de alto risco, a AAP recomenda o uso de palivizumabe, uma preparação de anticorpo monoclonal anti-RSV, durante o primeiro ano de vida para lactentes com doença cardíaca hemodinamicamente significativa ou doença pulmonar crônica da prematuridade, definida como prematuros com menos de 32 semanas de gestação que necessitam de mais de 21% de oxigênio por pelo menos os primeiros 28 dias de vida.

Discussão

Adultos saudáveis e crianças mais velhas geralmente apresentam uma duração curta da doença que manifesta-se de forma leve e pode ser tratada em casa. A maioria das crianças infectadas pelo RSV também será tratada em casa, mas pode apresentar uma evolução mais prolongada da doença. Crianças com menos de 1 ano de idade que procuram atendimento no PS para bronquiolite têm uma duração média dos sintomas de 15 dias, e mais de um terço delas fazem uma consulta médica não programada subsequente.[40] Aproximadamente 1% a 3% dos bebês com VSR precisarão de hospitalização devido a hipoxemia, desconforto respiratório ou desidratação. Aproximadamente 15% dos idosos hospitalizados com diagnóstico cardiopulmonar agudo são diagnosticados com infecção pelo RSV, necessitando de cuidados em UTI.

VÍRUS ASSOCIADOS À DOENÇA DIARREICA

Norovírus e Rotavírus

Princípios

O norovírus é um membro da família *Caliciviridae* e é a causa mais comum de gastroenterite não bacteriana. A infecção é altamente infecciosa porque apenas algumas partículas são necessárias para transmitir a doença. O norovírus é transmitido de forma direta de pessoa para pessoa através da via fecal-oral. A transmissão também pode ocorrer através de água, alimentos e superfícies contaminados. O norovírus é muito estável no ambiente e é resistente à maioria dos desinfetantes, incluindo a lavagem das mãos com álcool. Surtos de norovírus ocorrem em áreas onde as pessoas estão próximas, incluindo instalações de cuidados em longo prazo, restaurantes, hospitais, escolas e navios de cruzeiro. O pico de visitas ao OS por norovírus é nos meses de inverno.

Os rotavírus são vírus de RNA de cadeia dupla que pertencem à família *Reoviridae*. Esses vírus estão presentes em todo o mundo e, aos 5 anos, a maioria das crianças foi exposta a eles. Eles são a principal causa de gastroenterite grave em crianças. Desde a introdução da vacina contra o rotavírus em países desenvolvidos, os encontros médicos para essa doença diminuíram drasticamente.[41,42]

Características Clínicas

Norovírus. A doença causa gastroenterite grave, com vômitos, diarreia e cólicas abdominais. Em neonatos e crianças, o vômito é o principal sintoma, enquanto os adultos mais comumente apresentam diarreia. Os sintomas gastrointestinais podem ser acompanhados por febre, cefaleia e mialgias também. A diarreia é tipicamente não sanguinolenta, aquosa e profusa. A doença aguda geralmente dura de 12 horas a 3 dias.

Rotavírus. A doença se manifesta como início súbito de náusea, vômito e diarreia aquosa abundante, com febre, dor de cabeça e mialgias. O curso da doença é geralmente de 3 a 7 dias. O espectro da doença pode variar de assintomática a desidratação grave fatal.

Diagnóstico Diferencial

Outras causas de gastroenterite viral incluem Adenovírus, Enterovírus e certos Coronavírus. A infecção por *Clostridium difficile* e algumas gastroenterites bacterianas podem se apresentar da mesma forma.

Teste Diagnóstico

O diagnóstico de Norovírus pode ser confirmado por PCR em amostras de fezes ou vômitos. O teste de detecção rápida do antígeno na amostra de fezes é o método mais comum de diagnóstico para Rotavírus.

Tratamento

Não há tratamento específico para essas infecções gastrointestinais virais. O manejo é centrado em garantir hidratação adequada e correção de distúrbios eletrolíticos. A maioria dos pacientes pode ser tratada apenas com reidratação oral. Pacientes com desidratação grave justificam a hidratação IV. Atenção meticulosa às precauções padrão e à higienização das mãos é importante para prevenir a disseminação dessas doenças.

Discussão

A maioria dos pacientes pode ser tratada em casa com reidratação oral. Pacientes muito novos ou pacientes portadores de doenças crônicas podem manifestar risco de doença mais grave e são beneficiados por reidratação e monitoramento IV. Dependendo da gravidade da doença, esses pacientes podem ser tratados em uma unidade de observação ou podem necessitar de internação hospitalar.

INFECÇÕES VIRAIS COM MANIFESTAÇÕES NEUROLÓGICAS

Princípios

Os Arbovírus constituem um grupo de vírus transmitidos por vetores artrópodes, geralmente mosquitos e carrapatos. A encefalite é uma manifestação comum da infecção por arbovírus. A maior parte desses vírus é transmitida principalmente do vetor artrópode para outro animal, e os seres humanos são infectados apenas por acidente. Os Arbovírus que causam encefalites pertencem às seguintes famílias: *Flaviviridae, Togaviridae, Bunyaviridae* e *Reoviridae.*

Vírus da encefalite de St. Louis, vírus do Nilo Ocidental (WNV) e o vírus da encefalite japonesa pertencem à família *Flaviviridae.* Esses vírus são mantidos principalmente em um ciclo natural de transmissão de pássaros-mosquitos-pássaros. Sendo o mosquito o vetor, na América do Norte e em outros climas temperados, essas infecções apresentam maior incidência nos meses de verão. O WNV foi popularizado na virada do século 20 por causa de sua aparição pela primeira vez no hemisfério ocidental. O WNV foi originalmente localizado na África e no Oriente Médio, mas em 1999 o WNV surgiu na cidade de Nova York e desde então se espalhou pela costa do Pacífico, até o sul da Argentina, e até o norte do Canadá. Agora, o WNV é a principal causa de infecção arboviral domesticamente adquirida nos Estados Unidos.[43] Na Ásia, o vírus da encefalite japonesa é a causa mais prevalente de encefalite viral com a maior morbidade também.

O vírus La Crosse e o vírus da encefalite da Califórnia pertencem à família *Bunyaviridae.* Segundo dados dos departamentos de saúde do estado, o vírus La Crosse foi a causa mais comum de encefalite entre crianças nos Estados Unidos entre os anos de 2003 e 2012.[44] O vírus da encefalite equina oriental (EEE), o vírus da encefalite equina ocidental e o vírus da encefalite equina venezuelana pertencem à família Togaviridae e causam infecções em certas partes da América do Norte e do Sul.

Características Clínicas

As infecções por Arbovírus causam uma ampla variedade de apresentações, incluindo doença subclínica, doença febril inespecífica, febre hemorrágica, meningite, paralisia flácida aguda e encefalite grave. Normalmente, os pacientes com encefalite apresentam inicialmente uma doença febril inespecífica, acompanhada de mal-estar, dor de garganta e sintomas respiratórios. Cefaleia, fotofobia, meningismo, letargia, sonolência e estado mental alterado ocorrerão em seguida. A doença grave pode se manifestar como paralisia, coma e convulsões. Dependendo do vírus, pode ser comum que os pacientes se recuperem de algumas sequelas neurológicas.

Vírus do Nilo Ocidental (WNV)

A maioria das pessoas infectadas pelo WNV é assintomática. A apresentação mais comum do WNV sintomático é a febre do Nilo Ocidental, uma doença autolimitada caracterizada por febre, cefaleia, mal-estar e mialgias. Os pacientes também podem manifestar sintomas gastrointestinais. Entre um quarto e metade dos pacientes também pode apresentar um eritema (*rash*) maculopapular concomitante no tórax, dorso e braços. Estima-se que em cerca de 1% dos casos de WNV haja doença neuroinvasiva. A doença neuroinvasiva manifesta-se como meningite, encefalite ou paralisia flácida. A doença neuroinvasiva por WNV abriga uma taxa de mortalidade de 10%. A idade e o transplante de órgãos foram identificados como fatores de risco para doença neuroinvasiva mais grave e mortalidade por infecções por WNV45.

Vírus da Encefalite Equina Oriental

O vírus EEE é o mais perigoso entre os vírus que causam encefalites em equinos. Ocorre ao longo da costa do Golfo e do Atlântico, com predomínio nos meses do final do verão. A manifestação comum é febre, calafrios, cefaleia e mialgias com duração de 1 a 2 semanas, geralmente seguidas pela resolução. Uma pequena parcela dos pacientes desenvolverá encefalite com cefaleia, náusea, vômito, alteração do nível de consciência e déficits neurológicos focais. Aproximadamente 2% a 6% dos pacientes infectados desenvolvem encefalite grave com rápida deterioração que resulta em coma. A infecção pelo vírus EEE que resulta em encefalite está associada a 30% de mortalidade.

Vírus da Encefalite de St. Louis

A maioria das infecções é assintomática, mas à medida que os pacientes envelhecem, a taxa de infecções sintomáticas aumenta drasticamente. O período de incubação varia de 4 a 21 dias. A doença sintomática se apresenta como febre, mialgias e cefaleia. Pacientes com mais de 60 anos frequentemente apresentam encefalite, com estado mental variando de letargia a coma. A paralisia flácida aguda ocorre em aproximadamente 6% dos pacientes com encefalite.

Diagnóstico Diferencial

O diagnóstico de encefalite por Arbovírus é difícil com base apenas na apresentação clínica. Compartilha muitas características com outras infecções arbovirais, outras causas virais de encefalite, meningite bacteriana, encefalite por HSV, Leptospirose, doença de Lyme e abscesso cerebral.

Teste de Diagnóstico

O principal método de diagnóstico é a análise do LCR para marcadores sorológicos ou PCR. A encefalite por WNV é diagnosticada pela detecção do anticorpo IgM no LCR. A cultura viral não é comumente usada para esses diagnósticos. Geralmente, há um amplo diagnóstico diferencial a ser considerado ao avaliar esses pacientes, por isso é muito importante perguntar o histórico de viagens e possíveis exposições para estreitar o diagnóstico diferencial. Ao realizar uma PL, pode ser útil obter um tubo extra ou frasco de LCR para colocar em espera. Esta amostra extra de LCR é útil porque o teste para infecções arbovirais é frequentemente enviado após a avaliação inicial, e a avaliação de etiologias mais comuns de infecção neurológica, como meningite bacteriana ou encefalite por HSV, é concluída. O LCR demonstrará uma contagem elevada de leucócitos, com predomínio de linfócitos. No início, durante a infecção por WNV, pode haver predominância de neutrófilos. Exames complementares com TC ou RM podem ser indicados, dependendo da gravidade dos sintomas neurológicos.

Tratamento

O tratamento para estas doenças permanece em grande parte sintomático. Não há terapia antiviral específica ou tratamento com imunoglobulina com benefício comprovado. Em pacientes que desenvolvem edema cerebral, as terapias se concentram na prevenção de lesões cerebrais secundárias e no tratamento do edema cerebral, mantendo pressão de perfusão cerebral adequada, tratando convulsões e evitando hipoxemia, febre alta, hipoglicemia ou hiperglicemia.

Discussão

Pacientes com sintomas neurológicos devem ser hospitalizados. Esses pacientes geralmente necessitam de especialistas em neurologia e doenças infecciosas para consultar seus pacientes. As infecções por Arbovírus são doenças reportáveis. Os desfechos em longo prazo para esses pacientes podem variar. A recuperação total geralmente pode ser esperada em pacientes com meningite WNV. Os pacientes com encefalite por WNV geralmente apresentam efeitos residuais, com mais da metade relatando algum tipo de sintomatologia persistente (fadiga, dores musculares, atividade diminuída, dificuldade de memória, dificuldade de concentração) além de 6 meses.[46]

FEBRES HEMORRÁGICAS VIRAIS

Vírus da Dengue

Princípios

Os vírus da família *Flaviviridae* também podem causar febres hemorrágicas. A dengue é o vírus mais comum nesta família a causar infecção em seres humanos. Ele pode ser encontrado em todo o mundo, sendo que a maioria das infecções ocorre no sudeste da Ásia, no Pacífico Ocidental e nas Américas Central e do Sul. É uma das causas mais importantes de febre em turistas que retornam de viagens. É transmitido pelo mosquito vetor *Aedes aegypti* e *Aedes albopictus*, e o homem é o hospedeiro natural.

Características Clínicas

A dengue pode causar um largo espectro de manifestações na doença. Muitos indivíduos infectados com dengue são assintomáticos. A dengue é uma doença autolimitada caracterizada por febre, cefaleia, dor retro-orbital, mialgias graves e artralgias. Os sintomas podem durar até 1 semana. A febre hemorrágica da dengue (FHD), uma síndrome mais grave, ocorre quando os seguintes quatro critérios estão presentes: (1) aumento da permeabilidade vascular (derrame pleural, ascite, hemoconcentração), (2) trombocitopenia, (3) febre com duração de 2 a 7 dias, e (4) tendência hemorrágica ou sangramento espontâneo. A síndrome do choque da dengue (DSS), a apresentação mais grave da infecção por dengue, está presente quando a dengue hemorrágica ocorre com choque circulatório.

Diagnóstico Diferencial

Outros diagnósticos a serem considerados em pacientes com suspeita de dengue incluem malária, Chikungunya, infecções por *Rickettsia*, leptospirose e outras febres hemorrágicas virais, incluindo Ebola, Marburg, febre amarela ou *Bunyavirus*. Também é importante considerar o diagnóstico de sarampo em um viajante febril de retorno com uma erupção cutânea, porque muitos países em que a dengue é endêmica o sarampo também é endêmico.[47]

Teste de Diagnóstico

O diagnóstico pode ser realizado através de testes sorológicos com ensaio IgM ou detecção de RNA viral com PCR-TR. Outros achados laboratoriais que podem estar presentes na infecção por dengue incluem leucopenia, trombocitopenia, hematócrito elevado (devido à hemoconcentração da perda de fluidos) e testes de função hepática anormais. Na febre hemorrágica por dengue, coagulopatia pode estar presente.

Tratamento

Não existem agentes antivirais específicos para tratamento da dengue. O tratamento é principalmente de suporte. A dengue geralmente é uma doença autolimitada e pode ser tratada com repouso, antipiréticos, analgésicos e terapia de reposição de fluidos. Os anti-inflamatórios não esteroides e a Aspirina® devem ser evitados, devido às tendências de sangramento associadas a esses medicamentos. Pacientes com DHF e DSS requerem monitoramento próximo, reidratação IV e suporte de órgãos conforme indicado. As sequelas hemorrágicas são tratadas com transfusões de hemoderivados, conforme necessário. A terapia com esteroides para dengue grave foi avaliada em vários estudos de baixa qualidade, mas as evidências até o momento são inconclusivas e o tratamento com esteroides não pode ser recomendado neste momento.[48] O controle das epidemias gira em torno da redução da população de mosquitos e medidas que impeçam que os seres humanos sejam picados por mosquitos.

Discussão

Dependendo da gravidade da doença, os pacientes com dengue podem ser tratados como pacientes ambulatoriais; alguns podem exigir internação para terapia de reidratação. Pacientes com DHF necessitarão de internação hospitalar para monitoramento e reposição volêmica intravenosa, e os pacientes com DSS precisarão de internação em UTI.

Vírus Chikungunya

Princípios

Chikungunya é um arbovírus da família *Alphaviridae* originalmente endêmico na África Ocidental. Desde o início deste milênio, a infecção se espalhou amplamente e foi responsável por vários surtos na Ásia, na Europa e no subcontinente indiano. Em 2013, a transmissão local foi identificada nas Américas pela primeira vez.[49] Os vetores são os mesmos da dengue, os mosquitos *Aedes aegypti* e *Aedes albopictus*.

Características Clínicas

O vírus Chikungunya causa uma doença autolimitada muito semelhante à dengue. Febre, mialgias e poliartralgia são a marca da doença. A dor nas articulações pode ser tão grave que a deambulação é prejudicada. Os sintomas geralmente duram de 7 a 10 dias. Mais da metade dos indivíduos infectados desenvolverão uma erupção maculopapular vários dias após o início da febre. Fatores de risco para doença grave com maior mortalidade incluem idade acima de 65 anos, diabetes e distúrbios cardiopulmonares subjacentes.

Diagnóstico Diferencial

Outras doenças febris com erupções cutâneas e mialgias e artralgias devem ser consideradas, incluindo dengue, malária, febre maculosa, leptospirose, sarampo, rubéola, febre recorrente, EBV e doença meningocócica. Distúrbios não infecciosos, como o início da doença de Still e outros distúrbios reumatológicos, também devem ser considerados.

Teste Diagnóstico

O diagnóstico pode ser confirmado por meio de ensaio ELISA para anticorpos, PCR-TR para detecção de RNA viral ou cultura viral. Anormalidades laboratoriais que podem estar associadas à infecção aguda incluem testes de função hepática anormais, trombocitopenia e linfopenia.

Tratamento e Discussão

O tratamento é principalmente de suporte. Antipiréticos, agentes anti-inflamatórios e analgésicos desempenham um papel importante no controle dos sintomas. Fluidos IV podem ser necessários, dependendo da gravidade da doença. Prevenção da doença está centrada na redução da exposição ao mosquito. A maioria dos pacientes pode ser tratada em casa. Pacientes que apresentam doença grave podem necessitar de hidratação IV e observação até que estejam estáveis.

Vírus da Febre Amarela

Princípios

O vírus da febre amarela é outro arbovírus da família *Flaviviridae* que pode causar febre hemorrágica viral. Antes da descoberta da transmissão do vetor do mosquito, havia várias epidemias de febre amarela na África, Europa e nas Américas. O vetor é o mosquito *Aedes ou Haemagogus*. O controle de vetores e o desenvolvimento da vacina reduziram bastante a carga dessa doença nas últimas décadas. Atualmente, a febre amarela ocorre em regiões tropicais da África e da América do Sul.

Características Clínicas

O período de incubação é de 3 a 6 dias. Os pacientes apresentam uma doença febril aguda acompanhada de calafrios, mal-estar, cefaleia, mialgia, náusea e tontura. Os pacientes podem ter uma frequência cardíaca muito menor do que a esperada em referência à febre alta que está presente. Esta fase febril aguda da doença pode durar entre 3 a 6 dias. Os pacientes então experimentam um curto período de remissão, com duração de até 24 horas; alguns pacientes se recuperam completamente, enquanto outros passam a apresentar uma recidiva mais grave da doença com febre, vômitos, icterícia, lesão hepática aguda, insuficiência renal aguda e manifestações hemorrágicas. A característica marcante da febre amarela é icterícia com febre hemorrágica. A mortalidade de pacientes com envolvimento hepatorrenal varia de 20% a 50%.

Diagnóstico Diferencial

Deve-se considerar outras doenças febris que ocorrem nessas áreas endêmicas, incluindo leptospirose, febre recorrente, hepatite viral, malária, outras febres hemorrágicas virais e dengue.

Teste de Diagnóstico

O diagnóstico laboratorial é geralmente realizada por meio da detecção de IgM e anticorpos neutralizantes no soro. Há uma série de anormalidades laboratoriais que ocorrem nessa doença, incluindo aumento de transaminases e bilirrubina direta. Pacientes com doença grave também apresentam exames hematológicos consistentes com coagulação intravascular disseminada (CIVD).

Tratamento

Não existem tratamentos antivirais específicos para a febre amarela. O tratamento é de suporte. Fluidos, antipiréticos e analgesia são os principais tratamentos sintomáticos. Dado o risco de febre hemorrágica, a aspirina e os anti-inflamatórios não-esteroides devem ser geralmente evitados. Se doença grave com choque se desenvolver, os pacientes podem necessitar de ressuscitação com fluidos intravenosos, ressuscitação com hemoderivados, vasopressores, ventilação mecânica e terapia de reposição renal.

Como não há tratamento específico para a febre amarela, muita atenção tem sido dada à prevenção. Medidas de proteção pessoal para evitar picadas de mosquitos e controle de vetores no nível comunitário são importantes na prevenção da doença. Uma vacina de vírus vivo está disponível para pessoas que viajam para áreas endêmicas. A vacina é recomendada para indivíduos a partir de 9 meses de idade ou mais que moram ou estão viajando para áreas endêmicas. Muitos países onde a febre amarela é endêmica exigem um certificado de vacinação para a entrada.

Discussão

Dependendo da gravidade da doença, os pacientes podem ser tratados em casa ou podem necessitar de internação hospitalar. Doença grave pode exigir admissão em UTI, dada a alta mortalidade associada a ela.

Ebola

Princípios

O vírus Ebola é um vírus de RNA que pertence à família *Filoviridae*. A doença do vírus Ebola (DEV) causa uma grave febre hemorrágica viral. O Ebola foi descrito pela primeira vez em 1976 no Sudão e na atual República Democrática do Congo (Zaire na época). Desde então, tem havido uma série de surtos em áreas rurais na África. O atual surto de Ebola em 2014 na África Ocidental é o surto mais grave da história. Começou em março de 2014 na Guiné e depois se espalhou para Serra Leoa e Libéria. Nigéria, Senegal e Mali também foram afetados, mas em um grau muito menor. Desde o dia 1º de abril de 2015, esse surto afetou 25.228 pessoas e causou 10.462 mortes.[50] Antes desse surto, o maior surto registrado resultou em menos de 300 mortes. Este surto também resultou nos primeiros casos de Ebola adquiridos fora da África. Uma auxiliar de enfermagem na Espanha adquiriu a doença depois de cuidar de um paciente com Ebola que foi transportado de Serra Leoa para a Espanha.[51] Posteriormente, duas enfermeiras contraíram Ebola nos Estados Unidos após cuidar de um paciente com Ebola que contraiu o vírus na Libéria.

A taxa de mortalidade associada às infecções por Ebola varia de 25% a 90%. A transmissão do vírus ocorre pelo contato direto do tecido infectado ou fluidos corporais infectados, incluindo sangue, saliva, vômito, fezes ou sêmen. Os indivíduos não são contagiosos até que apresentem sintomas. O tempo de incubação usual é de 5 a 7 dias, mas pode variar de 2 a 21 dias.

Características Clínicas

Os sintomas iniciais incluem febre alta, dor de cabeça, mialgias, mal-estar, dor de garganta e vômitos e diarreia profusos. Após 5 a 7 dias, os pacientes podem evoluir e desenvolver as manifestações hemorrágicas, que incluem sangramento espontâneo, equimose e petéquias. Também é comum que os pacientes não desenvolvam complicações hemorrágicas.[52,53] Uma erupção maculopapular eritematosa pode ocorrer durante esse tempo que eventualmente descama. Os pacientes podem se tornar hipovolêmicos e desenvolver graves desequilíbrios metabólicos secundários às perdas hídricas via trato gastrointestinal. Eventualmente, os pacientes avançam para o choque e falência múltipla de órgãos.

Diagnóstico Diferencial

Os sintomas do Ebola são inicialmente inespecíficos e se sobrepõem a outras doenças. Outras infecções mais comuns nas regiões endêmicas incluem malária, febre tifoide, outras febres hemorrágicas virais (isto é, Marburg, *Bunyavirus*), meningococcemia, leptospirose ou outras doenças bacterianas.

Teste Diagnóstico

O teste só deve ser realizado para pacientes que atendam aos critérios clínicos de histórico de exposição e sinais ou sintomas de DEV. O hospital também deve possuir um protocolo para lidar com amostras de laboratório de potenciais pacientes com DEV. O risco de adquirir DEV por meio de testes laboratoriais é baixo, mas não zero. Atualmente, o ensaio com PCR-TR usando uma amostra de plasma é o principal método de diagnóstico do Ebola. O tempo de resposta para esse teste pode variar de 12 a 24 horas. Recentemente, um teste rápido com antígeno no local de atendimento, com um tempo de resposta de 15 minutos, foi desenvolvido com boa sensibilidade e especificidade em comparação à PCR-TR.[54] Os achados laboratoriais que podem acompanhar a infecção por Ebola incluem trombocitopenia, anemia, coagulopatia, elevação de transaminases, creatinina elevada, hipocalcemia e hipocalemia. Todos os pacientes devem realizar testes de malária com um esfregaço fino e espesso do sangue. A malária é muito mais provável do que o Ebola na população endêmica e em viajantes que retornaram de áreas endêmicas. Coinfecção também é comum; em um estudo de pacientes com Ebola na Guiné, 11% dos pacientes tiveram infecção concomitante por malária.[53]

Tratamento

Os princípios orientadores importantes ao manejar um caso suspeito de DEV são tratar o paciente e prevenir a disseminação da infecção. O CDC desenvolveu algoritmos práticos para avaliar casos de DEV suspeitos nos Estados Unidos (www.cdc.gov/vhf/ebola/pdf/ed-algoritmo-management-patients-possible-ebola.pdf). Os princípios básicos são identificar, isolar e informar (Quadro 122.2).

A principal terapia para as vítimas do Ebola é o tratamento de suporte. Os pacientes são manejados empiricamente com tratamento contra malária, antibióticos de amplo espectro e antipiréticos. Eles também requerem terapia de reidratação, preferencialmente com reposição de líquido e eletrólitos via intravenosa. Além disso, muitos pacientes com DEV necessitarão de suporte para falência de órgãos. Isso pode exigir terapia de reposição renal, ventilação mecânica, vasopressores ou administração de hemoderivados.

Existem várias terapias experimentais atualmente sendo testadas para o DEV. Dois profissionais de saúde dos Estados Unidos que contraíram Ebola na Libéria e foram tratados nos Estados Unidos receberam uma terapia investigativa chamada ZMapp sob investigação emergencial de novas aprovações de drogas da FDA.[55] ZMapp é uma combinação de três anticorpos monoclonais de camundongos humanizados contra antígenos virais do Ebola. A OMS também aprovou o uso de soro convalescente de pacientes com Ebola para tratar pacientes com DVE aguda.

Discussão

É fundamental que as pessoas e profissionais que cuidam de pacientes com DVE estejam familiarizados com as práticas adequadas de isolamento. O CDC enfatiza que os profissionais de saúde devem receber treinamento extensivo e demonstrar competência nos procedimentos de controle de infecção relacionados ao Ebola, especificamente na colocação e remoção do EPI. Muitos hospitais desenvolveram diretrizes internas, mas o site do CDC é um recurso útil e fornece orientações abrangentes sobre como lidar com possíveis pacientes com DVE no ambiente de atendimento médico dos Estados Unidos (www.cdc.gov/vhf/ebola/healthcare-us/index).html).

O CDC também desenvolveu uma estratégia para ajudar os hospitais a se prepararem para casos suspeitos de DVE (www.cdc.gov/vhf/ebola/pdf/preparinging-health-helps-ebola.pdf). Existe um sistema hierárquico categorizado por unidades de saúde de linha de frente, hospitais de avaliação de Ebola e, depois, centros de tratamento para Ebola. Todos os hospitais devem ter e seguir protocolos de controle de infecção, garantir que a equipe seja treinada e competente nas práticas seguras de EPI e que disponha de um sistema para gerenciar o descarte, a limpeza e a desinfecção de resíduos. Pacientes com suspeita de DEV são hospitalizados em salas de isolamento do hospital, e muitos deles precisarão de cuidados em UTI. Como dito anteriormente, a mortalidade do EBV é alta, mas com acesso a instalações médicas modernas de UTIs, os pacientes provavelmente terão resultados muito melhores do que os relatados anteriormente.

Marburg

Princípios

O vírus Marburg é um vírus RNA que pertence à família *Filoviridae*. É uma importante causa de febre hemorrágica viral na África Central. Os casos de Marburg ocorreram nos seguintes países: Uganda, Zimbábue, República Democrática do Congo, Quênia e Angola. Casos foram notificados fora da África, incluindo Alemanha, ex-Iugoslávia, Holanda e Estados Unidos, todos com exposição confirmada a uma fonte africana. O vírus foi descrito primeiro em 1967, após um surto ocorrido em Marburg, Alemanha, quando uma equipe laboratorial que trabalhava com macacos verdes africanos desenvolveu febre e choque hemorrágico. A transmissão direta ocorre com o contato com sangue, secreções ou órgãos sólidos de indivíduos infectados. Acredita-se atualmente que o hospedeiro natural do vírus Marburg seja o morcego africano. O período de incubação é de 3 a 9 dias. A doença carrega uma taxa de letalidade semelhante ao Ebola, com taxa de letalidade variando de 24% a 88%.

Características Clínicas

Os vírus Marburg e Ebola causam uma síndrome clínica muito semelhante. A doença do vírus de Marburg inicialmente causa febre, cefaleia, mal-estar e mialgias. Entre o terceiro e quinto dia, ocorre dor abdominal intensa, cãibra, vômito e diarreia. No mesmo período, uma erupção maculopapular pode se desenvolver. Metade dos pacientes também desenvolverá manifestações hemorrágicas durante esse período. Hematêmese, diarreia, sangramento orofaríngeo e sangramento de locais de venopunção podem ocorrer. A morte geralmente ocorre por causa da perda aguda de sangue e choque séptico.

> **QUADRO 122.2**
>
> ### Algoritmo do Centers for Disease Control and Prevention para Identificação no Departamento de Emergência da Doença do Vírus Ebola
>
> 1. **Identificar:** Os prestadores de serviços de emergência devem identificar os pacientes com risco de desenvolver a doença pelo vírus Ebola (DEV), identificando o histórico de exposição e, em seguida, determinar se os sinais e sintomas de DEV estão presentes.
>   História de exposição:
>   - O paciente viveu ou viajou para um país com Ebola?
>   - O paciente teve contato com um indivíduo com DEV confirmada nos últimos 21 dias?
>
>   Identificar sinais e sintomas:
>   - Febre (subjetiva ou ≥ 100,4 °F ou 38,0 °C)
>   - Cefaleia
>   - Fraqueza
>   - Mialgias
>   - Vômito
>   - Diarreia
>   - Dor abdominal
>   - Hemorragia
>
> 2. **Isolar:** Uma vez que o paciente tenha sido examinado e o resultado tenha sido positivo como um paciente DEV em potencial (tem histórico de exposição e sinais ou sintomas compatíveis com DEV), ele ou ela deve ser isolado imediatamente em uma sala privada que pode ser fechada, com banheiro privativo ou recipiente coberto. O pessoal que cuida deste paciente precisa usar equipamentos de proteção individual (EPI) e um registro deve ser mantido de todos que entram e saem da sala.
>
> 3. **Informar:** O controle de infecção hospitalar e o departamento de saúde devem ser imediatamente notificados. Para proteger os prestadores de cuidados de saúde e prevenir a propagação do Ebola, os profissionais de PS devem estar familiarizados com estes procedimentos para potenciais doentes com DVE.

Diagnóstico Diferencial

O diagnóstico diferencial da infecção por Marburg é muito semelhante ao da infecção pelo Ebola, pois os sintomas são inicialmente inespecíficos e se sobrepõem a outras doenças. Outras infecções mais comuns das regiões endêmicas incluem malária, febre tifoide, outras febres hemorrágicas virais (isto é, Marburg, *Bunyavirus*), meningococcemia, leptospirose ou outras doenças bacterianas.

Teste Diagnóstico

O diagnóstico requer testes laboratoriais, porque as características clínicas se sobrepõem a muitas outras febres hemorrágicas virais. O diagnóstico pode ser feito por PCR-TR, ELISA, testes de detecção de antígeno, testes de soro-neutralização e cultura viral.

Tratamento

As prioridades no manejo de um caso suspeito de febre hemorrágica de Marburg (MHF) são semelhantes a um caso suspeito de DEV. O reconhecimento precoce é fundamental para controlar a propagação dessa infecção. É importante considerar essa doença em pacientes em potencial, avaliando a história de viagem do paciente para países endêmicos ou contato com alguém que tenha MHF nas últimas três semanas e, em seguida, avaliar se os sintomas compatíveis com MHF estão presentes. Os pacientes identificados com risco pelo processo de triagem devem ser isolados em um quarto privativo com banheiro privativo. As autoridades de saúde pública e o pessoal de controle de infecção hospitalar devem ser imediatamente informados. Por favor, consulte a seção Ebola deste capítulo para mais detalhes.

Não há tratamento específico para MHF. O tratamento é principalmente de suporte e direcionado aos sintomas do paciente. Inicialmente, os pacientes necessitarão de ressuscitação volêmica com grande volume de líquidos e antipiréticos. Os pacientes que desenvolvem falência dos órgãos necessitarão de terapias avançadas, como vasopressores, ventilação mecânica e terapia renal substitutiva. Os pacientes com manifestações hemorrágicas também precisarão de reposição de hemoderivados com concentrado de hemácias (CHs) e plasma fresco congelado.

Discussão

Pacientes com MHF necessitarão de hospitalização e muitos necessitarão de internação em UTI. É importante observar práticas de isolamento rigorosas e garantir que a equipe use EPI ao cuidar do paciente. Quando apropriado, os pacientes devem ser transferidos para centros especializados de tratamento para pacientes com febres hemorrágicas virais.

Febre de Lassa

Princípios

O vírus Lassa é um Arenavírus endêmico da África Ocidental. Seu reservatório é um roedor africano *Mastomys natalensis*. Os humanos contraem a doença pela exposição à urina ou fezes de *Mastomys natalensis*. A transmissão de humano para humano pode ocorrer via contato com sangue ou secreções corporais de humanos infectados. O período de incubação é geralmente em torno de 10 dias, mas pode variar de 3 a 21 dias. Ao contrário do Ebola e Marburg, a maioria das infecções por Lassa é assintomática. A taxa de letalidade é inferior a 2%.

Características Clínicas

Quando os pacientes são sintomáticos com febre de Lassa, os sintomas geralmente se apresentam com início gradual de febre e mal-estar. Cefaleia, mialgia, dor de garganta, tosse, dor no peito, dor abdominal, náusea, vômito, diarreia podem ocorrer depois de alguns dias. Os pacientes também podem desenvolver edema facial, derrame pleural, miocardite e encefalite. Menos de 20% dos pacientes sintomáticos evoluem para manifestações hemorrágicas. Os pacientes que apresentam febre hemorrágica completa apresentam uma taxa de mortalidade muito maior. A gestação no terceiro trimestre está associada a uma doença mais grave, com alta mortalidade também.

Diagnóstico diferencial

O diagnóstico diferencial é amplo e inclui o de outras febres hemorrágicas virais.

Teste de Diagnóstico

Diagnóstico clínico, por si só, é difícil, porque a febre de Lassa compartilha características com muitas outras doenças. O diagnóstico pode ser feito por PCR-TR, ELISA, testes de detecção de antígeno e cultura viral.

Tratamento

A ribavirina demonstrou diminuir a mortalidade geral. O maior efeito ocorre quando o tratamento é iniciado precocemente nos primeiros 6 dias após o início da febre. O restante do tratamento é o tratamento de suporte com ressuscitação volêmica, antipiréticos e administração de hemoderivados, caso ocorra uma doença hemorrágica. Tal como acontece com outras febres hemorrágicas virais, o suporte à falência dos órgãos com ventilação mecânica, vasopressores e terapia de reposição renal também pode ser necessário. Embora não existam evidências de alta qualidade, as diretrizes recomendam a ribavirina como profilaxia pós-exposição para exposições definitivas de alto risco.[57] A prevenção da febre de Lassa nos centros comunitários é a boa higiene e controle de roedores.

Discussão

Pacientes sintomáticos com febre de Lassa necessitarão de internação hospitalar. Os mesmos princípios das outras febres hemorrágicas virais de reconhecimento imediato, identificação, isolamento e autoridades informativas aplicam-se também à febre de Lassa. Por favor, consulte as seções anteriores deste capítulo sobre Ebola e Marburg para mais detalhes.

CONCEITOS-CHAVE

- Houve surtos recentes de infecções infantis evitáveis por meio da vacinação por causa de indivíduos não vacinados que viajaram para áreas onde a doença ainda é endêmica. Os médicos de emergência devem reconhecer a possibilidade dessas doenças que antes eram raras.
- A encefalite por Herpes simples é uma doença grave e fatal se não for tratada. Os médicos devem suspeitar desse diagnóstico ao avaliar pacientes gravemente doentes por suspeita de meningite ou encefalite e instituir prontamente terapia empírica com aciclovir IV enquanto aguardam resultados diagnósticos.
- A varicela primária pode ser perigosa em determinadas populações, incluindo crianças mais velhas, adultos e pacientes gestantes. Esses pacientes necessitam de tratamento com aciclovir.
- Em pacientes geralmente saudáveis com infecção por Influenza, a duração da doença pode ser reduzida a quase 1 dia se o tratamento antiviral for administrado dentro de 48 horas após o início dos sintomas. Pacientes hospitalizados com infecção por Influenza devem ser tratados com medicação antiviral, independentemente da duração dos sintomas, pois pode diminuir a mortalidade e as complicações da influenza.
- Existem muitas infecções virais emergentes, incluindo SARS-CoV, MERS-CoV e Ebola, que devem ser cogitadas em pacientes febris. É importante identificar os pacientes em risco, determinando o histórico de viagens e o histórico de exposição a indivíduos com infecção confirmada. Uma vez que o paciente é considerado de risco, ele deve ser prontamente isolado de acordo com as diretrizes estabelecidas, enquanto outras investigações ocorrem. Também é importante informar imediatamente o programa de controle de infecção hospitalar e as agências de saúde pública.
- Os pacientes com zóster devem ser tratados com aciclovir se buscarem atendimento nas 72 horas após o início dos sintomas ou se apresentarem imunocomprometidos, independentemente da duração da doença. Zóster disseminado deve ser tratado com aciclovir IV.

As referências para este capítulo podem ser encontradas on-line no website Expert Consult associado à obra.

CAPÍTULO 123
Rabies

Jeffrey Bullard-Berent

Conteúdo disponível on-line em inglês.

CAPÍTULO 124
Infecção pelo HIV e AIDS

Sukhjit S. Takhar | Rachel L. Chinoria

PRINCÍPIOS

História e Epidemiologia

A síndrome da imunodeficiência adquirida (AIDS) é uma pandemia causada pelo vírus da imunodeficiência humana (HIV). Esta doença é um fenômeno relativamente novo que causou um tremendo grau de sofrimento humano e teve um impacto imensurável sobre a demografia, cultura, economia e política na maioria das sociedades ao redor do mundo. Estima-se que 35 milhões de pessoas vivem infectadas pelo HIV em todo o mundo e 39 milhões morreram de doenças relacionadas à AIDS.[1] Avanços significativos foram realizados em áreas de prevenção e tratamento, o que resultou na estabilização da epidemia, e o número anual de novas infecções diminuiu constantemente desde a década de 1990. O declínio na incidência de novos casos de infecção pelo HIV e o uso generalizado de terapia antirretroviral (TARV) levou a redução das mortes relacionadas à AIDS, resultando no aumento da prevalência global de HIV/AIDS (Figs. 124.1 e 124.2).

Os meios de transmissão do HIV e a distribuição demográfica do vírus variam de país para país. A África subsaariana é o epicentro da pandemia, com 25 milhões de adultos e crianças vivendo com a infecção pelo HIV.[1] Relações sexuais heterossexuais desprotegidas com transmissão subsequente do HIV aos neonatos e bebês amamentados (transmissão de mãe para filho) é o modo predominante de transmissão em todo o mundo, responsável por cerca de 85% de todas as infecções por HIV.[2] O principal padrão de transmissão nos países de renda mais alta da América do Norte e Europa Ocidental e Central é em homens que fazem sexo com homens. Outros modos significativos de transmissão nessas regiões incluem o uso de drogas injetáveis e o sexo sem proteção pago.[1]

Fisiopatologia

O HIV, um retrovírus da subfamília dos Lentivírus, é o agente etiológico da AIDS. Existem dois subtipos do HIV, o HIV-1 e o HIV-2. A causa mais comum de infecção pelo HIV e AIDS em todo o mundo é o HIV-1. O HIV-2, um vírus intimamente relacionado, é muito menos comum e geralmente é encontrado na África Ocidental.

O vírion maduro do HIV é uma estrutura esférica com um envelope externo e capsídeo mais interno (Fig. 124.3). O capsídeo protege as duas cópias do genoma de RNA, enzimas (transcriptase reversa e integrase) e proteínas reguladoras. Em torno do capsídeo está a membrana do vírus, contendo as glicoproteínas responsáveis pela ligação e entrada do vírus na célula CD4+. Em um processo de várias etapas, o vírion do HIV invade a célula hospedeira e integra seu material genético ao cromossomo do hospedeiro (Fig. 124.4). A infecção inicia-se pela ligação do vírus à célula hospedeira CD4+. O vírus penetra na célula por fusão do envelope com a membrana da célula-alvo. Após a internalização, a transcriptase reversa forma DNA viral a partir do RNA original. A enzima integrase viral então transporta o DNA viral recém-formado para o núcleo celular, onde se integra ao DNA cromossômico humano. Poliproteínas virais e RNA são formados, e novas partículas virais infecciosas são geradas. Este ciclo continua com o HIV infectando mais células CD4+. Os principais alvos da TARV são a transcriptase reversa, a protease, a integrase e o correceptor CCR5.

A marca registrada da infecção pelo HIV é a destruição das células T CD4+, levando a deficiência de um braço do sistema imunológico mediado por células. A imunidade humoral também é prejudicada pela proliferação de células B e produção de anticorpos anormais, tornando os indivíduos infectados pelo HIV mais vulneráveis a infecções por bactérias encapsuladas. A infecção pelo HIV também leva a uma ativação imunológica crônica.

A viremia em progressão, juntamente com citocinas pró-inflamatórias, proliferação de células B e hipergamaglobulinemia, causa um estado inflamatório crônico que contribui para o desenvolvimento de doenças cardiovasculares, câncer e outras doenças crônicas nos indivíduos infectados com HIV em longo prazo.[2] A ativação imunológica aumentada persiste, mesmo em pacientes com reconstituição imune aderentes à terapia antirretroviral.

Fatores de Risco para Transmissão do HIV

O HIV foi isolado a partir de uma ampla gama de líquidos corporais, incluindo sêmen, secreções vaginais, linfócitos, plasma livre de células, líquido cefalorraquidiano (LCR), lágrimas, saliva, urina e leite materno. Entretanto, apenas sêmen, sangue, secreções vaginais e leite materno contem partículas significativamente infecciosas. Para que ocorra a transmissão, esses fluidos devem entrar em contato com tecido lesionado ou com uma membrana mucosa ou ser injetados diretamente na corrente sanguínea.

A exposição de maior risco é a transfusão de sangue positivo para HIV. Outros fatores associados ao aumento do risco de transmissão do HIV incluem a exposição ao sangue com alta carga viral, falta de circuncisão masculina e presença de infecção ulcerativa sexualmente transmissível. O risco de transmissão do HIV varia de acordo com o tipo de contato sexual: 1% a 30% para relação anal passiva, 0,1% a 10% para relação vaginal passiva e anal ativo, e 0,1% a 1% para relação vaginal ativa.

Após a transmissão, o vírus se replica na superfície da mucosa ou tecido linfoide no local de entrada em linfócitos e macrófagos. Se células suficientes forem infectadas, o vírus se espalha para a drenagem dos linfonodos e a infecção é estabelecida, geralmente dentro de 48 a 72 horas.

CARACTERÍSTICAS CLÍNICAS

As manifestações clínicas da infecção pelo HIV são variadas. Os pacientes podem se apresentar ao pronto-socorro (PS) com infecção aguda pelo HIV, efeitos colaterais de medicamentos ou infecções oportunistas incomuns da AIDS avançada. A história natural da doença alterou-se significativamente a partir do surgimento da TARV. No entanto, ainda não há cura. Além de causar disfunção imune progressiva, a infecção crônica pelo HIV causa um estado inflamatório contínuo, que leva ao desenvolvimento de inúmeras manifestações que não foram classicamente consideradas como doença pelo HIV. Estes incluem neoplasias malignas, doença arterial coronariana e distúrbios neurocognitivos. A recuperação imune que é observada com o uso da TARV atual também pode

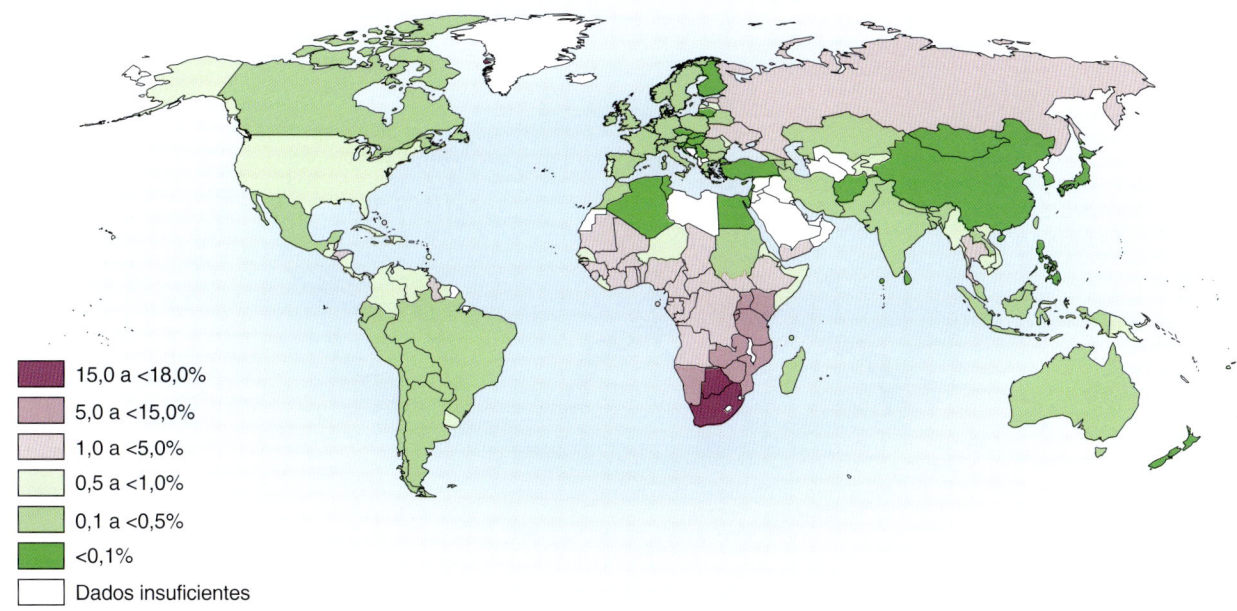

Fig. 124.1. Prevalência do vírus da imunodeficiência humana por país. (De Bennett JE, et al, editors: Mandell, Douglas, and Bennett's principles and practice of infectious diseases, ed 8, Philadelphia, 2015, Elsevier/Churchill Livingstone.)

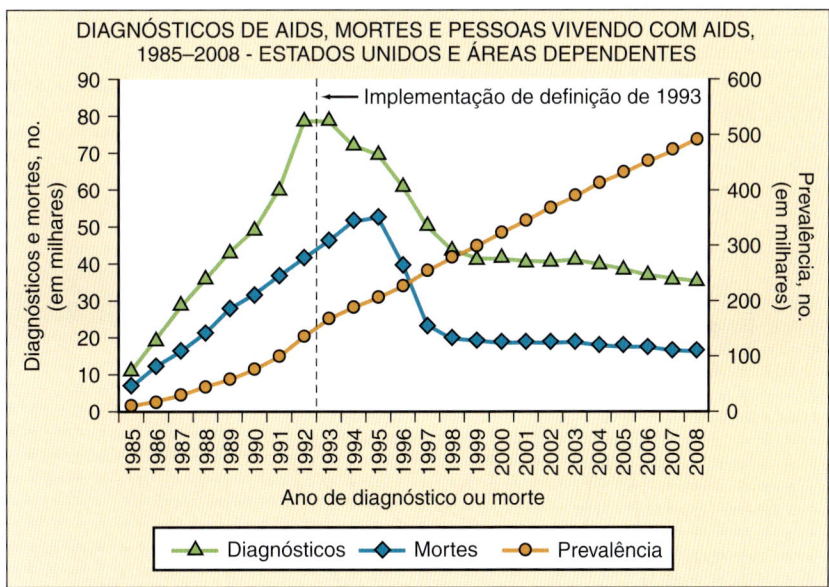

Fig. 124.2. Diagnóstico de AIDS, mortes e pessoas vivendo com AIDS — Estados Unidos. (Por the Centers for Disease Control and Prevention: AIDS surveillance—trends [1985-2009]. www.cdc.gov/hiv/topics/surveillance/resources/slides/trends/index.htm.)

causar uma síndrome inflamatória que se assemelha à infecção oportunista original. No geral, o espectro da infecção pelo HIV está se alterando devido à maior expectativa de vida das pessoas e melhor tratamento. No entanto, muitos pacientes permanecem sem diagnóstico e se apresentam com estágios mais tardios da doença.

Infecção Primária pelo HIV

A infecção primária pelo HIV geralmente causa uma infecção viral aguda e autolimitada. Os achados mais comuns são sintomas semelhantes aos da mononucleose que consistem em febre, faringite e linfadenopatia. Isso geralmente ocorre de 2 a 6 semanas após a transmissão. Durante esse período, o vírus está se replicando ativamente e os anticorpos pra o HIV não foram produzidos. O vírus tem muitos alvos potenciais e as cargas virais são geralmente enormes. O diagnóstico da infecção aguda pelo HIV traz benefícios significativos para a saúde pública. Pacientes com infecção aguda pelo HIV transmitem a infecção desproporcionalmente; esses pacientes muitas vezes não sabem que estão infectados e sua carga viral pode estar na faixa de milhões de cópias de RNA por mililitro.

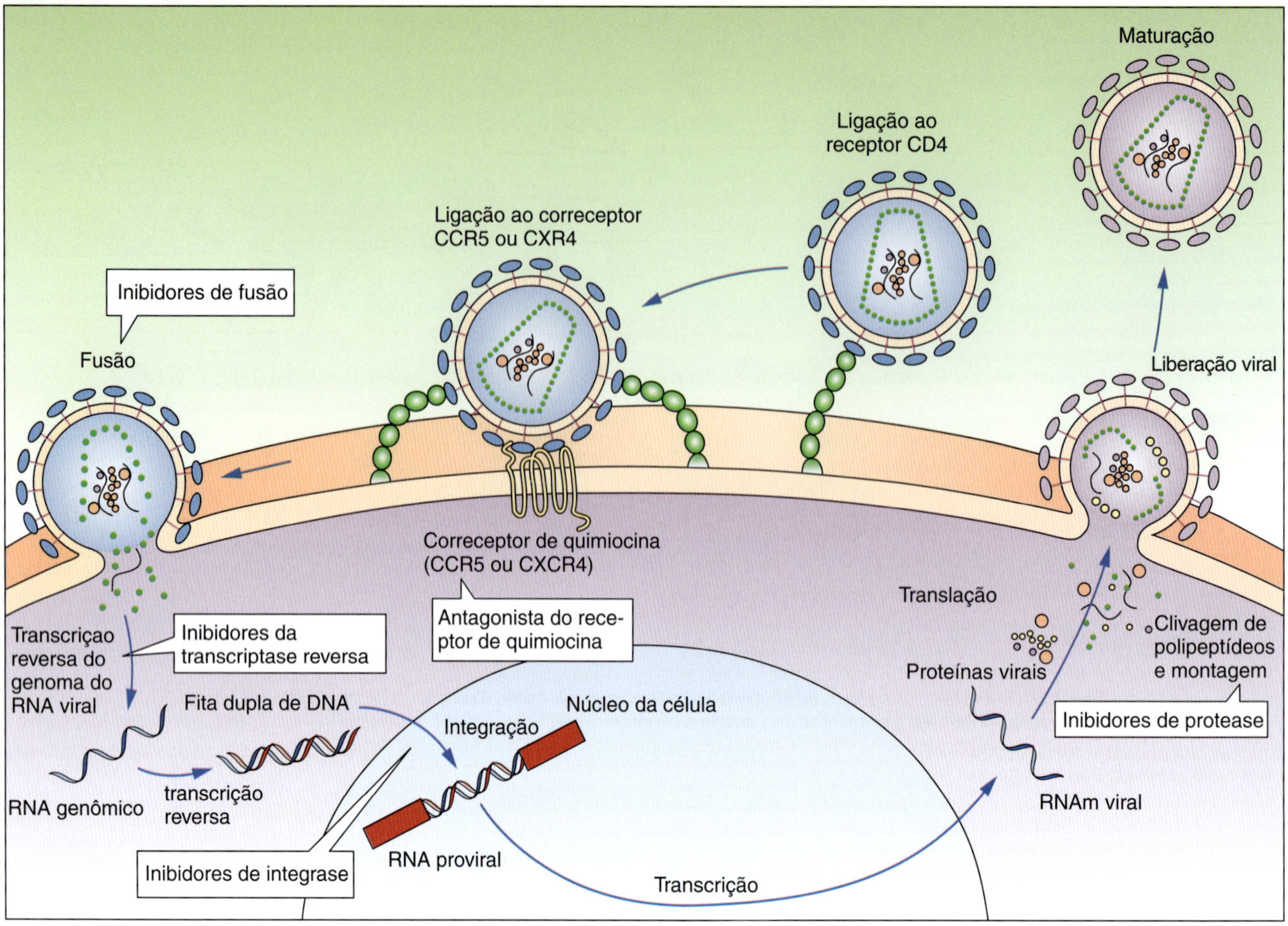

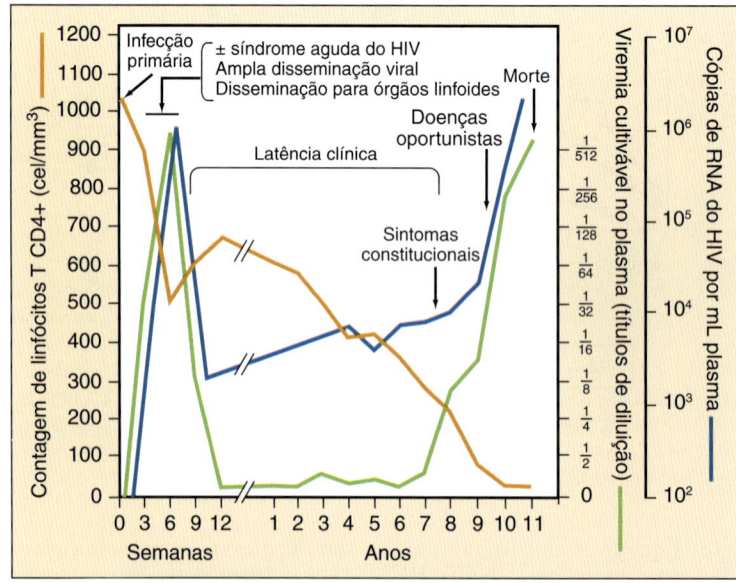

Fig. 124.3. Ciclo replicativo do vírion do HIV. (Adaptado de Maartens G, et al: HIV infection: epidemiology, pathogenesis, treatment, and prevention. Lancet 384:258–271, 2014.)

Fig. 124.4. História natural da infecção pelo HIV na ausência de terapia em um paciente hipotético. (Adaptado de Fauci AS, et al: Immunopathogenic mechanisms of HIV infection. Ann Intern Med 124:654–663, 1996.)

Os sintomas são inespecíficos e muitas vezes não são reconhecidos como sinais de infecção pelo HIV. A doença geralmente dura menos de 2 semanas, embora alguns pacientes possam exibir uma evolução mais longa. Casos de encefalite, síndrome de Guillain-Barré e mononeurite já ocorreram. As contagens de CD4+ também diminuem transitoriamente, ocasionalmente, até o nível em que as infecções oportunistas podem ocorrer. Entre outras, pneumonia por *Pneumocystis jiroveci* (PCP), toxoplasmose, infecção por citomegalovírus (CMV) e candidíase oral podem ocorrer nesta fase.

TABELA 124.1

Testes Laboratoriais para Detecção de HIV

	MARCADORES LABORATORIAIS				
ESTÁGIO	RNA	ANTÍGENO P24	ANTICORPOS DE TERCEIRA GERAÇÃO (ELISA)	WESTERN BLOT	ESTADIAMENTO DO HIV
1	+	–	–	–	Infecção aguda pelo HIV
2	+++	+	–	–	Infecção aguda pelo HIV
3	+++	+/–	+	–	Soroconversão
4	+++	+/–	+	Intermediário	Soroconversão

ELISA, Imunoensaio enzimático.
Adaptado de Fiebig EW, et al: Dynamics of HIV viremia and antibody seroconversion in plasma donors: implications for diagnosis and staging of primary HIV infection. AIDS 17:1871–1879, 2003.

O diagnóstico da infecção aguda pelo HIV requer manter em mente a constelação dos sintomas e compreender as armadilhas dos testes laboratoriais relacionadas a infecção inicial. Os resultados do teste de anticorpos de HIV de rotina podem permanecer negativos por várias semanas ou até meses após a exposição. O diagnóstico da infecção aguda pelo HIV é confirmado com a presença de altos títulos de RNA viral e um painel de anticorpos negativo. A reatividade do ensaio é dinâmica; um teste de RNA plasmático detectará a infecção pelo HIV aproximadamente uma semana antes da capacidade de detectar o antígeno p24 e 12 dias antes do desenvolvimento dos anticorpos para o HIV (Tabela 124.1). Um teste de carga viral na ausência de sintomas de infecção aguda pelo HIV não é recomendado; resultados falso-positivos ocorrem, e o teste é caro. Os casos confirmados de infecção aguda pelo HIV devem ser encaminhados imediatamente a um especialista para considerar o início do uso de antirretrovirais.[3]

Infecção Crônica pelo HIV

Após a infecção primária, geralmente há um período de latência clínica prolongado. Nesta fase, além da linfadenopatia generalizada frequente, muitos pacientes apresentam pouca ou nenhuma manifestação clínica da infecção pelo HIV. Existem vários fatores hospedeiros e virais envolvidos e afetam a velocidade da progressão. Como resultado, o período assintomático é variável; a média do tempo de início de desenvolvimento da AIDS por soroconversão é de aproximadamente 8 a 10 anos. Certos pacientes são não progressores de longa duração e permanecem livres de sintomas, sem TARV, por mais de 25 anos. Indivíduos menos afortunados progridem para a AIDS dentro de 3 anos após a transmissão. Os pacientes, no entanto, normalmente perdem aproximadamente 80 células CD4 + /μL/ano.

Aids

A definição de AIDS do *Centers for Disease Control and Prevention* (CDC) é a ocorrência de contagem de células CD4+ abaixo de 200 células/μL ou a presença de uma condição definidora de AIDS (Quadro 124.1). Nesse nível, a disfunção imunológica é grave e, sem a TARV, a sobrevida é curta. Aqueles que apresentam contagem de células CD4+ abaixo de 50 células/μL têm AIDS avançada e correm um risco muito maior de morte e desenvolvimento de infecções oportunistas. Algumas infecções são tão comuns em pacientes com AIDS que a profilaxia primária é indicada e é custo-efetiva.

A profilaxia é iniciada para PCP quando as contagens de CD4+ estão inferiores a 200 células/μL, para toxoplasmose, quando as contagens de CD4+ estão inferiores a 100 células/μL e, para a infecção por complexo *Mycobacterium avium* (MAC), quando as contagens de CD4+ estão inferiores a 50 células/μL (Tabela 124.2).

A isoniazida é administrada a pacientes com resposta positiva ao derivado proteico purificado. O risco de infecção oportunista em relação à contagem de células CD4+ é progressivo e não um fenômeno "tudo ou nada".

QUADRO 124.1

Doenças Definidoras de AIDS

Infecções bacterianas múltiplas ou recorrentes
Candidíase de brônquios, traqueia ou pulmões
Candidíase do esôfago
Câncer do colo do útero, invasivo
Coccidioidomicose disseminada ou extrapulmonar
Criptococose extrapulmonar
Criptosporidiose intestinal crônica (duração maior que 1 mês)
Doença por citomegalovírus (que não fígado, baço ou nódulos), início com > 1 mês de idade
Retinite por citomegalovírus (com perda de visão)
Encefalopatia relacionada ao HIV
Herpes simples: úlceras crônicas (> 1 mês de duração) ou bronquite, pneumonite ou esofagite (início > 1 mês)
Histoplasmose disseminada ou extrapulmonar
Isosporíase intestinal crônica (duração maior que 1 mês)
Linfoma, Burkitt (ou equivalente)
Sarcoma de Kaposi
Linfoma imunoblástico (ou equivalente)
Linfoma cerebral primário
Complexo *Mycobacterium avium* ou *Mycobacterium kansasii*, disseminada ou extrapulmonar
Mycobacterium tuberculosis de qualquer localização, pulmonar, disseminado ou extrapulmonar
Mycobacterium, outras espécies ou espécies não identificadas, disseminadas ou extrapulmonar
Pneumonia por *Pneumocystis jiroveci*
Pneumonia recorrente
Leucoencefalopatia multifocal progressiva
Septicemia por *Salmonella* recorrente
Toxoplasmose cerebral, início > 1 mês de idade
Síndrome consumptiva atribuída ao HIV

Avaliação Inicial

Os pacientes infectados pelo HIV correm o risco de algumas das mesmas infecções e problemas médicos que os pacientes não infectados, mas são mais vulneráveis à infecções oportunistas e incomuns. O conhecimento da contagem de CD4 + , juntamente com a apresentação clínica do paciente, é crítico no manejo no PS. Antes da TARV, os pacientes eram hospitalizados principalmente por infecções oportunistas. Pacientes infectados pelo HIV estão morrendo de doenças que não eram tradicionalmente consideradas como uma doença da AIDS, como doenças cardíacas, insuficiência hepática e cânceres não relacionados à AIDS.[4]

A contagem atualizada de CD4+ é um marcador do grau de imunossupressão e é uma informação de base crítica para a interpretação de sinais e sintomas. No entanto, muitos pacientes estão

TABELA 124.2
Profilaxia para Prevenir o Primeiro Episódio de Infecção Oportunista

PATÓGENO	INDICAÇÃO	TERAPIA DE PRIMEIRA ESCOLHA	ALTERNATIVA
Pneumonia por *Pneumocystis jiroveci* (PCP)	• CD4+ <200 células/μL ou candidíase orofaríngea • CD4+ <14% ou história de doença definidora de AIDS • CD4+ > 200 células/μL mas <250 células/μL se não for possível monitorar a cada 1–3 meses	TMP-SMZ	TMP-SMZ Dapsona Dapsona + pirimetamina + leucovorina Aerosolizeda pentamidina Atovaquona Atovaquona + pirimetamina + leucovorina
Encefalite por *Toxoplasma gondii*	• Pacientes soropositivos para IgG de Toxoplasma com contagem de CD4 + < 100 células/μL • Pacientes soronegativos que recebem profilaxia para PCP inativa contra toxoplasmose devem ter a sorologia de Toxoplasma retestada se a contagem de CD4+ cair para <100 células/μL • Iniciar profilaxia se ocorrer soroconversão		TMP-SMZ Dapsona + pirimetamina + leucovorina Dapsona + pirimetamina + leucovorina Atovaquona ± pirimetamina + leucovorina
Doença disseminada pelo complexo *Mycobacterium avium* (MAC)	• Contagem de CD4+ <50 células/μL (após a infecção por MAC ativa ser descartada)	Azitromicina Claritromicina	Rifabutina (ajustar a dose com base nas interações da TARV); descartar a TB ativa antes de iniciar a rifabutina.

TARV, terapia antirretroviral; *TB*, tuberculose; *TMP-SMZ*, trimetoprim-sulfametoxazol.
Adaptado de Kaplan JE, et al: Guidelines for prevention and treatment of opportunistic infections in HIV-infected adults and adolescents: recommendations from CDC, the National Institutes of Health, and the HIV Medicine Association of the Infectious Diseases Society of America. www.cdc.gov/mmwr/preview/mmwrhtml/rr5804a1.htm.

infectados pelo HIV e não foram diagnosticados e, muitas vezes, apresentam-se em fases mais tardias da doença. Outros podem não estar fazendo uso da TARV por causa de questões que envolvem o acesso a cuidados, dificuldades na adesão à medicação ou resistência viral à TARV. Infecções oportunistas, como PCP, infecções micobacterianas disseminadas, meningite criptocócica e doença por CMV, não ocorrem até que a contagem de CD4+ apresente-se drasticamente reduzida. A contagem total de linfócitos pode proporcionar uma contagem aproximada da contagem absoluta de CD4 + ; a contagem entre 1.000 e 2.000 células/μL parece ser um indício razoável de imunosupressão significativa. A doença aguda reduzirá a contagem de linfócitos periféricos e, assim, limitará o valor da contagem de linfócitos periféricos como um auxiliar de diagnóstico em um quadro agudo. No entanto, um estudo mostrou que os pacientes com contagem de linfócitos periféricos abaixo de 950 células/μL são altamente propensos a apresentar AIDS.[5]

Determinados aspectos clínicos sugerem a possibilidade de um novo diagnóstico de infecção pelo HIV. Um exame cuidadoso da pele e da boca pode ser revelador; alguns achados cutâneos, como a leucoplasia pilosa bucal e o sarcoma de Kaposi, são encontrados quase que exclusivamente em indivíduos infectados pelo HIV. A candidíase oral inexplicada frequentemente é o sintoma inicial de apresentação em um indivíduo infectado pelo HIV não diagnosticado.

Manifestações Clínicas por Sistema de Órgãos

Manifestações Cardíacas

As manifestações cardiovasculares da infecção pelo HIV variam muito, dependendo do estado imunológico do paciente e se o paciente está fazendo uso de TARV. Pacientes com infecção avançada por HIV podem apresentar uma constelação de manifestações cardíacas, incluindo pericardite, miocardite, cardiomiopatia, doença vascular pulmonar, hipertensão pulmonar, doença valvular e envolvimento neoplásico do coração. Pericardite purulenta e tamponamento cardíaco são manifestações clínicas potencialmente letais da doença cardiovascular em pacientes com AIDS; *Mycobacterium tuberculosis* é frequentemente o organismo causador, especialmente em países pouco desenvolvidos.

O sucesso da TARV levou à sobrevida prolongada dos pacientes soropositivos para o HIV. Atualmente, a doença cardiovascular é a principal causa de morbi-mortalidade. Pacientes infectados pelo HIV apresentam um risco aumentado de 50% de desenvolver síndrome coronariana aguda comparados à população geral, após ajuste de fatores de risco.[6] Não está claro se isso é o resultado de fatores de risco tradicionais não medidos, da própria infecção pelo HIV, uma complicação da TARV, ou uma combinação desses fatores. Os pacientes que fazem uso da TARV apresentam uma série de anormalidades metabólicas (p. ex., hiperglicemia, hiperlipidemia, lipodistrofia) e aterosclerose acelerada, o que pode aumentar o risco de doença cardiovascular e síndrome coronariana aguda. Estudos demonstraram que o vírus isoladamente está associado a dislipidemia, dano endotelial, inflamação e hipercoagulabilidade.[7-10] A interrupção da TARV tem resultado em inflamação sistêmica, ativação da cascata da coagulação, aumento de biomarcadores associados à ativação endotelial e aumento do risco de eventos cardiovasculares maiores. Agentes antirretrovirais causam vários graus de dislipidemia. Os inibidores de protease, particularmente o ritonavir em doses mais elevadas, podem ser especialmente um problema. Os inibidores da transcriptase reversa não nucleosídicos (NNRTIs) estão associados a hipercolesterolemia por lipoproteína de baixa densidade e de colesterol total, mas também a um aumento significativo do colesterol da lipoproteína de alta densidade. Tratamentos modernos parecem ser menos tóxicos. Apesar da realidade de que a TARV provavelmente contribui para o desenvolvimento de doença arterial coronariana, os benefícios da terapia superam os riscos da aterosclerose acelerada.

Manifestações Pulmonares

As doenças pulmonares têm sido as complicações mais importantes do HIV/AIDS. As doenças pulmonares infecciosas e não infecciosas são mais comuns em pessoas infectadas pelo HIV As infecções respiratórias mais freqüentes em pessoas HIV-soropositivas são infecções do trato respiratório superior e bronquite aguda. A incidência de infecções do trato respiratório inferior aumenta com o declínio da contagem de CD4 + . Causas potenciais de infecções do trato respiratório inferior incluem vírus (Influenza, Sincicial respiratório, Parainfluenza), bactérias e fungos (*P. jiropheeci*; Tabela 124.3). A pneumonia bacteriana é mais frequente em pessoas infectadas pelo HIV do que em pessoas não infectadas; o organismo causador mais comum é o *Streptococcus pneumoniae*. A incidência de PCP também aumenta à medida que a contagem de CD4+ diminui para menos de 200 células/μL.

Inúmeras causas não infecciosas de doença pulmonar estão associadas à infecção pelo HIV. Embora a incidência seja bastante reduzida na era da TARV, podem ocorrer manifestações pulmonares de sarcoma de Kaposi e linfoma não-Hodgkin. Os pacientes infectados pelo HIV também parecem estar sob maior risco de desenvolver câncer de pulmão, enfisema, pneumonia de organização criptogênica, sarcoidose, hipersensibilidade à fármacos, linfoma de efusão primária, granulomatose por corpo estranho e pneumonite intersticial linfocítica.

A avaliação diagnóstica dos pacientes HIV-soropositivos que apresentam queixas respiratórias deve se basear no estágio da doença causada pelo HIV, bem como na sua apresentação clínica (Tabela 124.4). Algoritmos específicos são difíceis devido a diferenças epidemiológicas geográficas.[12] A avaliação inclui oximetria de pulso, radiografia do tórax e hemograma completo. Testes adicionais podem incluir a análise de gasometria arterial para determinar a necessidade de corticosteroides em pacientes com PCP, níveis de lactato desidrogenase sérico (elevado em PCP), 1,3-β-d-glucana (elevado em PCP), antígeno criptocócico sérico e antígeno do *Histoplasma capsulatum* na urina, e exames de escarro (incluindo coloração de Gram, bacilo álcool-ácido resistente e coloração para *P. jiroveci*). As hemoculturas devem ser consideradas antes do início da antibioticoterapia; uma busca agressiva pelo patógeno geralmente é recomendada nos pacientes HIV-soropositivos.

A PCP é uma das infecções oportunistas definidoras de AIDS mais comuns. Com o uso difundido da TARV, bem como a quimioprofilaxia contra a PCP em pacientes com contagens de CD4+ abaixo de 200 células/μL, diminuiu a incidência de PCP em países desenvolvidos.[12,13] A apresentação clínica da PCP é caracterizada pelo início gradual da febre (79% a 100% dos casos), pela tosse (95%) e por dispneia progressiva (95%). A tosse não é produtiva, embora a produção de escarro não exclua este diagnóstico, e os pacientes podem estar coinfectados por uma pneumonia bacteriana. Alguns pacientes, especialmente os que fazem uso de profilaxia não sistêmica (p. ex., pentamidina em aerossol), podem apresentar manifestações extrapulmonares da PCP, como hepatoesplenomegalia, lesões cutâneas e oculares. As

TABELA 124.3
Diagnóstico Diferencial de Infecções Respiratórias em Pacientes Infectados pelo HIV de Acordo com a Contagem de CD4+

CONTAGEM DE CD4+ E ESTADIAMENTO	DIAGNÓSTICO DIFERENCIAL
Presente em qualquer estágio	Bronquite aguda Pneumonia bacteriana Tuberculose
>500 cel/μL	Pneumonia bacteriana[a]
Infecção inicial pelo HIV	PCP[a] Sarcoma de Kaposi associado ao HHV-8
200–500 cel/Ml	Pneumonia bacteriana[a] PCP[a]
<200 cel/μL	Pneumonia bacteriana[a] (considerar bacteremia)
AIDS	PCP[a] Pneumonia por *Histoplasma capsulatum* ou *Coccidioides immitis* Pneumonia por *Cryptococcus neoformans* Tuberculose extrapulmonar ou disseminada
≤50 cel/Ml	Pneumonia bacteriana[a]
Infecção pelo HIV avançada	PCP[a] Pneumonia por *Toxoplasma gondii* Sarcoma de Kaposi Pneumonia por *Histoplasma capsulatum* ou *Coccidioides immitis* Pneumonia por complexo *Mycobacterium avium*

HHV-8, Herpesvirus Humano 8; PCP, Pneumonia por *Pneumocystis jiroveci*.
[a]Ocorre mais frequentemente à medida que há declínio da função imune.

TABELA 124.4
Manifestações Pulmonares da Doença em Pacientes Infectados pelo HIV

DOENÇA	APRESENTAÇÃO	AVALIAÇÃO DIAGNÓSTICA	TRATAMENTO
Pneumonia bacteriana	Início agudo (<1 semana) Tosse Expectoração purulenta Febre, calafrios, rigores	Contagem alta de leucócitos Radiografia de tórax – consolidação unilateral focal Contagem variável de linfócitos CD4+	Antibioticoterapia abrangendo *Streptococcus pneumoniae* e *Haemophilus influenzae* Com cobertura para patógenos bacterianos atípicos
Pneumonia por *Pneumocystis jiroveci* (PCP)	Início gradual (> 2 semanas) Tosse não produtiva Dispneia Febre	Hipóxia induzida por exercício Nível sérico elevado de lactato desidrogenase Radiografia de tórax – padrão reticular ou intersticial bilateral Tomografia computadorizada – opacidade em vidro fosco (56%) CD4+ <200 células / μL	Trimetoprim-sulfametoxazol por 21 dias Se PaO$_2$ <70 mmHg no ar ambiente ou gradiente de oxigênio alvéolo-arterial > 35 mmHg, dar prednisona; desmamar em 21 dias.
Infecção por *Mycobacterium tuberculosis* (TB)	Início gradual (> 2 semanas) Tosse Febre Suor noturno Perda de peso Linfadenopatia	Radiografia de tórax – padrão alveolar (± cavitação), padrão miliar, nódulos, adenopatia, derrame pleural Contagem variável de CD4+	Estabelecer a terapia antituberculosa junto do especialista em moléstias infecciosas. Considerar a possibilidade de resistência a drogas. Existem múltiplas interações medicamentosas entre os medicamentos para TB e a terapia antirretroviral.
Sarcoma de kaposi	Início gradual (> 2 a 4 semanas) Tosse Dispneia Febre	Radiografia de tórax – nódulos peri-hilares bilaterais, opacidades, derrame pleural, adenopatia CD4+ <200 células/μL	Crioterapia, radioterapia Coagulação infravermelha Agentes esclerosantes, vinblastina intralesional Quimioterapia sistêmica

anormalidades laboratoriais associadas mais comuns constituem contagem de CD4+ abaixo de 200 células/μL e níveis elevados de desidrogenase lática. Visto que as radiografias de tórax podem ser normais, geralmente apresentam infiltrados difusos, bilaterais, intersticiais ou alveolares (Fig. 124.5). A tomografia computadorizada (TC) de alta resolução, que apresenta alta sensibilidade para PCP, frequentemente revela lesões tipo vidro fosco ou císticas; uma varredura normal torna o diagnóstico de PCP muito improvável (Fig. 124.6). O diagnóstico definitivo é determinado pelo isolamento do organismo, comumente a partir de amostras respiratórias obtidas por indução de escarro, lavado broncoalveolar ou aspiração endotraqueal.

O trimetoprim-sulfametoxazol (TMP-SMZ) administrado diariamente via oral é a profilaxia preferencial para PCP. TMP-SMZ é também o tratamento preferencial da PCP; a via depende da gravidade da doença. Existem vários outros tratamentos possíveis para aqueles que são intolerantes ao fármaco (Tabela 124.5).

Os pacientes hipóxicos (pressão parcial de oxigênio ≤ 70 mmHg ou gradiente alveolarterial de oxigênio ≥ 35 mmHg) são beneficiados significativamente pelo tratamento concomitante com corticosteroides. Os pacientes com hipóxia devem receber um curso com desmame de prednisona por 21 dias além da antibioticoterapia.[13,14]

O risco de tuberculose (TB) aumenta conforme a função imunológica declina; duplica dentro do primeiro ano após a soroconversão do HIV. Pacientes infectados pelo HIV apresentam maior probabilidade de desenvolver tuberculose ativa a partir de infecção latente reativada, e a coinfecção por TB aumenta o risco de progressão para AIDS ou morte.

As manifestações clínicas e os achados radiográficos da TB variam de acordo com o grau de imunossupressão subjacente do paciente. Pacientes com infecção inicial pelo HIV e tuberculose apresentam características semelhantes às dos indivíduos soronegativos para HIV; eles geralmente apresentam sintomas clássicos de TB pulmonar, como febre, tosse, perda de peso, mal-estar e sudorese noturna. Os achados radiográficos típicos da cavitação nos campos pulmonares superiores geralmente estão presentes. Com o agravamento da redução da função imunológica, há menor probabilidade de cavitação pulmonar. Nesses casos, as radiografias atípicas são mais comuns, como infiltrados pulmonares sem preferência pelos campos pulmonares superiores, e radiografias normais já foram descritas. Na infecção avançada pelo HIV e imunossupressão grave, há risco maior de TB extrapulmonar e disseminada.

Em pacientes com TB, independentemente dos achados radiográficos, os exames diagnósticos devem ser realizados e o paciente deve ser colocado em isolamento respiratório. A avaliação da doença extrapulmonar inclui espécimes de áreas suspeitas de envolvimento (p. ex., LCR, linfonodos, líquido pleural, líquido pericárdico, sangue, urina). O tratamento da tuberculose em pessoas HIV-soropositivas é complicado, e as interações medicamentosas entre a TARV e a terapia anti-TB são graves e comuns. Após o início da terapia anti-TB, o paciente necessita de monitoramento atento para avaliação da resposta terapêutica adequada e para observação dos sinais da síndrome inflamatória de reconstituição imune (SIRI), complicação mais comum em pacientes com contagem de CD4+ abaixo de 200 células/μL.

Embora a terapia ambulatorial seja possível, a maioria dos pacientes infectados pelo HIV com baixa contagem de células CD4+ e queixas respiratórias necessita de hospitalização. Broncoscopia e tomografia computadorizada de alta resolução muitas vezes são necessárias para o diagnóstico definitivo. Pacientes com pneumonia bacteriana presumida necessitam de tratamento com antibióticos que abranjam os organismos comumente adquiridos na comunidade.

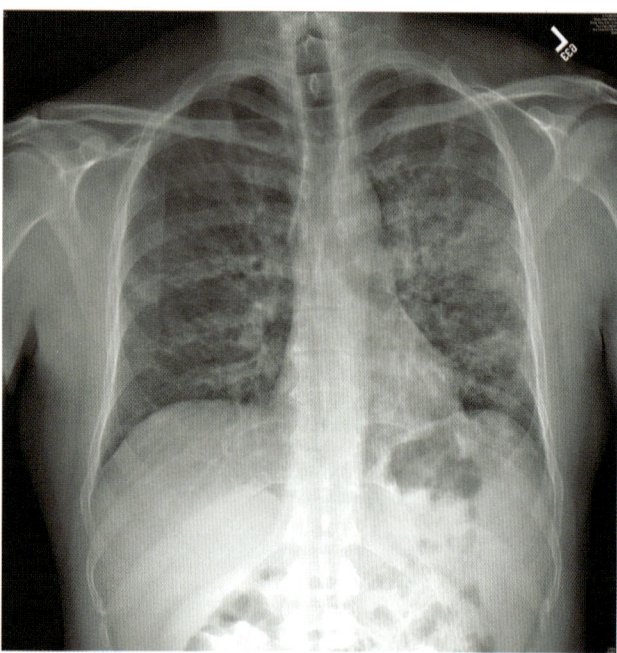

Fig. 124.5. Radiografia de tórax de pneumonia por Pneumocystis. (De Mocroft A, et al: Decline in the AIDS and death rates in the EuroAIDS study: an observational study. Lancet 362:22–29, 2003.)

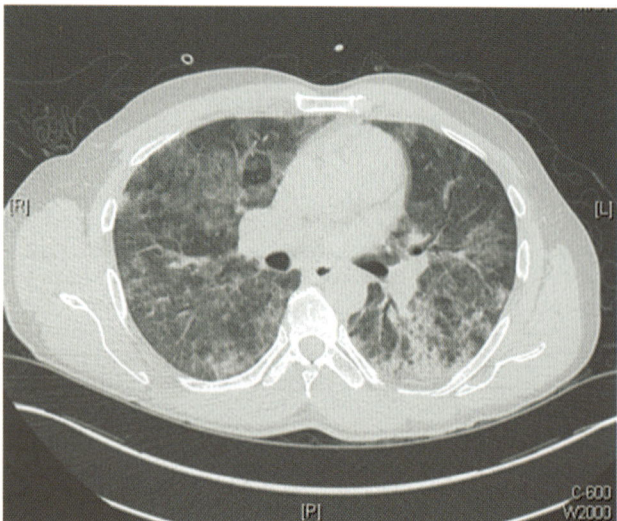

Fig. 124.6. Tomografia computadorizada de tórax de pneumonia por *Pneumocystis*.

TABELA 124.5

Tratamento da Pneumonia por *Pneumocystis jiroveci* em Pacientes com Infecção pelo HIV

GRAVIDADE DA DOENÇA	TERAPIA PREFERENCIAL	TERAPIA ALTERNATIVA
Moderada a grave	TMP-SMZ, IV; mudar para administração oral após melhora clínica Terapia de 21 dias	Pentamidina ou Primaquina + clindamicina
Leve a moderada	TMP-SMZ	Dapsona + trimetoprim ou Primaquina + clindamicina ou Atovaquona

TMP-SMZ, Trimetoprim-sulfametoxazol
US Department of Health and Human Services: Guidelines for prevention and treatment of opportunistic infections in HIV-infected adults and adolescents. www.aidsinfo.nih.gov.

Manifestações Orofaríngeas e Gastrointestinais

As doenças orofaríngeas e gastrointestinais (GI) geralmente complicam a infecção pelo HIV. Pacientes infectados pelo HIV com sintomas gastrointestinais podem apresentar doença abdominal comum ou infecções oportunistas, neoplasias malignas ou efeitos colaterais de medicamentos. Os pacientes que fazem uso de TARV podem apresentar eventos gastrointestinais adversos relacionados ao tratamento, incluindo pancreatite, esteatose hepática, acidose lática e hepatotoxicidade induzida por fármacos. Além disso, vários pacientes infectados pelo HIV apresentam infecção concomitante pelo vírus da hepatite B (HBV) ou pelo vírus da hepatite C (HCV) e também podem ter manifestações gastrointestinais em virtude dessas causas. Embora melhorias tenham sido observadas, a doença hepática em estágio terminal continua sendo uma causa comum de mortalidade em pacientes infectados pelo HIV.[4,15]

Assim como em outras doenças de outros sistemas, pacientes com contagens de CD4+ mais altas tendem a ser infectados por bactérias comuns mais patogênicas. Pacientes com contagens de CD4+ abaixo de 100 células/μL são mais propensos a apresentar infecções oportunistas e sofrer de problemas hepatobiliares, como colecistite acalculosa.

A infecção primária pelo HIV tem uma variedade de manifestações orofaríngeas, incluindo faringite e úlceras aftosas graves. Com imunodeficiência progressiva, os patógenos mudam. A candidíase oral, causada por *Candida*, é uma infecção oportunista extremamente comum e muitas vezes é a primeira manifestação da infecção pelo HIV. A leucoplasia pilosa oral, causada pelo vírus Epstein-Barr (EBV), manifesta-se como lesões brancas elevadas na parte lateral da língua. Ao contrário da candidíase, as lesões não podem ser raspadas e não respondem aos agentes antifúngicos tópicos. O sarcoma de Kaposi, que pode ocorrer na boca, geralmente é encontrado no palato.

A esofagite pode ocorrer em pacientes infectados pelo HIV, particularmente naqueles com contagem de CD4+ abaixo de 100 células/μL. Os pacientes apresentam disfagia ou odinofagia. A causa mais comum de esofagite em pacientes HIV-soropositivos é *Candida*. Outras causas potenciais incluem o vírus Herpes simplex, o CMV e as úlceras aftosas profundas. A causa subjacente pode ser confirmada por endoscopia com biópsia. Considerando que a biópsia é invasiva e a fagocitose fúngica é comum, a maioria dos pacientes com esofagite é submetida inicialmente a um tratamento com fluconazol para tratamento empírico da infecção por *Candida*; a resposta clínica deve ocorrer entre 5 a 7 dias. O refluxo gastroesofágico é outra queixa comum e o tratamento é realizado com antiácidos. No entanto, certos antirretrovirais, como o atazanavir, requerem um ambiente ácido para ajudar a sua absorção. A consideração de potenciais interações medicamentosas é importante quando novos medicamentos são iniciados em pacientes infectados pelo HIV.

Enterite do intestino delgado ou grosso, caracterizada por dor abdominal, cólicas, diarreia, desidratação e febre, é um problema comum e pode ser causada por vários fatores subjacentes. As infecções bacterianas são os agressores comuns, como *Clostridium difficile* e *Salmonella*, *Shigella*, *Campylobacter* e *Yersinia* spp. Pacientes com imunossupressão avançada podem apresentar diarreia crônica, muitas vezes devido a infecções oportunistas com os parasitas *Cryptosporidium*, *Isospora* e microsporidia. O CMV causa enterite do intestino grosso e geralmente ocorre em hospedeiros gravemente imunossuprimidos com contagens de CD4+ abaixo de 50 células/μL. Nos países em desenvolvimento, a TB também deve ser considerada uma causa de doença abdominal em pacientes com infecção pelo HIV. Doenças malignas, como linfoma e sarcoma de Kaposi, podem afetar os intestinos. As lesões do sarcoma de Kaposi no trato gastrointestinal podem causar sangramento e obstrução maciça. A avaliação da diarreia envolve frequentemente exames de fezes (óvulos e parasitas, toxina de *C. difficile*, cultura bacteriana, coloração para bacilo álcool-ácido-resistente modificado) e, ocasionalmente, colonoscopia. O tratamento geralmente é de suporte, mantendo a hidratação; os sintomas muitas vezes persistem até a reconstituição imunológica.

Infecções oportunistas disseminadas também podem envolver o fígado, incluindo infecções por MAC e *Bartonella*. Colangiopatia relacionada à AIDS, obstrução biliar por estenoses biliares associadas à infecção, é observada quando há imunossupressão grave. No entanto, causas não infecciosas, como colecistite, tornaram-se mais comuns.

Manifestações do Sistema Nervoso Central

O diagnóstico diferencial de pacientes que apresentam cefaleia, achados anormais no exame neurológico ou alteração no estado mental varia com base no status atual do sistema imunológico e nos resultados dos exames neuroimaginológicos. Problemas comuns incluem meningite criptocócica, toxoplasmose, linfoma primário do sistema nervoso central (SNC) e leucoencefalopatia multifocal progressiva. Muitos pacientes com infecção por HIV não tratada, sintomática ou não, terão achados anormais no LCR.

O próprio HIV é um vírus neurotrópico e os pacientes com infecção aguda podem apresentar meningite asséptica com queixas de febre, cefaleias e meningismo. Geralmente há predominância de linfócitos, pleocitose moderada. A sífilis também ressurgiu, e a infecção do SNC pode ocorrer em qualquer estágio da infecção pelo HIV.

Cryptococcus neoformans é a causa mais comum de meningite em pacientes com AIDS. Geralmente afeta pacientes que estão profundamente imunossuprimidos, com contagens de CD4+ abaixo de 100 células/μL. A doença é subaguda e os pacientes apresentam febre, mal-estar e cefaleia. Mais adiante na evolução da doença, devido ao aumento da pressão intracraniana, os pacientes apresentam vômitos e alterações do estado mental. O *Cryptococcus* geralmente não desencadeia resposta inflamatória significativa e os sinais meníngeos frequentemente estão ausentes. A punção lombar é diagnóstica, demonstrando pressões de abertura elevadas (70% com pressões >200 mmHg), presença de antígeno criptocócico (CRAG) e baixa contagem de leucócitos no LCR (tipicamente, <50/μL no LCR). O teste sorológico de CRAG está prontamente disponível, é sensível e especialmente útil em instalações com poucos recursos.[16] Se o CRAG sérico for negativo, é improvável que seja positivo no LCR e não é causa da meningite criptocócica. Os fatores de pior prognóstico para meningite criptocócica são estado mental alterado, ausência de pleocitose no LCR, títulos de antígenos no LCR maiores que 1:1024 e cultura fúngica positiva.[17,18] Esses sinais são indicativos de alta carga do organismo, pressão elevada no LCR e ausência de resposta inflamatória. Se não for tratada, a meningoencefalite criptocócica é fatal. O tratamento envolve três fases — indução, consolidação e manutenção. Se o paciente puder tolerá-lo, recomenda-se tratamento inicial agressivo com 2 semanas de anfotericina B e flucitosina.[19] O fluconazol é usado na fase de consolidação e continuado até a reconstituição imunológica (contagem de CD4 +> 100 células/μL por mais de 1 ano). A pressão intracraniana elevada é tratada com repetidas punções lombares; ocasionalmente, é necessário um dreno lombar. A síndrome de reconstituição imune por meningite criptocócica pode causar rápida deterioração clínica. Um estudo randomizado multicêntrico demonstrou melhora da sobrevida quando a TARV é iniciada 5 semanas após o tratamento antifúngico por 1 a 2 semanas naqueles com fatores de risco.[20]

Os pacientes podem apresentar lesões focais do SNC. Os hospedeiros gravemente imunocomprometidos (contagem de CD4+ <200 células/μL) provavelmente apresentam infecções oportunistas ou tumores associados à AIDS (Tabela 124.6). Nos países desenvolvidos, causas comuns de efeito de massa são toxoplasmose e linfoma primário do SNC relacionado ao EBV; nos países em desenvolvimento, a causa mais provável é tuberculoma. A toxoplasmose é causada pela reativação da infecção latente pelo parasita *Toxoplasma gondii*. A maioria dos pacientes infectados apresenta contagem de CD4+ abaixo de 100 células/μL. Os pacientes apresentam sinais de aumento de pressão intracraniana, como cefaleia, confusão, letargia e convulsões. As lesões normalmente são múltiplas e o anel é realçado na TC. Embora o diagnóstico definitivo seja realizado após uma biópsia cerebral, os pacientes sorologicamente positivos

TABELA 124.6

Diferencial de Lesões do Sistema Nervoso Central Focal em Pacientes com Infecção pelo HIV

	APRESENTAÇÃO CLÍNICA COMUM	TESTE DIAGNÓSTICO POR IMAGEM
Encefalite por Toxoplasma	Febre Cefaleia Estado mental alterado Achados neurológicos focais Convulsão Evolui durante dias a semanas	Lesões do SNC com realce do anel (≈ 90% do tempo) Edema frequente e efeito de massa Anticorpos contra Toxoplasma (refletem a exposição anterior) CD4+ frequentemente <100 células/µL Detecção de *Toxoplasma gondii* por PCR
Linfoma primário do SNC	Confusão Letargia Perda de memória Hemiparesia Afasia Convulsão Febre Suor noturno Perda de peso Evolui durante meses	Lesão ou lesões do SNC (pode ter efeito de massa) As lesões solitárias costumam ser grandes (> 4 cm) Alguns realces do anel podem ocorrer, mas menos regulares Ensaio de PCR para o vírus Epstein-Barr (associado ao linfoma do SNC)
Leucoencefalopatia multifocal progressiva (LEMP)	Déficits neurológicos focais progressivos (durante meses) Hemiparesia Defeitos do campo visual Ataxia Afasia Comprometimento cognitivo	Áreas multifocais de desmielinização envolvendo principalmente a substância branca Efeito de massa menos frequente ou realce do anel Ensaio de PCR para DNA do vírus JC (causa LEMP)
Encefalopatia do HIV	Comprometimento da memória e da velocidade psicomotora Sintomas depressivos Distúrbios do movimento	Sinais múltiplos hiperintensos em imagens ponderadas em T2 Frequentemente simétrico; não bem demarcada
Encefalite por citomegalovírus	Delírio Confusão Anormalidades neurológicas focais	A ressonância magnética mostra micronódulos dispersos multifocais e ventriculoencefalite. CD4+ <50 células/µL
Abscesso cerebral	Deficit neurológico focal Cefaleia Bacteremia ou infecção craniofacial	Frequentemente há evidência de infecção disseminada concomitante
Tuberculoma	Deficiência neurológica focal Cefaleia Infecção por tuberculose	Lesões de massa únicas ou múltiplas Pode se manifestar como lesão focal ou infecção meníngea

SNC, sistema nervoso central; *PCR*, reação em cadeia da polimerase

---

para toxoplasmose geralmente são tratados empiricamente com pirimetamina e sulfadiazina, tendo em mente que a toxoplasmose é muito menos comum em pacientes que fizeram uso de profilaxia com TMP-SMZ para PCP. A maioria dos pacientes mostrará melhora radiográfica em 2 semanas; a resposta ao tratamento eliminará a necessidade de uma biópsia cerebral (Fig. 124.7).

O linfoma primário do SNC frequentemente parece idêntico à toxoplasmose na ressonância magnética (RM) ou na TC. Também ocorre na presença de imunossupressão profunda (contagem de CD4+ <50 células/µL). O EBV é a causa do linfoma primário do SNC, e a análise por reação em cadeia da polimerase (PCR) do LCR, em busca do vírus, tornou-se uma etapa integral na avaliação das lesões de massa. O tratamento envolve TARV e quimioterapia.

A leucoencefalopatia multifocal progressiva, causada pelo vírus JC, é caracterizada por lesões desmielinizantes no SNC. O diagnóstico é sugerido pela identificação de lesões hipodensas, não realçadas, na tomografia computadorizada ou ressonância magnética nuclear (RM), com um teste de PCR do LCR positivo para o vírus JC. Imagens avançadas com tomografia por emissão de pósitrons, ressonância magnética e TC de emissão de fótons pode ajudar a diferenciar toxoplasmose, linfoma e leucoencefalopatia multifocal progressiva.

O padrão ouro para o diagnóstico de lesões em massa do SNC continua sendo a biópsia cerebral. A terapia com corticosteroides pode causar resultados falso-negativos em biópsias cerebrais em pacientes com linfoma e, portanto, o uso de corticosteroides deve ficar limitado a pacientes com lesões em massa potencialmente letais.[21]

Manifestações Renais

As duas principais categorias de doença renal relacionada ao HIV são a nefropatia associada ao HIV (HIVAN) e a doença renal do imunocomplexo do HIV. A HIVAN é uma forma de glomeruloesclerose focal que geralmente ocorre em indivíduos afrodescendentes sem tratamento.[22] Proteinúria, frequentemente grave, e uma elevada concentração de creatinina ocorrem. Alguns pacientes recuperam a função renal com TARV, mas muitos progridem para doença renal terminal e necessitam de diálise. Atualmente, o transplante é amplamente aceito em pacientes com infecção estável pelo HIV.[22]

TARV também pode afetar o rim. O indinavir, embora menos comumente usado em países industrializados, está associado a nefrolitíase. O tenofovir pode causar lesão renal aguda, uma síndrome Fanconi-like e diabetes insípido nefrogênico. Medicamentos

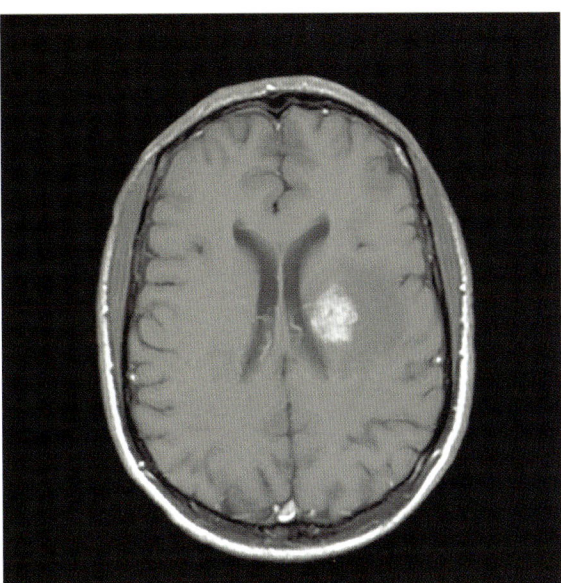

Fig. 124.7. Imagem de ressonância magnética cerebral de um homem de 38 anos com AIDS e encefalite por *Toxoplasma*. (De Mandell GL, et al, editor:Mandell, Douglas, and Bennett's principles and practice of infectious diseases, ed 7, Philadelphia, 2010, Elsevier/Churchill Livingstone.)

> **QUADRO 124.2**
>
> **Manifestações Dermatológicas e Mucocutâneas da Infecção pelo HIV no Estágio 4 da OMS**
>
> Úlceras crônicas causadas pelo vírus Herpes simplex
> Tuberculose Extrapulmonar
> Sarcoma de Kaposi
> Criptococose extrapulmonar
> Micose disseminada
> Leishmaniose disseminada atípica
> Infecção micobacteriana não tuberculosa disseminada
> Criptococose extrapulmonar incluindo meningite

OMS, Organização Mundial de Saúde.

usados para tratar infecções oportunistas podem causar lesão renal aguda; anfotericina, pentamidina e foscarnet são especialmente notórios.

Manifestações Reumatológicas e Ortopédicas

Pacientes infectados pelo HIV são suscetíveis aos mesmos tipos de lesões ortopédicas e distúrbios musculoesqueléticos que os pacientes não infectados, mas existem certas condições específicas associadas à infecção pelo HIV. Doenças disseminadas, como a tuberculose, são muito mais comuns em pacientes infectados pelo HIV do que em pacientes não infectados. Pacientes HIV-soropositivos são propensos a manifestações extrapulmonares, incluindo artrite séptica, espondilite, osteomielite e bursite. No entanto, a artrite séptica, em geral, é relativamente incomum em indivíduos infectados pelo HIV. Fatores de risco incluem uso de drogas injetáveis e hemofilia. O organismo mais comumente envolvido é o *Staphylococcus aureus*. O gonococo disseminado que causa artrite séptica é outra possibilidade, especialmente em indivíduos sexualmente ativos. Infecções incomuns e atípicas ocorrem no estágio avançado da AIDS. A angiomatose bacilar, por exemplo, é causada por *Bartonella henselae* e *Bartonella quintana* e causa doença disseminada que afeta a pele, os linfonodos, o fígado e o SNC e pode causar osteomielite em ossos longos.

As fraturas do quadril, da coluna e do punho são mais comuns em indivíduos infectados pelo HIV, porque eles apresentam menor densidade mineral óssea do que os seus correlatos controles pareados por idade. A osteonecrose, especialmente da cabeça do fêmur, é comum. Fatores predisponentes incluem o uso de corticosteroides, abuso de etanol e hipertrigliceridemia.

A polimiosite relacionada ao HIV pode ocorrer em qualquer estágio da infecção. Esses pacientes podem apresentar fraqueza muscular proximal, mialgias e fadiga. Medicamentos, especialmente os inibidores da transcriptase reversa nucleotídicos (NRTIs), como a zidovudina (AZT), podem ser tóxicos para as mitocôndrias e são causas comuns de polimiosite. Miopatias, espondiloartrites, piomiosite e artrite associada ao HIV também são problemas musculoesqueléticos comuns. A artrite reativa e outras artropatias soronegativas são comuns, embora não esteja claro se isso ocorre devido à atividade sexual, imunossupressão generalizada ou resposta inflamatória do próprio vírus.

Manifestações Hematológicas

A infecção pelo HIV pode causar anemia, trombocitopenia e leucopenia. A trombocitopenia pode ocorrer em qualquer estágio da infecção pelo HIV. A causa frequentemente está relacionada ao sistema imunológico, apresentando-se como um processo de doença semelhante à púrpura trombocitopênica idiopática; o tratamento é a TARV. A púrpura trombocitopênica trombótica também é bem descrita em pacientes infectados pelo HIV e tende a ocorrer em fases posteriores da doença.

Anemia e leucopenia ocorrem em fases posteriores da infecção pelo HIV. Vários medicamentos podem causar toxicidade na medula óssea; o AZT, o TMP-SMZ e o ganciclovir são agentes lesivos comuns. Infecções fúngicas sistêmicas e doença micobacteriana, como a doença disseminada por MAC, podem infectar a medula óssea e diminuir todas as três linhagens celulares. Deficiências nutricionais, como folato e vitamina B_{12}, também são comuns.

O linfoma relacionado à AIDS (Hodgkin e não Hodgkin) ocorre mais frequentemente em pacientes com infecção avançada pelo HIV. A maioria dos linfomas não Hodgkin é de origem de células B e tende a ser mais agressiva em pacientes infectados pelo HIV do que em pacientes não infectados. Os linfomas do SNC e o linfoma de Burkitt estão quase sempre associados ao EBV, e o linfoma de efusão primária está associado ao herpesvírus humano 8. O tratamento envolve quimioterapia padrão e TARV.

Manifestações Cutâneas

Manifestações dermatológicas da infecção pelo HIV são extremamente comuns, ocorrendo durante todo o curso da infecção pelo HIV. Alguns achados cutâneos manifestam-se precocemente na doença; outros achados, mais tardiamente, podem ser sugestivos de profunda imunossupressão (Quadro 124.2). Os problemas cutâneos aumentam à medida que a infecção pelo HIV progride. O reconhecimento de condições dermatológicas relacionadas ao HIV pode levar ao diagnóstico precoce e pode ajudar o médico de emergência a avaliar o estado imunológico do paciente (Quadro 124.3).

A infecção aguda pelo HIV geralmente se manifesta com uma erupção maculopapular ou morbiliforme generalizada logo após o início das febres. Úlceras orais, lesões nas palmas das mãos e solas dos pés e lesões nas mucosas podem estar presentes. Além do próprio HIV, diversos vírus podem causar lesões na pele. As infecções pelo vírus Herpes simplex costumam ser graves e recidivam com frequência. Ulcerações crônicas pelo vírus Herpes simplex ocorrem mais tarde na progressão da doença e é uma infecção oportunista definidora de AIDS. Outras doenças virais comuns incluem o molusco contagioso, a infecção pelo papilomavírus humano e a leucoplasia pilosa oral.

O sarcoma de Kaposi, uma neoplasia vascular, é a doença maligna mais comum relacionada à AIDS nos Estados Unidos, e a pele é o órgão mais comumente envolvido. As lesões caracterizam-se por manchas, nódulos ou placas violáceas (Fig. 124.8). A angiomatose bacilar manifesta-se com lesões que se assemelham às do sarcoma de Kaposi.

> **QUADRO 124.3**
>
> **Achados Cutâneos Altamente Sugestivos de Doença por HIV**
>
> Quaisquer critérios da OMS para a doença por HIV no estágio 4
> Molusco facial em adulto
> Onicomicose subungueal proximal
> Cicatrizes de herpes zoster
> Leucoplasia pilosa oral
> Angiomatose bacilar
> Dermatofitose generalizada
> Dermatite seborreica grave
>
> OMS, Organização Mundial de Saúde.

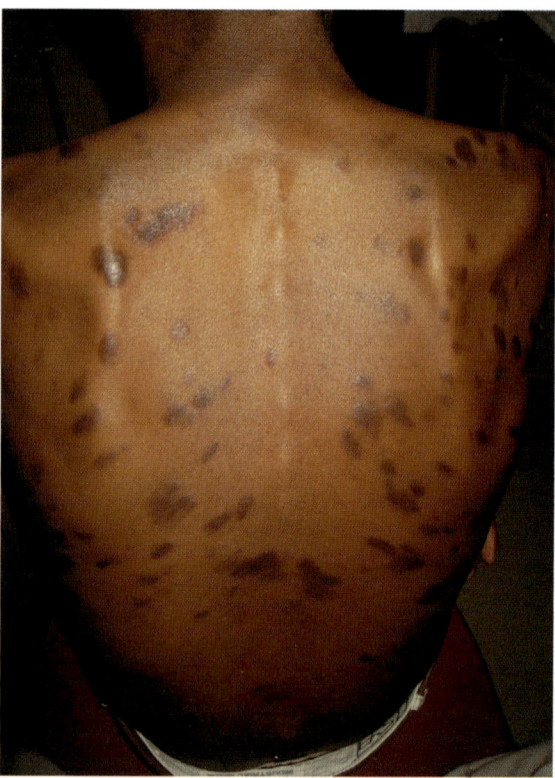

Fig. 124.8. Lesões de sarcoma de Kaposi.

Infecções fúngicas disseminadas são frequentemente sinais de imunossupressão grave, e os pacientes podem apresentar manifestações cutâneas. A criptococose disseminada pode manifestar-se com lesões cutâneas umbilicadas centralmente, semelhantes às do molusco contagioso. Outros fungos (p. ex., o *Histoplasma capsulatum*, o *Coccidioides immitis*, o *Blastomyces dermatitidis*, o *Penicillium marneffei*) podem causar doenças cutâneas e são uma causa significativa de morbidade e mortalidade.

Os distúrbios não infecciosos da pele são comuns. A dermatite seborreica, caracterizada por manchas escamosas gordurosas, muitas vezes localizadas nas pregas nasolabiais, nas sobrancelhas e no couro cabeludo, afeta até 80% dos pacientes com AIDS.[22] As reações cutâneas medicamentosas ocorrem com maior frequência e gravidade, como a necrólise epidérmica tóxica. Muitas vezes, a reação ocorre à fármacos que contem sulfa. O abacavir pode desencadear uma reação de hipersensibilidade que pode ser fatal se não for reconhecida.

CONSIDERAÇÕES DIAGNÓSTICAS

Diagnóstico Diferencial

A possibilidade da infecção pelo HIV em pacientes que procuram o pronto-socorro para atendimento de emergência deve ser considerada caso a caso. A infecção pelo HIV deve ser cogitada em qualquer paciente que apresente infecções graves incomuns ou recorrentes sem outra explicação, especialmente pacientes com fatores de risco para infecção pelo HIV, como usuários de drogas intravenosas (IVDUs) e práticas sexuais de alto risco. Embora as infecções oportunistas associadas à AIDS também possam ocorrer na ausência da infecção pelo HIV, elas geralmente se desenvolvem em pacientes com alguma forma de imunossupressão. A infecção pelo HIV também deve ser considerada em pacientes mais jovens que desenvolvem condições que tipicamente não ocorrem até uma idade mais tardia, como o herpes zoster.

Teste de Diagnóstico

Teste para HIV

O diagnóstico da infecção pelo HIV envolve a detecção de anticorpos específicos ou antígenos virais (ver Tabela 124.1). A detecção laboratorial da infecção pelo HIV é um processo de duas etapas. A primeira etapa é um teste de triagem; se o resultado for positivo, um teste confirmatório é realizado.

O equilíbrio entre a saúde pública e a confidencialidade do paciente tem sido uma questão em torno dos testes e relatos associados ao HIV. A maioria dos estados e hospitais desenvolveu políticas relacionadas a essas preocupações. Independentemente disso, o teste deve ser realizado de maneira confidencial, com acompanhamento e aconselhamento adequados.

Com o advento de testes com capacidade de detecção aprimorada, bem como a pressão para diagnosticar casos existentes da infecção pelo HIV em populações de difícil acesso, alguns especialistas recomendaram testes de triagem como rotina. As vantagens dos testes no pronto-socorro incluem o aumento da detecção da infecção pelo HIV em populações de difícil acesso e o diagnóstico precoce da infecção pelo HIV, o que permite a implementação mais precoce da TARV e, portanto, diminuição da transmissão do vírus.

Em 2006, o CDC publicou recomendações revisadas para testes de HIV em instituições de saúde, incluindo pronto-socorros de hospitais. Este relatório recomendou o uso de testes diagnósticos de HIV e a exclusão do HIV no atendimento clínico de rotina. A triagem de rotina é recomendada para pacientes ente 13 e 64 anos de idade, todos os pacientes que necessitam de tratamento para TB, aqueles que procuram tratamento para infecções sexualmente transmissíveis e todas as mulheres gestantes. A triagem anual repetida é recomendada para pessoas de alto risco. Os profissionais de saúde devem incentivar os pacientes a fazer o rastreio do HIV antes do início das relações sexuais e após exposições ocupacionais. As recomendações especificam que o consentimento informado deve ser obtido para a realização do teste de HIV, as informações do pré-teste devem ser compartilhadas com os pacientes e os responsáveis pelos cuidados do paciente devem ser notificados verbalmente sobre os testes planejados.[23]

TRATAMENTO

A TARV causou reduções drásticas na morbidade e na mortalidade por doenças oportunistas e condições não relacionadas à AIDS. O objetivo da terapia é suprimir a replicação viral e reconstituir o sistema imunológico. A profilaxia primária e secundária contra infecções oportunistas pode ser seguramente interrompida com o retorno das células CD4+. A melhor evidência de sucesso do tratamento é nos pacientes com contagem de CD4+ abaixo de 350 células/μL. No entanto, as contagens de CD4+ abaixo de 500 células/μL indicam que há comprometimento da função imune, e diretrizes recentes recomendam o tratamento de pacientes assintomáticos em qualquer estágio.

As terapias antirretrovirais têm como alvo as principais enzimas virais — transcriptase reversa, protease e integrase — e seus locais de ligação e fusão. A TARV envolve o uso de três fármacos ativos, geralmente dois NRTIs e um outro agente, na maioria das vezes um inibidor de transferência de cadeia de integrase, inibidor de protease ou NNRTI. A zidovudina, um NRTI, foi o primeiro medicamento liberado. Vários NRTIs estão atualmente disponíveis e foram aprovados pela *Food and Drug Administration* dos EUA para o tratamento da infecção pelo HIV. Os inibidores de protease, lançados em 1995, revolucionaram o tratamento da infecção pelo HIV e deram início à terapia antirretroviral. Normalmente, os NNRTIs também fazem parte do regime de três fármacos. O regime inicial da terapia antirretroviral precisa ser individualizado. Fatores a serem considerados na escolha de um regime incluem tolerabilidade, resistência viral, frequência de dosagem, custo e comorbidades.

Os efeitos colaterais dos medicamentos antirretrovirais são extremamente comuns. Os inibidores de protease são notórios pelos efeitos colaterais gastrointestinais; a maioria causa náusea e diarreia. Os NRTIs promovem toxidade mitocondrial e podem causar pancreatite e hepatite. A nevirapina, um NNRTI, pode causar necrose hepática. O atazanavir causa uma síndrome tipo Gilbert. Efavirenz é comumente associado a problemas neuropsiquiátricos autolimitados.

Profilaxia Pós-Exposição

Todos os esforços devem ser realizados para minimizar a potencial exposição ocupacional aos fluidos corporais. Quando a exposição aos fluidos corporais ocorre, no entanto, o risco de adquirir a infecção pelo HIV é baixo. Antes da TARV, um grande estudo que examinou a transmissão do HIV por agulhas aos profissionais de saúde mostrou que a transmissão ocorreu em apenas 1 de 300 casos (0,33%), e não houve casos conhecidos de transmissão através da pele intacta.[24] Atualmente, com utilização de profilaxia pós-exposição (PPE) usando TARV, acredita-se que o risco de transmissão seja bastante reduzido. Fatores associados ao aumento do risco de transmissão por exposição ocupacional envolvendo ferimentos por perfurações com agulha incluem a profundidade da lesão, lesão a partir de um dispositivo visivelmente contaminado pelo sangue do paciente e perfuração da agulha em uma veia ou artéria.

As recomendações relativas ao uso de PPE baseiam-se no tipo de lesão e fluido corporal envolvido. Fluidos corporais preocupantes incluem sêmen, secreção vaginal e qualquer fluido contaminado por sangue visível. Líquidos corporais potencialmente infecciosos incluem LCR e fluidos sinoviais, pleurais, peritoneais, pericárdicos e amnióticos. A menos que contenham sangue, os seguintes fluidos não são considerados infecciosos para o HIV: vômito, fezes, secreções nasais, saliva, escarro, suor, lágrimas e urina. Lesões de baixo risco são constituídas por aquelas que envolvem agulhas sólidas (p. ex., agulhas de sutura), aquelas que são superficiais e aquelas que envolvem um paciente de baixo risco ou fluido corporal. As lesões de alto risco constituem aquelas que envolvem agulhas ocas com sangue visível e lesão percutânea por uma agulha que estava em uma artéria ou veia do paciente fonte. A menos que uma exposição mucocutânea envolva grandes volumes de sangue a partir do paciente-fonte com uma carga viral de plasma acima de 1500 cópias/μL, as exposições mucocutâneas são consideradas de baixo risco. Estima-se que a transmissão seja tão baixa quanto 0,09% (1/1000) para um respingo de fluido corporal infeccioso nas membranas mucosas ou na pele com solução de continuidade.

A resposta inicial à exposição é a limpeza imediata do local exposto ou lesionado; sabão e água podem ser usados para pele intacta, e agentes anti-sépticos virucidas, como agentes higienizadores das mãos à base de álcool, podem ser usados para pequenas perfurações e feridas. Superfícies mucosas e olhos devem ser lavados com grandes quantidades de água. Esforços devem ser realizados para documentar informações clínicas sobre o paciente fonte, incluindo fatores de risco e resultados de testes prévios para HIV, HBV e HCV, bem como para fornecer uma descrição da exposição e o momento em que ocorreu.

Em 2013, os Serviços de Saúde Pública dos EUA atualizaram suas diretrizes sobre o manejo de exposições ocupacionais ao HIV. As novas diretrizes recomendam três ou mais medicamentos antirretrovirais para todas as exposições ocupacionais ao HIV.[25] Esquemas preferenciais para a PPE espelham o tratamento do HIV — terapia combinada de três fármacos como dois NRTI mais um inibidor de transferência de cadeia de integrase (INSTI), inibidor de protease ou NNRTI. Um regime comumente recomendado com perfil de baixa toxicidade e interação medicamentosa mínima é o tenofovir-emtricitabina (Truvada), juntamente com o INSTI raltegravir. Outros regimes incluem tenofovir-emtricitabina mais atazanavir com ritonavir ou tenofovir-emtricitabina mais darunavir com ritonavir. A consulta com especialista deve ser considerada para aqueles com exposição de alto risco, com comorbidades, ou expostos a um vírus resistente a medicamentos, e aqueles que apresentam 72 horas ou mais após a exposição. A *National Clinicians' Post-Exposure Prophylaxis Hotline* (PPEline) pode ser contatada pelo telefone 888-448-4911 se o especialista local não estiver imediatamente disponível.

Se a pessoa exposta receber PPE, o objetivo é iniciar a terapia dentro de 1 a 2 horas após a exposição; a eficácia da PPE diminui bastante após 24 a 36 horas. O teste de acompanhamento do HIV deve ocorrer em 6 semanas, 3 meses e 6 meses. Se testes de detecção antígeno-anticorpo para HIV de quarta geração forem usados, o teste para HIV é realizado no início do estudo, 6 semanas e 4 meses após a exposição. O teste pode ser concluído 4 meses após a exposição, ao contrário dos 6 meses com outros testes de detecção de anticorpos para HIV. Um teste adicional aos 12 meses pode ser considerado para aqueles expostos a pacientes infectados pelo HIV e HCV. A reavaliação do paciente dentro de 72 horas após a exposição é recomendada. A PPE deve ser continuada por 28 dias ou até que o paciente fonte seja conhecido como negativo para o HIV.

Alguns pacientes podem procurar atendimento após possível exposição ao HIV/AIDS com preocupação relacionada ao potencial de transmissão. Possíveis meios de exposição incluem contato sexual, uso de drogas injetáveis e exposição a fluidos corporais através de pele com solução de continuidade ou membranas mucosas. O risco de transmissão varia de acordo com a forma de exposição. Para a exposição sexual, o sexo anal passivo comporta um risco mais alto de transmissão entre homens que fazem sexo com homens em comparação com outras exposições de contato sexual devido ao potencial de colapso da mucosa e sangramento retal. Da mesma forma, a presença de doença ulcerativa genital aumenta a probabilidade de transmissão do HIV através do contato sexual. Entre os contatos heterossexuais, a probabilidade de transmissão do HIV é maior após o sexo anal passivo, seguido pelo sexo vaginal passivo e sexo vaginal ativo. A transmissão do HIV de homens para mulheres é mais comum do que a transmissão de mulheres para homens. O risco de transmissão após o uso de agulhas de injeção é maior após a injeção percutânea de uma agulha contaminada em uma artéria ou veia. Outros fatores importantes que influenciam o risco de transmissão do HIV incluem o status de HIV e a carga viral do indivíduo fonte.

O CDC recomenda PPE para pessoas que procurem atendimento até 72 horas após a exposição a uma fonte sabidamente soropositiva se o contato do fluido corporal contaminado com sangue (incluindo sêmen, secreções vaginais, secreções retais e leite materno) foi realizado com a vagina, reto, olho, boca ou outra membrana mucosa, ou pele não intacta ou por injeção percutânea. Esforços devem ser realizados para determinar o atual status do HIV do indivíduo fonte. O status HIV do indivíduo que procura atendimento também deve ser obtido.

Recomenda-se terapia combinada de três fármacos. Como cada um desses medicamentos apresenta determinados efeitos colaterais e toxicidade, a decisão de quais agentes usar deve ser tomada em conjunto com um especialista em doenças infecciosas. O paciente deve ser observado de perto para que seu progresso possa ser monitorado. A PPE deve continuar por 28 dias. Considerando que a maioria das soroconversões ocorrerá nos primeiros 3 meses após a exposição, esses pacientes devem ser testados para o HIV em 6 semanas, 12 semanas e 6 meses. O telefone para a PPE também está disponível para fornecer aconselhamento (veja anteriormente).

CONCLUSÃO

É importante que os emergencistas estejam cientes dos recursos disponíveis para os pacientes que têm alta suspeita de infecção pelo HIV ou que tenham um resultado de teste positivo recente para garantir um acompanhamento adequado e avaliação adicional. As consequências pessoais e de saúde pública de pacientes que não foram diagnosticados e acompanhados são significativas, e uma abordagem proativa para garantir o atendimento ambulatorial é essencial.

O uso disseminado da TARV entre os indivíduos HIV-soropositivos alterou drasticamente a evolução da doença; os indivíduos muitas vezes apresentam reconstituição imunológica sustentada e duradoura e vivem vidas relativamente normais. O conhecimento do seu estado imunológico é crítico para internação e tratamento; os pacientes com contagem normal ou quase normal de CD4+ devem ser tratados como pacientes não infectados pelo HIV. Interações medicamentosas são comuns. Pacientes com AIDS, ao contrário de pacientes imunocompetentes, frequentemente apresentam múltiplos processos patológicos subjacentes simultâneos, tornando as decisões de avaliação e tratamento ainda mais difíceis; um diagnóstico único não é a norma. Esses pacientes apresentam maior risco de morbidade e mortalidade por doenças comuns, bem como por complicações do HIV/AIDS. Emergencistas que abordam esses pacientes com conhecimento básico das manifestações em potencial do HIV/AIDS estarão preparados para oferecer o melhor atendimento de emergência.

CONCEITOS-CHAVE

- O HIV/AIDS pode afetar qualquer sistema de órgãos, e queixas inespecíficas observadas em doenças virais são comuns. Considerar a infecção aguda pelo HIV na avaliação de pacientes com sintomas semelhantes à mononucleose na presença de fatores de risco.
- A doença presente pode ter origem na infecção aguda pelo HIV, infecções oportunistas, efeitos adversos de medicamentos, inflamação e SIRI.
- Pacientes com contagem de CD4+ acima de 500 células/µL tendem a apresentar doenças semelhantes às de indivíduos não infectados pelo HIV.
- Infecções oportunistas são mais frequentes à medida que a contagem de CD4+ diminui, mas pode ocorrer em qualquer estágio da infecção pelo HIV.
- A formulação do diagnóstico diferencial deve ser guiada pelo estado imunológico do paciente — considerar contagem de CD4 + , carga viral, medicamentos atuais e infecções oportunistas anteriores.
- Pacientes com infecção pelo HIV apresentam maior risco de morbidade e mortalidade por doenças comuns do que pacientes não infectados.
- Pacientes com AIDS avançada sofrem doenças incomuns e geralmente apresentam múltiplos patógenos coinfectantes.
- Os medicamentos atuais usados para o tratamento da infecção pelo HIV (especialmente TARV) podem interagir com muitos medicamentos comumente prescritos.

As referências para este capítulo podem ser encontradas on-line no website Expert Consult associado à obra.

CAPÍTULO 125

Parasites

Bruce M. Becker | *John D. Cahill*

Conteúdo disponível on-line em inglês.

CAPÍTULO 126
Tickborne Illnesses

Edward B. Bolgiano | Joseph Sexton

Conteúdo disponível on-line em inglês.

CAPÍTULO 127
Tuberculose

Peter E. Sokolove | *Robert W. Derlet*

PRINCÍPIOS

O pronto-socorro (PS) serve como linha de frente de contato para muitas pessoas com tuberculose (TB) não tratada nos Estados Unidos. Pacientes não diagnosticados, pacientes com tratamento incompleto ou aqueles com doença ativa que desenvolvem complicações podem procurar primeiramente o atendimento médico em um PS. Por essa razão, os médicos da emergência devem conhecer totalmente os diversos aspectos complexos da doença, que inclui as múltiplas apresentações de doença não diagnosticada, complicações e opções terapêuticas iniciais.

Introdução

Atualmente, a tuberculose é a segunda causa infecciosa de morte do mundo, e um terço da população mundial está infectada pela tuberculose.[1] Globalmente, a cada ano, mais de 8 milhões de pessoas desenvolvem tuberculose ativa e mais de 1,5 milhão morrem devido à doença. Nos Estados Unidos, cerca de 10.000 novos casos de TB são diagnosticados a cada ano, e 65% desses casos ocorrem em pacientes nascidos no exterior.[2] Os novos desafios para o século 21 incluem o vírus da imunodeficiência humana (HIV) e a síndrome da imunodeficiência adquirida (AIDS), altas taxas de imigração de países com alta prevalência de TB, aumento da ocorrência de TB em ambientes institucionais, aumento das taxas de pobreza, uso de drogas, falta de comida e aglomeração urbana. A imigração de países endêmicos é um fator importante.[1] O maior número de pessoas com TB origina-se da Europa Oriental, África e Ásia. A falta de moradia e a aglomeração urbana também contribuíram para a propagação da tuberculose nos Estados Unidos e no mundo.

A epidemia de HIV/AIDS afetou a presença contínua de tuberculose nos Estados Unidos. A pandemia de tuberculose relacionada ao HIV também aumentou os casos de TB entre as pessoas não infectadas pelo HIV, devido ao maior número de casos originados na comunidade. A taxa de TB entre os pacientes infectados pelo HIV e que apresentam um teste cutâneo positivo para TB é de aproximadamente 200 a 800 vezes maior do que a estimada para a população total dos EUA.

Fisiopatologia

O microrganismo *Mycobacterium tuberculosis* (MTB) é o agente etiológico da tuberculose humana em quase todos os casos. Os seres humanos constituem o único reservatório conhecido para o MTB. Duas outras micobactérias patogênicas, *Mycobacterium bovis* e *Mycobacterium africanum*, em raras ocasiões, foram envolvidas como agentes causadores da TB. O *M. bovis* é transmitido pela ingestão de leite de vacas doentes, o que é raro nos países industrializados. O *M. africanum* também é uma causa rara de TB humana nas regiões rurais da África.

O MTB é um bacilo intracelular, aeróbico, não móvel, não formador de esporos, com revestimento lipídico seroso. Esse revestimento torna o MTB resistente à descoloração com álcool-ácido após a coloração — o que explica a terminologia bacilo álcool-ácido resistente (BAAR). O MTB cresce lentamente. Seu tempo de crescimento é de 15 a 20 horas, comparado com menos de 1 hora para algumas bactérias comuns, e as culturas levam 4 a 6 semanas para crescer em meio sólido padrão. O MTB não produz endotoxinas nem exotoxinas. Seus componentes celulares são imunorreativos; alguns são imunossupressores, e outros são os agentes de formação de granuloma, ativação de macrófagos, toxicidade do hospedeiro e modificação da resposta imune.

Transmissão

A tuberculose é transmitida, com raras exceções, por via respiratória, incluindo disseminação de gotículas e aerossolização verdadeira de micropartículas. Pacientes com doença ativa eliminam o MTB em gotículas durante a tosse, espirro e fala. Uma única tosse ou 5 minutos de conversa podem produzir 3.000 gotículas infecciosas, e espirros podem produzir um número ainda maior. As gotículas evaporam rapidamente e os bacilos circulam no ar por períodos prolongados. Estas partículas infecciosas, ou gotículas, medem de 1 a 5 μm de diâmetro, contêm um a três bacilos da tuberculose e, quando inaladas, podem viajar para os alvéolos distais. A transmissão por vias não respiratórias, como a inoculação direta, ocorre principalmente entre os profissionais de saúde.

O hospedeiro suscetível pode ser infectado quando apenas alguns núcleos de gotículas são inalados. Fômites não são importantes na transmissão da doença, e os quartos dos pacientes, talheres e roupas de cama não requerem procedimentos especiais de descontaminação. Como os núcleos de gotículas infecciosas estão no ar, a troca de ar contaminado é o controle ambiental mais importante. Além disso, o MTB é suscetível à radiação ultravioleta, portanto a transmissão raramente ocorre ao ar livre devido à diluição de partículas infecciosas e à exposição à radiação ultravioleta.

O risco de transmissão da tuberculose aumenta quando os pacientes-fonte apresentam doença das vias aéreas e cavitária. A infecciosidade se correlaciona ao número de microrganismos observados no esfregaço do escarro, extensão da doença pulmonar e frequência de tosse. Após 2 semanas de quimioterapia, a maioria dos pacientes com baciloscopia inicialmente negativa para BAAR pode ser considerada não contagiosa. Em contraste, os pacientes que inicialmente eram bacilíferos positivos ainda podem apresentar MTB viável detectável em culturas de expectoração após duas semanas de tratamento. Pacientes com doença extensa ainda podem apresentar BAAR nos esfregaços de escarro pós-tratamento; estes dois grupos devem ser considerados contagiosos. Atualmente, não há evidências epidemiológicas claras para definir qual a forma de contágio mais eficiente dos pacientes após o início da terapia efetiva. Os Centers for Disease Control and Prevention (CDC) publicaram diretrizes exigindo a presença de três escarros negativos em dias diferentes como o critério para a remoção do paciente do isolamento respiratório, mas o debate sobre essa recomendação está em andamento.

A TB extrapulmonar também pode ser infecciosa, mas apenas se estiver na cavidade bucal ou uma lesão cutânea aberta. A transmissão do MTB para profissionais de saúde que cuidam de pacientes com úlceras cutâneas e drenagem de abscessos tuberculosos foi descrita. A irrigação do abscesso pode aerossolizar os bacilos, formando núcleos infecciosos de gotículas.

Patogênese

Quando os perdigotos infecciosos são inalados, o fluxo de ar através da árvore brônquica tende a depositá-los na zona média da superfície respiratória dos alvéolos. A deposição desencadeia uma série complexa de eventos imunológicos. A patogênese da tuberculose é dividida em quatro etapas.

Estágio 1

A primeira fase inicia-se quando um macrófago alveolar fagocita o bacilo recentemente inalado. O macrófago de um hospedeiro resistente pode destruir imediatamente um bacilo menos virulento. Nestes casos, nenhuma infecção tuberculosa se desenvolve e o processo termina. Se um bacilo virulento superar a capacidade microbicida de um macrófago, a infecção pode progredir para o próximo estágio.

Estágio 2

Quando o macrófago alveolar é incapaz de destruir os bacilos da tuberculose inalada, os bacilos se replicam até a lise do macrófago. Os monócitos circulantes são atraídos para o local da infecção pelos bacilos liberados, detritos celulares e vários fatores quimiotáticos. Os monócitos diferenciam-se em macrófagos e ingerem os bacilos livres. Inicialmente, esses novos macrófagos não são ativados e não podem destruir ou inibir as micobactérias. Os bacilos se multiplicam logaritmicamente dentro dos macrófagos e se acumulam no foco principal da infecção, chamado tubérculo. Os macrófagos infectados também podem ser transportados através de linfáticos para os linfonodos regionais, a partir dos quais eles podem alcançar a corrente sanguínea, com subsequente disseminação. Durante essa disseminação linfo-hematogênica, os patógenos tendem a se distribuir preferencialmente para linfonodos, rins, epífises de ossos longos, corpo das vértebras, áreas meníngeas e áreas posteriores apicais dos pulmões.

Estágio 3

O terceiro estágio da TB inicia-se 2 a 3 semanas após a infecção inicial, com desenvolvimento da resposta imune que interrompe o crescimento desimpedido do MTB. A imunidade mediada por células ocorre através de células T auxiliares CD4+. Essas células T secretam citocinas que atraem e ativam macrófagos-monócitos. Uma vez ativados, os macrófagos, contendo micobactérias previamente ingeridas e sua progênie, matam os bacilos. Febre leve e mal-estar podem se desenvolver em associação com a resposta imune em 4 a 6 semanas, mas a infecção primária geralmente é clinicamente insignificante. Eventualmente, o centro caseoso se torna mais espessado, e a doença é contida. Essa sequência de eventos, do estágio 1 ao estágio 3, representa a patogênese da TB primária no paciente imunocompetente. Na maioria dos casos, a TB primária é subclínica e autolimitada. A tuberculose clinicamente ativa se desenvolve em 8% a 10% das pessoas saudáveis. Por outro lado, em pessoas também infectadas pelo HIV, a progressão para a TB primária aguda ocorre a uma taxa de 37% em 6 meses. No hospedeiro imunocompetente com forte imunidade mediada por células, a lesão primária é efetivamente barrada por células epitelioides.

Estágio 4

O estágio final geralmente ocorre meses a décadas após uma aparente recuperação da infecção inicial. A TB pode evoluir para o estágio 4, mesmo em pessoas imunocompetentes. Normalmente, os fatores relacionados ao hospedeiro causam diminuição da resistência e reativação de focos latentes de MTB. A reativação de focos latentes é responsável pelas principais manifestações clínicas da TB. A reinfecção exógena de pacientes com infecção prévia bem documentada por TB causa doença clínica indistinguível da reativação da TB. Como pode ser incorreto rotular todos os casos de início tardio como doença por reativação, o termo preferido é *TB pós-primária*. A tuberculose pós-primária é a doença ativa ou crônica em um paciente previamente infectado. Nos Estados Unidos e em outros países desenvolvidos, acredita-se que a reativação seja o mecanismo primário da tuberculose pós-primária. O tubérculo murado primário eventualmente pode erosar através da parede brônquica e drenar seu conteúdo, formando uma cavidade. O material caseoso liquefeito, repleto de micobactérias, entra em outras partes do pulmão e no ambiente externo. O extravasamento deste material liquefeito dentro do pulmão pode causar uma broncopneumonia caseosa.

CARACTERÍSTICAS CLÍNICAS

História

Doença atual

Pacientes com TB podem apresentar infecção primária ou, mais comumente, reativação de uma infecção antiga. Um alto índice de suspeita deve ser mantido, e a TB deve ser incluída no diagnóstico diferencial de queixas comuns, como febre isolada, fraqueza crônica, perda de peso, déficit de crescimento e sudorese noturna.

A TB pulmonar clinicamente significativa frequentemente apresenta-se de forma indolente e os sinais e sintomas estão ausentes ou são mínimos até a doença avançada. Sintomas constitucionais como anorexia, perda de peso, fadiga, irritabilidade, mal-estar, fraqueza, cefaleia, calafrios e, mais comumente, febre, podem ser causados por muitas outras doenças. A febre geralmente se desenvolve à tarde; a defervescência ocorre durante o sono, levando à clássica sudorese noturna da tuberculose.

A tosse é o sintoma mais comum de pacientes com TB pulmonar que procuram o pronto-socorro. Inicialmente, a tosse pode ser seca não produtiva ou, menos comumente, de natureza mucopurulenta. Hemoptise, causada por descamação caseosa ou erosão endobrônquica, geralmente é pequena, mas comumente indica comprometimento pulmonar extenso. Muitos pacientes com MTB assintomáticos procuram o atendimento médico porque estão alarmados com a hemoptise. Os pacientes também podem se queixar de dor torácica pleurítica, causada por inflamação parenquimatosa adjacente à superfície pleural. A dispneia com dor torácica pode indicar um pneumotórax espontâneo. A falta de ar devido ao envolvimento do parênquima pulmonar é incomum, no entanto, se presente, indica doença parenquimatosa extensa ou obstrução traqueobrônquica.

A manifestação clínica da TB em pacientes que procuram o pronto-socorro pode ser especialmente desafiadora. Em um estudo, apenas um terço dos pacientes que procuraram o PS com TB pulmonar ativa apresentou queixas pulmonares como as principais. Qualquer distúrbio sistêmico vago ou febre de causa desconhecida pode representar TB. Apresentações atípicas são particularmente comuns em bebês, idosos e pessoas imunocomprometidas. Em lactentes e crianças jovens, o desenvolvimento de grandes linfonodos hilares é comum. A TB pulmonar deve ser considerada em idosos com tosse crônica que não relatam melhora. Os jovens mostram o padrão adulto da doença pulmonar apical, incluindo formação de cavidades, o que sugere reativação. Devido à reduzida imunocompetência, os idosos geralmente apresentam manifestações da doença semelhantes às das crianças pequenas.

As manifestações clínicas da TB em pacientes coinfectados pelo HIV são ainda mais sutis e inespecíficas, especialmente porque esses pacientes são vulneráveis a infecções oportunistas e neoplasias que podem causar os mesmos sintomas constitucionais da TB. Uma sinergia entre o MTB e o HIV leva a uma carga viral bastante aumentada. A TB ativa em uma pessoa coinfectada pelo HIV tem sido associada ao risco mais alto de desenvolvimento de infecções oportunistas e morte. Pacientes com infecção avançada pelo HIV comumente apresentam envolvimento extrapulmonar (observado em 30%), bem como TB pulmonar e extrapulmonar combinada (em 32%).

Fatores de risco

Todos os pacientes presentes no PS que estiverem tossindo e que apresentem fatores de risco devem ser triados para a presença de fatores de risco para TB (Quadro 127.1). Os indivíduos nascidos no exterior e aqueles que vivem com pessoas que recentemente

QUADRO 127.1

Grupos de População com Maior Risco de Tuberculose

Contatos próximos de casos conhecidos
Pessoas infectadas pelo HIV
Nascidos no exterior da Ásia, África, América Latina
Populações carentes de baixa renda, adultos de baixa renda
Residentes de instituições de longa permanência (por exemplo, lares de idosos, estabelecimentos correcionais)
Usuários de drogas injetáveis
Grupos identificados localmente (por exemplo, sem-teto, trabalhadores rurais migrantes)
Pessoas com exposição ocupacional

HIV, vírus da imunodeficiência humana.

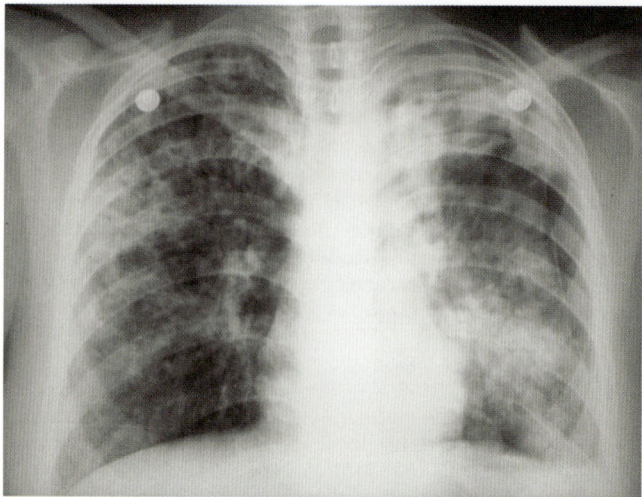

Fig. 127.1. Radiografia de tórax mostrando tuberculose cavitária com pneumotórax do lado esquerdo. A causa subjacente do pneumotórax foi posteriormente determinada como uma fístula broncopleural. (Cortesia do Dr. John Pearce)

emigraram de áreas endêmicas do mundo estão em risco, assim como os pacientes com perda de peso inexplicada ou caquexia. Um dos fatores de risco mais importantes é o HIV/AIDS com níveis de CD4+ abaixo de 500 células/μL. No exterior, a coinfecção com HIV e TB é comum e resulta em aumento da taxa de mortalidade por tuberculose. Os riscos de transmissão da TB também podem ser estratificados por idade. Como bebês e crianças pequenas desenvolvem imunidade mediada por células, eles apresentam incidência muito maior de TB do que os adultos. Pacientes que fazem uso de fármacos imunossupressores, como esteroides ou agentes imunossupressores antiartríticos, correm maior risco. Pacientes com histórico de conversão do derivado proteico purificado (PPD) devem ser investigados sobre a presença de condições médicas imunossupressoras, que estão associadas a maior risco para o desenvolvimento de doença pós-primária por reativação. Contatos domiciliares também apresentam maior risco de infecção por TB. Os profissionais de saúde devem perguntar aos pacientes com histórico de TB ativa sobre todos os medicamentos antituberculose previamente ou atualmente tomados e sobre a adesão. A ausência de melhora após 2 meses de uso de um regime adequado pode sinalizar a não adesão à terapia ou a presença de uma cepa resistente.

Exame Físico

Paciente emagrecido com aparência caquética é uma característica da doença avançada. Pode apresentar sinais de dispneia ou taquipneia. O exame neurológico pode mostrar anormalidades sutis. O exame do tórax pode mostrar anormalidades, mas é improvável que estabeleça a extensão da doença. Em áreas de infiltração, ruídos adventícios podem ser ouvidos quando o paciente respira após uma tosse curta (estertores pós-tosse) e sons de respiração brônquica podem estar presentes nas áreas de consolidação pulmonar. Sons respiratórios distantes e ocos (sons de respiração anfórica) podem ser ouvidos sobre cavidades. A maioria dos achados físicos é resultado de complicações da TB ou das formas extrapulmonares da doença (ver adiante, "Tuberculose Extrapulmonar").

Complicações da Tuberculose Pulmonar

Hemoptise

Hemoptise menor é uma complicação comum da infecção aguda. A destruição do parênquima pulmonar leva à ruptura dos vasos sanguíneos. A tuberculose também pode causar hemoptise maciça. Uma complicação incomum é a erosão de uma lesão ou cavidade tuberculosa em uma artéria pulmonar, levando à formação de pseudoaneurisma (aneurisma de Rasmussen), com hemoptise potencialmente fatal. Alternativamente, a superinfecção das cavidades por organismos invasivos ou o desenvolvimento de tumores no pulmão cicatrizado podem causar erosão dos vasos brônquicos ou pulmonares, o que resulta em hemorragia importante. Os pacientes afetados geralmente requerem ressecção cirúrgica de emergência ou embolização seletiva.

Derrame Pleural

A TB extrapulmonar pleural pode ocorrer precocemente após a infecção primária pelo MTB e se manifesta como pleurisia (inflamação da pleura) com derrame pleural. Mais raramente, pode ocorrer tardiamente na doença cavitária pós-primária e surgir como um empiema. O envolvimento pleural tuberculoso geralmente não causa sintomas e se resolve espontaneamente; entretanto, uma taxa de recidiva de 65% foi descrita em pacientes não tratados, com desenvolvimento de TB pulmonar ou extrapulmonar ativa dentro de 5 anos. O diagnóstico geralmente é confirmado pelo exame microscópico e químico do líquido pleural ou tecido da biópsia pleural. A contagem de leucócitos geralmente varia de 500 a 2.500 células/mL. O líquido é um exsudato com proteína que geralmente excede 50% de proteína sérica, e a concentração de glicose pode estar normal a baixa. Como há poucos bacilos, os esfregaços de BAAR raramente são positivos, e nas culturas o MTB cresce em apenas 25% a 30% dos pacientes com a doença. A biópsia pleural pode confirmar o diagnóstico na maioria dos pacientes.

Empiema

Um empiema, caracterizado por doença parenquimatosa e cavitação progressiva e extensa, pode se desenvolver em pacientes com TB. Embora seja raro, o empiema é mais comum na fase tardia da doença em pacientes debilitados. A ruptura de uma cavidade no espaço pleural geralmente é catastrófica e frequentemente está associada à formação de fístula broncopleural. Um empiema não tratado pode resultar em formação de fístula pleurocutânea espontânea, presença de uma massa na parede torácica vista na radiografia ou destruição das costelas e vértebras.

Tuberculose das Vias Aéreas

Quando uma cavidade drena seu material altamente infeccioso para dentro da árvore brônquica, as vias aéreas não apenas disseminam a infecção, mas também desenvolvem TB endobrônquica. A bronquiectasia comumente complica a TB endobrônquica. A estenose brônquica pode resultar em danos extensos causados pela TB endobrônquica ou por extensão direta da infecção por adenite tuberculosa ou disseminação linfática para as vias aéreas. A broncostenose tuberculosa pode aparecer radiograficamente como colapso segmentar ou lobar persistente, hiperinsuflação lobar e pneumonia obstrutiva. A TB traqueal e laríngea é menos comum que a TB endobrônquica. A doença laríngea é a forma mais infecciosa e resultante da extensão proximal da doença das vias aéreas inferiores, do acúmulo de secreções infectadas na parte posterior da laringe ou da disseminação hematogênica para a parte anterior da laringe. Pacientes com tuberculose laríngea também costumam apresentar doença pulmonar ativa.

Superinfecção Com Fungos

Infecção extensa por tuberculose frequentemente cicatriza com cavidades abertas e áreas de bronquiectasia. A superinfecção pode ocorrer em função de uma ampla diversidade de organismos, incluindo o *Aspergillus fumigatus*. O achado característico nas radiografias de tórax é o aspergiloma ou a chamada bola de fungo (Fig. 127.2). Os aspergilomas têm particular significado clínico porque podem causar hemoptise maciça e fatal.

Pericardite Tuberculosa Primária

A pericardite tuberculosa primária geralmente ocorre por extensão direta da infecção da árvore traqueobrônquica, linfonodos mediastinais ou hilares, esterno ou coluna. O envolvimento pericárdico também pode ser causado por disseminação hematogênica secundária à TB miliar aguda ou a partir de outro foco em outras partes do corpo. A tuberculose é a principal causa de pericardite entre pacientes infectados pelo HIV nos Estados Unidos. Os sintomas predominantes são tosse, dor torácica e dispneia, e os sinais mais comuns são cardiomegalia, atrito audível, febre e taquicardia. As complicações da TB pericárdica incluem derrame pericárdico, pericardite constritiva, miocardite e tamponamento cardíaco. O tamponamento cardíaco pode resultar do acúmulo de líquido pericárdico ou ruptura de linfonodos aumentados no pericárdio. A ecocardiografia de emergência confirma de forma confiável a presença de líquido pericárdico.

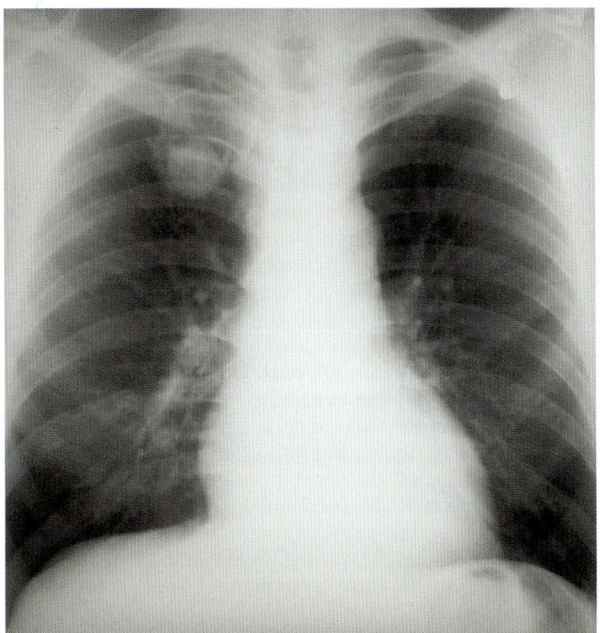

Fig. 127.2. Radiografia de tórax mostrando superinfecção da cavidade tuberculosa cicatrizada. Um aspergiloma pode ser observado na parte superior do pulmão direito. (Cortesia do Dr. John Pearce)

DIAGNÓSTICO DIFERENCIAL

Tuberculose Pulmonar

Pneumonia Bacteriana

Infiltrados segmentares ou lobares nas radiografias de tórax devido a pneumonia bacteriana podem ser facilmente confundidos com aqueles observados na TB, especialmente doença primária. Comparado com a TB, no entanto, as pneumonias bacterianas geralmente aparecem com sintomas mais profundos de toxicidade sistêmica, início mais agudo e leucocitose. Na TB pulmonar não há resposta imediata aos antibióticos, como observado na pneumonia bacteriana.

Infecções por Micobactérias Fúngicas e Não Tuberculosas

Histoplasmose, coccidioidomicose e blastomicose, bem como infecções micobacterianas não tuberculosas – principalmente pelo complexo *Mycobacterium avium* e *Mycobacterium kansasii* – podem ser radiologicamente indistinguíveis da TB. A incidência dessas infecções é influenciada pela localização geográfica. A infecção por micobactérias não tuberculosas geralmente envolve infecção pulmonar crônica em pacientes infectados pelo HIV. Pessoas imunocompetentes também podem estar infectadas pelo MTB, especialmente pacientes portadores de doença pulmonar crônica, como a fibrose cística. Outros fatores de risco importantes incluem trabalho na indústria de mineração, clima quente, idade avançada e gênero masculino.

Pneumonias em Pacientes Infectados pelo HIV

Pneumonias bacterianas, incluindo a pneumonia por *Pneumocystis* do lobo superior (devido a *Pneumocystis jiroveci*) e, raramente, infecções por *Nocardia* e *Rhodococcus* podem se assemelhar à TB em pacientes HIV-soropositivos.

Lesões Cavitárias

O abscesso pulmonar ou a pneumonia por cavitação causada por *Klebsiella pneumoniae*, *Staphylococcus pyogenes* ou por aspiração podem apresentar-se de forma semelhante à TB cavitária nas radiografias de tórax. Em pacientes idosos, especialmente tabagistas, o carcinoma broncogênico pode mimetizar a TB; isso é particularmente verdadeiro para o carcinoma de células escamosas, que tende a cavitar. Como o câncer pode causar um foco de disseminação da TB, as duas doenças podem estar presentes simultaneamente. Outras causas de lesões cavitárias não tuberculosas incluem infecção pelo complexo *M. avium* em pacientes HIV-soronegativos, infarto pulmonar secundário a embolia pulmonar, granulomatose de Wegener e doença bolhosa do lobo superior secundária a enfisema ou neurofibromatose.

Linfadenopatia Mediastinal

As principais considerações no diagnóstico diferencial da adenopatia incluem linfoma e sarcoidose. Na sarcoidose, a linfadenopatia geralmente é bilateral, simétrica e assintomática. A linfadenopatia tende a ser unilateral na TB; se é bilateral, é assimétrica e está associada à doença pulmonar parenquimatosa. O linfoma tende a envolver linfadenopatia mediastinal volumosa.

Tuberculose Extrapulmonar

Infecção tuberculosa envolvendo múltiplos locais geralmente é observada em populações de pacientes menos capazes de conter infecção por MTB, como bebês, idosos e pessoas imunocomprometidas. A TB extrapulmonar pode ocorrer em múltiplos locais, com frequências relativas decrescentes nos locais linfático, pleural, ósseo ou articular, geniturinário, meníngeo, peritoneal e outros. Os linfonodos constituem o local mais comum de TB extrapulmonar em pacientes normais e infectados pelo HIV. O envolvimento das meninges é mais comum em crianças pequenas do que em outras faixas etárias (presente em ≈4% das crianças com TB) e a incidência de TB no restante das localizações extrapulmonares aumenta com a idade. Locais menos comumente envolvidos por TB extrapulmonar incluem a pele, coração, pericárdio, glândula tireoide, células da mastoide, esclera e glândulas suprarrenais.

Linfadenite

A linfadenite tuberculosa (escrófula) é a forma mais comum de TB extrapulmonar. A escrófula é comum em crianças, mas é mais comum em mulheres jovens. O paciente geralmente apresenta uma massa aumentada, indolor, vermelha e firme na região de um ou mais linfonodos, mais comumente na cadeia cervical anterior ou posterior ou na fossa supraclavicular. Logo no início, os linfonodos apresentam-se como massas elásticas discretas que são livremente móveis, e a pele sobrejacente encontra-se normal. Eventualmente, os linfonodos podem se tornar emaranhados e mais endurecidos e a pele sobrejacente, inflamada. A flutuação, bem como um abscesso ou fístula, pode estar presente se um linfonodo erosar através da pele. Sinais e sintomas sistêmicos são incomuns, exceto em pacientes HIV-soropositivos, nos quais a linfadenite geralmente é generalizada. A infecção pulmonar está presente em uma minoria dos casos. Considerações no diagnóstico diferencial incluem linfoma, câncer metastático, doença fúngica, doença da arranhadura do gato, sarcoide, toxoplasmose, adenite reativa e adenite bacteriana.

O diagnóstico da escrófula geralmente é realizado por aspiração com agulha fina de um linfonodo afetado. Embora os esfregaços BAAR sejam positivos em apenas cerca de 20% dos casos, a inflamação granulomatosa pode ser óbvia. No geral, a aspiração por agulha fina tem sensibilidade de 77% e especificidade de 93% para infecção por TB. O tratamento de primeira escolha para escrófula consiste em fármacos antituberculosos, mas a excisão cirúrgica pode ser realizada quando a terapia médica falha ou se o diagnóstico não é claro. A incisão e a drenagem não devem ser realizadas porque podem resultar em fístulas permanentes e drenagem prolongada.

Infecção Óssea e Articular

A tuberculose óssea e articular continua a ser uma doença de crianças mais velhas e adultos jovens em países em desenvolvimento, e é cada vez mais uma doença de adultos em países desenvolvidos. A TB esquelética presumivelmente se desenvolve a partir da reativação de tubérculos latentes originalmente semeados durante o estágio 2 da infecção primária ou, no caso da TB espinal, de disseminação contígua dos linfonodos paravertebrais para os vertebrais. Em geral, a TB da coluna vertebral (mal de Pott) é responsável por 50% a 70% dos casos notificados; o quadril ou joelho está envolvido em 15% a 20% dos casos, e o tornozelo, cotovelo, punhos, ombros e outros ossos e articulações respondem por 15% a 20% dos casos. Aproximadamente 50% dos pacientes apresentam história prévia ou caso concomitante de TB pulmonar, e a radiografia de tórax exibe aparência normal em até 50% dos casos.

Pacientes com mal de Pott podem simplesmente queixar-se de dor nas costas ou rigidez. As alterações iniciais da TB vertebral podem ser difíceis de serem detectadas radiograficamente e incluem a perda da chamada faixa branca da placa terminal vertebral subsequente à destruição do osso subcondral. Sendo assim, a tomografia computadorizada (TC) e a ressonância magnética (RM) devem ser utilizadas quando houver suspeita da doença. Os abscessos frios paraespinais desenvolvem-se em 50% ou mais dos casos, com formação ocasional de fistulação. O abscesso pode espalhar a infecção para cima e para baixo na coluna vertebral, às vezes poupando os corpos vertebrais ao longo de seu trajeto, formando as chamadas lesões saltatórias. Estas lesões podem facilmente passar despercebidas nas imagens da coluna vertebral para mal de Pott. A principal complicação do mal de Pott é a compressão da medula espinal.

Doença Renal

O rim é altamente vascularizado e a disseminação hematogênica para esse órgão é bastante comum. Após o desenvolvimento das lesões típicas da tuberculose no interior do parênquima, a infecção pode se espalhar para os cálices renais, pelve renal, ureteres e bexiga urinária. Como resultado, granulomas, cicatrizes e obstruções tuberculosas podem ocorrer em qualquer parte do trato urinário. Doença renal avançada e destruição podem ocorrer antes do diagnóstico ser feito. A urinálise frequentemente revela piúria, hematúria e albuminúria. A piúria estéril é um achado clássico na TB renal, mas, em muitos casos com esse achado, as culturas serão positivas para outros patógenos urinários. O achado de piúria em urina ácida sem isolamento de organismos deve aumentar a suspeita clínica de TB. As complicações da TB renal incluem nefrolitíase, obstrução uretral ou refluxo, infecções bacterianas recorrentes, hipertensão, necrose papilar, insuficiência renal, autonefrectomia e, raramente, desenvolvimento de câncer de células transicionais.

Doença Genital

A TB genital masculina geralmente está associada à TB renal coexistente. A disseminação da infecção através do rim pode envolver a próstata, as vesículas seminais, os epidídimos e os testículos. Uma massa escrotal indolor ou levemente dolorosa é um achado típico, e o paciente pode apresentar sintomas de prostatite, epididimite ou orquite. As calcificações epididimais ou prostáticas podem ser pistas para o diagnóstico. O envolvimento das vesículas seminais pela TB pode levar à infertilidade.

Nas mulheres, a doença TB genital geralmente inicia-se como um foco hematogênico nas tubas uterinas. A infecção então se espalha para o endométrio (em 50% dos casos), ovários (30%), colo do útero (5% - 15%) e vagina (1%). As manifestações clínicas podem incluir dor abdominal ou pélvica, ascite, infertilidade, irregularidades menstruais e, raramente, corrimento vaginal. Uma massa ulcerativa pode estar presente no colo do útero. A TB genital pode ser confundida com câncer de ovário ou endométrio, síndrome de Meigs, úlcera vulvar ou vaginal, abscesso pélvico, cervicite ou carcinoma do colo do útero. Transmissão sexual de TB por pessoas com TB genital ativa foi descrita.

Doença Multissistêmica

O termo tuberculose disseminada aguda refere-se à disseminação hematogênica ativa do MTB para vários órgãos do corpo. O termo tuberculose miliar foi usado pela primeira vez para descrever as lesões patológicas, que se assemelham a pequenas sementes de milheto. Isso agora é usado como um termo clínico que se refere à disseminação maciça que causa doença sistêmica. A tuberculose miliar ocorre quando o hospedeiro é incapaz de conter uma infecção tuberculosa recentemente adquirida ou inativa. No passado, a TB miliar ocorria principalmente em crianças pequenas após a infecção primária; hoje, é mais comum em adultos idosos e em pessoas infectadas pelo HIV. A tuberculose miliar, muitas vezes, é uma doença sutil associada ao etilismo, cirrose, neoplasia, gestação, doença vascular do colágeno ou uso de corticosteroides ou medicamentos imunossupressores. Um diagnóstico presuntivo pode ser realizado rapidamente se as radiografias torácicas mostrarem um infiltrado miliar (Fig. 127.3). Infelizmente, o padrão miliar clássico está ausente nas radiografias em aproximadamente 50% dos casos. Testes laboratoriais de rotina geralmente não são úteis. A hiponatremia da síndrome de secreção inapropriada de hormônio antidiurético (SIADH) é comum e frequentemente está associada à meningite. Panculturas geralmente apresentam um alto rendimento, e pacientes infectados pelo HIV podem ter resultados positivos em hemoculturas.

As taxas de mortalidade por tuberculose miliar são mais altas que as outras formas de TB, com uma série de casos relatando uma taxa de 21%. A alta taxa de mortalidade geralmente é causada pelo atraso no tratamento, que deve ser iniciado imediatamente com

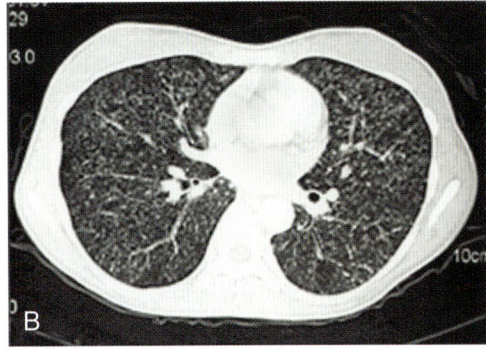

Fig. 127.3. A radiografia de tórax **(A)** e a tomografia computadorizada **(B)** demonstram um padrão miliar. (Reimpresso com permissão de Golden MP, Vikram HR: Extrapulmonary tuberculosis: an overview. Am Fam Physician 72:1761, 2005. Copyright 2005, American Academy of Family Physicians. Todos os direitos reservados.)

base na suspeita clínica e não deve ser retardado até a confirmação do diagnóstico. Uma forma fulminante de TB miliar pode causar síndrome do desconforto respiratório agudo e coagulação intravascular disseminada. Nestes casos, a adição de corticosteroides (prednisona 60 mg/dia) é indicada.

Doença do Sistema Nervoso Central

Aproximadamente 6% de todos os casos de TB extrapulmonar envolvem o sistema nervoso central (SNC), e o envolvimento do SNC permanece como uma grave consequência da infecção tuberculosa. O pico de incidência da TB no SNC ocorre em neonatos e crianças de até 4 anos de idade.

A meningite tuberculosa geralmente resulta da ruptura de um tubérculo subependimário no espaço subaracnoideo, e não por disseminação hematogênica direta do SNC. Quando é uma complicação da tuberculose miliar, a meningite geralmente se desenvolve após várias semanas de infecção. Em crianças, é um evento precoce da TB pós-primária, geralmente aparecendo dentro de 6 meses. O envolvimento cerebral pela tuberculose é mais acentuado na base do cérebro, e a vasculite das artérias e veias locais pode levar à formação de aneurisma, trombose e infarto hemorrágico focal. Os vasos dos gânglios da base geralmente estão envolvidos, o que desencadeia a formação de infartos lacunares ou déficits associados a distúrbios do movimento. O envolvimento de outros vasos, como a artéria cerebral média, pode levar a hemiparesia ou hemiplegia. A meningite tuberculosa começa com um pródromo de mal-estar, cefaleia intermitente e febre baixa. Em 2 a 3 semanas, desenvolve-se uma dor de cabeça prolongada. Vômitos, confusão, meningismo e sinais neurológicos focais e coma podem ocorrer em seguida. A rigidez nucal pode estar ausente. A diplopia resultante do exsudado basilar está presente em até 70% dos pacientes. A hiponatremia pode estar presente porque a SIADH é comum. A contagem de leucócitos no líquido cerebrospinal (LCR) geralmente varia de 0 a 1500 células/mL, com predomínio de linfócitos; no entanto, as células polimorfonucleares podem ser predominantes inicialmente na evolução da doença. A concentração proteica no líquido cerebrospinal geralmente apresenta-se elevada, e a concentração de glicose, tipicamente baixa. A tríade clássica de achados neurorradiológicos em pacientes com meningite tuberculosa consiste em realce meníngeo basal, hidrocefalia e infarto cerebral ou do tronco encefálico. TC ou RM também podem revelar lesões arredondadas típicas de tuberculose parenquimatosa em evolução (Fig. 127.4).

Doença Gastrointestinal

A infecção gastrintestinal pela TB geralmente ocorre secundária à disseminação hematogênica ou linfática, mas também pode resultar de secreções brônquicas deglutidas ou disseminação direta local-local, como linfonodos ou tubas uterinas. A tuberculose pode ocorrer em qualquer localização gastrointestinal da boca ao ânus,

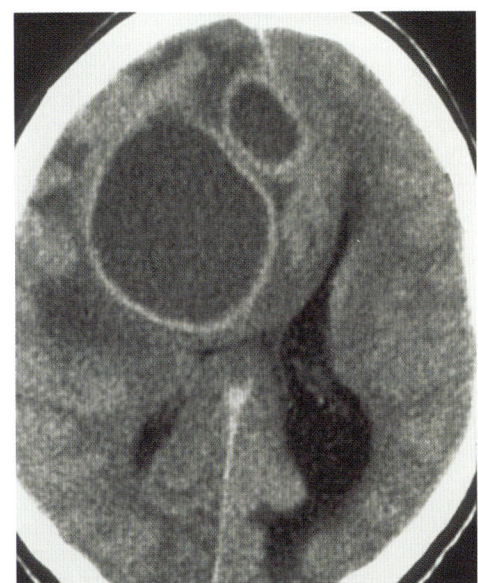

Fig. 127.4. Tomografia computadorizada de crânio demonstrando tuberculomas em um paciente com AIDS.

mas as lesões proximais ao íleo terminal são raras. A área ileocecal é o local mais comum de envolvimento, produzindo sinais e sintomas de dor, anorexia, diarreia, obstrução, hemorragia e, frequentemente, massa palpável. As manifestações clínicas mais comuns da TB gastrointestinal são dor abdominal, febre, perda de peso, anorexia, náusea, vômito e diarreia. A inespecificidade desses achados, assim como os do exame físico, pode levar ao diagnóstico errôneo de TB gastrointestinal como abdome agudo, apendicite, obstrução intestinal ou câncer. As manifestações clínicas da TB anal incluem fissuras, fístulas e abscessos perirretais.

A peritonite tuberculosa pode se desenvolver a partir da disseminação local da infecção por MTB a partir de um linfonodo tuberculoso, foco intestinal ou tuba uterina infectada. Além disso, a peritonite pode se desenvolver a partir da semeadura do peritônio na tuberculose miliar ou por reativação de um foco latente. O paciente com peritonite tuberculosa comumente apresenta dor e edema abdominal associado a febre, anorexia e perda de peso. O diagnóstico pode ser confundido pela similaridade desta doença com a hepatite alcoólica e pelo fato de esta doença coexistir frequentemente com outros distúrbios, especialmente cirrose com ascite. A paracentese é, portanto, essencial. O líquido peritoneal é exsudativo, com contagem de células de 500 a 2000 células/mL. Os linfócitos geralmente predominam, com raras exceções no início do processo, quando os leucócitos polimorfonucleares podem predominar. Pesquisa de BAAR no fluido apresenta baixo rendimento diagnóstico. A biópsia peritoneal frequentemente é necessária para confirmar o diagnóstico. O tratamento é o mesmo que o da TB pulmonar, com um regime terapêutico de 6 meses.

TESTE DE DIAGNÓSTICO

Testes Laboratoriais

Os exames laboratoriais de rotina geralmente não são úteis para sugerir ou estabelecer o diagnóstico de TB no PS. Anemia normocítica normocrômica, elevada taxa de sedimentação de eritrócitos, proteína C reativa (PCR) elevada e níveis séricos de globulina, hiponatremia e hipercalcemia podem ocorrer na TB pulmonar ativa, mas esses achados são inespecíficos.

Testes de Estimulação de Leucócitos

O sangue do paciente pode ser testado quanto à sensibilidade de suas células T a antígenos tuberculínicos.[3] Esses testes são chamados de testes de liberação de interferon-gama (IFN-γ) (IGRAs). Os testes QuantiFERON-TB Gold® (Quest Diagnostics) e T-Spot (Oxford Immunotec) são os IGRAs mais amplamente disponíveis. Eles usam um ensaio imunoabsorvente ligado à enzima (ELISA) para medir a quantidade de IFN-γ liberado em resposta ao PPD. O IFN-γ é uma citocina associada à imunidade mediada por células. A determinação dos níveis de IFN-γ também pode ser usada como um teste diagnóstico para derrames pleurais tuberculosos, ascite e derrame pericárdico. Estudos clínicos relataram intervalos de sensibilidade de 90% a 100%. Em dois dias, a infecção por TB pode ser rapidamente confirmada, em comparação com as várias semanas necessárias para uma cultura tradicional,[3] no entanto um exame com resultado normal não exclui completamente a TB; portanto, as culturas devem ser enviadas quando a pessoa apresenta TB apesar de resultado negativo no teste QuantiFERON-TB Gold.

Sorologia

Embora os ELISAs tenham sido desenvolvidos para vários antígenos séricos de MTB, na prática, nenhuma abordagem sorodiagnóstica para o diagnóstico de TB atualmente está em uso clínico disseminado nos Estados Unidos. Outros países desencorajaram o uso da sorologia.[4] As limitações do ELISA incluem precisão e reprodutibilidade inadequadas, incapacidade de distinguir infecção ativa de infecção latente, má discriminação entre o MTB e outras micobactérias e custo relativo.

Diagnóstico por Imagem

A radiografia do tórax é o estudo mais útil para o diagnóstico presuntivo de TB pulmonar. O aumento do uso de TC de tórax aumentou a sensibilidade da detecção de achados clássicos da TB pulmonar. Anormalidades radiográficas torácicas não se limitam aos clássicos infiltrados cavitários do lobo superior. A infecção primária por TB e a doença pós-primária apresentam características radiográficas distintas. Uma aparência radiograficamente normal tem um alto valor preditivo negativo e, portanto, é útil na triagem de TB pulmonar ativa em pacientes no PS. No entanto, a baixa taxa de falso-negativo entre adultos imunocompetentes aumenta significativamente em pacientes HIV-positivos. Portanto, dependendo das circunstâncias clínicas, a ausência de anormalidades específicas na radiografia de tórax nem sempre exclui a TB ativa, especialmente em pacientes com doença endobrônquica concomitante e infecção pelo HIV.

Tuberculose Primária

As manifestações radiográficas do tórax na doença primária em adultos geralmente não são reconhecidas como TB. Infiltrados tuberculosos primários podem ocorrer em qualquer lobo. Independente da faixa etária, um infiltrado pneumônico com linfonodos hilares ou mediastinais aumentados deve sugerir fortemente o diagnóstico de TB. O infiltrado geralmente é homogêneo e envolve mais comumente um único lobo. Assim, a TB primária pode parecer radiograficamente idêntica a uma pneumonia bacteriana, sendo a linfadenopatia associada, a única característica distintiva.

A linfadenopatia é considerada a referência radiográfica da TB primária em crianças, mas é menos comum em adultos. Quando presente, a adenopatia geralmente é unilateral e está associada ao infiltrado parenquimatoso (Fig. 127.5). Pode ocorrer bilateralmente ou, menos comumente, pode ser um achado isolado na radiografia de tórax. Outros achados primários na radiografia de tórax incluem derrame pleural moderado a extenso, que frequentemente é um achado isolado cuja prevalência aumenta com a idade, e TB miliar caracterizada pela presença de inúmeros nódulos não calcificados de 1 a 3 mm espalhados pelos dois pulmões com discreto predomínio basilar. Quando o foco primário curado é visível na radiografia de tórax como uma cicatriz calcificada, é conhecido como complexo de Ghon. Os focos secundários da infecção calcificados são conhecidos como focos de Simon. Um complexo de Ghon associado a linfonodos hilares calcificados é chamado de complexo de Ranke. O predomínio do lado direito na distribuição dos complexos de Ghon e dos complexos de Ranke é bem reconhecido e provavelmente reflete a maior probabilidade estatística de que uma infecção no ar afetará o pulmão direito. A calcificação observada na radiografia de tórax indica cicatrização, mas bacilos viáveis ainda podem existir em uma lesão parcialmente calcificada.

Tuberculose Pós-Primária

A tuberculose pós-primária geralmente aparece como um infiltrado ou consolidação da parte superior do pulmão, com ou sem cavitação. A lesão pode ser pequena ou extensa e geralmente está localizada no segmento apical ou posterior do lobo superior, mas pode aparecer no segmento superior do lobo inferior. A doença pós-primária também ocorre na parte inferior do pulmão. Além disso, pode ocorrer disseminação broncogênica, levando ao envolvimento de múltiplos lobos (Fig. 127.6). Pacientes com doença bilateral do lobo superior são extremamente propensos a apresentar TB. As outras características reconhecíveis importantes da doença pós-primária são fibrose e cavitação. Essas lesões não são puramente exsudativas, pois estão associadas a um padrão fibrótico de nódulos e poucas densidades lineares. As lesões fibroprodutivas geralmente são irregulares e de contorno angulado, apresentam filamentos que se estendem em direção ao hilo e há calcificação de um ou mais nódulos e distorção das estruturas vasculares e mediastinais. A fibrose grave com perda de volume do lobo superior pode eventualmente levar à retração da fissura interlobar e ao deslocamento

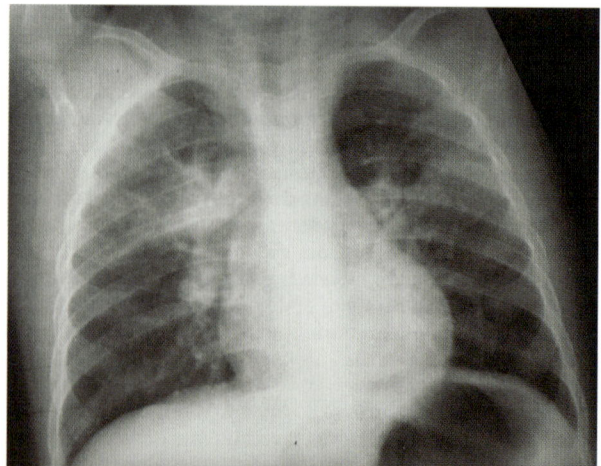

Fig. 127.5. Achados radiográficos de tórax em criança com tuberculose primária. Observe o foco de Ghon ativo, com adenopatia hilar associada e presença de infiltrados bilaterais. (Cortesia do Dr. John Pearce)

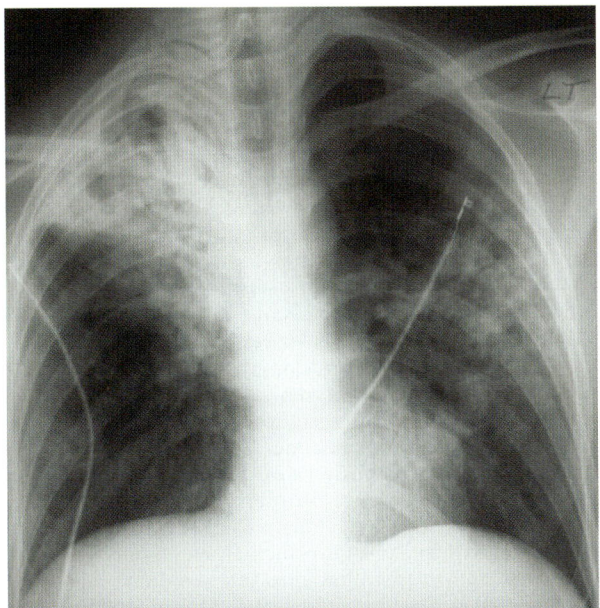

Fig. 127.6. Radiografia de tórax mostrando evidências de doença cavitária no lobo superior direito. Observe também o infiltrado do lado esquerdo, secundário à disseminação endobrônquica.

ascendente do hilo. A aparência radiográfica do tórax nesse estágio tem sido variavelmente denominada como "cicatrização antiga", "nenhuma doença ativa" ou "tuberculose fibrótica, aparentemente bem cicatrizada". A cavitação deve alertar para o potencial de alta infecciosidade do paciente e complicações associadas, como disseminação broncogênica da TB (ver Fig. 127.4). As paredes das cavidades inicialmente são espessas e ásperas e se tornam mais finas e suaves com a cicatrização. Radiografias de tórax de pacientes com TB pulmonar e infecção pelo HIV podem ser atípicas em aproximadamente um terço dos casos. Pacientes com infecção tardia pelo HIV demonstram mais frequentemente adenopatia mediastinal ou infiltrados atípicos e menos frequentemente têm cavitação. Tem sido relatado que a imunossupressão grave está associada ao padrão miliar de doença nas radiografias de tórax.

Testes Microbiológicos

Estudos de escarro

Se os achados clínicos ou radiográficos de tórax sugerirem diagnóstico de TB pulmonar, devem ser solicitados exames micobacteriológicos do escarro do paciente. Um esfregaço positivo sustenta um diagnóstico presuntivo de TB e o número de bacilos observados correlaciona-se à infecciosidade. Para pacientes que não estão produzindo escarro, a indução de escarro por nebulização é o método de escolha para a coleta de amostras. A indução de expectoração com nebulização pode aumentar o risco de transmissão da tuberculose para os profissionais de saúde e deve ser realizada apenas em salas especialmente ventiladas, de preferência fora do PS. Quando a expectoração não é diagnóstica em adultos, a fibrobroncoscopia com lavados brônquicos, escovações e lavado bronco-alveolar ou biópsia transbrônquica podem ser necessários para o diagnóstico laboratorial da TB.

Microscopia Direta. O exame microscópico direto do escarro corado para BAAR (ou seja, um esfregaço BAAR) é o teste laboratorial mais rápido amplamente disponível para apoiar um diagnóstico presuntivo de TB, e os resultados geralmente estão disponíveis em laboratórios hospitalares dentro de 24 horas. As colorações de fluorocromo são mais sensíveis do que os métodos tradicionais de Ziehl-Neelsen ou Kinyoun para a detecção de BAAR em amostras clínicas. Os achados negativos no esfregaço de BAAR, no entanto, não excluem TB pulmonar ativa porque a microscopia é relativamente pouco sensível quando realizada em amostras com pequeno número de bacilos. Pelo menos 5.000 bacilos/mL expectorados devem estar presentes para a obtenção de resultado positivo por microscopia. No geral, os esfregaços para pesquisa de BAAR apresentam sensibilidade de 20% a 80% e uma especificidade de 90% a 100%. Apesar de suas limitações, a microscopia continua sendo um teste diagnóstico essencial devido à sua facilidade de desempenho, baixo custo, tempo de resposta rápido e razoável rendimento diagnóstico.

Testes de Amplificação de Ácido Nucleico

Os testes de amplificação do ácido nucleico (AAN) levam apenas 24 a 48 horas para produzir resultados. Seu valor preditivo positivo geral é de cerca de 95%. Em alguns casos, os pacientes com baciloscopias positivas tiveram resultados negativos no teste de AAN devido aos inibidores que podem impedir a amplificação. Esse tem sido um campo de rápido crescimento no diagnóstico da TB, embora a maioria dos prontos-socorros ainda não tenha essa capacidade de execução. O melhor papel do AAN é auxiliar os médicos de emergência na tomada de decisões para os pacientes com tuberculose ativa. Não deve ser solicitado rotineiramente quando a suspeita clínica de TB é baixa.

Cultura

A cultura de escarro é mais sensível que a microscopia para a detecção de MTB e ainda é considerada a modalidade de diagnóstico padrão ouro. A cultura líquida pode detectar 10 a 100 bacilos/mL, comparado com 5.000 a 10.000 bacilos/mL para um esfregaço BAAR. Quando a presença de micobactérias é estabelecida, a identificação específica do MTB pode ser realizada submetendo as micobactérias iniciais a várias técnicas de isolamento. Estas incluem a detecção de pigmentação em meios de cultura sólidos, vários testes bioquímicos, cromatografia líquida de alta performance e sondas de ácido nucleico. Um diagnóstico presuntivo de TB baseado na baciloscopia positiva geralmente é confirmado pelo isolamento do MTB na cultura. Métodos tradicionais de cultura utilizando meios sólidos necessitam de 3 a 8 semanas para a formação de colônias. O desenvolvimento de sistemas de cultura líquida encurtou o tempo de detecção para 7 a 14 dias.

Teste Cutâneo à Tuberculina

Embora testes diagnósticos sorológicos mais recentes tenham se tornado amplamente utilizados na maioria dos hospitais dos Estados Unidos, o teste tuberculínico ainda continua sendo o "cavalo de batalha" no diagnóstico para a detecção da exposição ao MTB. O teste tuberculínico baseia-se no princípio de que a infecção pelo MTB induz sensibilidade a certos antígenos do bacilo. Esses antígenos estão contidos na preparação da tuberculina chamada PPD. Em uma pessoa infectada com tuberculose, o resultado do teste PPD geralmente se torna positivo 3 a 8 semanas após a infecção, quando a resposta imune é desenvolvida. A dose padrão de 0,1 mL utilizada no teste cutâneo contém 5 unidades de tuberculina (TU). Uma agulha colocada adequadamente deve deixar uma área distinta de 6 a 10 mm de diâmetro. Se a dose de tuberculina for administrada incorretamente, o teste pode ser repetido imediatamente em um local a vários centímetros de distância. Os resultados dos testes são lidos 48 a 72 horas após a administração de PPD. O maior diâmetro de induração palpável é medido e registrado em milímetros; eritema por si só não é medido. A medição precisa que indica um resultado positivo depende de outros fatores clínicos do paciente. As diretrizes atuais do CDC recomendam 15 mm de induração como resposta positiva para pessoas sem fatores de risco para TB. Pessoas com imunização prévia para TB (ver adiante, "Vacinas contra *Mycobacterium tuberculosis*") podem apresentar um resultado positivo do PPD, mesmo que não estejam infectadas pela TB. Contudo, uma reação significativa ao PPD e um longo intervalo de tempo entre a vacinação com bacilos de Calmette-Guérin (BCG) e o teste cutâneo atual tornam mais provável que a reação seja em função da infecção pelo MTB. Como a vacina BCG é imperfeita na proteção contra a infecção por MTB e como a maioria das pessoas vacinadas é proveniente de áreas de alta prevalência de TB, o CDC recomendou que os resultados do teste tuberculínico fossem interpretados sem considerar o status de vacinação com BCG.

TRATAMENTO

Tratamento Inicial no Pronto-Socorro

Hemoptise

A apresentação mais emergente da TB pulmonar é a hemoptise maciça, definida como perda de pelo menos 600 mL de sangue em 24 horas. A exsanguinação raramente ocorre e a maior morbidade se deve à asfixia por sangue aspirado. Deve-se proteger as vias aéreas com um tubo endotraqueal de grande diâmetro (8 mm) que possa acomodar um broncoscópio de fibra óptica. Posicione o paciente com o pulmão sangrando em uma posição dependente. Considere a intubação seletiva do brônquio principal para permitir a ventilação do pulmão não afetado e minimizar a propagação do sangue no pulmão afetado. É necessária consulta para broncoscopia, ressecção cirúrgica ou angiografia com embolização seletiva. Imediatamente coloque os pacientes com tuberculose pulmonar ativa sob isolamento respiratório.

Febre ou Emagrecimento

Pacientes com febre e perda de peso geralmente devem ser admitidos para uma avaliação hospitalar. Os pacientes devem ser colocados sob isolamento respiratório até que o diagnóstico de TB tenha sido excluído.

História da Tuberculose, Terapia Descontinuada

Em pacientes com sintomas vagos e história de TB, considere a reativação. Se necessário, consulte o profissional de saúde local da TB ou um especialista em doenças infecciosas.

Medicamentos Antituberculose

Três princípios terapêuticos básicos governam o tratamento da TB: (1) qualquer regime de tratamento deve conter múltiplos fármacos aos quais o organismo MTB é suscetível; (2) os agentes terapêuticos devem ser ingeridos regularmente; e (3) o tratamento deve continuar por um período suficiente. Na prática clínica, o último princípio é o mais problemático. As recomendações mais atualizadas para o tratamento da TB estão disponíveis no CDC através de publicações on-line ou no website do CDC.[5] Os medicamentos usados para tratar o MTB geralmente são divididos em agentes de primeira escolha e de segunda escolha. Destes, 10 foram aprovados pela (FDA) para o tratamento de MTB. Os agentes de primeira escolha mais utilizados são isoniazida (INZ), rifampicina (RIF), pirazinamida (PZA) e etambutol (ETB).

Agentes de Primeira Ecolha

A Isoniazida demonstra atividade bactericida precoce extremamente potente e pode reduzir rapidamente a infecciosidade do paciente. Há um pequeno risco de hepatite (< 3%) com o tratamento de longo prazo. A piridoxina suplementar é recomendada para esses pacientes. A rifampicina também demonstra forte atividade bactericida precoce. Este agente causa a coloração alaranjada dos fluidos corporais, incluindo urina, lágrimas, suor e expectoração. A pirazinamida trabalha contra organismos contidos no ambiente ácido do macrófago. O principal efeito colateral é a hepatotoxicidade, mas esse risco é muito baixo em doses diárias de 25 mg/kg ou menos. Poliartralgias ocorrem comumente (até 40% dos pacientes), mas geralmente respondem a anti-inflamatórias não esteroides (AINEs) ou Aspirina®. O etambutol é um agente de primeira escolha que ajuda a prevenir o surgimento de resistência à Rifampicina durante o tratamento da TB. A neurite retrobulbar pode ocorrer, resultando em diminuição da acuidade visual até o ponto de cegueira.

Agentes de Segunda Escolha

A estreptomicina deve ser administrada por via parenteral e apresenta um pico de ação 1 hora após a administração da dose intramuscular. Os principais efeitos adversos destes agentes potencialmente teratogênicos são ototoxicidade e nefrotoxicidade. A amicacina, a canamicina e a capreomicina também são agentes injetáveis usados na TB resistente a medicamentos. Assim como a estreptomicina, a ototoxicidade e a neurotoxicidade são seus principais efeitos adversos. As cepas de TB resistentes à estreptomicina geralmente são sensíveis à amicacina e à canamicina, e a resistência a essas duas últimas drogas geralmente está ligada. Cicloserina, etionamida e ácido p-aminossalicílico (PAS) são agentes orais usados para o tratamento de pacientes com TB resistente a medicamentos quando se presume ou se sabe que a cepa é sensível a esses agentes. O principal efeito adverso da cicloserina é a psicose ou convulsões, que ocorrem em 3% a 16% dos pacientes. A etionamida é semelhante à isoniazida na estrutura e toxicidade. Os principais efeitos adversos do PAS incluem desconforto gastrointestinal (mais comum), hipotireoidismo e hepatite. As fluoroquinolonas adquiriram uma função mais recente no tratamento da tuberculose. São menos eficazes que os agentes de primeira escolha e são usadas principalmente no tratamento de doenças resistentes a medicamentos.

Corticosteroides

Os corticosteroides podem prevenir a constrição na pericardite tuberculosa e reduzir as sequelas neurológicas em todas as fases da meningite tuberculosa, especialmente se forem administrados no início da doença. O CDC recomenda enfaticamente o uso de corticosteroides para a pericardite causada pelo MTB ou infecções do SNC.[5] Os corticosteroides podem trazer algum benefício para crianças com obstrução brônquica causada por linfonodos aumentados. Além disso, em pacientes com TB pulmonar, a prednisona, 20 a 60 mg/dia, pode beneficiar aqueles que continuam desenvolvendo aumento de temperatura e perda de peso, apesar de uma boa resposta bacteriológica à terapia antituberculose apropriada.

Tratamento Inicial

Médicos da emergência geralmente não iniciarão o tratamento antes de consultar especialistas em saúde pública e doenças infecciosas. Para ser bem-sucedido, o tratamento deve ser contínuo e permanentemente monitorado. Uma dose única de medicamentos é infrutífera em um paciente que pode não ser acompanhado. Em alguns locais, isso exigirá internação hospitalar com isolamento respiratório adequado.

O manejo no PS é apropriado e necessário em certas circunstâncias, como sepse por TB ou tuberculose miliar, pacientes com HIV gravemente doentes com TB ou condições potencialmente fatais. O site do CDC deve ser revisado para as diretrizes de tratamento mais atualizadas. Os objetivos da terapia são matar rapidamente um grande número de bacilos (atividade bactericida), prevenir a emergência de resistência aos fármacos e prevenir a recidiva por meio da eliminação de bacilos latentes ou em divisão lenta (atividade de esterilização). Existem quatro regimes básicos recomendados.[5] São usados quando o organismo é conhecido ou presumidamente suscetível a INZ, RIF, PZA e ETB.

O tratamento adequado da TB ativa em pacientes coinfectados com o HIV é crítico. Foi observado que a ativação imunológica da TB aumenta a replicação sistêmica e local do HIV e pode acelerar a progressão natural da infecção pelo HIV. TB ativa em pacientes infectados pelo HIV têm sido associada a maior risco de infecções oportunistas e morte. O tratamento da tuberculose isoladamente leva a uma redução na carga viral nesses pacientes. As recomendações atuais para o tratamento inicial de MTB em pacientes infectados pelo HIV são as mesmas dos pacientes não infectados pelo HIV, com exceções para interações medicamentosas complexas. Por exemplo, interações medicamentosas significativas entre rifamicinas usadas para TB e fármacos antirretrovirais (inibidores de protease e inibidores de transcriptase reversa não nucleosídicos [NNRTIs]) usados para tratar a infecção pelo HIV complicam o tratamento de pacientes com TB coinfectados com o HIV. Para o tratamento do MTB em pacientes que fazem uso de inibidores da protease, a rifabutina pode ser utilizada em vez das outras rifamicinas. Quando o tratamento da TB é iniciado em pacientes HIV-soropositivos, uma reação paradoxal à terapia médica pode se desenvolver em alguns casos. A reação se manifesta com o desenvolvimento de febre, aumento ou surgimento de novos linfonodos, ou piora da doença radiográfica. Reações paradoxais graves podem ser tratadas com um regime gradual de prednisona ou metilprednisolona de duas semanas.

Tuberculose Resistente a Medicamentos

Dois tipos de MTB resistentes a fármacos surgiram como resultado de mutações espontâneas. TB multidroga-resistente (MDR-TB) é definida como TB em que as micobactérias são resistentes a dois ou mais agentes antituberculose de primeira escolha. A TB extensivamente resistente a medicamentos (XDR-TB) é a TB caracterizada pela resistência aos fármacos de primeira escolha e pelo menos a três fármacos de segunda escolha.

Tuberculose Multirresistente

A Organização Mundial de Saúde (OMS) estimou o número mundial de casos de MDR-TB em cerca de meio milhão de pessoas.[6] A transmissão aerotransportada de TB-MDR é uma ameaça para aqueles que entram em contato com indivíduos infectados, incluindo familiares, contatos sociais em situação de lotação e profissionais da saúde. A disseminação da resistência primária aos medicamentos é mais rápida quando a infecção pelo HIV é altamente prevalente em uma população. Como a infecção inicial por TB nos pacientes infectados pelo HIV progride rapidamente para a doença ativa, as pessoas recém-infectadas podem rapidamente se tornar casos-fonte para posterior transmissão dos bacilos resistentes. Em relatos de surtos hospitalares de TB multirresistente, mais de 90% dos pacientes apresentavam coinfecção pelo HIV e as taxas de letalidade foram de 70% a 90%. No entanto, pacientes HIV-soronegativos demonstram excelentes respostas clínicas quando tratados para MDR-TB.

Para a identificação de casos potenciais, os profissionais de saúde devem conhecer a prevalência de resistência aos medicamentos em sua comunidade e os fatores de risco para resistência aos medicamentos (Quadro 127.2). A rápida identificação e o imediato isolamento desses pacientes, juntamente com outras medidas de controle, podem reduzir a transmissão nosocomial da TB multirresistente para pacientes e profissionais de saúde. A falha em controlar a resistência aos medicamentos pode levar a uma ampla disseminação da tuberculose multirresistente e a uma crise de saúde pública que os médicos podem enfrentar sem medicamentos eficazes.

O tratamento da TB resistente a medicamentos pode ser desafiador e requer familiaridade com agentes de segunda linha. Para MDR-TB, a consulta com um especialista é essencial. Um princípio geral que se aplica nesses casos é usar pelo menos três fármacos aos quais o organismo seja suscetível e que não tenham sido usados anteriormente. Em geral, um desses medicamentos deve ser um agente injetável. A infecção por TB com cepas resistentes apenas à isoniazida pode ser controlada com ciclos mais curtos de RIF, PZA e ETB.

Tuberculose Resistente a Fármacos Estendida

A XDR-TB foi reconhecida pela primeira vez em pacientes coinfectados com AIDS na África do Sul em 2005 e é uma grande ameaça na África, Ásia e áreas da antiga União Soviética.[7] A TB-XDR é encontrada em 10% dos casos dos pacientes que manifestam MDR-TB.[7] A cepa apresenta virulência semelhante à do MTB, e a doença não progride mais rapidamente na ausência de antibióticos. Como a resistência a tantos antibióticos se desenvolveu, no entanto, esta cepa tornou-se uma grande ameaça, especialmente para os pacientes com AIDS. O mais alarmante é um relato de que até 33% dos pacientes com TB coinfectados pelo HIV e MDR-TB apresentavam a cepa XDR-TB. As taxas de mortalidade para essa população de pacientes são altas, porque poucas medicações alternativas existem. O CDC relatou casos nos Estados Unidos e isolou pacientes assim que foram identificados. Os PSs podem se tornar um dos principais focos de disseminação dessa doença devido à superlotação, falta de reconhecimento inicial e longos períodos de espera, expondo pacientes inocentes à XDR-TB. Relatórios provenientes da África descreveram que a XDR-TB também pode ser transmitida diretamente aos profissionais de saúde. Há grande preocupação em relação ao potencial de transmissão da doença dentro do PS por um paciente previamente não diagnosticado com XDR-TB, recém-chegado de um país endêmico, que se apresenta para o tratamento de sintomas relacionados à TB ou uma condição não relacionada.

Vacinas contra Mycobacterium tuberculosis

Não existe um programa de vacinação universalmente aceito para o MTB. A vacina BCG tem sido usada desde 1921, mas sua eficácia geral, duração da imunidade protetora e idade ideal para administração permanecem obscuros. Nos Estados Unidos, a BCG raramente é recomendada devido à crença de que pode prejudicar o valor epidemiológico e diagnóstico do teste cutâneo com PPD. O uso de BCG em crianças é comum em alguns países, e alguns hospitais no exterior exigem que a equipe profissional tenha a vacina BCG como requisito para o trabalho.[8] Os testes cutâneos de tuberculina em pacientes que receberam vacinação prévia com BCG geralmente demonstram menos de 10 mm de indução. Assim, o status anterior de vacinação com BCG deve ser ignorado na interpretação dos resultados dos testes cutâneos. Os surtos institucionais de tuberculose e o surgimento da MDR-TB têm estimulado a reavaliação da questão da BCG nos Estados Unidos. Os relatórios de eficácia da vacina BCG variam de 0% a 80%. Uma meta-análise relatou a eficácia da vacina BCG em aproximadamente 50%. Um estudo de 60 anos em uma população nativa americana mostrou uma redução de 50% no desenvolvimento de TB em pessoas que receberam a vacina BCG.

Atualmente, a vacina BCG é recomendada nos Estados Unidos somente para crianças com tuberculina negativa e crianças que não podem fazer uso de isoniazida e apresentam exposição contínua a um paciente persistentemente não tratado ou tratado inadequadamente com TB ativa, que estão continuamente expostas a pessoas com resistência à INZ e RIF, ou que pertençam a grupos com taxas

---

QUADRO 127.2

Fatores de Risco para Infecção por *Mycobacterium tuberculosis* Resistente a Fármacos

Tratamento antituberculose sem sucesso anterior
Falha em responder ou aderir a um bom regime de tratamento
Infecção pelo vírus da imunodeficiência humana
Abuso de drogas injetáveis
Contato próximo com casos-fonte
Imigração recente de área com alta prevalência de resistência a drogas
Doença pulmonar cavitária
Moradores de rua
Prisioneiros
Má absorção de fármacos devido a gastrectomia ou cirurgia de *bypass* ileal

Adaptado de O'Brien RJ: Drug-resistant tuberculosis: etiology, management and prevention. Semin Respir Infect 9:104–112, 1994; and Ellner JJ: Multidrug-resistant tuberculosis. Adv Intern Med 40:155–196, 1995.

de novas infecções por MTB que excedam 1% por ano.[5] A OMS recomenda que todas as crianças nos países em desenvolvimento recebam a vacina.[6]

Uma análise de decisão sugeriu que a vacinação com BCG seria mais eficaz do que a atual estratégia anual de testes para profissionais de saúde. O que não é controverso é que a vacina é fortemente contraindicada para pessoas infectadas pelo HIV ou portadoras de outra doença imunossupressora. Novas vacinas contra o MTB estão sendo pesquisadas, incluindo aquelas que utilizam cepas atenuadas do complexo MTB, micobactérias recombinantes, proteínas de subunidades e vacinas de DNA.

SEGUIMENTO

Pacientes que manifestam doença aguda ou idosos podem necessitar de hospitalização durante os primeiros dias de tratamento, pois reações adversas à quimioterapia para TB são comuns e, ocasionalmente, podem ser fatais. Além disso, pacientes gravemente doentes podem necessitar de administração parenteral de medicamentos. Pacientes com TB apresentam alta taxa de coinfecção pelo HIV, e as comorbidades associadas à infecção pelo HIV, sinergia complexa entre o MTB e o HIV e interações medicamentosas potencialmente prejudiciais entre os antirretrovirais e rifamicinas favorem o tratamento hospitalar para o manejo inicial desses casos complicados.

A admissão hospitalar também é indicada para pacientes com TB-MDR ativa ou suspeitada. Esses pacientes geralmente exigem observação durante o início da terapia, devido à complexidade dos esquemas de tratamento, à toxicidade dos medicamentos e à necessidade de um monitoramento cuidadoso para garantir a adesão ao tratamento e às medidas de isolamento. Finalmente, questões sociais como a falta de moradia, presença de bebês ou pessoas imunocomprometidas no domicílio, abuso de substâncias e incapacidade de autocuidado podem exigir hospitalização. O paciente não aderente constitui uma ameaça potencial à saúde pública, e medidas legais para hospitalização involuntária podem ser necessárias.

Pacientes que estão bem, mas há suspeita de tuberculose, podem ser elegíveis para tratamento ambulatorial com consulta a especialistas locais de saúde do município, que concordam em assumir a responsabilidade pelo cuidado contínuo dos pais e investigar os contatos para possível exposição à tuberculose.

PREVENÇÃO DA TRANSMISSÃO NO PRONTO-SOCORRO

Os PSs frequentemente cuidam de pacientes com risco aumentado de TB pulmonar ativa, como os que estão desabrigados, nascidos no exterior, recentemente encarcerados ou portadores de doenças crônicas. Assim, os profissionais do PS podem estar sob alto risco de infecção ocupacional por TB. O aumento da ocupação hospitalar e a superlotação dos PSs podem levar a longos períodos de espera por leitos na emergência e leitos hospitalares. Alguns PSs podem não conter um número adequado de salas de isolamento para TB.

Identificação Inicial

Para a minimização mais eficaz das exposições infecciosas entre profissionais de saúde e outros pacientes, todos os pacientes com TB pulmonar ativa seriam idealmente colocados em isolamento respiratório quando inicialmente se apresentassem na triagem, e o CDC recomendou a triagem para TB nos PSs.

Os protocolos de triagem podem detectar pacientes com apresentações mais clássicas da TB, mas os protocolos descritos são incômodos e possuem apenas moderada sensibilidade. O isolamento respiratório imediato deve ser considerado para pacientes que apresentam as suas principais queixas associadas a alto risco, como o paciente HIV-soropositivo com tosse, hemoptise ou o paciente com história de TB que manifesta tosse ou febre. A melhor diretriz é iniciar o isolamento respiratório assim que a TB for considerada um possível diagnóstico. As máscaras devem ser colocadas nesses pacientes antes que a radiografia de tórax seja realizada.

Isolamento e Controle Ambiental

Além da triagem, o uso de instalações de isolamento adequadas e medidas de controle ambiental podem ajudar a prevenir as exposições à TB. O fluxo de ar no PS desempenha um papel central e a ventilação inadequada tem sido um fator que contribui para muitos surtos nosocomiais de TB. Idealmente, deve haver um fluxo de ar de passagem única das salas de espera para fora da instalação. Dentro do PS, o ar deve fluir de áreas limpas para áreas menos limpas, ao invés de vice-versa. Para os PSs que frequentemente são procurados por pacientes com TB, pelo menos uma sala de isolamento respiratório verdadeira deve estar disponível. O CDC recomenda que as salas de isolamento respiratório tenham pelo menos 12 trocas de ar por hora e tenham pressão negativa (o ar flui para a sala de outras áreas de emergência). Outras abordagens de engenharia para o controle da infecção por TB incluem o uso de filtros de ar particulado de alta eficiência (HEPA) e irradiação de luz ultravioleta no quarto de isolamento.

Proteção Respiratória Individual

A equipe de profissionais do PS deve estar familiarizada com o uso apropriado de proteção respiratória contra a tuberculose. Máscaras de fibra cirúrgica (por exemplo, máscaras de procedimento) devem ser colocadas em pacientes potencialmente contagiosos para diminuir a liberação de gotículas infecciosas no ar. O ar pode vazar em torno de tais máscaras, portanto, elas podem não impedir adequadamente os profissionais de saúde de inalar núcleos de gotículas infecciosas. Assim, máscaras cirúrgicas são usadas apenas para controle da fonte, não para proteção do profissional de saúde. Dispositivos de proteção respiratória individual mais avançados incluem respiradores particulados N95. Máscaras com filtros HEPA também podem ser usadas para a proteção respiratória do profissional de saúde; estas máscaras foram usadas mais extensivamente antes do desenvolvimento das máscaras N95.

Terapia Preventiva Após Exposição Inadvertida

Os profissionais de saúde que estão expostos a pacientes com tuberculose pulmonar ativa requerem encaminhamento para seus médicos de atenção primária ou serviços de saúde dos funcionários para testes de acompanhamento e tratamento. O teste cutâneo com tuberculina ou o teste sanguíneo IGRA geralmente são realizados nos dias seguintes à exposição para determinar se o profissional de saúde foi previamente infectado pelo MTB. Se o resultado do teste inicial for negativo, um novo teste de acompanhamento será realizado 3 meses após para determinar se ocorreu conversão. O CDC desenvolveu diretrizes para o tratamento do profissional exposto, que podem ser encontradas no site do CDC.[9]

> **CONCEITOS-CHAVE**
> - O reconhecimento precoce de pacientes com risco para TB deve começar na triagem do PS. Pacientes com TB pulmonar ativa devem ser colocados sob isolamento respiratório o mais rápido possível.
> - A TB deve ser considerada no diagnóstico diferencial de pacientes que apresentam febre, tosse e perda de peso.
> - Fatores de risco para TB incluem infecção pelo HIV, imunossupressão, idade superior a 60 anos, nascidos no exterior, morador de rua e contato próximo com casos conhecidos.
> - Além das manifestações pulmonares, uma variedade de manifestações extrapulmonares pode ocorrer, incluindo envolvimento de linfonodos, pleura, ossos ou articulações, sistemas geniturinário, gastrointestinal e SNC.
> - O tratamento deve ser determinado com base na consulta com um especialista. Os agentes mais comumente usados são INZ, RIF, PZA e ETB. Cepas resistentes, incluindo MDR-TB e XDR, têm aumentado em frequência.

As referências para este capítulo podem ser encontradas on-line no website Expert Consult associado à obra.

CAPÍTULO 128
Bone and Joint Infections

Neha P. Raukar | Brian J. Zink

Conteúdo disponível on-line em inglês.

CAPÍTULO 129
Infecções Cutâneas

Daniel J. Pallin

PRINCÍPIOS

Histórico e Importância

As infecções da pele e dos tecidos moles variam de condições leves, como celulite, abscesso e infecções fúngicas, a condições mais graves com alta mortalidade, apesar da terapia moderna, como fasciíte necrosante e síndromes de choque tóxico.

A epidemiologia das infecções de pele mudou significativamente nas últimas duas décadas com o surgimento de um novo organismo, o *Staphylococcus aureus* resistente à meticilina associado à comunidade (CA-MRSA). Os abcessos tornaram-se mais comuns e representaram uma proporção crescente de atendimentos de emergência até a estabilização da epidemia, por volta de 2010.[1] Mais recentemente, a atenção passou da ameaça de CA-MRSA para a ameaça do uso excessivo de antibióticos para abscessos, para os quais nenhum estudo encontrou benefício no uso de antibióticos no tratamento de abscessos ou celulite causada por CA-MRSA.[1-3]

Anatomia e Fisiologia

A pele é o maior órgão do corpo e representa cerca de 15% do peso corporal total. Tem três camadas, a hipoderme, a derme e a epiderme (Fig. 129.1). Os pelos estão presentes em todo o corpo, exceto na pele glabra, que é a pele altamente ceratinizada encontrada nas palmas das mãos, solas e partes dos genitais.

A pele apresenta um rico suprimento de vasos sanguíneos, linfáticos e nervos, embora a epiderme seja totalmente avascular e dependa da derme para a nutrição. O principal tipo de célula na epiderme é o ceratinócito, que apresenta um citoesqueleto composto de filamentos de ceratina, que são proteínas. Na epiderme também encontra-se a célula de Langerhans, um membro do sistema imunológico móvel que se origina na medula óssea, cuja apresentação é como um macrófago. Os melanócitos na epiderme produzem melanina em resposta a danos no DNA induzidos pela luz ultravioleta.

A epiderme contém os folículos pilossebáceos e glândulas sudoríferas, conhecidos coletivamente como anexos epidérmicos. A combinação do aparato capilar e da glândula sebácea é conhecida como folículo pilossebáceo. Os anexos epidérmicos são importantes locais de infecção, pois proporcionam uma ruptura na camada protetora dos ceratinócitos, que é de outra forma contínua, e cria um espaço potencial para a replicação bacteriana. Existem dois tipos, glândulas sudoríferas e folículos. As glândulas sudoríferas assumem três formas – écrinas, apócrinas e apoécrinas.

A junção dermoepidérmica é uma membrana basal complexa cuja ruptura resulta em vesículas e bolhas. A derme é composta por células, fibras e substância fundamental, que é um material acelular composto por glicoproteínas e outras macromoléculas. A hipoderme, ou tecido subcutâneo, é composta em grande parte por adipócitos. O sistema linfático drena o líquido intersticial, e sua ruptura leva ao acúmulo de líquido intersticial e edema.

Fisiopatologia

A origem de uma infecção cutânea nem sempre pode estar evidente. Muitas infecções cutâneas surgem a partir de rupturas na camada epidérmica protetora, como um corte, injeção, ou abrasão, conhecidas como portas de entrada. A disseminação hematogênica a partir de outro local infectado é outra possível fonte. Muitas vezes, a fonte não é clara. O sangue venoso e a linfa drenam as órbitas e a pele para os seios cavernosos; assim, infecções bacterianas nessa área podem causar infecção do sistema nervoso central.

Características Clínicas

A maioria das infecções cutâneas manifesta vermelhidão (eritema), calor e endurecimento. O eritema pode ser difícil de ser visualizado em pessoas melanóticas. É causada pela dilatação microvascular devido à resposta imune. O eritema confluente é típico da maioria das infecções da pele; discretas máculas e erupções morbiliformes (semelhantes ao sarampo) não são típicas. Induração significa simplesmente endurecimento e é um achado comum em muitas lesões inflamatórias da pele. A pele endurecida em virtude da celulite, por vezes, torna-se ingurgitada com o líquido intersticial e assume a textura semelhante à casca de laranja devido à ondulação, onde a pele é ancorada pelos folículos pilosos. Esse achado clássico é conhecido pela expressão francesa *peau d'orange* – isto é, pele de casca de laranja.

A flutuação é descrita como uma coleção fluida palpável no exame. Ao "apontar" transmite uma sensação de ruptura iminente. A crepitação descreve a sensação de que a pele está estalando quando é palpada e sugere a presença de gás nos tecidos moles. Isso sugere infecção necrosante, discutida posteriormente.

A febre está presente em 50% dos pacientes com infecções bacterianas da pele que procuram o pronto-socorro. Infecções cutâneas febris são mais comuns em crianças; em adultos, a febre pode indicar uma infecção mais grave.

Muitas infecções cutâneas possuem aparências características. O eritema bem demarcado com uma borda elevada, particularmente na face, é típico da erisipela, uma celulite estreptocócica. O eritema linear irradiando de distal para proximal ao longo de uma via vascular sugere linfangite ou flebite e geralmente representa a ação de citocinas envolvidas no combate à infecção, embora a própria disseminação proximal da infecção seja uma possibilidade.

Alterações da coloração menos comuns associadas à infecção resultam de pequenas hemorragias, vasculites ou embolia sépticas. As lesões de Janeway são manchas vermelhas, roxas ou marrons, geralmente observadas nas mãos ou nos pés, devido a êmbolos sépticos causados por endocardite infecciosa. Descolorações indolores das palmas das mãos e solas dos pés também devem desencadear a preocupação com a sífilis secundária ou febre maculosa das Montanhas Rochosas. Quando o diagnóstico de infecção não é claro, as vasculites como a síndrome de Kawasaki em crianças e a granulomatose de Wegener devem ser consideradas. Petéquias e púrpuras podem indicar infecção bacteriana excessiva, como na meningococcemia. As vesículas sugerem dermatite de contato, herpes simples, varicela-zoster ou impetigo. Pústulas intracutâneas nas palmas das mãos ou solas dos pés ocorrem algumas vezes devido a uma forma de psoríase chamada pustulose palmoplantar, que é problemática, mas benigna.

Lesões serpiginosas pruriginosas que não são particularmente dolorosas sugerem um parasita intracutâneo, como escabio-

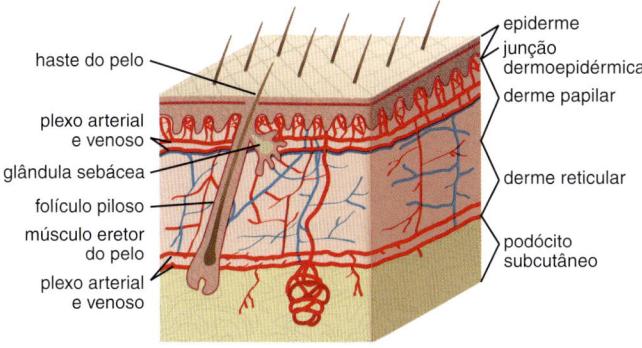

Fig. 129.1. Anatomia da pele. (De Amirlak B: Skin anatomy. Available at http://emedicine.medscape.com/article/1294744-overview#a1.)

se (mãos, áreas intertriginosas), larvas de ancilostoma (pés ou nádegas) ou estrongiloidíase. Parasitas nematodas (p. ex., verme da Guiné) e insetos (p. ex., larva de mosca varejeira) devem ser considerados quando há desenvolvimento de um nódulo após exposição a água doce ou insetos em países em desenvolvimento.

Infecções da pele podem sugerir doença sistêmica subjacente. Por exemplo, um jovem que apresenta um primeiro episódio de balanite pode ter diabetes como problema subjacente. Varicela disseminada (diferente de um primeiro episódio de varicela) sugere imunocomprometimento.

DIAGNÓSTICO DIFERENCIAL E TESTE DIAGNÓSTICO

Culturas das Feridas

Para celulite e abscesso, o único teste laboratorial relevante é uma cultura de ferida e coloração de Gram quando o pus está presente. No entanto, tem havido debate sobre a necessidade de obter espécimes para cultura a partir de infecções cutâneas. Os defensores da cultura de abscessos consideram o procedimento de baixo custo e específico. Os oponentes vêem isso como uma inconveniência desnecessária que é improvável que altere o tratamento; eles também estão preocupados que as culturas possam ser tendenciosas para a detecção de aeróbios potentes como o *Staphylococcus* e a não detecção de anaeróbios e organismos fastidiosos. Recomendamos realizar cultura de espécimes provenientes de infecções purulentas complicadas, como infecções de feridas cirúrgicas que podem envolver estruturas profundas ou abscessos em pacientes imunocomprometidos. Abscessos cutâneos não complicados são geralmente causados por CA-MRSA, e a cultura não é necessária. No entanto, havendo incerteza diagnóstica, assim como nos abscessos associados a mordidas de animais, que podem ser causados por *Pasteurella multocida* ou CA-MRSA, recomendamos a coloração de Gram o mais rápido possível. A celulite não purulenta não é rotineiramente posta em cultura.

Hemoculturas

As hemoculturas não são indicadas em pacientes com infecção da pele, exceto em casos em que é provável a ocorrência de infecção tecidual profunda ou infecção sistêmica, como choque séptico, infecções necrosantes, imunocomprometimento, infecções multifocais que sugerem disseminação hematogênica e infecções que complicam o linfedema.

Estudos anteriores descobriram que a celulite facial pediátrica costuma ser acompanhada por bacteremia por *Haemophilus influenzae*. No entanto, a cepa relevante é do tipo B, que agora é coberta pela vacinação infantil. Além disso, este organismo é tipicamente direcionado de forma presuntiva no tratamento da celulite facial, e não há evidências de que a hemocultura traga algum benefício. Em crianças totalmente vacinadas e adultos com celulite facial, não recomendo hemocultura desde que seja usado um agente efetivo contra *H. influenzae* (p. ex., cefalexina, amoxicilina com ácido-clavulânico).

Quando suspeita-se de um corpo estranho, radiografias são tradicionalmente solicitadas, embora ocasionalmente não identifiquem corpos estranhos pequenos ou radiotransparentes. A ultrassonografia também tem sido promissora na detecção de corpos estranhos.[4] A localização e a extração de corpos estranhos podem ser desafiadoras, e os médicos de emergência devem usar seu discernimento para decidir quando usar radiografia, ultrassonografia ou ambos.

Para infecção necrosante, radiografias ou tomografia computadorizada (TC) podem revelar gás nos tecidos moles ou inflamação ao longo dos planos fasciais, mas não podem descartar infecção necrosante. O exame ultrassonográfico é útil para diferenciar o abscesso da celulite, como discutido mais adiante.

Radiografias são usadas para avaliar a evidência de osteomielite nas infecções crônicas da pele, especialmente em pacientes com diabetes, doença vascular periférica e úlceras não curadas secundariamente infectadas. As radiografias não são definitivas, e a ressonância magnética (RNM) apresenta maior sensibilidade para a detecção de osteomielite. A TC é útil quando existe a preocupação de que uma infecção cutânea seja, na verdade, a extensão de uma infecção mais profunda, como após uma cirurgia ou no caso de abscessos perianais recorrentes.

Outros Testes Diagnósticos

Raspados de pele para microscopia são fundamentais para o diagnóstico preciso de algumas infecções, incluindo escabiose, varicela, herpes simplex, tinea, candidíase e leishmaniose. Quando a infecção necrosante é clinicamente suspeita, a exploração operatória por um cirurgião é considerada o procedimento definitivo de descarte.

CELULITE

Princípios e Características Clínicas

A celulite é uma condição inflamatória da pele e do tecido subcutâneo que acredita-se que seja resultado de uma infecção bacteriana. A celulite pode ser purulenta ou não purulenta e pode ocorrer em feridas, corpos estranhos ou perfusão prejudicada. A celulite purulenta drena livremente, ao contrário dos abscessos, que são revestidos por tecido fibroso e epiderme. O CA-MRSA é a principal causa de infecções purulentas da pele e tecidos moles em pacientes no PS, mas seu papel na celulite não purulenta é desconhecido.[1,5]

A característica cardinal da celulite é a inflamação em virtude do aumento do fluxo sanguíneo local. Em pacientes melanóticos, a inflamação pode ser sutil. A dor pode ser variável, mas alguns especialistas acreditam que todos os casos manifestam sensibilidade dolorosa (em pacientes sem neuropatia). A inflamação da celulite é tipicamente confluente, embora possa ser irregular. As bordas são tipicamente mal definidas e irregulares. Lesões lineares ou circulares devem levar a busca de outras causas subjacentes, como dermatite de contato ou doença de Lyme. Em alguns casos de celulite, há estrias inflamatórias que se estendem proximalmente a partir da área de inflamação principal, ao longo dos trajetos vasculares. Esse achado é conhecido como linfangite e é comumente observado na celulite causada por estreptococos e *Pasteurella multocida* associada a mordida.

Quando o edema localizado se torna grave, as camadas epidérmicas podem se separar, levando a vesículas ou bolhas. Isso pode dificultar a diferenciação entre celulite e outras causas infecciosas e não infecciosas de dermatite. Quando a borda de uma área de celulite se torna bem demarcada, elevada e palpável, o termo erisipela é usado. Esta forma de celulite é mais frequentemente causada por *Streptococcus pyogenes*. As causas bacterianas da celulite variam de acordo com o local do corpo, comorbidades e exposições ambientais (Tabela 129.1).

Infecções do pé diabético

As infecções do pé diabético constituem a causa mais comum de hospitalização de pacientes com diabetes, e uma ferida infectada precede dois terços das amputações de membros inferiores em

TABELA 129.1
Infecções da Pele: Bacteriologia e Antibioticoterapia de Primeira Escolha

VARIAÇÃO ANATÔMICA OU PREDISPOSIÇÃO	CAUSA BACTERIANA PROVÁVEL	TERAPIA DE PRIMEIRA ESCOLHA (NÃO TÓXICA EM IMUNOCOMPETENTE)[a]
Abscesso cutâneo não complicado	CA-MRSA, outros	Incisão e drenagem sem antibióticos
Infecções cutâneas bacterianas não-purulentas	Vários *Streptococcus* spp., *Staphylococcus aureus*	Cefalexina ou clindamicina; medidas adjuntas
Celulite purulenta e infecção da ferida	CA-MRSA, outros	Cefalexina mais TMP-SMZ, ou monoterapia com clindamicina; medidas adjuntas
Infecção do pé diabético	Mista Gram-positiva, Gram-negativa e anaeróbios	Amoxicilina-ácido clavulânico mais TMP-SMZ; evitar antibióticos para úlceras não infectadas.
Qualquer mordida de gato ou de cão infectada	*Pasteurella multocida*, outros	Amoxicilina-ácido clavulânico
Mordida humana (tratar presuntivamente)	Anaeróbios orais, outros	Amoxicilina-ácido clavulânico
Eritema migratório	*Borrelia burgdorferi* (doença de Lyme)	Doxiciclina
Ferida perfurante através da sola do sapato (tratar presuntivamente)	*Pseudomonas aeruginosa*	Ciprofloxacina
Celulite bucal	*Haemophilus influenzae* tipo b (sorotipo vacinal)	Ceftriaxona ou ampicilina-sulbactam
Balanite	*Candida albicans* ou estreptococos do grupo A	Fluconazol mais penicilina ou Amoxicilina; pesquisar diabetes
Lipoaspiração	*Peptostreptococcus* (anaeróbio), estreptococo do grupo A	Ampicilina – ácido clavulânico ± trimetoprima-sulfametoxazol
Exposição à água salgada	*Vibrio vulnificus*	Doxiciclina
Exposição à água doce	*Aeromonas* spp.	Ciprofloxacina
Açougueiro, manipulador de molusco, veterinário	*Erysipelothrix rhusiopathiae*	Amoxicilina
Escora necrótica negra com borda elevada e edema circundante grave	*Bacillus anthracis* (antraz)	Ciprofloxacina

CA-MRSA, *Staphylococcus aureus* resistente à meticilina adquirido na comunidade.
[a]Para infecções que ameaçam a vida ou os membros, use o equivalente IV e adicione vancomicina.

pacientes com diabetes. Neuropatia, insuficiência vascular e hiperglicemia são fatores importantes no desenvolvimento de úlceras diabéticas e infecções nos pés. Embora a antibioticoterapia precoce seja importante nas infecções diabéticas, é importante evitar o uso excessivo de antibióticos, e as úlceras não infectadas não devem ser tratadas com antibióticos.

Os organismos mais prováveis associados a infecção aguda do pé diabético são *S. aureus* e estreptococos. É mais provável que as feridas crônicas sejam polimicrobianas por organismos Gram-positivos e Gram-negativos, assim como por anaeróbios. Feridas crônicas que foram previamente tratadas com antimicrobianos são mais propensas a abrigar microrganismos multirresistentes. *Pseudomonas* é uma preocupação tradicional, mas é incomum. Amostras de tecidos profundos para cultura aeróbia e anaeróbica ou amostras ósseas devem ser obtidas no momento do desbridamento se houver suspeita de infecção tecidual profunda ou osteomielite. Organismos cultivados a partir de swabs superficiais não são confiáveis para identificar patógenos responsáveis por infecções mais profundas. A osteomielite deve ser considerada uma complicação potencial de qualquer úlcera profunda ou extensa, especialmente uma que seja crônica ou que reveste uma proeminência óssea. Além dos antibióticos, as infecções do pé diabético exigem cuidado minucioso da ferida e, em alguns casos, desbridamento, revascularização ou amputação.

Ferida por Mordida

Uma alta proporção de mordidas de gato apresenta-se infectada, e o tratamento antibiótico presuntivo é apropriado na ausência de sinais de infecção. O agente típico é *P. multocida*. As mordidas humanas também se tornam frequentemente infectadas, e microrganismos anaeróbios bucais, como *Bacharatides*, são típicos. Mordidas de cães são infectadas com pouca frequência, e apenas feridas graves e feridas suturadas requerem antibióticos. A amoxicilina com ácido-clavulânico é um agente apropriado para mordidas de gatos e humanos e para mordidas de cães infectadas ou suturadas.

Infecções Transmitidas Pela Água

A exposição e o histórico de viagens são considerações importantes na avaliação de infecções da pele e dos tecidos moles. *Vibrio* spp., em particular *Vibrio vulnificus*, estão associados à exposição à água do mar e podem causar graves infecções nos tecidos moles e septicemia. Pacientes com doença hepática, como cirrose, estão particularmente sob risco. A infecção ocorre pela contaminação de feridas abertas pela água do mar ou marisco e raramente pela disseminação hematogênica da ingestão de frutos do mar contaminados, como ostras cruas. *Edwardsiella tarda* é uma causa rara de infecção da ferida após exposição à água do mar; tem sido descrita como causa de infecções graves dos tecidos moles, incluindo mionecrose, particularmente em pacientes com doença hepática. *Erysipelothrix rhusiopathiae* geralmente é associada a uma erupção erisipeloide localizada a partir de pequenos traumas, frequentemente nas mãos de trabalhadores que lidam com frutos do mar.

A mionecrose por *Aeromonas* está associada à exposição a água doce devido à trauma penetrante ou exposição a animais aquáticos. Causa infecções supurativas rapidamente progressivas que frequentemente requerem drenagem cirúrgica. O *Mycobacterium marinum* causa o chamado "granuloma do tanque de peixes". Normalmente se manifesta semanas após a exposição em forma de pápula ou nódulo que pode ulcerar e drenar líquido sorossanguinolento. Lesões nodulares múltiplas podem se desenvolver ao longo dos linfáticos.

Diagnóstico Diferencial e Testes de Diagnóstico

Quando linfangite e febre estão presentes, é provável uma infecção bacteriana. Na ausência desses sinais, outras possibilidades incluem dermatite de contato, infecção fúngica, queimaduras, infecções virais e alergias, incluindo erupções fixas, que podem se manifestar com inflamação localizada. A celulite deve ser diferenciada das infecções necrosantes mais graves, como discutido mais adiante.

Considere a celulite de Lyme em áreas endêmicas. A doença de Lyme causa uma erupção típica conhecida como eritema migratório crônico. É uma lesão vermelha brilhante, arredondada, geralmente com mais de 5 cm, com uma área clara central que lhe confere uma aparência de alvo. Ocorre em apenas 80% dos casos da doença de Lyme. Quando a erupção é observada em uma área endêmica, a doença de Lyme pode ser diagnosticada e tratada sem mais testes. A doença de Lyme é transmitida pelo carrapato dos cervos, *Ixodes*, e a fixação do carrapato por pelo menos 24 horas é necessária para a infecção. Outras infecções cutâneas associadas à picada de insetos podem ocorrer, como celulite e abscesso; no entanto, as reações à picada de insetos são frequentemente confundidas com infecções, e essa possibilidade deve ser considerada antes do início dos antibióticos.

É improvável que a aspiração por agulha e até uma biópsia de lesões de celulite revelem a causa, e não são recomendadas.[6] Hemoculturas também não são recomendadas, exceto na presença de uma fonte de infecção hematogênica, choque séptico e celulite complicando o linfedema. As hemoculturas também são tradicionais para celulite facial, mas podem ser dispensadas em pacientes que são tratados com agentes ativos contra *H. influenzae*.[7] O papel da identificação de patógenos de alta sensibilidade, como a análise da reação em cadeia da polimerase de swab de superfície ainda precisa ser determinado.

A dermatite da estase venosa apresenta uma aparência semelhante à da celulite, mas não tem origem infecciosa. Geralmente está localizada acima do tornozelo e frequentemente (mas nem sempre) é circunferencial. Quando a dermatite acima do tornozelo é acompanhada por febre, uma celulite pode estar presente, mas outras causas de febre devem ser procuradas, especialmente se a inflamação for bilateralmente simétrica. A dermatite de estase venosa simétrica no paciente afebril não deve ser confundida com celulite. Quando há inflamação próxima a uma articulação, o diagnóstico diferencial inclui gota, pseudogota, artrite séptica, tenossinovite, cisto de Baker rompido, derrame articular traumático, hemartrose e artrite autoimune.

Tratamento

Os médicos de emergência mudaram drasticamente suas práticas de prescrição desde a primeira descrição do CA-MRSA.[1] Em 1993, os antibióticos voltados para CA-MRSA quase nunca foram prescritos para infecções da pele e dos tecidos moles. Em 2005, 38% dos regimes de antibióticos incluíam um agente tipicamente ativo contra CA-MRSA; no entanto, vários estudos mostraram que os antibióticos não diferem no tratamento do abscesso. Apenas um estudo avaliou a eficácia dos agentes contra CA-MRSA na celulite, e este estudo não encontrou benefício nesse tratamento.[2,3] Recomendo que a celulite seja tratada com cefalexina ou um β-lactâmico equivalente. Os pacientes alérgicos à penicilina podem tomar β-lactâmicos, a menos que tenham anafilaxia ou outra alergia com risco de vida; neste caso a clindamicina é a alternativa recomendada.

A Tabela 129.2 resume os antibióticos relevantes. Os agentes orais com atividade contra CA-MRSA incluem trimetoprima-sulfametoxazol (TMP-SMZ), clindamicina, tetraciclinas e linezolida. As cepas comuns de CA-MRSA (isto é, EUA-300) são quase universalmente suscetíveis a TMP-SMZ *in vitro*. A TMP-SMZ é bem tolerado na maioria dos pacientes e as reações adversas (p. ex., síndrome de Stevens-Johnson) não são mais comuns do que com outros agentes, como a ampicilina. No entanto, o SMZ-TMP não é considerado eficaz contra estreptococos. Assim, quando se suspeita de CA-MRSA, mas estreptococos ainda é uma possibilidade, recomendamos SMZ-TMP mais um β-lactâmico como cefalexina, sendo a monoterapia com clindamicina uma boa alternativa.[3,7]

A dicloxacilina é comumente sugerida como um agente para o tratamento da celulite devido ao seu espectro adequado e alta potência. No entanto, deve ser tomado quatro vezes ao dia com o estômago vazio – uma tarefa muito desafiadora – e causa desconforto gastrointestinal. A doxiciclina é outra opção para a cobertura do CA-MRSA. No entanto, este agente também deve ser ingerido com o estômago vazio e também causa desconforto gastrointestinal. Além disso, não se acredita em boa cobertura para estreptococos. Assim como o SMZ-TMP, quando a doxiciclina é prescrita para infecções da pele e dos tecidos moles, um β-lactâmico deve ser adicionado aos estreptococos alvo, a menos que a causa da infecção seja conhecida. A doxiciclina causa fotossensibilidade, e os pacientes devem ser avisados para evitar a exposição ao sol.

A clindamicina tem sido cada vez mais usada porque a maioria dos isolados de CA-MRSA é sensível a ela, e é um excelente agente para estreptococos. O CA-MRSA pode se tornar resistente à clindamicina durante um único ciclo de tratamento. Esse fenômeno é denominado resistência induzida e ocorre em cerca de 2% dos isolados de CA-MRSA.[5] A maioria dos laboratórios de microbiologia nos Estados Unidos, atualmente, testa a resistência indutível entre cepas de MRSA suscetíveis à clindamicina *in vitro*. O teste para resistência induzível é conhecido como teste-D. O nome é proveniente do padrão em forma de "D" que se forma na área de inibição do crescimento bacteriano pela clindamicina, que resulta da resistência induzida por um pellet (disco) de eritromicina que é colocado próximo ao pellet de clindamicina.

Os primeiros relatos de suscetibilidade de CA-MRSA à rifampicina, posteriormente deram lugar a relatos recorrentes de resistência generalizada induzida. Este agente não é recomendado para infecções da pele.

A vancomicina é o agente parenteral padrão para MRSA. Outros incluem linezolida, daptomicina, tigeciclina e telavancina. Nenhuma penicilina ou cefalosporina é ativa contra CA-MRSA, exceto a ceftarolina, uma cefalosporina parenteral aprovada pela Food and Drug Administration (FDA) em 2010 e indicada para infecções complicadas da pele.

O agente de primeira escolha para o tratamento da celulite não purulenta é a cefalexina, que é segura, bem tolerada e bem absorvida, e não precisa ser tomada com o estômago vazio. As infecções relativamente graves são comumente administradas com uma ou mais doses iniciais da cefazolina intravenosa (IV) equivalente, que, como a cefalexina, é administrada em doses máximas (p. ex., 2 g por dose para adultos); há evidências insuficientes para recomendar a favor ou contra essa prática. Nafcilina é uma opção equivalente. Em pacientes alérgicos à cefalexina, a clindamicina é uma excelente escolha. A Tabela 129.1 descreve outras recomendações de tratamento. Agentes efetivos contra CA-MRSA não são recomendados para infecções cutâneas não purulentas, exceto para os casos que inicialmente não respondem à terapia de primeira escolha ou quando o choque séptico está presente.

Medidas adjuvantes são importantes no tratamento da celulite, de acordo com a opinião de especialistas, mas sem suporte comprobatório. A celulite de extremidade responde dramaticamente à compressão e elevação. A extremidade deve permanecer elevada acima do nível do coração. Uma tala é útil como uma âncora para elevação e pode ser pendurada em um suporte de soro. Pacientes com celulite complicada por estase venosa ou linfedema devem ser instruídos sobre a importância da compressão com meias elásticas, mangas ou envoltórios. Isso é útil para a infecção aguda e também para prevenir episódios futuros. Fármacos anti-inflamatórios não esteroides (AINEs) (p. ex., ibuprofeno) são úteis e recomendados na ausência de contraindicações.

A Figura 129.2 é um algoritmo de tratamento universal para infecções da pele e dos tecidos moles. O algoritmo não pressupõe tratamento prévio nem síndrome do choque tóxico. As infecções previamente tratadas exigem cobertura antibiótica de espectro mais amplo e decisões de tratamento personalizadas.

TABELA 129.2
Antibioticos Orais de Primeira Escolha para Infecção da Pele e dos Tecidos Moles

FÁRMACO	BACTERIOSTÁTICO (S), BACTERICIDAS (C), OU VARIÁVEL (V)	LOCAL DE AÇÃO	DOSE PEDIÁTRICA (MG/KG; ADULTO A DOSE É MÁXIMA)	DOSE NO ADULTO (MG)	FREQÜÊNCIA (DOSES/DIA)	INSTRUÇÕES ESPECIAIS
Cefalexina	C	Síntese da parede celular	25	500-1000	4	
Dicloxacilina	C	Síntese da parede celular	10	250-500	4	Estômago vazio
Amoxicilina	C	Síntese da parede celular	15	500	3	
Amoxicilina–ácido clavulânico	C	Síntese da parede celular	30	875 ou 2000 para formulação de liberação lenta[a]	2	
Clindamicina	S	Ribossomo	6	300-450	3	
Trimetoprima-sulfametoxazol	S	Síntese do DNA (metabolismo do folato)	10[b]	1600	2	
Doxiciclina S Ribossomo	S	Ribossomo	—	100	2	Estômago vazio, sensibilidade ao sol

CA-MRSA, *Staphylococcus aureus* resistente à meticilina associado à comunidade; MRSA, *S. aureus* resistente à meticilina; MSSA, *S. aureus* sensível à meticilina.
[a]Dose pelo componente de amoxicilina.
[b]Dose por trimetoprima.

Seguimento

Para pacientes imunocompetentes com celulite que sejam confiáveis para adesão ao tratamento, prescrição de fármacos e execução de medidas auxiliares recomendados, podem ser acompanhados como pacientes ambulatoriais. Em casos graves, como aqueles com febre ou infecção mais extensa, uma ou mais doses IV iniciais são frequentemente administradas no PS. A hospitalização geralmente é necessária para pacientes imunossuprimidos e pacientes com infecções diabéticas nos pés, linfedema infectado e celulite multifocal ou suspeita de infecção necrosante.

ABSCESSO

Princípios e Características Clínicas

Um abscesso inicia-se quando as bactérias se multiplicam no lúmen de um folículo piloso ou em outros locais abaixo da epiderme. Os neutrófilos são atraídos para o local da infecção e várias citocinas se combinam a toxinas bacterianas para promover o desenvolvimento do pus. A epiderme sobrejacente evita a drenagem. Uma massa vermelha dolorosa geralmente é observada; pode ser mole e muitas vezes é quente. Os abscessos cutâneos raramente são fatais, e a maioria acabará se rompendo pela epiderme e drenando espontaneamente. Historicamente, os abscessos em geral eram causados por *S. aureus* sensível à meticilina ou por flora mista, mas, em 2004, o CA-MRSA representava 61% dos abscessos nos Estados Unidos.

O abscesso do cisto de Bartholin é causado pela obstrução do ducto de Bartholin. A glândula de Bartholin está localizada na parte superior do terço inferior do lábio inferior na vagina, e seu ducto se abre medialmente na mucosa dessa área, mas externamente ao lábio menor. Bactérias cultivadas geralmente são uma mistura de flora aeróbica e anaeróbica da vagina. A *Chlamydia trachomatis* ou *Neisseria gonorrhoeae* é isolada em aproximadamente 10% dos casos.

Um abscesso pilonidal é um abscesso na região superior da fenda glútea entre as nádegas. Também conhecido como cisto pilonidal, esse abscesso geralmente é recidivante. O tratamento é o mesmo que para outros abscessos cutâneos.

Um abscesso pontual é uma coleção de pus em torno de uma sutura. Frequentemente, os abscessos dos pontos são estéreis, mas uma infecção mais profunda da ferida pode ser confundida com um abscesso do ponto.

Diagnóstico Diferencial e Testes de Diagnóstico

A diferenciação do abscesso da celulite pode ser um desafio. Exame ultrassonográfico à beira do leito é a melhor opção. Uma sonda linear de alta frequência é usada. Os abscessos são encontrados como áreas hipoecoicas com realce acústico posterior. As áreas hipoecoicas constituem coleções purulentas e podem ser heterogêneas, com alguns sinais luminosos (Fig. 129.3A). A celulite é visualizada como uma área uniformemente hiperecoica ou como áreas hiperecoicas separadas por áreas hipoecoicas curvilíneas (Fig. 129.3B). Esta aparência é conhecida como "paralelepípedos" e resulta de edema intersticial.

A fasciíte necrosante, discutida abaixo, é sempre uma consideração, embora seja extremamente rara em relação à celulite. Fístula deve ser considerada quando infecções perianais ou perivaginais são avaliadas, e a mucosa deve ser examinada digitalmente. Quando o abscesso perirretal recorre, um abscesso profundo pode ser a fonte e o exame externo pode não ser confiável. Nesse caso, a tomografia computadorizada deve ser considerada.

O cisto epidermoide representa outro desafio diagnóstico. Essas lesões, anteriormente conhecidas como cistos sebáceos, são tumores císticos benignos resultantes do acúmulo patológico de material ceratinoso. Os pacientes relatam uma longa história de massa cutânea, muitas vezes intermitentemente dolorosa. Essas lesões tornam-se periodicamente inflamadas e às vezes se rompem espontaneamente. Com a ruptura, drenam um material ceroso branco ou amarelado, brilhante e perolado. O pus, que parece opaco e viscoso, em vez de ceroso, pode indicar um cisto epidermoide infectado. A inflamação isolada leve de um cisto epidermoide não contraindica a excisão primária, embora a excisão primária seja mais difícil durante um episódio de inflamação. Um breve curso de antibióticos e AINEs com excisão tardia também é uma opção.

Aneurismas vasculares e linfonodos aumentados podem ser erroneamente diagnosticados como abscessos. O exame ultrassonográfico pode ser útil nesse aspecto, e um estudo Doppler colorido deve ser usado para investigar os abscessos perivasculares. Quando houver dúvida, a punção aspirativa por agulha deve ser usada para confirmar a presença de pus e ausência de sangue.

Nódulos cutâneos inflamados e massas císticas em turistas que retornam de viagem e imigrantes de países em desenvolvimento apresentam desafios diagnósticos especiais. Abscessos estafilocócicos típicos são mais comuns, mas causas parasitárias, como dracunculíase e miíase, devem ser consideradas.

CONTRAINDICAÇÕES NÃO ALÉRGICAS MAIS COMUNS	ESTREPTOCOCOS	MSSA	CA-MRSA (USA-300)	MRSA NOSOCOMIAL (USA-100)	ANAERÓBIOS	ENTEROBACTERIACEAE
	+	+	−	−	−	±
	+	+	−	−	−	−
	+	−	−	−	±	±
	+	+	−	−	+	+
	+	+	+	±	±	−
Coumadin, glicose-6-fosfato desidrogenase ou deficiência de folato	−	+	+	±	±	±
	±	+	+	±	−	±

Tratamento

O tratamento desse abscesso é cirúrgico e os antibióticos geralmente não são indicados.[3] Exceções para as quais os antibióticos podem ser benéficos incluem doença grave ou extensa (p. ex., envolvendo vários locais de infecção), celulite grave associada, sinais e sintomas de doença sistêmica, comorbidades associadas ou imunossupressão, extremos de idade, abscesso em uma área de difícil drenagem (p. ex., face, mão, genitália), flebite séptica e má resposta à incisão e à drenagem isolada. A aspiração por agulha isoladamente não foi considerada uma alternativa adequada à incisão e à dissecção romba.[8]

A incisão e a drenagem do abscesso é um procedimento não estéril, mas o operador e todos os fômites ambientais devem ser protegidos contra contaminação e transmissão de MRSA. O principal desafio é obter analgesia adequada. A injeção de anestésicos locais na pele que recobre um abscesso é difícil porque a pele geralmente está edematosa e distendida. Além disso, a anestesia superficial frequentemente é inadequada para dissecção romba. Uma alternativa é administrar a sedação processual. Outra excelente opção é a anestesia regional (bloqueio do nervo). A analgesia oral conjuntamente a um anestésico de bloqueio também pode proporcionar anestesia e analgesia adequadas. Os seguintes medicamentos são seguros se usados em conjunto e apresentam efeitos aditivos: ibuprofeno, acetaminofeno, oxicodona e diazepam em baixas doses. O bloqueio é realizado com uma agulha de calibre 25 (agulha espinal de 3,5 polegadas para grandes áreas) para injetar bupivacaína ao redor do abscesso, com o menor número possível de perfurações na superfície da pele e com cuidado para que a injeção não espalhe bactérias da área infectada para o tecido saudável. Pelo menos 20 minutos devem ser aguardados para a obtenção do efeito.

Uma vez que a anestesia tenha sido obtida, a incisão e a drenagem do abcesso envolve quatro etapas – incisão, dissecção romba para interromper loculações, irrigação e curativo. A pele é preparada com iodopovidona, embora este seja um procedimento não estéril e não sejam necessárias luvas estéreis dispendiosas. Uma única incisão é realizada no abscesso, mas há poucas evidências que nos guiem para determinar o tamanho da incisão. As incisões paralelas às linhas de tensão cutâneas deixam cicatrizes menores. Uma pequena sonda ou cureta é usada para sondar a cavidade e romper as loculações, abrindo espaço através das loculações. A dissecção romba raramente apresenta risco de lesão a vasos e nervos, mas a incisão aguda inicial deve ser realizada com essas estruturas em mente. A cavidade drenada pode ser irrigada para quebrar ainda mais as loculações, embora não haja evidências que apoiem essa prática. Tradicionalmente, o abscesso é coberto com curativo e deixado para cicatrizar sem sutura. Entretanto, pesquisas recentes sugeriram que o tamponamento pode não ser benéfico, e os abscessos podem ser suturados com segurança imediatamente após a incisão e a drenagem.[9-11] Mais estudos são necessários antes que esta prática seja difundida.

Os abscessos de Bartholin são drenados na mucosa e não na superfície cutânea. O cateter Word é um dispositivo usado para impedir que a ferida cirúrgica feche (Fig. 129.4), porque o abscesso voltará a ocorrer se a ferida for fechada. Uma pequena incisão (≈3 mm) é realizada e a cavidade é drenada. Recomenda-se o teste para clamídia ou gonorreia. O cateter é inserido e insuflado com cerca de 4 mL de água ou soro fisiológico. O cateter deve permenecer no local por 4 a 6 semanas para que o trajeto fistuloso tenha tempo de se formar. Banhos de assento podem ajudar a manter a área limpa e drenante. Os antibióticos geralmente não são necessários, mas devem ser considerados quando há extenso eritema ou endurecimento circundante. A marsupialização é usada em casos recorrentes para evitar novas recidivas e geralmente é adiada até que a inflamação aguda tenha diminuído. Uma grande incisão é realizada e o interior do abscesso é então suturado na mucosa circundante, de modo que o abcesso seja suturado aberto.

Disposição

Pacientes autosuficientes imunocompetentes podem receber alta para casa após incisão e drenagem de um abscesso superficial não complicado. É tradicional programar uma ou mais consultas para o controle da ferida, mas muitos pacientes podem retirar o curativo após 2 a 4 dias e serem instruídos a retornar para reavaliação apenas se a dor persistir ou agravar ou outros sintomas indicativos de falha no tratamento ocorrerem.

IMPETIGO

Princípios

O impetigo é uma infecção cutânea superficial comum que é prevalente em crianças de 2 a 5 anos, mas pode ocorrer em qualquer idade.

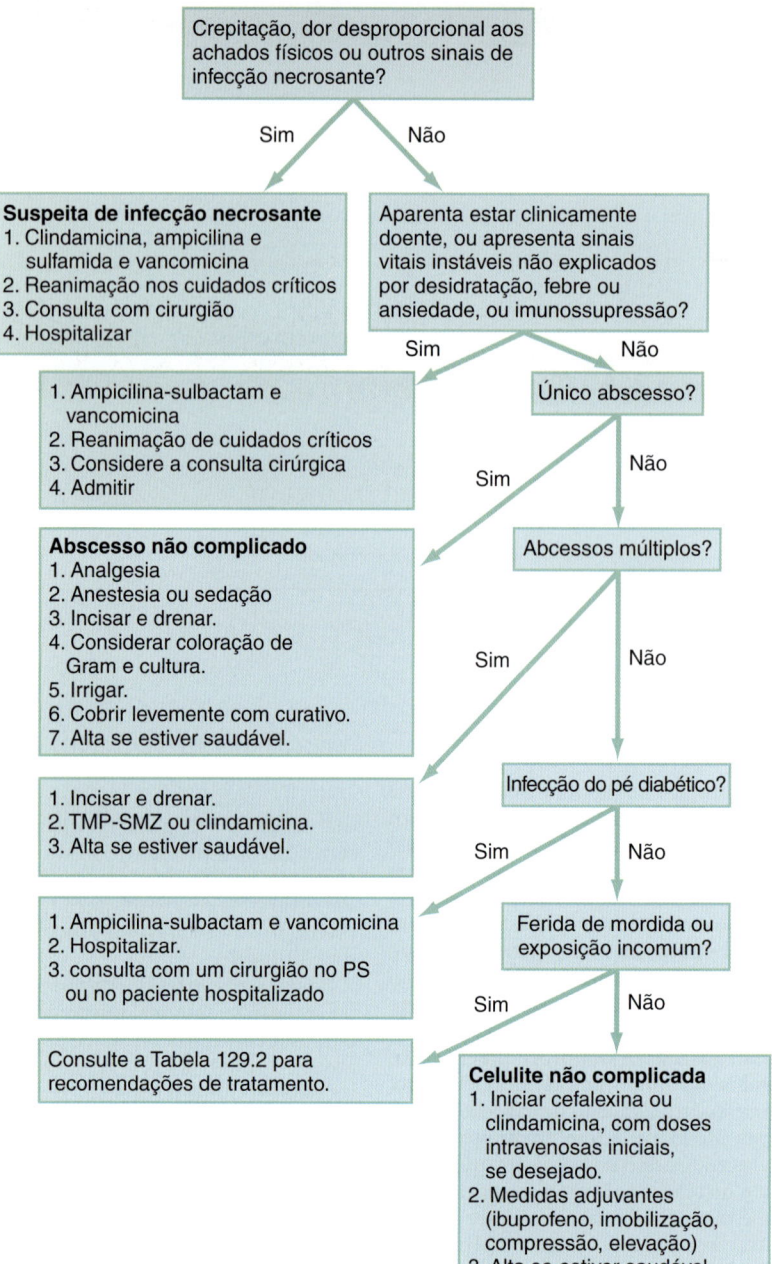

Fig. 129.2. Algoritmo universal para infecções da pele e tecidos moles, assumindo que não há tratamento prévio.

É comum, disseminado por transmissão de pessoa para pessoa, por autoinoculação e fômites. Pode se manifestar como uma infecção de pele previamente intacta ou pode infectar a pele que foi lesada por um trauma menor ou apresenta dermatite atópica.

O impetigo raramente evolui para doença sistêmica. No entanto, acredita-se que a maioria dos casos de glomerulonefrite pós-estreptocócica seja causada por impetigo e não por faringite. Seu início geralmente ocorre 10 dias após o início do impetigo, mas pode ocorrer até 5 semanas depois.

Características Clínicas e Diagnóstico Diferencial

As duas principais formas de impetigo são bolhosas e não-bolhosas. O impetigo não bolhoso, ou impetigo contagioso, é o mais comum. Acreditou-se por muitos anos que os estreptococos do grupo A eram a principal causa desse distúrbio, mas estudos subsequentes mostraram que a maioria dos casos ocorre por *S. aureus*. Aproximadamente um terço dos casos apresenta somente *S. pyogenes*, geralmente combinado com *S. aureus*. As lesões iniciam-se como vesículas de paredes delgadas que progridem para pústulas; a ruptura subsequente resulta em lesões caracteristicamente chamadas de crostas de mel, tipicamente encontradas na face ou nas extremidades. Linfadenopatia associada é comum.

O impetigo bolhoso é causado por *S. aureus*, incluindo CA-MRSA. As bactérias produzem uma toxina epidermolítica que causa a separação da junção dermoepidérmica, resultando nas bolhas. As lesões no impetigo bolhoso podem ser pequenas ou grandes (0,5 a 3 cm), mas rompem menos imediatamente do que as vesículas da forma não bolhosa. Após a ruptura, as bolhas deixam uma fina crosta marrom.

Ectima, ou impetigo profundo, é uma forma ulcerativa menos comum de impetigo que se estende através da epiderme até a derme. Ela se manifesta como úlceras com aparência de "punção", com margens avermelhadas e cobertas por crosta espessa. Tem predileção pelas extremidades inferiores. Ao contrário do impetigo, o ectima pode resultar em cicatrizes cutâneas.

O impetigo pode ser confundido com dermatite de contato, varicela, herpes simples, penfigoide bolhoso e síndrome de Stevens-Johnson. Não afeta membranas mucosas.

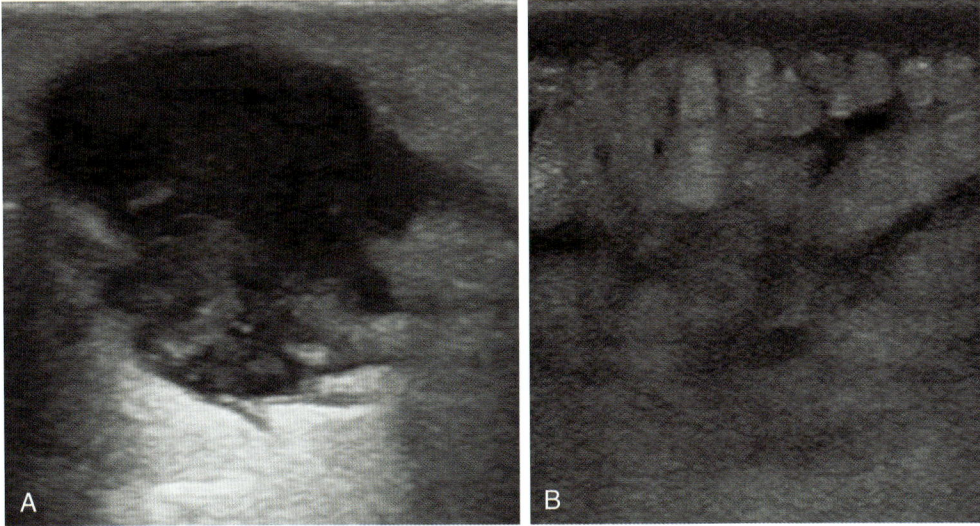

Fig. 129.3. Exame ultrassonográfico para distinguir o abscesso da celulite. **A,** Abscesso visualizado com sonda linear de 8 MHz demonstrando áreas escuras (pus) com realce acústico posterior. **B,** Celulite visualizada com sonda linear de 8 MHz, demonstrando pavimentação. (Cortesia de Mark W. Byrne, Department of Emergency Medicine, Brigham and Women's Hospital, Boston.)

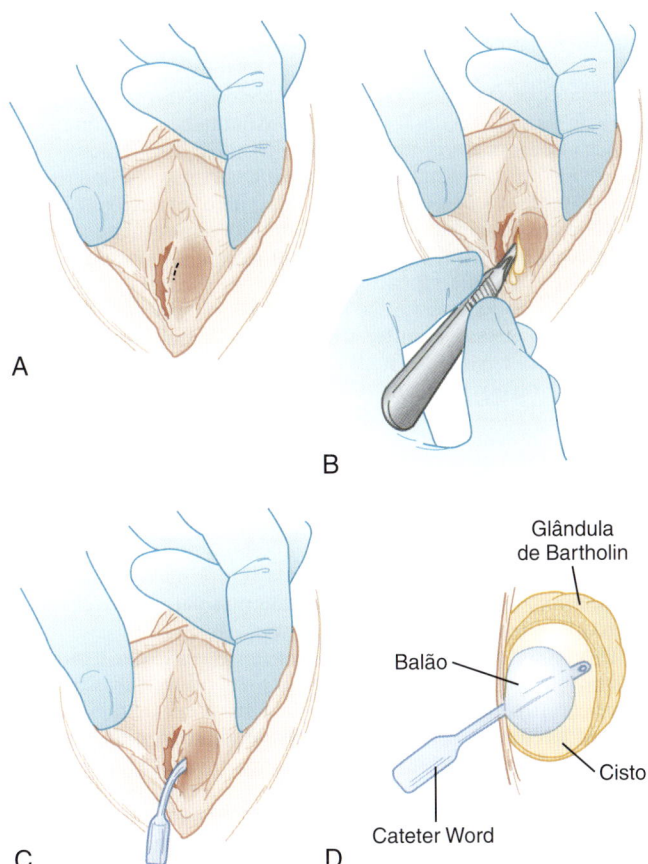

Fig. 129.4. A – D, Drenagem do abscesso de Bartholin e uso de um cateter Word.

Tratamento

O impetigo não bolhoso deve ser tratado com mupirocina tópica, que é ativa contra a maioria das cepas de MRSA; no entanto, doenças extensas ou lesões múltiplas devem ser tratadas com agentes orais eficazes contra MRSA. O impetigo bolhoso deve ser tratado com antibióticos sistêmicos ativos contra MRSA e estreptococos. Eu recomendo clindamicina ou cefalexina associado a TMP-SMZ.

INFECÇÕES DO FOLÍCULO PILOSEBÁCEO

Princípios

Foliculite, furúnculos e carbúnculos são infecções purulentas originadas no folículo piloso. São mais propensas a ocorrer após lesões ao folículo piloso, como após barbear. A acne e hidradenite supurativa (acne inversa) são resultantes da obstrução das glândulas sebáceas.

Carcaterísticas Clínicas e Tratamento

A foliculite é uma inflamação superficial do folículo piloso limitada à epiderme. Apresenta muitas causas, incluindo fatores eosinofílicos e relacionados à fármacos, mas geralmente é uma infecção causada pelo *S. aureus*. O diagnóstico é realizado clinicamente pelo seu aspecto característico de uma pequena lesão (2 a 5 mm), elevada, eritematosa, dolorosa, tipicamente pruriginosa. Pode afetar qualquer área com pelos da pele. Foliculite da barba envolve a área da barba raspada do rosto ou couro cabeludo raspado. A foliculite da banheira de água quente é uma condição pruriginosa causada por *Pseudomonas aeruginosa* que se desenvolve dentro de 48 horas após o banho em uma banheira ou piscina contaminada ou pelo uso de esponjas contaminadas. A erupção consiste em pústulas maiores e pode ter margens bem demarcadas, tipicamente envolvendo a área da pele que estava sob o maiô. A foliculite por *Candida* ocorre principalmente em pacientes imunossuprimidos e em indivíduos tratados com antibióticos de amplo espectro. A foliculite eosinofílica é um distúrbio recorrente não infeccioso de causa desconhecida. É mais provável que ocorra em pacientes imunocomprometidos e é considerada uma doença definidora de AIDS.

A foliculite geralmente se resolve sozinha, mas pode ser tratada com compressas mornas ou mupirocina tópica. Múltiplos locais ou um grande agrupamento podem exigir antibioticoterapia sistêmica, embora não tenham sido realizados ensaios randomizados sobre a eficácia desse tratamento. A depilação da área envolvida deve ser evitada. A foliculite da banheira de hidromassagem geralmente se resolve sozinha, sem tratamento específico, mas os anti-histamínicos e a ciprofloxacina são opções de tratamento. A foliculite fúngica é tratada com agentes antifúngicos tópicos. A foliculite associada à AIDS pode ser eosinofílica ou fúngica e pode ser tratada com isotretinoína topicamente ou antifúngicos sistêmicos, respectivamente.

Furúnculos e Carbúnculos

Um furúnculo é uma infecção do folículo piloso, na qual a supuração se estende através da derme até o tecido subcutâneo (Fig. 129.1). Os furúnculos são dolorosos e eritematosos e frequentemente drenam espontaneamente. O agente etiológico mais comum é *S. aureus*, sensível à meticilina e CA-MRSA. Banhos de hidromassagem em salões de manicure têm sido envolvidos como causas na furunculose microbacteriana Um carbúnculo significa múltiplos furúnculos com loculações e fístulas de conexão, muitas vezes com múltiplos locais de drenagem. Sintomas sistêmicos podem ocorrer. Carbúnculo são mais propensos a ocorrer na parte posterior do pescoço e são prevalentes em diabéticos.

Furúnculos e carbúnculos são tratados da mesma maneira que os abscessos cutâneos, principalmente com incisão e drenagem. Não há evidências suficientes para recomendar a favor ou contra os antibióticos, mas sugiro uma cobertura para estreptococos e MRSA quando a doença é grave. Furúnculos pequenos podem ser tratados inicialmente com uma tentativa de compressas mornas para promover a drenagem.

Acne

A acne resulta da obstrução das glândulas sebáceas. É mais comum durante a adolescência por causa da estimulação hormonal. As terapias recomendadas incluem doxiciclina oral, clindamicina tópica ou retinoides tópicos.

Hidradenite Supurativa (Acne Inversa)

Hidradenite supurativa (acne inversa) é uma condição extremamente dolorosa geralmente encontrada na axila. Também pode ocorrer em outras glândulas apócrinas, incluindo o períneo, mamas e parte interna das coxas. É cerca de três vezes mais comum em mulheres do que em homens. Existe alguma predisposição familiar. O início típico ocorre entre a puberdade e os 40 anos. Acredita-se atualmente que seja um distúrbio acneiforme que começa com a oclusão folicular, em vez da infecção das glândulas sudoríparas. Isto levou a sugestões de que o termo hidradenite supurativa, que significa inflamação supurativa das glândulas sudoríparas, seja substituído pelo termo acne inversa, que denota uma origem proveniente de obstrução folicular. O mecanismo fisiopatológico permanece incompletamente compreendido e é provável que seja uma interação complexa de fatores hormonais, ambientais e fatores genéticos.

A evolução clínica varia de nódulos inflamados isolados intermitentes a cistos e seios recorrentes de drenagem que podem evoluir para uma condição crônica e debilitante de difícil tratamento. As recorrências podem causar cicatrizes, formação de trato sinusal e desfiguração. Essa é uma doença debilitante, e os pacientes sofrem não só de dor, mas também de estigma social devido ao odor que pode acompanhar as lesões e pode sofrer de depressão reativa.[12] O diagnóstico de abscesso é realizado com base na apresentação clínica característica. As manifestações perianais e vulvares da doença de Crohn podem ser semelhantes. A maioria dos emergencistas administra as exacerbações com incisão e drenagem, embora seja incerto se isso acelera a cicatrização. Recomendo a incisão de abscessos dolorosos para alívio sintomático. Antibióticos sistêmicos geralmente são prescritos e devem cobrir CA-MRSA. Lesões perianais devem ser tratadas mais amplamente com agentes ativos contra CA-MRSA, organismos Gram-negativos e anaeróbios.

Recomenda-se o uso de amoxicilina com ácido clavulânico e TMP-SMZ.

O tratamento de longo prazo é complexo e permanece um assunto de debate.[12] As opções incluem imunomoduladores (p. ex., esteroides, ciclosporina), hormônios e ressecção em bloco. Todos os pacientes devem ser instruídos a parar de fumar e manter a área limpa e seca. O controle da dor é essencial. Os pacientes raramente apresentam sinais de doença sistêmica e, portanto, podem receber alta e serem encaminhados a um cirurgião plástico ou a um dermatologista.

INFECÇÕES NECROSANTES DA PELE E DE TECIDOS MOLES

Princípios e Características Clínicas

As infecções necrosantes progridem rapidamente, causam extensa destruição tecidual e podem ser fatais, apesar do tratamento agressivo. As manifestações clínicas que sugerem infecção necrosante são sinais de toxicidade sistêmica, incluindo sinais vitais anormais, dor grave ou dor desproporcional aos achados físicos, estado mental alterado, avanço rápido da infecção, crepitação, hemorragia, descamação e bolhas. Alguns pacientes aparecem bem na apresentação à consulta, e a pele sobrejacente pode não estar envolvida inicialmente. Extensa destruição tecidual ocorre eventualmente; a taxa de mortalidade é de 20%.

Os fatores de risco incluem diabetes, insuficiência vascular e imunossupressão, embora pessoas saudáveis sejam vulneráveis. Eventos acidentais incluem trauma penetrante, cirurgia recente, infecção por varicela, uso de drogas injetáveis, queimaduras e parto.

Os isolados bacterianos típicos incluem beta-estreptococos do grupo A, *S. aureus*, incluindo CA-MRSA, enterococos, *Enterobacteriaceae* e os anaeróbios *Bacteroides* e *Clostridium*. A maioria dos casos é polimicrobiana. Os esquemas de classificação usados historicamente para infecções necrosantes são menos importantes que os princípios gerais discutidos anteriormente.

A fasciíte necrosante é uma infecção agressiva dos tecidos subcutâneos que se espalha rapidamente ao longo dos planos fasciais. Na sala de cirurgia, as fáscias ficam inflamadas e as camadas de tecido se separam friavelmente. Em 80% dos casos é causada pela extensão direta de uma lesão cutânea. Dois tipos são descritos. O tipo I é polimicrobiano, com misto de aeróbios e anaeróbios; é mais comum em indivíduos diabéticos e imunocomprometidos. O tipo II é causado por um único organismo, em qualquer faixa etária e em pacientes que não são portadores de doenças crônicas. Os estreptococos do grupo A são os agentes etiológicos mais comuns; este agente agressivamente virulento é conhecido como bactéria carnívora. O CA-MRSA também é um agente causador, embora pareça ser menos virulento. Os sintomas iniciais podem ser vagos (p. ex., mal-estar, febre, dores no corpo, náusea, diarreia). Pode haver inicialmente tumefação difusa ou fusiforme de uma extremidade, ou pode parecer uma simples celulite ou infecção da ferida. Os achados físicos podem não ser óbvios inicialmente, e a dor desproporcional aos achados físicos é uma pista. Eventualmente, a pele se torna violácea ou equimótica. A anestesia pode desenvolver-se sobre o tecido envolvido devido a infarto dos nervos superficiais. A inflamação subsequente pode resultar no sinal clássico chamado de tecido subcutâneo de madeira dura.

Infecções cutâneas no períneo exigem cautela extra. A gangrena de Fournier é o termo conferido a infecções polimicrobianas necrosantes do períneo. A gangrena de Fournier progride rapidamente para se estender a todo o períneo ou parede abdominal. Pode ser reconhecido por dor grave, sensibilidade e induração.

Mionecrose, miosite e piomiosite referem-se a infecções musculares e são raras. Podem ocorrer por disseminação local de uma infecção adjacente, trauma penetrante, insuficiência vascular ou disseminação hematogênica. A mionecrose clostridiana, também conhecida como gangrena gasosa, apresenta-se de duas formas, uma forma traumática mais comum e uma forma espontânea rara. A forma traumática ocorre tipicamente a partir de uma lesão que resulta na interrupção no suprimento sanguíneo, e lesões por esmagamento estão frequentemente envolvidas. A infecção é mais comumente ocasionada por *Clostridium perfringens*, um bacilo Gram-positivo formador de esporos que é onipresente na natureza, incluindo o corpo humano normal. A inoculação do microrganismo no tecido com baixa tensão de oxigênio permite a sua proliferação. As exotoxinas destroem o tecido, contribuem para o choque e podem causar hemólise intravascular, com anemia e coagulação intravascular disseminada (CID). Os pacientes apresentam dor intensa. A pele pode inicialmente estar pálida, depois acastanhada e, eventualmente, avermelhada. Bolhas hemorrágicas podem se desenvolver. O gás dos tecidos moles pode não estar presente inicialmente. Toxicidade sistêmica e choque ocorrem quando o tratamento agressivo não é iniciado precocemente e às vezes ocorre apesar do tratamento agressivo. A forma espontânea da mionecrose clostridiana é muito rara e ocorre sem qualquer ferida incitante. Geralmente envole o *Clostridium septicum* e ocorre em pacientes com doença intestinal, como câncer de cólon. A mionecrose sinérgica não clostridiana é uma síndrome relacionada, geralmente observada em indivíduos imunocomprometidos.

A miosite estreptocócica anaeróbica geralmente ocorre devido a trauma ou como uma complicação pós-operatória. Assemelha-se à mionecrose clostridiana, mas tem um curso mais insidioso. É causada por estreptococos anaeróbios, incluindo *Peptostreptococcus*, mas a infecção também pode incluir estreptococos do grupo A e *S. aureus*.

A miosite gangrenosa espontânea – também conhecida como miosite estreptocócica gangrenosa, miosite necrosante estreptocócica do grupo A, ou mionecrose estreptocócica – é rara, mas agressiva e fatal na maioria dos casos. Ocorre espontaneamente, sem trauma, em hospedeiros imunocompetentes. É precedido por uma fase semelhante ao pródromo da gripe. A necrose gangrenosa do músculo esquelético resulta em dor intensa, com tumefação dolorosa local.

A piomiosite é um abscesso profundo no interior do músculo estriado, resultante da disseminação hematogênica de bactérias no quadro de lesão muscular. É geralmente devido a *S. aureus*, incluindo CA-MRSA, e é mais comum naqueles que são imunocomprometidos. A mortalidade é inferior a 10%.[13]

Diagnóstico Diferencial e Testes de Diagnóstico

Uma infecção necrosante deve ser suspeitada quando um paciente com celulite apresenta uma evolução de progressão rápida ou dor desproporcional aos achados clínicos ou quando o paciente parece gravemente doente ou apresenta taquipneia, hipotensão ou taquicardia não explicada por febre ou desidratação. Crepitação ou ar na radiografia é diagnóstico de uma infecção necrosante, a menos que haja outra explicação (p. ex., cirurgia recente).

Phlegmasia cerulea dolens é a trombose da veia iliofemoral, que pode ser confundida com fasciíte necrosante. A insuficiência arterial causa gangrena, e pode ser difícil determinar se a infecção está presente em casos graves ou crônicos. Da mesma forma, a síndrome compartimental pode ser confundida com infecção necrosante ou coexistir com ela.

O padrão ouro de diagnóstico é a aparência característica do tecido na visualização direta na sala de cirurgia. Alguns cirurgiões podem optar por realizar uma exploração à beira do leito.

Um painel de exames sanguíneos foi avaliado como uma maneira de diferenciar infecções necrosantes de outras infecções de pele, o escore do *Laboratory Risk Indicator for Necrotizing Fasciitis* (LRINEC). Os pontos são atribuídos a anormalidades laboratoriais, e uma pontuação de 6 ou mais é um forte preditor de infecção necrosante, com valor preditivo positivo de 92% e valor preditivo negativo de 96%. No entanto, esta ferramenta é muito preliminar para a aplicabilidade clínica por várias razões, incluindo falhas metodológicas, falta de validação dos achados em outros locais, incerteza sobre como a pontuação deve ser implementada em pacientes com aparência ruim e ausência de dados para indicar quando a pontuação deve ser calculada para pacientes com boa aparência.[14] Um exame que auxilia a decisão de forma ainda mais simples é a concentração sérica de sódio e o leucograma, mas também falta validação externa e outros critérios necessários para a aplicação clínica. As infecções necrosantes são muito raras e outras infecções cutâneas são mais comuns. O diagnóstico de infecção necrosante permanece clínico e a triagem laboratorial universal de pacientes com boa aparência não é recomendada.

Radiografias podem mostrar ar nos tecidos moles, mas a ausência desse achado não exclui infecção necrosante. O exame ultrassonográfico pode visualizar o abscesso da piomiosite. A TC e a RM podem mostrar evidências convincentes de uma infecção necrosante, mas seus valores preditivos negativos não foram quantificados. Estudos publicados não têm apoiado uma única abordagem para a identificação de pacientes com risco de infecções necrosantes. A decisão de iniciar a avaliação com testes de baixo custo com baixa sensibilidade versus testes de custo mais alto com maior sensibilidade dependerá do estado clínico do paciente e do índice de suspeita do médico de emergência para o transtorno.

Tratamento e Discussão

Pacientes com suspeita de infecção necrosante devem ser reanimados de forma agressiva, e exames de coagulação, bem como de tipagem sanguínea, devem ser realizados, pois a cirurgia emergencial pode ser necessária. A função renal deve ser avaliada e a terapia direcionada de acordo com os objetivos usados para guiar a ressuscitação.

Eu recomendo a administração imediata de antimicrobianos de amplo espectro. Um bom regime é a clindamicina associada a um beta-lactâmico de amplo espectro, como ampicilina-sulbactam mais vancomicina para cobrir MRSA, nessa ordem. Devem ser usadas as doses máximas. Nos pacientes que apresentam risco de infecções nosocomiais, *P. aeruginosa* resistentes aos fármacos e espectro estendido, bactérias produtoras de β-lactamase Gram-negativas devem ser consideradas.

Quando há suspeita de uma infecção necrosante, um cirurgião deve ser consultado. A repetição do desbridamento cirúrgico frequentemente é necessária. As fasciotomias são frequentemente necessárias porque essas síndromes estão associadas a pressões compartimentais elevadas, que contribuem para a mionecrose. A eficácia do oxigênio hiperbárico no manejo de infecções necrosantes não é comprovada e o tratamento não deve atrasar a cirurgia.

SINDROMES DE CHOQUE TÓXICO

Princípios e Características Clínicas

As principais síndromes cutâneas bacterianas sistêmicas e mediadas por toxinas são a síndrome da pele escaldada estafilocócica, a síndrome do choque tóxico estreptocócico e a síndrome do choque tóxico estafilocócico. São causadas por exotoxinas bacterianas conhecidas como superantígenos, porque incitam uma resposta do sistema imune do hospedeiro grave e patológica, estimulando a ativação dos linfócitos T e agindo como mitógenos *in vitro*.[15] A doença sistêmica é resultado da resposta do sistema imune à toxina, mas pode ser acompanhada ou simplesmente se assemelhar ao choque séptico bacterêmico (Tabela 129.3).

Síndrome do Choque Tóxico Estreptocócico

A síndrome do choque tóxico estreptocócico (SST) é uma síndrome grave mediada por toxinas que progride rapidamente para o choque, com falência de múltiplos órgãos e morte. Identificada em meados da década de 1980, esta síndrome é causada por estreptococos do grupo A, muitas vezes associada ao quadro de uma grave infecção dos tecidos moles. A maioria das vítimas apresentava-se previamente saudável. A síndrome é uma sequela rara da varicela disseminada (catapora).

As infecções por estreptococos do grupo invasivo são frequentemente causadas por isolados do tipo M que produzem exotoxinas potentes. Sinais e sintomas são causados pelas exotoxinas pirogênicas A e B. Elas atuam como superantígenos e causam a superativação das células T com liberação maciça de citocinas, incluindo interleucinas e fator de necrose tumoral.[15]

Os pacientes podem apresentar um pródromo semelhante ao de uma gripe com náuseas, vômitos, diarreia, mialgias e calafrios. Febre alta, hipotensão e taquicardia são típicas. O estado mental alterado com confusão é comum. Uma erupção cutânea difusa está presente em 10% dos casos, o que pode dificultar a diferenciação da síndrome do choque tóxico estafilocócica.

TABELA 129.3

PARÂMETRO	TSS ESTREPTOCÓCICA	TSS ESTAFILOCÓCICA	SSSS
Organismo	Streptococcus pyogenes	Staphylococcus aureus	Staphylococcus aureus
Toxina	Exotoxinas pirogênicas	TSS tipo 1; enterotoxinas A, B, C	Toxina epidermolítica A ou B
Fonte	Infecção necrosante	Curativo nasal ou da ferida, absorvente interno feminino; infecção não é óbvia	Flora da pele
Rash	Erupção eritematosa em apenas 10%; estigmas de infecção necrosante presentes; esfoliação semanas depois	Eritrodermia inicialmente difusa, com esfoliação após 1 a 2 semanas; hiperemia da mucosa	Erupção cutânea eritematosa, bolhas localizadas, esfoliação extensa, se não houver anticorpos contra a toxina; mucosa poupada
Doença sistêmica	Hipotensão, choque, falha de múltiplos órgãos provável	Hipotensão, choque, por vezes, falha de múltiplos órgãos	Febre, irritabilidade
Mortalidade	30%–80%	< 5%	< 5%
Tratamento	Reanimação nos cuidados críticos, desbridamento cirúrgico	Reanimação de cuidados críticos	Cuidados com feridas, hidratação

Na apresentação no PS, o paciente apresenta uma grave infecção por estreptococos; fasciíte necrosante está presente em 50% dos casos. A dor muitas vezes é desproporcional em relação aos achados físicos. A maioria dos pacientes apresenta choque ou ele se desenvolve dentro de 4 a 6 horas. Bacteremia é comum, com hemoculturas positivas em cerca de 60% dos casos. Complicações graves do sistema muscular são comuns, incluindo CIVD, insuficiência renal aguda e síndrome do desconforto respiratório agudo. Em contraste com a síndrome do choque tóxico estafilocócica, que é raramente fatal, cerca de 30% a 80% dos pacientes diagnosticados com síndrome do choque tóxico estreptocócica vão à óbito. A epidermólise, típica de síndrome do choque tóxico estafilocócica, não é característica da variedade estreptocócica.

Síndrome do Choque Tóxico Estafilocócico

Embora a síndrome do choque tóxico estafilocócica não seja tão grave quando comparada a variedade estreptocócica, ela continua sendo uma doença sistêmica com risco de vida. A apresentação clássica é de febre, erupção cutânea e hipotensão, frequentemente em pacientes previamente saudáveis. Foi descrita pela primeira vez em 1978 e, a partir de 1980, houve uma epidemia de casos associados ao uso de absorventes internos. Os casos associados à menstruação diminuíram drasticamente quando esses tampões foram eliminados do mercado, embora o uso de tampões continue a ser um fator de risco.

Os casos não menstruais, que atualmente representam cerca de 50% dos casos, estão associados a diversas condições, incluindo procedimentos cirúrgicos (p. ex., rinoplastia, aborto), tamponamento nasal, queimaduras, uso de drogas injetáveis e estado pós-parto. Para o médico de emergência, a síndrome do choque tóxico estafilocócica menstrual e não menstrual parecem semelhantes, e a infecção de origem muitas vezes não é facilmente aparente. É importante destacar que a prevenção da síndrome do choque tóxico foi uma indicação tradicional para antibioticoterapia sistêmica após tamponamento nasal para epistaxe, mas evidências recentes sugerem que isso não é necessário, e os antibióticos tópicos podem ser uma abordagem preferencial.

As exotoxinas de S. aureus são superantígenos capazes de ativar um grande número de linfócitos T, resultando na liberação maciça de mediadores inflamatórios, incluindo interleucinas, fatores de necrose tumoral e interferon. A toxina da síndrome do choque tóxico 1 (TSST-1) está associada à maioria dos casos menstruais. A falta de anticorpos contra esta toxina foi demonstrada em pacientes com síndrome do choque tóxico estafilocócica menstrual. Episódios de síndrome do choque tóxico estafilocócica recorrente foram descritos em pacientes que não montam uma resposta de anticorpo de longo prazo, e postulou-se que a toxina pode interferir na geração de anticorpos contra si mesma.

Os pacientes geralmente apresentam início agudo de febre, calafrios, mal-estar, mialgia, sensibilidade muscular e erupção cutânea macular difusa não pruriginosa. Pode haver náuseas, vômitos ou diarreia. Os pacientes podem apresentar estado mental alterado. Sinais vitais geralmente indicam febre e pressão arterial baixa.

Hipotensão grave pode ocorrer como resultado de vasodilatação maciça e deslocamento de fluidos para fora do espaço intravascular. A cardiomiopatia tóxica também pode contribuir para a pressão arterial baixa. Hipotensão ou rabdomiólise podem causar necrose tubular aguda. Anemia, trombocitopenia e leucocitose são comuns e a CIVD pode se desenvolver. A descamação da pele, incluindo as palmas das mãos e solas dos pés, ocorre eventualmente entre 7 a 14 dias após o início. A mortalidade geral é inferior a 5% com cuidados de suporte agressivos.

Síndrome da Pele Escaldada Estafilocócica

A síndrome da pele escaldada estafilocócica (SSSS) é uma descamação da pele causada por toxinas esfoliantes produzidas por S. aureus. A síndrome da pele escaldada estafilocócica foi historicamente conhecida como a quarta doença e, em neonatos, como doença de Ritter. É uma doença de crianças pequenas, sendo rara em crianças mais velhas e adultos. Pode causar surtos em creches e berçários.

A síndrome da pele escaldada estafilocócica é causada por algumas cepas de S. aureus, incluindo CA-MRSA, que produzem toxina epidermolítica A ou toxina epidermolítica B. Essas toxinas provavelmente agem como proteases que atacam a proteína desmogleína 1 na camada estratificada granulosa da epiderme. Se eles atendem ao critério mitogênico de linfócitos T para um superantígeno tem sido um assunto de debate, e isso pode ser relevante para o prognóstico, o que é bom em relação à síndrome do choque tóxico.

A gravidade da doença varia de algumas bolhas no local da infecção até a esfoliação da maior parte do corpo. Pessoas com anticorpos para toxina pré-existentes desenvolvem a forma localizada, na qual a toxina é encontrada na periferia da ferida; aquelas pessoas sem anticorpos pré-existentes à toxina desenvolvem uma forma generalizada, na qual a toxina se espalha via hematogênica. As culturas das bolhas são negativas, a menos que estejam contaminadas ou secundariamente infectadas.

Normalmente, uma criança pequena apresenta febre, irritabilidade e rash com vermelhidão. O eritema progride para formação de bolhas e subsequente esfoliação da pele afetada. A pele exibe o sinal de Nikolsky, que é a separação da camada epidérmica da pele perante um toque suave. A descamação pode ser irregular ou em forma de lençol, deixando a pele desnudada, com uma base úmida vermelha e predispondo à infecção secundária. A pele perioral, perianal e flexural pode ser mais gravemente afetada. As membranas mucosas são poupadas. A síndrome da pele escaldada estafilocócica não está associada à doença multissistêmica e geralmente não causa choque. A mortalidade é de 1% a 5% e geralmente é resultado de complicações decorrentes de comorbidades ou infecção sobreposta.

A síndrome da pele escaldada estafilocócica inicial pode ser difícil de ser diferenciada de impetigo bolhoso. A falta de envolvimento da mucosa ajuda a diferenciar a síndrome da pele escaldada estafilocócica da necrólise epidérmica tóxica e da síndrome de Stevens-Johnson. Outras considerações diferenciais incluem a síndrome de Kawasaki, febre maculosa das Montanhas Rochosas, meningococcemia, leptospirose e insolação.

Diagnóstico Diferencial e Testes Diagnósticos

A síndrome do choque tóxico estreptocócica deve ser suspeitada em qualquer paciente em choque, especialmente se o paciente estava previamente saudável. Os critérios diagnósticos para síndrome do choque tóxico estreptocócica incluem a presença de infecção estreptocócica do grupo A, hipotensão e dois dos seguintes: comprometimento renal, anormalidades hepáticas, síndrome do desconforto respiratório agudo, coagulopatia, infecção necrótica do tecido mole e erupção cutânea. Esses critérios foram desenvolvidos para fins epidemiológicos; a falha em atender a todos os critérios não deve excluir o diagnóstico clínico em casos suspeitos.

A síndrome do choque tóxico estafilocócica deve ser considerada em qualquer paciente que manifeste erupção difusa e hipotensão. O diagnóstico é realizado com base na apresentação clínica. A erupção característica muitas vezes levanta suspeitas e, finalmente, auxilia no estabelecimento do diagnóstico. O isolamento de S. aureus não é necessário para o diagnóstico; de fato, as hemoculturas são positivas em uma minoria dos casos. Em casos graves, as anormalidades laboratoriais apresentadas são aquelas associadas ao choque e lesão orgânica.

Tratamento

As síndromes do choque tóxico estreptocócicas e estafilocócicas requerem ressuscitação de cuidados críticos. Na síndrome do choque tóxico estreptocócica, a consulta cirúrgica imediata para o desbridamento operatório de infecções necrosantes é crítica. Na síndrome do choque tóxico estafilocócica, qualquer fonte potencial de infecção deve ser removida, como tampões ou curativos de feridas, e todas as feridas pós-operatórias devem ser exploradas para infecção.

A clindamicina e a vancomicina devem ser administradas. Cobertura Gram-negativa deve ser adicionada quando o diagnóstico de síndrome do choque tóxico é incerto, porque o quadro clínico se sobrepõe ao de choque séptico.

A imunoglobulina intravenosa teoricamente apresenta benefício, mas sua eficácia não foi demonstrada em estudos clínicos. É uma opção razoável em casos de presumível síndrome do choque tóxico estafilocócica não responsiva a fluidos IV e vasopressores, mas isso não é padrão na estrutura do PS. Houve evidências conflitantes sobre sua eficácia para o tratamento de síndrome do choque tóxico estreptocócica. A síndrome da pele escaldada estafilocócica é tratada com antibióticos ativos contra S. aureus, incluindo MRSA. Cuidados com feridas e hidratação são importantes.

Discussão

Pacientes com suspeita de síndrome do choque tóxico devem ser hospitalizados, geralmente na unidade de terapia intensiva, para fluidos IV, antibióticos e monitoramento contínuo devido ao potencial de descompensação. Pacientes com infecções necrosantes do tecido mole associadas a síndrome do choque tóxico estreptocócica geralmente requerem desbridamento cirúrgico.

Crianças com síndrome da pele escaldada estafilocócica leve podem ser encaminhadas para tratamento ambulatorial com antibióticos orais e acompanhamento rigoroso. Aqueles pacientes com envolvimento cutâneo mais grave geralmente necessitam de internação para controle da dor, bem como para regulação de temperatura e equilíbrio dos fluidos e eletrólitos. Pacientes gravemente afetados podem necessitar de cuidados intensivos ou hospitalização em um centro de queimadura. Com cuidados adequados de suporte e tratamento com antibióticos, o prognóstico é excelente, com uma mortalidade geral de menos de 5%. A cicatriz gerada raramente é severa.

OUTRAS INFECÇÕES COM MANIFESTAÇÕES CUTÂNEAS

Borrelia burgdorferi é a espiroqueta que causa a doença de Lyme, endêmica nos Estados Unidos, especialmente na Nova Inglaterra. Causa uma erupção cutânea característica chamada eritema migrans, que surge cerca de 1 mês após a mordida do carrapato infectante. A aparência em alvo ocorre pelo desenvolvimento de uma área central clara em meio ao eritema. No entanto, 20% dos pacientes com doença de Lyme não descrevem uma erupção cutânea, e a erupção cutânea nem sempre tem a aparência arredondada característica e em alvo (ver Capítulo 126).

Outra espiroqueta, *Treponema pallidum* (sífilis), é uma causa cada vez mais rara de erupção cutânea. A lesão primária da sífilis caracteriza-se por uma úlcera indolor no local da inoculação, conhecida como cancro, com margens elevadas e linfadenopatia regional. O cancro aparece dias a meses após a infecção e se resolve em aproximadamente 1 mês. A sífilis secundária se desenvolve semanas a meses mais tarde em cerca de 25% dos pacientes infectados. Envolve uma erupção cutânea que pode assumir qualquer forma que não seja vesicular e inclui as palmas das mãos e as solas dos pés; geralmente há linfadenopatia difusa. A sífilis é incomum nos Estados Unidos, embora cerca de 10.000 casos ainda ocorram anualmente (ver Capítulo 88).

A febre maculosa das Montanhas Rochosas, causada pela *Rickettsia rickettsii*, é ainda mais incomum, diagnosticada apenas cerca de 2000 vezes por ano nos Estados Unidos. Alguns dias após uma mordida de um carrapato canino ou carrapato madeira, uma erupção característica inicia-se nos pulsos e se espalha por todo o corpo, incluindo as palmas das mãos e solas dos pés. Inicia-se de forma macular e torna-se petequial e depois escura. Dos infectados, 10% nunca desenvolvem uma erupção cutânea. A mortalidade não tratada pela febre maculosa das Montanhas Rochosas se aproxima de 25%, mas os pacientes tratados apresentam excelente prognóstico.

O antraz cutâneo é transmitido por prodervados de animais infectados, como lã ou peles, para áreas expostas de veterinários e agricultores. *Bacillus anthracis*, um esporo anaeróbio Gram-positivo, entra em uma ruptura na pele e, após um período de incubação de cerca de 1 semana, há formação de uma vesícula. Ela se rompe, deixando uma úlcera de base superficial com uma borda elevada. A lesão progride para necrose indolor e escara característica. O edema circundante é grave e ocorre em função da liberação de toxinas bacterianas. As lesões podem ser confundidas com picadas de aranha reclusas. Diferentemente do caso do antraz inalatório, os casos tratados apresentam bom prognóstico, e até mesmo os casos não tratados têm uma taxa de mortalidade inferior a 20%.

A tularemia é uma doença rara resultante da exposição a animais como roedores, coelhos e lebres e é endêmica em boa parte dos Estados Unidos, especialmente nos estados do sul. A forma ulceroglandular é mais comum e envolve uma doença semelhante à gripe com uma única úlcera elevada que apresenta uma formação cicatricial central moderada. A lesão em si é elevada, e não só a borda, o que pode sugerir antraz (ver Capítulo 126).

O assoalho da boca é um local perigoso para infecções de tecidos moles. Infecções graves podem progredir para a angina de Ludwig, na qual o assoalho da boca se torna gravemente endurecido. A angina de Ludwig pode ser fatal devido à obstrução das vias aéreas. Antibióticos de amplo espectro são indicados. Esteroides podem reduzir o edema e tumefação. A intubação deve ser considerada e uma via aérea difícil deve ser pensada (ver Capítulo 65).

A sarna é uma infestação cutânea cujo agente é o parasita *Sarcoptes scabiei*. É endêmica em todo o mundo e pode causar surtos institucionais. As lesões são mais proeminentes na face dorsal da mão e nas áreas intertriginosas. É diagnosticado pela visualização de tocas características e, em casos ambíguos, por microscopia das raspagens de pele. É tratada com permetrina tópica ou dose única de ivermectina oral (200 mcg/kg). A sarna norueguesa, também conhecida como sarna crostosa, é uma infestação agressiva que ocorre nos indivíduos imunocomprometidos; ela é tratada com permetrina e ivermectina (ver Capítulo 110).

A doença da arranhadura do gato resulta da infecção por *Bartonella henselae* após uma mordida ou arranhão de gato. Sua característica marcante é a linfadenopatia regional que aparece semanas após uma lesão primária no local da inoculação. O tratamento é realizado com um ciclo padrão de 5 dias de azitromicina, com uma dose dupla no dia 1.

A estrongiloidíase é causada pela infecção pelo helmito parasítico *Strongyloides stercoralis*. As lesões de pele podem aparecer anos após a infecção e são urticariantes ou serpiginosas. Uma "toca" que se estende rapidamente e é pruriginosa e eritematosa é diagnóstica; este achado, devido à rápida migração das larvas na pele, é conhecido como larva currens (larva em movimento). Tais achados ou eosinofilia inexplicada em pessoas que viveram no sudeste da Ásia ou na África tropical devem levar a suspeita de estrongiloidíase. O diagnóstico é realizado por um ensaio imunoabsorvente ligado a enzima. A detecção é importante porque, ao contrário de outros nematoides, os *Strongyloides* podem completar seu ciclo de vida no hospedeiro humano, levando a uma infecção ao longo da vida. Quando o paciente infectado se torna imunossuprimido por medicamentos ou doença, a síndrome de hiperinfecção por *Strongyloides* pode ocorrer e é frequentemente fatal (ver Capítulo 125).

A larva migrans cutânea é outra lesão cutânea serpiginosa causada pela migração de larvas. Nesse caso, o organismo é o verme-gancho, e o local é tipicamente o pé ou a nádega; muitas vezes é visto depois de umas férias na praia no México. O tratamento é realizado com uma dose única de ivermectina 200 mcg/kg (ver Capítulo 125).

A leishmaniose cutânea é comum em muitas partes do mundo e é encontrada em todos os continentes, exceto na Austrália e na Antártida. É causada por protozoários do gênero *Leishmania* e é transmitida por flebótomos. As lesões são mais comuns no rosto e são indolores, ulcerativas e desfigurantes. Pápulas em viajantes e imigrantes devem levantar suspeita de miíase (larva da mosca) e, raramente, dracunculíase (verme da Guiné).

CONCEITOS-CHAVE

- Infecções da pele são comuns e raramente fatais. As infecções fatais necrosantes da pele e dos tecidos moles são raras, e há evidências insuficientes para motivar a triagem por meio de exames laboratoriais.
- A infecção necrosante é suspeitada pela queixa de dor desproporcional aos achados físicos, crepitação, gases observados em exames de imagem ou instabilidade clínica. A suspeita da infecção necrosante é tratada de forma agressiva, com antibióticos de amplo espectro, ressuscitação na unidade de terapia intensiva e consulta com um cirurgião.
- Os médicos da emergência devem estar familiarizados com síndromes de choque tóxico e febre maculosa das Montanhas Rochosas, que são síndromes raras, potencialmente fatais e relacionadas à infecção da pele. A doença de Lyme deve ser considerada em áreas endêmicas.
- Para o tratamento da maioria dos abscessos cutâneos, os antibióticos não são recomendados. Analgesia adequada ou sedação são essenciais para um bom atendimento ao paciente. Há um debate sobre a necessidade de cultura de feridas e coloração de Gram.
- As recomendações atuais para o tratamento da celulite sugerem agentes eficazes contra os estreptococos e o *Staphylococcus aureus* sensível à meticilina (p. ex., cefalexina em doses máximas). Medidas adjuvantes são essenciais para uma boa resposta ao tratamento – AINEs, imobilização, elevação e compressão.
- A monoterapia com clindamicina é uma excelente escolha para o tratamento de infecções da pele, pois cobre os estreptococos e a maioria dos estafilococos, incluindo a maior parte dos isolados de CA-MRSA.
- Embora sejam ativos contra CA-MRSA, a TMP-SMZ e as tetraciclinas podem não ser eficazes para estreptococos e não são recomendados para celulite como monoterapia.
- Não há evidências suficientes para recomendar o leucograma em pacientes com infecções cutâneas.
- Hemoculturas não são necessárias para a avaliação de infecções da pele, exceto com choque séptico, infecções necrosantes, imunocomprometimento, infecções multifocais sugerindo semeadura hematogênica, infecções complicando linfedema e, talvez, celulite facial.
- A infecção da pele pode simular uma dermatite de estase venosa e outras formas de dermatite.
- As referências para este capítulo podem ser encontradas on-line, acessando o website Expert Consult.

As referências para este capítulo podem ser encontradas on-line no website Expert Consult associado à obra.

CAPÍTULO 130
Sepse

Nathan I. Shapiro | Alan E. Jones

PRINCÍPIOS

Introdução

A síndrome séptica representa a resposta do hospedeiro a uma infecção. O agente etiológico e a ativação da cascata inflamatória do hospedeiro sobrecarregam as defesas e os sistemas reguladores do corpo, levando à perda da homeostase. Taquicardia, taquipneia, febre e ativação do sistema imune são manifestações comuns. Se o corpo for incapaz de superar esta reação, lesões celulares e teciduais, choque, falência de múltiplos órgãos ou morte podem ocorrer.

Em 1992, o *American College of Chest Physicians* e a *Society of Critical Care Medicine* emitiu um consenso para estabelecer critérios uniformes que definiam as síndromes sépticas. O objetivo foi criar uma nomenclatura comum para classificação da doença e comparações sistemáticas entre estudos com pacientes sépticos. O termo síndrome da resposta inflamatória sistêmica (SRIS) é definido como dois ou mais dos seguintes sinais: taquicardia, taquipneia, hipertermia ou hipotermia, contagem alta ou baixa de leucócitos ou desvio a esquerda. A sepse é a combinação de uma infecção mais SRIS, a sepse grave é a sepse adicionada de disfunção orgânica, e choque séptico é sepse com hipotensão, definida como pressão arterial sistólica abaixo de 90 mmHg, não responsiva a ressuscitação volêmica (Quadro 130.1). Esta nomenclatura destina-se a proporcionar aos médicos e pesquisadores uma classificação comum. Esforços para validar este esquema de classificação com os profissionais do departamento de emergência (DE) demonstraram que o termo sepse, quando caracterizado pelo cumprimento dos critérios SIRS isoladamente, é excessivamente sensível e inespecífico e não está correlacionado ao aumento de mortalidade. A SIRS não é específica porque pode estar presente em estados inflamatórios não infecciosos e em infecções localizadas que não estão inclinadas a desencadear sepse, como faringite estreptocócica ou doenças virais. No entanto, a disfunção orgânica e o choque têm mostrado pior desfecho. Esforços mais recentes propuseram a abordagem PIRO, que pode nos ajudar a entender melhor e prognosticar a gravidade da doença. PIRO significa avaliação de condições predisponentes, fonte de infecção, resposta do hospedeiro e disfunção orgânica, e foi proposta para ajudar a melhorar a classificação.[1]

Bacteremia pode estar presente, mas culturas positivas não são obrigatórias no diagnóstico de sepse. Grupos sépticos com cultura negativa ou cultura positiva têm resultados semelhantes em pacientes com gravidade similar da doença. Pneumonia, abscesso abdominal com perfuração visceral e pielonefrite são causas primárias comuns de sepse. Organismos Gram-positivos correspondem a 25% a 50% das infecções, Gram-negativos por 30% a 60% e fungos por 2% a 10%. A distribuição varia de acordo com o estudo e, mais importante, conforme fatores do hospedeiro, como o status do sistema imune do hospedeiro, idade do paciente, hospitalizações recentes e presença de cateteres vasculares internos.

O estado de saúde do hospedeiro é um fator de risco potencialmente importante no desenvolvimento e progressão da sepse. Idosos e indivíduos com múltiplas comorbidades podem estar mais suscetíveis ao desenvolvimento de uma infecção sistêmica. Neutropenia induzida por quimioterapia, síndrome da imunodeficiência adquirida e dependência de esteroides aumentam a suscetibilidade à sepse. Maior uso de dispositivos internos, como cateteres intravasculares, dispositivos protéticos e tubos endotraqueais, também contribuem para o risco de infecção sistêmica e sepse.

Fisiopatologia

Sepse é resultado de uma interação complexa entre moléculas de detecção, moléculas de sinalização e numerosos mediadores inflamatórios e do sistema de coagulação em resposta à infecção. Embora nossa compreensão sobre o processo fisiopatológico da sepse tenha evoluído, permanece incompleta. A resposta inicial do hospedeiro é mobilizar células inflamatórias, particularmente neutrófilos e macrófagos, para o local da infecção. Essas células inflamatórias liberam moléculas circulantes, incluindo citocinas, que desencadeiam uma cascata de outros mediadores inflamatórios que resultam em uma resposta coordenada do hospedeiro. A síntese dos componentes da cascata é aumentada em muitas etapas ao longo dessa via. Se esses mediadores não forem devidamente regulados, ocorrerá sepse. Em um quadro da liberação contínua de toxinas, ocorre uma resposta inflamatória persistente, com ativação contínua do mediador, hipóxia celular, lesão tecidual, choque, falência de múltiplos órgãos e, potencialmente, morte.

Mediadores da Sepse

A resposta do hospedeiro e as características do patógeno são ambas importantes na patogênese da sepse. Mais de 100 marcadores diferentes foram identificados e atribuídos à cascata de sepse, mas os verdadeiros culpados não foram claramente identificados.[2] Um patógeno é detectado por receptores de reconhecimento de padrões, mais notavelmente receptores Toll-like, localizados na superfície do leucócito. A interação hospedeiro-patógeno resultante ativa as cascatas da inflamação e da coagulação. A subsequente sinalização inflamatória ocorre através de citocinas, quimiocinas e outros mediadores solúveis, incluindo níveis circulantes aumentados das interleucinas IL-1, IL-6 e IL-8 e fator de necrose tumoral alfa (TNF-α). A ativação da cascata de coagulação pode resultar em aumento dos níveis de dímero-D e diminuição dos níveis circulantes de proteína C.

Em condições benignas, uma resposta autolimitada ajuda a eliminar o patógeno. Se a resposta imune inata for inadequada, mediadores criam um estado pró-coagulante. Os componentes coagulantes e fibrinolíticos são pró-inflamatórios, precipitando um ciclo de agravamento dos mediadores pró-coagulantes e pró-inflamatórios. A propagação dessa cascata, em última análise, contribui para danificação de órgãos-alvo e, muitas vezes, para a coagulação intravascular disseminada (CIVD). Se não for efetivamente revertido, o processo leva à hipóxia celular, disfunção orgânica, choque e morte.

Os mediadores primários são citocinas principalmente pró-inflamatórias, anti-inflamatórias ou promotoras de crescimento. Os mecanismos moleculares pelos quais eles são regulados ainda não são bem compreendidos. Uma citocina inicial, o TNF-α, é encontrada no sangue aproximadamente 90 minutos após a administração de endotoxina a voluntários saudáveis. A IL-6 e a IL-8 atingem níveis de pico em aproximadamente 120 minutos. As principais citocinas pró-inflamatórias incluem IL-1, TNF-α

> **QUADRO 130.1**
>
> ### Definições de Sepse
>
> - Bacteremia (fungemia) – presença de bactérias viáveis (fungos) no sangue, evidenciada por hemoculturas positivas
> - Síndrome da resposta inflamatória sistêmica (SRIS) – pelo menos duas das seguintes condições: temperatura oral >38 °C ou <35 °C; frequência respiratória >20 incursões/min ou pressão parcial de dióxido de carbono arterial ($PaCO_2$) <32 mm Hg; frequência cardíaca >90 batimentos/min; contagem de leucócitos >12.000/dL ou <4.000/dL; ou >10% de desvio a esquerda
> - Sepse – síndrome da resposta inflamatória sistêmica (SRIS) que possui uma fonte microbiana comprovada ou suspeita
> - Choque séptico – sepse com hipotensão que não responde à ressuscitação com fluidos, além de disfunção orgânica ou anormalidades de perfusão, conforme listado para sepse grave
> - Síndrome de disfunção de múltiplos órgãos (MODS) – disfunção de mais de um órgão, requerendo intervenção para homeostase

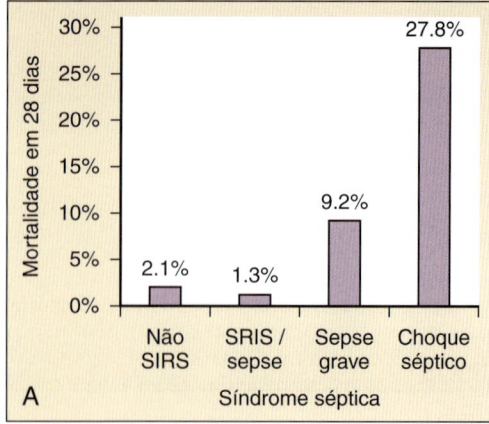

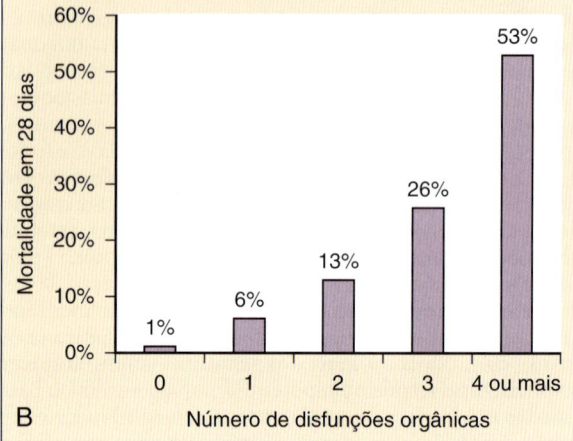

Fig. 130.1. Taxas de mortalidade por síndrome séptica *(A)* e número de disfunções orgânicas *(B)*. SRIS, síndrome de resposta inflamatória sistêmica.

e IL-8. As citocinas anti-inflamatórias primárias são IL-10, IL-6, fator transformador de crescimento β, receptores solúveis TNF e antagonista do receptor de IL-1 (IL-1RA). Se a resposta inflamatória resultante for adequada, a infecção é controlada e eliminada. Se a resposta for deficiente ou excessiva, contudo, uma cascata pior é produzida, levando a (mais uma vez) choque, falência de órgãos e, potencialmente, morte.

A instabilidade no tônus vascular tem se tornado cada vez mais importante na compreensão do mecanismo fisiopatológico da sepse. A vasopressina, também conhecida como hormônio antidiurético, é um hormônio natural essencial para a estabilidade cardiovascular. É produzido como um pró-hormônio no hipotálamo. O hormônio é armazenado na glândula pituitária e liberado em resposta a estressores como dor, hipóxia, hipovolemia e hiperosmolalidade. Na sepse grave, há um breve aumento nos níveis circulantes de vasopressina, seguido por uma supressão prolongada e intensa. Esse padrão de secreção é diferente de outras formas de choque, nas quais os níveis de vasopressina permanecem elevados. A vasopressina provoca inúmeros efeitos fisiológicos, incluindo vasoconstrição da vasculatura sistêmica, osmorregulação e manutenção da normovolemia.

O óxido nítrico (NO) é um gás que desempenha um papel importante no choque séptico, regulando o tônus vascular por um efeito indireto sobre as células da musculatura lisa. O NO também contribui para a adesão de plaquetas, secreção de insulina, neurotransmissão, lesão tecidual e inflamação e citotoxicidade. Sua meia-vida é curta (6 a 10 segundos) e difunde-se facilmente nas células. Embora seus mecanismos de ação não sejam bem compreendidos, parece ser um mediador-chave da sepse. Estudos em animais mostraram que a sintase do óxido nítrico, a enzima que produz o NO, é suprarregulada nos casos de sepse. Acredita-se que a produção aumentada de NO contribua para a profunda vasodilatação manifestada pelos pacientes em choque séptico.

No quadro de ativação inflamatória contínua, os mediadores da sepse continuam a ser produzidos, e a cascata é perpetuada. A menos que seja controlada apropriada e rapidamente, o efeito final é uma sequência de eventos que iniciam-se com disfunção celular e, em última análise, causam danos tecidual, disfunção orgânica, choque e morte.

Disfunção dos Sistema de Órgãos

A disfunção dos órgãos resultante da sepse é um evento central na patogênese da doença. A mortalidade dos pacientes com sepse aumenta à medida que o número de órgãos em falência aumenta (Fig. 130.1A). Em um grande estudo, a taxa de mortalidade foi de 1% para pacientes com sepse sem disfunção orgânica, enquanto as taxas para pacientes com disfunção de um único, dois, três e quatro ou mais órgãos foi de 6%, 13%, 26% e 53%, respectivamente (ver Fig. 130.1B).

Comprometimento Neurológico. Pacientes com sepse podem apresentar comprometimento neurológico manifestado por estado mental alterado e letargia, comumente descrito como encefalopatia séptica. A incidência tem sido relatada como entre 10% e 70%. A taxa de mortalidade em pacientes com encefalopatia séptica é maior do que em pacientes sépticos sem acometimento neurológico significativo. Embora o processo fisiopatológico não tenha sido claramente definido, os fatores contribuintes podem incluir invasão bacteriana direta, endotoxemia, perfusão ou metabolismo cerebral alterados, desarranjos metabólicos, falência múltipla dos órgãos e lesão iatrogênica. Além disso, a função renal ou hepática prejudicada na ausência de falência evidente de órgãos tem se mostrado correlacionada à encefalopatia.

Disfunção Cardiovascular. A disfunção cardiovascular é comum na sepse. A disfunção e a insuficiência cardiovascular surgem da depressão direta do miocárdio e do choque distributivo. Os organismos Gram-negativos, Gram-positivos e mortos podem causar depressão miocárdica. A ação direta dos mediadores tóxicos, bem como a mobilização dos mediadores do hospedeiro da sepse, produzem um choque distributivo. No início da sepse, desenvolve-se um estado hiperdinâmico, caracterizado por aumento do débito cardíaco e diminuição da resistência vascular sistêmica. Embora o débito cardíaco esteja aumentado, é às custas da dilatação ventricular e da diminuição da fração de ejeção (FE). Ressuscitação fluida vigorosa geralmente aumenta a pré-carga e, secundariamente a FE, melhorando, assim, o índice cardíaco, mesmo no final do choque. Grande parte do comprometimento cardiovascular do choque séptico é reversível, e a função cardiovascular normal geralmente retorna dentro de 10 dias.

Envolvimento Pulmonar. Envolvimento do pulmão é frequentemente observado na resposta inflamatória à infecção. Estes efeitos são evidentes, independentemente da infecção primária que causou a sepse. Infiltração inicial com neutrófilos, disfunção do surfactante e edema cedem lugar a infiltração de monócitos e fibrose. São observados significativos shunts direita-esquerda, hipoxemia arterial e hipoxemia intratável. A morbidade resultante é alta e é um desfecho comum para mortes relacionadas à sepse.

A sepse produz um estado altamente catabólico e impõe demandas significativas ao sistema respiratório. Ao mesmo tempo, a resistência das vias aéreas apresenta-se aumentada e a função muscular prejudicada. Independentemente de pneumonia ser a causa da sepse, o desfecho pulmonar comum é o desenvolvimento de síndrome da angústia respiratória aguda (SARA). A SARA é definida clinicamente e correlaciona-se ao achado patológico de dano alveolar difuso. O desenvolvimento da SARA ocorre horas a dias após o desenvolvimento de anormalidades radiográficas. Por causa do dano na membrana alvéolo-capilar, líquido se acumula nos alvéolos. Em vez de ser uma doença difusa, a SARA é um processo heterogêneo que resulta em alvéolos danificados e normais intercalados.

Efeitos Gastrointestinais. O estado de choque causa efeitos deletérios significativos nas cavidades do intestino e das vísceras e seus suprimentos de oxigênio. Um íleo prolongado acompanha a hipoperfusão e persiste além do déficit de perfusão. O fluxo sanguíneo esplâncnico é dependente da pressão arterial média, porque há relativamente pouca autorregulação. Portanto, a disfunção hemodinâmica pode exercer um profundo efeito no metabolismo visceral.

Envolvimento de órgãos sólidos também é comum. Mesmo no hospedeiro previamente normal, elevações nos níveis de aminotransferases e bilirrubina são comuns no início da sepse. O fígado também tem sido envolvido na patogênese da sepse; alguns dos mediadores da sepse são produzidos pelo fígado.

Transtornos Endócrinos. Insuficiência suprarrenal absoluta ou relativa é comum na sepse. Dependendo do equilíbrio das citocinas circulantes, o aumento ou supressão do eixo hipotalâmico-hipofisário é possível. Tanto a IL-1 como a IL-6 ativam o eixo hipotalâmico-hipofisário-suprarrenal. O TNF-α e a corticostatina deprimem a função hipofisária. Outros fatores que podem contribuir para a insuficiência suprarrenal na sepse incluem diminuição do fluxo sanguíneo para o córtex suprarrenal, diminuição da função hipofisária e diminuição da secreção hipofisária de hormônio adrenocorticotrófico devido a estresse grave. Como resultado dessas interações, o mecanismo termorregulador do hipotálamo pode ser redefinido, e flutuações de temperatura podem se desenvolver.

Anormalidades Hematológicas. Sepse causa anomalias em muitas partes do sistema de coagulação. Endotoxina, TNF-α e IL-1 são os principais mediadores. A ativação patológica da via extrínseca (dependente de fator tecidual), proteína C, proteína S e fibrinólise levam ao consumo de fatores essenciais de coagulação, causando CIVD. A ativação da cascata de coagulação produz deposição de fibrina e trombos microvasculares. Se essas deposições não forem corrigidas, elas podem comprometer a perfusão dos órgãos e contribuir para sua falência. A expressão do fator tecidual em monócitos é aumentada. Isto resulta na deposição de fibrina e talvez contribua para o aumento da incidência de falência de múltiplos órgãos devido a trombos microvasculares.

A proteína C foi identificada como um importante modulador da inflamação e coagulação em pacientes com sepse. O comprometimento da via de anticoagulação dependente de proteína C é fundamental para o desenvolvimento das complicações trombóticas da sepse. Em pessoas saudáveis, a proteína C é ativada por uma combinação de trombina e trombomodulina. A ativação da proteína C resulta na regulação negativa de muitas porções da cascata de coagulação, incluindo a liberação do fator tecidual, a inativação dos fatores VIIIa e Va e a estimulação da fibrinólise. É possível que a ativação da proteína C no início da sepse seja prejudicada em função da regulação negativa da trombolulina mediada por citocinas inflamatórias. Como resultado, ocorre coagulopatia de consumo. Isto desencadeia aumento da deposição de fibrina e aumento da regulação da via fibrinolítica, como identificado pelos baixos níveis plasmáticos das proteínas fibrinolíticas e aumento dos produtos de divisão de fibrina. Essa sequência de eventos leva ao consumo de fatores de coagulação e CIVD. Na sepse tardia, o sistema fibrinolítico é suprimido.

Fatores Genéticos

Tem surgido evidências crescentes de que a genética é um fator de risco para o resultado da sepse.[3] Um indivíduo pode conter um conjunto de características individuais ou polimorfismos que podem afetar a forma pela qual ele responde à sepse em geral, ou talvez possa haver diferenças em resposta à terapêutica específica para sepse. Identificar e entender essas diferenças na composição genética de um indivíduo provavelmente levará a abordagens personalizadas de diagnóstico e tratamento. O impacto da genética nas futuras modalidades de tratamento da sepse ainda não está claro, mas a perspectiva de terapia genética personalizada para sepse é um promissor desenvolvimento inicial.

CARACTERÍSTICAS CLÍNICAS

Sinais e Sintomas

A abordagem de um paciente com sepse depende da identificação da presença de uma infecção sistêmica e da localização da fonte inicial da infecção. Isto permite tratamento adequado direcionado para a fonte da infecção. Muitas vezes, a fonte não é facilmente detectada, mas a identificação precoce do estado séptico permite a implementação de antibióticos de amplo espectro.

O paciente séptico pode manifestar sinais de infecção sistêmica por meio de taquicardia, taquipneia, hipertermia ou hipotermia e, em casos graves, hipotensão. Um paciente séptico frequentemente manifestará a pele avermelhada com extremidades quentes e bem perfundidas, secundárias à vasodilatação inicial e ao estado hiperdinâmico. Alternativamente, o paciente gravemente hipoperfundido em estado de choque avançado pode parecer cianótico. Muito cedo na apresentação do paciente, alterações dos sinais vitais como taquicardia e taquipneia podem ser os primeiros indicadores de sepse. Se o paciente estiver em choque, uma avaliação rápida que exclua outras causas, como choque hipovolêmico ou cardiogênico, é essencial para estabelecer o tratamento inicial adequado. Um exame clínico detalhado completo ajudará o emergencista a determinar a causa do estado de choque (ver Capítulo 6). Estes são sinais clássicos; no entanto, esses achados podem não se manifestar em um paciente séptico, e os sinais e sintomas podem ser sutis ou estar ausentes.

Ambas as comorbidades subjacentes e a causa da sepse devem ser consideradas. Fatores de risco como estados imunocomprometidos (por exemplo, síndrome da imunodeficiência adquirida, doença maligna, diabetes, esplenectomia, quimioterapia concomitante), idade avançada, debilitação, ambientes de alto risco para infecções iatrogênicas (por exemplo, hospitalizações por cuidados intensivos, instalações para cuidados prolongados) e múltiplas comorbidades devem ser consideradas.

O sistema respiratório é o sítio mais comum de infecção no paciente séptico. Uma história de tosse produtiva, febre, calafrios, sintomas respiratórios superiores e dor na garganta e no ouvido deve ser investigada. O exame físico também deve incluir uma avaliação detalhada de infecções focais, como amigdalite exsudativa, sinusite, acometimento da membrana timpânica e crepitações ou diminuição do murmúrio na ausculta pulmonar. Além disso, candidíase faríngea deve ser identificada como um potencial marcador de estado imunocomprometido.

O sistema gastrointestinal é o segundo ou terceiro (dependendo do estudo) foco mais comum de sepse. Uma história de dor abdominal, incluindo sua descrição, localização, duração e fatores modificadores, deve ser investigada. Deve-se aprofundar a anamnese, incluindo o tempo da última peristalse intestinal e a presença de náusea, vômito e diarreia. Um exame físico cuidadoso, em busca de sinais de irritação peritoneal, sensibilidade abdominal e sons intestinais hiperativos ou hipoativos é fundamental para identificar a origem da sepse abdominal. Uma atenção especial deve ser dedicada aos achados físicos sugestivos de fontes comuns de infecção ou doença — sinal de Murphy indicando colecistite, dor no ponto de McBurney indicando apendicite, dor no quadrante inferior esquerdo sugerindo diverticulite ou exame retal revelando abscesso retal ou prostatite.

O sistema neurológico é examinado à procura de sinais de meningite, encefalite ou abscesso epidural, incluindo rigidez da nuca, febre e alteração na consciência. A letargia ou estado mental alterado podem indicar doença neurológica primária ou podem resultar em diminuição da perfusão cerebral.

O histórico do trato genitourinário (TGU) deve incluir questionamento sobre a presença de dor no flanco, disúria, poliúria, corrimento, colocação de cateter de Foley e manipulação geniturinária. No entanto, é preciso lembrar também que a infecção do TGU é uma fonte comum de infecção em pacientes idosos e é um agressor comum em pacientes com sintomas inespecíficos. A história sexual deve avaliar o risco para doenças sexualmente transmissíveis. O exame genital pode revelar úlceras, secreções, lesões penianas ou vulvares, ou a induração característica da gangrena de Fournier. O exame retal pode revelar dor e sensibilidade na próstata, compatível com prostatite. O colo do útero avermelhado e friável, secreção ou sensibilidade ao movimento do colo é consistente com doença sexualmente transmissível. A sensibilidade anexial em uma mulher de aparência toxêmica pode representar abscesso tubo-ovariano. Além disso, o exame pélvico em mulheres também deve incluir uma inspeção para garantir que não haja tampões ou absorvente internos retidos que possam servir como fonte para a síndrome do choque tóxico.

A história musculoesquelética inclui a presença de quaisquer sintomas localizados em determinada articulação. Vermelhidão, edema e calor sobre a articulação, especialmente se houver diminuição da amplitude de movimento, podem ser sinais de artrite séptica, e a artrocentese pode ser necessária. A pele deve ser examinada em busca de evidências de celulite, abscesso, ferida infectada ou lesão traumática. Lesões profundas, corpos estranhos e fasciíte podem ser difíceis de identificar clinicamente. O emergencista deve procurar por crepitação, bolhas ou edema da pele que ultrapasse áreas de eritema e possam indicar a presença de um organismo agressivo, formador de gás. Dor na coluna e febre podem ser sinais de abscesso epidural. Linfadenopatia local, edema e estrias também devem ser notados como sinais de uma infecção avançada. Petéquias e púrpura podem representar uma infecção por *Neisseria meningitidis* ou CIVD1. Eritrodermia generalizada e erupção cutânea podem representar exotoxina de patógenos, como *Staphylococcus aureus* e *Streptococcus pyogenes*.

Uma história de febre ou calafrios associada ao quadro de abuso de drogas injetáveis, valva cardíaca artificial ou prolapso da valva mitral deve aumentar a suspeita de endocardite. O emergencista deve suspeitar de endocardite na presença de sopro ou outros estigmas da endocardite (por exemplo, hemorragias em estilhaço, manchas de Roth, lesões de Janeway).

Os médicos de emergência devem identificar a gravidade da doença em pacientes com infecção e iniciar a ressuscitação precoce para aqueles com potencial piora aguda. Embora um paciente possa atender aos critérios da SRIS, este, por si só, apresenta baixo valor preditivo na determinação da gravidade da doença e no risco de morte. Existem muitos sistemas de pontuação que foram desenvolvidos para estratificar o risco de gravidade da doença. A maioria dos sistemas de pontuação não é clinicamente relevante e não é usado rotineiramente. O escore Mortality in Emergency Department Sepsis (MEDS) é um dos métodos propostos para o risco de estratificação dos pacientes no DE apresentando sepse.[4] A regra de predição do MEDS atribui valores por pontos para características clínicas específicas (Tabela 130.1). A pontuação total pode ser usada para avaliar o risco de morte. Assim, quanto maior o número de fatores de risco, maior a probabilidade de um paciente morrer durante a hospitalização. Embora normalmente não calculado para todos os pacientes, os elementos do escore podem ser identificados e considerados como sinais de alerta quando estratificam o risco de um paciente.

TABELA 130.1
Regra de Predição de Mortalidade Relacionada a Sepse no Departamento de Emergência (MEDS, *Mortality in Emergency Department Sepsis*)

FATOR DE RISCO	ODDS RATIO PARA MORE	ESCORE DE MEDS TOTAL
Doença terminal (morte dentro de 30 dias)	6,1	6
Taquipneia ou hipóxia	2,7	3
Choque séptico	2,7	3
Contagem de plaquetas <150.000/mm³	2,5	3
Desvio a esquerda > 5%	2,3	3
Idade > 65 anos	2,2	3
Pneumonia	1,9	2
Residente em casa de repouso	1,9	2
Estado mental alterado	1,6	2

RISCO DE MORTE	PONTUAÇÃO TOTAL MEDS (% DE MORTE POR SEPSE)
Muito baixo	0–4 (1,1%)
Baixo	5–7 (4,4%)
Moderado	8–12 (9,3%)
Alto	13–15 (16,1%)
Muito alto	> 15 (39%)

CONSIDERAÇÕES DIAGNÓSTICAS

Diagnósticos Diferenciais

As síndromes sépticas representam um espectro de doenças e apresentações clínicas. Muitas vezes, fontes não infecciosas podem causar uma síndrome que mimetizam a sepse[5]; assim, deve-se ter em mente uma ampla gama de diagnósticos diferenciais ao abordar esses pacientes (Quadro 130.2). Uma história detalhada e exame físico são os primeiros passos para estreitar o diagnóstico diferencial e identificar a fonte correta.

Teste Diagnóstico

Exames para diagnóstico são usados para identificar o tipo e a localização da infecção e definir sua extensão e gravidade para auxiliar o estabelecimento do tratamento. Como resultado, a abordagem diagnóstica deve ser adaptada ao paciente em particular.

Testes Laboratoriais

Hematologia. A contagem de leucócitos pode ser um indicador de inflamação e ativação da cascata inflamatória. A leucocitose está associada à infecção e está incorporada na definição consensual de sepse; no entanto, muitas vezes é um achado insensível e inespecífico, o que limita seu valor no DE. O paciente neutropênico febril demonstrou estar sob maior risco de infecção grave. Assim, uma contagem de neutrófilos inferior a 500 células/mm³ deve

> **QUADRO 130.2**
>
> ### Diagnóstico Diferencial para Sepse e Choque Séptico
>
> **SEPSE**
> Desidratação
> Síndrome do desconforto respiratório agudo
> Anemia
> Isquemia
> Hipóxia
> Insuficiência cardíaca congestiva
> Vasculite
> Toxicológico
>   envenenamento
>   Overdose
>   Induzida por fármacos
> Síndrome maligna neuroléptica
> Pancreatite
> Lesão hipotalâmica
> Coagulação intravascular disseminada
> Anafilaxia
> Metabólico
> Hipertireoidismo
> Cetoacidose diabética
>   Disfunção suprarrenal
>   Ambiental
>   Queimadura
> Exaustão pelo calor ou insolação
>   Trauma
>   Perda de sangue
> Contusão cardíaca
>
> **CHOQUE SÉPTICO**
> Choque hipovolêmico
> Perda sanguínea aguda
> Desidratação grave
> Choque cardiogênico
> Embolia pulmonar
> Infarto do miocárdio
> Tamponamento pericárdico
> Pneumotórax hipertensivo
> Choque vasogênico
> Anafilaxia
> Paralisia

atentar a consideração de internação, isolamento e administração de antibióticos intravenosos (IV) empíricos na maioria dos pacientes de quimioterapia. Um desvio a esquerda (desvio ≥5% – 10% num esfregaço de sangue periférico) representa a liberação de células imaturas da medula óssea e pode ser um sinal de infecção e inflamação. Assim como o leucograma é um indicador imperfeito de infecção. A ausência de leucocitose ou desvio a esquerda não impede a possibilidade de sepse grave, e sua presença também não a confirma. Os níveis de hemoglobina e hematócrito devem ser determinados para garantir a oxigenação adequada no choque. As plaquetas são um reagente de fase aguda e podem estar elevadas na presença de infecção. Por outro lado, a baixa contagem de plaquetas pode ser observada em pacientes com sepse e choque séptico. Trombocitopenia, tempo de protrombina elevado, tempo de tromboplastina parcial ativada elevada, diminuição do fibrinogênio e aumento dos produtos de divisão de fibrina estão associados a CIVD e à síndrome de sepse grave.

Bioquímica Sanguínea. Desequilíbrios eletrolíticos devem ser identificados e corrigidos. Um baixo nível de bicarbonato sugere acidose e perfusão inadequada. Uma acidose com anion gap aumentado no contexto de sepse comumente representa acidose láctica ou cetoacidose diabética, mas outras causas precisam ser descartadas. A concentração sérica elevada de creatinina ou taxa de filtração glomerular diminuída indica disfunção ou insuficiência renal, que, se causada primeiramente por sepse, indica insuficiência orgânica e pior prognóstico. Os níveis de cálcio, magnésio e fósforo devem ser avaliados. O nível elevado de lactato está diretamente associado a perfusão inadequada, choque e pior prognóstico. Um estudo descreveu progressão na taxa de mortalidade à medida que há elevação do nível de lactato venoso — o nível de lactato de 0 a 2,5 mg/dL foi associado a taxa de mortalidade de 5%, nível de 2,5 a 4,0 mg/dL, 9% de mortalidade, e nível maior que 4 mg/dL, 28% de mortalidade. A avaliação da gasometria arterial pode ser útil na identificação e classificação de distúrbios ácido-básicos. Acidose metabólica sugere perfusão tecidual inadequada. Testes de função hepática podem ser usados para identificar insuficiência hepática ou disfunção. O nível elevado de bilirrubina pode sugerir a vesícula biliar como causa de sepse. O nível elevado de lipase pode representar pancreatite como causa de SRIS.

Microbiologia. Amostras de sangue, escarro, urina, líquido cerebrospinal e outras amostras de tecidos para cultura são importantes para a orientação do tratamento. Embora os resultados da cultura não sejam úteis no manejo inicial, as amostras para cultura devem ser obtidas antes ou logo após a administração de antibióticos no paciente com síndrome séptica. O início da antibioticoterapia não deve ser adiado significativamente enquanto se aguarda a obtenção de amostras da cultura. Estudos sugeriram que o rendimento das hemoculturas iniciais é baixo (5% a 10%), mas isso provavelmente é um artefato associado à falta de diretrizes discriminatórias confiáveis para obtenção de amostras de hemoculturas no DE. Entre os pacientes clinicamente com sepse, apenas 30% a 40% dos pacientes apresentarão culturas positivas. Os resultados dos testes microbiológicos iniciais, incluindo coloração de Gram sempre que possível, ajudarão a guiar o tratamento antibiótico subsequente. A terapia empírica inicial deve ser de amplo espectro para permitir o tratamento precoce de todos os organismos prováveis.

Procedimentos Especiais

Acreditamos que variação de pressão venosa central (PVC) é útil para orientar a ressuscitação por fluidos nos pacientes com sepse. Embora as medidas PVC não se correlacionem bem com a responsividade ao volume, a baixa PVC geralmente indica a necessidade de reposição contínua de fluidos. O uso de acessos arteriais e cateteres de Swan-Ganz pode ser úteis no manejo da sepse, mas eles raramente estão disponíveis no DE. Quando disponíveis, os acessos arteriais podem ser úteis para o monitoramento cuidadoso de pacientes hipotensos, especialmente quando um ou mais vasopressores estão sendo titulados para manter a pressão arterial adequada. Os cateteres de Swan-Ganz são raramente usados no manejo da sepse no DE, embora as medidas fisiológicas possam ser úteis na identificação da causa do choque e do fluido guia e da terapia inotrópica. Baixa resistência vascular sistêmica e alto débito cardíaco geralmente estão associados à sepse, embora isso possa variar com o estágio do choque e com o paciente individualmente. A ciência e a tecnologia do monitoramento do débito cardíaco não invasivo ou minimamente invasivo têm evoluído e, quando disponíveis, podem ajudar a orientar a administração de fluidos avaliando o débito cardíaco isoladamente ou em conjunto com prova volêmica ou abordagem por elevação passiva da perna.

Radiologia

Estudos de imagem geralmente são usados para identificar a fonte de infecção. Uma radiografia do tórax deve ser solicitada para pacientes com suspeita de síndrome séptica, procurando não apenas um infiltrado focal que possa representar pneumonia, mas também infiltrados algodonosos difusos indicativos de SARA. As alterações fisiopatológicas da SARA são frequentemente iniciadas, até 24 horas após a identificação radiográfica. Uma radiografia torácica em posição ortostática deve ser solicitada para investigar suspeita de perfuração intestinal para detectar ar livre sob o diafragma. A presença de pneumomediastino é sugestiva de perfuração esofágica e mediastinite atual ou iminente.

Podem ser realizadas radiografias de regiões de áreas infectadas, procurando ar nos tecidos moles associados a infecção necrotisante ou formadora de gás, embora radiografias simples não sejam sensíveis para infecção tecidual. Espessamento periosteal ou erosão óssea podem ser observados nas radiografias de pacientes com osteomielite; uma densitometria óssea pode ser diagnóstica. A tomografia computadorizada (TC) de infecções superficiais pode ser mais útil para quantificar melhor a extensão da infecção e identificar abscessos que não são facilmente detectados no exame físico. A TC do abdome e da pelve pode identificar lesões patológicas abdominais ou pélvicas, desde que não haja indicação clínica clara para intervenção cirúrgica imediata. Doenças suspeitas, como diverticulite, apendicite, pancreatite necrotisante, microperfuração do estômago ou intestino, ou formação de abscesso intra-abdominal, podem ser melhor diagnosticadas por TC. A TC de crânio pode identificar êmbolos sépticos de endocardite ou aumento da pressão intracraniana de uma massa e deve ser considerada antes de uma punção lombar ser realizada. Um exame ultrassonográfico abdominal pode ser indicado para suspeita de colecistite, e ultrassonografia pélvica pode ser indicada para abscesso tubo-ovariano ou endometrite. Se houver suspeita de endocardite, um estudo ultrassonográfico cardíaco transesofágico pode ser realizado para a detecção de qualquer vegetação valvar. A ressonância magnética (RNM) pode ser útil para identificar infecção de partes moles, como fasciíte necrotisante ou abscesso epidural.

TRATAMENTO

A detecção precoce e o tratamento adequado podem reduzir a mortalidade da sepse. O principal objetivo é a administração oportuna de terapia antimicrobiana apropriada — ou controle de fonte intervencionista, conforme necessário — e a manutenção da adequada oxigenação e perfusão tecidual por meio de ressuscitação titulada. Com a detecção precoce e a ressuscitação volêmica, há evidências crescentes de que a história natural da sepse pode ser alterada. A ressuscitação inicial, incluindo manejo adequado das vias aéreas, acesso IV, oxigênio, antibioticoterapia imediata e apropriada, ressuscitação hídrica e suporte vasopressor, continua sendo a base sobre a qual novos esforços podem ser aplicados.

Sob uma perspectiva histórica, Rivers et al. forneceram evidências convincentes que apoiavam a importância desse conceito quando publicaram um protocolo de atendimento padronizado e oportuno, usado para guiar a ressuscitação na emergência.[6] Esse estudo randomizado, duplo cego, placebo e controlado mostrou uma redução de mortalidade de 16% em pacientes com sepse grave e choque séptico. O protocolo, denominado *early goal-directed therapy* (EGDT), mede metas específicas e usa um algoritmo de reanimação para guiar a ressuscitação. A teoria por trás do protocolo era normalizar a pré-carga e a pressão e evitar a hipóxia tecidual, equilibrando a entrega de oxigênio com o consumo. O uso deste protocolo, que facilitou a reanimação hídrica precoce e mais agressiva por meio do uso de mais fluidos, mais hemoderivados, mais uso de dobutamina e maior grau de normalização da hipóxia tecidual, reduziu a mortalidade no seu centro. As intervenções em conjunto foram provavelmente responsáveis pelos melhores resultados no grupo de intervenção.

Os princípios da EGDT, bem como os esforços, como a *Surviving Sepsis Campaign*, ajudaram a ressaltar a importância da identificação precoce e da reanimação oportuna. No entanto, até 2014, as evidências em apoio ao protocolo formal do EGDT eram apenas na forma do teste original de um único centro e dos esforços observacionais subsequentes. Mais recentemente, os estudos ProCESS, ProMISE e ARISE foram todos grandes estudos multicêntricos que procuraram validar o protocolo EGDT.[7-9] Cada um dos estudos não mostrou benefício em relação à mortalidade quando da aplicação da EGDT em comparação com as medidas usuais de reanimação; assim, embora o protocolo EGDT seja uma estratégia a considerar, não é uma abordagem superior de acordo com uma perspectiva baseada em evidências. No entanto, é importante ressaltar que os grupos de cuidados habituais nesses testes mais recentes foram identificados precocemente, receberam antibióticos e receberam uma quantidade generosa de fluidos (em média, ≈40 a 60 mL/kg nas primeiras 6 horas nos ensaios), apoiando o princípio de que a identificação precoce de sepse, antibióticos precoces e reanimação cuidadosamente titulada devem permanecer como um alicerce central.

Suporte Respiratório

O estado mental alterado é comum em pacientes em choque séptico, e eles podem exigir rápida proteção das vias aéreas. Como os pacientes que manifestam insuficiência respiratória iminente usam uma quantidade desproporcionalmente grande de energia para os músculos da respiração, a melhora na oferta de oxigênio para outros órgãos é alcançada por ventilação mecânica, sedação e paralisia neuromuscular. Embora não existam diretrizes claras de intubação, a hipercapnia, a hipoxemia persistente, o comprometimento das vias aéreas e a acidose profunda são indicadores válidos para a intubação.

Além da proteção das vias aéreas, a intubação e o suporte ventilatório mecânico fornecem ventilação com pressão positiva. O padrão de lesão na SARA é tal que o parênquima pulmonar normal apresenta-se adjacente ao tecido afetado. Portanto, pressões aumentadas das vias aéreas são necessárias para manter a oferta normal de oxigênio. As recomendações atuais são para manter as pressões transalveolares (medidas como pressões de platô) abaixo de 35 cmH$_2$O, porque a pressão elevada está associada à lesão pulmonar induzida pelo ventilador. A manutenção de uma pressão transalveolar relativamente baixa com o aumento da pressão expiratória final é um meio eficaz de aumentar a oferta de oxigênio arterial. O estudo ARDSNet estabeleceu o benefício de baixos volumes correntes (6 mL/kg) em pacientes em ventilação mecânica com lesão pulmonar aguda para evitar danos pulmonares iatrogênicos.

Suporte Cardiovascular

Reanimação Hídrica

Pacientes com sepse geralmente necessitam de hidratação IV para manter a perfusão adequada. As principais razões para esta hipovolemia intravascular são venodilatação e extravasamento capilar difuso. A terapia inicial para adultos com choque séptico geralmente deve ser de até 2 L de cristaloides isotônicos. Até 6 a 10 litros de cristaloides podem ser necessários nas primeiras 24 horas. A reposição hídrica deve ser titulada de acordo com parâmetros clínicos, como frequência cardíaca, pressão arterial, alteração do estado mental, tempo de enchimento capilar, pele fria e débito urinário adequado (0,5 a 1 mL/kg/h). Solução salina (0,9%) e solução de Ringer com lactato são igualmente eficazes e não agravam a acidose láctica. Os coloides são tão eficazes quanto os cristaloides, mas são mais caros e menos disponíveis. Deve-se estar vigilante para observar a sobrecarga de fluidos em pacientes predispostos, como adultos idosos, portadores de insuficiência cardíaca congestiva (ICC) e FE com comprometimento conhecido, ou aqueles com comprometimento renal; esses pacientes não são impedidos de realizar reanimação hídrica como descrito acima. Esforços para identificar formas de medir a perfusão regional de forma mais direta, como a medição direta do fluxo sanguíneo esplâncnico, têm sido propostos. Mesmo na ausência de hipóxia global e perfusão tecidual prejudicada, há evidências de que existe hipoperfusão e isquemia regional.

Terapia com Fármaco Vasoativo

Se a reanimação hídrica adequada falhou, pode ser necessário apoio vasopressor (Tabela 130.2). Somente em casos de hipotensão profunda, os vasopressores devem ser iniciados antes que a rea-

TABELA 130.2
Dosagem da Terapia Vasoativa

FÁRMACO	DOSAGEM
Dobutamina	5–15 µg/kg/min
Dopamina	2–20 µg/kg/min
Epinefrina	5–20 µg/min
Norepinefrina	5–20 µg/min
Fenilefrina	2–20 µg/min

nimação hídrica adequada tenha sido iniciada. O uso da pressão arterial média, isoladamente, como um indicador da eficácia global da intervenção terapêutica nem sempre é útil. A pressão arterial média de 65 mmHg tem sido recomendada em pacientes adultos saudáveis, normovolêmicos, mas deve ser correlacionada a outros indicadores de perfusão adequada, como estado mental e débito urinário. Pacientes com hipertensão previamente descontrolada podem necessitar de uma pressão arterial média de 75 mmHg ou até mais.

As diretrizes da *Campanha Surviving Sepsis* de 2012 descreveram recomendações consensuais para o tratamento do choque séptico.[10] A reanimação hídrica continua a ser a opção fundamental de tratamento e deve ser o tratamento inicial. A noradrenalina deve ser usada como o vasopressor inicial, com a adição de epinefrina ou vasopressina à norepinefrina como adjuvante. A vasopressina sozinha tem se mostrado ineficaz em comparação à norepinefrina no tratamento inicial do choque séptico refratário. A dobutamina deve ser usada como agente inotrópico primário se a disfunção miocárdica for evidente. Após um período inicial de estabilização, os vasopressores devem ser titulados (para baixo), conforme tolerado; no entanto, a duração desse período de estabilização é variável e pode ser de horas a dias.

Norepinefrina. A norepinefrina é um agonista α e β misto com atividade β2 mínima e funciona principalmente para aumentar o débito cardíaco e a resistência vascular sistêmica. Em um grande estudo que examinou pacientes em choque por múltiplas causas, a noradrenalina demonstrou menos eventos adversos (particularmente arritmias) em comparação à dopamina, que apresentou maior taxa de mortalidade em pacientes com choque cardiogênico.[11] Em outra meta-análise, a noradrenalina demonstrou ser superior à dopamina tanto na mortalidade hospitalar quanto na de 28 dias pós-alta.[12]

Em comparação com a dopamina em pacientes sépticos, a norepinefrina aumenta a filtração glomerular e o débito urinário igualmente bem. É um componente importante da terapia para choque séptico como único vasopressor ou em conjunto com outros vasopressores. As doses recomendadas são de 8 a 12 µg/min.

Dopamina. A dopamina também é frequentemente usada no choque séptico que não responde à expansão do volume adequada. A dopamina é o precursor imediato da norepinefrina e epinefrina. É principalmente um agonista α, β1 e dopaminérgico. Embora doses baixas sozinhas não sejam eficazes, elas podem ser eficazes quando combinadas a outros agentes. A chamada dose renal de dopamina não demonstrou reduzir a mortalidade ou diminuir a dependência de diálise e não deve ser usada. Doses superiores a 20 µg/kg/min podem produzir vasoconstrição significativa. Taquicardia persistente, diminuição da pressão parcial arterial de oxigênio e aumento da pressão de oclusão da artéria pulmonar são efeitos colaterais comuns do uso de dopamina.

Fenilefrina. A fenilefrina é um agonista α1 seletivo, que aumenta a resistência vascular sistêmica sem alterações significativas no débito cardíaco. Pode desencadear bradicardia ou supressão reflexa do débito cardíaco. Um pequeno estudo mostrou que a fenilefrina é eficaz na restauração da perfusão em pacientes em choque séptico refratário à dopamina ou à dobutamina. Outro pequeno estudo demonstrou que a fenilefrina é menos eficaz do que a norepinefrina no tratamento da hipotensão em pacientes sépticos; no entanto, não houve diferença em outros parâmetros hemodinâmicos medidos, incluindo a oxigenação. A fenilefrina não prejudica a função cardíaca e renal e pode ser uma boa escolha quando uma taquiarritmia significativa limita o uso de outros agentes.

Epinefrina. A epinefrina é um potente agonista α e β misto. A infusão de epinefrina também está associada ao aumento do consumo de oxigênio, aumento das concentrações sistêmicas de lactato e diminuição do fluxo sanguíneo esplâncnico. O aumento do nível de lactato é de curto prazo, e não há evidências sobre seus efeitos em longo prazo. Por conta de todos os possíveis efeitos adversos da epinefrina, atualmente é recomendado apenas para aqueles pacientes que não respondem a outros vasopressores. Os efeitos adversos podem incluir vasoespasmo periférico e uma redução crítica na perfusão de extremidades, levando à gangrena.

Vasopressina. A vasopressina é um peptídeo natural sintetizado como um pró-hormônio no hipotálamo. Nos estados de choque séptico, há um surto inicial de vasopressina seguido por uma queda profunda nos níveis circulantes de vasopressina. Esta é a base para o uso de vasopressina como terapia adjunta para pacientes com sepse grave. A vasopressina não deve ser usada como única terapia inicial para o choque séptico refratário. Em um estudo randomizado bem planejado, os pesquisadores não demonstraram mudanças na mortalidade para pacientes com sepse grave quando a vasopressina foi adicionada aos vasopressores de catecolaminas.

Dobutamina. A dobutamina é um agonista α e β misto. Nas gamas de dosagem de 2 a 28 µg/kg/min, o débito cardíaco é aumentado à custa da frequência cardíaca. Além disso, a diminuição do fluxo sanguíneo esplâncnico é comum. A dobutamina deve ser usada em pacientes com débito cardíaco reduzido e hipoperfusão persistente, apesar da expansão de volume adequada e do uso de outros agentes vasopressores. Em pacientes submetidos à terapia formal, dirigida por objetivos e precoce, quando a pré-carga, a pressão de perfusão e a capacidade de transporte de oxigênio foram normalizadas e um baixo $Scvo_2$ persiste, a dobutamina é usada para aumentar o débito cardíaco e o suprimento de oxigênio. Um estudo sugeriu que a sobrevida na sepse está associada ao aumento do volume sistólico do paciente em resposta à dobutamina.

Bicarbonato

Antigamente, a suplementação de bicarbonato era o tratamento padrão para pacientes com acidose láctica presumida. O consenso atual é de que a suplementação deve ficar reservada para pacientes com acidemia grave (pH <7,0-7,2), porque pode haver uma diminuição paradoxal do pH intracelular como resultado da difusão de dióxido de carbono solúvel através da membrana celular. Alternativamente, a hiperventilação tem sido sugerida para ajudar a aumentar o pH sistêmico.

Antibióticos

A antibioticoterapia precoce deve ter como alvo o foco da infecção, se conhecida. Se a condição do paciente permitir, amostras de cultura apropriadas devem ser obtidas antes da administração de antibióticos de amplo espectro (Tabela 130.3). Condições cirurgicamente corrigíveis, como abscessos intra-abdominais, perfurações viscerais, produtos retidos da concepção ou corpo estranho retido (por exemplo, um tampão), devem ser tratados concomitantemente. Antibióticos devem ser administrados o mais rápido possível em pacientes com infecções graves. Embora alguns estudos observacionais e referências nacionais tenham indicado a administração de antibióticos dentro de um período predefinido de 3 horas a partir da apresentação do DE, uma meta-análise abrangente não alcançou dados que apoiassem uma associação entre antibióticos

TABELA 130.3
Sugestão de Administração Antibiótica Empírica[a]

INFECÇÃO	FATORES DE MODIFICAÇÃO	ANTIBIÓTICO
Sepse, fonte desconhecida	Imunocompetente	Cefalosporina antipseudomonas *mais* aminoglicosídeo *ou* fluoroquinolona, ou penicilina antipseudomonas *mais* aminoglicosídeo ou fluoroquinolona, *ou* carbapenem *mais* aminoglicosídeo ou fluoroquinolona
	Infecção anaeróbica	Adicionar metronidazol ou clindamicina ao regime acima.
	Staphylococcus aureus resistente à meticilina (MRSA)	Adicionar vancomicina ao regime acima.
	Neutropenia	Penicilina antipseudomona *mais* aminoglicosídeo ou fluoroquinolona, ou carbapenem mais aminoglicosídeo ou floroquinolona
	Infecção pelo HIV	Cefotaxima ou ceftriaxona
	Esplenectomia	Ticarcilina-clavulanato *mais* tobramicina
Pneumonia	Imunocompetente	Cefalosporina de segunda ou terceira geração *mais* segunda geração de macrolídeo ou fluoroquinolona
	Suspeita de *Legionella*	Azitromicina, fluoroquinolona ou alta dose de eritromicina
Infecção abdominal	Imunocompetente	Ampicilina *mais* aminoglicosídeo *mais* metronidazol
	Suspeita de organismo multirresistente	Ticarcilina-clavulanato ou carbapenem ou piperacilina-tazobactam *mais* aminoglicosídeo
	Trato urinário	Fluoroquinolona, ou cefalosporina de terceira geração, ou ampicilina *mais* aminoglicosídeo
Celulite	Fasciíte necrosante	Cefazolina ou nafcilina
	Possibilidade de MRSA	Vancomicina
	Fasciíte necrosante (drenagem cirúrgica)	Ampicilina-sulbactam ou ticarcilina-clavulanato ou piperacilina *mais* aminoglicosídeos *mais* clindamicina, ou carbapenêmicos
Infecção por cateter intravenoso (remover cateter)	Adquirido ambulatorial	Cefalosporina de terceira geração
	Suspeita de MRSA	Adicionar vancomicina
	Suspeita de infecção fúngica	Anfotericina B
Infecção cerebroespinal	Imunocompetente	Ceftriaxona *mais* vancomicina
	Idoso ou paciente imunocomprometido	Adicionar ampicilina
Abuso de drogas injetáveis	Sem suspeita de MRSA	Nafcilina *mais* aminoglicosídeo
	Suspeita de MRSA	Vancomicina *mais* aminoglicosídeo

[a]Identificação microbiológica do organismo e sensibilidade pendente.

administrados após 3 horas e alteração da taxa de mortalidade.[13] Assim, os antibióticos precoces são importantes, mas seu momento exato permanece indefinido.

Na ausência de uma fonte óbvia de infecção, recomenda-se o uso de antibióticos de amplo espectro. O agente específico depende de muitas variáveis, incluindo preferência institucional e padrões locais de resistência. Como os resultados das culturas se tornam disponíveis, a terapia deve ser modificada. Não há consenso sobre a necessidade de cobertura dupla ou tripla de antibióticos para determinados organismos, embora seja uma prática comum a dupla cobertura de organismos virulentos, como *Pseudomonas aeruginosa*, bem como áreas comumente infectadas por múltiplos organismos, como o peritônio. Com o aumento das taxas de organismos resistentes à meticilina, combinações que incluem opções de não penicilina podem ser justificadas.

Terapia com Esteroides

Já se passaram quase 40 anos desde o primeiro tratamento para bloquear a inflamação na sepse. Como a sepse envolve uma resposta inflamatória sistêmica, os corticosteroides são uma modalidade lógica de tratamento como agentes anti-inflamatórios. Os médicos trabalham há décadas para provar ou refutar seu valor. Esteroides parecem ser mais eficazes na redução da quantidade de tempo que os pacientes passam em estado hipotensivo, mas aumentam a taxa de infecção secundária, contribuindo para um efeito nulo global. Neste momento, acreditamos que o papel da terapia com esteroides na sepse permanece controverso e recomendamos seu uso em pacientes em uso crônico de corticoterapia quando há insuficiência cardiovascular refratária, apesar da terapia de apoio máxima e terapia de reposição.

ENCAMINHAMENTO

Uma vez concluído o manejo no DE, os pacientes considerados como tendo risco mais alto devem ser hospitalizados no setor considerado mais adequado de acordo com a gravidade da condição apresentada. Por exemplo, pacientes que permanecem hipotensos, em uso de vasopressores, instáveis e necessitam de monitoramento mais frequente, a unidade de terapia intensiva pode ser o setor mais adequado. Pacientes que estejam mais estáveis, mas ainda necessitam de monitoramento e, talvez, terapia IV, podem ser hospitalizados na enfermaria do hospital. Finalmente, em certos casos, os pacientes que inicialmente preenchem os critérios de sepse, mas que não estão gravemente doentes (por exemplo, pacientes jovens com faringite) podem ser receber alta hospitalar.

CONCEITOS-CHAVE

- Sepse é a progressão da doença em virtude da cascata inflamatória desregulada, que causa disfunção orgânica e comprometimento circulatório em casos graves.
- A sepse é sutil e muitas vezes difícil de detectar, portanto, o emergencista deve manter um alto índice de suspeita ao avaliar os pacientes no DE.
- Idosos, pacientes imunocomprometidos e neutropênicos e pacientes com múltiplas comorbidades apresentam risco mais alto de desenvolver síndromes sépticas.
- Um histórico completo e exame físico devem guiar a avaliação diagnóstica.
- O tratamento inicial deve se concentrar na identificação adequada da causa e do quadro, melhora da perfusão tecidual (através da administração de fluidos e vasopressores), melhora da oxigenação tecidual (através da administração de oxigênio e ventilação com pressão positiva), administração de antibióticos e identificação precoce de infecções cujo manejo cirúrgico é necessário.
- A administração imediata de antibióticos é essencial e deve basear-se na fonte suspeita de infecção.

As referências para este capítulo podem ser encontradas on-line no website Expert Consult associado à obra.

PARTE IV

Ambiente e Toxicologia

SEÇÃO UM
Ambiente

CAPÍTULO 131

Frostbite and Nonfreezing Cold Injuries

Ken Zafren | Daniel F. Danzl

Conteúdo disponível on-line em inglês.

CAPÍTULO 132
Accidental Hypothermia

Ken Zafren | Daniel F. Danzl

Conteúdo disponível on-line em inglês.

CAPÍTULO 133
Heat Illness

Melissa Platt | Timothy G. Price

Conteúdo disponível on-line em inglês.

CAPÍTULO 134
Lightning and Electrical Injuries

Kelly P. O'Keefe | *Rachel Semmons*

Conteúdo disponível on-line em inglês.

CAPÍTULO 135
Scuba Diving and Dysbarism

Richard L. Byyny | *Lee W. Shockley*

Conteúdo disponível on-line em inglês.

CAPÍTULO 136
High-Altitude Medicine

N. Stuart Harris

Conteúdo disponível on-line em inglês.

CAPÍTULO 137
Drowning
David B. Richards

Conteúdo disponível on-line em inglês.

CAPÍTULO 138
Radiation Injuries

Daniel Hryhorczuk | *Jillian L. Theobald*

Conteúdo disponível on-line em inglês.

SEÇÃO DOIS
Toxicologia

CAPÍTULO 139

Abordagem do Paciente Intoxicado

Timothy J. Meehan

PRINCÍPIOS DA TOXICIDADE

A maioria dos pacientes intoxicados atendidos no departamento de emergência (DE) são adultos com overdose intencional por drogas orais. Outros cenários clínicos comuns incluem a intoxicação acidental em crianças, que representam a maioria das chamadas para os centros regionais de controle de intoxicação.[1] Drogas de abuso ilícitas; intoxicação crônica a partir de agentes farmacêuticos supraterapêuticos; exposições químicas ambientais, industriais e agrícolas; intoxicação; e interações medicamentosas são outras causas de intoxicação. No DE, é importante avaliar e reconhecer cenários onde pode haver toxicidade imediata ou retardada, bem como iniciar a descontaminação, aumentar a eliminação das drogas e realizar estratégias mais focadas com antídotos, quando indicado.

No que diz respeito a um paciente específico com uma ingestão característica, pontos essenciais na história incluem: o próprio agente, a via de exposição, a quantidade ingerida, possível coingestão e o momento da exposição. Ter ciência desses fatos pode ajudar a realizar uma determinação a respeito do curso esperado dos cuidados no DE e ajudar a mobilizar recursos.

CARACTERÍSTICAS CLÍNICAS

Histórico Toxicológico e Exame Físico

Muitas vezes, o paciente intoxicado pode estar alterado ou torporoso, ou não cooperativo com o examinador. Isso limita a história ao que pode ser obtido a partir de testemunhas, como socorristas ou familiares, e a informação gerada pelo exame físico se restringe às funções sobre as quais o paciente não possui controle consciente.

As informações sobre o histórico devem ser retiradas de todas as fontes disponíveis.[2] Um membro da família ou amigo pode oferecer uma visão das circunstâncias por trás da exposição do paciente (p.ex., intencional ou acidental). Informações em relação a quais medicamentos ou substâncias estavam disponíveis para o paciente, e a hora da ingestão também são importantes. Os socorristas rotineiramente trarão todos os frascos de medicamentos presentes na cena — não apenas os medicamentos prescritos para o paciente ou com relato de ingesta. Um paciente tentando suicídio pode enganar intencionalmente a equipe do DE, ou os medicamentos podem ter sido armazenados em recipientes mal identificados. Outras fontes de informações potencialmente úteis incluem registros estatais de substâncias controladas, registros de farmácia e prontuários médicos anteriores. O acesso ao histórico de mensagens de texto do paciente também pode ser útil se o paciente ou o responsável concordarem com isso.

Em exposições químicas domiciliares ou no local de trabalho, evite a exposição a outras pessoas no DE. A identificação adequada da substância é importante para iniciar os cuidados e obter informações de segurança do produto, como, por exemplo, uma Ficha de Dados de Segurança do Material. Assim sendo, pode-se considerar tirar uma foto do rótulo, incluindo qualquer número químico preciso; se uma substância é trazida para o DE, então tome as medidas adequadas para evitar uma maior exposição, como a vedação em um recipiente hermético.[3,4]

Os pacientes intoxicados frequentemente não estão dispostos ou são incapazes de colaborar com um exame físico participativo. O exame físico toxicológico, portanto, se baseia em dados observacionais que não necessitam de cooperação para serem obtidos. Muitos agentes ingeridos podem causar alteração do pulso e da frequência respiratória, bem como na pressão arterial.[2] Assim, o registro rápido e preciso dos sinais vitais do paciente, incluindo a temperatura retal e oximetria de pulso, deve ser realizado e repetido em intervalos apropriados. O nível de consciência, tamanho pupilar e presença ou ausência de atividade convulsiva podem sugerir um agente em particular (Quadros 139.1 e 139.2). O exame da pele e das membranas mucosas, com especial atenção para a coloração e o grau de umidade, pode sugerir a intoxicação por algum entre vários agentes (Quadro 139.3); também pode revelar evidências de abuso de drogas injetáveis, como "track marks" ou ulcerações de *skin popping*.[5] Um exame neurológico cuidadoso com foco na intensidade do tônus muscular, clônus ou hiperreflexia pode auxiliar no diagnóstico da síndrome serotoninérgica ou síndrome neuroléptica maligna (SNM).[6] Por fim, certos agentes intoxicantes podem ter odores particulares associados a eles; a presença de tal odor deve alertar o médico para a possibilidade de intoxicação por um desses agentes (Tabela 139.1). No entanto, a ausência de um cheiro característico não tem acurácia suficiente para a exclusão de uma intoxicação.

Toxíndromes

As toxíndromes são conjuntos de sinais e sintomas baseados em processos autonômicos e neuroquímicos que podem sugerir uma classe particular de exposição e direcionar o manejo e o tratamento.[6] As cinco entidades tradicionalmente descritas incluem as toxíndromes simpatomiméticas, anticolinérgicas, colinérgicas, sedativas/hipnóticas e opioides. Além disso, a síndrome serotoninérgica e a SNM foram bem descritas.

Simpatomimética

Esta toxíndrome é definida por um estado de excesso simpatomimético, tipicamente causando os efeitos esperados da reação de "luta ou fuga". Os pacientes estão frequentemente alterados e podem estar delirantes — especialmente com a ingestão de derivados das anfetaminas, como a *N*-metil-3,4-metilenodioxianfetamina (MDMA).[7] Os sinais vitais estão tipicamente elevados e apresentam hipertensão, taquicardia e taquipneia. Eles também podem estar hipertérmicos como consequência da elevação da taxa metabólica. A midríase e a

QUADRO 139.1

Agentes que Afetam o Tamanho da Pupila

MIOSE (COPS)
Colinérgicos, clonidina, carbamatos
Opioides, organofosforados
Pilocarpina, fenotiazinas (antipsicóticos), hemorragia pontina
Sedativo-hipnóticos

MIDRÍASE (SAW)
Simpatomiméticos
Anticolinérgicos
Síndromes de abstinência (**W**ithdraw)

QUADRO 139.2

Agentes Causadores de Coma ou Convulsões

COMA (LETHARGIC)
Lítio, chumbo (lead)
Etanol, etilenoglicol, etclorvinol
Tricíclicos, tálio, tolueno
Heroína, cicuta, encefalopatia hepática, metais pesados, sulfato de hidrogênio, hipoglicemiantes
Arsênio, antidepressivos, anticonvulsivantes, antipsicóticos, anti-histamínicos
Risperidona, rohypnol (hipnóticos sedativos),
GHB (ácido gama hidroxibutirato)
Isoniazida, insulina
Cianeto, monóxido de carbono, clonidina

CONVULSÕES (OTIS CAMPBELL)
Organofosforados, hipoglicemiantes orais
Tricíclicos
Isoniazida, insulina
Simpatomiméticos, estricnina, salicilatos
Cânfora, cocaína, monóxido de carbono, cianeto, hidrocarbonetos clorados
Anfetaminas, anticolinérgicos
Metilxantinas (teofilina, cafeína), metanol
PCP (fenciclidina), propranolol
Benzodiazepínicos, botânicos (cicuta de água, nicotina), bupropiona, GHB
Etanol (abstinência), etilenoglicol
Lítio, lidocaína
Lindano, chumbo

TABELA 139.1

Agentes com Odor Característico

ODOR	POSSÍVEL FONTE
Amêndoas amargas	Cianeto
Cenouras	Cicutoxina (cicuta da água)
Frutado	Cetoacidose diabética, isopropanol
Alho	Organofosforados, arsênico, sulfóxido de dimetilo (DMSO), selênio
Gasolina	Destilados de petróleo
Bolinha de naftalina	Naftaleno, cânfora
Peras	Hidrato de cloral
Aromático pungente	Etclorvinol
Óleo de wintergreen	Metilsalicilato
Ovos podres	Dióxido de enxofre, sulfureto de hidrogênio
Feno recentemente cortado	Fosgênio

QUADRO 139.3

Agentes que Causam Alterações na Pele

PELE DIAFORÉTICA (SOAP)
Simpatomiméticos
Organofosforados
Ácido acetilsalicílico ou outros salicilatos
PCP (fenciclidina)

PELE SECA
Anti-histamínicos, anticolinérgicos

LESÕES BOLHOSAS OU VESICULARES
Barbitúricos e outros sedativos-hipnóticos
Gás mostarda
Serpentes e aranhas

APARÊNCIA RUBORIZADA OU AVERMELHADA
Anticolinérgicos, niacina
Ácido bórico
Monóxido de carbono (em estados mórbidos)
Cianeto (raro)

CIANOSE
Ergotamina
Nitratos
Nitritos
Corantes de anilina
Fenazopiridina
Dapsona
Agente causador de hipoxemia, hipotensão ou metahemoglobinemia

EXANTEMA ACNEIFORME
Brometos
Hidrocarbonetos aromáticos clorados

---

diaforese também podem estar presentes. Em intoxicações graves, alterações do débito cardíaco podem ocorrer — diminuição do tempo de enchimento diastólico, juntamente com a arritmogênese —, resultando em colapso circulatório e choque, que podem ser refratários à ressuscitação volêmica e aos agentes vasopressores.

Anticolinérgica

Muitos fármacos possuem propriedades antimuscarínicas e, portanto, esta toxíndrome é comumente encontrada. Ao bloquear o tônus colinérgico normal, ocorre uma alteração no equilíbrio homeostático normal entre os braços simpáticos e parassimpáticos do sistema nervoso autônomo. Isso permite que o componente simpático funcione sem oposição gerando um estado simpatomimético relativo. Portanto, muitos dos sintomas atribuíveis à toxíndrome anticolinérgica — delírio, hipertermia, midríase e rubor cutâneo — compartilham semelhanças. Em contraste, como as glândulas secretoras da pele e das membranas mucosas são colinergicamente inervadas, esses sistemas estão tipicamente secos e não diaforéticos, como se encontram na toxíndrome simpatomimética. Os sinais e sintomas típicos podem ser lembrados pelo mnemônico "louco como um chapeleiro, quente como uma lebre, cego como um morcego, vermelho como uma beterraba e seco como um osso".

Colinérgica

A toxíndrome colinérgica resulta da superestimulação da porção parassimpática do sistema nervoso autônomo, que realiza as

QUADRO 139.4

Sintomas dos Toxíndromes

COLINÉRGICOS
Muscarínico (DUMBBELLS)
Diarreia, diaforese
Urina (perda de)
Miose
Bradicardia
Broncorreia
Emese
Lacrimejamento
Letargia
Salivação

Nicotínicos: Dias da Semana
Midríase
Taquicardia
Fraqueza (**W**eakness)
Tremores
Fasciculações
Convulsões (**S**eizures)
Sonolência

ANTICOLINÉRGICO
Hipertermia (QUENTE como uma lebre)
Rubor (VERMELHO como uma beterraba)
Pele seca (SECO como osso)
Pupilas dilatadas (CEGO como um morcego)
Delírio, alucinações (MALUCO como o chapeleiro)

Retenção urinária (SECO como osso)
Taquicardia

OPIOIDE
Miose
Hipoventilação
Rebaixamento do nível de consciência/coma
Abstinência
Diarreia
Midríase
Arrepio
Taquicardia
Lacrimejamento
Hipertensão
Bocejo
Cólicas
Alucinações
Convulsões (com a abstinência de álcool etílico [ETOH] e benzodiazepínicos)

Simpatomimético
Hipertérmico
Ruborizado
Diaforético
Midriático
Agitado
Taquicárdico
Convulsões

---

funções de "descanso e digestão". Esses pacientes tipicamente têm "fluidos provenientes de todos os orifícios", como consequência do aumento da secreção glandular, e se apresentam com diaforese, perda de urina, miose, broncorreia, êmese, lacrimejamento, letargia e salivação (Quadro 139.4). Os agentes causadores são principalmente anti-colinesterásicos, como inseticidas organofosforados e carbamatos. Estas substâncias são facilmente disponíveis como pesticidas; mas também foram projetadas como armas de destruição em massa, tipicamente chamadas de *nerve gases*. É importante reconhecer rapidamente esta toxíndrome porque os pacientes morrem frequentemente de broncorreia excessiva, efetivamente se afogando nas próprias secreções, a não ser que possa ser administrado o tratamento com antidoto e regeneradores da colinesterase.

A intoxicação pela nicotina do tabaco pode ocorrer em crianças que ingerem detritos, como cigarros usados ou tabaco de mascar, bem como fluidos de cigarros eletrônicos.[8,9] Dado o papel da nicotina nos sistemas nervosos autônomos central e periférico, o quadro clínico nestas intoxicações pode assemelhar-se às toxíndromes simpatomiméticas e colinérgicas, como observado no Quadro 139.4.

Sedativa/Hipnótica

A marca dessa toxíndrome é a sedação. Isso geralmente ocorre em um espectro dependendo do agente específico ingerido, da via e sua potência. Em ingestões graves, um estado de anestesia geral pode ser alcançado com perda do tônus e reflexos de proteção das vias aéreas. Além disso, pode causar hipotermia através da supressão do metabolismo muscular. É bem conhecido no DE, porque a intoxicação por etanol ocorre frequentemente. Outros agentes, como os barbitúricos e os benzodiazepínicos, também causarão um quadro similar, assim como substâncias ilícitas, como o gama-hidroxibutirato (GHB). A concomitância de lesões traumáticas pode ser alta, e deve-se ter um limiar baixo na avaliação para excluir a sua presença.

Opioide

Semelhante aos sedativos/hipnóticos, a toxíndrome opioide também envolve sedação e drive respiratório diminuído. Com a notável exceção da pentazocina e do propoxifeno, esta toxíndrome provoca miose pupilar. O diagnóstico é confirmado observando uma resposta à naloxona, um antagonista direto dos receptores opioides. No entanto, como certos opioides possuem potências mais altas, a falta de resposta não exclui a intoxicação por opioides. Além disso, este é um diagnóstico clínico porque nem todos os opioides serão detectáveis pela triagem toxicológica padrão (discutida mais adiante).

Síndrome serotoninérgica

Um estado de excesso serotonérgico define esta toxíndrome, e muitas vezes é precipitado pela adição de um novo agente serotonérgico ou uma substância que interfere com o metabolismo de um agente previamente tolerado. Tipicamente descrita com os inibidores seletivos da recaptação da serotonina (ISRS) e inibidores da monoamina oxidase (IMAOs), ela vem sendo relatada com antidepressivos tricíclicos e antipsicóticos atípicos. Consequentemente, a síndrome serotoninérgica geralmente ocorre dentro de horas a dias da introdução de uma nova medicação; embora venha sendo descrita como forma tardia devido às meias-vidas prolongadas de alguns antidepressivos. As manifestações da síndrome serotoninérgica incluem rebaixamento do nível de consciência, hipertermia e agitação; bem como hiperreflexia, clônus e diaforese.

Síndrome Neuroléptica Maligna

Semelhante à síndrome serotoninérgica, a SNM também apresenta rebaixamento do nível de consciência, hipertermia e agitação; no entanto, diferentemente da síndrome serotoninérgica, os efeitos musculares periféricos tendem a ser rigidez e hiporreflexia, ao invés de clônus e hiperreflexia. Isto é devido à depleção dopaminérgica pelo uso de antagonistas da dopamina, como antipsicóticos.

DIAGNOSTICOS DIFERENCIAIS

Frequentemente, os pacientes intoxicados têm algum grau de delírio como parte de sua apresentação. Desta maneira, deve ser considerado excluir outras causas de rebaixamento do nível de consciência ao iniciar o tratamento toxicológico apropriado (Quadro 139.5). Qualquer paciente que se apresente "intoxicado" no DE deve ter as causas reversíveis de rebaixamento do nível de consciência excluídas, como hipoglicemia e deficiências nutricionais.[10] O trauma é frequentemente concomitante com a intoxicação, portanto, um exame cuidadoso com o paciente despido procurando evidência de lesão traumática também deve ser realizado.

O exame físico completo também pode revelar achados que poderiam sugerir agentes intoxicantes específicos, conforme observado no Quadro 139.6. A abordagem diagnóstica mais importante é manter um diagnóstico diferencial amplo de causas toxicológicas e não toxicológicas para a apresentação do paciente e evitar conclusões precipitadas. O diagnóstico diferencial pode ser extremamente amplo, particularmente quando não se conhece a ingestão de um agente tóxico ou sua ingesta é presumidamente improvável, ou pode ser muito mais específico, quando um determinado agente ou classe estão sabidamente envolvidos.

TESTES DIAGNÓSTICOS

Os testes diagnósticos são orientados pelos achados clínicos e toxina(s) suspeita(s) envolvida(s). Quando um paciente apresenta-se com rebaixamento do nível de consciência e hipertermia, os exames devem focar em diferenciar uma causa tóxica de tireotoxicose ou doença infecciosa aguda. Pacientes intoxicados com evidência de trauma podem necessitar de avaliação para trauma cranioencefálico como causa de seu rebaixamento do nível de consciência. Na maioria dos casos, no entanto, a provável exposição do paciente a algum tóxico geralmente é conhecida e as toxinas já foram suspeitadas ou identificadas. As síndromes e abordagens para toxinas específicas são delineadas nos capítulos próprios. No cenário de uma overdose ou exposição desconhecida, uma ampla gama de exames laboratoriais é frequentemente usada para detectar anormalidades e potencialmente elucidar o quadro clínico. As investigações diagnósticas rotineiramente realizadas são: hemograma completo, bioquímica sérica com função renal, provas de função hepática, exame de urina (com teste de gravidez, se pertinente), triagem toxicológica de urina, concentração de álcool sérico, lactato sérico e glicemia point of care.[11]

Com base nestes resultados, ou quando sabe-se o que foi ingerido, outros testes podem ser obtidos, tais como dosagens séricas específicas; o Quadro 139.7 lista os níveis de fármacos comumente disponíveis na maioria dos hospitais. Quando exames para um agente específico não estão disponíveis ou não são realizados no

---

QUADRO 139.5
Rebaixamento do Nível de Consciência

AEIOU
Alcool/acidose
Encefalopatia/eletrólitos
Infecção
Opioides/overdose
Uremia

TIPS
Trauma
Insulina (hipoglicemia/hiperglicemia)
Psicose
Convulsão (**S**eizure)/acidente vascular cerebral (**S**troke)

QUADRO 139.6
Prevendo a Toxicidade a Partir dos Sinais Vitais

BRADICARDIA (PACED)
Propranolol (β-bloqueadores), papoulas (opioides), propoxifeno, fisostigmina
Anti-colinesterásicos, antiarrítmicos
Clonidina, bloqueadores dos canais de cálcio
Etanol ou outros álcoois
Digoxina, digitálicos

TAQUICARDIA (FAST)
Base livre ou outras formas de cocaína, **F**reon
Anti-colinérgicos, anti-histamínicos, antipsicóticos, anfetaminas, abstinência de álcool
Simpatomiméticos (cocaína, cafeína, anfetaminas, fenciclidina [PCP]), abuso de solvente, estricnina
Teofilina, antidepressivos tricíclicos (TCAs), hormônios tireoidianos

HIPOTERMIA (COOLS)
Monóxido de **c**arbono
Opioides
Hipoglicemiantes **o**rais, insulina
Licor (álcoois)
Sedativo-hipnóticos

HIPERTERMIA (NASA)
Síndrome **n**euroléptica maligna (SNM), nicotina
Anti-histamínicos, retirada de álcool
Salicilatos, simpatomiméticos, síndrome serotoninérgica
Anticolinérgicos, antidepressivos, antipsicóticos

HIPOTENSÃO (CRASH)
Clonidina, bloqueadores dos canais de cálcio
Rodenticidas (contendo arsênio, cianeto)
Antidepressivos, aminofilina, anti-hipertensivos
Sedativo-hipnóticos
Heroína ou outros opioides

HIPERTENSÃO (CT SCAN)
Cocaína
Suplementos para **t**ireoide
Simpatomiméticos
Cafeína
Anticolinérgicos, anfetaminas
Nicotina

RESPIRAÇÃO RÁPIDA (PANT)
PCP, paraquat, pneumonite, fosgênio
Ácido acetilsalicílico (ASA) e outros salicilatos
Edema pulmonar **n**ão cardiogênico, nerve agents
Acidose metabólica induzida por **t**oxina

RESPIRAÇÃO LENTA (SLOW)
Sedativo-hipnóticos (barbitúricos, benzodiazepínicos)
Licor (álcoois)
Opioides
Maconha (**w**eed)

> **QUADRO 139.7**
>
> ### Níveis Séricos de Drogas Comumente Disponíveis
>
> Acetaminofeno
> Ácido acetilsalicílico (salicilato)
> Carbamazepina
> Monóxido de carbono
> Digoxina
> Etanol
> Etilenoglicol
> Ferro
> Álcool isopropílico
> Chumbo
> Lítio
> Metanol
> Metotrexato
> Fenobarbital
> Fenitoína
> Ácido valproico

> **QUADRO 139.8**
>
> ### Substâncias que Causam Acidose Metabólica de *Anion-gap* Elevado
>
> **A CAT PILES MUD**
> Cetoacidose **a**lcoólica
> **C**ianeto,* monóxido de carbono (CO),* colchicina*
> **A**cetaminofeno (grandes ingestões)
> **T**olueno
> **P**araldeído, fenformina
> **I**soniazida, ferro,* ibuprofeno (grandes ingestões)
> Acidose **l**áctica
> **E**tilenoglicol
> **S**alicilatos
> **M**etanol, metformina,* ingestões maciças
> **U**remia
> Cetoacidose **d**iabética
>
> *Estes agentes causam acidose láctica.

local, o tratamento empírico geralmente começa antes que esses resultados estejam disponíveis.

Se gasometria demonstrar a presença de uma acidose metabólica, o cálculo do *anion gap* pode refinar as possíveis etiologias.

A fórmula é: [Na] - ([HCO3] + [Cl]). O intervalo normal é de 8 a 12 mEq/L.

A acidose metabólica com *anion gap* normal geralmente resulta da perda de bicarbonato (diarreia, acidose tubular renal) ou ganho de compostos contendo cloreto (amônia, cloreto de cálcio). A acidose metabólica associada a um *anion gap* aumentado resulta de um aumento nos ânions séricos não mensurados e sugere várias patologias e toxinas específicas (Quadro 139.8).

Quando suspeita-se da ingestão de um álcool tóxico (tal como metanol, etilenoglicol ou isopropanol), o cálculo do gap osmolar pode ser útil, porque no início do curso da intoxicação, o paciente pode estar minimamente ou não acidêmico. Além disso, a fluorescência da urina não é confiável por não ser suficientemente sensível e a sua ausência não pode ser usada para "descartar" a ingestão mencionada.

As "triagens" toxicológicas também podem ser úteis no diagnóstico de uma ingestão desconhecida, desde que as limitações desses exames sejam compreendidas. As triagens toxicológicas do sangue podem ser falsamente negativas se o agente ingerido tiver uma meia-vida curta e a amostra não for coletada imediatamente após a exposição. As triagens toxicológicas da urina são mais confiáveis, porque normalmente possuem um período de tempo mais longo para a positividade da detecção, normalmente de 24 a 72 horas. As triagens toxicológicas da urina tipicamente incluem fenciclidina (PCP), cocaína, opioides, anfetaminas e canabinoides; no entanto, isso pode variar entre as instituições, então saber o que está disponível no serviço é importante na interpretação de uma triagem positiva ou negativa.[6] A triagem da urina também é uma prova qualitativa, não quantitativa; como tal, um resultado positivo não implica necessariamente em toxicidade aguda. Uma triagem toxicológica da urina pode ser falsamente positiva devido à reatividade cruzada entre agentes (como, por exemplo, uma triagem "positiva" para PCP no cenário de ingesta de dextrometorfano). Alternativamente, as triagens urinárias podem ser falsamente negativas se a substância ingerida não reagir de forma cruzada com o analito testado — como o caso com a metadona, que não ocasionará reação cruzada com o componente opioide da triagem toxicológica da urina (Tabela 139.2). Em última análise, o diagnóstico de intoxicação é clínico; o rastreio de drogas na urina pode ser confiável, mas não deve suplantar a avaliação e o julgamento clínico.

Além dos exames de sangue discutidos anteriormente, deve-se obter um eletrocardiograma (ECG) se o paciente está taquicárdico ou bradicárdico, ou pode ter ingerido um agente cardiotóxico que pode prolongar os intervalos QRS ou QT, como antidepressivos tricíclicos e agentes antipsicóticos. A Tabela 139.3 fornece orientação sobre quais pacientes têm indicação de ECG.[12]

MANEJO

O manejo geral de um paciente intoxicado envolve fornecer cuidados e suporte adequados, a realização da descontaminação ou o aumento da eliminação, se indicado, e o fornecimento de tratamento com antídoto específico quando houver disponibilidade e indicação. As estratégias específicas serão discutidas extensamente nos capítulos seguintes em relação a toxinas específicas. No entanto, o panorama básico permanece o mesmo.

Não existem antídotos para toda potencial intoxicação e, portanto, o suporte clínico é a pedra angular do manejo do paciente intoxicado. O principal foco é seguir os "ABCs" básicos da ressuscitação assegurando a proteção das vias aéreas e a adequação da ventilação, mantendo o estado circulatório do paciente com ressuscitação hídrica e suporte vasopressor. Se a via aérea estiver comprometida ou em risco de se tornar assim, ou se o esforço respiratório for insuficiente para manter a ventilação adequada, a intubação geralmente é a conduta mais adequada (com especial cuidado na situação de intoxicação por salicilato).

Deve-se obter acessos venosos, com cateteres periféricos e centrais já conhecidos pelos profissionais. Os acessos intra-ósseos também são locais de acesso viáveis a partir da perspectiva toxicológica, porque não existem contraindicações conhecidas para o tratamento com antídoto através desta via.

Uma vez que o tratamento de suporte tenha sido iniciado e a ameaça imediata para o ABC tenha sido estabilizada, deve-se então progredir para uma avaliação sistemática das estratégias de descontaminação, aumento da eliminação, terapia focada (antídotos) e obtenção de ajuda (consulta).

Descontaminação

A descontaminação é o processo de prevenção da absorção sistêmica. No caso de exposição ocular ou dérmica, isso é alcançado com a remoção de roupas contaminadas para exposição da área, seguido por irrigação abundante com água. A irrigação com água não é utilizada para potássio, magnésio ou sódio metálicos (encontrado, p. ex., em munição traçante), pois estes podem inflamar ao entrar em contato com a água. Como alternativa, nestas exposições muito raras, a área deve ser coberta com vaselina ou óleo mineral.

TABELA 139.2
Limitações da Triagem de Drogas na Urina

EXAME	FALSO POSITIVO	VERDADEIRO POSITIVO (USO TERAPÊUTICO)	FALSO NEGATIVO
Anfetaminas	Muitos; alguns clinicamente relevantes incluem: Amantadina, Bupropiona, Labetalol, Prometazina, Ranitidina, Trazodona	Medicamentos para TDAH: Dextroanfetamina, Metanfetamina, Fenilefrina, Pseudoefedrina	Derivados de anfetaminas
Benzodiazepínicos	Sertralina, Oxaprozina	Maconha	Alprazolam, Flurazepam, Midazolam, Drogas "Z" (zolpidem, zaleplon, zopiclona, eszopiclona)
Canabinoides	Dronabinol, Efavirenz, IBP		Maconha Sintética: K2/Spice
Opioides	Dextrometorfano, Difenidramina		Opioides sintéticos: Demerol, fentanila, metadona, propoxifeno. Opioides semissintéticos (pode ter alguma reação cruzada): hidrocodona, hidromorfona, oxicodona
Fenciclidina (PCP)	Quinolonas, Dextrometorfano, Difenidramina, Ibuprofeno, Tramadol	Cetamina	
Cocaína	Chá de folha de coca	Anestésicos contendo cocaína (TAC tópico)	

TDAH, transtorno de déficit de atenção e hiperatividade; *IBP*, inibidores *da* bomba de prótons; *TAC*, tetracaína, adrenalina (epinefrina) e cocaína.

TABELA 139.3
Manifestações do Eletrocardiograma Tóxico

SEGMENTO/ INTERVALO	APARÊNCIA	AGENTE (S)	SEGMENTO/ INTERVALO	APARÊNCIA	AGENTE (S)
Onda P	Ausente	Digoxina, Colinérgicos, Hipercalemia	QT/QTc	Prolongado	Antipsicóticos (típicos e atípico), citalopram, ácido hidrofluórico, metadona, etilenoglicol (subproduto do oxalato)
	Entalhada	Quinidina			
Intervalo PR	Prolongado	Beta-antagonistas, antagonistas do canal de cálcio, magnésio	Onda T	Apiculada	Ácido hidrofluórico (hipercalemia)
				Achatada	Lítio
Intervalo QRS	Prolongado	Antiarrítmicos tipo 1, cocaína, difenidramina, antidepressivos tricíclicos	Onda U		Bário, beta-agonistas, lítio, metilxantinas (cafeína, teofilina), tolueno
Segmento ST	Escavado	Digoxina ("Bigode de Salvador Dalí")			

XAROPE DE IPECA

Induzir êmese com xarope de ipeca não é indicado no cuidado de pacientes intoxicados no DE. O uso do xarope de ipeca está associado a efeitos colaterais significativos (p. ex., desidratação devido a vômitos intratáveis) e complicações (p. ex., pneumonite por aspiração, lacerações de Mallory-Weiss e ruptura gástrica). Também não há dados e evidências suficientes que demonstrem melhora nos desfechos clínicos.[13]

LAVAGEM GÁSTRICA

A lavagem gástrica, o processo de remoção direta de uma substância ingerida do estômago usando uma sonda orogástrica de 30 Fr ou maior, também tem poucos dados ou evidências que mostram sua eficácia e não deve ser realizada rotineiramente para o tratamento de pacientes intoxicados. Devido aos riscos de aspiração e trauma esofágico, a American Association of Poison Centers sugere que apenas seja realizada "dentro de uma hora após a ingestão de um agente tóxico potencialmente ameaçador à vida que não se adsorve ao carvão ativado ou para o qual não existe antídoto" e, mesmo assim, em um centro com "experiência suficiente" para executar o procedimento com segurança.[14] Raramente uma intoxicação atenderá a todos esses critérios; portanto, apesar de seu uso antes difundido, a lavagem gástrica é praticamente apenas de interesse histórico.

CARVÃO ATIVADO EM DOSE ÚNICA

Historicamente, o carvão ativado de dose única (CADU) foi a principal medida da descontaminação gástrica na toxicologia médica.[15] O carvão ativado é uma substância carbonácea que foi exposta ao vapor e calor intenso, resultando em uma grande relação superfície/volume, proporcionando espaço suficiente para as substâncias ingeridas adsorverem, e assim diminuir a absorção no corpo. A nossa compreensão atual do papel do carvão ativado no manejo das intoxicações baseia-se em dados farmaco-toxicológicos (letalidade, disponibilidade de antídotos ou tratamentos alternativos de desintoxicação); farmacocinética (área abaixo da curva de concentração *versus* curva de tempo em estudos voluntários controlados); ensaios clínicos em pacientes intoxicados; e experiência clínica empírica coletiva.[16-21] Estudos envolvendo voluntários sadios ingerindo doses pequenas (seguras) de vários agentes não replicam com precisão a situação de intoxicação (grande ingestão), por isso são de valor limitado. Além disso, existem poucos estudos clínicos adequadamente desenhados que avaliem o benefício do CADU. Portanto, devido à falta de evidências convincentes que demonstrem benefícios no desfecho clínico em intoxicação humana, não recomendamos o uso rotineiro de carvão ativado após a ingestão.[15] No entanto, recomendamos a sua utilização em certos cenários de intoxicação.

Embora poucos estudos tenham demonstrado uma redução da morbidade ou mortalidade atribuível à administração de carvão ativado, e de que houvera relatos de casos de aspiração pulmonar de carvão ativado com agravos sérios ao paciente, esses eventos de aspiração ocorreram em uma minoria de pacientes que receberam carvão ativado; e o carvão ativado, portanto, é considerado uma intervenção de baixo risco.[21] Em determinadas intoxicações, a administração de CADU pode ser admissível após a ponderação do risco *versus* o benefício para o paciente no contexto da quantidade e toxicidade da substância ingerida, o tempo decorrido entre a ingestão e o tratamento e a disponibilidade de antídotos ou procedimentos de descontaminação (p. ex., hemodiálise). As vantagens incluem diminuir a absorção primária ou a quelação durante a recirculação entero-hepática de um xenobiótico potencialmente tóxico. Esses benefícios são mais possíveis de ocorrer se:

- O carvão ativado for administrado dentro de uma hora após a ingestão, *e*
- O paciente estiver alerta, capaz e disposto a cooperar com a administração, e com antecipação de manter-se alerta e com proteção dos reflexos das vias aéreas, *e também*
  - A substância ingerida possuir alta toxicidade (p. ex., verapamil, colchicina), ou for um agente tóxico, de libertação lenta (p. ex., Bupropiona SR) *ou*
  - Houver evidências de ingestão maciça de um agente tóxico (p. ex., salicilatos)

Se o paciente está sedado, não protege a via aérea ou não está disposto a beber a suspensão de carvão ativado, a administração é contra-indicada. Isso pode ser particularmente verdadeiro para crianças pequenas com capacidade limitada para beber a pasta. Além disso, não se deve colocar uma sonda nasogástrica exclusivamente para administrar carvão ativado, porque o risco de aspiração ou instilação direta de carvão ativado nos pulmões aumenta nesses pacientes, reduzindo assim a relação risco-benefício.

Considerando todas essas informações, como se decide se o carvão ativado é indicado em uma intoxicação específica? Primeiro, o medicamento ingerido deve ter um alto potencial de toxicidade e letalidade. Esses medicamentos são listados por classe no Quadro 139.9. Se o medicamento ingerido tiver baixa toxicidade (p. ex., ibuprofeno, diazepam) ou existir um antídoto efetivo disponível

> **QUADRO 139.9**
>
> **Toxinas Potencialmente Letais onde a Administração de Carvão Ativado Precoce pode ser Indicada**
>
> **OS CS MATADORES**
> Cianeto
> Colchicina
> Bloqueadores de canais de cálcio
> Antidepressivos tricíclicos
> Glicosídeos cardíacos
> Ciclopeptídeos de cogumelos (*Amanita phalloides*)
> Cocaína
> Ciguatoxina (cicuta da água)
> Salicilatos

> **QUADRO 139.10**
>
> **Substâncias que não se Ligam ao Carvão Ativado**
>
> **PHAILS**
> **P**esticidas
> Metais pesados (**H**eavy metals)
> **Á**cidos/álcalis
> Ferro (**I**ron)
> **L**ítio
> **S**olventes

(p. ex., N-acetilcisteína para acetaminofeno, Digoxina Imune FAB para digoxina), a administração de carvão ativado não é recomendada.[20]

Em segundo lugar, a ingestão deve ser recente. Para a maioria das intoxicações, isso significa que o carvão ativado deve ser administrado dentro de 1 hora da ingesta. Para certas intoxicações (apresentações de libertação lenta, agentes anticolinérgicos, ingestas maciças), seja devido a farmacocinética ou a quantidade ingerida, o carvão ativado pode ser administrado até 2 horas após a ingesta. Muitos pacientes chegam ao DE mais de 2 horas após a ingestão ou ingerem as drogas durante um período de várias horas, muitas vezes com álcool, e não cumprem este requisito de tempo. Em terceiro lugar, o agente ingerido deve ser passível de adsorção por carvão ativado. Isto elimina toxinas rapidamente absorvidas (p. ex., álcoois) e estes agentes listados no Quadro 139.10. Em quarto lugar, o paciente deve estar alerta e com previsão de manter-se alerta e estar disposto a tomar a pasta de carvão ativado voluntariamente. Um algoritmo que orienta a administração de carvão ativado é mostrado na Figura 139.1. Recomendamos consultar um centro de intoxicação regional ou médico toxicologista se houver incerteza quanto às indicações para o uso do carvão ativado.

O carvão ativado historicamente tem sido administrado com maior frequência em uma dose de 25 a 100 gramas (10 a 25 gramas ou 0,5 a 1,0 gramas/quilograma em crianças menores), mas recomendamos a individualização da dose de acordo com a dose do agente ingerido através da administração de carvão ativado numa proporção de peso de 10:1 (proporção de carvão ativado em relação ao agente).[20]

IRRIGAÇÃO INTESTINAL

Em certas ingestões, tais como preparações de liberação prolongada, pacotes de drogas ilícitas ou metais (p. ex., ferro e chumbo), a irrigação intestinal contínua pode ser indicada. A irrigação intestinal (II) é realizada com uma solução equilibrada de polietileno-

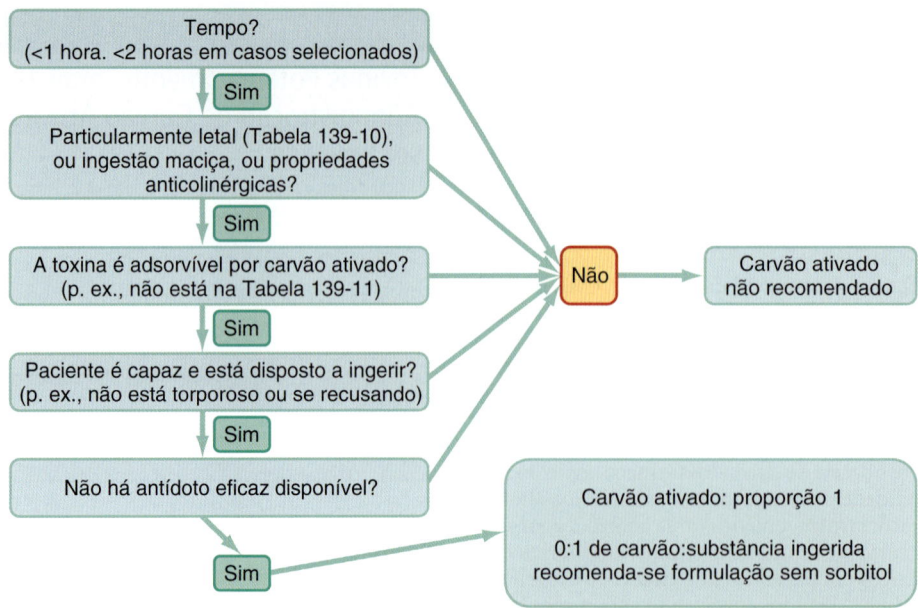

Fig. 139.1. Indicações para a administração precoce de carvão ativado 1 hora após a ingestão.

QUADRO 139.11

Toxinas Dialisáveis

STUMBLED
Salicilatos
Teofilina
Uremia
Metformina/metanol
Barbitúricos
Lítio
Etilenoglicol
Depakote (ácido valproico — em intoxicação maciça)

QUADRO 139.12

Substâncias Passíveis de Carvão Ativado em Dose Múltipla

ABCDQ
Aminofilina/teofilina
Barbitúricos
Carbamazepina/drogas formadoras de solidificação (p. ex., salicilatos)
Dapsona
Quinina

glicol que não participa na troca de fluidos nem é absorvida no corpo. Para ser eficaz, requer uma taxa de infusão de 2 litros por hora em adultos; consequentemente, isso exigirá a colocação de sonda nasogástrica.[22,23] No entanto, se o paciente estiver em estado grave, houver hipoperfusão ou obstrução intestinal, a II está contraindicada porque houve relatos de piora da morbidade e mortalidade nesses cenários clínicos.[24]

Aumento da Eliminação

Uma vez que uma toxina foi absorvida pelo corpo, ela sofre metabolização e eliminação; normalmente por via hepática e renal. Certas substâncias são capazes de aumentar estas vias de eliminação tanto *ex vivo*, como é o caso da hemodiálise e seus tratamentos relacionadas, quanto *in vivo*, como é o caso do carvão ativado em múltiplas doses (CAMD) e da alcalinização urinária.

A hemodiálise e seus tratamentos relacionados são mais adequados para remover toxinas com baixo peso molecular, baixa ligação às proteínas e alta solubilidade em água; os exemplos incluem álcoois tóxicos, lítio e salicilatos, conforme listado no Quadro 139.11. Todas as formas de remoção extracorpórea foram estudadas e consideradas eficientes; a seleção de um tipo específico de modalidade de eliminação deve ser feita com base em fatores específicos do paciente e contato precoce com um nefrologista em conjunto com um toxicologista ou centro de controle de intoxicações.[25,26]

CARVÃO ATIVADO EM MÚLTIPLAS DOSES

Ao contrário de evitar a absorção de uma droga como é o caso do CADU, o CAMD destina-se também a facilitar a remoção de uma toxina que já foi absorvida. O CAMD diminui a absorção xenobiótica e a meia-vida de eliminação quando grandes quantidades de toxina são ingeridas e a dissolução é tardia (p. ex., solidificações, bezoares ou apresentações de libertação prolongada). Acredita-se também que crie um substrato de hemoperfusão para a microcirculação da parede intestinal permitindo a "diálise gastrointestinal", que gera um gradiente de concentração nas fezes ou certas toxinas, que são então eliminadas pela defecação.[16] Além disso, certos medicamentos são excretados na bile, depois reabsorvidos pelo intestino, apenas para serem re-excretados na bile, um processo chamado *circulação entero-hepática*. O CAMD também pode interferir na reabsorção desses medicamentos ligando-se a eles durante o trânsito no trato gastrointestinal. As drogas com circulação entero-hepática significativa estão listadas no Quadro 139.12. Tal como acontece com o CADU, a administração de CAMD pode causar broncoaspiração e obstrução intestinal. A broncoaspiração é melhor evitada aplicando-se as mesmas condições de administração para CADU — isto é, o paciente acordado, alerta e cooperativo e com expectativa de que permaneça acordado e alerta. A obstrução é mais difícil de prever e prevenir, embora se evite em situações com a mobilidade intestinal diminuída (p. ex., pacientes críticos, opioides ou efeitos anticolinérgicos).

Quando o CAMD é indicado, a dose de ataque inicial na proporção de carvão ativado-para-xenobiótico de 10:1 é seguida por doses subsequentes de 50% da dose inicial a cada 4 a 6 horas por até 24 horas.²¹ O CAMD pode ser interrompido quando os níveis séricos mensuráveis do paciente não forem mais considerados dentro da faixa tóxica.

ALCALINIZAÇÃO SÉRICA

Se o sangue for suficientemente alcalinizado, certas substâncias hidrossolúveis ingeridas, tais como salicilatos, metotrexato e fenobarbital, serão submetidas a aprisionamento de íons e a aumento da eliminação urinária. Isto é especialmente importante em intoxicações por salicilato, porque a alcalinização não só promove a eliminação, mas também evita que o salicilato atravesse a barreira hematoencefálica no sistema nervoso central (SNC). Deve-se monitorar o pH sérico e o nível de bicarbonato, bem como o pH urinário, com o objetivo de se obter um pH sérico de aproximadamente 7,5 e um pH urinário de aproximadamente 8,0. Certifique-se também de que o nível de potássio sérico está normal, porque a alcalinização causará uma alteração intracelular de potássio e, consequentemente, aumentará a sua reabsorção urinária, excretando íons de hidrogênio na urina; isso eliminará o gradiente de pH eliminando os benefícios desse processo. Para que isso seja alcançado, combine 150 mEq de bicarbonato de sódio a 8,4% em um litro de soro glicosado a 5% (SG5%) e também adicione potássio (20 a 40 mEq total) ao fluido intravenoso, com uma taxa que não exceda 250 ml/hora.

EMULSÃO LIPÍDICA INTRAVENOSA (INTRALIPÍDICA)

A emulsão lipídica intravenosa (ELI) é um tratamento recém-introduzido para choque cardiogênico induzido por toxinas. Este tratamento foi descrito primeiro para o tratamento da toxicidade a partir de anestésicos locais, como a bupivacaína. Propõe-se que a ELI age principalmente por dois mecanismos distintos: (1) a dissipação de lipídios e (2) o aumento do metabolismo cardíaco.²⁷ A teoria da dissipação de lipídios postula que os fármacos lipossolúveis são absorvidos e removidos do local da toxicidade, aumentando efetivamente o volume de distribuição de um medicamento lipossolúvel. Esta é a teoria mais aceita por trás do uso da ELI. Uma segunda teoria envolve o aumento do metabolismo cardíaco. O coração em circunstâncias fisiológicas tem predileção por ácidos graxos livres; em situações de estresse, ele muda para o metabolismo da glicose para conseguir energia. Uma dose de ELI teoricamente fornece um grande suprimento de ácidos graxos livres para otimizar o uso de energia pelo coração. Além de fornecer energia suplementar para os miócitos, a ELI também pode aumentar a ativação dos canais de cálcio cardíacos.

Não existe um consenso universal em relação às indicações para a ELI. Além dos agentes anestésicos, foram descritas ressuscitações bem-sucedidas em intoxicação refratária por B-bloqueador, bloqueadores de canais de cálcio, antidepressivos tricíclicos e intoxicação por bupropiona e cocaína. Embora originalmente descrito como um tratamento para pacientes intoxicados em parada cardiorrespiratória, existem vários relatos que descrevem o uso bem sucedido da ELI em pacientes críticos com pulso antes de um estado de parada cardiorrespiratória. A dosagem da ELI também varia na literatura. Se indicada, recomendamos que seja realizado um bólus inicial de 1,5 mL/kg de solução lipídica a 20% administrado em 2 a 3 minutos, seguido de uma infusão de 0,25 mL/kg/min. A ELI deve ser usada apenas em consulta com um médico toxicologista ou centro de intoxicações.

Apesar do recente entusiasmo pela ELI, seu uso foi associado a complicações, incluindo lipemia extrema resultando em interferência em exames de sangue laboratoriais (hemograma completo, bioquímica e coagulograma), bem como pancreatite aguda e síndrome do desconforto respiratório agudo.²⁸

Tratamento Direcionado

Embora a maioria das intoxicações exija apenas suporte clínico, em intoxicações selecionadas o tratamento específico com antídoto pode estar disponível. A evidência e a experiência suportam o uso

TABELA 139.4
Antídotos Selecionados e Suas Indicações

ANTÍDOTO	INDICAÇÃO (VENENO)
N-acetilcisteína	Acetaminofeno
Fomepizol (4-MP)/etanol	Metanol/etilenoglicol
Oxigênio/hiperbarismo	Monóxido de carbono
Naloxona	Opioides
Fisostigmina	Anticolinérgicos
Atropina/pralidoxima (2-PAM)	Organofosforados
Azul de metileno	Metahemoglobinemia
Nitritos/hidroxicobalamina	Cianeto
Deferoxamina	Ferro
Dimercaprol (BAL)	Arsênio, chumbo
Ácido dimercaptossuccínico (DMSA)	Chumbo, mercúrio
CaEDTA	Chumbo
Fragmentos Fab	Digoxina, crotalus
Glucagon	β-bloqueadores
Bicarbonato de sódio	Salicilatos, antidepressivos tricíclicos
Cálcio, insulina/glicose	Antagonistas do canal de cálcio
Glicose, glucagon, octreotide piridoxina (vitamina B6)	Hipoglicemiantes orais Isoniazida (INH)
Emulsão lipídica intravenosa	Toxicidade sistêmica de anestésicos locais Certos medicamentos lipossolúveis

2-PAM, 2-pralidoxima; 4-MP, 4-metilpirazina; BAL, British anti-lewisite; CaEDTA, ácido etilenodiaminotetra-acético; DMSA, ácido dimercaptosuccínico.

de vários antídotos, que devem estar disponíveis imediatamente (p. ex., estocados) ou de forma rápida (p. ex., transportados dentro de algumas horas). Esses antídotos e suas indicações podem ser encontrados na Tabela 139.4.²⁹,³⁰

Consulta Toxicológica

A maioria dos casos de intoxicação acontece de forma bem expressa e são facilmente manejados pelo emergencista. Quando a intoxicação é grave, de alto risco, envolve toxinas desconhecidas ou múltiplas, ou ocorre em pacientes com comorbidades significativas, recomendamos consultar um Centro de Controle de Intoxicação ou, se disponível, um médico toxicologista. A consulta pode auxiliar o médico assistente no reconhecimento de uma ingesta desconhecida, decisões críticas de manejo ou se um antídoto ou procedimento invasivo, como a hemodiálise, é aconselhável.

Nos Estados Unidos, foi criado um número nacional de telefone gratuito que direcionará o médico para o Centro de Controle de Intoxicação mais próximo. Este número é 1-800-222-1222.¹

SEGUIMENTO

Pacientes com toxicidade grave (assim como convulsões, instabilidade cardiovascular persistente, comprometimento das vias aéreas ou distúrbios metabólicos significativos) devem ser admitidos em um ambiente de cuidados intensivos. Os pacientes que estão assintomáticos na chegada, mas que ingeriram uma substância potencialmente perigosa ou uma apresentação de liberação prolongada que pode causar uma deterioração significativa no seu estado clínico, são admitidos em um ambiente de internação ou em uma unidade de observação durante 24 horas, ou até o pico de toxicidade ter obviamente passado e o paciente estar fisiologicamente sem ou quase sem alterações. Para os pacientes que estão assintomáticos após a ingestão de uma substância minimamente tóxica e para aqueles onde outras ingestões e problemas psiquiátricos foram abordados, a alta é apropriada após a visita ao DE, que normalmente leva pelo menos 4 a 6 horas.

Se a motivação por trás da ingestão foi o suicídio, ou autoagressão, é necessária uma avaliação psiquiátrica. Se um paciente suicida necessita ser admitido para observação, é importante garantir que o mesmo possua um acompanhante, ou deve-se ter a disponibilidade de algum ambiente seguro para evitar que o paciente inflija qualquer outra autolesão.

CONCEITOS-CHAVE

- Toxíndromes são conjuntos de sinais e sintomas baseados principalmente em sinais vitais e funções neuropsiquiátricas características de certas exposições tóxicas. O reconhecimento da presença de uma toxíndrome pode sugerir um potencial intoxicante e orientar intervenções precoces e estratégias de manejo. Exemplos de toxíndromes incluem as categorias simpatomiméticas, antimuscarínicas, colinérgicas, sedativo-hipnóticas e opioides.
- O exame qualitativo de fármaco na urina é inferior ao quantitativo sérico em termos de orientação de tratamento específico.
- O xarope de ipeca não está indicado para o tratamento de um paciente intoxicado no DE. A lavagem gástrica não faz parte do manejo de rotina. Quando administrado em tempo hábil (1 hora após a ingestão), o carvão ativado pode ser indicado para agentes potencialmente letais em pacientes alertas e cooperativos como observado na Figura 139.1. A irrigação intestinal raramente é útil para o manejo de pacientes intoxicados, mas é potencialmente útil para intoxicações específicas, como metais, pacotes de drogas ilícitas ou medicamentos de liberação prolongada.
- A alcalinização sérica aumenta a eliminação urinária de certos fármacos e é indicada para intoxicação significativa causada por salicilatos, fenobarbital e metotrexato.
- A hemodiálise é mais adequada para remover toxinas de baixo peso molecular, baixa ligação às proteínas e alta solubilidade em água; os exemplos incluem metanol, etilenoglicol, lítio e salicilatos.
- Os Centros Regionais de Controle de Intoxicação 1-800-222-1222 ou um médico toxicologista podem auxiliar no tratamento com antídoto e podem auxiliar no seguimento do paciente.
- Se a motivação por trás da exposição tóxica for autoagressão, se faz necessária uma avaliação psiquiátrica.

As referências para este capítulo podem ser encontradas on-line no website Expert Consult associado à obra.

CAPÍTULO 140
Abuso de Substâncias

Alicia B. Minns | Richard F. Clark

PRINCÍPIOS DA TOXICIDADE

O uso e o abuso de substâncias psicoativas são globais e atemporais. As pessoas usaram plantas alucinógenas para alcançar estados de consciência alterados nos tempos pré-históricos. Substâncias psicoativas foram usadas em todas as eras e culturas. Como Osler observou, "O desejo de tomar medicamentos talvez seja a grande característica que distingue o homem de outros animais". O custo humano do abuso de substâncias é alto e as mortes secundárias ao uso de substâncias psicoativas são comuns. Nos Estados Unidos, o consumo de drogas ilícitas resulta em milhares de mortes por ano (Quadro 140.1).[1]

Uma grande barreira ao reconhecimento e tratamento apropriados do abuso de substâncias é a falta de uma definição precisa. A Associação Americana de Psiquiatria define isso como um padrão de inadaptação do uso de drogas associado a algum dano manifesto para o usuário ou outros. Os médicos têm momentos difíceis reconhecendo esse abuso, particularmente em pacientes com síndromes de dor crônica. A dor crônica pode não manifestar as típicas alterações simpáticas evidentes ou achados de exame físico da dor aguda. Os pacientes podem procurar tratamento por causa da falha percebida em seu regime ambulatorial, uma crise aguda ou devido ao abuso ou dependência. Portanto, os clínicos de emergência andam constantemente em uma corda bamba entre subtratar a dor legítima e recompensar inadequadamente os abusadores de drogas com medicamentos controlados.

EPIDEMIOLOGIA

Uma variedade de estereótipos vem à mente ao compilar o perfil de um abusador de substâncias. A adesão a uma crença nesses estereótipos é uma armadilha perigosa para o médico. É provável que os médicos reduzam a possibilidade de intoxicação por drogas no paciente bem vestido ou naqueles em extrema idade, mas o uso e abuso de drogas abrange um considerável espectro da sociedade.

Uma grande pesquisa em 2013 sobre adolescentes de 9 a 12 anos encontrou uso indevido e abuso de medicamentos prescritos como sendo o terceiro comportamento de abuso de drogas mais prevalente entre adolescentes, seguindo apenas do uso de maconha e álcool. O abuso de medicamentos de venda livre para a tosse (OTC) é igual ou superior ao abuso de drogas ilegais, como o ecstasy e a cocaína.[2] O abuso de dextrometorfano tornou-se epidêmico na última década. O número de adolescentes ingerindo produtos de venda livre contendo dextrometorfano, como Coricidin HBP Cough & Cold tablets, conhecidos nas ruas como Cs, demônios vermelhos, vermelho C, caixa vermelha ou skittles[3] é crescente. Outros compostos dextrometorfanos incluem medicamentos contra a tosse, como Nyquil e Robitussin DM, que fornecem o mais procurado conhecido como o "robo-buzz". Os adolescentes também podem abusar do metilfenidato e compostos relacionados usados para tratar transtorno obsessivo-compulsivo e transtorno do déficit de atenção/hiperatividade. Os comprimidos podem ser usados oralmente ou podem ser esmagados e o pó injetado ou aspirado. Apesar do seu potencial de abuso, os especialistas discordam da extensão pela qual o metilfenidato é desviado do seu uso terapêutico para o abuso em pré-adolescentes e adolescentes.[4]

Numerosas substâncias psicoativas sintéticas e derivadas naturalmente ("legal highs") são facilmente obtidas a partir de websites da Internet, "head shops" e fornecedores locais. Um exemplo prevalente é conhecido como sais de banho. Esses produtos estão disponíveis em pequenas quantidades, com embalagens que geralmente incluem o aviso "não consumir" para evitar a regulamentação.[5] Os sais de banho contêm catinonas sintéticas, que são farmacologicamente semelhantes à metanfetamina e ao N-metil-3,4-metilenodioxianfetamina (MDMA) (ecstasy) e produzem efeitos clínicos semelhantes.[6] Uma série de efeitos adversos vem sendo relatados a partir de derivados de catinona, incluindo taquicardia, hipertensão, agitação, hiponatremia, alucinações, paranoia e suicídio.[5-7] O status legal desses agentes está em fluxo. O U.S. Department of Justice Drug Enforcement Administration colocou uma série de catinonas sintéticas sob o Anexo I da Lei das Substâncias Controladas; no entanto, outras numerosas catinonas sintéticas foram encontradas nesses produtos.[5]

Os idosos também abusam de substâncias, e os pacientes geriátricos podem sofrer um novo aparecimento de psicose como resultado do abuso simpatomimético ou suspensão de alguma droga. O uso de drogas também ocorre em mulheres grávidas, resultando em morbidade materna e fetal. As manifestações de abuso podem ser agudas, como no descolamento prematuro da placenta ou nascimento prematuro, ou insidiosas, produzindo restrições de crescimento e defeitos congênitos. Os problemas com drogas são mais prevalentes entre os grupos socioeconômicos mais baixos, que são afetados desproporcionalmente pelos problemas relacionados com drogas, tais como encarceramento, desemprego, síndrome da imunodeficiência adquirida, hepatite e tuberculose.

As drogas de uso indevido ou abuso mais comumente envolvido em mortes são: cocaína, opioides, antidepressivos, benzodiazepínicos, estimulantes e *club drugs*.[8]

Entre os medicamentos prescritos, o abuso de drogas psicoativas, especialmente medicamentos ansiolíticos e contra insônia, está aumentando. Além disso, houve um aumento dramático nas prescrições de opioides para dor não relacionada ao câncer. O aumento das prescrições de opioides resultou em aumento do uso indevido, abusivo, divergências, overdose e óbitos. De 1999 a 2013, a taxa de mortalidade por analgésicos opioides quase quadruplicou. Muitas dessas mortes envolviam outra medicação prescrita, frequentemente um benzodiazepínico.[9] Aqueles indivíduos em condições de dor crônica que iniciam o tratamento com opioides com agentes de ação prolongada estão em maior risco de overdose não intencional em comparação com os que apresentam agentes de ação curta. Houve uma abordagem multifacetada para a dissuasão do abuso de opioides nos Estados Unidos. Em julho de 2012, a Drug na Food Administration (FDA) aprovou uma Estratégia de Avaliação de Risco e Mitigação (REMS) para opioides de liberação e de ação prolongadas. Um dos elementos do REMS é a disponibilidade de programas de treinamento voluntário para prescritores licenciados nos Estados Unidos. Também houve mudanças na rotulagem de produtos de liberação prolongada ou de ação prolongada com um aumento na informação relacionada ao risco e às precauções. Os esforços adicionais para reduzir o abuso e uso indevido de opioides incluem o desenvolvimento de formulações dissuasivas contra o abuso de analgésicos opioides, a adoção de programas de monitoramento de medicamentos prescritos, o aumento da educação para pacientes e prestadores de cuidados de saúde, a redução de "pill mills" (consultórios ou estabelecimentos que vendem medicamentos com fins não terapêuticos) e compras por médicos.

FARMACOLOGIA

O conhecimento da farmacologia, as interações e os efeitos clínicos esperados auxiliam no diagnóstico e tratamento de vítimas de abuso de substâncias. Um histórico cuidadoso de medicação para todas as

QUADRO 140.1

Complicações do Uso de Drogas Ilícitas

INFECCIOSAS
Hepatite
Pneumonia
Abscesso na pele
Abscesso cerebral ou abscesso epidural espinhal
Endocardite
Infecção pelo vírus da imunodeficiência humana (HIV)
Osteomielite
Botulismo
Gangrena

CARDIOVASCULARES
Cardiomiopatia
Dissecção aórtica
Infarto do miocárdio
Arritmias
Pseudoaneurismas
Arterite
Hipertensão

NEUROLÓGICAS
Acidente vascular encefálico
Parkinsonismo induzido por drogas
Distonia
Vasculite
Hemorragia intracerebral
Atrofia cerebral
Radiculopatia
Leucoencefalopatia

PULMONARES
Doença pulmonar Obstrutiva crônica
Hipertensão pulmonar
Edema pulmonar
Pneumonia eosinofílica
Pneumonia
Barotrauma (pneumomediastino)
Fibrose pulmonar
Enfisema

PSICOSSOCIAIS
Desemprego
Depressão inadequadamente tratada
Distúrbios de conduta
Alucinações
Suicídio
Homicídio

DIVERSAS
Cárie dentária e doença periodontal
Rabdomiólise
Tromboflebite
Tatuagem
Descolamento Prematuro de Placenta
Malformação congênita

---

drogas legais e ilegais, incluindo etanol, pode identificar a origem de uma reação adversa. Por exemplo, uma variedade de agentes pode aumentar os efeitos da cocaína. A coingestão de etanol e cocaína resulta em um metabolito ativo, o cocaetileno, que pode aumentar e ampliar os efeitos da cocaína. A síndrome serotoninérgica, que se manifesta pela rigidez muscular, hipertermia, diarreia e convulsões, pode resultar quando os fármacos simpatomiméticos são administrados em simultâneo com outros medicamentos serotonérgicos, como inibidores seletivos da recaptação da serotonina. As anfetaminas elevam a serotonina diretamente, por inibição reversível da monoaminoxidase, ou pela inibição da recaptação pré-sináptica da catecolamina. Os inibidores da monoaminoxidase podem provocar crises hipertensas em pacientes que tomam simpatomiméticos. As interações entre medicamentos comumente prescritos para pacientes com infecção pelo vírus da imunodeficiência humana (HIV) e drogas recreativas podem estar associadas a sérias consequências clínicas, porque inibidores da protease e inibidores da transcriptase reversa não nucleosídeos (ITRNNs) podem inibir ou induzir o sistema das citocromo P_{450}, o que poderia resultar em reações por acumulo de drogas, toxicidade ou de retirada.[10] Por exemplo, os pacientes mantidos com metadona que são posteriormente tratados com ITRNNs estão em risco de desenvolver reações à retirada de metadona por indução enzimática mediada por ITRNN.[10]

Produtos domésticos e medicamentos também têm potencial de abuso. Por exemplo, o dextrometorfano em medicamentos comuns contra a tosse é convertido em uma substância (dextrorfano) semelhante à quetamina e à fenciclidina (PCP), que causa efeitos dissociativos ao antagonizar o receptor N-metil D-aspartato (NMDA). Usuários recreativos descrevem alucinações suaves e um estado "fora do corpo".[11] Alguns produtos químicos comuns no lar e no local de trabalho têm um efeito inebriante que pode ser inesperado. Solventes, tintas, verniz, colas, aerossóis, refrigerantes e certos explosivos (Fig. 140.1) são facilmente acessíveis para abuso entre crianças e adolescentes. Os hidrocarbonetos inalados, como o

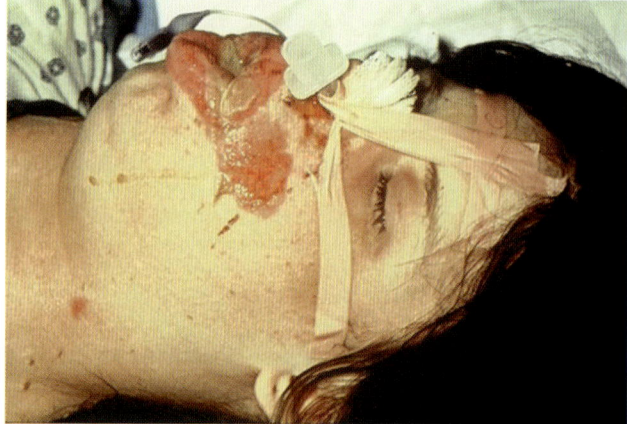

Fig. 140.1. Usuário abusivo de Freon (Copyright Stephen A. Colucciello.)

tolueno, são rapidamente absorvidos e passam facilmente através da barreira hematoencefálica lipofílica para dar uma alteração de baixo custo.

Os laboratórios de drogas ilícitas têm um controle de qualidade fraco, e muitas drogas são combinadas com outras substâncias para aumentar os benefícios. Até 50% das amostras de rua não possuem a suposta droga. Alguns aditivos, como anestésicos locais ou açúcares, podem ser inócuos, mas outros, como a estricnina, podem ser letais. O levamisol, um agente anti-helmíntico amplamente disponível, é agora um adulterante comum da cocaína e pode resultar em agranulocitose, leucoencefalopatia e vasculites cutâneas ameaçadoras para a vida.[12] Outros fármacos, como o PCP (fenciclidina), são vendidos de forma enganadora como uma droga diferente, como a dietilamina do ácido lisérgico (LSD). Muitas doses do suposto ecstasy (MDMA) na realidade continham misturas de medicamentos a base de anfetamina ou simplesmente cafeína.[13] Combinações de drogas e aditivos ou substituições imprevistas podem produzir um quadro clínico discordante com o que o paciente alega ter tomado.

As drogas "semelhantes" também podem ter efeitos tóxicos. Os adolescentes, em particular, podem tomar drogas "semelhantes" ou drogas "knock-off", que aparentam ser um produto desejado, como a Ritalina ou a Coricidin, na esperança de ficar alterado, quando na realidade eles podem sofrer efeitos imprevistos de uma medicação não relacionada vendida por um revendedor inescrupuloso.

CARACTERÍSTICAS CLÍNICAS

Histórico

Os pacientes frequentemente apresentam alegação de "efeito colateral", mas deve ser obtido um histórico de drogas para todos os pacientes com estado mental alterado, ansiedade aguda ou outros problemas psiquiátricos e sintomas cardiopulmonares ou neurológicos agudos. Essa informação deve incluir o uso de substâncias legais e ilegais, prescrição e medicamentos de venda livre para tosse, vitaminas, ervas, tônicos e dosagens. O clínico deve distinguir o uso recreativo ou regular da intenção suicida.

Os pais devem ser questionados sobre o que está disponível na casa, ou o que eles acreditam que seu filho ou filha tenha tomado, e quando. Existem inúmeros recursos disponíveis, como www.drugabuse.gov/drugsabuse/commonly-abused-drugs-charts, os quais são patrocinados pelo National Institute on Drug Abuse, para ajudar a decifrar os jargões utilizados nas ruas para vários agentes.[14] Os centros de envenenamento também são boas fontes para os nomes atribuídos a várias drogas de abuso. No entanto, não há garantia de que o ingrediente pretendido seja puro ou não adulterado; portanto, um exame cuidadoso pode fornecer pistas mais confiáveis sobre a exposição. Familiares e amigos podem oferecer informações adicionais. Os pacientes que são trazidos de uma cena em uma boate, "rave" ou uma festa com estado mental alterado podem estar sob a influência de uma club drug, como MDMA (ecstasy), gama-hidroxibutirato (GHB), flunitrazepam (Rohypnol) ou quetamina. Outras club drug contêm gama butil-lactona (GBL) ou 1,4-butanodiol (BD) e são vendidas na Internet como moléculas precursoras para o GHB.[15] "Grazing parties" é um fenômeno social em que os adolescentes que participam desses eventos trazem várias pílulas aleatórias de seu armário doméstico de remédio, que são então colocadas em uma grande tigela ou recipiente. Os participantes interessados na festa irão experimentar várias pílulas não identificadas e compararão os efeitos clínicos.

Os abusadores de drogas injetáveis geralmente apresentam complicações infecciosas, como embolia pulmonar séptica, abscessos de pele ou cerebral, endocardite e doenças relacionadas ao HIV ou à hepatite.

EXAME FÍSICO

Além da determinação dos sinais vitais, os pacientes devem ser despidos e completamente examinados, com especial atenção para a pele, pupilas e estado mental, e avaliado em relação a sinais de trauma. As marcas de agulhas ou track marks (caminhos feitos por furos de agulhas subsequentes) podem ser encontradas em áreas incomuns, como o espaço supraclavicular. Os emplastros medicinais (eg, fentanil) podem estar localizados sob dobras da pele ou na área genital ou retal.

O exame físico inclui avaliação para síndromes tóxicas específicas. A presença de diaforese, midríase, taquicardia, hipertensão, estado mental anormal e retenção urinária sugere toxicidade simpatomimética. Em comparação, a síndrome anticolinérgica (antimuscarínica) pode ter essas mesmas características em conjunto com as mucosas secas. Além disso, os pacientes com delírio antimuscarínico tendem a ser menos violentos e paranoicos do que aqueles com toxicidade simpatomimética. A avaliação do estado mental deve abordar o nível de consciência e a adequação do afeto. Os achados físicos específicos, como doenças odontológicas, abscessos de pele, sopro cardíaco ou anormalidades neurológicas focais, como tremor ou ataxia, podem auxiliar na identificação do abuso crônico de drogas (Tabela 140.1). A doença odontológica com cáries extensivas tradicionalmente tem sido atribuída ao uso de metanfetamina, mas é comum em conjunto com outras formas de dependência química.[16] A pele fornece pistas importantes sobre o abuso de substâncias, tais como resíduos de produtos químicos ou drogas na mão ou no rosto ou nas track marks pelo uso de drogas injetáveis.

COMPLICAÇÕES

As drogas ilícitas produzem uma grande variedade de complicações, envolvendo todos os principais sistemas de órgãos. As complicações neurológicas são especialmente importantes. Uma porcentagem significativa de acidentes vasculares cerebrais é secundária ao abuso de drogas.[17] O infarto cerebral, a hemorragia cerebral e cerebelar e o sangramento subaracnóideo são frequentemente secundários ao uso de simpatomiméticos e, ocasionalmente, PCP ou heroína. As convulsões tônico-clônicas generalizadas são comuns no abuso de substâncias e o estado de mal epilético pode ocorrer. Embora os simpatomiméticos, como a cocaína e as anfetaminas, sejam responsáveis pela maioria das convulsões, a heroína, os antidepressivos tricíclicos, a bupropiona e a difenidramina são de alto risco. A retirada de benzodiazepínicos e álcool também pode resultar em convulsões, incluindo o estado de mal epilético.

Os perigos do abuso de substâncias se estendem muito além dos efeitos tóxicos de uma determinada droga. Os riscos associados incluem a infecção pelo HIV, não apenas secundária à injeção, mas também do estilo de vida promíscuo associado à cultura das drogas. A prevalência de infecção pelo HIV em usuários de drogas injetáveis foi estimada em aproximadamente 12% a 17%.

As recentes quedas da incidência de infecção pelo HIV entre toxicodependentes injetáveis são encorajadoras, mas as ressurgências foram associadas à partilha de agulhas e ao tratamento inadequado com metadona. Acompanhando esse fenômeno, está a diminuição das hepatites B e C entre usuários de drogas injetáveis em algumas cidades dos Estados Unidos, isso provavelmente deve-se ao aumento das medidas preventivas, como programas de troca de agulhas, uso de preservativos e vacinação para a hepatite B. Quase 20% dos usuários de cocaína têm um resultado positivo no teste de pele para a tuberculose. Doenças sexualmente transmissíveis são comuns, especialmente na cultura do sexo por drogas, para obter heroína ou crack. A sífilis, em particular, é endêmica entre os usuários de crack.

Os pulmões são órgãos alvo de impurezas em drogas intravenosas, como os pirógenos, que ficam presos neste filtro maciço. Isso pode produzir a "febre do algodão", caracterizada por febre alta, taquicardia e taquipneia 10 a 20 minutos após a injeção. Essa é geralmente uma doença autolimitada em contraste com as doenças pulmonares restritivas e obstrutivas prolongadas com o abuso intravenoso em longo prazo do metilfenidato. A endocardite do lado direito é uma sequela frequente do abuso crônico de drogas injetáveis, e os sintomas inespecíficos que acompanham essa doença, semelhantes aos da síndrome gripal, podem induzir o clínico ao erro. Além da endocardite e da infecção pelo HIV, os toxicodependentes de drogas injetáveis têm embolia pulmonar séptica, celulite, botulismo, tétano e outras complicações infecciosas. Eles podem ter locais incomuns de osteomielite ou artrite séptica envolvendo a coluna vertebral ou as articulações esternoclaviculares ou sacroilíacas. Um diagnóstico de abscesso epidural espinhal, discite ou osteomielite deve ser considerado em um usuário de drogas injetáveis com dor nas costas inexplicável.

As complicações psiquiátricas do abuso de substâncias são frequentes e incluem ansiedade, depressão, ideação suicida, mudanças de humor, paranoia e ataques de pânico. Paranoia, depressão e tentativas de suicídio associadas são comuns entre os abusadores de estimulantes, e as alucinações de parasitas sob a pele (formigamento) são frequentes naqueles adictos aos derivados de anfetamina e cocaína. Os simpatomiméticos estão fortemente associados ao comportamento agressivo e ao crime de rua. Mais de 50% do

TABELA 140.1

Achados no Exame Físico do Abuso de Substância, os Agentes Predominantemente Envolvidos e o Mecanismo Proposto

ACHADOS NO EXAME FÍSICO DO ABUSO DE SUBSTÂNCIA	SUBSTÂNCIA ENVOLVIDA	MECANISMO PROPOSTO
Cárie dentária e doença das gengivas	Derivados de anfetaminas, predominantemente metanfetamina	Desconhecido, possivelmente fraca higiene oral devido à falta de atenção
Abscessos na pele	Abuso intravenoso e "skin popping" (uso subcutâneo de narcóticos) por metanfetamina, heroína	Injeção de drogas com técnica não estéril, introduzindo bactérias na pele
Sopro cardíaco	Heroína intravenosa	Introdução de bactérias na corrente sanguínea através de técnica não estéril que emboliza no coração e adere nas válvulas, levando a vegetações
Tremor, ataxia	Todos os simpatomiméticos, como a metanfetamina e cocaína; retirada do etanol, benzodiazepínicos e outros sedativos; N_2O; tolueno	Estimulação excessiva de receptores das catecolaminas no SNC com simpatomiméticos e síndromes de abstinência; deficiência funcional de vitamina B12 com N_2O, dano cerebelar com tolueno
Embolia séptica, artrite séptica, osteomielite, abscesso espinhal epidural	Qualquer droga intravenosa, mas predominantemente heroína	Introdução de bactérias na corrente sanguínea através de técnica não estéril com semeadura resultante de vários tecidos
Acidente vascular encefálico	Agentes simpatomiméticos, predominantemente metanfetamina ou cocaína, ou heroína injetada por via intravenosa	Vasoconstrição de vasos cerebrais, ou embolização de medula particulada
Arritmias cardíacas	Predominantemente cocaína, mas também metanfetamina e derivados; a metadona pode causar prolongamento do intervalo QT	A cocaína bloqueia os canais de sódio cardíacos levando a uma duração prolongada do QRS e arritmias ventriculares; a metanfetamina pode hiperestimular os receptores beta nas células musculares coração; a metadona afeta a repolarização de miócitos cardíacos
Convulsões	Todos os simpatomiméticos, bupropiona, hipoxia relacionada a sedativos ou opioides; difenidramina, antidepressivos tricíclicos e outros agentes antimuscarínicos; retirada de álcool e outros sedativos	Vasoconstrição, liberação excessiva de catecolaminas cerebrais; hipertermia relacionada à anidrose antimuscarínica ou bloqueio dos canais de sódio no SNC; estimulação excessiva do SNC por catecolaminas e alterações do receptor GABA
Coma	Simpatomiméticos, etanol, opioides, todos os sedativos	Esgotamento de catecolaminas cerebrais, estimulação excessiva de receptores GABA no SNC
Comportamento violento e paranoico	Simpatomiméticos, especialmente metanfetamina e derivados, cocaína, PCP e canabinoides sintéticos	Estimulação excessiva de dopamina ou serotonina no SNC; os receptores NMDA também podem estar envolvidos
Depressão	Predominantemente retirada dos simpatomiméticos	Possível depleção de catecolaminas do SNC ou regulação positiva dos receptores
Psicose	Todos os simpatomiméticos, canabinoides sintéticos	Estimulação excessiva de dopamina ou serotonina no SNC

SNC, sistema nervoso central; GABA, ácido gama-aminobutírico; N_2O, óxido nitroso; NMDA, N-metil-D-aspartato; PCP, fenciclidina.

trauma penetrante de feridas de faca ou bala é agora atribuído ao uso de drogas (particularmente metanfetamina) em algumas comunidades. Lesões traumáticas resultantes de colisões de veículos motorizados também são endêmicas nos abusadores de substâncias. As drogas psicodélicas, como LSD e PCP, podem induzir mudanças comportamentais extremas e violência que, por sua vez, podem levar a lesões traumáticas. Na ocasião, o trauma pode ser ocultado, e o médico negligente pode ignorar feridas em pacientes cujo quadro clínico é predominantemente agitação induzida por drogas.

DIAGNÓSTICOS DIFERENCIAIS

Muitas doenças graves podem ser confundidas com os efeitos do abuso de drogas, incluindo sepse, meningite, encefalite, traumatismo craniano, intoxicação involuntária (eg, monóxido de carbono), hipotermia, insolação, hemorragia intracraniana, convulsões complexas e abstinência de drogas. Hipoglicemia e outras alterações metabólicas e endócrinas são considerações importantes. Da mesma forma, a intoxicação por drogas deve ser considerada no diagnóstico diferencial do estado mental alterado ou sinais vitais anormais, independentemente da idade. Embora os pacientes com doença psiquiátrica descompensada possam apresentar-se de forma semelhante àqueles com intoxicação por drogas, as alucinações em doenças psiquiátricas geralmente são de natureza auditiva, enquanto que as alucinações por intoxicação ou retirada das drogas tendem a ser alucinações visuais. Existem também outras diferenças, como a manutenção da orientação com psicose, mas, no entanto, é difícil para o clínico diferenciar claramente comportamentos e agitações associadas ao abuso de drogas e à doença psiquiátrica descompensada.

TESTE DE DIAGNÓSTICO

Todos os pacientes com alterações agudas no estado mental em que a hipoglicemia é possível exigem um teste de glicose no ponto de atendimento. Os eletrólitos e a função renal são indicados para pacientes que estão instáveis ou apresentam estado mental alterado. Um eletrocardiograma é indicado para pacientes com dor torácica relacionada a drogas e identificará mudanças específicas para certos medicamentos e drogas, como o prolongamento do intervalo QRS ou QTc em pacientes com toxicidade significativa. A análise dos gases sanguíneos arteriais ou venosos pode ser útil na avaliação da presença de acidose respiratória, bem como na medição da oxigenação e ventilação, especificamente se o paciente estiver sedado e hipoventilante. Também pode ser útil se houver preocupação com uma coingestão que pode causar acidose metabólica, como salicilatos ou um álcool tóxico. A rabdomiólise, mais frequentemente observada no abuso de psicoestimulantes, hipertermia induzida por drogas ou períodos prolongados na mesma posição do corpo após o abuso de sedativos (eg, barbitúricos), são melhores detectados pela mensuração da creatina quinase ou mioglobina séricas.[18]

O uso de triagens toxicológicas qualitativas é menos importante do que o histórico e o estado clínico do paciente. Embora drogas não suspeitas possam ser detectadas em uma triagem toxicológica da urina, esse conhecimento raramente afeta o manejo agudo do paciente.[19] Os nívcis quantitativos de substâncias suspeitas, como o acetaminofen, o ácido acetilsalicílico, o lítio e certos anticonvulsivantes podem ser valiosos em certas circunstâncias. Uma nova geração de triagens toxicológicas urinárias rápidas de cabeceira para "drogas de abuso" utilizando técnicas mais recentes, como cromatografia líquida e espectrometria de massa, podem fornecer informações mais precisas e oportunas.[20] Existem algumas circunstâncias especiais nas quais o rastreio qualitativo da toxicidade urinária pode ter alguma utilidade. Por exemplo, as triagens na urina positivas para simpatomiméticos podem ocasionalmente ser encontradas em crianças apresentando comportamentos estranhos ou anormais ou convulsões em recém-nascido se tiverem sido expostas a essas substâncias no ambiente doméstico onde elas estão sendo usadas ou fabricadas. Esses achados em crianças mais velhas também podem ajudar os pais a avaliar a mudança de comportamento ou o desempenho escolar em algumas situações.

MANEJO

Agitação

Poucos antídotos existem para a intoxicação por drogas psicoativas e, com poucas exceções notáveis, o tratamento é favorável. Os pacientes violentos ou agitados requerem sedação rápida. Os benzodiazepínicos são os agentes preferidos para tratar a ansiedade e a agitação, especialmente se forem causados por intoxicação com fármacos simpatomiméticos ou alucinógenos. As opções de tratamento incluem lorazepam 1 a 2 mg IV, repetido a cada 10 minutos até o paciente ficar calmo ou diazepam 5 a 10 mg IV, repetido a cada 1 a 4 horas. Uma dosagem mais frequente pode ser necessária no estabelecimento de convulsões ou retirada de álcool. Quando a agitação induzida por drogas não responde ao que o clínico acredita ser uma dose adequada de benzodiazepínico, então deve ser adicionado um medicamento antipsicótico. Os agentes antipsicóticos butirofenonas, tais como haloperidol e droperidol, são rapidamente eficazes e geralmente seguros para todos os estados de psicose ou agitação induzidos por drogas, incluindo os simpatomiméticos. O haloperidol 2-5 mg IM pode ser repetido a cada 20-30 minutos. Embora não aprovada para uso intravenoso, essa via é amplamente utilizada e aparentemente segura; no entanto a FDA adicionou um aviso de que *torsade de pointes* e prolongamento QT foram observados em pacientes que receberam haloperidol, especialmente quando o medicamento é administrado por via intravenosa ou em doses mais altas do que o recomendado". A dose sedativa de droperidol é de 2,5-5 mg IM. O droperidol tem um aviso na caixa da FDA para o prolongamento QT e *torsade de pointes*. A maioria dos casos relatados de arritmias induzidas por butirofenona foi em indivíduos que receberam grandes doses por períodos prolongados, como horas a dias, ou em populações idosas (com mais de 60 anos de idade). Esses medicamentos não possuem a depressão respiratória potencialmente causada por outros agentes e podem ser benéficos em alguns casos quando a sedação é necessária. Por essas razões, as butirofenonas permanecem agentes eficazes para o tratamento da agitação induzida por drogas. Não recomendamos o uso rotineiro de agentes antipsicóticos de segunda geração ou "atípicos", como a olanzapina, porque não há evidência da superioridade desses agentes sobre os medicamentos antipsicóticos "típicos", que resistiram ao teste do tempo. Em pacientes com contraindicação para um agente antipsicótico típico (eg, alergia listada, QT prolongado), a dose de olanzapina para agitação é de 2,5 a 10 mg IM, administrada a cada 2 horas até um máximo de 30 mg. Não recomendamos o uso de fenotiazinas de "primeira geração", como a clorpromazina, no paciente intoxicado por drogas devido aos seus fortes efeitos anticolinérgicos e ao potencial de produzir hipotensão e, possivelmente, diminuir o limiar de convulsão. Finalmente, as anormalidades de temperatura, como a hipertermia grave decorrente do abuso de substâncias, como simpatomiméticos, deve ser tratada com sedação e medidas de resfriamento rápido.

Buscador de Drogas

Como linha de frente no atendimento médico, os departamentos de emergência (DEs) são frequentemente confrontados por pacientes com comportamento por busca de drogas, tipicamente por opioides ou benzodiazepínicos. Esse comportamento de busca por drogas é descrito como uma compulsão para procurar e tomar drogas após o uso prolongado de uma determinada droga, mas também pode ser motivado pela obtenção de medicamentos prescritos para fins de tráfico (venda) deles. O valor na rua de alguns opioides prescritos, como a oxicodona, é maior que o da maconha e da heroína.

A autoadmissão da dependência de drogas proporcionaria um excelente teste de triagem, mas 90% dos pacientes que abusam de opiáceos negam isso.[21] Um histórico prévio de abuso de drogas ou álcool pode identificar pacientes com risco de abuso de opioides, os agentes mais comumente abusados pelo buscador de medicamentos prescritos.[22] As visitas repetidas para a mesma queixa, a escalada rápida da dose, as alergias incomuns e múltiplas e as demandas de agentes específicos (muitas vezes em quantidades específicas de miligramas) são todos sinais de alerta de potencial busca por drogas.[23] Infelizmente, não há descoberta confiável que possa identificar consistentemente a busca por drogas que não penalize aqueles que necessitam de verdade de analgésicos.

As síndromes de dores crônicas ou recorrentes (com exceções notáveis, como cólica renal ocorrendo após um intervalo de meses a anos) não são problemas agudos passíveis de tratamento no, ou a partir, do DE. Os pacientes com essas condições exigem um tratamento ambulatorial consistente de um provedor regular ou de um centro de gerenciamento de dor. Alguns hospitais e estados dos EUA estão começando a rastrear os pacientes que recebem repetidamente prescrições de opiáceos. A eficácia de tais programas ainda não está clara. Algumas localidades tiveram sucesso com diretrizes para dor que restringem o uso de opioides em condições comprovadas, com sinalização eletrônica de visitantes habituais que se apresentam para cuidados médicos.[23] Essas abordagens podem funcionar se forem realizadas em conjunto com o encaminhamento para clínicas de dor crônica ou centros de desintoxicação. Uma abordagem multifacetada combinando aconselhamento, negação de opioides ou outras prescrições psicoativas no DE, e encaminhamento para uma única farmácia pode diminuir drasticamente as visitas ao DE por usuários frequentes. O uso de um programa de monitoramento de medicamentos prescritos, que agora está disponível em muitos estados americanos, também pode afetar a capacidade do clínico de emergência em reconhecer o paciente que está abusando da substância.[24]

Finalmente, "pain contracts", quando o médico redige um documento que deve ser lido e assinado pelo paciente, a respeito do uso de opioides, ou explicar ao paciente que os opioides ou outras substâncias controladas não são apropriadas podem ser úteis, mas somente se outros médicos do grupo ou comunidade concordarem com essa estratégia para um paciente em particular.

Seguimento

Depois que as questões médicas agudas foram administradas, os abusadores de substâncias devem ser questionados se eles gostariam de ajuda para superar seu vício. Estudos mostram que a intervenção pode ser mais bem sucedida para os abusadores de heroína, metadona não prescrita e benzodiazepínicos. Os usuários de crack, cocaína ou metanfetamina parecem ser mais resistentes ao tratamento. Oferecer alívio sintomático a partir da retirada com períodos curtos de medicamentos, incluindo antieméticos, antidiarreicos e benzodiazepínicos, quando indicado, pode melhorar a capacidade do paciente para sustentar a sobriedade. Qualquer paciente com ideias ou intenções suicidas justifica uma avaliação psiquiátrica imediata. Aqueles com histórico de abuso de substâncias que solicitarem assistência com sobriedade devem receber recursos ou uma avaliação do serviço social, se disponível. Se os recursos para os pacientes internados não estão disponíveis ou não são considerados necessários, dispensar o paciente para o cuidado de um familiar ou amigo confiável é o ideal.

Os pacientes com intoxicação aguda e estado mental alterado que não se normalizam após um período de observação exigem internação ou um período de observação prolongado. Aqueles sob a influência de drogas simpatomiméticos (como cocaína ou metanfetamina) podem desenvolver complicações tardias (como a rabdomiólise) que justifica a internação hospitalar. Após a intoxicação aguda do paciente ter se resolvido, os sintomas de abstinência podem se desenvolver, exigindo hospitalização e medicamentos adjuvantes, como benzodiazepínicos. A admissão na unidade de tratamento intensivo pode ser necessária em certas situações, como hipertermia grave, convulsões intratáveis, depressão respiratória que requer apoio respiratório, insuficiência renal secundária à rabdomiólise, acidose metabólica grave ou agitação severa que requer grandes doses de sedativos.

CONCEITOS-CHAVE

- O abuso de substâncias pode afetar pessoas de todos os grupos socioeconômicos e de todas as idades.
- Para a maioria dos pacientes com comportamento violento induzido por toxina, as butirofenonas intramusculares (como, o haloperidol) são agentes sedativos seguros e rapidamente efetivos. Com suspeita de intoxicação simpatomiméticos (p. ex., cocaína e anfetaminas), devem ser utilizados benzodiazepínicos (como, por exemplo, lorazepam).
- A apresentação a um DE com uma complicação do abuso de substâncias pode ser um "momento de ensino". Deve ser oferecido aos toxicodependentes os serviços de tratamento de drogas.

As referências para este capítulo podem ser encontradas on-line no website Expert Consult associado à obra.

CAPÍTULO 141
Toxic Alcohols

Michael E. Nelson

Conteúdo disponível on-line em inglês.

CAPÍTULO 142
Doença Relacionada ao Álcool

John T. Finnell

Conforme eloquentemente afirmado por Paracelso no século XVI, "todas as substâncias são venenos; não há uma que não seja um veneno. A dose certa diferencia um veneno de um remédio".

PRINCÍPIOS DA TOXICIDADE

O álcool é a droga recreativa mais usada pelos americanos, e o consumo per capita está aumentando. O álcool é a terceira causa principal de morte evitável nos Estados Unidos; o alcoolismo permeia todos os níveis da sociedade e é uma causa evitável de morbidade e mortalidade.[1] A incidência generalizada e os efeitos desastrosos do alcoolismo são bem conhecidos pelo clínico de emergência. Quase todas as sociedades que consomem álcool têm problemas sociais e de saúde relacionados. Os efeitos trágicos do álcool afetam não só o indivíduo, mas também têm implicações de longo alcance para a família, a comunidade e o local de trabalho.

O consumo de álcool é responsável por 3,8% da mortalidade global, 4,6% de todos os Anos de Vida Ajustados por Incapacidade (DALY) perdidos por morte prematura e se prevê uma crescente importância ao longo do tempo.[2] O uso e o mau uso do álcool também têm custos sociais e financeiros, com estimativas dos custos econômicos anuais (p. ex., os custos com cuidados de saúde e a perda de produtividade) maior do que US$800/pessoa para toda a população dos EUA.[3] O álcool contribui para 79 mil mortes e US$223,5 bilhões em custos sociais anualmente nos Estados Unidos.[4] Consequências nocivas e risco de incapacidade se desenvolvem em cadeia. (Fig. 142.1).[4]

O consumo de álcool nocivo é definido como um uso em grandes quantidades ou problemático do álcool que pode levar a uma série de consequências negativas, incluindo problemas sociais, físicos, psicológicos, legais e financeiros. Nos Estados Unidos, pelo menos 24% a 31% dos pacientes do Departamento de Emergência (DE) atendem aos critérios do Instituto Nacional de Abuso de Álcool e Alcoolismo (NIAAA) para consumo arriscado.[3] O consumo de álcool de risco é definido como uma média de 15 ou mais doses-padrão/semana, ou 5 ou mais por ocasião para homens, e 8 ou mais doses-padrão por semana, ou 4 ou mais por ocasião para mulheres e pessoas com mais de 65 anos.[4]

A prevalência ao longo da vida dos Transtornos por Uso de Álcool (TUA) na população em geral é de quase 20% e a de dependência é de 13%.[5] Os TUA consistem em dependência de álcool, abuso de álcool ou uso prejudicial. Esses distúrbios são comuns em todos os países desenvolvidos e são mais prevalentes nos homens do que nas mulheres, com taxas mais baixas, mas ainda substanciais nos países em desenvolvimento. No entanto, na maioria das pessoas com TUA é difícil de identificar o porquê e é provável que tenham empregos e famílias e apresentem queixas gerais, como mal-estar, insônia, ansiedade, tristeza ou uma série de problemas médicos. A prevalência dos TUA é maior em populações especiais, afetando cerca de 40% dos pacientes que se apresentam no DE e 59% a 67% dos pacientes com trauma.[5] Em resposta à alta prevalência desta doença, a Associação Médica Americana (AMA) recomendou a triagem de pacientes para transtornos por uso de álcool em ambientes médicos e cirúrgicos e DEs.[3]

O álcool é um depressor do sistema nervoso central (SNC). Como benzodiazepínicos, barbitúricos e drogas que têm ação similar, ele aumenta rapidamente a liberação do ácido γ-aminobutírico (GABA) no cérebro e inibe a atividade pós-sináptica do receptor de glutamato N-metil-D-aspartato.[6] O consumo crônico de álcool também afeta os receptores α-adrenérgicos e β-adrenérgicos centrais e a alternância da dopamina.[7]

Estudos em animais sugeriram que na abstinência alcoólica, o equilíbrio dos neurotransmissores GABA e glutamato é alterado. A diminuição da síntese do GABA e o aumento da síntese de glutamato podem estar relacionados aos sintomas de abstinência experimentados na cessação bruta de ingestão crônica de álcool.[8]

Cerca de 40% a 60% dos casos de TUA são explicados por genes e por associação ambiental. Os polimorfismos nos genes das enzimas que metabolizam o álcool geralmente estão associados a um menor risco de TUA porque aumentam a sensibilidade ao álcool. Um determinado gene e seu produto demonstram contribuir para o risco de abuso de drogas e fenótipos relacionados ao dependente é o receptor opioides mu (MOR; gene *OPRM1*).[9]

Metabolismo do Álcool

O etanol é absorvido rapidamente pelo estômago e pelo intestino delgado. É distribuído uniformemente para todos os sistemas de órgãos, incluindo a placenta. Embora 2% a 10% de álcool seja excretado através dos pulmões, urina e suor, a maioria é metabolizada em acetaldeído, principalmente pela álcool desidrogenase (ADH). A oxidação do álcool é um processo complexo envolvendo três sistemas enzimáticos, todos contidos nos hepatócitos. O acetaldeído é então convertido rapidamente em dióxido de carbono e água, principalmente através do aldeído desidrogenase (ALDH). As formas comuns de ADH diminuem a concentração de álcool no sangue em cerca de 4,5 mmol/L de etanol/h (o equivalente a cerca de uma bebida/hora):

$$\text{EtanolNAD} \xrightarrow[\text{NAD}\rightarrow\text{NADH}]{\text{Álcool desidrogenase}} \text{Acetaldeído ADH} \xrightarrow[\text{NAD}\rightarrow\text{NADH}]{\text{Álcool desidrogenase}} \text{Acetilcoenzima A} \xrightarrow[\text{Ciclo}]{\text{Ácido Crítico}} CO_2 + H_2O$$

onde o NAD é dinucleotídeo de nicotinamida e adenina e NADH é dinucleotídeo de nicotinamida e adenina reduzido.

Pelo menos duas variações dos genes do ADH (*ADH1B*2* e *ADH1C*1*) produzem uma degradação ligeiramente mais rápida do álcool e, portanto, uma produção potencialmente mais rápida de acetaldeído, que é rapidamente metabolizado pela *ALDH2*. No entanto, cerca de 40% das pessoas asiáticas (japonesas, chinesas e coreanas) apresentam uma mutação no *ALDH2* inativa que resulta em níveis de acetaldeído muito maiores do que o normal após o consumo. Cerca de 10% das pessoas que são homozigotas para esta forma de gene não podem beber álcool sem ficar doente e quase não possuem risco de TUA, enquanto aqueles que são heterozigotos possuem uma taxa relativamente baixa de AUD.

Uma via alternativa, o sistema microssomal de oxidação do etanol (MEOS), é induzido pela exposição crônica ao álcool. O principal componente do MEOS é a molécula do citocromo P_{450}, que existe em várias variantes. A variante mais importante para o metabolismo do álcool é o citocromo P_{450} 2E1 (CYP2E1). Muitos efeitos do

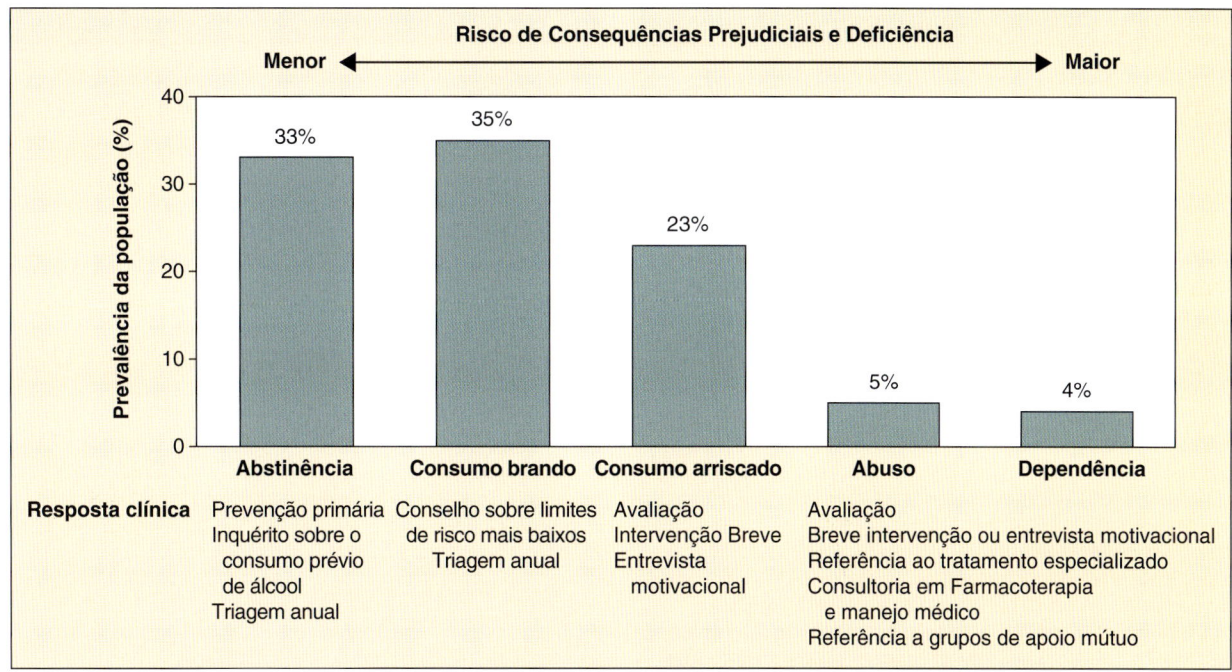

Fig. 142.1. Continuação do risco associado ao uso de álcool e possíveis respostas clínicas. O consumo de álcool é definido como uma média de 15 ou mais doses padrão/semana ou 5 ou mais, ocasionalmente para homens, e 8 ou mais doses padrão por semana ou 4 ou mais em mulheres e pessoas com mais de 65 anos. As pessoas em remissão de um transtorno de consumo de álcool continuam em risco de consumo periódico e consequências adversas.

alcoolismo são produzidos pelos subprodutos tóxicos (hidrogênio, acetaldeído), aceleração do metabolismo de outras drogas e ativação de compostos hepatotóxicos por essas vias metabólicas.

Embora o fígado seja o principal local do metabolismo do etanol, outros tecidos contribuem para o seu metabolismo. A ADH é encontrada na mucosa gástrica, mas o metabolismo gástrico do álcool é diminuído em mulheres e naqueles com descendência asiática. Esta biodisponibilidade aumentada de etanol ou metabolismo de primeira passagem diminuído pode explicar a maior vulnerabilidade das mulheres às complicações agudas e crônicas do álcool.

O metabolismo do álcool tem duas taxas de eliminação. A taxa de eliminação de álcool aproxima a cinética de ordem zero (taxa constante) para menores níveis de etanol e a cinética de primeira ordem (a quantidade de droga removida ao longo do tempo é proporcional à concentração da droga) para níveis mais elevados, especialmente em alcoólatras crônicos; muito provavelmente, através da indução da via MEOS, a taxa de eliminação é aumentada em níveis sanguíneos mais elevados.

As taxas de absorção e eliminação do álcool variam de acordo com o indivíduo e dependem de muitos fatores — dieta, gênero, peso corporal e hábitos, velocidade de consumo, motilidade gástrica, presença de alimentos no estômago, histórico de tabagismo, idade, se a pessoa é consumidor crônico de álcool com indução enzimática e atividade elevada do MEOS. Existe uma enorme variação entre os pacientes na taxa de eliminação do etanol do sangue, variando de 9 a 36 mg/dL por hora em dados publicados. Embora a taxa de depuração possa ser tão alta quanto 36 mg/dL/h em alguns bebedores crônicos, 20 mg/dL/h é uma taxa razoável para se assumir em um paciente com intoxicação típica no DE. Isto é válido para adultos, adolescentes e crianças, sejam eles experientes ou inexperientes.

Os efeitos fisiológicos variam diretamente com o nível de álcool no sangue (Tabela 142.1). O controle motor fino diminuído e o julgamento prejudicado aparecem em concentrações de álcool tão baixas quanto 20 mg/dL (0,02 mg%), mas existe uma grande variabilidade individual. Os alcoólatras podem exibir uma tolerância impressionante. A concentração de álcool no sangue em uma pessoa não pode ser determinada com precisão sem testes quantitativos. Mais de 50% da população adulta é notadamente

TABELA 142.1
Efeitos Fisiológicos e Níveis de Álcool no Sangue

CONCENTRAÇÃO DE ÁLCOOL NO SANGUE (MG/DL)	EFEITOS[a]
20-50	Diminuição do controle do motor fino
50-100	Julgamento imparcial, comprometimento da coordenação
100-150	Dificuldade de marcha e equilíbrio
150-250	Letargia, dificuldade em sentar-se e levantar-se de pé sem assistência
300	Coma (paciente não alcoólatra)
400	Depressão respiratória

[a]Esses efeitos são para o consumo de álcool ocasional. Os bebedores crônicos são tolerantes a concentrações de álcool muito maiores. Por outro lado, os pacientes podem ficar comatosos com níveis baixos de álcool e em overdose mista de drogas e álcool.

intoxicada com um nível de 150 mg/dL (0,15 mg%). À medida que o nível de etanol aumenta, o nível de consciência do paciente declina, acabando eventualmente em coma. A morte é causada por aspiração ou depressão respiratória.

O álcool, através da difusão passiva, estará presente em qualquer lugar onde haja água no corpo. Portanto, o álcool no ar expirado ou saliva pode ser usado para se obter uma aproximação confiável da concentração de álcool no sangue em um paciente cooperativo. Esse valor pode ser usado como uma triagem rápida para intoxicação alcoólica.

CARACTERÍSTICAS CLÍNICAS

Síndrome da abstinência alcoólica

A neurofisiologia da abstinência alcoólica é complexa e não é totalmente compreendida. A característica da abstinência alcoó-

QUADRO 142.1

Critérios DSM-V para Delírio da Abstinência (*Delirium tremens*)

CRITÉRIOS PARA A ABSTINÊNCIA ALCÓOLICA

Cessação ou redução do uso pesado e prolongado de álcool
  Pelo menos dois dos oito sintomas possíveis após o uso reduzido de álcool:
- Hiperatividade autonômica
- Tremores das mãos
- Insônia
- Náusea ou vômito
- Alucinações transitórias ou ilusões
- Agitação psicomotora
- Ansiedade
- Convulsões tônico-clônicas generalizadas

CRITÉRIOS PARA O DELÍRIO

Diminuição da atenção e consciência
Perturbação na atenção, consciência, memória, orientação, idioma, capacidade visual-espacial, percepção ou todas essas habilidades que estão mudando a partir do nível normal e flutuam em gravidade durante o dia
Distúrbios na memória, orientação, linguagem, capacidade visual-espacial ou percepção
Nenhuma evidência de coma ou outros distúrbios neurocognitivos em evolução

Da American Psychiatric Association: Diagnostic and statistical manual of mental disorders, ed 5 (DSM-5), Washington DC, 2013, American Psychiatric Publishing.

TABELA 142.2

Avaliação Clínica da Abstinência Alcoólica do Instituto Clínico, Revisada (CIWA-Ar)

COMPONENTES DE ESCALA	MANIFESTAÇÕES MAIS GRAVES
Nove Itens[a]	
• Náusea ou vômito	Náusea constante com vômito
• Tremor	Tremor severo, mesmo com braços estendidos
• Sudorese paroxística	Sudorese intensa
• Ansiedade	Pânico agudo
• Distúrbios táteis (p. ex., parestesia, dormência, sensação de insetos rastejando sobre ou sob a pele)	Alucinações contínuas
• Distúrbios auditivos (p. ex., sensibilidade ao som, ouvindo coisas que não estão lá)	Alucinações contínuas
• Distúrbios visuais (p. ex., sensibilidade ao brilho e à cor, vendo coisas que não estão lá)	Alucinações contínuas
• Dor de cabeça, sensação de uma banda em volta da cabeça	Dor de cabeça extremamente severa
• Agitação	Balanço de um lado para o outro durante a maioria da entrevista (anamnese)
Um item — orientação e turvação sensorial[b]	

[a]Pontuação em uma escala que varia de 0 (sem sintomas) a 7 (sintomas mais graves).
[b]Pontuação em uma escala que varia de 0 (sem sintomas) a 4 (desorientado em relação a lugar ou pessoa).
Adaptado de Sullivan JT, Sykora K, Schneiderman, J, et al: Assessment of alcohol withdrawal: The revised Clinical Institute Withdrawal Assessment for Alcohol scale (CIWA-Ar). Br J Addiction 84:1353–1357, 1989.

lica é a agitação do sistema nervoso central (SNC), com níveis aumentados de catecolamina no líquido cefalorraquidiano, plasmática e urinária.

A síndrome da abstinência alcoólica (SAA) é um contínuo de síndromes que começa após uma diminuição na quantidade de ingestão de etanol. A SAA geralmente é dividida em três conjuntos de sintomas. O primeiro conjunto consiste em hiperatividade autonômica, que aparece em poucas horas após a última bebida e geralmente atinge o pico dentro de 24 horas. As características comuns de apresentação incluem tremores, sudorese, náuseas, vômitos, ansiedade e agitação. O segundo conjunto de sintomas inclui estímulo neuronal adicional, com convulsões epileptiformes e confusão generalizada, geralmente ocorrendo dentro de 24 a 48 horas da abstinência. O terceiro conjunto de características inclui *delirium tremens* ou delírio pela abstinência alcoólica (DAA), com alucinações auditivas e visuais, confusão e desorientação, distúrbio da consciência, atenção prejudicada e hiperatividade autônoma pronunciada.[8] Os critérios para o delírio pela abstinência, conforme descrito no Quadro 142.1, são delírios e abstinência alcoólica.[6] Os Médicos de Emergência devem estar familiarizados com um instrumento comum de classificação de abstinência, conhecido como Escala de Avaliação Clínica da Abstinência Alcoólica-Revisado (CIWA-Ar).[6] Consulte a Tabela 142.2.

Convulsões Relacionadas ao Álcool

Entre os muitos problemas médicos relacionados ao abuso de álcool, o diagnóstico diferencial e o manejo de convulsões permanecem entre os mais desafiadores e controversos (Quadro 142.2). Os pacientes que se apresentam ao DE com convulsões devem ser questionados sobre a ingestão de álcool. Dos pacientes convulsivos que se apresentam a um DE, 20% a 40% terão suas convulsões relacionadas ao uso ou abuso de álcool. O álcool é um fator causal em 12% a 24% dos pacientes com Estado Epiléptico (Status Epilepticus). Nos estados onde as vendas de álcool são restritas aos domingos, os DEs veem um aumento nas admissões relacionadas ao álcool nas segundas-feiras.

QUADRO 142.2

Diagnóstico Diferencial das Convulsões Relacionadas ao Álcool

Abstinência (álcool ou drogas)
Exacerbação de convulsões idiopáticas ou pós-traumáticas
Intoxicação aguda (p. ex., anfetaminas, anticolinérgicos, cocaína, isoniazida, organofosfatos, fenotiazinas, antidepressivos tricíclicos, salicilatos, lítio).
Metabólica (p. ex., hipoglicemia, hiponatremia, hipernatremia, hipocalcemia, insuficiência hepática).
Infecciosa (p. ex., meningite, encefalite, abscesso cerebral)
Traumática (p. ex., hemorragia intracraniana)
Acidente vascular cerebral
Privação de sono
Uso irregular de anticonvulsivantes

A principal consideração no tratamento inicial de pacientes convulsivos que usam álcool é o reconhecimento de causas tratáveis e que ameaçam a vida. Essas causas incluem, mas não estão limitadas a, infecção do SNC, distúrbios metabólicos e hemorragia intracraniana. O álcool pode atuar de várias maneiras para produzir convulsões em pacientes com ou sem focos subjacentes — por sua retirada parcial ou absoluta após um período de ingestão crônica, por um transtorno metabólico agudo relacionado ao álcool (p. ex., hipoglicemia, hiponatremia), propiciando uma situação que leva ao traumatismo craniano, precipitação de convulsões em pacientes com Epilepsia Idiopática ou pós-traumática ou redução do limiar de convulsão em pacientes com estados de doença intracerebral existentes anteriores. Além disso, os alcoólatras são mais suscetíveis a outras doenças associadas a convulsões, incluindo neurosífilis, síndrome da imunodeficiência adquirida (SIDA), abscesso cerebral e meningite.

Convulsões por Abstinência de Álcool

As convulsões ocorrem 6 a 48 horas após a cessação do consumo de álcool. Dos pacientes com convulsões, 90% têm de uma a seis crises tônico-clônicas generalizadas; 60% experimentam crises múltiplas dentro de um período de 6 horas. A incidência de convulsões parciais, comum na epilepsia pós-traumática, é maior na abstinência de álcool. O termo "*Convulsões por abstinência de álcool*" é reservado para convulsões com essas características. O termo "*Convulsões relacionadas ao álcool*" é usado para se referir a todas as convulsões no conjunto relacionado ao uso de álcool, incluindo o subconjunto de convulsões por abstinência alcoólica.

Efeitos Cardiovasculares

O consumo agudo e crônico de etanol pode afetar a função mecânica do coração, produzir arritmias e exacerbar a doença arterial coronariana (DAC). Pode alterar a função miocárdica por efeitos tóxicos diretos, por hipertensão associada ou indiretamente alterando eletrólitos específicos. A intoxicação aguda pode diminuir o débito cardíaco em pacientes alcoólatras e não alcoólatras com doença cardíaca preexistente.

Estudos associaram o consumo moderado de álcool (duas a quatro doses-padrão por dia para os homens e uma ou duas por dia para as mulheres) para um efeito protetor da DAC. O consumo de álcool baixo a moderado diminui a agregação plaquetária, aumenta os níveis plasmáticos do ativador de plasminogênio do tecido endógeno e reduz a resistência à insulina.

Estudos sugeriram que o consumo moderado de álcool, em relação a reduzir risco de DAC, também pode proteger os indivíduos da insuficiência cardíaca congestiva. Todos esses efeitos benéficos são perdidos em Etilistas pesados, nos quais o alcoolismo crônico está associado à hipertensão e cardiomiopatia congestiva.

O consumo pesado de álcool tem um efeito prejudicial sobre aqueles com DAC pré-existente. Pode reduzir a tolerância ao exercício, induzir vasoconstrição coronária e aumentar a frequência cardíaca e a pressão arterial. Os efeitos cardiovasculares aditivos do etanol e da nicotina contribuem para arritmias e morte súbita em pacientes com DAC. Há uma incidência aumentada de morte súbita entre os etilistas pesados, independentemente da DAC ou do tabagismo concomitantes.

As arritmias supraventriculares (geralmente fibrilação atrial) e ventriculares (geralmente taquicardia ventricular transitória), denominadas "Holiday Heart" (ou Síndrome do coração pós feriado) foram documentadas em pacientes alcoólatras que têm bebido fortemente. As taquiarritmias como resultado do consumo de álcool episódico geralmente revertem para o ritmo sinusal com a cessação e não requerem intervenção imediata se o paciente estiver hemodinamicamente estável.

Efeitos Pulmonares

O álcool reduz a mobilização de macrófagos alveolares e sua capacidade bactericida. Sua deficiência é maior em alcoólicos com cirrose hepática. Há evidências de que o consumo crônico de álcool diminui o nível de glutationa, promovendo inflamação e remodelação do tecido pulmonar. Esses efeitos, em conjunto com a aspiração, diminuição da sensibilidade das vias aéreas, tabagismo concomitante e desnutrição, provavelmente representam o aumento da incidência de pneumonia, particularmente a pneumonia lobar, entre pacientes alcoólatras.

A alta prevalência de doenças respiratórias em alcóolicos é em grande parte causada pelo tabagismo. O álcool induz broncoespasmo em alguns asmáticos e aumenta a ectopia ventricular e a apneia do sono em pacientes com doença pulmonar obstrutiva crônica.

Efeitos Gastrointestinais e Hepáticos

Esôfago e Estômago

Os pacientes alcoólatras têm maior incidência de esofagite, câncer gástrico e carcinoma esofágico do que na população em geral. A ingestão aguda de álcool também diminui o tônus inferior do esfíncter esofágico, atrasa o esvaziamento gástrico e interrompe a barreira gástrica mucosa normal. O consumo de álcool, devido à sua toxicidade inerente, demonstrou eliminar a infecção da mucosa gástrica por *Helicobacter pylori*.[5] Um vômito forte ou persistente pode levar à síndrome de Mallory-Weiss ou à síndrome de Boerhaave.

Sangramento Gastrointestinal

O álcool está intimamente associado ao sangramento gastrointestinal (GI). Causas e fatores contribuintes incluem a Síndrome de Mallory-Weiss, esofagite, varizes esofágicas, gastrite aguda e crônica, trombocitopenia, gastropatia portal hipertensiva, distúrbios plaquetários qualitativos e quantitativos e tempo de coagulação prolongado. O álcool pode exacerbar o dano na mucosa gástrica quando está combinado com fármacos anti-inflamatórios não esteroides (AINEs), mas o próprio etanol não é um fator de risco para a úlcera péptica. A doença da úlcera péptica é a causa mais comum de hemorragia em pacientes alcoólatras com HDA, bem como naqueles que não bebem.

Dano Hepático

O dano hepático foi reconhecido há séculos como a característica do abuso crônico de álcool. A ativação do sistema imunológico com a produção de citocinas, como o fator de necrose tumoral alfa, é um dos primeiros eventos em muitos tipos de lesões hepáticas. Essa cascata estimula as células de Kupffer e a produção de outras citocinas que juntas recrutam células inflamatórias, matam hepatócitos e iniciam cicatrização por meio da fibrogênese. Não há um teste único que pode ser usado para diagnosticar a doença hepática alcoólica de forma confiável. No entanto, uma razão da aspartato transaminase (AST) com a alanina transaminase (ALT) superior a 2 sugere que o álcool é a causa de uma lesão hepática. A doença hepática alcoólica é o transtorno hepático mais comum no Ocidente e, com a hepatite C, é uma das principais causas de transplante hepático.

Hepatite Alcoólica

A hepatite alcoólica é mais grave do que Esteatose Hepática e se desenvolve em até 35% dos betilistas pesados. Esses indivíduos geralmente têm dor no quadrante superior direito, um fígado aumentado e tenro, febre, icterícia, leucocitose e resultados alterados no teste da função hepática. Os níveis da AST geralmente são inferiores a 400 UI/L, e os níveis da ALT geralmente são menos da metade do nível da AST. A hepatite alcoólica possui diversas manifestações clínicas, desde hepatomegalia ligeiramente sintomática até insuficiência hepática fulminante. A gravidade da doença pode ser estimada no DE por um tempo de protrombina prolongado / razão normalizada internacional (RNI) ou com o uso do fator discriminante de Maddrey. O índice ABIC (idade-age, *b*ilirubina, RNI, *c*reatinina) e o Modelo para doença hepática em estágio terminal (MELD) também são úteis na predição da mortalidade nesses pacientes.

Cirrose Alcoólica

A cirrose é a interrupção da arquitetura normal do fígado por cicatrização e nódulos regenerativos do parênquima. O alcoolismo é a causa mais comum de cirrose nos Estados Unidos e é responsável por aproximadamente 50% de todas as mortes cirróticas. A cirrose alcoólica geralmente requer 10 a 15 anos de bebida crônica, muitas vezes pontuada por um ou mais episódios de hepatite alcoólica aguda. O resultado clínico é determinado pelo desenvolvimento de complicações de hipertensão portal e por disfunção hepática. Desconhece-se por que o dano hepático se desenvolve em alguns pacientes alcoólatras e não em outros expostos a quantidades idênticas de álcool. Essa alteração foi originalmente descrita como cirrose nutricional, mas foi demonstrado que o álcool, independentemente da desnutrição, produz danos no fígado. A alteração da arquitetura hepática normal por fibrose e formação de nódulos pode eventualmente levar à hipertensão portal. A hipertensão portal pode se complicar para ascite e varizes esofágicas. Embora a cirrose seja irreversível, sua progressão pode ser interrompida com a abstinência.

Não existe um tratamento médico específico para a doença hepática alcoólica diferente da abstinência, dieta adequada e tratamento da descompensação hepática subsequente (p. ex., ascite, encefalopatia). Uma diminuição da quantidade de álcool consumida durante 1 ano está associada a uma diminuição de 60% na mortalidade.

Pancreatite e Má Absorção

A associação de etanol com a pancreatite aguda e crônica está bem estabelecida, mas a patogênese exata não está clara. Hipóteses incluem refluxo de conteúdo duodenal e bile no ducto pancreático, obstrução por um plugue de suco pancreático rico em proteínas e efeito tóxico direto do etanol.

O diagnóstico de pancreatite alcoólica pode ser difícil porque os alcóolicos assintomáticos podem ter um nível de amilase elevado. Por outro lado, até 30% dos pacientes com pancreatite alcoólica aguda têm um valor de amilase dentro dos limites normais. O nível de lipase sérica que aumenta após a amilase e permanece mais elevado e é um indicador mais confiável da pancreatite alcoólica, especialmente quando está maior do que três vezes o normal. O álcool é a principal causa de pancreatite crônica.

A diarreia e a absorção intestinal prejudicada são problemas comuns do etilista crônico. O álcool aumenta o tempo de trânsito do intestino delgado e diminui a atividade enzimática da borda em escova. A tiamina, vitamina B_{12}, aminoácidos, ácido fólico e a glicose tem a absorção diminuída em etilistas. As deficiências dietéticas de ácido fólico e proteína, insuficiência pancreática, secreção biliar anormal e efeitos tóxicos diretos do etanol no trato GI contribuem para a má absorção. A abstinência e nutrição adequada revertem a diarreia e grande parte da má absorção.

Efeitos Neuroló.gicos

Neuropatia

Uma polineuropatia sensório-motor simétrica é comum com o abuso crônico do álcool, geralmente nas extremidades inferiores. Pensa-se em ser uma combinação de deficiência nutricional com déficit de tiamina ou vitamina B_{12} e um efeito neurotóxico direto do álcool. Uma dor em queimação e parestesia são queixas comuns. Os achados no exame físico incluem perda de sensibilidade, diminuição da sensação de picada da agulha e reflexos reduzidos do tendão profundo nas extremidades inferiores. A fraqueza muscular distal é um achado tardio. A neuropatia pode levar a úlceras não cicatrizantes nos pés. O tratamento da neuropatia alcoólica é abstinência, dieta adequada e tiamina. A recuperação completa é rara.

A chamada "Paralisia de sábado à noite" ou a "Síndrome da lua de mel" é um colapso do pulso causada pela compressão do nervo radial. O paciente geralmente passou a noite com o braço erguido e apoiado no encosto de uma cadeira, banco ou companheiro, comprimindo o nervo radial contra o úmero e produzindo uma neurapraxia. A perda da função devido à neurapraxia do nervo radial geralmente retorna após algumas semanas ou meses.

Síndrome de Wernicke-Korsakoff

Embora sejam similares patologicamente e causadas por deficiência de tiamina, as síndromes de Wernicke e Korsakoff são clinicamente distintas. A Encefalopatia de Wernicke, uma emergência médica com taxa de mortalidade de 10% a 20%, continua sendo um diagnóstico clínico e muitas vezes não é reconhecida. Os critérios contemporâneos exigem dois desses sinais — deficiências dietéticas, anormalidades oculomotoras (o nistagmo é mais comum), disfunção cerebelar e um estado mental alterado ou comprometimento leve da memória. As anormalidades mentais incluem letargia, inatividade, abulia e memória prejudicada, progredindo sem tratamento para o coma.

A psicose de Korsakoff ou o estado amnésico, também chamado de transtorno amnésico persistente induzido por álcool, é um transtorno com comprometimento da memória recente, incapacidade de aprender novas informações ou lembrar informações previamente aprendidas, apatia e confabulação. Embora seja comum, a confabulação não é essencial para o diagnóstico. Considerando que 80% dos pacientes com encefalopatia aguda de Wernicke têm síndrome de Korsakoff, a idade superior a 40 anos e muitos anos de uso intensivo de álcool são fatores de risco adicionais.

O tratamento da síndrome de Wernicke-Korsakoff consiste em abstinência, dieta adequada e tiamina. A oftalmoplegia e o nistagmo geralmente têm uma boa resposta à tiamina dentro de horas a dias. A ataxia e mudanças mentais podem levar de dias a semanas para melhorar e geralmente têm um prognóstico mais desfavorável. Menos de 25% dos pacientes apresentam recuperação real, 50% mostram alguma recuperação e o restante não mostra resposta, apesar da reposição adequada da tiamina. Como o magnésio é um cofator para esse sistema enzimático, seus níveis séricos devem ser corrigidos. Os pacientes com síndrome de Wernicke requerem admissão e reposição de tiamina e magnésio.

Distúrbios do Movimento

A abstinência de álcool está associada com tremor, ataxia e mioclonia. O consumo agudo de álcool melhora o tremor essencial e a mioclonia. O tremor persistente é ocasionalmente visto no alcoolismo crônico. O tremor alcoólico pode persistir até 1 ano após a abstinência. Embora o mecanismo fisiopatológico seja mal compreendido, os estudos confirmaram que o tremor essencial e o tremor alcoólico são entidades distintas.

Degeneração Cerebelar Alcoólica

Caracterizada pela ataxia das extremidades, a ataxia cerebelar pelo alcoolismo resulta em uma postura em pé com base larga e uma marcha descoordenada. O envolvimento das extremidades inferiores predomina, embora os braços raramente possam estar envolvidos. As alterações patológicas consistem em degeneração de elementos no cerebelo, especialmente nas células de Purkinje. O diagnóstico é baseado no histórico, exame físico e achados em ressonância magnética ou tomografia computadorizada (TC), que mostram uma atrofia cerebelar grave. O tratamento consiste em abstinência, nutrição adequada e tiamina.

Doenças Infecciosas

O abuso crônico do álcool causa imunodepressão. A neutropenia pode ser encontrada em até 8% dos alcoólatras hospitalizados. A ingestão de álcool evita a migração normal (quimiotaxia) de neutrófilos polimorfonucleares para os locais de infecção bacteriana. A exposição crônica ao álcool deprime o desenvolvimento e a expressão da imunidade mediada por células. Esta depressão pode contribuir para a alta incidência de tuberculose e câncer de cabeça, pescoço e GI superior em alcoólatras. A supressão da função dos macrófagos pelo álcool reduz a capacidade do sistema reticuloendotelial de remover partículas. Isso pode contribuir para bacteremia espontânea, peritonite bacteriana espontânea e pneumonia. A resposta primária de anticorpos a novos antígenos também está deprimida. A desnutrição e insuficiência hepática também contribuem para um estado imunocomprometido no alcoólatra.

A infecção mais comum no alcoolismo é a pneumonia. Os fatores de risco associados à pneumonia em alcoólatras incluem tabagismo, diminuição da função ciliar, diminuição da produção de surfactantes, diminuição do reflexo da tosse, desnutrição e má higiene bucal. Embora os pacientes alcoólatras possam contrair uma variedade de pneumonias bacterianas, o *Streptococcus pneumoniae* ainda é o organismo mais comum. Períodos de estupor alcoólicos com fechamento incompleto da glote e aspiração subsequente podem levar a pneumonia por aspiração ou abscesso pulmonar. A *Klebsiella pneumoniae*, classicamente associada ao alcoolismo, é atualmente mais comum em pacientes com quimioterapia citotóxica, doença hematológica maligna e transplante do que no alcoólatra crônico. Além disso, essas infecções agora tendem a ser nosocomiais ao invés de adquiridas na comunidade.

Efeitos Endócrinos

A dependência do álcool afeta negativamente muitos componentes endócrinos. Ocorre a disfunção do hormônio tireoidiano periférico e a desregulação do eixo central eixo hipotálamo-hipófise-tireoide. O hipogonadismo masculino e o feminismo são vistos em alcoólatras masculinos crônicos. Os efeitos do álcool nos testículos e hipotálamo diminuem a produção de testosterona em homens. O álcool pode causar impotência por sedação do SNC, depressão secundária ou diminuição da produção de testosterona. A diminuição da testosterona, o aumento do estrogênio (em pacientes com doença hepática) e o aumento dos níveis de prolactina podem levar à diminuição da libido, feminização e ginecomastia em alcoólatras masculinos e anormalidades na lactação e nas menstruações nas mulheres. Nas mulheres alcoólatras, são encontrados níveis elevados de testosterona e estrogênio. O tratamento de reposição de estrogênio pode aumentar os níveis hormonais em três vezes e assim aumentar o risco de colelitíase e câncer de mama.

Efeitos Metabólicos

Carboidratos

A hipoglicemia induzida por álcool ocorre em 1% a 4% dos pacientes intoxicados no DE. É mais frequentemente observado em alcoólatras crônicos. Coma, convulsões, hemiparesia e uma variedade de outros sinais neurológicos foram descritos em pacientes com hipoglicemia induzida por álcool. A fome, o esgotamento das reservas de glicogênio no fígado, diminuição dos níveis plasmáticos de cortisol, diminuição da liberação do hormônio do crescimento e inibição da gliconeogênese contribuem para esse fenômeno.

A hiperglicemia e diabetes podem ser encontradas no alcoolismo crônico. O abuso de álcool pode levar à pancreatite crônica, resultando em uma subprodução de insulina pelas células pancreáticas danificadas. O álcool também prejudica a utilização de glicose periférica, causando uma resistência relativa à insulina (semelhante à diabete tipo 2). Em pacientes diabéticos, o álcool pode induzir hipoglicemia e também mascarar os sinais de hipoglicemia.

Lipídios

Uma hipertrigliceridemia reversível ocorre em muitos alcoólatras crônicos. O etanol aumenta a síntese hepática de triglicerídeos. A abstinência é necessária para reduzir os níveis elevados de triglicerídeos. Exceto por sua relação com a infiltração gordurosa do fígado, a significância clínica desta hiperlipidemia é desconhecida.

TABELA 142.3
Efeito do Etanol no Metabolismo Mineral

MINERAL	CAUSA DA DEPLEÇÃO	EFEITO ADICIONAL DAS MUDANÇAS DE COMPARTIMENTO	CONSEQUÊNCIAS
Magnésio	Diarreia alcoólica Má ingestão Depleção de fosfato Hiperaldosteronismo	↓ Hiperventilação ↓ Ácidos graxos livres	Pseudo-hipoparatireoidismo Miopatia Depleção de potássio Depleção de fosfato Anormalidades eletrocardiográficas Convulsões
Fósforo	Má ingestão Diarreia Alcalose metabólica Hipomagnesemia	↓ Alcalose metabólica ↓ Alcalose respiratória ↓ Glicose (realimentação) ↑ Hipoparatireoidismo (secundário à hipomagnesemia) ↑ Rabdomiólise	Rabdomiólise Disfunção plaquetária Disfunção de leucócitos Disfunção do sistema nervoso central Insuficiência cardíaca Acidose tubular renal
Cálcio	Má ingestão Esteatorreia Hipovitaminose K	↓ Hipoparatiroidismo (secundário à hipomagnesemia) ↓ Rabdomiólise ↓ Hipovitaminose D ↓ Hiperfosfatemia ↓ Pancreatite ↓ Hipoalbuminemia ↑ Recuperação da rabdomiólise	Convulsões tetânicas
Potássio	Má ingestão Alcalose metabólica Diarreia por hiperaldosteronismo	↓ Glicose (realimentação) ↓ Hiperventilação ↑ Rabdomiólise	Fraqueza Paralisia Miopatia Morte súbita

↑, no plasma; ↓, fora do plasma.

Eletrólitos

O etanol tem numerosos efeitos nos eletrólitos e no metabolismo mineral, conforme resumido na Tabela 142.3. A hiponatremia e hipocalemia são comuns em usuários ativos. Vômitos, diarreia, depleção de magnésio, desnutrição e alcalose metabólica contribuem para essas anormalidades.

O alcoolismo é a causa mais comum de deficiência grave de magnésio em pacientes ambulatoriais adultos. A deficiência de magnésio é observada em 30% dos alcoólatras como resultado de má absorção, desnutrição, diarreia, vômitos e aumento de perdas urinárias. A suplementação oral de magnésio em alcoólatras crônicos melhora os achados no teste de função hepática, equilíbrio eletrolítico e força muscular. As preparações multivitamínicas podem ser consideradas para desnutrição crônica. Embora seu benefício clínico não esteja provado, elas não apresentam risco ou custos significativos.

A hipocalcemia é comum em pacientes alcoólatras com depleção de magnésio. O mecanismo está relacionado à diminuição da secreção do hormônio paratireoidiano, diminuição da capacidade de resposta do tecido ao hormônio paratireoidiano, diminuição do metabolismo da vitamina D e diminuição da liberação de cálcio do osso, independentemente do hormônio paratireoidiano. A correção da depleção de magnésio é necessária para restaurar o cálcio para seus níveis normais. A hipoalbuminemia, a pancreatite ou a deficiência de vitamina D também contribuem para níveis baixos de cálcio sérico ou baixas reservas corporais totais de cálcio em pacientes alcoólatras.

A hipofosfatemia é encontrada em 30% a 50% dos pacientes hospitalizados com alcoolismo. A depleção de fósforo resulta da desnutrição, vômitos, alcalose respiratória, diarreia, liberação de calcitonina, antiácidos que se ligam ao fosfato e perda urinária (relacionada à deficiência de vitamina D e hiperparatiroidismo secundário). Os pacientes hipofosfatêmicos geralmente apresentam baixos níveis de magnésio. A reidratação, excesso de carboidratos e alimentação parenteral ainda agravam a depleção de fósforo. A glicose em bólus e a infusão demonstraram produzir uma queda significativa nos níveis séricos de fosfato inorgânico. A hipofosfatemia grave (<1mg/dL) foi associada à insuficiência respiratória aguda, depressão miocárdica, disfunção de eritrócitos, leucócitos e plaquetas, irritabilidade do SNC e rabdomiólise.

Embora os alcoólatras crônicos que necessitem de internação tenham geralmente depleção de potássio, magnésio e fosfato, o tratamento empírico com potássio e fosfato é desencorajado. Os níveis séricos e a função renal devem ser determinados. A hipercalemia não intencional e a hiperfosfatemia podem produzir morbidade significativa, e a infusão de fosfato exacerba a hipocalcemia, se presente. Como a maioria do magnésio é intracelular, um nível de magnésio sérico normal não descarta a diminuição das reservas totais de magnésio corporal. Se o nível sérico for normal, os níveis totais corporais ainda podem ser baixos. Enquanto a função renal for adequada, o tratamento empírico com magnésio pode ser considerado. A abstinência e uma dieta adequada resolvem as deficiências eletrolíticas e nutricionais no paciente que é saudável o suficiente para ser tratado como paciente ambulatorial.

Cetoacidose Alcoólica

A cetoacidose alcoólica ocorre com maior frequência em alcoólatras crônicos graves que tiveram uma compulsão recente seguida de 1 a 3 dias depois por vômitos prolongados, diminuição da ingestão de alimentos, desidratação e abstinência. Náuseas, vômitos e dor abdominal são queixas comuns presentes. Esses pacientes têm taquipneia, desidratação, cetonúria e pouca ou nenhuma glicosúria. Os níveis séricos de glicose são normalmente inferiores a 200 mg/dL. O pH do sangue normal pode ser encontrado apesar da cetonemia por causa da alcalose respiratória coexistente e da alcalose metabólica.

O mecanismo exato responsável pelo aumento de corpos cetônicos não está claro. A fome aguda sobreposta à desnutrição crônica, bem como a liberação de um mecanismo induzido pelo álcool na cetogênese, que permite a uma cetose acentuada, podem explicar a alteração. Uma proporção aumentada de NADH para NAD no alcoólatra predispõe-se à acumulação de β-hidroxibutirato e à inibição da gluconeogênese, que podem estar subjacente à ocorrência comum de hipoglicemia na cetoacidose alcoólica.

O alcoólatra com acidose metabólica apresenta um dilema interessante, porque a maioria desses pacientes apresenta uma acidose aumentada com ânion gap aumentado. A glucosuria pode sugerir diabetes, a cristalúria pode ser vista em envenenamento por etilenoglicol, gravidade específica baixa, proteinúria e cilindros podem ser observados na insuficiência renal, leucócitos e bactérias estão presentes com urosepse e cetonas significativas em uma urina normal, pode indicar fome ou cetose alcoólica. Níveis elevados ou um hiato osmolar muito elevado (>25 mOsm/kg) são específicos da ingestão de metanol ou etilenoglicol.

O tratamento da cetose alcoólica consiste na administração de solução salina, glicose e tiamina e correção da hipocalemia. Isto pode ser realizado com 5% de dextrose em solução salina normal e 30 mEq de cloreto de potássio ou 30 mEq de potássio oral. Se não estiver presente uma doença com possibilidade de complicação grave, a cetose é revertida em 12 a 24 horas com este tratamento.

Efeitos Hematológicos

O alcoólatra apresenta inumeráveis anormalidades hematológicas. O efeito tóxico direto do etanol e seus metabólitos, deficiência nutricional secundária e doença hepática, individualmente ou em combinação, afetam os eritrócitos, os leucócitos, as plaquetas, a hemostasia e o sistema imunológico. A macrocitose é a manifestação hematológica mais comum do alcoólatra crônico. Pode ser causada pela deficiência de folato, reticulocitose (reticulócitos mais jovens são maiores), doença hepática (produção de um revestimento lipídico anormal da membrana dos eritrócitos) ou deficiência de vitamina B_{12}. A condição mais comum é a macrocitose idiopática do alcoolismo.

Anemia

Vários mecanismos causam anemia, o que é comum no alcoólatra. A anemia megaloblástica resultante da deficiência de folato é a anemia mais comum em alcoólatras. O volume corpuscular médio (VCM) está tipicamente aumentado, mas pode ser normal quando a deficiência de ferro coexiste. Desnutrição, incapacidade do fígado cirrótico em armazenar o folato, perda urinária excessiva e a redução das reservas de folato por má absorção. O álcool acelera o desenvolvimento da anemia megaloblástica em indivíduos com reservas de folato empobrecidas (VCM > 100fL) por um mecanismo menos claramente definido.

A anemia pela deficiência de ferro é comum e geralmente é resultado da perda de sangue pelo trato GI. Com a anemia pela deficiência de ferro, o nível do ferro sérico diminui, a capacidade sérica total de ligação ao ferro está elevada e o nível sérico de ferritina diminuído. Os alcoólatras frequentemente têm doenças inflamatórias crônicas, como endocardite, tuberculose, empiema, abscesso pulmonar, doença maligna e doença hepática. Essas doenças podem produzir a anemia por doença crônica, uma anemia microcítica ou normocítica leve em que o ferro sérico está baixo, mas em contraste com a deficiência do ferro, a capacidade sérica total de ligação ao ferro está baixa ou limítrofe e o nível da ferritina sérica está aumentado.

O etanol também tem um efeito tóxico direto sobre a eritropoiese. As biópsias da medula óssea revelam a vacuolização de precursores eritroides, resultando em reticulocitose diminuída e uma anemia sideroblástica reversível. A anemia sideroblástica, que geralmente é vista na presença de desnutrição com deficiência de piridoxina e deficiência de folato, ocorre em 25% a 30% dos alcoólatras anêmicos.

Anormalidades Leucocitárias

A leucopenia é comum no alcoólatra e tem várias causas possíveis. Sepse, deficiência de folato e hiperesplenismo, todos levam a uma diminuição da contagem de leucócitos. O álcool tem um efeito tóxico direto na produção de leucócitos na medula óssea. A mobilização de granulócitos (quimiotaxia) e aderência também são prejudicadas, resultando em uma diminuição da resposta inflamatória.

Alterações das Plaquetas

A trombocitopenia pode ocorrer pela deficiência de folato, supressão da medula, sepse, coagulação intravascular disseminada ou sequestro esplênico. Os efeitos tóxicos diretos do álcool diminuem o tempo de sobrevivência mensurado e prejudicam a produção de plaquetas na medula óssea, mas a toxicidade da medula raramente reduzirá a contagem de plaquetas abaixo de 30.000/mm^3. A função plaquetária qualitativa também é prejudicada. O consumo excessivo de álcool está associado a uma trombocitose reativa potencialmente responsável por AVC agudo e morte súbita.

Hemostasia

Os pacientes alcoólatras têm discrasia sanguínea por muitas razões, incluindo trombocitopenia, distúrbios plaquetários qualitativos, produção de fatores da coagulação hepática, formação de varizes e deficiência de vitamina K. Uma contagem sanguínea completa, esfregaço periférico, contagem de plaquetas, contagem de reticulócitos, tempo de trombina, tempo de protrombina e RNI, e tempo parcial de tromboplastina ajudam a avaliar os episódios de sangramentos significativos. O sangramento associado a anormalidades de coagulação pode exigir plasma congelado fresco para a correção imediata da depleção dos fatores de coagulação; a vitamina K (10 mg IV) leva de 6 a 10 horas para reverter os fatores dependentes da vitamina K, II, VII, IX e X. Devido à má alimentação e à função hepatobiliar prejudicada, os alcoólatras podem ter um armazenamento insuficiente de vitamina K o que prejudica a sua disponibilidade. No entanto, pacientes alcoólatras com insuficiência hepática profunda são incapazes de produzir os fatores de pré-coagulação II, VII, IX, X e IV, de modo que o tratamento com vitamina K é inútil. As transfusões de plaquetas devem ser iniciadas no DE para pacientes adultos com sangramento ativo quando a contagem de plaquetas é inferior a 50,000/mm^3.

Efeitos Oncológicos

Em todo o mundo, 389.000 casos anuais de câncer que representam 3,6% de todos os cânceres são relacionados ao álcool.[10,11] Embora o álcool em si não seja carcinogênico, seu metabolito, o acetaldeído, surgiu como um importante contribuinte; pode formar A ductos estáveis no DNA, provocar mutações em supressores tumorais e oncogênese e interferir com o reparo do DNA. Fumar certamente tem um papel adicional como causa de neoplasia tornando difícil a distinção nestes estudos.

O uso crônico de álcool está associado a um aumento da incidência de câncer no trato gastrointestinal superior e sistema respiratório, com uma clara relação dose-resposta. Especificamente, o álcool aumenta o risco de câncer de boca, faringe, laringe, pulmão, esôfago, fígado e pâncreas.[12] A infecção crônica por hepatite B pode sensibilizar o fígado para o álcool, produzindo carcinoma hepatocelular. As mulheres que bebem duas a cinco doses padrão/dia têm um risco relativo de 1,41 para o câncer de mama invasivo em comparação com as não bebedoras. Há também um aumento significativo no risco de câncer endometrial entre mulheres pós-menopáusicas que consomem mais de duas doses padrão/dia. O consumo moderado de álcool leva a um risco aumentado de câncer colorretal e de próstata.

Hipotermia

A ingestão aguda de álcool é um dos fatores de precipitação mais comuns para hipotermia acidental e ocorre em 33% a 73% dos pacientes com temperatura central abaixo dos 35 °C. O álcool exacerba a hipotermia entre outras formas, com a termorregulação hipotalâmica deprimida, vasodilatação periférica produzindo a perda de calor, depressão do SNC, sepse, incapacidade de tremer, hipoglicemia e aumento do risco de exposição ambiental. A hipotermia pode ser a apresentação da síndrome de Wernicke, possivelmente causada por lesões do hipotálamo posterior, hipoglicemia ou sepse. Os pacientes intoxicados podem ter taxas de reaquecimento mais lentas.

Efeitos Psiquiátricos

Dos adultos que dependem do álcool, 45% são diagnosticados com uma ou mais condições psiquiátricas adicionais durante a vida. Dos alcoólatras admitidos em uma enfermaria psiquiátrica, cerca de 40% têm outro distúrbio psiquiátrico não relacionado ao abuso de substâncias. Em particular, transtorno de personalidade antissocial, esquizofrenia, distúrbios do humor e distúrbios de ansiedade.

A depressão e a personalidade antissocial são os dois transtornos psiquiátricos mais comuns que se correlacionam com o alcoolismo, com uma prevalência de 30% a 60% na maioria dos estudos. O uso crônico de álcool pode produzir um desequilíbrio no sistema serotoninérgico. Esse desequilíbrio pode levar ao aumento da ansiedade, agressão e depressão. Curiosamente, o comportamento está mais fortemente ligado à depressão do que à dependência do álcool. A depressão secundária pode ser causada pelo alcoolismo, ou o transtorno afetivo primário pode estar presente com alcoolismo secundário. Sintomas depressivos leves também são comuns na abstinência de álcool. Os indivíduos antissociais possuem alto risco de alcoolismo e dependência de drogas, embora um ambiente de infância instável e infeliz pareça ser mais importante do que o álcool para o desenvolvimento da sociopatia. O álcool aumenta o risco de suicídio ao longo da vida, com 17% de todos os alcoólatras eventualmente morrendo por suicídio. O alcoolismo, a depressão maior e a personalidade antissocial predispõem ao suicídio, e a interação entre os três é particularmente perigosa, mas o risco agudo em particular é difícil de avaliar.

Efeitos Toxicológicos

O álcool tem sido conhecido por ter efeitos aditivos ou mesmo sinérgicos com várias drogas. A intoxicação aguda diminui a taxa de metabolismo do fármaco, que é parcialmente explicada pela competição pelo mesmo processo enzimático no fígado. Quando a cocaína e o etanol são tomados concomitantemente, o metabolito único, o cocaetileno, um composto neurologicamente ativo, é significativamente mais tóxico do que a cocaína para o coração, fígado e cérebro e mais viciante e mais letal do que a cocaína sozinha. O cocaetileno produz uma maior incidência de confusão, menores escores médios da Escala de Coma de Glasgow (GCS), maior incidência de trauma violento e, mais frequentemente, requer intubação endotraqueal. Hemodinamicamente, esses pacientes demonstram uma frequência cardíaca elevada (1,5-5 vezes a normal) e maior pressão arterial do que com qualquer droga isolada. A morte súbita é aumentada em até 25 vezes acima da associada ao uso de cocaína sozinha. Os níveis plasmáticos de cocaína neste grupo combinado foram maiores do que naqueles que usaram apenas cocaína.

O etanol prolonga o tempo de sangramento induzido pela aspirina e reduz o metabolismo da varfarina, levando ao aumento dos efeitos anticoagulantes. Existe um risco aumentado de sangramento do trato GI superior quando o álcool é combinado com AINEs. Esse pode ser o efeito aditivo ou sinérgico mais perigoso do álcool.

Dissulfiram e Reações Similares

A maioria dos pacientes pré-tratados com dissulfiram (Antabuse®) que em seguida consomem mesmo pequenas quantidades de álcool experimentam uma reação extremamente desagradável. Esses pacientes têm hipersensibilidade ao etanol e experimentam uma resposta direta dentro de 15 minutos, com duração de 30 minutos a várias horas. A reação consiste em rubor na cabeça que se espalha para o tronco, em conjunto com náuseas, vômitos, dor de cabeça, desconforto abdominal e torácico, diaforese, vertigem, palpitações e confusão. Uma reação grave pode causar hipotensão, convulsões e disritmias. Acredita-se que a reação ao dissulfiram-etanol ocorra com o acúmulo de acetaldeído secundário à inibição da enzima aldeído desidrogenase, que pode ser diferente em muitos asiáticos ou outro fator tóxico desconhecido. Essa reação incapacitante tem sido usada para desencorajar a ingestão crônica de álcool. O tratamento para a reação ao dissulfiram geralmente é apenas observação, um antiemético para sintomas e hidratação intravenosa (IV).

Pode ocorrer hipoglicemia profunda quando se combina álcool e hipoglicemiantes orais. Os pacientes que tomam metformina podem ter um risco aumentado para o desenvolvimento de acidose lática quando está combinado com o consumo excessivo de álcool. Uma reação tipo dissulfiram-etanol foi descrita com muitos agentes hipoglicêmicos.

Outras Considerações

Grupos de Pacientes Afetados

Adolescentes. O álcool é uma droga de abuso mais comum entre adolescentes e adultos jovens. Estima-se que pelo menos 50% dos adolescentes de 12 a 20 anos tenha bebido álcool durante algum período de 30 dias. O álcool está frequentemente associado às três principais causas de morte entre os jovens — ferimentos não intencionais, homicídios e suicídios.

O consumo de álcool está associado a muitas consequências negativas, incluindo efeitos deletérios sobre o desenvolvimento neurocognitivo e hormonal e habilidades cognitivas e emocionais. Os conflitos sociais, a delinquência e os problemas de ajuste acadêmico estão frequentemente associados a episódios repetidos de bebida intensa, que também colocam os jovens em risco para a cronificação de padrões de uso problemáticos de substância na idade adulta.[13]

Pacientes Mais Velhos. O consumo de álcool não saudável é encontrado em até 15% de pacientes idosos no DE (>65 anos). Estima-se que 50% das pessoas mais velhas bebem álcool e 2% a 4% atendem aos critérios de abuso ou dependência de álcool. Testes de triagem comuns (p. ex., o questionário CAGE) tendem a ser menos sensíveis nessa faixa etária. O álcool pode exacerbar uma doença subjacente ao encobrir a dor torácica anginosa, agravar a hipertensão e induzir arritmias. No entanto, os adultos mais velhos que consomem níveis baixos ou moderados de álcool podem ter um risco menor para o desenvolvimento de demência e insuficiência cardíaca. Mais de 90% das pessoas com 65 anos ou mais usam mais do que uma medicação prescrita. O envelhecimento altera a absorção do trato GI, reduz o volume de distribuição, diminui as respostas homeostáticas e reduz a função renal e hepática. Os adultos mais velhos também demonstram uma maior sensibilidade órgão-alvo, particularmente envolvendo o SNC, com o uso concomitante de drogas aumentando seu risco de interações com álcool e drogas.

Os pacientes mais velhos são mais propensos a ter complicações neuropsiquiátricas pelo alcoolismo, como problemas de sono, ansiedade, depressão e demência. O álcool está envolvido em um terço dos suicídios em adultos mais velhos. Os indivíduos mais velhos também têm um desempenho inferior aos indivíduos mais jovens em testes de percepção e atenção em todos os níveis de álcool no sangue. Isso pode resultar em um risco aumentado de fraturas por queda e osteoporose. No entanto, as evidências sugerem que, em comparação com a abstinência, o consumo de até uma dose padrão/dia está associado a um menor risco de fratura de quadril osteoporótica e há um efeito benéfico do consumo moderado de álcool na densidade óssea.

Mulheres Grávidas. Muitos cientistas relatam os efeitos teratogênicos do álcool. De acordo com o National Institute on Drug Abuse, quase 20% de todas as crianças nascidas nos Estados Unidos foram expostas ao álcool durante a gestação. As mulheres grávidas com mais de 30 anos, solteiras e com emprego, estão mais relacionadas a episódio de abuso ou bebem frequentemente.

A síndrome alcóolica fetal é caracterizada por uma tríade de defeitos do SNC, incluindo retardo mental leve a moderado, malformações, envolvendo, principalmente, estruturas faciais e deficiências de crescimento, geralmente consistindo de baixa estatura e microcefalia. A síndrome alcóolica fetal é agora considerada a fonte mais comum identificável de retardo mental. As crianças expostas ao álcool pré-natal exibem níveis de hiperatividade, déficits cognitivos e de atenção, comportamento preservador e problemas de linguagem e motor, que persistem na idade adulta.

O etanol rapidamente se difunde através da placenta e é distribuído para todo o tecido fetal, com predileção para a substância cinzenta. Embora os bebês de mães que bebem fortemente tenham desfecho pior, os filhos de mães que consumem apenas duas ou três doses padrões/dia também apresentam anormalidades. Mesmo na ausência de retardo de crescimento ou anormalidades congênitas, as crianças nascidas de mulheres que consomem álcool excessivo durante a gravidez parecem estar em risco aumentado de distúrbios de déficit de atenção. Esses achados são referidos como efeitos alcóolicos fetais.

Considerando que não existe uma quantidade segura de consumo de álcool durante a gravidez, uma média de menos de uma bebida por dia na gravidez precoce ou tardia não mostrou impacto mensurável no aprendizado da criança ou no funcionamento cognitivo em um estudo de coorte em mais de 5.000 pacientes observados por 14 anos. Os resultados adversos neste estudo foram associados com uma média de mais de uma dose/dia, episódios de bebedeira e consumo de álcool tardio na gestação. A American Academy of Pediatrics recomenda abstinência de álcool para mulheres grávidas ou que estão planejando uma gravidez.

Trauma

A maior contribuinte para a mortalidade relacionada ao álcool nos Estados Unidos é a lesão involuntária, representando aproximadamente 26.000 mortes/ano. A importância do uso indevido de álcool como precursor de lesões graves é ampla e suficientemente aceita para que o American College of Surgeons Committee on Trauma requeira uma triagem para trauma associado com álcool para designação para um centro de trauma nível I ou II. Além disso, os centros de trauma nível I devem fornecer uma intervenção para bebedores problemáticos identificados. O álcool e o trauma estão inextricavelmente ligados. Independentemente, os efeitos trágicos de cada um são numerosos; em combinação, eles são surpreendentes. O trauma é uma das principais causas de óbito naqueles com idade entre 1 e 44 anos, representando mais de 50 milhões de feridos por ano. Nos Estados Unidos, o álcool é o principal fator de risco para praticamente todas as categorias de lesões intencionais e não intencionais. Além de aumentar a frequência e gravidade da lesão, o álcool complica significativamente o manejo da vítima do trauma. A intoxicação por álcool muitas vezes complica a avaliação inicial da gravidade da lesão, resultando em uma maior necessidade de procedimentos diagnósticos e terapêuticos invasivos (p. ex., intubação, TC, monitoramento da pressão intracraniana).

O álcool pode diminuir a capacidade do paciente para responder ao choque hemorrágico alterando os efeitos hemodinâmicos e o equilíbrio ácido-base. A depleção de volume como resultado do efeito diurético do álcool ou vômitos pode prejudicar as reservas do paciente intoxicado com trauma. A vasodilatação periférica causada pelo álcool pode contribuir para hipotensão e hipotermia. Embora esses efeitos possam ser mínimos, eles ressaltam a necessidade de ressuscitação hídrica precoce e adequada nesses pacientes. Os pacientes intoxicados com traumatismo não neurológico grave podem ter pressões sanguíneas e níveis de dióxido de carbono mais baixos, indicativos de uma hiperventilação compensatória na chegada hospitalar em comparação com pacientes sóbrios. Mais importante, um efeito depressivo cardíaco mal compreendido também aumenta a profundidade do choque e requisitos de volume para ressuscitação. A vasodilatação da pele induzida pelo álcool pode ser acompanhada por um aumento na constrição do músculo esquelético, mesentérico, e a constrição do leito renal e o infarto ventricular esquerdo. Assim, o efeito sobre a fisiologia da resistência vascular sistêmica e a pressão arterial pode estar alterados.

A intoxicação torna os sinais e sintomas da lesão intra-abdominal e retroperitoneal menos confiáveis do que o habitual. Se houver risco de lesão intra-abdominal, deve ser considerada uma avaliação adicional (p. ex., ultrassonografia, TC).

A intoxicação por álcool predispõe a uma laxidade da parede abdominal e, portanto, menos proteção contra traumatismo contundente. Esses pacientes também são propensos a terem estômago repleto, aumentando o risco de lesão gástrica após o trauma e predispondo ao vômito e aspiração, especialmente durante o manejo das vias aéreas. As alterações hepáticas gordurosas do alcoolismo podem resultar em hepatomegalia. A hipertensão portal em alcoólatras pode produzir esplenomegalia. Estes órgãos podem tornar-se mais vulneráveis aos efeitos do trauma devido ao tamanho ampliado, à protrusão sob a proteção das costelas e ao aumento da pressão intracapsular.

Não há consenso sobre as indicações para uma tomografia computadorizada de emergência em pacientes com Traumatismo Cranioencefálico leve (p. ex., sem perda de consciência ou amnésia pós-traumática, escore GCS de 14-15, achados normais em exame neurológico). Um estudo prospectivo perturbador descobriu que o escore GCS e 1 hora de observação não conseguiram prever a varredura por TC anormal em pacientes embriagados com traumatismo cranioencefálico leve. Os pacientes com sinais de TCE e convulsões focais ou generalizadas precisam de uma tomografia computadorizada urgente. A tomografia computadorizada da cabeça deve ser realizada em qualquer paciente com deterioração do estado mental, achados neurológicos focais, convulsões de novo aparecimento, mesmo sem sinais óbvios de histórico de trauma, falta de melhora ao longo do tempo ou alterações do estado mental desproporcional ao grau de intoxicação.

Síndrome da Abstinência Alcóolica

Características Clínicas

A gravidade dos sinais e sintomas da síndrome da abstinência alcoólica depende da dose e duração do consumo de etanol. A síndrome de abstinência pode ocorrer a qualquer momento após o nível de álcool no sangue começar a cair. Portanto, apenas uma redução, e não a cessação abrupta, da ingestão de etanol pode resultar na abstinência.

A abstinência de álcool menor ocorre tão cedo quanto 6 horas após a cessação ou diminuição significativa da ingestão de álcool e, geralmente, atinge um pico em 24 a 36 horas. Caracteriza-se por hiperatividade autônoma moderada — náuseas, anorexia, tremor grosseiro, taquicardia, hipertensão, hiperreflexia, distúrbios do sono (p. ex., insônia, sonhos vívidos) e ansiedade.

A abstinência de álcool maior ocorre após mais de 24 horas e geralmente com pico às 50 horas após a cessação ou diminuição significativa da ingestão de álcool, mas ocasionalmente leva até 5 dias para se manifestar após o declínio ou término do consumo. A síndrome é caracterizada por ansiedade pronunciada, insônia, irritabilidade, tremor, anorexia, taquicardia, hiperreflexia, hipertensão, febre, diminuição do limiar de convulsões, alívio auditivo e, mais comumente, alucinações visuais e finalmente delírio.

O *delirium tremens* é uma manifestação potencialmente fatal de abstinência alcoólica e consiste em tremores grosseiros, alucinações visuais assustadoras, confusão profunda, agitação e uma síndrome hiperadrenérgica caracterizada por uma temperatura acima de 38,5 °C, pressão arterial superior a 140/90 mmHg e taquicardia. Raramente aparece antes do terceiro dia da pós abstinência. Apenas 5% dos pacientes hospitalizados por abstinência alcoólica apresentam *delirium tremens*.

DIAGNÓSTICOS DIFERENCIADOS

A intoxicação aguda por álcool é um diagnóstico de exclusão. Antes de assumir que o comportamento de um paciente é causado apenas pelo álcool, outras condições devem ser consideradas, particularmente coingestantes, traumatismo craniano e infecção. Hipoglicemia, hipoxia, narcose por dióxido de carbono, overdose por mistura de álcool — drogas, intoxicação por etilenoglicol, intoxicação por isopropanol ou metanol, encefalopatia hepática, psicose, vertigem severa, estado pós-ictal e crises psicomotoras podem se manifestar de forma semelhante à da intoxicação por etanol.

A síndrome de abstinência alcoólica pode inicialmente ser confundida com esquizofrenia aguda, encefalite, psicose induzida por drogas, tireotoxicose, intoxicação anticolinérgica e retirada de outras drogas do tipo sedativo-hipnóticas. Pode ser difícil diferenciar a abstinência alcoólica e a hipoglicemia induzida pelo álcool.

Os sinais de abstinência alcoólica geralmente começam de 6 a 24 horas após uma diminuição na ingestão usual de álcool do paciente. Se os pacientes manifestarem a retirada 3 a 4 dias ou mais após a última bebida, devem-se considerar medicamentos com uma meia-vida mais longa. As síndromes de abstinência de barbitúricos e benzodiazepínicos costumam progredir mais lentamente, com maior frequência de convulsões tardiamente (7 dias vs. 2 dias) e o estado epiléptico é mais comum do que na abstinência alcoólica.

Teste de diagnóstico

A determinação do nível de álcool no sangue não é rotineiramente necessária para cuidar do paciente intoxicado quando há provas claras da ingestão de álcool (p. ex., confirmação pelo paciente). Quando o estado mental está suficientemente alterado, um bom histórico não pode ser obtido, há evidências de traumatismo craniano, ou o paciente não consegue melhorar (desintoxicar) conforme o esperado, determinar o nível de álcool sérico ou medir o nível de álcool por meio do bafômetro. Se o grau de obnubilação não for proporcional ao nível medido (ou alcoólico), e outros resultados de testes laboratoriais (p. ex., triagem toxicológica, níveis de eletrólitos) não explicam o estado mental alterado, é indicada uma tomografia computadorizada de cabeça. Um histórico adequado do serviço pré-hospitalar, pacientes e familiares, exames físicos em série (especialmente do estado mental) e testes no leito, como o nível de glicose e oximetria, podem ajudar a esclarecer a situação clínica e orientar o teste.

Os exames de sangue podem ser úteis se o histórico estiver em dúvida e também ajudar os pacientes a reconhecer que o álcool afetou negativamente sua saúde. Os testes de função hepática que medem os níveis de AST e ALT podem identificar bebedores pesados e alcoólatras com sensibilidades de 25% a 45% e especificidades tão elevadas quanto 90%. Uma proporção de AST para ALT superior a 2, especialmente se as concentrações dessas enzimas não excederem 400 unidades/L, sugere hepatite alcoólica (Tabela 142.4).

Testes Laboratoriais

No paciente aparentemente intoxicado com estado mental alterado, o nível de glicose sérica, geralmente como um teste de ponto de cuidado, deve ser medido para avaliar a hipoglicemia. No paciente alcoólatra, os níveis de eletrólitos devem ser determinados a procura de hipomagnesemia, hipofosfatemia, hiponatremia e acidemia. Deve ser obtida uma contagem sanguínea completa para avaliação de anemia, leucopenia e trombocitopenia e o nível de lipase sérica para avaliar pancreatite se o paciente estiver com dor ou uma sensibilidade abdominal grave, especialmente se acompanhada de vômitos. Os testes de função hepática são seguidos de forma seriada nos casos de hepatite alcoólica. Um eletrocardiograma (ECG) é indicado para taquidisritmias ou dor torácica (p. ex., Síndrome do coração pós feriado (Holiday Heart), isquemia aguda). Uma tomografia computadorizada da cabeça ou da coluna cervical pode ser indicada se o traumatismo craniano ou convulsões forem suspeitos ou confirmados ou se o estado mental do paciente não estiver claro na etapa de metabolismo do álcool. Uma radiografia do tórax pode ser obtida para suspeitar cardiomiopatia ou pneumonia infecciosa.

Questionários de Triagem para o Álcool

A detecção de comportamentos de consumo de risco pode ser por meio do histórico clínico ou da administração de ferramentas curtas de triagem para o álcool no DE, como o Teste de Identificação de Distúrbios pelo Uso de Álcool (AUDIT), Teste Rápido de Triagem para o Álcool (FAST), Teste do Álcool de Paddington (PAT)

TABELA 142.4
Biomarcadores Atuais Para o Alcoolismo

MARCADOR	ABREVIAÇÃO	MEIA-VIDA TAXA DE ELIMINAÇÃO	CARACTERÍSTICAS CLÍNICAS
Etanol sanguíneo	EtOH	1g/1h/10 kg	Níveis superiores a 1,5% sem evidência de intoxicação ou 3% a qualquer momento indicam tolerância ao EtOH, normalmente encontrada em usuários crônicos e pacientes dependentes de álcool; adequado para departamento de emergência
γ-glutamiltransferase	GGT	2-3 semanas	Marcador sensível e barato Dependente da idade A especificidade diminuiu com a obesidade, diabetes, doenças hepáticas não alcoólicas, pancreatite, hiperlipidemia, insuficiência cardíaca, trauma grave, medicamentos (p. ex., barbitúricos, medicamentos para epilepsia, anticoagulantes), síndrome nefrótica, rejeição renal
Volume corpuscular médio dos eritrócitos	VCM	2-4 meses	Mais sensível nas mulheres Especificidade diminui por deficiência de vitamina B_{12} ou de ácido fólico, doença hepática, doenças hematológicas hipotireoidismo, reticulocitose, tabagismo
Transferina deficiente em carboidratos (desialotransferrina)	CDT	2-3 semanas	Mais específico dos métodos atualmente disponíveis A especificidade diminuiu por variantes genéticas da transferrina em raras ocasiões
Combinação GGT-CDT	GGT-CDT (γ-CDT)	2-3 semanas	Combinação formulada matematicamente que é fácil de gerenciar em laboratórios hospitalares Melhora a sensibilidade sem perda de especificidade Boa correlação com a quantidade t de consumo recente de etanol Adequado para uso rotineiro
Aminotransferases — aspartato transaminase (AST); alanina transaminase (ALT)	AST, ALT	2-3 semanas	Relação AST/ALT > 2 sugere causa alcoólica em pacientes com doença hepática

De Niemelä O: Biomarkers in alcoholism. Clin Chim Acta 377:39–49, 2007.

e questionários CAGE. Outros questionários incluem a triagem rápida de problemas com o álcool (RAPS-4) e TWEAK (*t*olerância, *p*reocupação, abrir os *o*lhos, *a*mnésia, *K* [corte]).

Os objetivos dessas ferramentas de triagem variam; AUDIT e FAST estão focados na detecção de consumo recente de álcool perigoso ou nocivo e problemas associados, ao passo que o CAGE foi projetado para detectar a dependência do álcool ao longo da vida. A ferramenta de triagem mais sensível parece ser o FAST (93%–94%), que possui uma especificidade de 86% a 88% e um valor previsto positivo de 86% a 87%. Embora o FAST pareça ser o melhor para identificar com precisão o uso indevido de álcool em pacientes no DE, foi avaliado como uma ferramenta de triagem universal e pode não ser viável — em relação ao tempo ou ao custo — para analisar todos os que apresentam a esse serviço. Em contraste, o PAT foi desenvolvido para ser usado em uma população selecionada no DE e já mostrou ser econômico.[14]

Como parte da avaliação inicial e em alinhamento com as recomendações nacionais, os programas de triagem computadorizados podem ser utilizados como um método eficaz para detectar o uso em risco de álcool em pacientes no DE.[15] A identificação de distúrbios relacionados ao uso e o aconselhamento breve no DE podem ser um método efetivo e econômico para reduzir os níveis de consumo de álcool e os danos causados pelo álcool.[16]

CONSIDERAÇÕES DO MANEJO

Os pacientes comatosos ou em estupor podem requerer intubação. Se o nível de glicose do leito identificar hipoglicemia, glicose IV, como SGH (Soro glicosado 50%) ou uma infusão de SGH, é indicada. Os pacientes com evidência de má nutrição devem receber Tiamina 100 a 200 mg IV, antes ou no início da administração da glicose para prevenir a síndrome de Wernicke-Korsakoff. Se uma overdose por opioide é suspeita, a naloxona IV, 0,8 mg, pode ser diagnóstica e terapêutica. Como o magnésio é um cofator necessário para o metabolismo da tiamina, considere a administração de magnésio, 2 g IV. Quando possível, a hipoglicemia deve ser documentada antes da administração empírica de glicose. Com a via respiratória mantida e a respiração auxiliada, o fígado do paciente eventualmente metaboliza o álcool e a maioria dos pacientes se recupera.

Os pacientes intoxicados que não parecem capazes de tomar decisões adequadas exigem avaliação e tratamento no DE, independentemente da sua vontade de cooperar. No mínimo, incumbe-se ao clínico de emergência estabelecer que o paciente entenda a natureza do problema, seja a intoxicação por si só ou a intoxicação no contexto de doença ou lesão aguda, e seja capaz de tomar decisões fundamentadas e responsáveis sobre os cuidados. A liberação inadequada e a falta de diagnóstico são duas áreas comuns de responsabilidade no tratamento do paciente dependente do álcool. A responsabilidade teórica pela detenção por restrição razoável é menor do que a responsabilidade potencial por danos sofridos pelo paciente intoxicado ou por um espectador inocente após a alta prematura. A liberação pode ser considerada quando um paciente está clinicamente sóbrio o suficiente para poder se vestir, caminhar, tomar decisões razoáveis e realizar funções básicas de forma independente, conforme julgado e bem documentado pelo clínico de emergência que está tratando. Quando possível, é ideal ter outro adulto sóbrio que esteja disposto a assumir a responsabilidade e permanecer com o paciente nas próximas 24 a 48 horas.

Síndrome da Abstinência Alcoólica

Família, amigos, espectadores ou serviço pré-hospitalar geralmente fornecem dados históricos mais confiáveis do que o paciente. Os sinais vitais precisos são essenciais; isso pode exigir a temperatura retal. Hipertermia, hipotermia, taquipneia ou taquicardia podem sugerir alterações graves que muitas vezes acompanham o paciente dependente de álcool. Essas alterações devem ser consideradas durante a avaliação inicial.

Deve ser realizado um exame rápido e minucioso, com atenção ao nível de consciência, sinais de insuficiência hepática ou coagulopatia. São procurados sinais de trauma, como enfisema subcutâneo, equimoses, hemorragia subconjuntival, bléfaro-hematoma e sinal de Battle, e a palpação é realizada para lesões ocultas. O exame neurológico deve procurar por achados, incluindo a paralisia do nervo facial central, hemiparesia e assimetria da resposta pupilar.

A síndrome da abstinência alcoólica deve ser imediatamente reconhecida e tratada. O CIWA-Ar é uma ferramenta válida para a prescrição de benzodiazepínicos e ansiolíticos sem sintomas de abstinência alcoólica e é uma alternativa aos regimes tradicionais de dose fixa, que podem prolongar o período de permanência até 5 dias. As pontuações no CIWA-Ar variam dentro da faixa de 0 a 67; as pontuações inferiores a 8 indicam sintomas de abstinência leves que raramente exigem o uso de medicamentos, as pontuações de 8 a 15 indicam sintomas moderados de abstinência que provavelmente responderão a doses moderadas de benzodiazepínicos e as pontuações maiores que 15 indicam síndromes graves que exigem monitoramento próximo para evitar convulsões e delírio por abstinência (*delirium tremens*).

Em combinação com a sedação química apropriada, a contenção por restrição razoável pode ser uma opção para evitar lesões potenciais que os pacientes possam infligir em si ou na equipe do hospital. Essas medidas apropriadas precisam ser instituídas; os pacientes com decisão desafiadora não devem ser autorizados a assinar um Formulário de Aconselhamento Contra o Médico e terem alta.

Tratamento Farmacológico

Os pacientes que sofrem de abstinência alcoólica devem receber intervenção farmacológica em conjunto com os cuidados de suporte. A droga ideal para abstinência deve ter um início rápido, ampla margem de segurança, metabolismo não dependente da função hepática e potencial de abuso limitado. Embora nenhuma classe de drogas atenda a todos esses requisitos, os benzodiazepínicos são claramente o principal suporte do tratamento.

Benzodiazepínicos. Os benzodiazepínicos possuem atividade anticonvulsivante superior, têm os menores efeitos respiratórios e depressivos cardíacos de todos os depressores do SNC, e podem ser administrados por via parenteral ao paciente não cooperativo. Ao interagir com os receptores ligados ao canal de íons cloreto associado ao GABA, os benzodiazepínicos substituem a retirada do efeito potencializador do GABA do álcool e diminuem os sinais e sintomas da abstinência. Numerosos benzodiazepínicos foram estudados, mas não há evidências da clara superioridade de qualquer benzodiazepínico.

O lorazepam tem boa biodisponibilidade com as vias oral, intramuscular e IV. É rapidamente e completamente absorvido a partir de locais intramusculares em pacientes agitados sem acesso à via IV. A meia-vida do lorazepam é intermediária (7-14 horas) e atinge um estado estacionário em 36 a 48 horas, sem metabolitos ativos. Sedação excessiva, confusão e ataxia são complicações potenciais de todos os benzodiazepínicos com meia-vida prolongada. O lorazepam é metabolizado (conjugado) no fígado, produzindo produtos inativos. Embora a meia-vida do lorazepam aumente em pacientes com cirrose ou insuficiência hepática, é muito menor do que o aumento com clordiazepóxido (Psicosedin). A eliminação do lorazepam é apenas minimamente alterada em pacientes com insuficiência renal e em adultos mais velhos. O lorazepam pode ser administrado IV numa dose de 1 a 4 mg, dependendo da gravidade da abstinência. A dosagem pode ser repetida em intervalos de 5 a 15 minutos para pacientes com abstinência grave. Embora não seja ideal, uma dose intramuscular de 1 a 4 mg pode ser usada a cada 30 a 60 minutos até o paciente ficar calmo e, a cada hora, conforme necessário, para a sonolência leve. A programação oral para abstinência moderada é de 6 mg/dia em três doses divididas, reduzindo a quantidade em 1 a 2 mg/dia durante 4 a 6 dias.

Como um regime de dosagem único (poucas doses) o diazepam, 5 mg IV a cada 5 a 10 minutos (2,5 mg/min), pode ser administrado na grande abstinência até o paciente ficar calmo. A dose pode ser repetida em 5 a 10 minutos. Se a segunda dose de 5 mg não estiver funcionando, considere 10 mg para a terceira e quarta doses a cada 5 a 10 minutos. Se isso não for efetivo, considere 20 mg para a quinta e subsequente dose até a sedação adequada ter sido obtida.

Em doentes que não têm resposta a doses elevadas de benzodiazepínicos (especialmente doentes que são intubados), o propofol pode ser administrado (p. ex., 0,3 a 1,25 mg/kg de peso corporal, até 4 mg/Kg/h, até 48 horas).[6]

Butirofenonas. O haloperidol, um antagonista da dopamina, pode ser considerado em pacientes com grande abstinência alcoólica ou *delirium tremens* que não responde aos benzodiazepínicos IV. O haloperidol tem pouco efeito sobre a função miocárdica ou a condução respiratória, e sua segurança e eficácia pela via IV, intramuscular ou oral no DE foram estabelecidas. O haloperidol não possui propriedades anticonvulsivas; no entanto, podem ser observados efeitos extrapiramidais. Cuidado deve ser usado em pacientes que podem ser suscetíveis a um intervalo QTc prolongado. O droperidol tem efeitos semelhantes aos do haloperidol. Apesar do aviso de 2001 da caixa preta pela Food and Drug Administration (FDA) para o prolongamento do intervalo QTc e *torsades de pointes* após o uso do droperidol, o seu uso permanece um tratamento relativamente seguro e eficaz para pacientes agitados.

Outros Agentes. Os pacientes que estão sendo tratados para grande abstinência podem receber tiamina (100 mg IV) e magnésio (2 g IV). Embora o sulfato de magnésio não diminua a gravidade dos sintomas de abstinência, incidência de delírio ou convulsões, não traz risco significativo com função renal adequada.

Se a volemia central estiver reduzida, ela pode ser corrigida com solução salina normal. A reversão de transtornos de eletrólitos e metabólicos (p. ex., hipomagnesemia, hipofosfatemia, hipocalemia, acidose) beneficia o paciente, mas não diminui a síndrome de abstinência.

Exame Neurológico

Exame Normal

Convulsões de Início Recente. Os pacientes com crises convulsivas de início recente, relacionadas ao álcool, devem ser avaliados minuciosamente. Isso inclui alcoólatras que afirmam ter tido convulsões, mas para quem não há documentação ou avaliação apropriada disponível. Doenças metabólicas, ingestão tóxica, infecção e anormalidades estruturais devem ser consideradas.

Se os achados dos exames físicos iniciais, os estudos de imagem e os resultados dos exames laboratoriais estão dentro dos limites normais, os pacientes que permanecem isentos de convulsões e sem sintomas, sem sinal de abstinência após 4 a 6 horas de observação, podem ser liberados. Pode não estar claro se o paciente teve uma convulsão por abstinência alcoólica pura ou por um transtorno convulsivo de novo aparecimento na configuração da ingestão de álcool. O tratamento em longo prazo com fármacos antiepilépticos não é útil em convulsões de início recente não provocadas que tenham sido resolvidas ou quando uma relação clara com o consumo de álcool pode ser identificada.

Um tratamento ambulatorial ótimo inclui acompanhamento e encaminhamento para um programa de desintoxicação ou reabilitação. Idealmente, a ajuda de um membro da família ou amigo preocupado que não é um parceiro para bebida e pode permanecer com o paciente por pelo menos 1 ou 2 dias é útil.

Histórico Prévio de Convulsões Durante a Abstinência.
O risco de convulsão aumenta significativamente em pacientes alcoólatras com manifestações de abstinência alcoólica que relatam histórico de convulsão por abstinência alcoólica. A desintoxicação com benzodiazepínicos reduz a convulsão por abstinência alcoólica e deve ser iniciada cedo, porque a maioria das convulsões ocorre nas primeiras 24 horas após a retirada do álcool. Uma dose inicial

de 2 mg de lorazepam ou 5 mg de diazepam pode ser administrada IV. Essas doses frequentemente precisam ser repetidas.

Exame Neurológico Anormal. As convulsões parciais representam até 50% das convulsões relacionadas ao álcool. Por outro lado, estudos mostram que aproximadamente 20% dos pacientes com convulsão alcoólica parcial apresentam lesões estruturais — hematomas, tumores, anormalidades vasculares ou acidentes vasculares cerebrais. Essas causas primárias da convulsão parcial relacionada ao álcool, como traumatismo prévio na cabeça, podem ser facilmente perdidas na tomada do histórico. Como resultado, uma tomografia computadorizada emergente é indicada para avaliar convulsões parciais de início recente. O paciente com antecedentes de uma convulsão focal relacionada ao álcool que foi previamente avaliado não requer uma tomografia computadorizada de emergência, desde que um retorno à linha de base ocorra prontamente.

Pacientes que Tomam Anticonvulsivante Fenitoína

A fenitoína não tem benefício significativo em relação ao placebo na prevenção da recorrência da convulsão sem complicações por abstinência alcoólica. Considerando os riscos da fenitoína e nenhum benefício demonstrado no estabelecimento de convulsão por abstinência alcoólica, não é indicado para o tratamento de convulsões por abstinência alcoólica. A retirada súbita da fenitoína pode potencializar os efeitos convulsivos da abstinência alcoólica.

Um paciente atualmente tomando medicamentos antiepilépticos para um transtorno de convulsão antecedente que apresenta uma convulsão enquanto intoxicado cai em uma categoria diferente. Esse episódio poderia ser um evento isolado em um paciente geralmente compatível sem histórico de abuso de álcool crônico. Nessa paciente, uma convulsão na configuração de um nível de fármaco antiepiléptico subterapêutico pode representar as consequências do não cumprimento da medicação antiepiléptica ou da privação do sono versus a convulsão por abstinência alcoólica.

SEGUIMENTO

A maioria dos pacientes com intoxicação alcoólica aguda é tratada no DE ou na unidade de observação do DE e depois liberada para casa. Os pacientes que conseguem uma sobriedade suficiente para estarem prontos para a alta são oferecidos desintoxicação ou tratamento para o álcool. A maioria dos alcoólatras sofre de uma combinação de problemas médicos, psiquiátricos e sociais. A hospitalização pode ser necessária para diagnosticar e tratar esses múltiplos problemas. Além disso, com os alcoólatras que não são mais capazes de cuidar de si mesmos, a hospitalização é muitas vezes ditada por esse motivo. Infelizmente, muitos planos de cuidados gerenciados e Medicaid* limitam ou não cobrem a desintoxicação hospitalar. Na escolha da admissão médica versus psiquiátrica, uma doença médica geralmente é prioritária. A terapia ambulatorial ideal para alcoólatras crônicos inclui o envolvimento de familiares ou amigos preocupados para garantir que o paciente tome seus medicamentos corretamente, mantenha compromissos de acompanhamento, abstenha-se de álcool e mantenha uma dieta adequada. Os pacientes alcoólatras que se submetem ao tratamento ambulatorial precisam de uma supervisão próxima; portanto, uma consulta clínica de acompanhamento dentro de 24 a 48 horas deve ser considerada.

Intoxicação Aguda

A intoxicação aguda por si só raramente requer internação. No entanto, uma overdose combinada com drogas com álcool ou problemas médicos, psiquiátricos ou sociais associados podem requerer hospitalização. A intoxicação aguda por álcool é um diagnóstico de exclusão alcançado após uma observação adequada para garantir que o estado mental alterado se resolva.

Os níveis de álcool que podem ser tolerados por um adulto podem ser letais em crianças. É prudente admitir crianças com intoxicação aguda, a menos que um acompanhamento psicossocial próximo possa ser assegurado. As crianças que apresentam hipoglicemia ou complicações médicas devem ser admitidas. O abuso ou negligência infantil deve ser considerado.

Abstinência Alcoólica

O tratamento ambulatorial consiste em lorazepam, 1 a 2 mg fixo em 3 vezes ao dia durante 3 a 6 dias, clordiazepóxido, 25 a 100 mg fixo em 3 vezes/dia durante 3 a 6 dias, ou diazepam, 30 mg uma vez ao dia durante 5 dias, dependendo da gravidade dos sintomas. Uma dieta adequada, abstinência e participação em um programa de reabilitação na comunidade também são desejáveis. Qualquer paciente que exija 300 mg de clordiazepóxido ou 60 mg de diazepam/dia para controlar a abstinência deve ser considerado para internação.

Os pacientes com sinais de abstinência importantes (febre, alucinações, confusão, agitação extrema) requerem internação. Os pacientes com abstinência alcoólica leve podem ser observados no DE. Após 4 a 6 horas de observação e tratamento, o paciente orientado e alerta cujos sinais vitais, achados de exames físicos e resultados de análises laboratoriais apropriados estejam dentro de limites normais podem ser liberados com medicamentos adequados e instruções de cuidados posteriores. No entanto, o paciente requer tratamento para a doença subjacente ao alcoolismo e deve ser avisado ou encaminhado em conformidade.

Convulsões

O paciente alcoólatra com uma primeira convulsão relacionada ao álcool pode ser liberado para acompanhamento social adequado nestas situações: (1) quando a abstinência alcoólica do paciente é leve e controlada por cuidados de suporte ou baixa dose de benzodiazepínicos; (2) a avaliação diagnóstica, incluindo uma tomografia computadorizada de cabeça, não é significativa; (3) o paciente teve menos de duas convulsões; e (4) observou-se que o paciente está alerta e orientado, com sinais vitais normais, achados de exames físicos e resultados de estudos laboratoriais durante as 6 horas desde a última convulsão e o acompanhamento ambulatorial adequado pode ser assegurado.

Os pacientes com antecedentes documentados de convulsões relacionadas ao álcool podem ser dispensados se não tiveram mais de duas convulsões relacionadas com o álcool durante um período de 6 horas, com um intervalo lúcido entre as convulsões, e são observados como isentos de crises convulsivas na linha de base mental e física por no mínimo 6 horas após a última convulsão relacionada ao álcool. Três de cinco convulsões breves e autolimitadas podem ocorrer com a convulsão por abstinência alcoólica. Recomendamos a observação prolongada na unidade de observação do DE para pacientes com duas ou mais convulsões devido ao potencial de deterioração do estado epiléptico. Esses pacientes devem ser observados até que tenham passado pelo menos 6 horas desde sua última convulsão e tenham um exame neurológico normal, incluindo o estado mental normal.

Pacientes com convulsões parciais ou achados neurológicos focais no exame físico requerem internação a menos que esses achados tenham sido previamente documentados. Os pacientes com convulsões associadas a traumatismo craniano ou abstinência mista de drogas e álcool são admitidos. O estado epiléptico ou convulsões recorrentes durante a observação no DE indicam falta de controle das convulsões e também requerem hospitalização.

Problemas Psiquiátricos e Sociais

Os pacientes alcoólatras que necessitam de internação com intoxicação aguda, convulsão relacionada ao álcool, abstinência alcoólica ou distúrbios médicos ou cirúrgicos são geralmente melhores manejados em unidades de cuidados agudos do que por um serviço psiquiátrico geral. Algumas condições psiquiátricas e sociais no alcoólatra podem ser melhor tratadas em uma unidade psiquiátrica geral: psicose, exacerbação da esquizofrenia, depressão com tendências suicidas, qualquer paciente que seja um perigo para si próprio ou para outros, ou alucinações alcoólicas com sensorial claro.

Os pacientes que não podem mais cuidar de si mesmos também podem exigir a admissão. Embora o destino final desses pacientes seja um centro de reabilitação ou um conselho e programa de cuidados, a hospitalização pode ser necessária para descartar doenças médicas ou psiquiátricas e tratar sintomas de abstinência iminentes. Os pacientes que desejam parar de beber são geralmente transferidos para uma unidade de desintoxicação para tratamento da abstinência. Os dados e o interesse são aumentados para o tratamento ambulatorial para dependência de álcool. A FDA aprovou o dissulfiram, a naltrexona, o acamprosato e o topiramato para o tratamento da dependência do álcool. Há evidências crescentes de que os pacientes com dependência de álcool que carregam uma variante particular de um gene de receptor para opioide são mais propensos a responder a naltrexona, aumentando a possibilidade de testes genéticos, um dia, orientarem a seleção de medicamentos. A naltrexona, ondansetron, acamprosato e acamprosato mais naltrexona tiveram resultados mistos facilitando a abstinência. O papel dos medicamentos em combinação com o tratamento comportamental está sendo investigado ativamente.

Vários outros medicamentos estão sob estudo ativo e às vezes são prescritos para o tratamento do alcoolismo em uma base não aprovada ou uso não descrito. O baclofeno, por causa de sua ação antináuseas e segurança, poderia ter um papel importante para o tratamento de pacientes dependentes de álcool com doença hepática avançada. A gabapentina é usada como monoterapia ou como farmacoterapia complementar em ambientes ambulatoriais no controle do consumo de álcool e náuseas e em ajudar os pacientes a alcançar a abstinência. O ondansetron pode mostrar-se benéfico no início precoce, mas não nos alcoólatras de início tardio.

Uma breve intervenção e triagem (SBIRT — Triagem, Intervenção breve e Encaminhamento para Tratamento) são valiosas e agora são recomendadas no DE.[17,18] As intervenções baseadas na Internet são promissoras para reduzir o consumo de álcool, especialmente entre aqueles que atendem aos critérios para o consumo perigoso ou prejudicial. O contato telefônico após a visita ao DE pode ser outra ferramenta eficaz para selecionar pacientes feridos devido ao consumo perigoso e oferecer uma intervenção breve, evitando interrupções no fluxo do paciente. A maioria das comunidades tem um local ou centro de tratamento de Alcoólicos Anônimos (AA) para qualquer um que deseja ajuda com álcool. Em comunidades menores, a igreja ou os assistentes sociais geralmente podem organizar a reabilitação.

CONCEITOS-CHAVE

- O consumo moderado de álcool é definido como uma ou duas doses padrão/dia para homens e uma dose padrão/dia para mulheres.
- Os benzodiazepínicos são o principal tratamento para a abstinência alcoólica e convulsões por abstinência alcoólica. A abstinência alcoólica branda ocorre após 6 horas e geralmente atinge um pico em 24 a 36 horas após a cessação ou diminuição significativa da ingestão de álcool.
- A abstinência alcoólica grave ocorre após 24 horas e geralmente picos em 50 horas (mas ocasionalmente leva até 5 dias) após a diminuição ou cessão do consumo.
- O *delirium tremens* é o extremo do espectro da abstinência alcoólica, consiste em tremores grosseiros, confusão profunda, febre, incontinência e alucinações visuais assustadoras.
- As convulsões por abstinência alcoólica ocorrem de 6 a 48 horas após a cessação do consumo, com 60% dos pacientes com crises múltiplas dentro de um período de 6 horas.
- A abstinência alcoólica deve ser avaliada e gerenciada usando uma escala valida, como a escala CIWA-Ar.

As referências para este capítulo podem ser encontradas on-line no website Expert Consult associado à obra.

CAPÍTULO 143
Acetaminophen

Robert G. Hendrickson | *Nathanael J. McKeown*

Conteúdo disponível on-line em inglês.

CAPÍTULO 144
Aspirin and Nonsteroidal Agents

Benjamin W. Hatten

Conteúdo disponível on-line em inglês.

CAPÍTULO 145

Anticholinergics

Andrew A. Monte | *Jason A. Hoppe*

Conteúdo disponível on-line em inglês.

… CAPÍTULO 146

Antidepressants

Michael D. Levine | Anne-Michelle Ruha

Conteúdo disponível on-ine em inglês.

CAPÍTULO 147
Cardiovascular Drugs

Jon B. Cole

Conteúdo disponível on-line em inglês.

CAPÍTULO 148
Caustics

Christopher Hoyte

Conteúdo disponível on-line em inglês.

CAPÍTULO 149
Cocaína e Outros Simpaticomiméticos

Rama B. Rao | Robert S. Hoffman | Timothy B. Erickson

PRINCÍPIOS DA TOXICIDADE

A cocaína, as anfetaminas e os derivados das anfetaminas, chamados *simpaticomiméticos* (Quadro 149.1), causam estimulação do sistema nervoso central (SNC) e uma cascata de efeitos fisiológicos adrenérgicos. A cocaína é um alcaloide natural derivado de plantas que tem sido utilizado há séculos como medicamento. Em 1860, a forma de alcaloide puro foi isolada e tornou-se um componente popular de várias bebidas, produtos farmacêuticos e tônicos terapêuticos, mas foi banida para esses produtos nos Estados Unidos em 1914. Desde de 2012 existem aproximadamente 17 milhões de usuários em todo o mundo.[1] O uso de cocaína nos Estados Unidos atingiu seu pico no início da década de 1990, com cerca de 5 milhões de pessoas com até 1,6 milhão de usuários relatados a partir de 2010.[2] A cocaína é responsável por 40% das mortes relacionadas com o uso indevido de drogas e por até 40% das visitas ao departamento de emergência (DE) por consumo ilícito de drogas, nos Estados Unidos.[3-5]

As anfetaminas são estimulantes originalmente projetados para uso como descongestionantes e auxiliares dietéticos, mas que se tornaram populares como drogas recreativas em meados do século XX. Por modificação da molécula de anfetamina, as anfetaminas com *design* ilícito são produzidas de forma econômica. Os efeitos melhorados dessas alterações aumentam a popularidade de drogas como a N-metil-3,4-metilenodioxianfetamina (MDMA) e as metanfetaminas. A estimativa do número de usuários de metanfetamina nos Estados Unidos é de aproximadamente 600 mil.[2]

Formulações da Cocaína

A pasta de cocaína não purificada é convertida em formas mais utilizáveis de cocaína. A base livre cristalizada do alcaloide da cocaína é conhecida como *crack*, o qua inalado com o uso de um "cachimbo de *crack*" especialmente projetado para tolerar a alta temperatura necessária para volatilizar a cocaína pura. A alta solubilidade lipídica e o transporte rápido dos pulmões para o cérebro contribuem para o início rápido da ação do *crack* (Tabela 149.1). Os sais solúveis em água da cocaína (cloridrato e sulfato de cocaína) estão disponíveis como um pó cristalino branco que é utilizado pela via intranasal ou dissolvido e injetado por via intravenosa. A administração oral é rara, exceto para os pacientes que estão contrabandeando ou escondendo drogas.

Fisiopatologia da Cocaína

O uso agudo da cocaína causa liberação de dopamina, epinefrina, norepinefrina e serotonina. Esses neurotransmissores atuam em diferentes subtipos de receptores, causando diversos efeitos, entretanto o mais importante é a estimulação adrenérgica pela norepinefrina e epinefrina (Quadro 149.1). A norepinefrina causa vasoconstrição por estimulação dos receptores alfa-adrenérgicos no músculo liso vascular, enquanto a epinefrina aumenta a contratilidade miocárdica e a frequência cardíaca mediante a estimulação dos receptores beta$_1$-adrenérgicos. Além da liberação de catecolaminas, a recaptação desses neurotransmissores estimulantes a partir da fenda sináptica é inibida, alterando o equilíbrio normal entre os tônus excitatório e inibitório no SNC. Uma estimulação subsequente propaga a liberação de catecolaminas periféricas (Fig. 149.1). A recaptação da serotonina também é inibida de forma semelhante e pode levar ao aumento da resposta serotoninérgica.

A cocaína também é um agente anestésico local, retardando os impulsos nervosos das fibras neuronais de dor e bloqueando o movimento interno do sódio através das membranas celulares (durante a fase 0 do potencial de ação). O bloqueio do canal de sódio através das células miocárdicas, semelhante aos antiarrítmicos da classe IA, é responsável pela eventual alteração de condução observada em pacientes com toxicidade aguda pela cocaína.

O metabolismo da cocaína ocorre no fígado e no plasma. No fígado, o fármaco é metabolizado principalmente no metabólico ativo norcocaína, que potencializa a substância original. No plasma, a cocaína é metabolizada em ecgonina metil éster por intermédio da pseudocolinesterase (colinesterase plasmática). Essa diferença pode explicar as variações de duração da ação em diferentes vias de administração. A ecgonina metil éster pode ser protetora porque é um vasodilatador. As diferenças genéticas na expressão fenotípica das colinesterases plasmáticas podem representar alterações individuais na suscetibilidade à toxicidade da cocaína.

A benzoilecgonina, encontrada no plasma e produzida principalmente pela hidrólise não enzimática, é o metabólito da cocaína identificado pelas análises toxicológicas da urina. A metilecgonidina e o seu metabólito, a ecgonidina, são produtos da pirólise da cocaína (*crack*). Embora seja menos comumente testada, a metilecgonidina também pode ser identificada na urina. O uso de etanol com cocaína forma o cocaetileno, um metabólito que potencializa os efeitos estimuladores do fármaco e prolonga a duração do efeito.

CARACTERÍSTICAS CLÍNICAS

O efeito clínico primário da cocaína é a excitação do sistema nervoso simpático. Pacientes com toxicidade moderada estão alertas e acordados, mas podem ter diaforese, taquicardia, midríase e hipertensão sem danos aos órgãos. Um paciente mais severamente intoxicado pode estar agitado, combativo e hipertérmico. O dano aos órgãos é raro, mas pode se manifestar como uma emergência hipertensiva. Os pacientes podem apresentar síndromes álgicas focais, anormalidades circulatórias, delírio ou convulsões.

A apresentação clínica depende da dose, via de administração e tempo de apresentação após o uso de drogas. Aditivos, contaminantes ou outras drogas podem alterar os sinais clássicos de toxicidade aguda da cocaína. Os pacientes que são *speed balling*, termo utilizado quando há uso simultâneo de heroína intravenosa (IV) e cocaína, podem ser inicialmente sedados e a administração de naloxona é capaz de revelar precipitadamente a toxicidade subjacente à cocaína.

A morte por *overdose* aguda de cocaína é significativamente maior em dias com temperaturas superiores a 31 °C (88 °F), possivelmente como resultado da capacidade prejudicada do indivíduo de se esfriar em temperaturas mais quentes. A diaforese profunda associada à cocaína pode estar ausente ou limitada em ambientes mais frios ou se o paciente estiver excessivamente desidratado.

A avaliação inicial deve focar em complicações rapidamente fatais, especificamente hipertermia, emergências hipertensivas e arritmias cardíacas.

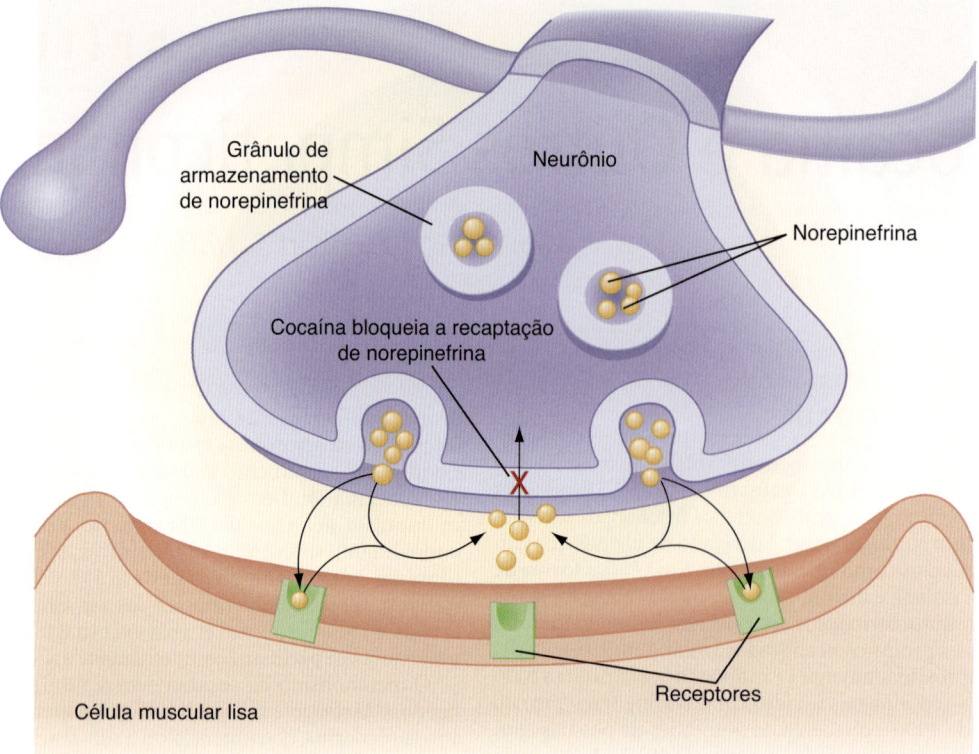

Fig. 149.1. Como a cocaína aumenta o tônus simpático ao aumentar os neurotransmissores na sinapse.

TABELA 149.1
Farmacologia da Cocaína por Via de Administração

VIA	FÓRMULA	INÍCIO DA AÇÃO	PICO DO EFEITO	DURAÇÃO
Inalação	Crack	8 s	2-5 min	10-20 min
Intranasal	Cocaína HCl	2-5 min	5-10 min	30 min
Intravenosa	Cocaína HCl	Segundos	10-20 min	60-90 min
Oral	Cocaína HCl	30-60 min	60-90 min	Desconhecido
Skin popping	Cocaína HCl	Desconhecido	Desconhecido	Desconhecido

HCl, cloreto de hidrogênio.

QUADRO 149.1
Efeitos Clínicos dos Simpaticomiméticos

Estimulação do sistema nervoso central (SNC)
Diaforese
Hipertensão
Hipertermia
Aumento do tônus motor
Midríase
Taquicardia

Hipertermia

A agitação psicomotora aguda associada ao delírio aumenta o risco de hipertermia. Os pacientes intoxicados com cocaína aumentaram o tônus motor e geraram calor excessivo. A vasoconstrição e a depleção de sal e água podem comprometer o resfriamento, resultando em hipertermia com temperatura central acima de 41 °C (106 °F) e fornecendo importante risco à vida. O atraso no reconhecimento e manejo aumenta a probabilidade de morte. Mesmo com uma temperatura normal, o aumento do tônus motor pode liberar creatinoquinase (CK) intramuscular (IM), com rabdomiólise e suas complicações renais e eletrolíticas.

Emergências Hipertensivas

A hipertensão induzida pelo uso de cocaína pode causar sérios danos aos sistemas cardiovascular e nervoso central, com complicações como dissecção aórtica, edema pulmonar, isquemia miocárdica e infarto, hemorragia intracraniana, acidente vascular encefálico e infarto da artéria espinhal anterior. O vasoespasmo pode comprometer a perfusão de vários órgãos. Infartos intestinais e isquemia mesentérica também podem ocorrer, particularmente em "mulas" (indivíduos que ingerem grandes quantidades de pacotes da droga com o objetivo de traficá-las). Há também a possibilidade de outros eventos isquêmicos, como vasoespasmo retiniano, infarto renal, insuficiência placentária e infarto de útero gravídico.

Arritmias Cardíacas

Embora a taquicardia sinusal seja o ritmo mais comum, a fibrilação atrial e outras taquicardias supraventriculares podem ocorrer como resultado do aumento das catecolaminas. Arritmias potencialmente fatais podem ocorrer repentinamente, sendo anuciadas pela diminuição abrupta do débito cardíaco e pela perda de consciência. *Torsade de pointes* do bloqueio dos canais de potássio ou taquicardias de grande complexidade a partir do bloqueio dos canais rápidos de sódio no miocárdio podem evoluir com má perfusão ou mesmo deteriorar-se em ritmos ventricularesfatais. As anormalidades da condução transitória consistentes com um padrão do tipo Brugada estão associadas à cocaína. A hipercalemia por rabdomiólise e isquemia miocárdica também pode causar arritmias.

Outras Complicações

As pessoas que abusam de doses repetidas de cocaína durante um longo período têm um estado prolongado de excitação, o que provoca desnutrição e esgotamento da catecolamina, do sal e da água. Depois que os efeitos agudos da cocaína diminuem, esses pacientes com "eliminação de cocaína" estão profundamente com sono, mas excitados e orientados, com sinais vitais normais ou bradicardia sinusal leve.

Os pacientes são ocasionalmente observados como "dança do crack", que é definida como um transtorno de movimento coreoatetoide transitório provavelmente relacionado com anormalidades no tônus dopaminérgico.[6] A paranoia, induzida por drogas ou por doença psiquiátrica subjacente, pode ocorrer mesmo após os efeitos agudos do medicamento diminuírem. Os efeitos neuropsiquiátricos da cocaína podem alterar comportamentos e julgamentos, aumentando o risco de ferimentos.

As complicações também podem surgir da via de administração. A inalação de cocaína ou crack pode causar queimaduras orofaríngeas decorrentes das altas temperaturas necessárias para volatilizar a droga. Pneumotórax, pneumopericárdio e pneumomediastino ocorrem a partir do barotrauma inalatório. O uso de cocaína intranasal está associado a sinusite e necrose nasopalatina ou perfuração. Os usuários por via IV têm alto risco de infecção por vírus transmitidos pelo sangue, abcessos locais e infecções bacterianas sistêmicas, incluindo botulismo e endocardite. A injeção transdérmica de cocaína, ou skin popping, tem tipos semelhantes de complicações, especialmente abcessos cutâneos. Para usuários crônicos, o vício ou a dependência psicológica é mediada por vias específicas de neurotransmissores dopaminérgicos. Embora não existam síndromes bem definidas que constituam a abstinência de cocaína, os pacientes têm fortes ânsias para a droga ou um sentimento geral de disforia que não é fisiologicamente fatal.

Ao longo dos últimos 10 anos, o levamisol, um fármaco anti-helmíntico veterinário, tem sido cada vez mais usado como adulterante da cocaína, tendo sido utilizado historicamente para tratar a síndrome nefrítica pediátrica e a artrite reumatoide antes de ser retirado do mercado devido à sua significativa toxicidade (p. ex., complicações hematológicas e vasculopatia).[7] Agranulocitose, vasculopatia com trombose, úlceras dérmicas e púrpura, que muitas vezes afetam os lóbulos das orelhas, ocorrem como resultado da exposição não intencional ao levamisol.[8-10] A razão para esta adulteração da cocaína com levamisol ainda não é clara, mas provavelmente continuará

DIAGNÓSTICOS DIFERENCIAIS

Uma avaliação completa de estado mental, sinais vitais e exame físico pode ajudar a direcionar e reduzir as opções para o diagnóstico diferencial da toxicidade da cocaína. O histórico pode ser particularmente útil para diferenciar a toxicidade aguda da cocaína das muitas causas de delírio agitado, incluindo tireotoxicose, toxicidade do lítio, outras toxinas e infecção do SNC. Os distúrbios do pensamento e as alucinações auditivas geralmente não estão presentes, diferentemente da psicose aguda a partir da esquizofrenia paranoide ou do episódio maníaco agudo em paciente com transtorno afetivo bipolar (Quadro 149.2). As condições que podem ser difíceis de distinguir da toxicidade da cocaína incluem abstinência de benzodiazepínicos, etanol e outros sedativos hipnóticos. O histórico da recente abstinência desses agentes deve ser buscado.

A toxicidade de outros agentes simpaticomiméticos, como anfetaminas, derivados de anfetamina e fenciclidina (PCP), pode apresentar-se de uma forma muito semelhante à intoxicação por cocaína. A toxicidade da cocaína geralmente causa efeitos cardiotóxicos mais frequentes (p. ex., infarto agudo do miocárdio, arritmia cardíaca, dissecção aórtica) do que anfetaminas ou PCP.[11] Considerações importantes no diagnóstico diferencial de uma taquicardia de grande complexidade induzida por cocaína incluem hipercalemia, bloqueio direto do canal de sódio (p. ex., toxicidade dos antidepressivos cíclicos) e isquemia miocárdica. As anfetaminas sintéticas, como o ecstasy, são mais propensas do que a cocaína a causar hiponatremia, seja pela síndrome da secreção inapropriada de hormônio antidiurético (SIADH), seja pela livre ingestão excessiva de água. Os pacientes que abusam da metanfetamina também tendem a ter mais injúria muscular, desnutrição e má higiene dental do que os usuários crônicos da cocaína. A toxicidade da PCP pode ser distinguida pela presença de nistagmo multidirecional e comportamento altamente combativo.

Assim como ocorre com a cocaína, pacientes com intoxicação por antimuscarínicos (p. ex., difenidramina, atropina e Datura stramonium) (Cap. 145) muitas vezes apresentam agitação, taquicardia, hipertensão e midríase, mas, ao contrário dos agentes simpaticomiméticos, geralmente têm retenção urinária aguda e pele seca.

O estado de hipertermia induzido pela toxicidade da cocaína deve ser diferenciado da insolação ou por consequência de esforço. A insolação tende a ser mais comumente devida a fatores ambientais, desidratação e mudanças mais profundas no estado mental do que a toxicidade da cocaína. A síndrome serotoninérgica (SS) é frequentemente precipitada pela adição de um novo agente serotonérgico ou uma substância que interfira no metabolismo de um agente previamente tolerado. Embora, de longe, a mais comum associação se dê com inibidores seletivos da recaptação da serotonina (ISRS) e inibidores da monoamina oxidase (IMAOs), a síndrome da serotonina também tem sido relatada com antidepressivos cíclicos e antipsicóticos atípicos. As manifestações da síndrome serotoninérgica incluem alteração do estado mental, hipertermia e agitação, bem como hiper-reflexia, clônus e diaforese. Além disso, a agitação descrita na síndrome serotoninérgica é menos organizada, sendo pouco provável que o paciente esteja deambulando ou severamente combativo. O início é tipicamente abrupto na configuração das interações medicamentosas serotoninérgicas ou overdose. A identificação do clônus é uma importante característica para auxiliar no diagnóstico diferencial, porque este está presente na síndrome serotoninérgica, mas ausente na toxicidade por cocaína. Semelhante à síndrome serotoninérgica, a síndrome neuroléptica maligna (SNM) também causa estado mental alterado, hipertermia e agitação, no entanto, ao contrário

QUADRO 149.2

Diagnóstico Diferencial de Delirium Hiperativo

Doença endócrina
    Tireotoxicose
Insolação
Infecções
    Meningite viral ou bacteriana ou encefalite
Psiquiátrico
    Mania aguda
    Esquizofrenia aguda
Causas metabólicas
    Distúrbios eletrolíticos
    Hiperamonemia
    Hipoglicemia
    Hipóxia
    Uremia
Estado pós-ictal
Lesões estruturais do SNC
    Hemorragia
    Massa
    Acidente vascular encefálico
    Trauma
Causas toxicológicas
    Anfetaminas e derivados
    Anticolinérgicos
    Cafeína
    Cocaína
Lítio
Síndrome neuroléptica maligna (SNM)
    PCP, cetamina
    Abstinência de sedativos hipnóticos
    Toxicidade por serotonina
    Simpaticomiméticos, estimulantes
    Agonistas sintéticos de receptores de canabinoides

SNC, sistema nervoso central; PCP, fenciclidina.

daquela, os efeitos musculares periféricos tendem a rigidez e diminuição dos reflexos em vez do clônus e hiper-reflexia. Isso se deve à depleção dopaminérgica pelo uso de antagonistas da dopamina, como os antipsicóticos mais antigos ou clássicos. Os pacientes que apresentam SNM geralmente têm um curso gradual de hipocinesia e aumentam o tônus muscular de repouso na configuração de uso crescente de antipsicóticos. A alteração do estado mental é, mais comumente, um estado catatônico.

TESTE DE DIAGNÓSTICO

É pouco provável que pesquisa de cocaína na urina altere o tratamento, pois se dosa um metabólito da cocaína (benzoil ecgonina) que persiste por pelo menos 3 dias após o último uso. Em algumas circunstâncias, no entanto, a pesquisa de drogas na urina pode ser benéfica para documentar possíveis abusos ou negligências em uma criança com exposição sugerida para confirmar a cocaína como substância desconhecida em "mulas" e para diferenciar a paranoia de causas induzidas por drogas ou psiquiátricas. A pesquisa de drogas na urina pode auxiliar na avaliação de pacientes mais jovens com síndromes de dor torácica. Embora as sensibilidades para as anfetaminas possam variar, os agentes terapêuticos podem ser detectados e confundem a interpretação. Outros potentes estimulantes sintéticos adrenérgicos podem ser indetectáveis na pesquisa de drogas na urina.

Uma pesquisa por eletrocardiograma (ECG) é realizada para arritmias e anormalidades de condução por isquemia, hipercalcemia ou, mais precipitadamente, prolongamento do QRS a partir do bloqueio dos canais de sódio. Esse bloqueio retarda a despolarização do miocárdio e resulta em uma taquicardia de complexos largos. O eixo pode ser indeterminado ou ter um desvio para o lado direito terminal, semelhante à toxicidade do antidepressivo cíclico. Os antidepressivos cíclicos e a cocaína compartilham efeitos antiarrítmicos de classe IA com alargamento do QRS e prolongamento QT. A avaliação da dor torácica é desafiadora, porque a elevação do segmento ST é confundida pela presença de repolarização precoce. Os ECGs em série podem ser úteis e obtidos com qualquer alteração no estado ou a cada 6 horas durante o tratamento. Uma radiografia de tórax pode auxiliar na identificação de corpos estranhos aspirados, pneumotórax ou pneumomediastino por barotrauma, quando estes são suspeitos, mas não são necessários na maioria dos casos.

A CK, um marcador não específico para lesão muscular, é muitas vezes elevada com o uso de cocaína. Os dados originais sobre síndromes coronarianas relacionadas com a cocaína utilizaram CK-MB como marcador cardíaco, no entanto isso agora é substituído pelos níveis de troponina I ou troponina T, como para todos os pacientes avaliados quanto a possível dor torácica isquêmica.

A maioria dos pacientes que apresentaram elevação da troponina e dor torácica após o uso de cocaína apresentou doença coronariana obstrutiva diagnosticada angiograficamente, muitas vezes de um único vaso; porém cerca de 20% dos indivíduos apresentam angiografia normal.[12]

Embora a sensibilidade e a especificidade dos marcadores cardíacos de troponina ainda estejam sendo investigadas para dor torácica relacionada com a cocaína, recomendamos que os pacientes em uso de cocaína sejam avaliados para dor torácica de forma semelhante àqueles que não a estão utilizando. As decisões relativas à investigação posterior são baseadas nas características e no curso da dor torácica, nos resultados das medidas de troponina em série e nos ECGs. Os dados sobre o papel da angiografia por tomografia computadorizada coronariana (ATC) para identificar pacientes com doença coronariana relacionada com a cocaína estão evoluindo.[13] Não recomendamos o uso rotineiro de ATC na avaliação de pacientes com dor torácica no contexto do uso agudo de cocaína.

A dor de cabeça grave e persistente, apesar da normalização da pressão arterial, pode ser causada por uma hemorragia subaracnóidea (HSA) e justifica a avaliação da mesma forma que qualquer outro paciente suspeito de HSA aguda (Caps. 91 e 93). A CK sérica e a mioglobina urinária devem ser verificadas para avaliar a rabdomiólise.

No caso raro de que um paciente se apresente com agranulocitose ou vasculopatia sugestiva do levamisol adulterante da cocaína, pode ser solicitada uma avaliação laboratorial especial para o levamisol na urina por cromatografia gasosa — espectrometria de massa.[7] A amostra deve ser idealmente obtida dentro de 48 horas após o último uso.[10]

MANEJO

Um paciente gravemente intoxicado pode estar combativo e incapaz de cooperar na avaliação dos sinais vitais. As ações tomadas durante estas primeiras etapas do atendimento são cruciais (Quadro 149.3). Como a etiologia da condição do paciente muitas vezes não é clara, a prioridade inicial é reconhecer e tratar o delírio e a agitação que ameaçam a vida.

Os pacientes podem, de modo transitório, exigir restrições físicas para que seja possível a obtenção dos sinais vitais e do acesso IV. Na necessidade de contenção do tórax, recomenda-se a utilização do colete de malha em vez do casaco para, deste modo, limitar o desenvolvimento de hipertermia. O paciente deve ser avaliado quanto aos níveis glicêmicos tão logo chegue ao DE. Pode ser necessária sedação farmacológica imediata com administração IM ou IV de benzodiazepínicos (ver a próxima seção), que, em doses adequadas, restauram o tônus inibitório do SNC e diminuem o estímulo simpático nos tecidos periféricos. A sedação também facilita a aferição de sinais vitais (particularmente a temperatura central), o monitoramento eletrocardiográfico contínuo e a conclusão do exame físico.

Sedação Farmacológica para Agitação

Os benzodiazepínicos são o principal suporte do tratamento da agitação induzida por cocaína. Diazepam, lorazepam e midazolam foram utilizados com sucesso nesta configuração. O diazepam pode ser administrado IV em doses de 5 a 10 mg a cada 5 minutos em adultos até a sedação ser alcançada.[11,14] O diazepam tem um início rápido de ação, é facilmente titulável e tem metabólitos ativos para um efeito sustentado. O lorazepam, 1 a 2 mg IV a cada 5 minutos, também é uma opção aceitável. O aumento do tônus motor persistente reflete uma dose inadequada de benzodiazepínico, mesmo que o paciente pareça sonolento. Podem ser administradas doses adicionais de lorazepam ou diazepam, com monitoramento rigoroso do estado respiratório do paciente. Para um paciente adulto em que o acesso IV não é possível devido à agitação, 10 mg de midazolam IM podem ser administrados para facilitar as intervenções subsequentes. Embora o lorazepam também possa ser administrado por via IM, pode levar 15 minutos para atingir a sedação máxima, e doses repetidas administradas em intervalos mais frequentes podem se acumular, causando sedação em excesso e depressão respiratória. Como a agitação da cocaína pode ser indistinguível ou coexistir com intoxicação alcoólica, a presença de álcool pode ter efeitos depressivos sinérgicos nos centros respiratórios. Em todos os pacientes, a titulação da benzodiazepina é importante, permitindo ao médico observar os efeitos de uma dose (geralmente 5 minutos) antes de uma dose adicional ser administrada. Após a sedação, o paciente é observado de perto para garantir que o seu estado respiratório esteja estável quando o efeito de sedação máxima for atingido.

Os benzodiazepínicos também tratam os movimentos coreoatetoides da "dança do *crack*". A maioria dos pacientes intoxicados com cocaína tem depleção de sal e água e requer uma reposição vigorosa

---

QUADRO 149.3

Avaliação Inicial do Pacientes com Estimulação Simpática

Avaliação rápida de sinais vitais, especialmente temperatura central
Excluir hipóxia, hipoglicemia e hiponatremia
Sedação farmacológica com benzodiazepínicos
Eletrocardiograma (ECG)
Análise da urina
Creatinoquinase sérica (CPK)

com cristaloide IV. Se a causa do delírio não está clara, uma atenção cuidadosa ao estado respiratório do paciente evita a depressão respiratória causada pela administração excessiva de benzodiazepínicos na presença de outros agentes sedativos hipnóticos, como o etanol.

A maioria dos pacientes com agitação induzida por cocaína responde clinicamente a doses adequadas de benzodiazepínicos. Os agentes antipsicóticos butirofenóis (como haloperidol e droperidol) são rapidamente eficazes e, em geral, seguros para psicose ou estados de agitação induzidos por agentes simpaticomiméticos, incluindo cocaína, anfetaminas e PCP, quando utilizados em pacientes com sinais vitais normais (também discutidos nos Caps. 140 e 150). O haloperidol, 2 a 5 mg IM, pode ser repetido a cada 20 a 30 minutos com consideração de outros agentes após um total de 10 mg. Embora não aprovado para uso IV, esta via é amplamente utilizada e só deve ser considerada no paciente psicótico com sinais vitais normais e acompanhamento cardíaco próximo em doses de 5 mg com dose máxima de 15 mg. A dose sedativa do droperidol é de 2,5 a 5 mg IM. O droperidol tem um aviso da Food and Drug Administration (FDA) na caixa para a possibilidade de prolongamento de QT e evolução para *torsade de pointes*, no entanto a maioria dos casos relatados de arritmias induzidas por butirofenona ocorreu em indivíduos que receberam grandes doses por períodos prolongados, como horas a dias, ou em populações idosas (com mais de 60 anos). Esses medicamentos não cursam com a depressão respiratória causada por outros agentes e podem ser benéficos em alguns casos em que a sedação é necessária. Por estas razões, as butirofenonas permanecem como agentes eficazes para o tratamento da agitação induzida por drogas em pacientes cuidadosamente selecionados.

Hipertermia

A hipertermia induzida pela cocaína deve ser tratada com arrefecimento rápido (Quadro 149.4). Os pacientes que sustentam temperaturas elevadas, acima de 41 °C (106 °F) por mais de 20 minutos, são suscetíveis a evoluir com falência múltipla de órgãos, que é frequentemente anunciada pela coagulação intravascular disseminada. Deve haver monitoramento contínuo da temperatura central dos pacientes com uma sonda retal. O calor gerado pela agitação e o aumento do tônus muscular podem ser cessados pelo uso adequado de benzodiazepínicos, como descrito anteriormente, com paralisia neuromuscular e entubação, conforme necessário. Embora o uso de cocaína ou a intoxicação, por si sós, não sejam contraindicações ao uso de succinilcolina para entubação, recomendamos o rocurônio, 1 mg/kg, quando possível. A succinilcolina compartilha o metabolismo por intermédio da colinesterase plasmática com a cocaína, que pode prolongar nominalmente os efeitos de ambos os fármacos. A succinilcolina também pode precipitar a hipercalemia se a rabdomiólise, que geralmente ocorre com o uso de cocaína, estiver presente. É crucial reduzir a temperatura central a 38,8 °C (102 °F), logo que seja clinicamente possível, idealmente dentro de 20 minutos ou menos. Os cobertores de resfriamento são insuficientes, sendo preferível a submersão em água gelada em uma banheira portátil, quando disponível, embora alguns sugiram lençóis molhados com grandes ventiladores.[15] Esses pacientes necessitam de monitoramento contínuo da temperatura e ressuscitação hídrica conforme avaliado pelas medidas padrão. As técnicas de resfriamento invasivo são, algumas vezes, muito atrasadas e inadequadas contra os efeitos vasoconstritores da cocaína e de outros agentes adrenérgicos.

Emergências Hipertensivas Agudas

O objetivo nas emergências hipertensivas agudas é reverter prontamente a vasoconstrição causada pela noradrenalina nos receptores alfa-adrenérgicos periféricos. Os benzodiazepínicos restauram o tônus inibitório do SNC no sistema nervoso periférico e são um tratamento de primeira linha, conforme descrito anteriormente para a agitação. Quando a evidência no ECG de isquemia miocárdica está presente, a nitroglicerina IV pode ser utilizada, mas o controle da pressão arterial por fentolamina, que consideramos a droga de escolha, geralmente resolverá o problema. A fentolamina, um antagonista alfa-adrenérgico direto, pode ser titulada lentamente por doses IV repetidas de 1 mg a cada 3 minutos com monitoramento da pressão arterial.[11] Se a redução adequada do tratamento em pelo menos dois terços da pressão arterial média não for alcançada após duas doses, a dose de fentolamina pode ser aumentada em 1 mg a cada 3 minutos até 5 mg/dose até se atingir um controle vasomotor adequado. O efeito da fentolamina durará cerca de 45 minutos. Os suprimentos de fentolamina nos Estados Unidos estão sujeitos à escassez. Se a fentolamina não estiver disponível, outros anti-hipertensivos podem ser utilizados, como hidralazina, nitroglicerina e antagonistas do canal de cálcio IV de curta ação, como nicardipina ou clevidipina (Cap. 74). Em contraste com a hipertensão crônica, indivíduos com hipertensão aguda por cocaína frequentemente têm pressão arterial normal na ausência da droga e, a menos que a história do paciente sugira o contrário, as pressões arteriais sistólica e diastólica normais devem ser o objetivo final do tratamento. As administração de anti-hipertensivos de curta ação oferece a vantagem de que podem ser prontamente interrompidos à medida que a cocaína é metabolizada e o efeito vasomotor se reduz.

Historicamente, tem-se teorizado que os antagonistas beta-adrenérgicos (betabloqueadores [BBs]) podem causar hipertensão paradoxal com toxicidade aguda da cocaína e devem ser evitados devido à sua atividade sem oposição ao α-receptor, resultando em espasmos da artéria coronária e hipertensão arterial.[16] Além disso, pacientes submetidos a cateterismo cardíaco apresentam diminuição do diâmetro da artéria coronária na presença de antagonistas da cocaína e beta-adrenérgicos.

Em dois estudos retrospectivos, o uso de BBs não foi associado a hipertensão clinicamente significativa, elevação da troponina ou eventos adversos.[17,18] Apesar disso, não sentimos que o seu uso ofereça algum benefício clínico neste cenário e não recomendamos o tratamento com BBs a pacientes com hipertensão induzida por cocaína e dor torácica.

O tratamento de HAS induzido por cocaína ou dissecção aórtica difere daquele de outras causas das mesmas condições. O uso combinado de antagonistas da fentolamina e beta-adrenérgicos pode resultar em hipotensão profunda, portanto, recomendamos a administração inicial de apenas fentolamina, da maneira descrita anteriormente, com monitoramento contínuo para melhor controle de alterações súbitas na pressão arterial. Se a fentolamina não estiver disponível, pode-se optar por uma infusão de anti-hipertensivos de curta ação (p. ex., nitroglicerina, nicardipina ou clevidipina) combinada com controle da dor e benzodiazepínicos para diminuir a produção adrenérgica.

QUADRO 149.4

Manejo da Hipertermia Induzida por Estimulantes

RESFRIAMENTO
- Identificação precoce da temperatura central elevada
- Acesso IV de grosso calibre com infusão rápida de cristaloide
- Sedação e relaxamento muscular com benzodiazepínicos
- Aquecimento rápido em 20 minutos*
- Paralisia e entubação, se necessário

MONITORAMENTO E DIAGNÓSTICO
- Diurese por sonda de Foley
- Análise laboratorial de funções orgânicas
  - Bioquímica sérica, creatinina, CPK
  - Função hepática
  - TP, TTPA, produtos derivados da fibrina
  - Culturas bacterianas†
  - Análise de urina para mioglobinúria
- Neuroimagem se a etiologia não for clara

CPK, creatinoquinase; *IV*, intravenosa; *TP*, tempo de protrombina; *TTPA* tempo parcial de tromboplastina ativada.

*Idealmente com imersão em água gelada.
†Considere a punção lombar ou antibioticoterapia, especialmente em usuários de drogas injetáveis.

Arritmias

As arritmias decorrentes do uso de cocaína podem ser atriais ou ventriculares. A fibrilação atrial e as taquicardias supraventriculares provavelmente se devem à estimulação simpática e muitas vezes respondem aos benzodiazepínicos. Os bloqueadores dos canais de cálcio (p. ex., diltiazem) podem ser usados se as taquicardias atriais não responderem a sedação, resfriamento e ressuscitação volêmica.

As considerações importantes no diagnóstico diferencial de uma taquicardia de complexos largos incluem hipercalemia, bloqueio direto do canal de sódio (antidepressivos cíclicos e cocaína) e isquemia ventricular. Em "mulas" de cocaína ou pacientes com *toxidrome* adrenérgico induzido por cocaína, o desenvolvimento brusco de uma taquicardia de complexos largos com pulso deve ser tratado com bicarbonato de sódio empírico, *bolus* de 1 a 2 mEq/kg IV, com monitoramento cardíaco contínuo para acompanhar o estreitamento do QRS.[19,20] Se o paciente não responder com estreitamento do QRS e estabilização hemodinâmica, o tratamento com emulsão lipídica pode ser tentado após a consulta com um médico toxicologista, mas não há evidências que sustentem seu uso.[21]

Assim como acontece com qualquer arritmia, os fluidos e eletrólitos devem ser avaliados e corrigidos conforme indicado. É necessário um monitoramento contínuo do pacientes com padrão de condução do tipo Brugada. Os dados relativos ao agente antidisrítimico ideal nesta configuração são limitados.

Dor Torácica Relacionada com a Cocaína

As causas da dor torácica relacionada com a cocaína são diversas (Quadro 149.5), incluindo corpos estranhos aspirados, pneumotórax ou pneumomediastino a partir do barotrauma ocasionado pela inalação da droga. A presença de febre e a dispneia devem indicar a possibilidade de pneumonia, infarto pulmonar ou endocardite com embolia pulmonar séptica no abuso de drogas intravenosas.

A cocaína induz agudamente a vasoconstrição coronariana enquanto aumenta a demanda de oxigênio pelo miocárdio. A agregação plaquetária é reforçada pelas vias trombogênicas e antifibrinolíticas. Esses efeitos, de modo acumulativo, podem resultar em insuficiência coronariana. O tabagismo agrava essas condições, e o uso crônico da cocaína pode acelerar a aterogênese e induzir hipertrofia ventricular esquerda. Todos esses fatores contribuem para isquemia miocárdica ou infarto. Do infarto do miocárdio não fatal em pacientes com idade entre 18 a 45 anos, 25% são atribuídos à cocaína, mesmo após o ajuste de outros fatores de risco cardíaco conhecidos.

A identificação de um paciente com síndrome coronariana relacionada com a cocaína é difícil. Os sintomas podem se apresentar horas a dias após o uso, possivelmente devido a metabólitos vasoativos. O paciente pode negar o uso de drogas e cursar com dor torácica atípica. Quase um terço dos usuários de cocaína com enzimas séricas elevadas apresenta dor torácica pleurítica. Não há preditores claros para risco porque a idade do paciente, a via de uso de drogas, o tempo de apresentação e os fatores de risco preexistentes para doença arterial coronariana são inadequados para identificar aqueles que apresentam o infarto do miocárdio. No cenário da dor torácica relacionada com a cocaína, a estratificação do risco pelo escore de trombólise no infarto do miocárdio (TIMI) pode não identificar adequadamente os pacientes em risco para resultados adversos de 30 dias; no entanto, em um estudo, a história da cocaína sozinha em pacientes com baixo risco e assintomáticos avaliados por ATC coronariana geralmente não está associada ao risco aumentado de doença arterial coronariana. Os pacientes com marcadores de necrose miocárdica positivos para infarto geralmente apresentam estenose angiográfica significativa. Dos pacientes sem marcadores séricos positivos, 18% ainda apresentam doença significativa por angiografia. Outros preditores de doença significativa neste grupo incluíram concentração elevada de colesterol e diagnóstico prévio de doença coronariana ou infarto do miocárdio. Os pacientes com colocação prévia de *stents* coronarianos têm alto risco de trombose com o uso de cocaína.

Quanto à maioria das complicações pelo uso da cocaína, os benzodiazepínicos diminuem a demanda de oxigênio no miocárdio, limitando a estimulação periférica, e devem ser administrados precocemente aos pacientes que apresentam dor torácica induzida por cocaína, especialmente quando há sinais de excesso adrenérgico presentes. A aspirina e os nitratos devem ser administrados para qualquer caso de suspeita de dor torácica isquêmica. Em pacientes que atendem aos critérios eletrocardiográficos para infarto do miocárdio com dor torácica persistente e hipertensão e apresentam clara história de intoxicação aguda por cocaína, a fentolamina IV (1 mg) pode ser administrada lentamente durante 3 minutos, se disponível, para a vasodilatação coronariana. Esta dose pode ser repetida, se necessário, desde que a pressão sanguínea do paciente permaneça estável. O sulfato de morfina pode ser usado para tratar a dor. Os pacientes com dor torácica persistente e segmentos ST fortemente sugestivos de infarto do miocárdio podem ser considerados para intervenção percutânea ou tratamento trombolítico, assumindo que não há contraindicações, como hipertensão grave não controlada.[11]

Em contraste com a isquemia ou o infarto do miocárdio induzido por cocaína, os antagonistas beta-adrenérgicos, incluindo o labetalol, geralmente não são recomendados durante a toxicidade aguda da cocaína, porque a vasoconstricção coronariana pode piorar.

Os metabólitos vasoativos alfa-adrenérgicos podem ser ter ação em pacientes com síndromes coronarianas relacionadas com a cocaína que não estão agudamente sob o efeito da droga. Os resultados de dor torácica sem complicações devido à cocaína são muito bons. As diretrizes atuais para o cuidado do paciente com síndrome coronariana aguda que não relacionada com a cocaína não recomendam a administração imediata de antagonistas beta-adrenérgicos, mas, sim, nas primeiras 24 horas.[22] Assim como para pacientes com suspeita ou reconhecidamente com infarto do miocárdio relacionado com cocaína com ou sem elevação do segmento ST, há pouco função para os antagonistas beta-adrenérgicos no DE e não recomendamos seu uso rotineiro.[16,22] Esses pacientes merecem avaliações adicionais da doença cardíaca aterosclerótica convivente e reavaliação clínica antes da consideração deste tratamento. A administração de antagonistas beta-adrenérgicos na alta é controversa, especialmente se o uso de cocaína provavelmente continuará, e nós aconselhamos essa prática.[23]

A heparina pode ser administrada, mas o tratamento fibrinolítico não está bem estudado. Alguns mecanismos de infarto do miocárdio induzido por cocaína deverão responder a agentes fibrinolíticos. Os pacientes que não respondem ao tratamento com nitratos e fentolamina e que conheciam a doença arterial coronariana ou tinham um ECG anterior confirmando novas elevações do segmento ST são candidatos para cateterismo cardíaco ou fibrinólise, se necessário. As

---

QUADRO 149.5

Causas da Dor Torácica Induzida pelos Estimulantes

DOR TORÁCICA DE ORIGEM CARDÍACA
Trombose de *stent* coronariano
Endocardite
Isquemia, infarto
    Durante a intoxicação aguda
    Após intoxicação aguda
Balonamento apical de ventrículo esquerdo
Pericardite

NÃO CARDÍACA
Dissecção aórtica
Aspiração de corpo estranho
Infecção
Pneumomediastino
Pneumopericárdio
Pneumotórax
Infarto pulmonar
Isquemia intestinal ou infarto

mesmas contraindicações aplicam-se para o infarto do miocárdio induzido por cocaína. Exames de imagem nuclear também podem fornecer mais informações de diagnóstico, mas seu uso é mais bem considerado em uma consulta ambulatorial com o cardiologista. Os pacientes que apresentam dor no peito após o uso de cocaína e um ECG com elevações de ST definitivas ou novas devem ser rapidamente avaliados por um cardiologista para uma intervenção potencial quando esses serviços estiverem disponíveis.

Os inibidores antiplaquetários, a glicoproteína IIb/IIIa e os antagonistas dos canais de cálcio parecem ser benéficos para alguns pacientes com infarto do miocárdio ou isquemia de origem aterosclerótica. Teoricamente, esses agentes podem combater algumas das agregações plaquetárias reforçadas pela cocaína, mas os dados que comprovam o seu uso ainda são deficitários.

Os pacientes com dor torácica relacionada à cocaína sem outros fatores de risco que têm ECGs e marcadores de necrose normais apresentam baixo risco de infarto do miocárdio. O papel do teste provocativo nesses pacientes não está bem estabelecido.

Em resumo, a isquemia coronariana induzida por cocaína é administrada com benzodiazepínicos, nitratos e vasodilatadores, de preferência a fentolamina. Tal como acontece com pacientes que não utilizam a cocaína com dor torácica isquêmica aguda, recomendamos o uso de aspirina, heparina, agentes antiplaquetários e bloqueadores dos canais de cálcio em conjunto com o tratamento de intervenção, como já indicado.[11]

As intervenções para cessar o uso de cocaína devem ser garantidas. Para pacientes com doença coronariana documentada, a cessação do uso de cocaína é imperativa. Os usuários de cocaína com dor torácica que subsequentemente continuaram o uso da droga após a saída do DE foram mais propensos a ter visitas recorrentes ao DE do que aqueles que pararam o uso subsequentemente.

"Mulas" de Cocaína

Antes de atravessar as fronteiras internacionais, as "mulas", ingerem a cocaína que foi embalada firmemente em preservativos ou outros produtos de látex e, às vezes, revestidos com cera. Cada pacote pode conter aproximadamente 10 g de cocaína, e uma pessoa pode engolir até 150 pacotes. Na chegada ao seu destino, o paciente frequentemente ingere um catártico para estimular a passagem gastrointestinal do contrabando para posterior entrega e distribuição. As "mulas" provavelmente saberão o número exato de pacotes que ingeriram, mas podem estar relutantes em compartilhar essa informação.

Uma "mula" pode apresentar-se sem sintomas ao DE, devendo ser posta imediatamente em monitorização cardíaca, com acesso IV calibroso. O diagnóstico é feito pela anamnese. Uma radiografia abdominal pode apresentar corpos estranhos, mas não pode ser usada para contar pacotes, porque as radiografias simples têm sensibilidade limitada na detecção de um número isolado ou pequeno de pacotes. Quando a incerteza persistir, uma tomografia computadorizada ou um exame contrastado podem ser necessários.[24]

A "mula' também é usada para transportar heroína e outras substâncias ilícitas. Embora a "mula" de heroína raramente requeira intervenção cirúrgica, um paciente assintomático pode se recusar a identificar o conteúdo do pacote. Uma triagem toxicológica da urina pode ser útil porque pequenas quantidades de drogas podem ser ingeridas na deglutição do contrabando. A ruptura de um único pacote de cocaína pode resultar na morte, pois cada pacote contém quase 10 vezes a dose letal. Consequentemente, as "mulas" com pacotes retidos no corpo devem ser admitidas em uma unidade com monitorização com um plano terapêutico para facilitar a remoção dos pacotes por llavagem intestinal. A equipe de cirurgia deve ser consultada e o centro cirúrgico deve ser preparado antecipadamente no caso de o paciente desenvolver toxicidade aguda. Recomendamos a remoção cirúrgica de emergência de todos os pacotes dos pacientes com obstrução intestinal mecânica ou sintomas sugerindo o rompimento de um pacote.[24,25] Devido à grande quantidade de fármaco puro, os pacientes com pacotes abertos ou vazamento provavelmente morrerão se não receberem intervenção imediata. Quando evidência da intoxicação por cocaína se manifesta, a intervenção cirúrgica rápida pode ser a única maneira de salvar esses pacientes.

Benzodiazepínicos, bloqueio neuromuscular ou administração de bicarbonato de sódio (para taquicardia com complexo QRS alargado) podem ser necessários no pré-operatório, como descrito anteriormente para o tratamento da toxicidade aguda da cocaína.

Como o vazamento da cocaína pura a partir de pacotes é potencialmente letal, recomendamos irrigação intestinal com solução de polietilenoglicol para facilitar a passagem gastrointestinal dos pacotes, sendo necessária a limpeza pré-operatória do intestino em caso de cirurgia emergente. Podem ser imprescindíveis TC e/ou exames de contraste subsequentes para avaliar os pacotes restantes.[24] Esses exames radiográficos, no entanto, podem deixar de detectar pacotes isolados que contenham quantidades potencialmente fatais de cocaína. Os pacientes que declararam ter engolido um número maior de pacotes do que eliminaram ou que se recusam a revelar a quantidade ingerida devem ser submetidos a irrigação intestinal contínua, observação hospitalar e exames repetidos. A recuperação endoscópica geralmente é desencorajada devido à preocupação com a ruptura de pacotes durante o procedimento, mas foi realizada ocasionalmente em alguns centros.[25]

Todos os pacotes eliminados nas fezes, por meio de procedimentos endoscópicos ou na sala de cirurgia devem ser contados com cuidado e prontamente entregues aos oficiais da lei. Quando estes não estão envolvidos, o conselho jurídico ou o gerenciamento de riscos do hospital e o comitê de ética hospitalar podem ser úteis na determinação da disposição dos pacotes e, em última instância, do paciente, quando ele receber alta hospitalar.

Body Stuffers

Um *body stuffer* é um indivíduo que tenta omitir a evidência da posse de cocaína escondendo-a internamente enquanto é perseguida por agentes da lei. Isso ocorre mais comumente por meio de ingestão, mas também pode envolver o ocultamento vaginal ou anal da droga. Estes geralmente são eventos não planejados, com quantidades geralmente pequenas de drogas que inicialmente foram destinadas a uso pessoal. As drogas são muitas vezes engolidas em frascos mal embalados ou em pacotes de vidro que podem não ser evidentes em radiografias. Em geral, os pacientes ingerem doses não letais e estão assintomáticos. Para pacientes cooperativos, e assintomáticos, o papel da descontaminação gástrica não está bem estudado. Nestes casos, se o paciente apresentar-se logo após a ingestão, recomendamos a administração de carvão ativado por via oral (VO) para adsorver qualquer potencial vazamento de cocaína dos pacotes no trato gastrointestinal (TGI). A monitorização, conforme descrito anteriormente para os *body stuffers*, deve ser realizada se a quantidade ingerida for preocupante ou se ocorrerem sinais de toxicidade. Devido a doses mais baixas e menor letalidade potencial, a maioria dos *body stuffer* não exigirá lavagem instestinal, como as "mulas". Os *body stuffers* raramente têm eventos fatais e geralmente apresentam sintomas nas primeiras 8 horas. Os pacientes assintomáticos que não estão dispostos a falar sobre o evento ou a cooperar com os cuidados médicos devem ser monitorados no DE, independentemente do *status* da custódia policial; no entanto, se o paciente não estiver sob custódia policial, ele é livre para recusar o tratamento e deixar o DE, ainda contra conselho médico, se puder demonstrar compreensão clara dos riscos, incluindo de morte súbita, se saírem com pacotes retidos no organismo. Embora o período ideal de observação seja incerto, 8 a 12 horas são razoáveis, sendo indicada internação hospitalar se o paciente desenvolver sinais ou sintomas de toxicidade. Aqueles com suspeita de ocultação vaginal ou anal que estão assintomáticos e sem sinais de toxicidade e que recusam o exame físico devem ser avaliados quanto à capacidade de julgamento e mantidos no DE, como descrito anteriormente. Qualquer pedido judicial para um exame invasivo contra a vontade do paciente deve envolver cuidadosamente o gerenciamento de risco e o conselho jurídico hospitalar, porque estes são pedidos forenses, e não emergências médicas no paciente assintomático.

Complicações Relacionadas ao Levamisol

Os pacientes com agranulocitose, vasculopatia ou outras manifestações dermatológicas requerem cuidados de suporte, avaliação

> **QUADRO 149.6**
>
> **Critérios de Internação para Dor Torácica Relacionada com a Cocaína**
>
> Choque cardiogênico
> ICC
> Disritmias ou anormalidades de condução
> Alterações eletrocardiográficas
> Elevação de enzimas miocárdicas
> Múltiplos fatores de risco para DAC
> Dor torácica persistente, dispneia ou sinais vitais anormais
> DAC preexistente ou colocação de *stent* prévio
> Necessidade de farmacoterapia vasodilatadora
> Sintomas persistentes
>
> DAC, doença arterial coronariana; ICC, insuficiência cardíaca congestiva.

para outras causas potenciais de complicações e abstinência de exposição adicional ao levamisol.[7,9] O relatório ao departamento local de saúde pública ou centro de controle de envenenamento pode ajudar a rastrear esses casos.

ENCAMINHAMENTO

Os pacientes intoxicados que precisam apenas de observação ou que respondem rapidamente à sedação e não têm complicações podem receber alta após a resolução da toxicidade aguda. É possível que estes pacientes estejam extremamente letárgicos por depleção das catecolaminas — sendo melhor liberá-los na companhia de um adulto responsável — e podem estar receptivos a aconselhamento e encaminhamento para centros de apoio a usuários de drogas.

Pacientes com dor torácica (Quadro 149.6) que estão agudamente intoxicados e demonstram mudanças dinâmicas no ECG, disritmias ou insuficiência cardíaca congestiva e aqueles que necessitam de vasodilatador ou terapia de reperfusão devem ser admitidos em uma unidade com monitorização. Esses pacientes exigem uma avaliação mais aprofundada da extensão da isquemia e devem ser incentivados a cessarem o uso de drogas.

A alta de pacientes com dor torácica que não estão agudamente intoxicados é menos clara. A internação é indicada para aqueles com complicações ou alterações eletrocardiográficas e os que necessitam de intervenção farmacológica com vasodilatadores. Outros pacientes podem ser colocados em uma unidade de observação no DE ou liberados, dependendo do nível de preocupação quanto a uma possível doença arterial coronariana subjacente, utilizando-se uma triagem padrão por meio de fatores de risco para aqueles com dor torácica não relacionada com o uso de cocaína (Caps. 23 e 68).

Em pacientes sintomáticos no DE com risco baixo ou intermediário de síndrome coronariana aguda, o uso de cocaína não está associado a maior probabilidade de doença coronariana após ajuste por idade, raça, sexo e outros fatores de risco para doença coronariana.[26] As complicações graves, como a insuficiência cardíaca congestiva e disritmias ventriculares, geralmente se manifestam nas primeiras 4 horas. Os pacientes jovens que se apresentam, após a resolução de dor torácica, com ECGs normais e imutáveis, sem disritmias e pouco ou nenhum risco de doença arterial coronariana provavelmente terão um bom prognóstico. Estudos prévios demonstraram que esses pacientes com risco baixo a intermediário e com dor torácica associada à cocaína podem ser liberados com segurança após 9 a 12 horas de observação. O objetivo de um estudo mais recente foi determinar a segurança de um protocolo de 8 horas para descartar infarto do miocárdio em pacientes que apresentaram dor torácica associada à cocaína. A aplicação de um protocolo de enzimas cardíacas abreviado (em 0, 2, 4 e 8 horas) após a apresentação com monitorização cardíaca contínua resultou na liberação segura e rápida de pacientes que se apresentaram no DE com dor torácica associada à cocaína.[27]

Os *body stuffers* precisam ser observados até que todos os pacotes tenham sido eliminados. Idealmente, esses pacientes tiveram várias fezes sem pacotes, uma contagem de pacotes confiável consistente com a ingestão e uma TC ou exame radiográfico de contraste normais. Os *body stuffers* que recebem carvão ativado têm ECG normal e permanecem assintomáticos e com sinais vitais normais após 6 a 12 horas de observação podem receber alta do hospital.

Outros Estimulantes

Anfetaminas

As anfetaminas aumentam a liberação de catecolaminas dos terminais pré-sináptico dos nervos, alterando o pH das vesículas pré-sinápticas. Elas geralmente são tomadas como pílulas, mas ocasionalmente são esmagadas e injetadas. A subsequente estimulação do SNC resulta em efeitos simpaticomiméticos quase idênticos aos da cocaína, mas não com a mesma frequência ou intensidade (Quadro 149.1). Os pacientes correm o risco de hipertermia, emergências hipertensivas, disritmias, isquemia miocárdica e hipercalemia associada à rabdomiólise.[28] Em contraste com a cocaína, as anfetaminas não bloqueiam os canais de sódio e afetam minimamente a recaptação pré-sináptica das catecolaminas. Embora rastreio urinário de drogas possa identificar as anfetaminas, ele é de pouca utilidade no tratamento de um paciente intoxicado. O manejo segue as mesmas diretrizes quanto à cocaína (Quadro 149.3), embora a duração da toxicidade seja maior para as anfetaminas. As feniletilaminas, que estão intimamente relacionadas com a estrutura molecular das anfetaminas, incluem os fármacos "2C" e "NBOMe", denominados pela localização de elementos estruturais específicos em suas moléculas.[29] Estes possuem efeitos serotonérgicos e alucinógenos poderosos, e os pacientes podem apresentar toxicidade adrenérgica e agitação psicomotora. A forma bromada (chamada *bromodragonfly* devido à sua semelhança estrutural com a forma de uma libélula) está associada a uma angeíte necrosante que pode comprometer o fluxo sanguíneo para os membros. Dor em membros ou em dígitos nesses pacientes indica monitorização e avaliação ampla para vasoespasmo e isquemia de tecido.[30]

Metilenodioximetanfetamina

A metilenodioximetanfetamina (MDMA, *ecstasy*, XTC, Adam) é uma anfetamina modificada quimicamente, originalmente tomada por via oral em festas que duram a noite toda ou *raves*.[31] Os pacientes descrevem a euforia como uma sensação de "proximidade com os outros", por isso às vezes é chamada de droga de amor. A estrutura molecular da MDMA confere algumas propriedades serotoninérgicas que podem explicar os efeitos visuais "brilhantes" (sensação de ver uma luz flutuante) relatados. O termo *Molly* é frequentemente usado para descrever um produto com maior concentração de MDMA. A análise dos produtos vendidos como Molly muitas vezes revela agentes substituintes — alguns dos quais são inertes e outros podem ter efeitos adrenérgicos. Os relatórios dos usuários são, portanto, frequentemente pouco confiáveis para determinar a verdadeira exposição.

Juntamente com as complicações usuais das anfetaminas, a MDMA pode precipitar uma hiponatremia ameaçadora à vida. A MDMA e o seu metabólito alteram a liberação de reservas endógenas da vasopressina, que, na presença de uma alta ingestão de água livre, resulta em retenção de água livre. Embora o mecanismo exato não seja compreendido, os pacientes com hiponatremia induzida por MDMA apresentam amostras de urina concentradas com uma concentração de sódio urinário relativamente alta, semelhante a pacientes com SIADH. A menos que convulsões ou outros eventos neurológicos estejam presentes, os pacientes podem ser tratados com suporte clínico por meio de restrição de fluidos. A urina pode ser testada quanto à densidade específica, e uma amostra deve ser enviada ao laboratório para análise de eletrólitos e osmolalidade urinários. A solução salina normal ou outros cristaloides podem piorar a hiponatremia, pois esses pacientes são suscetíveis a reter mais água livre do que o sódio. A ingestão de líquidos deve ser restrita, a menos que exista hipovolemia grave, e o tratamento deve ser feito com solução salina hipertônica, caso haja acometimento neurológico. Um tratamento mais recente da hiponatremia inclui antagonistas de receptores-V_2 da vasopressina, mas não foi descrito para esses pacientes. Em contraste com outras anfetaminas, o uso crônico da MDMA causa danos neurológicos potencialmente irreversíveis aos neurônios serotoninérgicos. Outras variantes da MDMA, como a 3,4-metilenodioxietanfetamina (Eve), podem causar complicações semelhantes.

Metanfetamina

A metanfetamina, conhecida como *crank* e *crystal meth*, é uma anfetamina lipossolúvel, passível de ser fumada e produzida de maneira sintética. As complicações do uso de metanfetamina são semelhantes às de outros simpaticomiméticos. A duração da ação pode ser significativamente mais longa, no entanto com alguns delírios paranoicos que persistem por 15 horas. A produção de metanfetaminas requer uma variedade de sais metálicos, e a intoxicação por chumbo após o uso de drogas produzidas inadequadamente é relatada. Lesões durante a produção ilícita de metanfetamina ou operações policiais incluem exposição a amônia anidra, ácido clorídrico, hidróxido de sódio, éter e efedrina, bem como queimaduras e explosões.

Efedrina e Efedra

A efedrina é outro agente similar à anfetamina usado de forma ilícita associado a complicações de estimulação simpaticomimética excessiva. A efedra, um produto derivado de plantas, também conhecido como a erva chinesa *ma huang*, tem sido associada a acidentes vasculares cerebrais e óbitos entre usuários adolescentes. A FDA proibiu todos os suplementos dietéticos contendo efedra.

Khat e Metcatinona

O *khat* é um agente estimulante natural das folhas da planta *Catha edulis*. Estas folhas são mastigadas para extrair os compostos ativos, a catinona e a metcatinona, que são estimulantes e têm efeitos simpaticomiméticos. O manejo e o encaminhamento seguem as mesmas diretrizes que a cocaína. Fumar *khat* normalmente não resulta em efeitos clínicos, porque o agente se degrada com a pirólise. A metcatinona fabricada ilicitamente é conhecida como *cat* ou *qat*. Alguns usuários de metcatinona apresentara uma síndrome extrapiramidal associada a elevadas concentrações de manganês, provavelmente resultantes de um contaminante inadvertido durante a produção ou purificação inadequada. O papel do tratamento de quelação para concentrações elevadas de manganês é incerto.

Sais de Banho

Os sais de banho foram encontrados primeiramente no Japão, em 2006. A facilidade de síntese e a modificação de grupos funcionais específicos da catinona original tornam estes fármacos particularmente difíceis de se regularizar.[32,33] As substâncias são vendidas como "sais de banho" ou "alimentos vegetais" e rotuladas como "não para consumo humano". Essas catinonas sintéticas não regulamentadas vendidas pela Internet inicialmente continham mefedrona, mas seu conteúdo mudou rapidamente para incluir metilona, etilona, butilona, pirovalerona, metilenodioxipirovalerona (MDPV), metcatinona e etcatinona e suas variantes químicas. Essas substâncias são utilizadas por uma euforia adrenérgica, mas não possuem indicações médicas aprovadas farmacologicamente nos Estados Unidos.[34,35] Os sais de banho podem ser ingeridos, inalados ou injetados e resultar em agitação severa, efeitos simpaticomiméticos, hipertermia e rabdomiólise. Numerosas mortes foram relatadas, fazendo que a U.S. Drug Enforcement Administration (DEA) categorizasse esses agentes ilegais como *schedule I substances*.[29,35] As cationas sintéticas geralmente não são detectáveis nos rastreios urinários de drogas. O tratamento é semelhante ao da intoxicação por cocaína e anfetaminas, incluindo a dosagem adequada de benzodiazepínicos para agitação com diazepam, lorazepam ou butirofenonas antipsicóticas, como o haloperidol e o droperidol (ver seção de Manejo, Sedação Farmacológica para Agitação).

CONCEITOS-CHAVE

- A sedação rápida com um benzodiazepínico IV é a chave para a maioria dos sintomas da cocaína e de outros estimulantes.
- Hipertermia é um evento de alto risco, e a temperatura corporal deve ser reduzida rapidamente.
- Agentes anti-hipertensivos de ação curta (como, fentolamina, nitroglicerina, nicardipina ou clevidipina) são recomendados para hipertensão induzida por cocaína, inclusive na presença de dor torácica.
- Ritmos com complexo QRS alargado devido à cocaína podem responder ao tratamento com bicarbonato de sódio IV.
- As "mulas" que desenvolvem sintomas de intoxicação aguda por cocaína precisam de intervenção cirúrgica emergencial.
- Os sintomas e efeitos das anfetaminas duram mais do que os produzidos pela cocaína.
- A hiponatremia deve ser rapidamente identificada em pacientes com nível de consciência alterado após o uso de estimulantes ilícitos, mais especificamente MDMA.
- Catinonas sintéticas, ou "sais de banho", podem ser ingeridas, inaladas ou injetadas e resultar em agitação severa, efeitos simpaticomiméticos, hipertermia e rabdomiólise. Fatalidades foram relatadas.

As referências para este capítulo podem ser encontradas on-line no website Expert Consult associado à obra.

CAPÍTULO 150
Hallucinogens

Janetta L. Iwanicki

Conteúdo disponível on-line em inglês.

CAPÍTULO 151
Iron and Heavy Metals

Jillian L. Theobald | *Mark B. Mycyk*

Conteúdo disponível on-line em inglês.

CAPÍTULO 152
Hydrocarbons

George Sam Wang | *Jennie Alison Buchanan*

Conteúdo disponível on-line em inglês.

CAPÍTULO 153
Inhaled Toxins

Lewis S. Nelson | *Robert S. Hoffman*

Conteúdo disponível on-line em inglês.

CAPÍTULO 154

Lithium

Jillian L. Theobald | *Steven E. Aks*

Conteúdo disponível on-line em inglês.

CAPÍTULO 155
Antipsychotics
Aaron B. Skolnik | Jessica Monas

Conteúdo disponível on-line em inglês.

CAPÍTULO 156

Opioids

Jenna K. Nikolaides | *Trevonne M. Thompson*

Conteúdo disponível on-line em inglês.

CAPÍTULO 157
Pesticides

Katherine Welker | Trevonne M. Thompson

Conteúdo disponível on-line em inglês.

CAPÍTULO 158
Plants, Mushrooms, and Herbal Medications

Christopher S. Lim | *Steven E. Aks*

Conteúdo disponível on-line em inglês.

CAPÍTULO 159
Sedative Hypnotics

Leon Gussow | Andrea Carlson

Conteúdo disponível on-line em inglês.

PARTE V

Populações Especiais

CAPÍTULO 160

A Abordagem Geral para o Paciente Pediátrico

Margaret G. Huang | Genevieve Santillanes

PRINCÍPIOS

Os médicos emergencistas avaliam e manejam pacientes pediátricos desde recém-nascidos até adolescentes. Das 136 milhões de visitas anuais aos departamentos de emergência (DEs) dos EUA, 25 milhões (18%) são de crianças com menos de 15 anos.[1] Vinte e dois por cento das crianças visitam o DE pelo menos uma vez ao ano.[2] As crianças são o grupo etário que mais utiliza o DE per capita, com 87,3 visitas/100 crianças.[1] Mais de 80% dos pacientes pediátricos são vistos em DEs gerais, exigindo de todos os emergencistas habilidade na avaliação, no tratamento e na estabilização das doenças e das lesões pediátricas.[3,4]

As crianças podem apresentar desafios de diagnóstico e manejo devido a suas diferenças anatômicas, fisiológicas e de desenvolvimento em relação a pacientes adultos. Compreender essas diferenças é crucial para o reconhecimento e tratamento apropriado de muitas emergências pediátricas. Além disso, cuidar de paciente pediátrico envolve também a participação ativa dos cuidadores.

Fisiopatologia

As crianças exibem padrões diferentes de doenças em razão de suas características fisiológicas e anatômicas únicas. Os padrões das doenças e das lesões se diferenciam não somente entre pacientes pediátricos e adultos, mas também entre crianças de diversas idades. Além das mudanças no desenvolvimento cognitivo e comportamental, a regulação da temperatura, a anatomia das vias aéreas, a fisiologia cardiovascular, a função imune e o sistema musculoesquelético, todos se modificam conforme as crianças crescem. Além disso, os pacientes pediátricos podem apresentar-se ao DE com doenças congênitas não diagnosticadas previamente. A dosagem de drogas e a escolha de medicações também dependem do tamanho e da fisiologia do paciente.

A avaliação deve começar com a revisão dos sinais vitais, procurando sinais precoces de descompensação fisiológica. Frequência cardíaca e respiratória normal pode variar segundo a idade (Tabela 160.1). Pressão sanguínea normal também varia pela idade, altura e gênero (Quadro 160.1; Tabela 160.2). Sinais vitais anormais devem ser repetidos, e sinais vitais anormais persistentes devem ser tratados.

Regulação da Temperatura

Lactentes e crianças pequenas têm uma maior proporção entre área de superfície e massa, resultando em mais perda de calor para o ambiente se comparados com adolescentes e adultos. Manter a temperatura corporal estável pode ser uma demanda metabólica significativa para crianças pequenas, especialmente aquelas acometidas por lesões ou doenças. Mantenha uma temperatura ambiente neutra para crianças durante o exame físico e a realização de procedimentos. Pacientes brevemente expostos para a realização de exames e intervenções devem ser cobertos assim que possível para evitar perda de calor excessiva. Lactentes criticamente doentes devem ser colocados em incubadoras. Lâmpadas aquecedoras acima da cabeça são úteis para lactentes maiores e crianças que exigirem exposição prolongada para a realização de reanimação e procedimentos.

Via Aérea

A via aérea de crianças difere-se da via aérea de adultos de numerosas formas.[5,6] Comparada com a via aérea de um adulto, a laringe pediátrica é mais anterior e cefalizada, e a epiglote é composta de mais cartilagem flexível, tornando-a mole. O occipício relativamente maior em lactentes e crianças pequenas pode causar flexão do pescoço na posição supina, levando à obstrução potencial da via aérea. Para desobstruir uma via aérea, particularmente durante tentativas de intubação, pode ser necessário colocar uma toalha enrolada debaixo dos ombros para alinhar os eixos das vias aéreas laríngeas, faríngeas e orais (Fig. 160.1). Lactentes e crianças pequenas também têm uma língua relativamente grande, o que pode levar à obstrução das vias aéreas durante períodos de alteração no tônus muscular, como convulsões. O uso de uma via aérea nasofaríngea pode aliviar a obstrução, permitindo a passagem livre dos gases inalados. Além disso, o diâmetro das vias aéreas das crianças é muito menor, por isso são muito mais facilmente obstruídas com secreções. Como os lactentes preferencialmente respiram pelo nariz, secreções nasais abundantes levam à dificuldade respiratória. Assim, a sucção do nariz e da via aérea superior pode diminuir drasticamente o trabalho de respiração da criança.

Sistema Cardiovascular

Crianças saudáveis têm mecanismos compensatórios para manter a pressão arterial, mesmo quando o débito cardíaco está diminuindo. As crianças têm a capacidade de aumentar sua frequência cardíaca e fazer vasoconstrição periférica para desviar sangue centralmente. A hipotensão é um achado tardio de choque em crianças previamente saudáveis, e deve-se intervir idealmente antes do início da hipotensão.[7] O primeiro sinal de comprometimento cardiovascular na maioria dos pacientes é a taquicardia. Infelizmente, a taquicardia é inespecífica e pode se dever a febre, dor ou ansiedade. Pode ser útil repetir a avaliação da frequência cardíaca. Em uma criança que está chorando, pode-se obter uma verdadeira frequência cardíaca de repouso deixando o oxímetro de pulso no dedo até que a criança fique calma. Taquicardias inexplicáveis em uma criança que está calma ou dormindo são preocupantes. A qualidade do pulso também é um sinal útil. Um pulso periférico fino associado à taquicardia deve ser considerado um sinal de choque. Bradicardia em crianças doentes é especialmente ameaçadora e pode sinalizar parada cardíaca ou respiratória iminente.

Sistema Musculoesquelético

Crianças em fase de crescimento têm padrões de lesão musculoesquelética diferentes daqueles de adultos. Os ligamentos são mais fortes em relação ao osso imaturo, então as crianças são

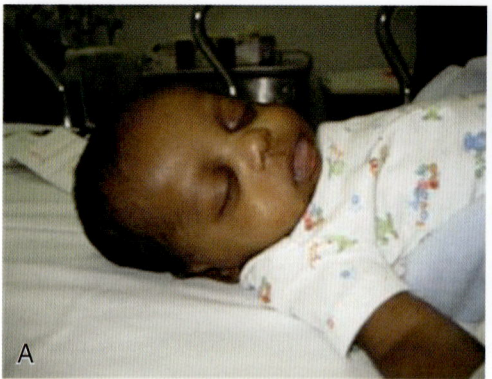 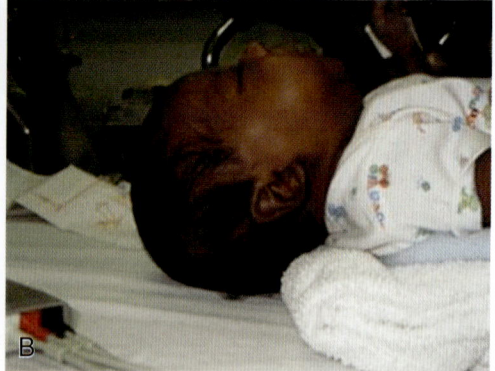

Fig. 160.1. Bebê com o pescoço em posição flexionada e após o posicionamento de um rolo sob o ombro (De Santillanes G, Gausche-Hill M: Pediatric airway management. Emerg Med Clin North Am 26:961–975, 2008.)

TABELA 160.1
Sinais Vitais Pediátricos Normais

IDADE (ANOS)	FREQUÊNCIA RESPIRATÓRIA (VEZES/MIN)	FREQUÊNCIA CARDÍACA (BATIMENTOS/MIN)
< 1	30 – 60	100 – 160
1 – 2	24 – 40	90 – 150
2 – 5	22 – 34	80 – 140
6 – 12	18 – 30	70 – 120
> 12	12 – 16	60 – 100

De Dieckmann R, Brownstein D, Gausche-Hill M (eds): Pediatric education for pre-hospital professionals, Sudbury, MA, 2013, Jones & Bartlett.

QUADRO 160.1
Quinto Percentil de Pressão Arterial Sistólica

0 – 28 dias: 60 mm Hg
1 – 12 meses: 70 mm Hg
1 – 10 anos: 70 mm Hg + (2 × idade em anos)

De American Heart Association: American Heart Association emergency cardiovascular care (ECC) guidelines, 2010. http://r.search.yahoo.com/_ylt=A0LEViv2_5xXGDQAthAnnIIQ;_ylu=X3oDMTEy NTY2dGRtBGNvbG8DYmYxBHBvcwM2BHZ0a- WQDQjE4NjFfMQRzZWMDc3I-/RV=2/RE=1469935735/RO=10/RU=http%3a%2f %2fcpr.heart.org%2fAHAECC%2fCPRAndECC%2fResuscitationScience%2fGuideline s%2fUCM_473201_Guidelines.jsp/RK=0/RS=7d6mHtai64xX18.4XLFBMQl1fjg-

TABELA 160.2
Pressão Arterial Pediátrica por Idade[a]

	PERCENTIL 50 (MM HG)		HIPERTENSÃO – PERCENTIL 95 (MM HG)	
IDADE (anos)	MENINAS	MENINOS	MENINAS	MENINOS
1	86/40	85/37	104/58	103/56
5	93/54	95/53	110/72	112/72
10	102/60	102/61	119/78	119/80
15	110/65	113/64	127/83	131/83

[a]Para crianças no percentil 50 para a altura.
Modificado de The National High Blood Pressure Education Program Working Group on Children and Adolescents: The fourth report on the diagnosis, evaluation, and treatment of high blood pressure in children and adolescents. http://r.search.yahoo.com/_ylt=A0LEVjEL_pxXmVkA9ecnnIIQ;_ylu=X3oDMTEyMTIkcnI5BGNvbG8DYmYxBHBvcwMxBHZ0aWQDQjE4NjFfMQRzZWMDc3I-/RV=2/RE=1469935244/RO=10/RU=https%3a%2f%2fwww.nhlbi.nih.gov%2ffiles%2fdocs%2fresources%2fheart%2fhbp_ped.pdf/RK=0/RS=nLj248BF.zShav9t19Hzij4KyPU-.

mais propensas a fraturar os ossos do que romper ligamentos. A parte mais fraca do osso de uma criança em crescimento é a fise, ou placa de crescimento. Se no exame houver sensibilidade, devem-se considerar lesões físicas em crianças com radiografia normal. O tratamento das fraturas em crianças deve considerar o potencial de crescimento futuro. Por exemplo, certas lesões físicas podem levar a distúrbios de crescimento em longo prazo, ao passo que são aceitáveis maiores graus de angulação em muitas fraturas devido ao aumento do potencial de remodelação óssea.

Sistema Imunológico

Devido a seu sistema imunológico imaturo, lactentes pequenos sofrem maior risco de ter infecções bacterianas graves. Lactentes febris com menos de 1 mês, particularmente, são um grupo de alto risco e têm uma taxa de infecção bacteriana grave de 10% ou mais.[8-10] Por essa razão, a avaliação de lactentes febris difere-se da avaliação de crianças mais velhas e adultos; a avaliação varia de acordo com a idade e o status de vacinação.

Considerações Farmacológicas

Os medicamentos para crianças são dosados com base no peso, com atenção para a dose máxima de medicação. As garantias sugeridas para evitar erros de dosagem baseados em cálculo em crianças incluem revisão dos pedidos de medicação por farmacêutico, pedidos computadorizados, uso de modelos para os formulários de pedidos e fitas de reanimação baseadas em comprimento para reduzir erros de cálculo.[11,12] Um erro que pode ser facilmente corrigido é o cálculo inadvertido de uma dose de medicamento com base no peso em libras, e não em quilogramas, levando a uma dosagem mais de duas vezes maior. Portanto, as escalas e gráficos eletrônicos do DE devem ser programados para informar o peso apenas em quilogramas.

Além de potenciais erros de dosagem, certos medicamentos frequentemente usados em crianças mais velhas e adolescentes não devem ser administrados a lactentes pequenos. Por exemplo, a ceftriaxona não é recomendada para lactentes com menos de 28 dias, pois pode deslocar a bilirrubina da albumina, levando a kernicterus ou disfunção neurológica induzida por bilirrubina (DNIB). Embora não seja bem estudado, o uso de ibuprofeno em exames físicos de lactentes com menos de 6 meses não foi aprovado pela agência norte-americana Food and Drug Administration devido ao risco teórico de lesão renal e hepática.

TABELA 160.3

Marcos de Desenvolvimento em Crianças que Estão se Desenvolvendo Normalmente até os 2 Anos

IDADE (MESES)	MOTOR	VISUAL-MOTOR, SOCIAL E LINGUÍSTICO
1	Levanta a cabeça deitado de bruços	Segue a linha média com os olhos, fica atento a sons, observa rostos
2	Ergue o peito da mesa	Sorri socialmente, reconhece pai e mãe, segue um objeto depois da linha média
4	Rola	Ri, orienta-se por voz
6	Senta-se sem apoio	Balbucia
9	Apoia-se para levantar, anda com o apoio dos móveis	Diz "mama" e "papa" sem distinção, bate palmas
12	Anda sozinho	Duas palavras além de "mama" e "papa"
15	Sobe escadas engatinhando, anda para trás	Usa de quatro a seis palavras
18	Corre	Usa de sete a dez palavras, conhece cinco partes do corpo
24	Sobe e desce escadas sozinho	Vocabulário de 50 palavras, frases de duas palavras

Adaptado de Engorn B, Flerlage J: The Harriet Lane handbook, ed 20, Philadelphia, 2015, Elsevier Saunders.

Considerações de Desenvolvimento

A avaliação de pacientes pediátricos requer a compreensão dos marcos de desenvolvimento normais. A Tabela 160.3 lista os marcos de desenvolvimento básicos dos primeiros 2 anos de vida. A variação no ritmo de desenvolvimento das crianças pode ser normal ou sinalizar atrasos no desenvolvimento neurológico. Portanto, o relato dos pais sobre a história de desenvolvimento da criança e o comportamento normal é extremamente importante.

Lactentes Menores

Lactentes com menos de 2 meses são um desafio especial para a avaliação porque possuem um repertório comportamental limitado. Eles podem não fazer contato visual ou apresentar um sorriso social. O comportamento normal inclui dormir, chorar, tempo desperto em silêncio, alimentação e evacuação. Uma mudança em qualquer uma dessas atividades pode indicar doença grave. O aumento do sono ou do choro ou o menor interesse na alimentação podem anunciar uma doença grave, como sepse ou uma doença cardíaca ou metabólica subjacente.

Lactentes (< 12 Meses)

Os lactentes geralmente desenvolvem um sorriso social e rastreiam objetos por volta dos 2 meses de idade. Após os 6 meses, os lactentes podem desenvolver ansiedade significativa diante de estranhos, tornando o exame físico desafiador. Sempre que possível, examinar o bebê no colo dos pais, com o bebê inicialmente afastado do examinador, diminuirá a ansiedade e facilitará o exame físico. Bolhas de sabão ou brinquedos interativos podem distrair os lactentes e mantê-los calmos.

Lactentes Maiores (De 1 a 2 Anos)

Lactentes maiores têm reações variáveis a um exame físico. Um bebê pode fornecer uma história limitada devido a suas limitadas habilidades linguísticas expressivas (p. ex., apenas apontando para o local da dor). Alguns são temerosos e não cooperam, enquanto outros são curiosos e cooperam mais facilmente com o exame. Em um paciente estável, comece o encontro em pé ou sentado longe da criança enquanto faz a anamnese. Falar em uma voz calmante e distrair a criança com brinquedos ou outros objetos interessantes pode facilitar o exame. Os emergencistas devem interagir com os pais, porque isso será percebido pela criança como um sinal de aprovação e indicará que os pais estão envolvidos nos cuidados de emergência. Por outro lado, lactentes muitas vezes reagem negativamente à ansiedade dos pais.

Crianças em Idade Pré-Escolar (De 3 a 5 Anos)

Crianças em idade pré-escolar têm habilidades linguísticas crescentes. Como os lactentes maiores, suas habilidades linguísticas receptivas excedem suas habilidades linguísticas expressivas, por isso muitas vezes entendem mais do que é percebido. Crianças em idade pré-escolar devem ser incluídas na conversa quando possível. Os emergencistas devem ser cautelosos ao falar com os pais sobre procedimentos ou diagnósticos na frente da criança, mesmo que ela pareça não estar prestando atenção ou não entender. Como os lactentes maiores, as crianças em idade pré-escolar variam muito em termos de cooperação com o exame físico. Fornecer opções limitadas, como sentar-se com o pai ou a mãe ou na maca, ou escolher qual orelha deve ser examinada primeiro, pode dar à criança um senso de controle e melhorar a cooperação. Distraí-la com histórias, vídeos ou jogos em um smartphone ou outros dispositivos também pode facilitar o exame físico. A criança pequena ficará mais ansiosa ao esperar por um procedimento. Por esta razão, os prestadores devem fornecer-lhe explicações simples e concretas dos procedimentos apenas imediatamente antes do procedimento e durante. Crianças em idade pré-escolar podem entender que doenças ou procedimentos dolorosos são uma punição por suas ações, de modo que é ainda mais importante dar explicações simples sobre o que está ocorrendo e por quê.

Crianças em Idade Escolar

Algumas perguntas durante a história devem ser dirigidas às crianças em idade escolar, pois muitas podem fornecer grande parte da história por si próprias. Nessa idade, as crianças muitas vezes cooperam com o exame, mas podem regredir quando estão assustadas ou com dor. Além disso, elas tornam-se cada vez mais tímidas, e devem ser feitas tentativas conscientes para proporcionar privacidade.

Crianças em idade escolar podem ficar ansiosas e tentar negociar ou parar quando um exame ou procedimento doloroso ou desagradável é planejado, especialmente se houver um longo atraso entre a explicação e o procedimento. É importante fornecer explicações firmes e tranquilizadoras sobre o que acontecerá. Explicações concretas e apropriadas incluem a sequência de eventos e as sensações físicas que o paciente experimentará. Também é crucial envolver os pais no processo para fornecer não apenas uma explicação sincera do procedimento, mas também as reações antecipadas de seus filhos. Quando disponíveis, especialistas em vida infantil são particularmente úteis com essa população etária, usando jogos educativos a fim de preparar as crianças para procedimentos que despertam ansiedade.

Adolescentes

Os adolescentes poderão fornecer muito da história, senão toda. No entanto, apesar de desejarem independência de seus pais, eles podem regredir em momentos de estresse. Portanto, é importante descobrir as preocupações dos adolescentes e dos pais e assegurar que todos compreendam o diagnóstico e o plano. O adolescente deve ter a chance de conversar com o profissional sem o pai ou a mãe na sala. Todas as questões sensíveis, como as relativas a uso de drogas e atividade sexual, devem ser feitas em particular.

Os adolescentes geralmente podem ser examinados como os adultos. Eles podem ou não preferir a presença do pai ou da mãe durante o exame físico, e os emergencistas devem perguntar qual é a preferência do paciente. Em geral, os adolescentes são extremamente tímidos, e devem ser feitas tentativas para preservar a privacidade fazendo o exame em uma sala privada, quando possível, e expondo apenas a parte do corpo a ser examinada.

AVALIAÇÃO

Triagem

Os sistemas de triagem específicos para pediatria são importantes para evitar excessos ou faltas na triagem das crianças. A aplicação dos sinais vitais específicos para adultos nas crianças levará a uma classificação inadequada do nível de triagem. Além disso, os sinais e sintomas de doenças graves podem ser sutis em lactentes e crianças muito pequenas, exigindo de quem faz a triagem inicial familiaridade com a fisiologia e o desenvolvimento pediátrico normal.

Os sistemas de triagem com modificações pediátricas incluem o Índice de Gravidade da Emergência, Triagem Pediátrica Canadense e Escala de Acuidade, Sistema de Triagem de Manchester e Escala de Triagem Australasiana.[13] Nenhum sistema de triagem mostrou-se claramente superior, e os dados sobre confiabilidade e validade são limitados para todos os sistemas de triagem. O Índice de Gravidade da Emergência, o Sistema de Triagem de Manchester e a Triagem Pediátrica Canadense e Escala de Acuidade mostraram-se válidos para pacientes pediátricos.[14-16] A confiabilidade entre avaliadores é boa para o Sistema de Triagem de Manchester e moderada para o Índice de Gravidade da Emergência e para a Triagem Pediátrica Canadense e Escala de Acuidade.[13-16] A Escala de Triagem Australasiana parece ter menor confiabilidade do que os outros sistemas de triagem.[13]

História

Em pacientes criticamente doentes ou feridos, uma história SAMPLE pode ser usada para obter uma história focada rapidamente (Quadro 160.2). A história SAMPLE lembra os profissionais de perguntar por **S**inais e sintomas, **A**lergias, **M**edicamentos, história mórbida **P**regressa, **L**ast meal (última refeição) e **E**ventos envolvendo a doença ou lesão.

Uma história mais detalhada será guiada pela queixa principal. Em crianças pré-verbais, os sintomas geralmente serão inferidos pelo cuidador com base no comportamento da criança. Muitas vezes os pais são bastante perceptivos e podem notar mudanças sutis no comportamento que não estão imediatamente evidentes para um profissional de saúde.

Podem-se indicar outras questões específicas para cada idade. Em recém-nascidos, a história da gravidez e do parto ajudará a identificar fatores de risco para condições como hiperbilirrubinemia (p. ex., prematuridade, incompatibilidade ABO), infecção (p. ex., febre materna durante o parto, ruptura prematura de membranas, status materno quanto ao estreptococo do grupo B) e doenças respiratórias (p. ex., prematuridade, aspiração de mecônio, necessidade de oxigênio suplementar ou ventilação mecânica). Em lactentes pequenos e maiores, a produção de urina, quantificada pelo número de fraldas molhadas, ajuda a determinar o estado de hidratação. Isso pode ser especialmente útil nos recém-nascidos que amamentam, cuja ingesta é difícil de quantificar. O status de vacinação é importante em lactentes e crianças com sintomas como febre (p. ex., risco de bacteremia) e lesões cutâneas (p. ex., risco de varicela, sarampo). O uso de drogas e álcool, bem como a história sexual, torna-se importante em adolescentes com comportamento de risco, os quais devem ser questionados em um ambiente privado, não na frente do cuidador.

Triângulo da Avaliação Pediátrica

O reconhecimento rápido da criança criticamente doente é uma habilidade crucial. O triângulo de avaliação pediátrica (TAP) auxilia os profissionais na avaliação rápida de crianças e é uma abordagem bem organizada para dar uma impressão inicial do estado geral da criança desde a porta até o consultório[17,18] (Fig. 160.2). Os três componentes do TAP são (1) aparência, (2) respiração e (3) circulação. Com base no TAP inicial, o emergencista pode distinguir rapidamente entre a criança "doente" e a criança "saudável". A Tabela 160.4 resume os achados que podem ser observados em

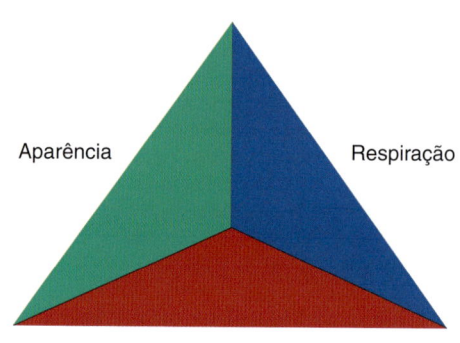

Fig. 160.2. Triângulo de avaliação pediátrica.

QUADRO 160.2

História SAMPLE Focada

Sinais e sintomas
Alergias
Medicamentos
Problemas médicos Passados
Last meal (última refeição)
Eventos que levaram à lesão ou doença

Adaptado de Dieckmann R, Brownstein D, Gausche-Hill M, editors: Pediatric education for prehospital professionals, Sudbury, MA, 2013, Jones & Bartlett.

TABELA 160.4

Achados do Triângulo de Avaliação Pediátrica

APARÊNCIA	RESPIRAÇÃO	CIRCULAÇÃO
Tônus	Sons anormais — estridor, grunhido, ronco, sibilância	Palidez
Irritável, interativo	Posicionamento anormal — fungando, posição de tripé, recusa a deitar-se	Tempo de enchimento capilar prolongado (> 2 s) Moteamento cutâneo
Consolável	Tiragens	Cianose
Olhar, vago	Cabeça balançando	Petéquias
Fala, choro	Batimento das asas do nariz	

Adaptado de Dieckmann R, Brownstein D, Gausche-Hill M, editors: Pediatric education for prehospital professionals, Sudbury, MA, 2013, Jones & Bartlett.

TABELA 160.5
Interpretação do Triângulo de Avaliação Pediátrica

ESTADO PSICOLÓGICO	APARÊNCIA	RESPIRAÇÃO	CIRCULAÇÃO
Desconforto respiratório	Normal	Anormal	Normal
Insuficiência respiratória	Anormal	Anormal	Normal-anormal
Choque compensado	Normal	Normal	Anormal
Choque descompensado	Anormal	Normal-anormal	Anormal
Lesão ou disfunção cerebral	Anormal	Normal	Normal
Falência cardiopulmonar	Anormal	Anormal	Anormal

Adaptado de Dieckmann R, Brownstein D, Gausche-Hill M, editors: Pediatric education for prehospital professionals, Sudbury, MA, 2013, Jones & Bartlett.

cada um dos três lados do triângulo, e a Tabela 160.5 resume a interpretação do TAP.

Aparência

Observar a criança à distância permite ao profissional avaliar seu estado geral sem prejudicá-la. O mnemônico TICLS, **T**ônus, **I**nteratividade, **C**onsolabilidade, **L**ook (olhar), **S**peech and cry (fala e choro) resume os componentes de avaliação da aparência geral. Observar o bebê ou a criança interagindo com os pais fornece muitas pistas sobre seu estado geral. Uma criança doente com um olhar vago ou opaco pode ser distinguida de um lactente alerta que responde aos estímulos ambientais. Um lactente que está acordado, mas deitado imóvel na maca, é muito mais preocupante do que um lactente ativo que move todos os membros. A irritabilidade é um sinal precoce de perfusão cerebral inadequada. Podem-se seguir letargia e depois coma, conforme a perfusão for mais comprometida.

A qualidade do choro é outra pista útil. Um choro persistentemente agudo ou irritado sugere doença no sistema nervoso central, como a meningite. Uma aparência geral normal indica oxigenação, ventilação e perfusão adequadas.

Respiração

Inicialmente, o trabalho de respiração deve ser observado à distância, porque é difícil avaliá-lo com precisão em uma criança chorando. Lactentes e crianças com dificuldade respiratória podem ficar em posição de cheirador na tentativa de diminuir o trabalho de respiração. A posição de tripé é um sinal preocupante de dificuldade respiratória grave.

A qualidade da voz ou do choro pode ser uma pista que indica doenças ou comprometimento nas vias aéreas e respiratórias. Por exemplo, crianças com difteria têm a voz rouca, e crianças com abscessos peritonsilares podem ter uma voz abafada, ou a chamada voz de batata quente. Pode-se ouvir uma respiração anormal sem um estetoscópio.

Sinais de comprometimento respiratório incluem estridor, sibilos sonoros, retrações, resmungos e roncos ao respirar. Para avaliar a presença de tiragens e respiração abdominal, o lactente ou criança pequena deve ser observada com o peito nu. As tiragens podem ser observadas nas regiões supraesternal, supraclavicular, intercostal e subcostal (Fig. 160.3). O batimento das asas do nariz é uma tentativa de diminuir a resistência das vias aéreas (Fig. 160.4). O balanço da cabeça (o uso de músculos do pescoço para auxiliar a respiração) e a respiração de gangorra (padrão de respiração ineficaz, em que o abdômen se estufa enquanto o tórax se retrai durante a inspiração) são sinais de insuficiência respiratória iminente. À medida que a criança se cansa e se aproxima da insuficiência respiratória completa, a frequência respiratória cai e o trabalho de respiração pode diminuir.

As frequências respiratórias normais das crianças são inversamente proporcionais à idade, devido ao aumento das taxas metabólicas das crianças mais novas e às menores reservas de volume corrente. Como as crianças normalmente funcionam perto de sua

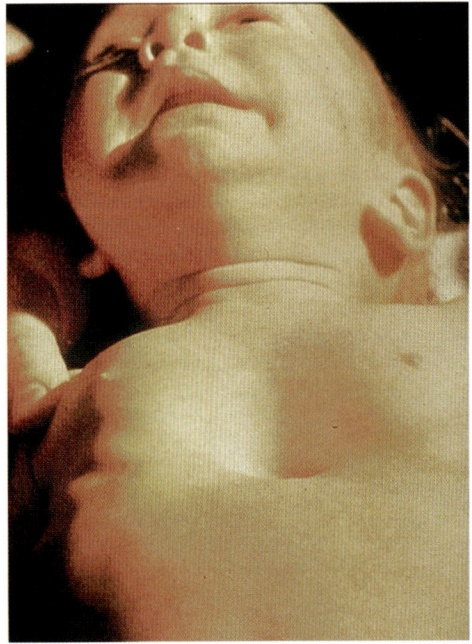

Fig. 160.3. Tiragens intercostais em uma criança com desconforto respiratório.

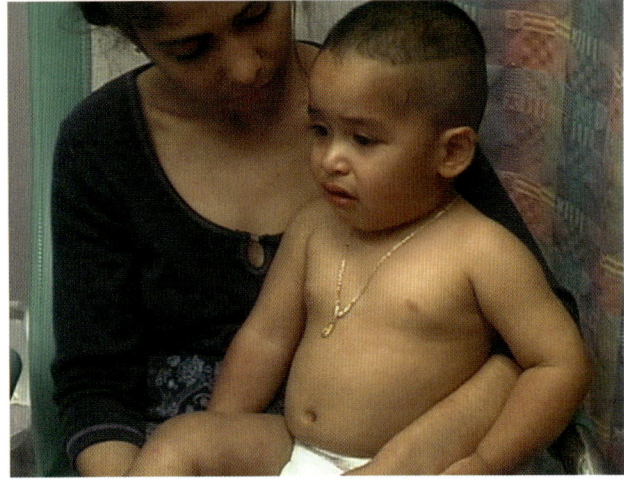

Fig. 160.4. Batimento das asas do nariz em uma criança com desconforto respiratório por obstrução de vias aéreas inferiores.

capacidade máxima de volume corrente, um aumento relativamente pequeno das demandas metabólicas (p. ex., febre) pode resultar em uma frequência respiratória elevada. Como resultado, padrões respiratórios anormais podem fornecer pistas sobre uma doença não respiratória. A taquipneia sem esforço pode ser um sinal de choque como resultado de qualquer causa, enquanto a respiração profunda e rápida, sem outros achados na ausculta pulmonar, pode ser compensação para uma acidose metabólica. Crianças com taquipneia, mesmo que afebris, devem ser avaliadas em busca de causas respiratórias e não respiratórias. Distúrbios neurológicos também podem levar a padrões respiratórios anormais (p. ex., bradipneia e irregularidade respiratória no caso de aumento da pressão intracraniana).

Circulação

A inspeção visual da pele pode fornecer indícios do estado cardiovascular geral. O choque compensado precoce caracteriza-se por vasoconstrição periférica e desvio de sangue para o cérebro e outros órgãos vitais. Nessa fase, a pele parece pálida, mas permanece quente ao toque com um tempo de enchimento capilar prolongado (> 2 segundos). Se o estado de choque não for corrigido, a pele do paciente pode ficar moteada, com extremidades frias (Fig. 160.5A). O moteamento é um padrão aleatório de vasoconstrição nos leitos capilares adjacentes da pele. Isso não deve ser confundido com *cutis marmorata*, um padrão rendilhado causado por instabilidade vascular (ver Fig. 160.5B). *Cutis marmorata* é um achado normal em lactentes pequenos em um ambiente frio. Em contraste com os lactentes com moteamento, os lactentes com *cutis marmorata* terão boa aparência, e os achados na pele diminuirão ou desaparecerão se o bebê for colocado em um ambiente quente. Normalmente, a cianose pode estar presente em crianças com doença cardíaca congênita, mas, se a cianose é um achado novo para o paciente, quase sempre indica insuficiência respiratória ou choque descompensado.

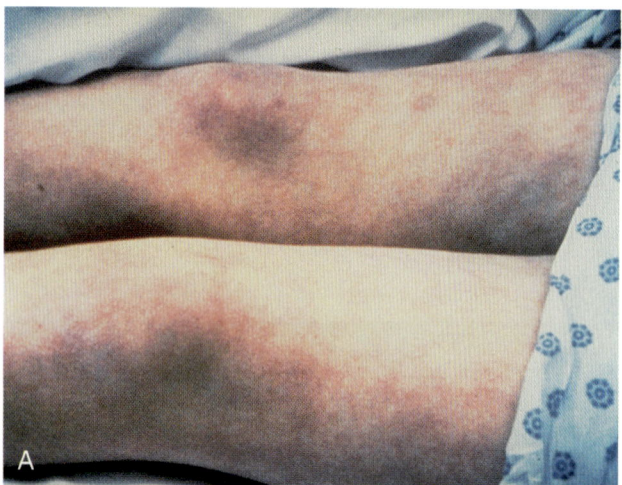
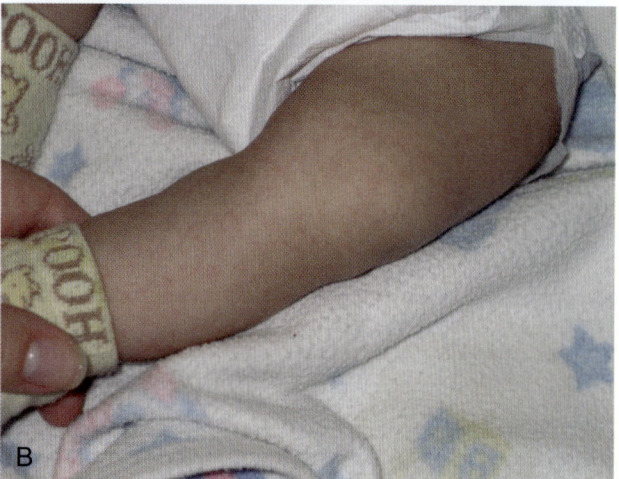

Fig. 160.5. Lactente com moteamento cutâneo *(A)* e cutis marmorata *(B)*.

Fita de Reanimação

Geralmente, não é possível medir com precisão o peso de crianças criticamente doentes. O uso de uma fita de reanimação colorida e baseada no comprimento fornece uma estimativa do peso da criança. Cada cor na fita corresponde a uma faixa de peso, que, por sua vez, corresponde ao peso corporal ideal para o comprimento. As doses de medicação e os equipamentos apropriados estão listados na fita para cada intervalo de peso. O uso da fita de reanimação baseada no comprimento evita cálculos de doses de medicamentos e tamanhos de equipamentos propensos a erros durante a situação de alto estresse de uma reanimação pediátrica. Além disso, os equipamentos de reanimação pediátrica organizados por escalas de peso minimizam a necessidade de procurar equipamentos adequados.

Exame Físico

Como em adultos, o exame físico em crianças criticamente doentes ou feridas vai se focar inicialmente nas vias aéreas, respiração e circulação, corrigindo anormalidades nesses sistemas antes de proceder ao exame físico completo. Em qualquer bebê pequeno ou maior com queixas respiratórias, observar a criança respirando sem camisa permitirá obter uma avaliação mais confiável do trabalho de respiração. A frequência respiratória deve ser contada manualmente por no mínimo 30 segundos, devido à respiração periódica, e também porque a taxa no monitor pode ser pouco confiável. Em lactentes e crianças pequenas com algum grau de dificuldade respiratória, a observação do estado respiratório e a oximetria de pulso durante a alimentação ou o sono pode ser útil quando for necessário decidir quanto a dar seguimento à observação e admissão.

Em lactentes e crianças pequenas, o exame físico não deve ser realizado da cabeça aos pés. A ausculta do coração e dos pulmões e a palpação do abdômen devem ser feitas antes das etapas mais assustadoras ou desconfortáveis do exame. Embora, idealmente, seja o médico quem deve apalpar o abdômen da criança, ocasionalmente uma criança amedrontada pode chorar tanto, que é impossível determinar se a criança tem sensibilidade ou defesa abdominal. Nesses casos, observar os pais apalpando o abdômen pode ser útil. Ainda que não se possa confiar nos pais para examinar massas ou organomegalia, eles podem provocar dor com a palpação e sentir a defesa.

O exame das orelhas, da orofaringe ou da área de lesão deve ocorrer no final do exame físico. Os profissionais podem tentar aliviar o medo de uma criança primeiro demonstrando o exame no pai ou mãe, no irmão mais velho ou em um animal de pelúcia. Para o exame da orelha, o pai ou a mãe pode segurar a criança no colo, com um braço envolvendo a cabeça e o outro abraçando o corpo e os braços da criança (Fig. 160.6). Muitas vezes, as crianças pequenas podem ser persuadidas a abrir a boca o suficiente para que se examine a orofaringe sem o uso de depressor da língua. O exame pode se tornar uma brincadeira, ao se pedir que a criança abra a boca e respire "como um cachorrinho" ou ver se ela pode tocar o queixo com a língua. Quando necessário, pode-se facilitar o exame externo da vagina em meninas fazendo-as se sentarem na posição de sapo no colo do pai ou da mãe. As crianças devem ser tranquilizadas, proporcionando um ambiente seguro com o profissional e o cuidador, mas também devem ser aconselhadas a entender a diferença entre o exame e o toque inapropriado vindo de outros.

DESORDENS ESPECÍFICAS

As razões mais comuns para que lactentes e crianças se apresentem nos DEs são doenças respiratórias, febre e lesões.[19] As causas de doenças e lesões graves variam de acordo com a idade. As doenças respiratórias são o motivo mais comum para a hospitalização infantil após o período neonatal imediato.[20] Asma e apendicite são os motivos mais comuns de hospitalização de crianças em idade escolar, e os distúrbios afetivos são a causa mais comum de internação na adolescência.

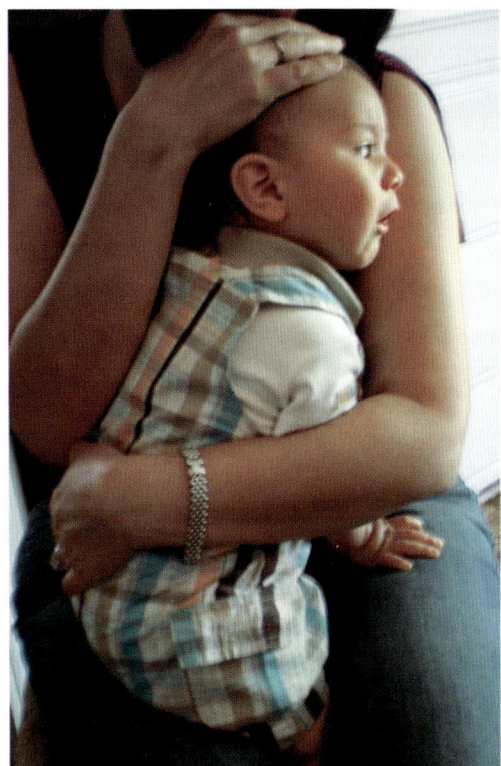

Fig. 160.6. Lactente sendo segurado para o exame otoscópico das orelhas.

Esta seção está focada nas queixas específicas da população pediátrica e nas queixas cujo diferencial e abordagem variam significativamente em relação às populações adultas.

Queixas Neonatais Comuns

Recém-nascidos podem apresentar várias condições genéticas, anatômicas e metabólicas prévias não diagnosticadas. Além das dicas comportamentais muito limitadas fornecidas pelos recém-nascidos, os pais estão frequentemente ansiosos e podem não saber bem quais comportamentos ou padrões são normais.

Preocupações quanto à alimentação são comuns. Normalmente, recém-nascidos são alimentados a cada 2 ou 3 horas. Recém-nascidos alimentados com mamadeira tomam cerca de 60 a 90 mL a cada vez, ao passo que recém-nascidos amamentados normalmente passam de 10 a 15 minutos em cada seio por vez. Recém-nascidos, especialmente em aleitamento materno exclusivo, podem perder até 10% do peso corporal ao nascer durante os 7 primeiros dias de vida. O peso ao nascer deve ser recuperado até o 10° dia de vida, com um ganho de peso subsequente de 20 a 30 g/dia nos 3 primeiros meses de vida. Os profissionais devem elucidar as rotinas de alimentação com os cuidadores. A perda de peso excessiva ou a ausência de ganho de peso podem ter explicações metabólicas, cardíacas ou infecciosas subjacentes, ou os lactentes podem ser vítimas de abuso ou negligência.

Pequenas quantidades de leite materno ou fórmula regurgitadas são normais em lactentes e geralmente não são preocupantes se a quantidade for estável, o bebê estiver ganhando peso e não houver bile no vômito. Um volume maior de vômito deve ser avaliado. As causas benignas comuns incluem alimentação excessiva e arrotos inadequados, mas os profissionais devem considerar outras causas graves, como estenose pilórica, volvo, intussuscepção e trauma não acidental (cabeça ou abdômen). Outra preocupação comum é a frequência e consistência dos movimentos intestinais. Embora tipicamente os lactentes produzam fezes moles várias vezes por dia, pode ser normal lactentes exclusivamente amamentados defecar uma vez a cada 5 a 7 dias. É comum haver esforço durante um movimento intestinal e pode ocorrer após a transição do leite materno para a fórmula. Em lactentes com constipação, uma história de ausência de fezes nas primeiras 24 horas de vida pode ser indício de doença de Hirschsprung — segmentos aganglionares do cólon que não relaxam.

Classificação da Unidade de Tratamento Intensivo Neonatal

A idade gestacional, em vez da cronológica, é tipicamente usada em lactentes prematuros cujo desenvolvimento é muitas vezes atrasado. Devido à sua função imune imatura em relação aos lactentes de mesma idade cronológica, os recém-nascidos apresentam risco aumentado de infecção respiratória recorrente. A doença pulmonar crônica é uma complicação comum em lactentes extremamente prematuros (idade gestacional < 28 semanas). Tais crianças frequentemente têm taquipneia basal e um maior trabalho respiratório, podendo exigir oxigênio domiciliar suplementar. Se os pais relatarem mudanças no trabalho de respiração, na atividade, no padrão de alimentação e no nível do estado de alerta, isso pode ser indício de doença grave, como sepse ou anormalidades metabólicas subjacentes.

A profilaxia de imunoglobulina (palivizumabe) do vírus sincicial respiratório (VSR) é recomendada para certas crianças de alto risco durante a estação de pico.[21] Durante a temporada de VSR, deve-se determinar o momento da última injeção de imunoglobulina para VSR quando o bebê prematuro apresentar febre, tosse ou rinorreia. O palivizumabe é administrado mensalmente e, se uma dose foi perdida, o médico deve ter maior suspeita de infecção por VSR.

Crianças com Necessidades Especiais de Saúde

A avaliação de crianças com doenças crônicas e outras necessidades especiais de cuidados de saúde é especialmente desafiadora. Os pais ou outros cuidadores do dia a dia podem fornecer informações úteis sobre o comportamento básico e o estado mental da criança, e deve-se buscar a contribuição do cuidador.

No entanto, o conhecimento e a lembrança que um pai ou uma mãe tem de uma informação médica detalhada podem ser limitados, especialmente em períodos de muito estresse. Os pais podem esquecer nomes ou dosagens de medicamentos, detalhes de internações hospitalares anteriores e planos de tratamento atuais. Um formulário de informações de emergência (FIE), com um resumo das condições médicas crônicas, medicamentos, dispositivos médicos e outras informações críticas, pode ser usado para crianças com necessidades especiais de cuidados de saúde (disponível em www.acep.org/clinical---practice-management/emergency-information-form-for-children-with-special-health-care-needs/).[22] Esses formulários podem fornecer informações críticas com celeridade ao profissional do DE, auxiliando no manejo precoce e na estabilização da criança antes que se obtenham registros mais detalhados. A equipe do DE pode solicitar aos especialistas ligados ao hospital que forneçam FIEs sobre pacientes complexos para facilitar um tratamento de emergência rápido e apropriado.

Abuso Infantil

Traumas não acidentais devem ser considerados para todos os pacientes com lesões e queixas, como estado mental alterado e eventos aparentemente ameaçadores à vida. Infelizmente, muitas vezes as lesões causadas por abuso não são reconhecidas na primeira visita, deixando as crianças sujeitas a um risco elevado de lesões futuras mais graves e morte.[23-25] As pistas na anamnese que indicam trauma não acidental incluem mecanismos inconsistentes com o padrão da lesão ou história inconsistente com o nível de desenvolvimento da criança (Quadro 160.3). As pistas que indicam abuso no exame físico incluem a presença de equimoses em lactentes que ainda não andam apoiados nos móveis e equimoses em locais incomuns, como a orelha e o tronco (Quadro 160.4).[26,27] Fraturas em crianças com menos de 12 meses sem que se tenha um testemunho significativo do mecanismo

> **QUADRO 160.3**
>
> ### Características Históricas Referentes ao Abuso Infantil
>
> História carente de detalhes
> Inconsistência — detalhes mudam com repetidos questionamentos
> História inconsistente com o status de desenvolvimento da criança
> Mecanismo relatado é inconsistente com a lesão

> **QUADRO 160.4**
>
> ### Exame Físico e Achados Radiológicos Relativos ao Abuso
>
> Quaisquer contusões em crianças precoces jovens
> Equimoses modeladas, queimaduras ou marcas na pele (escoriações, lacerações)
> Contusões nas orelhas, tronco, parte interna das coxas, pescoço ou virilha
> Contusões ou lacerações orofaríngeas posteriores
> Fraturas de costelas posteriores
> Fraturas metafisárias clássicas
> Qualquer fratura não ambulatória em uma criança
> Fraturas em diferentes estágios de cicatrização

do trauma são especialmente preocupantes.[28] Para uma descrição mais detalhada da avaliação da suspeito de abuso infantil.[28a]

OUTRAS CONSIDERAÇÕES

Consentimento para os Cuidados de Emergência

Em geral, é necessário o consentimento dos pais ou do responsável para a avaliação e tratamento de menores, e os emergencistas devem tentar notificar os pais ou responsáveis e obter o consentimento. No entanto, em situações de emergência, a avaliação e a estabilização não podem ser adiadas enquanto se aguarda o consentimento. A Lei de Trabalho Ativo e Tratamento Médico de Emergência norte-americana exige que os pacientes que buscam atendimento de emergência passem por um exame de triagem médica e, se uma condição médica de emergência for identificada, eles devem receber os cuidados necessários para estabilizar a condição.[29] Assim, todos os menores que se apresentam ao DE devem ser examinados para se determinar se existe uma condição médica de emergência. Se existir uma doença que ameace a vida ou a saúde, o tratamento deve ser fornecido sob a doutrina do consentimento implícito. Se não houver suspeita de uma condição médica de emergência após um exame de triagem, o cuidado não emergencial deve ser adiado até que o consentimento do tutor seja obtido, a menos que o menor seja legalmente capaz de dar consentimento.

As circunstâncias em que os menores de idade podem consentir para receber os cuidados variam de estado para estado norte-americano, mas geralmente eles podem consentir se estiverem emancipados ou em busca de tratamento para problemas de saúde mental, abuso de drogas ou álcool, contracepção, gravidez ou teste ou tratamento de doenças sexualmente transmissíveis.[29] Em geral, os menores de idade são emancipados se forem casados, estiverem prestando serviço nas forças armadas ou vivendo de forma independente e forem economicamente independentes de seus pais. Alguns estados reconhecem que os menores são emancipados se estiverem grávidas ou tiverem filhos. Muitos estados reconhecem que um menor maduro, geralmente de 14 anos ou mais, pode consentir quanto a receber cuidados se demonstrarem inteligência e maturidade suficientes para tomar decisões de forma razoável e voluntária. O processo para determinar o estado de menor maduro varia de estado para estado.

Departamento de Emergência Pediátrica em Prontidão

A preparação para cuidar de lactentes e crianças de todas as idades envolve não apenas treinar a equipe do DE, mas também ter em estoque fórmulas de medicamentos pediátricos, equipamentos e suprimentos de tamanhos adequados para pacientes recém-nascidos prematuros até adolescentes com o tamanho de um adulto. A *American College of Emergency Physicians*, a *American Academy of Pediatrics* e a *Emergency Nurses Association* desenvolveram diretrizes conjuntas para o atendimento a crianças no DE.[30,31] Essas diretrizes incluem recomendações para pessoal, protocolos, medicamentos, equipamentos e suprimentos necessários. Segundo pesquisas, os DEs muitas vezes não dispõem dos itens recomendados pelas diretrizes.[3,32] Uma recomendação forte das diretrizes é a nomeação de coordenadores de médicos e enfermeiros para a emergência pediátrica.[30,31]

A prontidão na emergência pediátrica também requer um plano para o atendimento contínuo de crianças gravemente doentes e feridas. Em geral, pequenos hospitais comunitários não possuem unidades de terapia intensiva pediátrica ou acesso a subespecialistas pediátricos. Portanto, é necessário um plano de transferência para pacientes cujas necessidades excedam os recursos disponíveis. Devem-se identificar previamente os hospitais que possam receber esses pacientes e um mecanismo para transportá-los.

Departamento de Emergência Amigo da Criança

Um tópico que tem recebido cada vez mais atenção é o tratamento da dor e ansiedade em pacientes pediátricos. A dor associada a procedimentos é frequentemente subtratada em lactentes.[33,34] O uso apropriado de sedação, anestesia, analgesia e métodos não farmacológicos de manejo da dor pode aumentar a cooperação do paciente e aumentar a satisfação da visita para a criança e os pais. As crianças sentem ansiedade e medo consideráveis em relação aos procedimentos médicos, suscitando desafios adicionais na realização bem-sucedida de procedimentos. Além de reduzir a dor e a ansiedade durante a visita, é provável que o controle adequado da dor tenha benefícios de longo prazo. Múltiplos estudos demonstraram que o controle inadequado da dor em procedimentos pode levar a uma maior percepção da dor em futuros procedimentos dolorosos.[35]

Várias opções estão disponíveis para minimizar a dor associada às coletas de sangue e ao intravenoso, incluindo anestésicos em spray e tópicos, bem como injeção de anestesia sem agulha.[36] Os anestésicos tópicos também podem diminuir a dor de uma injeção anestésica antes de uma punção lombar e outros procedimentos. A aplicação tópica de uma mistura de lidocaína, epinefrina e tetracaína mostrou ter uma eficácia comparável à de uma injeção de anestesia para lacerações faciais e cutâneas.[37] A combinação de sacarose e radiação de calor pode fornecer analgesia efetiva para recém-nascidos.[38,39] Especialistas em vida infantil são particularmente úteis e, quando disponíveis, deve-se recorrer a eles para oferecer terapia com jogos educativos para crianças assustadas, permitindo que o profissional se concentre apenas no procedimento. Os profissionais de vida infantil usam técnicas de distração não farmacológicas, como bolhas de sabão, músicas, livros, vídeos e videogames para diminuir a ansiedade, ferramentas que também podem ser adotadas pelo pessoal do departamento.[36] Em crianças pequenas, o uso de medicamentos ansiolíticos ou sedação para procedimentos pode ser apropriado para procedimentos que poderiam ser realizados com anestesia local em pacientes mais velhos.

Outra mudança tem ocorrido em relação ao aumento do apoio à presença da família durante procedimentos invasivos e reanimação.[40] As crianças ficam estressadas quando estão separadas dos pais e um benefício da presença da família é tranquilizar e acalmar a criança. Estudos demonstraram que esta presença também diminui os níveis de ansiedade dos membros da família.[41] A presença durante uma reanimação cardiopulmonar malsucedida é percebida pelas famílias como benéficas no processo de luto. Segundo estudos, com políticas bem implementadas, a presença da família não interfere na reanimação.[40]

Se a família estiver presente durante a reanimação, deve haver uma pessoa designada para dar apoio familiar, explicando os procedimentos e respondendo a perguntas. Idealmente, as famílias são informadas sobre o que esperar antes de entrar na sala de reanimação. Foram desenvolvidas diretrizes para auxiliar médicos de emergência a implementar protocolos de presença familiar em suas instituições.[42]

CONCEITOS-CHAVE

- Os padrões de doenças e lesões variam de acordo com a idade, e uma série de características anatômicas e fisiológicas afetam a apresentação e o manejo das emergências pediátricas.
- O entendimento básico do desenvolvimento normal ajudará o emergencista a avaliar o paciente pediátrico.
- O triângulo de avaliação pediátrica (TAP) pode ser usado como ferramenta para uma avaliação rápida do estado geral do paciente.
- Em crianças, deve-se avaliar a taquipneia de acordo com as normas da idade e muitas vezes é sinal de aumento nas demandas metabólicas. Uma criança com taquipneia, mesmo que normotérmica, deve ser avaliada em busca de causas respiratórias e não respiratórias (p. ex., hipoperfusão, acidemia).
- É necessário manter uma temperatura ambiente neutra para crianças criticamente doentes.
- Deve-se considerar abuso infantil quando as lesões são inconsistentes com a história, quando os detalhes da história mudam, ou com certos padrões de lesões.
- Uma diretriz conjunta da *American College of Emergency Physicians*, da *American Academy of Pediatrics* e da *Emergency Nurses Association* resume o papel dos coordenadores da emergência pediátrica, o desenvolvimento de políticas pediátricas, e o equipamento, suprimentos e medicações recomendados para os DEs.
- A presença da família deve ser encorajada em procedimentos e reanimações pediátricas.
- Várias técnicas farmacológicas e não farmacológicas estão disponíveis para diminuir a dor em procedimentos e a ansiedade.

As referências para este capítulo podem ser encontradas on-line no website Expert Consult associado à obra.

CAPÍTULO 161
Manejo da Via Aérea do Paciente Pediátrico

Josua Nagler | *Nathan W. Mick*

PRINCÍPIOS

Embora haja semelhanças nas habilidades necessárias para realizar a intubação endotraqueal em adultos e crianças, as diferenças anatômicas e fisiológicas presentes nas crianças devem ser compreendidas e dominadas. Essas diferenças são mais prevalentes nos 2 primeiros anos de vida e exigem que a abordagem da intubação realizada em adolescentes mais velhos e adultos seja modificada. Além disso, devido ao tamanho e ao espectro de peso inerentes à população de pacientes pediátricos, há um espectro de seleção de equipamentos e dosagens de medicação.

O manejo da via aérea pediátrica é uma intervenção crítica, embora raramente seja necessária, de modo que é difícil para os médicos emergencistas adquirirem e reterem tais habilidades. Mesmo em grandes hospitais infantis, há poucas oportunidades para realizar intubação endotraqueal como parte da prática clínica. De 1.000 pacientes atendidos nos departamentos de emergência (DEs) pediátrica, de 1 a 3 necessitarão de intubação, em comparação com os adultos, cuja média é 1 em cada 100. Muitos profissionais terminam a residência tendo feito menos de 10 intubações pediátricas e não intubarão crianças rotineiramente como parte de sua prática clínica após o treinamento.[1] Ao mesmo tempo, o sucesso da intubação pediátrica e o domínio das habilidades melhoram com a experiência. Pesquisas realizadas em centros cirúrgicos demonstram que as taxas de sucesso de intubação na primeira tentativa são inferiores a 50% depois de 10 tentativas de intubação, mas aumentam para mais de 90% após 50 tentativas. Felizmente, devido à experiência com pacientes adultos, a maioria dos emergencistas pode reconhecer doenças críticas e tem as habilidades necessárias para manejar a via aérea pediátrica. Essas habilidades podem ser ampliadas usando um ambiente de simulação ou por meio de um treinamento dedicado no centro cirúrgico. Uma abordagem sistemática do manejo pediátrico das vias aéreas, reconhecendo as diferenças anatômicas e fisiológicas na criança, será fundamental para o sucesso e eliminará muitas das ansiedades associadas à realização de uma ação crítica infrequente e dependente do tempo.

ANATOMIA

Nos pacientes pediátricos, há várias diferenças anatômicas que impactam diretamente o manejo da via aérea (Tabela 161.1). Essas diferenças são mais notáveis nos 2 primeiros anos de vida; crianças com idade de 2 a 8 anos representam um estágio de transição em que a anatomia se torna mais parecida com a de um adulto, mas a variabilidade da dosagem de medicamentos e da seleção do tamanho dos equipamentos permanece. Embora lactentes e crianças sejam previsivelmente diferentes da população adulta, eles não são inerentemente difíceis em relação ao manejo da via aérea.

Alinhar os eixos oral, faríngeo e laríngeo é fundamental para visualizar a glote durante a laringoscopia direta, e posicionar de forma correta o paciente pode facilitar o alinhamento. O lactente menor tem uma cabeça e um occipício relativamente grandes em relação ao tamanho corporal, isso pode causar uma suave flexão no pescoço quando o paciente está em posição supina, impedindo a habilidade de visualizar a glote. O paciente deve ser posicionado de modo que se possa traçar uma linha horizontal através do canal auditivo externo e o ombro anterior paralelamente à cama (Fig. 161.1). No lactente (com menos de 6 meses de idade), isso é possível colocando uma toalha enrolada abaixo dos ombros do paciente, elevando o corpo e desfazendo a flexão associada ao grande occipício. Na criança pequena (de 6 meses a 5 anos de idade), o posicionamento correto pode ser alcançado sem a necessidade de apoio. Em crianças mais velhas/adolescentes, a cabeça é menor em relação ao tamanho do corpo e a cabeça pode precisar ser elevada. Contanto que não haja suspeita de lesão na coluna cervical, o posicionamento correto combinado com uma leve extensão do pescoço otimizará as condições para realizar a laringoscopia direta.

Lactentes e crianças têm a língua grande em comparação ao tamanho da boca e tendem a ter uma epiglote grande e mole. Em razão dessas diferenças anatômicas, eles estão suscetíveis a sofrer obstrução quando sedados ou prostrados, e com frequência é preciso manipular a epiglote para conseguir a intubação durante a laringoscopia direta.

Em termos práticos, essas diferenças podem exigir o uso da via aérea oral ou nasofaríngea durante a ventilação bolsa máscara (VBM) para contornar a língua. Além disso, uma lâmina de laringoscópio reta (Miller) pode manipular melhor a epiglote. Em lactentes, as cordas vocais e abertura da glote estão situadas no nível da primeira vértebra cervical, gradualmente descem até o nível da C3 e da C4 aos 7 anos e depois descem até o nível da C6 ao fim da adolescência. Por isso, a via aérea é mais alta e mais anterior em lactentes em comparação ao que é encontrado em adultos, de modo que é fundamental fazer o posicionamento correto antes da laringoscopia direta para garantir o sucesso da intubação (Fig. 161.2).

Historicamente, a porção mais estreita da traqueia pediátrica era considerada a região subglótica no anel cricoide. Estudos recentes em pacientes pediátricos anestesiados demonstram um estreitamento anatômico no nível das cordas vocais e o formato elíptico da região subglótica.[2] Devido à natureza não distensível da cartilagem cricoide, a região subglótica permanece funcionalmente a mais estreita na criança que respira espontaneamente.

A anatomia única da via aérea pediátrica levou ao uso de tubos endotraqueais (TETs) sem cuff em crianças pequenas. O incentivo ao uso de tubos sem cuff surgiu quando os cuffs eram relativamente rígidos e não havia uma maneira fácil e confiável de identificar pressões altas no cuff que pudessem causar lesões traqueais subglóticas. A tecnologia atual dos cuffs pode medir com precisão a pressão do cuff inflado, e pode-se optar por tubos com cuff, particularmente em casos de alta pressão das vias aéreas ou baixa complacência (p. ex., asma, pneumonia e síndrome da angústia respiratória aguda [SARA]). A utilização de um TET com cuff pode evitar a necessidade de substituir e aumentar o tamanho do tubo quando há um vazamento de ar que afete a ventilação.

A traqueia pediátrica é mais flexível e propensa a sofrer colapso dinâmico. Além das implicações do posicionamento durante a VBM e a intubação, a traqueia pode entrar em colapso sem obstrução completa quando há uma doença de vias aéreas superiores (p. ex., laringite, traqueíte bacteriana). Em casos de doença de vias aéreas superiores, é importante manter o paciente em um ambiente calmo e silencioso. Muitas vezes, os casos de obstrução "completa" das vias

TABELA 161.1
Diferenças Anatômicas no Manejo da Via Aérea Pediátrica

DIFERENÇA ANATÔMICA	IMPLICAÇÕES PARA O MANEJO DA VIA AÉREA	SOLUÇÃO
Occipício e cabeça grandes	Pescoço flexionado quando deitado em posição supina e reto na maca	Necessário rolo sob o ombro para o posicionamento ideal do lactente
Língua grande	Pode obstruir a via aérea do paciente inconsciente ou prostrado	Tracionar a mandíbula (*jaw thrust*) e a via aérea oral ou nasofaríngea em conjunto são úteis durante o manejo da via aérea
Via aérea anterior, alta	Visualização das cordas vocais pode ser difícil	É crítico posicionar corretamente antes da laringoscopia
Anatomia da via aérea superior e região subglótica estreita	Via aérea superior suscetível a colapso dinâmico e a inflamação (p. ex., laringite)	Utilizar tubos sem cuff. Tubos com cuff são seguros desde que a pressão no cuff seja monitorada
Amídalas e adenoides grandes	Tende a sangrar com manipulação	Intubação nasotraqueal às cegas relativamente contraindicada com menos de 10 anos
Membrana cricotireoide pequena	Cricotireoidostomia cirúrgica difícil	Cricotireoidostomia por punção recomendada em lactentes e crianças pequenas
Estômago grande, dependência da ação do diafragma para a ventilação	Insuflação do estômago durante a VBM pode comprometer a ventilação	Usar tubo orogástrico ou nasogástrico para descompressão

VBM, ventilação bolsa máscara.

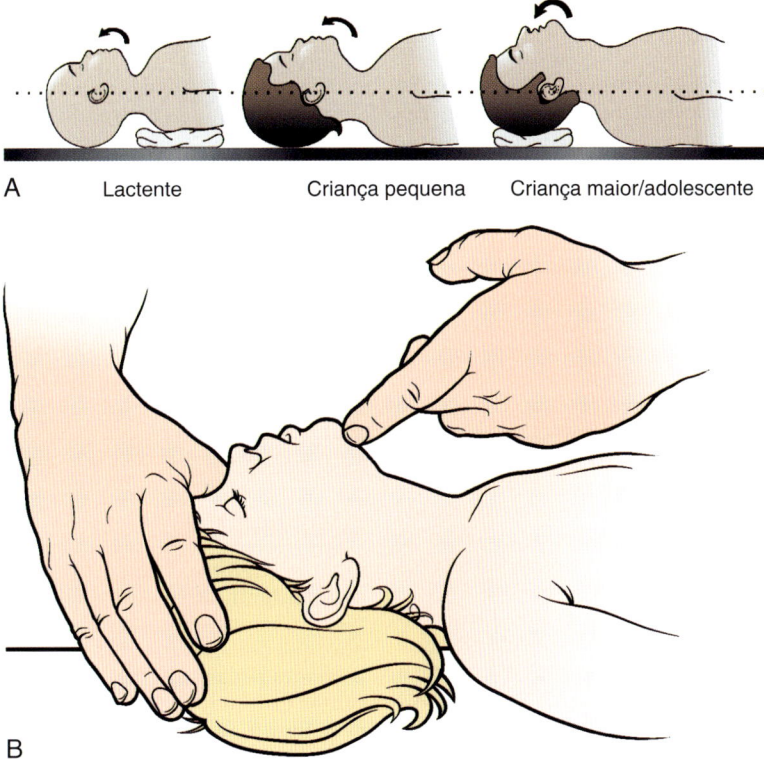

Fig. 161.1. Posicionamento correto de um paciente pediátrico para garantir o alinhamento ideal das vias aéreas, utilizando uma linha que passa através do canal auditivo externo e do ombro anterior. *A,* Lactentes exigem um rolo sob o ombro para conseguir o posicionamento ideal, crianças menores normalmente não exigem nem um rolo sob o ombro nem suporte de cabeça, e crianças maiores/adolescentes podem exigir suporte sob a cabeça. *B,* Nessa criança, uma linha desenhada através do canal auditivo externo e do ombro anterior revela que a criança está em boa posição sem suporte. A extensão leve da cabeça resulta na posição de cheirador. (Usado com permissão: Walls R, Murphy M: Manual of emergency airway management, ed 4, Philadelphia, 2012, Lippincott Williams & Wilkins.)

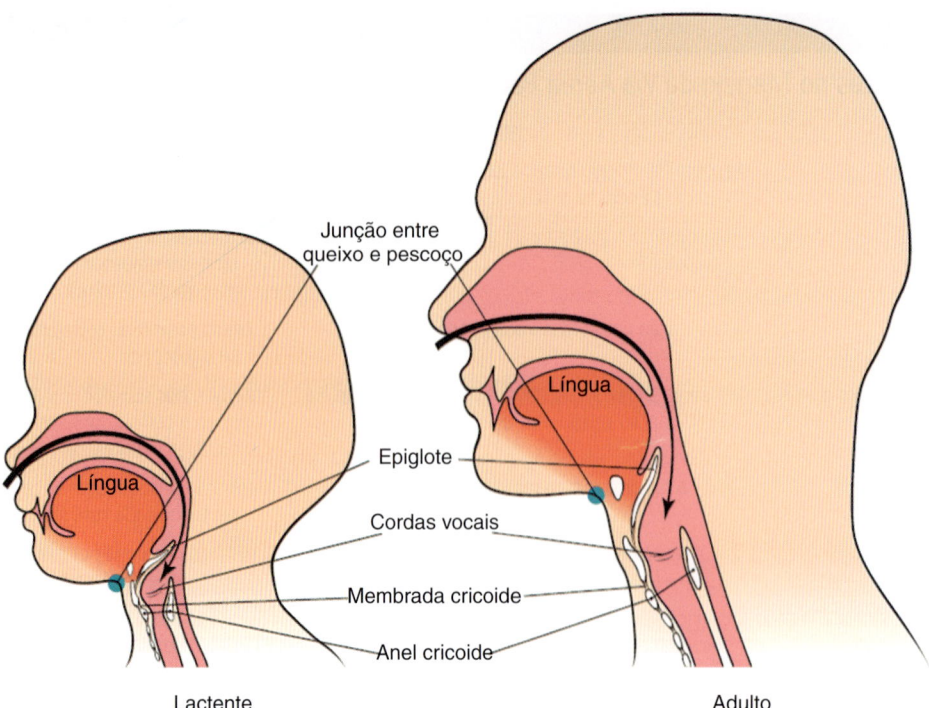

Fig. 161.2. Alto, via aérea anterior de um lactente. Diferença anatômica entre a glote de um lactente comparada a de um adulto.

aéreas superiores pediátricas respondem bem à adição de pressão positiva via VBM, o que pode abrir a via aérea superior. Heliox, tipicamente uma mistura de 70% de hélio e 30% de oxigênio, aumenta o fluxo laminar nas vias aéreas obstruídas. Pode-se considerar um teste terapêutico com heliox em casos de obstrução parcial das vias aéreas superiores (p. ex., laringite), embora não se tenha provado que é mais eficaz do que a epinefrina racêmica ou o oxigênio umidificado na redução do nível de desconforto desses pacientes.[3]

A variação anatômica entre as crianças impacta as recomendações acerca do manejo pediátrico das vias aéreas. As crianças têm tecido tonsilar e adenoidal relativamente proeminente, e é propenso a sangrar mesmo com pequenos traumas. Assim, a intubação nasotraqueal cega é relativamente contraindicada e não é recomendada como rotina em pacientes pediátricos com menos de 10 anos de idade. Os marcos anatômicos podem ser difíceis de localizar em crianças menores e crianças com pescoço curto, tecido mole proeminente e com uma membrana cricotireoide pequena, recomendando-se cricotireoidostomia por agulha como a escolha de via aérea invasiva em vez de cricotireoidostomia cirúrgica.

Finalmente, as crianças pequenas dependem da ação diafragmática para a ventilação e têm um estômago relativamente grande e baixo tônus no esfíncter esofágico inferior. Elas estão predispostas a sofrer insuflação gástrica durante as tentativas de VBM, o que pode impedir o movimento do diafragma e comprometer a ventilação. O uso de pressão cricoide em lactentes e crianças pequenas é controverso e não é recomendado pela literatura. Se for usada uma leve pressão cricoide durante a VBM e a elevação do tórax for pouca, recomendamos liberar a pressão cricoide para ver se a ventilação efetiva pode então ser mantida. Recomendamos a colocação de um tubo nasogástrico ou orogástrico e aspiração de ar imediatamente após a intubação endotraqueal ou antes da intubação se o abdômen estiver distendido e impedindo a ventilação durante a VBM.

FISIOLOGIA

Devido a uma alta taxa metabólica e baixa capacidade residual funcional pulmonar, as crianças pequenas são propensas a sofrer dessaturação rapidamente quando apneicas, mesmo com pré-oxigenação. Ao passo que um adulto totalmente pré-oxigenado com pulmões saudáveis pode não dessaturar abaixo de 90% por um total de 6 minutos, um lactente saudável e normal de 10 kg pode descer até menos de 90% na metade desse tempo e um lactente doente pode dessaturar em menos de 1 minuto. Assim, é crucial dar uma atenção especial à pré-oxigenação. Além disso, o uso de cânula nasal de alto fluxo (15 L/min para crianças e 5 L/min para lactentes) durante o período apneico pode ajudar a sustentar a oxigenação até que se possa realizar a intubação. Deve-se fornecer a VBM entre as tentativas de intubação quando os níveis de saturação de oxigênio caírem abaixo de 95%.

As crianças têm um grande volume de fluido extracelular quando comparadas com os adultos. Muitas das drogas usadas para facilitar a intubação endotraqueal (sedativos e paralíticos) necessitam de doses maiores por quilo; a duração da ação também pode ser menor se comparada a dos adultos.

EQUIPAMENTO

O fardo cognitivo que envolve o atendimento de uma criança grave é significativo. A seleção do equipamento e a dosagem de medicamentos devem ser calculadas com base no peso e tamanho, que podem variar bastante ao longo de todo o espectro de pacientes pediátricos, desde recém-nascidos de 3 kg até adolescentes de 100 kg. Cada DE que atende pacientes pediátricos deve ter no estoque um equipamento de via aérea, acessível e organizado por idade e tamanho para facilitar o uso. Existem muitos sistemas, como o sistema Broselow-Luten, que facilitam essa organização (Fig. 161.3). Independentemente do sistema, eliminar a dependência da memorização diminui o fardo cognitivo de cuidar de pacientes pediátricos de todo o espectro de idade/tamanho.

Existem várias "fórmulas" que são úteis na seleção do equipamento apropriado para pacientes pediátricos. Para determinar o tamanho do TET, são utilizados vários métodos. Meça o comprimento da criança com uma fita de reanimação baseada em comprimento em que estejam registrados os tamanhos de tubo baseados no comprimento e no peso, ou use fórmulas baseadas na idade para uma criança com mais de 1 ano de idade:

$$4 + (idade\ em\ anos/4)$$

CAPÍTULO 161 Manejo da Via Aérea do Paciente Pediátrico

SRI pediátrica

Tempo	Fase	Detalhes
Zero – 10 min	Preparação	
Zero – 5 min	Pré-oxigenação	100% oxigênio
Zero – 3 min	Pré-tratamento	Atropina*
Zero	Paralisia com indução	Etomidato SCc ou rocurônio
Zero + 15 seg	Posicionamento	
Zero + 45 seg	Posicionamento do Tubo	Intubar Confirmar colocação clinicamente e com detecção de ETCO₂
Zero + 1 min	Pós-intubação	Sedação e analgesia
	Paralisia apenas se necessário	

*Opcional, usada principalmente em lactentes com menos de 1 ano de idade.

As Zonas Broselow-Luten para Drogas e Equipamentos Pediátricos

the.difficult airway course™ EMERGENCY
Theairwaysite.com

Zona	3 kg	4 kg	5 kg	Rosa	Vermelha	Roxa	Amarela	Branca	Azul	Laranja	Verde
Altura (cm)	46-52	52-57	57-61	61-67	67-75	75-85	85-97	97-109	109-121	121-133	133-146
Peso (kg)	3	4	5	6-7	8-9	10-11	12-14	15-18	19-23	24-29	30-36
Pré-tratamento											
Atropina	0,1 mg	0,1 mg	0,1 mg	0,13 mg	0,17 mg	0,2 mg	0,26 mg	0,33 mg	0,42 mg	0,5 mg	0,5 mg
Indução											
Etomidato#	0,9 mg	1,2 mg	1,5 mg	2 mg	2,5 mg	3,2 mg	4 mg	5 mg	6,3 mg	8 mg	10 mg
Cetamina	6 mg	8 mg	10 mg	13 mg	17 mg	20 mg	26 mg	33 mg	42 mg	53 mg	66 mg
Propofol	9 mg	12 mg	15 mg	20 mg	25 mg	32 mg	40 mg	50 mg	63 mg	80 mg	100 mg
Paralisia											
Succinilcolina	6 mg	8 mg	10 mg	13 mg	17 mg	20 mg	26 mg	33 mg	40 mg	53 mg	66 mg
Rocurônio	3 mg	4 mg	5 mg	7 mg	9 mg	10 mg	13 mg	17 mg	21 mg	27 mg	33 mg
Manutenção											
Vecurônio	0,3 mg	0,4 mg	0,5 mg	0,7 mg	0,9 mg	1 mg	1,3 mg	1,7 mg	2,1 mg	2,7 mg	3,3 mg
Lorazepam	0,15 mg	0,2 mg	0,25 mg	0,3 mg	0,4 mg	0,5 mg	0,6 mg	0,8 mg	1 mg	1,3 mg	1,6 mg
Equipamento											
TET (mm)	3,5 sem cuff/3,0 com cuff	3,5 sem cuff/3,0 com cuff	3,5 sem cuff/3,0 com cuff	3,5 sem cuff/3,0 com cuff	3,5 sem cuff/3,0 com cuff	4,0 sem cuff/3,5 com cuff	4,5 sem cuff/4,0 com cuff	5,0 sem cuff/4,5 com cuff	5,5 sem cuff/5,0 com cuff	6,0 com cuff	6,5 com cuff
Lábio-ponta do tubo (cm)	9-9,5	9,5-10	10-10,5	10-10,5	10,5-11	11-12	12,5-13,5	14-15	15,5-16,5	17-18	18,5-19,5
Sucção	8 F	8 F	8 F	8 F	8 F	8-10 F	10 F	10 F	10 F	10 F	12 F
Lâmina l-scópio	1 St.	1 St.	1 St.	1 St.	1 St.	1 St.	2 St./Cvd.	2 St./Cvd.	2 St./Cvd.	2-3 St./Cvd.	2-3 St./Cvd.
Sonda	6 F	6 F	6 F	6 F	6 F	10 F	10 F	10 F	10 F	14 F	14 F
Via aérea oral	50 mm	50 mm	50 mm	50 mm	50 mm	60 mm	60 mm	60 mm	70 mm	80 mm	80 mm
Via aérea NF	14 F	14 F	14 F	14 F	14 F	18 F	20 F	22 F	24 F	26 F	26 F
Detector ETCO₂	PED	PED	PED	PED	PED	PED	PED	Adulto	Adulto	Adulto	Adulto
VBM (min vol mLs)	450	450	450	450	450	450	450	450-750	750-1000	750-1000	1000
ML	1	1	1	1,5	1,5	2	2	2	2-2,5	2,5	3
Ventilação											
Volume corrente mL	20-30	24-40	30-50	40-65	50-85	65-105	80-130	100-165	125-210	160-265	200-330
Frequência (bpm)	20-25	20-25	20-25	20-25	20-25	15-25	15-25	15-25	12-20	12-20	12-20
Tempo insp (seg)	0,6	0,6	0,6	0,6	0,6	0,7	0,7	0,7	0,8	0,8	0,8

#Midazolam tem a mesma dose do etomidato.

Considerações sobre intubação em crianças

Profundidade de inserção: - ver quadro colorido
Configurações da ventilação
FiO₂: 100%
PEEP: 5 cm H₂O inicial
PIP: 20-30 cm H₂O
Período de inspiração: ver quadro colorido
Volume corrente* e FR: ver quadro colorido
Pós-intubação: Fixe o tubo no lábio e estabilize o pescoço

*Volume corrente de 6 a 10 mL/kg é frequentemente utilizado, mas avalie o paciente para determinar se há elevação torácica e entrada de ar distal ao exame. O volume corrente adequado requer tipicamente PIP de pelo menos 15 cm H₂O se a complacência pulmonar for normal.

Fig. 161.3. As zonas Broselow-Luten para drogas e equipamento pediátricos. VBM, ventilação bolsa máscara; ETCO₂, dióxido de carbono de final de exalação; TET, tubo endotraqueal; ML, máscara laríngea; NF, nasofaríngeo; PED, pediátrico; PEEP, pressão expiratória final positiva; PIP, pressão inspiratória de pico; FR, frequência respiratória; SRI, sequência rápida de intubação; SCc, succinilcolina.

Exemplo: paciente de 4 anos

$$4 + (4\ anos/4) = TET\ sem\ cuff\ 5,0$$

Ou

$$4 + (idade\ em\ anos/4)$$

A profundidade de inserção do TET pode ser estimada pelo uso da fita Broselow-Luten ou pela seguinte fórmula:

TET com cuff 4,5 (subtraia 0,5 da fórmula para tubo com cuff)

Exemplo: TET 5,0

$$3 \times tamanho\ do\ TET\ sem\ cuff = Distância\ lábio - ponta\ do\ tubo$$

Para uma criança que foi estabilizada efetivamente por meio de recursos não invasivos (como VBM), é preciso ponderar o benefício adicional de uma via aérea definitiva em relação ao risco de dificuldades ou potenciais complicações. A rapidez com que essa decisão precisa ser tomada varia conforme as circunstâncias. A incapacidade de oxigenar ou ventilar com sucesso uma criança por outros meios demanda uma ação imediata, ao passo que outras condições permitem intervenções médicas e reavaliações ao longo do tempo para determinar se é necessário o manejo avançado das vias aéreas.

Em geral, o mesmo número de intubações pediátricas nos DEs é realizado em pacientes com trauma e sem trauma. As indicações para a intubação pediátrica podem ser classificadas em quatro categorias: (1) incapacidade de oxigenar e ventilar, (2) incapacidade de manter ou proteger a via aérea, (3) potencial de deterioração clínica e (4) facilitar estudos de diagnóstico e procedimentos necessários ou para transportar o paciente.

O comprometimento respiratório é um dos fatores que mais contribuem para a morbidade e mortalidade na população pediátrica, e é mais provável que seja a causa primária de uma parada cardíaca do que uma doença cardíaca primária. A insuficiência respiratória pode ser causada por doença pulmonar intrínseca ou doenças com etiologias infecciosas, neuromusculares, traumáticas, toxicológicas ou ambientais. A insuficiência respiratória é um diagnóstico clínico, identificado por achados de exames característicos e confirmado por medição não invasiva de oxigenação (oximetria de pulso) e ventilação (capnografia). A gasometria também pode ser útil, mas não deve ser a base para determinar a necessidade de realizar o manejo avançado das vias aéreas.

Sinais de obstrução parcial (ruídos sonoros ou estridores oriundos das vias aéreas) ou obstrução completa (incapacidade de vocalizar ou produzir ruídos respiratórios audíveis em um paciente com esforço respiratório adequado) sugerem a incapacidade de manter a via aérea e devem incitar manobras básicas imediatas nas vias aéreas, incluindo o reposicionamento das vias aéreas ou o uso de equipamentos de vias aéreas orais e nasais usadas para abrir as vias aéreas superiores. Também pode ser necessária a sucção e a remoção de qualquer objeto estranho. Quando esses esforços são ineficazes, os pacientes podem necessitar de uma via aérea avançada. Para pacientes com rebaixamento severo no nível de consciência, a perda dos reflexos protetores das vias aéreas indica uma via aérea definitiva, a despeito da capacidade de manter a via aérea. De fato, o uso da Escala de Coma de Glasgow (ECG) com pontuação de 8 ou menos é muitas vezes citado como indicação para a intubação em pacientes com lesão cerebral. Doenças sistêmicas, exposição toxicológica e outras etiologias de depressão do sistema nervoso central (SNC) também podem elevar o risco de aspiração, e a presença do reflexo de tosse está pouco relacionada com a ECG e o risco de aspiração; portanto, não se recomenda testar esse reflexo, porque pode aumentar o risco de vômitos e subsequente aspiração.

Quando o comprometimento das vias aéreas é progressivo (p. ex., como resultado de lesões térmicas ou anafilaxia), o manejo das vias aéreas deve ser iniciado precocemente para evitar comprometimento respiratório e maior dificuldade em garantir a via aérea. Da mesma forma, pacientes com doenças sistêmicas (como sepse) podem ser intubados com base na antecipação de seu progresso, assim como para maximizar a distribuição de oxigênio e aliviar as demandas metabólicas relacionadas ao aumento do esforço respiratório.

Em geral, crianças requerem sedação para que sejam realizados testes diagnósticos, como tomografia computadorizada (TC), ressonância magnética (RM) ou procedimentos invasivos. O risco de comprometimento das vias aéreas durante a sedação para procedimentos é maior em pacientes com doença grave ou instabilidade. Portanto, por segurança, pode ser necessário garantir a via aérea da criança durante o procedimento, particularmente em circunstâncias em que o acesso para avaliação e intervenção pode estar comprometida, como em casos em que o paciente vai estar sob campos cirúrgicos ou dentro da TC ou RM. Uma vez que muitas crianças graves vão precisar ser transferidas para um centro de cuidados pediátricos terciário, a estabilidade do estado geral do paciente e o risco de comprometimento da via aérea devem ser considerados com cuidado. Proteger a via aérea antes da transferência pode evitar que seja necessário o manejo avançado das vias aéreas em um ambiente menos controlado.

MANEJO

Sequência Rápida de Intubação

A sequência rápida de intubação (SRI) é o método preferido para realizar a intubação endotraqueal em crianças, desde que não existam contraindicações. Pode haver a tentação de tentar a intubação endotraqueal pediátrica de emergência apenas com sedação, mas os estudos demonstraram que a SRI tem maior sucesso e menor frequência de complicações. Poucos medicamentos são utilizados no pré-tratamento, na sedação/indução e no bloqueio neuromuscular durante a SRI pediátrica no DE (Tabela 161.2).

Pré-tratamento

O objetivo das medicações de pré-tratamento é atenuar as respostas fisiológicas à laringoscopia e intubação, ou mitigar o efeito adverso dos agentes farmacológicos utilizados para a sedação ou o bloqueio neuromuscular. É importante notar que há dados limitados acerca do benefício dos medicamentos de pré-tratamento em crianças. Além disso, o uso desses agentes precisa ser ponderado em relação à chance de haver atrasos no procedimento e erros de drogas que podem ocorrer com a administração de medicamentos com base no peso. Isso é particularmente relevante em situações de grande estresse, como o manejo de crianças graves. Dois medicamentos são utilizados para o pré-tratamento na pediatria: (1) atropina para prevenir bradicardia relacionada ao tônus vagal e (2) lidocaína para atenuar a resposta simpática reflexa em pacientes em que há preocupação quanto ao aumento da pressão intracraniana (PIC); contudo, atualmente seu uso não é recomendado como rotina.

Os lactentes, particularmente aqueles com menos de 1 ano de idade, têm maior tônus vagal intrínseco do que crianças maiores ou adultos. A atropina serve como vagolítica e nessa faixa etária pode reduzir o risco de bradicardia como consequência da laringoscopia. Existe associação entre o uso de succinilcolina e bradicardia. Os dados sugerem que esse risco pode estar vinculado ao uso de determinados anestésicos inalatórios (p. ex., halotano), e com novos agentes de indução, a incidência de bradicardia relacionada à succinilcolina é muito baixa.[4] Considerando as limitadas evidências disponíveis, não é necessário o uso rotineiro de atropina em pacientes que recebem succinilcolina durante a SRI.[5] A atropina pode ser útil para a bradicardia prévia ao procedimento, mas não deve ser administrada até que se tente oxigenar adequadamente o paciente.

Os dados sobre a eficácia da lidocaína na atenuação da resposta simpática à laringoscopia em pacientes com suspeita de PIC elevada limitam-se a séries de casos e são extrapolados a partir de experiências com adultos. Revisões da literatura falharam em identificar um benefício em pacientes adultos com lesões cranianas, e não existem dados referentes a populações pediátricas

TABELA 161.2
Medicamentos Comuns para a Sequência Rápida de Intubação em Crianças*

MEDICAMENTO	DOSAGEM	COMENTÁRIOS
PRÉ-MEDICAMENTOS		
Atropina	0,02 mg/kg	Pode ter benefício em crianças menores de 1 ano Não é necessário de rotina para o uso com succinilcolina Deve ser dada para bradicardia preexistente ou periprocedimento
Lidocaína	1,5 mg/kg	Evidências pediátricas muito limitadas para apoiar o uso em PIC elevada Precisa ser dada 3 minutos antes da laringoscopia Sem evidências sobre o efeito broncodilatador em crianças
AGENTES DE INDUÇÃO		
Etomidato	0,3 mg/kg	Sedação rápida e confiável Preserva a hemodinâmica Sabe-se que causa supressão adrenal mesmo com dose única, embora as evidências sobre o impacto no resultado clínico sejam limitadas Considerar dose de hidrocortisona com o uso sem propriedades analgésicas
Cetamina	1 a 2 mg/kg	Causa a liberação de catecolaminas endógenas Pode ajudar a hemodinâmica em pacientes hipotensos Efeito beta-agonista pode ajudar com a broncodilatação, favorecendo seu uso em asma Preserva os reflexos da via aérea e o drive respiratório Pode ser usada sem BNM para obter o "olhar acordado e sedado" em vias aéreas com suspeita de dificuldade
Propofol	1 a 2 mg/kg	Início rápido, ação curta Pode causar hipotensão Possível apneia Dose mais alta recomendada em lactentes Sem propriedades analgésicas
PARALÍTICOS		
Rocurônio	1 a 1,2 mg/kg	Agente não despolarizante Início equivalente ao da succinilcolina, mas duração de ação mais longa Sem contraindicações específicas em pacientes com indicação à SRI
Succinilcolina	< 10 kg: 2,0 mg/kg > 10 kg: 1,5 a 2 mg/kg Dobrar a dose quando aplicada IM	Fasciculações sem relevância clínica em crianças Duração mais curta que a do rocurônio Risco muito baixo de bradicardia com agentes de indução IV usados nos DEs (ver anteriormente) Risco de hipercalemia e parada em pacientes com miopatias conhecidas e não diagnosticada e doença neuromuscular

DE, departamento de emergência; *PIC*, pressão intracraniana; *IM*, intramuscular; *IV*, intravenoso; *BNM*, bloqueador neuromuscular; *SRI*, sequência rápida de intubação.
*Medicamentos para a *SRI* podem ser dados por via intraóssea *(IO)* quando o acesso *IV* não pode ser obtido.

que corroborem seu uso. Portanto, não recomendamos o uso rotineiro da lidocaína.

Sedativos

Os sedativos induzem à inconsciência rapidamente e facilitam a intubação. Os emergencistas devem escolher sedativos com base em sua eficácia e em seu perfil de efeito adverso em combinação com a situação clínica. Em particular, os emergencistas devem prestar muita atenção ao perfil hemodinâmico desses agentes, a fim de minimizar o risco de deterioração clínica durante a SRI.

O etomidato é um sedativo comum usado para a SRI pediátrica. Possui eficácia e farmacocinética confiáveis e um perfil hemodinâmico estável. O etomidato pode suprimir a síntese de corticosteroides adrenais. No entanto, não há dados convincentes que sugerem que a administração de uma dose única durante a intubação influencia o resultado clínico. As diretrizes para o suporte avançado de vida em pediatria (PALS) incluem precauções quanto ao "uso rotineiro" no choque séptico e sugerem a consideração de uma dose de hidrocortisona quando se utiliza o etomidato.

A cetamina é um anestésico dissociativo com início rápido e confiável, utilizado com frequência na sedação e analgesia para procedimentos em pediatria. Induz a liberação endógena de catecolaminas, o que a torna interessante para pacientes com hipotensão ou choque. As reações adversas à cetamina incluem vômitos, laringoespasmo, mioclonia e fenômeno de emergência. Embora a cetamina seja um sialogogo conhecido, é improvável que a coadministração de atropina seja útil durante a SRI, uma vez que o início dos efeitos da atropina pode demorar até 20 minutos. A cetamina demonstrou aumentar a PIC, embora não esteja claro o significado desse resultado clínico. Continua a existir controvérsia quanto à chance de traumatismo craniano e preocupação com uma PIC aumentada ser uma contraindicação relativa ao uso da substância.[6-8] A liberação de catecolaminas pode levar a efeitos nos beta-agonistas, resultando em broncodilatação, o que faz da cetamina o medicamento ideal para pacientes com broncoconstrição. Esse mesmo benefício pode não se aplicar em condições como a bronquiolite, em que edemas e debris nas vias aéreas são a principal etiologia da obstrução das vias aéreas. A cetamina é considerada o sedativo de escolha para crianças em choque séptico que requerem a SRI devido à capacidade de manter a pressão arterial média.

O propofol possui propriedades sedativas rápidas e profundas que, em combinação com a sua curta duração de ação, o tornam um agente de indução ideal. No entanto, como vasodilatador e depressor miocárdico, deve ser usado com cuidado em qualquer paciente com hemodinâmica limítrofe, incluindo hipovolemia ou choque. Também pode comprometer a perfusão cerebral se a pressão arterial média for reduzida rapidamente.

Quando se utilizam os benzodiazepínicos como agentes de indução para a SRI, é necessário administrá-los em doses mais elevadas do que quando são utilizados como anticonvulsivantes ou durante a sedação para procedimentos. Podem ser necessárias doses de midazolam (0,3 a 0,4 mg/kg) para obter sedação suficiente. Como alternativa, podem ser usados em conjunto com opioides a exemplo do fentanil, embora a combinação possa comprometer a hemodinâmica em alguns pacientes.

Bloqueadores Neuromusculares

O objetivo de usar um bloqueador neuromuscular (BNM) é relaxar a musculatura das vias aéreas e bloquear os reflexos protetores das vias aéreas durante a laringoscopia e facilitar a passagem do TET. O objetivo é conseguir um início rápido da ação para limitar o tempo sem ventilação espontânea ou assistida. A succinilcolina e o rocurônio são os BNM mais utilizados para a SRI pediátrica de emergência.[9] Compreender os benefícios e riscos específicos de cada um ajuda a criar um plano de manejo da via aérea.

A succinilcolina tem um rápido início de ação, de 30 a 60 segundos, e duração da ação de 3 a 8 minutos. É o BNM mais antigo e, muitas vezes, mais conhecido pelos emergencistas, tendo um longo registro de uso seguro e efetivo. Recomendam-se doses mais elevadas (2 mg/kg) em recém-nascidos e lactentes, em comparação a doses de 1,5 mg/kg para crianças maiores. Os emergencistas devem estar cientes dos diversos efeitos colaterais e riscos potenciais inerentes a seu uso. As fasciculações musculares advêm do efeito despolarizante desse agente, embora as crianças menores possam não ter massa muscular suficiente para que isso resulte em efeitos clinicamente observáveis. O uso da succinilcolina pode resultar em hipercalemia, que pode ser fatal em várias condições clínicas (ver Tabela 161.2). Em muitos pacientes, esses diagnósticos são conhecidos ou há suspeita; contudo, séries de casos publicadas descrevem que o uso em lactentes com miopatias não diagnosticadas levou a uma parada cardíaca causada por hipercalemia.[10] Por essa razão, a Food and Drug Administration (FDA) classifica com tarja preta o uso da succinilcolina em crianças, ainda que, considerando a raridade dessas condições, permitam-se exceções em usos emergenciais. Feita essa ressalva, a succinilcolina ainda é o BNM mais utilizado no manejo da via aérea pediátrica em emergência. Outros efeitos adversos graves mas raros do uso da succinilcolina em crianças incluem espasmo do músculo masseter e hipertermia maligna, que são mais comumente associados ao uso de halotano.

O rocurônio é o BNM não despolarizante mais comum utilizado no manejo das vias aéreas de crianças no departamento de emergência. Dados pediátricos sugerem que o rocurônio a uma dose de 1,2 mg/kg tem eficácia equivalente em tempo para as condições de intubação à da succinilcolina. A duração da ação, no entanto, é muito maior, com um tempo de retorno da respiração espontânea de 20 a 90 minutos. A principal vantagem dos agentes não despolarizantes é a ausência dos riscos (p. ex., hipercalemia) associados aos agentes despolarizantes. A maior duração da ação pode ser preocupante caso a via aérea não puder ser garantida ou em pacientes em que é importante o retorno rápido para reavaliação (p. ex., exame neurológico). Entretanto, também pode ter vantagens se o manejo subsequente puder incluir imagens, acesso vascular adicional, manejo com ventilação inicial ou outros procedimentos. Existe um agente de reversão para o rocurônio que pode limitar a sua duração de ação a um tempo inferior ao da succinilcolina; no entanto, apenas recentemente foi licenciado para uso na América do Norte, de modo que a experiência clínica é limitada.

DISPOSITIVOS E TÉCNICAS

Manejo Básico da Via Aérea

A prioridade no manejo das vias aéreas pediátricas é estabelecer oxigenação e ventilação efetivas. Para crianças com hipoxemia, mas com ventilação eficaz e em que não há preocupação com o aumento do esforço respiratório, a suplementação passiva de oxigênio pode ser suficiente. Para hipoxemia leve em crianças que não toleram cânulas nasais ou máscaras faciais, respirar oxigênio usando uma máscara, uma pá, uma mão em formato de concha ou funil de plástico ligado à tubulação de oxigênio direcionada para o rosto são opções. Uma cânula nasal pode oferecer uma distribuição de oxigênio mais consistente, particularmente em lactentes que são respiradores nasais. Máscaras faciais simples podem ser usadas, enquanto as máscaras não reinalantes fornecem distribuição máxima de oxigênio passivo em pacientes que respiram espontaneamente.

Quando há preocupação com a ventilação ou o trabalho de respiração da criança é excessivo, pode ser necessária ventilação assistida com bolsa máscara. Uma ventilação assistida eficaz requer: (1) uma via aérea patente e (2) uma vedação de máscara efetiva. A abertura das vias aéreas é realizada com o posicionamento da criança, evitando a flexão do pescoço a partir do grande occipício ou da pressão para baixo no rosto ao se colocar a máscara. Aplicar manobras básicas de vias aéreas, incluindo inclinação da cabeça e elevação do mento (*chin lift*) ou tração de mandíbula (*jaw thrust*) pode ajudar. As vias aéreas nasofaríngea e oral podem ser valiosas quando a via aérea estiver parcialmente ou completamente obstruída, muitas vezes pela língua ou pelo palato mole. As vias aéreas orais só são toleradas por pacientes com estado mental rebaixado, seja induzido farmacologicamente ou relacionado à fisiopatologia subjacente. Para vedar a máscara efetivamente, o emergencista precisa inicialmente selecionar uma máscara de tamanho apropriado. Uma máscara com ajuste ideal é grande o suficiente para cobrir o nariz e a boca aberta, mas não deve permitir que o ar vaze através da ponte do nariz ou da base do queixo. As respirações devem fornecer volume e pressão apropriados. Em uma situação aguda, pode haver a tendência de distribuir um volume corrente muito maior do que o apropriado para o tamanho da criança, o que pode levar a barotrauma. Uma elevação suave do tórax acompanhada de melhora clínica são características clínicas fundamentais de uma VBM eficaz. O dispositivo de bolsa máscara deve ser pressionado só até o tórax começar a se inflar, e depois deve ser liberado. O emergencista pode marcar o ritmo da ventilação, dizendo "aperta, solta", o que diminui a frequência da ventilação e pode reduzir a chance de complicações decorrentes de hiperventilação e insuflação gástrica durante a ventilação de resgate. A pressão cricoide tem pouca utilidade e deve ser usada com cuidado em crianças. Em excesso, a pressão cricoide pode comprimir a maleável traqueia pediátrica, causando a obstrução iatrogênica das vias aéreas superiores. A pressão cricoide deve ser suavizada ou liberada se parecer impedir a VBM.

Manejo Avançado da Via Aérea

O Capítulo 1 faz uma abordagem detalhada da SRI. A abordagem geral do procedimento é idêntica à do adulto, embora haja algumas considerações pediátricas relevantes.

Preparação

Dispositivos de oferta de oxigênio passivo, balões e máscaras autoinfláveis, vias aéreas orais e nasais, lâminas de laringoscópio, TETs, sondas e dispositivos de resgate, todos vêm em tamanhos variados para servir à anatomia da criança. Geralmente, é prudente ter pelo menos dois tamanhos de TETs (um da numeração estimada e outro de meia numeração menor) disponíveis durante o procedimento. Adotar uma abordagem sistematizada para identificar o equipamento correto antes de iniciar o procedimento pode evitar erros e tentativas malsucedidas em situações críticas. Os recursos potenciais incluem um sistema de reanimação com base no comprimento (ver Fig. 161.2), cartões de reanimação pediátrica, livros impressos ou e-books ou aplicativos de dispositivos móveis.

Pré-oxigenação

Como descrito anteriormente, crianças pequenas dessaturam mais rápido que adolescentes ou adultos. Em um paciente com esforço

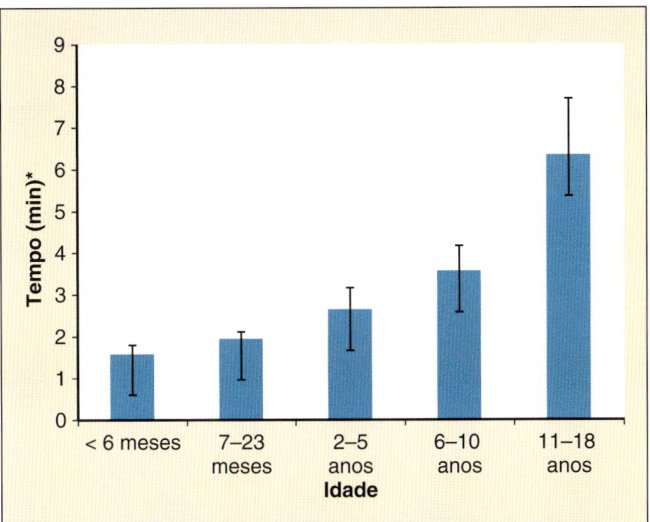

Fig. 161.4. Tempo de dessaturação em crianças saudáveis pré-oxigenadas. (Pacientes submetidos a cirurgia eletiva classificação 1 da Sociedade Americana de Anestesiologistas [ASA 1].) *Tempo desde a administração do agente bloqueador neuromuscular (BNM) até a dessaturação a 90%, sem oxigênio suplementar contínuo ou suporte respiratório. (Adaptado de Patel R, Lenczyk M, Hannallah RS, et al: Age and the onset of desaturation in apnoeic children. Can J Anaesth 41:771-774, 1994.)

respiratório suficiente, a pré-oxigenação com oferta máxima de oxigênio (ou seja, uma máscara sem reinalação) por 2 a 3 minutos pode ser suficiente em crianças saudáveis. Contudo, os pacientes que precisam de intubação de emergência muitas vezes têm a função pulmonar ou o esforço respiratório comprometido e podem se beneficiar de um tempo de pré-oxigenação mais prolongado. Será difícil usar a técnica mais rápida de inspiração profunda para uma pré-oxigenação em crianças que talvez não cooperem com essa técnica. Mesmo com pré-oxigenação adequada, uma porcentagem significativa de crianças vão dessaturar durante as tentativas de intubação, particularmente aquelas com doenças respiratórias subjacentes ou quando as tentativas de intubação forem longas (Fig. 161.4).[10] Devido à propensão das crianças a dessaturarem rapidamente durante tentativas de intubação, recomendamos que seja realizada a oxigenação por meio de cânula nasal de alto fluxo durante a SRI. Como uma abordagem simplificada para lactentes e crianças, recomendamos 5 L/min para lactentes e 15 L/min para crianças maiores a fim de evitar queda na saturação de oxigênio durante o período apneico da SRI. A ventilação de pressão positiva com o dispositivo de bolsa máscara deve ser considerada ao primeiro sinal de dessaturação e iniciada quando a saturação de oxigênio cair abaixo de 95%. Assim que a saturação de oxigênio melhorar, podem ser feitas novas tentativas.

Posicionamento

Como descrito anteriormente, é necessário realizar um posicionamento apropriado à idade durante a laringoscopia e a intubação endotraqueal. O alinhamento dos eixos oral, faríngeo e traqueal facilitam muito a visualização. Em recém-nascidos e lactentes, é necessário usar um rolo sob o ombro, o que não é necessário em lactentes maiores e crianças em idade escolar; adolescentes muitas vezes requerem elevação da cabeça, como os adultos.

Posicionamento do Tubo

Ao realizar laringoscopia direta, as lâminas retas são preferíveis em lactentes e crianças pequenas, cuja epiglote muitas vezes é maior e mais propensa a aparecer na linha de visão. Além disso, crianças menores podem não ter um ligamento hipoepiglótico bem desenvolvido, o que inibirá a elevação observada quando uma lâmina curva é posicionada na valécula. Em crianças menores, há a tendência de se inserir a lâmina do laringoscópio muito profundamente, resultando em posicionamento retroglótico ou esofágico. Com isso em mente, os emergencistas devem iniciar o procedimento de intubação colocando a lâmina do laringoscópio na base da língua e elevá-la para visualizar a anatomia da via aérea. Identificar as estruturas a partir da boca, primeiro identificando diretamente a base da língua e a epiglote antes de inserir a lâmina reta debaixo da epiglote para visualizar as cordas vocais. Se as estruturas laríngeas não forem identificadas em decorrência de uma inserção profunda, a lâmina deve ser retirada lentamente, e as cordas ou a epiglote muitas vezes entrarão no campo de visão.

Dada a posição superior da laringe em crianças, o uso de um fio-guia muitas vezes ajuda a levar o TET até a abertura glótica. Dado o tamanho relativamente pequeno da cavidade orofaríngea, o tubo deve ser colocado a partir da posição das 3 horas, muitas vezes com um assistente aplicando tração lateral no lábio da criança a fim de abrir mais espaço para a inserção do tubo.

Há a tendência de inserir o TET muito profundo na criança muito pequena, que pode ter apenas alguns centímetros de distância entre as cordas laríngeas e a carina traqueal. A intubação do brônquio principal direito é difícil de ser identificada na ausculta, particularmente em lactentes, que podem transmitir sons respiratórios por todo o tórax. Usar um recurso de reanimação pediátrica como descrito anteriormente, ou a fórmula (tamanho do tubo × 3 = profundidade [cm] no lábio) pode dar uma aproximação da profundidade da inserção. Sob a visualização direta, os marcadores das cordas vocal no tubo devem ficar logo abaixo da abertura glótica, ou o cuff posicionado logo após as cordas vocais.

Manejo Pós-Intubação

Idealmente, o TET deve ser visualizado passando pela abertura glótica. Se as cordas vocais são forem visualizadas, a passagem do tubo abaixo da epiglote e acima das cartilagens superiores pode indicar uma posicionamento adequado do TET, mas deve ser confirmada por meio de avaliação clínica em conjunto com outros testes confirmatórios. A elevação visível da parede torácica, a ausculta de sons de respiração em ambas as axilas, a ausência de ruídos na região epigástrica (ou seja, ausência de posicionamento esofágico) e a melhora na oxigenação são usadas para confirmar a posição do tubo. No entanto, a detecção de dióxido de carbono de final de exalação ($ETCO_2$), com um dispositivo colorimétrico ou capinografia, é a medida mais confiável e precisa de confirmar o posicionamento correto do tubo.

Detectores de $ETCO_2$ colorimétricos pediátricos estão disponíveis para crianças com peso inferior a 15 kg, nas quais seus volumes correntes menores podem resultar em uma menor detecção aparente em dispositivos de tamanho adulto. A detecção de $ETCO_2$ confirma que o TET está na traqueia; entretanto, não afasta uma intubação seletiva. Em pacientes em parada cardíaca, a troca de gases nos pulmões é marcadamente reduzida e o CO_2 pode não ser detectável. Aqui, um detector esofágico pode ser usado para confirmar o posicionamento traqueal em crianças com mais de 20 kg. Ultrassonografia à beira leito foi testada como uma modalidade em tempo real para detectar o deslizamento pulmonar bilateral ou a incursão do diafragma.[12] Contudo, a radiografia do tórax ainda é considerada o padrão ouro para confirmação da profundidade apropriada. Até mesmo pequenos movimentos da cabeça da criança podem fazer o tubo se deslocar acidentalmente. A flexão do pescoço empurra o tubo até um brônquio principal, ao passo que a extensão do pescoço pode levar a uma extubação acidental.[13] Após a intubação, o TET deve ser fixado e deve-se manter, o quanto for possível, a cabeça e o pescoço da criança parados.

O efeito da maioria dos sedativos usados para a indução passará antes do rocurônio; assim, devem-se administrar sedativos pós-intubação depois que a via aérea estiver garantida. A Tabela 161.3 lista os medicamentos comuns utilizados para a sedação pós-intubação na população pediátrica. Podem-se tomar decisões relativas ao bloqueio neuromuscular contínuo com base no contexto clínico, incluindo o desejo de retorno ao basal para nova avaliação clínica, nas estratégias de manejo da ventilação, na necessidade de exames adicionais e na necessidade de transferência para outro serviço.

TABELA 161.3
Sedação/Analgesia Pós-intubação Comum em Crianças

MEDICAMENTO	DOSE DE BÓLUS	GOTEJAMENTO	COMENTÁRIOS
Lorazepam	0,1 mg/kg		Ação sedativa prolongada/amnésico Muitas vezes usado em combinação com analgésico
Midazolam	0,1 mg/kg	0,1 mg/kg/h	Ação sedativa/amnésica curta Muitas vezes usado em combinação com analgésico
Fentanil	1 a 2 mcg/kg	1 mcg/kg/h	Analgesia de ação curta Preserva a estabilidade hemodinâmica
Morfina	0,1 a 0,2 mg/kg	0,1 mg/kg/hr	Analgésico de ação mais longa Pode causar a liberação de histamina
Cetamina		0,1 mg/kg/h	Dose de bólus não recomendada para sedação contínua e prolongada Pode ajudar em estado asmático
Propofol		50 a 100 mcg/kg/min	Nenhuma propriedade analgésica Infusão prolongada em crianças pode levar à acidose profunda e rabdomiólise

Videolaringoscopia

A videolaringoscopia está surgindo como uma abordagem para o manejo das vias aéreas pediátricas. Tal como com os adultos, a melhora dos dispositivos melhorou a visualização laríngea com videolaringoscópios, com benefícios particulares quando há dificuldade de visualizar as cordas vocais ou as vias aéreas de grau 3 ou 4 da classificação de Cormack e Lehane. Além disso, a videolaringoscopia permite que vários profissionais compartilhem a visualização, o que possibilita a orientação e a supervisão em tempo real durante a intubação traqueal. Atualmente, os dados sobre o uso de videolaringoscopia em pacientes pediátricos limitam-se à literatura sobre anestesia ou ao desempenho em simulações. Embora a videolaringoscopia melhore a visualização, seu uso não melhorou o desempenho nos procedimentos.[14] No entanto, a videolaringoscopia mostrou ter uma curva de aprendizado mais rápida do que a laringoscopia direta. Isso pode ser particularmente importante no manejo da via aérea pediátrica, dada a infrequência com que o manejo da via aérea pediátrica é realizado no DE.[15]

Há uma série de videolaringoscópios disponíveis para uso em pediatria. Muitos são modelos adultos menores, que possibilita que sejam usados em crianças maiores. Atualmente, apenas alguns dispositivos estão disponíveis em uma variedade completa de tamanhos que permitem o uso em crianças de todas as idades, desde recém-nascidos até adolescentes. Existem vantagens únicas, desvantagens potenciais e sutilezas técnicas no uso de cada um (Tabela 161.4). A decisão quanto ao dispositivo a ser usado é, em última instância, baseada na disponibilidade, na preferência do operador, na experiência do operador e nos atributos específicos do paciente que podem favorecer uma determinada abordagem.

Dispositivos de Resgate da Via Aérea para Crianças

A taxa de sucesso total do manejo avançado das vias aéreas pediátricas é superior a 99%. Assim, a necessidade de usar o dispositivo de resgate é, felizmente, rara. Contudo, é imperativo ter um plano de contingência para as circunstâncias em que o emergencista não for capaz de garantir a via aérea. Na maior parte das circunstâncias, a VBM efetiva será o pilar fundamental para que se estabeleça oxigenação e ventilação adequadas até que mais pessoal e recursos estejam disponíveis para tentar uma via aérea de maneira definitiva. Estratégias alternativas para o manejo das vias aéreas quando a intubação não puder ser realizada por meio de técnicas tradicionais incluem dispositivos supraglóticos (DSGs) ou abordagens óticas para melhorar a visualização glótica.

Demostrou-se que os DSGs são uma maneira confiável de estabelecer oxigenação e troca de gases nas vias aéreas pediátricas normais e difíceis, bem como durante a reanimação.[16] Os dispositivos de primeira geração têm sido utilizados em anestesia há mais de 30 anos, enquanto os dispositivos de segunda geração também incluem um canal de acesso gástrico para permitir a descompressão gástrica. Além do canal de acesso gástrico para aspiração, as novas tecnologias dos DSGs têm um design alternativo que pode ser vantajoso em pediatria. Por exemplo, o air-Q não tem barras de abertura e usa um tubo mais largo e curto para permitir a passagem do TET através do lúmen.[17] O I-gel usa um elastômero termoplástico que se molda à via aérea conforme se aquece com a temperatura do corpo. Isso permite uma vedação mais firme e evita complicações relacionadas à hiperinsuflação do cuff.

Na maioria dos casos, os DSGs são colocados de forma fácil e rápida, com taxa de sucesso de mais de 90% na primeira tentativa; dispositivos com tamanho para recém-nascidos e crianças menores são os mais difíceis de colocar. A técnica de posicionamento é semelhante àquela dos adultos com duas diferenças potenciais: (1) alguns estudos demonstraram maior sucesso no posicionamento e menos complicações ao se usar uma abordagem rotacional com máscaras laríngeas (MLs) tradicionais, e (2) a inserção do DSG com o cuff parcialmente inflado pode facilitar o posicionamento e ajudá-lo a se moldar ao formato da faringe.

Os obturadores esofágicos são dispositivos de balão duplo em que a ponta é colocada no esôfago superior e a ventilação ocorre entre o balão que está ocluindo o esôfago proximal e o balão que está ocluindo a via aérea acima da glote. Os dois mais conhecidos são o Combitube, que está disponível para uso em crianças com mais de 1,20 metros de altura, e o tubo laríngeo, que vem em um espectro completo de tamanhos pediátricos. Dados sobre o seu uso no manejo das vias aéreas pediátricas na emergência são limitados. Considerando todo o espectro de tamanhos pediátricos e a facilidade de inserção e uso, recomendamos os tubos laríngeos para uso em crianças.

Uma série de dispositivos pediátricos, além dos videolaringoscópios, está disponível para facilitar a visualização e a intubação nos casos de vias aéreas difíceis. Broncoscópios flexíveis podem ser efetivos, embora seja necessário ter bastante experiência. Essa abordagem é mais comumente utilizada em anestesia ou otorrinolaringologia, muitas vezes no centro cirúrgico. Da mesma forma, os estiletes ópticos estão disponíveis em tamanhos pediátricos para facilitar a visualização com intubação. Tal como acontece com os videolaringoscópios, é fundamental ter experiência com a técnica de um determinado dispositivo antes do usá-lo no cenário estressante de uma via aérea difícil ou falha.

Técnicas Cirúrgicas para Via Aérea Pediátrica

Nos raros casos de "não intubo, não ventilo" uma criança, a via aérea cirúrgica representa a última opção de via aérea. Isso pode ocorrer se a laringoscopia/videolaringoscopia for malsucedida e

TABELA 161.4

Dispositivos Videolaringoscópicos para Uso em Pediatria

DISPOSITIVO	DESCRIÇÃO	MONITOR	DESCARTÁVEL	GRAVAÇÃO
C-MAC	Lâminas de formato Miller e Macintosh tradicional	Monitor de LCD 7" ou monitor de bolso 2,4"	Lâminas reutilizáveis ou Lâminas descartáveis (tamanhos adultos apenas)	Cartão SD em monitor 7"
GlideScope	Lâminas com angulação de 60 graus Modelos diferentes VLG, VLA (tecnologia de vídeo avançada) VLA criança prematura/pequena e calibre (portabilidade aprimorada)	Monitor de LCD 7" ou tela portátil 3,5"	Lâminas reutilizáveis Bastões de vídeo com lâminas de uso único	DVR ou USB dependendo do modelo
Airtraq	Laringoscópio óptico, não eletrônico Dispositivo canalizado (fornece guia para o TET contornar a curvatura da via aérea)	Lente de visualização direta ou capa de câmera 2,6" com capacidade wi-fi	Dispositivos de uso único descartáveis Óptica reutilizável com lâminas descartáveis disponíveis apenas em tamanhos adultos	Adaptador de telefone ou câmera wi-fi

VLA, Videolaringoscopia avançada; GVD, gravador de vídeo digital; TET, tubo endotraqueal; VLG, videolaringoscópio GlideScope; LCD, tela de cristal líquido; SD, segurança digital; USB, porta universal.

---

o emergencista for incapaz de manter a oxigenação e a ventilação por meio da VBM ou de um dispositivo de resgate, como um DSG. Nesse caso, o acesso direto à via aérea através do pescoço é a única opção. A visualização ideal ou a palpação dos marcos anatômicos em lactentes e crianças pequenas são um desafio para as técnicas cirúrgicas; por isso, nessas crianças recomendamos a cricotireoidostomia por punção.

A experiência nas técnicas cirúrgicas das vias aéreas é limitada em crianças menores, visto que a maioria da literatura publicada representa relatos de casos e experiências no centro cirúrgico ou estudos com animais. Os procedimentos de resgate por punção devem ser considerados uma estratégia de "oxigenação" e não uma estratégia de "ventilação", porque o resultado inevitável é a hipercarbia progressiva, limitando a utilidade dessa técnica para o uso em longo prazo. Embora os estudos em seres humanos sejam limitados, os modelos animais sugerem que uma cricotireoidostomia por punção proporcionará aproximadamente 30 a 45 minutos de oxigenação adequada.

Para realizar uma cricotireoidostomia por punção, o profissional introduz um cateter sobre a agulha de maior calibre (p. ex., calibre 14) na membrana cricotireoide. Após, a agulha é removida, e o cateter pode ser conectado a uma fonte de oxigênio disponível no mercado (p. ex., ENK modulator, Cook Inc.) com fluxo de oxigênio a 1 L/min para cada ano de idade, ou adaptado de um TET de 3,0 mm, que é então conectado a um dispositivo padrão de bolsa máscara. Essa técnica é preferida em relação à técnica de ventilação "*jet ventilation*", que usa uma fonte de oxigênio de pressão muito maior e tem maior potencial de lesão iatrogênica. A cricotireoidostomia cirúrgica aberta, realizada como em um adulto, é reservada para crianças cujos marcos anatômicos podem ser encontrados e cuja membrana cricotireoide é maior. A literatura não recomenda um limite de idade específico para a cricotireoidostomia por punção versus a cricotireoidostomia cirúrgica, mas a cricotireoidostomia por punção deve ser realizada quando indicada em lactentes e crianças menores (< 6 anos ou mais, dependendo dos pontos de referência anatômicos).

RESULTADOS

A maioria das intubações pediátricas realizadas nos DEs é bem-sucedida. Apesar da pouca frequência do procedimento, há uma sobreposição significativa das técnicas e estratégias usadas no manejo da via aérea adulta. Há um número limitado de diferenças anatômicas e fisiológicas que podem ser aprendidas e dominadas. O fardo cognitivo associado ao procedimento pode ser superado por sistemas baseados em comprimento/tamanho para permitir que o emergencista se concentre nas ações críticas necessárias para o manejo bem-sucedido da via aérea.

CONCEITOS-CHAVE

- O manejo da via aérea pediátrica é um evento relativamente raro de se realizar na maior parte dos departamentos de emergência (DEs), e manter sua habilidade é difícil com base apenas na prática clínica.
- Há várias diferenças anatômicas que impactam o manejo da via aérea pediátrica, e elas ocorrem principalmente na criança muito pequena (< 2 anos de idade). Lactentes têm um occipício grande e uma via aérea alta e anterior, o que impacta o posicionamento durante a intubação. Eles têm uma membrana cricotireoide pequena e subdesenvolvida, o que faz da cricotireoidostomia por agulha o procedimento de escolha para resgate cirúrgico da via aérea falha. Eles também são mais dependentes da ação do diafragma para a ventilação, por isso a insuflação gástrica pode resultar em dificuldade em fornecer ventilação de resgate.
- Crianças são propensas a dessaturar devido a sua alta taxa metabólica e sua baixa capacidade residual funcional, tornando cruciais a pré-oxigenação e a manutenção da oxigenação durante a intubação.
- O fardo cognitivo inerente ao largo espectro de idade/tamanho em pediatria pode ser superado com a ajuda de referenciais que organizam a seleção de equipamentos e a dosagem de drogas com base em comprimento/idade/tamanho. Foram desenvolvidas fórmulas para ajudar na seleção do tamanho correto do tubo endotraqueal (TET) e determinar a profundidade apropriada da inserção do TET. Para estimar o tamanho de tubos sem cuff em crianças com mais de 1 ano de idade: tamanho do TE = 4 + (idade em anos/4). Subtraia 0,5 no tamanho para tubos com cuff. Para estimar a profundidade da inserção do TET (a chamada distância "de cabo a rabo"), multiplique o tamanho do TET x 3 (ou seja, um TET 5,0 seria inserido 15 cm desde o lábio).
- A sequência rápida de intubação (SRI) é o método preferido de manejo da via aérea na maioria dos casos pediátricos no DE.

CONCEITOS-CHAVE *(cont.)*

- Em comparação com os adultos, as crianças têm uma tendência maior a dessaturar durante o tempo que leva para um agente bloqueador neuromuscular (BNM) fazer efeito. O uso de cânula nasal de alto fluxo durante o período apneico da SRI não foi bem estudado em crianças, mas recomendamos seu uso a 5 L/min em lactentes e 15 L/min em crianças e adolescentes. A ventilação assistida (coordenada com os esforços respiratórios da criança) só deve ser utilizada se a saturação de oxigênio for inferior a 95%.

- As técnicas cirúrgicas de via aérea diferem-se em lactentes e crianças menores, exigindo uma técnica por punção que é diferente daquela utilizada em crianças maiores e adultos. Essa técnica fornece um mecanismo para oxigenar a criança que não oxigena nem ventila, mas não deve ser confiado como uma via aérea definitiva.

As referências para este capítulo podem ser encontradas on-line no website Expert Consult associado à obra.

CAPÍTULO 162

Sedação e Analgesia para Procedimentos no Paciente Pediátrico

Sharon E. Mace

SEDAÇÃO

PRINCÍPIOS

A sedação é uma redução controlada da consciência ambiental. É um processo que começa com uma sedação mínima, depois moderada e em seguida profunda, indo até a anestesia geral.

Definições

- *Ansiólise* é um estado de diminuição da preocupação diante de uma situação particular em que o nível de consciência do paciente não se altera.
- *Analgesia* é o alívio da dor sem alteração intencional do estado mental, como ocorre na sedação. Um estado mental alterado pode ser um efeito secundário dos medicamentos administrados para a analgesia.
- *Dissociação* é um estado cataléptico semelhante a transe induzido por um agente como a cetamina e caracterizado por uma profunda analgesia e amnésia. Os reflexos protetores, as respirações espontâneas e a estabilidade cardiopulmonar são mantidos.
- *Sedação mínima* (ansiólise) é um estado induzido por medicamentos durante o qual os pacientes respondem normalmente aos comandos verbais. Embora as funções cognitivas e a coordenação possam ser comprometidas, as funções ventilatórias e cardiovasculares não são afetadas.
- *Sedação moderada/analgesia* (anteriormente chamada de "sedação consciente") refere-se a um rebaixamento do nível de consciência induzido por medicamento durante o qual os pacientes respondem intencionalmente a comandos verbais, seja sem estímulo ou com uma leve estimulação tátil. O reflexo de retirada ao estímulo doloroso não é considerado uma resposta intencional. Nenhuma intervenção é necessária para manter uma via área pérvia, e a ventilação espontânea é suficiente. A função cardiovascular é sempre mantida.
- *Sedação dissociativa* é um estado cataléptico semelhante ao transe induzido pelo agente dissociativo cetamina e caracterizado por analgesia e amnésia profundas, ao passo que os reflexos protetores das vias aéreas, a respiração espontânea e a estabilidade cardiopulmonar, são mantidos.
- *Sedação profunda/analgesia* é um rebaixamento do nível de consciência induzido por medicamento durante o qual os pacientes não podem ser facilmente despertados, mas respondem intencionalmente após estimulação repetida ou dolorosa. A habilidade de manter de forma independente a função ventilatória espontânea pode estar prejudicada. Os pacientes podem precisar de assistência para manter uma via aérea pérvia e a ventilação espontânea pode ser insuficiente. Geralmente a função cardiovascular é mantida.
- *Anestesia geral* é a perda de consciência induzida por drogas durante a qual os pacientes não são estimuláveis, mesmo com estímulos dolorosos. Muitas vezes a habilidade de manter independentemente a função ventilatória é prejudicada. Os pacientes muitas vezes necessitam de assistência na manutenção de uma via aérea patente, e a ventilação com pressão positiva pode ser necessária em virtude da ventilação espontânea reduzida ou do rebaixamento da função neuromuscular induzido por drogas. A função cardiovascular pode ser comprometida.
- *Sedação e analgesia para procedimentos (SAP)* é uma técnica que consiste em administrar um agente sedativo ou dissociativo, geralmente junto com um analgésico, para induzir um estado que permita ao paciente tolerar procedimentos desagradáveis enquanto mantém adequadamente a função cardiorrespiratória espontânea. Seu objetivo é um nível rebaixado de consciência que permite ao paciente manter a oxigenação e o controle das vias aéreas de forma independente e contínua.

O objetivo da SAP é aliviar a ansiedade, a dor e o sofrimento associados aos procedimentos médicos. A SAP é parte essencial da prática de medicina de emergência e parte do currículo básico de programas de treinamento em medicina de emergência. Os profissionais devem estar preparados para intubar se a sedação se tornar mais profunda do que o esperado. Caso o paciente necessite de suporte ventilatório durante a SAP, os profissionais devem determinar a classificação do estado físico do paciente de acordo com a *American Society of Anesthesiology* (ASA) (Tabela 162.1) e a classificação de Mallampati (ver Capítulo 1) para identificar potenciais dificuldades.

Pelo menos um profissional, geralmente um enfermeiro, deve estar disponível para fazer registros e monitorar o paciente.[1] A profundidade da sedação, a frequência cardíaca, a pressão arterial, a oximetria de pulso e as leituras de capnografia devem ser registradas em intervalos regulares. Embora haja escalas para avaliar a profundidade da sedação em pacientes pediátricos, o monitoramento contínuo é mais importante do que qualquer medida específica em uma escala de sedação. Recomendamos o monitoramento contínuo do ritmo cardíaco, especialmente para pacientes de alto risco (p. ex., doença cardiovascular preexistente ou história de disritmias) ou procedimentos de alto risco (p. ex., cardioversão), pois é útil em pacientes com história cardíaca e pacientes mais velhos; embora não haja evidência de benefício em indivíduos jovens e saudáveis.

Os profissionais que administram sedação para procedimentos devem ter treinamento e habilidades em manejo de vias aéreas. Além do equipamento de monitoramento e do oxigênio, a sucção apropriada para a idade, o dispositivo bolsa-válvula-máscara e o equipamento de intubação devem estar disponíveis e preparados antes da administração de medicamentos. O macete mnemônico SOAP-ME fornece um checklist de equipamentos para sedação pediátrica[2]:

Size-appropriate suction catheters: **c**ateteres de sucção de tamanho apropriado
Oxygen supply: **o**xigênio
Airway: equipamento de vias aéreas de tamanho apropriado
Pharmacy: medicamentos e antagonistas de suporte avançado de vida
Monitores: oxímetro adequado ao tamanho
Equipamento ou drogas para um caso especial

Uma vez que o procedimento for concluído e os estímulos dolorosos forem removidos, os pacientes correm risco de hipoventilação ou hipóxia. O monitoramento deve continuar até que o paciente atenda a critérios pré-determinados de alta, que devem

TABELA 162.1
Classificação do Estado Físico da American Society of Anesthesiologists (ASA)

CLASSE	DESCRIÇÃO	EXEMPLOS	RISCO DE SEDAÇÃO
I	Indivíduo saudável	Sem história médica prévia	Mínimo
II	Doença sistêmica leve sem limitações funcionais	Asma branda, diabetes controlada	Baixo
III	Doença sistêmica grave com limitações funcionais	Pneumonia, distúrbio convulsivo mal controlado	Intermediário
IV	Doença sistêmica grave que é uma ameaça constante à vida	Doença cardíaca avançada, falência renal, sepse	Alto
V	Paciente moribundo que pode não sobreviver sem o procedimento	Choque séptico, trauma severo	Extremamente alto

incluir sinais vitais normais e estado mental e físico mínimo. Uma vez totalmente acordados, os pacientes devem ser liberados aos cuidados de um adulto responsável. Os pacientes devem receber instruções de alta pós SAP predeterminadas e adequadas à idade.

MANEJO

A Tabela 162.2 detalha os agentes sedativos específicos para SAP comumente utilizados em lactentes e crianças. A idade do paciente, as condições pré-existentes, e o nível antecipado de dor ou ansiedade devem orientar a escolha do sedativo. Emergencistas devem administrar drogas por titulação intravenosa (IV) lenta para reduzir o risco de eventos adversos, incluindo hipotensão e depressão respiratória.

Jejum Pré-Procedimento

A ASA oferece diretrizes para o jejum pré-operatório em pacientes saudáveis de todas as idades submetidos a procedimentos eletivos. Em pacientes submetidos à SAP no departamento de emergência (DE), as evidências indicam que o jejum pré-procedimento não diminui o risco de vômito ou aspiração, como observado nas diretrizes clínicas da *American College of Emergency Physicians* (ACEP).[1] Assim, a adesão às diretrizes de jejum pré-operatório da ASA para os procedimentos não é necessária em pacientes do DE submetidos à SAP.

Oxigênio Suplementar e Capnografia Durante a SAP

Embora impeça a hipoxemia em alguns pacientes, o oxigênio suplementar pode retardar o reconhecimento da hipoventilação ou apneia e, portanto, deve estar disponível, mas não deve ser um procedimento de rotina. A hipoventilação, contudo, deve ser detectada antes de qualquer queda na oximetria de pulso, independentemente do uso de oxigênio suplementar. Estamos de acordo com as recomendações recentes da ACEP sobre política clínica de que a capnografia deve ser usada como rotina para monitorar a ventilação em crianças submetidas à SAP.[1,2]

Monitoramento

O monitoramento bispectral é uma tecnologia utilizada durante a anestesia que utiliza vários parâmetros eletroencefalográficos e calcula um número de 0 a 100, o que dá uma indicação da profundidade da anestesia no paciente, sendo que um índice bispectral (BIS) entre 40 e 60 é apropriado para anestesia geral. O BIS não se correlaciona com o nível de consciência em si, mas com o efeito da droga no córtex cerebral. O BIS não é confiável em lactentes com padrões imaturos de eletroencefalograma (EEG), porque o BIS foi desenvolvido a partir dos padrões de EEG em adultos. Embora a monitoração bispectral tenha se mostrado útil para monitorar o nível de consciência em pacientes submetidos à anestesia geral, sua utilidade ainda não foi testada para diferenciar os níveis de sedação (leve, moderada ou profunda) durante a SAP no DE.[3]

Medicações Específicas

Propofol

O propofol tem várias vantagens para a SAP; tem um início rápido, duração curta e propriedades antieméticas. Seus efeitos colaterais incluem hipotensão e depressão respiratória, o que leva alguns a recomendar a limitação de seu uso no centro cirúrgico. Entretanto, um grande estudo observacional multicêntrico prospectivo descobriu que o propofol pode ser usado com segurança e eficácia fora do centro cirúrgico, incluindo o DE.[4] Apesar de que a dosagem de propofol varia de 0,5 a 1,5 ou até 2 mg/kg, uma dose inicial de 0,5 a 1,0 mg/kg deve ser administrada e titulada para efeito com doses adicionais, geralmente incrementos de 0,5 mg/kg.

Cetamina

A cetamina, um anestésico dissociativo, possui propriedades sedativas, amnésicas e analgésicas. A cetamina mantém a estabilidade cardiovascular e respiratória, tem depressão respiratória mínima e mantém os reflexos protetores das vias aéreas em pacientes com respiração espontânea. Os efeitos simpatomiméticos da cetamina incluem aumento da pressão arterial, frequência cardíaca, débito cardíaco, consumo de oxigênio pelo miocárdio e broncodilatação, tornando-se o sedativo de escolha em pacientes com exacerbações graves de asma.

A apneia é rara com cetamina (incidência de 0,8%), mas tem sido associada a doses muito altas, administração rápida e coadministração com depressores respiratórios. O laringoespasmo também é raro (incidência de 0,3%) e tem sido associado a altas doses da droga.[5] Geralmente, o laringoespasmo é transitório e responde a reposicionamento da cabeça, administração suplementar de oxigênio e ventilação com pressão positiva com bolsa-válvula-máscara. Apesar de raramente necessário, mostrou-se o uso de um paralítico em doses menores do que o necessário para a intubação (p. ex., succinilcolina administrada a 10% de uma dose paralítica) interrompe o laringoespasmo quando as medidas citadas falham. A sequência rápida de intubação raramente é necessária, sendo o último recurso para tratar o laringoespasmo.

A cetamina pode ser administrada por via intravenosa, intramuscular ou oral (VO). Para administração IV em pacientes pediátricos, as doses iniciais variam de 1,0 a 2,0 mg/kg, com doses adicionais em bólus de 0,5 a 1 mg/kg tituladas até o efeito desejado. A administração intramuscular (IM) é uma opção quando o acesso IV estiver indisponível; a dosagem varia de 4 a 5 mg/kg. As desvantagens da cetamina IM incluem uma maior taxa de vômitos, maior tempo de recuperação e falta de acesso IV no caso de complicações que exigem administração de medicamentos IV (p. ex., paralisia). A cetamina pode ser dada VO a uma dose de 5-7 mg/kg, embora a VO esteja associada a um aumento da incidência de efeitos colaterais, a um efeito menos previsível e a uma duração mais longa (até 1 hora).

Uso da Cetamina em Pacientes com Traumatismo Craniano. Estudos realizados na década de 1970 sobre o uso da cetamina na sequência rápida de intubação em pacientes cirúrgicos e neurológicos, muitos dos quais tinham obstrução na saída do líquido cefalorraquidiano, sugeriram que a cetamina pode aumentar a pressão intracraniana (PIC). Contudo, desde então, vários estudos têm desfeito essa associação. Segundo uma metanálise de

TABELA 162.2
Sedativos Comumente Usados na Sedação para Procedimentos em Crianças e Lactentes

SEDATIVO[c]	VIA	DOSE[a]	DOSE[b] USUAL	DOSE MÁXIMA	INÍCIO	DURAÇÃO	EFEITOS COLATERAIS	VANTAGENS/COMENTÁRIOS[c]
Etomidato	IV	0,3 mg/kg	0,2 mg/kg SAP (0,3 mg/kg SRI)	0,6 mg/kg	< 1 minuto	3 a 10 minutos	Dor da injeção, movimentos mioclônicos, insuficiência adrenal (uso prolongado)	↓ depressão CV/respiratória mínima
Cetamina[d]	IV	1 a 2 mg/kg (repetir de 0,5 a 1 mg/kg para procedimentos mais longos)	1,5 mg/kg SAP inicial (2 mg/kg SRI)		1 minuto	15 minutos	Efeitos simpatomiméticos (↑FC, ↓PA) Náusea, vômitos Reação de emergência Laringoespasmo (raro)	Também tem efeito analgésico estabilidade respiratória/CV broncodilatador (uso em asmáticos) Uso em campo de batalha/desastres
Cetamina	IM	4 mg/kg	4 mg/kg 2 mg/kg se < 2 anos		5 minutos	30 minutos	(Mesmo que acima) Maior risco de náusea	(Mesmo que acima)
Midazolam[e]	IV	0,05 a 0,1 mg/kg (de 6 meses a 5 anos ou adulto) 0,025 a 0,05 mg/kg (≥ 6 anos) Se for midazolam apenas, 0,05 mg/kg IV a não ser que seja paciente de risco	Se dado com fentanil, pode dosar a 0,02 mg/kg	6 mg/kg se ≤ 5 anos 10 mg/kg se > 6 anos ou adulto	3 minutos	60 minutos	Agitação paradoxal, vômito, tosse, soluço, depressão respiratória, apneia, portanto usar dose menor se dado com outros opioides ou depressores respiratórios, reversíveis pelo antagonista flumazenil	↑ Limiar de convulsão (usado para tratar pacientes convulsivos) ↓ PIC, FSC, ↓ pressão de preenchimento do VE pode beneficiar pacientes cardíacos Efeitos CV leves, a menos que hipovolêmico Uso em pacientes com DAC
Midazolam	IM	0,05 a 0,1 mg/kg (6 meses a 5 anos) 0,025 a 0,05 mg/kg (≥ 6 anos)	Se dado com fentanil, pode dosar a 0,02 mg/kg	6 mg/kg se ≤ 5 anos 10 mg/kg se > 6 anos ou adulto	5 a 30 minutos	60 a 90 minutos	(Mesmo que acima)	(Mesmo que acima)
Midazolam	IN	0,3 a 0,5 mg/kg			3 a 5 minutos		(Mesmo que acima)	(Mesmo que acima)
Metoexital[f]	IV	1 a 3 mg/kg	1 a 1,5 mg/kg	3 mg/kg	1 minuto	10 minutos	Depressão CV/respiratória, agitação paradoxal, extravasamento pode causar necrose do tecido Contraindicação: Porfiria	↓ PIO, ↓ PIC (mas não usar em paciente com epilepsia no lobo temporal Usar em pacientes com lesão craniana Pode usar se hipertermia maligna
Pentobarbital[g]	IV	1 a 6 mg/kg	Titulação inicial 2 mg/kg em incrementos de 1 a 2 mg/kg	6 ou 200 mg/kg	5 minutos	15 a 60 minutos	Depressão CV/respiratória, agitação paradoxal, extravasamento pode causar necrose do tecido Contraindicação: Porfiria	↓ PIO, ↓ PIC, usado para tratar estado de mal epiléptico Usado em lesões cranianas/pacientes neurológicos Pode usar se hipertermia maligna

(Continúa)

TABELA 162.2
Sedativos Comumente Usados na Sedação para Procedimentos em Crianças e Lactentes (cont.)

SEDATIVO[c]	VIA	DOSE[a]	DOSE[b] USUAL	DOSE MÁXIMA	INÍCIO	DURAÇÃO	EFEITOS COLATERAIS	VANTAGENS/COMENTÁRIOS[c]
Propofol	IV	0,5 a 1,5 mg/kg (repetir 0,5 mg/kg a cada intervalo de 3 a 5 minutos para procedimentos mais longos)	Variável, pode ser de 1,5 a 2 mg/kg	Não há	< 1 minuto	5 a 15 minutos (média 8 minutos)	Depressão CV/respiratória. Usar com cautela se choque/ PA baixa/função cardíaca prejudicada. Não usar se alergia a ovo, óleo de soja, EDTA	Rápido início de ação/recuperação. Sem mudança na dose se doença renal ou hepática. Pode usar se hipertermia maligna
Óxido nitroso	Inalação	Dose é mistura de 30% a 70%	Disponível comercialmente em mistura de 50%:50%			1 a 2 minutos	15 a 20 minutos	Contraindicações: ar aprisionado (obstrução intestinal, pneumotórax, enfisema, êmbolos aéreos)	Precisa de um sistema de limpeza e ventilação adequada, potencial para abuso, exposição crônica pode ter efeitos adversos

PA, Pressão arterial; DAC, doença arterial coronariana; FSC, fluxo sanguíneo cerebral; CV, cardiovascular; EDTA, ácido etilenodiaminotetracético; FC, frequência cardíaca; PIC, pressão intracerebral; IM, intramuscular; IN, intranasal; PIO, pressão intraocular; IV, intravenosa; VE, ventricular esquerdo; VO, via oral; VR, via renal; SAP, sedação e analgesia para procedimentos; SRI, sequência rápida de intubação.

[a]Doses vão variar para cada paciente; estas são algumas doses iniciais geralmente recomendadas. Alguns pacientes necessitarão de doses maiores que a dose máxima típica, ao passo que outros podem ser sedados com uma dose menor que a usual. Então é melhor titular a dose em todos os pacientes.

[b]Seja especialmente cauteloso em pacientes de risco. Pacientes de risco incluem aqueles com doença cardíaca significativa, incluindo insuficiência cardíaca ou hipertensão pulmonar, doença hepática, insuficiência renal e pacientes nos extremos de idade (lactentes, particularmente recém-nascidos, e pacientes geriátricos). Pode ser prudente, nesses pacientes, "começar devagar e ir devagar".

[c]Outros agentes usados para sedação, p. ex., DPT (meperidina [Demerol], prometazina [Fenergan] e clorpromazina [Thorazine]) IM devem ser evitados, pois há agentes novos e melhores para sedação com menos efeitos colaterais. O hidrato de cloral já foi usado no passado, mas no presente é pouco usado, pois há melhores opções.

[d]O efeito da cetamina sobre a PIC é discutida no texto. Anteriormente, a cetamina era contraindicada se houvesse um aumento na PIC. Contudo, recentemente, esse conceito foi questionado. Se a cetamina for administrada VO ou VR, são necessárias doses mais altas com efeito menos previsível e efeitos colaterais aumentados, por isso as rotas VO e VR não são recomendadas.

[e]O midazolam pode ser administrado por várias vias, incluindo IV, IM, IN, VO e VR. As vias de administração VO e especialmente a VR têm absorção e efeitos mais variáveis, por isso não são normalmente utilizadas.

[f]O metoexital pode ser administrado IM e VR com início e duração mais variável, por isso essas vias de administração são menos usadas.

[g]O pentobarbital pode ser administrado VO, ou VR, ou IM, mas o início e a duração são mais longos com efeito mais variável; por isso, prefere-se IV.

ensaios clínicos randomizados, a cetamina não aumenta a PIC e, portanto, pode ser usada em pacientes com traumatismo craniano.[6]

Agitação de Recuperação: uso de Benzodiazepínicos. O termo "reação de emergência" ou "agitação de recuperação" refere-se à agitação (que pode incluir alucinações ou delírio) que pode ocorrer após acordar ou voltar do efeito da cetamina. Em uma grande metanálise sobre sedação pediátrica com cetamina, a incidência da agitação de recuperação foi de 7,4% e de uma agitação de recuperação clinicamente importante foi de 1,4% e não foi significativamente associada à idade.[7] Reações de emergência ocorrem com mais frequência em adolescentes, adultos, mulheres e indivíduos com transtornos psiquiátricos, e podem ser tratadas com midazolam (0,03 mg/kg) até o máximo de 6 mg para pacientes de 6 meses a 5 anos de idade, e 10 mg para crianças a partir de 6 anos e adultos.[7,8]

Recentemente, descobriu-se que o uso rotineiro do midazolam em pacientes adultos que foram medicados com cetamina IV ou IM diminui o risco absoluto de reações de emergência em 17%, com um número necessário para tratar (NNT) de 6.[8] Entretanto, estudos pediátricos não demonstraram benefícios em seu uso rotineiro, provavelmente devido aos efeitos adversos do midazolam; embora seja raro, o midazolam pode causar agitação paradoxal. Como nenhum estudo pediátrico até o momento provou que há benefícios, não recomendamos a administração de midazolam rotineiramente como adjuvante da cetamina em crianças. Emergencistas devem considerar um agente alternativo ou cetamina associada a midazolam para adolescentes e crianças com doenças psiquiátricas.

Uso de Anticolinérgicos. A cetamina estimula as secreções traqueobrônquicas e salivares. Exceto em lactentes (p. ex., com idade inferior a 3 meses devido a diferenças relacionadas à idade na anatomia/reatividade das vias aéreas e na excitabilidade laríngea), provavelmente não é necessário o uso rotineiro de anticolinérgicos. Emergencistas podem considerar os anticolinérgicos para crianças submetidas a um exame das vias aéreas (p. ex., laringoscopia por fibra óptica) para melhorar a visibilidade, ou em pacientes com hipersalivação clinicamente significativa ou capacidade prejudicada de mobilizar secreções.

Prefere-se o glicopirrolato à atropina como anticolinérgico; é um antissialogogo mais potente e tem menos taquiarritmias. Diferentemente da atropina, o glicopirrolato não atravessa a barreira hematoencefálica, por isso não causa efeitos colaterais no sistema nervoso central (SNC). Os efeitos colaterais da atropina no SNC variam desde sonolência e coma e incluem cefaleia, nervosismo, insônia, excitação, tontura, desorientação, alucinações e ataxia. A cefaleia é o único efeito colateral no SNC relacionado ao glicopirrolato.

Uso de Antieméticos. A incidência de vômito na sedação com cetamina é de 8,4%.[7] Geralmente ocorre durante a recuperação quando os pacientes estão alertas e podem limpar suas vias aéreas. O risco é maior entre adolescentes e pacientes que recebem doses elevadas ou administração por via IM. Embora a ondansetrona esteja associada a uma pequena diminuição na incidência de vômitos ligada à sedação com cetamina em crianças, a ondansetrona está associada a outros efeitos adversos, incluindo o prolongamento do intervalo QT e a síndrome serotoninérgica. Recomendamos reservar o tratamento com ondansetrona para pacientes que tiverem náuseas e vômitos durante a recuperação da cetamina.

Cetofol: Cetamina Mais Propofol

A combinação de cetamina com propofol tem o potencial de fornecer os benefícios dos dois sedativos. A combinação permite que sejam aplicadas doses menores de cada medicamento, o que pode, teoricamente, minimizar os efeitos adversos dos sedativos quando aplicados isoladamente. Por exemplo, os efeitos estimulantes cardiorrespiratórios da cetamina poderiam compensar a depressão respiratória dose-dependente e a hipotensão do propofol. No entanto, o cetofol não demonstrou causar menos complicações nas vias aéreas ou menor incidência de depressão respiratória do que cada sedativo isoladamente.[9,10]

A cetamina e o propofol (cetofol) podem ser dosados de 0,50 mg/kg a 0,75 mg/kg para cada droga. O cetofol pode ser administrado através de uma mistura de 1:1 em seringa única de 10 mg/mL de cetamina e 10 mg/mL de propofol (p. ex., 2 mL para uma criança de 20 kg é equivalente a 0,50 mg/kg de cada droga). Em procedimentos curtos, a redosagem geralmente não é necessária. Em procedimentos mais longos, se a sedação estiver diminuindo, geralmente é feita dose adicional de propofol (com uma dose de 0,1 a 0,5 mg/kg IV) em razão de sua meia-vida mais curta.

RESULTADOS

O tratamento adequado da ansiedade e da dor que podem ocorrer com os procedimentos médicos resulta em maiores taxas de sucesso de procedimentos, mais satisfação por parte do paciente e do cuidador, menor probabilidade de o paciente desenvolver dor crônica e melhores resultados nos pacientes. Pacientes com risco aumentado de eventos adversos durante a SAP incluem os seguintes: os muito jovens ou muito velhos, aqueles com comorbidades (p. ex., doenças cardiopulmonares) ou anomalias craniofaciais (p. ex., síndrome de Down e síndrome de Pierre Robin), os obesos mórbidos e aqueles com um nível alto na classificação do estado físico da ASA (ver Tabela 162.1).

MANEJO DA DOR

PRINCÍPIOS

A *dor* é definida como uma experiência ou sensação desagradável, visceral ou somática, associada a dano tecidual real, potencial ou percebido. Os receptores de dor, denominados *nociceptores*, são as terminações nervosas livres de um neurônio sensorial que convertem estímulos mecânicos, térmicos ou químicos em atividade elétrica e iniciam um impulso que viaja pelo neurônio e depois ao longo do corno dorsal da medula espinhal (Fig. 162.1). O sinal proveniente de vários nervos periféricos e os estímulos sensoriais adicionais são processados, depois integrados e modulados no corno dorsal da medula espinhal, e então transmitidos pela medula espinhal até o SNC (Fig. 162.2).

Existem dois tipos de dor: nociceptiva ou neuropática. A dor nociceptiva ocorre quando a lesão ou inflamação do tecido estimula os receptores de dor intactos. A dor nociceptiva pode ser subdividida em dor visceral (isto é, órgãos internos) e dor somática (isto é, na pele, tecidos moles e estruturas musculoesqueléticas). A dor neuropática ocorre quando há funcionamento anormal ou estimulação dos nervos sensoriais danificados. Crianças com comprometimento grave no desenvolvimento podem apresentar dor neuropática central ou dor secundária à hiperalgesia visceral.

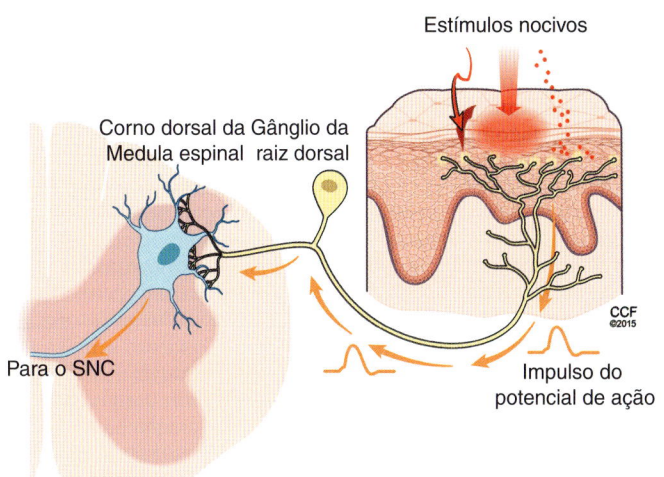

Fig. 162.1. Nociceptores. *SNC*, Sistema nervoso central. (A ilustração da figura é do Departamento de Arte e Fotografia Médica — Clínica Cleveland e do Sr. Dave Schumick com permissão.)

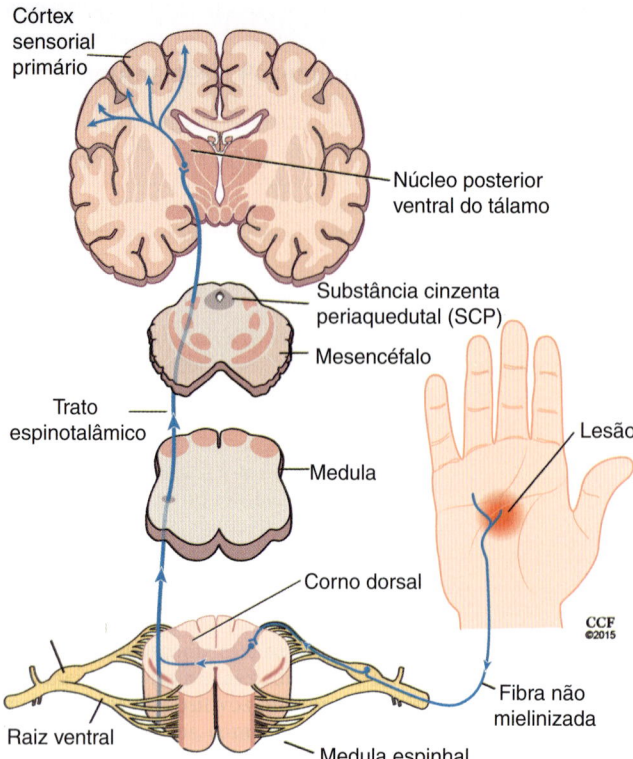

Fig. 162.2. Caminho da dor. (A ilustração da figura é do Departamento de Arte e Fotografia Médica — Clínica Cleveland e do Sr. Dave Schumick com permissão.)

A dor neuropática tipicamente arde, queima, formiga, é aguda ou elétrica em qualidade. A dor somática nociceptiva é geralmente descrita como aguda e bem localizada. Entretanto, a dor em estruturas mais profundas (p. ex., ossos, articulações ou tendões) pode causar dor forte, difusa ou irradiada. A dor visceral nociceptiva é tipicamente mal localizada, profunda e dolorosa. A dor crônica é uma resposta mal-adaptativa na qual a dor persiste após a lesão ou doença original ter sido resolvida.

MANEJO

Avaliação da Dor

O autorrelato do paciente é a medida mais precisa da gravidade da dor. Podem-se usar as avaliações da dor para orientar seu tratamento. As escalas de dor devem ser próprias para cada idade; escalas subjetivas ou de autorrelato podem começar a ser usadas aos 3 anos de idade, dependendo do nível de desenvolvimento. Crianças com menos de 3 anos não têm as habilidades cognitivas ou verbais necessárias para comunicar os níveis de dor e, portanto, exigem escalas de dor comportamental ou psicológica. As escalas de dor comportamental dependem da observação de comportamentos específicos de crianças ou lactentes. Alguns dos parâmetros usados nas escalas de dor comportamental incluem expressões faciais, consolabilidade, nível de interação, respostas dos membros, respostas motoras do tronco e respostas verbais. As escalas de dor comportamental e fisiológica combinam observações comportamentais e parâmetros fisiológicos (p. ex., sinais vitais) para chegar a uma classificação.

A escala numérica (EN) e a escala visual analógica (EVA) são escalas de autorrelato comumente usadas que têm confiabilidade e validade. Com a EVA, solicita-se que pacientes coloquem uma marca em uma linha de 10 cm ao longo da qual há vários descritores. Com a EN, solicita-se que os pacientes classifiquem a intensidade da dor em uma escala de 0 a 10 ou 0 a 100, onde 0 = sem dor e 10 ou 100 = pior dor possível. Prefere-se linhas horizontais a verticais, pois assim é a distribuição mais habitual das pontuações. Pacientes com pouca coordenação óculo-manual e acuidade visual ou destreza manual, como pacientes cognitivamente debilitados ou geriátricos, têm dificuldade em completar a EVA (19% a 25% dos idosos não conseguem usar a EVA corretamente). Por isso, a EN é mais comumente usada e é preferida em relação à EVA.

Como observado, o uso de escalas de dor é baseado na idade. Adolescentes e adultos podem classificar a dor usando a EN ou a EVA. Crianças mais velhas (de 8 a 11 anos de idade) também podem usar a EN ou a EVA. Crianças mais novas (de 3 a 8 anos de idade) podem quantificar a dor usando uma escala facial, mais comumente a escala de faces de Wong-Baker nos Estados Unidos e a Escala de Faces Revisada em outros países. O Premature Infant Pain Profile (PIPP) é usado para avaliar a dor em prematuros. A escala CRIES, **C**horo, **R**equer oxigênio, **I**ncreased (sinais vitais aumentados), **E**xpressões e **S**leeplessness (insônia) para recém-nascidos. A escala FLACC, **F**ace, **L**egs (pernas), **A**tividade, **C**horo, **C**onsolabilidade pode ser usada para lactentes e crianças menores. A *Children's Hospital of Eastern Ontario Pain Scale* (CHEOPS) e a *Observational Scale of Behavioral Distress* (OSBD) podem ser usadas para crianças menores e jovens.

Crianças não verbais com comprometimento neurológico, independentemente da idade, são incapazes de relatar a própria dor. O cuidador da criança geralmente conhece seus padrões de comportamento típicos, tanto o basal e em resposta a estímulos ou necessidades. Comportamentos que podem indicar dor incluem expressões faciais (p. ex., caretas), vocalizações (choro ou gemido), inconsolabilidade, aumento nos movimentos, aumento no tônus ou postura (p. ex., enrijecimento ou arqueamento) e comportamentos não típicos ou atípicos (p. ex., falta de expressão, ou mesmo risadas). A escala FLACC revisada (r-FLACC) é uma escala de dor projetada para ser usada em crianças com comprometimento cognitivo.

Técnicas Não Farmacológicas

Intervenções não farmacológicas devem ser usadas com terapia farmacológica para o manejo da dor. A hipnose é aceita pela Associação Médica Americana como uma terapia médica e tem sido usada para tratar a ansiedade, assim como a dor aguda e crônica. As crianças podem ser hipnotizadas mais facilmente do que os adultos. Estudos indicam que a hipnose é eficaz em pacientes pediátricos para procedimentos médicos dolorosos, dores de cabeça, doença falciforme, dor crônica e até mesmo no tratamento do câncer. A acupuntura e a acupressão têm sido usadas como um método não farmacológico para o manejo da dor em ambientes que não o DE.

Técnicas que distraem da dor devem ser culturalmente adaptadas e podem ser de baixa tecnologia ou alta tecnologia. As distrações de baixa tecnologia incluem contar histórias, ler um livro e jogar cartas ou jogos. Caleidoscópios têm sido usados com sucesso como uma distração em crianças e adultos para diminuir a dor da punção venosa. As distrações de alta tecnologia envolvem equipamentos eletrônicos mais caros, como jogos de videogame portátil ou realidade virtual. Pesquisas preliminares sugerem que a realidade virtual de alta tecnologia que usa múltiplos estímulos sensoriais pode ser eficaz na redução da dor.

Com formação em crescimento humano, desenvolvimento e psicologia, os especialistas em vida infantil são membros valiosos da equipe de qualquer DE pediátrico. Os especialistas em vida infantil efetivamente ajudam as crianças a lidar com a doença ou lesão através de brincadeiras, preparação e educação.[11] Segundo um estudo feito com crianças submetidas à sutura no DE, contar com um especialista em vida infantil que usa distrações de baixa tecnologia resultou em menos angústias do que no grupo controle em que não foram usadas distrações.

Talvez um dos métodos não farmacológicos mais importantes e comuns para limitar a ansiedade e a dor da criança ou do lactente seja a presença dos pais durante o procedimento. As técnicas usadas em lactentes incluem sucção não nutritiva, aleitamento materno, contato pele a pele (cuidado canguru) e sacarose. O uso de sacarose administrada por chupeta ou seringa oral mostrou diminuir efetivamente a dor em lactentes de 3 meses de idade ou menos submetidos a procedimentos dolorosos.

Anestesia Tópica

Usados em conjunto com outros métodos para diminuir a dor, os anestésicos tópicos podem diminuir a necessidade de analgésicos sistêmicos ou anestesia local. Os anestésicos tópicos podem ser utilizados para realizar punção venosa, canulação IV, procedimentos cirúrgicos menores, cuidados com feridas, sutura e punção lombar. Os anestésicos tópicos têm aplicação indolor e não distorcem o tecido (p. ex., para lacerações faciais cosmeticamente importantes). Sem agulha, também evitam o risco de picadas de agulha.

Diferentes anestésicos tópicos podem ser utilizados na pele intacta ou ferida (Tabela 162.3), bem como na mucosa. Os vasoconstritores, como a epinefrina, aumentam a eficácia anestésica e a duração do efeito, mas geralmente não devem ser usados em regiões de terminação arterial (p. ex., a ponta do dedo). As fórmulas mais comuns utilizadas na pele intacta (p. ex., antes de punção venosa) são a mistura eutética de anestésicos locais (EMLA), lidocaína encapsulada em lipossomas (LMX) e anestésico em spray. Lidocaína, epinefrina e tetracaína (LET) e tetracaína, adrenalina (epinefrina) e cocaína (TAC) podem ser usadas para feridas abertas. Em razão do potencial de toxicidade da cocaína, recomendamos o uso de outros anestésicos tópicos em vez da TAC. A EMLA tem sido associada a metemoglobinemia, convulsões e depressão respiratória com aplicação excessiva da pele. A metemoglobinemia está associada ao componente de prilocaína da EMLA e é mais provável de ocorrer em pacientes com deficiência de glicose-6-fosfato desidrogenase (G6PD) e naqueles submetidos a medicação indutora de metemoglobinemia.

O uso de agentes anestésicos tópicos (p. ex., lidocaína e benzocaína) nas mucosas para dor na dentição ou estomatite tem sido associado a eventos adversos sérios, incluindo convulsões, depressão respiratória, toxicidade cardiovascular e morte. Isso motivou a adoção de uma advertência de tarja preta na lidocaína viscosa e a recomendação da Food and Drug Administration (FDA) contra o uso de anestésicos tópicos sem prescrição médica (SPM) para a dor na dentição. Recomendamos não usar anestésicos tópicos nas mucosas de lactentes e crianças pequenas. Para dor na dentição, use um anel de dentição refrigerado (não congelado) ou peça ao cuidador para massagear suavemente as gengivas com o dedo. Crianças com estomatite podem ser tratadas com acetaminofeno ou anti-inflamatórios não esteroidais (AINEs).

Os anestésicos em sprays têm usos semelhantes aos anestésicos tópicos (Tabela 162.4). Dois anestésicos em spray comumente usados são o cloreto de etila, que é inflamável, e 1,1,1,3,3 pentafluoropropano/1,1,1,2 tetrafluoroetano, que não é inflamável e é inofensivo à camada de ozônio. Para ser eficaz, a aplicação deve incluir a distância correta de 7,5 cm a 18 cm do local na pele, borrifos constantes cobrindo a área específica (aproximadamente 25 cm para punção venosa ou cânula IV) e tempo de aplicação adequado por 4 a 10 segundos ou se a pele começar a ficar branca, o que ocorrer primeiro. Os anestésicos em spray também têm sido utilizados para aliviar a dor miofascial, dores musculares e dores de lesões musculoesqueléticas. Anestésicos em spray têm início imediato. Embora o efeito desapareça em um minuto, o anestésico pode ser reaplicado.[12]

O J-tip é um injetor a jato sem agulha que usa gás pressurizado para o fornecimento de anestésico local. Descobriu-se que a aplicação de lidocaína com J-tip é eficaz na diminuição da dor sentida na inserção de cateter IV periférico. Em um estudo com pacientes pediátricos no DE, a lidocaína liberada por jato não foi mais eficaz na redução da dor do que a solução salina liberada pelo jato; contudo, ambos foram melhores do que nenhum pré-tratamento.[13] Muitas vezes, os dispositivos utilizados para a injeção de anestésicos locais estão associados a efeitos colaterais locais menores (como eritema ou equimoses) e podem produzir um estalo audível quando usados, o que pode assustar uma criança. Segundo um estudo em pacientes pediátricos, um dispositivo de vibração fria colocado proximal ao local da punção venosa diminuiu a dor da punção em comparação ao tratamento padrão, que incluía o uso de lidocaína lipossomal a 4% e spray vapocolante.[14]

Anestésicos Locais

Os anestésicos locais bloqueiam reversivelmente os canais de sódio, o que inibe a propagação dos impulsos nervosos (Fig. 162.3). Os anestésicos locais se enquadram em uma destas duas classes: amidas e ésteres. Podem-se identificar as amidas se o prefixo antes do final "-caína" contiver a letra "I" (p. ex., lidocaína e bupivacaína). Os anestésicos locais também são classificados pela duração da ação. Os anestésicos locais fortemente ligados por proteína a um receptor no canal de sódio (p. ex., bupivacaína e tetracaína) têm uma duração de ação mais longa do que anestésicos com uma ligação mais fraca (p. ex., procaína e prilocaína). Maiores concentrações do anestésico local também aumentarão a duração da ação.

A potência refere-se ao grau em que o anestésico local individual bloqueia a transmissão no tecido neural (Fig. 162.4). A membrana das células nervosas consiste de uma matriz lipoproteica, de modo que os anestésicos locais mais lipossolúveis (p. ex., tetracaína) são mais potentes do que os menos lipossolúveis (p. ex., procaína e prilocaína). Anestésicos locais com baixa lipossolubilidade devem ser administrados em concentrações mais elevadas e doses mais altas para atingir a mesma eficácia.

Quando adicionada a um anestésico local, a epinefrina aumenta a duração da anestesia, retarda a absorção sistêmica e ajuda a controlar o sangramento local. A clonidina adicionada a uma solução anestésica local (10 μg = 0,1 mL de clonidina adicionada a 0,5 mL de lidocaína a 0,5%) também foi usada para aumentar a duração da anestesia. Embora atualmente o risco esteja sendo questionado, os anestésicos locais que contêm epinefrina devem ser geralmente evitados em regiões de terminação arterial (p. ex., dedos) e em pacientes com patologia vascular (p. ex., doença de Buerger, lesão

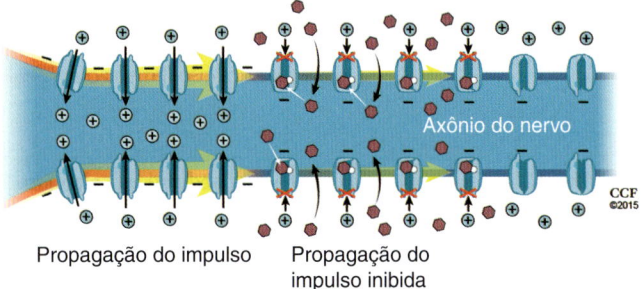

Fig. 162.3. Mecanismo de ação dos anestésicos locais. Os anestésicos locais bloqueiam reversivelmente os canais de sódio. (A ilustração da figura é do Departamento de Arte e Fotografia Médica — Clínica Cleveland e do Sr. Dave Schumick com permissão.)

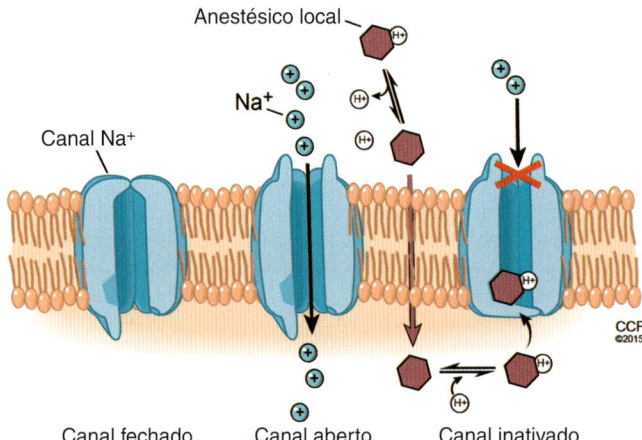

Fig. 162.4. Mecanismo de ação dos anestésicos locais. Os anestésicos locais bloqueiam a transmissão do impulso nervoso ligando-se ao receptor dentro do canal de sódio e inativando-o. H+, íon de hidrogênio; Na+, íon de sódio. (A ilustração da figura é do Departamento de Arte e Fotografia Médica — Clínica Cleveland e do Sr. Dave Schumick com permissão.)

TABELA 162.3
Agentes Anestésicos Tópicos para Aplicação em Pele Intacta ou Feridas Abertas

AGENTE TÓPICO[b,c,d]	COMPOSIÇÃO	LOCAIS	TEMPO PARA EFICÁCIA	ADMINISTRAÇÃO	COMENTÁRIOS	CONTRAINDICAÇÕES
Mistura eutética de agentes anestésicos locais (EMLA)	Lidocaína 2,5% Prilocaína 2,5% Mistura 1:1	Pele intacta	Início: 60 minutos Pico: 120 minutos	Aplicar de 5 a 10 g em camada grossa Cobrir com curativo semioclusivo	Dose[a]: 0 a 3 meses ou < 5kg: máximo 1 g em ≤ 1 hora, 10 cm³ 3 a 12 meses e > 5 kg: máximo 2 g em ≤ 4 horas, 20 cm³ 1 a 6 anos e > 10 kg: máximo 10 g em ≤ 4 horas, 100 cm³ 7 a 12 anos e > 20 kg: máximo 20 g em ≤ 4 horas, 200 cm³	Lactentes IG < 37 semanas, < 1 ano se suscetível a metemoglobinemia ou sob agentes indutores de metemoglobina (sulfonamídeos, nitratos, primaquina, outros) Usar com cautela se idade < 3 meses de idade
Lidocaína encapsulada em lipossoma (LMX)	Lidocaína 4% (LMX4) ou 5% (LMX5) (nome anterior: ELA Max)	Pele intacta	Início: 30 a 60 minutos	Aplicar 2,5 g em camada grossa Cobrir com curativo semioclusivo		Mesmas da lidocaína
Lidocaína, epinefrina e tetracaína (LET)	Lidocaína 4% Epinefrina 0,1% Tetracaína 0,5%	Derme aberta	20 a 30 minutos	Aplicar 5 mL em gaze, colocar em ferida, cobrir com curativo semioclusivo	Barato Pode usar na derme intacta ou aberta (como laceração) Deve-se executar o procedimento rapidamente, pois o efeito desaparece depressa (dentro de 1 minuto) Pode ser reaplicado	Área de suprimento de sangue comprometido, ou suprimento de sangue final arteriolar
Anestésico em spray (PainEase) (outro anestésico em spray comum é o cloreto de etila)	1,1,1,3,3 pentafluoroetanoo, 1,1,1,2-tetrafluoroetano (não inflamável e inofensivo para a camada de ozônio portanto é preferível em relação ao cloreto de etila)	Derme intacta Derme aberta	Quase instantaneamente, 4 a 10 segundos	Segure a lata de spray de 7,5 a 18 cm do local, pulverize por um intervalo de 4 a 10 segundos ou até que a passagem ocorra		Área de suprimento sanguíneo comprometido, intolerância ou hipersensibilidade ao frio da pele insensível

IG, Idade gestacional.
[a] A dose de EMLA® varia de acordo com a idade e o peso, com a quantidade máxima de pele intacta em cm³ sobre a qual o creme pode ser aplicado e o período de tempo permitido para contato com a pele especificado.
[b] Tetracaína, adrenalina (epinefrina) e cocaína (TAC) é um anestésico tópico usado na derme aberta, mas, em razão da toxicidade potencial do componente de cocaína, bem como por questões legais e regulatórias, ela foi substituída por outros anestésicos tópicos.
[c] A tetracaína tópica (Ametop) tem sido usada em adultos e relatada na literatura em pacientes pediátricos, mas, de acordo com o Lexi-Medicamentos Pediátricos e Neonatais sobre a tetracaína tópica sob dosagem, "Crianças: segurança e eficácia não foram estabelecidas" por isso não está incluída nesta lista.
[d] O uso de agentes anestésicos tópicos nas superfícies mucosas de lactantes e crianças pequenas, como para a dor na dentição ou estomatite, tem sido associado a eventos adversos graves, incluindo convulsões, depressão respiratória e morte. Por isso, eles não foram incluídos nesta lista. A Academia Americana de Pediatria (AAP) recomenda usar um anel mordedor refrigerado (não congelado) ou esfregar/massagear suavemente com os dedos do cuidador para a dor na dentição. A FDA recomenda que não se utilizem medicamentos tópicos vendidos sem prescrição médica para a dor na dentição. Esses produtos podem conter até 20% de benzocaína, que é de 200 mg/mL. Isso não pode ser comparado com a concentração usual de anestésico local para injeção subdérmica para sutura, como a lidocaína a 2%, que é 20 mg/mL, portanto um aumento de dez vezes para 200 mg/mL para concentração de 20%.

TABELA 162.4

Anestésicos Locais Comuns

ANESTÉSICOS LOCAIS[A]	DOSE MÁXIMA[B]	INÍCIO	DURAÇÃO[C] (MÉDIA)	LIGAÇÃO PROTEICA (%)	POTÊNCIA[D]	LIPOSSOLUBILIDADE[E]	PKA[F] (25 °C)
AMIDAS[G]							
Longa Duração							
Bupivacaína (Marcaína)	3 mg/kg	10 minutos	200 minutos	96%	8	Alta	8,1
Etidocaína (Duranest)	3 mg/kg	3 minutos	200 minutos	94%	6	Alta	7,7
Moderada Duração							
Lidocaína (Xilocaína)	4 a 4,5 mg/kg	5 minutos	100 minutos	64%	2	Média	7,9
Mepivicaína (Carbocaína)	4 a 4,5 mg/kg	3 minutos	100 minutos	78%	2	Baixa	7,6
Prilocaína (Citanest)	5 mg/kg	5 minutos	100 minutos	55%	2	Média	7,9
AMIDAS COM EPINEFRINA							
Lidocaína com epinefrina	7 mg/kg	5 minutos	120 minutos	64%	2	Média	7,9
Mepivicaína com epinefrina	7 mg/kg	5 minutos	120 minutos	78%	2	Baixa	7,6
ÉSTERES[G]							
Curta Duração							
Cloroprocaína (Nesacaína)	8 mg/kg	5 minutos	45 minutos	—	1	Baixa	8,7
Procaína (Novocaína)	7 mg/kg	18 minutos	40 minutos	6%	1	Baixa	8,9
Longa Duração							
Tetracaína (Pontocaína)	1,5 mg/kg	15 minutos	200 minutos	76%	8	Alta	8,5

[a]A utilização de marcas comercialmente disponíveis não implica o apoio a qualquer medicamento ou produto. Eles estão incluídos porque os indivíduos podem estar mais familiarizados com nomes comerciais ou da marca do que a droga ou categoria específica de drogas.
[b]A dose máxima é baseada no peso corporal ideal.
[c]A duração é afetada pela ligação (p. ex., ↑ ligação proteica produz ↑ duração) e concentração (↑ concentração ↑ duração). A lidocaína a 2% tem duração maior que a lidocaína a 1%.
[d]A potência está relacionada à capacidade do anestésico local de penetrar na membrana lipídica do axônio do nervo.
[e]Os anestésicos locais muito lipossolúveis possuem maior potência (↑ solubilidade lipídica leva a ↑ potência) (p. ex., tetracaína maior potência que a procaína). Para ter a mesma eficácia, os anestésicos pouco lipossolúveis (p. ex., menor potência) devem ser administrados em concentrações mais altas e em doses mais altas do que os anestésicos locais com maior lipossolubilidade e, portanto, maior potência.
[f]Os anestésicos locais são bases fracas. O início é uma função de pKa, o pH no qual há porcentagens iguais das formas ionizada e não ionizada (p. ex., 50% ionizado, 50% não ionizado). A forma não ionizada é capaz de atravessar facilmente a membrana neural. Anestésicos locais com um pKa próximo ao pH fisiológico resultam em maiores concentrações da forma não ionizada, levando a um início mais rápido. pKa perto do pH fisiológico: ↑ início não ionizado ↑ início (mais rápido). Entretanto, uma vez dentro da célula nervosa, a base não ionizada atinge o equilíbrio com a ionizada. A forma ionizada (cátion) liga-se ao receptor dentro do canal de sódio e inativa-o (ver Fig. 162.4).
[g]No caso de anafilaxia com imunoglobulina E (IgE) verdadeira, o que é muito raro, para uma classe de anestésicos locais, a outra classe pode ser usada; p. ex., se houver alergia a ésteres, pode-se usar amidas e vice-versa. Se houver alergia a todas as "caínas" (amidas e ésteres), pode-se usar álcool benzílico ou difenidramina. Prefere-se o álcool benzoílico à difenidramina.
Derivado de fontes diversas incluindo Berde CB, Strichartz GR: Local anesthetics. In Miller RD, Cohen NH, Eriksson LI, et al, editors: Miller's anesthesia, ed 8, Philadelphia, 2015, Elsevier, pp 1028–1054.

---

vascular digital) que correm alto risco de isquemia. As técnicas para diminuir a dor da injeção são descritas no Quadro 162.1.

A reação vasoconstritora é a reação adversa mais comum a um anestésico local. Ocorre quando um anestésico local que contém epinefrina é injetado em uma região altamente vascularizada. O paciente repentinamente sente os batimentos cardíacos acelerados e fica ansioso e apavorado pela rápida absorção da epinefrina. Essa reação passa rapidamente e não é uma verdadeira alergia.

A verdadeira anafilaxia mediada por imunoglobulina E (IgE) a anestésicos locais é muito rara, especialmente com a classe das amidas. Os relatos de alergia a amidas têm maior chance de serem uma reação à epinefrina ou a um dos conservantes (p. ex., metilparabeno). Não há reatividade cruzada entre amidas e ésteres, e eles contêm conservantes diferentes. Para pacientes sabidamente alérgicos à lidocaína, pode-se usar uma solução de álcool benzílico (feita pela adição de 0,2 mL de 1:1.000 de epinefrina a um frasco de 20 mL de solução fisiológica contendo 0,9% de álcool benzílico). O álcool benzílico é, por várias razões, preferível à difenidramina (4 mL de solução salina normal: 1 mL de difenidramina a 5%

QUADRO 162.1

Técnicas para Diminuir a Dor da Anestesia Local

Use um agente tópico antes da injeção
Use a agulha de menor calibre possível (geralmente, uma agulha de calibre 27 a 30)
Use solução aquecida: de 37 °C a 39 °C
Injete devagar
Injete no espaço subcutâneo, não na derme
Minimize o número de punções
Injete de dentro de feridas abertas, não injete através da pele intacta adjacente
Tampone o anestésico local: misture 1% de lidocaína com 8,4% de solução de bicarbonato de sódio em uma proporção de 9 partes de lidocaína para 1 parte de bicarbonato de sódio (mistura de bupivacaína com bicarbonato pode causar precipitação do anestésico e não é recomendada).

para fazer uma solução a 1%) como anestésico local alternativo em pacientes com alergia à lidocaína. Um estudo randomizado e controlado de lidocaína, álcool benzílico e difenidramina para anestesia local constatou que a duração da analgesia foi mais longa para lidocaína, e a maior dor mediana de infiltração ocorreu com a difenidramina. Embora a difenidramina tenha sido usada como anestésico local efetivo, ela pode ser absorvida sistemicamente e causar sedação. Mais importante, é um irritante tecidual, e a hiperemia e a maior sensibilidade no local da injeção por vários dias são comuns. Foram relatadas necrose local e descamação cutâneas inesperadas. Se a difenidramina for utilizada como anestésico local, ela deve ser usada em solução de 1%, pois concentrações menores (p. ex., < 1%) podem ser menos eficazes e concentrações mais altas (p. ex., > 1%) provavelmente aumentam o risco de necrose da pele.

A toxicidade grave dos anestésicos locais deve-se aos seus efeitos no SNC e no sistema cardiovascular (SCV). Os primeiros sinais de toxicidade incluem dormência ou formigamento dos lábios, gosto metálico, audição abafada e zumbido. Esses sintomas geralmente precedem o aparecimento de sonolência, convulsões, estado de mal epiléptico e coma. Podem ocorrer depressão miocárdica direta e falha da bomba, especialmente se o paciente estiver usando betabloqueadores ou bloqueadores dos canais de cálcio. Bloqueio cardíaco e assistolia também podem ocorrer. Se a parada cardíaca for sabidamente ou presumida como resultado da toxicidade do anestésico local, o tempo de ressuscitação deve levar em consideração o tempo para os efeitos cardíacos negativos desaparecerem. Qualquer anestésico local pode ter esses efeitos adversos, especialmente quando excedem as doses recomendadas.

Em comparação com as amidas, os ésteres têm uma maior incidência de reações alérgicas. A procaína e a benzocaína são metabolizadas em ácido para-aminobenzoico (PABA), que tem sido associado a reações anafiláticas raras. Os metabólitos da prilocaína e da benzocaína têm sido associados à metemoglobinemia. A bupivacaína tem um perfil de toxicidade cardíaca mais alto do que outros anestésicos locais, mas ainda é amplamente utilizada e geralmente segura e eficaz quando usada conforme recomendado. Em geral, a escolha do anestésico local depende mais da duração e da preferência pessoal do que de uma vantagem marcante de um medicamento específico ou classe anestésica.

Bloqueio Nervoso

O bloqueio nervoso é a anestesia regional obtida pela injeção de um anestésico local próximo a um nervo, nervos ou plexo nervoso que supre determinada área. Pode haver uma região razoavelmente bem delimitada de anestesia (p. ex., um bloqueio do punho ou tornozelo), ou um membro inteiro, denominada *anestesia regional maior*. Os bloqueios nervosos são frequentemente usados para fornecer anestesia antes dos procedimentos (p. ex., redução de fraturas ou luxações e sutura de grandes lacerações). Essa abordagem tem a vantagem de limitar a quantidade de lidocaína ou outro anestésico necessário, diminuindo a possibilidade de o anestésico local atingir níveis tóxicos. O uso de bloqueios nervosos guiados por ultrassom no DE tem crescido devido ao aumento da segurança e da eficácia na visualização ultrassonográfica das estruturas. Apesar de haver muita literatura sobre o uso de bloqueios nervosos em adultos no DE, existem poucos estudos que tratam de seu uso em pacientes pediátricos no DE.

Complicações que podem ocorrer com qualquer bloqueio nervoso incluem quebra de agulha (é mais provável que ocorra em agulhas muito pequenas ou longas ou em agulhas dobradas para realizar o bloqueio, p. ex., bloqueio alveolar superior posterior), dano da agulha nas estruturas anatômicas (p. ex., nervos, vasos, vísceras, pleura e outras estruturas), neurotoxicidade, complicações vasculares (p. ex., formação de hematomas, injeção intra-arterial), infecção e sangramento. Com qualquer bloqueio nervoso, os emergencistas devem revisar a anatomia apropriada (particularmente se realizada com pouca frequência), tomar cuidado para não exceder a dose máxima de anestésico e calcular a dose máxima com base no peso corporal real, não ideal. Misturar lidocaína com bupivacaína proporciona um início rápido e uma maior duração do bloqueio nervoso.

Analgésicos Sistêmicos Não Opioides

Analgésicos sistêmicos não opioides (Tabela 162.5) incluem acetaminofeno (paracetamol), que tem efeitos analgésicos e antipiréticos, mas não tem efeito anti-inflamatório. Não há necessidade de alteração de dosagem para insuficiência renal ou hepática leve. Se forem utilizadas doses terapêuticas e não houver abuso de álcool ou doença hepática preexistente, a toxidade hepática é rara. O acetaminofeno é uma excelente escolha para o tratamento de dores leves, em combinação com opioides para dor de moderada a intensa, e tem vários modos de administração, incluindo a via IV. Indicações para o uso IV do acetaminofeno incluem casos de pacientes com dor ou febre incapazes de tomar medicação oral e aqueles com absorção gastrointestinal (GI) comprometida.

Os AINEs têm propriedades analgésicas e anti-inflamatórias. Os AINEs inibem a cicloxigenase (COX)-1 e COX-2, o que diminui a síntese de prostaglandinas, elevando o limite para ativação do nociceptor. Os AINEs não seletivos inibem a COX-1 e COX-2. Os efeitos colaterais de inibição de COX-1 incluem sangramento gastrointestinal, insuficiência renal e disfunção plaquetária. Em pacientes pediátricos, o ibuprofeno é o AINE de escolha, porque tem menos efeitos colaterais que outros AINEs. Os AINEs devem ser mais eficazes que o paracetamol na redução da dor de inflamação associada à lesão tecidual.

A aspirina tem efeitos analgésicos, antipiréticos e anti-inflamatórios. Entretanto, não é recomendada para crianças e recém-nascidos em razão do risco de síndrome de Reye, uma encefalopatia de início rápido associada à disfunção hepática. Por essa razão, a aspirina não deve ser usada em ninguém que apresente sintomas de gripe ou varicela.

Analgésicos Opioides

Os opioides, previamente denominados *narcóticos*, produzem analgesia por ligação a receptores opioides no cérebro, tronco cerebral, medula espinhal e sistema nervoso periférico. O principal efeito adverso dos opioides é uma depressão respiratória dose dependente, com diminuição das reações à hipóxia e à hipercapnia — esse efeito é potencializado quando coadministrados com outras medicações sedativas. Outros efeitos colaterais são principalmente gastrointestinais (p. ex., constipação, náusea e vômito), retenção urinária e prurido.

Há muitas vias de administração de opioides. A IM não é recomendada pela dor da injeção e absorção IM variável. A codeína é um opioide fraco que tem um aumento na incidência de efeitos colaterais em comparação com outros opioides. Até um terço dos pacientes é considerado "não responsivo" à codeína, devido a um traço genético que interfere no metabolismo do anestésico. Como resultado, eles são incapazes de criar os metabólitos ativos responsáveis pelos efeitos analgésicos da codeína. A meperidina não é recomendada devido a sua possível toxicidade no SNC (p. ex., convulsões, alucinações e psicose) em doses terapêuticas e ao risco de síndrome serotoninérgica.

Prescrição e Uso de Opioides.
Parcialmente em razão de um maior foco no tratamento da dor, houve um grande aumento na prescrição de opioides por profissionais da saúde nos últimos anos tanto para pacientes adultos quanto pediátricos. Concomitantemente, houve também um aumento nas complicações da prescrição de opioides, como abuso da substância, vício, overdose e mortes.

Norte-americanos, que compõem apenas 4,6% da população mundial, consomem 80% do suprimento mundial de opioides, 99% do suprimento mundial de hidrocodona e dois terços das drogas ilegais.[15] De acordo com a Pesquisa sobre Cuidados Médicos do *National Hospital Ambulatory*, o uso geral dos analgésicos opioides em consultas pediátricas no DE relacionadas à dor aumentou significativamente de 11,2% em 2001 para 14,5% em 2010. O uso

TABELA 162.5

Analgésicos Sistêmicos

ANALGÉSICO SISTÊMICO[D,E]	VIA[C,F]	DOSE (PEDIÁTRICA)[A]	DOSE (ADULTO)[B]	DOSE MÁXIMA[C]	FÓRMULAS E NOTAS	COMENTÁRIOS
NÃO OPIOIDE[B]						
Acetaminofeno (Paracetamol) (Tylenol)	VO	Criança/lactentes dose de 10 a 15 mg/kg a cada 4 a 6 horas. Criança 6 a 11 anos: dose de 325 mg a cada 4 a 6 horas	≥ 12 anos/adultos 650 mg a cada 4 a 6 horas 1.000 mg a cada 6 horas (máximo 4.000 mg ao dia)	Dose única infantil 15 mg/kg Dose total ao dia: Menos de 75 mg/kg ou 4.000 mg Não mais que cinco doses ao dia	Solução VO ou suspensão: 160 mg/5 mL, 500 mg/5 mL Comprimidos/cápsulas em gel: 325 mg, 500 mg Mastigável ou COD: 80 mg	Analgésico Antipirético Sem efeito anti-inflamatório Associado a falência renal Hepatoxicidade é normalmente associada a dose excessiva Não exceder dose máxima diária
	VR	Dose de 20 a 30 mg/kg a cada 4 a 6 horas	650 mg a cada 4 a 6 horas	Dose total ao dia: 3.900 mg	120 mg, 325 mg, 650 mg	(Mesmo que acima)
Acetaminofeno (Ofirmev)	IV	< 50 kg: 15 mg/kg a cada 6 horas ou 12,5 mg/kg a cada 4 horas	≥ 50 kg: 650 mg a cada 6 horas ou 1.000 mg a cada 6 horas	Se < 50 kg: dose única 15 mg/kg, dose total diária < 75 mg/kg/dia ≥ 50 kg: dose única 1.000 mg diária 4.000 mg	10 mg/mL (frasco de 100 mL)	(Mesmo que acima) Mais caro, pode ser usado em pacientes em NVO
Aspirina (ácido acetilsalicílico)	VO ou VR	Peso < 50 kg: dose de 10 a 15 mg/kg a cada 4, 6 ou 8 horas	Peso ≥ 50 kg ou ≥ 12 anos/adultos 325 a 650 mg a cada 4 a 6 horas	Dose total diária: menos de 120 mg/kg ou 4.000 mg	Comprimidos/cápsulas: 81 mg, 325 mg, 560 mg Comprimidos mastigáveis: 81 mg	Analgésico Antipirético Anti-inflamatório Evitar se estiver se recuperando de varicela ou sintomas de gripe devido à associação com a síndrome de Reye (levou a ↓ do uso)
Ibuprofeno (Advil, Motrin)	VO	6 meses a 5 anos: dose de 5 a 10 mg/kg a cada 6 a 8 horas	≥ 12 anos/adultos 400 a 600 mg a cada 4 a 6 horas ou 800 mg a cada 8 horas	< 12 anos Dose única: 400 mg Dose total diária: 40 mg/kg até 1.200 mg Adultos: dose total diária 3.200 mg	Suspensão: 100 mg/5 mL Comprimidos: 100, 200, 400, 600, 800 mg Comprimido mastigável: 50, 100 mg	Analgésico Antipirético Anti-inflamatório Efeitos colaterais: sangramento GI, insuficiência renal e disfunção plaquetária; a maioria dos efeitos colaterais ocorre com o uso crônico de AINEs não seletivos
Toradol (Ketorolac)	IV ou IM	Dose de 0,5 mg/kg a cada 6 a 8 horas	Criança > 50 kg e adulto 30 mg	30 mg por dose Dose total diária: 120 mg	Doses maiores que 60 mg podem ser dadas mas não são recomendadas pois doses maiores que 30 mg não têm eficácia maior mas têm mais incidência de efeitos colaterais	(Mesmo de ibuprofeno) Terapia não pode durar mais que 5 dias
OPIOIDES: ORAL COM OU SEM ACETAMINOFENO[B]						
Hidrocodona	VO	Dose de 0,1 a 0,2 mg/kg a cada 4 a 6 horas Dose usual: 0,15 mg/kg	Criança ≥ 50 kg e adulto: 5 a 15 mg a cada 4 a 6 horas, dose usual 10 mg	Não mais de 6 doses por dia Dose total diária 60 mg	Comprimidos de liberação prolongada de 24 horas: cápsulas de 20, 30, 40, 60, 80, 100, 120 mg Comprimidos de liberação prolongada de 12 horas: 10, 15, 20, 30, 40, 50 mg	Opioide fraco Preferível em relação à codeína Geralmente hidrocodona é dada em combinação com acetaminofeno

(Contínua)

TABELA 162.5
Analgésicos Sistêmicos (cont.)

ANALGÉSICO SISTÊMICO[D,E]	VIA[C,F]	DOSE (PEDIÁTRICA)[A]	DOSE (ADULTO)[B]	DOSE MÁXIMA[C]	FÓRMULAS E NOTAS	COMENTÁRIOS
Hidrocodona e acetaminofeno[j] (Lorcet, Vicodin)	VO	Dose de 0,1 a 0,2 mg/kg a cada 4 a 6 horas (com base no componente hidrocodona) Dose usual: 0,15 mg/kg	Criança ≥ 50 kg e adulto: hidrocodona 10 mg a cada 4 a 6 horas (hidrocodona 10 mg é dois comprimidos ou 20 mL)	Não mais de seis doses por dia ou dose diária recomendada de acetaminofeno, dose total diária de hidrocodona de 60 mg	Solução: Hidrocodona 7,5 mg/acetaminofeno 325 mg/15 mL Comprimidos: Hidrocodona 5 mg/acetaminofeno 325 mg	Opioide fraco Prefere-se em relação à codeína Geralmente hidrocodona é dada em combinação com acetaminofeno
Oxicodona	VO	Dose de 0,1 a 0,2 mg/kg a cada 4 a 6 horas Dose usual: 0,15 mg/kg	Criança ≥ 50 kg e adulto: liberação imediata: 5 a 10 mg a cada 4 a 6 horas	Inicial: 5 mg/dose oxicodona	Solução: 5 mg/5 mL Concentrado: 100 mg/5 mL Cápsula: 5 mg Comprimidos: 5, 10, 15, 20, 30 mg Comprimidos de liberação prolongada de 12 horas: 10, 15, 20, 30, 40, 60, 80 mg	Opioide forte Prefere-se em relação a hidrocodona Geralmente a oxicodona é administrada em combinação com acetaminofeno A forma de liberação sustentada está disponível, mas geralmente não é administrada para dor aguda no DE
Oxicodona e acetaminofeno[j] (Endocet, Percocet, Roxicet)	VO	Dose de 0,1 a 0,2 mg/kg a cada 4 a 6 horas Dose usual: 0,15 mg/kg (com base no componente oxicodona)	Criança ≥ 50 kg e adulto: liberação imediata: 5 a 10 mg a cada 4 a 6 horas	Inicial: 5 mg/dose oxicodona Dose total diária: com base no componente acetaminofeno	Solução: 5 mg oxicodona/325 mg acetaminofeno/5 mL (Roxicet) Comprimidos: 5 mg oxicodona/325 mg acetaminofeno (Roxicet5)	Opioide forte Prefere-se em relação a hidrocodona Geralmente a oxicodona é administrada em combinação com acetaminofeno A forma de liberação sustentada está disponível, mas geralmente não é administrada para dor aguda no cenário do DE
OPIOIDES: ORAL[B]						
Hidromorfona (Dilaudid, Exalgo)	VO	Criança < 50 kg: dose de 0,03 a 0,08 mg/kg a cada 3 a 4 horas	Criança ≥ 50 kg e adulto: 2 a 4 mg a cada 3 a 4 horas	Varia: depende se é tolerante a opioide ou não	Líquido oral: 1 mg/mL Comprimidos: 2 mg, 4 mg, 6 mg	Mais potente (x5) que a morfina Sem liberação de histamina e menos efeitos colaterais do que a morfina
Morfina (Duramorph, Kadian, MS Contin)	VO	Criança < 50 kg: dose de 0,3 mg/kg a cada 3 a 4 horas (liberação imediata)	Criança ≥ 50 kg e adulto: 15 a 20 mg a cada 3 a 4 horas	Lactentes: 2 mg/dose 1 a 6 anos: 4 mg/dose 7 a 12 anos: 8 mg/dose Adolescentes normais e adultos: 10 mg/dose mas pode ir até 15 a 20 mg/dose	Solução: 10 mg/5 mL Comprimidos: 15 mg, 30 mg Comprimidos de liberação prolongada: 15 mg, 30 mg, 60 mg, 100 mg	Opioide forte Efeito colateral: pode causar liberação de histamina (alguns preferem outros opioides por esse motivo) Pode ser o opioide mais comumente usado em pacientes pediátricos Formas de liberação prolongada disponíveis mas geralmente não são dadas no DE para dor aguda no DE
Tramadol (Synapryn, Ultram)	VO	Criança ≥ 4 anos: dose de 1 a 2 mg/kg a cada 4 a 6 horas	Adolescentes e adultos: 50 a 100 mg a cada 4 a 6 horas	Dose total diária de 400 mg	Suspenção: 10 mg/mL Comprimidos: 50 mg Comprimidos ou cápsulas de liberação prolongada de 24 horas: 100, 200, 300 mg	Opioide fraco; relacionado à codeína; preferível em relação à codeína Menos depressão respiratória que outros opioides Mecanismo de ação: inibição central da recaptação de noradrenalina e serotonina, afinidade fraca para receptores mu

TABELA 162.5

Analgésicos Sistêmicos *(cont.)*

ANALGÉSICO SISTÊMICO[D,E]	VIA[C,F]	DOSE (PEDIÁTRICA)[A]	DOSE (ADULTO)[B]	DOSE MÁXIMA[C]	FÓRMULAS E NOTAS	COMENTÁRIOS
OPIOIDES: PARENTERAL[B]						
Fentanil (Abstral, Actiq, Duragesic, Fentora, Lazanda, Onsolis, Subsys)	IV	< 50 kg: 0,5 a 1 µg/kg a cada 1 a 2 horas ou 0,5 a 1,5 µg/kg/hr	Criança ≥ 50 kg e adultos: 25 a 50 µg/dose a cada 1 a 2 horas	0,05 mg/kg/dose Normalmente 50 µg/dose Infusão para bombas ACP está disponível (dose em µg/kg/h) bem como dosagem em bólus (µg/kg/dose)	Nota: Fentanil é dose de µg ou microgramas/kg (ao contrário de outros opioides que são de miligramas ou mg/kg por dose), também têm uma meia-vida mais curta, por isso é dado com maior frequência	Mais potente (70 a 100x) que a morfina. Efeito colateral: rigidez da parede torácica com doses altas dadas rapidamente. Início mais rápido e duração mais curta que a da morfina e outros opioides
Hidromorfona (Dilaudid, Exalgo)	IV	< 50 kg: 0,015 mg/kg a cada 2 a 4 horas ou 0,002 mg/kg/hora	Criança ≥ 50 kg: 0,015 mg/kg a cada 2 a 4 horas ou 0,002 mg/kg/hora	Usualmente 2 mg Pode exigir doses mais altas em pacientes tolerantes a opioides	Bomba de infusão para ACP está disponível assim como dosagem em bólus	Mais potente (5x) que a morfina. Sem liberação de histamina e menos efeitos colaterais que a morfina
Morfina (Duramorph, Kadian, MS Contin)	IV	< 50 kg: 0,1/kg/dose a cada 2 a 4 horas ou 0,1 mg/kg/hr	Criança ≥ 50 kg e adultos: 2 a 8 mg a cada 2 a 4 horas	8 a 10 mg/dose	Bomba de infusão para ACP está disponível (dose em mg/kg/h, bem como dosagem em bólus [mg/kg/dose])	IM não é recomendada devido a administração dolorosa, absorção variável e tempo de retardo até o efeito máximo. Subcutânea repetida causa dor local, irritação e endurecimento (ver também VO)

DE, Departamento de Emergência; *GI*, gastrointestinal; *IM*, intramuscular; *IV*, intravenoso; *NPO*, nil per os (nada pela boca); *AINEs*, anti-inflamatórios não esteroidais; *COD*, comprimido orodispersível; *ACP*, analgesia controlada pelo paciente; *VO*, via oral; *VR*, via renal.

[g]Outros analgésicos, como remifentanil, foram administrados para analgesia como parte da Sedação e Analgesia para Procedimentos (SAP), mas ainda não obtiveram grande popularidade, portanto não estão incluídos na tabela.

[h]Patches transdérmicos estão disponíveis para vários medicamentos, incluindo lidocaína (Lidoderm) e opioides, fentanil (Duragesic) e buprenorfina (Butrans), mas são geralmente para dor crônica. Podem ser encontrados em pacientes com dor crônica, como pacientes com câncer, mas geralmente não são usados para o tratamento da dor aguda no DE.

[i]Se a hidrocodona ou oxicodona ou morfina estiverem na forma prolongada de liberação ou sustentada, que é para dor crônica, os comprimidos devem ser engolidos inteiros e não umedecidos, dissolvidos, cortados, esmagados, quebrados ou mastigados, porque isso muda a formulação de liberação sustentada para ação imediata, o que pode levar a uma overdose aguda.

[a]As doses máximas comuns e as doses típicas estão listadas. Isso pode não se aplicar a todos os indivíduos. Os pacientes diferem muito em suas respostas aos medicamentos, especialmente opioides. A resposta pode variar por muitos fatores, incluindo idade (muito jovem e muito idoso), exposição prévia ou crônica a opioides (tolerantes a opioides ou não) e gravidade inicial da dor, de modo que os opioides devem ser titulados até se obter o efeito.

[b]O uso de marcas comercialmente disponíveis não implica o apoio a algum medicamento ou produto. São usadas porque os profissionais de saúde podem estar mais familiarizados com nomes de marcas do que com o nome, categoria ou medicamentos específicos do medicamento.

[c]Há muitas vias de administração de opioides, mas a IM não é recomendada, porque a injeção é dolorosa e tem absorção variável e, portanto, eficácia variável e efeitos colaterais imprevisíveis.

[d]A codeína e meperidina não estão incluídas nesta tabela, porque elas não são preferidas e outras opções estão disponíveis com menos efeitos colaterais.

[e]O fentanil oral transmucoso não está incluído na tabela, pois o pirulito de fentanil foi associado a uma alta incidência de efeitos colaterais, incluindo náuseas, vômitos e depressão respiratória; por isso foi removido do mercado.

[f]Supositórios retais estão disponíveis para hidromorfona mas não são recomendados devido à absorção variável.

[j]Nota: tanto a hidrocodona (Hysingla ER, Zohydro) quanto a oxicodona (Oxecta, OxyContin, Roxicodone) estão disponíveis em formulações sem o componente acetaminofeno, com a mesma dosagem de hidrocodona ou oxicodona, respectivamente, que as combinações com acetaminofeno. Contudo, não são frequentemente prescritos nessas formulações sem o acetaminofeno.

de agentes do programa II da Agência Antidrogas dos Estados Unidos (DEA) dobrou de 3,6% em 2001 para 7,0% em 2010, e não houve aumento significativo no uso de agentes dos programas III, IV ou V. Em comparação, não houve aumento significativo no uso de analgésicos não opioides em pacientes pediátricos no DE. O crescimento no uso de opioides foi mais marcante nas consultas ao DE que envolvem adolescentes.[16] Uma pesquisa recente mostrou que 10,4% de pacientes do DE com idade de 14 a 20 anos relataram o uso de opioides ou medicamentos sedativos sem prescrição médica.[17] Outro relatório observou que 80% dos estudantes de ensino médio dos Estados Unidos (11 milhões de adolescentes) e 44% dos estudantes do segundo ciclo do ensino fundamental presenciaram o uso, o tráfico e a posse ilegais de droga e outras atividades relacionadas ao abuso de drogas dentro das escolas.[15]

Embora não haja literatura científica com base em evidências que comprove a superioridade dos analgésicos opioides em relação aos não opioides, há múltiplos efeitos adversos e consequências tanto para o indivíduo quanto para a comunidade que faz uso, mau uso e abuso de opioides. Portanto, recomendamos que os opioides sejam restritos a dores mais severas ou refratárias a outros analgésicos, em vez de serem receitados como rotina. Se indicados, os opioides devem ser administrados na menor dose eficaz e por uma duração de tempo limitada (p. ex., uma semana), e o profissional que prescrever deve considerar o risco de abuso ou uso recreativo do opioide.[18]

Cetamina em Dose Baixa para o Tratamento da Dor

A cetamina em dose baixa tem sido utilizada com sucesso em pacientes adultos e pediátricos no tratamento da dor aguda.[19] Os estudos pediátricos são pequenas séries de casos em pacientes hospitalizados (p. ex., em um ambiente que não o DE) que receberam tratamento para a dor aguda por câncer ou doença falciforme. As doses para tratar dor aguda são menores do que aquelas usadas para sedação e variam. Uma dose comumente usada é de 0,15 mg/kg (de 0,1 a 0,2 mg/kg). Doses mais elevadas (p. ex., 0,3 mg/kg) foram associadas a uma maior incidência de efeitos colaterais. Infusões contínuas também são utilizadas, de 0,1 a 0,2 mg/kg/hora. Os eventos adversos observados com cetamina em dose baixa (0,15 mg/kg) em um estudo adulto incluem náuseas (15%), vômitos (10%), disforia (10%) e sensação anormal de paladar (5%). Um estudo em adultos relatou uma incidência geral de 6% de efeitos colaterais com dose baixa de cetamina, que incluíram uma incidência de 3,5% de disforia, 1,5% de hipóxia transitória e 1% de vômito. Tonturas, fadiga e dor de cabeça também foram relatados. Dados semelhantes ainda não estão disponíveis para pacientes pediátricos.

Antídotos

A naloxona é utilizada para a reversão dos efeitos dos opioides nos receptores mu (p. ex., sedação e depressão respiratória). Embora a meia-vida seja de cerca de 1 hora, a duração de ação clinicamente efetiva pode ser muito menor (p. ex., de 20 a 60 minutos). Em decorrência da meia-vida mais longa de muitos opioides, doses adicionais ou a infusão contínua de naloxona é muitas vezes necessária em overdoses de opioides. A dose habitual para a reversão completa da intoxicação por opioides é de 0,1 mg/kg/dose com uma dose máxima inicial de 2 mg para lactentes e crianças com 5 anos ou menos ou 20 kg e menos; para crianças > 5 anos ou > 20 kg e adolescentes, a dose é de 2 mg. A dose pode ser repetida a cada 2 a 3 minutos, se não houver resposta. Prefere-se a via IV, mas pode-se utilizar a intraóssea (IO) se não houver acesso IV. Também pode ser administrado por via intramuscular ou subcutânea, mas o início da ação pode ser retardado, especialmente se houver má perfusão. A naloxona pode ser administrada por via intranasal na dose de 2 mg (1 mg por narina) para adolescentes (a partir de 13 anos de idade) e é muitas vezes administrada por médicos do serviço de atendimento pré-hospitalar (APH) em campo ou em casa para overdoses agudas de opioides. A naloxona também pode ser administrada por via endotraqueal de 2 a 3 vezes a dose IV inicial. Para reversão da depressão respiratória com doses terapêuticas de opioide, podem-se usar doses menores com uma dose inicial de 0,001 a 0,005 mg/kg/dose, sendo que alguns recomendam 0,001 a 0,015 mg/kg/dose por via intravenosa, intramuscular ou subcutânea; com a dose titulada para efeito ou repetida a cada 2 a 3 minutos, conforme necessário, até que se obtenha a resposta desejada.

O flumazenil antagoniza a ação dos benzodiazepínicos no receptor do ácido gama-aminobutírico (GABA). Tem uma meia-vida de cerca de 1 hora, mas a duração de ação clinicamente efetiva pode ser muito menor (20 a 60 minutos). O flumazenil só pode ser administrado por via intravenosa. Pode-se administrar o flumazenil quando há uma overdose de benzodiazepínicos administrada por razões clínicas e somente em um paciente que não for habituado a benzodiazepínicos. Em indivíduos que sofrem overdose com os benzodiazepínicos, é provável que estejam habituados e sob os benzodiazepínicos cronicamente. Nesses casos, a retirada dos benzodiazepínicos pode estar associada a um estado de mal epiléptico e até à morte. Assim, a não ser em caso de superdosagem iatrogênica aguda, o uso do flumazenil não é recomendado. Pacientes que ingerem benzodiazepínicos junto com antidepressivos tricíclicos podem desenvolver convulsões intratáveis após a administração do flumazenil. Assim, o uso do flumazenil deve ser reservado para pacientes com superdosagem não complicada de benzodiazepínicos, sem evidência de uso de antidepressivos tricíclicos (p. ex., sem achados de eletrocardiograma [ECG] e sem sinais e sintomas anticolinérgicos), sem história de transtorno convulsivo e sem história de habituação a benzodiazepínicos. Para a reversão dos benzodiazepínicos na sedação para procedimentos ou anestesia, a dose inicial de flumazenil para lactentes, crianças e adolescentes é de 0,01 mg/kg (máximo de 0,2 mg), que pode ser repetida após 45 segundos e depois a cada minuto até 4 doses adicionais. A dose total cumulativa máxima é de 1 mg ou 0,05 mg/kg, o que for menor. Em adultos, a dose inicial é de 0,2 mg, que pode ser repetida até um total de 5 doses com uma dose cumulativa total de 1 mg. O flumazenil tem um aviso de tarja preta. Em geral, é usado com pouca frequência e somente para reversão de benzodiazepínicos com sedação para procedimentos ou anestesia.

RESULTADOS

Há razões morais, éticas, legais e regulatórias para tratar a dor de maneira adequada. A oligoanestesia, incapacidade de tratar a dor adequadamente, continua a despeito da crescente literatura que demonstra que a dor é muitas vezes subtratada. Crianças e lactentes, idosos, indivíduos com capacidade cognitiva limitada e minorias étnicas e sociais têm maior risco de oligoanestesia. As consequências negativas do subtratamento da dor incluem aumento do limiar da dor dos pacientes e predisposição para desenvolver síndromes de dor crônica. A analgesia inadequada pode levar a consequências fisiológicas prejudiciais, incluindo um aumento nos hormônios do estresse e um aumento do fluxo simpático. Isso resulta em aumento do catabolismo, do consumo de oxigênio pelo miocárdio, da produção de dióxido de carbono e da resistência vascular periférica, bem como uma resposta imune prejudicada.

A *The Joint Commission* (TJC) determina que os hospitais adaptem um programa de melhoria da qualidade do manejo da dor, que inclui a medição, a documentação e a terapia para a dor. A satisfação e a experiência do paciente estão ganhando maior importância, especialmente porque o *Centers for Medicare and Medicaid Services* (CMS) e o *National Committee on Quality Assurance* exigem dos planos de saúde participantes relatórios públicos dos dados sobre a satisfação do paciente. No futuro, o pagamento do hospital e do médico será feito com base nos resultados dos pacientes, bem como em sua satisfação. A relação positiva entre o tratamento adequado da dor e a satisfação do paciente foi documentada em relação a pacientes de todas as idades, incluindo crianças e lactentes. Eliminar ou minimizar a dor dos procedimentos médicos também pode levar a maiores taxas de sucesso do próprio procedimento.

CONCEITOS-CHAVE

- Pacientes de todas as idades sentem dor, mesmo lactentes, recém-nascidos e prematuros.
- A oligoanestesia, tratamento inadequado a dor, tem diversas consequências de curto e longo prazos; piores resultados para o paciente, aumento no limiar da dor do paciente, e o desenvolvimento de dor crônica.
- O manejo da dor pode incluir uma combinação de técnicas: analgésicos, anestesia tópica, injeção de anestésicos locais, e intervenções não farmacológicas.
- Intervenções não farmacológicas para diminuir a dor ou ansiedade incluem sacarose oral em lactentes; a presença dos pais; medidas físicas, como terapia de frio ou calor e talas em lesões musculoesqueléticas; e medidas comportamentais ou cognitivas, como distrações e terapia lúdica.
- Anestésicos tópicos são recomendados para diminuir a dor em procedimentos menores, como punção venosa ou canulação IV.
- Técnicas para diminuir a dor de injeções intradérmicas incluem administrar um agente tópico anteriormente à injeção intradérmica; injetar lentamente solução anestésica local aquecida e tamponada de dentro do ferimento com a agulha de menor calibre possível; e limitar o número de punções com a agulha.
- Quando utilizar grandes quantidades de anestésicos locais em crianças pequenas ou lactentes, calcular a dose da droga para evitar toxicidade; uma solução de 1% = 1 g/100 mL ou 10 mg/mL.
- A sedação e analgesia para procedimentos (SAP) exige uma avaliação pré-sedação; o monitoramento adequado (durante e depois do procedimento) por indivíduos qualificados e capazes de lidar com quaisquer eventos adversos que podem ocorrer; equipamentos (incluindo equipamento de via aérea) e medicamentos apropriados à idade (incluindo antídotos e drogas de suporte avançado de vida); e critérios de alta para quando o paciente estiver totalmente desperto, retornar ao estado basal com sinais vitais estáveis, e for capaz de receber alta aos cuidados de um adulto responsável.
- Em geral, o jejum pré-procedimento não é necessário para a maioria dos pacientes de emergência, pois os grandes estudos não mostram diferenças clinicamente significativas com complicações nas vias aéreas, vômito ou outros efeitos colaterais entre grupos de pacientes estratificados pelo estado de jejum pré-procedimento.
- A escolha do sedativo e analgésico para a SAP depende de muitas variáveis, incluindo os fatores do paciente e o procedimento a ser feito. A titulação lenta de medicamentos pode atingir o nível desejado de sedação e analgesia, minimizando o risco de eventos adversos.

As referências para este capítulo podem ser encontradas on-line no website Expert Consult associado à obra.

CAPÍTULO 163
Ressuscitação Pediátrica

Joshua Samuel Easter | Halden F. Scott

PARADA CARDÍACA

Princípios

A parada cardíaca pediátrica é rara, mas as consequências são catastróficas quando se consideram os anos perdidos de vida e produtividade. A incidência e sobrevida para a parada cardíaca pediátrica variam com a localização da parada, a idade do paciente e o mecanismo. A maioria das paradas cardíacas observadas no departamento de emergência (DE) ocorre fora do hospital, decorrente de causas clínicas em lactentes e causas traumáticas em crianças mais velhas.[1] A maior parte das paradas cardíacas infantis acontece antes dos 3 meses de idade, presumidamente como resultado da síndrome da morte súbita do lactente (SMSL).[2] A incidência de parada cardíaca em lactentes fica próxima da incidência de paradas em adultos. A incidência de parada cardíaca não traumática em crianças mais velhas é 30 a 50 vezes menos comum do que em lactentes e adultos.

A literatura antiga sugere que a sobrevida após parada cardíaca em crianças é precária; no entanto, isso baseia-se, em grande medida, em estudos que não conseguem diferenciar a sobrevida entre lactentes e crianças mais velhas. Os lactentes sobrevivem com pouca frequência (2% a 3%), mas as crianças mais velhas sobrevivem (9%) mais comumente do que os adultos (5%).[3] Além disso, a sobrevida para todas as crianças após parada cardíaca melhorou substancialmente nos últimos 30 anos.[2] A frequência de sobrevida com bom desfecho neurológico foi estimada entre 1% e 12%.[4] Estas estimativas surgem em grande parte de estudos com foco no estado neurológico em 1 mês, embora as crianças muitas vezes continuem demonstrando melhoras em seu estado neurológico durante anos.[4] A maioria das paradas traumáticas em crianças é frequentemente fatal; a toracotomia de ressuscitação em pacientes selecionados pode melhorar a sobrevida.[1,5-8]

As ressuscitações pediátricas são relativamente raras, limitando a proficiência de quem a fornece. Em uma revisão retrospectiva recente, menos de metade dos médicos emergencistas concluiu todos os procedimentos de cuidados críticos (p. ex., cardioversão, intubação, colocação de linha intraóssea) em crianças no DE no ano anterior.[9] Além disso, 75% dos procedimentos concluídos foram intubações. Procedimentos que nenhum dos profissionais no estudo havia realizado incluíram estimulação cardíaca, cricotireoidotomia por punção, lavagem peritoneal diagnóstica, toracocentese, colocação de acesso arterial ou flebotomia. Este estudo foi conduzido em um hospital infantil com grande rotatividade; a frequência de procedimentos pediátricos críticos provavelmente é menor nos departamentos de emergência em geral.

A falta de experiência limita a habilidade do profissional.[10] Na ausência de experiência clínica real, os profissionais frequentemente dependem de cursos didáticos de ressuscitação. No entanto, a retenção de conhecimento após estes cursos é fraca.[11,12] Como resultado, muitos profissionais continuam desconfortáveis para tratar crianças criticamente doentes.[13] Este desconforto pode levar a intervenções insuficientes por medo de machucar uma criança ou, alternativamente, intervenções excessivas com pouca probabilidade de serem benéficas.

Fisiopatologia

A maioria das paradas cardíacas não traumáticas em crianças provém de etiologias respiratórias, particularmente afogamento, asfixia e insuficiência respiratória.[14] A progressão típica é de insuficiência respiratória para choque e, finalmente, bradicardia e perda de circulação. As diretrizes de suporte de vida avançado em pediátrica (PALS) concentraram-se principalmente no tratamento dessas emergências respiratórias. No entanto, estudos internacionais recentes baseados na população sugerem que causas cardíacas são responsáveis por aproximadamente um terço das paradas pediátricas.[3,15,16] Outros 21% das paradas pediátricas ocorrem após trauma. Essas frequências contrastam com os adultos, nos quais 66% das paradas são atribuídas a etiologias cardíacas e 5% a 10% são traumáticas.[17,18] As diferenças na etiologia das paradas entre adultos e crianças têm implicações significativas para o tratamento; paradas decorrentes de causas respiratórias exigem uma ênfase no suporte ventilatório, distribuição de oxigênio e manutenção da perfusão, enquanto as paradas decorrentes de causas cardíacas exigem uma ênfase mais direcionada para a restauração da perfusão e o tratamento das arritmias subjacentes.

O ritmo de parada pediátrica mais comum é a assistolia, que ocorre em dois terços das crianças. A atividade elétrica sem pulso e a bradicardia são os ritmos de apresentação mais comuns. Ao contrário dos adultos, a fibrilação ventricular e a taquicardia são raras, ocorrendo em menos de 10% das crianças.[19] Estas arritmias tornam-se mais comuns em adolescentes, em crianças com cardiopatia congênita, e também surgem frequentemente ao longo de um período prolongado de ressuscitações.

Manifestações Clínicas

A ausência de pulso, esforço respiratório e responsividade constituem parada cardíaca. Embora a identificação do esforço respiratório e da responsividade seja relativamente direta, a detecção do pulso em um paciente pediátrico pode ser difícil. Observou-se que os profissionais de cuidados de saúde identificaram pulso quando não presente em 26% das crianças submetidas a oxigenação extracorpórea por membrana (ECMO). Além disso, observou-se que os profissionais levam uma média de 9 (± 6) segundos para detectar um pulso braquial e 29 (± 14) segundos para determinar que um pulso não estava presente em uma criança.[20] As diretrizes atuais sugerem que leigos devem iniciar ressuscitação cardiopulmonar (RCP) em crianças sem realizar a verificação do pulso; qualquer criança não responsiva e apneica deve receber RCP. Para médicos emergencistas, uma verificação de pulso de 10 segundos é adequada. Se o pulso não for detectado em 10 segundos, a RCP deve ser iniciada sem demora. Os efeitos adversos de RCP tardia ultrapassam os efeitos da RCP para uma criança apneica, não responsiva com pulso.

Local de Verificação de Pulso

A localização ideal para a palpação do pulso de uma criança não está clara. Existem poucos estudos comparando os locais e eles

QUADRO 163.1
Achados Preocupantes de Sinais Vitais em Crianças*
PRESSÃO ARTERIAL Pressão arterial sistólica <70 mmHg + (2 × idade em anos) é hipotensão (menos do que o 5° percentil para idade)
FREQUÊNCIA RESPIRATÓRIA Frequência respiratória > 60 respirações por minuto é taquipneia A redução da frequência respiratória em paciente previamente taquipneico pode representar melhora *ou* fadiga e insuficiência respiratória iminente
FEBRE Cada 1 °C (1,8 °F) de febre aumenta a frequência cardíaca em apenas 10 batimentos por minuto e a frequência respiratória em 2 a 5 respirações por minuto[124]*
DIÓXIDO DE CARBONO EXPIRATÓRIO FINAL O aumento ou diminuição progressivo precede a dessaturação e a insuficiência respiratória

*Essas são apenas diretrizes e devem ser combinadas com sinais clínicos, tais como estado mental e evidência de perfusão na avaliação do estado fisiológico.
Nijman RG, Thompson M, van Veen M, et al: Derivation and validation of age and temperature specifi c reference values and centile charts to predict lower respiratory tract infection in children with fever: prospective observational study. BMJ (Clinical research ed.) 345:e4224, 2012.

são conduzidos na sala de cirurgia com resultados conflitantes. Em lactentes, o pulso da carótida pode ser difícil de detectar em comparação com o pulso braquial ou femoral. Em adolescentes, a carótida é o local mais fácil para identificar um pulso. Em crianças em parada cardíaca, a ausculta do coração ou a palpação do impulso apical pode ser enganosa; pacientes com atividade elétrica sem pulso podem ter impulso apical ou batimento cardíaco auscultado sem pulsos centrais ou perfusão adequada. Em qualquer caso de dúvida sobre a presença de pulso, os profissionais devem pecar por excesso e iniciar as compressões.

Reconhecimento de Parada Iminente

A previsão de uma parada cardíaca iminente possibilita intervenções precoces que podem impedir a progressão. Sinais vitais anormais, com base em normas específicas de idade, são frequentemente o melhor indicador de parada iminente em uma criança doente. Esses valores podem ser difíceis de lembrar, mas os profissionais podem reconhecer vários recursos principais (Quadro 163.1).

Manejo

A escassez de resultados de parada cardíaca pediátrica extra-hospitalar limita as evidências disponíveis em seu manejo. A maioria das diretrizes pediátricas baseia-se em consenso e muito deriva de dados de adultos.[21-24] As diretrizes da American Heart Association (AHA) para tratamento são ilustradas na Figura 163.1. Essas diretrizes pediátricas geralmente são destinadas ao uso em crianças até a puberdade (ou seja, pelo axilar nos homens e mamas nas mulheres).

Compressões-Via Aérea-Respiração

Durante o estado inicial sem fluxo da parada cardíaca, a prioridade é a iniciação do fluxo. Essa prioridade levou a uma mudança na sequência de "via aérea-compressões (A-B-C)" para "compressões-via aérea-respiração (C-A-B)." A RCP começa com as compressões, e não com "olhe, ouça e sinta" para respirações, para evitar atrasos na iniciação do fluxo sanguíneo. Além disso, essa abordagem pode tornar as testemunhas de uma parada mais propensas a fornecer RCP, porque as compressões são priorizadas em relação às ventilações, que as testemunhas têm mais relutância em fazer. Isso é particularmente útil em crianças; a RCP da testemunha melhora a sobrevida pediátrica mas raramente é administrada.

Há um debate sobre os verdadeiros benefícios da abordagem C-A-B em crianças, onde as paradas são mais comumente decorrentes de uma etiologia respiratória, potencialmente requerendo suporte respiratório para correção. No entanto, não foram encontrados atrasos no início das ventilações com a abordagem C-A-B em comparação com a abordagem A-B-C em parada respiratória simulada em crianças.[25] Além disso, a abordagem C-A-B levou a um reconhecimento mais rápido da parada cardíaca. Devido à presença de vários profissionais disponíveis no DE, o início das compressões pode e deve ser iniciado simultaneamente com ventilações.

Compressões. Compressões de alta qualidade melhoram os desfechos, mas raramente são realizadas. Quando administradas adequadamente, as compressões geram um terço do débito cardíaco normal de uma criança e uma pressão de perfusão da artéria coronária de 10 mmHg. As compressões podem melhorar a pressão arterial, o retorno da circulação espontânea e a sobrevida.[26,27] Apesar destes achados, inúmeros estudos mostraram que as compressões inadequadas são a norma.[27] Um estudo prospectivo e observacional de parada pediátrica dentro do hospital observou que as diretrizes da AHA para compressões torácicas foram atingidas em 54% e profundidade em 19% das crianças.[27] Em um estudo acadêmico pediátrico no DE, as velocidades de compressão de mais de 100 por minuto foram observadas em 87%, mas as razões compressão-ventilação recomendadas foram alcançadas em apenas 40%, com pausas frequentes nas compressões.[28]

A técnica de compressão influencia o débito cardíaco e aquelas sobre a parte inferior do esterno melhoram o débito cardíaco. Isto é particularmente importante em lactentes, cujos corações residem na parte inferior do terço inferior de seus esternos. Nessas crianças mais novas, circular o tórax com as duas mãos e comprimir com os polegares enquanto aperta o tórax com os dedos restantes produz maior débito cardíaco do que a compressão com dois dedos (Tabela 163.1). A AHA sugere a utilização da parte inferior da palma da mão para administrar compressões a crianças de 1 a 8 anos, mas um estudo de compressões simuladas sugeriu que uma técnica de duas mãos, idêntica à realizada em adultos, é mais fácil e gera maiores pressões. Quando viável, uma prancha de ressuscitação deve ser colocada sob crianças que recebem compressões torácicas; no mínimo, a criança deve estar em decúbito dorsal em uma superfície firme.

A profundidade e a velocidade de compressão ideais são desconhecidas, mas a AHA recomenda pressionar "forte e rapidamente". As compressões devem ser profundas o suficiente para se conseguir um débito cardíaco ideal sem ser tão profundo a ponto de causar lesões em outros órgãos vitais. Tentativas de aumentar a profundidade excessivamente pode resultar em inclinação, o que reduz a pressão de perfusão da artéria coronária e o débito cardíaco.[29] As diretrizes sugerem comprimir o tórax na metade do diâmetro anteroposterior da criança, mas essa estimativa leva a compressões relativamente mais profundas do que as recomendadas em adultos, onde as diretrizes fornecem uma profundidade absoluta para a compressão. Além disso, pode ser extremamente difícil de avaliar a proporção da profundidade de compressão anteroposterior durante a RCP. Como resultado, é mais prático focar em profundidades absolutas; recomendamos 3,8 cm em lactentes e 5 cm em crianças mais velhas.

De maneira semelhante, a velocidade exata das compressões para gerar o débito cardíaco ideal não está clara. As velocidades de mais de 100 compressões por minuto melhoram o débito cardíaco, a pressão da perfusão da artéria coronária e a sobrevida em comparação com velocidades menores que 90 compressões por minuto em crianças.[26] No entanto, as tentativas de exceder 120 compressões por minuto provavelmente diminuem a qualidade das compressões. Em adultos, existe uma associação entre a sobrevida e a velocidade

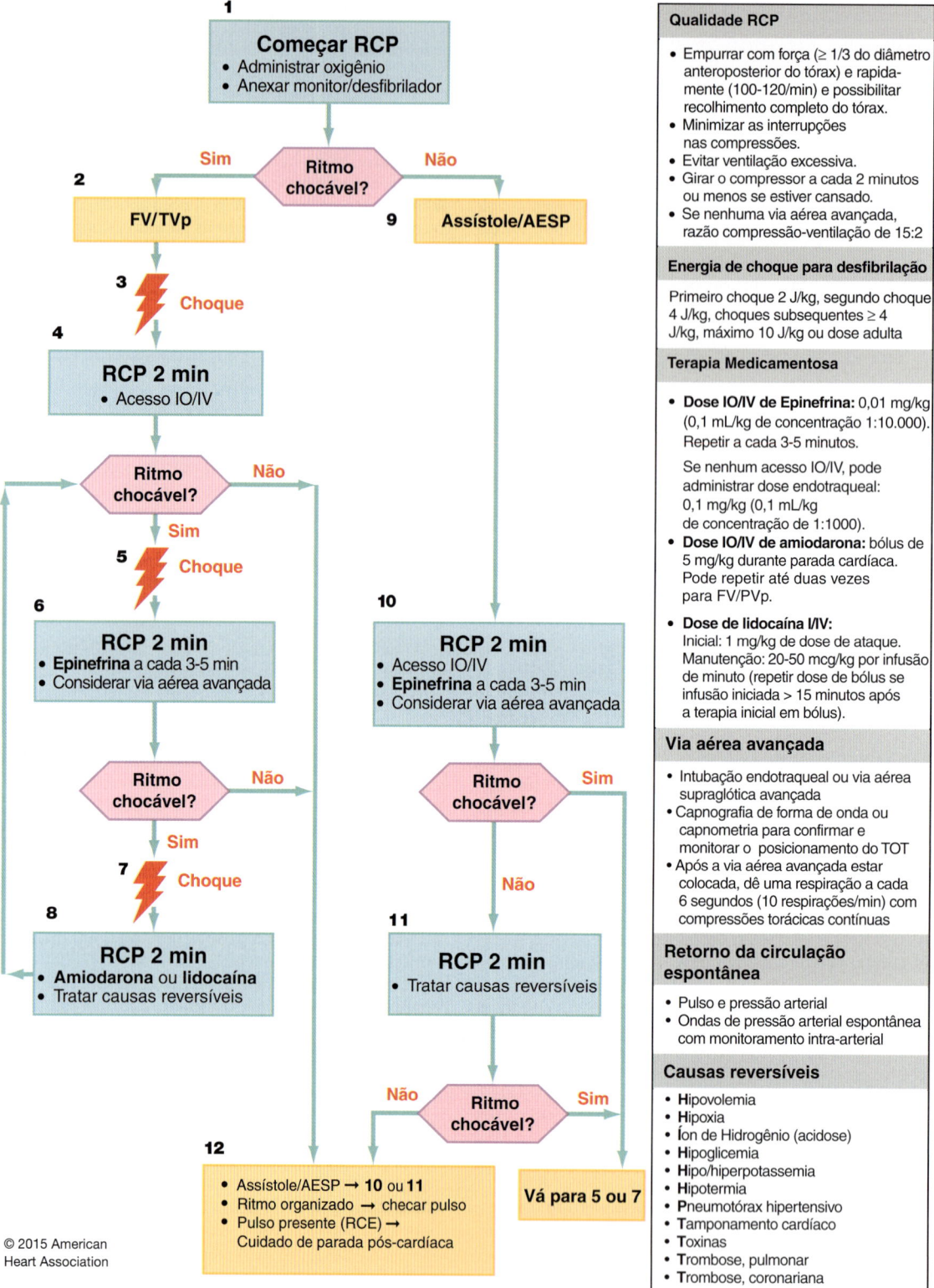

Fig. 163.1. Algoritmo de diretrizes da American Heart Association (AHA) para manejo de lactentes e crianças em parada cardiopulmonar. RCP, ressuscitação cardiopulmonar; TOT, tubo orotraqueal; IO/IV, intraósseo/intravenoso; AESP, atividade elétrica sem pulso; RCE, retorno da circulação espontânea; FV/TVp, fibrilação ventricular/taquicardia ventricular sem pulso.

TABELA 163.1

Diferenças na Ressuscitação Cardiopulmonar entre Lactentes, Crianças e Adultos*

	LACTENTES	CRIANÇAS	ADULTAS	TODAS
Mãos	Dois polegares, mãos circulam tórax	Duas mãos	Duas mãos	
Profundidade	3,8 cm	5 cm	5 cm	
Frequência				100-119/minuto
Duração				Mudar provedores a cada 2 minutos
Frequência (dois socorristas)	15:2	15:2	15:2	
Avaliação				Capnografia (ETCO$_2$) ± acelerômetro

$ETCO_2$, dióxido de carbono expirado.
*Recomendações listadas são para ambiente de departamento de emergência e não único socorrista leigo.

---

de compressão de 100 a 119 em comparação com velocidades mais rápidas ou mais lentas.[30] As compressões de alta qualidade diminuem após 2 minutos. Neste ponto, os provedores podem negar fadiga e ser capazes de manter a velocidade das compressões, mas a profundidade das compressões diminui substancialmente. Essa redução da qualidade piora com o tempo.[31] Pausas nas compressões para fornecer desfibrilações ou ligar compressores provoca quedas substanciais da pressão de perfusão da artéria coronária; em adultos, as pausas de mais de 20 segundos aumentam as probabilidades de mortalidade em 50%.[32] As mudanças de provedor representam 57% do tempo sem compressão/sem fluxo observados na RCP.

Finalmente, a proporção adequada de compressão-ventilação não é conhecida. Os modelos de animais indicam que a quantidade de ventilação necessária durante a RCP é muito menor do que com um ritmo de perfusão normal, provavelmente devido ao menor débito cardíaco na RCP. A AHA recomenda uma razão compressão-ventilação de 30:2 para socorristas individuais e 15:2 para dois socorristas. No entanto, a proporção 15:2 pode produzir compressões insuficientes por minuto em crianças mais velhas e uma razão de 30:2 pode ser considerada. Mais da metade da RCP observada em um estudo de parada pediátrica envolveu ventilações acima das recomendadas, sendo 20% superior ao dobro da frequência de ventilação recomendada.[33] Após uma via aérea ser instalada, as compressões não devem ser interrompidas para ventilações distribuídas a 8 a 10 respirações por minuto.

Notavelmente, embora as diretrizes de ressuscitação forneçam velocidades, profundidades e razões compressões-ventilações exatas, essas recomendações são amplamente baseadas no consenso. Não há estudos de controle randomizados que comparem o impacto de razões, frequências ou profundidades de compressão exatas na sobrevida. Em vez de se concentrar na adesão rigorosa às diretrizes exatas, os socorristas devem se concentrar em assegurar que as compressões sejam adequadamente localizadas e administradas rapidamente sem interrupções.

O feedback melhora a qualidade das compressões. O feedback quantitativo é mais útil, porque as avaliações qualitativas por provedores podem ser difíceis. Acelerômetros e sensores de força fornecem dados em tempo real da velocidade de compressão e da força. Esses dispositivos de feedback melhoram a adesão às diretrizes de compressão em crianças em parada cardíaca.[27] Apesar dos benefícios comprovados, menos de 5% dos hospitais empregam dispositivos de feedback regularmente durante a ressuscitação.[34] A pressão expiratória final de dióxido de carbono (capnografia, ou $ETCO_2$) também serve como uma medida complementar da adequação das compressões.[35,36] No estado de baixo fluxo da RCP, o fluxo de sangue venoso para os pulmões serve como passo limitador da velocidade para a eliminação de CO_2 em oposição à ventilação. Como resultado, o CO_2 expirado aumenta com o débito cardíaco. Em modelos animais, o uso de níveis de $ETCO_2$ alvo para orientar as compressões apresenta o mesmo desempenho que usar o feedback de vídeo e verbal.[36]

Ventilação. Embora as emergências ameaçadoras da vida das crianças sejam raras, a doença mais crítica em crianças provém de etiologias respiratórias; portanto, os médicos emergencistas devem ter conhecimento do manejo da via aérea pediátrica.[37] Em uma pesquisa de diretores de departamentos de emergência pediátricos, quase dois terços relataram que seu DE tinha oportunidades inadequadas de manejo da via aérea para manter a habilidade do profissional; assim, a educação continuada, como a prática da habilidade, é recomendada para manter as habilidades. Para uma discussão mais profunda sobre o manejo da via aérea pediátrica, consulte o Capítulo 161.

A ventilação bolsa-máscara pode ser preferida em detrimento da intubação endotraqueal para profissionais inexperientes que atendem crianças em parada cardíaca. Um estudo randomizado de intubação versus ventilação por máscara para parada pediátrica extra-hospitalar fornece suporte a essa abordagem.[38] Não houve diferença na sobrevida à alta hospitalar ou ao desfecho neurológico positivo entre a intubação traqueal realizada pelo serviço de emergência médica e a ventilação bolsa-máscara isolada. Da mesma maneira, um estudo observacional recente baseado na população em adultos descobriu que a sobrevida era menor para intubação fora do hospital (odds ratio [OR] 0,45; 95% intervalo de confiança [IC], 0,37 a 0,55) em comparação com a ventilação bolsa-máscara.[39] Semelhante às intubações fora do hospital, as intubações pediátricas no DE que requerem múltiplas tentativas são associadas a desfechos adversos. Nessas circunstâncias, deve-se considerar o fornecimento de ventilação bolsa-máscara de alta qualidade em oposição à intubação endotraqueal.

Ressuscitação Cardiopulmonar somente com Compressão

Para paradas secundárias a fibrilação ventricular, os pacientes frequentemente têm um reservatório de oxigênio em seus pulmões e podem manter a pressão parcial arterial de oxigênio (PaO2) adequada durante 5 minutos com compressões isoladas. Em contrapartida, estudos em animais sobre paradas decorrentes de causas respiratórias mostram que a RCP somente de compressão leva à rápida depleção dos reservatórios de oxigênio e ao aumento de CO_2 e lactato. Em um estudo observacional não randomizado de 5.170 crianças com parada cardíaca fora do hospital, crianças com uma etiologia não cardíaca para sua parada que receberam RCP convencional apresentaram um desfecho neurológico mais favorável do que a RCP somente de compressão (OR 5,5; IC 95%; 2,5 a 17).[3] Em crianças com etiologia cardíaca para a sua parada, a RCP convencional e a RCP apenas com compressão apresentaram desfechos semelhantes (OR para bom desfecho neurológico: 1,2; IC 95%; 0,6 a 2,7).

A RCP de compressão somente é melhor do que nenhuma RCP. A RCP realizada pela testemunha melhora os desfechos, mas menos da metade das crianças a recebe.[3] As testemunhas podem estar mais dispostas a realizar a RCP apenas de compressão e isso deve ser encorajado em comparação com nenhuma RCP. No DE, a RCP pediátrica deve incluir compressões e ventilações.

Desfibrilação. Embora a fibrilação ventricular e a taquicardia ventricular sem pulso raramente sejam o ritmo de apresentação em crianças, elas surgem em algum momento durante 25% das ressuscitações pediátricas.[40] Crianças com esses ritmos são mais propensas a sobreviver do que crianças ou adultos com outros ritmos. Quanto mais curto o tempo entre o início do ritmo e a desfibrilação, maior a probabilidade de se conseguir retorno da circulação espontânea. Nenhum outro procedimento, incluindo o estabelecimento de uma via aérea, deve atrasar a desfibrilação. Enquanto se aguarda a desfibrilação, os provedores devem se concentrar na administração de compressões de alta qualidade sem interrupções até que o desfibrilador esteja instalado e carregado.

A desfibrilação aplica corrente assíncrona no coração. Tanto as pás normais quanto as pás adesivas fornecem energia adequada, supondo-se que o gel é colocado nas pás e as pás adesivas estão firmemente fixadas à parede torácica. As pás adesivas maiores disponíveis e que se ajustam ao tórax infantil sem tocar diminuirão a impedância transtorácica e fornecerão maior energia para o coração. O posicionamento anteroposterior e anterolateral das pás fornece energia equivalente ao coração.[41] Quando disponível, os provedores devem usar pás pediátricas para crianças menores de 8 anos de idade. Se não disponíveis, as pás adesivas de tamanho adulto podem ser empregadas com colocação anteroposterior, minimizando o contato entre as pás. Atualmente, não há evidências suficientes para sustentar a segurança dos provedores que mantêm suas mãos no tórax para executar compressões durante a desfibrilação.

Embora a dose de energia ideal para desfibrilação em crianças não esteja clara, um teste prospectivo de observação não encontrou diferença no retorno da circulação ou na sobrevida entre desfibrilação monofásica e bifásica em crianças.[42] A AHA recomenda administrar 2 a 4 J/kg inicialmente, enquanto o European Resuscitation Council recomenda 4 J/kg. A dose ideal depende da impedância transtorácica e do peso da criança; no entanto, a relação entre impedância e peso não é linear. Consequentemente, a dosagem baseada estritamente no peso frequentemente leva a um valor menor do que o previsto de distribuição de energia. Maiores doses por quilograma podem superar essa variabilidade e garantir que energia adequada chegue ao coração. Um estudo prospectivo multicêntrico de parada pediátrica mostrou uma tendência ao aumento da sobrevida com doses superiores a 2 J/kg.[43] Um estudo semelhante não conseguiu replicar esse resultado; no entanto, os resultados podem ter sido confundidos por provedores que administraram doses maiores de desfibrilação em crianças mais doentes.[44] A principal desvantagem de doses maiores de energia são danos ao miocárdio, mas estudos em animais sugerem que a necrose miocárdica de longo prazo somente ocorre com doses de mais de 10 J/kg. A única circunstância em que os provedores potencialmente encontrariam tais doses elevadas é quando se utiliza pás de adulto em bebês. No entanto, quando um bebê se apresenta em fibrilação ventricular e não há outras opções, a utilização de pás para adultos é apropriada. Recomendamos começar a desfibrilação a 2 J/kg, aumentando para 4 J/kg com a segunda desfibrilação e aumentando para 10 J/kg para o terceiro choque e os subsequentes. Depois de uma tentativa de desfibrilação sem sucesso, as compressões devem ser imediatamente reiniciadas sem tentativas sobrepostas de desfibrilação.

Medicamentos para Parada Cardíaca. Não há estudos controlados randomizados de alta qualidade que mostrem melhora na sobrevida para alta hospitalar ou desfecho neurológico com quaisquer medicamentos administrados durante parada cardíaca pediátrica.[45] Além disso, existem evidências crescentes que sugerem que determinados medicamentos administrados estão associados a uma diminuição da sobrevida e pior desfecho neurológico. O bicarbonato continua sendo utilizado rotineiramente (68% das paradas cardíacas pediátricas hospitalares) apesar de pouca evidência que sustente seu uso.[46] De maneira semelhante, o cálcio é administrado em 45% das paradas cardíacas pediátricas hospitalares, apesar de uma associação com redução da sobrevida e pior desfecho neurológico. Esses medicamentos devem ser reservados para indicações específicas (Tabela 163.2). O fármaco ideal para taquicardia ventricular e taquicardia ventricular sem pulso ainda precisa ser definido e as recomendações são principalmente originárias de dados de adultos. Contudo, um estudo retrospectivo recente de parada dentro de hospital decorrente de fibrilação ventricular ou taquicardia ventricular sem pulso em crianças descobriu que a lidocaína foi associada de maneira independente a um melhor retorno da circulação (OR 2,0; IC 95%; 1,4 a 3) e sobrevida de 24 horas (OR 1,7; IC 95%; 1,1 a 2,5), embora não sobrevida à alta hospitalar.[47] As implicações deste estudo para pacientes em parada cardíaca fora do hospital são incertas. Sem mais evidências ou consenso, a amiodarona deve permanecer como terapia de primeira linha.

A dosagem de medicamentos durante a parada cardíaca pediátrica pode ser difícil; a administração exata requer estimativa correta do peso, determinação da dose baseada em peso e conversão do peso em volume. O tempo gasto nessas tarefas aumenta a carga cognitiva e os erros dos provedores. A fita Broselow-Luten estima o peso com base no comprimento supino e fornece acesso imediato a doses de fármaco e dimensionamento do equipamento. Em geral, esses métodos baseados no comprimento para estimar o peso são mais precisos do que as abordagens baseadas em idade ou na aparência.[48] No entanto, eles podem não estimar com precisão o peso em certas coortes, como crianças obesas ou inchadas.[49,50] Nos Estados Unidos, onde as crianças frequentemente são obesas, a fita pode fazer cálculos do medicamento abaixo da dose.[51] Os métodos que incorporam estimativas da compleição física por meio de estimativas visuais dos provedores (PAWPER) ou da circunferência do meio do braço (Mercy TAPE) produziram estimativas de peso mais precisas do que o método Broselow. No entanto, as diferenças parecem mínimas e provavelmente não são clinicamente significativas.[52,53] Independentemente disso, esses sistemas não eliminam todos os erros de dosagem, porque os provedores ainda devem calcular os volumes de medicamentos. A utilização de seringas previamente preenchidas e codificadas por cores que correspondem às dosagens baseadas em peso fornecidas na fita Broselow pode mitigar esses erros de dosagem.[54]

A confirmação das estimativas de peso reduz erros. Frequentemente, na pressa para a ressuscitação, os pesos estimados de maneira incorreta resultam em equipamentos e medicamentos inapropriados.[55] O método de contagem com os dedos pode ser empregado rapidamente para confirmar um peso estimado.[56] O provedor conta a idade na mão esquerda, começando por 1 no polegar e contando por números ímpares até 9 no dedo mínimo. O peso em quilogramas é contado na mão direita, começando com 10 kg e contando de 5 kg em 5 kg até 30 kg no dedo mínimo. Os dedos são combinados entre as mãos para estimar o peso. O departamento de emergência médica também deve ter um sistema para estimar e relatar o peso ao transportar uma criança em estado grave para possibilitar aos profissionais do DE a preparação do equipamento e dos medicamentos adequados.[57]

Acesso Vascular. O local exato de acesso vascular é menos importante do que a sua aquisição em tempo oportuno. A obtenção de acesso venoso central não é crucial no início da ressuscitação, porque a administração de fármacos venosos e intraósseos periféricos produz início semelhante de ação do fármaco e níveis máximos para os medicamentos de ressuscitação comumente administrados.[58,59] O acesso venoso periférico, incluindo a veia jugular externa, é tipicamente o método mais fácil. No entanto, em crianças em parada ou em parada iminente, tentativas concorrentes de acesso intraósseo muitas vezes economizam tempo.

O acesso intraósseo é tipicamente mais bem-sucedido e mais rápido com complicações mínimas em comparação com acessos periféricos ou centrais em pacientes críticos.[60-63] O acompanhamento de longo prazo mostrou que o impacto adverso no crescimento ósseo decorrente da colocação intraóssea é raro. Direcionar a agulha para longe da placa de crescimento durante a inserção reduz o risco de lesão à placa de crescimento. São necessárias verificações frequentes em torno do local de inserção, porque a inserção excessiva de líquidos em agulhas mal colocadas no tecido subcutâneo

TABELA 163.2
Medicamentos para Parada Cardíaca Pediátrica

MEDICAÇÃO	INDICAÇÕES	COMENTÁRIOS
Epinefrina	Assistolia, PEA, bradicardia, FV, TV sem pulso	0,01 mg/kg de formulação 1:10.000 Doses mais altas de Epinefrina não têm benefícios e podem diminuir a sobrevida
Atropina	Bradicardia	Não para uso rotineiro em AESP, assistolia[112] 0,02 mg/kg; nenhuma dose mínima é recomendada Geralmente segunda linha parabradicardia após epinefrina
Vasopressina	Parada cardíaca refratária	Evidência mista, mas disponível como último recurso[113-115]
Amiodarona	FV, TV, TSV	Incerto se superior a lidocaína para FV, TV
Lidocaína	FV, TV	Evitar em WPW
Procainamida	TSV refratária a adenosina, TV estável	Primeira linha para TSV no WPW Pode ser mais eficaz amiodarona Administrar pacientes que recebem amiodarona, torsades de pointes ou QT prolongado Pode causar hipotensão
Adenosina	TSV	Terapia de primeira linha para TSV estável Evitar em WPW, taquicardia ampla e complexa com complexo QRS alargado, QT longo Potencialmente não confiável por via IO
Glicose	Hipoglicemia	Glicose 10%: 5 mL/kg, Glicose 25%: 2 mL/kg, Glicose 50%: 1 mL/kg Não administrar empiricamente
Cloreto de cálcio	Hipercalemia, hipocalcemia, overdose de bloqueador de canal de cálcio	Não para uso rotineiro Cloreto de cálcio fornece mais cálcio biodisponível, mas requer linha acesso central
Bicarbonato de sódio	Hiperpotassemia, overdose de ADT	Não é para uso rotineiro, mas recomendado para as indicações listadas
Magnésio	Torsades de pointes, hipomagnesemia	Não é para uso rotineiro, mas recomendado para as indicações listadas

D10W, Dextrose a 10% em água; *D25W*, dextrose 25% em água; *D50W*, dextrose 50% em água; *IO*, intraóssea; *AESP*, atividade elétrica sem pulso; *TSV*, taquicardia supraventricular; *ADT*, antidepressivo tricíclico; *FV*, fibrilação ventricular; *TV*, taquicardia ventricular; *WPW*, Síndrome de Wolff-Parkinson *D10W*, Dextrose a 10% em água; *D25W*, dextrose 25% em água; *D50W*, dextrose 50% em água; *IO*, intraóssea; *AESP*, atividade elétrica sem pulso; *TSV*, taquicardia supraventricular; *ADT*, antidepressivo tricíclico; *FV*, fibrilação ventricular; *TV*, taquicardia ventricular; *WPW*, Síndrome de Wolff-Parkinson-White. Barrington KJ: The myth of a minimum dose for atropine. Pediatrics 127(4):783-784, 2011; Yilidzdas D, Horoz OO, Erdem S: Benefi cial effects of terlipressin in pediatric cardiac arrest. Pediatr Emerg Care 27(9):865-868, 2011; Gil-Anton J, Lopez-Herce J, Morteruel E, et al: Pediatric cardiac arrest refractory to advanced life support: is there a role for terlipressin? Pediatr Crit Care Med 11(1):139-141, 2010; Carroll TG, Dimas VV, Raymond TT: Vasopressin rescue for in-pediatric intensive care unit cardiopulmonary arrest refractory to initial epinephrine dosing: a prospective feasibility pilot trial. Pediatr Crit Care Med 13(3):265-272, 2012; Chang PM, Silka MJ, Moromisato DY, et al: Amiodarone versus procainamide for the acute treatment of recurrent supraventricular tachycardia in pediatric patients. Circ Arrhythm Electrophysiol 3(2):134-140, 2010; Goodman IS, Lu CJ: Intraosseous infusion is unreliable for adenosine delivery in the treatment of supraventricular tachycardia. Pediatr Emerg Care 28(1):47-48, 2012.

pode levar à síndrome do compartimento. Dispositivos de inserção intraósseos motorizados, como o EZ-IO (Vidacare), diminuem os tempos de inserção (77% em <10 segundos) e melhoram a frequência de inserção bem-sucedida (> 90%); entretanto, outros dispositivos motorizados que exigem calibração, como o Bone Injection Gun (WaisMed) podem atrasar a inserção e reduzir a frequência de sucesso.[55,64] Embora os estudos realizados em adultos tenham demonstrado maior sucesso na colocação na tíbia, eles não mostraram diferença clinicamente significativa no desempenho em comparação com outros locais.[65] Em crianças pequenas, a tíbia e o fêmur são preferidos, porque sua cavidade da medula está bem desenvolvida. Ao administrar líquido através de uma linha intraóssea, a pressão manual é útil para superar a resistência da cavidade da medula. Múltiplas injeções de seringas menores (10 mL) de solução salina normal (ou seja, "flushes de solução salina") podem ser usados para ressuscitação de lactentes e crianças pequenas por meio de agulha intraóssea. Pesquisas também sugerem que os profissionais com frequência retardam desnecessariamente as tentativas de acesso intraósseo enquanto tentam acesso periférico ou central.[66,67] O acesso com linha central deve ser estabelecido para ressuscitações prolongadas que exigem vasopressores ou grandes volumes de líquido. A veia femoral é o local mais fácil de canulação em crianças pequenas e evita a interferência na RCP.

Cuidado Pós-parada. Após a ressuscitação inicial de uma criança em parada cardíaca, o foco deve mudar para o tratamento da etiologia subjacente da parada, minimizando lesões cerebrais e melhorando a perfusão de órgão final. Os pacientes pós-parada cardíaca desenvolvem uma síndrome semelhante a sepse com elevações nos marcadores inflamatórios, disfunção miocárdica, isquemia sistêmica e disfunção de múltiplos órgãos. A Tabela 163.3 descreve várias abordagens para reduzir esses efeitos.

A hipotensão após o retorno da circulação é um preditor de mortalidade. Embora os vasopressores possam ajudar a manter a perfusão de órgão alvo no caso de disfunção miocárdica pós-parada, seu uso não tem sido associado a uma sobrevida melhorada. Não existem estudos randomizados de comparação do desempenho de vasopressores específicos para parada cardíaca pediátrica. Na ausência de fortes evidências, administramos norepinefrina, que demonstrou causar menos arritmias do que a dopamina em adultos. A administração simultânea de dobutamina pode ser necessária para se alcançar hemodinâmica em pacientes com choque cardiogênico refratário. Hipercapnia e hipocapnia também aumentam a mortalidade no período pós-parada.[68] As configurações do ventilador devem ser tituladas frequentemente no período pós-parada para normalizar os níveis de dióxido de carbono. Para evitar a geração de radicais livres em decorrência de hiperoxia, as configurações do ventilador devem ser ajustadas para manter as saturações de oxigênio acima de 94%, evitando níveis de PaO_2 acima de 300 mmHg.

Os estudos de adultos relatam resultados conflitantes para hipotermia induzida após parada. Em um estudo randomizado de 260 crianças, a hipotermia induzida (temperatura alvo, 33 °C [91,4 °F]) não demonstrou diferença em relação à normotermia terapêutica (temperatura alvo, 36,8 °C [98,24 °F]) na sobrevida com bom desfecho neurológico.[69] Na ausência de evidências fortes,

TABELA 163.3

Cuidados Pós-parada Cardíaca em Crianças

	OBJETIVO/EVIDÊNCIA	AÇÃO
Oxigenação	Evitar hiperoxemia[117]	Titular oxigênio para 94% a 98% de SpO_2 Evitar $PaO2 > 300$ mmHg
Ventilação	Evitar hipercapnia e hipocapnia • Hipercapnia OU de morte = 3,3 • Hipocapnia OU de morte = 2,7	Manter $PaCO2$ de 35 a 50 mmHg
Suporte cardiovascular	Evitar hipotensão • 56% das crianças têm PA abaixo do quinto percentil dentro de 6 horas do RCE[118] • OR de morte = 1,7 • OR desfecho neurológico ruim = 1,8 • Apenas 41% com hipotensão recebem vasopressores	1. Manter euvolemia com líquidos 2. Suplemento com norepinefrina, se necessário 3. Monitorar os níveis de lactato[119]
Temperatura	Evitar Hipertermia • Pode ser mais benéfico do que a hipotermia induzida[120] Considerar hipotermia induzida para casos específicos • Poucos estudos em adultos	1. Antipiréticos e mantas de resfriamento para febre 2. Suplemento com norepinefrina, se necessário 3. Monitorar os níveis de lactato[119]
Glicose	Manter euglicemia modesta • Associação entre hipoglicemia ou hiperglicemia e mortalidade	1. Monitorar os níveis de Glicose 2. Nenhuma evidência para dar suporte ao controle rigoroso da glicose, que pode levar ao aumento da hipoglicemia 3. Suplementar glicose para hipoglicemia
Oxigenação da por membrana extracorpórea (ECMO)	Potencialmente mais benéfico se: • Iniciada rapidamente • Etiologia cardíaca subjacente • Parada com hipotermia ambiental < 30 °C[122] • Hospital com alto volume de pacientes com ECMO	Considerar, quando disponível, particularmente para crianças com doença cardíaca subjacente ou hipotermia ambiental grave

PA, pressão arterial; *OR*, odds ratio; *PaCO2*, pressão parcial de dióxido de carbono no sangue arterial; *PaO2*, pressão arterial parcial de oxigênio; *RCE*, retorno da circulação espontânea; *SpO2*, saturação de oxigênio medida por oximetria de pulso; *FV*, fibrilação ventricular.

Kilgannon JH, Jones AE, Shapiro NI, et al: Association between arterial hyperoxia following resuscitation from cardiac arrest and in-hospital mortality. JAMA 303(21):2165-2171, 2010; Del Castillo J, Lopez-Herce J, Matamoros M, et al: Hyperoxia, hypocapnia and hypercapnia as outcome factors after cardiac arrest in children. Resuscitation 83(12):1456-1461, 2012; Topjian AA, French B, Sutton RM, et al: Early postresuscitation hypotension is associated with increased mortality following pediatric cardiac arrest. Crit Care Med 42(6):1518-1523, 2014; Topjian AA, Clark AE, Casper TC, et al: Early lactate elevations following resuscitation from pediatric cardiac arrest are associated with increased mortality*. Pediatr Crit Care Med 14(8):e380-387, 2013; Nielsen N, Wetterslev J, Cronberg T, et al: Targeted temperature management at 33° C versus 36° C after cardiac arrest. N Engl J Med 369(23):2197-2206, 2013; Moler FW, Silverstein FS, Holubkov R, et al: Therapeutic hypothermia after out-of-hospital cardiac arrest in children. N Engl J Med 372(20):1898-1908, 2015; Scholefield B, Duncan H, Davies P, et al: Hypothermia for neuroprotection in children after cardiopulmonary arrest. Cochrane Database Syst Ver (2):CD009442, 2013; Turek JW, Andersen ND, Lawson DS, et al: Outcomes before and after implementation of a pediatric rapid-response extracorporeal membrane oxygenation program. Ann Thorac Surg 95(6):2140-2146; discussion 2146-2147, 2013; Skarda D, Barnhart D, Scaife E, et al: Extracorporeal cardiopulmonary resuscitation (EC-CPR) for hypothermic arrest in children: is meaningful survival a reasonable expectation? J Pediatr Surg 47(12):2239-2243, 2012; Freeman CL, Bennett TD, Casper TC, et al: Pediatric and neonatal extracorporeal membrane oxygenation: does center volume impact mortality?*. Crit Care Med 42(3):512-519, 2014.

recomendamos evitar a hipertermia, bem como monitorar a temperatura alvo para manter uma temperatura de 32 °C (96,6 °F) a 36 °C (96,8 °F) para adolescentes com retorno de circulação espontânea após parada confirmada com fibrilação ventricular. Além disso, a prevenção de hipertermia com mantas de resfriamento e medicações antipiréticas é benéfica.

Quando prontamente disponível, os profissionais também devem considerar ECMO precoce em um curso de parada. Embora estudos iniciais tenham sugerido que a ECMO proporcionou maiores benefícios principalmente para pacientes com doença cardíaca subjacente, uma análise retrospectiva recente também identificou benefícios para crianças com etiologias não cardíacas para sua parada. Os centros que realizam altos volumes de ECMO ou com equipes de resposta rápidas para iniciar a canulação oportuna têm melhores desfechos.[70,71]

Disposição

Presença da Família. Endossamos a recomendação do American College of Emergency Physicians (ACEP) e American Academy of Pediatrics (AAP) de que a família tenha a opção de estar presente durante a ressuscitação da criança. A evidência limitada para dar sustentação a esta recomendação é principalmente descritiva ou baseada em pesquisa. A maioria das famílias quer estar presente para a ressuscitação de seu filho, e quando perguntada depois de estar presente, relatam que repetiriam a experiência, mesmo em situações em que a criança morreu. As famílias relatam que sua presença conforta seus filhos, ajuda-os a apreciar os esforços dos provedores, facilita sua compreensão da gravidade da situação e promove o processo de luto. Em contraste, os profissionais pesquisados frequentemente são relutantes em ter famílias presentes, muitas vezes devido a uma suposição equivocada de que os pais serão críticos com seu trabalho.[72] No único estudo randomizado sobre a presença da família durante ressuscitações de trauma na emergência pediátrica, 93% dos médicos relataram aumento do estresse em decorrência da presença da família. No entanto, os efeitos adversos da presença da família pareciam limitados ao estresse no médico emergencista, porque não foram detectadas diferenças nas variáveis de cuidados clínicos. Outros estudos confirmaram que a presença da família raramente dificulta o cuidado. As preocupações com o fato de a presença da família prolongar os esforços de ressuscitação também parecem infundadas. Na maioria das situações, os benefícios para a família por estar presente superam o aumento do estresse nos provedores.

Os programas estruturados para a presença da família durante as ressuscitações são úteis. As famílias devem ser aconselhadas sobre eventos previstos antes de entrar na ressuscitação. Eles devem ser informados de que sua presença na ressuscitação é sua decisão; no entanto, eles podem ser convidados a sair se impedirem os cuidados médicos. Enfermeiros ou assistentes sociais designados, com treinamento em aconselhamento de luto e livros de responsabilidades clínicas, podem se concentrar na família, explicando os passos da ressuscitação e respondendo perguntas.

Término da Ressuscitação. Não há critérios universais para guiar o término de uma ressuscitação pediátrica. Os profissionais sentem-se menos confortáveis ao encerrar esforços em crianças do que os adultos, muitas vezes resultando em ressuscitações prolongadas e inúteis que aumentam o estresse da família e da equipe. Existem inúmeros relatórios anedóticos de crianças que sobrevivem com um bom desfecho neurológico após reanimações persistentes, mas essas geralmente envolvem paradas dentro do hospital ou paradas com acesso imediato a ECMO.[71] Muitas variáveis, incluindo a duração da ressuscitação, parada não testemunhada, ritmo cardíaco inicial, administração de doses múltiplas de epinefrina, administração de atropina e $ETCO_2$ <10 mmHg foram associadas a uma sobrevida e desfecho neurológico precários,[14,73-75] no entanto nenhuma dessas variáveis possui capacidade discriminativa suficiente para fornecer limites absolutos para o término da ressuscitação. Talvez a variável mais preditiva seja a duração da ressuscitação; uma análise retrospectiva multicêntrica recente indicou que, para cada minuto adicional de RCP pediátrica, a frequência de sobrevida diminuiu 2,1% e o desfecho neurológico favorável em 1,2%.[74] Para parada traumática, as diretrizes sugerem o término pré-hospitalar após 30 minutos de ressuscitação sem sucesso.[76] Essas diretrizes não existem para parada não traumática. Excetuando os desejos da família e situações clínicas específicas em que a ressuscitação prolongada pode ser benéfica (p. ex., hipotermia com afogamento ou eletrocussão, parada intra-hospitalar ou acesso imediato a ECMO), o término da ressuscitação deve ser considerado após 30 minutos para causas não traumáticas. Essa abordagem pode minimizar o sofrimento para o paciente, a família e os cuidadores.[77]

Os profissionais têm várias responsabilidades após a morte da criança no setor de emergência. Eles devem considerar a doação de órgãos quando uma criança morre. Uma organização de captação de órgãos, juntamente com um assistente social ou capelão, deve liderar essa discussão em um momento desvinculado do momento da notícia da morte da criança. Os prestadores devem entrar em contato com o médico legista para todas as mortes no DE. Os requisitos de autópsia para pacientes pediátricos variam de acordo com o estado, nos EUA. Com mortes suspeitas, os provedores devem limitar a manipulação de potenciais evidências forenses, ao mesmo tempo que possibilitam à família a oportunidade de chorar a morte de seu filho. Também se devem fazer tentativas de informar o médico de cuidados primários da criança da morte de uma criança no DE.

CHOQUE SÉPTICO NO PACIENTE PEDIÁTRICO

Princípios

A sepse é a principal causa de morte em crianças em todo o mundo. Um estudo de prevalência global mostrou que 8% das crianças na unidade de terapia intensiva (UTI) apresentam sepse grave.[78,79] As estimativas de mortalidade para sepse grave em pediatria são de 9% a 25%, com variação nos métodos de localização e determinação que contabilizam essa ampla variação.[78-80] A prevalência de sepse pediátrica medida pela Classificação Internacional de Doenças, 9ª edição, código de Modificação Clínica aumentou na última década, enquanto a mortalidade diminuiu.[78,80]

A mortalidade decrescente pode ser atribuída a recomendações de consenso do American College of Critical Care Medicine (ACCM) e especialistas internacionais.[81,82] Embora tenha um suporte cada vez maior das crescentes pesquisas em sepse pediátrica, a maioria das recomendações para cuidados com sepse em crianças baseia-se em evidências de baixo grau.[83] No entanto, os estudos demonstraram que a adesão ao pacote global de recomendações da ACCM diminui a mortalidade em crianças com sepse grave e choque séptico e a implementação prospectiva, no DE, de programas de tratamento de sepse melhora os desfechos, incluindo o período de permanência hospitalar e a mortalidade.[84-86] Há variação e incerteza em elementos específicos de cuidados no DE, particularmente as abordagens ideais à triagem, diagnóstico, administração de líquidos e terapia vasoativa. Clinicamente, o choque séptico pediátrico é identificado pela presença de diminuição da perfusão ou estado mental no cenário de suspeita de infecção.[87]

Fisiopatologia

O choque representa o estado fisiológico do excesso de demanda de oxigênio celular por trifosfato de adenosina (ATP). No choque séptico, um patógeno inicia o estado de choque desencadeando uma resposta inflamatória no hospedeiro e em doenças mediadas por toxinas por meio de efeitos diretos no hospedeiro. A cascata de citocinas promove febre, leucocitose, efeitos pró-coagulantes e aumento da permeabilidade vascular.[88] As consequências deletérias incluem danos nas células endoteliais, vazamento capilar, paralização microcirculatória e choque hipovolêmico com diminuição da oxigenação tecidual e disfunção mitocondrial. A resposta imunológica inflamatória também provoca vasodilatação, depressão miocárdica, ativação do sistema do complemento, coagulação intravascular disseminada e aumento da produção de óxido nítrico. Deixada sem controle, essa cascata inflamatória evolui para hipoperfusão de órgãos finais e insuficiência multissistêmica de órgãos.[89]

Os lactentes e crianças com sepse apresentam variabilidade em seu perfil hemodinâmico na sepse. Estudos que utilizam o monitoramento invasivo e não invasivo para categorizar os padrões hemodinâmicos de choque séptico pediátrico refratário a líquidos demonstraram que 40% a 60% dos pacientes estão em choque frio com diminuição do débito cardíaco. Marcados por relativa hipovolemia, vasoconstrição e insuficiência miocárdica, este choque "frio" é mais comum em crianças do que em adultos. Metade de todas as crianças em choque refratário a líquido terá hemodinâmica mista ou vacilará entre choque frio e quente (Tabela 163.4).[90-92]

TABELA 163.4

Padrões Típicos de Choque Séptico Vistos em Crianças

	HEMODINÂMICA	ACHADOS CLÍNICOS	POPULAÇÕES E PATÓGENOS TÍPICOS	OPÇÕES DE VASOPRESSORES
Quente	Débito cardíaco alto, baixa resistência vascular sistêmica	Pressão de pulso alargada, enchimento capilar rápido, extremidade quentes, pulsos periféricos acelerados	Hospitalar, linha acesso central; misto gram-positivos/gram-negativos	Norepinefrina; dopamina
Frio	Baixo débito cardíaco, alta resistência vascular sistêmica	Pressão de pulso estreita, enchimento capilar tardio, extremidades frias/livedo reticular, pulsos periféricos fracos, extremidades frias; insuficiência cardíaca congestiva: estertores, hepatomegali, distensão venosa jugular	Adquirida na comunidade; gram-positivos	Epinefrina; opamina; dobutamina; milrinona

Observação: as crianças frequentemente alternam entre as categorias, e a avaliação repetida da hemodinâmica para o ajuste da terapia é recomendada.

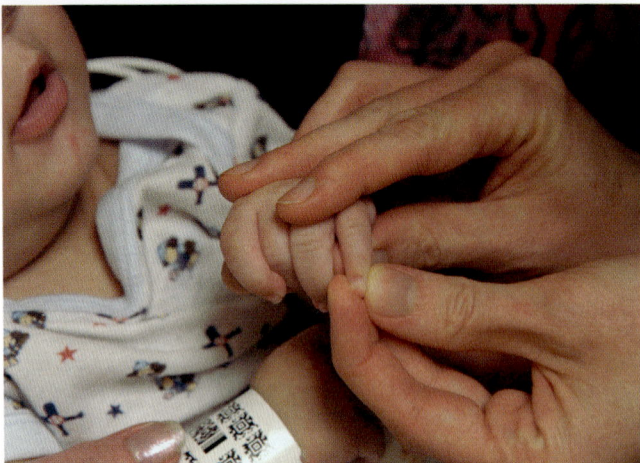

Fig. 163.2. Medição do tempo de enchimento capilar começa com aplicação de pressão ao leito ungueal capilar até que ele embranqueça, como mostrado. O tempo de preenchimento capilar de 3 segundos ou mais foi associado a aumento da mortalidade em crianças com choque séptico. (Cortesia Tia Brayman, Children's Hospital Colorado.)

Manifestações Clínicas

O diagnóstico de sepse começa com a suspeita de infecção, seja febre ou hipotermia, ou uma apresentação infecciosa, como pneumonia. Quando associado a hipotensão, isso constitui choque compensatório e deve provocar ressuscitação imediata. O médico emergencista também deve iniciar a ressuscitação na ausência de hipotensão quando há sinais de diminuição da perfusão, como estado mental alterado, tempo de preenchimento capilar anormal, qualidade de pulso anormal ou extremidades frias com livedo reticular. Outros sinais preocupantes incluem convulsão, perda de consciência e aumento do esforço respiratório. Estes sinais distinguiram sepse de outras doenças febris em crianças hospitalizadas no Reino Unido.[93] A combinação de hipotensão e enchimento capilar retardado apresentou a maior mortalidade em um estudo de grande porte em pacientes transportados para uma UTI pediátrica (Figura 163.2).

Infelizmente, muitos dos achados de exames físicos recomendados apresentam confiabilidade inter-avaliador modesta e baixa sensibilidade, bem como baixo valor preditivo positivo. Não existem regras ou pontuações de previsão para otimizar seu uso no diagnóstico de choque séptico compensado no DE.[94] Um agravante deste problema é que a febre está entre as queixas principais mais comuns em crianças em um departamento de emergência, frequentemente acompanhada por com taquicardia e taquipneia em pacientes não sépticos. O diagnóstico e tratamento do choque séptico pediátrico dependem do reconhecimento de uma síndrome de infecção com diminuição da perfusão ou alteração do estado mental.

Exames laboratoriais e tecnologias para avaliar a hemodinâmica e os sinais vitais são promissores no diagnóstico e monitoramento da sepse, mas ainda não são considerados como padrão de cuidados.[81] A estratificação de risco de pacientes pode incluir níveis séricos de lactato, procalcitonina, peptídeo B-natriurético, marcadores de coagulopatia ou coagulação intravascular disseminada e variabilidade da frequência cardíaca.[95-98] Estudos de pequeno porte sugerem que, semelhantes aos adultos, níveis séricos elevados de lactato estão associados ao aumento do risco de disfunção orgânica e morte em crianças com sepse. Embora não seja um padrão de cuidados da American Critical Care Medicine, recomendamos que os níveis de lactato sejam usados em conjunto com o exame físico no diagnóstico e monitoramento do tratamento de choque séptico pediátrico. As estratégias de estratificação de risco em um ambiente de pesquisa incluem o perfil de expressão do RNA e os novos biomarcadores séricos.[99] Essas técnicas são promissoras no futuro para uma avaliação mais objetiva e sistemática que possibilite aos provedores distinguir crianças com doenças febris mais benignas daquelas com choque séptico precoce.

Manejo

Os pilares do tratamento de emergência da sepse pediátrica são o estabelecimento oportuno de acesso intravascular; reposição volêmica rápida titulada para a condição do paciente; antibióticos de amplo espectro apropriados e agentes vasoativos individualizados direcionados para reverter o choque. A estabilização inicial também inclui reconhecimento e correção da hipoxia, hipoglicemia e hipocalcemia, às quais as crianças são particularmente propensas.

Antibióticos Oportunos e Adequados

A Campanha *Surviving Sepsis* recomenda a administração de antibióticos dentro de 1 hora do reconhecimento de choque séptico.[83] Atrasos na terapia antimicrobiana adequada aumentam a mortalidade e prolongam a disfunção em pacientes pediátricos com sepse grave ou choque séptico.[100] Protocolos institucionais de antibióticos podem facilitar a distribuição oportuna de medicamentos; fatores do hospedeiro, fonte suspeita e padrões de susceptibilidade local devem determinar a seleção de antibióticos.[101]

Reposição Volêmica

O choque séptico em crianças é mais frequentemente marcado por hipovolemia absoluta ou relativa; os desfechos do choque em crianças são melhorados quando o estado de choque é revertido o mais cedo possível. O líquido deve ser administrado utilizando-se uma seringa inline "push-pull", um infusor rápido ou uma bolsa de pressão para atingir o objetivo de administrar cada bólus de líquido cristaloide de 20 mL/kg durante 5 a 15 minutos, seguido de reavaliação e potenciais bólus adicionais (Fig. 163.3). A reposição volêmica deve continuar até que se observe melhora dos sinais vitais e da perfusão. Concomitantemente, os pacientes devem ser observados quanto a sinais de sobrecarga de líquido. Choque continuado após a administração de 60 mL/kg de bólus de líquido isotônico, ou sinais de sobrecarga de líquidos, como a presença de estertores ou hepatomegalia, devem ser tratados com agentes vasoativos.[82] Recomendamos que os agentes vasoativos sejam iniciados em qualquer paciente pediátrico com choque séptico e hipotensão que dure mais de 1 hora, independentemente da quantidade de líquido fornecido. Em muitos pacientes em que a reposição volêmica foi alcançada rapidamente, podem ser necessários agentes vasoativos antes de 1 hora. O estado hídrico pode ser verificado com sinais clínicos de choque, estertores e hepatomegalia, bem como saturação de oxigênio venoso central (SvO_2), ecocardiograma a beira leito, lactato sérico seriado e monitoramento não invasivo de débito cardíaco não invasivo.

Estudos de coorte demonstraram melhora da mortalidade e duração da permanência hospitalar em crianças sépticas com hipotensão ou disfunção orgânica tratadas com 40 a 60 mL/kg de líquido intravenoso (IV) na primeira hora.[85] No entanto, um estudo controlado randomizado de grande porte em crianças africanas com infecção grave, mas não hipotensão, demonstrou aumento da mortalidade em pacientes que receberam 20 a 40 mL/kg na primeira hora em comparação com nenhum líquido. Embora esses resultados possam estar ligados à situação e a grandes proporções da população estudada com malária e anemia, eles levaram a uma maior concentração na titulação do volume de líquido IV para o paciente individual e destacaram que o bólus de líquido IV não deve ser empiricamente administrado em toda criança com infecção, mas sem choque. Os desfechos são semelhantes para ressuscitação com cristaloide versus coloide, exceto no choque por dengue onde o coloide pode levar a uma melhora mais rápida.

Agentes Vasoativos

O choque que persiste apesar da reposição volêmica deve ser tratado com agentes vasoativos. A dopamina, epinefrina ou norepinefrina

Monitoramento Hemodinâmico para Terapia Direta

Além do exame clínico, a avaliação da hemodinâmica cardiovascular e a escolha de agentes vasoativos podem ser potencializadas pelo uso de ecocardiografia a beira leito, bem como monitores invasivos e não invasivos de débito cardíaco. Estudos que utilizaram dispositivos, como o monitor de débito cardíaco ultrassônico, o ultrassom a beira leito e o cateter de artéria pulmonar, demonstraram discrepâncias entre a classificação dos médicos quanto aos estados hemodinâmicos e aqueles revelados pelo monitoramento.[91,92] Embora nenhuma recomendação possa ser feita neste momento, esses estudos sugerem que a personalização individualização da terapia auxiliada pelo monitoramento hemodinâmico pode direcionar os médicos emergencistas em seu manejo.

Em estudos no Brasil e na Índia, o monitoramento venoso central do oxigênio para direcionar a reposição volêmica foi associado a melhora da mortalidade.[104] SvO_2 deve ser titulada para 70% ou mais em pacientes internados com um cateter venoso central.

Corticosteroides

A insuficiência suprarrenal na sepse é moderadamente prevalente, mas estudos de reposição de hidrocortisona em pacientes pediátricos produziram resultados inconclusivos.[105,106] Não há evidências suficientes para apoiar ou refutar o uso de corticosteroides exógenos em crianças com sepse, nem há consenso sobre o método ideal de diagnóstico de insuficiência suprarrenal. Em crianças em choque, apesar da infusão de epinefrina ou norepinefrina, o teste do nível sérico de cortisol e a administração de hidrocortisona podem ser considerados naqueles em risco de insuficiência suprarrenal, incluindo anormalidades conhecidas do eixo suprarrenal hipotalâmico-hipofisário-suprarrenal, doença crônica, uso crônico de esteroides e púrpura fulminante.

Glicose

Embora crianças com sepse possam ser propensas a hiperglicemia por estresse como os adultos, elas também são propensas a hipoglicemia devido às suas reservas limitadas de glicogênio. O controle glicêmico rígido e convencional apresentou equivalência em crianças criticamente doentes; um estudo de grande porte está atualmente em andamento para determinar as estratégias ideais de controle da glicose.[107] Recomendamos a correção da hipoglicemia quando presente e o uso cauteloso de insulina e monitorização frequente da glicose para níveis de glicemia superiores a 180 mg/d.[81]

Impacto do Pacote de Cuidados para Sepse

Programas institucionais de melhora da qualidade melhoraram a periodicidade e diminuíram a variação do cuidado da sepse.[84,86,108] Estes programas diminuíram a mortalidade e o período de permanência na UTI e no hospital.[84,86] Os pacotes de prestação de cuidados institucionais para reconhecimento, ressuscitação e medição de desempenho são recomendados para otimizar o cuidado.

EVENTOS AGUDOS AMEAÇADORES DA VIDA

Princípios

Um evento agudo ameaçador da vida (EAAV) é "um episódio que é assustador para o observador" e caracterizado por uma combinação de apneia, mudança de cor, mudança de tonalidade, engasgamento ou ânsia de vômito. Normalmente, essas crianças têm menos de 1 ano de idade, com a idade de apresentação mais comum entre 2 a 4 meses de idade. As crianças com EAAV representam um desafio, porque as causas variam desde algumas simples até ameaçadoras da vida; e comumente uma etiologia definitiva não é identificada. Na minoria dos casos em que uma etiologia é identificada, é tipicamente um refluxo gastrintestinal, convulsões ou insuficiência respiratória. As causas mais críticas de EAAV incluem traumatis-

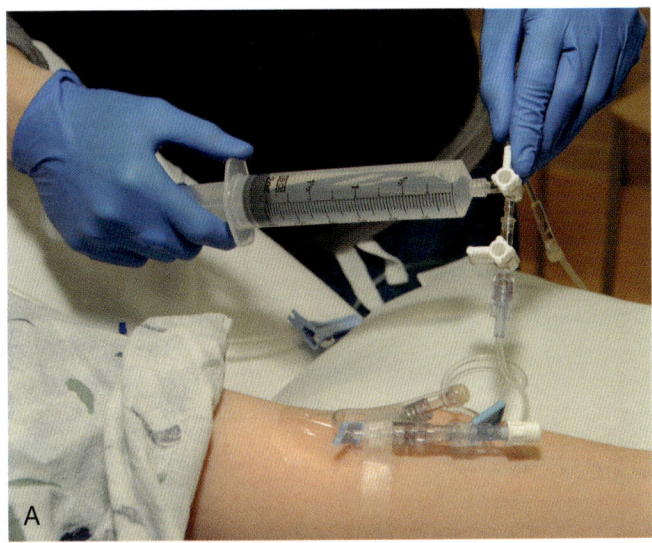

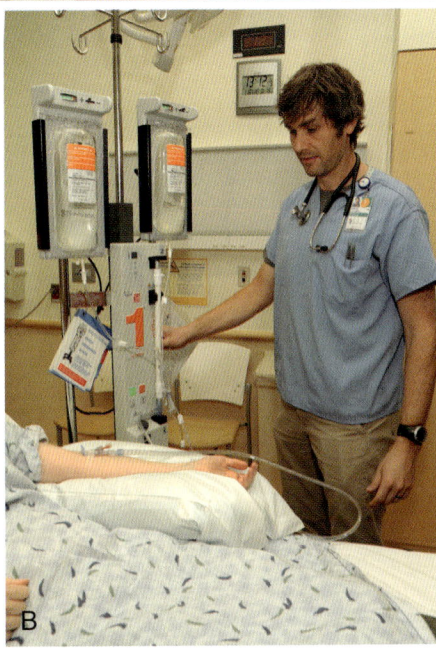

Fig. 163.3. **A,** Usando uma seringa de 60 mL com uma torneira de três vias inline é uma maneira eficaz de distribuir bólus de líquido rapidamente, particularmente em pacientes com menos de 25 kg onde um bólus não é facilmente dosado por uma bolsa de líquido padrão. **B,** Infusores rápidos e bolsas de pressão distribuem rapidamente os bólus de líquido quando uma bolsa completa é uma dose adequada. (Cortesia Tia Brayman, Children's Hospital Colorado.)

podem ser utilizadas como agentes de primeira linha no choque séptico pediátrico. Pelo fato de a maioria das crianças com choque séptico ter débito cardíaco deprimido, uso de dopamina ou a epinefrina é preferível devido aos efeitos vasoconstritores inotróficos e periféricos. A dopamina tem uma longa história de segurança e eficácia no choque pediátrico, mas devido a uma associação com maior risco de morte em adultos, a epinefrina pode ser preferida. A norepinefrina é indicada para "choque quente" com alto débito cardíaco.

A obtenção de acesso venoso central em uma criança doente é um procedimento incomum na maioria dos departamentos de emergência, e é uma fonte frequente de atraso na atenção ao choque séptico pediátrico.[103] Recomendamos acesso vascular rápido em crianças gravemente doentes com cateter IV periférico ou um dispositivo intraósseo preferido para acesso inicial. As infusões vasoativas podem ser administradas através de um cateter IV periférico para corrigir o choque até que um cateter venoso central possa ser colocado com segurança.

TABELA 163.5

Estudos do Departamento de Emergência para Evento Agudo Ameaçador da Vida*

TESTE	POTENCIAL ETIOLOGIA DETECTADA
Hemograma completo	Anemia
Culturas virais e bacterianas, incluindo VSR e coqueluche	Infecção
Exame de urina	Infecção
Eletrólitos	Desidratação
Glicose	Hipoglicemia
Enzimas hepáticas	Distúrbio metabólico
Screen toxicológico	Intoxicação
Raio X de tórax	Infecção; cardiomegalia
TC de crânio	Massa; hemorragia
Pesquisa esquelética	Trauma não acidental
ECG	Arritmia Anormalidade cardíaca congênita

*Não há recomendações que se aplicam a todos os pacientes, e o teste de diagnóstico é baseado na avaliação do médico emergencista e na apresentação clínica do paciente. *TC*, tomografia computadorizada; *ECG*, eletrocardiograma; *VSR*, vírus sincicial respiratório.

TABELA 163.6

Fatores de Risco Potenciais para Etiologia Grave Após um Evento Agudo Ameaçador da Vida*

	INTERNAÇÃO HOSPITALAR	INFECÇÃO
História clínica pregressa	Comorbidades da Prematuridade <1 mês de idade[123] EAAV anterior	Prematuridade
Anamnese	Mudança de cor para azul > 1 evento/24 horas Ausência de asfixia Ausência de sintomas de ITU	Febre
Exame físico	Achados anormais no departamento de emergência	Febre de aspecto doentio

Observação: várias regras de previsão clínica foram propostas combinando esses elementos para identificar crianças com baixo risco de doença, que podem receber alta com segurança do departamento de emergência.
EAAV, Evento agudo ameaçador da vida; *ITU*, infecção do trato urinário.
Mittal MK, Sun G, Baren JM: A clinical decision rule to identify infants with apparent life-threatening event who can be safely discharged from the emergency department. Pediatr Emerg Care 28(7):599-605, 2012; Kaji AH, Claudius I, Santillanes G, et al: Apparent life-threatening event: multicenter prospective cohort study to develop a clinical decision rule for admission to the hospital. Ann Emerg Med 61(4):379-387. e374, 2013; Claudius I, Keens T: Do all infants with apparent life-threatening events need to be admitted? Pediatrics 119(4):679-683, 2007.
*Nenhuma dessas regras foi validada externamente.

mo não acidental, cardiopatia congênita, infecção bacteriana e anormalidades metabólicas ou neurológicas.

Manifestações Clínicas

O bebê (<12 meses de idade) com história de EAAV geralmente parece bem na apresentação. Quase 50% das crianças trazidas para o DE após um EAAV têm um exame clínico completamente normal, e o diagnóstico final muitas vezes se correlaciona precariamente com os sinais e sintomas de apresentação, que podem incluir cianose, dificuldades de respiração, movimentos anormais, perda de consciência, vômitos, palidez e asfixia.

Exames Diagnósticos

Não há evidências para sustentar um conjunto padrão de exames que deva ser realizado em todas as crianças com EAAV.[109] A avaliação no DE de crianças com EAAV pode incluir os testes listados na Tabela 163.5. Os testes de rotina em todos os pacientes são de baixo rendimento, com apenas 3% dos testes contribuindo para um diagnóstico que já não seja provável com base na história e no exame físico. O risco de infecções bacterianas graves é semelhante às coortes de mesma idade sem EAAV, e a avaliação para infecção bacteriana deve prosseguir de acordo com o julgamento clínico usual. Outros testes também devem ser adaptados à história da criança e aos achados do exame físico. No geral, os testes de rendimento mais alto, como uma série gastrintestinal superior, antígeno da coqueluche e sonda de pH, tipicamente não são realizados com rapidez no DE.

Seguimento

Os lactentes de alto risco e aparentemente doentes devem ser internados, assim como os lactentes com mais de um episódio de EAAV ou aqueles que necessitam de ressuscitação. Alguns pacientes com EAAV podem ser liberados para alta com acompanhamento rigoroso (Tabela 163.6). Os lactentes saudáveis em outros aspectos em seu primeiro episódio, particularmente quando associado à alimentação, e um exame físico normal podem receber alta supondo-se que um acompanhamento rigoroso pode ser garantido e o paciente passe por um período de observação no departamento de emergência por 3 a 4 horas, para se assegurar que não há sinais de doença progressiva. Surgiram modelos de previsão clínica mas eles demonstram uma sensibilidade imperfeita a desfechos ruins e não foram validados.[110,111] O desfecho de um EAAV depende da causa subjacente. A maioria dos estudos de EAAV com acompanhamento completo não demonstrou mortes.[110]

CONCEITOS-CHAVE

- As taxas, profundidades e razões compressão-ventilação exatas na ressuscitação cardiopulmonar (RCP) não se baseiam em evidências de alta qualidade. É muito importante empurrar rápido, profundamente e sem interrupções. Recomendamos uma profundidade de 3,8 cm em lactentes e 5 cm em crianças mais velhas.
- Ao contrário dos adultos, a RCP convencional versus a RCP somente de compressão é recomendada na maioria das crianças, porque as crianças frequentemente apresentam parada decorrente de causas respiratórias. Isso é menos importante para o caso do DE, onde as compressões e as ventilações devem começar quase que simultaneamente.
- Na parada pediátrica, a aquisição oportuna de acesso vascular é muito mais importante do que o local de acesso; quando o acesso é necessário, recomenda-se a via intraóssea.
- O acesso venoso central não é necessário com emergência na maioria das paradas pediátricas.
- O foco na parada cardíaca pediátrica deve ser o fornecimento de compressões de alta qualidade, ininterruptas e ventilações, e não administração de medicamentos.
- Se a desfibrilação for indicada, começar a 2 J/kg, seguido de 4 J/kg, e se necessário aumentar para 10 J/kg para choques subsequentes.

CONCEITOS-CHAVE (Cont.)

- A menos que especificamente indicado, não administre cálcio ou bicarbonato de sódio em parada pediátrica de causa desconhecida.
- Após o retorno da circulação, concentre-se em evitar hipotensão (líquidos intravenosos [IV] e medicamentos vasoativos) e hipertermia (antipiréticos e cobertores resfriadores).
- Quando a morte é provável, a presença familiar em ressuscitações pediátricas proporciona benefícios duradouros significativos para a família.
- Não há critérios universais para encerrar os esforços de ressuscitação em crianças. Recomendamos considerar o término da ressuscitação após 30 minutos para parada cardíaca pediátrica fora do hospital sem testemunhas.
- Devido aos riscos inerentes à intubação pediátrica, os profissionais que não possuem uma experiência extensa de cuidado de crianças gravemente doentes devem se concentrar na ventilação com bolsa-máscara, em particular para crianças em parada cardíaca ou lactentes com menos de 1 ano de idade.
- Os sinais de sepse se sobrepõem aos sinais de muitas doenças febris não graves em crianças.
- O tratamento da sepse pediátrica nos Estados Unidos deve incluir bólus de líquido rápidos (total de 40 a 60 mL/kg para hipotensão), antibióticos de amplo espectro, uso precoce de vasopressores para sinais de perfusão precária e monitoramento rigoroso.
- Em comparação com adultos, as crianças sépticas apresentam mais comumente choque frio com hipovolemia e vasoconstrição periférica.
- A maioria das crianças com evento agudo com risco de vida (EAAV) não necessita de exames diagnósticos.
- Crianças sem outras doenças com um primeiro EAAV que ocorre durante alimentação/engasgo, exame normal, acompanhamento imediato e sem características de alto risco são candidatas à alta após um período de observação no departamento de emergência.

As referências para este capítulo podem ser encontradas on-line no website Expert Consult associado à obra.

CAPÍTULO 164
Ressuscitação Neonatal

Ryan D. Kearney | Mark D. Lo

PRINCÍPIOS

Aproximadamente 10% dos recém-nascidos precisam de alguma assistência ao nascimento, sedo que 1% exige medidas intensivas de ressuscitação.[1] Os conhecimentos de fisiologia neonatal, equipamento apropriado e habilidades nos procedimentos são essenciais para o sucesso da ressuscitação. A preparação para a ressuscitação neonatal exige conhecimento de como ela difere dos adultos, especialmente no seguinte:

1. Os recém-nascidos têm fisiologia cardiorrespiratória dinâmica e que muda rapidamente, tendo uma faixa singular de sinais vitais normais.[2,3]
2. A ressuscitação neonatal é quase inteiramente baseada em intervenções respiratórias (não cardíacas).[2]
3. Os neonatos exigem equipamento especial e adequado.

FISIOPATOLOGIA

Transição da Vida Fetal para a Extrauterina

A transição da vida fetal para a extrauterina exige três grandes alterações cardiorrespiratórias: (1) remoção de líquido dos alvéolos não expandidos para permitir a ventilação; (2) expansão pulmonar e estabelecimento da capacidade residual funcional; e (3) redistribuição do débito cardíaco para oferecer perfusão pulmonar. A falta de desenvolvimento de ventilação ou perfusão adequada leva a *shunts* permanentes, hipóxia e, finalmente, a uma inversão deletéria da fisiologia fetal.[2]

Intraútero, o aporte de nutrientes para o feto e as trocas gasosas dependem da placenta, um órgão temporário com resistência vascular baixa, bem como da circulação materna. Em decorrência de sua baixa resistência, a placenta recebe aproximadamente 30% do débito cardíaco fetal total entre 18 e 41 semanas de gestação. Em contrapartida, os alvéolos fetais cheios de líquido têm aumento da resistência vascular, levando a pouca perfusão do pulmão em desenvolvimento. O leito arterial pulmonar tem tanta vasoconstrição, que o pulmão fetal recebe apenas 40% do débito do ventrículo direito e aproximadamente 10% do débito cardíaco total; a maior parte do débito do ventrículo direito é desviada da artéria pulmonar por meio do ducto arterial para a aorta descendente.[4,5] Ocorre um *shunt* adicional da direita para a esquerda no nível do forame oval, com sangue rico em oxigênio desviado do átrio direito para o esquerdo. A inversão desses dois *shunts* é essencial para o êxito da transição para a vida extrauterina e é facilitada pela queda significativa da resistência vascular pulmonar que ocorre ao nascimento. A primeira etapa desse processo é a eliminação do líquido alveolar.

A remoção desse líquido é efetuada parcialmente pelo parto vaginal, que fornece certa compressão do líquido dos alvéolos para os brônquios, traqueia e leito capilar pulmonar. O líquido restante é amplamente evacuado pelos primeiros movimentos respiratórios, sendo a qualidade dos primeiros movimentos respiratórios crucial para estabelecer a ventilação adequada. A expansão alveolar exige a geração de altas pressões intratorácicas e a presença de surfactante para manter a patência alveolar. Como o pulmão é um dos últimos órgãos a alcançar as maturidades estrutural e funcional, interrupções desse processo fisiológico coordenado, embora raras, devem, não obstante, ser antecipadas em todos os partos, particularmente naqueles fora da sala de partos.[6]

Depois das primeiras incursões respiratórias, a resistência vascular pulmonar diminui em decorrência da exposição alveolar ao oxigênio. Simultaneamente, o pinçamento do cordão umbilical remove a placenta da circulação, previsivelmente aumentando a resistência vascular sistêmica. Os *shunts* pelo ducto arterial se invertem à medida que aumenta a resistência vascular sistêmica; eles geralmente cessam totalmente por volta de 15 horas depois do nascimento, pois o ducto arterial também sofre constrição. Essa inversão de fluxo redireciona todo débito do ventrículo direito para os pulmões. No entanto, hipóxia ou acidose podem fazer o leito vascular pulmonar ter constrição novamente e, quando grave ou prolongada, a constrição vascular pulmonar recorrente pode fazer que o ducto arterial reabra. O restabelecimento da circulação fetal, com seus *shunts*, leva a uma hipóxia contínua e é chamada *circulação fetal persistente*.[2,5] Quando indicada, a ressuscitação facilita os primeiros movimentos respiratórios, impede e inverte a hipóxia e a acidose persistentes e auxilia o recém-nascido na transição para a vida extrauterina.

INDICAÇÕES PARA RESSUSCITAÇÃO

Pelo menos uma pessoa, cujo papel exclusivo é assegurar a transição segura do recém-nascido, deve estar presente para todos os partos, inclusive aqueles que ocorrem fora da sala de parto. Antecipa-se que qualquer lactente nascido fora de uma sala de parto possa precisar de ressuscitação.[1-3] Embora muitas vezes intervenção necessária é mínima, deve ser seguida uma abordagem padronizada. Algumas condições específicas aumentam a probabilidade de que sejam necessários esforços de ressuscitação adicionais.

Hipóxia

Até no recém-nascido saudável, pode levar 10 minutos para a saturação de oxigênio no sangue chegar aos níveis extrauterinos normais.[1] A oximetria de pulso pode auxiliar em determinar hipoxemia, mas pode levar vários minutos para ser obtida uma onda confiável.[7,8] A asfixia intraútero ou intraparto (falta patológica de oxigênio ao feto antes ou durante o parto) pode precipitar uma sequência de eventos que resulte em apneia primária ou secundária. Com hipóxia inicial, arquejos rápidos são seguidos pelo cessar da respiração (apneia primária) e, se prolongada, diminuição da frequência cardíaca (FC). Esforço respiratório ostensivamente normal não garante ventilação adequada. No entanto, bradicardia no recém-nascido (FC < 100 batimentos/min) quase sempre reflete ventilação e oxigenação inadequadas. Assim sendo, bradicardia é um indicador importante de hipóxia.[1,2] É necessária estimulação simples no início da apneia primária para estimular a ventilação e reverter a bradicardia. Se a asfixia persistir, o recém-nascido fará vários movimentos respiratórios arquejantes profundos, seguidos pelo cessar da respiração (apneia secundária); isso é acompanhado por piora da bradicardia, refratariedade a simples e, finalmente, hipotensão. Para os recém-nascidos com apneia secundária, é necessária ressuscitação mais vigorosa e prolongada para restaurar a ventilação e a circulação adequadas.[2]

Hipotermia

Secagem e aquecimento do recém-nascido são fundamentais para a ressuscitação inicial porque a incapacidade do recém-nascido para manter normotermia (> 36,5 °C) tem consequências potencialmente catastróficas. Os recém-nascidos não conseguem gerar calor por tremores, não conseguem reter o calor devido aos baixos depósitos de gordura e têm excesso de perda de calor devido à sua grande proporção da superfície para o volume. Exacerbando esses desafios no período pós-parto imediato, os recém-nascidos têm taxa metabólica agudamente elevada, estavam cobertos por líquido amniótico e são subitamente expostos a um ambiente relativamente frio. A temperatura corporal diminui rapidamente, com a hipotermia acelerando a acidose metabólica, o consumo de oxigênio, a hipoglicemia e a apneia.[1-3] Prematuridade e peso muito baixo ao nascimento exacerbam essas consequências e exigem esforços extras para amenizá-las.[1]

Hipoglicemia

Baixos depósitos de glicogênio, juntamente com enzimas hepáticas imaturas, colocam o recém-nascido em aumento do risco de hipoglicemia. Essa é particularmente comum em recém-nascidos prematuros e pequenos para a idade gestacional, bem como aqueles que nasceram de mães diabéticas. A hipoglicemia também pode ser uma resposta a outros fatores, inclusive doença respiratória, hipotermia, policitemia, asfixia e sepse. A hipoglicemia pode ser assintomática ou pode causar um conjunto de sintomas, inclusive apneia, alterações da cor, desconforto respiratório, letargia, agitação, crises convulsivas, acidose e pouca contratilidade do miocárdio.[9,10] Um baixo nível de glicemia, particularmente quando prolongado, recorrente ou associado a hiperinsulinismo, associa-se a desfechos neurológicos adversos;[9] a correção da hipoglicemia, se detectada rapidamente, melhora o prognóstico.[11] A hipoglicemia neonatal, em geral, é definida como nível de glicemia abaixo de 40 mg/dL, embora esse número sirva mais como diretriz do que como ponto de corte rígido. Todos os recém-nascidos que exibam sinais de hipoglicemia, tendo os níveis de glicose abaixo de 40 mg/dL, devem receber glicose intravenosa (IV). Deve-se mencionar que os glicosímetros comuns, em geral, subestimam os níveis de glicose no plasma em aproximadamente 10 mg/dL.[10]

Hipovolemia

Hipovolemia clinicamente significativa é rara e geralmente secundária à perda de sangue. Os fatores de risco incluem hemorragia materna conhecida durante o parto, prematuridade, recém-nascidos com choque manifesto e início de RCP.[1-3,12] A hemorragia pode levar à depressão respiratória e ao choque manifesto no recém-nascido, quer secundário ao descolamento prematuro da placenta, placenta prévia, acidente com o cordão umbilical ou trauma. No recém-nascido, a hemorragia é uma das poucas situações em que a reposição volêmica e a expansão de volume melhoram os desfechos. A seguinte fórmula deve ser equivalente à idade gestacional em semanas:

Pressão arterial média do recém-nascido (pressão diastólica + [pressão de pulso/3])

Onde a pressão de pulso = pressão sistólica – pressão diastólica. Os achados de exame compatíveis com hipovolemia ou hemorragia clinicamente significativa incluem palidez, apesar da oxigenação, pulsos fracos com FC rápida e pouca resposta à ressuscitação.[1-3,12]

Prematuridade

Os prematuros, especialmente os que nascem antes de 34 semanas de idade gestacional, têm risco peculiar devido à sua imaturidade pulmonar e suscetibilidade à hipotermia. Os que precisam de ressuscitação cardiorrespiratória (RCP) têm aumento do risco de mortalidade, displasia broncopulmonar, lesão cerebral grave, pneumotórax e perfuração intestinal.[13] Por essas razões, a transferência de grávidas de alto risco para centros terciários que possuem vivência e experiência com ressuscitação de lactentes prematuros se associa a melhora dos resultados neonatais.[14] Deve-se realizar intubação para o recém-nascido prematuro em desconforto respiratório, o que é clinicamente sugerido por retrações, dessaturação ou taquipneia.[15] Em certos casos, pode-se oferecer surfactante por meio do tubo endotraqueal (TET) logo depois do nascimento.

Líquido Amniótico Meconial

O líquido amniótico meconial (LAM) indica estresse potencialmente significativo do recém-nascido antes do parto. Pode-se evitar ou pelo menos limitar significativamente a aspiração de mecônio e suas consequências pela intervenção rápida. As recomendações antigas estipulavam aspiração do mecônio das vias aéreas do recém-nascido depois do desprendimento da cabeça, mas antes do parto dos ombros (aspiração intraparto). No entanto, parece não haver benefício na aspiração intraparto.[16,17] Portanto, as atuais recomendações já não indicam aspiração intraparto de rotina dos recém-nascidos com LAM. Para prevenir a aspiração de mecônio, as recomendações mais antigas também estipulavam aspiração traqueal de todos os recém-nascidos não vigorosos com LAM imediatamente depois do parto e antes de qualquer outro esforço de ressuscitação (inclusive secagem e estimulação). No entanto, a intubação endotraqueal de rotina em recém-nascidos não vigorosos nascidos a termo e com mecônio não tem mostrado benefício, nem mesmo sobre a incidência da síndrome de aspiração de mecônio (SAM), de pneumotórax, da necessidade de oxigênio, de estridor, crise convulsiva ou encefalopatia hipóxico-isquêmica.[18] As medidas padrão para manter a ventilação e a oxigenação adequadas devem ser iniciadas para todos os lactentes nascidos com LAM, com um pequeno subgrupo finalmente precisando de intubação endotraqueal conforme justificado.[1]

As recomendações mais recentes da *American Heart Association* mudaram a prática da aspiração traqueal depois do parto para aspiração de mecônio. As indicações para intubação em recém-nascidos que nasceram com LAM são as mesmas que para todos os recém-nascidos; a aspiração de mecônio só deve ser realizada se indicada por sinais de obstrução das vias aéreas secundária ao mecônio e que não melhore apesar de medidas de ressuscitação padrão, incluindo aquecimento e secagem e início da ventilação com pressão positiva (VPP) efetiva. Ao realizar aspiração traqueal, um aspirador de mecônio (Fig. 164.1) deve ser fixado ao TET de tamanho apropriado e conectado à fonte em 100 mmHg ou menos. Na intubação por laringoscopia direta, o TET é então retirado enquanto se aplica a aspiração. Deve-se repetir reintubação com aspiração sequencial para remover o mecônio causador da obstrução ou até que o lactente se torne vigoroso, o que geralmente é efetuado depois de duas rodadas. Se a bradicardia ou a apneia persistir além de duas passagens, a ressuscitação a seguir deve incluir ventilação com bolsa-válvula-máscara (BVM), considerando-se a intubação endotraqueal para proteger a via aérea. Em centros terciários com profissionais habilitados, a lavagem pulmonar com surfactante diluído pode ser benéfica, particularmente se a intubação prolongada parecer inevitável.[19]

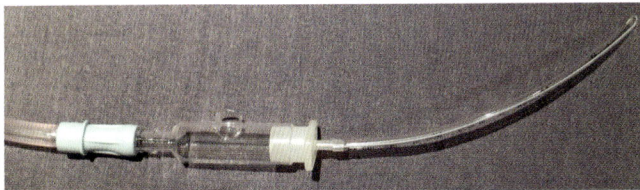

Fig. 164.1. Aspirador de mecônio com sucção e TET não inflado 3.0 fixado. (Cortesia do Seattle Children's Hospital, Seattle, WA.)

Fatores Maternos

Infecção

Infecção materna (corioamnionite) é um desencadeante comum de parto prematuro; os prematuros, por si sós, são mais suscetíveis à infecção. Portanto, devem-se administrar antibióticos IV depois de feitas coletas de hemocultura e hemograma em todos os lactentes nascidos antes de 37 semanas de gestação.

Medicamentos

Medicamentos fornecidos à mãe durante o trabalho de parto ou drogas ilícitas tomadas antes do parto, geralmente opioides, podem aumentar a depressão respiratória do recém-nascido. A administração de opioides à mãe ou o uso abusivo de drogas antes do parto devem ser considerados em qualquer recém-nascido com depressão respiratória isolada que persista, apesar de uma ressuscitação inicial aparentemente bem-sucedida. Como nos adultos, a depressão respiratória induzida por opioides poderia ser revertida com naloxona.[1,20] No entanto, a naloxona pode precipitar abstinência aguda e crises convulsivas no recém-nascido de mãe dependente de opioides; desse modo, não se recomenda a naloxona na ressuscitação inicial do recém-nascido.[3,21] A suspeita de toxicidade por opiáceos no recém-nascido deve ser tratada com suporte de oxigenação e ventilação, e não com reversão farmacológica. Isso deve incluir o uso de um dispositivo BVM e, se necessário, intubação.

Suspensão e Descontinuação da Ressuscitação

Não se identificou conjunto de parâmetros confiável e amplamente adotado para recém-nascidos que não devam receber esforços de ressuscitação.[23] A ressuscitação não é recomendada para neonatos com uma idade gestacional confirmada abaixo de 23 semanas, aqueles com peso ao nascimento abaixo de 400 g e aqueles com anencefalia confirmada, trissomia do 13 ou do 18.[23,34] O pedido dos pais tem-se mostrado o fator mais importante para determinar esforços de ressuscitação para recém-nascidos com 22 a 25 semanas de gestação; a maioria dos neonatologistas considera uma idade gestacional acima de 25 semanas de gestação como o ponto de corte para ressuscitação obrigatória, mesmo com recusa dos pais.[25] No contexto de idade gestacional incerta e desejo obscuro ou conflitante dos pais, a recomendação é iniciar a ressuscitação. De modo semelhante, se o prognóstico for incerto no momento do parto, deve-se tentar a ressuscitação até que se obtenham dados adicionais que informem o prognóstico e se alinhem com os desejos dos pais. Fora da sala de parto, devem-se fazer todas as tentativas para estabilizar o neonato até que a continuação da ressuscitação claramente não melhore a probabilidade de sobrevida com morbidade aceitável. Os neonatos sem sinais de vida (assistolia, apneia) depois de 10 minutos de ressuscitação têm alta mortalidade ou grave atraso do desenvolvimento durante toda a vida, e a ressuscitação pode ser encerrada.[24,26] Essa é uma decisão rara e inerentemente desafiadora de tomar, e precisa levar em conta os recursos locais disponíveis e a habilitação da equipe, as necessidades e opções de transporte e a preferência dos pais. No entanto, os progressos nas técnicas de ressuscitação e a hipotermia terapêutica pós-ressuscitação têm se mostrado promissores até para os neonatos com APGAR de zero aos 10 minutos,[27] destacando a importância de diálogo com os pais e reconhecimento de seus sentimentos com referência aos riscos de morbidade. Os pais devem participar ativamente da decisão de continuar ou suspender os esforços de ressuscitação em casos nos quais haja incerteza de prognóstico. Para os lactentes com APGAR baixo aos 10 minutos, mas alguns sinais de vida, especialmente quando alinhados à preferência dos pais, os esforços de ressuscitação devem continuar até que se estabeleça um prognóstico.

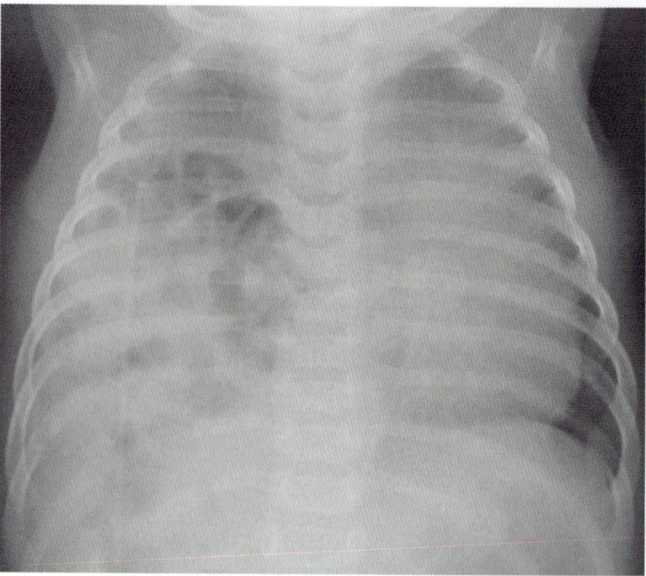

Fig. 164.2. Radiografia do tórax revela hérnia diafragmática congênita no lado direito. (Cortesia do Seattle Children's Hospital, Seattle, WA.)

ANOMALIAS ANATÔMICAS ESPECIAIS

Hérnia Diafragmática

Além da hipoplasia pulmonar, os neonatos com hérnias diafragmáticas têm leitos vasculares pulmonares excepcionalmente reativos, predispondo-os a vasospasmo pulmonar potencialmente fatal no período pós-natal imediato e tardio.[28] Os achados de exame referentes à hérnia diafragmática congênita incluem tórax em barril, ausência ipsilateral de sons respiratórios, deslocamento traqueal ou do *ictus cordis* e abdome escafoide. A ventilação com BVM distenderá o estômago, que geralmente é intratorácico, piorando ainda mais o desconforto respiratório. O neonato deve ser intubado de emergência se for conhecido um diagnóstico pré-natal de hérnia diafragmática ou se for diagnosticada uma hérnia diafragmática na radiografia do tórax (Fig. 164.2).

Mielomeningocele e Onfalocele

Lactentes com mielomeningocele jamais devem ser colocados em posição supina, e sim em prona ou lateral para evitar pressão sobre o defeito. A ressuscitação deve prosseguir a partir dessa posição modificada (Fig. 164.3). Por razões não esclarecidas, a mielomeningocele se associa a um risco elevado de alergia ao látex, sendo necessários esforços para evitar a sensibilização ao látex nesses neonatos.[29] Os lactentes com gastrosquise ou onfalocele devem ser ressuscitados conforme a necessidade, e esses defeitos também devem ser cobertos com um envoltório plástico oclusivo para diminuir a perda de água e de calor.[31] Os recém-nascidos muitas vezes precisam de infusão de líquido de manutenção parenteral, de sonda orogástrica para descompressão e profilaxia antimicrobiana com antibióticos IV.[31]

Atresia das Cóanas

Como os recém-nascidos são respiradores nasais obrigatórios, a atresia de coanas bilateral causa obstrução das vias aéreas superiores e muitas vezes até desconforto respiratório intenso. A atresia de coanas pode ser rapidamente diagnosticada pela impossibilidade de passar uma sonda pelo nariz até a orofaringe posterior. Um dispositivo de via aérea oral pode desviar o ar da obstrução. Deve-se prestar atenção no exame físico inicial dessas crianças porque elas costumam ter alguma síndrome de múltiplas anomalias congênitas.

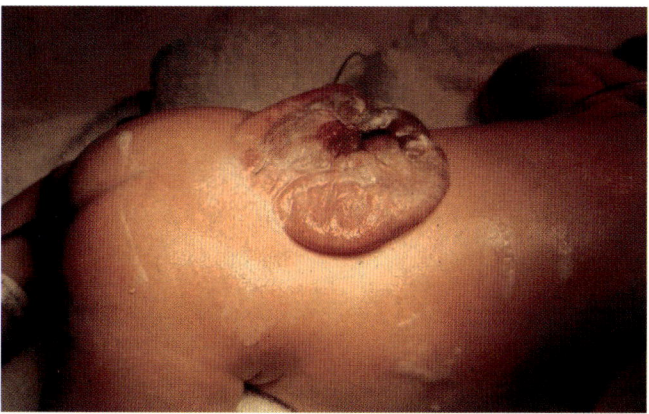

Fig. 164.3. Mielomeningocele pré-operatória, destacando os óbvios desafios anatômicos e cuidados especiais exigidos na ressuscitação de neonatos com esta condição. (Cortesia de Mandy Breedt, Divisão de Neurocirurgia, Seattle Children's Hospital, Seattle, WA.)

Sequência de Pierre Robin

A marca principal desta anormalidade é a profunda micrognatia, resultando em glossoptose (retração ou deslocamento para trás da língua) e fenda palatina. A sequência de Pierre Robin, portanto, confere alto risco de obstrução significativa das vias aéreas superiores. Uma via aérea nasal ou oral deve conseguir passar pela obstrução; se não for assim, pode ser necessário intubar. Dados os desafios técnicos de realizar intubação endotraqueal em pacientes com a sequência de Pierre Robin, costuma ser necessário o uso de fibra óptica, embora se possa tentar a posição em decúbito ventral e máscara laríngea (LMA) ou outro dispositivo de via aérea supraglótico para dar suporte à ventilação.[32] Pode ser necessário consultar o anestesiologista ou o otorrinolaringologista.

Doença Cardíaca Congênita

As evidências ecocardiográficas de doença cardíaca congênita (DCC) chegam a 5% para recém-nascidos a termo.[33] No entanto, DCC crítica, definida como aquela que precisa de cirurgia ou de intervenção por cateter no primeiro ano de vida, é responsável por apenas 50% dos casos de DCC.[33] Os achados de exame físico vistos na DCC crítica incluem gradiente de pressão arterial entre as extremidades superiores e inferiores, pulsos femorais fracos, cianose central, sopro patológico e hepatomegalia. Esses sinais de choque cardiogênico em um recém-nascido podem ser indistinguíveis daqueles da sepse grave e da insuficiência respiratória. A ressuscitação de um recém-nascido com DCC crítica suspeita ou conhecida deve, portanto, incluir manejo ventilatório padrão, bem como terapia antimicrobiana empírica. Cardiomegalia em uma radiografia do tórax é mais compatível com choque cardiogênico.[34] Alguns achados laboratoriais comuns incluem policitemia e acidose sem explicação. Muitos recém-nascidos com DCC crítica têm uma lesão dependente do ducto arterial e provavelmente apresentam profunda descompensação fisiológica – definida por acidose metabólica grave, crises convulsivas, parada cardíaca ou lesão renal ou hepática – com o fechamento do ducto arterial.[35] Deve-se usar prostaglandina E_1 (PGE_1) em lesões com fluxo sanguíneo sistêmico ou pulmonar dependente de ducto (Quadro 164.1).[36] Em caso de diagnóstico incerto ou na preparação para transporte a um centro especializado, a prostaglandina deve ser iniciada por infusão IV contínua. Recomenda-se um segundo acesso IV periférico para tratar os possíveis efeitos adversos da prostaglandina, incluindo hipotensão, taquicardia e apneia. A PGE_1 contínua deve começar logo depois do nascimento,[36] titulando-se gradualmente a dose até um máximo de 0,1 µg/kg/min.

QUADRO 164.1
Lesões Cardíacas Congênitas Dependentes do Ducto Arterial

FLUXO SANGUÍNEO PULMONAR DEPENDENTE DO DUCTO
Estenose, atresia pulmonar crítica
Estenose, atresia tricúspide grave
Tetralogia de Fallot grave

FLUXO SANGUÍNEO SISTÊMICO DEPENDENTE DO DUCTO
Síndrome do coração esquerdo hipoplásico
Estenose aórtica crítica
Arco aórtico interrompido

QUADRO 164.2
Checklist do Equipamento para Ressuscitação Neonatal

1. Avental, luvas e proteção ocular (precauções universais)
2. Dispositivo de cronometragem
3. Cobertores (para aquecer e secar o lactente)
4. Envoltório plástico (para onfalocele, gastrosquise, possivelmente lactente prematuro)
5. Aquecedor radiante
6. Seringa com bulbo
7. Aspirador e cateteres de aspiração (tamanhos 5, 8 e 10 Fr)
8. Ambus autoinflantes (450 e 750 mL) e com inflação de fluxo (250 e 450 mL)
9. Máscaras (tamanhos para prematuros, recém-nascido e lactente)
10. Laringoscópio com lâminas retas (no. 00, 0 e 1)
11. Tubos endotraqueais com estiletes (2,5; 3,0; 3,5 e 4 mm)
12. Tesoura e fita para fixar o tubo endotraqueal
13. Detector de CO_2 pediátrico
14. Aspirador de mecônio
15. Cateteres umbilicais (3,5 e 5 Fr)
16. Pinças hemostáticas, campos e luvas estéreis, solução de iodopolividona, bisturi, fita umbilical, fios de sutura e válvula de três saídas para cateterização dos vasos umbilicais

PREPARAÇÃO

Para maximizar a efetividade da ressuscitação, todos os serviços de emergência devem ter pacotes de fármacos separados para a idade e o peso, equipamento padronizado (Quadro 164.2) e equipe treinada para ressuscitação de recém-nascidos.[1,3] A fita de ressuscitação pediátrica baseada no comprimento (fita de Broselow Luten) pode ser usada para determinar o tamanho do equipamento e as doses de fármacos para ressuscitação de recém-nascidos com lactentes pesando 3 kg ou mais.[37,38] Um carrinho de ressuscitação neonatal dedicado, organizado de acordo com o algoritmo do *Neonatal Resuscitation Program* (NRP), aumenta a velocidade de acesso ao equipamento e é preferido pelos prestadores de outros esquemas de organização.[39] Quando disponibilizadas, informações maternas adicionais (Quadro 164.3) podem ajudar a antecipar as necessidades de ressuscitação para que a equipe, o equipamento e os planos de ações apropriadas possam ser manejados rapidamente.

Precauções universais, incluindo avental, luvas e protetores oculares, devem ser utilizadas durante a ressuscitação neonatal. Deve-se ligar desde o início uma fonte externa de aquecimento, e a mesa deve ser aquecida antes do início da ressuscitação. Hipotermia é um fator de risco independente de mortalidade neonatal no mundo

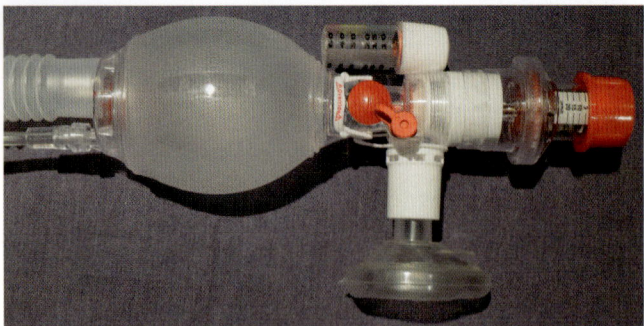

Fig. 164.4. Ressuscitador autoinflante apropriado com máscara de tamanho neonatal apropriado fixada. Esse dispositivo tem funcionalidade adicional com manômetro e válvulas para pressão expiratória final positiva (PEEP) para uso único. Cortesia do Seattle Children's Hospital, Seattle, WA.)

TABELA 164.1

Tamanho do Tubo Endotraqueal por Peso ao Nascimento e Idade Gestacional

PESO AO NASCIMENTO (KG)	IDADE GESTACIONAL (SEM.)	TAMANHO DO TET (MM, NÃO INSUFLADO)	PROFUNDIDADE DE INTRODUÇÃO (CM)
< 1	< 28	2,5	7
1-2	28-34	3	8
2-3	34-38	3,5	9
3+	38+	3,5-4	10

QUADRO 164.3

Perguntas sobre o Histórico Materno

1. Qual é a estimativa da idade gestacional?
2. É uma gestação múltipla?
3. Há mecônio presente?
4. Há história de sangramento vaginal?
5. Foram dadas medicações ou tomadas drogas?
6. Foi documentada febre materna?
7. A mãe fez pré-natal? Em caso afirmativo, foram vistas anormalidades na ultrassonografia pré-natal?

todo.[40,41] De modo semelhante, a hipertermia é um modificador de efeitos de encefalopatia neonatal e se correlaciona com depressão respiratória, paralisia cerebral e mortalidade.[42] É essencial o tamanho correto do equipamento; em particular, os suprimentos respiratórios têm mais probabilidade de ser usados e são essenciais para a maioria dos esforços de ressuscitação. Dispositivos de autoinsuflação de tamanho apropriado (Fig. 164.4) diminuem as complicações por ventilação excessiva, previnem lesões e limitam a dificuldade de ventilar devido a encaixe impróprio da máscara. Quando disponíveis e nas mãos de profissionais experientes, os dispositivos autoinsuflantes têm a capacidade adicional de oferecer pressão positiva contínua nas vias aéreas (CPAP), controlam a pressão de ventilação com maior precisão e asseguram um encaixe apropriado. A Tabela 164.1 lista os tamanhos de TET recomendados por peso ao nascimento e idade gestacional.

MANEJO

Como parte de seu currículo NRP compartilhado, a *American Heart Association* e a *American Academy of Pediatrics*, com o *International Liaison Committee On Resuscitation* (ILCOR), desenvolveram um algoritmo de ressuscitação para recém-nascidos (Fig. 164.5). Essa abordagem é detalhada a seguir.[1-3] No entanto, se o neonato a termo está chorando e parece ter bom tônus muscular, pode ser aquecido, seco e voltar à mãe para continuação dos cuidados e avaliação sem qualquer esforço adicional de ressuscitação.[1]

Algoritmo de Ressuscitação de Recém-Nascidos

Seque, Aqueça, Posicione, Aspire, Estimule e Avalie a Necessidade de Outras Intervenções

Hipotermia aumenta a demanda metabólica e o consumo de oxigênio, o que pode tornar fúteis esforços de ressuscitação. Para impedir isso e outras sequelas de hipotermia, todos os recém-nascidos devem ser secos imediatamente após o parto e colocados sob uma fonte de calor radiante. No caso de lactentes a termo que estejam chorando e tenham tônus normal, isso pode ser efetuado simplesmente com secagem e contato pele a pele com a mãe.[1] Cobertores úmidos devem ser substituídos por cobertores secos e preferivelmente roupas de cama quentes, mas o bebê deve ser deixado descoberto para facilitar o aquecimento radiante e o acesso dos profissionais quando necessário. Todas as técnicas de ressuscitação são elaboradas para ser realizadas com esses esforços de controle da temperatura em ação.[1] O neonato supino deve ainda ser posicionado para se maximizar a entrada de ar e evitar obstrução das vias aéreas. Devido a um occipital e abertura glótica anterior relativamente grandes, a patência das vias aéreas é obtida com o pescoço em extensão. Uma posição discretamente estendida que alinhe a faringe posterior, a laringe e a traqueia é obtida melhor colocando-se uma fralda enrolada ou pequena toalha *sob os ombros do lactente*. A colocação sob o pescoço não é útil. No entanto, uma toalha que seja grande demais sob os ombros também pode levar à oclusão das vias aéreas devido à hiperextensão do pescoço.

Apenas se estiver presente mecônio e o recém-nascido tiver hipotonia, esforço respiratório insatisfatório ou bradicardia (FC < 100 batimentos/min) depois de 1 minuto de VPP apropriada, a traqueia deverá ser aspirada com um TET e fixação do aspirador de mecônio. Esforço respiratório precário e obstrução por secreções, por outro lado, devem ser tratados com aspiração com bulbo ou mecânica (aproximadamente 100 mmHg de aspiração). A aspiração das vias aéreas superiores, inclusive a realizada com seringa e bulbo, deve ficar reservada somente para os recém-nascidos com esses sinais porque a aspiração se associa a diminuição da complacência pulmonar, bradicardia e redução da velocidade do fluxo sanguíneo cerebral.[1] Em um estudo randomizado comparando aspiração com bulbo recomendada pelo NRP versus limpeza bucal, não houve diferenças na frequência respiratória média, no uso de esforços avançados de ressuscitação, no APGAR, na admissão em unidade de terapia intensiva neonatal (UTIN) e nos níveis de saturação de oxigênio na alta.[42] Quando a aspiração é indicada, o protocolo NRP deve ser seguido, sendo a boca aspirada primeiro, seguida pelo nariz. Essa sequência ajuda a evitar broncoaspiração das secreções orais se o neonato inspirar depois da aspiração nasal. Deve-se evitar aspiração vigorosa ou profunda porque pode causar estimulação vagal significativa e subsequente bradicardia ou apneia.[2,43] Como as recomendações NRP estipulam aspiração com menos de 100 mmHg, os emergencistas devem ser criteriosos com o uso da seringa porque até mesmo as seringas com bulbo comuns produzem pressão negativa que facilmente excede esse limiar.[43]

Para a maioria dos neonatos a termo, essas medidas estimulam a respiração suficientemente e podem ser tudo o que se precisa para ressuscitar um recém-nascido. Se a respiração adequada ainda não estiver presente, deve-se dar estimulação adicional. Isso é feito dando-se piparotes nas plantas dos pés e friccionando o dorso; esforços mais agressivos podem se mostrar prejudiciais. Se os esforços de estimulação e aquecimento comprovarem ser inadequados, será necessária VPP, seguida por intubação se necessário.

O tempo é componente importante das diretrizes NRP. Nos primeiros 60 segundos de vida, o recém-nascido deve ser avaliado com aquecimento, secagem e estimulação simultaneamente; se necessário, deve-se realizar a desobstrução das vias aéreas superiores

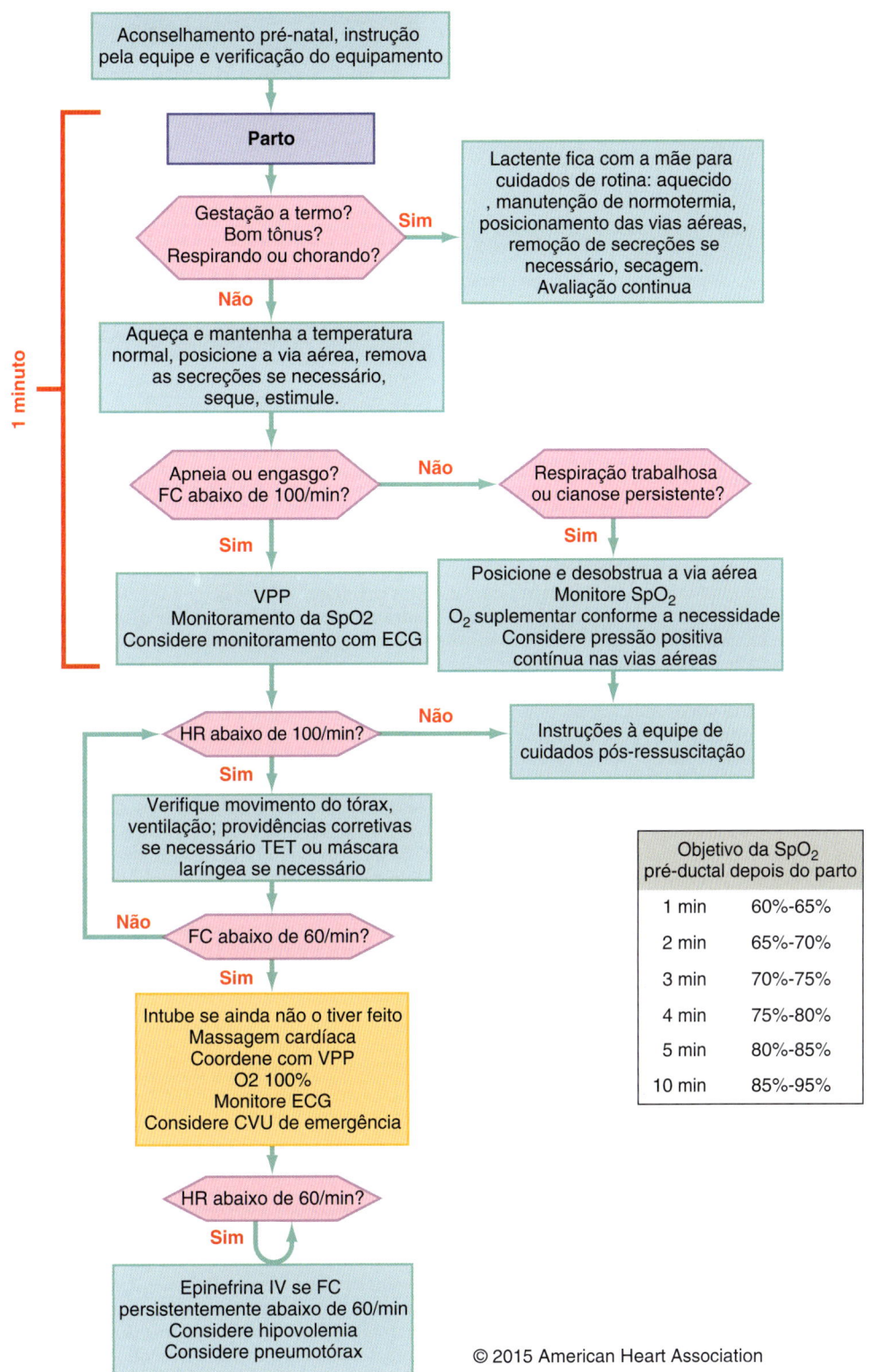

Fig. 164.5. Algoritmo para ressuscitação neonatal. *ECG*, Eletrocardiograma; *TET*, tubo endotraqueal; *FC*, frequência cardíaca; *VPP*, ventilação com pressão positiva; *CVU*, canulação da veia umbilical. (Adaptada de Wyckoff MH et al.: Parte 13: ressuscitação neonatal: 2015 American Heart Association Guidelines Update for Cardiopulmonary Resuscitation and Emergency Cardiovascular Care. Circulation 132:S543-S560, 2015.)

(Fig. 164.5). Se a FC estiver abaixo de 100 batimentos/min ou se o recém-nascido tiver apneia primária ou desconforto respiratório, deve-se iniciar VPP e oximetria de pulso no primeiro minuto de vida. Se a bradicardia (FC < 60 batimentos/min) persistir, apesar de ventilação adequada, deve-se iniciar a massagem cardíaca. O cálculo da FC pode ser manual – por palpação do pulso na base do cordão umbilical ou por ausculta das bulhas cardíacas – com oximetria de pulso ou com uma derivação eletrocardiográfica padrão.[44] Bradicardia persistente geralmente é secundária a ventilação inadequada. Desse modo, recomenda-se intubação no evento de que seja indicada massagem cardíaca.

Contado de rotina em 1, 5 e 10 minutos o escore APGAR (Tabela 164.2) é uma composição que reflete a FC, o esforço respiratório, o tônus muscular, a irritabilidade reflexa e coloração. O escore serve

TABELA 164.2

APGAR[a]

SINAL	PONTOS		
	0	1	2
Frequência cardíaca (batimentos/min)	Ausente	Lenta (< 100)	≥ 100
Respiração	Ausente	Lenta, irregular	Boa, chorando
Tônus muscular	Flácido	Alguma flexão	Ativo, boa flexão
Irritabilidade reflexa	Ausência de resposta	Careta	Tosse, espirro
Cor	Cianótico, pálido	Corpo róseo, mãos e pés cianóticos	Róseo

[a]Cálculo feito em 1, 5 e 10 minutos de vida.

QUADRO 164.4

Ação Corretiva da Intubação e Mnemônica da Deterioração

MR SOPA
M: Ajuste da **m**áscara
R: **R**eposicionamento da via aérea
S: Aspiração (**s**ucção) da boca a nariz
O: Abrir (**o**pen) a boca
P: Aumento da **p**ressão
A: Via **a**érea alternativa

DOPE
D: **D**eslocamento do TET
O: **O**brução do TET
P: **P**neumotórax
E: **E**quipamento com falha

---

primariamente para avaliar a necessidade (1 minuto) e a eficácia (5 minutos) de medidas de ressuscitação ativas. No contexto da ressuscitação baseada no algoritmo moderno, APGAR baixo em 5 e 10 minutos se associa a aumento da mortalidade porque identifica lactentes nos quais a conduta médica está falhando.[44] O tônus muscular e a irritabilidade reflexa não auxiliam significativamente na avaliação do recém-nascido durante a ressuscitação.[44,45] Em lugar disso, a FC e o esforço respiratório são os indicadores importantes e devem ser continuamente monitorados. A cor da pele é indicador pouco sensível da saturação durante os primeiros minutos de vida, enquanto prossegue a transição da circulação fetal para a do lactente.[46-48] Nesse breve período, a oximetria de pulso pode ser ferramenta útil para avaliar o estado de oxigenação do recém-nascido.[7,8,48] As diretrizes NRP especificam o uso do oxímetro de pulso apenas em algumas situações selecionadas – antecipação de ressuscitação, uso prolongado de VPP, cianose persistente e uso de oxigênio suplementar.[1]

Ventilação, Oxigênio, Intubação

Qualquer neonato com cianose persistente ou sinais de desconforto respiratório (gemência, batimento das asas do nariz, taquipneia) deve ser assistido por CPAP ou VPP. Para apneia, desconforto respiratório intenso ou FC abaixo de 100 batimentos/min, deve-se iniciar ventilação com BVM (com um manômetro se possível). Para as primeiras respirações, frequentemente são necessárias pressões mais altas (30-40 mmHg) para remover o líquido pulmonar, sendo a adequação da ventilação avaliada pela elevação do tórax. Uma respiração sustentada inicial de 2 a 5 segundos pode aumentar ainda mais a capacidade residual funcional (CRF) e promover eliminação do líquido pulmonar, mas ainda são necessários ensaios clínicos para comprovar a eficácia e a segurança dessa conduta.[49-52] As respirações subsequentes, em geral, exigem 20 mmHg de pressão inspiratória máxima.[1,2] Para minimizar o barotrauma e a incidência de pneumotórax, devem-se evitar pressões excessivas (definidas como mais do que o necessário para chegar a uma elevação adequada do tórax). Máscara de tamanho apropriado com vedação completa (cobrindo a boca e o nariz, mas não os olhos), posicionamento apropriado do recém-nascido e o uso de pressão para atingir o movimento correto da parede torácica são essenciais para a ventilação efetiva. A menos que ditado de outra maneira pela gasometria, as taxas de ventilação recomendadas são de 40 a 60 respirações/minuto, sendo a meta chegar a uma frequência cardíaca acima de 100 batimentos/min. As diretrizes atuais do NRP recomendam VPP, mas não distinguem entre CPAP e PEEP (pressão expiratória final positiva). No entanto, os neonatos pré-termo (< 33 semanas de gestação) que recebem CPAP com apenas um nível de pressão (inspiração controlada pela pressão em 20 cm H$_2$O por 10 segundos) parecem ter menos probabilidade de ser intubados nas primeiras 72 horas de vida, de receber mais de uma dose de surfactante ou de desenvolver displasia broncopulmonar (DBP). Quando é necessária ventilação com BVM por mais de 2 minutos, deve-se colocar uma sonda orogástrica para impedir o comprometimento respiratório pela distensão gástrica.[2]

A ressuscitação com oxigênio a 100% não é indicada.[53-56] Parece haver redução da mortalidade em lactentes ressuscitados com ar ambiente, sem evidências de prejuízo.[56] A hiperóxia induzida pela ressuscitação resulta em aumento do estresse oxidativo, incluindo lesão cardíaca e renal direta.[57] Os desfechos neurológicos parecem melhorar pela ressuscitação com ar ambiente *versus* oxigênio a 100%, provavelmente devido à redução da geração de radicais livres cerebrais.[1,3,5,56,58] As atuais diretrizes da NRP recomendam iniciar a ressuscitação com ar ambiente e depois misturar com concentrações crescentes de oxigênio conforme a necessidade. O uso de oxigênio a 100% para a ressuscitação deve ocorrer somente se o recém-nascido tiver bradicardia persistente abaixo de 60 batimentos/min depois de 90 segundos. As tentativas de restaurar a ventilação adequada são mais benéficas do que aumentar a concentração de oxigênio. Há um conjunto de evidências cada vez maior na literatura sugerindo que a saturação de oxigênio pré-ductal inicial em recém-nascidos saudáveis não complicados contribua para o aparecimento de cianose; a saturação do oxigênio depois do nascimento pode não chegar a 90% ou mais até os 10 minutos de vida.[46-48]

A intubação endotraqueal é indicada em várias etapas durante a ressuscitação neonatal – aspiração traqueal para mecônio em lactentes com falta de melhora apesar de VPP efetiva; se a ventilação com BVM não tiver efeito ou se prolongar; quando se realizam massagens cardíacas; e para lactentes com peso ao nascimento extremamente baixo ou lactente com anomalias anatômicas (p. ex., hérnia diafragmática). A laringoscopia direta e a videolaringoscopia são ambas opções razoáveis, oferecendo as técnicas videoassistidas uma visualização melhorada, mas com tempos de intubação totais um pouco mais longos.[59-61] A confirmação da colocação apropriada da TET deve incluir detecção de dióxido de carbono expirado. Embora a ultrassonografia possa mostrar posicionamento adequado da TET em lactentes a termo e pré-termo, o padrão ouro continua a ser a radiografia simples.[62-66]

Se ocorrer deterioração aguda logo depois da intubação, o equipamento precisa ser imediatamente verificado. Considere as regras mnemônicas DOPE e MR SOPA ao tentar determinar a causa da deterioração (Quadro 164.4). Na ausência de uma explicação óbvia, é mais seguro extubar o recém-nascido e ventilar prontamente com BVM, o que deve ser feito por um assistente com experiência. A punção do tórax com agulha pode ser considerada para o tratamento de um possível pneumotórax, particularmente se sons

TABELA 164.3
Medicamentos para Ressuscitação

MEDICAÇÃO	CONCENTRAÇÃO	DOSE	VIA	COMENTÁRIOS
Epinefrina	1:10.000	0,01-0,03 mg/kg (0,1-0,3 mL/kg)	IV (preferida) ou TET	
Dopamina	Variável	Infusão contínua a 5 µg/kg/min; aumentando para 20 µg/kg/min se necessário	IV	
Glicose	SG10%	2-4 mL/kg	IV	Evite concentrações mais altas
Expansores de volume	Concentrado de hemácias tipo O negativo	10 mL/kg	IV	Dê ao longo de 5-10 min para sangramento agudo; repita se necessário
	Soro fisiológico	10 mL/kg	IV	Dê ao longo de 5-10 min; repita se necessário
	Ringer lactato	10 mL/kg	IV	Dê ao longo de 5-10 min; repita se necessário
Ampicilina	Variável	100 mg/kg	IV, IM	
Gentamicina	Variável	4 mg/kg	IV, IM	
Cefotaxima	Variável	50 mg/kg	IV, IM	

SG10%, glicose a 10% em água; *TET*, tubo endotraqueal; *IM*, intramuscular

respiratórios assimétricos forem encontrados com a extubação, se as pressões ventilatórias estiverem inexplicavelmente altas ou se a condição do neonato não melhorar com ventilação efetiva.

Se for indicada a intubação, mas houver dificuldade técnica, a máscara laríngea se mostra efetiva para a ventilação de recém-nascidos de termo.[67-69] No entanto, há dados limitados sobre o uso de máscara laríngea em lactentes pré-termo (< 2.000 g ou < 34 semanas de gestação) no contexto de síndrome de aspiração de mecônio ou durante ressuscitação cardiorrespiratória (RCP).

Massagem Cardíaca

Bradicardia (FC < 100 batimentos/min) é um indicador confiável de hipóxia clinicamente significativa. Felizmente, a maioria dos neonatos com bradicardia responde prontamente à ventilação efetiva. Se um neonato tiver um FC abaixo de 60 batimentos/min, apesar de oxigênio e ventilação adequada (bom movimento do ar e elevação do tórax) por pelo menos 30 segundos, deve-se iniciar a massagem cardíaca.[1,2,70] As massagens devem ser realizadas em uma taxa de 90/min, coordenadas com 30 respirações/min para um total de 120 eventos/min. A razão de massagem-ventilação na ressuscitação neonatal é de 3:1. Se o assistente tiver certeza de que a parada cardíaca tem uma causa cardíaca primária, pode-se considerar uma razão massagem-ventilação de 15:2.[1,3] O método preferido para realizar as massagens cardíacas, a técnicas das mãos rodeando com os dois polegares, é a seguinte: os dedos de ambas as mãos circundam o tórax e sustentam o dorso, sendo os polegares de ambas as mãos colocados lado a lado ou um sobre o outro no esterno imediatamente abaixo da linha mamilar. A profundidade da compressão é de um terço do diâmetro anteroposterior do tórax.[2,71,72] As respirações espontâneas e a FC devem ser avaliadas a cada 30 segundos, tentando minimizar as interrupções, quando possível, continuando as massagens cardíacas e ventilação coordenadas até que a FC seja de pelo menos 60 batimentos/min.[1,2] Uma mudança para cor amarela em monitor de CO_2 colorimétrico durante a administração de VPP costuma preceder uma elevação significativa da FC e deve ser usada quando disponível.[73]

Medicamentos

Poucos neonatos precisam de farmacoterapia durante a ressuscitação.[12] Os medicamentos (Tabela 164.3) são indicados primariamente para bradicardia ou assistolia não responsiva à ventilação efetiva e as massagens cardíacas, bem como para hemorragia (materna, fetal ou placentária) que necessite de reposição volêmica.[1-3]

Acesso Vascular

A veia umbilical é a via preferida de acesso vascular imediato porque pode ser facilmente identificada e canulada. O acesso pela veia umbilical pode ter sérias complicações (infecção, trombose da veia porta), de modo que a canulação da veia umbilical (CVU) deve ser removida pelo neonatologista que faça a recepção após estabilização do lactente e estabelecimento de outro acesso venoso. Outras vias para acesso vascular incluem veias periféricas, cateteres centrais introduzidos perifericamente e a veia femoral. O acesso intraósseo (IO) pode ser problemático em neonatos (especialmente nos prematuros) por causa da fragilidade óssea e tamanho pequeno do espaço intraósseo. No entanto, na ressuscitação simulada, a colocação de um acesso IO demonstra ser quase 1 minuto mais rápida do que a CVU mesmo para os profissionais experientes.[74] Os pontos preferidos para acesso IO nos recém-nascidos incluem a tíbia proximal (aprox. 2 cm abaixo da tuberosidade e 1 cm medialmente no platô tibial) e o fêmur distal (linha média; aprox. 1 cm acima da borda superior da patela com a perna em extensão). Se o acesso vascular não puder ser obtido, alguns fármacos incluindo epinefrina podem ser administrados via TET, embora essa não seja a via ideal.

Tipos

Epinefrina. A epinefrina é indicada para assistolia e bradicardia persistente de menos de 60 batimentos/min apesar de ventilação efetiva com oxigênio a 100% e massagem cardíaca coordenada em andamento. Embora possa ser dada pelo TET, a via preferida de administração de epinefrina é a IV. A dose IV recomendada é de 0,01 a 0,03 mg/kg ou 0,1 a 0,3 mL/kg de uma solução a 1:10.000. Diferentemente do uso de epinefrina em pacientes adultos, é necessária posologia com base no peso sem mínimo conhecido para os neonatos. As doses podem ser repetidas a cada 3 a 5 minutos.[1,2,75] Se administrada pelo TET, indicam-se doses mais altas (0,05-0,1 mg/kg) com uma solução 1:10.000, mas a segurança e a eficácia dessa prática não foram validadas.[1,2,75,76] Diferentemente da ressuscitação de adultos, não se usa bicarbonato de sódio de rotina,[77,78] embora possa ser benéfico no ambiente da UTIN quando se sabe que a ventilação está adequada.[1,79]

Expansores de Volume. Quando indicada, a expansão de volume é efetuada com concentrado de hemácias (sangue do tipo O Rh-negativo), soro fisiológico ou Ringer lactato em bólus IV de 10 mg/kg em 5 a 10 minutos. Durante a ressuscitação de prematuros, deve-se evitar a administração rápida de expansores de volume pois provoca aumento da incidência de hemorragia intraventricular.[2] Recomendam-se volumes mais altos (20 mL/kg) em bólus de líquido para lactentes nascidos a termo. Os bólus podem ser repetidos várias vezes, conforme indicado pela resposta aos esforços de ressuscitação.

Antibióticos. Os antibióticos não são indicados na fase inicial da ressuscitação, mas podem ser necessários uma vez que o neonato fique estabilizado. Quando houver suspeita de sepse, essa deve ser tratada agressivamente com terapia antimicrobiana de amplo espectro direcionada contra os patógenos mais prováveis. Os patógenos bacterianos mais comuns implicados na sepse neonatal de início precoce são um grupo heterogêneo que inclui estreptococo do grupo B (EGB), *Escherichia coli*, *Klebsiella* spp., *Enterobacter* spp. e *Listeria*. Nos Estados Unidos, onde o EGB e a *E. coli* representam os patógenos mais comuns em recém-nascidos, o esquema de antibiótico empírico recomendado é ampicilina (100 mg/kg IV) mais um aminoglicosídeo (geralmente gentamicina, 4 mg/kg).[80] Esquemas alternativos incluem ampicilina com uma cefalosporina de terceira geração, mas existem evidências de que vários membros do último grupo predisponham um neonato à candidíase invasiva. Como a ceftriaxona pode aumentar o risco de *kernicterus*, prefere-se a cefotaxima (50 mg/kg IV).[80]

Glicose. Hipoglicemia deve ser considerada e prontamente tratada em um neonato que exija ressuscitação ativa. A hipoglicemia é mais facilmente diagnosticada pelo teste rápido à beira leito ou por dosagem do nível de glicose no soro. Neonatos com um nível de glicose abaixo de 40 mg/dL e com sintomas de hipoglicemia – irritabilidade, tremores, agitação, apneia, taquipneia, crises convulsivas, cianose, letargia, recusa alimentar – exigem tratamento com glicose IV. A terapia padrão é de 2 mL de SG 10%, bem como iniciar uma infusão contínua de SG 10% na dose de 80 a 100 mL/kg/dia.[10] Concentrações mais altas de glicose (concentração de 25%) são hiperosmolares e devem ser evitadas. Se o recém-nascido puder tolerar a alimentação, deve-se dar solução de glicose oral, leite materno ou fórmula por via oral (VO) conforme a demanda. Deve-se repetir a dosagem de glicose 10 a 20 minutos depois da administração da glicose. Neonatos assintomáticos com hipoglicemia devem ser estimulados a se alimentar mais frequentemente e são tratados com glicose IV somente se os níveis de glicose caírem rapidamente (< 25 mg/dL ao nascimento até 4 horas de vida ou < 35 mg/dL durante 4-24 horas de vida).[10]

Dopamina. A dopamina é indicada somente quando sinais de choque (má perfusão periférica, pulsos fracos) ainda estiverem presentes apesar de reposição de volume adequada. Dada em infusão contínua, começando com 5 μg/kg/min, a dopamina pode ser aumentada até 20 μg/kg/min conforme a necessidade antes de ser indicado suporte adicional com inotrópicos.

Hipotermia Terapêutica

Quando se suspeita de encefalopatia hipóxico-isquêmica grave, a hipotermia cerebral em lactentes asfixiados pode proteger contra lesão cerebral.[1,81-89] A hipotermia terapêutica de 33,5 °C a 34,5 °C nessa população pode reduzir a mortalidade e melhorar a probabilidade de evolução neurológica normal aos 18 meses. As atuais diretrizes do NRP recomendam hipotermia terapêutica para pacientes com suspeita de asfixia neonatal precoce. Os sintomas que indicam possível evolução para lesão cerebral incluem alterações no nível de consciência, crises convulsivas, hipotonia e hiporreflexia.[90] Os protocolos estabelecidos, em geral, recomendam o início do resfriamento em 6 horas após o nascimento, por um total de 72 horas, seguidas por reaquecimento gradual ao longo de, no mínimo, 4 horas. Os neonatos que preenchem os critérios de elegibilidade devem ser transferidos para estabelecimentos capazes de oferecer cuidado especializado. Os emergencistas e as famílias devem estar cientes de que os riscos associados à hipotermia terapêutica incluem trombocitopenia e hipotensão.[81-88]

SEGUIMENTO

A consulta precoce com um neonatologista pode auxiliar nas fases de ressuscitação e pós-ressuscitação. Uma vez estabilizado o neonato, continua o monitoramento da oxigenação, ventilação, perfusão, temperatura e nível de glicose. Os neonatos que precisam de ressuscitação extensiva (acesso venoso, necessidade de medicação e/ou intubação endotraqueal) devem ser transportados a uma UTIN por equipe habilitado em ressuscitação neonatal. Se viável e seguro, deve-se permitir que os pais vejam, toquem e segurem o recém-nascido antes do transporte.

RESULTADOS

Segurança

As habilidades para o suporte avançado de vida são crítico para a ressuscitação neonatal bem-sucedida, embora estejam longe da rotina para a maioria dos emergencistas. Por exemplo, em uma coorte de quase 5.000 nascidos em um hospital de nível terciário, apenas 30 lactentes precisaram de intubação, 15 receberam massagem cardíaca e 10 receberam epinefrina ou expansores de volume.[90] Uma medida importante para melhorar os resultados é a adesão da equipe às diretrizes NRP. Destacando a importância da segurança, um componente essencial do novo currículo NRP e a inclusão de simulação.[91] A simulação na ressuscitação neonatal permite que uma equipe multidisciplinar pratique habilidades cognitivas e de equipe, não apenas habilidades técnicas individuais, em um ambiente seguro. A implementação de TeamSTEPPS (*Team Strategies and Tools to Enhance Performance and Patient Safety*) e do currículo NRP impactou na melhora dos desfechos com relação não apenas à comunicação, mas também a posologia correta da medicação e profundidade inadequada da massagem cardíaca.[92] Além disso, o treinamento de ressuscitação neonatal com base em simulação de rotina (e não planejada) revela que melhora a autoconfiança dos participantes, além dos conhecimentos e habilidades técnicas e não técnicas.[93]

Efetividade

Nas mãos de emergencistas treinados, os neonatos que precisam de esforços avançados de ressuscitação recebem melhor VPP, diminuição do tempo do acesso vascular e menor tempo até a primeira medicação IV.[94] O treinamento dos residentes em medicina de emergência duplica seus escores de confiança autorrelatados e melhora a capacidade de realizar os primeiros passos essenciais da ressuscitação – secagem, aquecimento, posicionamento, estimulação.[95] Esses progressos dramáticos do nível dos profissionais são vistos no mundo todo com a implementação da atenção baseada em diretrizes. Para os pacientes, os resultados são igualmente impactantes. Por exemplo, implementar os protocolos de ressuscitação neonatal em hospitais municipais da China definitivamente tem diminuído a asfixia do parto de 8,8% para 6,0%, e os óbitos relacionados com asfixia de 27,6 para 5,0/100.000.[96] Análises iniciais do programa NRP, que agora já treinou mais de 5 milhões de profissionais apenas nos Estados Unidos, têm sugerido que menos lactentes de alto risco apresentam queda do APGAR de 1 a 5 minutos, muitos mostrando melhora desde a implementação.[97] No entanto, a ressuscitação não é isenta de problemas inesperados.

Complicações

Complicações relativamente comuns pós-ressuscitação neonatal incluem hipoglicemia, taquipneia transitória do recém-nascido, síndrome da aspiração de mecônio, pneumotórax, hipermagnesemia, hiperbilirrubinemia significativa e sepse.[97] Essas condições se associam a aumento das taxas de admissão em UTIN, bem como de morbidade e mortalidade.[98] Fatores de risco adicionais em lactentes que precisam de VPP prolongada no parto que predizem permanência na UTIN por mais de 1 dia incluem descolamento prematuro da placenta, parto assistido, tamanho pequeno para a idade gestacional, idade gestacional abaixo de 37 semanas, APGAR baixo aos 5 minutos e necessidade de intubação ao nascimento.[99]

Considerações Adicionais

A necessidade de massagem cardíaca e RCP é marcador de prognóstico já conhecido para aumento das taxas de morbidade e mortalidade em neonatos. Realizar RCP no parto aumenta a probabilidade de pneumotórax, de hemorragia intraventricular graus 3 e 4, de displasia broncopulmonar e de óbito no prazo de 12 horas a 120 dias depois do nascimento.[100] Infelizmente, essas complicações também se associam ao comprometimento do desenvolvimento neuropsicomotor no longo prazo (DNPM), sendo que menos de 15% dos lactentes com APGAR de 5 minutos abaixo de 2 sobrevivem sem prejuízo no DNPM.[100] A implementação de um protocolo de ressuscitação neonatal parece melhorar o resultado em DNPM; estudos prospectivos têm sugerido que a incidência de anormalidades eletroencefalográficas, de paralisia cerebral e de transtornos epilépticos é significativamente reduzida.[101]

CONCEITOS-CHAVE

- Deve-se antecipar uma ressuscitação para todos os neonatos nascidos fora da sala de parto; 10% deles precisarão de algum tipo de ressuscitação, e 1% precisará de intervenções de suporte avançado de vida depois do parto.
- As indicações previsíveis para ressuscitação incluem hipóxia, hipotermia, hipoglicemia, hipovolemia, prematuridade, infecção materna e efeitos adversos de medicação materna.
- Secagem, aquecimento, posicionamento e estimulação do lactente são medidas de ressuscitação suficientes na maioria dos partos.
- A ventilação adequada reverterá a maioria das bradicardias, enquanto, em geral, o oxigênio a 100% não é indicado para quase a totalidade das ressuscitações neonatais.
- O algoritmo de ressuscitação do NRP oferece um guia comprovado para manejo, e sua implementação demonstra melhorar os desfechos de curto e longo prazos, inclusive o desenvolvimento neuropsicomotor.
- Já não se recomenda aspiração traqueal de rotina de lactentes vigorosos e não vigorosos nascidos com líquido amniótico meconial.
- Epinefrina baseada no peso e expansores de volume raramente são necessários.
- Hipovolemia significativa é rara em neonatos. Hemorragia é uma das poucas situações previsíveis em que a expansão de volume melhora o desfecho para o recém-nascido.
- Lactentes pré-termo e aqueles que nasceram de mães com suspeita de infecção, inclusive corioamnionite, devem receber antibioticoterapia empírica. Um esquema aceitável inclui terapia dupla com ampicilina e gentamicina.
- Qualquer neonato com cianose persistente ou sinais de desconforto respiratório (gemência, batimento das asas do nariz, taquipneia) deve ser assistido por CPAP ou VPP. A intubação endotraqueal deve ser realizada em várias situações, como quando a ventilação por BVM não tem efeito ou é prolongada, se forem realizadas massagens cardíacas quando nasce um lactente com peso extremamente baixo ao nascimento e quando a aspiração traqueal para mecônio em lactentes não resulta em melhora apesar de VPP efetiva.
- Raramente são necessárias massagens cardíacas porque a bradicardia, em geral, responde à ventilação efetiva. No entanto, as massagens devem ser iniciadas para uma FC abaixo de 60 batimentos/min apesar de oxigênio e ventilação adequada por 30 segundos.
- A veia umbilical é a via preferida de acesso vascular imediato, seguida por veias periféricas, acessos por cateter central introduzido perifericamente (PICC) e veia femoral. O acesso IO pode ser problemático em neonatos.
- Não foi identificado algum conjunto de parâmetros confiáveis e amplamente adotados para recém-nascidos que não devam receber esforços de ressuscitação. A menos que haja clara concordância entre família, pais e/ou prestadores de atenção à saúde, todos os esforços de ressuscitação devem continuar até ocorrer um melhor estabelecimento do prognóstico.
- Nos lactentes que recebem esforços de ressuscitação apropriados, e apesar disso não mostrarem sinais de vida depois de 10 minutos, a continuação dos esforços pode ser suspensa, particularmente quando essa decisão está de acordo com a preferência dos pais.
- Todos os recém-nascidos que exijam um acesso IV, administração de medicação, massagem cardíaca ou intubação endotraqueal devem ser transferidos para uma unidade de terapia intensiva neonatal.

As referências para este capítulo podem ser encontradas on-line no website Expert Consult associado à obra.

CAPÍTULO 165
Trauma Pediátrico

Brittany Lee Murray | Randolph J. Cordle

INTRODUÇÃO

O trauma é a principal causa de morte entre crianças de 1 a 18 anos de idade nos Estados Unidos, com lesões responsáveis por mais de 8 milhões de consultas anuais ao setor de emergência.[1] O traumatismo cranioencefálico é a causa mais comum de mortes pediátricas por trauma.[2] As colisões de veículos automotivos representam mais da metade de todas as mortes pediátricas por trauma, enquanto as lesões não fatais são principalmente causadas por quedas.[1] Outras lesões não fatais variam de acordo com a idade. Crianças pequenas (< 4 anos de idade) apresentam taxas mais elevadas de mordeduras de animais e queimaduras. Crianças em idade escolar (5 a 9 anos) são mais propensas a sofrer lesões por andar de bicicleta e como pedestres. Crianças mais velhas (> 9 anos) têm alta incidência de traumas fatais e não fatais relacionados com veículos automotivos e maiores incidências de suicídio e de lesões autoinfligidas.

Anatomia e Fisiologia

As crianças têm anatomia distinta e fisiologia única que impactam na avaliação e no manejo do paciente pediátrico com trauma (Quadro 165.1). A força é mais amplamente distribuída através do corpo de uma criança, tornando as lesões multissistêmicas mais prováveis em crianças. Quanto mais jovem o paciente é, maior a área de superfície em relação ao peso, resultando em um maior potencial de perda de calor. Até hipotermia leve a moderada contribui para acidose metabólica e tem efeitos negativos diretos na inotropia, cronotropia cardíaca, responsividade a catecolaminas, função plaquetária e eliminação do fármaco através das vias renal e hepática. Portanto, as necessidades de manutenção de fluidos, extração e consumo de oxigênio e utilização de glicose são muito maiores por quilograma em bebês e crianças pequenas que em adultos.

A resposta fisiológica de uma criança a uma lesão é diferente da de um adulto, dependendo da idade e desenvolvimento da criança e da gravidade da lesão. As crianças têm uma grande capacidade de manter a pressão arterial apesar de perdas sanguíneas agudas significativas que consistem em até 30% do volume total de sangue.[3] O débito cardíaco de uma criança é determinado principalmente pela frequência cardíaca e resistência vascular sistêmica. O choque compensado deve ser considerado e prontamente abordado quando a frequência cardíaca de uma criança é elevada, especialmente se o tempo de preenchimento capilar estiver prolongado. Alterações na frequência cardíaca, pressão arterial e perfusão de extremidades geralmente precedem insuficiência cardiorrespiratória e devem ser reconhecidas e a ressuscitação iniciada.

MANIFESTAÇÕES CLÍNICAS

Prioridades da Abordagem Inicial e Avaliação Primária

A mais alta prioridade é descartar a presença de lesões ameaçadoras à vida ou aos membros. O tratamento dessas lesões precede a continuação do exame físico. Esta abordagem inicial e os esforços iniciais necessários de ressuscitação ocorrem simultaneamente. Em geral, a fase de abordagem inicial e reanimação da avaliação deve acorrer nos primeiros 5 a 10 minutos. Qualquer criança com uma lesão potencialmente grave ou instável deve ser continuamente reavaliada. Os elementos da avaliação primária para pacientes pediátricos com trauma podem ser lembrados por *A, B, C, D, E* e *F*.

A - Estabilização de Vias Aéreas e Coluna Cervical

O Capítulo 161 descreve considerações anatômicas que têm implicações no manejo da via aérea pediátrica. Possível obstrução da via aérea ou incapacidade da criança de manter a sua própria via aérea devem ser avaliadas. A restrição da mobilidade da coluna cervical deve ser mantida com mecanismos de trauma significativos, aumento do risco de lesão medular com trauma (p.ex., síndrome de Down) ou sinais de lesão neurológica pós-trauma. (Avaliação da coluna cervical em crianças será discutida mais adiante neste capítulo.) A via aérea pode ser aberta com uma manobra de tração da mandíbula. Gorgolejar ou estridor pode indicar obstrução de vias aéreas superiores. Trauma maxilofacial, dentes soltos, sangue, edema ou vômito podem obstruir as vias aéreas, e esforços devem ser voltados para a limpeza da orofaringe de debris. Se uma via aérea pérvia não puder ser mantida por meios não invasivos, será necessária intubação orotraqueal (IOT).

Indicações para IOT em pacientes pediátricos com trauma podem incluir (1) incapacidade de ventilar com ventilação com bolsa – válvula – máscara (BVM) ou necessidade de controle prolongado da via aérea, (2) Escala de Coma de Glasgow (ECG) inferior a 9, (3) insuficiência respiratória por hipoxemia ou hipoventilação e (4) presença de choque descompensado resistente à administração inicial de fluidos. O Quadro 165.2 lista os tamanhos de equipamentos para as vias aéreas.

B - Respiração e Ventilação

Murmúrio vesicular e adequação da elevação do tórax devem ser avaliados. Em uma criança pequena, esta elevação ocorre na parte inferior do tórax e superior do abdome. Tanto o tórax como o abdome devem se mover de maneira concordante. O movimento discordante é chamado de *respiração paradoxal* e é um sinal de insuficiência respiratória iminente. Frequências respiratórias que são muito rápidas ou muito lentas também podem indicar insuficiência respiratória iminente; o tratamento é ventilação assistida. Se ventilação assistida for necessária, a BVM deve ser iniciada. Apenas o volume necessário para fazer que o tórax se eleve deve ser fornecido. Volume ou frequência excessiva de ventilação pode levar a distensão gástrica (aumentando o risco de vômito e aspiração), o que pode causar dificuldade respiratória e potencial de hipotensão causada por retorno venoso reduzido e função diafragmática prejudicada em crianças que são intubadas. A descompressão gástrica pode ser realizada com uma sonda orogástrica ou, quando considerado apropriado, uma sonda nasogástrica.

Muitos fatores podem comprometer a função ventilatória de uma criança com lesão. Estes incluem depressão sensorial, obstrução da via aérea, restrição dolorosa da expansão pulmonar, fadiga diafragmática e lesão pulmonar direta. A ventilação adequada é dependente da permeabilidade das vias aéreas e de troca gasosa suficiente. A oximetria de pulso mede a adequação da oxigenação, mas não a ventilação. A capnografia contínua de dióxido de carbono de final de exalação pode informar melhor sobre o estado ventilatório. A Tabela 165.1 descreve as prioridades na avaliação da respiração em pacientes pediátricos com trauma.

QUADRO 165.1

Diferenças Anatômicas Específicas em Adultos e Crianças: Implicações para o Manejo de Trauma Pediátrico

A cabeça é proporcionalmente maior em relação do corpo nas crianças, o cérebro é menos mielinizado e os ossos cranianos são mais finos, resultando em lesões cranianas mais graves.

Os órgãos internos da criança são mais suscetíveis a lesões com base na posição mais anterior do fígado e do baço e musculatura e massa de tecido subcutâneo menos protetores.

O rim da criança está menos protegido e mais móvel, tornando-se suscetível a lesões por desaceleração.

A elasticidade da parede torácica da criança possibilita lesão pulmonar sem lesão esquelética.

As placas de crescimento ainda não estão fechadas em pacientes pediátricos, levando a fraturas do disco epifisário (Salter) com possíveis anormalidades resultantes no comprimento dos membros.

As crianças têm um suprimento sanguíneo da medula espinhal mais tênue e uma elasticidade maior da coluna vertebral, predispondo a lesão medular sem anormalidades radiográficas (SCIWORA).

QUADRO 165.2

Estimativas do Tamanho do Equipamento para Trauma Pediátrico

ESTIMATIVAS DO TAMANHO DO TUBO OROTROQUEAL (DIMENSÕES DO DIÂMETRO INTERNO EM MILÍMETROS) E PROFUNDIDADE

Para crianças de 1 a 10 anos de idade, uma fita de reanimação pediátrica baseada no comprimento pode ser usada ou o tamanho do TOT pode ser estimado pelas seguintes fórmulas:

Tamanho do Tubo Orotraqueal com Cuff (mm) = (Idade em anos/4) + 3,5

Tamanho do Tubo Orotraqueal (mm) sem Cuff = (Idade em anos/4) + 4

TOT 0,5 mm maior e 0,5 mm menor em diâmetro interno também deve estar disponível à beira do leito.

Profundidade do TOT (cm) = (tamanho do tubo) x 3

MAIOR TAMANHO DE DRENO TORÁCICO

Maior diâmetro de dreno torácica = 4 x tamanho do Tubo orotraqueal

TAMANHO DA SONDA OROGÁSTRICA, NASOGÁSTRICA OU DE FOLEY

Diâmetro da orogástrica, nasogástrica ou de Foley = 2 x tamanho do TOT

ESTIMATIVAS DE TAMANHO DO CATETER PARA ACESSO FEMORAL (BASEADA EM PESO)

≥ 3 kg = 3 F
3–10 kg = 4 F
10–20 kg = 5 F
20 kg = 6 F

OT, Tubo orotraqueal.

C - Circulação e Controle de Hemorragia

O choque é um estado no qual o corpo é incapaz de manter a perfusão adequada do tecido. A manutenção da pressão arterial sistólica não exclui a presença de choque. A vascularização pediátrica tem a capacidade de se contrair, aumentando a resistência vascular sistêmica, em uma tentativa de manter a perfusão esplâncnica. Sinais de má perfusão (extremidades distais frias, diminuição da qualidade de pulso periférico versus central e lentificação no tempo de reenchimento capilar) são sinais de choque pediátrico, mesmo quando a pressão arterial está em níveis normais. Deve-se investigar se não há hemorragia externa e controlá-la com pressão direta. A avaliação da circulação em pacientes pediátricos com trauma é descrita no Quadro 165.3.

TABELA 165.1

Respiração: Avaliação e Tratamento

PRIORIDADES DAS AVALIAÇÃO	INTERVENÇÕES
Frequência respiratória	Frequências rápidas podem indicar insuficiência respiratória iminente e necessidade de intubação, choque e necessidade de reposição volêmica ou dor e necessidade de analgésicos. Frequências baixas podem indicar insuficiência respiratória iminente, traumatismo cranioencefálico, ou sedação excessiva.
Movimentos da parede torácica	Respiração paradoxal e segmentos instáveis podem representar insuficiência respiratória iminente. Oxigênio a 100% deve ser fornecido por máscara não reinalante e intubação pode ser considerada.
Percussão e sons respiratórios	Considerar pneumotórax, hemotórax ou ruptura diafragmática. Para pneumotórax ou hemotórax significativo, colocar dreno torácico. Um pequeno pneumotórax em paciente com respiração espontânea pode exigir apenas monitoramento e oxigênio. Para hemotórax, transferir para o centro cirúrgico se a drenagem inicial for > 15 mL/kg ou subsequente > 2 mL/kg/h. Para pneumotórax aberto, selar com curativo oclusivo de três pontas seguido por drenagem torácica tubular, depois selar o lado remanescente do curativo oclusivo. Ruptura diafragmática requer avaliação cirúrgica.
Desvio de traqueia	Pneumotórax hipertensivo: Toracocentese de alívio no segundo espaço intercostal, linha clavicular média, seguida de colocação de dreno torácico; se um dreno torácico puder ser colocado imediatamente, não é necessária a toracocentese de alívio.

QUADRO 165.3

Avaliação da Circulação e Tratamento em Pacientes Pediátricos Críticos com Trauma

AVALIAÇÃO

Aumento da frequência cardíaca, reenchimento capilar lento, diminuição de pulsos periféricos e sensório alterado podem indicar má circulação.

Os sinais vitais devem ser monitorados a cada 5 minutos durante a avaliação inicial.

Oximetria contínua e monitor cardíaco.

TRATAMENTO E INTERVENÇÕES PARA CHOQUE HIPOVOLÊMICO DECORRENTE DE TRAUMA

Obter dois acessos IV de grosso calibre (acima e abaixo do diafragma quando indicado).

Considerar o acesso central ou a colocação de acesso intraóssea se o acesso venoso periférico for difícil.

Bolus com 20 mL/kg de solução salina normal aquecida e repetir, se necessário.

Considerar intubação e ventilação para diminuir o trabalho respiratório.

Transfundir 10 a 20 mL/kg de concentrado de hemácias para choque descompensado secundário à perda de sangue.

IV, Intravenoso.

D - Avaliação do Estado Neurológico

Para avaliação do estado neurológico do paciente, é necessária uma rápida avaliação neurológica e mental. A avaliação da incapacidade em pacientes pediátricos com trauma é descrita no Quadro 165.4. O sistema alerta, verbal, doloroso, não responsivo (AVPU) (Qua-

QUADRO 165.4

Estado Neurológico: Avaliação Neurológica e Tratamento

AVALIAÇÃO

Nível de consciência: Usar escala AVPU e Escala de Coma de Glasgow adequada para a idade
Tamanho e reatividade da pupila
Movimento e tônus da extremidade
Postura e reflexos

TRATAMENTO E INTERVENÇÕES

Estabilizar a coluna vertebral com técnicas de restrição do movimento da coluna.
Se ECG <9: ISR.
Se alteração do nível de consciência, obter TC de crânio e consulta neurocirúrgica conforme necessário.
Com sinais de herniação, considerar solução salina hipertônica a 3% 6,5–10 mL/kg IV (ou manitol 0,25 a 0,5 g/kg IV), se possível elevar a cabeceira do leito, manter a cabeça centrada, e hiperventilar para manter PCO_2 entre 30 a 35 mmHg.
Manter PPC de pelo menos 50 mmHg em crianças e 70 mmHg em adultos.
Avaliar para detecção de sinais de lesão da coluna vertebral, incluindo insuficiência respiratória e reflexo bulbo-cavernoso ou presença de reflexo esfincteriano anal.

AVPU, Alerta, reposta verbal, resposta à dor (do inglês painful), não responsivo (do inglês unresponsive); *PPC*, pressão de perfusão cerebral; *TC*, tomografia computadorizada; *ECG*, Escala de Coma de Glasgow; *IV*, intravenosa; PCO_2, pressão parcial de dióxido de carbono; *ISR*, intubação de sequência rápida.

---

dro 165.5) e a ECG pediátrica modificada (Tabela 165.2) são úteis para o médico emergencista avaliar o nível de consciência e a força motora.

E - Eventos, Exposição e Exames Completos

Os detalhes do mecanismo do trauma, bem como a resposta inicial ao evento, são fundamentais para a estimativa do risco de lesão. O tipo de força aplicada, impactos secundários, como foi atingido e, em seguida, ejetado de um veículo ou jogado no chão, resposta ao trauma (isto é, perda de consciência, convulsão, alteração do nível de consciência) e intervenções iniciais pela equipe do serviço médico de emergência, conforme aplicável.

O paciente traumatizado deve estar totalmente despido para se avaliar traumatismo oculto. Entretanto, os pacientes também devem ser mantidos normotérmicos, porque as necessidades metabólicas são muito aumentadas pela hipotermia. O ambiente de atendimento para pacientes pediátricos com trauma deve ter uma temperatura ambiente aumentada e oxigênio aquecido umidificado, fluidos aquecidos e sangue aquecido devem ser usados para evitar perda de calor tanto quanto possível. Envoltórios

QUADRO 165.5

Sistema AVPU

A – Alerta
V – Responde a estímulos verbais
P – Responde a estímulos dolorosos
U – Não responsivo (Unresponsive)

TABELA 165.2
Escala de Coma de Glasgow Modificada para Pacientes Pediátricos*

	RESPOSTA DE ABERTURA OCULAR	
ESCORE	> 1 ANO	<1 ANO
4	Espontâneo	Espontâneo
3	Ao Comando verbal	Com barulho
2	À dor	À dor
1	Nenhum	Nenhum
	RESPOSTA MOTORA	
ESCORE	> 1 ANO DE IDADE	<1 ANO DE IDADE
6	Obedece aos comandos	Espontâneo
5	Localiza a dor	Localiza a dor
4	Retirada à dor	Retirada à dor
3	Flexão anormal à dor (decorticação)	Flexão anormal à dor (decorticação)
2	Extensão anormal à dor (descerebração)	Extensão anormal à dor (descerebração)
1	Nenhuma	Nenhuma

	RESPOSTA VERBAL		
ESCORE	> 5 ANOS DE IDADE	> 2 A 5 ANOS DE IDADE	0 A 2 ANOS DE IDADE
5	Orientado e conversa	Palavras e frases apropriadas	Balbucia, murmura apropriadamente
4	Conversa confusa	Palavras inapropriadas	Chora mas é consolável
3	Palavras inapropriadas	Choro persistente ou grito à dor	Choro persistente ou grito à dor
2	Sons incompreensíveis	Grunhidos ou gemidos à dor	Grunhidos ou gemidos à dor
1	Nenhum	Nenhum	Nenhum

*Legenda de escore total: grave, <9; moderado, 9-13; leve, 14-15.

TABELA 165.3

Exposição: Avaliação e Tratamento

PRIORIDADES DA AVALIAÇÃO	INTERVENÇÕES
Exame completo	Despir completamente. Olhar embaixo de colar e talas. Rolar e examinar as costas. Realizar exame retal, se indicado.
Imagem	Considerar radiografias de tórax e pelve. Considerar imagens adicionais de qualquer área dolorosa e/ou com trauma. Fazer o FAST à beira do leito.
Laboratório	Hemograma completo, tipo sanguíneo e compatibilidade, exame de urina, teste de urina para gravidez, exame toxicológico de urina.
Intervenções de suporte	Para fratura pélvica, considerar a imobilização para diminuir volume pélvico e ajudar na hemostasia. Para fraturas de extremidade, considerar redução e imobilização com tala. Colocar sonda vesical, nasogástrica ou orogástrica, se indicado.
Medicamentos	Providenciar analgesia com medicações IV. Vacina antitetânica e imunoglobulina para casos apropriados. Antibióticos quando indicados.

FAST, Avaliação focada com ultrassonografia no trauma; IV, intravenoso.

QUADRO 165.6

Histórico AMPLE

A – Alergias
M – Medicações
P – História clínica Pregressa
L – Última refeição (do inglês Last meal)
E – Eventos e Ambiente

QUADRO 165.7

Tarefas a Serem Concluídas após Avaliação Secundária

- Monitorização contínua dos sinais vitais
- Fornecimento de analgesia, e reavaliação contínua da dor
- Antibióticos e vacina antitetânica conforme apropriado
- Assegurar débito urinário de 1 mL/kg/h
- Se o paciente for intubado, garantir sedação e analgesia adequadas
- Se houver traumatismo cranioencefálico, avaliação neurológica frequente

---

de cabeça, aquecedores convectivos ou fontes de calor radiante devem ser usados o mais breve possível em crianças recém-nascidas e lactentes, bem como em crianças mais velhas quando a temperatura estiver em 35 °C ou menos. A fase de exposição da avaliação é muitas vezes o momento apropriado para se iniciar simultaneamente exames de imagem e exames diagnósticos adicionais (Tabela 165.3).

F - FAST e Família

A avaliação focada por ultrassonografia para o paciente com trauma (FAST) avalia a presença de líquido livre traumático no peritônio e no espaço pericárdico e revelou-se útil em crianças.[4,5] Em crianças hemodinamicamente instáveis, o FAST pode indicar hemorragia intra-abdominal ou no espaço pericárdico e a necessidade de intervenção. Em crianças hemodinamicamente estáveis, o exame FAST pode indicar a necessidade de tomografia computadorizada (TC), observação mais atenta, repetição de exames abdominais, ou repetição de exames de ultrassonografia. O exame FAST (eFAST) estendido incorpora a adição de janelas pulmonares para avaliar o pneumotórax ou hemotórax.

No tratamento de crianças, a família (cuidadores) pode comparecer ao atendimento primário, para que os médicos emergencistas possam informar rapidamente a família sobre a avaliação e progresso e abordar suas preocupações. Possibilitar que os membros da família estejam presentes durante as ressuscitações é aceitável e muitas vezes preferido pelas famílias. Alguns membros da família preferem não estar presentes, mas devem ter essa opção. Recomendamos ter um membro da equipe dedicado à família durante a ressuscitação: para explicar os tratamentos, responder às perguntas e fornecer apoio emocional.

Avaliação Secundária

Após a conclusão da avaliação primária e dos procedimentos necessários, a avaliação secundária é realizada. A avaliação secundária é uma avaliação completa e organizada para detectar lesões adicionais. Anamnese e exame físico mais completos são obtidos.

As características da história que precisam ser obtidas podem ser lembradas pelo mnemônico AMPLE (Quadro 165.6). A avaliação contínua do paciente ocorre após a avaliação secundária, e os pontos-chave estão resumidos no Quadro 165.7.

MANEJO E EXAME DIAGNÓSTICO

Princípios Gerais de Manejo

Na maioria dos casos de trauma pediátrico, a criança encontra-se estável e a avaliação pode prosseguir sem necessidade de acesso intravenoso (IV) ou exame laboratorial. Pacientes pediátricos que tenham sofrido traumatismo maior devem ser colocados sob monitorização cardíaca e de oximetria de pulso, receber oxigênio suplementar e ter uma reavaliação contínua dos sinais vitais. O acesso vascular é mais bem obtido acessando-se a extremidade superior para o estabelecimento de dois acessos IV de grosso calibre. Na ausência de locais periféricos nas extremidades superiores disponíveis, locais nas extremidades inferiores podem ser usados. Muitos médicos emergencistas preferem a veia femoral como local seguro para a inserção de um acesso central; de preferência, guiado por ultrassom (ver quadro 165.2).

Se o acesso vascular for inatingível ou demorado, o acesso intraósseo é um procedimento seguro, rápido e confiável para acessar o espaço vascular. Apesar de ser mais comumente iniciado na tíbia medial proximal logo abaixo da placa de crescimento, o acesso intraósseo pode ser obtido no úmero proximal, na área plana do fêmur distal anterior, na tíbia distal ou até mesmo no esterno. Após o acesso intraósseo ser obtido, ele deve ser estabilizado e protegido para garantir que não seja deslocado acidentalmente. Pode ser necessário obter mais de um acesso intraósseo (em ossos separados), e o acesso IV pode ser mais facilmente inserido após a administração de fluidos. O acesso intraósseo em uma extremidade fraturada é contraindicada. As medicações e hemoderivados podem ser administrados através de um acesso intraósseo.

Outras técnicas menos utilizadas de acesso vascular para o trauma incluem dissecção venosa e canulação da veia umbilical para recém-nascidos. A dissecção venosa é uma habilidade não realizada com frequência pelos médicos emergencistas e raramente é necessária para se obter acesso vascular ao paciente pediátrico com trauma. Se realizada, a veia safena magna no tornozelo é o local preferido. A canulação da veia umbilical pode ser conseguida em lactentes com idade aproximada de 7 a 10 dias, desde que haja coto umbilical suficiente para realizar o procedimento.

A maioria dos pacientes pediátricos com trauma hipovolêmico responde a bólus de 20 mL/kg de solução isotônica de cristaloides. Se 40 mL/kg não reverterem os sinais sistêmicos de hipoperfusão, um bólus adicional de 20 mL/kg de cristaloide pode ser administrado e uma infusão de concentrado de hemácias a 10 mL/kg deve ser administrada durante a investigação de possíveis fontes de choque. Em pacientes em choque hemorrágico descompensado ou insuficiência cardiopulmonar secundária à hemorragia, os produtos cristaloides e sanguíneos devem ser administrados simultaneamente. Com transfusões maciças (volume de hemoderivado ≥ 40 mL/kg), é importante adicionar plaquetas para corrigir a coagulopatia.[6] Recomendamos plasma, plaquetas e concentrado de hemácias administrados em uma proporção próxima de 1:1:1 se houver necessidade de transfusão maciça. Isto é baseado predominantemente em estudos em adultos.[7-9]

No trauma, o choque é mais provavelmente de natureza hemorrágica. O choque cardiogênico é raro. No entanto, o trauma torácico associado ao choque deve alertar o médico emergencista para a possibilidade de pneumotórax hipertensivo concomitante, lesão miocárdica ou tamponamento pericárdico. O choque neurogênico e espinhal também pode ocorrer em lesões traumáticas e será discutido mais adiante neste capítulo.

Exame Físico

Após a avaliação primária, um exame da cabeça aos pés é cuidadosamente realizado. As especificações do exame da cabeça incluem inspeção e palpação dos ossos do crânio e da face, avaliação do tamanho e reatividade da pupila e avaliação da movimentação ocular extrínseca. O exame de fundo de olho pode ser considerado em casos de possível trauma não acidental. Exame com fluoresceína pode revelar lesão ocular oculta. Protetores oculares (não adesivos) devem ser usados para proteger olhos com possível perfuração do globo.

A avaliação da coluna cervical é realizada com cuidado. O paciente deve ser removido da prancha com restrição de movimento da coluna mantida se não for clinicamente liberado ou se estiver em alto risco de lesão da coluna cervical. As pranchas causam dor e, com o tempo, lesão da pele em pontos de pressão e deve ser removida o mais rapidamente possível. Não existem indicações comuns que justifiquem deixar as crianças em pranchas após a avaliação inicial. Quando o paciente é rolado para ser removido da prancha, a palpação do restante da coluna pode ocorrer com ênfase na avaliação para detecção de equimose, pontos dolorosos e desvios. Pacientes obnubilados e aqueles com sinais ou sintomas de lesões da coluna torácica ou lombar devem ser cuidadosamente movidos e posicionados para serem protegidos de possíveis danos adicionais até que o exame de imagem ou a retomada do nível de consciência possibilite uma avaliação mais definitiva.

A avaliação do tórax e estruturas internas envolve a inspeção de feridas e segmentos instáveis; palpação para detecção de dor, crepitação e do ictus cardíaco; e ausculta para detecção de assimetria ou murmúrio veicular anormal.

O exame abdominal consiste em inspeção, palpação e o exame FAST. O "sinal do cinto de segurança" no abdome é sinal de potencial lesão traumática grave. A palpação é mais bem realizada em um paciente cooperativo, mas é um teste de triagem insensível para a presença de uma lesão.

O exame de toque retal deve ser realizado quando o resultado tiver uma chance razoável de alterar o tratamento do paciente.[10] Pode fornecer informações sobre o tônus esfincteriano em possíveis lesões medulares e a presença de sangue no trauma penetrante, mas recomendamos que não seja feito rotineiramente em outros casos.

Embora a lesão uretral seja rara em crianças, todos os pacientes com trauma devem ser avaliados quanto a hematoma perineal, escrotal, peniano ou abdominal inferior e sangue no meato uretral. Se houver preocupação com lesão uretral, uretrocistografia retrógrada deve ser concluída antes da inserção de um cateter urinário.

O exame das extremidades avalia se há deformidades, penetrações, defeitos neurológicos e interrupções da perfusão. As fraturas podem ser estabilizadas com imobilização antes do manejo definitivo. Devem-se realizar exames vasculares e neurológicos cuidadosos e recorrentes (especialmente após intervenções como colocação de tala ou redução) em todos os casos de lesão de extremidades.

Reexaminar os pacientes com trauma durante todo o tempo no setor de emergência é importante para assegurar que sua condição não mudou, sua dor está controlada e nenhum ferimento foi negligenciado. A deambulação quando adequada antes da alta é útil para descobrir lesões adicionais identificadas com exames anteriores. Até 70% das lesões com diagnóstico tardio em trauma pediátrico são de natureza ortopédica.

Controle da Dor

O controle da dor é uma parte essencial do manejo de qualquer paciente com trauma. Medicamentos analgésicos, imobilização das extremidades lesionadas e técnicas não farmacológicas devem ser considerados. Consulte Capítulo 162.

Exame Diagnóstico

Exames Laboratoriais

A amostra de sangue para um paciente pediátrico com trauma não é diferente daquela para um paciente de trauma adulto; no entanto, o uso de tubos coletores de sangue menores pode ser necessário em lactentes e crianças pequenas.

No choque hipovolêmico, a hemoglobina isolada não é confiável porque a queda ainda não terá ocorrido no momento da apresentação ao setor de emergência. As medições seriadas da hemoglobina podem ser úteis para avaliar a possibilidade de sangramento contínuo.[11]

A utilização de glicose pelas crianças e a taxa metabólica por quilograma são muito maiores que as dos adultos. Qualquer criança com alteração do nível de consciência após trauma deve ter a glicemia verificada imediatamente. Qualquer criança que precise de dextrose devido a hipoglicemia provavelmente precisará de um suprimento contínuo de dextrose para evitar a recorrência de hipoglicemia.

Pacientes pediátricos mais velhos com traumas devem ser avaliados quanto a abuso de substância e depressão como fatores contribuintes para o evento traumático. Mulheres pós-púberes ou aquelas meninas que estejam em estágio de Tanner 3 ou mais devem ser testadas para gravidez.

Exames de Imagem

As radiografias de tórax e pelve podem avaliar as causas de insuficiência respiratória, locais de hemorragia e causas de choque. Em crianças estáveis e alertas, sem lesões distrativas, a radiografia da pélvica pode ser eliminada se não for encontrada nenhuma sugestão de fratura sacra ou pélvica no exame clínico completo.[12] As radiografias da pelve simples demonstraram sensibilidade limitada em crianças após trauma contuso.[13] Em crianças com sensibilidade pélvica ou sacral e radiografias simples negativas, uma tomografia computadorizada deve ser fortemente considerada.

Outras imagens são obtidas com base no exame físico. Para pacientes que sofreram pequenos traumas, nenhuma imagem pode ser necessária. A avaliação da suspeita de trauma não acidental é discutida em detalhes no Capítulo 177.

DISTÚRBIOS E LESÕES ESPECÍFICAS

Traumatismo Cranioencefálico

Princípios

O traumatismo cranioencefálico é a principal causa de morte e incapacidade em crianças com mais de 1 ano de idade nos Estados Unidos.[14-16] Bebês e crianças pequenas são mais propensos a quedas de sua própria altura, crianças em idade escolar estão envolvidas em lesões esportivas e colisões automotivas, e crianças de todas as idades estão sujeitas a sequelas de abuso.

Variações anatômicas importantes levam a diferenças em trauma cranioencefálico pediátrico e no adulto. A abóbada craniana de uma criança é maior e mais pesada em proporção à massa corporal total. Isso predispõe as crianças menores a altos graus de torque gerados por forças ao longo do eixo da coluna cervical. Suturas dentro do crânio pediátrico são tanto protetoras quanto prejudiciais ao desfecho de traumatismo cranioencefálico. Embora o crânio possa ser mais maleável em relação a uma lesão traumática, são geradas forças internas que predispõem o paciente pediátrico a lesão parenquimatosa na ausência de fraturas do crânio. O cérebro pediátrico é menos mielinizado, com maior conteúdo de água, o que o predispõe a forças de cisalhamento, novas lesões e convulsões pós-traumáticas.

Manifestações Clínicas

O mecanismo do traumatismo cranioencefálico está relacionado à gravidade da lesão. A altura da queda e a qualidade da superfície no ponto de impacto são particularmente importantes no que diz respeito ao desenvolvimento de lesões associadas. A maioria das crianças cai da própria altura e o impacto com um objeto aumenta a força localizada mesmo após uma queda curta. Em colisões automotivas, o tipo de restrição que estava presente no momento da colisão deve ser avaliado, pois as crianças sem restrição e mal contidas são mais propensas a lesões graves.

Também é importante estabelecer se ocorreu alteração da consciência no momento do evento lesivo.[17] O comportamento de uma criança após um evento traumático deve ser avaliado com perguntas relacionadas à presença ou ausência de irritabilidade, letargia, mudança de personalidade ou outras alterações no comportamento. A significância prognóstica do vômito após trauma cranioencefálico pediátrico não é clara. Vômitos recorrentes são comumente observados em pacientes com traumatismos cranioencefálicos significativos e são frequentemente considerados na decisão de se obter um exame tomográfico; no entanto, em caso de vômitos isolados sem outros sinais clínicos, um período de observação é uma opção.[18]

Uma convulsão breve que ocorre imediatamente após uma lesão (com retorno rápido ao nível normal de consciência) é comumente chamada de *convulsão por impacto*. A decisão de fazer um exame de

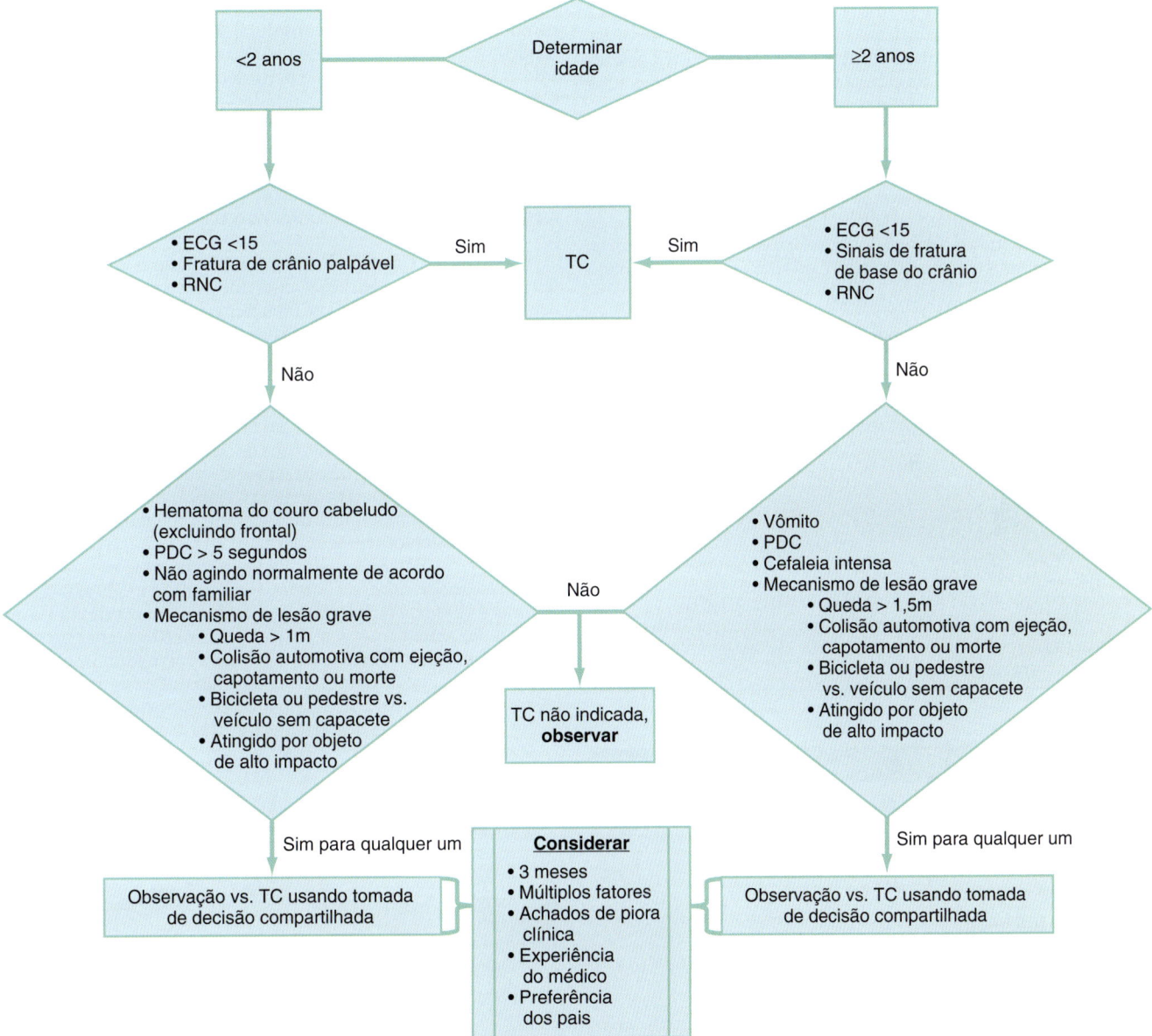

Fig. 165.1. Gráfico de regras de traumatismo cranioencefálico. *EMA*, estado mental alterado; *TC*, tomografia computadorizada; *ECG*, Escala de Coma de Glasgow; *PDC*, perda de consciência; *CVM*, colisão com veículo motorizado.

imagem deve levar em consideração o mecanismo da lesão e o estado neurológico atual da criança, mas na maioria dos casos, realiza-se uma tomografia computadorizada para convulsão pós-traumática.[19] Se a tomografia não for realizada, é prudente um período de observação de pelo menos 2 horas no setor de emergência. Convulsões que ocorrem mais tarde (mais de 20 minutos após a lesão) trazem uma maior possibilidade de lesão cerebral traumática e o desenvolvimento de convulsões posteriormente. A TC é indicada para essas convulsões pós-traumáticas tardias. Esses pacientes podem se beneficiar do tratamento com anticonvulsivantes, pois ter uma convulsão tardia (posterior ao momento do impacto) aumenta o risco de convulsões adicionais subsequentes. As convulsões também aumentam a PIC, enquanto frequentemente diminuem a oxigenação e a ventilação.

O exame de uma criança com traumatismo cranioencefálico inclui atenção estrita ao ABC (vias aéreas, respiração e circulação). Como o cérebro pediátrico é sensível à diminuição de oxigênio, perfusão e glicose, sua manutenção reduz uma lesão cerebral mais extensa e otimiza as chances de uma boa recuperação. A pressão de perfusão cerebral (PPC) é adequada apenas em face de uma pressão arterial média normal (PAM). Conceitualmente, a PPC é igual a PAM menos PIC:

$$PPC = PAM - PIC$$

À medida que a PAM é reduzida, o mesmo ocorre com a PPC. A PPC localizada no local da lesão e nas áreas ao redor pode variar muito das aproximações desta fórmula. Pacientes pediátricos com qualquer forma de lesão na cabeça devem ser submetidos a uma avaliação de sua coluna cervical para detecção de lesão.

Existem vários métodos disponíveis para avaliar o nível de consciência de pacientes com traumatismo cranioencefálico, como o sistema AVPU e a ECG.[20,21] Uma modificação comumente usada da ECG para crianças é mostrada na Tabela 165.2. Uma criança com traumatismo cranioencefálico deve ser submetida a teste de nervo craniano, motor, sensorial, cerebelar, reflexos e de memória. O aspecto mais importante da avaliação motora e de nervo craniano envolve a exclusão da presença de aumento da PIC. Deve-se buscar sinais e sintomas comuns de aumento da PIC em lactentes e crianças (Quadros 165.8 e 165.9).

Diagnósticos Diferenciais

Concussão. Uma *concussão* é uma lesão cerebral funcional após um golpe na cabeça ou no corpo, uma queda ou outra lesão que abale o cérebro dentro do crânio.[22] Estudos radiográficos devem ser obtidos se houver sintomas sugestivos de hemorragia intracraniana. Em concussões, os estudos radiográficos estruturais são normais. Pacientes com lesões concussivas podem apresentar sintomas somáticos, cognitivos, afetivos e do sono. Todas as crianças com sintomas concussivos devem ser monitorizadas quanto à progressão dos sintomas pelo médico da atenção básica ou um especialista. Devem passar por repouso físico e cognitivo até que os sintomas desapareçam e então regressar lentamente às suas atividades de base.

Lesões no Couro Cabeludo. O sangramento de feridas no couro cabeludo costuma ser profuso e pode levar a um comprometimento hemodinâmico em bebês e crianças pequenas, se não for rapidamente controlado. Lesões do couro cabeludo em lactentes e crianças também podem envolver o desenvolvimento de três complexos de lesões. Para que esses complexos de lesão sejam mais bem compreendidos, devem-se considerar as camadas da pele (*skin*), tecido conjuntivo (*connective tissue*), *a*poneurose, tecido areolar frouxo (*loose areolar tissue*) e periósteo (SCALP). (Fig. 165.2). O *Caput succedaneum* refere-se a um hematoma na camada de tecido conjuntivo. Ele é livremente móvel e cruza linhas de sutura. Um *hematoma subgaleal* refere-se a um hematoma subgaleal no tecido areolar frouxo acima do periósteo. Por fim, *cefalematoma* refere-se a um acúmulo de sangue sob o periósteo. Como o periósteo adere firmemente às várias linhas de sutura, os cefalematomas não as cruzam.

Fraturas de Crânio. Em crianças, as fraturas cranianas ocorrem em muitas configurações diferentes. As fraturas lineares não deprimidas simples raramente requerem terapia e geralmente estão associadas a bons desfechos. Os fatores associados a desfechos desfavoráveis incluem a presença de uma fratura sobreposta a um canal vascular (especialmente a artéria meníngea média), uma fratura com depressão ou uma fratura diastática. As fraturas diastáticas, ou defeitos que se estendem através das linhas de suturas, são diferentes das fraturas simples lineares em que os cistos leptomeníngeos ("fraturas crescentes") podem se desenvolver nesses locais.[23] Os cistos leptomeníngeos são mais comuns em crianças menores de 3 anos e são resultado de uma ruptura dural e fratura craniana. Nas "fraturas crescentes", as leptomeninges herniam através da laceração dural, causando erosão óssea ao redor do local da fratura.

A presença de rinorreia liquórica e otorreia tem sido associada a fraturas da base do crânio. Sinais de fraturas da base de crânio em crianças são semelhantes aos sinais em adultos e incluem a presença de hematoma periorbitário (olhos de guaxinim) e equimose auricular posterior (sinal de Battle). Deve-se notar que esses sinais podem levar horas a dias para se desenvolverem e, portanto, a ausência desses sinais não pode descartar as fraturas da base de crânio.

> **QUADROS 165.8**
>
> ### Sinais e Sintomas de Aumento da Pressão Intracraniana em Lactentes
>
> - Fontanela abaulada
> - Suturas separados
> - Alteração do nível de consciência
> - Irritabilidade paradoxal
> - Vômitos persistentes
> - Sinal do "pôr do sol" (olhar para baixo bilateral com uma incapacidade aparente para elevar os olhos superiormente de maneira normal fazendo que uma área da esclera seja vista entre a íris e a pálpebra superior)

> **QUADRO 165.9**
>
> ### Sinais e Sintomas de Aumento da Pressão Intracraniana em Lactentes e Crianças
>
> - Cefaleia
> - Rigidez de nuca
> - Fotofobia
> - Alterações do nível de consciência
> - Vômitos persistentes
> - Envolvimento de nervos cranianos
> - Papiledema
> - Hipertensão, bradicardia e hipoventilação
> - Postura em decorticação ou descerebração

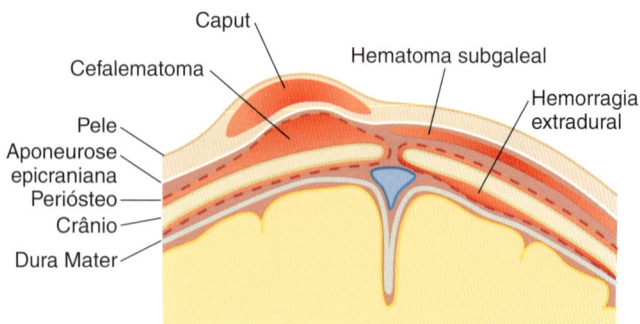

Fig. 165.2. Locais de hemorragias extracranianas no lactente. (De Volpe JJ: Neurology of the newborn, ed 4, Filadélfia, 2001, WB Saunders.)

Contusões Cerebrais. As contusões cerebrais frequentemente são resultado de forças de golpe e contragolpe. As contusões cerebrais podem não estar associadas a nenhuma perda de consciência no momento da lesão. Os pacientes geralmente apresentam sintomas associados, como nível alterado de consciência, cefaleia intensa, vômitos ou déficits focais na avaliação neurológica. As contusões são claramente demonstráveis na TC.

Hematoma Epidural. Os hematomas epidurais são tipicamente causados por sangramento dos vasos meníngeos e frequentemente associados a fraturas sobrepostas. O ensino tradicional em relação ao desenvolvimento de hematomas epidurais envolve a tríade típica de traumatismo cranioencefálico seguida de um intervalo de lucidez, seguido de rápida deterioração à medida que a hemorragia intracraniana se agrava. Após o traumatismo cranioencefálico, os responsáveis são informados dos sinais e sintomas tardios que devem levar à reavaliação imediata.

Hematoma Subdural. Os hematomas subdurais são frequentemente secundários à ruptura de veias ponte. Menos da metade dos casos pediátricos apresentam fraturas sobrepostas. Os hematomas subdurais ocorrem mais comumente em pacientes com menos de dois anos de idade. Os hematomas subdurais crônicos estão associados à "síndrome do bebê sacudido". Esse complexo clínico envolve agitação vigorosa da criança com forças aceleradoras e desaceleradoras que afetam a abóbada craniana. Essa síndrome é mais frequentemente resultado de trauma não acidental. Os hematomas subdurais em vários locais, sobre áreas diferentes das convexidades, na fossa posterior ou na fissura inter-hemisférica posterior, devem sugerir a possibilidade de trauma não acidental. Esses pacientes apresentam achados não específicos, como vômitos, déficit de crescimento, alteração no nível de consciência ou convulsões. Consulte o Capítulo 177 para uma discussão mais aprofundada sobre traumas não acidentais.

Exame Diagnóstico e Manejo

Exames seriados são os indicadores mais confiáveis de deterioração clínica. A presença de achados focais no exame neurológico é um indicador confiável de uma lesão focal, enquanto a ausência de sinal focal pode ser enganosa. A clássica resposta de Cushing (bradicardia e hipertensão) nem sempre ocorre em crianças; mas quando isso ocorre, muitas vezes é um sinal ameaçador. Se houver suspeita de elevação da PIC, justificam-se uma intervenção de emergência e uma consulta neurocirúrgica (Tabela 165.4).

O conteúdo do crânio é composto de três compartimentos principais: cérebro, líquido cefalorraquidiano e sangue. Como a abóbada craniana tem volume fixo, a doutrina de Monroe-Kellie sugere os efeitos que as mudanças dentro de cada compartimento podem exercer sobre os outros. Por exemplo, na presença de uma hemorragia intracerebral de volume significativo, o líquido cefalorraquidiano e/ou o parênquima encefálicos darão espaço ao hematoma e tenderão a sair do crânio. Da mesma maneira, se o cérebro edemaciar, o líquido cefalorraquidiano, o sangue ou ambos devem tender a sair do crânio. Quando este equilíbrio é prejudicado e a capacidade autorreguladora do sistema de se adaptar é excedida, a PIC aumenta rapidamente. A PIC pode atingir rapidamente um nível prejudicial

TABELA 165.4
Tratamento de Emergência da Pressão Intracraniana Elevada

TERAPIA	DOSAGEM	MECANISMO DE AÇÃO
Elevação da cabeceira (30 graus)		Reduz a pressão venosa intracraniana.
Cabeça na linha média		Impede a compressão da veia jugular.
Hiperventilação	Manutenção da PaCO$_2$ 38 a 42 mmHg. Se aumento agudo da PIC, então reduzir PaCO$_2$ para 30 a 35mmHg	Diminui imediatamente, mas temporariamente o volume sanguíneo cerebral e, portanto, a pressão intracraniana. Recomendado apenas para tratamento de curto prazo da elevação aguda da PIC.
AGENTES HIPEROSMOLARES		
Manitol (solução 20%) Solução salina hipertônica (SSH) 3%	0,25 a 0,5 g/kg IV 6,5 – 10 mL/kg	Ambos os agentes efetuam uma diurese osmótica rápida. A diurese pode diminuir a PA e PPC. O manitol deve ser administrado através de equipo com filtro. Efeitos osmóticos e reológicos. Evitar desidratação.
Pentobarbital	5 a 10 mg/kg durante 30 minutos, depois 5 mg/kg/h por 3 horas, depois 1 mg/kg/h Raramente indicado ou iniciado no setor de emergência	Considerado para reduzir o metabolismo cerebral, também pode ter algum efeito na formação de radicais livres. Outros barbitúricos (fenobarbital) também têm sido usados. Pode diminuir a PA e a PPC.
Craniotomia descompressiva		Possibilita mais espaço para o edema e diminui a PIC.
Manter euvolemia	Monitorização clínica ou invasiva	Manutenção da PAM.
Vasopressores, se necessário manter FSC	Depende do agente usado	Manter FSC e PPC aumentando PAM.
Bloqueio neuromuscular	Depende do agente utilizado	Ajuda a manter PIC baixa.
Sedação	Depende do agente usado	Não supor que o paciente é completamente incapaz de responder a estímulos ou situação nocivos.
Evitar febre	Acetaminofeno 15 mg/kg por via orogástrica	Febre aumenta PIC e demanda metabólica.
Tratar convulsão de maneira agressiva	Depende do agente usado	Tratamento profilático controverso. O tratamento da convulsão não é controverso e deve ser agressivo para prevenir o aumento da PIC, hipóxia, hiperpirexia e hipercarbia.

PA, Pressão arterial; *FSC*, fluxo sanguíneo cerebral; *PPC*, pressão de perfusão cerebral; *PIC*, pressão intracraniana; *IV*, via intravenosa; *PAM*, pressão arterial média; *PaCO$_2$*, pressão parcial de dióxido de carbono arterial.

ao parênquima e/ou ao fluxo sanguíneo contínuo para o cérebro. Se a condição for deixada sem tratamento, pode ocorrer herniação.

A maioria dos médicos emergencistas defende a intubação precoce e controlada em pacientes pediátricos com ECG que está se deteriorando ou abaixo de 9. Para a fase de atendimento pré-hospitalar, recomenda-se a ventilação com BVM em vez de intubação para dar suporte à ventilação e oxigenação.[24] O traumatismo cranioencefálico isolado é incomum; deve-se fazer uma busca mais acurada de outras lesões.

O uso de anticonvulsivantes após traumatismos cranioencefálicos moderados a graves em crianças é controverso. A profilaxia precoce não diminui a incidência de convulsões tardias e não é recomendada para esse fim. No entanto, como as convulsões precoces após o trauma são discordantes com os princípios de manejo da lesão cerebral aguda, algumas diretrizes sugerem o uso de anticonvulsivantes profiláticos (na maioria das vezes fenitoína ou levetiracetam).[25,26] Essas decisões devem ser tomadas em consulta com o serviço neurocirúrgico. Se ocorrer uma convulsão, é necessário um manejo agressivo.

As síndromes de herniação em crianças são semelhantes àquelas encontradas em adultos. Elas são descritas no Capítulo 34. O tratamento na suspeita de herniação aguda começa com hiperventilação controlada imediata.[26] Os desfechos clínicos de hiperventilação são melhora do estado do paciente ou constrição das pupilas dilatadas. O tratamento subsequente da herniação inclui agentes hiperosmolares (manitol ou solução salina hipertônica), seguido de outras intervenções específicas em unidade de terapia intensiva (UTI).[26,27]

Exames de Imagem

Radiografias do Crânio. Possíveis indicações para as radiografias de crânio incluem a avaliação óssea envolvida na investigação de abuso infantil, avaliar o funcionamento da derivação ventriculoperitoneal, alguns ferimentos penetrantes do couro cabeludo, ou a suspeita de corpos estranhos subjacentes a lacerações do couro cabeludo. Em crianças que necessitam de exames de neuroimagem devido à preocupação com lesão intracraniana, uma TC sem contraste é o exame recomendado, porque a radiografia de crânio simples não tem sensibilidade suficiente para ser usada como ferramenta de triagem.[28] Um estudo retrospectivo recente de corte transversal questiona a necessidade de internação para crianças sem alterações neurológicas com fraturas cranianas isoladas e sem preocupação com trauma não intencional, pois o custo é alto e a incidência de intervenções neurocirúrgicas nesses pacientes parece muito baixa. Em casos selecionados após a consulta neurocirúrgica, a alta com acompanhamento ambulatorial rigoroso e orientações sobre sinais de alarme para retorno podem ser aceitáveis.

Tomografia Computadorizada de Crânio. Tem havido uma quantidade considerável de pesquisas sobre as indicações e o valor relativo do exame de TC em pacientes pediátricos com traumatismo cranioencefálico. A TC de crânio quando usada apropriadamente pode salvar vidas e apresenta pequeno risco individual até mesmo para crianças que geralmente apresentam risco maior que adultos devido à maior sensibilidade à radiação, maior probabilidade de futuros exames de imagem, maior expectativa de vida e a ainda prevalente dose de radiação mais alta do que a necessária para uso pediátrico. Embora baseado em extrapolações de dados de neoplasias relacionadas a bomba atômica, é geralmente aceito que o risco de um indivíduo ter câncer ao longo da vida devido a uma TC é da ordem de 500 a 1000. Estudos mostraram várias combinações de características que tornam a lesão intracraniana significativa muito improvável, mas forneceram menos orientação na seleção de quais pacientes realmente precisam de uma TC de crânio (valor preditivo negativo alto, mas valor preditivo positivo baixo).[21,29-31]

Como as crianças de diferentes idades manifestam traumas intracranianos de maneira diferente, as diretrizes para TC são baseadas na idade. Em lactentes, a suspeita de abuso deve desencadear uma forte consideração para realização de imagem de TC de crânio se os sinais e sintomas justificarem isso. Para crianças com mais de 2 anos de idade, a TC de crânio deve ser realizada na presença de alteração do nível de consciência, ECG de 14 ou menos, ou fratura de crânio palpável. Na mesma faixa etária, hematomas occipitais, parietais ou do couro cabeludo temporal, história de perda de consciência de 5 segundos ou mais, alteração de comportamento de acordo com o familiar, ou um mecanismo grave de lesão devem levar a um período de observação no setor de emergência ou realização de TC de crânio. Crianças com mais de 2 anos de idade com ECG de 14 ou menor, alteração do nível de consciência ou sinais de fraturas de base do crânio devem ser submetidas a exames de TC de crânio. Uma história de perda de consciência, vômitos, cefaleia intensa ou mecanismo grave de lesão deve levar à observação ou à TC de crânio.[29]

Todas as crianças que sofrerem traumatismo cranioencefálico, com ou sem diagnóstico de imagem, devem ser monitoradas rigorosamente quanto a sinais de deterioração. Aquelas com lesão intracraniana devem ser internadas no hospital e atendidas pelo serviço de neurocirurgia. A maioria dos pacientes com TC de crânio normal ou com fraturas cranianas lineares isoladas em caso de traumatismo cranioencefálico contuso menor, com ECG normal, exame físico estável e sem sinais neurológicos focais, pode receber alta.[30] Cuidadores confiáveis devem receber orientações de precauções específicas para qualquer déficit focal, letargia, agravamento de sintomas ou alteração da consciência.

Lesão Medular

Princípios

Os padrões de lesão medular variam com a idade do paciente. Embora as lesões da coluna cervical sejam menos comuns em crianças do que em adultos, lesões mais proximais na medula são mais comuns em crianças e podem levar a desfechos devastadores. As fraturas acima do nível C3 são responsáveis pela maioria das

---

QUADRO 165.10

Diferenças Anatômicas na Coluna Cervical Pediátrica

- O fulcro da coluna cervical muda de C2 para C3 em crianças de 1-3 anos para C5 a C6 para crianças de 8 a 12 anos.
- Tamanho da cabeça relativamente maior, resultando em mais lesões por flexão e extensão.
- Occipício relativamente grande em crianças com menos de 2 anos de idade leva a flexão da coluna cervical se elas são colocadas deitadas em prancha padrão sem suporte sob a escápula e a pelve.
- Menos massa muscular no pescoço com lesões ligamentares mais comuns que fraturas.
- Corpos vertebrais cervicais anteriores em cunha são comuns.
- Maior flexibilidade dos ligamentos interespinhais.
- Articulações facetárias mais planas com uma orientação mais horizontal. Ossificação incompleta, o que dificulta a interpretação do alinhamento ósseo (sincondrose).
- Os processos uncinados não calcificam até aproximadamente 7 anos de idade. A sincondrose basilar do processo odontoide funde-se aos 3 a 7 anos de idade.
- Epífises odontoides apicais radiograficamente aparentes aos 7 anos de idade, mas podem não fundir até aproximadamente 12 anos de idade.
- Arco posterior de C1 funde-se aos 4 anos de idade.
- Arco anterior de C1 pode não ser visível até 1 ano de idade e funde-se aos 7 a 10 anos de idade.
- Arcos neurais fundem-se ao corpo aproximadamente aos 7 anos de idade.
- Arcos posteriores fundem-se aos 3 a 5 anos de idade.
- Epífises a extremidade do processo espinhoso podem aparentar fraturas.
- Espaço pré-dental de 4 a 5 mm naqueles <8 anos e <3 mm naqueles ≥ 8 anos de idade.
- Pseudosubluxação de C2 em C3 observada em 40% das crianças de 8 a 12 anos de idade.
- O tamanho do espaço pré-vertebral varia com a fase da respiração.

lesões da coluna cervical em crianças menores de 8 anos, o que difere drasticamente dos padrões observados em crianças mais velhas e adultos.[31,32] As características anatômicas da coluna cervical se aproximam dos padrões adultos entre 8 e 10 anos de idade (Quadro 165.10). No entanto, padrões de lesão idênticos aos dos adultos frequentemente não se manifestam completamente até os 15 anos de idade.

A coluna pediátrica tem maior elasticidade das estruturas ligamentares de suporte que a coluna do adulto. As cápsulas articulares da criança têm propriedades elásticas maiores, e as estruturas cartilaginosas são menos calcificadas que em adultos. Na coluna vertebral, há uma orientação relativamente horizontal das articulações facetadas e processos uncinados, e as superfícies anteriores dos corpos vertebrais têm mais aparência de forma de cunha. Em comparação com o adulto, a criança tem uma musculatura do pescoço relativamente subdesenvolvida e uma cabeça desproporcionalmente grande e pesada. Essas diferenças levam a um fulcro anatômico da coluna vertebral em crianças que está no nível das vértebras C2 e C3 em comparação com a localização mais inferior nas vértebras cervicais encontradas em adultos. Essas características anatômicas combinadas levam a lesões mais altas da medula cervical e ao aumento da incidência de lesão medular sem lesão óssea.[31,32] Assim, a lesão medular sem anormalidade radiográfica evidente (do inglês *spinal cord injury without obvious radiographic abnormality* – SCIWORA) é mais comum em crianças. A SCIWORA pode ser um termo errôneo na era da ressonância magnética (RM), porque a maioria das lesões tradicionalmente descritas como SCIWORA é imediatamente observada na RM, embora não se trate de radiografias simples. O tratamento e o prognóstico são baseados na apresentação neurológica e nos achados de ressonância magnética.[33] Sempre que uma lesão medular é observada ou suspeitada, deve-se dar uma atenção especial para toda a coluna pois lesões em múltiplos níveis são comuns.[34]

Manifestações Clínicas

Qualquer paciente com lesões múltiplas graves deve ser avaliado para lesão medular. Da mesma maneira, traumatismo cranioencefálico, cervical ou dorsal significativo, trauma associado a colisão automotiva em alta velocidade ou quedas de certa altura com TCE devem levantar suspeitas de lesão medular. A avaliação de um paciente pediátrico deve começar com uma avaliação primária para avaliar a patência das vias aéreas, o estado ventilatório e a perfusão. Após avaliação inicial e estabilização, a região cervical pode ser examinada. A palpação do pescoço para dor e deformidade óssea deve ser realizada. Observar atentamente a expressão facial do paciente muitas vezes indica mais do que perguntar: "Você sente dor?"

A sensibilidade ou a dor com a palpação podem ser subvalorizadas em uma criança que ainda não tem idade para falar. De maneira semelhante, os pacientes com traumatismo cranioencefálico, diminuição do nível de consciência ou outras lesões, e aqueles que estão intoxicados, podem não localizar a dor com segurança; portanto, a imobilização da coluna cervical deve ser mantida para evitar possíveis danos adicionais.

O exame neurológico em um paciente pediátrico pode ser difícil, mas vários fatores devem ser avaliados em um paciente com suspeita de lesão medular. Paralisia, parestesias percebidas, ptose, torcicolo e priapismo são sinais neurológicos altamente correlacionados com lesões medulares. As queixas de paresia ou parestesias, mesmo se completamente resolvidas no momento do exame, devem ser consideradas uma indicação de possível lesão medular. Os sintomas que se resolvem no setor de emergência podem ser uma indicação de lesão medular decorrente de SCIWORA; déficits de um estiramento inicial da medula com um mecanismo de desaceleração rápida desaparecem, ressurgindo apenas (mesmo dias depois) em decorrência subsequente de edema da medula.

Várias síndromes de lesão medular típicas podem ser diagnosticadas na avaliação inicial no setor de emergência. As apresentações pediátricas dessas síndromes são semelhantes nos adultos e estão detalhadas no Capítulo 36. As lesões medulares são geralmente descritas como completas ou incompletas, dependendo da presença ou ausência da função sensório-motora. As lesões incompletas têm alguma preservação, mesmo que leve, da função sensorial ou motora abaixo da área da lesão medular. A lesão medular incompleta tem um melhor prognóstico para recuperação de alguma função motora após a resolução do choque medular. A determinação de lesões completas ou incompletas não é uma avaliação única e não pode ser feita de maneira confiável até que o choque medular tenha resolvido, manifestado pelo retorno dos reflexos da medula.

Exames Complementares

Em alguns pacientes pediátricos com trauma podemos evitar com segurança a realização de imagem da coluna cervical. Pacientes com mais de 3 anos de idade não necessitam de exames de imagem se estiverem alertas, sem dor na região da linha média, déficit neurológico, lesão distrativa dolorosa, hipotensão inexplicada ou intoxicação. Além dos critérios citados, crianças menores de 3 anos geralmente não requerem imagem da coluna cervical se seu mecanismo de lesão não for uma colisão automotiva, suspeita de trauma não acidental ou queda de uma altura de mais de 3 metros. A imagem da coluna cervical deve ser realizada para crianças que não atendam aos critérios mencionados anteriormente.[35-37]

Recomendamos TC cervical para crianças com alta probabilidade clínica pré-teste de fratura cervical. Em crianças pequenas (<3 anos de idade) com risco de lesão da coluna cervical que irão realizar TC de crânio para detecção de traumatismo cranioencefálico, os médicos emergencistas devem obter uma TC de coluna cervical até o topo de C3. Em populações de menor risco, radiografias simples devem ser realizadas.[37,38] Quando obtida, a avaliação radiográfica simples deve consistir, rotineiramente, em uma incidência transversal lateral e anteroposterior. Em crianças com mais de 8 anos de idade, uma incidência odontoide de boca aberta também deve ser realizada.[36,37] A sensibilidade das radiografias simples da coluna cervical é altamente variável. A interpretação de radiografias simples da coluna cervical em crianças pode ser especialmente desafiadora devido às alterações anatômicas que ocorrem com o crescimento (Quadro 165.10). Além disso, a pseudosubluxação de C2 em C3 é comum em radiografias de coluna cervical sem extensão em crianças até a adolescência, ocorrendo em aproximadamente 40% dos pacientes. Pseudosubluxação e subluxação verdadeira em radiografias sem extensão da coluna cervical podem ser distinguidas através do uso da linha cervical posterior e da relação da linha espinolaminar (também chamada de *linha de Swischuk*) com a margem cortical anterior do processo espinhoso em C2 (Fig. 165.3). Esta linha deve manter sua integridade com no máximo 1,5 mm de desvio. Há exceções para esta diretriz, e o cenário clínico é considerado antes que ela seja aplicada. Pseudosubluxação pode ser menos comumente observada em C3 e C4.

Um critério importante para a clareza radiográfica da coluna cervical é a visualização completa de todos os sete corpos vertebrais cervicais em radiografia simples até, e incluindo, a interface C7 a T1. O espaço pré-dental deve ser menor que 5 mm em crianças menores de 6 anos, e o espaço pré-vertebral de tecido mole não deve ser maior que o normal (variável, mas geralmente um terço a metade da largura do corpo vertebral até C4 e <14 mm em C6). As quatro linhas radiográficas cervicais devem ser avaliadas e o alinhamento atlanto-occipital deve ser avaliado para detecção de luxação nessa região. Se houver qualquer sinal de lesão, a TC de corte fino e RM podem ser utilizadas para delinear a lesão. Se o processo odontoide não puder ser adequadamente avaliado pela incidência odontoide de boca aberta, então uma incidência transforaminal ou TC deve ser usada. Pacientes com alta suspeita clínica de fratura, mas radiografias simples negativas devem ser considerados candidatos à avaliação radiográfica por TC ou RM e uma consulta com um especialista.

A probabilidade pré-teste de fratura é considerada quando decisões estão sendo tomadas em relação à remoção da imobilização cervical em crianças com imagens aparentemente normais. Pacientes com dor contínua no pescoço, apesar de radiografias ou TC negativas podem necessitar de avaliação por RM.[39] Casos raros podem necessitar de avaliação neurocirúrgica sob fluoroscopia. O uso de incidências de flexão-extensão no setor de emergência rara-

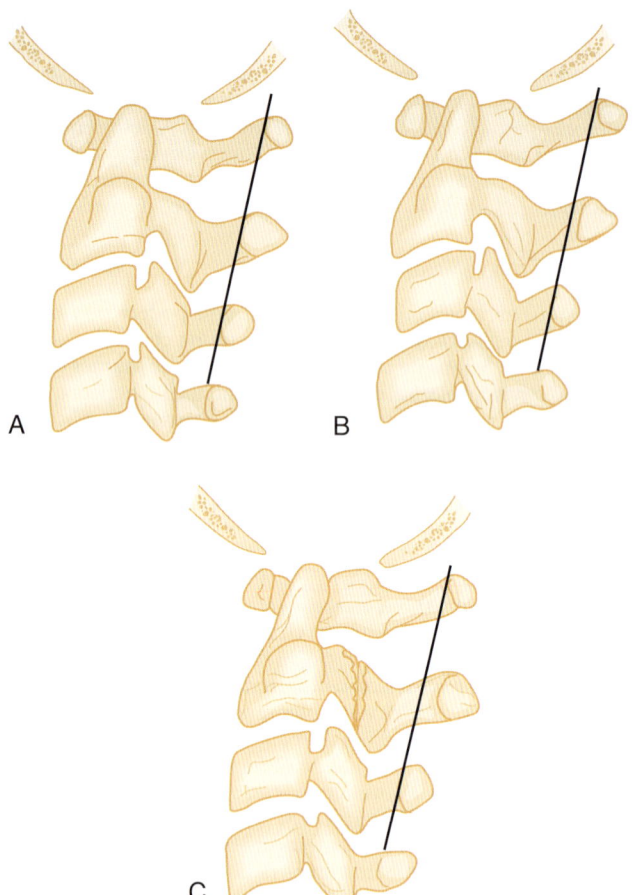

Fig. 165.3. Linha espinolaminar. Uso apenas para acessar luxação anterior de C2 em C3. Uma linha é traçada a partir do córtex do processo espinhoso de C1 até o córtex do processo espinhoso de C3, e a relação do processo espinhoso de C2 é notada. *A*, linha normal passando pelo córtex de C2. *B*, Linha normal passando dentro de 1,5 mm do córtex de C2. *C*, Linha anormal passando mais de 1,5 mm anterior ao córtex de C2, sugerindo fratura subjacente de elementos posteriores de C2. (da American Academy of Pediatrics e American College of Emergency Physicians: APLS: the pediatric emergency medicine resource, ed 4, Sudbury, MA, 2004, Jones and Bartlett Publishers).

mente é indicado e útil. Se a lesão ligamentar for suspeitada, uma RM deve ser obtida; e se a RM não estiver disponível, considerar TC na consulta com o serviço de neurocirurgia.

Crianças mais jovens estão sob maior risco de lesão da coluna cervical superior. Muitas lesões da junção cervical occipital são imediatamente fatais. No entanto, a sobrevida é possível em alguns casos. A detecção precoce e a imobilização são cruciais. Deve-se suspeitar de lesão da junção cervical occipital em qualquer acidente pedestre pediátrico versus veículo, especialmente se a criança tiver uma laceração sob o queixo em decorrência de uma queda para frente. Em muitos casos fatais, a desorientação e a luxação são evidentes. No entanto, em casos não fatais, eles podem ser sutis. Uma relação de Powers maior que 1 indica uma luxação atlanto-occipital até que se prove o contrário (normal, aproximadamente 0,77). A relação de Powers é mostrada na Figura 165.4.

Deve-se suspeitar de subluxação rotatória (traumática) atlantoaxial ou até mesmo, algumas vezes, não traumática, em uma criança com anormalidade cervical rotatória fixa. Classicamente, isso pode ser diferenciado de um torcicolo muscular em casos não traumáticos pela história, pela evolução temporal e pela presença de espasmo palpável do músculo esternocleidomastoideo no lado contralateral à direção em que o queixo está apontando no caso do torcicolo. Quando a subluxação rotatória atlanto-axial não pode ser definitivamente descartada clinicamente, radiografias simples ou TC devem ser usadas.

Em crianças com sensibilidade da coluna cervical alta, é prudente considerar uma fratura de sincondrose entre o odontoide e

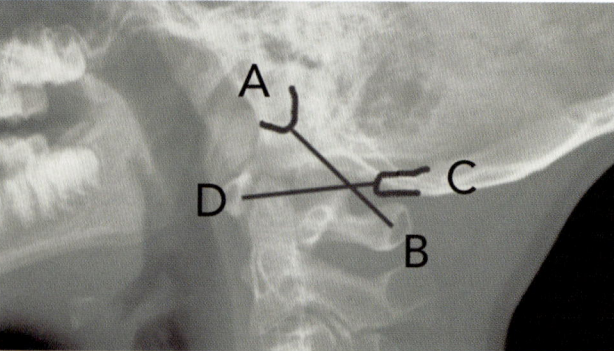

Fig. 165.4. Relação de Powers é calculada como a razão entre a distância do básio (ponto médio da margem anterior do forame magno) *(A)* até o córtex anterior do arco posterior do atlas *(B)* dividida pela distância desde o opístio (ponto mediano (linha média) da margem posterior do forame magno) *(C)* até o córtex posterior do arco anterior do atlas *(D)*. Uma razão AB:CB maior que 1 indica luxação atlanto-occipital. A figura mostra uma relação de Powers normal.

C2. Isso pode ser difícil de diagnosticar em radiografias simples, mas é frequentemente reconhecido como uma inclinação anterior sutil do odontoide em C2. Uma TC com reconstruções sagitais esclarecerá essa entidade.[40]

Manejo

Existem duas fases de lesão medular. A lesão direta (fase inicial) resulta em lesão grandemente irreversível na medula espinhal. A lesão indireta resulta de lesão evitável ou reversível na medula espinhal secundária a isquemia, hipoxemia e toxicidade tecidual. A ressuscitação de um paciente com lesão da coluna cervical deve focar na prevenção ou minimização das causas indiretas de lesão na coluna cervical. O manejo de uma possível lesão da coluna vertebral deve começar na fase pré hospitalar do atendimento de emergência. A maioria das crianças feridas chega ao setor de emergência com imobilização adequada. Para o transporte, a criança que necessita de restrição de movimentos espinhais deve ser imobilizada com um colar cervical rígido, uma prancha rígida e fixação externa por meio de blocos de cabeça, fita de tecido ou faixas para fornecer precauções adequadas. O acolchoamento apropriado deve ser colocado sob as omoplatas do ombro do paciente para aproximar o alinhamento neutro da coluna cervical e ajudar a prevenir lesões relacionadas com a pressão. Alguns protocolos fora do hospital exigem que crianças pequenas sejam imobilizadas em suas cadeirinhas de carro. No hospital, a imobilização espinhal deve ser mantida durante toda a avaliação. No entanto, mesmo quando existem fraturas torácica ou lombar, os pacientes devem ser removidos rapidamente da prancha para evitar desconforto e morbidade. Placas deslizantes (movimentadores suaves) podem ser usadas para mover os pacientes para as mesas do scanner e de volta para a maca de trauma.

A respiração deve ser avaliada para determinar a presença de hipoventilação. Os pacientes com lesão medular podem hipoventilar devido à atividade diafragmática reduzida ou paralisia muscular intercostal. O oxigênio suplementar deve ser administrado rotineiramente e a assistência ventilatória deve ser feita por BVM ou o manejo de via aérea definitivo deve ser considerado na presença de hipoventilação clinicamente significativa.

O estado circulatório também deve ser abordado precocemente para evitar déficits de perfusão de órgão alvo. A hipotensão pode resultar de hipovolemia, choque neurogênico, choque medular ou outras causas menos comuns. O choque medular geralmente resulta de uma lesão acima do nível de T1. Manifesta-se com achados de extremidade inferior de lesões medulares, com paralisia flácida de músculo esquelético e liso, levando ao aparecimento de uma hipovolemia relativa causada por resistência vascular diminuída. O choque medular geralmente ocorre em horas a aproximadamente 1 dia, uma vez que alguns reflexos em nível medular retornam abaixo do local da lesão. O choque neurogênico tipicamente ocorre após lesão na medula espinhal acima do nível de aproximadamente T6. Pacientes com choque neurogênico perdem seu tônus simpático e demonstram hipotensão diante de uma ação parassimpática não oposta, como a bradicardia. Em cada caso, utiliza-se a administração de fluidos, agentes bloqueadores do receptor parassimpático (como atropina ou glicopirrolato) e vasopressores com características cronotrópicas, vasoativas e inotrópicas (p. ex., dopamina). Se ocorrer choque medular com cronotropia e inotropia normais, então os fluidos e agentes com propriedades vasoconstritoras vasculares mais periféricas podem ser preferíveis, como fenilefrina ou norepinefrina. O choque medular e neurogênico continua sendo diagnóstico de exclusão, uma vez que o choque hemorrágico for definitivamente eliminado. A avaliação imediata por um especialista em coluna deve ser solicitada para todas as crianças com lesão medular. Na ausência de tal especialista, o paciente deve ser transportado para um centro com instalações adequadas para cuidar de pacientes com lesão medular.

Lesão Cardiotorácica

Princípios

Os traumatismos torácicos mais graves em crianças são causados por traumatismo contuso, resultado de colisão automotiva, acidentes como pedestres e quedas. A lesão torácica isolada é uma ocorrência relativamente rara, considerando-se os mecanismos típicos do traumatismo contuso no paciente pediátrico. Pacientes pediátricos com trauma com lesão torácica apresentam um aumento de vinte vezes na mortalidade em relação a pacientes pediátricos com trauma sem trauma torácico.[41] Sequelas de lesão contusa incluem contusão pulmonar, pneumotórax, hemotórax, lesão miocárdica, lesão pericárdica, lesão vascular e fraturas de costela.

As crianças submetidas a trauma penetrante, em contraste com as lesões associadas ao traumatismo contuso, frequentemente morrem em decorrência da lesão primária. O uso indevido, em todos os Estados Unidos, de armas de fogo resultou em uma incidência crescente de traumas penetrantes, frequentemente com crianças como vítimas.

Padrões clínicos específicos devem alertar o médico emergencista para o potencial de lesão torácica e abdominal concomitante. Qualquer paciente com trauma penetrante no nível ou abaixo do nível dos mamilos entram nesta categoria. Traumatismos torácicos isolados aparentes não excluem lesão abdominal.

É importante entender a fisiologia da respiração pediátrica ao considerar o potencial de descompensação precoce após lesão torácica; qualquer comprometimento da mobilidade diafragmática compromete a ventilação. A presença de distensão gástrica eleva o diafragma e diminui drasticamente a capacidade vital de uma criança. Além disso, os tipos específicos de fibras musculares envolvidas no diafragma de lactentes e crianças pequenas os predispõem ao desenvolvimento súbito de apneia quando esses músculos ficam fadigados. Ao contrário dos adultos, cuja musculatura da parede torácica pode direcionar as costelas superior e anteriormente para conferir maior circunferência à parede torácica, a circunferência da parede torácica das crianças não muda drasticamente durante a respiração, porque o tórax da criança é cilíndrico durante o ciclo respiratório. Isso também diminui a habilidade das crianças em aumentar sua capacidade vital. Por estas razões, as crianças irão aumentar a ventilação tipicamente aumentando a sua frequência respiratória. Mais importante, a presença de oxigenação adequada em um paciente pediátrico nem sempre garante a suficiência de ventilação, exigindo ausculta para confirmação. A capnografia com dióxido de carbono do final de exalação pode ser muito útil nesse aspecto tanto no paciente traumatizado intubado quanto no não intubado.

Os bebês e crianças são anatomicamente protegidos contra o traumatismo contuso torácico por causa da complacência da caixa torácica. A compressibilidade da caixa torácica dissipa a força do impacto, o que diminui a probabilidade de lesão óssea. No entanto, esse mecanismo protetor pode mascarar lesões torácicas pediátricas complexas. A complacência da caixa torácica possibilita que ocorram lesões significativas com sinais externos de trauma pouco aparentes. Múltiplas fraturas de costela são um marcador de lesão grave em crianças. Além disso, o mediastino pediátrico é móvel, o que favorece o desenvolvimento de um rápido colapso ventilatório e circulatório na presença de pneumotórax hipertensivo.

Acometimentos Específicos

Pneumotórax. O desenvolvimento de pneumotórax traumático é comumente associado a lesão pulmonar importante. Em contraste com pneumotórax espontâneo, essas lesões não regridem espontaneamente e frequentemente estão associadas a presença de hemotórax. Sinais e sintomas incluem evidência externa de trauma torácico, como abrasão, contusão ou equimoses; taquipneia; dificuldade respiratória; hipoxemia; e dor torácica. Os murmúrios vesiculares diminuídos podem não ser ouvidos em crianças com pneumotórax devido à ampla transmissão de sons respiratórios no tórax e no abdome superior. Os emergencistas devem ouvir o tórax a partir da axila em crianças; essa localização ajuda na lateralização para distinguir sons respiratórios diminuídos em um lado comparado com o outro. O FAST estendido realizado pelo emergencista durante a avaliação inicial do trauma, utilizando o ultrassom no modo B e modo M, tem alta sensibilidade e acurácia para o diagnóstico de pneumotórax. A radiografia simples deve ser realizada, porém a ultrassonografia do tórax tem alta sensibilidade na detecção de pneumotórax em crianças e deve ser realizada quando há suspeita de pneumotórax mas esse não está presente na radiografia simples.

O manejo de hemopneumotórax inclui a colocação de um dreno torácico de grosso calibre (maior dreno que se ajusta entre as costelas; estimado em quatro vezes o tamanho do tubo orotraqueal), longe o suficiente posteriormente, próximo à linha axilar média, para evitar invasão no tecido subcutâneo mais anterior, que mais tarde se tornará parte da mama. O tamanho do dreno torácico para o manejo do hemopneumotórax pode ser encontrado no Quadro 165.2 ou em uma fita de reanimação pediátrica baseada no comprimento. Um dreno torácico deve ser considerado para qualquer paciente com pneumotórax que será submetido a ventilação mecânica. Alguns pneumotórax simples e pequenos (<20%), não hipertensivo, podem ser tratados com observação e 100% de suplementação de oxigênio em crianças que não estejam sendo mecanicamente ventiladas. A reavaliação pode ser realizada por radiografias de tórax repetidas em intervalos selecionados, ou um cateter pigtail pode ser colocado por via percutânea.

Pneumotórax Aberto. Há pneumotórax aberto quando a parede torácica é suficientemente lesionada para possibilitar fluxo bidirecional do ar pela ferida. O paciente é incapaz de expandir o pulmão por causa da equalização de pressões entre a atmosfera e a cavidade torácica. A ventilação e a oxigenação são gravemente prejudicadas.

O manejo do pneumotórax aberto é determinado pelo tamanho do ferimento e pelo grau de comprometimento respiratório. Um pneumotórax pequeno, simples e aberto em um paciente que respira pode ser tratado com a cobertura do defeito da parede torácica com curativo oclusivo, como gaze vaselinada estéril, e a realização de uma incisão separada para drenagem torácica. Ferimentos extensos que não permitem selar adequadamente e pacientes com insuficiência respiratória são candidatos à intubação.

Em ambiente extra-hospitalar, uma atadura aplicada sobre uma ferida aberta de pneumotórax ocluída em três lados como uma medida temporária pode possibilitar que o ar escape durante a expiração, mas não entre no tórax pelo ferimento durante a inspiração.

Pneumotórax Hipertensivo. Extravasamento de ar pulmonar que ocorre em um arranjo de válvula unidirecional favorece o desenvolvimento de pneumotórax hipertensivo. Quantidades crescentes de ar livre dentro da cavidade pleural fazem as estruturas mediastinais se deslocarem para o lado oposto, comprometendo o débito cardíaco. O caminho comum final envolve hipóxia, hipotensão e choque refratário. A maioria dos pacientes com pneumotórax hipertensivo tem desconforto respiratório grave, murmúrios vesiculares diminuídos (geralmente bilateralmente) e um deslocamento no ictus cardíaco. No pior cenário, há desvio mediastinal, desvio traqueal contralateral e distensão das veias jugulares com diminuição do retorno venoso ao tórax. Em pacientes pediátricos, os sinais de pneumotórax hipertensivo são frequentemente sutis. Um pescoço curto e um tecido subcutâneo aumentado podem dificultar a detecção do desvio traqueal. O médico emergencista deve considerar o diagnóstico de pneumotórax hipertensivo e, se for detectado ou fortemente suspeito, deve tratar com toracocentese de alívio ou descompressão com drenagem torácica.

O tratamento imediato inclui a toracocentese de alívio com agulha colocada no segundo espaço intercostal na linha clavicular média ou no quarto espaço intercostal na margem superior da costela e anterior à linha axilar média. A agulha deve ser colocada acima da margem da costela para evitar lesão dos vasos intercostais. No setor de emergência, o tratamento definitivo envolve o uso de um dreno de tórax de grosso calibre que favorece a drenagem do pneumotórax hipertensivo e de qualquer hemotórax concomitante.

Hemotórax. Pode haver hemorragia significativa como resultado de lesão nos vasos intercostais, vasos mamários internos ou parênquima pulmonar. Sem uma radiografia de tórax em posição ortostática, é difícil quantificar o grau de sangramento em filmes simples. O único sinal de hemotórax em uma radiografia em decúbito dorsal pode ser um aspecto ligeiramente menos radiolucente no lado afetado do tórax. Clinicamente, os pacientes têm murmúrios vesiculares diminuídos e macicez à percussão no lado afetado. Um pneumotórax pode coexistir com hemotórax.

O tratamento do hemotórax inclui drenagem torácica. O dreno deve ser grande o suficiente para ocupar a maior parte do espaço intercostal e deve ser colocado lateralmente e direcionado posteriormente. No paciente em decúbito dorsal com pneumotórax simples, os drenos torácicos são direcionados superiormente; no hemopneumotórax, são direcionados para a posição póstero-medial. Radiografias de tórax repetidas devem ser obtidas para confirmar a posição do tubo e documentar a melhora na expansão pulmonar.

O desenvolvimento de um hemotórax maciço é raro em crianças e está associado com mais frequência a impactos graves, como os observados em colisão automotiva de alta velocidade, quedas de alturas extremas ou ferimentos por armas de fogo de alta potência. Qualquer instabilidade hemodinâmica deve ser tratada com expansão volêmica rápida com soluções de cristaloides isotônicas. O médico emergencista também deve preparar-se para transfusão com a instituição de reposição de concentrado de hemácias, conforme necessário. Pacientes com choque profundo podem receber sangue com tipagem compatível ou O negativo; sangue compatível pode ser usado para pacientes mais estáveis. Em muitos centros, é possível armazenar o sangue de hemotórax e reinfundi-lo através do uso de um autotransfusor. O médico emergencista frequentemente é capaz de estabilizar o paciente com transfusão de concentrado de hemácias até que a intervenção cirúrgica seja alcançada.

Indicações para toracotomia em centro cirúrgico incluem volumes sanguíneos drenados de mais de 15 mL de sangue por quilograma imediatamente após a colocação do dreno torácico, perda de sangue persistente (superior a 2 a 4 mL/kg/h durante 3 horas) ou vazamento contínuo de ar.

A toracotomia de reanimação no setor de emergência é reservada para pacientes com trauma torácico que se deterioram com parada cardiorrespiratória, apesar da reanimação no cenário pré hospitalar ou no setor de emergência. Tanto para crianças quanto para adultos, revelou ser mais eficaz em casos de trauma penetrante.[42-44] Em pacientes com traumatismo torácico penetrante e ressuscitação cardiopulmonar (RCP) por menos de 15 minutos, uma toracotomia anterior esquerda pode ser necessária. Pacientes com trauma contuso devem ser submetidos a avaliação rápida por ultrassonografia para tamponamento. Se houver presença de tamponamento e a RCP tiver sido realizada por menos de 10 minutos, então uma toracotomia anterior esquerda pode ser indicada.[45]

Contraindicações sugeridas para a toracotomia de reanimação no setor de emergência após RCP fora do hospital incluem (1) trauma contuso com RCP por mais de 10 minutos com assistolia e sem sinais de vida na apresentação sem evidência ultrassonográfica de tamponamento cardíaco e (2) trauma penetrante com RCP maior que 15 minutos e assistolia sem sinais de vida na chegada sem evidência ultrassonográfica de tamponamento cardíaco.[45]

Contusão Pulmonar. Trauma torácico penetrante e contuso podem resultar no desenvolvimento de uma contusão pulmonar. A complacência da caixa torácica em crianças torna-as suscetíveis ao desenvolvimento de contusão pulmonar, mesmo na ausência de sinais externos de trauma torácico. A lesão das membranas capilares possibilita que o sangue se acumule dentro dos espaços intersticiais, resultando em hipóxia e desconforto respiratório. Se o sangramento for muito intenso, a oxigenação e a ventilação ficam comprometidas. As radiografias iniciais de tórax podem não mostrar os achados clássicos de consolidação pulmonar. Além disso, nos estágios iniciais da lesão, a gasometria pode estar normal.

O tratamento das contusões pulmonares inclui uma avaliação cuidadosa da presença de lesões adicionais, pois é necessária uma força significativa para causar as contusões. A maioria dos pacientes pode ser tratada com oxigênio suplementar e monitoramento rigoroso. A maioria das contusões pulmonares desaparece sem sequelas. Casos raros são associados ao desenvolvimento de síndrome de desconforto respiratório agudo.

Hérnia Diafragmática Traumática. Crianças envolvidas em colisões automotivas que estão usando cinto de segurança estão predispostas ao desenvolvimento de herniação diafragmática. Mecanismos de lesão envolvem aumento súbito da pressão intra-abdominal. Os pacientes inicialmente estão em condição estável, com o grau de desconforto respiratório diretamente proporcional à quantidade de conteúdo abdominal que se propaga para o espaço pulmonar. A presença de hematomas da compressão do cinto abdominal apenas deve alertar o médico para a possibilidade de hérnia diafragmática e outras lesões intra-abdominais (lesão do intestino delgado) e a possibilidade de lesões medulares toracolombares associadas, como as fraturas de Chance. Mais comumente, a herniação ocorre no lado esquerdo porque o fígado impede a herniação do intestino à direita.

O tratamento inicial para esses pacientes envolve a passagem de uma sonda nasogástrica para descomprimir o estômago. Em casos de desconforto respiratório grave, a intubação é indicada. A BVM é evitada sempre que possível. É necessária cirurgia para reparo da lesão.

Lesões Cardíacas e Vasculares. Lesões cardíacas e de grandes vasos são incomuns em crianças e raramente acontecem isoladamente. Nas lesões cardíacas e vasculares, um eletrocardiograma pode mostrar taquicardia com baixa voltagem (tamponamento pericárdico), achados compatíveis com isquemia miocárdica aguda ou uma variedade de outras anormalidades não específicas. Pacientes com arritmias, anormalidades do segmento ST e hipotensão (sem outra causa) devem ser admitidos e avaliados por cardiologista pediátrico e passar por exames adicionais (p. ex., ecocardiograma).

A lesão cardiovascular traumática mais comum sofrida por crianças é a contusão miocárdica. Os pacientes geralmente apresentam dor na parede torácica ou podem relatar dor torácica generalizada. A taquicardia é o achado mais comum. O ecocardiograma pode ser diagnóstico. Pacientes com contusões miocárdicas devem ser rigorosamente monitorados para o desenvolvimento de arritmias e disfunção miocárdica; no entanto, na maioria dos casos de contusão miocárdica, não há sequelas em longo prazo.

O cenário que mais ameaça a vida e que envolve as estruturas cardíacas é o desenvolvimento de tamponamento cardíaco. Em ferimentos penetrantes com tamponamento cardíaco há potencial de sobrevivência se reconhecidos imediatamente. O sangue extravasado preenche o espaço pericárdico e prejudica o enchimento cardíaco durante a diástole. Clinicamente, os pacientes demonstram taquicardia, bulhas cardíacas abafadas, pressão de pulso diminuída, distensão venosa jugular e pulso paradoxal. No cenário de hipovolemia profunda, a distensão venosa está ausente. A via final comum envolve o desenvolvimento de insuficiência cardiopulmonar e atividade elétrica sem pulso. A ultrassonografia pode diagnosticar tamponamento cardíaco em segundos e orientar a terapia.

A ultrassonografia ou ecocardiografia à beira do leito define o grau de derrame pericárdico presente e o significado de qualquer disfunção diastólica presente. A pericardiocentese pode ser tentada, pois o tratamento envolve drenagem do líquido pericárdico. No entanto, o comprometimento hemodinâmico significativo de um derrame pericárdico agudo traumático raramente é abordado de maneira adequada com a pericardiocentese por punção, devido à quantidade de sangramento cardíaco e coágulo subpericárdico. A realização de uma toracotomia ou janela pericárdica é frequentemente necessária para drenar o pericárdio adequadamente.

Commotio Cordis. Commotio cordis é um distúrbio descrito em pacientes pediátricos que resulta de um impacto súbito na parede torácica anterior (p. ex., quando uma criança é atingida no tórax por uma bola de baseball lançada ou batida), o que causa a interrupção da função cardíaca normal. O paciente pode ter uma arritmia imediata ou fibrilação ventricular refratária aos esforços de ressuscitação. Morbidade e mortalidade significativas estão associadas a esse distúrbio e, embora a maioria dos pacientes se recupere completamente, alguns requerem tratamento prolongado com agentes antiarrítmicos, colocação de marca-passo cardíaco, agentes inotrópicos ou balão intra-aórtico.[46] Em pacientes com instabilidade cardíaca prolongada, choque cardiogênico e morte podem ocorrer apesar da intervenção terapêutica otimizada.

Lesão Abdominal

Princípios

O trauma abdominal é a terceira causa de morte traumática em crianças após traumatismos cranioencefálicos e torácicos.[1] O trauma contuso relacionado com colisão automotiva causa mais da metade das lesões abdominais em crianças e é o mais letal. A lesão do "cinto abdominal", incluindo pequenas lesões do intestino delgado e fraturas de Chance, podem ocorrer em crianças contidas envolvidas em colisão automotiva.[47] Outra causa comum de lesão abdominal envolve lesões pelo guidão em acidentes de bicicleta.[48-50] Frequentemente, os efeitos das lesões de bicicleta podem não ser vistos na apresentação inicial, com o tempo médio decorrido até o início dos sintomas sendo de quase 24 horas após a lesão. Todas as crianças com dor epigástrica após traumatismo contuso, especialmente quando a força concentrada foi aplicada nessa área, devem ser consideradas como tendo um hematoma duodenal ou lesão pancreática.

Lesões relacionadas com esportes são outra causa comum de trauma abdominal pediátrico. Lesões relacionadas com esportes estão associadas mais comumente a lesões isoladas de órgãos, como resultado de um golpe no abdome.[39,51] Estão em risco, em especial, o baço, o rim e o trato gastrointestinal. Finalmente, a lesão abdominal fica atrás apenas do traumatismo cranioencefálico como causa de morte em casos de abuso infantil. Todas as vítimas de abuso devem ser cuidadosamente examinadas para detecção de trauma abdominal (Capítulo 177).[52,53]

A anatomia da criança promove proteção especial contra alguns padrões de lesões abdominais e predispõe a criança a outros tipos de lesões. As crianças têm órgãos sólidos proporcionalmente maiores, menos gordura subcutânea e musculatura abdominal menos protetora que os adultos. Portanto, elas têm relativamente mais lesões em órgãos sólidos. As crianças têm rins relativamente maiores, com lobulações fetais que predispõem a lesão renal. As crianças também possuem uma caixa torácica cartilaginosa bastante flexível que possibilita excursão significativa da parede torácica inferior, possibilitando a compressão dos órgãos internos. A combinação desses fatores fornece a base para as diferenças no padrão de lesões abdominais observadas entre crianças e adultos.

Manifestações Clínicas

Pacientes pediátricos com múltiplas lesões frequentemente apresentam lesão abdominal contusa. Em crianças, a história é frequentemente limitada, os sinais tradicionais de descompensação geralmente não são tão evidentes e o exame físico pode ser difícil.

Sinais e sintomas de lesão abdominal em crianças incluem: taquipneia proveniente de excursão diafragmática prejudicada, dor abdominal, equimoses e sinais de choque. Crianças com contenção envolvidas em colisão automotiva com hematomas abdominais são muito mais propensas a ter uma lesão intra-abdominal do que aquelas sem hematomas. A distensão abdominal é um achado inespecífico comum que frequentemente é resultado da deglutição do ar subsequente a um evento doloroso.

Crianças com lesões hepáticas e esplênicas podem ter problemas em localizar sua dor. O sinal de Kehr (dor no ombro esquerdo com lesão do baço) pode ser a única indicação de uma lesão intra-abdominal. Qualquer sensibilidade abdominal ao exame deve levar a uma avaliação mais aprofundada do abdome. O vômito pode estar associado a hematoma duodenal ou lesão pancreática traumática, mas geralmente é um sinal tardio. Sinais de lesão do intestino delgado podem ser tardios e percebidos clinicamente somente com exames seriados.

A estabilidade óssea pélvica deve ser avaliada em casos de trauma abdominal, e um exame genital em busca de sinais de lesão deve ser realizado. O exame retal é insensível e inespecífico quando usado como um teste geral de triagem para todos os pacientes após traumatismo grave.[10] O exame retal só deve ser realizado em pacientes em que há preocupação com lesões específicas: como para tônus retal quando há preocupação com lesão medular, ou para avaliar se há sangue no caso de lesão penetrante no cólon.

Mesmo quedas menores podem resultar em lesão esplênica significativa. Exames repetidos, observação prolongada e atenção aos sinais vitais são necessários para crianças que sofreram um trauma direto no abdome. Qualquer criança com achados de exame abdominal clinicamente suspeitos ou traumatismos diretos significativos deve ser mais bem avaliada com estudos radiológicos e laboratoriais adicionais ou admissão para avaliação seriada.

Exames Diagnósticos e Manejo

Em pacientes com suspeita de lesão abdominal, o manejo e a ressuscitação devem ser rápidos. Em crianças que sofreram grandes traumatismos e não apresentam evidência de traumatismo uretral, uma sondagem vesical deve ser considerada para descompressão da bexiga, avaliação da presença de retenção urinária, presença de sangue na urina e monitoramento do débito urinário. As estimativas do tamanho do cateter urinário são mostradas no Quadro 165.2.

Um exame físico cuidadoso e exames laboratoriais de diagnóstico podem ser úteis na identificação de crianças com menor risco de lesão intra-abdominal. A lesão intra-abdominal é improvável na ausência do seguinte: hipotensão (ajustada para a idade), dor abdominal, fratura de fêmur, aumento dos níveis de enzimas hepáticas (concentração sérica de aspartato aminotransferase > 200 U/L ou concentração sérica de alanina aminotransferase > 125 U/L), hematúria microscópica (exame de urina > 5 eritrócitos/campo de alta potência) ou um nível inicial de hematócrito inferior a 30.[54,55] As enzima hepática são particularmente úteis para estratificar o risco de pacientes com exames duvidosos. As vítimas de suspeita de abuso infantil também devem ser submetidas a testes de enzimas hepáticas e aqueles com níveis de transaminases acima de 80 U/L devem ser submetidos a TC de abdome e pelve para avaliar lesão abdominal.[52]

O exame diagnóstico de escolha para avaliar a lesão intra-abdominal em pacientes estáveis com alto risco de lesão é a TC abdominal. O FAST pode ser um complemento útil.[4,5] O achado de hemorragia intraperitoneal isolada na ultrassonografia não é necessariamente uma indicação para cirurgia em paciente pediátrico estável; mas quando o FAST for positivo, ele esclarecerá a necessidade de TC abdominal, observação cuidadosa e possível repetição de exames ultrassonográficos.

> **QUADRO 165.11**
>
> **Indicações para Laparotomia**
>
> Instabilidade hemodinâmica apesar de ressuscitação agressiva e procedimentos adequados no setor de emergência (p. ex., drenagem de hemotórax ou pneumotórax hipertensivo)
> Instabilidade hemodinâmica apesar dos esforços de ressuscitação e evidência de líquido livre intraperitoneal ao exame ultrassonográfico à beira do leito (FAST)
> Transfusão de ≥ 50% do volume sanguíneo total devido a hemorragia maciça intraperitoneal
> Evidência radiográfica de pneumoperitônio, ruptura de vesícula intraperitoneal, lesão renovascular de grau V
> Ferida por arma de fogo no abdome
> Evisceração de conteúdo intraperitoneal ou gástrico
> Sinais de peritonite

FAST, Avaliação focada com ultrassonografia no trauma.

Em crianças hemodinamicamente instáveis, o FAST pode apontar para o abdome como a fonte de hemorragia e pode acelerar a decisão de realizar cirurgia.

Indicações para laparotomia listadas no Quadro 165.11. Os pacientes que permanecem hipotensos após a infusão adequada de cristaloides, apresentam sangramento arterial ativo na TC ou quedas consistentes no nível de hemoglobina são candidatos prováveis a intervenções invasivas precoces. Laparoscopia exploratória ou laparotomia é frequentemente necessária para esses pacientes gravemente lesionados, mas pacientes com uma fonte conhecida de sangramento podem ser candidatos apropriados para embolização arterial em uma angiografia.[55]

Lesão do Baço. Lesões no baço são as lesões mais comuns em trauma abdominal pediátrico. Crianças com lesões por colisão automotiva, lesões por desaceleração súbita e lesões relacionadas com esportes de contato podem ter sofrido trauma esplênico. Os achados típicos incluem dor abdominal no quadrante superior esquerdo que irradia para o ombro esquerdo. O exame físico abdominal pode mostrar evidências de irritação peritoneal no quadrante superior esquerdo do abdome. Os pacientes podem estar hemodinamicamente estáveis ou, após uma ruptura ou laceração esplênica significativa, podem estar persistentemente hipotensos ou em colapso cardiovascular fulminante. Pacientes estáveis podem ser submetidos a TC para avaliação radiológica.

Com frequência, com trauma esplênico menor, o sangramento é espontaneamente controlado, sem intervenção cirúrgica; entretanto, todos os pacientes com lesão esplênica devem ser avaliados por um cirurgião. Em pacientes com hematoma subcapsular esplênico contido, o sangramento extracapsular pode ocorrer dias após a ruptura capsular. Pacientes com lesão esplênica devem ser admitidos no hospital para observação rigorosa e exames seriados. Por causa da necessidade de preservar o baço para manter a imunocompetência, a conduta na lesão esplênica é conservadora, desde que o paciente possa ser ressuscitado adequadamente com cristaloides e hemoderivados.

Lesão hepática. O fígado é o segundo órgão mais comumente lesionado no paciente pediátrico com trauma abdominal; no entanto, é a causa mais comum de hemorragia fatal. A dor à palpação do quadrante superior direito do abdome, a queixa de dor abdominal nessa região e a dor no ombro direito são sinais de possível lesão hepática. Pacientes tratados de maneira conservadora com infusão de cristaloides e/ou sangue geralmente tem evolução favorável. Após a lesão hepática ser detectada na TC, recomenda-se observação rigorosa no hospital, exames abdominais seriados e dosagem de hemoglobina seriada.

Lesão renal. O rim é mais suscetível a lesões em crianças do que em adultos, devido a possibilidade de lóbulos fetais remanescentes, mobilidade aumentada de órgãos com mecanismos rápidos de desaceleração e fragilidade da musculatura intra-abdominal de proteção; há também uma tendência para anormalidades renais congênitas, que são suscetíveis à lesão (p. ex., rim em ferradura), a serem descobertas em uma idade jovem após o trauma. Por estas razões, apesar de o rim ser menos suscetível a traumas devido a forças aplicadas no abdome anterior, muitas vezes é lesionado no paciente pediátrico com múltiplas lesões.[56,57] Como esse órgão é retroperitoneal, os sinais e sintomas de lesão renal são menos evidentes e mais difusos que os sinais e sintomas de outras lesões de órgãos abdominais. Muitas vezes, dorsalgia importante, equimoses na região costovertebral e hematúria são as únicas pistas para a lesão renal. A TC e a ultrassonografia renal podem ser usadas em um paciente estável para avaliar o grau de envolvimento renal. Para a maioria dos pacientes, a TC inicial do abdome para avaliar a lesão geniturinária é indicada quando houver hematúria macroscópica, hematúria microscópica e choque, e lesão penetrante do abdome com ou sem hematúria. Lesões de desaceleração maiores também apresentam risco de lesão geniturinária e deve-se usar baixo limiar para a solicitação de exames de imagens nesses casos, mesmo com hematúria microscópica.

Outros órgãos, como o pâncreas e o trato gastrointestinal, são menos frequentemente lesionados em pacientes pediátricos, mas podem ter apresentações tardias.

Lesão Penetrante. Ferimentos penetrantes no abdome geralmente exigem avaliação rápida por um cirurgião e consideração de intervenção cirúrgica. Com instabilidade hemodinâmica, ou peritonite, a laparotomia de urgência é indicada. No paciente hemodinamicamente estável, uma avaliação adicional com TC, exploração da ferida local, laparoscopia diagnóstica e observação podem ser justificadas. A paracentese diagnóstica e o lavado peritoneal diagnóstico (LPD) têm sido amplamente suplantados por outras modalidades diagnósticas na prática moderna, como a TC e laparoscopia diagnóstica.[58] Crianças com uma LPD positivo devem receber fluidos e/ou transfusão no setor de emergência, e crianças com uma (LPD) positiva não requerem, necessariamente, intervenção cirúrgica devido a possibilidade de manejo conservador na lesão esplênica.

Exames de Imagem. Os pacientes pediátricos frequentemente sofrem lesões no baço, fígado, rins e trato gastrintestinal. A TC do abdome com contraste IV pode fornecer alta sensibilidade e especificidade para a identificação dessas lesões e é relativamente não invasiva.[59] A TC abdominal tem um alto valor preditivo negativo.[60] O contraste oral não deve ser usado; ele não aumenta a acurácia da TC para trauma e pode levar a um atraso na avaliação e risco de aspiração.

Embora a avaliação radiológica possa fornecer informações diagnósticas importantes em um paciente pediátrico com possível trauma abdominal, qualquer paciente com sinais vitais instáveis de uma causa evidente que é cirurgicamente corrigível deve receber intervenção cirúrgica imediata e não ser submetido a atrasos para realização de exames radiográficos. Crianças com hipotensão persistente ou recorrente, dor abdominal contínua ou distensão abdominal persistente devem ser avaliadas por um cirurgião.

ENCAMINHAMENTO

O papel principal do médico emergencista é avaliar e estabilizar o paciente antes da admissão ou transferência para uma referência com complexibilidade de atendimento adequado para o caso. Lactentes e crianças menores que se encontram moderada a gravemente feridos têm melhores desfechos em UTI pediátricas específicas.[61]

Antes de qualquer transporte, o paciente deve estar maximamente estabilizado. Isso pode incluir o envolvimento de cirurgiões gerais, cirurgia definitiva ou cirurgia provisória (como, por exemplo, tamponamento abdominal). O médico emergencista deve se comunicar diretamente com o médico que receberá o caso no centro de atendimento terciário. Em geral, o médico emergencista deve abster-se de concluir exame radiológico extenso em uma referência que não tenha recurso para tratar a lesão a ser examinada, a menos que o médico acredite que não irá atrasar a transferência para o cuidado definitivo. Todos os documentos e resultados de exame devem ser enviados com o paciente. Os pais devem ser informados do motivo da transferência e do local exato para onde a criança está sendo referenciada.

As indicações para admissão incluem intervenção cirúrgica e necessidade de acompanhamento contínuo. O limiar para admissão deve ser baixo nos casos em que a equipe de saúde não acredita que a criança terá o apoio ou a supervisão social necessária para ser observada ou receber os cuidados necessários em casa.

CONCEITOS-CHAVE

- O trauma é a principal causa de morte de crianças nos Estados Unidos.
- Evite hipóxia e hipotensão por meio da administração precoce de oxigênio e ventilação assistida e reposição volêmica com 20ml/kg de cristaloides. Iniciar transfusão de 10 mL/kg de concentrado de hemácias se hipotensão ou permanecer com sinais de choque hipovolêmico após a infusão de 40 mL de cristaloide
- Diferenças anatômicas e fisiológicas pediátricas importantes incluem:
  - Crianças são menores, então a força é mais amplamente distribuída pelo corpo da criança, aumentando a probabilidade de lesões multissistêmicas
  - A relação cabeça-corpo da criança é maior, criando um centro de gravidade relativamente maior. Isto combinado com um cérebro menos mielinizado e ossos cranianos mais finos pode resultar em traumatismo cranioencefálico mais grave
  - As crianças têm um fulcro anatômico proximal na coluna cervical (C2 a C3 em crianças <8 anos de idade). Isso leva a lesões mais elevadas na coluna cervical.
  - As crianças têm ligamentos mais frouxos da coluna cervical. Isto leva a um aumento do risco de SCIWORA
  - As crianças têm as costelas posicionadas mais horizontalmente, o que significa que, com a inspiração, as costelas se movem apenas para cima e não para fora. Isto leva a uma capacidade limitada de aumentar o volume corrente e o risco de insuficiência respiratória com lesão torácica ou diafragmática
  - As crianças têm paredes torácicas mais elásticas que possibilitam lesão pulmonar sem lesão esquelética.
- As crianças têm paredes abdominais mais finas e têm fígado e baço anteriorizados. Isso resulta em uma chance maior de lesão nesses órgãos
- As crianças têm excelentes mecanismos compensatórios. Elas podem permanecer normotensas até perder grandes quantidades de volemia. A hipotensão é um sinal muito tardio.
- O monitoramento contínuo e a reavaliação do paciente com traumatismo são essenciais para reconhecer sinais precoces de deterioração e descobrir todas as lesões.
- A maioria dos pequenos traumatismos cranianos pode ser conduzido com observação e sem tomografia computadorizada. As regras de decisões clínicas, quando aplicadas, podem reduzir a realização de imagens e a exposição das crianças à radiação ionizante
- Em pacientes com trauma grave, as indicações de intubação incluem insuficiência respiratória ou ECG menor que 9.
- A maioria dos casos de choque é causada por hipovolemia, portanto a reposição volêmica com soro fisiológico é recomendada, e a adição de transfusões de hemocomponentes deve ser iniciada em um paciente pediátrico traumatizado com hipotensão ou com sinais de choque após 40 a 60 ml/kg de soro fisiológico.
- O exame diagnóstico de escolha para a avaliação de lesão intra-abdominal em um paciente estável com alta suspeita de lesão é a TC de abdome.
- As lesões esplênicas geralmente são tratadas conservadoramente em crianças para garantir imunocompetência.

As referências para este capítulo podem ser encontradas on-line no website Expert Consult associado à obra.

CAPÍTULO 166
Febre Pediátrica

Nathan W. Mick

PRINCÍPIOS

Histórico

A febre é a queixa principal e mais comum de pacientes pediátricos que se apresentam ao departamento de emergência (DE). A maioria dos casos de febre é de origem viral, benigna e se resolve espontaneamente. O manejo de crianças com febre varia de acordo com a idade da criança, com as seguintes divisões comuns: de 0 a 28 dias, 1 a 2 meses, 2 a 3 meses, 3 a 6 meses, 6 a 36 meses e de 3 anos até a idade adulta. Essas divisões refletem diferentes marcos imunológicos e de vacinação, bem como um espectro de patógenos específicos da idade.

Anatomia e Fisiologia

A febre é definida como qualquer elevação na temperatura corporal igual ou acima de 38 °C. O método mais confiável para medir a temperatura é com um termômetro retal e é o método preferido de medição em grupos de alto risco, como crianças de 0 a 3 meses de idade. No entanto, a via retal não deve ser utilizada em pacientes potencialmente imunocomprometidos (p. ex., crianças com febre que estão recebendo quimioterapia citotóxica) devido ao risco de danos nas mucosas que levam à bacteremia. O ponto de corte para uma febre clinicamente significativa (ou seja, que pode desencadear uma avaliação laboratorial) varia de acordo com a idade e o estado imunológico da criança. Uma temperatura retal de 38 °C é considerada uma febre clinicamente significativa em um bebê com menos de 3 meses, enquanto uma criança de 1 a 3 anos com temperatura de 39,5 °C e uma infecção respiratória superior pode não precisar de uma avaliação além de uma história completa e exame físico.

Fisiopatologia

As causas da febre variam com a idade da criança (Tabela 166.1). A maioria dos casos de febre pediátrica é devida a infecções e a maior parte das infecções é atribuível a uma fonte viral. As infecções respiratórias superiores, gastroenterite viral, crupe, bronquiolite, estomatite, roséola, mononucleose infecciosa e varicela são todas causas conhecidas de febre. A maioria das doenças virais é benigna e autolimitante, mas a infecção pelo sarampo, o vírus do herpes simples (HSV) ou o vírus sincicial respiratório (VSR) podem levar a uma morbidade e mortalidade significativas, particularmente no primeiro mês de vida.

A doença bacteriana também é uma causa importante de febre em crianças. A doença bacteriana grave (DBG) é normalmente definida como a presença de bactérias patogênicas em um local anteriormente estéril e inclui infecção do trato urinário (ITU), bacteremia, meningite, osteomielite, gastroenterite bacteriana, pneumonia bacteriana, celulite e artrite séptica. O risco de DBG em bebês febris com menos de 3 meses de idade, com uma temperatura de 38 °C ou mais está entre 6% e 10%; crianças com menos de 28 dias de idade têm a maior incidência.[1] Os agentes patogênicos mudam durante o início da infância, com transmissão vertical de organismos como estreptococos do grupo B, *Listeria monocytogenes* e HSV sendo mais comuns em neonatos. De 1 a 2 meses de idade, organismos como *Streptococcus pneumoniae*, *Neisseria meningitidis* e patógenos urinários (*Escherichia coli* ou *Enterococcus*) tornam-se mais comuns. Em todas as crianças com menos de 3 meses de idade, o trato urinário é o local mais comum de infecção, seguido de bacteremia e meningite. As ITUs são mais comuns em meninas brancas em comparação com outras raças e são de maior prevalência em pacientes nos quais nenhuma fonte de infecção é encontrada e que apresentam temperaturas mais elevadas (ou seja, > 39 °C).

Crianças com menos de 3 meses de idade podem apresentar uma síndrome viral aparente e ainda possuir DBG. Levine e colaboradores estudaram 1.248 crianças com idade inferior a 60 dias que tinham temperaturas acima de 38,0 °C.[2] Dessas crianças, 22% mostraram-se positivas para VSR. Embora, em geral, as crianças com VSR documentado tenham apresentado menor incidência de DBG concomitante do que as que não apresentaram VSR (12,5% vs. 7%), não houve diferença significativa nas taxas de DBG em crianças com menos de 28 dias de idade (14,2% em neonatos VSR-negativos vs. 10,1% em VSR-positivos). A maioria das infecções bacterianas foi ITU.[2] Crianças mais velhas, de 3 a 36 meses, com síndromes virais reconhecíveis (p. ex., crupe, bronquiolite, varicela, estomatite) têm uma incidência muito baixa de bacteremia. Em mais de 1.300 pacientes com temperatura acima de 39 °C que apresentavam síndrome viral reconhecível, o risco de bacteremia foi de 0,2%.

A bacteremia oculta descreve a presença de bactérias patogênicas na corrente sanguínea de uma criança febril aparentemente bem na ausência de um foco de infecção; foi descrita pela primeira vez como uma entidade clínica na década de 1970. O termo geralmente se refere a crianças de 3 a 36 meses de idade que estão altamente febris (> 39 °C), mas parecem bem. Antes da adoção das vacinas conjugadas contra *Haemophilus influenzae* tipo b e *S. pneumoniae*, a incidência de bacteremia nessa população era de aproximadamente 5%. A vacinação revelou-se extraordinariamente eficaz, quase erradicando *H. influenzae* tipo b como um patógeno significativo e reduzindo consideravelmente a carga da doença pneumocócica (Fig. 166.1).[3,4] Atualmente, a taxa de bacteremia oculta é inferior a 1%, com patógenos como *N. meningitidis* tornando-se proporcionalmente mais prevalentes. Os patógenos urinários, que ocorrem em 5% das crianças febris menores de 2 anos, continuam a ser uma importante fonte de doença bacteriana em lactentes e crianças. Os fatores de risco incluem sexo feminino, ausência de outra fonte aparente de infecção, febre acima de 39 °C, raça branca e para meninos, estado não circuncidado.[5]

A doença bacteriana em crianças em idade escolar e adolescentes inclui infecções focais, como faringite estreptocócica, celulite e pneumonia, bem como bacteremia e meningite. *N. meningitidis* tem uma distribuição bimodal, com maior incidência em crianças com menos de 12 meses de idade (9,2/100.000 habitantes). Um segundo pico ocorre durante a adolescência, quando a taxa da doença é de 1,2/100.000 habitantes, com uma proporção significativa de casos ocorrendo em estudantes universitários residentes em moradia estudantil (3,2/100.000 habitantes).

Embora seja muito menos comum que na infecção viral ou bacteriana, a febre também pode ser um sinal de doença autoimune, como artrite reumatoide juvenil ou doença de Kawasaki. Lesões do

TABELA 166.1

Etiologia da Febre em Crianças

IDADE	CAUSAS BACTERIANAS	CAUSAS VIRAIS	OUTRA
0 a 28 dias	Estreptococos Grupo B	HSV	Excesso de agasalho*
	Listeria monocytogenes	Varicela	Ambiental
	Escherichia coli	Enterovírus	
	Chlamydia trachomatis	VSR	
	Neisseria gonorrhoeae	Influenza	
1 a 3 meses	Haemophilus influenzae	Varicela	
	Streptococcus pneumoniae	Enterovírus	Ambiental
	Neisseria meningitidis	VSR	
	E. coli	Influenza	
3 a 6 meses	S. pneumoniae	Varicela	Leucemia
	N. meningitidis	Enterovírus	Linfoma
	E. coli	VSR	Neuroblastoma
		Influenza	Tumor de Wilms
		Mononucleose	
		Roséola	
		Adenovírus	
		Norovírus	
		Vírus Coxsackie	
3 anos até a idade adulta	S. pneumoniae	Varicela	Leucemia
	N. meningitidis	Enterovírus	Linfoma
	E. coli	VSR	Neuroblastoma
	Estreptococos do Grupo A	Influenza	Tumor de Wilms
		Mononucleose	Artrite reumatoide juvenil
		Roséola	
		Adenovírus	
		Norovírus	

HSV, vírus herpes simples; VSR, vírus sincicial respiratório.
*O uso excessivo de agasalhos pode elevar a temperatura central o suficiente para causar uma febre em recém-nascidos; em crianças mais velhas, o excesso de agasalho eleva a temperatura da pele, mas não aumenta sensivelmente a temperatura central. Deve-se ter cautela ao atribuir febre ao excesso de agasalhos em qualquer faixa etária.

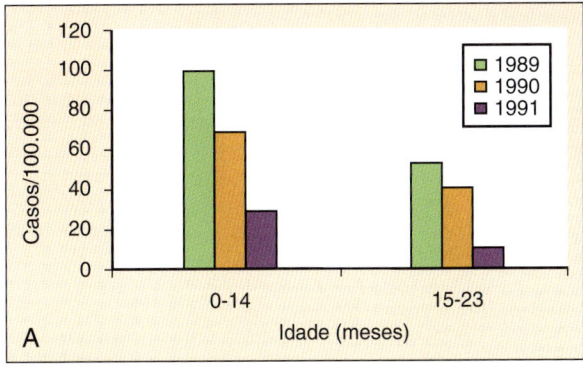

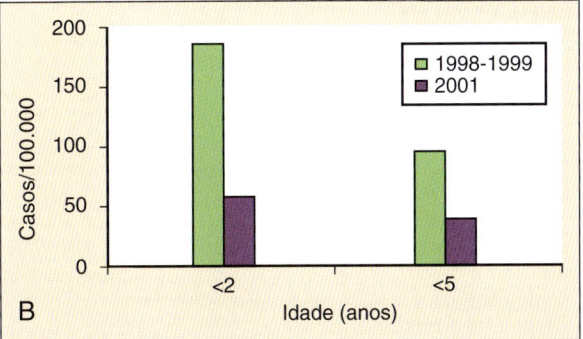

Fig. 166.1. Declínio na incidência de bacteremia oculta após a introdução da vacina conjugada contra *Haemophilus influenzae* **(A)** e *Streptococcus pneumoniae* **(B)**.

sistema nervoso central (SNC), como tumores cerebrais, também podem ser raramente manifestadas com febre.

A capacidade do corpo para combater a infecção varia de acordo com a idade. Os anticorpos maternos conferem alguma proteção após o nascimento, mas o sistema imunológico do bebê é inicialmente inadequado, particularmente a função das células T e a capacidade de montar uma resposta da imunoglobulina G à infecção. O sistema imunológico neonatal imaturo, bem como a exposição a certos patógenos durante o processo de parto (p. ex., estreptococos do grupo B, *Chlamydia trachomatis*, *Neisseria gonorrhoeae*) colocam o recém-nascido em risco especial para DBG. Lactentes jovens também estão em risco de infecção disseminada, porque não conseguem montar a resposta imune necessária para evitar que uma infecção localizada se espalhe. Assim, uma simples celulite, mastite, onfalite ou, raramente, doença ocular gonocócica, pode levar a sepse ou implante focal do SNC. A função imune melhora durante os primeiros 2 a 3 meses de vida, assim como a capacidade de avaliar clinicamente uma criança. Os bebês iniciam a série primária de vacinas contra infecções adquiridas, como *S. pneumoniae* e *H. influenza*, aos 2 meses de idade, o que proporciona proteção adicional contra patógenos bacterianos comuns. Como resultado, acima dos 2 a 3 meses de idade, testes empíricos e tratamento dão lugar a avaliações mais seletivas.

Características Clínicas

O levantamento do histórico deve se concentrar no período da doença, na presença de sintomas localizados (p. ex., dor de cabeça e dor de garganta [meningite ou encefalite] ou dor na orelha [otite média]), exposição a pessoas com doença grave e qualquer antecedente médico pertinente. Para lactentes com menos de 28 dias de idade, documentar o histórico de nascimento, incluindo a presença de infecções maternas potencialmente transmissíveis (HSV ou estreptococo do grupo B). Documentar o estado de imunização, contatos com doentes, uso de antipiréticos antes da avaliação e uso prévio de antibióticos. A defervescência após a administração de paracetamol não demonstrou excluir de forma confiável a bacteremia em crianças de qualquer idade. O uso prévio de antibióticos pode mascarar os achados clássicos em doenças, como meningite. Tosse e obstrução nasal podem sugerir pneumonia ou infecção viral das vias aéreas superiores, enquanto uma tosse grave, ladrante ou com som semelhante a uma foca é muitas vezes uma queixa predominante na laringotraqueíte viral (crupe). Os pais podem reportar vômitos e diarreia como componente da gastroenterite ou a presença de dor de garganta e linfadenopatia com faringite viral ou estreptocócica. A diminuição da ingestão oral ou diminuição da produção urinária é uma queixa frequente na gastroenterite, mas também pode ser observada em pacientes com estomatite, porque as ulcerações aftosas dolorosas na boca tornam difícil a ingestão de líquidos. Qualquer história de letargia, irritabilidade ou nível de consciência alterado pode ser provocada por desidratação grave, mas aumenta o espectro de meningite ou encefalite. Erupção cutânea ocorre em muitas doenças virais (p. ex., roséola), mas pode ser observada em condições que ameaçam a vida, como meningococcemia, febre maculosa das Montanhas Rochosas e síndrome do choque tóxico (SCT).

O exame físico da criança febril deve começar com um conjunto completo de sinais vitais, incluindo a oximetria de pulso. Hipóxia ou desconforto respiratório significativo manifestado pela taquipneia, respiração ruidosa, batimento de asa nasal podem acompanhar a sepse ou infecção pulmonar. O estridor pode ser visto com crupe, mas também com abscesso retrofaríngeo, epiglotite ou traqueíte bacteriana. Observam-se sinais de choque, como hipotensão e má perfusão periférica. Tipicamente, as crianças montam uma resposta taquicárdica à febre e a hipotensão muitas vezes é uma descoberta tardia e alarmante. A taquicardia frequentemente deve-se à febre em si, mas uma taquicardia fora de proporção com o grau de febre pode ser vista com choque precoce, miopericardite e desidratação. As estimativas do aumento da frequência cardíaca com base na febre em lactentes com menos de 12 meses de idade (ou seja, a frequência cardíaca aumenta linearmente em 9,6 batimentos/minuto com cada aumento de 1 °C na temperatura corporal) devem ser utilizadas com cuidado e os sinais clínicos de sepse devem ser avaliados antes de atribuir taquicardia à febre isoladamente. Uma vez que a oxigenação, a ventilação e a perfusão foram avaliadas e consideradas adequadas, o exame físico deve se concentrar em uma busca profunda por infecção focal. Em lactentes jovens, particularmente aqueles com menos de 3 meses de idade, e em crianças imunodeprimidas, a febre pode ser o único sinal de DBG, incluindo meningite. O exame físico nesta faixa etária é suficientemente insensível para excluir DBG, e os emergencistas não devem ser falsamente tranquilizados por um exame físico normal em crianças pequenas.

Exames Diagnósticos

Numerosos estudos laboratoriais e radiográficos podem ser utilizados para avaliar a criança febril. Em geral, os testes devem ser direcionados para a identificação da fonte de infecção ou avaliação de complicações. Existem várias diretrizes para a avaliação de crianças febris, embora haja uma acentuada variação na adesão a essas diretrizes. Verificou-se que profissionais atuantes em consultório seguiam diretrizes publicadas apenas 42% do tempo na avaliação de crianças febris. Os clínicos com menos experiência e aqueles que atuam em hospital tendem a pedir mais testes em comparação com clínicos mais experientes e aqueles que atuam em consultório. O uso de ferramentas e diretrizes institucionais para decisão clínica pode ajudar a direcionar o exame apropriado.[6,7]

Contagem de Leucócitos

Uma contagem elevada de leucócitos (WBC) (> 15.000/mm^3) pode ser um indicador de bacteremia, mas também está presente em muitas doenças virais. Leucopenia (< 5.000/mm^3) também pode ser um sinal de DBG ou sepse precoce. A infecção pneumocócica é classicamente associada à leucocitose, enquanto a infecção por *N. meningitidis* e *H. influenzae* podem estar presentes mesmo com contagem normal de leucócitos. Lee e colaboradores descobriram que a taxa de bacteremia pneumocócica aumentou de 0,5% em crianças altamente febris (> 39 °C) com uma contagem de leucócitos entre 10.000 e 15.000/mm^3 para 3,5% se a contagem de leucócitos fosse de 15.000 a 20.000/mm^3 e até 18% com uma contagem de leucócitos acima de 30.000/mm^3. A leucocitose mais extrema está associada a um risco aumentado de infecção bacteriana, particularmente a pneumonia lobar, e uma contagem de leucócitos acima de 25.000/mm^3 deve levar a considerar uma radiografia de tórax, a menos que outra fonte definitiva seja aparente.[8]

O diagnóstico diferencial da contagem de leucócitos também tem sido utilizado para estratificar o risco de crianças febris em vários modelos; um aumento nos leucócitos polimorfonucleares aumenta o risco de doença bacteriana. Um aumento nos leucócitos polimorfonucleares também é observado no início de algumas infecções virais. Uma contagem absoluta de neutrófilos (CAN) acima de 10.000/mm^3 sugere maior risco de bacteremia pneumocócica em crianças febris (0,8% para crianças com CAN abaixo de 10.000/mm^3 *vs.* 8% para crianças com CAN acima de 10.000/mm^3). A triagem de rotina de todas as crianças febris com exames de sangue não mostrou bom custo-eficácia na era pós-vacinação. A maioria das doenças febris agudas deve-se à infecção viral autolimitante. Se por motivos clínicos for tomada a decisão de se obter uma contagem de leucócitos e essa for anormal (< 5.000/mm^3 ou > 15.000/mm^3) ou a CAN for maior que 10.000/mm^3, então, é aconselhada a triagem de bacteremia oculta com uma hemocultura, entendendo-se que a leucocitose não é perfeitamente sensível nem específica para doenças bacterianas. O tratamento de crianças incompletamente imunizadas, com uma contagem de leucócitos superior a 15.000/mm^3 com ceftriaxona parenteral é apropriado.

Marcadores inflamatórios. Tanto a proteína C reativa (PCR) quanto a procalcitonina foram estudadas como marcadores de infecção bacteriana. A utilidade da medição dos marcadores inflamatórios depende do nível de corte atribuído para significância clínica com valores mais baixos com maior sensibilidade, porém especificidades mais baixas. Tanto a PCR quanto a procalcitonina parecem ser mais sensíveis e específicas do que a contagem de leucócitos isolada, embora a falta de disponibilidade generalizada limite a utilidade da procalcitonina clinicamente nesse momento.[9-11]

Hemocultura

Muitos centros obtêm sangue para cultura durante a colocação de cateter intravenoso (IV) após a preparação estéril da pele ter sido realizada. Embora essa técnica tenha a vantagem de eliminar uma segunda punção venosa apenas para obter sangue para cultura, as taxas de contaminação com essa técnica mostraram ser mais altas do que uma punção direta estéril em crianças (9,1% *versus* 2,8%). Os riscos de contaminação devem ser pesados em relação à capacidade de obter sangue através de uma punção venosa separada. O rendimento de uma única hemocultura em lactentes e crianças pequenas é surpreendentemente bom. O envio de rotina de mais de uma amostra geralmente não é necessário e a bacteremia é frequentemente detectada com precisão, mesmo que seja obtido apenas 0,5 a 1 mL de sangue. O advento dos sistemas automatizados de hemocultura levou à identificação de patógenos verdadeiros mais rapidamente do que nos métodos tradicionais, muitas vezes dentro de 24 horas. Patógenos isolados nas primeiras 24 horas têm uma probabilidade maior de serem patógenos verdadeiros do que as bactérias isoladas após 24 horas.

Exame de Urina e Urocultura

As ITUs são causas comuns de doença bacteriana em crianças febris, ocorrendo em 5% das crianças de 2 a 24 meses de idade com febre de 38 °C ou superior. A documentação precisa da ITU é imperativa tanto para diagnosticar a causa da febre como para identificar aqueles bebês que precisam de imagens radiográficas de seguimento para excluir anormalidades anatômicas que os predisponham a uma infecção adicional. Atualmente, é recomendado que os recém-nascidos febris com ITUs documentadas sejam submetidos a ultrassonografia renal para avaliar hidronefrose ou complicações raras, como abscessos renais ou perirrenais. A uretrocistografia não é indicada após a primeira ITU febril em crianças, a menos que a ultrassonografia renal revele evidências de refluxo vesicoureteral de alto grau ou cicatrizes.

O único método confiável para a obtenção de urina em uma criança sem habilidade para usar o banheiro é a sondagem vesical ou a aspiração suprapúbica. A sondagem vesical é o método preferido em quase todos os casos. A bolsa coletora de urina é notoriamente não confiável; até 85% das culturas dos espécimes da bolsa serão falsamente positivas (definidas como uma cultura com crescimento de um único organismo com > 10^5 unidades formadoras de colônias [UFC]/mL ou uma mistura de dois ou mais organismos), o que coloca essas crianças em risco de exames diagnósticos de controle desnecessários, potencialmente dolorosos e caros, além do uso de antibióticos. Uma amostra de urina espontânea é apropriada no caso de crianças já com habilidade para usar o banheiro.

ITU é definida como a combinação de bacteriúria e piúria. A bacteriúria na ausência de leucócitos ao exame microscópico representa bacteriúria assintomática. A urina é tipicamente analisada com uma fita de papel com reagente, seguida de análise microscópica de um espécime centrifugado de urina. Um exame de urina "melhorado", que é o exame com um hemocitômetro de um espécime não centrifugado de urina para piúria (definido como > 10 leucócitos por campo de grande aumento) ou a presença de qualquer bactéria por campo de grande aumento na coloração de Gram de urina não centrifugada tem um valor preditivo negativo de 99,8%, talvez tornando a urocultura desnecessária se a piúria e a bacteriúria estiverem ausentes pelo uso do método de análise de urina melhorado. No entanto, muitos centros não estão utilizando esse método aprimorado. Como a fita e a análise microscópica têm sensibilidades mais baixas, a maioria dos especialistas recomenda enviar urina para cultura em grupos de alto risco (meninas febris < 24 meses de idade, meninos não circuncidados < 12 meses de idade e meninos circuncidados < 6 meses de idade).

Uma urocultura positiva é definida como o crescimento de mais de 50.000 UFC/mL de um único uropatógeno na urina obtido por sondagem ou aspiração suprapúbica.

Punção Lombar

Uma amostra de líquido cefalorraquidiano (LCR) deve ser obtida de qualquer criança com sinais e sintomas de meningite. O líquido deve ser obtido com a menor agulha ponta de lápis possível ou agulha espinhal não cortante (tipicamente uma agulha medular de calibre 22) e enviada para contagem de células, diferencial manual, coloração de Gram, cultura e medida das concentrações de glicose e proteína no LCR. A meningoencefalite por HSV é uma causa potencial da febre, particularmente em crianças; se houver suspeita, o LCR deve ser enviado para teste de reação em cadeia da polimerase (PCR) para HSV. O LCR em meningite bacteriana geralmente contém mais de 1.000 leucócitos/mL, embora exista uma sobreposição considerável no perfil do LCR em meningite bacteriana e viral, tornando difícil a determinação de meningite viral ou asséptica com base em parâmetros do LCR, como contagem de células, proteína e glicose; assim, a cultura de uma bactéria patogênica no LCR é o "padrão-ouro". Uma ferramenta de predição foi desenvolvida e validada para diferenciar meningite bacteriana de asséptica em crianças de 29 dias a 19 anos com pleocitose do LCR.[13] Crianças sem qualquer um dos seguintes critérios têm um risco baixo (0,1%) de meningite bacteriana: coloração positiva de Gram do LCR, CANdo LCR de 1.000 células/mL ou mais, concentração de proteína no LCR de pelo menos 80 mg/dL, ANC do sangue periférico de 10.000 células/mL ou mais e história de convulsão antes ou no momento da apresentação. Isso pode evitar a necessidade de terapia antibiótica empírica e internação em algumas crianças com baixo risco de meningite bacteriana.[14-16]

As contraindicações para a punção lombar incluem celulite no local de punção, instabilidade cardiopulmonar, diátese hemorrágica ou contagem de plaquetas abaixo de 50.000/μL, déficts neurológicos focais e sinais de aumento da pressão intracraniana, incluindo papiledema. Nestes pacientes, a punção lombar deve ser adiada até a criança ficar estável e sangue deve ser obtido para cultura enquanto a criança é tratada empiricamente, reconhecendo-se que até 50% das crianças com meningite não terão bacteremia.

O LCR contaminado pelo sangue, ou uma punção lombar traumática, pode dificultar a interpretação das contagens celulares e do diagnóstico diferencial.[17,18] Nesses casos, deve-se obter líquido para a coloração e cultura de Gram e a criança deve ser internada e tratada presuntivamente para meningite até que os dados da cultura estejam disponíveis. Os fatores de risco para uma punção lombar traumática incluem experiência do operador, movimentos excessivos do paciente durante o procedimento, múltiplas tentativas, avanço da agulha com o mandril no lugar e falta de anestesia local.

Exames das Fezes

Exames das fezes são indicados em pacientes nos quais a gastroenterite possa ser uma causa de febre. Um exame de fezes com teste de guáiaco para detecção de sangue, bem como a coloração de Gram para leucócitos, deve ser realizado. A presença de mais de 5 leucócitos por campo de grande aumento nas fezes de uma criança febril deve desencadear uma cultura de fezes para *Salmonella*, *Shigella*, *Campylobacter*, *E. coli* enterotoxigênica e espécies de *Yersinia*. Pacientes com doença falciforme estão em risco especial de complicações focais, como osteomielite por infecção por *Salmonella* (Capítulo 171).

Radiografia de Tórax

As radiografias de tórax podem ser úteis na avaliação da criança febril e são indicadas quando há presença de hipoxemia, angústia respiratória, taquipneia ou achados focais no exame pulmonar. Crianças com menos de 6 meses de idade podem apresentar-se com taquipneia como único achado de pneumonia bacteriana. A pneumonia verdadeiramente oculta também pode ocorrer em uma pequena porcentagem de crianças, particularmente na criança altamente febril (39 °C) sem fonte aparente de febre e uma CAN elevada.[19] Estudos realizados antes da vacinação universal contra o pneumococo demonstraram uma taxa de pneumonia relativamente elevada em crianças altamente febris com leucocitose superior a 20.000/mm^3 (26%). Desde o advento da vacinação universal, o número de casos de pneumonia oculta diminuiu (de 15% para 9%), mas ainda não é suficientemente baixo para recomendar a não obtenção de radiografias em crianças altamente febris com leucocitose ou CAN elevada e nenhuma outra fonte aparente de infecção.

Teste Rápido de Antígeno Viral

Muitos laboratórios clínicos têm capacidade para realizar testes rápidos de antígenos virais para doenças virais pediátricas comuns como influenza A e B e VSR. A presença de uma "fonte" viral para a febre em um filho doente pode evitar a necessidade de avaliações diagnósticas caras, dolorosas e longas para processos bacterianos.[20-22] Dos pacientes de 2 meses a 21 anos que apresentam sinais e sintomas clássicos de gripe, mais de metade demonstraram testes rápidos positivos para gripe, levando à prescrição de menos antibióticos. Um grande estudo multicêntrico de recém-nascidos febris com 60 dias de idade ou menos revelou uma diminuição do risco (2,5% vs. 11,7%) se a criança testasse positiva para influenza.

O VSR também é uma causa frequente de febre em crianças. Conforme observado anteriormente, o VSR diminui, mas não elimina completamente o risco de DBG em crianças. Isto é especialmente verdadeiro para ITU em lactentes com menos de 28 dias de idade. Não foi demonstrado que o teste de rotina para VSR afete o resultado no nível de paciente individual.[22a] Com base nesses dados, é razoável considerar uma avaliação seletiva, de descalonamento (ou seja, exame de urina e urocultura) de crianças aparentando estar bem, que tenham testes virais positivos no DE, apresentando taxas excessivamente baixas de bacteremia e meningite. Os lactentes ou neonatos (28 dias de idade ou menos) que pareçam doentes ainda devem ser submetidos a uma avaliação completa para DBG.

Abordagem do Recém-nascido e da Criança Febril

A abordagem inicial para qualquer criança com doença febril é uma avaliação rápida de evidência de comprometimento cardiopulmonar ou choque. Desconforto respiratório importante, hipoxemia que não responde ao oxigênio suplementar ou alteração do nível de consciência pode exigir intubação por sequência rápida e ventilação mecânica. A evidência de choque (má perfusão, hipotensão, atividade mental alterada) deve ser agressivamente tratada com ressuscitação volêmica. Deve ser colocado acesso venoso ou intraósseo e o volume inicial deve ser de 20 mL/kg de cristaloide isotônico. Isso deve ser repetido para um total de 60 mL/kg durante 60 minutos se houver sintomas de hipovolemia, após isso a terapia com vasopressores (dopamina 1 a 20 µg/kg/min ou norepinefrina 0,1 a 3 µg/kg/min titulada para pressão arterial) deve ser considerada.

Todos os esforços devem ser feitos para obter amostras apropriadas para cultura (sangue e urina), mesmo em crianças criticamente doentes, antes da administração de antibióticos. A punção lombar pode ser adiada na criança criticamente incapacitada até a estabilização ocorrer. A antibioticoterapia empírica deve ser dirigida para os organismos causais mais prováveis com base na idade. A esterilização do LCR começa a ocorrer quando a administração de antibióticos for iniciada — dentro de 15 minutos a 2 horas em pacientes com meningite meningocócica e dentro de 4 a 10 horas em pacientes com meningite pneumocócica. No entanto, os antibióticos não devem ser retardados na expectativa de uma punção lombar bem-sucedida. Os antibióticos não afetarão os resultados da PCR ou do antígeno bacteriano.

Neonatos de 0 a 28 Dias de Idade

Neonatos com temperatura de 38 °C ou superior que tenham menos do que 28 dias de idade apresentam risco particularmente alto de doença bacteriana, com taxas até 12%.[23] Muitas vezes, a febre é a única manifestação de doença potencialmente fatal, com outros sinais e sintomas que podem ser extremamente sutis. Isso levou a uma abordagem agressiva para exames diagnósticos, antibioticoterapia empírica e internação nesta faixa etária, mesmo que a criança pareça bem.

Crianças nessa faixa etária frequentemente apresentam-se com queixas inespecíficas, como irritabilidade, letargia, má alimentação e gemência. Além da febre, outros sinais de doença grave incluem uma fontanela abaulada, extremidades com livedo, petéquias e taquipneia. Os patógenos bacterianos neste grupo etário incluem estreptococos do grupo B, *L. monocytogenes*, *N. meningitidis*, *S. pneumoniae* e *E. coli*.[24] Patógenos virais, incluindo VSR e HSV, também são considerações importantes. A infecção neonatal por HSV traz um alto grau de morbidade e mortalidade e deve ser considerada em qualquer neonato febril com história materna de herpes genital ou que pareça doente, apresenta febre e convulsão, tenha vesículas cutâneas ao exame físico ou evidência de hepatopatia ou coagulopatia. A meningoencefalite por HSV também deve ser considerada em pacientes com febre e pleocitose do LCR, mas uma coloração negativa de Gram do LCR. O período de risco mais alto para a doença por HSV é entre 2 e 12 dias de idade (Fig. 166.2).

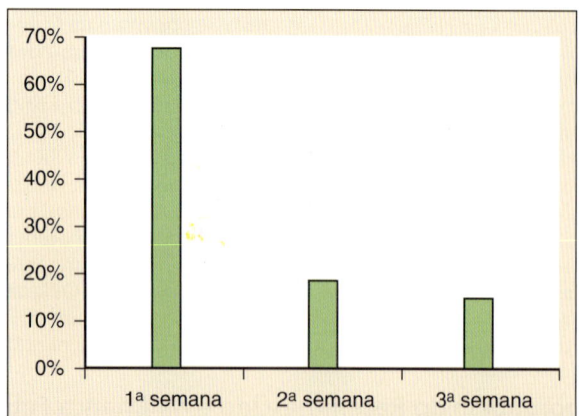

Fig. 166.2. Idade na apresentação com infecção por vírus do herpes simples (*HSV*).

Outras causas não infecciosas de um neonato de aparência séptica incluem a crise aguda perdedora de sal associada à hiperplasia adrenal congênita e a doença cardíaca congênita ducto-dependente não diagnosticada.

Devido ao alto risco de patógenos bacterianos e à dificuldade de avaliação clínica de crianças com menos de 28 dias de idade (neonato), esses pacientes necessitam de uma avaliação diagnóstica agressiva, incluindo uma avaliação completa para sepse. Isso consiste em um hemograma completo com diferencial, hemocultura, análise e cultura de urina e punção lombar. A punção lombar é indicada nessa faixa etária mesmo na presença de ITU devido ao risco de meningite concomitante. Todos os neonatos devem ser hospitalizados com antibióticos empíricos até que os dados da cultura estejam disponíveis. Os esquemas de antibióticos parenterais apropriados incluem ampicilina (100 mg/kg/24 horas divididos a cada 6 horas), além de gentamicina (5 mg/kg/24 horas divididos a cada 8 a 12 horas) ou cefotaxima (150 mg/kg/24 horas divididas a cada 8 horas). A ceftriaxona deve ser evitada em lactentes com idade inferior a 28 dias devido a um risco teórico de induzir encefalopatia bilirrubínica aguda, pois a ceftriaxona faz que a bilirrubina seja deslocada dos seus locais de ligação às proteínas. Aciclovir empírico deve ser adicionado se houver fatores de risco para a doença por HSV (60 mg/kg/24 horas divididos a cada 8 horas).

Lactentes de 29 a 90 Dias de Idade

Embora exista um relativo consenso quanto à avaliação e manejo de neonatos febris com menos de 28 dias de idade, há um debate sobre a avaliação apropriada para lactentes febris ligeiramente mais velhos. Crianças aparentando estar doentes, de qualquer idade, devem ter uma avaliação completa de sepse e ser internadas no hospital com antibioticoterapia empírica. A terapia antibiótica adequada para crianças de alto risco inclui cobertura de patógenos neonatais, como *L. monocytogenes* e estreptococos do grupo B, bem como cobertura contra *H. influenzae*, *N. meningitidis* e *S. pneumoniae*. Ampicilina, 50 a 100 mg/kg a cada 6 horas, mais cefotaxima, 50 mg/kg a cada 8 horas por via parenteral, é uma opção. Vancomicina, 10 a 20 mg/kg IV a cada 6 a 8 horas, deve ser considerada caso suspeite-se de *S. pneumoniae* resistente a penicilinas e cefalosporinas.

Várias estratégias (aqui referidas como os critérios de *Rochester*, *Filadélfia* e *Boston*) para a avaliação de crianças que parecem bem foram relatadas, comparadas e retestadas na literatura.[25-27] Cada estratégia possui características únicas, incluindo a definição de febre (38 °C *vs*. 38,2 °C), a população estudada (0 a 3 meses, 1 a 2 meses idade e 1 a 3 meses de idade), as variáveis clínicas e laboratoriais estudadas e o seguimento (hospitalização, com ou sem antibióticos, ou tratamento ambulatorial, com ou sem antibióticos). Cada estratégia procura identificar um conjunto de critérios de baixo risco que, se atendidos, permitirão um tratamento menos agressivo ou a retirada de antibióticos empíricos. As três principais estratégias são destacadas na Tabela 166.2. Baraff sintetizou as recomendações dos critérios de Rochester, Filadélfia e Boston em um algoritmo para o manejo do lactente febril previamente saudável de 29 a 90 dias de idade[27a] (Fig. 166.3). Para ser de baixo risco, o lactente tinha que ter sido previamente saudável com uma estadia no berçário sem complicações, não ter aparência toxemiada e não ter foco de infecção bacteriana. Os critérios laboratoriais de baixo risco nesse esquema incluíram uma contagem normal de leucócitos (entre 5.000 e 15.000 leucócitos/mm^3), menos de 1.500 bastonetes/mm^3, exame de urina normal (coloração de Gram negativa e < 5 leucócitos por campo de grande aumento) e LCR com estudos negativos de Gram e contagem celular (< 8 leucócitos/mm^3), se obtido. Quando a diarreia estava presente, menos de 5 leucócitos por campo de grande aumento foi o limite para baixo risco.

Uma vez que a criança é considerada em baixo risco por esses critérios, duas opções estão disponíveis para o clínico com base nos critérios de Filadélfia e Boston. Uma estratégia de manejo exige um hemograma completo, hemocultura, análise e cultura de urina. Se os resultados revelarem que o paciente está em baixo risco, a criança

TABELA 166.2
Resumo das Principais Estratégias para o Manejo de Lactentes Febris com Menos de 3 Meses de Idade

	FILADÉLFIA	ROCHESTER	BOSTON
Idade	29 a 60 dias	< 60 dias	28 a 89 dias
Temperatura	> 38,2 °C	> 38 °C	> 38 °C
Exame Físico	Bom estado geral, nenhum foco aparente	Bom estado geral, nenhum foco aparente	Bom estado geral, nenhum foco aparente
Valores Laboratoriais (definem baixo risco)	Leucócitos > 15.000/mm³	Leucócitos 5.000 a 15.000/mm³	Leucócitos < 20.000/mm³
	Proporção bastonetes/neutrófilos < 0,2	Contagem absoluta de bastonetes < 1.500	EU < 10 leucócitos/hpf
	EU < 10 leucócitos/hpf (coloração Gram-negativa)	EU < 10 leucócitos/hpf	LCR < 10 leucócitos/hpf
	LCR < 8 leucócitos/hpf	Fezes < 5 leucócitos/hpf (se obtida)	Radiografia de tórax normal (se obtida)
	Radiografia de tórax normal, fezes normais (se obtidas)		
Alto risco	Hospitalização + antibióticos IV	Hospitalização + antibióticos IV	Hospitalização + antibióticos IV
Baixo risco	Casa, nenhum antibiótico	Casa, nenhum antibiótico	Casa, antibióticos empíricos
Desempenho	Sensibilidade 98% (92% a 100%)	Sensibilidade 92% (83% a 97%)	Sensibilidade não avaliável
	Especificidade 42% (38% a 46%)	Especificidade 50% (47% a 53%)	Especificidade não avaliável
	VPP 14% (11% a 17%)	VPP 12% (10% a 16%)	VPP não avaliável
	VPN 99,7% (98% a 100%)	VPN (97% a 100%)	VPN 94,6%

LCR, líquido cefalorraquidiano; *IV*, intravenoso; *VPN*, valor preditivo negativo; *VPP*, valor preditivo positivo; *EU*, exame de urina; *leucócitos/hpf*, leucócitos por campo de grande aumento.

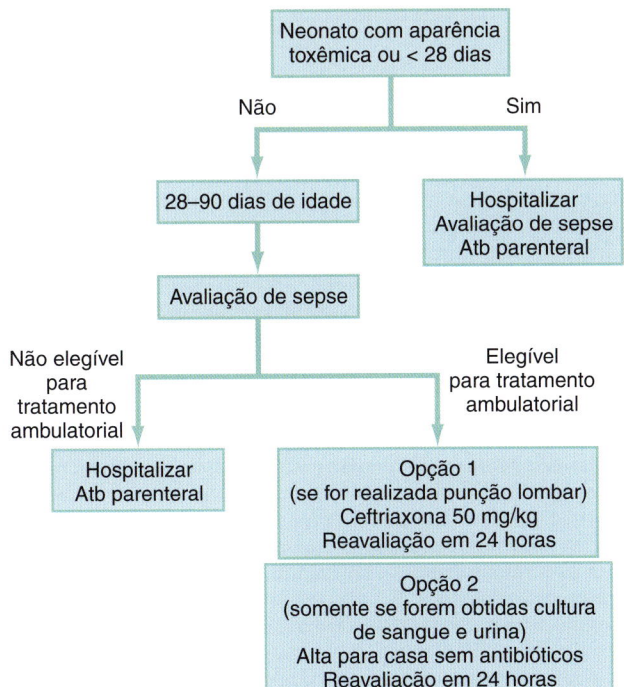

Fig. 166.3. Exemplo de algoritmo para o manejo de lactentes febris com menos de 3 meses de idade. Para ser elegível para tratamento ambulatorial, deve atender o seguinte: contagem de leucócitos de 5.000 a 15.000 células/mm³, o exame de urina é negativo, punção lombar sem pleocitose ou bactérias na coloração de Gram, capaz de retornar para cuidados, se necessário, acompanhamento ambulatorial confiável, não há presença de infecção focal (p. ex., celulite, onfalite) e radiografia de tórax e estudos de fezes negativos, se obtidos. *atb*, Antibióticos.

pode receber alta sem antibióticos com acompanhamento ambulatorial. Se os resultados forem anormais, o paciente deve receber uma punção lombar e antibióticos. Outra opção, com base nos critérios de Boston, exige uma avaliação completa da sepse, incluindo a punção lombar, seguida de tratamento empírico com ceftriaxona (50 mg/kg IV ou intramuscular [IM]) e reavaliação em 24 horas. Em geral, antibióticos não devem ser administrados a menos que seja realizada uma avaliação completa de sepse, incluindo uma punção lombar. Caso contrário, se uma punção lombar não for realizada inicialmente e a criança retornar para reavaliação e uma punção lombar for subsequentemente realizada com a obtenção de pleocitose do LCR, o pré-tratamento com antibióticos dificulta a interpretação dos resultados da cultura. Assim, uma criança com um possível processo viral pode estar sujeita a internação hospitalar e 14 dias de terapia antibiótica parenteral. Os vários critérios desenvolvidos para definir populações de baixo risco de lactentes jovens febris funcionam todos de forma semelhante; enfatizar o uso consistente de um conjunto de critérios é mais importante que o conjunto de critérios utilizados. Foi demonstrado que o uso de uma diretriz baseada em evidências para padronizar a avaliação e seguimento de lactentes reduziu os custos.[28-32]

Lactentes e Crianças de 3 a 36 Meses de Idade

A maioria dos casos de febre em lactentes ou crianças de 3 a 36 meses de idade representa doenças virais autolimitadas. As causas comuns de febre nessa faixa etária incluem infecções virais das vias aéreas superiores, crupe, bronquiolite, estomatite (tipicamente causada por HSV ou coxsackievírus), gastroenterite, roséola e quinta doença (infecção pelo parvovírus B19). Infecções focais, como a pielonefrite, celulite periorbital, faringite bacteriana (estreptococo do grupo A), artrite séptica, abscesso retrofaríngeo, meningite e pneumonia bacteriana também se tornam comuns nessa faixa etária. Normalmente, essas infecções focais são evidentes com base na história e nos achados do exame físico, os quais devem direcionar os testes diagnósticos e o tratamento.

A anamnese nessa faixa etária deve se concentrar na duração da doença, sintomas associados que podem focar a avaliação, histórico de imunização (particularmente vacinação contra *H. influenzae* tipo B e pneumococo) e contatos doentes. Um exame físico completo é essencial para excluir uma infecção focal grave, como a meningite. Crianças pequenas podem demonstrar irritabilidade inconsolável ou letargia como única manifestação de meningite; além disso, os sinais meníngeos clássicos, como a rigidez nucal, são vistos em menos de 27% dos neonatos e lactentes (0 a 6 meses) com meningite bacteriana.

Pesquisas anteriores focaram na avaliação de crianças nessa faixa etária para a presença de bacteremia oculta. Verificou-se que uma pequena porcentagem de crianças altamente febris (> 39 °C) de 3 a 36 meses de idade eram bacterêmicas. Verificou-se que essas crianças eram altamente febris, mas que não possuíam sinais de infecção localizados. Nenhum achado da anamnese ou de exame físico foi suficientemente sensível ou específico para identificar casos de bacteremia oculta, tornando necessários exames diagnósticos universais. Uma avaliação típica incluiu um hemograma completo e hemocultura e a terapia antibiótica empírica foi prescrita para crianças com contagem de leucócitos acima de 15.000/mm³. Os antibióticos empíricos foram justificados com base em estudos que revelaram que o tratamento com antibióticos preveniu sequelas focais de bacteremia, como meningite, e reduziu a duração da febre. Antes do advento da imunização quase universal contra *S. pneumoniae*, a taxa de bacteremia oculta era de aproximadamente 3% e, embora a bacteremia pneumocócica tenha se resolvido sem terapia até 75% das vezes, uma pequena proporção de crianças apresentava sepse ou infecções focais, como meningite. A meningite pneumocócica possui alto grau de morbidade e mortalidade, incluindo incapacidade neurológica permanente, perda auditiva e morte.

Desde o advento da PCV7 (vacina pneumocócica conjugada) e, mais recentemente, a PCV13, o número de infecções pneumocócicas invasivas causadas por isolados de sorogrupos da vacina, entre oito hospitais infantis nos Estados Unidos, diminuiu mais de 75% em crianças menores de 24 meses. Devido ao declínio da doença pneumocócica invasiva provocada pela vacinação, a relação custo-eficácia dos exames de sangue obrigatórios foi questionada. A relação custo-eficácia de várias estratégias de manejo foi avaliada: nenhuma avaliação, baseada em julgamento clínico, hemocultura, hemocultura mais antibióticos empíricos, contagem de leucócitos mais hemocultura e antibióticos empíricos, contagem de leucócitos mais hemocultura seletiva para contagens de leucócitos acima de 15.000 e antibióticos empíricos. Para as taxas de bacteremia pneumocócica superior a 1,5%, a obtenção de uma contagem de leucócitos mais a hemocultura seletiva e antibióticos empíricos mostrou ser a abordagem de maior custo-eficácia, enquanto para taxas de bacteremia pneumocócica inferior a 0,5%, estratégias que utilizam testes empíricos e tratamento não se mostraram custo-eficazes. Concluíram que com taxas mais baixas de bacteremia, o julgamento clínico é mais útil na seleção de populações de alto risco que poderiam se beneficiar de exames seletivos e tratamento.[5]

Embora a incidência de bacteremia pneumocócica tenha diminuído em lactentes de 3 a 36 meses de idade por causa da campanha agressiva de vacinação, lactentes de 3 a 6 meses ainda não completaram a série primária de imunizações contra *S. pneumoniae* e, em menor grau, *H. influenzae*. Apesar de estarem "incompletamente vacinados" nessa idade, a taxa de bacteremia é extremamente baixa, argumentando contra a triagem de rotina nessa faixa etária. A vacina pneumocócica conjugado 13-valente (PCV13) para vacinações de rotina na infância fornece cobertura expandida. Os seis sorotipos adicionais incluídos na PCV13 foram responsáveis por mais de 60% dos casos de doença pneumocócica invasiva nos anos que antecederam a liberação do esquema de vacinas atualizado.[33-38] Apesar desses avanços em vacinas, existem aproximadamente 90 sorotipos que são capazes de infectar humanos e a vigilância bacteriana contínua é necessária para garantir que outros sorotipos não aumentem em incidência para preencher o vazio deixado pela vacinação. Nenhum algoritmo de predição clínica identifica corretamente todos os pacientes com doença meningocócica. Sinais e sintomas adicionais que sugerem meningococcemia são erupções cutâneas purpúricas, elevada contagem de bastonetes, dor nos membros e exposição a uma pessoa com a doença. Um fluxograma adequado para a avaliação de lactentes ou crianças febris de 3 a 36 meses de idade é apresentado na Figura 166.4.

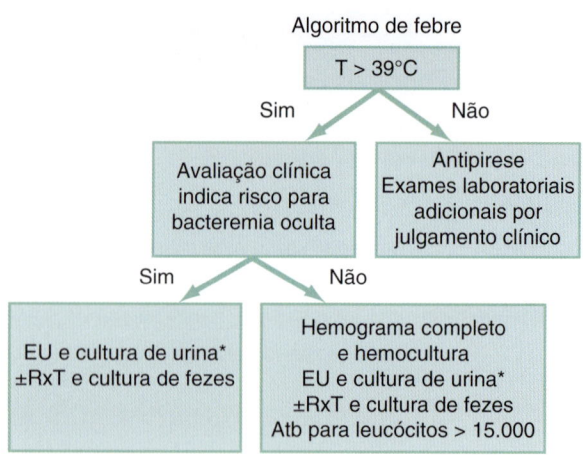

Fig. 166.4. Exemplo de algoritmo para o manejo de lactentes ou crianças febris de 3 a 36 meses de idade. *Meninas < 24 meses de idade; meninos circuncidados < 6 meses de idade; meninos não circuncidados < 12 meses de idade. †RxT para sin*tomas ou leucócitos > 20.000/mm³; atb*, Antibióticos; RXT, raios X de tórax; T, temperatura; EU, exame de urina.

Crianças de 3 Anos até a Idade Adulta

A incidência de bacteremia oculta diminui após os 3 anos de idade. Infecções focais, como faringite estreptocócica, artrite séptica, pneumonia, abscesso peritonsilar (mais frequente em adolescentes) e celulite tornam-se mais comuns. Patógenos virais também são comuns, como a mononucleose infecciosa. A infecção por patógenos atípicos, como *Mycoplasma pneumoniae*, também deve ser considerada em crianças com pneumonia. As infecções cutâneas secundárias ao *Staphylococcus aureus* resistente à meticilina (MRSA) adquiridas na comunidade também estão se tornando mais comuns. O MRSA adquirido na comunidade ocorre em todas as faixas etárias, mas se concentrou entre crianças como lutadores (associadas a tapetes de luta contaminados) e jogadores de futebol (equipamentos infectados). Esse diagnóstico deve ser considerado em todas as crianças que apresentam infecção cutânea piogênica e abscessos de pele. A terapia adequada inclui incisão e drenagem do abscesso. A terapia com antibióticos, além de incisão e drenagem, para abscessos simples, não demonstrou acelerar a resolução da infecção, mas deve ser considerada para pacientes com abscessos grandes (> 5 cm), com celulite ou com febre. As seleções de antibióticos devem se basear em padrões de resistência locais, mas podem incluir sulfametoxazol-trimetoprim ou clindamicina para crianças mais jovens e doxiciclina para crianças de 8 anos ou mais.

Há um segundo pico na incidência da doença meningocócica em adolescentes com uma taxa de ataque de 1,2 infecção por 100.000 habitantes. Ao contrário dos lactentes, os adolescentes com infecção meningocócica são mais propensos a apresentar meningococcemia (40% *vs.* 20%) e choque (69% *vs.* 27%) e ter um desfecho fatal (22,5% *vs.* 4,6%). O meningococo geralmente se manifesta com uma das três síndromes clínicas: meningite, bacteremia ou uma combinação das duas. Estudantes universitários que residem em moradia estudantil estão em risco especial de infecção, com taxas de ataque de 3,2/100.000 habitantes.

A infecção meningocócica geralmente é progressiva, apresentando-se com febre, dor de cabeça e pescoço rígido. Choque, estado mental alterado ou coma franco, petéquias ou púrpura, convulsões e mialgias também são observados. Alguns dos primeiros sinais de infecção meningocócica incluem dor nas pernas, mãos e pés frios e manchas anormais na pele. As crianças expostas a um paciente com meningococcemia, em particular aquelas com contato próximo com secreções nasofaríngeas, e que têm qualquer dos sinais apresentadores devem receber avaliação completa para sepse, internação e tratamento empírico com antibióticos até que os resultados das culturas de sangue e LCR sejam conhecidos. A terapia inicial apropriada para crianças suspeitas de ter uma infecção meningocócica é ceftriaxona IV 100 mg/kg.

Em janeiro de 2005, a Food and Drug Administration (FDA) dos Estados Unidos aprovou a vacina meningocócica conjugada quadrivalente (Menactra) para uso em adolescentes. Essa vacina é um conjugado de polissacarídeo-proteína dirigido contra os quatro sorotipos que causam a maioria dos casos de doença meningocócica invasiva em humanos. O Comitê Consultor em Práticas de Imunização recomenda a vacinação de adolescentes em seu exame médico aos 11 ou 12 anos de idade; a Academia Americana de Pediatria (AAP) também informou que todos os estudantes de primeiro ano da faculdade que residem em moradias estudantis sejam vacinados. O uso da vacina está associado a uma diminuição de 67% na doença invasiva e a uma queda de 66% nas taxas de transporte. Crianças mais jovens com asplenia anatômica ou funcional, aquelas com deficiências de componente do complemento e as crianças que viajam ou residem em outros países onde a doença é hiperendêmica devem ser vacinadas. Com base na idade, várias vacinas para prevenção da doença meningocócica estão disponíveis (www.cdc.gov/vaccines/schedules/hcp/imz/child-adolescent.html).

Convulsões Febris

As convulsões febris são uma causa comum de convulsões em crianças com menos de 5 anos de idade. Elas são definidas como convulsões acompanhadas de febre sem a presença de infecção do SNC. Geralmente ocorrem em lactentes e crianças de 6 meses a 5 anos de idade. Acredita-se que o período de risco é o rápido aumento ou defervescência da febre, em vez da altura absoluta da febre. Muitos pais se preocupam com o risco subsequente de epilepsia após uma convulsão febril, embora estudos tenham confirmado que o risco é apenas um pouco aumentado. O risco de epilepsia na população em geral é considerado de 0,5% a 1%, enquanto o risco em um paciente que teve uma convulsão febril é de 1% a 2%. Embora geralmente sejam benignas, as convulsões febris raramente são a manifestação inicial de lactentes e crianças com infecção do SNC, como meningite. As convulsões febris são classificadas como simples ou complexas. Convulsões febris simples são breves (< 15 minutos), únicas e não focais ou tônico-clônicas generalizadas. As convulsões febris complexas são prolongadas, recorrentes (mais de uma em 24 horas), focais, prolongadas ou ocorrem fora da faixa etária típica.

A diferenciação de uma convulsão febril benigna de uma que anuncia infecção do SNC pode ser difícil. A AAP publicou diretrizes de consenso para a avaliação e o manejo de convulsões febris.[39] A avaliação radiológica e laboratorial deve ser direcionada para encontrar a origem da febre, não conduzida pela própria convulsão. A AAP sugere que uma punção lombar seja realizada em qualquer criança com sinais de irritação meníngea após a primeira convulsão febril e seja considerada em crianças sintomáticas que estão incompletamente imunizadas ou que receberam antibiótico prévio.

O encaminhamento de rotina para neuroimagem ou eletroencefalografia não é indicado. Também não há indicação para a terapia antiepiléptica após uma única crise febril. Estudos retrospectivos demonstraram que a incidência de meningite após convulsões febris simples ou complexas é extremamente baixa e que os bebês com meningite demonstrarão sinais de sepse ou meningite após a convulsão, tornando desnecessária a punção lombar empírica com base apenas em uma convulsão febril.[40]

Os pais devem ser avisados de que a recorrência é comum e está inversamente relacionada com a idade da primeira convulsão febril e altura da febre. Em geral, 33% das crianças com uma convulsão febril terão outra e 75% delas ocorrerão dentro de um ano. Se a criança tiver menos de 1 ano de idade, a recorrência é de 50% e as crianças com temperaturas de 38,5 °C apresentam 35% de chance de recorrência *versus* 13% a 40 °C.

Febre e Petéquias

A presença de uma erupção petequial no cenário de uma doença febril é preocupante pela possibilidade de infecção meningocócica, embora a maioria seja devida a uma causa viral. A incidência de infecção meningocócica foi de 7% a 11% em pacientes hospitalizados com febre e petéquias. A taxa de bacteremia por qualquer causa foi muito mais baixa (1,9%) em uma população de DE. O diagnóstico diferencial de febre e petéquias também inclui coagulação intravascular disseminada, febre maculosa das Montanhas Rochosas, bacteremia pneumocócica, infecção por *Streptococcus pyogenes*, várias infecções virais, púrpura trombocitopênica idiopática, púrpura de Henoch-Schölen e leucemia. Petéquias também podem ser causadas mecanicamente por um torniquete, vômito ou tosse violenta. Petéquias devido a vômitos ou tosse são geralmente confinadas à pele acima da linha do mamilo, mas as petéquias causadas pela DBG podem ter qualquer distribuição.

Devido ao risco de doença grave em crianças com febre e petéquias, sangue deve ser obtido para hemograma completo, PCR e cultura.[41] Pacientes com faringite associada devem ser submetido a exames direcionados para infecção por estreptococos do grupo A. Entre os pacientes que se apresentaram em um DE pediátrico com temperatura superior a 38,0 °C e petéquias, uma contagem de leucócitos anormal (< 5.000 leucócitos/mm^3 e > 15.000 leucócitos/mm^3) ou estudos anormais de coagulação demonstraram ser preditivos, mas não diagnósticos, de bacteremia invasiva. Crianças com bom estado geral, com leucócitos e estudos de coagulação normais, mostraram-se extremamente improváveis de terem bacteremia invasiva. Em seu estudo, apenas duas crianças com bom estado tiveram bacteremia (*S. pneumoniae*) e esse estudo foi feito na era pré-PCV13. Recomenda-se que as crianças com febre e petéquias, e contagem de leucócitos elevada ou diminuída, contagem de bastonetes alta ou PCR elevada sejam internadas e tratadas para infecção bacteriana presumida até que os resultados da hemocultura estejam disponíveis. As crianças com bom estado geral e parâmetros laboratoriais normais podem receber alta sem terapia antibiótica com acompanhamento ambulatorial de perto.

Doença de Kawasaki (Síndrome do Linfonodo Mucocutâneo)

A doença de Kawasaki é uma das vasculites mais comuns na infância e deve ser considerada em qualquer lactente ou criança com febre prolongada (mais de 4 dias). Uma discussão mais completa da doença de Kawasaki pode ser encontrada no Capítulo 170. O diagnóstico preciso é importante porque a principal complicação da doença de Kawasaki é o desenvolvimento de aneurismas das artérias coronárias. Alguns pacientes apresentarão "doença incompleta de Kawasaki", que ocorre quando nem todos os critérios diagnósticos são atendidos. Apesar da falta de achados clássicos, essas crianças ainda estão em risco de complicações coronarianas. As anormalidades laboratoriais encontradas nos casos de doença de Kawasaki incluem leucocitose, trombocitose (contagem de plaquetas até 1.000.000/mm^3) e evidência de inflamação sistêmica com elevação na velocidade de hemossedimentação e no nível de PCR.

Crianças com suspeita de doença de Kawasaki devem ser internadas e receber terapia com imunoglobulina intravenosa (IVIG, 2 g/kg infundida durante 10 a 12 horas) e ácido acetil salicílico (dose inicial de 80 a 100 mg/kg diariamente dividida a cada 6 horas). A consulta com cardiologia pediátrica para ecocardiografia também é indicada.

Síndrome do Choque Tóxico

A síndrome do choque tóxico (SCT) refere-se à síndrome clínica mediada por toxina que ocorre com o *Staphylococcus aureus*, embora uma doença semelhante seja causada pelo estreptococo do grupo A. A toxina envolvida na SCT é uma exotoxina denominada *toxina 1 da SCT*. A síndrome é classicamente associada ao uso de absorventes internos por mulheres menstruadas, embora também ocorram no sexo masculino e em meninas pré-púberes a partir de outras fontes de infecção por *S. aureus*.

As manifestações clínicas da SCT incluem febre (> 38,9 °C), hipotensão, eritrodermia difusa e envolvimento multissistêmico. Os pacientes podem apresentar vômitos ou diarreia, mialgias graves, hiperemia orofaríngea ou nível de consciência alterado. As anormalidades laboratoriais são comuns e incluem creatina

> **QUADRO 166.1**
>
> **Definição de Caso para Síndrome do Choque Tóxico do Centers for Disease Control and Prevention**
>
> Febre: temperatura 38,9 °C
> Hipotensão: pressão arterial sistólica 90 mmHg para adultos ou menor que o quinto percentil por idade para crianças < 16 anos de idade; queda ortostática na pressão arterial diastólica de 15 mmHg
> Síncope ortostática ou tontura
> Eritrodermia difusa
> Descamação: 1 a 2 semanas após o início da doença, envolvendo particularmente palmas das mãos e solas dos pés
> Envolvimento multissistêmico (três ou mais dos seguintes sistemas de órgãos):
> - Gastrointestinal: vômitos ou diarreia no início da doença
> - Muscular: mialgia grave ou elevação da creatina quinase mais de duas vezes o limite superior da normalidade
> - Membranas mucosas: hiperemia vaginal, orofaríngea ou conjuntival
> - Renal: nitrogênio ureico ou creatinina no sangue mais de duas vezes o limite superior da normalidade ou piúria (> 5 leucócitos/campo de grande aumento)
> - Hepático: bilirrubina ou transaminases mais de duas vezes o limite superior da normalidade
> - Hematológico: plaquetas < 100.000/L
> - SNC: desorientação ou alterações na consciência sem sinais neurológicos focais na ausência de febre e hipotensãoResultados negativos nos seguintes testes, se obtidos:
> - Culturas de sangue, orofaringe ou LCR para outro patógeno (hemoculturas podem ser positivas para *Staphylococcus aureus*)
> - Testes sorológicos para febre maculosa das Montanhas Rochosas, leptospirose ou sarampo
>
> Critérios para um provável caso incluem um paciente com temperatura > 38,9 °C, hipotensão, eritrodermia difusa, descamação (a menos que o paciente morra antes que a descamação possa ocorrer), e envolvimento de pelo menos três sistemas de órgãos. Um caso provável é um paciente que não possui uma das características da definição de caso confirmado.

SNC, Sistema nervoso central; *LCR*, líquido cefalorraquidiano.

quinase elevada, ureia ou creatinina elevados no sangue, aumento de transaminases e trombocitopenia. O *Centers for Disease Control and Prevention* (CDC) desenvolveu um conjunto de achados para definição de casos (Quadro 166.1).

O tratamento da SCT envolve a ressuscitação volêmica, pois esses pacientes tipicamente possuem enorme necessidade, e antibioticoterapia antiestafilocócica com clindamicina (25 a 40 mg/kg por dia em três doses divididas) e vancomicina (40 mg/kg por dia IV em quatro doses divididas).

Febre em Crianças com Doença Crônica Prévia

Pacientes Oncológicos

Crianças com câncer, particularmente aquelas que estão sendo submetidas a tratamento com quimioterapia citotóxica, estão em risco principalmente de sepse e infecção bacteriana. Essas infecções que ameaçam a vida são mais comuns durante períodos de neutropenia profunda. A neutropenia é definida como uma CAN inferior a 500/mL ou uma CAN inferior a 1.000/mL que está caindo. Crianças com câncer frequentemente também têm catéteres permanentes, predispondo-as a infecções do sítio de punção.

Os organismos causadores incluem bactérias gram-positivas e gram-negativas. Estafilococos e os estreptococos, bem como *Pseudomonas*, são patógenos frequentes. Muitas vezes, pacientes com infecção focal podem não apresentar sinais clássicos devido à sua leucopenia. As infecções focais específicas para pacientes com câncer incluem estomatite e tiflite, que é uma enterocolite necrosante do íleo terminal e do ceco.

Crianças que apresentam febre e possível neutropenia requerem uma avaliação rápida com o objetivo de chegar ao tratamento antibiótico em menos de 60 minutos.[42] Sangue deve ser obtido para um hemograma completo e diferencial, bem como para a cultura. Se houver suspeita de infecção associada à catéter central, deve-se obter uma cultura diretamente do catéter. Uma vez obtidos os estudos laboratoriais adequados, a terapia antibiótica empírica deve ser iniciada sem esperar os resultados laboratoriais. Os esquemas antibióticos em monoterapia apropriados incluem cefepima, 50 mg/kg IV a cada 8 horas e ceftazidima, 50 mg/kg IV a cada 8 horas. Vancomicina, de 10 a 20 mg/kg a cada 6 a 8 horas, deve ser adicionada para a cobertura antiestafilocócica em crianças com suspeita de infecção do catéter central ou infecções na pele e nos tecidos moles. Crianças com febre e neutropenia raramente são tratadas como pacientes ambulatoriais; se assim for, ceftriaxona 50 mg/kg IV deve ser administrada a cada 24 horas com acompanhamento de perto.

Pacientes com Síndrome da Imunodeficiência Adquirida

Crianças com a síndrome da imunodeficiência adquirida (AIDS) correm risco de infecção bacteriana devido a uma série de organismos diferentes — alguns comuns, alguns incomuns. As infecções específicas da AIDS incluem criptococose e infecção por *Mycobacterium tuberculosis, Mycobacterium avium-intracellulare* e *Pneumocystis jiroveci (carinii)*. Infecções virais, como infecções por citomegalovírus e Epstein-Barr, também são comuns.

A avaliação laboratorial deve ser dirigida pela história e pelo exame físico. O início precoce da terapia com antibióticos de amplo espectro é necessário.

Anemia Falciforme

Crianças febris com anemia falciforme estão em risco especial de uma infecção significativa. Na verdade, a infecção é a causa mais comum de morte relacionada à anemia falciforme, ocorrendo em até 40% dos pacientes com doença falciforme que morrem. Episódios recorrentes de infarto esplênico levam à asplenia funcional no início da vida. Assim, esses pacientes correm um risco particular de infecção por organismos encapsulados, incluindo *S. pneumoniae* e *H. influenzae*. Por causa desse risco de doença bacteriana, recomenda-se que todas as crianças com doença falciforme sejam completamente imunizadas. A profilaxia com penicilina é recomendada em crianças com menos de 5 anos de idade, depois podendo ser descontinuada de forma segura em crianças que não tiveram uma infecção pneumocócica grave prévia ou esplenectomia cirúrgica. A dose de penicilina é de 125 mg por via oral, duas vezes ao dia até 3 anos de idade (cerca de 14 kg) e 250 mg por via oral duas vezes ao dia após 3 anos de idade.

Os critérios de alto risco para infecção bacteriana incluem aparência tóxica, temperatura superior a 40 °C, contagem de leucócitos anormal (< 5.000 ou > 30.000 leucócitos/mm³) e descumprimento da profilaxia com penicilina. Pacientes com doença falciforme apresentam um risco especial para a osteomielite por *Salmonella*. Todos os pacientes com uma temperatura acima de 38 °C e doença falciforme devem ter uma amostra de sangue colhida para um hemograma completo, contagem de reticulócitos e cultura. A contagem de reticulócitos é importante, porque muitas infecções (p. ex., parvovírus B19) podem induzir uma crise aplásica com risco de vida. A infecção também predispõe crianças com doença falciforme à síndrome torácica aguda. As causas comuns de infecção incluem *Chlamydia pneumoniae, M. pneumoniae*, VSR, *S. aureus* e *S. pneumoniae*. Outras avaliações laboratoriais e radiográficas devem ser direcionadas pela história apresentada e pelos achados do exame físico.

Como definido anteriormente, pacientes de alto risco devem ser internados para melhor avaliação e antibioticoterapia. Pacientes de baixo risco podem ser tratados com uma dose única de antibióticos por via IV ou IM, geralmente ceftriaxona 50 mg/kg, e

QUADRO 166.2

Critérios de Duke Modificados para o Diagnóstico de Endocardite Infecciosa

CRITÉRIOS MAIORES

Hemocultura positiva para EI
- Micro-organismo típico para EI a partir de duas hemoculturas separadas
  - Estreptococos do grupo *viridans*
  - *Streptococcus bovis*, incluindo cepas de variantes nutricionais
  - Grupo HACEK: *Haemophilus* espécies, *Actinobacillus actinomycetemcomitans*, *Cardiobacterium hominis*, *Eikenella* espécies e *Kingella kingae*
  - *Staphylococcus aureus*
  - Enterococos adquiridos na comunidade, na ausência de um foco primário;
  ou
- Hemocultura persistentemente positiva, definida como recuperação de um micro-organismo compatível com EI proveniente de amostras de sangue colhidas com mais de 12 horas de intervalo; ou
- Três ou a maioria de quatro ou mais hemoculturas separadas, com a primeira e última amostras colhidas com pelo menos 1 hora de intervalo entre elas
- Hemocultura única positiva para *Coxiella burnetii* ou títulos de anticorpo IgG antifase I > 1:800

Evidência de envolvimento endocárdico

Ecocardiograma positivo para EI
- ETE recomendado em pacientes com valvas protéticas, classificada pelo menos como "EI possível" por critérios clínicos ou EI complicada (abscesso paravalvar); ETT como primeiro teste em outros pacientes[a]
- Definição de ecocardiograma positivo
- Massa cardíaca oscilante na valva ou estruturas de suporte ou no trajeto de jatos regurgitantes ou em material implantado na ausência de uma explicação anatômica alternativa; ou
- Abscesso; ou
- Nova deiscência parcial de valva protética

Nova regurgitação valvar (aumento ou alteração no murmúrio existente não suficiente)

CRITÉRIOS MENORES[A]

Predisposição: condição cardíaca predisponente ou uso de drogas injetáveis

Febre: 38 °C

Fenômenos vasculares: êmbolos arteriais grandes, infartos pulmonares sépticos, aneurisma micótico, hemorragia intracraniana, hemorragias conjuntivais, lesões de Janeway

Fenômenos imunológicos: glomerulonefrite, nódulos de Osler, manchas de Roth, fator reumatoide

Evidências microbiológicas: hemocultura positiva, mas que não preenchem os critérios principais (excluindo culturas únicas positivas para estafilococos coagulase-negativa e organismos que não causam endocardite) ou evidências sorológicas de infecção ativa por organismo compatível com EI

EI, Endocardite infecciosa; *ETE*, ecocardiografia transesofágica; *ETT*, ecocardiografia transtorácica
[a]Critérios secundários ecocardiográficos eliminados.

---

podem receber alta para acompanhamento de perto como paciente ambulatorial. Todos os pacientes devem ser reavaliados no prazo de 24 horas ou mais cedo, se a condição clínica se deteriorar.

A osteomielite geralmente se manifesta com febre e dor óssea. Como os pacientes com doença falciforme podem ter dor óssea frequente devido à crise vaso-oclusiva, o diagnóstico muitas vezes pode ser difícil. Todos os pacientes devem ter uma amostra de sangue colhida para hemograma completo com diagnóstico diferencial, velocidade de hemossedimentação e cultura; uma cintilografia óssea com radionuclídeo ou ressonância magnética (RM) pode ajudar a localizar a infecção. Se houver suspeita de infecção por *Salmonella*, uma amostra de fezes deve ser enviada para cultura.

Cardiopatias Congênitas

Crianças com cardiopatias congênitas correm alto risco de complicações cardiovasculares no cenário de doença febril. Com frequência, uma doença viral relativamente menor pode produzir alterações significativas na função cardíaca ou dificultar a adesão das crianças aos seus medicamentos orais. Crianças com cardiopatia congênita também estão em risco de endocardite infecciosa. A endocardite infecciosa é anunciada pela febre e possivelmente por um sopro cardíaco em alteração ou piora. Os critérios de Duke modificados para o diagnóstico de endocardite são apresentados no Quadro 166.2.

A endocardite é tipicamente causada por *S. aureus*, estreptococos do grupo *viridans*, *Streptococcus bovis*, enterococos ou infecção por organismos do grupo HACEK (espécies de *Haemophilus*, *Actinobacillus actinomycetemcomitans*, *Cardiobacterium hominis*, *Eikenella* espécies e *Kingella kingae*). Crianças com suspeita de endocardite devem ter espécimes de sangue extraídos e ser internadas para tratamento e ecocardiografia. A *American Heart Association* recomenda que a antibioticoterapia inicial seja com ceftriaxona, 100 mg/kg IV ou IM a cada 24 horas, ou vancomicina, 40 mg/kg IV a cada 24 horas. A terapia normalmente é mantida pelo menos por 4 semanas. Ceftriaxona pode ser combinada com gentamicina, 3 mg/kg IV divididos a cada 8 horas, se for desejada uma duração mais curta do tratamento (2 semanas). Veja o Capítulo 170 para uma discussão completa.

Derivações Ventriculoperitoneais

As crianças que apresentam febre no cenário de derivações (*shunts*) ventriculoperitoneais estão em risco de infecção da derivação. Se houver suspeita de infecção da derivação, com base na presença de alteração do nível de consciência ou nos sinais de meningismo, deve-se obter uma consulta da neurocirurgia e uma amostra de LCR. Isso geralmente é realizado por aspiração estéril de líquido do reservatório da derivação. *S. aureus* e *Staphylococcus epidermidis* são os organismos causais habituais. Se alteração do nível de consciência estiver presente, deve-se obter uma tomografia computadorizada (TC) para avaliar o tamanho do ventrículo. Crianças com suspeita de infecção da derivação geralmente são manejadas como pacientes internados e os antibióticos devem começar o mais rápido possível.

CONCEITOS-CHAVE

- Febre é a queixa mais comum de pacientes pediátricos que se apresentam ao departamento de emergência (DE), embora as taxas de doença bacteriana sejam mais baixas desde o advento da vacinação universal contra *Haemophilus influenzae* tipo b e *Streptococcus pneumoniae*; doença bacteriana grave (DBG) deve ser considerada nas crianças subvacinadas e não vacinadas
- Vírus causam a grande maioria de doenças febris na infância e em geral são autolimitantes e benignos
- DBG é o crescimento de bactérias patogênicas em um local anteriormente estéril como a infecção do trato urinário (ITU), bacteremia, meningite, osteomielite, gastroenterite bacteriana, pneumonia bacteriana, celulite ou artrite séptica.
- A taxa de DBG em lactentes com menos de 3 meses de idade que se apresentam com febre está entre 6% e 10%.
- Neonatos com 28 dias de idade e mais jovens têm um risco muito mais alto de doença bacteriana com febre tendo em vista o seu sistema imunológico imaturo e estado de vacinação incompleto, tornando importante a avaliação agressiva dessas crianças.
- É indicado o tratamento empírico de neonatos febris e esquemas antibióticos apropriados incluem ampicilina mais gentamicina ou cefotaxima, que cobrem os organismos bacterianos mais prováveis nesta faixa etária.
- O tratamento empírico para o vírus do herpes simples (HSV) deve ser considerado em qualquer neonato com uma história materna de herpes genital, que tenha mau estado geral, apresente-se com febre e convulsão, tenha vesículas cutâneas ao exame físico ou evidências de aumento de transaminases ou coagulopatia.
- A causa mais comum de DBG em crianças continua a ser ITU e o único método confiável para obter urina em uma criança sem habilidade para usar o banheiro é a sondagem vesical ou a aspiração suprapúbica, quando não se consegue obter uma amostra por sonda vesical.
- Meningite bacteriana pode ocorrer em qualquer idade, mas é mais comum em uma proporção relativamente pequena de lactentes febris com menos de 3 meses de idade (3/1.000).
- O vírus respiratório sincicial (VSR) e o da influenza são causas virais comuns de febre e desconforto respiratório em neonatos, embora a presença de infecção viral não reduza o risco de DBG concomitante em crianças com menos de 28 dias de idade.
- Em lactentes mais velhos e crianças, a presença documentada de VSR ou influenza reduz significativamente a incidência de DBG e pode ser utilizada para modificar a avaliação inicial. Como a ITU ainda é comum nessa população, um exame de urina deve ser obtido.
- Existem várias estratégias de estratificação de risco (ou seja, critérios de Boston, Rochester e Filadélfia) relatadas na literatura que possuem características semelhantes. Todas envolvem uma avaliação laboratorial planejada para identificar um subconjunto de lactentes febris com menos de 3 meses de idade que podem ser manejados de forma segura como pacientes ambulatoriais com ou sem antibióticos.
- A padronização e adoção de uma orientação para a prática clínica para a avaliação do lactente febril mostraram reduzir a variação e o custo.
- Devido à vacinação universal contra pneumococos, a avaliação de crianças altamente febris de 3 a 36 meses de idade evoluiu de uma triagem universal para bacteremia oculta para uma em que a impressão clínica determina a necessidade de exames de sangue.
- Marcadores inflamatórios, como proteína C reativa (PCR) e procalcitonina, demonstraram prever doença bacteriana em crianças febris com maior precisão do que a contagem de leucócitos, mas não se pode confiar exclusivamente nesses para descartar DBG.
- Punções lombares traumáticas são relativamente comuns em crianças pequenas e podem dificultar a interpretação das contagens celulares; o uso de várias fórmulas para explicar a proteína e leucócitos no líquido cefalorraquidiano (LCR) após uma punção traumática deve ser feito com cuidado.
- O risco de meningite é extremamente baixo em crianças aparentando bom estado geral após uma única convulsão febril e a punção lombar não é recomendada.
- Crianças com febre e petéquias apresentam risco de infecção por meningococo; sangue deve ser obtido para um hemograma completo e cultura e, se disponível, PCR ou procalcitonina. Crianças com PCR anormal ou contagem de leucócitos elevada ou reduzida ou com bastonetes elevados devem ser tratadas com antibióticos parenterais e hospitalizadas. Crianças com risco menor, em bom estado geral e com parâmetros laboratoriais normais podem ser consideradas para acompanhamento ambulatorial de perto.
- Crianças com febre que também estiverem recebendo quimioterapia citotóxica para câncer estão em alto risco de bacteremia e sepse e devem receber terapia com antibiótico de amplo espectro prontamente após apropriada avaliação diagnóstica (no mínimo, um hemograma completo e hemocultura).
- Pacientes com febre e um histórico de doença falciforme correm risco de bacteremia por organismos encapsulados devido à asplenia funcional e devem ser considerados de alto risco e ser hospitalizados e tratados.

As referências para este capítulo podem ser encontradas on-line no website Expert Consult associado à obra.

CAPÍTULO 167

Emergências Respiratórias Pediátricas: Obstrução e Infecções das Vias Aéreas Superiores

Emily Rose

PRINCÍPIOS

O desconforto respiratório pela obstrução das vias aéreas superiores é uma emergência rara, mas potencialmente catastrófica em crianças pequenas. As causas incluem processos infecciosos agudos, anomalias congênitas ou corpo estranho na via aérea ou no esôfago. As crianças estão predispostas à insuficiência respiratória devido à resistência aumentada do trato respiratório (vias aéreas pequenas e compressíveis), baixa capacidade residual funcional, alto metabolismo de oxigênio, o que leva a fadiga mais rápida e menor tempo de apneia segura, com hipóxia precipitada mais facilmente.

A apresentação clínica de crianças com doença das vias aéreas superiores varia de acordo com a causa, fatores predisponentes e idade na apresentação:

- Infecções agudas das vias aéreas superiores variam desde um desconforto relativamente leve e sinais e sintomas autolimitados até o início abrupto de obstrução rapidamente progressiva das vias aéreas.
- Anomalias congênitas não diagnosticadas das vias aéreas e estruturas adjacentes podem se manifestar como estridor crônico ou progressivo ou simplesmente dificuldade na alimentação.
- Um bebê com uma anomalia congênita das vias aéreas, no qual uma infecção aguda das vias aéreas se desenvolve, apresenta um risco maior de descompensação e insuficiência respiratória.
- A obstrução das vias aéreas superiores por um corpo estranho no próprio trato respiratório ou no esôfago pode causar obstrução parcial ou completa das vias aéreas e pode exigir habilidades avançadas para seu manejo urgente.

CARACTERÍSTICAS CLÍNICAS

A história recente e a observação da criança normalmente fornecem pistas sobre a causa da obstrução das vias aéreas. Itens importantes para elucidar na história incluem o seguinte:

- Início e duração (aguda *vs.* crônica)
- Sintomas associados (p.ex., desconforto respiratório, febre, toxemia, sialorreia, cianose, rigidez de nuca ou torcicolo)
- Progressão com a idade (número de crises e gravidade do "crupe" com o aumento da idade)
- Fatores exacerbantes (posição supina *vs.* prona, infecção das vias aéreas superiores [IVAS], choro)
- Anormalidade alimentar ou disfagia
- Procedimentos prévios nas vias aéreas, como intubação no período neonatal
- Episódio de asfixia indicando possível aspiração de corpo estranho
- Ruídos, qualidade de choro e voz na fase inicial para auxiliar o emergencista a determinar a localização da lesão obstrutiva

A observação e o exame físico devem incluir sinais vitais (frequência respiratória, frequência cardíaca, saturação de oxigênio) e indicadores de aumento do trabalho respiratório (tiragem, batimento de asas nasais, gemência, estridor, sibilos) para avaliar a gravidade do desconforto. Observe o caráter e o tempo do estridor e a simetria e a qualidade dos sons respiratórios. A insuficiência respiratória é identificada pela presença de extremo desconforto, hipoventilação ou hiperventilação, estado mental alterado, cor da pele pálida, mosqueada ou cianótica e/ou hipotonia. O estridor pode não estar presente na insuficiência respiratória devido ao baixo fluxo de ar.

Estridor (do latim, *stridulus*, indicando rangido, assobio ou chiado) é o som clássico associado à obstrução das vias aéreas superiores.[1] O estridor é um som vibratório áspero, de tom variável, causado por obstrução ou colapso parcial da via respiratória e pelo fluxo de ar turbulento resultante através de alguma parte da via respiratória, do nariz à traqueia. O estridor é descrito em relação ao tempo no ciclo respiratório (inspiratório, expiratório, bifásico) e qualidade (grave ou agudo; Tabela 167.1). O estridor inspiratório geralmente está associado à obstrução acima da glote, o estridor expiratório à obstrução intratorácica e o estridor bifásico tipicamente à obstrução crítica ou fixa em qualquer nível. O caráter do estridor diferencia-se de acordo com a causa e posição anatômica (Fig. 167.1).

Ronco ou estertor é o ruído inspiratório de tom baixo causado por obstrução nasal ou nasofaríngea. Ronco e estridor podem coexistir. O estridor da faringe, como de um abscesso peritonsilar, tende a ter uma qualidade gorgolejante, ruidosa e grosseira. A voz pode ser alterada e ter uma qualidade abafada ou de "batata quente". Estridor inspiratório de tom agudo ocorre nas regiões supraglótica e subglótica imediata, como no crupe e na laringomalácia. A voz pode parecer rouca ou fraca, mas uma voz normal pode ser ouvida, mesmo com uma causa laríngea para o estridor.[2]

O estridor bifásico é ouvido com a inspiração e a expiração e geralmente sugere uma lesão fixa. Exemplos incluem membranas laríngeas e paralisia das pregas vocais. O estridor da parte inferior da traqueia geralmente é expiratório, como na traqueíte bacteriana ou na aspiração de corpos estranhos (Fig. 167.2).

CONSIDERAÇÕES DIAGNÓSTICAS

Exames Diagnósticos e Manejo

O manejo definitivo das vias aéreas tem prioridade em uma emergência aguda de via aérea. Em um paciente estável com um diagnóstico incerto, é realizada uma avaliação diagnóstica individualizada. As radiografias lateral e anteroposterior dos tecidos moles do pescoço podem ser úteis para avaliar o tamanho das adenoides e tonsilas, o contorno da epiglote, a espessura do espaço de tecido mole retrofaríngeo, valécula, pregas ariepiglóticas e coluna aérea da traqueia (Fig. 167.3). A cabeça da criança deve ser posicionada em extensão e a radiografia deve ser tirada durante a inspiração. Filmes torácicos avaliam o tamanho do coração, a traqueia e os brônquios, a localização do arco aórtico e a presença de outros processos patológicos pulmonares.

TABELA 167.1
Causas do Estridor: Localização Anatômica, Som e Qualidade

CARACTERÍSTICAS (ESTRUTURAS)	SUPRAGLÓTICO (NARIZ, FARINGE, EPIGLOTITE)	GLÓTICO (LARINGE, PREGAS VOCAIS)	REGIÃO SUBGLÓTICA (TRAQUEIA INFERIOR)
Som	Ruidoso (ronco)	Estridor bifásico	Estridor de tom agudo
	Gorgolejante		Estridor inspiratório
	Grosseiro		Estridor expiratório (se intratorácico)
	Estridor expiratório		
Congênitas	Micrognatia	Laringomalácia	Estenose subglótica
	Síndrome de Pierre Robin	Paralisia das Pregas Vocais	Traqueomalácia
	Síndrome de Treacher–Collins	Membrana laríngea	Estenose traqueal
	Macroglossia	Laringocele	Anel vascular
	Síndrome de Down		Hemangioma cístico
	Doenças de armazenamento		
	Atresia de coanas		
	Tireoide lingual		
	Cisto do ducto tireoglosso		
Adquiridas	Adenopatia	Papilomas	Crupe
	Hipertrofia tonsilar	Corpo estranho	Traqueíte bacteriana
	Corpo estranho		Estenose subglótica
	Abscesso faríngeo		Corpo estranho
	Epiglotite		
Estridor posicional	Micrognatia, macroglossia		Laringomalácia

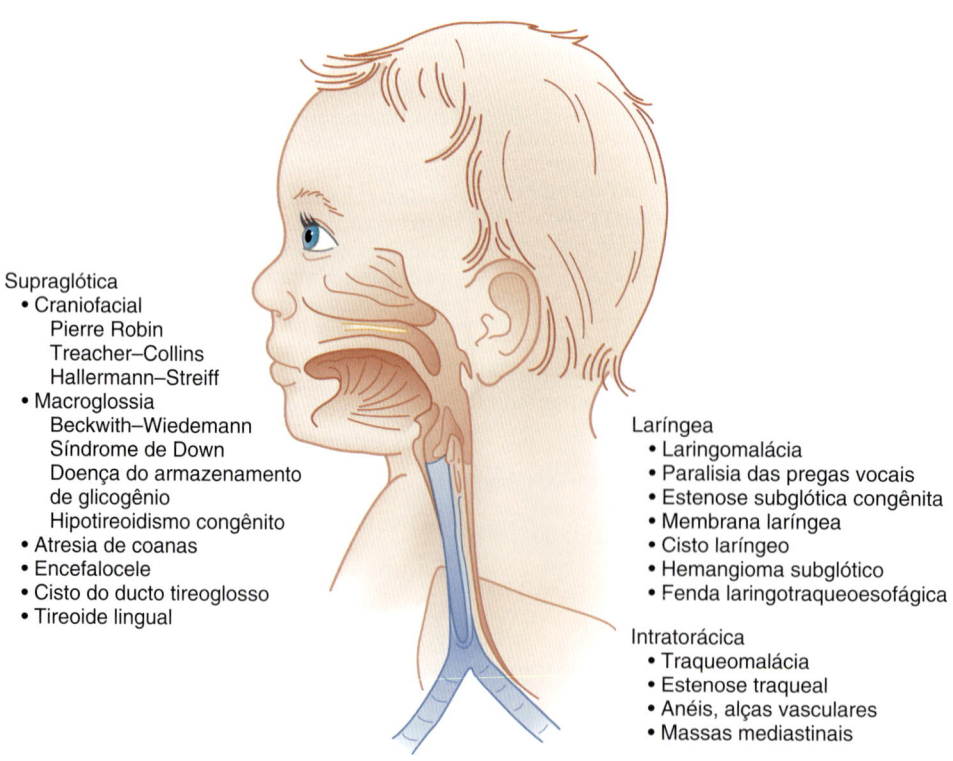

Fig. 167.1. Regiões e doenças associadas das vias aéreas superiores pediátricas. (De Simon NP, Simon N: Evaluation and management of stridor in the newborn. Clin Pediatr [Phila] 30:211, 1991.)

Estudos adicionais podem ser indicados em situações específicas. A nasofaringoscopia com endoscópio realizada à beira do leito permite a visualização e avaliação das estruturas supraglóticas e das pregas vocais. A intubação assistida por fibroscopia pode ocorrer através do nasofaringoscópio. A esofagografia pode definir lesões que comprimam as vias aéreas e a traqueia; tomografia computa-

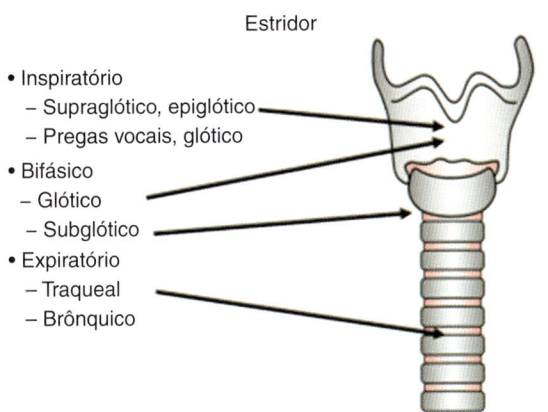

Fig. 167.2. O nível de obstrução está correlacionado à fase do estridor. (De Ida JB, Thompson DM: Pediatric stridor. Otolaryngol Clin North Am 47:795–819, 2014.)

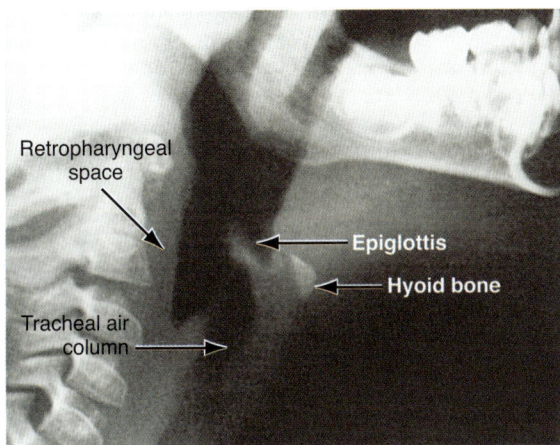

Fig. 167.3. Aparência normal de estruturas das vias aéreas superiores em uma radiografia cervical lateral. Note o osso hioide, a epiglote, o espaço retrofaríngeo e a coluna aérea traqueal.

dorizada (TC), ressonância magnética (RM) e/ou broncoscopia podem ser necessárias para avaliar as vias aéreas superiores.

Diagnósticos Diferenciais

Doença das Vias Aéreas Supraglóticas

A porção supraglótica das vias aéreas inclui o nariz, a faringe, a epiglote e estruturas adjacentes. As doenças do nariz e da faringe são comumente associadas a respiração congestionada ruidosa e desconforto respiratório. As lesões congênitas que envolvem essas estruturas podem causar sintomas leves no estado basal, mas levar a um desconforto dramático quando há um processo infeccioso sobreposto. Lesões congênitas incluem atresia de coanas, macroglossia, micrognatia, cisto do ducto tireoglosso e tireoide lingual. As causas adquiridas de doença supraglótica incluem corpo estranho nasal, pólipos nasais, tonsilas palatinas e adenoides hipertróficas, epiglotite, abscesso retrofaríngeo, abscesso peritonsilar, faringite, mononucleose e corpo estranho nas vias aéreas superiores. As condições mais comuns são discutidas nas próximas seções.

Lesões Congênitas

Atresia de Coanas. Atresia de coanas, a anomalia congênita mais comum do nariz, é causada pela persistência da membrana buconasal ou por um septo ósseo na narina posterior. Os lactentes são chamados respiradores nasais obrigatórios porque respiram pelo nariz quando a boca está fechada em repouso e para manter a respiração enquanto se alimentam. O aspecto posterior do palato mole do bebê se estende para baixo e entra em contato com a ponta da epiglote. A atresia bilateral de coanas é uma emergência com risco de vida que é identificada precocemente porque os recém-nascidos ficam agudamente dispneicos e cianóticos ao nascer. O manejo imediato é feito com dispositivos orais de via aérea e correção cirúrgica definitiva da membrana obstrutiva. A atresia de coana unilateral em geral não é detectada inicialmente. Os bebês podem apresentar desconforto respiratório com uma IVAS quando a narina desobstruída normal é obstruída por edema ou secreções. A aspiração nasal imediata deve ser realizada juntamente com o encaminhamento para o reparo cirúrgico.

Macroglossia. Macroglossia, uma língua anormalmente grande que se projeta posteriormente para a hipofaringe, está associada a condições como síndrome de Down, doença do armazenamento de glicogênio e hipotireoidismo congênito. As secreções aumentadas com uma IVAS exacerbam a obstrução subjacente e podem induzir estridor ou dispneia. O bom posicionamento da cabeça com aspiração nasal deve ser realizado para aliviar a obstrução.

Micrognatia. Com a micrognatia, uma mandíbula anormalmente pequena desloca posteriormente a língua de tamanho normal (p.ex., síndromes de Pierre–Robin e Treacher–Collins). Os sintomas obstrutivos geralmente pioram quando em posição supina.

Abscesso Retrofaríngeo

O abscesso retrofaríngeo é uma emergência das vias aéreas potencialmente fatal que resulta da infecção dos tecidos moles retrofaríngeos. O espaço retrofaríngeo é um espaço potencial entre a parede posterior da faringe e a fáscia pré-vertebral que se estende da base do crânio ao nível de T2. É rico em tecido linfático que drena o nariz, a faringe, os seios da face e as orelhas. Um abscesso pode resultar de trauma direto por queda com um objeto na boca, como uma escova de dentes, da supuração de linfonodos, de disseminação contígua de infecção ou de semeadura hematogênica. É geralmente uma doença de bebês e crianças pequenas, porque as cadeias linfáticas são proeminentes nos mais novos e se atrofiam antes da puberdade. Aproximadamente 50% dos casos pediátricos ocorrem em crianças de 6 a 12 meses de idade, a maioria ocorre antes dos 3 anos de idade, e 96% de todos os abscessos retrofaríngeos pediátricos diagnosticados são observados antes dos 6 anos de idade. Estas infecções são comumente polimicrobianas, sendo os *Streptococcus* e anaeróbios os organismos mais comumente isolados. Considere *Staphylococcus aureus* resistente à meticilina (MRSA) em infecções graves, como trombose venosa jugular ou extensão mediastinal.[1]

Características Clínicas. As infecções retrofaríngeas normalmente progridem de celulite para flegmão organizado para abscesso maduro. Os sintomas apresentados podem variar. Sinais e sintomas comuns incluem febre, dor de garganta, rigidez do pescoço ou da nuca, torcicolo, trismo, edema cervical, sialorreia, estridor e voz abafada. Estridor e desconforto respiratório podem ocorrer se um grande abscesso comprimir a traqueia; a aparência clínica pode assemelhar-se à da epiglotite. A relutância em estender o pescoço e a resistência em olhar de um lado para o outro costumam ser vistas no abscesso retrofaríngeo e podem ajudar a diferenciá-lo de outras infecções supraglóticas. Com sinais menos óbvios de obstrução das vias aéreas, os pacientes podem apresentar uma mistura de sintomas, incluindo febre, rigidez cervical e toxicidade generalizada, o que pode sugerir meningite ou sepse. Outras complicações graves do abscesso retrofaríngeo incluem pneumonia por aspiração, mediastinite e empiema.

Exames Diagnósticos. A avaliação cuidadosa da patência das vias aéreas tem precedência no manejo de uma criança com um abscesso retrofaríngeo presumido. O exame da faringe pode revelar abaulamento de sua parede posterior. Uma visão lateral do tecido mole cervical pode ser útil para estabelecer o diagnóstico;

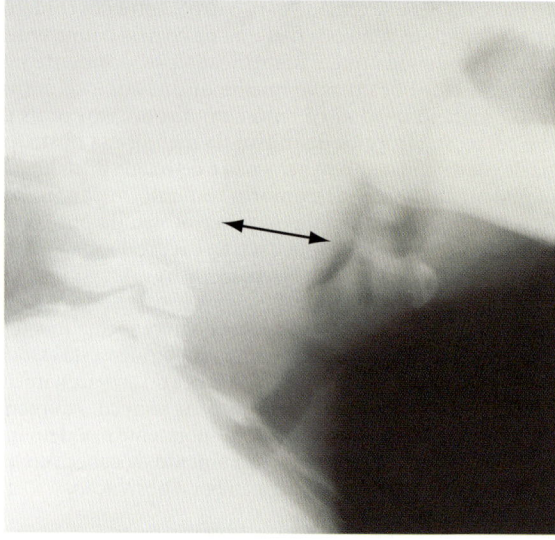

Fig. 167.4. Abscesso retrofaríngeo. Observe o espessamento do tecido mole retrofaríngeo (seta dupla).

no paciente normal, a largura do espaço retrofaríngeo não deve exceder o diâmetro do corpo vertebral adjacente (Fig. 167.4). A largura do tecido mole não deve ser maior que 6 a 7 mm em C2, independentemente da idade do paciente. Em C6, essa distância não deve exceder 14 mm em crianças menores de 15 anos e 22 mm em adultos. A maioria dos pacientes demonstrará espessamento retrofaríngeo na radiografia lateral do pescoço. Um nível hidroaéreo pode estar presente em perfurações ou infecções anaeróbicas. O tecido mole redundante do espaço retrofaríngeo dificulta a interpretação das radiografias cervicais laterais em lactentes jovens com abscesso retrofaríngeo. A ampliação artificial de um espaço retrofaríngeo normal é comumente observada quando a radiografia é realizada com a cabeça e o pescoço em flexão ou durante a expiração. A tomografia computadorizada (TC) do pescoço (cortes finos em T2) pode auxiliar a delinear o tamanho e a extensão de um abscesso, além da determinação de uma possível invasão das estruturas das vias aéreas. A capacidade de tolerar a posição supina deve ser avaliada em primeiro lugar, e a equipe e o equipamento para manejo das vias aéreas devem estar imediatamente disponíveis.

Manejo. O tamanho do abscesso, o grau de obstrução da via aérea e a toxemia geral do paciente determinam o manejo. A necessidade de intubação ou drenagem cirúrgica é determinada individualmente, e esses pacientes geralmente se beneficiam do envolvimento de um otorrinolaringologista. A intubação pode ser complicada pela anatomia distorcida e pode levar à ruptura do abscesso. Algumas infecções retrofaríngeas respondem a antibióticos intravenosos (IV) e não requerem drenagem cirúrgica. As características que sugerem abscesso e requerem intervenção cirúrgica incluem achados radiológicos de irregularidade da parede do abscesso, realce em anel e lesões maiores que 2 cm. A decisão de hospitalizar e iniciar antibioticoterapia deve ser tomada entre o emergencista e o otorrinolaringologista. A clindamicina e uma cefalosporina de terceira geração são o esquema recomendado.[1]

Abscesso Peritonsilar

O abscesso peritonsilar (APT) é a infecção cervical profunda mais comum e geralmente ocorre em crianças mais velhas e adolescentes. Pode ocorrer sialorreia e uma voz abafada, de "batata quente", mas o desconforto respiratório grave é incomum. O abscesso peritonsilar está associado a trismo, abaulamento ou assimetria das tonsilas e desvio contralateral da úvula (em 50% dos pacientes). A dor de garganta também pode irradiar para a orelha. O tratamento envolve antibióticos e incisão e drenagem ou aspiração por agulha. Apenas os antibióticos são manejo insuficiente para um abscesso, mas podem resolver um flegmão. A intervenção cirúrgica geralmente remove a maior parte do pus, e os antibióticos são recomendados para remover a infecção remanescente.

Os APTs são tipicamente polimicrobianos. As espécies bacterianas predominantes são *Streptococcus pyogenes* (estreptococos do grupo A), *Staphylococcus aureus* (incluindo MRSA) e anaeróbios respiratórios. A ultrassonografia da faringe posterior pode confirmar o diagnóstico e orientar o tratamento. Uma tomografia computadorizada pode ser indicada se houver suspeita de extensão da infecção. Qualquer esforço de drenagem deve ter um grande cuidado para evitar a punção da artéria carótida (a artéria carótida fica 25 mm posterolateralmente ao pilar tonsilar em crianças >12 anos). Aproximadamente 10% a 20% dos pacientes podem ter APTs recorrentes.

Mononucleose

A mononucleose infecciosa, causada pelo vírus Epstein–Barr (EBV), pode levar a edema da mucosa e a uma faringite exsudativa. Incomumente, pode haver aumento tonsilar maciço, criando desconforto nas vias aéreas superiores. O anticorpo IgM para EBV é o exame preferido para mononucleose infecciosa (>90% sensível), particularmente em crianças com menos de 4 anos, as quais possuem menor probabilidade de gerar anticorpos heterófilos com uma infecção primária por EBV. Em crianças mais velhas e adultos, o anticorpo heterófilo é mensurável em 50% dos pacientes na primeira semana da doença e em 60% a 90% nas semanas 2 e 3.

Além do manejo das vias aéreas e dos cuidados gerais de suporte, alguns estudos mostraram o benefício dos corticosteroides e da epinefrina racêmica na redução do edema tonsilar.[3] Embora os esteroides diminuam os sintomas da faringite, é importante considerar uma malignidade linfoide subjacente. Avalie a criança para linfadenopatia difusa, hepatoesplenomegalia e erupção cutânea. A ausência destes no exame físico e um hemograma completo normal tornam improvável uma neoplasia linfoide. O tratamento com corticosteroides antes do diagnóstico de leucemia pode retardar o seu diagnóstico, aumentar o risco de síndrome de lise tumoral, complicar a estratificação de risco e, em última instância, resultar em complicações fatais.[4,5] Portanto, deve-se ter muita cautela no uso de glicocorticoides em crianças e adolescentes, evitando-os em crianças com menos de 14 anos de idade ou com sinais de possível neoplasia linfoide.

Angina de Ludwig

A angina de Ludwig é um endurecimento lenhoso ou celulite volumosa dos espaços sublingual, submandibular e submaxilar, agressiva, rapidamente disseminada, com potencial para obstrução das vias aéreas. A maioria dos pacientes apresenta fontes de infecção dentária, geralmente polimicrobianas. A disseminação da infecção é direta e não por via linfática, portanto, o envolvimento é tipicamente bilateral e sem linfadenopatia associada. O aumento e a elevação da língua acima dos dentes inferiores, um endurecimento lenhoso sensível no espaço sublingual, trismo e odinofagia são sinais marcantes. A angina de Ludwig pode criar uma obstrução funcional das vias aéreas superiores ou desconforto respiratório por meio de edema significativo e compressão direta. Subsequentemente, pode ocorrer a formação de abscesso. A TC confirma o diagnóstico – a RM pode ajudar a delinear o envolvimento dos tecidos moles – e avalia a extensão da infecção. O tratamento envolve antibióticos de amplo espectro com cobertura anaeróbica, suporte das vias aéreas e internação hospitalar para monitoramento rigoroso. Os especialistas da otorrinolaringologia e da anestesiologia podem facilitar o planejamento e o suporte caso seja necessária uma via aérea emergencial.

Epiglotite

Embora ainda seja uma emergência pediátrica temida, a incidência de epiglotite aguda diminuiu acentuadamente desde a administração generalizada da vacina contra o *Haemophilus influenzae* tipo b nos anos 1980.

Princípios. A epiglotite é uma doença bacteriana invasiva que causa inflamação e edema da epiglote, pregas ariepiglóticas, aritenoides e tecidos supraglóticos adjacentes. À medida que essas estruturas se tornam inflamadas e distendidas, elas se projetam para baixo e sobre a abertura glótica. O edema supraglótico reduz o calibre das vias aéreas superiores e provoca um fluxo de ar turbulento durante a inspiração (estridor). A epiglote também pode atuar como uma válvula de esfera, obstruindo o fluxo de ar durante a inspiração, mas permitindo a expiração. O perfil tradicional do *Haemophilus influenzae* tipo b (Hib) em crianças pequenas mudou; a incidência global diminuiu e agora a epiglotite é relativamente mais comum em crianças mais velhas e adultos.[6] No entanto, o Hib ainda é a causa infecciosa mais comum de epiglotite na faixa etária pediátrica e pode ocorrer em crianças completamente imunizadas. Causas adicionais incluem outros tipos de *H. influenzae* (A, F, não tipável), estreptococos e *Staphylococcus aureus* (incluindo cepas resistentes à meticilina). Crianças imunocomprometidas podem ter outras infecções, como *Pseudomonas aeruginosa* e *Candida* spp. Causas não infecciosas são raras e incluem lesão térmica por ingestão de líquidos quentes, inalação de vapor, ingestões cáusticas, reações alérgicas, lesões por corpo estranho e irritantes, e distúrbios linfoproliferativos.

Características Clínicas. A epiglotite é classicamente aguda no início. É marcada por febre alta, dor de garganta intensa, toxemia e rápida progressão. As crianças com epiglotite parecem ansiosas e mantêm uma posição de cheirador ou de tripé, com a mandíbula projetada para a frente e o pescoço estendido para maximizar a patência das vias aéreas. À medida que os sintomas pioram, a tosse e a fonação geralmente ficam ausentes. A sialorreia é proeminente em decorrência da incapacidade de deglutir. Toxemia, estado mental alterado, dispneia, estridor, retrações e febre são sintomas iniciais comuns; o diagnóstico é frequentemente tardio e está associado a um aumento significativo da taxa de mortalidade. O crupe é um equívoco diagnóstico comum feito em crianças pequenas e naquelas sem salivação proeminente e dificuldade de deglutição. O paciente mais velho tem menor probabilidade de apresentar sinais dramáticos de obstrução das vias aéreas superiores em comparação com a criança mais nova, porque o diâmetro da via aérea é maior e, portanto, há necessidade de um maior grau de edema para produzir sintomas. Esses pacientes frequentemente se queixam de dor de garganta que é desproporcional aos achados do exame físico e também podem apresentar dor à palpação do pescoço anterior. A epiglotite causada por outras bactérias além do *H. influenzae* tende a ter um início mais lento, com menor probabilidade de causar comprometimento das vias aéreas.

Estratégias Diagnósticas. Quando há forte suspeita de epiglotite, uma radiografia cervical lateral pode ser útil para confirmar o diagnóstico e deve ser avaliada buscando-se um aumento da epiglote (sinal do polegar; Fig. 167.5), pregas ariepiglóticas espessadas, ausência ar na valécula e hipofaringe dilatada. No entanto, até 70% de todos os pacientes com epiglotite têm achados radiográficos normais. A observação cuidadosa de uma criança e a avaliação de um otorrinolaringologista são essenciais, e médicos especializados em manejo das vias aéreas devem sempre acompanhar o paciente em todos os momentos.

Manejo. Para a criança mais nova, a importância de proteger as vias aéreas tem precedência sobre a avaliação diagnóstica. Um paciente estável que esteja mantendo uma via aérea patente e oxigenação adequada não deve ser movido ou reposicionado para exame, testes laboratoriais ou radiografia. Ele deve ser cuidadosamente transportados para um local onde o manejo definitivo das vias aéreas possa ser realizado de maneira controlada, geralmente o centro cirúrgico. Adolescentes com epiglotite geralmente apresentam sinais e sintomas semelhantes aos adultos e, em geral, não necessitam de estabilização das vias aéreas. Esses pacientes podem ser tratados com internação em uma unidade de terapia intensiva pediátrica (UTIP) com antibióticos intravenosos, mas não requerem manejo imediato das vias aéreas, a menos que os sinais e sintomas ditem que esse seja o caso.

Pacientes instáveis com insuficiência respiratória necessitam de ventilação assistida. A ventilação com dispositivo bolsa-válvula-máscara deve ser tentada primeiro e, se bem-sucedida, continuada até que a intubação possa ser realizada. Se nem a ventilação com máscara e bolsa nem a intubação forem bem-sucedidas, técnicas mais agressivas, como a cricotireoidostomia por punção ou a traqueostomia, podem ser indicadas. Independentemente da abordagem para proteger as vias aéreas, é prudente que o emergencista consulte outros especialistas em manejo das vias aéreas rapidamente, como um anestesista (intubação por fibra ótica), otorrinolaringologista ou cirurgião geral (abordagens cirúrgicas), para que um plano de abordagem possa ser feito e a morbidade minimizada. Os pacientes geralmente permanecem intubados por 3 a 5 dias para que a antibioticoterapia reduza a inflamação e o edema tecidual circundante. Uma cefalosporina de segunda ou terceira geração é recomendada.

Trauma e Queimaduras

As lesões térmicas causadas por queimaduras faciais e inalação de fumaça ou vapor, bem como traumas na face e no pescoço podem criar achados físicos semelhantes aos da epiglotite infecciosa. Estridor rapidamente progressivo, sialorreia, incapacidade de ficar deitado e uma epiglote edemaciada e inflamada podem ocorrer. A aspiração de líquidos quentes é a causa mais comum de queimadura das vias aéreas em bebês e crianças pequenas.[7] As crianças pequenas são particularmente propensas a isto porque podem comer e beber de forma independente, sem estar inicialmente atentas à temperatura. O exame físico inicial da orofaringe pode ser relativamente normal. Os profissionais de saúde devem proteger eletivamente as vias aéreas quando houver suspeita de edema laríngeo e progressão dos sintomas e do edema. Broncodilatadores podem ajudar com o broncoespasmo; corticosteroides não são rotineiramente recomendados.

Reações Alérgicas

Reações alérgicas agudas podem causar edema supraglótico com desconforto respiratório e estridor. Alimento é o precipitante mais comum em bebês e crianças. Crianças com alergia a amendoim e aquelas com atopia e asma têm taxas de mortalidade mais altas. O tratamento da anafilaxia é a epinefrina. Epinefrina intramuscular (solução de 1 mg/mL) a 0,01 mg/kg até 0,5 mg por dose é o

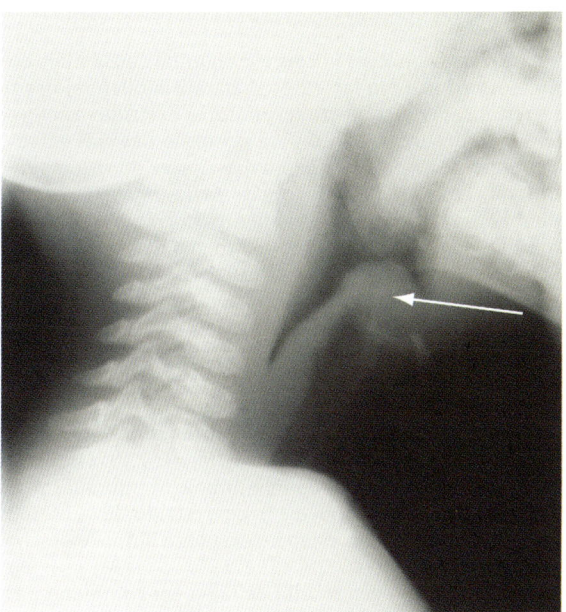

Fig. 167.5. Epiglotite. Observe o sinal do dedo polegar da epiglote (*seta*) e o espessamento das pregas ariepiglóticas.

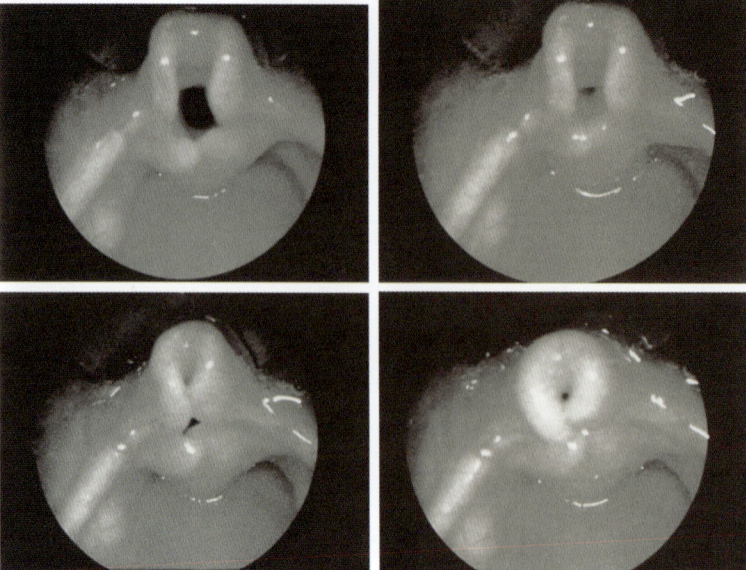

Fig. 167.6. Laringomalácia. Observe a obstrução progressiva com a inspiração à medida que a epiglote e as estruturas adjacentes colapsam em direção à abertura glótica.

tratamento inicial e pode ser repetida duas vezes. Epinefrina intravenosa (solução de 0,1 mg/mL) em bólus de 0,01 mg/kg seguido de 0,1 a 1 mcg/kg/min até 10 mcg/min pode ser necessária para pacientes em choque anafilático. Fluidos IV e oxigênio devem ser administrados. A epinefrina nebulizada pode ser administrada para reduzir o edema das vias aéreas e outros broncodilatadores podem ser administrados para broncoespasmo resistente à epinefrina. Anti-histamínicos H1 e H2 e corticosteroides são comumente administrados para alívio sintomático, mas não auxiliam na obstrução aguda das vias aéreas.[8–10] A intubação pode ser necessária e deve ser considerada precocemente. Na alta hospitalar, todos os pacientes com anafilaxia devem receber prescrição de um dispositivo autoinjetor de epinefrina (0,15 mg para crianças <30 kg; 0,3 mg para crianças mais velhas) e ser instruídos sobre seu uso. O acompanhamento com o médico da atenção primária para encaminhamento ao alergologista e uma pulseira de alerta médico também podem ser recomendados.

Doenças da Laringe

A laringe e as cordas vocais estão comumente envolvidas nas doenças obstrutivas das vias aéreas. Muitas destas condições são lesões congênitas, incluindo laringomalácia, membrana laríngea e paralisia das pregas vocais. Lesões adquiridas incluem papilomas laríngeos.

Lesões Congênitas. A laringomalácia é a causa mais comum de estridor crônico em lactentes e é responsável por 60% a 75% das anomalias laríngeas congênitas. É resultado do desenvolvimento incompleto da cartilagem de suporte da laringe. Com a inspiração, a epiglote longa e flácida, as aritenoides e as pregas ariepiglóticas são atraídas para a laringe e criam uma obstrução parcial (Fig. 167.6). O estridor inspiratório inicial começa várias semanas após o nascimento e piora com o posicionamento supino, a flexão do pescoço e o aumento do esforço respiratório (choro, IVAS). A laringomalácia raramente é associada a desconforto respiratório significativo, dificuldades na alimentação ou no crescimento. A maioria dos pacientes apresenta resolução completa dos sintomas aos 2 anos de idade e é tratada de forma conservadora. A broncoscopia por fibra óptica é utilizada para confirmar o diagnóstico e identificar a existência de anomalias coexistentes ou sincrônicas (p.ex., estenose subglótica, traqueomalácia). A intervenção cirúrgica é justificada nos casos graves em que a criança sofre de eventos apneicos, comprometimento respiratório, hipertensão pulmonar ou atrasos no crescimento.

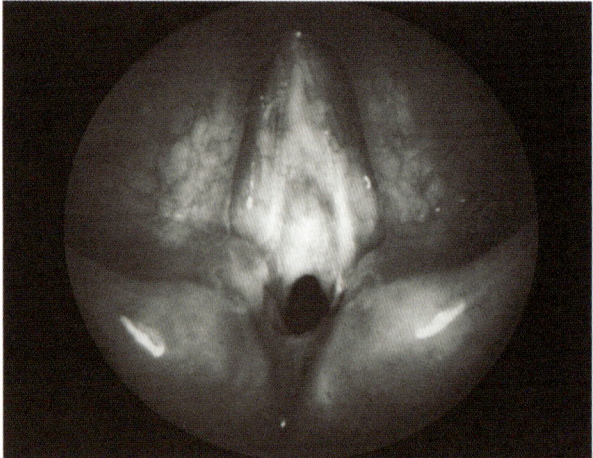

Fig. 167.7. Membrana laríngea extensa.

A paralisia das pregas vocais é a segunda causa mais comum de estridor crônico em lactentes. A paralisia bilateral das pregas vocais resulta em desconforto respiratório e estridor graves e, tipicamente, requer intervenção para proteção das vias aéreas. Está frequentemente associada a anomalias graves do sistema nervoso central, tais como malformações de Arnold–Chiari. A paralisia unilateral das pregas vocais geralmente ocorre do lado esquerdo e está relacionada à tração no nervo laríngeo recorrente à esquerda ou à compressão a partir das estruturas mediastinais. Bebês com paralisia unilateral das pregas vocais têm um choro rouco e fraco, dificuldades de alimentação e aspiração. O estridor geralmente piora com o desconforto e melhora com o posicionamento do lado afetado para baixo.

Uma membrana laríngea resulta de falha da recanalização completa da via aérea. A maioria das membranas fica entre as pregas e parece uma fusão anterior parcial (Fig. 167.7). O espectro de sintomas reflete o tamanho da membrana. Membranas pequenas podem causar um choro rouco e fraco e estridor leve. Membranas maiores e mais completas estão associadas a afonia e desconforto respiratório grave.

A membrana laríngea resulta da falha em completar a canalização da via aérea. A maioria das membranas localiza-se entre as pregas vocais e aparece como uma fusão anterior parcial. O espectro dos sintomas reflete o tamanho da membrana. Quando pequenas,

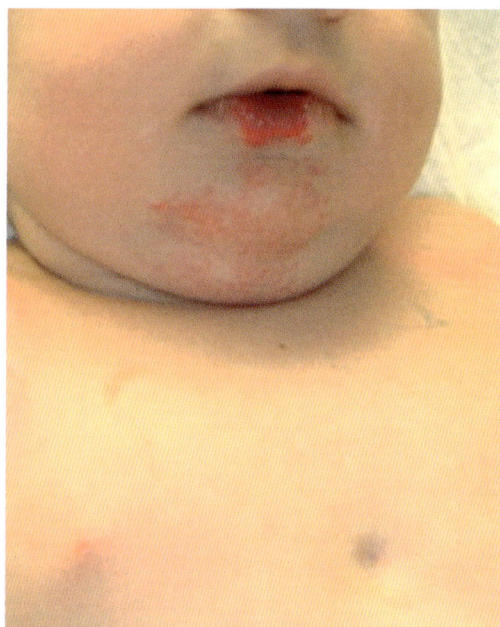

Fig. 167.8. Lactente de 2 meses com hemangioma facial na área de distribuição da barba. Verificou-se que este paciente também possuía um hemangioma subglótico. (De: O-Lee TJ, Messner A: Subglottic hemangioma. Otolaryngol Clin North Am. 41:903–911, viii–ix, 2008.)

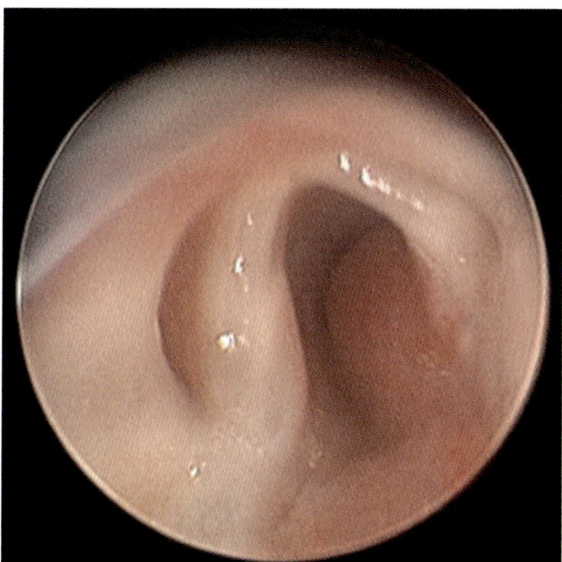

Fig. 167.9. Hemangioma subglótico visto na endoscopia. (De Ida JB, Thompson DM: Pediatric stridor. Otolaryngol Clin North Am 47:795–819, 2014.)

aos 6 meses como resultado do rápido crescimento do bebê e do hemangioma durante os primeiros meses de vida. Os sintomas respiratórios pioram com choro e agitação. Hemangiomas cutâneos são vistos em aproximadamente 50% dos casos (frequentemente com uma distribuição na região da barba; Fig. 167.8). Os hemangiomas das vias aéreas podem ser vistos em radiografias simples como uma lesão assimétrica ao longo da coluna aérea traqueal. A broncoscopia é diagnóstica (Fig. 167.9).

Lesões Adquiridas

Papilomas Laríngeos. Os papilomas da laringe são as neoplasias laríngeas benignas mais comuns em crianças e a segunda causa mais comum de rouquidão. Eles são tipicamente adquiridos após a exposição ao papilomavírus humano por transmissão vertical de uma mãe infectada. Em geral, lesões múltiplas estão presentes e geralmente ocorrem nas pregas vocais, mas podem envolver qualquer parte da laringe. Rouquidão, choro anormal e estridor inspiratório geralmente ocorrem entre 3 e 4 anos de idade. Os sintomas podem progredir para um desconforto respiratório grave à medida que as lesões aumentam e obstruem a laringe.

Doenças Traqueais Subglóticas. A traqueia subglótica é a origem do som inspiratório agudo comumente associado à obstrução das vias aéreas superiores. O espaço subglótico é a parte mais estreita da via aérea em crianças menores de 8 anos e é completamente circundado pelo anel cricoide. A anatomia predispõe essa parte da via aérea à obstrução. O estreitamento ou estenose subglótica pode resultar de uma anomalia congênita, inflamação da infecção e trauma associado à intubação prolongada.

Crupe Viral

Princípios da Doença. O crupe (laringotraqueobronquite) é a causa infecciosa mais comum de desconforto e obstrução das vias aéreas superiores na infância. É responsável por mais de 90% de todos os casos de estridor em crianças. Ocorre geralmente entre os 6 e os 36 meses de idade, mas pode ser observado desde cedo na infância até a idade escolar. O vírus parainfluenza é responsável por 50% a 75% dos casos; vírus sincicial respiratório, influenza A e B e rinovírus causam o restante. O quadro clínico associado ao influenza é mais grave do que com parainfluenza. O crupe é causado por inflamação, exsudação e edema dos tecidos mucosos e submucosos frouxamente aderidos do espaço subglótico. A mucosa inflamada se expande para o lúmen das vias aéreas porque a cartilagem cricoide forma um anel cartilaginoso completo (não expansível) nessa parte da traqueia.

Características Clínicas. O crupe é diagnosticado clinicamente. Um pródromo de febre branda e sintomas de IVAS por 1 a 3 dias é seguido por um início bastante abrupto de tosse ladrante, rouquidão e estridor inspiratório agudo. Os sintomas costumam desaparecer em 4 a 7 dias.[11] Um subgrupo de crianças com crupe tem envolvimento das vias aéreas inferiores e exibe broncoconstrição, edema das vias aéreas inferiores e atelectasias. Uma abordagem clínica simplificada para o diagnóstico diferencial de crupe é mostrada na Fig. 167.10. Foram desenvolvidos sistemas de pontuação para a avaliação de crupe; estes incluem uma avaliação de piora do estridor, tiragem, cianose, frequência cardíaca e frequência respiratória. Embora um escore formal de crupe em geral não seja utilizado em muitos contextos clínicos, a determinação de crupe leve, moderado ou grave deve ser baseada na avaliação cuidadosa desses cinco sinais, bem como no estado mental e no padrão respiratório (Fig. 167.11).

O crupe leve é caracterizado por tosse ladrante intermitente, estridor desencadeado por agitação, mas não em repouso, taquipneia e taquicardia leves. Uma criança neste estágio encontra-se minimamente desconfortável, bem hidratada e tem nível de consciência normal. O crupe moderado é caracterizado por estridor audível em repouso, com piora durante agitação, tosse ladrante e aumento do trabalho respiratório (tiragem, taquipneia, taquicardia). Um paciente com crupe moderado pode estar inquieto, mas é alerta, interativo e consolado pelos pais. A hipóxia é atípica no crupe

podem causar um choro rouco e fraco, além de estridor leve. Já as maiores, mais completas, estão associadas a afonia e dispneia grave.

A estenose laringotraqueal (subglótica) congênita é resultado de um defeito inato na recanalização da traqueia subglótica. Geralmente é vista uma deformidade do anel cricoide. Bebês com estenose grave têm estridor ao nascimento. Lesões mais leves podem ser assintomáticas até que ocorra obstrução adicional em decorrência de infecção ou inflamação. A estenose subglótica também é uma condição adquirida que ocorre após intubação prolongada ou trauma contuso no pescoço.

Hemangioma subglótico é uma causa menos comum de obstrução desta porção da via aérea e de estridor em lactentes. O bebê geralmente é assintomático ao nascimento, mas o estridor (que pode ser bifásico) e a tosse podem se desenvolver nas primeiras semanas a meses de vida. Os sintomas geralmente atingem o pico

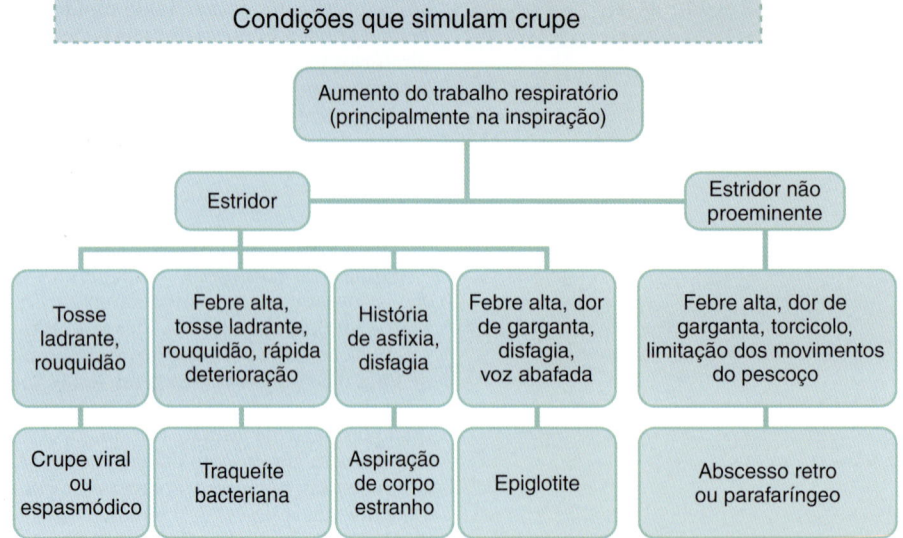

Fig. 167.10. Abordagem clínica ao diagnóstico diferencial de crupe com início agudo dos sintomas. (De Petrocheilou A, Tanou K, Kalampouka E, et al: Viral croup: diagnosis and a treatment algorithm. Pediatr Pulmonol 49:421–429, 2014.)

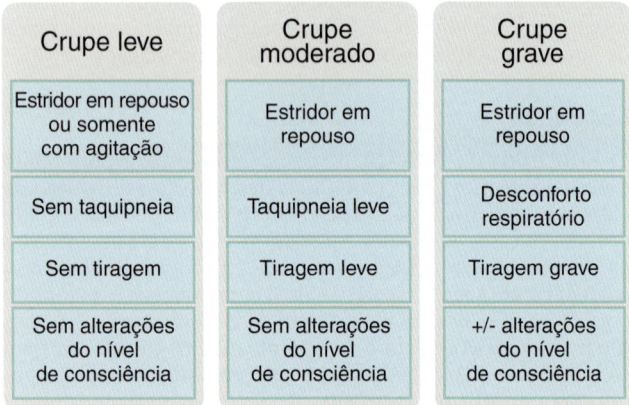

Fig. 167.11. Avaliação inicial da gravidade do crupe no departamento de emergência. (De Petrocheilou A, Tanou K, Kalampouka E, et al: Viral croup: diagnosis and a treatment algorithm. Pediatr Pulmonol 49:421–429, 2014.)

> **QUADRO 167.1**
>
> Crupe: Indicações de Internação
> Desconforto respiratório grave ou insuficiência respiratória
> Sintomas incomuns (hipóxia, hiperpirexia)
> Desidratação
> Persistência de estridor em repouso após epinefrina nebulizada e corticosteroides
> Persistência de taquicardia, taquipneia
> História médica prévia complexa (prematuridade, doença pulmonar, cardíaca)

leve ou moderado. Quando ela é vista, pode significar doença respiratória inferior concomitante, outro processo patológico ou crupe grave. A variante leve ocorre em 85% das crianças; menos de 1% das crianças têm um quadro grave.[11,12] Os exames laboratoriais não são diagnósticos e os estudos radiográficos do pescoço não alteram o manejo, nem são sensíveis ou específicos. O achado clássico na radiografia é o sinal da torre de igreja – um estreitamento afilado da margem usualmente curvilínea da traqueia subglótica – que pode ser visto naqueles com crupe e também em pacientes sem a doença.

Manejo. Os glicocorticoides reduzem os sintomas, diminuem a necessidade de epinefrina nebulizada, resultam em um número menor de readmissões na emergência e diminuem a permanência no DE e no hospital.[11–17] A dexametasona oral em uma dose de apenas 0,15 mg/kg é tão eficaz quanto doses maiores em diminuir a duração dos sintomas ou a hospitalização.[18,19] A budesonida inalatória (2 mg/dose) é tão eficaz quanto a dexametasona oral (0,6 mg/kg) em encurtar a duração da permanência hospitalar, melhorando os sintomas clínicos e diminuindo a necessidade contínua de epinefrina aerossolizada.

Epinefrina em aerossol, que reverte o edema e alivia os sintomas agudos por meio da vasoconstrição na mucosa subglótica, deve ser administrada a crianças com estridor em repouso. É uma medida temporizadora com um rápido início de ação (<10 minutos) e duração de 1 a 2 horas. A forma L da epinefrina é o isômero ativo e tem o mesmo grau de segurança e eficácia que a epinefrina racêmica; qualquer uma delas pode ser utilizada.[20] Os pacientes devem ser observados no departamento de emergência por 2 a 3 horas após a administração da epinefrina para garantir que o estridor e o desconforto respiratório não recorram.[20]

Há algumas evidências que sugerem o benefício em curto prazo da inalação com heliox em crupe moderado a grave; no entanto, não é possível recomendar seu uso rotineiro.[21] Ar frio umidificado não demonstrou melhorar os desfechos, havendo evidência insuficiente para apoiar seu uso rotineiro.[11,12,14,22]

A maioria das crianças com crupe pode receber alta com segurança, desde que o desconforto respiratório e o estridor tenham desaparecido. Uma pequena porcentagem de pacientes requer hospitalização. Vários fatores podem afetar a decisão de internar uma criança com crupe moderado, como gravidade dos sintomas na avaliação inicial, persistência do desconforto respiratório, estridor em repouso, hipóxia, má resposta ao tratamento, desidratação, história sugestiva de doença das vias aéreas ou crupe recorrente, idade mais nova (<6 meses), febre alta e falta de suporte social (Quadro 167.1).

Crupe grave é raro (<1%) e está associado a sinais de obstrução das vias aéreas e insuficiência respiratória — fadiga, hipóxia, hipercapnia, alteração do nível de consciência e desconforto respiratório extremo. No raro caso em que a intubação é necessária, um tubo endotraqueal com pelo menos metade do diâmetro esperado para o tamanho da criança é frequentemente necessário. Se o tubo endotraqueal que se conseguir passar for pequeno demais para permitir uma ventilação adequada, pode ser necessária uma traqueostomia.

Crupe Espasmódico ou Atípico

Crupe espasmódico ou atípico é uma entidade clínica um tanto indistinta, com muitas características que se sobrepõem às do

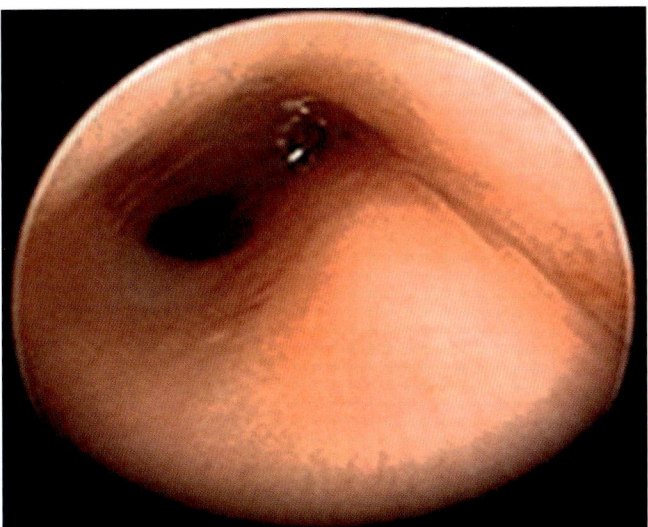

Fig. 167.12. Compressão vascular externa da traqueia observada na endoscopia. (De Ida JB, Thompson DM: Pediatric stridor. Otolaryngol Clin North Am 47:795–819, 2014.)

crupe viral. Não há consenso sobre a definição, mas o termo crupe atípico frequentemente é utilizado para descrever vários episódios recorrentes ou crupe em crianças fora da faixa etária esperada. Foi descrita uma associação com alergia, atopia, hiperreatividade das vias aéreas, asma e refluxo gastroesofágico. Grandes lesões das vias aéreas (geralmente estenose subglótica) podem estar presentes e contribuir para a fisiopatologia.[23]

Doenças da Traqueia

A obstrução da traqueia distal ao espaço subglótico pode ser resultado de lesões congênitas e adquiridas.

Lesões Congênitas.
A traqueomalácia resulta da cartilagem de suporte anormalmente flexível e pouco desenvolvida dos anéis traqueais. A traqueomalácia primária ou congênita é observada em recém-nascidos a termo saudáveis, bem como em bebês com condições como síndrome de Down e síndrome de DiGeorge. Lactentes saudáveis com doença isolada têm um bom prognóstico porque os sintomas melhoram à medida que a cartilagem se fortalece com o crescimento. A doença secundária está associada à compressão extrínseca da traqueia (p. ex., anéis vasculares, tumor, nódulos, cistos). A traqueomalácia deve ser suspeitada em pacientes com história de estridor que aumenta durante as primeiras semanas de vida e piora com agitação, posicionamento supino e infecção. As radiografias simples geralmente não são diagnósticas, mas estudos dinâmicos, como a fluoroscopia, podem ser úteis. Deve ser feito o encaminhamento ao médico da atenção primária para avaliação adicional após o atendimento de emergência.

A estenose traqueal é uma anomalia congênita que resulta de anéis traqueais completos. Os bebês têm estridor e desconforto respiratório persistentes. Como o diâmetro da traqueia é fixo, os sintomas pioram com a agitação e a idade.

A compressão traqueal pode ocorrer externamente a partir de anomalias vasculares ou lesões mediastinais (Fig. 167.12). Um anel vascular é uma anomalia do arco aórtico e vasos relacionados, em que um anel de vasos circunda a traqueia, o esôfago ou ambos. Exemplos de anéis vasculares incluem um arco aórtico duplo, arco aórtico direito com persistência do ducto arterioso esquerdo, artéria inominada anômala e artéria carótida comum esquerda anômala, artéria pulmonar esquerda ou artéria subclávia direita aberrante. Estridor, sibilância, dispneia e tosse são sintomas iniciais comuns e frequentemente são confundidos com IVAS. Muitos pacientes com anéis vasculares apresentam alterações cardiovasculares adicionais. A associação de malformações cardíacas congênitas deve ser considerada na avaliação desses pacientes. Outras lesões mediastinais associadas que podem comprimir a traqueia incluem cisto de duplicação do esôfago, cistos broncogênicos, cisto mediastinal, teratoma, linfoma e linfadenopatia.

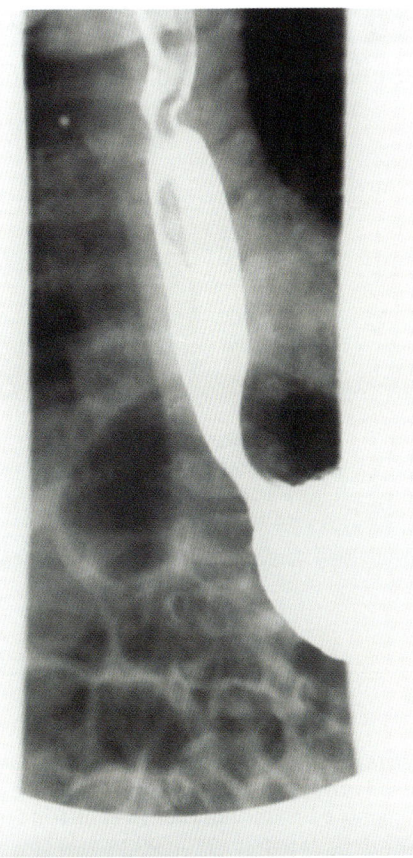

Fig. 167.13. Esofagograma baritado. Note a indentação do esôfago causada por um anel vascular circundante.

Lactentes com anéis vasculares apresentam tipicamente problemas respiratórios e alimentares persistentes e inexplicáveis. Uma radiografia de tórax revelando um arco aórtico anormal (do lado direito) pode sugerir o diagnóstico na emergência; a esofagografia com bário tem sido tradicionalmente considerada o procedimento diagnóstico mais importante em pacientes com anéis vasculares completos (Fig. 167.13). A necessidade de estudos adicionais, como TC, RM, angiografia ou broncoscopia, deve ser individualizada.

Traqueíte Bacteriana
Princípios. A traqueíte bacteriana — crupe membranoso, crupe bacteriano, crupe pseudomembranoso — é uma causa grave de estridor e obstrução das vias aéreas em crianças. A epidemiologia das infecções das vias aéreas superiores mudou desde a imunização generalizada para *H. influenzae* e o uso de corticosteroides para o crupe. Isso aumentou a frequência relativa de traqueíte bacteriana como causa de insuficiência respiratória por infecção das vias aéreas superiores. Ela tem uma probabilidade três vezes maior de causar insuficiência respiratória do que epiglotite e crupe viral combinados. Geralmente afeta crianças mais jovens, mas pode ocorrer em qualquer idade.

A patogênese da traqueíte bacteriana é a inflamação grave do epitélio traqueal e a produção de secreções mucopurulentas espessas. O revestimento da traqueia forma uma membrana frouxamente aderente que pode se tornar necrótica e esfacelada, ocluindo o lúmen. Microabscessos podem estar presentes na mucosa traqueal. Perfuração e pneumomediastino foram descritos. Tradicionalmente, *S. aureus* (incluindo MRSA) tem sido o principal responsável pela traqueíte bacteriana, mas muitas bactérias causadoras foram relatadas. Traqueíte fúngica em indivíduos imunocomprometidos indica um prognóstico grave.

TABELA 167.2
Comparação entre Crupe, Epiglotite e Traqueíte Bacteriana

PARÂMETRO	CRUPE	EPIGLOTITE	TRAQUEÍTE BACTERIANA
Idade de pico	6 meses a 3 anos	5 a 7 anos, mas pode ser vista durante toda a infância	3 a 5 anos, mas pode ser vista durante toda a infância
Características patológicas	Inflamação subglótica, edema	Inflamação e edema da epiglote, pregas ariepiglóticas	Superinfecção bacteriana com inflamação da mucosa traqueal, secreção mucopurulenta abundante obstruindo a traqueia
Organismos	Vírus parainfluenza, VSR, adenovírus, influenza	*Haemophilus influenzae*, estreptococos beta-hemolíticos do grupo A, *Staphylococcus aureus*, *Streptococcus pneumoniae*	*S. aureus* ou flora mista
Características clínicas	O início segue o pródromo de IVAS que consiste em tosse ladrante, rouquidão, febre baixa, estridor inspiratório	Rápida progressão de febre alta, toxemia, sialorreia, estridor	Vários dias de pródromo de doença semelhante ao crupe, progredindo para toxemia, estridor inspiratório e expiratório, dispneia acentuada
Achados laboratoriais e radiográficos	Normal ou sinal da torre de igreja na incidência PA do pescoço	Sinal do dedo polegar na face lateral do pescoço, pregas ariepiglóticas espessadas, ausência de ar na valécula	Estruturas das vias aéreas superiores normais, coluna aérea traqueal irregular
Manejo	Corticosteroides, epinefrina nebulizada	Intubação, antibióticos	Broncoscopia, antibióticos, intubação

PA, Posteroanterior; VSR, vírus sincicial respiratório; IVAS, infecção das vias aéreas superiores.

Características Clínicas. A apresentação clássica da traqueíte bacteriana é uma criança toxemiada com febre alta e estridor que piora rapidamente e não melhora com a epinefrina racêmica. Os sintomas podem se sobrepor aos do crupe e da epiglotite (Tabela 167.2). A maioria dos pacientes apresenta um pródromo viral de febre, tosse ladrante e estridor. Esses sintomas tipicamente se intensificam à medida que a superinfecção bacteriana cresce no epitélio traqueal danificado. A criança parece toxemiada e os sinais de obstrução das vias aéreas e insuficiência respiratória podem desenvolver-se agudamente. Menos comumente, pode ocorrer traqueíte bacteriana primária com início fulminante e rápida progressão para desconforto respiratório agudo. As características que sugerem traqueíte bacteriana incluem um pródromo viral seguido de descompensação aguda, sintomas atípicos para crupe (p. ex., febre alta, cianose, desconforto grave), resposta deficiente ao tratamento usual de crupe (p. ex., esteroides, epinefrina aerossolizada) e estridor inspiratório e expiratório. Alterações nos perfis bacteriológicos produziram infecções menos virulentas, porém mais prolongadas, aumentando o desafio diagnóstico.[6]

Estratégias Diagnósticas. A avaliação de uma criança de aparência toxemiada com traqueíte bacteriana deve ser conduzida rapidamente. Exames laboratoriais não são diagnósticos. A leucometria é frequentemente normal ou ligeiramente elevada, e as hemoculturas raramente são positivas na traqueíte bacteriana. As incidências lateral e anteroposterior do pescoço e do tórax podem ser úteis. Os achados em radiografias simples incluem o estreitamento subglótico, uma margem irregular da normalmente lisa coluna aérea traqueal e uma densidade nebulosa dentro do lúmen traqueal, simulando a aparência de corpos estranhos nas vias aéreas. A epiglote e as estruturas supraglóticas parecem normais. Além disso, a radiografia de tórax pode revelar pneumonia coexistente. A broncoscopia é diagnóstica e terapêutica e deve ser realizada de forma emergencial (Fig. 167.14). Este procedimento deve permitir a visualização das estruturas supraglóticas e da laringe, a exclusão de outras doenças, a aspiração de secreções e detritos traqueais e o estabelecimento de uma via aérea artificial.

Manejo. O desconforto grave raramente pode exigir intubação imediata e aspiração no departamento de emergência, embora o manejo das vias aéreas no centro cirúrgico seja o preferido. O debridamento traqueal endoscópico pode resultar em melhora clínica significativa e permitir que a criança seja tratada sem intubação. Broncoscopias seriadas podem ser necessárias para manejar as secreções. A intubação endotraqueal é necessária em crianças com

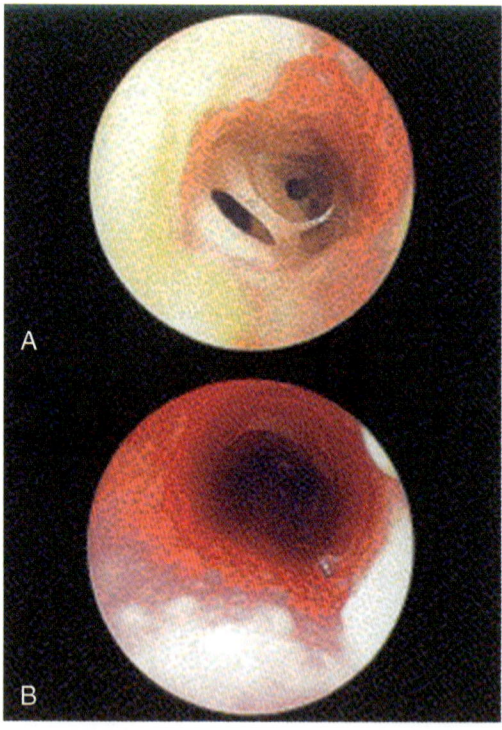

Fig. 167.14. Membranas traqueais espessas observadas por broncoscopia rígida na traqueíte bacteriana. **A**, Secreções membranosas aderentes espessas. **B**, A árvore traqueobrônquica distal não tem alterações significativas. (De Salamone FN, Bobbitt DB, Myer CM, et al: Bacterial tracheitis reexamined: is there a less severe manifestation? Otolaryngol Head Neck Surg 131:871-876, 2004.)

desconforto respiratório e hipóxia. Os pacientes devem ser hospitalizados e receber oxigênio suplementar, ressuscitação volêmica e antibióticos de amplo espectro.

Recomenda-se ampla cobertura antibiótica com um agente antiestafilocócico (p. ex., vancomicina, clindamicina) associado a uma cefalosporina de terceira geração (p. ex., cefotaxima, ceftriaxona). Alternativamente, pode ser utilizado um agente antiestafilocócico mais ampicilina-sulbactam. Em pacientes alérgicos à penicilina, deve-se administrar vancomicina ou clindamicina mais uma quinolona (ciprofloxacino, se *Pseudomonas* for uma preocupação ou levofloxacino se houver suspeita de *Streptococcus pneumoniae*). Embora 7 a 10 dias geralmente sejam suficientes, ciclos mais longos de antibióticos podem ser necessários para crianças com infecção extratraqueal ou inflamação traqueal persistente. As complicações da traqueíte bacteriana incluem síndrome do choque tóxico, choque séptico, insuficiência renal, edema pulmonar pós-intubação, síndrome do desconforto respiratório agudo e necessidade de reentubação. Estenose subglótica residual tem sido descrita.

Corpos Estranhos

Corpo Estranho nas Vias Aéreas

Perspectiva. Asfixia por obstrução das vias aéreas secundária à presença de corpo estranho no esôfago ou nas vias aéreas é uma causa comum de morte em crianças. Alimentos arredondados (p.ex., amendoim, uvas, uvas-passas, salsichas) são especialmente comuns. Os objetos maleáveis são os mais difíceis de manejar e remover, e os balões, incluindo aqueles feitos de luvas utilizadas para exame encontradas nos consultórios médicos, são os objetos com maior probabilidade de resultar em morte.

Objetos grandes que se alojam nas vias aéreas superiores e na traqueia causam sinais dramáticos de obstrução das vias aéreas superiores (p. ex., dispneia, sialorreia, estridor, cianose) e carregam o pior prognóstico. Objetos que passam pelo espaço subglótico tipicamente se alojam em um brônquio, geralmente no brônquio principal direito, ou em uma parte mais terminal das vias aéreas.

Características Clínicas. Um corpo estranho nas vias aéreas superiores pode causar obstrução parcial ou completa. Os sinais clínicos de obstrução completa incluem troca de ar insuficiente, tosse ineficaz, desconforto grave e cianose. A aspiração de corpo estranho que se instalou nas vias aéreas inferiores pode ter sintomas subagudos, como sibilos unilaterais, ou pode se apresentar mais tardiamente (dias a anos) como pneumonia recorrente. A sensibilidade de um episódio de asfixia testemunhado varia na literatura.

Exames Diagnósticos. Em uma criança com corpo estranho aspirado na via aérea superior, muitas vezes não há tempo, nem é prudente, realizar exames de diagnóstico por imagem. Em um paciente estável, uma radiografia cervical lateral portátil e radiografia de tórax podem ser obtidas desde que o paciente possa manter uma posição de conforto. Os achados radiográficos suspeitos de aspiração de corpo estranho incluem materiais radiopacos, desvio do mediastino, enfisema e atelectasia.[24] Uma radiografia de tórax normal não é capaz de descartar corpo estranho não radiopaco.[25] A tomografia computadorizada e a broncoscopia virtual (uma imagem de TC tridimensional reformatada que gera cortes intraluminais da via aérea até os brônquios de sexta e sétima geração) podem ser utilizadas para auxiliar no diagnóstico em casos ambíguos. A broncoscopia flexível diagnóstica é indicada com suspeita clínica significativa de aspiração de corpo estranho, apesar da imagem normal.[25,26]

Manejo. Um corpo estranho obstruindo agudamente as vias aéreas superiores requer intervenção emergencial com manobras básicas de suporte de vida. Lactentes com menos de 1 ano engasgados devem receber cinco golpes nas costas entre as escápulas, seguidos por cinco compressões torácicas com a cabeça abaixo do tronco. Compressões abdominais não devem ser realizadas em lactentes e podem lesionar órgãos abdominais. Varreduras com o dedo às cegas não são mais recomendadas e podem empurrar o objeto ainda mais para dentro da via aérea.[27,28]

A manobra de Heimlich é utilizada em crianças conscientes maiores de 1 ano; compressões torácicas devem ser administradas em crianças inconscientes. Se não houver elevação do tórax com a ventilação assistida com um dispositivo de máscara e bolsa, são indicadas técnicas avançadas na via aérea. A laringoscopia deve ser realizada para tentar visualizar e remover de corpo estranho com um fórceps pediátrico de Magill. Se o corpo estranho obstrutor não puder ser visualizado, ele pode ser empurrado distalmente para o brônquio principal direito com um tubo endotraqueal para ventilar a porção não obstruída do pulmão. Recrutar a perícia adicional de um otorrinolaringologista, anestesista ou cirurgião geral pode ser valioso.

Um paciente adequadamente oxigenado e que estiver movimentando ar deve inicialmente ter permissão para manter a posição preferida, continuar tossindo para limpar a obstrução e respirar espontaneamente até que o manejo cirúrgico possa ser organizado. A paralisia com indução de sequência rápida deve ser evitada se o paciente estiver mantendo uma via aérea patente; com o bloqueio neuromuscular, o tônus das vias aéreas pode se perder e uma obstrução parcial pode se tornar completa.

Cenário "Não entubo, Não ventilo". A cricotireoidostomia cirúrgica não é recomendada para lactentes e crianças menores de 6 a 10 anos. A anatomia muda com o crescimento (ou seja, a laringe é alta e a membrana cricotireóidea pequena), e pode ser difícil localizar os marcos anatômicos pertinentes até que a criança esteja em idade escolar. A compressibilidade traqueal também aumenta o risco de complicações. A cricotireoidostomia por punção também pode ser utilizada, mas a retenção significativa de CO_2 limita sua eficácia.

Kits comerciais de ventilação percutânea transtraqueal podem ser adquiridos, mas kits caseiros podem ser construídos utilizando-se ferramentas prontamente disponíveis no DE. Um cateter vascular de calibre 14 a 18 (o tamanho do cateter não afeta a taxa de fluxo de gás turbulento) é inserido na membrana cricotireóidea e conectado a uma seringa de 3 mL (sem o êmbolo) para um adaptador do tubo endotraqueal de 7,5 mm (TET) (ou um conector de TET de 3,0 mm diretamente ao cateter). Esses kits caseiros são rígidos e podem se deslocar facilmente. Configurações alternativas incluem o uso de equipos de infusão IV — conectá-los ao cateter venoso, cortando o tubo e unindo-o a um conector de TET de 2,5 mm — ou a conexão direta entre o tubo de oxigênio e o cateter com um conector Y ou com uma torneira de três vias. A ventilação com bolsa e máscara (recomendada em crianças <5 anos) pode ser realizada com o uso de um adaptador de TET a 10 a 12 respirações/min para minimizar o barotrauma, permitindo a expiração passiva. A ventilação transtraqueal percutânea (em crianças ≥5 anos) é administrada a uma taxa de fluxo de oxigênio de 1 L/min/ano de idade, com uma relação inspiração/expiração de 1:4 (I:E). Os adultos devem receber oxigênio da fonte da parede a 15 L/min (50 a 58 psi) e crianças a uma taxa de 10 a 12 l/min (25 a 35 psi). A obstrução completa das vias aéreas não permite a expiração passiva e necessita de redução da taxa de ventilação bolsa-máscara para cinco ou seis respirações/min ou relação I:E de 1:8 a 10 como uma medida temporária. Complicações da cricotireoidostomia por punção incluem barotrauma e dano a estruturas adjacentes.[29,30]

CONCEITOS-CHAVE

A parada respiratória precede a maioria das paradas cardíacas pediátricas. O reconhecimento rápido de um problema nas vias aéreas e a intervenção na obstrução potencialmente fatal das vias aéreas superiores são críticos nesta faixa etária.

Abscesso Retrofaríngeo
- Esta é uma emergência potencialmente fatal em crianças pequenas com sinais de obstrução das vias aéreas superiores ou meningismo; ele frequentemente está relacionado a trauma oral.

- O abscesso retrofaríngeo é mais frequentemente causado por *Staphylococcus aureus*, estreptococos do grupo A e anaeróbios. O tratamento consiste em hospitalização, antibióticos intravenosos e, para casos mais graves, drenagem cirúrgica.

Epiglotite
- A epiglotite pode ser causada por diversas bactérias ou lesão local. Na era pós-vacina contra *H. influenzae* tipo b, o perfil típico da epiglotite mudou para incluir pacientes mais velhos.

Continua

CONCEITOS-CHAVE (Cont.)

- As características clínicas da epiglotite costumam ser sutis, como no adolescente mais velho (p.ex., dor de garganta desproporcional aos achados físicos, sensibilidade anterior no pescoço), mas também podem ser dramáticas, como em lactentes e crianças pequenas (p. ex., sialorreia, estridor, toxemia, desconforto respiratório grave).

Crupe
- O crupe viral é a infecção mais comum das vias aéreas superiores em crianças pequenas.
- Glicocorticoides (geralmente administrados como uma dose única oral de dexametasona) reduzem sintomas, hospitalizações e permanência no DE.
- O tratamento de crupe moderado a grave inclui epinefrina nebulizada, além de glicocorticoides. Esses pacientes podem receber alta do DE após um período de observação pós-tratamento de 2 a 3 horas, se permanecerem sem estridor e desconforto e tiverem acesso a cuidados de acompanhamento.

Traqueíte Bacteriana
- Suspeite de traqueíte bacteriana quando uma IVAS progride para toxemia aguda, desconforto respiratório e estridor acentuados. O tratamento padrão para o crupe deve ser iniciado, mas não melhora os sintomas do paciente. A antibioticoterapia deve incluir uma cefalosporina e cobertura para *S. aureus*, que é a causa mais comum dessa infecção.
- A broncoscopia é diagnóstica e terapêutica e deve ser realizada de forma emergencial.

Corpo Estranho nas Vias Aéreas
- Obstrução completa devido a corpo estranho em via aérea requer procedimentos emergenciais de suporte básico de vida seguido de procedimentos avançados para remoção do corpo estranho.
- Radiografias simples podem ser negativas quanto a corpos estranhos aspirados. Uma broncoscopia deve ser realizada no caso de suspeita clínica de aspiração.
- Cricotireoidostomia de emergência pode ser necessária para pacientes obstruídos que não podem ser intubados ou ventilados como uma medida temporizadora de salvamento; a cricotireoidostomia por punção é preferida em lactentes e crianças pequenas devido aos desafios na identificação de marcos e complicações associadas à cricotireoidostomia cirúrgica.

As referências para este capítulo podem ser encontradas on-line no website Expert Consult associado à obra.

CAPÍTULO 168
Emergências Respiratórias Pediátricas: Obstrução da Vias Aéreas Inferiores

Richard J. Scarfone | Jefrey A. Seiden

ASMA

Princípios

A asma é a doença crônica mais prevalente na infância, afetando quase 7 milhões de crianças nos Estados Unidos. Nas últimas 3 décadas, as taxas de prevalência de asma infantil aumentaram mais que o dobro. Além disso, existem importantes disparidades raciais entre as crianças com essa condição. Em comparação com crianças brancas, as crianças afro-americanas têm uma taxa de prevalência 60% maior, taxa de atendimento no departamento de emergência (DE) 260% maior, taxa de hospitalização 250% maior e taxa de mortalidade 500% maior devido à asma.

Anatomia e Fisiologia

A asma é uma doença das vias aéreas inferiores marcada por broncoconstrição, edema da mucosa e secreções pulmonares. As infecções vias aéreas superiores (IVAS) associadas à rinorreia abundante, um desencadeante comum de exacerbação da asma, podem aumentar significativamente a resistência das vias aéreas inferiores em crianças pequenas. Como as crianças têm uma parede torácica mais complacente e costelas mais horizontalizadas, sua capacidade de utilizar o tórax para aumentar o volume corrente é limitada; assim, a ventilação é altamente dependente do movimento diafragmático. Além disso, o volume/minuto é amplamente dependente da frequência respiratória e pode levar rapidamente à fadiga. Uma criança com menos de 12 meses apresenta um índice de consumo de oxigênio que é o dobro do de um adulto. O aumento da resistência das vias aéreas e uma parede torácica complacente predispõem os lactentes à taquipneia, aumento do trabalho respiratório e aumento do consumo de oxigênio. Como resultado, a criança com desconforto respiratório pode desenvolver rapidamente hipoxemia, bradicardia e parada cardiorrespiratória.

Características Clínicas

Todas as crianças com sibilância aguda que chegam para os cuidados de emergência devem ser monitorizadas e ter a saturação de oxigênio determinada pela oximetria de pulso. Se necessário, oxigênio suplementar deve ser fornecido. Depois disso, o médico emergencista pode iniciar a avaliação clínica.

História

Para determinar o grau inicial da doença e iniciar a terapia apropriada rapidamente, uma história inicial concisa deve ser obtida, seguida de um exame físico que foque o sistema cardiopulmonar. Após o início da terapia, uma história e um exame mais abrangentes podem ser realizados. A história inicial deve incluir perguntas sobre a idade da criança, duração e gravidade dos sintomas, uso recente de medicamentos e hospitalizações, incluindo a necessidade de cuidados em uma unidade de terapia intensiva (UTI) ou intubação. Os pais devem ser capazes de relatar como a gravidade desse ataque se compara com a das exacerbações anteriores. Uma história de dificuldade para dormir, comer ou falar sugere uma exacerbação moderada a grave. Os profissionais devem observar nomes, doses e frequência de medicamentos para asma, bem como condições pré-existentes.

Depois de iniciar a terapia, uma história mais abrangente deve incluir perguntas sobre os desencadeantes da asma, como IVAS, fumaça de cigarro, alergias e exercícios. Visitas ao departamento de emergência ou hospitalizações frequentes por asma podem indicar asma mal controlada. O impacto da asma na vida da criança pode ser medido pela frequência mensal de sintomas diurnos ou noturnos, incluindo tosse, bem como dias perdidos na escola ou atividade restrita. Uma criança com asma persistente, marcada por sintomas frequentes, deve receber terapia anti-inflamatória diária; aquelas com mais de 5 anos devem monitorar os sintomas com um medidor de pico de fluxo. As histórias familiares e sociais devem focar asma, fibrose cística ou doença atópica e a adequação dos sistemas de suporte em casa.

Exame Físico

O exame inicial focado inclui a avaliação de sinais vitais, estado mental e sistema cardiopulmonar. Uma criança que está ansiosa, inquieta ou letárgica pode estar hipoxêmica. Nenhum escore de asma foi universalmente adotado para avaliar o grau de doença ou as respostas ao tratamento. No entanto, a maioria dos escores inclui alguma combinação de frequência respiratória, grau de sibilância, relação inspiratória/expiratória, uso de músculos acessórios e saturação de oxigênio. Esses escores podem auxiliar na avaliação do grau da doença pré-tratamento e no monitoramento da resposta à terapia.

A avaliação do trabalho respiratório deve incluir uma inspeção cuidadosa do tórax e do pescoço; a palpação do tórax e do pescoço pode revelar ar subcutâneo associado a pneumomediastino ou pneumotórax. Crianças gravemente doentes podem apresentar sibilos audíveis sem estetoscópio ou nenhum sibilo devido à pouca ventilação. Sibilos assimétricos sugerem pneumonia, pneumotórax ou corpo estranho. Partes do exame que provocam ansiedade, como a otoscopia, devem ser postergadas até que o tratamento esteja em andamento.

Considerações Diagnósticas

Diagnósticos Diferenciais

O diagnóstico diferencial para asma infantil inclui bronquiolite, laringotraqueobronquite (crupe), pneumonia e refluxo gastroesofágico (Tabela 168.1). A bronquiolite é a doença mais comumente confundida com asma, e as duas não podem ser distinguidas apenas pelos achados de exame.

O crupe pode ter uma causa viral ou alérgica e afeta crianças desde a infância até o início da idade escolar. A apresentação clínica é marcada por um início abrupto de uma tosse áspera ladrante e um estridor inspiratório. Os sintomas são tipicamente piores à noite. A asma não se manifestará apenas com estridor, mas um subgrupo de crianças com crupe pode apresentar estridor e sibilância. Crianças com pneumonia podem às vezes apresentar um componente de

TABELA 168.1

Diagnóstico Diferencial de Asma

CONDIÇÕES	DIFERENCIAIS
INFECCIOSA	
Bronquiolite	Bebê, infecção das vias aéreas superiores precedente, sazonal, sem história de atopia, sem história familiar de asma
Laringotraqueobronquite (crupe)	Estridor inspiratório, tosse metálica, febre, resposta ao ar umidificado
Pneumonia	sibilância focal, ronco, estertores, grunhidos, febre
Tuberculose	Adenopatia difusa, perda de peso, febre prolongada
Bronquiolite obliterante	Tosse prolongada ou dor torácica, exposição inalatória a toxina
ANATÔMICA OU CONGÊNITA	
Refluxo Gastroesofágico	Êmese frequente, perda de peso, aspiração
Fibrose cística	Diarreia, perda de peso, tosse crônica, suor salgado
Insuficiência cardíaca congestiva	Estertores, murmúrios, galope, hepatoesplenomegalia, cardiomegalia ou congestão vascular pulmonar na radiografia do tórax
Fístula traqueoesofágica	Asfixia, tosse, cianose com alimentação
Massa mediastinal	Dor torácica, densidade no mediastino na radiografia do tórax
Anel vascular	Estridor, cianose, apneia, tosse metálica de tom alto, disfagia
ADQUIRIDA	
Aspiração de corpo estranho	História de asfixia, criança pequena, exame pulmonar assimétrico, hiperinsuflação unilateral na radiografia de tórax
Anafilaxia	Início abrupto, urticária, angioedema, história de alergias

sibilância, embora estertores e roncos sejam os achados auscultatórios usuais. Lactentes e crianças pequenas com pneumonia também podem apresentar febre alta, tosse, grunhidos, batimento de asas do nariz, retrações e um exame pulmonar assimétrico.

Testes Diagnósticos

A saturação de oxigênio de qualquer criança com desconforto respiratório deve ser determinada logo após a chegada ao DE, e oxigênio suplementar deve ser fornecido se a saturação de oxigênio for de 92% ou inferior. A maioria das crianças com sibilos é tratada presuntivamente de uma exacerbação da asma sem exames de imagem ou de laboratório. Estudos adjuvantes, como a saturação arterial de oxigênio medida pela oximetria de pulso, podem auxiliar na determinação do grau inicial da doença. A realização de uma análise de gasometria arterial (GA) raramente é indicada para crianças com asma, mas pode ser obtida em crianças com broncoespasmo grave e sinais de insuficiência respiratória, apesar da terapia inicial. Uma pressão parcial alta ou aparentemente normal de dióxido de carbono ($PaCO_2 \geq 40$ mmHg) em uma criança com hipóxia e retrações indica ventilação prejudicada e insuficiência respiratória iminente.

A medida da taxa de Pico de Fluxo Expiratório (PFE) é um meio de obter uma avaliação objetiva da gravidade da exacerbação. No entanto, até dois terços das crianças com mais de 5 anos não conseguem realizar o teste de PFE durante uma exacerbação da asma. Quando viável, o PFE deve ser medido com a criança em pé e a melhor de três tentativas registrada.

IVAS marcadas por febre baixa e tosse são fatores desencadeantes comuns das exacerbações da asma. Esses sinais se sobrepõem aos encontrados em crianças com pneumonia, dificultando a determinação da necessidade de obtenção de uma radiografia de tórax. Não foi encontrado qualquer conjunto de preditores que possa identificar com precisão crianças com probabilidade de apresentar anormalidades radiográficas. Médicos emergencistas frequentemente obtêm uma radiografia de tórax para crianças com asma no departamento de emergência, mas raramente são descobertas pneumonias ou outros diagnósticos inesperados, mesmo que a criança nunca tenha sibilado antes.[1]

Não deve ser prática rotineira obter uma radiografia de tórax para crianças com sibilância, mesmo para aquelas que estão febris, com sibilância pela primeira vez ou que necessitam de hospitalização. A realização de radiografia de tórax é indicada para aquelas crianças com história de engasgo, achados focais no peito, desconforto extremo ou enfisema subcutâneo. A reavaliação após tratamento com β2-Agonista de Curta Ação (SABA) para avaliar a resolução dos achados focais pode diminuir ainda mais a necessidade de se obter uma radiografia de tórax.

Manejo

As crianças podem ser estratificadas por grau de doença com base no exame físico (Fig. 168.1).

Exacerbação Leve

Uma exacerbação leve é caracterizada por um estado de alerta, taquipneia leve, sibilância expiratória apenas, fase expiratória levemente prolongada, uso mínimo de músculo acessório e saturação de oxigênio superior a 95%. Pacientes com uma exacerbação leve geralmente requerem apenas terapia com SABA. Concordamos com o Painel de Especialistas do National Heart, Lung, and Blood Institute (NHLBI), que recomenda que os pacientes recebam terapia a cada 20 minutos na primeira hora de atendimento. As crianças com exacerbações leves geralmente melhoram prontamente com apenas um ou dois tratamentos com SABA e muitas são tratadas sem corticosteroides (CE) sistêmicos. No entanto, CE podem ser administrados a crianças levemente doentes que receberam doses de SABA em casa antes da apresentação ou àquelas que não respondem prontamente à terapia com SABA (ver adiante, "Exacerbação Moderada").

O Albuterol Racêmico tornou-se o SABA de escolha para o tratamento de crianças com asma aguda. Opções para o modo de administração incluem um nebulizador de pequeno volume (NEB) e um inalador dosimetrado com um espaçador (MDI-S). A maioria dos médicos emergencistas utiliza os NEBs para administrar SABA, independentemente da gravidade da doença. Os NEBs fornecem um meio passivo de receber medicação em aerossol, porque não é necessária uma coordenação precisa entre a respiração e a administração do aerossol; adicionalmente, uma medicação anticolinérgica e oxigênio umidificado podem ser administrados concomitantemente. No entanto, a distribuição é ineficiente, com apenas cerca de 10% do medicamento distribuído nas pequenas vias aéreas. A administração também leva cerca de 10 minutos, aumentando o tempo e os custos da terapia respiratória.

Por outro lado, os espaçadores utilizados com um MDI fornecem um reservatório de medicação que fica disponível para ser inalado. Portanto, a coordenação precisa entre o acionamento e a inalação não é necessária, e não há necessidade de retenção da respiração. Após cada acionamento, as crianças devem respirar de cinco a oito vezes. A deposição de fármaco na orofaringe e a absorção sistêmica são reduzidas com o uso de um espaçador, e o tempo de administração reduzido pode resultar em custos reduzidos.[2] Espaçadores equipados com máscara facial estão disponíveis para crianças muito novas para usar o bocal do espaçador, embora os bocais sejam preferíveis para crianças mais velhas para diminuir a filtragem nasal do fármaco.

Numerosos ensaios clínicos e metanálises demonstraram consistentemente que a distribuição pelo MDI-S é pelo menos tão eficaz

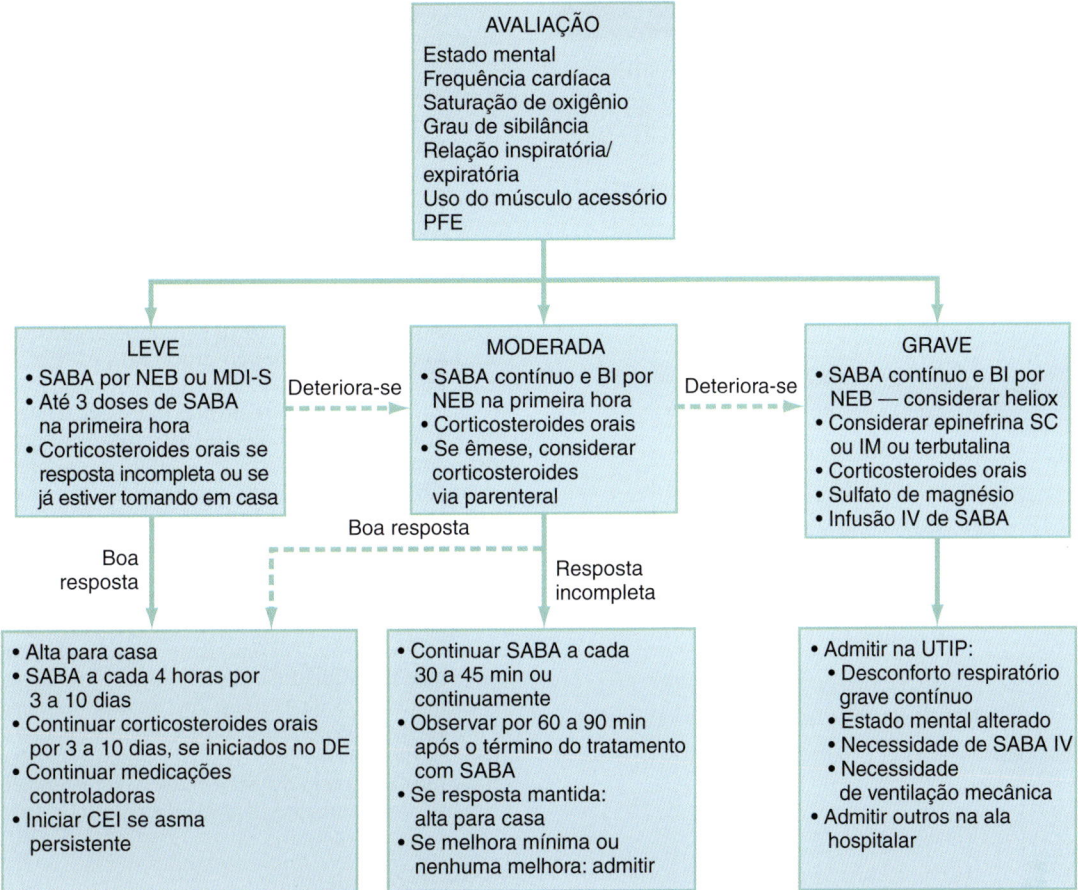

Fig. 168.1. Manejo da asma aguda no departamento de emergência. *DE*, Departamento de emergência; *BI*, brometo de ipratrópio; *CEI*, corticosteroides inalatórios; *IM*, intramuscular; *MDI-S*, inalador dosimetrado com espaçador; *NEB*, nebulizador; *PFE*, taxa de pico de fluxo expiratório; *UTIP*, unidade de terapia intensiva pediátrica; *SABA*, β_2-agonista de curta ação; *SC*, subcutâneo.

quanto a distribuição pelo NEB. Entre crianças de 1 a 4 anos, o uso de MDI-S foi associado a uma maior redução na sibilância e menores taxas de hospitalização. Uma revisão sistemática avaliou ensaios em que mais de 2.000 crianças foram randomizadas para receber SABA por um desses dois métodos. Aquelas tratadas com MDI-S tiveram um tempo de hospitalização menor e diminuíram a taxa de hospitalização, o que não foi estatisticamente significativo. O American College of Chest Physicians e o American College of Asthma, Allergy and Immunology concluíram que os NEBs e o uso de um MDI-S são apropriados para a administração de SABA no DE.

O Albuterol Racêmico nebulizado deve ser administrado na dose de 0,15 mg/kg com uma dose máxima de 5 mg. A dosagem ideal para o salbutamol administrado pelo MDI-S não está tão bem definida. Uma revisão que avaliou 10 ensaios clínicos randomizados controlados comparando o MDI-S com os NEBs encontrou uma grande variabilidade na dosagem com MDI-S. Em alguns estudos, até sete vezes mais droga foi colocada no reservatório do NEB em comparação com aquela liberada pelo MDI-S, mas os resultados foram semelhantes. Múltiplos disparos de SABA fornecidos pelo MDI-S parecem ser bem tolerados, mesmo por crianças pequenas. Em um estudo, crianças de 1 a 4 anos de idade tratadas com seis disparos de salbutamol pelo MDI-S tiveram menos taquicardia do que aquelas tratadas com 2,5 mg de salbutamol por NEB. De acordo com as diretrizes do NHLBI de 2007, uma dose alta (4 a 12 disparos) de um SABA por MDI com espaçador apresentou "broncodilatação equivalente" ao tratamento com NEB. Recomendamos de dois a oito disparos, dependendo do peso (Tabela 168.2).

Outra consideração sobre o uso de SABA é o papel potencial do Levalbuterol. O albuterol racêmico é uma mistura igual do *R*–albuterol ativo e *S*–salbuterol inativo. *R*–albuterol produz broncodilatação, bem como taquicardia e tremores, e *S*–albuterol foi por muito tempo considerado inerte. No entanto, existem algumas evidências de que o *S*–albuterol pode aumentar a reatividade à histamina, tem efeitos pró-inflamatórios e exibe características de um típico agente contrátil. Há também retenção preferencial de *S*–albuterol nos pulmões de voluntários saudáveis; isso pode explicar a eficácia diminuída com a administração frequente. O levalbuterol é puro *R*–albuterol sem o componente *S*. Em teoria, o levalbuterol deve ser mais eficaz do que o albuterol racêmico a 50% da dose (mesma quantidade de *R*–albuterol), porque não há efeitos prejudiciais concorrentes do isômero *S*. No entanto, estudos avaliando o uso de levalbuterol para tratamento de crianças com asma aguda não demonstraram de maneira consistente essa vantagem teórica.

No primeiro desses estudos, 1,25 mg de levalbuterol foi comparado a 2,5 mg de albuterol racêmico no tratamento no DE de mais de 500 crianças com asma aguda. O uso de levalbuterol foi associado a menor necessidade de hospitalização. Posteriormente, três outros ensaios randomizados comparando o uso no DE dos dois medicamentos não conseguiram encontrar um benefício com o levalbuterol. Outro ensaio falhou em demonstrar benefício com o levalbuterol continuamente nebulizado. O custo do levalbuterol é mais de 10 vezes superior ao do albuterol racêmico. Até que haja dados mais convincentes para demonstrar conclusivamente que os custos adicionais do levalbuterol são compensados por benefícios clínicos, o albuterol racêmico é a droga de escolha para crianças com exacerbações agudas de asma.

Crianças mantendo melhora clínica após 60 minutos do tratamento mais recente com SABA podem receber alta; SABA deve ser desmamado nos próximos 3 a 7 dias. Se a terapia com CE foi administrada no departamento de emergência, deve-se continuar com prednisona por 3 a 5 dias (1 mg/kg uma ou duas vezes por dia; máximo, 60 mg) ou 1 ou 2 dias de dexametasona (0,6 mg/kg uma vez por dia com um máximo de 8 a 16 mg). As crianças devem continuar todos os outros medicamentos para controle da asma, incluindo corticosteroides inalatórios.

TABELA 168.2

Doses Recomendadas de Medicações para Asma Aguda

MEDICAÇÃO	DOSAGEM
Albuterol	0,15 mg/kg/dose (0,03 mL/kg/dose, máx., 1,0 mL)
• ≤10 kg	2,5 mg (0,5 mL)
• 11 – 19 kg	3,75 mg (0,75 mL)
• ≥20 kg	5 mg (1,0 mL)
Albuterol contínuo	1,0 mg/kg/h por nebulização (máx., 20 mg/h)
• ≤10 kg	7,5 mg/h (1,5 mL/h)
• 11 – 20 kg	11,25 mg/h (2,25 mL/h)
• ≥20 kg	15 mg/h (3 mL/h)
Albuterol por inalador dosimetrado	Dose não está bem estabelecida
• ≤10 kg	2 – 4 disparos
• 11 – 19 kg	4 – 6 disparos
• ≥20 kg	6 – 8 disparos
Levalbuterol	Metade das doses recomendadas para albuterol
Brometo de ipratrópio	
• ≤20 kg	250 µg/dose
• >20 kg	500 µg/dose
L-Epinefrina (1:1.000)	0,01 mL/kg/dose SC ou IM (máx., 0,4 mL)
ou terbutalina	0,005 a 0,01 mL/kg/dose SC (máx., 0,4 mL)
(1 mg/mL)	a cada 15 a 20 min. por duas doses
Terbutalina IV	10 µg/kg bólus durante 10 min., depois infusão de 0,1 a 0,3 µg/kg/min
	A cada 30 minutos, pode aumentar a infusão em 0,3 µg/kg/min até o máx. de 5 µg/kg/min
Prednisona	2 mg/kg (máx., 60 mg), no DE
	1 mg/kg/dose 2x/d (máx., 30 mg/dose), terapia em casa
Dexametasona	0,6 mg/kg VO, duas doses, intervalo de 24 horas (máx. 8 a 16 mg/dose)
Metilprednisona IV	1 mg/kg (máx., 125 mg)
Sulfato de magnésio IV	50 a 75 mg/kg durante 20 min. (máx., 2,5 g)

IM, Intramuscular; *IV*, intravenoso; *VO*, por boca; *SC*, subcutâneo.

Para aqueles que ainda não estão recebendo corticosteroides inalatórios, não está claro se prescrevê-los na alta do departamento de emergência leva a melhores resultados em curto prazo. Entre os asmáticos adultos que receberam alta do DE, a adição de flunisolida inalatória não levou a melhores resultados. Por outro lado, adultos randomizados para budesonida inalatória após a alta do DE tiveram uma diminuição acentuada nas taxas de recidiva, frequência de uso de SABA e sintomas de asma. Uma revisão concluiu que há "evidências insuficientes de que a terapia com CEI [CE inalatório] fornece benefícios adicionais" quando adicionada a CE sistêmico na alta do DE. Médicos da Emergência raramente prescrevem CEI na alta hospitalar, mesmo em crianças com asma persistente. Em vez de prevenir a recidiva no DE, o CEI deve ser prescrito para ajudar a alcançar objetivos de longo prazo para pacientes com doença persistente. Esses pacientes apresentam sintomas frequentes – tosse ou chiado, exacerbações frequentes que exigem o uso de SABA ou visitas recorrentes ao DE. Os CEI são seguros e bem tolerados nas doses recomendadas e podem ser administrados concomitantemente com CE sistêmico. Estudos longitudinais mostraram que o uso diário de corticosteroides inalatórios pode diminuir a velocidade de crescimento, mas essas alterações são pequenas e reversíveis.

Além de prescrever medicamentos, os médicos da emergência também devem fornecer orientação sobre asma no momento da alta. Alguns DEs fornecem informações padronizadas para as famílias com um vídeo ou DVD enquanto são submetidas ao tratamento no DE. Devem ser incluídas descrições de como identificar e evitar os desencadeantes da asma, plano de ação da asma por escrito explicando os passos apropriados a serem tomados em resposta a uma crise de asma, revisão de medicamentos de alta e instruções sobre o uso adequado do MDI-S. Deve ser agendado o acompanhamento do tratamento da asma dentro de 1 a 4 semanas.

Exacerbação Moderada

Uma exacerbação moderada é caracterizada por crianças taquipneicas alertas que apresentam sibilância durante a expiração, uma relação inspiratória:expiratória de 1:2 e o uso significativo de músculos acessórios. Normalmente, a saturação de oxigênio será de 92% a 95% e o PFE será de 41% a 70% do basal do paciente. Tal como acontece com as crianças que sofrem ataques mais leves, o pilar da terapia é a terapia com SABA. Outros medicamentos incluem brometo de ipratrópio (BI) e corticosteroide.

O BI, um agente anticolinérgico, bloqueia a broncoconstrição reflexa causada pela estimulação dos receptores colinérgicos das vias aéreas. Está disponível como um MDI e como uma solução NEB para nebulização que pode ser misturada diretamente com albuterol. O uso de um SABA com BI é mais eficaz que um SABA sozinho. Em um estudo controlado randomizado de crianças com exacerbações agudas de asma grave, três doses de BI mostraram-se superiores a uma dose ou nenhuma dose de BI; todas as crianças também receberam três doses de albuterol. Em outro estudo de crianças com um PFE inicial abaixo de 50% do previsto, que receberam albuterol e prednisona, aquelas que também receberam BI tiveram taxas de hospitalização significativamente menores. Uma revisão sistemática e metanálise de 16 estudos verificou que a terapia combinada foi associada a taxas de hospitalização significa-

TABELA 168.3

β2—Agonistas de Curta Ação

	LEVE	MODERADA	GRAVE
Método de administração	NEB intermitente ou MDI-S	Contínua por NEB por 1 hora, depois reavaliar	Considerar tratamento subcutâneo ou intramuscular; contínua por NEB
Comentários	A maioria dos pacientes precisará de um ou dois tratamentos; permite ensinar sobre MDI-S; nenhum BI necessário	Não superior ao MDI-S; mais fácil aderir às diretrizes do NHLBI para a primeira hora de terapia; terapia concomitante com BI mais facilmente administrado	Melhores resultados em asma grave

BI, Brometo de ipratrópio; *MDI-S*, inalador dosimetrado com espaçador; *NEB*, nebulizador; *NHLBI*, National Heart, Lung, and Blood Institute.

tivamente menores e melhoras nos escores de asma e nos resultados dos testes de função pulmonar.

Os benefícios clínicos do BI podem ser esperados por até 60 minutos. No entanto, é barato e livre de efeitos adversos, porque menos de 1% é absorvido sistemicamente. O BI deve ser administrado a crianças com exacerbações moderadas a graves. Duas a três doses podem ser misturadas com três doses de albuterol e administradas continuamente por NEB por 1 hora (Tabela 168.3). Este meio de administração, embora não seja superior à distribuição pelo MDI-S, ajudará no fornecimento de três tratamentos de albuterol na primeira hora de atendimento. Alternativamente, quatro a oito disparos de BI podem ser dados a cada 20 minutos na primeira hora, juntamente com albuterol via MDI-S.

Crianças com doença moderada que continuam com dispneia ou trabalho respiratório significativo ou ventilação insuficiente após 1 hora da nebulização contínua de albuterol e BI devem receber terapia com NEB mais prolongada e contínua. Essas crianças tratadas com SABAs continuamente nebulizados têm menores taxas de hospitalização, maiores melhoras no PFE e taxas similares de eventos adversos em comparação com aqueles tratados intermitentemente. A terapia contínua com NEB resultará em menos tempo e custos com a terapia respiratória, mostrou-se segura e pode beneficiar mais os pacientes mais doentes.

O uso imediato de CE pode diminuir a necessidade de hospitalização e este deve ser utilizado rotineiramente para pacientes com doença moderada. As diretrizes mais recentes do NHLBI recomendam a administração oral de CE; em comparação com as injeções intravenosa (IV) ou intramuscular, é menos invasiva e os benefícios são equivalentes. A terapia oral com CE é barata, com rápida absorção gastrintestinal. Crianças tratadas frequentemente com SABAs e prednisona oral têm uma necessidade reduzida de hospitalização.

Uma recente revisão de seis estudos randomizados encontrou eficácia similar para prednisona e dexametasona.[3] A dexametasona tem a vantagem de ter uma meia-vida substancialmente mais longa (36 a 72 horas) do que a prednisona (18 a 36 horas), permitindo um curso de tratamento mais curto. As crianças tratadas com dexametasona (0,6 mg/kg) mais 1 dia de administração adicional ou prednisona (2 mg/kg), seguidas por 4 dias de administração adicional, não apresentaram diferenças nas taxas de hospitalização ou de recidiva. Mais pacientes no grupo dexametasona cumpriram o tratamento, e poucos vomitaram o medicamento do estudo no departamento de emergência.

A maioria das crianças com exacerbação moderada da asma pode ser tratada sem necessidade de drogas endovenosas. A terapia intramuscular é uma opção razoável para crianças que vomitam com CE administrados por via oral. O uso de CEI para o tratamento da asma aguda no DE é uma área de pesquisa em andamento. Embora um punhado de estudos tenha sugerido benefícios potenciais dos CEI, não há literatura pediátrica suficiente para recomendar seu uso. Secundariamente à maior biodisponibilidade e benefícios comprovados, todas as crianças com doença moderada devem receber terapia sistêmica com CE.

Terapia Intermitente Versus Contínua. Crianças que necessitam de albuterol muito frequente, nebulizado de maneira intermitente, podem se beneficiar recebendo albuterol continuamente. Em um ensaio clínico de crianças asmáticas, os pacientes foram randomizados para receber a mesma dose total de albuterol nebulizado intermitente ou continuamente durante 2 horas. Aqueles no grupo contínuo tiveram uma melhora média maior em seus escores de asma e significativamente menos tempo de terapia respiratória, embora não houvesse diferenças nas taxas médias de PFE ou hospitalização. Uma revisão sistemática verificou que aqueles tratados com SABAs continuamente nebulizados apresentaram menores taxas de hospitalização, maiores melhoras nos resultados dos testes de função pulmonar e taxas similares de eventos adversos em comparação com aqueles tratados intermitentemente.

Talvez a maior vantagem da terapia contínua em relação à intermitente seja de natureza prática. Ela permite maior adesão ao objetivo de fornecer o equivalente a três tratamentos intermitentes de albuterol na primeira hora de atendimento. Além disso, esse método resultará em menos tempo e custos da terapia respiratória; demonstrou ser seguro e pode beneficiar mais os pacientes mais doentes. Por outro lado, crianças pequenas podem não tolerar uma máscara facial por períodos prolongados.

Muitos médicos emergencistas consideram útil determinar a dose total de albuterol racêmico que seria distribuída se três tratamentos fossem administrados de forma intermitente durante 1 hora, colocassem essa dose total no reservatório do NEB e administrassem a dose continuamente durante 1 hora. Alternativamente, um intervalo de dose pode ser utilizado com base no peso da criança (Tabela 168.2).

Uma abordagem sugerida para o manejo de crianças com asma moderadamente aguda está resumida na Figura 168.1. Após 1 hora de terapia, deve ser feita uma reavaliação clínica; a avaliação nesse momento é mais precisa do que a avaliação inicial para prever a necessidade de hospitalização. Crianças com sibilância e trabalho respiratório reduzidos e ventilação melhorada podem ser monitoradas sem SABAs para avaliar seu risco de deterioração clínica. As decisões quanto à alta hospitalar devem ser tomadas após a criança ter sido observada por 90 a 120 minutos de sua última dose de SABA. A decisão de alta deve levar em consideração a frequência de hospitalizações anteriores e atendimentos de emergência e questões relativas a adesão e sistemas de apoio. Os medicamentos e as orientações na alta do DE são os mesmos descritos para aqueles com exacerbações leves.

Crianças que permanecem moderadamente doentes após a primeira hora de SABAs contínuos devem permanecer em terapia intermitente frequente ou contínua. Esses pacientes também devem ter recebido CE no início de seu tratamento. Se após 2 horas, o grau de desconforto respiratório permanecer inalterado ou tiver piorado, os pacientes devem ser hospitalizados. Haverá um subconjunto de pacientes que demonstram algum grau de melhora clínica na avaliação de 2 horas, mas ainda não estão bem o suficiente para serem enviados para casa. Um estudo verificou que entre crianças tratadas com prednisona e 2 horas de terapia com SABA, menos de 50% foram hospitalizadas quando a terapia foi continuada por mais 2 horas, e nenhuma retornou ao DE dentro de 48 horas após a alta. Para evitar hospitalizações desnecessárias, recomendamos a observação de pacientes que, de outra forma, não pioram por um total de 3 a 4 horas antes da decisão de interação.

Exacerbação Grave

A exacerbação grave é caracterizada por agitação ou letargia, extrema taquipneia e taquicardia, sibilância audível, relação inspiratória para expiratória superior a 1:2, uso significativo de músculos acessórios e saturação de oxigênio menor que 92%. Algumas crianças mais velhas com exacerbação grave podem ter bradipneia devido a uma fase expiratória prolongada, e a sibilância auscultada pode estar ausente com uma diminuição acentuada da ventilação. O PFE será tipicamente menor que 40% do previsto, embora a maioria das crianças esteja muito grave para usar um medidor de pico de fluxo.

A Fig. 168.1 descreve a abordagem para o manejo de crianças gravemente doentes. Elas devem ser monitorizadas, pressão arterial não invasiva e monitoramento contínuo da saturação de oxigênio pelo oxímetro de pulso. Tal como acontece com crianças com doença moderada, oxigênio suplementar e albuterol continuamente nebulizado e BI devem ser fornecidos logo após a chegada. Quase todas as crianças gravemente doentes necessitarão de terapia mais prolongada com albuterol continuamente nebulizado, conforme descrito acima. Para obter uma saturação de oxigênio de 92% ou mais, pode ser necessário usar uma máscara facial não reinalante. Crianças gravemente doentes podem estar muito doentes para tolerar medicações orais sendo necessário acesso endovenoso de prontidão. Uma dose de metilprednisolona deve ser administrada assim que o acesso venoso estiver estabelecido.

Para crianças com fluxo inspiratório muito fraco, os SABAs nebulizados podem não ser efetivamente depositados nas vias aéreas menores; tempo inspiratório curto, pressões inspiratórias baixas e uma fase expiratória prolongada prejudicam a distribuição de medicamentos inalatórios. Nesses casos, deve-se usar terbutalina ou epinefrina subcutânea ou intramuscular, especialmente se o acesso venoso não tiver sido estabelecido. A terbutalina tem as vantagens de ser um agente mais seletivo com menos efeitos adversos, como tremores, vômitos ou palpitações. Este tratamento pode ser particularmente benéfico para crianças pequenas muito doentes e ansiosas que não cooperam com os tratamentos de inalação. Não há dados que sugiram que um modo de administração seja superior ao outro, embora a terapia com epinefrina intramuscular seja recomendada para crianças com broncoespasmo devido à anafilaxia. Se estiver mais prontamente disponível, um autoinjetor de epinefrina é eficaz para este subconjunto de pacientes. A terapia subcutânea ou intramuscular pode ser repetida a cada 10 a 15 minutos, conforme necessário, em casos extremos.

Metanálises determinaram que o uso de sulfato de magnésio resulta em melhores resultados para adultos e crianças.[4] Em dois ensaios separados, crianças com uma melhor resposta à terapia inicial com SABA que foram randomizadas para receber magnésio tiveram melhoras significativamente maiores na função pulmonar em comparação com aquelas tratadas com placebo. Em contraste, o magnésio não foi verificado como eficaz como um componente da terapia inicial para crianças com exacerbação moderada a grave, quando administrado antes de se avaliar a resposta à terapia precoce com albuterol.

O magnésio é barato e tem efeitos adversos mínimos. Verificou-se ser eficaz quando adicionado a um regime de SABA e CE. A hipotensão pode ser minimizada pela infusão lenta da dose ao longo de 20 minutos. O magnésio (50 a 75 mg/kg em 20 minutos; máximo, 2,5 g) deve ser administrado a pacientes com doença moderada com resposta subótima a SABAs, BI e CE, bem como a todas as crianças gravemente doentes.

Não há dados suficientes para fazer recomendações para o uso de SABAs IV; uma revisão sistemática de estudos clínicos randomizados controlados falhou em apoiar esta prática. Os potenciais efeitos adversos do uso de SABAs IV são substanciais e incluem arritmias, hipertensão e hipocalemia. SABAs IV não devem ser utilizados, exceto para insuficiência respiratória iminente, em que a relação risco–benefício muda em relação à sua utilização.

O heliox é uma mistura de baixa densidade de hélio e oxigênio que resulta em um fluxo menos turbulento através de vias aéreas estreitadas. Teoricamente, o heliox pode diminuir o trabalho respiratório, resultando em menos fadiga muscular respiratória e menor probabilidade de insuficiência ventilatória. O heliox não foi considerado benéfico em todos os casos de exacerbações da asma, mas pode ser considerado para crianças gravemente doentes que não estão respondendo a uma terapia mais convencional.

Ao se tomar decisões sobre a necessidade de ventilação mecânica do paciente grave, deve-se avaliar todo o quadro clínico, incluindo a gravidade da doença, a resposta à terapia e os resultados da gasometria arterial. No entanto, os resultados da gasometria arterial não devem ser utilizados sozinhos. A criança com um pH inicial de 7,10 e uma $PaCO_2$ de 55 mmHg que apresenta melhora acentuada com a terapia com SABA IV pode não necessitar de assistência ventilatória, enquanto a criança com pH de 7,18 e $PaCO_2$ de 50 mmHg que parece fatigada e não está respondendo à terapia provavelmente precisará de suporte mecânico. A Quetamina é um broncodilatador e é a droga de escolha para sedação e analgesia da criança asmática que necessita de intubação.

A ventilação mecânica pode resultar em aprisionamento de ar e um tempo expiratório suficiente deve ser permitido para a saída de ar dos pulmões. A hipercapnia permissiva descreve uma estratégia para prevenir o barotrauma. Minimiza os volumes correntes e as taxas respiratórias para diminuir as pressões inspiratórias máximas.

BRONQUIOLITE

Princípios

A bronquiolite é uma doença infecciosa aguda que resulta em inflamação das pequenas vias aéreas em crianças menores de 2 anos. Este processo é manifestado clinicamente como sibilância e aumento do trabalho de respiração, juntamente com os sinais e sintomas típicos de uma IVAS. Quase todas as crianças são afetadas pelos vírus que causam bronquiolite pelo menos uma vez durante os primeiros 2 anos de vida, mas é mais comum em crianças menores de 12 meses manifestem sinais clínicos de bronquiolite.

A bronquiolite é uma doença sazonal, com a maioria dos casos ocorrendo entre novembro e abril em climas temperados. Raramente é fatal, com uma taxa de mortalidade média de 2,0/100.000 nascidos vivos nos Estados Unidos. O baixo peso ao nascer (<2.500 g), o baixo escore de Apgar aos 5 minutos, multiparidade e a idade materna jovem estão associados a um aumento do risco de morte. A amamentação, por outro lado, parece estar associada a um curso clínico menos grave.[5]

Muitos vírus são implicados como a causa subjacente da bronquiolite. Estima-se que o vírus sincicial respiratório (VSR), o agente mais comumente identificado em crianças diagnosticadas com essa doença, cause até 70% dos casos em crianças anteriormente saudáveis. Outros vírus comumente isolados são parainfluenza, metapneumovírus humano, influenza, adenovírus, bocavírus e rinovírus.

A maioria dos vírus respiratórios que causam bronquiolite em crianças é transmitida de um hospedeiro para outro por fômites, disseminados da mão para o nariz ou por gotículas produzidas por espirros ou tosse de secreções respiratórias. A disseminação do vírus geralmente começa antes do início dos sintomas clínicos significativos e pode continuar por 2 a 3 semanas em um lactente imunocompetente. O período típico de incubação é de 2 a 8 dias a partir do momento do contato inicial.

Em um paciente infectado, a replicação viral geralmente começa nas células epiteliais das vias aéreas superiores antes de se espalhar para as superfícies mucosas do trato respiratório inferior. As células epiteliais infectadas geralmente são destruídas por lise ou apoptose, o que resulta na descamação dessas células e na liberação de mediadores inflamatórios do hospedeiro. Os pulmões afetados demonstram necrose de células epiteliais, inflamação monocítica e edema dos tecidos peribrônquicos, e tamponamento de muco e fibrina das vias aéreas distais ao exame histológico. Esses achados traduzem-se nos achados clínicos de sibilância e obstrução das vias aéreas inferiores em uma criança com bronquiolite. Crianças menores, cujas vias aéreas distais são de menor calibre e cujos sistemas imunológicos não possuem imunidade ativa à maioria dos vírus respiratórios, são propensas a sintomas clínicos mais graves. A obstrução grave das vias aéreas inferiores leva ao aprisionamento aéreo e atelectasia, resultando em ventilação e perfusão incompatíveis e hipoxemia. Além disso, os bebês mais jovens apresentam risco aumentado de fadiga, levando à hipercarbia e insuficiência respiratória.

Características Clínicas

Bebês com bronquiolite geralmente têm menos de 12 meses e esta doença se apresenta durante os meses de inverno. Os primeiros sintomas são geralmente os de uma IVAS, como congestão nasal e rinorreia copiosa. Em poucos dias, isto é seguido por uma tosse severa, muitas vezes associada à dificuldade na alimentação. Alguns pais também relatam chiado audível. Aproximadamente um terço dos pacientes admitidos com bronquiolite terão febre. Bebês muito novos podem apresentar uma história de apneia, que pode preceder o aparecimento de sintomas típicos de infecção respiratória. O médico emergencista deve verificar informações sobre o estado de hidratação da criança, incluindo a quantidade e a frequência de ingestão oral, produção de urina, vômito e diarreia.

Comorbidades, como cardiopatia congênita, doença pulmonar crônica e prematuridade, podem ter um impacto significativo no curso clínico da bronquiolite. Uma história pregressa ou história familiar de sibilância ou atopia pode tornar o diagnóstico de asma mais provável, particularmente no lactente mais velho; atendimentos em creches e contatos domiciliares com sintomas respiratórios também favorecem o diagnóstico de bronquiolite.

Anormalidades comuns nos sinais vitais incluem febre, taquicardia, taquipneia e hipóxia. A oximetria de pulso é não-invasiva e barata e fornece dados objetivos sobre o grau de doença de uma criança com sibilância. A saturação de oxigênio (SaO_2) de qualquer criança moderada ou gravemente doente deve ser obtida logo após a chegada ao DE como um complemento ao exame físico. Com o

TABELA 168.4
Ferramenta Sugerida para Avaliação da Bronquiolite

PARÂMETRO	LEVE	MODERADA	GRAVE
Alimentação	Normal	Menos	Insatisfatória
SaO₂ em ar ambiente	≥95%	92% – 94%	<92%
Frequência respiratória (respirações/min)	<60%	60% – 70%	>70%
Retrações	Nenhuma ou mínima	Intercostal	Subesternal
Uso do músculo acessório	Nenhum	Nenhum	Do pescoço ou abdominal
sibilância	Nenhuma ou mínima	Expiratória moderada	Inspiratória/expiratória grave; audível sem estetoscópio
Troca de ar	Sons respiratórios iguais, bons	Sons respiratórios diminuídos, localizados	Múltiplas áreas de sons respiratórios diminuídos

uso da oximetria de pulso, uma análise de gasometria arterial geralmente é desnecessária para avaliar a oxigenação do paciente. Assim, a realização de análise da gasometria arterial deve ser reservada para aqueles com doença grave e insuficiência respiratória iminente para medir a extensão da hipercarbia e da acidose respiratória.

Batimento de asas do nariz e retrações são sinais visíveis de desconforto respiratório. A ausculta pulmonar em geral revela diminuição do movimento de ar, estertores, roncos, sibilos e aumento da relação entre tempo expiratório e tempo inspiratório. Irritabilidade ou letargia, particularmente em lactentes jovens, indicam doença mais grave. As crianças podem ser estratificadas nas categorias leve, moderada e grave com base nos achados do exame físico (Tabela 168.4). A combinação de má alimentação e aumento das perdas insensíveis de líquidos geralmente tem um impacto no estado de hidratação de uma criança afetada. Uma avaliação cuidadosa da fontanela anterior, das membranas mucosas e do turgor cutâneo pode ajudar a identificar a desidratação.

A pior fase da doença geralmente ocorre nos primeiros dias, e as crianças hospitalizadas por bronquiolite têm uma permanência média no hospital de 2 a 3 dias. No entanto, o curso todo da doença pode durar muito mais, com uma duração média de 12 dias. Tosse e respiração ruidosa, em particular, podem durar mais de 4 semanas.

A otite média bacteriana aguda é a doença associada mais comum, com prevalência de até 60%. Os patógenos bacterianos são semelhantes aos recuperados em outras crianças com otite média aguda e deve ser tratada adequadamente. Outras infecções bacterianas concomitantes são raras. Em um estudo com mais de 2.000 crianças hospitalizadas com bronquiolite por VSR, aproximadamente 1% também apresentou infecção do trato urinário (ITU); nenhuma criança apresentou bacteremia patológica ou meningite. Taxas semelhantes de ITU sem bacteremia foram encontradas em crianças febris com bronquiolite clínica, com ou sem infecção por VSR documentada.

Crianças com menos de 8 semanas de idade com febre e bronquiolite apresentam um dilema único para o médico emergencista. A taxa de infecções bacterianas graves (IBGs), definidas como ITU, bacteremia, meningite bacteriana ou enterite bacteriana, entre todas as crianças febris com menos de 8 semanas é relatada como sendo de até 12%. No entanto, em crianças com infecção por VSR documentada ou bronquiolite clínica no momento da apresentação no DE, a incidência de uma IBG é substancialmente menor. Em um grande estudo multicêntrico prospectivo, 7% dos bebês febris com menos de 61 dias que eram positivos para VSR tiveram uma IBG concomitante, em comparação com 12,5% daqueles que eram negativos para VSR. Dos pacientes com IBG, a maioria (82%) tinha ITU. A bacteremia foi rara e ocorreu apenas em lactentes com menos de 1 mês. Nenhum dos neonatos positivos para o VSR apresentou meningite bacteriana. Como resultado, para bebês entre 1 e 2 meses de idade que são conhecidamente positivos para VSR ou que tenham bronquiolite clínica, recomendamos exame e cultura de urina por cateter. Testes adicionais para obter amostras de cultura de líquido cefalorraquidiano e sangue podem ser feitos seletivamente. Esses bebês podem não precisar de terapia antibiótica empírica para IBGs presumidas; as decisões para tratar com antibióticos devem ser tomadas individualmente, considerando a clínica do doente e comorbidades. Todas as crianças febris no primeiro mês de vida devem ser submetidas a uma avaliação laboratorial completa para detecção de uma IBG e tratadas empiricamente com antibióticos, independentemente do status de VSR ou da presença de bronquiolite clínica.

A apneia é comum em bebês menores com bronquiolite, especialmente naqueles que são admitidos para tratamento hospitalar. Dos pacientes admitidos, 12% têm histórico de apneia e 5% terão apneia durante a internação. Os fatores de risco para o desenvolvimento de apneia intra-hospitalar incluem idade corrigida abaixo de 8 semanas, baixo peso ao nascer, taquipneia ou bradipneia significativa, hipóxia e história de apneia antes da admissão.[6] A ausência de todos esses fatores de risco tem um alto valor preditivo negativo para o desenvolvimento de apneia intra-hospitalar.

Considerações Diagnósticas

Diagnósticos Diferenciais

A asma é a condição que tem a maior sobreposição clínica com bronquiolite. Somente os achados do exame físico não conseguem distinguir as duas. Idade mais jovem, apresentação durante os meses de inverno, antecedentes de sintomas de IVAS, e ausência de história familiar ou prévia de doença atópica e sibilância sugerem bronquiolite como causa de sibilos em um paciente individual. Algumas crianças terão características clínicas compatíveis com ambas as condições. Por exemplo, uma criança de 12 meses pode apresentar em julho uma IVAS e sibilos pela primeira vez. Para esta criança, um clínico pode optar por iniciar a terapia para asma aguda. As condições que devem ser diferenciadas da bronquiolite estão resumidas na Tabela 168.1.

Testes Diagnósticos

A bronquiolite deve ser diagnosticada principalmente com base nos achados da história e do exame físico. Em geral, os testes diagnósticos virais não justificam por si só o tratamento ambulatorial para os pacientes. Se os resultados dos testes puderem ser obtidos rapidamente, a identificação de uma causa viral pode eliminar a necessidade de mais avaliações laboratoriais em crianças pequenas com febre (Capítulo 166).

Existe uma enorme variabilidade no uso de diagnóstico por imagem, com alguns centros relatando que as radiografias de tórax são obtidas em mais de 70% dos bebês hospitalizados com bronquiolite. Em crianças com achados clínicos típicos de bronquiolite, a imagem radiográfica raramente é necessária. A hiperinsuflação, a atelectasia e o espessamento peribrônquico são os achados mais comumente associados a essa doença. Em pacientes ambulatoriais com infecções agudas das vias aéreas inferiores, a obtenção de uma radiografia de tórax não afeta o resultado clínico, mas tem sido associada ao aumento do uso de antibióticos desnecessários. Além disso, a chance de identificar um diagnóstico alternativo a partir de uma radiografia de tórax é inferior a 1%. O diagnóstico por imagem pode ser útil em pacientes com desconforto grave, hipóxia significativa ou uma apresentação atípica. Concordamos com a diretriz de prática clínica publicada pela American Academy of Pediatrics em 2014, que "quando os médicos diagnosticam bronquiolite com base na história e no exame físico, estudos radiográficos ou de laboratório não devem ser obtidos rotineiramente".[7]

Manejo

Considerando que o diagnóstico de bronquiolite é bastante simples, o manejo de crianças com a doença frequentemente representa dilemas confusos e controversos para os médico da emergência. A literatura é muitas vezes contraditória, dificultando o consenso. Como resultado, há ampla variação prática no manejo da bronquiolite. No entanto, é claro que uma abordagem consistente e baseada em evidências para essa doença pode levar a um tratamento mais eficiente e eficaz. Cuidados de suporte, como fornecimento de hidratação e oxigênio suplementar, são o pilar da terapia para crianças afetadas.[7] Uma estratégia de manejo, estratificada pelo grau inicial da doença do paciente, é descrita na Figura 168.2.

SABAs são o tratamento de escolha para crianças com sibilância devido à asma. No entanto, as evidências que sustentam seu uso na sibilância causada por bronquiolite são menos favoráveis do que para asma. Em uma metanálise de 22 ensaios clínicos, um pequeno benefício de curto prazo no escore clínico foi observado em crianças com bronquiolite tratadas com SABAs. Este tratamento não teve efeito significativo nas taxas ou na duração da hospitalização. Embora raros, efeitos adversos como taquicardia, diminuição da saturação de oxigênio, rubor e hiperatividade ocorreram com maior frequência em crianças tratadas com SABAs.[8] Assim, a American Academy of Pediatrics não recomenda o uso rotineiro de SABAs para bronquiolite[7]; em vez disso, os médicos da emergência devem considerar um teste desses medicamentos para determinar se um paciente tem uma resposta clínica benéfica, especialmente se não estiver claro se o paciente tem asma ou bronquiolite.

Existe controvérsia semelhante em relação ao uso de epinefrina nebulizada no tratamento da bronquiolite. Uma metanálise de 14 estudos concluiu que não há evidências suficientes para apoiar o uso de epinefrina para pacientes internados, porque o tratamento não diminui a taxa de hospitalização ou o tempo de permanência no hospital para pacientes internados.[9] No entanto, em países em que a adrenalina em nebulização está disponível, esta mostrou algum benefício clínico de curto prazo em relação a outros broncodilatadores e placebo em pacientes ambulatoriais. Recomendamos que uma tentativa com epinefrina nebulizada seja considerada para crianças com desconforto moderado a grave que, de outra forma, poderiam necessitar de intervenções mais invasivas (p. ex., intubação endotraqueal) secundárias à gravidade da doença. Assim como com os SABAs, a adrenalina nebulizada deve ser continuada apenas para aqueles pacientes que demonstrarem um benefício clínico. Atualmente, não há evidências suficientes para recomendar o uso de outros broncodilatadores, como agentes anticolinérgicos, em crianças pequenas com sibilância e suspeita de bronquiolite.

Muitos dos sintomas da bronquiolite resultam de secreções respiratórias aumentadas e espessadas. Uma grande quantidade de literatura apoia o uso de solução salina hipertônica nebulizada no tratamento da fibrose cística, na qual a depuração de secreções espessadas é vital. Embora ainda não haja literatura suficiente para recomendar definitivamente seu uso no DE para bronquiolite, vários estudos sugeriram que a solução salina hipertônica nebulizada é uma medicação segura que reduz o tempo de internação de crianças hospitalizadas. Até agora, os estudos não demonstraram quaisquer benefícios clinicamente significativos associados ao seu uso em pacientes no DE.[10]

A fisioterapia torácica também foi examinada como um meio de eliminar as secreções respiratórias. Uma metanálise de três ensaios clínicos randomizados e controlados não revelou melhora no escore clínico, no tempo de internação ou na necessidade de oxigênio após a fisioterapia respiratória.[11]

Corticosteroides sistêmicos são um tratamento bem estabelecido e eficaz da sibilância em decorrência da asma aguda. Apesar dos relatos de que mais de 50% dos bebês podem receber a prescrição de CE quando são diagnosticados com bronquiolite, estudos controlados bem desenhados não demonstraram benefício com o seu uso em termos de taxa de hospitalização, escore clínico ou qualquer outro desfecho. Especificamente, Corneli e colaboradores realizaram um estudo duplo-cego randomizado comparando dexametasona oral com placebo em 600 crianças com bronquiolite aguda moderada a grave.[12] Eles concluíram que a dexametasona por via oral não tem efeito significativo sobre a taxa de hospitalização, status respiratório após 4 horas de observação ou resultados posteriores, como tempo de internação, consultas médicas repetidas e eventos adversos.[12] Embora outro estudo multicêntrico tenha demonstrado uma redução nas taxas de hospitalização em pacientes tratados com a combinação de dexametasona oral e epinefrina nebulizada,[13] não está claro que esta redução seja clinicamente significativa, nem que o uso rotineiro de CE sistêmico para bronquiolite tenha um efeito positivo no curso clínico.[14] Assim, nossa recomendação é que os médicos da emergência não utilizem CE para o tratamento da bronquiolite.

Considerando que lactentes com bronquiolite grave que necessitam de cuidados intensivos e ventilação mecânica frequentemente apresentam infecções bacterianas concomitantes ou secundárias, essa é uma combinação incomum para a maioria das crianças.

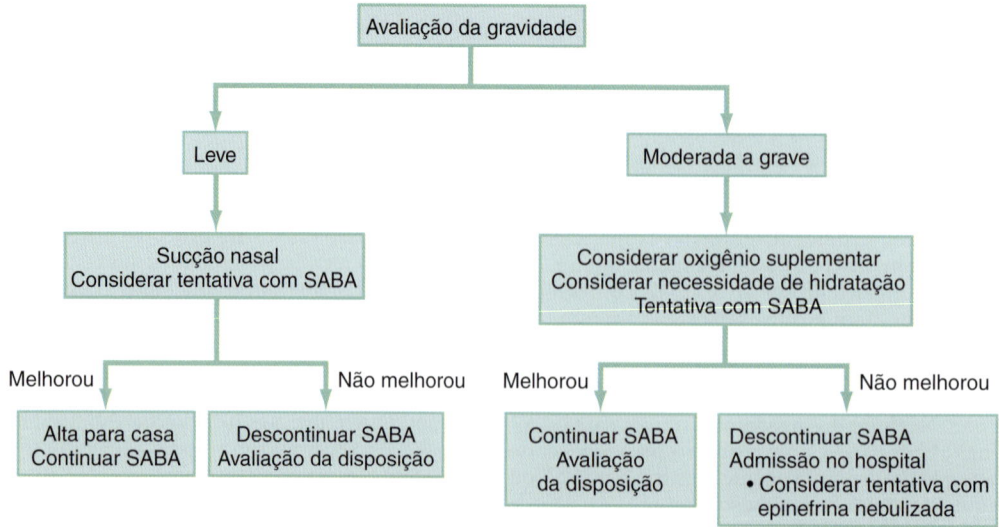

Fig. 168.2. Manejo da bronquiolite no departamento de emergência. SABA, β_2-agonista de curta ação.

Apesar de alguns relatos de que a claritromicina pode acelerar a recuperação da bronquiolite por VSR, não há evidências para o uso rotineiro de antibióticos para bronquiolite e estes devem ser reservados para pacientes com infecções bacterianas identificadas.[15]

Profilaxia

Embora os médicos da emergência geralmente não tenham um papel na administração de medicamentos preventivos, eles devem estar cientes de que os bebês selecionados receberão tratamento profilático. O palivizumabe (Synagis) consiste em anticorpos monoclonais contra o VSR. Embora a imunoglobulina específica para VSR não seja eficaz para o tratamento do processo de doença aguda, o palivizumabe é eficaz na redução das taxas de hospitalização por VSR em certas populações de alto risco. É recomendado para a maioria das crianças com menos de 24 meses com doença pulmonar crônica, cardiopatia congênita ou prematuridade e é administrado como uma injeção intramuscular mensal durante os meses de alta prevalência. O emergencista deve estar ciente de que, embora o tratamento preventivo tenha sido iniciado, os bebês tratados com sinais de bronquiolite ainda podem ter infecções por VSR.

Seguimento

Como a bronquiolite é uma doença dinâmica, as avaliações em um único momento podem não ser suficientes para estimar sua gravidade completamente; assim, exames seriados são necessários. Várias características demográficas e clínicas têm sido associadas a um curso clínico grave. Esses fatores incluem idade inferior a 12 semanas, história de prematuridade, estado geral, hipoxemia (SaO_2 <95%), taquipneia (>70 respirações/min) e atelectasia significativa na radiografia de tórax (quando obtida). Além da idade mais jovem e da prematuridade, uma história de cardiopatia congênita hemodinamicamente significativa, doença pulmonar crônica e estado imunocomprometido têm sido associados à maior morbidade e mortalidade entre os pacientes internados.

Em última análise, o médico emergencista deve avaliar mais do que apenas o grau de desconforto respiratório da criança. Os pacientes devem ser hospitalizados se não puderem manter a hidratação oral devido à dificuldade dos sintomas respiratórios com os alimentos em decorrência do aumento do trabalho respiratório; ou secreções nasais copiosas que requerem aspiração profunda frequente. A família ou o(a) cuidador(a) deve ser capaz de continuar as medidas de suporte em casa e buscar mais cuidados médicos. As instruções de alta devem incluir um acompanhamento em 24 horas com um médico de cuidados primários ou um clínico da emergência para reavaliação. Para crianças com melhora clínica mantida para a terapia com SABA, este tratamento deve ser continuado em casa a cada 4 horas, conforme necessário. Embora a oxigenoterapia domiciliar para pacientes selecionados com doença leve a moderada tenha demonstrado sucesso na redução da internação hospitalar, principalmente em condições de alta altitude, essa prática requer cuidadosa coordenação de cuidados e recursos, o que pode não ser viável em todos os contextos da prática. Além disso, a sua aplicação a crianças ao nível do mar ainda não está clara e, portanto, não é geralmente recomendada. Os pais devem ser instruídos a procurar atendimento médico imediato para sinais de agravamento do desconforto respiratório, incluindo má alimentação, retrações costais, aumento da taquipneia, letargia e irritabilidade.

CONCEITOS-CHAVE

- Um bebê com menos de 12 meses tem um índice de consumo de oxigênio que é o dobro de um adulto. Um lactente com broncoespasmo devido a asma ou bronquiolite pode desenvolver rapidamente hipoxemia, bradicardia e parada cardiorrespiratória.
- Nenhum escore de asma foi universalmente adotado para avaliar o grau de doença ou respostas ao tratamento, no entanto a maioria das pontuações inclui alguma combinação de frequência respiratória, grau de sibilância, relação inspiratória/respiratória, uso de músculos acessórios e saturação de oxigênio.
- Não deve ser uma prática de rotina obter uma radiografia de tórax para crianças com sibilância, mesmo para aquelas que são febris, com sibilos pela primeira vez, ou que requererem hospitalização. Raios-X torácicos são indicados para aquelas com histórico de engasgos, achados focais no tórax, desconforto extremo ou enfisema subcutâneo.
- O albuterol é a droga de escolha no tratamento na emergência da asma aguda de qualquer gravidade.
- O albuterol administrado pelo MDI-S é tão eficaz quanto o oferecido pelo nebulizador para crianças com asma aguda. O modo de administração é em grande parte escolhido com base no custo e na capacidade de aderir ao objetivo de três tratamentos na primeira hora de atendimento.
- Quase todas as crianças tratadas no DE para asma exigirão tratamento com corticosteroides sistêmicos. Entretanto, crianças com exacerbações leves que respondem prontamente a um tratamento com um único SABA podem ser manejadas sem corticosteroides sistêmicos.
- Até o momento, a maioria dos estudos não conseguiu demonstrar que o levalbuterol conduza a melhores resultados no DE em comparação com o albuterol racêmico. O albuterol racêmico, a um custo substancialmente mais baixo, deve permanecer a droga de escolha para crianças com exacerbações agudas da asma.
- Albuterol continuamente nebulizado, CE, sulfato de magnésio e SABA IV são pilares da terapia para crianças com asma moderada a grave.
- As diretrizes nacionais recomendam que os médicos da emergência iniciem terapia controladora (p. ex., corticosteroides inalatórios) para crianças com asma persistente na alta do DE.
- A asma é a condição que tem a maior sobreposição clínica com bronquiolite. Os achados do exame físico sozinhos não conseguem distinguir as duas. Idade mais jovem, apresentação durante os meses de inverno, sintomas antecedentes de IVAS, e ausência de história prévia ou familiar de doença atópica e sibilância sugerem bronquiolite como causa de sibilância em um paciente individual. Bronquiolite é um diagnóstico clínico baseado em uma história de sintomas prodrômicos de ITU em um lactente jovem, seguidos por achados ao exame físico de sibilância e aumento do trabalho de respiração. O valor do diagnóstico por imagem e da avaliação laboratorial é limitado, e estas medidas não devem ser utilizadas rotineiramente.
- Um exame e cultura de urina devem ser realizados para bebês febris entre 1 e 2 meses de idade que são conhecidamente positivos para VSR ou que tenham bronquiolite clínica. A decisão de obter sangue ou culturas de líquido cefalorraquidiano e administrar antibióticos empíricos deve ser tomada em uma base individual.
- Todos os bebês febris no primeiro mês de vida devem ser submetidos a testes e avaliação para IBGs e ser tratados empiricamente com antibióticos, independentemente do estado de VSR ou presença de bronquiolite.
- O manejo de lactentes com bronquiolite foca principalmente medidas de suporte, e a maioria dos pacientes capazes de tolerar a hidratação pode ser manejada como pacientes ambulatoriais. Atualmente não há terapias farmacológicas consistentemente eficazes para bronquiolite.
- Apesar dos relatos de que mais de 50% dos bebês podem receber a prescrição de corticosteroides quando diagnosticados com bronquiolite, ensaios clínicos controlados bem desenhados não demonstraram benefício para seu uso em termos de taxa de internação, escore clínico ou qualquer outro desfecho.
- A alta do DE para bronquiolite depende da avaliação de múltiplos fatores de risco, incluindo idade jovem, prematuridade, hipoxemia e taquipneia grave, que podem predizer um curso clínico mais grave.

As referências para este capítulo podem ser encontradas on-line no website Expert Consult associado à obra.

CAPÍTULO 169
Emergências Respiratórias Pediátricas: Doenças Pulmonares

Genie E. Roosevelt

PNEUMONIA

Princípios

Embora a maioria das infecções agudas do trato respiratório envolva sua porção superior, as crianças frequentemente desenvolvem infecções do trato respiratório inferior, principalmente pneumonia e bronquiolite. A bronquiolite (Capítulo 168) é encontrada primariamente em crianças menores de 2 anos e é definida como sibilância e congestão devido a uma infecção viral. A pneumonia é uma inflamação do tecido pulmonar mais frequentemente causada por uma infecção, mas ocasionalmente pode seguir uma injúria não infecciosa. Embora a hipótese de pneumonia possa ser sugerida por sinais e sintomas clínicos, ela é tipicamente diagnosticada por uma radiografia de tórax anormal demonstrando infiltrados pulmonares. Seu quadro clínico é altamente variável, abrangendo desde uma doença branda a manifestações que ameaçam a vida. Os achados clínicos e radiográficos às vezes sugerem um organismo específico, mas a determinação de um agente causador preciso nem sempre é direta, dadas as limitações dos testes diagnósticos. As taxas de infecção por pneumonia em crianças variam inversamente com a idade, com uma média de 40/1.000 crianças em idade pré-escolar e diminuindo gradualmente para 7/1.000 entre 12 e 15 anos de idade, com predominância masculina de 2:1. Três quartos de todas as mortes por pneumonia resultam de infecções bacterianas.

O organismo causador também varia com a idade da criança. Ele não é definitivamente identificado na maioria dos casos de pneumonia, portanto a verdadeira incidência dos agentes etiológicos específicos é desconhecida. No geral, os agentes virais causam 60% a 90% das pneumonias e são mais comuns em crianças mais novas. As bactérias predominam em neonatos, mas são menos frequentes em pré-escolares e crianças mais velhas. Fora do período neonatal, a incidência de agentes bacterianos é estável ao longo das diferentes faixas etárias.[1] *Chlamydia trachomatis* é uma causa particular de pneumonia em lactentes de 3 a 19 semanas de idade.[2] *Bordetella pertussis* classicamente ocorre em bebês menores que 1 ano, mas pode ocorrer em crianças mais velhas e adolescentes.[3,4] O *Mycoplasma pneumoniae* é uma das causas mais comuns de pneumonia em crianças com mais de 5 anos e pode ocorrer em crianças menores.[5,6] *Chlamydophila* (anteriormente denominada *Chlamydia*) *pneumoniae* é mais frequente em crianças maiores de 5 anos, mas pode causar infecção em crianças mais jovens.[7,8]

Entre as bactérias, os estreptococos do grupo B e os bacilos gram-negativos predominam nos neonatos. Embora raros, *Ureaplasma urealyticum* e *Listeria monocytogenes* podem causar doenças em lactentes com menos de 2 meses. *Streptococcus pneumoniae* é a principal causa bacteriana de pneumonia em todas as faixas etárias além do período neonatal; *Staphylococcus aureus* e *Haemophilus influenzae* são agentes etiológicos menos comuns. A incidência de *H. influenza* tipo b diminuiu em 90% desde o início da imunização de lactentes e crianças pequenas.[9] Em 2010, a vacina pneumocócica 13-valente (Prevnar 13, Wyeth Pharmaceuticals, NY) substituiu a vacina conjugada pneumocócica heptavalente Prevnar (Wyeth). Prevnar 13 é recomendada para a série primária aos 2, 4 e 6 meses de idade, com uma quarta dose de reforço dada entre 12 e 15 meses de idade. Os ensaios clínicos têm sugerido proteção de 85% contra casos sorotipo-específicos de pneumonia pneumocócica.[10] Estudos também mostraram uma diminuição nas taxas de colonização dos sorotipos incluídos nos cenários de creche. A vacina pneumocócica demonstra ainda proporcionar alguma proteção contra a pneumonia viral. Um estudo encontrou uma redução de 31% na incidência de pneumonia associada a sete vírus respiratórios em crianças hospitalizadas, possivelmente devido à frequente infecção concomitante de pneumonia viral com infecção pneumocócica.[11] Outros agentes bacterianos menos comuns incluem estreptococos do grupo A, *Neisseria meningitidis* e bactérias anaeróbias, observadas no contexto de pneumonia aspirativa. Causas incomuns de pneumonia incluem *Pseudomonas aeruginosa*, *Legionella pneumophila*, *Pneumocystis jiroveci* e infecções por rickettsias. A incidência de *Mycobacterium tuberculosis* vem aumentando nos Estados Unidos, particularmente em áreas urbanas e de baixa renda, e entre grupos raciais ou étnicos não brancos. Bebês e adolescentes correm maior risco nos Estados Unidos.

O Vírus Sincicial Respiratório (VSR) e o Parainfluenza são os agentes virais mais frequentes em lactentes menores de 1 ano de idade. Os vírus que podem ser responsáveis por pneumonia neonatal incluem o da rubéola, o Citomegalovírus (CMV) e o Vírus Herpes Simples (HSV). Outros agentes virais incluem influenza, adenovírus, rinovírus, enterovírus, sarampo, varicela e vírus Epstein-Barr. Além disso, os hospedeiros imunocomprometidos são susceptíveis a infecções associadas e oportunistas, incluindo bacteriana, viral (CMV, varicela), por protozoários (*P. jiroveci*) e doenças fúngicas.

Fisiopatologia

O pulmão está protegido de infecções por uma variedade de mecanismos imunológicos locais e sistêmicos. Os anticorpos maternos passivamente adquiridos são importantes na proteção contra infecções por *S. pneumoniae* e *H. influenza* durante os primeiros meses de vida. Crianças com mecanismos de proteção alterados estão em maior risco de desenvolver pneumonia; isto inclui as com anormalidades anatômicas congênitas (p. ex., fissura palatina, fístulas traqueoesofágicas, sequestro pulmonar, malformação adenomatoide cística congênita), imunodeficiências, alterações neurológicas que predispõem à aspiração (p. ex., coma, convulsões, paralisia cerebral, anestesia geral) e alterações na qualidade do muco secretado (fibrose cística [FC]).

A pneumonia bacteriana e as infecções por micoplasma são, usualmente, transmitidas de pessoa para pessoa, por aspiração de gotículas. A colonização assintomática das vias aéreas superiores frequentemente ocorre em crianças e pode disseminar infecção para outras crianças. Muito menos comumente, a pneumonia bacteriana pode resultar da disseminação hematogênica de um foco distante ou durante a bacteremia primária. Os agentes virais que causam pneumonia se proliferam no trato respiratório superior e se espalham contiguamente para envolver o trato respiratório inferior. Vírus tais como varicela, CMV, herpes simples, Epstein-Barr, sarampo e rubéola também podem infectar os pulmões através de disseminação hematogênica.

Características Clínicas

Os sintomas e sinais clínicos da pneumonia em pacientes pediátricos variam com a idade do paciente, o patógeno específico e a gravidade da doença. Os bebês com menos de 3 meses geralmente apresentam sintomas respiratórios, tais como taquipneia, tosse, tiragem e gemência, mas podem apresentar apenas manifestações não localizatórias, tais como febre ou hipotermia isoladas, vômitos, má alimentação, irritabilidade e letargia. Lactentes maiores com infecção por *S. pneumoniae* podem apresentar sintomas inespecíficos, tais como febre alta e letargia, sem queixas respiratórias significativas. Em geral, com o aumento da idade, os sinais e sintomas em crianças tornam-se mais típicos, embora a pneumonia em qualquer criança possa ter apenas manifestações sutis. Os sintomas gerais incluem febre e calafrios, cefaleia, tremores e mal-estar. As queixas específicas podem incluir tosse e sibilância. A irritação pleural pode causar dor torácica, abdominal ou cervical, e resultar em rigidez de nuca. Os vômitos (frequentemente pós-tosse) e a hiporexia são comuns.

As principais informações da anamnese incluem histórico de nascimento e imunização (particularmente vacinação contra pneumococo e *H. influenzae* tipo b), doença falciforme, história prévia de pneumonia ou infecções frequentes, e presença de doença crônica subjacente. Crianças com doença respiratória (p. ex., displasia broncopulmonar, fibrose cística) ou cardíaca conhecidas tendem a apresentar cursos mais graves da doença; crianças com imunodeficiências primárias ou adquiridas também estão propensas a manifestações mais intensas e fulminantes de patógenos comuns, incomuns e oportunistas.

O exame físico deve começar com a aparência geral e o padrão respiratório. Os sinais vitais, incluindo a saturação de oxigênio, devem ser avaliados na chegada do paciente. Achados importantes incluem estado de hidratação, perfusão, nível de consciência e interação. A febre está, frequentemente, presente na pneumonia bacteriana, mas pode ser baixa ou ausente em neonatos. Os parâmetros cardiovasculares podem indicar desidratação ou, raramente, choque. A taquipneia, embora não universal, é o indicador mais sensível de pneumonia e pode ser a única manifestação em uma criança mais nova. A Organização Mundial de Saúde (OMS) tem publicado diretrizes para o diagnóstico clínico de pneumonia em países em desenvolvimento e cita a taquipneia e a tiragem como indicadores de doenças do trato respiratório inferior. A taquipneia é definida pela OMS como uma frequência respiratória superior a 50 respirações/minuto em lactentes menores de 1 ano, mais de 40 respirações/minuto em crianças de 1 a 5 anos de idade, e mais de 30 respirações/minuto em crianças com mais de 5 anos.[12] Outras manifestações da doença de vias aéreas inferiores podem incluir tosse, sibilância, batimento de asas nasais, tiragem, gemência e uso de musculatura acessória na respiração. As características da tosse podem ajudar no diagnóstico; uma tosse paroxística em um bebê pode indicar pneumonia causada por *C. trachomatis* ou *B. pertussis*. Os achados na ausculta de uma criança mais velha podem incluir crepitações, sibilos e/ou murmúrio vesicular diminuído. Embora estes possam estar presentes em crianças mais jovens, os achados são muito menos consistentes, e as crepitações podem ser mascaradas por um esforço inspiratório fraco ou por ruídos das vias aéreas superiores.

A irritação pleural pode causar dor abdominal ou meningismo, e a hiperinsuflação pulmonar pode causar deslocamento caudal do fígado e do baço. Os achados extrapulmonares podem incluir rinorreia, faringite ou exantemas com infecções virais, conjuntivite com doença por clamídia, faringite e exantemas com pneumonia por micoplasma ou infecções extrapulmonares, tais como abscessos de tecidos moles, otite média, sinusite, meningite e pericardite, com patógenos bacterianos.

Considerações Diagnósticas

Diagnósticos diferenciais

As principais condições a serem diferenciadas em crianças com pneumonia incluem pneumonias bacterianas, doenças virais, outras causas infecciosas incomuns (micobactérias, protozoários, fungos) e condições patológicas não infecciosas comuns (Quadro 169.1). Certas características podem ajudar a diferenciar as causas infecciosas comuns (Tabela 169.1). Cada entidade possui certos achados históricos, clínicos e laboratoriais clássicos. Entretanto, o amplo espectro de apresentações para cada condição pode tornar difícil um diagnóstico preciso em um paciente individual. Nenhuma característica específica diferencia, de forma confiável, pacientes com infecção bacteriana de crianças com pneumonia não bacteriana. O profissional da saúde deve considerar fortemente uma causa bacteriana em uma criança com uma temperatura superior a 39 °C, toxemia clínica, infiltrado lobar ou derrames pleurais. A consideração de fatores do hospedeiro, epidemiologia e quadro clínico, com uso criterioso de testes laboratoriais, geralmente direciona o emergencista para o diagnóstico mais provável e seu manejo efetivo.

Exames Diagnósticos

Radiologia. A radiografia de tórax é desnecessária em crianças sem comorbidades que não apresentam febre, sibilos unilaterais ou taquipneia pois é pouco provável que tenham pneumonia. Uma criança com boa aparência apresentando tosse e crepitações pode ser diagnosticada clinicamente e tratada com antibióticos como paciente ambulatorial. Uma criança com aparência toxemiada ou para a qual o diagnóstico não é claro requer avaliação radiográfica. Os achados radiográficos na pneumonia pneumocócica podem mostrar um infiltrado alveolar de distribuição lobar ou subsegmentar irregular ou consolidada (Fig. 169.1), embora os pacientes com pneumonia bacteriana possam apresentar infiltrado intersticial. Envolvimento bilateral, derrame pleural, pneumatocele e pneumotórax podem ocorrer com doença mais grave. Raramente, uma criança desidratada com pneumonia pode ter um estudo normal e o infiltrado tornar-se aparente apenas após reidratação.

QUADRO 169.1

Causas Não Infeccionas que Podem Apresentar-se como Pneumonia

Técnica Radiológica
- Inspiração inadequada
- Silhueta mamária
- Timo
- Grade irregular no filme
- Filme pouco penetrado

Pulmonar primária
- Asma
- Bronquiectasia
- Atelectasia
- Displasia broncopulmonar
- Fibrose cística
- Sequestro pulmonar
- Malformação adenomatoide cística congênita
- Deficiência de α1-antitripsina

Aspiração
- Corpo estranho
- Química
- Recorrente, causada por distúrbios anatômicos ou fisiológicos

Cardiopatia primária
- Cardiopatia congênita
- Insuficiência cardíaca congestiva

Infarto Pulmonar
- Crise falciforme vaso-oclusiva
- Embolia pulmonar

Distúrbios vasculares do colágeno
Síndrome do desconforto respiratório agudo
Derrame Pleural
Neoplasia

TABELA 169.1
Síndromes Pneumônicas

CARACTERÍSTICA	CAUSA INFECCIOSA			
	BACTERIANA	VIRAL	POR CLAMÍDIA	POR MICOPLASMA
Anamnese				
Idade	Qualquer	Qualquer	4-16 semanas	5-18 anos
Febre	Alta (> 39 °C)	Baixa	Geralmente nenhuma	Baixa
Início	Abrupto, frequentemente após infecção do trato respiratório superior	Gradual	Gradual	Gradual
Tosse	Produtiva	Não produtiva	Paroxística	Seca persistente
Sintomas Associados	Dor torácica; infarto focal	Mialgias, erupção cutânea, dor de garganta, coriza	Conjuntivite	Cefaleia, dor de garganta, erupção cutânea
Exame Físico	Toxemia			
Pulmões	Crepitações localizadas	Crepitações difusas, sibilos, estridor	Crepitações difusas, sibilos raros	Crepitações unilaterais
Radiografia do Tórax				
Infiltrado	Lobar ou segmentar	Intersticial	Difuso, intersticial	Lobar ou difuso
Derrame pleural	Ocasional	Raro	Nenhum	Raro
Outros	Pneumatocele; abscesso	Hiperinsuflação, atelectasia	Hiperinsuflação	
Resultados de exames laboratoriais	Leucocitose, granulocitose	Leucometria normal ou leucocitose, linfocitose	Leucometria normal, eosinofilia	Leucometria normal
Patógenos (comuns)	*Streptococcus pneumoniae, Haemophilus influenzae, Staphylococcus aureus;* < 2 meses – estreptococo do grupo B; gram-negativos entéricos, *Listeria monocytogenes*	VSR, parainfluenza, influenza, adenovírus, enterovírus	*Chlamydia trachomatis*	*Mycoplasma pneumoniae*

VSR, Vírus sincicial respiratório;

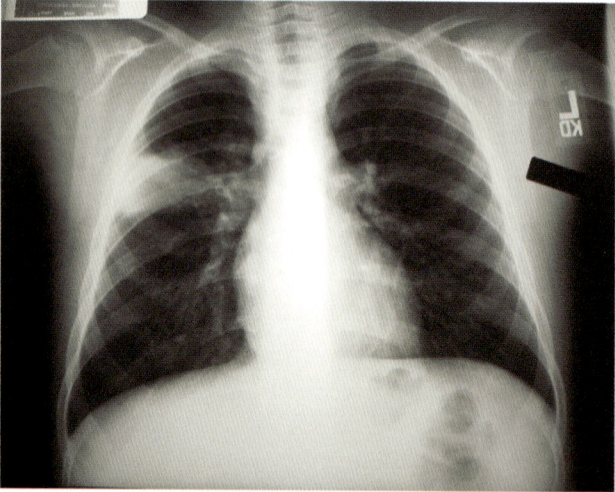

Fig. 169.1. Radiografia mostrando pneumonia pneumocócica, com infiltrado no lobo superior direito (Cortesia da Dra. Marianne Gausche-Hill.)

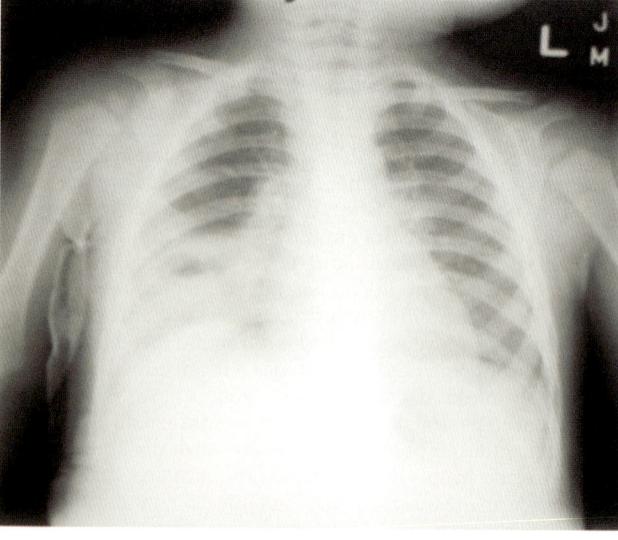

Fig. 169.2. Radiografa mostrando pneumonia estafilocócica, com empiema e abscesso à direita. (Cortesia da Dra. Brianna Enriquez e Dra. Marianne Gausche-Hill.)

Embora exista uma grande variabilidade, os agentes patogênicos bacterianos classicamente produzem infiltrados alveolares em uma distribuição lobar, mas podem gerar infiltrados intersticiais difusos. As infecções virais e por clamídia tendem a aparecer como infiltrados intersticiais difusos, comumente com hiperinsuflação e atelectasia. As radiografias de tórax também identificam doença multilobar, derrames pleurais, pneumatoceles e pneumotórax (Fig. 169.2). Adenopatia hilar pode indicar tuberculose ou neoplasia maligna.

Pacientes com derrame pleural devem realizar radiografia em decúbito lateral para avaliar o tamanho da efusão e a presença de loculações. A tomografia computadorizada (TC) é útil para fornecer maiores detalhes do derrame e das anormalidades pulmonares em crianças criticamente doentes com pneumonia complicada. Não se recomenda realizar TC do tórax de rotina para estabelecer o diagnóstico.

Exames Laboratoriais

Qualquer criança com pneumonia está sob risco de hipoxemia e deve ser submetida a oximetria de pulso para determinar a saturação de oxigênio. O hemograma tem um papel muito limitado e, frequentemente, não é útil na diferenciação entre pneumonia viral ou bacteriana. Ele não deve ser obtido a menos que o resultado altere o manejo. Gasometria venosa ou arterial não é necessária na maioria dos pacientes, mas pode ser considerada em uma criança com dispneia grave para monitorar a eficácia da condição respiratória com a terapia. Em uma criança que aparenta estar bem e com uma pneumonia sem complicações, é improvável que uma hemocultura seja útil, não devendo ser obtida.[13,14] As hemoculturas só devem ser consideradas em pacientes hospitalizados com aparência toxemiada. As culturas de escarro podem ser úteis para adolescentes, mas são tecnicamente difíceis em crianças mais jovens.

Pacientes com derrames pleurais que estão aumentando ou comprometendo a função respiratória devem ser submetidos a toracocentese diagnóstica e terapêutica.[15] Embora os derrames parapneumônicos sejam mais sugestivos de infecção bacteriana, eles também ocorrem com micoplasma e, ocasionalmente, com infecções virais. O fluido deve ser enviado para coloração de Gram e cultura (para bactérias anaeróbicas e aeróbicas), celularidade total e diferencial, nível de proteína total, pH e concentração de glicose. A interpretação do líquido pleural em crianças segue as diretrizes para adultos (Capítulos 66 e 67). Culturas para patógenos raros podem ser consideradas se a avaliação inicial não for diagnóstica. A broncoscopia com lavado broncoalveolar pode ser útil em uma criança gravemente enferma.

Os pacientes não devem receber testes rápidos de antígenos para vírus, a menos que o resultado altere o manejo (p. ex., estratificação de risco em uma criança jovem com febre, consideração de usar antivirais na gripe). Embora a maioria dos pacientes pediátricos com tuberculose não apresente sintomas pulmonares, os exames cutâneos para tuberculose devem ser considerados para pacientes com pneumonia lobar, derrames pleurais ou adenopatia hilar, especialmente em crianças imunocomprometidas ou que emigraram recentemente de países menos desenvolvidos. Os bacilos álcool-ácido resistentes são mais propensos a aparecer em um aspirado gástrico no início da manhã.[16] As amostras de escarro geralmente não são úteis em uma criança com menos de 8 anos devido à contaminação por organismos do trato respiratório superior. As culturas bacterianas das secreções respiratórias superiores geralmente resultam no crescimento de flora normal ou organismos que refletem apenas colonização. Embora a amostragem transtraqueal e a aspiração pulmonar direta possam permitir um diagnóstico mais preciso, a invasividade desses testes limita sua utilidade.

Tipos de Pneumonia

Pneumonia bacteriana

S. pneumoniae é um dos agentes bacterianos mais frequentemente observados como causador de pneumonia em crianças.[17] Portadores de imunodeficiência, doença renal crônica, asplenia funcional ou anatômica e nativos americanos estão em maior risco de infecção por S. pneumoniae. A pneumonia por S. aureus, embora menos comum, tende a causar um quadro mais grave. Crianças com aspiração de corpo estranho, imunossupressão ou infecções de pele podem estar em maior risco de pneumonia por S. aureus. A progressão da doença é rápida, e empiema (90%), pneumatocele (50%) e pneumotórax (25%) são complicações comuns (Fig. 169.2).

Antes da disseminação da imunização, o H. influenzae tipo b era a segunda causa bacteriana mais comum de pneumonia. Entretanto, sua incidência tem diminuído 90% desde o seu início efetivo.[9] O H. influenzae era considerado anteriormente uma doença de crianças mais jovens, mas a maioria dos casos atuais ocorre em crianças mais velhas.[17] Embora clinicamente indistinguível da pneumonia por S. pneumoniae, a pneumonia por H. influenzae, historicamente, teve maior incidência de derrames pleurais associados (25%-75%) e bacteremia (75%-95%).

Embora ainda seja incomum, a incidência de pneumonia estreptocócica do grupo A tem aumentado desde a década de 1980. A pneumonia estreptocócica do Grupo A pode ocorrer esporadicamente e pode ser uma complicação da varicela. É, tipicamente, uma doença grave com início abrupto, rápida progressão para toxicidade e alta taxa de mortalidade (taxa de mortalidade de 30% a 60% relatada em um estudo de todas as idades).

Na pneumonia bacteriana após o período neonatal, a febre é quase sempre universal (com frequência > 39 °C). Os pacientes podem ou não ter tosse e geralmente aparentam toxemia relativa, com taquipneia desproporcional à febre. Crepitações ou sibilos assimétricos, murmúrio vesicular localizadamente diminuído ou sopro tubário comumente ocorrem em crianças mais velhas, ao passo que o exame físico em uma criança mais nova pode não revelar alterações.

O desfecho de crianças saudáveis com doença secundária a pneumococos resistentes à penicilina, atualmente, não difere significativamente do resultado de crianças com infecção por pneumococos sensíveis.[18] A pneumonia causada por S. pneumoniae pode ser complicada por empiema, derrame pleural, abscesso pulmonar, e/ou pneumonia necrosante. As crianças com bom estado geral podem ser tratadas com antibióticos orais. Amoxicilina em dose elevada de 8 em 8 horas é recomendada para o tratamento ambulatorial inicial na suspeita de pneumonia pneumocócica em crianças previamente saudáveis, com uma dose máxima diária de 2g/dia[1] (Tabela 169.2). A pneumonia bacteriana não complicada frequentemente possui uma resposta rápida aos antibióticos; um quadro clínico estagnado ou de piora deve levar a uma investigação mais profunda.

Pneumonia viral

A pneumonia viral ocorre mais comumente no inverno e, geralmente, possui um início gradual durante vários dias, frequentemente com tosse associada, congestão e febre baixa grau.[19] A taquipneia pode ser o único achado no exame físico; entretanto, tiragem, crepitações e sibilos são comuns. Gemência, cianose, letargia, desidratação e apneia são observados em crianças mais graves. O diagnóstico de pneumonia viral é, em geral, realizado clinicamente. Uma radiografia de tórax não usualmente é necessária para diagnosticar uma criança com pneumonia viral que apresenta, durante os meses de inverno, febre, tosse, congestão e sibilos. O teste rápido para antígenos de VSR não é indicado, a menos que o resultado altere o manejo (p. ex., estratificação de risco em um bebê pequeno com febre). Um teste de reação em cadeia da polimerase (PCR) para gripe em tempo real pode ser útil quando o uso de antivirais está sendo considerado. Entretanto, as crianças em risco (p. ex., crianças <2 anos ou com comorbidade significativa) devem ser tratadas empiricamente com antivirais.

Os achados radiográficos tipicamente incluem hiperinsuflação e espessamento peribrônquico, com aumento difuso dos achados intersticiais. Áreas de consolidação dispersas podem estar presentes, representando atelectasias lobulares ou pneumonia alveolar. Embora a consolidação lobar e pequenos derrames pleurais possam ocorrer na pneumonia viral, esses achados são mais consistentes com uma causa bacteriana.

A maioria das pneumonias virais se resolve sem terapia específica. Devido à possibilidade de superinfecção bacteriana e à dificuldade de diferenciação entre pneumonia bacteriana e viral, os antibióticos devem ser considerados para crianças mais gravemente doentes. As possíveis complicações incluem desidratação, progressão local da doença, bronquiolite obliterante e apneia (geralmente nos primeiros 3 meses de vida).

Pneumonia por Micoplasma

A pneumonia por micoplasma representa 10% a 20% de todas as pneumonias e, tradicionalmente, se pensava que ocorria mais comumente em crianças de 5 a 18 anos de idade; entretanto, também pode desempenhar um papel significativo em crianças mais jovens, embora ainda seja rara em bebês com menos de 1 ano.[5]

TABELA 169.2
Antibióticos para o Tratamento de Pneumonia Bacteriana Pediátrica

FAIXA ETÁRIA	PATÓGENOS MAIS FREQUENTES	TRATAMENTO AMBULATORIAL	TRATAMENTO HOSPITALAR
Neonato (< 4 semanas)	Estreptococo do grupo B, *Escherichia coli*, outros bacilos gram-negativos		Ampicilina + aminoglicosídeo ou Ampicilina + cefotaxina Evitar ceftriaxona.[a]
3 semanas – 3 meses	*Streptococcus pneumoniae, Haemophilus influenza, Chlamydia trachomatis* (se afebril)	Estolato de eritromicina ou Azitromicina (dados limitados)	Ampicilina + cefotaxima ou cefttriaxona Estolato de eritromicina ou Azitromicina (dados limitados)
	Bordetella pertussis (se afebril e com tosse prolongada)	Azitromicina	Azitromicina
3 meses – 4 anos	*Streptococcus pneumoniea, Haemophilus influenzae*, estreptococos do grupo A	Amoxicilina ou Amoxicilina – ácido clavulânico ou Cefuroxima ou Cefprozil ou Cefdinir	Ampicilina ou Ampicilina-sulbactam ou Ceftriaxona ou Cefotaxima ou Clindamicina-vancomicina para cobertura de MRSA[b] ou em pacientes críticos
	Mycoplasma pneumoniae	Azitromicina – apenas para a cobertura de pneumonias atípicas ou Claritomicina	Azitromicina – apenas para a cobertura de pneumonias atípicas ou Claritomicina
	Bordetella pertussis (se afebril e com tosse prolongada)	Azitromicina	Azitromicina
≥ 5 anos	*Mycoplasma pneumoniae, Chlamydophila pneumoniae*	Azitromicina – apenas para cobertura de pneumonias atípicas ou Claritromicina	Azitromicina – apenas para cobertura de pneumonias atípicas ou Claritomicina
	Streptococcus pneumoniae, Hemophilus influenza	Amoxicilina – ácido clavulânico ou Cefuroxima ou Cefprozil ou Cefdinir	Ampicilina ou Ampicilina-sulbactam ou Ceftriaxona ou Cefotaxima Ou Clindamicina-vancomicina para cobertura MRSA ou em pacientes críticos
	Bordetella pertussis (se afebril e com tosse prolongada)	Azitromicina	Azitromicina

[a] A ceftriaxona não é recomendada em neonatos devido ao risco de hiperbilirrubinemia, particularmente em prematuros.
[b] MRSA, *Staphylococcus aureus* resistente à meticilina.

O início é classicamente gradual e insidioso, mas alguns pacientes podem apresentar um início abrupto dos sintomas.[5] Os sintomas prodrômicos incluem febre, dor de cabeça e mal-estar, seguidos vários dias depois por uma tosse seca persistente. Os pacientes podem apresentar quadro semelhante à coqueluche. Outros sintomas de infecção podem incluir rouquidão, dor de garganta e dor torácica; a coriza não é comum.

Crianças com pneumonia por micoplasma geralmente não aparentam toxemia. Os pacientes podem ter crepitações; sibilos ocorrem com menos frequência. Faringite, linfadenopatia cervical, conjuntivite e otite média podem ocorrer ocasionalmente. Exantema está presente em 10% dos pacientes e pode ser por urticariforme, eritema multiforme, maculopapular ou vesicular. O curso pode ser complicado por pneumatocele, derrame pleural, pneumotórax ou bronquiectasia. O *Mycoplasma*, tipicamente considerado como uma infecção benigna e autolimitada, tem desempenhado um papel significativo na exarcebação da asma e pode causar anormalidades estruturais pulmonares crônicas.[20] Os achados do exame físico são em geral menos impressionantes do que a imagem radiográfica; o envolvimento é usualmente unilateral e nos lobos inferiores. Os achados radiográficos são variáveis, entretanto, e podem mostrar consolidação lobar, infiltrados segmentares dispersos ou doença intersticial. Os derrames pleurais podem ocorrer, mas são incomuns. A leucometria é geralmente normal.

A infecção frequentemente é diagnosticada clinicamente e tratada empiricamente. O teste de aglutinação fria à beira do leito raramente é utilizado hoje pois não é acurado, particularmente em pacientes com menos de 12 anos. O diagnóstico pode ser confirmado com titulação de anticorpos agudos e convalescentes; entretanto, os pacientes podem demorar de 4 a 6 semanas até a soroconversão e alguns pacientes podem não conseguir construir uma resposta imune.[5] A cultura não está rotineiramente disponível; o diagnóstico por PCR está disponível apenas nos laboratórios de pesquisa.[5] As complicações são variadas, apesar de incomuns, e incluem anemia hemolítica, síndrome hemolítico-urêmica, miopericardite, doença neurológica (p. ex., meningoencefalite, síndrome de Guillain-Barré, mielite transversa, neuropatia dos nervos cranianos), rabdomiólise, artrite e exantema.

Pneumonia por Clamídia

C. trachomatis é um organismo comum transmitido sexualmente que causa infecção cervical em 2% a 30% das gestantes.[2] É transmitida do trato genital de mães infectadas para seus recém-nascidos, resultando em conjuntivite em 22% a 44% e pneumonia em 5% a 20% destes.[2] Um lactente com pneumonia causada por *C. trachomatis* apresenta-se com 3 a 19 semanas de vida após colonização durante o nascimento. A doença geralmente começa com congestão nasal seguida de tosse. Em 50% dos casos, a conjuntivite precede o aparecimento dos sintomas respiratórios. O bebê é muitas vezes afebril e alerta, mas taquipneico, com uma tosse em crises que pode interferir com a alimentação ou o sono. Pode assemelhar-se aos paroxismos de tosse da coqueluche e, ocasionalmente, precipita episódios de desconforto respiratório alarmante. Tiragem leve e estertores crepitantes difusos podem ser observados no exame do tórax; sibilos expiratórios são geralmente ausentes ou mínimos. Malformações do ouvido médio estão presentes em 50% dos casos.

A radiografia usualmente mostra hiperinsuflação com infiltrados intersticiais difusos bilaterais e simétricos (Fig. 169.3). Os testes de amplificação de ácidos nucleicos substituíram a cultura e métodos de detecção não amplificados (p. ex., imunofluorescência direta), devido à sua maior sensibilidade e especificidade. A pneumonia por clamídia é na maioria das vezes uma doença leve, mas pode raramente ser complicada por apneia e hipoxemia. O tratamento com eritromicina pode encurtar o curso da doença; entretanto, ela tende a ser prolongada, com tosse e taquipneia levando, muitas vezes, semanas para melhorar, apesar dos antibióticos.

Chlamydophila (anteriormente *Chlamydia*) *pneumoniae* é uma espécie de *Chlamydia* que é antigênica, genética e morfologicamente distinta de outras espécies de *Chlamydia*. A infecção por *C. pneumoniae* é transmitida de pessoa para pessoa, pode ocorrer nas infecções do trato respiratório em lactentes e crianças mais novas, e pode causar doença leve ou infecção assintomática em crianças e adultos. Como o *Mycoplasma*, a *C. pneumoniae* pode desempenhar um papel maior na pneumonia pediátrica do que se pensava anteriormente. Tem sido reportado causar dor de garganta, febre, cefaleia, tosse paroxística, pneumonia e síndrome gripal.[7,8] Surtos foram relatados em escolas, creches, acampamentos militares, adolescentes e famílias. A infecção por *C. pneumoniae* pode desencadear episódios de sibilância aguda em crianças com asma. Não há testes diagnósticos confiáveis para identificar o agente etiológico.

Pneumonia por Aspiração

A pneumonia por aspiração pode ser devida a causas mecânicas, químicas ou bacterianas. A aspiração bacteriana ocorre em crianças com anormalidades anatômicas e distúrbios do sistema nervoso central que prejudicam a deglutição normal ou os reflexos protetores das vias aéreas. Os danos pulmonares resultam de injúrias químicas (p. ex., ácido estomacal) e bacterianas (p. ex., organismos do trato respiratório superior e gastrointestinal). Após várias horas da aspiração, a criança pode apresentar tosse, taquipneia e febre. O exame físico geralmente revela crepitações e sibilos, com cianose à medida que a doença progride. Os achados radiográficos incluem infiltrados localizados (lobo médio e inferior direitos) e difusos, muitas vezes bilaterais.

Pneumonia em um Paciente Imunocomprometido

Crianças com doenças crônicas e imunodeficiências congênitas, adquiridas e iatrogênicas são susceptíveis aos patógenos respiratórios acima mencionados e a uma multiplicidade de organismos oportunistas, incluindo *P. jiroveci*, CMV e fungos. Os sintomas apresentados podem ser semelhantes aos de hospedeiros normais; entretanto, o curso tende a ser mais rápido, grave e fulminante. Enquanto aguarda-se a identificação dos organismos e os resultados da cultura, os pacientes devem ser hospitalizados para monitorização, terapia de suporte e tratamento com antibióticos intravenosos ativos contra um amplo espectro de organismos. Uma amostra de tecido para o diagnóstico de organismos potencialmente tratáveis pode necessitar ser obtida caso o paciente não melhore após a terapia inicial.

Complicações

Várias complicações da pneumonia resultam de efeitos locais e sistêmicos da infecção. O derrame pleural ou o empiema geralmente se formam com patógenos bacterianos (notadamente *S. pneumoniae*, *H. influenzae* e *S. aureus*), mas estão ocasionalmente associados a pneumonia por micoplasma, vírus ou tuberculose. De maneira similar, o abscesso pulmonar, a pneumatocele e o pneumotórax são complicações locais principalmente observadas com doenças bacterianas, particularmente com *S. aureus*. O extenso envolvimento pulmonar de qualquer causa pode levar, ocasionalmente, à hipóxia e à insuficiência respiratória progressiva, com disfunção de múltiplos órgãos. A apneia sem outros sintomas é, geralmente, observada em infecções por vírus, clamídia e coqueluche em bebês com menos de 3 meses. A complicação sistêmica mais comum da pneumonia é a desidratação. Focos infecciosos adicionais podem desenvolver-se a partir de bacteremia concomitante (p. ex., meningite, epiglotite, pericardite, artrite séptica, infecções de tecidos moles). Pneumonia viral e bacteriana raramente são associadas a meningite, encefalite, artrite, rabdomiólise e síndrome hemolítico-urêmica.

Manejo e Encaminhamento

Lactentes Menores de 2 Meses

O tratamento da pneumonia em um paciente pediátrico consiste no uso apropriado de antimicrobianos e na terapia de suporte (Tabela 169.2). Devido à dificuldade em identificar um agente causador, a escolha de antibióticos é, geralmente, empírica. Os três fatores mais importantes no direcionamento do manejo são a idade do paciente, o patógeno provável e a gravidade da doença. Um bebê menor de 2 meses com pneumonia usualmente deve ser internado no hospital. Esta faixa etária é imunologicamente imatura, e os sinais de sepse podem ser sutis. As culturas de sangue, urina e líquido cefalorraquidiano, geralmente, são indicadas antes de iniciar o antibiótico. Em neonatos, a ampicilina associada a um aminoglicosídeo ou a cefotaxima, particularmente nos prematuros, seria a escolha apropriada; a ampicilina e uma cefalosporina de terceira geração devem

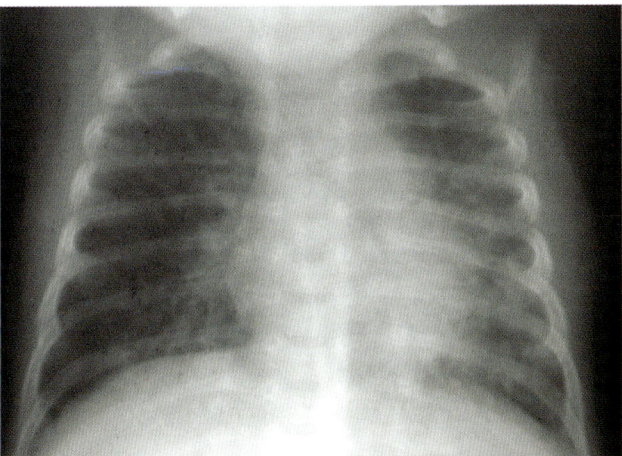

Fig. 169.3. Radiografia mostrando pneumonia por clamídia em criança. Observe os infiltrados intersticiais simétricos. (Cortesia do Dr. Michael Diament.)

ser usadas em lactentes de 1 a 2 meses de idade. Se *C. trachomatis* ou *B. pertussis* forem suspeitas, a criança também deve ser tratada com eritromicina, azitromicina ou sulfametoxazol-trimetoprim. Dada a associação de eritromicina com estenose pilórica hipertrófica infantil, a azitromicina pode ser a escolha mais apropriada.

Lactentes de 2 a 3 Meses de Idade

Hemoculturas e urinocultura devem ser obtidas para lactentes de 2 a 3 meses de idade. A decisão de realizar punção lombar depende da suspeita clínica de infecção do sistema nervoso central. Ampicilina e uma cefalosporina de terceira geração devem ser ministrados a um bebê nesta faixa etária. Se *C. trachomatis* ou *B. pertussis* forem considerados, o lactente também deve ser tratado com eritromicina, azitromicina ou sulfametoxazol-trimetoprim. A terapia de suporte nesta faixa etária consiste em controle da febre e hidratação. Todos os lactentes devem ser monitorizados com oximetria de pulso contínua para detectar sinais de necessidade de suporte respiratório; apneia e insuficiência respiratória podem ser iminentes.

Bebês e Crianças com Mais de 3 Meses de Idade

Em um bebê com mais idade, a pneumonia deve ser categorizada em provável bacteriana, viral ou por micoplasma. O emergencista deve basear o diagnóstico etiológico presumível em achados clínicos e radiográficos. Uma criança toxemiada, com febre alta e consolidação lobar, provavelmente, terá um processo bacteriano, enquanto uma criança com uma doença de início gradual, febre baixa e infiltrado intersticial com aprisionamento aéreo terá maior probabilidade de uma etiologia viral.

Um lactente ou pré-escolar com aparência saudável, com pneumonia isolada, pode ser tratado com antibióticos orais ambulatorialmente. Em um bebê após o período neonatal ou criança em idade pré-escolar, amoxicilina em alta dose (90 mg/kg/dia, dividido em três tomadas) constitui o agente de primeira linha e tratará o *S. pneumoniae* intermediário suscetível. A amoxicilina-ácido clavulânico (90 mg/kg/dia do componente da amoxicilina, dividido em três doses) é o agente de segunda linha e inclui uma cobertura contra gram-negativos e *S. aureus* sensíveis à meticilina. As cefalosporinas orais são relativamente mal absorvidas e têm alta ligação proteica, resultando em farmacocinética inferior quando comparadas à amoxicilina; elas devem ser reservadas apenas para pacientes alérgicos à penicilina. A cefpodoxima 10 mg/kg/dia, dividida em duas doses, o cefprozil (30 mg/kg/dia, dividido em duas doses) ou o cefdinir (14 mg/kg/dia, dividido em duas doses) são outras opções. A azitromicina não deve ser usada para tratar *S. pneumoniae*, pois espera-se que 40% das infecções sejam resistentes, mas é uma terapia adequada para pneumonias atípicas presumidas nesta faixa etária. A azitromicina (10 mg/kg no dia 1, seguida de 5 mg/kg, uma vez por dia, nos dias 2-5) é o antibiótico de escolha em uma criança em idade escolar ou adolescente, em que *M. pneumoniae* e *C. pneumoniae* são mais comuns.[1] Toda criança com pneumonia bacteriana tratada como paciente ambulatorial deve ser reavaliada dentro de 24 e 48 horas. Em pacientes que estão febris, desidratados ou não melhoraram clinicamente, a internação hospitalar para terapia antibiótica parenteral deve ser considerada. A repetição de uma radiografia para avaliar a progressão da doença ou o desenvolvimento de um derrame pleural também deve ser considerada.

As indicações para a hospitalização no momento do diagnóstico incluem aparência toxêmica, vômitos ou desidratação, comprometimento respiratório, (p. ex., dispneia, hipóxia, ventilação inadequada), doença multilobar, derrame pleural, função imune prejudicada e ambientes sociais instáveis (Fig. 169.4). Deve-se considerar fortemente a hospitalização de crianças com menos de 6 meses, pois elas são mais propensas a complicações da pneumonia bacteriana do que as crianças com mais idade. A terapia de suporte para pacientes internados deve incluir manutenção da hidratação, controle da febre, suplementação de oxigênio, assistência ventilatória e drenagem do líquido pleural conforme necessidade. A terapia antibiótica parenteral deve ser administrada até que ocorra a melhora clínica.

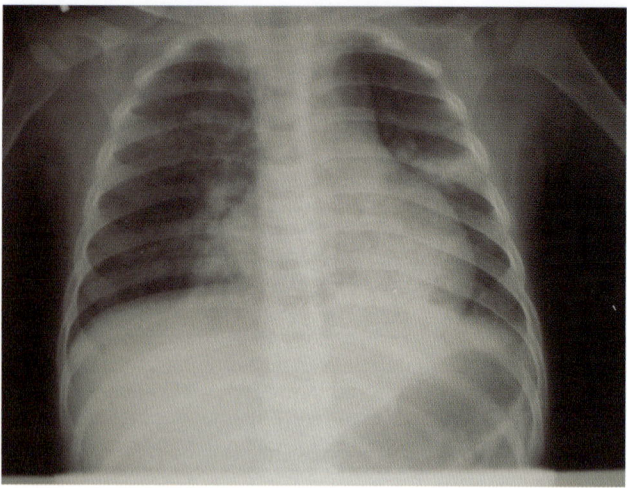

Fig. 169.4. Radiografia mostrando pneumonia multilobar em uma criança com desconforto respiratório. (Cortesia da Dra. Marianne Gausche-Hill.)

Crianças com suspeita de pneumonia bacteriana que é suficientemente grave para necessitar de internação devem ser rotineiramente tratadas com antibióticos parenterais para fornecer concentrações sanguíneas e teciduais confiáveis. Os antibióticos parenterais para a terapia inicial devem ser considerados para pacientes hospitalizados com doença moderada a grave, ou para aqueles com vômitos, suspeita de absorção diminuída ou doença sistêmica relacionada à sepse. Para pacientes com doença leve, a terapia inicial com antibióticos orais pode ser considerada. A terapia parenteral de primeira linha é a ampicilina (150-200 mg/kg/dia, dividida a cada 6 hrs). A ceftriaxona (100 mg/kg/dia, dividida a cada 12-24 horas) ou a cefotaxima (150 mg/kg/dia, dividida a cada 8 horas) são agentes de segunda linha. A adição de azitromicina (10 mg/kg, no dia 1, seguida de 5 mg/kg uma vez por dia nos dias 2-5) deve ser considerada se *M. pneumoniae* for um possível agente causador. A vancomicina (40-60 mg/kg/dia, dividida a cada 6-8 horas) ou clindamicina (40 mg/kg/dia, dividida a cada 6-8 horas) deve ser adicionada se o *S. aureus* resistente à meticilina for suspeito.[1]

Crianças com anormalidades neurológicas ou anatômicas, que aspiram conteúdo oral ou gástrico, são suscetíveis a pneumonia, predominantemente de anaeróbicos. Penicilina e clindamicina são escolhas de antibióticos de primeira linha adequadas. Em pacientes gravemente doentes, ou que não respondem, agentes tais como metronidazol e cefoxitina podem ser mais úteis. As infecções nosocomiais devem ser tratadas com antibióticos também ativos contra aeróbios e bacilos gram-negativos. Crianças com aspiração significativa devem ser internadas no hospital e a terapia de suporte deve incluir hidratação, oxigênio suplementar e aspiração orofaríngea.

O tratamento em longo prazo de uma criança com pneumonia deve incluir uma reavaliação clínica 2 a 3 semanas após o diagnóstico. Se a criança teve uma rápida resposta à terapia e está bem na avaliação de acompanhamento, a repetição de uma radiografia é desnecessária. Se a criança tem tido um curso complicado (p. ex., derrame pleural), sintomas residuais ou se a doença não é o primeiro episódio de pneumonia da criança, uma radiografia de tórax deve ser obtida para garantir a resolução. A radiografia de acompanhamento deve ser realizada de 6 a 8 semanas após o diagnóstico.

A idade da criança e a apresentação clínica geralmente sugerem o agente etiológico. Os padrões de organismos causadores têm mudado. O espectro de sensibilidades antimicrobianas também mudou, particularmente com o surgimento da *S. pneumoniae* resistente à penicilina.

OUTRA EMERGÊNCIAS RESPIRATÓRIAS

Coqueluche

A tosse convulsa, ou coqueluche, é uma infecção do trato respiratório geralmente observada em lactentes com menos de 6 meses

(≈ 40% dos casos são em crianças < 6 meses; 70% dos casos em crianças < 5 anos). A incidência de coqueluche aumentou nas décadas de 1980 e 1990, especialmente em adolescentes e adultos, apesar das elevadas taxas de imunização.

A doença é caracterizada por três estágios clínicos — catarral, paroxístico e convalescença. A coqueluche começa com sintomas leves no trato respiratório superior e tosse; este estágio catarral geralmente dura de 1 a 2 semanas. A doença evolui para acessos intensos de tosse paroxística, seguidos de êmese após tosse, que podem ser acompanhados por períodos de cianose e apneia em lactentes menores de 6 meses. O guincho clássico é raro, ocorrendo em apenas 6% dos pacientes e geralmente observado em crianças com mais de 2 a 3 anos de idade. A febre geralmente está ausente, e os achados do exame são notavelmente normais entre os paroxismos. O estágio paroxístico dura de 2 a 4 semanas e é seguido por um estado de convalescença, durante o qual os sintomas diminuem gradualmente. A duração da doença em casos mais complicados pode ser de 6 a 10 semanas. A imunização é apenas 80% eficaz no fornecimento de imunidade após 3 doses, tornando a coqueluche possível em bebês imunizados. A leucometria geralmente é elevada, excedendo 15.000/mm^3 e, ocasionalmente, 40.000/mm^3, frequentemente com linfocitose acentuada. A radiografia de tórax pode mostrar o contorno cardíaco irregular no lado direito ou ter campos pulmonares limpos. A *B. pertussis* é um organismo fastidioso, tornando a cultura difícil. O organismo é mais facilmente detectado nos estágios catarral ou paroxístico precoce. As culturas podem ser negativas durante a primeira semana ou após a quarta semana da doença em pacientes imunizados ou tratados com antibióticos.[4] O teste de PCR tem sido cada vez mais utilizado para a detecção de *B. pertussis* devido à sua alta sensibilidade e tempo de resposta mais rápido do que a cultura.

A coqueluche é uma doença particularmente grave no primeiro ano de vida; as complicações são comuns e incluem episódios apneicos, convulsões, pneumonia bacteriana secundária, encefalopatia e morte. Sua incidência tem aumentado entre crianças imunizadas e jovens adultos que possuem imunidade em declínio. Acredita-se que os adultos sejam o reservatório da doença. Nestes pacientes, ela não segue as etapas clássicas como descrito aqui. Eles apresentam um curso leve, mas prolongado. Tosse seca é o sintoma predominante, com duração de 3 semanas ou mais.

Devido ao risco de apneia, todas as crianças menores de 6 meses com coqueluche presumível devem ser observadas no hospital para monitorização e cuidados de suporte, e tratadas com eritromicina, azitromicina ou sulfametoxazol-trimetoprim. Dada a associação de eritromicina com estenose pilórica hipertrófica infantil, a azitromicina pode ser a escolha mais apropriada. Os antimicrobianos não possuem efeito sobre a progressão da doença após o início do estágio paroxístico, mas limitam a propagação de organismos. A vacinação dos profissionais de saúde e da população adulta com dTpa (tétano, difteria, coqueluche) tem mostrado diminuir as taxas de tosse convulsa em lactentes.

Fibrose Cística

A FC é uma doença autossômica recessiva causada por uma mutação no gene da proteína reguladora de condutância transmembrana da FC (*CFTR*). Em brancos, cerca de 1 em cada 25 é portador, e a doença possui uma incidência de 1 em 2.500 nascimentos.[21] A doença também está presente (em incidência decrescente) em hispânicos, nativos americanos, afro-americanos e asiáticos. Doença pulmonar progressiva e infecção são responsáveis pela maior parte da morbidade e quase toda a mortalidade naqueles com FC. Os defeitos no transporte de cloreto através do epitélio das vias aéreas resultam em redução da remoção ciliar do muco espessado, diminuição do efeito antimicrobiano da superfície da via aérea, aumento da aderência bacteriana e secreção inata de citocinas inflamatórias. Todos esses fatores resultam em uma sensibilidade única à infecção bacteriana das vias aéreas.

Os achados da FC na radiografia do tórax incluem enfisema, espessamento peribrônquico, bronquiectasia e infiltrado focal, que pode ser linear ou nodular (Fig. 169.5). A identificação dos agentes patogênicos envolvidos é crucial para o tratamento eficaz das infecções pulmonares em pacientes com FC, geralmente através da cultura do escarro. As pneumonias da primeira infância em pacientes com FC são predominantemente causadas por *S. aureus* e *H. influenza*.

Com o surgimento do *S. aureus* resistente à meticilina (MRSA), uma atenção especial deve ser dada à cobertura dos antibióticos. Os pacientes que recebem profilaxia antiestafilocócica podem estar em maior risco de infecções por pseudomonas. Aos 18 anos de idade,

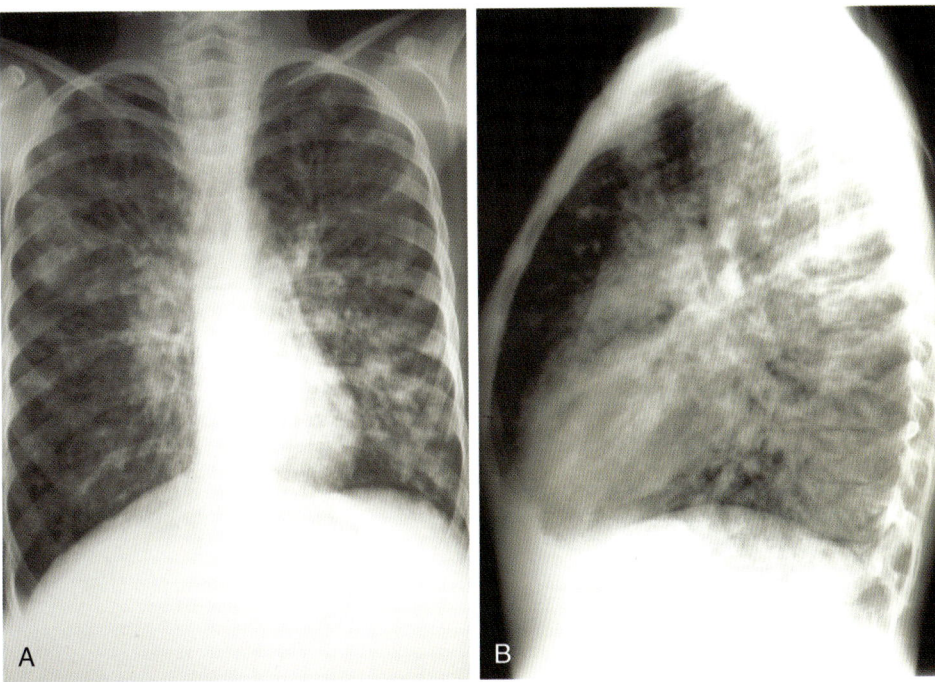

Fig. 169.5. Radiografias posteroanterior (**A**) e lateral (**B**) de um adolescente com fibrose cística. Observe enfisema e infiltrados nodulares. (Cortesia do Dr. Michael Diament.)

80% dos pacientes são colonizados permanentemente por *P. aeruginosa*. As exacerbações infecciosas agudas geralmente são tratadas com drogas antimicrobianas orais e intravenosas, tipicamente uma penicilina (p. ex., ticarcilina, piperacilina) ou ceftazidima combinada com um aminoglicosídeo para fins de sinergismo.[18] Se houver resultados anteriores de uma cultura de escarro do paciente, a cobertura antibiótica para o último patógeno bacteriano conhecido deve ser usada. Cepas resistentes podem se beneficiar de imipenem ou meropenem. Os pacientes rotineiramente são hospitalizados por 10 a 14 dias para o curso da terapia. Existem evidências emergentes de que pacientes com FC também estão em maior risco de hospitalização por agentes não bacterianos.[18]

Burkholderia cepacia, um patógeno significativo em pacientes com FC, tem sido associada a um declínio acelerado no estado clínico e ao aumento da mortalidade. Em geral, a cobertura antimicrobiana é semelhante à para *Pseudomonas*. A resistência é comum, entretanto, e a existência de diferentes padrões de colonização e resistência de pacientes com FC requer isolamento respiratório de outros indivíduos suscetíveis.

A remoção de secreções mucoides espessas é vital para o tratamento. Os pacientes podem responder favoravelmente à terapia broncodilatadora e aos mucolíticos, como a N-acetilcisteína inalada, no cenário agudo. A fisioterapia respiratória é frequentemente fornecida por dispositivos oscilatórios de alta frequência. Uma válvula de *flutter* ou máscara de pressão expiratória positiva também pode ser útil para uma melhor remoção mucoide. O controle inflamatório em curto prazo pode ser obtido por corticosteroides inalatórios.[22,23]

Displasia Broncopulmonar

A displasia broncopulmonar (DBP) é definida como a necessidade de oxigênio suplementar 28 dias após o nascimento. A DBP é uma causa comum de doença pulmonar difusa em lactantes.[24] Aproximadamente 40% das crianças com peso inferior a 1000 g ao nascimento, desenvolverão DBP.[25] A gravidade da doença está relacionada a vários fatores, incluindo o grau de prematuridade, uso de corticosteroides periparto, danos causados pela ventilação no período neonatal e estado nutricional.[26] Os bebês com DBP apresentam taxas consideravelmente aumentadas de hospitalização devido a doenças respiratórias no primeiro ano de vida, aproximando-se a 65% em bebês nascidos com peso inferior a 1000 g.[25]

As imunizações são vitais para a prevenção da pneumonia em pacientes com DBP. Todas as crianças de 6 a 23 meses de idade

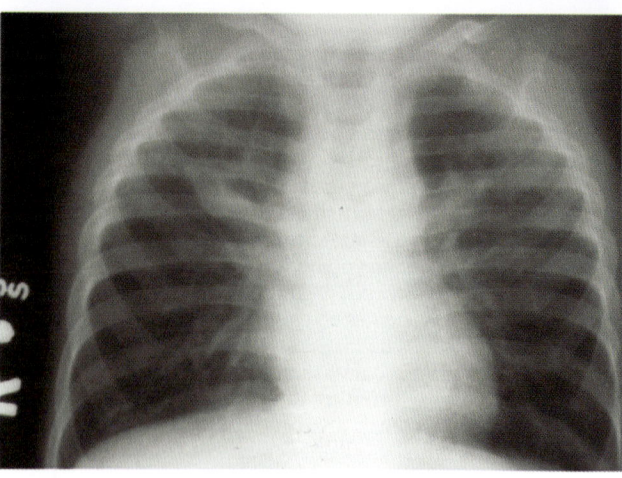

Fig. 169.6. Radiografia de uma criança com displasia broncopulmonar mostrando achados de doença pulmonar crônica e hiperinsuflação. (Cortesia de Dr. Michael Diament.)

devem receber a vacina contra a gripe durante a estação apropriada. A vacina pneumocócica 13-valente e a vacina contra o *H. influenzae* tipo b são especialmente vitais para a prevenção da pneumonia bacteriana. Além disso, a profilaxia mensal contra o VSR é administrada a pacientes cuidadosamente selecionados com a imunoglobulina monoclonal palivizumabe, o que reduz a incidência de doença de VSR e o risco de hospitalização subsequente.

Pacientes com DBP possuem resistência das vias aéreas aumentada, diminuição da complacência pulmonar e doença pulmonar obstrutiva. A pneumonia em pacientes com DBP pode ser complicada por um componente reativo da via aérea. Se complicado por pneumonia, as radiografias mostram hiperinsuflação marcada e infiltrados (Fig. 169.6). Broncodilatadores inalatórios podem ser eficazes, embora estes medicamentos possam piorar a troca de ar em pacientes com malácia concomitante das vias aéreas. Hipóxia e hipercapnia são comuns, apesar do aumento do esforço respiratório. Pacientes com DBP grave podem receber terapia diurética em longo prazo para melhorar a mecânica pulmonar; deve-se ter cuidado para não confundir pneumonia com cor pulmonale, que pode ocorrer em bebês mais novos com necessidade de oxigênio suplementar. O nascimento prematuro é um fator de risco para a redução da capacidade de exercício que se estende até a idade adulta.[27]

CONCEITOS-CHAVE

- Determinar o agente causal da pneumonia por apresentação clínica e achados radiográficos não é confiável; o tratamento empírico é baseado em possíveis agentes patogênicos.
- Os bebês e crianças mais novas com pneumonia podem ter sintomas e sinais sutis ou inespecíficos na apresentação.
- A terapia de primeira linha para o tratamento de pneumonia bacteriana em crianças é a amoxicilina para o paciente ambulatorial e a ampicilina para o paciente internado.
- A coqueluche deve ser considerada em um lactente jovem com tosse paroxística ou episódios de cianose.
- *M. pneumoniae* e *C. pneumoniae* podem participar da etiologia da pneumonia em uma criança mais nova.
- Em pacientes com FC, os defeitos no transporte de cloreto através do epitélio das vias aéreas causam redução da remoção ciliar do muco espessado, o que resulta numa maior probabilidade de pneumonia, especialmente a causada por *P. aeruginosa*.
- A FC pode responder favoravelmente à terapia broncodilatadora e aos mucolíticos, como a N-acetilcisteína inalada.
- Pacientes com DBP possuem a resistência das vias aéreas aumentada, diminuição da complacência pulmonar e doença pulmonar obstrutiva; a doença reativa das vias aéreas e a pneumonia são comuns nesses pacientes.

As referências para este capítulo podem ser encontradas on-line no website Expert Consult associado à obra.

CAPÍTULO 170
Cardiac Disorders

Timothy Horeczko | Alson S. Inaba

Conteúdo disponível on-line em inglês.

CAPÍTULO 171
Distúrbios Gastrointestinais

Patrick J. Maloney

PRINCÍPIOS

Os sintomas gastrointestinais (GI) são queixas comuns entre os pacientes pediátricos que buscam atendimento no departamento de emergência (DE). Infelizmente, os sinais e sintomas comumente atribuídos ao trato GI, como dor abdominal, náuseas, anorexia e vômitos, são muitas vezes inespecíficos e vagos, pois os pacientes da faixa pediátrica que são mais novos não possuem habilidades sociais ou vocabulário suficiente para descrever e localizar seus sintomas. Como resultado, a avaliação e manejo desses casos podem ser desafiadores.

Os distúrbios GI pediátricos podem ser divididos em diferentes conjuntos com base em seus mecanismos patofisiológicos únicos. Vários distúrbios ocorrem como uma variante normal do desenvolvimento neonatal e infantil (por exemplo, icterícia neonatal, refluxo gastroesofágico, estenose hipertrófica do piloro). Outros resultam de malformações congênitas (p. ex., rotação intestinal incompleta, divertículo de Meckel) ou anormalidades genéticas (p. ex., doença de Hirschsprung). Distúrbios idiopáticos ou sem explicação fisiopatológica completa incluem a enterocolite necrosante (ECN), intussuscepção, púrpura de Henoch-Schönlein (PHS) e doença inflamatória intestinal (DII). A idade da criança também pode ajudar na identificação das causas mais comuns de dor abdominal na faixa etária. Os lactentes, por exemplo, podem ter distúrbios como ECN, estenose hipertrófica do piloro ou intussuscepção, enquanto que as crianças mais velhas são mais propensas a apresentarem apendicite, pancreatite ou doenças das vias biliares (Tabela 171.1).

DISTÚRBIOS ESPECÍFICOS

Icterícia Neonatal

Princípios da Doença

A bilirrubina é formada pela degradação de proteínas que contêm um grupo heme, principalmente a hemoglobina. A bilirrubina não conjugada liga-se à albumina e é transportada para o fígado, onde é conjugada pela glucuronil transferase e excretada na bile. A hiperbilirrubinemia e a icterícia no recém-nascido geralmente resultam de uma combinação de três fatores — aumento da produção, diminuição da depuração e excreção e aumento da reabsorção entero-hepática. A hiperbilirrubinemia no período neonatal tem geralmente predomínio da bilirrubina não conjugada. A hiperbilirrubinemia conjugada, que é sempre patológica, é menos comum.

Quase todos os recém-nascidos desenvolvem um nível sérico de bilirrubina não conjugada superior a 1 mg/dL — o limite superior do normal em adultos — durante a primeira semana de vida. Icterícia, a descoloração amarelada da pele e da esclera, torna-se clinicamente visível quando o nível total de bilirrubina é aumentado acima de cerca de 5 mg/dL. A icterícia durante o período neonatal é geralmente o resultado de um processo benigno e autolimitado denominado de icterícia fisiológica do recém-nascido, ocorrendo em aproximadamente 50% dos recém-nascidos normais.

Em níveis superiores a aproximadamente 20 a 25 mg/dL, existe um risco aumentado de disfunção neurológica induzida pela bilirrubina (DNIB). A encefalopatia bilirrubínica (EB) aguda refere-se aos sinais e sintomas de início recente, potencialmente reversíveis, que incluem sonolência, má alimentação, hipertonia ou hipotonia e um choro agudo, associados à hiperbilirrubinemia grave (> 20 a 25 mg/dL). Se não tratada, os sintomas progridem para a letargia, hipertonia, arqueamento do pescoço para trás (retrocollis), arqueamento do tronco para trás (opistótono), febre, irritabilidade e, por fim, apneia, convulsões e morte. Se for tratada, alguns dos sintomas ou às vezes todos podem ser revertidos. O Kernicterus refere-se às sequelas neurológicas crônicas e em longo prazo da DNIB. Os sintomas incluem paralisia cerebral, perda auditiva neurossensorial e alterações do olhar conjugado (geralmente limitações do olhar para cima). O tratamento da icterícia neonatal é destinado a prevenir o desenvolvimento de kernicterus.

A icterícia do leite materno é a segunda causa mais comum de icterícia neonatal. A fisiopatologia exata é incerta, mas pode ser mediada por hormônios ou relacionada ao aumento da reabsorção entero-hepática da bilirrubina. Outras causas de icterícia variam significativamente (Tabelas 171.2 e 171.3). Embora a icterícia em adultos seja geralmente o resultado direto da doença hepática primária, a icterícia infantil geralmente é o resultado de causas extra-hepáticas — genéticas, metabólicas, infecciosas e obstrutivas.

Os fatores de risco para o desenvolvimento de hiperbilirrubinemia no recém-nascido incluem a prematuridade, a anemia hemolítica aloimune (incompatibilidade ABO), septicemia, cefalohematomas, desidratação e anormalidades genéticas, como a esferocitose hereditária e a deficiência de glicose-6-fosfato desidrogenase (G6PD).[1] A bilirrubina não conjugada atravessa a barreira hematoencefálica (BHE), levando à morte celular neuronal.

Características Clínicas

Os lactentes saudáveis nascem com níveis normais de bilirrubina que aumentam gradualmente para um nível máximo de 6 mg/dL, no terceiro dia de vida, depois diminuindo para os níveis normais, dentro de 2 semanas. Os lactentes com hiperbilirrubinemia geralmente começam a vida com baixos níveis aparentes de bilirrubina, mas apresentam um aumento mais rápido dos níveis de bilirrubina logo nos primeiros dias de vida. A icterícia fisiológica raramente se apresenta nas primeiras 24 horas de vida. Crianças com icterícia do leite materno normalmente demonstram o mesmo aumento gradual observado com icterícia fisiológica, mas os níveis continuam a aumentar e o pico ocorre em torno de 10 a 21 dias de vida. Níveis elevados podem persistir por 3 a 10 semanas antes de diminuir gradualmente.

Os níveis tóxicos de bilirrubina (que dependem da idade, mas em geral > 20 mg/dL) podem estar associados a neurotoxicidade, encefalopatia e desenvolvimento de kernicterus, o qual é caracterizado pela impregnação amarelada nas áreas dos gânglios da base. As manifestações clínicas de DNIB incluem má alimentação e letargia, podendo progredir para a rigidez muscular, opistótonos, convulsões e morte. Os sobreviventes podem ter problemas de coordenação crônicos e permanentes, perda auditiva e dificuldades de aprendizagem.

Considerações do Diagnóstico

Diagnósticos Diferenciais. Os dados do nascimento podem revelar um histórico de trauma que pôde causar cefalohematomas, e uma revisão dos registros perinatais materno e infantil podem

TABELA 171.1
Diagnósticos Diferenciais para Dor Abdominal por Faixa Etária

CLASSIFICAÇÃO DEVIDO CAUSA	MENORES DE 1 ANO	1 ANO ATÉ A PUBERDADE	PUBERDADE ATÉ A VIDA ADULTA
Mecânica	Má rotação com volvo intestinal Intussuscepção Hérnia encarcerada Divertículo de Meckel Doença de Hirschsprung	Constipação Hérnia encarcerada Divertículo de Meckel Obstrução intestinal	Constipação Hérnia encarcerada Divertículo de Meckel Obstrução intestinal
Inflamatória ou infecciosa	Enterocolite necrotizante	Gastroenterite Apendicite Púrpura de Henoch-Schönlein Pancreatite Gastrite Doença das vias biliares	Gastroenterite Apendicite Púrpura de Henoch-Schönlein Pancreatite Gastrite Doença das vias biliares
Genitourinária	Infecção do trato urinário	Infecção do trato urinário	Infecção do trato urinário Nefroureterolitíase Gravidez, ectópica Doença inflamatória pélvica Torção testicular ou ovariana
Outra ou atípica	Cólica Trauma oculto (abuso) Ingestas tóxicas Síndrome de Munchausen por transferência	Pneumonia Cetoacidose diabética Doença Falciforme Ingestas tóxicas Trauma oculto (abuso) Síndrome de Munchausen por transferência	Pneumonia Cetoacidose diabética Doença falciforme Ingestas tóxicas Trauma oculto (abuso) Síndrome de Munchausen Síndrome de Munchausen por transferência

QUADRO 171.1
Indicações para Investigação de Lactentes com Icterícia

Icterícia aparecendo dentro de 24 horas do nascimento
Nível elevado de bilirrubina direta (conjugada)
Aumento rápido da bilirrubina sérica total não explicada por histórico ou exame físico
Bilirrubina sérica total aproximando-se do nível de necessidade transfusional ou refratário à fototerapia
Icterícia que persiste além de 3 semanas de idade
Lactente com aparência doente

---

identificar o tipo sanguíneo materno-infantil e os testes com anticorpos. Um histórico detalhado dos padrões de alimentação, hábito urinário e aparência das fezes pode identificar ingesta nutricional deficiente, baixo ganho de peso e desidratação. O histórico familiar pode identificar irmãos ou outros parentes com histórico de icterícia ou distúrbios genéticos ou metabólicos. As Tabelas 171.2 e 171.3 apresentam considerações diferenciais para lactentes e crianças com icterícia, respectivamente.

Exames Diagnósticos. Embora a icterícia fisiológica e a icterícia do leite materno sejam mais comuns, as causas patológicas e as indicações para avaliação da hiperbilirrubinemia estão listadas no Quadro 171.1. Os testes iniciais requerem a determinação da fração de bilirrubina total e direta. A hiperbilirrubinemia conjugada (direta) é sempre patológica, resultante de atresia biliar, outras patologias obstrutivas biliares, infecções graves, toxinas e erros inatos do metabolismo. A avaliação deve incluir um Hemograma com esfregaço periférico e o teste de Coombs para determinar as incompatibilidades imuno-mediadas dos grupos sanguíneos predominantes. Os testes de diagnóstico em crianças com aparência doente incluem medição do nível de glicemia capilar, painel de eletrólitos, exame de urina para substâncias redutoras, níveis de amônia sérica e investigação de infecções.

Manejo

O tratamento de lactentes com hiperbilirrubinemia se centra na prevenção de kernicterus. As diretrizes para o uso de fototerapia e transfusão sanguínea, com base na idade, fatores de risco para o desenvolvimento de DNIB e níveis de bilirrubina, foram estabelecidas e recomendadas pela Academia Americana de Pediatria (Fig. 171.1).[2] Já que a ingestão oral estimula a circulação entero-hepática e diminui os níveis de bilirrubina, a alimentação (incluindo a amamentação) deve ser mantida.

Os lactentes com níveis de bilirrubina muito elevados têm maior risco de desenvolver o DNIB. As indicações para a transfusão sanguínea incluem o nível de bilirrubina acima do limite específico para a idade recomendado pela Academia Americana de Pediatria (Fig. 171.1), falha na fototerapia (ou seja, o nível de bilirrubina continua a aumentar a despeito da fototerapia intensiva) e lactentes ictéricos com sinais e sintomas de DNIB. As transfusões de troca são a maneira mais eficaz e rápida de remover a bilirrubina. O procedimento é demorado e deve ser realizado em uma unidade de terapia intensiva pediátrica ou unidade de terapia intensiva neonatal (UTIN), nas quais o estado hemodinâmico do lactente pode ser monitorado de perto. Uma transfusão com o dobro de volume (180 a 190 mL/kg de concentrado de hemácias) substitui aproximadamente 85% do volume sanguíneo de um lactente e reduz o nível total de bilirrubina em pelo menos 50%. Esse procedimento é realizado por meio de remoção em série de pequenas alíquotas de sangue da criança, geralmente, não mais do que 5 a 10 mL/kg, substituindo por um volume semelhante de concentrado de hemácias, até o volume total de transfusão ser alcançado.

Seguimento

Em geral, crianças com níveis de bilirrubina maiores que 18 a 20 mg/dL necessitam de internação hospitalar e fototerapia. Todas as crianças com hiperbilirrubinemia direta necessitam de internação e avaliação.

TABELA 171.2
Diagnósticos Diferenciais para Hiperbilirrubinemia em Lactentes

CLASSIFICAÇÃO POR CAUSA	NÃO CONJUGADA (INDIRETA)	CONJUGADA (DIRETA)
Benigna, fisiológica	Icterícia fisiológica do recém-nascido Icterícia do leite materno	
Hemólise	Incompatibilidade ABO Reabsorção fisiológica de hematomas do parto (cefalohematoma) Hemorragia intracraniana/intraventricular Esferocitose, eliptocitose Anemia falciforme Talassemia Deficiência de glicose-6-fosfato desidrogenase Deficiência de piruvato quinase	
Infecciosa	Infecções congênitas - TORCHS Infecção do trato urinário Sepse	Infecções congênitas - TORCHS Infecção do trato urinário Sepse por Gram-negativos Listeriose Tuberculose Hepatite B Varicela Infecção pelo vírus Coxsackie Infecção por echovírus Infecção por HIV
Obstrutiva	Íleo meconial Doença de Hirschsprung Atresia duodenal Estenose pilórica	Atresia biliar Cisto de colédoco Estenoses do ducto biliar Síndrome da bile espessa Hepatite neonatal Síndrome de Alagille Doença de Byler Fibrose hepática congênita
Metabólica ou genética	Galactosemia Hipotireoidismo congênito Síndrome de Crigler-Najjar Síndrome de Gilbert	Galactosemia Tirosinemia Doença de armazenamento de glicogênio tipo IV Doença de Niemann-Pick Doença de Wolman Doença de Gaucher Doença de armazenamento de éster de colesterol Deficiência de α1-antitripsina Fibrose cística Síndrome de Dubin-Johnson Hipopituitarismo neonatal Síndrome de Zellweger Síndrome de Donohue (leprechaunismo) Síndrome de Rotor
Diversas		Drogas e toxinas Nutrição parenteral

CMV, Citomegalovírus; *HIV*, vírus da imunodeficiência humana; *TORCHS*, toxoplasmose, outras infecções, rubéola, *CMV*, herpes, sífilis.

Estenose Hipertrófica do Piloro

Princípios da Doença

A estenose pilórica hipertrófica é a causa mais comum de obstrução GI infantil a partir do primeiro mês de vida.[3]

Esta condição ocorre em 1 a cada 250 nascidos vivos, embora as taxas e as tendências variem significantemente em diferentes regiões. Os meninos têm uma incidência quatro vezes maior do que as meninas. Aproximadamente um terço dos casos ocorrem em primogênitos. A prematuridade e a exposição à eritromicina ou azitromicina são fatores de risco adicionais.[4] A estenose hipertrófica do piloro tende a ter padrões familiares, mas o padrão exato de herança ainda não está claro.

Os lactentes nascem com um piloro normal que aumenta à medida que o tempo avança. A causa exata é desconhecida, embora a hipertrofia pareça ser estimulada pela alimentação. À medida em que o piloro aumenta, é desenvolvida uma obstrução progressiva da saída gástrica, que acarreta em vômitos. O vômito causa perda de fluidos e dos íons de hidrogênio e de cloreto. Conforme a desidratação e os distúrbios eletrolíticos pioram, o rim tenta manter íons de hidrogênio em troca de íons de potássio, resultando em alcalose metabólica hipoclorêmica e hipocalêmica, classicamente atribuída à essa patologia.

Características Clínicas

Os lactentes classicamente iniciam o quadro com 2 a 6 semanas de vida, com vômitos lentamente progressivos que tornam-se intensos, mas mantendo aspecto não bilioso.[5] No início do processo da doença, os lactentes permanecem vigorosos, com um apetite voraz.

TABELA 171.3
Diagnósticos Diferenciais para Hiperbilirrubinemia em Crianças Mais Velhas

CLASSIFICAÇÃO POR CAUSA	NÃO CONJUGADA (INDIRETA)	CONJUGADA (DIRETA)
Obstrutiva		Cálculos biliares Tumor Cisto de colédoco Estenose do ducto biliar
Infecciosa		Hepatite Sepse Infecção do trato urinário
Genética	Doença falciforme Talassemia Esferocitose, eliptocitose Deficiência de glicose-6-fosfato desidrogenase Deficiência de piruvato quinase Síndrome de Crigler-Najjar Síndrome de Gilbert	Síndrome de Dubin-Johnson Síndrome de Rotor Doença de Wilson Fibrose cística Deficiência de α1-antitripsina Doença de armazenamento de glicogênio
Outra	Anemia hemolítica induzida por medicamentos Anemia hemolítica autoimune Anemia hemolítica microangiopática Hiperesplenismo	Cirrose Colangite esclerosante Icterícia colestática da gravidez Drogas e toxinas (acetaminofeno, estrogênios)

Eles finalizam rapidamente uma alimentação inteira, apenas para regurgitar todo o volume em forma de jato. Nos estágios tardios da doença, as crianças podem apresentar baixo ganho de peso, desidratação clínica e desnutrição, juntamente com ondas visíveis de peristaltismo abdominal em resposta às contrações intensas tentando vencer a obstrução.

Considerações Diagnósticas

Exames Diagnósticos. As crianças podem ter um piloro palpável no epigástrio direito no exame abdominal, comumente referido como oliva. Visto que o ultrassom está prontamente disponível na maioria dos serviços de saúde dos EUA, a estenose pilórica geralmente é diagnosticada de forma mais precoce em comparação com décadas atrás. Como resultado, o achado de oliva palpável é observado agora apenas em uma minoria dos lactentes. As alterações laboratoriais refletem um estado de desidratação e perda de eletrólitos através de vômitos, resultando em uma alcalose metabólica hipoclorêmica (níveis séricos de bicarbonato [HCO_3] $\geq$ 29 mmol/dL e níveis de cloreto $\leq$ 98 mmol/dL), embora essas anormalidades possam estar ausentes no início da doença.

A estenose hipertrófica do piloro pode ser confirmada por ultrassonografia ou série de radiografias contrastadas do trato GI superior.[6] A ultrassonografia é a modalidade diagnóstica de escolha, porque é simples, rapidamente disponível, sem complicações graves, como a aspiração, e, em mãos experientes, pode ser realizada pelo médico emergencista.[7] Utilizando ambas as modalidades, a acurácia reportada é superior a 95%. Na ultrassonografia o piloro parece espessado (espessura do músculo pilórico > 4 mm, diâmetro pilórico > 14 mm) e alongado (> 19 mm), achados por si diagnósticos.[6] Um achado característico que pode ser evidenciado é o sinal do fio, denominado em inglês de *string sign*, o qual reflete a aparência radiográfica da passagem do contraste através do estreitamento causado pelo esfíncter pilórico. Em estágios avançados, com obstrução completa no piloro, as radiografias simples podem revelar um estômago distendido e cheio de ar (Fig. 171.2).

Diagnósticos Diferenciais. Os vômitos em lactentes são sintomas comuns e o espectro de diagnósticos diferenciais é amplo. Geralmente os lactentes são levados no início da progressão da doença e aparentam estar bem. Nesses pacientes o raciocínio comum é a diferenciação entre a estenose hipertrófica do piloro e o refluxo gastroesofágico. O refluxo começa sua incidência logo após o nascimento e permanece relativamente constante ao longo do tempo. O lactente com estenose pilórica tipicamente tem vômitos com piora progressiva, iniciando o quadro em torno de 2 ou 3 semanas de vida. Em estágios avançados eles ocorrem em toda alimentação e muitas vezes são descritos como "em jato".

Os lactentes que apresentam início súbito de vômitos intensos e de aspecto bilioso, ou que aparentam estar mal estado geral, devem ser investigados para outras emergências cirúrgicas, incluindo má rotação com volvos do intestino médio, atresia duodenal e enterocolite necrotizante. No caso do refluxo e da estenose pilórica, os vômitos raramente são biliosos.

Muitas causas de vômito não têm uma verdadeira origem GI, incluindo a sepse, distúrbios metabólicos (por exemplo, cetoacidose diabética), aumento da pressão intracraniana, distúrbios da orelha média, infecções do trato urinário, erros inatos do metabolismo, dor, uso de medicamentos e intoxicações por drogas. Os diagnósticos diferenciais para causas de vômito em crianças variam de acordo com a idade (Tabela 171.4).

Manejo

O tratamento consiste em reposição de fluidos e eletrólitos, além de avaliação cirúrgica. A estenose hipertrófica do piloro não é uma verdadeira emergência cirúrgica, mas pode ser considerada uma emergência do ponto de vista de necessidade de ressuscitação volêmica e eletrolítica. A reposição de fluidos deve começar com bólus repetidos de 20 mL/kg de solução salina normal, o necessário para tratar a desidratação e o choque hipovolêmico. A suplementação de potássio (KCl, 0,5 a 1 mEq/kg IV durante 1 a 2 horas) é muitas vezes necessária. O tratamento definitivo é cirúrgico, e o procedimento cirúrgico para a correção da estenose hipertrófica do piloro é chamado de piloromiotomia, podendo ser realizado de forma aberta, sendo referido como piloromiotomia de Ramstedt, ou laparoscopicamente.[8] A mortalidade associada ao procedimento é baixa.

Seguimento

A maioria dos pacientes terá um melhor manejo por meio de internação hospitalar para reidratação e correção de anormalidades eletrolíticas, em conjunto com exames de imagem no caráter de urgência e avaliação cirúrgica.

Má Rotação com Volvo Intestinal

Princípios da Doença

A má rotação ocorre em 1 em cada 500 nascidos vivos e tem predomínio no sexo masculino, com relação de pelo menos 2:1, em homens e mulheres, respectivamente. Dentre os lactentes com má rotação, o volvo sintomático ocorre no primeiro mês de vida em aproximadamente um terço dos pacientes, no primeiro ano de vida em aproximadamente metade dos pacientes e antes dos 5 anos em 75% das crianças. Existem relatos de casos com volvos intestinais ocorrendo em adultos.[9,10] Os vômitos biliosos são a apresentação mais característica da doença. A má rotação com volvo intestinal tem uma taxa de mortalidade que varia de 3% a 15%.

Durante o desenvolvimento embrionário, o trato GI gira em torno da artéria mesentérica superior. Conforme completa a rotação, o duodeno forma uma alça em forma de C e é fixado ao retroperitônio no quadrante superior esquerdo, no ligamento de Treitz. O ceco, de forma semelhante, se fixa no quadrante inferior direito, e por isso o duodeno e o ceco geralmente são muito separados e estão firmemente fixados em suas posições por anexos peritoneais, denominados bandas de Ladd. O duodeno e o ceco são frouxamente conectados pelo mesentério de base ampla. Nos casos de má rotação, o duodeno e o ceco não fazem a rotação completamente, permanecendo em um posicionamento próximo, e suspensos na região do intestino médio pelo eixo vascular mesentérico. Esta proximidade incomum resulta em um eixo curto do mesentério, que pode facilmente torcer sob si mesmo, resultando em obstrução do duodeno distal, isquemia intestinal e necrose secundária à compressão da artéria mesentérica superior.

Características Clínicas

Lactentes classicamente apresentam-se com o quadro de vômitos biliosos, de aparecimento brusco, e distensão abdominal. Qualquer coloração pigmentada do vômito pode sugerir a presença de bile, pois no início da produção ela é de coloração amarelo brilhante, e com tempo e exposição oxidativa torna-se esverdeada. A coloração diferencial dos vômitos corados com bile, do amarelo contra o verde, não é preditivo de necessidade cirúrgica. Os lactentes costumam aparentar um mal estado geral e podem ser trazidos em estado de choque.

Considerações Diagnósticas

Exames Diagnósticos. O procedimento de diagnóstico de escolha para identificar o volvo do intestino médio é a realização de uma série radiográfica com contraste limitada ao trato GI superior, a qual revela uma posição anormal do duodeno, formando uma alça em forma de C (Fig. 171.3), e do intestino delgado, com um aspecto característico de saca-rolhas (Fig. 171.4).[11]

Outras estratégias diagnósticas incluem radiografias simples do abdômen e ultrassonografia. Os achados que podem ser evidenciados na radiografia abdominal simples incluem níveis hidroaéreos, sugerindo obstrução, alças de intestino anormalmente dilatadas recobrindo o fígado e uma escassez de gás distalmente ao intestinal delgado (Fig. 171.5). A ultrassonografia, geralmente realizada para avaliar a estenose hipertrófica do piloro, pode evidenciar uma orientação anormal da artéria e veia mesentéricas superiores (a veia está anormalmente posicionada anteriormente ou a esquerda da artéria; Fig. 171.6) ou um sinal de redemoinho causado pelos vasos torcendo em torno do eixo mesentérico, causando um padrão de ecogenicidade em torção.[12,13] O papel da ultrassonografia na avaliação direta do volvo de intestino ainda não foi determinado. A TC geralmente não é recomendada, pois acarreta em risco de radiação adicional, sem benefício comprovado de melhorar a acurácia diagnóstica, em relação à série radiográfica contrastada do trato GI superior.

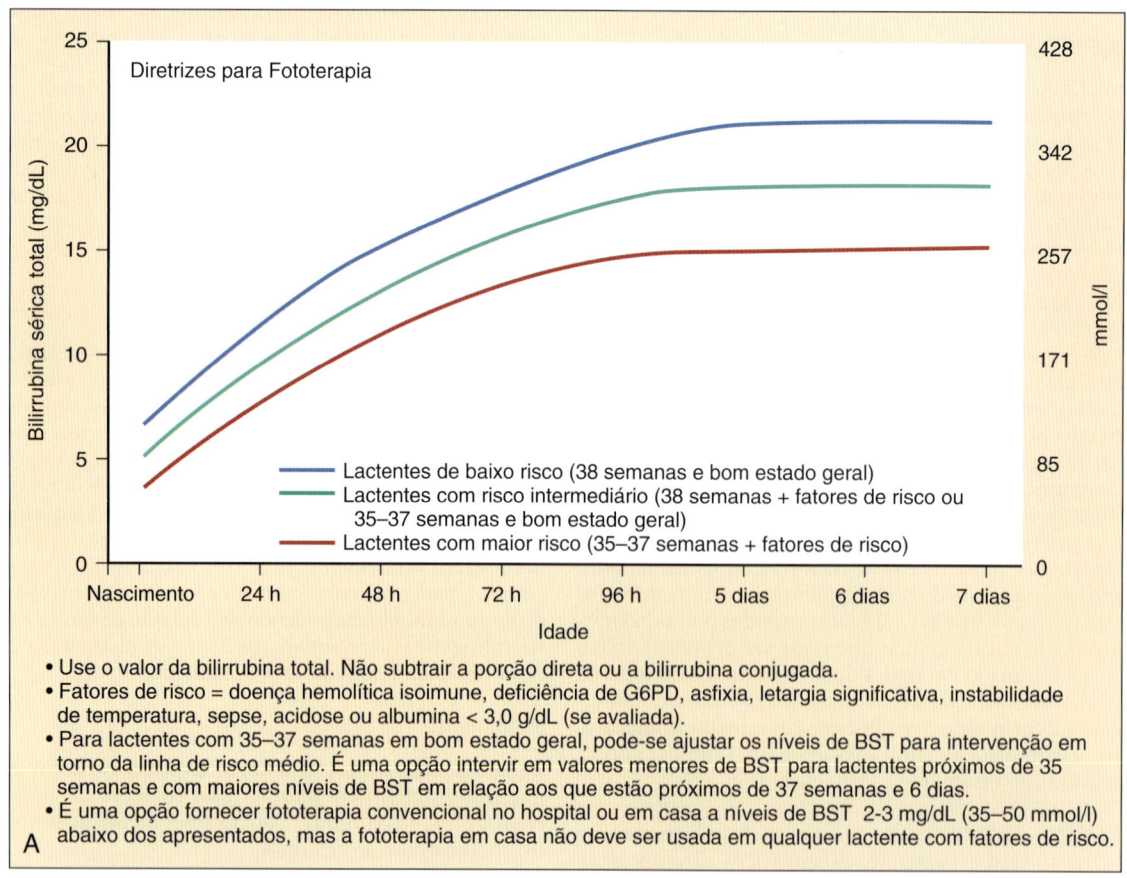

Fig. 171.1. A, Diretrizes para fototerapia em lactentes hospitalizados, com 35 semanas ou mais de gestação. Note que essas diretrizes são baseadas em evidências limitadas. As diretrizes referem-se ao uso de fototerapia intensiva, que deve ser usada quando a bilirrubina sérica total (*BST*) excede a linha indicada para cada categoria. Os lactentes são designados como um risco maior devido aos potenciais efeitos negativos das condições listadas: ligação à albumina pela bilirrubina, da barreira hematoencefálica e da susceptibilidade das células cerebrais ao dano causado pela bilirrubina.

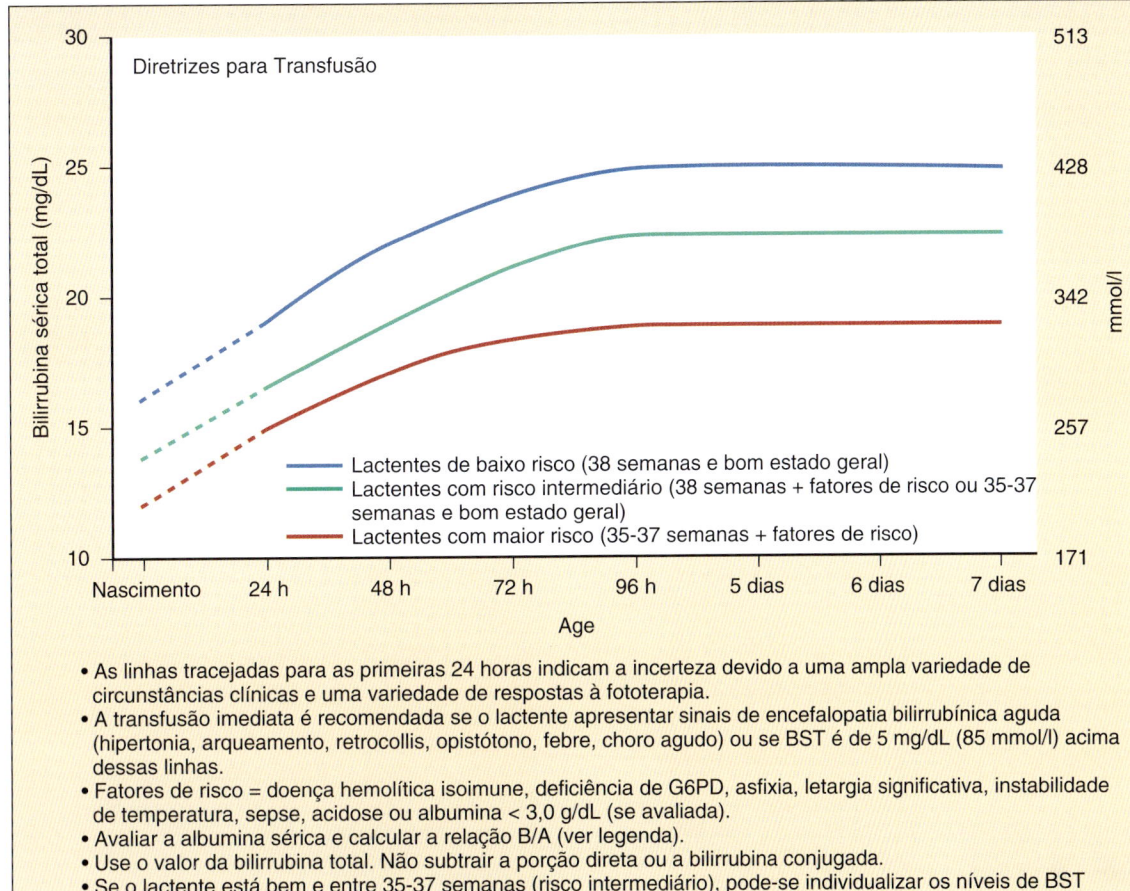

B, Diretrizes para transfusão em crianças com 35 semanas ou mais de gestação. Note que esses níveis sugeridos representam um consenso, mas são baseados em evidências limitadas. A transfusão é recomendada se a BST continuar a elevar ou permanecer acima desses níveis, apesar da fototerapia intensiva. *B/A,* Bilirrubina/albumina; *G6PD,* glicose-6-fosfato desidrogenase. (Retirado de American Academy of Pediatrics Subcommittee on Hyperbilirubinemia: Management of hyperbilirubinemia in the newborn infant 35 or more weeks of gestation. Pediatrics 114:297–316, 2004.)

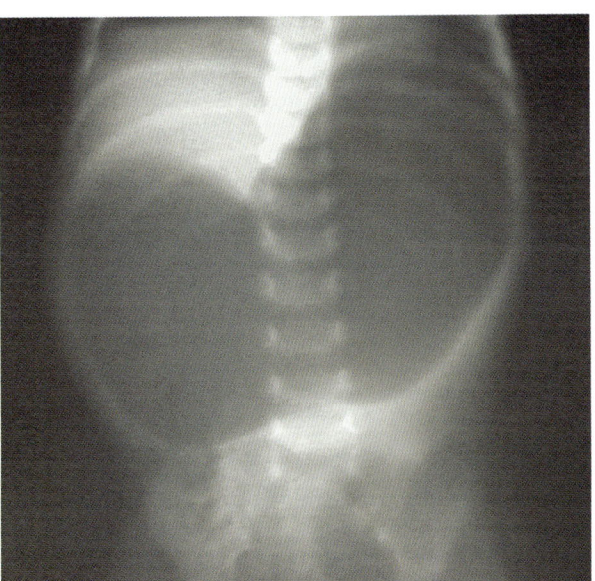

Fig. 171.2. Radiografia simples do abdômen revelando o aumento do corpo e as porções pilóricas do estômago. Isto é visto em estágios avançados de estenose hipertrófica do piloro. (Cortesia Dr. Mark A. Hostetler.)

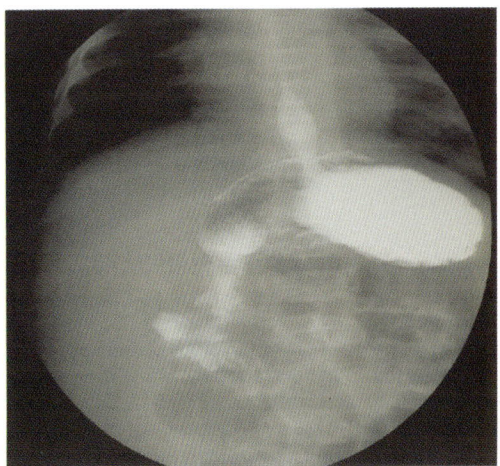

Fig. 171.3. A radiografia abdominal vertical, obtida em um lactente com vômitos biliosos, ilustra alças dilatadas do intestino delgado e uma escassez de gás intestinal distalmente, compatível com obstrução proximal secundária à má rotação com volvo do intestino médio. (Cortesia Dr. Mark A. Hostetler.)

TABELA 171.4
Diagnósticos Diferenciais para o Vômitos Segundo Idade

CLASSIFICAÇÃO POR CAUSA	MENORES DE 1 ANO	1 ANO ATÉ A PUBERDADE	PUBERDADE ATÉ A VIDA ADULTA
Mecânica	Refluxo gastroesofágico Má rotação com volvo do intestino médio Estenose pilórica Divertículo de Meckel Intussuscepção Obstrução intestinal Hérnia encarcerada Fístula traqueoesofágica	Constipação Hérnia encarcerada Divertículo de Meckel Obstrução intestinal	Constipação Hérnia encarcerada
Inflamatória ou infecciosa	Enterocolite necrotizante Gastroenterite Sepse Púrpura de Henoch-Schönlein Meningite Pneumonia Otite média	Gastrite ou gastroenterite Otite média Apendicite Pancreatite Púrpura de Henoch-Schönlein Doenças das vias biliares	Gastroenterite Apendicite Pancreatite Gastrite Doenças das vias biliares
Genitourinária	Infecção do trato urinário	Infecção do trato urinário	Infecção do trato urinário Gravidez Torção testicular ou ovariana
Sistema nervoso central	Hidrocefalia Hemorragia intracraniana Tumor intracraniano	Cefaleia migranosa Hidrocefalia Hemorragia intracraniana Tumor intracraniano Síndrome de Reye	Cefaleia migranosa Hidrocefalia Hemorragia intracraniana Tumor intracraniano Glaucoma
Metabólica	Cetoacidose diabética Hiperplasia adrenal congênita Defeitos do ciclo da ureia Acidúrias orgânicas Aminoacidopatias Distúrbios de oxidação de ácidos graxos	Cetoacidose diabética Defeitos do ciclo da ureia Distúrbios de oxidação de ácidos graxos	Cetoacidose diabética
Outra ou atípica	Trauma oculto (abuso) Ingestas tóxicas Síndrome de Munchausen por transferência	Doença falciforme Ingestas tóxicas Trauma oculto (abuso) Síndrome de Munchausen por transferência	Doença falciforme Ingestas tóxicas Trauma oculto (abuso) Síndrome de Munchausen Síndrome de Munchausen por transferência

Diagnósticos Diferenciais. Os vômitos na infância são sintomas comuns, e estão presentes em uma grande variedade de doenças (Tabela 171.3).

As causas variam de acordo com a idade, com a progressão dos sintomas e com a aparência dos vômitos. A obstrução intestinal aguda geralmente provoca o aparecimento de vômitos repentinos, os quais geralmente são biliosos. Em um recém-nascido, os vômitos biliosos podem indicar má rotação com volvo intestinal ou outro processo obstrutivo intestinal agudo. A doença do refluxo gastroesofágico (DRGE) e a estenose hipertrófica do piloro tipicamente causam vômitos não biliosos em lactentes aparentando um bom estado geral. A ECN também pode apresentar sinais e sintomas obstrutivos, incluindo vômitos biliares e distensão abdominal, mas, ao contrário de má rotação com volvo intestinal, a ECN é caracterizada radiograficamente por alças difusamente dilatadas do intestino delgado com a presença de ar no interior das paredes intestinais, denominada pneumatose intestinal.[14]

Manejo

A avaliação por um cirurgião pediátrico em caráter de emergência deve ser solicitada para qualquer recém-nascido ou lactente com vômitos biliosos, mesmo antes da realização dos exames diagnósticos. No volvo agudo do intestino, a intervenção cirúrgica deve ser rápida, para salvar o intestino da necrose.

O acesso intravenoso (IV) deve ser obtido, e os exames laboratoriais devem incluir o nível de glicemia sérica, um hemograma com

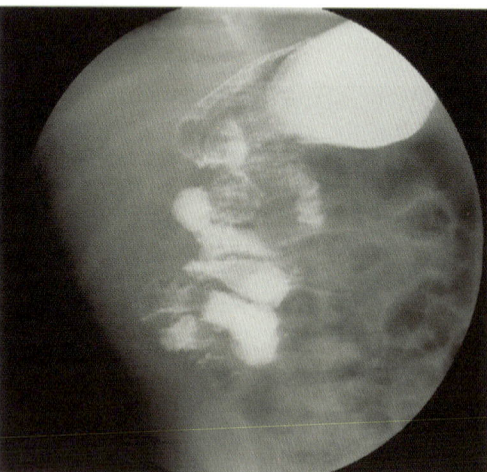

Fig. 171.4. Radiografia gastrointestinal superior, obtido do mesmo lactente demonstrado na Figura 171.3, revela posicionamento anormal da alça em forma de C duodenal à direita da coluna vertebral, compatível com má rotação. (Cortesia Dr. Mark A. Hostetler.)

diferencial de leucócitos, dosagem de eletrólitos e testes de função renal e hepática. A repetição dos fluidos, em bólus de 20 mL/kg de solução salina normal, devem ser administrados até que a circulação adequada tenha sido restabelecida.

Os lactentes com aparência de mal estado geral devem receber antibioticoterapia empírica e de amplo espectro e serem submetidos à inserção de um tubo nasogástrico ou orogástrico. Uma série de radiografias contrastadas limitadas ao trato GI superior também deve ser obtida de forma emergencial, mas não deve atrasar a ressuscitação volêmica e a avaliação cirúrgica.

Seguimento

Pacientes com diagnóstico confirmado ou suspeito devem ser internados para avaliação cirúrgica de emergência.

Enterocolite Necrotizante

Princípios da Doença

A ECN, a emergência GI mais comum em recém-nascidos, afeta até 4.000 lactentes dos Estados Unidos todos os anos. A ECN também é a causa mais comum de perfuração intestinal durante o período neonatal.[15] Pelo fato dos lactentes mais afetados serem prematuros e adquirem a condição na UTI Neonatal, a ECN geralmente não é considerada uma doença do DE. A ECN ocorre em um pequeno subgrupo de prematuros tardios e de lactentes a termo, embora a maioria deles tenha outras doenças de base e raramente recebem alta da UTI Neonatal antes do início da doença. As complicações em pacientes que sobrevivem à ECN incluem estenoses, fístulas e a síndrome do intestino curto.

O mecanismo fisiopatológico exato da ECN não é claro, mas é provável que seja multifatorial. A prematuridade é o fator de risco

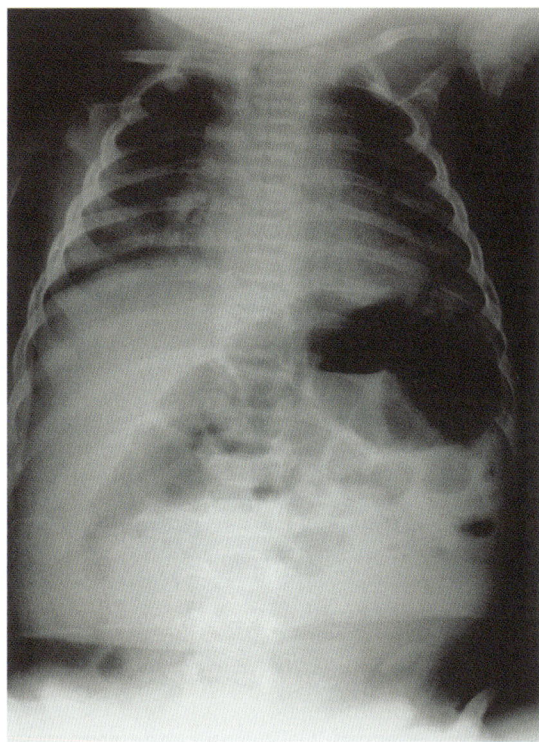

Fig. 171.5. Radiografia regional da série gastrointestinal superior obtido no mesmo lactente da Figura 171.3. Esta radiografia mostra a aparência característica de saca-rolha observada no seguimento do intestino delgado em pacientes com má rotação. (Cortesia Dr. Mark A. Hostetler.)

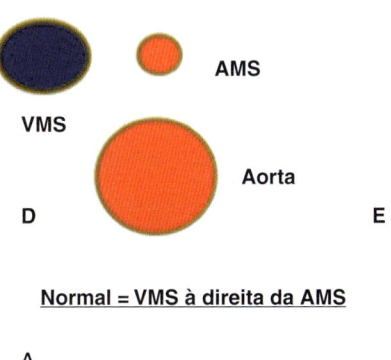
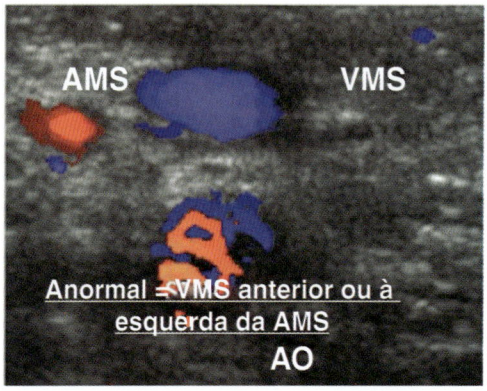
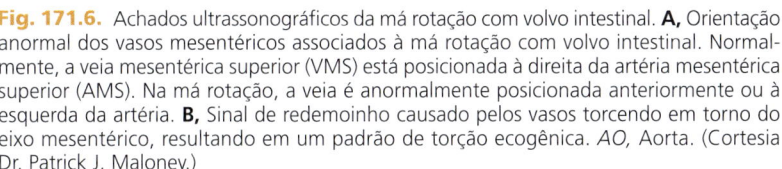
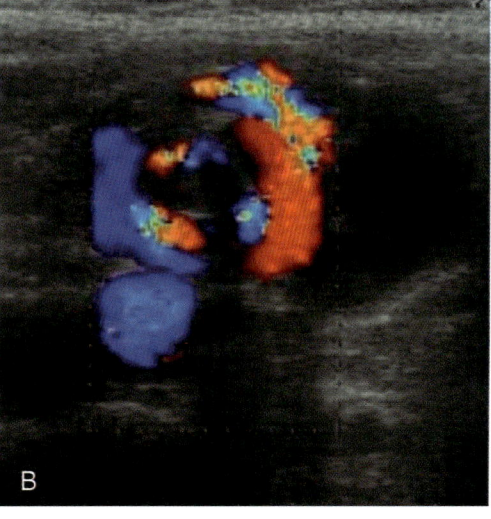

Fig. 171.6. Achados ultrassonográficos da má rotação com volvo intestinal. **A,** Orientação anormal dos vasos mesentéricos associados à má rotação com volvo intestinal. Normalmente, a veia mesentérica superior (VMS) está posicionada à direita da artéria mesentérica superior (AMS). Na má rotação, a veia é anormalmente posicionada anteriormente ou à esquerda da artéria. **B,** Sinal de redemoinho causado pelos vasos torcendo em torno do eixo mesentérico, resultando em um padrão de torção ecogênica. *AO,* Aorta. (Cortesia Dr. Patrick J. Maloney.)

mais comum e universalmente aceito; 90% de todos os lactentes afetados nascem prematuramente. O evento patológico primário pode ser uma inflamação ou lesão na parede intestinal, iniciando na mucosa e se estendendo de forma transmural.

Características Clínicas

Os lactentes com ECN geralmente desenvolvem primeiramente uma intolerância à alimentação e vômitos, biliosos ou não biliosos. Nos estágios mais avançados da doença, os lactentes podem aparentar mal estado geral, tendo hematêmese, hematoquezia, febre e choque. As radiografias de abdome geralmente mostram dilatação intestinal, pneumatose intestinal e perfurações.

Considerações Diagnósticas

Diagnósticos Diferenciais. A intolerância alimentar e o vômito são achados comuns e não específicos em recém-nascidos. Os lactentes com ECN geralmente aparentam estar em mal estado geral. A DRGE começa classicamente pouco tempo após o nascimento e permanece com incidência relativamente constante. Os vômitos relacionados à estenose hipertrófica do piloro não começam até 2 a 3 semanas de idade, em seguida tornando-se cada vez mais intenso e em jato. Nos recém-nascidos, os vômitos biliosos exigem uma análise cuidadosa para descartar outras patologias obstrutivas, incluindo má rotação com volvo intestinal. A aparência das radiografias simples pode ajudar a diferenciar a ECN do volvo intestinal. A radiografia do volvo intestinal apresenta uma escassez de gás do intestino delgado, enquanto o achado característico da ECN são dilatações difusas do intestino delgado e pneumatose intestinal.

Exames Diagnósticos. As radiografias abdominais simples são o método de imagem de escolha na ECN. As radiografias podem mostrar alças dilatadas inespecíficas do intestino, ar intramural (pneumatose intestinal), achado patognomônico para ECN (Fig. 171.7), ar dentro do sistema portal e vias biliares, e pneumoperitônio. A pneumatose está presente em 75% dos pacientes com ECN. Nenhum teste de laboratório individual é diagnóstico ou específico para ECN, mas pode refletir o estado de desidratação, distúrbios eletrolíticos e sepse.

Manejo

Pacientes com suspeita de ECN devem ficar de jejum via oral, com colocação de um tubo orogástrico ou nasogástrico para descompressão do estômago e do intestino delgado. Como esses pacientes frequentemente se apresentam hemodinamicamente instáveis e podem ter períodos de apneia ou dificuldade respiratória significativa, deve-se avaliar se há indicação de via aérea definitiva. O acesso IV ou intraósseo deve ser estabelecido; estudos laboratoriais devem incluir um hemograma com diferencial de leucócitos, dosagem de eletrólitos, testes de função renal e hepática, tipagem sanguínea e triagem infecciosa. Deve-se determinar a glicemia capilar à beira leito e obter culturas de sangue e de urina. A reposição de fluidos com 20 mL/kg de solução salina normal em bólus deve ser repetida até que o volume circulatório adequado tenha sido alcançado. Drogas vasoativas como dopamina, epinefrina ou norepinefrina são indicados para pacientes com choque refratário. A antibioticoterapia de amplo espectro é indicada (Quadro 171.2). A avaliação de cirurgião pediátrico em caráter de emergência deve ser solicitada em todos os casos, pois a perfuração e a necrose intestinal podem não ser imediatamente evidentes nas radiografias simples.[14]

Seguimento

As crianças com suspeita de ECN necessitam de internação em UTI e devem ter uma avaliação por cirurgião pediátrico em caráter de emergência

Refluxo Gastroesofágico

Princípios da Doença

A DRGE, uma das causas mais comuns de vômito durante a infância, refere-se à regurgitação do conteúdo estomacal no esôfago. A DRGE resulta de um esfíncter esofágico inferior incompetente. O refluxo crônico do conteúdo gástrico no esôfago pode resultar em esofagite, aspiração e déficit de crescimento se intenso.

Características Clínicas

A DRGE geralmente começa logo após o nascimento e resolve-se com o tempo, geralmente com a idade de 1 ano. As manifestações clínicas apresentam um amplo espectro, variando de casos assintomáticos, episódios ocasionais de salivação excessiva, até vômitos persistentes graves, com déficit de crescimento.[16,17]

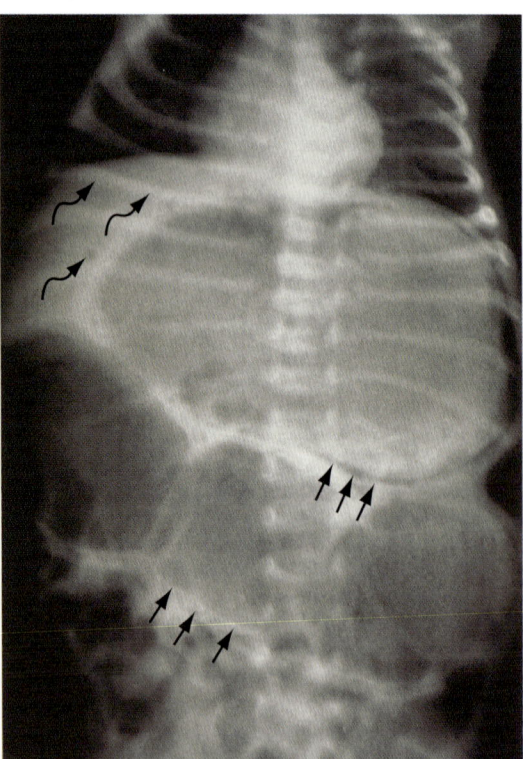

Fig. 171.7. Radiografia simples obtida em um lactente com enterocolite necrotizante. As *setas retas* indicam o ar dentro da parede do intestino delgado e da mucosa gástrica (pneumatose intestinal e gástrica). As *setas curvas* indicam o ar na árvore biliar (aerobilia). (Cortesia Dr. Mark A. Hostetler.)

QUADRO 171.2

Regimes de Antibioticoterapia Empírica para Enterocolite Necrosante

REGIMES
- Piperacilina-tazobactam + gentamicina
- Piperacilina-tazobactam + gentamicina + vancomicina
- Ampicilina + gentamicina + metronidazol
- Ampicilina + ceftriaxona + metronidazol
- Meropenem

DOSAGEM
- Piperacilina-tazobactam: 25 mg/kg IV 4x/dia
- Gentamicina: 2,5 mg/kg IV 3x/dia
- Ampicilina: 50 mg/kg IV 4x/dia
- Vancomicina: 15 mg/kg IV 4x/dia
- Metronidazol: 10 mg/kg IV 3x/dia
- Ceftriaxona: 100 mg/kg IV 1x/dia
- Meropeném: 20 mg/kg IV 3x/dia

A síndrome de Sandifer, embora rara, refere-se aos movimentos estereotipados com opstótono, altamente sugestivos de DRGE grave. A DRGE pode ocasionalmente estar associada a breves períodos de apneia e palidez, eventos aparentemente ameaçadores à vida (do inglês Almost Life-Threatening Events) ou sintomas respiratórios, incluindo tosse crônica, estridor recorrente e sibilância persistente.

Considerações Diagnósticas

Diagnósticos Diferenciais. As crianças com DRGE apresentam vômitos não biliosos que começam logo após o nascimento e são relativamente constantes ao longo do tempo. Ao contrário da estenose hipertrófica do piloro, o vômito geralmente não apresenta piora progressiva e não chega a sair "em jato". A maioria das crianças com DRGE de gravidade mais leve continua a ganhar peso.

Teste de Diagnóstico. No DE, o diagnóstico da DRGE é tipicamente feito com base no histórico e no exame físico. Dito isso, os lactentes com aparência de doentes nos quais o diagnóstico é incerto podem se beneficiar pelos exames diagnósticos; esses testes, como avaliação do pH esofágico, estudos com deglutição de bário e visualização direta por endoscopia, devem ser realizados em consulta de um gastroenterologista pediátrico.

Manejo

A maioria dos lactentes responde a alterações conservadoras no estilo de vida, como menores mamadas, estímulo frequente às eructações, fórmula engrossada com cereais e uma posição semiereta após a alimentação.[18] Os tratamentos farmacológicos não são recomendados para lactentes com refluxo sem complicações (chamados de regurgitadores felizes ou *happy spitters*, em inglês). Embora não tenha evidências para suportá-la, a terapia de supressão ácida pode ser usada, mas deve ser reservada para os pacientes com sintomas mais graves, como esofagite, perda de peso ou irritabilidade significativa, nos quais as alterações conservadoras no estilo de vida falharam. Casos graves e refratários ocasionalmente requerem fundoplicatura de Nissen.

Seguimento

A maioria dos pacientes pode ter alta para casa, em segurança, com medidas conservadoras. Pacientes com sintomas mais graves ou com baixo ganho de peso devem ser encaminhados a um pediatra ou gastroenterologista pediátrico para exames e tratamento farmacológico adicional. Aqueles com desidratação grave, perda de peso ou déficit de crescimento devem ser admitidos em internação hospitalar.

Intussuscepção

Princípios da Doença

A intussuscepção refere-se à invaginação de parte do intestino em si mesmo. Ela é a causa mais comum de obstrução intestinal em crianças menores de 2 anos, ocorrendo mais frequentemente em crianças de 5 a 12 meses de idade. Ao contrário dos adultos, a maioria dos casos de intussuscepção em crianças é idiopática, ocorrendo em crianças saudáveis.

A causa exata da intussuscepção não é clara, mas a teoria mais prevalente diz respeito a um "ponto inicial" (do inglês *lead point*) que faz que um segmento do intestino se dobre para dentro do outro, semelhante ao ato de fechar um telescópio. Isso leva ao desenvolvimento de edema na parede intestinal, resultando em obstrução mecânica e comprometimento vascular. O resultado final é isquemia e necrose da parede intestinal.

A intussuscepção pode ocorrer em qualquer ponto ao longo do trato GI, sendo as intussuscepções íleo-cólicas as mais comuns. Em crianças menores, o ponto inicial é geralmente resultante do aumento das placas de Peyer, secundário a uma infecção viral recente. Aproximadamente 75% dos casos, especialmente em crianças maiores de 5 anos, tem um ponto inicial de origem patológica; entre eles temos a vasculite da PHS, divertículo de Meckel, linfoma, pólipos, cicatrizes pós-cirúrgicas, doença celíaca e fibrose cística. A intussuscepção íleo-ileal ocorre com maior frequência em pacientes com PHS.

Características Clínicas

A tríade clássica dos achados clínicos na intussuscepção intestinal é composta por dor abdominal, massa abdominal palpável em forma de salsicha e fezes com sangue, descritas como "fezes em geleia de framboesa". Apesar disso, apenas uma minoria dos pacientes apresenta todas as três características. A dor abdominal é o sintoma mais comum. O paciente apresenta episódios cíclicos de dor abdominal intensa, conforme as ondas de peristaltismo causam dilatação intestinal adjacente e proximal ao intestino envolvido. Estes episódios duram tipicamente 10 a 15 minutos e ocorrem em intervalos de 15 a 30 minutos. Durante o episódio doloroso o paciente pode ficar irritado e inconsolável, sendo muitas vezes descrito o comportamento de puxar as pernas para cima até o abdômen e gritar de dor. O paciente pode apresentar vômitos e sangue, bruto ou oculto, em fezes. A diarreia, que contém muco e sangue, constitui a classicamente denominada "fezes de geleia de framboesa" clássica, um achado relativamente pouco frequente e tardio. Ocasionalmente, as crianças apresentam sintomas atípicos, incluindo alteração do nível de consciência e letargia profunda, ao invés da síndrome da dor abdominal mais típica.

Considerações Diagnósticas

Diagnósticos Diferenciais. Os diagnósticos diferenciais para dor abdominal em crianças divididos por faixa etária estão listados na Tabela 171.4. Um início lento e progressivo da dor é mais provavelmente associado a apendicite, constipação ou pancreatite. Um início súbito de dor de alta intensidade geralmente está associado à obstrução aguda ou oclusão vascular, como observado na intussuscepção, volvo intestinal ou torção do testículo ou ovário. Crianças com intussuscepção classicamente têm dor cólica intermitente grave. Crianças com dor isquêmica apresentam sintomas desproporcionais aos achados do exame físico.

Exames Diagnósticos. Radiografias do abdômen podem ser obtidas para a triagem inicial, mas os achados são geralmente inespecíficos. As imagens devem ser examinadas em busca de evidências de uma massa de tecido mole, efeito de massa, alças de intestino delgado dilatadas, escassez de gás no cólon sugestivo de obstrução, sinal do alvo (representando o ar na intussuscepção enquanto ele se invagina para o intestino adjacente), sinal do menisco (representando o ar comprimido em forma de menisco no intestino invaginante) e ar livre no abdome (Fig. 171.8).[19] As radiografias normais raramente podem excluir o diagnóstico de intussuscepção, revelando visualização completa de todo o cólon, com a presença de ar por toda sua extensão, inclusive no ceco. Achados indeterminados ou inespecíficos são comuns e não permitem excluir o diagnóstico.[20]

A ultrassonografia é a modalidade de escolha para o diagnóstico por imagem. Em mãos habilidosas é um exame com alta sensibilidade e especificidade. O achado clássico é um sinal de alvo (também chamado nos EUA, de sinal da mira ou sinal da rosca), que é a visualização da parede intestinal invaginada, na vista transversal. Quando visualizado no plano longitudinal o achado é referido como o sinal do "pseudo-rim" (Fig. 171.9).[20-22] Os enemas contrastados têm a vantagem de serem diagnósticos e, ao mesmo tempo, terapêuticos. Ocasionalmente, em crianças com a tríade de paroxismos de dor, vômitos e sangue nas fezes, os enemas de contraste podem ser feitos com segurança como terapia de primeira linha (Fig. 171.10). Enemas de contraste composto de ar são igualmente eficazes.[21] Qualquer tipo de enema requer uma reserva prontamente disponível constituída por um cirurgião pediátrico, no caso do intestino reduzir ou ocorrer perfuração iatrogênica.[23]

Manejo

Os fluidos IV devem ser administrados em bólus repetidos de 20 mL/kg de solução salina normal até que o volume intravascular adequado tenha sido alcançado.

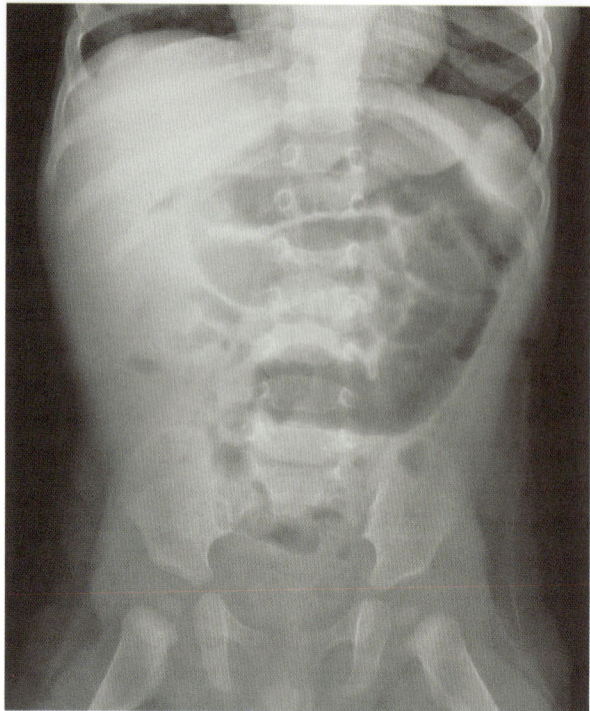

Fig. 171.8. Radiografia simples obtida em uma criança com cólica abdominal e vômitos, posteriormente confirmada como intussuscepção. Os achados incluem densidade de tecido mole pouco definida no quadrante superior direito, obscurecimento da borda do fígado e alças focais dilatadas do intestino delgado, consistentes com um processo obstrutivo agudo (intussuscepção). (Cortesia do Dr. Mark A. Hostetler.)

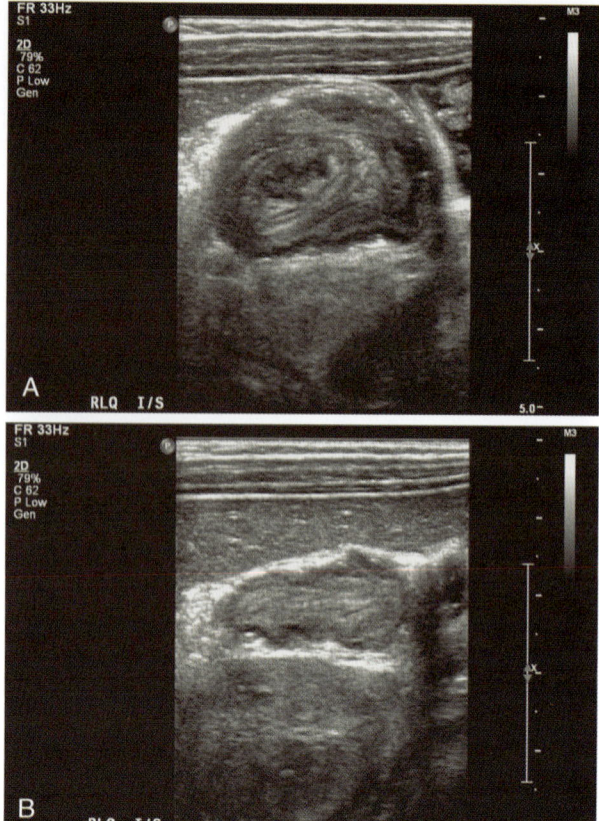

Fig. 171.9. Exame ultrassonográfico abdominal em criança com cólica abdominal e vômitos, posteriormente confirmada por intussuscepção. **A,** Na incidência transversal, os achados incluem uma massa complexa com aparência de múltiplas camadas ou enrolada. **B,** Na incidência longitudinal, o íleo pode ser visto projetando-se para dentro do ceco, formando o complexo intussuscepto-intussuscepção. (Cortesia do Dr. Mark A. Hostetler.)

Os pacientes devem ser mantidos em jejum via oral, e uma avaliação cirúrgica imediata é necessária. As intervenções diagnósticas e terapêuticas dependem da localização e dos recursos disponíveis. Os pacientes podem ser submetidos a um exame ultrassonográfico inicial ou, se os achados da anamnese e de radiografia simples forem altamente sugestivos de intussuscepção, podem ir diretamente para um enema pneumático ou hidrostático.

A taxa de sucesso global para um enema de contraste de ar ou enema de bário chega próximo de 90%. A intervenção cirúrgica é indicada em casos de intussuscepção prolongada com sinais de perfuração ou choque ou se a redução do enema não for efetiva. Uma complicação severa, aguda e ameaçadora a vida da redução por meio de enema de ar é o pneumoperitônio hipertensivo.[23] A intussuscepção recorre em aproximadamente 12% das reduções radiológicas.[24] Menos de 50% dessas recorrências ocorrem nas primeiras 48 horas após a redução. Embora a internação para observação após redução tenha sido tradicionalmente recomendada, um período de observação mais curto (6 horas) é seguro, e as crianças que são capazes de tolerar líquidos por via oral podem ter alta para casa.[25]

Seguimento

Crianças com suspeita de intussuscepção necessitam de diagnóstico por imagem definitivos, como a ultrassonografia ou o enema contrastado. A intussuscepção confirmada necessita de redução por meio de enema ou cirurgia.

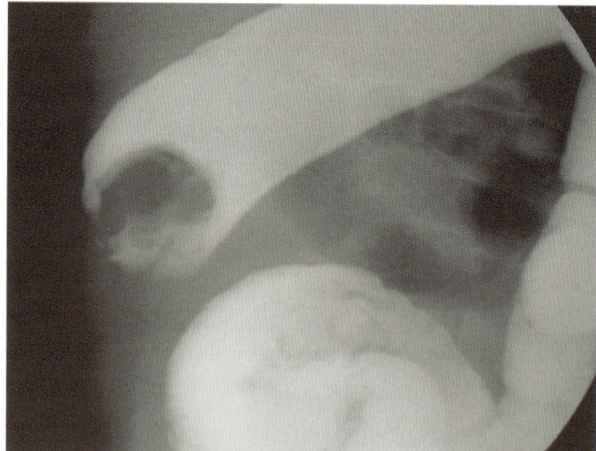

Fig. 171.10. Imagem de enema contrastado obtida em uma criança com intussuscepção que mostra um ponto de corte localizado, no qual o material de contraste encontra o intussuscepto e a obstrução aguda. (Cortesia do Dr. Mark A. Hostetler.)

Doença de Hirschsprung

Princípios da Doença

A doença de Hirschsprung é responsável por aproximadamente 20% dos casos de obstrução intestinal parcial na primeira fase infância. A doença de Hirschsprung ocorre a uma taxa de 1 em 5.000 nascidos vivos e é quatro a cinco vezes mais comum em meninos. A ocorrência dos casos geralmente é esporádica, mas podem estar associados à síndrome de Down ou outras anomalias congênitas.

A doença de Hirschsprung se refere à aganglionose congênita do cólon — isto é, ausência de células ganglionares no plexo mioentérico do cólon distal. O ânus está invariavelmente envolvido, com intestinos aganglionares geralmente estendendo-se proximais a ele, de 4 a 25 cm. A ausência de células ganglionares do cólon interfere na capacidade de relaxamento desse segmento, criando uma obstrução funcional. As fezes se acumulam ao nível proximal da obstrução e produzem dilatação do cólon (isto é, megacólon).

Características Clínicas

Os recém-nascidos com doença de Hirschsprung frequentemente apresentam no berçário falha de passagem do mecônio; entretanto, um espectro da doença é reconhecido, e a apresentação pode ser mais tardia. Os lactentes trazidos para o DE geralmente têm um histórico de constipação crônica. Vômitos, irritabilidade, baixo ganho de peso, déficit de crescimento e distensão abdominal são sintomas que podem estar presentes. Crianças que aparentam mal estar geral, e com febre, devem ser avaliadas para enterocolite e megacólon tóxico.[26]

Considerações Diagnósticas

Diagnósticos Diferenciais. A constipação é uma das causas mais comuns de dor abdominal e vômito em crianças. Os lactentes normais durante os primeiros meses de vida podem apresentar frequências de evacuação que variam de uma por mamada a uma a cada poucos dias, sendo que os pacientes amamentados têm fezes mais frequentes do que aqueles amamentados por fórmulas. As causas verdadeiramente patológicas da constipação são incomuns. Além da doença de Hirschsprung, outros diagnósticos incluem fibrose cística, botulismo infantil e hipotireoidismo.

Exames Diagnósticos. As radiografias simples do abdômen geralmente são inespecíficos e podem revelar evidências de impactação fecal com obstrução proximal, níveis hidroaéreos e cólon dilatado. Estudos de enema com bário revelando um segmento aganglionar estreitado com dilatação proximal são altamente sugestivos da doença de Hirschsprung. O diagnóstico é confirmado por biópsia ou manometria.

Manejo

O manejo inicial está focado em garantir um estado adequado de volemia e eletrólito. Deve-se obter radiografias abdominais. Com evidências de obstrução aguda, como dilatação intestinal acentuada, a descompressão com um tubo retal pode ser necessária. As crianças que aparentam estar doentes, com febre, devem ser avaliadas quanto a enterocolite e megacólon tóxico ou perfuração intestinal. A terapia definitiva da doença de Hirschsprung é cirúrgica, com ressecção dos segmentos aganglionares.[26]

Seguimento

A menos que uma criança aparente estar doente, a maioria das crianças que se apresentam com constipação pode ser tratadas com segurança em ambulatório.

Divertículo de Meckel

Princípios da Doença

O divertículo de Meckel é um remanescente do ducto onfalomesentérico e é constituído por parede intestinal, sendo que 60% dos casos contém também tecido heterotópico, geralmente mucosa gástrica. O sangramento ocorre quando a secreção ácida da mucosa gástrica ectópica causa ulceração e erosão. O divertículo de Meckel é a malformação congênita mais comum do intestino delgado.

Os divertículos de Meckel seguem tradicionalmente a chamada "regra dos 2". O divertículo tem 2 cm de largura, 2 cm de comprimento e está localizado a 60,96 cm (2 pés) da válvula ileocecal. Além disso, a condição ocorre em 2% da população e apenas 2% dos pacientes afetados tornam-se sintomáticos. Dos pacientes sintomáticos, 50% manifestam sintomas até os 2 anos de idade e a maioria está presente aos 20 anos de idade.

Características Clínicas

Os pacientes apresentam classicamente sangramento retal de grande volume e indolor. Algumas crianças podem ter queixas de cólicas abdominais. O exame abdominal é geralmente benigno. O sangue é frequentemente descrito como vermelho tijolo, mas pode variar de aspecto de melena a sangramento vermelho vivo. As complicações podem incluir intussuscepção, obstrução, perfuração e peritonite.

Considerações Diagnósticas

Diagnósticos Diferenciais. A Hemorragia GI maciça é um sintoma incomum na infância. As crianças geralmente comem ou bebem substâncias contendo corantes vermelhos, que levam a alterações na cor das fezes e, dessa forma, podem ser confundidas com hematoquezia. Além disso, o salicilato de bismuto, ferro e espinafre podem causar fezes negras com falsa aparência de melena. Um teste simples de pesquisa de sangue em fezes ou teste de pesquisa de sangue nos vômitos pode confirmar a presença ou ausência de hemoglobina nesses materiais.

Semelhante aos adultos, a localização da hemorragia pode ser teorizada com base na aparência do sangue. A hematêmese sugere sangramento proximal ao ligamento de Treitz. A melena resulta do sangramento além do ligamento de Treitz, mas proximal à válvula ileocecal. A hematoquezia subentende um sangramento do cólon. Ocasionalmente, em crianças pequenas, o tempo de trânsito GI pode ser rápido o suficiente para causar uma fonte de sangramento localizada no trato GI superior ocasionar em hematoquezia.

Nos recém-nascidos, a causa do sangramento GI geralmente nunca é identificada. Na amamentação inicial de recém-nascidos, o teste de desnaturação alcalina da hemoglobina, conhecido como teste de Apt, pode ser realizado para diferenciar o sangue fetal do materno deglutido. As mães dos pacientes que ainda amamentam devem ser questionadas quanto a presença de rachaduras ou sangramentos nos mamilos. A alergia à proteína do leite é outra causa comum de sangramento GI na infância. As crianças afetadas têm tipicamente menos de 6 meses, com histórico de fezes de início súbito, mucoides e sanguinolentas. A Tabela 171.5 lista os diagnósticos diferenciais para o sangramento GI em crianças dividido por faixa etária

Exames Diagnósticos. Um exame com tecnécio-99m (^{99m}Tc), também conhecido como escaneamento de Meckel, é a modalidade diagnóstica de escolha e tem uma precisão de 90% quando a mucosa gástrica ectópica está presente, pois o ^{99m}Tc tem afinidade pela mucosa gástrica.[27] A tomografia computadorizada (TC) do abdômen pode ser realizada para procurar sinais de inflamação ou obstrução. O diagnóstico definitivo é confirmado por laparoscopia ou laparotomia.

Manejo

O controle do sangramento GI começa com a avaliação do estado circulatório e da ressuscitação volêmica, conforme indicado. Em casos de sangramento mínimo ou leve em crianças saudáveis e aparentando estar bem é improvável que os estudos de laboratório sejam úteis ou necessários. Quando há preocupação com uma doença mais grave, os estudos laboratoriais de triagem devem incluir um hemograma, estudos de coagulação (por exemplo, tempo de protrombina, tempo de tromboplastina parcial) e tipagem sanguínea; um cirurgião pediátrico deve ser solicitado para avaliação.

Seguimento

Crianças com sangramento GI maciço suspeito para o divertículo de Meckel devem passar pelo exame de Meckel.[27] Crianças com sangramento menor podem ter alta para casa com acompanhamento rigoroso. Crianças com sangramento ativo contínuo devem ser hospitalizadas.

Púrpura de Henoch-Schönlein

Princípios da Doença

A PHS, também conhecida como púrpura anafilactoide, é uma vasculite de hipersensibilidade com deposição de imunocomplexos compostos por imunoglobulina A e que afeta principalmente as arteríolas e capilares. Embora seja mais conhecida por sua característica petequial a exantema purpúrico, a PHS é uma vasculite sistêmica que afeta qualquer vaso.

TABELA 171.5
Diagnósticos Diferenciais no Sangramento Gastrointestinal por Faixa Etária Pediátrica

CLASSIFICAÇÃO POR CAUSA	MENORES DE 1 ANO	1 ANO ATÉ A PUBERDADE	PUBERDADE ATÉ A VIDA ADULTA
Factícia	Sangue materno deglutido Corantes em alimentos e bebidas Origem vaginal Origem urinária	Corantes em alimentos e bebidas Sangue nasofaríngeo deglutido Origem vaginal Origem urinária	Corantes em alimentos e bebidas Sangue nasofaríngeo deglutido Origem vaginal Origem urinária
Trato gastrintestinal superior	Enterocolite necrosante Intussuscepção Gastroenterite Gastrite	Esofagite Gastroenterite Gastrite Doença ulcerosa péptica	Esofagite Gastroenterite Gastrite Doença ulcerosa péptica
Trato gastrintestinal inferior	Enterocolite necrosante Intussuscepção Gastroenterite Alergia ao leite Malformação vascular	Gastroenterite Intussuscepção Divertículo de Meckel Doença inflamatória intestinal Malformação vascular Púrpura de Henoch-Schönlein Síndrome hemolítico-urêmica Colite	Gastroenterite Intussuscepção Divertículo de Meckel Doença inflamatória intestinal Malformação vascular Púrpura de Henoch-Schönlein Síndrome hemolítico-urêmica Pólipos Colite
Retal	Fissura retal	Fissura retal	Fissura retal Hemorroidas Trauma
Outra ou atípica	Discrasias sanguíneas Trauma oculto (abuso) Ingesta tóxica Síndrome de Munchausen por transferência	Discrasia sanguínea Ingesta tóxica Trauma oculto (abuso) Síndrome de Munchausen por transferência	Discrasia sanguínea Ingesta tóxica Trauma oculto (abuso) Síndrome de Munchausen Síndrome de Munchausen por transferência

A PHS é comumente associada com dor abdominal, exantema purpúrico palpável, artralgias e doença renal. É mais comum em crianças de 4 a 11 anos de idade e ocorre durante a estação da primavera, após infecções virais do trato respiratório superior.

Características Clínicas

Os sintomas incluem dor abdominal, náusea, vômitos e diarreia. Os pacientes geralmente são diagnosticados clinicamente com base no achado clássico de púrpura palpável, localizada nas nádegas e nas extremidades inferiores (Fig. 171.11). Até 70% dos pacientes apresentam queixas GI, incluindo sangramento e intussuscepção ileoileal. A hematúria microscópica ocorre em 50% dos pacientes. A síndrome apresenta muitas recidivas, permanecendo em remissão por várias semanas, podendo estar associada a artralgias. O envolvimento neurológico é menos comum em crianças.

Considerações Diagnósticas

Diagnósticos Diferenciais. A entidade mais importante no diagnóstico diferencial de uma exantema purpúrico ou petequial é a meningococcemia. Pacientes com meningococcemia geralmente estão febris e aparentam mal estado geral. A tríade clássica de púrpura palpável, dor abdominal e hematúria em uma criança que aparenta estar em bom estado geral e afebril aumenta a probabilidade de ser um caso de PHS.

Exames Diagnósticos. Os pacientes geralmente são diagnosticados clinicamente com base no exantema clássico. Todas as crianças com PHS clinicamente diagnosticadas devem fazer um exame de urina para avaliar o envolvimento renal, contendo leucócitos, eritrócitos, cilindros e proteínas. Aqueles com envolvimento renal aparente devem ter os níveis séricos de eletrólitos e creatinina medidos. Pacientes com diagnóstico incerto devem realizar um Hemograma com diferencial, testes de coagulação, hemocultura e taxa de sedimentação. Os pacientes com PHS não apresentam trombocitopenia. As crianças diagnosticadas com PHS que têm dor abdominal de características preocupantes devem ser avaliadas quanto à possibilidade de intussuscepção intestinal.

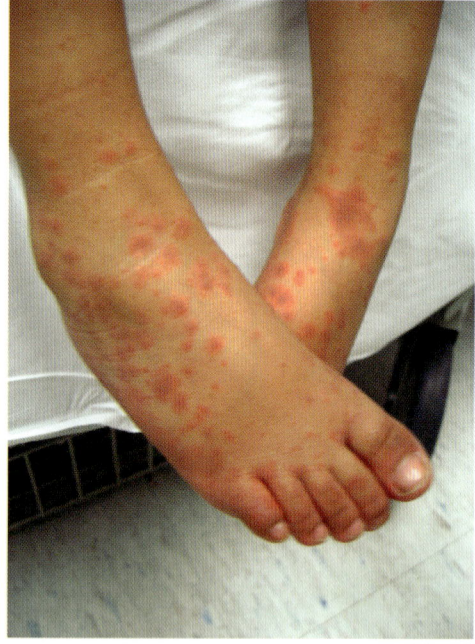

Fig. 171.11. Púrpura de Henoch-Schönlein em uma criança de 7 anos de idade. Observe o exantema vermelho-púrpura classicamente localizado nas extremidades inferiores. (Cortesia de Dra. Marianne Gausche-Hill.)

Manejo

A maioria das crianças com PHS requer apenas medidas de suporte. As dores leves ou moderadas geralmente são bem controladas com medicamentos anti-inflamatórios não-esteroidais (AINEs) ou acetaminofeno. O controle da PHS com glicocorticoides é controverso, pois os glicocorticoides demonstraram reduzir a dor associada à PHS, mas não se demonstrou seu efeito nas outras complicações da doença, incluindo a nefropatia.[28,29] A prednisona, na dose de 1 mg/kg/dia (máximo de 60 mg), é reservada para pacientes com sintomas graves, incluindo dor abdominal intensa, sangramento GI, hematúria ou artralgias graves, geralmente já em acompanhamento com um reumatologista.

Seguimento

A maioria dos pacientes pode ser manejada buscando controle dos sintomas, tendo observação próxima e acompanhamento ambulatorial. As indicações para internação hospitalar incluem a incapacidade diagnóstica de excluir a hipótese de meningococemia, dor abdominal intensa e vômitos refratários ao tratamento clínico. Além disso, um conjunto de seis critérios, com a presença de pelo menos um desses critérios, prediz a necessidade de hospitalização — orquite, dor abdominal moderada ou grave, poliartrite, sangramento GI e incapacidade de deambular.[30] Aqueles com função renal comprometida devem ter uma consulta com nefrologista e também devem ser considerados para admissão hospitalar, particularmente se apresentarem hipertensão.

Doença Inflamatória Intestinal

Princípios da Doença

Aproximadamente 20% dos pacientes com DII desenvolvem sintomas antes dos 20 anos de idade. A maioria dos pacientes não apresenta sintomas até a adolescência. A DII é rara em crianças menores de 1 ano.[31]

A retocolite ulcerativa é uma doença inflamatória envolvendo principalmente a mucosa e a submucosa do reto e do cólon distal. A doença de Crohn é uma doença inflamatória transmural que pode envolver qualquer porção do trato intestinal. A inflamação crônica pode resultar na formação de um abcesso, fístula ou estenose. A doença de Crohn é comumente associada a manifestações extra intestinais, especialmente em crianças.

Características Clínicas

Embora os pacientes que apresentam complicações frequentemente busquem o DE, o diagnóstico raramente é feito nesse cenário. Geralmente, as crianças com doença conhecida apresentam-se em uma descompensação aguda, geralmente aumento na frequência das fezes diarreicas, diarreia com sangue, dor abdominal e, ocasionalmente, febre. Pacientes com megacólon tóxico ou perfurações geralmente são febris e demonstram dor à palpação abdominal significativa e volume depletado. Há também manifestações extra intestinais, as quais incluem febre, anemia, úlceras orais, eritema nodoso, pioderma gangrenoso, uveíte, disfunção hepática e déficit de crescimento.

Considerações Diagnósticas

Teste de Diagnóstico. Os surtos agudos da DII são geralmente diagnosticados clinicamente. Pacientes que parecem doentes podem necessitar de radiografia simples para avaliar a presença de megacólon tóxico ou perfuração intestinal. Os exames laboratoriais de triagem devem incluir um hemograma, com diferencial de leucócitos e contagem plaquetária, tipagem sanguínea e perfil eletrolítico. A velocidade de hemossedimentação (VHS) e proteína C reativa (PCR) são exames que também podem ser benéficos para o diagnóstico e tratamento, pois a maioria dos pacientes apresenta níveis elevados no momento do diagnóstico e nas crises agudas.

Diagnósticos Diferenciais. Há um grande número de diagnósticos diferenciais para dor abdominal e sangramento GI (Tabelas 171.4 e 171.5). A gastroenterite é a hipótese mais comum neste cenário clínico. Pacientes que apresentam o primeiro episódio da DII e crianças fora da idade normal na apresentação têm muito mais probabilidade de serem diagnosticadas, erroneamente, como gastroenterite aguda.

Manejo

O tratamento no DE começa com atenção à volemia e ressuscitação volêmica com repetições de bólus de 20 mL/kg de solução salina normal, até que a volemia esteja adequada. As exacerbações agudas devem ser tratadas em conjunto com um gastroenterologista. Os corticosteroides (por exemplo, prednisona, 1 mg/kg/dia; dose máxima, 60 mg/dia) são geralmente recomendados para exacerbações leves a moderadas. Outros agentes comumente usados incluem a sulfassalazina e azatioprina, entre outros agentes imunossupressores.[32,33] Pacientes com suspeita de megacólon tóxico requerem antibioticoterapia de amplo espectro IV e avaliação cirúrgica.

Seguimento

As crianças sem diagnóstico de DII, mas que apresentam sintomas GI recorrentes ou histórico familiar de DII devem ser encaminhadas a um gastroenterologista pediátrico para posterior avaliação. No caso das exacerbações agudas, as indicações de admissão hospitalar incluem desidratação, aparência tóxica ou doente e incapacidade de tolerar fluidos orais. Crianças com evidência de megacólon tóxico devem receber avaliação cirúrgica.

Corpos Estranhos Gastrointestinais

Princípios da Doença

Corpos estranhos do trato GI geralmente são vistos em crianças menores de 5 anos e nas crianças com atrasos no desenvolvimento. Moedas, pequenos brinquedos, ímãs, baterias e joias são os corpos estranhos esofágicos mais comumente observados em crianças, comparados à causa relacionada ao bolo alimentar, mais frequente em adultos. A maioria das ingestas de corpos estranhos em crianças é acidental.

A maioria dos corpos estranhos ingeridos passa por todo o trato GI sem complicações. Dito isso, corpos estranhos comumente se alojam em uma das três áreas de estreitamento fisiológico normal — Esfíncter Esofágico Superior (músculo cricofaríngeo), na entrada para o tórax (níveis C6-T1); Arco Aórtico, na bifurcação traqueal (Níveis T4-6); e Esfíncter Esofágico Inferior, no hiato diafragmático (níveis T10-11).[34] Dos objetos que conseguem adentrar o estômago, 80% a 90% são passados sem complicações.

Características Clínicas

Muitas ingestas acidentais de corpo estranho não são testemunhadas. As crianças podem engasgar quando tentam engolir o objeto. Objetos aspirados para o trato respiratório geralmente produzem tosse persistente, sibilos e aumento do trabalho respiratório. As crianças que ingerem objetos para dentro do trato GI podem permanecer assintomáticas ou desenvolver um amplo espectro de sintomas, incluindo recusa alimentar, engasgos persistentes, escape de saliva, náuseas contínuas sem vômitos ou sibilos.[35] Corpos estranhos de maior volume podem comprimir as vias aéreas e levar ao desconforto respiratório.

As complicações são mais prováveis de ocorrer quando corpos estranhos ficam impactados por um longo período de tempo. Disfagia progressiva, dor, desconforto respiratório ou febre são sintomas que levantam a suspeita de perfuração esofágica ou intestinal.

A ingesta de baterias-botão merece menção especial. As baterias botão alojadas no esôfago causam erosões graves na mucosa, queimaduras graves e mediastinite em menos de 2 horas, provavelmente como resultado da corrente elétrica descarregada das baterias de lítio. A avaliação em caráter de emergência para remoção do corpo estranho é necessária. As baterias botão alojadas no estômago geralmente passam sem complicações e não requerem remoção, a menos que não passem o piloro dentro de 48 horas após a ingestão.[35,36]

Nos Estados Unidos existe o *The National Capital Poison Center*, que possui um site ativo 24 horas por dia, 7 dias da semana (www.poison.org/battery) e linha telefônica direta (202-625-3333), para casos de ingestão de bateria nos EUA.[37]

Alguns objetos que passam para o estômago são grandes demais para atravessar o piloro. Como regra geral, objetos com mais de 5 cm de comprimento e mais largos que 2 cm são menos propensos a passar espontaneamente pelo piloro. Vômitos persistentes podem levantar a suspeita de obstrução. Se não forem removidos os corpos estranhos podem, com o tempo, resultar em erosão, perfuração, infecção, estenose ou formação de fístula.

Considerações Diagnósticas

Exames Diagnósticos. A radiografia simples é o método mais comumente utilizado para diagnosticar e localizar corpos estranhos. Classicamente, as moedas alojadas no esôfago projetam sua face redonda na vista anteroposterior e aparecem de lado na incidência laterolateral (Fig. 171.12). Quando as moedas são alojadas nas vias aéreas superiores o inverso ocorre, sendo projetada de lado na vista anteroposterior. Às vezes pode ser difícil diferenciar radiograficamente a aparência de uma moeda de uma bateria botão. Uma bateria botão normalmente terá um contorno distinto de aro duplo nas radiografias[36,37] (Fig. 171.13).

Diagnósticos Diferenciais. Nem todos os corpos estranhos são radiopacos e visíveis pela radiografia padrão. Pacientes que permanecem sintomáticos necessitam exames de imagem contrastados ou visualização direta.

Manejo

A maioria dos corpos estranhos no trato GI passa espontaneamente sem complicações. No geral, se o objeto chegou ao estômago, o tratamento adicional ou a geração de imagens seriadas de rotina é desnecessário. Pacientes com baterias botão alojadas no estômago representam uma exceção, pois requerem radiografias seriadas para garantir a passagem além do piloro. Pedir aos pais que verifiquem as fezes da criança para checar a passagem de um corpo estranho raramente é produtivo.

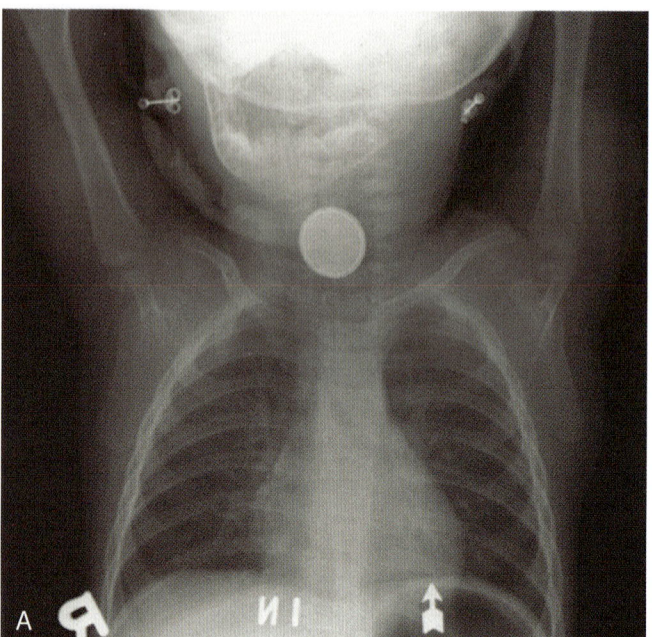

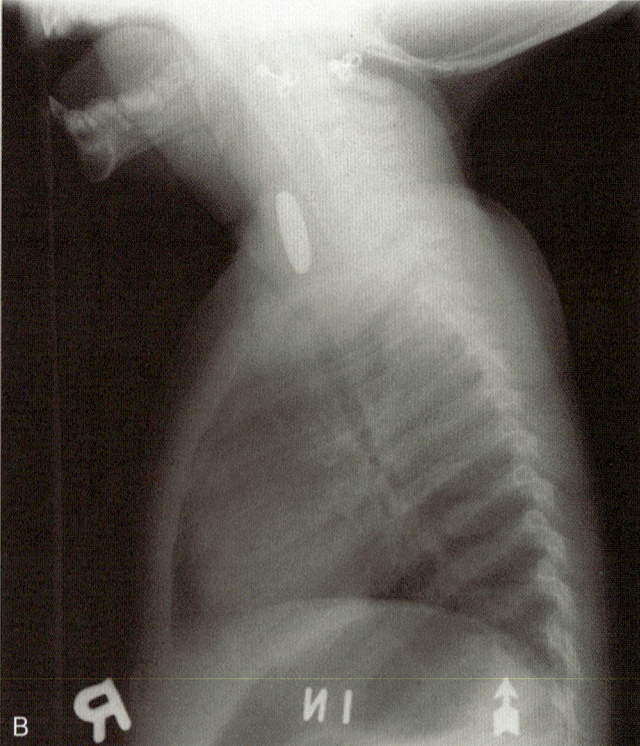

Fig. 171.13. Bateria-botão alojada no esôfago. Pode ser difícil diferenciar radiograficamente a aparência da moeda de uma bateria botão. No entanto, uma bateria-botão normalmente apresentará um contorno distinto de aro duplo nas radiografias, como visto nesta radiografia póstero-anterior. (De: Lin VYW, Daniel SJ, Papsin BC: Button batteries in the ear, nose and upper aerodigestive tract. Int J Pediatr Otorhinolaryngol 68:473–479, 2004.)

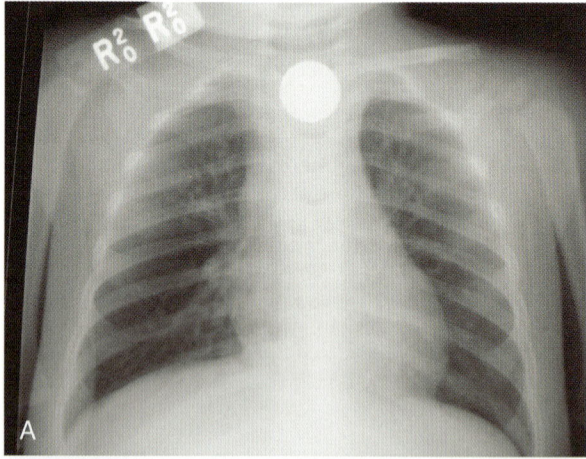

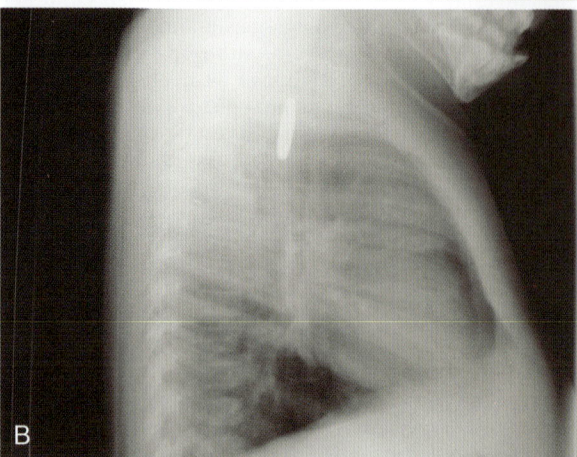

Fig. 171.12. Radiografias simples obtidas em uma criança com uma moeda alojada no esôfago. As vistas posteroanterior **(A)** e lateral **(B)** mostram a orientação esperada para uma moeda alojada no esôfago.\ (Cortesia do Dr. Mark A. Hostetler.)

QUADRO 171.3

Indicações para Remoção de Emergência de Corpos Estranhos Gastrointestinais

- Sinais de esforço respiratório
- Evidência de obstrução esofágica (incapacidade de deglutir secreções)
- Baterias-botão alojadas no esôfago
- Objetos pontiagudos ou longos (> 5 cm) no esôfago ou no estômago
- Ímãs de alta potência (imãs circulares de neodímio)
- Sinais ou sintomas de inflamação intestinal, obstrução ou perfuração
- Corpos estranhos no esôfago impactados por > 24 horas ou por um período de tempo desconhecido

O momento da intervenção para remoção de corpo estranho é baseado principalmente no tipo de objeto, sua localização, duração da obstrução e sintomatologia. Com exceção das baterias botão, as quais devem ser removidas em caráter de emergência, dentro de 2 horas, os corpos estranhos no esôfago podem ser removidos em caráter de urgência, dentro de 24 horas. Objetos não pontiagudos, como moedas, no esôfago de crianças assintomáticas podem ser observados por 12 a 24 horas, pois muitos deles passarão espontaneamente para o estômago. Indicações para remoção de forma mais urgente estão listadas no Quadro 171.3.

O método preferido para remoção de corpos estranhos esofágicos varia em cada instituição; a endoscopia flexível é o método mais comumente utilizado e tem alta taxa de sucesso.[38] Outras opções incluem a remoção com cateter de Foley sob fluoroscopia, impulsionar utilizando o bougie para dentro do estômago e remoção utilizando broncoscopia rígida sob anestesia geral em centro cirúrgico.

Seguimento

Corpos estranhos no esôfago requerem remoção, conforme descrito anteriormente. Uma vez que corpos estranhos tenham passado para o estômago, a maioria passa sem complicações, e normalmente não é necessário um acompanhamento específico. Dor abdominal, não aceitação de dieta e vômitos incoercíveis podem sugerir um corpo estranho retido no estômago, demandando a realização de uma nova radiografia. As baterias botão no estômago constituem a exceção e necessitam de radiografias seriadas com acompanhamento em 24 horas para documentar a passagem além do piloro, mesmo em crianças assintomáticas.

Apendicite

Princípios da Doença

A apendicite é a condição cirúrgica mais comum envolvendo o abdômen e a emergência cirúrgica não traumática mais comum na faixa pediátrica. A apendicite se desenvolve em cerca de 1 em cada 15 pessoas em algum momento durante a vida. A idade com pico de incidência é entre os 9 e 12 anos, sendo incomum em crianças menores de 5 anos.

O apêndice é uma bolsa em fundo cego que pode ser obstruída, resultando em edema, congestão de vasos, inflamação, isquemia, infarto, necrose e perfuração. Nos adultos, uma parede apendicular mais espessa resiste mais à perfuração, e um omento bem desenvolvido, ajudando a delimitar a infecção, prevenindo mais sua disseminação difusa. As crianças não possuem qualquer desses fatores, por isso a ruptura tende a ocorrer mais cedo, e a peritonite difusa se desenvolve mais frequentemente.

A morbidade e mortalidade atribuídas à apendicite aguda aumentam significativamente se o apêndice se rompe antes do manejo cirúrgico. Por essa razão, o objetivo do manejo é o diagnóstico e o tratamento cirúrgico antes de ocorrer a perfuração do apêndice. A perfuração parece estar diretamente relacionada à duração dos sintomas. Em crianças, a taxa de perfuração do apêndice varia inversamente com a idade, sendo maior entre as crianças menores de 5 anos, entre as quais mais de 50% apresentam apêndice perfurado, no momento da cirurgia.[39] Esse dado possivelmente reflete, pelo menos em parte, o fato das crianças pré-escolares terem uma capacidade limitada de descrever seus sintomas.

Características Clínicas

Os pacientes classicamente apresentam uma constelação de sintomas, que podem incluir dor abdominal, náusea, vômitos e anorexia. Os sintomas são gradualmente progressivos ao longo das primeiras 24 horas. A dor abdominal é geralmente descrita no início do quadro como vaga, em cólica e periumbilical. A dor torna-se mais intensa, constante e localizada no quadrante inferior direito à medida em que a doença progride. A febre geralmente se desenvolve depois ou não inicia. Os pacientes podem ter um curso multifásico para a doença, com resolução momentânea dos sintomas, sendo seguida após alguns dias com o desenvolvimento de febre, calafrios e dor abdominal. Esses sinais provavelmente representam a ruptura apendicular espontânea e a formação de um abscesso.

O exame físico pode revelar vários achados típicos. Em pacientes com inflamação ao redor do apêndice, os achados de peritonite que se localizam no quadrante inferior direito são os sintomas clássicos. A dor é desencadeada pelo o movimento; os pacientes podem não estar dispostos a saltar, e o ato de bater os calcanhares pode desencadear a dor abdominal. Os ruídos hidroaéreos na ausculta abdominal são geralmente diminuídos ou ausentes. A dor à descompressão brusca pode ser desencadeada no quadrante inferior direito. Os sinais de Rovsing, do psoas e do obturador são de difícil avaliação em crianças pequenas, e não são confiáveis devido às suas sensibilidades e especificidades fracas. A ausência dos sinais e sintomas clássicos da apendicite não exclui o diagnóstico, principalmente em crianças menores.

Considerações Diagnósticas

Exames Diagnósticos. A apendicite pode ser diagnosticada clinicamente com base apenas na anamnese e nos achados de exame físico em crianças com os sintomas clássicos. Pacientes com uma apresentação que levanta dúvidas quanto ao diagnóstico devem ser submetidos à investigação complementar. Não existem testes laboratoriais suficientemente sensíveis ou específicos que, por si só, possam confirmar ou excluir o diagnóstico de apendicite aguda. Os estudos de triagem podem incluir um hemograma com diferencial de leucócitos, PCR, exame de urina, perfil eletrolítico e testes de função renal e hepática. Os testes de gravidez, montagem de lâmina úmida da secreção vaginal e investigação de gonorreia e clamídia devem ser considerados em mulheres pós-puberdade. A maioria das crianças com apendicite aguda tem uma contagem elevada de leucócitos (> 10.000 X 10^6/L) ou contagem absoluta de neutrófilos aumentada.[40] Por não ser sensível ou específico o suficiente, uma contagem elevada de leucócitos não deve ser usada isoladamente para diagnosticar ou excluir o diagnóstico de apendicite. Foi demonstrado que um nível elevado de PCR (> 0,6 mg/dL) correlaciona-se com apendicite aguda, especialmente quando os sintomas estão presentes por mais de 24 a 48 horas.[41] A apendicite aguda ocasionalmente causa uma piúria estéril leve (< 5 a 10 glóbulos brancos/campo de alta potência e ausência de bactérias), devido à inflamação local ao redor do ureter direito.

Vários escores de pontuação clínica foram desenvolvidos para auxiliar na avaliação da apendicite. Os mais amplamente estudado prospectivamente incluem o escore de Alvarado, o Escore de Apendicite Pediátrica (*Pediatric Appendicitis Score*) e a *Refined Low-Risk Appendicitis Rule*.[42,43] Cada escore depende de uma combinação de fatores clínicos e valores laboratoriais para estratificar os pacientes em categorias de risco baixo, moderado e alto para apendicite aguda. Infelizmente, nenhum destes escores demonstrou ser sensível e específico o suficiente para ser recomendado isoladamente para uso generalizado.

As opções de diagnóstico por imagem incluem radiografias simples do abdômen, ultrassonografia e TC. As radiografias simples têm valor limitado na apendicite e não são recomendadas na avaliação de rotina. Ocasionalmente, um fecálito apendicular é evidente na radiografia (Fig. 171.14). Embora a presença de um apendicólito em uma criança com dor abdominal de início agudo seja essencialmente patognomônica para apendicite aguda, esse achado está presente em apenas 10% dos casos.

A ultrassonografia é recomendada na rotina como a melhor modalidade de imagem na 1ª avaliação de uma suspeita de apendicite. Ela tem as vantagens de não gerar radiação ionizante e de poder avaliar a anatomia ovariana. Os achados ultrassonográficos sugestivos de apendicite incluem um apêndice aumentado (espessura da parede > 2 mm; diâmetro total do apêndice > 6 mm), não compressível, e que é doloroso durante o exame (Fig. 171.15 A, B).[44] Estudos de ultrassonografia apendicular demonstraram sensibilidades e especificidades superiores a 90% quando o apêndice é visualizado com sucesso. Infelizmente, a capacidade de visualizar adequadamente o apêndice com a ultrassonografia é limitada em crianças obesas e é altamente dependente do examinador.[45]

Nas crianças em que o apêndice não é visualizado ou os achados ultrassonográficos são duvidosos, a observação médica com exames seriados ou TC pode ser realizada. A TC tem, em geral, alta sensibilidade e especificidade para apendicite não rompida e rompida, e o uso de contraste IV parece melhorar ligeiramente a sensibilidade. Os protocolos de limitação da TC de apêndice diminuem a exposição à radiação ionizante sem sacrificar a sensibilidade ou a especificidade do exame. O aumento do uso da TC demonstrou reduzir a taxa de laparotomia negativa, sem aumentar o risco de perfuração.

Diagnósticos Diferenciais. Os diagnósticos diferenciais para dor abdominal por idade estão listados na Tabela 171.4. A adenite mesentérica é a patologia mais comumente confundida com apendicite. Semelhante à apendicite, ela está frequentemente associada a uma dor à palpação difusa, significativa, e que pode localizar no quadrante inferior direito. Dito isso, crianças com adenite mesentérica não apresentam sinais peritoneais clássicos. A adenite mesentérica geralmente é decorrente de uma doença viral e resulta da inflamação não específica dos linfonodos mesentéricos.

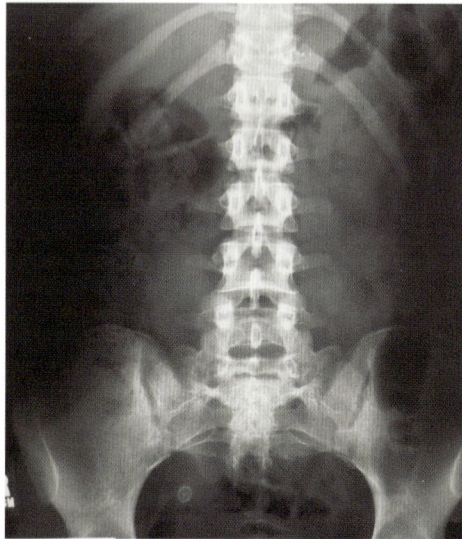

Fig. 171.14. Fecalito em uma criança com apendicite. (Cortesia da Dra. Marianne Gausche-Hill.)

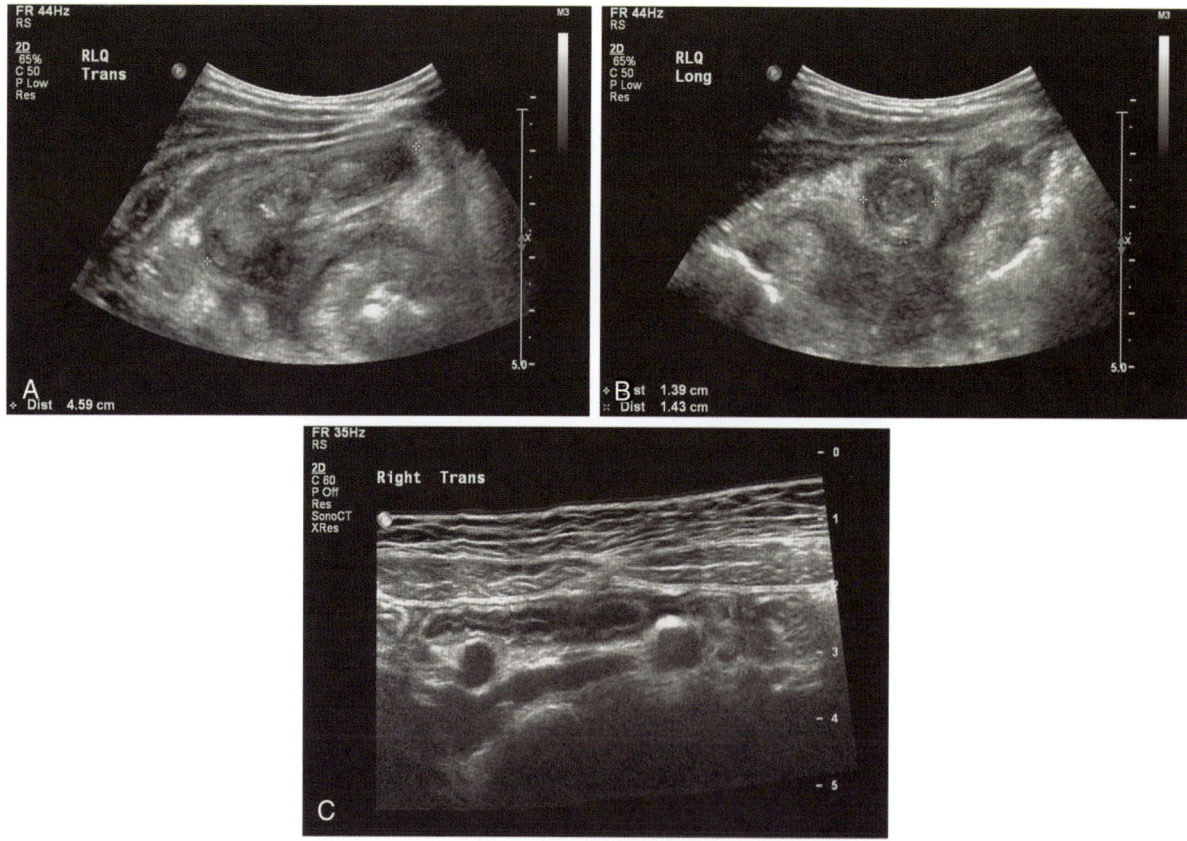

Fig. 171.15. Imagens de ultrassonografia obtidas em crianças com apendicite. Os achados incluem uma estrutura aumentada, não compressível, tubular na visão longitudinal com apendicolito (**A**), uma estrutura aumentada não compressível vista na seção transversal (**B**) e, em outro paciente, uma estrutura aumentada, pouco compressível com uma quantidade moderada de fluido livre consistente com perfuração aguda (**C**). (Cortesia do Dr. Mark A. Hostetler.)

Mulheres no menacme merecem consideração de patologias ginecológicas, incluindo gravidez ectópica, torção ovariana, cisto ovariano, doença inflamatória pélvica e abscesso tubo-ovariano. A torção testicular, nos meninos, pode se manifestar com náuseas, vômitos e dor abdominal, mas o exame testicular é geralmente grosseiramente anormal. Os meninos com dor abdominal ao lado de um testículo não descido devem ser avaliados quanto à possibilidade torção testicular intra-abdominal. A faringite por estreptococos do grupo A também pode apresentar dor abdominal.

Manejo

O tratamento definitivo da apendicite aguda é uma apendicectomia aberta ou via laparoscópica. O momento exato da cirurgia é controverso, mas no melhor dos casos deve ser realizada dentro de 12 a 24 horas após o diagnóstico.[46,47] A maioria dos pacientes se beneficia de fluidos IV e administração parenteral de analgésicos opioides e antieméticos. Os narcóticos são seguros e eficazes e não devem alterar a precisão diagnóstica durante o exame físico. Os pacientes com apendicite não perfurada devem receber uma dose única de antibiótico parenteral (Quadro 171.4) 30 a 60 minutos antes do procedimento cirúrgico, a fim de diminuir o risco de infecções de ferida e formação de abscessos intra-abdominais.[48,49] Não é necessário a continuidade de antibióticos no pós-operatório nos pacientes com apendicite não perfurada. Os pacientes com suspeita de perfuração, sinais ou sintomas de sepse, ou atraso incomum para serem submetidos à cirurgia, devem receber antibióticos IV no DE e manter tratamento no pós-operatório.[48,49]

Seguimento

As crianças com apendicite devem ser hospitalizadas para apendicectomia. Os pacientes com sinais e sintomas inespecíficos nos quais os exames de imagem não permitem fechar o diagnóstico devem ser observados por um período de 12 a 24 horas com exames seriados ou, se tiverem apoio familiar e social adequado, alta domiciliar, com instruções cuidadosas de retorno para reavaliação.

Pancreatite

Princípios da Doença

A pancreatite é uma patologia incomum na infância, principalmente em crianças menores de 10 anos. Em adultos, a pancreatite geralmente é causada por abuso de álcool e doença das vias biliares. Em crianças, a pancreatite geralmente está associada a trauma, infecção, anomalias estruturais, doenças sistêmicas, drogas ou toxinas. As causas idiopáticas correspondem a 30% dos casos. A obstrução biliar deve ser considerada nos adolescentes.

A via fisiopatológica comum da pancreatite aguda é a inflamação, edema e autodigestão do tecido pancreático pelas enzimas pancreáticas. Em casos graves, a cascata inflamatória pode evoluir para pancreatite necrosante ou hemorrágica. Outras complicações incluem a formação de abscessos, pseudocistos e fístulas.

Características Clínicas

Dor abdominal é o sintoma principal da pancreatite, em adultos e crianças. Os pacientes geralmente apresentam queixas de dor epigástrica intensa e constante, que pioram gradualmente e irradiam para as costas. Náuseas, vômitos, diarreia, febre, irritabilidade e letargia também são descritos. Os pacientes têm dor à palpação abdominal significativa na área epigástrica.

Considerações Diagnósticas

Exames Diagnósticos. Estudos laboratoriais de triagem revelam elevações no nível de lipase sérica. O grau de elevação ou mudanças em análises seriadas nem sempre estão diretamente relacionados à gravidade da doença. Evidências de hepatite (níveis elevados de aspartato transaminase e alanina transaminase) e níveis elevados de bilirrubina e fosfatase alcalina podem ser observadas em pacientes com obstrução biliar. As radiografias simples do abdômen comumente mostram um padrão de íleo paralítico, muitas vezes com uma alça sentinela de intestino delgado dilatada no quadrante superior esquerdo. Um estudo de ultrassom ou TC pode ser útil para avaliar a anatomia em busca de malformações congênitas, doenças das vias biliares, pseudocisto ou formação de abscesso.[50] Em pacientes com desconforto respiratório, uma radiografia de tórax pode identificar um derrame pleural secundário.

Diagnósticos Diferenciais. O início progressivo e lento da dor tem maior probabilidade de estar associado à apendicite, constipação e pancreatite. O início súbito de uma dor intensa geralmente está associado à obstrução aguda ou oclusão vascular, como observado na intussuscepção, volvo ou torção. Diagnósticos diferenciais para dor abdominal em crianças em cada faixa etária estão listadas na Tabela 171.4.

Manejo

Os pacientes devem receber reposição de volume, correção de eletrólitos e serem mantidos o estado de jejum via oral. Os fluidos IV são administrados em bólus repetidos de 20 mL/kg de solução salina normal, até que o volume vascular adequado tenha sido estabelecido. Os pacientes devem receber alívio sintomático adequado com narcóticos parenterais e antieméticos. Corticosteroides e antibióticos não são indicados na rotina.

Seguimento

Crianças com pancreatite aguda necessitam de hospitalização. As crianças com doença conhecida ou recorrente, capazes de hidratarem a si próprios, e que possuem analgesia adequada, podem ser tratadas como pacientes ambulatoriais.

Doenças das vias biliares

Princípios da Doença

As doenças das vias biliares são incomuns na infância e tem causas diferentes daquelas que ocorrem em indivíduos mais velhos. A colestase no período neonatal geralmente está associada à atresia das vias biliares, cistos biliares, infecções e outros distúrbios metabólicos e genéticos. Os cálculos biliares em crianças geralmente estão associados à doenças hemolíticas (por exemplo, doença falciforme), fibrose cística, nutrição parenteral total, sepse e desidratação. A ceftriaxona tem sido associada à geração de barro biliar e doenças

---

QUADRO 171.4

Regimes de Antibioticoterapia Empírica para Apendicite Aguda

REGIMES
- Cefoxitina
- Ceftriaxona + metronidazol
- Cefotetano
- Gentamicina + clindamicina ou metronidazol (pacientes alérgicos à penicilina)
- Piperacilina-tazobactam

DOSAGEM
- Cefoxitina: 40 mg/kg IV; dose máxima de 2000 mg
- Ceftriaxona: 50 mg/kg IV; dose máxima de 1000 mg
- Metronidazol: 10 mg/kg IV; dose máxima de 500 mg
- Cefotetano: 40 mg/kg IV; dose máxima de 2000 mg
- Gentamicina: 2,5 mg/kg IV
- Clindamicina: 10 mg/kg IV; dose máxima de 900 mg
- Piperacilina-tazobactam: 25 mg/kg IV

biliares, particularmente em recém-nascidos. A colecistite aguda acalculosa tem sido associada à rickettsioses e a uma variedade de infecções bacterianas, incluindo às causadas por organismos do gênero *Salmonella* e *Shigella*. A hidropsia da vesícula biliar (ou seja, distensão por fluidos da vesícula biliar devido inflamação crônica do ducto cístico ou obstrução crônica sem inflamação ou infecção) está associada a infecções virais do trato respiratório superior, do trato GI, doença de Kawasaki, faringite estreptocócica, adenite mesentérica, síndrome nefrótica e leptospirose.

Os cálculos pigmentares são mais comuns na infância. Eles resultam do excesso da decomposição de eritrócitos e são geralmente vistos em pessoas com anemias hemolíticas, como a doença falciforme e a esferocitose. Os cálculos de colesterol são incomuns antes da adolescência. A formação de cálculos biliares de colesterol nos adolescentes pode vir em associação com uso de contraceptivos orais, gravidez ou obesidade.

Características Clínicas

Semelhante aos pacientes adultos, os pacientes pediátricos geralmente apresentam dor no quadrante superior direito pós-prandial, associada à febre, náuseas e vômitos. A icterícia ocorre em um terço dos pacientes.

Considerações Diagnósticas

Exames Diagnósticos. As doenças das vias biliares geralmente estão associadas à elevações nos níveis de fosfatase alcalina, enzimas hepáticas e bilirrubina; no entanto, a ausência de elevações desses marcadores não exclui o diagnóstico. O aumento na quantidade de leucócitos é inespecífica. Embora apenas 15% dos cálculos biliares em adultos sejam calcificados e visíveis em radiografias simples, 50% dos cálculos em crianças são radiopacos. A ultrassonografia é o método de imagem de escolha. Ele pode determinar a presença de cálculos biliares, dilatação da vesícula biliar e ducto biliar comum, a espessura da parede da vesícula biliar e a presença de fluidos pericísticos, além de poder reproduzir a dor na compressão da vesícula biliar (sinal de Murphy ultrassonográfico). Quando os achados ultrassonográficos são duvidosos ou normais, e a suspeita clínica é alta, a colecintilografia de vias biliares (varredura com HIDA, do inglês *Hepatobiliary iminodiacetic acid scan*) permite avaliar ainda mais o estado funcional da vesícula biliar. Embora seu papel em crianças não seja claro, a colangiopancreatografia por ressonância magnética pode avaliar os ductos intra-hepáticos e extra-hepáticos.

Diagnósticos Diferenciais. As doenças das vias biliares são incomuns em crianças e requerem a consideração de uma doença causadora ou coexistente. Os diagnósticos diferenciais estão Listados na Tabela 171.4.

Manejo

Os pacientes assintomáticos com achados incidentais de cálculos biliares não necessitam permanecer em tratamento no DE, podendo ser encaminhados a um cirurgião para seguimento ambulatorial. Pacientes febris requerem internação hospitalar, ressuscitação volêmica, antibioticoterapia IV e avaliação cirúrgica. A colecistectomia laparoscópica é considerada segura e eficaz em crianças.

Seguimento

As indicações para admissão hospitalar por doenças biliares incluem controle da dor, necessidade de hidratação IV, febre e necessidade de manejo cirúrgico.

CONCEITOS-CHAVE

- Icterícia fisiológica do recém-nascido e icterícia do leite materno são as causas mais comuns de icterícia no período neonatal.
- A hiperbilirrubinemia direta em lactentes é sempre patológica e requer uma avaliação detalhada.
- A estenose hipertrófica do piloro está associada a vômitos não biliosos, gradualmente progressivos e que se tornam "vômitos em jato".
- A alcalose metabólica hipoclorêmica-hipocalêmica é o desarranjo eletrolítico classicamente associado à estenose hipertrófica do piloro.
- Os vômitos biliosos no neonato devem iniciar uma investigação diagnóstica para possível má rotação com volvo de intestino ou outra patologia intestinal obstrutiva.
- Os lactentes com aparência toxemiada com êmese biliosa devem receber uma consulta cirúrgica emergente.
- A enterocolite necrosante ocorre mais comumente em prematuros, mas 10% dos lactentes afetados são nascidos a termo. A pneumatose intestinal — ar intramural visto na radiografia — é patognomônica para a ECN.
- O refluxo gastroesofágico (DRGE) é muito comum em lactentes e geralmente é benigno e autolimitado. Ocasionalmente, a DRGE pode causar sintomas mais graves, incluindo irritabilidade, dificuldade respiratória e déficit de crescimento. A DRGE geralmente responde a medidas conservadoras (p.ex., mudanças no posicionamento, espessamento da fórmula, mamadas menores e mais frequentes); intervenções farmacológicas são raramente necessárias.
- A tríade clínica clássica da intussuscepção inclui a dor abdominal intermitente, em cólicas, massa abdominal em forma de salsicha palpável e fezes com sangue; no entanto, a tríade ocorre em menos de um terço dos pacientes.
- As crianças com intussuscepção podem ter apresentações atípicas, com alterações no nível de consciência (p. ex., letargia) ao invés da dor abdominal.
- A doença de Hirschsprung é uma causa comum de constipação no recém-nascido e geralmente se manifesta como atraso na passagem do mecônio. Ocasionalmente, as crianças podem apresentar mais tarde na vida sintomas de constipação crônica. O megacólon tóxico é a complicação mais grave.
- O divertículo de Meckel manifesta-se classicamente em crianças com menos de 5 anos de idade, com sangramento retal maciço, indolor, vermelho tijolo.
- Mais de 90% dos corpos estranhos GI passam sem complicações.
- Baterias-botão alojadas no esôfago podem causar queimaduras graves, erosões e perfurações em menos de 2 horas. De todos os corpos estranhos, as baterias-botão requerem a remoção mais rápida, geralmente por endoscopia.
- Apendicite é a doença cirúrgica mais comum em crianças. O diagnóstico depende de uma combinação de fatores clínicos, incluindo histórico, exame físico, valores laboratoriais e exames de imagem. O algoritmo de diagnóstico ideal permanece indefinido.
- Estratégias efetivas de imagem para crianças com suspeita de apendicite incluem exame ultrassonográfico inicial seguido de TC do abdômen para aqueles com achados duvidosos.
- Causas de pancreatite em crianças incluem vírus, traumas, drogas e toxinas.
- As doenças biliares em crianças são mais comumente causada por colestase, ao invés de obstrução biliar.
- Os cálculos biliares pigmentares são mais comuns do que os cálculos de colesterol em crianças. A doença das vias biliares geralmente é diagnosticada com ultrassonografia do quadrante superior direito; estratégias de tratamento são semelhantes aos dos adultos.

As referências para este capítulo podem ser encontradas on-line no website Expert Consult associado à obra.

CAPÍTULO 172
Doença Diarreica Infecciosa e Desidratação

Patricia Padlipsky | *Taylor McCormick*

PERSPECTIVA

A doença diarreica é responsável por aproximadamente 750 mil mortes em todo o mundo, 72% das quais ocorrem em crianças com menos de dois anos de idade.[1,2] As doenças diarreicas são responsáveis por uma em cada nove mortes pediátricas em todo o mundo e são a segunda causa de morte em crianças menores de 5 anos.[2,3] A vacina contra o rotavírus reduziu acentuadamente as consultas e internações hospitalares associadas a casos de diarreia pediátrica.[4,5] A diarreia aguda é definida como o início abrupto de conteúdo líquido anormalmente alto nas fezes com aumento do volume ou da frequência. Conforme definido pela Organização Mundial da Saúde (OMS), a diarreia "aguda" tem um início súbito e não dura mais do que 14 dias; a diarreia "crônica" ou "persistente" dura mais do que 14 dias. Esta classificação é importante para estudos epidemiológicos e para identificar o organismo mais provável. A diarreia prolongada apresenta diferentes causas com as mesmas dificuldades no tratamento e um prognóstico diferente em relação à diarreia aguda. A diarreia infecciosa aguda pode ocorrer com ou sem a presença de vômitos. Quando ocorre com vômitos, é frequentemente referida como gastroenterite aguda (GEA).

Princípios da Doença

Até 9 litros de líquido exógeno e secreções endógenas entram no intestino proximal adulto diariamente e, proporcionalmente, mais ainda em crianças. Noventa por cento do fluido é absorvido no intestino delgado e o restante no intestino grosso. A água segue gradientes osmóticos criados pelo transporte ativo e passivo de eletrólitos, açúcares e aminoácidos para a corrente sanguínea pelos seguintes mecanismos:
- Absorção de cloreto de sódio no intestino delgado, com troca de cátions (Na^+/H^+) e ânions (Cl^-/HCO^-)
- Absorção eletrogênica de sódio no cólon, mas também no intestino delgado, onde o Na^+ entra na célula por meio de um gradiente eletroquímico; este mecanismo está frequentemente prejudicado na diarreia aguda
- Mecanismo de cotransporte de sódio no intestino delgado

A absorção de Na^+ é associada à absorção de glicose, aminoácidos e peptídeos. Esse mecanismo geralmente permanece íntegro durante a doença diarreica aguda, possibilitando a reidratação por via oral.[6]

Fisiopatologia

Agentes infecciosos causam a diarreia por aderência, invasão da mucosa, produção de enterotoxina e produção de citotoxina. Em circunstâncias normais, os processos de absorção de água e eletrólitos predominam sobre a secreção, resultando em absorção líquida de água. A diarreia ocorre quando esse equilíbrio é comprometido, seja como resultado do aumento da secreção do trato gastrointestinal, da diminuição da absorção de líquidos ou da inflamação.

A Diarreia Secretora é o resultado do aumento da secreção intestinal de água no lúmen intestinal ou da inibição da absorção. Por exemplo, a *Vibrio cholera* produz uma enterotoxina, resultando no aumento da secreção de cloreto e bicarbonato. A diarreia secretora é caracterizada pela não redução no volume de fezes que se espera com o jejum, pH fecal acima de 6 e ausência de substâncias redutoras nas fezes. Outras bactérias que produzem enterotoxinas incluem *Salmonella, Shigella, Escherichia coli e Clostridium difficile*.

A diarreia osmótica é causada pela presença de solutos pouco absorvidos da flora bacteriana intestinal alterada, lesões na superfície absorvente da mucosa ou ingestão de substâncias. Estas substâncias criam um gradiente osmótico através do lúmen intestinal, resultando em movimento intraluminal de água e eletrólitos. A gastroenterite viral aguda típica produz lesão epitelial do intestino delgado, com consequente rompimento das microvilosidades, diminuindo a área de absorção e impedindo a absorção normal de líquidos, eletrólitos e nutrientes. A doença é agravada se o cólon for incapaz de compensar o grande volume de líquido. A diarreia osmótica é frequentemente caracterizada por diarreia que diminui ou é interrompida com o jejum, pH fecal abaixo de 6 e presença de substâncias redutoras nas fezes.

Processos inflamatórios podem causar destruição de células vilosas ou disfunção de transportadores celulares, levando à perda de fluidos e eletrólitos, bem como muco, proteínas e sangue no lúmen intestinal. Disenteria, diarreia associada a sangue e muco nas fezes, implica em comprometimento da parede intestinal. A inflamação aguda, causada por organismos enteroinvasivos como *Salmonella, Shigella* e *Campylobacter*, leva à infiltração do trato gastrointestinal por neutrófilos, que liberam uma série de enzimas e fatores que causam tanto o aumento da secreção como a diminuição da absorção pelo trato intestinal. Embora a perda de sangue possa ser clinicamente apreciável, ela é geralmente menos significativa do que as perdas de fluidos e eletrólitos. A diarreia infecciosa pode apresentar sinais significativos de desidratação e anormalidades eletrolíticas.

Os pacientes pediátricos possuem diversos fatores fisiológicos que os predispõem a complicações mais graves em caso de vômitos e diarreia. Como resultado de seus compartimentos de fluido extracelular relativamente maiores, as crianças podem perder proporcionalmente mais líquidos pelo trato gastrointestinal. Além disso, a rotatividade de fluidos e solutos em bebês e crianças pequenas pode ser três vezes maior do que em adultos. Esta rápida renovação de fluidos é o resultado de taxas metabólicas mais elevadas, aumento da área de superfície corporal em relação ao índice de massa e maior teor de água corporal. Crianças também possuem estoques limitados de substratos metabólicos, como gordura e glicogênio, capacidade ou desejo limitado de acessar fluidos quando doentes e uma capacidade mais limitada de conservar água através dos rins em comparação aos adultos. Esses fatores tornam as crianças mais suscetíveis a grandes flutuações de líquidos, eletrólitos e nutrientes, resultando em hipoglicemia, anormalidades eletrolíticas, desidratação e choque.

Alguns grupos apresentam maior risco de desenvolver complicações graves da diarreia infecciosa (por exemplo, doença invasiva, bacteremia e sepse). Estes incluem bebês prematuros, recém-nascidos de muito baixo peso (até um ano), lactentes jovens (menores de 3 meses de idade), crianças imunodeprimidas ou desnutridas e aquelas com condições subjacentes crônicas. Internação recente, tratamento com antibióticos de amplo espectro e viagens para países em desenvolvimento são fatores de risco adicionais. Fatores de risco para morte por diarreia incluem idade menor que 1 ano; peso ao nascer menor que 2.500g; desnutrição; etnia afro-americana, hispânica ou indígena americana; imunocomprometimento e doença durante os meses de inverno.

Características Clínicas

A diarreia infecciosa pode apresentar-se sozinha ou acompanhada de vômito (isto é, GEA). Os sinais e sintomas geralmente começam de 12 a 72 horas após a contaminação pelo agente infeccioso. Quando ocorre devido a um agente viral, a condição geralmente se resolve dentro de uma semana.[7] Consulte o Quadro 172.1 para uma lista de sinais e sintomas comuns. O histórico e o exame físico devem ajudar a diferenciar a diarreia infecciosa aguda de outras causas de vômitos e diarreia (Tabelas 172.8 e 172.9) e ajudar a estimar o grau de desidratação. A história e o exame físico podem, por vezes, auxiliar na determinação do tipo de patógeno responsável, embora isso raramente afete o tratamento. O Quadro 172.2 resume informações importantes a serem obtidas a partir do histórico.

Os sinais vitais devem ser avaliados em relação aos valores normais para a idade. A avaliação da criança deve começar com uma observação à distância, em uma posição de conforto, observando sua aparência geral, capacidade de resposta, atividade e trabalho respiratório (Capítulo 160). Um exame físico completo deve focar os sinais de desidratação que podem indicar outra causa para a diarreia (por exemplo, otite média, pielonefrite, apendicite, cetoacidose diabética) ou sinais que indicam que a doença pode ter se tornado extraintestinal ou sistêmica: dor óssea (osteomielite), estado mental alterado (meningite), petéquias (síndrome hemolítico-urêmica [SHU]).

A diarreia infecciosa aguda é muitas vezes autolimitada em países desenvolvidos. A apresentação clínica, o curso da doença e os tratamentos dependem da etiologia da diarreia e do hospedeiro. Nos Estados Unidos, os vírus são responsáveis pela maioria dos casos de diarreia infecciosa aguda, com bactérias causando apenas 7% a 10% dos casos em crianças. Parasitas são incomuns em paciente imunocompetente, a menos que tenham viajado para áreas endêmicas. A Tabela 172.1 lista os vírus, bactérias e protozoários mais comuns causadores da diarreia infecciosa aguda em crianças nos Estados Unidos.[8-10]

Etiologias Específicas

Vírus

Nos Estados Unidos e na Europa, a maioria dos casos de diarreia é causada por patógenos virais, com pico de incidência no inverno. Os mais comuns são rotavírus e norovírus. Consulte a Tabela 172.2 para apresentação e características associadas.

O rotavírus é a principal causa de diarreia em todo o mundo entre crianças menores de 5 anos.[9] Os sintomas neurológicos, mais comumente convulsões, ocorrem em 2% a 3% das crianças com infecção por rotavírus.[11] A criança cronicamente doente ou desnutrida muitas vezes apresenta falha de reparação epitelial pós-infecção por rotavírus, levando a um ciclo vicioso de desnutrição e lesão epidemial progressiva.

Antes da liberação das vacinas de 2006 e 2008, o rotavírus foi responsável por mais de 600.000 consultas clínicas e de emergência e até 77.000 hospitalizações por ano. Uma vacina eficaz contra o rotavírus esteve disponível por um curto período (1998 a 1999) até que se observou sua associação a um risco aumentado de intussuscepção. Esta vacina foi posteriormente retirada do mercado dos Estados Unidos. Duas vacinas orais de rotavírus vivos, RotaTeq (RV5) (Merck & Co., Inc.) licenciadas em 2006 e Rotarix (RV1) (GlaxoSmithKline Biologicals) licenciadas em 2008, estão agora aprovadas para prevenção de gastroenterite por rotavírus.[12] Milhões de crianças nos Estados Unidos receberam a vacina contra o rotavírus desde 2006. A cada ano, a vacina previne até 50.000 hospitalizações de bebês e crianças pequenas nos Estados Unidos. A

TABELA 172.1

Causas Comuns de Diarreia Infecciosa na Infância em Países Desenvolvidos

VÍRUS (70% A 80%)	BACTÉRIAS (10% A 20%)	PROTOZOÁRIOS (< 10%)
Norovírus rotavírus e adenovírus de astrovírus de sapovírus	Espécie de Salmonella Espécie de Shigella Campylobacter jejuni Yersinia enterocolitica Escherichia coli; ETEC, Clostridium perfringens Clostridium difficile Staphylococcus aureus Vibrio cholera Vibrio parahaemolyticus	Cryptosporidium Giardia intestinalis Entamoeba histolytica

ETEC, Enterotoxigenic E. coli.

QUADRO 172.2

Histórico do Paciente

- Comportamento: Perda de peso, quantidade e frequência de alimentação, nível de sede, nível de alerta, nível de atividade, letargia, irritabilidade, qualidade do choro, presença ou ausência de lágrimas com choro, frequência de fraldas molhadas em bebês ou micção em crianças
- Sintomas ortostáticos
- Diarreia: Duração, frequência e quantidade de fezes; consistência e conteúdo das fezes; aguado, sangue, muco
- Vômito: Duração, quantidade e qualidade do vômito, tempo desde o último vômito
- Dor abdominal: Localização, qualidade, radiação, gravidade por pai e filho
- Sinais de infecção: Febre, calafrios, mialgia, erupção cutânea, rinorreia, dor de garganta, tosse
- Sintomas em relação a comer e beber
- Sintomas semelhantes em outros membros do agregado domiciliar ou escolar
- Episódios semelhantes no passado
- Histórico alimentar
- Exposição à águas e acampamento recente
- Viajar para áreas endêmicas ou epidêmicas
- Animais domésticos
- Histórico médico; problemas médicos crônicos, hospitalizações recentes; status de vacinação
- Antibiótico atual/recente

QUADRO 172.1

Sinais Comuns e Sintomas em Pacientes com Diarreia Infecciosa Aguda

Diarreia – frequente, volume aumentado, aquosa, mucosa, hemorrágica e/ou fétida
Náusea
Diminuição do apetite
Perda de peso
Vômito
Dor de cabeça
Dor abdominal e/ou cãibras
Febre
Mal-estar
Sinais de desidratação (ver seção Desidratação)

TABELA 172.2
Vírus Causadores da Doença Diarreica Características e Sintomas Associados

	IDADE	ESTAÇÃO	DURAÇÃO	PERÍODO DE INCUBAÇÃO	CONTAMINAÇÃO	DURAÇÃO DA EXCREÇÃO	DOR ABDOMINAL	NÁUSEA/ VÔMITOS	FEBRE	CARACTERÍSTICAS DA DIARREIA	TESTES DIAGNÓSTICOS
Rotavírus	< 5 anos de idade	Inverno e primavera	4 a 8 dias	1 a 3 dias	Secreções respiratórias ou fecal-oral	Até 21 dias	±	++	± Baixa graduação	Aquosa; grande volume	Aglutinação de látex e ELISA mais comumente usados; PCR mais sensível
Novovírus	< 4 anos de idade	Qualquer período; meses mais frios	2 a 3 dias	12 a 48 horas	Fecal-oral; comida e água contaminada	5 a 7 dias após o início dos sintomas; até 3 semanas	++	++	±	Início abrupto; aquosa	Teste RT-PCR disponível
Astrovírus	< 4 anos de idade	Fim do inverno; começo da primavera	2 a 5 dias	1 a 4 dias	Fecal-oral	Poucos dias após a resolução dos sintomas	±	+	++	Aquosa; grande volume	Nenhum teste comercial disponível nos Estados Unidos
Adenovírus	< 5 anos de idade	Todo o ano	5 a 12 dias	3 a 10 dias	Fecal-oral	Mais contagioso nos primeiros dias; excreção assimétrica por meses	±	+	Baixa graduação	Aquosa	Teste comercial disponível

Legenda: ++, comum; +, ocorre; ±, variável.
ELISA, ensaio de imunoabsorção enzimática; *PCR*, reação em cadeia da polimerase; *RT-PCR*, reação em cadeia da polimerase por transcrição reversa.
Dados de: World Gastroenterology Organization: World Gastroenterology Organisation global guidelines: acute diarrhea in adults and children: a global perspective. Disponível em: www.worldgastroenterology.org/guidelines/global-guidelines/acute-diarrhea/acute-diarrhea-english; e Pickering LK, Baker CJ, Long SS, editors: Red Book: 2012 report of the Committee on Infectious Diseases, ed 29, Elk Grove Village, IL, 2012, American Academy of Pediatrics.

doença por rotavírus também diminuiu entre crianças mais velhas e adultos não vacinados, provavelmente resultado de imunidade comunitária.

As atuais vacinas contra o rotavírus não foram associadas à intussuscepção em grandes estudos de pré-licenciamento. No entanto, um estudo pós-licenciamento realizado pelo Datalink Vaccine Safety encontrou um pequeno aumento nas taxas de intussuscepção em crianças vacinadas com RV1, mas não com RV5.[13,14] A Food and Drug Administration (FDA) encontrou até 1,5 casos de excesso de intussuscepção por 100.000 crianças vacinadas nos Estados Unidos dentro de 21 dias após a primeira dose de Rota-Teq.[15] Outros estudos internacionais também encontraram um leve aumento no risco de intussuscepção.[16] Embora possa haver um leve aumento do risco de intussuscepção após as vacinas orais, os Centros de Controle e Prevenção de Doenças (CDC) ainda recomendam a vacina contra o rotavírus devido a seus benefícios, que superam os riscos.

Calicivirose Humana (Norovirus e Sapovirus).

O norovírus é responsável por aproximadamente 12% das gastroenterites graves em crianças menores de 5 anos de idade. À medida que o número de casos de rotavírus diminui, o norovírus se torna a causa mais comum de diarreia infecciosa em crianças.[17] Nos Estados Unidos, o norovírus é responsável por mais de 90% dos surtos da comunidade (navios de cruzeiro, escolas e hospitais) e é responsável por mais de 250.000 consultas de emergência e clínicas e 23.000 hospitalizações de crianças com menos de 5 anos de idade.[18-21] O norovírus, GEA, está associado a vômitos mais frequentes e prolongados, e menos à febre, em comparação às GEAs causados por rotavírus.[22] As convulsões são as complicação do sistema nervoso central (SNC) mais comuns, enquanto a encefalopatia é possível, mas rara.[23] As manifestações clínicas do sapovírus são semelhantes às do norovírus.[24]

O astrovírus é responsável por aproximadamente 5% a 9% dos casos de diarreia infecciosa em crianças. Em crianças saudáveis, é uma doença de curta duração, embora a rejeição assintomática continue até várias semanas após a resolução dos sintomas.[25]

O adenovírus é bem conhecido por causar infecções do trato respiratório, juntamente com faringite, otite média e febre faringoconjuntival. Os sorotipos de adenovírus entéricos que causam gastroenterite são responsaveis por 2% a 4% dos casos de diarreia infecciosa aguda em crianças. A disseminação assintomática do vírus por meses é comum.[26]

A base para o tratamento da enterite viral é o tratamento de suporte com reidratação e correção eletrolítica.

Bactérias

Os organismos bacterianos comuns que causam diarreia aguda em crianças americanas, juntamente com suas apresentações e características associadas, estão relacionados na Tabela 172.3 e seu tratamento listado na Tabela 172.4.

A *Salmonella* não tifoide é responsável por mais de 98% dos casos de contaminação por *Salmonella* nos Estados Unidos. A infecção pode resultar em um estado de portador assintomático, GEA, bacteremia, doença invasiva ou síndrome do abcesso disseminado. As salmonelas invadem a mucosa do intestino delgado distal e do cólon; produzem uma enterotoxina semelhante à cólera e uma citotoxina, que pode causar diarreia significativa e anormalidades hidroeletrolíticas semelhantes a pacientes com cólera documentada. Bacteremia sustentada ou intermitente pode ocorrer, e deve ser suspeitada em qualquer paciente com febre prolongada (febre em salmonelose não tifoide geralmente duram cerca de 48 horas). Paciente com bacteremia por *Salmonella* tem risco aumento de desenvolver infecções extraintestinais (ocorre em aproximadamente 10% dos pacientes com bacteremia por *Salmonella*). Tais infecções extraintestinais podem ser por exemplo Endocardite, infecção vascular, colelitíase, abscesso hepático ou esplênico, infecção do trato urinário, pneumonia, artrite séptica e ostemiolite.

Apesar de incomum, o sorotipo *typhi* de *Salmonella* é encontrado unicamente em humanos podendo causar infecção conhecida como febre tifoide. Entretanto a *S. typhi* ainda é endêmica em muitos outros países. Febre tifoide pode ser adquirida em uma viagem internacional, e se apresentar como uma febre não específica em crianças menores, em que pode ocorrer bacteremia intermitente ou sustentada. Constipação pode ser o sintoma inicial, e geralmente é vista precocemente no curso da doença, mas diarreia também pode ocorrer.

O tratamento para infecção por *Salmonella* não tifoide usualmente é de suporte. Entretanto, para crianças com infecção por *S. typhi*, antibióticos são recomendados. Febre tifoide pode ser reincidente em aproximadamente 15% dos pacientes e requer tratamento. Falha no tratamento tem ocorrido em pacientes que receberam cefalosporinas, aminoglicosídeos e furazolidonida, apesar de sensibilidade comprovada *in vitro*.

Entre os subtipos isolados de *Shigella* nos países industrializados, incluindo Estados Unidos, o mais comum é a *Shigella sonnei* (86%). *Shigella flexneri*, *Shigella boydii* e *Shigella dysenteriae*, em ordem ascendente, constituem o grupo dos subtipos isolados. *S. sonnei* é o principal causador de Disenteria nos Estados Unidos. Sintomas extra intestinais são relativamente comuns em crianças com infecção por *Shigella* e podem incluir alucinações, confusão mental e crise convulsiva. Artrite reativa (síndrome de Reiter) pode ocorrer semanas após a infecção. Complicação rara de infecção por *Shigella* inclui bacteremia, síndrome hemolítico urêmica (SHU), megacólon tóxico, colite pseudomenbranosa e encefalopatia (síndrome Ekiri). O risco de septicemia aumenta em neonatos, crianças desnutridas e infectadas com *S .dysenteriae*. Há alguma evidência que o tratamento é efetivo em encurtar a duração da diarreia e erradicar o micro-organismo das fezes. *Shigella* com resistência antibiótica vem aumentando desde 2006. De acordo com CDC de 2011, resistência às drogas de primeira linha, Ciprofloxacina e azitromicina (2,6% e 3%, respectivamente).

Campylobacter spp. causa uma significativa porção das doenças diarreicas pelo mundo, com 2,4 milhões de casos todo ano nos Estados Unidos. De acordo com dados do CD, houve um declínio de 30% na incidência de infecção desde 1996. Sendo cinco subtipos, *C. jejuni* e *C. coli* são os mais comuns. Em neonatos e crianças pequenas, diarreia sanguinolenta sem febre pode ser a única manifestação da doença. Crise convulsiva febril pode ocorrer em crianças pequenas após sintomas gastrointestinais presentes. A apresentação clínica pode ser similar à apendicite aguda ou intussuscepção. Às vezes, por ser prolongada ou grave, pode mimetizar doença inflamatória intestinal. Bacteremia é incomum mas pode ocorrer em crianças, incluindo neonatos. Hospedeiros imunocomprometidos podem ter infecção prolongada, arrastada ou extraintestinal. Antibióticos são recomendados, mas a maioria das crianças sem tratamento. *Yersinia enterocolitica* é causa relativamente incomum de diarreia autolimitada e vômitos nos Estados Unidos. De acordo com dados do CDC, a média anual de incidência é 0,3 por 100.000 pessoas. Entretanto, para crianças menores de 5 anos, a incidência é 1,9 para 100.000 pessoas. Até 6% das crianças maiores e adultos podem apresentar quadro semelhante a apendicite com dor em quadrante inferior direito, usualmente como resultado de adenite reativa mesentérica sustentada ou intermitente com bacteremia.[31] Antibióticos são indicados para pacientes imunocomprometidos com enterocolite e em casos de septicemia ou infecções extraintestinais. Os isolados são frequentemente resistentes às cefalosporinas de primeira geração e à maioria das penicilinas.[31]

As infecções por *C. difficile* em crianças hospitalizadas têm aumentado desde 1997, o que pode ser atribuído a mudança na flora intestinal pelos antibióticos,[32] no entanto há um número crescente de casos em crianças que não foram hospitalizadas ou receberam antibióticos. As infecções causadas por *C. difficile* causam um espectro de doenças que abrange desde a diarreia assintomática, à diarreia aquosa, à colite pseudo-membranosa.[33] A doença clínica é rara antes dos 12 a 24 meses de idade. Crianças assintomáticas podem ser colonizadas por *C. difficile*; as taxas de portadores são de 37% a 50% para neonatos, 30% para crianças de 1 a 6 meses, 14% para crianças de 6 a 12 meses e aos 3 anos a taxa de colonização é semelhante à de adultos não hospitalizados (< 3%).[33,34] Assim, a presença de toxina *C. difficile* não pode ser presumida como agente

TABELA 172.3
Bactérias Causadoras da Doença Diarreica Características e Sintomas Associados

	POPULAÇÃO	INCUBAÇÃO (FAIXA)	DURAÇÃO DA DOENÇA	CONTAMINAÇÃO	DURAÇÃO DA EXCREÇÃO	DOR ABDOMINAL	NÁUSEA/ VÔMITOS	FEBRE	CARACTERÍSTICAS DA DIARREIA	OUTRAS CARACTERÍSTICAS	TESTES DIAGNÓSTICOS
Espécie de *Salmonella*	< 4 anos de idade	12 a 36 horas (6 a 72 horas)	2 a 7 dias	Alimentos de animais contaminação de água; infecção de répteis, anfíbios, roedores e mamíferos	Até 12 semanas em criança5 anos de idade	++	+	++	Leve a grave; pode apresentar sangue e/ou muco	Pode ocorrer bacteremia, infecções focais em 10%	Coprocultura
Salmonella typhi	Viajantes	7 a 14 dias (3 a 60 dias)	Exige antibiótico	Contaminação de comida ou água	Portadores crônicos	++	+	++	Não é o principal problema, diarreia leve	Início gradual; HA, mal-estar, anorexia; HSM, manchas rosas, dactilite, ams	Cultura de ossos, medula ou bile
Espécie de *Shigella*	≤ 5 anos de idade	1 a 7 dias	48 a 72 horas	Fecal-oral, contaminação de comida/água, objetos	1 a 4 semanas com ou Sem antibiótico	++	++	++	Leve a grave; aquosa a mucosa com ou sem presença de sangue	Pode apresentar sintomas; neurológicos ou sintomas; sistêmicos, tenesmo PMNs fecais geralmente positivos	Coprocultura melhorada com amostra fresca de fezes
Campylobacter	< 4 anos de idade	2 a 5 dias	5 a 7 dias; pode reincidir	Ingestão de contaminação de alimentos; fecal-oral em crianças pequenas; maior na fase aguda	2 a 3 semanas sem tratamento 2 a 3 dias com tratamento	++	+	++	Aquosa mucosa/ hemorrágica	Mal-estar; pode apresentar sintomas febris antes de GI. Bebês podem apresentar diarreia hemorrágica sem febre. Pode ser semelhante a doença intestinal inflamatória	*C. jejuni* e *C. coli* na amostra de fezes de cultura
Yersinia enterocolitica	Idade mediana, 6 anos de idade	4 a 6 dias (1 a 14 dias)	Variável; geralmente alguns dias	Contaminação de comida ou água; contato com animais, transmissão entre pessoas é rara	Média 42 dias	+	±	++	Geralmente com sangue e muco	Síndrome da Pseudoapendicite. PMNs fecais geralmente positivos	Coprocultura precisa especificar
Clostridium difficile	> 24 meses	5 a 10 dias após o início do tratamento antibiótico	Variável	Fecal-oral ou ambiental	Desconhecido	+	-	+ Baixa graduação	Leve: diarreia aquosa a colite pseudomembranosa; muco nas fezes		Detecção de EIA de boa sensibilidade e especificidade de toxinas NAAT

Continua

TABELA 172.3 Bactérias Causadoras da Doença Diarreica Características e Sintomas Associados (Cont.)

	POPULAÇÃO	INCUBAÇÃO (FAIXA)	DURAÇÃO DA DOENÇA	CONTAMINAÇÃO	DURAÇÃO DA EXCREÇÃO	DOR ABDOMINAL	NÁUSEA/ VÔMITOS	FEBRE	CARACTERÍSTICAS DA DIARREIA	OUTRAS CARACTERÍSTICAS	TESTES DIAGNÓSTICOS
Clostridium perfringens	Qualqueridade	8 a 12 horas (6 a 24 horas)	24 Horas	Alimentos servidos	Enquanto a doença persistir	++	-	-	Início repentino; diarreia aquosa	Comum em fezes saudáveis. Tratamento desnecessário; curso reduzido	Alta contagem de esporos nas fezes. *Kits* comercialmente disponíveis
Staphylococcus aureus	Qualquer idade	2 a 4 horas (30 minutos a 8 horas)	1 a 2 dias	Contaminação de alimentos mantidos à temperatura ambiente por horas	Curto período	+	+	± Baixa graduação	Aquosa	Início violento de náusea/vômitos; pode apresentar hipotermia leve	Cultura de fezes ou vômitos EIA ou PCR detecção de enterotoxina
Vibrio cholera	Viagem para áreas endêmicas	1 a 3 dias (horas a 5 dias)	3 a 7 dias	Contaminação de comida e água (marisco; vegetais crus)	Curto período	±	±	±	Grande quantidade de diarreia aquosa; fezes descoloridas com muco	Desidratação, hipocalemia, acidose metabólica e choque dentro de 4 a 12 horas; coma, convulsões, hipoglicemia	Cultura de fezes; necessário solicitar
Vibrio parahaemolyticus	Todas as idades	23 horas (5 a 92 horas)	2 a 5 dias	Frutos do mar; frutos do mar mal cozidos	Não excretado	++	± 1/3	± Baixa graduação	Início agudo Fezes aquosas	Doença hepática, baixa acidez gástrica, risco aumentado imunossuprimido	O laboratório precisa ser notificado; pode realizar exames de fezes, sangue ou feridas
E. coli (STEC)	Todas as idades	3 a 4 dias (1 até 8 dias)	Geralmente 7 dias	Contaminação de alimentos ou água ou fezes animais; transmissão entre pessoas pode ocorrer		++	+	- <1/3	Hemorrágica ou não	Fezes se tornam hemorrágicas após 3 a 4 dias; pode causar SHU Toxina Shiga produzida	Coprocultura; teste deve ser solicitado para *E. coli* O157. EIA para toxina Shiga, se disponível
E. coli (EPEC)	< 2 anos de idade, RLAs e viajantes	10 horas a 6 dias	Geralmente poucos dias, mas variável	Contaminação de comida ou água com fezes humanas ou animais		-	-		Aquosa, geralmente leve	Pode se tornar crônica e causar retardo de crescimento. Nenhuma toxina produzida	Não amplamente disponíveis

	POPULAÇÃO	INCUBAÇÃO (FAIXA)	DURAÇÃO DA DOENÇA	CONTAMINAÇÃO	DURAÇÃO DA EXCREÇÃO	DOR ABDOMINAL	NÁUSEA/ VÔMITOS	FEBRE	CARACTERÍSTICAS DA DIARREIA	OUTRAS CARACTERÍSTICAS	TESTES DIAGNÓSTICOS
E. coli (ETEC)	Bebês e RLAs e Viajante de todas as idades	10 horas a 6 dias	1 a 5 dias	Contaminação de comida ou água com fezes humanas ou animais transmissão entre pessoas ocorre		+	-	±	Aquosa	Incomum nos Estados Unidos. Enterotoxina produzida	Não amplamente disponíveis
E. coli (EIEC)	Todas as idades	10 horas a 6 dias	Variável	Contaminação de		±	-	+	Geralmente aquosa com sangue ou muco; ocorre disenteria	Relacionado com *Shigella*, pode causar doença disentérica similar	Não amplamente disponíveis
E. coli (EAEC)	Todas as idades	10 horas a 6 dias	Variável			±	-	±	Aquosa, ocasionalmente hemorrágica	Enterotoxina e citotoxina associada a diarreia prolongada; se tornando mais comum nos Estados Unidos	Não amplamente disponíveis

Legenda: ++, comum; +, ocorre; ±, variável.
EAEC, Escherichia coli enteroagregativa; *EIA*, imunoensaio enzimático; *EIEC, E. coli* enteroinvasora; *EPEC, E. coli* enteropatogênica; *ETEC, E. coli* enterotoxigênica; *HA*, dor de cabeça; *SHU*, síndrome hemolítico-urêmica; *GI* gastrointestinal; *NAAT*, teste de amplificação de ácido nucleico; *PCR*, reação em cadeia da polimerase; *PMN*, polimorfonucleócito; *RLA*, área limitada por recursos; *STEC, E. coli* produtora de toxina Shiga.
Dados de: World Gastroenterology Organization: World Gastroenterology Organisation global guidelines: acute diarrhea in adults and children: a global perspective. Disponível em: www.worldgastroenterology.org/guidelines/global-guidelines/acute-diarrhea/acute-diarrhea-english; e Pickering LK, Baker CJ, Long SS, editors: Red Book: 2012 report of the Committee on Infectious Diseases, ed 29, Elk Grove Village, IL, 2012, American Academy of Pediatrics.

TABELA 172.4
Recomendações de Tratamento para Bactérias Comuns Causadoras de Diarreia Infecciosa Aguda em Crianças

	TRATAMENTO DE ROTINA	TRATAMENTO INDICADO – GRUPOS DE ALTO RISCO	ANTIBIÓTICO	COMENTÁRIOS
Salmonella não tifoide	Não; o tratamento prolonga a excreção; não encurta doença	Crianças com menos de 3 meses de idade, doença prolongada, doença gastrointestinal crônica, neoplasias, hemoglobinopatias, HIV, imunossupressão, doença invasiva localizada (osteomielite, abscesso, meningite) ou bacteremia	**Suscetibilidade conhecida** Oral: Amoxicilina 25-50 mg/kg dividida a cada 8 horas IV: Ampicilina 200 mg/kg divididos a cada 6 horas Oral: TMP-SMX 10 mg/kg dividido a cada 12 horas **Suscetibilidade desconhecida ou áreas de alta resistência ou doença invasiva ou bacteremia** IV ou IM: ceftriaxona 100 mg/kg todos os dias ou divididos a cada 12 horas ou Oral ou IV: azitromicina 10-20 mg/kg ou Oral: Adulto – *ciprofloxacina 500 mg/kg divididos a cada 12 horas Crianças – *ciprofloxacina 15-20 mg/kg divididos a cada 12 horas Ciprofloxina: 20 mg/kg divididos a cada 12 horas IV: cefotaxima 150 a 200 mg/kg divididos a cada 4 a 6 horas (máximo 12 g/dia)	Bacteremia: Tratar por 10 a 14 dias Doença invasiva localizada: Tratar por 4 semanas (6 semanas, em caso de meningite) e começar com medicações IV Aminoglicosídeos não recomendados para doença invasiva Medicamento de escolha, via de administração e duração da terapia com base na suscetibilidade de organismos, local de infecção, hospedeiro e resposta clínica
Salmonella typhi	Sim	Todos os pacientes com febre entérica, *delirium*, estupor, coma ou choque	Todos os pacientes com febre entérica, delirium, estupor, coma ou choque Comece com medicamentos IV; mudar para oral quando a suscetibilidade for conhecida Ceftriaxona 100 mg/kg todos os dias ou divididos a cada 12 horas ou Cefotaxima 200 mg/kg divididos a cada 4 a 6 horas (máximo 12 g/dia) *Ciprofloxacina 20 mg/kg divididos a cada 12 horas	Resistência a múltiplos fármacos é um comum tratamento de 10 a 14 dias Verifique as suscetibilidades da azitromicina para doença sem complicações Considere: Dexametasona IV 3 mg/kg, seguida de 1 mg/kg a cada 6 horas por 48 horas
Espécies de Shigella	Não; geralmente autolimitada, mas o tratamento diminui a diarreia e erradica o organismo das fezes	Doença grave, bacteremia, disenteria, imunossupressão Menos doente e capaz de tolerar VO	IV: Ceftriaxona 50-100 mg/kg durante 5 dias ou *Ciprofloxacina (> 17 anos ou ceftriaxona contraindicada) 20 mg/kg, divididos a cada 12 horas ou Azitromicina 10 mg/kg durante 3 dias Oral: azitromicina 12 mg/kg no primeiro dia, depois 6 mg/kg para os dias 2 a 5 ou *Ciprofloxacina 20 mg/kg divididos a cada 12 horas por 5 dias	Preferência por via oral quando possível e doença não for grave TMP-SMX e ampicilina somente se a cepa isolada for suscetível devido à alta resistência Amoxicilina menos eficaz devido à rápida absorção do trato gastrointestinal
Campylobacter jejuni	Sim	Geralmente recomendado para todas as infecções; a maioria das crianças apresentará resolução espontânea	Oral: azitromicina 10 mg/kg por 3 dias ou eritromicina 40 mg/kg divididos a cada 6 horas por 5 dias	Encurta a duração da doença e a excreção de organismos e previne a recaída se for administrada precocemente Resistência às fluoroquinolonas é frequente
Yersinia enterocolitica	Não	Septicemia ou locais extra intestinais de infecção; hospedeiro imunocomprometido	Oral: TMX-SMX 10 mg/kg divididos a cada 12 horas ou *Fluoroquinolona oral ou IV: ciprofloxacina 20 mg/kg divididos a cada 12 horas ou IV: ceftriaxona 50 a 100 mg/kg divididos todos os dias ou a cada 12 horas ou cefotaxima 150 a 200 mg/kg divididos a cada 4 a 6 horas (máximo 12 g)	Geralmente resistente à penicilina e cefalosporinas de primeira geração Os antibióticos diminuem a duração da excreção fecal, mas não diminuem a duração da diarreia Tratamento da doença extraintestinal por 4 semanas
C. difficile	Sim	Pacientes sintomáticos Doença grave, subjacente doença do trato intestinal, e aqueles que não respondem ao metronidazol oral usar vancomicina	Interromper a terapia antimicrobiana Oral ou IV: metronidazol 30 mg/kg divididos a cada 6 horas por pelo menos 10 dias (dose máxima 2 g/dia) ou Oral: vancomicina 40 mg/kg divididos a cada 6 horas por pelo menos 10 dias (dose máxima 2 g/dia)	Recaída de 25% após o tratamento; infecção geralmente responde ao segundo curso Vancomicina IV não é eficaz Não fornecer agentes de antimotilidade

TABELA 172.4
Recomendações de Tratamento para Bactérias Comuns Causadoras de Diarreia Infecciosa Aguda em Crianças (Cont.)

	TRATAMENTO DE ROTINA	TRATAMENTO INDICADO – GRUPOS DE ALTO RISCO	ANTIBIÓTICO	COMENTÁRIOS
Vibrio cholera	Não	Pacientes com doença moderada a grave	Oral: doxiciclina 4-6 mg/kg ou Azitromicina 20 mg/kg dose única ou Tetraciclina 25 a 50 mg/kg divididos a cada 6 horas (dose máxima 3 g) por 3 dias	Teste de susceptibilidade recomendado O tratamento diminui a duração de diarreia e erradica bactérias das fezes
V parahaemolytica	Não	Diarreia grave, septicaemiae Pacientes < 8 anos de idade	Cefalosporina de terceira geração e doxiciclina* (pacientes com idade ≥ 8 anos) TMX-SMX e aminoglicosídeo	
E. coli	Não para infecção por STEC	Diarreia aquosa grave em um viajante para RLA	Azitromicina ou fluoroquinolona*	Tratar pacientes com STEC pode aumentar o risco para SHU

GI, gastrointestinal; *HIV*, vírus da imunodeficiência humana; *SHU*, síndrome hemolítica-urêmica; Intramuscular; *IV*, intravenosa; *VO*, via oral; *RLA*, área limitada por recursos; *STEC*, *E. coli* produtora de toxina Shiga; *TMP-SMX*, trimetoprima-sulfametoxazol.

*Fluorquinolona: a tetraciclina não é recomendada em crianças menores de 8 anos devido à mancha dos dentes, mas o benefício do uso da droga pode superar o risco. Cada caso é considerado separadamente. Ciprofloxina recomendada para idade maior ou igual a 17 anos, a menos que os benefícios superem os riscos.

Dados de Pickering LK, Baker CJ, Long SS, editors: Red Book: 2012 report of the Committee on Infectious Diseases, ed 29, Elk Grove Village, IL, 2012, American Academy of Pediatrics; and Engorn B, Flerlage J, editors: The Harriet Lane handbook: a manual for pediatric house officers, ed 20, Philadelphia, 2015, Saunders.

causador em crianças pequenas. *C. difficile* deve ser considerado em crianças de 1 a 3 anos de idade, mas somente após outras causas de diarreia (particularmente virais) serem excluídas.[35] Resultados endoscópicos da mucosa retal pseudomembranosa e friável são suficientes para diagnosticar *C. difficile* em qualquer idade. Isto é útil quando se tenta determinar se uma criança com menos de 3 anos de idade está colonizada ou doente. Os achados endoscópicos são diagnósticos de doença. As complicações incluem megacólon tóxico e perfuração intestinal. A doença grave ou fatal é mais comum em pacientes neutropênicos com leucemia, lactentes com doença de Hirschsprung e pacientes com doença inflamatória intestinal.[33,35]

Ver Tabelas 172.3 e 172.4 para a apresentação e características associadas e recomendações de tratamento para *Clostridium perfringens*, *Staphylococcus aureus*, *V. cholera* e *Vibrio parahaemolyticus*.[36-38]

A *E. coli*, parte da flora normal do trato gastrintestinal inferior, inclui cinco tipos de espécies reconhecidas como causadoras de doença diarreica aguda.[39] A *E. coli* entero-hemorrágica (EHEC) é também conhecida como *E. coli* produtora de toxina Shiga (STEC); *E. coli* O157: H7 é o protótipo e mais virulento do EHEC. Os surtos têm sido associados a carne moída, zoológicos, cidra de maçã contaminada, frutas e vegetais crus e ingestão de água em áreas de recreação. A quantidade com potencial de transmissão é pequena e a transmissão de pessoa para pessoa pode ocorrer.[39] Há uma estimativa de 265.000 casos de infecções por STEC por ano; 36% causados por *E. coli* O157.[40]

SHU, a tríade de anemia hemolítica microangiopática, trombocitopenia e insuficiência renal, é uma complicação grave da infecção por EHEC e ocorre em até 15% das crianças com *E. coli* O157: H7.[39] A incidência geral de SHU causada por um patógeno diarreico (geralmente STEC) é estimada em 2,1 casos por 100.000 pessoas por ano, com um pico de incidência em crianças menores de 5 anos de idade (6,1 casos por 100.000 por ano). A SHU tipicamente se desenvolve como diarreia se resolvendo, geralmente 7 dias, mas até 3 semanas após o início da doença.[39] Os pacientes geralmente apresentam palidez, fraqueza, irritabilidade e oligúria ou anúria. Pacientes com SHU podem desenvolver complicações neurológicas, como convulsões, coma e trombose de vasos cerebrais. Aproximadamente 50% dos pacientes com SHU necessitam de diálise e 3% a 5% vão a óbito. Pacientes com contagens de leucócitos acima de 20.000, hematócrito menor que 23% e oligúria apresentam maior risco de prognóstico desfavorável. Um sério risco apresentado pela colite hemorrágica é a rápida perda de fluidos, que pode causar anormalidades eletrolíticas e resultar em má perfusão, levando a danos nos órgãos-alvo. Os pacientes devem receber quantidades adequadas de fluidos intravenosos (IV) (ou por via oral, se possível) para restaurar o volume intravascular (monitorar a diurese, tempo de enchimento capilar, pressão arterial, pulso e estado mental) e anormalidades eletrolíticas devem ser corrigidas. Os fluidos devem ser continuados e as perdas contínuas repostas. Consideração da admissão hospitalar com ressuscitação de fluido, monitoramento contínuo de eletrólitos, contagem completa de células sanguíneas, nitrogênio ureico no sangue (BUN) e creatinina são imperativos.

Existe controvérsia sobre as indicações para o tratamento antibiótico da diarreia por *E. coli*. Dados iniciais indicaram que os antimicrobianos não oferecem benefícios substanciais e podem aumentar o risco de desenvolvimento de SHU. Além disso, estudos *in vitro* mostraram que concentrações subinibitórias de antibióticos podem aumentar a produção de toxinas.[41] Mais recentemente, em 2012, um estudo mostrou um risco aumentado de desenvolver SHU em uma criança com STEC tratada com antibióticos (36% *versus* 12%, $p = 0,001$). Esse risco foi observado em todas as classes de antibióticos,[42] portanto recomendamos que antibióticos empíricos não sejam administrados devido ao risco potencial de SHU — exceto nos casos em que a criança está extremamente doente ou em choque séptico.

Protozoários

Os protozoários também podem causar diarreia em crianças, mas são responsáveis por menos de 1% de todos os casos de diarreia infecciosa aguda nos Estados Unidos (Tabelas 172.5 e 172.6). Os protozoários mais comuns que causam diarreia são *Cryptosporidium*, *Giardia intestinalis* e *Entamoeba histolytica*.

Cryptosporidium hominis é a espécie de *Crypto-sporidium* mais comum em infecções humanas. No paciente imunocomprometido, a diarreia crônica e severa pode se desenvolver e resultar em desnutrição, desidratação e óbito. Uma vez que as evacuações podem ser intermitentes, pelo menos três amostras de fezes coletadas em dias separados devem ser examinadas antes de considerar os resultados do teste negativos. O tratamento geralmente é de suporte, no entanto a FDA aprovou um tratamento de 3 dias com suspensão oral de nitazoxanida para o tratamento de crianças imunocompetentes com mais de 1 ano de idade.[43]

A infecção por *Giardia intestinalis* é limitada ao intestino delgado e ao trato biliar. A infecção assintomática é comum. Os seres humanos são o principal hospedeiro, embora tenha sido

TABELA 172.5

Protozoários: Apresentação e Características Associadas

	POPULAÇÃO	INCUBAÇÃO	CONTAMINAÇÃO	DURAÇÃO DA EXCREÇÃO	DOR ABDOMINAL	NÁUSEA/ VÔMITOS	FEBRE	CARACTERÍSTICAS DA DIARREIA	OUTRAS CARACTERÍSTICAS	TESTES DIAGNÓSTICOS
Cryptosporidium hominis	Todas as idades	3 a 14 dias	Contaminação de água; fecal-oral	Imunocompetente: até 2 semanas. Imunossuprimido Meses	±	+	±	Diarreia frequente, não hemorrágica	Fadiga, anorexia e perda de peso	DFA para detecção de oocistos nas fezes
Giardia intestinalis	1 a 9 anos de idade	1 a 3 semanas	Fecal-oral; comida contaminada	Semanas a meses	++	+	−	Diarreia aquosa aguda; fétida flatulência	Pode ser prolongada, distensão abdominal, anorexia; FTT, anemia	Exames de EIA e DFA disponíveis; EIA com altas sensibilidade e especificidade
Entamoeba histolytica	Imigrantes ou visitantes de áreas endêmicas	2 a 4 semanas (poucos dias a meses)	Fecal-oral; contaminação de comida ou água; transmissão sexual	Pode excretar por anos se não tratada	+	±	< 1/2	Colite para disenteria	Início gradual dos sintomas ao longo de 1 a 3 semanas; tenesmo; alta perda é comum	Trofozoítos ou cistos nas fezes; espécies seriais frequentemente necessário; EIA comercialmente disponíveis

Legenda: ++, comum; +, ocorre; ±, variável; −, incomum.
DFA, anticorpo fluorescente direto; EIA, imunoensaio enzimático; FTT, falha de crescimento.
Dados de: World Gastroenterology Organization: World Gastroenterology Organisation global guidelines: acute diarrhea in adults and children: a global perspective. Disponível em: www.worldgastroenterology.org/guidelines/global-guidelines/acute-diarrhea/acute-diarrhea-english; e Pickering LK, Baker CJ, Long SS, editors: Red Book: 2012 report of the Committee on Infectious Diseases, ed 29, Elk Grove Village, IL, 2012, American Academy of Pediatrics.

TABELA 172.6
Recomendações de Tratamento para Protozoários Comuns Causadoras de Diarreia Infecciosa em Crianças

	TRATAMENTO DE ROTINA RECOMENDADO	QUANDO O É TRATAMENTO INDICADO - GRUPOS DE ALTO RISCO	ANTIBIÓTICO INDICADO	COMENTÁRIOS
Cryptosporidium	Não	Se tratar: crianças > 1 ano de idade HIV positivo e > 12 anos de idade	Nitazoxanida para crianças 1 a 3 anos de idade: 100 mg divididos a cada 12 horas por 3 dias 4 a 11 anos de idade: 200 mg divididos a cada 12 horas por 3 dias 12 anos de idade e mais velhos: 500 mg a cada 12 horas por 3 dias Nitazoxanida: Via oral, duas vezes por dia; 14 dias	
Giardia intestinalis	Sim	A maioria exige tratamento Crianças > 1 ano de idade Crianças ≥ 3 anos de idade	Oral: Metronidazol 15 mg/kg/dia dividido a cada 8 horas por 5 a 10 dias (máximo 250 mg a cada 8 horas) Nitazoxanida: oral usar as mesmas doses para *Cryptosporidium* Tinidazol 50 mg/kg dose única (máximo 2 g/dose)	Recorrência de sintomas atribuída a reinfecção, intolerância à lactose, imunossupressão, tratamento insuficiente ou resistência a medicamentos Segundo curso com o mesmo medicamento deve ser eficaz
Entamoeba histolytica	Sim	Hospedeiros assintomáticos Doença intestinal ou extraintestinal leve a grave	Oral: Medicamento: Iodoquinol 30 a 40 mg/kg/dia divididos a cada 8 horas durante 7 dias (máximo de 2 g) ou Paromomicina 25 a 35 mg/kg/dia divididos a cada 8 horas durante 7 dias Medicamento: Metronidazol 35 a 50 mg/kg/dia dividido a cada 8 horas por 7 a 10 dias (dose máxima 750 mg/dose) ou Tinidazol (> 3 anos) 50 mg/kg/dia durante 3 dias ou 5 dias para doença grave seguida de iodoquinol 30 a 40 mg/kg/dia divididos a cada 8 horas durante 20 dias (máximo de 2 g) ou Paromomicina (mesma dose acima)	Não fornecer agentes antimotilidade ou corticosteroides Iodoquinol e paromomicina devem ser tomados junto com as refeições

Dados de Pickering LK, Baker CJ, Long SS, editors: Red Book: 2012 report of the Committee on Infectious Diseases, ed 29, Elk Grove Village, IL, 2012, American Academy of Pediatrics; and Engorn B, Flerlage J, editors: The Harriet Lane handbook: a manual for pediatric house officers, ed 20, Philadelphia, 2015, Saunders.

encontrado em fezes de cães, gatos, castores e outros animais.[44] Esses animais podem contaminar a água com fezes contendo cistos infecciosos para os seres humanos. Epidemias de transmissão de pessoa para pessoa ocorrem em creches e em instituições para crianças com atraso no desenvolvimento. O tratamento inclui correção de desidratação e anormalidades eletrolíticas e antiparasitário. Em caso de falha da terapia, um curso pode ser repetido com o mesmo medicamento. A recidiva é comum no hospedeiro imunocomprometido, que geralmente requer tratamento prolongado. Pacientes com hipogamaglobulinemia ou doença linfoproliferativa apresentam maior risco de giardíase e são mais difíceis de tratar. Pacientes com síndrome da imunodeficiência adquirida (AIDS) frequentemente respondem à terapia padrão. O tratamento de portadores assintomáticos não é recomendado, exceto em domicílios de pacientes com hipogamaglobulinemia ou fibrose cística.[43,44]

A *E. histolytica* pode ser encontrada em todo o mundo, mas é mais prevalente na população socioeconomicamente mais baixa e em países em desenvolvimento, onde a prevalência da infecção amebiana pode chegar a 50% em algumas comunidades. Os sintomas podem se tornar crônicos e podem mimetizar a doença inflamatória intestinal. As complicações incluem colite fulminante, megacólon tóxico e ulceração do cólon e área perianal, raramente com perfuração. As complicações são mais comuns em pacientes tratados inadequadamente com corticosteroides ou drogas antimotilidade. Ultrassonografia, tomografia computadorizada e ressonância magnética podem identificar abscessos hepáticos e outros sites extraintestinais de infecção. O exame de fezes de acompanhamento é recomendado após a conclusão da terapia, uma vez que a erradicação completa da infecção intestinal é difícil. Membros domiciliares assintomáticos, com fezes positivas para *E. histolytica* também devem ser tratados.[45]

Veja as Tabelas 172.2, 172.3 e 172.5 para sinais comuns e sintomas dos diferentes vírus, bactérias e protozoários discutidos.

Complicações

As complicações da doença diarreica aguda refletem-se principalmente em anormalidades hidroeletrolíticas, no estado acidobásico e no envolvimento sistêmico (bacteremia, osteomielite, poliartrite e SHU). Hipoglicemia e acidose metabólica são comuns em crianças menores, mas se manifestam com sinais e sintomas inespecíficos, como taquipneia e diminuição da atividade. Com doença grave ou doença sobreposta a condições crônicas subjacentes, as crianças podem chegar ao pronto socorro já grave. As crianças podem apresentar fraqueza, letargia, desconforto respiratório, choque, anúria, disritmia cardíaca, convulsão ou coma. É fundamental reconhecer sinais precoces de choque (como taquicardia persistente, hiperpneia, irritabilidade e letargia) e restaurar o volume intravascular antes da descompensação.

Estratégias Diagnósticas

A diarreia aguda em crianças geralmente resulta em doença leve autolimitada; pode, no entanto, causar anormalidades significativas de fluidos e eletrólitos com consequências graves. Indicações para avaliação médica de crianças com diarreia foram propostas (Quadro 172.3). Os principais objetivos da avaliação de emergência são identificar e corrigir *deficits* hidroeletrolíticos, acidobásicos e nutrientes que podem resultar de vômitos, diarreia ou diminuição da ingestão oral e determinar quais crianças se beneficiariam do tratamento prolongado.

Crianças que se apresentam com doença leve a moderada geralmente não necessitam de testes diagnósticos e muitas vezes podem ser reidratadas oralmente. Crianças com desidratação moderada a grave por diarreia aguda com ou sem vômito, que precisam de fluidos IV, devem ter os níveis séricos de eletrólitos basais, bicarbonato, ureia/creatina e concentração de glicose avaliados. Estudos avaliando o uso de testes de laboratório para estimar o estado de hidratação descobriram que o teste é útil apenas quando os resultados são marcadamente anormais, sem um único teste definitivo para a desidratação. Crianças gravemente doentes ou hemodinamicamente instáveis devem ter sua glicose sanguínea e eletrólitos séricos monitorados.

Testes para leucócitos fecais podem ser úteis para apoiar um diagnóstico de doença invasiva e devem ser considerados em crianças com diarreia febris ou com muco ou sangue nas fezes. Muitas crianças com diarreia aguda causada por organismos *Salmonella* ou *Shigella* terão leucócitos fecais nas fezes. Leucócitos fecais também são encontrados em pacientes contaminados por *Campylobacter*, *Y. enterocolitica*, *E. coli* invasiva e *V. parahaemolyticus*. Embora um teste negativo não descarte doença invasiva, um teste positivo (mais de cinco leucócitos fecais por campo de alta potência) aumenta a probabilidade de um patógeno invasivo e deve ser acompanhado com uma coprocultura. A cultura fecal não é indicada para a maioria dos casos de GEA sem complicações. As culturas fecais devem ser obtidas quando necessário para orientar a terapia específica, hospitalização ou medidas de controle de infecção. As coproculturas também devem ser consideradas em pacientes com envolvimento sistêmico ou condições médicas crônicas subjacentes, se a doença envolver características disentéricas ou se durar mais de 2 semanas. Muitos laboratórios hospitalares não incluem testes para *E. coli* O157: H7 ou *Y. enterocolitica* em sua coprocultura de rotina; assim, o médico de emergência deve solicitar esses testes separadamente. De acordo com o CDC, todas as fezes submetidas a testes para *Salmonella*, *Shigella* e *Campylobacter* (coprocultura de fezes de rotina) devem ser cultivadas para *E. coli* O157: H7. Essas fezes também devem ser testadas simultaneamente para o STEC não O157, com testes que detectam as toxinas de *Shiga* ou os genes que codificam tais toxinas.[46] Em pacientes imunossuprimidos ou com doença crônica, crianças com menos de 3 meses de idade ou aquelas com possível bacteremia ou doença invasiva localizada, um hemograma completo, exames de fezes, culturas de sangue e urina, radiografia de tórax e punção lombar devem ser considerados.

Para pacientes com mais de duas semanas de diarreia aquosa, considere o envio de fezes para imunoensaio enzimático para rotavírus e óvulos e parasitas em pessoas com histórico de viagem para áreas endêmicas.

Consideração Diagnósticas Diferenciais

A maioria das crianças com diarreia ou vômito tem uma causa relativamente benigna da doença, no entanto outros diagnósticos devem ser considerados e descartados. Alguns distúrbios que causam diarreia podem ser potencialmente fatais em crianças: intussuscepção, SHU, colite pseudomembranosa, apendicite, megacólon tóxico e, em bebês muito jovens, diarreias secretoras congênitas. Veja as Tabelas 172.7 e 172.8 para outras condições que podem causar vômitos e diarreia.

Tratamento

A Academia Americana de Pediatria (AAP), a Sociedade Europeia de Gastrenterologia e Nutrição Pediátrica e a OMS recomendam a solução de reidratação oral como o tratamento de escolha para crianças com desidratação leve a moderada (veja a seção Desidratação). Além da ressuscitação volêmica, as prioridades no tratamento emergencial de crianças com diarreia são para considerar e descartar possíveis causas de diarreia além da diarreia infecciosa; avaliar e tratar *deficits* subjacentes de fluidos e eletrólitos e potenciais complicações; determinar quais pacientes necessitam de tratamento prolongado ou hospitalização; e, quando necessário, chegar a um diagnóstico microbiológico. As tabelas 172.4 e 172.6 listam os agentes infecciosos comuns da diarreia e seu tratamento recomendado.

Os antibióticos não são necessários na gastroenterite viral ou na maioria dos casos de gastroenterite bacteriana não complicada. Os antibióticos são rotineiramente recomendados para *Campylobacter*, *C. difficile*, *Giardia intestinalis* e *E. histolytica* e podem ser conside-

---

QUADRO 172.3
Indicações para Avaliação Médica de Crianças com Diarreia Aguda

- Idade jovem (por exemplo, < 6 meses de idade ou peso < 8 kg)
- Histórico de nascimento prematuro, condições médicas crônicas ou doenças concomitantes
- Febre a ≥ 38 °C para lactentes < 3 meses ou ≥ 39 °C para crianças de 3 a 36 meses
- Sangue ou muco visível nas fezes
- Alto volume, incluindo volumes frequentes e substanciais de diarreia
- Vômitos persistentes
- Relatório do cuidador de sinais consistentes com desidratação (por exemplo, olhos fundos ou lágrimas diminuídas, membranas mucosas secas ou diminuição da produção de urina)
- Mudança no estado mental (por exemplo, irritabilidade, apatia ou letargia)
- Resposta abaixo do esperado à terapia de reidratação oral (TRO) já administrada ou incapacidade do cuidador em administrar a TRO

Modificado de King CK, et al: Managing acute gastroenteritis among children: oral rehydration, maintenance, and nutritional therapy. MMWR Recomm Rep 52:1, 2003.

TABELA 172.7
Causas Comuns de Vômito em Crianças

CATEGORIA ETIOLÓGICA	SÍNDROMES CLÍNICAS
Sistema nervoso central (SNC)	Infecções, lesão que ocupa espaço
Gastrointestinal	Obstrução, peritonite, hepatite, insuficiência hepática, apendicite, estenose pilórica, volvo intestinal, intussuscepção, erros inatos do metabolismo
Medicamento	Ingestão, overdose, efeito farmacológico
Endócrino	Crise addisoniana, cetoacidose diabética, hiperplasia adrenal congênita
Renal	Infecção do trato urinário, pielonefrite, insuficiência renal, acidose tubular renal
Cardíaco	Insuficiência cardíaca congestiva de qualquer causa
Infecção	Pneumonia, otite media, sinusite, sepse
Outros	Insuficiência respiratória psicogênica

TABELA 172.8
Causas Comuns de Diarreia em Crianças

CATEGORIA ETIOLÓGICA	SÍNDROMES CLÍNICAS
Gastrointestinal	Má absorção (por exemplo, intolerância a lactose, suco de frutas excessivo), doença inflamatória intestinal, síndrome do intestino irritável, síndrome do intestino curto
Medicamento	Ingestão, overdose, efeito farmacológico
Endócrino	Tireotoxicose, crise addisoniana, enteropatia diabética, hiperplasia adrenal congênita
Renal	Infecção do trato urinário, pielonefrite
Infecção	Pneumonia, otite media, sinusite, sepse
Outras emergências	Intussuscepção, apendicite, síndrome hemolítica urêmica (SHU), colite pseudomembranosa, megacólon tóxico e, em lactentes muito jovens, diarreias secretoras congênitas
Outros	Ansiedade parental, diarreia crônica inespecífica

rados no *Cryptosporidium*. Bebês prematuros (menores de 1 ano), recém-nascidos, lactentes jovens e pacientes com imunossupressão, doenças crônicas e próteses articulares ou valvares têm maior risco de desenvolver complicações (bacteremia, sepse, doença invasiva, doença extraintestinal) por patógenos causadores de diarreia aguda. Antibióticos devem ser considerados nessas populações com base na gravidade da apresentação e em consulta com especialistas apropriados (por exemplo, oncologista pediátrico ou cardiologista). Crianças com diarreia hemorrágica correm maior risco de complicações, incluindo sepse e outras doenças sistêmicas; e devem, portanto, ser consideradas para internação hospitalar para observação. Na maioria dos casos, os agentes antimicrobianos empíricos não devem ser administrados enquanto aguardam os resultados da cultura. A terapia antimicrobiana pode não ser indicada, mesmo quando os resultados da cultura são positivos, e os antibióticos podem aumentar o risco de desenvolvimento de SHU se o agente ofensor for STEC. Para diarreia aquosa grave em um viajante para um país em desenvolvimento, azitromicina ou fluoroquinolona podem ser consideradas.[39]

Compostos antidiarreicos que impedem a motilidade gastrointestinal, como loperamida (Imodium®), difenoxilato e atropina (Lomotil®), podem prolongar e exacerbar a doença e, portanto, não têm função no tratamento da diarreia infecciosa aguda em crianças pequenas. Os agentes também podem causar letargia, íleo paralítico, megacólon tóxico, depressão do SNC, coma e até a morte.[47]

Os probióticos foram estudados extensivamente nos últimos anos para o tratamento da diarreia infecciosa aguda. Em grandes ensaios clínicos, *Lactobacillus reuteri*, *Lactobacillus rhamnosus* e *Saccharomyces boulardii* reduziram a duração média e a frequência de diarreia aquosa e o número de fezes aquosas por dia, e melhoraram a consistência das fezes.[48] Um estudo randomizado duplo-cego recente, realizado em três centros pediátricos italianos, mostrou que *L. reuteri*, em conjunto com uma solução de reeducação oral padrão, reduziu significativamente a duração da diarreia aquosa em comparação com placebo (2,1 ± 1,7 dias versus 3,3 ± 2,1 dias, $p < 0,03$).[49] Nos dias 2 e 3 do tratamento, a diarreia aquosa persistiu em 82% e 74% do placebo e 55% e 45% dos receptores de *L. reuteri*. Estudos também relataram que *L. rhamnosus* é o mais eficaz em doses superiores a 1.010 unidades formadoras de colônias.[48] Os probióticos também parecem ser mais eficazes quando administrados precocemente no curso da diarreia e são mais úteis para bebês e crianças com diarreia aquosa secundária à gastroenterite viral, mas não infecções bacterianas invasivas.[50,51] A Sociedade Europeia de Gastrenterologia, Hepatologia e Nutrição, o Instituto Nacional de Saúde e Excelência Clínica e a AAP concordam que, quando usadas concomitantemente à terapia de reidratação, os probióticos parecem ser seguros e têm efeitos benéficos claros na redução da duração e da frequência de evacuações na diarreia infecciosa aguda. Mais pesquisas são necessárias para determinar doses apropriadas para diferentes cepas de probióticos.[51-53]

A deficiência de zinco é comum em países em desenvolvimento e ocorre na maior parte da América Latina, África, Oriente Médio e sul da Ásia. Durante os últimos 10 a 15 anos, estudos mostraram que a suplementação de zinco administrada a crianças que vivem em países em desenvolvimento diminuiu a duração e a gravidade da doença diarreica.[54] Uma recente revisão Cochrane analisou 24 estudos publicados e descobriu que a suplementação de zinco pode ser eficaz na redução da duração da diarreia em crianças com mais de 6 meses em áreas onde a deficiência de zinco e desnutrição moderada é prevalente.[55] A OMS recomenda suplementação de zinco (10 a 20 mg/dia por 10 a 14 dias) para todas as crianças menores de 5 anos com GEA, embora existam poucos dados para corroborar com esta recomendação para crianças em países desenvolvidos.

Seguimento

A maioria dos casos de diarreia infantil pode ser tratada de forma ambulatorial, continuando a amamentação, a fórmula de rotina ou a dieta específica para a idade. Soluções suplementares de eletrólitos de manutenção podem ser fornecidas ou prescritas. Antes da alta do pronto-socorro, instruções cuidadosas e específicas sobre os sinais e sintomas de melhora esperada ou complicações devem ser fornecidas aos pais ou cuidadores. As instruções devem abordar técnicas adequadas de higiene e lavagem das mãos para evitar que outras pessoas contraiam a doença. O acompanhamento pelo médico de atenção primária do paciente deve ser pontual e abordar preocupações de piora da condição e potenciais complicações. A hospitalização deve ser considerada em crianças com alto risco de complicações: lactentes, especialmente aqueles com menos de três meses de idade, recém-nascidos com peso muito baixo e crianças com problemas médicos crônicos, crianças com anormalidades eletrolíticas que necessitam de reposição IV, crianças com desidratação e crianças com disenteria. A hospitalização também pode ser justificada em casos de vômitos prolongados, diarreia com perdas em excesso de administração de líquidos, piora do quadro clínico apesar da terapia, presença de condição subjacente que complicaria a terapia ou suspeita de envolvimento sistêmico. Recém-nascidos de muito baixo peso, devido à baixa reserva fisiológica e ao sistema imunológico imaturo, apresentam o maior risco de complicações da GEA no primeiro ano de vida.

DESIDRATAÇÃO

Perspectiva

Desidratação, definida como uma diminuição de água corporal total, é uma complicação comum observada no atendimento emergencial. Em casos graves, a detecção precoce e a reidratação são vitais para impedir a progressão para hipoperfusão tecidual e lesão de órgãos-alvo. A reidratação oral para crianças com desnutrição ligeira a moderadamente desidratada foi identificada como uma das cinco principais formas de melhorar o valor dos encontros de emergência do American College of Emergency Physicians. A desidratação (perda de água livre) pode ser distinguida da depleção de volume (diminuição no volume circulatório efetivo), mas como a pesquisa mais relevante não faz essa distinção, os termos são frequentemente usados de forma intercambiável. De um modo geral, a desidratação ocorre por três mecanismos gerais: (1) diminuição da ingestão (por exemplo, estomatite), (2) aumento da produção (por exemplo, diarreia e diabetes) e (3) aumento de perdas insensíveis (por exemplo, febre). Mais comumente, a desidratação em crianças é devida a perdas de volume pela GEA, mas muitos princípios discutidos aqui aplicam-se a outros processos patológicos que levam à desidratação.

Princípios da Doença

Anatomia e Fisiologia

Os corpos masculinos e femininos adultos médios são compostos de aproximadamente 60% e 50% de água, respectivamente. A água corporal total é dividida entre os compartimentos extracelular (1/3) e intracelular (2/3). O compartimento extracelular é dividido em líquido intersticial (3/4) e plasma (1/4). O líquido intersticial serve como um reservatório para repor o volume plasmático intravascular na hipovolemia. A água representa mais de 70% do peso corporal total de uma criança; a maior parte desse fluido "extra" reside no compartimento extracelular. Como as crianças excretam muito mais água do que os adultos por peso corporal (100 mL/kg versus 40 mL/kg por dia), elas requerem muito mais água por peso corporal para manter a homeostase. Como resultado, bebês e crianças são mais vulneráveis à rápida depleção de volume devido à diminuição da ingestão de água ou ao aumento da produção.

Fisiopatologia

A depleção do volume isonatrêmico (130 a 150 mEq/L) é a forma mais comum de depleção de volume e resulta de perdas relativamente iguais de sódio e água do espaço extracelular e, portanto, do volume intravascular. Não há alteração na tonicidade do fluido corporal ou na redistribuição do líquido entre os espaços dos fluidos extracelular e intracelular. Perda de líquido gastrointestinal, com ou sem diminuição da ingestão ou aumento da perda de urina, é a causa mais comum. Depleção de volume hiponatrêmico (< 130 mEq/L) resulta da perda de sódio em excesso relativo de perda de água livre. A água livre move-se intracelularmente a partir do espaço extracelular para manter a osmolaridade, levando a uma diminuição do volume intravascular e potencial comprometimento hemodinâmico. Esse tipo de depleção de volume é frequentemente causado pela perda de líquido gastrointestinal substituído por água livre, embora outras etiologias, como a síndrome de secreção inapropriada de hormônio antidiurético (SIADH), devam ser consideradas. Bebês e crianças com depleção de volume hiponatrêmico estão frequentemente piores aparentemente do que as perdas de fluido indicariam. A depleção de volume hipernatrêmico (> 150 mEq/L) surge da perda de água relativamente mais livre que o sódio e é observada menos comumente que a desidratação hiponatrêmica ou isonatrêmica. Isso pode ocorrer se uma criança com diarreia receber um líquido hipertônico (por exemplo, sopa, fórmula inadequadamente misturada, água com bicarbonato de sódio) para repor as perdas de líquidos ou se a doença for complicada por perdas insensíveis excessivas de febre de hiperventilação. A água livre intracelular se desloca para o compartimento extracelular para manter a osmolaridade, resultando em volume intravascular relativamente preservado e frequentemente subestimando a depleção de volume. A desidratação hipernatrêmica é geralmente associada a pelo menos 10% de *deficit* hídrico. Tanto a desidratação hiponatrêmica como a hipernatrêmica podem levar a efeitos severos no SNC: edema cerebral no caso de desidratação hiponatrêmica devido ao movimento da água livre nos neurônios e encolhimento cerebral no caso de desidratação hipernatrêmica devido ao movimento livre de água dos neurônios. Da mesma forma, a correção rápida de qualquer condição pode causar alterações perigosas de fluidos através da barreira hematoencefálica e deve ser evitada.

A acidose metabólica frequentemente acompanha a desidratação pediátrica devido ao GEA por meio de vários mecanismos: perda de bicarbonato nas fezes, fome causando produção de cetona, diminuição da perfusão tecidual levando ao metabolismo anaeróbico e produção de ácido láctico e diminuição da excreção de íons hidrogênio da má perfusão renal. Para a maioria dos pacientes, a acidose é facilmente revertida pela reposição volêmica por via oral ou parenteral.

Características Clínicas

A gravidade da desidratação é geralmente medida como a perda aguda de peso (presumivelmente fluida) como uma porcentagem do peso corporal total pré-doença. A desidratação de 3% a 5% ou mais é considerada significativa e pode frequentemente ser identificada pelo histórico e pelo exame físico (Tabela 172.9). Como os pesos pré-doença geralmente não estão disponíveis ou não são relatados de forma confiável, o médico deve se basear em informações históricas e nos achados do exame físico para avaliar a gravidade da desidratação. Os relatos dos pais sobre diminuição da ingestão oral, produção de urina e produção de lágrimas são de valor significativo, com boa sensibilidade na detecção da desidratação. Em uma criança desidratada, o exame físico inicial pode revelar um nível de atividade abaixo do esperado para a idade. A criança também pode parecer fraca ou letárgica. Se a fontanela ainda estiver aberta, ela pode estar afundada. Os olhos podem parecer fundos e as membranas mucosas secarem. No entanto, se a criança tiver bebido algo recentemente, as membranas mucosas podem parecer falsamente úmidas. Taquicardia e hiperpneia podem estar presentes. A pele sobre o tronco deve ser examinada para perda de elasticidade (Fig. 172.1) (sugerindo hiponatremia) ou textura pastosa (sugerindo hipernatremia). Os três sinais mais úteis para determinar a desidratação de mais de 5% são o tempo de enchimento capilar prolongado, o turgor cutâneo anormal e o padrão respiratório anormal. Entretanto, os sinais e sintomas clínicos da desidratação são variáveis e frequentemente sutis, e a determinação da gravidade da desidratação é um desafio contínuo para os médicos de emergência. Como os sinais individuais são frequentemente inadequados para diagnosticar com precisão a desidratação e estimar a gravidade, a pesquisa mais recente concentrou-se em métodos não invasivos de avaliação da desidratação, incluindo sistemas de pontuação clínica, ultrassonografia à beira do leito e testes laboratoriais.[57]

Sistemas de pontuação clínica foram desenvolvidos pela combinação de características do histórico e achados do exame, em um esforço para melhor prever a presença e gravidade da desidratação

TABELA 172.9
Avaliação Clínica do Grau de Desidratação

	LEVE (3% A 5%) (30 A 50 ML/KG)	MODERADA (5% A 10%) (60 A 100 ML/KG)	GRAVE (> 10%) (90 A 150 ML/KG)
SINAIS E SINTOMAS			
Membrana mucosa seca	±	+	+
Redução do turgor da pele (retração de pinça)	-	±	+
Fontanela anterior deprimida	-	+	+
Estado mental	Alerta	Irritado	Letárgico
Globos oculares fundos	-	+	+
Hiperpneia	-	±	+
Hipotensão (ortostática)	-	±	+
Pulso elevado	-	+	+
Recarga capilar	< 2 segundos	> 2 segundos	> 2 segundos

+, Presente; −, ausente; ±, variável.
Adaptado de Barkin RM, Rosen P: Emergency pediatrics, ed 5, St Louis, 1999, Mosby.

pediátrica. O Escore de Desidratação Clínica (CDS) e a escala de Gorelick (Tabela 172.10) são os mais amplamente utilizados e bem estudados.[58,59] Em 2015, uma metanálise descobriu que tanto a escala CDS quanto a escala Gorelick melhoram a precisão diagnóstica em comparação à avaliação não estruturada do médico. No entanto, com apenas cerca de 80% de precisão, nenhum dos dois pode decidir definitivamente a desidratação em lactentes e crianças.[57]

Estratégias Diagnósticas

O papel do ultrassom na avaliação da depleção de volume em crianças é incerto. Embora a colapsibilidade da veia cava inferior (VCI) não tenha se correlacionado com o estado de hidratação, uma relação VCI/aorta de 0,8 ou menor foi observada como melhorando a precisão diagnóstica.[60,61] Entretanto, uma vez que as características do teste de ultrassonografia à beira do leito (sensibilidade de 67% a 86%, especificidade de 56% a 71%) oferecem pouca ou nenhuma vantagem sobre os escores clínicos, e a correlação entre a relação VCI/aorta e depleção do volume intravascular tem sido questionada, a aplicação rotineira de ultrassonografia para esse fim não é recomendada.[57,62]

Testes laboratoriais apresentam pouco valor diagnóstico na criança levemente desidratada, mas podem ser úteis na criança gravemente desidratada ou de aparência ruim para avaliar a etiologia, a gravidade e as complicações da desidratação. Um painel de eletrólitos séricos e BUN, creatinina sérica e glicemia são mais prováveis de serem clinicamente úteis. A concentração de sódio é importante na identificação de estados isonatrêmico, hiponatrêmico e hipernatrêmico para a escolha apropriada da terapia. Um nível baixo de bicarbonato sérico pode indicar redução da perda de bicarbonato nas fezes ou pode refletir má perfusão tecidual. Crianças com disenteria, caracterizadas por febre, fezes com sangue e cólicas abdominais, devem ter as concentrações de BUN e creatinina sérica medidas e os espécimes de cultura de fezes enviados e examinados para E. coli O157: H7 para identificar casos potenciais de SHU. O nível sérico de glicose é importante porque a hipoglicemia não é incomum em crianças pequenas com GEA, e este teste pode ajudar a identificar crianças com distúrbios de oxidação de ácidos graxos previamente não diagnosticados ou outros erros inatos do metabolismo (por exemplo, galactosemia). A gravidade específica da urina e as cetonas não são sensíveis nem específicas e não devem ser usadas na avaliação da desidratação pediátrica.

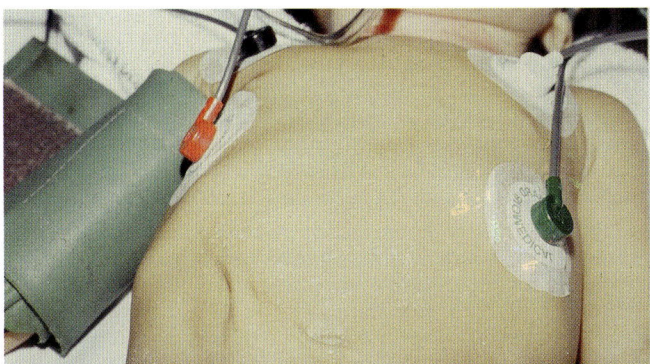

Fig. 172.1. Perda de elasticidade da pele. (Imagem cortesia de Dr. Stanley Inkelis.)

TABELA 172.10
Escala de Desidratação Clínica

	0	1	2
	0: SEM DESIDRATAÇÃO (< 3%)	**1-4: ALGUMA DESIDRATAÇÃO (≥ 3% A 6%)**	**5-8: DESIDRATAÇÃO MODERADA (≥ 6%)**
Aparência Geral	Normal	Sedento, inquieto ou letárgico, mas irritado quando tocado	Sonolento, flácido, suado ou comatoso
Olhos	Normal	Levemente fundo	Muito fundo
Membranas mucosas	Úmido	"Pegajoso"	Seco
Lágrimas	Presente	Diminuídas	Ausente

ESCALA GORELICK		
	NENHUMA OU MÍNIMA DESIDRATAÇÃO	**DESIDRATAÇÃO MODERADA A GRAVE**
Aparência Geral	Alerta	Inquieto, letárgico, inconsciente
Enchimento capilar	Normal	Prolongado ou mínimo
Lágrimas	Presente	Ausente
Membranas mucosas	Umidade	Seco, muito seco
Olhos	Normal	Fundo, muito fundo
Respiração	Normal	Profunda, rápida
Qualidade de pulsos	Normal	Fraco ou impalpável
Elasticidade da pele	Recuo instantâneo	Recuo lento, recuo > 2 segundos
Frequência cardíaca	Normal	Taquicardia
Saída de urina	Normal	Reduzida

Escala de quatro pontos (em itálico): Dois sinais ou mais ≥ 5%; três sinais ou mais ≥ 10%.
Escala de dez pontos (incluindo todos): Três sinais ou mais ≥ 5%; sete sinais ou mais ≥ 10%.
Adaptado de Jauregui J, Nelson D, Choo E, et al: External validation and comparison of three pediatric clinical dehydration scales. PLoS One 9(5):e95739, 2014.

TABELA 172.11

Diagnóstico Diferencial de Depleção de Volume

CATEGORIA DE PERDA DE FLUIDOS	DISTÚRBIOS OU CONDIÇÕES ETIOLÓGICAS POTENCIAIS
Renal	Diuréticos, acidose tubular renal, insuficiência renal, obstrução do trato urinário, diabetes insipidus, diabetes mellitus, hipotireoidismo, insuficiência adrenal, trauma renal, nefrite por perda de sal
Extrarrenal	Terceiro espaçamento (pancreatite, peritonite, sepse), perda de pele (queimaduras, fibrose cística), insuficiência pulmonar, insuficiência cardíaca congestiva, insuficiência hepática, hemorragia

QUADRO 172.4

Princípios do Tratamento Apropriado de Crianças com Diarreia e Desidratação

Soluções de reidratação oral devem ser usadas para reidratação.
A reidratação oral deve ser realizada o mais rápido possível.
Uma dieta irrestrita é recomendada assim que a desidratação for corrigida.
Para lactentes amamentados, a amamentação deve ser continuada.
Para bebês alimentados com fórmulas, fórmulas diluídas não são recomendadas. Fórmula especial não é necessária.
Solução de reidratação oral adicional deve ser administrada para perdas diarreicas contínuas.

Modificado de King CK, et al: Managing acute gastroenteritis among children: oral rehydration, maintenance, and nutritional therapy. MMWR Recomm Rep 52:1, 2003.

Consideração Diagnósticas Diferenciais

Mais comumente, a desidratação em crianças resulta de diarreia e vômito causados por gastroenterite infecciosa. A Tabela 172.11 relaciona algumas outras causas de desidratação que devem ser consideradas quando o trato gastrintestinal não está primariamente envolvido.

Tratamento

Terapia de Reidratação Oral

A terapia de reidratação oral (TRO) é um tratamento seguro e eficaz de lactentes e crianças com desidratação leve a moderada.[63,64] A TRO pode ser instituída mesmo que o paciente continue a vomitar ou apresente diarreia. Crianças com desidratação grave, choque, letargia, abdome agudo, suspeita de obstrução intestinal, desequilíbrio de sódio ou doença subjacente significativa devem ser identificadas por meio de um histórico completo, exame físico e testes laboratoriais e ser excluídos da TRO. Alguns desses princípios estão ilustrados no Quadro 172.4.

O período de TRO na emergência pode durar de 4 a 8 horas e fornece uma oportunidade para educar a família nas habilidades de avaliação e tratamento da diarreia infantil. Diversas soluções de reidratação oral mostraram-se eficazes. Os principais componentes são água, glicose, cloreto de sódio e bicarbonato em várias concentrações. Na maioria das situações, a reidratação pode ser realizada sem o risco de causar hiponatremia ou hipernatremia.

Em bebês e crianças com desidratação mínima, o tratamento deve ser direcionado para manter a hidratação e a nutrição com uma dieta adequada à idade. A ingestão de líquidos deve ser aumentada, ou a solução de reidratação oral pode ser administrada para cobrir a manutenção e substituir as perdas. As perdas podem ser substituídas em 10 mL/kg para cada evacuação e 2 mL/kg para cada êmese. A dieta não deve ser restringida.[65] Crianças com desidratação leve a moderada devem ter seu *deficit* de fluido estimado substituído, muitas vezes iniciado na emergência e continuado em casa. O volume de TRO é calculado da seguinte maneira:

1. Estime o grau de depleção de volume como leve ou moderado a partir das informações de histórico, sinais clínicos e resultados do exame físico (Tabelas 172.9 e 172.10).
2. Calcular o volume desejado de solução de reidratação oral como 30 a 50 mL/kg para depleção de volume leve (3% a 5%) e 60 a 80 mL/kg para moderada (6% a 9%).
3. Administrar 25% do volume de solução de reidratação oral a ser substituído a cada hora durante as primeiras 4 horas.
4. Continue a substituir as perdas em curso conforme descrito acima.
5. Monitore o progresso a cada hora e reavalie com frequência.

Essa técnica exige que o departamento de emergência possua instalações e pessoal para observar e monitorar o paciente por um longo período para determinar o sucesso ou o fracasso da TRO. Os pais ou outro cuidador deve ser ensinado a administrar a TRO. Enfermeiros devem instruir os pais sobre as habilidades de observação, métodos de administração do fluido e tipos de líquidos considerados apropriados para crianças com vômitos e diarreia. Durante o período de monitoramento, uma criança incapaz de tolerar a ingestão do volume prescrito de fluido na taxa esperada deve receber fluidos IV. É importante determinar se a falha é o resultado da incapacidade da criança de ingerir o fluido, da perda excessiva de líquido por meio de vômitos ou diarreia, ou de técnica inadequada ou falta de motivação dos pais. Geralmente, é possível manter a taxa de administração de líquidos em crianças que continuam a vomitar administrando pequenos volumes com frequência. Isso pode exigir, por exemplo, o uso de uma colher ou seringa para gotejar o fluido manualmente. Algum sucesso foi obtido com o uso de sonda nasogástrica. O paciente é reavaliado no final das primeiras horas. Se o exame clínico indicar repleção de volume adequada, a criança pode receber alta com instruções específicas para os pais sobre as necessidades de manutenção de fluidos com solução de reidratação oral. Se a criança ainda apresentar depleção leve ou moderada de volume ao exame clínico, mas não houver deterioração do estado geral, outro estudo de 2 a 4 horas pode ser necessário. Se a criança não conseguir ingerir o volume adequado para acompanhar as perdas em curso, ou se a reposição volêmica não for adequada ao final das 8 horas, a terapia IV e a admissão são necessárias.

Nos últimos anos, a ondansetrona tornou-se um complemento útil no tratamento de GEA no departamento de emergência. A ondansetrona, um antagonista seletivo do receptor tipo 5-hidroxi-triptamina tipo 3, atua nos quimiorreceptores periféricos e no SNC para aliviar a náusea. A ondansetrona demonstrou em inúmeros estudos bem planejados em crianças apresentou redução dos episódios de vômitos e melhora da ingestão oral no departamento de emergência, redução da necessidade de reidratação do fluido intravenoso e redução das internações.[66,67]

Terapia Intravenosa

Algumas crianças desidratadas trazidas para o DE podem não se qualificar para a TRO, e outras podem não melhorar com a TRO. Esses pacientes incluem aqueles com choque, desidratação grave, *deficit* crescente ou deterioração clínica durante a TRO, vômitos intratáveis, hipoglicemia ou distúrbios eletrolíticos.

Os pacientes são avaliados de acordo com suas necessidades imediatas (fase de emergência), de curto prazo (fase de repleção) e de longo prazo (fase de realimentação precoce).[68] Durante a fase de emergência, o objetivo da ressuscitação fluídica é restaurar o volume circulatório. O fluido precisa ser administrado rapidamente para evitar a hipoperfusão do tecido, danos nos órgãos-alvo e óbito. Durante a fase de repleção, os transtornos de fluidos e eletrólitos são revertidos e as perdas contínuas são substituídas. Esta fase dura 24 horas. Na fase inicial de realimentação, as necessidades de longo prazo são abordadas nos dias posteriores, durante os quais o corpo recupera a homeostase de líquidos, eletrólitos e nutrientes. Terapias imediatas e de curto prazo são iniciadas na emergência, com fases subsequentes realizadas no ambiente de internação ou em casa, conforme indicação do médico da atenção primária. Na prática clínica, esse algoritmo representa um contínuo de cuidado e não três fases distintas e separadas. A monitorização das concentrações séricas de eletrólitos, ureia e glicose no sangue é indicada para pacientes que recebem terapia com fluidos intravenosos.

Fase de ressuscitação de emergência. A rápida reexpansão do espaço intravascular é o objetivo da ressuscitação imediata e pode ser alcançada com uma solução isotônica de cristaloides. A administração de 20 mL/kg de solução salina a 0,9% (ou outra solução cristaloide isotônica apropriada) por via intravenosa a uma taxa rápida deve resultar na reversão dos sinais de choque em 5 a 15 minutos. Em situações críticas, as vias intraósseas devem ser usadas se o acesso venoso não estiver imediatamente disponível. Os pacientes devem ser reavaliados periodicamente, e aqueles com *deficits* excessivos devem receber doses repetidas de 20 mL/kg até que a melhora clínica ocorra. Sinais de recuperação incluem a normalização das medições da pressão arterial, melhora do estado mental, melhora da taquicardia e tempo de enchimento capilar e produção de urina. Exigências de volume maiores que 60 mL/kg sem sinais de melhora justificam a investigação de outras condições, como choque séptico, hemorragia, vazamento capilar com sequestro de fluido no terceiro espaço e choque tóxico.

Uma rápida determinação da glicose sérica é importante. As crianças necessitam de glicose como substrato energético e muitas vezes possuem reservas marginais disponíveis em doenças. Se a concentração sérica de glicose estiver baixa (< 50 mg/dL), deve-se administrar rapidamente dextrose 0,25 a 0,5 g/kg por via intravenosa ou intraóssea. A glicose pode ser administrada de acordo com a "regra de 50", segundo a qual a porcentagem de dextrose multiplicada pelo número de mililitro por quilograma é igual a 50. Para recém-nascidos, uma solução de dextrose a 10% deve ser administrada a aproximadamente 5 mL/kg. Crianças de 1 mês a aproximadamente 8 anos de idade ou 25 kg devem receber 2 mL/kg de dextrose a 25%. Em crianças com mais de 2 anos de idade, 1 mL/kg de dextrose a 50% pode ser indicado. Os níveis de glicose devem ser monitorados (a cada 30 a 60 minutos até estabilização) para garantir melhorias e identificar necessidades. Episódios repetidos de hipoglicemia devem aumentar a preocupação com sepse, defeitos de oxidação de ácidos graxos ou outros defeitos inatos do metabolismo.

A desidratação devida a GEA em crianças muitas vezes leva a acidose metabólica e cetose, em parte devido à redução da ingestão de carboidratos, levando à quebra do ácido graxo livre. Foi sugerido que a adição de dextrose aos fluidos iniciais de reidratação IV em crianças moderadamente severas e desidratadas estimula a liberação de insulina, reduz a degradação de ácidos graxos livres e a produção de cetonas, e reduz náuseas e vômitos induzidos por cetona. Esta teoria foi testada em pequenos estudos e produziu resultados mistos. Levy *et al.* conduziram um estudo controlado randomizado de dextrose a 5% em salina comparado com solução salina normal para ressuscitação fluídica inicial em 188 crianças.[68] Não houve diferença no resultado primário das taxas de hospitalização entre os grupos, mas eles encontraram uma maior redução nos níveis séricos de cetona no grupo dextrose. Mais pesquisas com foco nos resultados orientados ao paciente são necessárias para determinar se a dextrose deve ser incluída no regime de reidratação ideal para crianças moderadamente a gravemente desidratadas.[69]

Fase de Repleção. Fluidoterapia apropriada para o paciente deve ser determinada após ressuscitação imediata. Alguns pacientes podem tolerar a TRO após a ressuscitação inicial; outros podem exigir hidratação parenteral contínua com dextrose a 5% em um volume de manutenção adequado ao peso (Tabela 172.12), compensando as perdas contínuas (10 mL/kg e 2 mL/kg para cada episódio de diarreia e vômito, respectivamente). O potássio pode ser adicionado aos fluidos de manutenção quando a produção de urina é estabelecida e os níveis de potássio sérico estão dentro da faixa normal. A correção excessivamente rápida dos níveis séricos de sódio (> 0,5 a 1 mEq/h ou >12 a 24 mEq/dia) pode levar à mielinólise pontina central em hiponatremia e edema cerebral em hipernatremia. O estado neurológico e a concentração sérica de sódio devem ser monitorados de perto e a quantidade de sódio do fluido de repleção deve ser ajustada para manter uma correção lenta. Perdas de sódio em curso também devem ser substituídas. Além das vias oral, IV, intraóssea e nasogástrica de distribuição de fluidos, a hidratação subcutânea facilitada pela hialuronidase (hipodermóclise) oferece ainda uma alternativa para o tratamento da desidratação. A hialuronidase decompõe o ácido hialurônico, uma matriz extracelular que une os tecidos do corpo e, caso contrário, impediria a difusão do líquido subcutâneo nos tecidos e capilares.[70] Os estudos iniciais deste método mostraram que ele é seguro, rápido, custo-efetivo e não inferior para hidratação IV em termos de volume de líquido infundido no ED.[71,72] Enquanto aguarda uma investigação mais aprofundada sobre a sua utilização generalizada em contextos clínicos variados, a hidratação subcutânea deve ser considerada em crianças com desidratação leve a moderada, incapazes de tolerar fluidos orais e que tem acesso IV difícil.

Hiponatremia Hospitalar Adquirida. A reidratação IV pode levar à hiponatremia em crianças. Esta complicação rara pode levar a uma morbidade neurológica significativa, incluindo convulsões, coma e hérnia cerebral ou mesmo a morte; as crianças que recebem fluidos IV devem ter seu estado neurológico monitorado de perto. Para a hiponatremia aguda ocorrer, duas condições devem ser atendidas: (1) uma fonte exógena de água livre deve estar disponível, e (2) a secreção do hormônio antidiurético deve ocorrer. Por essa razão, a solução salina isotônica (em vez de solução salina hipotônica) é o fluido IV de preferência em crianças hospitalizadas.[73]

Considerações para Alta Hospitalar

Crianças com desidratação grave, vômitos intratáveis, incapacidade de manter a hidratação oral, acidose metabólica grave ou desequilíbrio de sódio, ou cujos cuidadores são incapazes de prestar cuidados adequados em casa, devem ser hospitalizadas. O estado de observação é geralmente adequado para crianças gravemente desidratadas, que mostram sinais de melhora durante o curso de emergência.

TABELA 172.12
Manutenção Hidroeletrolítica

ÁGUA		ELETRÓLITOS	
PESO CORPORAL	PESO CORPORAL ML/KG/HR		MEQ/100 ML H₂O
Primeiros 10 kg	Primeiros 10 kg	4	Na+ 3 mEq
Segundos 10 kg	Segundos 10 kg	2	Cl- 2 mEq
Cada kg adicional	Cada kg adicional	1	K+ 2 mEq

Modificado de Engorn B, Flerlage J, editores: The Harriet Lane handbook: a manual for pediatric house officers, ed 20, Philadelphia, 2015, Saunders.

CONCEITOS-CHAVE

Identificação de patógeno
- Os estudos de fezes não são indicados na maioria dos casos sem complicações de gastroenterite aguda (GEA). Exceções são aqueles casos em que são necessários tratamento específico, profilaxia específica ou precauções de saúde, ou em que o paciente tem envolvimento sistêmico, complicações médicas subjacentes ou a doença envolve características disentéricas.
- Antibióticos não são necessários para a maioria dos casos de enterite bacteriana aguda sem complicação. Os antibióticos são recomendados rotineiramente para *Campylobacter, C. difficile, Giardia intestinalis* e *E. histolytica*. Antibióticos podem ser considerados para Cryptosporidium, diarreia do viajante e Shigella (porque os antibióticos mostraram diminuir a diarreia e erradicar os organismos nas fezes).
- Pacientes com E. coli produtora de toxina Shiga (STEC) não devem receber antibióticos empiricamente, pois podem aumentar o risco de síndrome hemolítico-urêmica (SHU).
- O teste para leucócitos fecais é um teste inicial útil, pois pode apoiar o diagnóstico de doença invasiva. Este teste deve ser considerado em crianças com diarreia febris ou com muco ou sangue nas fezes. Se o resultado do teste for positivo, a coprocultura é indicada para orientar ainda mais o tratamento.

Reidratação oral
- A maioria dos pacientes com desidratação leve a moderada pode ser tratada com terapia de reidratação oral (TRO). Retomada da alimentação com dietas apropriadas para a idade devem começar assim que o vômito diminuir. Jejum de rotina com diarreia infecciosa não é recomendado.

Avaliação de desidratação
- O grau de depleção de volume é estimado a partir dos resultados do histórico e exame físico. O volume desejado de solução de reidratação oral é calculado como 30 a 50 mL/kg para desidratação leve e 60 a 80 mL/kg para desidratação moderada; 25% do volume da solução de reidratação oral deve ser substituído a cada hora (100% durante 4 horas). Continue a substituir as perdas em curso com 10 mL/kg para cada fezes diarreicas e 2 mL/kg para cada episódio de vômito.

Desidratação grave
- Na desidratação grave, 20 mL/kg de solução salina a 0,9% (ou outra solução cristaloide isotônica apropriada), administrada por via intravenosa a uma taxa rápida, deve reverter os sinais de choque dentro de 5 a 15 minutos. Bólus repetidos de 20 mL/kg são indicados até que a melhora clínica ocorra, mas exigências de volume superiores a 60 mL/kg sem sinais de melhora sugerem outras condições, como choque séptico, hemorragia, vazamento capilar com sequestro de fluido no terceiro espaço e insuficiência cardíaca.

As referências para este capítulo podem ser encontradas on-line no website Expert Consult Expert Consult associado à obra.

CAPÍTULO 173

Distúrbios Renais e do Trato Genitourinário

Maureen McCollough | Emily Rose

Os distúrbios renais e do trato genitourinário têm apresentações específicas em crianças com base na doença congênita e adquirida. O risco de morbidade e mortalidade varia com a idade, assim como a apresentação dos sinais e sintomas. Este capítulo destaca os distúrbios genitourinários pediátricos comuns e graves que se apresentam aos médicos de urgência.

PRIAPISMO

Princípios

Priapismo é o ingurgitamento dos corpos cavernosos do pênis que resulta em ereção peniana dorsal com mais de 4 horas de duração (Fig. 173.1). O priapismo de baixo fluxo (também chamado de anóxico ou veno-oclusivo) é a forma mais comum e ocorre secundário à diminuição do fluxo de saída venoso. O priapismo intermitente consiste em episódios recorrentes de priapismo isquêmico, a maioria durando menos de 4 horas. Os episódios podem aumentar em frequência e duração, com potencial para se tornar um evento maior. O priapismo de alto fluxo (também chamado de arterial ou congênito) normalmente é indolor e é tipicamente associado ao trauma da artéria cavernosa, anomalia congênita ou fístula, resultando em fluxo de entrada excessivo de sangue arterial e ingurgitamento do corpo do pênis. A oxigenação é mantida e a intervenção imediata não costuma ser necessária. O priapismo neurogênico não está relacionado à oclusão do fluxo sanguíneo.

Características Clínicas

O priapismo pode apresentar-se em qualquer idade, incluindo em neonatos.[1] A doença falciforme é responsável pela maioria dos casos em crianças, com quase 50% de todos os meninos com doença falciforme apresentando pelo menos um episódio de priapismo.[2] Outras causas de priapismo incluem malignidade, distúrbios imunossupressores, medicamentos,[3] drogas de abuso e exposição à toxina.[4] As complicações incluem fibrose peniana, retenção urinária e impotência.

Considerações Diagnósticas

Testes Diagnósticos

Priapismo é um diagnóstico clínico. O hemograma e a contagem de reticulócitos são úteis para casos falciformes e eletroforese de hemoglobina, caso o estado da hemoglobina S seja desconhecido. Raramente, um hemograma pode revelar uma leucemia não diagnosticada. Em casos não diferenciados, uma gasometria arterial do corpo cavernoso pode diferenciar o tipo de priapismo (isquêmico ou não isquêmico) e o eco-doppler colorido pode avaliar o fluxo sanguíneo intracorporal (Tabela 173.1). A angiografia pode localizar o local da hemorragia arterial para embolização no priapismo de alto fluxo.

Diagnósticos Diferenciais

O diagnóstico diferencial para o priapismo em crianças difere dos adultos. A ereção peniana devido à excitação sexual, medicação para disfunção erétil, corpos estranhos uretrais, doença de Peyronie, lesão medular e implantes penianos ocorrem com mais frequência em adultos do que em crianças.

Tratamento

O priapismo isquêmico ou de baixo fluxo é uma síndrome compartimental do pênis e requer tratamento urgente. O tratamento inclui hidratação, controle da dor, alívio da obstrução urinária e tratamento das condições subjacentes. A anestesia local por um bloqueio do nervo dorsal ou bloqueio em anel deve ser realizada antes da aspiração, seguida por injeção intracavernosa (IIC) com fármacos simpatomiméticos (Fig. 173.2).[2,5] Fenilefrina é o agente de preferência, porém epinefrina ou efedrina também podem ser usadas.

Para realizar a aspiração, coloque um cateter periférico de calibre 18 (menor em crianças mais jovens) por via percutânea na face lateral do eixo do pênis entrando o corpo cavernoso. Aspire e evacue o sangue dos corpos cavernosos. A seguir, irrigue com soro fisiológico ou em combinação com uma IIC de um agente simpatomimético α-adrenérgico. Instile 1 ml de fenilefrina diluída (100-500 μg fenilefrina/ml de soro fisiológico) no corpo cavernoso a cada 3 a 5 minutos por até 1 hora. Se estas medidas não forem suficientes para resolver o priapismo, a consulta urológica imediata deve ser obtida para uma possível realização de shunt cirúrgico. Os episódios prolongados (>48 horas) são associados a uma alta possibilidade de disfunção erétil, independentemente do tratamento clínico.[5,6]

O tratamento do priapismo não isquêmico é a observação, porque mais de dois terços dos casos resolvem-se espontaneamente. Os casos refratários podem exigir embolização da artéria cavernosa ou ligação arterial, embora esses procedimentos tenham altas taxas de complicação. O priapismo intermitente não tem tratamento preventivo com base em evidências.[2,5,6]

FIMOSE

Princípios

Fimose é uma constrição do prepúcio que impede a retração do prepúcio a partir da glande. A maioria dos casos é fisiológica por desenvolvimento normal e não exigem intervenção. Quatro por cento dos recém-nascidos, 25% dos meninos com 6 meses de idade, 50% com 1 ano de idade, 80% com 2 anos de idade e 90% com 4 anos de idade têm prepúcios completamente retráteis. Trauma, infecções, irritação química, falta de higiene, anormalidade congênita ou uma complicação decorrente da circuncisão podem contribuir para o desenvolvimento de fimose.

Características Clínicas

Há história de prepúcio não retrátil, com o estreitamento ou desvio do fluxo urinário e abaulamento do prepúcio durante a micção. A fimose pode ser acompanhada por dor, hematúria, obstrução urinária e, raramente, isquemia e infarto da glande.

Tratamento

A retração suave e uma boa higiene são pilares do tratamento. A retração do prepúcio não deve ser forçada, porque isso pode levar a futuras aderências e estenoses. Um período de 6-8 semanas de corticosteroides tópicos (p. ex., creme tópico de triancinolona a 0,1%), aplicado no local duas vezes ao dia, pode acelerar a retratibilidade do prepúcio. Com o comprometimento da glande, um

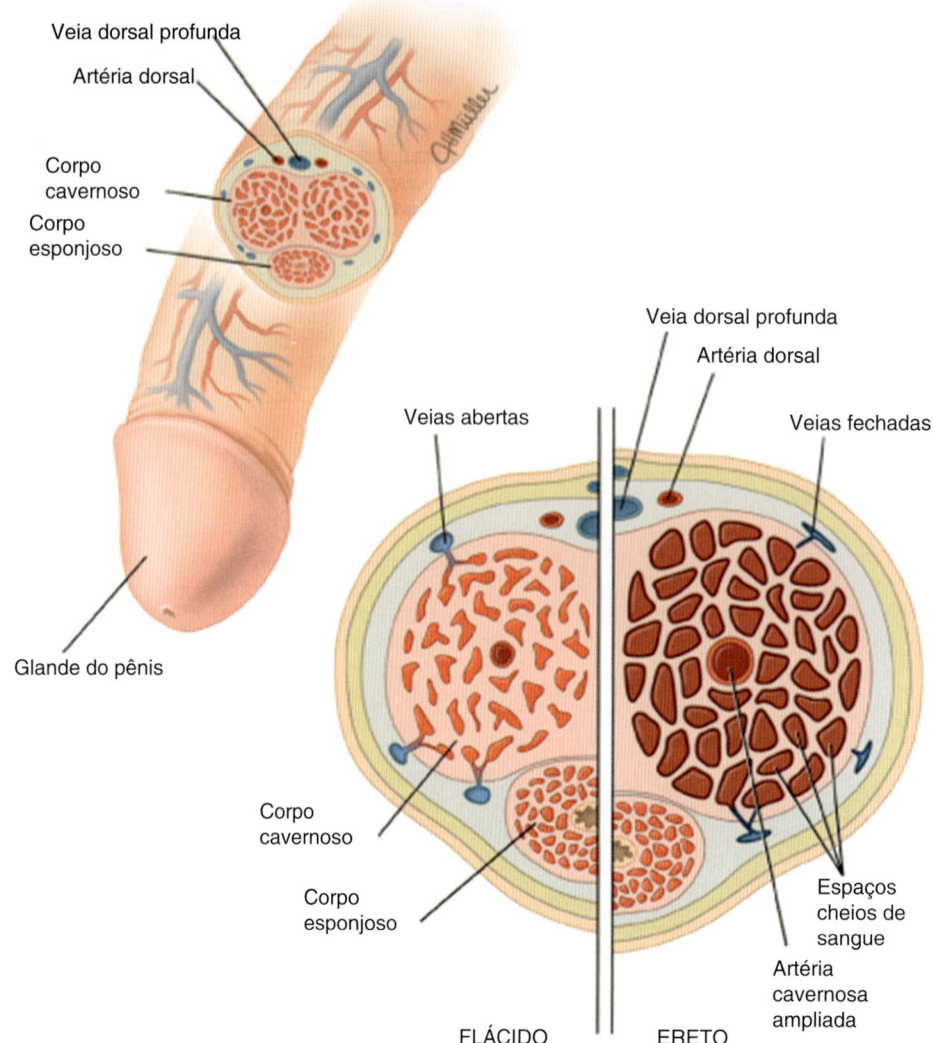

Fig. 173.1. Anatomia do pênis. (Reproduzido com permissão de Field JJ, Vemulakonda VM, DeBaun MR: Diagnóstico e tratamento do priapismo na doença falciforme. www.uptodate.com/contents/diagnosis-and-management-of-priapism-in-sickle-cell-disease.)

TABELA 173.1
Critérios Fisiopatológicas do Priapismo

VARIANTE	APARÊNCIA DO SANGUE DO PÊNIS	ACHADOS DA GASOMETRIA ARTERIAL PENIANA	ACHADOS DO ECO-DOPLER COLORIDO
Priapismo isquêmico	Testes do corpo cavernoso — sangue hipóxico, de coloração escura	Gases do sangue • $PaO_2 < 30$ mmHg • $PaCO_2 > 60$ mmHg • $pH < 7,25$	Fluxo sanguíneo mínimo ou ausente
Priapismo não isquêmico	Testes do corpo cavernoso — o sangue está oxigenado, vermelho	Gases do sangue • $PaO_2 > 90$ mmHg • $PaCO_2 < 40$ mmHg • $pH = 7,40$ (semelhante ao sangue arterial comum)	Fluxo sanguíneo com velocidade normal a alta
Priapismo intermitente	Testes do corpo cavernoso — sangue hipóxico, de coloração escura	Gases do sangue • $PaO_2 < 30$ mmHg • $PaCO_2 > 60$ mmHg • $pH < 7,25$	Fluxo sanguíneo mínimo ou ausente durante o priapismo agudo; caso contrário, fluxo sanguíneo normal

$PaCO_2$, Pressão parcial de dióxido de carbono; PaO_2, pressão parcial de oxigênio.
De Levey HR, Segal RL, Bivalacqua TJ: Tratamento do priapismo: uma atualização para clínicos. TherAdvUrol6:230–244, 2014.

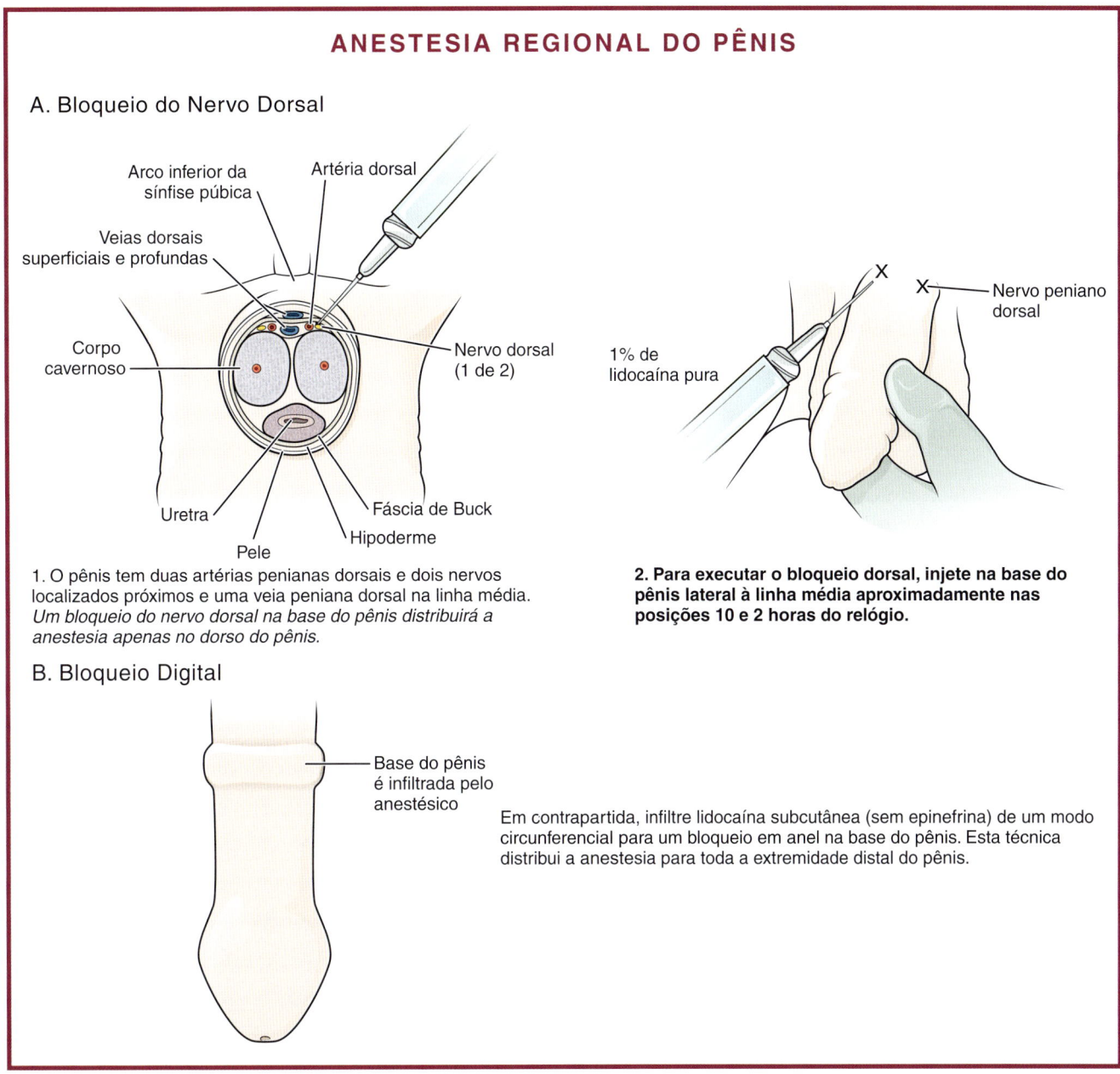

Fig. 173.2. Analgesia peniana. (De Davis JE, Silverman MA: Procedimentos urológicos. Em Roberts JR, Custalow CB, editores: Procedimentos clínicos de Roberts e Hedges na medicina de emergência, Filadélfia, 2014, Elsevier Saunders, pp 1113–1154.)

procedimento de divisão dorsal, circuncisão, prepucioplastia ou dilatação com balão pode ser necessário. A uropatia obstrutiva pode ocorrer secundária à estenose grave.

Encaminhamento

Os pacientes que são capazes de urinar e não têm evidência de infecção ou isquemia podem receber alta do departamento de emergência (DE) com acompanhamento urológico ambulatorial.

PARAFIMOSE

Princípios

Parafimose é uma condição patológica em que o prepúcio proximal não pode retornar à sua posição anatômica que cobre a glande do pênis, resultando em congestão venosa distal. A parafimose pode ser causada por infecção, masturbação, trauma, torniquetes de cabelo ou roupas, ou falha em reduzir o prepúcio após um exame ou procedimento médico. Parafimose é uma emergência médica com potencial para compressão arterial, necrose peniana, gangrena e/ou autoamputação.

Características Clínicas

Geralmente há história de que os pais ou o próprio paciente retraiu o prepúcio e depois não pôde colocá-lo sobre a glande (Fig. 173.3). O exame físico revela um pênis proximal flácido com eritema e obstrução distal do prepúcio retraído obstruído. O médico deve verificar se o paciente não é circuncidado, porque a síndrome do torniquete de cabelo pode imitar a parafimose.

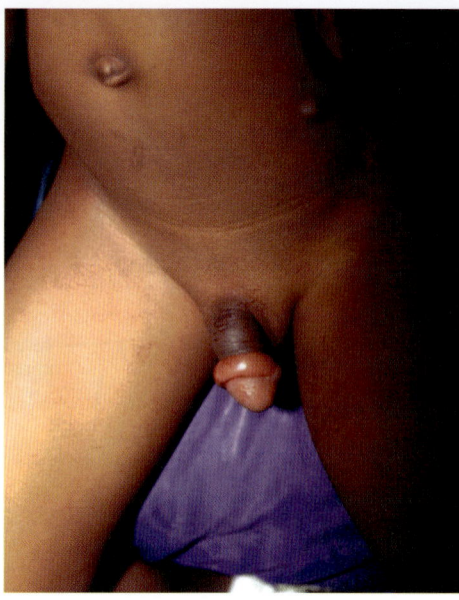

Fig. 173.3. Parafimose em um menino não circuncidado de 4 anos de idade. (Cortesia de Dra. Marianne Gausche-Hill.)

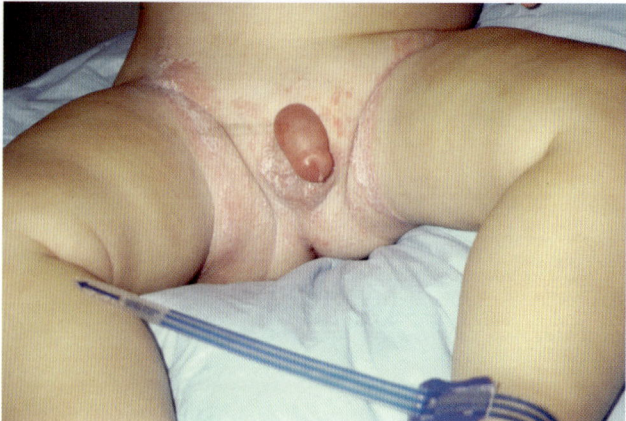

Fig. 173.5. Balanopostite em um menino de 8 meses de idade causada por candidíase. (Cortesia de Dra. Marianne Gausche-Hill.)

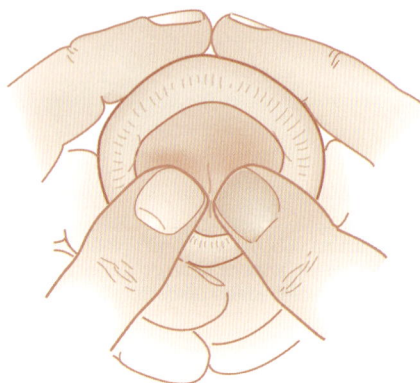

Fig. 173.4. Redução da parafimose. (Cortesia de P.P. Kelalis.)

Tratamento

A dor deve ser controlada topicamente, parenteralmente e/ou com um bloqueio local do nervo peniano dorsal, com um bloqueio em anel (Fig. 173.2) ou uma sedação procedural. O edema deve ser reduzido com compressão manual do pênis feita pelo médico ou de um dos pais mantendo uma pressão constante, com uma atadura autoaderente flexível ou bandagem elástica.[7] A compressão costuma ser necessária por vários minutos para alcançar a redução adequada do edema. Outros métodos para diminuir o edema incluem colocar o dedo de uma luva de borracha cheia de água gelada sobre a glande e o prepúcio, polvilhar açúcar granulado sobre a ponta edematosa e injeção dehialuronidase no prepúcio edematoso.

A parafimose pode reduzir espontaneamente à medida que o edema se resolver, mas a redução adicional normalmente é necessária. Caso não ocorra resolução espontânea, a redução manual deve ser tentada, com aplicação de uma pressão suave e constante na glande com ambos os polegares enquanto o eixo é puxado em linha reta (Fig. 173.4). Se isso não surtir efeito, o prepúcio edematoso pode ser puncionado diversas vezes circunferencialmente com uma agulha 25 gauge para diminuir mais o edema.[7] A tração do anel de constrição dorsal pode ser realizada com o fórceps de Adson aplicado diretamente no anel formado pelo prepúcio retraído com a aplicação da tração e contra-tração para soltar a constrição.

Quando essas medidas não forem suficientes, um corte dorsal deve ser feito para reduzir a parafimose. Dois hemostatos retos são aplicados para esmagar o prepúcio na posição de 12 horas do relógio perpendicular à base da glande. Após 2 minutos, o prepúcio entre os hemostatos sofre uma incisão, liberando o anel de constrição do tecido. As bordas são aproximadas com suturas absorvíveis de 4-0. A circuncisão deve ser realizada posteriormente.

Encaminhamento

Os pacientes podem receber alta com acompanhamento urológico após a redução se conseguirem urinar espontaneamente. Qualquer evidência de celulite ou necrose exige admissão hospitalar, antibióticos intravenosos (IV) e consulta urológica.

BALANOPOSTITE

Princípios

Balanopostite é uma inflamação que envolve a glande e o prepúcio. Ela ocorre em aproximadamente 5% dos pacientes do sexo masculino não circuncidados.[8] A balanite envolve apenas a glande do pênis. A balanopostite geralmente é secundária à falta de higiene, infecção (bacteriana e fúngica), dermatite de contato, irritação química ou trauma local. Com menos frequência, uma erupção medicamentosa, infecção por sarna, doença sexualmente transmissível (DST; por exemplo, vírus do papiloma humano [HPV], herpes) ou eczema numular podem causar inflamação. Os organismos infecciosos são Gram-negativos e Gram-positivos, incluindo os estreptococos beta-hemolíticos do grupo A e, raramente, *Neisseria gonorrhoeae* e *Chlamydia*.

Características Clínicas

O exame físico revela o eritema peniano, o edema e, ocasionalmente, secreção (Fig. 173.5). A balanopostite estreptocócica é caracterizada pela hiperemia local com presença de exsudato inflamatório sob o prepúcio. O paciente pode ter uma infecção estreptocócica concomitante ou recente em outros locais. A balanopostite por *Candida* é associada ao eritema generalizado, fissuras, pápulas erodidas e uma secreção esbranquiçada. Lesões satélite características podem estar presentes.

Tratamento

Os médicos devem enfatizar a higiene adequada com banhos de assento para reduzir a inflamação. Produtos irritantes devem ser evitados. A micção dolorosa pode ser atenuada ao orientar que a criança urine durante o banho com água morna. Pomadas antibióticas devem ser usadas para a superinfecção bacteriana (p. ex., Polysporin [bacitracina e polimixina B], bacitracina, mupirocina). Os corticosteroides tópicos (p. ex., hidrocortisona, 0,5%–1%) podem ajudar a inflamação em função da irritação de contato. A candidíase deve ser tratada topicamente com antifúngicos (p. ex., clotrimazol, miconazol, nistatina). Um teste de glicemia deve ser considerado em pacientes que apresentam balanopostite por *Candida* recorrente.

Encaminhamento

Os antibióticos sistêmicos são indicados em infecções graves ou quando uma DST é suspeita. A circuncisão é recomendada para a doença recorrente.

COMPLICAÇÕES DA CIRCUNCISÃO

Princípios

A circuncisão previne a fimose, parafimose e balanopostite recorrente. Ainda, reduz as infecções do trato urinário, transmissão de doenças sexualmente transmissíveis (incluindo o vírus da imunodeficiência humana [HIV]) e o câncer de pênis. Uma força-tarefa da Academia Americana de Pediatria concluiu que os benefícios da circuncisão superam os riscos.[8] A complicação mais comum é a hemorragia primária. O sangramento significativo pode indicar uma discrasia sanguínea. A infecção local, sistêmica ou do trato urinário também podem ocorrer.

Tratamento

A dor pós-operatória normalmente resolve-se dentro de 12 a 24 horas. Curativos oclusivos podem contribuir para a retenção urinária e edema e devem ser removidos. As crianças podem desenvolver estenose de meato uretral devido às aderências da glande em cicatrização. Dor ao urinar, secreção sanguinolenta por meato inflamado, fluxo de alta velocidade e a necessidade de sentar-se durante a micção indicam aderências. A fimose pós-circuncisão pode ocorrer se houver excesso de prepúcio, o que requer uma revisão cirúrgica.

ESTRANGULAMENTO PENIANO E LESÕES INDUZIDAS POR TORNIQUETE

Anéis penianos, cordas, fios e torniquetes de cabelo humano podem resultar em oclusão venosa e arterial peniana.[9] O paciente apresenta inchaço da glande, no qual o agente agressor pode ser difícil de visualizar devido ao edema do sulco coronal. O suprimento neurovascular pode ser ocluído. Os torniquetes de cabelo podem ser removidos com um agente depilatório. O corpo estranho pode ser cortado com tesouras cirúrgicas ou removido com a técnica do fio (Fig. 173.6). As

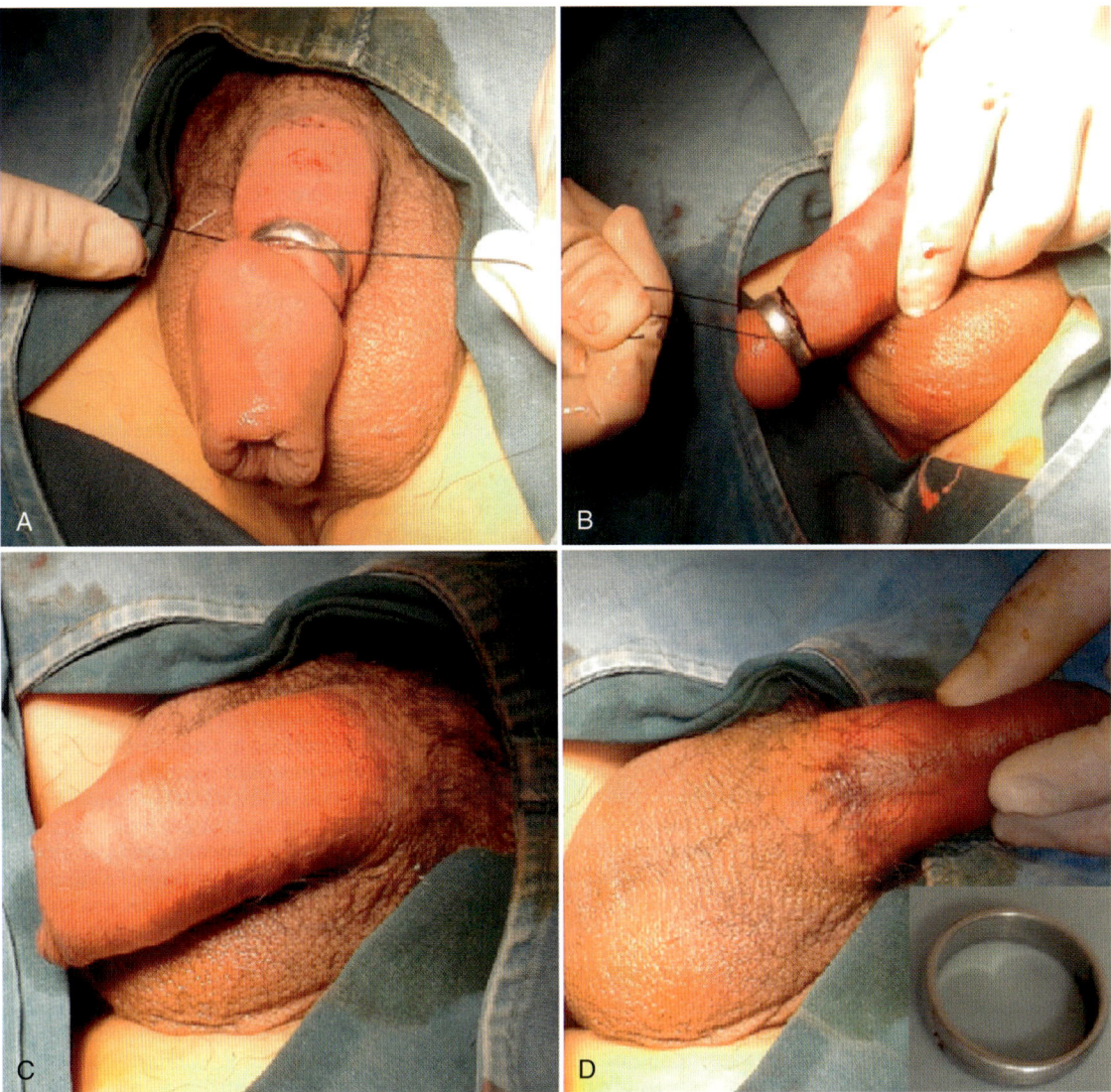

Fig. 173.6. Técnica do fio para a remoção do anel peniano. (De Dong C, Dong Z, Xiong F et al.: Remoção bem-sucedida de objetos de metal que causam estrangulamento peniano por um método de enrolamento de um fio de seda. Case Rep Urol 2013:434397, 2013.)

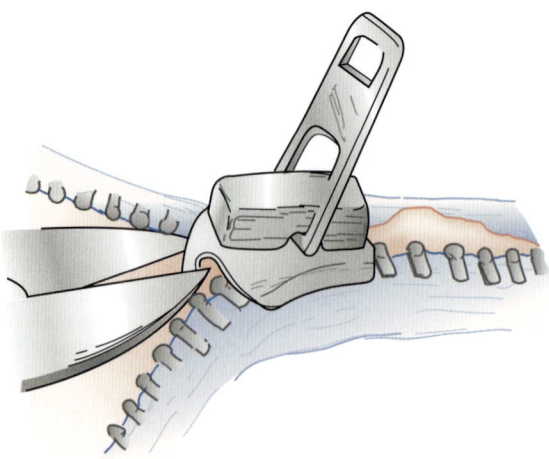

Fig. 173.7. Liberação do estrangulamento por zíper ao cortar a barra mediana. (De Snyder HM III, et al.: Trauma genitourinário. Em Fleisher GR, Ludwig S, editores: Textbook of pediatric emergency medicine, ed 4, Filadélfia, 2000, Lippincott Williams & Wilkins.)

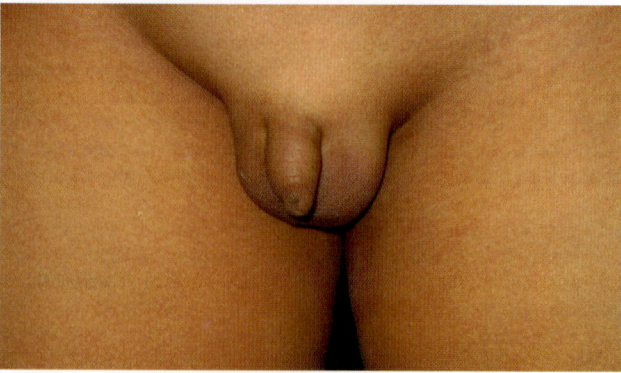

Fig. 173.8. Epididimite em um menino de 5 anos de idade; observe o leve inchaço e o eritema à *esquerda*. (Cortesia de Dra. Marianne Gausche-Hill.)

bandas de metal podem exigir cortadores de anéis ou uma serra — o resfriamento do anel pode ser necessário durante o procedimento para evitar queimaduras do pênis.[9] Os médicos devem documentar que os pacientes já podem urinar assim que a constrição for aliviada. A obstrução uretral pode ser avaliada com uma uretrocistografia retrógrada. Deve-se solicitar avaliação urológica especializada com urgência se o fluxo arterial peniano for interrompido, o objeto compressor não puder ser removido rapidamente ou se houver sinais de necrose.

O estrangulamento do prepúcio com um zíper normalmente ocorre em crianças entre 2 e 6 anos de idade. A anestesia local ou a sedação pode facilitar a remoção. O zíper pode ser removido com cortadores de osso ou metal ou uma minisserra para cortar a barra mediana do zíper (Fig. 173.7). O prepúcio é liberado quando o zíper se desfaz. A aplicação de óleo mineral no pênis pode facilitar a remoção do zíper. Métodos adicionais para liberar o prepúcio do mecanismo de fecho incluem cortar o zíper abaixo do estrangulamento e puxar as duas metades do zíper, cortar os dentes do zíper acima e abaixo do estrangulamento e, com um alicate, apertar a barra mediana para dar mais espaço para soltar o prepúcio preso, e inserir uma chave de fenda entre as placas do mecanismo de fecho para abri-las e permitir que o prepúcio seja liberado.[10]

EPIDIDIMITE

Princípios

Epididimite é a inflamação do epidídimo. As causas infecciosas variam de acordo com a idade. As crianças pequenas costumam ter infecções virais. A epididimite bacteriana em meninos pré-púberes é associada a anomalias estruturais do trato urinário. *N. gonorrhoeae* e *Chlamydia trachomatis* são causas comuns em adolescentes. Os fatores de risco incluem esforço físico pesado, trauma direto e atividade sexual.

Características Clínicas

Os pacientes apresentam um escroto edematoso e sensibilidade no epidídimo (Fig. 173.8). Uma secreção uretral pode apresentar-se, sobretudo quando a condição é secundária a uma DST. Náusea, vômitos, febre, dor abdominal baixa, dor no escroto ou dor no testículo podem estar presentes. Lactentes e crianças mais jovens podem apresentar febre isolada. À medida que o edema aumenta, a obliteração do sulco entre o testículo e o epidídimo ocorre, dificultando a diferenciação com a torção testicular. O alívio da dor com elevação escrotal (sinal de Prehn) não é confiável e não deve ser usado para compor o diagnóstico.[11]

Considerações Diagnósticas

Testes Diagnósticos

A urinálise e a cultura de urina devem fazer parte da avaliação do DE para todos os lactentes e crianças com menos de 2 anos de idade. Em crianças com mais de 2 anos de idade, a cultura de urina deve ser realizada apenas se os resultados da urinálise indicarem infecção do trato urinário. A falta de piúria não exclui a epididimite; até 50% dos pacientes têm urinálise normal. A avaliação uretral direta para *N. gonorrhoeae* e *C. trachomatis* não é necessária o teste de amplificação de ácidos nucleicos rápido melhorado (PCR) é tão sensível quanto em amostras de urina. A ultrassonografia pode ser indicada em casos não diferenciados para excluir a torção. O aumento do fluxo vascular em direção à lateral do epidídimo inflamado pode ser visto neste exame.

Tratamento

Elevação escrotal, bolsas de gelo na área escrotal e medicamentos para dor são úteis para controlar a dor e a inflamação. Se a secreção uretral estiver presente, adolescentes sexualmente ativos devem ser tratados presumidamente para *N. gonorrhoeae* e *C. trachomatis*. Ceftriaxona (250 mg intramuscular) e doxiciclina (100 mg duas vezes ao dia por 10 dias) são os tratamentos de preferência. Para aumentar a adesão, azitromicina (1 g uma vez) pode ser usada em vez de doxiciclina, apesar de existirem poucos dados sobre a utilização da azitromicina para epididimite por Clamídia. O acompanhamento para a resolução dos sintomas deve ocorrer caso a azitromicina seja usada. Em crianças, a epididimite não adquirida sexualmente sem evidências de infecção do trato urinário pode ser bem tratada sem antibióticos.[12] Os lactentes com ou sem achados positivos na urinálise e as crianças mais jovens com achados positivos da urinálise podem ser tratados com cefalexina três vezes ao dia caso haja suspeita de infecção bacteriana do trato urinário. *Mycoplasma genitalium* e *Ureaplasma urealyticum* podem causar epididimite crônica, e eritromicina, claritromicina ou azitromicina podem ser usadas se os sintomas persistirem.

Encaminhamento

Os pacientes com sintomas sistêmicos e toxicidade devem ser admitidos para a terapia antibiótica IV com ceftriaxona ou cefotaxima. O acompanhamento com o pediatra ou o urologista é necessário para avaliar as anormalidades anatômicas contribuintes e garantir a resolução do sintoma.

ORQUITE

Princípios

Orquite é um resultado de uma infecção bacteriana ou testicular viral levando a edema difuso, dor e descoloração do escroto. O Paramixovírus é o mais comum, associado à caxumba. Outras causas incluem *Escherichia coli, Klebsiella pneumoniae, Pseudomonas aeruginosa, Staphylococcus* ou *Streptococcus spp.*, vírus Epstein-Barr, vírus Coxsackievírus, arbovírus, enterovírus, *Brucella*, doença granulomatosa e *Filariae*.[13]

Características Clínicas

Durante o desenvolvimento da caxumba, a orquite normalmente se desenvolve após a primeira semana e manifesta-se com sensibilidade e edema do testículo, com descoloração do escroto. Os casos blaterais são relativamente raros, ocorrendo em 2% a 5% dos pacientes afetados. Se a epididimite coexistir, uma secreção uretral pode estar presente. A orquite bacteriana pode resultar na formação de abscesso escrotal.

Considerações Diagnósticas

Testes Diagnósticos

O exame de ultrassonografia com doppler pode ser necessário para distinguir a orquite da torção testicular.

Tratamento e Encaminhamento

O tratamento da orquite viral visa o controle da dor (elevação escrotal, fármacos anti-inflamatórios não esteroidais [AINEs] e, possivelmente, narcóticos). Quando um diagnóstico é incerto ou quando a epididimite concomitante é suspeita, trate com antibióticos orais abrangendo as bactérias Gram-negativas (p. ex., cefalosporina de terceira geração). Deve ser solicitada avaliação urológica especializada com urgência para examinar um abscesso escrotal ou testicular. A maioria dos casos pode ser tratada ambulatorialmente.

TORÇÃO TESTICULAR

Princípios

A torção testicular é a causa mais preocupante de um escroto agudamente dolorido. O diagnóstico e tratamento tardios podem resultar em perda da espermatogênese e, em casos graves, testículos gangrenosos necrosados. As taxas de salvamento testicular dependem do tempo. Aproximadamente 100% dos testículos podem ser salvos se forem destorcidos dentro de 4 horas do início do sintoma. Isso diminui para menos de 10% se houver um atraso de mais de 24 horas para o tratamento. A torção testicular pode ocorrer em qualquer idade. Um pequeno pico de incidência ocorre no período neonatal, mas a maioria dos casos ocorre entre os 12 e 18 anos de idade.[14]

Normalmente, a túnica vaginal prende-se à parede posterior do hemiescroto e ao polo superior do testículo para alcançar a fixação testicular. Se a túnica cobrir completamente o testículo e prender-se mais acima do cordão espermático (deformidade em badalo de sino), a fixação testicular adequada não ocorre, e existe uma predisposição para a torção (Fig. 173.9). Na torção intravaginal, o testículo pode girar dentro da túnica vaginal, restringindo assim o fluxo sanguíneo. A torção extravaginal pode ocorrer intraútero e é mais comum em neonatos prematuros.

Características Clínicas

Os pacientes apresentam dor escrotal aguda e inchaço, um testículo elevado e, geralmente, ausência do reflexo cremastérico. Esse reflexo pode ser demonstrado por acariciar suavemente a pele

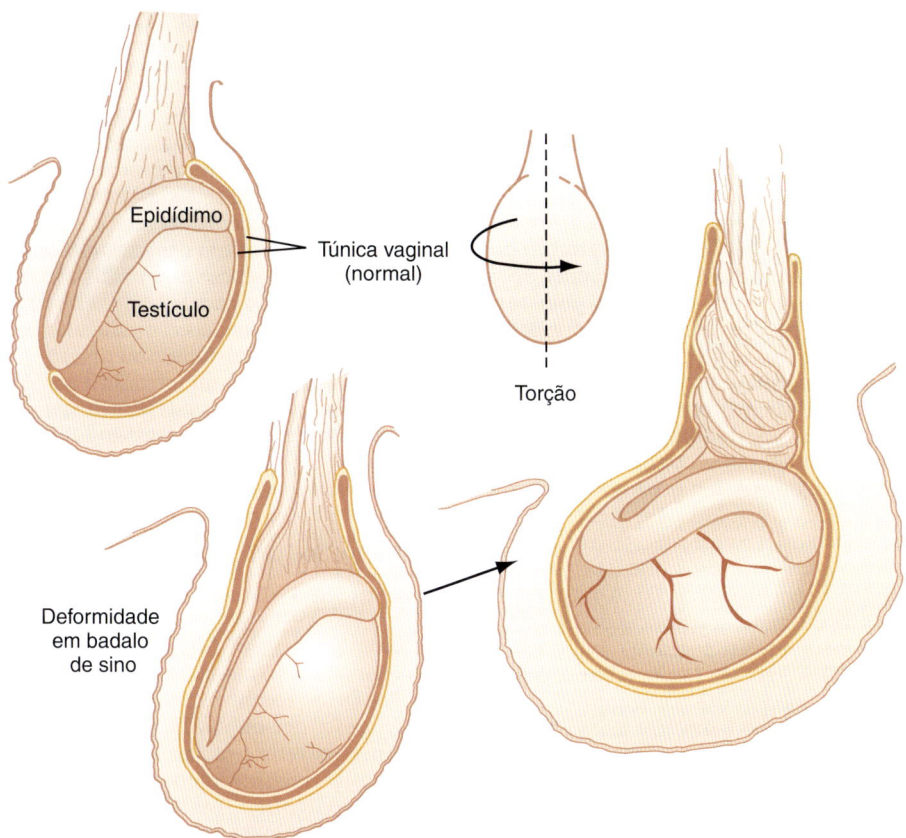

Fig. 173.9. Anatomia da torção testicular. (De Snyder HM III, et al.:Dor — escrotal. Em Fleisher GR, Ludwig S, editores: Textbook of pediatric emergency medicine, ed 4, Filadélfia, 2000, Lippincott Williams & Wilkins.)

da parte interna da coxa abaixo do quadril em direção ao joelho. O músculo cremaster do lado ipsilateral contrai-se rapidamente e eleva o testículo. Embora ausente na maioria dos casos, a presença do reflexo cremastérico não impede a torção testicular.[11,14,15] A posição anormal do epidídimo e do testículo (alta e transversal) também pode ser notada, com as torções do lado esquerdo sendo ligeiramente mais comuns do que do lado direito. A dor costuma ser constante e o paciente pode ter um histórico de um episódio anterior semelhante. Até 90% dos pacientes têm náusea e vômito associados. O criptorquidismo (um ou ambos os testículos não descidos) aumenta o risco de torção e pode apresentar dor abdominal ou inguinal.[14,16,17] O histórico familiar e um trauma recente podem aumentar o risco de torção.[14] Como os adolescentes do sexo masculino podem sentir-se constrangidos para relatar dor testicular ou escrotal, todos os homens com dor abdominal devem ser submetidos ao exame testicular.

Considerações Diagnósticas

Testes Diagnósticos

A consulta urológica de emergência deve ser obtida para os pacientes com suspeita de torção testicular. Em casos não diferenciados, a ultrassonografia com doppler é indicada.[11,14] A sensibilidade da ultrassonografia é de 85% a 98% (embora operador-dependente), com especificidade perto de 100%. A cintilografia e a ressonância magnética (RM) são opções de imagem menos utilizadas, mas podem ser consideradas para resultados de ultrassom indeterminados. A ecotextura homogênea no ultrassom é preditiva de viabilidade testicular e justifica a exploração cirúrgica urgente. A ecotextura parenquimal heterogênea indica a não viabilidade testicular no contexto de sintomas prolongados.

Tratamento

A exploração cirúrgica imediata é indicada com suspeita clínica de torção (particularmente dentro de 12 horas do início dos sintomas) e não deve ser adiado para estudos diagnósticos. A distorção do testículo afetado é realizada cirurgicamente, seguida por uma orquidopexia eletiva do lado contralateral para evitar a recorrência. Aproximadamente 40% dos pacientes têm uma deformidade em badalo de sino do testículo contralateral. A distorção manual à beira leito pode ser realizada com analgesia se o reparo operatório for atrasado. O testículo é girado de um modo estilo livro aberto como se visto de baixo, da parte medial para a lateral, até que a distorção seja completada. A torção pode causar isquemia a 180 de rotação, mas normalmente ocorre com 360 graus de giro. Até um terço dos pacientes pode torcer lateralmente; nesses casos, a redução manual agrava a torção e seus sintomas, e o procedimento deve ser interrompido. Após uma distorção bem-sucedida, uma síndrome compartimental testicular pós-procedimento pode ocorrer secundária ao edema testicular na túnica albugínea apertada. A orquiectomia eletiva (e não urgente) com orquidopexia contralateral pode ser indicada para um paciente com sintomas prolongados e um ultrassom consistente com a não viabilidade testicular. Deve-se tomar cuidado nesses casos porque a torção intermitente pode ocorrer. Essa decisão deve ser feita após avaliação conjunta do urologista responsável e do emergencista. Tanto o apêndice do testículo quanto o apêndice do epidídimo podem torcer, embora o primeiro seja bem mais comum. Os pacientes com torção do apêndice apresentam dor moderada de início súbito localizada no hemiescroto envolvido. O ponto azul patognomônico (descoloração azulada de <3 mm na parte superior lateral do hemiescroto — um apêndice cianótico) está presente em menos de 25% dos casos.[15] O eco-doppler colorido deve ser realizado quando o diagnóstico for incerto e revelar fluxo normal ou aumentado para o testículo afetado.[18] A terapia conservadora com analgésicos e suspensório escrotal é indicada; o apêndice envolvido passa por autoamputação dentro de uma semana, acompanhada pela resolução dos sintomas.[11,18]

VARICOCELE

Varicocele é uma coleção de varicosidades venosas das veias espermáticas no escroto causadas pela drenagem incompleta do plexo pampiniforme. As varicoceles ocorrem de 10% a 20% dos homens, porém são raras em crianças com menos de 10 anos. A maioria ocorre do lado esquerdo.

A coleção venosa dilatada pode ficar sensível ao exame físico. Ela pode ser palpada superiormente e posteriormente ao testículo. Os pacientes devem ser examinados na posição vertical e em decúbito dorsal, pois as varicoceles ficam mais acentuadas quando o paciente está de pé. As varicoceles são descritas como um "saco de vermes" na aparência e na palpação. Os pacientes com varicoceles que têm um início súbito, ou são do lado direito ou não diminuem em decúbito dorsal devem ser submetidos a um exame de imagem (p. ex., ultrassonografia, tomografia computadorizada [TC] ou RM) para avaliar uma neoplasia retroperitoneal. A correção cirúrgica pode ser necessária se o paciente se tornar sintomático ou tiver varicoceles bilaterais.

EDEMA ESCROTAL IDIOPÁTICO

O edema escrotal idiopático é um eritema e induração do escroto que geralmente é indolor, mas pode ser pruriginoso. Não há uma causa certa.[19] A maioria dos casos são unilaterais e costumam ocorrer em meninos pré-púberes de 5 a 11 de idade. Há uma sensibilidade mínima no exame físico, mas o edema e o eritema podem estender-se ao pênis, virilha e abdome. O exame dos testículos e do epidídimo não revela massa palpável. Os sinais e sintomas sistêmicos são raros. A ultrassonografia normalmente demonstra espessamento da parede escrotal e aumento do fluxo sanguíneo peritesticular.[19] Os pacientes podem receber alta com um acompanhamento ambulatorial após exclusão de algum processo patológico agudo. A maioria dos casos resolve-se espontaneamente dentro de alguns dias. Os AINEs e o suspensório escrotal podem aliviar os sintomas. As recorrências geralmente são mais graves e ocorrem em até 21% dos pacientes.[19]

HIDROCELE

A hidrocele é uma coleção de fluido que se acumula na túnica vaginal. As hidroceles comunicantes têm um trato aberto entre o peritônio e escroto. O trato é fechado nas hidroceles não comunicantes. A maioria das hidroceles surge do lado direito. As hidroceles são comuns em recém-nascidos e a maioria se resolve espontaneamente dentro de um ano. As hidroceles persistentes depois de 1 ano de idade muitas vezes precisarão de reparo cirúrgico. Em crianças mais velhas e adolescentes, elas podem ocorrer secundárias à epididimite, orquite, torção testicular, apêndice do testículo ou torção do epidídimo, trauma ou tumor.

O exame com transiluminação revela alargamento do escroto. O eco-doppler colorido pode ser necessário para determinar a causa da hidrocele e excluir um processo patológico agudo em pacientes com dor. Os pacientes assintomáticos podem receber alta com acompanhamento urológico para nova avaliação e tratamento.

HÉRNIA INGUINAL

Princípios

As hérnias inguinais (diretas e indiretas) são mais comuns em pacientes do sexo masculino, com picos bimodais antes de 1 ano de idade e após os 40 anos de idade. Os lactentes anatomicamente correm risco de uma hérnia inguinal secundária a um curto canal inguinal que atravessa a parede abdominal perpendicularmente, em oposição ao movimento oblíquo em adultos. O nascimento prematuro dobra o risco de hérnia inguinal, possivelmente em associação às condições que aumentam a pressão intra-abdominal, como a ventilação mecânica. Os lactentes geralmente apresentam encarceramento. Embora as hérnias sejam mais comuns em lactentes do sexo masculino, a encarceramento é mais comum em meninas. Além disso, as meninas são mais propensas a ter encarceramento de ovário em vez de intestino encarcerado. A torção ovariana concomitante pode ocorrer com hérnias inguinais e devem ser suspeitas na irritabilidade continuada após uma redução bem-sucedida da hérnia. Os pacientes devem receber uma indicação cirúrgica urgente porque as hérnias encarceradas reduzidas recorrem comumente dentro de dias. Consulte o Capítulo 89 para uma discussão adicional sobre hérnias inguinais.

CARCINOMA TESTICULAR

Princípios

Os cânceres de testículo e escroto representam aproximadamente 1% dos tumores sólidos em crianças. O câncer de testículo é um dos tumores sólidos mais curáveis, sobretudo quando diagnosticado no início. A criptorquidia aumenta o risco de câncer de testículo no testículo não descido e no testículo descido contralateral. Os tipos de tumores incluem teratomas, carcinomas embrionários, tumores do saco vitelino, coriocarcinomas, tumores da célula de Leydig tumores da célula de Sertoli. O linfoma e a leucemia também metastizar para o testículo.

Características Clínicas

Os pacientes normalmente apresentam massa unilateral indolor palpada separadamente a partir do testículo ou podem descrever uma sensação de volume, puxão ou aumento do peso do escroto e alargamento testicular. Uma hidrocele reativa pode apresentar-se em 7% a 25% dos pacientes e pode contribuir para um diagnóstico tardio. O exame físico revela uma massa firme, lisa ou nodular, que não pode ser transiluminada. Um exame físico completo em busca de linfadenopatia, petéquias, massa abdominal, hepatosplenomegalia ou ginecomastia deve ser realizado. A avaliação diagnóstica inclui um exame de sangue, urinálise, teste de gonadotrofina coriônica humana na urina (produzida por tumores de células germinativas) e ultrassonografia do testículo.

INFECÇÕES DO TRATO URINÁRIO

Princípios

Uma infecção do trato urinário (ITU) é uma causa comum de febre em crianças mais jovens. Neonatos masculinos são mais suscetíveis do que as meninas, mas, após o período neonatal, as mulheres correm maior risco. O refluxo vesicoureteral da bexiga para o ureter é uma causa comum de infecções urinárias recorrentes, incluindo pielonefrite. As cicatrizes renais resultantes podem aumentar o risco de hipertensão ou levar à insuficiência renal posteriormente.[20]

A incidência no início do estudo de bacteriúria assintomática em crianças é 1%.[21] O diagnóstico de uma ITU em crianças exige resultados da urinálise sugerindo infecção (piúria, bacteriúria ou ambas) e a presença de pelo menos 50.000 unidades formadoras de colônia (CFU) por mililitro de um uropatógeno cultivado de uma amostra de urina.[22] O *E. coli* é a causa predominante de ITUs em crianças; algumas espécies de *Klebsiella* são mais prováveis em recém-nascidos. Outros patógenos incluem *Enterobacter, Proteus, Morganella, Serratia,* e *Salmonella* spp. *Lactobacillus, Staphylococcus* coagulase-negativa, e *Corynebacterium* não são considerados patógenos clinicamente relevantes em crianças saudáveis.[22] As ITUs em lactentes com menos de 3 meses são associadas à bacteremia em até 50% dos casos e 5% em crianças mais velhas.

Características Clínicas

Aproximadamente 5% das crianças com menos de 2 anos com temperatura acima de 39 °C e sem uma fonte para a febre têm uma ITU oculta[22]; cerca de 75% das crianças com menos de 5 anos com uma ITU febril têm pielonefrite. Meninas com menos de 2 anos e os meninos não circuncidados com menos de 12 meses correm maior risco de ITU. A duração da febre correlaciona-se à prevalência das ITUs, tendo uma probabilidade maior se a febre durar dois dias do que se durar um dia.[23]

As ITUs em crianças com menos de 2 anos muitas vezes apresentam sintomas não específicos, como diminuição da ingestão oral, letargia, icterícia, febre, vômitos, dor abdominal e irritabilidade. As crianças com mais de 2 anos podem ter sintomas locais de cistite, como sensibilidade suprapúbica ou disúria. Os sintomas sistêmicos de pielonefrite incluem febre, sensibilidade do ângulo costovertebral, dor abdominal, vômitos e aspecto doentio. A enurese noturna de novo início também pode ser um sinal de uma ITU.

Considerações Diagnósticas

Testes Diagnósticos

O cateterismo uretral estéril é o método preferido de coleta de urina.[24] Em lactentes, as chances de uma bexiga cheia melhora se tiver transcorrido de 45 a 60 minutos desde a última troca de fralda; o ultrassom aumenta a probabilidade de se obter urina. A coleta de urina feita com saco coletor tem taxas de falso-positivo de 12% a 83% devido à contaminação pela flora periuretral e não deve ser usada.[22] Como o cateterismo uretral quase sempre é bem-sucedido, a aspiração suprapúbica raramente é necessária. Marcadores de nitrito e esterase leucocitária têm a sensibilidade e especificidade combinadas mais alta; a taxa de falso-positivo é menos de 4% quando ambos são positivos.[25] A coloração de Gram da urina aumenta a sensibilidade em 93%, mas não mostrou alterar o tratamento do pronto-socorro.[25,26] Em crianças com menos de 2 anos, apenas a urinálise não é suficiente para descartar uma ITU. O teste de nitrito mede a conversão de nitratos em nitritos por bactérias Gram-negativas, mas isso pode não ocorrer em lactentes que urinam com frequência. A esterase leucocitária requer a presença de leucócitos. As sensibilidades de ambos os testes permanecem baixas o suficiente de modo que as culturas de urina devem ser solicitadas para crianças com menos de 2 anos de idade.[22] Os resultados do teste da função renal raramente são anormais, porém devem ser obtidos em crianças com hipertensão, proteinúria ou sinais de desidratação. As hemoculturas não são indicadas em crianças com bom estado geral porque a taxa de verdadeiro-positivo é baixa, e o organismo identificado é, invariavelmente, o patógeno urinário.

Diagnósticos Diferenciais

A doença renal subjacente ou a anormalidade do trato urinário deve ser considerada em crianças que apresentam hipertensão, hematúria, nível elevado de nitrogênio ureico do sangue (BUN) ou de creatinina, anormalidades eletrolíticas, ou acidose. O diabetes pode apresentar frequência urinária, imitando uma ITU. Outras causas de disúria em crianças incluem irritantes, como banho de espuma ou sabonetes, corpos estranhos retidos na vagina e oxiuríase (Quadro 173.1). A possibilidade de abuso sexual deve ser considerada em qualquer criança com um histórico de múltiplas ITUs sem uma causa, como refluxo vesicoureteral.

Tratamento

Com Menos de 2 Meses

Lactentes com menos de 2 meses correm maior risco para sepse. Já foi recomendação que os lactentes recebessem uma avaliação completa para sepse e admissão hospitalar para terapia antibiótica IV (p. ex., com gentamicina ou cefotaxima e ampicilina). No entanto, os estudos mostraram que pode ser seguro tratar um subgrupo de crianças mais jovens (29-60 dias de idade) com ITUs em uma base ambulatorial se elas aparentarem estar bem no DE e tiverem um bom acompanhamento.[27-29]

> **QUADRO 173.1**
>
> ### Causa de Disúria em Crianças
>
> **INFEÇÃO**
> Infecção do trato urinário incluindo cistite e pielonefrite
> Vaginite resultante de Gardnerella, Trichomonas, Candida ou organismos sexualmente transmissíveis
> Oxiuríase
> Balanite
>
> **IRRITAÇÃO**
> Banho de espuma, sabonetes novos ou duchas
> Corpo estranho vaginal, como papel higiênico retido
>
> **TRAUMA**
> Abuso físico ou sexual, lesão genital (não intencional)
> Autoestimulação ou masturbação
>
> **OUTROS**
> Aderências dos lábios vulvares
> Cálculo renal ou hipercalciúria

> **QUADRO 173.2**
>
> ### Causa de Hematúria em Crianças
>
> **EXTRARRENAL**
> Trauma
> Estenose meatal ou válvulas uretrais posteriores
> Exercícios
> Menstruação ou hemorragia retal
> Corpos estranhos
> Cistite, uretrite ou epididimite
>
> **INTRARRENAL**
> Pielonefrite
> Cálculos renais ou da bexiga ou tumores Glomerulonefrite pós-estreptocócica ou glomerulonefrite idiopática
> Nefrite intersticial aguda
> Necrose tubular aguda
> Doença glomerular da membrana basal
> Trombose da veia ou artéria renal
> Hematúria familiar recorrente
> Doença do rim policístico
>
> **SISTÊMICA**
> Nefrite por síndrome de Alport
> Púrpura de Henoch-Schönlein
> Lúpus sistêmico eritematoso
> Síndrome hemolítico-urêmica
> Mononucleose infecciosa
> Doença falciforme ou outras hemoglobinopatias
> Endocardite bacteriana ou válvulas cardíacas artificiais
> Distúrbios hemorrágicos, warfarina ou aspirina
> Medicamentos como amitriptilina ou clorpromazina, agentes de radiocontraste
> Síndrome de Munchausen ou transtorno factício

De 2 Meses a 2 Anos

Crianças com bom aspecto, de 2 meses a 2 anos de idade, sem sinais de toxicidade, podem ter a ITU tratada em uma base ambulatorial.[30] A terapia antibiótica oral é tão eficaz quanto à terapia parenteral inicial[31]; os médicos devem estar familiarizados com seus padrões de resistência bacteriana local, porque as taxas de resistência da E. coli à trimetoprim-sulfametoxazol pode chegar a 20-30% .[32] As taxas mais baixas de resistência para as cefalosporinas de primeira geração (p. ex., cefalexina, amoxicilina-clavulanato), cefalosporinas de terceira geração (p. ex., cefixima, cefpodoxima, cefdinir, cefotaxima, ceftriaxona) e aminoglicosídeos (p. ex., gentamicina) forma relatadas. Antibióticos que são excretados na urina, mas não atingem níveis suficientes na corrente sanguínea, como a nitrofurantoína, não devem ser utilizados.[22]

Como as ITUs nesse grupo etário são consideradas processos da doença do trato superior, um tratamento de 7 a 14 dias com antimicrobianos é indicado.[22] Os pacientes devem ser acompanhados clinicamente nos três primeiros dias de tratamento até que os resultados da cultura forneçam sensibilidades antibióticas. A imagem de acompanhamento, como ultrassom renal e da bexiga, em busca de evidências de anormalidades anatômicas ou cicatrizes renais pode ser concluído em uma base ambulatorial.[22]

Com Mais de 2 Anos

Crianças com mais de 2 anos com cistite simples devem ser tratadas com um período curto de três dias de antibióticos, como cefalexina ou amoxicilina + clavulanato. Períodos inferiores a três dias resultam em maiores taxas de falha e não são recomendados. As crianças mais velhas com pielonefrite devem receber um tratamento de 7 a 14 dias com antibióticos.[22] Fluoroquinolonas não são recomendadas para crianças devido à possível toxicidade musculoesquelética.

Encaminhamento

As crianças com sinais de toxicidade, obstrução urinária ou incapacidade de ingerir medicações orais devem ser internadas para receber antibióticos IV.[30] O paciente de alta deve receber instruções para retornar se não puder ingerir alimentos ou se os sintomas piorarem. Mesmo com tratamento adequado, as crianças com ITUs podem permanecer com febre baixa por 48 horas, apesar da melhora clínica.

HEMATÚRIA

Princípios

Os eritrócitos podem entrar no trato urinário devido à inflamação, infecção, trauma ou anormalidades anatômicas, em qualquer lugar desde o glomérulo até a uretra. A hematúria microscópica é definida como mais de 5 eritrócitos/mm^3; hematúria macroscópica e a maciça têm presença de sangue ou coágulos visíveis a olho nu. As causas de hematúria podem variar de fatores mais simples, como exercícios ou uma ITU, a fatores mais sérios, como a doença glomerular.

Características Clínicas

O histórico e o exame físico (incluindo o exame genital) devem concentrar-se nos sinais de infecção, trauma ou doenças hemorrágicas. Os médicos devem procurar por sinais de doença renal (p. ex., glomerulonefrite), incluindo hipertensão, edema facial, estertores e sopros cardíacos.

Considerações Diagnósticas

Diagnósticos Diferenciais

As causas da hematúria podem ser divididas em enfermidades extrarrenais, intrarrenais e sistêmicas (Quadro 173.2). A urina com hemácias lisadas ou mioglobina de lesão muscular são positivas para o teste de hemoglobina, mas não contêm hemácias. Determinados fármacos ou alimentos, como fenotiazinas, ibuprofeno, beterrabas e frutas vermelhas, podem deixar a urina avermelhada. Em neonatos, os cristais de urato podem deixar a urina com uma coloração vermelha benigna na fralda, também chamada de *urina de pó de tijolo*.

Testes Diagnósticos

Uma urinálise com mais de cinco eritrócitos por campo de alta potência ou sangue maciço indica hematúria. A presença de leucócitos ou esterase leucocitária indica infecção. Cilindros eritrocitários associados, proteinúria grande, hipertensão ou insuficiência renal podem indicar patologia glomerular. Com hematúria, a fita reagente pode ser positiva para proteína, mas não deve exceder 2+ (100 mg/dl) se a hematúria for a única causa de proteinúria. Se houver suspeita de doença glomerular, especialmente no cenário de uma recente infecção faríngea ou cutânea, um swab faríngeo, um teste de anticorpos para *Streptococcus* e estudos complementares devem ser solicitados. Os níveis complementares são reduzidos na glomerulonefrite pós-estreptocócica. Se o paciente tiver sinais de hipertensão, edema, ganho de peso ou proteinúria, a síndrome nefrótica deve ser considerada, e os testes laboratoriais para eletrólitos, proteína total e albumina devem ser solicitados. A velocidade de hemossedimentação e o exame de anticorpo antinuclear são indicados se doenças como lúpus eritematoso sistêmico forem possíveis. Hipercalciúria é uma causa comum da hematúria microscópica e da hematúria maciça; a urina e os níveis plasmáticos de cálcio devem ser medidos se nenhuma outra causa de hematúria for encontrada. Teoriza-se que os microcálculos produzidos pela hipercalciúria causam irritação do uroepitélio.

Tratamento

A disposição irá depender da causa subjacente para a hematúria. Crianças com bom aspecto sem causa identificável de hematúria devem ser acompanhadas por um médico de cuidados primários para uma coleta de urina de 24 horas para medir os níveis de creatinina e proteína.

CÁLCULOS RENAIS

Princípios

Os cálculos renais em crianças têm uma incidência cada vez maior.[33] Os cálculos que contêm cálcio são responsáveis por aproximadamente 60% de todos os casos, seguidos por cálculos de estruvita, ácido úrico e cistina. Anomalias congênitas, trauma ou infecção também podem estar relacionadas a causa. Os cálculos renais são de três a quatro vezes mais comuns em crianças brancas, e um histórico familiar aumenta o risco.[33] Em crianças mais jovens, o cálculo renal predomina em relação aos cálculos ureterais.

Características Clínicas

Crianças mais velhas normalmente têm cólica abdominal, vômitos e hematúria. Crianças mais jovens com cálculos renais podem apresentar queixas menos específicas, como dor abdominal incômoda, vômitos ou mal-estar, e, às vezes, apenas hematúria isolada. O histórico deve incluir ITUs anteriores (algumas espécies de *Proteus* podem potencializar os cálculos de estruvita), histórico familiar de cálculos renais e dieta, (incluindo o uso excessivo de vitaminas) e ingestão de líquidos. As toxinas também foram associadas ao desenvolvimento de cálculos renais.[34]

Considerações Diagnósticas

Estratégias Diagnósticas

A urina deve ser verificada quanto à hematúria e evidências de infecção, como esterase leucocitária positiva ou nitrito, leucócitos e bactérias. Hemograma, painel eletrolítico, BUN, níveis de creatinina e cultura de urina devem ser solicitados, sobretudo para o primeiro episódio de cálculos renais. Testes laboratoriais adicionais, como os níveis de cálcio ou ácido úrico, podem ser solicitados durante o acompanhamento com um urologista pediátrico.

A TC helicoidal sem contraste tem alta sensibilidade e especificidade para a detecção de cálculos de 1 mm e pode identificar os processos associados, como obstrução, hidroureter, hidrocálice e abscesso renal. A ultrassonografia geralmente é uma alternativa de primeira escolha em pacientes jovens para evitar a radiação porque os cálculos renais predominam sobre os cálculos ureterais nessa população. A sensibilidade da ultrassonografia com técnicos experientes é de até 90% para cálculos renais, porém bem menor para cálculos ureterais.[33] Se os resultados do ultrassom forem ambíguos, a TC deve ser considerada, sobretudo para cálculos renais presumidos pela primeira vez.

Diagnósticos Diferenciais

Gastroenterite e constipação são causas mais comuns de cólica abdominal em crianças mais jovens. A dor abdominal intermitente associada à intussuscepção costuma ocorrer em crianças com menos de 2 anos. Em adolescentes, a cólica biliar e a torção gonadal intermitente também devem ser consideradas.

Tratamento

O tratamento da nefrolitíase pediátrica é semelhante ao tratamento para adultos (Capítulo 89). As crianças com função renal normal e controle adequado da dor, sem sinais de toxicidade ou infecção renal, podem receber alta com segurança, com um bom acompanhamento. Os cálculos de 5 mm ou menos parecem passar com segurança em pacientes pediátricos.

TUMORES RENAIS

Princípios

Os tumores renais em crianças variam de nefroma cístico benigno ao tumor rabdoide maligno mais agressivo. A maioria das massas abdominais em lactentes é de tumores renais benignos ou cistos.

Características Clínicas

A apresentação mais frequente para uma criança com um tumor renal é a de uma massa abdominal encontrada pelos pais durante o banho ou ao vestir a criança. Hematúria ou dor é uma manifestação menos comum do que na população adulta.

Considerações Diagnósticas

Testes Diagnósticos

Como a maioria das massas abdominais são cistos renais, a ultrassonografia renal, que não expõe a criança à radiação, é o estudo de imagem inicial de escolha. Os testes laboratoriais devem incluir hemograma, contagem de plaquetas, BUN, níveis de creatinina sérica, urinálise e níveis de catecolamina na urina, que são aumentados em 95% dos pacientes com neuroblastoma, porém são normais naqueles com tumor de Wilms. Uma vez que uma massa sólida é encontrada na ultrassonografia, a TC deve ser realizada para definir melhor a massa. Se a massa parece maligna na TC, imagens adicionais (p. ex., TC de cérebro ou tomografia por emissão de pósitrons [TEP]) irão identificar metástases.[35]

Diagnósticos Diferenciais

Os diagnósticos diferenciais para uma massa renal incluem lesões císticas, como aquelas da doença renal policística, e hidronefrose grave resultando de obstrução ou refluxo grave. As massas sólidas incluem tumor de Wilms, neuroblastoma, carcinoma de células renais, nefromas mesoblásticos e nefromas císticos.

Encaminhamento

Um diagnóstico preliminar da causa da massa deve ser obtido antes de a criança receber alta do DE. As crianças com bom aspecto com função renal normal, para quem o acompanhamento de perto pode ser assegurado, podem ser tratadas em uma base ambulatorial. O diagnóstico preliminar de um tumor renal pode precisar de uma internação para avaliação mais aprofundada e diagnóstico final.

PROTEINÚRIA

Princípios

A proteinúria leve (1+ a 2 +) é um achado laboratorial comum em crianças mais jovens e pode representar condições benignas, como exercícios ou desidratação leve, ou causas mais graves, como síndrome nefrótica.[36] A albumina, uma proteína de alto peso molecular, não passa pelos glomérulos na urina; as proteínas de baixo peso molecular, no entanto, passam pelos glomérulos e são reabsorvidas no túbulo proximal. A proteinúria pode resultar de uma maior passagem de moléculas de proteína, como albumina, através dos glomérulos ou da diminuição da reabsorção pelos túbulos. Na maioria dos casos, a proteinúria é benigna e assintomática. Se a quantidade de proteína perdida for significativa, como na síndrome nefrótica, a hipoalbuminemia resultante (nível de albumina < 2g/dl; nível de proteína < 4 g/dl) podem causar ascite e edema de generalizado.

Características Clínicas

Os sintomas de apresentação em crianças dependem da causa da proteinúria. Os pacientes podem ter hipertensão, edema (geralmente facial), ascite ou, em lactentes, rins palpáveis. Faringite recente ou a presença de hematúria pode indicar um processo inflamatório renal como glomerulonefrite pós-estreptocócica. Alterações no peso, débito urinário ou histórico familiar de proteinúria podem indicar síndrome nefrótica. Uma erupção em borboleta do lúpus sistêmico ou a erupção purpúrica da púrpura de Henoch-Schönlein também podem indicar a causa subjacente de proteinúria.

Considerações Diagnósticas

Diagnósticos Diferenciais

As causas de proteinúria podem ser glomerular ou tubular. As causas glomerulares incluem síndrome nefrótica, glomerulonefrite e rejeição pós-transplante. As causas transitórias da função glomerular alterada incluem exercícios, frio ou calor extremo, febre, convulsões e estresse. As causas tubulares de proteinúria incluem envenenamento por metais pesados, infecções do trato urinário e diabetes, assim como uma proteinúria tubular assintomática.[36,37] O teste da fita reagente na urinálise pode levar a um resultado falso-positivo para proteinúria quando a urina está alcalina ou contém muco, sangue, secreções vaginais, sêmen ou um número significativo de células inflamatórias. Além disso, diluir a urina (gravidade específica < 1,010) pode levar a um resultado falso-negativo.

A proteinúria ortostática é uma condição benigna caracterizada por proteína na urina coletada com o paciente em uma posição vertical, mas não em amostras colhidas de uma criança em decúbito dorsal. A proteinúria persistente ou associada à hematúria ou outros sinais de doença renal, como um nível elevado de BUN ou de creatinina, normalmente é um sinal de uma condição mais grave.

Testes Diagnósticos

A proteinúria leve (≤ 2 +; equivalente a ≤ 100 mg/dL) não requer investigação adicional. Evidências de uma ITU, como leucócitos, esterase leucocitária positiva ou nível de nitrito, devem ser tratadas. Os pacientes com proteinúria moderada (≥ 3 +; equivalente a ≥ 300 mg/dL) devem ter testes adicionais, incluindo os níveis de proteína sérica total, albumina, eletrólitos, BUN, creatinina, e cultura de urina. Uma relação proteína-creatinina aleatória na urina (Pr/Cr na urina, expressa em mg/dL) é altamente correlacionada aos níveis de proteína encontrados em uma coleta de urina de 24 horas. O valor normal de Pr/Cr na urina em crianças com mais de 2 anos e adultos é inferior a 0,2 mg/dL; o valor normal para crianças de 6 meses a 2 anos de idade é inferior a 0,5 mg/dL. Uma Pr/Cr na urina superior a 3 mg/dL correlaciona-se à síndrome nefrótica. As crianças com níveis elevados de Pr/Cr na urina devem ser encaminhadas a um nefrologista para uma coleta de urina de 24 horas para proteína.

Um título de antistreptolisina-O (ASO) pode identificar uma infecção estreptocócica anterior como a causa de proteinúria. Em crianças mais jovens, a ultrassonografia renal detecta doença policística ou anormalidades anatômicas, mas pode ser adiada como um estudo ambulatorial se o paciente estiver recebendo alta. As crianças com proteinúria devem ser encaminhadas ao seu médico de cuidados primários, ou indica-se um acompanhamento com um nefrologista pediátrico. As indicações para biópsia renal podem incluir aumento dos níveis de creatinina, níveis baixos de complemento e hematúria.

Encaminhamento

Uma criança com edema significativo e ascite, hipertensão significativa (>99° percentil para idade e altura) resultantes da glomerulonefrite, ou comprometimento acentuado da função renal (<50% além do normal) deve ser hospitalizada. A consulta com um nefrologista pediátrico pode ser benéfica para decidir se a criança recebe alta ou não. As crianças com bom aspecto podem receber alta, com um acompanhamento ambulatorial estabelecido e retorno precoce.

GLOMERULONEFRITE PÓS-ESTREPTOCÓCICA

Princípios

A glomerulonefrite pós-estreptocócica (GNPE) é uma das glomerulonefrites mais comuns. A GNPE é uma sequela da faringite estreptocócica e, menos comumente, de infecções estreptocócicas da pele. Acredita-se que a GNPE resulta da deposição de complexos imunes circulantes no rim. A forma como esses complexos imunes se desenvolvem não é totalmente compreendida. Esses complexos imunes resultam na diminuição da filtração glomerular, permitindo que as proteínas fluam livremente na urina.

Embora a GNPE permaneça mais como uma causa de morbidade e mortalidade nos países em desenvolvimento, sua incidência global tem diminuído nos países industrializados.[38] Os antibióticos para a faringite estreptocócica não mostraram definitivamente prevenir a GNPE. No entanto, há algumas evidências de que o tratamento profilático de indivíduos em risco de países em desenvolvimento pode encurtar a epidemia.[38]

Características Clínicas

Geralmente, a GNPE ocorre em crianças de 3 a 7 anos de idade, com um histórico comum de faringite, com febre duas semanas antes do início da glomerulonefrite (ou em até seis semanas após infecções cutâneas).[38] Os sintomas podem ser localizados no trato urinário, manifestados como hematúria ou dor no flanco, ou podem ser menos específicos, com letargia ou edema generalizado. Algumas crianças podem apresentar edema pulmonar, arritmias cardíacas ou hipertensão. A insuficiência renal é encontrada em 2% desses pacientes.[38] O atraso no diagnóstico da GNPE pode ocorrer por um histórico negativo de infecção e ausência de hematúria bruta.

Considerações Diagnósticas

Testes Diagnósticos

Na GNPE, a urinálise irá mostrar sangue e proteína significativos, com cilindros eritrocitários em 60% dos casos. Outros achados podem incluir piúria, cilindros granulares ou hialinos. O nível de

BUN ficará elevado; hiponatremia e hipercalemia podem estar presentes.[38] Um título de ASO e os níveis de imunoglobulina G também ficam elevados na GNPE. Os níveis de complemento total, especialmente C3 e C4, são diminuídos na maioria dos pacientes durante as primeiras duas semanas da enfermidade.

Os níveis de complemento devem retornar ao normal dentro de três e quatro semanas na GNPE; na glomerulonefrite membranoproliferativa, os níveis de complemento permanecem baixos por mais tempo.

Diagnósticos Diferenciais

Outras causas primárias de glomerulonefrite incluem nefropatia por imunoglobulina A (IgA), normalmente vista com uma infecção respiratória superior ou gastrointestinal simultânea. A doença de Goodpasture pode apresentar dor torácica ou hemoptise, e a granulomatose de Wegener pode apresentar sinusite, epistaxe, tosse ou dispneia. O histórico familiar ou a perda de audição é comum na síndrome de Alport. As causas secundárias e suas manifestações incluem a púrpura de Henoch-Schönlein com erupção purpúrica e artralgias, síndrome hemolítico-urêmica (SHU) com diarreia ou hematoquézia, e lúpus eritematoso sistêmico com úlceras orais ou erupção malar.[38]

Tratamento

O tratamento da GNPE inclui restrição de líquidos e ingestão de sal. Os diuréticos devem ser administrados em consulta com um nefrologista pediátrico; as tiazidas são o tratamento de primeira linha, seguido por diuréticos de alça para a doença mais significativa. A GNPE é uma sequela de uma infecção pós-estreptocócica vista normalmente semanas após a infecção aguda; portanto, o tratamento com antibióticos não é indicado para a GNPE. A hipertensão significativa deve ser tratada como descrito posteriormente (consulte "Hipertensão"). Os bloqueadores do canal de cálcio ou betabloqueadores costumam ser considerados a terapia de primeira linha para hipertensão associada à GNPE.

Encaminhamento

Uma criança com hipertensão significativa (>99° percentil para idade e altura), insuficiência cardíaca congestiva ou uremia requer internação para tratamento hospitalar. As crianças com sintomas leves para quem o bom acompanhamento pode ser assegurado podem ser tratadas em uma base ambulatorial.

SÍNDROME NEFRÓTICA

Princípios

As síndromes nefróticas são doenças renais que resultam em proteinúria significativa, hipoproteinemia e edema. Embora a hipoalbuminemia defina o diagnóstico de síndrome nefrótica, os níveis de outras proteínas importantes, como imunoglobulinas também podem ser reduzidos pela doença. De 1 a 7 casos de síndrome nefrótica/100.000 crianças são descobertas a cada ano[39]; os meninos são afetados duas vezes mais do que as meninas.

As síndromes nefróticas ocorrem com frequência em crianças com menos de 5 anos. Das crianças com síndrome nefrótica, 90% têm o tipo primário, a maioria em decorrência da síndrome nefrótica de lesão mínima. A síndrome nefrótica secundária geralmente ocorre em crianças mais velhas e resulta de uma doença sistêmica, como a GNPE ou nefrite lúpica.[39]

Características Clínicas

As características de síndrome nefrótica incluem edema, hipoalbuminemia, proteinúria e hiperlipidemia. O aparecimento de edema pode ser insidioso, começando com edema periorbital. À medida que o peso aumenta, as calças e os calçados podem não servir mais. O edema progride, mas a criança normalmente não parece doente a menos que ela tenha edema pulmonar ou ascite. Outras características podem incluir anorexia, náuseas e vômitos secundários ao edema do intestino. Hipertensão, hematúria ou oligúria podem estar presentes. A insuficiência renal aguda é rara na síndrome nefrótica primária.

Crianças nefróticas correm maior risco para trombose, com 2% desenvolvendo complicações tromboembólicas. As veias renais são particularmente vulneráveis à trombose, levando à dor no flanco, hematúria e função renal comprometida. As crianças com síndrome nefrótica que estão tomando corticosteroides correm maior risco de efeitos colaterais dos esteroides. Os médicos devem aconselhar as famílias sobre a possibilidade de alterações agudas de humor, de depressão à mania, com o uso de esteroides. A terapia com esteroides e a diminuição dos níveis de imunoglobulinas colocam as crianças nefróticas em risco de infecções bacterianas, resultando em peritonite por *Streptococcus pneumoniae*, assim como infecções por Gram-negativas, normalmente *E. coli*, e celulite estafilocócica.[39]

Considerações Diagnósticas

Testes Diagnósticos

A proteinúria de nível nefrótico é uma excreção diária de mais de 3,5 g de proteína/1,73 m^2 ou mais de 50 mg/kg, correspondente a 3+ ou 4+ na fita reagente. A gravidade específica pode ser alta, e a hematúria microscópica pode estar presente. A proteína sérica total geralmente é baixa, de 4,5 a 5,5 g/dl e o nível de albumina sérica costuma ser menor que 3 g/dl e pode ser acentuadamente reduzido.

Uma Pr/Cr na urina aleatória, expressa em mg/dl, correlaciona-se aos níveis de proteína encontrados em uma coleta de urina de 24 horas. O valor normal de Pr/Cr na urina em crianças com mais de 2 anos e em adultos é inferior a 0,2 mg/dL; o valor normal para crianças de 6 meses a 2 anos de idade é inferior a 0,5 mg/dL. Uma Pr/Cr na urina superior a 3 mg/dL correlaciona-se com a síndrome nefrótica. As crianças com níveis elevados de Pr/Cr na urina devem ser encaminhadas a um nefrologista para uma coleta de urina de 24 horas para proteína.

Os níveis de complemento devem ser normais. Por razões não totalmente compreendidas, porém desencadeadas por alterações na pressão oncótica, os pacientes com síndrome nefrótica podem desenvolver hiperlipidemia. A hiponatremia pode estar presente, mas outros eletrólitos geralmente estão normais. Se houver um nível de colesterol elevado, o nível reduzido de sódio pode ser uma combinação de hiponatremia verdadeira e pseudo-hiponatremia. As concentrações de BUN e creatinina geralmente são normais, e os níveis de hemoglobina e hematócrito podem ser elevados por causa da hemoconcentração.

As radiografias de tórax podem mostrar efusões pleurais ou edema pulmonar. O coração parece normal ou pequeno devido à hipovolemia. Uma radiografia abdominal pode revelar ascite; a ultrassonografia não costuma ser específica, mas pode mostrar anormalidades como rins alargados devido ao edema ou rins pequenos devido à doença crônica. A biópsia renal facilita o diagnóstico e a decisão terapêutica e é indicada para pacientes com evidências de hematúria, nível elevado de BUN ou hipertensão persistente, ou em quem a disfunção renal não responde aos corticoides.

Diagnósticos Diferenciais

Outras doenças renais que causam edema incluem glomerulonefrite e insuficiência renal; os sinais destes diagnósticos incluem sangue grosso ou cilindros eritrocitários na urina, hipertensão ou nível elevado de creatinina. Os distúrbios gastrointestinais que causam hipoproteinemia incluem cirrose, fibrose cística e enteropatia perdedora de proteínas.

Tratamento

Apesar do edema, as crianças com sinais de hipovolemia ou choque devem ser reanimadas com cristaloide. Os pacientes com um suposto diagnóstico de síndrome nefrótica primária (nenhuma hematúria bruta ou nível elevado de creatinina, níveis normais de complemento e nenhuma evidência de causas extrarrenais, como a presença de erupção malar) podem ser tratados com corticosteroides.[39,40] Após a conclusão da avaliação inicial, os pacientes devem receber prednisona, 2 mg/kg/24 horas via oral (VO), dividida em três vezes ao dia, com dosagem continuada determinada por um nefrologista pediátrico. As recidivas ou resistência ao esteroide podem necessitar de uma segunda terapia com esteroides. A doença de lesão mínima, a forma mais comum de síndrome nefrótica primária em crianças, geralmente responde bem ao tratamento com esteroides.

Os pacientes devem receber um diurético (p. ex., furosemida, 1 a 2 mg/kg/24 horas) VO ou IV, para desconforto respiratório ou ascite grave. A restrição de sal pode ser necessária. Deve haver restrição de líquidos se o edema estiver presente, independentemente da restrição de sal ou da configuração da hiponatremia.

Como são relativamente imunocomprometidas, as crianças nefróticas com febre possivelmente devem ser admitidas no hospital, fazer coleta de sangue e receber terapia antibiótica com atividade contra *S. pneumoniae* e *E. coli*.[39] Uma infecção intercorrente, mesmo se for viral, também pode colocar a criança nefrótica em risco de recidiva, portanto a necessidade de internação deve ser discutida com o nefrologista.[40] A paracentese deve ser realizada em crianças com ascite e sinais peritoneais; o fluido deve ser enviado para as contagens celulares e diferenciais, coloração de Gram e cultura.

Encaminhamento

Crianças recém-diagnosticas com síndrome nefrótica são muitas vezes hospitalizadas para facilitar a avaliação inicial, o tratamento e a orientação da criança e dos pais. Os pacientes com sinais de choque ou desconforto respiratório devem ser internados após estabilização inicial na sala de emergência. Outros pacientes com suspeita de infecção bacteriana, peritonite, edema refratário à terapia, ou evidência de insuficiência renal também devem ser hospitalizados.

INSUFICIÊNCIA RENAL AGUDA

Princípios

A insuficiência renal aguda, anteriormente conhecida como lesão renal aguda, resulta da taxa de filtração glomerular comprometida e pode afetar a pressão arterial, o equilíbrio ácido-base, a remoção de resíduos de nitrogênio e a volemia. A insuficiência renal aguda pode ser dividida em três categorias — pré-renal, que envolve a diminuição da perfusão renal; renal (intrarrenal), causada por lesão parenquimatosa; e pós-renal, que envolve a obstrução do trato urinário (Quadro 173.3).[41]

Características Clínicas

As crianças com insuficiência renal aguda podem apresentar hipertensão, edema, diminuição do débito urinário, e hematúria microscópica ou maciça. Outros sinais ou sintomas estão relacionados à causa subjacente — por exemplo, insuficiência cardíaca, glomerulonefrite pós-estreptocócica ou uma vasculite como a púrpura de Henoch-Schönlein. A insuficiência renal aguda pode resultar em complicações fatais, incluindo hipercalemia severa, hiponatremia, edema pulmonar ou hipervolemia, encefalopatia hipertensiva, choque séptico devido à obstrução renal e infecção, e convulsões devido às anormalidades metabólicas ou encefalopatia.

Considerações Diagnósticas

Testes Diagnósticos

Os testes laboratoriais preliminares devem incluir hemograma, níveis de eletrólitos, cálcio, fósforo, BUN e creatinina, e urinálise com microscopia e cultura. Os estudos diagnósticos adicionais podem incluir título de ASO (para GNPE aguda) nível de complemento C3 (para lúpus), de albumina sérica, de colesterol, e relação albumina-globulina e relação Pr/Cr na urina (para cirrose e síndrome nefrótica). Os cilindros eritrocitários na urina indicam glomerolunefritte. Os cilindros leucocitários indicam uma causa infecaz, ao passo que os cilindros de hialina sugerem desidratação ou necrose tubular aguda.

A ultrassonografia é indicada para avaliar as causas obstrutivas de insuficiência renal. A ultrassonografia também pode revelar rins pequenos devido à hipoplasia congênita ou à perda parenquimatosa da doença renal crônica. A uretrocistografia miccional mostra pressão extrínseca na bexiga pelas válvulas uretrais posteriores.

Diagnósticos Diferenciais

As causas de insuficiência pré-renal incluem hipovolemia (p. ex., desidratação, queimaduras, hemorragia), choque (p. ex., sepse, anafilaxia) e insuficiência cardíaca congestiva (p. ex., diminuição do débito cardíaco; Quadro 173.3). Obstrução da artéria renal ou trombose da veia renal também podem causar insuficiência renal aguda.

As causas intrarrenais envolvem danos ao néfron. O dano glomerular pode ocorrer devido à GNPE (normalmente), lúpus eritematoso sistêmico, SHU e sepse com hipoperfusão. O dano tubular pode resultar de envenenamentos por metais pesados ou mioglobina devido à lesão por esmagamento, queimadura ou crise hemolítica. Crianças desidratadas tomando AINEs também podem desenvolver insuficiência renal.

A insuficiência pós-renal resultante de uma obstrução do trato urinário pode ser causada por infecção, tumor, cálculos renais ou válvulas uretrais posteriores. A obstrução bilateral dos rins pode levar à insuficiência renal franca.

QUADRO 173.3

Causa de Insuficiência Renal Aguda em Crianças

PRÉ-RENAL
Diminuição do volume intravascular ou desidratação
    Queimaduras ou hemorragia
    Perda para o terceiro espaço
    Sepse
Diminuição do débito cardíaco
    Choque cardíaco
Diminuição do fluxo sanguíneo renal

INTRARRENAL
Doença glomerular
    Glomerulonefrite pós-estreptocócica e outras
    Pielonefrite
Causas sistêmicas
    Síndrome hemolítico-urêmica
    Púrpura de Henoch-Schönlein ou outros vasculites
    Lúpus eritematoso sistêmico
    Sepse ou outras causas de diminuição prolongada da perfusão
Toxinas
    Envenenamento por metais pesados, como chumbo e ouro
    Depósitos de mioglobina ou hemoglobina
    Antibióticos como Aminoglicosídeos
    Anticonvulsivantes como a fenitoína
    Agentes de radiocontraste

PÓS-RENAL
Lesões obstrutivas
Nefrolitíase ou tumor
Válvulas pós-uretrais
Tumor intra-abdominal obstruindo o fluxo urinário
Infecção
Trombose da veia renal

Tratamento

Os pacientes com hipovolemia resultante da insuficiência renal aguda pré-renal devem ser reidratados com um bólus de 20 ml/kg de cristaloide para prevenir a progressão para necrose tubular aguda. Se nenhuma resposta urinária for obtida após dois bólus de cristaloide, não há evidências de obstrução e o paciente está euvolêmico, recomendamos diuréticos, como furosemida IV, 1 mg/kg/dose a cada 2 a 6 horas. A bumetanida pode ser considerada na consulta com um nefrologista pediátrico. Manitol, 0,75 g/kg/dose IV quatro vezes ao dia, é a opção de terceira linha, mas é contraindicado com obstrução.

Se a criança for considerada euvolêmica e não tiver débito urinário apesar da terapia diurética, a dose renal de dopamina deve ser iniciada (2-5 µg/kg/minuto) na consulta com um nefrologista pediátrico. Os pacientes com encefalopatia hipertensiva devem receber agentes para pressão arterial IV, como nicardipina ou labetalol para atingir uma redução controlada de 10% a 20% na pressão arterial. Outras discussões sobre emergências hipertensivas e tratamento podem ser encontradas no Capítulo 74.

A insuficiência renal aguda pode levar a convulsões secundárias à encefalopatia hipertensiva ou a um desarranjo metabólico. As convulsões hiponatrêmicas intratáveis podem necessitar do uso de solução salina hipertônica (3% de cloreto de sódio, 3-5 ml/kg), com cada 1ml/kg, aumentando o nível de sódio sérico em aproximadamente 1 mEq/L. Uma vez que as convulsões cessarem, a correção de sódio deve continuar mais lentamente para minimizar o risco de mielinólise pontina central. A correção deve ocorrer não mais rápido do que 10 a 12 mEq/L nas primeiras 24 horas e não mais de 18 mEq/L nas primeiras 48 horas. A hemodiálise ou diálise peritoneal é indicada para sintomas de uremia (vômitos protraídos), sobrecarga de fluidos refratários, insuficiência cardíaca congestiva com edema pulmonar, distúrbios eletrolíticos (hipercalemia severa, hiponatremia ou hipernatremia), ou acidose metabólica.[42]

Encaminhamento

Todas as crianças com insuficiência renal aguda devem ser hospitalizadas. Qualquer criança com sinais de insuficiência cardíaca congestiva, edema pulmonar, hipercalemia significativa ou acidose devem ser admitidas para um leito com monitorização e receber diálise urgente.

HIPERTENSÃO

Princípios

Hipertensão é definida como uma pressão arterial sistólica ou diastólica mais alta que dois desvios padrão (DP) acima da média para idade e gênero (Tabela 173.2). As leituras de pressão arterial devem ser feitas em mais de uma ocasião com manguitos adequadamente dimensionados. A criança com dor ou agitada pode ter leituras da pressão arterial falsamente elevada.

TABELA 173.2
Limites da Pressão Arterial em Crianças

IDADE (ANOS)	PRESSÃO ARTERIAL: LIMITE SUPERIOR (mmHg)	
	SISTÓLICA	DIASTÓLICA
0–2	110	65
3–6	120	70
7–10	130	75
1-15	140	80

De Daniels SR: Consulta com o especialista. O diagnóstico da hipertensão em crianças: uma atualização. PediatrRev18:131–135, 1997.

A hipertensão é vista em meninos e meninas, ocorrendo com mais frequência em crianças afro-americanas. Os fatores predisponentes incluem obesidade, sedentarismo e histórico familiar. Um histórico de cateterismo da artéria umbilical aumenta o risco de desenvolvimento da hipertensão a partir da doença renovascular. A síndrome metabólica, uma combinação da resistência à insulina, hipertensão e hiperlipidemia, pode afetar até 50% dos adolescentes com sobrepeso.

A hipertensão primária ou essencial não está relacionada a uma segunda doença sistêmica. As crianças diagnosticadas com hipertensão primária são mais passíveis de se tornarem adultos com hipertensão. A hipertensão secundária resulta de fatores endocrinológicos, cardíacos, neurológicos ou de outros fatores, como a exposição a certas drogas ou venenos (Quadro 173.4). As crianças com hipertensão significativa normalmente terão uma causa renovascular renal subjacente (como na glomerulonefrite).

Características Clínicas

Há uma variedade de apresentações clínicas da hipertensão em crianças. A hipertensão assintomática ou ligeiramente sintomática pode surgir nos sinais vitais de rotina medidos em crianças no pronto-socorro para enfermidades não relacionadas. As crianças sintomáticas podem ter dores de cabeça, dor abdominal, irritabilidade ou sangramentos nasais. Os pacientes podem ter mudanças de personalidade ou dificuldades na escola.

Os pacientes pediátricos hipertensos podem apresentar uma variedade de sinais e sintomas. Os médicos devem perguntar sobre dores ou inchaço nas articulações (púrpura de Henoch-Schönlein), palpitações (anormalidades eletrolíticas), perda de peso (hipertireoidismo), rubor da pele (feocromocitoma) e ingestão de drogas (cocaína, metanfetaminas). Os pacientes com uma causa renal de hipertensão podem ter edema periférico, rins palpáveis, sopro abdominal ou no flanco, ou uma ITU.

As elevações graves na pressão arterial por idade incluem uma pressão arterial sistólica de 160 mmHg ou mais e pressão arterial diastólica de 105 mmHg ou mais em crianças com menos de 10 anos, e pressão arterial sistólica de 170 mmHg ou mais e pressão arterial diastólica de 110 mmHg ou mais em crianças com mais de 10 anos. (Crianças com hipertensão devido à coarctação da aorta terão uma pressão arterial diferencial em seus membros; Capítulo 170.)

Crianças com emergências hipertensivas têm evidência de lesão dos órgãos-alvo, incluindo alterações neurológicas ou encefalopatia, edema pulmonar, isquemia miocárdica e proteinúria. O eletrocardiograma pode mostrar sinais de isquemia ou hipertrofia ventricular. A radiografia torácica pode revelar cardiomegalia ou edema pulmonar. Embora as emergências hipertensivas necessitem de tratamento imediato, o tratamento muito agressivo pode levar ao agravamento dos déficits neurológicos em decorrência da hipotensão relativa.

Os sintomas de encefalopatia hipertensiva incluem dor de cabeça, vômitos, alteração do estado mental, distúrbios visuais (incluindo visão embaçada e diplopia) e convulsões ou AVC. Papiledema, pulsações venosas retinianas diminuídas e paralisias do nervo craniano podem ser encontrados no exame. O diagnóstico é confirmado quando os sinais e sintomas desaparecem rapidamente após a pressão arterial ser reduzida. A dor de cabeça sozinha, sem quaisquer outros sintomas ou sinais associados, geralmente não é considerada representante de uma emergência hipertensiva.[43]

Considerações Diagnósticas

Testes Diagnósticos

Os estudos laboratoriais e radiológicos realizados no pronto-socorro podem determinar a causa da hipertensão e a presença de uma emergência hipertensiva (Quadro 173.5). Os testes laboratoriais iniciais devem incluir um hemograma, níveis de eletrólitos, BUN,

QUADRO 173.4

Causas de Hipertensão em Crianças

PRIMÁRIA
Hipertensão essencial

SECUNDÁRIA
Renal
Glomerulonefrite
Púrpura de Henoch-Schönlein
Pielonefrite
Obstrução ou refluxo
Doença do rim policístico
Nefropatia diabética Trauma
Transplante renal ou hemodiálise
Esclerose tuberosa
Nefrite lúpica sistêmica

Endócrina
Feocromocitoma
Síndrome de Cushing
Hiperplasia adrenal congênita
Tratamento com corticosteroides
Hipertireoidismo
Neuroblastoma
Tumor de ovário

Cardíaca
Insuficiência cardíaca congestiva
Coarctação da aorta

Vascular
Síndrome hemolítico-urêmica
Doença de Kawasaki
Trombose ou estenose da artéria renal

Neurológica
Tumor ou infecção do sistema nervoso central
Trauma ou abuso do sistema nervoso central
Aumento da pressão intracraniana
Síndrome de Guillain-Barré

Neoplásica
Neuroblastoma
Tumor de Wilms
Feocromocitoma
Carcinoma adrenal

Medicamentosa
Corticosteroides
Cocaína
Simpaticomiméticos
Contraceptivos orais
Fenciclidina
Retirada de betabloqueadores ou clonidina
Chumbo, mercúrio

Outras
Sobrecarga iatrogênica de fluidos
Sobrecarga do volume devido à doença renal terminal

QUADRO 173.5

Avaliação Diagnóstica em Emergências Hipertensivas[a] em Crianças

Histórico de medicamentos ou drogas, ou histórico familiar de distúrbios cardiovasculares
Sintomas de dor de cabeça ou dor torácica severa
Exame físico voltado a alterações neurológicas agudas, anormalidades fundoscópicas, edema pulmonar
Urinálise para proteína significativa
Radiografia torácica para cardiomegalia ou insuficiência cardíaca congestiva
Eletrocardiograma para hipertrofia ventricular

TESTES LABORATORIAIS E RADIOLÓGICOS A SEREM CONSIDERADOS
Urinálise e cultura de urina
Teste de catecolamina urinária
Hemograma completo com contagem de plaquetas
Esfregaço sanguíneo
Medição dos níveis de sódio, potássio, cloreto, dióxido de carbono, cálcio, fósforo, magnésio, ácido úrico
Determinações de nitrogênio ureico e creatinina no sangue
Teste de complemento C3, título de antiestreptolisina-O, teste de anticorpo antinuclear
Nível de renina plasmática
Urografia por tomografia computadorizada ou pielografia IV
Uretrocistografia miccional
Ultrassom renal
Arteriografia renal

[a]Evidências de lesão dos órgãos-alvo

creatinina, urinálise, cultura de urina, radiografia torácica e eletrocardiografia.

Diagnósticos Diferenciais

Consulte o Quadro 173.4 para causas de hipertensão pediátrica. Os distúrbios com apresentações semelhantes à encefalopatia hipertensiva incluem meningite, tumor cerebral, hemorragia intracerebral, AVC e uremia. No entanto, essas condições geralmente produzem apenas um leve aumento da pressão arterial sistólica; a TC ou punção lombar também pode ajudar a identificar outros distúrbios.

Tratamento

O tratamento de emergências hipertensivas é discutido no Capítulo 74. O objetivo do tratamento é reduzir a pressão arterial média em 10% a 20% dentro de vários minutos a horas. Os pacientes com dores de cabeça e vômitos devem ter sua pressão arterial reduzida

TABELA 173.3
Medicamentos Usados nas Emergências Hipertensivas

MEDICAMENTO	DOSE	TEMPO PARA REPETIR A DOSE	DURAÇÃO DO EFEITO	EFEITOS COLATERAIS
Nicardipina[a]	0,2–0,5 µg/kg/min (máx, 3 µg/kg/min)	15-20 min	Durante a infusão	Taquicardia
Hidralazina[b]	0,1–0,2 mg/kg IV (máx, 20 mg), lentamente durante 15 min	10-20 min	4-12 h	Taquicardia, rubor da pele, dor de cabeça, vômitos, diarreia, hipotensão
Labetalol[c,d]	Possivelmente um bólus de 0,2–1 mg/kg IV (máx, 20 mg), depois de 0,4–1 mg/kg/h IV (máx, 3 mg/kg/h)	10 min	6 h, mas variável	Desconforto gastrointestinal, dor de cabeça, sedação
Esmolol[e-g]	Carga de 100–500 µg/kg IV durante 1–2 min, depois a manutenção, 25–100 µg/kg/min	10 min	Durante a infusão	Semelhante ao labetalol
Fentolamina	0,1 mg/kg/dose IV (máx, 5 mg)	30 min	30-60 min	Taquicardia, dor abdominal
Nitroprussiato	0,3–0,5 µg/kg/min IV (máx, 10 µg/kg/min)	30-60 min	Durante a infusão	Dor de cabeça, dor abdominal, dor torácica, desconforto gastrointestinal, convulsões, toxicidade do tiocianato e cianida[h]

[a]Usar com cautela em pacientes renais.
[b]Usar com cautela em pacientes renais.
[c]Evitar em caso de asma, edema pulmonar e bloqueio cardíaco.
[d]Evitar nos segundo e terceiro trimestres de gravidez.
[e]Com a resposta inadequada, administrar novamente a dose de carga ou aumentar a dose de manutenção em 25-50 µg/kg/min a cada 5-10 min.
[f]Faixa usual de manutenção: 50-500 µg/kg/min.
[g]A morfina pode aumentar os níveis de esmolol.
[h]Evitar na gravidez.

dentro de várias horas, ao passo que aqueles com hemorragia ou herniação intracraniana devem tê-la reduzida dentro de alguns minutos. Recomendamos medicamentos IV que fornecem controle firme da pressão arterial: os agentes de primeira linha incluem nicardipina, labetalol e esmolol[43] (Tabela 173.3).

Os pacientes com hipertensão persistentemente severa, porém sem evidências de lesão dos órgãos-alvo, devem ser iniciados com um agente anti-hipertensivo na consulta com o médico de atenção primária ou nefrologista pediátrico da criança. Os inibidores da enzima conversora da angiotensina (p. ex., 0,3-0,5 mg/kg/dose (>12 meses de idade); máximo, 6 mg/kg/dia) ou bloqueadores do canal de cálcio (p. ex., nifedipina de liberação prolongada, 0,25-0,5 mg/kg/dia; máximo, 3 mg/kg/dia, até 120 mg/dia) são agentes de primeira linha úteis e, normalmente, são bem tolerados. A criança pode ser observada por 4 a 6 horas após a administração do medicamento para a avaliação da eficácia ou de complicações.

Encaminhamento

Crianças de bom aspecto que são assintomáticas e não possuem pressão arterial gravemente elevada podem ser encaminhadas sem tratamento ao médico de atenção primária para avaliação e tratamento adicionais. Uma criança com evidências de uma emergência hipertensiva (isto é, lesão aguda dos órgãos-alvo) deve ser admitida para monitoramento dos sinais vitais, avaliação adicional e tratamento da hipertensão.

PÚRPURA DE HENOCH-SCHÖNLEIN

Princípios

A púrpura de Henoch-Schönlein (PHS) é uma vasculite sistêmica mediada por imunoglobulina A que envolve os pequenos vasos sanguíneos da pele, do trato gastrointestinal e das articulações. A deposição do complexo imune resulta em uma vasculite sistêmica, com até 33% dos pacientes vivenciando recorrências.[44] O pico de incidência para a PHS é entre 4 e 7 anos de idade, com uma taxa de ocorrência geral de 13,5 episódios/100.000 crianças ao ano. Aproximadamente 50% das crianças afetadas têm um histórico anterior de infecção do trato respiratório superior, e até 75% têm estreptococos beta-hemolíticos do grupo A cultivados da orofaringe. Outros fatores predisponentes teorizados incluem exposição ao clima frio, determinados alimentos, fármacos e picadas de insetos. Outros precipitantes possíveis incluem o vírus varicela-zoster, *Mycoplasma* species, parvovírus, *Campylobacterenteritidis*, parvovírus B19 e o vírus Epstein-Barr.

Características Clínicas

A marca da PHS é uma erupção palpável, purpúrica ou petequial. A erupção é vista na maioria dos pacientes e é mais proeminente nos membros inferiores, começando com os maléolos laterais e estendendo-se para as nádegas. Artralgia e artrite são comuns, geralmente envolvendo as articulações do joelho e do tornozelo. A dor periumbilical fraca resultante de hemorragia na parede intestinal ocorre em pelo menos 50% dos pacientes.[44] Em até 50% dos pacientes, a dor abdominal ou artrite pode ser apenas a queixa inicial.[45] Uma glomerulonefrite autolimitada irá se desenvolver em 25% a 50% das crianças, manifestada por hematúria com ou sem cilindros eritrocitários. As crianças com insuficiência renal aguda, síndrome nefrótica ou hipertensão correm maior risco de manifestações renais persistentes. O envolvimento testicular ocorre em até 35% dos pacientes do sexo masculino e apresenta-se com edema escrotal grave que se assemelha à torção testicular aguda.

Considerações Diagnósticas

Testes Diagnósticos

A erupção clássica da PHS normalmente é diagnóstica. A urinálise deve ser solicitada para avaliar presença de hematúria e cilindros eritrocitários, e proteinúria; os níveis de BUN e creatinina devem ser solicitados se a urina for significativamente positiva. Os estudos de hemograma e coagulação devem ser considerados em pacientes com envolvimento cutâneo grave ou distribuição atípica para PHS. Os pacientes com dor abdominal significativa, especialmente com sinais de obstrução ou peritonite, devem ser submetidos ao ultrassom abdominal para avaliar intussuscepção; os achados do ultrassom podem incluir hematomas intraluminais, espessamento da parede duodenal e fluido peritoneal.

Diagnósticos Diferenciais

A púrpura também pode ser vista na meningococcemia, febre maculosa, SHU e outras vasculites. O inchaço poliarticular da articulação pode ser visto com artrite reumatoide juvenil e lúpus eritematoso sistêmico.

Tratamento

O tratamento da PHS é controverso porque a maioria dos casos se resolve espontaneamente e não requer terapia. Os AINEs podem ser usados para tratar a dor nas articulações, mas a função renal deve ser monitorada. Os corticosteroides mostraram eficácia em reduzir o tempo de resolução da dor abdominal grave (p. ex., prednisona, 1-2 mg/kg/dia; máximo, 60-80 mg/dia). Mas os corticosteroides não reduzem o risco de complicações abdominais ou renais.[46-48]

Encaminhamento

Os pacientes com apenas as manifestações cutâneas da PHS podem receber alta, com acompanhamento assegurado. Os AINEs ou paracetamol são recomendados para dor nas articulações e mal-estar. Os pacientes com dor abdominal de moderada a grave, artrite de múltiplas articulações ou incapacidade de deambular, proteinúria ou evidência de hemorragia gastrointestinal, ou envolvimento renal devem ser admitidos.[49]

SÍNDROME HEMOLÍTICO-URÊMICA

Princípios

SHU, uma anemia hemolítica microangiopática, é uma das causas mais comuns de insuficiência renal aguda em crianças. A SHU é rara após os 5 anos de idade, mas a SHU recorrente é mais comum em crianças mais velhas e é associada a uma taxa de mortalidade de 30%. Nos Estados Unidos, a causa mais comum é a *Escherichia coli* produtora de toxina Shiga (verotoxina) (STEC), especificamente o sorotipo O157:H7.[50] A transmissão é por contato humano ou exposição a alimentos contaminados, como produtos lácteos não pasteurizados ou carne.

A SHU pode ser classificada como SHU primária (ou atípica), causada por desregulação do complemento, e SHU secundária, causada por infecções (p. ex., STEC, organismos *Shigella*, *S. pneumoniae*, *Aeromonas* ou HIV), fármacos (p. ex., fármacos quimioterapêuticos ou anti-rejeição de transplante) ou outras causas idiopáticas (p. ex., gravidez, lúpus). As ITUs também têm sido implicadas.

O comprometimento renal é decorrente da lesão do endotélio vascular renal, muitas vezes induzida por agentes virais ou bacterianos. Os eritrócitos são feridos dentro dos vasos sanguíneos estreitados, resultando em anemia hemolítica microangiopática. Plaquetas, complemento e fibrina são depositados no lúmen glomerular, resultando em trombocitopenia, uma redução da taxa de filtração glomerular, e insuficiência renal.

Características Clínicas

A SHU secundária devido a STEC apresenta com diarreia aquosa, cólica abdominal e, ocasionalmente, febre. Dentro de alguns dias do início dos sintomas, os pacientes apresentam dor abdominal crescente, com 50% a 85% de desenvolvimento de fezes sanguinolentas. Os pacientes também podem desenvolver megacólon tóxico, colite isquêmica, intussuscepção, perfuração ou estenose do cólon tardia. Os pacientes com uma causa pneumocócica para a SHU normalmente apresentam pneumonia ou, com menos frequência, meningite, bacteremia, sinusite ou otite média.

Até 10% dos pacientes vivenciarão a tríade da anemia hemolítica de início súbito, trombocitopenia e insuficiência renal aguda, com possível progressão para insuficiência renal. Até 60% de casos de SHU associada à diarreia exigem diálise, e a morte ou a doença renal terminal ocorreu em 12% dos casos. Desidratação na admissão aumenta o risco de insuficiência renal.[51]

A insuficiência pancreática resultando em diabetes mellitus dependente de insulina é uma complicação menos comum. Os pacientes podem desenvolver irritabilidade do sistema nervoso central; 40% desenvolvem convulsões. A hipertensão ocorre em até 50% dos pacientes e pode contribuir com o desenvolvimento de encefalopatia.

Considerações Diagnósticas

Testes Diagnósticos

Um membro da família com um histórico simultâneo de SHU sugere uma origem infecciosa para o quadro; um histórico familiar remoto de SHU ou um episódio anterior de SHU sugere uma origem genética ou mediada por complemento. Os testes laboratoriais diagnósticos iniciais incluem hemograma, esfregaço sanguíneo periférico, urinálise, e níveis de eletrólitos, proteína C-reativa, BUN e creatinina. As contagens leucocitárias e os níveis de proteína C-reativa são significativamente mais altos em pacientes com *E. coli* produtora de toxina Shiga O157:H7. O esfregaço sanguíneo periférico mostra alterações microangiopáticas, como esquizócitos, células em lágrima, células em capacete, microesferócitos e células espinhosas. A contagem de leucócitos pode ser elevada, e a contagem de plaquetas pode ser menor que 50.000/µl. O nível de hemoglobina é tipicamente menor que 8 g/dl, mas pode ser menor que 5g/dl devido à hemólise rápida que ocorre. O envolvimento renal pode variar de hematúria e proteinúria simples a insuficiência renal grave, com níveis elevados de BUN e creatinina. Os testes adicionais podem incluir estudos de coagulação para diferenciar outros diagnósticos (p. ex., coagulação intravascular disseminada [CIVD]), exame de fezes para toxina Shiga, coprocultura e estudos sorológicos para os sorotipos da STEC.

Diagnósticos Diferenciais

O diagnóstico diferencial da SHU inclui vasculites sistêmicas, púrpura trombótica trombocitopênica (rara em crianças), CIVD e causas não microangiopáticas de anemia hemolítica.

Tratamento

Com a terapia de suporte e diálise peritoneal precoce, as taxas de mortalidade atuais são menos de 5%. Os pacientes com evidências de desidratação devem ser reanimados com soro fisiológico, buscando a melhora do estado mental, frequência cardíaca, perfusão periférica e da acidose metabólica. A hipercalemia é comum e deve ser tratada com base no nível de potássio e nos achados eletrocardiográficos (Capítulo 117). Os pacientes com hipercalemia grave, hiperfosfatemia ou acidose metabólica grave devem ser submetidos à diálise.

Os pacientes devem receber concentrado de hemácias (5 ml/kg durante 4 horas) se o nível de hemoglobina estiver abaixo de 6 g/dl. A transfusão de plaquetas deve ser administrada em caso de hemorragia fatal ou antes de um procedimento invasivo. A hipertensão responde bem aos bloqueadores do canal de cálcio (p. ex., nifedipina de liberação prolongada, 0,25-0,5 VO; máximo, 3 mg/kg/dia, até 120 mg/dia), betabloqueadores (p. ex., labetalol, 1-3 mg/kg/dia, dividido em duas vezes ao dia [dosagem máxima 12 mg/kg/dia até 1200 mg/dia]) ou nitroprussiato (0,3-0,5 µg/kg/min IV; máximo, 10 µg/kg/min) para casos refratários. As convulsões normalmente respondem aos benzodiazepínicos e à fenitoína, mas podem exigir cloreto de sódio a 3% (3-5 ml/kg) se forem secundárias à hiponatremia. Os agentes antimotilidade podem levar ao megacólon tóxico e não devem ser usados. Os antibióticos não mostraram prevenir a SHU.[52] Na STEC, os antibióticos podem intensificar a liberação de verotoxina das bactérias e devem ser evitados. A SHU associada a pneumococos frequentemente apresenta pneumonia e deve ser tratada com antibióticos apropriados (p. ex., ceftriaxona, 50 mg/kg IV por 24 horas; máximo, 2 g/dose; e vancomicina, 15 mg/kg IV quatro vezes ao dia; máximo, 2 g/dose). Hiperglicemia, cetonemia e acidose secundária à necrose das células das ilhotas pancreáticas são tratados com terapia de insulina.

Apesar de não ter o benefício comprovado, a plasmaferese pode ser usada para pacientes com envolvimento neurológico grave (p. ex., AVC). A diálise renal e o transplante renal podem ser necessários, embora a SHU primária possa recorrer no rim transplantado.

Os pacientes com lesão renal decorrente da SHU primária parecem ver melhora em sua função renal quando tratados com o eculizumab, inibidor de complemento.[53]

Encaminhamento

Os pacientes com SHU devem ser admitidos no hospital com consulta para nefrologia pediátrica. A diálise precoce e a terapia de suporte resultam em retorno da função renal de base em até 90% dos pacientes com insuficiência renal aguda.[52]

CONCEITOS-CHAVE

Priapismo
- No priapismo de baixo fluxo, a aspiração cavernosa e a irrigação foram eficazes quando realizadas nas primeiras 48 horas, de preferência deve ser feita, dentro de algumas horas do início do sintoma. Fentolamina, fenilefrina, efedrina ou epinefrina a 1:1.000.000 pode ser adicionada à solução de irrigação usada na realização da aspiração corporal.

Fimose e Parafimose
- O corticoide tópico creme é a terapia de primeira linha para fimose. Na parafimose, a maior parte pode ser reduzida utilizando inúmeras técnicas, apenas em casos graves envolvendo comprometimento vascular da glande do pênis um procedimento de corte dorsal pode ser necessário.

Torção Testicular
- O diagnóstico e tratamento tardios podem resultar em perda da espermatogênese e, em casos graves, um testículo gangrenoso necrosado.
- O eco-doppler colorido é o exame de escolha, porém os falso-negativos ocorrem.
- As taxas de salvamento testicular são de 96% se a distorção for realizada com menos de 4 horas após o início do sintoma; com um atraso de mais de 24 horas, a taxa de salvamento cai para 10%.

Varicoceles
- As varicoceles do lado esquerdo são responsáveis por 85 a 95% dos casos.
- As varicoceles do lado direito são frequentemente causadas por trombose da veia cava inferior ou compressão por tumores.

Infecções do Trato Urinário
- Em crianças com menos de 2 anos, apenas a urinálise é inadequada para eliminar uma infecção do trato urinário; a urinálise produz resultados falso-negativos em 10%-50% dos pacientes. As culturas de urina devem ser feitas em crianças de menos de 2 anos de idade.
- As meninas com menos de 2 anos de idade, e os meninos, não circuncidados com menos do que 1 ano e circuncidados com menos de 6 meses, correm maior risco de ITUs.
- As crianças com menos de 2 anos devem ser consideradas como acometidas por doença do trato superior e receber tratamento antibiótico durante 7 a 14 dias.

Cálculos Renais
- Os cálculos renais são mais comuns do que os cálculos ureterais em crianças mais jovens.
- As crianças mais velhas podem apresentar sinais e sintomas clássicos de cálculos renais; as crianças mais jovens podem apresentar mais sintomas não específicos, como mal-estar e não dor abdominal não sensível.
- O ultrassom deve ser a modalidade de imagem de primeira linha utilizada em crianças com suspeita de cálculos renais.

Glomerulonefrite Pós-estreptocócica
- Os pacientes apresentarão um histórico de uma infecção faríngea ou cutânea nas primeiras 2-6 semanas; os achados clínicos geralmente são limitados ao trato urinário incluindo hematúria, dor no flanco ou, às vezes, edema generalizado.
- Os testes diagnósticos irão mostrar sangue, proteína e cilindros eritrocitários na urina; a evidência de disfunção renal (BUN elevado) e níveis baixos de complemento também serão encontrados.
- O tratamento inclui restrição de fluidos e diuréticos para a doença mais significativa.

Síndrome Nefrótica
- Os níveis de albumina e imunoglobulina são tipicamente reduzidos na síndrome nefrótica.
- Os sinais clínicos incluem edema periorbital, ganho de peso e sinais mais graves, como edema pulmonar ou ascite.
- As crianças com síndrome nefrótica correm maior risco para trombose e infecções bacterianas, sobretudo *Streptococcus* e *E. coli*.
- O tratamento inclui corticosteroides e diuréticos.

Púrpura de Henoch-Schönlein (PHS)
- A PHS é uma vasculite sistêmica mediada por imunoglobulina A que envolve a pele, o trato gastrointestinal, as articulações e os rins.
- A urinálise pode ser positiva para sangue e cilindros eritrocitários.
- Os corticosteroides podem ser úteis para a dor abdominal severa.

Síndrome Hemolítico-Urêmica (SHU)
- A SHU é uma anemia hemolítica microangiopática encontrada em crianças mais jovens. Nos EUA, ela está normalmente relacionada à *Escherichia coli* produtora de toxina Shiga (STEC), apresentando dor abdominal e diarreia sanguinolenta. O *Streptococcus pneumoniae* também tem sido implicado.
- Lesão do endotélio vascular renal resulta em insuficiência renal e danos às hemácias; o dano glomerular ocorre devido aos depósitos de plaquetas, complemento e fibrina.
- O esfregaço periférico irá mostrar as hemácias danificadas e, normalmente, trombocitopenia; o envolvimento renal varia de hematúria a BUN e creatinina elevados.
- As culturas de fezes e os testes da toxina Shiga devem ser solicitados em casos associados à diarreia.
- Os antibióticos não são indicados na SHU, a menos que uma infecção pneumocócica presumida, como a pneumonia, esteja presente.

As referências para este capítulo podem ser encontradas on-line no website Expert Consult associado à obra.

CAPÍTULO 174
Neurologic Disorders

Katharine Carroll Button | Rebekah Mannix

Conteúdo disponível on-line em inglês.

CAPÍTULO 175
Musculoskeletal Disorders

Kemedy K. McQuillen

Conteúdo disponível on-line em inglês.

CAPÍTULO 176
Terapia Farmacológica para o Paciente Pediátrico

Maryann Mazer-Amirshahi | Matthew D. Wilson

PRINCÍPIOS

Introdução

Os emergencistas são encarregados de tratar não apenas uma ampla faixa etária de pacientes pediátricos, mas também um vasto espectro de doenças.[1,2] Aproximadamente 75% das consultas em emergência estão associadas a algum tipo de farmacoterapia durante o atendimento ou sob a forma de prescrição na alta. As crianças podem dar entrada no departamento de emergência (DE) com uma lesão ou doença aguda potencialmente fatal. Embora muitas delas sejam previamente hígidas, crianças com necessidades médicas complexas e doenças crônicas representam uma parte importante do atendimento no DE.[2] A situação se complica ainda mais por haver uma escassez relativa de dados sobre o uso seguro e efetivo de medicamentos na população pediátrica, apesar da necessidade primordial de farmacoterapia adequada para a assistência a estes pacientes.

Perspectiva Histórica

A tragédia da sulfanilamida na década de 1930 resultou na morte de várias crianças e levou à aprovação da Lei de Alimentos, Medicamentos e Cosméticos (do inglês *Food, Drug and Cosmetic Act*) de 1938; no entanto, disparidades significativas na farmacoterapia pediátrica foram amplamente precipitadas pelo desastre da talidomida na década de 1960.[3] A talidomida foi extensamente comercializada fora dos Estados Unidos como um antiemético para mulheres grávidas que sofriam de enjoos matinais, até serem detectados efeitos teratogênicos graves, como a focomelia. As lições aprendidas com a experiência no exterior estimularam esforços legislativos para promover o uso mais seguro de medicamentos em populações vulneráveis. Em 1962, a emenda Kefauver-Harris para a Lei de Alimentos, Medicamentos e Cosméticos foi aprovada, o que essencialmente excluiu crianças e mulheres em idade fértil dos ensaios clínicos.[3] Isso resultou em uma escassez generalizada de informações sobre a farmacologia clínica na população pediátrica, bulas de medicamentos que muitas vezes desaconselhavam o seu uso em crianças devido a dados insuficientes, e altas taxas de prescrição *off-label*.

Esforços Legislativos Recentes

Há muito se reconheceu que as crianças se tornaram os chamados órfãos terapêuticos, mas foi somente em meados da década de 1990 que os esforços legislativos começaram a se concentrar em corrigir essa disparidade.[4,5] A Regra da Rotulagem Pediátrica da Food and Drug Administration (FDA), aprovada em 1994 e promulgada em 1998, permitiu a rotulagem de medicações para a pediatria com base na extrapolação de dados do adulto, se o curso da doença fosse semelhante em ambas as populações.[5] Em 1997, a Lei de Modernização da FDA foi aprovada, proporcionando uma extensão da exclusividade comercial para os fabricantes que realizassem ensaios clínicos pediátricos.[6]

Um maior passo em direção à equidade terapêutica foi dado quando a Lei de Melhores Fármacos para Crianças (BPCA, do inglês *Best Pharmaceuticals for Children Act*) foi aprovada em 2002. O objetivo da BPCA era promover ensaios clínicos de produtos farmacêuticos em crianças, que gerariam dados de segurança e eficácia, levando a mais aprovações de medicamentos pediátricos e a rotulagem mais ampla.[7,8] Isto foi seguido pela Lei de Equidade em Pesquisa Pediátrica (PREA, do inglês *Pediatric Research Equity Act*) em 2003. A PREA exigiu que os fabricantes conduzissem ensaios clínicos em crianças para fármacos em desenvolvimento com potencial para uso pediátrico, e expandiram rotulagens existentes para medicamentos que já eram comumente usados neste grupo.[7,9] Mais progressos foram feitos em 2012 com a aprovação da Lei de Segurança e Inovação da FDA (FDASIA, do inglês *Safety and Innovation Act*), que reautorizou permanentemente a BPCA e a PREA. Além disso, a FDASIA fortaleceu a autoridade da FDA em ensaios clínicos pediátricos e promoveu pesquisas em populações pouco estudadas, especificamente neonatos.[7,10] O progresso no encorajamento da pesquisa de medicamentos pediátricos foi gradual, ocorrendo um eventual aumento da regulamentação governamental e do engajamento dos fabricantes. A Tabela 176.1 resume a legislação relevante para as pesquisas em farmacologia pediátrica.

Cenário Atual

Esta legislação resultou em avanços significativos na farmacoterapia infantil, com mais de 500 medicamentos apresentando rotulagem pediátrica nova ou expandida até o final de 2014.[10] Ao mesmo tempo, ainda há uma carência de dados pediátricos de alta qualidade para muitos fármacos atualmente no mercado, e as taxas de prescrição *off-label* em crianças continuam altas.[11] Além disso, faltavam informações para uso infantil nas bulas de mais de 70% dos produtos farmacêuticos recém-aprovados na última década, e as revisões de rotulagem pediátrica foram menores e levaram mais tempo do que as suas homólogas adultas.[12] Mesmo quando existem dados pediátricos adequados para um medicamento em particular, pode não haver uma formulação específica apropriada para seu uso.[13]

Há várias razões pelas quais a equidade terapêutica continua a esquivar-se da pediatria, incluindo considerações éticas e práticas ao realizar ensaios pediátricos, fatores de mercado farmacêutico e limitações à legislação atual. Em última análise, será necessária uma abordagem multifacetada envolvendo partes interessadas da indústria, governo, sistemas de saúde, médicos e grupos de defesa dos pacientes para garantir fármacos seguros e eficazes para crianças.[14]

CONSIDERAÇÕES FARMACOCINÉTICAS EM CRIANÇAS

Absorção

As diferenças fisiológicas em crianças podem afetar a absorção de medicamentos, particularmente para a administração enteral, a principal via utilizada neste grupo. No entanto, esses efeitos raramente têm significância clínica no DE. A Figura 176.1 ilustra diversos fatores-chave que explicam as diferenças farmacocinéticas entre crianças e adultos. Por exemplo, na absorção gástrica, as crianças pequenas têm níveis de pH gástrico mais altos, o que afeta a biodisponibilidade de drogas ácido-lábeis, além de possuírem menor tempo de esvaziamento gástrico, o que prolonga a exposição a medicamentos antes de eles passarem pelo piloro. As variações no

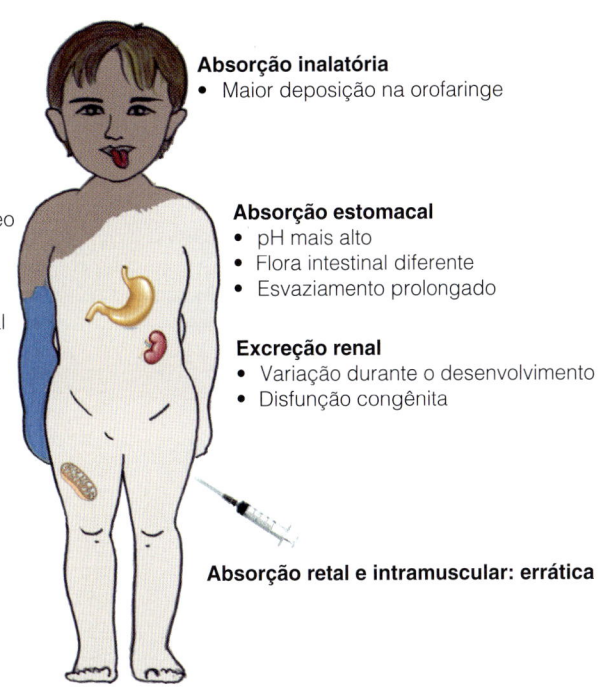

Fig. 176.1. Principais considerações farmacocinéticas no paciente pediátrico. (Cortesia Voyo Wu.)

TABELA 176.1

Principais Marcos Legislativos que Afetam a Pesquisa e Manufatura de Medicamentos Pediátricos

ANO	LEI
1938	A Lei Federal de Alimentos, Medicamentos e Cosméticos foi aprovada em resposta aos óbitos pediátricos causadas pelo "elixir de sulfanilamida", exigindo que os fabricantes provassem a segurança de uma droga.
1962	A emenda Kefauver-Harris para a Lei de Alimentos, Medicamentos e Cosméticos foi aprovada, excluindo as crianças de ensaios clínicos.
1983	A Lei dos Medicamentos Órfãos (do inglês Orphan Drug Act) foi aprovada para promover a pesquisa de fármacos para doenças raras.
1994	A Regra de Rotulagem Pediátrica da Food and Drug Administration (FDA) permitiu a rotulagem pediátrica baseada em dados comparáveis de adultos.
1997	A Lei de Modernização da FDA (FDAMA) forneceu exclusividade de mercado para fabricantes que conduzissem ensaios clínicos em crianças.
2002	A Lei de Melhores Fármacos para Crianças (BPCA) foi aprovada para promover ensaios clínicos pediátricos e expandir a rotulagem atual.
2003	A Lei de Equidade em Pesquisa Pediátrica (PREA) determinou que os fabricantes conduzissem ensaios clínicos pediátricos para drogas em desenvolvimento com potencial uso em crianças.
2007	BPCA e PREA foram reaprovadas.
2012	A Lei de Segurança e Inovação da FDA (FDASIA) reautorizou permanentemente a BPCA e a PREA e expandiu a pesquisa para populações pouco estudadas.

trato intestinal também resultam em diferenças farmacocinéticas. A atividade das enzimas metabolizadoras de drogas no epitélio intestinal varia de acordo com o desenvolvimento, e as divergências na microbiota podem afetar a absorção em lactentes. Uma semelhança entre crianças e adultos é que a absorção das medicações é frequentemente prejudicada na vigência de doença crítica.

A absorção de fármacos por via não-oral pode variar significantemente em crianças em comparação com adultos. Ela pode ser aumentada por via tópica devido à área de superfície corporal infantil ser relativamente maior. Além disso, a pele das crianças contém mais água e possui um estrato córneo mais fino. Esses fatores as tornam mais propensas à toxicidade sistêmica de drogas com aplicação epidérmica. A administração intramuscular é menos comum em crianças pequenas porque a absorção é errática, tornando-se mais eficiente em crianças maiores, ao longo do tempo. A absorção por via retal também varia muito, dependendo da idade e da química do fármaco envolvido. No entanto, ela pode ser utilizada quando as crianças não conseguem tolerar ou recusam a administração oral, como para o antipirético paracetamol e o antiepiléptico diazepam. A capacidade de ministrar drogas pela via pulmonar é particularmente desejável em populações pediátricas dada a alta prevalência de problemas respiratórios, a exemplo da doença reativa das vias aéreas. Ao mesmo tempo, as crianças são menos capazes de coordenar o uso de um inalador dosimetrado para aspirar adequadamente essas substâncias; a assistência dos pais e dispositivos auxiliares, tais como espaçadores, devem ser utilizados para maximizar a eficácia minimizando a deposição do fármaco na orofaringe.

Distribuição

A distribuição de drogas pode diferir significativamente em crianças, o que tem importantes implicações clínicas. Por exemplo, neonatos e lactentes têm maior quantidade de água corporal e maiores volumes de distribuição; portanto, a dosagem de medicamentos, como os aminoglicosídeos, será diferente nesta faixa etária, e seu nível sérico deve ser monitorado de perto. As concentrações do fármaco livre também são afetadas pela quantidade relativamente menor de proteínas plasmáticas em lactentes e crianças pequenas. Uma consideração específica para neonatos é o deslocamento da bilirrubina dos sítios de ligação proteica por substâncias como a ceftriaxona, o que pode levar ao kernicterus. Consequentemente, esses medicamentos devem ser evitados até a barreira hematoencefálica amadurecer. A Tabela 176.2 apresenta exemplos de outros fármacos comumente usados na prática da medicina de emergência que possuem toxicidades específicas para pacientes pediátricos, como resultado da farmacocinética e outras diferenças idiopáticas.

TABELA 176.2
Medicamentos Comuns no Departamento de Emergência com Toxicidade Pediátrica Específica

MEDICAÇÃO	TOXICIDADE PEDIÁTRICA ESPECÍFICA
Codeína	Metabolismo ultrarrápido do CYP2D6 implicado em mortes de pacientes pós-tonsilectomia e de lactentes pela excreção no leite materno
Antipiréticos	Erros de dosagem – levaram às diretrizes de 2011 da Food and Drug Administration (FDA) para reduzir rotulagem e instruções da embalagem confusas
Aspirina	Síndrome de Reye associada ao uso durante doença viral
Medicamentos para tosse e resfriado	Aviso da FDA e do Painel Consultivo Conjunto para crianças menores de 2 anos; expandida para 2 a 4 anos e ainda controversa para 4 a 6 anos
Fenotiazinas	Risco de apneia (depressão respiratória grave em ampla faixa de dosagem)
Ceftriaxona	Precipitação de cálcio em pacientes < 28 dias, kernicterus
Doxiciclina	Descoloração dos dentes
Sulfametoxazol-trimetoprim	Deslocamento da bilirrubina – pode causar kernicterus em pacientes < 2 meses

A obesidade infantil atingiu proporções epidêmicas nos Estados Unidos e em todo o mundo, resultando em mais crianças utilizando medicamentos para doenças crônicas, como anti-hipertensivos.[15,16] Como esses medicamentos foram tradicionalmente prescritos para adultos, há uma escassez significativa de dados de segurança e eficácia em crianças, o que poderia predispor a efeitos colaterais. O aumento do teor de gordura corporal pode alterar a distribuição de fármacos lipofílicos, levando ao seu acúmulo e potencialmente resultando em reações adversas. Ao mesmo tempo, há uma escassez de diretrizes para a dosagem adequada da maioria dos medicamentos em adultos obesos, problema ainda maior na população pediátrica.[17]

Metabolismo

A metabolização de medicamentos em recém-nascidos e lactentes é menor devido a enzimas metabolizadoras de fármacos imaturas. Podem ser necessárias doses mais baixas ou menos frequentes para evitar a toxicidade nessa faixa etária. Um exemplo de toxicidade devido a diferenças nestas enzimas é a síndrome da respiração agônica neonatal. O álcool benzílico, um conservante comum para medicamentos parenterais, é metabolizado em ácido benzoico, que é detoxificado pela conjugação com a glicina. A conjugação de glicina é diminuída em neonatos e o ácido benzoico se acumula, levando a acidose metabólica, insuficiência respiratória e colapso cardiovascular. Entre as idades de 1 e 6 anos, as crianças podem aumentar a atividade de metabolização de fármacos em comparação com adultos e podem exigir doses relativas mais elevadas. À medida que elas se aproximam da adolescência, o metabolismo de drogas é geralmente o mesmo que em adultos.

Eliminação

O rim é a principal via de eliminação para muitos compostos primários e metabólitos ativos. No recém-nascido e no lactente, a filtração glomerular é reduzida nos primeiros 6 meses de vida e a secreção tubular é menor durante o primeiro ano. Para evitar a toxicidade, as doses de manutenção devem ser diminuídas ou os intervalos de dosagem estendidos. Um exemplo importante no DE é a gentamicina, em quem foi demonstrado que o uso de regimes de dosagem destinados a crianças mais velhas e adultos resultou em toxicidade significativa.[15]

OUTRAS CONSIDERAÇÕES

Terapia Medicamentosa no Neonato

Os recém-nascidos são o subgrupo de pacientes pediátricos que mais difere em relação à fisiologia e à distribuição de fármacos; não obstante, também é a população com a maior escassez de dados farmacológicos.[12] Os emergencistas responsáveis por neonatos devem consultar as referências de medicamentos para obter informações específicas sobre a prescrição, pois as recomendações, administração e contraindicações de dosagem diferem nessa faixa etária. A consulta precoce com um neonatologista pode ser necessária, dependendo do quadro clínico.

Os recém-nascidos também podem ser expostos e sofrer subsequente efeito tóxico dos produtos farmacêuticos através da lactação. Por exemplo, o uso pós-parto de codeína em lactentes tem sido associado à toxicidade no neonato. Este fenômeno ocorre devido a polimorfismos maternos no CYP2D6, que resultam em metabolismo ultrarrápido da codeína para morfina. As altas concentrações de morfina são excretadas no leite materno, o que pode causar reações adversas na criança. Embora muitos medicamentos sejam administrados com segurança durante o aleitamento materno, isso ressalta a importância de obter um histórico completo de medicação materna ao avaliar um lactente, além de consultar uma referência para o período de lactação ao prescrever medicamentos para mães que estão amamentando. Isso pode ser difícil, já que existem dados limitados sobre o uso de fármacos na gravidez, e múltiplos fatores precisam ser considerados, incluindo comorbidades maternas, alternativas terapêuticas e os benefícios da amamentação contínua, quando possível.[18]

Uso de Antipiréticos em Crianças

A febre é uma das queixas mais comuns apresentadas no DE pediátrico e nas consultas de urgência. Ela é uma resposta fisiológica comum à doença, que raramente é prejudicial e provavelmente desempenha um papel benéfico como parte da resposta imune. Ao mesmo tempo, muitos pais e médicos ainda tratam agressivamente pequenas elevações de temperatura com antipiréticos. Esta prática não demonstrou benefício e pode até ser prejudicial, pois erros terapêuticos durante a administração de antipiréticos são comuns.[19] Um estudo demonstrou que os pais administram antipiréticos incorretamente até 50% das vezes, o que pode levar à superdosagem e posterior toxicidade. Recentemente, fabricantes implantaram uma concentração padronizada de paracetamol para bebês e crianças, em um esforço para evitar erros de dosagem.

As recomendações atuais concentram-se na manutenção do conforto do paciente e não na normalização da temperatura. Quando administrados adequadamente, o paracetamol e o ibuprofeno são igualmente eficazes para o tratamento da febre.[19] O ibuprofeno deve ser evitado em crianças com menos de 6 meses devido a diferenças farmacocinéticas e aos rins em desenvolvimento nesta faixa etária. Regimes combinados ou terapia alternada com paracetamol e ibuprofeno podem ser ligeiramente mais efetivos; entretanto, essa abordagem também é mais complicada e pode predispor a erros de administração, com pouco benefício clínico.[19] Os emergencistas devem priorizar o conforto do paciente quando prescrevem antipiréticos no DE e aconselhar os pais quanto ao uso seguro e apropriado desses medicamentos na alta. A Tabela 176.3 apresenta a dosagem recomendada pelo fabricante para antipiréticos e analgésicos comumente usados; o Quadro 176.1 fornece pontos de aconselhamento para os pais quanto à febre e uso antipirético.

Medicamentos Isentos de Prescrição Contra Tosse e Resfriado

Os sintomas de tosse e resfriado são queixas comuns em pacientes pediátricos no DE. Até recentemente, os medicamentos isentos de prescrição (MIP) contendo várias combinações de antitussígenos, anti-histamínicos, descongestionantes, expectorantes e antipiréticos eram amplamente utilizados para alívio sintomático em crianças.

TABELA 176.3

Antipiréticos e Analgésicos Comuns

AGENTE	INDICAÇÃO	DOSE	MÁXIMO
Paracetamol	Analgésico, antipirético	15 mg/kg VO ou VR, a cada 6-8 h	75 mg/kg/dia, nunca exceder 3 g
Ibuprofeno	Analgésico, anti-inflamatório, antipirético	10 mg/kg VO, a cada 8 h	40 mg/kg/dia, nunca exceder 3.200 mg; não recomendado para crianças < 6 meses
Morfina	Analgésico	0,1 mg/kg IV, IO, IM, SC	Dose recomendada para crianças > 6 meses
Codeína	Analgésico	0,5 a 1 mg/kg VO	60 mg; usar somente se o benefício superar o risco
Fentanil	Analgésico	1 a 3 µg/kg IV, IO, IM, SC	N/A

IM, intramuscular; *IO*, intraósseo; *IV*, intravenoso; *VO*, via oral; *VR*, via retal; *SC*, subcutâneo; *N/A*, não se aplica.

QUADRO 176.1

Dicas de Aconselhamento para Pais e Cuidadores sobre o Uso Seguro de Antipiréticos

- A febre é um sinal clínico de que o corpo pode estar combatendo a infecção; as crianças devem ser monitoradas em busca de sinais de doença grave.
- Certifique-se de que a criança mantenha uma hidratação adequada durante a doença febril.
- Os antipiréticos devem ser administrados para minimizar o desconforto; manter uma temperatura corporal normal é menos importante.
- O uso de produtos combinados e a utilização alternada de antipiréticos podem levar a erros de dosagem e duplicação terapêutica.
- Não use ibuprofeno em crianças com menos de 6 meses.
- Não use aspirina em crianças menores de 15 anos devido ao risco de síndrome de Reye.
- Aconselhe os cuidadores e os pais quanto à dosagem apropriada com base no peso da criança.
- Recomende o uso de um dispositivo de medição calibrado para evitar erros de dosagem.
- Armazene antipiréticos e todos os medicamentos fora do alcance das crianças.
- Não use álcool isopropílico ou etílico para resfriar a pele, pois pode resultar em toxicidade por absorção tópica.

Em 2007, uma série de iniciativas foi lançada para reduzir o seu uso em crianças pequenas, devido à falta de dados de eficácia e a crescentes questões de segurança, incluindo erros terapêuticos, ingestões involuntárias e efeitos adversos do fármaco.

Em outubro de 2007, uma reunião conjunta dos Comitês Consultivos de Pediatria e de Medicamentos Isentos de Prescrição da FDA foi organizada para desaconselhar o uso de MIP contra a tosse e resfriado em crianças menores de 6 anos.[20] Mais tarde naquele mês, a Associação de Produtos de Saúde para o Consumidor (CHPA, do inglês *Consumer Healthcare Products Association*) emitiu uma declaração de posicionamento e voluntariamente recolheu MIP contra tosse e resfriado comercializados para uso em crianças menores de 2 anos.[21] Em janeiro de 2008, a FDA contraindicou formalmente o seu uso nesta faixa etária.[22] A CHPA posteriormente emitiu advertências adicionais contra o uso desses fármacos por crianças menores de 4 anos.[23] Atualmente, a Academia Americana de Pediatria (AAP) desaconselha o uso de MIP para tosse e resfriado em crianças menores de 6 anos, e a FDA continua a analisar os dados disponíveis considerando a alteração de sua rotulagem para todas as crianças de 2 a 6 anos.[24]

Desde a instituição inicial destas alterações de rotulagem, houve uma redução nos erros terapêuticos e ingestões involuntárias de MIP para tosse e resfriado relatados aos centros de intoxicação dos EUA. Além disso, diminuíram as consultas do DE, a utilização de serviços de saúde e os efeitos adversos graves e fatais.[25-29] Ao mesmo tempo, até agora, essas iniciativas não resultaram em um decremento significativo na sua utilização em pacientes pediátricos no DE; no entanto, houve uma diminuição geral nas medicações prescritas para tosse e resfriado nesta faixa etária.[30] Os emergencistas devem estar cientes das recomendações atuais para evitar estas drogas em crianças pequenas e informar os pais sobre os seus perigos, também tendo em mente que as alternativas de prescrição para tosse e resfriado têm preocupações semelhantes de segurança e eficácia. Os pais também devem ser aconselhados sobre terapias alternativas, como sucção nasal, mel em crianças maiores de 1 ano de idade e uso de um umidificador.[24,31] A Tabela 176.4 apresenta a dosagem recomendada pelo fabricante para medicamentos comumente usados em emergências respiratórias pediátricas.

Fenotiazinas

Derivados da fenotiazina como a prometazina eram frequentemente utilizados em pacientes pediátricos, principalmente em preparações para tosse e resfriado, para sedação e como antieméticos. Desde a sua aprovação no início dos anos 1950, houve múltiplos casos de depressão respiratória, apneia e morte em crianças. Devido a estas preocupações de segurança, a AAP desaconselhou o uso de fenotiazinas para sedação em crianças. Em 2000, a FDA também emitiu avisos semelhantes, mas os relatos continuados de toxicidade pediátrica levaram à adição formal de uma advertência contraindicando o seu uso em menores de 2 anos em 2004. Em 2009, foi adicionado outro alerta destacando os riscos do uso parenteral inapropriado da prometazina resultar em necrose tecidual grave.[32] Desde essas recomendações, o uso de fenotiazinas para sedação, vômitos e como anti-histamínico diminuiu, provavelmente como resultado das advertências e maior disponibilidade de alternativas terapêuticas mais seguras.

Analgésicos Opioides

A dor em pacientes pediátricos no DE tem sido historicamente mal avaliada e subestimada.[33] Ao longo das últimas duas décadas, houve uma ênfase na identificação e tratamento da dor, e o uso de analgésicos opioides neste contexto aumentou substancialmente.[34] Eles podem ser utilizados de forma segura e eficaz em crianças para o tratamento de dor moderada a grave no DE, e não devem deixar de ser prescritos quando indicados.[33] Ao mesmo tempo, há preocupações com a segurança do seu uso em crianças, das quais os emergencistas devem estar cientes, a fim de minimizar o potencial efeito adverso do fármaco.

A toxicidade da codeína em lactentes cujas mães são metabolizadoras ultrarrápidas pelo CYP2D6 já foi discutida anteriormente. Reações adversas, incluindo casos fatais, também foram documentadas em crianças que receberam codeína após uma amigdalectomia e / ou adenoidectomia para tratamento pós-operatório da dor. As que estão predispostas à toxicidade por esta droga incluem aquelas com apneia obstrutiva do sono e as que possuem metabolismo ultrarrápido pelo CYP2D6.[35,36] Em 2013, uma advertência foi adicionada à rotulagem de medicamentos com codeína contraindicando o seu uso para dor pós-operatória em pacientes pediátricos

TABELA 176.4
Medicamentos Pediátricos Comuns em Emergências Respiratórias

AGENTE	INDICAÇÃO	DOSE	MÁXIMO
Difenidramina	Alergia	1-2 mg/kg VO, IV, IM	50 mg/dose
Prednisolona	Asma, alergia	2 mg/kg VO	60 mg/dose
Metilprednisolona	Asma, alergia	1 a 2 mg/kg IV	125 mg/dose
Dexametasona	Crupe	0,15-0,6 mg/kg VO, IV, IM	16 mg/dose
Salbutamol	Asma	0,15 mg/kg inalado a cada 1h	Dose contínua: • ≤ 10 kg: 7,5 mg/h • 10-20 kg: 11,25 mg/h • ≥ 20 kg: 15 mg/h
Ipratrópio	Asma	250 μg inalados se < 20 kg	500 μg inalados se > 20 kg
Epinefrina racêmica	Crupe	0,25-0,5mL de solução a 2,25%; conforme necessário, até a cada 30 min	N/A
Magnésio	Asma grave	50-75 mg/kg IV por 20 min	2 g/dose
Terbutalina	Asma grave	0,01 mg/kg SC	0,4 mg/dose

VO, via oral; *IM*, intramuscular; *IV* intravenoso; *SC*, subcutâneo; *N/A*, não se aplica.

submetidos a amigdalectomia e / ou adenoidectomia. Não está claro como esse risco se traduz para a população pediátrica do DE. No que diz respeito ao seu emprego para outras condições dolorosas, recomenda-se que os emergencistas a utilizem apenas se os benefícios antecipados superarem o risco. A FDA continua a analisar os dados de segurança relativos ao uso de codeína em crianças.[37]

Nos últimos anos, tem havido um aumento dramático no uso de analgésicos opioides, acompanhado por taxas crescentes de uso indevido, abuso e fatalidades relacionadas.[33,38] Esse fenômeno não está isolado a pacientes adultos. Houve um aumento significativo de sua utilização na atenção ambulatorial pediátrica e nos pacientes do DE, com os maiores incrementos observados em adolescentes. Os medicamentos mais comumente prescritos estes pacientes no DE são a hidrocodona e a oxicodona, também comumente utilizados de forma abusiva para fins não médicos.[33]

Houve grande aumento na utilização não médica e subsequente morbidade e mortalidade relacionada a esses agentes entre adolescentes e jovens adultos. Isso pode se dever ao fato de que os adolescentes podem ser mais propensos a praticar comportamentos de risco e os analgésicos opioides terem se tornado mais fáceis de obter.[39] Um estudo descobriu que quase 13% dos alunos do último ano do ensino médio relataram uso não médico de um opiáceo prescrito.[39] Os opioides prescritos são a segunda substância mais abusada por adolescentes nos Estados Unidos, superada apenas pela maconha.[40] Além disso, até 80% dos usuários sem indicação médica obteve o fármaco de uma receita médica anterior ou de um parente ou amigo.[39,41] O aumento da disponibilidade de opioides prescritos para adolescentes tem levado a superdosagens, complicações médicas e dependência em longo prazo.[42] Ainda mais perturbador é o fato de que as mortes relacionadas aos opiáceos em adolescentes mais que duplicaram nos últimos 25 anos.[43,44]

É importante que os emergencistas equilibrem a analgesia adequada com os riscos associados ao uso de opioides prescritos. O médico deve determinar se este medicamento está indicado, sempre que possível orientado por diretrizes de práticas baseadas em evidências. Alternativas ao seu uso (por exemplo, fármacos anti-inflamatórios não esteroides) devem ser utilizadas como terapia primária ou como adjuvantes para minimizar a sua dose. Quando um opioide é claramente indicado, é importante que os médicos sigam os protocolos da instituição para a dosagem e administração, a fim de evitar eventos farmacológicos adversos. Além disso, recomenda-se que sejam seguidas práticas de prescrição segura para analgésicos opioides, conforme apresentado no Quadro 176.2, particularmente para pacientes adolescentes.[44,45]

QUADRO 176.2
Boas Práticas para Prescrever Analgésicos Opioides no Departamento de Emergência

- Avalie se há indicação para a medicação; terapias não opioides devem ser otimizadas e usadas como adjuvantes, sempre que possível.
- Realize uma avaliação de risco para uso não médico, particularmente em pacientes adolescentes.
- Consulte programas estatais de vigilância de medicamentos sob prescrição e registros médicos e farmacêuticos prévios, caso haja preocupação sobre uso não médico.
- Prefira opioides de ação curta em relação a formulações de liberação prolongada.
- Cuidado ao combinar analgésicos opioides com outros depressores do sistema nervoso central, como benzodiazepínicos.
- Limite a duração do tratamento para evitar doses excedentes.
- Forneça instruções para o descarte seguro de qualquer medicação não utilizada.
- Providencie seguimento ambulatorial precoce.
- Oriente pais e cuidadores acerca dos sinais de abuso de medicamentos controlados.

Segurança e Eventos Adversos a Medicamentos

As crianças possuem uma chance aumentada de dano relacionado à medicação – em algumas estimativas, até três vezes mais durante a internação hospitalar, quando comparadas aos adultos – não só por razões de farmacocinética, mas também pela susceptibilidade a outros fatores de risco contribuintes. Devido às restrições legislativas já mencionadas na pesquisa de fármacos pediátricos, muitos são usados de forma *off-label*, com dosagem baseada na experiência e suscetível ao erro. Mesmo quando um medicamento tem dados pediátricos mostrados na bula, muitas vezes essas informações não são claramente apresentadas e podem oferecer pouca orientação ao médico. Por exemplo, a faixa etária para a qual um medicamento é formalmente aprovado geralmente não está listada na seção de indicação do rótulo. As informações de dosagem pediátricas específicas aprovadas, quando disponíveis, estão listadas em outra seção. Os resultados de estudos centrados na pediatria são comumente encontrados em uma outra seção, sob populações especiais.[14]

TABELA 176.5
Referências Selecionadas de Medicações Pediátricas[a]

REFERÊNCIA	DESCRIÇÃO	EXEMPLOS
Loja de aplicativos	Aplicativos com calculadoras para dosagem pediátrica comum; recomendações de dosagem fornecidas apenas para referência	PediStat, palmPEDi, EMRA Pediatric Airway, PediCalc
Com base na *web*	Conjuntos de informações clínicas com base na *web* com doses de medicamentos e recomendações baseadas em evidência fornecidas pelas empresas	Micromedex, Epocrates
Com base no RES	Ferramentas de apoio à decisão e diretrizes institucionais incorporadas à prescrição eletrônica	Cerner, Epic, Allscripts
Texto de referência	Textos clássicos de referência à beira do leito para apoio à decisão e informações sobre dosagem	Redbook, Harriet Lane, Tarascon, fita de Broselow

[a]Esta lista não é completa nem tem um endosso formal.

A falta de formulações específicas para pediatria também é um contribuinte para a ocorrência de eventos farmacológicos adversos e a baixa adesão do paciente. Isso é ainda mais complicado pelo fato de que há pouco incentivo financeiro para que os fabricantes as desenvolvam. Como as formulações pediátricas não estão disponíveis para muitos medicamentos, os pais e os médicos podem ter que dividir comprimidos adultos de dose fixa, ou as formulações líquidas podem precisar ser ajustadas de maneira improvisada, o que introduz o potencial para erros terapêuticos. Além disso, a má palatabilidade das formulações para adultos pode levar à recusa; soluções orais, suspensões e comprimidos rapidamente desintegráveis e mastigáveis são preferidos. Os pais devem ser aconselhados sobre a medição e administração adequadas dos medicamentos prescritos e uma seringa dosadora deve ser fornecida.

Existem outros fatores que contribuem para eventos farmacológicos adversos em crianças. A dosagem com base em peso e os cálculos necessários para muitos medicamentos pediátricos podem apresentar um passo adicional particularmente propenso ao erro na administração de medicamentos na emergência. Além disso, as fórmulas usadas para calcular a dosagem pediátrica derivada de valores de referência para adultos são muitas vezes imprecisas. A reconciliação medicamentosa em pacientes pediátricos também é muitas vezes imprecisa, o que pode contribuir para a terapia subótima e eventos farmacológicos adversos. Os pais e cuidadores devem ser questionados especificamente sobre todos os fármacos prescritos, MIP, preparações homeopáticas e suplementos dietéticos. Os detalhes sobre a dosagem e o horário também devem ser obtidos. Crianças muito novas não podem comunicar alergias ou medicamentos atuais. Além disso, elas são menos capazes de verbalizar os efeitos adversos quando ocorrem. Mesmo quando estes são identificados, eles muitas vezes não são notificados.[46] Isso é ainda mais complicado por existir um tempo de latência significativo entre a observação uma toxicidade específica e a realização das revisões de rotulagem.[47]

As tentativas contínuas de mitigar esses riscos incluem o uso de farmacêuticos clínicos no DE, a separação dos locais de atendimento pediátrico e adulto e o aumento do uso de fatores humanos e soluções de tecnologia da informação. Existem também guias de referência de dosagem para medicação pediátrica de emergência consagrados, como fitas de Broselow e Mercy.[48] O advento da tecnologia portátil sem fio e a adoção gradual de sistemas de registro eletrônico de saúde (RES) para pacientes internados geraram muitas novas opções de referência para a farmacologia pediátrica. Acredita-se que novas ferramentas de apoio à decisão no sistema RES, como a prescrição eletrônica, ajudarão a diminuir os eventos adversos, porque muitos estão relacionados a erros de dosagem baseados no peso. Embora os erros de cálculo (por exemplo, a entrada do ponto decimal) ainda ocorram em sistemas computadorizados, pensa-se que o suporte à decisão para infusões, doses máximas e reconciliação medicamentosa utilizando a RES contribuirá para uma diminuição nos erros de prescrição. Ao mesmo tempo, as RES também podem causar erros quando os médicos "copiam e colam" os dados sem avalia-los criticamente.[49] A responsabilidade final pela administração do fármaco recai sobre o médico que prescreve, o farmacêutico que dispensa e o enfermeiro que administra. A Tabela 176.5 apresenta uma seleção de diferentes tipos de ferramentas de suporte à decisão que podem servir de referência aos emergencistas.

Nos últimos anos, a escassez de medicamentos prescritos emergiu como uma ameaça para a saúde pública. Ela pode levar a um tratamento tardio ou a nenhum tratamento quando indicado. Isto é melhor exemplificado pela escassez crítica para a formulação pediátrica de oseltamivir que ocorreu em temporadas prévias de influenza. Às vezes, medicamentos alternativos devem ser substituídos pois podem ser mais tóxicos ou menos efetivos, e os erros de medicação podem ocorrer quando os emergencistas são obrigados a usar alternativas terapêuticas com as quais eles são menos familiarizados.[50,51] As razões para as taxas crescentes de escassez de medicamentos prescritos são multifatoriais, e prevê-se que ela vai continuar como um problema no futuro, apesar dos esforços para mitigar a questão. Os emergencistas devem estar cientes das carências de medicamentos que possam afetar sua prática e trabalhar para elaborar protocolos para a distribuição ética dos fármacos com disponibilidade limitada, bem como para um uso mais seguro de alternativas terapêuticas.[51]

CONCEITOS-CHAVE

- Esforços legislativos recentes começaram a remover obstáculos para diminuir a lacuna terapêutica entre pacientes adultos e pediátricos.
- O conhecimento das diferenças na farmacocinética pediátrica e toxicidades farmacológicas específicas é de crítica importância para o uso seguro e eficaz de medicamentos em crianças.
- Evite medicamentos para tosse e resfriado em crianças menores de 6 anos, pois estes agentes possuem dados de eficácia limitados e podem causar dano.
- Aconselhe os pais sobre o manejo da febre, as indicações corretas e o uso apropriado de antipiréticos.
- Realize uma avaliação do risco antes de prescrever analgésicos opioides e, quando indicados, utilize práticas de prescrição segura e monitore sinais de abuso de drogas.
- Uma abordagem multifacetada, utilizando sistemas de suporte clínico e ferramentas de referência prontamente disponíveis, é essencial para a ótima prestação do cuidado em emergência pediátrica.

As referências para este capítulo podem ser encontradas on-line no website Expert Consult associado à obra.

CAPÍTULO 177
Child Abuse

Daniel Lindberg

Conteúdo disponível on-line em inglês.

SEÇÃO DOIS
A Paciente Grávida

CAPÍTULO 178
Complicações Graves da Gravidez

Bisan A. Salhi | Sidhant Nagrani

As complicações graves da gravidez podem surgir em todos os trimestres e apresentam desafios no diagnóstico e manejo para o médico emergencista. Doenças com risco de vida, como a gravidez ectópica no início da gravidez, a hipertensão induzida pela gestação no meio e fim da gravidez e a ruptura da placenta no final da gestação, são relativamente comuns. Os médicos emergencistas devem considerar os sinais e sintomas, a fase da gestação e a estabilidade hemodinâmica da paciente ao desenvolver o diagnóstico e as estratégias de tratamento.

PROBLEMAS NO INÍCIO DA GRAVIDEZ

Aborto Espontâneo

O aborto espontâneo, a complicação mais severa da gravidez, é definido como a interrupção espontânea da gravidez antes das 20 semanas de gestação. A morte do feto após 20 semanas de gestação ou quando o feto pesa mais de 500 g é considerada como nascimento prematuro. A perda no início da gravidez, definida como a detecção da gonadotrofina coriônica humana (hCG) dentro de seis semanas a partir do último período normal de menstruação, ocorre em aproximadamente 20 a 30% das gestações. A perda embrionária e fetal após a implantação ocorre em até um terço das gestações detectáveis. O risco de aborto espontâneo aumenta conforme a idade da mãe (um aumento de cinco vezes naquelas com idade >40 anos comparadas com aquelas entre 25-29 anos), conforme a idade do pai, consumo de álcool, paridade, histórico de aborto, diabete melito e doença da tireoide mal controladas, obesidade, baixo índice de massa corporal na gravidez, estresse materno, e histórico de sangramento vaginal.[1,2] Aproximadamente 80% dos abortos espontâneos ocorrem durante o primeiro trimestre; o restante ocorre antes de 20 semanas de gestação.

Aproximadamente 25% das pacientes clinicamente grávidas passam por algum sangramento. É estimado que até 50 % de todas as mulheres que têm sangramento durante o início da gravidez sofram aborto espontâneo, apesar do risco ser provavelmente maior na população no departamento de emergência (DE).[3] Pacientes que apresentam um feto viável visualizado no exame de ultrassom têm um risco bem menor de aborto espontâneo (3%-6%), apesar de o sangramento vaginal ser um indicador de alto risco, mesmo quando o feto viável está presente.[4] As pacientes com histórico de sangramento que não abortam podem ter uma gravidez normal, apesar de apresentarem risco aumentado em duas vezes de nascimento prematuro e de terem bebês com baixo peso de nascimento.[5]

Fisiopatologia

A maioria dos abortos espontâneos é devida a más-formações uterinas ou anormalidades cromossômicas, que representam a maior parte que ocorre dentro de 10 semanas de gestação. Em alguns casos, o óvulo nunca se desenvolve (gestação anembrionária). A morte fetal precede o aborto clínico na maioria dos abortos espontâneos no estágio inicial da gravidez, muitas vezes em várias semanas. Apesar dos sintomas clínicos de aborto espontâneo não serem comuns entre 8 e 12 semanas de gestação, evidência ultrassonográfica demonstra, na maioria dos casos, morte antes das 8 semanas; se a viabilidade fetal puder ser demonstrada por atividade cardíaca e ultrassonografia normal, o risco subsequente de perda fetal diminui significativamente.

Fatores maternos que aumentam o risco de aborto espontâneo incluem anomalias congênitas, cicatriz uterina, leiomiomas e insuficiência cervical. Outras condições associadas a altas taxas de aborto espontâneo incluem toxinas (p. ex. álcool, tabaco e cocaína), fatores autoimunes, distúrbios endócrinos incluindo defeitos na fase lútea, histórico de aborto espontâneo e infecções maternais ocasionais.[6]

Terminologia

O aborto espontâneo pode ser de maneira geral dividido em três categorias. A primeira é a ameaça de aborto espontâneo, na qual a paciente apresenta sangramento vaginal mas descobre-se que possui um orifício cervical interno fechado. O risco de aborto espontâneo nessa população é estimado em 35% a 50%, dependendo dos fatores de risco da paciente e gravidade dos sintomas.[7] Se o orifício cervical interno estiver aberto, o aborto é considerado inevitável. Se produtos da concepção estiverem presentes no orifício cervical ou no canal vaginal, o aborto espontâneo é chamado *incompleto*, a segunda classificação do aborto espontâneo. A terceira classificação é chamada de aborto *completo*, o qual ocorre quando o útero expeliu todo o material do feto e da placenta, o colo do útero está fechado e o útero está contraído. Estabelecer o diagnóstico do aborto completo no DE é difícil. Um saco gestacional deve ser visualizado para o diagnóstico, pois o colo do útero pode fechar após um episódio de hemorragia e coagular a passagem sem ou após ocorrer apenas a expulsão parcial dos produtos da concepção. A menos que o saco gestacional seja reconhecido, o aborto completo deve ser diagnosticado somente após dilatação e curetagem (D&C), com confirmação patológica de produtos gestacionais, demonstração de um útero vazio por ultrassonografia com gravidez intrauterina previamente conhecida, ou reversão para resultado de um teste de gravidez negativo. Isso pode ocorrer várias semanas após a apresentação inicial.

O *aborto retido* é um termo relativamente obsoleto que se refere à falha clínica do crescimento uterino ao longo do tempo. Os termos gestação anembrionária (quando não há feto visualizado no ultrassom), *morte fetal do primeiro ou segundo trimestre* (falha em ver a atividade cardíaca fetal com pelo menos um CCN de 5 mm) e *aborto tardio* são mais apropriados.

Características Clínicas

O histórico da paciente deve incluir a duração estimada da gestação, tempo desde o último período de menstruação, sintomas de gravidez, incluindo a evolução ou perda de sintomas da gravidez, grau e duração do sangramento, presença de cólicas, dor ou febre e tentativas da paciente de induzir o aborto. Apesar do histórico ser importante, ele não ajuda na classificação do tipo de aborto. Além disso, a gravidade dos sintomas não está bem correlacionada com o risco de aborto, apesar de acreditar-se que a cólica e a passagem de coágulos têm mais probabilidade de ocorrer conforme o aborto se torna inevitável.

A avaliação da paciente que passa por sangramento vaginal no primeiro trimestre inclui um exame abdominal cuidadoso para avaliar a sensibilidade ou irritação peritoneal de uma possível gravidez ectópica e para determinar o tamanho do útero, que não deve ser abdominalmente palpável. Um exame especular deve ser realizado com colo do útero aberto ou fechado, observe presença de coágulos ou produtos da concepção, e determine o grau do sangramento vaginal, bem como o tamanho e a sensibilidade do útero. O colo do útero deve ser investigado cuidadosamente com uma pinça de Foerster (não usar cotonete ginecológico) para determinar se o orifício interno (1,5 cm de profundidade para o orifício externo) está aberto ou fechado. Isso não é necessário na paciente que tem um orifício claramente aberto ou produtos da concepção visíveis, o procedimento pode ser realizado com segurança durante o primeiro trimestre desde que executado cuidadosamente e não penetre o colo do útero mais do que 2 ou 3 cm. Na paciente com sangramento no segundo trimestre, a investigação não deve ser realizada porque o útero é mais vascularizado e a placenta pode sobrepor o orifício cervical. As mulheres parturientes normalmente têm um orifício externo aberto ou relaxado, um achado que não tem significação. Os anexos podem estar aumentados, com frequência unilateralmente, pois o corpo lúteo é cístico ou porque a gravidez é ectópica. De maneira muito menos comum, a infecção pélvica pode causar sensibilidade uterina e dos anexos durante o início da gravidez.

Exames Diagnósticos

O nível da hemoglobina é útil para fornecer uma medida basal e avaliar o grau de perda volêmica em mulheres com sangramento persistente. Além disso, o fator Rh deve ser determinado. A ultrassonografia é o principal meio de vitalidade fetal e sua localização (Tabela 178.1). Como as estimativas de idade gestacional são muitas vezes imprecisas, a ultrassonografia é útil para fornecer uma medida precisa da idade fetal e viabilidade (Quadro 178.1).

Na paciente estável com ameaça de aborto. Desde que, gravidez ectópica seja descartada, a conduta expectante pode ser adotada até que ocorra a indicação de intervenção. Níveis seriados hCG quantitativo são usados para avaliar a saúde do feto se os achados da ultrassonografia forem indeterminados ou se a idade gestacional for menor que 6 a 7 semanas. A zona discriminatória ultrassonográfica é definida como o nível de hCG quantitativo na qual uma gravidez intrauterina de desenvolvimento normal deve ser vista de forma confiável. Os níveis discriminatórios são dependentes do operador e do equipamento e variam de acordo com as características individuais das pacientes, mas em geral são considerados como 6.500 mIU/mL para ultrassonografia transabdominal e 1.000 a 2.000 mIU/mL para ultrassonografia transvaginal.[8,9] A ultrassonografia pode ser realizada ou repetida quando os níveis de hCG sobem para 1.500 a 3.000 mIU/Ml. Se os níveis estiverem estáveis ou caírem, ou se os critérios de ultrassonografia para óbito fetal forem demonstrados (Quando 178.1), a paciente deve ser encaminhada ao obstetra para acompanhamento afim de assegurar a diagnóstico conclusivo de aborto espontâneo e para descartar complicações subsequentes.

Diagnóstico Diferencial

A gravidez ectópica pode ser confundida com ameaça de aborto nos primeiros estágios da gestação e deve sempre ser considerada no diagnóstico diferencial. Mesmo nas pacientes com sangramento vaginal indolor, o diagnóstico de gravidez ectópica deve ser considerado. A ultrassonografia precoce deve ser realizada para topografar a gestação em pacientes que apresentam sangramento ou dor

Outros diagnósticos também devem ser considerados. Uma pequena quantidade de sangramento ocorre no momento da implantação do blastocisto no endométrio e, ocasionalmente, um mês após a última menstruação. A gravidez molar também é caracterizada por sangramento vaginal, geralmente durante o final do primeiro ou segundo trimestre. Esta condição pode ser identificada por ultrassonografia. As lesões cervicais e vaginais também causam sangramento local e geralmente podem ser observadas na inspeção vaginal.

Tratamento

Após a avaliação do status hemodinâmico e manejo da perda volêmica, a paciente com ameaça de aborto requer um tratamento médico bem pouco específico. A imunoglobulina anti-D (Rh) deve ser administrada se a paciente for Rh-negativo. Uma dose de 50 μg é usada durante o primeiro trimestre e uma dose completa de 300 μg é usada após o primeiro trimestre. Uma vez que a gravidez ectópica seja excluída, a ultrassonografia pode ser agendada de forma mais rotineira posteriormente em pacientes assintomáticas. No entanto, a paciente deve ser informada de que existe hipótese de gravidez ectópica até que seja excluída pela confirmação de uma gravidez intrauterina. Na paciente que está planejando interromper a gravidez, o encaminhamento rápido deve ser encorajado e os vilos coriônicos confirmados no momento da aspiração uterina.

A menos que a gravidez intrauterina seja diagnosticada, deve-se fornecer instruções cuidadosas para a paciente com ameaça de aborto na liberação orientar retorno se houver sinais de instabilidade hemodinâmica, dor significativa, ou outros sintomas que podem indicar gravidez tópica (as chamadas precauções ectópicas).

TABELA 178.1
Marcos para a Idade Gestacional e Nível de β-hCG por Ultrassonografia Transvaginal

ACHADO	SEMANAS DESDE UPM	β-HCG (MIU/ML)
Saco gestacional	5	1.000
Zona discriminatória	5–6	1.000-2.000
Saco vitelino	6	2.500
Zona discriminatória superior	6–7	3.000
Polo fetal	7	5.000
Movimento do coração do feto	6–7	7.000

β-hCG, Subunidade beta da gonadotrofina coriônica humana; UPM, último período menstrual. Adaptado de Ramsey E, Shilitto J: How early can fetal heart pulsations be detected reliably using modern ultrasound equipment? Ultrasound 16:193–195, 2008.

QUADRO 178.1
Critério Ultrassonográfico para Gravidez Anormal com Ultrassonografia Transvaginal

Sem saco gestacional no nível de β-hCG DE 3000 mIU/mL
Sem saco vitelino com saco gestacional de 13mm (ou a 32 dias desde o último período menstrual)
Comprimento CCN de 5 mm, sem som do coração do feto
Sem feto, com saco gestacional de 25 mm de diâmetro em média
Sem som do coração do feto após idade gestacional de 10–12 semanas

β-hCG, Subunidade beta da gonadotrofina coriônica humana
Adaptado de Dart RG: Role of pelvic ultrasonography in evaluation of symptomatic first-trimester pregnancy. Ann Emerg Med 33:310–320, 1999.

Em conjunto com os colegas da ginecologia, um protocolo do departamento de emergência é útil para determinar quando o acompanhamento e avaliação seriada do ultrassom e hCG serão realizados, a ultrassonografia pode ser uma ferramenta diagnóstica imprecisa se o nível de hCG estiver abaixo de 1500 mIU/mL, se há sangramento vaginal significativo, ou se os achados ultrassonográficos não incluírem um polo fetal e um saco vitelino.[10,11]

Apesar de 50% ou mais das mulheres com ameaça de aborto atendidas no DE a sofrerem aborto espontâneo, o tratamento para prevenção do evento não é útil porque a maioria dos fetos não é viável 1 a 2 semanas antes de os sintomas ocorrerem. Na maioria dos casos, o aborto espontâneo é o método natural do corpo de expelir uma gravidez anormal ou não desenvolvida (prejudicada). Assim, o grande objetivo dos primeiros cuidados deve ser a orientação e suporte para a paciente. As pacientes devem ser avisadas de que atividades diárias moderadas não afetam, a gravidez. Absorventes internos, relação sexual e outras atividades que podem induzir a infecção uterina devem ser evitadas caso a paciente apresente sangramento, com retorno precoce no caso de febre, dor abdominal ou aumento significativo no sangramento. Cólicas devido a gravidez intrauterina conhecida podem ser tratadas de modo seguro com analgésicos orais, se necessário. Se a paciente expelir tecido, este deve ser levado a um profissional da saúde para ser examinado em busca de produtos da concepção, pois a diferenciação entre as partes do feto ou vilos de restos deciduais é difícil.

O aconselhamento da paciente é primordial no caso de ameaça de aborto espontâneo.[12,13] A determinação da viabilidade fetal pode ser útil para tranquilizar a mãe ou prepará-la para a provável perda fetal.[14] Os abortos espontâneos estão associados a um processo de luto significativo, que frequentemente é mais difícil porque a gravidez no estágio inicial não é anunciada, e a morte do feto nesse estágio não é publicamente reconhecida. Como muitas mulheres consideram que quedas pequenas, lesões ou estresse durante o primeiro semestre podem precipitar um aborto, as pacientes devem ser asseguradas de que não fizeram nada para precipitá-lo É importante informar que o aborto espontâneo é comum, o luto é normal e o aconselhamento profissional pode ser benéfico.[15,16] Consulta de acompanhamento deve ser marcada após o aborto para apoiar a paciente na resolução dessas questões.

O tratamento da paciente com aborto incompleto conduta expectante, ou ativa, com uso de misoprostol ou aspiraçãocirúrgica.[15] Quando o aborto é incompleto, o útero pode ser incapaz de contrair adequadamente para limitar a hemorragia no local de implantação. O sangramento pode ser intenso e a remoção cuidadosa do tecido fetal do orifício cervical com uma pinça de Foester durante o exame pélvico geralmente tem papel hemostático considerável.

O cuidado de mulheres com aborto completo é mais complicado. Se a paciente trouxer produtos do aborto, este deve ser enviado ao departamento de patologia para avaliação. A menos que um saco gestacional ou feto intactos sejam visualizados, raramente fica claro clinicamente se o aborto espontâneo está completo. Estudos demonstraram que a observação clínica é segura em mulheres com história consistente de aborto espontâneo e que possuem tecido intrauterino mínimo restante, conforme determinado pela ultrassonografia mas somente se a gravidez ectópica puder ser excluída.[17] Se o tecido endometrial não for visto na ultrassonografia, o sangramento for leve e a idade gestacional for inferior a 8 semanas, a curetagem é frequentemente desnecessária e a paciente pode ser observada com segurança por um ginecologista com coleta seriada de hCG. Até 80% das mulheres com aborto espontâneo no primeiro trimestre concluem o aborto sem intervenção.[17] No entanto, a necessidade de visitas e procedimentos posteriores pode ser diminuída pela curetagem uterina, particularmente se o polo fetal ou o saco gestacional estiverem visíveis ao ultrassom no momento da avaliação. A uso de misoprostol em vez de D&C (dilatação e curetagem) também é uma opção com taxa de sucesso de até 96%.[15] A paciente deve ser instruída a retornar se houver sangramento descontrolado, dores fortes ou cólicas, febre ou tecido expelido. O acompanhamento é recomendado em 1 ou 2 semanas para garantir que o aborto esteja completo.

Após o aborto, a paciente deve ser informada de que a perda fetal, mesmo durante o primeiro trimestre, pode causar estresse psicológico significativo. O acompanhamento em 1 ou 2 semanas com um ginecologista deve ser proporcionado. Alguns médicos prescrevem antibióticos após D&C ou aborto espontâneo (geralmente doxiciclina ou metronidazol), embora não haja evidência conclusiva para apoiar esta prática, e algumas evidências sugeriram que os efeitos colaterais do tratamento podem superar qualquer benefício potencial.[18,19] A ergonovina ou metilergonovina (0,2 mg por via oral) podem ser utilizadas para estimular a involução uterina. A paciente deve ser avisada para retornar caso ocorram sinais de infecção (p. ex. febre, sensibilidade uterina), retorno da hemorragia ou tecido expelido.

Gravidez Ectópica

Princípios

A gravidez ectópica, ou a gravidez implantada fora do útero, é um problema cada vez mais frequente que representa um grande risco para a saúde das mulheres durante os anos férteis. É a terceira principal causa de morte materna, responsável por 4% a 10% das mortes em gestantes.[20] Estima-se que a gravidez ectópica ocorra em 2% de todas as gestações, embora as estimativas nacionais de incidência sejam difíceis de determinar. Embora a incidência de gravidez ectópica seja maior em mulheres entre 25 a 34 anos, a taxa é maior ainda entre as mulheres mais velhas e as mulheres pertencentes a grupos minoritários. As gestações simultâneas intrauterinas e extrauterinas (gravidez heterotópica) historicamente têm sido raras, ocorrendo em aproximadamente 1 em 4.000 gestações; mais recentemente, as mulheres que passam por técnicas de reprodução assistida com transferência de embriões têm um risco demonstrado de 4% ou mais de uma das gravidezes serem ectópicas. A incidência de gravidez ectópica entre as mulheres que se apresentam no DE com sangramento ou dor vaginal no primeiro trimestre é de aproximadamente 10%, mas pode atingir até 16%.[20]

Fisiopatologia

A implantação do óvulo fertilizado ocorre aproximadamente 8 ou 9 dias após a ovulação. Os fatores de risco para um implantação anormal incluem infecção tubária prévia (50% dos casos), anormalidades anatômicas das tubas uterinas, reprodução assistida (especialmente múltiplas transferências de embriões) e endométrio anormal (fatores do hospedeiro). Isso resulta em falha no implante do embrião no endométrio. O risco de gravidez ectópica aumenta aproximadamente três vezes depois que uma paciente sofreu doença inflamatória pélvica (DIP). Em estudos recentes, 25% das pacientes com gravidez ectópica tiveram cirurgia tubária, incluindo esterilização de trompas ou remoção de gravidez ectópica.[22] Se a paciente está atualmente usando um dispositivo intrauterino (DIU), pode ocorrer maior risco a partir de uma complicação da DIP ou de uma falha do DIU em prevenir a gravidez enquanto evitou a implantação do endométrio. Todas as formas de contracepção, exceto o DIU e a esterilização tubária, diminuem a incidência de gravidez ectópica. Após uma gravidez ectópica, o risco de recorrência pode atingir até 22%, dependendo das características e do tratamento da gravidez ectópica (p. ex. localização da implantação, tratamento cirúrgico versus clínico; Quadro 178.2).[22]

Quando ocorre uma implantação anormal nas tubas uterinas, ovários ou colo do útero, a gravidez geralmente cresce a uma taxa menor do que a normal, o que pode resultar em anormalidade no aumento ou diminuição de produção de hCG. Mesmo que seja extremamente baixo, não há valor na utilização de uma única medida de hCG para excluir o diagnóstico de gravidez ectópica. O sangue flui intermitentemente através da parede da tuba ou para fora das extremidades fimbriais, com extravasamento na cavidade peritoneal. O sangramento e outros sintomas geralmente são intermitentes. São possíveis três resultados: a involução espontâ-

QUADRO 178.2

Fatores de Risco para Gravidez Ectópica

Cirurgia tubária (para esterilização tubária ou gravidez ectópica)
Doença inflamatória pélvica
Tabagismo Idade avançada
Aborto espontâneo prévio
Aborto induzido medicamente
Histórico de infertilidade
Dispositivo intrauterino

Adaptado de Bouyer J, Coste J, Shojaei T, et al: Risk factors for ectopic pregnancy: A comprehensive analysis based on a large case-control, population-based study in France. Am J Epidemiol 157:185–194, 2003.

QUADRO 178.3

Achados Ultrassonográficos em Pacientes com Suspeita de Gravidez Ectópica

DIAGNÓSTICO DE GRAVIDEZ INTRAUTERINA
Saco gestacional "duplo"
Polo fetal intrauterino ou saco vitelino
Atividade intrauterina do coração fetal

DIAGNÓSTICO DE GESTAÇÃO ECTÓPICA
Gravidez na tuba uterina (Fig. 178.1)
Atividade ectópica do coração fetal (Fig. 178.2)
Polo fetal ectópico

SUGESTÃO DE GESTAÇÃO ECTÓPICA
Fluxo de fundo de saco moderado ou intenso sem gravidez intrauterina
Massa anexial sem gravidez intrauterina[a]

INDETERMINADO
Útero vazio (Fig. 178.3)
Líquido livre em cavidade (Fig. 178.4)
Material ecogênico
Saco anormal (Fig. 178.5)
Saco gestacional único

Adaptado de Dart RG: Role of pelvic ultrasonography in evaluation of symptomatic first-trimester pregnancy. Ann Emerg Med 33:310–320, 1999.
[a]Uma massa complexa é o que mais sugere uma gravidez ectópica, mas um cisto também pode ser visto como gravidez ectópica.

---

nea da gravidez, aborto tubário na cavidade peritoneal ou vagina, ou ruptura da gravidez com sangramento interno ou vaginal. A implantação no corno uterino (gravidez cornual) é particularmente perigosa porque o embrião em crescimento pode usar o suprimento sanguíneo miometrial para crescer (10-14 semanas de gestação) antes da ruptura ocorrer.

Características Clínicas

O quadro clínico clássico da gravidez ectópica é atraso menstrual, seguido de dor abdominal e sangramento vaginal em paciente com fatores de risco conhecidos. Infelizmente, a história clínica não é sensível ou específica. Fatores de risco para gravidez ectópica estão ausentes em quase metade das pacientes. Das pacientes com gravidez ectópica sintomática, 15% a 20% não perderam um período menstrual, e eventualmente a paciente não tem histórico de sangramento vaginal. A dor abdominal é geralmente intensa, de natureza peritoneal, e constante. Dor no ombro sugere líquido livre abdominal e provável gravidez ectópica com hemorragia significativa. A dor da gravidez ectópica também pode ser tipo cólica, intermitente ou mesmo ausente.

Os achados de exame físico na gravidez ectópica também são variáveis. Sangramento vaginal, sensibilidade uterina ou anexial, ou ambos na paciente teste de gravidez positivo, devem alertar para a possibilidade de gravidez ectópica. Taquicardia nem sempre está presente, mesmo com hemoperitônio significativo; o nível de hemoglobina geralmente é normal e pode ser observada hipotensão. A presença de sinais de peritonite, dor ao movimento cervical ou sensibilidade abdominal ou pélvica lateral ou bilateral indica uma maior probabilidade de gravidez ectópica. Se houver irritação peritoneal significativa, a dor pode impedir o exame bimanual adequado. As massas anexiais são palpáveis em apenas 10% a 20% das pacientes com gravidez ectópica. O sangramento vaginal é geralmente moderado. O sangramento intenso com coágulos ou tecido geralmente sugere um aborto espontâneo ou incompleto, embora a paciente com gravidez ectópica que tenha níveis hormonais decrescentes possa sofrer desprendimento endometrial, o que pode ser confundido com passagem de tecido fetal. O tecido expelido deve ser examinado, como acontece com os casos de aborto espontâneo, com água da torneira ou solução salina (ou sob microscópio de baixa potência). A menos que as partes fetais ou as vilosidades coriônicas sejam vistas, a gravidez ectópica não deve ser excluída na paciente com sangramento

Exames diagnósticos

Como o histórico e o exame físico da paciente com gravidez ectópica são indiferentes e inespecíficos, estudos auxiliares são essenciais para localizar a gravidez em qualquer paciente com dor abdominal ou sangramento vaginal e teste de gravidez positivo. Os avanços tecnológicos permitiram detecção precisa e exclusão da gravidez ectópica na avaliação da mulher com sangramento vaginal ou dor pélvica no primeiro trimestre. A ultrassonografia e os ensaios hormonais são os testes auxiliares mais utilizados. A laparoscopia pode ser ferramenta diagnóstica eficaz na paciente hemodinamicamente instável.

Ultrassonografia. A ultrassonografia é o principal método utilizado para localizar a gestação inicial, estabelecer a idade gestacional e avaliar a viabilidade fetal. A ultrassonografia transabdominal é mais útil para identificação de gestação intrauterina com atividade cardíaca fetal e exclusão de gravidez ectópica, exceto em pacientes com alto risco de gravidez heterotópica devido a procedimentos de infertilidade. A ultrassonografia transvaginal é mais sensível, reconhece a gravidez intrauterina antes da ultrassonografia transabdominal e consegue diagnosticar até 80% das pacientes que se apresentam no primeiro trimestre.[23]

Os achados ultrassonográficos na paciente com suspeita de gravidez ectópica estão listados no Quadro 178.3 e ilustrados nas Figuras 178.1 a 178.5. Em geral, um estudo indeterminado de ultrassonografia não resulta em um diagnóstico de gravidez normal.[23] Em uma série de mais de 1000 exames de ultrassom pélvico, 53% dos estudos de ultrassom indeterminados resultaram em um diagnóstico de morte embrionária, 15% eram gravidezes ectópicas e apenas 29% apresentavam gravidez intrauterina. No entanto, a correlação de resultados ultrassonográficos com medidas quantitativas de hCG pode aumentar o valor preditivo.[24] Com níveis de hCG inferiores a 1.000 mUI/mL, o risco de gravidez ectópica aumenta quatro vezes e a ultrassonografia ainda consegue diagnosticar aproximadamente um terço dessas pacientes com gravidez ectópica. A gravidez normal é improvável se o saco gestacional não é visto por ultrassonografia transvaginal com níveis de hCG superior a 1.000 a 2.000 mIU/mL, dependendo dos valores de referência da instituição, mas o diagnóstico diferencial inclui aborto espontâneo e gravidez ectópica. Infelizmente, níveis de aproximadamente 1.500 mUI/mL se desenvolvem em apenas aproximadamente 50% das pacientes com gravidez ectópica (Tabela 178.1).

Exame ultrassonográfico indeterminado, que não evidencie gravidez intrauterina ou achados extrauterinos que sugiram gravidez ectópica, ocorrem em aproximadamente 20% das avaliações do departamento de emergência de mulheres com sangramento ou dor

CAPÍTULO 178 Complicações Graves da Gravidez

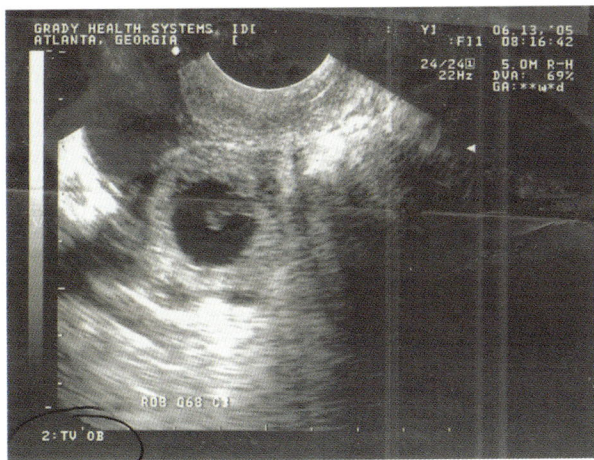

Fig. 178.1. Gravidez na tuba uterina, diagnóstico de gravidez ectópica. (Cortesia de Dr. Mary Ann Edens.)

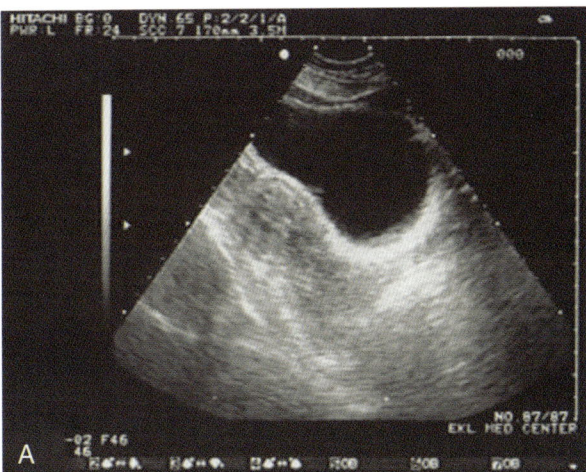

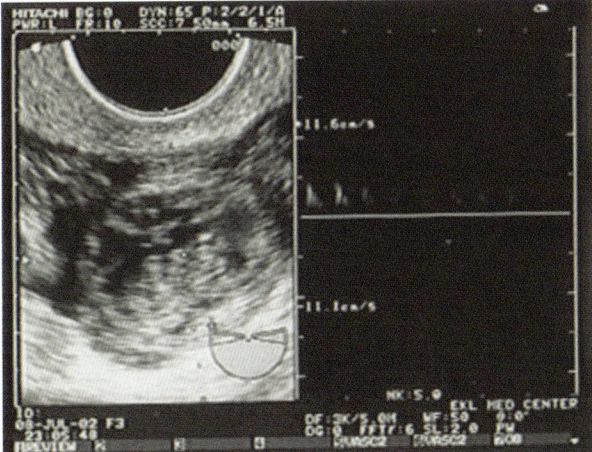

Fig. 178.2. Movimentos do coração fetal detectados por ultrassonografia na tuba uterina, diagnóstico de gravidez ectópica. (Cortesia de Dr. Mary Ann Edens.)

Fig. 178.3. Ultrassonografia mostrando útero vazio, indeterminado para diagnóstico de gravidez ectópica. (Cortesia de Dr. Mary Ann Edens.)

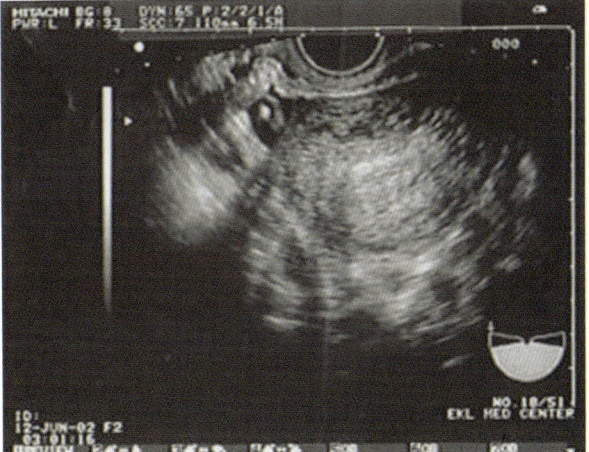

Fig. 178.4. Ultrassonografia mostrando fluído ao entorno da tuba uterina. (Cortesia de Dr. Mary Ann Edens.)

no primeiro trimestre. A gravidez ectópica é mais provável entre esse subgrupo com ultrassom indeterminado se o nível de hCG for inferior a 1.000 mUI/mL e o útero estiver vazio. Os resíduos endometriais e o líquido no útero não excluem a gravidez ectópica.[25]

O uso de ultrassonografia à beira do leito na no departamento de emergência para o diagnóstico de gravidez intrauterina e exclusão de gravidez ectópica mostrou boa sensibilidade e valor preditivo negativo para descartar a gravidez ectópica, mas requer treinamento significativo do operador.[26-28] Além das limitações baseadas no operador, o uso de ultrassonografia também é limitado pela disponibilidade e qualidade do dispositivo.

Ensaios Hormonais. Os níveis quantitativos de hCG tem duas funções primárias — exames seriados podem ser usados na paciente estável em observação clínica ou seguimento ambulatorial, ou medida isolada quando correlacionada ao ultrassom para melhor interpretação. Os níveis séricos de hCG normalmente duplicam a cada 1,8 a 3 dias nas primeiras 6 ou 7 semanas de gravidez, começando 8 ou 9 dias após a ovulação. Exame quantitativo inicial pode ser medido no momento da visita ao departamento de emergência, particularmente se o ultrassom é indeterminado ou a idade gestacional estimada inferior a 6 semanas. Deve-se repetir o hCG cerca 48 a 72 horas após exame inicial. Queda ou aumento lento estão associados à gravidez anormal, intrauterina ou ectópica. Das mulheres com gravidez ectópica, 21% em estudos tiveram aumento inicial de hCG consistente com uma gravidez intrauterina.

Níveis quantitativos isolados de hCG também podem ser úteis em conjunto com a ultrassonografia; A gravidez intrauterina normal deve ser visível ao ultrassom transvaginal com um hCG de 1.000 a 2.000 mIU/mL ou maior (Tabela 178.1). Níveis baixos de hCG não se relacionam com evolução benigna da gestação ectópica. As gravidezes ectópicas rotas que requerem cirurgia foram relatadas com níveis muito baixos ou ausentes de hCG.

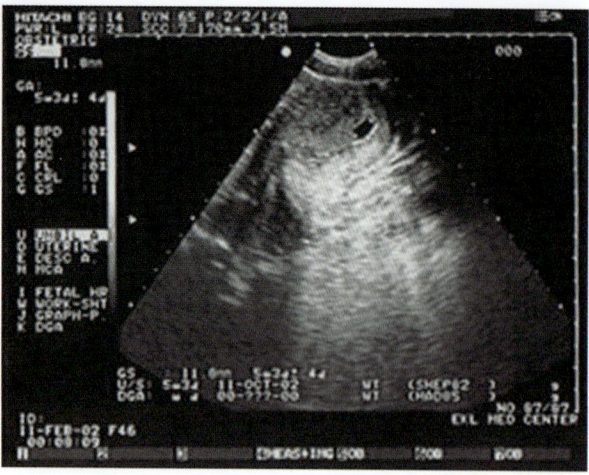

Fig. 178.5. Ultrassonografia mostrando pseudosaco gestacional. (Cortesia de Dr. Mary Ann Edens.)

Os níveis séricos de progesterona foram estudados como um marcador adicional ou alternativo para determinar quais pacientes precisam de avaliação posterior e acompanhamento devido à possível gravidez ectópica. O nível de progesterona sobe antes do nível de hCG na gravidez normal e estabiliza com níveis maiores que 20 ng/mL, de modo que sua avaliação ao longo do tempo não é necessária. Medidas abaixo de 5 ng/mL excluem viabilidade de gravidez intrauterina — com raras exceções — e podem ser úteis quando os níveis de hCG estiverem baixos, a ultrassonografia for indeterminada e os médicos emergencistas estiverem considerando D&C ou laparoscopia. A uso dos níveis de progesterona para diferenciar a gravidez ectópica de uma gravidez intrauterina que falhou é limitada, e não é uma ferramenta padrão para avaliação no departamento de emergência.

Outros Estudos. A D&C podem ser usadas com pacientes sem gravidez intrauterina ou gravidez ectópica viáveis na ultrassonografia para diferenciar o aborto intrauterino da gravidez ectópica. A identificação das vilosidades coriônicas nas amostras de endométrio é observada em aproximadamente 70% das pacientes e exclui a gravidez ectópica, exceto em pacientes submetidas à reprodução assistida. A identificação de vilosidades coriônicas pode ser feita mesmo nos 50% das mulheres com útero vazio na ultrassonografia e limita a necessidade de laparoscopia para excluir a gravidez ectópica nesta população.

Embora invasiva, a laparoscopia é extremamente precisa como procedimento diagnóstico (e terapêutico) para possível gravidez ectópica. É o tratamento diagnóstico de escolha para paciente instável no primeiro trimestre com sinais de peritonite e também é indicado para pacientes com líquido livre significativo ou uma gestação ectópica na cavidade pélvica. As alternativas clínicas para o tratamento da gravidez ectópica resultaram em diminuição da indicação de laparoscopia em pacientes estáveis.[24]

Diagnóstico Diferencial

O espectro das apresentações clínicas na gravidez ectópica é amplo, de modo que o diagnóstico diferencial inclui essencialmente todas as complicações do primeiro trimestre. A ameaça de aborto, diagnóstico diferencial mais comum, pode ser reconhecida por evidência ultrassonográfica de gravidez intrauterina, saudável ou que falhou. A hipovolemia pode ser vista, particularmente em aborto espontâneo incompleto, mas a hipotensão sem hemorragia vaginal significativa é altamente sugestiva de gravidez ectópica. A identificação de partes fetais ou vilosidades coriônicas em tecido expelido ou obtido durante D&C é útil para confirmar uma complicação da gravidez intrauterina, embora isso não seja suficiente para excluir a gravidez ectópica na paciente com maior risco de gestação heterotópica, como, por exemplo, pacientes realizando tratamento de reprodução assistida.

Ruptura de cisto do corpo lúteo também deve ser considerada na paciente com sangramento associado a sinais de irritação peritoneal ou dor no primeiro trimestre. O corpo lúteo normalmente suporta a gravidez durante as primeiras 7 ou 8 semanas. A ruptura causa dor pélvica e peritonite. A ultrassonografia é útil se revelar gravidez intrauterina (exceto em pacientes com fertilização in vitro). Durante o início da gestação, quando a ultrassonografia não serve de diagnóstica, o líquido livre é geralmente visível pela ultrassonografia, e a observação seriada pode ser necessária (Fig. 178.4). Se a paciente estiver instável, especialmente se gravidez intrauterina não puder ser identificada por ultrassonografia, a laparoscopia ou, em alguns casos, a laparotomia pode ser necessária para diferenciar as duas condições.

Tratamento

Tradicionalmente, aproximadamente 20% das mulheres com gravidez ectópica manifestam sinais e sintomas que justificam a intervenção imediata. Isso inclui pacientes com hipovolemia significativa, grandes quantidades de líquido livre ou orifício cervical aberto. Para pacientes com sinais significativos de hipovolemia, deve ser instituída a ressuscitação volêmica rapidamente com líquidos intravenosos (IV) e hemoderivados, conforme necessário, níveis de hemoglobina basal e provas de reação cruzada devem ser realizados. Um procedimento de D&C ou de aspiração com exame do conteúdo de endometrial para produtos de concepção pode ser realizado com urgência na paciente instável com orifício cervical aberto.

Se a paciente permanecer instável, a cirurgia imediata é necessária. A laparoscopia pode ser indicada para pacientes que se estabilizam com o tratamento ou para aqueles que são hemodinamicamente estáveis mas exibem peritonite significativa no exame abdominal. Um estudo relatou que a identificação de líquido livre no espaço de Morison na ultrassonografia à beira do leito prevê a necessidade de intervenção cirúrgica na maioria dos casos em pacientes com suspeita de gravidez ectópica. Todas as pacientes com gravidez ectópica que são Rh-negativas devem receber imunoglobulina anti-D (Rh) 50 µg por via intramuscular.

A maioria das pacientes que procuram tratamento para sangramento ou dor durante o primeiro trimestre da gravidez está estável. Com essas pacientes, o objetivo deve ser excluir a gravidez ectópica em tempo hábil. Para a paciente com histórico de dor significativa ao u exame ou fatores de risco significativos para gravidez ectópica, a ultrassonografia deve ser realizada antes da alta. Se os resultados forem indeterminados, dosagem quantitativo de hCG pode ser útil para determinar o risco da paciente para gravidez ectópica.

Em pacientes de baixo risco com apenas sintomas menores ou sangramento, a gravidez ectópica ainda é uma possibilidade. Duas abordagens ambulatoriais comuns podem ser consideradas. Na maioria das instituições, a ultrassonografia é a ferramenta de triagem inicial (Fig. 178.6). Se gravidez intrauterina não for observada, os níveis quantitativos de hCG ajudam a estratificar estas pacientes. Em todos os casos, se a paciente for liberada, instruções cuidadosas são fornecidas para sintomas de alarme e retorno precoce (precauções ectópicas). Uma estratégia alternativa usa primeiro os níveis de hCG. No entanto, os tempos de espera para resultados de exames podem aumentar o tempo de permanência no departamento de emergência. Além disso, a ultrassonografia geralmente diagnostica a gravidez intrauterina ou a gravidez ectópica, mesmo que o nível de hCG seja inferior a 1.000 mUI/mL. Na maioria dos casos, o ultrassom inicial fornece informações mais rápidas e acuradas.

Minoria significativa dos pacientes tem resultados ultrassonográficos indeterminados e níveis de hCG abaixo de 1.000 mUI/mL. Quando os níveis de hCG nunca aumentam até o valor de referência, o diagnóstico diferencial inclui a morte fetal intrauterina e gravidez ectópica. Realizar D&C antecipadamente, com identificação dos produtos de concepção, pode ser útil na paciente com níveis de hCG que não aumentam para detectar vilosidades coriônicas e confirmar falha na gravidez intrauterina ou sugerir fortemente

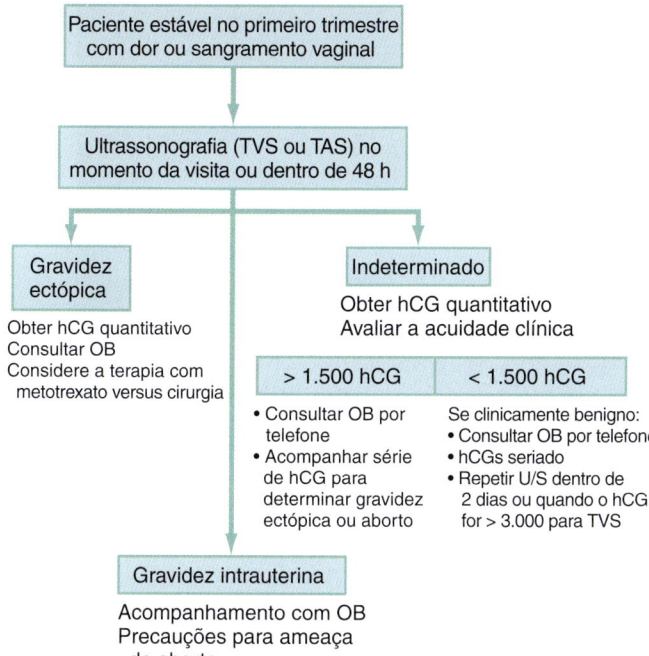

Fig. 178.6. Tratamento do sangramento ou dor vaginal na paciente grávida no primeiro trimestre. *hCG*, gonadotrofina coriônica humana; *OB*, especialista em obstetrícia; *TAS*, ultrassonografia transabdominal; *TVS*, ultrassonografia transvaginal; *US*, ultrassonografia.

gravidez ectópica. Outra alternativa é monitorar os níveis de hCG até atingir zero, particularmente se os níveis iniciais forem baixos.

Embora a laparotomia possa ser necessária para pacientes com gravidez ectópica, cada vez mais cirurgias laparoscópicas estão sendo realizadas. A salpingostomia é preferida à salpingectomia se paciente estável e o procedimento é tecnicamente viável. No geral, o advento da ultrassonografia transvaginal resultou em diminuição do número de cirurgias e uma tendência para o tratamento não operatório.

O tratamento clínico é seguro e econômico para a paciente estável com sintomas mínimos, especialmente quando a fertilidade futura é desejada.[22,29] O metotrexato é a droga mais utilizada para tratar gravidez ectópica no início da gestação. Ele interfere na síntese do DNA fetal e provoca a destruição das células do feto que se dividem rapidamente, bem como a involução da gravidez. O tratamento expectante é utilizado com maior frequência para pacientes hemodinamicamente estáveis, com uma massa tubária menor que 3,5 cm de diâmetro, sem atividade cardíaca fetal e sem evidência ultrassonográfica de ruptura. Embora não haja acordo sobre o ponto de corte da hCG para metotrexato em dose única, estudos sugeriram que o aumento dos níveis de hCG está significativamente correlacionado com a falha no metotrexato. A conduta clínica está associada a uma taxa de sucesso de 85% a 93%, sem diferença significativa entre protocolos de dose única e múltiplas. A dor pélvica é comum em pacientes que recebem metotrexato (60%), mesmo quando é usado com sucesso. Indicações de falha do metotrexato e necessidade de cirurgia de resgate incluem diminuição dos níveis de hemoglobina, l líquido livre em pelve significativo e sinais vitais instáveis. Todas as pacientes que recebem metotrexato requerem um acompanhamento até o nível de hCG atingir 0, o que pode levar 2 ou 3 meses.

Gravidez Molar

A gravidez molar, também conhecida como mola hidatiforme, compreende um espectro de doenças caracterizadas pela proliferação desordenada de vilos coriônicos. Na ausência de tecido fetal, a gravidez é chamada de *mola hidatiforme completa*. As molas completas São causadas por fertilização de um óvulo sem material de DNA e subsequente duplicação do genoma haploide. O termo *mola incompleta* refere-se à mola causada por fertilização de um óvulo normal por dois espermatozoides. A duplicação do cariótipo triploide faz que um pouco de tecido fetal esteja presente, juntamente com hiperplasia trofoblástica focal. Em aproximadamente 19% das gravidezes molares, a doença gestacional neoplásica se desenvolve, com persistência de tecido molar após a aspiração da gravidez.[30] A doença metastática pode se desenvolver, o que requer quimioterapia e tratamento oncológico intensivo.

A gravidez molar no início da gestação geralmente não é clinicamente aparente. O fator de risco mais bem descrito para o desenvolvimento mola é a idade materna avançada.[31] Muitas pacientes apresentam dor abdominal, náuseas e vômitos, ou sangramento vaginal, e pode ser difícil diferenciar essas pacientes daquelas com ameaça de aborto espontâneo ou gravidez ectópica somente por características da história. As pacientes às vezes procuram tratamento para a hiperêmese gravídica persistente pela presença de altos níveis circulantes de hCG, sangramento ou secreção com sangue intermitente e dificuldade respiratória; a falha em identificar batimento cardíaco fetal durante o segundo trimestre é geralmente a pista inicial para o diagnóstico. Se a gravidez molar abortar espontaneamente, geralmente é no segundo trimestre (antes de 20 semanas), e a paciente ou o médico podem observar a passagem de vesículas hidáticas (formato cachos de uva). O tamanho uterino é maior do que o esperado (> 4 semanas) em aproximadamente 30% a 40% das pacientes. Os cistos tecaluteínicos podem estar presentes nos ovários como resultado da estimulação hormonal excessiva e torção dos ovários afetados pode ser observada.

A aparência ultrassonográfica característica das vesículas hidrópicas dentro do útero, descrita como uma aparência de tempestade de neve, sugere um diagnóstico de gravidez molar (Fig. 178.7). Por outro lado, as alterações císticas são observadas em gravidezes molares parciais. Em alguns casos, gravidez molar parcial é detectada apenas no exame patológico de amostras do aborto. As complicações da gravidez molar incluem pré-eclâmpsia ou eclampsia, que podem ocorrer antes das 24 semanas de gestação, insuficiência respiratória ou sofrimento por embolização pulmonar de células trofoblásticas, hiperêmese gravídica e sangramento uterino significativo, agudo ou crônico. A ultrassonografia geralmente fornece o diagnóstico de gravidez molar completa para a paciente no segundo trimestre que tem "ameaça de aborto" ou durante avaliação ultrassonográfica da vitalidade fetal. No entanto, a ultrassonografia é apenas 58% sensível, e o diagnóstico de mola parcial é feito em 17% dos casos.[31] Até dois terços das gravidezes molares são diagnosticadas por amostras patológicas após aborto espontâneo.

Após a aspiração molar, as pacientes devem ser monitoradas no contexto ambulatorial para doença trofoblástica. As pacientes apresentam risco maior de uma mola invasiva, tumor benigno que invade a parede uterina e metastatiza para os pulmões ou para a vagina, ou coriocarcinoma, tumor maligno que invade a parede uterina e se dissemina por via hematogênica para os pulmões, cérebro e fígado da paciente. As pacientes que se apresentam no departamento de emergência com complicações de metástases hemorrágicas são tratadas com combinação de quimioterapia, radioterapia e cirurgia.[2]

COMPLICAÇÕES DO FIM DA GRAVIDEZ

Sangramento Vaginal no Fim da Gravidez

Sangramento durante a segunda metade da gravidez ocorre em aproximadamente 4% das gestações. Apenas 20% dos abortos espontâneos ocorrem após o primeiro trimestre e os diagnósticos diferenciais mais importantes após 12 a 14 semanas de gestação são o descolamento de placenta e a placenta prévia. A causa muitas vezes não está determinada, embora acredita-se que os descolamentos placentários marginais ocultas, podem ser reconhecidas apenas pela inspeção placentária no parto, venham de uma fonte comum de sangramento acima do colo do útero. Outras causas de

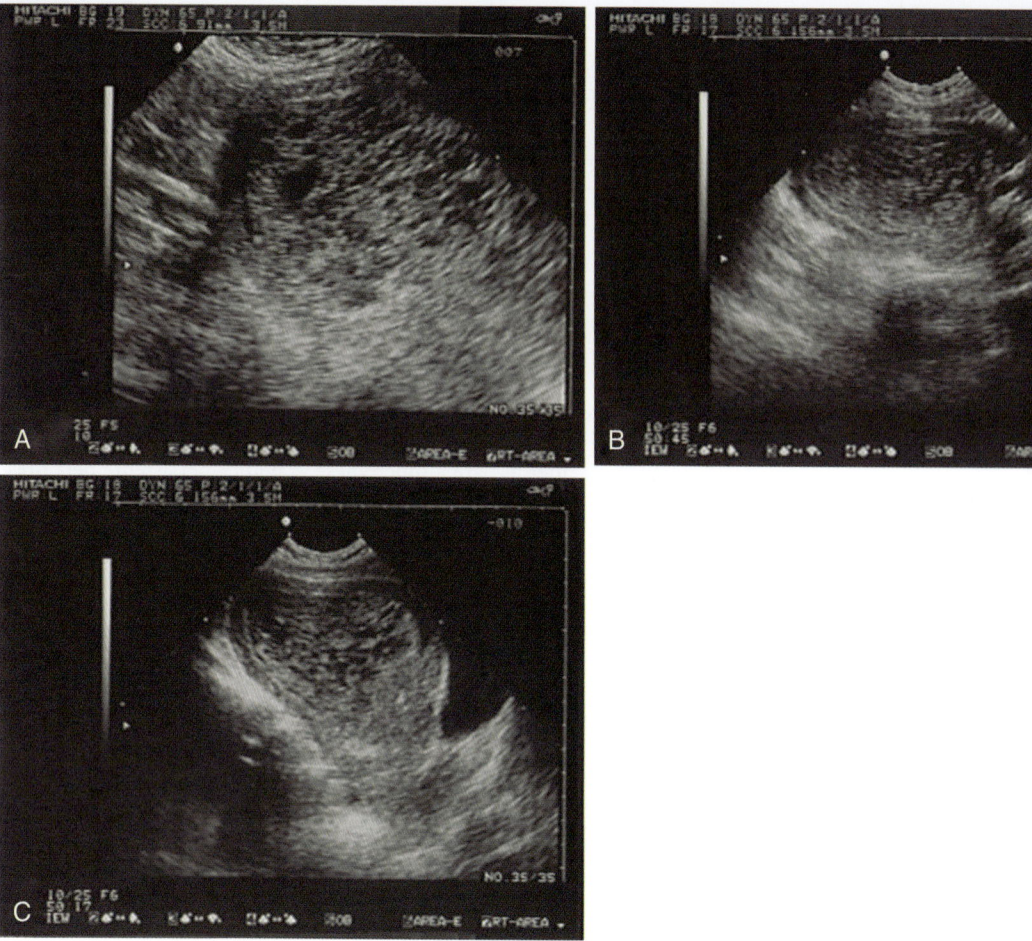

Fig. 178.7. Ultrassonografia mostrando gravidez molar. (Cortesia de Dr. Mary Ann Edens.)

sangramento vaginal no fim da gravidez incluem trabalho de parto prematuro, diversas lesões cervicais e vaginais, infecções do trato genital inferior e hemorroidas.

O sangramento durante o segundo trimestre antes que o feto esteja potencialmente viável (14-24 semanas) não é benigno. Um terço dos fetos é perdido quando ocorre hemorragia materna. O tratamento é de suporte, pois nessa fase da gestação a viabilidade fetal está comprometida. No terceiro trimestre, o sangramento vaginal ainda está associado a uma morbidade significativa em aproximadamente um terço das mulheres; o tratamento inclui a consideração do parto com urgência.[33]

Descolamento de Placenta

Acredita-se que o descolamento de placenta, ou separação da placenta da parede do útero, representa aproximadamente 30% dos episódios de sangramento durante a segunda metade da gravidez, 10% dos partos prematuros e 10% a 20% das mortes perinatais.[25] Pequenas separações subclínicas ou marginais podem ser detectadas até que a placenta seja examinada no momento do parto e provavelmente sejam a causa de outros episódios autolimitados de sangramento para os quais nenhum diagnóstico é feito. Nos casos de descolamento da placenta não traumático, ocorre hemorragia aparentemente espontânea na decídua basal, causando separação e compressão da placenta adjacente. Pequenas quantidades de sangramento podem ser assintomáticas e permanecer indetectáveis até o parto. Em outros casos, o hematoma expande e prolonga a dissecção. O sangramento pode estar oculto ou clinicamente aparente se ocorrer dissecção ao longo da parede uterina e colo do útero. A separação placentária pode ser aguda ou pode ser um problema indolente durante o final da gravidez.

O descolamento de placenta é mais claramente associado com hipertensão materna e pré-eclâmpsia. Também é mais comum com idade materna menor que 20 ou superior a 35 anos, multiparidade, infertilidade inexplicável, histórico de tabagismo, trombofilia, aborto prévio, descolamento de placenta prévio e uso de cocaína.[25,34] A separação placentária também pode ser associada a traumatismo contuso no abdômen. Nesses casos, a causa parece ser a separação traumática da parede placentária e uterina. As mulheres que relataram violência física durante a gravidez apresentaram duas vezes mais probabilidade de sofrer um aborto espontâneo do que as mulheres que não relataram.[35]

Características Clínicas. O sangramento vaginal ocorre em 70% das pacientes com descolamento de placenta. O sangue é caracteristicamente escuro e a quantidade é geralmente insignificante, embora a mãe possa ter evidências hemodinâmicas de perda significativa de sangue. A sensibilidade ou dor uterina é observada em cerca de dois terços das mulheres; hipertonia ou contrações uterinas são observadas em um terço dos casos. Com separação placentária significativa, ocorre sofrimento fetal e a cascata de coagulação materna pode ser desencadeada, causando coagulação intravascular disseminada (CIVD).[33]

Existe um amplo espectro de gravidade dos sintomas e riscos no descolamento da placenta. Até 20% das mulheres não terão dor ou sangramento vaginal.[36] A avaliação geralmente é baseada em características clínicas, coagulograma e sinais de sofrimento fetal. Sangramento vaginal leve, pouca ou nenhuma irritabilidade uterina, ausência de sinais de sofrimento fetal e coagulação normal caracterizam o descolamento leve. À medida que a separação se torna mais extensa, está associada com mais sangramento vaginal (ou perda de sangue materno oculta), aumento do tônus uterino, com ou sem contrações hipertônicas, diminuição dos níveis de fibrinogênio, evidência de sofrimento fetal e taquicardia materna. Quando o descolamento de placenta é grave (15% dos casos), o útero é hipertônico e muito dolorido, a hipotensão materna resulta da perda de sangue uterino visível ou oculta, os níveis de fibrinogênio são inferiores a 150 mg/dL e a morte fetal pode ocorrer. A ultrassonografia é insensível no diagnóstico de descolanto de placenta, muitas vezes porque a ecogenicidade do sangue fresco é muito semelhante à da placenta. O descolamento sintomático ou mesmo de ameaça fetal pode ocorrer na presença de ultrassom normal.[3]

O sofrimento e a morte fetal ocorrem em aproximadamente 15% das pacientes com descolamento de placenta por interrupção do fluxo de sangue placentário e de oxigênio. O risco de morte fetal aumenta proporcionalmente à porcentagem da superfície placentária envolvida e à rapidez da separação. O sofrimento fetal pode resultar da perda de fluxo sanguíneo placentário, hemorragia materna associada (na cavidade uterina ou externamente), aumento do tônus uterino ou CIVD. A morte materna pode resultar geralmente de coagulopatia ou choque hemorrágico. A transfusão fetomaterna ocorre em uma minoria significativa de pacientes. A separação placentária predispõe a mãe à embolia de líquido amniótico.

Diagnóstico Diferencial. O principal diagnóstico alternativo na mulher com sangramento no fim da gravidez é a placenta prévia, que geralmente é associada a um sangramento indolor vermelho e brilhante e é excluída com ultrassonografia. Lesões do trato genital inferior ou retais e a secreção sanguinolenta (tampão mucoso cervical tingido de sangue) também são considerações. Na paciente com dor abdominal, mas sem sangramento vaginal, o descolamento da placenta com hemorragia oculta deve ser distinguido de outras causas de dor abdominal no fim da gravidez — complicações de pré-eclâmpsia, pielonefrite, várias doenças hepáticas, doença da vesícula biliar, apendicite e torção ovariana. O aumento do tônus uterino causado pelo descolamento da placenta também pode ser confundido com o parto prematuro; em estudo, quase 25% das pacientes foram erroneamente diagnosticas com Trabalho de Parto Prematuro, ocasionando sofrimento fetal Se a paciente tiver uma hipotensão catastrófica aguda, deve-se considerar a embolia de líquido amniótico, com ou sem descolamento da placenta e ruptura uterina.

Placenta Prévia

A placenta prévia, ou a implantação da placenta sobre o orifício cervical, é a outra maior causa de episódios de sangramento durante a segunda metade da gravidez. O risco de placenta prévia aumenta com a idade materna, tabagismo, multiparidade, cesariana, história prévia de aborto induzido ou espontâneo e parto prematuro.[37,38] O sangramento ocorre quando os vasos placentários marginais implantados no segmento uterino inferior são rompidos, já que a parede uterina inferior se alonga ou com dilatação cervical perto do momento do parto. Os episódios de sangramento precoce tendem a ser autolimitados, a menos que a separação da margem placentária seja agravada por sondagem cervical iatrogênica ou o início do parto.

Características Clínicas. O sangramento vaginal indolor e fresco é o sintoma mais comum de placenta prévia. Em aproximadamente 20% dos casos existe algum grau de alteração no tônus uterino, mas isso geralmente é ínfimo. O exame vaginal geralmente revela sangue vermelho brilhante do orifício cervical. Todas as pacientes com sangramento vaginal indolor no segundo trimestre devem presumir ter placenta prévia até que se prove o contrário. O toque vaginal ou exame especular deve ser evitado até o diagnóstico ser excluído por ultrassom. O exame vaginal inapropriado pode precipitar uma hemorragia grave na paciente com placenta prévia assintomática ou minimamente sintomática. O exame especular deve ser realizado apenas nas situações em que a consulta obstétrica não está disponível de imediato. Deve limitar-se a uma inserção atraumática parcial do espéculo para identificar se o sangramento é proveniente do orifício cervical placenta prévia presumida), hemorroidas ou lesão vaginal que pode não exigir tratamento urgente.

A maioria dos casos de placenta prévia identificados durante o quarto e sexto mês de gravidez se resolve no momento do parto, quando o segmento uterino inferior se alonga e a placenta não se sobrepõe ao orifício cervical. Placenta prévia central ou total, ocorre em aproximadamente 20% dos casos, pode, no entanto, causar hemorragia grave, com risco de sangramento materno fetal.

Exames Diagnósticos. A ultrassonografia é o exame diagnóstico de escolha para definir a localização da placenta e a hipótese de placenta prévia. A precisão é excelente, mas é necessária a visualização da placenta e do orifício cervical interno. A bexiga deve ser esvaziada antes do exame para suspeita de placenta prévia evitando o sobrediagnóstico da placenta prévia. A ultrassonografia transvaginal é segura e ainda mais precisa para a visualização das relações entre a placenta e o orifício interno.[38]

Tratamento. As pacientes que sofrem de sangramento vaginal durante o final da gravidez devem passar imediatamente por consulta obstétrica e providências tomadas para transferência segura até instalação obstétrica apropriada. O tratamento inicial consiste na estabilização materna, com o estabelecimento de duas linhas intravenosas de grande diâmetro e hidratação, bem como monitoramento fetal contínuo, se disponível. Nível basal de hemoglobina deve ser determinado, e o sangue deve ser enviado para análise de tipo e compatibilidade. Estudos de coagulação basais, incluindo contagem de plaquetas, tempo de protrombina e tempo de tromboplastina parcial, a determinação dos valores fibrinogênio e a presença de produtos de degradação da fibrina, devem ser realizados Fibrinogênio normal na gravidez é de 400 a 450 mg/dL; valores abaixo de 300 mg/dL indicam consumo significativo de fatores de coagulação.

A perda de sangue que requer transfusão pode ocorrer em pacientes com placenta prévia ou descolamento de placenta. Pode ser necessário plasma congelado e fresco ou sangue completo fresco por causa da coagulopatia associada ao descolamento de placenta significativo. A hemorragia fetal pode ocorrer no descolamento de placenta. Se a paciente Rh-negativa ainda não recebeu sua profilaxia de rotina com imunoglobulina com 28 semanas, 300 µg de imunoglobulina anti-D (Rh) devem ser administrados dentro de 72 horas. A transferência precoce para a unidade obstétrica esta indicada se a paciente estiver estável ou deve ser feita após o início da hidratação se ela estiver instável. Se a transferência para outro hospital for necessária, uma equipe de transferência de alto risco deve ser usada se o sangramento for significativo ou o feto estiver em perigo. Embora a fonte do sangramento possa não ser identificada ou ser relativamente benigna, a avaliação é melhor realizada por obstetras que estão acostumados a conduzir complicações no fim da gestação, realizando cesárea de emergência caso necessário.

Na unidade obstétrica, o monitoramento fetal continua. A ultrassonografia é usada principalmente para localizar a placenta e diagnosticar a placenta prévia, mas pode não ser confiável na confirmação de descolamento de placenta. Na ocasião, podem ser observadas hemorragias subplacentárias de descolamento de placenta, e mudanças no tamanho do descolamento podem ser monitoradas. Se a evidência de placenta prévia estiver ausente ou for equívoca, o toque vaginal é realizado na sala de parto, onde cesariana de emergência pode ser realizada se houver sangramento incontrolável.

As pacientes que apresentam descolamento de placenta significativo podem exigir parto prematuro — vaginal ou cirúrgico, dependendo do estado fetal. Se placenta prévia for diagnosticada ou se o descolamento de placenta for considerado leve, a paciente é admitida para monitoramento contínuo. O objetivo é apoiar a paciente, e o ideal é que que a maturidade fetal seja demonstrada para que um parto bem-sucedido possa ser realizado.

Hipertensão Induzida pela Gravidez (Pré-eclâmpsia e Eclampsia)

A hipertensão é observada em até 8% das gestações e é geralmente dividida em diversas categorias[39,40]:
- A hipertensão gestacional ocorre durante a gravidez, resolve-se durante o período pós-parto e é reconhecida por uma nova leitura de pressão arterial de 140/90 mmHg ou mais.
- A pré-eclâmpsia é a hipertensão gestacional com proteinúria (> 300 mg/24 h).
- A eclampsia é a ocorrência de convulsões na paciente com sinais de pré-eclâmpsia. A progressão da pré-eclâmpsia para a eclampsia é imprevisível e pode ocorrer rapidamente.
- Hipertensão agravada por gravidez é a hipertensão crônica, com pré-eclâmpsia ou eclampsia sobreposta.
- A hipertensão crônica ou casual está presente antes da gravidez ou persiste mais de 6 semanas após o parto.[40]

Aproximadamente 2% a 7% das gestações têm complicações devido à hipertensão induzida pela gravidez. Atualmente, a incidência de eclampsia diminui progressivamente, mas ainda é uma das principais causas da mortalidade materna. O risco de hipertensão induzida pela gravidez é maior em mulheres com menos de 20 anos, nas primigestas, gestação gemelar ou molar, hipercolesterolemia, diabetes pré-gestacional, obesidade e aquelas com antecedentes familiares de hipertensão induzida pela gravidez.[40]

Fisiopatologia

A hipertensão gestacional ou pré-eclâmpsia é uma doença vasoespástica de causa desconhecida unicamente de mulheres grávidas. Vasoespasmo, isquemia e trombose quando associadas a alterações pré-eclâmicas causam lesões nos órgãos maternos, infarto placentário e descolamento de placenta, morte fetal por hipóxia e prematuridade. A causa da eclampsia é desconhecida, mas estudos recentes centraram-se na capacidade de resposta vascular aos vasopressores endógenos na mulher com pré-eclâmpsia. A capacidade de resposta vascular é normalmente diminuída durante a gravidez, que é um estado de baixa resistência e alta produtividade. A hipertensão gestacional é caracterizada por elevação ainda maior no débito cardíaco, seguida resistência periférica anormalmente elevada conforme as manifestações clínicas da doença se desenvolvem. Em pacientes com pré-eclâmpsia, o débito cardíaco eventualmente cai à medida que a resistência periférica aumenta.[41] A causa dessas mudanças não é conhecida, mas acredita-se que disfunção endotelial libere mediadores vasoativos e resulte em vasoconstrição. Foi relatado que os agentes antiplaquetários durante a gravidez reduzem o risco de desenvolvimento da pré-eclâmpsia, apoiando a premissa de um desequilíbrio entre os níveis de tromboxano e prostaciclina na pré-eclâmpsia.[42]

Os efeitos vasoespásticos da hipertensão gestacional e da pré-eclâmpsia são variáveis. O volume intravascular é menor do que na gravidez normal, as pressões venosas centrais são normais e as pressões da artéria pulmonar ocluída são variáveis. Acredita-se que os efeitos hepáticos se devam à necrose hepatocelular e ao edema resultante do vasoespasmo. A lesão renal causa proteinúria e pode resultar em diminuição da filtração glomerular. A hemólise microangiopática pode resultar de vasoespasmo, causando trombocitopenia. Os efeitos no sistema nervoso central (SNC) incluem trombose microvascular e hemorragia, bem como edema focal e hiperemia.[40]

Características Clínicas

Sinais e Sintomas. A paciente com hipertensão gestacional possui elevação leve da pressão arterial sistólica ou diastólica, não apresenta proteinúria e não há evidência de danos aos órgãos. A avaliação do estado mental, exame dos reflexos e abdominal, estudos de função hepática e coagulação produzem resultados normais. A pré-eclâmpsia está associada a alterações renais e, em casos graves, outros sintomas de órgão-alvo. O edema é muitas vezes difícil de avaliar pois a gravidez geralmente está associada a excesso de fluido extracelular e não é mais usado como critério para pré-eclâmpsia. A proteinúria (300 mg/24 h) é variável em qualquer momento e pode ser indetectável em amostra de urina aleatória.[39]

Em casos de pré-eclâmpsia grave, a pressão arterial diastólica pode exceder 110 mmHg, a proteinúria é mais grave e há evidência de efeitos vasoespásticos em vários órgãos alvo. Os efeitos no SNC geralmente incluem dor de cabeça ou distúrbios na visão. A trombocitopenia pode estar presente, os exames função hepática podem estar elevados e o fígado com frequência está comprometido. Disfunção renal pode ser indicada por oligúria, elevação de creatinina além de proteinúria.

Complicações

A síndrome HELLP, uma forma particularmente grave de pré-eclâmpsia que se desenvolve em 5 a 10% das mulheres que apresentam sintomas de pré-eclâmpsia, é caracterizada por hemólise, enzimas hepáticas elevadas (alanina aminotransferase [ALT] e aspartato aminotransferase [AST] > 70 U/L) e baixa contagem de plaquetas (< 100.000/mL). O tempo de protrombina, tempo parcial de tromboplastina e o nível de fibrinogênio são normais, estudos de sangue revelam anemia hemolítica microangiopática. Outras complicações da pré-eclâmpsia incluem hemorragia esplênica e hepática espontâneas e descolamento de placenta.

A complicação mais perigosa é a eclampsia, que é a ocorrência de convulsões ou coma na configuração de sinais e sintomas da pré-eclâmpsia. Os sinais para o desenvolvimento da eclampsia incluem dor de cabeça, náuseas e vômitos, e distúrbios visuais. A contagem elevada de leucócitos, creatinina e AST também são preditivos de possível aumento da morbidade para a paciente com pré-eclâmpsia grave. Particularmente, na eclampsia no início da gravidez, antes das 32 semanas de gestação, as convulsões podem se desenvolver abruptamente e a hipertensão pode não estar associada a edema ou proteinúria.[40] Nas mulheres pós-parto que têm eclampsia, mais da metade (55%) não foram previamente diagnosticadas com pré-eclâmpsia, e as pacientes podem apresentar dor de cabeça, alterações na visão, pressão arterial elevada e/ou convulsões até 4 semanas após o parto.[43] Depois das 48 horas pós-parto e quando não houve sinais de pré-eclâmpsia pré-parto outros diagnósticos, como hemorragia intracraniana, devem ser considerados. As complicações maternas da eclampsia incluem danos permanentes do SNC por convulsões recorrentes ou hemorragia intracraniana, insuficiência renal e morte.

A taxa de mortalidade materna por eclampsia foi reduzida para menos de 1% com o tratamento moderno. A mortalidade perinatal também diminuiu, embora permaneça entre 4% e 8%.[40] As causas de morte neonatal incluem infartos placentários, crescimento intrauterino restrito e descolamento da placenta. Além disso, a hipóxia fetal por convulsões maternas e as complicações do parto prematuro contribuem significativamente para a morbidade e mortalidade fetal.

Exames Diagnósticos

A paciente que tem pré-eclâmpsia grave deve ter a terapia intravenosa e monitoramento fetal iniciados. O exame de sangue deve incluir hemograma completo, função renal, função hepática, contagem de plaquetas e coagulograma. Determinação de magnésio basal. Na paciente com convulsões, a concentração de glicose sérica deve ser determinada. Se histórico de pré-eclâmpsia não for obtido ou se os sintomas forem refratários à terapia com sulfato de magnésio, deve-se realizar uma tomografia computadorizada (TC) para excluir a trombose venosa cerebral ou hemorragia intracraniana, que podem ocorrer na gravidez — com ou sem hipertensão induzida pela gestação — e podem exigir tratamento específico. As anormalidades da tomografia computadorizada podem ser observadas em 50% das pacientes com eclampsia. Hemorragias irregulares e microinfartos no córtex são característicos devido, ocasionalemtne, à perda de autorregulação cerebral em pacientes com hipertensão grave relacionada à gravidez. Edema cerebral difuso também pode ser visto.

Diagnóstico Diferencial

O edema periférico é comum na gravidez normal, dificultando a diferenciação entre o edema normal daquele da pré-eclâmpsia. A diferenciação entre hipertensão gestacional e hipertensão preexistente é, em geral, impossível se não houver algum registro de pressão arterial normal. As convulsões durante a gravidez podem ser devido à epilepsia, bem como outras doenças intracranianas, como trombose ou hemorragia.

Tratamento

O tratamento de pacientes com pré-eclâmpsia leve inclui documentação da pressão arterial e reflexos, peso e exames para garantir ausência de lesão em órgão alvo. A determinação correta da idade gestacional por ultrassonografia é necessária para permitir tratamento ideal se os sintomas progredirem. A limitação de atividades físicas, incluindo repouso, é o único meio comprovado de reduzir a pressão arterial e permitir que a gravidez seja mantida por mais tempo. O tratamento adequado é o parto, embora o tratamento expectante seja padrão em mulheres com menos de 34 semanas de gestação. Medidas para acompanhamento próximo são importantes para pacientes que não são hospitalizadas.

A hospitalização geralmente é necessária para pacientes com hipertensão sustentada acima de 140/90 mmHg e sinais de pré-eclâmpsia grave. Realizar exames laboratoriais na admissão para identificar lesão renal, hepática ou hematológica. Tanto a monitorização da diurese como a terapia anti-hipertensiva têm sido notavelmente infrutíferas na melhoria dos resultados fetais e/ou prolongamento da gravidez. No entanto, a admissão permite de fato que o obstetra avalie a idade e o bem estar fetal com precisão, bem como a saúde materna e o efeito do repouso na pressão arterial antes que momento ideal de parto seja decidido.[39]

A pré-eclâmpsia fulminante ou grave, com elevação marcada da pressão arterial (≥ 160/110 mmHg) associada à sensibilidade epigástrica ou hepática, distúrbio visual ou dor de cabeça severa, é conduzida da mesma forma que a eclâmpsia (Quadro 178.4). O objetivo é a prevenção de convulsões e danos permanentes aos órgãos maternos. O sulfato de magnésio é administrado para profilaxia da convulsão.

Convulsões e coma são característicos da eclâmpsia, a consequência final da pré-eclâmpsia. Como em todos as pacientes com crises convulsivas, a hipoglicemia, a overdose e outras causas de convulsões devem ser excluídas com testes adequados. As convulsões eclâmpticas são controladas em quase todas as pacientes por meio de doses adequadas de sulfato de magnésio, embora o mecanismo de ação permaneça desconhecido. O magnésio tem pouco efeito anti-hipertensivo, mas é o anticonvulsivante mais efetivo, evitando convulsões recorrentes, mantendo o fluxo sanguíneo uterino e fetal. Os objetivos da terapia com sulfato de magnésio são encerrar convulsões em curso e prevenir ataques posteriores. Uma dose de ataque IV de 4 g de magnésio, seguida de uma dose de 2 g/h é recomendada. A administração de magnésio deve ser acompanhada de observação clínica para perda de reflexos (que ocorre em ≈10 mg/dL) ou depressão respiratória (que ocorre em níveis de 12 mg/dL, embora os níveis reais de magnésio no soro raramente sejam monitorados). A infusão deve ser interrompida se forem observados sinais de hipermagnesemia, pois essas pacientes podem precisar de ventilação assistida. Administrar lentamente 1g de gluconato de cálcio IV irá reverter os efeitos adversos da hipermagnesemia.[40]

Apesar da controvérsia atual, a familiaridade com o sulfato de magnésio e suas vantagens fisiológicas para o feto, a ampla margem de segurança e a alta taxa de sucesso no controle de convulsões o tornam o medicamento de primeira linha para pacientes com eclâmpsia. Uma revisão Cochrane descobriu que o sulfato de magnésio é mais eficaz do que outros anticonvulsivantes, incluindo diazepam para a profilaxia contra ou tratamento de convulsões eclâmpticas, diminuindo o risco por mais da metade.[44] Se as convulsões persistirem após as doses recomendadas de sulfato de magnésio terem sido administradas, diazepam ou fenitoína podem ser administrados como regimes alternativos em conjunto com obstetra e a busca cuidadosa de outras causas de convulsões (p. ex., hipoglicemia e sangramento intracraniano) deve ser instituída.[45]

Embora o sulfato de magnésio não seja anti-hipertensivo direto, a hipertensão associada à eclâmpsia é frequentemente controlada de modo adequado pela interrupção das convulsões. A redução rápida da pressão arterial pode resultar em hipoperfusão uterina, portanto, o tratamento anti-hipertensivo específico deve ser iniciado somente se a pressão arterial diastólica permanecer acima de 105 mmHg após o controle de convulsões. Muitas pacientes não requerem tratamento anti-hipertensivo específico após o tratamento com sulfato de magnésio. O anti-hipertensivo utilizado mais frequentemente por obstetras é a hidralazina, 5 mg IV, com doses repetidas de 5 a 10 mg IV a cada 20 minutos, conforme necessário para manter a pressão arterial diastólica abaixo de 105 mmHg. Nimodipina e labetalol também foram relatados como seguros e eficazes, embora sejam menos utilizados. Outros agentes anti-hipertensivos não foram bem estudados nesta população porque existem riscos específicos para a redução descontrolada da pressão arterial e perda de fluxo sanguíneo uteroplacentário.

Embora a água corporal total na paciente com eclâmpsia seja excessiva, o volume intravascular é reduzido e a paciente eclâmptica é sensível a novas mudanças de volume. A hipovolemia resulta em diminuição da perfusão uterina. Assim, os diuréticos e agentes hiperosmóticos devem ser evitados nessas pacientes. O monitoramento invasivo demonstrou que o vasoespasmo não é revertido com administração de fluido IV. Em vez disso, os fluidos IV excessivos aumentam as reservas de líquidos extravasculares que são difíceis de se mobilizar após o parto, resultando em maior incidência de edema pulmonar em pacientes tratadas de forma agressiva com fluidoterapia. A monitorização invasiva da pressão da artéria pulmonar pode ser necessária para o tratamento com fluido preciso na paciente com eclâmpsia.

Embolia por Líquido Amniótico

A embolia por líquido amniótico é a liberação do líquido amniótico na circulação materna durante contrações uterinas intensas ou manipulação uterina em áreas de separação placentária da decidua

---

QUADRO 178.4

Tratamento da Eclâmpsia e da Pré-eclâmpsia Grave

Controlar convulsões com sulfato de magnésio.
Controlar a hipertensão após o controle da convulsão se a pressão arterial diastólica for > 105 mmHg.
Obter estudos iniciais de laboratório para avaliar lesões de órgãos:
  Hemograma completo e contagem de plaquetas
  Testes de função hepática
  Nitrogênio ureico no sangue, creatinina
Monitorar a diurese; manter a < 25 mL/h.
Limitar a administração de fluido intravenoso, a menos que ocorram perdas significativas.
Evitar diuréticos e agentes hiperosmóticos.
Solicitar tomografia computadorizada de crânio se houver diminuição da consciência ou se as crises persistirem, se sinais localizatórios estiverem presentes ou se houver outras preocupações.
Iniciar etapas para o parto.

Adaptado de Pritchard JA, Cunningham FG, Pritchard SA.: The Parkland Memorial Hospital protocol for treatment of eclampsia: evaluation of 245 cases. Am J Obstet Gynecol 148:951–963, 1984.

basalis uterina (descolamento de placenta), desencadeando uma resposta materna de tipo anafilactoide rapidamente fatal. Apesar da embolia por líquido amniótico geralmente ocorrer durante o trabalho de parto, com taxa de mortalidade materna de 25% ou mais, ela também pode surgir após abortos espontâneos ou induzidos e espontaneamente durante o segundo e terceiro trimestre. A embolia por líquido amniótico também pode ocorrer após amniocentese ou em associação com descolamento de placenta após trauma abdominal. Embora seja uma síndrome rara, a embolia por líquido amniótico é a principal causa de colapso cardiovascular durante o parto.[46]

Características Clínicas

Deve-se suspeitar de uma embolia por líquido amniótico durante o segundo ou terceiro trimestre da gravidez, particularmente no contexto de manipulação ou contração uterina, quando a paciente apresentar hipotensão, hipoxia e coagulopatia repentinas. A embolia por líquido amniótico e o material particulado suspenso nele desencadeiam uma resposta imunológica profunda quando entram na circulação materna. A lista de mediadores propostos é extensa e inclui histamina, endotelina e leucotrienos.[46] Nas sobreviventes, há desenvolvimento de CIVD, síndrome de dificuldade respiratória aguda e disfunção ventricular esquerda. Convulsão inicial é observada em aproximadamente 20% das pacientes. A diátese hemorrágica pode ser o sinal inicial em algumas mulheres, e CIVD ocorre em aproximadamente 50%.

Exames Diagnósticos

Quando houver suspeita de embolia por líquido amniótico, solicite hemograma completo, coagulograma, gasometria arterial e radiografia do tórax. O débito urinário deve ser monitorado com sonda vesical de demora. O diagnóstico geralmente é feito com certeza apenas na autópsia, com o achado de cabelos fetais, células escamosas e detritos na circulação materna. Como as células epiteliais escamosas podem ser vistas normalmente na circulação pulmonar materna, a síndrome clínica típica também é necessária para o diagnóstico.

Diagnóstico Diferencial

A embolia pulmonar maciça, a anafilaxia induzida por medicamentos e o choque séptico devem ser considerados no diagnóstico diferencial. As convulsões ocorrem em pacientes com eclâmpsia, mas geralmente é observada a hipertensão em vez de colapso cardiovascular nessa condição. A coagulopatia pode ser observada em pacientes com pré-eclâmpsia (síndrome HELLP), descolamento de placenta ou outras coagulopatias crônicas observadas na paciente não grávida.

Tratamento

A embolia por líquido amniótico é incomum, então as recomendações de tratamento são anedóticas e baseiam-se em estudos em animais. As modalidades mais úteis parecem ser oxigenoterapia de alto fluxo, suporte ventilatório e intubação, reposição de fluidos agressiva, suporte cardiovascular inotrópico, antecipação e gerenciamento de coagulopatia de consumo. O tratamento adequado geralmente requer monitoramento hemodinâmico invasivo em unidade de terapia intensiva.

Isoimunização Rh na Gravidez

A isoimunização Rh ocorre quando uma mulher Rh-negativa é exposta ao sangue do feto Rh-positivo. Um pequeno número de células fetais entra na circulação materna espontaneamente durante a gravidez, mas o sistema imunológico materno é acionado apenas por cargas significativas de células fetais, o que pode ocorrer durante o terceiro trimestre e no parto. A sensibilização ocorre em até 15% das mulheres Rh-negativas grávidas de fetos Rh-positivos. Para evitar isso, a imunoglobulina anti-D (RhoGAM) é rotineiramente administrada em mães Rh-negativas — se o pai for Rh-positivo ou for desconhecido — aproximadamente na 28ª semana de gestação para proteger a mãe de sensibilização espontânea, que ocorre durante o terceiro trimestre. A hemorragia transplacentária também pode ocorrer durante a manipulação uterina, ameaça de aborto (mesmo sem perda fetal), aborto espontâneo, cirurgia para gravidez ectópica e amniocentese, apesar do risco não ser claro. A imunoglobulina anti-D (Rh) deve ser administrada quando esses eventos ocorrerem. A dose de 50 µg pode ser usada se a paciente tiver menos de 12 semanas de gestação, embora muitas farmácias tenham apenas a dose de 300 µg, que também pode ser administrada. Após 12 semanas, deve-se administrar uma dose de 300 µg. A meia-vida da imunoglobulina é de 24 dias e esta precisa ser administrada dentro de 72 horas de um evento de sensibilização para prevenir o desenvolvimento de anticorpos.

O teste de Kleihauer-Betke de sangue materno tem sido usado para detectar células fetais na circulação materna. Infelizmente, o teste é difícil de executar, não disponível de imediato na maioria dos laboratórios de emergência e sensível o suficiente apenas para detectar 5 mL de células fetais na circulação materna. Como apenas 0,1 mL de células fetais são necessárias para sensibilizar a mãe, a administração rotineira de imunoglobulina foi recomendada em situações que possam resultar em sensibilização. As pacientes com sangramento no terceiro trimestre não apresentam maior risco de sensibilização em comparação com as pacientes com gravidez normal. Assim, o RhoGAM deve ser administrado somente se a paciente não recebeu sua dose profilática às 28 semanas. Em casos de traumatismo contuso significativos para o útero, o teste de Kleihauer-Betke deve ser pedido para detectar as transfusões fetais raras e grandes que podem exigir terapia sanguínea fetal específica ou administração de imunoglobulina adicional à mãe. A dose padrão (300 µg) é suficiente para prevenir a imunização materna para transfusões fetais de até 15 mL de glóbulos vermelhos ou 30 mL de sangue total.

PROBLEMAS MÉDICOS E CIRURGICOS NA PACIENTE GRÁVIDA

Os médicos devem estar cientes quanto a uma variedade de doenças, relacionadas ou não à gravidez, que podem apresentar sintomas, riscos e tratamento alterados na paciente grávida (Tabela 178.2 e 178.3) (Capítulo 179).

Dor abdominal

Apendicite

A apendicite é a emergência cirúrgica mais comum em pacientes grávidas. A incidência de apendicite em pacientes grávidas é a mesma que em pacientes não grávidas, mas os atrasos no diagnóstico contribuem para taxas maiores de perfuração, o que resulta em mortalidade fetal significativa e morbidade materna.[47] Há também uma taxa maior de complicações da apendicite na gravidez. Um grande estudo populacional encontrou o aumento de quase duas vezes na sepse e choque séptico, transfusão, pneumonia, obstrução intestinal, infecção pós-operatória e duração da estadia superior a 3 dias.[48] Durante a primeira metade da gravidez, os achados diagnósticos geralmente são semelhantes aos da mulher não grávida, mas o quadro clínico se torna mais atípico durante a segunda metade da gravidez.

Tradicionalmente, pensava-se que o apêndice era deslocado no sentido anti-horário do quadrante inferior direito após o terceiro mês de gestação, com sua localização final no quadrante superior direito, acima da crista ilíaca (Fig. 178.8). No entanto, um estudo descobriu que em apenas 23% das gestantes ocorre mudança de localização do quadrante inferior direito, mesmo no terceiro trimestre. O deslocamento da parede abdominal para longe das vísceras

TABELA 178.2
Diagnóstico Diferencial de Dor Abdominal na Gravidez

DIAGNÓSTICO	IDEADE GESTACIONAL	COMENTÁRIOS
GINECOLÓGICO		
Aborto espontâneo	< 20 semanas; 80% < 12 semanas	Ultrassonografia para confirmar localização
Aborto séptico	< 20 semanas	Febre, sensibilidade uterina
Gravidez Ectópica	< 14 semanas	Sempre deve ser considerada no primeiro trimestre até que gravidez intrauterina seja confirmada
Cisto de corpo lúteo	< 12 semanas	Peritonite focal repentina; sem febre
Torção ovariana	Especialmente < 24 semanas	Dor isquêmica
Doença inflamatória pélvica	< 12 semanas	Muito rara
Corioamnionite	> 16 semanas	Útero sensível; amniocentese revela glóbulos brancos
Deslocamento de placenta	16 semanas	Sensibilidade uterina focal; sofrimento fetal, sangramento variável
Pré-eclâmpsia	>20 semanas	Hipertensão, proteinúria, edema, dor no quadrante superior direito
NÃO GINECOLÓGICO		
Apendicite	Ao longo da gestação	Peritonite menos proeminente; mudanças na localização
Colecistite	Ao longo da gestação	Confirmar com ultrassonografia
Hepatite	Ao longo da gestação	Confirmar com testes de função hepática
Pielonefrite	Ao longo da gestação	Dor no flanco, febre, análise de urina cateterizada positiva

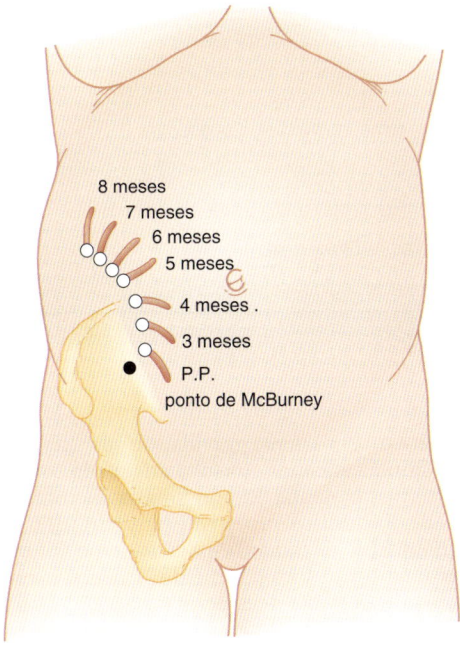

Fig. 178.8. Localizações do apêndice durante os meses que sucedem a gravidez. Ao planejar uma operação, é melhor realizar a incisão abdominal acima do ponto de máxima sensibilidade a menos que haja uma grande disparidade entre esse ponto e a localização teórica do apêndice. P.P., pós-parto. (Retirado de Gabbe SG, Niebyl JR, Simpson JL, Galan HL: Obstetrics: normal and problem pregnancies, New York, 2007, Churchill Livingstone.)

Características Clínicas. Os sintomas gastrointestinais da apendicite, como anorexia, náusea e vômito imitam aqueles da gravidez, particularmente durante o primeiro trimestre, tornando esses sintomas relativamente não específicos. Dor abdominal no lado direito é o achado mais constante, apesar de ser menos confiável posteriormente na gravidez. Os sinais de peritonite também são mais comuns durante o primeiro trimestre. A ausência de febre, leucocitose ou taquicardia foi relatada. A falta desses achados clínicos em pacientes grávidas com apendicite pode ser o resultado de uma resposta inflamatória não coordenada causada por níveis elevados de esteroides relacionados à gravidez. A piúria sem bacteriúria é vista em até 58% das pacientes.

Devido a fatores de confusão, a taxa de erro de diagnóstico para a apendicite é de 30% a 35% na gravidez, com remoção de 40% a 50% de apêndices normais durante o terceiro trimestre. Em contraste com a relativa segurança de realizar laparotomia exploradora ou laparoscopia durante a gravidez, o risco de perda fetal e morbidade materna por falha no diagnóstico de apendicite e perfuração é considerável, assim é necessária vigilância clínica, mesmo na ausência de sinais clássicos da doença. No fim da gravidez, quando os sinais de peritonite estão frequentemente ausentes e o útero dificultada os achados físicos normais, o diagnóstico é frequentemente adiado e a taxa de perfuração pode aproximar-se de 25%.

Diagnóstico Diferencial. A pielonefrite, colecistite, nefrolitíase e a doenças relacionadas à gravidez, como a gravidez ectópica, dor no ligamento largo, ruptura de cisto do corpo lúteo e torção ovariana devem ser consideradas na paciente com dor abdominal do lado direito. A pielonefrite é a condição mais comumente confundida com a apendicite. Durante a sua migração, o apêndice está localizado muito perto do rim, resultando em uma alta incidência de piúria e dor no flanco (Fig. 178.8). Nos casos de apendicite, a menos que haja uma infecção do trato urinário coincidente, a urina está livre de bactérias, uma característica que a distingue da pielonefrite. Salpingite, outro erro de diagnóstico comum, é muito rara na gravidez, embora possa ocorrer antes das 12 semanas de gestação.

abdominais pode resultar em dificuldade na palpação de órgãos e na perda de sinais de irritação peritoneal. O aumento fisiológico na contagem de glóbulos brancos e na taxa de sedimentação de eritrócitos na gravidez também deve ser considerado na avaliação da paciente com possível apendicite, pois estes podem confundir o quadro clínico geral.

TABELA 178.3
Diagnóstico Diferencial de Sintomas Comuns na Gravidez

DIAGNÓSTICO	IDADE GESTACIONAL	COMENTÁRIOS
SANGRAMENTO VAGINAL		
Aborto espontâneo	< 20 semanas	Normalmente sem atividade do coração fetal na 8ª semana; diminuição do nível de hCG
Gravidez ectópica	< 14 semanas	Avaliar com ultrassonografia
Gravidez molar	12-24 semanas	Batimento cardíaco fetal ausente ultrassom característico
Lesões cervicais	Ao longo da gestação	Inspeção perineal e vaginal
Vaginite, cervicite	Ao longo da gestação	Glóbulos brancos ao exame a fresco, com cultura
Placenta prévia	> 16 semanas	Ultrassonografia para localizar a placenta
Descolamento de placenta	> 16 semanas	Ultrassonografia para excluir placenta prévia; sofrimento fetal, sensibilidade uterina
CONVULSÃO		
Eclampsia	> 24 semanas	Pressão arterial > 140/90 mmHg; geralmente histórico de HIG, edema, proteinúria
Embolia por fluido amniótico	> 12 semanas	Hipotensão, dificuldade respiratória, CIVD
Epilepsia	Ao longo da gestação	Histórico, sem achados HIG
DISPNEIA		
Embolia pulmonar	Especialmente 6 semanas pré-parto e pós-parto	Estudos de diagnóstico corriqueiros
Dispneia da gravidez	> 24 semanas	Excluir outras causas
Infecção pulmonar	Ao longo da gestação	Examinar; radiografia
Embolia por fluido amniótico	> 12 semanas	Manipulação uterina, diátese hemorrágica hipotensão
ICTERÍCIA		
Colestase da gravidez	> 24 semanas	Paciente está bem; prurido e icterícia
Hepatite	Ao longo da gestação	Testes de função hepática anormais
Esteatose hepática aguda	> 24 semanas	Rápida insuficiência hepática; coma, convulsões, hipoglicemia
DIÁTESE HEMORRÁGICA		
Eclampsia	> 24 semanas	Pressão arterial > 140/90 mmHg; proteinúria, edema, síndrome HELLP
Embolia por fluido amniótico	> 12 semanas	Dificuldade respiratória, colapso cardiovascular
Descolamento de placenta	> 20 semanas	Sensibilidade uterina; sangramento vaginal; sofrimento fetal

CIVD, coagulação intravascular disseminada; *hCG*, gonadotrofina coriônica humana; *HELLP*, (hemólise, enzimas hepáticas elevadas, baixa contagem de plaquetas); *HIG*, hipertensão induzida pela gravidez.

Exames Diagnósticos. A leucocitose é comum em pacientes grávidas com apendicite, embora raramente seja suficientemente alta para distingui-la da leucocitose fisiológica da gravidez. A piúria em uma amostra de urina cateterizada sugere pielonefrite, mas também é observada em 20% das pacientes com apendicite. A ultrassonografia com uma técnica de compressão e descompressão pode revelar uma estrutura tubular não compressível no quadrante inferior direito, consistente com a apendicite. Estudos sobre o valor diagnóstico da ultrassonografia para apendicite são limitados, mas sugeriram que a ultrassonografia tem um alto valor preditivo positivo, mas um baixo valor preditivo negativo.[49] Butala e colegas recomendaram a ultrassonografia abdominal como a primeira modalidade de imagem, seguida da TC quando os achados por ultrassom não são conclusivos.[50] As diretrizes da sociedade de cirurgia, de obstetrícia e de radiologia concordam. Quando disponível, a ressonância magnética (IRM) também é útil na avaliação de pacientes grávidas com suspeita de apendicite (Cap. 83). Caso contrário, laparoscopia ou laparotomia são os procedimentos diagnósticos de escolha para a paciente grávida com possível apendicite. A exploração o quanto antes é altamente encorajada em pacientes grávidas devido à variabilidade de sinais clínicos e ao aumento do risco fetal se o diagnóstico for adiado.

Tratamento. A paciente grávida sob suspeita de apendicite deve ser hospitalizada após consulta adequada com cirurgião e obstetra. A ultrassonografia, RM ou tomografia computadorizada são opções de diagnóstico. A paciente deve ser mantida em jejum oral, com hidratação de fluido IV para manter o volume intravascular. Se o diagnóstico for confirmado, a cirurgia será realizada, caso contrário, a paciente deve permanecer em observação para esclarecimento do quadro clínico.

Doença da Vesícula Biliar

A colelitíase está presente em aproximadamente 5% das mulheres grávidas e é a segunda condição cirúrgica não obstétrica mais comum em pacientes grávidas. Acredita-se que a história natural da colelitíase assintomática seja semelhante à das mulheres não grávidas, com menos de 50% das pacientes com sintomas de desenvolvimento de cálculos biliares.

Acredita-se que as alterações no funcionamento da vesícula biliar sejam devidas a altos níveis de esteroides relacionados à gravidez. A progesterona diminui o tônus muscular liso, induzindo a hipomotilidade e colestase, causando maior risco de formação de cálculos. Além disso, a gravidez favorece alterações na composição da bile o aumento da secreção de colesterol, predispondo a formação de cálculos.

Características Clínicas

Os sinais e sintomas da colecistite aguda durante a gravidez são os mesmos que ocorrem nas mulheres não grávidas. São predominantes a sensibilidade e dor epigástrica ou em quadrante superior direito, além de naúseas. A leucocitose deve ser interpretada com cuidado devido ao aumento do fisiológico dos leucócitos na gestação. Do mesmo modo, a amilase sérica ligeiramente elevad pode ser normal durante a gravidez, e a fosfatase alcalina, que é produzida pela placenta, pode ser o dobro do nível normal das mulheres não grávidas. História de episódios de dor autolimitados associados à ingestão de alimentos sugere o diagnóstico.

Exames Diagnósticos

A ultrassonografia é confiável para reconhecer pedras na vesícula biliar, embora não possa diferenciar pedras sintomáticas de pedras assintomáticas. Na paciente com dor no quadrante superior direito, a avaliação ultrassonográfica simultânea do fígado é útil mas tecnicamente difícil, particularmente durante o terceiro trimestre, quando ocorrem hematomas hepáticos subcapsulares e outras doenças hepatocelulares intrínsecas, as costelas podem dificultar a visualização do órgão.

Diagnóstico Diferencial

A pielonefrite deve ser considerada na paciente com dor no quadrante superior direito, com ou sem febre. Durante o terceiro trimestre, a apendicite também pode ser associada à dor no quadrante superior direito. Hepatite e infiltração gordurosa do fígado ocorrem na gravidez; a distensão e inflamação do fígado associadas à hipertensão induzida pela gravidez também podem causar dor no quadrante superior direito. Além disso, o sangramento intra-hepático espontâneo pode ocorrer durante o atraso da gravidez, imitando a colecistite. Devido ao potencial de outras doenças graves, exames diagnóstcs devem ser realizados para verificar sinais colelitíase sintomática e colecistite na gravidez.

Tratamento

A paciente com febre, leucocitose, dor prolongada ou evidência de colecistite deve permanecer em jejum absoluto, receber hidratação endovenosa, controle adequado da dor e antibióticos de largo espectro. Algumas pacientes com colecistite não complicada podem ser tratados com medicamentos. Pacientes com icterícia obstrutiva, pancreatite por cálculos biliares, sepse ou falta de resposta a tratamento conservador são candidatas à cirurgia (ideal que seja durante o segundo trimestre, se possível[51]).

A liberação deve ser considerada somente para pacientes com colelitíase não complicada e comprovada por ultrassonografia que não sejam candidatas a internação após passar por avaliação obstetrica. Pacientes grávidas com colelitíase sintomática apresentam alta taxa de recidiva sintomática e aumento da gravidade da doença em cada episódio. O acompanhamento desde o início da gravidez deve ser providenciado, e a paciente receberá instruções cuidadosas para retornar se febre, vômitos ou dor persistente. Em um estudo, as pacientes que foram observadas durante a gravidez tiveram taxa maior de complicações relacionadas à gravidez (36%) em contraste com taxas de complicações muito menores nas que apresentaram colecistectomia laparoscópica.[52]

Doenças Hepáticas

A gravidez está associada a várias anomalias hepáticas singulares, além das doenças hepáticas mais comuns. Os médicos emergencistas devem reconhecer os vários sintomas de doença hepática durante a gravidez, bem como as doenças hepáticas específicas na gestação. O metabolismo do fígado aumenta durante a gravidez, mas o fluxo sanguíneo hepático permanece inalterado, além disso, ocorre pequena alteração na função hepática. Os níveis de bilirrubina, transaminase e desidrogenase láctica e os tempos de protrombina são inalterados em relação ao estado de não gravidez. Os níveis de albumina diminuem secundariamente ao aumento do volume plasmático circulante materno. Os níveis de fosfatase alcalina podem ser até o dobro dos valores de não gravidez, e os níveis de amilase também podem ser levemente elevados.

Hepatite

A hepatite é a causa mais comum de doença hepática na gravidez, representando 40% dos casos de icterícia na gestação. A administração da doença e o tratamento são de suporte e iguais àqueles para pacientes não grávidas. A hepatite E, no entanto, tem sido relatada com curso mais agressivo na gravidez, aumento da taxa de mortalidade materna e de perda fetal.[53] A manutenção de nutrição adequada é prioridade. A transmissão vertical da hepatite B pode ocorrer se a doença não for reconhecida. As mulheres grávidas devem ser vacinadas. A profilaxia administrada ao recém-nascido.[54]

Esteatose Hepática Aguda

A esteatose hepática aguda na gravidez é um distúrbio do terceiro trimestre que pode resultar em insuficiência hepática, complicações no trabalho de parto e mortalidade fetal. A doença é rara, ocorrendo mais frequentemente em pacientes primíparas e em gestações gemelares.

A causa da esteatose hepática aguda na gravidez é desconhecida, embora estudos tenham sugerido deficiência no metabolismo do ácido graxo do feto leve ao acúmulo de metabólitos hepatotóxicos na circulação materna. No exame microscópico, pode-se observar infiltração gordurosa dos hepatócitos com edema e vacuolização, mas não há necrose nem inflamação. A função hepática retorna ao normal após o parto se a paciente passar pela fase aguda. Embora até 50% das pacientes tenham sinais de pré-eclâmpsia, as duas não estão claramente relacionadas. O diagnóstico deve ser diferenciado da hepatite viral e da síndrome de HELLP, as quais têm semelhanças nas apresentações e resultados laboratoriais, mas, novamente, não estão claramente relacionadas.

Características Clínicas. Náuseas e vômitos associados a mal-estar ou à icterícia durante o terceiro trimestre devem desencadear a consideração do diagnóstico de esteatose hepática aguda.[55] O quadrante superior direito ou a região epigástrica geralmente estão sensíveis. A doença pode progredir para coagulopatia, icterícia, convulsões, CIVD e encefalopatia hepática. A hemorragia devido à coagulopatia é a complicação mais comum no parto.[56] O diagnóstico é frequentemente tardio, secundário às múltiplas apresentações clinicas.

Teste de Diagnóstico. Normalmente, a leucocitose está presente, plaquetonia, queda de fibrinogênio, os tempos de protrombina e tromboplastina parcial são elevados, e os produtos de degradação da fibrina estão presentes. Em uma série de 11 pacientes, foram encontradas concentrações elevadas de transaminase e bilirrubina sérica em todas as pacientes, a hipoglicemia foi encontrada em 18% e a hipoproteinemia em 46%.[55,56] Em contraste com a síndrome de Reye, o nível de amônia sérica é levemente elevado. A hiperuricemia geralmente está presente. O nível de bilirrubina é elevado no final da doença. A tomografia computadorizada e o ultrassom podem ser normais, de modo que a biópsia hepática é usada para fazer o diagnóstico definitivo.

Diagnóstico Diferencial. A sensibilidade do fígado e a coagulopatia geralmente sugerem pré-eclâmpsia durante o terceiro trimestre. A icterícia e o aumento do nível de alanina aminotransferase são características distintivas, pois são incomuns em casos de doença hepática associada à hipertensão induzida por gravidez. Da mesma forma, a progressão rápida da insuficiência hepática, hipoglicemia e coagulopatia é improvável nos casos de pré-eclâmpsia. Elevações no nível de creatinina são mais comuns na esteatose hepática aguda na gravidez.[56] A paciente com hepatite viral provavelmente terá elevações mais acentuadas nos níveis de transaminase. A insuficiência hepática induzida por drogas deve ser excluída por histórico e exame toxicológico para acetaminofeno ou outras toxinas, se apropriado. A colecistite pode ser distinguida por exame ultrassonográfico, mas também pode ser caracterizada por dor no quadrante superior direito; não está associada à coagulopatia ou à insuficiência hepática progressiva.

Tratamento. A paciente com esteatose hepática aguda na gravidez pode exigir estabilização aguda para convulsões ou coma. Pode ocorrer hipoglicemia, que deve ser rapidamente corrigida com glicose. Os parâmetros de coagulação devem ser avaliados. Pode ser necessária reposição de fluidos e substituição de fatores de coagulação, e a paciente deve ser admitida em um serviço obstétrico capaz de cuidar desta doença grave. O diagnóstico geralmente é feito com biópsia hepática se a doença não tiver evoluído para coagulopatia grave. Realizar o parto o quanto antes é geralmente aconselhável quando o diagnóstico foi estabelecido. O plasma fresco congelado, as transfusões de plaquetas e a glicose podem ser necessários para estabilizar a paciente até que o parto possa ser realizado.

Colestase Intra-hepática

A colestase intra-hepática na gravidez, também denominada *icterícia idiopática na gravidez, icterus gravidarum* ou *pruritus gravidarum*, é uma síndrome rara que ocorre durante o terceiro trimestre da gravidez. É a segunda causa mais comum de icterícia na gravidez, depois da hepatite. No exame histológico, a doença é caracterizada por colestase e canalículos dilatados na árvore biliar. O fígado aparece normal. É mais comum com o aumento da idade materna, gestações múltiplas e nos meses de inverno.

Características Clínicas. Prurido generalizado e icterícia leve são as características da colestase intra-hepática na gravidez. Apenas 20% das pacientes apresentam essa combinação, e 80% apresentam somente prurido. O prurido geralmente começa nas palmas das mãos e solas dos pés e progredindo para o tronco. Embora insônia e fadiga ocasionalmente acompanhem o prurido, a paciente se apresenta atóxica, sem febre, vômitos, diarreia ou mal-estar significativo. O nível de bilirrubina raramente está acima de 5 mg/dL, a fosfatase alcalina pode ser elevada de sete até dez vezes, as transaminases estão no intervalo normal. A resolução ocorre com o parto. Embora o desfecho materno seja favorável, as mulheres com colestase intra-hepática na gravidez apresentam maior risco de parto prematuro, mecônio e morte fetal intrauterina.

Diagnóstico Diferencial e Tratamento. É necessária a exclusão de entidades mais graves, como hepatite viral, esteatose hepática aguda, colestase induzida por fármaco e colecistite complicada. O tratamento ambulatorial é apropriado, desde que o diagnóstico seja claro e a paciente tenha um acompanhamento obstétrico rigoroso. Alguns defendem a vigilância fetal intensa e o parto após a maturidade pulmonar fetal para melhorar o desfecho. O tratamento sintomático com anti-histamínicos, ácido ursodesoxicólico, sais biliares, goma guar, benzodiazepinas e outros medicamentos foi testado com sucesso variável.[57]

Náusea e Vômitos

Gravidez Normal

A náusea e o vômito são comuns na gravidez, especialmente entre 6 e 20 semanas de gestação. Os sintomas geralmente são autolimitados e frequentemente são resolvidos com mudanças no estilo de vida, como alterações na dieta e evitar estímulos ambientais. Embora a evidência que apoie os agentes não farmacológicos seja mista, em vários ensaios aleatórios o gengibre foi considerado eficaz.[58,59] O tratamento é recomendado numa dose de 250 mg quatro vezes ao dia, em forma de cápsula ou de xarope.

Em mulheres com as quais o tratamento conservador falha, a terapia farmacológica pode ser iniciada. O American College of Obstetricians and Gynecologists recomendou a Diclegis,[60] combinação de doxilamina 10 mg e piridoxina 10 mg (vitamina B6), com liberação lenta, como o principal agente farmacológico para o tratamento de náuseas e vômitos na gravidez.[58,61] Uma combinação dos mesmos medicamentos, conhecida como Bendectina, estava anteriormente disponível de 1976 a 1983, mas foi voluntariamente retirada do mercado devido a repercussões financeiras e legais alegando a teratogenicidade da droga.[62] Estudos múltiplos e os dados do Centers for Disease Control and Prevention (CDC) Birth Defect Monitoring Program já demonstraram a segurança do medicamento. Diclegis agora é aprovado pela Food and Drug Administration (FDA) para uso na gravidez.

Caso haja circunstâncias que impedem a prescrição de Diclegis, ou em caso de falha no tratamento, outros antieméticos podem ser considerados. Embora a FDA não tenha aprovado explicitamente a metoclopramida ou prometazina para o tratamento de náuseas e vômitos na gravidez, ambos os medicamentos têm sido amplamente utilizados e geralmente são considerados seguros.[63-65] A ondansetrona tem sido amplamente utilizada para o tratamento de náuseas e vômitos na gravidez. No entanto, estudos recentes sugeriram que ondansetrona pode estar associada a um risco maior de anomalias fetais.[61,66] Alguns especialistas recomendam que a ondansetrona seja usada somente quando antieméticos alternativos falharam.[59]

Hiperêmese Gravídica

A hiperêmese gravídica ocorre em aproximadamente 1% das gestantes e é definida por náuseas e vômitos que causam alterações na ingesta alimentar, perda de peso superior a 5% do peso corporal total, desidratação, cetonemia e cetonúria prolongada.[62] Sem tratamento, existe um risco maior de deficiência de micronutrientes e suas respectivas sequelas à paciente (p. ex., deficiência de vitamina B$_1$, encefalopatia de Wernicke) e ao feto (p. ex., deficiência de vitamina K, diátese hemorrágica).[58,67,68]

A causa da hiperêmese gravídica não é clara; associações foram feitas com o aumento dos níveis de estradiol e hCG, bem como com citocinas maternas. Vários estudos sugeriram uma taxa de infecção maior com *Helicobacter pylori* em pacientes com hiperêmese gravídica; um regime não teratogênico para o tratamento com *H. pylori* demonstrou diminuir o vômito em pacientes com hiperêmese.[69] Estudos também sugeriram que o tratamento precoce de náuseas e vômitos na gravidez pode prevenir a progressão da hiperêmese gravídica.[58]

Exames Diagnósticos. Exames laboratoriais devem avaliar o status volêmico e distúrbios eletrolíticos reversíveis. Exame de urina deve procurar a presença de cetose marcador de gravidez quando elevado, e infecção. Pesquisa sérica de hipocalemia, alcalose metabolica, anion gap aumentado e/ou outras anormalidades deve ser realizada. Os níveis de bilirrubina e fosfatase alcalina podem ser ligeiramente elevados, mas devem voltar ao normal após o parto. A hiperêmese pode ser complicada por doença hepática com alteração de função hepática, espera-se resolução com o tratamento de suporte.

Tratamento. O tratamento inicial envolve a reidratação com fluidos IV, antieméticos e avaliação da capacidade de hidratação oral. O consenso de especialistas favorece a adição de glicose e vitaminas aos fluidos IV e a administração de tiamina antes da glicose para prevenir a progressão da encefalopatia de Wernicke.[58] Os antieméticos podem ser usados, como ocorre para náuseas e vômitos na gravidez. Foi relatado um curto curso de prednisolona oral como terapêutica para hiperêmese intratável; no entanto, é considerado um agente de última linha e seu perfil de risco deve ser pesado cuidadosamente antes da administração.[58]

Em mulheres que não conseguem manter seu peso apesar da terapia médica, a alimentação enteral através de um tubo nasogástrico (NG) deve ser considerada.[58]

Doença Tromboembólica

A doença tromboembólica representa quase 20% da mortalidade obstétrica, tornando-se a principal causa de morte na gravidez.[70] A gravidez é um estado hipercoagulável, com aumento dos fatores de coagulação, estase à medida que a gravidez avança e lesão vascular significativa no momento do parto. O risco de trombose venosa aumenta durante a gravidez em cinco ou seis vezes quando comparado a mulheres não grávidas. Embora o risco aumente durante a gravidez, é maior durante o puerpério. Os fatores de risco incluem tabagismo, obesidade, idade superior a 35 anos, estado hipercoagulável, varizes e trombose venosa superficial prévia. As mulheres que têm parto prematuro ou que apresentam hemorragia pós-parto também estão em maior risco.[71,72]

Características Clínicas

Assim como ocorre com pacientes não grávidas, sinais clínicos de dor, sensibilidade e edema são indicadores ruins de trombose venosa profunda (TVP) na gravidez. O diagnóstico clínico de embolia pulmonar (EP) também é difícil. Embora taquipneia, taquicardia, dispneia edor pleurítica sejam comumente associadas à EP, os sintomas não são específicos e podem estar associados a doenças diversas como inflamação hepática, pielonefrite e compressão diafragmática do útero gravídico normal.

Exames Diagnósticos

Trombose Venosa Profunda. Devido à sua disponibilidade generalizada, o ultrassom com Doppler é o teste de primeira linha para o diagnóstico de TVP. Um resultado anormal do estudo geralmente é motivo suficiente para tratar a paciente grávida. No entanto, nos casos de doença em veia ilíaca isolada, comum na gestação, o ultrassom normal não exclui a doença. Assim a realização de RM ou TC pode ser necessária para diagnóstico. Se há suspeita de doença tromboembólica, podem ser necessários diversos exames de Doppler ou TC.[72] O risco de anticoagulação geralmente supera o risco de estudos definitivos quando o diagnóstico é equívoco.

Embolia Pulmonar. Atualmente, os estudos não apoiam testes de dímero D na gravidez para excluir o diagnóstico de EP porque esse teste pode não ter sensibilidade suficiente em pacientes grávidas.[72,73] Estudo de imagem com cintilografia pulmonar ou angiotomografia é recomendada. Ambas têm desempenhos comparáveis para o diagnóstico de EP durante a gravidez, embora a angiotomografia ofereça uma maior dose de radiação para a mãe.[74] A angiografia pulmonar pode ser necessária se o diagnóstico de EP não estiver claro depois de estudos menos invasivos terem sido realizados.

A radiografia de tórax (proteção pélvica e uterina) deve ser realizada para excluir outras doenças que possam imitar uma EP. O diafragma normalmente está simetricamente elevado no fim da gravidez.

Tratamento

A varfarina (Coumadin) é contraindicada durante a gravidez por causa de seus efeitos teratogênicos, alto risco de abortos e hemorragia fetal. As heparinas são usadas para tratar a doença tromboembólica durante a gravidez.[72] A heparina não fracionada comporta um risco mal compreendido de osteoporose fetal, trombocitopenia, prematuridade ou aborto espontâneo. Em geral, a anticoagulação aguda com heparina IV é seguida por oferecimento de heparina subcutânea, geralmente continuada por 3 a 6 meses após o parto em pacientes com TVP ou EP durante a gravidez. As pacientes que recebem esse tratamento requerem testes laboratoriais a cada 1 ou 2 semanas, e a eficácia da anticoagulação pode ser variável durante a gravidez. A heparina de baixo peso molecular é considerada segura durante a gravidez e oferece várias vantagens em relação à heparina não fracionada, incluindo a redução do risco de sangramento, farmacocinética confiável, menor risco de trombocitopenia induzida por heparina, dosagens fixas, dosagem menos frequente e menor risco de osteoporose e trombocitopenia. Em pacientes com histórico de TVP ou EP, a profilaxia para gestações subsequentes é geralmente recomendada.

Infecções Geniturinárias

Infecção do Trato Urinário

A bacteriúria assintomática na gravidez predispõe a paciente ao desenvolvimento de infecções geniturinárias sintomáticas do trato inferior e superior. Isso levou à recomendação da US Preventive Services Task Force para detectar bacteriúria assintomática por meio de cultura de urina em mulheres grávidas com 12 a 16 semanas de gestação ou na primeira visita pré-natal, caso mais tarde (recomendação do grau A). A pressão uterina exercida sobre a bexiga e os ureteres, o esvaziamento da bexiga por micção e o relaxamento do músculo liso induzido pela progesterona que inibe o peristaltismo ureteral parecem contribuir para aumentar o risco de infecção durante a gravidez.

A triagem pré-natal de pacientes com bacteriúria assintomática no início da gravidez identifica aproximadamente 95% das mulheres com risco de bacteriúria subsequente durante a gravidez. Como até 30% das mulheres que têm bacteriúria assintomática terão pielonefrite se não forem tratadas, o tratamento da bacteriúria apresenta com bom custo benefício, e é importante.

Características Clínicas e Exames Diagnósticos. A paciente grávida que apresenta sintomas do trato urinário inferior (p. ex., disúria, polaciúria, urgência) ou sintomas do trato urinário superior (p. ex., febre, mal-estar, dor lombar) deve passar por exame pélvico e por coleta de amostra urinaria não contaminada, de preferência cateterizada. Há predominância de sintomas do lado direito durante a gravidez, provavelmente como resultado do aumento das forças mecânicas no ureter direito, mas a dor no flanco esquerdo ou os sintomas bilaterais podem ser causados por pielonefrite. Raramente, a urinálise pode produzir resultados normais ou as culturas podem produzir achados negativos por falha em relatar contagens menores de colônias ou por obstrução completa do ureter envolvido.

O maior risco de infecção assintomática e do trato urinário inferior é progressão para a parênquima renal. A pielonefrite aguda representa morbidade considerável na gravidez, incluindo sepse materna, lesão renal permanente e parto prematuro. O risco de prematuridade pode ser minimizado com tratamento efetivo e acompanhamento contínuo para recorrência. O desenvolvimento do parto prematuro na mulher que possui pielonefrite é ameaçador; só pode ser prevenido por reconhecimento e tratamento intensivo no início da gravidez.

Diagnóstico Diferencial. Vaginite, herpes genital, uretrite por clamídiae torção ovariana podem se confundir com sintomas do trato urinário. histórico de disúria externa (sensação de ardor no períneo ao urinar) sugere herpes ou vaginite. Exame pélvico deve ser realizado para obter espécimes de cultura cervical e identificar causas perineais ou vaginais de disúria. Apendicite, colecistite, pancreatite e doenças hepáticas na gravidez devem ser consideradas no diagnóstico diferencial de uma infecção do trato urinário superior. Dor lombar também pode ser sinal de parto prematuro. A avaliação cuidadosa de amostra de urina cateterizada não contaminada é essencial para o diagnóstico correto.

Tratamento. Pacientes com bacteriúria assintomática ou sinais e sintomas do trato urinário inferior devem ser tratadas de 7 a 10 dias com um antibiótico que é ativo contra patógenos urinários comuns e seguro durante a gravidez. As escolhas mais comuns são uma cefalosporina, como a cefalexina, 500 mg por via oral durante 3 a 7 dias; ou nitrofurantoína, 100 mg por via oral durante 3 a 7 dias; ou uma sulfonamida, como a sulfametoxazol-trimetoprima, 800/160 mg durante 3 dias (exceto durante o terceiro trimestre). Os médicos emergencistas devem considerar fatores como custo, disponibilidade local e efeitos colaterais ao selecionar a melhor opção de tratamento.[75,76]

Pacientes com febre, dor lombar e evidências de pielonefrite aguda na gravidez geralmente são internadas para administração de antibióticos IV, embora a terapia parenteral ambulatorial possa ser efetiva e segura em pacientes selecionadas.[77] Em tais casos, deve ser iniciada a hidratação IV intensa, a consulta obstétrica e o teste de culturas de urina. Pelo menos uma dose parenteral de antibióticos deve ser administrada, com cobertura antibiótica orientada por susceptibilidades conhecidas do organismo em um determinado hospital. Como a resistência de *Escherichia coli* à ampicilina é considerável na maioria das regiões, geralmente é administrada uma cefalosporina, como a ceftriaxona, 1 g IV. O teste de cultura deve ser realizado para garantir que a escolha original do antibiótico esteja correta, e a paciente deve passar por outra cultura e ser observada de perto após o tratamento.

Vaginite

Vaginose Bacteriana. A vaginose bacteriana (formalmente conhecida como vaginite de *Gardnerella* ou vaginite de *Haemophilus vaginalis*) é o crescimento excessivo de múltiplas bactérias vaginais endógenas, em alguns casos produzindo corrimento excessivo e mau odor vaginal. As taxas de prevalência de vaginose bacteriana na gravidez são estimadas em 15% a 20%. A vaginose bacteriana está associada a um maior risco de corioamnionite, doença inflamatória pélvica subclínica, ruptura prematura de membranas, prematuridade fetal e endometrite pós-parto após o parto vaginal. No entanto, o tratamento da vaginose bacteriana é direcionado ao alívio sintomático da paciente e não necessariamente melhora os desfechos fetais. O tratamento inclui um curso de 7 dias de metronidazol ou um curso de 7 dias de clindamicina. O tratamento intravaginal não é recomendado em pacientes grávidas.[78]

Vaginite por Candida albicans. A incidência de candidíase vulvovaginal aumenta durante a gravidez devido a altos níveis de estrogênio e outros esteroides. Os azóis orais são contraindicados na gravidez por causa de uma associação com desfechos fetais adversos. O tratamento com azóis vaginais durante 7 dias na gravidez é considerado seguro, com uma taxa de cura estimada de 85% a 100%.[78] A recorrência da doença pode exigir uma cultura vaginal para confirmar o diagnóstico e identificar espécies de candida incomuns (p. ex., *Candida glabrata*) que podem ser resistentes ao tratamento convencional. tratamento longo ou o tratamento de um reservatório potencial de *Candida* no(s) parceiro(s) sexual(is) da paciente também pode ser necessário. No entanto, não há associação de colonização de *Candida* com resultados adversos na gravidez, e o tratamento é apenas para alívio dos sintomas.

Tricomoníase. A tricomoníase é uma vaginite sexualmente transmissível causada por um protozoário, *Trichomonas vaginalis*. Das pacientes com tricomoníase, 50% são assintomáticas. Os sintomas incluem coceira vaginal, corrimento com mau odor e irritação vaginal. O diagnóstico é feito por visualização direta ou protozoários no exame a fresco. O tratamento recomendado é o metronidazol, uma dose única de 2 g, apenas para pacientes sintomáticas.[78] Embora a tricomoníase tenha sido associada com aumento de prematuridade, o tratamento com metronidazol não demonstrou melhor os desfechos fetais, de modo que os médicos emergencistas devem aconselhar as pacientes considerando o adiamento do tratamento para gestantes assintomáticas até as 37 semanas de gestação.

Doenças Sexualmente Transmissíveis

As doenças sexualmente transmissíveis são tratadas em pacientes grávidas de acordo com as últimas diretrizes do CDC. Em geral, as tetraciclinas e quinolonas estão contraindicadas em pacientes grávidas. O tratamento das infecções do trato genital pode ser importante na prevenção de parto prematuro e diminuição da transmissão para a criança.

Chlamydia trachomatis. A infecção por *Chlamydia trachomatis* é a doença sexualmente transmissível mais comum nos Estados Unidos e no mundo. Sua prevalência é atualmente três a cinco vezes maior do que a infecção por *Neisseria gonorrhoeae*. O diagnóstico clínico é difícil durante a gravidez porque o muco cervical geralmente está turvo e contém glóbulos brancos, mas a amostragem de urina pode ser feita e é equivalente à amostragem endocervical nas infecções da gravidez.[79] O teste clínico de clamídia durante a gravidez é importante para prevenir complicações como parto prematuro e endometrite pós-parto, ambos mais comuns em pacientes com infecção cervical clamidial. As infecções por clamídia de crianças nascidas de mães infectadas incluem conjuntivite e pneumonia. O tratamento durante a gravidez ou a amamentação é feito com azitromicina (dose única de 1 g), que melhora a conformidade e diminui os efeitos colaterais gastrointestinais; um curso de 7 dias de amoxicilina é uma alternativa aceitável.[78]

Herpes Simples. As infecções pelo vírus herpes simples representam risco significativo na gravidez para a mãe e o recém-nascido. As mulheres que têm herpes genital durante o terceiro trimestre possuem risco maior de transmissão de 30% a 50% em comparação com mulheres com infecção pelo vírus herpes simplex no primeiro trimestre (1%). O vírus pode ser transmitido no pré-natal por meio de infecção transplacentária ou infecção vaginal ascendente e por parto vaginal, particularmente quando lesões herpéticas estão presentes. As infecções no neonato geralmente se espalham ou envolvem o SNC, causando morbidade e mortalidade significativas. No DE, a cultura de novas lesões herpéticas suspeitas do colo do útero, vagina ou períneo identifica pacientes com risco de complicações perinatais. Embora o risco de uso de aciclovir e valaciclovir via oral na gravidez não seja bem conhecido, esse tipo de administração é recomendado para o primeiro episódio de herpes genital. A terapia supressiva pode reduzir a necessidade de cesariana em mulheres cujo primeiro episódio clínico de herpes simples genital ocorre durante a gravidez, mas não pode eliminar a necessidade de cesariana em mulheres com herpes simples recorrente. O tratamento deve ser realizado com consulta obstétrica e acompanhamento cuidadoso da paciente.

Neisseria gonorrhoeae. A infecção gonocócica do colo do útero ocorre durante a gravidez em 1% das mulheres. Os sintomas são semelhantes aos de mulheres não grávidas. A salpingite é rara, mas pode se desenvolver durante o primeiro trimestre a partir da extensão genital superior da infecção cervical. Alguns médicos acreditam que a incidência da infecção disseminada é maior em pacientes grávidas devido a elevados níveis de progesterona e aumento da vascularização na área do colo do útero. A artrite gonocócica é a manifestação mais comum da disseminação gonocócica. O diagnóstico e o tratamento de infecções gonocócicas não mudam com a gravidez; O tratamento inclui cefalosporinas ou azitromicina.[78] O tratamento de possível infecção por clamídia coexistente é recomendado para mulheres grávidas e não grávidas. As principais complicações da infecção gonocócica no terceiro trimestre são oftalmia gonocócica neonatal e sepse.[78,80]

Infecções do Trato Genital Superior

Doença Inflamatória Pélvica. A DIP é muito rara na gravidez e não ocorre após o primeiro trimestre. O diagnóstico diferencial inclui gravidez ectópica, aborto séptico e apendicite, todos sendo muito comuns. Na paciente com suspeita de infecção, esfregaços ou culturas para *Chlamydia* e gonorreia devem ser realizados. Dado o risco de infecção do endométrio na gravidez e a necessidade de considerar outros diagnósticos, as gestantes que suspeitaram de DIP necessitam de hospitalização e antibióticos IV.[78]

Corioamnionite. A corioamnionite é a infecção ou inflação da placenta e das membranas fetais. Após 16 semanas de gravidez, as membranas corioamnióticas aderem ao orifício cervical e podem se infectar. O risco é maior em mulheres com parto prematuro. A corioamnionite é diagnosticada pelos achados de febre, taquicardia materna e fetal e sensibilidade uterina em paciente após 16 semanas de gravidez.[81] A leucocitose pode ser sugestiva de corioamnionite, mas não é diagnóstica. As pacientes devem ter hemocultura coletada. Também devem ser obtidos espécimes de cultura cervical e vaginal para estreptococos do grupo B, *E. coli*, clamídia e gonorreia. Avaliação obstétrica deve ser feita urgentemente e é necessária hospitalização para administração IV de antibióticos. As pacientes geralmente são tratadas com ampicilina e gentamicina IV. Além disso, um estudo relatou que os esteroides pré-natais podem reduzir o desfecho neonatal adverso após um parto prematuro associado à corioamnionite.[82]

Distúrbios da Tireoide

Os distúrbios da tireoide são comuns em mulheres em idade fértil. Durante a gravidez, no entanto, isso está associado a desfechos maternos e fetais adversos, incluindo aborto espontâneo, pré-eclâmpsia, insuficiência cardíaca, parto prematuro, restrição de crescimento intrauterino e natimorto.[33,83] A avaliação e o tratamento de mulheres grávidas com disfunção tireoidiana são paralelos àqueles de mulheres não grávidas, mas requerem atenção às mudanças fisiológicas na glândula tireoide que ocorrem durante a gravidez.

A gravidez normal exerce uma quantidade significativa de estresse na glândula tireoide. Durante a gravidez, a glândula tireoide aumenta em tamanho, requer mais iodo e produz mais hormônio da tireoide do que no estado não gravídico. Além disso, a função da tireoide materna e da tireoide fetal estão fortemente ligadas, sendo a tiroxina materna responsável por uma parcela substancial da função tireoidiana fetal no nascimento.[33] A disfunção da tireoide na gravidez pode ocorrer durante a gravidez ou no pós-parto.

O hipertireoidismo, caracterizado por níveis de TSH reprimidos, T_4 e/ou T_3 elevado(s) ocorre em apenas 0,1 a 0,4% de todas as gestações.[84] O hipertireoidismo na gravidez pode ser resultado de qualquer causa, mas a doença de Graves e o hipertireoidismo mediado por hCG são as causas mais comuns. A doença de Graves é um processo autoimune associado a anticorpos estimulantes da tireoide e geralmente se torna menos grave nos últimos estágios da gravidez.[33] O hCG, que é homólogo ao hormônio estimulante da tireoide (TSH), tem alguma atividade estimulante da tireoide e pode causar transitoriamente hipertireoidismo na primeira metade da gestação. O hipertireoidismo mediado por hCG é tipicamente menos grave que o hipertireoidismo associado à doença de Graves.

O hipotireoidismo complica 2% a 3% das gestações. Embora a deficiência nutricional de iodo seja uma causa comum de hipotireoidismo global, esta é rara nos Estados Unidos. Quando as mulheres dos EUA são diagnosticadas com hipotireoidismo, a causa mais comum é a tireoidite (autoimune) de Hashimoto, na qual os autoanticorpos causam a destruição da glândula tireoide. O hipotireoidismo está associado com efeitos adversos da gravidez, incluindo pré-eclâmpsia, descolamento de placenta, baixo peso de nascimento e aumento do risco de natimorto.

A tireoidite pós-parto é caracterizada por hipertireoidismo transitório e/ou hipotireoidismo no período pós-parto. Estima-se que 5% a 10% das mulheres tenham tireoidite pós-parto. A maioria das mulheres retorna ao estado eutireóideo no prazo de 1 ano após o parto, mas aproximadamente 25% dessas mulheres desenvolvem hipotireoidismo permanente nos 10 anos subsequentes. A tríade diagnóstica consiste na falta de antecedentes de distúrbios da tireoide, concentração anormal de TSH durante o primeiro ano pós-parto e ausência de anticorpos do receptor de TSH (doença de Graves) ou um nódulo tóxico.

Características Clínicas

O diagnóstico de disfunção tireoidiana durante a gravidez é difícil porque a gravidez em si pode imitar os achados de hipotireoidismo e hipertireoidismo leve a moderado.

Deve-se suspeitar de hipotireoidismo na gravidez quando a paciente exibe taquicardia desproporcional, tireomegalia, exoftalmia, perda de peso ou aumento de peso inadequado durante a gravidez. O hipertireoidismo pode estar associado a uma mola hidatidiforme e geralmente resolve com a aspiração molar. As pacientes podem apresentar sinais de tempestade tireoidiana, incluindo estado mental alterado, taquicardia grave e sinais de insuficiência cardíaca de alto débito (p. ex., edema, dispneia, ortopneia).

Assim como o hipertireoidismo, o hipotireoidismo na gravidez é difícil de diagnosticar. Sinais como edema, fadiga e/ou aumento de peso podem ser atribuídos à gravidez em vez da disfunção tireoidiana O aumento da glândula tireoide pode estar ausente dependendo da causa do hipotireoidismo. Deve-se suspeitar de hipotireoidismo durante a gravidez quando a paciente exibe edema, pele seca, perda de cabelo e uma fase de relaxamento prolongada dos reflexos tendinosos profundos.

As pacientes com tireoidite pós-parto apresentam-se de forma clássica com tireotoxicose de 6 semanas a 6 meses pós-parto, seguido de hipotireoidismo com duração de até 6 meses. O estado eutireóideo retorna até o final do primeiro ano pós-parto, no entanto a maioria das pacientes apresenta somente hipertireoidismo ou hipotireoidismo. A taxa de recorrência em gravidez subsequente é estimada em 69%, e 25% das mulheres eventualmente desenvolvem hipotireoidismo permanente.

Exames Diagnósticos

Os valores normais dos hormônios tireoidianos variam de acordo com o estágio da gravidez. O diagnóstico de hipertireoidismo é confirmado por nível de TSH sérico baixo (< 0,1 mU/L) ou indetectável (< 0,01 mU/L) e níveis de tri-iodotironina livre (T_3) e tiroxina (T_4) que excedem a variação normal para gravidez. A confirmação do hipotireoidismo baseia-se em nível elevado de TSH sérico, dependendo de intervalos de referência de TSH trimestre específicos.[83] O hipotireoidismo manifesto é definido como TSH trimestre específico elevado, juntamente com uma concentração trimestre específica diminuída de T_4 livre. O hipotireoidismo subclínico é definido como concentração elevada de TSH sérico e concentração normal de T_4 livre.

Diagnóstico Diferencial

A disfunção da tireoide deve ser considerada na paciente com sintomas não específicos, incluindo fadiga, ansiedade, depressão e perda de peso ou aumento de peso inexplicável. Quando o diagnóstico de hipotireoidismo ou hipertireoidismo é reconhecido, suas respectivas causas e diagnósticos diferenciais devem ser considerados (Cap. 120).

Tratamento

Em geral, nenhum tratamento é necessário para o hipertireoidismo mediado por hCG. O tratamento de mulheres grávidas com hipertireoidismo manifesto devido à doença de Graves é de extrema importância porque os bons desfechos fetal e materno dependem do controle do hipertireoidismo da mãe. Embora a ablação da tireoide com iodo radioativo seja contraindicada durante a gravidez, os tratamentos médicos estão disponíveis. O propiltiouracil

(PTU) é o tratamento preferido do hipertireoidismo nos Estados Unidos. O metimazol é igualmente eficaz no tratamento do hipertireoidismo na gravidez, mas pode estar associado a anomalias fetais como aplasia cútis, atresia esofágica e atresia coanal. Portanto, não é recomendado como tratamento de primeira linha para o hipertireoidismo na gravidez.

Pacientes com sintomas de tempestade tireoidiana devem ser tratados em ambiente de cuidados intensivos. O tratamento com PTU deve ser iniciado o quanto antes. Dexametasona é recomendável para bloquear a conversão periférica de T_4 em T_3.[33] Betabloqueadores devem ser considerados para controlar taquicardia; labetalol, esmolol e propranolol foram utilizados intraparto.[33] A tireoidectomia subtotal pode ser considerada uma vez que os sintomas da tireotoxicose sejam administrados medicamente.

O hipotireoidismo na gravidez é tratado com suplementação de levotiroxina (2 μg/kg/dia). Pacientes na fase hipotireoidiana da tireoidite pós-parto requerem levotiroxina quando apresentam níveis de TSH superior a 10 mU/L ou entre 4 e 10 mU/L com sintomas ou tentativa de gravidez ativa. A fase hipertireoidiana da tireoidite pós-parto geralmente é tratada com limitação dos betabloqueadores.

Distúrbios do Eixo Hipotálamo-Hipofisário

A hipófise normalmente aumenta na gravidez devido à estimulação do estrogênio. Distúrbios do eixo hipotálamo-hipofisário podem aumentar a incidência de morbidade e mortalidade materna e fetal.

A gravidez afeta profundamente o eixo hipotálamo-hipofisário, resultando em níveis circulantes maiores de cortisol e hormônio adrenocorticotrófico devido ao aumento da produção de estrogênio. Em contraste, os níveis do hormônio do crescimento diminuem na gravidez. Os distúrbios do eixo hipotálamo-hipofisário na gravidez podem resultar em insuficiência adrenal, síndrome de Cushing, acromegalia, diabetes insipidus e prolactinomas. Embora esses distúrbios sejam raros, estão associados à morbidade materna (p. ex., hipertensão, hiperglicemia, eclampsia) e até 20% de mortalidade fetal.

Características Clínicas

Distúrbios do eixo hipotálamo-hipofisário geralmente se apresentam como conjunto insidioso de sintomas crônicos, muitos dos quais podem imitar a gravidez normal, dificultando o diagnóstico. Os sintomas variam dependendo da doença específica, mas incluem fadiga, mal-estar, vômitos, ganho ou perda de peso, amenorreia, galactorreia e hiperprolactinemia. A gravidez normal pode ser associada a pequenas diminuições no nível sérico de sódio; as diminuições mais severas no nível sérico de sódio podem ser sinais de diabetes *insipidus* ou insuficiência adrenal.

Diabetes *insipidus* também pode ser causada por infarto hipofisário na configuração de hemorragia obstétrica grave (síndrome de Sheehan). Os avanços no tratamento e ressuscitação da hemorragia obstétrica tornaram a síndrome de Sheehan cada vez mais rara, mas continua sendo consideração clínica importante. Os sintomas da síndrome de Sheehan dependem do grau de hipopituitarismo da paciente. As pacientes apresentam sinais e sintomas que variam, de acordo com os hormônios deficientes. O fracasso do aleitamento pós-parto e na retomada da menstruação normal sugerem fortemente a síndrome de Sheehan.[85] Após a hemorragia pós-parto, as pacientes podem ter taquicardia persistente, hipotensão a latência entre hemorragia e o surgimento de sintomas pode variar de meses a anos a pós a gravidez.[33]

Exames Diagnósticos

As considerações de diagnóstico variam de acordo com a apresentação da paciente. Os níveis de hormônios do crescimento são elevados em pacientes com acromegalia. Pacientes com insuficiência adrenal podem apresentar hiponatremia e hipercalemia, embora estas possam estar ausentes em muitas pacientes. A RM é útil na detecção de prolactinoma ou síndrome de Sheehan.

Diagnóstico Diferencial e Tratamento

A estabilização consiste no tratamento de manifestações graves, como hipercalemia, taquicardia e hipotensão. O tratamento ambulatorial é apropriado para a paciente estável, desde que haja um acompanhamento urgente da endocrinologia.

AGRADECIMENTOS

Agradecemos a Dr. Debra Houry e o Dr. Jean Abbot por suas contribuições a edições anteriores deste capítulo.

CONCEITOS-CHAVE

Gravidez Ectópica
- Gravidez ectópica pode se disfarçar de ameaça de aborto espontâneo nos estágios iniciais da gravidez e deve ser sempre considerada no diagnóstico diferencial.
- Como o histórico e o exame físico da paciente com gravidez ectópica são insensíveis e não específicos, a ultrassonografia pélvica e a determinação dos níveis séricos de hCG são essenciais para localizar a gravidez em qualquer paciente com dor abdominal ou sangramento vaginal e resultado positivo do teste de gravidez.

Sangramento no Fim da Gravidez
- O sangramento durante o segundo trimestre (14–24 semanas) não é benigno e está associado a um risco de 33% de perda fetal. O tratamento é de suporte e expectante porque o resgate fetal é impossível neste nível de imaturidade fetal.
- As principais condições associadas ao sangramento vaginal na segunda metade da gravidez incluem descolamento de placenta e placenta prévia. O histórico da paciente, o exame físico e os resultados da ultrassonografia podem ser usados para distingui-los.

- Deve-se considerar que todas as pacientes com sangramento vaginal indolor e no segundo trimestre têm placenta prévia até que se prove o contrário. O toque vaginal e o exame especular deve ser evitado até o diagnóstico ter sido excluído por ultrassom.
- O descolamento de placenta consiste em um amplo espectro de gravidade dos sintomas e do risco. Até 20% das mulheres não terão dor ou sangramento vaginal. A avaliação geralmente é baseada em características clínicas, parâmetros de coagulação e sinais de sofrimento fetal.

Hipertensão na Gravidez
- A hipertensão gestacional ocorre durante a gravidez, resolve-se durante o período pós-parto e é reconhecida por uma nova leitura da pressão arterial de 140/90 mmHg ou superior.
- Pré-eclâmpsia é a hipertensão gestacional com proteinúria (> 300 mg/24 h); eclampsia é a ocorrência de convulsões na paciente com sinais de pré-eclâmpsia.
- A síndrome HELLP é uma forma particularmente grave de pré-eclâmpsia, caracterizada por hemólise, níveis de enzimas

CONCEITOS-CHAVE (CONT.)

hepáticas elevadas (ALT e AST > 70U/L) e plaquetopenia (< 100.000 /mL).
- Como a progressão da pré-eclâmpsia para a eclampsia é imprevisível e pode ocorrer rapidamente, o controle da pressão arterial na paciente grávida é de extrema importância.

Embolia por Líquido Amniótico
- Deve-se suspeitar de embolia por líquido amniótico durante o segundo ou terceiro trimestre da gravidez, particularmente no contexto de manipulação ou contração uterina, quando a paciente tem hipotensão repentina, hipoxia e coagulopatia.
- O tratamento da embolia por líquido amniótico consiste em suporte de oxigenação e ventilação, hidratação intensiva, suporte cardiovascular inotrópico e antecipação e tratamento da coagulopatia de consumo.

Isoimunização Rh
- A isoimunização Rh ocorre quando uma mulher Rh-negativa é exposta ao sangue fetal Rh-positivo. Para evitar isso, uma dose de 50 μg de imunoglobulina anti-D (Rh) pode ser usada se a paciente estiver com menos de 12 semanas de gestação. Após 12 semanas, deve-se administrar uma dose de 300 μg.

Dor Abdominal na Gravidez
- A apendicite é a emergência cirúrgica mais comum na gravidez. As apresentações clínicas podem ser atípicas, levando a uma taxa de diagnóstico incorreto de 30% a 35% em pacientes grávidas. A dor no quadrante inferior direito é o achado mais comum, especialmente no início da gravidez. O ultrassom, a TC e a RM são úteis para o diagnóstico.
- A colelitíase se apresenta com sintomas semelhantes aos de mulheres não grávidas e é diagnosticada de forma semelhante por meio de ultrassom. O ideal é que a cirurgia, se necessária, seja feita durante o segundo trimestre.
- Durante a gravidez, os níveis de albumina diminuem, enquanto os níveis de fosfatase alcalina podem aumentar até o dobro; os níveis de amilase também podem ser levemente elevados.
- A hepatite é a causa mais comum de doença hepática na gravidez; o crescimento da incidência de hepatite E tem aumentado a mortalidade materna e a taxa de perda fetal.
- A esteatose hepática aguda da gravidez é um transtorno raro do terceiro trimestre que pode resultar em insuficiência hepática, complicações no parto e mortalidade fetal. Coagulopatia, icterícia, convulsões, DIC e encefalopatia hepática também podem acontecer.
- A colestase intra-hepática da gravidez apresenta tipicamente prurido generalizado e icterícia leve. A resolução ocorre com o parto. As mulheres estão em maior risco de parto prematuro, mecônio e morte fetal intrauterina.

Náusea e Vômito na Gravidez
- A náusea e o vômito na gravidez são comuns e podem ser tratados de forma conservadora com modificação da dieta e prevenção de estímulos ambientais. Se as medidas conservadoras falharem, o Diclegis — uma combinação de doxilamina, 10 mg e piridoxina (vitamina B_6), 10 mg — é o agente farmacológico de primeira linha para o tratamento de náuseas e vômitos na gravidez.
- A hiperêmese gravídica é definida como náuseas e vômitos que causam alteração na ingestão alimentar, perda de peso, desidratação, cetonemia e cetonúria prolongadas. O tratamento inicial envolve reidratação com líquidos IV, antieméticos e demonstração de capacidade de hidratação via oral.

Doença Tromboembólica na Gravidez
- A doença tromboembólica representa quase 20% da mortalidade obstétrica, tornando-se a principal causa de morte na gravidez.
- O ultrassom com Doppler é exame de escolha para o diagnóstico de TVP. A angiografia por tomografia computadorizada e a cintilografia pulmonar são usadas para o diagnóstico de EP.
- A heparina de baixo peso molecular é preferida para a anticoagulação.

Infecções Vaginais e do Trato Urinário
- A bacteriúria assintomática na gravidez predispõe a paciente ao desenvolvimento de infecções genitourinárias sintomáticas do trato inferior e superior. Como até 30% das mulheres que têm bacteriúria assintomática terão pielonefrite se não forem tratadas, o tratamento da bacteriúria é importante e apresenta bom custo-benefício.
- O tratamento da vaginose bacteriana é direcionado ao alívio sintomático da paciente e não necessariamente melhora os resultados fetais. O tratamento inclui curso antibiótico de 7 dias com metronidazol ou clindamicina
- Para o tratamento da candidíase vulvovaginal, os azóis orais são contraindicados na gravidez por causa da associação com desfechos fetais adversos. O tratamento com azóis vaginais durante 7 dias durante a gravidez é considerado seguro, com uma taxa de cura estimada em 85% a 100%.
- Das pacientes com tricomoníase, 50% são assintomáticas. O diagnóstico é feito por visualização direta de protozoários em exame a fresco. O tratamento recomendado é o metronidazol, uma dose única de 2 g, apenas para pacientes sintomáticas.
- Quanto ao tratamento de doenças sexualmente transmissíveis, em geral, as tetraciclinas e quinolonas são contraindicadas para pacientes grávidas. O tratamento das infecções do trato genital pode ser importante para prevenir o parto prematuro e diminuir a transmissão para o bebê.
- A infecção por *Chlamydia trachomatis* é a doença sexualmente transmissível mais comum nos Estados Unidos e no mundo. O tratamento indicado durante a gravidez ou a amamentação é a azitromicina (dose única de 1 g); um curso de 7 dias de amoxicilina é uma alternativa aceitável.
- As mulheres que têm herpes genital durante o terceiro trimestre têm risco maior de transmissão de 30% a 50% em comparação a mulheres com infecção pelo vírus do herpes simplex (HSV) no primeiro trimestre (1%).
- A terapia supressiva pode reduzir a necessidade de cesariana em mulheres cujo primeiro episódio clínico de HSV genital ocorreu durante a gravidez.
- A artrite gonocócica é a manifestação mais comum da disseminação gonocócica. Diagnóstico e tratamento de infecções gonocócicas não são alterados por gravidez; O tratamento inclui cefalosporinas ou azitromicina.
- A DIP é muito rara na gravidez e não ocorre após o primeiro trimestre. Dado o risco de infecção do endométrio na gravidez e a necessidade de considerar outros diagnósticos, as gestantes que suspeitarem de DIP necessitam de hospitalização e antibióticos IV.
- A corioamnionite é diagnosticada pelos achados de febre, taquicardia materna e fetal e sensibilidade uterina em uma paciente após 16 semanas de gravidez. As pacientes geralmente são tratadas com ampicilina IV e gentamicina.

Doença da Tireoide
- Durante a gravidez, a glândula tireoide aumenta em tamanho, requer mais iodo e produz mais hormônio da tireoide do que no estado não grávido.
- O hipertireoidismo, caracterizado por níveis de TSH suprimidos e níveis elevados de T_4 e /ou T_3 ocorre em apenas 0,1% a 0,4% de todas as gestações. A doença de Graves e o hipertireoidismo mediado por hCG são as causas mais comuns.
- Quando as mulheres dos EUA são diagnosticadas com hipotireoidismo, a causa mais comum é a tireoidite de Hashimoto (autoimune).

Continued

CONCEITOS-CHAVE (CONT.)

- A tireoidite pós-parto é caracterizada por hipertireoidismo transitório e/ou hipotireoidismo no pós-parto. Aproximadamente 25% dessas mulheres desenvolvem hipotireoidismo permanente nos 10 anos seguintes.
- O hipertireoidismo pode estar associado a uma molécula hidatidiforme e geralmente é resolvida com a aspiração molar.
- O diagnóstico de hipertireoidismo é confirmado por nível de TSH sérico baixo (< 0,1 mU/L) ou indetectável (< 0,01 mU/L) e níveis de T_3 e T_4 livres que excedem o intervalo normal para a gravidez.
- A confirmação do hipotireoidismo é baseada em nível sérico elevado de TSH, dependendo de intervalos de referência de TSH trimestre-específicos.
- O propiltiouracil (PTU) é o tratamento preferido para hipertireoidismo nos Estados Unidos. Para a tempestade tireoidiana, é indicado adição de dexametasona e betabloqueadores, com a paciente sob observação na unidade de terapia intensiva.
- O hipotireoidismo na gravidez é administrado com suplementação de levotiroxina (2 μg/kg/dia).

As referências para este capítulo podem ser encontradas on-line no website Expert Consult associado à obra.

CAPÍTULO 179
Emergências Médicas Comórbidas Durante a Gravidez

Diane L. Gorgas | Robert Cooper

PRINCÍPIOS

As mudanças fisiológicas que ocorrem na gravidez podem exceder os mecanismos subjacentes compensatórios da paciente, resultando no surgimento de sintomas iniciais ou descompensação rápida de doenças médicas durante a gravidez. Determinadas condições médicas crônicas também representam ameaça séria à saúde da mãe ou resultam em desfecho fetal desfavorável. Finalmente, algumas doenças médicas resultam em parto difícil ou na necessidade de medidas especiais para reanimação no neonato.

A incidência de gravidez em pacientes com doenças crônicas aumentou devido a melhoras de sobrevivência em pacientes com doenças como diabetes, epilepsia, insuficiência renal, obesidade e diversas neoplasias. Além disso, os dados demográficos na gravidez estão mudando, pois a idade materna da primeira gestação está aumentando. Avanços em reprodução assistida, incluindo fertilização in vitro e doação de ovócito, tornaram possível que mulheres mais velhas — incluindo aquelas que estão no pós-menopausa engravidem. Mulheres mais velhas têm taxa aumentada de complicações anteparto e intraparto, apresentando maior probabilidade de condições comórbidas associadas tais como doença cardiovascular.

O reconhecimento de gravidez inesperada ou programada pode ocorrer no cenário do departamento de emergência (DE) e muitas intervenções são tempo sensíveis, exigindo tratamento no DE. Todos os médicos emergencistas devem ter condições de diagnosticar e tratar pacientes gestantes, com quadro crítico associados a doenças preexistentes.

ASMA

A asma é uma das doenças crônicas mais comuns na gestação, com prevalência entre 3,7% e 9,4%[1]. A asma materna está associada ao risco aumentado de pré-eclâmpsia ou eclâmpsia, trabalho de parto prematuro (TPP), cesariana, baixo peso ao nascer e fetos pequenos para idade gestacional.[1,2] O risco de tais complicações varia com a gravidade e o grau de controle da doença durante a gravidez. Resultados perinatais adversos aumentam com a gravidade da doença durante a gravidez. O controle da asma durante a gestação resulta em menor restrição de crescimento intrauterino e reduz resultados perinatais adversos.[1-3] É bem documentado que a asma pode piorar, melhorar ou permanecer inalterada durante a gravidez, mas nenhum estudo examinou se isso é causado por mudanças no tratamento da asma, gravidade ou crises súbitas de asma.[4]

As mudanças de funções respiratórias maternas podem tornar mais difíceis o reconhecimento da gestante com asma descompensada. O volume corrente e a ventilação por minuto aumentam em 45% ao longo do desenvolvimento da gravidez resultando em PCO_2 médio de 32 mmHg. Os rins compensam, mantendo bicarbonato médio de 19 mEq/mL, que resulta em alcalose respiratória compensada com pH sérico entre 7,40 e 7,45.

Existe a hipótese que muitos resultados perinatais adversos causados na asma são devido à hipóxia fetal. Assim, o objetivo do tratamento é a manutenção de saturações de oxigênio acima de 95%. Ambas American College of Obstetrics and Gynecology (ACOG) e National Asthma Education and Prevention Program declararam claramente que é mais seguro tratar asma em gestantes do que permitir que sintomas graves e exacerbações aconteçam.

O tratamento padrão gestantes com asma é o igual para paciente não grávida com exacerbação. Após anamnese e realização do exame físico, o pico de fluxo expiratório (PFE) ou volume expiratório forçado no primeiro segundo (VEF_1) devem ser medidos. Os pacientes com VEF_1 ou PFE menor do que 50% do predito são classificados como exacerbação grave. A avaliação fetal inicial deve ser realizada, incluindo batimentos cardíacos fetais e monitorização fetal eletrônica contínua com perfil biofísico se a gravidez alcançou viabilidade Oxigenioterapia suplementar para todas as mães com saturação de oxigênio inferior a 95%.

Os β2-agonistas inalatórios curta duração são o tratamento de primeira linha na asma exacerbada, e podem ser usados continuamente nos casos de exacerbações graves (Tabela 179.1). Os β2-agonistas inalatórios de longa duração e corticosteroides inalatórios, com budesonida, sendo o agente preferencial, podem ser adicionados como medicações controladoras na alta do DE. Diversos estudos não mostraram risco aumentado de resultados perinatais adversos.[3-5] Os β-agonista não seletivos tais como epinefrina geralmente são evitados devido à preocupação pelo seu efeito no fluxo sanguíneo placentário. É importante observar que os β-agonistas são tocolíticos e frequentemente irão suspender o parto.

Os corticosteroides orais são usados em exacerbações asmáticas moderadas a graves e devem ser prescritos com as mesmas indicações em asmáticas não grávidas. Apesar dessas recomendações, em diversos estudos no contexto de exacerbações, as mulheres grávidas asmáticas tinham probabilidade menor, em torno de 17% a 21% para corticoterapia oral em relação ao controle (mulheres não grávidas). As razões para essa disparidade de tratamento podem ser devido à evidência de que o uso de corticosteroides orais aumenta o risco de parto prematuro e bebês com baixo peso ao nascer; há também evidência conflitante de risco aumentado de fendas orofaciais.[2-4] No entanto, o benefício do uso de corticosteroide oral para evitar hipóxia fetal supera o risco de resultados perinatais adversos.

Agentes de segunda linha para controle de asma (p. ex., cromolina sódica) são considerados seguros na gravidez. Em estudos limitados, mostrou-se que o magnésio melhora a função respiratória em mulheres grávidas com exacerbações asmáticas graves sem resultados fetais adversos.

DISTÚRBIOS CARDIOVASCULARES

Princípios

A doença cardíaca complica mais de 1% das gravidezes nos Estados Unidos e leva a 20% das mortes maternas não obstétricas.[8-11] Os distúrbios hipertensivos são os eventos cardiovasculares mais frequentes, ocorrendo em 6% a 8% das gestações.[12] A proporção de mortes maternas devido à doença cardiovascular aumentou. Hipertensão pulmonar, cardiomiopatias, dissecção aórtica e infarto agudo do miocárdio tornaram-se principais causas de morte.[11] O aumento da volemia secundária à gravidez, junto aos aumentos de pré-carga, débito cardíaco e consumo de oxigênio podem piorar ou revelar doença cardíaca em mulheres grávidas. Devido aos sinais e

TABELA 179.1

Drogas Usadas para Tratar Exacerbações de Asma Durante a Gravidez

CLASSE FARMACOLÓGICA	EXEMPLOS	DOSAGEM	COMENTÁRIOS
β-agonistas inalatórios	Albuterol Levalbuterol	2,5-5 mg a cada 20 min 1,25-2,5 mg a cada 20 min	Terapia de primeira linha com β-agonistas inalatórios Também pode ser administrado por nebulização; até três doses na primeira hora; uso contínuo em exacerbações graves
β-agonistas injetáveis	Epinefrina Terbutalina	0,3-0,5 mg SC (1:1.000 ou 1 mg/mL) a cada 20 min 0,25 mg SC (1 mg/mL) a cada 20 min	Não há benefício comprovado sobre dose inalatória; até três doses na primeira hora
Corticosteroides sistêmicos	Prednisona Prednisolona Metilprednisolona	A dosagem é aplicada a todas as preparações Terapia Hospitalar: dosagem variável pelo menos 120-180 mg/dia Terapia Ambulatorial: 40-60 mg/dia por 3-10 dias	Sem benefício da via intravenosa sobre a oral exceto em pacientes com insuficiência respiratória impedidos de ingerir medicações.
Anticolinérgicos inalatórios	Brometo de ipratrópio	0,5 mg a cada 20 minutos	Não é terapia de primeira linha; deve ser associada a β-agonistas inalatórios Considerar o uso em pacientes com exacerbações graves
Relaxante de músculo liso	Sulfato de magnésio		Dados limitados sobre o uso para asma na gravidez

SC, subcutâneo.
Adaptado de National Heart, Lung, and Blood Institute; National Asthma Education and Prevention Program Asthma and Pregnancy Working Group: NAEPP expert panel report. Managing asthma during pregnancy: recommendations for pharmacologic treatment – 2004 update. J Allergy Clin Immunol 115:34-36, 2005.

sintomas de síndromes coronárias agudas e insuficiência cardíaca (p. ex., dispneia, dor torácica leve, edema) serem observados em gestações normais, o diagnóstico torna-se especialmente difícil.[10,12]

Hipertensão Crônica e Emergências Hipertensivas

A hipertensão comumente afeta mulheres grávidas, causando complicações em 12% das gestações e 18% das mortes maternas nos Estados Unidos. A hipertensão crônica na gravidez aumenta significativamente o risco de pré-eclâmpsia, parto prematuro, restrição de crescimento intrauterino e cesariana.[13] A hipertensão crônica é definida como hipertensão (> 140 mmHg sistólico ou > 90 mmHg diastólico) diagnosticada anteriormente à gravidez ou antes de 20 semanas de gestação (Tabela 179.2).

Muitas mulheres apresentam hipertensão leve na gravidez (definida como pressão sanguínea sistólica de 140-159 mmHg ou pressão sanguínea diastólica de 90-109 mmHg). O tratamento médico de hipertensão crônica não complicada na gravidez sem evidência lesão em órgão alvo não demonstrou benefício na redução de resultados perinatais adversos quando comparado com placebo em estudos múltiplos. Adicionalmente, as medicações anti-hipertensivas representam risco de hipotensão e redução do fluxo sanguíneo fetal.[14,15] Logo, a ACOG recomenda que o tratamento anti-hipertensivo deve começar quando as pressões sanguíneas são superiores a 160 mmHg sistólica e/ou 105 mmHg diastólica.[14] O maior risco imposto pela hipertensão crônica grave é a progressão à pré-eclâmpsia, que ocorre em 25% dessas gravidezes. Drogas anti-hipertensivas provaram ser eficazes na prevenção dessa progressão.[15]

Os agentes orais de primeira linha para o tratamento de hipertensão crônica na gravidez estão listados na Tabela 179.3. A ACOG define emergência hipertensiva como hipertensão de início agudo persistente com pressão sanguínea sistólica acima de 160 mmHg ou diastólica acima de 110 mmHg. Nesses casos, a terapia parenteral é indicada, com alvo de pressão sistólica de 140 a 150 mmHg diastólica de 90 a 100 mmHg, para prevenir a perda de autorregulação cerebral.[8,9] A terapia com labetalol intravenoso (IV) é preferida, embora a hidralazina e nifedipina oral sejam também considerados tratamentos de primeira linha (Tabela 179.4).[8,9,16] Embora o labetalol seja recomendado pela ACOG, deve ser observado que o uso de beta bloqueador regular durante o primeiro trimestre foi associado aos recém-nascidos pequenos para idade gestacional.[17]

Em 2013, a ACOG mudou seus critérios diagnósticos de pré-eclâmpsia para não mais exigir proteinúria. Na ausência de proteinúria, a pré-eclâmpsia é diagnosticada como hipertensão na presença de trombocitopenia, alteração de função hepática, edema pulmonar, sintomas visuais e/ou desenvolvimento de insuficiência renal.[14]

Distúrbios Cardíacos

Síndromes Coronarianas Agudas

O infarto agudo do miocárdio (IAM) relacionado à gravidez ocorre em 6,2 a cada 100.000 partos. A taxa de mortalidade em mulheres grávidas que tiveram IAM é de 5,1% a 7,2%. As mulheres grávidas são de duas a quatro vezes mais propensas a ter um IAM quando comparadas a não grávidas na mesma faixa etária. Com o crescimento de mulheres engravidando com mais de 35 anos, é importante reconhecer que aquelas com 40 anos de idade ou mais têm risco 30 vezes maior de síndrome coronariana aguda (SCA) quando comparadas a gestantes com 20 anos ou menos.[18] A incidência de IAM é mais alta durante o último trimestre e período periparto.

Várias hipóteses existem sobre o aumento do risco de IAM na gravidez, incluindo o estado protrombótico, elevação da demanda de oxigênio miocárdica secundária ao aumento no débito e frequência cardíaca bem como diminuição da capacidade de transporte de oxigênio secundária a anemia fisiológica, o que pode precipitar angina.[19,20] A hipertensão, trombofilia, anemia, diabetes, idade materna avançada, multiparidade e tabagismo aumentam o risco de IAM associado à gravidez.[19]

Aproximadamente 13% a 25% das pacientes grávidas diagnosticadas com SCA apresentam artérias coronárias normais.[20] Em um estudo, 43% dos pacientes diagnosticados com IAM tiveram aterosclerose, com ou sem trombos, 21% tiveram trombos

Continua na pág. 2266

TABELA 179.2

Distúrbios Hipertensivos da Gravidez

	HIPERTENSÃO CRÔNICA	HIPERTENSÃO GESTACIONAL	PRÉ-ECLÂMPSIA	HIPERTENSÃO CRÔNICA COM PRÉ-ECLÂMPSIA SUPERPOSTA
Definição	Hipertensão que antecede a gravidez[a]	Hipertensão diagnosticada após 20 semanas de gestação na ausência de proteinúria ou outra evidência de pré-eclâmpsia	Hipertensão que começa após 20 semanas de gestação em associação à proteinúria de início recente (> 300 mg/24 h) ou sintomas abaixo na ausência de proteinúria	Hipertensão que antecede a gravidez em associação à proteinúria de início recente
	Hipertensão diagnosticada antes de 20 semanas de gestação		Plaquetas diminuídas, elevação de enzimas hepáticas, insuficiência renal, edema pulmonar	Aumento súbito da proteinúria em mulher com hipertensão crônica [a] e proteinúria antes de 20 semanas de gestação Hipertensão que antecede a gravidez em associação ao aumento súbito de pressão arterial sistêmica
	Comentário – raramente, pré-eclâmpsia acontece antes de 20 semanas de gestação	Comentário – pode progredir para pré-eclâmpsia; pode também representar hipertensão previamente não diagnosticada		Hipertensão que antecede a gravidez em associação a plaquetopenia, elevação de enzimas hepáticas insuficiência renal, edema pulmonar, sintomas cerebrais ou visuais

[a]Definida como pressão sanguínea > 140 mmHg sistólica ou > 90 mmHg diastólica.
Adaptado de Nishimura RA, Otto CM, Bonow RO, et al; ACC/AHA Task Force Members: 2014 AHA/ACC guideline for the management of patients with valvular heart disease: a report of the American College of Cardiology/American Heart Association Task Force on Practice Guidelines. Circulation 129:e521-e643, 2010

TABELA 179.3

Efeitos Gestacionais e Tratamento de Doenças Médicas Durante a Gravidez

DOENÇAS	PREOCUPAÇÕES GESTACIONAIS	TRATAMENTO
Asma	Fetal – RCIU, TPP, hipóxia, mecônio, perda fetal Materna – pré-eclâmpsia, hipertensão gestacional, diabetes gestacional, hiperêmese gravídica, necessidade de indução do parto	Bons resultados pré-natais vistos na asma bem controlada O tratamento de exacerbações agudas é o mesmo para pacientes não grávidas com o objetivo de manter as saturações de oxigênio maternas > 95% para prevenir hipóxia fetal O monitoramento fetal é recomendado para exacerbações durante o terceiro trimestre, mesmo na ausência de hipóxia materna. A terapia de manutenção também não muda, com as seguintes precauções: • Corticosteroides – Preferencialmente inalatórios, via oral se necessário nos casos de exacerbações graves ou doença persistente. Paciente que fazem uso crônico de corticoides requerem dose extra de Hidrocortisona durante o trabalho de parto • Metilxantinas – seguras, mas de benefício discutível; usar apenas em doença refratária; o *clearance* reduzido durante a gravidez pode resultar em toxicidade materna e taquicardia fetal. • Antagonistas dos receptores de leucotrienos – evitar zileuton
Síndrome coronariana aguda	Fetal – morte perinatal, TPP Materna – hemorragia e ruptura uterina (relacionado ao uso de antiplaquetários, antitrombótico, fibrinolíticos)	A terapia médica padrão é a mesma de paciente não grávida, embora seja melhor evitar antiplaquetarios, antitrombótico e fibrinolíticos quando o parto é iminente Evitar hipotensão materna quando nitratos são usados; eles podem resultar em sofrimento fetal. Evitar betabloqueadores no primeiro trimestre porque eles podem causar restrição de crescimento fetal Cuidado definitivo coordenado (fibrinolítico *vs.* intervenção coronariana percutânea) com cardiologista.

(Continua)

TABELA 179.3
Efeitos Gestacionais e Tratamento de Doenças Médicas Durante a Gravidez (Cont.)

DOENÇAS	PREOCUPAÇÕES GESTACIONAIS	TRATAMENTO
Doença cardíaca valvar	Fetal – morte perinatal, TPP Materna – insuficiência cardíaca, tromboembolismo, morte	A terapia antitrombótica apropriada é indicada para pacientes com próteses valvares e fibrilação atrial (ver texto). Estenose mitral – duréticos e betabloqueadoresevitar hipovolemia quando diuréticos são usados; valvoplastia ou cirurgia cardíaca aberta para doença sintomática grave; considerar interrupção da gestação em mulheres com estenose grave. Regurgitação aórtica e mitral – diuréticos em pacientes com congestão pulmonar; terapia cirúrgica para lesões regurgitantes agudas Estenose aórtica – evitar hipotensão e hipotensão ortostática; reposição volêmica vigorosa durante o parto; valvuloplastia ou cirurgia cardíaca aberta para doença sintomática grave; considerar interrupção da gestação se sintomas graves refratários a terapêutica.
Hipertensão	Fetal – morte perinatal, RCIU, TPP Materna – progressão de lesões em órgão alvo, pré-eclâmpsia superposta, descolamento prematuro de placenta, descompensação cardíaca	A maior parte das complicações perinatais ocorre em pacientes com pré-eclâmpsia ou causas secundárias de hipertensão; resultados são normalmente bons com hipertensão leve e ACOG não recomenda tratamento para pressão sanguínea < 160 mmHg sistólica ou < 10 mmHg diastólica. O maior risco imposto pela hipertensão crônica na gravidez é a progressão para pré-eclâmpsia, que ocorre em 25% das gestações. Os agentes mais comumente usados incluem metildopa (preferido), labetalol e hidralazina. Evitar betabloqueadores no primeiro trimestre porque eles podem causar RCIU e diminuir o fluxo sanguíneo placentário. Inibidores da enzima conversora da angiotensina (IECA) e bloqueadores de receptores de angiotensina II são teratogênicos A intoxicação fetal por cianeto l pode acontecer após algumas horas do uso de nitroprussiato de sódio. Evitar infusões prolongadas; usar como último opção.
Anemia por deficiência de ferro	Fetal – peso baixo ao nascer, TPP, baixo armazenamento de ferro fetal, perda fetal (com anemia grave) Materna – pré-eclâmpsia, insuficiência cardíaca de alto débito (rara); efeitos na mortalidade materna incertos	A suplementação oral de ferro é indicada para pacientes com anemia por deficiência de ferro. Evidência recente também suporta a suplementação de ferro profilático em gestantes. Divrsas formulações estão disponíveis. Há um *delay* entre o início da reposição e a normalização da hemoglobina sérica. A reposição parenteral de ferro é segura e eficaz, embora raramente necessária. A transfusão é raramente feita, porém dever ser considerada nos casos de anemia grave, visando bem estar materno e fetal.
Anemia falciforme	Fetal – perda fetal, RCIU, TPP, ruptura prematura de membranas ovulares. Materna - ↑ necessidade de cesariana, pré-eclâmpsia, infecção, insuficiência cardíaca, infarto pulmonar, ↑ incidência de crises álgicas; mortalidade materna baixa com tratamento; resultados falso positivos dos testes Apt e Kleinhauer-Betke secundários a hemoglobina F persistente	Tratamento das crises álgicas e infecções é o mesmo de pacientes não grávidas, com repouso, hidratação, analgesia com opoides, oxigênio suplementar e antibióticos, conforme indicado. Opoides podem ser usados, mas nos casos de parto iminente pode haver necessidade de suporte ventilatório neonatal. A transfusão profilática não é indicada. O monitoramento e avaliação do bem-estar fetal são indicados para gestações viáveis. O cuidado continuado inclui, O vacina pneumocócica e folato suplementar. Hidroxiureia tem sido evitada durante a gravidez, mas poucos efeitos adversos fetais foram relatados em humanos.
Epilepsia	Fetal – malformações congênitas associadas ao AED, hipóxia e bradicardia fetal perda fetal Materna – mudanças variáveis em frequência das crises; alterações em níveis de AED; aumento das crises secundária a má aderência medicamentosa. descolamento de placenta, anemia, hiperêmese gravídica, pré-eclâmpsia, possível necessidade para indução do parto e cesariana, ruptura prematura de membranas	O tratamento do status epiléptico é o mesmo das pacientes não grávidas. A terapia de manutenção deve ser definida entre neurologista e obstetra Em geral, uma única AED dada na dose mínima efetiva é recomendada. A mais nova AED levetiracetam tem demonstrado incidência menor de defeitos congênitos e tem eficácia igual ou melhor do que AED mais antigos. A suplementação de folato (ao menos 0,4 mg/dia) é indicada para pacientes que usam AED. Considerar a administração oral de vitamina K para a m, no último mês de gestaçãoe vitamina K parenteral ao recém-nascido.

TABELA 179.3
Efeitos Gestacionais e Tratamento de Doenças Médicas Durante a Gravidez (*Cont.*)

DOENÇAS	PREOCUPAÇÕES GESTACIONAIS	TRATAMENTO
Miastenia grave	Fetal – síndrome da miastenia neonatal transitória Materna – mudanças variáveis com a gravidade da doença; trabalho de parto prolongado detenção do parto; exacerbação da doença no período pós-parto	O tratamento é o mesmo para a paciente não grávida O suporte ventilatório é o aspecto mais importante da terapia. Observe que os pacientes com miastenia grave são relativamente resistentes bloqueadores neuromusculares despolarizantes doses mais altas podem ser necessárias. A terapia com piridostigmina pode ser continuada, a via intravenosa é recomendada durante o parto. Paciente que fazem uso crônico de corticoides requerem dose extra de Hidrocortisona durante o trabalho de parto A plasmaférese é segura durante a gravidez.
Renal (doença renal crônica)	Fetal – RCIU, baixo peso ao nascer, polidrâmnio, perda fetal, internações em UTIN, parto prematuro Materna – descolamento prematuro deplacenta, pré-eclâmpsia, necessidade aumentada de cesariana	Controle agressivo de hipertensão Monitoramento de proteinúria Tratar a piora da disfunção renal como pré-eclâmpsia Betabloqueador, bloqueador do canal de cálcio, hidralazina e retrição salina na dieta Evita inibidores da IECA
Diabetes melito – diabetes melito insulino dependente (DM1), diabetes melito não insulino dependente (DM2), e diabetes melito gestacional (DMG)	Fetal – malformações congênitas; macrossomia; RCIU, perda fetal; hipoglicemia neonatal; icterícia; hipomagnesemia; e hipocalcemia Materna – pré-eclâmpsia, diabetes "frágil", ↑ necessidade de cesariana	Toda tentativa deve ser feita para manter a concentração sérica de glicose materna em 100 mg/dL; observe que as necessidades de insulina diminuem durante o período pós-parto imediato, a mãe pode não precisar de insulina por 24–48h após o parto; a insulinização subcutânea continua ou intermitente é o tratamento para pacientes com DM1 e DM2 O tratamento de cetoacidose diabética é o mesmo que para pacientes não grávidas, com avaliação do bem-estar fetal e monitorização contínua do batimento cardíaco fetal; a concentração sérica de glicose pode estar normal ou levemente aumentada
Obesidade	Fetal – morte infantil, desregulação imunológica e risco aumentado de asma neonatal Materna – excesso de ganho de peso gestacional, risco aumentado de parto pós-termo, falha de indução, pré-eclâmpsia, cesariana, complicações associadas à cesariana	Controle do ganho de peso gestacional materno Monitoramento gestacional pelo risco de pós-datismo.
Hipertireoidismo	Fetal – nascimento prematuro, peso baixo no nascimento, disfunção da tireoide fetal (levando a quadro clínico de irritabilidade, taquicardia, bócio, cardiomegalia, ICC, craniossinostose prematura, falha no desenvolvimento), perda fetal Materna – pré-eclâmpsia, insuficiência cardíaca	O tratamento de tempestade tiroidiana é o mesmo do que para paciente não grávida e inclui busca por fator precipitante. A terapia para hipertireoidismo na ausência de tempestade tireoidiana: • Reversão dos efeitos simpáticos – propranolol em doses padrão é útil até que a síntese de hormônio tireoide tenha sido bloqueada pelas tioamidas. • Tioamidas – propiltiouracil (PTU) e metimazol nas menores doses efetivas são aceitáveis; PTU é é preferível • Terapia cirúrgica: tireoidectomia é útil em casos refratários. • Outro – evitar iodo se possível; a hidrocortisona diminui a conversão periférica de T_4 ao T_3 e pode ser usada durante a gravidez. O iodo radioativo é absolutamente contraindicado.
Hipotireoidismo	Fetal – malformações congênitas, peso baixo ao nascer, perda fetal, disfunção tireoide fetal e bócio Materna – pré-eclâmpsia, descolamento prematuro de placenta, hemorragia pós-parto, ↑ necessidade de cesariana	A terapia de manutenção inclui levotiroxina, 0,15 mg/dia. O tratamento apropriado previne resultados fetais e obstetrícios adversos. O coma mixedematoso é raro, mas, quando presente, o tratamento é o mesmo do que para a paciente não grávida.

(*Continua*)

TABELA 179.3
Efeitos Gestacionais e Tratamento de Doenças Médicas Durante a Gravidez (*Cont.*)

DOENÇAS	PREOCUPAÇÕES GESTACIONAIS	TRATAMENTO
Tuberculose	Fetal – perda fetal, baixo peso ao nascer, TPP; tuberculose fetal e neonatal Materna – pré-eclâmpsia; potencial para diagnóstico atrasado e tratamento por preocupação com o feto	Se PPD positivo e radiografia de tórax sem alterações: curso de 6 a 9 meses de isoniazida (começando após o primeiro trimestre) para pacientes com conversão recente (< 2 anos); pacientes que apresentam PPD positivo > 2 anos podem adiar o tratamento até após o parto, mas devem ainda receber curso de isoniazida porque é seguro na gravidez. Índice aumentado de suspeita em mães HIV positivo com anemia moderada a grave. Tuberculose ativa – curso de 9 meses (começando imediatamente) de isoniazida com rifampicina e etambutol (terapia combinada recomendada pela American Thoracic Society). Tuberculose multirresistente justifica terapia agressiva, sem considerar teratogenicidade potencial. Piridoxina é indicada para todas pacientes que recebem isoniazida.
HIV/AIDS	Fetal – infecção HIV, TPP, peso baixo ao nascer, perda fetal; síndrome de abstinência neonatal se a mãe usa drogas injetáveis, teratogenicidade associada ao uso de efavirenz (EFV) Materna – endometrite pós-parto, sangramento uterino (no estabelecimento de trombocitopenia), progressão de doença HIV na ausência de terapia TARV	Terapia antirretroviral • A terapia antirretroviral (TARV) deve ser ofertada para todas as pacientes grávidas com infecção HIV e carga viral > 1.000 cópias/mL. O regime TARV deve incluir zidovudina (AZT) para prevenir a transmissão vertical do vírus. • Há preocupações específicas relacionadas à TARV durante a gravidez; decisões sobre a terapia devem ser tomadas por especialistas. • Monoterapia AZT não é recomendada exceto para aquelas pacientes com baixa carga viral que não desejam tomar TARV Nesses casos, AZT é apropriado para reduzir a transmissão da doença. A cesariana é recomendada com carga viral > 1.000 cópias/mL. Infecções oportunistas requerem terapias padrão apesar dos efeitos fetais potenciais.
Sífilis	Fetal – sífilis congênita, perda fetal, TPP, RCIU, hidropisia fetal não imune	Primária, secundária, latente inicial (< 1 ano) – penicilina G benzatina, 2,4 milhões de unidades IM x uma dose Latente tardia (> 1 ano ou duração desconhecida) –penicilina G benzatina, 2,4 milhões de unidades IM semanalmente x três doses Neurossífilis – penicilina cristalina, 2–4 milhões de unidades IV q4 h x 10-14 dias, ou penicilina procaína, 2,4 milhões de unidades IM, e probenecida, 500 mg PO q6 h x 10-14 dias
Lúpus Eritematoso Sistêmico (LES)	Fetal – TPP, RCIU, perda fetal, cesariana Materna – exacerbação LES, piora da disfunção renal, trombocitopenia, anemia, pré-eclâmpsia, doença vascular coronariana subclínica	Início de terapia com aspirina pós-16 semanas por risco decrescente de pré-eclâmpsia. Monitoramento rigoroso de nefrite LES via níveis decrescentes C3 e C4 e anticorpos anti-DNA elevados, avaliar proteinúria Aumento dos níveis séricos de anticoagulante lúpico e anticorpos antifosfolipídeos são marcadores de atividade de doença. Pausa natural da doença durante a gravidez
Artrite reumatoide	Fetal – RCIU Materna – exacerbação em até 1 ano da gravidez	Aspirina após 16 semanas de IGE. Azatioprina como alternativa mais segura a ciclofosfamida ou metotrexato nos primeiro e segundo trimestres
Distúrbios alimentares (anorexia nervosa, bulimia nervosa, [BN])	Fetal – aborto, peso baixo ao nascer, nascimento prematuro, malformações congênitas (defeitos do tubo neural) Materna – cesariana, depressão	Restauração dos parâmetros fisiológicos normais (reposição eletrolítica e controle de cetose) Antidepressivos para BN
Álcool	Fetal – RCIU, peso baixo ao nascer, aborto, OFIU, Síndrome Alcoólica Fetal Materna – risco aumentado de gestação não planejada, abstinência do álcool	Qualquer paciente grávida com sinais de abstinência ativa deve ser considerada para tratamento internada
Tabagismo	Fetal – aborto, OFIU, nascimento prematuro, RCIU, SMSI, deformidades congênitas (pé torto) Materna – risco diminuído de pré-eclâmpsia	Tratamento comportamental e cognitivo para cessação Adesivos de nicotina nos segundo e terceiro trimestre parecem seguros em estudos limitados.
Opioides	Fetal – RCIU, SMSI, síndrome da abstinência narcótica, admissões UTIN Materna – risco aumentado de gestação não planejada, abstinência, endocardite	Monitoramento próximo de depressão fetal periparto Tratamento de manutenção com metadona para diminuir o risco de complicações de drogas injetáveis IV

ACOG, American College of Obstetrics and Gynecology; *ADE*, droga antiepiléptica; *ICC*, insuficiência cardíaca congestiva; PPD, derivado proteico purificado; IGE, idade gestacional estimada; *OFIU*, óbito fetal intrauterino; *RCIU*, restrição de crescimento intrauterino; *UTIN*, unidade de terapia intensiva neonatal; *TPP*, trabalho de parto prematuro. *SMSI*, síndrome da morte súbita infantil; T_3, triiodotironina; T_4, tiroxina.

TABELA 179.4
Agentes Anti-hipertensivos para Emergências Hipertensivas

DROGA	VIA	DOSE INICIAL	DOSE DE TITULAÇÃO	DOSAGEM MÁXIMA	MODO DE AÇÃO	INÍCIO DA AÇÃO	DURAÇÃO DA AÇÃO	EFEITOS ADVERSOS	INDICAÇÕES COMÓRBIDAS
Hidralazina	IV (intermitente)	5 mg estímulo IV ou IM	5–10 mg IV a cada 20–40 min	30 mg	Vasodilatador direto, ação sob a musculatura lisa.	10 min	12h	Cefaleia, piora da angina, taquicardia, náusea, ruborização, hipotensão, Lupus induzido por medicação	Pré-eclâmpsia, eclâmpsia (primeira linha)
Labetalol	IV (intermitente)	10–20 mg IV (durante 2 min)	20–80 mg IV, a cada 20–30 min	300 mg	α1-antagonista + betabloqueador não-seletivo	5–10 min	2-6h	Bradicardia fetal, materna, bloqueio cardíaco, hipotensão postural, extremidades frias, distúrbios do sono, hipertensão rebote, broncoespasmo, mascaramento de hipoglicemia	Pré-eclâmpsia, eclâmpsia (primeira linha); edema pulmonar agudo, disfunção diastólica; infarto agudo do miocárdio; encefalopatia; dissecção aórtica, encefalopatia hipertensiva; acidente vascular encefálico isquêmico ou hemorrágico
	IV (infusão)	1–2 mg/min	Aumentar por 1mg/min a cada 10 min	300 mg					
Esmolol	IV (infusão)	Bólus – 500 µg/kg Manutenção – 50 µg/kg/min	Aumento por 50 µg/kg/min a cada 4 min	300 µg/kg/min	Beta bloqueador	< 1 min	15–30 min	Bloqueio cardíaco de primeiro grau, bradicardia materna, insuficiência cardíaca congestiva, broncoespasmo; cruza a placenta; pode causar bradicardia fetal, beta bloqueio fetal persistente	Infarto agudo do miocárdio; dissecção aórtica
Nifedipina [a]	Oral	10–20 mg	Repetir em 30 min se necessário	30 mg	Bloqueador de canal de cálcio	5–10 min	2-4 h	Hipotensão descontrolada, derrame, infarto do miocárdio, ruborização, cefaleia, taquicardia reflexa	
Nicardipina	IV (infusão)	5 mg/h	Aumentar por 2,5 mg/h a cada 5-15 min	15 mg/h	Bloqueador de canal de cálcio	1–5min	4-6 h	Taquicardia, ruborização e cefaleia	Pré-eclâmpsia, eclâmpsia (primeira linha); edema pulmonar agudo; disfunção sistólica; encefalopatia hipertensa; insuficiência renal aguda; acidente vascular encefálico isquêmico ou hemorrágico
Nitroprussiato de sódio	IV (infusão)	0,25 µg/kg/min	Aumentar por 0,25-0,5 µg/kg/min a cada 2-3 min	5 µg/kg/min	Vasodilatador, Inibidor direto não seletivo de NO	< 1 min	2–3 min	Náusea, vômito; risco potencial para intoxicação materno fetal por cianeto e tiocianato materno e fetal se usado por >4h	Dissecção aórtica; edema pulmonar agudo; disfunção ventricular esquerda

IM, intramuscular; *IV*, intravenoso; *NO*, óxido nitroso
[a]Riscos teóricos com administração simultânea de magnésio (p. ex., hipotensão grave, depressão do miocárdio, potencialização ou prolongamento de bloqueio neuromuscular)..
De Too GT, Hill JB. Hypertensive crisis during pregnancy and postpartum period. Semin Perinatol 37:280-287, 2013.

coronários e 16% tiveram dissecção.[19] IAM com coronárias normais tende a ocorrer durante o período periparto. Outras causas, tais como dissecção coronariana e vasoespasmo, ocorrem com maior probabilidade em vasos normais de outra forma, enquanto a doença aterosclerótica causa a maior parte de IAM no período anteparto. Embolia pulmonar, esofagite de refluxo, cólica biliar e dissecção aórtica são mais comuns do que isquemia miocárdica durante a gravidez e devem ser considerados no diagnóstico diferencial das pacientes grávidas que apresentam dor torácica. Sinais e sintomas iniciais de IAM, tais como dor torácica e dispneia, são frequentemente atribuídos às mudanças fisiológicas na gravidez.[18,20,21]

O diagnóstico de SCA é similar aquele de pacientes não grávidas, com algumas exceções. Algumas alterações eletrocardiográficas às vezes ocorrem em gestantes e durante o parto. Essas incluem achatamento ou inversão da onda T, (principalmente na derivação - DIII em) mudanças não específicas no segmento ST como sua depressão durante a indução para cesariana.[20] Assim, avaliação adicional pode ser necessária. A ecocardiografia é útil na correlação de alterações eletrocardiográficas suspeitas com anormalidades de movimento de parede. O diagnóstico enzimático do IAM permanece inalterado, exceto durante e imediatamente após o parto; deve-se dar preferência a dosagem de tropina sérica, pois os níveis de creatina quinase sobem normalmente nesse momento. O United Kingdom's Saving Mother's Lives Report identificou que em mulheres grávidas que morreram de isquemia cardíaca, o cuidado foi inadequado em 46% dos casos. Os problemas chave de diagnóstico e tratamento incluem os seguintes[21,22]:

- Doença cardíaca isquêmica como causa de sintomas deve ser considerada.
- Pacientes grávidas assintomáticas com doença cardíaca isquêmica podem ter eletrocardiograma (ECG) normal, então a avaliação de dor torácica deve incluir ECG e níveis de troponina seriados.
- Eletrocardiograma normal não exclui infarto do miocárdio (IAM sem supradesnivelamento de ST)
- Cardiologistas são relutantes em realizar angiografia coronária em gestantes.

O tratamento de IAM durante a gravidez é similar na maior parte dos casos ao tratamento da paciente não grávida, o objetivo é a sobrevivência da mãe. (Tabela 179.3). Os tratamentos padrão incluindo antiplaquetários, nitroglicerina, beta bloqueadores e agentes antitrombóticos são considerados mais seguros durante a gravidez, mas a decisão de usá-los deve ser feita em conjunto com cardiologista.[18,21] Os inibidores da enzima conversora de angiotensina IECA), bloqueadores de receptores de angiotensina, antagonistas da aldosterona e estatinas, não são aconselhados até o período pós-parto. A aspirina é o antiplaquetário de primeira linha. O clopidogrel e eptifibatide foram estudados em relatos de casos, sem resultados adversos fetais, e o benefício de seu uso compensa os riscos.[21] A heparina foi por muito tempo o antitrombótico de escolha para pacientes gestantes, os agentes de baixo peso molecular tais como enoxaparina também não cruzam a placenta e são considerados eficazes e seguros na gravidez.[18]

A cateterização cardíaca com *stent* é o tratamento de escolha para IAM na paciente gestante, com proteção, expõe o feto a menos de 1 dose absorvida de radiação (rad).[18] Quando o serviço de Hemodinâmica não está disponível, a terapia trombolítica deve ser considerada. Embora trombolíticos não cruzem a placenta, há um risco aumentado de hemorragia materna e, em casos de IAM secundários a dissecção coronária, o uso trombolítico pode piorar o evento.[20,21] Devido à terapia trombolítica impedir grandes cirurgias e anestesia epidural de horas a dias após sua administração, deve-se considerar cuidadosamente o uso desses agentes em gestantes que estão próximas ao parto, especialmente se há necessidade de cesariana.

No contexto de IAM periparto, o parto deve ser conduzido com monitorização contínua do status hemodinâmico da mãe e bem estar fetal. O parto vaginal assistido é preferido a menos que haja indicação para cesariana. A cesariana evita o esforço materno prolongado, porém o uso de agentes antitrombóticos prévio contraindica a raquianestesia, assim a gestante receberá anestesia geral.

TABELA 179.5
Classificação de Risco em Mulheres com Doença Cardíaca[a]

RISCO BAIXO	RISCO ALTO
Estenose aórtica com fração de ejeção > 50% e gradiente médio < 35mmHg, assintomático	Estenose aórtica grave, independente dos sintomas
Regurgitação aórtica ou mitral, assintomática ou sintomas leves	Regurgitação aórtica ou mitral, NYHA classes III-IV
Prolapso da válvula mitral com regurgitação média ou moderada e fração de ejeção > 50%	Disfunção ventricular esquerda grave com fração de ejeção < 40%
Estenose mitral leve sem hipertensão pulmonar grave	Estenose mitral sintomática, NYHA classes II-IV
Estenose de válvula pulmonar leve a moderada	Hipertensão pulmonar grave (pressão arterial pulmonar > 75% de pressão sistêmica)
	Síndrome de Marfan
	Válvula mecânica

NYHA, New York Heart Association.
[a]Classificação de risco materno e fetal em mulheres com doença de válvula cardíaca de acordo com a American College of Cardiology, American Heart Association e European Society of Cardiology.
De Pessel C, Bonanno C: Valve disease in pregnancy. Semin Perinatol 38:273-284, 2014.

Doença Cardíaca Valvar e Hipertensão Pulmonar

Princípios. A European Registry on Pregnancy and Heart Disease relatou que a estenose e regurgitação mitral são os tipos mais comuns de valvopatias (63%), seguido de doença aórtica valvar (23%).[23,24] A capacidade das pacientes em tolerar a gravidez sem efeitos adversos significativos depende do tipo e gravidade da lesão. Lesões leves a moderadas (New York Heart Association [NYHA] classes I e II) são frequentemente associadas a bons resultados maternos e fetais. Por outro lado, a estenose mitral (além da classe I), estenose aórtica avançada, lesões mitrais e aórticas associadas à disfunção ventricular moderada a grave e hipertensão pulmonar, bem como próteses valvares mecânicas que requerem anticoagulação, podem resultar em mortalidade materna significativa e requerem terapia direta e consulta com cardiologista. (Tabela 179.5).[10,12,23,25]

A insuficiência cardíaca é a complicação materna mais comum na gravidez associada com valvopatias.[23,24] Na European Registry on Pregnancy and Heart Disease, as admissões hospitalares ocorreram em 38% das pacientes grávidas com doença cardíaca valvar. O diagnóstico de insuficiência cardíaca é desafiador porque as mulheres nos últimos meses de gravidez sentem sintomas tais como dispneia ao esforço, dispneia paroxística noturna, ortopneia e edema de membros inferiores, que são idênticos àqueles de insuficiência cardíaca.[26] Os níveis de peptídeo natriurético tipo B (BNP) podem ser usados para descartar insuficiência cardíaca em mulheres grávidas, mas sua interpretação é difícil, pois o BNP em gestantes é normalmente elevado.[27]

Hipertensão Pulmonar. A gravidez é pouco tolerada em pacientes com hipertensão pulmonar porque a circulação pulmonar não consegue lidar com o volume sistólico e o débito cardíaco aumentado na gestação, gerando elevação da pressão pulmonar. Isso causa dispneia, insuficiência cardíaca e síncope. A mortalidade em gestantes com hipertensão pulmonar estimada é de 50%, embora estudos mais recentes demonstraram mortalidade de 25% provavelmente devido às melhoras no reconhecimento e tratamento da doença.[28] A gravidez é contraindicada, e pacientes no início da gravidez devem ser aconselhadas sobre interrupção eletiva da gestação.[29]

O tratamento da paciente grávida com hipertensão pulmonar foca em diuréticos e vasodilatação pulmonar. Os diuréticos são indicados para o tratamento da sobrecarga de volume, medicamentos comuns — com exceção de espironolactona — são considerados seguros, embora os dados quanto aos efeitos fetais sejam limitados.[29] Agentes específicos para o tratamento de hipertensão pulmonar incluem antagonistas do receptor de endotelina (ARE), inibidores de fosfodiesterase e derivados de prostaciclinas. Os inibidores de fosfodiesterase tais como sildenafil e tadalafil, bem como os derivados de prostaciclina epoprostenol e treprostinil, não foram mostrados como fetotóxicos em animais e são regularmente usados na gravidez. Os ARE tais como bosentano e ambrisentano são teratogênicos.

Estenose Mitral. A estenose mitral é a lesão valvar mais comumente encontrada na gravidez e também é a mais importante a ser detectada no início da gravidez pelos riscos de mortalidade materna.[10,12,23] O aumento da frequência cardíaca ao repouso e do volume sistólico na gestação, elevam o gradiente de pressão ao longo da mitral e podem causar sintomas de insuficiência cardíaca esquerda, bem como arritmias atriais tais como fibrilação atrial.[10] A probabilidade de sintomas maternos e a piora do status cardiovascular está diretamente relacionada à gravidade da doença. A gravidez em mulheres com estenose mitral leve é geralmente bem tolerada.

Os betabloqueadores são o alicerce do tratamento para pacientes com estenose mitral sintomática. Os diuréticos também podem ser usados para pacientes com sintomas de insuficiência cardíaca[10,12,23,25] (Tabela 179.3). A intervenção cirúrgica é indicada para pacientes com sintomas refratários ao tratamento clínico otimizado e em pacientes com hipertensão pulmonar.[12,25]

Regurgitação Aórtica e Mitral. O prolapso da válvula mitral é a causa mais comum de regurgitação mitral em países desenvolvidos, enquanto a doença cardíaca reumática é a causa mundial mais comum.[23] Na maioria dos casos, as lesões de regurgitação crônica são bem toleradas durante a gravidez e podem até melhorar porque a resistência vascular sistêmica reduzida da gravidez gera menor fluxo de regurgitação. Além disso, esse efeito é auxiliado pelo aumento na frequência cardíaca e diástole encurtada que ocorre na gravidez.[23] Quando necessária, a terapia médica consiste em diuréticos, digoxina e vasodilatadores.

Estenose Aórtica. A estenose aórtica sintomática durante a gravidez normalmente ocorre devido à válvula bicúspide congênita. Os pacientes com estenose aórtica leve a moderada tendem a ter gravidezes descomplicadas; o tratamento conservador frequentemente é possível, especialmente se a área de válvula aórtica for maior do que 1,0 cm². Os pacientes com estenose aórtica sintomática podem melhorar com repouso no leito ou redução pré-carga com diuréticos. Os pacientes sintomáticos graves podem precisar de valvotomia percutânea e substituição cirúrgica.[23,24]

Próteses Cardíacas Valvares. A gravidez é um estado hipercoagulável e leva ao risco aumentado de eventos tromboembólicos, especialmente em pacientes com próteses valvares ou doença valvular subjacente.[23,24] As pacientes grávidas com próteses cardíacas valvares não anticoaguladas têm mortalidade materna em torno de 5%, e os eventos tromboembólicos podem ocorrer em até 24% dos casos.[25] A warfarina é o anticoagulante mais efetivo na prevenção de eventos tromboembólicos maternos.[12] No entanto, a warfarina é considerada teratogênica no primeiro trimestre. A heparina não fracionada (HNF) e a heparina de baixo peso molecular (HBPM) não são teratogênicas e não cruzam a barreira placentária No entanto, o seu uso em toda gravidez não é recomendado devido ao risco aumentado de eventos tromboembólicos quando comparados ao uso de HNF ou HBPM no primeiro trimestre, seguido de warfarina no restante da gravidez.[12,25]

As recomendações anticoagulação atuais em pacientes grávidas com próteses cardíacas valvares são de continuar usando warfarina até que a viabilidade seja alcançada. A razão normalizada internacional (RNI) de 2,5 a 3,5 pode ser alcançada com dose de warfarina menor de ou igual a 5 mg, a warfarina pode ser usada ao longo da gravidez após explicação dos riscos e benefícios a paciente. Se dose superior a 5 mg é necessária, HNF ou HBPM devem ser usados no primeiro trimestre, com a warfarina sendo retomada nos semestres seguintes.[12,25] A warfarina deve ser novamente substituída por HNF ou HBPM algumas semanas após o parto.

DISTÚRBIOS HEMATOLÓGICOS

Anemia

A anemia é a complicação médica mais comum na gravidez. Pesquisa recente indicou que a anemia pode ser associada à mortalidade materna, mortalidade perinatal, prematuridade, peso baixo ao nascer e bebês pequenos para idade gestacional.[30] As apresentações clínicas clássicas de anemia incluem palidez, fadiga e dispneia.[31] A maioria das anemias, no entanto, é assintomática. O limite da hemoglobina para anemia grave que requer transfusões sanguíneas é inferior a 7 g/dL para pacientes grávidas e menor que 8 g/dL para pacientes pósparto.[31] Há diversos tipos de anemia sendo os mais frequentes: anemia por diluição, ferropriva, por deficiência de folato e anemia falciforme.

Anemia por Diluição

A anemia por diluição difere levemente das outras três. Enquanto as anemias por deficiência de ferro, por deficiência de folato e hemoglobinopatia falciforme são complicações da gravidez, a anemia por diluição é um processo normal associado à gestação. Na preparação para a perda de sangue no parto, o volume sanguíneo aumenta quase 50% entre as semanas 6 e 34. Esse aumento rápido d na volemia acompanhada por atraso na produção de hemácias (RBC), resulta em diluição da hemoglobina. O resultado é que o limite para o diagnóstico de anemia em grávidas é levemente menor (11 g/dL) do que não grávidas (12 g/dL). Gestantes com valores de hemoglobina tipicamente considerados normais em pacientes não grávidas têm um aumento nos resultados adversos tais como pré-eclâmpsia, retardo do crescimento intrauterino, prematuridade, o médico emergencista deve considerar que as pacientes grávidas com valores de hemoglobina de 13 a 15 g/dL apresentam expansão de volume plasmático inadequada.[32]

Anemia por Deficiência de Ferro

A anemia por deficiência de ferro é comum, ocorrendo em aproximadamente 20% a 25% das gestações em países industrializados.[33] Os riscos de resultados adversos na gravidez (Tabela 179.3) foram observados em relação à gravidade da anemia. Estudos indicaram risco elevado de prematuridade e peso baixo ao nascer em pacientes com anemia leve a moderada,[30,34] enquanto a anemia grave (< 6 a 7 g/dL ou 60-70 g/L) está associada à mortalidade fetal aumentada, hipóxia fetal, ruptura prematura de membranas, hipertensão gestacional e oligoâmnio.[35] O diagnóstico é feito mais precisamente nos estágios mais iniciais da gravidez porque a ferritina sérica, o exame mais sensível e específico (e preferido), é afetado pelo efeito dilucional do estado de hipervolemia que ocorre mais tardiamente na gravidez. Outra evidência laboratorial de apoio inclui níveis baixos de ferro no plasma, aumento de protoporfirinas eritrocitárias livres e da capacidade total de ligação de ferro.

A ACOG desenvolveu diretrizes para o tratamento da anemia por deficiência de ferro. Pode-se esperar que pacientes com anemia fisiológica sem complicações, sem carência de ferro, tenham resultados obstétricos bons sem tratamento. Pacientes que apresentam anemia ferropriva devem ser tratados com ferro suplementar sem revestimento entérico. O uso de suplementação profilática em mulheres com níveis normais de hemoglobina (>11 g/dL [110 g/L] e armazenamento normal de ferro (ferritina > 20 mg/dL [20 µg/L] para prevenir a anemia no fim da gravidez é controverso. No entanto, estudos e meta-análises recentes demonstraram que a suplementação de ferro pré-natal reduz significativamente o risco de anemia no parto para 70% e o risco de anemia por deficiência de ferro no para 57% a 66%.[36-39] A dose de ferro recomendada pela Organização Mundial da Saúde (OMS) é 60 mg/dia, mas o Institute of Medicine sugeriu um limite superior de 45 mg/dia devido aos efeitos colaterais gastrointestinais de doses maiores.

Deficiência de Folato

O folato é necessário a diversos processos intracelulares associados ao crescimento celular. No entanto, devido ao aumento de 5 a 10 vezes nas necessidades de folato durante a gravidez, as pacientes apresentam risco de deficiência dessa substância.[40] A escassez de folato é uma das diversas causas de anemia megaloblástica, que é a segunda causa mais comum de anemia.[41] A incidência da doença na gravidez é baixa em países desenvolvidos, mas permanece alta em outras populações. O risco de desenvolvimento de deficiência de folato é aumentado em multíparas, intervalos curtos entre gestações, má-nutrição precedente, hiperêmese gravídica, síndromes de má-absorção, alcoolismo, uso de certas drogas antiepilépticas e dietas pobres em vegetais verdes e proteína animal. O baixo armazenamento de folato materno foi, mais importantemente, ligado ao risco aumentado de defeitos do tubo neural, bem como risco elevado de descolamento de placenta, prematuridade, baixo peso ao nascer, pré-eclâmpsia e aborto espontâneo.[41,42] Como na anemia ferropriva, os efeitos no feto dependem do grau de anemia.

As anemias por deficiência de ferro e folato frequentemente coexistem, tornando o esfregaço sanguíneo periférico difícil de interpretar. Em casos de suspeita de deficiência de folato, a medida dos níveis séricos de folato e RBC está indicada. No entanto, observa-se que o nível de folato sérico exibe uma resposta absortiva rápida após sua ingestão, assim níveis baixos podem normalizar dias após uma refeição rica em folato. O folato sérico também é afetado pela hemodiluição da gravidez. A suplementação de folato oral com 0,4 mg diariamente é rotineiramente recomendada para todas as mulheres antes da concepção, doses de 0,4 a 0,8 mg são indicadas durante a gravidez como o requisito para esse micronutriente aumentar durante a gestação. A ACOG recomenda 1,0 mg para mulheres que têm deficiência de folato relacionada à gravidez.[21] As mulheres com maior risco de defeitos no tubo neural (p. ex., defeitos do tubo neural em gestação anterior) são aconselhadas a ingerir doses bem mais altas de folato, 4 mg diariamente, sob supervisão próxima de seu obstetra.[43] A ACOG aconselha a suplementação oral de folato contínua ao longo do segundo e terceiro trimestres.[41]

Anemia Falciforme

A anemia falciforme (AF) é uma das principais fontes de complicações materno e fetal nos Estados Unidos. Os detalhes do mecanismo e genética fisiopatológicos da AF são discutidos no Capítulo 112, mas é útil revisar os fenótipos mais comuns que afetam a gravidez. O gene falciforme pode ser homozigoto (hemoglobina SS ou AF), e essa forma da doença é responsável pela maior parte das complicações na gravidez. O gene falciforme também pode ser heterozigoto com hemoglobina A normal (traço falciforme, ou hemoglobina AS), nesse caso os sintomas são raros, exceto sob condições ambientais extremas. A hemoglobina S também pode ser heterozigota com grande quantidade de hemoglobinas anormais, tais como hemoglobina C, diversas variantes de talassemia, e outras alterações raras de hemoglobina; cada variante tem seu próprio perfil de complicação. Desses, o mais relevante em termos de complicação gestacionais é a hemoglobina SC.

Pacientes com AF estão sujeitos a muitos problemas médicos crônicos secundários a uma variedade de mecanismos fisiopatológicos, incluindo o afoiçamento de hemácias, anemia, imunossupressão causada por autoesplenectomia e múltiplas transfusões. A expectativa média de vida é na quinta década de vida para ambos os gêneros com AF e a fertilidade da mulher não é geralmente afetada, provavelmente o médico emergencista encontrará grávidas com a doença. As complicações maternas são comuns em pacientes com AF; essas incluem parto prematuro, eclâmpsia, ruptura prematura de membranas, infecções maternas, crises álgicas mais frequentes, trombose, pré-eclâmpsia e necessidade aumentada de parto cesáreo.[44-46] Apesar dessas complicações, a taxa de mortalidade materna é menor do que 1% com o tratamento atual.

A AF também resulta em efeitos adversos fetais (Tabela 179.3). O infarto e insuficiência placentária são comuns, e a incidência de parto prematuro, bebês pequenos para a idade gestacional e com peso baixo ao nascer é significativamente aumentada em gestantes com AF comparadas com controles normais. A taxa de mortalidade perinatal relatada varia, mas é baixa no contexto de cuidado materno e neonatal apropriado.[44-46]

A anemia e crise vaso-oclusiva são as complicações mais comuns em gestantes com anemia falciforme.[45,47] Não houve bons estudos randomizados avaliando o tratamento de AF durante a gravidez, então o tratamento recomendado é similar aquele para a paciente não-grávida (Tabela 179.3). A hidroxiureia não é recomendada para uso em gravidez por causa da teratogenicidade potencial, e os fármacos anti-inflamatórios não esteroidais (AINEs) são evitadas após 30 semanas de gestação. A anestesia geral pode resultar em aumento das complicações falciformes pós-parto, então a anestesia regional é preferida no caso de parto cesáreo. O uso de ferro suplementar e transfusão é controverso devido ao potencial de sobrecarga de ferro, aloimunização, hipervolemia e síndrome de hiperviscosidade. As transfusões terapêuticas devem ser dadas aos pacientes com manifestações graves da doença, tais como anemia sintomática, instabilidade cardiopulmonar, síndrome torácica aguda, hemorragia intraparto e pré-eclâmpsia.[45,46,48] Em geral, o objetivo com a transfusão ou transfusão de troca é diminuir a porcentagem de hemoglobina S a 40% e alcançar os valores de hemoglobina de aproximadamente 10 g/dL (110 g/L). As transfusões destinadas apenas à prevenção secundária de eventos adversos tais como crises álgicas não demonstraram melhoras nos resultados de gravidez.[45,47,48]

DISTÚRBIOS NEUROLÓGICOS

Epilepsia

A epilepsia é a complicação neurológica mais comum da gravidez, mas permanece relativamente rara, afetando menos de 1% de todas as gestações. A epilepsia refere-se ao amplo espectro de distúrbios convulsivos que variam de convulsões relativamente benignas e infrequentes à condição debilitante com convulsões generalizadas diárias, fracamente controladas; portanto, o cuidado é individualizado. O tratamento de epilepsia durante a gravidez implica o balanceamento entre risco de crises mais frequentes e prolongadas comparados aos riscos teratogênicos das drogas antiepilépticas (AED).

O efeito da gravidez na epilepsia é variável. A maioria das pacientes epilépticas (50%-76%) não sofre mudança na frequência de convulsões, enquanto aproximadamente 15% tem crises recorrentes.[49] O parto e as primeiras 24 horas pós-parto são os momentos mais prováveis para convulsões, com incidência nove vezes maior de crises do que durante a gravidez em geral. Redução nas concentrações plasmáticas de AED, tais como fenitoína, lamotrigina, oxcarbazepina e levetiracetamo, são esperadas.[50] Muitos autores recomendaram que os níveis séricos das medicações fossem monitorados e comparados a valores antes da gestação.[49,50] As drogas antiepilépticas também aumentam o *clearance* de medicações, incluindo contraceptivos orais, tornando a gravidez não planejada possível.

Gestantes com epilepsia tem risco maior de cesariana, hemorragia pós-parto e outros resultados adversos (Tabela 179.3).[33] As pacientes que apresentam crises convulsivas sem movimentos tônico clônicos generalizados ou que estão livres de abalos por um período suficiente de tempo antes da concepção são candidatos para observação clínica porque o risco do tratamento com AED pode ultrapassar o benefício.[49] Essa decisão deve ser proposta ao médico responsável ou neurologista do paciente. No entanto, há significativas complicações obstétricas relacionadas à atividade convulsiva prolongada, e o tratamento com AED para a maior parte dos pacientes com convulsões é justificado (Tabela 179.3).

As malformações congênitas são a principal complicação do uso de AED. A preocupação primária é o risco de defeitos do tubo neural, fendas faciais, alterações cardíacas e defeitos cognitivos com os agentes de velha geração (p. ex., valpropato, carbamazepina, fenitoína) e os agentes de nova geração (p. ex., lamotrigina, topiramato, levetiracetam). Há um aumento de duas a três vezes na incidência de malformações congênitas graves nos filhos de mães epiléticas que tomam esses agentes. O risco é maior com o valproato, polifarmácia AED e dose otimizada de agentes individuais.[50,51-53] De todos os agentes de velha geração, a carbamazepina parece ser a mais segura como monoterapia.[50,53] Estudos recentes observaram o risco das principais malformações congênitas com as novas AED e descobriram que na monoterapia com lamotrigina ou levetiracetam, os riscos são menores quando comparados ao agentes de velha geração.[49,51,52] Especificamente, o United Kingdom and Ireland Epilepsy and Pregnancy Registry descobriu taxas das principais malformações congênitas de 0,7% das mulheres que receberam monoterapia de levetiracetam; a North American AED Pregnancy Registry encontrou valores de 2,4%.[52,54] Ambas taxas são significativamente menores do que aquelas de outras AED.

Quando comparadas com AED de velha geração, a levetiracetam apresentou boa perfomance no controle de convulsões em monoterapia. No entanto, a lamotrigina e topiramato, quando usados em monoterapia, mostraram pior controle convulsivo.[55] Devido à fenotoína, carbamazepina, valproato e possivelmente outras AED interferirem com o metabolismo do folato, a suplementação oral com dose de 0,4 mg/dia é recomendada para todas as mulheres em idade fértil que utilizam essas drogas para prevenção de malformações congênitas tais como defeitos no tubo neural. Relata-se que as AED indutoras de enzimas tais como carbamazepina, fenitoína e fenobarbital causam deficiência de vitamina K neonatal e hemorragia neonatal, mas a American Academy of Neurology e a American Epilepsy Society observaram que não existem evidências para determinar uma relação definitiva.

Qualquer causa potencial de convulsão, incluindo eclâmpsia, pode resultar em estado epilético. Apesar disso, o estado epilético na gravidez é relativamente raro, os dados disponíveis sobre sua ocorrência e tratamento são limitados As observações do European Epilepsy Pregnancy Registry notaram que o estado epilético pode ocorrer a qualquer momento durante a gestação e até mesmo no parto. Ele pode surgir em pacientes que estiveram assintomáticas ao longo da gravidez, e nenhum fator de risco específico para sua ocorrência foi identificado. Relatórios mais antigos observaram mortalidade materna e fetal alta, mas dados recentes apoiam taxa de complicação bem menor.

O risco materno e fetal de status epilético não tratado supera claramente a ameaça de efeitos teratogênicos adversos, e as medidas de reanimação padrão, bem como terapia medicamentosa, são indicadas. A monitorização fetal contínua deve ser realizada precocemente, para observar sinais de hipóxia fetal, e a mãe deve ser posicionada em decúbito lateral esquerdo para evitar hipotensão ortostática.[49]

Esclerose Múltipla

A esclerose múltipla (EM) afeta aproximadamente 400.000 americanos e é duas vezes mais comum em mulheres do que em homens. A idade pico para início é 20 a 35 anos, o que coincide com os anos férteis. A doença é caracterizada por episódios intermitentes de desmielinização do sistema nervoso central (SNC), com consequente enfraquecimento neurológico que segue um curso remitente recorrente. Os déficits neurológicos progressivos e deficiência permanente desenvolvem-se em certos pacientes.

O impacto da gravidez no curso da EM foi intimamente estudado em várias coortes e, como em outras doenças autoimunes, a frequência e gravidade das exacerbações de EM melhoram por causa dos efeitos imunossupressores na gravidez. Esse fato feito é mais pronunciado no terceiro trimestre. Durante os 3 meses após o parto, a taxa de recorrência aumenta e então retorna à linha de base pré-gravidez.[56,57] As recidivas são mais prováveis em portadores de EM com maior gravidade no momento inicial da gestação. No entanto, não parece que a reincidência pós-parto está relacionada à duração da doença ou ao número total de surtos antes da concepção.[56,57]

Portadores de EM com exacerbação da doença são frequentemente tratados com imunomoduladores tais como globulina imune intravenosa (IVIG), corticosteroides, acetato de glatirâmer, e interferon beta. Pequenos estudos em pacientes grávidas mostraram que o uso de IVIG durante a gravidez e no período pós-parto é seguro e diminuindo as recorrências.[57] Da mesma forma, o uso de esteroides intermitentes no período pós-parto pode reduzir a probabilidade de recidiva da doença. Embora a evidência não seja conclusiva, não é atualmente recomendado tratar exacerbações EM durante a gravidez com interferon beta ou acetato glatirâmer, eles podem causar efeitos adversos fetais.[58,59]

Lesão na Medula Espinhal

Devido à lesão na medula espinhal (LME) ocorrer principalmente em pessoas jovens e normalmente não afetar a fertilidade, há uma população relativamente ampla de pacientes paraplégicos e tetraplégicos que engravidam.[60] Gestantes com LME têm probabilidade duas vezes maior de parto prematuro e apresentam risco aumentado de bebê com baixo peso ao nascer.[61] Embora muitas dessas gravidezes sejam frequentes, essas pacientes estão em risco para certas complicações.

A gravidez é um estado de hipercoagulação, que, combinado a imobilização crônica, resulta no aumento da incidência de doença tromboembólica, com taxa de trombose venosa profunda (TVP) estimada em 8% nessas pacientes.[60] A incidência de infecção do trato urinário também é marcadamente maior como resultado de complicações neurogênicas e a necessidade de cateterização vesical intermitente.[60] Infecções são mais prováveis durante a gravidez e podem progredir para pielonefrite, com risco subsequente aumentado de perda fetal, prematuridade e sepse materna.

A disreflexia autonômica é a complicação mais séria de LME, e surge em até 85% das mulheres com lesões altas (acima de T5-T6); ela ocorre com maior frequência durante a gravidez.[60] A disreflexia autonômica se manifesta com hipertensão arterial paroxística grave cefaleia, taquicardia, diaforese, piloereção, midríase e congestão nasal. É frequentemente precipitada por estímulos aferentes em vísceras ocas tais como bexiga, intestino ou útero. Os sintomas da disreflexia autonômica comumente estão presentes durante o trabalho de parto. No entanto, nesses casos, o diagnóstico de trabalho de parto pode ser difícil; gestantes com lesões espinais abaixo de T10 a T12 apresentam inervação uterina intacta e sentirão as dores do parto; no entanto, lesões acima de T10, o parto pode ser imperceptível ou sentido apenas como leve desconforto abdominal. As pacientes grávidas com LME e sintomas de disreflexia autonômica devem ser avaliadas quanto a dilação cervical e ter as contrações uterinas monitoradas. O tratamento no DE é direcionado à restauração da pressão sanguínea normal com medicamentos. A terapia definitiva é com anestesia regional. A anestesia espinal e a anestesia epidural ocultam e previnem essa resposta, com indicação precoce durante o parto de pacientes com LME. Finalmente, pode ser difícil diferenciar entre os sintomas de disreflexia autonômica e pré-eclâmpsia. Na disreflexia autonômica, os sintomas tais como hipertensão desaparecerão assim que os estímulos cutâneos ou viscerais cessem; na pré-eclâmpsia, os sintomas e anormalidades laboratoriais são persistentes.[60]

Miastenia Grave

A miastenia grave é um distúrbio raro no qual a destruição autoimune do receptor colinérgico pós-sináptico resulta em fatigabilidade muscular. O efeito da gravidez e pós-parto na miastenia gravis é imprevisível se avaliado individualmente, contudo, aproximadamente 25% a 40% das pacientes sofrem exacerbação da doença, o restante apresenta melhora ou manutenção na gravidade da doença[62-64] As exacerbações da doença são mais prováveis no primeiro trimestre ou puerpério, com melhora dos sintomas frequentemente vista nos segundo e terceiro trimestres devido à imunossupressão mediada por hormônios da gravidez.[63] Devido ao ganho de peso, anemia e outras mudanças fisiológicas da gestação que resultam em fadiga, a diferenciar entre sintomas normais da gravidez e miastenia pode ser difícil. Além disso, essas mudanças associadas a náusea e vômito comuns nessa fase, implicam em ajustes medicamentosos na gravidez.[63]

A maior parte dos partos é realizada por via vaginal sem complicação em pacientes adequadamente tratadas; o parto assistido e cirúrgico nessas mulheres é indicado principalmente por razões obstétricas, e não por cuidados específicos relacionados à miastenia.[62] Até 30% dos neonatos nascidos de mães com miastenia gravis apresentam síndrome transitória de miastenia neonatal através do transporte placentário de anticorpos dos receptores de acetilcolina.[63,64] Não há correlação entre a gravidade da doença materna e a ocorrência de miastenia neonatal.[63] O início da miastenia neonatal é tipicamente nas primeiras horas de vida, mas pode ser tardio, ocorrendo em dias. As manifestações incluem dificuldades na alimentação e sucção, hiporreflexia, hipotonia e fraqueza dos músculos bulbares e respiratórios. Como nos adultos, os sintomas respondem aos inibidores de colinesterase, mas o tratamento deve ser realizado em unidade de terapia intensiva neonatal (UTIN).[64]

As crises de miastenia durante a gravidez exibem sintomas típicos de fraqueza intermitente e indolor dos músculos esqueléticos. Com o envolvimento dos músculos extrínsecos do olho, a diplopia e ptose são os sintomas iniciais mais comuns.[63] Quando as exacerbações ocorrem, o tratamento é semelhante ao realizado em pacientes não-grávidas (Tabela 179.3) Os inibidores de acetilcolinesterase, corticosteroides, azatioprina, IVIG, e plasmaférese são todos considerados seguros para mãe e feto.[64] A avaliação da oximetria do pulso, capacidade vital forçada, e parâmetros da gasometria arterial guiarão a terapia respiratória. Para os pacientes que demonstram fraqueza, teste terapêutico com edrofônio (Tensilon®) para distinguir miastenia de crise colinérgica é apropriado após o início do suporte ventilatório adequado. O tratamento médico padrão é continuado durante o trabalho de parto e parto para maximizar a força motora. A anestesia epidural também é recomendada para reduzir a dor e fadiga. O médico emergencista deve estar ciente de que 30% das pacientes sofrem exacerbação durante o período pós-parto conforme o efeito imunossupressor protetor da gravidez é dissipado.[63,64]

DISTÚRBIOS RENAIS

A doença renal crônica (DRC) pode ser silenciosa, na gestação seu diagnóstico é mais difícil, pois ocorre redução prevista dos níveis de nitrogênio ureico sanguíneo (BUN) e creatinina. Para mulheres com doença renal conhecida, incluindo estágio final, em hemodiálise, as taxas de gestação são de 1% a 7%. Para aqueles pós-transplante renal, as taxas de fertilidade retornam aos níveis de pré-falha renal dentro de 1 a 6 meses pós-transplante, então a gravidez não é uma descoberta incomum em mulheres pós-transplantadas em idade fértil.

A DRC e fator de risco independente para complicações maternas e fetais. O grau de disfunção renal subjacente é forte determinante de morbidade associada à gravidez. As pacientes com disfunção renal moderada à grave apresentam risco muito mais alto de piora da função renal, bem como resultados obstetrícios adversos, incluindo pré-eclâmpsia, descolamento prematuro de placenta, perda fetal, trabalho de parto prematuro, peso baixo ao nascer, polidrâmnio, cesarianas e admissão em unidade de terapia intensiva neonatal.[65,66] Apesar disso, 80% das gestações com BUN materno acima de 60mg/dL os bebês nasceram vivos. A piora da função renal subjacente é mais provável em pacientes com taxa de filtração glomerular (TFG) diminuída que também apresentam proteinúria ou hipertensão. Devido à piora na função renal manifestar-se com hipertensão ou proteinúria, a diferenciação de pré-eclâmpsia pode ser difícil. Nesse contexto, é melhor tratar o paciente para pré-eclâmpsia presumida, atentando para a administração cuidadosa de magnésio guiada por seu valor sérico.

Gestantes com insuficiência renal crônica requerem tratamento agressivo e rápido, otimizando suas chances de uma gestação bem-sucedida sem causar maior deterioração na função renal. Um dos princípios mais bem-sucedidos de tratamento de DRC na gravidez é o controle rigoroso da pressão sanguínea e monitoramento da proteinúria. Os regimes de tratamento são os mesmos que aqueles delineados mais cedo (Chronic Hypertension and Hypertensive Emergencies).

Caso ocorram sinais de piora da função renal ou da hipertensão a paciente deverá ser internada e receber cuidados especializados. A hemodiálise é indicada para níveis de creatinina acima de 3,5 a 5 mg/dL (266,9-381,3 µmol/L). A gravidez em mulheres dialíticas foi associada aos resultados desfavoráveis, sendo contraindicada nessas pacientes. No entanto, os estudos menores, observaram taxas aproximadas de nascidos vivos em 60% a 85% quando as mães recebem cuidado pré-natal especializado.[65,66] Tal cuidado inclui a correção de anemia, terapia anti-hipertensiva apropriada e diálise mais agressiva com sessões mais frequentes ou prolongadas.[66]

DISTÚRBIOS METABÓLICOS E ENDÓCRINOS

Diabetes

Três tipos de diabetes afetam as pacientes grávidas — tipo 1, ou diabetes melito insulinodependente (DM1); tipo 2, ou diabetes melito não insulinodependente (DM2); e diabetes melito gestacional (DMG). Embora os fatores de risco para DMG possam ser identificados antes da gravidez, ela não é classificada como uma condição médica pré-existente e não será considerada nesta discussão. No entanto, as considerações para controle glicêmico na DMG são as mesmas daquelas para DM1 e DM2. Embora a DM2 seja às vezes considerada uma forma mais benigna da doença, o risco de complicações de gravidez e malformações fetais é o mesmo para ambas apresentações. Alguns estudos mostraram que as complicações, maternas e fetais, são, na verdade, maiores para DM2.[67]

Isso representa um desafio médico dado a prevalência cada vez maior de DM2 e taxas geralmente baixas de controle glicêmico e planejamento pré-concepcional nessas pacientes. Em geral, as complicações materna e fetal relacionam-se ao controle glicêmico inadequado, à presença de doenças vasculares ou insuficiência renal grave, mais do que o tipo de diabetes. O controle glicêmico é progressivamente mais desafiador durante a gravidez devido às complexidades na regulação de glicose precipitadas pelas mudanças hormonais. Especificamente, no início da gravidez e no período periparto, a hiperglicemia é comumente causada pela resistência ao aumento de insulina, mesmo em pacientes DM1. A obesidade e resistência pré-existente à insulina no diabetes melito tipo 2, podem complicar ainda mais os esforços de controle glicêmico.[68] Idealmente, os valores de hemoglobina glicosilada (HbA$_{1c}$) não devem ser mais altos do que 6% (Tabela 179.3); os melhores resultados ocorrem quando o controle glicêmico rigoroso é alcançado por ao menos quatro meses da pré-concepção.[69] Especialistas recomendaram que pacientes DM2 que tomam hipoglicemiantes orais devem fazer a transição para insulina durante a gravidez.[69] A predisposição em desenvolver cetoacidose diabética (CAD) ao longo da gravidez foi bem documentada; isso é atribuído às mudanças hormonais. Risco aumentado de episódios de hipoglicemia significativa resulta de tentativas de controle glicêmico muito rígidas, mas também é causado pela resposta diminuída de glucagon à hipoglicemia, vômito e demandas metabólicas aumentadas da placenta e feto em crescimento.

Complicações Maternas

Os efeitos da gravidez na diabetes subjacente variam por sistema orgânico. Os dados são limitados, mas a gravidez não é aconselhada para pacientes diabéticas com doença arterial coronariana significativa, devido ao aumento da demanda cardiovascular e alta mortalidade por IAM durante a gestação. Devido à probabilidade de eventos isquêmicos silenciosos na população diabética, as apresentações atípicas ou vagas de angina, incluindo insuficiência cardíaca congestiva de início recente, devem ser cuidadosamente avaliadas em todas pacientes, incluindo diabéticas e aquelas com doença arterial coronariana previa.

Os pacientes com nefropatia diabética apresentam risco aumentado de pré-eclâmpsia e trabalho de parto prematuro. O seguimento na nefropatia, bem como o controle rigoroso da pressão arterial e proteínuiria são fortemente recomendados.

A retinopatia piora agudamente em 77% das gestações, e aquelas com maior risco para isso são pacientes com níveis altos de HbA_{1c}, hipertensão, nefropatia e retinopatia ativa não-proliferativa e proliferativa. A terapia a laser de retinopatia pré-existente é recomendada antes da concepção, bem como para pacientes grávidas com doença grave.[71-73] Pacientes com retinopatia proliferativa conhecida devem ser aconselhadas a evitar manobras de Valsalva excessivas e agressivas durante o parto a fim de minimizar o risco de hemorragias retiniana.[70]

A neuropatia autonômica não piora durante a gravidez, exceto a gastroparesia, a gravidade dos sintomas tende a aumentar

A CAD ocorre em até 9% das pacientes diabéticas durante a gravidez e pode ser uma apresentação inicial de diabetes. A CAD é normalmente vista em pacientes com DM1, mas também complica em gestantes com DM2 e DMG. Eventos precipitantes comuns incluem os mesmos em pacientes não grávidas, tais como uso incorreto de insulina e infecção. Outros fatores específicos da gravidez são resistência aumentada à insulina, hipermese, uso de medicações beta-miméticas para tocólise, e corticoterapia para acelerar a maturidade pulmonar fetal. O pH sérico pode estar ilusoriamente normal na paciente grávida com CAD porque o pH inicial tende a ser mais alto na gravidez como resultado de hiperventilação fisiológica. Além disso, a concentração de glicose sérica pode ser normal ou apenas moderadamente elevada. Portanto, a triagem para CAD é indicada em grávidas diabéticas com náusea, vômito, indisposição, cefaleia ou naquelas com hiperglicemia persistente. A mortalidade materna é rara se CAD tratada adequadamente. As taxas de mortalidade fetal são relativamente altas, variando de 10% a 35%.[74]

Complicações Fetais

A diabetes tem muitos efeitos prejudiciais no feto (Tabela 179.1). O risco de alterações congênitas em bebês de mães diabéticas é de 10%.[74] A taxa de malformações congênitas em pacientes com diabetes pré-gravidez são três a quatro vezes maiores quando comparadas a população não diabética, sendo mais comuns em gestantes com controle glicêmico inadequado.[69,74,75] A macrossomia é a complicação mais provável, aumenta os riscos de cesariana e se associa a distócia de ombro. Por outro lado, a pré-eclâmpsia e infarto placentário secundário à doença vascular podem resultar em restrição do crescimento fetal e natimorto.[76] As pacientes diabéticas apresentam risco aumentado de parto prematuro espontâneo e induzido.[76] As complicações neonatais superiores em gestantes diabéticas, incluem taquipneia transitória do recém-nascido, hipoglicemia neonatal, hipoglicemia no período periparto, hiperbilirrubinemia, policitemia, cardiomiopatia e dificuldades respiratórias como resultado de hiperinsulinemia fetal.

Tratamento

O tratamento inicial da diabetes na gestação no DE requer o controle cuidadoso da hiperglicemia ou hipoglicemia porque anormalidades congênitas podem ocorrer no primeiro trimestre. O tratamento de DM2 e DM1 requer avaliação individualizada, com doses de insulina ajustadas cuidadosamente, mantendo controle glicêmico rigoroso e prevenindo hipoglicemia.

O tratamento de CAD na gravidez geralmente segue os mesmos princípios em pacientes não grávidas, exceto que a ressuscitação volêmica e insulinoterapia devem ser mantidos na presença de normoglicemia até que os níveis de bicarbonato normalizem, indicando que qualquer acidemia refratária seja descartada. A viabilidade e bem estar fetal devem ser avaliadas em todos os casos de CAD.

O momento e tipo de parto dependem da existência de complicações maternas ou obstetrícias. Na ausência de problemas suspeitos, o parto vaginal a termo é recomendado. O parto eletivo é indicado no contexto de controle metabólico precário, complicações diabéticas significativas e macrossomia fetal com suspeita de peso de nascimento acima de 4.500 g.[75]

OBESIDADE

É bem documentado que a incidência de obesidade está aumentando.[77] A obesidade tem sido considerada como fator de risco independente para predizer resultados negativos na gestação, mesmo na ausência de comorbidades associadas como diabetes, doença vascular ou hipertensão.[78] Os riscos maternos incluem aumento na incidência no ganho de peso gestacional parto pós-termo, pré-eclâmpsia e contrações ineficazes, levando a falhas na progressão do trabalho de parto. A hipótese é de que tais alterações sejam causadas pela influência da obesidade na atividade miometrial.[79] O risco aumentado de parto cesáreo é 3,2 vezes do visto na população não obesa,[80] e as complicações cirúrgicas após o procedimento tais como, hematoma, seroma, formação de abscesso, deiscência de ferida aumentam em gestantes obesas.[81] Uma meta-análise mostrou a obesidade como fator de risco independente para a morte do bebê e asma neonatal; esse risco é proporcional ao índice de massa corporal (IMC) aumentado.[82] No entanto, a obesidade não foi associada às taxas aumentadas de distocia do ombro, malformações congênitas ou score baixo de Apgar de 5-minutos.[78,80] O IMC não parece estar correlacionado com a hemorragia pós-parto que requer intervenção, morbimortalidade materna e parto prematuro espontâneo antes de 32 semanas de gestação.[78]

DIRTÚRBIOS DE TIREOIDE

O pico de incidência de doença tireoidianas ocorre em mulheres na idade fértil. A hipoatividade ou hiperatividade da glândula tireóidea leva a complicações obstetrícias e requerem terapia específica.

Hipertireoidismo

A causa mais comum de hipertireoidismo é a doença de Graves, patologia autoimune, na qual a produção aumentada de imunoglobulina estimuladora da tireoide resulta em elevação na liberação de hormônio tireoidiano. Devido aos sintomas de hipertireoidismo lembrarem as mudanças fisiológicas esperadas durante a gravidez em muitos aspectos, o diagnóstico pode ser difícil. Os pacientes com doença de Graves apresentam alterações específicas da doença, incluindo uma glândula tireoide difusamente aumentada (bócio), sensibilidade a palpação, exoftalmia e dermopatia. Outros sintomas, tais como dispneia, intolerância ao calor, hiperemese, taquicardia, palpitações, sopro sistólico, aumento do apetite e fadiga são comuns a ambas as condições. Portanto, a diferenciação clínica da doença de Graves do hipertireoidismo não associado à Graves pode ser difícil. Em casos de suspeita de hipertireoidismo, estudos da função tireoidiana e dos anticorpos são indicados e confirmarão a presença da doença.

Há diversas preocupações maternas e fetais, no contexto de hipertireoidismo clínico não tratado (Tabela 179.3). A tempestade tireoidiana é a manifestação mais séria da doença. Ela pode ser precipitada por estressores tais como infecção e parto; é manifestada por febre, disritmias, disfunção miocárdica e colapso circulatório. A alteração do estado mental está presente na tempestade tireoidiana ou tireotoxicose. Caso não tratada, a mortalidade aproxima-se a 100%, mas o reconhecimento imediato e terapia agressiva reduzem os números para 20% a 30%.[83] Além das complicações gerais resultantes do excesso de hormônio tireoidiano, a perda fetal precoce (aborto espontâneo) ou tardia (natimorto) são mais comuns em pacientes com hipertireoidismo do que na população geral.[84] A doença de Graves coloca o feto em risco de disfunção tireoide autoimune mediada pela transferência placentária de imunoglobulinas estimuladoras da tireoide maternas Até 20% dos neonatos de mães com doença de Graves e valores positivos de imunoglobulina estimuladora da tireoide apresentam hipertireoidismo passageiro durante 3 a 12 semanas.[85] A condição gradualmente desaparece conforme os anticorpos maternos são metabolizados. As manifestações são potencialmente graves e incluem irritabilidade, taquicardia, bócio, cardiomegalia, insuficiência cardíaca congestiva, craniossinostose prematura, baixo peso ao nascer e déficit de crescimento.[86]

A base do tratamento de hipertireoidismo (Tabela 179.3) consiste em drogas antitireoidianas. O propiltiouracil foi recomendado preferencialmente no lugar de metimazol devido risco aumentado de efeitos congênitos adversos associados ao metimazol.[87] A maior parte dos pacientes reage à terapêutica farmacológica, embora a tireoidectomia possa ser considerada, casos as pacientes não tolerem ou tenha falha no tratamento medicamentoso. O uso de iodo radioativo (^{131}I) para ablação tireoidiana materna é contraindicado porque isso também destruirá a glândula tireoide fetal.

A terapia adicional com betabloqueador para reduzir os efeitos hemodinâmicos da estimulação simpática pode ser exigida nos casos em que o controle dos sintomas foi inadequado com medicações antitireoidianas. O iodo é considerado classe D na gravidez devido à sensibilidade tireoide fetal à medicação; seu uso deve ser reservado para casos graves, com duração de terapia limitada a dias. Como em outras condições autoimunes, a melhora passageira da doença de Graves durante a gravidez é comum, com retorno dos sintomas ocorrendo na maioria dos pacientes após o parto.

Hipotireoidismo

A causa mais comum de hipotireoidismo no mundo é a deficiência de iodo. Em áreas repletas de iodo, a causa mais comum é a tireoidite pós-autoimune, tal como tireoidite de Hashimoto. O hipotireoidismo é frequentemente associado à infertilidade, então, a maior parte dos casos vistos durante a gravidez são menos graves. As formas subclínicas da doença também podem ser vistas ou ocorrer em pacientes com uso levotiroxina para doença conhecida. O hipotireoidismo subclínico não diagnosticado pode tornar-se clinicamente aparente conforme as demandas metabólicas da gravidez revelem níveis de hormônio tireoidiano deficiente. Quando os sintomas e sinais ocorrem, eles geralmente são iguais a não gestantes. O coma mixedematoso é extremamente raro, mas deve ser considerado no diagnostico diferencial de coma na gestação. Como no hipertireoidismo, há incidência aumentada de efeitos adversos materno e fetais em mulheres com hipotireoidismo clínico (Tabela 179.3).[88]

A maioria das pacientes já em tratamento do hipotireoidismo com levotiroxina ao longo da gestação receberá doses otimizadas da medicação, especialmente durante o primeiro trimestre, no qual os aumentos de média são de 20% a 30%.[89] Aproximadamente 3% a 5% das mulheres em idade fértil apresentam hipotireoidismo subclínico, definido pelo nível elevado de hormônio estimulante da tireoide (TSH) e nível de tiroxina normal (T_4). Foi observado que o hipotireoidismo clínico e o subclínico resultam em efeitos adversos do ponto de vista perinatal e neurológico em bebês afetados. Comparado com o estado eutireoideo, o hipotireoidismo subclínico na gravidez está associado a taxas superiores de hipertensão gestacional, ruptura prematura de membranas, restrição de crescimento intrauterino (RCIU) e bebês com peso baixo ao nascer.[90]

INFECÇÕES SISTÊMICAS

Infecção pelo Vírus da Imunodeficiência Humana e Síndrome da Imunodeficiência Adquirida

A infecção pelo vírus da imunodeficiência humana (HIV) é um dos principais problemas de saúde na gravidez. Em 2008, 25% dos casos relatados de infecção por HIV e síndrome da imunodeficiência adquirida (AIDS) nos Estados Unidos eram em mulheres, com porcentagem significativa daquelas em idade fértil.[91] As estimativas da soroprevalência de infecção HIV em mulheres grávidas varia por região. Nos Estados Unidos, a prevalência geral e o número de bebês infectados por via perinatal são baixas, mas também variam de acordo com a população, com taxas elevadas vistas nos estados do sul, negros e hispânica.[91] Mundialmente, a transmissão vertical de HIV permanece um problema significativo.

O mecanismo de transmissão vertical é multifatorial. Pensa-se que a maioria dos casos ocorra durante o parto por meio da exposição ao sangue e secreções maternos; outros bebês têm probabilidade de serem infectados in útero ou através da amamentação. Vários fatores influenciam a taxa de transmissão. O mais importante é a carga viral da gestante, embora a infecção possa ocorrer mesmo com baixa carga viral materna.[92,93] Outros fatores contribuintes para transmissão incluem cuidado pré-natal inadequado, infecções vaginais, uso de droga injetável, parto prematuro, peso baixo ao nascer e ruptura prolongada de membranas.[92-94] A transmissão vertical de HIV nos Estados Unidos e outros países desenvolvidos diminuiu significativamente desde seu pico no início da década de 1990 devido à implementação de várias intervenções, incluindo testes de rotina, terapia antirretroviral (TARV) cesariana eletiva e evitar a amamentação. No entanto, a transmissão vertical é uma preocupação mundial, principalmente nos casos de pré-natal inadequado. Estima-se que a infecção perinatal ocorra em aproximadamente 20% dos partos se a mãe não é tratada, enquanto as intervenções observadas reduziram sua taxa a menos de 1%. Por esse efeito positivo, recomenda-se que todas gestantes sejam submetidas ao exame de HIV. O teste rápido de HIV é recomendado para mulheres no parto cujo status de HIV seja desconhecido.[92,95]

O tratamento de pacientes grávidas com infecção HIV inclui TARV e tratamento de infecções oportunistas (Tabela 179.3).[96,97] Há dados limitados sobre terapias específicas para infecções oportunistas durante a gravidez, mas o médico emergencista deve levar em consideração o fato de que a farmacocinética das drogas pode ser afetada por várias mudanças relacionadas à gravidez, incluindo excreção renal aumentada, anemia diluicional e metabolismo fetal de medicações.[98]

A terapia ideal para prevenção de transmissão vertical inclui três estágios — administração anteparto de TARV, dosagem intravenosa intraparto de zidovudina e tratamento do bebê com 4 a 6 semanas de zidovudine.[92,99] O regime específico de TARV a ser seguido depende de um número de variáveis. Em pacientes que já estão tomando antirretrovirais com bom controle de doença (carga viral < 1.000 cópias/mL) no momento do diagnóstico de gravidez, o regime atual de medicação deve ser continuado. O efavirenz (EFV) pode ser teratogênico, aumentando o risco de má formações no tubo neural anteriores a 6 semanas de gestação, assim mulheres HIV positivas que planejam engravidar devem ter o esquema de tratamento modificado. Se a mulher previamente em uso de EFV engravida, as recomendações atuais são de continuar a terapia, porque a maioria das gestações não é diagnosticada antes de 6 semanas, quando os efeitos teratogênicos potenciais da medicação já foram instalados.[92] Mulheres que nunca receberam qualquer forma de terapia antirretroviral, devem iniciar o esquema padrão TARV evitando o uso de EFV no primeiro trimestre. O início tardio da TARV até o segundo trimestre pode ser considerado em mulheres se o único objetivo da terapia é prevenir a transmissão vertical (carga viral materna < 1.000 cópias/mL).[92,99] Em mães infectadas com HIV sem cuidado pré-natal, TARV intraparto seguido de tratamento pós-exposição com zidovudina no bebê reduz a probabilidade de infecção, mas é menos efetivo do que o regime recomendado de três estágios.[92,100] A cesariana eletiva é recomendada em mães com carga viral superior a 1000 cópias/mL.[92] É razoável apresentar o parto cesáreo como opção para pacientes com cargas virais menores, o risco de transmissão vertical por parto vaginal é bem baixo quando as mães recebem TARV efetiva.[92,101]

Enquanto a amamentação está associada à transmissão de mãe para criança do HIV e não é recomendada em áreas urbanas com acesso às preparações de fórmula, ela permanece o modo preferido de alimentação em áreas pobres de recursos onde o uso de fórmula não é possível. A OMS agora encoraja a amamentação exclusiva em mulheres quando adequado e alimentação por fórmula segura não é possível.[102]

O diagnóstico preferencial HIV perinatal é através de ensaios que detectem RNA ou DNA viral. Duas análises virais negativas, com ao menos uma após 4 meses de idade, significa que o bebê é soronegativo. Além disso, dois testes negativos após 6 meses de idade, com ausência de outros sintomas clínicos ou alterações laboratoriais sugestivas, podem ser usados para descartar a doença na criança. Os bebês com AIDS tipicamente exibem infecções bacterianas recorrentes, pneumonia por *Pneumocystis*, encefalopatia, tuberculose extrapulmonar e perda generalizada.

Os efeitos da gravidez em mulheres com infecção HIV sintomática incluem uma incidência aumentada de mortalidade infantil, prematuridade, natimorto, e peso baixo ao nascer, cesarianas e diabetes gestacional.[103-105] As mães soropositivas que são submetidas a cesárea, geralmente tem o pós operatório sem complicações, embora alguns estudos observaram risco levemente aumentado para endometrite puerperal e outras infecções maternas, com a taxa mais alta de infecção vista em mulheres com baixa contagem de células CD4 + .[106] Também é importante considerar o efeito da TARV nos resultados de gravidez. Em geral, a maioria das medicações antirretrovirais é considerada segura nesse aspecto. Diversos estudos grandes não observaram aumento de resultados adversos em mulheres que tomam TARV,[107] com a possível exceção do parto prematuro, embora isso permaneça controverso.[108-110]

Na ausência de terapia antirretroviral, a progressão da doença HIV durante a gravidez é moderada e o risco de resultados negativos de HIV aumenta. Quando TARV é usado na gravidez, parece não haver risco aumentado de progressão da doença.[111]

Tuberculose

É estimado que a tuberculose (TB) complica mais de 200.000 gestações no mundo anualmente.[112] A maioria dessas ocorre na África. A aquisição e apresentação de TB é inalterada durante a gravidez, mas o efeito da TB na gravidez é incerto. A doença TB genital ativa pré-concepção, aumenta o risco de gravidez ectópica.[113] A avaliação exata do risco de morbidade materna e neonatal tem sido difícil de determinar,[114] mas parece haver consenso sobre as complicações serem mais prováveis em pacientes com diagnóstico e tratamento inadequados ou atrasados e naqueles com tuberculose extrapulmonar (extranodal). O diagnóstico tardio é comum na gravidez porque os sintomas TB são atípicos durante a gestação.[115,116] O desafio ainda maior nos pacientes coinfectados com HIV, que normalmente produzem resultados poucos confiáveis no rastreio para TB pulmonar, segundo as diretrizes da OMS (16% *vs.* > 90% comparado com mulheres não grávidas).[117] A tuberculose neonatal adquirida por exposição à doença não diagnosticada ou não-tratada coloca o bebê em risco significativo para aquisição de tuberculose durante o primeiro ano de vida, com mortalidade significativa. Além disso, a tuberculose congênita é possível, feto pode ser infectado por via transplaentária ou através da aspiração de líquido amniótico contaminado. O último é raro se a mãe recebeu terapia apropriada.

O tratamento definitivo é indicado em todas as pacientes grávidas com tuberculose confirmada bem como aquelas mulheres de alto risco com suspeita da doença (Tabela 179.3). A anemia moderada à grave, particularmente em mães HIV-positivo, tem uma associação forte à TB não diagnosticada e deve impulsionar o exame.[118] Isoniazida, etambutol e rifampicina em suas doses normais não mostraram ser teratogênicas aos fetos humanos e são aceitáveis durante a gravidez e amamentação. O tratamento padronizado de segunda linha, multidrogas, para TB resistente a multidrogas parece ser seguro na gravidez.[119]

Sífilis

A incidência de sífilis primária e secundária entre as mulheres de idade reprodutiva dos EUA tem aumentado de forma estável desde o final da década de 1990, quando houve esperanças de erradicar a doença. As diferenças significativas na distribuição étnica da doença foram observadas, com taxas atuais de 4,5/100.000 em afro-americanos, 2,5/100.000 em hispânicos e 1/100.000 em brancos.[91] Infelizmente, a incidência de sífilis congênita mostrou um aumento similar de 2005 a 2008, com a taxa atual de 8,2/100.000 nascidos vivos.[120]

A sífilis causa numerosas complicações gestacionais (Tabela 179.3), mas sua sequela mais significativa é a sífilis congênita. Essa síndrome é caracterizada por hepatoesplenomegalia, osteocondrite, icterícia, irritação, linfadenopatia, rinite, dentes de Hutchinson e anemia. A mortalidade infantil na última década foi de 6,5%.[120] A ultrassonografia fetal antes da 20ª semana de gestação é indicada para avaliar as anormalidades compatíveis com sífilis congênita.[71,72,95] Os sinais ultrassonográficos de sífilis fetal conferem um risco elevado de sífilis congênita, e poucos desses regridem completamente após tratamento adequado.[72]

O tratamento é idêntico aquele dado às pacientes não grávidas, com o uso de penicilina G benzatina apropriado para o estágio da doença[71] (Tabela 179.3). Os pacientes alérgicos à penicilina são algumas vezes tratados com macrolídeos. No entanto, é preferível que os pacientes alérgicos sejam submetidos à testes cutâneos, se o resultado for positivo, a dessensibilização está indicada, pois terapias alternativas não são eficazes na prevenção de sífilis congênita e dessensibilização se o resultado de exame da pele for positivo porque as terapias alternativas não são de efeito confiável na prevenção de sífilis congênita.[95] As falhas de tratamento são raras com penicilina administrada apropriadamente, mas ocorrem. As falhas que levam à sífilis congênita são mais prováveis em mães com sífilis secundária, níveis altos de Veneral Disease Research Laboratory (VDRL) ou teste rápido positivo, e intervalo do tratamento ao parto inferior a 30 dias.[95]

Hepatite Viral

Hepatite B

Há 43.000 casos novos de Hepatite B relatados anualmente nos Estados Unidos, mas esse dado é provavelmente subestimado, dada a ausência de sintomas no início da infecção.[121] De 800.000 a 1,4 milhão de pessoas nos Estados Unidos têm hepatite B crônica. A prevalência da infecção do vírus da hepatite B (HBV) entre mulheres grávidas varia na população estudada, com as taxas mais altas vistas em asiáticos e mulheres de ascendência africana.[122] A transmissão perinatal é aproximadamente 10% a 20% em mulheres soropositivas para antígeno de superfície da hepatite B (HBsAg) por si só, mas aproxima-se a 90% em mães que são soropositivas para HBsAg e antígeno do envelope HBV (HBeAg); também é mais provável se a mãe tem infecção aguda durante o último trimestre. Dos bebês que tem infecção por HBV, até 90% tornam-se portadores crônicos quando adultos e estão em risco de complicações tais como cirrose e carcinoma hepatocelular.

Os estudos sugeriram que a lamivudina dada no final da gravidez para mulheres com cargas virais altas de DNA HBV reduz a transmissão viral quando dada em conjunto com vacina HBV e imunoglobulina.[123] Bebês de mães positivas para HBsAg devem receber imunoglobulina de hepatite B e a primeira dose da vacina dentro de 12 horas após o nascimento. Duas doses adicionais de vacinas são administradas posteriormente.[73]

Hepatite C

A prevalência mundial da infecção do vírus da hepatite C (HCV) em mulheres grávidas é estimada em 1% a 8%.[124] Como com o HBV, a prevalência da infecção do vírus da hepatite C (HCV) entre mulheres grávidas varia por localização geográfica e subcultura étnica dentro da população, variando de menos de 1% a 4%, em mães brancas tendo taxas de infecção mais elevadas em mães hispânicas ou negras. A transmissão vertical é rara em mães com anticorpos anti-HCV e RNA HCV não circulante. No entanto, a transmissão perinatal é significativamente aumentada pela presença de viremia por HCV, ocorrendo em aproximadamente 4% a 6% dos casos. A taxa de transmissão é ainda mais alta no contexto de co-infecção com HIV; as taxas de infectividade nos casos de HCV com HIV são cerca de 10 vezes mais altas do que as vistas em mães não infectadas por HIV. A transmissão perinatal é agora a causa líder de transmissão HCV a crianças em países desenvolvidos. O parto cesáreo não demonstrou prevenir a transmissão HCV.[95,125] Não há vacina disponível ou imunoglobulina para evitar a hepatite C, e o exame pré-natal de rotina não é indicado.[95,125]

DISTÚRBIOS INFLAMATÓRIOS

As doenças reumáticas ou doenças vasculares do colágeno são caracterizadas pela inflamação asséptica em múltiplos locais anatômicos. As doenças reumáticas mais comuns encontradas na gravidez são lúpus eritematoso sistêmico (LES) e artrite reumatoide (AR). As pacientes grávidas com doença vascular do colágeno podem apresentar comprometimento cardiovascular ou renal pré-existente e podem não tolerar o aumento do volume intravascular e outras mudanças fisiológicas que ocorrem na gestação.

Lúpus Eritematoso Sistêmico

O LES ocorre primariamente mulheres de idade reprodutiva, mas a fertilidade não é normalmente afetada. O curso da doença durante a gravidez varia, mas os estudos indicaram que as crises agudas ocorrem em menos de um terço das pacientes em remissão clínica no momento da concepção.[126-128] A atividade da doença tende a envolver a pele e o sistema musculoesquelético, apesar do envolvimento renal não ser incomum, especialmente em pacientes com nefrite lúpica ativa.[129,130] Os efeitos gestacionais de LES também dependem da gravidade subjacente da doença. As pacientes com doença ativa no início da gravidez e sintomas de hipertensão, trombocitopenia, especialmente aquelas com nefrite lúpica pré-existente, tem uma incidência maior de ativação da doença e complicações na gravidez.[126,128,130,131] Muitas pacientes apresentam resultados aceitáveis, mas as gestações com lúpus estão associadas à mortalidade materna aumentada e taxa elevada de outras complicações, incluindo parto prematuro, trombocitopenia, anemia, retardo do crescimento intrauterino, perda fetal e necessidade de cesariana.[126,132]

O risco de pré-eclâmpsia é aumentado em até 14% nas gestações relacionadas com lúpus; o início da terapia com dose baixa de aspirina antes de 16 semanas diminui o risco de pré-eclâmpsia.[133] O desenvolvimento de pré-eclâmpsia em mulheres com história de LES parece ter associação preditiva com doença vascular coronariana subclínica.[134] Isso deve estimular a consideração de métodos que exijam menor esforço durante o parto, bem como estimular a investigação pós parto de doença coronariana.

Outras condições comórbidas que afetam negativamente a gravidez, tais como diabetes e trombofilia, também são mais comumente vistas em pacientes lúpicas. O risco de pré-eclâmpsia é especialmente aumentado naquelas com nefrite lúpica ativa.[128,130] Como com outras doenças renais, a proteinúria aumentada requer uma avaliação cuidadosa para distinguir entre glomerulonefrite lúpica e pré-eclâmpsia. A presença de sedimento anormal na urina, títulos aumentados de anticorpos anti-DNA, e níveis decrescentes de C3 e C4 sugerem nefrite lúpica.

A doença neurológica no LES pode manifestar-se com psicose, convulsões, coreia ou neuropatia periférica. A incidência dessas complicações é baixa durante a gravidez, embora a ocorrência de convulsões no fim da gravidez em pacientes com hipertensão coexistente e insuficiência renal podem representar um dilema diagnóstico entre os efeitos neurológicos de LES e sinais de eclâmpsia. Os níveis elevados de anticoagulante lupico e anticorpos antifosfolipídeos surgiram como marcadores de atividade da doença e são bons preditores para resultados adversos da gravidez.[135]

Artrite Reumatoide

A AR é caracterizada pela inflamação crônica, destrutiva e simétrica das articulações. Manifestações menos comuns incluem o desenvolvimento de nódulos subcutâneos, neuropatia, pleuropericardite e vasculite. Sintomas sistêmicos, incluindo perda de peso, linfadenopatia e fadiga são comuns. Devido à idade média no início ser mais tardia na AR, esse distúrbio é menos frequente do que LES nas gestantes. Os mecanismos de tolerância imunológica são aumentados na gravidez para diminuir a rejeição fetal. Em doenças reumáticas, isso tipicamente resulta na melhora da doença, estima-se que aconteça em aproximadamente dois terços das pacientes com AR.

As pacientes com AR tendem a ter resultados bons de gravidez no contexto de doença bem controlada. É mais provável que as mulheres com doença ativa tenham bebês pequenos para idade gestacional, possivelmente como resultado de vasculopatia subjacente e efeitos associados na placenta.

Tratamento

Os corticosteroides são o alicerce de terapia para a maioria das complicações reumatológicas ou exacerbações. A aspirina tem sido advogada para todas as gestações relacionadas com o lúpus de mais de 16 semanas de idade gestacional, e outros regimes de AINEs permanecem tratamentos úteis para erupções inflamatórias. Uma discussão completa sobre a teratogenicidade fetal e complicações fetais desses agentes pode ser encontrada no Capítulo 180.

A terapia de segunda linha para doenças reumáticas pode incluir agentes citotóxicos tais como ciclofosfamida e metotrexato. Ambos são teratogênicos e abortivos potentes devendo ser evitados, especialmente no primeiro trimestre. A azatioprina é um agente citotóxico que parece ser bem melhor tolerado na gravidez.[135,136]

DISTÚRBIOS PSIQUIÁTRICOS

Distúrbios Alimentares

O pico de incidência de distúrbios alimentares combina com a faixa de idade fértil ideal, então a probabilidade de anorexia nervosa (AN) ou bulimia nervosa (BN) complicando a gravidez é alta. A prevalência geral de AN é 0,5% a 1% em mulheres jovens adultas, com uma idade média de início aos 17 anos, a prevalência geral de BN é 1% a 3% na mesma população.[137] De todos os distúrbios alimentares, 90% começa antes dos 25 anos de idade, e houve historicamente uma aumento na incidência de todos os diagnósticos s na última década. A alta incidência de amenorreia na AN faz a gravidez menos provável do que na BN. As complicações médicas de AN incluem bradicardia, hipotensão ortostática, hipotermia, prolapso da válvula mitral e sintomas associados à distúrbios eletrolíticos. A anemia e elevação de enzimas hepáticas também são vistos.

A gravidez pode frequentemente precipitar um distúrbio alimentar subclínico ou exacerbar doença em remissão. A perda de controle da imagem corporal e aumento de peso são fatores frequentemente incitantes de recorrência. Os resultados adversos da gravidez incluem taxas aumentadas de aborto, peso baixo ao nascer, parto prematuro, malformações congênitas e ocorrência de partos cesáreos.[138] A dieta inapropriada, com subsequente deficiência de folato, aumenta o índice de defeitos congênitos do tubo neural. No período pós-parto, o risco de depressão é três vezes maior em gestantes com história de transtornos alimentares.

O tratamento de qualquer distúrbio alimentar durante a gravidez tem como objetivo a restauração dos parâmetros fisiológicos normais, reposição eletrolítica e correção de cetose. Não há intervenções farmacológicas recomendadas para AN pela Food and Drug Administration (FDA), mas a terapia antidepressiva pode ser benéfica naquelas com exacerbações de BN.[139]

Abuso de Substâncias

A prevalência de abuso de substancia na gravidez aumentou, com grandes impactos sociais e pessoais. O abuso de substâncias não é frequentemente identificado durante a gravidez a menos que relatado, ou gestação não planejada é descoberta durante a avaliação de pacientes com história de abuso de substâncias. Isso é particularmente comum no DE, onde mulheres na idade fértil são atendidas frequentemente por complicações do abuso de substâncias e a gravidez é diagnosticada nesse contexto.

A taxa geral de uso e abuso de substância na gravidez é aproximadamente 15%. Seus valores tem aumentado de forma estável nas últimas três décadas, com aproximadamente 225.000 bebês anualmente expostos a drogas ilícitas in útero.[140] O uso de drogas e a dependência acomete mulheres, independente do status socioeconômico, etnia ou idade. Embora o uso de drogas ilícitas seja mais comum em afro-americanas, o álcool, cannabis e uso de drogas licitas são mais comumente vistos em mulheres brancas.

O impacto do abuso de substâncias na gravidez é determinado pelos seguintes: (1) exposição específica (abuso de mono vs. polissubstância); (2) período gestacional; (3) duração da exposição; (4) dose da exposição; e (5) outras condições maternas comórbidas (p. ex., tabagismo, estado nutricional). Há forte associação de abuso de substâncias com condições psiquiátricas, particularmente depressão e psicose.

Dentro desse contexto, os termos *abuso* e *dependência* devem ser usados sinonimamente, embora eles sejam entidades clínicas diferentes. Ambas condições têm o mesmo impacto na saúde materna e neonatal e complicações relacionadas à gravidez.

Álcool

Das mulheres de idade fértil, 51% se identificam como usuárias de álcool e 15% consomem excessivamente.[141] Aproximadamente 2 milhões de mulheres estão anualmente em risco de gestações expostas ao álcool, definidas como mulheres que não usam controle contraceptivo, bebem e são sexualmente ativas.[142] Uma vez que a gravidez seja identificada, a taxa de consumo ativo de álcool em mulheres grávidas baixa para 7%, e consumo excessivo para menos de 2%.[143]

Não existe limiar seguro claro para consumo de álcool durante a gravidez, a ingesta de apenas uma dose/dia associa-se com taxas aumentadas de RCIU e peso baixo ao nascer. O consumo superior a três doses/dia aumenta a taxa de aborto, mais de cinco doses/dia, amplia significativamente o risco de óbito fetal intrauterino (OFIU) de duas a três vezes quando comparado a gestantes que não ingerem bebida alcoólica. O consumo de álcool na gravidez é a causa mais prevenível de retardo mental, crianças expostas a álcool tendo risco relativo 1,7 de retardo mental e 2,5 de comportamentos delinquentes.

As anormalidades congênitas associadas à exposição ao álcool *in utero* podem ser caracterizadas dentro do espectro de distúrbios fetais relacionados ao álcool. A síndrome alcoólica fetal, a mais grave dessas, tem prevalência de até 1/1.000 nascimentos.[143] É caracterizada pela presença de pelo menos uma má-formação, entre as descritas na sequência, associada com história de uso abusivo de álcool (> 3 doses/ dia), são elas: hipoplasia médio-facial, filtro labial plano, ponte nasal baixa, pregas epicânticas, fissura palpebral pequena, orelhas com implantação baixa e microcefalia. Também pode haver manifestações oculares, cardíacas e esqueléticas.

O rastreio é imperativo para identificar gestações de risco, e as ferramentas mais bem-sucedidas investigam o consumo abusivo de álcool. Essa abordagem precisa de dados corretos fornecidos pela paciente.[144]

O tratamento da dependência de álcool é difícil. Como em pacientes não grávidas, os sintomas de abstinência provavelmente se manifestarão de 6 a 24 horas após a última ingesta. Quaisquer sinais de abstinência devem internação e o tratamento em ambiente hospitalar. Há escassez de dados sobre o risco de *delirium tremens* e abstinência grave em gestantes versus não gestantes. Há também poucos dados sobre a segurança dos perfis de medicações usados para melhorar os sintomas de abstinência.[145] O uso de naltrexona, acamprosato, dissulfiram, ou benzodiazepínicos em longo prazo não foram estudados na gravidez

Tabagismo

Os efeitos deletérios em longo prazo do tabagismo no crescimento e desenvolvimento fetal foram bem documentados, a incluindo o risco de síndrome da morte súbita infantil (SMSI).[146] A insuficiência e vasoconstrição crônica placentária aumentam o risco de aborto, OFIU, nascimento prematuro, RCIU e pé torto congênito.[147] Por outro lado, o tabagismo diminui o risco de pré-eclâmpsia.[148]

O tratamento para vício em tabaco na gravidez é cognitivo comportamental. Os adesivos de nicotina não foram associados a efeitos adversos maternos ou fetais, se usados no segundo e terceiros trimestres.

Cannabis

A *cannabis* é a droga ilícita mais usada na gestação.[149] Embora o uso de maconha na gravidez não esteja associado a malformações congênitas ou risco aumentado de OFIU, lactentes nascidos de mães que usam *cannabis* mostram alterações como tremores, irritabilidade, e choro estridente. Essas são algumas das características associadas à síndrome de abstinência neonatal (SAN) discutida posteriormente em mais detalhe ("Opioides"). A *cannabis* é excretada no leite materno e pode estar associada a danos neurológicos durante a exposição continuada.[149]

Cocaína e Metanfetamina

O uso materno de cocaína e metanfetamina está intimamente ligado a RCIU, insuficiência placentária e nascimento prematuro (com menos de 36 semanas de gestação), pré-eclâmpsia, OFIU, incidência aumentada de cesariana, hipertensão gestacional e DMG.[149,150] O uso de cocaína também aumenta o risco de descolamento prematuro de placenta e infarto placentário. Os bebês de mães viciadas em metanfetamina apresentam Apgar mais baixos e risco aumentados de mortalidade e icterícia neonatal.[150] O riscos resultantes adversos é ainda maior na presença de abuso de múltiplas substâncias, ou desnutrição materna associada. As anormalidades congênitas neonatais não parecem ser significativamente aumentadas com o uso de cocaína, embora haja um leve risco aumentado de fenda labial com exposição à cocaína.

O tratamento da paciente grávida que está agudamente intoxicada com cocaína ou metanfetamina deve envolver o uso cauteloso de benzodiazepinas e antipsicóticos, ponderando o risco-benefício para o tratamento das instabilidades clinicas e psiquiátricas da paciente. A metanfetamina é excretada no leite materno, então a exposição ao bebê continua após a gravidez.[150]

Opioides

Aproximadamente 1% das pacientes grávidas relatam uso de opioides durante a gravidez, mas exames toxicológicos, mostram que este número é mais alto, em torno de 4%. Em geral, as taxas de uso aumentaram significativamente,[151,152] como consequência, um número grande de bebês dependentes exigem cuidado neonatal intensivo Há um risco significativo de gravidez não planejada entre as mulheres dependentes de opioides, cerca de 90%, quando comparados as taxas de gestação não programada na população geral de 40%.[153] O DE é a porta de entradas dessas pacientes no sistema de saúde.

Não há síndromes bem identificadas, anormalidades congênitas ou efeitos teratogênicos em bebês de mães dependentes de opioides, mas os riscos maternos de hemorragia pós-parto, trabalho de parto prematuro (TPP) e de cesariana foram documentados.[154] Os riscos neonatais incluem RCIU, especificamente restrição simétrica, perímetro cefálico reduzido,[155] e risco aumentado de SMSI.[156] A principal complicação em bebês de mães viciadas em opioides é a SAN, um conjunto de mudanças fisiológicas e neurocomportamentais observada em recém-nascidos de mães viciadas secundária à descontinuação súbita da exposição fetal às substâncias abusadas. Houve um aumento de 10 vezes de SAN na última década.[157] Esses bebês apresentam uma taxa de admissão de 97% nas unidades de cuidado intensivo neonatal.

A síndrome é caracterizada pelos seguintes: (1) distúrbios do SNC, incluindo choro estridente excessivo ou contínuo, padrão de sono após alimentação encurtados, reflexo de Moro hiperrativo, tremores, e hipertonia, abalos mioclônicos ou convulsões; (2) anormalidades metabólicas e respiratórias (p. ex., sudorese, hipertermia, bocejo, frequente, espirro, congestão nasal, taquipneia); e (3) distúrbio gastrointestinais (p. ex., sucção excessiva, alimentação deficiente, regurgitação ou vômito em jato, fezes semipastosas ou líquidas). A escala de Finnegan, desenvolvida na década de 1970, ainda é a base da avaliação neonatal por NAS. O tratamento de NAS é de suporte.

CONCEITOS-CHAVE

- As demandas fisiológicas da gravidez podem levar doenças assintomáticas a se tornarem sintomáticas, bem como contribuir com piora de outras previamente diagnosticadas.
- Os ajustes fisiológicos da gravidez alteram os valores normais de determinados exames laboratoriais. Estes precisam ser considerados na interpretação dos resultados em gestantes.
- A possibilidade da gravidez deve ser considerada no diagnóstico diferencial de certas condições, incluindo convulsões de início recente ou estado epilético (eclâmpsia), intolerância à glicose (DMG), vômito persistente (hiperêmese gravídica) e distúrbios da tireoide.
- Os efeitos imunossupressores da gravidez podem causar melhora temporária de condições inflamatórias e autoimunes. Esse efeito benéfico é perdido no período pós-parto, resultando em exacerbações de asma, distúrbios de tiroide e miastenia gravis.
- As exigências de medicação podem mudar drasticamente durante a gravidez e o período pós-parto.
- Certas condições médicas maternas resultam em complicações neonatais que exigem medidas especiais de reanimação. Isso é particularmente verdade nos casos de dependência química, e o tratamento precoce dessas pacientes é essencial.

As referências para este capítulo podem ser encontradas on-line no website Expert Consult associado à obra.

CAPÍTULO 180
Drug Therapy in Pregnancy

Valerie A. Dobiesz | *Daniel W. Robinson*

Conteúdo disponível on-line em inglês.

CAPÍTULO 181
Labor and Delivery and Their Complications

Veronica Vasquez | Shoma Desai

Conteúdo disponível on-line em inglês.

CAPÍTULO 182
Trauma na Gravidez*

Valerie A. Dobiesz | Daniel W. Robinson

PRINCÍPIOS

Introdução

Traumas ocorrem em até 8% das gestações e são a principal causa não obstétrica de morte materna.[1-5] As causas mais comuns de lesões na gravidez são colisões de veículos motorizados, violência interpessoal e quedas.[2,4,6-8] O fator determinante para resultados obstétricos após o trauma é a gravidade da lesão.[4] A ocorrência de trauma na gravidez aumenta o risco de aborto espontâneo, ruptura prematura de membranas, parto prematuro, ruptura uterina, cesariana, descolamento prematuro da placenta e morte fetal.[4] Uma quantidade significativa de mulheres gestantes admitidas em centros de trauma ainda não sabiam estar grávidas.

Os parâmetros utilizados normalmente para determinar a viabilidade fetal são idade gestacional de 24 a 26 semanas ou peso fetal estimado de 500 g. Apenas os fetos viáveis são monitorados, pois nenhuma intervenção obstétrica alterará o desfecho de um feto não viável. O aconselhamento no uso adequado de cintos de segurança, no consumo de álcool e na busca por sinais de violência interpessoal podem ajudar a reduzir as taxas de morbidade e mortalidade em pacientes grávidas. Embora os princípios essenciais do manejo do trauma permaneçam os mesmos no caso de pacientes grávidas, muitas questões precisam ser consideradas, pois o útero gravídico altera os padrões das lesões. A gravidez causa alterações na fisiologia e na anatomia que afetam diversos sistemas orgânicos. Apesar de duas vidas estarem em jogo, a vida da mãe é priorizada, e os resultados fetais estão diretamente relacionados à ressuscitação materna rápida e agressiva.[5]

ANATOMIA E FISIOLOGIA

Mudanças Anatômicas na Gravidez

O útero continua a ser um órgão intrapélvico até aproximadamente a 12ª semana de gestação. Ele alcança a altura do umbigo em 20 semanas e a altura das margens costais entre 34 e 36 semanas. No fim da gravidez, o útero já terá crescido 30 cm. e terá ficado 15 vezes mais pesado, o que altera a localização anatômica e função normais de diversas estruturas. O diafragma se eleva progressivamente durante a gravidez, compensatoriamente relaxando os arcos costais, o que pode predispor a pneumotórax e a uma progressão mais rápida ao pneumotórax hipertensivo. Uma toracostomia feita no terceiro trimestre requer que o tubo torácico seja colocado em um espaço intercostal uma ou duas vezes mais alto do que o normal (que seria no quinto espaço intercostal) para permitir a elevação do diafragma.

Os órgãos abdominais são empurrados para cima devido ao alargamento do útero e isso pode alterar a localização da percepção da dor. O útero gravídico tende a proteger por si só os órgãos abdominais do trauma, mas aumenta consideravelmente as chances de lesão intestinal por trauma penetrante em quadrante abdominal superior. Por outro lado, o deslocamento ascendente do intestino o torna menos suscetível ao trauma contuso.

O alongamento da parede abdominal modifica a resposta normal à irritação peritoneal (diminuição da defesa e descompressão brusca dolorosa) à medida que a gravidez avança, potencialmente subestimando a extensão e a gravidade do trauma materno, apesar do significativo sangramento intra-abdominal e lesão de órgãos.

No primeiro trimestre, os ossos da pelve protegem o útero. Após o terceiro mês, o útero se eleva acima da pelve e se torna vulnerável a ferimentos diretos. A bexiga também é deslocada para a cavidade abdominal após 12 semanas de gestação, tornando-se, assim, mais vulnerável a ferimentos. Assim como o útero, a bexiga se torna hiperêmica e a ocorrência de ferimentos pode levar a um aumento significativo da perda de sangue, em comparação a um ferimento similar em uma paciente não grávida. A dilatação uretral secundária ao relaxamento da musculatura lisa ou a compressão pelo útero gravídico é frequentemente encontrada em exames de imagem, mas não é necessariamente patológica. Os ligamentos da sínfise púbica e das articulações sacroilíacas são afrouxados durante a gravidez. Como resultado, uma diástase da sínfise púbica pode existir e ser confundida com um rompimento da sínfise púbica em uma radiografia.

Mudanças Fisiológicas

Cardiovasculares

As mudanças cardiovasculares normais da gravidez podem alterar a apresentação clínica e pode imitar ou mascarar o reconhecimento de choque ou exacerbar os efeitos da hemorragia traumática (Tabela 182.1). A pressão arterial cai no primeiro trimestre, se estabiliza no segundo semestre e então retorna aos níveis normais durante o terceiro trimestre. A queda da sístole é pequena, entre 2 e 4 mmHg, enquanto a diástole sofre uma queda de 5 até 15 mmHg. A frequência cardíaca aumenta durante a gestação, mas não mais do que de 10 a 15 batidas acima do normal (ou seja, aproximadamente 90 batimentos por minuto).

O maior contribuidor para a hipotensão materna é a síndrome da hipotensão supina. Após 20 semanas de gestação, o útero em crescimento já alcançou a altura da veia cava inferior, resultando em compressão quando a mãe se encontra em posição supina. A obstrução caval diminui a pré-carga cardíaca, o que pode diminuir o débito cardíaco e a pressão arterial sistólica. Ao final da gestação, é comum que a veia cava inferior seja completamente ocluída quando a paciente grávida se deita de costas. Há uma melhora hemodinâmica quando ocorre o alívio da compressão. Para determinar se a hipotensão observada está relacionada ao posicionamento, a pelve da mulher grávida pode ser inclinada, de modo que o útero seja deslocado de cima da veia cava inferior (deite a paciente para o lado esquerdo, a menos que isso não seja possível devido a outras lesões). O útero também pode ser manualmente deslocado para a esquerda usando duas mãos e empurrando o útero em direção à cabeça da paciente. O ideal é manter uma posição de 15 a 30 graus. Erguer as pernas da paciente melhorará o retorno venoso. A compressão da veia cava inferior também pode diminuir a pressão venosa central (PVC) nos últimos dois trimestres. O valor normal da PVC durante a gestação é de 12 mmHg aproximadamente. O volume de sangue aumenta gradualmente durante a gravidez, começando entre 6 a

---

*Os colaboradores gostariam de agradecer a Kriti Bhatia, a Hilarie Cranmer e a John D.G. Neufeld por seus trabalhos anteriores nesse capítulo.

TABELA 182.1
Alterações Hemodinâmicas da Gravidez (Valores Médios)

PARÂMETRO	NÃO GRÁVIDA	TRIMESTRE 1	TRIMESTRE 2	TRIMESTRE 3
Frequência cardíaca (batimentos/min)	70	78	82	85
Pressão arterial sistólica (mmHg)	115	112	112	114
Pressão arterial diastólica (mmHg)	70	60	63	70
Débito cardíaco (L/min)	4,5	4,5	6	6
Pressão venosa central (L/min)	9	7,5	4	3,8
Volume sanguíneo (mL)	4.000	4.200	5.000	5.600
Hematócrito sem ferro (%)	40	36	33	34
Hematócrito com ferro (%)	40	36	34	36
Leucócitos (células/mm3)	7.200	9.100	9.700	9.800

Dados de Swiet M: The cardiovascular system. In Hytten F, Chamberlain G, editors: Clinical physiology in obstetrics. Oxford, UK, 1980, Blackwell Scientific Publications, pp 3–42; Colditz RB, Josey WE: Central venous pressure in supine position during normal pregnancy. Comparative determinations during first, second and third trimesters. Obstet Gynecol 36:769, 1970; Letsky E: The haematological system. In Hytten RF, Chamberlin G, editors: Clinical physiology in obstetrics. Oxford, UK, 1980, Blackwell Scientific Publications, pp 43–78; and Cruikshank DP: Anatomic and physiologic alterations of pregnancy that modify the response to trauma. In Buchsbaum HJ, editor: Trauma in pregnancy. Philadelphia, 1979, WB Saunders, pp 21–39.

8 semanas de gravidez, até 45% acima do normal, atingindo seu máximo em 32 a 34 semanas de gestação. O volume de sangue se torna cada vez maior em multíparas e em gêmeos, trigêmeos e quadrigêmeos. Com essa reserva circulatória maior, sinais clínicos de hipotensão materna por hemorragia aguda traumática podem ser tardios. Até 35% do volume de sangue circulante pode ser perdido antes que uma paciente grávida lesionada exiba sinais ou sintomas de choque.[5] Do começo do segundo trimestre até fim da gravidez, o débito cardíaco aumenta de 40%, para 6 L/min. O fluxo de sangue para o útero aumenta de 60 mL/min antes da gravidez para 600 mL/min a termo. Esse estado hiperdinâmico é necessário para manter um fornecimento adequado de oxigênio ao feto. Devido ao volume total de sangue que circula pelo útero de 8 a 11 minutos durante a gestação a termo, isso pode ser uma grande fonte de hemorragia em caso de lesões. No terceiro trimestre, há também uma nítida congestão venosa na pelve e nas extremidades inferiores, o que aumenta o potencial para hemorragia em caso de lesão em ambos os tecidos ósseos e moles da pelve.

A compressão do sistema venoso abdominal inferior pelo útero gravídico aumenta a pressão venosa periférica e o volume nas pernas, criando o potencial para uma intensa perda de sangue em caso de ferimentos na perna e pode exacerbar sangramento durante tentativas de passagem de cateter venoso central.

Pulmonar

A mulher grávida a termo sofre de uma redução significativa na reserva de oxigênio devido a uma redução na capacidade residual funcional causada pela elevação do diafragma e por um aumento no consumo de oxigênio relacionado ao feto em crescimento, ao útero e à placenta. A pressão parcial média de oxigênio no sangue arterial diminui em 29% em mulheres grávidas a termo durante 60 segundos de apneia em comparação a 11% em mulheres não grávidas. O trabalho de parto acelera ainda mais essa diminuição. Adicionalmente, o volume-minuto respiratório e o volume corrente aumentam, causando hipocapnia. Portanto, a pressão parcial de gás carbônico no sangue arterial (pCO_2) de 35 a 40 mmHg pode indicar ventilação inadequada e descompensação respiratória iminente na paciente grávida. A hipóxia materna pode levar rapidamente à hipóxia fetal, desconforto respiratório e, possivelmente, à morte. Não há contraindicações à intubação de sequência rápida durante a gravidez. A ventilação com uma bolsa-válvula-máscara é mais difícil de ser realizada em uma paciente grávida. A incidência de intubação difícil ou falha na intubação em anestesia obstétrica é quatro vezes maior do que em pacientes cirúrgicos não obstétricos.[8]

Gastrointestinal

O tônus do esfíncter gastroesofágico e a motilidade gastrointestinal diminuem durante a gestação, aumentando, assim, a possibilidade de aspiração em pacientes com alteração do nível de consciência, como durante a intubação. Uma descompressão gástrica precoce deve ser realizada nessas circunstâncias.

DISTÚRBIOS ESPECÍFICOS

Trauma Contuso e Penetrante

O exame físico não é confiável em predizer resultados adversos em uma paciente grávida que sofreu um trauma contuso. Os fatores de risco que predizem o início das contrações ou trabalho de parto prematuro incluem idade gestacional acima de 35 semanas, agressões e atropelamentos. Em pacientes grávidas, o trauma abdominal penetrante aumenta as chances de lesão do intestino, fígado ou baço.

A mortalidade fetal pode chegar a 40% após trauma materno, sendo as causas mais prováveis de morte fetal ocorrem devido a descolamento prematuro da placenta, choque materno e morte materna, em ordem decrescente de incidência. Fatores de risco que podem significantemente predizer morte fetal incluem ejeção, acidentes de moto ou atropelamentos, morte materna, taquicardia materna, frequência cardíaca fetal anormal, falta de uso de cinto de segurança e índice de gravidade da lesão (ISS, do inglês *injury severity score*) maior que 9.

Mulheres grávidas que não usam cinto de segurança ou que usam os cintos de forma inadequada têm uma chance duas vezes maior de sofrerem hemorragia materna intensa e uma chance três vezes maior de morte materna, resultando em morte fetal.[2,4,9,10] Acidentes automobilísticos leves a moderados (que constituem 95% dos acidentes automobilísticos), uso adequado de cinto de segurança, com o acionamento ou não de airbags, geralmente levam a desfechos fetais aceitáveis. Em acidentes automobilísticos graves, mesmo o uso adequado dos cintos de segurança não melhoram desfecho fetal.

Testes de impacto com manequins antropométricos de gestantes mostram que a colocação inadequada do cinto de segurança sobre o abdômen de uma gestante aumenta em três a quatro vezes a transmissão de força para o útero. A menor transmissão de força para o útero ocorre quando se é utilizado adequadamente um cinto de segurança de três pontos. Para uma correta posição, o cinto deve ser colocado abaixo do abdômen gravídico, confortavelmente por cima das coxas, com a faixa diagonal passando lateralmente ao útero, entre os seios e por cima da linha média da clavícula. As mulheres que recebem informações sobre o uso de cinto de segurança durante a gestação de um profissional da área da saúde são estatisticamente mais propensas a usar cintos de segurança e a usá-los de maneira mais adequada do que as mulheres desinformadas.

Violência Interpessoal

Abuso físico por parte dos maridos ou namorados compromete a saúde de uma mulher durante a gestação, assim como suas chances de entregar a criança a termo e a saúde do recém-nascido. As mulheres que sofreram abuso no ano anterior ou durante a gestação foram 40% a 60% mais propensas a relatarem casos de hipertensão arterial sistêmica, sangramento vaginal, náusea severa, infecção renal ou do trato urinário e hospitalização durante a gestação. Mulheres grávidas que sofreram abuso apresentam chances maiores de parto prematuro e seus filhos são mais suscetíveis a nascerem com baixo peso. Crianças cujas mães sofreram abuso durante a gravidez são mais propensas a ficarem na UTI após o nascimento do que outras crianças. Os médicos detectam apenas uma minoria dos casos de violência interpessoal em mulheres grávidas, o que apoia a necessidade de uma avaliação de rotina para buscar sinais de violência interpessoal nessa população.

Quedas

Quedas se tornam mais comuns após a vigésima semana de gravidez e pelo menos uma em cada quatro mulheres sofrerão uma queda pelo menos uma vez durante a gestação.[4,6] A protuberância do abdômen, o afrouxamento dos ligamentos pélvicos, a sobrecarga da lombar e a fadiga são fatores contribuintes. Na gestação, cerca de 2% das mulheres grávidas sofrem de golpes diretos no abdômen de quedas repetitivas. Embora quedas repetitivas frequentemente desencadeiam contrações prematuras, elas raramente resultam em trabalho de parto e nascimento imediatos.

Trauma Penetrante

O útero gravídico afeta o padrão das lesões vistas no trauma penetrante no abdômen superior, com probabilidade de quase 100% de causar dano ao intestino, fígado ou baço. Lesões viscerais são menos prováveis quando o orifício de entrada é anterior e abaixo do fundo uterino[4]. Apesar do útero em crescimento agir como um escudo contra lesões intra-abdominais na mãe, ele torna o feto mais suscetível a lesões. Uma alta taxa de morte fetal por traumas penetrantes no útero foi relatada mas é menor quando a lesão materna ocorre acima do útero.

Lesões no Feto

Existe um grande risco de perda fetal em uma paciente grávida traumatizada. Mal prognóstico fetal é previsto por hipotensão e acidose materna (hipóxia, pH reduzido e bicarbonato reduzido) e frequência cardíaca fetal abaixo de 110 bpm.[7] Quando a mãe sofre lesões ameaçadoras a vida, há 40% de chance de morte fetal, em comparação a uma chance de menos de 2% em casos de lesões não ameaçadoras a vida. A coagulação intravascular disseminada (CIVD), que pode ser causada pela entrada de produtos placentários na circulação materna, é um preditor significativo de mortalidade fetal. O American College of Obstetrics and Ginecology recomenda a monitorização fetal de duas a seis horas, no mínimo, após o trauma materno. Realizar a monitorização cardiotocográfica por, no mínimo, 4 horas ajuda a predizer desfecho fetal.[4]

Lesões fetais fatais causadas por trauma contuso são usualmente o resultado de uma hemorragia intracraniana e fraturas cranianas em decorrência de ossos pélvicos fraturados da mãe que atingem o crânio fetal, como resultado da posição cefálica de vértice. As fraturas pélvicas e acetabulares durante a gravidez estão associadas com taxas de mortalidade materna e fetal mais altas (9% e 38%, respectivamente). Ferimentos por arma de fogo e por arma branca no útero provocam morbidade e mortalidade significativas no feto.

Lesões na Placenta

A principal causa de morte fetal após a ocorrência de trauma contuso é o descolamento prematuro da placenta.[11] O descolamento prematuro da placenta ocorre quando a placenta, que não é elástica, se separa do útero, que é elástico, durante a deformação súbita do útero. Como as forças de desaceleração podem ser tão prejudiciais à placenta quanto o trauma uterino direto, o descolamento pode ocorrer com pouco ou nenhum sinal externo de lesão na parede abdominal. O descolamento prematuro da placenta inibe o fluxo de oxigênio para o feto e causa acúmulo de dióxido de carbono (CO_2) no útero, resultando em hipóxia e acidose e leva ao sofrimento fetal agudo. Contrações uterinas induzidas por hemorragia intrauterina também inibem o fluxo de sangue uterino, contribuindo ainda mais para a hipóxia fetal.

O diagnóstico de descolamento prematuro da placenta é feito de maneira clínica; a ultrassonografia e o teste de Kleihauer-Betke são de valor limitado. Achados clínicos clássicos de descolamento são sangramento vaginal, cólicas abdominais, consistência uterina, hipovolemia materna (até 2 l de sangue podem ser acumulados no útero gravídico) ou uma mudança da frequência cardíaca fetal. No entanto, há muitos casos de descolamento prematuro da placenta após a ocorrência de trauma que não apresentam sangramento vaginal.

O indicador mais sensível de um descolamento prematuro da placenta é o sofrimento fetal agudo, que pode ser detectado por um monitoramento fetal rápido. Uma frequência maior de contrações é associada ao descolamento. A ultrassonografia possui baixa sensibilidade para a detecção de descolamento prematuro da placenta (24% de sensibilidade, 96% de especificidade).[2] Se o descolamento causar sangramento externo, talvez haja uma quantidade insuficiente de sangue para ser detectado sonograficamente. Mesmo com uma acumulação significativa de sangue intrauterino, pode ser difícil fazer um diagnóstico ultrassonográfico exato por causa da posição da placenta (ou seja, posterior) e da confusão das condições estruturais do útero e da placenta.

O descolamento prematuro da placenta é associado a um risco maior de morte fetal (> 20 semanas) e parto prematuro (antes de 37 semanas), até mesmo no caso de um descolamento menor. A extensão da separação da placenta está relacionada com a taxa de morte fetal.

Um teste de conduta expectante juntamente a uma monitoração materna e fetal contínua são apropriados quando a mãe e o feto estão estáveis e com um descolamento parcial da placenta de menos de 25%. Isso se aplica, normalmente, aos fetos com menos de 32 semanas de gestação, cujas chances de morbidade e mortalidade associadas à prematuridade tornam o gerenciamento do parto arriscado. Cuidados expectantes em pacientes estáveis podem permitir uma maturação fetal maior e resultados melhores. Uma cesariana imediata deverá ser realizada se houver sofrimento fetal agudo em decorrência de um grau maior de descolamento de placenta. Após 32 semanas de gestação, o risco de uma separação de placenta maior supera os benefícios da maturação fetal, portanto, intervenção está indicada.

Mulheres com deslocamento prematuro da placenta são mais propensas a terem coagulopatias do que mulheres que não tiveram deslocamento. A placenta lesionada pode liberar tromboplastina na circulação materna, resultando em CIVD, enquanto o útero danificado pode dispersar o ativador do plasminogênio tecidual e desencadear a fibrinólise. A precipitação de CIVD está diretamente relacionada ao grau de separação da placenta. Distúrbios de coagulação severos raramente ocorrem a menos que a separação da placenta seja significativa o suficiente para resultar em morte fetal.

Lesões no Útero

O problema obstétrico mais comum causado por trauma materno são as contrações uterinas. Células miometriais e deciduais, irritadas por uma contusão ou pela separação da placenta, liberam prostaglandinas que estimulam as contrações uterinas. A progressão para o trabalho de parto depende da extensão do dano uterino, da quantidade de prostaglandina liberada e da idade gestacional da gravidez. O uso rotineiro de tocolíticos para o trabalho de parto prematuro começou a ser questionado, pois a maioria das contrações cessa espontaneamente. Contrações que não são autolimitadas normalmente são induzidas por uma condição patológica, como o descolamento prematuro da placenta subjacente, que é uma contraindicação a terapia tocolítica. Estudos mais antigos descreveram esse risco como relativo e tiveram sucesso no uso da tocólise, fazendo avaliações cuidadosas e monitoramentos intensivos para manter a gravidez e aumentar a maturidade fetal. A opção de usar tocolíticos termina quando a dilatação cervical chega a 4 cm.

A ruptura uterina é um evento raro. Ela é causada, normalmente, por colisões veiculares graves, resultando em fraturas na pelve que atingem o útero diretamente. A ruptura uterina é possível em casos de ferimentos por arma branca ou ferimentos por arma de fogo, mas essa situação é rara. Choque materno, dor abdominal, anatomia fetal facilmente palpável causada por extrusão do abdômen e morte fetal são achados típicos em exames. Diagnosticar a ruptura uterina pode ser difícil. A lesão hepática ou esplênica pode produzir sinais e sintomas similares de irritação peritoneal, hemoperitônio e sinais vitais instáveis. Um tratamento adequado, entre suturar a laceração ou realizar uma histerectomia, depende da extensão das lesões no útero e nos vasos uterinos e da importância da futura gravidez.

TESTES DIAGNÓSTICOS

Todas as mulheres que têm idade para ter filhos e que apresentam algum tipo de trauma devem ser examinadas para avaliar uma possível gravidez.

MUDANÇAS NOS VALORES LABORATORIAIS NA GRAVIDEZ

Aumentos no volume de plasma e hemácias causam anemia fisiológica na gestação (hematócrito de 32% a 34% da 32ª até a 34ª semana de gravidez). Apesar do baixo hematócrito, há um aumento geral na capacidade de transporte de oxigênio devido a um aumento do total da massa das hemácias. A progesterona produzida pela placenta estimula diretamente o centro respiratório medular, resultando em uma pCO_2 menor (30 mmHg) do segundo trimestre até o fim da gravidez. A diminuição compensatória subsequente do bicarbonato sérico reduz levemente a capacidade da solução-tampão durante condições de estresse fisiológico. Uma pCO_2 de 40 mmHg na segunda metade da gestação reflete uma ventilação inadequada e, potencialmente, uma acidose respiratória que pode resultar em sofrimento fetal agudo.

Mudanças eletrocardiográficas incluem uma mudança no eixo esquerdo de cerca 15 graus, causada pela elevação do diafragma. Consequentemente, ondas T planas ou ondas Q na derivação DIII e tensão unipolar aumentada na derivação do membro esquerdo podem ser observadas.

Laboratório

Os testes laboratoriais que devem ser realizados em uma paciente grávida traumatizada incluem uma tipagem sanguínea com compatibilidade Rh, uma gasometria arterial e um coagulograma. Pacientes que parecem estáveis, mas apresentam um nível baixo de bicarbonato sérico podem sofrer de choque materno oculto. A interpretação dos resultados do bicarbonato requer uma consideração das mudanças fisiológicas que ocorrem nos estágios finais da gestação, como resultado da alcalose respiratória. Os coagulogramas são importantes para direcionar o manejo de pacientes com traumas multissistêmicos ou quando o diagnóstico de descolamento prematuro da placenta é considerado.

Teste Kleihauer-Betke e Hemorragia Feto-Materna

A hemorragia feto-materna (HFM), sangramento transplacentário do sangue do feto que entra em contato com a circulação materna que é normalmente separada da circulação fetal, é uma complicação única da gravidez. Contrações voluntárias máximas (CVM), localização placentária anterior e a consistência uterina são associados a um risco maior de HFM. A hemorragia transplacentária feto-materna massiva causa aloimunização na incompatibilidade Rh e também coloca o feto em perigo, causando anemia fetal severa, sofrimento fetal agudo e possível exsanguinação. A incompatibilidade ABO causa doença menos grave.

Teoricamente, é possível que traumas resultem em HFM já na quarta semana de gestação, quando as circulações fetal e placentária se formam. Na prática, a HFM é usualmente mais preocupante após 12 semanas de gestação, quando o útero se eleva acima da pelve e se torna mais suscetível ao trauma direto.

O teste de Kleihauer-Betke calcula a quantidade de HFM. A maioria dos laboratórios busca uma HFM de 5 ml ou mais, muito embora a quantidade de HFM suficiente para sensibilizar a maior parte das mulheres com Rh negativo esteja muito abaixo desse nível de sensibilidade de 5 mL. Portanto é aconselhável que todas as mães com Rh negativo que possuem um histórico de trauma abdominal recebam uma dose profilática de imunoglobulina anti-Rh dentro de 72 horas após a ocorrência do ferimento. Pacientes traumatizadas que correm risco de terem HFM massiva apresentarão lesões graves ou achados obstétricos anormais, como sensitividade uterina, contrações ou sangramento vaginal. A quantidade de HFM raramente excederá aquela coberta pela dose máxima de imunoglobulina anti-Rh (300 µg.). Como a imunoglobulina anti-Rh pode prevenir efetivamente a isoimunização Rh quando aplicada até 72 horas após uma exposição antigênica, os resultados do teste de Kleihauer-Betke não são imediatamente necessários no departamento de emergência.

Radiografia

Radiografias Simples

É improvável que ocorram efeitos adversos no feto se a exposição à radiação for menor do que 50 mGy.[12] Menos de 1% dos pacientes traumatizados são expostos a mais de 30 mGy. A sensibilidade à radiação é maior durante o desenvolvimento intrauterino, quando o embrião passa pela organogênese entre a segunda e a décima quinta semana de gestação. No entanto, o risco para o feto que sofre de uma exposição de 10 mGy é mil vezes menor do que os riscos espontâneos de malformação, aborto ou doenças genéticas. A exposição intrauterina a 50 mGy não parece causar um aumento significativo na malformação congênita, no retardamento do crescimento intrauterino ou no aborto espontâneo, mas é associada a um aumento de 2% no risco de câncer.[12] Condições patológicas aparecem mais prontamente em doses de 150 mGy ou mais de radiação (a essa altura, o aborto terapêutico pode ser considerado).[12]

Fornecer informações sobre a exposição à radiação a partir de radiografias não é fácil. A dose de radiação fetal na tomografia computadorizada (TC) depende de muitos fatores, mas o tipo de equipamento utilizado, a circunferência abdominal da mãe e a distância fetal da pele da mãe são fatores importantes.[12] Radiografias devem ser realizadas considerando a proteção do feto, mas exames necessários em pacientes grávidas que sofreram traumas não devem ser descartados devido à preocupação de expor o feto à radiação.[12] Quando apropriado, a exposição fetal à radiação deve ser minimizada pela limitação do escopo do exame e pela utilização de meios técnicos, como protetores e colimadores. A Tabela 182.2 fornece as doses de radiação estimadas de diferentes tipos de exames.

Ultrassonografia

A ultrassonografia é a melhor modalidade para a avaliação simultânea da mãe e do feto. Na paciente grávida, a ultrassonografia é mais útil para detectar lesões abdominais severas, estabelecer o bem-estar ou a morte do feto, a idade gestacional e a localização da placenta.[4,13] No entanto, a ultrassonografia possui uma sensibilidade baixa (24%), mas uma especificidade alta (96%) para o deslocamento prematuro da placenta.[2,4] As ultrassonografias podem evitar a realização de exames mais perigosos, como a TC, a cistografia e o lavado peritoneal diagnóstico (LPD) quando uma paciente grávida traumatizada requer uma avaliação objetiva do abdômen. Limitações na precisão incluem a experiência do operador, o peso da paciente, a presença de enfisema subcutâneo e um histórico de

TABELA 182.2

Dose de Radiação Fetal Estimada a Partir dos Exames Convencionais de Radiografia e Tomografia Computadorizada

EXAME DE IMAGEM	DOSE FETAL ESTIMADA (MGY)*
RADIOGRAFIA	
Coluna cervical (AP, lateral)	< 0,001
Extremidades	< 0,001
Tórax (PA, lateral)	0,002
Coluna torácica	0,003
Abdome (AP) (espessura do paciente de 21 cm)	1
Abdome (AP) (espessura do paciente de 33 cm)	3
Coluna lombar (AP, lateral)	1
TOMOGRAFIA COMPUTADORIZADA	
Cabeça	0
Tórax (rotina)	0,2
Tórax (protocolo para tromboembolismo pulmonar)	0,2
Abdome	4
Abdome e pelve	25
Angio-TC da aorta	34
Angio-TC das artérias coronárias	0,1

AP, anteroposterior; *TC*, tomografia computadorizada; *PA*, posteroanterior.
*A dose de radiação que ocorre naturalmente durante a gravidez é de 0,5 a 0,1 mGy.
De Raptis CA, Mellnick VM, Raptis DA, et al: Imaging of trauma in the pregnant patient. Radiographics 34(3):748–763, 2014.

múltiplas cirurgias abdominais. Se os achados ultrassonográficos forem duvidosos e o paciente estiver hemodinamicamente instável, é indicada a realização do LPD de forma aberta e suprauterina. A aspiração peritoneal diagnóstica pode ser considerada em conjunto com um cirurgião do trauma; no entanto, esse procedimento também apresenta riscos.

Exames de Imagem: Tomografia Computadorizada e Ressonância Magnética

A TC e, cada vez mais, a ressonância magnética (RM) são utilizados para a avaliação de trauma abdominal na gestação. Se os resultados da ultrassonografia forem indeterminados e a condição da paciente for estável, a TC e a RM podem identificar o dano de um órgão específico. Eles são particularmente úteis para examinar ferimentos penetrantes no flanco e dorso. A TC pode não identificar ferimentos no diafragma e intestino. Ambos os exames apresentam o risco de mover a paciente do ambiente de monitoramento próximo do departamento de emergência para uma distante sala de radiografia.

A radiação da TC é uma preocupação para a paciente grávida traumatizada. No entanto, com o uso de proteções, a exposição fetal da cabeça e do tórax pode ser mantida abaixo de um limite aceitável de 1 rad. A TC do abdômen pode ser feita com 4 mGy de exposição ao feto.[14] A TC do abdômen e da pelve produz cerca de 25 mGy de radiação para o feto, que é muito abaixo do nível de 50 mGy, a partir de quando se observa um aumento de 2% no risco de câncer, sem evidências de malformação ao feto.[12,14] Finalmente, a exposição à radiação depende do paciente, do tomógrafo e da técnica utilizada durante a realização do exame (Tabela 182.2). Os scanners de RM não usam radiação e não foram associados com doenças e deficiências fetais significativas.

PROCEDIMENTOS ESPECIAIS

Lavado Peritoneal Diagnóstico

Em pacientes traumatizadas instáveis que tiveram achados duvidosos ou negativos na ultrassonografia, o LPD pode ser realizado em qualquer trimestre de forma aberta acima do útero após a colocação de uma sonda nasogástrica e de uma sonda Foley. O útero gravídico, nos últimos trimestres, torna o procedimento mais arriscado e tecnicamente desafiador. No trauma contuso, o útero gravídico não compartimentaliza a hemorragia intraperitoneal e não reduz a precisão da LPD para identificar pacientes que precisam de intervenção cirúrgica devido a sangramento intra-abdominal. A LPD é limitada a detectar perfurações no intestino e não avalia patologias retroperitoneais e intrauterinas.

MANEJO

Dependendo do mecanismo, da condição materna e da idade gestacional, o médico emergencista deve considerar notificar precoce ou consultar um obstetra, um neonatologista ou um pediatra (ou todos os três). Um monitor fetal, um ultrassom portátil e equipamentos de reanimação neonatal devem estar disponíveis imediatamente. Toxoide tetânico e imunoglobulina não exercem efeitos prejudiciais sobre o feto. A Organização Mundial da Saúde (OMS) recomenda especificamente a vacinação durante a gestação.[15] Para prevenir a aloimunização de uma mãe com fator Rh negativo, aplicar uma dose de 50 μg de imunoglobulina anti-Rh no primeiro trimestre. Isto é suficiente, pois o volume de sangue fetal total é de apenas 4,2 mL em 12 semanas de gestação, e uma dose de 50 μg cobre 5 ml de sangramento. Durante o segundo e o terceiro trimestres, uma dose de 300 μg de imunoglobulina anti-Rh é aplicada, que fornece proteção contra 30 ml de HFM. Após 16 semanas de gestação, o volume sanguíneo total do feto chega a 30 ml ou mais. A HFM massiva provavelmente excede a eficácia de uma dose de 300 μg de imunoglobulina anti-Rh, assim, o teste de Kleihauer-Betke pode ser utilizado para a orientação de uma dosagem efetiva.

Reanimação Materna

Avaliação Primária

A avaliação primária é focada na mãe. No entanto, como há a presença de dois pacientes, é razoável também recolher informações preliminares sobre o feto nesse momento (Fig. 182.1).

Via Aérea e Respiração. A oxigenoterapia deve ser instituída precocemente. Devido à redução da reserva de oxigênio e ao aumento do consumo de oxigênio, a grávida traumatizada pode se tornar hipóxica rapidamente. O feto é muito vulnerável a qualquer redução no fornecimento de oxigênio. O fornecimento de oxigênio suplementar deve ser continuado durante a ressuscitação e avaliação materna.

Garantir uma via aérea permite uma oxigenação adequada e anula o alto risco de aspiração na gravidez. A sequência rápida de intubação é recomendada. A pré-oxigenação da paciente grávida é descrita no Capítulo 1. As configurações de ventilação mecânica precisam ser ajustadas para o aumento do volume corrente e alcalose respiratória, que é consistente com a pCO_2 fisiológica de 30 mmHg no estágio final da gravidez.

Circulação. É preferível o acesso intravenoso acima do diafragma.[8] A pressão arterial materna e a frequência cardíaca não são considerados indicadores confiáveis de estabilidade hemodinâmica materna e fetal. Devido a um volume circulante maior, a mãe pode ter hemorragia, mas não mostrar sinais iniciais de hipotensão. O fluxo de sangue intrauterino é significativamente reduzido quando a circulação materna é comprometida. Como resultado, após uma perda aguda de sangue, o fluxo sanguíneo uterino pode ser substancialmente diminuído, enquanto a pressão arterial materna

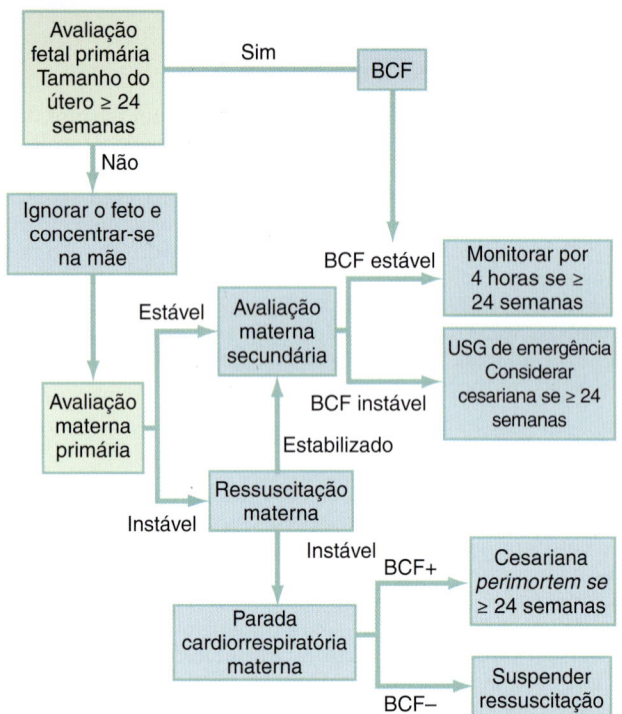

Fig. 182.1. Algoritmo de tomada de decisão em cuidados obstétricos de emergência. *BCF*, batimento cardíaco fetal; *USG*, ultrassonografia.

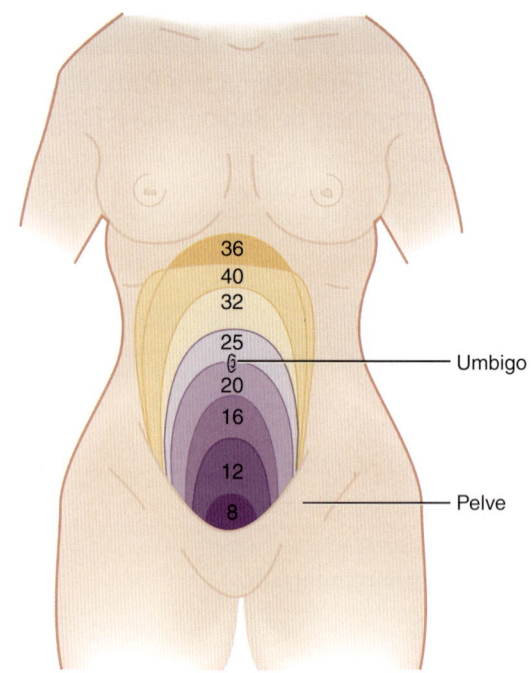

Fig. 182.2. Tamanho uterino em diferentes semanas de gestação. (De Kravis TC, Warner CG, editors: Emergency medicine: a comprehensive review. Rockville, MD, 1979, Aspen Publishers.)

permanece normal. Consequentemente, a paciente grávida com estabilidade hemodinâmica no limite provavelmente já oferece grande risco à saúde do feto. Quando sinais tradicionais de choque começam a aparecer, o comprometimento fetal já pode estar muito avançado. Nesses casos, deve-se evitar vasopressores, já que, ao diminuir o fluxo sanguíneo uterino, eles produzem sofrimento fetal agudo.

Após 20 semanas de gestação, a fim de diminuir a compressão gerada pelo útero grávido à veia cava inferior, deve-se inclinar a paciente a aproximadamente 30 graus para a esquerda em uma prancha rígida ou elevar seu quadril direito. Inclina-la para a direita é menos eficaz em remover a compressão do útero sobre a veia cava inferior; deslocar o útero manualmente para cima e para a esquerda é mais eficaz.

Em caso de lesões graves, um cateter para medir a pressão venosa central (PVC) ajuda a determinar a pré-carga cardíaca. A medida que a gravidez progride, a PVC cai devido à compressão que o útero grávido causa à veia cava inferior. Desse modo, pode ser desnecessária a correção para o nível de pressão normal de não gestantes. Em vez disso, é mais importante se concentrar em como a PVC responde à ressuscitação volêmica. Um cateter de Foley usado para mensurar o débito urinário, fornece mais informações acerca da situação do volume circulatório.

Tratando-se de trauma durante a gravidez, a avaliação primária é modificada para acessar o tamanho do útero da paciente e verificar a presença de batimentos cardíacos fetais caso a paciente esteja severamente lesionada. Do contrário, essa avaliação pertencerá à avaliação secundária. O tamanho uterino, medido da sínfise púbica até o fundo uterino, é a maneira mais rápida de se estimar a idade gestacional. Essa distância, em centímetros, equivale a idade gestacional em semanas (p. ex.: 24 cm = 24 semanas), que permite indicações precoces sobre a viabilidade fetal caso seja necessário fazer o parto (Fig. 182.2). Geralmente, da vigésima quarta semana à vigésima sexta é usado como tempo limite para determinar a viabilidade do feto (Tabela 182.3). A grosso modo, o feto se encontra potencialmente viável quando a cúpula uterina se expande para além da cicatriz umbilical. Os batimentos cardíacos do feto podem ser detectados por meio da auscultação na vigésima semana de gestação, ou por ultrassom Doppler entre 10 e 14 semanas. Se mesmo o útero estiver menor que 24 cm de tamanho ou os batimentos

TABELA 182.3

Viabilidade Fetal

SEMANAS DE GESTAÇÃO	SOBREVIDA EM 6 MESES (%)	SOBREVIVÊNCIA SEM ANORMALIDADE GRAVE (%)
22	0	0
23	15	2
24	56	21
25	79	69

Dados de Morris JA Jr, et al: Infant survival after cesarean section for trauma. Ann Surg 223:481, 1996.

cardíacos do feto estiverem ausentes, a gravidez é provavelmente muito precoce para ser considerada viável e o tratamento é direcionado somente à mãe.

Avaliação secundária

O exame secundário envolve uma avaliação detalhada da paciente, mas também é modificada para obter informações extras acerca do abdômen materno e do feto. Uma avaliação física do abdômen, frequentemente não confiável no caso de pacientes não-gestantes, é ainda muito menos acurado com a mudança da posição dos órgãos, o alongamento da parede abdominal na gestação avançada, e as dores da contração uterina. Ainda assim, informações valiosas sobre a consistência uterina, a frequência das contrações e sangramento vaginal podem ser coletadas.

O exame pélvico começa com o exame especular estéril, permitindo uma visualização direta que viabiliza a detecção de possíveis traumas no trato genital, a determinação do grau da dilatação cervical e da fonte de qualquer fluido vaginal que possa ser observado. Sangramento vaginal sugere descolamento prematuro da placenta e saída de líquido aquoso sugere a ruptura das membranas ovulares. Se uma amostra de fluido vaginal for colocado em uma lâmina, secar e cristalizar-se em um padrão em forma de folha de samambaia, trata-se de líquido amniótico, e não urinário.

Devem ser realizadas culturas cervicais para estreptococo do grupo B, *Neisseria gonorrehoeae* e *Chlamydia* caso haja evidencia de perda de fluído amniótico. O exame bimanual deve limitar-se a avaliar o dano ao osso pélvico ou a progressão do trabalho de parto já avançado. Se o mecanismo da lesão for significante o suficiente e o feto for considerado viável, o envolvimento precoce de um obstetra pode melhorar o desfecho fetal.

Avaliação Fetal. A avaliação fetal, durante a avaliação secundária, é focada na frequência cardíaca do feto e na detecção de seus movimentos. Quando confirmada a presença de batimentos cardíacos fetais, o monitoramento intermitente de sua frequência cardíaca é suficiente para o feto pré-viável. Caso o feto seja viável (ou seja, 24 semanas ou mais), o monitoramento contínuo externo iniciado rapidamente e mantido durante todos os procedimentos diagnósticos e terapêuticos pode ser útil no manejo direcionado. Esse monitoramento pode também beneficiar a mãe, pois a hemodinâmica fetal é mais sensível a quedas de pressão arterial materna e oxigenação do que a maioria das medidas maternas. Sofrimento fetal agudo pode ser um sinal de sofrimento materno oculto. No entanto, o sofrimento fetal agudo e até mesmo a morte fetal podem ocorrer com aparente trauma leve materno. Sinais de sofrimento fetal agudo incluem batimentos cardíacos anormais de base, menor variabilidade da frequência cardíaca, e desacelerações fetais após contrações.

A frequência cardíaca fetal normal varia de 120 a 160 batidas por minuto; frequências fora ou tendendo a esses limites são preocupantes. A variabilidade da frequência cardíaca tem dois componentes. A variabilidade de batida à batida mede a função nervosa autonômica, enquanto a variabilidade em longo prazo indica a atividade fetal. A variação da frequência cardíaca aumenta com a idade gestacional. A perda da batida à batida e da variabilidade advertem para uma depressão do sistema nervoso central e para a redução dos movimentos fetais pelo sofrimento fetal agudo (Fig. 182.3).

Desacelerações tardias são um indício de hipóxia fetal. Essas desacelerações são relativamente pequenas na amplitude e ocorre após o pico ou o fim de uma contração uterina. Em comparação, as desacelerações precoces são maiores, ocorrem com a contração, e retornam para a linha de base imediatamente após a contração. Desacelerações precoces podem ser mediadas vagamente quando as contrações uterinas pressionam a cabeça fetal, alongam seu pescoço ou comprimem o cordão umbilical. Desacelerações variáveis são grandes, ocorrem a qualquer momento, e são possivelmente causadas pela compressão do cordão umbilical. (Fig. 182.4).

Mãe Estável, Feto Estável

Traumas leves não necessariamente isentam o feto de uma lesão significativa. Estima-se que até 3% de todos traumas leves levam à perda fetal, tipicamente pelo descolamento prematuro da placenta. Então, uma vez que a mãe traumatizada for estabilizada, o foco do cuidado deve ser voltado para o bebê. Para fetos viáveis (acima de 24 semanas), o monitoramento é o próximo passo. Aconselha-se a monitorização contínua durante toda a ação diagnóstica e terapêutica. Já que não é necessário impacto direto para que ocorra uma patologia fetoplacentar, a mulher grávida traumatizada sem lesões abdominais óbvias ainda se beneficia da monitoração.

A recomendação de 4 horas de observação cardiotocográfica do feto viável é extendida para 24 horas se em algum momento durante as 4 horas houver mais de três contrações uterinas por hora, persistência da consistência uterina, os resultados no monitor fetal forem preocupantes, ocorra sangramento vaginal, rotura das membranas ovulares, ou se qualquer lesão grave estiver presente. A grande parte dos casos de descolamento prematuro da placenta após trauma materno são detectados nas primeiras 4 horas de monitorização.

Ao receber alta do hospital, a gestante deve ser instruída a registrar os movimentos fetais durante a semana seguinte. Caso sejam detectados menos de quatro movimentos por hora monitorada, a paciente deve ir ao seu obstetra prontamente e uma cardiotocografia deve ser garantida. A ocorrência de trabalho de parto prematuro, ruptura das membranas ovulares, sangramento vaginal ou dor uterina também exigem uma pronta reavaliação. Ultrassom seriado e avaliações da frequência cardíaca do feto viável dias após o trauma materno e periodicamente através da parcela restante da gestação são úteis no monitoramento do bem-estar fetal.

Mãe Estável, Feto Instável

As taxas de morte fetal após trauma materno são de 3 a 9 vezes maior do que as taxas de morte materna. Caso um feto já viável permanecer em sofrimento mesmo após a melhora fisiológica da mãe, deve-se levar em consideração a possibilidade de uma cesariana.

Por mais que a viabilidade fetal seja primeiramente alcançada com 24 semanas de gestação, o determinante final da idade da viabilidade fetal é o nível de cuidado neonatal oferecido pela uni-

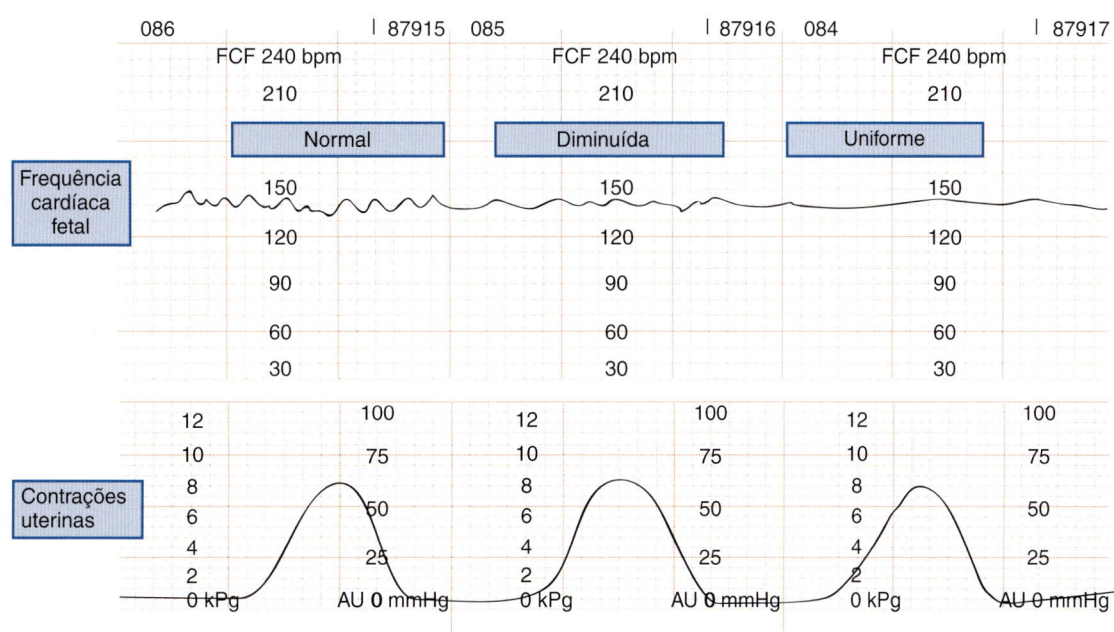

Fig. 182.3. Tipos de variabilidade da frequência cardíaca fetal. *BPM*, batimentos por minuto; *FCF*, frequência cardíaca fetal; *AU*, atividade uterina.

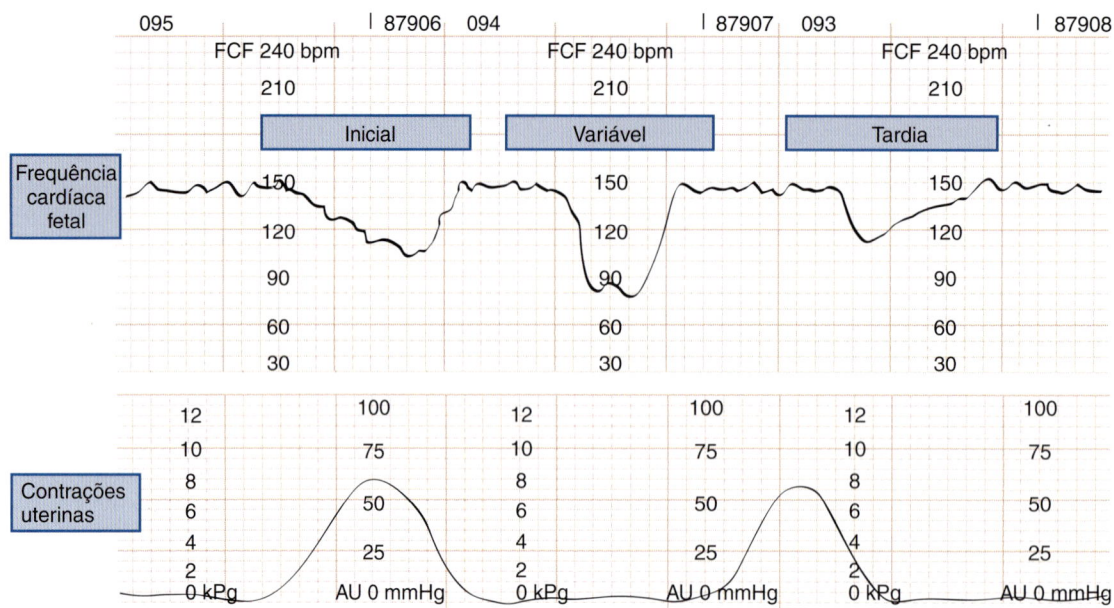

Fig. 182.4. Tipos de desacelerações da frequência cardíaca fetal. *BPM*, batimentos por minuto; *FCF*, frequência cardíaca fetal; *AU*, atividade uterina.

dade de cuidados intensivos de enfermagem de cada hospital ou de instalações regionais acessíveis. Determinar a idade gestacional para fetos com menos 29 semanas pode ser difícil. Decisões de emergência acerca da viabilidade fetal são, portanto, feitas com base na melhor informação disponível da ultrassonografia e da idade gestacional.

A presença dos batimentos cardíacos fetais é um importante marcador de sobrevivência para os fetos em relação a submeter-se a uma cesariana. A taxa de sobrevivência fetal é nulo caso não haja batimentos cardíacos presentes quando a cesariana de emergência começar. Se houver batimentos cardíacos e a idade gestacional for de 26 semanas ou mais, a chance de sobrevivência do infante chega até 75%.

Além do sofrimento fetal agudo, outras razões para uma cesariana de emergência incluem ruptura uterina, ruptura placentária com perda considerável de sangue pela vagina, mal apresentação fetal durante o trabalho de parto prematuro, e situações nas quais o útero mecanicamente limita o reparo materno. A morte fetal sem alguma das condições citadas anteriormente não é uma indicação de cesariana, porque a maioria irá se autoexpelir espontaneamente em uma semana.

Mãe Instável, Feto Instável

Caso a situação da gestante seja crítica, o reparo primário de seus ferimentos é o melhor caminho a se tomar. Isso pode se aplicar mesmo quando o feto estiver em sofrimento, pois uma mãe em um estado crítico pode não ser capaz de suportar um procedimento cirúrgico adicional como uma cesariana, o que prolonga o tempo de laparotomia e pode, substancialmente, aumentar a perda sanguínea. A melhor ação a se tomar em favor do feto é a restauração precoce e agressiva da fisiologia materna normal. Se for entendido que a mãe instável é capaz de tolerar uma cesariana de emergência, isto deve ser considerado se o feto viável estiver em sofrimento fetal agudo.

Assim como em pacientes não gestantes, uma intervenção cirúrgica para um trauma contuso e ferimentos penetrantes por arma branca do útero deve ser determinado pelos achados clínicos e por resultados de testes diagnósticos. Ferimentos intraperitoneais por arma de fogo acima do útero requerem exploração. Em situações de hemorragia materna grave, protocolos de transfusão maciça devem ser iniciados com plasma fresco congelado, plaquetas e hemácias em uma escala de 1:1:1 para diminuir as chances de coagulopatia e aumentar as de sobrevivência. Existe pouca evidência para suportar uma estratégia de manejo definitivo para traumas penetrantes ao útero grávido. Em situações de estabilidade hemodinâmica materna, a conduta expectante tem sido recomendada, contudo nenhum estudo prospectivo comprovou isso. Danos causados ao útero somente podem ser muito graves devido ao aumento da circulação. Sem a exploração, torna-se impossível saber a ocorrência, o tamanho ou profundidade uterina da penetração e tampouco existem guidelines indicando se uma ferida uterina pode ser deixada sem ser suturada sem causar o aumento do risco de infecção ou de ruptura uterina tardia. Laparotomia ou laparoscopia parecem ser os meios mais seguros de se manejar ferimentos uterinos penetrantes, pois lesões maternas desapercebidas podem rapidamente comprometer o frágil feto.

Desfibrilação

O fluxo elétrico que passa pelo feto tem pouquíssimo efeito na gravidez. Cardioversões maternas eletivas e emergenciais já foram realizadas seguramente para disritmias cardíacas em todos os três estágios da gravidez. Energias de até 300 Joules têm sido usadas sem afetar o feto ou induzir ao trabalho de parto prematuro. Embora a quantidade de energia que chega ao coração fetal ser considerada pequena, é aconselhável monitorar o coração do feto durante a cardioversão da mãe.

Cesariana Perimortem

A restauração da circulação materna e, consequentemente, do feto é o objetivo principal na instabilidade hemodinâmica materna. Entretanto, o cuidado extenso e exclusivo à mãe em parada cardiorrespiratória pode prevenir a recuperação de um potencial feto viável. Durante a ressuscitação materna, a oxigenação adequada, a reposição de fluídos e uma posição inclinada de 30 graus para a esquerda ou um deslocamento manual do útero gravídico, podem melhorar a circulação materna. Se não houver resposta ao suporte avançado de vida, a decisão para cesariana *perimortem*, também conhecida como histerotomia ressuscitativa, deve ser realizada em até 4 minutos. A cesariana *perimortem* somente deve ser considerada se o tamanho do útero ultrapassar a cicatriz umbilical. O tempo desde a parada circulatória da mãe é um fator crítico para o desfecho fetal. O parto aumenta o retorno venoso e o débito cardíaco em 25% a 30% e pode levar a benefício de sobrevivência à mãe. Trabalhos publicados apoiam a cesária *perimortem*, mas não conseguem provar que, de fato, o procedimento deve ter início em, no máximo, 4 minutos depois da parada cardiorrespiratória sem retorno da circulação espontânea. Após 20 minutos, a chance é virtualmente nula de sobrevivência ou desfecho neurológico favorável tanto para mãe quanto para o feto.

Havendo parada cardiorrespiratória materna, a cesariana *perimortem* pode ser indicada. O médico mais experiente disponível deve realizar o procedimento enquanto se continua a ressuscitação cardiopulmonar. Uma incisão vertical na linha média é feita a partir do epigastro até a sínfise púbica. Então, penetra-se o útero com uma incisão vertical na linha média. Se necessário, a placenta é incisada para alcançar o útero; uma vez que o feto já tiver nascido, o cordão umbilical deve ser clampeado e cortado. A ressuscitação materna após entrega do feto já foi reportada em algumas situações *perimortem*, provavelmente porque a compressão da veia cava é aliviada.

SEGUIMENTO

Qualquer mulher grávida com 24 semanas de gestação ou mais que sofreu trauma contuso deve ficar durante pelo menos 4 horas sob monitoramento fetal mesmo se ela parecer bem. No geral, mulheres gestantes que sofrem traumas leves têm um desfecho favorável na gravidez. Outras admissões e critérios cirúrgicos são similares para pacientes traumatizadas gestantes e não gestantes. O médico emergencista deve considerar a estabilidade da mãe e a viabilidade do feto nas decisões referentes ao manejo e seguimento.

CONCEITOS-CHAVE

- Manejo materno de lesões ameaçadoras a vida e ao membro devem ser prioridade. Salvar a mãe fornece a melhor chance de salvar o bebê.
- Mesmo em pacientes gestantes traumatizadas estáveis, o feto está em risco aumentado de morbidade e mortalidade.
- A partir da 24ª semana, o feto torna-se viável. Isso usualmente corresponde quando o fundo está na mesma altura ou acima da cicatriz umbilical.
- Alterações na anatomia e na fisiologia que ocorrem durante a gravidez podem alterar os achados clínicos relacionados à perda de sangue e pode mascarar danos, o que torna essencial uma avaliação metódica.
- Gestantes estáveis com um feto viável devem ser monitoradas continuamente por, pelo menos, 4 horas depois do trauma.
- Manter a mãe 30 graus inclinada à esquerda ou mover manualmente o útero pode aliviar a hipotensão e melhorar a perfusão para mãe e para o bebê.
- Cesariana *perimortem* deve ter início, no caso de um feto viável, depois de, no máximo, quatro minutos sem retorno da circulação espontânea.
- O uso de radiação ionizante para a paciente gestante, incluindo TC e radiografia simples, deve ser minimizado, contudo, um exame de imagem não deve ser evitado caso possa providenciar informações diagnósticas importantes. Geralmente, ultrassonografia, RM, ou um período de observação podem evitar a necessidade de uso de radiação ionizante.

As referências para este capítulo podem ser encontradas on-line no website Expert Consult associado à obra.

REFERENCES

1. Tinker SC, Reefhuis J, Dellinger AM, et al: Epidemiology of maternal injuries during pregnancy in a population-based study 1997-2005. J Womens Health 19(12):2211-2218, 2010.
2. Murphy NJ, Quinlan JD: Trauma in pregnancy: assessment, management, and prevention. Am Fam Physician 90(10):717-722, 2014.
3. Garmi G, Marjieh M, Salim R: Does minor trauma in pregnancy affect perinatal outcome? Arch Gynecol Obstet 290(4):635-641, 2014.
4. Mendez-Figueroa H, Dahlke JD, Vrees RA, et al: Trauma in pregnancy: an updated systematic review. Am J Obstet Gynecol 209(1):1-10, 2013.
5. Battaloglu E, Battaloglu E, Chu J, et al: Obstetrics in trauma. Trauma 17:17-23, 2015.
6. Petrone P, Talving P, Browder T, et al: Abdominal injuries in pregnancy: a 155-month study at two level 1 trauma centers. Injury 42:47-49, 2011.
7. John PR, Shiozawa A, Haut ER, et al: An assessment of the impact of pregnancy on trauma mortality. Surgery 149:94-98, 2011.
8. Einav S, Sela HY, Weiniger CF: Management and outcomes of trauma during pregnancy. Anesthesiol Clin 31(1):141-156, 2013.
9. Brookfield KF, Gonzalez-Quintero VH, Davis JS, et al: Maternal death in the emergency department from trauma. Arch Gynecol Obstet 288(3):507-512, 2013.
10. Luley T, Fitzpatrick CB, Grotegut CA, et al: Perinatal implications of motor vehicle accident trauma during pregnancy: identifying populations at risk. Am J Obstet Gynecol 208(6):466.e1-466.e5, 2013.
11. Barraco RD, Chiu WC, Clancy TV, et al: Practice management guidelines for the diagnosis and management of injury in the pregnant patient: the EAST Practice Management Guidelines Work Group. J Trauma 69(1):211-214, 2010.
12. Sadro C, Bernstein MP, Kanal KM: Imaging of trauma: part 2, abdominal trauma and pregnancy—a radiologist's guide to doing what is best for the mother and baby. AJR Am J Roentgenol 199(6):1207-1219, 2012.
13. Puri A, Khadem P, Ahmed S, et al: Imaging of trauma in a pregnant patient. Semin Ultrasound CT MR 33(1):37-45, 2012.
14. Raptis CA, Mellnick VM, Raptis DA, et al: Imaging of trauma in the pregnant patient. Radiographics 34(3):748-763, 2014.
15. Keller-Stanislawski B, Englund JA, Kang G, et al: Safety of immunization during pregnancy: a review of the evidence of selected inactivated and live attenuated vaccines. Vaccine 32:7057-7064, 2014.
16. Trappe HJ: Emergency therapy of maternal and fetal arrhythmias during pregnancy. J Emerg Trauma Shock 3(2):153-159, 2010.
17. Gatti F, Spagnoli M, Zerbi SM, et al: Out-of-hospital perimortem cesarean section as resuscitative hysterotomy in maternal posttraumatic cardiac arrest. Case Rep Emerg Med 2014:121562, 2014.
18. Bloomer R, Reid C, Wheatley R: Prehospital resuscitative hysterotomy.. Eur J Emerg Med 18:241-242, 2011.
19. Jeejeebhoy FM, Zelop CM, Windrim R, et al: Management of cardiac arrest in pregnancy: a systematic review. Resuscitation 82:801-809, 2011.
20. Katz VL: Perimortem cesarean delivery: its role in maternal mortality. Semin Perinatol 36(1):68-72, 2012.
21. Drukker L, Hants Y, Sharon E, et al: Perimortem cesarean section for maternal and fetal salvage: concise review and protocol. Acta Obstet Gynecol Scand 93(10):965-972, 2014.
22. Einav S, Kaufman N, Sela HY: Maternal cardiac arrest and perimortem caesarean delivery: evidence or expert-based? Resuscitation 83:1191-2000, 2012.

SEÇÃO TRÊS
O Paciente Geriátrico

CAPÍTULO 183

Abordagem do Paciente Geriátrico

Jennifer C. Chen

PRINCÍPIOS

Epidemiologia e dados demográficos

O atual aumento da população idosa é um fato sem precedentes na história mundial, graças ao aumento da expectativa de vida nos países desenvolvidos. Nos Estados Unidos, a contribuição demográfica adicional do envelhecimento em massa da geração *baby boomer* (aproximadamente 10.000 pessoas completarão 65 anos de idade todos os dias pelos próximos 15 anos) faz que os idosos com 65 anos ou mais sejam o segmento que mais cresce na população americana (Fig. 183.1).[1] De 2010 a 2050, a população americana de idosos irá mais que dobrar, e a parcela com 85 anos ou mais irá mais que triplicar[2].

A principal causa de morte em idosos acima de 65 anos eram as doenças agudas e infecciosas; hoje são as doenças crônicas que mais matam os idosos americanos,[3] associadas aos declínios funcionais, cognitivos e apoio social. Essas mudanças demográficas — aumento considerável de doenças crônicas, além de custos financeiros, transporte, e limitações funcionais exclusivas aos idosos — configura o aumento desse grupo nos serviços de emergência. Essa população demanda uso de mais recursos, maior tempo de internação e maior taxa de admissão que outros pacientes.[4] Os idosos também tem maior risco de complicações após a internação; três meses após a alta hospitalar, aproximadamente 5% dos idosos morrerão, 20% serão hospitalizados e 20% retornarão à emergência.

Avaliação do paciente idoso

A anamnese detalhada é um dos pilares do atendimento ao idoso. Entretanto, esses pacientes apresentam maiores comprometimentos cognitivos, funcionais e sensoriais, ou depressão, que limitam suas habilidades comunicativas.[5] Esses quadros, associados à senilidade, dificultam a avaliação e manejo do paciente idoso, que pode ter uma abordagem deficiente por parte da equipe médica. A anamnese vai além das perguntas ao paciente, cuidadores e instituições geriátricas, e nem sempre todas as informações relevantes (história clínica e medicações) são relatadas.

A avaliação cognitiva em idosos é uma ferramenta importante e considerada um dos indicadores de qualidade das unidades de emergência.[6] Pacientes com alterações cognitivas, que incluem comprometimento cognitivo leve, demência e delirium, têm menos condições de procurar a emergência ou seguir as instruções após a alta.[7] A avaliação cognitiva no início do atendimento otimiza a intervenção médica e favorece o planejamento de cuidados.

Delirium, um estado confusional agudo com alterações de cognição e atenção, ocorre em 10 a 20% dos idosos atendidos nas emergências. Infelizmente essa enfermidade é ignorada pela equipe em mais de 75% dos atendimentos, principalmente o subtipo delirium hipoativo. Existem vários protocolos de avaliação disponíveis, incluindo o *Confusion Assessment Method* (CAM, fig. 183.2). Delirium geralmente é causado por redução da reserva neurológica associada a outro fator agudo, como infecção, alterações metabólicas e síndromes coronarianas agudas. Delirium e demência podem ser difíceis de distinguir, mas é fundamental saber diferenciá-los, pois o delirium aumenta o risco de emergência clínica. Idosos com delirium atendidos em emergências têm maior taxa de internação em UTI (30 dias até o óbito e média de 30 dias para reinternação).[8]

Estudos realizados em vários países com triagens em idosos nas emergências encontraram uma média de 35% de demência, previamente não diagnosticada.[9,10] Demência é uma expressão geralmente utilizada para doenças crônicas que cursam com duas ou mais alterações de funções cognitivas, que incluem perda de memória, alterações de linguagem, atividade motora, reconhecimento de objetos, e de funções executivas. O diagnóstico deveria ser feito no atendimento da atenção básica, mas não é regra. Se for identificada na emergência, permite que a equipe tenha parâmetros do status cognitivo e estimula o paciente e sua família a buscar o tratamento adequado. Importante ressaltar que o diagnóstico precoce facilita a avaliação do paciente e a identificação da queixa principal e otimiza o atendimento hospitalar.

Avaliações funcionais, incluindo Atividades de Vida Diária (AVDs) e Atividades Instrumentais de Vida Diária (AIVDs) são fundamentais (Tabela 183.1). O declínio funcional pode levar a emergência médica e pode ser o único sinal clínico de alguma doença oculta em curso. Alterações cognitivas são consideradas ao se estabelecer o prognóstico da doença e são indicativas de retorno precoce ao departamento de emergência recorrentes.[11]

Avaliações cognitivas e funcionais de rotina demandam muito tempo para serem realizadas. Levando em consideração a eficiência do atendimento na emergência, a identificação precoce de idosos de alto risco ajuda os médicos a indicarem o tratamento adequado. Guidelines publicados recentemente por serviços de emergência geriátrica recomendam a triagem de idosos de alto risco. A ferramenta ISAR (Identification of Seniors at Risk) é uma triagem que identifica declínios cognitivos e funcionais e risco estimado (Quadro 183.1).[10] Essa ferramenta realça a interação entre comprometimento cognitivo e declínio funcional. Contudo são necessários mais estudos para desenvolver e validar instrumentos de triagem rápida.[12]

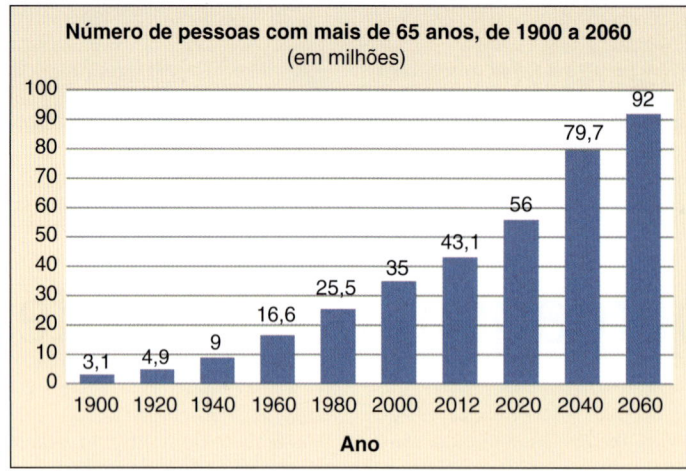

Fig. 183.1. Envelhecimento populacional. (Adaptado de Administration on Aging, Administration for Community Living, U.S. Department of Health and Human Services: A profile o folder Americans: 2013. nutritionandaging.org/profile-older-americans-2013.)

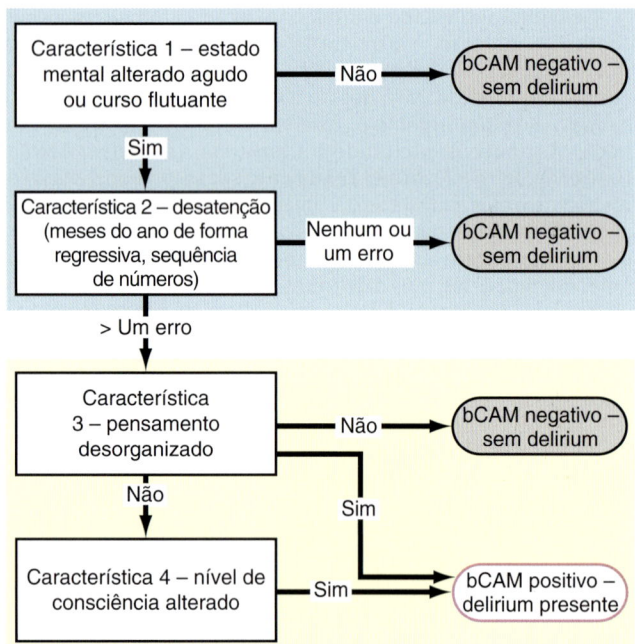

Fig. 183.2. Brief Confusion Assessment Method (bCAM) – ferramenta de triagem de delirium. Os resultados são positivos se ambas as características 1 e 2 e 3 ou 4 forem positivas, com 94% de sensibilidade e 89% de especificidade. (De Hospital Elder Life Program: Confusion assessment method (short CAM). www.hospitalelderlifeprogram.org/delirium-instruments/short-cam/short-cam-instrument.©2016. Todos os direitos reservados.)

QUADRO 183.1
Ferramenta de Identificação de Risco dos Idosos (ISAR)

1. Antes da doença que o trouxe para a emergência, você precisava de alguém para lhe ajudar regularmente? (Sim)
2. Desde o início da doença que o trouxe para a emergência, você precisa de mais ajuda que o comum para se cuidar? (Sim)
3. Você ficou hospitalizado por uma noite ou mais nos últimos seis meses (excluindo consultas emergenciais)? (Sim)
4. Normalmente, sente-se bem? (Não)
5. Você tem problemas graves de memória? (Sim)
6. Você ingere mais de três medicamentos diferentes por dia todos os dias? (Sim)

Cada resposta "sim" conta um ponto, e o total varia de zero a seis. O paciente é considerado de risco quando o resultado é dois ou mais.
Adaptado de McCusker J, Bellavance F, Cardin S, et al: Detection o folder people at increased risk of adverse health outcomes after na emergency visit: the ISAR screening tool. J Am Geriatr Soc 47:1229-1237,1999.

TABELA 183.1
Avaliação Funcional

ATIVIDADES DE VIDA DIÁRIA	ATIVIDADES INSTRUMENTAIS DE VIDA DIÁRIA
Tomar banho	Telefonar
Vestir-se	Fazer compras
Ir ao banheiro	Fazer comida
Locomoção	Limpeza da casa
Continência	Lavar roupas
Alimentar-se	Transporte (Dirigir)
	Administração de medicamentos
	Habilidade com finanças

Adaptações dos Princípios Fundamentais de Geriatria aos Serviços de Emergência

Médicos emergencistas devem adaptar princípios fundamentais da Geriatria para a prática de emergência na tomada de decisões, considerando riscos e benefícios da terapêutica escolhida, focando na qualidade de vida e na atenção multidisciplinar. Contrariando a ótica holística, a abordagem tradicional ou baseada na doença leva ao aumento dos serviços utilizados,[5,13] superlotação, gastos médicos elevados e danos iatrogênicos. O departamento de emergência precisará ser, além de uma rede de cuidados críticos, um parceiro ou gerenciamento de cuidados. Gerenciamento de cuidados pode ser definido como a dedicação de dois ou mais profissionais de saúde às necessidades de saúde do paciente — como, por exemplo, quando o médico emergencista conversa com o médico da atenção primária para definir o plano de cuidados e garantir a alta segura do paciente.

Cuidados de Transição

Cuidados de transição, particularmente da casa de repouso para emergência, emergência para internação, e alta para casa ou casa de repouso, são eventos de potencial alto risco. Omissões na documentação e falta de comunicação direta podem levar a lacunas de informação, principalmente na transição da casa de repouso para emergência. Esses cuidados podem apresentar maiores riscos para idosos devido à complexidade de seus problemas de saúde, polifarmácia e comprometimentos auditivos ou cognitivos, que limitam a habilidade do paciente em dar informações ou receber orientações.[14,15] Os cuidados de transição podem afetar negativamente pacientes idosos por erros na medicação, eventos adversos durante a administração de remédios, tratamentos e hospitalizações desnecessárias e falta de coordenação no seguimento após a alta. Várias instituições, incluindo a American College of Emergency Physicians, identificaram falhas no gerenciamento dos cuidados de transição, e recomendam maior cuidado nesse processo.[10] Uma transição eficaz requer comunicação entre os profissionais que dão a alta e os que recebem o paciente, informações relevantes sobre preferências e status clínico do idoso, prescrição medicamentosa clara e plano de cuidados detalhado, considerando cuidados paliativos, quando necessário.

Objetivos do Tratamento e Cuidados Paliativos

Pacientes idosos com doenças em estágio avançado ou terminais vão às emergências frequentemente. Um estudo recente constatou que 75% dos idosos foram levados à emergência pelo menos uma vez nos últimos seis meses de vida, e 51%, no último mês de vida, tendo reinternação ou óbito como desfechos.[16] Em pacientes com doenças terminais, o médico emergencista atua em cuidados curativos (infecções, p. ex.) e cuidados paliativos, com foco na qualidade de vida, especialmente no alívio dos sintomas. Nesse último caso, as queixas principais incluem agitação e *delirium*, ansiedade, constipação, dispneia, dor, prurido, disialorreia, estomatite e náusea, vômitos e diarreia.

Definir prognóstico no DE é um desafio, visto que o diálogo com pacientes e familiares sobre os objetivos do tratamento podem mudar de forma rápida na emergência. No entanto, nem sempre as intervenções são necessárias, pois os benefícios dos cuidados paliativos incluem maior bem-estar do paciente, redução do tempo de internação, menor custo, e melhores resultados. Mesmo que a equipe de apoio (assistente social, padre, administrador do hospital, médico de cuidados paliativos, p. ex.) não esteja disponível na emergência, o papel da equipe da emergência deve ser facilitar o processo de fim de vida, inclusive na transição para cuidados paliativos ou internação.[17]

ALTERAÇÕES ESPECÍFICAS E QUEIXAS PRINCIPAIS

As queixas principais mais comuns em idosos são dores torácicas, falta de ar e dor abdominal. O grande desafio no cuidado a essa população é que as características das doenças mudam de acordo com a idade (manifestações, curso da doença, resposta ao tratamento, resultados). Por exemplo, manifestações atípicas podem resultar da combinação entre mudanças fisiológicas, redução da reserva fisiológica, interação entre doenças crônicas e agudas e sintomas não relatados.

Outro problema na assistência a idosos é que nem sempre a idade cronológica corresponde à idade fisiológica. Existe uma grande variabilidade na senescência entre os idosos, de forma que estabelecer o status funcional basal é crucial na tomada de decisões com o paciente e sua família. Invariavelmente, esses pacientes são mais suscetíveis a doenças por homeostenose, que é o declínio da habilidade de manter a homeostase.

Síndrome Coronariana Aguda

Doenças cardiovasculares são a principal causa de morte em homens e mulheres com mais de 65 anos.[18] Ocorrem várias mudanças fisiológicas no sistema cardiovascular (Tabela 183.2). Manifestações incomuns da Síndrome Coronariana Aguda (SCA) ocorrem com maior frequência em pacientes idosos. A dor torácica aparece em apenas 50% dos pacientes com infarto agudo do miocárdio (IAM) com supra de ST que tem 85 anos ou mais. Mesmo na ausência de dor torácica, apenas dois a seis por cento dos idosos com SCA são de fato assintomáticos. Outros sintomas incluem dispneia, síncope, dor nos ombros ou nas costas, dor abdominal, fraqueza, fadiga e delirium. Um terço das mulheres com mais de 65 anos com infarto agudo do miocárdio apresentam apenas dor abdominal. Muitos dos sintomas apresentados não são específicos e comuns a várias outras doenças. Por essa razão, o diagnóstico de SCA pode demorar e o paciente apresentar complicações tardias, como insuficiência cardíaca congestiva.

A insuficiência cardíaca se manifesta em quase 50% dos pacientes com mais de 85 anos que apresentam IAM com supra de ST, comparado a pacientes com menos de 65 anos, em que apenas 1,7% cursam com insuficiência. A isquemia do miocárdio prejudica o relaxamento do ventrículo esquerdo, que leva ao aumento na pressão diastólica final do ventrículo esquerdo (PDFVE). Esse aumento na PDFVE, próprio da idade, reduz a complacência do ventrículo esquerdo, o que frequentemente resulta em aumento na pressão capilar pulmonar e insuficiência cardíaca.

Pacientes idosos com SCA têm elevado risco de mortalidade. No entanto, esses pacientes não recebem tratamento intensivo, no que se refere a cateterismo cardíaco, como os pacientes mais jovens,[19] embora atualmente a American Heart Association (AHA) recomende que não haja restrições de idade quanto à realização de terapia de revascularização para casos de IAM com ou sem supra de ST.[20] Outro fator que ratifica o cateterismo em idosos é que existe maior risco de complicações com medicações trombolíticas, principalmente hemorragia intracraniana e ruptura de parede livre. Para pacientes idosos com infarto agudo do miocárdio complicado por choque cardiogênico, uma recente recomendação da AHA é a revascularização precoce em todas as faixas etárias.[21,22]

Dor Abdominal

Pacientes idosos na emergência com dor abdominal tem sete vezes mais risco de mortalidade comparada a pacientes mais jovens, e aproximadamente 30% precisarão de cirurgia. Manifestações atípicas são frequentes. Vários fatores podem dificultar o diagnóstico

TABELA 183.2
Mudanças no Sistema Cardiovascular Relacionados à Idade

MUDANÇA RELACIONADA À IDADE	CONSEQUÊNCIA CLÍNICA
Redução da complacência arterial	Aumento da pós-carga; hipertrofia ventricular esquerda; hipertensão
Hipertrofia celular do miocárdio, fibrose intersticial, redução de cardiomiócitos	Redução da complacência ventricular esquerda; aumento da contração atrial, que interfere no volume diastólico final ventricular esquerdo (PDFVE)
Apoptose das células marca-passo no nó sinoatrial, fibrose e perda de células do Feixe de His	Ritmo cardíaco lento, vários graus de bloqueio atrioventricular
Resposta reduzida à estimulação β-adrenérgica e baixa reatividade aos baro e quimiorreceptores	Aumento na circulação de catecolaminas
Fibrose e calcificação das válvulas cardíacas	Estenose e esclerose da válvula aórtica

baseando-se apenas na anamnese e exame físico. Deve-se considerar a alteração da percepção de dor, efeitos da idade no sistema imunológico, medicações que limitam a resposta cardíaca ao estresse e diminuição do estado febril durante as infecções. Ocasionalmente, pacientes idosos manifestam apenas sintomas generalizados, como delirium, indisposição e tontura, quando a causa é uma injúria abdominal aguda. Exames laboratoriais apresentam resultados normais, apesar da presença de doença cirúrgica. Exames de imagem, especialmente a tomografia computadorizada (TC), são indicados para facilitar o diagnóstico.[23]

Deve-se considerar a presença de lesões vasculares intra-abdominais, pois a incidência dessas lesões aumenta de acordo com a idade. Emergências vasculares são críticas e têm alto risco de morbidade em pacientes idosos com dor abdominal, e devem ser prioridade, principalmente se tiver início súbito.[24] Embora o diagnóstico de ruptura de aneurisma de artéria aorta (AAA) seja bem simples em idosos com dor abdominal, choque hipovolêmico e massa abdominal pulsátil, muitos pacientes não apresentam essa tríade. AAA é frequentemente confundida com cólica renal aguda, e qualquer paciente idoso com sintomas de nefrolitíase deve realizar exames de imagem para avaliar a aorta e investigar AAA.

Apendicite é a terceira causa mais comum de indicação de cirurgia abdominal na população idosa. Esses pacientes têm maior incidência de perfuração e mortalidade em decorrência de diagnóstico ou sintomas tardios. Comprometimentos cognitivos, alteração da percepção de dor, resiliência e dificuldades de locomoção podem ser fatores relacionados à manifestação tardia dos sintomas. Historicamente a apendicite foi mal diagnosticada nos idosos porque muitos pacientes não apresentam febre, anorexia ou leucocitose. Um quarto dos pacientes idosos não manifesta dor no quadrante inferior direito.

Alterações do sistema biliar são as causas mais comuns de dor abdominal em idosos, e a incidência de cálculos biliares aumenta de acordo com a idade. A colecistite é a principal indicação de cirurgia abdominal nessa população. Cerca de um terço dos pacientes idosos com colecistite não apresentam febre ou leucocitose, e um terço dos pacientes com colecistite aguda terão dor abdominal leve e ausência de sinais peritoniais. Devido à reduzida vascularização da vesícula biliar, os pacientes idosos têm maior risco de complicações, como perfuração e colecistite enfisematosa.

Fraqueza generalizada

Queixas não específicas como fraqueza generalizada são frequentes nos serviços de emergência.[4] Os relatos imprecisos incluem os sintomas tontura, fragilidade, perda ponderal, fraqueza generalizada, indisposição e fadiga. Um estudo confirmou que 58% dos pacientes idosos em emergência com queixas inespecíficas como fraqueza desenvolveram doença grave em um período de 30 dias. Informações importantes da anamnese incluem duração e localização dos sintomas (Fig. 183.3).[26] Exames de neuroimagem podem ser úteis se a fraqueza for aguda ou localizada, pois 75% do subgrupo de pacientes idosos com fraqueza focal aguda ou localizada apresentam acidente vascular encefálico (AVE) ou hemorragia intracraniana. Estudos sugerem que três categorias de doenças — infecções, alterações metabólicas e malignidades — foram encontradas em quase todos os pacientes que referem queixa de fraqueza não específica.[25]

Infecções

Pacientes idosos têm maior incidência de infecções graves e sepse com o decorrer da idade. O índice de mortalidade por sepse atinge 40% em pacientes com mais de 85 anos. Os efeitos da idade no sistema imunológico incluem declínio da imunidade mediada por células e da produção de anticorpos. Esses pacientes também podem ter múltiplos fatores de risco para sepse (Fig. 183.4), incluindo comorbidades, exposição a vários instrumentos, desnutrição e institucionalização. Estudos comprovaram, por exemplo, que o aumento de doenças crônicas está relacionado ao aumento de hospitalizações por pneumonia comunitária em idosos.

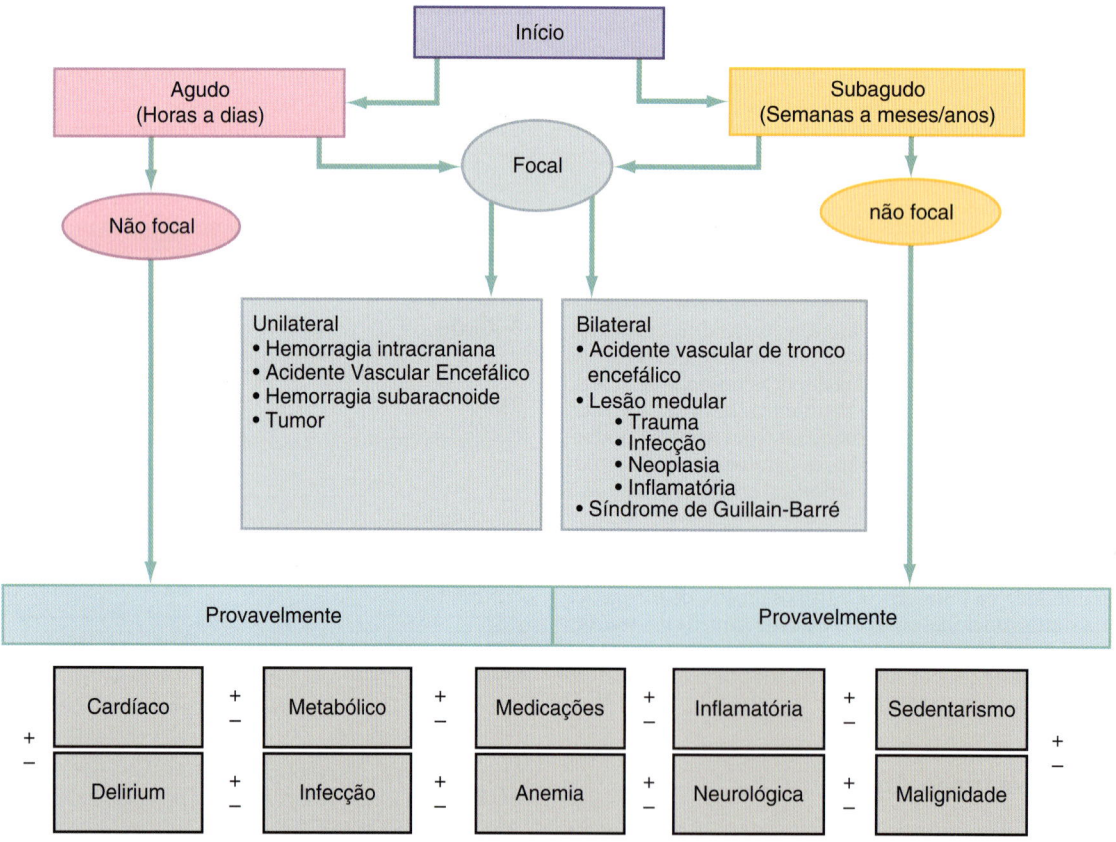

Fig. 183.3. Método de diagnóstico de fraqueza de acordo com início e localização. (De Anderson RS, Hallen SAM: Generalized weakness in the geriatric emergency department patient: an approach to initial management. Clin Geriatr Med 29:91-100, 2013.)

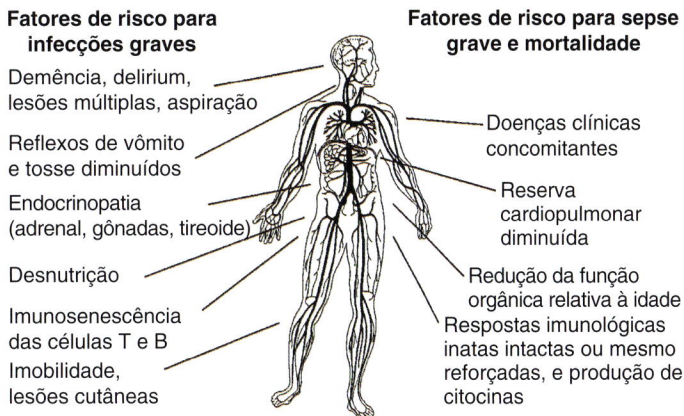

Fig. 183.4. Fatores predisponentes a sepse em indivíduos idosos. (De Girard TD, Opal SM, Ely EW: Insights into sepsis in older patients: From epidemiology to evidence-based management. Clin Infec Dis 40:719-727, 2005.)

A manifestação de febre em resposta a pirógenos (endotoxinas bacterianas) é reduzida na população idosa. Devido a essa redução e considerando as medicações ou doenças cardíacas que limitam a resposta cardiológica às infecções, esses pacientes podem apresentar a Síndrome da Resposta Inflamatória Sistêmica (SRIS) — negativa para sepse. Algumas pesquisas mostram que sinais vitais alterados durante a triagem de pacientes com 75 anos ou mais têm baixas sensibilidade (73%) e especificidade (50%) em predizer óbito ou admissão em UTI.[27] É importante que os médicos emergencistas investiguem mais amplamente, além dos sinais típicos de SRIS para suspeitar e diagnosticar a sepse corretamente. Por exemplo, em pacientes de cuidados continuados, em que há particularmente maior risco de alterações cognitivas, o guideline atual da Infectious Diseases Society of America (IDSA) define suspeita de infecção como febre associada a algum declínio funcional — confusão, incontinência, quedas, redução de mobilidade, inapetência, dificuldade em interagir com a equipe de saúde.

O manejo da suspeita de sepse em pacientes idosos é semelhante ao tratamento dado a pacientes mais jovens, com ênfase na identificação precoce da sepse, reidratação e antibioticoterapia apropriada. Assim como acontece com os mais jovens, o tratamento adequado da sepse reduz a mortalidade de pacientes idosos.[28] Esses pacientes são mais dependentes no que se refere à sobrecarga adequada para aumentar a resposta cardíaca à sepse, pois a capacidade de elevar a frequência cardíaca está comprometida. No entanto, a disfunção diastólica decorrente da idade é comum, então a ressuscitação volêmica precisa ser adequada para que não haja hipóxia ou hipervolemia. Em relação à escolha de antibióticoterapia, a sepse em idosos, comparada aos pacientes jovens, tem como fonte as infecções respiratórias (risco relativo [RR], 1,29) e geniturinárias (RR, 1,38), sendo a pneumonia a causa mais frequente. Na abordagem da sepse em pacientes idosos, particularmente em casos de prognóstico desfavorável, devem-se considerar as preferências da família e do paciente, além dos objetivos do tratamento.

CONCEITOS-CHAVE

- Estamos em meio a um tsunami de idosos, com 10.000 americanos completando 65 anos todos os dias. Pacientes idosos nas emergências utilizam mais recursos, tem maior tempo de permanência e maior média de admissão que outros grupos etários.
- Delirium é subdiagnosticado pelos médicos emergencistas; seu reconhecimento deveria ser rápido em casos de risco de vida, incluindo infecções, alterações metabólicas e síndrome coronariana aguda (SCA).
- Muitos pacientes idosos com SCA não manifestam dor torácica, principalmente mulheres e pacientes com mais de 85 anos. SCA em idosos é frequentemente complicada por insuficiência cardíaca devido à redução da complacência ventricular esquerda associada a idade. Recomendações quanto a tratamento e terapia de revascularização em pacientes com IAM com ou sem supra de ST não tem restrição de idade.
- Quase um terço dos pacientes idosos nas emergências com quadro de dor abdominal tem indicação cirúrgica. Alterações do trato biliar são a causa mais frequente de dor abdominal nesses pacientes.
- Queixas não específicas como fraqueza generalizada estão entre as principais queixas entre idosos. Início agudo e localização dos sintomas aumentam a probabilidade de AVE ou hemorragia intracraniana.
- Mortalidade por sepse atinge 40% dos pacientes com mais de 85 anos, e infecções respiratórias e geniturinárias são as causas mais comuns. Idosos com infecção grave podem apresentar SRIS negativo para sepse.

As referências para este capítulo podem ser encontradas on-line no website Expert Consult associado à obra.

CAPÍTULO 184
Trauma Geriátrico

Jeremiah D. Schuur | Zara Cooper

PRINCÍPIOS

Os idosos constituem uma parcela crescente de pacientes nas unidades de emergência (UE). Os fundamentos dos serviços de trauma americanos e sua administração foram desenvolvidos por volta de 1970 e foram inicialmente baseados nos progressos da medicina militar para atender pacientes adultos jovens. Embora os princípios gerais dos atendimentos de trauma em adultos jovens sejam aplicáveis a pessoas mais velhas, existem considerações específicas relacionadas aos pacientes idosos. Este capítulo tem como objetivo mostrar a diferença de abordagem ao trauma entre o paciente idoso e o jovem.

Contexto e Importância

Não há definição padronizada na literatura do termo *trauma geriátrico*; alguns estudos incluem pacientes entre 45 e 65 anos. Estudos de risco ajustado mostraram que pacientes com mais de 55 anos têm maior risco de mortalidade e outros estudos posteriores dividem os idosos em um grupo de super-idosos, com idade entre 80 e 85 anos. Neste capítulo, salvo observações, referimo-nos a pacientes com 65 anos ou mais. A literatura sobre trauma em idosos tem várias limitações. Os idosos frequentemente são excluídos de ensaios clínicos, uma limitação importante ao se considerar intervenções de alto risco como cirurgias ou monitorização hemodinâmica invasiva. Além disso, estudos realizados utilizando base de dados de trauma incluem apenas pacientes de centros de trauma atendidos por uma equipe de trauma; os resultados não podem ser estendidos à população atendida em centros não especializados.

Dados demográficos e Epidemiologia

A população americana está envelhecendo e os idosos estão vivendo de forma mais independente e têm vida mais ativa, o que explica o notável aumento em trauma geriátrico. Mais que um a cada oito americanos tinha 65 anos ou mais em 2012, enquanto que em 2030, um a cada cinco terá 65 anos ou mais. Em 2011, idosos americanos com 65 anos ou mais compunham quase 13% de todos os pacientes atendidos nas emergências e espera-se que esse percentual aumente com o envelhecimento populacional.

Os idosos vítimas de trauma têm maior morbidade e mortalidade devido à gravidade das lesões, presença de comorbidades e efeitos independentes relacionados à idade. Em acidentes semelhantes, os idosos apresentam lesões mais graves que adultos jovens, um forte preditor de mortalidade. Em 2010, lesões não intencionais eram a nona causa de morte entre idosos com mais de 65 anos. Os idosos têm maior probabilidade de apresentarem comorbidades que limitam sua resposta fisiológica às lesões e aumentam o risco de morte após o trauma, sobretudo em lesões menos graves. A idade é um preditor independente de morbidade e mortalidade, mesmo quando há ajuste na análise para comorbidades e escalas como a *Injury Severity Score* (ISS).

Idade como Critério de Triagem no Trauma

A idade deve ser levada em consideração ao se determinar o critério para transferência para um centro de trauma e ativação da equipe de trauma. Os critérios tradicionais de triagem, baseados em sinais vitais e mecanismo de trauma, negligenciam muitos idosos com lesões importantes. Poucos pacientes idosos são levados a centros de trauma mesmo preenchendo seus critérios, além de ter menor taxa de admissão nessas unidades, comparado a adultos jovens. Ohio desenvolveu e implementou um critério de triagem pré-hospitalar adicional para trauma geriátrico que aciona a transferência automática para um centro de trauma (Quadro 184.1). Em uma base de dados estadual, a aplicação desses critérios aumentou em 32% a sensibilidade para lesões graves, enquanto a especificidade foi reduzida a 12%. Um guideline da *Eastern Association for the Surgery of Trauma* não apoia a idade como critério independente para acionar o centro de trauma, mas considera a idade avançada ($\geq$ 65 anos) em paciente com comorbidades ou lesões anatômicas graves como critério de transferência para um centro de trauma. O Suporte Avançado de Vida no Trauma (ATLS – Advanced Trauma Life Support) recomenda que o atendimento pré-hospitalar (APH) use idade maior que 55 anos como um critério de transferência para um centro de trauma. Entretanto, os efeitos dessa transferência para os idosos não estão claros; muitos estudos mostraram que pacientes idosos com lesões graves têm melhores resultados quando tratados por um centro de trauma; outro grande estudo com 69 hospitais em 14 estados não encontrou diferenças na sobrevida. Nos centros de trauma a idade geralmente é um critério de acionamento da equipe de trauma e estudos unicêntricos mostraram redução da mortalidade quando o critério de acionamento da equipe de trauma foi alterado para incluir idosos com 65 a 70 anos ou mais. Recomendamos idade acima de 70 anos e os critérios de Ohio listados no Quadro 184.1 para encaminhar o paciente para um centro de trauma e para o acionamento da equipe de trauma.

Mecanismos de Lesão

As quedas são o principal mecanismo de lesão e a principal causa dos óbitos por causas externas em pacientes com mais de 65 anos. Em 2013 houve 2,5 milhões de atendimentos nos departamentos de emergência devido a quedas em pacientes com mais de 65 anos, com um terço tendo sido internado. Aproximadamente um terço dos idosos sofre uma queda importante a cada ano, com lesões graves ocorrendo em até 25%. A maioria das quedas ocorre da própria altura, geralmente na casa do idoso. Entre os fatores de risco para queda, em ordem decrescente são: fraqueza, perda de equilíbrio ou alteração da marcha, déficit visual, limitação motora, comprometimento cognitivo, funcionalidade prejudicada e hipotensão postural. Até 10% dos pacientes que caem apresentam lesão grave, sendo o traumatismo craniano a mais frequente. Apesar da altura da queda ser associada à gravidade, quedas da própria altura resultam em grande risco para os idosos, resultando em lesões graves (ISS >15) em 30% das vezes, e a mortalidade de lesões resultantes de alturas baixas é de até 10%.

Acidentes automobilísticos e atropelamentos são a segunda e terceira causas mais frequentes de trauma em idosos. Eles são mais propensos que adultos jovens a se envolver em acidentes diurnos perto de suas residências. A história detalhada do acidente é fundamental e acidentes envolvendo um único veículo devem aumentar a suspeita de que alguma doença causou a batida (por exemplo, síncope, infarto agudo do miocárdio, AVE); uma análise

> **QUADRO 184.1**
>
> **Triagem Pré-hospitalar de Indicadores de Trauma Geriátrico de Ohio**
>
> - Pacientes ≥70 anos são definidos como vítimas de trauma geriátrico.
> - Se um idoso ferido tiver quaisquer dos indicadores geriátricos, deve ser transferido diretamente para um centro de trauma.
>
> **INDICADORES GERIÁTRICOS ANATÔMICOS**
> - Apresenta lesão em duas ou mais regiões do corpo
>
> **INDICADORES GERIÁTRICOS FISIOLÓGICOS**
> - Escala de Coma de Glasgow < 15 com traumatismo crânio-encefálico suspeito ou confirmado
> - Pressão arterial sistólica <100 mmHg
>
> **INDICADORES GERIÁTRICOS DE MECANISMO**
> - Fratura de um ou mais ossos longos proximais (úmero ou fêmur) em decorrência de acidente automobilístico
> - Pedestre atropelado por veículo
> - Queda de qualquer altura – inclusive da própria altura – com evidência de traumatismo cranioencefálico
>
> Adaptado de State of Ohio, State Board of Emergency Medical Services, Trauma Committee: Geriatric trauma task force report and recommendations. www.publicsafety.ohio.gov/links/ems_geriatric_triage.pdf.

da cronologia dos eventos que levaram ao trauma deve ser realizada durante o atendimento. Idosos são mais vulneráveis a atropelamento devido a baixa acuidade visual, mobilidade reduzida e tempo de reação mais lento. O atropelamento de pedestres idosos resulta em lesões graves e tem a maior taxa de mortalidade de todas as lesões geriátricas, entre 30 e 55%.

Lesões térmicas, suicídio e abusos ao idoso são mecanismos menos frequentes, mas não menos importantes. Lesões térmicas como queimaduras e inalação de fumaça ocorrem com mais frequência e são mais graves em idosos devido à mobilidade reduzida e às mudanças fisiológicas da pele. Idosos são menos propensos a atentarem contra a própria vida, mas têm a maior probabilidade de uma tentativa bem-sucedida de suicídio de qualquer faixa etária, com maior risco entre os homens. O abuso contra idosos é um assunto complexo, pois pode envolver abusos psicológicos, sociais (financeiro, por exemplo) e físicos. Estudos mostraram que aproximadamente 5% dos idosos contam ter sofrido algum tipo de abuso no último mês, embora um número menor relate abusos físicos aos serviços de proteção ao idoso. Todos esses pacientes que se apresentem com lesões suspeitas devem ser questionados sobre sua sensação de segurança dentro de casa e se há alguém próximo que os ameace ou machuque.

Anatomia e Fisiologia

Idosos são mais vulneráveis ao trauma devido a mudanças anatômicas, fisiológicas e fisiopatológicas relacionadas à idade. A principal alteração fisiológica relacionada ao envelhecimento é a redução da reserva funcional em todos os órgãos e sistemas, ocasionada pela diminuição do volume de tecido viável e da função desses tecidos. Esses pacientes também têm maior chance de ter comorbidades e fazer uso de vários medicamentos que influenciam no risco de se lesionar e alteram a resposta à lesão. A abordagem do trauma no paciente idoso deve levar em consideração essas diferenças importantes.

Fisiopatologia

Devido à redução da reserva funcional, os idosos têm menor capacidade de compensar a demanda fisiológica da hipovolemia e do estresse resultante da hemorragia associada ao trauma. Embora idosos em boas condições de saúde tenham reserva suficiente para realizar suas atividades de vida diária, quando são submetidos a estresse decorrente do trauma agudo, a reserva fisiológica reduzida pode causar a uma progressão mais rápida da hipoperfusão tecidual e disfunção orgânica, causa comum de morte no trauma geriátrico.

Comorbidades

Idosos têm maior chance de apresentarem comorbidades significativas no momento da lesão. A porcentagem de idosos que apresentam pelo menos uma destas cinco doenças crônicas – artrite, AVE, doenças crônicas das vias aéreas inferiores, doença arterial coronariana e diabetes mellitus – varia de 15% a 47%, com apenas 33% dos homens e 25% das mulheres sem apresentar alguma dessas doenças.

Efeito das Medicações

O uso de medicações é frequente em pacientes idosos. Uma pesquisa em uma comunidade de idosos americanos (faixa etária de 57 a 85 anos) descobriu que 81% fazem uso de pelo menos um medicamento e 29% usam cinco ou mais. Aproximadamente cinco por cento dos idosos usam varfarina, um número crescente utiliza novos anticoagulantes orais e mais de 30% utilizam antiagregantes plaquetários, o que aumenta a probabilidade e gravidade de hemorragias. As medicações aumentam o risco dos idosos sofrerem acidentes traumáticos (por exemplo, sedativos levando a quedas). Alguns medicamentos, como os betabloqueadores, afetam a resposta fisiológica ao trauma. O efeito dos medicamentos nos sinais vitais deve ser considerado durante a avaliação primária e a lista completa de medicações deve ser conhecida no início da avaliação secundária.

CARACTERÍSTICAS CLÍNICAS

Modificações na Avaliação do Trauma em Idosos

Uma abordagem sistemática ao trauma, incluindo avaliação primária e secundária e ressuscitação, deve ser realizada nos idosos (veja Capítulo 33). Entretanto, vários sinais e sintomas de lesões em adultos jovens, como hipotensão, taquicardia e dor, serão leves ou ausentes em vários idosos. Sinais vitais normais não devem ser confiáveis, pois idosos com lesões graves geralmente apresentam sinais hemodinâmicos tardios, como taquicardia e hipotensão.

Avaliação Primária e Ressuscitação

Via Aérea

Estabelecer e manter a via aérea pérvia é o objetivo inicial. Os idosos têm uma maior probabilidade de ter múltiplos fatores de risco para uma via aérea difícil; por isso, o emergencista deve conduzir uma avaliação sistemática, com foco na capacidade de ventilação com bolsa-máscara, intubação endotraqueal e cricotireoidostomia. A intubação precoce é indicada para pacientes instáveis, em que são observados sinais de choque, alteração do nível de consciência e trauma torácico grave. A laringoscopia direta é de difícil realização em idosos devido a mobilidade cervical limitada e mobilidade reduzida da articulação temporomandibular, então é recomendado o uso de videolaringoscopia. A cricotireoidostomia tende a ser mais complexa em idosos devido à maior chance desses pacientes de apresentarem cicatrizes de cirurgias do pescoço, radiação ou tumores cervicais, com distorção da anatomia. Também é grande a probabilidade de fazerem uso de anticoagulantes. Por fim, as medicações da intubação de sequência rápida (ISR) devem ser adaptadas aos pacientes idosos (veja Capítulo 1).

Respiração

Oxigênio suplementar de alto fluxo deve ser fornecido inicialmente a todos os pacientes, incluindo os que têm doença pulmonar crônica. Os benefícios em curto prazo de evitar a hipóxia e aumentar a reserva de oxigênio são importantes, pois os idosos têm reserva pulmonar reduzida, o que faz que lesões pulmonares e sistêmicas sobrecarreguem a capacidade de oxigenação e ventilação. A frequência respiratória deve ser observada com atenção porque os idosos são mais propensos a entrar em fadiga e descompensar rapidamente em consequência de lesões pulmonares ou reposição volêmica agressiva.

Circulação

Pacientes idosos são particularmente vulneráveis ao choque por sua reserva fisiológica limitada e resposta reduzida ao estresse aumentam o risco de disfunção orgânica. A avaliação das condições circulatórias é complicada porque as respostas à hipovolemia, como taquicardia e hipotensão, estão reduzidas pelas mudanças fisiológicas e medicações (betabloqueadores, por exemplo). Os sinais vitais não são fidedignos, pois a pressão arterial normal não exclui a presença de hemorragia ou choque. Hipertensão sistólica é comum entre os idosos, então uma pressão arterial normal pode significar hipovolemia importante. É importante lembrar que a janela terapêutica da pré-carga cardíaca é estreita e o monitoramento inadequado do status volêmico pode levar a erros na reposição volêmica. Os sinais vitais devem ser checados com frequência; no trauma geriátrico, a tendência dos sinais vitais é mais importante que valores específicos.

Antes de tudo, deve-se identificar hemorragias graves e controlá-las. Isso inclui hemorragias externas, como aquelas de escalpo, que podem ser significativas nos idosos. O protocolo de ultrassonografia FAST (*Focused Assessment Sonography in Trauma*) surgiu como importante complemento à avaliação inicial, mas não foi estudado de forma específica para idosos. Pode-se colocar sonda vesical de demora para monitorar o débito urinário, apesar de ser um preditor menos sensível da perfusão renal do que nos pacientes mais jovens. A monitorização hemodinâmica invasiva é indicada para alguns idosos com lesões graves, como aqueles com choque e fração de ejeção reduzida, mas seu uso rotineiro não tem justificativa.

A ressuscitação volêmica deve pesar o risco de hipoperfusão contra o benefício discutível dos líquidos e hemocomponentes. Recomendamos começar a ressuscitação inicial com concentrado de hemácias em pacientes com hemorragia intensa, sinais de instabilidade hemodinâmica ou lesões graves (fratura pélvica instável, por exemplo), pois os idosos não toleram bem grandes volumes e podem ficar congestos rapidamente. Em pacientes sem uma fonte de sangramento evidente, devem-se usar bólus sucessivos (de 500 mL, por exemplo) de cristaloide aquecido. O estado hemodinâmico deve ser reavaliado com frequência após a infusão de pequenos volumes para evitar edema pulmonar e insuficiência respiratória por excesso de fluidos.

A reversão imediata da anticoagulação é fundamental, pois muitos idosos usam varfarina ou podem ter alguma coagulopatia. O cuidado específico com os idosos na hora de reverter alterações da coagulação é o volume dos agentes necessários para reversão da anticoagulação e seu potencial de levar à sobrecarga de volume. Os concentrados de complexo protrombínico (CCPs) requerem pouco volume em comparação ao plasma fresco congelado (PFC), mas são mais caros. Recomendamos a utilização precoce de vitamina K e CCP em idosos com lesões graves em uso de varfarina. Nos departamentos de emergência que não dispõem de CCP, deve ser feito PFC.

Incapacidade

A avaliação da incapacidade em idosos inclui a pesquisa de lesão cerebral traumática, lesão medular e lesões ou fraturas de vértebras. O exame neurológico inicial em idosos deve priorizar estado mental, resposta verbal, reação pupilar e avaliação motora. A escala de coma de Glasgow (ECG) geralmente é usada para detectar alterações do estado mental após uma lesão cerebral traumática, mas ela não foi criada com esse objetivo e não tem sensibilidade para lesões leves. Qualquer pontuação menor que 15 na ECG é relevante em casos de lesão cerebral traumática e pontuações menores que oito são altamente preditoras de mau prognóstico. Mudanças sutis do estado mental, como confusão mental ou sonolência, ou sintomas como cefaleia podem ser os únicos sinais de lesão cerebral traumática. O exame do estado mental em idosos é mais complicado devido a comorbidades como AVE prévio e a prevalência crescente de comprometimentos cognitivos, incluindo demência e *delirium*. O *delirium* pode ser a causa de lesões traumáticas, como quedas, ou a consequência. Resposta pupilar anormal ou alterações motoras devem levar à suspeita de uma hemorragia intracraniana (HIC) extensa associada a aumento da pressão intracraniana (PIC). Finalmente, não há uma combinação de história e exame físico que tenha mostrado relação com ausência de lesões intracranianas em idosos. Tomografia computadorizada (TC) de crânio é indicada para idosos com traumatismo craniano, politrauma ou sinais e sintomas de lesão cerebral traumática, visto que nenhuma recomendação foi validada ainda para essa população.

Os idosos têm maior risco de fratura vertebral, particularmente a cervical, e são mais propensos a apresentarem lesão medular resultante do trauma. As ferramentas de decisão clínica disponíveis para avaliar exames de imagem da coluna cervical no trauma não são recomendadas para idosos. O protocolo *Canadian C-Spine Rule* (CCR) classifica todos os pacientes acima de 65 anos de alto risco, necessitando de radiografia; o estudo derivado encontrou que a idade acima de 65 anos teve um *odds ratio* de 3,7 (intervalo de confiança de 95% [IC], 2,4 - 5,6) para lesão medular cervical clinicamente relevante. O estudo NEXUS (*National Emergency X-Ray Utilization Study*) incluiu todas as faixas etárias, mas descobriu que pacientes maiores que 65 anos tiveram risco relativo de 2,1 (IC 1,8 - 2,6) para lesão medular cervical clinicamente significativa. Outros estudos mostraram que apenas 45% dos pacientes idosos com fratura cervical apresentavam dor cervical ao exame; portanto, a ausência de dor não pode ser parâmetro de exclusão de lesão medular cervical nesses pacientes. Idosos também têm risco aumentado de fraturas vertebrais torácicas, lombares e sacrais, em que a tomografia computadorizada é mais sensível que o exame físico ou a radiografia.

Exposição

Idosos vítimas de trauma têm maior probabilidade de desenvolver hipotermia devido às mudanças fisiológicas e aos mecanismos de lesão. Pelo fato de a pele ficar mais fina com a idade e os músculos e tecido gorduroso reduzirem, os mecanismos termorregulatórios ficam comprometidos. Imobilização prolongada com exposição ao ambiente é comum quando idosos caem e não conseguem se levantar, causando hipotermia, desidratação e insuficiência renal. A temperatura central deve ser aferida e a hipotermia deve ser tratada rapidamente. Os idosos devem ser retirados de pranchas rígidas o mais rápido possível e deve-se procurar úlceras por pressão, pois lacerações de pele e ferimentos pequenos podem causas complicações sérias nesses pacientes. Eles têm maior probabilidade de precisar de um reforço da vacina contra o tétano, o que deve ser feito se não estiverem com sua vacinação atualizada.

Avaliação Secundária

O paciente de trauma geriátrico estável deve ser submetido a uma avaliação secundária minuciosa. Uma história completa deve ser obtida do paciente ou do seu cuidador, com ênfase na história do acidente, história médica pregressa, uso de medicações, alergias e história social, incluindo funcionalidade basal e condições de moradia. Esses pacientes devem ser investigados para uso de álcool, drogas e abuso ao idoso.

Exames Laboratoriais

Recomendamos solicitar de rotina os seguintes exames: hemograma, perfil metabólico, coagulograma, lactato, gasometria, *base excess*, exame de urina, enzimas cardíacas e pesquisa toxicológica. Um aumento de lactato ou de *base excess*, que podem ser um sinal de hipóxia e disfunção orgânica, é preditor de mortalidade pode ajudar a determinar o prognóstico em idosos com sinais vitais normais. Eletrocardiograma e monitorização cardíaca são recomendados, já que muitos idosos apresentam causas ou complicações cardíacos do trauma.

Exames de Imagem

Pacientes idosos vítimas de trauma e instáveis devem ser submetidos a radiografia de tórax e pelve no leito. A tomografia é o exame de escolha para os pacientes estáveis; a radiografia é menos sensível. Os idosos têm menos riscos associados à radiação da tomografia do que os pacientes mais jovens, devido à menor expectativa de vida, mas têm maior risco de nefropatia associada ao contraste. Quando possível, deve-se evitar contraste intravenoso e devem-se tomar medidas nefroprotetoras, como hidratação intravenosa, bicarbonato e *N*-acetilcisteína.

DISTÚRBIOS ESPECÍFICOS

Traumatismo Crânio-Encefálico

A lesão cerebral traumática é comum em idosos, podendo estar presente em traumas mínimos, e pode ser assintomático. A taxa de mortalidade entre idosos com lesão cerebral traumática varia de 30 a 80% e a idade mais avançada é um preditor independente de incapacidade e mortalidade. Mudanças fisiológicas relacionadas à idade e uso frequente de medicações anticoagulantes e antiplaquetárias aumentam a probabilidade e gravidade do lesão cerebral traumática nos idosos. Com o envelhecimento, o tamanho do cérebro diminui em média 10%, resultando em veias-ponte menos tortuosas e um aumento do espaço livre intracraniano. O cérebro atrofiado é mais móvel dentro do crânio e o trauma tem maior chance de romper as veias-ponte, levando à hemorragia intracraniana.

Diagnóstico Diferencial

Se houver suspeita de lesão intracraniana, a tomografia está indicada, independentemente de perda de consciência relatada ou não. O diagnóstico de lesão cerebral traumática é mais difícil em idosos devido ao comprometimento cognitivo ser comum nessa faixa etária e ao espaço livre intracraniano aumentado, que permite o acúmulo de sangue sem alterações do estado mental. Variáveis clínicas isoladas não são suficientes para identificar de forma confiável todos os casos de lesão intracraniana grave em idosos; ambos os protocolos *New Orleans Criteria* (exclui pacientes > 60 anos) e *Canadian Head CT Rule* (exclui pacientes ≥ 65 anos) excluem os idosos.

Manejo

O tratamento do lesão cerebral traumática inclui os cuidados de suporte, a reversão imediata da anticoagulação e a avaliação da necessidade de descompressão cirúrgica. Os cuidados de suporte têm como objetivo evitar hipóxia e hipoperfusão cerebrais, preditores importantes de desfechos adversos. Todos os pacientes devem receber oxigênio suplementar em alto fluxo inicialmente, a fim de manter saturação de oxigênio elevada. Pacientes com doenças respiratórias hipercárbicas (doença pulmonar obstrutiva crônica, por exemplo) precisam de uma avaliação individualizada da saturação de oxigênio adequada. A prevenção da hipoperfusão cerebral requer acompanhamento rigoroso dos parâmetros hemodinâmicos, incluindo pressão arterial e débito urinário; alguns pacientes necessitam de monitorização invasiva. A avaliação neurocirúrgica precoce é necessária para indicar a necessidade e utilidade de descompressão cirúrgica e monitorização da pressão intracraniana (PIC). As diretrizes atuais sobre manejo da PIC ainda não foram estudadas em idosos com lesão cerebral traumática.

A reversão imediata da anticoagulação com CCP ou PFC, se o CCP estiver indisponível, é indicada para pacientes que usam varfarina. A evidência que corrobora o CCP mostrou que sua administração imediata está associada à reversão mais rápida e menor crescimento de hematoma do que o uso de vitamina K e PFC. Até hoje, no entanto, não houve estudos randomizados prospectivos que mostrassem melhores desfechos. O tratamento ou reversão de agentes antiplaquetários e outros anticoagulantes, incluindo heparina de baixo peso molecular e os novos anticoagulantes orais, é baseado mais em opinião de especialista do que em dados de ensaios clínicos, portanto os departamentos de emergência devem determinar sua conduta em acordo com sua equipe de trauma e neurocirurgia.

Seguimento

A lesão cerebral traumática em idosos está associado a grande morbidade e mortalidade, mas o prognóstico no departamento de emergência não é exato. Fatores prognósticos desfavoráveis incluem idade avançada, anticoagulação, uso de medicação antiplaquetária, gravidade da lesão cerebral traumática e baixa pontuação na escala de coma de Glasgow. Embora muitos pacientes com lesões graves, comorbidades importantes ou em anticoagulação não tenham chance de desfecho satisfatório, outros podem retornar à vida em comunidade. Pacientes com lesão cerebral traumática moderado ou grave, ou qualquer lesão cerebral traumática com uso de anticoagulantes, necessitam de acompanhamento da neurocirurgia e terapia intensiva, com reavaliações neurológicas frequentes e acompanhamento da reversão da anticoagulação. Isso é problemático para emergencistas em hospitais sem neurocirurgia, porque exige a transferência de pacientes com prognóstico reservado, potencialmente para um lugar distante. Quando um idoso com lesão cerebral traumática está sendo transferido, a reversão da anticoagulação e prevenção da hipóxia e hipotensão são passos importantes do manejo inicial. Pacientes com traumas cranianos isolados, TC de crânio normal e INR normal geralmente podem ter alta hospitalar se tiverem ambiente seguro, cuidadores responsáveis e certeza de acompanhamento precoce.

Fraturas Vertebrais e Lesões da Medula Espinhal

Alterações nas vértebras, discos intervertebrais e canal medular relacionadas ao envelhecimento fazem que os idosos tenham maior risco de fraturas vertebrais, resultando em maior probabilidade de lesão de medula e reduzem a confiabilidade do exame físico e dos resultados dos exames de imagem. Com base em estudos radiológicos, aproximadamente 25% dos pacientes com mais de 65 anos têm estenose do canal cervical, 90% dos homens acima de 50 anos e mulheres acima dos 60 anos apresentam sinais de alterações degenerativas do canal medular. Essas alterações criam um efeito de alavanca na coluna quando se aplica alguma força externa, como em uma queda com impacto na cabeça, concentrando a força no osso enfraquecido e aumentando o risco de fratura e lesão medular.

Diagnóstico Diferencial

A estenose do canal cervical e a consequente compressão da medula cervical manifestam-se clinicamente como mielopatia, com comprometimento da coordenação, marcha, função vesical ou intestinal, alterações motoras e/ou sensitivas. Pacientes idosos com lesões vertebrais e medulares tendem a apresentar lesões neurológicas menos graves que pacientes mais jovens, em grande parte devido sofrerem traumas de menor impacto.

Em casos de suspeita de fratura vertebral ou lesão medular é indicada a imobilização contínua, avaliação da neurocirurgia e internação. Idosos têm maior risco de lesão medular sem alterações radiológicas evidentes devido à estenose do canal cervical e hipercifose cervical. A ressonância nuclear magnética (RM) é indicada para avaliação de lesão ligamentar e lesão medular em pacientes com défices neurológicos focais. A maioria das fraturas vertebrais e lesão de medula em idosos manifesta-se em três tipos: (1) síndrome medular central; (2) lesão cervical por extensão-distração e (3) fraturas do processo odontoide.

Síndrome Medular Central (SMC). Essa síndrome é caracterizada por fraqueza assimétrica, maior nos membros superiores que nos inferiores, após lesão por hiperextensão. A maioria dos casos ocorre após lesão por hiperextensão em pacientes com estenose do canal cervical e sem fratura óssea. Na SMC, a lesão pode ser resultado da compressão medular anterior por osteófitos ou pinçamento da medula posterior pelo ligamento amarelo, causando sangramento para o interior da medula, ou com lesão axonal nos cornos laterais da medula. Lesões associadas à SMC normalmente são estáveis e exigem imobilização com colar cervical. A cirurgia descompressiva pode ser necessária. Pacientes com sintomas sugestivos de SMC e sem fratura devem ser submetidos à RM.

Lesão Cervical por Extensão-Distração. Essa lesão ocorre em pacientes com amplitude de movimento cervical reduzida. Uma lesão por hiperextensão da coluna cervical associada a sinais externos de trauma na frente ou na face em idosos deve levar à suspeita de lesão por extensão-distração. O paciente pode contar que consegue deitar a cabeça no travesseiro, algo que não conseguia fazer antes da lesão. Isso é consequência da fratura, que abre e alonga a região anterior da coluna, de onde é originado o termo *fratura em livro aberto*. Os sintomas variam de compressão da raiz do nervo a lesão medular grave. Essas fraturas geralmente são instáveis e precisam de fixação cirúrgica.

Fratura do Processo Odontoide. A fratura do corpo vertebral de C2, especificamente o processo odontoide, geralmente é consequência de queda com impacto na cabeça, que causa o deslocamento anterior ou posterior do processo odontoide. Apesar desse deslocamento, menos de 10% dessas lesões geram sequelas neurológicas. A fratura do tipo II, na base do dente do áxis, na sua junção com o corpo da C2, é o tipo mais comum de fratura cervical em pacientes idosos. Não há consenso relacionado à melhor abordagem da fratura odontoide do tipo II; os tipos I e III geralmente têm tratamento conservador com imobilização cervical.

Trauma Torácico

Pacientes idosos têm um risco aumentado, com lesões de baixo impacto, de fraturas de arcos costais, do esterno e de contusão pulmonar e suas complicações. Mais de 50% dos pacientes atendidos com fraturas de arcos costais tiveram as quedas como mecanismo do trauma, com um número relevante de casos ocorrendo em acidentes de carro em velocidade baixa ou moderada.

Diagnóstico Diferencial

O risco de pneumonia e de complicações aumenta com o número de costelas fraturadas. Contusões pulmonares são mais frequentes com traumas pequenos, mesmo quando não há fraturas de arcos costais, e podem causar morbidade e mortalidade significativas em idosos.

Exames

A TC de tórax é recomendada em idosos com trauma torácico grave, múltiplas fraturas de arcos costais vistas no raio-x ou com complicações respiratórias após o trauma.

Manejo

Pacientes com trauma torácico grave precisam de observação atenta das vias aéreas, com limiar de intubação precoce antes de uma piora clínica, além da necessidade de suporte ventilatório e analgesia. O controle da dor é fundamental porque as costelas fraturadas podem soltar espículas ósseas, levar à atelectasia e aumentam o risco de pneumonia. A analgesia pode ser feita epidural, paravertebral, com opioides orais ou controlada pelo paciente.

Seguimento

Os idosos com dor intensa por fraturas de arcos costais devem ser internados para manejo adequado e seguro da dor. Os casos de tórax instável, fraturas múltiplas ou contusão pulmonar podem precisar de internação em unidade de terapia intensiva.

Trauma Abdominal

Pacientes idosos têm maior risco de apresentarem lesões intra-abdominais e maior mortalidade por essas lesões. Os princípios gerais da assistência a esses pacientes assemelham-se aos dos pacientes mais jovens, mas há menos evidências clínicas para conduta conservadora (não cirúrgica) e embolização por angiografia em lesões de órgãos sólidos.

Diagnóstico Diferencial

O foco do emergencista é o diagnóstico precoce de lesões intra-abdominais, vigilância hemodinâmica e ressuscitação precoce. As manifestações clínicas de lesões abdominais graves nos idosos geralmente não são evidentes. O exame físico do abdome pode subestimar lesões abdominais; o emergencista deve ter um limiar baixo para solicitar exames de imagem.

Exames

O protocolo FAST deve fazer parte da avaliação inicial e pode ser repetido como parte da vigilância hemodinâmica, apesar de não ter sensibilidade para lesões de órgãos sólidos. Pacientes idosos com dor à palpação do abdome, politrauma extenso ou instabilidade hemodinâmica devem fazer TC. Angiografia é uma opção para pacientes com lesões de órgãos sólidos com um extravasamento ou *blush* demonstrados na TC.

Manejo

Apesar de a idade ter sido inicialmente um critério de exclusão para o tratamento conservador de lesões de órgãos sólidos, há mais de uma década de evidências mostrando que pacientes cautelosamente selecionados podem ser candidatos ao tratamento conservador. Em várias séries de caso, aproximadamente 80% dos idosos com lesões esplênicas tiveram uma conduta conservadora bem-sucedida, com a ressalva das lesões de grau III tendo mais falhas com essa conduta e lesões de grau IV ou V precisarem de cirurgia. Há poucos dados sobre tratamento conservador de lesões hepáticas em idosos.

Lesões em Extremidades

As fraturas são as lesões mais comuns em idosos vítimas de trauma devido à osteopenia. Fraturas que afetam a mobilidade e independência, como fraturas de quadril, estão associadas a uma importante mortalidade perioperatória e mortalidade em um ano nos idosos.

Diagnóstico Diferencial

As fraturas mais comuns em idosos, em ordem de frequência, são a fratura distal do rádio (fratura de Colles), fratura proximal do úmero e fraturas de cotovelo, que ocorrem durante uma queda sobre o braço esticado. Idosos com fratura proximal do úmero podem apresentar poucos sintomas.

As fraturas mais comuns em membros inferiores são de tornozelo, do quadril, da pelve e do platô tibial. As fraturas pélvicas podem ocorrer com força relativamente pequena nos idosos e o padrão de lesão é semelhante ao dos adultos jovens, com fraturas por compressão lateral sendo mais frequentes que as anteroposteriores. Nos idosos, ambos os tipos de fratura estão associados a hemorragia importante. A mortalidade de pacientes com fratura pélvica varia de 9% a 30% e vai a mais de 81% em idosos com fratura pélvica aberta. O tratamento das fraturas pélvicas na emergência consiste na monitorização hemodinâmica, ressuscitação com hemocomponentes, estabilização da fratura com imobilização ou fixação externa e controle da hemorragia, com possibilidade de considerar embolização para o tratamento de hemorragia retroperitoneal. A fratura de quadril é frequente em idosos, ocorrendo todos os anos em aproximadamente 1% dos homens e 2% das mulheres. Enquanto a fratura de quadril isoladamente não está associada a hemorragia ou mortalidade imediata importante, como visto na fratura pélvica, está associada a uma mortalidade em um ano de 8% a 30%.

Exames

As fraturas de quadril geralmente são percebidas na radiografia simples (sensibilidade ≅ de 90%) e na tomografia, mas as fraturas ocultas são um evento bem descrito nos idosos. Pacientes com dificuldade em deambular ou com dor persistente precisam de avaliações mais aprofundadas; a ressonância ou cintilografia óssea são exames úteis para definir o diagnóstico. O bloqueio do nervo femoral guiado por ultrassom ou o bloqueio do compartimento da fáscia ilíaca pode melhorar a analgesia e reduz o uso de opioides no departamento de emergência.

Manejo

Idosos com fraturas tem melhores desfechos com cirurgia precoce (< 72h) e assistência em serviço de ortopedia especializado nesses pacientes. O emergencista deve considerar a transferência de pacientes com fraturas de quadril para esse tipo de serviço.

SEGUIMENTO: CONSIDERAÇÕES SOBRE O FIM DE VIDA

Os emergencistas enfrentam decisões difíceis em relação a prognóstico, efetividade do tratamento agressivo e decisões de fim de vida dos pacientes idosos vítimas de trauma. Esses pacientes têm prognóstico pior que os jovens. Vários fatores contribuem para um prognóstico desfavorável nesses pacientes, como uma pontuação de 3 na ECG, uma inferior a 8 com anticoagulação e instabilidade hemodinâmica de hemorragia interna com anticoagulação. No entanto, a lesão inicial no departamento de emergência não prevê perfeitamente o prognóstico do paciente em longo prazo; os emergencistas geralmente não hesitam em proporcionar a assistência ao trauma nesses pacientes, incluindo transferência a um centro de trauma e o envolvimento de um cirurgião do trauma. Os emergencistas devem discutir decisões de fim de vida, como intubação, reanimação cardiopulmonar, transferência e cirurgias, com o paciente, familiares, cuidadores e equipe cirúrgica. Apesar de a idade não ser fator isolado para evitar cuidados agressivos, medidas de conforto podem ser mais apropriadas do que transferências para centros de trauma em casos selecionados em que há prognóstico reservado e os objetivos de cuidados do paciente são bem estabelecidos.

CONCEITOS-CHAVE

- Recomendamos que a idade avançada (≥70 anos) seja usada como critério de triagem para transferência a um centro de trauma e acionamento da equipe de trauma.
- Os emergencistas devem pensar em choque em todos os idosos vítimas de trauma. Eles devem observar atentamente alterações do estado mental, do débito urinário e da perfusão periférica nesses pacientes, pois os sinais vitais, incluindo taquicardia e hipotensão, não são confiáveis para detectar instabilidade hemodinâmica.
- Os idosos estão sujeitos a um grave risco decorrente do choque, mas também de uma ressuscitação agressiva. Ela deve ser rápida, mas com reavaliações frequentes dos sinais vitais, respiração e outros indicadores de choque. Comece a ressuscitação volêmica com concentrado de hemácias em pacientes com hemorragias significativas, sinais de instabilidade hemodinâmica ou lesões graves (fratura pélvica instável, por exemplo).
- Pacientes idosos têm mais chance de apresentar hipotermia e desenvolver úlceras de pressão rapidamente. Eles devem ser retirados das pranchas rígidas o mais rápido possível e ter sua temperatura central aferida.
- As ferramentas clínicas de tomada de decisão para solicitação de exames de imagem tradicionalmente não incluíam idosos. Portanto, deve-se ter um limiar baixo para solicitar exames de imagem nesses pacientes, dando preferência à tomografia, exceto na investigação de lesões de extremidades.
- As quedas são a principal causa dos óbitos por causas externas em idosos e a queda da própria altura pode resultar em lesões graves. Apesar de haver discussões sobre a eficácia de intervenções para prevenção secundária de quedas, aconselhamos os emergencistas a avaliar a marcha e avisar ao médico da atenção primária. Pode haver benefício em envolver o serviço social, incluindo uma visita domiciliar de segurança doméstica.
- O uso de anticoagulantes é um preditor de mau prognóstico nos pacientes com lesão cerebral traumática ou lesões hemorrágicas. É necessário reverter rapidamente a varfarina com CCP ou PFC.
- Fraturas de arcos costais e contusões pulmonares estão associadas a prognóstico ruim em idosos. Pacientes com tórax instável, duas ou mais costelas fraturadas, ou contusão pulmonar devem ser internados para observação e analgesia.
- Idosos com fraturas de quadril têm maior sobrevida em serviços de ortopedia especializados. Considere transferir esses pacientes se houver disponibilidade desse serviço.
- Inclua uma triagem de abuso ao idoso na sua rotina. Uma pergunta válida é: "alguém próximo já tentou ou quis te machucar recentemente?"

As referências para este capítulo podem ser encontradas on-line no website Expert Consult associado à obra.

CAPÍTULO 185

Drug Therapy in the Geriatric Patient

Asad E. Patanwala | Arthur B. Sanders

Conteúdo disponível on-line em inglês.

CAPÍTULO 186

Abuse and Neglect of the Geriatric Patient

Tony Rosen | Michael E. Stern

Conteúdo disponível on-line em inglês.

SEÇÃO QUATRO
CIRCUNSTÂNCIAS CLÍNICAS ESPECIAIS

CAPÍTULO 187
The Immunocompromised Patient

Michael J. Burns

Conteúdo disponível on-line em inglês.

CAPÍTULO 188
The Solid Organ Transplant Patient

Kristin Berona | Tarina Lee Kang

Conteúdo disponível on-line em inglês.

CAPÍTULO 189

The Combative and Difficult Patient

Jason D. Heiner | *Gregory P. Moore*

Conteúdo disponível on-line em inglês.

PARTE VI

SERVIÇOS MÉDICOS DE EMERGÊNCIA E PREPARAÇÃO PARA DESASTRES

CAPÍTULO 190

Emergency Medical Services: Overview and Ground Transport

Thomas H. Blackwell

Conteúdo disponível on-line em inglês.

CAPÍTULO 191
Air Medical Transport

Ira J. Blumen | *Howard Rodenberg*

Conteúdo disponível on-line em inglês.

CAPÍTULO 192
Disaster Preparedness

Carl H. Schultz | Kristi L. Koenig

Conteúdo disponível on-line em inglês.

CAPÍTULO 193
Weapons of Mass Destruction

Carl H. Schultz | *Kristi L. Koenig*

Conteúdo disponível on-line em inglês.

Índice remissivo

A

Abdome, 294
  anterior, 404, 412
  dor, 213, 406
    abordagem diagnóstica, 215
    achados principais, 215
    algoritmo diagnóstico, 220
    avaliação e estabilização rápidas, 215
    causas
      emergenciais, 216t
      urgentes, 217t
    diagnóstico(s)
      de emergência, 220
      diferencial, 215
      urgentes, 220
    em mulheres, 213
    encaminhamento, 221
    epidemiologia, 213
    exames complementares, 219
    fisiopatologia, 213
    manejo empírico, 220
    na gravidez, 2248
    no paciente geriátrico, 2325
    sinais, 215
    sintomas, 215
    usos comuns do ultrassom à beira do leito na, 220t
  trauma, 404
    achados clínicos, 406
    anatomia, 404
    angioembolização terapêutica, 416
    anterior, 412
    balística, 405
    bioquímica, 409
    consulta, 417
    contagem de glóbulos brancos, 409
    contuso, 404, 405, 406, 407, 414
    diagnósticos diferenciais, 407
    encaminhamento, 417
    exame físico, 406
    exploração de ferida local, 415
    feridas de espingarda, 405
    ferimentos por arma
      branca, 405, 406, 407, 411
      de fogo, 405, 406, 407, 413
    fisiologia, 404
    fisiopatologia, 404
    fratura pélvica, 415
    hematócrito, 409
    laboratório, 408
    laparotomia emergencial, 412
    lavagem peritoneal diagnóstica, 415
    lesão requerendo laparotomia, 413
    lesão sistêmica múltipla, 415
    lesões iatrogênicas, 406
    lesões pelo cinto de segurança, 405
    no paciente geriátrico, 2332
    penetração toracoabdominal, 413
    penetrante, 404, 406, 413
    perfuração peritoneal, 413
    princípios, 404
    procedimentos no leito, 415

Abdome (Cont.)
    projéteis de alta velocidade, 405
    radiografia, 409
    radiografias simples, 410
    ressonância magnética, 411
    testes diagnósticos, 407
    tomografia computadorizada, 410
    toracoabdominal, 414
    transferência, 417
    tratamento, 411
      cirúrgico versus não cirúrgico, 414
    ultrassonografia, 407
Abelhas assassinas, 707
Aborto
  completo, 2237
  espontâneo, 2237
  incompleto, 2237
  retido, 2237
  tardio, 2237
Abrasões do couro cabeludo, 320
Abscesso(s), 155q, 158t, 1431, 1433, 1714
  amebiano, 1095
  anorretais, 1170
  cerebral, 322, 1634
  do sistema nervoso central, 1329, 1331, 1339
  em ferradura, 1171
  epidural, 575
    espinal, 282, 570
  hepático, 1094
  interesfincteriano, 1171
  isquiorretal, 1170
  parafaríngeo, 866
  perianal, 1170
  peritonsilar, 863, 2072
  piogênico, 1095
  pós-anal, 1171
  retrofaríngeo, 865, 2071
  supraelevador, 1171
Absorção, 2218
Abstinência, 138
  a drogas, 1278
  alcoólica, 1850
  de substâncias, 1350
Abuso
  de álcool e substâncias, suicídio, 1366
  de drogas, anormalidade vascular causada por, 1050
  de substâncias, 1823
    agitação, 1827
    buscador de drogas, 1827
    características clínicas, 1825
    complicações, 1825
    diagnósticos diferenciais, 1826
    epidemiologia, 1823
    exame físico, 1825
    farmacologia, 1823
    histórico, 1825
    manejo, 1827
    na gravidez, 2274
    seguimento, 1827
    teste de diagnóstico, 1826
  infantil, 1991
Acalasia, 1067
Acantose nigricans, 1545

Acesso
  intravenoso, 289
  vascular, 1193
Acetaminofeno, 46, 1267, 2015
Acidente vascular cerebral contuso, 341
Acidente vascular encefálico, 1241
  anatomia, 1242
  características clínicas, 1243
  diagnóstico diferencial, 1244
  epidemiologia, 1241
  exames diagnósticos, 1248
  fisiologia, 1242
  fisiopatologia, 1242
  hemorrágico, 80, 1242, 1244, 1247, 1249
  isquêmico, 1241, 1243, 1244, 1248, 1249, 1254
    agudo, 1015
  princípios, 1241
  seguimento, 1254
  tratamento, 1249
Acidentes automobilísticos, 287, 404
  de alta velocidade, 394
Ácido
  acetilsalicílico, 842, 2015
  fólico, 1469
  graxos poli-insaturados, 985
  lático, 1337
  tranexâmico, 319
  valproico, 1267
    convulsões, 143
Acidose, 92t, 1541
  láctica, 1512
  metabólica, 409, 1512, 1514
    com ânion gap elevado, 1512
    com ânion gap normal, 1513
  respiratória, 1510
  causas de, 1511q
Acne, 1718
  inversa, 1718
Acrocianose, 1047
Actinomyces, 857
Adenosina, 935, 952
Adenovírus, 1131, 1142, 1611
Adesivos teciduais, 669
Administração
  de oxigênio, 839
  do antiveneno, 704
  do controle da dor, 43
  intramuscular de opioides desvantagens da, 43
Adolescência e suicídio, 1367
Adrenalina, 840
Advil, motrin, 2015
Afasia
  de Broca, 1243
  de Wernicke, 1243
Aferição da pressão arterial, 62
  dispositivos e técnicas, 62
  princípios, 62
  tomada de decisão, 62
Agentes
  adrenérgicos subcutâneos, 840
  analgésicos
    agonistas-antagonistas de opioides, 46
    ambulatoriais comuns por tipo de dor, 39q
    não opioides, 46

Agentes (Cont.)
  anestésicos, 662
    locais
      características de, 49t
      classes de, 48
  bloqueadores neuromusculares, 4, 13, 29
  competitivos, 15
  da classe
    Ia, 930
    Ib, 930
    Ic, 931
    II, 932
    III, 933
    IV, 934
  de ação ultrarrápida, 60
  de anestesia, local doses máximas de, 49t
  de indução, 15, 16
  de pré-tratamento para sequência rápida de intubação, 11
  de reversão e de resgate, 60
  farmacológicos, 13
  hemostáticos, 318
  hipoglicemiantes e coma, 125
  inibidores do receptor Psy, 12, 920
  terapêuticos comuns na insuficiência cardíaca crônica, 983
  tópicos e curativos para queimaduras, 722t
  vasodilatadores, 981
Agitação, 316
Agonistas
  adrenérgicos intravenosos, 840
  β2 agonistas de ação prolongada, 840
Agressão sexual, 737
  a idosos, 750
  a pessoas do sexo masculino, 750
  características clínicas, 737
  coleta de evidências, 742
  considerações diagnósticas, 738
  diagnóstico diferencial, 738
  disposição, 756
  etapas do kit de coleta de evidência, 747t
  exame médico forense, 741
  manejo, 740
  princípios, 737
  teste diagnóstico, 738
  testemunho no tribunal, 757
  tratamento definitivo para prevenir infecções sexualmente transmissíveis e gravidez, 754
  websites úteis, 756q
Agulhas cirúrgicas, 669
AIDS e infecção pelo HIV
  avaliação inicial, 1629
  características
    clínicas, 1626
    diagnósticas, 1636
  diagnóstico diferencial, 1636
  epidemiologia, 1626
  fatores de risco para transmissão, 1626
  fisiopatologia, 1626
  história, 1626
  infecção crônica, 1629

Índice remissivo

AIDS e infecção pelo HIV *(Cont.)*
  infecção primária, 1627
  manifestações
    cardíacas, 1630
    cutâneas, 1635
    do sistema nervoso central, 1633
    hematológicas, 1635
    orofaríngeas e gastrointestinais, 1633
    pulmonares, 1630
    renais, 1634
    reumatológicas e ortopédicas, 1635
  profilaxia pós-exposição, 1637
  teste de diagnóstico, 1636
  teste, 1636
  tratamento, 1636
AINEs, 46
Albuterol, 11, 839
Alcalinização sérica, 1821
Alcalose
  metabólica, 1515
  respiratória, 1511
    causas de, 1511q
Álcool, doença relacionada ao
  adolescentes, 1846
  anormalidades leucocitárias, 1844
  características clínicas, 1839
  diagnósticos diferenciados, 1847
  doenças infecciosas, 1842
  efeitos
    cardiovasculares, 1841
    endócrinos, 1843
    gastrointestinais e hepáticos, 1841
    hematológicos, 1844
    metabólicos, 1843
    neurológicos, 1842
    oncológicos, 1845
    psiquiátricos, 1845
    pulmonares, 1841
    toxicológicos, 1845
  manejo, 1848
  metabolismo do, 1838
  mulheres grávidas, 1846, 2275
  pacientes mais velhos, 1846
  problemas psiquiátricos e sociais, 1850
  seguimento, 1850
  toxicidade, 1838
  tóxicos e coma, 126
  trauma, 1846
Alérgenos, 1418
Alergia(s), 1418, 1420
  a anestésicos locais, 49
  a látex de borracha natural, 1422
  aos anestésicos locais, 662
  contexto, 1418
  fisiopatologia, 1418
  princípios, 1418
  terminologia, 1418
Alfentanila, 42
Alginato, 722t
Alimentos e anafilaxia, 1421
Alinhamento, 448
Aloanticorpos extrínsecos, 1472
Alodinia, 35q
Alteração(ões)
  das plaquetas, 1845
  de nível de consciência, 307
  de ritmo, 936
  do fígado e do trato biliar, 1083
  do intestino grosso, 1150
  e condições variadas do fígado, 1096
Ambu Ascope, 21f

Amebíase, 1144
American College of Surgeons, 297
Amiodarona, 933
Amiodarona, efeitos adversos da, 934
Amnéstico, 35q
Amrinona, 982
Anafilaxia, 1418, 1420
  alimentos, 1421
  características clínicas, 1423
  diagnóstico diferencial, 1424, 1424q
  epidemiologia, 1420
  exame diagnóstico, 1426
  fatores de risco, 1420
  gatilhos comuns, 1421
  idiopática, 1421, 1423
  induzida por exercícios, 1423
  látex de borracha natural, 1422
  manifestações clínicas de, 1425t
  mediadores da, 1423
  meios de contraste radiológico, 1422
  picadas de insetos, 1421
  seguimento, 1427
  tratamento, 1426
Analgesia, 30, 35q, 52, 2005
  ambulatorial, 51
  de triagem, 44f
Analgésicos
  não opioides, 2014
  opioides, 42, 918, 2014, 2221
Análise
  da punção lombar, 156
  de gases sanguíneos, 851
  do líquor cefalorraquiano, 1337t
  química do soro e da urina, 1184
Análogo(s)
  da amilina, 1537
  e agonistas do peptídeo semelhante ao glucagon, 1536
Anel pélvico, 577
Anemia, 307, 120t, 985, 1463
  álcool, 1844
  anatomia, 1463
  aplásica, 1470
  características clínicas, 1463
  da doença crônica, 1468
  diagnóstico diferencial, 1463
  encaminhamento, 1465
  exames diagnósticos, 1464
  falciforme, 1475, 2066
    na gravidez, 2268
  ferropriva, 1466
  fisiologia, 1463
  fisiopatologia, 1463
  hemolítica(s), 1471
    induzida por fármacos, 1473
    microangiopática, 1473
  hipoproliferativas, 1465
  importância, 1463
  insuficiência cardíaca, 978
  macrocíticas, 1468
  megaloblásticas, 1468
  na gravidez, 2267
  normocíticas, 1470
  normocrômicas, 1470
  por deficiência de ferro na gravidez, 2267
  por diluição na gravidez, 2267
  princípios, 1463
  sideroblástica, 1468
  tratamento, 1465
Anestesia
  geral, 52, 53, 2005
  local, 35q, 48
  tópica, 50, 2011

Anestésicos
  locais, 2011
    reações alérgicas, 49
  toxicidade
    local, 49
    sistêmica, 49
  tópicos aplicados à pele intacta, 50
Aneurisma(s), 1036
  anastomótico, 1034
  aórtico abdominal, 120t, 1027
    características clínicas, 1027
    complicações do reparo endovascular de aneurismas, 1034
    complicações tardias do reparo, 1033
    diagnósticos diferenciais, 1029
    epidemiologia, 1027
    fisiopatologia, 1027
    fístula aortoentérica, 1029
    fístula arteriovenosa, 1029
    história natural, 1027
    intactos, 1027
    íntegros, assintomáticos, 1032
    princípios, 1027
    radiografia abdominal, 1030
    rotos, 1028, 1031
    testes de diagnóstico, 1030
    tomografia computadorizada abdominal, 1031
    tratamento, 1031
    ultrassonografia, 1030
  arteriais
    esplênicos, 1045
    periféricos, 1044
      extremidade inferior, 1044
      extremidade superior, 1045
    hepática, 1045
    mesentérica superior, 1045
  infectados, 1046
  micóticos, 1046
  preexistentes, 1046
  roto abdominal ou com sangramento, 216
  traumáticos, 1046
Anfetaminas, 1902
Angina
  de Ludwig, 864, 1721, 2072
  de Vincent, 858, 859
  estável, 892
  instável, 209, 210, 892
Angioedema, 1418, 1428
  características clínicas, 1428
  com urticária, 1428
  estratégias diagnósticas, 1428
  não histaminérgico, 1428
  princípios, 1428
  seguimento, 1429
  sem urticária, 1429
  tratamento, 1428
Angioembolização terapêutica, 416
Angiografia, 591, 1162
  coronariana, 93
  por tomografia computadorizada, 914
  por ressonância magnética, 325
  por tomografia computadorizada, 325
Angioplastia, 985
  transluminal percutânea periférica, 1041
AngioTC, 341
Angulação, 448
Animais
  marinhos peçonhentos, 712
  peçonhentos, lesões por, 698
    abelhas assassinas, 707

Animais *(Cont.)*
  animais marinhos peçonhentos, 712
  antiveneno para latrodectus, 709
  aranhas, 708, 711
    aranha marrom, 710
    viúva-negra, 708
  arraia, 713
  artrópodes peçonhentos, 706
  caravela portuguesa (*Physalia physalis*), 713
  carrapatos, 708, 712
  conchas-cone, 713
  coral-fogo (*Millepora*), 713
  distribuição do veneno, 698
  epidemiologia, 698
  escorpiões, 708, 711
  ferrões, 713
  formigas-de-fogo, 707
  hymenoptera, 707
  nematocistos, 712, 714
  ouriços-do-mar, 713
  peixe, 714
    ósseos, 713
  princípios, 698
  répteis, 700
    administração do antiveneno, 704
    antiveneno, 704
    cobras coral, 702, 706
    cobras exóticas, 706
    cuidados com a ferida, 706
    cuidados médicos iniciais, 704
    cuidados no departamento de emergência, 703
    doença do soro, 706
    dosagem, 704
    encaminhamento, 706
    exame do paciente, 703
    história do paciente, 703
    infecção, 702
    monstro gila, 702
    precauções, 704
  selvagens, mordidas de, 695
  venenosos, 698
Anomalia(s)
  da artéria coronária esquerda, 120t
  intrínsecas na hemoglobina, 1472
  intrínsecas na membrana, 1472
Anormalidade vascular causada por abuso de drogas, 1050
Ansiólise, 52, 53, 2005
Antagonista(s)
  de dopamina, 1014
  de leucotrieno, 842
  dos receptores de histamina, 1079
Anti-histamínicos, 1427
Anti-inflamatórios não esteroidais, 46, 1383
  reações adversas, 48q
Antiácidos, 1079
Antibióticos, 854, 1729, 2040
Anticoagulação, 1253
Anticoagulantes orais, 47
Anticolinérgicos, 841, 2009
  e coma, 126
Anticonvulsivantes e coma, 126
Antídotos, 2018
Antieméticos, 2009
Antígenos, 1418
Antipiréticos em crianças, 2220
Antitrombinas, 921
Antiveneno, 704
  para Latrodectus, 709
Antivert ®, 151, 152

Antivirais derivados do
  adamantano, 1609
Antraz cutâneo, 1721
Aorta torácica descendente, 398
Aparelho vestibular, 145
Apêndice vermiforme, 1121
Apendicite, 2141
  aguda, 218, 1121
    anamnese, 1122
    anatomia, 1121
    antibioticoterapia, 1127
    características clínicas, 1122
    conjunto dos marcadores
      inflamatórios, 1124
    contagem leucocitária, 1123
    cuidado de suporte, 1127
    diagnóstico diferencial, 1122
    encaminhamento, 1128
    exame(s)
      complementares, 1123
      físico, 1122
    exames de imagem, 1124
    fisiologia, 1121
    fisiopatologia, 1121
    princípios, 1121
    proteína C-reativa, 1124
    tratamento, 1127
      definitivo, 1127
    ultrassonografia com
      compressão gradual, 1125
  na gravidez, 2248
Apneia do sono suporte respiratório
  relacionado com a, 985
Apoplexia hipofisária e coma, 125
Apresentações dermatológicas, 1430
  anatomia, 1430
  características clínicas, 1430
  condições cutâneas associadas a
    doença sistêmica, 1452
  disposição, 1432
  distúrbios
    autoimunes, 1451
    infecciosos, 1432
  fisiologia, 1430
  infecções
    bacterianas, 1432
    virais, 1438
  infestações, 1444
  lesões primárias, 1431t
  lesões secundárias, 1431t
  malignidades cutâneas, 1451
  princípios, 1430
  reações
    alérgicas, 1445
    medicamentosas, 1447
  seguimento, 1454
  testes diagnósticos, 1430
  tratamento, 1430, 1453
  visão geral, 1430
Ar intraperitoneal, 413
Aracnoidite, 1328
Aranha(s), 708, 711
  doméstica agressiva, 711
  marrom, 710
  viúva-negra, 708
Arcanobacterium haemolyticum, 858
Arcos costais, 382
Armas de fogo, 404
Arraia, 713
Arritmia(s), 120t, 929
  abordagem, 935
  agentes da classe Ia, 930
  agentes da classe Ib, 930
  agentes da classe Ic, 931
  agentes da classe II, 932
  agentes da classe III, 933
  agentes da classe IV, 934
  anatomia, 929

Arritmia(s) *(Cont.)*
  arritmia sinusal, 937
  avaliação inicial de pacientes
    estáveis, 935
  bloqueio
    atrioventricular
      de primeiro grau, 938
      de segundo grau, 938
        tipo I, 939
        tipo II, 939
      de terceiro grau, 939
    de saída bloqueio
      atrioventricular sinoatrial,
        938
    sinoatrial e atrioventricular,
      937
  bradicardia sinusal, 937
  características clínicas, 935
  classificação dos medicamentos
    antiarrítmicos, 930
  condução, 929
  considerações diagnósticas, 935
  contrações
    atriais prematuras, 941
    ventriculares prematuras, 942
  decorrentes do uso de cocaína,
    1896, 1900
  diagnóstico diferencial, 935
  eletrofisiologia celular cardíaca,
    929
  exame diagnóstico, 935
  extrassístoles, 940
  fibrilação atrial, 945
  flutter atrial, 947
  insuficiência cardíaca, 977
  mecanismos da formação de
    arritmias, 930
  parada (pausa) sinusal, 938
  síndrome
    de Brugada, 955
    do seio sinusal, 938
    de pré-excitação e de via
      acessória, 949
  sinusal, 937
  taquicardia
    atrial, 943
    de complexo QRS
      alargado, 950
      estreito, 943
    juncional, 948
    por reentrada nodal, 947
    sinusal, 943
    ventricular, 952
  torsades de pointes, 955
  tratamento, 937
Artérias ateroscleróticas, 1046
Arteriografia com contraste, 1040
Arteriosclerose obliterante, 1042
Arterite
  de células gigantes, 1271
  temporal, 154, 155q, 158t
Articulação(ões), 1376
  temporomandibular, 331, 340
Artrite, 1375
  achados radiológicos comuns na,
    1377t
  características clínicas, 1375
  diagnóstico diferencial, 1379
  encaminhamento, 1391
  enteropática, 1390
  exame(s)
    diagnósticos, 1377
    físico, 1376
    laboratoriais, 1377
    radiológicos, 1377
  fisiopatologia, 1375
  gonocócica, 1382
  gotosa, 1382

Artrite *(Cont.)*
  história, 1375
  monoarticular
    aguda, 1379
    crônica, 1385
  poliarticular aguda, 1385
  princípios, 1375
  psoriática, 1390
  radiografia simples, 1377
  reativa, 1375, 1389
  ressonância magnética, 1377
  reumatoide, 1388
    na gravidez, 2274
  séptica bacteriana não
    gonocócica, 1379
  tomografia computadorizada,
    1377
  tratamento, 1379
  ultrassonografia, 1377
  viral características da, 1387t
Artrocentese, 1377
Artropatia facetária, 570
Artrópodes peçonhentos, 706
Ascite(s), 1091, 1092
  refratária, 1092
Asfixiantes simples e coma, 126
Asma, 833, 2081
  administração de oxigênio, 839
  anatomia, 833
  características clínicas, 836
  diagnósticos diferenciais, 837
  doença respiratória exacerbada
    pela aspirina, 842
  encaminhamento, 846
  estratégias de monitoramento
    futuro, 838
  exacerbação grave, 2085
  exacerbação leve, 2082
  exacerbação moderada, 2084
  exames de sangue, 838
  exames diagnósticos, 838
  fisiologia, 833
  fisiopatologia, 834
  gasometria, 838
  gravidez, 842
  importância, 833
  induzida por exercício, 843
  manejo, 839
  medicação adrenérgica, 839
  na gravidez, 2259
  perimenstrual, 844
  princípios, 833
  resistente a corticosteroides, 841
  sintomas, 836
  situações especiais, 842
  testes de função pulmonar, 838
Aspirina, 47, 919, 2015
Assistolia, 92
Astrovírus, 1131, 1142
Ataque
  com queda, 121t
  isquêmico transitório, 1242,
    1249, 1254
  não epilépticos, 1260
Atelectasia lobar, 850
Ateroembolia, 1037, 1044
Aterosclerose, 1036
Atestados médicos, 1368
Ativação do air bag, 288
Ativan ®, 152
Atividade elétrica sem pulso, 90, 92t
Atresia de coanas, 2071
Atropina, 1999
Aumento
  da resistência vascular sistêmica,
    974
  do volume sistólico, 974
Aura enxaquecosa, 1265

Ausência de disfunção em
  órgão-alvo, 1011
Autoanticorpos extrínsecos, 1472
Automóvel versus pedestre, 288
Avaliação
  da dor, 38
  do estado hemodinâmico e
    circulatório, 287
  do paciente, 54
  Lemon, 342
  médica focada, 1368
Axonotmese, 453
Azatioprina, 1161
Azotemia pré-renal, 1180
  causas de, 1181

B

Bacillus
  anthracis, 1721
  cereus, 1131, 1133, 1139
Baço, 404
Bacteremia
  fungemia, 1724
  oculta, 1591
Bactérias, 1573
  da microbiota marinha, 1133
  diagnóstico e tratamento, 1131
  invasivas, 1132
  não invasivas formadoras de
    toxinas, 1138
  toxigênicas não invasivas, 1133
Balanopostite, 2166
Balão intra-aórtico, 76
Balas de borracha, 385
Balística, 405
Balonamento apical do ventrículo
  esquerdo, 907
Bancos de sangue, 1455
Bandagem
  adesiva, 461
  em oito, 460
Barbitúricos, 58, 319
Barreira hematoencefálica, 302
Bartonella henselae, 1722
Benzocaína, 50
Benzodiazepinas, 30
Benzodiazepínicos, 58, 1849, 2009
Beribéri e coma, 125
Betabloqueador(es)
  e coma, 126
  e terapia alfa e beta combinada,
    983
Bezoar, corpos estranhos, 687
Bicarbonato de sódio, 50, 1729
Bicicleta, 288
Biguanidas, 1536
Biologia da ferida, 659
Biomarcadores cardíacos, 393
Bioquímica, 409
Bivalirudina, 922
Blastomyces dermatitidis, 872
Bloqueadores
  β-adrenérgicos, 919
  dos canais de cálcio, 984, 1014
Bloqueio
  atrioventricular
    de primeiro grau, 938
    de segundo grau, 938
      tipo I, 939
      tipo II, 939
    de terceiro grau, 939
  de saída bloqueio atrioventricular
    sinoatrial, 938
  dos canais de cálcio, 919
  Mobitz II, 939
  nervoso, 2014
  sinoatrial e atrioventricular, 937

Blue bloater, 849
Boca, 330, 335
Bochechas, 336
Bócio, 127
Body stuffers, 1901
Bolha, 1431
Bolhas, de fratura, 456
Boostrix ®, 673
Borrelia burgdorferi, 995, 1434, 1721
Botulismo, 1584
Bovinos, mordidas de, 695
Bradicardia sinusal, 937
Bretílio, 933
Brometo
   de ipratrópio, 841
   de tiotrópio, 841
Broncoconstrição induzida pelo exercício, 843
Broncodilatadores, 854
Broncoespasmo, 65
Bronquiolite, 2086
Bruit de moulin, 394
Bulose diabeticorum, 1546
Bumetanida, 1014
Bupivacaína, 49, 662
Bursite, 460
Butirofenonas, 1849

C

Cabeça, 294
Cabos do glidescope titanium, 19f
Cálculos
   na bexiga, 1220
   renais, 1215, 1216, 2173
   vesicais, 1220
Calicivirose humana, 2148
Câmara valvulada, 840
Camelos, mordidas de, 695
Campylobacter
   enteritis, 1132
   jejuni, 1131, 1133
Canais semicirculares, 145
Canalopatias iônicas, 999
Câncer
   na coluna vertebral, 570
   pancreático, 1110
Cancro, 1436
   mole, 1174, 1201
Cancroide, 1201
Candida albicans, 1207
Candidíase, 1443
   cutânea, 1443
   oral, 1443
   vulvovaginal, 1207, 1444
Cangrelor, 920
Cannabis na gravidez, 2275
Cão, mordidas de, 690
Capacidade residual funcional, 27
Capnocytophaga canimorsus, 690
Capnografia, 851
   durante a SAP, 2006
   em pacientes com respiração espontânea, 64
      em pacientes com angústia respiratória aguda, 65
      em pacientes criticamente doentes, 64
      em pacientes obnubilados ou inconscientes, 65
      em pacientes com doença grave, 65
      durante sedação para procedimentos e analgesia, 65
Capotamento, 288
Caravela portuguesa (*Physalia physalis*), 713

Carboidratos, 1843
Carboxiemoglobina, 63
Carbúnculo, 1433, 1718
Carcinoma testicular, 2171
Cardiomiopatia, 975
   arritmogênica do ventrículo direito, 998
   de Takotsubo, 907, 998, 999
   dilatada, 996
   e doenças específicas do músculo cardíaco, 995
   hipertrófica, 996
   isquêmica, 975
   restritiva, 998
Cardiopatias congênitas, 2067
Cardiotoxicidade da cocaína, 995
Cardite relacionada com a doença de Lyme, 995
Carrapatos, 708, 712
Cartilagem alar, 330
Cartuchos de espingardas, 385
Carvão ativado
   em dose única, 1819
   em múltiplas doses, 1820
Cascata neuroquímica, 304
Cascavéis, 699, 700f
Catapora, 1604
Cavalos, mordidas de, 695
Cavidade abdominal, 404
Caxumba, 1598
Cefaleia, 153, 1265
   achados
      diagnósticos, 156t
      fundamentais, 153
   algoritmo de diagnóstico, 157
   do tipo tensional, 1268
   em salvas, 1268
   encaminhamento, 159
   enxaquecosa, 1265
   exames complementares, 156
   fatores
      de risco, 155
      exacerbadores ou atenuantes, 155
   fisiopatologia, 153
   hipertensiva, 1276
   história prévia, 155
   intensidade da cefaleia, 153
   localização da cefaleia, 154
   manejo empírico, 157
   paciente no momento do início da dor, 153
   padrão e o início da dor, 153
   perspectiva, 153
   por uso excessivo de medicação, 1268
   pós-punção dural, 1275
   pós-traumática, 1276
   sinais, 155, 156t
   sintomas associados, 155, 156t
   tensional, 154
Cefalosporinas, 1422
Cegueira cortical transitória pós-traumática, 326
Células
   B, 1419
   T, 1418
      auxiliares, 1418
      supressoras, 1418
Celulite, 1432, 1711
   peritonsilar, 863
Ceratite herpética, 1604
Cérebro e líquido cefalorraquidiano, 301
Cerotolaco de trometamina, 47
Cervicite, 1202
Cesariana *perimortem*, 2320

Cetamina, 15, 48, 58, 1999, 2006, 2007
   com propofol, 60, 2009
   em dose baixa para o tratamento da dor, 2018
   em pacientes com traumatismo craniano, 2006
Cetoacidose alcoólica, 1512, 1844, 1512, 1538
Cetofol, 2009
Cetorolaco, 1267
Chlamydia, 858
   pneumoniae, 857
   trachomatis, 1174, 1203, 1204, 1210
      na gravidez, 2254
Choque, 17, 68
   anatomia, 68
   cardiogênico, 70, 71, 71q, 72q
   causas específicas, 68
   circulatório diagnóstico de, 70q
   desfechos, 76
   dispositivos, 75
   farmacologia, 73
   fisiologia, 68
   fisiopatologia, 68
   hemorrágico, 71, 71q, 72q
   importância, 68
   medular, 361, 368
   monitoramento do estado perfusional, 72
   neurogênico, 70
   princípios, 68
   procedimentos, 75
   reposição volêmica, 73
   ressuscitação quantitativa, 72
   séptico, 69, 71, 71q, 72q, 1724
      no paciente pediátrico, 2027
         agentes vasoativos, 2028
         fisiopatologia, 2027
         manejo, 2028
         manifestações clínicas, 2028
         monitoramento hemodinâmico para terapia direta, 2029
         reposição volêmica, 2028
   tomada de decisão, 70
Cicatriz, 1431
Cicatrização normal de feridas, 659
Ciclo-oxigenase, 46
Cintilografia miocárdica, 914
Cinto de segurança, 288
Circulação extracorpórea, 395
Circuncisão, complicações da, 2167
Cirrose, 1090
   alcoólica, 1841
Cirurgia
   buco-maxilo-facial, 330
   ortopédica para controle de dano, 456
Cisalhamento vertical, 582
Cisto
   ovarianos, 1234
   pilonidal, 1171
Citomegalovírus, 1606
Clamídia, 1203
Classificação
   da Association for Osteosynthesis, 345
   da Quebec Task Force dos distúrbios associados a lesão por chicote, 357t
   de Allen Ferguson, 345
   de Dennis, 345
   de Salter-Harris, 452
   de Tile das fraturas pélvicas, 579q
   de Young-Burgess, 579q, 580f
Clevidipina, 1014

Clonidina e coma, 126
Clopidogrel, 920
Cloreto de etila e fluorometano em aerossol, 50
Clorexidina, 662
Clostridium
   difficile, 1131, 1133, 1141
   perfringens, 1131, 1133, 1138
Coagulação intravascular disseminada, 322, 1490, 1496
Cobra(s), 698
   coral, 699, 699f, 702, 706
   exóticas, 706
   não peçonhenta, 700
   peçonhenta, 700
   cobra-rei escarlate, 699f
Cocaína, 50, 1895
   características clínicas, 1895
   diagnósticos diferenciais, 1897
   encaminhamento, 1902
   fisiopatologia da, 1895
   formulações da, 1895
   manejo, 1898
   na gravidez, 2275
   teste de diagnóstico, 1898
   toxicidade, 1895
Coccidioides immitis, 872
Codeína, 42, 45
Coiotes, mordidas de, 695
Colágeno, 659
Colangiopatia associada à sida, 1101
Colangite, 1100
   esclerosante, 1101
Colchicina, 1383
Colecistite, 1098
   acalculosa, 1100
   enfisematosa, 1100
Colelitíase, 1097
   na gravidez, 2250
Colestase
   benigna da gravidez, 1096
   intra-hepática na gravidez, 2252
Coletes à prova de balas, 385
Cólica ureteral, 218
Colisões de veículos automotores, 288, 577
   de alta velocidade, 332
   frontal, 288
   lateral, 288
   traseira, 288
Colite
   por *Clostridium difficile*, 1141
   ulcerativa, 1158, 1159
Colocação do tubo, 12
Coloides, 73
Colonoscopia, 1152, 1162
   e enema com contraste solúvel em água, 1155
Colposcopia, 749
Coluna
   cervical potencialmente lesada, 18
   vertebral, 1376
      lesões da, 345
         anatomia, 345
         avaliação neurológica, 357
         avaliação radiográfica, 362
         características clínicas, 357
         choque medular, 368
         classificação
            da Quebec Task Force dos distúrbios associados a lesão por chicote, 357t
            das lesões medulares, 348t, 356
            de lesões do tecido mole cervical, 357

Coluna (Cont.)
　　cuidados pré-hospitalares, 367
　　departamento de emergência, 367
　　diagnóstico diferencial, 361
　　encaminhamento, 370
　　estabilização da coluna vertebral, 367
　　exame da motricidade medular, 359t
　　exame do reflexo medular, 360t
　　exame sensorial medular, 361t
　　exames diagnósticos, 362
　　experiência, 345
　　fisiologia, 345
　　fisiopatologia, 345
　　importância, 345
　　indicações, 362
　　lesões associadas, 369
　　　　cardiopulmonares, 369
　　　　gastrointestinais, 369
　　　　geniturinários, 369
　　　　pele, 370
　　　　medulares, 361
　　manejo das vias aéreas, 368
　　princípios, 345
　　prognóstico, 370
　　radiografias cervicais simples, 364
　　ressonância magnética st0165, 365
　　tomografia computadorizada, 365
　　tratamento, 367
　　　　definitivo, 370
　　　　farmacológico para lesão incompleta da medula, 369
Coma, 123
　　abordagem diagnóstica, 123
　　achados fundamentais, 123
　　algoritmo de diagnóstico, 130
　　considerações diferenciais, 123
　　epidemiologia, 123
　　escala
　　　　de coma de Glasgow, 128t
　　　　Full Outline of Unresponsiveness (Four), 128t
　　exames auxiliares, 129
　　fisiopatologia, 123
　　manejo empírico, 130
　　mixedematoso e coma, 125
　　perspectiva, 123
　　sinais, 124
　　sintomas, 123
Commotio cordis, 392, 2055
Compazine ®, 152
Compensação fisiológica da acidose metabólica, 1513
Complexo ostiomeatal, 867
Comportamento
　　de busca por drogas, 43
　　suicida, 1368
　　de dependência, 42q
Compressão, 2021
　　anteroposterior, 581
　　da medula espinal, 277
　　do nervo, 570
　　lateral do anel pélvico, 582
　　vertical, 348, 355
　　via aérea-respiração, 2021
Comprometimento neurológico, 1724
Concentração final expiratória de dióxido de carbono, 29

Concentrados de hemácias, 1458
Conchas-cone, 713
Concussão, 304, 2048
　　miocárdica, 392
Condiloma acuminado, 1174, 1207
Confirmação do posicionamento do tubo endotraqueal, 7
Conjuntivite gonocócica, 1203
Consciência, 123
Consequências hemodinâmicas da intubação, 17
Consolidação de fraturas, 449
　　tardia, 451
Constipação, 218
Contagem de glóbulos brancos, 409
Contração
　　atrial prematura, 940
　　da ferida, 659
　　ventricular prematura, 940
Contracepção de emergência, 1238
Contrações
　　atriais prematuras, 941, 942
　　ventriculares prematuras, 942
Controladores de frequência e ritmo, 983
Controle
　　agudo da pressão arterial, 1012
　　de pressão versus controle de volume, 26
Contusão
　　cerebrais, 306, 309, 314, 322, 2049
　　da bochecha, 336
　　miocárdica, 393
　　pulmonar, 385, 2054
Convulsão, 83, 128, 138, 139q, 120t, 319, 1256
　　abordagem diagnóstica, 138
　　achados fundamentais, 139
　　álcool, 1850
　　algoritmo de diagnóstico, 141
　　atônica, 121t, 138
　　características clínicas, 1258
　　casos especiais, 1262
　　classificação, 1256
　　considerações diferenciais, 138
　　crises convulsivas, 138
　　de ausência, 138
　　de início recente, 1849
　　diagnóstico diferencial, 1259
　　eletrocardiograma, 1260
　　eletroencefalograma, 141, 1261
　　encaminhamento, 1263
　　epidemiologia, 138, 1258
　　estado de mal epiléptico, 138
　　estudos
　　　　de imagem, 140
　　　　laboratoriais, 1260
　　evento semelhante a, 139q
　　exame(s)
　　　　auxiliares, 140
　　　　físico, 1259
　　　　laboratoriais, 140
　　febris, 2065
　　fisiopatologia, 138, 1258
　　focais, 138
　　generalizadas, 138
　　história clínica, 1258
　　manejo
　　　　empírico, 141
　　　　no departamento de emergência, 141
　　　　pré-hospitalar, 141
　　midazolam, 143
　　mioclônicas, 138
　　na gravidez, 1263
　　não provocadas, 1256
　　neuroimagens, 1260

Convulsão (Cont.)
　　ocorrendo pela primeira vez, 1261
　　perspectiva, 138
　　por abstinência de álcool, 1841
　　pós-traumáticas, 322, 326, 1263
　　psicogênicas, 139
　　punção lombar, 1260
　　relacionadas ao álcool, 1840
　　seguimento, 143
　　sinais, 140
　　sintomas, 140
　　testes diagnósticos, 1260
　　tônico-clônicas, 138
　　toxinas, 1263
　　tratamento, 1261
Coqueluche, 1576, 2096
Cor pulmonale, 849, 850
Coral-fogo (Millepora), 713
Corante azul de toluidina, 750
Corioamnionite, 2255
Corno dorsal, 35
Coronavírus, 1609
Corpos estranhos, 674
　　características clínicas, 674
　　diagnóstico diferencial, 674
　　encaminhamento, 674
　　esôfago, 681
　　estômago, 683
　　exame diagnóstico, 674
　　faringe, 681
　　gastrointestinais, 2139
　　intestino, 683
　　nariz, 677
　　nas vias aéreas, 2079
　　no esôfago, 1069
　　olho, 674
　　orelha, 675
　　orofaríngeo, 1071
　　partes moles, 687
　　podem causar lesão esofágica, 402
　　princípios, 674
　　que entram no estômago, 1072
　　retais, 685, 1176
　　tratamento, 674
　　trato gastrintestinal, 681
　　trato geniturinário, 686
　　vias aéreas, 677
Correção manual de torção testicular, 1223f
Corrimentos genitais, 1202
Córtex, 123
Corticosteroides, 75, 319, 840, 854, 1383, 2029
　　e alta dos pacientes, 841
　　inalatórios, 841
　　sistêmicos, 841
Corticotrofina, 1383
Corynebacterium
　　diphtheriae, 858
　　ulcerans, 858
Costas, 413, 414
Cotovelo de tenista, 459
Couro cabeludo, 301
Craniectomia descompressiva, 318
Crânio, 301
Creatina quinase, 393
Creatinina e ureia sérica, 1184
Crianças, pacientes pediátricos, 1985
　　abuso infantil, 1991
　　adolescentes, 1988
　　aparência, 1989
　　avaliação, 1988
　　circulação, 1990
　　classificação da unidade de tratamento intensivo neonatal, 1991

Crianças, pacientes pediátricos (Cont.)
　　com necessidades especiais de saúde, 1991
　　consentimento para os cuidados de emergência, 1992
　　considerações de desenvolvimento, 1987
　　considerações farmacológicas, 1986
　　departamento de emergência
　　　　amigo da criança, 1992
　　　　pediátrica em prontidão, 1992
　　desidratação, 2157
　　　　alta hospitalar, 2161
　　　　anatomia, 2158
　　　　características clínicas, 2158
　　　　estratégias diagnósticas, 2159
　　　　fase de repleção, 2161
　　　　fisiologia, 2158
　　　　fisiopatologia, 2158
　　　　hiponatremia hospitalar adquirida, 2161
　　　　terapia de reidratação oral, 2160
　　　　terapia intravenosa, 2160
　　　　tratamento, 2160
　　desordens específicas, 1990
　　distúrbios gastrointestinais, 2126
　　　　apendicite, 2141
　　　　corpos estranhos gastrointestinais, 2139
　　　　divertículo de meckel, 2137
　　　　doença de hirschsprung, 2136
　　　　doença inflamatória intestinal, 2139
　　　　doenças das vias biliares, 2143
　　　　enterocolite necrotizante, 2133
　　　　estenose hipertrófica do piloro, 2128
　　　　icterícia neonatal, 2126
　　　　intussuscepção, 2135
　　　　má rotação com volvo intestinal, 2129
　　　　pancreatite, 2143
　　　　púrpura de henoch-schönlein, 2137
　　　　refluxo gastroesofágico, 2134
　　distúrbios renais e do trato genitourinário, 2163
　　　　balanopostite, 2165
　　　　complicações da circuncisão, 2167
　　　　carcinoma testicular, 2171
　　　　cálculos renais, 2173
　　　　estrangulamento peniano, 2167
　　　　epididimite, 2168
　　　　edema escrotal idiopático, 2170
　　　　fimose, 2163
　　　　glomerulonefrite pós-estreptocócica, 2174
　　　　hidrocele, 2170
　　　　hérnia inguinal, 2170
　　　　hematúria, 2172
　　　　hipertensão, 2177
　　　　infecções do trato urinário, 2171
　　　　insuficiência renal aguda, 2176
　　　　lesões induzidas por torniquete, 2167
　　　　orquite, 2169
　　　　priapismo, 2163
　　　　parafimose, 2165
　　　　proteinúria, 2174
　　　　púrpura de henoch-schönlein, 2179
　　　　síndrome nefrótica, 2175

Crianças, pacientes pediátricos *(Cont.)*
  síndrome hemolítico-urêmica, 2180
  torção testicular, 2169
  varicocele, 2170
 doença diarreica infecciosa, 2145
  características clínicas, 2146
  complicações, 2155
  consideração diagnósticas diferenciais, 2156
  estratégias diagnósticas, 2156
  etiologias específicas, 2146
  fisiopatologia, 2145
  princípios, 2145
  seguimento, 2157
  tratamento, 2156
 em idade escolar, 1987
 em idade pré-escolar, 1987
 emergências respiratórias, 2069, 2081, 2090
  abscesso retrofaríngeo, 2071
  abscesso peritonsilar, 2072
  angina de ludwig, 2072
  asma, 2081
   exacerbação leve, 2082
   exacerbação moderada, 2084
   exacerbação grave, 2085
  atresia de coanas, 2071
  bronquiolite, 2086
  características clínicas, 2069
  considerações diagnósticas, 2069
  coqueluche, 2096
  corpo estranho nas vias aéreas, 2079
  crupe espasmódico ou atípico, 2076
  crupe viral, 2075
  diagnósticos diferenciais, 2071
  displasia broncopulmonar, 2098
  doença das vias aéreas supraglóticas, 2071
  doenças da laringe, 2074
  doenças traqueais subglóticas, 2075
  doenças da traqueia, 2077
  doenças pulmonares, 2090
  epiglotite, 2072
  estenose laringotraqueal, 2075
  fibrose cística, 2097
  hemangioma subglótico, 2075
  laringomalácia, 2074
  laringotraqueobronquite, 2075
  macroglossia, 2071
  manobra de heimlich, 2079
  micrognatia, 2071
  mononucleose, 2072
  papilomas laríngeos, 2075
  paralisia das pregas vocais, 2074
  pneumonia, 2090
   bacteriana, 2093
    viral, 2093
    por micoplasma, 2093
    por clamídia, 2095
    por aspiração, 2095
    em um paciente imunocomprometido, 2095
  princípios, 2069
  queimadura das vias aéreas, 2073
  reações alérgicas agudas podem causar edema supraglótico, 2073
  traqueíte bacteriana, 2077
  traumas na face e no pescoço, 2073

Crianças, pacientes pediátricos *(Cont.)*
 exame físico, 1990
 febre, 2058
  abordagem do recém-nascido e da criança febril, 2061
  anatomia, 2058
  características clínicas, 2059
  contagem de leucócitos, 2060
  exame de urina e urocultura, 2060
  exames das fezes, 2061
  exames diagnósticos, 2060
  fisiologia, 2058
  fisiopatologia, 2058
  hemocultura, 2060
  histórico, 2058
  marcadores inflamatórios, 2060
  punção lombar, 2061
  radiografia de tórax, 2061
  teste rápido de antígeno viral, 2061
 fisiopatologia, 1985
 fita de reanimação, 1990
 história, 1988
 lactentes, 1987
 lactentes maiores, 1987
 manejo da via aérea, 1994, 2000
  anatomia, 1994
  bloqueadores neuromusculares, 2000
  dispositivos de resgate da via aérea para crianças, 2002
  dispositivos e técnicas, 2000
  equipamento, 1996
  fisiologia, 1996
  manejo, 1998
  manejo avançado da via aérea, 2000
  manejo pós-intubação, 2001
  medicamentos comuns para a sequência rápida de intubação em crianças, 1999t
  posicionamento do tubo, 2001
  pré-oxigenação, 2000
  pré-tratamento, 1998
  preparação, 2000
  princípios, 1994
  resultados, 2003
  sedativos, 1999
  sequência rápida de intubação, 1998
  técnicas cirúrgicas para via aérea pediátrica, 2002
  videolaringoscopia, 2002
 queixas neonatais comuns, 1991
 regulação da temperatura, 1985
 respiração, 1989
 ressuscitação neonatal, 2032
  acesso vascular, 2039
  algoritmo de ressuscitação de recém-nascidos, 2036
  anomalias anatômicas especiais, 2034
  complicações, 2040
  efetividade, 2040
  fatores maternos, 2034
  fisiopatologia, 2032
  indicações, 2032
  manejo, 2056
  massagem cardíaca, 2039
  medicamentos, 2039
  preparação, 2035
  resultados, 2040
  seguimento, 2040
  segurança, 2040

Crianças, pacientes pediátricos *(Cont.)*
  suspensão e descontinuação da ressuscitação, 2034
  ventilação, oxigênio, intubação, 2038
 ressuscitação pediátrica, 2020
  choque séptico, 2027
   fisiopatologia, 2027
   manejo, 2028
   manifestações clínicas, 2028
   reposição volêmica, 2028
   agentes vasoativos, 2028
   monitoramento hemodinâmico para terapia direta, 2029
  eventos agudos ameaçadores da vida, 2029
   manifestações clínicas, 2030
   exames diagnósticos, 2030
   seguimento, 2030
  parada cardíaca, 2020
   acesso vascular, 2024
   cuidado pós-parada, 2025
   desfibrilação, 2024
   disposição, 2026
   fisiopatologia, 2020
   local de verificação de pulso, 2020
   manejo, 2021
   manifestações clínicas, 2020
   medicamentos para parada cardíaca, 2024
   presença da família, 2026
   reconhecimento de parada iminente, 2021
   ressuscitação cardiopulmonar somente com compressão, 2023
   término da ressuscitação, 2027
  sedação e analgesia para procedimentos
   avaliação da dor, 2006, 2009, 2010
   resultados, 2009, 2018
   técnicas não farmacológicas, 2010
  sistema cardiovascular, 1985
  sistema imunológico, 1986
  sistema musculoesquelético, 1985
 terapia farmacológica, 2218
  absorção, 2218
  analgésicos opioides, 2221
  antipiréticos em crianças, 2220
  distribuição, 2219
  eliminação, 2220
  fenotiazinas, 2221
  medicamentos isentos de prescrição contra tosse e resfriado, 2220
  metabolismo, 2220
  segurança e eventos adversos a medicamentos, 2222
  terapia medicamentosa no neonato, 2220
 trauma, 2042
  abordagem inicial, 2042
  anatomia, 2042
  controle da dor, 2046
  distúrbios e lesões, 2046
  encaminhamento, 2056
  estabilização de vias aéreas e coluna cervical, 2042
  exame diagnóstico, 2045, 2046
  exame físico, 2046
  exames de imagem, 2046
  exames laboratoriais, 2046

Crianças, pacientes pediátricos *(Cont.)*
  fisiologia, 2042
  manejo, 2045
  manifestações clínicas, 2042
 triagem, 1988
 triângulo da avaliação pediátrica, 1988
 via aérea, 1985
Cricotireoidostomia, 23, 24
 difícil Smart, 6
 por agulha com ventilação transtraqueal à jato, 23
Crise(s)
 adrenal e coma, 125
 atônicas, 1256
 clônicas, 1256
 convulsivas, 1256
  e abscesso intracraniano, 1331
  generalizadas, 138
  relacionadas ao álcool, 1262
 de ausência, 1256
 focais
  complexas, 1256
  simples, 1256
 generalizadas, 1256
 grande mal, 1256
 hipertensiva, 1008
 mioclônicas, 1256
 não epilépticas, 1260
 parciais, 1256
 psicogênicas, 1260
 secundariamente generalizadas, 1256
 simpática, 1016, 1019
 tireotóxica e coma, 125
 tônicas, 1256
 tônico-clônicas, 1256
Cristaloides, 73
Critério(s)
 de Ranson, 1108q
 Lemon, 343q
 Nexus, 295
Crosta, 1431
Crupe
 espasmódico ou atípico, 2076
 viral, 2075
Cryptosporidium, 1132, 1143
Cuidados pós-parada cardíaca, 92
Curativos, 671
Cyclospora cayetanensis, 1132, 1143

D

Dacron ®, 668
Dano(s)
 hepático, 1841
 sistêmicos secundários, 306
Debridamento, 663
Declaração do American College of Emergency Physicians sobre a política de sedação no pronto-socorro, 53q
Defeitos
 de adesão, 1488
 de agregação, 1489
 de liberação, 1488
 enzimáticos intrínsecos, 1471
Deficiência
 de folato, 1469q
  na gravidez, 2268
 de vitamina B12, 1469q
Degeneração cerebelar alcoólica, 1842
Delirium, 1278
 características clínicas, 1279
 diagnóstico diferencial, 1280
 disposição, 1283
 estudos diagnósticos, 1280
 fisiopatologia, 1279

Delirium *(Cont.)*
   hiperativo, 1897
   origens, 1278
   tratamento, 1282
Demência, 1283
   características clínicas, 1285
   diagnóstico diferencial, 1286
   disposição final, 1288
   e transtornos do humor, 1350
   estratégias diagnósticas, 1286
   fisiopatologia, 1284
   por múltiplos infartos, 1284
   princípios, 1283
   tratamento, 1287
Demerol®, 43
Dentes reimplantados, 340
Depressão, 985
   demência, 1286
   do segmento ST, 899
   oculta, 1348
   pós-parto, 1348
Derivações ventriculoperitoneais, 2067
Dermatite
   atópica, 1448
      infantil, 1431
   de contato, 1445
   gonocócica, 1436
   seborreica, 1431
Dermatomiosite, 1431
Dermopatia diabética, 1546
Derrame(s)
   isquêmico agudo, 1016
   loculado, 886
   parapneumônico, 886, 889
   pleural, 885, 1684
      anatomia, 886
      características clínicas, 887
      causas de, 886
      diagnóstico diferencial, 887
      encaminhamento, 889
      exames diagnósticos, 887
      fisiologia, 886
      fisiopatologia, 886
      princípios, 885
      tratamento, 888
Derrapagem de um corpo vertebral sob outro, 570
Descamação, 1431
Descolamento(s)
   de placenta, 2244
   epidérmicos, 666
Descompensação respiratória, 384
Descompressão craniana, 317
Desconforto respiratório agudo, 31
Descrição da fratura, 448q
Desfibrilação, 90
   na gravidez, 2320
Desfibriladores externos automáticos, 85
Desidratação, 2145, 2157
   alta hospitalar, 2161
   anatomia, 2158
   características clínicas, 2158
   estratégias diagnósticas, 2159
   fase de repleção, 2161
   fisiologia, 2158
   fisiopatologia, 2158
   hiponatremia hospitalar adquirida, 2161
   terapia
      de reidratação oral, 2160
      intravenosa, 2160
   tratamento, 2160
Desinfecção da pele, 662
Deslocamento de faceta
   bilateral, 348
   unilateral, 348

Desordens anorretais, 1166
Despolarização, 929
Desregulação neuro-hormonal, 1008
Desvio, 448
   de traqueia, 2043
Detecção
   da dor, 34
   de antígenos, 1337
Detector de CO, 7f
Dexmedetomidina, 30
Dexon ®, 668
Di-idroergotamina, 1267
Diabetes melito, 1533
   características clínicas, 1534
   complicações tardias do, 1543
   contexto, 1533
   de outras causas, 1534
   epidemiologia, 1534
   exames diagnósticos, 1535
      nível de cetona na urina, 1535
      nível de glicose sanguíneo pela fita, 1535
      nível de glicose urinária, 1535
      nível glicêmico sérico, 1535
   fisiologia, 1533
   fisiopatologia, 1534
   gestacional, 1534, 1546, 2270
   mecanismos regulatórios da glicose, 1533
   tipo, 1, 1534
   tipo, 2, 1534
   tratamento, 1535
      novas correntes do, 1537
Diaforese, 205
Diálise, 1191
   complicações da, 1193
   indicações para, 1192
   peritoneal, 1192, 1195
   renal, 985
Diarreia do viajante, 1146
Diástase sutural, 305
Diazepam, 152
   convulsões, 143
Difteria, 857, 858, 995, 1573
Digitálicos, efeitos adversos dos, 934
Digoxina, 934
Dilatação pupilar e coma, 127
Dilaudid, 2016
Diltiazem, 934, 1014
Dimenidrinato, 152
Dinitrato de isossorbida, 1014
Dióxido de carbono de final de exalação, 88
Disenteria amebiana aguda, 1144
Disfagia, 1067, 1243
   causas de, 1068q
   esofágica, 1067, 1069
   orofaríngea, 1067, 1068
Disfasia, 1243
Disfunção
   cardíaca, 323
   diastólica, 976
   do SNC com perfusão cerebral normal, 116
   do trato biliar, 1097
   neurológica, 1194
   sistólica, 976
   valvular aguda, 978
Displasia broncopulmonar, 2098
Dispneia, 195, 205
   achados
      no exame físico, 197t
      principais, 195
   considerações diagnósticas diferenciais, 195
   crônica ou progressiva, 195
   de esforço, 195

Dispneia *(Cont.)*
   de início súbito, 195
   diagnósticos
      críticos, 200
      emergenciais, 200
   duração, 195
   epidemiologia, 195
   exames complementares, 196
   fisiopatologia, 195
   início, 195
   manejo empírico, 200
   método diagnóstico, 195
   mudança de posição, 195
   paroxística noturna, 195
   psicogênica, 195
   sinais, 196
   sintomas, 195
Dispositivo(s)
   de detecção de dióxido de carbono de final de exalação, 7
   extraglótico, 4, 21, 22
Disrreflexia autonômica, 369
Dissecção
   de aorta, 204, 210, 1015, 1016, 1021
      anatomia, 1021
      características clínicas, 1022
      classificação, 1022
      considerações diagnósticas, 1023
      diagnósticos diferenciais, 1023
      ecocardiografia, 1024
      eletrocardiografia, 1023
      encaminhamento, 1026
      epidemiologia, 1021
      escolha do exame diagnóstico, 1024
      exame físico, 1022
      fisiologia, 1021
      fisiopatologia, 1021
      histórico, 1022
      princípios, 1021
      radiografia de tórax, 1024
      reparo cirúrgico e intervencionista, 1025
      ressonância magnética, 1024
      teste diagnóstico, 1023
      tomografia computadorizada, 1024
      torácica, 120t
      tratamento, 1025
   de artéria
      carótida, 1272, 1273
      vertebral, 1272, 1273
Dissociação, 52, 2005
Dissulfiram, 1845
Distensão(ões), 458
   de primeiro grau, 458
   de segundo grau, 458
   de terceiro grau, 459
Distribuição, 2219
Distúrbios
   acidobásicos, 1509
   alimentares na gravidez, 2274
   cardíacos na gravidez, 2260
   cardiovasculares na gravidez, 2259
   da atividade psicomotora, 1348
   da hemostasia, 1485
      anamnese, 1485
      anatomia, 1485
      características clínicas, 1485
      contexto, 1485
      diagnóstico diferencial, 1491
      encaminhamento, 1496
      exame físico, 1485
      fisiologia, 1485

Distúrbios *(Cont.)*
      fisiopatologia, 1485
      importância, 1485
      testes diagnósticos, 1491
      tratamento, 1492
      tratamento doméstico, 1492
   da tireoide
      insuficiência cardíaca, 978
      na gravidez, 2255, 2271
   da via de coagulação, 1489
   de coagulação diversos, 1490
   do eixo hipotálamo-hipofisário na gravidez, 2256
   do movimento, 1842
   eletrolíticos, 1516
      hipercalcemia, 1525
      hipercalemia, 1516
      hiperfosfatemia, 1530
      hipermagnesemia, 1527
      hipernatremia, 1521
      hipocalcemia, 1526
      hipocalemia, 1519
      hipomagnesemia, 1528
      hiponatremia, 1522
         euvolêmica, 1523, 1525
         hipervolêmica, 1523, 1524
         hipovolêmica, 1523, 1524
      hipoposfatemia, 1530
      pseudo-hiponatremia, 1522
   gastrointestinais pediátricos, 2126
      apendicite, 2141
      corpos estranhos gastrointestinais, 2139
      divertículo de Meckel, 2137
      doença(s)
         das vias biliares, 2143
         de Hirschsprung, 2136
         inflamatória intestinal, 2139
      enterocolite necrotizante, 2133
      estenose hipertrófica do piloro, 2128
      icterícia neonatal, 2126
      intussuscepção, 2135
      má rotação com volvo intestinal, 2129
      pancreatite, 2143
      púrpura de Henoch-Schönlein, 2137
      refluxo gastroesofágico, 2134
   hematológicos na gravidez, 2267
   hemorrágicos hereditários, 328
   hipertensivos da gravidez, 2261t
   inflamatórios na gravidez, 2274
   metabólicos e endócrinos na gravidez, 2270
   neurológicos na gravidez, 2268
   plaquetários, 1492
   psiquiátricos na gravidez, 2274
   renais e do trato genitourinário, 2163
      balanopostite, 2166
      cálculos renais, 2173
      carcinoma testicular, 2171
      complicações da circuncisão, 2167
      edema escrotal idiopático, 2170
      epididimite, 2168
      estrangulamento peniano, 2167
      fimose, 2163
      glomerulonefrite pós-estreptocócica, 2174
      hematúria, 2172
      hérnia inguinal, 2170
      hidrocele, 2170
      hipertensão, 2177

Índice remissivo

Distúrbios *(Cont.)*
  infecções do trato urinário, 2171
  insuficiência renal aguda, 2176
  lesões induzidas por torniquete, 2167
  na gravidez, 2270
  orquite, 2169
  parafimose, 2165
  priapismo, 2163
  proteinúria, 2174
  púrpura de Henoch-Schönlein, 2179
  síndrome
    hemolítico-urêmica, 2180
    nefrótica, 2175
  torção testicular, 2169
  varicocele, 2170
  vasoespásticos, 1040, 1047
Disúria, causas de, 1210
Diuréticos, 47, 983
  de alça, 981, 1014
Diverticulite, 218, 1151
  complicada, 1152, 1153
  não complicada, 1152, 1153
Divertículo de Meckel, 2137
Diverticulose, 1151, 1153
Doadores de óxido nítrico, 1014
Dobutamina, 75, 1729
Doença(s)
  anorretal sexualmente transmissível, 1175
  arterial coronariana, 892, 975
  arteriovascular periférica, 1036, 1042
    anamnese, 1038
    aneurismas arteriais periféricos, 1044
      extremidade inferior, 1044
      extremidade superior, 1045
    anormalidade vascular causada por abuso de drogas, 1050
    anticoagulação aguda com heparina, 1041
    aspectos clínicos, 1038
    avaliação não invasiva, 1040
    diagnóstico diferencial, 1040
    distúrbios vasoespásticos, 1047
    encaminhamento, 1042
    enxerto, 1041
    exame físico, 1038
    fisiopatologia, 1036
    fístulas arteriovenosas periféricas, 1049
    insuficiência arterial crônica, 1038
    por insuficiência arterial crônica, 1042
    por oclusão arterial aguda, 1043
    princípios, 1036
    simpatectomia, 1041
    síndrome do desfiladeiro torácico, 1047
    terapia
      fibrinolítica, 1041
      hiperbárica, 1041
      não invasiva, 1041
    testes diagnósticos, 1040
    tratamento, 1040
  articular degenerativa, 1385
  associadas à síndrome de Wolff-Parkinson-White, 950
  cardíaca
    congênita, 2035
    valvar na gravidez, 2266
  crônica suicídio, 1367
  da arranhadura do gato r, 1722

Doença(s) *(Cont.)*
  da articulação temporomandibular, 154
  da laringe, 2074
  da orelha interna, 145
  da traqueia, 2077
  da vesícula biliar na gravidez, 2250
  das válvulas cardíacas, 975
  das vias biliares, 2143
  do tecido conjuntivo, 990
  das vias aéreas supraglóticas, 2071
  de Alzheimer, 1284
  de Buerger, 1043
  de Chagas, 994
  de Christmas, 1490
  de Crohn, 1158, 1159
  de deposição de pirofosfato de cálcio diidratado, 1384
  de Hirschsprung, 2136
  de Kawasaki, 1449, 2065
  de Lyme, 708, 995, 1386, 1434, 1721
  de Ménière, 146, 147, 151, 1245
  de Pott, 570
  de Raynaud, 1040, 1047
  de Still do adulto, 1389
  de von Willebrand, 1488, 1490, 1495
  diarreica infecciosa, 2145
    características clínicas, 2146
    complicações, 2155
    consideração diagnósticas diferenciais, 2156
    estratégias diagnósticas, 2156
    etiologias específicas, 2146
    fisiopatologia, 2145
    princípios, 2145
    seguimento, 2157
    tratamento, 2156
  diverticular, 1151
  do refluxo gastresofágico, 1073, 1074
  do soro, 706
  do trato biliar, 218
  hepática
    na gravidez, 1096, 2251
    relacionada com o álcool, 1088
  inflamatória
    intestinal, 1158, 2139
    pélvica, 1205
      diagnóstico de, 1206t
      na gravidez, 2254
  miocárdicas, 993
    canalopatias iônicas, 999
    cardiomiopatia arritmogênica do ventrículo direito, 998
    cardiomiopatia de Takotsubo, 998
    cardiomiopatia dilatada, 996
    cardiomiopatia hipertrófica, 996
    cardiomiopatia restritiva ventrículo direito, 998
    cardiomiopatias e doenças específicas do músculo cardíaco, 995
    cardiotoxicidade da cocaína, 995
    difteria, 995
    doença de Chagas, 994
    doença de Lyme, 995
    miocardite, 993
    triquinose, 994
  pericárdica, 976, 987
    doenças do tecido conjuntivo, 990

Doença(s) *(Cont.)*
  neoplásica, 989
  pericardite, 987
    causas infecciosas diversas de, 990
    constritiva, 992
    idiopática, 987
    induzida por radiação, 990
    pós-infarto do miocárdio, 989
    pós-injúria, 989
    purulenta, 992
    tuberculosa, 990
  pneumopericárdio, 992
  relacionada com derrame pericárdico, 990
  tamponamento cardíaco, 990
  urêmica, 988
  pleural, 881
  por deposição de cristais de hidroxiapatita fosfato básico de cálcio, 1384
  por insuficiência arterial crônica, 1042
  por oclusão arterial aguda, 1043
  pulmonares, 976, 2090
  pulmonar obstrutiva crônica, 25, 848
    análise de gases sanguíneos, 851
    capnografia, 851
    características clínicas, 849
    descompensação aguda no paciente com, 851
    diagnósticos diferenciais, 850
    diretrizes gerais para hospitalização do paciente com, 855
    disposição, 855
    eletrocardiograma, 852
    espirometria, 852
    exame do escarro, 852
    exame físico, 849
    exames de sangue, 852
    fisiopatologia, 848
    gravidade da limitação do fluxo de ar, 849
    história natural, 849
    monitoramento cardíaco, 852
    oximetria de pulso, 851
    radiografia do tórax, 851
    sintomas, 849
    teste diagnóstico, 851
    tratamento, 852
    tratamento
      oxigenação, 852
      terapia medicamentosa geral, 854
        antibióticos, 854
        broncodilatadores, 854
        corticosteroides, 854
        ventilação, 852
  relacionada ao álcool, 1838
    adolescentes, 1846
    anormalidades leucocitárias, 1844
    características clínicas, 1839
    diagnósticos diferenciados, 1847
    doenças infecciosas, 1842
    efeitos
      cardiovasculares, 1841
      endócrinos, 1843
      gastrointestinais e hepáticos, 1841
      hematológicos, 1844
      metabólicos, 1843
      neurológicos, 1842

Doença(s) *(Cont.)*
    oncológicos, 1845
    psiquiátricos, 1845
    pulmonares, 1841
    toxicológicos, 1845
  manejo, 1848
  mulheres grávidas, 1846
  pacientes mais velhos, 1846
  problemas psiquiátricos e sociais, 1850
  seguimento, 1850
  toxicidade, 1838
  trauma, 1846
  renal(is)
    intrínsecas que causam insuficiência renal aguda, 1182
    crônica, 1187
      causas de, 1188
      fatores reversíveis e causas tratáveis de, 1189
      na gravidez, 2270
    respiratória exacerbada pela aspirina®, 842
    sexualmente transmissíveis, 738, 1173, 1197
      cancroide, 1201
      candidíase vulvovaginal, 1207
      clamídia, 1203
      condiloma acuminado, 1207
      corrimentos genitais, 1202
      diagnóstico diferencial sindrômico das, 1198t
      doença inflamatória pélvica, 1205
      ectoparasitoses, 1208
      escabiose, 1208
      gonorreia, 1202
      herpes, 1198
      infecções de células epiteliais, 1207
      molusco contagioso, 1208
      na gravidez, 2254
      pediculose pubiana, 1208
      sífilis, 1200
      tricomoníase, 1204
      úlceras genitais, 1198
      ulcerativas tratamento de, 1199t
      uretrite não gonocócica, 1204
      vaginose bacteriana, 1206
      verrugas genitais, 1207
    traqueais subglóticas, 2075
    tromboembólica na gravidez, 2253
    vascular
      inflamatória, 1039
      renal, 1182
Dofetilida, 934
Dopamina, 982, 1729, 2040
Dor, 35
  abdominal, 213, 406
    abordagem diagnóstica, 215
    achados principais, 215
    algoritmo diagnóstico, 220
    avaliação e estabilização rápidas, 215
    causas
      emergenciais, 216t
      urgentes, 217t
    diagnóstico(s)
      de emergência, 220
      diferencial, 215
      urgentes, 220
    em mulheres, 213
    encaminhamento, 221
    epidemiologia, 213
    exames complementares, 219

Dor *(Cont.)*
    fisiopatologia, 213
    manejo empírico, 220
    na gravidez, 2248
    no paciente geriátrico, 2325
    sinais, 215
    sintomas, 215
    usos comuns do ultrassom à beira do leito na, 220t
aguda, 37, 39, 40
versus crônica, 38
anatomia, 34
anorretal, 1172
associada à urolitíase, 1217
crônica, 37, 39
    avaliação, 39
    da malignidade, 40
da anestesia local, 2013q
da injeção reduzir a, 50
da injeção técnicas para reduzir a, 50q
decorrente de uma hérnia discal, 277
em pontada ou "em facada", 204
escrotal aguda, 1220
facial, 154
fisiologia, 34
fisiopatologia, 34
frontal e/ou na região temporal, 154
importância, 34
interescapular ou retrosternal, 399
lacerante, 204
lombar
    aguda, 276
    inespecífica, 275
manejo da, 34
    analgesia ambulatorial, 51
    anatomia, 34
    dor aguda versus crônica, 37
    fisiologia, 34
    fisiopatologia, 34
    importância, 34
    intervenções não farmacológicas, 51
    princípios, 34
    respostas reflexas à dor, 37
    sistema de endorfina, 37
    terapia farmacológica, 41
    tomada de decisão, 38
    vias de condução da dor, 34
musculoesquelética nas costas, 569
    abscesso epidural, 575
    anatomia, 569
    características clínicas, 570
    causas esqueléticas, 570
    dados da anamnese, 572t
    diagnósticos diferenciais, 571
    dor nas costas não complicada, 569
    dor nas costas não complicada, 573
    epidemiologia, 569
    estudos de imagem, 572
    exame físico, 571
    exames diagnósticos, 571
    exames laboratoriais, 571
    fisiologia, 569
    fisiopatologia, 569
    fratura, 575
    hematoma epidural, 575
    hérnias de disco, 574
    histórico, 570
    indicações para estudos de imagem avançados, 572q
    malignidade, 575

Dor *(Cont.)*
    mielografia por tomografia computadorizada, 573
    osteomielite espinhal, 575
    princípios, 569
    radiografias simples, 572
    ressonância magnética, 573
    seguimento, 575
    síndrome da cauda equina, 575
    síndromes das raízes nervosas, 570
    tomografia computadorizada, 573
    tratamento, 573
nas costas, 275
    achados clínicos, 276q
    achados principais, 276
    algoritmo diagnóstico, 281
    considerações diferenciais, 276
    crônica, 284
    diagnósticos críticos, 281
    epidemiologia, 275
    exames laboratoriais, 281
    fisiopatologia, 275
    imagens, 281
    sinais, 279
    sintomas, 276
    testes auxiliares, 281
    tratamento empírico, 282
nas raízes nervosas, 574
neuropática, 39, 40
no peito, 1194
pélvica causas de, 588t
periorbital ou retro-orbital, 154
recorrente, 40
referida, 213, 275
somática, 213
torácica, 204
    abordagem diagnóstica, 204
    achados principais, 204
    achados principais no exame físico, 207t
    considerações diferenciais, 204
    diagnóstico, 209t
    diagnóstico diferencial, 205t
    epidemiologia, 204
    estabilização e avaliação rápidas, 204
    exame físico, 205
    fatores de risco, 206q
    fisiopatologia, 204
    história, 204
    manejo empírico, 209
    relacionada com a cocaína, 1900
    sintomas significativos, 206t
visceral, 35q, 36, 213
Dorso, 404
Doxiciclina, 1437
Dramamine ®, 152
Drenagem cerebral de líquido cefalorraquidiano, 319
Drenos, 671
Drogas bloqueadoras do sistema renina-angiotensina, 983
Dronedarona, 934
Droperidol, 152
Ducto(s)
    de Wharton, 331
    de Wirsung, 1104
Duodeno, 1067

E

Ebola, 1615
Eclâmpsia, 1016, 1018, 2246
Ecocardiografia, 88, 394, 913
Ectoparasitoses, 1208

Eczema
    atópica em adultos, 1431
    numular, 1431
Edema
    agudo pulmonar cardiogênico, 976
    cerebral, 314
        por altitude elevada e coma, 125
    escrotal
        agudo, causas de, 1221q
        idiopático, 2170
    pulmonar, 980, 1190
        cardiogênico agudo, 28
    neurogênico, 323
Edwardsiella tarda, 1712
Efedra, 1903
Efedrina, 1903
Ejeção do veículo, 288
Elasticidade da pele, 660
Eletrocardiograma, 86, 156, 393, 852
Eletrofisiologia celular cardíaca, 929
Eletrólitos, 1543, 1844
Elevação
    da perna reta, 280
    da pressão arterial, 1011
    da pressão intracraniana, 17
Eliminação, 2220
Embolectomia cirúrgica, 1064
Embolia
    gasosa, 120t, 1037, 1039, 1043
    gordurosa, 456
    por líquido amniótico, 2247
    pulmonar, 120t, 195, 198, 882
        insuficiência cardíaca, 978
        na gravidez, 2253
Embolização, 591
Emergência(s)
    hipertensiva(s), 1010
        agudas, 1899
        induzida pela cocaína, 1896
        na gravidez, 2260
    médicas durante a gravidez, 2259
        abuso de substâncias, 2274
        álcool, 2275
        anemia, 2267
            falciforme, 2268
            por deficiência de ferro, 2267
            por diluição, 2267
        artrite reumatoide, 2274
        asma, 2259
        cannabis, 2275
        cocaína, 2275
        deficiência de folato, 2268
        diabetes, 2270
        distúrbios
            alimentares, 2274
            cardíacos, 2260
            cardiovasculares, 2259
            de tireoide, 2271
            hematológicos, 2267
            hipertensivos da gravidez, 2261t
            inflamatórios, 2274
            metabólicos e endócrinos, 2270
            neurológicos, 2268
            psiquiátricos, 2274
            renais, 2270
        doença cardíaca valvar, 2266
        doença renal crônica, 2270
        emergências hipertensivas, 2260
        epilepsia, 2268
        esclerose múltipla, 2269

Emergência(s) *(Cont.)*
    estenose
        aórtica, 2267
        mitral, 2267
    hepatite
        B, 2273
        C, 2273
        viral, 2273
    hipertensão
        crônica, 2260
        pulmonar, 2266
    hipertireoidismo, 2271
    hipotireoidismo, 2272
    infecção(ões)
        pelo vírus da imunodeficiência humana, 2272
        sistêmicas, 2272
    lesão na medula espinal, 2269
    lúpus eritematoso sistêmico, 2274
    metanfetamina, 2275
    miastenia grave, 2269
    obesidade, 2271
    opioides, 2275
    próteses cardíacas valvares, 2267
    regurgitação aórtica e mitral, 2267
    sífilis, 2273
    síndrome(s)
        coronarianas agudas, 2260
        da imunodeficiência adquirida, 2272
    tabagismo, 2275
    tuberculose, 2273
    respiratórias pediátricas, 2069, 2081, 2090
        abscesso
            peritonsilar, 2072
            retrofaríngeo, 2071
        angina de Ludwig, 2072
        asma, 2081
            exacerbação grave, 2085
            exacerbação leve, 2082
            exacerbação moderada, 2084
        atresia de coanas, 2071
        bronquiolite, 2086
        características clínicas, 2069
        considerações diagnósticas, 2069
        coqueluche, 2096
        corpo estranho nas vias aéreas, 2079
        crupe espasmódico ou atípico, 2076
        crupe viral, 2075
        diagnósticos diferenciais, 2071
        displasia broncopulmonar, 2098
        doença(s)
            da laringe, 2074
            da traqueia, 2077
            pulmonares, 2090
            traqueais subglóticas, 2075
            das vias aéreas supraglóticas, 2071
        epiglotite, 2072
        estenose laringotraqueal, 2075
        fibrose cística, 2097
        hemangioma subglótico, 2075
        laringomalácia, 2074
        laringotraqueobronquite, 2075
        macroglossia, 2071
        manobra de heimlich, 2079
        micrognatia, 2071
        mononucleose, 2072
        papilomas laríngeos, 2075

Emergência(s) *(Cont.)*
    paralisia das pregas vocais, 2074
    pneumonia, 2090
        bacteriana, 2093
            em um paciente imunocomprometido, 2095
        por aspiração, 2095
        por clamídia, 2095
        por micoplasma, 2093
        viral, 2093
    princípios, 2069
    queimadura das vias aéreas, 2073
    reações alérgicas agudas podem causar edema supraglótico, 2073
    traqueíte bacteriana, 2077
    traumas na face e no pescoço, 2073
Empiema, 1684
Empiema pleural, 886
Emulsão lipídica intravenosa, 1821
Enalaprilat, 1014
Encaminhamento, 1132
Encefalite, 155q, 158t, 1328
    por citomegalovírus, 1634
    por HSV, 1604
    por toxoplasma, 1634
    viral, 1330, 1339
Encefalomielite, 1328
Encefalopatia(s)
    de Wernicke e coma, 125
    do HIV, 1634
    hepática, 1092
        e coma, 125
    hipertensiva, 1011, 1016, 1018
    virais espongiformes subagudas, 1285
Endorfina, 37
Endoscópios flexíves para intubação, 20
Enema
    de bário, 1152, 1158, 1162
    de contraste solúvel em água, 1152
Enfaixamento, 460
Enfisema, 850
    orbital, 338
Enolase específica neuronal, 83
Ensaio anti-XA, 1492
Entamoeba histolytica, 1132, 1143, 1144
Enterocolite necrotizante, 2133
Enterovírus, 1607
    não poliomielite, 1607
Entorse, 458
    de primeiro grau, 458
    de segundo grau, 458
    de terceiro grau, 458
Entubação endotraqueal, 719q
Enxaqueca, 139
    por oclusão da artéria basilar, 121t
    vestibular, 147
Epicondilite medial, 459
Epididimite, 1225, 2168
Epiglotite, 2072
    no adulto, 861
Epilepsia, 138, 1256
    na gravidez, 2268
Epinefrina, 50, 1427, 1729, 2039
Episódio maníaco, 1349
Equilíbrio e percepção do corpo, 145
Equipamento para sedação procedural e analgesia, 55q
Equipe, 54

Eritema
    infeccioso, 1441
    migratório, 1434
    multiforme, 1449
    nodoso, 1431, 1450
Eritropoetina, 320
Erosões úlcera, 1431
Erysipelothrix rhusiopathiae, 1712
Escabiose, 1208, 1444
    crostosa, 1444
    norueguesa, 1444
Escala
    de agitação-sedação de richmond, 29t
    de coma de Glasgow, 127, 128t, 310, 311t, 1247t
    de Mallampati, 5, 5f
    Full Outline of Unresponsiveness (Four), 127, 128t
    tomográfica de Rotterdam, 315, 316q
Escarlatina, 1435
Escherichia coli, 1209
    entero-hemorrágica, 1137
    enterotoxigênica, 1131, 1133, 1140
Esclerodermia, 1391
Esclerose
    múltipla, 147
        na gravidez, 2269
    sistêmica, 1391
Escopolamina, 152
Escore de gravidade para lesões toracolombares, 345
Escoriação(ões), 1431
    neuróticas, 1431
Escorpiões, 708, 711
Escrófula, 1686
Escroto agudo, 1220
Esforço excessivo ou trauma, 978
Esmolol, 400, 932, 1014, 1025
Esofagite, 1073
    eosinofílica, 1074, 1075, 1076
    induzida por radiação, 1074
    infecciosa, 1075, 1076
    por pílulas, 1074, 1075, 1076
Esôfago, 1067, 1841
    corpos estranhos, 681
    inferior, 1071
    superior, 1071
Espaço
    parafaríngeo, 866
    retrofaríngeo, 865
Espasmo
    do masseter, 15
    esofágico, 1067
Espermatocele, 1227
Espirometria, 852
Espondilite
    anquilosante, 1389
    traumática de c2, 353
Espondilolistese, 570
Espondilopatias soronegativas, 1389
Espondilose cervical, 145
Espumas, 722t
Esquecimento da senescência, 1286
Estabilização da coluna vertebral, 367
Estado(s)
    amnésico, 1842
    asmático, 32
    confusionais, 1286
        agudo, 1286
    de mal asmático, 16
    de mal epiléptico, 138, 1256
        causas do em adultos, 139q
        mioclônico, 83
        não convulsivo, 128

Estado(s) *(Cont.)*
    hiperosmolar hiperglicêmico, 1542
    pós-ictal, 140
Estatinas, 919, 985
Esteatose, 1088
    aguda da gravidez, 1096
    hepática aguda, 2251
        na gravidez, 2251
Estenose
    aórtica na gravidez, 2267
    hipertrófica do piloro, 2128
    laringotraqueal, 2075
    mitral na gravidez, 2267
Esteroides, 1267, 1730
Estilete(s)
    de intubação por vídeo, 20
    óptico Shikani, 20f
Estimulantes, 1902
    respiratórios, 855
Estímulo nocivo, 35q
Estômago, 1067, 1841
    corpos estranhos, 683
Estrangulamento peniano, 2167
Estresse psicossocial, 1010
Estrongiloidíase, 1722
Estupro facilitado por álcool ou droga, 738
Etanol, 1843
Ethibond ®, 669
Etidocaína, 49
Etilenoglicol, 1512
Etomidato, 15, 59, 1999, 2007
Eventos agudos ameaçadores da vida, 2029
    exames diagnósticos, 2030
    manifestações clínicas, 2030
    seguimento, 2030
Evisceração, 412, 413
Exacerbação da doença pulmonar obstrutiva crônica, 978
    aguda, 32
    prevenção via terapia anti-inflamatória, 855
    terapias futuras para, 855
Exalgo, 2016
Exame(s)
    da motricidade medular, 359t
    de fluoresceína do olho, 334
    de sangue, 852
    de urina, 1184, 1210, 1216
    de Waddell, 280
    do escarro, 852
    do líquido sinovial e artrite, 1379
    do reflexo medular, 360t
    dos olhos, 148
    físico, 309, 333
    fundoscópico, 128
    motor, 311
    neurológico precoce, 310
    neurológico, 335
    pupilar, 311
    sensorial medular, 361t
    toxicológicos e coma, 129
Exantema
    súbito, 1440
    virais, 1440
Excesso
    simpatomimético ou de álcool, 978
    volumétricos, 977
Expansão clonal, 1418
Expansores de volume, 2040
Exploração de ferida local, 415
Expressão da dor, 36
Exsudatos, 888
Extensão, 348, 353
Extrassístoles, 940
Extremidades, 294

F

Face, 294
    anatomia da, 330
Falência renal aguda, 1179
Falha
    de ventilação ou oxigenação, 3
    na manutenção, 3
Falta de ar, 1194
Faringe, corpos estranhos, 681
Faringite, 857
    causada por bactérias anaeróbias, 859
    causada por *Candida*, 861
    gonocócica, 859, 1203
    herpética, 859
    pelo herpes simples, 857
    por *C. pneumoniae*, 859
    por *Chlamydia trachomatis*, 859
    por Sga, 857
    tuberculosa, 859
    viral, 857
Faringotonsilite, 857
Fasciíte necrosante, 1434
Fator(es)
    de coagulação, 1486q
    recombinante Viia, 319
Febre, 81
    da mordida de rato, 694
    de Lassa, 1617
    e erupção cutânea petequial, 1592
    e petéquias, 2065
    escarlatina, 857, 1435
    hemorrágicas virais, 1614
    maculosa das Montanhas Rochosas, 708, 1437, 1721
    pediátrica, 2058
        abordagem do recém-nascido e da criança febril, 2061
        anatomia, 2058
        características clínicas, 2059
        contagem de leucócitos, 2060
        doença crônica prévia, 2066
        exame de urina e urocultura, 2060
        exames das fezes, 2061
        exames diagnósticos, 2060
        fisiologia, 2058
        fisiopatologia, 2058
        hemocultura, 2060
        histórico, 2058
        marcadores inflamatórios, 2060
        punção lombar, 2061
        radiografia de tórax, 2061
        teste rápido de antígeno viral, 2061
    reumática aguda, 1387
Fechamento da ferida, 663
    V-Y, 668
Felinos selvagens, mordidas de, 695
Fenazopiridina, 1212
Fenilefrina, 1729
Fenitoína, 1850
    convulsões, 143
Fenobarbital convulsões, 143
Fenoldopam, 1014
Fenômeno
    de Ashman, 945
    de Raynaud, 1047
    do coração balançante, 396
Fenotiazinas, 2221
Fentanil, 11, 2017
Fentanila, 42, 44, 58, 58
Fentolamina, 1014
Ferida(s)
    de espingarda, 405
    do couro cabeludo, 305, 320
    perfurativas do pé, 671
    por mordeduras, 670, 1712

Ferimentos
de espingarda, 414
por arma
branca, 405, 406, 407, 411
de fogo, 301, 404, 405, 406, 407
Ferrões, 713
Fibra(s)
de nervos periféricos, 34, 35t
de Purkinje, 929
dos nervos periféricos, 35
óptica, 20
Fibrilação atrial, 945
paroxística, 945
Fibrinogênio, 1492
Fibromialgia, 1390
Fibrose cística, 2097
Fígado, 404
Fimose, 2163
Fisiologia cardíaca, 973
Fissuras, 1431
anais, 1169
tratamento das, 1170
Fístula(s), 1171
anorretais, 1170
aortoentérica, 1029, 1033
arteriovenosa, 1029, 1038, 1040
periféricas, 1049
perilinfática, 146
Fita adesiva, 669
Fixação externa formal, 590
Flanco, 404, 413, 414
Flecainida, 931
Flegmasia cerulea dolens, 1054
Flexão, 345, 348
Flexão-rotação, 348
Flictenas de fratura, 456
Fluidos intravenosos, 1541s, 1543
Flumazenil, 60, 2018
Fluoroquinolonas, 878
Flutter atrial, 947
com condução variável, 947
Fluxo de sangue cerebral, 77, 80
Fobia, 1354
Fobia social, 1354
Foliculite, 1432, 1717
Fondaparinux, 922
Formigas-de-fogo, 707
Formoterol, 840
Fórmulas para ressuscitação de queimados, 720t
Brooke, 720t
modificada, 720t
escarotomia, 721t
Evans, 720t
Galveston, 720t
Monafo, 720t
Parkland, 720t
modificada, 720t
"regra dos 10", 720t
Fosfenitoína convulsões, 143
Fosfomicina, 1212
Fração de excreção de sódio, 1185
Fragmento metafisário ou de Thurston Holland, 447t
Francisella tularensis, 857
Fraqueza generalizada no paciente geriátrico, 2326
Fratura(s), 445
acetabulares, 586
classificação de, 586q
com afundamento, 305, 321
cominutiva, 448
completas da parte superior da testa, 337
complicações das, 452
cranianas, 321
lineares, 321
da base do crânio, 310, 321

Fratura(s) *(Cont.)*
da mandíbula, 339
da marcha, 447t
da parede orbital medial, 337
de anel pélvico de alta energia, 577
de arcos costais, 382
de Barton, 446t
dorsal, 446t
vola, 446t
de base de crânio, 305
de Bennett, 446t
de Bosworth, 446t
de Chance, 446t
de cisalhamento verticais, 582, 584f
de classe I, 339
de classe II, 339
de classe III, 340
de clavícula, 460
de cóccix, 587
de Colles, 446t
de compressão lateral, 583f
de costela, 850
de Cotton, 446t
de crânio, 2048
de Dupuytren, 446t
de Essex-Lopresti, 446t
de Galeazzi, 446t
de Hume, 447t
de Jefferson, 348, 356, 447t
de Jones, 447t
de Le Fort, 447t
I, 338
II, 338
de Le Fort-Wagstaffe, 447t
de Lisfranc, 447t
de Maisonneuve, 447t
de Malgaigne, 447t
de Monteggia, 447t
de odontoide com deslocamento latera, 348
de Piedmont, 447t
de Pott, 447t
de Rolando, 447t
de Salter-Harris, 447t
de Smith, 447t
de Stener, 447t
de Tillaux, 447t
do anel pélvico sem desvio ou com desvio mínimo, 578
do arco neural posterior, 348
do atlas, 353
do aviador, 446t
do boxer (boxeador ou pugilista), 446t
do carrasco, 348, 353, 355f
do cassetete, 447t
do Chauffer, 446t
do crânio, 305
do enforcado, 446t
do escavador de argila, 348, 350, 446t
do odontoide com luxação anterior, 348f
do painel, 446t
do processo
odontoide no paciente geriátrico, 2332
transversal, 348
do ramo púbico inferior e superior, 579
em cunha, 348
em forma de lágrima na extensão, 353
em gota de lágrima, 447t
em livro aberto no paciente geriátrico, 2332
em tripé (ou trimalar), 338

Fratura(s) *(Cont.)*
esternal, 384
exposta, 452
faciais, 337
isoladas
do pilar articular e do corpo vertebral, 348
do zigoma, 339
lineares, 305
luxação, 457
na flexão em forma de gota de lágrima, 345
não consolidada, 451
parcialmente estáveis e instáveis, 581
patológica, 449
e por insuficiência, 580
pélvica, 296, 415
abertas, 583
associada à hemorragia, 590q
classificação de Tile das, 579q
classificação de Young-Burgess das, 579q
por avulsão, 448, 580
por compressão de um corpo vertebral, 356f
por estresse, 580
por explosão da parede inferior da órbita, 337
por extensão em forma de lágrima, 348
por flexão em forma de lágrima, 348
sacrais verticais, 582
simples
de Le Fort III, 338
mais comum da órbita, 337
tipo explosão do corpo vertebral, 348
transversa (tipo T), 586
transversas do sacro, 579
vertebrais no paciente geriátrico, 2331
Frequência
respiratória, 2043
ventricular, 936
Função do tronco encefálico, 311
Furões, mordidas de, 695
Furosemida, 1014
Furúnculos, 1718
Fusobacterium necrophorum, 857

G

Gambierdiscus toxicus, 1133
Gasometria, 838
Gasometria arterial, 3
Gastrite, 1076
Gastroenterite, 1129
aguda, 218
bacteriana, 1132
características clínicas, 1129
diagnóstico diferencial, 1130
exame físico, 1129
exames diagnósticos, 1130
fisiopatologia, 1129
grupos específicos com gastroenterite, 1146
histórico, 1129
intoxicação alimentar, 1145
manejo, 1130
no hospedeiro imunocomprometido com VIH/SIDA, 1147
parasitas, 1143
pelo *Vibrio parahaemolyticus*, 1136
por *Yersinia enterocolitica*, 1136
viral, 1141

Gato, mordidas de, 692
Gazes, não aderentes, 722t
Gengivoestomatite herpética, 1604
Geral, 294
Gestação ectópica rota, 216
Giardia lamblia, 1132, 1143
Glândulas parótida, sublingual e submandibular, 331
Glaucoma de ângulo fechado, 155q, 158t
Glicemia, 320
Glicocorticoides, 47, 1427
Glicose, 2029, 2040
Glicosídeos cardíacos, 984
Glidescope Ranger, 19
Glomerulonefrite aguda, 1181
Glomerulonefrite pós-estreptocócica, 2174
Gonagra, 1383
Gonorreia, 1173, 1202
disseminada, 1431
Gota intermitente aguda, 1382
Graduação e incidência da dificuldade de intubação, 7
Grampos, 669
Granuloma do tanque de peixes, 1712
Gravidez
e asma, 842
ectópica, 2239
insuficiência cardíaca, 978
molar, 2243
Gravidez, 2237
aborto
completo, 2237
espontâneo, 2237
incompleto, 2237
retido, 2237
tardio, 2237
apendicite, 2248
Chlamydia trachomatis, 2254
colelitíase, 2250
colestase intra-hepática, 2252
complicações do fim da gravidez, 2243
complicações graves da gravidez, 2237
corioamnionite, 2255
descolamento de placenta, 2244
distúrbios da tireoide, 2255
distúrbios do eixo hipotálamo-hipofisário, 2256
doença da vesícula biliar, 2250
doença inflamatória pélvica, 2254
doença tromboembólica, 2253
doenças hepáticas, 2251
doenças sexualmente transmissíveis, 2254
dor abdominal, 2248
eclampsia, 2246
ectópica, 2239
embolia por líquido amniótico, 2247
embolia pulmonar, 2253
emergências médicas, 2259
abuso de substâncias, 2274
álcool, 2275
anemia, 2267
falciforme, 2268
por diluição, 2267
por deficiência de ferro, 2267
artrite reumatoide, 2274
asma, 2259
cannabis, 2275
cocaína, 2275
deficiência de folato, 2268

Índice remissivo

Gravidez *(Cont.)*
  diabetes, 2270
  distúrbios cardiovasculares, 2259
  distúrbios cardíacos, 2260
  distúrbios hematológicos, 2267
  distúrbios neurológicos, 2268
  distúrbios renais, 2270
  distúrbios metabólicos e endócrinos, 2270
  distúrbios de tireoide, 2271
  distúrbios inflamatórios, 2274
  distúrbios psiquiátricos, 2274
  distúrbios alimentares, 2274
  distúrbios hipertensivos da gravidez, 2261t
  doença cardíaca valvar, 2266
  doença renal crônica, 2270
  emergências hipertensivas, 2260
  epilepsia, 2268
  esclerose múltipla, 2269
  estenose mitral, 2267
  estenose aórtica, 2267
  hepatite viral, 2273
  hepatite B, 2273
  hepatite C, 2273
  hipertensão crônica, 2260
  hipertensão pulmonar, 2266
  hipertireoidismo, 2271
  hipotireoidismo, 2272
  infecção pelo vírus da imunodeficiência humana, 2272
  infecções sistêmicas, 2272
  lesão na medula espinal, 2269
  lúpus eritematoso sistêmico, 2274
  metanfetamina, 2275
  miastenia grave, 2269
  obesidade, 2271
  opioides, 2275
  próteses cardíacas valvares, 2267
  regurgitação aórtica e mitral, 2267
  sífilis, 2273
  síndrome da imunodeficiência adquirida, 2272
  síndromes coronarianas agudas, 2260
  tabagismo, 2275
  tuberculose, 2273
hepatite, 2251
herpes simples, 2254
hiperêmese gravídica, 2252
hipertensão induzida pela gravidez, 2246
icterícia idiopática, 2252
infecção do trato urinário, 2253
infecções do trato genital superior, 2254
infecções geniturinárias, 2253
isoimunização Rh na gravidez, 2248
mola hidatiforme completa, 2243
mola incompleta, 2243
molar, 2243
morte fetal do primeiro ou segundo trimestre, 2237
náusea e vômitos, 2252
neisseria gonorrhoeae, 2254
placenta prévia, 2245
pré-eclâmpsia, 2246
problemas médicos e cirúrgicos na paciente grávida, 2248
problemas no início da gravidez, 2237

Gravidez *(Cont.)*
  sangramento vaginal no fim da gravidez, 2243
  trauma, 2313
    anatomia, 2313
    cesariana perimortem, 2320
    desfibrilação, 2320
    exames de imagem, 2317
    fisiologia, 2313
    lavado peritoneal diagnóstico, 2317
    lesões na placenta, 2315
    lesões no feto, 2315
    lesões no útero, 2315
    manejo, 2317
    mudanças anatômicas, 2313
    mudanças fisiológicas, 2313
    mudanças nos valores laboratoriais na gravidez, 2316
    quedas, 2315
    radiografia, 2316
    reanimação materna, 2317
    seguimento, 2321
    teste Kleihauer-Betke, 2316
    testes diagnósticos, 2316
    testes laboratoriais, 2316
    trauma contuso e penetrante, 2314
    trauma penetrante, 2315
    ultrassonografia, 2316
    violência interpessoal, 2315
  tricomoníase, 2254
  trombose venosa profunda, 2253
  vaginite, 2254
    por *Candida albicans*, 2254
  vaginose bacteriana, 2254
Gripe, 857, 1608

H

H. influenzae, 872
Haemophilus ducreyi, 1174, 1201
Haloperidol, 30, 1849
Heliox, 855
Hemangioma subglótico, 2075
Hemartrose, 1384
Hematócrito, 409
Hematoma
  epidural, 155q, 305, 309, 313, 321, 575, 2049
  intracerebelar, 306, 322
    traumático, 309, 314
  intracerebral, 306, 309, 314, 322
  subdural, 120t, 155q, 305, 309, 313, 2049
Hematúria, 1229, 2172
Hemisecção da medula espinal, 361
Hemocomponentes, 1455
Hemoderivados, 73
Hemodiálise, 1191, 1193
Hemodinâmica cerebral, 303
Hemofilia
  A, 1490, 1493
  B, 1490, 1495
Hemoglobina glicada, 1535
Hemoglobinemia
  da marcha atlética, 1473
  paroxística noturna, 1472
Hemograma
  completo, 156
  valores normais do, 1464t
Hemopneumotórax espontâneo, 882
Hemoptise, 1684, 1690
Hemorragia, 452
  cerebelar, 147
  com hipoperfusão, 71q

Hemorragia *(Cont.)*
  e coma, 127
  gastrointestinal, 412
    maciça, 217
  induzida por medicamentos, 1495
  intracerebral aguda, 1016
  intracraniana, 155q
    espontânea, 1016
  intramural, 1022
  intraparenquimatosa(s), 80, 1253
    aguda, 1247t
  pélvica e intra-abdominal, 591
  simples, 71q
  subaracnóidea, 120t, 155q, 158t, 1269
  traumática, 305, 309, 313, 321
Hemorroidas, 1168
  externas, 1168
  internas, 1168
  tratamento cirúrgico das, 1169
Hemostasia álcool, 1845
Hemotórax, 389, 2054
Heparinas, 921
Hepatite, 1083
  A, 1083
    aguda, 1085
  alcoólica, 1088, 1841
  B, 1083
    na gravidez, 2273
  C, 1083
    na gravidez, 2273
  D, 1084
  E, 1083, 1085
  fulminante, 1085
  G, 1085
  marcadores sorológicos da, 1086t
  na gravidez, 2251
  profilaxia pós-exposição à, 1089t
  viral, 1083, 1088
    na gravidez, 2273
Hera venenosa, 1447
Herbívoros domésticos, mordidas de, 695
Hérnia(s)
  de disco, 574
  diafragmática, 392, 2034
    traumática, 2054
  discal, 275
  inguinal, 1227, 2170
  transtentorial ascendente, 308
Herniação
  cerebelotonsilar, 308
  transtentorial central, 308
  uncal, 307
Herpes, 1198
  genital, 1603, 1604
  labial, 1604
  simples, 1602
    na gravidez, 2254
Herpes-vírus simples, 694
Herpes-zóster, 1439
Herpesvirus, 858
Hidradenite, 1433
  supurativa, 1172, 1718
Hidralazina, 1014
Hidrocele, 2170
  agudo, 1227
Hidrocodona, 42, 45, 2015
  e acetaminofeno, 2016
Hidrocoloide, 722t
Hidrogel, 722t
Hidromorfona, 42, 44, 2016, 2017
Hidrosadenite supurativa, 1433
Higroma subdural, 306, 309, 314
Hints, 149
Hiperamonemia e coma, 125
Hipercalcemia, 1525
  e coma, 125

Hipercalemia, 92t, 1186, 1190, 1516
  tratamento de, 1191
Hipercapnia, 307
Hiperêmese gravídica, 2252
Hiperesplenismo, 1473
Hiperfosfatemia, 1187, 1530
Hiperglicemia, 320
  e coma, 125
  pós-isquêmica, 83
Hipermagnesemia, 1187, 1527
Hipernatremia, 1521
Hiperóxia venosa, 95
Hiperpigmentação, 1431
Hiperpirexia, 307, 319
Hiperpneia, 195
Hipersensibilidade
  imediata, 1420
  tardia, 1420
Hipertensão, 1007, 2177
  acelerada ou maligna, 1008
  acidente vascular encefálico isquêmico agudo, 1015
  características clínicas, 1010
  causas secundárias, 1009t
  considerações diagnósticas, 1011
  controle agudo da pressão arterial, 1012
  crises simpáticas, 1019
  crônica
    mal controlada, 1008
    na gravidez, 2260
  definição, 1007
  diagnósticos diferenciais, 1011
  dissecção aórtica, 1015
  eclâmpsia, 1018
  emergência hipertensiva, 1010
  encaminhamento, 1020
  encefalopatia hipertensiva, 1011, 1018
  exames diagnósticos, 1012
  fisiologia, 1008
  fisiopatologia da lesão em órgão-alvo, 1010
  hemorragia intracraniana espontânea, 1016
  importância, 1007
  induzida pela gravidez, 2246
  insuficiência cardíaca aguda, 1013
  intracraniana, 303
    benigna, 1274
    idiopática, 1274
  lesão renal aguda, 1018
  pré-eclâmpsia, 1018
  princípios, 1007
  pulmonar, 120t
    na gravidez, 2266
  síndrome coronária aguda, 1013
  sistêmica insuficiência cardíaca, 977
  terapia anti-hipertensiva crônica, 1019
  terminologia relevante, 1007
  tratamento, 1012
Hipertermia, 81
  induzida pela cocaína, 1896, 1899
  maligna, 15
Hipertireoidismo, 1355
  na gravidez, 2271
Hipertrofia cardíaca, 974
Hiperventilação, 120t, 195, 317
Hipnose, 51
Hipnótico, 35q
Hipocalcemia, 1187, 1526
Hipocalemia, 983, 1519
Hipocapnia, 307
Hipocondria, 1353

Índice remissivo

Hipoglicemia, 120t, 295, 320, 1546, 2033, 2040
   e coma, 125
Hipoglicemiantes orais, 1536
Hipomagnesemia, 983, 1528
Hiponatremia, 984, 1522
   e coma, 125
   euvolêmica, 1523, 1525
   hipervolêmica, 1523, 1524
   hipovolêmica, 1523, 1524
Hipoperfusão
   focal de estruturas do SNC, 116
   sistêmica resultando em disfunção do SNC, 116
   tecidual, 72q
Hipoposfatemia, 1530
Hipotensão, 17, 295, 306, 316, 1193
   neurogênica, 368
Hipotermia, 92t, 2033
   álcool, 1845
   induzida, 319
      após parada cardíaca, 82q
   leve ressuscitante, 81
   terapêutica, 92, 2040
Hipótese de Monro-Kellie, 77
Hipotireoidismo na gravidez, 2272
Hipovolemia, 92t, 120t, 2033
Hipoxemia, 120t
Hipóxia, 92t, 307, 2032
   aguda, 978
   histotóxica e coma, 126
Hirudina, 922
Histoplasma capsulatum, 872
História, 333
   ampla, 289
Hormônio adenocorticotrófico, 1383
Hymenoptera, 707

I

Ibuprofeno, 47, 1267, 2015
Ibutilida, 933
Icterícia
   idiopática na gravidez, 2252
   neonatal, 2126
Icterus gravidarum, 2252
Idarucizumab, 319
Ideação suicida, 1368
Identificação da via aérea difícil, 4
Idosos, pacientes geriátricos, 2323
   adaptações dos princípios fundamentais de geriatria aos serviços de emergência, 2324
   avaliação, 2323
   cuidados de transição, 2324
   cuidados paliativos, 2325
   dados demográficos, 2323
   dor abdominal, 2325
   epidemiologia, 2323
   fraqueza generalizada, 2326
   infecções, 2326
   objetivos do tratamento, 2325
   queixas principais, 2325
   síndrome coronariana aguda, 2325
   trauma geriátrico, 2328
      anatomia, 2329
      avaliação primária, 2329
      avaliação secundária, 2330
      características clínicas, 2329
      contexto, 2328
      dados demográficos, 2328
      epidemiologia, 2328
      fisiologia, 2329
      fisiopatologia, 2329
      fratura do processo odontoide, 2332

Idosos, pacientes geriátricos *(Cont.)*
      fratura em livro aberto, 2332
      frraturas vertebrais, 2331
      idade como critério de triagem no trauma, 2328
      importância, 2328
      lesão cervical por extensão-distração, 2332
      lesões da medula espinhal, 2331
      lesões em extremidades, 2332
      mecanismos de lesão, 2328
      ressuscitação, 2329
      seguimento, 2333
      síndrome medular central, 2332
      trauma abdominal, 2332
      trauma torácico, 2332
      traumatismo crânio-encefálico, 2331
Íleo, 577
Imagem
   ponderada em susceptibilidade, 325
   por tensor de difusão, 325
Imobilização
   do tornozelo, 461
   e bandagem, 460
Imobilizadores circulares, 461
Impactação, 448
Impacto
   horizontal, 289
   vertical, 289
Impetigo, 1432, 1546, 1715
   bolhoso, 1432
   estafilocócico, 1432
Impulso(s)
   aberrante, 929
   agrupados, 939
   da cabeça, 149
Imunização antitetânica, 672
Inalador pressurizado de dose calibrada, 840
Inalantes e coma, 126
Inapsina ®, 152
Incidências em flexão e extensão, 365
Incontinência fecal, 1172
   causas da, 1173
Índice
   biespectral, 55, 66
   de aumento, 1010
Infarto
   agudo do miocárdio, 204, 892
      complicações iniciais do, 896
   cerebelar e coma, 127
   cortical e coma, 127
   do miocárdio, 120t, 210, 394
      clássico, 209
      sem elevação do segmento st, 907
   e isquemia do miocárdio, 977
   subendocárdico, 209, 907
Infecção(ões), 1431
   complexa do trato urinário, 1212
   complicada do trato urinário em populações de alto risco, 1213
      gravidez, 1213
      sonda vesical de demora permanente e temporária, 1213
   cutâneas, 1710
      abscesso, 1714
      anatomia, 1710
      características clínicas, 1710
      celulite, 1711
      culturas das feridas, 1711

Infecção(ões) *(Cont.)*
      diagnóstico diferencial, 1711
      fisiologia, 1710
      fisiopatologia, 1710
      hemoculturas, 1711
      histórico, 1710
      impetigo, 1715
      importância, 1710
      infecções do folículo pilosebáceo, 1717
      infecções necrosantes da pele e de tecidos moles, 1718
      sindromes de choque tóxico, 1719
      teste diagnóstico, 1711
   da endoprótese, 1033
   de células epiteliais, 1207
   de ferida fatores de risco de, 661q
   do folículo pilosebáceo, 1717
   do pé diabético, 1711
   do sistema nervoso central, 322, 1328, 1603
      análise do líquor cefalorraquiano espinal, 1333
      aquisição de neuroimagens, 1332
      características clínicas, 1329
      diagnóstico diferencial, 1331
      disposição, 1340
      testes laboratoriais, 1331
      tratamento, 1338
   do trato genital superior na gravidez, 2254
   do trato respiratório superior, 857
      abscesso parafaríngeo, 866
      abscesso peritonsilar, 863
      abscesso retrofaríngeo, 865
      angina de Ludwig, 864
      celulite peritonsilar, 863
      epiglotite no adulto, 861
      faringite, 857
      faringotonsilite, 857
      laringite, 861
      peritonsilite, 863
      rinossinusite, 867
      tonsilite lingual, 861
   do trato urinário, 2171
      em adultos, 1209
      na gravidez, 2253
   evitadas pela vacinação infantil, 1598
   fúngicas, 1441
   geniturinárias na gravidez, 2253
   gonocócica disseminada, 1203
   meningocócica, 1434
   necrosante, 1171
      da pele e de tecidos moles, 1718
   no paciente geriátrico, 2326
   parasitárias, diagnóstico e tratamento, 1132
   pelo HIV e AIDS, 1626, 1629
      avaliação inicial, 1629
      características clínicas, 1626
      considerações diagnósticas, 1636
      crônica, 1629
      diagnóstico diferencial, 1636
      epidemiologia, 1626
      fatores de risco para transmissão, 1626
      fisiopatologia, 1626
      história, 1626
      manifestações
         cardíacas, 1630
         cutâneas, 1635

Infecção(ões) *(Cont.)*
      do sistema nervoso central, 1633
      hematológicas, 1635
      orofaríngeas e gastrointestinais, 1633
      pulmonares, 1630
      renais, 1634
      reumatológicas e ortopédicas, 1635
      primária, 1627
      profilaxia pós-exposição, 1637
      teste de diagnóstico, 1636
      tratamento, 1636
   pelo vírus
      da imunodeficiência humana na gravidez, 2272
      do herpes simples, 1174
   por *Borrelia burgdorferi*, 1386
   por *Candida albicans*, 1443
   por clamídia, 1174
   por herpes-zóster, 1431
   por micobactérias fúngicas e não tuberculosas, 1685
   por *Mycobacterium tuberculosis*, 1631
   por *Mycoplasma pneumoniae*, 859
   simples do trato urinário, 1211
   sistêmica
      insuficiência cardíaca, 977
      na gravidez, 2272
   transmitidas pela água, 1712
   virais
      com erupção vesicular, 1602
      com manifestações neurológicas, 1613
      que causam doenças febris inespecíficas, 1605
Inflamação
   gástrica, esofágica ou duodenal, 217
   pleural, 885
      anatomia, 886
      características clínicas, 887
      diagnóstico diferencial, 887
      encaminhamento, 889
      exames diagnósticos, 887
      fisiologia, 886
      fisiopatologia, 886
      princípios, 885
      tratamento, 888
Infliximabe, 1161
Influenza, 858, 1608
Infusão de propofol e convulsões, 143
Ingestão
   de ferro, 1513
   de sódio, 1009
Inibidor(es)
   bolus ou dose de ataque adrenérgicos, 1014
   da bomba de prótons, 1079
   da dipeptidil peptidase-4, 1536
   da ECA, 1014
   da enzima de conversão da angiotensina, 47, 919
   da fosfodiesterase, 985
   da HMG-coenzima a redutase, 919
   da neuraminidase, 1609
   da –glicosidase, 1536
   dos cotransportadores sódio-glicose, 2, 1537
   dos receptores da glicoproteína IIb/IIIa, 920
Inotrópicos, 75, 982
Insolação e coma, 125
Instruções sobre cuidado da ferida, 672

Insuficiência
cardíaca, 71q, 971
ácidos graxos poli-insaturados, 985
agentes vasodilatadores, 981
aguda, 980, 1013
com perfusão adequada, 980
tratamento em pacientes hipotensos, 982
versus crônica, 976
alterações mal adaptativas na insuficiência cardíaca, 975
anatomia, 972
anemia, 978, 985
angioplastia, 985
arritmias, 977
aumento da resistência vascular sistêmica, 974
aumento do volume sistólico, 974
betabloqueador e terapia alfa e beta combinada, 983
bloqueadores dos canais de cálcio, 984
características clínicas, 978
cardiomiopatia, 975
causas precipitantes e fatores agravantes, 977
classificação da, 976
com fração de ejeção preservada, 976
contexto, 971
controladores de frequência e ritmo, 983
critérios de internação, 986
crônica, 983
agentes terapêuticos comuns na, 983
sistema de classificação da, 979
de alto débito, 977
de baixo débito, 977
desenvolvimento de hipertrofia cardíaca, 974
diagnósticos diferenciais, 979
diálise renal, 985
diastólica, 976
direita versus esquerda, 976
disfunção valvular aguda, 978
disposição, 986
distúrbios da tireoide, 978
diuréticos de alça, 981, 983
doença(s)
arterial coronariana, 975
das válvulas cardíacas, 975
pericárdicas, 976
pulmonares, 976
drogas bloqueadoras do sistema renina-angiotensina, 983
embolia pulmonar, 978
epidemiologia, 971
esforço excessivo ou trauma, 978
estatinas, 985
exame(s)
diagnósticos, 979
físico, 978
excesso
simpatomimético ou de álcool, 978
volumétricos, 977
fisiologia, 972
cardíaca, 973
fisiopatologia, 975
glicosídeos cardíacos, 984
gravidez, 978
hipertensão sistêmica, 977

Insuficiência (Cont.)
hipóxia aguda, 978
histórico, 978
infarto e isquemia do miocárdio, 977
infecção sistêmica, 977
inibidores da fosfodiesterase, 985
inotrópicos, 982
mecanismos
celulares, 972
fisiológicos, 974
miocardite, 975
aguda, 978
modulação neuro-hormonal, 974
nitratos, 981, 984
oxigênio, 980
preditores de reinternação, 986
processos patológicos primários que resultam em insuficiência cardíaca, 975
resposta neuro-hormonal cardíaca, 974
do endotélio vascular, 975
do sistema nervoso central e autonômico, 974
renal, 975
revascularização miocárdica, 985
sistólica, 976
sódio, 977
sulfato de morfina, 981
suporte respiratório relacionado com a apneia do sono, 985
terapia
antiarrítmica, 984
elétrica, 984
tratamento, 979
ultrafiltração, 985
unidades de observação, 986
vasopressores, 982
ventilação, 980
renal, 1179, 1513
aguda, 1179, 2176
características clínicas de, 1180
intrínseca, 1181
pós-renal (obstrutiva), 1181
causas pós-renais de, 1181
vertebrobasilar, 120t, 147
Insulina, 1533, 1537, 1540, 1543
Interações medicamentosas com medicamentos anti-inflamatórios não esteroidais, 47
Intertrigo, 1546
Intervalo
básio-axial, 348f
básio-odontoide, 348f
Intervenção coronária percutânea, 76
primária, 93
Intestino, 404
corpos estranhos, 683
Intoxicação
a drogas, 1278
aguda álcool, 1850
alimentar, 1145
pelo Clostridium perfringens, 1138
por álcool, 138, 297
por isoniazida, 1513
por monóxido de carbono, 155q, 158t
por peixes ciguatera, 1145

Intoxicação (Cont.)
por peixes escombrídeos, 1133, 1145
por salicilatos, 1513
Intubação
métodos de, 11
nasotraqueal às cegas, 13
oral
acordada, 13
sem agentes farmacológicos, 13
Intussuscepção, 1157, 2135
Iodóforo, 663
Iodopovidona, 662
Ipeep (Auto-peep), 30
Irrigação intestinal, 1819
Isoimunização Rh na gravidez, 2248
Isquemia
cerebral, 83
do cólon, 1162
endocárdica, 899
mesentérica, 216
Ísquio, 577

J

Jejum pré-procedimento, 54, 2006

K

Kerion, 1442
Khat, 1903
Klebsiella pneumoniae, 872

L

Labetalol, 1014, 1025
Labirintite, 146, 147
Lacerações, 335
completas na boca, 336
da língua ou mucosa oral, 336
de orelha, 337
de sobrancelha, 337
intraorais, 671
no lábio, 335
pulmonar, 385
simples
da pele nasal, 336
das pálpebras, 337
Laparotomia, 407
emergencial, 412
Largura do complexo qrs, 936
Laringite, 861
Laringomalácia, 2074
Laringoscopia direta
difícil, Lemon, 4
versus laringoscopia por vídeo, 18
Laringotraqueobronquite, 2075
Larva migrans cutânea, 1722
Látex de borracha natural anafilaxia, 1422
Lavado peritoneal diagnóstico, 589
na gravidez, 2317
Lavagem
gástrica, 1818
peritoneal diagnóstica, 415
Leishmaniose cutânea, 1722
Leptomeningite, 1328
Lesão(ões)
abdominal(is), 2055
penetrantes, 404
aguda em órgão-alvo no contexto da doença sistêmica, 1011
aórtica contusa, 398
arterial inflamatória, 1037
autoprovocadas, 1366
axonal
difusa, 304, 306, 314
traumática, 306, 309, 314

Lesão(ões) (Cont.)
balística não penetrante, 385
cardíacas e vasculares, 2054
cardiotorácica, 2053
cavitárias, 1685
cerebral
primária, 306
traumática, 80
cervical por extensão-distração no paciente geriátrico, 2332
completas da medula espinal, 361
craniana, 301
da coluna vertebral, 345
anatomia, 345
avaliação neurológica, 357
avaliação radiográfica, 362
características clínicas, 357
choque medular, 368
classificação da quebec task force dos distúrbios associados a lesão por chicote, 357t
classificação das lesões medulares, 348t, 356
classificação de lesões do tecido mole cervical, 357
cuidados pré-hospitalares, 367
departamento de emergência, 367
diagnóstico diferencial, 361
encaminhamento, 370
estabilização da coluna vertebral, 367
exame da motricidade medular, 359t
exame do reflexo medular, 360t
exame sensorial medular, 361t
exames diagnósticos, 362
experiência, 345
fisiologia, 345
fisiopatologia, 345
importância, 345
indicações, 362
lesões associadas, 369
cardiopulmonares, 369
gastrointestinais, 369
geniturinários, 369
medulares, 361
pele, 370
manejo das vias aéreas, 368
princípios, 345
prognósticos, 370
radiografias cervicais simples, 364
ressonância magnética st0165, 365
tomografia computadorizada, 365
tratamento, 367
definitivo, 370
farmacológico para lesão incompleta da medula, 369
da medula espinal
classificação de, 356
no paciente geriátrico, 2331
da parede torácica, 382
de múltiplos órgãos, 407
de punho fechado, 696
de tecido mole, 335, 458
de único órgão intraperitonelal, 407
diafragmática, 392
do lado esquerdo, 412
direta, 304
do baço, 2056
do tecido mole cervical, 357, 370

Lesão(ões) *(Cont.)*
  em extremidades no paciente geriátrico, 2332
  em órgão-alvo, 1010
  extra-axiais, 305, 321
  hepática, 2056
  iatrogênicas, 406
  indireta, 304
  induzidas por torniquete, 2167
  infligidas por arma de fogo, 287
  intra-axial, 305, 306, 322
  intraperitoneal, 407
  medular, 345, 361, 2050
    classificação das, 348t
    espinal na gravidez, 2269
    incompletas, 361
    primária, 356
    secundária, 357
  na placenta, 2315
  neurais, 453
    que acompanham as lesões ortopédicas, 453
  no couro cabeludo, 2048
  no feto, 2315
  no útero, 2315
  ortopédicas, 445
    assistência no departamento de emergência, 460
    causas da síndrome compartimental, 454q
    cirurgia ortopédica para controle de dano, 456
    classificação de Salter-Harris, 452
    classificação e tratamento de emergência de fraturas expostas, 452
    complicações das fraturas, 452
    consolidação de fratura, 449
    cuidado pré-hospitalar, 460
    descrição da fratura, 448q
    imobilizadores circulares, 461
    lesões do tecido mole, 458
    luxações, 457
    modalidades
      de tratamento, 460
      diagnósticas para fraturas, 451
    nomenclatura das fraturas, 445
    nomes comuns de fraturas, 446t
    princípios de tratamento, 445
    radiografia simples, 451
    ressonância magnética, 451
    subluxação, 457
    termoterapia, 463
    tomografia computadorizada, 451
    ultrassom, 452
  ou envolvimento pelo painel, 288
  pelo cinto de segurança, 405
  pelo para-brisa, 288
  pelo volante, 288
  penetrante, 2056
  por animais peçonhentos, 698
    abelhas assassinas, 707
    animais marinhos peçonhentos, 712
    antiveneno para latrodectus, 709
    aranhas, 708, 711
      marrom, 710
      aranha viúva-negra, 708
    arraia, 713
    artrópodes peçonhentos, 706
    caravela portuguesa (*Physalia physalis*), 713
    carrapatos, 708, 712

Lesão(ões) *(Cont.)*
    conchas-cone, 713
    coral-fogo (*Millepora*), 713
    distribuição do veneno, 698
    epidemiologia, 698
    escorpiões, 708, 711
    ferrões, 713
    formigas-de-fogo, 707
    hymenoptera, 707
    nematocistos, 712, 714
    ouriços-do-mar, 713
    peixe, 714
      ósseos, 713
    princípios, 698
    répteis, 700
      administração do antiveneno, 704
      antiveneno, 704
      cobras coral, 702, 706
      cobras exóticas, 706
      cuidados com a ferida, 706
      cuidados médicos iniciais, 704
      cuidados no departamento de emergência, 703
      doença do soro, 706
      dosagem, 704
      encaminhamento, 706
      exame do paciente, 703
      história do paciente, 703
      infecção, 702
      monstro gila, 702
      precauções, 704
  por cisalhamento, 351
  por compressão vertical, 355
  por inalação, 719
  pulmonares, 385
  renal, 2056
  renal aguda, 1016, 1018
  simplesmente em flexão, 345
  sistêmica múltipla, 415
  toracolombar, classificação de, 345
  traqueobrônquica, 390
  ulcerativas em pacientes infectados pelo hiv, 1174
  vasculares, 453
Leucoencefalopatia multifocal progressiva, 1634
Levalbuterol, 840
Levamisol, 1901
Levetiracetam convulsões, 143
Lidocaína, 49, 50, 662, 930, 1999
Limpeza da ferida, 663
Linfadenite tuberculosa, 1686
Linfadenopatia, 1688
  mediastinal, 1685
Linfogranuloma venéreo, 1174
Linfoma primário do SNC, 1634
Lipídios, 1843
Líquen plano, 1431, 1451
Liquenificação, 1431
Líquido
  amniótico meconial, 2033
  cefalorraquidiano, 127, 156, 157, 302
  pleural, 888
Lítio, 47
Livedo reticular, 1040
  benigno, 1047
Lobos, mordidas de, 695
Lorazepam, 152, 1849
  convulsões, 143
Lupus eritematoso sistêmico, 1431
  na gravidez, 2274
Luto, 1350
Luxação(ões), 457
  atlanto-axial

Luxação(ões) *(Cont.)*
  anterior com ou sem fratura, 348
  em rotação, 348, 351
  posterior, 348
  atlanto-occipital, 348
  bilaterais de facetas articulares, 351
  da cabeça do rádio, 457
  da patela, 457
  do cotovelo, 457
  do joelho, 457
  dorsal da articulação interfalângica do polegar, 457

M

Má absorção álcool, 1842
Má rotação com volvo intestinal, 2129
Macacos, mordidas de, 693
Macroglossia, 2071
Mácula, 1431
Magnésio, 841, 934, 1267, 1541
Mancha, 1431
Mandíbula, 331, 339
Manejo
  da dor, 34
    analgesia ambulatorial, 51
    anatomia, 34
    dor aguda versus crônica, 37
    fisiologia, 34
    fisiopatologia, 34
    importância, 34
    intervenções não farmacológicas, 51
    princípios, 34
    respostas reflexas à dor, 37
    sistema de endorfina, 37
    terapia farmacológica, 41
    tomada de decisão, 38
    vias de condução da dor, 34
  da pós-intubação, 12
  da síncope, 119f
  da via aérea
    em queimaduras, 718
    cirúrgico, 23
Manobra(s)
  de Epley, 149, 150
  de Gufoni, 150
  de Heimlich, 2079
  de reposicionamento canalicular, 150
  de Sellick, 12
  do churrasco, 149, 150
Marcadores séricos, 912
Marcaína®, 662
Máscara laríngea de intubação, 18, 21
Massas ovarianas, 1234
Maxila, 331
Mecanismos fisiológicos, 974
Meclizina, 151, 152
Medicação
  adrenérgica, 839
  que podem induzir síncope, 117
Medicamentos, 1350
  antiarrítmicos classificação dos, 930, 933
  anticoagulantes, 328
  interrupção da atividade convulsiva, 143t
  isentos de prescrição contra tosse e resfriado, 2220
  para vertigem aguda, 152t
Medição da dor, 38
Megacólon tóxico, 1159

Meglitinidas, 1536
Meios de contraste radiológico anafilaxia, 1422
Melancolia, 1350
Membranas transparentes, 722t
Membros
  inferiores, 1377
  superiores, 1377
Meningite, 155q, 158t, 1328, 1329
  aguda, 1331
  após fraturas de base de crânio, 322
  bacteriana, 1328, 1339
  crônica, 1331
  meningocócica, 1591
  por fungos, 1329, 1339
  tuberculosa, 1328, 1339
  viral, 1328, 1339
Meningococcemia, 1589
  crônica, 1592
Meningoencefalite, 1328
Meperidina, 42, 43
Mepivacaína, 49
Metabolismo, 2220
Metadona, 42, 45
Metanfetamina, 1903
  na gravidez, 2275
Metanol, 1512
Metcatinona, 1903
Metemoglobina, 63
Metemoglobinemia e coma, 126
Metilenodioximetanfetamina, 1902
Metilxantinas, 842
Metoclopramida, 152
  droperidol, 1267
Metoexital, 2007
Metoprolol, 932, 1014
Miastenia gravis, 1067
  na gravidez, 2269
Micose do couro cabeludo, 1441
Micrognatia, 2071
Midazolam, 58, 2007
  convulsões, 143
Mielite, 1328
Mielofibrose de origem desconhecida, 1470
Mielografia por tomografia computadorizada, 573
Mielomeningocele, 2034
Migrânea, 1245, 1265
  com aura, 1266, 1266q
  hemiplégica, 1265
  retiniana, 1265
  sem aura, 1266q
Militares e lesão por explosão, 328
Milrinona, 982
Miocardite, 975, 993
  aguda insuficiência cardíaca, 978
  causas de, 995
Mionecrose por aeromonas, 1712
Miosite
  estreptocócica anaeróbica, 1719
  gangrenosa espontânea, 1719
Mistura eutética de anestésicos locais, 50, 662
Misturas de óxido nitroso-oxigênio, 48
Mnemônico
  LEMON
    E – Evaluate, 5
    M – Mallampati scale, 5
    N – neck mobility, 6
    O – obstruction or obesity, 6
  para avaliação da laringoscopia direta difícil, 4
  Moans para avaliação da ventilação bolsa-máscara difícil, 6

Mnemônico (Cont.)
　Rods para avaliação do posicionamento difícil do dispositivo extraglótico, 7
　Smart para avaliação da cricotireoidostomia difícil, 7
Mobilidade do pescoço, 6
Modo de ventilação, 26
Modulação
　da dor, 36
　neuro-hormonal, 974
　vascular, 1009
Mola
　hidatiforme completa, 2243
　incompleta, 2243
Molusco contagioso, 1208
Monitoramento, 2006
　cardíaco, 852
　da pressão intracraniana, 319
　do estado perfusional, 72
　do paciente na emergência, 62
　　aferição da pressão arterial, 62
　　dispositivos e técnicas, 62
　　princípios, 62
　　tomada de decisão, 62
　capnografia em pacientes com respiração espontânea, 64
　em pacientes com angústia respiratória aguda, 65
　em pacientes com doença grave, 65
　em pacientes criticamente doentes, 64
　em pacientes obnubilados ou inconscientes, 65
　durante sedação para procedimentos e analgesia, 65
　monitorização da função cerebral, 66
　da função cerebral princípios, 66
　monitorização de dióxido de carbono de exalação final, 63
　　anatomia, 63
　　fisiopatologia, 63
　　manejo, 64
　　princípios, 63
　monitorização fetal, 66
　　monitorando alarmes e limites, 66
　　princípios, 66
　oximetria de pulso, 62
　　dispositivos e técnicas, 63
　　princípios, 62
　　tomada de decisão, 62
　da função cerebral, 66
　　princípios, 66
　de dióxido de carbono de exalação final, 63
　　anatomia, 63
　　fisiopatologia, 63
　　manejo, 64
　　princípios, 63
　fetal, 66
　　monitorando alarmes e limites, 66
　　princípios, 66
Mononeuropatia, 1544
Mononucleose, 857, 859, 2072
Monóxido de carbono e coma, 126
Monstro gila, 701f, 702
Mordida
　de um animal indicações para internação após, 693q
　de cachorro, 671

Mordida (Cont.)
　de gato, 671
　de mamíferos, 690
　　animais selvagens, 695
　　　coiotes, 695
　　　felinos selvagens, 695
　　　lobos, 695
　　　ursos, 695
　　cão, 690
　　furões, 695
　　gato, 692
　　herbívoros domésticos, 695
　　　bovinos, 695
　　　camelos, 695
　　　cavalos, 695
　　　ovinos, 695
　　　suínos, 695
　　humanas, 695
　　　de luta, 696
　　　intraorais, 696
　　　oclusivas, 696
　　　orocutâneas, 696
　　macacos, 693
　　princípios, 690
　　roedores, 694
　na mão, 671
Morfina, 42, 43, 58, 918, 1267, 2016, 2017
Morte
　fetal do primeiro ou segundo trimestre, 2237
　súbita, 999
Movimentos da parede torácica, 2043
Mudanças nos valores laboratoriais na gravidez, 2316
Mulas de cocaína, 1901
Múltiplas derivações, 936
Músculo distendido, 458
Mustela putorius furo, 695
Mycobacterium tuberculosis, 872, 1682
Mycoplasma
　genitalium, 1204
　pneumoniae, 857, 858, 872

N

Nalbufina, 42
Naloxona, 45, 60, 2018
Naproxeno sódio, 1267
Narcolepsia, 120t
Narcótico, 35q, 2014
Nariz, 330, 334, 336
　corpos estranhos, 677
Náusea e vômitos, 2252
Nebulizador, 840
Necrobiose lipoídica diabeticorum, 1545
Necrólise epidérmica, 718
　tóxica, 1450
Necrose
　avascular, 456
　tubular aguda, 1182
Nefrite intersticial aguda, 1181
Nefropatia diabética, 1544
Neisseria
　gonorrhoeae, 858, 1173, 1202, 1209, 1210
　na gravidez, 2254
　meningitides, 1434
Nematocistos, 712, 714
Neoplasias intracranianas, 1271
Nervo acústico, 145
Nesiritida, 1014
Neuralgia do trigêmeo ou glossofaríngeo, 121t
Neurite vestibular, 145, 146, 147

Neuroestimulação elétrica transcutânea, 51
Neuroimagem, 313
Neuropatia
　álcool, 1842
　simétrica periférica, 1544
Neuropraxia, 453
Neurotmese, 453
Nicardipina, 1014
Nistagmo, 145, 148, 149
Nitratos, 981, 984
Nitrofurantoína, 1211
Nitroglicerina, 918, 997, 1014
Nitroprussiato de sódio, 1014
Níveis
　de consciência, 127
　de sedação e de analgesia, 53t
　atrioventricular, 929
　sinoatrial, 929
Nociceptor, 35q
Nódulo, 1431
Nomenclatura das fraturas, 445
Norepinefrina, 1729
Norovírus, 1131, 1142, 1612, 2148
Novos broncoscópios flexíveis de vídeo, 21f
Nutrição, 320

O

Obesidade, 1010
Obesidade na gravidez, 2271
Obstipação, 218
Obstrução
　de fluxo cardíaco, 120t
　do esôfago inferior, 1071
　do fluxo de saída, 116
　do intestino grosso, 1153
　intestinal, 216
Obstrução da vias aéreas inferiores, 297, 2069, 2081
　abscesso
　　peritonsilar, 2072
　　retrofaríngeo, 2071
　angina de Ludwig, 2072
　asma, 2081
　　exacerbação grave, 2085
　　exacerbação leve, 2082
　　exacerbação moderada, 2084
　atresia de coanas, 2071
　bronquiolite, 2086
　características clínicas, 2069
　considerações diagnósticas, 2069
　corpo estranho nas vias aéreas, 2079
　crupe espasmódico ou atípico, 2076
　crupe viral, 2075
　diagnósticos diferenciais, 2071
　doença das vias aéreas supraglóticas, 2071
　doenças da laringe, 2074
　doenças da traqueia, 2077
　doenças traqueais subglóticas, 2075
　epiglotite, 2072
　estenose laringotraqueal, 2075
　hemangioma subglótico, 2075
　laringomalácia, 2074
　laringotraqueobronquite, 2075
　macroglossia, 2071
　manobra de Heimlich, 2079
　micrognatia, 2071
　mononucleose, 2072
　papilomas laríngeos, 2075
　paralisia das pregas vocais, 2074
　princípios, 2069
　queimadura das vias aéreas, 2073

Obstrução da vias aéreas inferiores (Cont.)
　reações alérgicas agudas podem causar edema supraglótico, 2073
　traqueíte bacteriana, 2077
　traumas na face e no pescoço, 2073
Oclusão
　arterial aguda, 1038
　da artéria cerebelar inferior posterior, 147
　ressuscitativa por balão endovascular da aorta, 592
　vascular pulmonar fisiopatologia da, 1055
Olhos, 330, 333, 337
　corpos estranhos, 674
　de guaxinim, 127
Oligoanalgesia, 38
Ondansetrona, 152
Onfalocele, 2034
Onicomicose, 1442
Opiáceo, 35q
Opioide(s), 35q, 41, 57, 2014
　e coma, 125
　mecanismo de ação e efeitos tóxicos, 41
　na gravidez, 2275
　para dor abdominal aguda, 46
　vício, 42
Órbitas, 333, 337
Orelhas, 330, 334, 337
　corpos estranhos, 675
Orofaringe, 334
Orquite, 1226, 2169
Ortopneia, 195
Osso, 330
　etmoide, 330
　nasais, 330
Osteoartrite, 1385
Osteomielite, 452
　craniana, 322
　da coluna vertebral, 570
　espinhal, 575
Otimização hemodinâmica, 72
Otoscopia, 334
Ouriços-do-mar, 713
Overdose por drogas, 92t
Ovinos, mordidas de, 695
Oxicodona, 42, 45, 2016
　e acetaminofeno, 2016
Óxido
　nítrico, 835, 1724
　nitroso, 48, 2008
Oxigenação, 80
Oxigênio, 917
　insuficiência cardíaca, 980
　suplementar, 2006
Oxigenoterapia hiperbárica, 320
Oximetria
　cerebral, 66
　de pulso, 62, 851
　　dispositivos e técnicas, 63
　　princípios, 62
　　tomada de decisão, 62
Oximorfona, 42

P

Paciente geriátrico, 2323
　adaptações dos princípios fundamentais de geriatria aos serviços de emergência, 2324
　avaliação, 2323
　cuidados de transição, 2324
　cuidados paliativos, 2325

Paciente geriátrico *(Cont.)*
    dados demográficos, 2323
    dor abdominal, 2325
    epidemiologia, 2323
    fraqueza generalizada, 2326
    infecções, 2326
    objetivos do tratamento, 2325
    queixas principais, 2325
    síndrome coronariana aguda, 2325
    trauma geriátrico, 2328
        anatomia, 2329
        avaliação primária, 2329
        avaliação secundária, 2330
        características clínicas, 2329
        contexto, 2328
        dados demográficos, 2328
        epidemiologia, 2328
        fisiologia, 2329
        fisiopatologia, 2329
        fratura do processo odontoide, 2332
        fratura em livro aberto, 2332
        frraturas vertebrais, 2331
        idade como critério de triagem no trauma, 2328
        importância, 2328
        lesão cervical por extensão-distração, 2332
        lesões da medula espinhal, 2331
        lesões em extremidades, 2332
        mecanismos de lesão, 2328
        ressuscitação, 2329
        seguimento, 2333
        síndrome medular central, 2332
        trauma abdominal, 2332
        trauma torácico, 2332
        traumatismo crânio-encefálico, 2331
Paciente grávida, 2237
    aborto
        completo, 2237
        espontâneo, 2237
        incompleto, 2237
        retido, 2237
        tardio, 2237
    apendicite, 2248
    Chlamydia trachomatis, 2254
    coletíase, 2250
    colestase intra-hepática, 2252
    complicações do fim da gravidez, 2243
    complicações graves da gravidez, 2237
    corioamnionite, 2255
    descolamento de placenta, 2244
    distúrbios da tireoide, 2255
    distúrbios do eixo hipotálamo-hipofisário, 2256
    doença da vesícula biliar, 2250
    doença inflamatória pélvica, 2254
    doença tromboembólica, 2253
    doenças hepáticas, 2251
    doenças sexualmente transmissíveis, 2254
    dor abdominal, 2248
    eclampsia, 2246
    embolia por líquido amniótico, 2247
    embolia pulmonar, 2253
    emergências médicas, 2259
        abuso de substâncias, 2274
        álcool, 2275
        anemia, 2267
        anemia falciforme, 2268

Paciente grávida *(Cont.)*
    anemia por diluição, 2267
    anemia por deficiência de ferro, 2267
    artrite reumatoide, 2274
    asma, 2259
    cannabis, 2275
    cocaína, 2275
    deficiência de folato, 2268
    diabetes, 2270
    distúrbios cardiovasculares, 2259
    distúrbios cardíacos, 2260
    distúrbios hematológicos, 2267
    distúrbios neurológicos, 2268
    distúrbios renais, 2270
    distúrbios metabólicos e endócrinos, 2270
    distúrbios de tireoide, 2271
    distúrbios inflamatórios, 2274
    distúrbios psiquiátricos, 2274
    distúrbios alimentares, 2274
    distúrbios hipertensivos da gravidez, 2261t
    doença cardíaca valvar, 2266
    doença renal crônica, 2270
    emergências hipertensivas, 2260
    epilepsia, 2268
    esclerose múltipla, 2269
    estenose mitral, 2267
    estenose aórtica, 2267
    hepatite viral, 2273
    hepatite B, 2273
    hepatite C, 2273
    hipertensão crônica, 2260
    hipertensão pulmonar, 2266
    hipertireoidismo, 2271
    hipotireoidismo, 2272
    infecção pelo vírus da imunodeficiência humana, 2272
    infecções sistêmicas, 2272
    lesão na medula espinal, 2269
    lúpus eritematoso sistêmico, 2274
    metanfetamina, 2275
    miastenia grave, 2269
    obesidade, 2271
    opioides, 2275
    próteses cardíacas valvares, 2267
    regurgitação aórtica e mitral, 2267
    sífilis, 2273
    síndrome da imunodeficiência adquirida, 2272
    síndromes coronarianas agudas, 2260
    tabagismo, 2275
    tuberculose, 2273
    gravidez ectópica, 2239
    gravidez molar, 2243
    hepatite, 2251
    herpes simples, 2254
    hiperêmese gravídica, 2252
    hipertensão induzida pela gravidez, 2246
    icterícia idiopática, 2252
    infecção do trato urinário, 2253
    infecções do trato genital superior, 2254
    infecções geniturinárias, 2253
    isoimunização Rh na gravidez, 2248
    mola hidatiforme completa, 2243
    mola incompleta, 2243

Paciente grávida *(Cont.)*
    morte fetal do primeiro ou segundo trimestre, 2237
    náusea e vômitos, 2252
    neisseria gonorrhoeae, 2254
    placenta prévia, 2245
    pré-eclâmpsia, 2246
    problemas médicos e cirúrgicos na paciente grávida, 2248
    problemas no início da gravidez, 2237
    sangramento vaginal no fim da gravidez, 2243
    trauma, 2313
        anatomia, 2313
        cesariana perimortem, 2320
        desfibrilação, 2320
        exames de imagem, 2317
        fisiologia, 2313
        lavado peritoneal diagnóstico, 2317
        lesões na placenta, 2315
        lesões no feto, 2315
        lesões no útero, 2315
        manejo, 2317
        mudanças anatômicas, 2313
        mudanças fisiológicas, 2313
        mudanças nos valores laboratoriais na gravidez, 2316
        quedas, 2315
        radiografia, 2316
        reanimação materna, 2317
        seguimento, 2321
        teste Kleihauer-Betke, 2316
        testes diagnósticos, 2316
        testes laboratoriais, 2316
        trauma contuso e penetrante, 2314
        trauma penetrante, 2315
        ultrassonografia, 2316
        violência interpessoal, 2315
    tricomoníase, 2254
    trombose venosa profunda, 2253
    vaginite, 2254
        por *Candida albicans*, 2254
    vaginose bacteriana, 2254
Paciente intoxicado
    características clínicas, 1813
    descontaminação, 1817
    diagnosticos diferenciais, 1816
    exame físico, 1813
    histórico toxicológico, 1813
    manejo, 1817
    princípios da toxicidade, 1813
    seguimento, 1821
    testes diagnósticos, 1816
Paciente pediátrico, 1985
    abuso infantil, 1991
    adolescentes, 1988
    aparência, 1989
    avaliação, 1988
    circulação, 1990
    classificação da unidade de tratamento intensivo neonatal, 1991
    consentimento para os cuidados de emergência, 1992
    considerações de desenvolvimento, 1987
    considerações farmacológicas, 1986
    crianças com necessidades especiais de saúde, 1991
    crianças em idade escolar, 1987
    crianças em idade pré-escolar, 1987

Paciente grávida *(Cont.)*
    departamento de emergência amigo da criança, 1992
    departamento de emergência pediátrica em prontidão, 1992
    desidratação, 2157
        alta hospitalar, 2161
        anatomia, 2158
        características clínicas, 2158
        estratégias diagnósticas, 2159
        fase de repleção, 2161
        fisiologia, 2158
        fisiopatologia, 2158
        hiponatremia hospitalar adquirida, 2161
        terapia de reidratação oral, 2160
        terapia intravenosa, 2160
        tratamento, 2160
    desordens específicas, 1990
    distúrbios gastrointestinais, 2126
        apendicite, 2141
        corpos estranhos gastrointestinais, 2139
        divertículo de meckel, 2137
        doença de hirschsprung, 2136
        doença inflamatória intestinal, 2139
        doenças das vias biliares, 2143
        enterocolite necrotizante, 2133
        estenose hipertrófica do piloro, 2128
        icterícia neonatal, 2126
        intussuscepção, 2135
        má rotação com volvo intestinal, 2129
        pancreatite, 2143
        púrpura de henoch-schönlein, 2137
        refluxo gastroesofágico, 2134
    distúrbios renais e do trato genitourinário, 2163
        balanopostite, 2166
        complicações da circuncisão, 2167
        carcinoma testicular, 2171
        cálculos renais, 2173
        estrangulamento peniano, 2167
        epididimite, 2168
        edema escrotal idiopático, 2170
        fimose, 2163
        glomerulonefrite pós-estreptocócica, 2174
        hidrocele, 2170
        hérnia inguinal, 2170
        hematúria, 2172
        hipertensão, 2177
        infecções do trato urinário, 2171
        insuficiência renal aguda, 2176
        lesões induzidas por torniquete, 2167
        orquite, 2169
        priapismo, 2163
        parafimose, 2165
        proteinúria, 2174
        púrpura de henoch-schönlein, 2179
        síndrome nefrótica, 2175
        síndrome hemolítico-urêmica, 2180
        torção testicular, 2169
        varicocele, 2170
    doença diarreica infecciosa, 2145
        características clínicas, 2146

Paciente grávida (Cont.)
  complicações, 2155
  consideração diagnósticas diferenciais, 2156
  estratégias diagnósticas, 2156
  etiologias específicas, 2146
  fisiopatologia, 2145
  princípios, 2145
  seguimento, 2157
  tratamento, 2156
  emergências respiratórias, 2069, 2081, 2090
    abscesso retrofaríngeo, 2071
    abscesso peritonsilar, 2072
    angina de ludwig, 2072
    asma, 2081
      exacerbação leve, 2082
      exacerbação moderada, 2084
      exacerbação grave, 2085
    atresia de coanas, 2071
    bronquiolite, 2086
    características clínicas, 2069
    considerações diagnósticas, 2069
    coqueluche, 2096
    corpo estranho nas vias aéreas, 2079
    crupe espasmódico ou atípico, 2076
    crupe viral, 2075
    diagnósticos diferenciais, 2071
    displasia broncopulmonar, 2098
    doença das vias aéreas supraglóticas, 2071
    doenças da laringe, 2074
    doenças traqueais subglóticas, 2075
    doenças da traqueia, 2077
    doenças pulmonares, 2090
    epiglotite, 2072
    estenose laringotraqueal, 2075
    fibrose cística, 2097
    hemangioma subglótico, 2075
    laringomalácia, 2074
    laringotraqueobronquite, 2075
    macroglossia, 2071
    manobra de heimlich, 2079
    micrognatia, 2071
    mononucleose, 2072
    papilomas laríngeos, 2075
    paralisia das pregas vocais, 2074
    pneumonia, 2090
      bacteriana, 2093
      viral, 2093
      por micoplasma, 2093
      por clamídia, 2095
      por aspiração, 2095
      em um paciente imunocomprometido, 2095
    princípios, 2069
    queimadura das vias aéreas, 2073
    reações alérgicas agudas podem causar edema supraglótico, 2073
    traqueíte bacteriana, 2077
    traumas na face e no pescoço, 2073
  exame físico, 1990
  febre, 2058
    abordagem do recém-nascido e da criança febril, 2061
    anatomia, 2058
    características clínicas, 2059
    contagem de leucócitos, 2060

Paciente grávida (Cont.)
  exame de urina e urocultura, 2060
  exames das fezes, 2061
  exames diagnósticos, 2060
  fisiologia, 2058
  fisiopatologia, 2058
  hemocultura, 2060
  histórico, 2058
  marcadores inflamatórios, 2060
  punção lombar, 2061
  radiografia de tórax, 2061
  teste rápido de antígeno viral, 2061
  fisiopatologia, 1985
  fita de reanimação, 1990
  história, 1988
  lactentes, 1987
  lactentes maiores, 1987
  manejo da via aérea, 1994, 2000
    anatomia, 1994
    bloqueadores neuromusculares, 2000
    dispositivos de resgate da via aérea para crianças, 2002
    dispositivos e técnicas, 2000
    equipamento, 1996
    fisiologia, 1996
    manejo, 1998
    manejo avançado da via aérea, 2000
    manejo pós-intubação, 2001
    medicamentos comuns para a sequência rápida de intubação em crianças, 1999t
    posicionamento do tubo, 2001
    pré-oxigenação, 2000
    pré-tratamento, 1998
    preparação, 2000
    princípios, 1994
    resultados, 2003
    sedativos, 1999
    sequência rápida de intubação, 1998
    técnicas cirúrgicas para via aérea pediátrica, 2002
    videolaringoscopia, 2002
  queixas neonatais comuns, 1991
  regulação da temperatura, 1985
  respiração, 1989
  ressuscitação neonatal, 2032
    acesso vascular, 2039
    algoritmo de ressuscitação de recém-nascidos, 2036
    anomalias anatômicas especiais, 2034
    complicações, 2040
    efetividade, 2040
    fatores maternos, 2034
    fisiopatologia, 2032
    indicações, 2032
    manejo, 2036
    massagem cardíaca, 2039
    medicamentos, 2039
    preparação, 2035
    resultados, 2040
    seguimento, 2040
    segurança, 2040
    suspensão e descontinuação da ressuscitação, 2034
    ventilação, oxigênio, intubação, 2038
  ressuscitação pediátrica, 2020
    choque séptico, 2027
      fisiopatologia, 2027
      manejo, 2028

Paciente grávida (Cont.)
  manifestações clínicas, 2028
  reposição volêmica, 2028
  agentes vasoativos, 2028
  monitoramento hemodinâmico para terapia direta, 2029
  eventos agudos ameaçadores da vida, 2029
    manifestações clínicas, 2030
    exames diagnósticos, 2030
    seguimento, 2030
  parada cardíaca, 2020
    acesso vascular, 2024
    cuidado pós-parada, 2025
    desfibrilação, 2024
    disposição, 2026
    fisiopatologia, 2020
    local de verificação de pulso, 2020
    manejo, 2021
    manifestações clínicas, 2020
    medicamentos para parada cardíaca, 2024
    presença da família, 2026
    reconhecimento de parada iminente, 2021
    ressuscitação cardiopulmonar somente com compressão, 2023
    término da ressuscitação, 2027
  sedação e analgesia para procedimentos
    avaliação da dor, 2006, 2009, 2010
    resultados, 2009, 2018
    técnicas não farmacológicas, 2010
  sistema cardiovascular, 1985
  sistema imunológico, 1986
  sistema musculoesquelético, 1985
  terapia farmacológica, 2218
    absorção, 2218
    analgésicos opioides, 2221
    antipiréticos em crianças, 2220
    distribuição, 2219
    eliminação, 2220
    fenotiazinas, 2221
    medicamentos isentos de prescrição contra tosse e resfriado, 2220
    metabolismo, 2220
    segurança e eventos adversos a medicamentos, 2222
    terapia medicamentosa no neonato, 2220
  trauma, 2042
    abordagem inicial, 2042
    anatomia, 2042
    controle da dor, 2046
    distúrbios e lesões, 2046
    encaminhamento, 2056
    estabilização de vias aéreas e coluna cervical, 2042
    exame diagnóstico, 2045, 2046
    exame físico, 2046
    exames de imagem, 2046
    exames laboratoriais, 2046
    fisiologia, 2042
    manejo, 2045
    manifestações clínicas, 2042
  triagem, 1988
  triângulo da avaliação pediátrica, 1988
  via aérea, 1985

Padrão(ões)
  de lesão, 287
  QRS irregular, 945
Panarício herpético, 1438, 1604
Pâncreas, 1104
Pancreatite, 2143
  aguda, 217, 1104
    causas da, 1105q
    complicações locais da, 1105q
    diagnóstico diferencial da, 1106q
  álcool, 1842
  crônica, 1109
  intersticial edematosa, 1105
  necrosante, 1105
Pano branco, 1442
Papilomas laríngeos, 2075
Pápula, 1431
Paracetamol, 46, 2015
Parada cardíaca pediátrica, 2020
  acesso vascular, 2024
  cuidado pós-parada, 2025
  desfibrilação, 2024
  disposição, 2026
  fisiopatologia, 2020
  local de verificação de pulso, 2020
  manejo, 2021
  manifestações clínicas, 2020
  medicamentos para parada cardíaca, 2024
  presença da família, 2026
  reconhecimento de parada iminente, 2021
  ressuscitação cardiopulmonar somente com compressão, 2023
  término da ressuscitação, 2027
Parada cardíaca por trauma penetrante, 395
Parada cardiorrespiratória não traumática, 86t
Parada sinusal, 938
Parafimose, 2165
Parainfluenza, 872, 1611
Paralisia
  após intubação, 15
  com indução, 12
  das pregas vocais, 2074
  de sábado à noite, 1842
  de Todd, 140
Paroníquia herpética, 696f
Partes moles, corpos estranhos, 687
Pasteurella multocida, 693
Pausa compensatória, 942
  de atleta, 1442
  diabético, 1544
Pediculose, 1445
  pubiana, 1208, 1445
Peixes, 714
  ósseos, 713
Pele
  anatomia da, 659, 1430
  apresentações dermatológicas, 1430
    características clínicas, 1430
    condições cutâneas associadas a doença sistêmica, 1452
    disposição, 1432
    distúrbios
      autoimunes, 1451
      infecciosos, 1432
    fisiologia, 1430
    infecções
      bacterianas, 1432
      virais, 1438
    infestações, 1444

Pele *(Cont.)*
  lesões
    primárias, 1431t
    secundárias, 1431t
  malignidades cutâneas, 1451
  princípios, 1430
  reações
    alérgicas, 1445
    medicamentosas, 1447
  seguimento, 1454
  testes diagnósticos, 1430
  tratamento, 1430, 1453
  visão geral, 1430
Pelve, 294
Penetração
  facial de projéteis, 333
  toracoabdominal, 413
Pênfigo
  bolhoso, 1451
  vulgar, 1451
Penicilina, 1422
Pentobarbital, 2007
  convulsões, 143
Penumbra isquêmica, 80
Peptídeo natriurético, 1014
  tipo B, 850
Percevejos, 1445
Percussão e sons respiratórios, 2043
Perda sanguínea associada às fraturas, 453
Perfuração, 670
  de vísceras, 216
  esofágica, 401, 1072
    causas mais comuns de, 402q
    iatrogênica, 402
  peritoneal, 413
Perfusão, 80
Periartrite cálcica aguda, 1384
Pericardiocentese, 76, 395
Pericardite, 209, 211, 987
  causas infecciosas diversas de, 990
  com tamponamento, 204
  constritiva, 992
  idiopática, 987
  induzida por radiação, 990
  pós-infarto do miocárdio, 989
  pós-injúria, 989
  purulenta, 992
  tuberculosa, 990
    primária, 1685
Período
  ictal, 1256
  pós-ictal, 1256
Peritonite, 1195
  bacteriana espontânea, 1092, 1093
  tuberculosa, 1687
Peritonsilite, 863
Perna cianótica e dolorosa, 1054
Pescoço, 294
Petéquias, 1431
Phenergan ®, 152
Phlegmasia cerulea dolens, 1719
Picadas de insetos anafilaxia, 1421
Pielografia intravenosa, 1217
Pielonefrite
  aguda não complicada, 1212
  complicada, 1212
Pílula do dia seguinte, 1238
Pink puffer, 849
Piolho, 1445
Piomiosite, 1719
Pitiríase rósea, 1431, 1448
Placa, 1431
Placenta prévia, 2245
Plano de segurança, 1373t
Plasma fresco congelado, 1458
Pneumococcemia, 1587

Pneumocystis jiroveci, 881
Pneumoencéfalo, 313
Pneumomediastino espontâneo, 882
Pneumonia, 198, 850, 871, 2090
  adquirida na comunidade
    em adolescentes e adultos, 877
    em crianças mais velhas e adultos, 878
    grave, 880
  anatomia, 871
  atípica, 873
  bacterianas, 1631, 1685, 2093
  características clínicas, 872
  considerações diagnósticas, 873
  diagnósticos diferenciais, 873
  em paciente imunocomprometido, 2095
  em pacientes infectados pelo HIV, 1685
  encaminhamento, 879
  exames diagnósticos, 874
  fisiologia, 871
  fisiopatologia, 871
  importância, 871
  por aspiração, 2095
  por clamídia, 2095
  por Micoplasma, 2093
  por *Pneumocystis jiroveci*, 872, 1631
  princípios, 871
  tratamento, 877
  viral, 2093
Pneumopericárdio, 992
Pneumotórax, 198, 204, 211, 386, 2053
  aberto, 387, 389, 2053
  agudo, 850
  catamenial, 881
  espontâneo, 881
    anatomia, 881
    características clínicas, 881
    diagnósticos diferenciais, 882
    encaminhamento, 885
    exames diagnósticos, 882
    fisiologia, 881
    primário, 881
    princípios, 881
    secundário, 881, 882
    tratamento, 883
  hipertensivo, 31, 92t, 387, 389, 881, 882, 2053
  oculto, 388
  simples, 386, 388
Podagra, 1383
Poliartrite crônica, 1388
Policitemia, 1478
  características clínicas, 1478
  diagnóstico diferencial, 1478
  encaminhamento, 1479
  exames diagnósticos, 1479
  princípios, 1478
  tratamento, 1479
Policondrite recidivante, 1389
Polimialgia reumática, 1391
Poliovírus, 1607
Politrauma, 287
  anatomia, 287
  aspectos clínicos, 287
  avaliação
    laboratorial, 295
    primária, 287
    radiográfica, 295
    secundária, 289
  departamento de emergência, 296
  diagnósticos diferenciais, 289
  epidemiologia, 287
  fisiologia, 287
  fisiopatologia, 287

Politrauma *(Cont.)*
  princípios, 287
  seguimento, 299
  testes diagnósticos, 295
  tratamento extra-hospitalar, 296
Ponto de canto, 667
Pontuação do National Institutes of Health Stroke Scale, 1246t
Porfiria cutânea tardia, 1431
Posição e o movimento dos olhos, 128
Posicionamento, 12
  difícil de dispositivo extraglótico, Rods, 6
Potássio, 1541
Prata não cristalina, 722t
Pré-diabetes, 1534
Pré-eclâmpsia, 1016, 1018, 2246
Pré-excitação, 929, 949
Pré-oxigenação, 12
Pré-síncope, 145, 154
Pré-tratamento, 12
Prematuridade, 2033
Prender a respiração, 121t
Preparação, 11
  da ferida, 663
  da pele, 662
Presença
  de onda P, 936
  de um cirurgião em ressuscitações críticas, 297
Pressão arterial, 87
  aferição da, 62
  dispositivos e técnicas, 62
  princípios, 62
  tomada de decisão, 62
  elevada sem histórico prévio de HAS, 1008
  ideal, 1013
  média, 1013
  sistólica, 80
Pressão de perfusão coronária, 87
Pressão de platô, 29
Pressão expiratória final positiva, 27
Pressão intracraniana, 12
  aumentada, 155q
  elevada, 77, 80
    tratamento cirúrgico, 81
    tratamento médico, 81
Pressão positiva
  bifásica das vias aéreas, 845
  contínua nas vias aéreas, 27
  em dois níveis nas vias aéreas, 27
  expiratória final, 850
Pressões inspiratórias de pico, 25
Priapismo, 2163
Procaína, 49
Procainamida, 930
Processo de pensamento e conteúdo, 1348
Proclorperazina, 152, 1267
Proctalgia, 1172
  fugaz, 1172
Proctite, 1173
  gonocócica, 1203
Proctocolite
  aguda por radiação, 1163, 1164
  crônica por radiação, 1163, 1164
  por radiação, 1163, 1175
Progesterona, 320
Projéteis de alta velocidade, 405
Prolapso retal, 1176
Prolene ®, 668
Prometazina, 151, 152
Propafenona, 932
Propofol, 16, 30, 59, 1999, 2006, 2008
  cetamina com, 60, 2009

Prostaglandina, 47, 1080
Prostatite, 1214
Proteção das vias aéreas, 3, 297
Proteinúria, 2174
Próteses cardíacas valvares na gravidez, 2267
Protocolo Advanced Trauma Life Support, 342
Protozoários, 2153
Prurido anal, 1172
  causas do, 1173
Pruritus gravidarum, 2252
Pseudo-hiponatremia, 1522
Pseudoaneurisma, 1034
  pós-traumáticos, 1046
Pseudoarritmia, 936f
Pseudoartrose, 451
Pseudoconvulsões, 139
Pseudocrises, 1260
Pseudogota, 1384
Pseudotumor cerebral, 1274
Pseudovício, 42
Psicose
  de Korsakoff, 1842
  periparto, 1343
Psicotrópicos e coma, 126
Psoríase, 1431
Ptiríase versicolor, 1442
Púbis, 577
Punção lombar, 157
Púrpura, 1431
  de Henoch-Schönlein, 2137, 2179
  trombocitopênica
    idiopática, 1488, 1493
    trombótica, 1488, 1493
Pústula, 1431

Q

Quedas, 289
  na gravidez, 2315
Queimadura(s)
  classificação da gravidade da, 718t
  das vias aéreas, 2073
  cáusticas do esôfago, 402
  periorais, 336
  térmicas, 715
    abordagem inicial, 718
    anatomia, 715
    características clínicas, 716
    classificação, 716
    controle da dor, 722
    cuidados locais com a ferida, 721
    diagnóstico(s), 716
      diferenciais, 717
    encaminhamento, 723
    entubação endotraqueal e ventilação mecânica, 719q
    epidemiologia, 715
    escarotomia, 721
    exames diagnósticos, 718
    fisiologia, 715
    fisiopatologia, 715
    fórmulas para ressuscitação de queimados, 720t
    manejo
      da circulação, 720
      da via aérea, 718
      respiratório, 719
    princípios, 715
    ressuscitação volêmica, 720
    tratamento, 718
      da lesão por inalação, 719
Questionário de triagem para o álcool, 1847
Quinta doença, 1441

R

Radiografia
  abdominal, 1030
  cervicais simples, 364
  craniana, 313, 2050
  de rim, ureter e bexiga, 1217
  de tórax, 395, 399, 851
  simples do abdome, 219
  simples sem contraste, 1152
Raízes nervosas, dor nas, 574
Ramo
  mandibular, 330
  maxilar, 330
  oftálmico, 330
Razão de Power, 348f
Reação(ões)
  alérgicas
    agudas podem causar edema supraglótico, 2073
    anestésicos locais, 49
  anafilactoide, 1418
  do tipo I, 1420
  do tipo II, 1420
  do tipo III, 1420
  do tipo IV, 1420
Reanimação materna, 2317
Rebaixamento do nível de consciência, 123
  abordagem diagnóstica, 123
  achados fundamentais, 123
  algoritmo de diagnóstico, 130
  considerações diferenciais, 123
  epidemiologia, 123
  escala de coma de glasgow, 128t
  escala Full Outline of Unresponsiveness (Four), 128t
  exames auxiliares, 129
  fisiopatologia, 123
  manejo empírico, 130
  perspectiva, 123
  sinais, 124
  sintomas, 123
Receptores de opioides, 37t
Redução do débito cardíaco, 116
Reflexo
  corneopalpebral, 83
  de síncope, 120t
  do tendão patelar profundo e de aquiles, 571
  plantar, 571
  pupilar ausente, 83
  tendíneos profundos, 360
Refluxo
  gástrico, 1075
  gastroesofágico, 2134
Reglan ®, 152
Regra, 3-3-2, 5, 5f
Regurgitação aórtica e mitral na gravidez, 2267
Relaxantes musculoesqueléticos, 47
Remifentanila, 42
Reparo
  de deformidade orelha de cachorro, 667
  de laceração no couro cabeludo, 664
  endovascular, 400
    de aneurismas complicações do, 1034
Reperfusão, 80
Repolarização, 929
Répteis, lesões por, 700
  administração do antiveneno, 704
  antiveneno, 704
  cobras coral, 706
  cobras exóticas, 706
  cuidados com a ferida, 706

Répteis, lesões por *(Cont.)*
  cuidados médicos iniciais, 704
  doença do soro, 706
  dosagem, 704
  encaminhamento, 706
  exame do paciente, 703
  história do paciente, 703
  precauções, 704
Resistência cerebrovascular suficientemente baixa, 80
Respiração
  com pressão positiva, 25
  de Cheyne-Stokes, 127
  espontânea, 25
  paradoxal, 2042
Resposta(s)
  cardíaca, 974
    do endotélio vascular, 975
    do sistema nervoso central e autonômico, 974
    renal, 975
  motora, 83
  neuro-hormonal
  reflexas à dor, 37
  simpática reflexa à laringoscopia, 12
Ressuscitação, 74f, 89
  cardiopulmonar, 79
    extracorpórea, 92
    prolongada, 299
  cerebral, 77
    anatomia, 77
    cardiopulmonar, 79
    convulsões, 83
    desfechos, 83
    dispositivos, 79
    farmacologia, 79
    fisiologia, 77
    fisiopatologia, 77
    hiperglicemia, 83
    hipotermia leve ressuscitante, 81
    manejo, 77
    manutenção da temperatura corporal, 81
    pressão intracraniana elevada, 77, 80
      tratamento cirúrgico, 81
      tratamento médico, 81
    princípios, 77
    reperfusão, 80
    técnicas, 79
    tomada de decisão, 77
  dirigida para objetivos, 72
  do adulto, 85
    anamnese, 86
    anatomia, 85
    angiografia coronariana, 93
    assistolia, 92
    atividade elétrica sem pulso, 90
    cuidados pós-parada cardíaca, 92
    desfibrilação, 90
    dióxido de carbono de final de exalação, 88
    dispositivos, 88
    ecocardiografia, 88
    exame físico, 86
    fisiologia, 85
    fisiopatologia, 85
    hipotermia terapêutica, 92
    intervenção coronária percutânea primária, 93
    manejo, 85
    monitorização, 86
    pressão arterial, 87
    pressão de perfusão coronária, 87

Ressuscitação *(Cont.)*
    princípios, 85
    ressuscitação, 89
    ressuscitação cardiopulmonar extracorpórea, 92
    saturação venosa central de oxigênio, 88
    técnicas, 88
    terapia farmacológica, 88
    testes laboratoriais, 89
    tomada de decisão, 85
  neonatal, 2032
    acesso vascular, 2039
    algoritmo de ressuscitação de recém-nascidos, 2036
    anomalias anatômicas especiais, 2034
    complicações, 2040
    efetividade, 2040
    fatores maternos, 2034
    fisiopatologia, 2032
    indicações, 2032
    manejo, 2036
    massagem cardíaca, 2039
    medicamentos, 2039
    preparação, 2035
    resultados, 2040
    seguimento, 2040
    segurança, 2040
    suspensão e descontinuação da ressuscitação, 2034
    ventilação, oxigênio, intubação, 2038
  neuroprotetora, 131q
  no paciente geriátrico, 2329
  pediátrica, 2020
    choque séptico, 2027
      agentes vasoativos, 2028
      fisiopatologia, 2027
      manejo, 2028
      manifestações clínicas, 2028
      monitoramento hemodinâmico para terapia direta, 2029
      reposição volêmica, 2028
    eventos agudos ameaçadores da vida, 2029
      exames diagnósticos, 2030
      manifestações clínicas, 2030
      seguimento, 2030
    parada cardíaca, 2020
      acesso vascular, 2024
      cuidado pós-parada, 2025
      desfibrilação, 2024
      disposição, 2026
      fisiopatologia, 2020
      local de verificação de pulso, 2020
      manejo, 2021
      manifestações clínicas, 2020
      medicamentos para parada cardíaca, 2024
      presença da família, 2026
      reconhecimento de parada iminente, 2021
      ressuscitação cardiopulmonar somente com compressão, 2023
      término da ressuscitação, 2027
  quantitativa, 72
  volêmica, 1031
Retenção urinária aguda, 1227
Retinopatia diabética, 1544
Reto, corpos estranhos, 685
Revascularização miocárdica, 985
Rickettsia rickettsii, 1721

Rinossinusite, 867
Rinovírus, 1610
Ritmo(s), 936
  totalmente irregulares (caóticos), 945
Rocurônio, 15, 1999
Roedores, mordidas de, 694
Rompimento de gravidez ectópica, 120t
Rosácea, 1431
  infantil, 1440
Rotavírus, 1131, 1142, 1612
Roubo subclávio, 121t
Rubéola, 1441
Ruptura
  aórtica, 399
    ascendente, 398
    diafragmática, 392
    do ducto de Stensen, 334
    esofágica, 204, 211
      espontânea, 402
    miocárdica, 394
    pós-emética, 402
Rusch Easy Tube, 22

S

Sais de banho, 1903
Salicilatos e coma, 126
Saliva humana, 696
Salmeterol, 840
Salmonella, 1131, 1133
Salmonelose, 1134
Sangramento
  gastrointestinal, 1091, 1841
  uterino anormal em paciente não grávida, 1236
  vaginal no fim da gravidez, 2243
Sangue, 1455
  anatomia, 1455
  dispositivos, 1457
  eficácia, 1459
  farmacologia, 1456
  fisiologia, 1455
  fisiopatologia, 1455
  princípios, 1455
  resultados, 1459
  segurança, 1459
  técnicas, 1457
  tomada de decisão, 1456
  total, 1457
  tratamento, 1456
Sapovírus, 1131, 1142, 2148
Sarampo, 1440, 1601
  alemão, 1441
Sarcoidose, 1431
Sarcoma de Kaposi, 1631
Sarcoptes scabiei, 1208, 1721
Sarna, 1444, 1721
Saturação venosa central de oxigênio, 88
Sedação, 30, 2005
  consciente, 53
  dissociativa, 52, 53, 2005
  e analgesia para procedimentos, 52, 2005
    avaliação do paciente, 54
    dispositivos e técnicas de monitoramento, 55
    equipe, 54
    jejum pré-procedimento, 54
    manejo, 53
    no paciente pediátrico, 2005
      avaliação da dor, 2010
      manejo, 2006, 2009, 2010
      resultados, 2009, 2018
      técnicas não farmacológicas, 2010

Sedação *(Cont.)*
    recuperação, 55
    pós-procedimento e alta, 56
    seleção e administração do medicamento, 61
    suprimentos e equipamento, 54
    terapia farmacológica, 56
        agentes de ação ultrarrápida, 60
        agentes de reversão e de resgate, 60
        barbitúricos, 58
        benzodiazepínicos, 58
        cetamina, 58
        cetamina com propofol, 60
        etomidato, 59
        fentanila, 58
        flumazenil, 60
        midazolam, 58
        morfina, 58
        opioides, 57
        propofol, 59
        sedativos-hipinóticos, 59
    terminologia, 52
    tomada de decisão, 53
    vias de administração, 56
    farmacológica para agitação, 1898
    mínima, 52, 53, 2005
    moderada e analgesia, 52, 53, 2005
    procedural, 35, 56tl, 57t
    profunda e analgesia, 52, 53, 2005
Sedativo(s), 35, 2007t
    e coma, 126
Sedativos-hipinóticos, 59
Segurança e eventos adversos a medicamentos, 2222
Seio(s)
    esfenoidal, 330
    frontais, 330
    maxilares, 330
    paranasais, 867
Seleção
    de inibidor não seletivo da ciclo-oxigenase, 47
    de medicamentos para adultos, 61t
Sensibilidade do seio carotídeo, 120t
Sensibilização, 1418, 1419
    central, 36
    periférica, 34
Sepse, 120t, 1723, 1724
    anormalidades hematológicas, 1725
    bioquímica sanguínea, 1727
    características clínicas, 1725
    considerações diagnósticas, 1726
    definições, 1724q
    diagnósticos diferenciais, 1726
    disfunção cardiovascular, 1724
    disfunção dos sistema de órgãos, 1724
    e coma, 125
    efeitos gastrointestinais, 1725
    encaminhamento, 1730
    envolvimento pulmonar, 1725
    fatores genéticos, 1725
    fisiopatologia, 1723
    grave, 71q
    introdução, 1723
    mediadores da sepse, 1723
    microbiologia, 1727
    radiologia, 1727
    reanimação hídrica, 1728
    sinais, 1725
    sintomas, 1725
    suporte cardiovascular, 1728

Sepse *(Cont.)*
    suporte respiratório, 1728
    terapia com fármaco vasoativo, 1728
    teste diagnóstico, 1726
    testes laboratoriais, 1726
    transtornos endócrino, 1725
    tratamento, 1728
Septicemia
    meningocócica, 1591
    pós-angina, 867
Sequência
    de Pierre Robin, 2035
    prolongada de intubação, 13
    rápida de intubação, 3, 11
        para estado de mal asmático, 17t
        para hipotensão e choque, 18t
        por elevação da pressão intracraniana, 18t
Sequestro anormal, 1473
Sete Ps da sequência rápida de intubação, 11
Sexta doença, 1440
Shigella, 1131, 1133
    boydii, 1135
    dysenteriae, 1135
    flexneri, 1135
    sonnei, 1135
Shigelose, 1135
Sífilis, 1174, 1200, 1435
    latente, 1200
    na gravidez, 2273
    primária, 1200
    secundária, 1200, 1431
    terciária, 1201
Simpaticomiméticos, 1896
Sinal
    de Battle, 127
    de Babinski, 571
    de Braggard, 280
    de Buerger, 1039
    de Cullen, 1105
    de Grey Turner, 1105
    de Hamman, 391, 401
    de Murphy, 1105
    de Rovsing, 1124
    do iliopsoas, 1124
    do obturador, 1124
Síncope, 115, 154
    achados significativos, 115
    características clínicas, 120
    conduta empírica, 118
    considerações diferenciais, 115
    convulsiva, 1259
    diagnóstico(s), 118, 121f
        críticos, 119q
    e convulsões, 138
    epidemiologia, 115
    etiologia, 116
    exame(s)
        físico, 117
            direcionado em, 117t
        complementares, 118
    fisiopatologia, 115
    marcadores potenciais de aumento de risco, 121
    medicações que podem induzir, 117
    método diagnóstico, 115
    por droga, 120t
    sinais, 117
    sintomas, 116
    vasovagal simples, 138
    visão geral, 115
Síndrome
    artrite-dermatite, 1382, 1436
    cerebral orgânica, 1278

Síndrome *(Cont.)*
    compartimental, 453
    causas da, 454
    coronariana aguda, 93, 204, 891, 892, 1013, 1016
        agentes inibidores do receptor Psy, 12, 920
        analgésicos opioides, 918
        angina
            estável, 892
            instável, 892
        angiografia coronariana por tomografia computadorizada, 914
        anomalias eletrocardiográficas, 898
        aspirina, 919
        avaliação pré-hospitalar, 894
        bloqueadores beta-adrenérgicos, 919
        bloqueio dos canais de cálcio, 919
        caracerísticas clínicas, 893
        cintilografia miocárdica, 914
        complicações iniciais do infarto agudo do miocárdio, 896
        considerações diagnósticas, 897
        diagnóstico(s)
            diferenciais, 897
            errôneo, 896
        disposição, 927
        doença arterial coronariana, 892
        ecocardiografia, 913
        eletrocardiografia, 897
        epidemiologia, 891
        estatinas, 919
        exame(s)
            diagnósticos, 897
            físico, 895
        fisiopatologia, 893
        histórico, 894
            clássico, 894
            não tradicional, 895
        infarto agudo do miocárdio, 892
            sem elevação do segmento ST, 907
        inibidores
            da enzima conversora da angiotensina, 919
            da Hmg-coenzima a redutase, 919
            dos receptores da glicoproteína iib/iiia, 920
        intervenção
            coronariana percutânea, 925
            farmacológica, 917
        marcadores séricos, 909, 912
        morfina, 918
        nitroglicerina, 918
        na gravidez, 2260
        no paciente geriátrico, 2325
        oxigênio, 917
        parada cardíaca com reanimação e suspeita de, 926
        radiografia de tórax, 909
        terapia antiplaquetária, 919
        terapia de reperfusão na presença de choque cardiogênico, 926
        terapia fibrinolítica, 923
        terapias de reperfusão, 922
        teste de esforço, 912

Síndrome *(Cont.)*
        transferência de paciente, 928
        tratamento, 916
        troponinas, 909
    coronárias agudas
    da abstinência alcoólica, 1839, 1848
    da angústia respiratória aguda, 456
    da canelite, 459
    da cauda equina, 277, 282, 570, 575
    da embolia gordurosa, 456
    da imunodeficiência adquirida, 123
        crianças com a, 2066
        na gravidez, 2272
    da insuficiência respiratória aguda, 32
    da lesão em chicote, 345
    da lua de mel, 1842
    da meningite subaguda, 1331
    da pele escaldada estafilocócica, 1720
    da resposta inflamatória sistêmica, 71q, 1724
    da vasoconstrição cerebral reversível, 155q
    das raízes nervosas, 570
    de abstinência alcoólica, 1847
    de Boerhaave, 401, 402
    de Brown-Séquard, 361
    de Brugada, 955
    de Budd-Chiari, 1097
    de Call-Fleming, 1277
    de cegueira cortical transitória pós-traumática, 326
    de choque tóxico, 1719
    de compressão epidural, 277
    de disfunção de múltiplos órgãos, 1724
    de dor regional complexa, 40
    de encefalopatia posterior reversível, 1011
    de herniação cerebral, 307
    de Horner ipsilateral, 867
    de insuficiência cardíaca aguda, 1016
    de Lemierre, 867
    de linfonodos mucocutâneos, 1449
    de Lmsar, 361
    de Lown-Ganong-Levine, 950
    de pré-excitação e de via acessória, 949
    de pressão intracraniana aumentada, 158t
    de pseudotumor cerebral, 1274
    de Reiter, 1389
    de Stevens-Johnson, 1450
    de vasoconstricção craniana reversível, 1277
    de vazamento capilar pulmonar, 369
    de Wallenberg, 147
    de Wellens, 901
    de Wernicke-Korsakoff, 1842
    de Wolff-Parkinson-White, 949
    do choque tóxico, 1437, 1593, 1594, 2065
        estafilocócico, 1720
        estreptocócico, 1594, 1719
    do cone medular, 277
    do coração partido, 907
    do dedo azul, 1044
    do desconforto respiratório agudo, 25, 386
    do desfiladeiro torácico, 1047

Síndrome *(Cont.)*
  do elevador do ânus, 1172
  do entalhe de Kernohan, 307
  do intervalo QT prolongado
      que produzem *torsades de pointes*, 955
  do intestino irritável, 1150
  do linfonodo mucocutâneo, 2065
  do pânico, 195
  do seio sinusal, 938
  dos isquiotibiais, 459
  emética, 1139
  estafilocócica da pele escaldada, 1437
  hemolítico-urêmica, 2180
  hepatorrenal, 1091, 1092
  medular
    anterior, 361
    central, 357
      no paciente geriátrico, 2332
  nefrótica, 2175
  neuroléptica maligna, 1815
    e coma, 126
  pós-concussão, 326
  respiratória
    aguda grave, 1610
    do Oriente Médio, 1610
  serotoninérgica, 1815
    e coma, 126
  torácica aguda, 1476
  vestibular aguda, 145
Sínfese púbica, 577
Sinusite, 868
  crônica, 868
  frontal, 868
Sistema
  de classificação de Cormack e Lehane, 4f
  de endorfina, 37
  de His-Purkinje, 929
  de Le Fort, 338
  de vídeo Clarus, 20f
  de videolaringoscópio Glidescope, 19
  Ellis, 339
  Glidescope Cobalt, 19f
  imune
    adaptativo, 1418
    inato, 1418
  reticular ativador ascendente, 123, 124
Sódio, 977
  urinário, 1185
Solubilidade do coágulo, 1492
Solução
  de problemas do ventilador, 31, 31t
  salina hipertônica, 73
Sopro abdominal, 1028
Sotalol, 933
Staphylococcus spp, 1138
  aureus, 1131, 1133
    resistentes à meticilina, 1433
  saprophyticus, 1209
Status epilepticus, 1256
Steri-Strips ®, 670
Streptococcus
  beta-hemolíticos do grupo A, 858
  pneumoniae, 871, 1587
Strongyloides stercoralis, 1722
Subluxação, 457
Succinilcolina, 14, 1999
  condições associadas à hipercalemia após administração de, 14t
  efeitos cardiovasculares, 14
  espasmo do masseter, 15
  fasciculações, 14

Succinilcolina *(Cont.)*
  hipercalemia, 14
  hipertermia maligna, 15
  usos e dosagem, 14
Sucralfato, 1080
Sufentanila, 42
Suicídio, 1366
  alta, 1371
  características clínicas, 1368
  diagnóstico diferencial, 1368
  documentação, 1371
  encaminhamento, 1371
  epidemiologia, 1366
  exames diagnósticos, 1368
  fatores de risco, 1366
  fatores de risco para o, 1367t
  fisiopatologia, 1368
  internação psiquiátrica, 1371
  introdução, 1366
  métodos de, 1368
  oculto, 1368
  por policial, 1368
  precauções, 1369
  princípios, 1366
  tratamento(s), 1369
    avaliação de risco, 1370
    contenção, 1369
    farmacológicos, 1370
Suínos, mordidas de, 695
Sulfato de morfina, 981
Sulfonilureias, 1536
Sumatriptano, 1267
Sundowning, 1278
Superinfecção com fungos, 1685
Suporte
  inspiratório, 28
  respiratório relacionado com a apneia do sono, 985
  ventilatório não invasivo, 25
Supraglotite, 862
Suprimentos e equipamento, 54
Sutura(s)
  em "U" horizontais, de Wolff, 666
  em "U" horizontais semi-sub-cutâneas, 667
  intradérmicas, 664
  simples, 664
  vertical em "U", de Donatti, 666

T

Tabagismo na gravidez, 2275
Tala
  comerciais, 460f
  de fibra de vidro, 461
  de gesso, 461
  para antebraço e punho, 461
Talassemia, 1467
β-talassemia falciforme, 1476
Tamponamento
  cardíaco, 92t, 990
  pericárdico, 120t
    agudo, 396
Tapentadol, 46
Taquicardia
  atrial, 943
    multifocal, 944
  de complexo QRS
    alargado, 950
    estreito, 943
  juncional, 948
  por reentrada nodal, 947
  sinusal, 943
  supraventricular, 943
    com aberrância, 950
    paroxística, 947
  ventricular, 952
    monomórfica, 955

Taquipneia, 195
Tarântulas, 711
Técnicas de artrocentese para articulações comuns, 1378q
Temperatura corporal manutenção da, 81
Tempo
  de dessaturação para pacientes apneicos, 11f
  de protrombina, 1489, 1492
  de trombina, 1492
  de tromboplastina parcial, 1489, 1492
Tendinite(s), 459
  calcária, 459
Tendinoses, 459
Tenossinovite de Quervain, 459
Tensão da ferida, 664
Tentativa de suicídio, 1368
  interrompida, 1368
Terapia
  anti-hipertensiva, 1012
    crônica, 1019
    intravenosa, 1014t
  antiarrítmica, 984
  antimicrobiana, 75
  dirigida para objetivos, 72
    hemodinâmicos, 95
  elétrica, 984
  farmacológica para o paciente pediátrico, 2218
    absorção, 2218
    analgésicos opioides, 2221
    antipiréticos em crianças, 2220
    distribuição, 2219
    eliminação, 2220
    fenotiazinas, 2221
    medicamentos isentos de prescrição contra tosse e resfriado, 2220
    metabolismo, 2220
    segurança e eventos adversos a medicamentos, 2222
  terapia medicamentosa no neonato, 2220
  hiperosmolar dirigida ao cérebro, 316
  medicamentosa no neonato, 2220
Terbutalina, 840
Terceira idade suicídio, 1367
Terço médio da face, 338
Termoterapia, 463
Testa, 337
Teste(s)
  de coagulação, 572
  de elevação da perna contralateral, 571
  de esforço, 912, 985
  de força das extremidades inferiores, 571
  de função pulmonar, 838
  de Hallpike, 148, 149, 150
  de impulso da cabeça, 149
  de levantamento da perna em linha reta e levantamento da perna cruzada, 571
  de Nylen-Barany, 149
  de retenção urinária, 280
  direto de antiglobulina (Coombs-direto), 1475
  do desvio, 149
  oblíquo, 149
  do impulso cefálico, 149, 150
  Hints, 150
  Kleihauer-Betke, 2316
  neuropsicológico, 326
  para HIV, 1636
  posicional, 148

Tétano, 1579
  cefálico, 1581
  generalizado, 1581
  localizado, 1581
  neonatal, 1582
Tetracaína, 49, 50, 662
Tiazolidinedionas, 1536
Ticagrelor, 920
Tifo exantemático, 1437
Tifoide, 1131
Tinea
  do corpo, 1441
  ungueal, 1442
  versicolor, 1431, 1442
Tinea
  capitis, 1441
  corporis, 1441
  pedis, 1442
Tinta da índia, 1337
Tipagem de sangue, 1455
  e prova cruzada, 1456
Tipoia
  de Velpeau, 460
  sling-and-swathe, 460
Tomografia computadorizada
  abdominal, 1031
  cabeça, 156
  craniana, 324, 2050
  de tórax, 399
Tonsilite lingual, 861
Tontura, 145
  abordagem diagnóstica, 146
  achados fundamentais, 146
  algoritmo de diagnóstico, 150
  considerações diferenciais, 146
  exame(s)
    auxiliares, 150
    cabeça e pescoço, 148
    físico, 148
    neurológico, 148
    radiológico, 150
  fisiopatologia, 145
  manejo empírico, 150
  perspectiva, 145
  segmento, 152
  sinais vitais, 148
  sintomas, 146
  teste posicional, 148
  vertigem
    aguda medicamentos para, 152t
    causas da, 146q
    periférica e central
      características da, 148t
      causas, 147t
      fisiopatologia, 146t
Toque retal, 219
Toracotomia
  de emergência, 299
  indicações para a, 391q
Toradol, 2015
Tórax, 294
  inferior, 404
  instável, 382, 384
Torção
  dos apêndices do testículo, 1224
  ovariana, 1232
  testicular, 1221, 2169
Torsades de pointes, 930, 955
  congênita, 955
Torsemida, 1014
Tosse convulsa, 1576
Toxicidade medicamentosa na insuficiência renal, 1190
Toxíndromes, 1813
  anticolinérgica, 1814
  colinérgica, 1814
  opioide, 1815
  simpatomimética, 1813

Traço falciforme, 1475
Tráfico humano, 761, 762
Tramadol, 45, 2016
Transderm-Scop ®, 152
Transfusão(ões)
 de hemácias, efeitos adversos da, 1459t
 de plaquetas, 1492
 maciças efeitos adversos das, 1461
Transmissão
 da dor, 35
 de informações, 34
Transplante
 cardíaco, 985
 de fígado, 1097
 de pâncreas, 1537
Transtorno(s)
 afetivo sazonal, 1349
 amnésico persistente induzido por álcool, 1842
 ciclotímico, 1350
 conversivo, 1260
 de ansiedade, 1353
  diagnósticos diferenciais, 1355
  encaminhamento, 1357
  epidemiologia, 1353
  exames diagnósticos, 1356
  farmacológico, 1356
  fisiopatologia, 1353
  generalizada, 1354
  não farmacológicos, 1357
  princípios, 1353
  quadro clínico, 1353
  sintomas somáticos, 1355
  social, 1354
  tratamento, 1356
 de estresse pós-traumático, 1354
 de pânico, 1354
 de personalidade borderline, 1350
 delirante, 1343
 depressivo
  maior, 1347
  persistente, 1348
 disfórico pré-menstrual, 1349
 disruptivo da desregulação do humor, 1348
 esquizoafetivo, 1343
 esquizofreniforme, 1343
 mental suicídio, 1366
 obsessivo-compulsivo, 1354
 psicótico breve, 1343
 bipolares, 1349
 de ajuste, 1350
 de cefaleia, 1265
  primários, 1265
   cefaleia do tipo tensional, 1268
   cefaleia em salvas, 1268
   cefaleia enxaquecosa, 1265
   migrânea, 1265
  secundários, 1265, 1269
   arterite de células gigantes, 1271
   cefaleia hipertensiva, 1276
   cefaleia pós-punção dural, 1275
   cefaleia pós-traumática, 1276
   dissecção arterial carotídea e vertebral, 1272
   dissecção da artéria carótida, 1273
   dissecção da artéria vertebral, 1273
   hemorragia subaracnoide, 1269
   hipertensão intracraniana idiopática, 1274

Transtorno(s) *(Cont.)*
   neoplasias intracranianas, 1271
   síndrome de vasoconstricção craniana reversível, 1277
   trombose venosa cerebral, 1273
 de personalidade, 1343
 de regulação de volume, 1187
 do humor, 1343, 1346, 1347
  características clínicas, 1347
  causados por, 1350
  causados por uma doença geral, 1350
  diagnóstico diferencial, 1350
  encaminhamento, 1352
  epidemiologia, 1346
  exames diagnósticos, 1350
  fatores psicossociais, 1347
  fisiopatologia, 1346
  genética, 1347
  neuroanatomia, 1346
  neurofisiologia, 1346
  princípios, 1346
  sistema endócrino, 1347
  tratamento, 1351
 do pensamento, 1341
  características clínicas, 1341
  diagnóstico diferencial, 1342
  encaminhamento, 1345
  exames diagnósticos, 1344
  princípios, 1341
  tratamento, 1344
 ginecológicos, 1232
  cistos e massas ovarianas, 1234
  contracepção de emergência, 1238
  sangramento uterino anormal em paciente não grávida, 1236
  torção ovariana, 1232
 urológicos, 1209
  cálculos renais, 1215
  cálculos vesicais, 1220
  dor escrotal aguda, 1220
  epididimite, 1225
  espermatocele, 1227
  hematúria, 1229
  hérnia inguinal, 1227
  hidrocele agudo, 1227
  infecção complexa do trato urinário, 1212
  infecção complicada do trato urinário em populações de alto risco, 1213
  infecção complicada do trato urinário em populações de alto risco gravidez, 1213
  infecção complicada do trato urinário em populações de alto risco sonda vesical de demora permanente e temporária, 1213
  infecção do trato urinário em adultos, 1209
  infecção simples do trato urinário, 1211
  orquite, 1226
  pielonefrite aguda não complicada, 1212
  pielonefrite complicada, 1212
  prostatite, 1214
  retenção urinária aguda, 1227
  torção dos apêndices do testículo, 1224

Transtorno(s) *(Cont.)*
  torção testicular, 1221
  trauma testicular, 1226
  tumores de testículo, 1226
  varicocele, 1227
  vegetativos, 1348
Transudatos, 888
Traqueíte bacteriana, 2077
Tratamento de feridas, 659
 agentes anestésicos, 662
 alergia, 662
 anatomia da pele e da fáscia, 659
 anestesia, 661
 biologia da ferida, 659
 características clínicas, 660
 curativos, 671
 debridamento, 663
 descolamentos epidérmicos, 666
 drenos, 671
 encaminhamento, 672
 exame(s)
  diagnósticos, 661
  físico, 661
 fatores de risco, 661
  de infecção de ferida, 661q
 fechamento da ferida, 663
  V-Y, 668
 feridas
  à bala, 670
  articulares, 670
  perfurativas do pé, 671
  por mordeduras e perfuração, 670
 fraturas expostas, 670
 história, 660
 imobilização, 672
 imunização antitetânica, 672
 instruções sobre cuidado, 672
 irrigação, 663
 lacerações intraorais, 671
 limpeza da ferida, 663
 materiais, 668
  adesivos teciduais, 669
  agulhas, 669
  fio, 668
  fita adesiva, 669
  grampos, 669
 mordidas
  de cachorro, 671
  de gato, 671
  na mão, 671
 ponto de canto, 667
 preparação
  da ferida, 663
  da pele, 662
 princípios, 659
 profilaxia antibiótica, 670
 propriedades biomecânicas da pele, 660
 reparo de deformidade orelha de cachorro, 667
 reparo de laceração no couro cabeludo, 664
 sutura(s)
  em "U"
   horizontais, de Wolff, 666
   horizontais semi subcutâneas, 667
   vertical, de Donatti, 666
  intradérmicas (subcutâneas), 664
  simples, 664
  técnica, 664
  técnicas básicas e avançadas, 664
 tensão da ferida, 664
 tomada de decisão, 663
 tratamento, 661

Trato(s)
 ascendentes associados à dor, 36
 gastrintestinal, corpos estranhos, 681
 geniturinário, corpos estranhos, 686
Trauma, 294, 1384
 abdominal, 404
  anterior, 412
  achados clínicos, 406
  anatomia, 404
  angioembolização terapêutica, 416
  balística, 405
  bioquímica, 409
  consulta, 417
  contagem de glóbulos brancos, 409
  contuso, 404, 405, 406, 407, 414
  diagnósticos diferenciais, 407
  encaminhamento, 417
  exame físico, 406
  exploração de ferida local, 415
  feridas de espingarda, 405
  ferimentos por arma branca, 405, 406, 407, 411
  ferimentos por arma de fogo, 405, 406, 407, 413
  fisiologia, 404
  fisiopatologia, 404
  fratura pélvica, 415
  hematócrito, 409
  laboratório, 408
  laparotomia emergencial, 412
  lavagem peritoneal diagnóstica, 415
  lesão requerendo laparotomia, 413
  lesão sistêmica múltipla, 415
  lesões iatrogênicas, 406
  lesões pelo cinto de segurança, 405
  no paciente geriátrico, 2332
  penetração toracoabdominal, 413
  penetrante, 404, 406, 413
  perfuração peritoneal, 413
  princípios, 404
  procedimentos no leito, 415
  projéteis de alta velocidade, 405
  radiografia, 409
  radiografias simples, 410
  ressonância magnética, 411
  testes diagnósticos, 407
  tomografia computadorizada, 410
  toracoabdominal, 414
  transferência, 417
  tratamento, 411
   cirúrgico versus não cirúrgico, 414
  ultrassonografia, 407
 cardíaco
  às hemácias, 1473
  contuso, 392
  penetrante, 395
 cardiovascular, 392
 contuso, 395
  lesões associadas, 288
 cranioencefálico, 301
  alteração de nível de consciência, 307
  anatomia, 301
  anemia, 307
  cascata neuroquímica, 304
  cérebro e líquido cefalorraquidiano, 301

Trauma (Cont.)
  contusões cerebrais, 306
  danos sistêmicos secundários, 306
  definição, 302q, 303
  em idosos, 328
  feridas do couro cabeludo, 305
  fisiopatologia, 301
  fraturas
    com afundamento, 305
    de base de crânio, 305
    do crânio, 305
    lineares, 305
  hematoma
    epidural, 305
    intracerebelar, 306
    intracerebral, 306
    subdural, 305
  hemodinâmica cerebral, 303
  hemorragia subaracnóidea traumática, 305
  herniação
    cerebelotonsilar, 308
    transtentorial central, 308
    uncal, 307
  higroma subdural, 306
  hipercapnia, 307
  hiperpirexia, 307
  hipertensão intracraniana, 303
  hipocapnia, 307
  hipotensão, 306
  hipóxia, 307
  importância, 301
  lesão axonal difusa, 306
  lesão axonal traumática, 306
  lesão cerebral primária, 306
  lesão direta, 304
  lesão extra-axial, 305
  lesão indireta, 304
  lesão intra-axial, 305, 306
  leve, 323
    características clínicas e história, 323
    complicações, 326
    diagnóstico diferencial, 324
    e concussão nos esportes, 326
    exame físico, 323
    exames auxiliares, 325
    populações especiais com, 326
    teste diagnóstico, 324
    testes laboratoriais, 325
    tomografia computadorizada, 324
  moderado e grave, 308
    características clínicas das fraturas da base do crânio, 310q
    complicações e desfechos, 322
    complicações médicas, 322
    contusão cerebral, 309
    cuidado extra-hospitalar, 315
    diagnóstico diferencial, 311
    escala de coma de Glasgow, 310, 311t
    escala tomográfica de Rotterdam, 316q
    exame físico, 309
    exame motor, 311
    exame neurológico precoce, 310
    exame pupilar, 311
    função do tronco encefálico, 311
    hematoma epidural, 309

Trauma (Cont.)
    hematoma intracerebelar traumático, 309
    hematoma intracerebral, 309
    hematoma subdural, 309
    hemorragia subaracnóidea traumática, 309
    higroma subdural, 309
    infecções do sistema nervoso central, 322
    lesão axonal traumática, 309
    lesões intra-axiais, 322
    manejo, 315
    neuroimagem, 313
    radiografia craniana, 313
    testes diagnósticos, 313
    testes laboratoriais, 313
    tomografia computadorizada, 313
  padrões de lesão, 303
  penetrante, 304
  princípios, 301
  síndromes de herniação cerebral, 307
  traumas cranioencefálicos, grave, moderado e leve, 303
  tríade de Cushing, 303
  dentário e alveolar, 339
  facial, 330
    anatomia da face, 330
    características clínicas, 333
    critérios lemon a, 343q
    cuidados extra-hospitalares, 342
    diagnóstico diferencial, 335
    disposição, 344
    fisiopatologia, 331
    fundamentos, 330
    importância, 330
    tratamento, 342
      do departamento de emergência, 344
  fechado, 287
  geriátrico, 2328
    anatomia, 2329
    avaliação primária, 2329
    avaliação secundária, 2330
    características clínicas, 2329
    contexto, 2328
    dados demográficos, 2328
    epidemiologia, 2328
    fisiologia, 2329
    fisiopatologia, 2329
    fratura do processo odontoide, 2332
    fratura em livro aberto, 2332
    frraturas vertebrais, 2331
    idade como critério de triagem no trauma, 2328
    importância, 2328
    lesão cervical por extensão-distração, 2332
    lesões da medula espinhal, 2331
    lesões em extremidades, 2332
    mecanismos de lesão, 2328
    ressuscitação, 2329
    seguimento, 2333
    síndrome medular central, 2332
    trauma abdominal, 2332
    trauma torácico, 2332
    traumatismo crânio-encefálico, 2331
  na ATM, 340
  na face e no pescoço, 2073

Trauma (Cont.)
  na gravidez, 2313
    anatomia, 2313
    cesariana perimortem, 2320
    desfibrilação, 2320
    exames de imagem, 2317
    fisiologia, 2313
    lavado peritoneal diagnóstico, 2317
    lesões na placenta, 2315
    lesões no feto, 2315
    lesões no útero, 2315
    manejo, 2317
    mudanças anatômicas, 2313
    mudanças fisiológicas, 2313
    mudanças nos valores laboratoriais na gravidez, 2316
    quedas, 2315
    radiografia, 2316
    reanimação materna, 2317
    seguimento, 2321
    teste Kleihauer-Betke, 2316
    testes diagnósticos, 2316
    testes laboratoriais, 2316
    trauma contuso e penetrante, 2314
    trauma penetrante, 2315
    ultrassonografia, 2316
    violência interpessoal, 2315
  pediátrico, 2042
    abordagem inicial, 2042
    anatomia, 2042
    controle da dor, 2046
    distúrbios e lesões, 2046
    encaminhamento, 2056
    estabilização de vias aéreas e coluna cervical, 2042
    exame diagnóstico, 2045, 2046
    exame físico, 2046
    exames de imagem, 2046
    exames laboratoriais, 2046
    fisiologia, 2042
    manejo, 2045
    manifestações clínicas, 2042
  pélvico, 577
    anatomia, 577
      dos ossos e ligamentos, 577
      neurológica, 577
      vascular, 577
    angiografia, 591
    aspectos clínicos, 587
    avaliação da hemorragia, 588
    cisalhamento vertical, 582
    classificação de fraturas acetabulares, 586q
    classificação de Tile das fraturas pélvicas, 579q
    classificação de young-burgess, 579q, 580f
    compressão anteroposterior, 581
    compressão lateral, 582
    condutas, 590
    contexto, 577
    controle da hemorragia, 590
    diagnóstico diferencial, 587
    embolização, 591
    encaminhamento, 592
    epidemiologia, 577
    estabilização da pelve, 590
    exame físico, 587
    exames diagnósticos, 587
    fisiopatologia, 577
    fixação externa formal, 590
    fraturas acetabulares, 586
    fraturas de cóccix, 587

Trauma (Cont.)
    fraturas do anel pélvico sem desvio ou com desvio mínimo, 578
    fraturas estáveis (tipo A de Tile), 578
    fraturas parcialmente estáveis e instáveis, 581
    fraturas patológicas e por insuficiência, 580
    fraturas por avulsão, 580
    fraturas por estresse, 580
    fraturas sacrais verticais, 582
    fraturas transversas do sacro, 579
    hemorragia pélvica e intra-abdominal, 591
    histórico, 587
    lavado peritoneal diagnóstico, 589
    lesões ginecológicas, 585
    lesões neurológicas, 585
    lesões pélvicas associadas, 585
    lesões urológicas, 585
    radiografia simples, 587
    radiologia, 587
    ressuscitação, 590
    tomografia computadorizada, 588, 590
    traumatismo pélvico penetrante, 585
    ultrassom, 590
  penetrante por ferimentos por arma branca, 287
  testicular, 1226
  torácico, 382
    concussão miocárdica, 392
    contusão e laceração pulmonar, 385
    contusão miocárdica, 393
    fratura de arcos costais, 382
    fratura esternal, 384
    hemotórax, 389
    lesão aórtica contusa, 398
    lesão balística não penetrante, 385
    lesão da parede torácica, 382
    lesão diafragmática, 392
    lesão traqueobrônquica, 390
    lesões pulmonares, 385
    no paciente geriátrico, 2332
    perfuração esofágica, 401
    pneumotórax, 386
    ruptura miocárdica, 394
    tamponamento pericárdico agudo, 396
    trauma cardíaco contuso, 392
    trauma cardíaco penetrante, 395
    trauma cardiovascular, 392
  vascular, 1037
Traumatismo
  abdominal penetrante, 411
  cranioencefálico, 147, 2046
    no paciente geriátrico, 2331
  pélvico penetrante, 585
Treponema pallidum, 1174, 1200, 1436, 1721
Tríade
  de Beck, 396
  de Cushing, 303
  dor-hipotensão-massa, 1028
Triagem
  indicada, 1368
  universal, 1368
Trichinella spiralis, 994
Trichomonas vaginalis, 1204
Tricomoníase, 1204
  na gravidez, 2254

Triptanos, 1267
Triquinose, 994
Trismo, 334
Trombectomia, 76
  com cateter de Fogarty, 1041
Tromboangeíte obliterante, 1043
Trombocitopatia, 1488
Trombocitopenia, 1486
  dilucional, 1488
  imune, 1487
  induzida por medicações, 1493
  não imunomediada, 1488
  pós-transfusão, 1493
Trombocitose, 1489
Tromboelastografia, 1457
Tromboembolia, 1037
Tromboembolismo pulmonar, 92t, 204, 211, 1055
Tromboflebite superficial da perna, 1054
Trombose
  arterial, 1037, 1039, 1044
  de seios venosos cerebrais, 155q, 1245
  isolada de veias da panturrilha, 1054
  venosa cerebral, 1273
  venosa profunda, 1051
    anatomia, 1051
    avaliação laboratorial, 1053
    avaliação radiográfica, 1053
    características clínicas, 1051
    complicações, 1055
    de membros superiores, 1055
    diagnóstico, 1051
    diagnóstico diferencial, 1052
    encaminhamento, 1055
    exames diagnósticos, 1053
    fisiopatologia da trombose, 1051
    na gravidez, 2253
    tratamento, 1054
Troponina, 393, 852, 909
Trypanosoma cruzi, 994
Tuberculoma, 1634
Tuberculose, 858, 1682
  ativa, 850, 872
  características clínicas, 1683
  controle ambiental, 1692
  das vias aéreas, 1684
  diagnóstico
    diferencial, 1685
    por imagem, 1688
  doença atual, 1683
  doença do sistema nervoso central, 1687
  doença gastrointestinal, 1687
  doença genital, 1686
  doença multissistêmica, 1686
  doença renal, 1686
  estágio, 1, 1683
  estágio, 2, 1683
  estágio, 3, 1683
  estágio, 4, 1683
  estudos de escarro, 1689
  exame físico, 1684
  extrapulmonar, 1685
  fatores de risco, 1683
  fisiopatologia, 1682
  história, 1683
  identificação inicial, 1692
  infecção óssea e articular, 1686
  isolamento, 1692
  medicamentos antituberculose, 1690
  multirresistente, 1691
  na gravidez, 2273
  patogênese, 1682

Tuberculose *(Cont.)*
  pós-primária, 1688
  prevenção da transmissão no pronto-socorro, 1692
  primária, 1688
  princípios, 1682
  proteção respiratória individual, 1692
  pulmonar, 1685
    complicações da, 1684
  resistente a medicamentos, 1691
  seguimento, 1692
  sorologia, 1688
  terapia preventiva após exposição inadvertida, 1692
  teste cutâneo à tuberculina, 1689
  teste de diagnóstico, 1688
  testes de amplificação de ácido nucleico, 1689
  testes de estimulação de leucócitos, 1688
  testes laboratoriais, 1688
  testes microbiológicos, 1689
  transmissão, 1682
  tratamento, 1690
    inicial, 1690
    no pronto-socorro, 1690
Tubo
  endotraqueal, 6
  laríngeo king, 22
Tularemia, 1721
Tumor(es), 1431
  de testículo, 1226
  malignos pulmonares, 850
Tylenol, 2015

U

Úlcera(s)
  aórtica penetrante, 1022
  genitais, 1198
  hipertensivas, 1042
  péptica, 1076
Ultrafiltração, 985
Ultrassonografia abdominal, 1030
Urapidil, 1014
Uremia e coma, 125
Uretrite(s), 1209
  gonocócicas, 1202
  não gonocócica, 1202, 1204
Urgência hipertensiva, 1008
Urobezoar, corpos estranhos, 687
Urocultura, 1210, 1216
Urolitíase, 1215
Ursos, mordidas de, 695
Urticária, 1418, 1428, 1446
  características clínicas, 1428
  estratégias diagnósticas, 1428
  princípios, 1428
  seguimento, 1429
  tratamento, 1428

V

Vacinas
  contra *Mycobacterium tuberculosis*, 1691
  virais, 1600t
Vaginite
  na gravidez, 2254
  por *Candida albicans*, 2254
    bacteriana, 1206
    na gravidez, 2254
Valgo, 448
Valium ®, 152
Varicela, 1439, 1604, 1605
Varicocele, 1227, 2170
Vasodilatador de ação direta, 1014

Vasoespasmo, 1037, 1040
Vasopressina, 1729
Vasopressores, 73, 982
Velocidade de hemossedimentação, 156
Ventilação, 75
  assistida proporcional, 26
  bolsa-máscara difícil, 6
  com bolsa-máscara, 4
  com liberação de pressão das vias aéreas, 26
  com pressão positiva, 25
  com suporte pressórico, 27
  controlada
    por pressão, 25, 26
    por volume, 25, 26
  espontânea contínua, 26, 27
  insuficiência cardíaca, 980
  mandatória intermitente, 27
    sincronizada, 26, 27
  mecânica, 25, 719q, 854
    abordagem das configurações iniciais do ventilador, 28
    complicações, 30
    contínua, 26
    controle de pressão versus controle de volume, 26
    desconforto na, 31f
    desconforto respiratório agudo, 31
    desfechos, 32
    do paciente intubado
      configurações iniciais, 28
    estado asmático, 32
    exacerbação aguda da doença pulmonar obstrutiva crônica, 32
    intermitente, 26
    invasiva variável de controle e modo ventilador, 25
    manejo contínuo, 28
    parâmetros ajustados pelo provedor contínua, 27
    princípios da, 25
    sedação e analgesia, 29
    síndrome da insuficiência respiratória aguda, 32
    solução de problemas do ventilador, 31
    técnicas não invasivas, 27
    tomada de decisão, ventilação não invasiva versus invasiva, 28
    ventilação espontânea contínua, 27
    ventilação mandatória intermitente, 27
    ventilação mandatória intermitente sincronizada, 27
    ventilação não invasiva configurações iniciais, 28
  não invasiva com pressão positiva, 27
Ventrículo direito, 998
Verapamil, 934, 1014
Verrugas genitais, 1207
Vertigem, 145
  abordagem diagnóstica, 146
  achados fundamentais, 146
  aguda medicamentos para, 152t
  algoritmo de diagnóstico, 150
  causas da, 146q
  considerações diferenciais, 146
  exame(s)
    auxiliares, 150
    cabeça e pescoço, 148
    físico, 148

Vertigem *(Cont.)*
  neurológico, 148
  radiológico, 150
  fisiopatologia, 145
  manejo empírico, 150
  periférica e central
    características da, 148t
    causas, 147t
    fisiopatologia, 146t
  perspectiva, 145
  posicional paroxística benigna, 145, 146, 147
  segmento, 152
  sinais vitais, 148
  sintomas, 146
  teste posicional, 148
Vesícula, 1431
Via(s) aérea(s), 3, 316
  anatomia, 3
  comprometimento primário das, 316
  corpos estranhos, 677
  curso clínico antecipado, 3
  difícil, 9
    algoritmo de, 9f
  falha, 10
    algoritmo de, 10f
  fisiologia, 3
  fisiopatologia, 3
  imediata, algoritmo de, 9f
  inferiores, 297, 2069, 2081
    abscesso
      peritonsilar, 2072
      retrofaríngeo, 2071
    angina de Ludwig, 2072
    asma, 2081
      exacerbação grave, 2085
      exacerbação leve, 2082
      exacerbação moderada, 2084
    atresia de coanas, 2071
    bronquiolite, 2086
    características clínicas, 2069
    considerações diagnósticas, 2069
    corpo estranho nas vias aéreas, 2079
    crupe espasmódico ou atípico, 2076
    crupe viral, 2075
    diagnósticos diferenciais, 2071
    doença das vias aéreas supraglóticas, 2071
    doenças da laringe, 2074
    doenças da traqueia, 2077
    doenças traqueais subglóticas, 2075
    epiglotite, 2072
    estenose laringotraqueal, 2075
    hemangioma subglótico, 2075
    laringomalácia, 2074
    laringotraqueobronquite, 2075
    macroglossia, 2071
    manobra de Heimlich, 2079
    micrognatia, 2071
    mononucleose, 2072
    papilomas laríngeos, 2075
    paralisia das pregas vocais, 2074
    princípios, 2069
    queimadura das vias aéreas, 2073
    reações alérgicas agudas podem causar edema supraglótico, 2073
    traqueíte bacteriana, 2077
    traumas na face e no pescoço, 2073

Via(s) aérea(s) *(Cont.)*
  manejo, 8
  na emergência algoritmo central de manejo de, 8f
  princípios, 3
  proteção das, 3, 297
  tomada de decisão, 8
Vias de condução da dor, 34
Vibrio
  cholerae, 1131, 1133
  parahaemolyticus, 1131, 1136
  vulnificus, 1712
Vibrio
  cólera, 1139
  não cólera, 1131, 1133, 1139
Vicryl ®, 668
Videolaringoscopia, 24
Videolaringoscópio
  C-Mac, 19f
  King Vision, 20, 20f
Videolaringoscópios, 18
Violência
  autoprovocada, 1368
    não suicida, 1368
  doméstica, 758
  apresentações de lesões, 760
  apresentações de problemas ginecológicos, 760
  apresentações de saúde mental, 760

Violência *(Cont.)*
  avaliação de perigo, 764
  características clínicas, 759
  causas, 758
  codificação e diagnóstico, 767
  condições médicas crônicas, 761
  confidencialidade, 766
  considerações diagnósticas, 761
  contexto, 758
  diagnóstico diferencial, 761
  disposição, 767
  documentação, 766
  história natural, 758
  importância, 758
  intervenção, 763
  manejo, 762
  princípios, 758
  privacidade, 766
  síndromes de dor, 761
  teste diagnóstico, 762
  tráfico humano, 761, 762
  triagem, 762
  triagem de saúde mental, 765
  uso de álcool e drogas, 761
  interpessoal na gravidez, 2315
Viroses, 1598
Vírus
  associados à doença diarreica, 1612
  associados a infecções respiratórias, 1608

Vírus *(Cont.)*
  B, 693
    do macaco profilaxia para exposição ao, 694q
  chikungunya, 1614
  da dengue, 1614
  da encefalite
    de st. Louis, 1613
    equina oriental, 1613
  da febre amarela, 1615
  da hepatite
    A, 1083
    B, 1083
    C, 1083
    delta, 1084
    E, 1083
    G, 1085
  da herpes simples, 1438
  da imunodeficiência humana, 858
  diagnóstico e tratamento, 1131
  do Nilo ocidental, 1613
  Ebola, 1615
  Epstein-Barr, 857, 858, 1605
  Lassa, 1617
  Marburg, 1616
  sincicial respiratório, 872, 1611
  varicela-zóster, 1439, 1604
Visão
  anteroposterior, 364
  odontoide, 364

Vísceras, 1045
Vista lateral cruzada, 364
Vitamina B_{12}, 1469
Volume
  da urina, 1184
  regulado por pressão, 26
Volvo, 1155
  cecal, 1155, 1156
  gástrico, 1080
  sigmoide, 1155, 1156
Vômer, 330

X

Xantocromia, 1335
Xantoma diabeticorum, 1546
Xarope de ipeca, 1818
Xilocaína®, 662

Y

Yersinia enterocolitica, 1131, 1133, 1136
Yersinia pestis, 857

Z

Zigoma, 339
Zofran, 152
Zóster, 1605

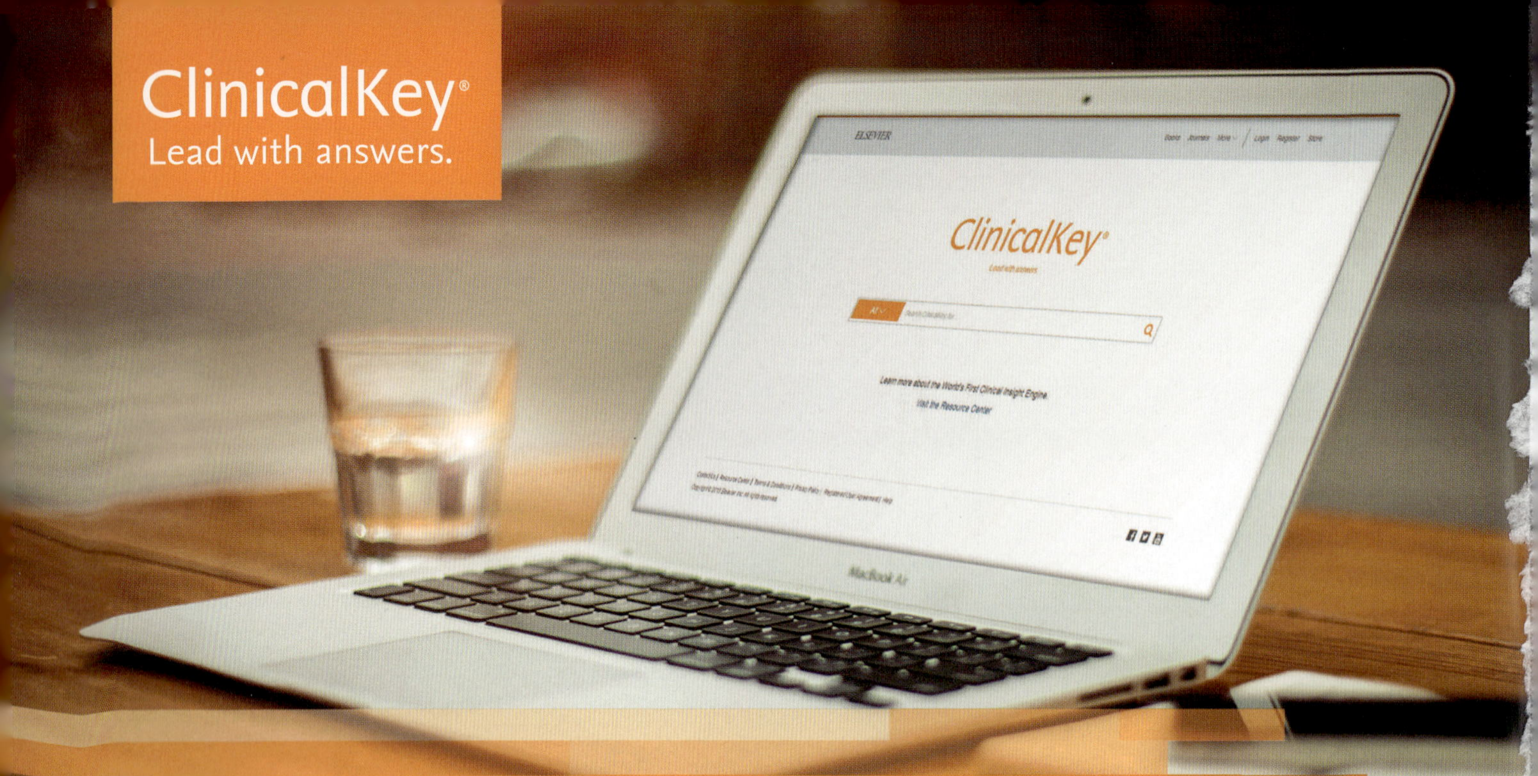

ClinicalKey®
Lead with answers.

A maior biblioteca médica online para atualização profissional.

ClinicalKey é a única fonte de busca clínica que oferece a informação mais confiável, atualizada e abrangente, a qualquer hora, e em qualquer lugar.

A maior base de dados clínica
Mais de 1.000 e-books para download, 600 periódicos, 2.900 monografias sobre drogas, 17.000 vídeos de procedimentos, 2.000.000 de imagens e muito mais.

Buscas mais rápidas
Design que facilita a navegação e ferramentas que salvam o histórico de buscas, capturam e exportam imagens para uso em aulas e palestras.

A melhor tomada de decisão
Informações rápidas e precisas baseadas em evidências para o cuidado à beira do leito, Guidelines, MEDLINE indexado por completo, ensaios clínicos e muito mais.

Experimente. Acesse: www.elsevier.com.br/clinicalkey

Empowering Knowledge

ELSEVIER